Buchteil I – Vom Symptom zur Therapie

1 Krankheitsfinder ... 14
2 Lebensbedrohliche Situationen und Erste Hilfe ... 186

Buchteil II – Gesund sein, gesund werden, gesund bleiben

3 Gesundheit heute: das goldene Kalb? ... 208
4 Ernährungsmedizin ... 222
5 Selbsthilfe ... 260
6 Ärztliche Vorsorge und Impfungen ... 286
7 Reisemedizin ... 298

Buchteil III – Kreislauf des Lebens

8 Mann und Frau: Verhütung, Unfruchtbarkeit, sexuelle Störungen ... 316
9 Schwangerschaft ... 348
10 Geburt und Wochenbett ... 378
11 Krankheiten von Kindern und Jugendlichen ... 400
12 Aging und Anti-Aging ... 428
13 Erkrankungen und Pflege im Alter, Palliativmedizin ... 440

Buchteil IV – Erkrankungen und ihre Therapie

14 Erkrankungen der Augen ... 474
15 Mund-, Zahn- und Kiefererkrankungen ... 508
16 Erkrankungen von Hals, Nase und Ohren ... 548
17 Atemwegserkrankungen ... 588
18 Erkrankungen des Verdauungstrakts und des Bauchraums ... 620
19 Erkrankungen von Herz, Gefäßen und Kreislauf ... 684
20 Hormon- und Stoffwechselerkrankungen ... 744
21 Erkrankungen von Nieren, Harnwegen und Blase ... 774
22 Männerkrankheiten ... 802
23 Frauenkrankheiten ... 826
24 Ästhetische und plastische Chirurgie ... 876
25 Orthopädische Erkrankungen und Verletzungen ... 900
26 Rheumatologische Erkrankungen ... 992
27 Blut, Immunsystem, Krebs und Infektionen ... 1020
28 Erkrankungen von Haut, Haaren und Nägeln ... 1058
29 Erkrankungen von Gehirn, Rückenmark und Nerven ... 1116
30 Psychiatrische und psychosomatische Erkrankungen ... 1162
31 Schmerzmedizin ... 1216
32 Schlafmedizin ... 1224

Buchteil V – Know-how für Patienten

33 Alternativ- und Komplementärmedizin ... 1240
34 Diagnose- und Therapieverfahren in der Schulmedizin ... 1262
35 Patient sein heute ... 1282
36 Laborwerte von A–Z ... 1304

Arne Schäffler (Hrsg.)
Gesundheit heute

Bibliografische Information der Deutschen Nationalbibliothek
Die Deutsche Nationalbibliothek verzeichnet diese Publikation in der Deutschen Nationalbibliografie; detaillierte bibliografische Daten sind im Internet über http://dnb.d-nb.de abrufbar.

Programmplanung: Simone Claß
Umschlaggestaltung:
CYCLUS Visuelle Kommunikation, Stuttgart
Bildnachweis: s. Seite 12
Umschlagfoto:
CYCLUS Visuelle Kommunikation, Stuttgart

1. Auflage 2007, Knaur Ratgeber Verlag. Ein Unternehmen der Droemerschen Verlagsanstalt. Th. Knaur Nachf. GmbH & Co. KG, München
2. Auflage 2008
3. unveränderte Auflage

Oswald-Hesse-Straße 50, 70469 Stuttgart
Printed in Italy

Typografie, Layout und Redaktion:
Schäffler & Kollegen, Augsburg
DTP-Satz: Schäffler & Kollegen, Augsburg
Satz: Schäffler & Kollegen, München
Druck: LEGO S.p.A. Vicenza

Gedruckt auf chlorfrei gebleichtem Papier

ISBN 978-3-8304-8116-4 2 3 4 5 6

SERVICE

Liebe Leserin, lieber Leser,

hat Ihnen dieses Buch weitergeholfen? Für Anregungen, Kritik, aber auch für Lob sind wir offen. So können wir in Zukunft noch besser auf Ihre Wünsche eingehen. Schreiben Sie uns, denn Ihre Meinung zählt!

Ihr TRIAS Verlag
E-Mail Leserservice: Kundenservice@trias-verlag.de
Lektorat TRIAS Verlag, Postfach 30 05 04, 70445 Stuttgart, Fax: 0711-8931-748

Dr. med. Arne Schäffler (Hrsg.)

Mitherausgeber
Dr. med. Herbert Renz-Polster, Vogt (Präventivmedizin, Pädiatrie)
Dr. med. Markus Escher, Remseck-Hochberg (Innere Medizin)
Dr. med. Brigitte Strasser-Vogel, München
(Chirurgische Fachgebiete, Differenzialdiagnostik)
Dr. Nicole Schaenzler, München (Komplementärmedizin)
Dr. med. Friedrich M. Killing, Hagen (Allgemeinmedizin)
Dr. med. Kay Goerke, Schwetzingen (Frauenheilkunde)

GESUNDHEIT HEUTE

Krankheit – Diagnose – Therapie
Das Handbuch für Schulmedizin, Naturheilkunde
und Selbsthilfe

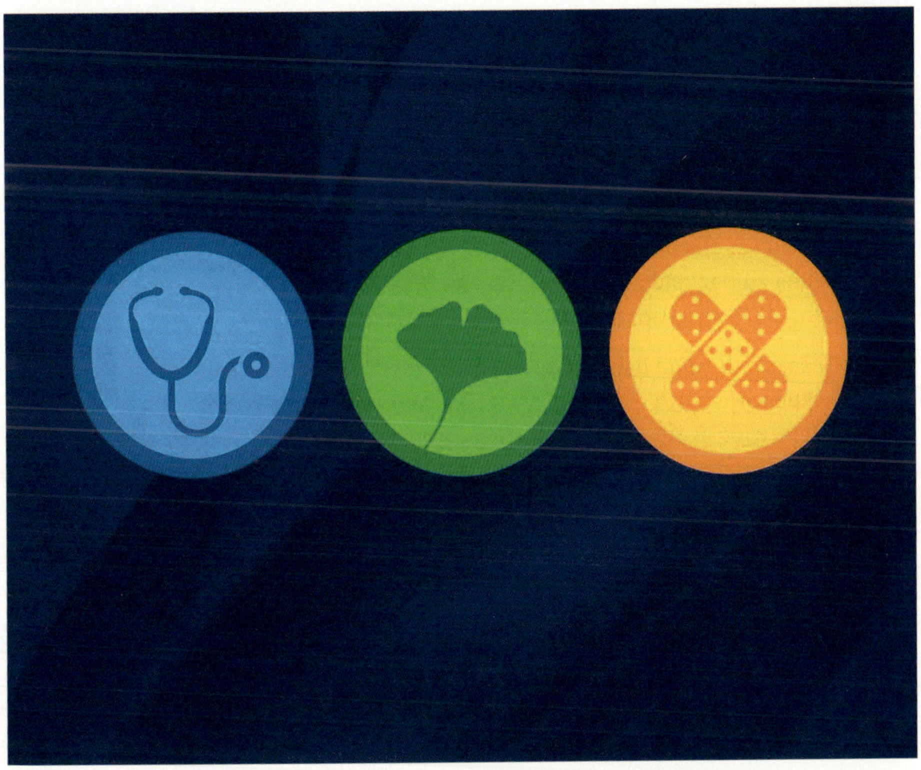

TRIAS

Der Herausgeber

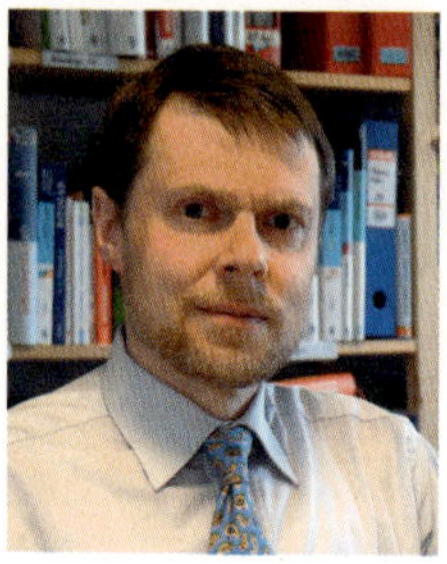

Dr. med. Arne Schäffler ist Arzt und arbeitet nach klinischer Tätigkeit in der Inneren Medizin und als Verleger eines medizinischen Fachverlags seit 2001 als unabhängiger Berater und Autor für medizinische Fachverlage. Er hat die erfolgreiche ärztliche Kitteltaschenbuchreihe *Klinikleitfaden* mitbegründet und mit *Mensch, Körper, Krankheit* und *Pflege heute* seit 15 Jahren führende Lehrwerke für die Pflegeberufe konzipiert und herausgegeben.

2004 hat er erstmalig ein medizinisches „Fachbuch" für Laien gestaltet: *Gesundheit für Kinder,* ein Werk, das sich durch vorbildliche Verständlichkeit auch bei schwierigen Zusammenhängen und durch echte Nutzenorientierung für den Leser auszeichnet. Diese Merkmale waren auch bei der Erarbeitung des Konzepts von *Gesundheit heute* wegweisend. Der Autor lebt mit seiner Familie in Augsburg und hat sechs Kinder.

Wichtige Hinweise: Die im Buch veröffentlichten therapeutischen Ratschläge wurden mit großer Sorgfalt von Herausgebern und Verlag erarbeitet und abschließend bei Redaktionsschluss Sommer 2007 erneut geprüft. Eine Garantie für ihre fachliche Richtigkeit kann jedoch nicht übernommen werden. Ebenso ist eine Haftung der Herausgeber bzw. des Verlages und seiner Beauftragten für Personen-, Sach- oder Vermögensschäden aufgrund der hier gemachten therapeutischen Empfehlungen ausgeschlossen.

Medizin ist eine Wissenschaft im Fluss. Therapieempfehlungen, die bei Redaktionsschluss noch uneingeschränkt gültig gewesen sind, können deshalb im Lichte neuer Studienergebnisse oder Berichte über Nebenwirkungen revidiert, verworfen oder durch neu hinzutretende Medikamente oder Operationsverfahren ergänzt oder ersetzt worden sein.

Jeder Nutzer dieses Buches ist verpflichtet, eine Behandlung nur in Absprache mit dem Arzt und in eigener Verantwortung zu beginnen. Beipackzettel von Medikamenten oder aktuelle Produktinformationen können dabei helfen, die Rücksprache mit dem Arzt jedoch nicht ersetzen.

Wenn in *Gesundheit heute* beispielhaft einzelne Medikamente und Handelsnamen gesondert erwähnt sind, dann nie mit dem Anspruch einer ausgewogenen oder gar fachlich verbindlichen Auswahl. Für die Mehrzahl der Einsatzgebiete, wie z. B. Antibiotika oder Schmerzmittel, stehen heute Dutzende von Wirkstoffen und Hunderte von Handelspräparaten zur Verfügung, sodass eine auch nur annähernd repräsentative Darstellung im Rahmen dieses Werkes nicht möglich gewesen ist. Für diesen Zweck bitten die Autoren, ein Medikamentenhandbuch wie z. B. die „Bitteren Pillen" (Verlag Kiepenheuer & Witsch, Köln) heranzuziehen.

Zuschriften und Kritiken sind erwünscht.

Bitte schreiben Sie eine E-Mail an: info@gesundheit-heute.de
Besuchen Sie uns auch gerne im Internet unter: **www.gesundheit-heute.de.**

Wenn Sie als Selbsthilfeorganisation Aufnahme finden wollen in der nächsten Auflage von *Gesundheit heute* oder als ärztlicher Autor bei *Gesundheit heute* mitwirken wollen, schreiben Sie bitte eine E-Mail an: info@gesundheit-heute.de. Ihre Zuschrift ist willkommen!

Mitwirkende

Medizinische Beiträge

Dr. Bernadette André-Wallis, 85764 Oberschleißheim (Kap. 18, 32); Dr. med. Michael Bedall, 96465 Neustadt b. Coburg (Kap. 25); Dr. med. Georg Betz, 10179 Berlin (Kap. 12); Dr. rer. nat. Annette Diekmann-Müller, 97074 Würzburg (Kap. 7); Dr. med. Markus Escher, 71686 Remseck-Hochberg (Kap. 17, 20); Gisela Finke, 81379 München (Kap. 30); Dr. med. Katja Flieger, 10178 Berlin (Kap. 9, 10); Dr. med. Berthold Gehrke, 80453 München (Kap. 28); Dr. med. David Goecker, 10117 Berlin (Kap. 8); Dr. med. Kay Goerke, 68705 Schwetzingen (Kap. 9, 10, 23); Prof. Dr. med. Gerhard Grevers, 80796 München (Kap. 16); Dipl.-Pflegew. (FH) Carmen Happe, 97816 Lohr a. Main (Kap. 13); Dr. med. dent. Gisbert Hennessen, 86825 Bad Wörishofen (Kap. 15); Dr. Ute Koch, 10629 Berlin (Kap. 16, 28); Dr. med. Siegfried Locher, 88213 Ravensburg (Kap. 25); Thilo Machotta, 86153 Augsburg (Kap. 15, 16); Ruth Mamerow, 18055 Rostock (Kap. 13); Dr. med. Dorit Maoz, 80636 München (Kap. 31); Carola Marx, 69115 Heidelberg (Kap. 35); Dr. med. Nicole Menche, 63225 Langen (Kap. 13, 27, 29); PD Dr. Peter Merk, 80331 München (Kap. 35); Dres. med. Katharina und Sönke Müller, 69151 Neckargemünd (Kap. 2); Dr. rer. nat. Katharina Munk, 65510 Idstein (Kap. 14, 26); Kristine Raether-Buscham, 21335 Lüneburg (Kap. 17, 20); Dr. med. Herbert Renz-Polster, 88267 Vogt (Kap. 2–6, 11–12, 33, 35); Dr. med. Martin Schäfer, 81241 München (Kap. 25); Dr. med. Arne Schäffler, 86157 Augsburg (Texte Selbsthilfe, Kap. 1, 2, 7, 8–10, 12–13, 16–23, 25–28, 30–32, 34–36); Dr. Nicole Schaenzler, 81737 München (Texte Komplementärmedizin, Kap. 17, 20, 24); Dr. med. Dieter Simon, 95488 Eckersdorf (Kap. 19); Dr. med. Andrea Stadler, 81543 München (Kap. 8); Dr. med. Martina Sticker, 81249 München (Kap. 21–22); Dr. med. Brigitte Strasser-Vogel, 80636 München (Kap. 1); Dr. med. Astrid Waskowiak, 35037 Marburg (Kap. 23); Dr. med. Ingrid Wess, 70193 Stuttgart (Kap. 36); Dr. Hans-Hermann Wörl, 80538 München (Kap. 24)

Unter Mitarbeit von

Elke Achtner-Theiß, 64380 Roßdorf (Kap. 13); Ruth Auschra, 70197 Stuttgart (Texte Selbsthilfe); Renate Baumann, 13359 Berlin (Texte Selbsthilfe); Martina Dardé, 20257 Hamburg (Kap. 30); Nannette Elke, 80796 München (Kap. 8); Dr. med. Ulrike Evermann, 20253 Hamburg; Dr. med. Diemut Fuchs, 94036 Passau (Kap. 1); Dipl.-Biol. Martina Kunze, 35037 Marburg (Kap. 34); Dr. med. André Lauber, CH-4665 Oftringen (Kap. 21); Anja Lehner, 80336 München (Kap. 24); Harald Nyssen, 52064 Aachen (Kap. 29); Dr. med. Florian Steger, 81545 München (Kap. 22); Dr. med. Ulrich Vogel, 80636 München (Kap. 25); Dr. med. Werner Zirngibl, 80939 München (Kap. 25)

Lektorat, Projektmanagement und Herstellung

Dipl.-Biol. Adriane Andreas, 80333 München; Astrid Appel, 80807 München; Evelyn Boos, 86938 Schondorf; Justyna Brandhof, 81379 München; Veronika Daubmeier, 82444 Schlehdorf; Nannette Elke, 80796 München; Dr. med. Astrid Hacker, 81369 München; Cristin Hartung, 81379 München; Dipl.-Psych. Michaela Hochstadt, 93053 Regensburg; Isabel Lamberty-Klaas, 86919 Utting; Dr. med. Christiane Lentz, 81675 München; Dipl.-Psych. Katja Motschmann, 81671 München; Dr. med. Henrike Ottenjann, 82049 Pullach; Prof. Dr. Degenhard Schäffler, 73430 Aalen; Dipl.-Biol. Verena Schubel, 80799 München; Kathrin Stachora, 86899 Landsberg a. Lech; Simone Steger, 82061 Neuried; Annemarie Wörndl, 81667 München; Dr. med. Andrea Zaunrith, 82024 Taufkirchen

Grafiken und Bildredaktion

Michael Amarotico, 81243 München; Florian Graetz, 86159 Augsburg; Sascha Loss, 51069 Köln; Anja Messerschmidt, 23552 Lübeck; Gerda Raichle, 89077 Ulm; Jan Schürmann, 44139 Dortmund

Medizinische Beratung und Fachbegutachtung

Dr. med. Elisabeth Anders, 55129 Mainz (Kap. 30); Prof. Dr. med. Siegfried Behrens, 32657 Lemgo (Kap. 25); Dr. med. Hans-Manfred Bopp, 45549 Sprockhövel (Kap. 15); Dr. med. Frank Bostel, 64807 Dieburg (Kap. 31); Dr. med. Otmar F. Brodnicke, 45130 Essen (Kap. 30); Dr. med. Karl-Adolf Bungeroth, 82347 Bernried (Kap. 19); Dr. med. Dietrich Crüsemann, 21521 Wohltorf (Kap. 35); Dr. med. Ulrich Dehn, 26135 Oldenburg (Kap. 21); Dr. med. Andreas Dehne, 57076 Siegen (Kap. 18); Dr. med. Achim Diestelkamp, 24768 Rendsburg (Kap. 7); Dr. med. Harald Elsner, 21244 Buchholz (Kap. 23); Dr. med. Markus Escher, 71686 Remseck-Hochberg (Kap. 1, 2, 17–21, 36); Dr. med. Jürgen Feld, 74189 Weinsberg (Kap. 23); Dr. med. Helmut Förster, 45147 Essen (Kap. 4, 20); Dr. med. A. Geisweid, 81245 München (Kap. 24); Dr. med. Kay Goerke, 68723 Schwetzingen (Kap.9,10,23); Dr. med. Sabine Görlitz, 44789 Bochum (Kap. 20);

... Fortsetzung Mitwirkende

Prof. Dr. med. Volker Grouls, 67550 Worms (Kap. 21, 27); Prof. Dr. med. Karl-Friedrich Hamann, 81675 München (Kap. 16); Dr. med. Jörg Holland, 80538 München (Kap. 8); Dr. med. Ulrich Hoppe, 72810 Gomaringen (Kap. 16); Prof. Dr. med. W. J. Huk, 91054 Erlangen (Kap. 29); Dr. med. Sybille Jesse, 82065 Baierbrunn (Kap. 14); Dr. med. Silvia Klengel, 65201 Wiesbaden (Kap. 4); Dr. med. Steffen Kneehans, 08359 Breitenbrunn (Kap. 19); Dr. med. Jobst Jürgen Knief, 46485 Wesel (Kap. 8); Dr. med. Friedrich M. Killing, 58091 Hagen (Kap. 1, 17, 18, 28); Dr. med. Benjamin Körner, 80339 München (Kap. 32); Dr. med. Bettina Kutta, 58300 Wetter (Kap. 28, 30); Elke Leger, 30457 Hannover (Kap. 5); Sonja Leistner, 96047 Bamberg (Kap. 14); Dr. med. Wilfried Liedtke, 26789 Leer (Kap. 9, 10); Dr. med. Jürgen Löffler, 08280 Aue (Kap. 27); Dr. med. Nicole Menche, 63225 Langen (Kap. 36); Dr. med. Manfred Münstermann, 78224 Singen (Kap. 28); Dr. med. Michael Pecenka, 77830 Bühlertal (Kap. 3); Dr. med. Annemarie Picot, 85072 Eichstätt (Kap. 15); Dr. med. Wolfgang Schmidt, 47829 Krefeld (Kap. 22–23); Dr. med. Matthias Schneider, 97990 Weikersheim (Kap. 3, 9–11, 13); Dr. med. Fritz Spellitz, A-1120 Wien (Kap. 14); Dr. med. Harald Steinle, 70100 Stuttgart (Kap. 31); Dr. med. Michael Uhlemann, 88131 Lindau (Kap. 29); Dr. med. J. Peter Werner, 25852 Bordelum; Dr. med. Jürgen Westphal, 31141 Hildesheim (Kap. 14, 19, 27, 29)

Technische Beratung und IT-Verantwortung

Dr. Max-Joseph Kraus, 82031 Grünwald; Wolfgang Lehner, 81371 München; Thilo Machotta, 86153 Augsburg; Johannes Munk, 65510 Idstein; Bernhard Schubel, 80799 München; Ursula Welsch, 83373 Taching

Danksagung zum Erscheinen der 1. Auflage

Ein Buch wie *Gesundheit heute* hätte nie das Licht der Welt erblickt, gäbe es nicht die vielen Begleiter und Geburtshelfer, die es während der langen Schwangerschaft mit Liebe und Sorgfalt begleiteten.

An erster Stelle gilt der Dank Ralf Müller, Geschäftsführer der Verlagsgruppe Droemer Knaur, und einem vorzüglichen Inder im Münchner Süden, die beide vor 3 Jahren das Terrain für dieses Werk bereitet haben. Neben dem richtigen Riecher zur richtigen Zeit bildete die großzügige verlegerische Unterstützung die Basis für *Gesundheit heute*.

Auf die Beine gestellt und für die wissenschaftliche Verankerung von *Gesundheit heute* gesorgt hat Herbert Renz-Polster, den ich sowohl für seine großartigen Kapitel als auch für seine Souveräntität bei der Beratung bei jeder noch so diffizilen Fachfrage bewundere.

45 Fachautoren und Mitherausgebern danke ich für die ungezählten Tage und Nächte, in denen sie auf Alltagsfreuden und Schlaf verzichtet haben, um ihre Werkbeiträge zu vollenden.

Durch die Mühen der Ebene hat das Werk das Münchner Redaktionsteam gebracht. Es hat immer wieder beherzt Problem um Problem aus dem Weg geräumt, Thilo Machotta in der Redaktion und in der IT, Verena Schubel beim Aufbau des medizinischen Thesaurus, der das Rückgrat des Verweissystems von *Gesundheit heute* bildet, Florian Graetz in der Bildredaktion, Astrid Hacker in der medizinischen Fachredaktion und Evelyn Boos in der Projektleitung. Ohne sie wäre aus diesem Buch nichts geworden.

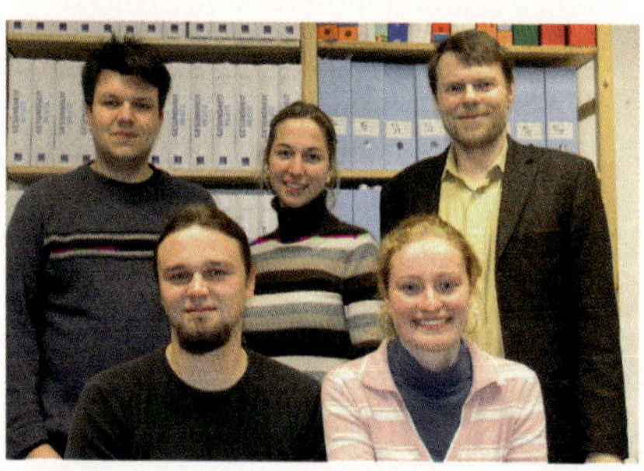

Ihnen zur Seite standen Steffen Haselbach als Leiter des Knaur Ratgeber Verlags, Franz Leipold als Verlagslektor und Veronika Preisler als Herstellerin, die den Entstehungsprozess kompetent begleiteten.

Würdigen möchte ich weiter die Fotografen und Zeichner von *Gesundheit heute,* und ganz besonders Martin Spencker, Verlagsleiter der Georg Thieme Verlagsgruppe, deren Unterstützung *Gesundheit heute* nicht nur seine Abbildungen, sondern auch sein Gesicht verdankt.

Johannes Munk bewundere ich für seine IT-Tools bei der komplexen Datentechnik. Sein Genie hat den Terminplan des Werks vor dem Absturz bewahrt.

Realitätssinn für die Bedürfnisse von Patienten verschafften mir viele Gespräche mit Patienten und Vertretern deutscher Selbsthilfeorganisationen.

Von den vielen kritischen nichtmedizinischen Gutachtern haben sich mein Vater Degenhard Schäffler und Adriane Andreas vom Redaktionsbüro Buch & Mehr als kritischste aller Ratgeber meinen größten Respekt erworben.

Markus Escher und über 40 fachmedizinische Gutachter haben durch ihren geduldigen Einsatz dafür gesorgt, auch kleinste fachliche Defizite in den Manuskripten zu erkennen und zu beseitigen.

Den wärmsten und zugleich größten Dank schließlich schulde ich meiner Frau Claudia. Sie führte mir nicht nur als Allgemeinärztin immer wieder die Realitäten der heutigen medizinischen Versorgung vor Augen, sondern duldete auch, dass Jahre lang in jeder Ecke unseres Hauses irgendein Manuskript zugegen war.

Diesen allen ist *Gesundheit heute* zu verdanken.

Der Herausgeber

Warum *Gesundheit heute?*

Liebe Leserin, lieber Leser,

die Mittel und Wege, auf denen Sie Ihre Gesundheit erhalten und Krankheiten meistern können, haben sich grundlegend geändert:

- Es gibt nicht mehr die *eine* Medizin, die alle Probleme löst und der alle vertrauen – viele Menschen suchen nach alternativen Methoden oder fragen sich, wo sie sanft therapieren können.
- Die Medizin des 21. Jahrhunderts beschäftigt sich nicht mehr allein mit dem Kranken – auch wenn es um unsere Fitness, um Vorsorge, ja, um unser Aussehen geht, ist sie zur Stelle.
- Die Medizin mutiert flächendeckend zur „Gesundheitswirtschaft". Dies schafft neue Probleme: Denn wir können bei vielen Angeboten nicht mehr sicher sein, ob unser Nutzen oder finanzielle Interessen anderer dahinterstecken.
- Interessengeleitet sind aber nicht nur Therapieangebote, sondern auch die Mehrzahl der darüber verbreiteten Informationen. Dieses Problem betrifft insbesondere das Internet.
- Entscheidungen sind kompliziert geworden. War früher das nächstgelegene Krankenhaus automatisch die erste Adresse bei akuten und schweren Erkrankungen, so gibt es heute viele Alternativen – vom ärztlichen Notdienst über das medizinische Versorgungszentrum bis hin zum privatisierten Kreiskrankenhaus – mit möglicherweise sehr unterschiedlicher Versorgungsqualität.

Vom Kräutergarten zum Dschungel

Kurz: Aus dem einstmals überschaubaren Garten der (Schul-)Medizin ist heute ein Dschungel geworden, in dem es immer schwerer wird, den Überblick zu behalten. Auch die klassischen „Lotsen" im Gesundheitssystem, die Hausärzte, fühlen sich angesichts immer neuer Medikamente und Diagnoseinstrumente oft genug überfordert – zumal ihnen Gebührenordnungen und bürokratische Zwänge kaum noch Luft für eine ordentliche Beratung lassen.

Nicht mehr, sondern bessere Information tut not

Orientierung versprechen Dutzende von Gesundheitszeitschriften, Hunderte von medizinischen Ratgebern und über zehntausend medizinische Internetportale.

Bei genauem Hinsehen sind aber auch hier Spreu und Weizen nur schwer zu trennen, zudem das Gros der Patientenkommunikation auf saubere Recherche und ausgewogene Berichterstattung verzichtet.

So bekommen wir zwar immer mehr Wissen, aber nicht, was wir uns eigentlich erhoffen, nämlich *Gewissheit:* Ist dieses Angebot wirklich das Richtige für mich? Ist *das* der Weg, der mir wirklich hilft?

Die Antwort: *Gesundheit heute*

Das war der Ausgangspunkt für *Gesundheit heute:* Wir Autoren begleiten die Medizin schon lange und haben für die Ausbildung junger Ärzte und Krankenschwestern Konzepte und Lehrbücher entwickelt.

Und vor diesem Hintergrund haben wir uns den Herausforderungen der Patientenkommunikation heute gestellt. Dabei wurde schnell klar, dass ein lediglich umfangreicherer Familien-Gesundheitsratgeber nicht die Lösung sein konnte.

Die Ecksteine von *Gesundheit heute*

Stattdessen haben wir *Gesundheit heute* an fünf Zielen ausgerichtet:

- **Gesprächskompetenz auf Augenhöhe mit dem Arzt.** Die soll Sie z. B. in die Lage versetzen, einen Arztbrief ohne größeren Aufwand zu „entschlüsseln".
- **Transparenz und Glaubwürdigkeit** durch Orientierung an der evidenzbasierten (wissenschaftlich gesicherten) Medizin (Näheres hierzu → S. 1297). Gefälligkeitsjournalismus hat keinen Platz, wenn es um Krankheit und Leid geht.
- **Selbsthilfe und alternative Heilverfahren** bekommen den Raum, der ihnen in einer ganzheitlich orientierten Medizin zusteht. Die bei jeder häufigen Krankheit jeweils relevanten Naturheilmethoden werden deshalb differenziert in ihrem therapeutischen Nutzen dargestellt (soweit dazu Daten vorlagen).
- **Profunde Orientierung** bei aller Art von Medizin, die den **Geldbeutel des Lesers** berührt. Wo sind Selbstzahlerleistungen ihr Geld wert und wo nicht? Diese Frage galt es durchgängig zu beantworten.
- **Vernetzung und Lexikonqualität** durch ein Register mit 18 000 Stichwörtern, 11 500 Querverweise sowie rund 2 000 Internetadressen und Literaturtipps.

Wir laden Sie ein, zu prüfen, ob wir dies auf den folgenden 1385 Seiten erreicht haben.

Zur 2. Auflage

Tausende zufriedener Leser haben die erste Auflage von *Gesundheit heute* in zehn Monaten zur Neige gehen lassen. Für uns Anlass, die hier vorliegende Neuauflage bei über 50 Erkrankungen medizinisch auf den aktuellsten Stand zu bringen. Sie können sicher sein, mit *Gesundheit heute* weiterhin genauso detailliert wie aktuell informiert zu sein: Über die neue Antikörper-Therapie der altersbedingten Makula-Degeneration (einer gefährlichen Augenkrankheit → S. 505) ebenso wie über die erweiterten Vorsorgemöglichkeiten beim Frauenarzt (→ S. 855) oder die Ergebnisse der bisher größten Studie zu Echinacea, der beliebten Heilpflanze bei Schnupfen und Erkältung (→ S. 574).

Augsburg und München, im Sommer 2008
Die Autoren

Gesundheit heute richtig nutzen – die Bedienungsanleitung

Damit Sie diesen großen Ratgeber optimal nutzen können, werden im Folgenden seine Besonderheiten kurz erklärt.

■ Wo ist das Inhaltsverzeichnis?

Gesundheit heute enthält kein Gesamt-Inhaltsverzeichnis. Suchen Sie etwas Bestimmtes, bitten wir Sie, die – sehr ausführlichen – gelben Seiten am Ende des Werks zu nutzen.

Eine weitere Orientierung gibt Ihnen die Inhaltsangabe zu Beginn eines jeden Kapitels.

Bei akuten Problemen bietet der **Krankheitsfinder** den effektivsten Einstieg: Hier können Sie anhand der vorliegenden Leitbeschwerden herausfinden, wo Sie am besten weiterlesen sollten. Beachten Sie dazu die Hinweise für den Krankheitsfinder → S. 15.

Die Krankheiten

Alle Erkrankungen sind nach einem einheitlichen Schema dargestellt:

Zuerst verrät Ihnen eine kurze Erklärung, worum es bei der Krankheit eigentlich geht. Dabei werden auch die in der Medizin leider häufigen Synonyme – d. h. alternative Namen für die gleiche Krankheit – mit erläutert.

Leitbeschwerden

In einer Checkliste erfahren Sie, welche Beschwerden typischerweise bei der jeweiligen Erkrankung zu erwarten sind.

Wann zum Arzt

Die schwerste Frage lautet oft: Muss ich zum Arzt? Und wenn ja: sofort oder kann ich erst in den nächsten Tagen gehen? Muss ich ins Krankenhaus? Diese Fragen stehen hier im Mittelpunkt.

(!) Apropos Arzt: Der Einfachheit halber ist immer vom Arzt die Rede, natürlich ist immer der Arzt oder die Ärztin gemeint.

Die Erkrankung

Hier verstehen Sie das Wieso und Warum einer Erkrankung und Details über ihren Verlauf.

Die medizinischen Befundfotos. Besonders bei Hauterkrankungen, aber auch bei vielen „inneren“ Erkrankungen genügt dem erfahrenen Arzt oft ein Blick, um zu sagen: Das ist es. *Gesundheit heute* versucht, diesen Blick auf die Erkrankung, die gerade in der traditionellen Medizin eine große Rolle spielt, auch Ihnen zu ermöglichen.

Dabei werden nicht nur die „glasklaren“ Befunde gezeigt, sondern auch die eher diskreten ersten Zeichen einer Erkrankung. Es soll jedoch nicht verschwiegen werden, dass beispielsweise die korrekte Interpretation von Hautausschlägen selbst dem versierten Haus- oder Hautarzt oft nicht sicher möglich ist.

Zu vielfältig sind die Variationen im Einzelfall, und erst die Zusammenschau mit anderen Symptomen und Ergebnissen aus dem Labor oder von bildgebenden Untersuchungsverfahren ermöglichen die definitive Diagnose.

Das macht der Arzt

Die notwendigen Untersuchungen werden hier unter dem Stichwort „Diagnosesicherung“ genauso erklärt wie unter dem Stichwort „Therapie“ die Behandlungsstrategien, die innerhalb der Schulmedizin zur Verfügung stehen.

(!) Oft nennt *Gesundheit heute* einzelne Wirkstoffe und auch Markenpräparate als Therapievorschläge. Die getroffene Auswahl erfolgte nach fachlichen und praktischen Gesichtspunkten – nie aber unter dem Aspekt der Vollständigkeit. Wenn einzelne Hersteller bei einem Präparat deshalb genannt sind und andere nicht, ist damit keine Bevorzugung oder Benachteiligung beabsichtigt gewesen. Dazu gibt es auch keinen Grund, denn in der Europäischen Union zugelassene Präparate unterliegen alle den gleichen sehr strengen Qualitätsstandards und sind deshalb bei gleicher Zubereitung und Dosierung austauschbar.

Prognose

Oft sind Informationen zu den Heilungsaussichten und der Wahrscheinlichkeit von Rückfällen bereits in der einleitenden Erklärung der Erkrankung behandelt. Manchmal (z. B. bei Krebs) gibt es aber unter einem eigenen Punkt besonders viel zur Prognose zu sagen.

Selbstbehandlung und Selbsthilfe

Bei vielen Erkrankungen können Sie selbst erfolgreich Hand anlegen – oder als Angehörige dem Betroffenen unter die Arme greifen.

In diesem Abschnitt erfahren Sie zum einen, welche Möglichkeiten Ihnen die häusliche Selbstbehandlung bietet – und wo ihre Grenzen sind. Zum anderen finden sich alle wichtigen Punkte, die Sie vor allem bei chronischen Erkrankungen kennen sollten, damit Sie trotz Krankheit mit Freude weiterleben können und sich ein Maximum an Lebensqualität erhalten.

Komplementärmedizin

Bei vielen akuten wie chronischen Erkrankungen bieten überlieferte oder auch moderne alternativmedizinische und naturheilkundliche Heilverfahren wirksame Alternativen.

Da aber kein Verfahren für sich in Anspruch nehmen kann, für breite Gruppen von Krankheiten jeweils die beste Wahl innerhalb der Alternativmedizin zu sein, bietet *Gesundheit heute* zusätzlich eine Bewertung der Eignung einzelner Naturheilverfahren bei häufigen (chronischen) Erkrankungen.

Wegen der Vielzahl der alternativmedizinischen Therapien ist die Auswahl der Empfehlungen auf jeweils einige besonders wichtige und bewährte Heilmethoden beschränkt. Auch ist der Wissensstand noch sehr unvollständig, welche Therapieverfahren bei welcher Erkrankung besonders geeignet sind. Einige vielversprechende Verfahren blieben unberücksichtigt, weil fast keine Studien vorliegen.

Die Bewertung folgt nach bestem ärztlichen Wissen und Gewissen. Sie lässt offen, was wir an Erkenntnissen noch nicht haben, und will auch ein Stück widerspiegeln, was in Deutschland übliche Praxis in der Naturheilmedizin ist und was nicht.

(!) *Gesundheit heute* stellt zudem jede alternative Heilmethode in einem Portrait ausführlich vor – dies ist Thema des Kapitels 33.

♥ Vorsorge

Unter dem Herzzeichen erfahren Sie alles, damit eine Erkrankung erst gar nicht oder zumindest nicht noch einmal auftritt.

Ersteres nennen die Ärzte primäre Prävention und letzteres sekundäre Prävention. Denn viel besser als Krankheiten zu „reparieren" ist, sie erst gar nicht entstehen zu lassen. Und dies gelingt oft erstaunlich leicht.

Gesundheit heute als vernetztes Nachschlagewerk

Wenn Sie noch mehr über eine Erkrankung wissen wollen, eröffnet Ihnen *Gesundheit heute* dafür mehrere Wege.

Im Text finden sich Tausende von Querverweisen, die Ihnen erlauben, Zusammenhängen nachzuspüren und weiter zu recherchieren.

i Am Ende eines Abschnitts über eine häufig auftretende Krankheit findet sich eine Infobox mit Namen von Selbsthilfegruppen, Buchtipps und Internetlinks.

(!) Im Gegensatz zu den Angaben aus Suchmaschinen oder Internetbuchhandlungen sind *alle* hier genannten Angebote von der Redaktion geprüft worden. Spezielles Augenmerk wurde darauf gerichtet, welche Personen und Institutionen hinter einem Informationsangebot stehen.

- Empfehlungen zu interessanten Internetseiten zu speziellen Themen: Egal, ob es um Konservierungsstoffe oder um die neuesten Impfempfehlungen geht – hier bietet oft das Internet die aktuellste Information.
- Geprüfte Buchtipps für viele Erkrankungen: Sie verraten Ihnen, wo Sie weiterlesen können.
- Adressen und Internetlinks zu Selbsthilfegruppen: Diese existieren inzwischen für fast alle chronischen Krankheiten.

Ein Wort zu den Selbsthilfegruppen

Selbsthilfegruppen leisten oft unersetzliche Arbeit, die in den meisten Fällen auf der ehrenamtlichen Tätigkeit von Mitgliedern und Eltern beruht. Dennoch muss darauf hingewiesen werden, dass nicht alle Selbsthilfegruppen unabhängig sind: Nicht wenige erhalten Zuwendungen von Herstellern von Arzneimitteln, Heilmitteln oder Geräten, um ihre aufwendige Arbeit zu finanzieren, und gewähren dafür Gegenleistungen z. B. in Form von Empfehlungen bestimmter Medikamente (ausführliche Diskussion dieses Problems → S. 1287).

Das Problem ist der Mehrzahl der Selbsthilfeverbände inzwischen bewusst, und viele haben Strategien entwickelt, ihre Unabhängigkeit zu wahren bzw. wiederherzustellen. Da es aber bis heute keine anerkannte Form der Zertifizierung der Internetseiten von Selbsthilfegruppen gibt, standen Autoren oder medizinische Redakteure trotzdem vor dem Problem, die Unabhängigkeit einer jeden Internetseite prüfen zu müssen.

Wir haben unsere Einschätzung in der kurzen Kommentarzeile bei jedem Selbsthilfe-Link einfließen lassen, sind uns jedoch bewusst, dass diese Wertung immer nur eine vorläufige sein kann, zudem sich Internetseiten bekanntermaßen ständig weiterentwickeln.

Wer die wiedergegebene Einschätzung nicht teilt oder kommentieren möchte, ist herzlich gebeten, Kontakt zur Redaktion aufzunehmen.

Besondere Information zu Arzneimitteln

Welche Medikamente der Haus- oder Facharzt besonders häufig verordnet, steht in Pharma-Infokästen. Hier werden auch die Probleme angesprochen, die die Arzneitherapie manchmal mit sich bringt, wie etwa häufige Nebenwirkungen.

Die in den einzelnen Kapiteln angesprochenen Medikamente sind auch im Register am Ende des Buches aufgeführt, sodass Sie die entsprechenden Arzneiinformationen rasch finden.

(!) Möchten Sie im Buch genannte Medikamente im Rahmen der Selbstmedikation nutzen, beachten Sie bitte besonders die wichtigen Hinweise auf Seite 4.

Unser Wunsch: Ihre Kritik

Wir brauchen Ihre Kritik und Ihre Rückmeldung, um *Gesundheit heute* noch besser zu machen. Kein Buch ist perfekt, manchmal sind Formulierungen nicht eindeutig und klar genug, und in anderen Fällen mögen Sie selbst anderslautende Erfahrungen gemacht haben.

Wenn Ihnen deshalb etwas einfällt, was Sie in *Gesundheit heute* vermissen oder anders dargestellt hätten, schreiben Sie eine E-Mail an:

info@gesundheit-heute.de

Oder wenn Sie den Postweg bevorzugen, dann schreiben Sie an

TRIAS Verlag
Lektorat
Postfach 30 05 04
70445 Stuttgart

Im Voraus vielen Dank. Wir werden Ihre Vorschläge bei der Planung der nächsten Auflage von *Gesundheit heute* sorgfältig berücksichtigen.

Hinweise zu den Häufigkeitsangaben in *Gesundheit heute*

Für die Einschätzung von Beschwerden und noch nicht sicher feststehenden Diagnosen ist es wertvoll zu wissen, welche der im Raum stehenden Erkrankungen häufig sind und welche eher selten.

Deshalb zeigt *Gesundheit heute* die ungefähren Häufigkeiten der Erkrankungen durchgehend grafisch. Im Einzelnen bedeuten:

Sehr verbreitet

Häufigkeit:

In jedem Mehrfamilienhaus findet sich statistisch gesehen früher oder später ein Fall; und auch in jedem Betrieb, selbst wenn er nur klein ist. Der zuständige Arzt sieht fast jeden Tag einen Betroffenen.

Dem entspricht bei angeborenen und chronischen Erkrankungen eine Ausbreitung auf > 10 % der Bevölkerung; und bei akuten Erkrankungen und (bösartigen) Tumoren, dass > 25 % der typischerweise betroffenen Altersgruppe mindestens einmal im Leben die Krankheit bekommt. Befällt eine Krankheit überwiegend nur ein Geschlecht oder eine bestimmte Personengruppe wie z. B. Schwangere, bezieht sich diese Häufigkeit darauf.

Beispiele: Fehlgeburten – 30 % aller Schwangerschaften enden so. Oder Prostatakrebs – 25 % der Männer erkranken daran, oder Windpocken – über 80 % der Kinder bekommen sie.

Häufig

Häufigkeit:

In der Nachbarschaft, in jeder mittelgroßen Firma, bei Älteren in jedem Altenheim und bei Kindern in der Kindergartengruppe oder Schulklasse findet sich immer wieder ein Fall. Der zuständige Arzt sieht sehr häufig einen Erkrankten.

Dem entspricht bei chronischen Erkrankungen eine Betroffenheit von > 2 % und bei akuten Erkrankungen eine Erkrankungshäufigkeit von > 5 % mindestens einmal im Leben.

Beispiele: Rheumatoide Arthritis – 3 % der Erwachsenen erkranken daran oder die akute Blinddarmentzündung – 5 % haben sie irgendwann einmal im Leben.

Mäßig häufig

Häufigkeit:

In jedem größerem Betrieb, bei Kindern in größeren Schulen findet sich gelegentlich ein Fall. Der zuständige Facharzt sieht mindestens einmal in der Woche einen Erkrankten.

Dem entspricht bei chronischen Erkrankungen eine Betroffenheit von > 0,4 % (1:250) und bei akuten Erkrankungen, dass jeder Hundertste erkrankt.

Beispiele: Herzfehler – 1 % der Kinder werden damit geboren oder die Zahl der Menschen, die sich mindestens einmal im Leben mit Gonorrhoe (Tripper) infizieren.

Ziemlich selten

Häufigkeit:

Der zuständige Arzt oder die entsprechend spezialisierte Therapieeinrichtung behandelt im Durchschnitt mindestens einmal im Monat einen von der entsprechenden Krankheit Betroffenen.

Dem entspricht bei chronischen Erkrankungen eine Betroffenheit von > 0,1 % (1:1000) und bei akuten Erkrankungen eine Häufigkeit von > 0,2 % (1:500) einmal im Leben.

Beispiele: Zahl der Erkrankungen an Eierstockkrebs, Leukämie oder Hirnhautentzündung (Meningitis).

Selten

Häufigkeit:

Der Facharzt oder die entsprechend spezialisierte Therapieeinrichtung behandelt, wenn keine besondere Spezialisierung auf die entsprechenden Erkrankungen besteht, einige wenige Fälle jährlich.

Wenn der Patient eine solch seltene Erkrankung neu bekommt, wird sie manchmal vom Hausarzt, Internist, Frauen- oder Kinderarzt erst einmal nicht bedacht, weil sie so selten ist – was den Weg bis zur definitiven Diagnose verzögern kann.

Dem entspricht bei chronischen Erkrankungen eine Betroffenheit von > 0,02 % (1:5000) und bei akuten Erkrankungen eine Häufigkeit von > 0,04 % (1:2500) mindestens einmal im Leben.

Beispiel: Zahl der HIV-Infizierten in Deutschland.

Noch seltenere Erkrankungen werden in *Gesundheit heute* nur dann behandelt, wenn sie auch für den Laien von Interesse sind, wie z. B. die Malaria, die mit 1500 bekannten Erkrankungsfällen in Deutschland statistisch zwar selten ist, aber für Fernreisende trotzdem eine große Gefahr darstellt.

Infobox zum Weiterlesen

- Zur Problematik der Daten: Warum die Quellenangaben zu Krankheitshäufigkeiten so stark schwanken: **www.gesundheit-heute.de/00x01**
- Krankheitshäufigkeiten versus Marktanteile: Aus einer Schweizer Fallstudie: **www.gesundheit-heute.de/00x02**

Wichtige Begriffe und Abkürzungen in der Medizin

Anamnese	Kranken[vor]geschichte ausführlich erklärt → S. 1264
Antikörper	vom Immunsystem (Abwehrsystem) produzierter Abwehrstoff → S. 1021
Aorta	Körperschlagader → Abb. S. 720
Arterie	Körperschlagadern → S. 720
Arteriosklerose	„Gefäßverkalkung" → S. 721
cm	Zentimeter (0,01 m)
CT	Computertomogramm (digitale Röntgenschnittbilduntersuchung) → S. 1268
dl	Deziliter (0,1 l)
Diagnose	Erkennung und Benennung einer Krankheit → S. 1263
Differenzialdiagnose	Liste der Krankheiten, die eine Leitbeschwerde oder eine Konstellation mehrerer Beschwerden verursachen können
diffus	zerstreut, unscharf abgegrenzt
Disposition	Veranlagung zu einer Krankheit
Embryo	Ungeborenes von der Vereinigung von Ei und Samenzelle bis zum 3. Schwangerschaftsmonat → S. 357
endogen	im Körper entstehend
Erythrozyten	rote Blutkörperchen
Evolution	Entwicklungsgeschichte (der Arten bis hin zum Menschen)
Fötus	Ungeborenes vom Beginn des 4. Schwangerschaftsmonats bis zur Geburt → S. 358
gastrointestinal	den Verdauungstrakt betreffend
Hormon	von einer Hormondrüse freigesetzter Botenstoff → S. 745
hyper ...	das normale, gesunde Maß übersteigend
hypo ...	das normale, gesunde Maß unterschreitend
Hypophyse	Hirnanhangdrüse
Hypothalamus	lebenswichtiger Abschnitt des Zwischenhirns
IE	Internationale Einheit der Aktivität eines Enzyms, Medikaments oder Impfstoffs
Immunität	angeborene oder erworbene Abwehrkraft des Organismus
Insuffizienz	unzureichende Funktion, z. B. eines Organs wie Herz oder Niere
invasiv	eindringend
Kapillare	kleinstes Blutgefäß
Karzinom	Krebs (börartiger Tumor), der von Schleimhäuten oder Deckgeweben ausgeht
Kernspin	Kernspintomografie (NMR, MR) → S. 1268
Kolon	(größter Teil des) Dickdarms
Koma	tiefe Bewußtlosigkeit
Krebs	bösartige Geschwulst (Tumor) → S. 1023
Leitbeschwerden	führende und auffälligste Krankheitszeichen
Leukozyten	weiße Blutkörperchen
Metastase	Tochtergeschwulst
Mikrogramm (µg)	Millionstel Gramm (0,000 001 g)
Mikroliter (µl)	Millionstel Liter (0,000 001 l)
mm	Millimeter (0,001 m)
mmHg	Millimeter Quecksilbersäule (Einheit für die Blutdruckmessung)
Neuron	Nervenzelle
Neurotransmitter	Überträgerstoff, der zwischen Nervenzellen übertragen und in Sekundenbruchteilen wieder abgebaut wird
NSAR	Nicht-steroidale Antirheumatika: derzeit wichtigste Arzneimittelgruppe zur Bekämpfung von Schmerzen und Entzündungen → S. 996
Palliativmedizin	der Linderung von Beschwerden und der Lebensqualität verpflichtete Medizin für chronisch Kranke und Sterbende
Pankreas	Bauchspeicheldrüse
parenteral	(Arzneimittel- oder Flüssigkeitsgabe) unter Umgehung des Verdauungstrakts, z. B. über eine Vene
pAVK	periphere arterielle Verschlusskrankheit
Physiologie	Lehre von den (gesunden) Körperfunktionen und -vorgängen
Prognose	zu erwartender Krankheitsverlauf
Rezeptor	Empfänger für bestimmte Nervensignale, Hormone oder andere Stoffe
Rezidiv	Rückfall, erneuter Ausbruch einer Erkrankung
SSW	Schwangerschaftswoche (gezählt vom 1. Tag der letzten Regel vor der Schwangerschaft) → S. 350
Steuerhormon	vom Gehirn freigesetzter übergeordneter Botenstoff, der direkt oder indirekt eine Hormondrüse steuert → S.745
subkutan	(Arzneimittel- oder Flüssigkeitsgabe) unter die Haut → S. 1277
Symptom	Beschwerde, Krankheitszeichen (z. B. Bauchschmerz)
Syndrom	Symptomenkomplex, Gruppe von Krankheitszeichen
Vene	zum Herzen führendes Blutgefäß
WHO	Weltgesundheitsorganisation
Zytostatikum	Tumoren oder Entzündungsprozesse bekämpfendes Medikament

Quellenverzeichnis

Der Verweis auf kennzeichnungspflichtige Abbildungsquellen findet sich am Ende einer jeden Abbildungslegende. Sollten sich Fehler in diese Liste eingeschlichen haben, bitten wir um Verständnis – wenn Sie eine Korrektur wünschen oder eine Anfrage zum Thema Bildrechte stellen wollen, schreiben Sie bitte an redaktion@gesundheit-heute.de

Das Verzeichnis verwendeter Textzitate findet sich im Internet unter **www.gesundheit-heute.de/zitate**

ABD: www.abda.de, Bundesvereinigung der Deutschen Apothekerverbände, Berlin
ADM: Doehrings Fotographie, Anja Messerschmidt, Lübeck
AFM: www.af.mil, Joseph Thompson, United States Airforce
AMR: Gerda Raichle, Ulm, unter Verwendung von Bildvorlagen von Doehrings Fotographie, Anja Messerschmidt, Lübeck
AOK: Pressedienst des Bundesverbands der Allgemeinen Ortskrankenkassen, Bonn
API: www.aboutpixel.de, Berlin
ASL: Familie Dres. med. Claudia und Arne Schäffler, Augsburg
ASM: www.salevent.de, Michael Amarotico, München
AVE: www.sanofi-aventis.de, Sanofi-Aventis Deutschland GmbH, Frankfurt a. M.
BED: Dr. med. Michael Bedall, Neustadt
BEL: www.belcare.ch, Dr. J. Schiffmann, Zentrum für Plastische und Ästhetische Chirurgie, CH-Aarau
BLD: www.bioland.de, Bioland e. V., Mainz
BNT: www.bonetumor.org, Henry DeGroot III, Newton Center, Massachusetts, USA
BSV: Dr. med. Brigitte Strasser-Vogel, München
CDC: www.cdc.gov, Centers for Disease Control, Atlanta, USA
CGC: www.cgc-pr.com, Cramer-Gesundheits-Consulting GmbH, Eschborn
COR: www.pro.corbis.com, Düsseldorf
CRA: www.cranberries.de, Cranberry Information Center, Frankfurt a. M.
DAK: Deutsche Angestellten-Krankenkasse, Hamburg
DEA: www.usdoj.gov/dea, U.S. Drug Enforcement Administration
DGK: www.dgk.de, Deutsches Grünes Kreuz e. V., Marburg
DIG: www.digitalstock.de, Wangen und Markgröningen
DMC: Dartmouth College, Hanover, USA
DRM: www.drmossthebeautyboss.com, Dr. Richard A. Moss MD, Plymouth, USA
ECC: www.eccocell.com, EccoCell Biotechnologie GmbH, A-Graz
ESC: Dr. med. Markus Escher, Remseck-Hochberg
ESV: Pflege Heute, 3. Auflage, © 2004 Elsevier GmbH, Urban & Fischer Verlag München
EYE: www.eyeclinicpc.com, Jackson, USA
FDB: www.fotodatenbank.org, A-Hartberg
FDI: www.fotos-direkt.de, www.adpic.de, adpic Bildagentur, Bonn
FEC: www.familyeyecarelabelle.com, LaBelle, Florida, USA
FIO: www.finlay-online.com, Finlay Medical Society, Miami, Florida, USA
FOL: www.fotolia.de, Fotolia Deutschland, Berlin
FUJ: T. Fujita et al.: Zellen und Gewebe. Ein REM-Atlas für Mediziner und Biologen, Gustav Fischer Verlag, Stuttgart, 1986
GPS: Gute Pillen – Schlechte Pillen, Gemeinnützige Gesellschaft für unabhängige Gesundheitsinformation gGmbH (Hrsg.), Berlin
GRA: Gerda Raichle, Ulm
GRE: Prof. Dr. med. Gerhard Grevers, Starnberg
GSH: www.gesichtsfeldausfall-selbsthilfegruppe.de, Hans-Jürgen Mannhardt, Wesel
GTV: Georg Thieme Verlag, Stuttgart
HAR: www.hartmann.info, Paul Hartmann AG, Heidenheim
HEN: Dr. med. dent. Gisbert Hennessen, Bad Wörishofen
HEX: www.hexal.de, Hexal AG, Holzkirchen
HHW: Dr. med Hans-Hermann Wörl, München
HKR: Helge Krückeberg, Hannover
HMB: www.hilfsmittelbedarf.de, Hilfsmittelbedarf Gutzeit, Kernen
HNE: www.hairtransplantnetwork.com
IMS: www.imagesource.com, Image Source AG, Köln
INT: www.intelleng.com, Intelligence Engineering
IRO: www.iroc.ch, Institut für refraktive & Ophtalmo-Chirurgie, CH-Zürich
ISO: www.isotronic-kg.de, ISOTRONIC Mezger KG, Horb
ISP: www.istockphoto.com, Kanada
JAN: www.photojan.de, Jan Schürmann, Dortmund und www.salossi.de, Sascha Loss, Köln
JUS: www.refertilisieren.de, Prof. Dr. med Johannes Ullrich Schwarzer, Freising
KAD: www.dorittke-kardorff.de, Dr. med. Bernd Kardorff, Mönchengladbach
KGO: Dr. med. Kay Goerke, Schwetzingen
KGS: www.kerngesund.ch, Naturheilpraxis Kern-Gesund, CH-Gais
KZV: www.kzv.de, Kassenzahnärztliche Vereinigung, Berlin
LBW: Landesärztekammer Baden-Württemberg, Stuttgart
LUH: www.luhs.org, Loyola University Health System, Maywood, USA
MAU: www.mauritius-images.com, mauritius images GmbH, Mittenwald
MEV: www.mevis.de, Prof. Dr. Hans-Holger Jend, hh@jend.de, Bremen
MIR: www.mirena.de, Bayer Vital GmbH, Leverkusen
MOF: www.morguefile.com
MOM: www.contestformoms.com, Amanda Compton
NCI: www.cancer.gov, National Cancer Institute, USA
NDU: www.naturedirect2u.com, Michael Belt, Leeds, England
NIA: www.niaid.nih.gov, National Institute of Allergy and Infectious Diseases, USA
NKB: www.nachkrebsleben-biedenkopf.de, nach Krebs leben e. V., Biedenkopf
NME: Familie Dr. med. Nicole und Thorsten Menche, Langen
NPF: www.netpatientfoundation.com
OMU: Owen Mumford GmbH, Großostheim
ORG: www.organon.de, Organon GmbH, Oberschleißheim
PCA: www.photocase.com, Vancouver, Kanada
PHK: www.phonak.de, Phonak GmbH, Fellbach
PIX: www.pixelio.de, pixelio media GmbH, München
PWI: www.pflegewiki.de, Verein zur Förderung Freier Informationen für die Pflege, Gelsenkirchen
RKL: Dr. med. Reinhold Klein, Pfaffenhofen a. d. Glonn
RMA: Ruth Mamerow, Rostock
RSM: University of Rochester School of Medicine, Rochester, New York, USA
ROC: www.roche.de, Roche Deutschland Holding GmbH, Grenzach-Wyhlen
ROL: www.rheuma-online.de, rheuma-online e. K., Meerbusch
RRA: www.reecesrainbow.com, Andrea Roberts
RVM: Rolf van Melis, Willich
SCH: www.schuenemann-verlag.de, Carl Ed. Schünemann KG, Bremen
SGS: www.schlafgestoert.de, Dr. phil. Tilmann H. Müller
SHU: www.shutterstock.com, Shutterstock Inc., New York, USA
SOK: www.sonnenberg-klinik.de, Werner Wicker KG, Bad Sooden-Allendorf
STI: www.stiegelmeyer-gruppe.de, Joh. Stiegelmeyer & Co GmbH, Herford
SUP: www.suprima-herzlieb.de, suprima GmbH, Bad Berneck
SXC: www.sxc.hu, Haap Media Ltd., H-Budapest
TEP: Dr. med. Thomas Eppinger, Pfaffenweiler
THA: www.rwth-aachen.de, Uniklinikum Aachen
TIZ: www.tiz-info.de, TNF-alpha-Informations-Zentrum, Meerbusch
UAL: www.ualberta.ca, University of Alberta, Edmonton, Kanada
UBE: www.e-learning.studmed.unibe.ch/augenheilkunde, Universitäts-Augenklinik, Dr. Anna Gruber, Prof. Jürgen Faulborn, A-Graz
UDA: www.usda.gov, United States Department of Agriculture, Washington, D.C., USA
UHD: www.orthopaedie.uni-hd.de, Orthopädische Universitätsklinik, Heidelberg
URI: Uriform@XS4all.NL, Niederlande
USD: www.medicine.ucsd.edu, © 2005 The Regents of the University of California. All Rights reserved. Used by permission.
VHE: Heinz von Heydenaber, Baierbrunn
WEB: www.idw-online.de, Informationsdienst Wissenschaft e. V., Universität Bayreuth, Dr. Bernhard Weber, Foto: Erentraud Hömberg
WKY: www.wikimedia.com, Wikimedia Commons
WST: Wolfgang Struck, Realschule Aspe, Bad Salzuflen

I

Vom Symptom zur Therapie

Der stechende Schmerz beim Heben des Arms, der geschwollene Knöchel, die nicht enden wollenden Schlafdefizite ... Am Anfang jedes medizinischen Handelns steht die Frage: Was ist es, was ich habe? Kann der Arzt helfen, und was kann oder muss ich selbst als Erstes tun, um Schlimmeres zu verhindern?

Diese Fragen stehen im Mittelpunkt des ersten Buchteils von *Gesundheit heute*. Kapitel 01 dreht sich dabei ausschließlich um das Thema Differenzialdiagnose, das heißt Herauszufinden, welche Krankheit (Diagnose) einem Beschwerdebild zugrunde liegt. Kapitel 02 widmet sich demgegenüber ganz der Erstbehandlung akut bedrohlicher Krankheitsbilder. Ausführliche Schritt-für-Schritt-Anleitungen erläutern dabei alle wichtigen Erste-Hilfe-Maßnahmen.

Übersicht

01 Krankheitsfinder 14

02 Lebensbedrohliche Situationen und Erste Hilfe 186

Buchteil I – Vom Symptom zur Therapie

01

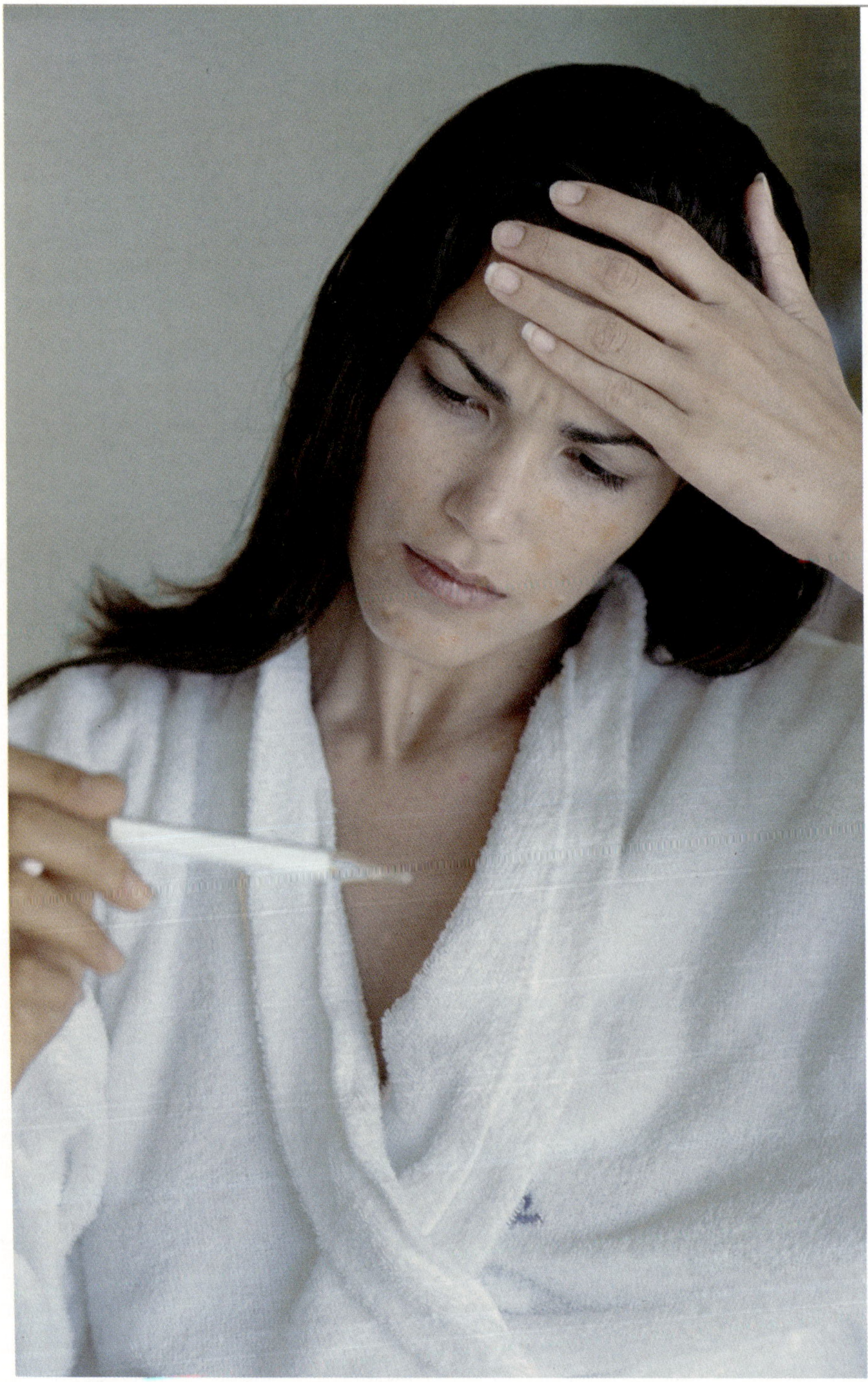

Ist es was oder ist es nichts? Kann ich abwarten oder muss ich zum Arzt? Oder gar sofort in die Klinik? Wenn unklare Beschwerden oder quälende Schmerzen alles andere in den Hintergrund schieben, wollen Sie nichts anderes als schnelle Orientierung und kompetenten Rat. Und das bekommen Sie in diesem Kapitel: In den Tabellen auf den folgenden 170 Seiten erfahren Sie, was hinter Ihren Beschwerden stecken könnte und was als Erstes zu tun ist. Dass dieses Kapitel das Größte von *Gesundheit heute* ist, hat dabei seinen guten Grund: Hier laufen die Stränge aus der ganzen Medizin zusammen und vernetzen sich zu dem, was der Mediziner Differenzialdiagnose nennt. [MAU 0101]

Krankheitsfinder

So finden Sie die richtige Diagnose

So, wie Ärzte denken und vorgehen, so funktioniert auch der nachfolgende Krankheitsfinder von *Gesundheit heute:*

Wenn Sie Ihren Haus- oder Facharzt aufsuchen und ihm Ihre Beschwerden schildern, setzt der Arzt die Beschwerden wie Puzzleteile zu einem Gesamtbild zusammen. Dazu wird er in der Regel weitere mögliche Beschwerden abfragen und ergänzende Informationen erheben, sodass sich eine oder mehrere **Verdachtsdiagnosen** ergeben. Durch die anschließenden Untersuchungen werden diese bestätigt und präzisiert oder widerlegt.

Diese Verdachtsdiagnosen liefern Ihnen auch die Tabellen des Krankheitsfinders. Damit Sie rasch ans Ziel kommen, gehen Sie am besten wie folgt vor:

- Zunächst müssen Sie in die richtige der 107 Tabellen dieses Kapitels gelangen. Dazu können Sie das große Schaubild auf Seite 16 zu Rate ziehen oder aber im Register suchen – dort sind alle Verweise auf den Krankheitsfinder gelb markiert.
- Lesen Sie dann die einzelnen Zeilen der linken Tabellenspalte und überlegen Sie, was am ehesten zu Ihren Beschwerden passt.

Wenn Sie eine zutreffende Tabellenzeile gefunden haben, schauen Sie in der mittleren Spalte nach: Die dort genannten Krankheitsursachen nennen die jeweils häufigsten Diagnosen und Erkrankungen, die das in der linken Spalte beschriebene Beschwerdebild auslösen.

Die rechte Spalte gibt ihnen Hinweise darauf, was Sie als Erstes tun können und sollen, und zeigt, welche Vorschläge für langfristige Maßnahmen Sie an anderer Stelle in *Gesundheit heute* finden. Um die Tabellen nicht zu unübersichtlich zu machen, wurde auf die entsprechenden Verweise jedoch meist verzichtet – benutzen Sie deshalb bitte das Register oder folgen Sie dem Verweis auf die genannte Krankheit, um dazu Näheres zu erfahren.

Die zutreffende Krankheit tatsächlich finden

Der Krankheitsfinder wird mit über 99%iger Wahrscheinlichkeit die Erkrankung aufführen, unter der Ihr Angehöriger oder Sie selbst leiden. Aber: Die Kunst besteht darin, die richtige Tabelle und darin die richtige Zeile nicht zu übersehen.

Damit Ihnen das nicht passiert, schreiben Sie die Symptome am besten zunächst einmal vollständig auf. Suchen Sie anschließend in verschiedenen Tabellen – also z. B. nicht nur bei „Schmerzen beim Wasserlassen“ sondern auch bei „Rückenschmerzen“. Folgen Sie dann den einzelnen Verweisen und prüfen Sie, ob die dort beschriebenen Leitbeschwerden vorhanden sind.

Mit dem Krankheitsfinder können Sie idealerweise feststellen, welche Erkrankung vorliegt und wie dringlich ein Arztbesuch ist. Sie erfahren, ob ein – wie Fachleute sagen – abwendbar gefährlicher Krankheitsverlauf droht, der einen sofortigen Arztbesuch oder eine Einlieferung in die Klinik notwendig macht.

Und wenn nichts Passendes zu finden ist?

Bedenken Sie, dass insbesondere ältere Menschen fast immer (chronische) Vorerkrankungen haben, die den Blick auf neue, akute Symptome erschweren oder verstellen. Und andere Krankheiten, wie z. B. die typischen Kinderkrankheiten, lassen sich in frühen Krankheitsstadien oft nicht klar erkennen.

Die Grenzen des Krankheitsfinders

Obwohl diese Tabellen mit aller gebotenen Sorgfalt erstellt und geprüft worden sind, werden Sie mitunter nicht auf die zutreffende Erkrankung stoßen.

Wie kommt das? Es liegt meistens nicht daran, dass die Tabellen unvollständig sind, sondern daran, dass die vorliegenden Symptome (Puzzleteile) zu mehreren verschiedenen Krankheitsbildern zusammengesetzt werden können. Oder das Puzzlebild noch nicht zu erkennen ist. Das heißt, Sie haben wahrscheinlich die Zuordnung der Symptome zu einem Krankheitsbild anders vorgenommen, als dies ein Arzt getan hätte. Damit stoßen Sie an die Grenze eines jeden „Krankheitsfinders“: Er kann nur so gut sein wie die Gewichtung und die Wahrnehmung der Beschwerden, die der Nutzer vornimmt.

Dieses Problem haben übrigens auch alle Datenbank-gestützten Diagnosesysteme: Es lässt sich zwar nach exakten Regeln vorhersagen, dass das Vorhandensein der Symptome A, B und C bei einem über 65-jährigen Mann mit 70 % Wahrscheinlichkeit für Krankheit X oder Y spricht – allerdings erfragt ein guter Arzt bei jedem 65-jährigen Patienten mindestens 20 Beschwerden (z. B. Bewegungseinschränkungen, Schmerzen, Schlafstörungen usw.). Darüberhinaus lassen sich vermutlich diverse Befindlichkeitsstörungen und Medikamenteneinnahmen sowie praktizierte Selbsthilfemaßnahmen ausfindig machen. Kein Computer kann aber all diese Beschwerden und Störungen gewichten und zu einem eindeutigen Krankheitsbild verarbeiten.

Es muss deshalb immer jemanden geben, der aus dem komplexen Beschwerdemuster das Wesentliche herausdestilliert – und darin besteht die diagnostische Kompetenz des Arztes.

Warnhinweis: Auf keinen Fall kann der Krankheitsfinder den Arztbesuch ersetzen. Aber es gibt immer wieder Situationen, z. B. Verletzungen, plötzliche Schmerzen, akut auftretende Krankheitsbilder, in denen zu entscheiden ist, ob der Kranke sofort in die Klinik gebracht werden muss oder ob der Notarzt gerufen werden soll. Vor allem in diesen Fällen kann der Krankheitsfinder von besonderem Nutzen sein.

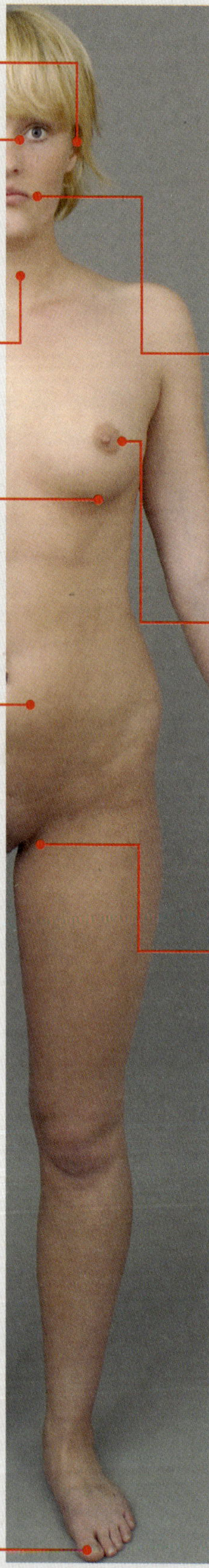

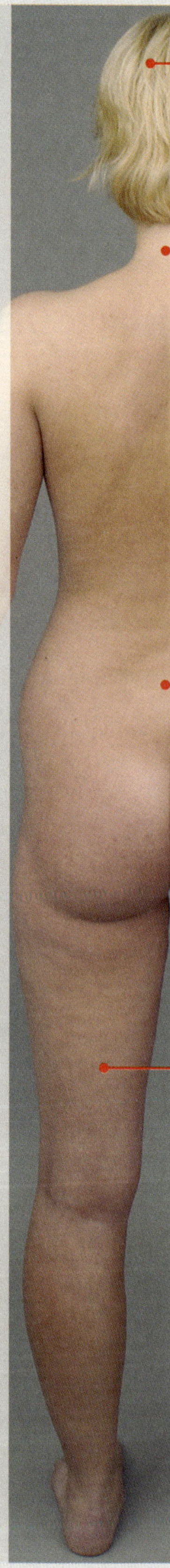

Ohren und Gehör 70

Augen
Augenjucken 46
Augenlidbeschwerden 43
Augenschmerzen 46
Gestörtes Sehen 47

Hals und Atemwege
Atemnot 76
Brustschmerzen 82
Erkältung 593
Halsschmerzen 62
Heiserkeit 64
Kurzatmigkeit 76
Reizhusten 79
Schnarchen 1235

Herz und Kreislauf
Herzklopfen 83
Herzrasen 83
Herzstolpern 83
Kreislaufprobleme 191
Niedriger Blutdruck 285

Bauch und Unterleib
Bauchschmerzen 87
Übelkeit und Erbrechen 92
Unterbauchschmerzen 90
– zyklusabhängige 124

Hüfte, Schenkel, Knie, Fuß
Beinbeschwerden 137
Fersenbeschwerden 143
Fuß- und Zehenprobleme 144
Gelenkschmerzen 993
Hinken 147
Hüftschmerzen 135
Kniebeschwerden 137
Knöchelbeschwerden 143

Nagelveränderungen 166

Allgemeinbeschwerden
Abgeschlagenheit 176
Appetitlosigkeit 171
Infektionsneigung 415
Fieber 179, 268
Frieren, übermäßiges 175
Müdigkeit, abnorme 176
Schlafstörungen 1229

Mund
Erbrechen, unklares 92
Kauschmerzen 509
Lippenbeschwerden 51
Mundgeruch 55, 521
Schluckbeschwerden 59
Zahnschmerzen 20

Weibliche Brust 114

Schulter, Arm und Hände
Armbeschwerden 131
Ellenbogenbeschwerden 131
Handbeschwerden 133
Schulterbeschwerden 128

Geschlechtsorgane
Geschlechtsverkehr, schmerzhafter 118
Inkontinenzbeschwerden 106
Menstruationsstörungen 121
Penisprobleme 108
Scheidenausfluss 115
Schmerzen beim Wasserlassen 102

Haut
Hautausschlag 150
Hautjuckreiz 161
Knoten unter der Haut 158
Kribbeln, Taubheitsgefühl 162

Kopf und Nerven
Albträume 1234
Angst und Panik 27
Depressive Verstimmung 29
Desorientierung 35
Gedächtnisprobleme 33
Haarausfall 164
Halluzinationen 32
Kopfschmerzen 17
Nervosität 30
Reizbarkeit 30
Schwindel 22
Verwirrtheit 35

Wirbelsäule
Haltungsschwäche 913
Hexenschuss 915
Ischias 915
Kreuzschmerzen 127
Nackenschmerzen 125
Rückenschmerzen 126

Darm und Anus
Analprobleme 99
Afterjuckreiz 100
Durchfall 97
Verstopfung 646

Muskeln
Lähmung 36
Muskelkrämpfe 41
Muskelschwäche 36
Muskelzuckungen 40
Zittern 38

(!) Hier ist nur ein kleiner Ausschnitt der Beschwerdethemen gezeigt. Alle weiteren finden Sie im Register.

Übersicht zum raschen Auffinden der richtigen Tabelle. Wenn Beschwerden an mehreren Organen und Körperstellen bestehen, empfiehlt es sich, zunächst in der Tabelle zu suchen, die das Beschwerdethema mit den stärksten Krankheitszeichen behandelt. [IAN, ASL 0102]

Beschwerden an Gesicht, Kopf und Nerven

Kopfschmerzen I: Chronische oder wiederkehrende Kopfschmerzen

Beschwerdebild	Was steckt dahinter?	Was ist zu tun?
Wiederkehrende oder dauerhafte, dumpf-drückende, beidseitige Kopfschmerzen ➤ Gefühl eines Schraubstocks oder schweren Reifs ➤ Oft Nackenverspannung ➤ Evtl. leichte Geräusch- oder Lichtüberempfindlichkeit ➤ Keine Zunahme bei körperlicher Aktivität ➤ Dauer ½ Stunde bis 1 Tag, selten bis 1 Woche	➤ Spannungskopfschmerz (→ S. 1121) ➤ Anstrengungskopfschmerz [1] ➤ Somatoforme Störung (→ S. 1213) ➤ Larvierte Depression (→ S. 1181)	Am selben Tag zum Hausarzt bei sehr starken Schmerzen ohne erkenntlichen Grund. In den nächsten Tagen zum Hausarzt bei anhaltenden Schmerzen **Selbsthilfe:** ➤ Dusche, Vollbad, Schlaf, Entspannungsverfahren (→ S. 1257), Schläfenmassagen ➤ Kalte oder warme Umschläge auf die Stirn ➤ Pfefferminzöl (z. B. China-Öl®) auf Schläfen und Stirn ➤ Schmerzmittel (z. B. Ibuprofen, IbuTAD®)
Anfallsweise wiederkehrende, **einseitige,** pulsierende oder bohrende **Schmerzen an Schläfe, Scheitel, Hinterkopf, Stirn oder Auge** ➤ Schwindel, Übelkeit, Erbrechen ➤ Geräusch- und/oder Lichtempfindlichkeit ➤ Evtl. Sehstörungen ➤ Zunahme bei körperlicher Aktivität ➤ Dauer wenige Stunden bis 3 Tage	Migräne (→ S. 1123)	Heute noch zum Hausarzt, wenn die Kopfschmerzen sehr stark sind und auf „nichts" ansprechen. In den nächsten Tagen, wenn zwischen den „Anfällen" keine Beschwerdefreiheit besteht oder wenn erstmalig eine Migräne auftritt **Selbsthilfe:** ➤ Ruhiges, abgedunkeltes Zimmer ➤ Evtl. Kälte, z. B. Ice-Packs, „Migränebrille" ➤ Schmerzmittel wie Aspirin®, Ibuprofen®, Paracetamol®
Kopfschmerzen nach dem Geschlechtsverkehr ➤ Dauer einige Minuten bis Tage	Postkoitaler Kopfschmerz [2]	**Selbsthilfe:** Aspirin® eine Stunde vor geplantem Sex, auf Alkohol oder Nikotin vor dem Geschlechtsverkehr verzichten
Mehrfach täglich wiederkehrende, **unerträgliche Schmerzattacken im Bereich eines Auges** ➤ Gleichseitig Augenrötung, Tränenfluss, Nasenlaufen	➤ Clusterkopfschmerz (Bing-Horton-Syndrom → S. 1124), Anfallsdauer 15–180 Minuten ➤ Anfallartiger Halbseitenkopfschmerz [3] (paroxysmale Hemicranie), Anfallsdauer 2–45 Minuten	Am selben Tag zum Hausarzt oder Neurologen **Erstmaßnahme:** Aufrechte Haltung einnehmen, nicht hinlegen **Selbsthilfe:** Meiden möglicher Auslöser wie Alkohol, Nikotin oder Badezusätze
Langsam zunehmende, stärkste, pulsierende **Schmerzen an einer Schläfe** ➤ Sichtbar verdickte, druckempfindliche Schläfenarterie (→ Abb. S. 1011) ➤ Oft auch Schmerzen in Hinterkopf und Nacken, Schultern und Hüften ➤ Evtl. Augenschmerzen und Sehverschlechterung	Arteriitis temporalis (→ S. 1010)	Sofort zum Allgemeinarzt oder in die Klinik bei Sehstörungen, sehr starken oder rasch zunehmenden Schmerzen (Erblindungsgefahr). In den nächsten Tagen zum Hausarzt bei pulsierenden, über Wochen zunehmenden Kopfschmerzen im Schläfenbereich
Wechselnde oder dauerhafte **Kopfschmerzen, die sich vom Hinterkopf nach vorne ziehen,** meist seitenbetont ➤ Verspannungen im Nacken, evtl. Schulter- und Armschmerzen ➤ Oft Verstärkung durch bestimmte Kopfbewegungen oder -haltungen ➤ Evtl. Schwindel und/oder Ohrenklingeln	HWS-Syndrom (→ S. 922), z. B. bei ➤ Fehlbelastung und Fehlhaltung etwa durch mangelhafte Ergonomie am Arbeitsplatz (→ S. 919) ➤ Bandscheibenschäden (→ S. 920) ➤ Blockierungen von Halswirbeln (→ S. 915) ➤ Beschleunigungsverletzung (Schleudertrauma → S. 922) ➤ Somatoformer Störung (→ S. 1212) ➤ Larvierter Depression (→ S. 1181)	In den nächsten Tagen zum Hausarzt oder Orthopäden bei Schwindel oder Ohrenklingeln (Tinnitus). In den nächsten Wochen, wenn sich die Beschwerden nicht bessern **Selbsthilfe:** ➤ Wärmeanwendungen im Nacken ➤ Verbesserung der Arbeitsplatzergonomie (→ S. 919), Ausgleichsbewegungen am Arbeitsplatz, Rückenschule ➤ Entspannungsverfahren (→ S. 1257)
Wechselnde **Stirnkopfschmerzen,** bevorzugt **bei Überanstrengung der Augen** ➤ Oft nach Arbeiten am Bildschirm ➤ Evtl. unscharfes oder doppeltes Sehen, Schwindel	➤ Mangelhaft korrigierte Alterssichtigkeit (→ S. 485) oder Weitsichtigkeit (→ S. 481) ➤ Schielen (→ S. 488) ➤ Brille (v. a. Lesebrille) oder Kontaktlinse in der Eingewöhnungsphase	In den nächsten Tagen zum Optiker oder Augenarzt bei Sehverschlechterung **Selbsthilfe:** ➤ An neue Brille oder Kontaktlinsen langsam und schrittweise gewöhnen ➤ Augen-Entspannungsübungen (→ S. 486)

Kopfschmerzen bereiten nicht nur den Betroffenen, sondern auch den Ärzten häufig Kopfzerbrechen – allzu groß ist die Palette möglicher Ursachen. Besonders chronische Kopfschmerzen sind sehr häufig – bis zu 40 % der Bevölkerung leiden zeitweise oder dauerhaft darunter. Es ist deshalb schwierig immer zu entscheiden, welchen diagnostischen Aufwand Arzt und Patient betreiben wollen, um Kopfschmerzen ursächlich zu klären.

1 Anstrengungskopfschmerz: Tritt in Verbindung mit starker, körperlicher Belastung auf, und hält bis zu 24 Stunden an. Nicht selten wird er von Übelkeit und Erbrechen begleitet. In diesem Fall lässt er sich nur durch seine Beidseitigkeit von einer Migräne unterscheiden, die ebenfalls oft in Abhängigkeit von körperlicher Anstrengung auftritt.

2 Postkoitale Kopfschmerzen: Lästige, aber harmlose Schmerzepisoden, die v. a. Männer betreffen. Vermutlich werden sie ausgelöst durch hormonelle und vegetative Reaktionen im Rahmen des sexuellen Erregungszyklus.

3 Anfallartiger Halbseitenkopfschmerz *([chronische] paroxysmale Hemicranie, CPH):* Kopfschmerzattacken, verwandt mit dem Clusterkopfschmerz, aber streng einseitig auf Stirn- und Schläfenpartie konzentriert. Sie treten häufiger auf (mindestens 5 Attacken pro Tag) und betref-

Beschwerdebild	Was steckt dahinter?	Was ist zu tun?
Dauerhafte **Kopfschmerzen mit behinderter Nasenatmung** ➤ Näselnde Sprache ➤ Evtl. Dauerschnupfen	➤ Chronische Nasennebenhöhlenentzündung (→ S. 577) ➤ Behinderte Nasenatmung, z. B. durch chronischen Schnupfen (→ S. 573), Nasenscheidewandverbiegung (→ S. 572), Polypen (→ S. 582)	In den nächsten Wochen zum Haus- oder HNO-Arzt, wenn Beschwerden länger als 4 Wochen anhalten
Wechselnde, drückende oder pulsierende Kopfschmerzen ➤ Häufig beim Aufwachen ➤ Evtl. häufiges Nasenbluten, Schwindel, Ohrensausen oder Sehstörungen	Starker Bluthochdruck (→ S. 722)	Am selben Tag zum Hausarzt, wenn die Beschwerden neu auftreten, auch bei bekanntem Bluthochdruck
Kopfschmerzen mit Schwindel beim Aufstehen und bei anderen Lagewechseln ➤ Schweißausbruch, Übelkeit, Herzklopfen ➤ Evtl. Schwarzwerden vor Augen, Bewusstlosigkeit	Orthostatische Dysregulation (→ S. 726)	Sofort zum Hausarzt nach kurzfristiger Bewusstlosigkeit. In den nächsten Wochen bei fehlender Bewusstlosigkeit **Selbsthilfe:** ➤ Schnelle Lagewechsel vermeiden ➤ Wechselduschen, Bürstenmassagen ➤ Ausreichend Schlaf, viel Bewegung
Kopfschmerzen mit Schlappheit und Leistungsschwäche ➤ Evtl. morgens „lange keine Energie" ➤ Evtl. kalte Hände und Füße	➤ Niedriger Blutdruck (arterielle Hypotonie → S. 726) ➤ Anämie (→ S. 1034)	In den nächsten Tagen zum Hausarzt **Selbsthilfe bei niedrigem Blutdruck:** ➤ Salzreiches Essen ➤ Sonstige Maßnahmen unter orthostatischer Dysregulation
Neu auftretende **Kopfschmerzen in der fortgeschrittenen Schwangerschaft** ➤ Ohrensausen, Übelkeit, Erbrechen ➤ Nachlassen der Urinmenge, evtl. getrübter Urin ➤ Wassereinlagerungen (Arme, Beine, Lider)	➤ Schwangerschafts-Bluthochdruck (→ S. 371) ➤ Präeklampsie (EPH-Gestose → S. 371)	Möglichst am selben Tag Blutdruck messen lassen, z. B. in der Apotheke. Spätestens am nächsten Tag zum Frauenarzt
Langsam zunehmende, **dauerhafte, starke Kopfschmerzen** ➤ Oft Verstärkung durch Husten, Pressen, Haltungswechsel ➤ Oft morgendliches Erbrechen, Übelkeit ➤ Evtl. Schläfrigkeit, Lähmungen, Seh- oder Hörstörungen ➤ Evtl. unerklärliche Wesensveränderung	Hirndrucksteigerung (→ S. 1158) als Folge von z. B. ➤ Gehirntumor [4] (→ S. 1149), verbunden mit weiteren Beschwerden ➤ Chronischer Subduralblutung (→ S. 1153) ➤ Abgelaufener Hirnblutung (→ S. 1153) ➤ Abgelaufener Hirnhautentzündung (→ S. 1133) ➤ Abgelaufener Schädel-Hirn-Verletzung (→ S. 1152) ➤ Pseudotumor cerebri (→ S. 49)	Notarzt rufen oder in die Klinik bei Auftreten von Krampfanfällen und neurologischen Ausfällen. Sonst spätestens am nächsten Tag
Dauerhafte, drückende oder pulsierende Kopfschmerzen bei regelmäßiger **Medikamenteneinnahme**	➤ Analgetikakopfschmerz [5] (→ S. 1122) ➤ Häufige Nebenwirkung, z. B. von Nitraten (→ S. 697), weiblichen Geschlechtshormonen (etwa in der „Pille" → S. 323), verschiedenen Bluthochdruckmitteln (→ S. 724)	In den nächsten Tagen zum Hausarzt **Selbsthilfe:** Bei Analgetikakopfschmerz konsequentes Weglassen aller Schmerzmittel

fen im Gegensatz zum Clusterkopfschmerz, der fast nur bei Männern auftritt, überwiegend Frauen.

4 Vor einem **Gehirntumor** hat jeder Angst, der sich seine Kopfschmerzen nicht anders erklären kann. Kopfschmerzen alleine rechtfertigen jedoch noch keine diesbezügliche Diagnostik wie z. B. CT oder Kernspin des Schädels. Entscheidend ist, ob weitere Warnsignale hinzukommen wie morgendliches Erbrechen, Wesensveränderungen oder Schläfrigkeit. Dann allerdings sollten weitere Diagnoseschritte rasch erfolgen (Näheres → S. 1149)

5 Analgetikakopfschmerz: Bei Kopfschmerzen liegt der Griff zum Schmerzmittel (Analgetikum → S. 1219) nahe, um den Tag in Beruf oder Familie gut durchzustehen. Doch Vorsicht bei regelmäßiger Einnahme: Solche Medikamente lösen oft von sich aus chronische Kopfschmerzen aus, wenn sie häufiger als jeden zweiten Tag eingenommen werden.

Kopfschmerzen II: Akute Kopfschmerzen

Beschwerdebild	Was steckt dahinter?	Was ist zu tun?
Mittelstarke **Kopfschmerzen meist mit Fieber** ➤ Husten, Schnupfen und/oder Halsschmerzen ➤ Oft Fortdauern der Kopfschmerzen nach Abklingen des Infekts	Fiebriger Infekt mit Beteiligung der Atemwege, z. B. ➤ Erkältung (→ S. 593) ➤ Grippe (→ S. 592) ➤ Angina (→ S. 579) ➤ Lungenentzündung (→ S. 605)	Notarzt rufen oder in die Klinik, wenn sich der Nacken nicht beugen lässt und hohes Fieber besteht **Selbsthilfe:** ➤ Schmerzmittel wie Paracetamol (z. B. Captin®) oder Acetylsalicylsäure (z. B. Aspirin®) ➤ Kühlende oder wärmende Umschläge (je nach Badarf), Pfefferminzöl (z. B. China-Öl®)
Pochende Schmerzen in Stirn und innerem Augenwinkel ➤ Bei oder nach Erkältungen ➤ Verschlimmerung bei Vorbeugen des Kopfs ➤ Evtl. Fieber	Akute Nasennebenhöhlenentzündung (Sinusitis → S. 577), besonders an der Stirnhöhle	Sofort Tag zum Hausarzt bei starken Schmerzen oder Fieber, sonst am nächsten Tag **Selbsthilfe:** ➤ Abschwellende Nasentropfen ➤ Dampfinhalationen mit Salz- oder Kamillelösung (→ S. 577) ➤ Kalte Quarkauflagen, Rotlicht ➤ Pflanzenextrakte, z. B. Gelomyrtol® oder Sinupret®
Kurzdauernde Schläfenkopfschmerzen beim Genuss eiskalter Nahrungsmittel	Kältekopfschmerz [1]	Harmlos
Rasch zunehmende **Kopfschmerzen nach Überhitzung** ➤ Schwindel, Schwäche ➤ Heiße, trockene, rote Haut, kein Schwitzen ➤ Starker Durst, Mundtrockenheit ➤ Schneller Puls, Erbrechen, Bewusstseinstrübung	➤ Hitzschlag (→ S. 199) ➤ Sonnenstich (→ S. 202)	Notarzt rufen oder in die nächste Klinik, wenn das Bewusstsein eingetrübt ist **Selbsthilfe:** ➤ Kopf vorsichtig mit Wasser kühlen ➤ Kleidung nass machen, flach lagern ➤ Kaltes Fußbad, wenn Betroffener noch fit auch Dusche
Rasch einsetzende **Kopfschmerzen mit Heißhunger, Schwitzen, Unruhe, Zittern und schnellem Herzschlag**	Unterzuckerung bei Diabetes (→ S. 758)	Notarzt rufen bei Bewusstlosigkeit **Erstmaßnahme:** Sofort Traubenzucker einnehmen oder zuckerhaltiges Getränk trinken
Unmittelbar nach Kopfverletzung auftretende **Kopfschmerzen** mit Übelkeit und Schwindel 1. Ohne Bewusstlosigkeit 2. Bewusstlosigkeit von weniger als 15 Minuten Dauer, Erinnerungslücken, Erbrechen, Licht- und Geräuschüberempfindlichkeit 3. Bewusstlosigkeit von mehr als 15 Minuten Dauer, Erinnerungslücken, neurologische Ausfälle wie z. B. Lähmungen	1. Schädelprellung (→ S. 1151) [2] 2. Gehirnerschütterung (leichte Schädel-Hirn-Verletzung → S. 1151) [2] 3. Mittelschwere und schwere Schädel-Hirn-Verletzung [2] (SHT → S. 1152)	Notarzt rufen bei ➤ Bewusstlosigkeit ➤ Mehrfachem Erbrechen ➤ Zustandsverschlechterung nach anfänglicher Beschwerdefreiheit ➤ Neurologischen Ausfällen ➤ Blutungen aus Mund, Nase oder Ohr ➤ Unterschiedlich großen Pupillen
Zunehmende, starke **Kopfschmerzen bis 12 Stunden nach einer Kopfverletzung** ➤ Rasche Bewusstseinstrübung ➤ Evtl. Krampfanfälle, neurologische Ausfälle wie Halbseitenlähmung ➤ Unterschiedlich weite Pupillen	➤ Epiduralblutung (→ S. 1153) ➤ Akute Subduralblutung (→ S. 1153) ➤ Hirnblutung (→ S. 1127)	Notarzt rufen
Einschießende oder rasch zunehmende, starke bis **unerträgliche Kopfschmerzen** ➤ Bewusstseinstrübung ➤ Übelkeit, Erbrechen ➤ Neurologische Ausfälle wie z. B. Seh- oder Sprachstörungen, halbseitige Lähmungen	➤ Hirnaneurysmablutung (→ S. 1132) Subarachnoidalblutung (→ S. 1131) Hirnblutung (→ S. 1131) ➤ Schlaganfall (→ S. 1126) mit Hirnblutung (→ S. 1127) ➤ Blutdruckentgleisung (hypertensive Krise → S. 722)	Notarzt rufen oder in die nächste Klinik **Erstmaßnahme:** Bei Bewusstseinstrübung Betroffenen in stabile Seitenlage bringen (→ S. 188)

Akute Kopfschmerzen haben ihren Grund am häufigsten in Allgemeininfektionen oder Entzündungen der Atemwege. Auch Infektionen weitab vom Kopf können zu Kopfschmerzen führen, da die dabei gebildeten Entzündungsstoffe die Blutgefäße in Hirn und Hirnhäuten schmerzhaft erweitern. Der Gang zum Arzt wird notwendig, wenn Fieber oder Krankheitsgefühl die Beschwerden bei gewöhnlichen Infekten übersteigt; aber auch dann, wenn Kopfschmerzen ohne Fieber und ohne erkennbare Ursache auftreten, sehr stark sind und/oder mit Beschwerden wie Bewusstseinstrübung, Lähmungen, Seh- oder Sprachstörungen verbunden sind.

1 Der umgangssprachlich *Hirnfrost* genannte **Kältekopfschmerz** hat seine Ursache in einem starken Kältereiz am Gaumen, meist hervorgerufen durch Essen oder Lutschen von Speiseeis. Die reflektorisch ausgelöste, oft heftige Schmerzattacke dauert meist nur 20–30 Sekunden.

2 Wie schwer eine **Schädel-Hirn-Verletzung** ist, lässt sich zu Anfang manchmal schwer beurteilen – typische Symptome wie Schwindel, Übelkeit oder anschließende Geräusch- und Lichtempfindlichkeit können bei leichter Gehirnerschütterung fehlen, andererseits tritt Erbrechen (v. a. bei Kindern) auch als harmlose Folge von Aufregung auf. Zudem zeigen sich manche lebensbedrohlichen Blutungskomplikationen erst viele Stunden nach dem Unfall, typischerweise mit der Leitbeschwerde

Beschwerdebild	Was steckt dahinter?	Was ist zu tun?
Rasch zunehmende **stärkste Kopfschmerzen meist ohne Fieber** ➤ Übelkeit, Erbrechen ➤ Evtl. neurologische Ausfälle wie z. B. beidseitige Lähmungen ➤ Evtl. Krampfanfälle ➤ Evtl. [Ein]Trübung des Bewusstseins	Hirnvenen- oder Hirnsinus[venen]-thrombose (→ S. 1132)	Notarzt rufen oder in die nächste Klinik
Rasch zunehmende, **starke Kopf- und Nackenschmerzen mit Fieber** ➤ Nackensteifigkeit ➤ Schweres Krankheitsgefühl ➤ Bewusstseinstrübung ➤ Übelkeit, Erbrechen, ➤ Evtl. neurologische Ausfälle wie z. B. Lähmungen, Sprachstörungen ➤ Evtl. Krampfanfälle	➤ Hirnhautentzündung (→ S. 1133) ➤ Meningoenzephalitis (→ S. 1133) ➤ Hirnabszess (→ S. 1133)	Notarzt rufen oder in die nächste Klinik
Unerträgliche, einseitige Stirn- und Augenschmerzen ➤ Rötung, Sehstörung und Tränen des schmerzenden Auges ➤ Betroffenes Auge fühlt sich härter an ➤ Oft Übelkeit, Erbrechen	Grüner Star (Glaukom) im akuten Anfall (→ S. 501)	Möglichst sofort in die Augenklinik **Warnhinweis:** Erblindungsgefahr!
Kopfschmerzen nach übermäßigem Konsum oder bei Entzug von **Alkohol, Zigaretten oder Kaffee** ➤ Häufig Nervosität, Übelkeit, Erbrechen, Schwitzen ➤ Evtl. Konzentrationsprobleme, Schläfrigkeit, Zittern	➤ „Kater", Nikotin- bzw. Koffeinüberdosierung ➤ Entzugssyndrom bei Alkoholabhängigkeit (→ S. 1190), Nikotinabhängigkeit (→ S. 1204) und Gewöhnung an Koffein	Am selben Tag zum Hausarzt, wenn bei Alkoholentzug Beschwerden wie Verwirrtheit oder Schwitzen auftreten **Selbsthilfe bei Kater:** ➤ Frische Luft, Bewegung ➤ Reichlich Mineralwasser, salzige Nahrungsmittel ➤ Einige Tropfen Pfefferminzöl auf Schläfen und Stirn ➤ Wenn Magen nicht ebenfalls streikt: Acetylsalicylsäure (Aspirin®)
Kopfschmerzen nach Medikamenteneinnahme oder speziellen Nahrungsmitteln ➤ Oft migräneahnlicher Schmerz ➤ Oft Schwindel, Benommenheit ➤ Evtl. Hitzegefühl	➤ Medikamentennebenwirkung, z. B. von Nitraten [3] (→ S. 697), manchen Migränemitteln (Ergotamine → S. 1124) ➤ Nahrungsmittelunverträglichkeit [4] (→ S. 652)	In den nächsten Wochen zum Hausarzt, wenn die Beschwerden wiederholt auftreten **Selbsthilfe:** Verdächtige Nahrungsmittel meiden (!) Glutamat ist in vielen Fertigprodukten (z. B. Würzmittel, Päckchensuppen) enthalten

Kopfschmerzen. Aus diesem Grund verlangen auch banal erscheinende Kopfverletzungen für mindestens 12 Stunden eine erhöhte Aufmerksamkeit, um eine eventuelle Verschlechterung des Zustands rechtzeitig zu erkennen.

3 Nitratkopfschmerz: Entsteht durch eine plötzliche, schmerzhafte Erweiterung von Hirngefäßen und bessert sich meist mit häufigerem Einsatz der Nitrate. Betrifft oft Patienten, die als Akuttherapie bei Angina pectoris oder Blutdruckentgleisung Nitrat in Kapsel- oder Sprayform einnehmen.

4 In Zusammenhang mit einer **Nahrungsmittelunverträglichkeit** treten migräneartige Kopfschmerzen v. a. bei Produkten auf, die einen hohe Gehalt an Nitrit (Wurst- und Fleischwaren), Histamin (z. B. Käse, Rotwein) oder Glutamat besitzen. Letzteres soll auch das *„China-Restaurant-Syndrom"* mit Übelkeit, Hautrötungen und Nackentaubheit auslösen.

Gesichts- und Zahnschmerzen

Beschwerdebild	Was steckt dahinter?	Was ist zu tun?
Blitzartig einschießende, einseitige, stärkste Gesichtsschmerzen ➤ Oft ausgelöst durch Kauen, Sprechen oder Gähnen ➤ Dauer einige Sekunden bis zu 2 Minuten	Nervenschmerzen (→ S. 1218), z. B. ➤ Trigeminusneuralgie (→ S. 1125) ➤ Glossopharyngeusneuralgie (→ S. 63)	In den nächsten Tagen zum Hausarzt oder Neurologen
Einseitige, brennende, stärkste **Dauerschmerzen** und Schmerzattacken **im Gesicht, v. a. im Bereich von Auge, Nase, Stirn, behaarter Kopfhaut und Ohr** ➤ Empfindlichkeit der betroffenen Haut ➤ Meist Bläschenausschlag einige Tage nach Schmerzbeginn ➤ Allgemeines Krankheitsgefühl	➤ Gürtelrose (Herpes zoster) [1] (→ S. 1087) ➤ Post-Zoster-Neuralgie (→ S. 1087)	Am selben Tag zum Hausarzt oder Neurologen **Selbsthilfe:** ➤ Kalte Umschläge oder Kompressen ➤ Puder und Cremes mit lokal wirksamen Betäubungsmitteln (z. B. Polidocanol in Eucerin® Akutspray) ➤ Bei Post-Zoster-Neuralgie Entspannungsverfahren (→ S. 1257)

Zahn- und Gesichtschmerzen lassen sich oft nicht exakt einem Entstehungsort zuordnen. So kann ein heftiger Schnupfen an den Zähnen, ein fauler Zahn im Ohr und eine Ohrenentzündung im Auge spürbar werden.

1 Der für die **Gürtelrose** typische Bläschenausschlag kann auch fehlen.

2 Während **Zähneknirschen** bei Erwachsenen eigentlich immer eine krankhafte, körperliche

Beschwerdebild	Was steckt dahinter?	Was ist zu tun?
Dauerhafte, meist halbseitige, mittelstarke Gesichtsschmerzen ➤ Wechselnde Lokalisation ➤ Beginn evtl. nach zahnärztlichen oder kieferchirurgischen Eingriffen, Verletzungen oder Infektionen im Bereich von Zähnen oder Gesicht	➤ Anhaltender idiopathischer Gesichtsschmerz (atypischer Gesichtsschmerz → S. 1136) ➤ Somatoforme Störung (→ S. 1202) ➤ Dissoziative Störung (→ S. 1192)	In den nächsten Tagen zum Hausarzt oder Neurologen **Selbsthilfe:** ➤ Entspannungsverfahren (→ S. 1257) ➤ Versuchsweise Kälte- oder Wärmeanwendungen
Wellenförmige oder dauerhafte, **halbseitige Gesichtsschmerzen mit Taubheitsgefühl** ➤ Lokalisation gleichbleibend	➤ Trigeminusneuropathie (→ S. 1125) ➤ Somatoforme Störung (→ S. 1212) ➤ Dissoziative Störung (→ S. 1192)	In den nächsten Tagen zum Neurologen
Wechselnde oder dauerhafte, **ein- oder beidseitige Schmerzen vor den Ohren** ➤ Evtl. auch Schmerzen an Kopf, Nacken und/oder Zähnen ➤ Oft Schmerzverstärkung, Knacken, Knirschen und/oder Gefühl der Verklemmung beim Kauen ➤ Häufig nächtliches Zähneknirschen[2]	➤ Oromandibuläre Dysfunktion (→ S. 71) ➤ Kauschmerzen bei Zahnfehlstellungen oder unpassendem Zahnersatz (→ S. 539) ➤ Verlagerung der Gelenkscheibe im Kiefergelenk[3] ➤ Kiefergelenkarthrose (→ S. 541) ➤ Kiefergelenkarthritis (→ S. 541) ➤ Somatoforme Störung (→ S. 1212)	In den nächsten Wochen zum Zahnarzt **Selbsthilfe bei Funktionsstörungen aufgrund nächtlichen Zähneknirschens:** ➤ Stressmanagement (→ S. 265) ➤ Entspannungsverfahren (→ S. 1257)
Schmerzen vor den Ohren mit Sperrung des Kiefers in geöffneter Stellung ➤ Evtl. wiederholt auftretend	Kieferklemme (Kieferluxation → S. 541), z. B. bei ➤ Extremer Mundöffnung, etwa beim Gähnen ➤ Gewalteinwirkung auf den Unterkiefer	Sofort zum Haus- oder HNO-Arzt bzw. in die Klinik **Erstmaßnahme:** Hippokrates-Handgriff (→ S. 541)
Schmerzen vor den Ohren mit erschwerter oder unmöglicher Mundöffnung	Kiefersperre (→ S. 541), z. B. bei ➤ Eitriger Entzündung an Weisheitszähnen (→ S. 533) ➤ Kieferverletzung ➤ Entzündung in der Nähe des Kiefergelenks, z. B. Mundhöhlenabszess (→ S. 522) ➤ Kiefergelenkarthrose (→ S. 541) ➤ Kiefergelenkarthritis (→ S. 541)	Bei Fieber sofort zum Hausarzt. Sonst am selben Tag zum Haus- oder Zahnarzt, wenn die Beschwerden neu auftreten
Schmerzen und Schwellung vor einem oder beiden Ohren ➤ Schmerzen bei der Nahrungsaufnahme ➤ Evtl. beweglicher Knoten tastbar ➤ Evtl. Fieber	Speicheldrüsenentzündung (Sialadenitis → S. 523), z. B. bei ➤ Eitriger Infektion oder Mumps (→ S. 408) ➤ Speichelsteinen (→ S. 523)	Am selben Tag zum Haus- oder HNO-Arzt **Erstmaßnahme:** Bei tastbarem Speichelstein massierende Bewegungen Richtung Mund (→ S. 523)
Abgegrenzte, schmerzhafte, gerötete Schwellungen oder Knoten im Gesicht ➤ Evtl. Fieber, Schüttelfrost	➤ Nasenfurunkel (→ S. 569) ➤ Furunkel (→ S. 1088) ➤ Wundrose (→ S. 1080)	Sofort zum Hausarzt bei Fieber oder Druckschmerz im inneren Augenwinkel Sonst am nächsten Tag **Selbsthilfe:** Bei einem „unreifen" Furunkel evtl. Auftragen von Zugsalbe (z. B. Ichtholan® Salbe)
Drückende oder pochende Schmerzen in Mittelgesicht, Schläfe und evtl. Zähnen[4] ➤ Laufende Nase ➤ Verstärkung der Schmerzen bei Kopfbeugung	Nasennebenhöhlenentzündung (Sinusitis → S. 577), v. a. an der Kieferhöhle	Sofort zum Hausarzt bei starken Schmerzen oder Fieber, sonst am nächsten Tag **Selbsthilfe:** ➤ Abschwellende Nasentropfen ➤ Dampfinhalationen mit Salz- oder Kamillelösung (→ S. 577) ➤ Kalte Quarkauflagen, Rotlicht ➤ Pflanzenextrakte, z. B. Gelomyrtol® oder Sinupret®

oder seelische Ursache hat, stellt es bei Kindern eine normale Verhaltensweise dar. Es dient dazu, das wechselnde und wachsende Gebiss in die richtige Passform zu bringen.

3 Verlagerung der Gelenkscheibe im Kiefergelenk: Das Kiefergelenk wird aus Ober- und Unterkiefer und einer dazwischenliegendenden knorpeligen Gelenkscheibe *(Diskus)* gebildet. Durch falsche Zahn- oder Kieferstellung, unpassenden oder abgenutzten Zahnersatz kann die Gelenkscheibe aus ihrer normalen Lage gedrängt und längerfristig auch zerstört werden.

4 Im Bereich von Schläfe und Mittelgesicht entstammen Schmerzen oft den **Kieferhöhlen.** Die heftigen Beschwerden nehmen bei Kopfbeugung oder Bücken zu und strahlen oft in die Zähne des Oberkiefers aus.

Beschwerdebild	Was steckt dahinter?	Was ist zu tun?
Wiederkehrende oder dauerhafte, pochende Schmerzen an einem bestimmten Zahn ➤ Verstärkung der Schmerzen durch heiße, kalte, süße und saure Speisen ➤ Beißen auf den schmerzenden Zahn wird vermieden	➤ Karies (→ S. 527) ➤ Sensible Zahnhälse (→ S. 531) ➤ Zahnnervenentzündung (Pulpitis → S. 531) ➤ Wurzelvereiterung (→ S. 531)	Am selben Tag zum Zahnarzt **Selbsthilfe:** ➤ Kalte Umschläge oder Eispackungen auf die Wange ➤ Mit kaltem Wasser spülen ➤ Gewürznelken auf den schmerzenden Zahn drücken ➤ Kamillentee
Rasch zunehmende, stärkste **Zahnschmerzen mit Schwellung von Zahnfleisch und Wange** ➤ Oft auch Schmerzen in Ohr oder Auge ➤ Evtl. Fieber	➤ Wurzelvereiterung (→ S. 531) mit Knochenbeteiligung ➤ Mundhöhlenabszess (→ S. 522)	Am selben Tag zum Zahnarzt **Selbsthilfe:** Kalte Umschläge oder Eispackungen auf die schmerzende Wange
Schmerzen an oder hinter den Backenzähnen ➤ Oft Rötung und Schwellung ➤ Oft Schluckbeschwerden ➤ Evtl. erschwerte Mundöffnung	Probleme beim Durchbruch von Weisheitszähnen (→ S. 533), auch im 30. Lebensjahr und später noch möglich	Am selben Tag zum Zahnarzt **Selbsthilfe:** Kalte Umschläge oder Eispackungen auf die Wange
Plötzliche, brennende Schmerzen im Unterkiefer ➤ Meist auch Schmerzen und/oder Engegefühl hinter dem Brustbein ➤ Atemnot, Angst, kalter Schweiß ➤ Oft Übelkeit, Erbrechen	➤ Angina pectoris (→ S. 694) ➤ Herzinfarkt (→ S. 699) ➤ Panikattacke (→ S. 1197) ➤ Dissoziative Störung (→ S. 1192)	Notarzt rufen, wenn stärkere Beschwerden erstmals auftreten, Nitratpräparate nicht helfen oder nicht zur Hand sind. Am selben oder nächsten Tag zum Hausarzt bei erstmaligen, vorübergehenden Beschwerden **Selbsthilfe:** ➤ Halbsitzende Position, Frischluft ➤ Nitrat (z. B. Nitrolingual® → S. 697)

Schwindel I: Unabhängig von Kopf- und Körperlage

Beschwerdebild	Was steckt dahinter?	Was ist zu tun?
Schwindel bei Wetteränderung (z. B. Föhn), Schlafmangel, Änderung des Tagesrhythmus, Zeitverschiebung	Überempfindlichkeit des Gleichgewichtssystems	**Selbsthilfe:** Ausreichend Schlaf, geregelter Tagesrhythmus
Wechselnder Schwankschwindel, oft mit Übelkeit ➤ Verstärkt in belastenden Situationen	Psychogener (seelisch bedingter) Schwindel, z. B. bei ➤ Somatoformer Störung (→ S. 1212) ➤ Dissoziativer Störung (→ S. 1192) ➤ Larvierter Depression (→ S. 1181)	In den nächsten Tagen zum Hausarzt
Wechselnder Schwindel mit morgendlichen Kopfschmerzen ➤ Evtl. Herzklopfen ➤ Evtl. vermehrtes Nasenbluten ➤ Evtl. Ohrensausen	Bluthochdruck (arterielle Hypertonie → S. 722)	In den nächsten Tagen zum Hausarzt
Dauerhafter Drehschwindel oder Schwankschwindel mit Hörminderung und/oder Ohrgeräuschen	➤ Infektion am Innen- oder Mittelohr, z. B. bei Gürtelrose (→ S. 1087), chronischer Mittelohrentzündung (→ S. 557) ➤ Nebenwirkung von Medikamenten, z. B. Zytostatika (→ S. 1026), manche Antibiotika (→ S. 1051) ➤ Innenohrverletzung, z. B. durch Knall (→ S. 560), Bruch des Felsenbeins (→ S. 550), Unfall, Operation ➤ Akustikusneurinom (→ S. 73)	In den nächsten Tagen zum Haus- oder HNO-Arzt
Schwindel mit einseitigen, stirnbetonten Kopfschmerzen und Übelkeit ➤ Geräusch- und/oder Lichtempfindlichkeit ➤ Evtl. Sehstörungen ➤ Dauer wenige Stunden bis 3 Tage	Migräne (→ S. 1123)	In den nächsten Wochen zum Hausarzt, wenn erstmalig eine Migräne auftritt **Selbsthilfe:** ➤ Ruhiges, abgedunkeltes Zimmer ➤ Evtl. Kälte, z. B. Ice-Packs, Migränebrille ➤ Schmerzmittel wie Aspirin®, Ibuprofen®, Paracetamol®

Augen, Gleichgewichtsorgane und verschiedene Reizaufnehmer in Muskeln, Gelenken und Haut leiten beständig Informationen über unsere Lage im Raum zum Gehirn, wo sie zu einem stimmigen Bild verrechnet werden. Bei krankhaften Veränderungen in einem der genannten Bereiche kommt es zu **Schwindel,** da sich die einlaufenden Informationen widersprechen oder nicht richtig verarbeitet werden können, z. B. bei plötzlichen Durchblutungsstörungen des Gehirns, insbesondere von Kleinhirn oder Hirnstamm (bei TIA, Schlaganfall, Herzrhythmusstörungen, Epilepsie). Auch chronische Beschwerden an der Halswirbelsäule (HWS-Syndrom) können über Durchblutungsstörung der Arteria vertebralis zu Schwindel führen.

Beschwerdebild	Was steckt dahinter?	Was ist zu tun?
Plötzlicher Schwindel mit Engegefühl oder heftigem Schmerz in der Brust ➤ Übelkeit, Erbrechen ➤ Kalter Schweiß ➤ Atemnot ➤ Angst, Vernichtungsgefühl	➤ Angina pectoris (→ S. 693) ➤ Herzinfarkt (→ S. 699) ➤ Panikattacke (→ S. 1197) ➤ Lungenembolie (→ S. 617) ➤ Aortendissektion (Längsspaltung in der Wand der Hauptschlagader → S. 732) ➤ Dissoziative Störung (→ S. 1192)	Notarzt rufen, wenn stärkere Beschwerden erstmals auftreten, Nitratpräparate nicht helfen oder nicht zur Hand sind. Am selben oder nächsten Tag zum Hausarzt bei erstmaligen, vorübergehenden Beschwerden **Selbsthilfe:** ➤ Halbsitzende Position, Frischluft ➤ Nitrat (z. B. Nitrolingual® → S. 697)
Sekundenschwindel mit Herzstolpern, Herzrasen oder Herzklopfen	➤ Herzrhythmusstörungen (→ S. 706) ➤ Dissoziative Störung (→ S. 1192) ➤ Somatoforme Störung (→ S. 1212)	In den nächsten Tagen zum Hausarzt
Wiederkehrende Schwindelanfälle mit Herzklopfen oder -stolpern und Atemnot, v. a. bei körperlicher Belastung	➤ Blutarmut (Anämie → S. 1034) ➤ Herzinsuffizienz (→ S. 702) ➤ Cor pulmonale (→ S. 618) ➤ Aortenklappenstenose (→ S. 717)	In den nächsten Tagen zum Hausarzt
Wiederkehrende, kurze Drehschwindelattacken ohne weitere Beschwerden	Rezidivierende akute Vestibulopathie[1]	In den nächsten Tagen zum Hausarzt
Wiederkehrende Drehschwindelattacken mit Übelkeit und (meist) einseitiger Hörminderung ➤ Ohrdruck und Ohrgeräusche (Tinnitus) ➤ Dauer Minuten bis Stunden	Menière-Krankheit (Morbus Menière → S. 567)	In den nächsten Tagen zum Haus- oder HNO-Arzt
Attackenartiger Drehschwindel mit Bewusstseinsstörung und abnormen Bewegungen ➤ Oft ungewöhnliche Hörempfindungen ➤ Evtl. Ohrgeräusche	Epilepsie (→ S. 1145), v. a. komplex-fokale Anfälle (→ S. 1146)	In den nächsten Tagen zum Neurologen oder Hausarzt
Schwankschwindel und Übelkeit bei Blick in die Tiefe	Höhenschwindel, normale Reaktion	**Erstmaßnahme:** Hinsetzen, nicht in die Tiefe blicken
Attackenartiger Schwankschwindel mit Gang- und Standunsicherheit ➤ Anfangs nur an bestimmten Orten (z. B. Brücken, Treppen, Plätzen), später auch spontan ➤ Oft Vernichtungsangst, Schweißausbrüche	➤ Phobie (→ S. 1196), z. B. Höhenangst (→ S. 1196), Agoraphobie (Platzangst → S. 1196) ➤ Panikattacke (→ S. 1197)	Bei hohem Leidensdruck in den nächsten Tagen zum Hausarzt oder Neurologen

Es gibt verschiedene Schwindelerscheinungen, z. B. den **Schwankschwindel,** mit dem Gefühl, der Boden schwanke wie auf einem Schiff oder den ***Liftschwindel,*** bei dem der Betroffene meint, sich wie in einem Aufzug nach oben oder unten zu bewegen. Bei einer Schädigung des Gleichgewichtsorgan im Innenohr kommt es typischerweise zu **Drehschwindel:** Die Welt scheint sich wie in einem Karussell zu drehen. Häufig besteht gleichzeitig starke Übelkeit. Wer unter **Benommenheitsschwindel** leidet hat den Eindruck, schlaftrunken oder alkoholisiert zu sein. Er fühlt sich unsicher auf den Beinen und läuft Gefahr zu fallen. Manche Ursachen führen immer zur gleichen Schwindelerscheinung, z. B. die Einnahme von Schlaf- oder Beruhigungsmitteln zu Benommenheitsschwindel.

1 Rezidivierende akute Vestibulopathie: Wiederkehrende, akute Gleichgewichtsstörung unbekannter Ursache.

Schwindel II: Bewegungs- oder Lagerungsschwindel

Beschwerdebild	Was steckt dahinter?	Was ist zu tun?
Wiederkehrender, **kurzdauernder Drehschwindel,** mit Übelkeit bei Lagewechsel des Kopfs ➤ Meist bei Neigung oder Seitdrehung des Kopfs ➤ Manchmal auch beim Aufstehen oder Hinsetzen	➤ Gutartiger Lagerungsschwindel[1] ➤ Selten: Zentraler Lagerungsschwindel, z. B. bei Multipler Sklerose (→ S. 1135), Gehirntumor (→ S. 1149), nach Schlaganfall (→ S. 1126)	In den nächsten Tagen zum Hausarzt **Selbsthilfe bei gutartigem Lagerungsschwindel:** Lagerungstraining nach Brandt (→ S. 1156)[1]
Schwindel v. a. bei Kopfbewegungen ➤ Evtl. Nackenverspannung, Kopf-, Schulter- und/oder Armschmerzen ➤ Selten Gefühlsstörungen und/oder Lähmungserscheinungen an Schultern und/oder Armen	HWS-Syndrom (→ S. 922), z. B. bei Fehlbelastung und Fehlhaltung, etwa ➤ Mangelhafter Ergonomie am Arbeitsplatz (→ S. 919) ➤ Bandscheibenschäden (→ S. 920) ➤ Blockierungen von Halswirbeln (→ S. 915) ➤ Beschleunigungsverletzung (Schleudertrauma → S. 922)	Am selben Tag zum Hausarzt oder Orthopäden bei Lähmungen, sonst in den nächsten Tagen **Selbsthilfe:** ➤ Wärmeanwendungen im Nacken, z. B. heiße Rolle (→ S. 918) ➤ Verbesserung der Arbeitsplatzergonomie (→ S. 919), Ausgleichsbewegungen ➤ Rückenschule ➤ Entspannungsverfahren (→ S. 1257), Ausgleichssport

Häufig wird **Schwindel** durch bestimmte Kopf- und Körperstellungen oder spezielle Bewegungen verstärkt. Tritt er fast ausschließlich unter derartigen Bedingungen auf, ist es **Bewegungs-** bzw. **Lagerungsschwindel.**

1 Gutartiger Lagerungsschwindel: Häufige, harmlose Erkrankung. Bei Seitwärtslage des Kopfs verlagern sich kleinste Steinchen ***(Otolithen)*** im Gleichgewichtsorgan des Innenohrs und führen zu heftigen, sekundenlangen

Beschwerdebild	Was steckt dahinter?	Was ist zu tun?
Plötzlicher, heftiger Drehschwindel mit Verstärkung bei Kopfbewegungen ➤ Oft starkes Krankheitsgefühl, Übelkeit ➤ Besserung nach Stunden bis Tagen, Normalisierung meist nach 2 bis 3 Wochen ➤ Evtl. wiederholtes Auftreten	Akute Vestibulopathie (Neuronitis vestibularis)[2]	Bei starken Beschwerden Besuch durch Hausarzt **Selbsthilfe:** ➤ Anfangs Bettruhe, Kopf ruhig halten ➤ Später Balanceübungen
Schwankschwindel bei Lagewechseln wie beim Aufstehen ➤ Schweißausbruch, Übelkeit, Herzklopfen ➤ Evtl. Schwarzwerden vor Augen, Bewusstlosigkeit	Orthostatische Dysregulation (→ S. 726)	Sofort zum Hausarzt nach kurzfristiger Bewusstlosigkeit. In den nächsten Wochen bei neuem Auftreten der Beschwerden **Selbsthilfe:** ➤ Schnelle Lagewechsel vermeiden ➤ Wechselduschen, Bürstenmassagen ➤ Ausreichend Schlaf, möglichst mit erhöhtem Oberkörper ➤ Regelmäßige Bewegung
Schwindel und Übelkeit bei passiver Bewegung, z. B. **im Auto oder auf dem Schiff**	Reisekrankheit (Kinetose → S. 310)	**Selbsthilfe:** ➤ Kopf unbewegt halten, Fahrzeugbewegungen mitverfolgen oder hinlegen ➤ Bonbons lutschen, Kaugummi kauen (z. B. Superpep®) ➤ Evtl. Tabletten oder Zäpfchen gegen Übelkeit (→ S. 310)
Dreh- oder Schwankschwindel bei Lagewechsel und/oder Kopfbewegungen ➤ Taubheitsgefühl ➤ Lähmungen (auch im Gesicht) ➤ Sprach-, Schluck- und/oder Sehstörungen ➤ Kopfschmerzen	➤ Multiple Sklerose (→ S. 1135) ➤ Transitorische ischämische Attacke (TIA → S. 1127) ➤ Abgelaufener Schlaganfall (→ S. 1126) im Hirnstamm ➤ Migräne (→ S. 1123) im Hirnstamm ➤ Gehirntumor (→ S. 1149)	Bei plötzlichem Auftreten Notarzt rufen oder in die nächste Klinik, wenn die Ursache (noch) nicht bekannt ist
Benommenheitsschwindel bei Medikamenteneinnahme, oft verstärkt bei Lagewechsel und/oder Kopfbewegungen	Häufige Nebenwirkung, z. B. von ➤ Bluthochdruckmitteln (→ S. 724) ➤ Beruhigungsmitteln (→ S. 1170) ➤ Antiepileptika (→ S. 1146) ➤ Antidepressiva (→ S. 1169)	In den nächsten Tagen zum Arzt oder Neurologen

Drehschwindelattacken. Sie werden schwächer, wenn sie mehrmals kurz hintereinander provoziert werden. Auch ohne Behandlung klingt die Erkrankung meist nach 6–8 Wochen ab, kann jedoch wiederkehren.

2 Akute Vestibulopathie ***(Neuronitis vestibularis):*** Wiederkehrende, akute Gleichgewichtsstörung, hervorgerufen durch einen vorübergehenden Ausfall des Gleichgewichtsorgans. Die Ursache ist noch ungeklärt, diskutiert werden Durchblutungsstörungen. Infusionen mit durchblutungsfördernden Medikamenten und Bewegungsübungen beeinflussen den Krankheitsverlauf positiv.

Ohnmachtsanfälle (Synkopen) und andere plötzliche Bewusstseinstrübungen

Beschwerdebild	Was steckt dahinter?	Was ist zu tun?
Plötzliche, kurze Benommenheit oder Ohnmacht ***(Synkope),*** typischerweise mit langsamem Zusammensacken oder Hinstürzen ➤ Beginn mit Schwindel, Übelkeit, Schweißausbruch, Ohrensausen ➤ Meist wiederholtes Auftreten	Kreislaufkollaps (→ S. 191), z. B. bei ➤ Orthostatischer Dysregulation (→ S. 726), nach Aufstehen oder anderen Lagewechseln ➤ Karotissinus-Syndrom[1] (→ S. 711) ➤ Vasovagale Synkope[2]	Sofort zum Arzt nach erstmaliger Bewusstlosigkeit **Erstmaßnahme:** Betroffenen sofort flach hinlegen, Beine hoch lagern, halsbeengende Kleidung entfernen
Wiederkehrende Ohnmachtsanfälle, v. a. bei körperlicher Belastung ➤ Oft Herzklopfen, Herzstolpern ➤ Evtl. Kurzatmigkeit, Engegefühl in der Brust	Aortenklappenstenose (→ S. 717, Abb. S. 716)	Notarzt rufen oder sofort zum Hausarzt
Plötzliche, kurzdauernde Ohnmacht mit blitzartigem Hinstürzen, oft ohne vorherige Warnsymptome ➤ Blaufärbung der Lippen ➤ Oft Muskelkrämpfe oder -zuckungen	Adams-Stokes-Anfall (→ S. 702), z. B. bei ➤ Herzmuskelentzündung (→ S. 713) ➤ Herzrhythmusstörungen (→ S. 706) ➤ Herzinsuffizienz (→ S. 702) ➤ Überdosierung von Medikamenten, z. B. Digitalis (→ S. 703) oder Betablockern (→ S. 703)	Notarzt rufen, auch wenn die Bewusstlosigkeit nur wenige Sekunden dauert

Als **Ohnmacht (Synkope)** bezeichnet der Arzt eine kurz anhaltende Bewusstseinsstörung, der ein vorübergehender Sauerstoffmangel meist infolge einer Minderdurchblutung des Gehirns zugrunde liegt. Ursachen können sein: eine verminderte Pumpleistung des Herzens ***(kardiale Synkope)*** bei z. B. Herzrhythmusstörungen oder Herzinfarkt, eine Regulationsstörung oder Verengung der Blutgefäße (z. B. orthostatische Dysfunktion, Karotisstenose), die zu TIA oder Schlaganfall führen können, oder

Beschwerdebild	Was steckt dahinter?	Was ist zu tun?
Rasch zunehmende **Bewusstseinstrübung** mit vorangehendem **Engegefühl oder** heftigem **Schmerz in der Brust** ➤ Übelkeit, Schwindel ➤ Atemnot, Angst, Vernichtungsgefühl	➤ Herzinfarkt (→ S. 699) ➤ Aortendissektion (Längsspaltung in der Wand der Hauptschlagader → S. 732)	Notarzt rufen **Erstmaßnahme:** ➤ Bei bekannter koronarer Herzkrankheit Nitrat (→ S. 697) ➤ Stabile Seitenlage (→ S. 188)
Benommenheit oder Bewusstlosigkeit ➤ Evtl. Kopfschmerzen ➤ Evtl. Seh- oder Sprachstörungen ➤ Evtl. einseitige Lähmungen ➤ Evtl. einseitige Empfindungsstörungen	➤ Transitorische ischämische Attacke („Schlägelchen" → S. 1127) ➤ Schlaganfall (→ S. 1126)	Notarzt rufen, wenn die Beschwerden länger als einige Minuten anhalten. Sofort zum Hausarzt, wenn die Beschwerden nach wenigen Minuten verschwunden sind
Benommenheit mit Verkrampfung von Händen („Pfötchenstellung") und Füßen ➤ Vorangehend Gefühl der Luftnot und gesteigerter Atmung ➤ Angst, Engegefühl in der Brust ➤ Evtl. nach starker körperlicher Belastung oder Aufregung	Hyperventilationssyndrom (→ S. 1214), evtl. als Begleitsymptom einer Panikattacke (→ S. 1197)	Notarzt rufen, wenn die Bewusstlosigkeit länger als eine Minute anhält. In den nächsten Tagen zum Arzt, wenn wiederholt Anfälle auftreten **Selbsthilfe:** In eine Plastiktüte atmen, bis sich die Beschwerden bessern
Plötzliche Bewusstlosigkeit mit Muskelkrämpfen und -zuckungen ➤ Vorangehend oft Vorgefühl (Aura) mit Halluzinationen	➤ Grand-mal-Anfall (→ S. 1147) bei Epilepsie (→ S. 1145) ➤ Zerebraler Gelegenheitsanfall (→ S. 1144)	Notarzt rufen ➤ Wenn erstmalig ein Anfall auftritt ➤ Bei bekannter Epilepsie ein Anfall länger als 10 Minuten dauert oder mehrere Anfälle kurz hintereinander auftreten
Kurzfristige Benommenheit („Wegtreten") mit starrem Blick ➤ Oft stereotype Bewegungen, die nicht zur Situation passen ➤ Oft Halluzinationen und/oder Entfremdungserlebnisse	➤ Komplex-fokaler Anfall (→ S. 1146) ➤ Absence (→ S. 1147), bei Kindern bis 10 Jahre	Am nächsten Tag zum Hausarzt, Kinderarzt oder Neurologen, wenn erstmalig ein Anfall auftritt
Rasch zunehmende Bewusstseinstrübung bei vorangehendem Schwitzen, Zittern und Herzklopfen	➤ Unterzuckerung (Hypoglykämie → S. 766) oder hypoglykämischer Schock (→ S. 766) bei Diabetes (→ S. 758) ➤ Entzugssyndrom bei Alkoholabhängigkeit (→ S. 1203) und Drogenabhängigkeit (→ S. 1201)	Notarzt rufen bei eingetretener Bewusstlosigkeit **Erstmaßnahme:** Diabetikern mit noch erhaltenem Bewusstsein Fruchtsaft oder zuckerhaltiges Getränk geben oder einflößen
Unmittelbar nach Kopfverletzung auftretende Bewusstlosigkeit 1. Dauer kürzer als 15 Minuten 2. Dauer länger als 15 Minuten 3. Zunehmende Verschlechterung, evtl. nach vorübergehendem Aufwachen	1. Gehirnerschütterung (→ S. 1151) 2. Mittelschwere und schwere Schädel-Hirn-Verletzung (SHT → S. 1152) 3. Epiduralblutung (→ S. 1153), Subduralblutung (→ S. 1153), Gehirnödem (→ S. 1153)	Notarzt rufen **Erstmaßnahme:** Stabile Seitenlage (→ S. 188), ggf. Wiederbelebung (→ S. 188)

Hirnerkrankungen (z. B. Epilepsie).

Dauert die Ohnmacht länger als eine Minute, handelt es sich um eine **Bewusstlosigkeit** und es muss schnellstens ein Arzt gerufen werden. Generell sollte jede Ohnmacht unbekannter Ursache abgeklärt werden, da es sich auch um den Vorboten einer schweren Erkrankung wie z. B. eines Schlaganfalls handeln kann.

Kommt es während der Bewusstlosigkeit zu Krämpfen und Zungenbiss handelt es sich mit großer Wahrscheinlichkeit um einen epileptischen Anfall, weniger häufig um eine *konvulsive Synkope* (ausgelöst durch schwere und anhaltende Hirnminderdurchblutung).

1 Karotissinus-Syndrom: Ohnmacht nach Einengung der Halsschlagader z. B. durch Drehbewegung des Kopfs, Rasieren, enge Krägen, Sicherheitsgurte.

2 Vasovagale Synkope: Kurzfristige Benommenheit oder Ohnmacht, ausgelöst durch Extremsituationen, z. B. Erschrecken und Entsetzen, heftige Schmerzen, starke Angst oder übergroße Freude, nächtliches Aufstehen oder langes Stehen. Ursache ist eine Überreaktion des vegetativen Nervensystems, die zu einer Weitstellung der Blutgefäße und damit zu einem plötzlichen Abfall des Blutdrucks führt. Meist reicht kurzfristiges Liegen, um den Kreislauf wieder in Schwung zu bekommen.

Bewusstseinstrübung bis zum Bewusstseinsverlust

Beschwerdebild	Was steckt dahinter?	Was ist zu tun?
Zunehmende **Bewusstseinstrübung** ➤ Evtl. Seh- oder Sprachstörungen ➤ Evtl. einseitige Lähmungen ➤ Evtl. einseitige Empfindungsstörungen	Schlaganfall (→ S. 1126)	Notarzt rufen **Erstmaßnahme:** Stabile Seitenlage (→ S. 188)
Zunehmende **Bewusstseinstrübung mit stärksten bis unerträglichen Kopfschmerzen** ➤ Erbrechen, Übelkeit ➤ Evtl. Seh- oder Sprachstörungen ➤ Evtl. Krampfanfälle ➤ Evtl. Lähmungen	➤ Hirnaneurysmablutung (→ S. 1132) ➤ Schlaganfall (→ S. 1126) ➤ Subarachnoidalblutung (→ S. 1131) ➤ Hirnvenen- oder Hirnsinus[venen]-thrombose (→ S. 1132) ➤ Blutdruckentgleisung (hypertensive Krise → S. 722)	Notarzt rufen **Erstmaßnahme:** Stabile Seitenlage (→ S. 188)
Zunehmende **Bewusstseinstrübung bis 12 Stunden nach einer Kopfverletzung** ➤ Unterschiedlich weite Pupillen ➤ Evtl. Krampfanfälle ➤ Evtl. Halbseitenlähmung	➤ Epiduralblutung (→ S. 1153) ➤ Akute Subduralblutung (→ S. 1153)	Notarzt rufen **Erstmaßnahme:** Stabile Seitenlage (→ S. 188)
Zunehmende **Bewusstseinstrübung bei längerem Aufenthalt in Hitze oder Sonne** ➤ Schwindel, Schwäche ➤ Heiße, trockene, rote Haut, kein Schwitzen ➤ Starker Durst, Mundtrockenheit ➤ Kopfschmerzen, Erbrechen	➤ Hitzschlag (→ S. 199) ➤ Sonnenstich (→ S. 202)	Notarzt rufen oder in die nächste Klinik bei eingetrübtem Bewusstsein **Erstmaßnahmen:** ➤ Kopf vorsichtig mit Wasser kühlen ➤ Kaltes Fußbad, wenn Betroffener noch fit auch Dusche ➤ Kleidung nass machen, flach lagern ➤ Getränk in kleinen Schlucken geben ➤ Bei Bewusstlosigkeit stabile Seitenlage
Zunehmende **Bewusstseinstrübung mit obstartigem Mundgeruch bei meist bekanntem Diabetes** ➤ Auffallend rotes Gesicht, tiefe Atmung ➤ Bauchschmerzen, Erbrechen	Ketoazidotisches Koma (→ S. 765), meist bei Typ-1-Diabetes (→ S. 758)	Notarzt rufen **Erstmaßnahme:** Falls möglich, sofort Blutzucker im Urin (Urin-Teststreifen) messen
Zunehmende **Bewusstseinstrübung bei meist bekanntem Diabetes** ➤ Starker Durst, trockene Schleimhäute ➤ Übelkeit, Erbrechen	Hyperosmolares Koma (→ S. 765), meist bei Typ-2-Diabetes (→ S. 759)	Notarzt rufen
Zunehmende **Bewusstseinstrübung mit vorangehendem Schwitzen, Zittern und Herzklopfen**	➤ Unterzuckerung (Hypoglykämie → S. 766) oder hypoglykämischer Schock (→ S. 766) bei Diabetes (→ S. 758) ➤ Entzugssyndrom (→ S. 1203) bei Alkohol- (→ S. 1201) und Drogenabhängigkeit (→ S. 1201)	Notarzt rufen bei eingetretener Bewusstlosigkeit **Erstmaßnahme:** Bei Diabetikern mit noch erhaltenem Bewusstsein Fruchtsaft oder Softdrink zu trinken geben oder einflößen
Verwirrtheit und zunehmende **Bewusstseinstrübung bei meist bekannter Nierenerkrankung** ➤ Tiefe Atmung, urinartiger Mundgeruch ➤ Zittern der Hände ➤ Erbrechen, (blutiger) Durchfall	Nierenkoma[1] bei ➤ Chronischem Nierenversagen (→ S. 783) ➤ Akutem Nierenversagen (→ S. 782)	Notarzt rufen **Erstmaßnahme:** Betroffenen in stabile Seitenlage bringen (→ S. 188)
Verwirrtheit und zunehmende **Bewusstseinstrübung bei meist bekannter Lebererkrankung** ➤ Leberartiger Mundgeruch ➤ Gelbsucht ➤ Zittern der Hände, verwaschene Sprache	Leberausfallkoma (→ S. 674), z. B. bei ➤ Leberzirrhose (→ S. 675) ➤ Akutem Leberversagen (→ S. 674)	Notarzt rufen **Erstmaßnahme:** Stabile Seitenlage (→ S. 188)

Eine **[Ein-]Trübung des Bewusstseins** kann sich über Minuten oder Stunden, aber auch zunächst fast unmerklich über Wochen und Monate entwickeln. Einer anfänglichen **Benommenheit,** oft verbunden mit Verwirrtheit und Desorientierung, folgt eine zunehmende **Schläfrigkeit** bis zum **Bewusstseinsverlust** *(Bewusstlosigkeit).* Die schwerste Form ist die *tiefe Bewusstlosigkeit* mit Fehlen (fast) jeglicher Reaktion auf Anruf und Schmerzreize, vom Arzt **Koma** genannt (→ S. 1153). Zugrunde liegt eine schwere *Hirnfunktionsstörung* durch Minderdurchblutung (Schlaganfall), Stoffwechselentgleisung (Unterzuckerung, Nebennierenrinden-Unterfunktion) oder schwere Schädelverletzung. Oft finden sich am komatösen Patienten Hinweise auf die zugrundeliegende Erkrankung wie etwa Hautfarbe oder -temperatur (z. B. rotes Gesicht, heiße schweißige Haut bei schwerer Schilddrüsenüberfunktion) oder auffallender Mundgeruch (z. B. erdig bei Leberversagen, urinartig bei Nierenversagen, obstartig bei Unterzuckerung).

1 Nierenkoma: Endzustand einer Hirnfunktionsstörung *(urämische Enzephalopathie)* bei fortschreitender Urinvergiftung (Urämie → S. 783). Am Anfang stehen Persönlichkeitsveränderungen, Schlafstörungen und Verwirrtheitszustände, dann kommt es zu Verlangsamung und zunehmender [Ein]Trübung bis zum Bewusstseinsverlust.

Beschwerdebild	Was steckt dahinter?	Was ist zu tun?
Zunehmende **Bewusstseinstrübung bei auffallender Braunfärbung der Haut** ➤ Starkes Untergewicht ➤ Erbrechen, Durchfall, Bauchschmerzen ➤ Trockene Schleimhäute	Addison-Krise (→ S. 757) bei Nebennierenrinden-Unterfunktion (→ S. 757)	Notarzt rufen **Erstmaßnahme:** Stabile Seitenlage (→ S. 188)
Zunehmende **Bewusstseinstrübung mit auffallend langsamer Atmung** ➤ Meist teigige Gesichtsschwellung ➤ Trockene kühle Haut, struppiges Haar	Myxödemkoma (hypothyreotes Koma → S. 752) bei Schilddrüsenunterfunktion (Hypothyreose → S. 751)	Notarzt rufen **Erstmaßnahme:** Betroffenen wärmen, in stabile Seitenlage bringen (→ S. 188)
Zunächst Verwirrtheit und Erregung, dann zunehmende **Bewusstseinstrübung bei meist bekannter Schilddrüsenerkrankung** ➤ Hohes Fieber ➤ Rotes Gesicht, heiße schweißige Haut	Thyreotoxische Krise (→ S. 750) bei Schilddrüsenüberfunktion (Hyperthyreose → S. 750)	Notarzt rufen **Erstmaßnahme:** Stabile Seitenlage (→ S. 188)
Zunehmende **Bewusstseinstrübung mit verschiedenen Beschwerden** ➤ Oft bei depressiven Menschen, Alkohol- oder Drogenabhängigen ➤ Evtl. nach geäußerten Selbstmordabsichten	➤ Vergiftung [2], meist mit Medikamenten ➤ Alkoholrausch bis -koma [2] ➤ Überdosis von harten Drogen [2] (→ S. 1206)	Bei Vergiftungsverdacht Giftnotruf, sonst Notarzt rufen. Nach verdächtigen Fläschchen, Behältern, Spritzen oder Zeichen einer Selbstmordabsicht (z. B. Abschiedsbrief) suchen

2 Manche **Vergiftungen** verursachen typische, auch von medizinischen Laien erkennbare Symptome. Heroinvergiftung, Medikamentenvergiftung mit Antidepressiva, Schlaf- und Beruhigungsmittel und Alkoholvergiftung (→ Tab. S. 194): Atemverlangsamung, fehlende Ansprechbarkeit, träge Reaktion auch auf starke Schmerzreize. Zusätzlich „Fahne" und gerötetes Gesicht bei Alkoholvergiftung (→ Tab. S. 194). Überdosierung verschiedener Drogen: enge Pupillen, evtl. Einstichstellen. Knoblauchgeruch der Ausatemluft bei Einnahme von Pflanzenschutzmitteln.

Angst, Panik und grundlose Ängstlichkeit

Beschwerdebild	Was steckt dahinter?	Was ist zu tun?
Angstattacken, oft mit Todesangst und körperlichen Symptomen wie ➤ Zittern, Schwitzen ➤ Schwindel, Übelkeit ➤ Herzklopfen, Herzrasen ➤ Muskelverkrampfungen ➤ Engegefühl oder Schmerzen in der Brust ➤ Schlafstörungen und Albträumen	Zahlreiche psychische und körperliche Ursachen, z. B. ➤ Panikattacke [1] (→ S. 1197) ➤ Hyperventilationssyndrom (→ S. 1214) ➤ Posttraumatische Belastungsstörung (→ S. 1189) ➤ Angina pectoris (→ S. 693), Herzinfarkt (→ S. 699) ➤ Herzrhythmusstörungen (→ S. 706) ➤ Stoffwechselstörungen, z. B. Unterzuckerung (→ S. 766) bei Diabetes (→ S. 758) ➤ Verminderter Kalziumspiegel im Blut, z. B. bei Nebenschilddrüsenunterfunktion (→ S. 754) ➤ Einfach-fokale Anfälle (→ S. 1146) bei Epilepsie (→ S. 1145) ➤ Überdosierung oder Entzug von Alkohol (→ S. 1203) oder Drogen wie Kokain (→ S. 1207), Cannabis (→ S. 1205), Designerdrogen (→ S. 1207)	Notarzt rufen oder in die nächste Klinik bei ➤ Erstmaligem Auftreten ohne plausiblen Grund ➤ Bekanntem Diabetes ➤ Beschwerden wie linksseitigem Schulterschmerz, blauen Lippen, Bewusstseinstrübung **Selbsthilfe:** ➤ Bei bekannten Panikattacken verhaltenstherapeutische Maßnahmen einüben ➤ In eine Plastiktüte atmen, bis sich die Beschwerden bessern ➤ Bei Diabetikern mit noch erhaltenem Bewusstsein Fruchtsaft oder Softdrink zu trinken geben oder einflößen ➤ Bei bekannter Angina pectoris Nitrat geben (→ S. 697), halbsitzende Position einnehmen ➤ Bei bekanntem Diabetes sofort Traubenzucker einnehmen oder zuckerhaltigen Softdrink trinken
Angst von Stunden bis Wochen Dauer mit körperlichen Symptomen wie ➤ Fieber, Herzklopfen, Luftnot ➤ Zittern, Schwitzen, Frösteln ➤ Starke Gewichtsabnahme oder -zunahme ➤ Unruhe, Erschöpfung, Schlafstörungen ➤ Übelkeit, Erbrechen	➤ Angsterkrankung (→ S. 1194) ➤ Dissoziative Störung (→ S. 1192) ➤ Schilddrüsenüberfunktion (→ S. 750) ➤ Akute organische Psychose (→ S. 1215), z. B. bei schweren Infektionen oder Organerkrankungen ➤ Überdosierung oder Entzug von Alkohol (→ S. 1203) oder Drogen wie Cannabis (→ S. 1205), Designerdrogen (→ S. 1207), Kokain (→ S. 1207)	Sofort zum Hausarzt bei Symptomen wie hohes Fieber, Atemnot, starkes Herzklopfen Sonst in den nächsten beiden Tagen

Die Grenze zu ziehen zwischen angemessenen Stimmungsschwankungen und krankhafter Angst, Niedergeschlagenheit und Nervosität ist schwer. Für viele Menschen gehören Ängste seit Jahrzehnten zum Alltag – andererseits kann sich auch ein Herzinfarkt genauso ankündigen.

Sehr viele Menschen leiden unter **krankhafter Angst,** die sie nicht mehr kontrollieren können und die sich zu einer behandlungsbedürftigen, psychischen und körperlichen Belastung entwickelt.

Zu den Angsterkrankungen zählen gerichtete, zwanghafte Befürchtungen **(Phobien)**, panische Angstzustände **(Panikattacken)** und die generell erhöhte Ängstlichkeit **(generalisierte Angststörung).** Angstsymptome treten jedoch auch als Begleiterscheinung verschiedenster psychischer wie körper-

Beschwerdebild	Was steckt dahinter?	Was ist zu tun?
Angst vor drohenden oder tatsächlich empfundenen **Schmerzen oder Krankheiten,** ständig oder wiederkehrend ➤ Ärzte können nichts Krankhaftes nachweisen ➤ Meist wechselnde Beschwerden und Schmerzen ➤ Oft Niedergeschlagenheit, allgemeine Ängstlichkeit	➤ Dissoziative Störung (→ S. 1192) ➤ Somatoforme Störung (→ S. 1212) ➤ Generalisierte Angststörung (→ S. 1195) ➤ Larvierte Depression (→ S. 1181) ➤ Selten: Unerkannte körperliche Erkrankung	Abhängig von den Beschwerden in den nächsten Tagen bis Wochen zum Hausarzt. Wenn dieser eine Erkrankung ausgeschlossen hat, bei Bedarf Psychotherapie **Selbsthilfe:** ➤ Entspannungsverfahren (→ S. 1257) ➤ Regelmäßige Bewegung
Allgemeine, ständige Ängstlichkeit ➤ Angst vor möglichen Gefahren im Alltag und Katastrophen ➤ Angstzustände bei nichtigen Anlässen ➤ Gefühl der Minderwertigkeit und Unsicherheit ➤ Oft Nervosität, Schlafstörungen	➤ Generalisierte Angststörung (→ S. 1195) ➤ Depressive Persönlichkeitsstörung (→ S. 1199) ➤ Abhängige Persönlichkeitsstörung (→ S. 1199) ➤ Depression (→ S. 1181)	Bei Behandlungswunsch zum Hausarzt, Psychiater oder Psychotherapeuten **Selbsthilfe:** ➤ Entspannungsverfahren (→ S. 1257) ➤ Regelmäßige Bewegung
Ängstlichkeit, Angst- und Erregungszustände mit zunehmender Vergesslichkeit und Verwirrtheit	Chronische organische Psychose (→ S. 1215), z. B. ➤ Alzheimer-Demenz (→ S. 445) ➤ Vaskuläre (gefäßbedingte) Demenz (→ S. 445) ➤ Huntington-Krankheit (→ S. 1143)	In den nächsten Wochen zum Hausarzt
Angst vor bestimmten Situationen, Gegenständen, Lebewesen wie **1.** Offene Plätze, Menschenmengen, Verlassen des Hauses **2.** Engen Räumen, Aufzügen **3.** Prüfende Blicke durch Andere **4.** Fliegen, Höhe, Tiere, Prüfungen...	Phobien **2** (→ S. 1196) wie **1.** Agoraphobie (Platzangst → S. 1196) **2.** Klaustrophobie (→ S. 1196) **3.** Soziale Phobie (→ S. 1196) **4.** Isolierte Phobien (→ S. 1196)	Bei Behandlungswunsch zum Hausarzt, Psychiater oder Psychotherapeuten **Selbsthilfe:** Mit Angstauslöser(n) gelassen umgehen und möglichst nicht vollständig meiden
Angst, Verzweiflung und Verwirrtheit nach einem belastenden Ereignis ➤ Häufig Gefühl „wie im Schock" ➤ Oft Apathie, Rückzug, aber auch Überaktivität	➤ Posttraumatische Belastungsstörung (→ S. 1189) ➤ Reaktive Depression (→ S. 1181)	Baldmöglichst fachliche Hilfe einholen bei Hausarzt, Psychotherapeuten, Psychologen, Psychiater oder in Krisenzentren **Selbsthilfe:** ➤ Entspannungsverfahren (→ S. 1257) ➤ Regelmäßige Bewegung
Angst und **Nachhallerinnerungen (Flashbacks)** Wochen bis Monate nach einer schweren Bedrohung oder Katastrophe	Posttraumatische Belastungsstörung (→ S. 1189)	In den nächsten Tagen zum Hausarzt oder Psychiater
Anhaltende **Angst ohne erkennbaren Grund mit Niedergeschlagenheit** ➤ Gefühl einer inneren Leere ➤ Oft mangelnder Antrieb, Lustlosigkeit	➤ Depressive Verstimmung (→ S. 1184) ➤ Depression (→ S. 1181) ➤ Depressive Persönlichkeitsstörung (→ S. 1199) ➤ Winterdepression (→ S. 1185) ➤ Alkoholabhängigkeit (→ S. 1201)	In den nächsten Tagen zum Hausarzt oder Psychiater **Selbsthilfe:** ➤ Entspannungsverfahren (→ S. 1257) ➤ Bei Winterdepression Lichttherapie (→ S. 1280)
Angst vor Irrealem ➤ Wahnvorstellungen, Halluzinationen ➤ Abnorme Körperwahrnehmungen	➤ Akuter Schub einer Schizophrenie (→ S. 1187), Borderline-Störung (→ S. 1200) ➤ Akute organische Psychose (→ S. 1215) ➤ Chronische organische Psychose (→ S. 1215), z. B. Alzheimer-Demenz (→ S. 445) ➤ Rauschzustand oder Entzugssyndrom bei Alkoholabhängigkeit (→ S. 1203) oder Drogenabhängigkeit (→ S. 1201)	Sofort zum Hausarzt, Psychiater oder in die Klinik, wenn die Angst neu auftritt und keine Demenz-Erkrankung bekannt ist **Warnhinweis:** Es besteht erhebliche Selbst- und Fremdgefährdung!

licher Erkrankungen auf. Im zweiten Fall lässt sich manchmal schwer unterscheiden, ob die körperlichen Symptome Ursache oder Folge der Angst sind. Manche Angstbetroffenen lassen sich jahrelang organisch behandeln, weil sie die psychische Ursache ihrer Angstsymptome nicht erkennen oder annehmen können.

1 Panikattacken sind kurz dauernde, extreme Angstzustände aus banalem Anlass. Ähnliche Beschwerden treten jedoch auch bei schweren körperlichen Erkrankungen auf.

2 Phobien sind gekennzeichnet von starken Angstgefühlen gegenüber (meist harmlosen) Situationen oder Gegenständen. Bekanntestes Beispiel ist die Platzangst, die 7 % der Bevölkerung mit einer unbeherrschbaren Panik vor Menschenmengen, Straßen oder offenen Plätzen quält.

Bei den Betroffenen entwickelt sich oft eine „Angst vor der Angst" **(Phobophobie),** die ohne Anlässe anfallartig auftritt und Panikattacken ähnelt.

Niedergeschlagenheit und depressive Verstimmung

Beschwerdebild	Was steckt dahinter?	Was ist zu tun?
Ständige Traurigkeit, innere Leere und Energiemangel ➤ Morgentief, Besserung am Abend ➤ Schwere Schlafstörung, typischerweise Durchschlafstörung ➤ Freudlosigkeit, evtl. sogar „Gefühl der Gefühllosigkeit" ➤ Verlust jedes sexuellen Interesses, evtl. Ausbleiben der Regelblutung	➤ Depression (→ S. 1181) ➤ Reaktive Depression (→ S. 1181), Reaktion auf eine Lebenskrise ➤ Winterdepression (→ S. 1185), Reaktion auf Lichtmangel	In den nächsten Tagen zum Psychiater oder Hausarzt **Hilfe durch Angehörige:** ➤ Betroffene zum Arztbesuch motivieren und begleiten wegen möglicher Selbstmordgefahr ➤ Tabletten außer Reichweite bringen
Wechselnde Traurigkeit, schlechte Laune, Energiemangel und vermindertes Selbstwertgefühl ➤ Leistungsfähigkeit wenig beeinträchtigt	➤ Depressive Persönlichkeitsstörung (→ S. 1199) ➤ Depressive Verstimmung (→ S. 1184) ➤ Leitbeschwerde anderer seelischer Störung, z. B. Persönlichkeits- (→ S. 1198), Angststörung (→ S. 1195)	In den nächsten Wochen zum Hausarzt, Psychiater oder Psychologen **Selbsthilfe:** ➤ Johanniskrautpräparate (z. B. Hyperforat®), am besten nach Absprache mit dem Arzt ➤ Entspannungsverfahren (→ S. 1257)
Traurigkeit, Angst und Besorgnis nach belastenden Ereignissen ➤ Oft Apathie, Rückzug, aber auch Überaktivität ➤ Evtl. Gefühl der Betäubung	➤ Posttraumatische Belastungsstörung (→ S. 1189) ➤ Reaktive Depression (→ S. 1181), Reaktion auf eine Lebenskrise, z. B. Todesfall, Trennung, schwere Erkrankung)	Baldmöglichst fachliche Hilfe einholen bei Hausarzt, Psychotherapeuten, Psychologen, Psychiater oder in Krisenzentren **Selbsthilfe:** ➤ Entspannungsverfahren (→ S. 1257) ➤ Regelmäßige Bewegung
Ständig gedrückte Stimmung mit Gefühl der Hilflosigkeit und Schwäche	➤ Abhängige Persönlichkeitsstörung (→ S. 1199) ➤ Depressive Persönlichkeitsstörung (→ S. 1199)	In den nächsten Wochen zum Psychiater, Psychologen oder Psychotherapeuten
Wechselnde Traurigkeit und Launenhaftigkeit mit Aggressivität	➤ Persönlichkeitsstörung vom impulsiven Typ (→ S. 1199) ➤ Dissoziale Persönlichkeitsstörung (→ S. 1199)	In den nächsten Wochen zum Psychiater, Psychologen oder Psychotherapeuten
Niedergeschlagenheit, Reizbarkeit und Nervosität **während der Wechseljahre**	Typische Wechseljahrsbeschwerden (→ S. 849)	Bei Gelegenheit zum Gynäkologen oder Hausarzt **Selbsthilfe:** ➤ Entspannungsverfahren (→ S. 1257), regelmäßige Bewegung ➤ Johanniskrautpräparate (z. B. Hyperforat®)
Niedergeschlagenheit und Nervosität **vor der Monatsblutung** ➤ Schlafstörungen ➤ Oft unkontrolliertes Weinen	Prämenstruelles Syndrom (→ S. 845)	Bei Gelegenheit zum Gynäkologen oder Hausarzt **Selbsthilfe:** ➤ Entspannungsverfahren (→ S. 1257), ➤ Präparate mit Agnus Keuschlammfrüchten (z. B. Agnus Castus AL®)
Niedergeschlagenheit, Reizbarkeit und Ängste bis zu 12 Monate **nach einer Geburt** ➤ Schlafstörungen, Dauermüdigkeit ➤ Oft unkontrolliertes Weinen	➤ Baby-Blues (→ S. 398), 3–10 Tage nach der Geburt ➤ Wochenbettdepression (→ S. 399), Beginn oft erst Monate nach der Entbindung ➤ Wochenbettpsychose (→ S. 399)	In den nächsten Tagen Beschwerden mit Frauenarzt oder Hebamme besprechen
Traurigkeit und Gleichgültigkeit mit zunehmender Vergesslichkeit und/oder Verlangsamung	➤ Schwere Depression (→ S. 1181) ➤ Chronisch organische Psychose (→ S. 1215), z. B. Alzheimer-Demenz (→ S. 445), vaskuläre (gefäßbedingte) Demenz (→ S. 445), Huntington-Krankheit (→ S. 1143) ➤ Gehirntumor (→ S. 1149)	In den nächsten Tagen zum Hausarzt oder Psychiater
Traurigkeit in Verbindung mit neurologischen Beschwerden wie ➤ Lähmungen, Bewegungsstörungen ➤ Sehstörungen, Sprachstörungen ➤ Krampfanfällen	Begleiterscheinung neurologischer und psychiatrischer Erkrankungen wie ➤ Multiple Sklerose (→ S. 1135) ➤ Parkinson-Krankheit (→ S. 1140) ➤ Epilepsie (→ S. 1145) ➤ Gehirntumoren (→ S. 1149) ➤ Dissoziative Störung (→ S. 1192)	Beim nächsten Termin den behandelnden Arzt informieren

Die **Glücksforschung** hat es bewiesen: Jeder Mensch besitzt ein individuelles Glücksniveau, das er lebenslang beibehält und auch bei Schicksalsschlägen oder Jubelereignissen in der Regel nur vorübergehend verlässt. Die Skala „normaler" Stimmungstypen reicht dabei von Frohnaturen mit scheinbar unbeirrbarem Optimismus bis zu Menschen mit trauriger, depressiver Grundstimmung. Neueste Forschungen zeigen allerdings, dass sich die Fähigkeit zum Glücklichsein auch in gewissem Umfang trainieren lässt.

Krankheitswert bekommen Trauerphasen mit länger andauernder **Niedergeschlagenheit** erst, wenn sie ungewöhnlich lang anhalten, unverhältnismäßig stark ausgeprägt sind und/oder ohne erkennbaren Anlass auftreten. Dann verbirgt sich dahinter eine psychische oder körperliche Erkrankung, angefangen von Depressionen über Persönlichkeitsstörungen bis hin zu Organstörungen.

Abhängig von der Ursache und der Persönlichkeitsstruktur des Betroffenen ist Niedergeschlagenheit häufig verbunden mit weiteren, psychischen Beschwerden: Energiemangel und Apathie kommen ebenso häufig vor wie Reizbarkeit, Unruhe oder Schlafstörungen. Oft treten auch körperliche Begleitbeschwerden auf, z. B. Gewichtsverlust oder Kopfschmerzen.

Beschwerdebild	Was steckt dahinter?	Was ist zu tun?
Traurigkeit und Reizbarkeit nach einer Kopfverletzung ➤ Rasche Ermüdbarkeit ➤ Oft Kopfschmerzen ➤ Dauer oft Wochen bis Monate	Folge einer ➤ Schädelprellung (→ S. 1151) ➤ Gehirnerschütterung (Commotio cerebri → S. 1151) ➤ Schädel-Hirn-Verletzung (SHT → S. 1152)	In den nächsten Tagen zum Hausarzt **Selbsthilfe:** Entspannungsverfahren (→ S. 1257)
Traurigkeit und Energiemangel in Verbindung mit inneren Erkrankungen oder chronischen Schmerzen	➤ Begleiterscheinung zahlreicher Organerkrankungen und Infektionen ➤ Reaktive Depression (→ S. 1181)	Beim nächsten Termin den behandelnden Arzt informieren **Selbsthilfe:** ➤ Entspannungsverfahren (→ S. 1257) ➤ Selbsthilfegruppen
Wechselnde Traurigkeit, Angst und Unruhe bei Alkohol- oder Drogenmissbrauch ➤ Häufig Aggressivität ➤ Manchmal Halluzinationen	Häufige Wirkung, Nachwirkung und Entzugsbeschwerde bei ➤ Alkoholabhängigkeit (→ S. 1201) ➤ Cannabisabhängigkeit ➤ Abhängigkeit von harten Drogen wie Kokain (→ S. 1207), Designerdrogen (→ S. 1207), Heroin (→ S. 1206)	In den nächsten Tagen zum Hausarzt oder Psychiater
Niedergeschlagenheit bei Medikamenteneinnahme	Häufige Nebenwirkung (v. a. zu Beginn der Einnahme), z. B. von ➤ Bluthochdruckmitteln (→ S. 724) ➤ Schmerz- und Rheumamitteln (NSAR → S. 996) ➤ Beruhigungsmitteln (→ S. 1170) ➤ Hormonpräparaten wie der „Pille" (→ S. 323)	In den nächsten Tagen zum Hausarzt, wenn das Mittel ärztlich verordnet wurde und Sie unter der veränderten Stimmung leiden **Selbsthilfe:** Bei Selbstmedikation Mittel absetzen

Nervosität und Reizbarkeit

Beschwerdebild	Was steckt dahinter?	Was ist zu tun?
Nervosität und Reizbarkeit bei seelischer Belastung, Überforderung, Dauerlärm ➤ Oft Müdigkeit, Erschöpfungsgefühl ➤ Oft Schlafstörungen ➤ Evtl. körperliche Beschwerden wie Kopf- oder Bauchschmerzen, Appetitlosigkeit, Durchfall	➤ Reaktion auf Stress (→ ab S. 263) ➤ Beginnende depressive Verstimmung (→ S. 1184)	In den nächsten Wochen zum Hausarzt, wenn körperliche Beschwerden dazukommen **Selbsthilfe:** ➤ Ausreichend Schlaf, Entspannungsverfahren (→ S. 1257, Infobox → S. 267) ➤ Stressmanagement (→ S. 265) ➤ Regelmäßige Bewegung ➤ Johanniskrautpräparate (z. B. Hyperforat®), nach Absprache mit dem Arzt
Nervosität und Reizbarkeit bei erheblichem Schlafmangel oder Schlafstörungen ➤ Meist erhebliche Konzentrationsstörung ➤ Oft leichte Übelkeit, Schwindel	➤ Erschöpfung ➤ Depressive Verstimmung (→ S. 1184) ➤ Depression (→ S. 1181)	In den nächsten Wochen zum Hausarzt, wenn die Folgen von Schlafstörungen Ihr tägliches Leben beeinträchtigen **Selbsthilfe:** ➤ Bewegung vor dem Schlafen ➤ Entspannungsverfahren (→ S. 1257) ➤ Bäder mit Melissenöl, pflanzliche Präparate mit Baldrian, Hopfen oder Passionsblume (z. B. Dormoverlan®)
Nervosität, Reizbarkeit und Kopfschmerzen bei bestimmten Wetterlagen (z. B. Föhn) oder Wetterumschwung	➤ Wetterfühligkeit ➤ Migräne mit Aura (→ S. 1123) ➤ Somatoforme Störung (→ S. 1212)	**Selbsthilfe:** ➤ Organismus abhärten durch Sport, Sauna und Kneippanwendungen (Wechselbäder → S. 281) ➤ Auf regelmäßigen Tagesrhythmus achten ➤ Bei entsprechendem Wetter auf Alkohol und Rauchen verzichten
Nervosität und Reizbarkeit bei Hunger	Reaktion auf Nährstoffmangel, z. B. bei längeren Nahrungspausen, Diäten (→ S. 232), Mangelernährung (→ S. 458), Magersucht (→ S. 1209)	Bei Schulkindern und Jugendlichen auf regelmäßiges Essen achten, da oft schon Nahrungspausen von 5–6 Stunden zu Reizbarkeit führen

Nervosität lässt sich beschreiben als quälendes Gefühl der Angespanntheit und inneren Getriebenheit, oft verbunden mit Reizbarkeit und körperlicher Unruhe. Unkonzentriertheit, Vergesslichkeit und Denkblockaden können hinzutreten. Wie sich Nervosität im Einzelfall äußert, hängt weniger von ihrer Ursache ab als vielmehr vom Charakter des Betroffenen: Introvertierten (in sich gekehrten) Menschen gelingt es oft, ihre innere Unruhe zu verbergen, während Extrovertierte ihre Anspannung meist ausleben und an ihrer Umwelt abreagieren. Begleitet wird Nervosität meist auch von typischen *Stressreaktionen* wie Herzklopfen, Zittern der Hände oder Muskelanspannung. Manchmal entwickeln sich sogar *Stress-*

Beschwerdebild	Was steckt dahinter?	Was ist zu tun?
Nervosität und Reizbarkeit vor der Monatsblutung ➤ Schlafstörungen ➤ Oft unkontrolliertes Weinen	Prämenstruelles Syndrom (→ S. 845)	Bei Gelegenheit zum Gynäkologen oder Hausarzt **Selbsthilfe:** ➤ Entspannungsverfahren (→ S. 1257) ➤ Präparate mit Agnus Keuschlammfrüchten (z. B. Agnus Castus AL®)
Reizbarkeit und extreme Stimmungsschwankungen bei Jugendlichen	➤ Normale Pubertätserscheinung[1] ➤ Depressive Verstimmung (→ S. 1184) ➤ Borderline-Störung (→ S. 1200) ➤ Drogenabhängigkeit (→ S. 1201)	Zum Kinder- oder Hausarzt, wenn zusätzlich Beschwerden wie dauernde Traurigkeit, Aggressivität oder Essprobleme auftreten
Reizbarkeit, Unruhe und Konzentrationsstörungen bei Kindern ➤ Leichte Ablenkbarkeit ➤ Oft Neigung zu Wutausbrüchen und/oder Aggressivität ➤ Oft ausgeprägter Bewegungsdrang (Hyperaktivität, „Zappelphilipp")	➤ Aufmerksamkeitsdefizit- Syndrom (ADS)[2] (→ S. 418) ➤ Aufmerksamkeitsdefizit-Syndrom mit Hyperaktivität (ADHS)[2] (→ S. 418)	In den nächsten Wochen zum Kinder- bzw. Hausarzt **Selbsthilfe:** ➤ Geregelter Tagesablauf, ausreichend Schlaf ➤ Feste und konsequente Regeln, viel Lob ➤ Ruhige Umgebung ➤ Ausreichend Bewegung
Nervosität und Unruhe mit Händezittern, Schwitzen und Gewichtsverlust	Schilddrüsenüberfunktion (Hyperthyreose → S. 750)	In den nächsten Tagen zum Hausarzt
Reizbarkeit und Erregungszustände mit zunehmender Vergesslichkeit und Verwirrtheit	Chronische organische Psychose (→ S. 1215), z. B. ➤ Alzheimer-Demenz (→ S. 445) ➤ Vaskuläre (gefäßbedingte) Demenz (→ S. 445) ➤ Huntington-Krankheit (→ S. 1143)	In den nächsten Wochen zum Hausarzt
Nervenzusammenbruch mit haltlosem Weinen, anfallartigem Schreien, Toben, Zittern ➤ Oft ohne oder aus nichtigem Anlass ➤ Oft wiederholt auftretend	➤ Posttraumatische Belastungsstörung (→ S. 1189) ➤ Dissoziative Störung (→ S. 1192) ➤ Hysterische Persönlichkeitsstörung (→ S. 1199) ➤ Persönlichkeitsstörung vom impulsiven Typ (→ S. 1199) ➤ Borderline-Störung (→ S. 1200) ➤ Akuter Schub einer Schizophrenie (→ S. 1187) ➤ Akute organische Psychose (→ S. 1215) ➤ Entzugssyndrom bei Alkoholabhängigkeit (→ S. 1203) und Drogenabhängigkeit (→ S. 1201)	Am selben Tag zum Hausarzt, Nervenarzt oder Psychiater
Nervosität, Unruhe und Reizbarkeit **bei starken Rauchern und Kaffeetrinkern** ➤ Evtl. Schlafstörungen	➤ Überdosierung von Koffein oder Nikotin bei ungewöhnlich hohem Zigaretten- oder Kaffeekonsum ➤ Entzugsbeschwerden bei Nikotinabhängigkeit (→ S. 1204)	In den nächsten Tagen zum Hausarzt, wenn Sie Hilfe bei der Raucherentwöhnung brauchen **Selbsthilfe:** ➤ Nichtraucherkurse ➤ Nikotinersatz mit Pflastern, Kaugummi oder Tabletten (z. B. Nicotinell®)
Nervosität, Unruhe und Reizbarkeit bei Alkohol-, Drogen- oder Tablettenmissbrauch ➤ Häufig Aggressivität ➤ Manchmal Halluzinationen	Häufige Wirkung, Nachwirkung und Entzugsbeschwerden bei ➤ Alkoholabhängigkeit (→ S. 1201) ➤ Cannabisabhängigkeit (→ S. 1205) ➤ Abhängigkeit von harten Drogen wie Kokain (→ S. 1207), Designerdrogen (→ S. 1207) ➤ Abhängigkeit von Medikamenten, z. B. Beruhigungsmitteln (→ S. 1170)	Bei Auftreten von Halluzinationen am selben Tag zum Hausarzt oder Psychiater Sonst in den nächsten Tagen
Nervosität, Unruhe und Reizbarkeit **bei Medikamenteneinnahme**	Nebenwirkung, z. B. von ➤ Digitalis (→ S. 703) ➤ Bluthochdruckmitteln (→ S. 724) ➤ Kortisonpräparaten (→ S. 756) ➤ Antidepressiva (→ S. 1169) ➤ Beruhigungsmitteln (→ S. 1170), v. a. bei älteren Menschen	Beim nächsten Arztbesuch ansprechen, wenn das Mittel ärztlich verordnet wurde und Sie unter der Nervosität leiden **Selbsthilfe:** Bei Selbstmedikation Mittel absetzen

krankheiten mit körperlichen Symptomen wie Kopfschmerzen, Schwindelanfällen, Reizdarm (→ S. 648) oder chronischen Schlafstörungen. Solche Folgen finden sich häufig bei Nervosität, die durch länger anhaltende seelische Belastungen, dauernde Überforderung oder Lärmbelastung verursacht wird. Gefährdet sind v. a. Menschen, die sich auch selbst ständig unter Druck setzen und nicht entspannen können. Kommt es dabei zu Schlafstörungen, verstärkt die zunehmende Übermüdung die nervösen Erscheinungen – ein Teufelskreis der Nervosität.

1 Eine lange Phase erhöhter Reizbarkeit machen die meisten Menschen in ihrer **Pubertät** durch, u. a. als Reaktion auf die hormonelle Umstellung. Die extremen Stimmungsschwankungen sind manchmal nicht leicht von einer Depression oder den Folgen eines jugendlichen Drogen- oder Alkoholmissbrauchs zu unterscheiden.

2 Eine dauernde Übererregbarkeit, Unkonzentriertheit und eventuell übermäßige Bewegungsunruhe bei Kindern und Jugendlichen ist typisch für das **Aufmerksamkeitsdefizit-Syndrom (ADS** → S. 418), auch mit Hyperaktivität (ADHS → S. 418). Das Gehirn kann sich bei dieser Störung nur unzureichend gegen Außenreize abschirmen und hat deswegen mit ständiger Überstimulierung zu kämpfen.

Sinnestäuschungen, Halluzinationen und Wahnvorstellungen

Beschwerdebild	Was steckt dahinter?	Was ist zu tun?
Halluzinationen (Geräusche, Stimmen oder Gestalten) **am Übergang zwischen Wach sein und Schlafen**	Normale Erscheinung beim Einschlafen und Aufwachen (hypnagoge Halluzinationen)[1]	Harmlos
Halluzinationen bei ausgeprägtem **Schlafmangel** oder völliger Erschöpfung	➤ Normale Reaktion auf fehlende Erholungsphasen[2] ➤ Reaktion bei Schlafmangel durch akute oder chronische Erkrankung (→ Kapitel 32)	**Selbsthilfe:** Dem Körper geben, wonach er verlangt – Schlaf und Erholung
Halluzinationen bei meditativen Übungen, sozialer Isolation (z. B. Einzelhaft), längerer Aufenthalt in **reizarmer Umgebung** (z. B. dunkle, ruhige Räume)	Normale Reaktion auf fehlende äußere Reize; Sonderformen: spirituelle Ekstase und Visionen[2]	Vermeiden von sozialer Isolation, v. a. bei älteren, alleinstehenden Menschen, beugt Halluzinationen vor
Sehen von Lichtblitzen, Flecken, Mustern, Licht- oder Farbenschein, seltener Bildern oder Szenen	➤ Migräne mit Aura (→ S. 1123) ➤ Augenerkrankungen, z. B. Netzhautablösung (→ S. 503), Glaskörperabhebung (→ S. 504) ➤ Schädigungen von Sehnerv oder Sehzentrum im Gehirn[2], z. B. durch Schädel-Hirn-Verletzung (→ S. 1152), Schlaganfall (→ S. 1126) ➤ Multiple Sklerose (→ S. 1135)	Bei erstmaligem Auftreten am selben oder nächsten Tag zum Haus- oder Augenarzt
Hören von nicht vorhandenen Geräuschen oder Stimmen, meist ohne weitere psychische Beschwerden	➤ Tinnitus[4] (Ohrgeräusch, Ohrenklingeln → S. 564) ➤ Stimmenhören, z. B. nach dem Verlust einer geliebten Person oder bei sozialer Isolation[3] ➤ Nicht altersbedingte Gehörlosigkeit[2] (→ S. 560) oder Taubheit[2] (→ S. 560)	Bei erstmaligem Auftreten am selben oder nächsten Tag zum Hausarzt
Halluzinationen (z. B. kleine Tiere) **und Wahnvorstellungen** ➤ Ängstliche Unruhe oder Erregung ➤ Verwirrtheit, fehlende Orientierung, Gedächtnisstörungen ➤ Evtl. Bewusstseinsstörungen ➤ Evtl. Schwitzen, Zittern	Akute organische Psychose (→ S. 1215) und Delir (→ S. 1215) bei ➤ Alkoholentzug (→ S. 1203) ➤ Hohem Fieber (→ S. 268) ➤ Operationen ➤ Unterkühlung (→ S. 203) ➤ Austrocknung (→ S. 196, S. 459) ➤ Schlaganfall (→ S. 1126) ➤ Gehirnentzündung (→ S. 1134) ➤ Schädel-Hirn-Verletzung	Sofort zum Hausarzt, Psychiater oder in die nächste Klinik
Halluzinationen bei bekannter Epilepsie	➤ Epilepsie (→ S. 1145) mit einfach-fokalen Anfällen (→ S. 1146) ➤ Nebenwirkung von Antiepileptika (→ S. 1146) ➤ Alternativpsychose[5]	Bei Auftreten nach oder zwischen Anfällen am selben Tag, bei zusätzlicher Bewusstseinstrübung sofort zum Hausarzt, zum Neurologen oder in die Klinik
Halluzinationen und Wahnvorstellungen mit langsam zunehmender Vergesslichkeit und Verwirrtheit ➤ Angst- und Erregungszustände ➤ Persönlichkeitsveränderungen	Chronische organische Psychose (→ S. 1215), z. B. ➤ Alzheimer-Demenz (→ S. 445) ➤ Vaskuläre (gefäßbedingte) Demenz ➤ Huntington-Krankheit (→ S. 1143)	In den nächsten Wochen zum Hausarzt
Oft bizarre Wahnvorstellungen und Halluzinationen ➤ Kommentierende Stimmen ➤ Eigenartige Leibgefühle ➤ Sprunghaftes Denken ➤ Gefühl des Gedankenentzugs ➤ Bizarres oder desorganisiertes Verhalten	Schizophrenie (→ S. 1187)	Sofort zum Psychiater
Quälende Halluzinationen und/oder Wahnvorstellungen mit Niedergeschlagenheit ➤ Antriebsmangel ➤ V. a. Schuld- oder Verarmungswahn	Depression (→ S. 1181)	Sofort zum Psychiater

Halluzinationen sind Sinneseindrücke, die als echt empfunden werden, aber nicht auf realen Außenreizen beruhen (→ S. 1167). Bei einer **Sinnestäuschung** wird ein realer Sinneseindruck fehlgedeutet, z. B. ein Busch in der Dunkelheit als kauernde Gestalt wahrgenommen. **Wahn** (→ S. 1167) ist eine krankhafte Überzeugung, an der Betroffene auch dann festhalten, wenn sie im Widerspruch zur eigenen Lebenserfahrung und zum Urteil anderer steht.

1 Hypnagoge Halluzinationen: Optische oder akustische Trugwahrnehmungen, treten ausschließlich während des Einschlafens oder Aufwachens auf. Sie sind weder krankhaft noch behandlungsbedürftig.

2 Die Wissenschaft betrachtet **Halluzinationen** als Aktivierung (meist) vergessen geglaubter Gedächtnisinhalte. Manchmal stecken banale Auslöser dahinter wie Übermüdung oder Übergangsphänomene zwischen Wach- und Schlafzustand. Soziale Isolation oder ein längerer Aufenthalt in dunklen, schalltoten Räumen führen ebenfalls zu Halluzinationen, da das menschliche Gehirn nach Reizen verlangt und sich deshalb bei deren Ausbleiben aus seinem eigenen Speicher bedient. Aus dem gleichen Grund leiden Menschen mit Erblindung oder Ertaubung an optischen bzw. akustischen Halluzinationen.

3 Mangel an entsprechender Stimulation ist auch die Ursache dafür, dass sich einsame Menschen oft Gefährten „erfinden". Dies ist nicht krankhaft und fast schon

Beschwerdebild	Was steckt dahinter?	Was ist zu tun?
Angenehme Wahnvorstellungen mit euphorischer Grundstimmung und Umtriebigkeit ➤ Typischerweise Größenwahn oder Liebeswahn	Manie (→ S. 1185)	In den nächsten Tagen zum Psychiater
Halluzinationen und Wahnvorstellungen, verbunden mit auffallend weiten Pupillen	Vergiftung (→ S. 205), z. B. mit Stechapfel oder Tollkirsche	Giftnotruf **Erstmaßnahme:** Erbrechen provozieren durch Salzwasser (nicht bei Kindern) oder Finger in den Hals
Halluzinationen und Wahnvorstellungen bei Alkohol- oder Drogenmissbrauch	Rauschzustand oder Entzugssyndrom bei Alkohol- (→ S. 1201) oder Drogenabhängigkeit (→ S. 1201)	Möglichst am selben Tag zum Hausarzt oder Psychiater
Halluzinationen und Wahnvorstellungen bei Medikamenteneinnahme	Nebenwirkung, z. B. von ➤ Antiepileptika (→ S. 1146) ➤ Parkinson-Medikamenten (→ S. 1141) ➤ Antihistaminika (→ S. 1046) ➤ Malariaprophylaxe-Medikamenten (→ S. 303)	In den nächsten Tagen zum Hausarzt, wenn das Mittel ärztlich verordnet wurde **Selbsthilfe:** Bei Selbstmedikation Mittel absetzen

typisch nach dem Verlust eines geliebten Menschen.

4 Ohrgeräusche (Tinnitus) sind leicht durch ihre stunden-, sogar tagelange Konstanz von Halluzinationen zu unterscheiden.

5 Alternativpsychose: Psychiatrische Störung, in ihrem Erscheinungsbild der Schizophrenie (→ S. 1187) ähnlich. Sie tritt gelegentlich bei medikamentös gut eingestellter Epilepsie auf, typischerweise im anfallsfreien Intervall.

Vergesslichkeit, Gedächtnis- und Konzentrationsstörungen

Beschwerdebild	Was steckt dahinter?	Was ist zu tun?
Gelegentliche Vergesslichkeit und/oder Konzentrationsstörungen bei Schlafmangel, Überforderung, psychischer Belastung, starken Emotionen	➤ Normale Erschöpfungs- oder Schutzreaktion des Gehirns[1] ➤ Burn-out-Syndrom (→ S. 263)	In den nächsten Wochen zum Hausarzt, wenn die Beschwerden nicht innerhalb eines Monats abklingen **Selbsthilfe:** ➤ Entspannungsverfahren (→ S. 1257), ausreichend Schlaf ➤ Regelmäßige Bewegung ➤ „Tapetenwechsel", z. B. Urlaub
Wiederholtes Vergessen unangenehmer Aufgaben	Verdrängung als normale Schutzreaktion	Erinnerungsnotizen können helfen, den „inneren Schweinehund" zu überwinden
Verfälschte, lückenhafte oder fehlende Erinnerung (Black out) an einzelne, belastende Ereignisse ➤ Oft nach Katastrophen, Unfällen, Operationen ➤ Meist keine weiteren Gedächtnisstörungen	➤ Verdrängung als normale Schutzreaktion ➤ Posttraumatische Belastungsstörung (→ S. 1189) ➤ Dissoziative Störung (→ S. 1192) ➤ Amnesie (→ S. 1151) nach Unfall mit Gehirnerschütterung (→ S. 1151) oder Schädel-Hirn-Verletzung (→ S. 1152) ➤ Folge einer Narkose ➤ Vorgetäuschte Gedächtnislücke, z. B. bei Straftaten[2]	In den nächsten Tagen zum Hausarzt, wenn Beschwerden wie Angst, Unruhe oder körperliche Symptome auftreten
Fehlende Erinnerung an plötzliches, grundloses Weglaufen oder Verreisen	Dissoziative Fugue[3]	In den nächsten Tagen zum Hausarzt oder Psychiater
Akute Gedächtnisstörung mit Verwirrtheit und Desorientierung ➤ Ängstliche Unruhe oder Erregung ➤ Evtl. Halluzinationen (z. B. kleine Tiere) oder Wahnvorstellungen ➤ Evtl. Bewusstseinsstörung ➤ Evtl. Schwitzen, Zittern ➤ Evtl. Fieber	Akute organische Psychose (→ S. 1215) und Delir (→ S. 1215), z. B. bei ➤ Hohem Fieber (→ S. 268) ➤ Narkosen ➤ Unterkühlung (→ S. 203) ➤ Austrocknung (→ S. 196, S. 459) ➤ Schlaganfall (→ S. 1126) ➤ Gehirnentzündung (→ S. 1134) ➤ Schädel-Hirn-Verletzungen (→ S. 1152)	Sofort zum Hausarzt, Psychiater oder in die nächste Klinik

Das **Gedächtnis** ist hierarchisch organisiert: Aus der ständigen Flut von Reizen filtert das Gehirn zunächst die interessantesten heraus und speist sie ins **Kurzzeitgedächtnis.** Durch Wiederholung, bewusstes Lernen und emotionale Verknüpfungen gelangt die Information ins **Langzeitgedächtnis** und bleibt dort für Stunden bis Jahrzehnte abrufbar. An jeder Stelle dieses Vorgangs können Schwierigkeiten auftreten. Sie äußern sich als Störungen der Merkfähigkeit beim Speichern und als **Erinnerungslücke** ***(Amnesie)*** beim Abrufen von Informationen. Betrifft eine Erinnerungslücke den Zeitraum *vor* einem auslösenden Ereignis, bezeichnet man sie als ***retrograde Amnesie,*** beginnt sie erst danach, handelt es sich um eine ***anterograde Amnesie.*** Der häufig gebrauchte Ausdruck **Vergesslichkeit** kann sich auf jede Art von Gedächtnisstörung beziehen, meint aber meist kleine Erinnerungslücken im Alltag.

Beschwerdebild	Was steckt dahinter?	Was ist zu tun?
Akute Gedächtnis-, oft auch Bewusstseinsstörung ➤ Oft Kopfschmerzen ➤ Evtl. Sprach- oder Sehstörungen ➤ Evtl. Lähmungen ➤ Evtl. Empfindungsstörungen	➤ Transitorische ischämische Attacke (→ S. 1127) ➤ Schlaganfall (→ S. 1126) ➤ Hirnvenen- und Hirnsinus[venen]-thrombose (→ S. 1132)	Notarzt rufen
Akute, kurzfristige Gedächtnisstörung mit Verwirrtheit ➤ Dauer maximal 1–24 Stunden ➤ Keine weiteren psychiatrischen oder körperlichen Beschwerden	Transiente globale Amnesie [4], evtl. als Sonderform einer Migräne (→ S. 1123)	Harmlos, trotzdem sofort zum Hausarzt oder Neurologen, um andere Erkrankungen auszuschließen
Über Monate bis Jahre zunehmende Vergesslichkeit und Verwirrtheit ➤ Verlangsamung, Umständlichkeit, Probleme beim abstrakten Denken ➤ Später Erinnerungslücken, Desorientierung	Chronische organische Psychose (→ S. 1215), z. B. ➤ Alzheimer-Demenz (→ S. 445) ➤ Vaskuläre (gefäßbedingte) Demenz ➤ Parkinson-Krankheit (→ S. 1140) ➤ Gehirntumor (→ S. 1149) ➤ Huntington-Krankheit (→ S. 1143) ➤ Spätstadium bei langjähriger Alkoholabhängigkeit (→ S. 1201), evtl. als Korsakow-Syndrom (→ S. 1215) ➤ Spätstadium bei langjähriger Drogenabhängigkeit (→ S. 1201)	In den nächsten Wochen zum Hausarzt **Selbsthilfe:** Gedächtnistraining, z. B. durch ➤ Gedächtnis- und Konzentrationsübungen ➤ Teilnahme an Diskussionen, Zeitung lesen
Zunehmende Vergesslichkeit im Alter bei normalem Denkvermögen	➤ Altersvergesslichkeit (alters-assoziierte Gedächtnisstörung → S. 448) ➤ Frühsymptom einer Depression (→ S. 1181)	In den nächsten Wochen zum Hausarzt, wenn die Vergesslichkeit deutlich zunimmt **Selbsthilfe:** Gedächtnistraining, z. B. durch ➤ Gedächtnis- und Konzentrationsübungen ➤ Teilnahme an Diskussionen, Zeitung lesen
Konzentrationsstörung, verbunden mit Niedergeschlagenheit	➤ Depressive Verstimmung (→ S. 1184) ➤ Depression (→ S. 1181)	In den nächsten Tagen zum Psychiater oder Hausarzt
Konzentrationsstörung mit euphorischer oder stark schwankender Stimmung und ständig wechselnden Ideen	➤ Ideenflucht bei Manie (→ S. 1185), meist im Rahmen einer manisch-depressiven Grunderkrankung (→ S. 1185) ➤ Borderline-Störung (→ S. 1200) ➤ Persönlichkeitsstörung vom ‚impulsiven Typ (→ S. 1199) ➤ Drogenabhängigkeit (→ S. 1201)	In den nächsten Tagen zum Psychiater oder Hausarzt
Konzentrationsstörung mit extremer Ablenkbarkeit und Impulsivität bei Kindern ➤ Neigung zu Wutausbrüchen und/oder Aggressivität ➤ Oft ausgeprägter Bewegungsdrang (Hyperaktivität, „Zappelphilipp")	➤ Aufmerksamkeitsdefizit-Syndrom (ADS → S. 418) ➤ Aufmerksamkeitsdefizit-Syndrom mit Hyperaktivität (ADHS) (→ S. 418)	In den nächsten Wochen zum Kinder- bzw. Hausarzt **Selbsthilfe:** ➤ Geregelter Tagesablauf, ausreichend Schlaf ➤ Feste und konsequente Regeln, viel Lob ➤ Ruhige Umgebung ➤ Ausreichend Bewegung
Störung der Konzentrations- und Reaktionsfähigkeit bei Alkohol- oder Drogenkonsum	Wirkung von Alkohol (→ S. 1201), Cannabis (Haschisch → S. 1205) und vielen harten Drogen (→ S. 1206)	Bei Alkohol- oder Drogenabhängigkeit in den nächsten Wochen zum Hausarzt, Psychiater oder zu einer Beratungsstelle
Störung der Konzentrations- und Reaktionsfähigkeit bei Medikamenteneinnahme	Wirkung/Nebenwirkung oder Entzug, z. B. von ➤ Beruhigungsmitteln (→ Tab. S. 1170) ➤ Schlafmitteln (→ S. 1231) ➤ Starken Schmerzmitteln (Opioide → S. 1219) ➤ Antihistaminika (→ S. 575) ➤ Antiepileptika (→ S. 1146) ➤ Neuroleptika (→ S. 1168)	Beim nächsten Arztbesuch ansprechen, wenn das Mittel ärztlich verordnet wurde und Sie unter den Beschwerden leiden **Selbsthilfe:** Verminderte Reaktionsfähigkeit beachten (z. B. im Verkehr)

1 Gelegentlich etwas zu verlegen, nach einem Namen zu suchen oder einen Termin zu verschwitzen, gehört in den Bereich **„normaler" Vergesslichkeit.** Sie nimmt zu bei Stress, Übermüdung, starken Emotionen (Trauer, Verliebtheit) und psychischen Problemen.

2 Vorgetäuschte Gedächtnislücken werden eingesetzt, um unangenehme Konsequenzen zu vermeiden – die Unterscheidung zwischen willkürlichem und unwillkürlichem „Vergessen" ist dabei selbst für Psychiater schwierig.

3 Dissoziative Fugue: Scheinbar unmotiviertes, und anschließend nicht mehr erinnerbares Weglaufen oder Verreisen von mehreren Stunden bis Monaten mit dem Annehmen einer neuen Identität. Das Krankheitsbild gehört zu den dissoziativen Störungen.

4 Transiente globale Amnesie: Plötzliche Gedächtnisstörung (Amnesie) unbekannter Ursache, die spätestens nach 24 Stunden folgenlos abklingt. Das für Betroffene und Angehörige erschreckende Ereignis tritt v. a. im mittleren bis höheren Lebensalter auf. Während der Amnesie ist die Speicherung neuer Gedächtnisinhalte und die Erinnerung an die jüngere Vergangenheit unmöglich. Die Betroffenen sind sich ihrer Gedächtnisstörung nicht bewusst, wirken ratlos, beunruhigt und verwirrt. Alltagsaktivitäten sind weiterhin möglich, auch komplexe Tätigkeiten wie Kochen. Auf Befragen erscheinen die Betroffenen kontaktfähig und folgerichtig denkend, können aber das Datum oder die Namen von Angehörigen nicht erinnern.

Verwirrtheit und Desorientierung

Beschwerdebild	Was steckt dahinter?	Was ist zu tun?
Plötzliche Verwirrtheit, oft mit neurologischen Beschwerden ➤ Evtl. Seh- oder Sprachstörungen ➤ Evtl. halbseitige Lähmungen ➤ Evtl. Empfindungsstörungen	➤ Transitorische ischämische Attacke (→ S. 1127) ➤ Schlaganfall (→ S. 1126)	Notarzt rufen, wenn die Beschwerden länger als einige Minuten anhalten. Sofort zum Hausarzt, wenn die Beschwerden nach wenigen Minuten verschwunden sind
Plötzliche Verwirrtheit mit Schwitzen und Zittern bei bekanntem Diabetes	Unterzuckerung (Hypoglykämie → S. 766) oder hypoglykämischer Schock (→ S. 766) bei Diabetes (→ S. 758)	Notarzt rufen bei eingetretener Bewusstlosigkeit **Erstmaßnahme:** Bei erhaltenem Bewusstsein Fruchtsaft oder zuckerhaltiges Getränk geben oder einflößen
Plötzliche Verwirrtheit und fehlende Reaktion auf Ansprechen für 1–2 Minuten ➤ Evtl. unmotivierte Bewegungen wie Nesteln, Kauen, Lecken ➤ Anschließend keine Erinnerung an das Ereignis	Epilepsie (→ S. 1145) mit komplexfokalen Anfällen (→ S. 1146)	Am selben Tag zum Neurologen, Psychiater oder Hausarzt bei erstmaligem Auftreten **Erstmaßnahme:** Betroffenen nicht festhalten, um aggressive Reaktion und Selbstverletzung zu vermeiden.
Wechselnde Verwirrtheitszustände mit Zittern der Hände, Schwitzen und Gewichtsverlust ➤ Durchfall ➤ Evtl. Hervortreten der Augäpfel	Schilddrüsenüberfunktion (Hyperthyreose → S. 750)	In den nächsten Tagen zum Hausarzt
Zunehmende Verwirrtheit und Bewusstseinstrübung bei meist bekannter Nierenerkrankung ➤ Urinartiger Mundgeruch ➤ Zittern der Hände ➤ Erbrechen, (blutiger) Durchfall	Urämie (Harnvergiftung → S. 783) bei ➤ Akutem Nierenversagen ➤ Chronischem Nierenversagen	In den nächsten Tagen zum Hausarzt
Zunehmende Verwirrtheit und Bewusstseinstrübung bei meist bekannter Lebererkrankung ➤ Gelbsucht ➤ Händezittern, verwaschene Sprache	➤ Hepatische Enzephalopathie (→ S. 676), z. B. bei Leberzirrhose (→ S. 675) ➤ Leberausfallkoma (→ S. 674)	In den nächsten Tagen zum Hausarzt
Akute Verwirrtheit und Desorientierung mit Gedächtnisstörung ➤ Ängstliche Unruhe oder Erregung ➤ Evtl. Halluzinationen (z. B. kleine Tiere) oder Wahnvorstellungen ➤ Evtl. Bewusstseinsstörung ➤ Evtl. Schwitzen, Zittern ➤ Evtl. Fieber	Akute organische Psychose (→ S. 1215) und Delir (→ S. 1215), z. B. bei ➤ Austrocknung (→ S. 196), etwa bei alten Menschen (→ S. 459) ➤ Mangelernährung, etwa bei alten Menschen (→ S. 458) ➤ Hohem Fieber (→ S. 268) ➤ Narkosen ➤ Unterkühlung (→ S. 203) ➤ Gehirnentzündung (→ S. 1134) ➤ Schädel-Hirn-Verletzung (→ S. 1152)	Sofort zum Hausarzt, Psychiater oder in die nächste Klinik
Über Monate bis Jahre zunehmende Verwirrtheit und Desorientierung mit Gedächtnisstörungen ➤ Beginn mit Verlangsamung, Umständlichkeit, Problemen beim abstrakten Denken	Chronische organische Psychose (→ S. 1215), z. B. bei ➤ Alzheimer-Demenz (→ S. 445) ➤ Vaskuläre (gefäßbedingte) Demenz ➤ Parkinson-Krankheit (→ S. 1140) ➤ Gehirntumor (→ S. 1149) ➤ Huntington-Krankheit (→ S. 1143) ➤ Langjähriger Alkoholabhängigkeit (→ S. 1201) oder Drogenabhängigkeit (→ S. 1201)	In den nächsten Wochen zum Hausarzt **Selbsthilfe:** Gedächtnistraining, z. B. durch ➤ Gedächtnis- und Konzentrationsübungen ➤ Teilnahme an Diskussionen, Zeitung lesen
Anhaltende Verwirrtheit mit Wahnvorstellungen und oft bizarrem Verhalten ➤ Sprunghaftes Denken ➤ Oft kommentierende Stimmen, eigenartige Leibgefühle ➤ Oft Gefühl des Gedankenentzugs	➤ Schizophrenie (→ S. 1187) ➤ Akute organische Psychose (→ S. 1215)	Sofort zum Psychiater

Verwirrtheit äußert sich in erster Linie durch räumliche und zeitliche Orientierungsprobleme sowie Störungen des Gedächtnisses, der Merkfähigkeit und der Konzentration. Häufig sind Verwirrte auffallend unruhig und umtriebig, meist auch unfähig, eine geordnete Unterhaltung zu führen. Ihre Handlungen passen oft nicht zur Situation, sind gelegentlich aggressiv oder selbstzerstörerisch. Die mangelnde Orientierung kann zu Panik führen.

Eine Verwirrtheit liegt mit relativer Sicherheit dann vor, wenn der Betroffene Fragen zu Ort, Zeit und Person nicht schlüssig zu beantworten vermag. Die Ursachen reichen von Rauschzuständen und Entzugserscheinungen über internistische Erkrankungen (wie Herzinsuffizienz, Nieren- und Leberversagen, Diabetes) bis hin zu Hirnerkrankungen. Oft stellt die Verwirrtheit dabei nur ein Begleitsymptom dar, das von den spezifischen Krankheitszeichen überlagert wird. Die nebenstehende Tabelle führt deshalb vornehmlich Krankheitsbilder auf, bei denen die Verwirrtheit eine Hauptbeschwerde darstellt.

Beschwerdebild	Was steckt dahinter?	Was ist zu tun?
Verwirrtheit und evtl. Halluzinationen bei Alkohol- und Drogenkonsum	Rauschzustand oder Entzugssyndrom bei Alkoholabhängigkeit (→ S. 1201) und Drogenabhängigkeit (→ S. 1201)	Am selben Tag zum Hausarzt bei Verwirrtheit mit starker Angst
Verwirrtheit, Unruhe und evtl. Halluzinationen bei Medikamenteneinnahme	Nebenwirkung, z. B. von ➤ Beruhigungsmitteln (→ S. 1170) ➤ Antiepileptika (→ S. 1146) ➤ Antidepressiva (→ S. 1169) ➤ Neuroleptika (→ S. 1168) ➤ Schmerz- und Rheumamitteln (NSAR → S. 996) ➤ Bluthochdruckmitteln (→ S. 724)	In den nächsten Tagen zum Hausarzt, wenn das Mittel ärztlich verordnet wurde **Selbsthilfe:** Bei Selbstmedikation Mittel absetzen

Krankhafte Muskelschwäche und Lähmungen

Lähmungen mit Rückenschmerzen → Tabellen S. 125, S. 126 und S. 127

Beschwerdebild	Was steckt dahinter?	Was ist zu tun?
Rasch zunehmende, einseitige Gesichtslähmung	Periphere Fazialisparese[1], z. B. bei ➤ Idiopathischer Gesichtslähmung (→ S. 1135) ohne erkennbare Ursache ➤ Infektionen wie Gürtelrose (→ S. 1087), Borreliose (→ S. 1094) Polyneuropathie (→ S. 1133), z. B. bei ➤ Diabetes (→ S. 758) ➤ Akuter Mittelohrentzündung (→ S. 555), Mastoiditis (→ S. 556)	Am selben Tag zum Hausarzt oder Neurologen
Plötzliche, anhaltende einseitige Gesichtslähmung unter Auslassung der Stirn ➤ Meist starke Kopfschmerzen ➤ Evtl. gegenseitige Körperlähmung ➤ Evtl. Seh- und/oder Sprachstörungen	Zentrale Fazialisparese[1], z. B. bei ➤ Transitorischer ischämischer Attacke (TIA → S. 1127) ➤ Schlaganfall (→ S. 1126) ➤ Sinus[venen]thrombose (→ S. 1132) ➤ Hirnhautentzündung (→ S. 1133)	Notarzt rufen, wenn die Beschwerden länger als einige Minuten anhalten. Sofort zum Hausarzt, wenn die Beschwerden nach wenigen Minuten verschwunden sind
Beidseitige Gesichtslähmung	➤ Borreliose (→ S. 1094) ➤ Guillain-Barré-Syndrom (→ S. 1139) ➤ Sehr selten: Hirnhautentzündung (→ S. 1133)	Notarzt rufen oder in die nächste Klinik bei Fieber. Sonst am selben Tag zum Neurologen
Schwäche der Augenlider ➤ Im Tagesverlauf zunehmend ➤ Evtl. Doppelbilder, näselnde Sprache, Kauschwäche	Anfangsphase einer Myasthenia gravis (→ S. 1159)	In der nächsten Woche zum Neurologen
Plötzliche, vorübergehende Lähmungen oder Muskelschwäche an den Gliedmaßen ➤ Oft Halbseitenlähmung ➤ Evtl. Kopfschmerzen ➤ Evtl. Empfindungsstörungen ➤ Evtl. Seh- oder Sprachstörungen	➤ Transitorische ischämische Attacke (TIA → S. 1127) ➤ Warnblutung (→ S. 1131) bei Hirnarterienaneurysma ➤ Kleiner Schlaganfall (→ S. 1126) ➤ Multiple Sklerose (→ S. 1135)	Am selben Tag zum Hausarzt oder Neurologen
Über Minuten bis Stunden zunehmende Lähmungen an den Gliedmaßen **mit meist starken Kopfschmerzen** ➤ Oft Halbseitenlähmung ➤ Meist Bewusstseinstrübung ➤ Evtl. Empfindungsstörungen ➤ Evtl. Seh- oder Sprachstörungen ➤ Evtl. Krampfanfälle	➤ Schlaganfall (→ S. 1126) ➤ Hirnaneurysmablutung (→ S. 1132) ➤ Hirnsinus[venen]thrombose (→ S. 1132) ➤ Epiduralblutung (→ S. 1132) oder akute (→ S. 1153) Subduralblutung nach Schädel-Hirnverletzung (→ S. 1152) ➤ Migräne (→ S. 1123)	Notarzt rufen
Über Stunden zunehmende Lähmungen der Beine	➤ Multiple Sklerose (→ S. 1135) ➤ Durchblutungsstörung des Rückenmarks ➤ Guillain-Barré-Syndrom (→ S. 1139)	Notarzt rufen

Lähmungen müssen immer ärztlich abgeklärt werden. Die Hinzuziehung eines Arztes ist umso dringlicher, je schneller die Lähmung entstanden ist.

1 Eine **Fazialisparese** ist leicht zu erkennen: Der Mundwinkel hängt herab, die Falte zwischen Nase und Lippe ist verstrichen, Pfeifen und Naserümpfen sind nicht mehr möglich. Das Auge der betroffenen Seite lässt sich nicht schließen und dreht sich beim Versuch des Lidschlusses nach oben. In schweren Fällen sind auch Geschmacksempfindung und Tränensekretion gestört. Bei der häufigen *idiopathischen Fazialisparese* ist die Ursache der Schädigung unbekannt. Ist die Ursache hingegen bekannt, unterscheiden Ärzte zwei Formen: Die *zentrale Fazialisparese* wird verursacht durch eine Verletzung der Nerven innerhalb des Gehirns, z. B. bei Blutungen, Entzündungen, Tumoren oder Verletzungen im Kopfbereich. Dagegen wird die *periphere Fazialisparese* (äußere Form) verursacht durch eine Schädigung der Nervenbahn außerhalb des Gehirns.

Beschwerdebild	Was steckt dahinter?	Was ist zu tun?
Über Stunden bis Tage zunehmende Lähmungen an den Gliedmaßen **mit Fieber und Kopfschmerzen** ➤ Meist Bewusstseinstrübung ➤ Evtl. Seh- oder Sprachstörungen ➤ Evtl. Krampfanfälle	➤ Hirnhautentzündung (→ S. 1133) ➤ Gehirnentzündung (→ S. 1134) ➤ Hirnabszess (→ S. 1133) ➤ Kinderlähmung (→ S. 301), v. a. bei ungeimpften Fernreisenden	Notarzt rufen oder in die nächste Klinik
Über Stunden bis Tage zunehmende Lähmungen an den Gliedmaßen ➤ Evtl. Empfindungsstörungen ➤ Evtl. Seh- oder Sprachstörungen	➤ Multiple Sklerose (→ S. 1135) ➤ Borreliose (→ S. 1094) ➤ Guillain-Barré-Syndrom (→ S. 1139) ➤ Chronische Subduralblutung (→ S. 1153)	Sofort zum Neurologen oder Hausarzt, wenn die Beschwerden erstmals auffallen
Über Tage bis Wochen zunehmende Lähmungen an den Gliedmaßen	➤ Gehirntumor (→ S. 1149) ➤ Polyneuropathie (→ S. 1160), z. B. bei Diabetes (→ S. 758) oder Alkoholabhängigkeit (→ S. 1201) ➤ Kollagenosen (→ S. 1005), z. B. Lupus erythematodes (→ S. 1007)	Am selben Tag zum Neurologen oder Hausarzt, wenn die Beschwerden erstmals auffallen
Über Monate bis Jahre zunehmende Lähmungen an den Gliedmaßen	➤ Polyneuropathie (→ S. 1160), z. B. bei Diabetes (→ S. 758) oder Alkoholabhängigkeit (→ S. 1201) ➤ Gehirntumor (→ S. 1149) ➤ Amyotrophe Lateralsklerose (→ S. 1144) ➤ Muskeldystrophie[2] (→ S. 1159) ➤ Spinale Muskelatrophie (→ S. 1159) ➤ Rückenmarktumoren (→ S. 1150)	In den nächsten Tagen zum Neurologen oder Hausarzt, wenn die Beschwerden erstmals auffallen
Isolierte Muskelschwäche oder Lähmung an einem Arm, einer Hand oder einem Fuß ➤ Evtl. auch Empfindungsstörungen und/oder Schmerzen ➤ Sonst keine Beschwerden	Nervenengpasssyndrom (→ S. 939), z. B. ➤ Am Arm: Incisura-Scapulae-Syndrom (→ S. 936) ➤ An der Hand: Karpaltunnel-Syndrom (→ S. 944), Sulcus-ulnaris-syndrom (→ S. 945), Parkbanklähmung (→ S. 945) ➤ Am Fuß: Fibulaköpfchen-Syndrom[3], meist nach Verletzung/Gips im Kniebereich	Am selben Tag zum Hausarzt oder Neurologen, wenn die Lähmung länger als einige Stunden anhält
Schwäche und Schmerzen in den Beinen nach längeren Gehstrecken ➤ Rückenschmerzen ➤ Besserung der Beschwerden in gebückter Haltung	➤ Spinalstenose (Verengung des Wirbelkanals → S. 922) ➤ Selten: Rückenmarktumor	In den nächsten 1 bis 2 Wochen zum Hausarzt oder Orthopäden
Schwäche und Schmerzen in Schultern, Oberarmen, Gesäß und Oberschenkeln ➤ Oft Abgeschlagenheit, Fieber, Gewichtsverlust	➤ Polymyalgia rheumatica (→ S. 1010) ➤ Schubweise und langsam Polymyositis (→ S. 1009)	In den nächsten Tagen zum Hausarzt
Muskelschwäche oder Lähmungen in einem Arm oder Bein **mit Rückenschmerzen** ➤ Meist Schmerzen im betroffenen Arm oder Bein ➤ Evtl. Gefühlsstörungen (Kribbeln oder Taubheit) um den After oder am Bein	➤ Bandscheibenvorfall (→ S. 920) ➤ Spinalstenose (Verengung des Wirbelkanals → S. 922) ➤ Spondylolisthese (Wirbelgleiten → S. 926) ➤ Wirbelbruch (→ S. 928) ➤ Beschleunigungsverletzung („Schleudertrauma → S. 922) ➤ Knochentumoren (→ S. 989) oder -metastasen (→ S. 990) in der Wirbelsäule ➤ Multiple Sklerose (→ S. 1135) ➤ Borreliose (→ S. 1094)	Notarzt rufen oder in die nächste Klinik bei Verlust der Blasen- oder Darmkontrolle. Sonst am selben Tag zum Hausarzt oder Orthopäden

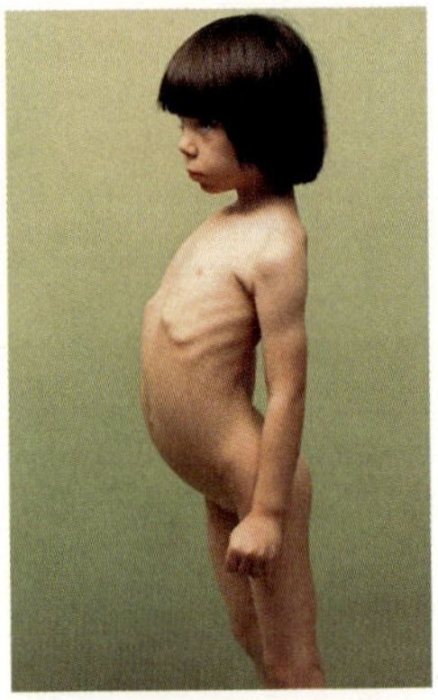

2 *Die* **[progressive] Muskeldystrophie** *ist eine angeborene Erkrankung, die sich aber erst im Verlauf der Kindheit bemerkbar macht. Im Bild ein achtjähriges Mädchen mit der typischen extremen Hohlkreuzstellung. Betroffene müssen mit der Erkrankung dauerhaft leben, können aber mit Krankengymnastik dazu beitragen, dass die Muskelschwäche nur verlangsamt fortschreitet.* [GTV 0103]

3 ***Fibulaköpfchen-Syndrom:*** Gehört zu den Nervenengpasssyndromen (→ S. 939). Der Nervus peroneus, ein Ast des Ischiasnervs, verläuft an der Außenseite des Knies in unmittelbarer Nähe des Wadenbeinköpfchens. Gerät er dort unter Druck, z. B. durch einen Gipsverband, einen Bruch oder eine Verrenkung in diesem Bereich, kommt es zu Funktionsstörungen. Sie äußern sich in Fußhebelähmungen, Schmerzen an Unterschenkelaußenseite und Fußrücken und/oder einer unangenehmen Pelzigkeit am Vorfuß.

4 (Familiäre) episodische Lähmung: Seltene, erbliche Erkrankung, führt zu regelmäßigen, in den Beinen beginnenden Lähmungsattacken. Ähnliche Symptome finden sich bei der ebenfalls erblichen **hyperkaliämischen periodischen Paralyse.**

Beschwerdebild	Was steckt dahinter?	Was ist zu tun?
Muskelschwäche oder Lähmungen nach einer Verletzung	➤ Schädel-Hirn-Verletzung (SHT → S. 1152) ➤ Epiduralblutung (→ S. 1153) ➤ Akute Subduralblutung (→ S. 1153) ➤ Beschleunigungsverletzung der Halswirbelsäule (→ S. 922) ➤ Rückenmarksverletzung mit Querschnittslähmung (→ S. 1154) ➤ Nervenverletzung bei Knochenbruch (→ S. 908), Verrenkung (→ S. 904) oder Quetschung (→ S. 904) ➤ Kompartment-Syndrom (→ S. 907)	Notarzt rufen bei vermutlichen Kopf- oder Rückenverletzungen. Sonst je nach Art der Verletzung sofort zum Orthopäden oder in die Klinik **Erstmaßnahmen:** ➤ Beim Verletzten bleiben, ggf. Wiederbelebung (→ S. 188) ➤ Rückenverletzte nur bei Lebensgefahr bewegen
Schwäche und rasche Ermüdbarkeit der Muskulatur ➤ Im Tagesverlauf zunehmend	Myasthenia gravis (→ S. 1159)	In der nächsten Woche zum Neurologen
Allgemeine Muskelschwäche mit verschiedenen, allgemeinen Beschwerden ➤ Nervosität oder Müdigkeit ➤ Ungewöhnliche Zunahme oder Abnahme des Körpergewichts	Hormonstörungen, z. B. ➤ Schilddrüsenüberfunktion (→ S. 750) ➤ Schilddrüsenunterfunktion (→ S. 751) ➤ Morbus Cushing (→ S. 755) ➤ Hyperaldosteronismus (→ S. 758) ➤ Primärer Hyperparathyreoidismus (→ S. 754)	In den nächsten Tagen zum Hausarzt
Anfallartig wiederkehrende Lähmungen ➤ Dauer Minuten bis Tage ➤ Z. B. in Kälte, in Ruhe (nach vorheriger Anstrengung)	➤ Familiäre episodische Lähmungen[4] ➤ Narkolepsie (Schlafkrankheit → S. 1238)	Bei erstmaligem Auftreten Notarzt rufen
Zunehmende Muskelschwäche bei Alkoholmissbrauch	➤ Polyneuropathie (→ S. 1160) ➤ Alkoholmyopathie[5]	In den nächsten Tagen zum Hausarzt, wenn die Beschwerden erstmals auffallen
Muskelschwäche oder Lähmungen mit wechselndem Bild ➤ Oft demonstrativer Charakter ➤ Oft in Belastungssituationen	➤ Dissoziative Störung (→ S. 1192) ➤ Hysterische Persönlichkeitsstörung (→ S. 1199)	In den nächsten Tagen zum Hausarzt oder Neurologen, um eine körperliche Ursache auszuschließen
Muskelschwäche bei Medikamenteneinnahme	Gelegentliche Nebenwirkung, z. B. von ➤ Kortisonpräparaten (→ 20h07) ➤ Cholesterinsenkenden Medikamenten (→ S. 768)	In den nächsten Tagen zum Arzt, wenn das Mittel ärztlich verordnet wurde **Selbsthilfe:** Bei Selbstmedikation Mittel absetzen

5 Alkoholmyopathie: Durch langjährigen Alkoholmissbrauch verursachte Schäden an der Muskulatur, insbesondere im Schulter- und Hüftbereich. Die betroffenen Muskeln verlieren an Kraft und werden sichtbar dünner. Die Beschwerden bilden sich meist komplett zurück, wenn es dem Erkrankten gelingt, vollständig auf Alkohol zu verzichten.

Zittern (Tremor)

Beschwerdebild	Was steckt dahinter?	Was ist zu tun?
Zittern bei starken Emotionen wie Angst, Freude, Wut	Normale Reaktion	Keine Behandlung erforderlich
Zittern einzelner Muskeln bei starker Belastung *(Muskelzuckungen* → S. 40)	Normale Reaktion	Wenn störend, Muskelkraft systematisch auftrainieren (ggf. Beratung durch Fitness-Trainer oder Sportarzt)
Gelegentliches Händezittern bei Nervosität	Nervöses Zittern als Reaktion auf negativen Stress (→ S. 263), z. B. durch Überforderung, seelische Belastung, Lärmbelastung, chronischen Schlafmangel	In den nächsten Wochen zum Hausarzt, wenn körperliche Beschwerden wie Durchfall oder Gewichtsverlust dazukommen **Selbsthilfe:** ➤ Ausreichend schlafen, Entspannungsverfahren (→ S. 1257), Sport ➤ Johanniskrautpräparate (z. B. Hyperforat®), möglichst nach Absprache mit Arzt
Heftiges, unregelmäßiges Zittern, das bei Ablenkung völlig verschwindet	Psychogener Tremor[1] (somatoforme Störung)	In den nächsten 1–2 Wochen zum Hausarzt oder Neurologen
Zittern in Verbindung mit Frieren ➤ Evtl. Zähneklappern	➤ Unterkühlung (→ S. 203) ➤ Fieberanstieg (Schüttelfrost → S. 268)	**Selbsthilfe:** ➤ Bei Unterkühlung (→ S. 203) ➤ Bei Fieber (→ S. 269)

Wer die Arme waagrecht nach vorne streckt und versucht, die Hände eine Minute lang ruhig zu halten, wird bald ein **Zittern der Finger** bemerken. Diese normale Reaktion, der ***physiologische Tremor,*** zeigt sich v. a. bei Haltearbeit der Muskeln und heißt daher **Haltetremor.** Wenn Zittern ausschließlich zu Beginn einer neuen Bewegung auftritt, spricht man von **Intentionstremor,** bleibt es während einer gesamten Muskelaktion bestehen, von **Bewegungstremor.** Ihm gegenüber

Beschwerdebild	Was steckt dahinter?	Was ist zu tun?
Händezittern, Kopfschütteln und/ oder Stimmzittern bei Muskelanspannung und Bewegung ➤ Verschlechterung bei Aufregung, Verbesserung nach Alkoholgenuss ➤ Beginn oft in der Jugend ➤ Evtl. mehrere Familienmitglieder betroffen	Essentieller Tremor [2]	In den nächsten 1–2 Wochen zum Hausarzt oder Neurologen
Unregelmäßiges Händezittern bei älteren Menschen, oft verbunden **mit Kopfschütteln** und/oder ständigen Mundbewegungen	Alterszittern (seniler Tremor) [2]	In den nächsten 1–2 Wochen zum Hausarzt, um schwerere, neurologische Erkrankungen auszuschließen
Zittern ausschließlich bei bestimmten, oft übertrainierten Tätigkeiten wie Schreiben, Klavierspielen, Hochleistungssport	Aufgabenspezifisches Zittern [3]	In den nächsten Wochen zum Neurologen
Zittern der Beine ausschließlich **beim Aufstehen und Stehenbleiben**	Standzittern (orthostatischer Tremor) [3]	In den nächsten Wochen zum Neurologen
Rhythmisches, oft einseitiges **Ruhezittern** (Ruhetremor) **an den Händen** („Pillendrehen"), Füßen und/oder am Kopf ➤ Steife Muskeln, starres Gesicht ➤ Kleinschrittiger, gebeugter Gang ➤ Undeutliche, monotone Sprache	➤ Parkinson-Krankheit (→ S. 1140) ➤ (Symptomatisches) Parkinson-Syndrom (→ S. 1141) ➤ Medikamenteninduziertes Parkinson-Syndrom (→ S. 1141), z. B. bei Einnahme von Neuroleptika (→ S. 1168) und Metoclopramid (Paspertin®)	In den nächsten 1–2 Wochen zum Hausarzt oder Neurologen
Langsames Zittern bei gezielten Bewegungen (Intentionstremor) ➤ Unsicherheit beim Gehen ➤ Augenzittern, abgehackte Sprache	Schädigung im Kleinhirn oder Hirnstamm verschiedenster Ursache, z. B. bei ➤ Multipler Sklerose (→ S. 1135) ➤ Gehirntumor ➤ Durchblutungsstörungen bei Arteriosklerose der Hirnarterien ➤ Langjährigem Alkoholkonsum	In den nächsten Tagen zum Hausarzt oder Neurologen
Unregelmäßiges, schnelles Händezittern ➤ Unruhe, Herzklopfen, Schwitzen ➤ Gewichtsabnahme bei gesteigertem Appetit, oft Durchfall ➤ Evtl. Hervortreten der Augen	Schilddrüsenüberfunktion (Hyperthyreose → S. 750)	In den nächsten Tagen zum Hausarzt
Zittern, Unruhe und Schwitzen **bei bekanntem Diabetes**	Unterzuckerung (Hypoglykämie → S. 766)	Notarzt rufen, wenn das Bewusstsein eingetrübt ist **Erstmaßnahme:** Sofort Traubenzucker, zuckerhaltiges Getränk oder Fruchtsaft einnehmen bzw. einflößen
Zittern, Unruhe und Reizbarkeit bei **Alkohol- oder Drogenkonsum** ➤ Bei Alkoholabhängigen typischerweise morgendliches Zittern	Rauschzustand oder Entzugssyndrom (→ S. 1203) bei Alkoholabhängigkeit (→ S. 1201) oder Drogenabhängigkeit (→ S. 1201)	Bei Abhängigkeit in den nächsten Tagen zum Hausarzt oder Psychiater
Händezittern und Nervosität **bei übermäßigem Konsum von Kaffee, Tee, Cola oder Zigaretten**	➤ Leichte Koffein- bzw. Nikotinüberdosierung ➤ Reaktion auf Entzug von Koffein oder Nikotin (→ S. 1204)	Tipp für Menschen, die nur während der Arbeit viel Kaffee trinken: Am Wochenende nicht ganz auf Kaffee verzichten, da sonst evtl. Zittern und Kopfschmerzen auftreten
Händezittern bei Medikamenteneinnahme	Nebenwirkung, z. B. von ➤ Schlafmitteln (→ S. 1231) ➤ Beruhigungsmitteln (→ S. 1170) ➤ Neuroleptika (→ S. 1168) ➤ Antiepileptika (→ S. 1146) ➤ Asthmamitteln (→ S. 598)	Beim nächsten Arztbesuch ansprechen, wenn das Mittel ärztlich verordnet wurde und Sie unter dem Händezittern leiden **Selbsthilfe:** Bei Selbstmedikation Mittel absetzen
Händezittern beim Absetzen von Medikamenten	Entzugserscheinung bei Abhängigkeit von ➤ Schlafmitteln (→ S. 1231) ➤ Beruhigungsmitteln (→ S. 1168)	Am selben Tag zum Hausarzt, Entzug nur unter ärztlicher Kontrolle möglich

steht der **Ruhetremor,** der sich ausschließlich an entspannten Muskeln zeigt, evtl. sogar während des Schlafens.

1 Wenn Zitterbewegungen unregelmäßig wirken, jedoch bei Ablenkung verschwinden, ist am ehesten an einen **psychogenen Tremor** zu denken. Es ähnelt ansonsten sehr dem viel häufigeren nervösen Zittern (→ S. 44).

2 Essentieller Tremor: (Meist) erbliche Erkrankung, die häufig bereits im Jugendalter beginnt und fortschreitend verläuft. Zeigen sich die Beschwerden erst im höheren Lebensalter, wird die Erkrankung als **Alterszittern *(seniler Tremor)*** bezeichnet. Kennzeichnend ist heftiges Zittern beider Hände, meist begleitet von Kopfschütteln und unkontrollierbaren Mundbewegungen. Zunächst besteht nur ein Haltetremor, im weiteren Verlauf kommt meist ein Intentionstremor dazu. Behandelt wird u. a. mit Tranquilizern (→ S. 1170), Antiepileptika und Betablockern.

3 Aufgabenspezifisches Zittern: Zeigt sich ausschließlich bei bestimmten Bewegungen, z. B. beim Schreiben oder Klavierspielen. Auch der ***orthostatische Tremor*** gehört in diese Gruppe; er äußert sich in einem Zittern der Beine nur beim Aufstehen und beim Stehenbleiben, hört während des Laufens jedoch sofort auf.

Muskelzuckungen (Myoklonus)

Beschwerdebild	Was steckt dahinter?	Was ist zu tun?
Zuckungen einzelner Muskeln **beim Einschlafen oder Aufwachen**	Normale Erscheinung als Einschlaf- oder Aufwachmyoklonus [1]	Keine Behandlung erforderlich
Zusammenzucken einzelner Muskeln bei starker Belastung, z. B. im Sport	Normale Reaktion	**Selbsthilfe:** Wenn Besserung gewünscht, betroffene Muskeln auftrainieren
Heftige Muskelzuckungen in Schrecksituationen, oft bei mehreren Familienmitgliedern	Startle-Erkrankung [2]	An sich harmlose Erkrankung, bei auffallend schreckhaften Babys in den nächsten Tagen sicherheitshalber zum Kinderarzt
Muskelzuckungen ohne erkennbaren Anlass ➤ Evtl. zusätzlich langsame, unwillkürliche Bewegungen ➤ Oft bei mehreren Familienmitgliedern	➤ Essentieller Myoklonus [3] ➤ Myoklonus-Dystonie [4]	Bei erstmaligem Auftreten in den nächsten Tagen zum Neurologen oder Hausarzt
Wiederholte Zuckungen bestimmter Gesichtsmuskeln, z. B. sichtbares Grimassieren, Kopfrucken, Stirnrunzeln ➤ Evtl. auch ungewollte Lautäußerungen ➤ Oft bei männlichen Jugendlichen	➤ Tic (→ S. 1161) ➤ Tourette-Syndrom (→ S. 1161) ➤ Nebenwirkung von Stimulanzien (z. B. Ritalin®) zur Behandlung von ADHS → S. 418) ➤ Selten: Epilepsie (→ S. 1145) mit komplex-fokalen Anfällen (→ S. 1146) oder klonischen Anfällen (→ S. 1147)	Am selben Tag zum Neurologen oder Hausarzt, wenn die Zuckungen in Serien auftreten oder mit einer Bewusstseinsstörung verbunden sind. Sonst in den nächsten Wochen zum Hausarzt, Kinderarzt oder Neurologen
Zuckendes Augenlid ➤ Ein- oder beidseitig	➤ Nervöse Zuckungen (→ S. 44) z. B. bei Müdigkeit, Überanstrengung der Augen ➤ Blinzel-Tic (→ S. 1161) ➤ Selten: Epilepsie mit komplex-fokalen Anfällen (→ S. 1146) oder klonischen Anfällen (→ S. 1147)	Am selben Tag zum Neurologen oder Hausarzt, wenn die Zuckungen in Serien auftreten oder mit einer Bewusstseinsstörung verbunden sind **Erstmaßnahme:** Augen für 10 Sekunden in der hohlen Hand entspannen (Palmieren)
Muskelzuckungen und heftiger Bewegungsdrang in den Beinen ➤ Empfindungsstörungen, z. B. Kribbeln ➤ Verschlechterung in Ruhephasen, v. a. abends und nachts	Restless-legs-Syndrom (RLS, Syndrom der unruhigen Beine → S. 1160)	Bei erstmaligem Auftreten in den nächsten Tagen zum Hausarzt oder Neurologen **Selbsthilfe:** Beispielsweise abendliches Fahrradfahren, Schwimmen, Massage der Beine
Einzelne oder wiederholte Muskelzuckungen an einem Arm oder Bein ohne Bewusstseinsverlust ➤ Evtl. wandernd oder sich ausbreitend	Epilepsie mit einfach-fokalen Anfällen (→ S. 1146)	Am selben Tag zum Neurologen oder Hausarzt
Rhythmische Muskelzuckungen mit plötzlichem Bewusstseinsverlust ➤ Am ganzen Körper oder an einzelnen Körperteilen ➤ Evtl. wandernd oder sich ausbreitend ➤ Dauer Sekunden bis Minuten	➤ Epilepsie mit Grand-mal-Anfällen (→ S. 1147) oder myoklonischen Anfällen (→ S. 1147) ➤ Zerebraler Gelegenheitsanfall (→ S. 1144), z. B. bei Fieber (→ S. 422), Alkoholrausch ➤ Adams-Stokes-Anfall (→ S. 702), z. B. bei koronarer Herzkrankheit (→ S. 693) ➤ Orthostatische Dysregulation (→ S. 726) ➤ Vasovagale Synkope (→ S. 25) ➤ Karotissinus-Syndrom (→ S. 711)	Notarzt rufen, außer wenn eine Epilepsie bekannt ist
Muskelzuckungen mit verschiedenen neurologischen Beschwerden ➤ Evtl. Lähmungen, Empfindungsstörungen ➤ Evtl. Seh- oder Sprachstörung ➤ Evtl. Bewusstseinstrübung	➤ Schlaganfall (→ S. 1126) ➤ Chronische Subduralblutung (→ S. 1153) ➤ Schädel-Hirn-Verletzung (→ S. 1152) ➤ Gehirnentzündung (→ S. 1134) ➤ Gehirntumor (→ S. 1149) ➤ Multiple Sklerose (→ S. 1135) ➤ Parkinson-Krankheit (→ S. 1140)	Notarzt rufen bei neu auftretenden Muskelzuckungen mit Kopfschmerzen und/oder Bewusstseinstrübung. Sonst in den nächsten Tagen zum Neurologen oder Hausarzt

Muskelzuckungen *(Myoklonus):* Alle plötzlichen, unwillkürlichen Muskelzuckungen. Bei stärkerer Ausprägung führen sie zu unkontrollierbaren Bewegungen. Muskelzuckungen haben häufig harmlose Ursachen, können jedoch auch auf schwere Erkrankungen hinweisen.

1 Viele Menschen kennen Muskelzittern kurz vor dem Einschlafen oder (seltener) beim Aufwachen. Dieser *Einschlaf-* bzw. *Aufwachmyoklonus* ist eine normale Erscheinung im Rahmen des „Programmwechsels", den das Großhirn zwischen Wach sein und Schlafen vornimmt (→ Kapitel 32).

2 Muskelzuckungen sind häufig eine Reaktion auf Überanstrengung, Schreck, Angst oder Schmerz. Eine übersteigerte Schreckhaftigkeit wird als **Startle-Erkrankung** bezeichnet; sie ist erblich. Babys mit dieser harmlosen Störung sind am ganzen Körper angespannt und reagieren auf kleinste Reize mit heftigen Zuckungen an Armen und Beinen. Mit zunehmendem Alter bessern sich die Beschwerden, zur Behandlung werden Antiepileptika eingesetzt.

3 Essentieller Myoklonus: Seltene, ungefährliche, erbliche Erkrankung, gekennzeichnet durch spontan auftretende Zuckungen verschiedener Muskeln.

4 Myoklonus-Dystonie: Genetisch bedingte Störung mit Muskelzuckungen und lang anhaltenden, unwillkürlichen Muskelverkrampfungen (Dystonien), vorzugsweise an Hals und Händen.

Beschwerdebild	Was steckt dahinter?	Was ist zu tun?
Muskelzuckungen, Unruhe und Schwitzen **bei bekanntem Diabetes**	Unterzuckerung (Hypoglykämie → S. 766)	Notarzt rufen, wenn das Bewusstsein getrübt ist **Erstmaßnahme:** Sofort Traubenzucker, Softdrink oder Fruchtsaft einnehmen bzw. einflößen
Zuckungen **(„Flügelschlagen") beim Ausstrecken der Hände** ➤ Gelbsucht ➤ Zunehmende Benommenheit	Schwere Leberschäden z. B. Leberzirrhose (→ S. 675)	Am selben Tag zum Hausarzt
Muskelzuckungen bei Medikamenteneinnahme	Nebenwirkung, z. B. von ➤ Parkinson-Medikamenten (→ S. 1141) ➤ Neuroleptika (→ S. 1168) ➤ Antiepileptika (→ S. 1146) ➤ Asthmamitteln (→ S. 598)	Beim nächsten Arztbesuch ansprechen, wenn das Mittel ärztlich verordnet wurde und Sie unter den Zuckungen leiden **Selbsthilfe:** Bei Selbstmedikation Mittel absetzen
Muskelzuckungen beim Absetzen von Medikamenten	Entzugserscheinung bei Abhängigkeit von ➤ Schlafmitteln (→ S. 1231) ➤ Beruhigungsmitteln (→ S. 1168)	Am selben Tag zum Hausarzt, Entzug nur unter ärztlicher Kontrolle möglich

Muskelkrämpfe

Beschwerdebild	Was steckt dahinter?	Was ist zu tun?
Plötzliche, schmerzhafte Verkrampfung der Wadenmuskeln (Wadenkrampf)	Wadenkrampf, oft aus unbekannter Ursache, aber auch ausgelöst durch ➤ Starke Muskelanspannung, z. B. beim Sport ➤ Kälte, z. B. kaltes Wasser ➤ Flüssigkeits- oder Elektrolytmangel bei Schwitzen, unzureichendem Trinken, Durchfall, Erbrechen, Mangelernährung (→ S. 458), Diäten, Alkoholabhängigkeit (→ S. 1201) ➤ Schwangerschaft, Stillzeit ➤ Bandscheibenschäden (→ S. 920) ➤ Nebenwirkung von Medikamenten wie Diuretika (→ S. 784), Abführmitteln (→ S. 647), Lithium (→ S. 1171)	In den nächsten Tagen zum Hausarzt, wenn Wadenkrämpfe regelmäßig oder gehäuft auftreten **Erstmaßnahmen:** ➤ Zehen umfassen und in Richtung Schienbein ziehen ➤ Umherlaufen und fest auf den Boden aufstampfen oder mit der Fußsohle gegen die Wand treten **Selbsthilfe bei häufigen Krämpfen:** ➤ Mit Nackenrolle unter den Knien schlafen ➤ Vollkornprodukte ➤ Einnahme von Magnesium (z. B. Magnesium Verla®)
Nachts besonders ausgeprägte **Fuß- und Wadenkrämpfe mit Schwellungen, verbunden mit Schweregefühl in den Beinen und/oder Schmerzen**	➤ Krampfadern (→ S. 733) ➤ Chronisch venöse Insuffizienz (→ S. 738) ➤ Beinvenenthrombose (→ S. 736)	Am selben Tag zum Hausarzt, wenn neu auftretende Wadenkrämpfe mit einer deutlichen Beinschwellung verbunden sind **Selbsthilfe bei Krampfadern:** ➤ Beine hochlegen oder bewegen ➤ Im Bett Waden nicht zudecken, Beine nachts kurz kalt abbrausen
Sich über Monate und Jahre verschlimmernde **krampfartige Wadenschmerzen, verstärkt beim Laufen längerer Strecken**	Periphere arterielle Verschlusskrankheit (pAVK → S. 727)	In den nächsten Tagen zum Hausarzt **Selbsthilfe:** Auf Zigaretten verzichten
Wiederkehrende **Krämpfe in Armen und Beinen mit Knochenschmerzen** (v. a. bei Belastung) und häufigen Knochenbrüchen	Vitamin-D-Mangel (→ Tab. S. 237), z. B. bei Nieren- und Leberschäden, chronischen Darmerkrankungen, Einnahme mancher Epilepsiemedikamente	In den nächsten Tagen zum Hausarzt
Verkrampfen der Finger beim Schreiben oder anderen trainierten Tätigkeiten der Hand	Schreibkrampf[1]	In den nächsten Tagen zum Hausarzt oder Neurologen **Selbsthilfe:** Manchmal hilft Schreiben mit einem möglichst dicken Stift

Ein **Muskelkrampf** entsteht, wenn sich ein Teil oder die Gesamtheit eines Muskels plötzlich und ohne willentliche Beeinflussung anhaltend zusammenzieht. Begleitend treten oft heftige Schmerzen auf. Der betroffene Muskel ist verhärtet und bewegungsunfähig. Die bekannteste Erscheinungsform ist der *Wadenkrampf*, der bei gelegentlichem Auftreten meist ohne Krankheitswert ist, jedoch auch auf behandlungsbedürftige Mangelerscheinungen oder Erkrankungen hinweisen kann.

1 Schreibkrampf: Auftreten der Muskelverkrampfungen lediglich an einer Hand und ausschließlich bei bestimmten Aktivitäten. Neben Schreiben und Zeichnen kann auch das Spielen von Instrumenten einen Schreibkrampf auslösen.

2 Spastischer Schiefhals: Durch wiederholte, krampfartige Anspannung von Halsmuskeln erzwungene Seitwärtsdrehung des Kopfs. Manchmal entwickelt sich diese lästige Störung als Folge einer Hirnschädigung, z. B. durch einen Schlaganfall

Beschwerdebild	Was steckt dahinter?	Was ist zu tun?
Wiederkehrende Verkrampfung der Halsmuskeln mit Drehung des Kopfs zur Seite ➤ Verstärkung bei Aufregung ➤ Unterdrückung durch spezielle Hilfsgriffe oft möglich	Spastischer Schiefhals (Torticollis spasmodicus)[2]	Bei erstmaligem Auftreten gleich oder in den nächsten Tagen zum Hausarzt oder Neurologen **Selbsthilfe:** Hilfsgriffe suchen, durch die sich die Bewegung unterdrücken lässt
Krampfartiges, länger anhaltendes Zukneifen eines oder beider Augen	Lidkrampf (Blepharospasmus → S. 492), z. B. bei ➤ Hornhautentzündung (→ S. 497), Hornhautverletzung (→ S. 498) ➤ Bindehautentzündung (→ S. 495) ➤ Nervösem Lidkrampf (→ S. 44) ➤ Meige-Syndrom mit Gesichtskrämpfen[3] ➤ Dissoziativer Störung (→ S. 1192)	Am selben Tag zum Augenarzt, wenn die Augen schmerzen und tränen. Sonst in den nächsten Tagen zum Neurologen oder Hausarzt
Verkrampfung von Hals- und Gesichtsmuskeln nach Medikamenteneinnahme	Nebenwirkung, z. B. von Neuroleptika (→ S. 1168), Antihistaminika (→ S. 1051), Kalziumantagonisten (→ S. 724), Metoclopramid (Paspertin®)	Am selben Tag zum Hausarzt oder Neurologen, wenn sich die Beschwerden nicht nach einigen Stunden bessern
Verkrampfung von Armen und Händen in „Pfötchenstellung" ➤ Evtl. auch Verkrampfung von Beinen und Mund („Karpfenmund") ➤ Angst, Engegefühl in der Brust, Kopfschmerzen, Schwindel, Benommenheit ➤ Anfangs oft pelziges Gefühl oder Kribbeln in und um den Mund	Änderungen im Blutspiegel von Elektrolyten (z. B. Kalium, Kalzium, Magnesium), etwa bei ➤ Hyperventilationssyndrom (→ S. 1214) ➤ Heftigem Erbrechen, schweren Infektionen, Mangelernährung (→ S. 458), Diäten ➤ Schwangerschaft, Stillzeit ➤ Nebenschilddrüsenunterfunktion (→ S. 754), meist nach Schilddrüsenoperation ➤ Alkoholabhängigkeit (→ S. 1201)	Bei erstmaligem Auftreten am selben Tag zum Hausarzt **Selbsthilfe:** Bei bekannter Neigung zu Hyperventilation in die vorgehaltene gewölbte Hand oder eine Plastiktüte atmen, bis sich die Beschwerden gebessert haben
Zunehmend steifer Nacken, verkrampfte Kiefer und verzerrtes Grinsen ➤ Später Krämpfe am ganzen Körper	Tetanus[4]	Notarzt rufen
Plötzliche Verkrampfung am ganzen Körper oder bestimmten Körperteilen ➤ Evtl. wandernd oder sich ausbreitend ➤ Evtl. mit Bewusstseinsstörung	➤ Epilepsie mit tonischen Anfällen (→ S. 1147) ➤ Dissoziative Störung (→ S. 1192)	Am selben Tag zum Neurologen
Ständige oder bei Bewegung einschießende, oft schmerzhafte Muskelverkrampfung, die zur Beugung der Arme und Streckung der Beine führt ➤ Betroffene Muskulatur steif	Spastische Lähmung, z. B. bei/nach ➤ Rückenmarksverletzung mit chronischer Querschnittslähmung (→ S. 1154) ➤ Schädel-Hirn-Verletzung (SHT → S. 1152) ➤ Multipler Sklerose (→ S. 1135) ➤ Amyotropher Lateralsklerose (→ S. 1144) ➤ Schlaganfall (→ S. 1126) ➤ Hirnaneurysmablutung (→ S. 1132) ➤ Hirnhautentzündung (→ S. 1133) ➤ Gehirnentzündung (→ S. 1134) ➤ Gehirntumor (→ S. 1149)	Am selben Tag zum Neurologen, wenn die Beschwerde erstmals bemerkt wird
Ständiges Steifheitsgefühl v. a. in den Arm- und Beinmuskeln ➤ Bewegungen möglich, aber zäh ➤ Kleinschrittiger, gebeugter Gang ➤ Undeutliche, monotone Sprache	Rigor[5], z. B. bei ➤ Parkinson-Krankheit (→ S. 1140) ➤ (Symptomatischem) Parkinson-Syndrom (→ S. 1141) ➤ Medikamenteninduziertem Parkinson-Syndrom (→ S. 1141) z. B. bei Einnahme von Neuroleptika (→ S. 1168), Metoclopramid (Paspertin®)	Je nach Schwere der Beschwerden am selben Tag oder in den nächsten 1–2 Wochen zum Hausarzt oder Neurologen

oder eine abgelaufene Gehirnentzündung, meist bleibt die Ursache jedoch unbekannt. Viele Betroffene finden zur Unterdrückung bestimmte Handgriffe.

3 Meige-Syndrom: Seltene Erkrankung unbekannter Ursache, für die wiederkehrende Krämpfe verschiedener Gesichtsmuskeln typisch sind; Sprechen und Schlucken sind oft erheblich beeinträchtigt. Botulinumtoxin-Spritzen (→ S. 894) helfen, die Beschwerden vorübergehend vollständig zu beseitigen.

4 Tetanus *(Wundstarrkrampf)*: Gefährliche Infektionskrankheit, gegen die eine hochwirksame Tetanusimpfung existiert (→ Tab. S. 269). Da die meisten Menschen geimpft sind, kommt es nur noch selten zu lebensbedrohlichen Verläufen, bei denen nur die Gabe von Antikörperserum (Antitoxin) das Leben rettet. Wer keinen ausreichenden Impfschutz besitzt und Tetanusbakterien über eine Wunde aufnimmt, erfährt lebensbedrohliche Muskelkrämpfe am ganzen Körper, ausgelöst durch ein Gift (Toxin) der Bakterien. Erste Symptome sind meist eine Kieferklemme sowie eine Verkrampfung der Gesichtsmuskulatur (grinsender Gesichtsausdruck).

5 Rigor: Muskelstarre, empfunden als schmerzhafte Steifheit, ausgelöst durch gleichzeitige Verkrampfungen von Muskeln, die für entgegengesetzte Bewegungen zuständig sind. Typisches Symptom der Parkinson-Krankheit, findet sich aber auch bei anderen Gehirnerkrankungen und als Nebenwirkung von Medikamenten.

Beschwerden an den Augen

Auffälligkeiten am Augenlid

Beschwerdebild	Was steckt dahinter?	Was ist zu tun?
Beidseitige, schmerzlose Lidschwellung	➤ Ödem (→ S. 705), z. B. bei Herzinsuffizienz (→ S. 702), chronischem Nierenversagen (→ S. 783) ➤ Allergie (→ S. 1044), z. B. auf Hausstaubmilben (Beschwerden morgens) oder Pollen (Beschwerden im Freien) ➤ Quincke-Ödem (Angioödem → S. 1079)	Am selben Tag zum Hausarzt, außer bei bekannter Allergie **Selbsthilfe:** ➤ Bei Herz- oder Niereninsuffizienz mit erhöhtem Oberkörper schlafen ➤ Bei allergischer Reaktion Allergenkarenz (→ S. 576), kühlende Augenkompressen (z. B. kalter Waschlappen), antiallergische Augentropfen (z. B. Crom-Ophtal®)
Einseitige, schmerzhafte, korngroße Schwellung an Lidrand oder Lid	Gerstenkorn [1] (Hordeolum → S. 490)	Zum Augenarzt bei starken Schmerzen und fehlender Besserung oder fehlender Besserung nach 2 Tagen **Selbsthilfe:** ➤ Wärmeanwendung, z. B. Kompressen mit warmem Wasser, Rotlicht ➤ Leinsamenbrei (→ S. 491)
Einseitige, schmerzlose, bis erbsengroße Schwellung an Lidrand oder Lid	Hagelkorn (Chalazion → S. 491)	Zum Augenarzt, wenn das Hagelkorn kosmetisch stört oder sich nach einigen Monaten nicht zurückbildet **Selbsthilfe:** Bei wiederholtem Auftreten Lidrandhygiene (→ S. 492)
Ausgedehnte, schmerzhafte oder juckende Schwellung und Rötung am Lid(rand) ➤ Ein- oder beidseitig ➤ Oft morgens verklebte Wimpern und Lidränder ➤ Evtl. Wimpernausfall	➤ Lidrandentzündung (Blepharitis → S. 491) ➤ Allergie (→ S. 1044), z. B. auf Hausstaubmilben, Pollen, Tierhaare, Kosmetika	Am selben Tag zum Hausarzt oder Augenarzt bei Krusten oder starken Schmerzen (Hinweis auf Entzündung) Ansonsten in den nächsten Tagen **Selbsthilfe:** ➤ Lidrandhygiene (→ S. 492) ➤ Bei allergischer Reaktion versuchsweise neue Kosmetika weglassen, kühlende Kompressen (z. B. kalter Waschlappen), antiallergische Augentropfen (z. B. Crom-Ophtal®)
Einseitige, schmerzhafte Schwellung des Tränensäckchens unterhalb des unteren Augenlids ➤ Rötung (auch von Bindehaut und Unterlid) ➤ Evtl. Fieber	Akute Tränensackentzündung (Dakrozystitis → S. 494)	Am selben Tag zum Haus- oder Augenarzt
Einseitige, schmerzlose Schwellung des Tränensäckchens unterhalb des unteren Augenlids	Chronische Tränensackentzündung (Dakrozystitis → S. 494)	In den nächsten Wochen zum Haus- oder Augenarzt, wenn sich die Schwellung nicht bessert
Gelbweiße, flache Erhebungen unter der Lidhaut (→ Abb. S. 769)	Fettablagerung in der Lidhaut (Xanthelasma → S. 1105) als ➤ Harmlose Alterserscheinung ➤ Folge von Fettstoffwechselstörungen (→ S. 767)	In den nächsten Wochen zum Hausarzt, um eine Erhöhung der Blutfettwerte auszuschließen
Langsam wachsende, glänzende Knötchen, häufig im Augenwinkel ➤ Oft Vertiefung oder Geschwür in der Mitte ➤ Bei längerem Verlauf oft abwechselnd Krusten und scheinbare Heilung	➤ Basaliom (→ S. 1099) ➤ Kerato[a]kanthom (→ S. 52)	In den nächsten Tagen zum Haus- oder Hautarzt
Ein- oder Auswärtskehrung von Lidern ➤ Meist nach Verletzung oder im höheren Alter ➤ Gerötete Bindehaut, starkes Tränen	➤ Entropium (eingestülptes Lid → S. 492) ➤ Ektropium (ausgestülptes Lid → S. 493)	In den nächsten Tagen zum Augenarzt, wenn die Bindehaut stark gereizt ist

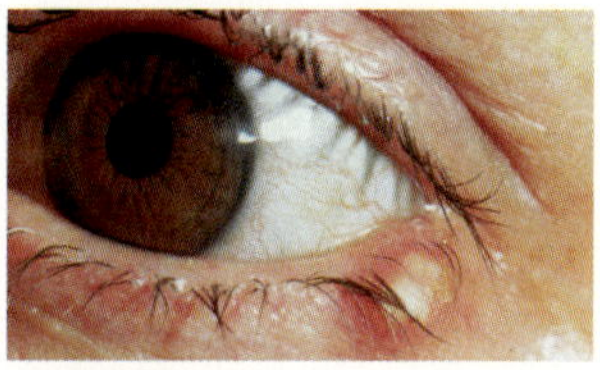

1 Gerstenkorn: *Eitrige Entzündung der Schweiß- und Talgdrüsen an den Augenlidrändern. Oft sehr schmerzhaft, aber harmlos. Wärmeanwendungen und Umschläge mit Leinsamenbrei fördern die Heilung. Reichen diese Maßnahmen nicht aus, gibt es antibiotische Augentropfen oder -salben.* [MAU 0105]

2 Angeborene Ptosis ***(hängendes Augenlid):*** Ursache ist die Fehlbildung eines Hirnbereichs, der für die Steuerung des Lidhebermuskels verantwortlich ist. Die Störung kommt in manchen Familien gehäuft vor, kann ein- oder beidseitig auftreten und das freie Sehen erheblich einschränken. Um in ausgeprägten Fällen zu verhindern, dass die Kinder schwachsichtig werden, ist eine frühzeitige Operation erforderlich.

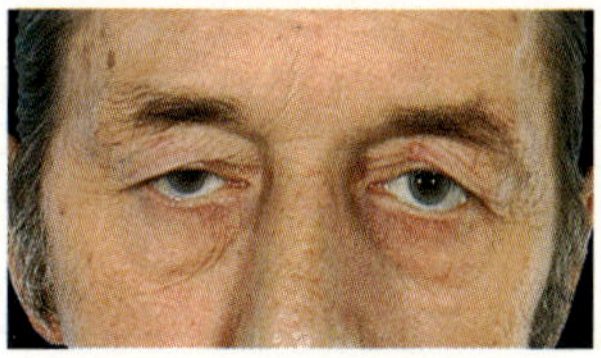

Rechtsseitig hängendes Augenlid (Ptosis) *bei einem 61-jährigen Mann. Zudem ist das betroffene Auge tiefer eingesunken und die Pupille verengt. Diese Symptome in Kombination heißen* ***Horner-Syndrom,*** *auftretend bei zahlreichen Erkrankungen im Kopf-, Hals- und Brustbereich.* [GTV 0104]

Beschwerdebild	Was steckt dahinter?	Was ist zu tun?
Beidseitig hängendes Lid	Ptosis (→ S. 493), z. B. durch ➤ Angeborene, beidseitige Fehlbildungen[2] ➤ Muskelschwäche, z. B. bei Myasthenia gravis (→ S. 1159)	Bei angeborener Ptosis in den ersten Lebensmonaten zum Augenarzt, da sich sonst evtl. eine Schwachsichtigkeit (→ S. 489) entwickelt. Bei erworbener Ptosis in den nächsten Tagen zum Haus- oder Augenarzt
Meist einseitig hängendes Lid ➤ Evtl. Störungen der Augenbeweglichkeit ➤ Evtl. gleichseitig enge Pupille	Ptosis (→ S. 493) durch Verletzung oder Schädigung von Nerven oder Hirnstamm, z. B. bei ➤ Schlaganfall (→ S. 1126) ➤ Gehirntumoren (→ S. 1149) ➤ Idiopathischer Gesichtslähmung (Fazialisparese → S. 1135) ➤ Pancoast-Tumor, Sonderform eines Lungenkrebses (→ S. 610)	Sofort zum Nerven-, Augen- oder Hausarzt
Hängen von überschüssiger Haut über den Lidrand ➤ Im höheren Alter ➤ Oft gerötete Bindehaut	Schlupflid (→ S. 493)	In den nächsten Tagen zum Augenarzt oder Hausarzt, wenn die Bindehaut stark gereizt ist
Zuckende(s) Augenlid(er)	➤ Nervöse Zuckungen[3], z. B. bei Müdigkeit, Überanstrengung der Augen ➤ Selten: fokaler Anfall (→ S. 1147) bei Epilepsie	Zum Hausarzt oder Neurologen, wenn zusätzlich Zuckungen an anderen Muskeln auftreten **Erstmaßnahme:** Augen für 10 Sekunden in der hohlen Hand entspannen
Zwanghaftes, wiederholtes Blinzeln	➤ Bindehautentzündung (→ S. 495) ➤ Verunreinigte Kontaktlinsen oder ungeeignete Brille ➤ Blinzel-Tic (→ S. 1161) ➤ Frühform des nervösen Lidkrampfs[4]	Zum Neurologen oder Hausarzt, wenn nach einigen Tagen keine Besserung eintritt
Lidkrampf ➤ Ein oder beide Augen lassen sich nur mühsam oder nicht öffnen ➤ Evtl. Augenschmerzen und/oder starkes Tränen	➤ Hornhautentzündung (→ S. 497), Hornhautverletzung (Hornhauterosion → S. 498), Hornhautverätzung (→ S. 499) ➤ Bindehautentzündung (→ S. 495) ➤ Nervöser Lidkrampf[4] ➤ Psychische Ursache: Dissoziative Störung (→ S. 1192)	Am selben Tag zum Augenarzt, wenn die Augen schmerzen und tränen

3 Gelegentliches Zucken im Augenlid: Häufiges Ereignis, v. a. nach längerer, ununterbrochener Bildschirmarbeit und bei Übermüdung. Es dauert meist nur Sekunden bis Minuten, selten auch ein bis zwei Tage. Die Störung ist harmlos, solange die Zuckung auf ein Augenlid begrenzt bleibt und keine weiteren Symptome wie Doppelbilder oder Schwindel dazukommen.

4 Nervöser Lidkrampf *(Blepharospasmus):* Entsteht durch beidseitige, unwillkürliche Verkrampfung der ringförmigen Augenmuskeln. Beginnt meist mit häufigem Blinzeln, ausgelöst durch helles Licht, Lesen oder Müdigkeit, ähnlich dem Blinzeltic (→ S. 1161). Mit der Zeit werden die Symptome stärker, bis hin zum vollständigen Verschluss der Augen über mehrere Stunden *(kompletter Lidschluss).* Regelmäßige Injektionen von Botulinumtoxin (→ S. 894) in die Augenmuskeln helfen gegen die Symptome.

Schmerzlose Auffälligkeiten am Auge

Beschwerdebild	Was steckt dahinter?	Was ist zu tun?
Scharf begrenzte, lackartige Rötung an der Bindehaut ➤ Meist ohne erkennbare Ursache ➤ Evtl. nach Verletzung, Hustenanfällen, Wehen	Bindehautunterblutung[5] (Hyposphagma → Abb. rechts unten und S. 498)	Sofort zum Augenarzt nach Verletzung In den nächsten Wochen zum Hausarzt bei wiederholtem Auftreten zur Blutdruckkontrolle
Gelbfärbung der Bindehäute	Gelbsucht (Ikterus → S. 667), z. B. bei ➤ Lebererkrankungen, z. B. akute Virushepatitis (Leberentzündung → S. 671) ➤ Gestörtem Gallenfluss, z. B. durch Gallensteine (→ S. 668) ➤ Nebenwirkung von zahlreichen Medikamenten, z. B. manchen Antibiotika (→ S. 1051), Antiepileptika (→ S. 1146), Neuroleptika (→ S. 1168), „Pille" (→ S. 323) ➤ Angeborene Stoffwechselstörungen der Leber[1]	Am selben Tag zum Hausarzt, wenn die Verfärbung neu bemerkt wird

1 Meulengracht-Krankheit: Häufige angeborene Stoffwechselstörung, führt v. a. im Alter von 15–40 Jahren zu schubweiser Gelbfärbung von Bindehäuten und Haut, evtl. mit Bauchschmerzen und Hautausschlägen. Akute Schübe werden durch Fasten, Stress, Alkohol oder Rauchen ausgelöst. Die Gelbfärbung beruht auf unvollständig abgebautem Hämoglobin (roter Blutfarbstoff) in der Leber.

Beschwerdebild	Was steckt dahinter?	Was ist zu tun?
Schielen ➤ Oft Doppelbilder ➤ Oft Kopfschiefhaltung, Zukneifen eines Auges	➤ Angeborenes Minimalschielen (→ S. 488) ➤ Asymmetrische Fehlsichtigkeit, z. B. einseitige Weitsichtigkeit (→ S. 481) ➤ Verletzungen und Erkrankungen des Gehirns, z. B. Gehirntumor (→ S. 1149), Multiple Sklerose (→ S. 1135) ➤ Verletzungen und Erkrankungen der Augenmuskeln oder Augenmuskelnerven	Mit Säuglingen zum Augenarzt, wenn starkes Schielen nach dem 3.–6. Lebensmonat anhält, leichtes Schielen nach dem 1. Geburtstag. Bei neu aufgetretenem Schielen in den nächsten Tagen zum Augenarzt oder Hausarzt
Schnelle Augenbewegungen ohne weitere Beschwerden	Nystagmus (Augenwackeln) [2]: ➤ Normale Reaktion, z. B. beim Blick aus dem fahrenden Zug ➤ Angeborene, harmlose Störung ➤ Nebenwirkung von Medikamenten, z. B. manchen Antiepileptika (→ S. 1146), Beruhigungsmitteln (→ S. 1170) ➤ Drogenkonsum, z. B. Ecstasy (→ S. 1207)	Mit Kindern in den nächsten Tagen zum Augenarzt oder Hausarzt
Ständige schnelle Augenbewegungen bei Kindern mit Sehstörungen	Angeborener Nystagmus (Augenwackeln) [2] bei Augenerkrankungen, z. B. Grauer Star (Katarakt → S. 500)	In den nächsten Tagen zum Augenarzt
Ständige schnelle Augenbewegungen mit neurologischen Beschwerden ➤ Oft Bewegungsstörungen wie Zittern, Lähmungen, Bewegungsarmut ➤ Evtl. Augenlähmungen	Erworbener Nystagmus (Augenwackeln) [2] bei Erkrankungen von Kleinhirn oder Hirnstamm, z. B. Multiple Sklerose (→ S. 1135), Gehirntumoren (→ S. 1149)	In den nächsten Tagen zum Augenarzt, Neurologen oder Hausarzt
Ständige schnelle Augenbewegungen mit Schwindel	Erworbener Nystagmus (Augenwackeln) [2] bei Erkrankungen des Gleichgewichtsorgans, z. B. gutartiger Lagerungsschwindel (→ Tab. S. 24)	In den nächsten Tagen zum HNO- oder Hausarzt
Hervortreten von einem oder beiden Augäpfeln innerhalb von Wochen bis Jahren ➤ Meist starkes Tränen ➤ Oft Sehstörungen, z. B. Doppelbilder	Chronischer Exophtalmus [3], z. B. durch ➤ Morbus Basedow (Schilddrüsenüberfunktion → S. 750) ➤ Extreme Kurzsichtigkeit (→ S. 481) ➤ Gut- und bösartige Augentumoren ➤ Metastasen, z. B. bei Lungenkrebs (→ S. 608), Brustkrebs (→ S. 834)	In den nächsten Tagen zum Haus- oder Augenarzt
Pulsieren und Hervortreten von einem Augapfel ➤ Meist nach einer Kopfverletzung ➤ Auge meist stark gerötet ➤ Evtl. Sehstörungen	Pulsierender Exophtalmus [3], spontan oder nach Verletzung von Augen- und Hirngefäßen bei einer Schädel-Hirn-Verletzung (→ S. 1152)	Am selben Tag zum Augenarzt
Wechselndes Hervortreten von einem oder beiden Augäpfeln ➤ Auftreten bei Änderung der Kopfhaltung, Husten, Niesen und Ähnlichem	Krampfadern in der Augenhöhle [4]	In den nächsten Wochen zum Augenarzt
Angeborenes Hervortreten von einem oder beiden Augäpfeln	Angeborene Augenkrankheiten, z. B. ➤ Grüner Star (Glaukom → S. 501) ➤ Fehlbildungen von Auge, Augenhöhle und Schädel	In den nächsten Tagen zum Kinder- oder Augenarzt
Beidseits weißlicher Ring am äußeren Rand der Iris	Arcus lipoides [6] (→ Abb. unten)	

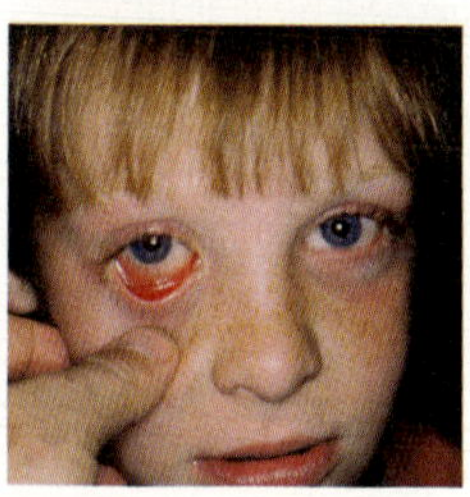

5 ***Einblutungen am Auge (Bindehauteinblutung, Hyposphagma)*** *sind meist schmerzlos. Sie treten bei Verletzungen, Husten oder auch nach Presswehen auf und heilen in der Regel folgenlos ab.* [RKL 0108]

6 Arcus lipoides *bei einem 59-jährigen Mann mit einem seit 10 Jahren bekannten Diabetes. Der äußere Hornhautrand bildet durch Fetteinlagerungen einen weißgrauen Ring.* [GTV 0107]

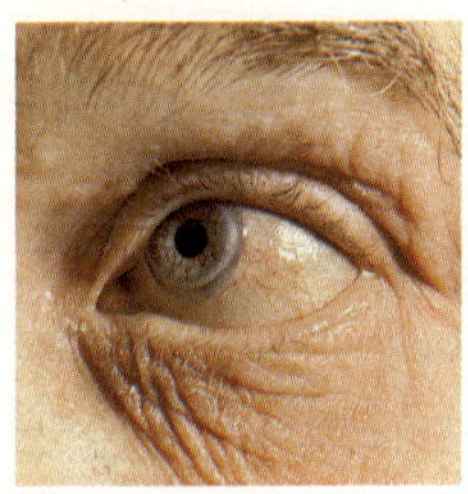

2 Augenwackeln ***(Nystagmus):*** Rhythmische, ruckartige oder pendelnde Bewegungen des Augapfels. **Normales Augenwackeln,** z. B. beim Blick aus dem fahrenden Zug hilft, die Umweltwahrnehmung stabil zu halten. Tritt es ohne derartigen Reiz auf, gilt es als krankhaft. Der *Angeborene Nystagmus* entwickelt sich innerhalb der ersten drei Lebensmonate als isolierte harmlose Störung oder als Folge von Augenerkrankungen. Tritt Augenwackeln erst im späteren Alter auf *(erworbener Nystagmus),* lassen sich zwei Formen unterscheiden: Der *Blickrichtungsnystagmus* zeigt sich nur bei bestimmten Blickwendungen, meist als Ausdruck von Hirnerkrankungen, Drogenmissbrauch oder Medikamentennebenwirkungen. Der *Spontannystagmus* tritt bereits beim Geradeausblicken auf, meist als Ausdruck eines gestörten Gleichgewichtssystems.

3 Zum **Exophtalmus** kommt es, wenn Bindegewebevermehrung, Tumorbildung oder andere Volumenzunahmen den Augapfel aus seiner Höhle drängen. Hinter einem zunehmenden Exophtalmus steckt oft eine Schilddrüsenentzündung. Ein *angeborener Exophtalmus* beruht meist auf Augenerkrankungen oder Fehlbildungen an den Schädelknochen.

4 Krampfadern in der Augenhöhle: Treten meist im Rahmen angeborener, komplexer Gefäßmissbildungen auf. Gelegentlich entwickeln sie sich erst im späteren Lebensalter, z. B. nach Gefäßverschlüssen.

Augenschmerzen oder -jucken

Beschwerdebild	Was steckt dahinter?	Was ist zu tun?
Brennen, Stechen, Drücken oder Fremdkörpergefühl mit „rotem Auge“ ➤ Oft Absonderungen und/oder starkes Tränen ➤ Oft morgens verklebte Lidränder ➤ Manchmal Lichtscheu	Bindehautentzündung[1] (Konjunktivitis → S. 495) durch ➤ Bakterien (eitrige Absonderungen) ➤ Viren, oft Adenoviren (→ S. 495 starkes Tränen) ➤ Chemische Reize wie z. B. Chlorwasser oder Staub (Fremdkörpergefühl) ➤ Fremdkörper, z. B. Kontaktlinsen (→ S. 482, S. 489) ➤ Medikamente, z. B. Neuroleptika (→ S. 1168)	Spätestens am nächsten Tag zum Augen- oder Hausarzt, wenn die Beschwerden anhalten **Erstmaßnahme:** Kontaktlinsen sofort herausnehmen **Selbsthilfe:** Augenauflagen mit kühlem Wasser. Infektionen sind sehr ansteckend, deshalb Hände nach Berührung von Augen- und Nasensekret waschen
Brennen und Fremdkörpergefühl mit leicht gerötetem Auge ➤ Gefühl von „Sand im Auge“, Blinzelzwang ➤ Besonders bei Kälte, Wind (Urlaub!), Zugluft, trockener oder verrauchter Luft, längerem Lesen ➤ Abends „müde Augen“	Trockene Augen (Sicca-Syndrom → S. 496)	In derselben Woche zum Haus- oder Augenarzt, wenn die Beschwerden anhalten **Selbsthilfe:** ➤ Auslöser (→ linke Spalte) vermeiden ➤ Künstliche Tränen (→ S. 497) ➤ Mindestens 2,5 l Flüssigkeit täglich trinken ➤ Nachts Augenauflagen mit kühlem Wasser, Heilsalbe (z. B. Bepanthen® Augensalbe)
Plötzliche, einseitige Augenschmerzen mit deutlich sichtbaren Äderchen oder Rötungen der Bindehaut ➤ Drang, sofort zu reiben ➤ Oft sofortiges Augenzwinkern oder Zukneifen des Auges ➤ Oft starkes Tränen	➤ Geplatzte Bindehautgefäße ➤ Fremdkörper, z. B. Sand, Wimpern, Insekten, Splitter ➤ Verletzung der Bindehaut oder der Hornhaut (→ S. 498)	Sofort zum Augenarzt oder in die Augenklinik, wenn schmerzhafte Verletzungen vorliegen oder Fremdkörper sich nicht entfernen lassen. In den nächsten Tagen zum Hausarzt bei häufigem Platzen von Äderchen zur Blutdruckkontrolle **Erstmaßnahme:** Lose Fremdkörper unter fließendem Wasser ausspülen oder mit einem Wattestäbchen/ Tuch heraustupfen
Jucken und starkes Tränen mit „rotem Auge“ ➤ Oft stark geschwollene Lider ➤ Oft zusätzlich Schnupfen und/oder Atembeschwerden	Allergische Bindehautentzündung (→ S. 495), z. B. als Reaktion auf Kosmetika, Hausstaubmilben (Beschwerden morgens), Pollen (Beschwerden besonders im Freien)	In den nächsten Tagen zum Haus- oder Augenarzt, wenn die Beschwerden anhalten **Selbsthilfe:** ➤ Vermeidung von Allergieauslösern (Allergenkarenz → S. 576) ➤ Kühlende Augenkompressen (z. B. kalter Waschlappen) ➤ Antiallergische Augentropfen (z. B. Crom-Ophtal®)
Starke Augenschmerzen mit deutlicher Verschlimmerung bei Lichteinfall ➤ Einseitig oder beidseitig auftretend ➤ Allgemeine oder umschriebene Rötung ➤ Starker Tränenfluss ➤ Oft Lidkrampf und Lichtscheu ➤ Evtl. Sehverschlechterung	➤ Hornhautentzündung (Keratitis → S. 497) ➤ Hornhauterosion (Hornhautverletzung → S. 498), z. B. durch Sauerstoffmangel unter Kontaktlinsen ➤ Verblitzung (→ S. 498) durch UV-Strahlen (z. B. Höhensonne, Schweißen) ➤ Regenbogenhautentzündung (Iritis → S. 499) ➤ Uveitis als eigenständige Erkrankung (→ S. 505) oder als Begleitreaktion z. B. von Morbus Bechterew (→ S. 1002)	Sofort zum Augenarzt bei starken Schmerzen, ansonsten am selben Tag **Erstmaßnahme:** Kontaktlinsen sofort herausnehmen **Selbsthilfe:** Schutz vor Sonne und Licht, z. B. durch Sonnenbrille (möglichst mit Seitenschutz) und Abdunklung des Zimmers
(Meist) einseitige, anfallartige, pulsierende oder bohrende Schmerzen hinter dem Auge ➤ Ohne gerötete Augen ➤ Meist Übelkeit, Schwindel ➤ Oft Lärmempfindlichkeit und/oder Lichtscheu ➤ Stunden bis Tage dauernd, wiederkehrend	Migräne (→ S. 1123)	Bei Gelegenheit zum Hausarzt, wenn Sie wiederkehrende Anfälle nicht selbst in den Griff bekommen **Selbsthilfe:** ➤ Ruhiges, abgedunkeltes Zimmer ➤ Evtl. Kälte, z. B. Ice-Packs, „Migränebrille“ ➤ Schmerzmedikamente, z. B. Aspirin®, Ibuprofen®, Paracetamol®

Bindehaut und **Hornhaut** sind mit zahlreichen, sensiblen Nervenenden ausgestattet, die Berührungen, eindringende Fremdkörper oder andere Störungen sofort registrieren. Die gute Nervenversorgung hat eine ausgeprägte Schmerzempfindlichkeit zur Folge, die dem Schutz des empfindlichen Auges dient. Sie lässt bereits wenige Sandkörner zur Tortur werden. Das schmerzende Auge ist meist gerötet und tränt, oft besteht ein Blinzelzwang oder ein starkes Bedürfnis, das Auge zu reiben, eventuell auch ein regelrechter Lidkrampf.

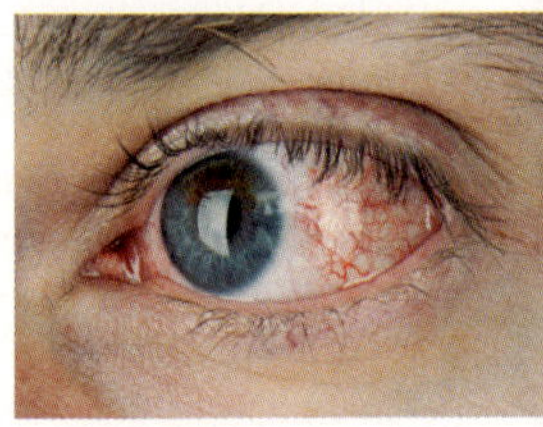

1 *Konjunktivitis: Die Symptome bei einer* ***Bindehautentzündung*** *reichen von wenigen roten Äderchen bis hin zum roten schmerzhaften Auge* [GTV 0109]

Schmerzen in oder hinter dem Auge haben ihre Ursache entweder im Augapfel selbst oder aber in den benachbarten Strukturen – den Nasennebenhöhlen oder, wie bei der Migräne und ähnlichen Krankheitsbildern, dem Gehirn und seinen Gefäßen.

Beschwerdebild	Was steckt dahinter?	Was ist zu tun?
Mehrfach täglich wiederkehrende, unerträgliche Schmerzattacken im Bereich eines Auges, meist bei jungen Männern ➤ Gleichseitig Augenrötung, Tränenfluss, Nasenlaufen ➤ Anfallsdauer 15–180 Minuten	Clusterkopfschmerz (Bing-Horton-Syndrom → S. 1124)	In den nächsten Tagen zum Hausarzt oder Neurologen **Erstmaßnahme:** Aufrechte Haltung einnehmen, nicht hinlegen **Selbsthilfe:** Meiden von möglichen Auslösern wie z. B. Alkohol, Nikotin, Badezusätzen
Pochende Schmerzen im inneren Augenwinkel ➤ Ohne gerötete Augen ➤ Bei oder nach Erkältungen ➤ Verschlimmerung bei Kopfbeugung ➤ Evtl. Fieber	Akute Nasennebenhöhlenentzündung (Sinusitis → S. 577) an der Stirnhöhle	Sofort zum Hausarzt bei starken Schmerzen oder Fieber. Sonst am nächsten Tag **Selbsthilfe:** ➤ Abschwellende Nasentropfen ➤ Inhalationen, z. B. mit Salz-oder Kamillelösung (→ S. 283) ➤ Kalte Quarkauflagen, Rotlicht ➤ Pflanzenextrakte, z. B. Gelomyrtol® oder Sinupret®
Plötzliche, einseitige, heftigste Augenschmerzen mit starker Rötung ➤ Nebelsehen, Regenbogenfarben um Lichtquellen ➤ Starker Tränenfluss ➤ Oft Kopfschmerz, Erbrechen	Grüner Star (Glaukom) im akuten Anfall (→ S. 501)	Sofort in die Augenklinik **Warnhinweis:** Notfall, Erblindungsgefahr
Plötzliche, einseitige, heftige Schmerzen mit Rötung und Hervortreten des Auges ➤ Fieber, schlechter Allgemeinzustand ➤ Evtl. Bewusstseinstrübung, Gesichtslähmungen ➤ Oft nach eitrigen Infektionen im Kopfbereich, z. B. Nasennebenhöhlenentzündung	Akuter Exophtalmus (→ S. 45), z. B. durch ➤ Orbitalphlegmone (eitrige Augapfelentzündung → S. 490) ➤ Sinus[venen]thrombose (Thrombose einer Hirnvene → S. 1132) ➤ Akute Nasennebenhöhlenentzündung (Sinusitis → S. 577), v. a. bei Kindern	Notarzt rufen oder in die nächste Klinik bei Bewusstseinstrübung, Lähmungen, schlechtem Allgemeinzustand. Ansonsten am selben Tag zum Augen-, Haus- oder Kinderarzt
Einseitige Schmerzen mit Hervortreten eines Augapfels nach Gewalteinwirkung	Akuter Exophtalmus (→ S. 45) durch Verletzungen oder Blutungen im Augapfel	Sofort in die Augenklinik
Einseitige Schmerzen mit zunehmendem Hervortreten von einem oder beiden Augäpfeln ➤ Oft starkes Tränen ➤ Oft Sehstörungen, z. B. Doppelbilder	Chronischer Exophtalmus (→ S. 45), z. B. durch ➤ Pseudotumor ➤ Augenmuskelentzündung (Okuläre Myositis) 2 ➤ Gut- und bösartige Augentumoren, z. B. Hämangiom (Blutschwamm → S. 1103), Lymphom (→ S. 1043) ➤ Metastasen, z. B. bei Brustkrebs (→ S. 834), Lungenkrebs (→ S. 608)	Möglichst umgehend in die Augenklinik

2 Augenmuskelentzündung *(okuläre Myositis)*: Relativ häufige Erkrankung der Augenmuskeln, verursacht neben starken Schmerzen auch Doppelbilder. Die ursächliche Entzündung lässt sich gut mit Kortison behandeln.

Gestörtes Sehen I: Ungewöhnliche Wahrnehmungen und Doppelbilder

Beschwerdebild	Was steckt dahinter?	Was ist zu tun?
Sehen von grauen, schwimmenden Pünktchen und Fädchen (Mücken, *Mouches volantes)*	➤ Altersbedingte Glaskörperveränderungen (→ S. 504) ➤ Kurzsichtigkeit (→ S. 481)	Am selben Tag zum Augenarzt bei plötzlichem Auftauchen zahlreicher Pünktchen. Einzelne, kleine „Mücken" sind fast immer harmlos
Sehen von dunklen Flecken oder „Rußregen"	➤ Glaskörpereinblutung (→ S. 505), z. B. bei Diabetes (→ S. 758) ➤ Glaskörperabhebung (→ S. 504) ➤ Beginnende Netzhautablösung (→ S. 503)	Am selben Tag zum Augenarzt

1 Amaurosis fugax: Vorübergehender, nicht schmerzhafter Verlust der Sehkraft, tritt oft wiederholt auf und betrifft meist nur ein Auge. Ursache ist eine Durchblutungsstörung von Netzhautgefäßen oder von Hals- und Hirnarterien, die das Auge oder Sehzentrum im Gehirn mit Blut versorgen. Die Erkrankung ist mit der transitorischen

Beschwerdebild	Was steckt dahinter?	Was ist zu tun?
Sehen von Zackenlinien, Lichtblitzen und Funken(schauern)	➤ Migräne mit Aura (Vorgefühl → S. 1123) ➤ Glaskörperabhebung (→ S. 504) ➤ Beginnende Netzhautablösung (→ S. 503) ➤ Vorübergehende Durchblutungsstörung der Netzhaut- oder Hirngefäße (Amaurosis fugax)[1]	Am selben Tag zum Augenarzt bei Lichtblitzen und Funken ohne Kopfschmerzen
Einseitig farbige Ringe um Lichtquellen ➤ Schmerzen und Rötung am betroffenen Auge ➤ Verschwommenes Sehen ➤ Übelkeit, Erbrechen	Grüner Star (Glaukom) im akuten Anfall (→ S. 501)	Sofort zum Augenarzt oder in die Augenklinik
Gelb-, Blau-, Rotsehen	➤ Vergiftung mit Digitalis (→ S. 702) ➤ Seltene Nebenwirkung anderer Medikamente, z. B. Sulfonamide (→ S. 1051), Diuretika (→ S. 784) ➤ Rauschzustand oder Entzugserscheinung (→ S. 1203) bei Alkoholabhängigkeit (→ S. 1201) und Drogensucht (→ S. 1201)	Sofort zum Hausarzt oder in die Klinik bei Farbsehen mit Übelkeit, Verwirrtheit oder Behandlung mit Digitalis. Ansonsten in den nächsten Tagen zum Hausarzt
Nichterkennen bestimmter Farben	➤ Angeborene Rot-, Grün- oder Rot-Grün-Blindheit (→ S. 487) ➤ Sehnerventzündung (→ S. 506) ➤ Multiple Sklerose (→ S. 1135)	Am selben Tag zum Augenarzt, wenn die Beschwerde neu auftritt
Verzerrtes, vergrößertes oder verkleinertes Sehen	➤ Netzhautablösung (→ S. 503) ➤ Altersbedingte Makuladegeneration (Netzhautschaden → S. 505) ➤ Migräne mit Aura (Vorgefühl → S. 1123) ➤ Epilepsie mit Aura (→ S. 1147) ➤ Epilepsie mit einfach-fokalen Anfällen (→ S. 1146) ➤ Chorioretinitis (Ader- und Netzhautentzündung)[2]	Am selben oder nächsten Tag zum Augenarzt, wenn keine Migräne oder Epilepsie bekannt ist
Ständige oder wechselnde Doppelbilder ohne Auffälligkeiten am Auge	➤ Schielen (→ S. 488), aus unbekannter Ursache oder z. B. bei asymmetrischer (einsichtiger) Weitsichtigkeit (→ S. 481) ➤ Übermüdung bei (ansonsten kompensiertem) Schielen (→ S. 488) ➤ Hirnarterienaneurysma (Sackartige Ausweitung einer Hirnarterie → S. 1132) ➤ Multiple Sklerose (→ S. 1135) ➤ Gehirntumor (→ S. 1149) ➤ Muskelschwäche, z. B. bei Myasthenia gravis (→ S. 1159)	Am selben Tag zum Hausarzt
Plötzliche Doppelbilder ohne Auffälligkeiten am Auge ➤ Meist starke bis unerträgliche Kopfschmerzen ➤ Meist zunehmende Bewusstseinstrübung ➤ Oft Lähmungen	➤ Transitorische ischämische Attacke („Schlägelchen" → S. 1127), Schlaganfall (→ S. 1126) ➤ Hirnaneurysmablutung (→ S. 1132) ➤ Subarachnoidalblutung (→ S. 1131) ➤ Sinus[venen]thrombose (→ S. 1132)	Notarzt rufen, wenn die Störung nicht nach wenigen Minuten abgeklungen ist
Doppelbilder mit zunehmendem Hervortreten des Augapfels	Exophtalmus (→ Tab. S. 44)	Am selben Tag zum Hausarzt

ischämischen Attacke (TIA, „Schlägelchen" → S. 1127) verwandt, betroffen sind meist ältere Menschen mit Arteriosklerose (→ S. 721) und/oder Diabetes (→ S. 758). Treten die Beschwerden morgens nach dem Aufstehen auf, steckt dahinter oft eine starke Einengung der Halsarterie *(Karotisstenose)*. Die Amaurosis fugax ist in diesem Fall als akutes Warnsignal zu sehen, das auf einen drohenden Schlaganfall (→ S. 1126) hinweist und deshalb eine schnellstmögliche Abklärung erfordert.

2 Chorioretinitis: Entzündung der Aderhaut (Chorioidea) und Netzhaut (Retina) im Inneren des Auges. Wegen ihrer engen räumlichen und funktionellen Beziehung sind diese beiden Schichten fast immer gemeinsam betroffen. Als Ursache finden sich oft Infektionskrankheiten, z. B. Toxoplasmose (→ S. 1055), Borreliose (→ S. 1094), AIDS (→ S. 1054) oder eine bakterielle Blutvergiftung (Sepsis → S. 1053). Manchmal tritt eine Chorioretinitis auch als Begleiterscheinung rheumatischer Erkrankungen auf, etwa bei Morbus Bechterew (→ S. 1002) oder Sarkoidose (→ S. 612). Je nach Ursache entwickelt sich der Krankheitsverlauf unterschiedlich und reicht von Beschwerdefreiheit bis zum vollkommenen Sehverlust durch Zerstörung der Netzhaut. Durch eine Kortisonbehandlung lassen sich schwere Verlaufsformen meist vermeiden.

Gestörtes Sehen II: Langsam zunehmende Sehschwäche oder Erblindung

Beschwerdebild	Was steckt dahinter?	Was ist zu tun?
Undeutliches, verschwommenes Sehen in der 1. Ferne 2. Nähe 3. Nähe und Ferne	Unzureichend korrigierte Fehlsichtigkeit: 1. Kurzsichtigkeit (Myopie → S. 481) 2. Weitsichtigkeit (Hyperopie → S. 481), Alterssichtigkeit (Presbyopie → S. 485) 3. Stabsichtigkeit (Astigmatismus → S. 486)	In den nächsten Tagen zum Augenarzt oder, bei bekannter Fehlsichtigkeit, zum Optiker **Selbsthilfe:** Führen Sie keine Fahrzeuge, solange Ihre Fehlsichtigkeit nicht korrigiert ist
Mangelhaftes Sehen im Dunkeln (Nachtblindheit → S. 487)	➤ Kurzsichtigkeit (Myopie → S. 481) ➤ Normale Alterserscheinung ➤ Angeborene Nachtblindheit ➤ Grauer Star (Katarakt → S. 500), grüner Star (Glaukom → S. 501) ➤ Hornhauttrübung, z. B. bei einer Herpesinfektion des Auges (→ S. 498) ➤ Beginnende Retinitis pigmentosa [1] ➤ Vitamin-A-Mangel (→ Tab. S. 236) ➤ Nebenwirkung von Medikamenten, z. B. manchen Neuroleptika (→ S. 1168)	In den nächsten Tagen zum Haus- oder Augenarzt, wenn die Nachtblindheit neu auftritt
Langsam fortschreitender Sehverlust ➤ Zunächst im äußeren Gesichtsfeld ➤ Dann Ausdehnung in die Mitte bis zur vollständigen Erblindung	➤ Grüner Star (Glaukom → S. 501) ➤ Retinitis pigmentosa [1] ➤ Gehirntumor (→ S. 1149), z. B. Hypophysenadenom (→ S. 747)	In den nächsten Tagen zum Augenarzt, wenn Sie Dinge am seitlichen Bildrand nicht mehr sehen (Schwierigkeiten beim Treppensteigen, Autofahren, Lesen)
Grauer Fleck, später Sehverlust in der Mitte ➤ Außen erhaltene Sehkraft ➤ Anfangs oft verzerrtes Sehen	Altersbedingte Makuladegeneration (Netzhautschaden → S. 505)	In den nächsten Tagen zum Augenarzt
Zunehmendes Nebel- oder Schleiersehen ➤ Blendungsempfindlichkeit ➤ Graue Farben	➤ Grauer Star (Katarakt → S. 500) ➤ Hornhauttrübung, z. B. bei einer Herpesinfektion des Auges (→ S. 498) ➤ Chronische Regenbogenhaut-Entzündung (Iritis → S. 499), z. B. bei juveniler Arthritis (→ S. 1002), Morbus Crohn (→ S. 650)	In den nächsten Tagen zum Augen- oder Hausarzt
Schatten, Vorhang oder Balken, der sich vor das Auge schiebt ➤ Vorausgehend oft Lichtblitze, Funkenschauer, Rußregen ➤ Später Verzerrtsehen	➤ Netzhautablösung (→ S. 503) ➤ Glaskörpereinblutung (→ S. 505), z. B. bei Diabetes (→ S. 758)	Sofort zum Augenarzt oder in die Augenklinik

1 Retinitis pigmentosa: Erbliche Erkrankung, oft bereits in der Kindheit beginnnend. Sie führt zu einem allmählichen Untergang der Lichtsinneszellen in der Netzhaut – zunächst der für Nacht- und Dämmerungssehen verantwortlichen Stäbchen, später auch der für Lesen und Farbensehen wichtigen Zapfen im Zentrum der Netzhaut. Typischerweise kommt es zuerst zu Nachtblindheit, anschließend zu einer langsamen Einschränkung des Gesichtsfelds bis hin zu einem röhrenförmigen „Tunnelblick", mit dem der Betroffene nur noch Gegenstände wahrnehmen kann, die er direkt ansieht. Endstadium ist nach jahrzehntelangem Verlauf die vollständige Erblindung. Die Erkrankung betrifft in Deutschland schätzungsweise 40 000 Menschen. Sie gehört zu den häufigsten Ursachen eines Sehverlusts. Leider existiert bislang noch keine wirksame Therapie.

Gestörtes Sehen III: Plötzliche Sehverschlechterung

Beschwerdebild	Was steckt dahinter?	Was ist zu tun?
Kurzfristiger Sehverlust von Sekunden bis Stunden Dauer mit Kopfschmerzen	➤ Migräne (→ S. 1123) ➤ Blutdruckentgleisung (hypertensive Krise → S. 722) ➤ Arteriitis temporalis (Schläfenarterienentzündung → S. 1010) ➤ Steigerung des Hirndrucks (→ S. 732), z. B. bei Gehirntumor (→ S. 1149), Pseudotumor cerebri [1]	Sofort zum Hausarzt bei pulsierenden Schmerzen und knötchenförmigen Verdickungen an einer Schläfe Am selben Tag zum Hausarzt, wenn keine Migräne bekannt ist
Kurzfristiger Sehverlust ohne Kopfschmerzen ➤ Oft gleichzeitig einseitige Armlähmung, Sprechstörung ➤ Manchmal kurze Bewusstlosigkeit	➤ Vorübergehende Durchblutungsstörung der Netzhaut- oder Hirngefäße (Amaurosis fugax → S. 47) ➤ Netzhautmigräne [2] ➤ Dissoziative Störung (→ S. 1192)	Am selben Tag zum Haus- oder Augenarzt
Schlagartige, einseitige Erblindung („wie ausgeknipst")	Netzhautarterienverschluss (→ S. 507)	Sofort zum Augenarzt oder in die Augenklinik bringen lassen

1 Pseudotumor cerebri: Hirndrucksteigerung (→ S. 1158) unbekannter Ursache, tritt v. a. bei jüngeren, stark übergewichtigen Frauen auf. Ein ähnliches Krankheitsbild findet sich als Folge einer Hirnvenenthrombose (→ S. 1132) sowie als seltene Nebenwirkung von Medikamenten, z. B. Lithium, Antibiotika, Vitamin A. Neben chronischen Kopfschmerzen leiden die Betroffenen

Beschwerdebild	Was steckt dahinter?	Was ist zu tun?
Rasche, einseitige, schmerzlose Sehverschlechterung bis Erblindung ➤ Evtl. Wahrnehmen von Lichtblitzen, Funkenschauer, Rußregen ➤ Evtl. Verzerrtsehen ➤ Evtl. Sehen von Schatten oder Balken	Bei bestehendem Diabetes (→ S. 758) und/oder Bluthochdruck (→ S. 722): ➤ Durchblutungsstörung der Netzhaut, z. B. durch Mikroaneurysmen (kleine Gefäßaussackungen → S. 506) ➤ Glaskörpereinblutung (→ S. 505) ➤ Netzhautablösung (→ S. 503) ➤ Makulaödem (Schwellung des gelben Flecks in der Hornhaut → S. 506) ➤ Netzhautvenenverschluss (→ S. 507)	Sofort zum Augenarzt oder in die Augenklinik bringen lassen
Rasche, einseitige Sehverschlechterung bis Erblindung mit Kopf- oder Augenschmerzen	➤ Grüner Star (Glaukom) im akuten Anfall (→ S. 501) ➤ Arteriitis temporalis (Schläfenarterienentzündung → S. 1010) ➤ Sehnerventzündung (→ S. 506), z. B. bei Multipler Sklerose (→ S. 1135) ➤ Glaskörperentzündung (→ S. 505) ➤ Regenbogenhautentzündung (Iritis), (→ S. 499)	Sofort zum Augenarzt oder in die Augenklinik
Rascher Sehverlust auf einer Hälfte des Gesichtsfelds ➤ Meist starke bis unerträgliche Kopfschmerzen ➤ Meist zunehmende Bewusstseinstrübung ➤ Oft Lähmungen	➤ Schlaganfall (→ S. 1126) ➤ Hirnaneurysmablutung (→ S. 1132) ➤ Subarachnoidalblutung (→ S. 1131) ➤ Sinus[venen]thrombose (→ S. 1132)	Notarzt rufen
Rascher Sehverlust in der Mitte eines Auges	Sehnerventzündung (→ S. 506), z. B. bei Multipler Sklerose (→ S. 1135)	Am selben Tag zum Augenarzt oder in die Augenklinik
Plötzlicher schwarzer Balken vor einem Auge	Netzhautarterienverschluss an einem Ast (→ S. 507)	Sofort zum Augenarzt oder in die Augenklinik

zunächst meist unter flüchtigen Sehstörungen, von Gesichtsfeldausfällen bis zum kompletten Sehverlust reichend; auch Doppelbilder sind häufig. Die Behandlung umfasst eine Gewichtsnormalisierung, harntreibende Mittel sowie Punktionen mit Abziehen von Gehirnflüssigkeit. Ohne Therapie drohen bleibende Sehstörungen.

2 Bei der **Netzhautmigräne** verkrampft sich die zentrale Netzhautarterie und verursacht dadurch einen vorübergehenden Verlust der Sehkraft auf einem Auge. Im Gegensatz zur normalen Migräne, die im Anfangsstadium ebenfalls zu – allerdings meist beidseitigen – Sehstörungen führen kann, leiden die Betroffenen in der Regel nicht unter Kopfschmerzen.

Beschwerden an der Mundhöhle und beim Schlucken

Beschwerden an den Lippen

Beschwerdebild	Was steckt dahinter?	Was ist zu tun?
Spröde oder rissige Lippen	Austrocknung der Lippen z. B. durch Wind, Sonne, Kälte, häufiges Belecken	**Selbsthilfe:** Spröde Lippen mit Honig oder Lippenbalsam bestreichen, aufgesprungene mit Sahne, Butter oder Weizenkeimöl
Trockene Lippen, Zunge und Schleimhäute ➤ Bei Kindern: Eingesunkene Augen, trockene Windeln ➤ Bei alten Menschen: pergamentartige Haut mit stehenden Hautfalten, evtl. Verwirrung	Austrocknung (Dehydratation → S. 196), z. B. bei akutem Durchfall (→ S. 642), ungenügendem Trinken im Säuglingsalter (besonders bei Hitze) und im hohen Alter (→ S. 459)	In den nächsten Stunden zum Haus- oder Kinderarzt bei Benommenheit und wenn Flüssigkeit nicht angenommen oder behalten wird **Selbsthilfe:** ➤ Möglichst viel trinken ➤ Bei Durchfall. z. B. dünner Schwarztee oder Elektrolytlösung aus der Apotheke (Elotrans®) ➤ Bei alten Menschen Trinken mit Trinkhilfen und/oder Trinkplan (→ S. 460)
Spannungsgefühl, Rötung, schmerzhafte Einrisse und Krusten an den Mundwinkeln	Faulecken (Mundwinkelrhagaden)[1], z. B. bei ➤ Infektionen durch Bakterien und Pilze (→ S. 511) ➤ Starkem Speichelfluss, etwa bei Kleinkindern ➤ Neurodermitis (→ S. 1072) ➤ Diabetes (→ S. 758) ➤ Vitaminmangel (→ S. 235), Eisenmangel (→ S. 1034) ➤ Tiefen Mundwinkelfalten, Fehlen zahlreicher Zähne	In den nächsten Tagen zum Hausarzt, wenn sich die Beschwerden nach einer Woche nicht bessern **Selbsthilfe:** ➤ Kratzen und Belecken vermeiden ➤ Evtl. Zinkpaste (z. B. Lipactin®) auftragen ➤ Evtl. Vitamin C hochdosiert als Nahrungsergänzung (umstritten)
Juckreiz und Spannungsgefühl an der Lippe, später schmerzhafte Bläschen, Aufplatzen und Krustenbildung ➤ Wiederkehrend ➤ Ausgelöst durch Fieber, Stress, Sonnen, körperliche Anstrengung, Regelblutung	Lippenherpes (Herpes labialis → S. 1085)	Bei erstmaligem Auftreten möglichst am selben Tag zum Hausarzt **Selbsthilfe:** ➤ Beim ersten Kribbeln Salben mit antiviralen Wirkstoffen (z. B. Zovirax®) oder Zinkpaste (z. B. Lipactin®) auftragen ➤ Auslösende Faktoren meiden (z. B. Sonne) ➤ Auf Ansteckungsgefahr achten
Schmerzhaft gerötete und geschwollene Lippen ➤ Oft auch umliegende Haut betroffen ➤ Evtl. Schuppen oder gelbe Krusten	➤ Lippenentzündung, z. B. durch Sonnenbrand, Verbrühung, Lippenkauen, Eisenmangel (→ S. 1034) ➤ Lippenekzem, z. B. bei Kontaktallergie (→ S. 1085), Neurodermitis (→ S. 1072) ➤ Impetigo (Grind → S. 412) mit charakteristischen honiggelben Krusten	Am selben Tag zum Kinder- oder Hausarzt bei honiggelben Krusten oder Fieber. Ansonsten zum Hausarzt, wenn sich die Beschwerden nach drei Tagen nicht bessern **Selbsthilfe:** Auf Ansteckungsgefahr achten, wenn gelbe Krusten zu sehen sind
Schmerzlose Schwellung der Lippe und anderer Gesichtsbereiche wie Lider oder Wangen ➤ Spannungsgefühl ➤ Evtl. wiederkehrend	➤ Quincke-Ödem[2] (Angioödem → S. 1079) ➤ Nebenwirkung von Medikamenten, z. B. ACE-Hemmern (→ S. 703) ➤ Nephrotisches Syndrom (→ S. 782)	Bei plötzlichem Auftreten sofort zum Hausarzt oder in die Klinik, da lebensbedrohliche Schwellungen in den Atemwegen drohen
Wucherungen oder hartnäckige Geschwüre mit hartem Rand	➤ Warzen (→ S. 1083) ➤ Hautkrebs, z. B. Spinaliom (→ S. 1100), Basaliom (→ S. 1099) ➤ Gutartiger Hauttumor (Kerato[a]kanthom)[3]	In den nächsten Tagen zum Haus- oder Hautarzt
Bläulich verfärbte Lippen	➤ Frieren, z. B. nach langem Aufenthalt in kaltem Wasser ➤ Zyanose (→ S. 150), z. B. bei Schock, Lungen- oder Herzerkrankungen, besonders Herzinsuffizienz (→ S. 702)	Notarzt rufen bei Auftreten von Brustschmerzen oder Atemnot. Am selben Tag zum Hausarzt bei blauen Lippen, die nicht vom Frieren kommen

Wind oder Sonne trocknen die **Lippen** innerhalb weniger Stunden aus, da die Lippen nur von einer dünnen Hornhaut geschützt werden und kaum Feuchtigkeit speichern können. Die Beschwerden verstärken sich, wenn die unangenehm spannende Haut beleckt oder benagt wird. Manchmal entsteht daraus eine handfeste Entzündung mit hochroten, schmerzhaft geschwollenen und eventuell krustigen Lippen. Die gleichen Beschwerden werden auch ausgelöst von *Sonnenbrand*, Verbrühung an heißen Speisen oder *Eisenmangel*.

1 Besonders häufig von Entzündungen betroffen sind die Mundwinkel. Für **Faulecken** *(Mundwinkelrhagaden)* kommen zahlreiche Ursachen in Frage, oft steckt dahinter eine Infektion mit Pilzen oder Bakterien.

2 Selten aber gefährlich sind plötzliche Schwellungen der Lippen, die mit lebensbedrohlichen Schwellungen in den Atemwegen einhergehen können. Auslöser des **Quincke-Ödems** *(Angioödem)* sind meist allergische Reaktionen, seltener eine erbliche Neigung zu Schwellungen.

3 Kerato[a]kanthom: Gutartiger Hauttumor, tritt vornehmlich an belichteten Hautstellen auf. Er wächst rasch, heilt jedoch meist spontan ab. Typischer Beginn ist eine warzenähnliche Papel, die mit zunehmender Größe einen zentralen, ausdrückbaren Hornpfropf entwickelt. Da das Keratoakanthom leicht mit bösartigen Hauttumoren wie dem Spinaliom verwechselt wird, sollte die Veränderung vom Hautarzt begutachtet werden.

Beschwerden in der Mundhöhle I: Wangenschleimhaut und Zahnfleisch

Beschwerdebild	Was steckt dahinter?	Was ist zu tun?
Unebene, evtl. weißliche Zone in der Wangenschleimhaut wo die Zähne aufeinandertreffen	Impressionslinie (→ S. 521), Schwiele als Folge von häufigem Einbeißen	Meist harmlos, muss nicht behandelt werden; beim nächsten Zahnarztbesuch darauf hinweisen
Weiße, quarkähnliche Beläge auf Wangenschleimhaut und Zunge, bei Entfernung blutend ➤ Bei starkem Befall Schmerzen beim Essen und Trinken	Mundsoor (Mundpilz → S. 520), z. B. bei ➤ Säuglingen ➤ Schlecht sitzenden Zahnprothesen ➤ Diabetes (→ S. 758) ➤ AIDS (→ S. 1054) ➤ Längerer Einnahme von Antibiotika (→ S. 1051)	Am nächsten Tag zum Haus- oder Kinderarzt
Schleimhautwunden, oft wiederholt an der gleichen Stelle	Verletzungen durch scharfe Zahnkanten, Zahnspangen und Prothesen oder Wangenbeißen	Bei Bedarf zum Zahnarzt oder Kieferorthopäden
Einzelne schmerzhafte kleine Geschwüre mit hellem Zentrum und rotem Rand ➤ An Wangen, Zahnfleisch und/oder Zunge ➤ Evtl. in Schüben wiederkehrend	Aphthen (→ S. 519)	Am selben Tag zum Kinderarzt, wenn Kinder wegen Schmerzen nicht mehr trinken. Ansonsten in den nächsten Tagen zum Arzt, wenn die Aphthen nach 1 Woche (Kinder) bzw. 2 Wochen (Erwachsene) nicht abheilen **Selbsthilfe:** ➤ Auf ausreichende Trinkmenge achten ➤ Pinselungen oder Gurgeln, z. B. mit Kamille-, Salbei-, Rathania- oder Myrrhetinktur (z. B. Repha-Os-Mundspray®)
Schmerzhafte Bläschen und Geschwüre mit Fieber ➤ Meist Speichelfluss, säuerlicher Mundgeruch ➤ Evtl. geschwollene Lymphknoten im Kieferwinkel	➤ Mundfäule (Stomatitis aphthosa → S. 519), Bläschen evtl. auch an den Lippen ➤ Akute nekrotisierende ulzeröse Gingivitis (schwere Entzündung der Mundschleimhaut → S. 523) ➤ Herpangina [1] ➤ Hand-Mund-Fuß-Krankheit [2]	Am selben Tag zum Kinder- oder Hausarzt **Selbsthilfe:** ➤ Auf ausreichende Trinkmenge achten (z. B. abgekühlten Kamillentee oder kaltes Wasser), evtl. mit Strohhalm ➤ Pinselungen oder Gurgeln. z. B. mit Kamille-, Salbei-, Rathania- oder Myrrhetinktur (z. B. Repha-Os-Mundspray®)
Schmerzhafte Bläschen und blutende Geschwüre mit Fieber ➤ Hautausschlag, evtl. erst Tage nach Auftreten der Mundveränderungen ➤ Oft Gelenkschmerzen	Erythema exsudativum multiforme (→ S. 1086)	Am selben Tag zum Haus- oder Hautarzt
Blasen und Geschwüre im Mund, später auch auf der äußeren Haut	Pemphigus vulgaris (Blasensucht → S. 1115)	In den nächsten Tagen zum Haus- oder Hautarzt
Blau-weiße Streifen (Wickham-Streifen) oder brennende Geschwüre ➤ Meist juckender Hautausschlag ➤ Schubartiger Verlauf	Knötchenflechte (Lichen ruber planus → S. 1113)	In den nächsten Tagen zum Haus- oder Hautarzt
Abgegrenzte, schmerzhafte Rötung und Schwellung ➤ Oft Fieber, Schüttelfrost	Mundhöhlenabszess (→ S. 522)	Am selben Tag zum Haus- oder HNO-Arzt
Mäßig schmerzhafte Rötung und Schwellung größerer Schleimhautbereiche oder des gesamten Mundes ➤ Evtl. mit Geschwüren	➤ Heiße oder scharf gewürzte Speisen und Getränke ➤ Mangel an Eisen (→ S. 1034), Vitamin C (Skorbut → S. 228) oder Vitamin B (→ Tab. S. 236, S. 237)	Zum Haus- oder HNO-Arzt, wenn die Beschwerden länger als eine Woche anhalten **Selbsthilfe:** ➤ Verzicht auf scharfe und heiße Speisen, Rauchen und Alkohol ➤ Mundspülungen mit Kamille-, Salbei- oder Myrrhetinktur (z. B. Salviathymol® N)
Rötung größerer Schleimhautbereiche oder des gesamten Mundes ➤ Brennen, Kribbeln und/oder Taubheitsgefühl	Kontaktallergie (→ S. 1080), z. B. auf Zahnpasta, Farbstoffe, Medikamente	Zum Haus- oder HNO-Arzt, wenn die Beschwerden länger als eine Woche anhalten **Selbsthilfe:** Auslöser suchen

Die Schleimhaut der **Mundhöhle** ist zahlreichen, schädigenden Einflüssen ausgesetzt, die durch die Schutzschicht des Speichels und eine gesunde *Mundflora* neutralisiert werden, wobei dieser Schutz jedoch unvollständig ist. Bakterien und Viren setzen der Schleimhaut ebenso zu wie Hitze, mechanische Reize (Prothesen, Zahnspangen) oder die Pfeife im Mundwinkel. Außerdem ist die Mundhöhle oft auch bei inneren Erkrankungen betroffen, z. B. bei Entzündungen im Magen-Darm-Trakt, verschiedenen Formen der Blutarmut, Störungen des Immunsystems, Diabetes und Leukämie. Auch viele Allergien und Hautkrankheiten hinterlassen ihre Spuren im Mund – von eingerissenen Mundwinkeln bei Neurodermitis bis zu blutigen Blasen beim Erythema exsudativum multiforme.

1 Herpangina *(Angina herpetica)*: Harmlose, aber schmerzhafte Virusinfektion (Coxsackie-Viren), die v. a. Kleinkinder befällt. Sie beginnt mit hohem Fieber bis 40 °C, Übelkeit, Kopf- und Halsschmerzen. Erst einige Tage später bilden sich die typischen Bläschen und Geschwüre mit dunkelrotem Rand, die ausschließlich an Gaumen, Zungenbändchen und Mandeln auftreten.

2 Hand-Mund-Fuß-Krankheit: Betrifft Kinder und wird durch Coxsackie-Viren ausgelöst. Neben Veränderungen im gesamten Mund finden sich grauweiße, juckende Bläschen an Hand- und Fußflächen.

Beschwerdebild	Was steckt dahinter?	Was ist zu tun?
Schmerzlose Rötung und Schwellung des Zahnfleisches ➤ Häufiges Zahnfleischbluten ➤ Oft Mundgeruch ➤ Evtl. lockere oder verschobene Zähne	➤ Zahnfleischentzündung (Gingivitis → S. 523) ➤ Entzündung des Zahnhalteapparats (Parodontitis → S. 524)	In den nächsten Wochen zum Zahnarzt, wenn Zahnfleischbluten länger andauert **Selbsthilfe:** ➤ Sorgfältige Zahnhygiene ➤ Zahnfleischbalsam (→ S. 524)
Schmerzlose, meist ausgeprägte Schwellung des Zahnfleisches	➤ Zahnfleischhyperplasie (→ S. 521) ➤ Epulis (→ S. 521), halbkugel- bis pilzförmige Schwellung, oft bei Einnahme von Antiepileptika (→ S. 1146)	In den nächsten Tagen zum Haus- oder HNO-Arzt, wenn die Veränderungen nicht innerhalb von 2 Wochen abheilen
Hartnäckige Geschwüre oder Wucherungen ➤ Anfangs keine weiteren Beschwerden ➤ Später evtl. Schmerzen, Mundgeruch, blutiger Speichel ➤ Oft bei starken Rauchern oder Schnapstrinkern	➤ Leukoplakie[3] (weiße Krebsvorstufe → S. 521) ➤ Erythroplakie[3] (rote Krebsvorstufe) ➤ Bösartiger Tumor, meist Spinaliom (→ S. 1100), häufig zwischen unterer Zahnreihe und Zungenrand ➤ Gutartiger Tumor, meist Fibrom (→ S. 521)	In den nächsten Tagen zum Haus- oder HNO-Arzt, wenn die Veränderungen nicht innerhalb von 2 Wochen abheilen

3 Leukoplakie (wörtlich weißer Fleck) und **Erythroplakie** (wörtlich roter Fleck): Verhärtete Bereiche der Zungenschleimhaut von weißer bzw. rötlicher Farbe. Sie treten meist als Folge chronischer Reize auf, v. a. bei Rauchern und Schnapstrinkern. Da sie eine Vorstufe des Zungenkrebses darstellen, müssen sie chirurgisch entfernt werden.

Beschwerden in der Mundhöhle II: Zunge

Beschwerdebild	Was steckt dahinter?	Was ist zu tun?
Weißlicher oder gelblicher Zungenbelag ➤ Evtl. mit Mundgeruch	➤ Mangelhafte Mundhygiene, unzureichendes Kauen ➤ Rauchen (→ S. 1204) ➤ Fieberhafte Infekte aller Art wie z. B. Erkältung (→ S. 593), Schnupfen (→ S. 573), Scharlach (→ S. 411) ➤ Mundsoor (Mundpilz → S. 520), z. B. bei Säuglingen, schlecht sitzenden Zahnprothesen, Diabetes (→ S. 758) ➤ Chronische Magenschleimhautentzündung (→ S. 634)	In den nächsten Tagen zum Haus- oder Kinderarzt bei weißen, geruchlosen Belägen. In den nächsten Wochen zum Zahnarzt bei anhaltenden Belägen mit Mundgeruch **Selbsthilfe:** Zungenreinigung mit Zahnbürste oder Zungenschaber (→ S. 515), sorgfältige Mundhygiene
Trockene Zunge, Lippen und Schleimhäute ➤ Bei Kindern: Eingesunkene Augen, trockene Windeln ➤ Bei alten Menschen: pergamentartige Haut mit stehenden Hautfalten, evtl. Verwirrung	Austrocknung (Dehydratation → S. 196), z. B. bei akutem Durchfall (→ S. 642), ungenügendem Trinken im Säuglingsalter (besonders bei Hitze) und im hohen Alter (→ S. 459)	In den nächsten Stunden zum Haus- oder Kinderarzt bei Benommenheit und wenn Flüssigkeit nicht angenommen oder behalten wird **Selbsthilfe:** ➤ Bei Durchfall viel trinken, z. B. dünner Schwarztee oder Elektrolytlösung ➤ Bei alten Menschen: Trinken mit Trinkhilfen und/oder Trinkplan (→ S. 460)
Rote, evtl. schmerzende Zunge mit glatter Oberfläche	Lackzunge[1] bei ➤ Kontaktallergie (→ S. 1080), z. B. auf Nahrungsmittel, Medikamente ➤ Leberzirrhose (→ S. 675) ➤ Blutarmut (Anämie → S. 1034) durch Mangel an Eisen (→ S. 1034), Folsäure oder Vitamin B12 (→ S. 1035) ➤ Mangelernährung (→ S. 458)	In den nächsten 1–2 Wochen zum Hausarzt
Dünne, weiße Linie auf einer oder beiden Zungenseiten	Schwiele als Folge von wiederholtem Einbeißen	Harmlos, muss nicht behandelt werden
Unregelmäßige Muster aus roten und weißen Flecken auf der Zunge	Landkartenzunge[2] (Exfoliatio areata linguae)	Harmlos, muss nicht behandelt werden
Glatter oder höckeriger, glänzend-roter Bereich in der Zungenmitte ➤ Brennen bei Genuss scharfer Speisen oder Getränke	Rautenzunge[3]	Harmlos, muss nicht behandelt werden

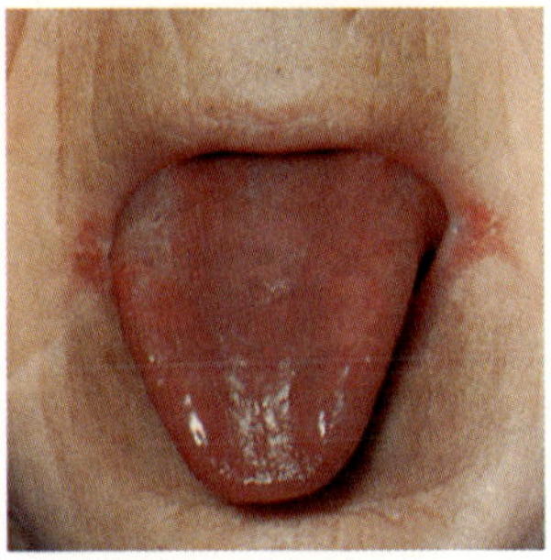

1 *Lackzunge bei Blutarmut wegen Vitamin-B12- oder Folsäuremangel* [GTV 0114]

2 Landkartenzunge *(Exfoliatio areata linguae, Lingua geographica):* Sich rasch verändernde Abschilferungszonen der Zunge mit gelb-weißlichen Randsäumen. Oft besteht eine erhöhte Empfindlichkeit gegen scharfe und saure Speisen. Harmlose Veränderung, betrifft bis zu 16 % der Bevölkerung. Menschen mit Neurodermitis scheinen besonders oft betroffen zu sein.

3 Rautenzunge: Folge einer angeborenen, harmlosen Fehlbildung. Die veränderte Zungenoberfläche neigt zu wiederkehrenden Geschwüren.

Beschwerdebild	Was steckt dahinter?	Was ist zu tun?
Haarähnliche, dunkel gefärbte Hornfortsätze im mittleren und hinteren Zungenbereich	Haarzunge[4], z. B. bei längerer Einnahme von Antibiotika (→ S. 1051), starkem Rauchen	Zum Hausarzt, wenn die Veränderung nach 2–3 Monaten nicht verschwindet **Selbsthilfe:** ➤ Reinigung mit Zungenschaber (→ S. 515) ➤ Verzicht auf Rauchen ➤ Evtl. Einnahme von Vitamin B3 (z. B. Nicobion®) nach Rücksprache mit dem Arzt
Hochrote Zunge mit rauer Oberfläche	Erdbeer- oder Himbeerzunge, z. B. bei ➤ Scharlach (→ S. 411) ➤ Grippe (→ S. 592)	Am selben Tag zum Haus- oder Kinderarzt, wenn gleichzeitig Fieber besteht
Geschwollene, hochrote Zunge mit starken Schmerzen ➤ Schluck- und Sprechstörungen ➤ Oft Fieber	Zungenabszess, Zungenphlegmone[5]	Sofort zum Haus- oder HNO-Arzt
Geschwollene Zunge ohne oder mit geringen Schmerzen	➤ Allergie (→ S. 1044), z. B. auf Insektenstiche oder Nahrungsmittel ➤ Einblutung in die Zunge, meist bei Einnahme von gerinnungshemmenden Medikamenten (Marcumar® → S. 741) ➤ Schilddrüsenunterfunktion (Hypothyreose → S. 751)	Bei plötzlichem Auftreten sofort zum Hausarzt oder in die Klinik, da zunehmende Schwellungen die Atmung behindern können **Erstmaßnahme:** Bei Allergie Eis lutschen
Einzelne, weißliche, glatte oder höckerige Herde auf der Zunge	➤ Knötchenflechte (Lichen ruber planus → S. 1113) oft mit weißlichen Streifen in der Wangenschleimhaut ➤ Leukoplakie (Krebsvorstufe → S. 521)	In den nächsten Wochen zum Haus- oder HNO-Arzt, wenn die Veränderungen nicht innerhalb von 2 Wochen abheilen
Geschwüre mit hartem Randwall am Zungenrand	Wiederholte Reizung und Verletzung der Zungenschleimhaut durch scharfkantige Zähne oder Prothesen	In den nächsten Tagen zum Haus- oder HNO-Arzt, wenn die Veränderungen nicht innerhalb von 2 Wochen abheilen
Wucherungen oder nicht heilende Wunden auf der Zunge ➤ Anfangs keine weiteren Beschwerden ➤ Später zunehmend Schmerzen, Mundgeruch, blutiger Speichel	**Zungenkrebs** (Spinaliom → S. 1100) der Zungenschleimhaut, meist bei Pfeifenrauchern und Schnapstrinkern.	In den nächsten Tagen zum Haus-, Zahn- oder HNO-Arzt, wenn die Veränderungen nicht innerhalb von 2 Wochen abheilen. Eine rasche chirurgische Entfernung ist notwendig.

4 Haarzunge: Dunkler, pelziger Belag auf dem hinteren Teil des Zungenrückens. Wahrscheinlichste Ursache ist eine Veränderung der Mundhöhlenflora, z. B. durch Rauchen, Antibiotika, Mangel an Vitamin B3, Lebererkrankungen oder übermäßigen Gebrauch von Mundwasser. Meist bildet sich der Belag nach einigen Wochen bis Monaten von selbst zurück.

5 Zungenphlegmone bzw. **-abszess:** Tiefsitzende und sehr schmerzhafte Infektion des Zungen- und Zungengrundgewebes, die sich rasch ausbreitet (Phlegmone → S. 1090) bzw. in Form eines Herds abkapselt (Abszess → S. 1273). Ursache ist häufig eine Verletzung, z. B. durch spitze Knochensplitter oder versehentlichen Biss. Gelegentlich breiten sich auch andere Infektionen der Mundhöhle auf das Zungengewebe aus, z. B. eine Wurzelvereiterung (→ S. 531).

Trockener Mund

Beschwerdebild	Was steckt dahinter?	Was ist zu tun?
Mundtrockenheit bei Fieber, Durchfall, Erbrechen, großer Hitze ➤ Bei Kindern: eingesunkene Augen, trockene Windeln ➤ Bei alten Menschen: pergamentartige Haut mit stehenden Hautfalten, evtl. Verwirrung	Austrocknung (Dehydratation → S. 196), z. B. bei akuten Durchfallerkrankungen (→ S. 642), ungenügendem Trinken im Säuglingsalter (besonders bei Hitze) und im hohen Alter (→ S. 459)	In den nächsten Stunden zum Haus- oder Kinderarzt bei Benommenheit und wenn Flüssigkeit nicht angenommen oder behalten wird **Selbsthilfe:** ➤ Möglichst viel trinken ➤ Bei Durchfall, z. B. dünner Schwarztee oder Elektrolytlösung aus der Apotheke (Elotrans®) ➤ Bei alten Menschen Trinken mit Trinkhilfen und/oder Trinkplan (→ S. 460)
Mundtrockenheit im hohen Lebensalter ➤ Pergamentartige Haut mit stehenden Hautfalten ➤ Evtl. Verwirrung oder Benommenheit	➤ Nachlassende Funktion der Mundspeicheldrüsen ➤ Austrocknung (Dehydratation → S. 196) durch Flüssigkeitsmangel bei vermindertem Durstgefühl (→ S. 459)	In den nächsten Stunden zum Hausarzt bei Zeichen der Austrocknung (→ linke Spalte) **Selbsthilfe:** ➤ Bei Speichelmangel Mundspülen mit Salzwasser, Bonbon lutschen bzw. Kaugummi kauen ➤ Vermehrtes Trinken, evtl. mit Trinkhilfe und Trinkplan (→ S. 460)
Mundtrockenheit in Belastungssituationen ➤ Beispielsweise bei Angst	➤ Normale Stressantwort (→ S. 263) ➤ Beginnende Panikattacke (→ S. 1197)	**Selbsthilfe:** ➤ Entspannungsverfahren (→ S. 1257) ➤ Mundspülen mit Salzwasser, Bonbon lutschen, Kaugummi kauen

Einer **trockenen Mundschleimhaut** (vom Arzt *Xerostomie* genannt) liegt häufig ein Flüssigkeitsmangel zugrunde, aber auch übermäßiger Alkoholgenuss ohne zusätzliche Flüssigkeitsaufnahme trocknet den Mund aus – ein allseits bekanntes Merkmal des Katers. Bei älteren Menschen besteht zudem oft noch eine altersbedingt nachlassende Speichelproduktion.
Wenn jemandem in einer Schreck- oder Angstsituation „die Spucke wegbleibt", sind für diese körperliche Reaktion Stresshormone verantwortlich. Die Mundschleimhaut bekommt

Beschwerdebild	Was steckt dahinter?	Was ist zu tun?
Mundtrockenheit bei Alkohol- oder Drogenkonsum	➤ Alkoholkonsum ohne gleichzeitiges Trinken alkoholfreier Getränke ➤ Entzugssyndrom (→ S. 1203) bei Alkoholabhängigkeit (→ S. 1201) und Drogensucht (→ S. 1201)	Am selben Tag Hausarzt oder Psychiater, wenn bei einem Entzug weitere Beschwerden wie Verwirrtheit, starke Unruhe, Halluzinationen auftreten **Selbsthilfe:** ➤ Bei oder nach Alkoholkonsum doppeltes Volumen an alkoholfreier Flüssigkeit trinken ➤ Mundspülen mit Salzwasser, Bonbon lutschen, Kaugummi kauen
Mundtrockenheit bei Medikamenteneinnahme	(Oft hartnäckige) Nebenwirkung von vielen Bluthochdruckmitteln (→ S. 724) und Psychopharmaka, insbesondere Neuroleptika (→ S. 1168)	Mit dem behandelnden Arzt möglichen Wechsel von Medikamenten besprechen **Selbsthilfe:** Mundspülen mit Salzwasser, Bonbon lutschen, Kaugummi kauen
Mundtrockenheit mit Augenbrennen ➤ Trockene Nase mit Borkenbildung ➤ Abgeschlagenheit, evtl. Fieber ➤ Schwellung vor den Ohren ➤ Evtl. Muskel- und Gelenkschmerzen	➤ Primäres Sjögren-Syndrom (Sicca-Syndrom → S. 1005) ➤ Sekundäres Sjögren-Syndrom (Sicca-Syndrom → S. 1005) bei anderen rheumatischen Erkrankungen oder Kollagenosen wie rheumatoide Arthritis (→ S. 999) oder Lupus erythematodes (→ S. 1007)	In den nächsten Tagen zum Hausarzt **Selbsthilfe:** Ausreichend trinken (mindestens 2 l täglich), schluckweise Zitronenwasser, Lutscher, zuckerfreie Kaugummis, Speichelersatzlösungen (z. B. Artisial®)
Mundtrockenheit mit ein- oder beidseitigen **Schwellungen vor den Ohren oder unter den Kieferwinkeln** schmerzhaft oder schmerzlos	Erkrankungen der Mund- und Ohrspeicheldrüsen, z. B. ➤ Akute oder chronische Speicheldrüsenentzündung (→ S. 523), z. B. bei Speichelstein (→ S. 523) ➤ Selten: Gut- oder bösartiger Tumor der Speicheldrüsen[1]	In den nächsten Tagen zum HNO-Arzt oder Hausarzt

wieder ihre normale Feuchtigkeit, sobald sich die Anspannung löst. Auch verschiedene Medikamente, v. a. Psychopharmaka und Bluthochdruckmittel, nehmen über Hormone und vegetatives Nervensystem Einfluss auf die Speichelproduktion.
Ist die Speichelproduktion langfristig vermindert, kommt es zu verschiedenen Folgebeschwerden: Der Speichelmangel erschwert das Schlucken fester Nahrung und das Sprechen. Das Kariesrisiko ist erhöht, ebenso die Häufigkeit von Infektionen in der Mundhöhle. Menschen mit trockenem Mund haben auch häufig Mundgeruch.

1 Tumoren der Speicheldrüsen fallen meist durch einseitige, schmerzlose Knoten oder Schwellungen auf.

Mundgeruch I: Mundgeruch ohne weitere Beschwerden

Beschwerdebild	Was steckt dahinter?	Was ist zu tun?
Vorübergehender Mundgeruch (bis zu 3 Tagen) in Zusammenhang mit bestimmten Nahrungs- und Genussmitteln	Ausatmung von Alkohol oder Schwefelverbindungen aus manchen Nahrungsmitteln, z. B. Knoblauch, Zwiebel, Eier	Gegen Knoblauch- und Zwiebelgeruch hilft am ehesten das Kauen von frischer Petersilie oder gerösteten Kaffeebohnen
Wechselnd starker, fauliger Mundgeruch ➤ Oft gelbliche bis bräunliche Ablagerungen an den Zähnen oberhalb des Zahnfleischsaums ➤ Oft belegte Zunge	Zersetzung von Speiseresten oder Mundsekreten durch Bakterien in ➤ Zungenbelägen und Zahnbelägen (→ S. 526) ➤ Zahnfleischtaschen (→ S. 524) bei Parodontitis (→ S. 524) ➤ Zahnzwischenräumen, defekten Zahnfüllungen (→ S. 529), Hohlräumen im Bereich von Kronen (→ S. 542)	In den nächsten Wochen zum Zahnarzt, wenn Selbsthilfe nicht ausreicht **Selbsthilfe:** ➤ Sorgfältiges Zähneputzen nach jeder Mahlzeit, auch in den Zahnzwischenräumen ➤ Tägliche Reinigung der Zunge mit einer weichen Zahnbürste oder einem Zungenschaber (→ S. 515) ➤ Ausgiebiges Kauen (z. B. auch Zahnkaugummi), Naturjogurt ➤ Evtl. Verzicht auf Rauchen, Rotwein, Knoblauch, rohe Zwiebeln
Wechselnd starker, fauliger Mundgeruch bei Trägern von Zahnprothesen und nicht festsitzenden Zahnspangen	➤ Schlecht sitzende Zahnprothese (→ S. 542) ➤ Unzureichende Reinigung von Prothesen oder Zahnspangen	Bei schlecht sitzenden Prothesen in den nächsten Tagen zum Zahnarzt **Selbsthilfe:** ➤ Sorgfältige Reinigung von Prothesen und Spangen ➤ Aufbewahrung in geeigneten Lösungen
Scharfer Mundgeruch bei Rauchern ➤ Besonders stark bei Rauchen von Pfeife oder Zigarren ➤ Selten bei Passivrauchen (Kneipen-Personal)	Raucheratem[1]	**Selbsthilfe:** ➤ Sorgfältige Zahn- und Zungenreinigung ➤ Kaugummi, Pfefferminzpastillen, Versuch mit Chlorophylltabletten

„Wird das Zahnfleisch gesund, verschwindet der schlecht riechende Atem", stellte Hippokrates vor 2500 Jahren fest. Tatsächlich sind es in 90 % der Fälle von **Mundgeruch** *(Halitose, Foetor ex ore)* Fäulnisvorgänge in der Mundhöhle, die mit schwefelhaltigen Substanzen die Ausatemluft „riechbar" machen.

1 Den **Raucheratem** *(Smokers breath)* verursachen schwefelhaltige Bestandteile des Tabakrauchs, die sich auf den Schleimhäuten des Atemsystems ablagern. Auch Passivrauchen führt zu Mundgeruch.

2 10 % der Patienten, die wegen Mundgeruchs einen Arzt aufsuchen, leiden unter einer *Pseudohalitosis* oder *Halitophobie* – **eingebildetem**

Beschwerdebild	Was steckt dahinter?	Was ist zu tun?
Fruchtiger Mundgeruch nach längerem Fasten	Azetongeruch als Folge des Hungerstoffwechsels mit Unterzuckerung	Verschwindet rasch nach Nahrungszufuhr
Nur vom Betroffenen (meist intensiv) wahrgenommener Mundgeruch ➤ Oft ängstliche oder kontaktscheue Persönlichkeit	„Eingebildeter" Mundgeruch bei ➤ Pseudohalitosis[2], einer somatoformen Störung (→ S. 1212) ➤ Halitophobie[2], einer phobischen Störung (→ S. 1196)	In den nächsten Wochen zum Zahn- oder Hausarzt, um körperliche Ursachen auszuschließen
Wechselnd starker, fischartiger Mundgeruch ➤ Meist von Betroffenen stärker wahrgenommen als von Außenstehenden ➤ Fischiger Urin- und evtl. auch Körpergeruch	➤ Fischgeruchkrankheit (Trimethylaminurie)[3] ➤ Übermäßige Zufuhr von L-Carnitin in Muskelaufbaupräparaten	In den nächsten Wochen zum Haus- oder Kinderarzt **Selbsthilfe:** Pfefferminzkaugummi oder -pastillen

Mundgeruch, den nur sie selbst empfinden. Bei der Halitophobie wächst die Furcht vor Mundgeruch zu einer echten Phobie (→ S. 1196), die rationalen Argumenten nicht mehr zugänglich ist.

3 Fischgeruchkrankheit: Angeborene, seltene und harmlose Stoffwechselerkrankung mit Neigung zu Infekten und Hautblutungen, die zu fischigem Mundgeruch führt.

Mundgeruch II: Mundgeruch mit weiteren Beschwerden

Beschwerdebild	Was steckt dahinter?	Was ist zu tun?
Mundgeruch mit Kopfschmerzen, verstopfter und/oder laufender Nase	Nasennebenhöhlenentzündung (Sinusitis → S. 577)	In den nächsten Tagen zum Haus- oder HNO-Arzt
Mundgeruch mit einseitigem Schnupfen	➤ Fremdkörper in der Nase (→ S. 197) ➤ Tumoren in Nase oder Nasennebenhöhle[1]	In den nächsten Tagen zum HNO- oder Hausarzt
Länger bestehender **Mundgeruch mit Zahnfleischbluten** ➤ Schmerzlose Rötung des Zahnfleisches ➤ Evtl. lockere oder verschobene Zähne	➤ Zahnfleischentzündung (→ S. 523) ➤ Parodontitis (Entzündung des Zahnhalteapparats → S. 524)	In den nächsten Wochen zum Zahnarzt, wenn Zahnfleischbluten länger andauert **Selbsthilfe:** ➤ Sorgfältige Zahnhygiene ➤ Zahnfleischbalsam (→ S. 524)
Mundgeruch mit Zahnschmerzen	➤ Wurzelvereiterung (→ S. 531) ➤ Kieferhöhlenentzündung (→ S. 577), Schmerzen entlang der ganzen oberen Zahnreihe	Am selben Tag zum Zahnarzt bzw. HNO-Arzt
Mundgeruch mit schmerzhafter Schwellung in der Mundhöhle ➤ Oft Fieber, Schüttelfrost	Mundhöhlenabszess (→ S. 522)	Sofort zum HNO-Arzt
Länger bestehender **Mundgeruch mit schmerzhaften Wucherungen an der Mundschleimhaut oder Zunge** ➤ Blutiger Speichel ➤ Meist nach langjährigem Zigaretten- und Alkoholkonsum	Krebs der Mundschleimhaut oder Zunge, meist Spinaliom (→ S. 1100)	In den nächsten Tagen zum Haus- oder HNO-Arzt, wenn die Veränderungen nicht innerhalb von 2 Wochen abheilen
Neu aufgetretener **Mundgeruch mit stark schmerzhaften Bläschen und/oder Geschwüren in der Mundhöhle** ➤ Fieber ➤ Speichelfluss ➤ Geschwollene Lymphknoten im Kieferwinkel	➤ Mundfäule (Stomatitis aphthosa → S. 519), v. a. bei Kindern ➤ Akute nekrotisierende ulzeröse Gingivitis (geschwürige Zahnfleischentzündung → S. 523), v. a. bei jungen Männern	Am selben Tag zum Kinder-, Haus-, HNO- oder Zahnarzt **Selbsthilfe:** ➤ Auf ausreichende Trinkmenge achten (z. B. abgekühlten Kamillentee oder kaltes Wasser), evtl. mit Strohhalm ➤ Pinselungen oder Gurgeln, z. B. mit Kamille-, Salbei-, Rathania- oder Myrrhetinktur (z. B. Repha-Os-Mundspray®)
Mundgeruch mit stechenden Schmerzen beim Schlucken am hinteren Rachen oder Zungengrund	Eingespießter Fremdkörper, z. B. Fischgräte, Knochensplitter	Sofort zum HNO-Arzt
Süßlich-fauliger Mundgeruch ➤ Vergrößerte Lymphknoten im Kieferwinkel ➤ Evtl. kloßige Sprache	Chronische Erkrankung oder Funktionsstörung in Atemwegen oder oberem Magen-Darm-Trakt, z. B. ➤ Chronische Mandelentzündung (→ S. 580) ➤ Vergrößerte Gaumenmandeln, besonders bei Kindern	In den nächsten Wochen zum Haus- oder Kinderarzt

Eine häufige Ursache von **Mundgeruch** sind kariöse Zähne, Entzündungen der Nasennebenhöhlen und Abszesse in der Mundhöhle z. B. nach Verletzungen durch äußerlich oft unauffällig eingespießte Gräten oder Knochensplitter. Jede Eiterung im Mundhöhlenbereich macht sich durch unangenehmen Geschmack und Geruch bemerkbar.

Mundgeruch bei Kindern liegen oft vergrößerte Gaumenmandeln zugrunde, wie sie nach häufigen Mandelentzündungen (Anginen) vorkommen. Im späteren Alter finden sich eher chronische Anginen als Ursache für süßlich-faulig riechenden Atem.

Bei chronischen Erkrankungen von Lunge, Speiseröhre, Nieren oder Magen stellt Mundgeruch eine häufige Randerscheinung dar. In anderen Fällen kann er jedoch wegweisend für die Diagnose sein: Bei Bewusstlosen mit unbekannter Krankheitsgeschichte gibt Azetongeruch einen Hinweis auf ein diabetisches Koma, während der Geruch nach Erde auf ein Koma durch akutes Leberversagen deutet.

Beschwerdebild	Was steckt dahinter?	Was ist zu tun?
Süßlich-fauliger Mundgeruch mit Schluckschmerzen und Fieber	➤ [Streptokokken]Angina (→ S. 579) ➤ Pfeiffersches Drüsenfieber (→ S. 581) ➤ Sehr selten: Diphtherie (→ S. 62)	Notarzt rufen oder sofort in die nächste Klinik bei Atemnot (Verdacht auf Diphtherie). Ansonsten spätestens am nächsten Tag zum Haus-, Kinder- oder HNO-Arzt
Mundgeruch mit einseitigen Schluckschmerzen ➤ Einseitige Schwellung der Halslymphknoten ➤ Kein Fieber	Angina ulceromembranacea (Plaut-Vincent-Angina)[2]	In den nächsten Tagen zum Haus-, Kinder- oder HNO-Arzt
Mundgeruch mit Husten und Auswurf	➤ Akute Bronchitis (→ S. 594) ➤ Chronische Bronchitis (Raucherhusten → S. 596), chronisch obstruktive Bronchitis (→ S. 597) ➤ Bronchiektasen (ausgesackte Bronchien → S. 605) ➤ Lungenkrebs (→ S. 608)	In den nächsten Tagen zum Hausarzt, wenn die Beschwerden neu aufgetreten sind
Mundgeruch mit Schluckschwierigkeiten und Hochwürgen unverdauter Nahrung	➤ Speiseröhrendivertikel (Ausbuchtungen der Speiseröhrenwand → S. 627) ➤ Achalasie (Krampf des Speiseröhrenausgangs → S. 626)	In den nächsten Wochen zum Hausarzt
Unangenehmer Geruch beim Aufstoßen mit Magenschmerzen ➤ Oft Übelkeit, Völlegefühl, Appetitlosigkeit	➤ Akute Magenschleimhautentzündung (→ S. 634), Ulkuskrankheit (→ S. 635) ➤ Magenkrebs (→ S. 637)	In den nächsten Tagen zum Hausarzt
Mundgeruch mit wiederkehrenden Durchfällen und Blähungen	Bakterielle Fehlbesiedlung des Dünndarms (→ S. 98)	In den nächsten Tagen zum Hausarzt
Fruchtig-saurer Mundgeruch nach Erbrechen oder bei Fieber	Azetongeruch durch die veränderte Stoffwechsellage	Am selben Tag zum Haus- bzw. Kinderarzt, wenn das Erbrechen länger anhält oder weitere Beschwerden dazukommen
Fruchtiger Mundgeruch mit Übelkeit, Bauchschmerzen und Bewusstseinstrübung ➤ Evtl. bekannter Diabetes ➤ Gerötetes Gesicht, tiefe Atmung	Azetongeruch (→ S. 765) durch diabetische Stoffwechselentgleisung (Ketoazidose → S. 765), nur bei Typ-1-Diabetes (→ S. 758)	Notarzt rufen oder in die nächste Klinik
Süßlich-fauliger Mundgeruch mit Verwirrtheit, Schläfrigkeit oder Bewusstlosigkeit ➤ Evtl. Gelbsucht	Leberausfallkoma (schweres Leberversagen → S. 674), meist als Endstadium einer Leberzirrhose (→ S. 675)	Kranken in die nächste Klinik fahren oder Notarzt rufen
Uringeruch von Atem und Körper ➤ Übelkeit, Erbrechen ➤ Bräunlich-graue Haut, Ödeme	Urämie (Harnvergiftung → S. 783) bei chronischem Nierenversagen (→ S. 783)	Am nächsten Tag zum Hausarzt, wenn die Beschwerden neu auftreten oder plötzlich zunehmen

1 Tumoren der Nase und der **Nasennebenhöhle:** Ebenso wie **Rachentumoren** seltene Erkrankungen des höheren Lebensalters. Sie gehen von Schleimhäuten und darunterliegenden Knochen und Knorpeln aus. Beispiele für bösartige Tumoren sind *Spinaliome* (→ S. 1100), *Osteosarkome* (→ S. 990) und *Lymphome* (→ S. 1043). Sie werden möglichst vollständig entfernt und/oder bestrahlt.

2 Angina ulceromembranacea ***(Plaut-Vincent-Angina):*** Seltene, bakterielle Mandelentzündung; kennzeichnend sind ausgedehnte gelbgraue Auflagerungen auf den Mandeln, die auf die gesamte übrige Rachen- und Mundschleimhaut übergreifen können. Obwohl bei dieser Infektion tiefe Geschwüre entstehen, fühlen sich Betroffene meist kaum beeinträchtigt. Die einseitigen Schmerzen sind eher gering und das Allgemeinbefinden nur leicht gestört. Durch Pinselung der befallenen Stellen und ein geeignetes Antibiotikum heilt die Infektion aus.

Knoten oder Schwellungen an Hals und Nacken

Beschwerdebild	Was steckt dahinter?	Was ist zu tun?
Schmerzlose, teigige oder prall-elastische **Schwellung an der Unterseite des Kinns**	➤ Bluterguss, nach Verletzung oder bei Einnahme blutverdünnender Medikamente (Marcumar® → S. 741) ➤ Mundbodenzyste[1] ➤ Chronische Entzündung der Unterkieferspeicheldrüse (→ S. 523)	Abwarten, ob Schwellung von selbst nachlässt, wenn nicht, in den folgenden Wochen zum Haus- oder HNO-Arzt
Schmerzloser, derber bis bretthart **Knoten an der Unterseite des Kinns**	➤ Speichelstein (→ S. 523) in den Unterkieferspeicheldrüsen ➤ Sehr selten: Gut- oder bösartiger Tumor der Unterkieferspeicheldrüsen oder des Kieferknochens (→ S. 989) ➤ Sehr selten: Lymphknotenmetastase bei Tumoren von Gesicht, Nasennebenhöhlen oder Mund, z. B. Spinaliom (→ S. 1100)	In den nächsten Tagen zum HNO- oder Hausarzt **Selbsthilfe:** Evtl. Versuch, einen Speichelstein mit massierenden Bewegungen Richtung Mundhöhle zu lösen (→ S. 523)

1 Mundbodenzyste: Harmlose, angeborene Fehlbildung, die aber oft erst im späteren Alter entdeckt wird.

2 Halszysten: Harmloses, schleimgefülltes Überbleibsel der vorgeburtlichen Entwicklung. Mittlere **(Mediane) Halszysten** hängen meist unter dem Zungenbein und bewegen sich beim Schlucken. Oft werden sie bereits im Kindesalter

Beschwerdebild	Was steckt dahinter?	Was ist zu tun?
(Druck)schmerzhafte, einzelne **Knötchen an der Unterseite des Kinns** ➤ Evtl. Zahnschmerzen oder Schmerzen in der restlichen Mundhöhle ➤ Manchmal wiederkehrend	Akute oder chronische Lymphknotenentzündung (→ S. 742), ausgehend von Entzündungen in der Mundhöhle (z. B. Wurzelvereiterung → S. 531)	In den nächsten Tagen zum Zahnarzt, wenn Schmerzen in der Mundhöhle auftreten
Stark schmerzhafte, pralle bis harte **Schwellungen an der Unterseite des Kinns** ➤ Evtl. Fieber, Schluckbeschwerden	➤ Eitrige Entzündung des Mundbodens (Angina Ludovici → S. 59) ➤ Akute Speicheldrüsenentzündung (→ S. 523)	Bei Fieber sofort, sonst in den nächsten Tagen zum Haus- oder HNO-Arzt
Schmerzlose Schwellung am vorderen Hals, die sich beim Schlucken mitbewegt ➤ Evtl. Engegefühl ➤ Evtl. Gewichtsabnahme, Nervosität, Schwitzen *oder* Gewichtszunahme, Verlangsamung und Frieren	➤ Kropf (→ S. 749) ➤ Hashimoto-Thyreoiditis (chronische Schilddrüsenentzündung → S. 752) ➤ Mittlere (mediane) Halszyste[2] ➤ Versprengtes Schilddrüsengewebe oberhalb der normalen Schilddrüse[3]	In den nächsten Wochen zum Haus- oder HNO-Arzt
Schmerzloser, wachsender Knoten am vorderen Hals ➤ Evtl. Heiserkeit ➤ Manchmal lautes Einatemgeräusch, Schluckstörungen	➤ Schilddrüsenkrebs (→ S. 753) ➤ Kehlkopfkrebs (→ S. 585) ➤ Lymphknotenmetastasen bei Tumoren im Halsbereich, z. B. Schilddrüsen- oder Kehlkopfkrebs (→ oben)	In den nächsten Tagen zum Haus oder HNO-Arzt
Schmerzlose Schwellung am vorderen Hals, **lässt sich ausdrücken und durch Pressen mit Luft füllen**	Aussackung des Kehlkopfs (Luftsack, Laryngozele)[4]	In den nächsten Wochen zum HNO-Arzt
Plötzliches Auftreten einer Schwellung mit Spannungsgefühl am vorderen Hals	Einblutung in die Schilddrüse (Schokoladenzyste), spontan oder nach Verletzung	Harmlos, trotzdem zur Abklärung in den nächsten Tagen zum Haus- oder HNO-Arzt
Schmerzhafte, ausgedehnte Schwellung mit Fieber am vorderen Hals ➤ Oft Ohrenschmerzen ➤ Oft Schluckbeschwerden	➤ Subakute Schilddrüsenentzündung (subakute Thyreoiditis de Quervain → S. 753) ➤ Entzündete mittlere (mediane) Halszyste[2] ➤ Selten: akute Schilddrüsenentzündung[5]	Sofort zum Haus- oder HNO-Arzt bei hohem Fieber, starken Schmerzen oder schlechtem Allgemeinbefinden. Ansonsten in den nächsten Tagen zum Arzt
Mäßig druckschmerzhafte Knötchen oder Schwellungen am seitlichen Hals ➤ Oft Erkältungszeichen, mäßige bis starke Halsschmerzen ➤ Häufig Fieber	Akute Lymphknotenentzündung (→ S. 742), v. a. bei Infektionen im HNO-Bereich wie ➤ Rachenentzündung (→ S. 582) ➤ [Streptokokken]Angina (eitrige Mandelentzündung → S. 579) ➤ Pfeiffersches Drüsenfieber (→ S. 581)	Spätestens am nächsten Tag zum Hausarzt bei Fieber über 39 °C **Selbsthilfe:** ➤ Kühlende Halswickel (→ S. 278) ➤ Fiebersenkende Medikamente
Schmerzlose Schwellung oder (meist) zahlreiche Knötchen am seitlichen Hals und/oder über den Schlüsselbeinen ➤ Evtl. allgemeine Beschwerden wie Fieber, Abgeschlagenheit, Nachtschweiß	➤ Meistens: Chronische Lymphknotenentzündung (→ S. 742) nach (oft lange zurückliegenden) Infektionen im HNO-Bereich (→ oben) ➤ Infektionskrankheiten wie Tuberkulose (→ S. 607), AIDS (→ S. 1054), Toxoplasmose (→ S. 1055) ➤ Metastasen von bösartigen Tumoren, z. B. Kehlkopfkrebs (→ S. 585), Lungenkrebs (→ S. 608) ➤ Malignes Lymphom (→ S. 1043) ➤ Sarkoidose (→ S. 612)	In den nächsten Tagen zum Hausarzt bei ➤ Rascher Vermehrung oder Größenzunahme der Knötchen ➤ Zusammenbacken von Knötchen ➤ Auftreten allgemeiner Symptome wie Fieber, Nachtschweiß
Schmerzlose einzelne, (meist) glatte Knoten am seitlichen Hals und/oder über den Schlüsselbeinen	➤ (Meist) gutartige Tumoren in Haut und Bindegewebe, z. B. Fettgewebsgeschwulst (Lipom → S. 1105), Fibrom (→ S. 521) ➤ Seitliche (laterale) Halszyste[2]	In den nächsten Wochen zum Hausarzt, wenn die Knoten rasch wachsen oder zu schmerzen beginnen
Schmerzlose, dauerhafte Schwellungen am seitlichen Hals, verbunden mit Hochwürgen unverdauter Bissen	Speiseröhrendivertikel (Aussackung der Speiseröhre → S. 627), meist Zenker-Divertikel (→ S. 628)	In den nächsten Wochen zum Hausarzt

entdeckt. Seitliche **(Laterale) Halszysten** befinden sich am seitlichen Hals und fallen oft erst im Erwachsenenalter auf. Manchmal besitzen die Zysten einen Verbindungsgang ***(Halsfistel)*** nach außen zum Hals, der ähnlich wie ein Pickel aussieht und schleimige Flüssigkeit absondert. Über die Fistel können Bakterien einwandern und zu einer eitrigen Entzündung führen. Um dies zu verhindern, raten die Ärzte meist zu einer frühzeitigen Entfernung von Halszysten.

3 Versprengtes Schilddrüsengewebe findet sich gelegentlich als harmlose Fehlbildung am Zungengrund oder oberhalb der „echten" Schilddrüse. Eine Therapie ist nicht erforderlich.

4 Laryngozele *(Luftsack)*: Aussackung des Kehlkopfs, die mit Luft gefüllt ist. Laryngozelen sind angeboren oder erworben, letzteres v. a. bei Glasbläsern oder Blasmusikern, Berufen also, in denen der Kehlkopf über viele Stunden täglich unter Druck steht. Eine operative Entfernung ist nur bei Beschwerden erforderlich.

5 Für **akute Schilddrüsenentzündungen** sind in der Regel Bakterien verantwortlich; meist gelangen sie auf dem Blut- oder Lymphweg von ihrem ursprünglichen Infektionsort, z. B. den Mandeln oder Nasennebenhöhlen, in das Schilddrüsengewebe. Die Erkrankung äußert sich typischerweise in einem erneuten Fieberanstieg im Anschluss an einen bereits abklingenden Infekt, begleitet von schmerzhaftem Anschwellen der Schilddrüse.

Beschwerdebild	Was steckt dahinter?	Was ist zu tun?
Stark druckschmerzhafte, zunehmende Schwellung und Rötung am seitlichen Hals ➤ Meist Fieber ➤ Evtl. Schluckstörung und/oder erschwerte Einatmung	➤ Eitrige Entzündung der Halsweichteile, z. B. Abszess (→ S. 1273), Phlegmone (→ S. 1090) ➤ Entzündete seitliche (laterale) Halszyste[2]	Am selben Tag zum Hausarzt
Linsen- bis kastaniengroße, glatte Knoten im Nackenbereich ➤ Schmerzlos oder schmerzhaft ➤ Manchmal allgemeine Beschwerden wie Fieber, Abgeschlagenheit ➤ Evtl. Halsschmerzen	➤ Lymphknotenentzündung (→ S. 742), z. B. bei Pfeifferschem Drüsenfieber (→ S. 581), Röteln (→ S. 409), Toxoplasmose (→ S. 1055), AIDS (→ S. 1054) ➤ Lymphknotenschwellung durch Medikamente, z. B. Antiepileptika (→ S. 1146), Schmerzmittel (NSAR → S. 996)	In den nächsten Wochen zum Hausarzt, wenn die Knoten länger als einen Monat anhalten
(Druck)schmerzhafte Knötchen im Nackenbereich	➤ Myogelose der Nackenmuskulatur[6] ➤ Lymphknotenentzündung (→ S. 742), ausgehend von Erkrankungen der Kopfhaut wie z. B. Neurodermitis (→ S. 1072) oder Schuppenflechte (→ S. 1076)	**Selbsthilfe:** Bei Muskelverhärtung massieren, Wärme anwenden
Schmerzhafte, gerötete Knötchen im Nackenbereich, oft mit zentralem Eiterpunkt ➤ Oft zu mehreren oder wiederholt auftretend	➤ Furunkel (→ S. 1088), gehäuft vorkommend bei Diabetes (→ S. 758), Alkoholabhängigkeit (→ S. 1201) und im Nacken eng anliegender Kleidung	Am selben Tag zum Hausarzt bei starken Schmerzen, Fieber. In den nächsten Tagen, wenn Furunkel gehäuft auftauchen oder nicht abheilen **Selbsthilfe:** Bei „unreifen" Furunkeln evtl. Auftragen von Zugsalbe (z. B. Ichtholan®)

6 Myogelose: Punktuelle, schmerzhafte Muskelverhärtungen, die als Folge von Überanstrengungen oder Fehlbelastungen der Muskulatur entstehen. Für Myogelosen im Nackenbereich sind häufig ungünstige Haltungen am Bildschirmarbeitsplatz verantwortlich. In diesem Fall ist eine Verbesserung der Arbeitsplatzergonomie (→ S. 919) der erste und wichtigste Behandlungsschritt. Massagen, gymnastische Lockerungsübungen und Wärmeanwendungen lindern akute Beschwerden.

Schluckprobleme I: Schluckbeschwerden vornehmlich beim Trinken

Beschwerdebild	Was steckt dahinter?	Was ist zu tun?
Schmerzhafte Schluckstörung, mit Mundgeschwüren und Fieber ➤ Speichelfluss ➤ Oft geschwollene Lymphknoten im Kieferwinkel ➤ Mundgeruch	➤ Mundfäule (Stomatitis aphthosa → S. 519) ➤ Herpangina (→ Tab. S. 52) ➤ Hand-Mund-Fuß-Krankheit (→ Tab. S. 52) ➤ Akute nekrotisierende ulzeröse Gingivitis (schwere Entzündung der Mundschleimhaut → S. 523)	Am selben Tag zum Kinder- oder Hausarzt **Selbsthilfe:** ➤ Auf ausreichende Trinkmenge achten (z. B. abgekühlten Kamillentee oder kaltes Wasser), evtl. mit Strohhalm ➤ Pinselungen oder Gurgeln. z. B. mit Kamille-, Salbei-, Rathania- oder Myrrhetinktur (z. B. Repha-Os-Mundspray®)
Schmerzhafte Schluckstörung mit Fieber und/oder Erkältungszeichen ➤ Meist geschwollene Lymphknoten im Kieferwinkel ➤ Oft kloßige Sprache ➤ Schmerzen oft ins Ohr ausstrahlend ➤ Evtl. zunehmende Atemnot	➤ Rachenentzündung (Pharyngitis → S. 582) ➤ [Streptokokken]Angina (→ S. 579) ➤ Pfeiffersches Drüsenfieber (→ S. 581) ➤ Eitrige Entzündung des Mundbodens (Angina Ludovici)[1] ➤ Selten bei Kleinkindern: Kehldeckelentzündung (Epiglottitis → S. 409)	Notarzt rufen bei brodelndem Atemgeräusch oder Atemnot. Am selben Tag zum Hausarzt bei Fieber über 39 °C oder starken Schmerzen **Selbsthilfe:** ➤ Zwiebelwickel (→ S. 580) ➤ Gurgeln mit kommerziellen Präparaten (z. B. Dolo-Dobendan® Lösung), Salbei- oder Kamillentee ➤ Schmerzstillende Lutschpastillen (z. B. Dorithricin®)
Rasch zunehmende Schluckstörung mit neurologischen Beschwerden, z. B. ➤ Sprechstörungen, Sehstörungen ➤ Lähmungen (auch im Gesicht), Taubheitsgefühl ➤ Benommenheit bis Bewusstlosigkeit	➤ Schlaganfall (→ S. 1126) ➤ Gehirnentzündung (→ S. 1134) ➤ Guillain-Barré-Syndrom (Polyradikulitis, Nervenwurzelentzündung → S. 1139) ➤ Selten: Kinderlähmung[2] ➤ Selten: Botulismus[3] (Botulismusvergiftung → S. 642) ➤ Psychische Ursache: Dissoziative Störung (→ S. 1192)	Bei plötzlichem Auftreten Notarzt rufen, ansonsten am selben Tag zum Hausarzt oder in die Klinik

1 Angina Ludovici: Flächige eitrige Infektion des Mundbodens durch Bakterien, die durch kleinste Einrisse in der Mund- oder Zungenschleimhaut oder Infektionen der Zahnwurzel eingedrungen sind. Die Infektion ist hochschmerzhaft und macht das Kauen und Schlucken fast unmöglich. Meist reicht zur Therapie ein Antibiotikum, gelegentlich bedarf es jedoch der chirurgischen Eröffnung von Abszessbildungen.

2 Kinderlähmung *(Polio):* Vor Einführung der Polioimpfung im Jahr 1962 eine gefürchtete Infektion, die zahlreiche Menschenleben forderte. Das verantwortliche Virus befällt Teile des Rückenmarks, die für die Bewegungskontrolle zuständig sind. Bei 1% der Erkrankten kommt es dadurch

Beschwerdebild	Was steckt dahinter?	Was ist zu tun?
Langsam zunehmende Schluckstörung mit neurologischen Beschwerden, z. B. ➤ Sprechstörungen, Sehstörungen ➤ Lähmungen (auch im Gesicht), Taubheitsgefühl	➤ Multiple Sklerose (→ S. 1135) ➤ Mehrere kleine Schlaganfälle (→ S. 1126) ➤ Gehirntumor (→ S. 1149) ➤ Parkinson-Krankheit (→ S. 1140) ➤ Parkinson-Syndrom (→ S. 1141) ➤ Medikamenteninduziertes Parkinson-Syndrom (→ S. 1141), z. B. bei Behandlung mit Neuroleptika (→ S. 1168) ➤ Polyneuropathie (→ S. 1133), z. B. bei Diabetes (→ S. 758), Alkoholabhängigkeit (→ S. 1201) ➤ Amyotrophe Lateralsklerose (→ S. 1144)	In den nächsten Tagen zum Hausarzt oder Neurologen
Schluckstörung mit allgemeiner Muskelschwäche	➤ Myasthenia gravis (→ S. 1159) ➤ Reumatologische Erkrankungen wie Polymyositis (→ S. 1009), Dermatomyositis (→ S. 1009) ➤ Muskeldystrophie (→ S. 1159) ➤ Psychische Ursache: dissoziative Störung (→ S. 1192)	In den nächsten Tagen zum Hausarzt oder Neurologen bei neu auftretenden oder zunehmenden Beschwerden
Während des Essens zunehmende Schluckstörung mit Hochwürgen unverdauter Speisen ➤ V. a. nachts und im Liegen ➤ Oft Mundgeruch	➤ Speiseröhrendivertikel (Ausbuchtungen der Speiseröhrenwand → S. 627) ➤ Polyneuropathie (→ S. 1133), z. B. bei Diabetes (→ S. 758), Alkoholabhängigkeit (→ S. 1201)	In den nächsten Wochen zum Hausarzt

zu – meist bleibenden – Lähmungen. Einmal ausgebrochen, lässt sich die Infektion nicht mehr behandeln.

3 Botulismus *(Botulinumvergiftung):* Seltene, aber lebensgefährliche Vergiftung, ausgelöst vom Gift (Botulinumtoxin) des Bakteriums Clostridium botulinum. Es ist schon in kleinsten Mengen wirksam und blockiert die Signalübertragung zwischen Nerv und Muskel, was zu Monate anhaltenden Lähmungen, u. a. der Schluckmuskulatur, führt. Meist wird es über verdorbene Konserven aufgenommen – aufgeblähte Deckel lassen auf eine Verunreinigung schließen. Dank Gegengift sterben heute statt 90 % noch 10–15 %.

Schluckprobleme II: Schluckbeschwerden vornehmlich bei fester Nahrung

Beschwerdebild	Was steckt dahinter?	Was ist zu tun?
Langsam zunehmende oder wiederkehrende, schmerzlose Schluckstörung ohne weitere Beschwerden	➤ Narbige Einengung der Speiseröhre z. B. nach Verletzungen (→ S. 626) oder Entzündungen (→ S. 623, S. 626) ➤ Druck auf die Speiseröhre, z. B. durch Kropf (→ S. 749), anormal verlaufende Gefäße[1] (Dysphagia lusoria) ➤ Psychische Ursachen: Dissoziative Störung (→ S. 1192), somatoforme Störung (→ S. 1212)	In den nächsten Tagen zum Hausarzt **Selbsthilfe:** Kleine Bissen, gut kauen, beim Essen viel trinken
Langsam zunehmende oder wiederkehrende Schluckstörung mit Schluckschmerzen ➤ Schmerzen oft ausgelöst oder verstärkt durch kalte und heiße Speisen ➤ Evtl. Sodbrennen und/oder Oberbauchschmerzen nach dem Essen und im Liegen	➤ Speiseröhren-Beweglichkeitsstörung (→ S. 626) ➤ Refluxkrankheit (→ S. 623) und refluxbedingte Speiseröhrenentzündung (→ S. 623) ➤ Nicht-refluxbedingte Speiseröhrenentzündung (→ S. 626) ➤ Gut- und bösartige Tumoren der Speiseröhre (→ S. 630)	In den nächsten Tagen zum Hausarzt bei neu auftretenden oder starken Beschwerden **Selbsthilfe:** ➤ Speisen vermeiden, die die Beschwerden verstärken ➤ Bei Sodbrennen Gewichtsreduktion, Schlafen mit erhöhtem Oberkörper
Schluckstörung bei Trockenheitsgefühl in Mund und/oder Hals	➤ Nebenwirkung zahlreicher Medikamente, z. B. manche Diuretika (→ S. 784), Antidepressiva (→ S. 1169), starke Schmerzmittel (Opioide → S. 1220) ➤ Sjögren-Syndrom (→ S. 1005)	In den nächsten Wochen zum Haus- oder HNO-Arzt **Selbsthilfe:** Viel trinken, kleine Bissen, gut kauen

Ob eine **Schluckstörung** eher beim Trinken oder der Aufnahme fester Speisen in Erscheinung tritt, gibt einen Hinweis auf ihre Ursache. Das Schlucken von Flüssigkeiten ist v. a. dann erschwert, wenn eine Entzündung im Mund-Rachen-Raum besteht oder die Schluckmuskulatur gelähmt ist, z. B. durch Erkrankungen von Gehirn, Nerven oder Muskeln. In diesem Fall ist die Schluckstörung oft mit einem vermehrten Speichelfluss aus dem Mund verbunden.

Dagegen sprechen **Schwierigkeiten beim Schlucken fester Nahrung** eher für eine Entzündung, Einengung oder Funktionsstörung der

Beschwerdebild	Was steckt dahinter?	Was ist zu tun?
Schluckstörung mit Gefühl eines Fremdkörpers ➤ Evtl. sichtbare Schwellung am Hals ➤ Evtl. Schmerzen ➤ Evtl. erschwertes Atmen	Globusgefühl (→ S. 587), z. B. durch ➤ Kropf (→ S. 749) ➤ Refluxkrankheit (→ S. 623) ➤ Speiseröhren-Beweglichkeitsstörung (→ S. 626) ➤ Spondylophyten (Knochenanbauten an Wirbelkörpern → S. 914) ➤ Tumoren in Rachen, Zunge, Mandeln, Kehlkopf (→ S. 585) ➤ Selten: malignes Lymphom im Halsbereich (→ S. 1043) ➤ Psychische Ursache: Globus hystericus (→ S. 587) als dissoziative Störung (→ S. 1192)	In den nächsten Tagen zum Hausarzt bei neu auftretenden oder zunehmenden Beschwerden
Rasch zunehmende Schluckstörung mit starker Gewichtsabnahme ➤ Manchmal Brust- oder Rückenschmerzen	Speiseröhrenkrebs (→ S. 630)	In den nächsten beiden Tagen zum Hausarzt
Oft schmerzhafte Schluckstörung mit Hochwürgen von unverdauten Speisen ➤ V. a. im Liegen ➤ Oft Husten oder Verschlucken	➤ Speiseröhrendivertikel (Ausbuchtungen der Speiseröhrenwand → S. 627) ➤ Achalasie (Krampf des Speiseröhrenausgangs → S. 626) ➤ Speiseröhrenkrebs (→ S. 630), Magenkrebs (→ S. 637) ➤ Sklerodermie (→ S. 1008)	In den nächsten Tagen zum Hausarzt bei neu auftretenden Beschwerden **Selbsthilfe:** ➤ Nach dem Essen nicht unmittelbar hinlegen ➤ Essen auf mehrere kleine Mahlzeiten verteilen
Schluckstörung mit Sodbrennen, Schmerzen oder Druckgefühl in der Brust ➤ Schmerzen v. a. nach dem Essen	➤ Refluxkrankheit (→ S. 623), refluxbedingte Speiseröhrenentzündung (→ S. 623) ➤ Nicht-refluxbedingte Speiseröhrenentzündung (→ S. 626) ➤ Zwerchfellbruch (paraösophageale Hernie → S. 629) ➤ Speiseröhrenkrebs (→ S. 630)	In den nächsten Tagen zum Haus- oder HNO-Arzt **Selbsthilfe:** ➤ Gewichtsreduktion ➤ Verzicht auf große, fette oder nächtliche Mahlzeiten, Alkohol, Zigaretten, Schokolade ➤ Schlafen mit erhöhtem Oberkörper
Schluckstörung mit auffallender Blässe und Müdigkeit ➤ Fast nur bei Frauen	Plummer-Vinson-Syndrom (Schädigung der Speiseröhrenschleimhaut bei Eisenmangel → S. 630)	In den nächsten Tagen zum Hausarzt
Weitgehende oder vollständige Schluckblockade, meist mit Dauerschmerz in Hals oder Brust	➤ Fremdkörper oder Nahrungsbrocken in der Speiseröhre ➤ Fortgeschrittener Speiseröhrenkrebs (→ S. 630) ➤ Psychische Ursachen: dissoziative Störung (→ S. 1192), somatoforme Störung (→ S. 1212)	Sofort zum Hausarzt oder in die Klinik

Speiseröhre. Als Begleitsymptome treten hier oft Schmerzen oder ein unangenehmes Fremdkörpergefühl im Hals auf. Häufig kommt es zum Erbrechen unverdauter Nahrung. Starke Mundtrockenheit kann das Schlucken fester Nahrung ebenfalls massiv erschweren.

1 Bei der **Dysphagia lusoria** kommt es oft zu ausgeprägten Schluckstörungen, da die *Arteria lusoria,* ein Ast der Hauptschlagader, anormal verläuft und dadurch auf die Speiseröhre drückt. Als weitere Symptome treten oft Erbrechen und anfallsweises Herzjagen auf, manchmal auch pfeifende Geräusche bei der Ein- und Ausatmung. Einzig wirksame Behandlung ist die Operation.

Beschwerden an Hals, Nase und Ohren, Sprech- und Sprachstörungen

Halsbeschwerden I: Halsschmerzen mit Fieber

Beschwerdebild	Was steckt dahinter?	Was ist zu tun?
Kratzende Halsschmerzen mit anderen Erkältungszeichen ➤ Schnupfen, Reizhusten, Bindehautentzündung ➤ Oft Kopfschmerzen, Gliederschmerzen ➤ Fieber meist nur mäßig	Fieberhafte Erkältung mit Entzündung von ➤ Rachen (Pharyngitis → S. 582) ➤ Kehlkopf (Laryngitis → S. 584) ➤ Luftröhre (Tracheitis)	Spätestens am nächsten Tag zum Hausarzt bei raschem Fieberanstieg über 39 °C und starkem Krankheitsgefühl **Selbsthilfe:** ➤ Zwiebelwickel (→ S. 580) ➤ Gurgeln mit kommerziellen Präparaten (z. B. Dolo-Dobendan® Lösung), Salbei- oder Kamillentee ➤ Schmerzstillende Lutschpastillen (z. B. Dorithricin®)
Stechende oder brennende Halsschmerzen mit starker Lymphdrüsenschwellung ➤ Fieber ➤ Starke Abgeschlagenheit ➤ Oft kloßige Sprache	➤ [Streptokokken]Angina[1] (eitrige Mandelentzündung → S. 579) ➤ Pfeiffersches Drüsenfieber (→ S. 581) ➤ Herpangina (→ Tab. S. 52)	Am selben Tag zum Hausarzt bei Fieber über 39 °C, ansonsten spätestens am nächsten Tag **Selbsthilfe:** ➤ Zwiebelwickel (→ S. 580) ➤ Gurgeln mit kommerziellen Präparaten (z. B. Dolo-Dobendan® Lösung), Salbei- oder Kamillentee ➤ Schmerzstillende Lutschpastillen (z. B. Dorithricin®)
Hals- und Schluckschmerzen bei Kindern mit Hautausschlag ➤ Beginn mit hohem Fieber ➤ Nach einigen Tagen Ausschlag	➤ Scharlach (→ S. 411) ➤ Masern (→ S. 408)	Am selben Tag zum Kinderarzt bzw. Hausarzt
Heftigste Mund- und Rachenschmerzen mit Schleimhautwunden und -blasen ➤ Fieber ➤ Speichelfluss, meist **Mundgeruch** ➤ Oft geschwollene Lymphknoten im Kieferwinkel	➤ Mundfäule (Stomatitis aphtosa → S. 519), v. a. bei Kindern, bei Tumorpatienten oder im hohen Lebensalter ➤ Herpangina (→ Tab. S. 52) ➤ Hand-Mund-Fuß-Krankheit (→ Tab. S. 52) ➤ Akute nekrotisierende ulzeröse Gingivitis (schwere Entzündung der Mundschleimhaut → S. 523)	Am selben Tag zum Kinder- oder Hausarzt **Selbsthilfe:** ➤ Auf ausreichende Trinkmenge achten (z. B. abgekühlten Kamillentee oder kaltes Wasser), evtl. mit Strohhalm ➤ Pinselungen oder Gurgeln, z. B. mit Kamille-, Salbei-, Rathania- oder Myrrhetinktur (z. B. Repha-Os-Mundspray®)
Leichte Halsschmerzen mit starker Atemnot und bellendem Husten ➤ Meistens nur mäßiges Fieber ➤ Ziehendes Geräusch beim Einatmen ➤ Unruhe, Angst	➤ Bei Kindern: Pseudokrupp (→ S. 409) ➤ Selten: Diphtherie[2], mit charakteristischem süßlichen Mundgeruch	Notarzt rufen oder in die nächste Klinik fahren bei starker Atemnot, süßlichem Mundgeruch, fehlender Besserung durch Erstmaßnahmen. **Erstmaßnahmen bei Pseudokrupp:** ➤ Kind hochnehmen, beruhigen ➤ Frischluft ➤ „Krupp-erfahrene" Eltern: vom Arzt verordnete Zäpfchen (z. B. Rectodelt®) oder Spray (Infektokrupp®) geben **Selbsthilfe:** Am nächsten Tag zum Kinderarzt nach einem Pseudokruppanfall
Starke Halsschmerzen mit Atemnot und Heiserkeit oder kloßiger Sprache ➤ Hohes Fieber, schlechter Allgemeinzustand ➤ Speichel kann nicht geschluckt werden und läuft aus dem Mund ➤ Oft brodelndes Atemgeräusch ➤ Ggf. Kieferklemme (→ S. 541)	➤ Bei Kindern: Kehldeckelentzündung[3] (Epiglottitis → S. 409) ➤ In jedem Alter: Andere eitrige Entzündungen an Kehldeckel und Kehlkopf[3]	Bei zunehmender Atemnot Notarzt rufen. Ansonsten sofort zum Hausarzt oder in die nächste Klinik

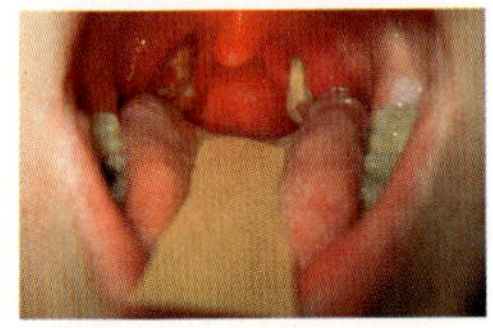

1 *Die durch Steptokokken verursachte* ***Angina*** *führt zu quälenden Schluckschmerzen, die oft bis in die Ohren ausstrahlen. Charakteristisch sind die weißlichen Beläge auf den Mandeln.* [RKL0115]

2 Diphtherie: Sehr ansteckende, lebensbedrohliche Infektion durch toxinbildende (giftbildende) Bakterien. Verbunden mit meist erträglichen Halsschmerzen, zunehmender Atemnot, bellendem Husten und Fieber. Bei Kleinkindern ist für diese Symptome jedoch meist der Pseudokrupp (→ S. 409) verantwortlich. Behandelt wird mit Antikörperseren (Antitoxin) und Penizillin. Frühzeitig therapiert bleiben keine Schäden. Diphtherie ist in Deutschland seit Einführung der Schutzimpfung fast ausgerottet, kommt jedoch in letzter Zeit wieder häufiger vor.

3 Bakterien können an Kehldeckel (Epiglottis) oder Kehlkopf (Larynx) eitrige Entzündungen auslösen, in Form eines abgegrenzten Abszesses (→ S. 1273: *Epiglottisabszess, Larynxabszess)* oder als sich diffus ausbreitende Phlegmone (→ S. 1273: **Kehldeckelentzündung,** *Epiglottitis* bzw. *Larynxphlegmone).* Während die Kehldeckelentzündung (→ S. 402) ausschließlich bei

Beschwerdebild	Was steckt dahinter?	Was ist zu tun?
Einseitige, starke Schluckschmerzen mit Kieferklemme ➤ Unterkiefer ist wie „festgefroren“ und kann geöffnet werden ➤ Hohes Fieber ➤ Schmerzhafte Lymphknotenschwellung im Kieferwinkel	Mandelabszess (→ S. 581)	Bei schlechtem Allgemeinzustand Notarzt rufen oder in die nächste Klinik. Ansonsten sofort zum Hausarzt

kleineren Kindern auftritt, finden sich die anderen Formen in jedem Lebensalter. Ohne rechtzeitige antibiotische Therapie droht der Erstickungstod.

Halsbeschwerden II: Halsschmerzen ohne Fieber

Beschwerdebild	Was steckt dahinter?	Was ist zu tun?
Halsschmerzen mit Schnupfen, Husten, Ohrenschmerzen, Bindehautentzündung ➤ Evtl. Fieber ➤ Evtl. Heiserkeit, Räusperzwang	Erkältung mit hauptsächlicher Entzündung von ➤ Rachen (Pharyngitis → S. 582) ➤ Kehlkopf (Laryngitis → S. 584) ➤ Luftröhre (Tracheitis)	Spätestens am nächsten Tag zum Hausarzt bei starkem Husten, erschwerter Atmung, fehlender Besserung nach einer Woche **Selbsthilfe:** ➤ Halswickel (z. B. Zwiebelwickel → S. 580) ➤ Gurgeln mit kommerziellen Präparaten (z. B. Dolo-Dobendan® Lösung), Salbei- oder Kamillentee ➤ Bei Halsschmerzen Lutschpastillen (z. B. Dorithricin®)
Ständiges Kratzen im Hals mit Räusperzwang über viele Wochen ➤ Wechselnde Heiserkeit ➤ Gefühl eines Fremdkörpers oder einer unangenehmen Trockenheit der Schleimhäute ➤ Evtl. zäher Schleim ➤ Oft Atmung durch den Mund und/oder Schnarchen	➤ Chronische Rachenentzündung (chronische Pharyngitis)[1] ➤ Chronische Kehlkopfentzündung (chron. Laryngitis → S. 584), z. B. bei Fehl- und Überbelastung der Stimme (Lehrer, andere Sprechberufe), Rauchen, Staubbelastung ➤ Psychische Ursache: Somatoforme Störung (→ S. 1212)	In den nächsten Wochen zum HNO-Arzt, um andere Erkrankungen auszuschließen **Selbsthilfe:** ➤ Möglichst Verzicht auf Zigaretten und Alkohol ➤ Schonen der Stimme ➤ Vermeiden von Staubbelastung in Hobby und Beruf
Wechselnde Halsschmerzen und Schwellungen der Halslymphknoten ➤ Abgeschlagenheit ➤ Anfälligkeit für Infekte ➤ Oft verschiedenartige rheumatische Beschwerden	Chronische Angina (chronische Mandelentzündung → S. 580)	In den nächsten Wochen zum Haus- oder HNO-Arzt **Selbsthilfe:** Abwehrkräfte stärken, z. B. durch vitaminreiche Ernährung, leichten Sport, Wechselduschen
Schmerzhafte Schluckstörung mit dem Gefühl eines Fremdkörpers im Hals ➤ Eindruck einer „Schwelle“ oder „Enge“ beim Schlucken ➤ Bei Krebserkrankung weitere Anzeichen wie Heiserkeit, Räusperzwang und/oder Mundgeruch	Globusgefühl (→ S. 587), z. B. als Folge von ➤ Kropf (→ S. 749) ➤ Refluxkrankheit (→ S. 623) ➤ Speiseröhren-Beweglichkeitsstörung (→ S. 626) ➤ Spondylophyten (Knochenanbauten an Wirbelkörpern → S. 914) ➤ Tumoren im Rachen- oder Halsbereich, z. B. Kehlkopfkrebs (→ S. 585) ➤ Psychischen Ursachen (Globus hystericus → S. 587): dissoziative Störung (→ S. 1192), somatoforme Störung (→ S. 1212)	Beim ersten Auftreten zum Hausarzt oder HNO-Arzt
Schmerzhafte Schwellung am vorderen Hals um den Adamsapfel herum ➤ Fieber, Abgeschlagenheit ➤ Evtl. Ohrenschmerzen	Subakute Schilddrüsenentzündung (→ S. 753), oft 2 Wochen nach einer Virusinfektion wie Mumps (→ S. 408) oder Pfeifferschem Drüsenfieber (→ S. 581)	In den nächsten Tagen zum Hausarzt
Einschießende, heftige Schmerzattacken im Rachen von kurzer Dauer ➤ Einseitiger, reißender Schmerz ➤ Oft ausgelöst durch Schlucken, Kauen, Sprechen, Gähnen	Nervenschmerzen (→ S. 1218) am 9. Hirnnerven (Glossopharyngeusneuralgie)[2]	In den nächsten Tagen zum Neurologen oder Hausarzt

1 Chronische Rachenentzündung *(chronische Pharyngitis):* Ähnelt in ihren Symptomen der chronischen Kehlkopfentzündung (→ S. 623), hat mit ihr die Auslöser Rauchen und (berufliche) Staubbelastung gemein. Zu einer anhaltenden, schwelenden Entzündung der Rachenschleimhaut können jedoch auch häufiger Alkoholkonsum oder eine dauerhafte Behinderung der Nasenatmung führen. Die Symptome gehen zurück, wenn die Auslöser gemieden werden. Salbei oder Emser Salz als Inhalationslösung oder Lutschpastille bringen vorübergehend Besserung. Viele Patienten profitieren auch von öligen Nasentropfen (z. B. Coldastop®), die als Schutzfilm auf die Rachenschleimhaut aufgebracht werden.

2 Blitzartig einschießende, stärkste Nervenschmerzen (Neuralgie) im Gesicht sind v. a. von Trigeminusnerven bekannt, kommen jedoch – wenn auch seltener – auch beim Glossopharyngeusnerven vor **(Glossopharyngeusneuralgie).** Die halbseitigen Schmerzen werden in der Tiefe des Rachens, Zungengrunds und Ohrs gefühlt. Manchmal bestehen weitere Beschwerden wie Mundtrockenheit oder Geschmacksstörungen. Die Behandlung entspricht der Trigeminusneuralgie (→ S. 1125).

Beschwerdebild	Was steckt dahinter?	Was ist zu tun?
Halsschmerzen, die durch Kopfbewegungen ausgelöst werden ➤ Im Bereich des hinteren Rachens oder des Kehlkopfs ➤ Oft auch Kopfschmerzen	➤ Verspannungen (→ S. 914) der Halsmuskulatur ➤ Verschleißerscheinungen an der Halswirbelsäule, z. B. Bandscheibenschäden (→ S. 920), Spondylarthrose (Arthrose der Zwischenwirbelgelenke → S. 914)	Bei fehlender Besserung zum Orthopäden oder Hausarzt **Selbsthilfe:** ➤ Massieren ➤ Wärmeanwendungen, z. B. heiße Rolle (→ S. 918), Wärmekissen, Rotlicht
Plötzliche, brennende Schmerzen in Hals und Unterkiefer ➤ Meist auch Schmerzen und/oder Engegefühl hinter dem Brustbein	➤ Angina pectoris (→ S. 693) ➤ Herzinfarkt (→ S. 699)	Notarzt rufen bei erstmaligen stärkeren Beschwerden, mangelhafter Besserung trotz Nitrat. Beim ersten Mal mit vorübergehenden Beschwerden am selben oder nächsten Tag zum Hausarzt **Erstmaßnahmen:** ➤ Halbsitzende Position ➤ Bei bekannter Angina pectoris: Nitrat (→ S. 697)

Gute Erfolge verspricht auch eine regelmäßige Oberflächenbetäubung im hinteren Rachenbereich mit einem lokalen Betäubungsspray (z. B. Xylocain®). Die Anwendung lässt sich problemlos vor dem Spiegel erlernen.

Heiserkeit und Stimmstörungen

Beschwerdebild	Was steckt dahinter?	Was ist zu tun?
Akute Heiserkeit bis Stimmlosigkeit mit Erkältungszeichen ➤ Räusperzwang ➤ Hustenreiz, Brennen und Kratzen im Hals ➤ Evtl. Fieber	Akute Kehlkopfentzündung (akute Laryngitis → S. 584) oft als Begleitreaktion einer Erkältung	Am selben Tag zum Haus- oder HNO-Arzt bei hohem Fieber oder zunehmendem Engegefühl **Selbsthilfe:** ➤ Stimmruhe ➤ Warme Halswickel (→ S. 278) ➤ Inhalation mit Salbeitee oder Salzlösung (z. B. Emser® Sole) ➤ Rauchfreie, angefeuchtete Raumluft von 18–20 °C Temperatur
Akute Heiserkeit bis Stimmlosigkeit ohne Erkältungszeichen ➤ Manchmal Hustenreiz ➤ Evtl. Wundgefühl im Kehlkopfbereich	➤ Akute Stimmüberlastung, z. B. bei einer lauten Feier ➤ Ungewohnt trockenes Raumklima ➤ Akute Belastung mit Rauch, Staub oder reizenden Dämpfen (z. B. Chlor) ➤ Verletzung von außen, z. B. durch Prellung, Würgen ➤ Psychische Ursache, z.B dissoziative Störung (→ S. 1192)	Sofort zum Haus- oder HNO-Arzt bei zunehmendem Engegefühl oder möglicher Verletzung **Selbsthilfe:** ➤ Stimmruhe ➤ Rauchfreie, angefeuchtete Raumluft von 18–20 °C Temperatur
Akute Heiserkeit mit bellendem Husten beim Kind ➤ Beginn meist abends oder nachts ➤ Oft Atemnot, pfeifende Geräusche bei der Einatmung ➤ Oft vorbestehende Erkältung ➤ Manchmal leichtes Fieber	Pseudokrupp (→ S. 409)	Notarzt rufen oder in die Kinderklinik fahren bei starker Atemnot oder fehlender Besserung durch Erstmaßnahmen **Erstmaßnahmen:** ➤ Kind hochnehmen, beruhigen ➤ Frischluft ➤ „Krupperfahrene" Eltern: vom Arzt verordnete Zäpfchen (z. B. Rectodelt®) oder Spray (Infektokrupp®) geben **Selbsthilfe:** Am nächsten Tag zum Kinderarzt nach einem Anfall
Wiederkehrende Heiserkeit, die v. a. unter längerer Stimmbelastung einsetzt ➤ Häufig Engegefühl oder leichte Schmerzen im Kehlkopfbereich ➤ Manchmal Räusperzwang, Reizhusten, Verschleimung	Funktionelle Stimmstörung (funktionelle Dysphonie → S. 586), z. B. durch ➤ Häufige Stimmüberlastung oder -fehlbelastung, z. B. bei Lärmarbeit, Sprechberufen (Lehrer), Sängern ➤ Schwerhörigkeit oder Taubheit (→ S. 560)	In den nächsten Wochen zum Haus- oder HNO-Arzt **Selbsthilfe:** ➤ Möglichst wenig sprechen ➤ Rauchfreie, angefeuchtete Raumluft von 15–20 °C ➤ Umgebungslärm möglichst ausschalten

Akute Heiserkeit entsteht meistens durch eine Entzündung der Kehlkopfschleimhaut und der Stimmbänder, am häufigsten im Rahmen einer Erkältung. Sie klingt nach einigen Tagen wieder ab. Die Heiserkeit äußert sich in heiserem Krächzen unterschiedlicher Stärke. In schlimmen Fällen kommt gar keine Lautbildung mehr zustande, der Betroffene kann nur noch stimmlos flüstern *(Aphonie)*.

Chronische Heiserkeit hat dagegen eine Vielzahl von Ursachen: Knötchen an den Stimmbändern, Polypen oder schlimmstenfalls ein bösartiger Tumor können dahinter stecken. Deswegen sollte man nach spätestens drei Wochen anhaltender Heiserkeit einen Arzt aufsuchen.

Die Stimme verändert sich nicht nur durch Hindernisse im Bereich des Kehlkopfs und der Stimmbänder, sondern auch durch Körperhaltung und Gefühlszustand. Auch falsches Atmen

Beschwerdebild	Was steckt dahinter?	Was ist zu tun?
Dauernde Heiserkeit ➤ Ständiges Fremdkörpergefühl, Hustenreiz, Räusperzwang ➤ Manchmal Absinken der Stimmlage ➤ Selten Atemnot	Chronische Kehlkopfentzündung (→ S. 584), z. B. durch ➤ Rauchen, Belastung durch Staub oder Reizgase, trockenes Raumklima, starke Temperaturschwankungen ➤ Chronische Stimmüberlastung oder -fehlbelastung ➤ Mundatmung, z. B. bei chronischem Schnupfen (→ S. 573), chronischer Nasennebenhöhlenentzündung (→ S. 577) ➤ Alkoholabhängigkeit (→ S. 1201) ➤ Nebenwirkung von Medikamenten, z. B. Antihistaminika (→ S. 1026) oder Antidepressiva (→ S. 1169) ➤ Stimmlippenknötchen **1** (Schrei- oder Sängerknötchen → S. 584), bei Stimmüberlastung oder -fehlbelastung (z. B. Sänger, Lehrer, „laute" Kinder)	In den nächsten Tagen zum Haus- oder HNO-Arzt, wenn die Beschwerden länger als drei Wochen anhalten **Selbsthilfe:** ➤ Möglichst wenig sprechen ➤ Rauchfreie, angefeuchtete Raumluft von 15–20 °C ➤ Umgebungslärm möglichst ausschalten ➤ Bei chronischer Kehlkopfentzündung Klimakuren (Nordsee, Hochgebirge)
Weiterbestehende Heiserkeit nach akuter Kehlkopfentzündung ➤ Räusperzwang ➤ Druckgefühl	Stimmlippenpolypen (→ S. 584), meist bei nicht eingehaltener Stimmruhe, evtl. in Verbindung mit Rauchen	In den nächsten Tagen zum HNO-Arzt, wenn die Beschwerden länger als drei Wochen anhalten
Heiserer oder fremdartiger Stimmklang (rau, kipplig, oder doppeltönig) ➤ Manchmal Ansteigen oder Absinken der Stimmlage	➤ Normale hormonelle Veränderungen z. B. bei Schwangerschaft, Monatsblutung oder in den Wechseljahren ➤ Hormonstörungen, z. B. Schilddrüsenüberfunktion (→ S. 750), Schilddrüsenunterfunktion (→ S. 751), Akromegalie (→ S. 747) ➤ Medikamente mit Hormonwirkung, z. B. „Pille" (→ S. 323), Hormonersatztherapie in den Wechseljahren (→ S. 850), Anabolika (z. B. als Muskelaufbaumittel)	In den nächsten Wochen zum Haus- oder HNO-Arzt, wenn nicht ein eindeutiger Zusammenhang mit normalen hormonellen Veränderungen oder Medikamenten besteht **Selbsthilfe:** Bei Einnahme der „Pille" über alternative Empfängnisverhütung nachdenken
Heisere, verhauchte, kraftlose Stimme ➤ Lautes Sprechen nicht möglich ➤ Oft schwache Muskulatur, hängende Schultern	➤ Anlagebedingte, geringe Muskelspannung ➤ Allgemeine Schwäche, z. B. bei starker Gewichtsabnahme, höherem Alter ➤ Krankhafte Muskelschwäche, z. B. Myasthenia gravis (→ S. 1159), Muskeldystrophie (→ S. 1159) ➤ Psychische Ursache: z.B dissoziative Störung (→ S. 1192)	In den nächsten Wochen zum Haus- oder HNO-Arzt, wenn die Beschwerden neu auftreten oder sich verstärken
Kraftlose, oft auch heisere Stimme mit häufigem Verschlucken und/oder Atemnot ➤ Manchmal verwaschene Sprache, abgehackte Sprache oder Näseln	Stimmlippenlähmung **2** (→ S. 584), z. B. durch ➤ Halsoperationen (z. B. an der Schilddrüse), Brustoperationen, Halsverletzungen ➤ Virusinfekte wie Grippe (→ S. 592), Pfeiffersches Drüsenfieber (→ S. 581) ➤ Tumoren in Gehirn (→ S. 1149), Hals oder Brusthöhle ➤ Neurologische Erkrankungen, z. B. Multiple Sklerose (→ S. 1135), Amyotrophe Lateralsklerose (→ S. 1144) ➤ Nebenwirkung von Medikamenten, z. B. Zytostatika (→ S. 1026)	In den nächsten Tagen zum Haus- oder HNO-Arzt
Dauernd bestehende **Heiserkeit mit Schluckstörung, Fremdkörpergefühl und/oder Bluthusten**	Kehlkopfkrebs (→ S. 585), meist bei jahrzehntelangem Zigaretten- und Alkoholkonsum	In den nächsten Tagen zum Haus- oder HNO-Arzt

führt zu Stimmproblemen. Nicht zuletzt können äußere Faktoren (Zigarettenrauch oder trockene Luft) die Stimmbänder reizen.

1 Bei jeder Art der Überbeanspruchung der Stimmbänder kann es zu einer Schleimhautschwellung an der Stelle kommen, die am stärksten beansprucht wird, meist in der Mitte beider Stimmlippen. Eine solche noch vollständig rückbildungsfähige Schwellung kann sich bei weiterer Überbeanspruchung zu Knötchen – den so genannten **Schrei- oder Sängerknötchen** – entwickeln. Sie bilden sich wieder zurück, wenn die Stimme entsprechend geschont und geschult wird.

2 Stimmlippenlähmung *(Stimmbandlähmung):* Nach Operationen im Halsbereich (z. B. an der Schilddrüse) kann als Komplikation eine Verletzung des Nervs auftreten, der für die Stimmbandfunktion verantwortlich ist. Das Stimmband ist dann einseitig gelähmt. Beim Sprechen bleibt ein kleiner Spalt, durch den Luft entweicht, die Stimme klingt „verhaucht". Nicht selten wird der Nerv durch die Operation nur gequetscht und „erholt" sich wieder. Wenn zur Heiserkeit stärkere Schmerzen, Schluckbeschwerden und Atemnot hinzukommen, kann das auch ein Hinweis auf einen Tumor sein.

Sprechstörungen (Dysarthrien)

Beschwerdebild	Was steckt dahinter?	Was ist zu tun?
Näselnde Sprache ➤ Evtl. behinderte Nasenatmung	➤ Individuelle Eigenart, Dialekt ➤ Verengung in der Nasenhöhle, z. B. durch Polypen (→ S. 582), Nasenscheidewand-Verbiegung (→ S. 572), Fremdkörper (→ S. 197) ➤ Gespaltener Gaumen („Wolfsrachen" → S. 899) ➤ Krankhafte Muskelschwäche, z. B. bei Myasthenia gravis (→ S. 1159), Muskeldystrophie (→ S. 1159)	In den nächsten Wochen zum Haus- oder HNO-Arzt bei neuem Auftreten der Beschwerden
Stockendes Sprechen mit Dehnungen oder Wiederholungen von Lauten, Silben oder Wörtern ➤ Unfreiwillige Sprechpausen ➤ Verstärkung bei Aufregung	➤ Stottern (→ S. 586) ➤ Im Kleinkindalter: Normale Phase beim Spracherwerb ➤ Im späteren Alter: Genetische Veranlagung, emotionale Belastung, z. B. durch falsche Reaktion der Umgebung auf frühkindliches Stottern	Bei Gelegenheit zum Kinder- bzw. Hausarzt, wenn der Leidensdruck hoch ist **Selbsthilfe:** ➤ Bei Kleinkindern: Stottern nicht überbewerten, Reizüberflutung ausschalten ➤ Bei Erwachsenen: Entspannungsverfahren (→ S. 1257), Atemtraining (→ S. 1258)
Überhastetes, undeutliches Sprechen ➤ Verschlucken von Silben ➤ Besserung durch Konzentration	Poltern (→ S. 586) als individuelle Eigenart	Bei Gelegenheit zum Logopäden, wenn die Störung ausgeprägt ist
Mühsames, kaum verstehbares Sprechen bei ständigen Bewegungen von Lippen und Zunge	Senile oromandibuläre Dyskinesie[1]	In den nächsten Wochen zum Hausarzt
Plötzliches Auftreten von verwaschener, stockender oder verlangsamter Sprache ➤ Evtl. halbseitige Lähmungen (auch Gesicht), Taubheitsgefühl und/oder Sehstörungen ➤ Manchmal Schwindel, Verwirrung und/oder Benommenheit ➤ Oft Kopfschmerzen	➤ Transitorische ischämische Attacke („Schlägelchen" → S. 1127), Schlaganfall (→ S. 1126) ➤ Hirnsinus[venen]thrombose (→ S. 1132) ➤ Alkoholrausch (→ S. 1201), Drogenrausch (→ S. 1201) ➤ Nebenwirkung oder Überdosierung verschiedener Medikamente, z. B. Psychopharmaka (→ S. 1167), ➤ Migräne mit Aura (Vorstadium → S. 1123)	Notarzt rufen oder in die nächste Klinik, wenn keine bekannte, harmlose Ursache vorliegt
Zunehmend verwaschene Sprache ➤ Evtl. Schwäche, Lähmungen oder Taubheitsgefühl in Armen oder Beinen ➤ Manchmal Gesichtslähmungen, Schluckstörungen, Sehstörungen	➤ Multiple Sklerose (→ S. 1135) ➤ Amyotrophe Lateralsklerose (→ S. 1144) ➤ Krankhafte Muskelschwäche, z. B. bei Myasthenia gravis (→ S. 1159), Muskeldystrophie (→ S. 1159), Amyotropher Lateralsklerose (→ S. 1144) ➤ Gehirntumor (→ S. 1149) ➤ Bei Kindern: Große Polypen (Adenoide im Nasenrachen, vergrößerte Rachenmandeln → S. 582)	In den nächsten Tagen zum Hausarzt oder Neurologen
Zunehmend monotone, nuschelnde, oft heisere Sprache ➤ Steifheit, starres Gesicht ➤ Oft Zittern der Hände ➤ Kleinschrittiger Gang	➤ Parkinson-Krankheit (→ S. 1140) ➤ Parkinson-Syndrom (→ S. 1141) ➤ Medikamenteninduziertes Parkinson-Syndrom, z. B. bei Einnahme von Neuroleptika (→ S. 1168) ➤ Vaskuläre (gefäßbedingte) Demenz (→ S. 445) ➤ Creutzfeld-Jakob-Krankheit (→ S. 1157)	In den nächsten Tagen zum Hausarzt oder Neurologen
Zunehmend stockende, verlangsamte Sprache ➤ Unsicherheit beim Greifen ➤ Breitbeiniger Gang, Fallneigung zur Seite beim Gehen, Stehen und sitzen	➤ Multiple Sklerose (→ S. 1135) ➤ Alkoholabhängigkeit (→ S. 1201) ➤ Kleinhirnerkrankungen, z. B. Gehirntumoren (→ S. 1149), Kleinhirnentzündung (z. B. nach Windpocken → S. 411)	In den nächsten Tagen, bei raschem Fortschreiten am selben Tag zum Hausarzt oder Neurologen

Unter der Bezeichnung **Sprechstörung (Dysarthrie)** versteht man Störungen der Lautbildung, des Satzrhythmus und der Satzmelodie. Treten solche Symptome unvermittelt und ohne Einfluss von Alkohol oder Drogen auf, ist Vorsicht geboten: Dann steckt möglicherweise eine kurzfristige Durchblutungsstörung des Gehirns oder sogar ein Schlaganfall dahinter – insbesondere dann, wenn Lähmungen dazukommen. Auch eine beginnende Migräne oder verschiedene Medikamente verursachen plötzliche Sprechstörungen. Langsam zunehmende Störungen sind dagegen eher Folge entzündlicher oder degenerativer Hirn-, Nerven- oder Muskelerkrankungen. Dabei gibt die Art der Störung oft Hinweise auf ihren Ursprungsort: Verwaschene Sprache lässt z. B. schließen auf Erkrankungen in Großhirn oder Hirnstamm, stockende Sprache auf Probleme im Kleinhirn. Störungen im extrapyramidalen System führen entweder zu einer auffallenden Monotonie der Stimme oder zu unpassenden Nebenlauten wie Schmatzen oder Schnalzen.

1 [Senile] orale Dyskinesie: Unkontrollierbare ständige Lippenbewegungen, Kauen auf der Zunge und unmotivierte Schluckbewegungen erschweren sowohl das Sprechen als auch die Nahrungsaufnahme. Die Erkrankung betrifft meist Frauen über 60 Jahre. Sie tritt oft als Begleitsymptom einer Demenz auf, gelegentlich jedoch auch als isolierte Störung. Die Beschwerden bessern sich oft

Beschwerdebild	Was steckt dahinter?	Was ist zu tun?
Nebenlaute beim Sprechen, z. B. Schnalzen,Schmatzen, Ausrufe ➤ Oft Grimassieren ➤ Evtl. ungewollte Bewegungen an Armen und Beinen	➤ Tic (→ S. 1161), Gilles-de-la-Tourette-Syndrom (→ S. 1161) ➤ Nebenwirkung von Parkinsonmedikamenten (→ S. 1141) und Neuroleptika (→ S. 1168) ➤ Huntington-Krankheit (→ S. 1143) ➤ Epilepsie (→ S. 1145) mit komplex-fokalen Anfällen (→ S. 1146)	In den nächsten Tagen zum Hausarzt oder Neurologen

deutlich durch Gabe eines Neuroleptikums.

Sprachstörungen (Aphasien)

Beschwerdebild	Was steckt dahinter?	Was ist zu tun?
Gelegentliche Schwierigkeiten bei der Wortfindung ohne weitere Beschwerden ➤ Verstärkt bei Stress und Müdigkeit	➤ Normale Vergesslichkeit ➤ Selten Frühzeichen einer Demenz (→ S. 445)	Meistens harmlos. Bei Gelegenheit zum Hausarzt, wenn Sie sich Sorgen machen oder weitere Beschwerden dazukommen
Plötzlich auftretende Sprachstörungen ➤ Evtl. Lähmungen, Taubheitsgefühl, Sehstörungen ➤ Evtl. Verwirrtheit	➤ Transitorische ischämische Attacke („Schlägelchen“ → S. 1127) ➤ Schlaganfall (→ S. 1126) ➤ Schwere Schädel-Hirn-Verletzung (→ S. 1152) ➤ Akute organische Psychose (→ S. 1215)	Notarzt rufen, wenn die Beschwerden länger als wenige Minuten andauern. Sofort zum Hausarzt, wenn die Beschwerden nach wenigen Minuten wieder völlig verschwunden sind
Plötzlich auftretende oder rasch zunehmende Sprachstörungen mit starken bis unerträglichen Kopfschmerzen ➤ Evtl. Lähmungen, Taubheitsgefühl, Sehstörungen ➤ Evtl. Verwirrtheit	➤ Hirnaneurysmablutung (→ S. 1132) ➤ Subarachnoidalblutung (→ S. 1131), Hirnblutung (→ S. 1131) ➤ Sinus[venen]thrombose (→ S. 1132) ➤ Hirnhautentzündung (→ S. 1133), Meningoenzephalitis (→ S. 1134)	Notarzt rufen
Langsam zunehmende Sprachstörungen ➤ Persönlichkeitsveränderungen, z. B. Reizbarkeit, Enthemmung ➤ Verwirrtheit, Vergesslichkeit, Verlangsamung	Demenz (→ S. 445), z. B. ➤ Alzheimer-Demenz (→ S. 445) ➤ Vaskuläre (gefäßbedingte) Demenz (→ S. 445) ➤ Frühstadium der Huntington-Krankheit (→ S. 1143) ➤ Gehirntumor (→ S. 1149) ➤ Langjährige Alkoholabhängigkeit (→ S. 1201)	In den nächsten Wochen zum Hausarzt oder Neurologen
„Wortsalat“ mit unverständlichem Inhalt ➤ Wortneubildungen ➤ Oft fehlende Grammatik	Ausdruck einer schweren Denkstörung (→ S. 1187) bei Schizophrenie (→ S. 1187)	Am selben Tag zum Psychiater oder in die Klinik

Sprachstörungen (Aphasien → S. 586) bezeichnen sowohl Schwierigkeiten beim Verstehen und Verarbeiten von Sprache als auch Störungen bei der Wortfindung, der Satzbildung und der Sinngebung.

Patienten mit Sprachstörungen reden z. B. unpräzise und mit Umschreibungen, spärlich und in Kurzform („Telegrammstil“) oder wortreich und scheinbar sinnlos. Manche vertauschen Silben und Wörter, andere reden überhaupt nicht oder stets am Gesprächspartner vorbei.

Als Ursache kommen überwiegend Erkrankungen des Gehirns und psychiatrische Störungen in Frage. Doch ist nicht jede „Sprachstörung“ krankhaft: Wenn gelegentlich einzelne Wörter oder Namen nicht ins Bewusstsein kommen wollen, steckt dahinter meistens nichts als harmlose Vergesslichkeit.

Nasenbeschwerden

Beschwerdebild	Was steckt dahinter?	Was ist zu tun?
Einseitig verstopfte Nase ➤ Oft Schnarchen ➤ Manchmal näselnde Sprache	➤ Nasenscheidewand-Verbiegung (→ S. 572), angeboren oder nach Verletzung ➤ Nasenpolypen[1] ➤ Gut- und bösartige Tumoren in Nase, Nasennebenhöhle oder oberem Rachen (→ S. 57) ➤ Meningoenzephalozele[2]	Bei erstmaligem Auftreten in den nächsten Tagen zum HNO-Arzt
Beidseitig verstopfte Nase ohne weitere Beschwerden	➤ Nebenwirkung von Medikamenten, z. B. Bluthochdruckmitteln (→ S. 724), „Pille" (→ S. 323) ➤ Dauergebrauch von abschwellenden Nasentropfen (→ S. 574) ➤ Schwangerschaftsschnupfen als harmlose Folge von hormonellen Veränderungen	Bei Bedarf in den nächsten Wochen zum Hausarzt bzw. Gynäkologen zur Umstellung auf andere Medikamente bzw. Verhütungsmethoden **Selbsthilfe:** Abschwellende Nasentropfen weglassen oder schrittweise die Dosis abbauen mit Hilfe von zunehmend verdünnten Nasentropfen (vom Apotheker)
Beidseitig verstopfte Nase mit Schnarchen und/oder näselnder Sprache bei Kindern ➤ Häufige Mittelohrentzündungen, Schwerhörigkeit ➤ Mundatmung	Polypen (Adenoide, vergrößerte Rachenmandeln → S. 582)	Am selben Tag zum Kinder-, Haus- oder HNO-Arzt, wenn zusätzlich Fieber oder Ohrenschmerzen auftreten. In den nächsten Tagen zum Arzt, wenn die Beschwerden länger als einen Monat andauern
Beidseitig verstopfte Nase mit Schnarchen und/oder näselnder Sprache bei Erwachsenen ➤ Räusperzwang ➤ Oft Kopfschmerzen	Nasenpolypen[1]	In den nächsten Wochen zum HNO-Arzt
Beidseitig verstopfte Nase mit Trockenheitsgefühl ➤ Bildung von Krusten, Schorf und Borken ➤ Oft Juckreiz, leichtes Brennen ➤ Evtl. gehäuftes Nasenbluten ➤ Evtl. Verschlechterung des Riechvermögens ➤ Selten übler Geruch aus der Nase (Stinknase)	Trockene Nase (→ S. 572), z. B. durch ➤ Arbeit in staubbelasteter Luft ➤ Radikale Operationen in der Nasenhöhle ➤ Dauergebrauch abschwellender Nasentropfen (→ S. 574) ➤ Schnupfen von Kokain (→ S. 1207)	In den nächsten Wochen zum Haus- oder HNO-Arzt **Selbsthilfe:** ➤ Raumluft in der Wohnung und am Arbeitsplatz befeuchten ➤ Mehrmals täglich Nasenduschen mit Salzwasser (→ S. 573) ➤ Salzhaltige Nasenöle oder -salben (z. B. Emser Nasenspray®, Nisita®) ➤ Schleimhautpflegende Nasensalben oder -tropfen (z. B. Coldastop®)
Beidseitiger, wässriger Schnupfen (Fließschnupfen) ➤ Niesreiz ➤ Behinderte Nasenatmung ➤ Oft Verschlechterung des Riechvermögens ➤ Evtl. Bindehautentzündung ➤ Evtl. Jucken und Kribbeln in der Nase	➤ Beginnender Erkältungsschnupfen (→ S. 573) ➤ Allergischer Schnupfen (Heuschnupfen → S. 574) ➤ Vasomotorischer Schnupfen (→ S. 576), z. B. ausgelöst durch Kälte, Alkohol, heiße Getränke, Stress, Dauergebrauch abschwellender Nasentropfen (→ S. 573)	In den nächsten Tagen zum Hausarzt, wenn die Beschwerden nach einer Woche nicht besser werden **Selbsthilfe:** ➤ Bei Erkältungsschnupfen Inhalationen (→ S. 283), salzhaltige Nasensprays (z. B. Nisita®), abschwellende Nasentropfen (maximal 5 Tage) ➤ Bei allergischem und vasomotorischem Schnupfen möglichst Auslöser vermeiden ➤ Bei vasomotorischem Schnupfen Versuch mit Kneipp-Therapie (Wechselbäder → S. 281): z. B. kalte Gesichtsgüsse, feucht-kalte Brustwickel, mehrmals tägl. Hochschnupfen von eiskaltem Wasser

1 Nasenpolypen sind *nicht* gleichzusetzen mit den – ebenfalls als Polypen bezeichneten – Vergrößerungen der Rachenmandeln, die bei Kindern häufig vorkommen (Adenoide → S. 582). Vielmehr handelt es sich um Schleimhautwucherungen in den Nasennebenhöhlen, die bis in die Nasenhöhle vorwachsen und dort als weißliches Gewebe sichtbar werden. Sie entstehen meist bei Erwachsenen, die unter einem chronischen Schnupfen (→ S. 573), einer Nasennebenhöhlenentzündung (→ S. 577) oder einem allergischen Schnupfen (→ S. 574) leiden.
Eine Allergie auf Acetylsalicylsäure (Aspirin®) führt besonders häufig zu Nasenpolypen. Wenn kortisonhaltige Nasensprays und Antihistaminika die Beschwerden nicht ausreichend bessern, wird eine operative Entfernung der Wucherung erforderlich.

2 Meningoenzephalozele: Selten vorkommende Fehlbildung, bei der Hirnhautanteile bis in die Nasenhöhle vordringen. Das Gleiche geschieht selten auch nach schweren Schädel-Hirn-Verletzungen. Eine Operation ist erforderlich, um Infektionen von Hirnhaut und Gehirn zu vermeiden.

Beschwerdebild	Was steckt dahinter?	Was ist zu tun?
Beidseitiger, schleimiger oder eitriger Schnupfen	➤ Fortgeschrittener Erkältungsschnupfen (→ S. 573) ➤ Akute oder chronische Nasennebenhöhlenentzündung (Sinusitis → S. 577) ➤ Chronischer Schnupfen (→ S. 573), z. B. bei Nasenscheidewand-Verbiegung (→ S. 572), ständiger Staubbelastung ➤ Schwangerschaftsschnupfen als harmlose Folge von hormonellen Veränderungen	Am nächsten Tag zum Haus- oder HNO-Arzt bei Fieber oder Kopfschmerzen, die sich beim Bücken verstärken (Hinweis auf Nasennebenhöhlenentzündung). In den nächsten Tagen zum Arzt, wenn die Beschwerden nach einer Woche nicht besser werden **Selbsthilfe:** ➤ Inhalationen mit Kamille- oder Salzlösung (→ S. 283), abschwellende Nasentropfen (maximal 5 Tage) ➤ Bei Beteiligung der Nasennebenhöhlen schleimlösende Pflanzenextrakte (z. B. Gelomyrtol®, Sinupret®), kalte Qarkauflagen (bei akuter Form), Rotlicht oder warme Auflagen (bei chronischer Form)
Anfallartiges, einseitiges Nasenlaufen mit gleichseitigen, stärksten Kopfschmerzen ➤ Gleichseitige Augenrötung und Tränenfluss ➤ Mehrfach täglich wiederkehrend ➤ Anfallsdauer 15–180 Minuten	Clusterkopfschmerz (Bing-Horton-Syndrom → S. 1124)	In den nächsten Tagen zum Hausarzt oder Neurologen **Erstmaßnahme:** Aufrechte Haltung einnehmen, nicht hinlegen **Selbsthilfe:** Meiden von Auslösern wie z. B. Alkohol, Nikotin, Badezusätzen
Einseitige, schleimig-eitrige Absonderungen aus der Nase ➤ Oft übelriechend	➤ Fremdkörper in der Nase (→ S. 197) ➤ Akute Nasennebenhöhlenentzündung (→ S. 577) ➤ Gut- und bösartige Tumoren in Nase oder Nasennebenhöhle (→ S. 57)	In den nächsten Tagen zum Haus- oder HNO-Arzt, bei Verdacht auf Fremdkörper sofort
Einmaliges oder seltenes Nasenbluten	➤ Normale Erscheinung, besonders bei trockener Nasenschleimhaut (z. B. nach Erkältungsschnupfen → S. 573) ➤ Kleine Schleimhautverletzungen, z. B. durch Bohren ➤ Fremdkörper in der Nase (→ S. 197) ➤ Sturz oder Schlag auf die Nase (Nasenbeinbruch → S. 571) ➤ Sturz oder Schlag auf den Kopf ➤ Bluthochdruckentgleisung (→ S. 722)	Notarzt rufen bei Blutung nach Schlag oder Stoß auf den Kopf ohne sichtbare Nasenverletzung. Sofort zum Haus- oder HNO-Arzt, wenn die Blutung länger als 30 Minuten andauert oder die Nase verletzt ist **Selbsthilfe:** ➤ Aufrecht hinsetzen, Kopf vorbeugen, Nasenflügel 10–20 Minuten zusammendrücken ➤ Kalter Lappen oder Eisbeutel in den Nacken
Wiederkehrendes Nasenbluten	➤ Erhöhte Verletzlichkeit von Blutgefäßen an der Nasenscheidewand (→ S. 570) ➤ Bluthochdruck 3 (→ S. 722) ➤ Krankhafte Blutungsneigung (→ S. 1038) ➤ Gut- und bösartige Tumoren in der Nase (→ S. 57) ➤ Wegener-Granulomatose (→ S. 1011)	Sofort zum Haus- oder HNO-Arzt, wenn die Blutung länger als 30 Minuten anhält In den nächsten Wochen zum Arzt, wenn Blutungen häufig wiederkehren **Selbsthilfe:** → Oben
Abgang **blutigen Nasensekrets**	➤ Erkältungsschnupfen (→ S. 573) ➤ Chronischer Schnupfen (→ S. 573) ➤ Fremdkörper in der Nase (→ S. 197) ➤ Wegener-Granulomatose (→ S. 1011) ➤ Gut- und bösartige Tumoren in Nase oder Nasennebenhöhle (→ S. 57)	In den nächsten Tagen zum Haus- oder HNO-Arzt bei ➤ Einseitiger blutiger Sekretion über mehr als eine Woche ➤ Beidseitiger blutiger Sekretion über mehr als vier Wochen
Gerötete Schwellung an Nasenspitze oder -eingang ➤ Sehr druckschmerzhaft ➤ Evtl. Fieber ➤ Evtl. geschwollene Oberlippe	Nasenfurunkel (→ S. 569)	Am nächsten Tag zum Haus- oder HNO-Arzt **Selbsthilfe:** In Ruhe lassen, auf keinen Fall herumdrücken oder aufstechen
Knollenartig vergrößerte, gerötete Nase mit vergrößerten Poren	Rhinophym (→ S. 570)	Bei Gelegenheit zum Hausarzt

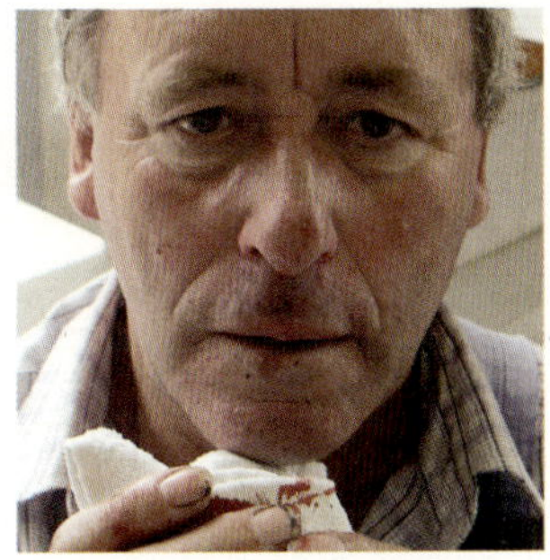

3 *Wiederholtes Nasenbluten, Schwindelgefühl und Kopfschmerzen treten bei Hochdruckpatienten stark gehäuft auf. Da Bluthochdruck vor allen anderen Erkrankungen zum Schlaganfall disponiert, muss er unbedingt behandelt werden.* [RKL 0116]

Riechstörungen

Beschwerdebild	Was steckt dahinter?	Was ist zu tun?
Angeborener, teilweiser oder vollständiger Verlust oder Nichtvorhandensein **des Riechvermögens**	➤ Angeborene Fehlbildung des Riechkolbens im Gehirn 1 ➤ Nervenschädigung des Nervus trigeminus (→ Abb. S. 1125) ➤ Schwere Schädelverletzung (→ S. 1152) oder Gehirntumor (→ S. 1149) ➤ Angeborene Nasenscheidewand-Verbiegung (→ S. 572)	In den nächsten Wochen zum HNO-Arzt
Kurzfristige Verschlechterung des Riechvermögens ➤ Rinnende oder verstopfe Nase ➤ Oft Verbesserung nach Naseputzen	➤ Erkältungsschnupfen (→ S. 573) ➤ Grippe (→ S. 592)	**Selbsthilfe:** Inhalationen (→ S. 283), abschwellende Nasentropfen (maximal 5 Tage), salzhaltige Nasensprays (z. B. Nisita®)
Längerfristige Verschlechterung des Riechvermögens bei verstopfter oder rinnender Nase	➤ Chronischer Schnupfen (→ S. 573), allergischer Schnupfen (→ S. 574), vasomotorischer Schnupfen (→ S. 576) ➤ Chronische Nasennebenhöhlenentzündung (→ S. 577) ➤ Gut- und bösartige Tumoren in Nase oder Nasennebenhöhle (→ S. 57)	In den nächsten Tagen zum Haus- oder HNO-Arzt, wenn die Störung neu auftritt
Plötzliche, bleibende Verschlechterung des Riechvermögens ➤ Bei Vergiftung: weitere Beschwerden wie Übelkeit, Schwindel, Speichelfluss, Sehstörungen	➤ Virusinfektionen, v. a. Grippe (→ S. 592) ➤ Schädel-Hirn-Verletzung (→ S. 1034) mit Verletzung des Riechnervs ➤ Vergiftung, z. B. mit Insektiziden, Pflanzengiften (→ S. 205)	Sofort Notarzt rufen oder in die nächste Klinik bei Kopfverletzungen oder möglicher Vergiftung
Allmähliche (evtl. auch schubweise) **Verschlechterung des Riechvermögens**	➤ Normale Alterserscheinung ➤ Internistische Erkrankungen wie Diabetes (→ S. 758), Schilddrüsenunterfunktion (→ S. 751) ➤ Neurologische Erkrankungen wie Parkinson-Krankheit (→ S. 1140), Multiple Sklerose (→ S. 1149) ➤ Demenz (→ S. 445) ➤ Gehirntumor (→ S. 1149) ➤ Seltene Nebenwirkung von Medikamenten, z. B. manchen Antibiotika (Aminoglykoside → S. 1051)	In den nächsten Tagen zum Haus- oder HNO-Arzt, wenn die Störung neu auftritt
Ungewöhnliche Geruchswahrnehmungen	**Geruchshalluzination** (→ S. 1167) bei ➤ Schizophrenie (→ S. 1187) ➤ Depression (→ S. 1181, hier ist Fäulnisgeruch typisch) ➤ Gehirntumor (→ S. 1149) ➤ Akuten organischen Psychosen, z. B. im Alkoholentzug (→ S. 1203) ➤ Drogenmissbrauch (→ S. 1201) ➤ Epilepsie (→ S. 1145) mit Aura oder einfach-fokalen Anfällen	Sofort zum Hausarzt, Neurologen oder Psychiater, außer bei bereits gestellter Diagnose, z. B. bekannter Epilepsie oder bekanntem Drogenmissbrauch

Unsere **Geruchswahrnehmung** unterscheidet bis zu 10 000 Gerüche. Beim Atmen gelangen Duft[stoff]moleküle in die obere Nasenhöhle zur Riechschleimhaut. Diese enthält drei Millionen Riechzellen, die auf bestimmte Duftmoleküle spezialisiert sind. Wenn die Duftmoleküle dort andocken, lösen sie einen Impuls aus, der ins Gehirn weitergeleitet wird, zunächst in die **Riechkolben** oberhalb der Nasenwurzel, dann weiter in das Riechhirn **(Riechzentrum).** Jede Veränderung in diesem Ablauf kann zu einer **Riechstörung** führen. Als Ursache kommen Hirnerkrankungen infrage, aber auch Nasenerkrankungen, die den Luftstrom behindern oder die Riechschleimhaut schädigen. Im Alter lässt der Geruchssinn häufig nach.

1 Unterentwickelter oder **fehlender Geruchssinn *(Hyposmie, Anosmie)*:** Angeborene Fehlbildung bzw. Fehlen des Riechkolbens. Oft verbunden mit gestörter Geschlechtsentwicklung, dann als **Kallmann-Syndrom** bezeichnet. Zum Nachweis einer Riechstörung dient dem Arzt die **Riechprüfung *(Olfaktometrie)*** mit klassischen Geruchs- und Reizstoffen, z. B. Schwefelwasserstoff, Essig, Pfefferminze, Rosenduft und Vanille.

Ohrenschmerzen, Ohrenjucken und Ohrdruck

Beschwerdebild	Was steckt dahinter?	Was ist zu tun?
Heftige stechende, pulsierende oder klopfende Ohrenschmerzen ➤ Meist Fieber ➤ Oft Schnupfen ➤ Evtl. Ausfluss von Sekret	➤ Akute Mittelohrentzündung (→ S. 555) ➤ Selten: Mastoiditis (Entzündung des Warzenfortsatzes hinter dem Ohr → S. 556), Komplikation einer akuten Mittelohrentzündung	Sofort Haus- oder HNO-Arzt bei starken Kopfschmerzen, Rötung und Schwellung hinter dem Ohr, Verstärkung bereits abgeklungener Beschwerden. Ansonsten am selben Tag zum Arzt **Selbsthilfe:** Zwiebelpäckchen (→ S. 279)

Ohrenschmerzen sind besonders im Kindesalter eine sehr häufige Beschwerde, der meist Erkältungen, Mittelohr- oder Mandelentzündungen zugrunde liegen.

Beschwerdebild	Was steckt dahinter?	Was ist zu tun?
Stechende Ohren- und Halsschmerzen, v. a. beim Schlucken, mit Fieber ➤ Starkes Krankheitsgefühl ➤ Geschwollene Lymphknoten im Kieferwinkel ➤ Selten Atemnot	➤ [Streptokokken]Angina (Mandelentzündung → S. 579) ➤ Mandelabszess (→ S. 581) ➤ Selten bei Kindern: Kehldeckelentzündung (Epiglottitis → S. 409)	Notarzt rufen bei brodelndem Atemgeräusch oder Atemnot. Ansonsten am selben Tag zum Kinder- oder Hausarzt **Selbsthilfe bei Angina:** ➤ Zwiebelwickel (→ S. 580) ➤ Gurgeln mit kommerziellen Präparaten (z. B. Dolo-Dobendan® Lösung), mit Salbei- oder Kamillentee ➤ Schmerzlindernde Lutschtabletten (z. B. Mucoangin®)
Ohrdruck und (meist) leichtes Ohrstechen mit Schwerhörigkeit bei Erkältung ➤ Verstopfte Nase ➤ Knacken im Ohr beim Schlucken	Akute Tubenbelüftungsstörung (Tubenkatarrh → S. 555)	Am selben Tag zum Haus- oder HNO-Arzt, wenn starke Schmerzen oder Fieber > 39 °C auftreten **Selbsthilfe:** ➤ Inhalationen mit Kamille- oder Salzlösung (→ S. 283) ➤ Salzhaltige Nasensprays (z. B. Nisita®), abschwellende Nasentropfen (nicht länger als 5 Tage)
Dauerhafter Ohrdruck mit Schwerhörigkeit ➤ Oft Mundatmung, Schnarchen ➤ Knacken im Ohr beim Schlucken	➤ Chronische Tubenbelüftungsstörung (→ S. 555) mit oder ohne Paukenerguss (→ S. 555) ➤ Bei Kindern: Polypen (vergrößerte Rachenmandeln → S. 582) ➤ Selten: Tumoren in Nase und Rachen (→ S. 57)	In den nächsten Tagen zum Kinder-, Haus- oder HNO-Arzt
Ziehender oder stechender Ohrschmerz und Ohrdruck mit dumpfem Höreindruck ➤ Oft Wundgefühl im oberen Rachen ➤ Manchmal blutige oder borkige Absonderungen aus dem Rachen	➤ Rachenentzündung (→ S. 582), v. a. im oberen Teil des Rachens ➤ Selten: Tumoren in Nase und Rachen (→ S. 57)	In den nächsten Tagen zum Haus- oder HNO-Arzt, wenn blutige Absonderungen bemerkt werden oder die Beschwerden länger als eine Woche anhalten
Schmerzhafter, beidseitiger Ohrdruck mit Schwerhörigkeit durch Druckunterschiede ➤ Z. B. im Flugzeug oder beim Tauchen ➤ Kurzfristige Besserung durch Schlucken	Unterdruck im Mittelohr	Am selben Tag zum Haus- oder HNO-Arzt, wenn die Beschwerden länger als 5 Stunden nach dem Ereignis anhalten **Selbsthilfe:** Kräftig schlucken, gähnen, Bonbon lutschen, Kaugummi kauen
Jucken, Druckgefühl und/oder leichte Ohrenschmerzen mit „Hören wie durch Watte" ➤ Oft häufige Ohrsäuberungsaktionen wegen vermehrtem Ohrenschmalz ➤ Evtl. Ohrgeräusche, Schwindel	Verschluss des Gehörgangs durch ➤ Ohrschmalzpropf (→ S. 554) ➤ Fremdkörper im Gehörgang (→ S. 554), v. a. bei Kindern	In den nächsten Tagen zum HNO-Arzt **Selbsthilfe:** Keinesfalls versuchen, Gegenstände aus dem Gehörgang mit einer Pinzette selbst zu entfernen
Plötzlicher, stechender Ohrschmerz mit Schwerhörigkeit ➤ Hohles Gefühl oder Taubheitsgefühl im Ohr ➤ Oft Ohrgeräusche, Schwindel ➤ Evtl. Austritt von etwas Blut aus dem Gehörgang	Trommelfellverletzung (→ S. 558) durch ➤ Direkte Verletzung (→ S. 559), z. B. bei Bohren im Ohr ➤ Starke Druckschwankungen (Barotrauma → S. 559), z. B. bei Ohrfeigen, Explosionen, Tauchen	Sofort zum HNO-Arzt
Nach starken Schmerzen plötzliches Ohrenlaufen, verbunden mit Schmerzminderung und Fieberabfall	Trommelfelldurchbruch bei akuter Mittelohrentzündung (→ S. 555)	Das Schlimmste ist überstanden – trotzdem am selben oder nächsten Tag zum Haus- oder HNO-Arzt
Ohrdruck mit schleimig-gelblichem, manchmal übelriechenden Ausfluss ➤ Wiederkehrend oder dauernd ➤ Oft zunehmende Schwerhörigkeit ➤ Beginn meist in der Kindheit	Chronische Mittelohrentzündung (→ S. 557)	In den nächsten Tagen zum Kinder-, Haus- oder HNO-Arzt

Bei Erwachsenen stehen andere Ursachen im Vordergrund, insbesondere Gehörgangsentzündungen und Probleme im Bereich des Kiefergelenks. Die schmerzleitenden Nervenfasern aus dem Ohr verlaufen zusammen mit den Nervenfasern aus den Gesichts- und Halsregionen zu den Schmerzzentren im Gehirn. Diese können oft nicht genau unterscheiden, wo der Enstehungsort der Schmerzen liegt. So kommt es, dass auch Erkrankungen außerhalb des Ohrs, z. B. im Bereich der Zähne, Nasennebenhöhlen, des Halses oder Kiefergelenks, oftmals im Ohr empfunden werden.

1 Schmerzhaftes Ohrknötchen: Entzündung am oberen Ohrmuschelrand. Die Ursache ist unbekannt; manche Wissenschaftler vermuten, dass länger zurückliegende Erfrierungen eine wichtige Rolle spielen. Kortisoncremes bringen die Entzündung in ~ 25 % der Fälle zum Verschwinden. In den restlichen Fällen wird das Ohrknötchen meist operativ entfernt, ausgekratzt oder mit Laser behandelt.

2 Oromandibuläre Dysfunktion: Häufiges Krankheitsbild, äußert sich in verschiedenartigen Beschwerden, verursacht durch eine gestörte Funktion des Kiefergelenks. Die Betroffenen leiden z. B. unter Schmerzen in und vor dem Ohr, Knackgeräuschen beim Kauen, Zähneknirschen (→ S. 540), eingeschränkten oder ruckartigen Kieferbewegungen.

Beschwerdebild	Was steckt dahinter?	Was ist zu tun?
Schmerzen und Jucken im Ohr, oft mit schmierigem, übelriechenden Ausfluss ➤ Schmerzen nehmen zu bei Zug am Ohrläppchen ➤ Schwellung und Krusten im äußeren Gehörgang ➤ Häufig nach Säuberung des Ohrs oder nach dem Schwimmen	Gehörgangsentzündung (→ S. 553), z. B. als Badeotitis (Schwimmerohr → S. 553)	Am nächsten Tagen zum HNO-Arzt **Selbsthilfe:** ➤ Nicht versuchen, den Gehörgang mit Wattestäbchen zu reinigen ➤ Gechlortes und unsauberes Badewasser meiden ➤ Bei Juckreiz kühlende Umschläge, bei Schmerzen Wärme (z. B. Rotlicht)
Juckreiz im Gehörgang	Gehörgangsekzem, z. B. bei ➤ Kontaktallergie (→ S. 1080), etwa auf Ohrentropfen, Hörgeräte ➤ Hauterkrankungen wie Schuppenflechte (→ S. 1076), Neurodermitis (→ S. 1072) ➤ Mangel an Ohrschmalz (→ S. 550)	In den nächsten Tagen zum Hausarzt bei starken Beschwerden. Ansonsten in den nächsten Wochen, wenn die Beschwerden anhalten
Schuppige oder nässende, abgegrenzte Rötung der Ohrmuschel ➤ Jucken, seltener Brennen ➤ Evtl. ähnliche Beschwerden an anderen Hautstellen	Ohrmuschel-Ekzem (→ S. 552) bei ➤ Sonnenbrand (→ S. 1066) ➤ Allergie (→ S. 1080) auf Ohrschmuck ➤ Schuppenflechte (→ S. 1076) ➤ Neurodermitis (→ S. 1072)	Zum Haus- oder Hautarzt, wenn Maßnahmen der Selbsthilfe nicht ausreichen **Selbsthilfe:** Meiden, was allergische Reaktionen auslösen könnte
Hochschmerzhafte Schwellung und Rötung der Ohrmuschel ➤ Starke Druckempfindlichkeit ➤ Ohrläppchen nicht einbezogen ➤ Kein Fieber ➤ Meist nach Verletzungen oder Insektenstichen	Perichondritis (akute bakterielle Entzündung der Ohrknorpelhaut → S. 552)	Am selben Tag zum Haus- oder HNO-Arzt bei starken Schmerzen, sonst in den nächsten Tagen
Schmerzhafte Schwellung und scharf abgegrenzte Rötung der Ohrmuschel ➤ Ohrläppchen und Gesichtshaut oft einbezogen ➤ Fieber, Krankheitsgefühl	Wundrose (Erysipel) an der Ohrmuschel (→ S. 552)	Am selben Tag zum Haus- oder HNO-Arzt
Reis- bis bohnengroßes, hautfarbenes oder graues Knötchen am oberen Ohrmuschelrand ➤ Bei Berührung äußerst schmerzhaft ➤ Oft verkrustet	Schmerzhaftes Ohrknötchen [1]	In den nächsten Wochen zum Haus-, Haut- oder HNO-Arzt, um das Ohrknötchen von weniger harmlosen Erkrankungen (z. B. Hautkrebs → S. 1099) abzugrenzen
Schmerzhafte Schwellung und Rötung der Gehörgangsöffnung	Furunkel (→ S. 1088) im Gehörgang	Am selben Tag zum Haus- oder HNO-Arzt **Selbsthilfe:** In Ruhe lassen, auf keinen Fall herumdrücken oder aufstechen
Starke, brennende oder ziehende Schmerzen, Rötung und kleine Bläschen auf der Ohrmuschel ➤ Oft gleichseitige Gesichtslähmung ➤ Evtl. Schwindel, Schwerhörigkeit	Gürtelrose (→ S. 1087)	Am selben Tag zum Hausarzt
Schmerzen vor und im Ohr ➤ Oft verstärkt durch Kauen oder Zähneknirschen	➤ Kiefergelenkarthrose (→ S. 541) ➤ Oromandibuläre Dysfunktion [2]	In den nächsten Tagen zum Zahnarzt
Schmerzen vor und im Ohr mit Schwellung der Wange ➤ Evtl. Fieber	Ohrspeicheldrüsenentzündung (→ S. 523), z. B. bei Speichelsteinen (→ S. 523) oder Mumps (→ S. 408)	In den nächsten Tagen zum Haus- oder HNO-Arzt
Blitzartig einschießende, einseitige, stärkste Schmerzen in Ohr und Gesicht ➤ Oft ausgelöst durch Kauen, Sprechen oder Gähnen ➤ Dauer einige Sekunden bis zu 2 Minuten	Nervenschmerzen (→ S. 1218), z. B. ➤ Trigeminusneuralgie (→ S. 1125) ➤ Glossopharyngeusneuralgie (→ S. 63) ➤ Okzipitalisneuralgie [3]	In den nächsten Tagen zum Hausarzt oder Neurologen

Auch Kopf- oder Nackenschmerzen und Ohrgeräusche (Tinnitus → S. 564) kommen vor. Oft ist die Wangenmuskulatur stark druckempfindlich. Die oromandibuläre Dysfunktion gilt als somatoforme Störung (→ S. 1212), die z. B. durch Stress oder psychische Belastungen ausgelöst wird. Entsprechend spielen Entspannungsverfahren bei der Therapie eine große Rolle. Gesichtsmassagen und ggf. kieferorthopädische Maßnahmen ergänzen die Behandlung.

3 Okzipitalisneuralgie: Äußert sich in anfallsweise auftretenden, stechenden Nervenschmerzen (Neuralgie), am Hinterkopf und/oder in den Ohren zu spüren. Meist bestehen in diesem Bereich auch Gefühlsstörungen und eine Berührungsüberempfindlichkeit. Ursache sind Funktionsstörungen des Okzipitalnervs, z. B. aufgrund einer früheren Gürtelrose (→ S. 1087) oder einer Erkrankung der Halswirbelsäule. Durch Injektion eines lokalen Betäubungsmittels in die Nähe des gereizten Nervs lassen sich die Beschwerden beseitigen.

Schwerhörigkeit oder Taubheit

Beschwerdebild	Was steckt dahinter?	Was ist zu tun?
Langsam zunehmende, beidseitige Schwerhörigkeit ➤ Anfangs v. a. bemerkbar in größeren Gesellschaften und hallenden Räumen ➤ Oft Lärmüberempfindlichkeit ➤ Evtl. hohe Ohrgeräusche (Tinnitus)	➤ Altersschwerhörigkeit (Presbyakusis → S. 559) ➤ Chronische Lärmschwerhörigkeit (→ S. 560), z. B. durch Lärm am Arbeitsplatz, häufige laute Diskomusik ➤ Begleiterscheinung von inneren Erkrankungen, z. B. Diabetes (→ S. 758), Schilddrüsenüberfunktion (→ S. 750), chronisches Nierenversagen (→ S. 783)	In den nächsten Wochen zum HNO-Arzt
Zunehmende ein- oder beidseitige Schwerhörigkeit bei (oft) jüngeren Menschen ➤ Oft Ausfluss von schleimig-eitrigem Sekret ➤ Evtl. Schmerzen	➤ Chronische Mittelohrentzündung (→ S. 557) ➤ Cholesteatom (→ S. 557) ➤ Häufig wiederkehrende, akute Mittelohrentzündung (→ S. 555)	In den nächsten Tagen zum HNO-Arzt
Langsam zunehmende beidseitige Schwerhörigkeit mit (meist) tiefen Ohrgeräuschen ➤ Einseitig beginnend ➤ Evtl. Schwindel	Otosklerose (Versteifung der Gehörknöchelchen → S. 558)	In den nächsten Tagen zum HNO-Arzt
Langsam zunehmende beidseitige Schwerhörigkeit mit Kopfschmerzen und Erbrechen	Innenohrschädigung durch gewerbliche Gifte (toxisch bedingte Innenohrschwerhörigkeit → S. 561) wie Lösungsmittel, Schwermetalle	In den nächsten Tagen zum HNO- oder Hausarzt
Langsam zunehmende, einseitige Schwerhörigkeit mit Ohrgeräuschen auf der gleichen Seite ➤ Evtl. Schwindel, Gleichgewichtsstörungen ➤ Evtl. Empfindungsstörung im Gesicht	Gutartige Tumoren der Hörnerven wie Akustikusneurinom [1], Glomustumor [2]	In den nächsten Tagen zum HNO-Arzt
Plötzliche, einseitige Schwerhörigkeit oder Taubheit ➤ Vorausgehend oft Druck oder Wattegefühl im Ohr, taube Haut in der Umgebung des Ohrs ➤ Ohrgeräusche (Tinnitus) ➤ Evtl. Schwindel	➤ Hörsturz (→ S. 561), oft bei beruflicher oder privater Überlastung ➤ Labyrinthitis (Infektion des Innenohrs → S. 561), z. B. bei akuter oder chronischer Mittelohrentzündung (→ S. 555, S. 557), Cholesteatom (→ S. 557) ➤ Schlaganfall des Innenohrs [3]	Am selben Tag zum HNO-Arzt **Selbsthilfe:** ➤ In den ersten Tagen völlige Stille wie auch Lärm meiden ➤ Langfristig Stress abbauen, z. B. mit Hilfe von Entspannungstechniken
Anfälle mit plötzlicher einseitiger Schwerhörigkeit, tiefen Ohrgeräuschen und Schwindel	➤ Menière-Krankheit (→ S. 567) ➤ Durchblutungsstörung des Innenohrs bei HWS-Syndrom (→ S. 922) ➤ Akustikusneurinom [1] ➤ Migräne (→ S. 1123) im Hirnstamm, evtl. ohne typische Kopfschmerzen	Beim ersten Auftreten sofort zum Haus- oder HNO-Arzt **Selbsthilfe bei HWS-Syndrom:** ➤ Wärmeanwendung, z. B. heiße Rolle (→ S. 918), Rotlicht ➤ Massage, Entspannungsverfahren (→ S. 1257)
Beidseitige Schwerhörigkeit mit hohen Ohrgeräuschen sofort nach massiver Lärmeinwirkung	Lärmschaden: ➤ Vorübergehend nach Diskothek oder Heimwerken ohne Lärmschutz ➤ Auf Dauer bei schwerster Lärmbelastung, z. B. Knalltrauma (→ S. 560)	Am selben Tag zum HNO-Arzt
Sofortige einseitige Taubheit mit Schwindel nach Kopfverletzung	Schädelbruch, z. B. am Felsenbein (→ S. 550)	Notarzt rufen
Plötzliche Schwerhörigkeit mit einschießendem Ohrschmerz ➤ Hohles Gefühl oder Taubheitsgefühl im Ohr ➤ Oft Ohrgeräusche, Schwindel ➤ Evtl. Austritt von etwas Blut aus dem Gehörgang	Trommelfellverletzung (→ S. 558) durch ➤ Direkte Verletzung, z. B. durch Bohren im Ohr ➤ Starke Druckschwankungen (Barotrauma → S. 559), z. B. bei Ohrfeigen, Explosionen, Tauchen	Sofort zum HNO-Arzt

Was als Schallwellen am Trommelfell ankommt, geben Mittelohr und Innenohr an die Hörnerven weiter, die wiederum elektrische Impulse an das Hörzentrum im Gehirn leiten. Dieses interpretiert daraus z. B. ein Wort oder einen Flötenton. An jeder Stelle der Informationsleitung können Störungen auftreten, die abhängig von der Lokalisation zu verschiedenen, **ein- oder beidseitigen Hörproblemen** führen. Ob ein Hörverlust ein- oder beidseitig ist, lässt sich beim Telefonieren herausfinden, indem man den Hörer hin- und herwechselt.

1 Akustikusneurinom ***(Kleinhirnbrückenwinkeltumor):*** Gutartiger, aber verdrängend wachsender Tumor im Bereich des Hör- und Gleichgewichtsnerven; ausgehend von den Zellen der Nervenhülle und für ~ 10 % aller Gehirntumoren verantwortlich. Es kommt zu Hörminderung, Ohrgeräuschen, Gleichgewichtsstörungen, Schwindel und Empfindungsstörungen im Gesicht. Bei kleinen Tumoren und älteren Patienten wird abgewartet, ansonsten operativ entfernt oder gezielt bestrahlt.

2 Glomustumoren: Seltenere Wucherungen in der Wand von Hirnvenen, die nur langsam wachsen, dabei aber umgebende Strukturen in der Schädelbasis zerstören. So kommt es zunächst z. B. zu Hörproblemen, und dann zu Funktionsstörungen der Hirnnerven, wie Lähmungen oder Geschmacksstörungen. Die Therapie besteht bei jüngeren Patienten in

Beschwerdebild	Was steckt dahinter?	Was ist zu tun?
Rasch zunehmender, ein- oder beidseitiger Hörverlust, meist mit gleichseitiger Gesichtslähmung ➤ Meist Ohrgeräusche ➤ Oft schubweiser Verlauf	Borreliose (→ S. 1094), Infektion durch Bakterien nach (oft unbemerktem) Zeckenbiss	Am selben Tag zum Hausarzt, HNO-Arzt oder Neurologen
Ein- oder beidseitige Schwerhörigkeit bis Taubheit bei oder nach schwerer Infektionskrankheit	Innenohr- oder Hörnervschädigung: ➤ Mumps (→ S. 408), Masern (→ S. 408), Grippe (→ S. 592) ➤ Hirnhautentzündung (→ S. 1133)	Am selben Tag zum HNO-Arzt bei neuem Auftreten
Dauerhafte oder vorübergehende beidseitige Schwerhörigkeit bei Medikamenteneinnahme ➤ Evtl. neu auftretende oder verstärkte Ohrgeräusche (Tinnitus) ➤ Evtl. Schwindel	Nebenwirkung (→ S. 561), z. B. von ➤ Diuretika (→ S. 784) ➤ Antidepressiva (→ S. 1169) ➤ Antibiotika (→ S. 1051, z. B. Gentamycin®) ➤ Zytostatika (→ S. 1026) ➤ Schmerzbetäubende Ohrentropfen	Beipackzettel studieren, ob dort Schwerhörigkeit als Nebenwirkung aufgeführt – wenn ja, am selben oder nächsten Tag zum HNO-Arzt
Beidseitige Schwerhörigkeit nur in bestimmten Situationen (z. B. Untersuchung) ➤ Keine Hörprobleme im normalen Gespräch, bei Ablenkung etc. ➤ Oft bei Kindern und Jugendlichen	Psychische Ursache, meist dissoziative Störung (→ S. 1192), evtl. bei hysterischer Persönlichkeitsstörung (→ S. 1199)	In den nächsten Wochen zum Hausarzt oder Psychiater
Unfähigkeit, Gehörtes zu verstehen und adäquat zu antworten	Seelentaubheit (zentrale Taubheit)[4] bei Hirnschäden, z. B. bei oder nach ➤ Schlaganfall (→ S. 1126) ➤ Demenz (→ S. 445) ➤ Schädel-Hirn-Verletzung (→ S. 1152) ➤ Hirn(haut)entzündung (→ S. 1133), Gehirnentzündung (→ S. 1134) ➤ Gehirntumor (→ S. 1149)	Notarzt rufen oder in die nächste Klinik, wenn die Beschwerden neu oder in Zusammenhang mit einer Kopfverletzung auftreten. Ansonsten in den nächsten Tagen zum Neurologen oder Psychiater

einer Operation, bei älteren in der Bestrahlung des Tumors.

3 Schlaganfall des Innenohrs *(Labyrinth-Apoplex)*: Verursacht einen plötzlichen, kompletten Ausfall des Hör- und Gleichgewichtsorgans auf einer Seite. Die Beschwerden gleichen denen des Hörsturzes (→ S. 561), hinterlassen jedoch oft bleibende Schäden.

4 Eine Schädigung des Hörzentrums, z. B. durch einen Schlaganfall, kann zu **Seelentaubheit *(zentrale Taubheit)*** führen: Den Betroffenen gelingt es nicht mehr, gehörte Geräusche (z. B. Sprache, Töne) hinsichtlich ihrer Bedeutung, Richtung und Entfernung einzuordnen. Sie hören zwar alles, verstehen aber nichts.

Ohrgeräusche (Tinnitus) ohne andere Ohrenbeschwerden

Beschwerdebild	Was steckt dahinter?	Was ist zu tun?
Ohrgeräusche ➤ Nicht pulsierend ➤ Tonhöhe gleich oder von Mal zu Mal wechselnd ➤ Immer wiederkehrend, am schlimmsten in Ruhe und vor dem Einschlafen	Tinnitus[1] im engeren Sinne (→ S. 564), ohne erkennbaren Grund oder verursacht durch ➤ Psychosomatische Störung (→ S. 1214) bei Stress und psychischen Belastungen ➤ Akute oder chronische Lärmbelastung ➤ Innere Erkrankungen, z. B. Fettstoffwechselstörungen (→ S. 767), Diabetes (→ S. 758), chronisches Nierenversagen (→ S. 783) ➤ Nebenwirkung von Chinin (in Mitteln gegen Malaria → S. 1056) und in Getränken, z. B. Tonic Water	Bei neuem Auftreten am selben Tag zum HNO- oder Hausarzt **Selbsthilfe:** ➤ Entspannungsverfahren (→ S. 1257), Stressmanagement (→ S. 265) ➤ Leise rhythmische Musik ➤ Beruflicher Lärm: wenn möglich Wechsel an ruhigen Arbeitsplatz, Lärmstöpsel ➤ Privaten Lärm vermeiden ➤ Keine chininhaltigen Getränke wie Bitter Lemon
Ohrgeräusche mit Nacken-, Zahn- oder Gesichtsschmerzen	➤ HWS-Syndrom (→ S. 922), Beschleunigungsverletzung (Schleudertrauma → S. 922) ➤ Zahn- und Kieferfehlstellungen (→ S. 539), Kiefergelenkarthrose (→ S. 541) ➤ Oromandibuläre Dysfunktion (→ S. 71)	In den nächsten Tagen zum Haus, HNO- bzw. Zahnarzt **Selbsthilfe:** Bei Nackenverspannungen Massage, Wärmeanwendung, Lockerungsübungen
Ohrgeräusche (tagsüber) bei Schnarchern ➤ Starke Tagesmüdigkeit, Sekundenschlaf ➤ Nächtliches Schwitzen	Schlafapnoe-Syndrom (Atempausen im Schlaf → ab S. 1236)	In den nächsten Wochen zum Hausarzt **Selbsthilfe:** Am Abend möglichst keinen Alkohol und keine großen Mahlzeiten

1 Tinnitus bedeutet die subjektive Wahrnehmung eines Tons oder Geräuschs ohne äußere Schallquelle. Nicht selten steckt dahinter jedoch auch eine Erkrankung des Ohrs oder des Hörnervs. Da Tinnitus meist mit weiteren Beschwerden wie z. B. Druckgefühl, Schmerzen in den Ohren oder Schwerhörigkeit verbunden ist, stellt er für den Arzt einen Nebenbefund dar. Suchen Sie daher auch in den Tabellen, die Ihre weiteren Symptome beschreiben, nach möglichen Krankheitsbildern.

Beschwerdebild	Was steckt dahinter?	Was ist zu tun?
Pulsierende Ohrgeräusche (rhythmisch wiederkehrende Töne im Takt des Pulses)	➤ Normale Erscheinung: Wahrnehmung des Blutflusses im Innenohr ➤ Bluthochdruck (→ S. 722), Blutarmut (→ S. 1034), Herzklappenfehler (→ S. 716), Schilddrüsenüberfunktion (→ S. 750) ➤ Arteriosklerose (→ S. 721) von Hals-, Kopf- oder Wirbelsäulengefäßen ➤ Aneurysma (sackartige Ausweitung) von Hirnarterien (→ S. 1132)	In den nächsten 1–2 Wochen zum Hausarzt, wenn die Erscheinung neu auftritt

Lärm- und Geräuschüberempfindlichkeit (Hyperakusis)

Beschwerdebild	Was steckt dahinter?	Was ist zu tun?
Zunehmende Lärmempfindlichkeit und Schwerhörigkeit bei älteren Menschen	Altersschwerhörigkeit (→ S. 559)	In den nächsten Wochen zum HNO-Arzt
Plötzliche Lärmüberempfindlichkeit mit Schwerhörigkeit und Tinnitus (Ohrenklingeln)	Begleitsymptom von Innenohrerkrankungen wie Menière-Krankheit (→ S. 567), Hörsturz (→ S. 561)	Am selben Tag zum Haus- oder HNO-Arzt
Lärmüberempfindlichkeit mit allgemeiner Nervosität	➤ Überforderung, Erschöpfung, anlagebedingte Nervosität ➤ ADS, ADHS (Aufmerksamkeitsdefizit-Syndrom → S. 418) ➤ Kurzfristig bei prämenstruellem Syndrom (PMS → S. 845)	Bei neuem Auftreten in den nächsten Wochen zum Hausarzt, bei PMS zum Gynäkologen **Selbsthilfe:** Geräusche nicht bewusst meiden, Entspannungsverfahren (→ S. 1257)
Überempfindlichkeit nur auf bestimmte Geräusche ➤ Mit Angst verbunden	Phonophobie (Geräuschangst) als Form einer Phobie (irrationale Furcht → S. 1196)	Bei Bedarf zum Neurologen, Psychotherapeuten oder Psychiater
Lärmüberempfindlichkeit mit Kopfschmerzen und Übelkeit	Migräne (→ S. 1123)	**Selbsthilfe:** Hinlegen in einem ruhigen Raum
Lärmüberempfindlichkeit mit Kopfschmerzen und Fieber ➤ Nackensteife ➤ Oft Bewusstseinstrübung	Hirnhautentzündung (→ S. 1133), Meningoenzephalitis (→ S. 1133)	Notarzt rufen oder in die nächste Klinik
Lärmüberempfindlichkeit mit einseitiger Gesichtslähmung	➤ Idiopathische Gesichtslähmung (Fazialisparese → S. 1135) ➤ Ohrspeicheldrüsenkrebs[1]	Am selben Tag zum Hausarzt oder Neurologen
Lärmüberempfindlichkeit bei veränderten oder abnormen Wahrnehmungen	➤ Drogenrausch (→ S. 1201) ➤ Psychiatrische Erkrankungen z. B. Schizophrenie (→ S. 1187), Borderline Störung (→ S. 1200) ➤ Akute organische Psychosen (→ S. 1215), z. B. bei Gehirntumor (→ S. 1149), Schlaganfall (→ S. 1126)	Wenn keine Drogen im Spiel sind, am selben Tag zum Haus- oder Nervenarzt

Die Begriffe **Lärm- und Geräuschüberempfindlichkeit** beinhalten verschiedenartige Phänomene. Bei der Innenohrschwerhörigkeit führt z. B. ein fehlender **Lautheitsausgleich** *(Recruitment)* zum scheinbar paradoxen Phänomen, dass der Betroffene relativ leise Geräusche nicht versteht, auf lautere jedoch überempfindlich reagiert. Menschen mit einer Geräuschüberempfindlichkeit *(Hyperakusis)* im engeren Sinn empfinden trotz eines gesunden Hörorgans Geräusche normaler Lautstärke als unangenehm, da ihr Gehirn störende, akustische Signale nicht auszublenden vermag. Bei Patienten mit einer **Phonophobie** steigern sich die negativen Reaktionen auf Geräusche zu panischer Angst. Meist sind es nur bestimmte Geräusche, die eine solche Überreaktion auslösen, z. B. Maschinenlärm bei Kindern.

1 Ohrspeicheldrüsenkrebs: Seltener, meist gutartiger Tumor der Ohrspeicheldrüse. Da der Fazialisnerv (Gesichtsnerv) direkt in der Ohrspeicheldrüse verläuft, führt der Tumor meist zur einseitigen Gesichtslähmung. Vor dem Ohr ist ein derber Knoten oder eine Schwellung tastbar.

Beschwerden von Lunge, Herz und Gefäßen

Atemnot und Kurzatmigkeit I: Akut auftretend

Beschwerdebild	Was steckt dahinter?	Was ist zu tun?
Erschwerte Atmung, meist mit schmerzhaftem trockenen Husten ➤ Oft trockene oder tränende Augen ➤ Evtl. Kopfschmerzen, verminderte Belastbarkeit	Reizung der Atemwege durch Staub, rauch- und gasförmige Schadstoffe in Innenräumen, Umwelt und Arbeitswelt	In den nächsten Tagen zum Hausarzt **Selbsthilfe:** ➤ Bei hoher Ozonbelastung Aufenthalt im Freien und körperliche Anstrengung vermeiden ➤ Möglichst auf Rauchen verzichten
Übermäßig gesteigerte Atmung mit dem Gefühl, trotzdem an Luftnot zu leiden ➤ Angst, Engegefühl in der Brust ➤ Verkrampfung von Händen und Füßen	➤ Panikattacke (→ S. 1197), evtl. bei generalisierter Angsterkrankung (→ S. 1195) ➤ Hyperventilationssyndrom (→ S. 1214) ➤ Stabile Angina pectoris (→ S. 694)	Sofort zum Hausarzt oder in die nächste Klinik, wenn der Anfall nicht unterbrochen werden kann In den nächsten Tagen zum Hausarzt, wenn wiederholt Anfälle auftreten **Selbsthilfe:** In die vorgehaltene gewölbte Hand oder eine Plastiktüte atmen, bis sich die Beschwerden gebessert haben
Kurzatmigkeit in Verbindung **mit Erkältungsbeschwerden** ➤ Evtl. Heiserkeit ➤ Evtl. leichtes Fieber	➤ Rachenentzündung (Pharyngitis → S. 582) ➤ Akute Kehlkopfentzündung (→ S. 584) ➤ Akute Bronchitis (→ S. 594)	Am selben Tag zum Hausarzt, wenn das Fieber stark ansteigt oder länger als 3 Tage anhält **Selbsthilfe:** ➤ Viel trinken ➤ Bei Rachenentzündung Gurgeln von kommerziellen Präparaten (z. B. Dolo-Dobendan® Lösung), Salbei- oder Kamillentee ➤ Inhalationen (→ S. 283), Halswickel (→ S. 278), Brustwickel (→ S. 279)
Rasch zunehmende **Atemnot mit Fieber und trockenem, später oft feuchtem Husten** ➤ Oft Beginn mit Schüttelfrost ➤ Evtl. Brustschmerzen beim Atmen	➤ Typische Lungenentzündung (Pneumonie → S. 606) ➤ Entzündung nach Lungeninfarkt[1]	Am selben Tag zum Hausarzt **Selbsthilfe:** ➤ Viel trinken, möglichst warme Getränke ➤ Bettruhe im gut belüfteten Zimmer
Plötzliche Atemnot, hohes Fieber und Husten 4–12 Stunden nach Kontakt mit Schimmelpilzen (z. B. in Heu, Komposterde), Vogelkot, Holzstaub	Exogen-allergische Alveolitis (akute Form → S. 613), z. B. bei Landwirten, Vogelzüchtern, Holzarbeitern	Am selben Tag zum Hausarzt **Selbsthilfe:** Meiden des allergieauslösenden Stoffs
Anfallsweise auftretende Atemnot mit Husten und zähem, glasigen Auswurf ➤ Erschwerte Ausatmung, oft mit pfeifenden Nebengeräuschen ➤ Angst, Engegefühl in der Brust	➤ Asthmaanfall (→ S. 599), z. B. ausgelöst durch Infekte, körperliche Anstrengung, Kontakt mit allergieauslösenden Substanzen (z. B. Blütenpollen, Tierhaare), Medikamente (z. B. Betablocker, Schmerzmittel) ➤ Chronisch-obstruktive Bronchitis (→ S. 596)	Notarzt rufen beim ersten Atemnotanfall, Erschöpfung, Panik oder fehlender Wirkung der Notfallmedikamente bei bekanntem Asthma In den nächsten Tagen zum Hausarzt, wenn die Beschwerden neu auftreten oder sich verschlimmern
Rasch zunehmende Atemnot mit bellendem Husten und ziehendem Geräusch beim Einatmen ➤ Leichte Halsschmerzen ➤ Unruhe, Angst ➤ Meist mäßiges Fieber	➤ Bei Kindern: Pseudokrupp (→ S. 409) ➤ Diphtherie (→ S. 62)	Notarzt rufen, wenn Selbsthilfe nicht wirkt. Am nächsten Tag zum Kinder- oder Hausarzt nach einem nächtlichen Pseudokrupp-Anfall **Selbsthilfe bei Pseudokrupp:** ➤ Beruhigen, frische Luft ➤ Vom Arzt verordneter Spray (Infektokrupp®) oder Kortisonzäpfchen (Rectodelt®)
Rasch zunehmende Atemnot mit starken Halsschmerzen ➤ Heiserkeit oder kloßige Sprache ➤ Hohes Fieber, schlechter Allgemeinzustand ➤ Oft brodelndes Atemgeräusch	Schwere Entzündungen an Halsweichteilen, Kehldeckel und Kehlkopf, z. B. Epiglottitis (→ S. 409), Mandelabszess (→ S. 581), Kehlkopfabszess	Notarzt rufen

66 Minuten ist die längste bekannte Zeitspanne, die jemals ein Ertrinkender unter Wasser ausgehalten hat, ohne dauerhaften Schaden davonzutragen. Auf Nahrung kann der Körper mehrere Wochen oder Monate verzichten, auf Flüssigkeit zumindest einige Tage. Luft aber braucht er ständig, da die chemischen Prozesse, die zur Energiegewinnung erforderlich sind, ohne Sauerstoff nach kurzer Zeit zum Erliegen kommen. So ist das Gehirn, das einen besonders hohen Sauerstoffbedarf hat, bereits drei Minuten nach Atemstillstand von bleibenden Schäden bedroht. Um dies zu verhindern, hat die Evolution eine elementare, lebensrettende Empfindung entwickelt – die **Atemnot.**

Ausgelöst wird sie zum einen durch eine Verstärkung der Atemarbeit, zum anderen durch eine Zunahme der Kohlendioxidkonzentration im Blut, wie sie als Folge verminderter oder ausbleibender Atmung entsteht. Beide Veränderungen werden vom Atemzentrum des Gehirns erkannt und als Warnsignal interpretiert. Jedoch führt ein langsamer Anstieg der Kohlendioxidkonzentration, wie er z. B. bei chronischen Lungenerkrankungen vorkommt, nicht notwendigerweise zum Gefühl bedrohlicher Luftnot, da sich das Atemzentrum oft an den veränderten Gasgehalt des Bluts gewöhnt.

Beschwerdebild	Was steckt dahinter?	Was ist zu tun?
Zunehmende Atemnot mit ein- oder beidseitigem Druckgefühl in der Brust ➤ Evtl. Beginn mit starken, atemabhängigen Brustschmerzen ➤ Evtl. trockener Husten ➤ Evtl. Fieber	➤ Pleuraerguss (→ S. 614), z. B. bei Lungenentzündung (→ S. 605), Tuberkulose (→ S. 607), Lungenkrebs (→ S. 608) ➤ Angina pectoris (→ S. 637) ➤ Herzinfarkt (→ S. 623) ➤ Pleuraempyem (→ S. 615) ➤ Panikattacke (→ S. 1197) ➤ Dissoziative Störung (→ S. 1192)	Notarzt rufen bei starker Atemnot, anhaltenden Brustschmerzen Sonst am selben Tag zum Hausarzt
Rasch zunehmender Atemnot mit plötzlichen einseitigen Brustschmerzen und trockenem Husten ➤ Erschwertes, beschleunigtes Atmen, asymmetrische Atembewegungen ➤ Evtl. Schockzeichen: Angst, Unruhe, blassgraue Haut, feuchtkalte Hände	Pneumothorax (→ S. 615)	Notarzt rufen bei akuter Atemnot oder Schockzeichen In die nächste Klinik bei plötzlich einsetzenden Brustschmerzen mit Atemnot
Rasch zunehmende Atemnot mit atemabhängigen Brustschmerzen ➤ Oft Husten, evtl. mit Blutspuren ➤ Evtl. einige Tage zuvor Spannungsgefühl oder Schmerzen in einer Wade	Lungenembolie[1] (→ S. 617)	Notarzt rufen
Erschwerte, beschleunigte Atmung mit rasch zunehmender Atemnot ➤ Husten, evtl. mit schaumig-blutigem oder rostbraunem Auswurf ➤ Evtl. rasselndes Atemgeräusch	➤ Lungenödem (→ S. 617) ➤ Akute Herzinsuffizienz (→ S. 702) z. B. bei Herzmuskelentzündung (→ S. 713), Herzinfarkt (→ S. 699) ➤ Blutdruckentgleisung (→ S. 722)	Notarzt rufen bei schwerer Atemnot Am selben Tag zum Hausarzt, wenn die Beschwerden neu auftreten
Rasch zunehmende Atemnot mit Schmerzen oder Engegefühl hinter dem Brustbein, Todesangst ➤ Angst, Vernichtungsgefühl ➤ Kalter Schweiß ➤ Meist Übelkeit, Erbrechen	➤ Stabile Angina pectoris (→ S. 694) ➤ Akutes Koronarsyndrom (→ S. 698): Instabile Angina pectoris (→ S. 698), Herzinfarkt (→ S. 699) ➤ Panikattacke (→ S. 1197) ➤ Dissoziative Störung (→ S. 1192)	Notarzt rufen, wenn stärkere Beschwerden erstmals auftreten, Nitratpräparate nicht helfen oder nicht zur Hand sind Am selben oder nächsten Tag zum Hausarzt bei erstmaligen, vorübergehenden Beschwerden **Selbsthilfe:** Halbsitzende Position, Frischluft, Nitrat (z. B. Nitrolingual® → S. 697)
Atemnot mit Herzklopfen, -stolpern ➤ Schwindel ➤ Evtl. kurze Bewusstlosigkeit	Herzrhythmusstörungen (→ S. 706)	Notarzt rufen
Rasch zunehmende Atemnot im Gefolge verschiedener Erkrankungen wie Reizgasvergiftung, Verletzungen, Schockzustände, Blutvergiftung, Lungenentzündung, Höhenkrankheit	Akutes Lungenversagen (ARDS → S. 619)	Notarzt rufen
Rasch zunehmende **Atemnot mit Gesichtsschwellungen**	Quincke-Ödem (Angioödem → S. 1079)[2]	Notarzt rufen
Schlagartig **beim Essen einsetzende Atemnot**	➤ Fremdkörper in der Luftröhre (→ S. 197) ➤ Akute allergische Reaktion auf Nahrungsmittel	Notarzt rufen **Selbsthife:** Bei „Verschlucken" auf den Rücken klopfen, bei fehlender Wirkung Heimlich-Handgriff (→ S. 198)

Akute Atemnot ist meist ein Notfall, insbesondere dann, wenn sie mit Brustschmerzen, hohem Fieber und/oder Schockzeichen (→ S. 192) verbunden ist. In diesem Fall kann es lebensrettend sein, sofort den Notarzt zu rufen.

1 Ein Verschluss von Lungenarterien durch verschleppte Blutgerinnsel **(Lungenembolie)** hat zur Folge, dass die Anteile der Lunge zu wenig Blut und Nährstoffe bekommen, die im Versorgungsgebiet der betroffenen Gefäße liegen. Jede vierte Lungenembolie führt so zu einem **Lungeninfarkt,** bei dem Lungengewebe infolge der mangelhaften Durchblutung abstirbt. Bei rechtzeitiger Behandlung kann der Lungeninfarkt sich komplett zurückbilden oder mit einer funktionell bedeutungslosen Narbe abheilen.

2 Quincke-Ödem *(Angioödem)* z. B. als allergische Reaktion, Nebenwirkung von Medikamenten (ACE-Hemmer).

Atemnot und Kurzatmigkeit II: Häufig wiederkehrend oder anhaltend

Beschwerdebild	Was steckt dahinter?	Was ist zu tun?
Anhaltender Druck auf der Brust mit dem Gefühl, nicht genug Luft zu bekommen ➤ Evtl. Erschöpfung, Mutlosigkeit ➤ Keine zusätzlichen Anzeichen einer körperlichen Erkrankung	➤ Reaktion auf Überforderung, Stress, psychische Belastung ➤ Generalisierte Angststörung (→ S. 1195) ➤ Depression (→ S. 1181) ➤ Somatoforme Störung (→ S. 1212)	Bei Gelegenheit zum Hausarzt, wenn die Beschwerden länger als einige Wochen anhalten **Selbsthilfe:** Entspannungsverfahren (→ S. 1257), leichter Ausdauersport, Stressmanagement (→ S. 265)
Kurzatmigkeit und Herzklopfen bei körperlicher Belastung ohne weitere Beschwerden	Normale Reaktion bei unzureichendem Trainingszustand	**Selbsthilfe:** Mehr Bewegung im Alltag (z. B. Treppensteigen statt Aufzug), leichter Ausdauersport

Dyspnoe, so der wissenschaftliche Name der **Atemnot,** wird von den Betroffenen als Lufthunger, Beklemmung, Todesangst, Brennen in der Lunge und erschwerte Ein- oder Ausatmung erlebt.

Beschwerdebild	Was steckt dahinter?	Was ist zu tun?
Kurzatmigkeit und Herzklopfen bei Belastung ➤ Auffallende Blässe, zuerst sichtbar an den Schleimhäuten ➤ Müdigkeit, Schwindel	Blutarmut (Anämie → S. 1034)	In den nächsten Tagen zum Hausarzt
Zunehmende Kurzatmigkeit und evtl. Herzstolpern, zunächst v. a. bei Belastung ➤ Oft Atemnot und/oder Husten beim flachen Liegen ➤ Oft erschwerte Ausatmung mit pfeifenden Nebengeräuschen ➤ Oft gehäuftes Wasserlassen in der Nacht, Beinödeme	➤ Chronische Herzinsuffizienz (→ S. 702) ➤ Chronisches Cor pulmonale (→ S. 618)	Notarzt rufen bei akuter Atemnot Sonst in den nächsten Tagen zum Hausarzt
Anhaltend **erschwerte Atmung bei extremem Übergewicht** ➤ Ständige Müdigkeit, Schlafanfälle am Tag ➤ Oft Beinödeme	Pickwick-Syndrom (→ S. 177)	In den nächsten Tagen zum Hausarzt **Unerlässliche Selbsthilfe:** Gewicht reduzieren
Erschwerte Atmung, meist **mit schmerzhaftem trockenen Husten** ➤ Oft trockene oder tränende Augen ➤ Evtl. Kopfschmerzen, verminderte Belastbarkeit	Reizung der Atemwege durch Staub, rauch- und gasförmige Schadstoffe in Innenräumen, Umwelt und Arbeitswelt	In den nächsten Tagen zum Hausarzt **Selbsthilfe:** ➤ Bei hoher Ozonbelastung Aufenthalt im Freien und körperl. Anstrengung vermeiden ➤ Möglichst auf Rauchen verzichten
Anhaltend **erschwerte Atmung mit verstopfter und/oder laufender Nase** ➤ Oft Kopfschmerzen ➤ Evtl. Niesattacken	➤ Chronischer Schnupfen (→ S. 573), allergischer Schnupfen (→ S. 574), vasomotorischer Schnupfen (→ S. 576) ➤ Fremdkörper in der Nase (→ S. 197) ➤ Chronische Nasennebenhöhlen-entzündung (→ S. 577)	In den nächsten Tagen zum Haus- oder HNO-Arzt
Anhaltend **erschwerte Atmung mit verstopfter Nase, evtl. Schnarchen** und/oder näselnder Sprache	➤ Nasenscheidewand-Verbiegung (→ S. 572) ➤ Nasenpolypen (→ S. 67) ➤ Bei Kindern: Polypen (vergrößerte Rachenmandeln → S. 582)	In den nächsten Tagen zum Haus-, Kinder- oder HNO-Arzt
Anhaltend **erschwerte Atmung mit verstopfter Nase und Trockenheitsgefühl** ➤ Oft Verschlechterung des Riechvermögens ➤ Evtl. übler Geruch aus der Nase (Stinknase)	➤ Trockene Nase (→ S. 572), z. B. durch trockene Luft, Staubbelastung im Beruf ➤ Nebenwirkung von manchen Bluthochdruckmitteln (→ S. 724), Östrogenpräparaten („Pille"), abschwellenden Nasentropfen bei Verwendung über längere Zeit ➤ Kokainschnupfen (→ S. 1207)	In den nächsten Wochen zum Haus- oder HNO-Arzt **Selbsthilfe bei trockener Nase:** ➤ Für hohe Luftfeuchtigkeit in Wohnräumen sorgen ➤ Mehrmals täglich Nasenduschen mit Salzwasser ➤ Schleimhautpflegende Nasensalben oder -tropfen (z. B. Coldastop®)
Anhaltende **Kurzatmigkeit mit Heiserkeit**	Stimmbandlähmung (→ S. 584), z. B. nach Operationen an Hals oder Brust, Kopf- und Halsverletzungen	In den nächsten Tagen zum HNO-Arzt
Anhaltend **erschwerte Atmung mit lauten Nebengeräuschen** bei der Ein- und Ausatmung	Einengung der Luftröhre, z. B. durch Kropf (→ S. 749), Narben nach Verletzung oder Beatmung	In den nächsten Wochen zum Hausarzt
Wiederkehrende oder anhaltende **Kurzatmigkeit oder Atemnot mit trockenem, quälenden Husten** ➤ Erschwerte Ausatmung, oft mit pfeifenden Nebengeräuschen ➤ Verstärkung der Beschwerden bei Anstrengung	➤ Chronisches, unzureichend behandeltes Asthma (→ S. 598) ➤ Mukoviszidose (→ S. 773)	In den nächsten Tagen zum Hausarzt
Wiederkehrende Atemnot, hohes Fieber und Husten bei häufigem Kontakt mit Schimmelpilzen (z. B. in Heu, Komposterde), Vogelkot, Holzstaub	Exogen-allergische Alveolitis (akute Form → S. 613), z. B. bei Landwirten, Vogelzüchtern, Holzarbeitern	Am selben Tag zum Hausarzt **Selbsthilfe:** Meiden des allergieauslösenden Stoffs

Außenstehende erkennen Atemnot meist an einer ungewöhnlich raschen, flachen oder geräuschvollen Atmung. Wird in schweren Fällen zusätzlich die Atemhilfsmuskulatur des Brustkorbs eingesetzt, um die Atemleistung zu verbessern (→ S. 599), zeigt sich außerdem eine typische Körperhaltung: Der von Luftnot Geplagte sitzt vornüber gebeugt und stützt sich breit mit den Armen ab.

Obwohl Atemnot als Empfindung nicht messbar ist, existiert eine Skala, nach der Atembeschwerden verschiedenen Schweregraden zugeordnet werden. Sie reicht von Grad 0 (Beschwerden nur bei starker körperlicher Belastung) bis Grad 4 (Atemnot in Ruhe). Tritt die Atemnot nur bei Anstrengung auf, spricht man von einer ***Belastungsdyspnoe,*** zeigt sie sich auch in Ruhe, handelt es sich um eine ***Ruhedyspnoe.*** Eine ***Orthopnoe*** liegt vor, wenn die Beschwerden nur durch aufrechtes Sitzen zu ertragen sind.

Das Gefühl der **Kurzatmigkeit** entsteht vor allem dann, wenn die Atmung stark beschleunigt ist. Viele Erkrankungen von Herz und Lunge gehen mit Kurzatmigkeit einher.

Beschwerdebild	Was steckt dahinter?	Was ist zu tun?
Zunehmende **Kurzatmigkeit** (bis zur Atemnot in Ruhe) **mit Husten und zähem Auswurf** ➤ Meist bei Rauchern ➤ Dauer mindestens 3 Monate an 2 aufeinanderfolgenden Jahren	Chronisch-obstruktive Bronchitis (→ S. 596)	In den nächsten Tagen zum Hausarzt **Selbsthilfe:** Verzicht auf Rauchen
Zunehmende **Kurzatmigkeit mit morgendlichem Husten** ➤ Reichlich eitriger und/oder blutiger Auswurf	Bronchiektasen (→ S. 605), z. B. als Folge von chronisch-obstruktiver Bronchitis (→ S. 596), Mukoviszidose (→ S. 773)	Sofort zum Hausarzt oder in die Klinik bei Atemnot oder Bluthusten Sonst in den nächsten Tagen zum Hausarzt
Zunehmende **Kurzatmigkeit bei Belastung,** später evtl. auch in Ruhe ➤ Meist trockener Husten	➤ Lungenemphysem (→ S. 603) ➤ Wiederholte kleine Lungenembolien (→ S. 617) ➤ Exogen-allergische Alveolitis (chronische Form → S. 613)	In den nächsten Tagen zum Hausarzt
Zunehmende **Kurzatmigkeit und Schwierigkeiten, tief einzuatmen**	➤ Idiopathische Lungenfibrose (→ S. 611) ➤ Sklerodermie (→ S. 1008)	In den nächsten Tagen zum Hausarzt
Zunehmende **Kurzatmigkeit** mit trockenem Husten **bei langjähriger, beruflicher Staubbelastung**	Pneumokoniose (Staublungenkrankheit → S. 613), z. B. bei Zementarbeitern, Bergleuten	In den nächsten Tagen zum Haus- oder Werksarzt, wenn der Husten länger als 3 Wochen anhält
Kurzatmigkeit bei Belastung mit trockenem Husten und Fieber ➤ Gelenkbeschwerden und/oder Hautausschlag (rote Knötchen) ➤ Evtl. Augenentzündungen	➤ Sarkoidose (→ S. 612) ➤ Rheumatische Gefäßentzündung, z. B. bei Panarteriitis nodosa (→ S. 1011), Wegener-Granulomatose (→ S. 1011)	Am selben Tag zum Hausarzt bei starken Gelenkbeschwerden In den nächsten Tagen zum Hausarzt, wenn sich die Beschwerden nach 3 Tagen nicht bessern
Kurzatmigkeit bei starker Verformung von Wirbelsäule und/oder Brustkorb	Minderbelüftung der Lunge, z. B. bei Morbus Bechterew (→ S. 1002), Skoliose (Wirbelsäulenverkrümmung → S. 924)	In den nächsten Tagen zum Hausarzt oder Orthopäden
Langsam zunehmende **Kurzatmigkeit mit Schwäche oder Lähmungen** verschiedener Muskeln	Nerven- und Muskelerkrankungen, z. B. ➤ Multiple Sklerose (→ S. 1135) ➤ Amyotrophe Lateralsklerose (→ S. 1144) ➤ Myasthenia gravis (→ S. 1159) ➤ Muskeldystrophie (→ S. 1159)	In den nächsten Tagen zum Hausarzt, wenn bei bekannten Nerven- oder Muskelerkrankungen erstmals Atembeschwerden auftreten

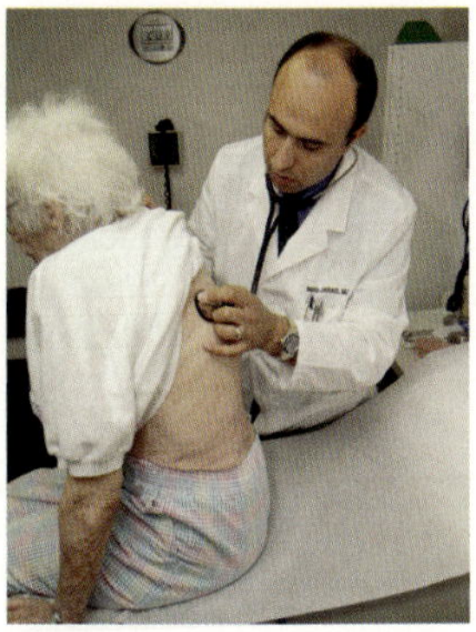

Jede Atemnot und jeder chronische Husten erfordern eine gründliche körperliche Untersuchung. Der Arzt hört sich mit dem Stethoskop das Atemgeräusch über den Lungenlappen an. [MAU 0117]

Trockener Husten (Reizhusten)

Beschwerdebild	Was steckt dahinter?	Was ist zu tun?
Schmerzhafter, trockener Husten, oft mit Kratzen im Hals ➤ Meist trockene oder tränende Augen ➤ Evtl. Kopfschmerzen, verminderte Belastbarkeit	Reizung der Atemwege durch Staub, rauch- und gasförmige Schadstoffe in Innenräumen, Umwelt und Arbeitswelt	In den nächsten Tagen zum Hausarzt **Selbsthilfe:** ➤ Bei hoher Ozonbelastung Aufenthalt im Freien und körperl. Anstrengung meiden ➤ Möglichst aufs Rauchen verzichten
Hüsteln, trockener Husten und/oder Räusperzwang, oft mit Kloßgefühl im Hals	➤ Nervosität ➤ Tic (→ S. 1161) ➤ Somatoforme Störung (→ S. 1212) dissoziative Störung (→ S. 1192)	Bei Gelegenheit zum Hausarzt, wenn die Beschwerden das tägliche Leben beeinträchtigen
Trockener Husten mit Schnupfen und Halsschmerzen	➤ Erkältung (→ S. 593) ➤ Akute Bronchitis (→ S. 596)	**Selbsthilfe:** ➤ Viel trinken, z. B. Hustentee ➤ Hustenpastillen (z. B. Isla-Moos®) ➤ Hustenlöser (z. B. Prospan Saft®) ➤ Inhalationen (→ S. 283), Brustwickel (→ S. 279), z. B. mit Zwiebeln, Quark
Trockener Husten mit Fieber, Kopf- und Gliederschmerzen ➤ Evtl. Kurzatmigkeit	➤ Akute Bronchitis (→ S. 596) ➤ Erkältung (Grippaler Infekt → S. 593) ➤ Grippe (→ S. 592) ➤ Atypische Lungenentzündung (Pneumonie → S. 606), z. B. durch Viren, Mykoplasmen, Chlamydien	Am selben Tag zum Hausarzt bei hohem Fieber oder Atembeschwerden In den nächsten Tagen zum Hausarzt, wenn sich die Beschwerden nach 3 Tagen nicht bessern

Husten stellt eine wichtige Schutzreaktion des Körpers dar, die sowohl willkürlich als auch unwillkürlich über den Hustenreflex auslösbar ist. Er befreit die Atemwege von eingedrungenen Fremdkörpern, Krankheitserregern und Schleim. Die empfindliche Schleimhaut reagiert auf derartige Störfaktoren mit der Auslösung eines Hustenreizes. Auch Entzündungen (z. B. im Rahmen eines Infekts) oder allergische Reaktionen können einen Hustenreiz verursachen. Lässt er sich nicht unterdrücken, folgt nach einer

Beschwerdebild	Was steckt dahinter?	Was ist zu tun?
Trockener Husten mit einseitigen, atemabhängigen Brustschmerzen	Trockene Pleuritis (Rippenfellentzündung → S. 614), z. B. bei ➤ Lungenentzündung (→ S. 605) ➤ Tuberkulose (→ S. 607) ➤ Lupus erythematodes (→ S. 1007)	Am selben Tag zum Hausarzt
Anhaltender, quälender **Husten mit erschwerter Atmung und Kurzatmigkeit,** v. a. unter körperlicher Belastung	Chronisches, schweres Asthma (→ S. 598)	In den nächsten Tagen zum Hausarzt
Anhaltender oder in Attacken **wiederkehrender, trockener Husten bei Kindern**	➤ Keuchhusten (→ S. 407) ➤ Asthma (→ S. 598) ➤ Mukoviszidose (→ S. 773), meist mit Gedeihstörung	In den nächsten Tagen zum Kinder- oder Hausarzt
Zunehmender **trockener Husten, meist bei Rauchern** ➤ Oft Abhusten von geringen Blutmengen oder Speichel mit Blutauflagerungen ➤ Evtl. Fieber und/oder Gewichtsabnahme	Lungenkrebs (→ S. 608)	In den nächsten Tagen zum Hausarzt, wenn der Husten länger als 3 Wochen anhält
Anhaltender, **trockener Husten, Kurzatmigkeit und zunehmende Schwierigkeiten, tief einzuatmen**	Idiopathische Lungenfibrose (→ S. 611)	In den nächsten Tagen zum Hausarzt, wenn der Husten länger als 3 Wochen anhält
Trockener Husten und zunehmende Kurzatmigkeit **bei langjähriger, beruflicher Staubbelastung**	Pneumokoniose (Staublungenkrankheit → S. 613), z. B. bei Zementarbeitern, Bergleuten	In den nächsten Tagen zum Haus- oder Werksarzt, wenn der Husten länger als 3 Wochen anhält
Trockener Husten mit Gelenkbeschwerden ➤ Oft Fieber ➤ Oft Hautausschlag, z. B. rote Knötchen oder Flecken ➤ Oft Kurzatmigkeit ➤ Evtl. anhaltender, oft blutiger Schnupfen ➤ Evtl. Augenentzündungen	➤ Sarkoidose (→ S. 612) ➤ Wegener-Granulomatose (→ S. 1011)	Am selben Tag zum Hausarzt bei starken Gelenkbeschwerden In den nächsten Tagen zum Hausarzt, wenn sich die Beschwerden nach 3 Tagen nicht bessern
Trockener Husten und Kurzatmigkeit, zunächst v. a. bei Belastung ➤ Häufiges Wasserlassen in der Nacht ➤ Beinödeme ➤ Oft Atemnot beim flachen Liegen	Chronische Herzinsuffizienz (→ S. 702)	Am selben Tag zum Hausarzt, wenn die Beschwerden plötzlich auftreten oder sich rasch verschlechtern Sonst in den nächsten Tagen zum Hausarzt
Wiederkehrender, v. a. **nächtlicher, trockener Husten mit Sodbrennen**	Refluxkrankheit (→ S. 623)	Am selben Tag zum Hausarzt bei blutigem Auswurf, sonst in den nächsten Tagen
Anhaltender Hustenreiz nach Verschlucken	Fremdkörper in den unteren Atemwegen (Aspiration) **1**	Am selben Tag zum Haus-, HNO-Arzt oder in die Klinik
Trockener Husten bei Einnahme von Medikamenten	Häufige Nebenwirkung, z. B. von ➤ ACE-Hemmern (10 % → S. 724) ➤ Betablockern (→ S. 724) ➤ Schmerz- und Rheumamitteln (NSAR → S. 996)	Beim nächsten Termin mit dem Arzt ansprechen, wenn das Mittel ärztlich verordnet wurde und Sie unter dem Husten leiden

tiefen Einatmung die ruckartige Anspannung von Zwerchfell und Bauchmuskulatur bei gleichzeitig verschlossenen Stimmlippen. Dadurch steigt der Druck in der Luftröhre so weit an, dass er schließlich die Stimmlippen auseinander sprengt und zum explosionsartigen Ausstoß von Luft führt.

Je nach Ursache hat Husten verschiedene Erscheinungsbilder. Beginnende Erkältungskrankheiten, viele Lungenerkrankungen und Medikamente führen zu **trockenem Husten (Reizhusten).** Er klingt hart und oft bellend. Nicht selten schaukelt er sich hoch und führt zu quälenden Hustenanfällen. Zu *festsitzendem Husten* kommt es, wenn die Schleimhaut der Atemwege zähen Schleim produziert, z. B. bei beginnender Bronchitis oder einem Asthmaanfall. Trotz hörbarer Anstrengung gelingt es nicht, den Schleim abzuhusten, deshalb spricht der Arzt auch von **unproduktivem Husten.**

1 Kleine Fremdkörper, die versehentlich in die Atemwege gelangen, können bis in die Lunge vordringen und dort in einem Bronchus steckenbleiben **(Aspiration).** Meist lässt der anfänglich heftige Husten nach einiger Zeit nach, kehrt jedoch nach Tagen bis Wochen zurück, wenn der Fremdkörper eine Lungenentzündung *(Aspirationspneumonie)* ausgelöst hat. Gefährdet sind v. a. Kleinkinder und Pflegebedürftige. In der Klinik wird der Fremdkörper mittels Bronchoskop (→ S. 591) entfernt.

Feuchter Husten und Auswurf

Beschwerdebild	Was steckt dahinter?	Was ist zu tun?
Husten mit schleimigem oder eitrigem Auswurf ➤ Oft Schnupfen, Halsschmerzen ➤ Evtl. Brustschmerzen, verstärkt beim Husten ➤ Evtl. mäßiges Fieber	➤ Akute Bronchitis (→ S. 594) ➤ Akute Kehlkopfentzündung (akute Laryngitis → S. 584)	Am nächsten Tag zum Hausarzt bei schweren Grunderkrankungen wie Herzinsuffizienz, chronischen Lungenerkrankungen, Diabetes Nach einigen Tagen, wenn das Fieber nicht sinkt oder erneut ansteigt **Selbsthilfe:** ➤ Viel trinken, z. B. Hustentee ➤ Hustenpastillen (z. B. Isla-Moos®) ➤ Hustenlöser (z. B. Prospan Saft®) ➤ Inhalationen (→ S. 283), Brustwickel (→ S. 279), z. B. mit Zwiebeln, Quark
Wiederkehrender oder anhaltender **Husten mit schleimigem oder eitrigem Auswurf und ständigem Schnupfen**	➤ Chronischer Schnupfen (→ S. 573) ➤ Chronische Nasennebenhöhlenentzündung (→ S. 577)	In den nächsten Tagen zum Hausarzt
Husten mit schleimigem, eitrigen oder blutigem **Auswurf und hohem Fieber** ➤ Rascher Beginn mit Schüttelfrost ➤ Mäßige bis starke Atemnot ➤ Evtl. Schmerzen beim Atmen	Typische Lungenentzündung, meist durch Bakterien (→ S. 606)	Am selben Tag zum Hausarzt **Selbsthilfe:** ➤ Viel trinken ➤ Auf Rauchen verzichten ➤ Bettruhe im gut belüfteten Zimmer
Husten mit zähem Auswurf, hohem Fieber und Atemnot 4–12 Stunden nach Kontakt mit Schimmelpilzen (z. B. in Heu, Komposterde), Vogelkot oder Holzstaub	Exogen-allergische Alveolitis (akute Form → S. 613), z. B. bei Landwirten, Vogelzüchtern, Holzarbeitern	Am selben Tag zum Hausarzt
Anfallsweise auftretender Husten mit zähem, glasigen Auswurf und Atemnot ➤ Erschwerte Ausatmung, pfeifende Nebengeräusche ➤ Angst, Engegefühl in der Brust	Asthmaanfall (→ S. 599) ausgelöst durch Infekte, körperliche Anstrengung, Kälte, Stress, Kontakt mit allergieauslösenden Substanzen (Blütenpollen, Nahrungsmittel, Tierhaare), Medikamente (z. B. Betablocker, Schmerzmittel)	Notarzt rufen beim ersten Atemnotanfall, Erschöpfung, Panik, oder fehlender Wirkung der Notfallmedikamente bei bekanntem Asthma In den nächsten Tagen zum Hausarzt, wenn die Beschwerden neu auftreten oder sich verschlimmern
Wiederkehrender, **vorwiegend morgendlicher Husten mit schleimigem, weißen Auswurf** ➤ Meist bei Rauchern ➤ seit mindestens 3 Monaten	Chronische Bronchitis (→ S. 596)	In den nächsten Tagen zum Hausarzt **Selbsthilfe:** Verzicht auf Rauchen
Vorwiegend **nächtlicher Husten mit starkem Auswurf** und zunehmender Kurzatmigkeit ➤ Meist bei Rauchern ➤ Oft Gewichtsverlust	Chronisch-obstruktive Bronchitis (→ S. 596)	In den nächsten Tagen zum Hausarzt **Selbsthilfe:** Verzicht auf Rauchen
Wiederkehrender, vorwiegend **morgendlicher Husten mit reichlichem, eitrigen Auswurf** ➤ Oft Bluthusten ➤ Zunehmende Kurzatmigkeit	Bronchiektasen (→ S. 605), z. B. als Folge von chronisch-obstruktiver Bronchitis (→ S. 596), Mukoviszidose (→ S. 773)	Sofort zum Hausarzt oder in die Klinik bei Atemnot oder Bluthusten Sonst in den nächsten Tagen zum Hausarzt
Husten mit gelegentlichem eitrigen und/oder blutigem **Auswurf, leichtem Fieber und Nachtschweiß**	Tuberkulose (→ S. 607)	In den nächsten Tagen zum Hausarzt
Zunehmender **Husten mit geringem, glasigen und/oder blutigen Auswurf** ➤ Meist bei Rauchern ➤ Oft Gewichtsverlust, Fieber	Lungenkrebs (→ S. 608)	In den nächsten Tagen zum Hausarzt
Husten von Blut	➤ Lungenembolie (→ S. 617) ➤ Akute Herzinsuffizienz (→ S. 702) ➤ Lungenkrebs (→ S. 608) ➤ Tuberkulose (→ S. 607) ➤ Mukoviszidose (→ S. 773) ➤ Wegener-Granulomatose (→ S. 1011)	Notarzt rufen, wenn keine Erkrankung bekannt ist, die als Ursache in Frage kommt Sonst am selben Tag zum behandelnden Arzt

Feuchter, locker klingender Husten trägt dazu bei, die Atemwege von Schleim und anderen Sekreten zu befreien. Ärzte sprechen deshalb von einem *produktiven Husten.* Er ist in der Regel mit **Auswurf** *(Sputum)* verbunden – der allerdings oft unbemerkt bleibt, da das abgehustete Material sofort heruntergeschluckt wird. Abhängig von der zugrundeliegenden Erkrankung enthält der Auswurf neben (meist schleimigem) Sekret auch andere Bestandteile wie Abwehrzellen, Krankheitserreger, Schleimhautzellen, Krebszellen oder Blut. Sie lassen sich mit verschiedenen Labormethoden nachweisen und spielen eine wichtige Rolle in der Diagnostik von Lungenerkrankungen. Oft geben bereits Aussehen und Konsistenz des abgehusteten Materials Hinweise auf die Ursache des produktiven Hustens. Schleimiger, klarer Auswurf findet sich z. B. bei viralen Atemwegsinfekten, zäher glasiger Auswurf typischerweise bei Asthma oder allergischer Alveolitis. Beimengung von Eiter spricht am ehesten für eine bakterielle Infektion der oberen oder unteren Luftwege, kommt jedoch auch bei Bronchiektasen vor. An Lungenkrebs, Bronchiektasen oder Tuberkulose ist zu denken, wenn im Auswurf Blutspuren zu sehen sind.

Brustschmerzen

Schmerzen in den Brüsten → Tab. S. 114

Beschwerdebild	Was steckt dahinter?	Was ist zu tun?
Plötzlich einschießende, stechende oder ziehende Brustschmerzen an einer umschriebenen Stelle ➤ Bei tiefer Einatmung und Bewegung deutliche Verstärkung der Schmerzen ➤ Schmerzbedingt flache Atmung ➤ Dauer meist 3 Tage	Interkostalneuralgie („eingeklemmter Nerv" → S. 915)	Am selben Tag zu einem Arzt mit manualtherapeutischer Erfahrung (→ S. 1254), wenn starke Schmerzen auf Selbsthilfe nicht ansprechen **Selbsthilfe:** ➤ Hinlegen in entspannter Haltung ➤ Wärmeanwendung, z. B. heiße Umschläge, Heizkissen, Rotlicht oder Kälteanwendung, z. B. Kühlpack
Wechselnde, dumpf-drückende Brustschmerzen, oft ausstrahlend vom Rückenbereich ➤ Dumpf, bohrend ➤ Oft Verstärkung bei Bewegung, Besserung im Liegen ➤ Neben der Wirbelsäule evtl. schneidender Schmerz oder Taubheitsgefühl	➤ Blockierungen (→ S. 915) von Brustwirbeln ➤ Osteoporose (Knochenschwund → S. 1016) ➤ Wirbelbruch (→ S. 928), z. B. bei Unfall oder Osteoporose (→ S. 1016) ➤ Knochentumoren (→ S. 989) oder -metastasen (→ S. 990) in der Wirbelsäule ➤ Infektionen der Wirbelsäule (→ S. 927)	Bei starken Schmerzen oder ausgedehntem Taubheitsgefühl am selben Tag zum Orthopäden oder Hausarzt Sonst in den nächsten Tagen zum Arzt **Selbsthilfe:** Wenn möglich, mehrfach täglich kurz hinlegen
Halbseitige, stechende Brustschmerzen ➤ Bei tiefer Einatmung deutliche Verstärkung der Schmerzen und Hustenreiz ➤ Schmerzbedingt flache Atmung	➤ Rippenfellentzündung (Pleuritis → S. 614) ➤ Interkostalneuralgie („eingeklemmter Nerv" → S. 915)	Am selben Tag zum Hausarzt
Brustschmerzen an einer Stelle, meist nach Sturz oder Stoß auf den Brustkorb ➤ Bei tiefer Einatmung und Bewegung deutliche Verstärkung der Schmerzen ➤ Manchmal blaue Flecken sichtbar	➤ Gebrochene Rippe ➤ Bluterguss	Am selben Tag zum Hausarzt
Halbseitige, bandförmige Brustschmerzen ➤ Brennend, stechend oder ziehend ➤ Bläschenausschlag 2–3 Tage nach Schmerzbeginn ➤ Betroffene Haut überempfindlich	Gürtelrose (Herpes Zoster → S. 1087)	Am selben Tag zum Hausarzt
Brustschmerzen/Wundgefühl hinter dem Brustbein mit Husten ➤ Bei tiefem Husten Verstärkung der Schmerzen ➤ Evtl. Fieber	➤ Akute Bronchitis (→ S. 594) ➤ Herzmuskelentzündung (→ S. 713)	Am selben Tag zum Hausarzt bei atemabhängigen oder anhaltenden Beschwerden **Selbsthilfe:** ➤ Viel trinken (z. B. Erkältungstees) ➤ Hustenbonbons und -pastillen (z. B. Isla-Moos-Pastillen®) ➤ Hustenlöser (z. B. Prospan Saft®) ➤ Inhalationen (→ S. 283), Brustwickel (→ S. 279), z. B. mit Zwiebeln, Quark
Plötzlich einsetzende, einseitige Brustschmerzen mit Atemnot ➤ Hustenreiz ➤ Evtl. blaue Lippen ➤ Evtl. Schockzeichen: blassgraue Haut, feuchtkalte Hände, Unruhe ➤ Oft nach Hustenstoß oder Brustkorbverletzung	Pneumothorax (Lungenkollaps → S. 615)	Notarzt rufen oder sofort in die nächste Klinik **Erstmaßnahme bei offenen Brustkorbverletzungen:** Wunde luftdicht verschließen, z. B. mit Handfläche oder Plastikfolie; zur Technik (→ S. 929)

Schmerzen oder Missempfindungen in der Brust lösen oft starke Ängste aus – verständlich, da in diesem Bereich lebenswichtige Organe wie Herz und Lunge liegen. Tatsächlich können sich hinter **Brustschmerzen** sowohl harmlose Ursachen verbergen wie eine Interkostalneuralgie („eingeklemmter Nerv"), ein Bluterguss oder Zwerchfellbruch, als auch lebensbedrohliche Erkrankungen wie Pneumothorax (Lungenkollaps) oder Herzinfarkt. Um gefährliche von ungefährlichen Situationen zu unterscheiden, gibt es zwar keine sichere Strategie, aber eine Faustregel: Erhöhte Vorsicht ist immer dann geboten, wenn typische Symptome erstmalig oder in ungewohnter Heftigkeit auftreten. Zu diesen Warnzeichen zählen z. B. Todesangst („Vernichtungsgefühl"), Luftnot, blaue Lippen, Übelkeit und Kaltschweiß. Verdächtig ist auch ein plötzliches Auftreten der Brustschmerzen nach einem Hustenstoß oder während einer körperlichen Anstrengung sowie eine Schmerzausstrahlung in die linke Schulter oder zwischen die Schulterblätter. Derartige Beschwerden sind stets ein Grund, sofort den Notarzt zu rufen oder sich in die nächste Klinik fahren zu lassen. Rasches Handeln ist angesagt, denn jede zeitliche Verzögerung verschlechtert die Heilungsschancen.

Beschwerdebild	Was steckt dahinter?	Was ist zu tun?
Wiederkehrende, brennende oder drückende Schmerzen hinter dem Brustbein ➤ Meist verstärkt nach dem Essen ➤ Oft Schluckbeschwerden ➤ Oft Sodbrennen, saures Aufstoßen	➤ Refluxkrankheit (→ S. 623), evtl. mit Speiseröhrenentzündung (→ S. 623) ➤ Nicht-refluxbedingte Speiseröhrenentzündung (→ S. 626) ➤ Speiseröhren-Beweglichkeitsstörung (→ S. 626) ➤ Zwerchfellbruch (Hiatushernie → S. 628) ➤ Somatoforme Störung (→ S. 1212)	In den nächsten Tagen zum Hausarzt **Selbsthilfe:** ➤ Häufige, kleine Mahlzeiten ➤ Nach einer Mahlzeit 2–3 Stunden nicht hinlegen ➤ Mit erhöhtem Oberkörper schlafen
Akute, brennende oder drückende Schmerzen hinter dem Brustbein, oft mit Ausstrahlung in den linken Arm ➤ Gefühl eines „engen Reifs" oder „schweren Steins" ➤ Evtl. Schmerzausstrahlung in den Rücken, Hals oder Bauch ➤ Atemnot, Angst, kalter Schweiß ➤ Oft nach körperlicher oder psychischer Belastung, Kältereiz	➤ Stabile Angina pectoris (→ S. 694) ➤ Instabile Angina pectoris (→ S. 698) ➤ Herzinfarkt (→ S. 699) ➤ Panikattacke (→ S. 1197) ➤ Dissoziative Störung (→ S. 1192)	Notarzt rufen bei erstmaligen stärkeren Beschwerden, mangelhafter Besserung trotz Nitrat Beim ersten Mal mit vorübergehenden Beschwerden am selben oder nächsten Tag zum Hausarzt **Erstmaßnahme:** ➤ Halbsitzende Position ➤ Enge Kleidung öffnen ➤ Bei bekannter Angina pectoris Nitrat (→ S. 697)
Plötzliche, reißende Schmerzen hinter dem Brustbein und zwischen den Schulterblättern ➤ Oft nach körperlicher oder psychischer Belastung ➤ Evtl. vorangehend pulssynchrones, klopfendes Gefühl im Bauch	Aortendissektion (Längsspaltung in der Wand der Hauptschlagader → S. 732)	Notarzt rufen
Plötzliche stechende Schmerzen hinter dem Brustbein ➤ Oft während fieberhaftem Infekt ➤ Schmerzverstärkung durch Atmen, Husten oder Änderung der Körperlage ➤ Keine Besserung der Beschwerden auf Nitratgabe (→ S. 697)	➤ Herzbeutelentzündung (Perikarditis → S. 714) ➤ Rippenfellentzündung (Pleuritis → S. 614) ➤ Interkostalneuralgie („eingeklemmter Nerv" → S. 915)	Bei zunehmender Atemnot Notarzt rufen oder sofort in die Klinik Sonst am selben Tag zum Hausarzt

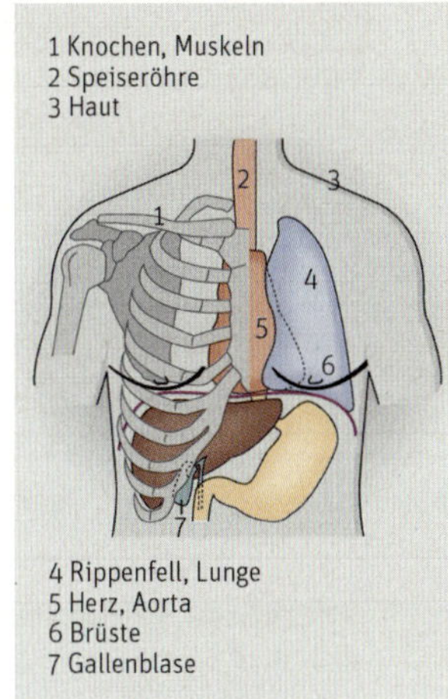

Alle hier abgebildeten Organe oder Strukturen können zu **Brustschmerzen** *führen.* [ASM 0118]

Herzklopfen, -rasen und -stolpern I: Einmalig oder selten auftretend

Beschwerdebild	Was steckt dahinter?	Was ist zu tun?
Herzklopfen bei Aufregung, Übermüdung, Schmerzen, Angst oder anderen **starken Emotionen**	Normale Stressantwort (→ S. 263)	**Selbsthilfe:** Entspannungsverfahren (→ S. 1257)
Herzklopfen und Kurzatmigkeit bei einer ungewohnten körperlichen Belastung ohne weitere Beschwerden	Normale Reaktion bei unzureichendem Trainingszustand	**Selbsthilfe:** Mehr Bewegung im Alltag (z. B. Treppe statt Lift), leichter Ausdauersport
Gelegentliches Herzstolpern ohne weitere Beschwerden	(Meist) nicht krankhafte supraventrikuläre und ventrikuläre Extrasystolen (→ S. 686)	In den nächsten Tagen zum Hausarzt, wenn sich das Herzstolpern häuft
Anfallartiges Herzklopfen oder Herzrasen, das plötzlich beginnt und meist abrupt endet ➤ Starke Angst ➤ Evtl. Atemnot, Brustschmerzen oder Engegefühl ➤ Evtl. Zittern, Schweißausbrüche ➤ Evtl. Schwindel, Übelkeit	➤ Paroxysmale supraventrikuläre Tachykardien (→ S. 707), z. B. WPW-Syndrom (→ S. 708) ➤ Intermittierendes paroxysmales Vorhofflimmern (→ S. 709) ➤ Ventrikuläre Tachykardie (→ S. 709), meist bei bekannter Herzerkrankung ➤ Panikattacke (→ S. 1197) ➤ Selten: Phäochromozytom (→ S. 754)	Notarzt rufen oder in die nächste Klinik bei erstmaligem Auftreten, Atemnot, Brustschmerzen oder Bewusstseinstrübung Sonst am selben Tag zum Hausarzt **Selbsthilfe bei WPW-Syndrom:** ➤ Bei geschlossenem Mund und zugehaltener Nase versuchen, auszuatmen (Valsalva-Manöver → S. 559) ➤ Kalten Sprudel trinken ➤ Abkühlen von Hals und Gesicht mit kaltem Wasser

Im Ruhezustand hat das **Herz** eine **Frequenz** von 40–70 Schlägen pro Minute. Taktgeber ist der Sinusknoten, eine Ansammlung spezialisierter Zellen in der Wand des rechten Herzvorhofs. Er produziert elektrische Impulse, die sich über das Reizleitungssystem auf das ganze Herz ausbreiten und die Herzmuskulatur veranlassen, sich zusammenzuziehen. Obwohl der Sinusknoten eigenständig funktioniert, unterliegt er dem Einfluss von Nerven und Hormonen. Sie ermöglichen die Anpassung der Herzfrequenz an verschiedene

Beschwerdebild	Was steckt dahinter?	Was ist zu tun?
Plötzliches Herzklopfen mit Schwindel, Schweißausbruch und Benommenheit ➤ Ohrensausen, Schwarzwerden vor den Augen ➤ Evtl. kurze Ohnmacht	Kreislaufkollaps (→ S. 191), z. B. bei ➤ Orthostatischer Dysregulation (→ S. 726), nach Aufstehen oder anderen Lagewechseln ➤ Einnahme von z. B. Bluthochdruckmitteln (→ S. 724), Diuretika (→ S. 724), Psychopharmaka (→ S. 1167), Parkinsonmitteln (→ S. 1141) ➤ Karotissinus-Syndrom (→ S. 711) ➤ Vasovagaler Synkope (→ S. 25) ➤ Verschiedenen Herzrhythmusstörungen (→ S. 706)	Sofort zum Arzt nach erstmaliger Bewusstlosigkeit **Sofortmaßnahme:** Betroffenen sofort flach hinlegen, Beine hoch lagern, halsbeengende Kleidung entfernen
Plötzliches Einsetzen eines vollständig unregelmäßigen Pulsschlages ➤ Evtl. Engegefühl in der Brust, Angst ➤ Evtl. Atemnot	Absolute Arrhythmie bei Vorhofflimmern (→ S. 709), z. B. bei ➤ Langjährigem Bluthochdruck (→ S. 722), Herzerkrankungen ➤ Chronischen Lungenerkrankungen ➤ Schilddrüsenüberfunktion (→ S. 751) ➤ Alkoholabhängigkeit (→ S. 1201)	Sofort Notarzt rufen, wenn Brustschmerzen oder Atemnot bestehen Sonst am selben Tag zum Arzt, wenn der Puls unregelmäßig bleibt
Herzklopfen, -rasen oder -stolpern mit Fieber oder nach einem fieberhaftem Infekt	➤ Begleiterscheinung von hohem Fieber (→ S. 268) ➤ Herzmuskelentzündung (→ S. 713) ➤ Endokarditis (Herzinnenhautentzündung → S. 714)	Am selben Tag zum Hausarzt
Plötzliches Herzklopfen oder -rasen bei Diabetikern ➤ Zittern, Unruhe, Schwitzen ➤ Unruhe, Verwirrtheit	Unterzuckerung bei Diabetes (→ S. 758)	Notarzt rufen bei Bewusstlosigkeit oder wenn durch Selbsthilfemaßnahmen keine rasche Besserung eintritt **Selbsthilfe:** ➤ Wenn möglich, Blutzucker messen ➤ Sofort Fruchtsaft oder Softdrink zu trinken geben oder einflößen
Plötzliches Herzklopfen, -rasen oder oder -stolpern bei bekanntem Bluthochdruck ➤ Oft starke Kopfschmerzen ➤ Oft Schwindel, Übelkeit, Schwitzen ➤ Evtl. Sehstörungen, Verwirrtheit	➤ Unzureichend behandelter Bluthochdruck (→ S. 722) ➤ Blutdruckentgleisung (hypertensive Krise → S. 722) ➤ Vorhofflattern, Vorhofflimmern (→ S. 708)	Notarzt rufen, wenn außer Herzklopfen oder -stolpern weitere Beschwerden auftreten Sonst am selben Tag zum Hausarzt, wenn die eigenen Medikamente nicht ausreichend wirken **Selbsthilfe:** ➤ Sofort Blutdruck messen ➤ Dann Notfallmedikamente zur Blutdrucksenkung einnehmen, falls zur Hand
Plötzliches Herzklopfen oder -rasen mit Brustschmerzen, Atemnot und Husten	➤ Lungenembolie (→ S. 617) ➤ Pneumothorax (→ S. 615) ➤ Lungenödem (→ S. 617)	Notarzt rufen
Schneller und schwacher Puls mit Ausbruch von kaltem Schweiß, ➤ Blassgraue Haut, feuchtkalte Hände ➤ Zittern, Unruhe, Angst ➤ Evtl. Verwirrtheit oder Benommenheit	Schock (→ S. 191), z. B. bei ➤ Herzinfarkt (→ S. 699) ➤ Großflächigen Verbrennungen (→ S. 203), starkem Blutverlust, Austrocknung bei schwerem Durchfall (→ S. 195) ➤ Schweren allergischen Reaktionen	Notarzt rufen **Erstmaßnahme:** ➤ Betroffenen flach hinlegen, Beine hoch lagern ➤ Bei vorangegangenen Brustschmerzen Oberkörper in halbsitzende Stellung bringen
Herzklopfen, -rasen oder -stolpern nach Konsum oder Entzug von Genussmitteln oder Drogen ➤ Oft Unruhe, Händezittern ➤ Evtl. Schwindel, Übelkeit	➤ Übermäßige Mengen an Kaffee, Tee, Alkohol, Cola, Zigaretten ➤ Entzug von Kaffee oder Nikotin (→ S. 1208) ➤ Rauschzustand oder Entzugssyndrom (→ S. 1203) bei Alkoholabhängigkeit (→ S. 1201) und Drogensucht (→ S. 1201)	In den nächsten Tagen zum Hausarzt, wenn es Ihnen nicht gelingt, auf Drogen zu verzichten

Bedingungen, z. B. an Tageszeit oder körperliche Aktivität. So steigt die Herzfrequenz während starker körperlicher Belastung bei manchen Menschen auf über 200 Schläge pro Minute. Eine vorübergehende Zunahme der Herzfrequenz, als **Herzklopfen oder -rasen** empfunden, ist Teil der normalen Stressantwort (→ S. 263), kommt jedoch auch als isolierte Herzrhythmusstörung und Symptom einer Panikattacke vor, außerdem als Begleiterscheinung von Kreislaufkollaps, Schock und verschiedenen Organerkrankungen.

Auch außerhalb des Sinusknotens können in Teilen des Reizleitungssystems und in normalen Herzzellen elektrische Impulse entstehen. Sie führen oft zu Extraschlägen, **Extrasystolen** genannt, die sich als Herzstolpern oder Aussetzer bemerkbar machen. Treten Extrasystolen nur gelegentlich und ohne weitere Beschwerden auf, sind sie meist harmlos. In Verbindung mit Symptomen wie Atemnot, Kopfschmerzen oder Fieber können sie jedoch auch auf schwere Erkrankungen hinweisen. Manchmal geht der normale Rhythmus vollständig verloren, sodass ein ungleichmäßiger Puls mit Pausen, schnellen und langsamen Schlagfolgen entsteht. Dieser **absoluten Arrhythmie** liegen meist Organerkrankungen zugrunde.

Beschwerdebild	Was steckt dahinter?	Was ist zu tun?
Herzklopfen, -rasen oder -stolpern **nach gelegentlicher Einnahme oder Absetzen von Medikamenten**	➤ Nebenwirkung, z. B. von Mitteln gegen niedrigen Blutdruck (→ S. 726), Asthma (→ S. 598), Erkältungssymptome (→ S. 593) ➤ Entzugserscheinung, z. B. von Betablockern (→ S. 724), Schlafmitteln (→ S. 1231), Beruhigungsmitteln (→ S. 1170)	In den nächsten Tagen zum Hausarzt, wenn sich die Beschwerden nach 2–3 Tagen nicht bessern

Herzklopfen, -rasen und -stolpern II: Häufig wiederkehrend oder anhaltend

Beschwerdebild	Was steckt dahinter?	Was ist zu tun?
Wiederkehrendes **Herzstolpern ohne weitere Beschwerden**	Meist nicht krankhafte supraventrikuläre und ventrikuläre Extrasystolen (→ S. 707)	In den nächsten Tagen zum Hausarzt oder Kardiologen, wenn sich das Herzstolpern häuft
Herzklopfen und Kurzatmigkeit bei ungewohnter körperlicher Belastung, ohne weitere Beschwerden	Normale Reaktion bei unzureichendem Trainingszustand	Mehr Bewegung im Alltag (z. B. Treppe statt Aufzug), leichter Ausdauersport
Wiederkehrendes Herzklopfen oder -stolpern bei Stress, Überforderung, seelischer Belastung ➤ Evtl. Druck auf der Brust oder Herzstechen ➤ Evtl Gefühl, nicht genug Luft zu bekommen	➤ Angsterkrankungen (→ S. 1194), Panikattacken (→ S. 1197) ➤ Somatoforme Störung (→ S. 1212) ➤ Larvierte Depression (→ S. 1181) ➤ Dissoziative Störung (→ S. 1192)	Bei Gelegenheit zum Hausarzt, wenn die Beschwerden länger als einige Wochen anhalten **Selbsthilfe:** Entspannungsverfahren (→ S. 1257), leichter Ausdauersport, Stressmanagement (→ S. 265)
Anfallartiges Herzklopfen oder -rasen mit Hitzegefühl und Schweißausbruch bei Frauen in den Wechseljahren	Wechseljahrsbeschwerden (→ S. 849)	In den nächsten Wochen zum Frauenarzt, wenn die Beschwerden vor dem 40. Lebensjahr auftreten oder eine starke Belastung darstellen **Selbsthilfe:** Präparate mit Traubensilberkerze (z. B. Sinel®), Salbeitee
Wiederkehrendes, plötzliches Herzklopfen mit Schwindel, Schweißausbruch und Benommenheit ➤ Ohrensausen, Schwarzwerden vor den Augen ➤ Evtl. kurze Ohnmacht	Kreislaufkollaps (→ S. 191), z. B. bei ➤ Orthostatischer Dysregulation (→ S. 726), nach Aufstehen oder anderen Lagewechseln ➤ Medikamenteneinnahme wie Bluthochdruckmittel (→ S. 724), Diuretika (→ S. 724), Psychopharmaka (→ S. 1167), Parkinsonmittel (→ S. 1141) ➤ Karotissinus-Syndrom[1] (→ S. 711) ➤ Vasovagaler Synkope[2] (→ S. 25)	Sofort zum Arzt nach erstmaliger Bewusstlosigkeit **Sofortmaßnahmen:** ➤ Betroffenen sofort flach hinlegen, Beine hoch lagern, halsbeengende Kleidung entfernen ➤ Bei anhaltender Bewusstlosigkeit stabile Seitenlage
Wiederkehrendes, anfallartiges Herzklopfen oder -rasen nach reichlichen Mahlzeiten ➤ Drückender Schmerz hinter dem Brustbein	➤ Diffuser Ösophagusspasmus (Speiseröhrenkrampf → S. 626) bei Speiseröhren-Beweglichkeitsstörung (→ S. 626) ➤ Zwerchfellbruch (Hiatushernie (→ S. 628) mit verlagerten Magenanteilen ➤ Roemheld-Syndrom[3] ➤ Angina pectoris (→ S. 693)	In den nächsten Tagen zum Hausarzt **Selbsthilfe:** ➤ Häufige, kleine Mahlzeiten ➤ Nach einer Mahlzeit 2–3 Stunden nicht hinlegen ➤ Mit erhöhtem Oberkörper schlafen ➤ Wenn vorhanden: bei Ösophagusspasmus Nitrospray
Plötzliches Herzklopfen, -rasen, oder -stolpern mit Engegefühl in der Brust ➤ Atemnot, Angst, Vernichtungsgefühl ➤ Evtl. Schwindel, Übelkeit	➤ Stabile Angina pectoris (→ S. 694) ➤ Instabile Angina pectoris (→ S. 698) ➤ Herzinfarkt (→ S. 699) ➤ Panikattacke (→ S. 1197) ➤ Dissoziative Störung (→ S. 1192)	Notarzt rufen, wenn stärkere Beschwerden erstmals auftreten, Nitratpräparate nicht helfen oder nicht zur Hand sind Am selben oder nächsten Tag zum Hausarzt bei erstmaligen, vorübergehenden Beschwerden **Selbsthilfe:** ➤ Halbsitzende Position, Frischluft ➤ Nitrat (z. B. Nitrolingual® → S. 697)

Wiederkehrendes Herzklopfen und -rasen weist oft auf eine organische oder psychische Erkrankung hin, wenn es nicht in Zusammenhang mit einer entsprechenden, körperlichen Belastung auftritt. Findet sich auch in Ruhe eine deutliche Erhöhung der Herzfrequenz, liegt in der Regel eine Herz- oder Lungenerkrankung zugrunde.

1 Karotissinus-Syndrom bei Drehbewegung des Kopfs, Rasieren, engen Krägen, Halsmassage.

2 Vasovagale Synkope bei Angst, Schmerz, emotionalem Stress oder langem Stehen

3 Roemheld-Syndrom: Beschwerden, die in Zusammenhang mit üppigen blähenden Mahlzeiten auftreten und an die Symptome einer Angina pectoris (→ S. 693) erinnern. Besonders bei übergewichtigen Personen drücken Gase, die während der Verdauungsvorgänge in Magen und Darm entstehen, das Zwerchfell nach oben und engen dadurch Herz und Lunge ein. Beschwerden wie Herzklopfen, Extrasystolen, Beklemmungsgefühle, Atemnot und Schwindel sind die Folge. Durch Verzicht auf blähende Speisen sowie kleine und häufigere Mahlzeiten,

Beschwerdebild	Was steckt dahinter?	Was ist zu tun?
Wiederkehrendes Herzklopfen und Kurzatmigkeit bei körperlicher Belastung ➤ Auffallende Blässe, zuerst sichtbar an den Schleimhäuten ➤ Müdigkeit, Schwindelanfälle	Blutarmut (Anämie → S. 1034)	In den nächsten Tagen zum Hausarzt
Wiederkehrendes oder anhaltendes Herzklopfen, -rasen oder -stolpern mit Schwitzen und Unruhe ➤ Gewichtsverlust trotz gesteigertem Appetit, Durchfall ➤ Evtl. Hervortreten der Augen	Schilddrüsenüberfunktion (Hyperthyreose → S. 750)	In den nächsten Tagen zum Hausarzt
Wiederkehrendes Herzklopfen oder -stolpern und evtl. Kurzatmigkeit ➤ V.a. bei Belastung ➤ Evtl. Kopfschmerzen beim Aufwachen ➤ Evtl. Schwindelanfälle, Ohrensausen	Unzureichend behandelter Bluthochdruck (→ S. 722)	In den nächsten Tagen zum Hausarzt **Selbsthilfe:** ➤ Übergewicht reduzieren, Alkohol möglichst meiden ➤ Entspannungsverfahren (→ S. 1257), Stressmanagement (→ S. 265) ➤ Regelmäßige körperliche Aktivität
Wiederkehrendes oder anhaltendes Herzklopfen, -rasen oder -stolpern und Atemnot bei (meist) bekannten Herz- oder Lungenerkrankungen	➤ Kompensatorisch erhöhte Herzfrequenz ➤ Ventrikuläre Extrasystolen (Extraschläge → S. 707) ➤ Ventrikuläre Tachykardie (→ S. 709)	Notarzt rufen wenn die Beschwerden plötzlich auftreten oder sich rasch verschlimmern
Wechsel zwischen schnellem und zu langsamem, unregelmäßigen Herzschlag ➤ Leistungsminderung, Kurzatmigkeit ➤ Evtl. Schwindel- und Ohnmachtsanfälle	Sick-sinus-Syndrom (→ S. 710), z. B. bei koronarer Herzkrankheit (→ S. 693), Herzmuskelentzündung (Myokarditis → S. 713)	In den nächsten Tagen zum Hausarzt
Wiederkehrendes Herzklopfen-, -rasen oder -stolpern bei langfristiger Medikamenteneinnahme	Nebenwirkung, z. B. von ➤ Digitalis (→ S. 703) ➤ Manchen Mitteln gegen hohen Blutdruck (→ S. 724), koronare Herzkrankheit (→ S. 697), Herzrhythmusstörungen (→ S. 706) ➤ Manchen Asthmamitteln (→ Übersicht S. 602) ➤ Manchen Antidepressiva (→ S. 1169)	In den nächsten Tagen zum behandelnden Arzt

ausreichend Bewegung und Normalisierung des Körpergewichts lassen sich die Beschwerden lindern. Manche Patienten profitieren auch von „entschäumenden" Wirkstoffen wie Simethicon (z. B. Espumisan®).

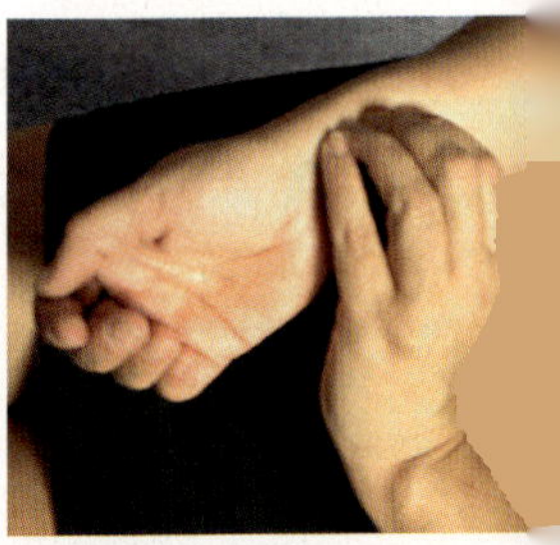

Pulsfühlen *ist ebenso einfach wie aussagekräftig: Ist der Puls langsam oder schnell? Ist er regelmäßig? Lassen sich Aussetzer bemerken? Jeder Patient kann das an sich selbst untersuchen. So kommt man einem Herzproblem schneller auf die Spur.* [ASL 0119]

Beschwerden im Bauchraum

Bauchschmerzen I: Im gesamten Bauch oder an wechselnden Stellen

Beschwerdebild	Was steckt dahinter?	Was ist zu tun?
Plötzlich einsetzende, dauerhafte oder kolikartige (wellenförmige) Bauchschmerzen ➤ Durchfall, evtl. blutig ➤ Erbrechen, ➤ Evtl. Fieber ➤ Evtl. ähnliche Erkrankungen in der Familie oder Umgebung	➤ Infektiöse Durchfallerkrankung (→ S. 642) ➤ Lebensmittelvergiftung (→ S. 642), z. B. durch Tiefkühlkost, Geflügel, Milchprodukte, eihaltige Produkte	Am selben Tag zum Hausarzt bei starken Schmerzen, blutigem oder eitrigem Durchfall, hohem Fieber, Schwäche, Schwindel Am nächsten Tag, wenn sich die Beschwerden nach 3 Tagen nicht bessern **Selbsthilfe:** Viel trinken (3–4 l pro Tag), z. B. Kräutertee (Kamille, Pfefferminz, Heidelbeer), Gemüsebrühe, für Kinder Elektrolytlösung aus der Apotheke (z. B. Elotrans®)
Wiederkehrende diffuse Bauchschmerzen mit Völlgefühl und Gefühl der unvollständigen Darmentleerung ➤ Rumorende Darmgeräusche ➤ Evtl. Durchfall und/oder Verstopfung (auch im Wechsel) ➤ Oft Blähungen, Übelkeit, Appetitlosigkeit, Aufstoßen	Reizdarm (→ S. 648), evtl. als ➤ Psychosomatische Störung (→ S. 1213) ➤ Larvierte Depression (→ S. 1181)	In den nächsten Tagen zum Hausarzt **Selbsthilfe:** ➤ Warme Bauchwickel (→ S. 279), Wärmflasche, warmes Bad ➤ Häufige kleine, ballaststoffreiche Mahlzeiten ➤ Entspannungsverfahren (→ S. 1257) ➤ Stressmanagement (→ S. 265)
Krampfartige Bauchschmerzen nach Einnahme bestimmter Nahrungsmittel ➤ Oft Erbrechen, Durchfall und/oder Blähungen ➤ Evtl. Juckreiz oder pelziges Gefühl im Mund ➤ Evtl. Heuschnupfen, Asthma oder Ausschlag	➤ Nahrungsmittelunverträglichkeit (→ S. 652), z. B. Milchzuckerunverträglichkeit bei Laktasemangel (→ S. 653) ➤ Nahrungsmittelallergie (→ S. 652) ➤ Pseudoallergie (→ S. 1046) z. B. gegen Erdbeeren, Tomaten, Käse, Schokolade	Bei starken Beschwerden am selben Tag, sonst in den nächsten Wochen zum Hausarzt **Selbsthilfe:** Meiden von unverträglichen Nahrungsmitteln, bei Allergieneigung auch von Rohkost und Fertigprodukten
Wechselnde, in Schüben auftretende Bauchschmerzen mit schleimigen oder blutigen Durchfällen ➤ Übelkeit, Appetitlosigkeit, Gewichtsverlust ➤ Häufig Fieber	Chronisch-entzündliche Darmerkrankungen: ➤ Morbus Crohn (→ S. 650) ➤ Colitis ulcerosa (→ S. 650)	Am selben Tag zum Hausarzt bei starken Schmerzen, Fieber, blutigen Durchfällen Am nächsten Tag, wenn sich die Beschwerden nach 3 Tagen nicht bessern
Wechselnde, krampfartige Bauchschmerzen mit starkem Gewichtsverlust ➤ Zunehmend Verstopfung, evtl. im Wechsel mit Durchfall ➤ Evtl. häufige Winde mit unmerklichem Stuhlabgang ➤ Evtl. Blut im Stuhl	➤ Darmkrebs (→ S. 656) ➤ Abführmittelmissbrauch z. B. bei Magersucht (→ S. 1209) oder Bulimie (→ S. 1211)	In den nächsten beiden Tagen zum Hausarzt
Wiederholte Bauchschmerzen mit Völlegefühl und Blähungen nach Einnahme von Mahlzeiten	➤ Durchblutungsstörung der Darmgefäße (Angina abdominalis → S. 681) ➤ Chronische Bauchspeicheldrüsenentzündung (→ S. 679) ➤ Bakterielle Fehlbesiedlung des Dünndarms (→ S. 98) ➤ Somatoforme Störung (→ S. 1212)	In den nächsten Tagen zum Hausarzt
Rasch zunehmende, stärkste Schmerzen im Mittel- und Unterbauch, oft mit blutigem Durchfall ➤ Schmerzfreie Phase von 6–24 Stunden ➤ Dann erneut stärkste Schmerzen	Darmarterienverschluss (Mesenterialinfarkt → S. 681)	Notarzt rufen oder in die nächste Klinik

Die Ursachen akuter **Bauchschmerzen** reichen von banaler Völlerei bis zum lebensbedrohlichen Magendurchbruch. Wenn heftige Bauchschmerzen plötzlich einsetzen und rasch zunehmen, handelt es sich um ein **akutes Abdomen** *(akuter Bauch)*. Hinter dieser unscharfen Bezeichnung stecken oft Notfälle wie Blinddarmentzündung, Darmverschluss, Darminfarkt oder eine Bauchspeicheldrüsenentzündung, aber auch Frauenkrankheiten wie Eileiterschwangerschaft oder -entzündung. Ebenso kommen Erkrankungen außerhalb des Bauchs infrage wie ein Herzinfarkt oder eine starke Überzuckerung bei Diabetikern.

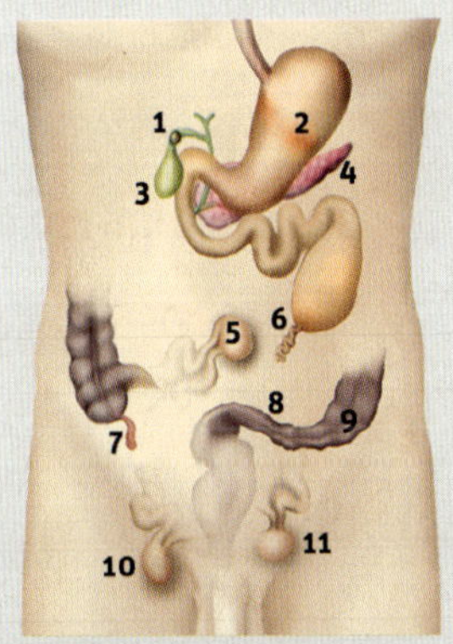

1 Gallenkolik
2 Magendurchbruch
3 akute Gallenblasenentzündung
4 akute Bauchspeicheldrüsenentzündung
5 eingeklemmter Nabelbruch
6 Bridenileus (Verwachsungen)
7 akute Blinddarmentzündung
8 Dickdarmkrebs
9 Divertikulitis
10 eingeklemmter Schenkelbruch
11 eingeklemmter Leistenbruch

Grunderkrankungen, die zum ***akuten Abdomen*** *führen können.* [GTV 0120]

Beschwerdebild	Was steckt dahinter?	Was ist zu tun?
Plötzlich einsetzende, schneidende, kolikartige Schmerzen ➤ Trommelbauch, kein Windabgang oder Stuhlgang ➤ Oft galliges oder kotiges Erbrechen	Darmverschluss (→ S. 660) mit mechanischem Ileus, z. B. bei ➤ Darmkrebs (→ S. 656) ➤ Divertikulitis (→ S. 654) ➤ Morbus Crohn (→ S. 650) ➤ Verwachsungen (Bridenileus → S. 661) ➤ Eingeklemmtem Bruch (→ S. 682)	Notarzt rufen
Rasch zunehmende, krampfartige Schmerzen im gesamten, stark geblähten Bauch ➤ Kein Windabgang oder Stuhlgang ➤ Übelkeit, Erbrechen	Paralytischer Ileus (Darmlähmung → S. 660) z. B. bei ➤ Bauchfellentzündung (→ S. 681) ➤ Akuter Bauchspeicheldrüsenentzündung (→ S. 678) ➤ Blinddarmentzündung (→ S. 659) ➤ Gallenkolik (→ S. 668) ➤ Nierenkolik (→ S. 787)	Notarzt rufen
Rasch zunehmende, heftigste Schmerzen im gesamten Bauch **mit brettharten Bauchdecken** ➤ Oft plötzlicher Schmerzbeginn an einer begrenzten Stelle ➤ Kaltschweißigkeit, Herzrasen, Angst ➤ Evtl. Fieber	Generalisierte Bauchfellentzündung (Peritonitis → S. 681), z. B. bei ➤ Magendurchbruch (→ S. 635) ➤ Blinddarmentzündung (→ S. 659) ➤ Akuter Bauchspeicheldrüsenentzündung (→ S. 678) ➤ Mechanischem Ileus (→ S. 660)	Notarzt rufen
Rasch zunehmende, **krampfartige Oberbauchschmerzen bei Diabetikern** ➤ Übelkeit, Erbrechen, Durst ➤ Fruchtiger Mundgeruch	Stoffwechselentgleisung (diabetische Ketoazidose → S. 758) bei Diabetes (→ S. 758)	Notarzt rufen oder in die nächste Klinik **Erstmaßnahme:** Falls möglich, sofort Blutzucker und Ketonkörper im Urin messen (Urin-Teststreifen)
Bauchschmerzen nach der Einnahme vom Medikamenten	Häufige Nebenwirkung, z. B. von ➤ Abführmitteln (→ S. 647) ➤ Antibiotika (→ S. 1051) ➤ Schmerz- und Rheumamitteln (NSAR → S. 996) ➤ Blutzuckersenkern (→ S. 761) ➤ Cholesterinsenkern (→ S. 768)	In den nächsten Tagen zum behandelnden Arzt, wenn das Mittel ärztlich verordnet wurde und Sie unter den Bauchschmerzen leiden **Selbsthilfe:** Rezeptfreie Medikamente absetzen

Der **Schmerzverlauf** gibt oft einen Hinweis auf die Ursache der Bauchschmerzen. Kolikartige Schmerzen mit beschwerdefreien Intervallen sind typisch für Darmverschluss, Nieren- und Gallensteine; ein blitzartiger Beginn („wie ein Messerstich") für einen Magen- oder Darmdurchbruch. Nehmen die Beschwerden kontinuierlich zu, steckt meist eine Entzündung dahinter. Oft lassen der Ort der stärksten Schmerzempfindung und die **Schmerzausstrahlung in andere Körperregionen** Rückschlüsse auf die Ursache zu. So führen Herz- und Milzerkrankungen zu Beschwerden im linken Oberbauch und der linken Schulter; Störungen der Gallenblase und Eileiterschwangerschaft zu Schmerzen in der rechten Schulter. Schmerzen im Rücken sind typisch für Erkrankungen der Bauchspeicheldrüse und Bauchschlagader.

Bauchschmerzen II: Im Ober- und Mittelbauch oder in der Flanke

Beschwerdebild	Was steckt dahinter?	Was ist zu tun?
Wiederkehrende Schmerzen in der Nabelgegend bei Kindern ➤ Evtl. Blässe, Kopfschmerzen, Schwitzen	Nabelkolik (→ S. 423)	Am selben Tag zum Kinder- oder Hausarzt, wenn Schmerzen länger als 1 Stunde In den nächsten Tagen, wenn die Schmerzen häufig wiederkehren **Selbsthilfe:** Feuchtwarme Bauchwickel, Bauchmassage
Schmerzen im mittleren Oberbauch und Völlegefühl **nach ungewöhnlich üppigen oder rasch eingenommenen Mahlzeiten** ➤ Evtl. Übelkeit, Erbrechen	Überbelastung des Magens	Nahrungspause und Kamillentee
Schmerzen und/oder Druckgefühl im mittleren Oberbauch besondes bei oder kurz nach dem Essen ➤ Völlegefühl, Appetitlosigkeit ➤ Evtl. Übelkeit, Erbrechen, Aufstoßen ➤ Evtl. Bluterbrechen und/oder schwarzer Stuhl	➤ Akute Magenschleimhautentzündung (akute Gastritis → S. 634) ➤ Magengeschwür (→ S. 635) ➤ Zwerchfellbruch (Hiatushernie → S. 628) mit verlagerten Magenanteilen ➤ Durchblutungsstörung der Darmgefäße (Angina abdominalis → S. 681) ➤ Somatoforme (→ S. 1212) oder psychosomatische Störung (→ S. 1213)	Sofort zum Hausarzt bei Teerstühlen, und wenn die Schmerzen in die linke Schulter oder den Rücken ziehen In den nächsten Tagen zum Hausarzt, wenn eine Besserung ausbleibt **Selbsthilfe:** ➤ Warme Bauchwickel (→ S. 279) ➤ Verzicht auf Kaffee, Alkohol und Zigaretten ➤ Tee, z. B. mit Kamille, Schafgarbe, Pfefferminze, Süßholzwurzel ➤ Entspannungsverfahren (→ S. 1257), Stressmanagement (→ S. 265)

Ob **Oberbauchschmerzen** ihren Ursprung im Oberbauch oder nicht eher in der Brust haben, ist oft schwer zuzuordnen. Denn einige Brustorgane und -gewebe wie Herz, Lunge und Rippenfell liegen in unmittelbarer Nachbarschaft zum Bauchraum, von diesem nur durch das Zwerchfell getrennt. Andere Strukturen wie Speiseröhre und Hauptschlagader verlaufen sogar in Brust- *und* Bauchhöhle. Lesen Sie im Zweifelsfall deshalb auch die Tabelle über Brustschmerzen (→ S. 82).

Beschwerdebild	Was steckt dahinter?	Was ist zu tun?
Schmerzen und/oder Druckgefühl im mittleren Oberbauch ohne zeitlichen Zusammenhang mit Essen ➤ Völlegefühl, Appetitlosigkeit ➤ Evtl. Übelkeit, Erbrechen, Aufstoßen ➤ Evtl. Bluterbrechen und/oder schwarzer Stuhl	➤ Reizmagen (funktionelle Dyspepsie → S. 632) ➤ Zwölffingerdarmgeschwür (Ulcus duodeni → S. 635) ➤ Magenpolypen (→ S. 637) ➤ Somatoforme Störung (→ S. 1212) ➤ Psychosomatische Störung (→ S. 1213)	Wie auf S. 88 in der letzten Zeile
Wechselnde, meist nur leichte **Schmerzen im mittleren Oberbauch mit starker Gewichtsabnahme** ➤ Völlegefühl, Appetitlosigkeit, leichte Erschöpfbarkeit ➤ Empfindlicher Magen, Abneigung gegen Fleisch	➤ Magenkrebs (Magenkarzinom → S. 637) ➤ Magersucht (→ S. 1209)	In den nächsten beiden Tagen zum Hausarzt
Plötzlich einsetzende, bohrende Schmerzen im mittleren Oberbauch ➤ Ausstrahlung in Rücken oder linke Schulter ➤ Zunehmend harter Bauch	Magendurchbruch (→ S. 635) als Komplikation einer Ulkuskrankheit (→ S. 635)	Notarzt rufen oder in die nächste Klinik fahren
Zunehmendes **Druckgefühl im rechten Oberbauch mit Übelkeit und Abgeschlagenheit** ➤ Zu Beginn oft grippeähnlich ➤ Appetitlosigkeit, Abneigung gegen Fett ➤ Dunkler Urin, entfärbter Stuhl ➤ Evtl. Gelbsucht, Juckreiz	Akute Virus-Hepatitis (→ S. 671)	Am selben Tag zum Hausarzt bei grippeähnlichen Beschwerden in Verbindung mit Gelbfärbung der Haut, dunklem Urin oder entfärbtem Stuhl **Selbsthilfe:** ➤ Schonen ➤ Vollständiger Verzicht auf Alkohol, Absetzen der „Pille“
Wechselndes, dumpfes Druckgefühl im rechten Oberbauch	➤ Gallensteine (Cholelithiasis → S. 668) ➤ Fettleber (→ S. 674), z. B. bei Alkoholabhängigkeit (→ S. 1201), Diabetes (→ S. 758) ➤ Sehr selten: Hunde- oder Fuchsbandwurm (→ S. 645)	In den nächsten Wochen zum Hausarzt **Selbsthilfe bei Gallensteinen:** ➤ Gewicht normalisieren ➤ Cholesterinarme Ernährung, evtl. Verzicht auf Hülsenfrüchte, Kaffee
Anhaltendes dumpfes Druckgefühl im rechten Oberbauch mit Gewichtsverlust und Abgeschlagenheit	Lebertumoren (→ S. 662)	In den nächsten Tagen zum Hausarzt
Anhaltende, starke Schmerzen im rechten Oberbauch ➤ Ausstrahlung in die rechte Schulter ➤ Fieber, Schüttelfrost	➤ Akute Gallenblasenentzündung (→ S. 670) ➤ Akute Entzündung der Gallengänge (→ S. 670)	Sofort zum Hausarzt oder in die Klinik
Wellenförmig auftretende, stärkste Schmerzen im rechten Ober- und Mittelbauch ➤ Oft ausstrahlend in die rechte Schulter ➤ Oft Erbrechen, Schweißausbrüche ➤ Evtl. Gelbsucht	Gallenkolik (→ S. 668)	In den nächsten Stunden zum Hausarzt oder in die Klinik
Wechselndes, dumpfes **Druckgefühl im linken Oberbauch**, evtl. leichte Schmerzen	Splenomegalie (Milzschwellung → S. 682), z. B. bei Pfeifferschem Drüsenfieber (→ S. 581), Leberzirrhose (→ S. 675)	In den nächsten Wochen zum Hausarzt
Plötzlich einsetzende **Schmerzen im linken Oberbauch,** meist Stunden bis Tage **nach einem Schlag in den Bauch** ➤ Ausstrahlung in die linke Schulter	Milzriss (→ S. 1057)	Notarzt rufen
Plötzlich einsetzende, **heftigste Schmerzen im linken Oberbauch** ➤ Ausstrahlung in die linke Schulter ➤ Übelkeit, Schwindel ➤ Atemnot, Angst, Vernichtungsgefühl	➤ Instabile Angina pectoris (→ S. 698) ➤ Herzinfarkt (→ S. 699) ➤ Panikattacke (→ S. 1197) ➤ Dissoziative Störung (→ S. 1192)	Notarzt rufen, wenn stärkere Beschwerden erstmals auftreten, Nitratpräparate nicht helfen oder nicht zur Hand sind Am selben Tag zum Hausarzt bei erstmaligen, vorübergehenden Beschwerden **Selbsthilfe:** ➤ Halbsitzende Position, Frischluft ➤ Nitrat (z. B. Nitrolingual® → S. 697)

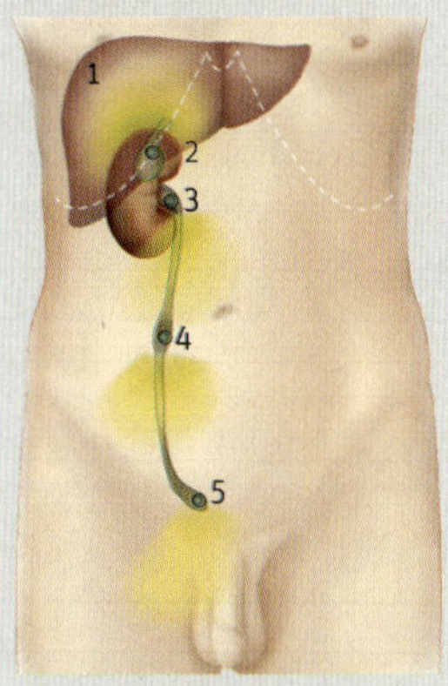

1 Leber
2 Gallenblasenstein
3 Nierenbeckenstein
4 Harnleiterstein
5 Harnleiterstein am Blaseneingang

Wenn sich die glatte Muskulatur von Hohlorganen wie z. B. der Gallenblase – aber auch von Harnleiter oder Harnröhre – rhythmisch verkrampft, entstehen **kolikartige Schmerzen.** *Der wellenförmige Schmerz ist vergleichbar mit dem Wehenschmerz. Zugrunde liegen am häufigsten „Steinleiden“. Sitzt der Schmerz im rechten Oberbauch, ist am ehesten ein Gallenstein die Ursache. Sitzt er eher im Bereich des mittleren Rückens oder einseitig im Unterbauch, sind Nieren- oder Harnleitersteine denkbar. Tiefsitzende Harnleitersteine strahlen oft in die Leistenregion aus.* [GTV 0122]

Abhängig von der Ursache lassen sich Bauchschmerzen zwei unterschiedlichen **Schmerztypen** zuordnen:

Somatischer Schmerz (→ S. 1218) wird als „hell“, schneidend oder brennend empfunden und lässt sich genau lokalisieren. Er entsteht, wenn die schmerzleitenden Nervenfasern ihren Ursprung in der Bauchwand, dem äußeren Teil des Bauchfells oder dem Bereich hinter den Eingeweiden (Retroperitoneum) haben. Da jede Bewegung den

Beschwerdebild	Was steckt dahinter?	Was ist zu tun?
Wechselnde **Schmerzen im Oberbauch mit Gewichtsverlust und Abgeschlagenheit** ➤ Evtl. Gelbsucht	Bauchspeicheldrüsenkrebs (Pankreaskarzinom → S. 680)	In den nächsten Tagen zum Hausarzt
Wechselnde **Schmerzen im Oberbauch** ➤ Meist mit Ausstrahlung in den Rücken ➤ Oft Verschlimmerung durch fettreiches Essen, Alkohol ➤ Evtl. massiger, fettglänzender Stuhl	➤ Chronische Bauchspeicheldrüsenentzündung (chronische Pankreatitis → S. 679), bei Stuhlveränderung mit Pankreasinsuffizienz (→ S. 679) ➤ Somatoforme Störung (→ S. 1212)	In den nächsten Tagen zum Hausarzt Selbsthilfe: : ➤ Häufige, kleine, fettarme Mahlzeiten ➤ Verzicht auf Alkohol
Plötzliche, **heftige Oberbauchschmerzen, meist gürtelförmig** ➤ Übelkeit, Erbrechen ➤ Evtl. Fieber ➤ Evtl. Gelbsucht ➤ Evtl. Schockzeichen: blassgraue, schweißige Haut, Unruhe, Angst	Akute Bauchspeicheldrüsenentzündung (akute Pankreatitis → S. 678)	Notarzt rufen
Plötzliche, stärkste Schmerzen im mittleren Ober- oder Mittelbauch ➤ Ausstrahlung in Rücken und Beine	Akute Aortendissektion (→ S. 732)	Notarzt rufen
Rasch zunehmende, meist **einseitige Oberbauch- und Flankenschmerzen mit Fieber** und Schüttelfrost ➤ Übelkeit, Erbrechen ➤ Schmerzhaftes, häufiges Wasserlassen	Akute Nierenbeckenentzündung (akute Pyelonephritis → S. 779)	Am selben Tag zum Hausarzt **Selbsthilfe:** Wenn möglich 3–4 Liter täglich trinken, z. B. Blasentee
Rasch zunehmende, oft einseitige **Flankenschmerzen mit deutlicher Verminderung der Urinmenge**	Harnstau, z. B. bei ➤ Nierensteinen (→ S. 787) ➤ Gutartiger Prostatavergrößerung (→ S. 807)	Notarzt rufen oder in die nächste Klinik
Wellenförmig auftretende, stärkste Schmerzen in einer Flanke ➤ Oft Ausstrahlung in den seitlichen Unterbauch, Schamlippen bzw. Hoden und/oder Rücken ➤ Übelkeit und Erbrechen ➤ Evtl. blutiger Urin	Nierenkolik (→ S. 787)	Notarzt rufen oder in die nächste Klinik
Verschiedene, oft heftige **Schmerzen in Rücken, Flanke, Ober- oder Mittelbauch** ➤ Meist Verschlimmerung durch Bewegung	Erkrankungen der Wirbelsäule, z. B. ➤ Bandscheibenschäden (→ S. 920) ➤ Facettensyndrom (→ S. 920) ➤ Spondylolisthese (Wirbelgleiten → S. 926) ➤ Wirbelbruch (→ S. 928) ➤ Knochentumoren (→ S. 989) oder -metastasen (→ S. 990) in der Wirbelsäule	In den nächsten Tagen zum Hausarzt oder Orthopäden

Bauchschmerzen III: Im Unterbauch

Schmerzen beim Geschlechtsverkehr → Tab. S. 118
Zyklusabhängige Schmerzen bei Frauen → Tab. S. 124

Beschwerdebild	Was steckt dahinter?	Was ist zu tun?
Ständige oder **wiederkehrende Schmerzen oder Spannungsgefühl im Unterbauch** ➤ Durchfall, Verstopfung (→ S. 646) oder Wechsel zwischen beiden ➤ Evtl. Schleim und/oder Blut im Stuhl ➤ Evtl. Gewichtsverlust	➤ Reizdarm (→ S. 648) ➤ Chronisch-entzündliche Darmerkrankungen (→ S. 650) wie Morbus Crohn und Colitis ulcerosa ➤ Darmkrebs (→ S. 656) ➤ Somatoforme Störung (→ S. 1212) ➤ Psychosomatische Störung (→ S. 1213)	In den nächsten Tagen zum Hausarzt **Selbsthilfe bei Reizdarm:** ➤ Warme Bauchwickel (→ S. 279), Wärmflasche, warmes Bad ➤ Häufige kleine, ballaststoffreiche Mahlzeiten ➤ Entspannungsverfahren (→ S. 1257), ➤ Stressmanagement (→ S. 265)

Schmerz verstärkt, nimmt der Betroffene eine Schonhaltung ein: Er legt sich hin und zieht die Beine leicht an. Typische Ursachen für einen somatischen Schmerz sind Nierenkoliken, akute Gallenblasen- und Blinddarmentzündungen.

Viszeraler Schmerz (Eingeweideschmerz → S. 1218) entstammt hingegen dem inneren Teil des Bauchfells, der den Organen anliegt. Er fühlt sich dumpf, bohrend, evtl. auch krampfartig an und strahlt oft in den ganzen Bauch aus. Typischerweise nimmt er in Ruhe zu, lässt sich aber durch Bewegung und Bauchmassagen lindern. Zu viszeralen Schmerzen führen z. B. infektiöse Durchfallerkrankungen, ein Reizdarm oder chronische Entzündungen von Gallenblase und Bauchspeicheldrüse.

1 Herz
2 Rippenfell
3 Magen
4 Leber, Gallenblase, Niere

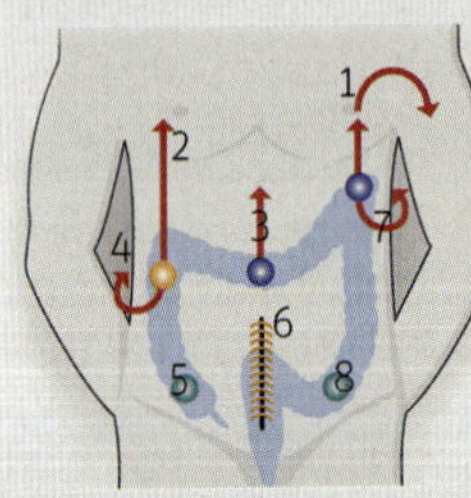

5 Blinddarm
6 Darmverwachsungen
7 Bauchspeicheldrüse, Niere
8 weibliches Genital

*Die Schmerzausbreitung bei Bauchschmerzen vom viszeralen Typ (Eingeweideschmerzen) richtig zuzuordnen ist schwierig, denn oft beschränken sie sich nicht nur auf eine benennbare Region. So können **Reizdarmschmerzen** in verschiedene Organe ausstrahlen, wie in der Abbildung dargestellt.* [ASM 0121]

Beschwerdebild	Was steckt dahinter?	Was ist zu tun?
Krampfartige Schmerzen oberhalb des Schambeins, meist mit Brennen beim Wasserlassen ➤ Häufiges Wasserlassen ➤ Evtl. erhöhte Temperatur ➤ Bei Männern evtl. gelblicher Ausfluss	➤ Akute Blasenentzündung (Zystitis → S. 792) ➤ Interstitielle Zystitis (→ S. 795) ➤ Reizblase (→ S. 796) ➤ Harnröhrenentzündung (Urethritis → S. 792) ➤ Somatoforme Störung (→ S. 1212), psychosomatische Störung (→ S. 1213)	Am selben Tag zum Hausarzt bei Fieber oder Flankenschmerzen, sonst am nächsten Tag **Selbsthilfe bei akuter Blasenentzündung:** ➤ Täglich 3–4 Liter trinken ➤ Wärmflasche, Heublumenauflage, Kirschkernsäckchen auf den Unterbauch oder als Sitzunterlage ➤ Voll- oder Sitzbad mit Kamille
Wiederholte oder dauerhafte, oft **krampfartige Schmerzen im mittleren Unterbauch und Rücken** ➤ Meist verstärkte (> 5 Binden oder Tampons pro Tag) und/oder schmerzhafte Monatsblutung ➤ Evtl. Zwischenblutung	➤ Myome (→ S. 860) ➤ Gebärmutterpolypen (→ S. 861)	In den nächsten Wochen zum Frauenarzt **Selbsthilfe:** Präparate mit Mönchspfeffer (z. B. Agnolyt®), Schafgarbetee
Rasch zunehmender Schmerz im mittleren Unterbauch ➤ Kein Wasserlassen möglich	Harnstau, z. B. bei ➤ Prostatavergrößerung (→ S. 807) ➤ Harnblasenkrebs (→ S. 799)	Notarzt rufen oder in die nächste Klinik
Plötzlich einsetzende, **starke Schmerzen und tastbare Schwellung neben der Mittellinie des Unterbauchs** ➤ Bei blutverdünnenden Medikamenten	Einblutung in die Bauchmuskeln	Am selben Tag zum Hausarzt
Rasch zunehmende **Schmerzen, die vom Nabel zum rechten Unterbauch wandern** ➤ Übelkeit, Erbrechen ➤ Meist leichtes Fieber	➤ Blinddarmentzündung (Appendizitis → S. 659) ➤ Entzündetes Meckel-Divertikel [1]	Sofort in die nächste Klinik bei starken Schmerzen oder bretthartem Bauch Am selben Tag zum Hausarzt bei Dauerschmerzen im rechten Unterbauch
Rasch zunehmende Schmerzen im linken, selten rechten Unterbauch ➤ Evtl. Wechsel zwischen Verstopfung und Durchfall ➤ Evtl. Fieber	Divertikulitis („Linksappendititis" → S. 654)	Sofort in die nächste Klinik bei starken Schmerzen oder bretthartem Bauch Sonst am selben Tag zum Hausarzt
Wechselnde, **ein- oder beidseitige, dumpfe Schmerzen in Unterbauch und Rücken** ➤ Verstärkung bei Geschlechtsverkehr, körperlicher Tätigkeit, Hinsetzen	➤ Chronische Adnexitis (Eileiter- und Eierstockentzündung → S. 855) ➤ Somatoforme Störung (→ S. 1212)	In den nächsten Tagen zum Frauenarzt
Einmalige oder wiederkehrende, **ziehende, einseitige Unterbauchschmerzen** während der fruchtbaren Jahre	➤ Mittelschmerz beim Eisprung (→ S. 124) ➤ Funktionelle Eierstockzysten (→ S. 857) ➤ Somatoforme Störung (→ S. 1213)	In den nächsten Tagen zum Frauen- oder Hausarzt, wenn die Beschwerden anhalten **Selbsthilfe:** Wärmeanwendungen, z. B. Wärmflasche, Kirschkern- oder Dinkelsäckchen, Heilerde (→ S. 857)
Wechselnde **einseitige Schmerzen, Fremdkörper- oder Druckgefühl im Unterbauch** ➤ Zunehmender Leibesumfang ➤ Evtl. Völlegefühl, Blähungen ➤ Evtl. Schmerzen beim Stuhlgang oder Wasserlassen	➤ Kystom (Zystadenom → S. 858) ➤ Eierstockkrebs (Ovarialkarzinom → S. 858), oft mit Scheidenblutungen nach den Wechseljahren	In den nächsten Tagen zum Frauenarzt
Rasch zunehmende, ein- oder beidseitige Unterbauchschmerzen ➤ Fieber ➤ Oft gelblich-grüner Ausfluss	Akute Adnexitis (Eileiter- und Eierstockentzündung → S. 854), meist bei Geschlechtskrankheiten wie ➤ Chlamydieninfektion (→ S. 873) ➤ Gonorrhoe (Tripper → S. 869)	Am selben Tag zum Frauen- oder Hausarzt bei starken Schmerzen mit Übelkeit, Fieberschüben Sonst in den nächsten Tagen
Wechselnde, **leichte bis plötzlich auftretende, stärkste Schmerzen auf einer Seite des Unterbauchs** ➤ Ab 8 Tagen nach ausbleibender Periode ➤ Oft Schmierblutungen	➤ Eileiterschwangerschaft (Extrauteringravidität, EU → S. 365) ➤ Gelbkörperzyste (→ S. 857)	Notarzt rufen oder in die nächste Klinik bei starken Schmerzen mit Schwindel oder Schulterschmerzen Am selben Tag zum Frauenarzt bei Schmerzen nach ausbleibender Periode

Unterbauchschmerzen (Unterleibsbeschwerden) sind schwer zu diagnostizieren. Denn im Unterbauch liegen Verdauungs-, Ausscheidungs- und innere Geschlechtsorgane so eng benachbart, dass eine Zuordnung von Beschwerden oft kaum möglich ist. So kommt als Auslöser akuter, rechtsseitiger Unterbauchschmerzen neben dem Wurmfortsatz (Blinddarmentzündung) beispielsweise auch der rechte Eierstock oder ein Meckel-Divertikel (→ unten) infrage. Weiter können sich hinter Unterbauchschmerzen auch Erkrankungen der Wirbelsäule und der Rückenmuskulatur verbergen – und nicht zuletzt seelische Ursachen. Manche Betroffenen haben deshalb mehrere fachärztliche Untersuchungen hinter sich, bevor die richtige Schmerzquelle erkannt wird. Es ist sinnvoll, bei unklaren und erstmalig auftretenden Unterbauchschmerzen erst einmal zum Hausarzt zu gehen, der nach einer Erstuntersuchung an den entsprechenden Facharzt überweisen wird.

1 Meckel-Divertikel: Ausstülpung des Dünndarms, die bei etwa 3 % der Bevölkerung als Relikt der Embryonalzeit übriggeblieben ist. In den meisten Fällen macht das Divertikel keine Beschwerden und bleibt unbemerkt – staut sich jedoch Kot darin, droht eine lebensbedrohliche Entzündung. Sie äußert sich in Beschwerden, die nicht von denen einer Blinddarmentzündung zu unterscheiden sind.

Beschwerdebild	Was steckt dahinter?	Was ist zu tun?
Wellenförmig auftretende, **stärkste, Schmerzen in seitlichem Unterbauch und Schamlippen bzw. Hoden** ➤ Übelkeit und Erbrechen ➤ Evtl. blutiger Urin	Nierenkolik (→ S. 787)	Notarzt rufen oder in die nächste Klinik
Rasch zunehmende, **einseitige Schmerzen im Nabel- oder Leistenbereich** ➤ Verbunden mit einer Vorwölbung ➤ Übelkeit, Erbrechen	Brucheinklemmung (→ S. 682), z. B. bei ➤ Nabelhernie (→ S. 683) ➤ Leistenhernie (→ S. 682), v. a. bei Männern ➤ Schenkelhernie (→ S. 682), v. a. bei Frauen ➤ Bauchdeckenbruch [1]	Sofort zum Hausarzt oder in die Klinik
Verschiedene, oft heftige **Schmerzen in Rücken und Unterbauch** ➤ Meist Verschlimmerung durch Bewegung	Erkrankungen der Wirbelsäule, z. B. ➤ Bandscheibenschäden (→ S. 920) ➤ Facettensyndrom (→ S. 920) ➤ Spondylolisthese (Wirbelgleiten → S. 926) ➤ Wirbelbruch (→ S. 928) ➤ Knochentumoren (→ S. 989) oder -metastasen (→ S. 990) in der Wirbelsäule	In den nächsten Tagen zum Hausarzt oder Orthopäden

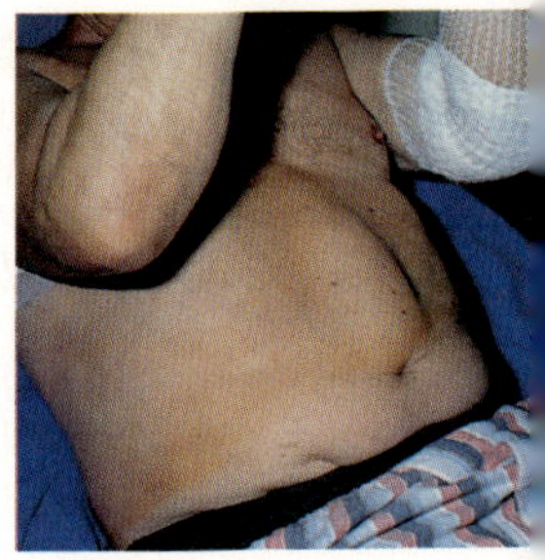

1 *Ein* **Bauchdeckenbruch** *wird, wie hier gezeigt, bei Anspannung der Bauchdecke sichtbar, da dann infolge des Druckanstiegs im Bauchraum Darmschlingen durch die Muskellücke im geraden Bauchmuskel herausgedrückt werden. Solange sich die Darmschlingen in dieser Lücke nicht einklemmen, bleibt der Bauchdeckenbruch beschwerdelos. Nur wenn sie sich einklemmen, kommt es zu starken Schmerzen.* [GTV 0132]

Übelkeit und Erbrechen I: Mit Bauch- oder Schluckbeschwerden

Beschwerdebild	Was steckt dahinter?	Was ist zu tun?
Völlegefühl, Übelkeit und evtl. Erbrechen nach ungewöhnlich üppigen oder rasch eingenommenen Mahlzeiten	Überlastung des Magens	Nahrungspause und Kamillentee
Plötzlich auftretendes Erbrechen mit Bauchschmerzen und Durchfall ➤ Evtl. Fieber ➤ Evtl. ähnliche Erkrankungen in der Familie oder Umgebung	➤ Infektiöse Durchfallerkrankung (→ S. 642) ➤ Lebensmittelvergiftung (→ S. 642), z. B. durch Tiefkühlkost, Geflügel, Milchprodukte, eihaltige Produkte ➤ Frühphase von Vergiftungen, z. B. durch Pilze, Pflanzen(teile)	Giftnotruf bei Verdacht auf Vergiftungen Am selben Tag zum Hausarzt, wenn keine Flüssigkeit behalten wird, bei hohem Fieber, Schwindel, Verwirrtheit Am nächsten Tag, wenn sich die Beschwerden nach 3 Tagen nicht bessern **Selbsthilfe:** Gekühlte Getränke, bei starkem Brechreiz schluckweise, z. B. Wasser, Kamillentee
Übelkeit und Erbrechen, regelmäßig nach Einnahme bestimmter Nahrungsmittel ➤ Oft Bauchschmerzen, Durchfall und/oder Blähungen ➤ Evtl. Juckreiz und pelziges Gefühl im Mund ➤ Evtl. Heuschnupfen, Asthma oder Hautausschlag	➤ Nahrungsmittelunverträglichkeit (→ S. 652), z. B. Milchzuckerunverträglichkeit ➤ Nahrungsmittelallergie (→ S. 652) ➤ Pseudoallergie (→ S. 1046) z. B. gegen Erdbeeren, Tomaten, Käse, Schokolade ➤ Zöliakie (Sprue → S. 653)	Bei starken Beschwerden am selben Tag, sonst in den nächsten Wochen zum Hausarzt **Selbsthilfe:** Meiden von unverträglichen Nahrungsmitteln, bei Allergieneigung auch von Rohkost und Fertigprodukten
Übelkeit, Erbrechen und Aufstoßen, verbunden mit Schmerzen und/oder Druckgefühl **in der Magengegend** ➤ Völlegefühl, Appetitlosigkeit ➤ Evtl. Bluterbrechen und/oder schwarzer Stuhl	➤ Reizmagensyndrom (funktionelle Dyspepsie → S. 632) ➤ Akute Magenschleimhautentzündung (akute Gastritis → S. 634) ➤ Ulkuskrankheit (→ S. 635): Magengeschwür (Ulcus ventriculi → S. 635) oder Zwölffingerdarmgeschwür (Ulcus duodeni → S. 635) ➤ Somatoforme Störung (→ S. 1212) ➤ Psychosomatische Störung (→ S. 1213)	Sofort zum Hausarzt, wenn Teerstühle auftreten, die Schmerzen in die linke Schulter oder den Rücken ziehen In den nächsten Tagen zum Hausarzt, wenn eine Besserung ausbleibt **Selbsthilfe:** ➤ Warme Bauchwickel (→ S. 279) ➤ Verzicht auf Kaffee, Alkohol und Zigaretten ➤ Tee, z. B. mit Kamille, Schafgarbe, Pfefferminze, Süßholzwurzel ➤ Entspannungsverfahren (→ S. 1257), Stressmanagement (→ S. 265)

Übelkeit und **Erbrechen** beginnen nicht im Bauch, sondern im Gehirn, genauer gesagt im Brechzentrum. Wird dieses durch verdorbene Nahrung, Giftstoffe oder manche Medikamente im Blut gereizt oder durch ungewöhnlich hohe Konzentrationen mancher Stoffwechselprodukte und Hormone (z. B. Histamin, Schwangerschaftshormon, Magenhormone) aktiviert, reagiert das Brechzentrum reflexhaft: Magen und Zwerchfell, Brust- und Atemmuskulatur ziehen sich krampfartig zusammen, der Magenschließmuskel öffnet sich. Gleichzeitig kehrt die Muskulatur der Speiseröhre ihre wellenförmigen, normalerweise abwärts Richtung Magen gerichteten Bewegungen um. Dadurch wird der Mageninhalt schwallartig nach außen befördert.

Erbrechen ist also ein aktiver Prozess – im Gegensatz zum **Hochwürgen unverdauter Nah-**

Beschwerdebild	Was steckt dahinter?	Was ist zu tun?
Wiederholtes Erbrechen mit Sodbrennen und saurem Aufstoßen ➤ Schmerzhafte Schluckbeschwerden ➤ Druckgefühl hinter dem Brustbein	Refluxkrankheit (→ S. 623), evtl. mit Speiseröhrenentzündung (→ S. 623)	In den nächsten Tagen zum Hausarzt **Selbsthilfe:** ➤ Häufige, kleine Mahlzeiten ➤ Nach einer Mahlzeit 2–3 Stunden nicht hinlegen ➤ Mit erhöhtem Oberkörper schlafen
Wiederholtes Hochwürgen unverdauter Nahrung ➤ Evtl. Schluckbeschwerden ➤ Evtl. Schmerzen hinter dem Brustbein oder im Rücken ➤ Evtl. Gewichtsverlust	➤ Speiseröhrendivertikel (→ S. 627), Ausbuchtung der Speiseröhrenwand ➤ Speiseröhren-Beweglichkeitsstörung (→ S. 626) v. a. bei Achalasie (→ S. 626) ➤ Fortgeschrittener Speiseröhrenkrebs (→ S. 630) ➤ Selten: Magenkrebs (→ S. 637)	In den nächsten Tagen zum Hausarzt **Selbsthilfe bei Achalasie:** ➤ Langsam essen, gut kauen, viel trinken ➤ Nach einer Mahlzeit 2–3 Stunden nicht hinlegen ➤ Mit erhöhtem Oberkörper schlafen
Übelkeit, Appetitlosigkeit, Abneigung gegen Fett und Abgeschlagenheit ➤ Anfangs oft grippeähnliche Beschwerden ➤ Druckgefühl im rechten Oberbauch ➤ Evtl. Gelbsucht, dunkler Urin, entfärbter Stuhl, Juckreiz	Akute Virus-Hepatitis (→ S. 671)	Am selben Tag zum Hausarzt bei grippeähnlichen Beschwerden in Verbindung mit Gelbfärbung der Haut, dunklem Urin oder entfärbtem Stuhl **Selbsthilfe:** ➤ Schonen ➤ Vollständiger Verzicht auf Alkohol ➤ Absetzen der „Pille“
Übelkeit und Erbrechen, verbunden mit Oberbauch- und Flankenschmerzen ➤ Fieber und Schüttelfrost ➤ Meist Schmerzen beim Wasserlassen	Akute Nierenbeckenentzündung (akute Pyelonephritis → S. 779)	Am selben Tag zum Hausarzt **Selbsthilfe:** Wenn möglich 3–4 Liter täglich trinken, z. B. Blasentee
Dauerhafte oder wiederkehrende Übelkeit und Erbrechen, verbunden mit Schmerzen in Oberbauch und Rücken ➤ Oft Verschlimmerung durch fettreiches Essen, Alkohol ➤ Evtl. massiger, fettglänzender Stuhl ➤ Evtl. Gewichtsabnahme	➤ Chronische Bauchspeicheldrüsenentzündung (chronische Pankreatitis → S. 679), bei Stuhlveränderung mit Pankreasinsuffizienz (→ S. 679) ➤ Bauchspeicheldrüsenkrebs (Pankreaskarzinom → S. 680)	In den nächsten Tagen zum Hausarzt **Selbsthilfe bei chronischer Bauchspeicheldrüsenentzündung:** ➤ Häufige, kleine, fettarme Mahlzeiten ➤ Verzicht auf Alkohol
Übelkeit und Erbrechen mit einsetzenden, gürtelförmigen Oberbauchschmerzen ➤ Häufig einige Stunden nach Alkohol oder fettem Essen ➤ Evtl. Fieber und/oder Gelbsucht ➤ Evtl. Schockzeichen	Akute Bauchspeicheldrüsenentzündung (akute Pankreatitis → S. 678)	ⓘ Bei **Schockzeichen** (blassgraue schweißige Haut, Unruhe, Angst) Notarzt rufen Ansonsten sofort in die Klinik
Übelkeit und Erbrechen mit **krampfartigen Oberbauchschmerzen bei Diabetikern** ➤ Starker Durst ➤ Fruchtiger Mundgeruch ➤ Zunehmende Bewusstseinstrübung	Stoffwechselentgleisung (diabetische Ketoazidose → S. 758) bei Diabetes	Notarzt rufen oder in die nächste Klinik **Erstmaßnahme:** Falls Urin-Teststreifen verfügbar, sofort Blutzucker und Ketonkörper im Urin messen
Völlegefühl und Übelkeit nach Mahlzeiten bei langjährigem Diabetes ➤ Später auch Erbrechen, Bauchschmerzen	[Atonischer] Diabetikermagen (→ S. 96)	In den nächsten Tagen zum Hausarzt
Wiederkehrende Übelkeit, Aufstoßen und Appetitlosigkeit mit Bauchschmerzen ➤ Durchfall und/oder Verstopfung mit kleinen Kotballen (oft im Wechsel) ➤ Schmerzbeginn oft am Morgen, Besserung nach dem Stuhlgang	➤ Reizdarm (→ S. 648) ➤ Psychosomatische Störung (→ S. 1213) ➤ Larvierte Depression (→ S. 1181)	In den nächsten Tagen zum Hausarzt **Selbsthilfe:** ➤ Warme Bauchwickel (→ S. 279), Wärmflasche, warmes Bad ➤ Häufige kleine, ballaststoffreiche Mahlzeiten ➤ Stressmanagement (→ S. 265)
Übelkeit und Erbrechen, verbunden mit stärksten, kolikartigen Schmerzen im rechten Oberbauch ➤ Oft Schmerzausstrahlung in die rechte Schulter ➤ Evtl. Gelbsucht, dunkler Urin, Juckreiz	Gallenkolik (→ S. 668)	In den nächsten Stunden zum Hausarzt oder in die Klinik

rung ***(Regurgitation).*** Dieses tritt als passiver Vorgang bei verschiedenen Erkrankungen der Speiseröhre auf, meist ohne vorangehende Übelkeit.

Die Suche nach den **Ursachen für Übelkeit und Erbrechen** bereitet oft Schwierigkeiten, da beide Symptome bei zahlreichen Erkrankungen vorkommen. Bei der Diagnosesicherung sind sie deshalb für den Arzt meist nur Nebensymptome. Entscheidend sind zusätzliche Beschwerden, wie beispielsweise Gewichtsverlust, Bauch- und Kopfschmerzen, Durchfall, Fieber und Schwindel – genauso wie die äußeren Begleitumstände: Erkrankungen im Umfeld (Infektionen), kürzliche Reisen und eingenommene Medikamente. Ebenfalls wichtige Hinweise auf die Ursache des Erbrechens gibt der Zeitpunkt des Erbrechens. So findet sich beispielsweise morgendliches Erbrechen nach dem Aufstehen typischerweise in der frühen Schwangerschaft, bei Depressionen, Hirnerkrankungen, schweren Nierenerkrankungen und als „Nachwehe feuchtfröhlicher Abende“. Findet stattdessen das Erbrechen kurz nach der Mahlzeit statt, steckt dahinter vermutlich eine Magenerkrankung oder eine psychische Ursache.

Beschwerdebild	Was steckt dahinter?	Was ist zu tun?
Übelkeit und Erbrechen, verbunden mit stärksten, kolikartigen Schmerzen in einer Flanke ➤ Oft Ausstrahlung seitlichen Unterbauch, Schamlippen bzw. Hoden und/oder Rücken ➤ Evtl. blutiger Urin	Nierenkolik (→ S. 787)	Notarzt rufen oder in die nächste Klinik
Übelkeit und Erbrechen, verbunden mit rasch zunehmenden Schmerzen, die vom Nabel zum rechten Unterbauch wandern	Blinddarmentzündung (Appendizitis → S. 659)	Sofort in die nächste Klinik fahren (lassen) bei starken Schmerzen oder hartem Bauch Am selben Tag zum Hausarzt bei Dauerschmerzen im rechten Unterbauch
Übelkeit und Erbrechen, selten Koterbrechen, **verbunden mit** rasch zunehmenden, **heftigsten Bauchschmerzen** ➤ Aufgetriebener Bauch ➤ Kein Abgang von Wind oder Stuhl	Darmverschluss (→ S. 660) mit mechanischem Ileus (→ S. 660), z. B. bei ➤ Darmkrebs (→ S. 656) ➤ Divertikulitis (→ S. 654) ➤ Morbus Crohn (→ S. 650) ➤ Eingeklemmtem Bruch (→ S. 682) Paralytischer Ileus (Darmlähmung → S. 660), z. B. bei ➤ Bauchfellentzündung (→ S. 681) ➤ Blinddarmentzündung (→ S. 659)	Notarzt rufen
Übelkeit und Erbrechen, verbunden mit rasch zunehmenden, heftigsten Bauchschmerzen und bretthartem Bauchdecke ➤ Oft plötzlicher Schmerzbeginn an einer begrenzten Stelle ➤ Kaltschweißigkeit, Herzrasen, Angst ➤ Meist Fieber	Bauchfellentzündung (Peritonitis → S. 681), z. B. bei ➤ Magendurchbruch (→ S. 635) ➤ Schwerer Blinddarmentzündung (→ S. 659) ➤ Akuter Bauchspeicheldrüsenentzündung (→ S. 678) ➤ Mechanischem Ileus (→ S. 660)	Notarzt rufen

Übelkeit und Erbrechen II: Ohne Bauchbeschwerden

Übelkeit und Erbrechen mit Kopfschmerzen (→ Tab. S. 17 und S. 19)
Übelkeit und Erbrechen mit Schwindel (→ Tab. S. 22 und S. 24)

Beschwerdebild	Was steckt dahinter?	Was ist zu tun?
Übelkeit und Erbrechen bei Angst, Aufregung, Schreck, Schmerz, Ekel	Normale Reaktion	Keine Behandlung erforderlich
Erbrechen bei Säuglingen **1.** Gelegentlich nach der Mahlzeit, gute Gewichtszunahme **2.** (Fast) nach jeder Mahlzeit, nicht ausreichende Gewichtszunahme **3.** Nach jeder Mahlzeit im Strahl, Gewichtsverlust	**1.** Normales Spucken (→ S. 404) **2.** Refluxkrankheit (→ S. 404) **3.** Magenpförtnerenge (→ S. 405)	Am selben Tag zum Arzt bei Erbrechen im Strahl, Gewichtsverlust, trockenen Windeln, Fieber, Blutspuren in der erbrochenen Milch In den nächsten Tagen bei starken Erbrechen, häufigem Husten oder unzureichender Gewichtszunahme. **Selbsthilfe:** ➤ Nach der Mahlzeit 15–30 Minuten aufrecht halten ➤ Milch andicken, z.B mit Nestargel®
Anfallssartiges Erbrechen bei Kindern bis zu 50 Mal täglich ➤ Fruchtiger Mundgeruch ➤ Übererregung oder Benommenheit	Azetonämisches Erbrechen [1]	Sofort zum Kinder- oder Hausarzt
Wiederholtes, absichtlich herbeigeführtes Erbrechen ➤ Oft Gewichtsabnahme ➤ Evtl. Fressattacken	➤ Magersucht (→ S. 1209) ➤ Bulimie (→ S. 1211)	In den nächsten Tagen zum Hausarzt, Neurologen oder Psychiater
Übelkeit und Erbrechen, verbunden **mit anhaltend trauriger oder „übler" Stimmung**	Larvierte Depression [2] (→ S. 1181)	In den nächsten Tagen zum Hausarzt, Neurologen oder Psychiater

Übelkeit und Erbrechen ohne Bauchbeschwerden sind typische Reaktionen des vegetativen Nervensystems auf starke Emotionen wie Angst und Schmerz, Erschrecken und Ekel. Wie empfindlich dabei der Einzelne reagiert, ist Typsache. Vor allem Kinder neigen bei Aufregungen dazu, sich zu übergeben; manche entdecken Erbrechen sogar als willkommenes Druckmittel, das sie gezielt zur Durchsetzung ihrer Wünsche einsetzen.

Hinter regelmäßigem Erbrechen stecken jedoch meist körperliche Erkrankungen – nicht nur des Magen-Darm-Bereichs, sondern auch von Gehirn, Nieren, Hormondrüsen oder Herz.

Beschwerdebild	Was steckt dahinter?	Was ist zu tun?
Übelkeit und morgendliches Erbrechen nach Ausbleiben der Monatsblutung	➤ Schwangerschaft mit (normalem) Schwangerschaftserbrechen[3] (→ S. 364) ➤ Scheinschwangerschaft (→ Tab. S. 121)	**Selbsthilfe:** Häufige, kleine Mahlzeiten mit viel Kohlehydraten, wenig Eiweiß und Fett
Übelkeit und sehr häufiges Erbrechen (mind. fünfmal täglich) **nach Ausbleiben der Monatsblutung** ➤ Starker Durst, trockene Schleimhäute ➤ Gewichtsabnahme ➤ Evtl. Fieber	➤ Pathologisches (krankhaftes) Schwangerschaftserbrechen[3] (Hyperemesis gravidarum → S. 364) ➤ Scheinschwangerschaft (→ Tab. S. 121) ➤ Blasenmole (→ S. 366) ➤ Selten: Chorionkarzinom (→ S. 366)	Sofort zum Frauenarzt oder in die Klinik, wenn Fieber, Gelbsucht, Schwindel auftreten Am nächsten Tag, wenn Erbrechen einen Tag anhält oder keine Flüssigkeit behalten wird
Übelkeit und Schwindel bei passiver Bewegung, z. B. **in Auto oder auf dem Schiff**	Reisekrankheit (Kinetose → S. 310)	**Selbsthilfe:** ➤ Kopf unbewegt halten, Fahrzeugbewegungen mitverfolgen oder hinlegen ➤ Bonbons lutschen, Kaugummi kauen (z. B. Superpep®) ➤ Evtl. Tabletten oder Zäpfchen gegen Übelkeit (→ S. 310)
Wiederkehrende Attacken für Minuten bis Stunden **mit Übelkeit, Erbrechen und Drehschwindel** und ➤ (Meist) einseitige Hörminderung ➤ Ohrdruck und Ohrgeräusche	Menière-Krankheit (Morbus Meniere → S. 567)	In den nächsten Tagen zum Haus- oder HNO-Arzt
Attacken mit Übelkeit, Erbrechen und einseitigen, stirnbetonten Kopfschmerzen ➤ Geräusch- und/oder Lichtempfindlichkeit ➤ Dauer wenige Stunden bis 3 Tage	Migräne (→ S. 1123)	In den nächsten Wochen, wenn erstmalig eine Migräne auftritt **Selbsthilfe:** ➤ Ruhiges, abgedunkeltes Zimmer ➤ Mittel gegen Übelkeit (z. B. Paspertin®), dann Schmerzmittel wie Aspirin®, Ibuprofen®
Dauerhafte Übelkeit und häufiges Erbrechen bei meist bekannter Nierenerkrankung ➤ Urinartiger Mundgeruch ➤ Verwirrtheit, Benommenheit ➤ Blutiger Durchfall	Urämie (Harnvergiftung → S. 783) bei ➤ Akutem Nierenversagen (→ S. 782) ➤ Chronischem Nierenversagen (→ S. 783)	In den nächsten Tagen zum Hausarzt
Wiederkehrende Übelkeit und Erbrechen **bei meist bekannter Herzerkrankung**	Herzinsuffizienz[4] (→ S. 702)	In den nächsten Tagen zum Hausarzt
Übelkeit, Erbrechen und starker Durst bei meist bekanntem Diabetes ➤ Fruchtiger Mundgeruch ➤ Vertiefte Atmung ➤ Zunehmende Bewusstseinstrübung	Stoffwechselentgleisung (diabetische Ketoazidose → S. 758) bei Diabetes[5] (→ S. 758)	Notarzt rufen oder in die nächste Klinik **Erstmaßnahme:** Falls möglich, sofort Blutzucker und Ketonkörper (Teststreifen) im Urin messen
Wiederholtes, v. a. **morgendliches Erbrechen ohne Übelkeit** mit starken Dauerkopfschmerzen ➤ Oft Verlangsamung, Verwirrtheit, Benommenheit ➤ Häufiges Gähnen, Schluckauf	Hirndrucksteigerung (→ S. 1158), z. B. als Folge von ➤ Gehirntumor (→ S. 1149) ➤ Schädel-Hirn-Verletzung (→ S. 1153) ➤ Chronischer Subduralblutung (→ S. 1153) ➤ Schlaganfall (→ S. 1126)	Am selben Tag zum Hausarzt oder Neurologen
Übelkeit und Erbrechen mit starken Schmerzen oder Engegefühl in der Brust ➤ Atemnot ➤ Kalter Schweiß ➤ Angst, Vernichtungsgefühl	➤ Stabile Angina pectoris (→ S. 694) ➤ Instabile Angina pectoris (→ S. 698) ➤ Herzinfarkt[6] (→ S. 699) ➤ Panikattacke (→ S. 1197) ➤ Dissoziative Störung (→ S. 1192)	Notarzt rufen, wenn stärkere Beschwerden erstmals auftreten, Nitratpräparate nicht helfen oder nicht zur Hand sind Am selben oder nächsten Tag zum Hausarzt bei erstmaligen, vorübergehenden Beschwerden **Selbsthilfe:** ➤ Halbsitzende Position, Frischluft ➤ Nitrat (z. B. Nitrolingual® → S. 697)

1 Die für das Kleinkind- und Schulalter typischen, heftigen Brechattacken bei *azetonämischem Erbrechen* treten bei Mangel an Kohlenhydraten auf, z. B. infolge von Appetitlosigkeit oder Nahrungsverweigerung im Rahmen einer Infektion. Bei sensiblen Kindern genügen jedoch manchmal starke Emotionen oder psychische Belastungen, um die Attacken auszulösen. Als erste Anzeichen können sich schon Stunden zuvor Kopfschmerzen oder Stimmungsschwankungen zeigen. Die Brechattacken lassen sich durch Zufuhr von Kohlenhydraten unterbrechen, z. B. durch häufige, löffelweise Gabe gezuckerter Teelösung mit Kochsalz (3 Gramm pro Liter), wenn dies nicht ausreicht über eine Infusion.

2 Als Begleitsymptom **depressiver Erkrankungen** tritt gelegentlich eine quälende Übelkeit auf, die mit Erbrechen einhergehen kann. Dieser Zusammenhang zwischen depressiver Verstimmung und Übelkeit kann übersehen werden, weil Betroffene und Ärzte zunächst von einer körperlichen Ursache ausgehen.

3 Fast alle **Schwangeren** leiden unter Erbrechen, einer „Nebenwirkung" des Schwangerschaftshormons Beta-HCG – allerdings in unterschiedlichem Ausmaß: Das Spektrum reicht von leichtem, morgendlichen Unwohlsein während der ersten Monate bis zu anhaltendem Erbrechen während der gesamten Schwangerschaft.

4 **Chronische Herzerkrankungen** können indirekt den Magen schädigen: Wegen der mangelnden Pumpleistung des

Beschwerdebild	Was steckt dahinter?	Was ist zu tun?
Übelkeit und Erbrechen mit heftigsten Kopfschmerzen ➤ Meist rasche Bewusstseinstrübung ➤ Evtl. steifer, schmerzhafter Nacken ➤ Evtl. Lähmungen ➤ Evtl. Seh- oder Sprachstörungen ➤ Evtl. Krampfanfälle	➤ Hirnaneurysmablutung (→ S. 1132) ➤ Hirnvenen- oder Sinus[venen]thrombose (→ S. 1132) ➤ Blutdruckentgleisung (hypertensive Krise → S. 722) ➤ Hirnhautentzündung (→ S. 1133) ➤ Gehirnentzündung (→ S. 1134)	Notarzt rufen
Übelkeit und Erbrechen mit unerträglichen, einseitigen **Stirn- und Augenschmerzen** ➤ Verschwommenes Sehen ➤ Betroffenes Auge gerötet und hart	Grüner Star (Glaukom), akuter Anfall (→ S. 501)	Möglichst sofort in die nächste Augenklinik **Warnhinweis:** Notfall, Erblindungsgefahr!
Übelkeit, Erbrechen und Kopfschmerzen nach langem Aufenthalt in der Sonne oder Überhitzung ➤ Heiße, rote Haut, kein Schwitzen ➤ Schwindel, Schwäche ➤ Evtl. Bewusstseinstrübung	➤ Hitzschlag (→ S. 199) ➤ Sonnenstich (→ S. 202)	Notarzt rufen oder in die nächste Klinik bei eingetrübtem Bewusstsein **Selbsthilfe:** ➤ Kaltes Fußbad, wenn Betroffener noch fit auch Dusche ➤ Kopf vorsichtig mit Wasser kühlen (z. B. Mineralwasserflasche über dem Kopf ausleeren) ➤ Kleidung nass machen
Übelkeit und Erbrechen unmittelbar nach einer Kopfverletzung mit erhaltenem Bewusstsein	Schädelprellung (→ S. 1151)	Notarzt rufen bei anhaltendem Erbrechen
Übelkeit, Erbrechen und anschließende Bewusstlosigkeit unmittelbar nach einer Kopfverletzung	➤ Gehirnerschütterung (Commotio cerebri → S. 1151) ➤ Schädel-Hirn-Verletzung (SHT → S. 1152)	Notarzt rufen
Übelkeit und Erbrechen bei Vergiftung oder Missbrauch von Alkohol und Drogen ➤ Oft Verwirrtheit, zunehmende Bewusstseinsstörung bis zum Koma ➤ Evtl. starke Unruhe, Krampfanfälle	➤ Vergiftung (→ S. 205), bei Erwachsenen in 80–90 % der Fälle durch Medikamente ➤ Überdosis oder Entzugssyndrom (→ S. 1203) bei Alkoholabhängigkeit und Drogensucht (→ S. 1201)	Bei Vergiftungsverdacht Giftnotruf, sonst Notarzt rufen
Übelkeit und Erbrechen bei Medikamenteneinnahme	Häufige Nebenwirkung, z. B. von ➤ Bluthochdruckmitteln (→ S. 724) ➤ Schmerz- und Rheumamitteln (NSAR → S. 996) ➤ Starken Schmerzmitteln (Opoide → S. 1220) ➤ Kortison (→ S. 756) ➤ Antibiotika (→ S. 1051) ➤ „Pille" (→ S. 323) ➤ Digitalis (→ S. 703) ➤ Eisenpräparaten (→ ab S. 1036) ➤ Zytostatika (→ S. 1026)	Beim nächsten Arztbesuch ansprechen, wenn das Mittel ärztlich verordnet wurde und Sie unter der Übelkeit leiden **Selbsthilfe:** Bei Selbstmedikation Mittel absetzen

Herzens kann sich die Magenschleimhaut nur ungenügend vor der aggressiven Magensäure schützen, sodass es zu Geschwürbildungen mit Übelkeit und Erbrechen kommt.

5 Auch ohne Stoffwechselentgleisung schlägt ein langjähriger **Diabetes** manchmal auf den Magen. Infolge einer Schädigung der vegetativen Nerven erschlafft der Magen und transportiert den Speisebrei verlangsamt Richtung Darm. Das ist für insulinabhängige Diabetiker problematisch, da die Kohlenhydrate aus der Nahrung verzögert im Blut ankommen und so die Gefahr einer Unterzuckerung steigt. Auch stark schwankende Blutzuckerwerte lassen sich oft auf einen **[atonischen] Diabetikermagen** zurückführen. Flüssigere Nahrung und Medikamente zur Beschleunigung der Magenentleerung bringen oft Besserung, manchmal auch eine Umstellung der Insulintherapie.

6 Bei langjährigen Diabetikern sind Übelkeit und Erbrechen manchmal die einzigen Symptome eines Herzinfarkts (stummer Herzinfarkt → S. 699).

Erbrechen von Blut (Hämatemesis) oder kaffeesatzartiger Flüssigkeit

Beschwerdebild	Was steckt dahinter?	Was ist zu tun?
Erbrechen von schaumigem Blut	➤ Lungenembolie (→ S. 617) ➤ Akute Herzinsuffizienz ➤ Lungenkrebs (→ S. 608) ➤ Tuberkulose (→ S. 607) ➤ Mukoviszidose (→ S. 773) ➤ Wegener-Granulomatose (→ S. 1011)	Notarzt rufen, wenn keine Erkrankung bekannt ist, die als Ursache in Frage kommt Sonst am selben Tag zum behandelnden Arzt
Blutspuren im Erbrochenen nach wiederholtem Erbrechen	Reizung der Speiseröhrenschleimhaut	Am selben Tag zum Hausarzt

Bluterbrechen (Hämatemesis) ist fast immer eine Notfallsituation. Hinweise auf die Blutungsquelle ergeben sich aus Vorgeschichte, Begleitsymptomen sowie Menge und Aussehen des Erbrochenen: So stammt z. B. schaumiges Blut nicht aus dem Verdauungstrakt sondern der Lunge. „Echtes" Bluter-

Beschwerdebild	Was steckt dahinter?	Was ist zu tun?
Massives Bluterbrechen ➤ Evtl. Magenschmerzen und/oder Völlegefühl ➤ Evtl. schwarzer Teerstuhl	➤ Ulkuskrankheit (→ S. 635): Geschwüre von Magen oder Zwölffingerdarm ➤ Akute Magenschleimhautentzündung (→ S. 634) ➤ Magenkrebs (→ S. 637)	Notarzt rufen
Massives Bluterbrechen mit Gelbsucht und Wasserbauch ➤ Evtl. schwarzer Teerstuhl	Blutung aus Speiseröhren-Krampfadern (Ösophagusvarizen → S. 629), z. B. bei ➤ Leberzirrhose (→ S. 675) ➤ Rechtsherzinsuffizienz (→ S. 703)	Notarzt rufen
Massives Bluterbrechen und Brustschmerzen, meist nach vorangegangenem starken Husten oder heftigem, unblutigen Erbrechen	➤ Mallory-Weiss-Syndrom[1] ➤ Blutung aus Speiseröhren-Krampfadern (Ösophagusvarizen → S. 629)	Notarzt rufen
Massives Bluterbrechen bei Medikamenteneinnahme	Nebenwirkung von Schmerz- und Rheumamitteln (NSAR → S. 996)	Notarzt rufen
Wiederholtes Erbrechen von kleineren Blutmengen oder kaffeesatzartiger Flüssigkeit ➤ Evtl. Schluckbeschwerden ➤ Evtl. Sodbrennen, Schmerzen hinter dem Brustbein oder im Oberbauch ➤ Evtl. schwarzer Teerstuhl	➤ Speiseröhrenentzündung, meist Refluxösophagitis (→ S. 623), seltener nicht refluxbedingt (→ S. 626) ➤ Speiseröhrenkrebs (Ösophaguskarzinom → S. 630) ➤ Magenpolypen (→ S. 637) ➤ Magenkrebs (Magenkarzinom → S. 637) ➤ Fortgeschrittene Lebererkrankung, v. a. Leberzirrhose (→ S. 675) ➤ Chronische Niereninsuffizienz	Am selben Tag zum Hausarzt
Einmaliges Erbrechen von kaffeesatzartiger Flüssigkeit, mit oder ohne vorangegangenem Nasenbluten	Verschlucktes Blut z. B. durch Nasenbluten (→ S. 570)	Am selben Tag zum Hausarzt, wenn kein Nasenbluten vorangegangen ist

brechen kommt meist von Erkrankungen des Magens oder Zwölffingerdarms. Finden sich nach vorangegangenem, unblutigen Erbrechen Blutspuren im Erbrochenen, entstammen sie meist kleineren Schleimhautverletzungen, die beim Brechakt entstehen. Erbrochenes Blut kann auch wie Kaffeesatz aussehen, wenn es längere Zeit im Magen verblieben ist und dort der Einwirkung von Magensäure ausgesetzt war. Dies ist der Fall bei geringergradigen Blutungen, z. B. infolge von Speiseröhrenerkrankungen und Magentumoren.

1 Mallory-Weiss-Syndrom: Schwere Blutungen, häufig durch Erbrechen ausgelöst. Vorkommen v. a. bei chronischem Alkoholmissbrauch, als Folge einer schweren Schädigung der Speiseröhrenschleimhaut.

Akuter Durchfall (bis 2 Wochen Dauer)

Beschwerdebild	Was steckt dahinter?	Was ist zu tun?
Breiiger Durchfall in Stress- oder Angstsituationen	Normale Reaktion	Am selben Tag zum Hausarzt, wenn der Durchfall länger als 3 Tage anhält
Wässriger oder breiiger Durchfall, evtl. vermischt mit Eiter, Blut oder himbeergeleeartigem Schleim ➤ Erbrechen und Bauchschmerzen ➤ Oft Fieber ➤ Oft ähnliche Erkrankungen in der Umgebung	Infektiöse Durchfallerkrankung (infektiöse Gastroenteritis → S. 642)	Am selben Tag zum Hausarzt bei heftigen Bauchschmerzen, blutigem oder eitrigem Durchfall, Durchfall nach Fernreisen, hohem Fieber, Schwäche, Schwindel Am nächsten Tag, wenn sich die Beschwerden nach 3 Tagen nicht bessern **Selbsthilfe:**[1] Viel trinken (3–4 l pro Tag), z. B. Kräutertee (Kamille, Pfefferminz, Heidelbeer), Gemüsebrühe, für Kinder Elektrolytlösung aus der Apotheke (z. B. Elotrans®)
Durchfall und heftiges Erbrechen 1–6 Stunden nach dem Verzehr fragwürdiger Nahrungsmittel ➤ Meist Bauchschmerzen ➤ Oft ähnliche Erkrankungen im Umfeld	Lebensmittelvergiftung (→ S. 642), z. B. durch Tiefkühlkost, Milchprodukte (z. B. Softeis), eihaltige Produkte (z. B. Tiramisu), Geflügel	Am selben Tag zum Hausarzt bei Kreislaufproblemen und fehlender Besserung nach 2 Tagen **Selbsthilfe:** → nächstobere Zeile
Durchfall, Erbrechen und Bauchschmerzen nach einer Pilzmahlzeit **1.** Nach 30–60 Minuten **2.** Nach 1–2 Stunden **3.** Nach 6–24 Stunden	**1.** Leichte Pilzvergiftung (→ S. 204) **2.** Vergiftung durch essbare Pilze, die zu lange aufbewahrt wurden **3.** Schwere Pilzvergiftung (→ S. 204)	Am selben Tag zum Hausarzt, wenn Symptome in den ersten 6 Stunden auftreten Sofort in die nächste Klinik, wenn Symptome nach 6 Stunden oder später auftreten
Durchfall nach übermäßigem Alkoholkonsum	Wirkung von Alkohol	Viel trinken, z. B. dünnen Schwarztee, Mineralwasser

1 Laut wissenschaftlicher Studien sind die hier aufgeführten Selbsthilfemaßnahmen auch zur Vorbeugung Antibiotika-assoziierter Durchfälle während einer Antibiotikabehandlung sinnvoll.

2 Ursache **Antibiotika-assoziierter Durchfälle** ist die Schädigung der normalen Darmflora. Ist die Verschiebung der Darmökologie sehr ausgeprägt, kommt es durch die toxische Wirkung besonders des Bakteriums ***Clostridium difficile*** manchmal zur **pseudomembranösen Kolitis,** die v. a. für Patienten mit anderen Grunderkrankungen bedrohlich ist. Therapiert wird mit Antibiotika gegen Clostridium difficile wie Vancomycin oder Metronidazol.

Beschwerdebild	Was steckt dahinter?	Was ist zu tun?
Wässriger, seltener schleimiger oder blutiger **Durchfall während** oder bis 4 Wochen **nach Einnahme eines Antibiotikums** ➤ Meist Bauchschmerzen ➤ Evtl. Fieber	➤ Antibiotika-assoziierter Durchfall, besonders durch Breitbandantibiotika wie Ampicillin, Clindamycin und Cefalosporine (→ S. 1051)[2] ➤ Pseudomembranöse Kolitis[2]	Sofort zum Hausarzt oder in die Klinik bei blutigem Durchfall, hohem Fieber, Schwäche, Schwindel Am selben Tag zum Hausarzt, wenn sich die Beschwerden nach 3 Tagen nicht bessern. **Selbsthilfe:**[1] ➤ Viel trinken (3–4 l pro Tag) ➤ Hefepräparate (z. B. Perenterol®) ➤ Probiotische Präparate mit Milchsäurebakterien (z. B. Omniflora®) oder speziellen E.-Coli-Stämmen (z. B. Mutaflor®)
Durchfall bei Einnahme anderer Medikamente	Häufige Nebenwirkung, z. B. von ➤ Abführmitteln (→ S. 647) ➤ Schmerz- und Rheumamitteln (NSAR → S. 996) ➤ Eisen- und Magnesiumpräparaten, Asthmamitteln (→ Tab. S. 602)	In den nächsten Tagen zum Hausarzt, wenn das Mittel ärztlich verordnet wurde und Sie unter dem Durchfall leiden **Selbsthilfe:** Bei Selbstmedikation Mittel absetzen

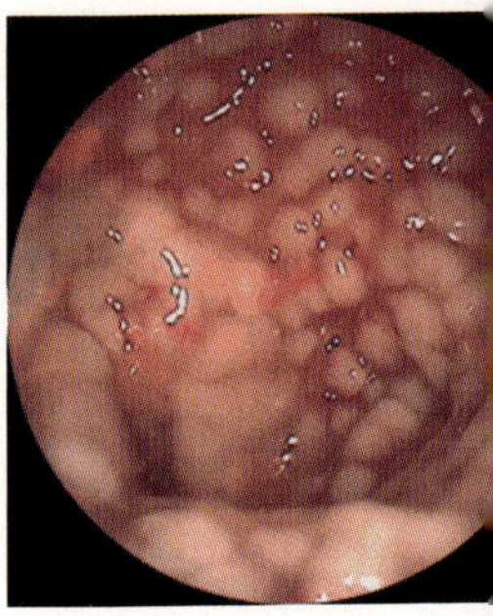

3 Pseudomembranöse Kolitis *in der Darmspiegelung: Die Darmschleimhaut ist durch felderförmige helle Entzündungsherde gekennzeichnet, die Pseudomembranen.* [WKY 0123]

Chronischer Durchfall (Dauer über 2 Wochen)

Beschwerdebild	Was steckt dahinter?	Was ist zu tun?
Wiederholte Durchfälle mit oder ohne Bauchschmerzen	➤ Chronische Infektion mit Parasiten, Pilzen, Bakterien ➤ Bakterielle Fehlbesiedlung des Dünndarms[1] ➤ Somatoforme Störung (→ S. 1212), v. a. bei Stress ➤ Weitere Ursachen: Alle in dieser Tabelle genannten Erkrankungen.	In den nächsten Tagen zum Hausarzt
Wiederkehrende, schleimige oder wässrige Durchfälle, bis 6 x täglich ➤ Krampfartige Schmerzen v. a. im rechten Unterbauch ➤ Gewichtsverlust, Appetitlosigkeit ➤ Evtl. leichtes Fieber	Chronisch-entzündliche Darmerkrankung (→ S. 650): ➤ Vor allem Morbus Crohn (→ S. 650) ➤ Weniger typisch für Colitis ulcerosa (→ S. 650)	
Wiederkehrende, schleimig-blutige Durchfälle, bis 20 x täglich ➤ Krampfartige oder drückende Bauchschmerzen, verstärkt beim Stuhlgang ➤ Oft Fieber	Chronisch-entzündliche Darmerkrankung (→ S. 650): ➤ Vor allem Colitis ulcerosa (→ S. 650) ➤ Weniger typisch für Morbus Crohn (→ S. 650)	Am selben Tag zum Hausarzt bei starken Schmerzen und hohem Fieber In den nächsten Tagen zum Hausarzt, wenn sich die Beschwerden nach 3 Tagen nicht bessern
Wiederkehrende, schleimige oder blutige Durchfälle, oft im Wechsel mit Verstopfung (→ S. 646) ➤ Krampfartige Schmerzen v. a. im linken Unterbauch ➤ Oft Fieber	Divertikulitis (→ S. 654)	
Wiederkehrende, oft blutige Durchfälle im Wechsel mit Verstopfung ➤ Oft Stuhlabgang mit dem Wind ➤ Evtl. krampfartige Bauchschmerzen ➤ Müdigkeit, Gewichtsverlust	Darmkrebs (→ S. 656)	Bei starken Schmerzen am selben, sonst in den nächsten Tagen zum Hausarzt
Wiederkehrende breiige, evtl. schleimige Durchfälle im Wechsel mit Verstopfung (→ S. 646) ➤ Schmerzen v. a. im Unterbauch ➤ Oft kleine, harte Kotballen mit Schleimauflagerung ➤ Oft Blähungen, Völlegefühl	➤ Reizdarm (→ S. 648) ➤ Missbrauch von Abführmitteln (→ S. 647, S. 255)	In den nächsten Tagen zum Hausarzt **Selbsthilfe:** ➤ Entspannungstechniken (→ S. 1257) ➤ Häufige kleine, ballaststoffreiche Mahlzeiten
Wiederkehrende oder anhaltende Durchfälle ➤ Gewichtsverlust trotz Appetit ➤ Nervosität, Schwitzen	Schilddrüsenüberfunktion (→ S. 750)	In den nächsten Tagen zum Hausarzt

1 Während der Dickdarm mehr als 10 Billionen Bakterien beherbergt, die für den Verdauungsvorgang unerlässlich sind, befinden sich im Dünndarm nur wenige Bakterien. Vermehren sich diese, stört dies die normale Verdauungsfunktion und führt zu Blähungen, Bauchschmerzen, Durchfällen und Mundgeruch, evtl. auch zu Gewichtsabnahme. Eine derartige **bakterielle Fehlbesiedlung des Dünndarms** findet sich besonders häufig nach Magen- oder Darmoperationen, aber auch im Zusammenhang mit Morbus Crohn, Sklerodermie oder Pankreasinsuffizienz. In vielen Fällen bleibt die Ursache ungeklärt. Mit dem ***Wasserstoff-Atemtest*** (→ S. 654) lässt sich die Verdachtsdiagnose bestätigen, jedoch nicht mit Sicherheit beweisen, da der Test auch bei anderen Erkrankungen positiv ausfällt. Die Behandlung beinhaltet eine milchzuckerfreie Diät sowie eine langfristige Einnahme von Antibiotika.

Beschwerdebild	Was steckt dahinter?	Was ist zu tun?
Wiederkehrende Durchfälle mit anfallartiger Hautrötung	Karzinoid (→ S. 772), ein hormonproduzierender Tumor	In den nächsten Tagen zum Hausarzt
Wiederkehrende oder anhaltende **Durchfälle bei langjährigem Diabetes** ➤ Oft leichte Stuhlinkontinenz	➤ Schädigung der Darmnerven als Diabetesspätfolge (→ S. 758) ➤ Massiv gestörte Darmflora und/ oder chronische Infektion, v. a. mit Parasiten oder Pilzen (→ S. 642)	In den nächsten Wochen zum Hausarzt
Anhaltende, oft übelriechende Durchfälle mit auffallend großen Stuhlmengen ➤ Oft fettglänzende Stühle von lehmartiger oder klebriger Konsistenz ➤ Oft Gewichtsverlust ➤ Evtl. Blässe, Entzündungen im Mundbereich, Nachtblindheit	Verdauungsinsuffizienz (Malassimilation → S. 679), z. B. bei ➤ Pankreasinsuffizienz (→ S. 679), z. B. bei chronischer Bauchspeicheldrüsenentzündung (→ S. 679) ➤ Zöliakie (Sprue → S. 653) ➤ Früherer Darm-OP ➤ Mukoviszidose (→ S. 773) ➤ Chronischer Herzinsuffizienz (→ S. 702)	In den nächsten Tagen zum Hausarzt
Wiederkehrende Durchfälle nach Aufnahme bestimmter Nahrungsmittel ➤ Oft Erbrechen, Bauchschmerzen und/oder Blähungen ➤ Evtl. Juckreiz oder pelziges Gefühl im Mund ➤ Evtl. Heuschnupfen, Asthma oder Hautausschlag	➤ Nahrungsmittelunverträglichkeit (→ S. 652), z. B. Milchzuckerunverträglichkeit bei Laktasemangel (→ S. 653) ➤ Nahrungsmittelallergie (→ S. 652) ➤ Pseudoallergie (→ S. 1046), z. B. gegen Erdbeeren, Tomaten, Käse, Schokolade	Am selben Tag zum Hausarzt bei starken Beschwerden In den nächsten Wochen zum Hausarzt bei wiederkehrenden Beschwerden **Selbsthilfe:** Meiden von unverträglichen Nahrungsmitteln, bei Allergieneigung auch von Rohkost und Fertigprodukten
Wiederkehrende oder anhaltende Durchfälle bei Alkoholabhängigkeit	➤ Wirkung von Alkohol ➤ Chronische Bauchspeicheldrüsenentzündung (→ S. 679)	In den nächsten Tagen zum Hausarzt
Wiederkehrende oder anhaltende Durchfälle bei Medikamenteneinnahme	Häufige Nebenwirkung, z. B. von ➤ Abführmitteln (→ S. 647) ➤ Schmerz- und Rheumamitteln (NSAR → S. 996) ➤ Eisen- und Magnesiumpräparaten, Asthmamitteln (→ Tab. S. 602)	In den nächsten Tagen zum Hausarzt, wenn das Mittel ärztlich verordnet wurde und Sie unter dem Durchfall leiden **Selbsthilfe:** Bei Selbstmedikation Mittel absetzen

Blutiger Stuhl und Blutungen aus dem Analbereich

Blutiger Durchfall → Tab. S. 98

Beschwerdebild	Was steckt dahinter?	Was ist zu tun?
Hellrote Blutauflagerungen auf dem Stuhl, Blutstropfen in der Toilettenschüssel oder Blutspuren auf dem Toilettenpapier ➤ Meist harter Stuhl, der Pressen erfordert ➤ Oft Schmerzen, Brennen oder Juckreiz am Anus	➤ Hämorrhoiden (→ S. 656) ➤ Analfissur (→ Abb. S. 662) ➤ Afterenge (→ Tab. S. 100) ➤ Vorfall von Anus (Analprolaps → S. 665) oder Mastdarm (Rektumprolaps → S. 665)	In den nächsten Tagen zum Hausarzt **Selbsthilfe bei hartem Stuhl:** ➤ Viel trinken, z. B. Wasser Tee, verdünnte Fruchtsäfte ➤ Ballaststoffreiche Kost ➤ Regelmäßige Bewegung
Hellrotes oder (seltener) dunkelrote Blutanlagerungen am Stuhl oder Blutungen direkt aus dem Anus ➤ Oft aus völligem Wohlbefinden ➤ Evtl. Bauchschmerzen	➤ Divertikulitis (→ S. 654) ➤ Dickdarmpolypen (→ S. 655) ➤ Angiodysplasie (angeborene Gefäßfehlbildung → S. 732) in der Magen-Darm-Schleimhaut	Notarzt rufen oder in die nächste Klinik bei starken Blutungen Sonst in den nächsten Tagen zum Hausarzt
Wiederholt **kleinere Mengen hell- oder dunkelrotes Blut** in oder auf dem Stuhl ➤ Müdigkeit, Gewichtsverlust ➤ Oft Wechsel zwischen Durchfall und Verstopfung ➤ Evtl. Bauchschmerzen	Darmkrebs (→ S. 656), meist Mastdarmkrebs (→ S. 656)	In den nächsten Tagen zum Hausarzt

Blut im Stuhl, schwarze Teerstühle, Blutspuren am Toilettenpapier: Dahinter verbergen sich meist harmlose Probleme, seltener schwere Erkrankungen. Die Farbe des Bluts gibt Hinweise auf den Ursprungsort: Hellrote Auflagerungen stammen meist von Enddarm oder After, am häufigsten aus Hämorrhoiden (→ S. 662) oder Rissen der Analschleimhaut (Analfissuren → S. 662). Dunkelrote Blutungen haben ihren Ursprung überwiegend im Dick- oder Dünndarm. Oft liegen ihnen Ausstülpungen der Darmwand (Diverti-

Beschwerdebild	Was steckt dahinter?	Was ist zu tun?
Plötzlich auftretender, **blutiger Durchfall mit heftigen Schmerzen im Mittel- und Unterbauch** ➤ Schmerzfreie Phase von 6–24 Stunden, dann erneut stärkste Schmerzen im gesamten Bauch ➤ Oft bei Menschen mit Arteriosklerose oder Herzerkrankungen	Akute, schwere Durchblutungsstörung der Darmgefäße (Angina abdominalis → S. 681), oft mit der Folge eines Mesenterialinfarkts (→ S. 681)	Notarzt rufen
Blutiger Durchfall mit Schmerzen im Oberbauch ➤ Völlegefühl, Appetitlosigkeit ➤ Oft Übelkeit, Erbrechen, Bluterbrechen	➤ Akute Magenschleimhautentzündung (akute Gastritis → S. 634) ➤ Ulkuskrankheit (→ S. 635): Geschwüre von Magen oder Zwölffingerdarm (Ulcus)	Am selben Tag zum Hausarzt **Selbsthilfe:** ➤ Verzicht auf Kaffee, Alkohol und Zigaretten ➤ Kamillentee, nicht einengende Kleidung
Wiederkehrende schwarz-braune **Teerstühle mit Schmerzen hinter dem Brustbein** ➤ Meist Sodbrennen, Schluckbeschwerden ➤ Evtl. Bluterbrechen	➤ Speiseröhrenentzündung (→ S. 623) bei Refluxkrankheit (→ S. 623) ➤ Selten: Nicht-refluxbedingte Speiseröhrenentzündung (→ S. 626)	Am selben Tag zum Hausarzt
Wiederkehrende Teerstühle ohne weitere Beschwerden außer evtl. verminderte Leistungsfähigkeit und Blässe	➤ Blutendes Meckel-Divertikel (→ S. 91) ➤ Ulkuskrankheit (→ S. 635): Geschwüre von Magen oder Zwölffingerdarm ➤ Begleitbeschwerden oft Folge einer Blutarmut (Anämie → S. 1034) infolge des Blutverlusts	Am selben Tag zum Hausarzt

kulose → S. 654) oder chronisch-entzündliche Darmerkrankungen zugrunde. Ebenso können verzehrte rote Beete, Tomaten oder rote Gemüsepaprikas den Stuhl rot färben; es handelt sich dann um eine *Scheinblutung.*

Blutungen in Speiseröhre, Magen und Zwölffingerdarm – den obersten Abschnitten des Verdauungstrakts also – führen häufig zu schwarz verfärbtem **Teerstuhl** *(Melaena):* Die sauren Magensäfte wandeln den roten Blutfarbstoff Hämoglobin zum schwarzen *Hämatin.* Aber auch Eisentabletten, medizinische Aktivkohle, größere Mengen von Spinat, Heidelbeeren, schwarzen Johannisbeeren und Lakritz verfärben den Stuhl teerähnlich.

Schmerzen und Juckreiz am After

Beschwerdebild	Was steckt dahinter?	Was ist zu tun?
Akute **Schmerzen am Anus beim Laufen und bei Reibung** jeder Art ➤ Oft nach langem Radfahren, Reiten oder Wandern ➤ Nässen, Schwellung und Rötung der Analhaut	Afterentzündung[1]	In den nächsten zum Hausarzt, wenn Selbsthilfemaßnahmen erfolglos bleiben. **Selbsthilfe:** ➤ Gesäß besser polstern (z. B. Spezialwäsche mit Einlage) ➤ Bei starkem Schwitzen Unterwäsche (oder Slipeinlagen) auch untertags wechseln ➤ Nach Stuhlhygiene evtl. Fettsalbe (z. B. Nivea®) auf den Anus auftragen
V. a. **nächtlicher Juckreiz** am Anus ➤ Meist bei Kindern oder Kontaktpersonen von Kindern	Madenwürmer (→ S. 644)	In den nächsten Tagen zum Hausarzt
Wechselnd starker **Juckreiz** am Anus ➤ Evtl. ekzemartige Veränderungen der Analhaut ➤ Oft nachts am stärksten ➤ Nicht assoziiert mit dem Stuhlgang	➤ Somatoforme Störung (→ S. 1202) ➤ Hautreaktion auf ständige Feuchtigkeit ➤ Analekzem (→ Abb. S. 663) ➤ Allergische Reaktion, z. B. auf Farb- und Duftstoffe in Toilettenpapier	Bei Gelegenheit zum Hausarzt, wenn Sie sich durch anhaltende Beschwerden gestört fühlen **Selbsthilfe:** ➤ Auf gute Analhygiene achten, nur Wasser verwenden ➤ Kratzen vermeiden ➤ Ungefärbtes, parfumfreies Toilettenpapier bevorzugen ➤ Unterwäsche aus Baumwolle
Juckreiz, nässendes Ekzem und evtl. tastbare Knoten in der Analregion ➤ Oft Schmerzen, verstärkt beim Stuhlgang ➤ Oft hellrote Blutungen und/oder Schleimabgang aus dem Anus	➤ Hämorrhoiden (→ S. 656) ➤ Chronische Analfissur (Schleimhauteinriss → Abb. S. 662)	In den nächsten Tagen zum Hausarzt **Selbsthilfe:** ➤ Warme Sitzbäder mit Kamille- oder Eichenrindenextrakt ➤ Auf gute Analhygiene achten ➤ Stuhl weich halten: Viel trinken, ballaststoffreiche Kost ➤ Regelmäßige Bewegung, Beckenbodentraining (→ S. 866)

1 Afterentzündung *(Anitis, „Wolf"):* Äußerliche Entzündung der Afterregion, schmerzhaft und nässend. Die entzündliche Reizung der Haut der Afterregion entsteht durch starke Reibung oder mangelhafte Hygiene. Bleibt sie unbehandelt, droht evtl. ein Analekzem.

2 Afterenge *(Analstenose):* Dauerhafte Verengung und fehlende Dehnbarkeit des Analkanals, führt zur Behinderung der Stuhlentleerung. Betroffene leiden unter Schmerzen beim Stuhlgang und Schwierigkeiten, weichen Stuhl unter Kontrolle zu halten. Die „Kotsäule" wird bleistiftdünn, häufig finden sich Blutauflagerungen. Ursache sind meist Narbenbildungen nach Operationen oder Hämorrhoiden. Mit Hilfe eines kegelförmigen *Analdehners* aus Kunststoff

Beschwerdebild	Was steckt dahinter?	Was ist zu tun?
Schneidender Schmerz am Anus, der meist **während des Stuhlgangs** einschießt ➤ Öfters harter Stuhl, der Pressen erfordert ➤ Evtl. anhaltendes, starkes Druckgefühl	➤ Frische Analfissur (Schleimhauteinriss → Abb. S. 662) ➤ Analfalte (Mariske → S. 662) ➤ Afterenge (Analstenose)[2]	In den nächsten Tagen zum Hausarzt **Selbsthilfe:** → vorangehende Zeile
Plötzlicher, heftiger Analschmerz, der Gehen und Sitzen unmöglich macht ➤ Kirsch- bis pflaumengroßer Knoten am Analrand von blauroter Farbe	Perianalthrombose (→ S. 664), Verstopfung einer Vene in der Enddarmschleimhaut	Harmlos, trotzdem zum Hausarzt, um die Schmerzen zu behandeln
Rasch zunehmende, stark **schmerzhafte Schwellung** am Anus, häufig **mit Fieber**	Analabszess (→ S. 665)	Am selben Tag zum Hausarzt
Juckreiz am Anus **mit Ausscheidung von eitrigem Sekret** (erkennbar an Verschmutzung der Unterwäsche) ➤ Evtl. Schmerzen beim Stuhlgang ➤ Evtl. Eiterauflagerungen auf dem Stuhl	Analfistel (→ S. 665), oft im Anschluss an einen Analabszess (→ S. 665)	In den nächsten Tagen zum Hausarzt
Anhaltender **Analschmerz, Brennen und Juckreiz mit Ausscheidung von eitrigem Sekret** (erkennbar an Verschmutzung der Unterwäsche) ➤ Verstärkter Schmerz während und nach dem Stuhlgang ➤ Evtl. hellrote Blutungen aus dem Anus	Mastdarmentzündung (Proktitis)[3], z. B. bei ➤ Chronisch-entzündlichen Darmerkrankungen (→ S. 650) ➤ Chemischen oder mechanischen Reizen, z. B. Zäpfchen, häufige Einläufe, Abführmittel ➤ V. a. bei Analverkehr: Infektionen mit Viren, Pilzen oder Bakterien, z. B. Gonorrhoe (Tripper → S. 874)	In den nächsten Tagen zum Hausarzt, wenn keine chronische Darmerkrankung bekannt ist
Juckreiz und/oder Schmerzen am Anus **mit Fremdkörpergefühl** beim Stuhlgang ➤ Evtl. hellrotes Blut oder Schleim auf dem Stuhl ➤ Evtl. Probleme, den Stuhl zu halten	➤ Analprolaps (Aftervorfall → S. 665) ➤ Rektumprolaps (Mastdarmvorfall → S. 665) ➤ Hämorrhoiden (→ S. 656)	In den nächsten Tagen zum Hausarzt **Selbsthilfe:** Stuhl weich halten: Viel trinken, ballaststoffreiche Kost
Langsam zunehmende Schmerzen und Juckreiz am Anus **mit hellroten Blutungen**	Mastdarmkrebs (→ S. 656 Rektumkarzinom)	In den nächsten Tagen zum Hausarzt
Rasch zunehmende, dumpfe Schmerzen in der Anal-, Damm und Leistenregion ➤ Fieber ➤ Häufiger Harndrang, meist Brennen beim Wasserlassen	Akute Prostataentzündung (→ S. 805)	Sofort in die Klinik bei hohem Fieber und schlechtem Allgemeinzustand Sonst am nächsten Tag zum Hausarzt oder Urologen
Anfallartige, einschießende Schmerzen im Anal- und Steißbeinbereich ➤ Anfallsdauer typischerweise 10–20 Minuten	Proctalgia fugax[4] (Afterschließmuskelkrampf)	In den nächsten Tagen zum Hausarzt **Selbsthilfe:** Sitzbäder, Wärmeanwendung, Entspannungsverfahren
Ziehende oder brennende Dauerschmerzen im Anal- und Steißbeinbereich ➤ Steißbein ist sehr druckempfindlich	Kokzygodynie[5] (schmerzendes Steißbein)	In den nächsten Tagen zum Hausarzt **Selbsthilfe:** Sitzbäder, Wärmeanwendung, Entspannungsverfahren (→ S. 1257)

gelingt es vielen Patienten, den Analkanal allmählich aufzuweiten. Reicht dies nicht aus, folgt die operative Dehnung des Schließmuskels.

3 Mastdarmentzündung *(Proktitis):* Sammelbegriff für Entzündungen der Mastdarmwand und des Analkanals verschiedenster Ursache. Häufig liegen ihnen sexuell übertragbare Erkrankungen zugrunde (STD → ab S. 824), wie etwa Gonorrhoe, Syphilis, Herpes genitalis, Feigwarzen oder Chlamydieninfektionen. Seltenere Ursachen sind andere Infektionen, chronisch-entzündliche Darmerkrankungen oder Verletzungen.

4 Proctalgia fugax *(Afterschließmuskelkrampf):* Anfallartige Verkrampfung der Beckenboden- und Schließmuskulatur mit heftigen krampfartigen Schmerzen im Bereich des Enddarms, die anfallsweise auftreten und oft in Becken und Unterbauch ausstrahlen. Die in unregelmäßigen Abständen wiederkehrenden Schmerzattacken dauern wenige Minuten bis eine Stunde. Im Anfall helfen evtl. krampflösende Mittel, Wärmeanwendungen oder ein Druck mit der Faust auf den After.

5 Kokzygodynie (wörtlich *schmerzendes Steißbein):* Schmerzen in Steißbein und Umgebung, oft Wochen anhaltend; werden durch Sitzen, Aufstehen, Stuhlentleerung und Sex verstärkt. Typisch ist eine starke Druckempfindlichkeit des Steißbeins. Die Therapie ist schwierig, physikalische Maßnahmen wie Fango und Sitzbäder bringen am ehesten Linderung.

Beschwerden der Harnwege, der männlichen und weiblichen Geschlechtsorgane

Probleme beim Wasserlassen I: Schmerzen und Brennen (Dysurie)

Beschwerdebild	Was steckt dahinter?	Was ist zu tun?
Schmerzen und Brennen beim Wasserlassen ➤ Häufiges Wasserlassen ➤ Jucken oder Brennen in der Harnröhre ➤ Bei Männern Ausfluss aus der Harnröhre, v. a. morgens	Harnröhrenentzündung (Urethritis → S. 792), oft bei sexuell übertragbaren Krankheiten (→ S. 824) wie ➤ Gonorrhoe[1] (Mann → S. 824, Frau → S. 874) ➤ Genitale Chlamydieninfektion[1] (Mann → S. 824, Frau → S. 873) ➤ Trichomonadeninfektion[1] (→ S. 872) ➤ Genitale Mykoplasmeninfektion[1] (→ S. 825)	Am selben Tag zum Hausarzt, Urologen oder Dermatologen bei eitrigem Ausfluss, sonst am nächsten Tag **Warnhinweis:** ➤ Kein Sex bis zur Diagnosestellung ➤ Zur Vermeidung erneuter Ansteckung Kondome benutzen
Brennen beim Wasserlassen mit krampfartigen Schmerzen oberhalb des Schambeins ➤ Häufiges Wasserlassen ➤ Evtl. Blut im Urin	Blasenentzündung (Zystitis → S. 792), z. B. Honeymoon-Zystitis (→ S. 793)	Am selben Tag zum Hausarzt, wenn Fieber oder Flankenschmerzen dazukommen Am nächsten Tag, wenn Selbsthilfe keine Besserung bringt. **Selbsthilfe:** ➤ Viel trinken, 3–4 l täglich ➤ Täglich 3–4 Tassen Blasentee ➤ Wärmeanwendungen (→ S. 792), z. B. Wärmflasche, Kirschkernsäckchen, Heublumenauflagen ➤ Voll- oder Sitzbad mit Kamille
Wiederkehrende oder anhaltende Beschwerden einer Blasenentzündung (→ oben)	➤ Komplizierte Harnwegsinfektion (→ S. 793), z. B. bei Phimose (→ S. 820), gutartiger Prostatavergrößerung (→ S. 807) ➤ Chronisch-rezidivierende Blasenentzündung (→ S. 793) ➤ Chronische Blasenentzündung (→ S. 793) ➤ Interstitielle Zystitis (→ S. 795) ➤ Reizblase (→ S. 796) ➤ Somatoforme (→ S. 1212) oder psychosomatische Störung (→ S. 1213)	Am selben Tag zum Hausarzt, wenn Fieber oder Flankenschmerzen dazukommen Am nächsten Tag, wenn Selbsthilfe keine Besserung bringt **Selbsthilfe:** Bei akuten Beschwerden wie oben
Brennen beim Wasserlassen, mit Flankenschmerzen bei voller Blase oder beim Wasserlassen ➤ Häufiges Wasserlassen, evtl. in jeweils 2 Etappen ➤ Übelriechender Urin	Vesikorenaler Reflux (→ S. 790)	Am selben Tag zum Hausarzt oder Urologen, wenn Fieber oder Flankenschmerzen dazukommen, sonst am nächsten Tag
Schmerzen und Brennen beim Wasserlassen mit Flankenschmerzen und Fieber ➤ Häufiges Wasserlassen ➤ Evtl. Übelkeit, Erbrechen ➤ Evtl. blutiger Urin	➤ Akute Nierenbeckenentzündung (Pyelonephritis → S. 779) ➤ Chronische Nierenbecken entzündung (→ S. 780) ➤ Nierenabszess (→ S. 780)	Am selben Tag zum Hausarzt oder Urologen, bei hohem Fieber oder starkem Krankheitsgefühl sofort in die Klinik **Selbsthilfe:** ➤ Viel trinken, 3–4 l täglich ➤ Täglich 3–4 Tassen Blasentee
Schmerzen und Brennen an der Eichel beim Wasserlassen und Geschlechtsverkehr ➤ Oft Ausfluss aus dem Penis ➤ Oft Rötungen, Schwellungen, Geschwüre und/oder Bläschen am Penis	Balanitis (Eichelentzündung → S. 822): Infektiöse Ursachen wie ➤ Herpes genitalis[1] (→ S. 825) ➤ Gonorrhoe[1] (→ S. 823) ➤ Hauterkrankungen der äußeren Geschlechtsorgane, z. B. Weißfleckenkrankheit (→ S. 822), Schuppenflechte (→ S. 1076) ➤ Morbus Reiter (→ S. 822) Nichtinfektiöse Ursachen wie übertriebene Genitalhygiene (Reinlichkeitsbalanitis), nach Benutzung von Kondomen oder Spermizid (Kontaktbalanitis)	Am selben Tag zum Hausarzt oder Urologen. **Selbsthilfe:** ➤ Sitzbäder mit Kamille (z. B. Kamillosan®) ➤ Spülungen mit Kochsalzlösung **Warnhinweis:** ➤ Kein Sex bis zur Diagnosestellung ➤ Zur Vermeidung erneuter Ansteckung Kondome benutzen bei einer infektiösen Ursache ➤ Auf geeignete Verhütungsmittel umsteigen bei Kontaktbalanitis

Dysurie: Als unangenehm empfundene, schmerzhafte oder erschwerte Blasenentleerung. Oft Begleiterscheinung von Harnwegsinfekten und Blasenentzündungen sowie – beim Mann – Entzündungen der Eichel. Gleichzeitig besteht in der Regel ein verstärkter Harndrang, der gehäuft zum Abgang kleiner Urinmengen führt **(Pollakisurie).**

Eine Ausnahme bilden Hautentzündungen am äußeren Genital, die in der Regel nur zu Schmerzen beim Wasserlassen führen.

1 Infektionen mit Herpes genitalis (Genitalherpes), Feigwarzen, Trichomonaden, Chlamydien, Mykoplasmen, Gonokokken (Gonorrhoe, Tripper) und anderen Bakterien zählen zu den **sexuell übertragbaren Krankheiten** (STD → S. 824). Um eine Weitergabe zu verhindern, darf bei möglicher Infektion bis zur ärztlichen Diagnosestellung kein Geschlechtsverkehr stattfinden. Bei nachgewiesener Infektion empfiehlt es sich, den Geschlechtspartner ebenfalls untersuchen und bei Bedarf behandeln zu lassen.

Beschwerdebild	Was steckt dahinter?	Was ist zu tun?
Schmerzen und Brennen im Bereich der weiblichen äußeren Geschlechtsorgane ➤ V. a. beim Wasserlassen und Geschlechtsverkehr ➤ Meist Ausfluss aus der Scheide ➤ Oft Rötungen, Schwellungen, Geschwüre und/oder Bläschen im Genitalbereich	➤ Übertriebene Intimhygiene, ungeeignete Seifen ➤ Mangelhafte Intimhygiene, unwillkürlicher Urinabgang, enge und luftundurchlässige Unterwäsche oder Hosen ➤ Kontaktallergie (→ S. 1080), z. B. auf Intimsprays, parfümierte Binden ➤ Östrogenmangel-Kolpitis (→ S. 852) ➤ Vulvodynie (→ S. 869) ➤ Pilzinfektion (→ S. 867) ➤ Herpes genitalis[1] (→ S. 872) ➤ Trichomonadeninfektion[1] (→ S. 872) ➤ Feigwarzen[1] (→ S. 871) ➤ Hauterkrankungen, z. B. Weißfleckenkrankheit (→ Abb. S. 869) ➤ Somatoforme Störung (→ S. 1212)	Am nächsten Tag zum Frauenarzt bei ➤ Vermehrtem, verfärbtem oder übelriechenden Ausfluss ➤ Tastbaren Hautveränderungen ➤ Möglicher Ansteckung nach ungeschütztem Geschlechtsverkehr Sonst in den nächsten Wochen, wenn Juckreiz/Schmerzen trotz Selbsthilfe anhalten **Selbsthilfe:** ➤ Genitalbereich mit milchsäurehaltigen Waschlotionen reinigen ➤ Auf übertriebene Intimhygiene, Intimsprays, Scheidenspülungen, parfümierte Binden verzichten ➤ Luftdurchlässige Unterwäsche tragen ➤ Sitzbäder mit Kamille (z. B. Kamillosan®) **Warnhinweis:** wie bei vorangehender Beschwerde
Brennen beim Wasserlassen mit anhaltenden, starken Schmerzen in der Anal-und Dammregion ➤ Häufiges Wasserlassen ➤ Oft hohes Fieber	Akute Prostataentzündung (→ S. 805)	Sofort in die Klinik bei hohem Fieber oder schlechtem Allgemeinzustand In den nächsten Wochen zum Hausarzt oder Urologen bei chronischen Beschwerden **Selbsthilfe:** ➤ Ansteigende Fußbäder (→ S. 281) ➤ Sitzbäder, z. B. mit Kamille (Kamillosan®)
Brennen beim Wasserlassen mit stark schmerzhafter Schwellung eines Hodens ➤ Häufiges Wasserlassen ➤ Meist mäßiges bis hohes Fieber	Nebenhodenentzündung (Epididymitis → S. 814)	Sofort zum Urologen, wenn die Beschwerden plötzlich auftreten, Kinder oder Jugendliche betreffen Sonst am nächsten Tag **Selbsthilfe:** ➤ Kühlende Umschläge ➤ Eng anliegende Unterhosen

Probleme beim Wasserlassen II: Veränderungen des Urins

Beschwerdebild	Was steckt dahinter?	Was ist zu tun?
Rosafarbener, bräunlicher bis blutig-roter Urin mit Schmerzen in Flanke, Unterbauch oder Harnröhre ➤ Evtl. übler Geruch	Blut im Urin (Hämaturie → S. 776) bei ➤ Blasenentzündung (→ S. 792) ➤ Nierenbeckenentzündung (Pyelonephritis → S. 779) ➤ Nierensteinen (→ S. 787) ➤ Gutartiger Prostatavergrößerung (→ S. 807) ➤ Niereninfarkt[1] ➤ Verletzung von Niere (→ S. 789), Harnblase (→ S. 792) oder Harnröhre (→ S. 792) ➤ Nierenkrebs (→ S. 789), Harnblasenkrebs (→ S. 799) ➤ Fremdkörper in der Harnröhre (→ S. 197) ➤ Selten: Bilharziose[2] (→ S. 314)	Bei erstmaligem Auftreten am selben oder nächsten Tag zum Hausarzt oder Urologen
Rosafarbener, bräunlicher bis blutig-roter Urin ohne begleitende Schmerzen ➤ Evtl. übler Geruch	Blut im Urin (Hämaturie → S. 776), z. B. bei ➤ Glomerulonephritis (→ S. 781) ➤ Nierenkrebs (→ S. 789), Harnblasenkrebs (→ S. 799) ➤ Blutbeimengung aus der Scheide (Periodenblutung) ➤ Krankhafter Blutungsneigung (→ S. 1038) ➤ Einnahme gerinnungshemmender Medikamente (→ S. 740)	Bei erstmaligem Auftreten am selben oder nächsten Tag zum Hausarzt oder Urologen

Bei **Farbveränderungen des Urins** verliert der Harn seine normale, hell- bis dunkelgelbe Farbe, die er durch abgebaute Gallenfarbstoffe bekommt. Farbveränderungen können harmlos sein, etwa durch Farbstoffe aus Nahrungsmitteln oder Medikamenten, aber auch Folge ernsthafter Erkrankungen sein, insbesondere von Leber und Gallenwegen. Bei hoher Trinkmenge scheiden die Nieren mehr Flüssigkeit als gewöhnlich aus, die Gallenfarbstoffe werden verdünnt und der Urin fast wasserklar. Geht hingegen durch Schwitzen, Fieber, Durchfall oder Erbrechen viel Körperwasser verloren oder reicht die Trinkmenge nicht aus, produzieren

Beschwerdebild	Was steckt dahinter?	Was ist zu tun?
Klarer, roter Urin ohne begleitende Schmerzen	➤ Verzehr bestimmter Nahrungsmittel, z. B. Roter Beete, Brombeeren oder Pilzen ➤ Einnahme bestimmter Medikamente, z. B. mancher Wurmmittel (Anthelmintika → S. 645), Bluthochdrucksenker (→ S. 724), Sulfonamide (→ S. 1051)	In den nächsten Tagen zum Hausarzt oder Urologen, wenn Sie sich nicht sicher sind
Bräunlicher bis kräftig brauner Urin ➤ Heller Stuhl ➤ Gelbliche Verfärbung von Augen und Haut ➤ Evtl. Juckreiz ➤ Evtl. Oberbauchschmerzen	Gelbsucht (Ikterus → S. 667), z. B. bei ➤ Rechtsherzinsuffizienz (→ S. 1127) ➤ Akuter Virushepatitis (→ S. 671) ➤ Leberzirrhose (→ S. 675) ➤ Gallensteinen (→ S. 668)	Am selben Tag zum Hausarzt, am Wochenende in die Klinik
Zitronengelber Urin	Folge von Rhabarbergenuss	Harmlos, verschwindet binnen Stunden
Orangefarbener Urin	➤ Einnahme von Vitamintabletten ➤ Einnahme bestimmter Medikamente, z. B. mancher Antibiotika (→ S. 1051), Tuberkulostatika (→ S. 608)	Harmlos, Färbung verschwindet binnen Stunden
Heller bis wasserklarer Urin bei großer Urinmenge ➤ Starker Durst ➤ Trockene Schleimhäute, stehende Hautfalten ➤ Evtl. Verwirrtheit oder Benommenheit	Polyurie (→ S. 776), z. B. bei ➤ Übermäßiger Trinkmenge ➤ Übermäßigem Alkoholgenuss ➤ Diabetes (→ S. 758) ➤ Diabetes insipidus (→ S. 748) ➤ Nebenschilddrüsenüberfunktion (→ S. 754) ➤ Spätstadium eines akuten Nierenversagens (→ S. 782) ➤ Frühstadium eines chronischen Nierenversagens (→ S. 783) ➤ Psychisch bedingter Steigerung der Trinkmenge (psychogene Polydipsie → S. 105) ➤ Medikamenteneinnahme, z. B. Diuretika (→ S. 784), manchen Antibiotika (→ S. 1051), Lithium (→ S. 1171)	In den nächsten Tagen zum Hausarzt, wenn keine entsprechende Grunderkrankung bekannt ist
Schaumiger Urin ➤ Rasche Gewichtszunahme ➤ Wassereinlagerung (Ödem), zuerst sichtbar im Gesicht	Eiweiß im Urin (Proteinurie → S. 777), z. B. bei ➤ Nephrotischem Syndrom (→ S. 782) ➤ Glomerulonephritis (→ S. 781) ➤ Diabet. Nephropathie (→ S. 782)	Am selben Tag zum Hausarzt oder Urologen
Übelriechender Urin	➤ Verzehr bestimmter Nahrungsmittel, z. B. von rohe Knoblauch, rohen Zwiebeln, Spargel ➤ Blasenentzündung (→ S. 792) ➤ Nierenbeckenentzündung (Pyelonephritis → S. 779) ➤ Vesikorenaler Reflux (→ S. 790) ➤ Stark reduzierte Urinmenge (Oligurie → S. 776), z. B. bei Austrocknung (→ S. 196, S. 459), akutem Nierenversagen (→ S. 782)	Am selben Tag zum Hausarzt oder Urologen, wenn der Geruch nicht durch Nahrungsmittel verursacht ist
Blasiger oder jauchiger Urin	Luft- oder Stuhlbeimengung durch Darmfistel (Verbindungsgang zwischen Darm und Blase oder Harnröhre), z. B. bei ➤ Chronisch-entzündlichen Darmerkrankungen (→ S. 650) ➤ Darmkrebs (→ S. 656), Harnblasenkrebs (→ S. 799) ➤ Darmverletzungen, z. B. nach Operation, Bestrahlung	In den nächsten Tagen zum Hausarzt oder Urologen

die Nieren einen konzentrierten, dunkleren und stärker riechenden Urin.

Trübungen des Urins sind oft weniger harmlos und können v. a. bei Männern auf krankhafte Beimengungen von Blutbestandteilen, Eiter oder Zellen hinweisen. Bei Frauen mischt sich manchmal Scheidensekret zum Urin und verursacht eine bedeutungslose Trübung.

1 Niereninfarkt: Verschluss einer Nierenarterie oder -vene, z. B. durch Blutgerinnsel oder eine Thrombose. Es kommt zum Untergang von Nierengewebe und einer dauerhaften Funktionseinbuße, die der Körper jedoch durch seine zweite, gesunde Niere ausgleichen kann.

2 Bilharziose: Tropische Wurmerkrankung, bei der die Erreger u. a. in die Harnblase gelangen und dort eine chronische Entzündung auslösen. Übertragen wird die Bilharziose beim Baden in tropischem Süßwasser.

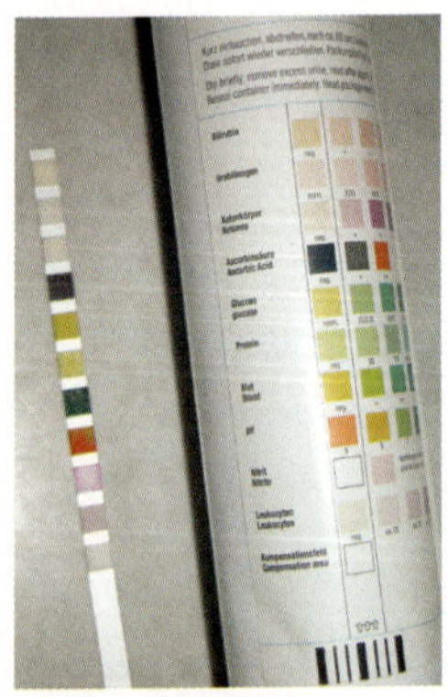

Diesen einfachen Test bietet jeder Hausarzt an: Der ***Urin-Teststreifen*** *wird in den Urin getaucht und nach wenigen Minuten lassen sich Veränderungen ablesen, die auf Harnwegsinfekte, Diabetes, Nieren- und Leberkrankheiten hindeuten.* [RKL 0124

Probleme beim Wasserlassen III: Erschwertes Wasserlassen, veränderte Urinmenge

Beschwerdebild	Was steckt dahinter?	Was ist zu tun?
Verzögertes oder unterbrochenes Wasserlassen bei voller Blase ➤ Abschwächung des Harnstrahls bis hin zum stark schmerzhaften Harnverhalt ➤ Gefühl der unvollständigen Blasenentleerung ➤ Nachträufeln ➤ Häufiger Harndrang, v. a. nachts ➤ Evtl. blutiger Urin	➤ Gutartige Prostatavergrößerung (→ S. 807) ➤ Prostatakrebs (→ S. 810) ➤ Chronische Prostataentzündung (→ S. 805) ➤ Blasenstein (→ S. 787) ➤ Harnblasenkrebs (→ S. 799) ➤ Harnröhrenverengung (Harnröhrenstriktur → S. 791), z. B. nach längerem Blasenkatheter ➤ Somatoforme Störung (→ S. 1212) ➤ Einnahme bestimmter Medikamente, z. B. von Beruhigungsmitteln (→ S. 1170), Antidepressiva (→ S. 1169), Neuroleptika (→ S. 1168)	Sofort zum Hausarzt oder Urologen bei Flankenschmerzen, ständigem Abgang kleiner Urinmengen, Harnverhalt Am nächsten Tag bei schmerzhaftem Wasserlassen oder blutigem Urin In den nächsten Tagen bis Wochen bei häufigerem Wasserlassen oder Abschwächung des Harnstrahls **Selbsthilfe:** Bei „Stammtischverhalt" helfen evtl. warme Bauchwickel oder eine Wärmflasche
Verzögertes oder unterbrochenes Wasserlassen im Kindesalter ➤ Abgeschwächter Harnstrahl bis hin zum stark schmerzhaften Harnverhalt ➤ Häufiger Harndrang ➤ Evtl. Nachträufeln ➤ Evtl. verzögertes Trockenwerden	➤ Phimose (Vorhautverengung → S. 820) ➤ Angeborene Harnröhrenverengung (→ S. 791) ➤ Harnröhrenklappen (→ S. 791) ➤ Harnröhrenfehlbildungen, z. B. Hypospadie (→ S. 820) ➤ Fremdkörper in der Harnröhre (→ S. 197)	In den nächsten Tagen zum Kinderarzt
Erschwertes Wasserlassen bis zum Harnverhalt nach einem Unfall	➤ Harnblasenverletzung (→ S. 792) ➤ Harnröhrenverletzung (→ S. 792) ➤ Penisverletzung (→ S. 824) ➤ Rückenmarkverletzung (→ S. 1154)	Notarzt rufen
Erschwertes Wasserlassen v. a. auf öffentlichen Toiletten ➤ Minutenlanges Warten bis der Harnfluss einsetzt	Paruresis[1]	In den nächsten Wochen zum Hausarzt oder Psychiater oder Psychotherapeuten
Erschwertes Wasserlassen bis zum schmerzlosen Harnverhalt mit neurologischen Beschwerden ➤ Ständiger Abgang kleiner Urinmengen ➤ Plötzlicher, starker Harndrang ➤ Evtl. Seh- oder Sprachstörungen ➤ Evtl. Lähmungen	Neurogene Blasenentleerungsstörung, z. B. bei ➤ Multipler Sklerose (→ S. 1135) ➤ Parkinson-Krankheit (→ S. 1140) ➤ Kürzlich abgelaufenem Schlaganfall (→ S. 1126) ➤ Bandscheibenvorfall (→ S. 920) ➤ Rückenmarktumoren (→ S. 1150)	In den nächsten Tagen zum Hausarzt oder Neurologen, wenn die Beschwerden erstmals auffallen
Plötzlich verminderte Urinmenge (< 500 ml/Tag) oder ganz ausbleibender Urin bei leerer Harnblase	Oligurie (→ S. 776) bzw. Anurie (→ S. 776), z. B. bei ➤ Austrocknung (→ S. 196, S. 459), z. B. durch unzureichendes Trinken, starkes Schwitzen, hohes Fieber, Erbrechen und/oder Durchfall ➤ Schwerem Blutverlust ➤ Akuter Herzinsuffizienz (→ S. 702) ➤ Akutem renalem Nierenversagen (→ S. 789), z. B. bei akuter Glomerulonephritis (→ S. 781) oder Niereninfarkt (→ S. 104)	In den nächsten Stunden in die Klinik, wenn die Urinmenge trotz ausreichender Flüssigkeitszufuhr stark absinkt
Allmähliche Abnahme der Urinmenge ➤ Wassereinlagerungen in Beinen, Händen und Gesicht ➤ Müdigkeit ➤ Übelkeit, Erbrechen	Chronisches Nierenversagen (→ S. 783), z. B. bei nicht ausgeheilter Glomerulonephritis (→ S. 781), Nierenbeckenentzündung (→ S. 779), Diabetes (→ S. 758)	In den nächsten Tagen zum Hausarzt, wenn die Beschwerden erstmals auffallen

1 Paruresis: Psychische Störung mit großen Schwierigkeiten, die Blase willentlich zu entleeren. Problematisch wird es für Betroffene hauptsächlich auf öffentlichen Toiletten, also außerhalb des privaten Wohnbereichs. Die Störung setzt meist während der Pubertät ein, wobei fast nur Frauen betroffen sind. Leichte Fälle äußern sich in mehr oder weniger langem Warten bis zum Beginn des Wasserlassens (Miktion) und einer unvollständigen Blasenentleerung. In schweren Fällen ist es unmöglich, außerhalb der eigenen vier Wände überhaupt Wasserlassen zu können. Die Erkrankung gilt als Sonderform der sozialen Phobie (→ S. 1196) und wird entsprechend verhaltenstherapeutisch behandelt. Ist eine Heilung nicht möglich, können die Betroffenen lernen, sich bei Bedarf selbst zu katheterisieren.

2 Psychogene Polydipsie *(psychisch bedingte übermäßige Trinkmenge):* Relativ häufige psychische Störung, die durch zwanghaftes Trinken großer Flüssigkeitsmengen ohne tatsächlichen, körperlichen Bedarf gekennzeichnet ist. Oft leiden die Betroffenen unter einem anhaltenden quälenden Durstgefühl, das sich durch keine noch so große Trinkmenge stillen lässt. Die psychogene Polydipsie kann Ausdruck einer Psychose sein, aber auch im Sinne einer somatoformen Störung auftreten (→ S. 1212), als Reaktion auf Stress- und Belastungssituationen.

Beschwerdebild	Was steckt dahinter?	Was ist zu tun?
Vermehrte Urinmenge (mehr als 3 Liter am Tag) ➤ Heller bis wasserklarer Urin ➤ Evtl. starker Durst ➤ Evtl. trockene Schleimhäute, stehende Hautfalten ➤ Evtl. Verwirrtheit oder Benommenheit	Polyurie (→ S. 776), z. B. bei ➤ Übermäßiger Trinkmenge, v. a. alkoholischer Getränke ➤ Diabetes (→ S. 758) ➤ Diabetes insipidus (→ S. 748) ➤ Nebenschilddrüsenüberfunktion (→ S. 754) ➤ Spätstadium eines akuten Nierenversagens (→ S. 782) ➤ Frühstadium eines chronischen Nierenversagens (→ S. 783) ➤ Psychogener Polydipsie[2] ➤ Medikamenteneinnahme, z. B. Diuretika (→ S. 784), manchen Antibiotika (→ S. 1051), Lithium (→ S. 1171)	In den nächsten Tagen zum Hausarzt, wenn keine entsprechende Grunderkrankung bekannt ist
Vermehrte Urinmenge während der Nacht	Nächtliches Wasserlassen (Nykturie → S. 702), z. B. bei ➤ Gutartiger Prostatavergrößerung (→ S. 807) ➤ Diabetes (→ S. 758) ➤ Herzinsuffizienz (→ S. 702) ➤ Frühstadium eines chronischen Nierenversagens (→ S. 783)	In den nächsten Tagen zum Hausarzt bei Auftreten weiterer Beschwerden wie Abschwächung des Harnstrahls, starker Durst, Beinödeme **Selbsthilfe:** Bei Fehlen weiterer Beschwerden versuchsweise am Abend die Trinkmenge und den Konsum von Alkohol einschränken

Probleme beim Wasserlassen IV: Ungewollter Harnabgang (Inkontinenz), verstärkter Harndrang

Beschwerdebild	Was steckt dahinter?	Was ist zu tun?
Ungewollter Harnabgang kleiner Mengen („Tröpfeln“) ➤ Bei Husten, Niesen, Heben, Hüpfen, Treppensteigen oder Geschlechtsverkehr ➤ Vorwiegend bei Frauen	Belastungsinkontinenz (Stressinkontinenz → S. 797), z. B. bei ➤ Beckenbodenschwäche nach Geburten ➤ Gebärmuttersenkung (→ S. 864) ➤ Gebärmuttervorfall (→ S. 864) ➤ Östrogenmangel in den Wechseljahren ➤ Männer: Folge von Verletzungen und Operationen, v. a. nach Prostataoperation (Radikale Prostatektomie → S. 811)	In den nächsten Wochen zum Hausarzt, Frauenarzt oder Urologen Da viele Medikamente Inkontinenz-Beschwerden verstärken, den Arzt vollständig über die derzeitige Medikation informieren **Selbsthilfe:** Beckenbodentraining (→ S. 866)
Unbezwingbarer und meist schmerzhafter Harndrang ➤ Ungewollter Harnabgang, wenn der Weg zur Toilette zu weit ist ➤ Evtl. blutiger Urin	Dranginkontinenz (→ S. 797), z. B. bei ➤ Blasenentzündung (→ S. 792) ➤ Harnblasensteine (→ S. 787) ➤ Harnblasenkrebs (→ S. 799) ➤ Reizblase (→ S. 796) ➤ Interstitieller Zystitis (→ S. 795) ➤ Beckenbodenmyalgie (→ S. 806) ➤ Somatoformer Störung (→ S. 1212	Am selben oder nächsten Tag zum Hausarzt, Frauenarzt oder Urologen, wenn die Beschwerden plötzlich auftreten oder der Urin blutig ist In den nächsten Wochen bei langsamer Zunahme der Beschwerden
Reflexartige, unwillkürliche Blasenentleerung ➤ Meist kein Harndrang	Reflexinkontinenz (→ S. 797), z. B. bei ➤ Rückenmarkverletzungen (→ S. 1154) ➤ Schädel-Hirn-Verletzung (→ S. 1152) ➤ Demenz (→ S. 445) ➤ Multipler Sklerose (→ S. 1135) ➤ Schlaganfall (→ S. 1126) ➤ Sonstiger Hirnschädigung z. B. durch Gehirntumor (→ S. 1149), oder Hirnaneurysmablutung (→ S. 1132)	In den nächsten Tagen zum Hausarzt, Neurologen oder Urologen, wenn die Beschwerden neu auftreten

1 Wenn ältere Kinder mehrfach am Tag einnässen, nachts jedoch trocken bleiben, steckt dahinter häufig eine **funktionelle Störung der Blasenentleerung.** Plötzlicher, unwiderstehlicher Harndrang, verbunden mit tropfen- oder schubweisem Abgang von Urin, ist typisch für die **idiopathische Dranginkontinenz.** Um ein Einnässen zu verhindern, wenden die Kinder *Haltemanöver* an: Sie pressen die Beine zusammen, hüpfen, gehen in die Hocke oder setzen sich auf die Fersen. Ursache der Störung ist eine Reifungsverzögerung von Teilen des Nervensystems. Mit verhaltenstherapeutischen Maßnahmen lässt sich die Blasenfunktion normalisieren. Ähnliche Beschwerden wie die idiopathische Dranginkontinenz verursacht ein

Beschwerdebild	Was steckt dahinter?	Was ist zu tun?
Unwillkürlicher Urinabgang in kleinen Portionen (Harnträufeln) mit erschwerter Harnausscheidung (Harnverhalt) ➤ Prall gefüllte Blase tastbar ➤ Krampfartige Unterbauchschmerzen, spontan oder bei Beklopfen der Blase ➤ Evtl. blutiger Urin	Überlaufinkontinenz (→ S. 797) durch Abflussbehinderung, z. B. bei ➤ Prostatavergrößerung (→ S. 807) ➤ Prostatakrebs (→ S. 810) ➤ Harnblasenverletzung (→ S. 792) ➤ Harnröhrenverengung (Harnröhrenstriktur → S. 791), z. B. nach längerem Blasenkatheter ➤ Blasenstein (→ S. 787) ➤ Fremdkörper in der Harnröhre (→ S. 197) ➤ Harnröhrenklappen (→ S. 791) ➤ Harnblasenkrebs (→ S. 799)	Am selben Tag zum Hausarzt oder Urologen **Selbsthilfe:** Bei Abflussbehinderung durch Prostatavergrößerung („Stammtischverhalt“) helfen evtl. warme Bauchwickel oder eine Wärmflasche
Unwillkürlicher Urinabgang in kleinen Portionen (Harnträufeln) mit erschwerter Harnausscheidung (Harnverhalt) und neurologischen Beschwerden ➤ Prall gefüllte Blase tastbar ➤ Keine Unterbauchschmerzen ➤ Evtl. Seh- oder Sprachstörungen ➤ Evtl. Lähmungen	Überlaufinkontinenz (→ S. 797) durch neurogene Blasenentleerungsstörung, z. B. bei ➤ Rückenmarkverletzung (→ S. 1154) ➤ Multipler Sklerose (→ S. 1135) ➤ Parkinson-Krankheit (→ S. 1140) ➤ Kürzlich abgelaufenem Schlaganfall (→ S. 1126) ➤ Bandscheibenvorfall (→ S. 920) ➤ Rückenmarktumoren (→ S. 1150)	In den nächsten Tagen zum Hausarzt oder Neurologen, wenn die Beschwerden erstmals auffallen
Unwillkürlicher Urinabgang in kleinen Portionen (Harnträufeln) bei Medikamenteneinnahme	Überlaufinkontinenz (→ S. 797) als Nebenwirkung, z. B. von ➤ Beruhigungsmitteln (→ S. 1170) ➤ Antidepressiva (→ S. 1169) ➤ Neuroleptika (→ S. 1168)	In den nächsten Tagen zum Arzt, wenn das Mittel ärztlich verordnet wurde **Selbsthilfe:** Bei Selbstmedikation Mittel absetzen
Einnässen tagsüber oder nachts (Bettnässen) bei Kindern ab dem 5. Geburtstag ➤ Evtl. abgeschwächter Harnstrahl ➤ Evtl. häufiger Harndrang ➤ Evtl. Nachträufeln	Enuresis (→ S. 421), z. B. bei ➤ Psychischen Belastungssituationen ➤ Blasenentzündung (→ S. 792) ➤ Infektionen mit Madenwürmern (→ S. 644) ➤ Phimose (Vorhautverengung → S. 820) ➤ Angeborener Harnröhrenverengung (→ S. 791) ➤ Harnröhrenfehlbildungen, z. B. Hypospadie (→ S. 820) ➤ Harnröhrenklappen (→ S. 791) ➤ Fremdkörpern in Scheide, Harnröhre oder Harnblase (→ S. 197) ➤ Funktionellen Störungen[1] ➤ Verweigerungshaltung[2]	In den nächsten Wochen zum Kinderarzt
Gehäufter, schmerzloser Harndrang bei älteren Kindern und Erwachsenen	Häufiges Wasserlassen kleiner Urinmengen (Pollakisurie → S. 355) bei ➤ Stresssituationen ➤ Schwangerschaft ➤ Beginnender, gutartiger Prostatavergrößerung (→ S. 807) ➤ Prostatakrebs (→ S. 810) ➤ Reizblase (→ S. 796) ➤ Schrumpfblase (→ S. 793) durch chronische Harnwegsinfektion (→ S. 792) ➤ Erworbener Harnröhrenverengung (→ S. 791), z. B. nach längerem Blasenkatheter ➤ Blasenstein (→ S. 787) ➤ Harnblasenkrebs (→ S. 799) ➤ Somatoformen Störungen (→ S. 1212)	In den nächsten Tagen zum Hausarzt oder Urologen, wenn die Beschwerde neu auftritt. **Selbsthilfe:** Durch Blasentraining kann die Haltekapazität der Blase erheblich gesteigert werden (→ S. 456)

gestörtes Zusammenspiel verschiedener Blasenmuskeln, das als antrainiertes Fehlverhalten auf dem Boden einer übertriebenen Sauberkeitserziehung entsteht. Neben dem verstärkten Harndrang leiden die betroffenen Kinder, meist Mädchen, unter einer verlängerten, häufig unterbrochenen („stakkatoartigen“) Blasenentleerung. Ein spezielles Training mit Biofeedback (→ S. 1259) beseitigt die Beschwerden meist innerhalb weniger Wochen.

2 Verweigerungshaltung: Manche Kinder zögern die Blasenentleerung bewusst hinaus, bis sich der Urin von selbst seinen Weg aus dem Körper bahnt. Betroffen sind oft Kinder mit ADHS (→ S. 418) oder gestörtem Sozialverhalten. Hier helfen verhaltenstherapeutische Maßnahmen, z. B. das Einführen regelmäßiger Toilettenzeiten, an die das Kind erinnert wird.

3 Blasendivertikel: Sackartige Ausstülpung der Blasenwand, meist an der Einmündungstelle eines Harnleiters. Die dem Divertikel zugrunde liegende Muskelschwäche der Blasenwand ist manchmal angeboren, meist aber durch einen erhöhten Druck in der Harnblase bei Abflussbehinderung entstanden (z. B. durch Harnröhrenverengung, Prostatavergrößerung).

Beschwerdebild	Was steckt dahinter?	Was ist zu tun?
Gehäufter, schmerzloser Harndrang mit mehrmaligem Wasserlassen während der Nacht	Nächtliches Wasserlassen (Nykturie → S. 702) ➤ Gutartige Prostatavergrößerung (→ S. 807) ➤ Diabetes (→ S. 758) ➤ Herzinsuffizienz (→ S. 702) ➤ Chronisches Nierenversagen (→ S. 783) ➤ Angewohnheit bei Durchschlafstörungen (→ S. 1229) ➤ Weitere Ursachen → obenstehende Zeile unter Pollakisurie	In den nächsten Tagen zum Hausarzt bei Auftreten weiterer Beschwerden wie Abschwächung des Harnstrahls, starker Durst, Beinödeme, Unterbauchschmerzen **Selbsthilfe:** Bei Fehlen weiterer Beschwerden am Abend die Trinkmenge und insbesondere den Konsum von Alkohol – der harntreibend wirkt – einschränken
Langsame Abschwächung des Harnstrahls	Voranschreitende gutartige Prostatavergrößerung (→ S. 807)	In den nächsten Wochen zum Urologen, bei zusätzlichen Beschwerden möglichst bald
Wasserlassen in zwei Etappen ➤ Oft mit krampfhaften Schmerzen	➤ Blasendivertikel[3] ➤ Vesikorenaler Reflux (→ S. 790)	Sofort zum Kinderarzt, Hausarzt oder Urologen bei Auftreten von Fieber, sonst in den nächsten Tagen

Schmerzlose Veränderungen am Penis

Beschwerdebild	Was steckt dahinter?	Was ist zu tun?
Verzögerte, verkürzte, mangelhafte oder ausbleibende Erektion trotz sexueller Erregung **bei älteren Männern**	Erektionsstörung (Erektile Dysfunktion → S. 345, auch Tab. S. 343), altersbedingt oder ausgelöst/verstärkt durch ➤ Testosteronmangel (PADAM → S. 818) ➤ Zigarettenkonsum (→ S. 1204) ➤ Alkohol (→ S. 1201) ➤ Bluthochdruck (→ S. 722) ➤ Diabetes (→ S. 758) ➤ Lebererkrankungen, z. B. Leberzirrhose (→ S. 675) ➤ Prostataoperationen (→ S. 811) oder Bestrahlungen am Unterleib ➤ Schlaganfall (→ S. 1126) ➤ Parkinson-Krankheit(→ S. 1141)	Bei Gelegenheit zum Hausarzt oder Urologen, wenn die Beschwerden nicht durch momentane Umstände erklärbar sind **Selbsthilfe:** ➤ Offenes Gespräch mit der Partnerin über gegenseitige Erwartungen ➤ Verminderung des Alkohol- und Zigarettenkonsums
Verzögerte, verkürzte, mangelhafte oder ausbleibende Erektion trotz sexueller Erregung **bei jüngeren Männern**	Erektionsstörung (Erektile Dysfunktion → S. 345, auch Tab. S. 343), z. B. ausgelöst/verstärkt durch ➤ Sexuellen Leistungsdruck und Angst vor Versagen ➤ Partnerschaftskonflikte, verdrängte Homosexualität ➤ Dauerstress (→ S. 263) ➤ Zigarettenkonsum (→ S. 1204) ➤ Alkohol (→ S. 1201) ➤ Multiple Sklerose (→ S. 1149) ➤ Depression (→ S. 1181)	Bei Gelegenheit zum Hausarzt oder Urologen, wenn die Beschwerden nicht durch momentane Umstände erklärbar sind **Selbsthilfe:** ➤ Offenes Gespräch mit der Partnerin über gegenseitige Erwartungen ➤ Verminderung des Alkohol- und Zigarettenkonsums
Verzögerte, verkürzte, mangelhafte oder ausbleibende Erektion **bei Medikamenteneinnahme**	*Häufige* Nebenwirkung, z. B. von ➤ Medikamenten bei Bluthochdruck, insbesondere Betablockern (→ S. 724) ➤ Cholesterinsenkenden Medikamenten (→ S. 768) ➤ Schmerz- und Rheumamitteln (NSAR → S. 996) ➤ Kortisonpräparaten (→ S. 756) ➤ Antidepressiva (→ S. 1169) ➤ Antiepileptika (→ S. 1146) ➤ Anabolika (Muskelaufbaumittel)	Beim nächsten Arztbesuch ansprechen, wenn das Mittel ärztlich verordnet wurde **Selbsthilfe:** Bei Selbstmedikation Mittel absetzen

1 Papillomatosis glandis: Vereinzelte oder in großer Zahl vorhandene Hautanhängsel am Penis, etwa 15 % der Männer sind betroffen. Sie sind harmlos, werden jedoch teilweise als kosmetisch störend empfunden. Da sie aussehen können wie (virusbedingte) Genitalwarzen (Feigwarzen → S. 825), ist ein Besuch beim Urologen oder Hautarzt empfehlenswert. Eine chirurgische Entfernung aus kosmetischen Gründen ist möglich.

Beschwerdebild	Was steckt dahinter?	Was ist zu tun?
Verkrümmung oder Abknickung des Penis bei der Erektion	➤ Induratio penis plastica (→ S. 823) ➤ Folge einer Penisverletzung (→ab S. 824)	In den nächsten Wochen zum Urologen
Schwierigkeiten, die Vorhaut hinter die Eichel zurückzuschieben ➤ Evtl. wiederholte Eichelentzündungen ➤ Evtl. mechanische Probleme bei der Erektion, Schmerzen beim Geschlechtsverkehr ➤ Evtl. Schwierigkeiten beim Wasserlassen	➤ Angeborene Phimose (Vorhautverengung → S. 820) ➤ Erworbene Phimose (→ S. 820), z. B. bei wiederkehrenden Eichelentzündungen, Diabetes (→ S. 758), Peniskrebs (→ S. 823) ➤ Verkürztes Vorhautbändchen	In den nächsten Tagen zum Kinderarzt, Hausarzt oder Urologen, beim Auftreten von Entzündungen, Wucherungen oder Schwierigkeiten beim Wasserlassen. **Warnhinweis:** Keine gewaltsamen Versuche, die Vorhaut selbst zurückzuschieben
Verhärtung, Verengung und weißliche Verfärbung von Eichel und/oder Vorhaut	Lichen sklerosus (→ S. 822)	In den nächsten Wochen zum Hausarzt, Urologen oder Hautarzt
Hautfarbene Hornzipfelchen am Eichelrand	Papillomatosis glandis[1]	Bei Gelegenheit zum Urologen oder Dermatologen, v. a. wenn Sie unter den Hautanhängseln leiden
Weißliche oder rötliche Knötchen oder warzenartige Wucherungen an Eichelrand und/oder Vorhaut	Feigwarzen (Condylomata accuminata → S. 825)	In den nächsten Tagen zum Hausarzt, Urologen oder Dermatologen **Warnhinweis:** ➤ Kein Sex bis zur Diagnosestellung ➤ Zur Vermeidung erneuter Ansteckung Kondome benutzen
Rötlich-braune, samtartige, flache Erhebungen, blumenkohlartige Wucherungen oder weißliche Verfärbungen am Penis	Krebsvorstufen, z. B. ➤ Erythroplasie de Queyrat (→ S. 823) ➤ Buschke-Löwenstein-Papillom (→ S. 823) ➤ Penisplaques (→ S. 823)	In den nächsten Tagen zum Hausarzt oder Urologen
Flach erhabene Rötungen, Geschwüre oder warzenähnliche Wucherung am Penis ➤ Tastbare, derbe Verhärtung unter der Vorhaut ➤ Evtl. blutige, faulige oder eitrige Absonderungen ➤ Evtl. Schwellung der Leistenlymphknoten	Peniskrebs (→ S. 823)	In den nächsten Tagen zum Hausarzt oder Urologen **Warnhinweis:** ➤ Kein Sex bis zur Diagnosestellung ➤ Zur Vermeidung erneuter Ansteckung Kondome benutzen
Münzgroßes, schmerzloses Geschwür mit hartem Rand an der Eichel ➤ Schmerzlose Schwellung der Leistenlymphknoten ➤ Verschwindet (scheinbar) auch ohne Behandlung	➤ Syphilis (Lues → S. 824) ➤ Lymphogranuloma inguinale → S. 875)	Heute noch zum Hausarzt, Urologen oder Dermatologen

Schmerzende und juckende Veränderungen am Penis

Beschwerdebild	Was steckt dahinter?	Was ist zu tun?
Schmerzhafte Dauererektion (> 2 Stunden) ➤ Zunehmende, blau-violette Verfärbung des Penis	Priapismus (→ S. 822), meist ohne erkennbare Ursache, evtl. ausgelöst durch ➤ Potenzmittel (→ S. 345) oder SKAT-Therapie (→ S. 346) ➤ Bluterkrankungen, z. B. lymphatische Leukämie (→ S. 1040), Plasmozytom (→ S. 1044) ➤ Diabetes (→ S. 758) oder Gicht (→ S. 769) ➤ Multiple Sklerose (→ S. 1135) ➤ Alkohol (→ S. 1201) oder Drogen (v. a. Kokain → S. 1207) ➤ Medikamente, v. a. Psychopharmaka (→ S. 1167)	Sofort zum Urologen oder in die urologische Klinik
Hochschmerzhaftes Anschwellen der Eichel hinter einer zurückgezogenen Vorhaut ➤ Evtl. bei Vorhautverengung ➤ Evtl. bei oder nach Geschlechtsverkehr auftretend	Paraphimose (spanischer Kragen → S. 821)	Sofort zum Urologen oder in die urologische Klinik
Knackendes Geräusch und starker Penisschmerz während eines heftigen Sexualakts ➤ Sofortiger Rückgang der Erektion ➤ Zunehmende Verfärbung und Schwellung des Penis	Penisbruch (Penisfraktur → S. 824)	Sofort zum Urologen oder in die urologische Klinik
Penisschmerzen bei der Erektion	➤ Phimose (Vorhautverengung → S. 820) ➤ Induratio penis plastica (Penisverkrümmung → S. 823) ➤ Harnröhrenfehlbildungen wie z. B. Hypospadie (→ S. 820) ➤ Penisverletzungen (→ ab S. 824)	In den nächsten Wochen zum Urologen
Penisschmerzen bei der Ejakulation ➤ Evtl. anhaltende Schmerzen am Damm ➤ Evtl. Schmerzen beim Wasserlassen und/oder Stuhlgang ➤ Evtl. Ausfluss aus der Harnröhre	➤ Beckenbodenmyalgie (→ S. 806) ➤ Chronische Prostataentzündung (→ S. 805) ➤ Harnröhrenentzündung (Urethritis → S. 792), oft bei sexuell übertragbaren Krankheiten[1] (→ S. 824) wie Gonorrhoe (Tripper → S. 823), Chlamydieninfektion (→ S. 824), Mykoplasmeninfektion (→ S. 825)	Am selben Tag zum Urologen **Warnhinweis:** ➤ Kein Sex bis zur Diagnosestellung ➤ Zur Vermeidung erneuter Ansteckung Kondome benutzen
Jucken und Brennen, Rötung oder fleckiger Ausschlag an Eichel und Vorhaut ➤ Evtl. Nässen oder übelriechender Ausfluss ➤ Evtl. trockenes, schuppiges Erscheinungsbild	Balanitis (Eichelentzündung → S. 822), z. B. bei ➤ Infektion mit Bakterien[1] oder Pilzen, begünstigt durch mangelnde Genitalhygiene, Phimose (→ S. 820), Diabetes (→ S. 758) ➤ Übertriebener Genitalhygiene (Reinlichkeitsbalanitis → S. 822) ➤ Kontaktallergie (Kontaktbalanitis → S. 822), z. B. auf Kondome oder Spermizide ➤ Hauterkrankungen, z. B. Lichen sklerosus (→ S. 822), Schuppenflechte (→ S. 1076) ➤ Morbus Reiter (→ S. 822)	Am selben oder nächsten Tag zum Hausarzt, Urologen oder Hautarzt **Selbsthilfe:** ➤ Sitzbäder mit Kamille (z. B. Kamillosan®) ➤ Spülungen mit Kochsalzlösung **Warnhinweis:** ➤ Kein Sex bis zur Diagnosestellung ➤ Zur Vermeidung erneuter Ansteckung Kondome benutzen

1 Infektionen mit Herpes genitalis (Genitalherpes), Feigwarzen, Trichomonaden, Chlamydien, Mykoplasmen, Gonokokken (Gonorrhoe, Tripper) und anderen Bakterien zählen zu den **sexuell übertragbaren Krankheiten** (STD → S. 824). Um eine Weitergabe zu verhindern, darf bei möglicher Infektion bis zur ärztlichen Diagnosestellung kein Geschlechtsverkehr stattfinden. Bei nachgewiesener Infektion empfiehlt es sich, den Geschlechtspartner ebenfalls untersuchen und bei Bedarf behandeln zu lassen.

Beschwerdebild	Was steckt dahinter?	Was ist zu tun?
Kleinste, oft juckende oder brennende Bläschen und verkrustete Geschwüre an Eichel und/oder Vorhaut	Herpes genitalis[1] (→ S. 825)	Am selben Tag zum Hausarzt, Urologen oder Hautarzt **Warnhinweis:** ➤ Kein Sex bis zur Diagnosestellung ➤ Zur Vermeidung erneuter Ansteckung Kondome benutzen
Schmerzhafte, leicht blutende Geschwüre mit ausgefranstem Rand ➤ In warmen Ländern häufig ➤ Evtl. schmerzhafte Schwellung der Leistenlymphknoten	Ulcus molle (Weicher Schanker → S. 875)[1]	Am selben Tag zum Hausarzt, Urologen oder Hautarzt **Warnhinweis:** ➤ Kein Sex bis zur Diagnosestellung ➤ Zur Vermeidung erneuter Ansteckung Kondome benutzen

Beschwerden an Hoden oder Damm

Beschwerdebild	Was steckt dahinter?	Was ist zu tun?
Langsam zunehmende, schmerzlose Vergrößerung oder knotige Verhärtung eines Hodens ➤ Evtl. Schweregefühl oder Ziehen in Hoden oder Leiste ➤ Evtl. Rücken- oder Bauchschmerzen ➤ Evtl. Gewichtsverlust	Hodenkrebs (Hodenkarzinom → S. 816)	In den nächsten Tagen zum Hausarzt oder Urologen
Weiche bis pralle, schmerzlose Vergrößerung eines Hodensackes ➤ Bei Säuglingen oder Erwachsenen	Hydrozele (Wasserbruch → S. 816)	In den nächsten Tagen zum Kinderarzt bzw. Hausarzt oder Urologen, wenn die Beschwerden neu aufgetreten sind
Schwellung am oberen Hodenansatz in der Leiste ➤ Evtl. Schweregefühl v. a. bei längerem Gehen oder Stehen	➤ Spermatozele (→ S. 816) ➤ Leistenhernie (Leistenbruch → S. 682)	In den nächsten Tagen zum Kinderarzt bzw. Hausarzt oder Urologen, wenn die Beschwerden neu aufgetreten sind
Weiche Schwellung und/oder sichtbar geschlängelte Gefäße an einem Hoden ➤ V. a. in jungen Jahren (Alter 15–25) ➤ Meist linksseitig ➤ Evtl. Schweregefühl, v. a. bei längerem Gehen oder Stehen	Varikozele (Krampfaderbruch → S. 816)	In den nächsten Tagen zum Hausarzt oder Urologen
Rasch zunehmende, stark schmerzhafte Schwellung und Rötung eines oder beider Hoden mit Fieber ➤ Gerötete Haut des Hodensacks ➤ Evtl. vorangehend Schmerzen beim Wasserlassen	➤ Hodenentzündung (Orchitis → S. 814) durch Infektion mit Bakterien oder Viren, z. B. bei Mumps (Mumpsorchitis → S. 814) ➤ Nebenhodenentzündung (Epididymitis → S. 814)	Sofort zum Kinderarzt, Hausarzt oder Urologen bei plötzlichem Einsetzen oder schlagartiger Verschlimmerung der Beschwerden, Auftreten bei Kindern oder jungen Erwachsenen Sonst am nächsten Tag zum Arzt **Selbsthilfe:** ➤ Enge Unterhosen tragen ➤ Im Liegen Hoden hoch lagern und mit Umschlägen kühlen
Plötzlich auftretende, stark schmerzhafte Schwellung und Rötung eines Hodens ➤ V. a. bei Kindern und Jugendlichen ➤ Auftreten oft im Schlaf oder nach sportlicher/sexueller Aktivität ➤ Oft Übelkeit, Erbrechen	Hodentorsion (Hodenverdrehung → S. 815)	Sofort in die nächste Klinik
Wellenförmig auftretende, stärkste Schmerzen von einer Flanke in den Hoden ausstrahlend ➤ Hoden eingezogen und sehr berührungsempfindlich ➤ Übelkeit und Erbrechen	„Nierenkolik" (→ S. 787) durch Harnleiterstein (→ S. 787)	Sofort zum Hausarzt oder in die Klinik

Beschwerdebild	Was steckt dahinter?	Was ist zu tun?
Starke Schmerzen in der Damm- und Analregion, v. a. beim Sitzen ➤ Oft hohes Fieber, schlechter Allgemeinzustand ➤ Gehäufter Harndrang, abgeschwächter Harnstrahl ➤ Evtl. Schmerzen beim Wasserlassen und/oder Stuhlgang	Akute Prostataentzündung (→ S. 805)	Sofort in die nächste Klinik bei hohem Fieber oder schlechtem Allgemeinzustand **Selbsthilfe:** ➤ Ansteigende Fußbäder (→ S. 281) ➤ Sitzbäder, z. B. mit Kamille (Kamillosan®) oder Heublumen
Wechselnde Schmerzen oder Druckgefühl in der Damm-, Anal- und Genitalregion ➤ Evtl. schmerzhafte Ejakulation und/oder Erektion ➤ Evtl. schwächerer Harnstrahl	➤ Chronische Prostataentzündung (→ S. 805) ➤ Beckenbodenmyalgie (→ S. 806) ➤ Prostatakrebs (Prostatakarzinom → S. 810) ➤ Somatoforme Störung (→ S. 1212)	In den nächsten Tagen zum Hausarzt oder Urologen **Selbsthilfe:** Heiße Sitzbäder, evtl. mit Moorzusatz
Hoden-, Gelenk- und Muskelschmerzen ➤ Fieber, Nachtschweiß, Gewichtsverlust ➤ Hautrötungen, Hautgeschwüre	Panarteriitis nodosa (→ S. 1011)	In den nächsten Tagen zum Hausarzt

Weibliche Brust I: Äußere Auffälligkeiten an den Brüsten

Beschwerdebild	Was steckt dahinter?	Was ist zu tun?
Ungleich große Brüste seit der Pubertät	➤ Normvariante [1] ➤ Selten: Fehlbildung, z. B. Poland-Syndrom [2]	Bei Gelegenheit zum plastischen Chirurgen bei Wunsch nach Angleichung der Brustgröße
Schlauchförmige Brüste	Normvariante	Bei Gelegenheit zum plastischen Chirurgen oder spezialisierten Frauenarzt, wenn eine OP erwogen wird (→ S. 884)
Nicht ausgebildete oder ungewöhnlich kleine Brüste (< 150 ml) ➤ Evtl. Regelstörungen oder Ausbleiben der Menstruation ➤ Evtl. vermindertes Wachstum und/oder ausbleibende Entwicklung von Scham- und Achselbehaarung	Mikromastie (→ S. 831), z. B. als Folge von ➤ Normvarianten ➤ Ullrich-Turner-Syndrom (→ S. 122) ➤ Leistungssport während der Pubertät ➤ Untergewicht, z. B. bei Magersucht (→ S. 1167) ➤ Hormonstörungen, z. B. Adrenogenitales Syndrom (→ S. 773) ➤ Schweren, inneren Erkrankungen während der Pubertät	In den nächsten Wochen zum Kinder- oder Frauenarzt, wenn bei Mädchen nach dem 13. Geburtstag noch kein Brustwachstum feststellbar ist Bei Gelegenheit zum plastischen Chirurgen oder spezialisierten Frauenarzt, wenn eine operative Brustvergrößerung (→ S. 883) erwogen wird
Ungewöhnlich große Brüste (> 400 ml) außerhalb Schwangerschaft und Stillzeit ➤ Evtl. Schulter- oder Rückenschmerzen ➤ Manchmal Hautekzem an der Brustunterseite	Makromastie (→ S. 831) ➤ Meist Normvariante ➤ Begünstigt durch Übergewicht und Mastopathie (→ S. 832)	Bei Gelegenheit zum plastischen Chirurgen oder spezialisierten Frauenarzt, wenn eine operative Brustverkleinerung (→ S. 884) erwogen wird
Zunehmende, nicht knotige Vergrößerung einer oder beider Brüste nach der Pubertät	➤ Nebenwirkung der „Pille" (→ S. 323) ➤ Schwangerschaft ➤ Allgemeine Gewichtszunahme ➤ Prolaktinom (gutartiger Hypophysentumor → S. 747)	In den nächsten Tagen zum Frauenarzt, wenn die Ursache der Vergrößerung nicht offensichtlich ist
Zunehmende, knotige Vergrößerung einer oder beider Brüste nach der Pubertät	➤ Mastopathie (→ S. 832), Beschwerden hier v. a. in der 2. Zyklushälfte ➤ Fibroadenome (→ S. 834) ➤ Brustkrebs (→ S. 834)	In den nächsten Tagen zum Frauenarzt, wenn die Veränderung neu auftritt
Zusätzliche Brustwarzen ➤ Meist in der Achsel, an der Brust oder am unteren Rippenrand (→ Abb. S. 832)	Überzählige Brustwarzen (akzessorische Mammae), sehr häufige, harmlose Fehlbildung entlang der Milchleiste	Möglichst im frühen Kindesalter zum Chirurgen oder Frauenarzt

1 Brustgröße: Ob die Natur eine Frau mit auffallend großen, kleinen, ungleich großen, eher länglichen oder runden Brüsten ausstattet, ist größtenteils Sache der Erbanlagen, kleineren Einfluss haben äußere Faktoren wie Hochleistungssport, Schwangerschaften und Medikamente. Beispielsweise führt die „Pille" bei einigen Frauen zur Brustvergrößerung, aber auch Über- und Untergewicht und Erkrankungen anderer Organe spielen eine Rolle. Medizinisch bedenklich sind Brustvergrößerungen bei älteren Frauen. Sie kennzeichnen häufiger eine Mastopathie (nichtentzündliche Brustdrüsenveränderung → S. 832) und seltener einen Brustkrebs – letzteren v. a. bei asymmetrischer Vergrößerung.

2 Poland-Syndrom: Bezeichnet eine Kombination verschiedener einseitiger Fehlbildungen. Neben Anomalien an der Hand gehört oft auch ein (einseitiges) Fehlen der weiblichen Brust und Brustmuskulatur dazu.

Beschwerdebild	Was steckt dahinter?	Was ist zu tun?
Beidseitig flache oder eingezogene Brustwarzen seit der Pubertät	Normvariante	Da häufig Stillprobleme auftreten, benötigen Schwangere eine frühzeitige Beratung durch Frauenarzt oder Hebamme
Zunehmende Einziehung einer Brustwarze ➤ Evtl. mit Absonderung aus der Brustwarze	Brustkrebs (→ S. 834)	In den nächsten Tagen zum Frauenarzt
Ekzemartige, juckende oder schmerzhafte **Veränderungen an der Brustwarze**	➤ Hautreizungen durch Stillen (→ ab S. 394) ➤ Infektion durch Soorpilze oder (selten) Bakterien, z. B. bei Diabetes (→ S. 758) ➤ Paget-Karzinom (→ S. 835) als Sonderform eines Brustkrebses	In den nächsten Tagen zum Frauenarzt, wenn die Beschwerden länger als eine Woche anhalten **Selbsthilfe bei Stillwunden:** ➤ Pflegende Salben (z. B. Calendumed®, Bepanthen®) oder Johanniskrautöl (z. B. Befelka-Öl®) ➤ Milch nach dem Stillen antrocknen lassen
Einziehungen der Haut oder höckerige Oberfläche an einer Brust (Orangenhaut)	Brustkrebs (→ S. 834)	In den nächsten Tagen zum Frauenarzt
Schmerzhafte Rötung und Schwellung an einer Brust (seltener beide Brüste) ➤ Meist Fieber und Krankheitsgefühl ➤ Meist vergrößerte Lymphknoten in der Achselhöhle ➤ Evtl. Absonderung gelblich-eitriger Flüssigkeit aus der Brustwarze	➤ Milchstau (→ S. 396) ➤ Brustentzündung im Wochenbett (Mastitis puerperalis → S. 397) bei Stillenden ➤ Brustentzündung außerhalb des Wochenbetts (Mastitis non-puerperalis → S. 832) ➤ Brustdrüsenabszess (→ S. 832) ➤ Inflammatorisches Mammakarzinom (→ S. 835) als Sonderform eines Brustkrebses	Sofort zum Frauenarzt bei Fieber und starken Beschwerden Spätestens am nächsten Tag, wenn sich leichtere Beschwerden trotz Kühlung nicht bessern **Selbsthilfe:** ➤ Kühlende Umschläge, z. B. mit Quark (→ S. 397), Kühlpacks ➤ Bei Stillenden Pfefferminz-, Hibiskus- oder Salbeitee
Absonderung von klarer oder milchiger Flüssigkeit aus beiden Brustwarzen außerhalb der Stillzeit ➤ Oft Regelstörungen: Ausbleibende, zu seltene oder häufige Monatsblutungen	➤ Schwangerschaft ➤ Stress, Unterernährung, Hochleistungssport ➤ Stimulation der Brustwarze (Massage, Sex) ➤ Schilddrüsenunterfunktion (→ S. 751) ➤ Tumoren der Hirnanhangsdrüse (Prolaktinom → S. 747) und Hirnbasis ➤ Lebererkrankungen, z. B. Leberzirrhose (→ S. 675) ➤ Nebenwirkung der „Pille" (→ S. 323) und von Medikamenten, z. B. Psychopharmaka (→ S. 1167), starke Schmerzmittel (Opoide → S. 1219)	In den nächsten Wochen zum Frauenarzt, wenn die Absonderung der Flüssigkeit (Sekretion) anhält **3**
Absonderung von milchiger oder trüber Flüssigkeit aus einer oder beiden Brustwarzen außerhalb der Stillzeit, verbunden **mit knotigen Veränderungen der Brust**	➤ Mastopathie (→ S. 832) ➤ Brustentzündung (Mastitis → S. 832), meist mit Fieber ➤ Brustkrebs (→ S. 834)	In den nächsten Tagen zum Frauenarzt **3**
Absonderung von blutiger Flüssigkeit aus einer, selten beiden Brustwarzen	➤ Milchgangspapillom (→ S. 834) ➤ Brustkrebs (→ S. 834)	In den nächsten Tagen zum Frauenarzt **3**

3 Sekret aus der Brustwarze: Erscheint die austretende Flüssigkeit *klar* oder *milchig*, stecken dahinter in neun von zehn Fällen harmlose Ursachen wie Stress, körperliche Überanstrengung oder Medikamente. *Blutige* Absonderungen sind meist ein Hinweis auf ein gutartiges Milchgangspapillom, gelegentlich aber auch auf einen Brustkrebs.

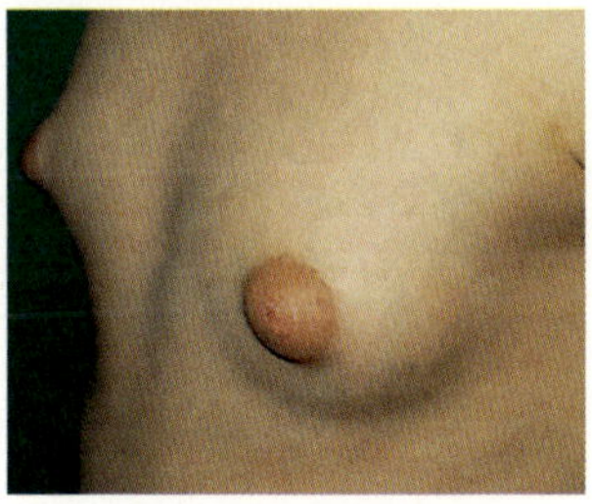

Dass Brüste und Brustwarzen in der Pubertät zunächst asymmetrisch wachsen, ist sehr häufig. Meistens gleicht sich das gegen Ende der Pubertät wieder aus. Bei vielen Frauen bleibt aber eine geringfügig ***unterschiedliche Brustgröße*** *auch auf Dauer bestehen. Wenn allerdings im späteren Alter eine einzelne Brust an Größe zunimmt, steckt in der Regel eine krankhafte Veränderung dahinter.*
[GTV 0125]

Weibliche Brust II: Verhärtungen, Schwellungen und Knoten

Beschwerdebild	Was steckt dahinter?	Was ist zu tun?
Feste, evtl. **knotige Beschaffenheit** beider Brüste ➤ Oft Größenzunahme und Schmerzhaftigkeit der Brust in der zweiten Zyklushälfte ➤ Manchmal Absonderung milchiger Flüssigkeit aus der Brustwarze ➤ Nachlassen der Beschwerden mit Beginn der Menstruation	Mastopathie (→ S. 832)	In den nächsten beiden Tagen zum Frauenarzt, wenn Sie Knoten neu entdecken oder Flüssigkeit aus einer Brustwarze austritt **Selbsthilfe bei Schmerzen:** ➤ Kühlende Umschläge ➤ Gut sitzender, stützender BH ➤ Hibiskus- oder Salbeitee ➤ Evtl. Reduktion von Salz, Koffein, Alkohol, Zigaretten ➤ Präparate mit Mönchspfeffer (z. B. Agnolyt®)
Einzelne oder mehrere, **glatte Knoten,** die auf Druck nicht oder leicht schmerzen ➤ Gegen die Haut und das darunterliegende Gewebe verschiebbar ➤ Derbe, gummiartige oder prallelastische Konsistenz	Gutartige Veränderungen, z. B. ➤ Fibroadenom (→ S. 834) ➤ Zyste (→ S. 834) ➤ Lipom (Fettgeschwulst → S. 834) ➤ Atherom (Grützbeutel → S. 1104)	In den nächsten beiden Tagen zum Frauenarzt, wenn Sie einen Knoten neu entdecken
Einzelner, fester Knoten, der weder spontan noch auf Druck schmerzt ➤ Evtl. Einziehungen oder höckerige Oberfläche der darüber liegenden Haut	➤ Brustkrebs (→ S. 834) ➤ Brustzyste (→ S. 834)	In den nächsten beiden Tagen zum Frauenarzt, wenn Sie einen Knoten neu entdecken
Schmerzhafte, gerötete Schwellung an einer oder (selten) beiden Brüsten ➤ Meist Fieber und Krankheitsgefühl ➤ Meist vergrößerte Lymphknoten in der Achselhöhle ➤ Evtl. Absonderung gelblich-eitriger Flüssigkeit aus der Brustwarze	➤ Milchstau (→ S. 396) ➤ Brustentzündung im Wochenbett (Mastitis puerperalis → S. 397) bei Stillenden ➤ Brustentzündung außerhalb des Wochenbetts (Mastitis non-puerperalis → S. 832) ➤ Brustdrüsenabszess (→ S. 832) ➤ Inflammatorisches Mammakarzinom (→ S. 835) als Sonderform eines Brustkrebses	Sofort zum Frauenarzt bei Fieber und starken Beschwerden Spätestens am nächsten Tag, wenn sich leichtere Beschwerden trotz Kühlung nicht bessern **Selbsthilfe:** ➤ Kühlende Umschläge, z. B. mit Quark (→ S. 397), Kühlpacks ➤ Bei Stillenden Pfefferminz-, Hibiskus- oder Salbeitee
Flächenhafte, stark druckempfindliche Verhärtung ➤ Meist nach Schlag oder ungewohntem Druck ➤ Oft bläuliche Verfärbung der darüber liegenden Haut	Tiefer Bluterguss	Zum Frauenarzt, wenn die Verhärtung nach einer Woche nicht zurückgeht **Selbsthilfe:** ➤ Bei frischem Bluterguss kühlende Umschläge oder Arnikaauflagen ➤ Später warme Auflagen, z. B. mit Quark, Schrot

In 85 % der Fälle verbergen sich hinter einem **Knoten in der Brust** gutartige Veränderungen, z. B. Brustzysten, gutartige Tumoren oder eine Verhärtung des Brustgewebes (Mastopathie). In den restlichen Fällen findet sich als Ursache Brustkrebs.

Als Faustregel kann gelten, dass ein Knoten umso wahrscheinlicher gutartig ist, je glatter er sich anfühlt, je besser er abgrenzbar ist und je leichter er sich gegen das darunter liegende Gewebe verschieben lässt. Auch deutliche Druckschmerzhaftigkeit, v. a. in der zweiten Zyklushälfte, ist als gutes Zeichen zu werten. Dagegen spricht es für die Bösartigkeit eines Knotens, wenn die darüber liegende Haut eingezogen oder höckerig ist (Orangenhaut → S. 1071). Unabhängig von diesen Kriterien gehört jedoch jede neu entdeckte Verhärtung der Brust in die Hand des Frauenarztes, und zwar innerhalb der nächsten ein bis zwei Tage. Häufig wird eine feingewebliche Untersuchung erfolgen, um Klarheit zu schaffen.

Weibliche Brust III: Schmerzen in einer oder beiden Brüsten

Beschwerdebild	Was steckt dahinter?	Was ist zu tun?
Spannungsgefühl und Druckempfindlichkeit der Brüste in der zweiten Zyklushälfte ➤ Evtl. Stimmungsschwankungen, Kopfschmerzen, Übelkeit ➤ Evtl. knotige Verhärtung der Brüste	Brustspannen (Mastodynie)[1], z. B. ➤ Als normale Erscheinung, Symptom eines prämenstruellen Syndroms (PMS → S. 845) ➤ Bei Mastopathie (→ S. 832)	Bei Gelegenheit zum Frauenarzt **Selbsthilfe:** ➤ Kühlende Umschläge ➤ Gut sitzender, stützender BH ➤ Tee, z. B. aus Hibiskus, Salbei, Birkenblättern, Schachtelhalm ➤ Reduktion von Salz, Koffein, Alkohol, Zigaretten ➤ Kohlehydratreiche Kost ➤ Präparate mit Mönchspfeffer (z. B. Agnolyt®)

1 **Mastodynie:** Spannungsgefühl beider Brüste, von dem jede zweite Frau betroffen ist. Die Brüste fühlen sich schwer an und schmerzen bei geringem Druck, v. a. in der zweiten Zyklushälfte. Oft ist die Mastodynie Teil eines prämenstruellen Syndroms (→ S. 845). Die Ursache der

Beschwerdebild	Was steckt dahinter?	Was ist zu tun?
Schmerzen und Spannungsgefühl in den Brüsten ohne Abhängigkeit vom Zyklus	➤ Schwangerschaft ➤ Nebenwirkung von östrogenhaltigen Präparaten, z. B. „Pille" (→ S. 323), Hormonersatztherapie (→ S. 850) ➤ Somatoforme Störung (→ S. 1212)	Beim nächsten Termin mit dem Frauenarzt über alternative Verhütungs- bzw. Behandlungsmöglichkeiten sprechen
Druckempfindliche, flächenhafte Verhärtung ➤ Oft nach Schlag oder ungewohntem Druck (an den man sich nicht immer erinnert) ➤ Oft bläuliche Verfärbung der darüber liegenden Haut	Tiefer Bluterguss	Zum Frauenarzt, wenn die Verhärtung nach einer Woche nicht zurückgeht **Selbsthilfe:** ➤ Bei frischem Bluterguss kühlende Umschläge oder Arnikaauflagen ➤ Später warme Auflagen, z. B. mit Quark, Schrot
Schmerzhafte Rötung und Schwellung an einer oder (selten) beiden Brüsten ➤ Meist Fieber und Krankheitsgefühl ➤ Meist vergrößerte Lymphknoten in der Achselhöhle ➤ Evtl. Absonderung gelblich-eitriger Flüssigkeit aus der Brustwarze	➤ Milchstau (→ S. 396) ➤ Brustentzündung im Wochenbett (Mastitis puerperalis → S. 397) bei Stillenden ➤ Brustentzündung außerhalb des Wochenbetts (Mastitis non-puerperalis → S. 832) ➤ Brustdrüsenabszess (→ S. 832) ➤ Inflammatorisches Mammakarzinom (→ S. 835) als Sonderform eines Brustkrebses	Sofort zum Frauenarzt bei Fieber und starken Beschwerden Spätestens am nächsten Tag, wenn sich leichtere Beschwerden trotz Kühlung nicht bessern **Selbsthilfe:** ➤ Kühlende Umschläge, z. B. mit Quark (→ S. 397), Kühlpacks ➤ Bei Stillenden Pfefferminz-, Hibiskus- oder Salbeitee
Schmerzhafte oder juckende, **ekzemartige Veränderungen an der Brustwarze**	➤ Infektion durch Soorpilze oder (selten) Bakterien, meist bei Stillenden oder Frauen mit Diabetes (→ S. 758) ➤ Paget-Karzinom (→ S. 835) als Sonderform eines Brustkrebses	In den nächsten Tagen zum Frauenarzt, wenn die Beschwerden länger als eine Woche anhalten
Schmerzende Brustwarzen bei Stillenden	➤ Normale Erscheinung, v. a. zu Beginn einer Stillphase ➤ Kleine Einrisse der Haut	**Selbsthilfe:** ➤ Pflegende Salben (z. B. Calendumed®, Bepanthen®) oder Johanniskrautöl (z. B. Befelka-Öl®) ➤ Milch nach dem Stillen antrocknen lassen

Beschwerden liegt unter anderem in einer Volumenzunahme um bis zu 40 ml pro Brust in der zweiten Hälfte des Zyklus, jedoch ist häufig auch eine Mastopathie (nichtentzündliche Brustdrüsenveränderung → S. 832) beteiligt. Östrogenhaltige Präparate wie die „Pille" können die Beschwerden verstärken.

Ausfluss aus der Scheide

Beschwerdebild	Was steckt dahinter?	Was ist zu tun?
Klarer oder milchig-weißer, geruchloser Ausfluss ➤ In der Zyklusmitte mit schleimigen Fäden (→ Abb. S. 319)	➤ Normaler, nicht krankhafter Ausfluss vor dem Eisprung, bei sexueller Erregung, Stress und während der Pubertät ➤ Schwangerschaft ➤ Spirale (→ S. 322) ➤ Blutarmut (→ S. 1034), allgemeine Infektionskrankheiten, schlechter Allgemeinzustand	Bei Gelegenheit zum Frauenarzt, wenn der Ausfluss auftritt oder sich in Menge, Farbe oder Geruch ändert **Selbsthilfe:** ➤ Genitalbereich täglich gründlich mit klarem Wasser oder milchsäurehaltigen Waschlotionen reinigen ➤ Auf Seife und Intimsprays verzichten
Klarer, geruchloser Ausfluss, verbunden **mit Juckreiz**	Reizung der Scheidenschleimhaut durch Spülungen, Intimsprays, Spermizide (→ S. 321), Kondome oder Diaphragma	In den nächsten Tagen zum Frauenarzt, wenn Schmerzen auftreten oder der Ausfluss Farbe oder Geruch verändert **Selbsthilfe:** ➤ Luftdurchlässige, kochfeste Unterwäsche tragen ➤ Auf eine übertriebene Intimhygiene, Intimsprays und Scheidenspülungen verzichten ➤ Moorsitzbäder (→ Tab. S. 282)
Spärlicher, grauer, geruchloser Ausfluss nach den Wechseljahren ➤ Juckreiz und Schmerzen, insbesondere beim Geschlechtsverkehr	Östrogenmangel-Kolpitis (→ S. 852) bei zunehmender Verdünnung der Scheidenschleimhaut durch Östrogenmangel	

Scheidenausfluss ***(Fluor [genitalis]*** oder ***[vaginalis]):*** Natürlicher oder krankhafter Abgang von Sekreten aus der Scheide (krankhafter Ausfluss → S. 867). Ab Beginn der Pubertät ist Scheidenausfluss eine häufige Erscheinung. Klar oder milchig und geruchlos, kann er als normale Folge der Östrogeneinwirkung während des gesamten Zyklus auftreten, oder sich auf die Zeit um den Eisprung beschränken. Ist klarer Ausfluss mit Juckreiz verbunden, steckt häufig eine Reizung der Scheidenschleimhaut dahinter,

Beschwerdebild	Was steckt dahinter?	Was ist zu tun?
Weißer, cremiger bis bröckeliger Ausfluss (wie Hüttenkäse) ➤ Juckreiz und/oder Brennen im Genitalbereich ➤ Evtl. Rötung des äußeren Genitalbereichs ➤ Evtl. Schmerzen beim Wasserlassen	Infektion der Scheide durch Pilze (Soorkolpitis → S. 867), begünstigt z. B. durch ➤ Schwangerschaft ➤ Starkes Übergewicht (→ S. 254) ➤ Diabetes (→ S. 758) ➤ Immunschwäche, z. B. AIDS (→ S. 1054) ➤ Einnahme der „Pille" (→ S. 323) ➤ Behandlung mit Antibiotika (→ S. 1051)	Am selben Tag zum Frauenarzt bei schmerzhaftem Wasserlassen Sonst am nächsten Tag zum Frauenarzt **Selbsthilfe:** ➤ Genitalbereich mit milchsäurehaltigen Waschlotionen reinigen ➤ Luftdurchlässige, kochfeste Unterwäsche tragen ➤ Vaginalpräparate (z. B. Eubiolac Verla®, Vagiflor®)
Gelb-grünlicher, schaumiger Ausfluss ➤ Oft mit strengem Geruch ➤ Jucken und/oder Brennen, verstärkt nach Geschlechtsverkehr ➤ Oft vermehrter Harndrang, Schmerzen beim Wasserlassen	Infektion der Scheide durch Trichomonaden (→ S. 872)	Am nächsten Tag zum Frauenarzt **Selbsthilfe:** In der nächsten Zeit auf Sauna- und Schwimmbadbesuche verzichten **Warnhinweis:** ➤ Kein Sex bis zur Diagnosestellung ➤ Zur Vermeidung erneuter Ansteckung Kondome benutzen
Grauer, wässriger Ausfluss ➤ Oft nach Fisch riechend, insbesondere nach dem Geschlechtsverkehr und während der Periode ➤ Schmerzen und/oder Jucken beim Geschlechtsverkehr	(Unspezifische) bakterielle Scheideninfektion (→ S. 873)	In den nächsten Tagen zum Frauenarzt **Selbsthilfe:** ➤ Luftdurchlässige, kochfeste Unterwäsche tragen ➤ Vaginalpräparate (z. B. Eubiolac Verla®, Vagiflor®) **Warnhinweis:** ➤ Kein Sex bis zur Diagnosestellung ➤ Zur Vermeidung erneuter Ansteckung Kondome benutzen
Eitriger Ausfluss ➤ Oft Schmerzen beim Wasserlassen	➤ Gonorrhoe (Tripper) (→ S. 874) ➤ Akute genitale Chlamydieninfektion (→ S. 873) ➤ Feigwarzen (→ S. 871) ➤ Endometritis (→ S. 124)	Am nächsten Tag zum Frauenarzt **Warnhinweis:** ➤ Kein Sex bis zur Diagnosestellung ➤ Zur Vermeidung erneuter Ansteckung Kondome benutzen
Gelb-grünlicher, übelriechender Ausfluss mit Fieber ➤ Stechende Unterbauchschmerzen ➤ Starkes Krankheitsgefühl	➤ Akute Entzündung von Eileiter und Eierstock (Adnexitis → S. 854) ➤ Douglas-Abszess (→ S. 855)	Am selben Tag zum Frauenarzt **Selbsthilfe:** ➤ Bettruhe für 2 Wochen ➤ Anfangs kühlende, später feucht-warme Umschläge ➤ Warme Sitzbäder, z. B. mit Kamille oder Moor-Schwefel-Pulver (Leukona Moor®)
Klarer, evtl. leicht blutiger, geruchloser Ausfluss ➤ Blutungen nach dem Geschlechtsverkehr ➤ Evtl. Schmierblutungen ➤ Evtl. Unterbauchschmerzen	➤ Gebärmutterpolypen (→ S. 861) ➤ Verletzungen am Gebärmutterhals ➤ Krebsvorstufen (Carcinoma in situ → S. 862) am Gebärmutterhals ➤ Gebärmutterhalskrebs (→ S. 862)	In den nächsten Tagen zum Frauenarzt
Blutiger Ausfluss außerhalb der Menstruation bzw. nach den Wechseljahren ➤ Oft übelriechend	➤ Fremdkörper in der Scheide (→ S. 197), z. B. zurückgebliebener Tamponrest oder Diaphragma (Fremdkörpergefühl?) ➤ Gebärmutterkrebs (→ S. 862) oder Gebärmutterhalskrebs (→ S. 862); zusätzliches Alarmsignal ist Blutung nach dem Geschlechtsverkehr	In den nächsten beiden Tagen zum Frauenarzt. Bei Verdacht auf Fremdkörper kann die Entfernung *ohne Instrumente* versucht werden. (!) Zwischenblutungen, Schmierblutungen, Regelunmäßigkeiten → Tab. S. 123

z. B. durch übertriebene Intimhygiene oder Verhütungsmittel.

Bei Frauen jenseits der Wechseljahre sind Alterungsvorgänge an der Scheidenschleimhaut eine häufige Ursache für Ausfluss, die auch die Anfälligkeit für Infektionen aller Art erhöhen. Oft handelt es sich dabei um Pilzinfektionen, erkennbar an weißem, Hüttenkäse ähnlichem Ausfluss.

Andere, v. a. sexuell übertragene Krankheitserreger wie Bakterien oder Trichomonaden kommen als Auslöser in Frage, wenn der Ausfluss gelblich oder grünlich aussieht, streng riecht und mit Schmerzen beim Wasserlassen oder beim Geschlechtverkehr verbunden ist.

Blutiger Ausfluss ist besonders nach den Wechseljahren ein Alarmsignal, das oft auf einen bösartigen Tumor hinweist.

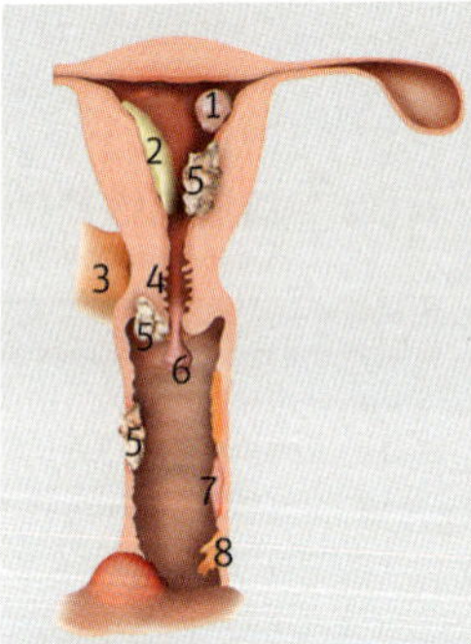

1 Myom
2 Endometritis
3 Douglas-Abszess
4 Hypersekretion
5 Krebs
6 Polyp
7 Östrogenmangel
8 Feigwarzen

*Die **Ursachen für Ausfluss aus der Scheide** können vielfältig sein: Infektionen, Entzündungen, Tumoren oder die zyklusabhängige Schleimproduktion (Hypersekretion) kommen infrage.* [GTV 0126]

Jucken und Schmerzen im Genitalbereich

Beschwerdebild	Was steckt dahinter?	Was ist zu tun?
Jucken und/oder Brennen im äußeren Genitalbereich ➤ Oft verstärkt beim Geschlechtsverkehr und beim Wasserlassen ➤ Häufig klarer oder milchiger Ausfluss ➤ Manchmal Rötung und/oder Schwellung des äußeren Genitalbereichs ➤ Evtl. kleine Wunden und Geschwüre	Entzündung von Haut und Schleimhaut, z. B. durch ➤ Übertriebene Intimhygiene, ungeeignete Seifen ➤ Mangelhafte Intimhygiene, unwillkürlichen Urinabgang, enge und luftundurchlässige Unterwäsche oder Hosen ➤ Kontaktallergie (→ S. 1080), z. B. auf Intimsprays, parfümierte Binden, Toilettenpapier, Badezusätze, Kondome etc. ➤ Östrogenmangel nach den Wechseljahren (Östrogenmangel-Kolpitis → S. 852) ➤ Vulvodynie (→ S. 869) ➤ Frühstadium eines Herpes genitalis (→ S. 872)	In den nächsten Wochen zum Frauenarzt, wenn Juckreiz oder Schmerzen trotz Gegenmaßnahmen anhalten. Bei möglicher Ansteckung nach ungeschütztem Geschlechtsverkehr sofort. **Selbsthilfe:** ➤ Genitalbereich mit milchsäurehaltigen Waschlotionen reinigen ➤ Auf eine übertriebene Intimhygiene, Intimsprays, Scheidenspülungen und parfümierte Binden verzichten ➤ Luftdurchlässige, kochfeste Unterwäsche tragen ➤ Sitzbäder mit Kamille (z. B. Kamillosan®)
Juckreiz und Brennen mit weißem, cremigen bis bröckeligen Ausfluss ➤ Evtl. Rötung des äußeren Genitalbereichs ➤ Evtl. Schmerzen beim Wasserlassen	Pilzinfektion der Scheide (Soorkolpitis → S. 867), begünstigt z. B. durch ➤ Schwangerschaft ➤ Starkes Übergewicht (→ S. 254) ➤ Diabetes (→ S. 758) ➤ Immunschwäche, z. B. AIDS (→ S. 1054) ➤ Einnahme der „Pille" (→ S. 323) ➤ Behandlung mit Antibiotika (→ S. 1051)	Am nächsten Tag zum Frauenarzt **Selbsthilfe:** ➤ Genitalbereich mit milchsäurehaltigen Waschlotionen reinigen ➤ Luftdurchlässige, kochfeste Unterwäsche tragen ➤ Vaginalpräparate (z. B. Eubiolac Verla®, Vagiflor®)
Juckreiz und Schmerzen beim Geschlechtsverkehr mit gelb-grünlichem oder grauen, oft übelriechendem **Ausfluss**	➤ Trichomonadeninfektion der Scheide (→ S. 872) ➤ Bakterielle Scheideninfektion (→ S. 873)	Am nächsten Tag zum Frauenarzt **Warnhinweis:** ➤ Kein Sex bis zur Diagnosestellung ➤ Zur Vermeidung erneuter Ansteckung Kondome benutzen
Jucken und Brennen mit kleinsten Bläschen und Geschwüren im Genitalbereich ➤ Abgeschlagenheit, evtl. Fieber	Herpes genitalis (→ S. 872)	Am nächsten Tag zum Frauenarzt **Warnhinweis:** wie oben
Juckreiz im Genitalbereich **bei inneren Erkrankungen** ➤ Oft auch Juckreiz an anderen Körperstellen	Häufige Beschwerde, z. B. bei ➤ Diabetes (→ S. 758) ➤ Lebererkrankungen, z. B. Leberzirrhose (→ S. 675) ➤ Nierenerkrankungen, z. B. chronisches Nierenversagen (→ S. 783)	In den nächsten Wochen zum Hausarzt **Selbsthilfe:** ➤ Entspannungsverfahren (→ S. 1257) ➤ Sitzbäder mit Kamille (z. B. Kamillosan®)
Juckende blau-rote Knötchen im behaarten Genitalbereich	Befall mit Filzläusen[1]	Am nächsten Tag zum Frauen- oder Hausarzt
Brennende und bohrende Schmerzen oberhalb des Schambeins und im Genitalbereich ➤ Verstärkt beim Wasserlassen ➤ Vermehrter Harndrang	➤ Blasenentzündung (Zystitis → S. 792) ➤ Harnröhrenentzündung (Urethritis → S. 792) ➤ Interstitielle Zystitis (→ S. 795) ➤ Reizblase (→ S. 796) ➤ Somatoforme Störung (→ S. 1212) ➤ Psychosomatische Störung (→ S. 1213)	Am selben Tag zum Hausarzt bei Fieber oder Flankenschmerzen, sonst am nächsten Tag **Selbsthilfe bei akuter Blasenentzündung:** ➤ Täglich 3–4 Liter trinken ➤ Täglich 3–4 Tassen Blasentee ➤ Wärmflasche, Heublumenauflage, Kirschkernsäckchen auf den Unterbauch oder als Sitzunterlage ➤ Voll- oder Sitzbad mit Kamille

Wenn die Haut im Genitalbereich gereizt wird – sei es durch ungeeignete Hygienemaßnahmen, eng anliegende Kleidung, Allergie auslösende Stoffe oder ständige Feuchtigkeit bei unwillkürlichem Urinabgang – reagiert sie mit **Rötung, Jucken oder Brennen.** Außer äußeren Ursachen oder gynäkologischen Erkrankungen können auch seelische Probleme oder innere Erkrankungen (Diabetes, Leber- und Nierenkrankheiten) der Auslöser für Juckreiz sein.

1 Filzläuse ***(Schamläuse):*** 1–1,5 mm lange, grau-braune Parasiten, vorkommend v. a. in der Schambehaarung, seltener in den Achsel- und Barthaaren und nur sehr selten in den Kopfhaaren. Außerhalb des Körpers überleben sie nicht länger als 24 Stunden. Im Genitalbereich werden sie deshalb fast ausschließlich durch sexuellen Kontakt übertragen. Ein Befall ist an rot-blauen Einstichstellen erkennbar. Die Therapie beginnt mit einer Rasur der Schamhaare, gefolgt von der Anwendung von Jacutin- und Pyrethrumpräparaten (→ S. 414).

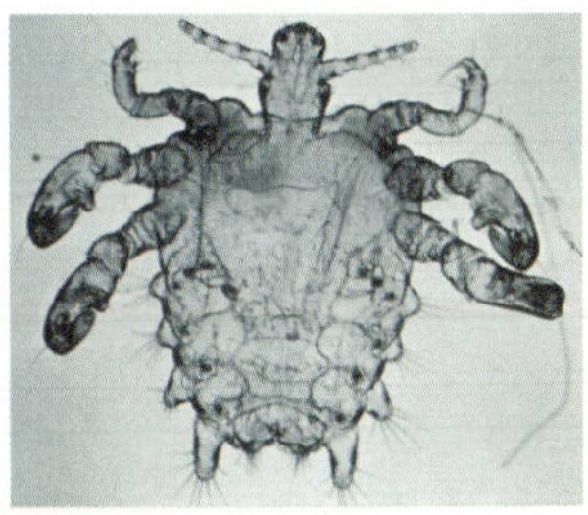

Filzlaus *in der mikroskopischen Ansicht.* [WKY 0127]

Beschwerdebild	Was steckt dahinter?	Was ist zu tun?
Juckreiz, Spannungs- oder Wundgefühl, verbunden **mit Hautveränderungen** wie ➤ Wucherungen, Warzen, Geschwüre, Verhärtungen oder ➤ Rote, weiße oder blauschwarze Verfärbungen	➤ Feigwarzen (Kondylome), sind leicht mit Hilfe eines Taschenspiegels erkennbar (→ Abb. S. 871) ➤ Selten: Krebs der Haut im Genitalbereich oder Schleimhaut, z. B. Spinaliom (→ S. 1100) ➤ Selten: Ulcus molle (→ S. 875)	In den nächsten Tagen zum Frauen- oder Hautarzt **Warnhinweis:** Bei möglichen Feigwarzen: Zur Vermeidung erneuter Ansteckung Kondome benutzen
Phasenweise auftretender, quälender Juckreiz ➤ Schrumpfung der Schleimhaut im Genitalbereich ➤ Evtl. brennende Schmerzen, v. a. beim Geschlechtsverkehr	Lichen sclerosus (Weißfleckenkrankheit → Abb. S. 869)	In den nächsten Wochen zum Frauen- oder Hautarzt **Bis dahin:** Schleimhaut mit Fettsalbe pflegen

Schmerzen beim oder nach dem Geschlechtsverkehr (Dyspareunie)

Jucken oder Schmerzen im Genitalbereich, unabhängig vom Geschlechtsverkehr → Tab. S. 117

Beschwerdebild	Was steckt dahinter?	Was ist zu tun?
Schmerzen, Jucken und/oder Brennen beim Geschlechtsverkehr ➤ Evtl. auch Schmerzen beim Wasserlassen ➤ Häufig klarer oder milchiger Ausfluss ➤ Manchmal Rötung und/oder Schwellung des äußeren Genitalbereichs ➤ Evtl. kleine Wunden und Geschwüre	Entzündung von Haut und Schleimhaut, z. B. durch ➤ Übertriebene Intimhygiene, ungeeignete Seifen ➤ Mangelhafte Intimhygiene ➤ Harninkontinenz (→ S. 796) ➤ Zu enge oder luftundurchlässige Wäsche ➤ Kontaktallergie (→ S. 1080), z. B. auf Intimsprays, parfümierte Binden, Toilettenpapier, Badezusätze, Kondome etc. ➤ Östrogenmangel in und nach den Wechseljahren (Östrogenmangel-Kolpitis → S. 852) ➤ Beginnenden Herpes genitalis (→ S. 872)	In den nächsten Wochen zum Frauenarzt, wenn Juckreiz oder Schmerzen trotz Gegenmaßnahmen anhalten. Bei möglicher Ansteckung nach ungeschütztem Geschlechtsverkehr am selben Tag. **Selbsthilfe:** ➤ Genitalbereich mit milchsäurehaltigen Waschlotionen reinigen ➤ Auf übertriebene Intimhygiene, Intimsprays, Scheidenspülungen, parfümierte Binden verzichten ➤ Luftdurchlässige, kochfeste Unterwäsche tragen ➤ Sitzbäder mit Kamille (z. B. Kamillosan®)
Starke Schmerzen beim Geschlechtsverkehr, verbunden **mit Rötungen und Schwellungen im Genitalbereich** ➤ Schmerzen oft schon bei bloßer Berührung	Bakterielle Entzündungen, z. B. ➤ Bartholinitis (→ S. 870) ➤ Haarbalgentzündung (→ S. 869) ➤ Furunkel (→ S. 869)	In den nächsten Tagen zum Frauenarzt. Wenn die Schmerzen auch nach Stunden nicht nachlassen, am selben Tag
Jucken und brennende Schmerzen beim Geschlechtsverkehr mit gruppierten Bläschen im Genitalbereich (→ Abb. S. 872) ➤ Abgeschlagenheit, evtl. Fieber	Herpes genitalis[1] (→ S. 872)	Am nächsten Tag zum Frauenarzt. **Warnhinweis:** ➤ Kein Sex bis zur Diagnosestellung ➤ Zur Vermeidung erneuter Ansteckung Kondome benutzen
Scheuernde **Schmerzen beim Geschlechtsverkehr mit weißem, cremigen bis bröckeligen Ausfluss**	Pilzinfektion der Scheide (Soorkolpitis → S. 867)	Am nächsten Tag zum Frauenarzt **Selbsthilfe:** ➤ Genitalbereich mit milchsäurehaltigen Waschlotionen reinigen ➤ Luftdurchlässige, kochfeste Unterwäsche tragen ➤ Vaginalpräparate (z. B. Eubiolac Verla®, Vagiflor®)
Juckreiz und Schmerzen beim eschlechtsverkehr mit gelb-grünlichem oder grauen, oft übelriechendem **Ausfluss**	➤ Trichomonadeninfektion der Scheide[1] (→ S. 872) ➤ Bakterielle Scheideninfektion[1] (→ S. 873) ➤ Gonorrhoe[1] (Tripper → S. 874)	Am nächsten Tag zum Frauenarzt **Warnhinweis:** ➤ Kein Sex bis zur Diagnosestellung ➤ Zur Vermeidung erneuter Ansteckung Kondome benutzen

Dyspareunie stammt aus dem Griechischen und bedeutet „falscher Bettgenosse“. Die Medizin verwendet den Begriff für **Schmerzen beim Geschlechtsverkehr,** meist im Bezug auf Frauen. Treten Schmerzempfindungen ausschließlich bei oder nach Geschlechtsverkehr auf, stehen sie häufig in Zusammenhang mit einer mangelhaften Befeuchtung der Scheide, z. B. aufgrund fehlender Erregung oder Östrogenmangels nach den Wechseljahren. Auch eine veränderte Gebärmutterlage, Narben und Verwachsungen, Vaginismus (Scheidenkrämpfe) und andere, teils psychisch bedingte, Störungen kommen als Ursache infrage.

Oftmals verstärkt Geschlechtsverkehr lediglich Beschwerden, die auch unter anderen Bedingungen bestehen. Dies trifft auf die meisten der in Tab. → S. 117 beschriebenen Erkrankungen zu, z. B. auf Entzündungen und Infektionen von Scheide und äußerem Genitalbereich oder auf schmerzhafte Erkrankungen von Blase und Harnröhre.

Beschwerdebild	Was steckt dahinter?	Was ist zu tun?
Schmerzen beim Geschlechtsverkehr und beim Wasserlassen mit vermehrtem Harndrang ➤ Evtl. bohrender oder krampfartiger Dauerschmerz oberhalb des Schambeins	➤ Blasenentzündung (Zystitis → S. 792) ➤ Harnröhrenentzündung (Urethritis)(→ S. 792) ➤ Interstitielle Zystitis (→ S. 795) ➤ Reizblase (→ S. 796) ➤ Somatoforme Störung (→ S. 1212) ➤ Psychosomatische Störung (→ S. 1213)	Am selben Tag zum Hausarzt bei Fieber oder Flankenschmerzen, sonst am nächsten Tag **Selbsthilfe bei Blasenentzündungen, die nach Geschlechtsverkehr (wieder) auftreten:** ➤ Nach dem Sex Blase entleeren ➤ Beim Sex andere Positionen ausprobieren, die möglicherweise Keimverschleppung in die Harnwege verringern ➤ Sitzbäder mit Kamille (z. B. Kamillosan®)
Starke, brennende **Schmerzen beim Geschlechtsverkehr und Wasserlassen** ➤ Schmerzen oft schon bei bloßer Berührung des Genitalbereichs ➤ Einführen von Tampons oft unmöglich ➤ Evtl. Blut im Urin	➤ Vulvodynie (→ S. 869) ➤ Psychosomatische Störung (→ S. 1213) ➤ Posttraumatische Belastungsstörung (insbesondere nach sexuellem Gewalterlebnis (→ S. 1189) ➤ Verletzungen durch ungewöhnliche Sexualpraktiken	In den nächsten Wochen zum Frauenarzt **Selbsthilfe:** ➤ Entspannungsverfahren (→ S. 1257) ➤ Beckenbodentraining (→ S. 866)
Schmerzhafte Verkrampfung der Scheide beim Geschlechtsverkehr ➤ Verkrampfung oft schon bei bloßer Berührung der Scheide ➤ Einführen von Tampons unmöglich	Vaginismus (Scheidenkrampf → S. 344)	In den nächsten Wochen zum Frauenarzt
Schmerzen beim Geschlechtsverkehr, verbunden **mit mangelnder Erregung** und/oder unzureichender Befeuchtung der Scheide	➤ Östrogenmangel-Kolpitis (→ S. 852) nach den Wechseljahren ➤ Beruflicher oder privater Stress ➤ Probleme in der Partnerschaft ➤ Ungeeignetes Vorspiel ➤ Sexuelles Desinteresse (→ S. 342), andersartige sexuelle Orientierung ➤ Somatoforme Störung (→ S. 1212)	Bei Gelegenheit zum Frauenarzt oder zur psychotherapeutischen Beratung **Selbsthilfe:** ➤ Offen mit dem Partner über Probleme im Sexualleben reden ➤ Gleitmittel verwenden
Schmerzen bei Benutzung von Kondomen, Diaphragma, empfängnisverhütenden Schäumen und Gelen oder Gleitmitteln	➤ Schlecht sitzende oder unzureichend befeuchtete Kondome ➤ Kontaktallergie (→ S. 1080)	**Selbsthilfe:** Alternative Verhütungsmethoden ausprobieren
Schmerzen beim Geschlechtsverkehr, neu auftretend **nach den Wechseljahren** ➤ Evtl. Trockenheitsgefühl ➤ Evtl. Juckreiz ➤ Evtl. grauer Ausfluss	➤ Östrogenmangel-Kolpitis (→ S. 852) ➤ Gebärmuttersenkung (→ S. 864) ➤ Somatoforme Störung (→ S. 1212)	In den nächsten Wochen zum Frauenarzt **Selbsthilfe:** ➤ Luftdurchlässige Unterwäsche tragen ➤ Auf übertriebene Intimhygiene und Scheidenspülungen verzichten ➤ Moorsitzbäder (→ Tab. S. 282)
Schmerzen beim Geschlechtsverkehr, neu auftretend Wochen bis viele Monate **nach einer Entbindung**	➤ Narben am Damm und/oder Einengung des Scheideneingangs nach Dammriss (→ S. 389) oder Dammschnitt (→ S. 389) ➤ Hormonell bedingte Unlust bei stillenden Frauen ➤ Somatoforme Störung (→ S. 1212)	In den nächsten Wochen zum Frauenarzt, wenn das Problem fortbesteht. Bei Belastung der Partnerschaft psychotherapeutische Beratung **Selbsthilfe:** ➤ Geduld; leichtere Einengungen und Narbenbildungen geben sich mit der Zeit ➤ Unterstützend Narben regelmäßig eincremen, z. B. mit Contractubex Gel®
Ziehende Schmerzen im Unterbauch bei oder nach dem Geschlechtsverkehr ➤ Oft stellungsabhängig ➤ Evtl. auch wechselnde Schmerzen außerhalb des Geschlechtsverkehrs	➤ Verwachsungen nach Bauch-OP oder Infektionen im Unterbauch ➤ Chronische Adnexitis (→ S. 855) ➤ Endometriose (→ S. 856) ➤ Große Myome (→ S. 860) ➤ Gebärmutterknickung[2]	**Selbsthilfe:** Nach schmerzärmeren Stellungen beim Geschlechtsverkehr suchen, oft ist es besser, die Partnerin übernimmt den aktiven Part, um Kontrolle zu haben (→ S. 343)
Drückende Schmerzen und evtl. Harndrang beim Geschlechtsverkehr	➤ Empfindliche Harnröhre[3], interstitielle Zystitis (→ S. 795) ➤ Gebärmuttersenkung oder -vorfall (→ S. 864) ➤ Endometriose (→ S. 856) ➤ Große Myome (→ S. 860) ➤ Somatoforme Störung (→ S. 1212)	**Selbsthilfe:** ➤ Beim Geschlechtsverkehr nach schmerzfreien Stellungen suchen, harte Stöße vermeiden ➤ Entspannungsverfahren (→ S. 1257)

1 Infektionen mit Herpes genitalis (Genitalherpes), Feigwarzen, Trichomonaden, Chlamydien, Mykoplasmen, Gonokokken (Gonorrhoe, Tripper) und anderen Bakterien zählen zu den **sexuell übertragbaren Krankheiten** (STD → S. 824). Um eine Weitergabe zu verhindern, darf bei möglicher Infektion bis zur ärztlichen Diagnosestellung kein Geschlechtsverkehr stattfinden. Bei nachgewiesener Infektion empfiehlt es sich, auch den Geschlechtspartner untersuchen und bei Bedarf behandeln zu lassen.

2 Gebärmutterknickung *(Retroflexio uteri)*: Verlagerung des oberen Teils der Gebärmutter in Richtung Kreuzbein. Dadurch kommt es häufig zu Schmerzen in Kreuz und Unterbauch, besonders während des Geschlechtsverkehrs, bei der Menstruation und in der Schwangerschaft. Oft leiden die betroffenen Frauen auch unter verstärkten Monatsblutungen oder Verstopfung. Schmerzen beim Geschlechtsverkehr treten besonders in Rückenlage auf und lassen sich oft durch günstigere Stellungen vermeiden.

3 Empfindliche Harnröhre: Beschwerdebild ungeklärter Ursache, bei dem die Harnröhre bzw. die umliegenden Gewebe sehr schmerzhaft auf Lageveränderungen und Druck reagieren, wie sie z. B. beim Geschlechtsverkehr auftreten. Oft tritt die empfindliche Harnröhre zusammen mit einer interstitiellen Zystitis auf. Die Verwendung von Gleitgel kann helfen, die Schmerzen beim Geschlechtsverkehr zu reduzieren.

Hautveränderungen im Genitalbereich

Beschwerdebild	Was steckt dahinter?	Was ist zu tun?
Verdickung und Rötung der Haut im Genitalbereich ➤ Jucken und brennende Schmerzen, v.a. beim Laufen, Wasserlassen, Geschlechtsverkehr ➤ Oft Wunden oder Geschwüre ➤ Evtl. Ausfluss	Entzündung von Haut und Schleimhaut, z.B. durch ➤ Übertriebene Intimhygiene, ungeeignete Seifen ➤ Mangelhafte Intimhygiene, unwillkürlichen Urinabgang, enge und luftundurchlässige Unterwäsche oder Hosen ➤ Kontaktallergie (→ S. 1080), z.B. auf Intimsprays, parfümierte Binden, Toilettenpapier, Badezusätze, Kondome etc. ➤ Östrogenmangel nach den Wechseljahren ➤ Frühstadium eines Herpes genitalis (→ S. 872)	In den nächsten Wochen zum Frauenarzt, wenn Juckreiz oder Schmerzen trotz Gegenmaßnahmen anhalten. Bei möglicher Ansteckung nach ungeschütztem Geschlechtsverkehr sofort. **Selbsthilfe:** ➤ Genitalbereich mit milchsäurehaltigen Waschlotionen reinigen ➤ Auf übertriebene Intimhygiene, Intimsprays, Scheidenspülungen und parfümierte Binden verzichten ➤ Luftdurchlässige, kochfeste Unterwäsche ➤ Sitzbäder mit Kamille (z.B. Kamillosan®)
Kleinste, **juckende oder brennende Bläschen und Geschwüre an den kleinen Schamlippen** ➤ Abgeschlagenheit, evtl. Fieber	Herpes genitalis (→ S. 872)	Am nächsten Tag zum Frauenarzt **Warnhinweis:** ➤ Kein Sex bis zur Diagnosestellung ➤ Zur Rückfallvermeidung Kondom benutzen
Spitze, oft zahlreich auftretende **Wucherungen an Schamlippen und Damm** ➤ Oft Jucken oder Brennen ➤ Evtl. Blutungen nach dem Geschlechtsverkehr	Feigwarzen (Kondylome → S. 871)	In den nächsten Tagen zum Frauenarzt **Warnhinweis:** wie oben
Münzgroßes, schmerzloses Geschwür mit hartem Rand im Genitalbereich ➤ Schmerzlose Lymphknotenschwellungen in der Leiste	Syphilis (Lues → S. 875)	Am nächsten Tag zum Frauenarzt oder Arzt für Haut- und Geschlechtskrankheiten **Warnhinweis:** wie oben
Schmerzlose kleine Geschwüre oder Bläschen im Genitalbereich ➤ Evtl. leicht blutend ➤ Evtl. Lymphknotenschwellungen in der Leiste ➤ Strangartige, schmerzhafte Schwellungen in der Leiste	➤ Ulcus molle (weicher Schanker → S. 875) ➤ Lymphogranuloma inguinale (→ S. 875)	Am nächsten Tag zum Frauenarzt oder Arzt für Haut- und Geschlechtskrankheiten **Warnhinweis:** wie oben
Glatte, maximal sogar tennisballgroße, schmerzlose oder wenig schmerzhafte **Schwellung** an der **Innenseite einer kleinen Schamlippe**	Bartholin-Zyste (→ S. 870)	In den nächsten Tagen zum Frauenarzt
Stark schmerzhafte Schwellung und Rötung im Genitalbereich ➤ Evtl. Eiterpropf in der Mitte ➤ Evtl. Fieber	Bakterielle Entzündungen, z.B. ➤ Bartholinitis (→ S. 870) ➤ Furunkel (→ S. 869) ➤ Karbunkel (→ S. 869) ➤ Abszess (→ S. 1273) ➤ Phlegmone (→ S. 1090)	Am selben Tag zum Frauenarzt
Schmerzhafte oder juckende **Eiterpustel** im behaarten Genitalbereich	Haarbalgentzündung der Vulva (→ S. 869) oder Furunkel (→ S. 869)	In den nächsten Tagen zum Haus-oder Frauenarzt, wenn die Pusteln größer werden
Juckende Knötchen im behaarten Genitalbereich	➤ Befall mit Filzläusen (→ Tab. S. 117) ➤ Haarbalgentzündungen im Schamhaar (→ S. 869)	Am nächsten Tag zum Frauen- oder Hausarzt
Stark juckende, weißliche, zunehmend **schrumpfende Hautstellen** im Genitalbereich	➤ Lichen sclerosus (Weißfleckenkrankheit → Abb. S. 869) ➤ Vulvadystrophie[1]	In den nächsten Wochen zum Frauen- oder Hautarzt

Hautveränderungen im Genitalbereich machen sich meist durch Jucken oder Schmerzen bemerkbar. Mit einem Handspiegel lässt sich der Lokalbefund inspizieren, auch um die hier genannten Beschwerdebilder richtig einzuordnen. Selbst wenn bei einigen der genannten Ursachen eine Selbstbehandlung möglich ist, sollte der Befund immer dem Frauenarzt gezeigt werden, um keine ernste Erkrankung zu übersehen.

1 Vulvadystrophie (früherer Name *Kraurosis vulvae):* Verdünnung der Haut (= Dystrophie) im äußeren Genitalbereich, am häufigsten am Übergang zwischen kleinen und großen Schamlippen. Sie entsteht meist nach den Wechseljahren. Oft entwickeln sich auf einer Vulvadystrophie verhärtete Bereiche von weißer bzw. rötlicher Farbe, die als *Leukoplakie* (wörtlich weißer Fleck) und *Erythroplakie* (wörtlich roter Fleck) bezeichnet werden. Schuppende, rötliche Flecken weisen auf Morbus Bowen hin (→ S. 1102). Alle Formen der Vulvadystrophie sind Vorstufen des Vulvakarzinoms und müssen deshalb chirurgisch entfernt werden.

2 Vulvakarzinom: Seltener Krebs der Haut im Genitalbereich, v.a. an den Schamlippen, aber auch an Scheidenausgang und Damm. Betroffen sind v.a. Frauen im höheren Lebensalter. Die Häufigkeit nimmt insgesamt zu, möglicherweise als Folge früherer Infektionen mit dem Humanen Papilloma Virus (HPV → S. 862). Nur in frühen Krebsstadien reicht es aus, den Tumor herauszu-

Beschwerdebild	Was steckt dahinter?	Was ist zu tun?
Hartnäckige Verfärbungen, Verhärtungen, Knoten, Geschwüre oder Wucherungen im Genitalbereich ➤ Meist intensiver Juckreiz ➤ Evtl. wiederholte Blutungen ➤ Evtl. übelriechende Absonderungen	➤ Vulvadystrophie[1] ➤ Hautkrebs, z. B. Spinaliom (→ S. 1099), Melanom (→ S. 1097) ➤ Vulvakarzinom[2]	Am nächsten Tag zum Frauen- oder Hausarzt

schälen, bei fortgeschrittener Erkrankung wird das gesamte äußere Genital operativ entfernt *(Vulvektomie)*.

Störungen der Monatsblutung (Menstruationsstörungen)

Beschwerdebild	Was steckt dahinter?	Was ist zu tun?
Unregelmäßige, zu häufige oder seltene Monatsblutungen ➤ Evtl. verstärkte, verlängerte oder schwache Blutungen ➤ Evtl. Schmerzen während der Regelblutung	Zyklusstörungen (→ S. 846), z. B. durch ➤ Hormonelles Ungleichgewicht in Pubertät oder Wechseljahren ➤ Stress oder Erschöpfung ➤ Orts- oder Klimawechsel ➤ Leistungssport ➤ Starkes Untergewicht, z. B. bei Magersucht (→ S. 1209) ➤ Schilddrüsenüber- oder -unterfunktion (→ S. 750, S. 751) ➤ Unterfunktion des Hypophysenvorderlappens (→ S. 747) ➤ Somatoforme Störung (→ S. 1212) ➤ Larvierte Depression (→ S. 1181)	In den nächsten Tagen zum Frauenarzt bei rascher Gewichtsabnahme oder -zunahme In den nächsten Wochen zum Frauenarzt, wenn ➤ Die Menstruation ohne erkennbare Ursache ausbleibt ➤ Die Menstruation vollständig unregelmäßig auftritt ➤ Schmierblutungen auftreten **Selbsthilfe:** ➤ Präparate mit Mönchspfeffer (z. B. Agnolyt®), nach Rücksprache mit dem Arzt ➤ Teezubereitungen mit Taubnessel ➤ Entspannungstechniken (→ S. 1257)
Unregelmäßige, seltene Monatsblutungen mit wehenartigen Schmerzen	Wiederholte Fehlgeburten (→ S. 376)	In den nächsten Tagen zum Frauenarzt
Unregelmäßige Monatsblutungen mit wechselnden Unterleibsschmerzen während des gesamten Zyklus	Chronische Adnexitis (Eileiter- und Eierstockentzündung → S. 855)	In den nächsten Tagen zum Frauenarzt
Unregelmäßige, seltene Monatsblutungen verbunden mit **männlicher Behaarung** und Gewichtszunahme	Gutartige Eierstockzysten (polyzystische Ovarien, PCO-Syndrom → S. 333)	In den nächsten Wochen zum Frauenarzt
Vorübergehend **seltene Monatsblutungen nach Absetzen der „Pille"**	Oligomenorrhoe (→ S. 846) durch vorübergehendes hormonelles Ungleichgewicht	Meist keine Behandlung notwendig, der Zyklus pendelt sich von selbst wieder ein
Vorübergehend **schwache Monatsblutungen nach Ausschabung** der Gebärmutter	Hypomenorrhoe (→ S. 847) durch Schädigung der Gebärmutterschleimhaut	Beim nächsten Vorsorgetermin Frauenarzt auf die Beschwerde ansprechen
Schwache Monatsblutungen verbunden **mit starkem Übergewicht**	Hypomenorrhoe (→ S. 847) durch hormonelle Störungen infolge des Übergewichts	In den nächsten Wochen zum Hausarzt **Selbsthilfe:** Gewichtsnormalisierung
Ausbleiben der ersten Monatsblutung bis zum Alter von 16 Jahren (primäre Amenorrhoe) ➤ Evtl. ausbleibende Entwicklung von sekundären Geschlechtsmerkmalen (Brüste, Scham- und Achselbehaarung) ➤ Evtl. vermindertes Wachstum	Primäre Amenorrhoe (→ S. 846), z. B. durch ➤ Konstitutionelle Entwicklungsverzögerung (→ S. 425) ➤ Ullrich-Turner-Syndrom[1] ➤ Hormonelle Störungen, z. B. Adrenogenitales Syndrom (→ S. 773) ➤ Fehlbildungen an den Geschlechtsorganen ➤ Leistungssport ➤ Untergewicht, z. B. bei Magersucht (→ S. 1209) ➤ Larvierte Depression (→ S. 1181) ➤ Sonstige schwere körperliche oder psychische Erkrankungen	In den nächsten Wochen zum Kinder- oder Frauenarzt, wenn bei Mädchen nach dem 13. Geburtstag kein Brustwachstum feststellbar und/oder nach dem 16. Geburtstag noch keine Menstruation aufgetreten ist

Nach 1–3 Jahren hat sich der Zyklus bei der jungen Frau eingespielt, dann hat sie ihr individuelles **Zyklusmuster,** das – abgesehen von Schwangerschaften und Stillzeiten – über rund 30 Jahre in etwa konstant bleibt. Bedingt durch die nachlassende Wirkung der Geschlechtshormone wird der Zyklus ab dem 45. Lebensjahr wieder zunehmend instabil, bis er mit der letzten Blutung, der Menopause, endgültig endet.
Als krankhafte Abweichungen vom normalen Zyklusmuster gelten Zwischenblutungen (Metrorrhagie → S. 847) und Blutungen nach Abschluss der Wechseljahre *(Postmenopausenblutungen)*.

Zur Frage, wo für Häufigkeit, Dauer und Stärke der Menstruationen die Grenze zwischen normal und auffällig zu ziehen ist → Kapitel 23.

Abgesehen von öfter auftretenden **Störungen der Monatsblutung** gibt es auch mehr oder minder einmalige Störungen, die auf Änderungen des fein abgestimmten Zusammenspiels verschiedener Hormone reagieren. Auslöser sind oft Stress, körperliche Überbelastung oder Milieuwechsel durch Umzug, Reisen oder Urlaube, aber auch Partnerwechsel.

Beschwerdebild	Was steckt dahinter?	Was ist zu tun?
Ausbleiben der Monatsblutung für mehr als drei Monate vor dem 45.–55. Lebensjahr (sekundäre Amenorrhoe → S. 846) ohne Vorliegen einer Schwangerschaft	➤ Schwangerschaft, Scheinschwangerschaft[2], Blasenmole (→ S. 366) oder Chorionkarzinom (→ S. 366); in allen vier Fällen auch Schwangerschaftszeichen wie Brustspannen (→ S. 354) ➤ Stillen, hormonelle Umstellung nach Entbindung ➤ Absetzen der „Pille" (→ S. 323) ➤ Leistungssport ➤ Unterernährung, z. B. bei Magersucht (→ S. 1209) ➤ Schilddrüsenüber- oder -unterfunktion (→ S. 750, S. 751) ➤ Sonstige Hormonstörungen (z. B. → S. 747 oder S. 747) ➤ Hämochromatose (→ S. 1037) ➤ Somatoforme Störung (→ S. 1212) ➤ Larvierte Depression (→ S. 1181) ➤ Sonstige schwere körperliche oder psychische Erkrankungen	In den nächsten Tagen zum Frauenarzt beim Auftreten zusätzlicher Beschwerden wie rasche Gewichtszunahme oder -abnahme, Kopfschmerzen, Sehstörungen In den nächsten Wochen zum Frauenarzt, wenn keine weiteren Beschwerden bestehen **Selbsthilfe:** Ggf. Schwangerschaftstest
Ausbleiben der Monatsblutung für mehr als drei Monate **bei Medikamenteneinnahme**	Sekundäre Amenorrhoe (→ S. 846), als Nebenwirkung, z. B. von einigen Psychopharmaka (→ S. 1167), starken Schmerzmitteln (Opoide → S. 1219), Diuretika (→ S. 724)	In den nächsten Wochen zum Hausarzt, wenn Sie entsprechende Hinweise auf den Beipackzetteln finden
Verstärkte und/oder verlängerte Menstruationsblutungen bis hin zur **Dauerblutung** ➤ Evtl. verstärkter, verfärbter und/oder übelriechender Ausfluss, ➤ Evtl. Schmerzen im Unterbauch	Hypermenorrhoe (→ S. 847) bzw. Menorrhagie (→ S. 847), z. B. bei ➤ Hormonellem Ungleichgewicht, v. a. in der Pubertät und in den Wechseljahre ➤ Gebärmuttersenkung (→ S. 864), Gebärmutterknickung (→ Tab. S. 118) ➤ Erkrankungen der Gebärmutter wie Myome (→ S. 860), Gebärmutterpolypen (→ S. 861), Endometriose (→ S. 856), Gebärmutterkrebs (→ S. 862) ➤ Erkrankungen der Eierstöcke und Eileiter wie chronische Adnexitis (→ S. 855), Kystom (→ S. 858), Eierstockkrebs (→ S. 858) ➤ Innere Erkrankungen wie krankhafte Blutungsneigung (→ S. 1038), Bluthochdruck (→ S. 722) ➤ Einnahme gerinnungshemmender Medikamente (→ S. 740)	Am selben Tag zum Frauenarzt bei stärkeren Schmerzen oder sehr starken Blutungen (> 8 Binden oder Tampons pro Tag) In den nächsten Tagen bei ungewöhnlichem Ausfluss, anhaltenden Schmerzen und Blutungen, die über eine Woche dauern Sonst in den nächsten Wochen **Selbsthilfe bei hormonell bedingten Blutungsstörungen:** ➤ Präparate mit Traubensilberkerze (z. B. Remifemin®) ➤ Teezubereitungen aus Schafgarbe und Frauenmantel ➤ Kühlende Bauchumschläge
Verstärkte, verlängerte und/oder schmerzhafte Monatsblutungen bei liegender Spirale	Hypermenorrhoe (→ S. 847) bzw. Menorrhagie (→ S. 847) als häufige Nebenwirkung der Spirale (→ S. 322)	In den nächsten Wochen mit dem Frauenarzt über alternative Verhütungsmethoden sprechen
Verstärkte, evtl. schmerzhafte Blutung mindestens fünf Wochen nach der letzten Monatsblutung	Hypermenorrhoe (→ S. 847), z. B. durch ➤ Hormonelles Ungleichgewicht ➤ Eileiterschwangerschaft (→ S. 365) ➤ Drohende oder einsetzende Fehlgeburt (→ S. 375) ➤ Blasenmole (→ S. 366)	Bei starken Schmerzen in die Klinik oder Notarzt rufen, bei leichteren Schmerzen am selben Tag zum Frauenarzt

Regelmäßig verstärkte und/oder verlängerte Monatsblutungen können auf Erkrankungen der inneren Geschlechtsorgane zurückgehen: auf Entzündungen, gutartige Wucherungen, Krebs, Unverträglichkeitsreaktionen auf die Spirale oder abnorm verlaufende Schwangerschaften. In Verbindung mit starken Schmerzen sind sie ein Fall für den Notarzt, um eine Eileiterschwangerschaft auszuschließen.

1 [Ullrich-]Turner-Syndrom: Genetisch bedingte Erkrankung durch Fehlen eines von normalerweise zwei X-Chromosomen; jedes 2500. Mädchen ist betroffen. Die Folgen sind Minderwuchs (Endgröße ~ 1,50 m) und ein Ausbleiben der Geschlechtsentwicklung in der Pubertät, da die Eierstöcke verkümmert sind. Intelligenz und Lebenserwartung sind nicht beeinträchtigt, auch die sonstige Entwicklung verläuft zunächst weitgehend normal. Das Längenwachstum lässt sich durch Wachstumshormone steigern, die Pubertätsentwicklung durch die Gabe weiblicher Geschlechtshormone ab dem 12. Lebensjahr. Betroffene Mädchen und Frauen bleiben jedoch unfruchtbar. Die Diagnose ist vorgeburtlich möglich.

2 Scheinschwangerschaft: Seltene somatoforme Störung (→ S. 1212), ausgelöst durch den extremen Wunsch nach, oder einer starken Furcht vor einer Schwangerschaft. Dabei können sämtliche Symptome einer echten Schwangerschaft auftreten, vom Ausbleiben der Menstruation über anhaltendes Erbrechen bis hin zum Anschwellen von Brüsten und Bauch.

Blutungen aus der Scheide außerhalb der Menstruation

Beschwerdebild	Was steckt dahinter?	Was ist zu tun?
Häufige bis regelmäßige **Schmierblutungen vor und/oder nach der Monatsblutung** ➤ Evtl. verstärkter, verfärbter und/oder übelriechender Ausfluss, ➤ Evtl. Schmerzen im Unterbauch	Spotting (→ S. 846), z. B. bei ➤ Hormonellem Ungleichgewicht, v. a. in der Pubertät und in den Wechseljahren ➤ Krankhafter Blutungsneigung (→ S. 1038) ➤ Endometritis (→ S. 124) ➤ Myomen (→ S. 860) ➤ Gebärmutterpolypen (→ S. 861) ➤ Gebärmutterhalskrebs (→ S. 862)	In den nächsten Wochen zum Frauenarzt, wenn die Blutungen neu auftreten
Schmierblutungen in der Zyklusmitte	Mittelblutung (→ S. 847), bedingt durch einen Hormonabfall nach dem Eisprung	In den nächsten Wochen zum Frauenarzt, wenn die Blutungen neu auftreten
Blutungen bei Einnahme von Verhütungsmitteln und Medikamenten	Nebenwirkung, z. B. von ➤ Der „Pille" (→ S. 323) ➤ Präparaten zur Hormonersatztherapie (→ S. 850) ➤ Gerinnungshemmenden Medikamenten (→ S. 740)	In den nächsten Wochen zum Frauenarzt, möglichen Wechsel der Präparate ansprechen
Blutungen außerhalb (oft verstärkter und/oder schmerzhafter) Menstruationen **bei liegender Spirale**	Häufige Nebenwirkung der Spirale (→ S. 322)	In den nächsten Wochen zum Frauenarzt, wenn die Blutungen wiederholt auftreten oder länger als drei Tage anhalten
Blutungen direkt nach dem Geschlechtsverkehr ➤ Evtl. verstärkter, verfärbter und/oder übelriechender Ausfluss ➤ Evtl. Schmerzen im Unterbauch	➤ Harmlose Veränderungen am Muttermund (Ektopie)[1] ➤ Verletzungen durch Geschlechtsverkehr ➤ Wildes Fleisch (Narbenwucherung) nach vaginalen Operationen ➤ Gebärmutterpolypen (→ S. 861) ➤ Endometriose (→ S. 856) ➤ Gebärmutterhalskrebs (→ S. 862)	In den nächsten Tagen zum Frauenarzt, wenn die Blutung häufiger als einmal auftritt oder wenn andere Beschwerden (Ausfluss, Zwischenblutungen, Schmerzen) dazukommen
Unregelmäßige Blutungen außerhalb der Menstruation ➤ Keine erkennbare Abhängigkeit vom Zyklus ➤ Evtl. verstärkter, verfärbter und/oder übelriechender Ausfluss ➤ Evtl. Schmerzen im Unterbauch	➤ Hormonelles Ungleichgewicht, v. a. in Pubertät und Wechseljahren ➤ Endometriose (→ S. 856) ➤ Erkrankungen der Gebärmutter, wie Myome (→ S. 860), Gebärmutterpolypen (→ S. 861), Gebärmutterkrebs (→ S. 862), Gebärmutterhalskrebs(→ S. 862) ➤ Erkrankungen von Eileiter und Eierstöcken wie chronische Adnexitis (→ S. 855), Kystom (→ S. 858), Eierstockkrebs (→ S. 858) ➤ Krankhafte Blutungsneigung (→ S. 1038)	In den nächsten Tagen zum Frauenarzt
Blutungen nach den Wechseljahren ➤ Evtl. verstärkter, verfärbter und/oder übelriechender Ausfluss ➤ Evtl. Jucken oder Schmerzen im Genitalbereich oder Unterbauch	→ Obere Tabellenzeile, zusätzlich: ➤ Vereinzelte Menstruation nach längerer Pause ➤ Östrogenmangel-Kolpitis (→ S. 852) ➤ Nebenwirkung einer Hormonersatztherapie (→ S. 850)	In den nächsten Tagen zum Frauenarzt bei jeder Blutung, die länger als 6 Monate nach der letzten Monatsblutung auftritt
Einmalige, leichte Blutung zu Beginn einer Schwangerschaft vier Wochen nach der letzten Monatsblutung	Einnistungsblutung[2]	Harmlos

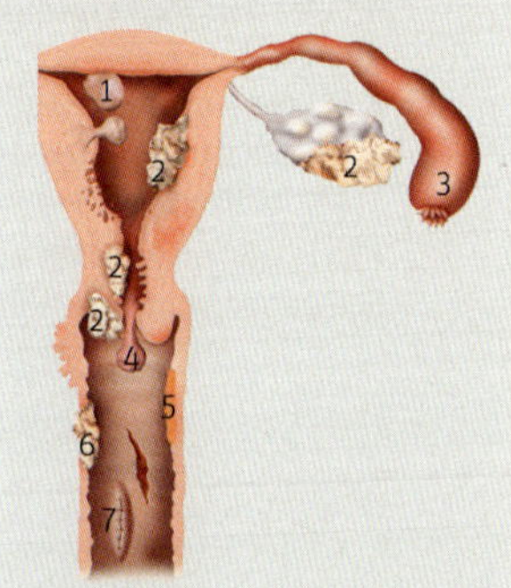

1 Myom
2 Krebs
3 Adnexitis
4 Polyp
5 Entzündung (Östrogenmangel)
6 Narbenwucherung
7 Wunden

*Entzündungen, gut- und bösartige Tumoren, Verletzungen oder Druckgeschwüre sind mögliche Ursachen von **Blutungen aus der Scheide** unabhängig von der Monatsblutung.* [GTV 0128]

Neu auftretende **Blutungen aus der Scheide außerhalb der Menstruation** oder nach den Wechseljahren erfordern einen Besuch beim Frauenarzt, um die Ursache zu klären.

1 Ektopie des Muttermunds: Ausstülpung der Schleimhaut des Gebärmutterhalses nach außen auf den Muttermund. Dieser Befund kommt bei Frauen im fruchtbaren Alter sehr häufig vor, besonders bei Einnahme der „Pille" und in der Schwangerschaft. Die ektopische Schleimhaut ist anfällig für Infektionen, z. B. mit Feigwarzen, und neigt zu Kontaktblutungen, die manchmal erst einen Tag nach Geschlechtsverkehr oder anderen mechanischen Reizen auftreten.

2 Einnistungsblutungen: treten bei bis zu 5 % aller frühschwangeren Frauen auf, wenn sich das

Beschwerdebild	Was steckt dahinter?	Was ist zu tun?
Zunehmend starke Blutungen mindestens fünf Wochen nach der letzten Menstruation ➤ Schmerzen im Unterleib ➤ Schwangerschaftszeichen (Übelkeit, Erbrechen, Brustspannen)	➤ Eileiterschwangerschaft (→ S. 365) ➤ Drohende Fehlgeburt (→ S. 375) ➤ Blasenmole (→ S. 366)	Bei starken Schmerzen Notarzt rufen, sonst am selben Tag zum Frauenarzt
Blutungen im zweiten und dritten Schwangerschaftsdrittel	➤ Drohende Fehlgeburt (→ S. 375) oder Frühgeburt (→ S. 388) ➤ Vorgelagerte Plazenta (→ S. 370) ➤ Vorzeitige Plazentalösung (→ S. 370)	Notarzt rufen

befruchtete Ei in die Gebärmutterschleimhaut einnistet. Bei Verwechslung mit leichten Menstruationen führen sie zur falschen Einschätzung des Schwangerschaftsbeginns.

Zyklusabhängige Unterleibsschmerzen

Beschwerdebild	Was steckt dahinter?	Was ist zu tun?
Kurzzeitiger, **einseitiger Schmerz in der Zyklusmitte**	Mittelschmerz[1]	Zum Frauenarzt, wenn die Beschwerden heftiger oder anders sind als gewohnt **Selbsthilfe:** ➤ Wärmeanwendungen, z. B. Wärmflasche, Dinkelkissen ➤ Versuchsweise Magnesium (z. B. Magnesium-ratiopharm®)
Schmerzen, Druck- oder Schweregefühl in den 7–10 Tagen ausschließlich **vor der Menstruation** ➤ Evtl. Brustspannen ➤ Evtl. Rücken- oder Kopfschmerzen ➤ Evtl. Reizbarkeit ➤ Evtl. Heißhunger	Prämenstruelles Syndrom (PMS → S. 845)	Bei Gelegenheit zum Frauenarzt, die Therapiemöglichkeiten sind aber leider begrenzt. **Selbsthilfe:** ➤ Entspannungsverfahren (→ S. 1257) ➤ Viel Bewegung ➤ Ausreichend Schlaf ➤ Präparate mit Mönchspfeffer (z. B. Agnolyt®) oder Frauenball ➤ Teezubereitungen aus Kamille, Gänsefingerkraut und Melisse
Ziehende oder krampfartige Menstruationsschmerzen bei sonst normalem Zyklus ➤ Vornehmlich bei jungen Mädchen ➤ Keine weiteren gynäkologischen Beschwerden	Krampfartiges Zusammenziehen der Gebärmutter, meist bei primärer Dysmenorrhoe (→ S. 843)	
Kolikartige Menstruationsschmerzen, verbunden **mit Schmierblutungen und verstärktem Ausfluss**	Gebärmutterpolypen (→ S. 861)	In den nächsten Wochen zum Frauenarzt
Schmerzen besonders **ein bis zwei Tage vor,** aber auch während **der Menstruation** ➤ Verstärkte Monatsblutung ➤ Evtl. Schmerzen beim Geschlechtsverkehr oder Stuhlgang	Endometriose (→ S. 856)	In den nächsten Wochen zum Frauenarzt **Selbsthilfe:** ➤ Entspannungsverfahren (→ S. 1257) ➤ Regelmäßige Bewegung, Ausdauertraining
Schmerzen in Unterleib und Rücken während verstärkter Menstruationen ➤ Verschlimmerung von Monat zu Monat ➤ Evtl. Zwischenblutungen	Myome (→ S. 860)	In den nächsten Wochen zum Frauenarzt **Selbsthilfe:** Präparate mit Mönchspfeffer (z. B. Agnolyt®), Schafgarbentee
Dauerhafte, leichte Schmerzen im Unterleib, die während der Monatsblutung zunehmen	➤ Chronische Adnexitis (→ S. 855) ➤ Chronische Chlamydieninfektion (→ S. 873) ➤ Endometritis[2] ➤ Somatoforme Störung (→ S. 1212)	In den nächsten Tagen zum Frauenarzt
Menstruationsschmerzen bei liegender Spirale	Häufige Nebenwirkung der Spirale (→ S. 322)	In den nächsten Wochen zum Frauenarzt. Alternative Verhütungsmethoden erwägen
Menstruationsschmerzen nach ärztlichen Eingriffen am Muttermund	Narben oder Verengung am Muttermund	In den nächsten Wochen zum Frauenarzt

1 Mittelschmerz ***(Intermenstrualschmerz):*** Ziehender, einseitiger Schmerz, ausgelöst durch den Eisprung in der Mitte des Zyklus. Etwa 40 % aller Frauen spüren ihn kurzzeitig, was vollkommen normal ist und keine Behandlung erfordert. Sind die Beschwerden jedoch heftiger oder länger als gewohnt, sollte der Frauenarzt aufgesucht werden, denn hinter einem sehr heftigen Mittelschmerz kann sich auch eine Blinddarmentzündung verbergen.

2 Endometritis ***(Entzündung der Gebärmutterschleimhaut):*** Tritt häufig nach einer Entbindung auf ***(Endometritis puerperalis*** → S. 393). Außerhalb des Wochenbetts entsteht eine Endometritis meist durch Infektionen mit Bakterien, die aus der Scheide aufsteigen oder verschleppt werden, letzteres z. B. im Rahmen diagnostischer oder therapeutischer Eingriffe. Besonders häufig sind Frauen betroffen, die eine Spirale tragen. Therapie der Wahl ist eine Behandlung mit Antibiotika, oft gefolgt von einer Ausschabung der Gebärmutter. In leichten Fällen reicht es manchmal aus, durch Hormongaben eine Blutung zu provozieren.

Beschwerden an Muskeln, Knochen und Gelenken

Nackenschmerzen

Beschwerdebild	Was steckt dahinter?	Was ist zu tun?
Chronische, dumpf ziehende Schmerzen im Nacken ➤ Ein- oder beidseitig ➤ Oft Ausstrahlung in Schulter und/oder Hinterkopf ➤ Oft verhärtete Nackenmuskulatur, evtl. mit druckempfindlichen Knötchen ➤ Evtl. Schwindel, Übelkeit, Ohrenklingeln, Sehstörungen	➤ Muskelverspannungen, z. B. bei mangelhafter Ergonomie am Arbeitsplatz (→ S. 919) ➤ Bandscheibenschäden (→ S. 920) ➤ Facettensyndrom (→ S. 920), z. B. bei Spondylarthrosen (Arthrosen der Zwischenwirbelgelenke → S. 989) ➤ Blockierungen (→ S. 915) von Halswirbeln ➤ Restzustand nach Beschleunigungsverletzung (Schleudertrauma → S. 922) ➤ Somatoforme Störung (→ S. 1212) ➤ Larvierte Depression (→ S. 1181)	In den nächsten Tagen zum Hausarzt oder Orthopäden, wenn Schwindel oder Ohrenklingeln neu auftreten Sonst in den nächsten Wochen zum Arzt, wenn sich die Beschwerden nicht bessern **Selbsthilfe:** ➤ Wärmeanwendungen, z. B. heiße Rolle (→ S. 918) ➤ Verbesserung der Arbeitsplatzergonomie (→ S. 919), Bewegungspausen im Beruf ➤ Entspannungsverfahren (→ S. 1257), z. B. Yoga (→ S. 1259), Autogenes Training (→ S. 1257) ➤ Ausgleichssport
Chronische, schneidende Schmerzen in und neben der Halswirbelsäule, verstärkt bei Bewegung ➤ Oft nur einseitig ➤ Evtl. Taubheitsgefühl und/oder Lähmungen im Hals-, Schulter-, Armbereich	➤ Bandscheibenvorfall (→ S. 920) ➤ Spinalstenose (Verengung des Wirbelkanals → S. 922) ➤ Spondylophyten (Knochenanbauten an der Wirbelsäule → S. 914) ➤ Wirbelbruch (→ S. 928), z. B. bei Unfall oder Osteoporose (→ S. 1016)	Am selben Tag zum Orthopäden oder Hausarzt bei ausgedehntem Taubheitsgefühl oder Lähmungen Sonst in den nächsten Tagen zum Arzt **Selbsthilfe:** Wärmeanwendungen, z. B. Heizkissen, heiße Rolle (→ S. 918)
Akute Schmerzen im Nacken, oft ausstrahlend in Schulter und/oder Hinterkopf ➤ Meist steifer Hals bis zum Schiefhals ➤ Beginn oft nach abrupten Kopfbewegungen (z. B. bei Vollbremsung), morgens nach dem Aufstehen, nach Unterkühlung am Hals ➤ Manchmal Schwindel und Übelkeit	➤ Beschleunigungsverletzung (Schleudertrauma → S. 922) ➤ Blockierungen (→ S. 915) von Halswirbeln ➤ Bandscheibenschäden (→ S. 920)	Am selben Tag zum Hausarzt oder Orthopäden nach einem Unfall und bei Sehstörungen In den nächsten Tagen bei anhaltenden Schwindel, Übelkeit oder Ohrgeräuschen Sonst in den nächsten 1–2 Wochen, wenn sich die Beschwerden nicht bessern **Selbsthilfe:** Kälte- oder Wärmeanwendungen
Akute, schneidende Schmerzen in und neben der Wirbelsäule, verstärkt bei Bewegung ➤ Oft nur einseitig ➤ Manchmal Taubheitsgefühl und/oder Muskelschwäche im Hals-, Schulter-, Armbereich	➤ Bandscheibenvorfall (→ S. 920) ➤ Wirbelbruch (→ S. 928) ➤ Verletzungen an Bandscheiben oder Haltebändern [1] ➤ Infektionen der Wirbelsäule (→ S. 927)	Bei Auftreten der Schmerzen nach einem Unfall Betroffenen liegen lassen und Notarzt rufen Am selben Tag zum Orthopäden bei ausgedehntem Taubheitsgefühl oder Lähmungen Sonst innerhalb weniger Tage zum Orthopäden
Schmerzen an Nacken- und anderen Muskeln, ähnlich einem Muskelkater ➤ Verbesserung durch Aktivität ➤ Schmerzen oft auch an Sehnen und Gelenken ➤ Oft Taubheitsgefühle an Händen und anderen Körperstellen	Fibromyalgie (→ S. 1014)	In den nächsten Wochen zum Hausarzt **Selbsthilfe:** ➤ Entspannungsverfahren (→ S. 1257), z. B. Autogenes Training (→ S. 1257), Yoga (→ S. 1259) ➤ Ausdauertraining, z. B. Radfahren, Walking, Schwimmen
Akute, starke Schmerzen in Nacken, Schultern, Hüften und Oberschenkeln ➤ V. a. am frühen Morgen ➤ Schwierigkeiten, die Arme über die Schultern zu heben ➤ Oft Gewichtsverlust, Fieber	Polymyalgia rheumatica (rheumatische Muskelschmerzen → S. 1010)	In den nächsten Tagen zum Hausarzt oder Orthopäden
Plötzlich beginnende, heftige Nacken- und Kopfschmerzen ➤ Steifer Nacken ➤ Übelkeit, Erbrechen ➤ Zunehmende Bewusstseinstrübung	➤ Hirnhautblutung (Subarachnoidalblutung → S. 1131) ➤ Hirnhautentzündung (Meningitis → S. 1133)	Notarzt rufen oder in die nächste Klinik

Wer mit **Nackenschmerzen** zum Arzt geht, bekommt oft die Diagnose **HWS-Syndrom** *(Halswirbelsäulensyndrom* → S. 922). Dieser Begriff beschreibt jedoch keine spezielle Krankheit, sondern ein Beschwerdebild mit zahlreichen möglichen Ursachen, von der Muskelverspannung über Verschleißerscheinungen und Verletzungen an der Halswirbelsäule bis hin zu rheumatischen Erkrankungen. Strahlen die Schmerzen vom Nacken in Schulter und Arme aus, spricht man auch von einem **Schulter-Arm-Syndrom.** Die Beschwerden entstehen durch eine Reizung oder Quetschung von Nerven, die auf Höhe der Halswirbelsäule dem Rückenmark entspringen. Da die Nerven bei verspäteter oder ausbleibender Behandlung dauerhafte Schäden davontragen können, machen Lähmungen und Gefühlsstörungen einen baldigen Besuch beim Orthopäden erforderlich, bei ausgeprägten Beschwerden noch am gleichen Tag.

1 Unfälle können nicht nur zu Wirbelbrüchen, sondern auch zu **Bandscheibenverletzungen** oder Schäden an den Haltebändern der Halswirbelsäule führen. Die Beschwerden ähneln sich so sehr, dass der Arzt sie meist nur mit Hilfe radiologischer Untersuchungen unterscheiden kann.

Schmerzen im Bereich der Brustwirbelsäule

Beschwerdebild	Was steckt dahinter?	Was ist zu tun?
Schmerzen in der Brustwirbelsäule morgens und bei Ermüdung ➤ Dumpf, drückend, ziehend ➤ Wirbelsäule fühlt sich steif an ➤ Häufig bei einseitiger Haltung (z. B. bei „sitzenden" Berufen)	➤ Zwangs- und Fehlhaltung (→ S. 913), z. B. bei mangelhafter Ergonomie am Arbeitsplatz (→ S. 919) ➤ Bandscheibenschäden (→ S. 920) ➤ Facettensyndrom (→ S. 920), z. B. bei Spondylarthrosen (Arthrosen der Zwischenwirbelgelenke → S. 989) ➤ Anfangsphase einer Parkinson-Krankheit (→ S. 932) ➤ Somatoforme Störung (→ S. 1212) ➤ Larvierte Depression (→ S. 1181)	In den nächsten Wochen zum Hausarzt oder Orthopäden, wenn sich die Beschwerden nicht bessern **Selbsthilfe:** ➤ Wenn möglich, mehrfach täglich kurz hinlegen ➤ Bei längerem Sitzen gelegentlich die Haltung wechseln ➤ Bei sitzenden Berufen Ausgleichssport ➤ Verbesserung der Arbeitsplatzergonomie (→ S. 919)
Dauerschmerzen in und/oder neben der Wirbelsäule, verstärkt bei Bewegung ➤ Dumpf, bohrend ➤ Oft deutliche Besserung im Liegen ➤ Neben der Wirbelsäule evtl. schneidender Schmerz oder Taubheitsgefühl	➤ Blockierungen (→ S. 915) von Brustwirbeln ➤ Osteoporose (Knochenschwund → S. 1016) ➤ Wirbelbruch (→ S. 928), z. B. bei Unfall oder Osteoporose (→ S. 1016) ➤ Knochentumoren (→ S. 989) oder Knochenmetastasen (→ S. 990) in der Wirbelsäule ➤ Infektionen der Wirbelsäule (→ S. 927)	Bei starken Schmerzen oder ausgedehntem Taubheitsgefühl am selben Tag zum Orthopäden oder Hausarzt Sonst in den nächsten Tagen zum Arzt **Selbsthilfe:** Bei Osteoporose kalziumreiche Ernährung (→ S. 1016), angemessene Bewegung, ausreichend Sonnenlicht
Einschießende Schmerzen an einer Stelle neben der Wirbelsäule ➤ Stechend oder ziehend ➤ Verstärkt bei Bewegung und Einatmung ➤ Dauer meistens drei Tage	Interkostalneuralgie („eingeklemmter Nerv" → S. 915)	Bei anhaltenden Beschwerden in den nächsten Tagen zum Orthopäden, Hausarzt oder Physiotherapeuten, möglichst mit Erfahrung in manueller Therapie **Selbsthilfe:** ➤ Hinlegen in entspannter Haltung ➤ Wärmeanwendung, z. B. Heizkissen, Infrarotstrahler ➤ Kälteanwendung, z. B. Kühlpack
Stechende Schmerzen über eine größere Fläche ➤ Verstärkt bei Einatmung, aber nicht bei Bewegung ➤ Hustenreiz bei tiefer Einatmung	Pleuritis (Rippenfellentzündung → S. 614), z. B. bei Lungenentzündung (→ S. 605)	Am selben Tag zum Hausarzt
Akute Rückenschmerzen mit Beklemmungsgefühl im Brustkorb ➤ Gefühl eines „engen Reifs" oder „schweren Steins" ➤ Oft auch Schmerzen in der linken Schulter ➤ Häufig nach Belastung, Essen oder starker Kälte	➤ Angina Pectoris (→ S. 693) ➤ Herzinfarkt (→ S. 699) ➤ Aortendissektion (→ S. 732) ➤ Panikattacke (→ S. 1197) ➤ Dissoziative Störung (→ S. 1192)	Notarzt rufen bei erstmaligen stärkeren Beschwerden, mangelhafter Besserung trotz Nitrat Beim ersten Mal mit vorübergehenden Beschwerden am selben oder nächsten zum Hausarzt **Erstmaßnahmen:** ➤ Halbsitzende Position ➤ Bei bekannter Angina pectoris Nitrat (→ S. 697)
Akute Schmerzen neben der Wirbelsäule mit Atemnot und Husten	Pneumothorax (Lungenkollaps → S. 615)	Notarzt rufen oder sofort in die nächste Klinik
Schmerzen an einer kleinen Stelle neben der unteren Brustwirbelsäule ➤ Schmerz verstärkt sich bei Druck ➤ V. a. im Nüchternzustand, Besserung durch Essen und Trinken	Zwölffingerdarmgeschwür (Ulcus duodeni → S. 635)	In der nächsten Woche zum Hausarzt **Selbsthilfe:** ➤ Warme Bauchwickel (→ S. 279), Heublumensäckchen (→ S. 280) ➤ Verzicht auf Kaffee, Alkohol und Rauchen, fettreiche und stark gewürzte Speisen

Wenn **Schmerzen im Bereich der Brustwirbelsäule** auftreten, sind sie – im Gegensatz zu Nacken- und Kreuzschmerzen – nur selten durch krankhafte Veränderungen an Bandscheiben oder Wirbeln bedingt. Denn in dieser Region besitzt die Wirbelsäule eine vergleichsweise geringe Beweglichkeit und ist daher wenig anfällig für Verschleißerscheinungen jeglicher Art. Die relative Starrheit der Brustwirbelsäule hat allerdings auch zur Folge, dass (z. B. beruflich bedingte) Zwangs- oder Fehlhaltungen rasch zu überlastungsbedingten Schmerzen führen. Diese sind tatsächlich die häufigste Ursache für Beschwerden im Bereich der Brustwirbelsäule.

Daneben können sich jedoch auch Erkrankungen an Brust- und Bauchorganen in Rückenschmerzen äußern. Insbesondere bei akut auftretenden Beschwerden ist daran zu denken, dass sich dahinter ein Herzinfarkt oder Pneumothorax (Lungenkollaps) verbergen kann.

Schmerzen in Kreuz, Steißbein oder ganzem Rücken

Beschwerdebild	Was steckt dahinter?	Was ist zu tun?
Kreuzschmerzen mit ziehenden Schmerzen an der Rückseite der Beine **(Ischias)** ➤ Oft Verschlimmerung durch Bewegung ➤ Evtl. Gefühlsstörungen (Kribbeln oder Taubheit) um den After oder am Bein ➤ Evtl. Lähmungen am Bein	➤ Bandscheibenvorfall (→ S. 920) ➤ Spinalstenose (Verengung des Wirbelkanals → S. 922) ➤ Wirbelbruch (→ S. 928) ➤ Knochentumoren (→ S. 989) oder -metastasen (→ S. 990) in der Wirbelsäule ➤ Spondylolisthese (Wirbelgleiten → S. 926) ➤ Multiple Sklerose (→ S. 1135)	Am selben Tag zum Orthopäden oder Hausarzt bei starken Schmerzen, Taubheitsgefühl oder Lähmungen Sonst in den nächsten Wochen bei anhaltenden Beschwerden **Selbsthilfe:** ➤ In Bewegung bleiben oder schmerzarme Lage suchen ➤ Wärmeanwendung an der Schmerzregion
Plötzlich einschießende, heftige Kreuzschmerzen **(Hexenschuss)** ➤ Oft ausgelöst durch schweres Heben oder Bücken ➤ Besserung im Liegen, Verschlimmerung bei Husten oder Niesen ➤ Evtl. Gefühlsstörungen (Kribbeln oder Taubheit) um den After oder am Bein ➤ Evtl. Lähmungen am Bein ➤ Bei starken Schmerzen Bewegungsunfähigkeit	➤ Bandscheibenvorfall (→ S. 920) ➤ Facettensyndrom (→ S. 920) durch Spondylarthrosen (Arthrosen von Zwischenwirbelgelenken → S. 989) ➤ Blockierungen von Lendenwirbeln (→ S. 915) ➤ Zerrung der Rückenmuskulatur (→ S. 904)	Am selben Tag zum Orthopäden oder Hausarzt, bei starken Schmerzen Hausbesuch **Selbsthilfe:** ➤ Stufenlagerung (→ S. 918) ➤ Anfangs Kälteanwendungen, z. B. Kühlpack, Eisbeutel ➤ Bei längerem Verlauf Wärmeanwendungen, z. B. heiße Rolle (→ S. 918)
Kreuzschmerzen besonders bei aufrechter Haltung ➤ Besserung durch Einnehmen einer gebeugten Haltung ➤ Schweregefühl, Schmerzen, Schwäche in den Beinen, besonders beim Gehen und Stehen ➤ Oft Taubheitsgefühl in Gesäß und/oder Beinen	Spinalstenose (Verengung des Rückenmarkkanals → S. 922)	In den nächsten Tagen zum Orthopäden oder Hausarzt bei anhaltender Taubheit in Gesäß oder Bein In den nächsten 1–2 Wochen bei Rückenschmerzen in aufrechter Haltung, belastungsabhängigem Schweregefühl oder Schmerzen in den Beinen
Wiederkehrende oder dauerhafte Kreuzschmerzen, verstärkt bei Belastung ➤ Dumpf, ziehend ➤ Oft „steifer Rücken" nach dem Aufstehen ➤ Verschlimmerung durch schnelle Bewegungen, Bücken und Heben ➤ Besserung in Ruhe	➤ Zwangs- und Fehlhaltung (→ S. 913), z. B. bei mangelhafter Ergonomie am Arbeitsplatz (→ S. 919) ➤ Bandscheibenschäden (→ S. 920) ➤ Facettensyndrom (→ S. 920) ➤ Spondylolisthese (Wirbelgleiten → S. 926) ➤ Wirbelbruch (→ S. 928) ➤ Knochentumoren (→ S. 989) oder -metastasen (→ S. 990) in der Wirbelsäule ➤ Infektionen der Wirbelsäule (→ S. 927) ➤ Somatoforme Störung (→ S. 1212) ➤ Larvierte Depression (→ S. 1181)	In den nächsten Wochen zum Hausarzt oder Orthopäden **Selbsthilfe:** ➤ Verbesserung der Arbeitsplatzergonomie (→ S. 919) ➤ Schmerzauslösende Bewegungen vermeiden (z. B. lieber Kniebeugen statt Bücken) ➤ Feste Matratze, körpergerechte Stuhllehnen ➤ Ausgleichssport – Motto: Was Spaß macht und nicht weh tut ➤ Entspannungsverfahren (→ S. 1257), z. B. Yoga (→ S. 1259), Autogenes Training (→ 33k44)
Langsam zunehmende Schmerzen in Kreuz und Oberschenkeln, v. a. nachts ➤ Morgens Steifigkeit der Lendenwirbelsäule ➤ Besserung durch Bewegung ➤ Oft auch Schmerzen und Schwellungen an großen Gelenken (z. B. Schulter, Knie) oder Ferse	➤ Morbus Bechterew (→ S. 1002) ➤ Undifferenzierte Spondylarthritis (→ S. 1003) ➤ Reaktive Arthritis (→ S. 1005) nach Atemwegs-, Darm- oder Harnwegsinfektionen ➤ Arthritis bei chronisch-entzündlichen Darmerkrankungen (→ S. 651)	In den nächsten Wochen zum Orthopäden oder Hausarzt **Selbsthilfe:** ➤ Feste Matratze, untertags mehrfach kurz hinlegen ➤ Aufrechtes Sitzen, z. B. mit Hilfe von Sitzkeil, schräger Arbeitsplatte
Akute Schmerzen in Kreuz und Flanke, oft auch im Bauch ➤ Meist Fieber ➤ Übelkeit, Erbrechen	➤ Nierenerkrankungen, z. B. Nierenkolik (→ S. 787), akute Nierenbeckenentzündung (→ S. 779) ➤ Akute Bauchspeicheldrüsenentzündung (→ S. 678)	Notarzt rufen bei starken Schmerzen oder schlechtem Zustand Sonst am selben Tag zum Hausarzt

Fast jeder Erwachsene leidet zumindest gelegentlich unter **Kreuzschmerzen,** jüngere Menschen übrigens häufiger als ältere. Halten die Beschwerden länger als drei Monate an, gelten sie als chronisch, auch wenn sie in ihrer Intensität und Ausprägung wechseln.

Häufig strahlen Kreuzschmerzen in Gesäß oder Oberschenkel aus. Schmerzt ein Bein stärker als der Rücken selbst, sind die Beschwerden meist durch einen gereizten oder gequetschten Nerven verursacht. Dabei kann es auch zu Lähmungen oder Gefühlsstörungen kommen. In diesem Fall empfiehlt sich ein baldiger Besuch beim Orthopäden, um dauerhafte Nervenschäden zu vermeiden.

Einen Notfall stellt das **Kauda-Syndrom** dar, bei dem Gefühlsstörungen am Gesäß verbunden sind mit Beinlähmungen und plötzlichen Schwierigkeiten, Stuhl und Urin zu halten. Es weist auf eine starke Einengung des unteren Rückenmarkkanals hin und verlangt eine sofortige Behandlung.

In 2 % der Fälle liegen den Kreuzschmerzen Erkrankungen der Bauchorgane zugrunde, insbesondere der Nieren, der Bauchspeicheldrüse und der weiblichen Geschlechtsorgane.

Die restlichen Fälle verteilen sich auf krankhafte Veränderungen an der Wirbelsäule und psychische Ursachen – oder eine Kombination von beidem.

Weiterführende Untersuchungen sind jedoch oft von nur begrenztem Wert – denn, ob mit oder ohne Spezialdiagnostik, in der Mehrzahl der Fälle bleibt die Ursache von Rückenschmerzen unklar.

Beschwerdebild	Was steckt dahinter?	Was ist zu tun?
Chronische oder wiederkehrende Schmerzen in Kreuz und Flanke, oft auch im Bauch	➤ Nierenerkrankungen, z. B. chronische Nierenbeckenentzündung (→ S. 780) ➤ Bauchspeicheldrüsenkrebs (→ S. 680), chronische Bauchspeicheldrüsenentzündung (→ S. 679) ➤ Psychische Ursachen: z. B. somatoforme Störung (→ S. 1212), larvierte Depression (→ S. 1181)	In den nächsten Tagen zum Hausarzt
Akute Schmerzen in Kreuz und Becken, oft auch in den Oberschenkeln ➤ Dumpf, ziehend ➤ Evtl. Regelstörungen und/oder ungewöhnlicher Ausfluss	➤ Verschiedene Erkrankungen an der Gebärmutter und den Eierstöcken, z. B. chronische Adnexitis (→ S. 855), Myome (→ S. 860) ➤ Somatoforme Störung (→ S. 1212) ➤ Larvierte Depression (→ S. 1181)	In den nächsten Tagen zum Hausarzt oder Gynäkologen
Schmerzen im gesamten Rücken ➤ Zunahme bei Belastung, Besserung in Ruhe ➤ Oft auch Schmerzen in Schultern und Beinen ➤ Abnahme der Körpergröße um mehrere Zentimeter ➤ Evtl. Witwenbuckel	➤ Osteoporose (Knochenschwund → S. 1016) ➤ Osteomalazie (Knochenerweichung → S. 1018)	Bei plötzlicher Verschlechterung am selben Tag zum Orthopäden oder Hausarzt Sonst in den nächsten Wochen **Selbsthilfe:** Kalziumreiche Ernährung (→ S. 1017), angemessene Bewegung, ausreichend Sonnenlicht
Ziehende oder brennende Dauerschmerzen im Anal- und Steißbeinbereich ➤ Steißbein ist sehr druckempfindlich	Kokzygodynie (→ S. 101)	In den nächsten Tagen zum Hausarzt **Selbsthilfe:** Sitzbäder, Wärmeanwendung, Entspannungsverfahren (→ S. 1257)

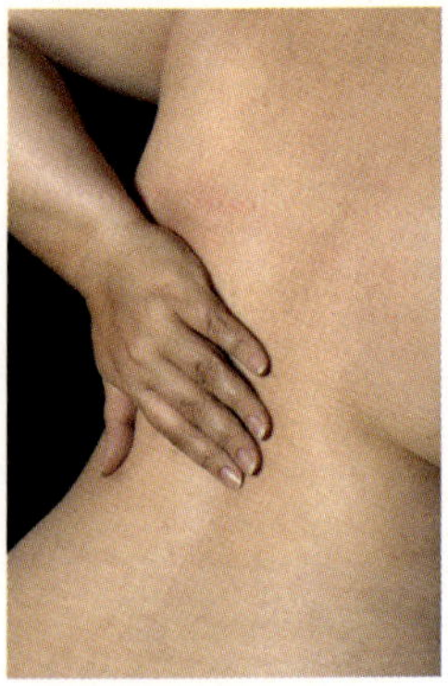

Rückenschmerzen sind sehr häufig – und haben ihren Ursprung längst nicht immer in der Wirbelsäule: Häufig stecken Erkrankungen an benachbarten Organen oder psychische Ursachen dahinter. [DIG 0129]

Schulterbeschwerden I: Akute Schulterschmerzen

Beschwerdebild	Was steckt dahinter?	Was ist zu tun?
Plötzliche Schulterschmerzen ➤ Oft Beginn beim Sport oder Heben einer Last ➤ Meist nach länger vorausgehenden, leichteren Schulterbeschwerden	Rotatorenmanschettenruptur (→ S. 933) bei Periarthritis humeroscapularis (→ S. 933)	In den nächsten Tagen zum Orthopäden oder Hausarzt **Erstmaßnahme:** Kälteanwendungen, z. B. Eisbeutel, Kühlpack
Plötzliche, stechende Schmerzen an der Außenseite der Schulter ➤ Vorwölbung oberhalb des Ellenbogens ➤ Schwäche bei der Armbeugung	Bizepssehnenriss (→ S. 937)	In den nächsten Tagen zum Orthopäden oder Hausarzt **Erstmaßnahme:** Kälteanwendungen, z. B. kalte Umschläge, Eisbeutel, Kühlpack
Schmerzen nach Sturz oder Schlag auf die Schulter oder den (ausgestreckten) Arm ➤ Schmerzhafte Einschränkung der Beweglichkeit von Schulter und Arm ➤ Evtl. Veränderung der Schulterkontur ➤ Evtl. Bluterguss und/oder Schwellung über der Schulter oder dem Oberarm	➤ Schultereckgelenksverrenkung (→ S. 932) ➤ Schulterverrenkung (→ S. 936) ➤ Rotatorenmanschettenruptur (→ S. 933) ➤ Oberarmkopfbruch (→ S. 935) ➤ Gelenkeinblutung [1], besonders häufig bei Gerinnungsstörung (→ S. 1039)	Sofort zum Orthopäden oder in die Klinik bei starken Schmerzen oder Schwellungen In den nächsten Tagen zum Orthopäden, wenn sich leichtere Beschwerden nach einer Schulterverletzung nicht bessern **Erstmaßnahme:** Kälteanwendungen, z. B. Eis, Kühlpack
Plötzlich einschießende Schulterschmerzen ➤ Nach extremen Bewegungen wie gleichzeitiges Heben und Außendrehen des Arms ➤ Einschränkung der Beweglichkeit von Schulter und Arm, Besserung nach einigen Stunden ➤ Meist wiederkehrend	Habituelle (gewohnheitsmäßige) Schulterverrenkung (→ S. 936) bei instabilem Schultergelenk, anlagebedingt oder nach vorangegangener unfallbedingter Verrenkung (→ S. 936)	Am selben Tag zum Orthopäden **Erstmaßnahme:** Kälteanwendungen, z. B. kalte Umschläge, Eisbeutel, Kühlpack

1 Gelenkeinblutung: Innere Blutung in eine Gelenkhöhle wie z. B. das Schulter- oder Kniegelenk, von der v. a. Menschen mit Gerinnungsstörungen bedroht sind (z. B. mit Hämophilie B oder im Rahmen einer Marcumar-Therapie).

2 Neuralgische Schulteramyotrophie: Selten auftretende, akute Entzündung des Armnervengeflechts, die zu starken Schmerzen und anschließenden Lähmungen der Schulter- und Armmuskulatur führt. In einem Drittel der Fälle sind beide Seiten betroffen. Die Ursache ist nicht sicher geklärt, doch beobachtet man ein gehäuftes Auftreten nach bestimmten Virusinfektionen, Impfungen, Verletzungen und Operationen. In der Akut-

Beschwerdebild	Was steckt dahinter?	Was ist zu tun?
Plötzlich einschießende, elektrisierende Schmerzen in Schulter, Oberarm und Nacken ➤ Verstärkung der Schmerzen beim Drehen des Kopfs ➤ Oft Schmerzausstrahlung in einzelne Finger	Bandscheibenvorfall (→ S. 920) in der unteren Halswirbelsäule	Am selben Tag zum Orthopäden oder Hausarzt
Rasch zunehmende, brennende Schmerzen in Schulter und Oberarm ➤ Schmerzen auch in Ruhe ➤ Nach einigen Tagen Lähmungen von Schulter- und/oder Armmuskeln	➤ Neuralgische Schulteramyotrophie[2] ➤ Psychische Ursachen: z. B. dissoziative Störung (→ S. 1192), somatoforme Störung (→ S. 1212)	Am selben Tag zum Orthopäden oder Hausarzt
Rasch zunehmende, heftigste Schulterschmerzen mit Fieber, evtl. Schwellung und/oder Rötung	Septische Arthritis (bakterielle Entzündung → S. 903) des Schultergelenks	Am selben Tag zum Hausarzt oder Orthopäden
Rasch zunehmende, starke Schmerzen in Schultern, Nacken, Gesäß und Oberschenkeln ➤ Schwierigkeiten, die Arme über die Schultern zu heben ➤ Steifigkeit der betroffenen Muskeln, v. a. morgens ➤ Oft Fieber, Gewichtsverlust	Polymyalgia rheumatica (rheumatische Muskelentzündung → S. 1010)	In den nächsten Tagen zum Hausarzt oder Orthopäden
Stärkste, wellenförmig auftretende Schmerzen in rechter Schulter und rechtem Oberbauch ➤ Oft Übelkeit, Erbrechen ➤ Evtl. Gelbfärbung der Augen	Gallenkolik (→ S. 668)	In den nächsten Stunden zum Hausarzt oder in die Klinik
Starke Schmerzen in rechter Schulter und rechtem Oberbauch mit Fieber und Schüttelfrost	Gallenblasenentzündung (→ S. 670)	Sofort zum Hausarzt oder in die Klinik
Plötzlich auftretende Schmerzen in Schultern und Brust mit Atemnot	Lungenembolie (→ S. 617), z. B. ausgelöst durch Operationen, Krampfadern (→ S. 733), Bettlägerigkeit, Rauchen, Einnahme der „Pille" (→ S. 323)	Notarzt rufen oder den Kranken in die nächste Klinik fahren
Plötzlich auftretende Schmerzen in der linken Schulter und hinter dem Brustbein ➤ Engegefühl in der Brust, Atemnot, Todesangst ➤ Oft Schwindel, Übelkeit	➤ Angina Pectoris (→ S. 693) ➤ Herzinfarkt (→ S. 699) ➤ Panikattacke (→ S. 1197) ➤ Dissoziative Störung (→ S. 1192)	Notarzt rufen bei erstmaligen stärkeren Beschwerden, mangelhafter Besserung trotz Nitrat Beim ersten Mal mit vorübergehenden Beschwerden am selben oder nächsten Tag zum Hausarzt **Erstmaßnahmen:** ➤ Halbsitzende Position ➤ Bei bekannter Angina pectoris Nitrat (→ S. 697)

phase verordnet der Arzt starke Schmerzmittel und kurzfristig Kortisonpräparate, anschließend Krankengymnastik. Während die Schmerzen nach wenigen Tagen bis Wochen zurückgehen, halten die Lähmungen Monate bis Jahre an. Nach zwei Jahren sind jedoch 75 % der Patienten beschwerdefrei.

Schulterbeschwerden II: Chronische Schulterschmerzen

Beschwerdebild	Was steckt dahinter?	Was ist zu tun?
Schulter- und Oberarmschmerzen mit verspanntem Nacken ➤ Verstärkung der Schmerzen beim Drehen des Kopfs ➤ Evtl. wiederkehrende Kopfschmerzen ➤ Evtl. bohrender Schmerz zwischen den Schulterblättern ➤ Selten Taubheitsgefühl und/oder Lähmungen an Schulter, Arm oder Hand	Schulter-Arm-Syndrom (→ S. 922), verursacht durch ➤ Muskelverspannungen, z. B. bei mangelhafter Ergonomie am Arbeitsplatz (→ S. 919) ➤ Bandscheibenschäden (→ S. 920) ➤ Facettensyndrom (→ S. 920) ➤ Blockierungen (→ S. 915) von Halswirbeln ➤ Spinalstenose (Verengung des Wirbelkanals → S. 922) ➤ Somatoforme Störung (→ S. 1212) ➤ Larvierte Depression (→ S. 1181)	Am selben Tag zum Orthopäden oder Hausarzt bei Taubheitsgefühl oder Lähmungen In den nächsten Wochen zum Hausarzt bei länger bestehenden Beschwerden **Selbsthilfe:** ➤ Wärmeanwendungen, z. B. heiße Rolle (→ S. 918) ➤ Verbesserung der Arbeitsplatzergonomie (→ S. 919), Bewegungspausen im Beruf ➤ Entspannungsverfahren (→ S. 1257), ➤ Ausgleichssport – Motto: Alles, was Spaß macht und nicht weh tut

1 Thoracic-outlet-Syndrom: Sammelbegriff für Beschwerdebilder, die durch Einengung des zum Arm führenden Gefäß-Nervenstrangs im oberen Brustkorb entstehen. Beim **Kostoklavikular-Syndrom** liegt die Engstelle zwischen Schlüsselbein und erster Rippe, beim **Halsrippensyndrom** *(Skalenus-*

Beschwerdebild	Was steckt dahinter?	Was ist zu tun?
Wechselnde, ziehende Schulter- und Oberarmschmerzen ➤ Schmerzhafte Bewegungseinschränkung beim Abspreizen des Arms auf Gesichtshöhe (60–120°, schmerzhafter Bogen) ➤ Verstärkung der Schmerzen beim Liegen auf der Schulter	➤ Periarthritis humeroscapularis (→ S. 933) ➤ Sportlerschulter (Werferschulter, Schwimmerschulter → S. 933), z. B. bei Ausübung von Volleyball und Baseball, Schwimmsport, Tennis, Squash, Badminton	In den nächsten Tagen zum Orthopäden oder Hausarzt bei starken Schmerzen oder Bewegungseinschränkungen Sonst in den nächsten Wochen, wenn sich die Beschwerden nicht bessern **Selbsthilfe:** ➤ Wärmeanwendungen, z. B. Wärmekissen im Bett ➤ Regelmäßiges Bewegen der Schulter unterhalb der Schmerzgrenze
Über Wochen bis Monate zunehmender Bewegungsschmerz in der Schulter ➤ Zunehmende Einschränkung der Schulterbeweglichkeit bis zur vollständigen Versteifung ➤ Nachts Verstärkung der Schmerzen	➤ Adhäsive Kapsulitis (frozen shoulder → S. 933) ➤ Humeruskopfnekrose (Absterben des Oberarmkopfs → S. 936)	Bei starken Schmerzen in den nächsten Tagen zum Orthopäden oder Hausarzt In den nächsten Wochen bei mäßiggradigen, hartnäckigen Beschwerden **Selbsthilfe:** Kälteanwendungen, z. B. kalte Umschläge, Eisbeutel, Kühlpack
Über Jahre zunehmender Bewegungsschmerz in der Schulter ➤ Bewegungseinschränkung zunächst bei Außendrehung und Abspreizen des Arms über die Schulterhöhe ➤ Später auch Schmerzen in Ruhe und bei Nacht ➤ Oft Reiben und Knarren bei Schulterbewegungen	➤ Schultergelenksarthrose (→ S. 935) ➤ Pseudogicht (→ S. 1015) ➤ Chondromatose (→ S. 132)	In den nächsten Wochen zum Orthopäden oder Hausarzt **Selbsthilfe:** ➤ Wärmeanwendungen, z. B. Wärmekissen oder Rotlicht ➤ Trotz Schmerzen Schulter bewegen
Chronische Schmerzen und evtl. Taubheitsgefühl an der Außenseite der Schulter und des Oberarms ➤ Oft Schwäche beim Abspreizen des Arms ➤ Oft Verstärkung der Schmerzen durch Heben des Arms hinter den Kopf	Incisura-Scapulae-Syndrom (→ S. 945)	In den nächsten Wochen zum Orthopäden oder Hausarzt
Wechselnde Schmerzen, Kribbeln und Taubheitsgefühl an der Außenseite der Schulter, oft auch an Arm und Hand ➤ Auslösbar durch bestimmte Bewegungen und Haltungen, z. B. Drehen des Kopfs, Überkopfaktivitäten, Schlafen mit hochgeschlagenem Arm ➤ Verstärkung durch Zug am Arm	Thoracic-outlet-Syndrom [1]	In den nächsten Tagen zum Orthopäden oder Hausarzt bei Auftreten von Schwere- oder Schwächegefühl im Arm Sonst in den nächsten Wochen zum Arzt, wenn die Beschwerden wiederholt auftreten
Langsam zunehmende, v. a. nächtliche Schmerzen an der Außenseite der Schulter, oft auch Innenseite des Arms ➤ Evtl. Lähmungen am Arm	➤ Lungenkrebs (→ S. 608) an der Lungenspitze ➤ Krebserkrankungen am Rippenfell, z. B. Pleuramesotheliom (→ S. 613)	In den nächsten Tagen zum Hausarzt
Muskelkaterartige Schmerzen und zunehmende Schwäche der Schulter-, Gesäß- und Hüftmuskeln ➤ Anfangs v. a. Schwierigkeiten beim Heben der Arme über Kopf, Treppensteigen ➤ Oft Fieber, Gewichtsverlust ➤ Evtl. Hautausschlag	➤ Polymyositis (→ S. 1009) ➤ Dermatomyositis (→ S. 1009)	In den nächsten Wochen zum Hausarzt
Schmerzhafte Verkrampfungen der Schultern mit zunehmender Schwäche der Hände und/oder Füße	Beginnende amyotrophe Lateralsklerose (→ S. 1144)	In den nächsten Wochen zum Hausarzt oder Neurologen
Schmerzen und Schwellungen an Schultern, Fingergelenken und anderen Gelenken ➤ Morgendliche Steifigkeit der betroffenen Gelenke ➤ Schmerzen beim Händedruck ➤ Oft leichtes Fieber, Müdigkeit	Rheumatoide Arthritis (→ S. 999), juvenile Arthritis (→ S. 1002)	In den nächsten Tagen zum Hausarzt oder Orthopäden **Selbsthilfe:** Bei akuten Gelenkschmerzen Kälteanwendungen, z. B. Eisbeutel, Kühlpack

[Engpass-]Syndrom) zwischen einer zusätzlichen obersten Rippe (Halsrippe) und dem Skalenusmuskel. In anderen Fällen sind es bindegewebige Stränge, fehlgebildete Muskeln oder (selten) Tumoren, die Nerven und Gefäße einengen.
In 60 % der Fälle entsteht die Erkrankung durch äußere Gewalt, die zu narbigen Muskelverkürzungen oder überschießender Knochenneubildung bei Schlüsselbein- und Rippenbrüchen führt. Unabhängig von der Ursache sind die Beschwerden im Wesentlichen gleich. Wenn sie durch starkes Heben, Abspreizen oder nach-hinten-Ziehen (Abduktion) der Arme provozierbar sind und v. a. nach Schlafen mit hochgeschlagenem Arm auftreten, handelt es sich um das *Hyperabduktions-Syndrom.* Helfen Schmerzmittel und Physiotherapie gegen die Beschwerden nicht mehr, wird eine Operation erforderlich.

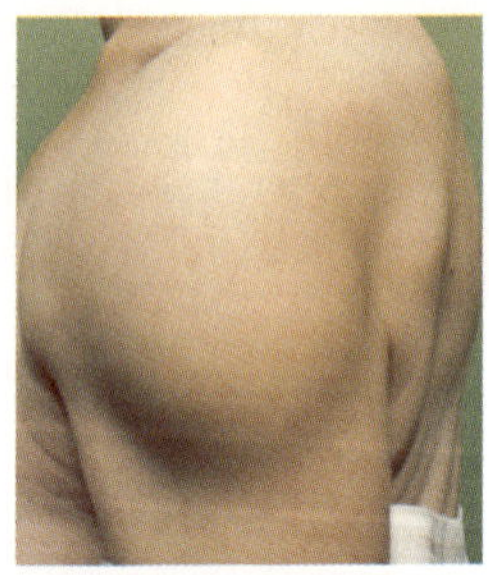

*Eine ausgeprägte **Schleimbeutelentzündung (Bursitis)** macht sich außer durch Schmerzen auch durch eine sichtbare Schwellung des Gelenks (hier des Schultergelenks) bemerkbar. Wird sie chronisch, bilden sich im Gelenk reiskornartige Ablagerungen – dann ist ein operativer Eingriff oft die einzige Möglichkeit, um die Beschwerden in den Griff zu bekommen.* [GTV 0130]

Arm- und Ellenbogenbeschwerden I: Nach Gewalteinwirkung

Beschwerdebild	Was steckt dahinter?	Was ist zu tun?
Einschießende, stechende Schmerzen im Oberarm während einer plötzlichen, unkoordinierten Bewegung, meist beim Sport ➤ Bewegungseinschränkung ➤ Evtl. kurzzeitige Dellenbildung, später Schwellung	➤ Muskelzerrung (→ S. 904) ➤ Muskelfaserriss (→ S. 904), Muskelriss (→ S. 904)	Am selben Tag zum Orthopäden oder Hausarzt, wenn die Schmerzen nicht nachlassen. **Selbsthilfe:** ➤ Sofort Kälteanwendungen, z. B. kalte Umschläge, Eisbeutel, Kühlpack ➤ Nach einigen Tagen Wärmeanwendungen, z. B. Heizkissen
Schmerzen und Schwellung am oberen Oberarm, meist nach Sturz auf die Schulter oder den ausgestreckten Arm ➤ Bewegungseinschränkung von Schulter und Oberarm ➤ Oft bei älteren Frauen	Oberarmkopfbruch (→ S. 935)	Sofort zum Orthopäden oder in die Klinik
Schmerzen und Schwellung am mittleren bis unteren Oberarm nach Gewalteinwirkung ➤ Evtl. Knickbildung und/oder abnorme Beweglichkeit ➤ Evtl. Taubheitsgefühl oder Lähmungen an der Hand	➤ Oberarmschaftbruch (→ S. 938) ➤ Bruch des unteren Oberarmendes (→ S. 938)	Sofort zum Orthopäden oder in die Klinik
Schmerzen und Schwellung an der Ellenbogenspitze, meist nach Sturz auf den angewinkelten Ellenbogen	Bruch des Ellenhakens [1] (→ S. 942)	Am selben Tag zum Orthopäden oder in die Klinik
Schmerzen und Schwellung an der Streckseite von Ellenbogen, Unterarm und Hand ➤ Meist nach Sturz auf den ausgestreckten Arm	Bruch des Speichenköpfchens am Ellenbogengelenk [1] (→ S. 942)	Am selben Tag zum Orthopäden oder in die Klinik
Starke Schmerzen, Schwellung und völlige Bewegungsunfähigkeit des Ellenbogens ➤ Nach Sturz auf den ausgestreckten Arm ➤ Evtl. Taubheitsgefühl oder Kribbeln in Unterarm oder Hand	Ellenbogenverrenkung (Ellenbogenluxation [1] → S. 941)	Sofort zum Orthopäden oder in die Klinik
Plötzliche Schmerzen im Ellenbogen beim Kleinkind nach Zug am Arm ➤ Oft wiederholtes Auftreten	Chassaignac-Lähmung [2] (Radiusköpfchen-Subluxation → S. 941)	Sofort zum Orthopäden oder Chirurgen
Schmerzen und Schwellung an Unterarm und/oder Handgelenk nach Gewalteinwirkung ➤ Der verletzte Arm wird mit dem gesunden gestützt ➤ Oft Knickbildung	Unterarmbruch (→ S. 943), meist Speichenbruch (distale Radiusfraktur → S. 943)	Am selben Tag zum Orthopäden oder in die Klinik **Selbsthilfe:** Ruhigstellung des betroffenen Arms, z. B. durch Legen in ein zur Schlaufe gebundenes Tuch
Schmerzhafte Schwellung und Rötung über der Ellenbogenspitze ➤ Nach Sturz oder anderen (auch kleinen) Verletzungen ➤ Evtl. sichtbare Wunde mit Austritt von Eiter oder wässriger Flüssigkeit ➤ Evtl. Fieber, Schüttelfrost	Akute Entzündung des Ellenbogenschleimbeutels [1] (Bursitis olecrani → S. 940)	Sofort zum Hausarzt bei Fieber Am selben Tag bei sichtbarer Wunde In den nächsten Tagen, wenn die Beschwerden trotz Schonung und Kühlung weiter bestehen **Selbsthilfe:** Kälteanwendungen, z. B. kalte Umschläge, Kühlpack
Brennende Armschmerzen und rotbläuliche Schwellungen Tage bis Wochen nach Verletzung oder Operation ➤ Berührungsüberempfindlichkeit ➤ Meist vermehrtes Schwitzen	Sudeck-Erkrankung (→ S. 943)	In den nächsten Tagen zum Hausarzt oder Orthopäden
Schmerzen, Spannungsgefühl und Schwellungen am Unterarm Stunden bis Tage nach einer Verletzung ➤ Taubheitsgefühl an Unterarm oder Hand ➤ Oft Lähmungserscheinungen	Kompartment-Syndrom (→ S. 907)	Am selben Tag zum Orthopäden oder in die Klinik

Das **Ellenbogengelenk** ist anfällig für Verletzungen, sei es durch Sturz auf den ausgestreckten Arm, Auffangen eines Sturzes, starken Zug oder (sportliche) Überlastung.

1 Oft lassen sich durch eine Selbstuntersuchung Hinweise darauf gewinnen, welche Art von Verletzung vorliegt. So spricht es z. B. für einen Bruch des Ellenhakens, wenn die Streckung im Ellenbogengelenk nicht mehr vollständig gelingt, während eine eingeschränkte Drehung (Umwendbewegung) eher auf einen Bruch des Speichenköpfchens schließen lässt. Eine auffällige Fehlstellung und nahezu vollständige Bewegungsunfähigkeit des Ellenbogengelenks weist auf eine Ellenbogenverrenkung hin, eine deutliche Zunahme der Schmerzen bei Beugung des Arms dagegen auf eine Verletzung des Ellenbogenschleimbeutels.

2 Die bei Kleinkindern häufige **Chassaignac-Lähmung** führt zu einem typischen Verhalten, das an eine Lähmung denken lässt: Der betroffene Arm wird vollständig geschont, gestreckt und einwärts gedreht.

Arm- und Ellenbogenbeschwerden II: Ohne Gewalteinwirkung

Beschwerdebild	Was steckt dahinter?	Was ist zu tun?
Wechselnde Armschmerzen mit verspanntem Nacken ➤ Verstärkung der Schmerzen beim Drehen des Kopfs ➤ Evtl. wiederkehrende Kopfschmerzen ➤ Evtl. bohrender Schmerz zwischen den Schulterblättern ➤ Selten Taubheitsgefühl und/oder Lähmungen an Schulter, Arm oder Hand	Schulter-Arm-Syndrom (→ S. 922), z. B. verursacht durch ➤ Muskelverspannungen, z. B. bei mangelhafter Ergonomie am Arbeitsplatz (→ S. 919) ➤ Bandscheibenschäden im Bereich der Halswirbelsäule (→ S. 920) ➤ Facettensyndrom (→ S. 920) ➤ Blockierungen (→ S. 915) von Halswirbeln ➤ Spinalstenose (Verengung des Wirbelkanals → S. 922) ➤ Somatoforme Störung (→ S. 1212) ➤ Larvierte Depression (→ S. 1181)	Am selben Tag zum Orthopäden oder Hausarzt bei Taubheitsgefühl oder Lähmungen In den nächsten Wochen zum Hausarzt bei länger bestehenden Beschwerden **Selbsthilfe:** ➤ Wärmeanwendungen am Nacken, z. B. heiße Rolle (→ S. 918) ➤ Verbesserung der Arbeitsplatzergonomie (→ S. 919), Bewegungspausen im Beruf ➤ Entspannungsverfahren (→ S. 1257) ➤ Ausgleichssport – Motto: Alles, was Spaß macht
Ziehende Armschmerzen einen Tag nach ungewohnter Muskelbelastung ➤ Z. B. beim Sport	Muskelkater (→ S. 904)	**Selbsthilfe:** ➤ Sauna, Bäder mit Rosmarin- oder Fichtennadelzusatz ➤ Lockerungs- und Dehnungsübungen
Schmerzen an der Innenseite (1.) bzw. Außenseite (2.) des Ellenbogens, z. B. beim Händeschütteln oder Heben eines Gegenstands 1. Ausstrahlung in die Streckseite des Unterarms 2. Ausstrahlung in die Beugeseite des Unterarms	1. Tennisellenbogen (Epicondylitis humeri radialis → S. 939) 2. Golferellenbogen (Werferarm, Epicondylitis humeri ulnaris → S. 939)	Bei Gelegenheit zum Orthopäden oder Hausarzt, wenn sich die Beschwerden durch Schonung nicht innerhalb einiger Wochen bessern **Selbsthilfe:** ➤ Schonung ➤ Wärmeanwendungen, z. B. Heizkissen, Infrarotstrahler ➤ Oder Kälteanwendungen, z. B. kalte Umschläge, Kühlpack
Schmerzhafte Schwellung und Rötung über der Ellenbogenspitze ➤ Verstärkung der Schmerzen bei Beugung und Aufstützen des Arms	Chronische Entzündung des Ellenbogenschleimbeutels (Bursitis olecrani, Studentenellenbogen → S. 940)	In den nächsten Tagen zum Hausarzt oder Orthopäden, wenn sich die Beschwerden trotz Schonung nicht bessern **Selbsthilfe:** ➤ Aufstützen vermeiden ➤ Wärmeanwendungen, z. B. Heizkissen, Infrarotstrahler oder ➤ Kälteanwendungen, z. B. kalte Umschläge, Kühlpack
Zunehmende, schmerzhafte Bewegungseinschränkung im Ellenbogengelenk ➤ Meist Schwellung ➤ Evtl. plötzliche Blockierungen bei Bewegungen	➤ Arthrose (→ S. 903) des Ellenbogengelenks, oft nach Verletzungen ➤ Chondromatose mit Bildung von freien Gelenkkörpern („Gelenkmäusen")[1] ➤ Pseudogicht (→ S. 1015)	In den nächsten Wochen zum Hausarzt oder Orthopäden **Selbsthilfe:** ➤ Bei akuten Schmerzen Kälteanwendungen, z. B. kalte Umschläge, Kühlpack, Eisbeutel ➤ Bei chronischen Schmerzen Wärmeanwendungen
Rasch zunehmende, schmerzhafte Rötung und/oder Schwellung am Arm mit Fieber	Bakterielle Entzündung in Haut und Weichteilen, z. B. als ➤ Erysipel (Wundrose → S. 1089) ➤ Phlegmone (→ S. 1090) ➤ Abszess (→ S. 1273)	Sofort zum Hausarzt oder in die nächste Klinik
Spannungsgefühl und Schwellung im Unter- oder Oberarm nach einer Brustoperation oder -bestrahlung	Lymphödem (→ S. 742)	In den nächsten Wochen zum Frauen- oder Hausarzt **Selbsthilfe:** ➤ Überwärmung vermeiden (z. B. Sonnenbad, Sauna) ➤ Einengende Kleidung meiden ➤ Kleine Verletzungen verhindern

1 [Synoviale] Chondromatose: Zellen der Gelenkinnenhaut bauen sich in Knorpelzellen um und bilden gutartige Geschwulste, die sich als Gelenkkörper („Gelenkmäuse") frei im Gelenk bewegen. Neben dem Ellenbogengelenk kann die Erkrankung z. B. auch Schulter- und Kniegelenk betreffen. Manchmal entsteht die Chondromatose auf dem Boden einer Arthrose, oft bleibt die Ursache jedoch unklar. Mittels Arthroskopie lassen sich die freien Gelenkkörper und die krankhaft veränderte Gelenkinnenhaut meist erfolgreich entfernen.

2 Halbseitenschmerz *(Hemialgie)*: Entsteht, wenn für die Schmerzwahrnehmung zuständige Areale des Gehirns durch einen Schlaganfall (→ S. 1126) geschädigt wurden. Der Schmerz betrifft einen Arm oder ein Bein, selten eine Gesichtshälfte, und hat typischerweise brennenden Charakter, ähnlich wie bei einem starken Sonnenbrand. Die Haut ist zudem extrem berührungsempfindlich. Neben starken Schmerzmitteln und anderen Medikamenten (Psychopharmaka, Antiepileptika) kommt als Behandlung eine Injektion örtlicher Betäubungsmittel entlang der schmerzleitenden Nerven in Frage.

Beschwerdebild	Was steckt dahinter?	Was ist zu tun?
Wechselnde Schmerzen, Kribbeln und/oder Taubheitsgefühl an der Innenseite des Arms und der Kleinfingerseite der Hand ➤ Auslösbar z. B. durch Drehen des Kopfs, Überkopfaktivitäten, Schlafen mit hochgeschlagenem Arm, Heben von Lasten ➤ Evtl. Schwellung des Arms	Thoracic-outlet-Syndrom (→ S. 129)	In den nächsten Tagen zum Orthopäden oder Hausarzt bei Auftreten von Schwere- oder Schwächegefühl im Arm Sonst in den nächsten Wochen zum Arzt, wenn die Beschwerden wiederholt auftreten
Dauerhafte oder attackenartige Armschmerzen nach einem Schlaganfall mit Halbseitenlähmung	Halbseitenschmerz[2] (Hemialgie) als Folge eines Schlaganfalls (→ S. 1126)	In den nächsten Tagen zum Hausarzt oder Neurologen

Handbeschwerden I: Nach Gewalteinwirkung

Beschwerdebild	Was steckt dahinter?	Was ist zu tun?
Schmerzen und Schwellung an Unterarm und Handgelenk nach Gewalteinwirkung ➤ Der verletzte Arm wird mit dem gesunden gestützt ➤ Oft Knickbildung	Unterarmbruch (→ S. 943), meist Speichenbruch (distale Radiusfraktur → S. 943)	Am selben Tag zum Orthopäden oder in die Klinik **Erstmaßnahme:** Ruhigstellung des betroffenen Arms, z. B. durch Legen in ein zur Schlaufe gebundenes Tuch
Bewegungsschmerzen und druckschmerzhafte Schwellung am Handgelenk, oft nach Sturz auf die überstreckte Hand oder Stauchung	➤ Handwurzelbruch (→ S. 950), meist am Kahnbein (→ S. 950) ➤ Verstauchung (→ S. 904) oder Verrenkung (→ S. 904) des Handgelenks	Am selben Tag zum Orthopäden oder in die Klinik **Erstmaßnahme:** Kühlen, z. B. mit kalten Umschlägen, Eisbeutel, Kühlpack
Schmerzen und starke Schwellung an der Mittelhand, oft nach Sturz auf die überstreckte Hand oder Verletzung beim Kampfsport ➤ Greifen sehr schmerzhaft ➤ Oft Verkürzung eines Fingers	Mittelhandbruch (→ S. 950)	Am selben Tag zum Orthopäden **Erstmaßnahme:** Kühlen, z. B. mit kalten Umschlägen, Eisbeutel, Kühlpack
Bewegungsschmerzen und druckschmerzhafte Schwellung an einem Finger, oft nach Sportverletzungen	➤ Fingerbruch (→ S. 950) ➤ Kapsel- und Bandverletzungen (→ S. 951)	
Ebenso **am Daumengrundgelenk,** nach Verletzungen im Ski- oder Ballsport	Skidaumen (→ S. 951)	
Schmerzen, Schwellung und Bewegungsunfähigkeit an einem Fingergelenk nach direkter Gewalteinwirkung	Fingerverrenkung (→ S. 951)	Am selben Tag zum Orthopäden oder Hausarzt **Erstmaßnahme:** Kühlen, z. B. mit Eisbeutel
Unfähigkeit zur aktiven Streckung in einem angeschwollenen Fingergelenk nach direkter Gewalteinwirkung ➤ Betroffenes Fingerglied „hängt" ➤ Passive Streckung möglich	Strecksehnenverletzung (→ S. 951), meist an einem Fingerendgelenk (typische „Hausfrauenverletzung" beim Einstopfen von Betttüchern)	In den nächsten Tagen zum Orthopäden oder Hausarzt
Unfähigkeit zur aktiven Beugung in einem Fingergelenk, meist nach Schnitt- oder Sägeverletzungen	Beugesehnenverletzung (→ S. 951), z. B. nach offenen Verletzungen oder beim Klettersport	Sofort zum Orthopäden oder in die nächste chirurgische Klinik bei klaffenden Verletzungen Sonst in den nächsten Tagen zum Orthopäden
Brennende Schmerzen und rot-bläuliche Schwellung der Hand Tage bis Wochen nach einer Verletzung oder Operation ➤ Übersteigerte Berührungsempfindlichkeit, meist vermehrtes Schwitzen	Sudeck-Krankheit (→ S. 943)	In den nächsten Tagen zum Hausarzt oder Orthopäden

Brüche, Kapsel- und Bandverletzungen am Finger haben nicht nur ähnliche Auslöser wie z. B. ein Sturz auf die Hand oder der harte Anprall eines Balls, sondern auch ein nahezu identisches Beschwerdebild. Oft ist die Unterscheidung auch für Ärzte schwierig, doch gibt es einen einfachen selbst durchführbaren Test, der zwar noch keine sichere Diagnose liefert, aber einen brauchbaren Anhaltspunkt. Dabei wird der verletzte Finger möglichst gestreckt und in seiner Längsachse mit dem Handteller der unbeteiligten Hand kurz gestaucht. Ist dieses Manöver sehr schmerzhaft, ist der Finger wahrscheinlich gebrochen.

Handbeschwerden II: Ohne Gewalteinwirkung

Beschwerdebild	Was steckt dahinter?	Was ist zu tun?
Ziehende Schmerzen im Handgelenk, oft auch Daumen und Unterarm, nach ungewohnter oder monotoner Tätigkeit (z. B. Tippen) ➤ Schmerzen anfangs v. a. beim Zugreifen, später auch in Ruhe ➤ Oft Schwellung des Handgelenks	➤ Sehnenscheidenentzündung (Tendovaginitis → S. 947) ➤ Somatoforme Störung (→ S. 1212)	In den nächsten Tagen zum Hausarzt oder Orthopäden **Selbsthilfe:** ➤ Schonung ➤ Sportsalben mit Ibuprofen oder Diclofenac (z. B. Diclac® Schmerzgel) ➤ Verbesserung der Arbeitsplatzergonomie (→ S. 919)
Bewegungs- und Druckschmerzen am seitlichen Handgelenk, meist bei Tennisspielern	➤ Styloiditis ulnae (Entzündung am Griffelfortsatz der Elle)[1] ➤ Styloiditis radii (Entzündung am Griffelfortsatz der Speiche)[1]	In den nächsten Tagen zum Hausarzt oder Orthopäden **Selbsthilfe:** ➤ Schonung, Sportsalben
Zunehmende Bewegungs-, später auch Ruheschmerzen im Handgelenk ➤ Zunehmende Einschränkung der Bewegungsfähigkeit ➤ Evtl. Schwellung und Rötung	➤ Handgelenksarthrose (→ S. 949) ➤ Lunatummalazie (Absterben des Mondbeins → S. 949), z. B. bei langjährigem Umgang mit vibrierenden Maschinen	In den nächsten Wochen zum Hausarzt oder Orthopäden
Wiederholte Schmerzen in einem überstreckbaren Handgelenk, oft bei allgemeiner Bindegewebsschwäche	Hypermobiles Handgelenk[2]	Bei Gelegenheit zum Hausarzt oder Orthopäden. **Selbsthilfe:** Trainieren der Unterarmmuskulatur
Schmerzen, Kribbeln und/oder Taubheitsgefühl an Fingerspitzen (außer kleinem Finger), evtl. auch Innenhand und Unterarm ➤ Nächtliches Aufwachen mit „eingeschlafener Hand"	Karpaltunnel-Syndrom (→ S. 944)	In den nächsten Tagen zum Hausarzt oder Orthopäden, wenn die Beschwerden wiederholt auftreten. **Selbsthilfe:** ➤ Ausschütteln der „eingeschlafenen Hand" ➤ Verbesserung der Arbeitsplatzergonomie (→ S. 919) ➤ Kalte bis lauwarme Wassergüsse
Kribbeln und Taubheitsgefühl an kleinem Finger und Ringfinger, später evtl. Handlähmungen bis zur Ausbildung einer „Krallenhand"	Sulcus-ulnaris-Syndrom (→ S. 945), oft bei häufigem Aufstützen des Ellenbogens oder monotonen Bewegungen im Ellenbogen	In den nächsten Wochen zum Hausarzt oder Orthopäden, wenn die Beschwerden länger als einige Tage bestehen bleiben
Zunehmende Schmerzen im untersten Daumengelenk und evtl. Unterarm, zunächst nur beim Zufassen, später auch in Ruhe ➤ Kraftlosigkeit im Daumen ➤ Evtl. druckschmerzhafte Schwellung	Rhizarthrose (Arthrose des Gelenks zwischen Handwurzel und erstem Mittelhandknochen → S. 949)	Bei Gelegenheit zum Hausarzt oder Orthopäden. **Selbsthilfe:** ➤ Bei akuter Verschlechterung Kälteanwendungen, z. B. Eisbeutel, Kühlpack ➤ Bei chronischen Beschwerden Wärme, Knetübungen, z. B. mit warmem Sand
Langsam zunehmende Bewegungsschmerzen in Fingergelenken ➤ Knotige Auftreibung, zeitweise auch Schwellung und Rötung ➤ Morgendliche Steifigkeit ➤ Später auch Ruheschmerzen und Einschränkungen der Beweglichkeit	Arthrosen der Fingergelenke (Fingerpolyarthrose), als ➤ Bouchard-Arthrose in den Fingermittelgelenken (→ S. 949) ➤ Heberden-Arthrose in den Fingerendgelenken (→ S. 949)	Bei Gelegenheit zum Hausarzt oder Orthopäden **Selbsthilfe:** ➤ Bei akuter Verschlechterung Kälteanwendungen, z. B. Eisbeutel, Kühlpack ➤ Bei chronischen Beschwerden Wärme, Knetübungen, z. B. mit warmem Sand
Schubweise zunehmende, meist symmetrische Schmerzen in Fingergrund- und Mittelgelenken ➤ Morgendliche Steifigkeit ➤ Spindelförmige Schwellungen ➤ Starker Druckschmerz (z. B. beim Händedruck) ➤ Oft auch andere Gelenke betroffen (z. B. Knie, Schulter)	Rheumatoide Arthritis (→ S. 999), juvenile Arthritis (→ S. 1002)	In den nächsten Wochen zum Hausarzt oder Orthopäden **Selbsthilfe:** ➤ Bei akuten Beschwerden Kälteanwendungen, z. B. Eisbeutel, Kühlpack ➤ Bei chronischen Beschwerden Bewegungsübungen, z. B. mit Qui-Gong-Kugeln
Schubweise auftretende, asymmetrische Schmerzen und Schwellungen an Finger- und Zehengelenken ➤ Schuppige Hautausschläge	Psoriasis-Arthritis (Arthritis bei Schuppenflechte → S. 1004)	In den nächsten Wochen zum Hausarzt oder Orthopäden **Selbsthilfe:** Bei akuten Beschwerden Kälteanwendungen, z. B. Eisbeutel, Kühlpack
Morgendliche Schmerzen in Hand- und/oder Fingergelenken ➤ Gelenke meist äußerlich unauffällig ➤ Oft auch Kniegelenke betroffen ➤ Hautveränderungen im Gesicht	Lupus erythematodes (→ S. 1007)	In den nächsten Tagen zum Hausarzt

1 Styloiditis ulnae bzw. **Styloiditis radii:** Meist überlastungsbedingte Sehnenansatzentzündung (→ S. 904) an den Griffelfortsätzen von Elle bzw. Speiche. Die Griffelfortsätze entspringen als Knochenfortsätze dem unteren Ende von Elle bzw. Speiche; da sie sich nahe am Handgelenk befinden, sind dort die Schmerzen am intensivsten – bei der Styloiditis ulnae auf der Kleinfingerseite, bei der Styloiditis radii in der kleinen Vertiefung oberhalb des Daumens (Tabatière). An diesen Stellen lässt sich durch Druck ein kräftiger Schmerz auslösen. Auch durch eine seitliche Abknickung im Handgelenk bei gleichzeitigem festen Faustschluss (mit eingeschlagenem Daumen) können Schmerzen provoziert werden – ein einfacher Test, der auch selbst durchgeführt werden kann. Die Behandlung erfolgt durch Schonung, entzündungshemmende Salbenverbände und Schmerzmittel. Reichen diese Maßnahmen nicht aus, hilft oft das Einspritzen örtlicher Betäubungsmittel neben den Ulnarisnerv bzw. Radialisnerv.

2 Hypermobiles Handgelenk: Instabiles Handgelenk, findet sich häufig bei jungen Frauen, evtl. kombiniert mit einer Überbeweglichkeit (Hypermobilität) anderer Gelenke, etwa dem Daumengrundgelenk oder dem Sprunggelenk. Wer davon betroffen ist, kann das Handgelenk so stark abwinkeln, dass der Daumen auf dem Unterarm zu liegen kommt. Probleme entstehen meist, wenn das Handgelenk längere Zeit belastet

Beschwerdebild	Was steckt dahinter?	Was ist zu tun?
Schmerzhafte Streck- und evtl. Beugehemmung in Fingergrundgelenken ➤ Überwinden des Widerstandes führt zu schmerzhaftem Schnappen ➤ Druckschmerz und evtl. Knoten an der Beugeseite des Gelenks	Schnellender Finger (→ S. 948), gehäuft bei Sehnenscheidenentzündung (→ S. 947), rheumatoider Arthritis (→ S. 999), Karpaltunnel-Syndrom (→ S. 944), Gicht (→ S. 769), Diabetes (→ S. 758)	Gelegentlich zum Orthopäden oder Hausarzt **Selbsthilfe:** ➤ Vermeiden von belastenden Tätigkeiten ➤ Kälteanwendungen, z. B. Eisbeutel, Kühlpack
Rasch zunehmende, pochende Schmerzen, Rötung und Schwellung an einem Finger ➤ Oft um den Nagel herum ➤ Manchmal sichtbare Eiterblase oder Gelbfärbung unter einem Nagel ➤ Meist nach (kleinen) Verletzungen, z. B. einem Nadelstich	Bakterielle Infektion, z. B. als ➤ Nagelbettentzündung (→ S. 1111) ➤ Nagelfalzentzündung (→ S. 1112) ➤ Panaritium (eitriger Finger → S. 1111)	Sofort zum Hausarzt oder in die Klinik bei Fieber oder großer Ausdehnung Sonst in den nächsten Tagen zum Hausarzt, wenn sich die Beschwerden nicht bessern **Selbsthilfe** bei leichteren Entzündungen: Mehrmals täglich Fingerbad in warmem Wasser mit Kamilleextrakt (z. B. Kamillopur®)
Anfallartige, scharf begrenzte Weißfärbung von Fingern mit Taubheitsgefühl und Kribbeln ➤ Meist ausgelöst durch Stress oder Kälte ➤ Anfallsdauer wenige Minuten	Raynaud-Phänomen (→ S. 1012), oft als Begleiterscheinung rheumatologischer Erkrankungen wie Lupus erythematodes (→ S. 1007), Sklerodermie (→ S. 1008)	In den nächsten Tagen nach erstmaligem Auftreten zum Hausarzt **Selbsthilfe:** ➤ Bei Kälte Taschenwärmer verwenden ➤ Im Anfall Hände massieren, bewegen, unter die Achseln stecken oder in fließend warmes Wasser halten
Zunehmende Streckhemmung und Krümmung der Finger ➤ Beginn am Klein- und Ringfinger ➤ Tastbare, später auch sichtbare Knoten und Stränge an der Innenhand	Morbus Dupuytren (→ S. 946), gehäuft bei Diabetes (→ S. 758), Epilepsie (→ S. 938), rheumatischen Erkrankungen, Alkoholabhängigkeit (→ S. 1201), Rauchen	In den nächsten Wochen zum Orthopäden oder Hausarzt
Prall-elastische, kugelige, oft druckempfindliche Schwellung an Handgelenk oder Fingern	Ganglion (Überbein → S. 947)	Bei Gelegenheit zum Orthopäden, wenn das Ganglion über längere Zeit Beschwerden verursacht oder kosmetisch stört
Vorübergehende Lähmung der Streckmuskeln von Hand und F ingern (Fallhand) nach längerem Herabhängen des Arms über harte Kante	Parkbanklähmung durch Irritierung des Radialisnerven (→ S. 945)	Am selben Tag zum Hausarzt, wenn die Beschwerden länger als einige Stunden anhalten

wird, z. B. beim Sport. Durch Bandagen lässt sich die Belastbarkeit manchmal verbessern.

Hüft-, Leisten- und Oberschenkelbeschwerden I: Akute Schmerzen und Funktionsstörungen

Schmerzen in der Leiste und im Unterbauch → Tab. S. 90 und S. 136

Beschwerdebild	Was steckt dahinter?	Was ist zu tun?
Plötzliche Leisten- und Beinschmerzen bei Kindern ➤ Hinken bis Gehverweigerung ➤ Dauer maximal eine Woche	Hüftschnupfen (Coxitis fugax → S. 956)	Am selben Tag zum Kinderarzt, Orthopäden oder Hausarzt. **Selbsthilfe:** Schmerzarme Lagerung (Bein wird im Knie angebeugt und nach außen gedreht)
Plötzliche, heftigste Schmerzen in Leiste, Oberschenkel und/oder Knie mit Gehunfähigkeit im Pubertätsalter	Akute Form von Hüftkopfgleiten (Epiphyseolysis capitis femoris → S. 959)	Am selben Tag zum Orthopäden
Rasch zunehmende, meist einseitige Hüftschmerzen mit hohem Fieber und schwerem Krankheitsgefühl	Septische Coxitis (eitrige Gelenkentzündung → S. 956)	Sofort zum Orthopäden oder Hausarzt
Plötzliche Leistenschmerzen nach einem Sturz, selten „spontan" ➤ Aktive und passive Bewegung des betroffenen Beins sehr schmerzhaft	Schenkelhalsbruch (Schenkelhalsfraktur → S. 961), gehäuft bei Osteoporose (Knochenschwund → S. 1016)	Notarzt rufen
Stärkste Schmerzen im Gesäß oder in der Leiste nach einem Unfall ➤ Betroffenes Bein meist in der Hüfte gebeugt und bewegungsunfähig	Traumatische Hüftluxation (Hüftverrenkung → S. 958)	Notarzt rufen
Stärkste Schmerzen im Oberschenkel nach Unfall oder schwerem Sturz	Oberschenkelbruch (→ S. 963)	Notarzt rufen

Plötzlich auftretende **Hüftschmerzen** sind bei kleinen Kindern meist harmlos, bei älteren Kindern dagegen ein Hinweis auf akutes Hüftkopfgleiten – eine Erkrankung, die ohne rasche Behandlung zu dauerhaften Schäden führt. Treten Hüftschmerzen nach einem Sturz oder Unfall auf, liegen ihnen in jedem Alter schwere Verletzungen zugrunde.

Beschwerdebild	Was steckt dahinter?	Was ist zu tun?
Einschießende, ziehende Schmerzen an der Rückseite des Oberschenkels, oft bis in den Fuß ausstrahlend ➤ Meist auch Schmerzen in Gesäß und/oder Kreuz ➤ Verstärkung bei Bewegung, Husten, Niesen, Pressen ➤ Beginn oft nach Heben oder Bücken ➤ Evtl. Gefühlsstörungen um den After oder am Bein und/oder Lähmungen	Ischias (→ S. 915) durch Erkrankungen der Wirbelsäule, z. B. ➤ Bandscheibenschaden (→ S. 920) ➤ Spinalstenose (Verengung des Wirbelkanals → S. 922) ➤ Wirbelbruch (→ S. 928), z. B. bei Unfall oder Osteoporose (Knochenschwund → S. 1016) ➤ Spondylolisthese (Wirbelgleiten → S. 926)	Am selben Tag zum Hausarzt oder Orthopäden bei starken Schmerzen, Taubheitsgefühl oder Lähmungen Sonst in den nächsten Tagen **Selbsthilfe:** ➤ In Bewegung bleiben oder schmerzarme Lage suchen ➤ Wärmeanwendungen, z. B. Heizkissen

Hüft-, Leisten- und Oberschenkelbeschwerden II: Chronische Schmerzen und Funktionsstörungen

Beschwerdebild	Was steckt dahinter?	Was ist zu tun?
Langsam zunehmende Schmerzen in Leiste und Gesäß, oft auch Oberschenkel und Knie ➤ Anfangs bei Bewegungsbeginn und längerer Belastung, später auch in Ruhe ➤ Zunehmend schaukelndes Hinken	➤ Hüftgelenksarthrose (Coxarthrose → S. 953) ➤ Hüftkopfnekrose (Absterben des Hüftkopfs → S. 960), gehäuft bei Diabetes (→ S. 758), Alkoholabhängigkeit (→ S. 1199), Kortisontherapie (→ S. 756)	In den nächsten 3 Tagen zum Orthopäden, Haus- oder Kinderarzt bei akuten Schmerzen sowie bei Beschwerden im Kindesalter In den nächsten Wochen, wenn leichtere Beschwerden länger als drei Tage anhalten **Selbsthilfe:** hüftschonende Bewegungsaktivitäten, z. B. Schwimmen, Gymnastik
Zeitweiliges Hinken bei Kindern ➤ Später zunehmend Leisten-, Oberschenkel- und/oder Knieschmerzen	Morbus Perthes (Absterben des Hüftkopfs im Kindesalter → S. 960)	In den nächsten Tagen zum Kinderarzt oder Orthopäden
Langsam zunehmende Leisten- und Knieschmerzen mit Hinken im Pubertätsalter, anfangs v. a. nach Belastung	Langsame Form von Hüftkopfgleiten (Epiphyseolysis capitis femoris → S. 959)	In den nächsten Tagen zum Kinderarzt, Hausarzt oder Orthopäden
Gelegentliche, stechende Leistenschmerzen, v. a. bei starker Hüftbeugung und längerer Belastung	Engpasssyndrom (Impingement) der Hüfte[1]	Bei Gelegenheit zum Hausarzt oder Orthopäden. **Selbsthilfe:** Hüftschonende Bewegungsaktivitäten, z. B. Schwimmen
Schmerzhaftes Schnappen an der seitlichen Hüfte beim Gehen	Schnellende Hüfte (Coxa saltans → S. 957), oft bei jungen Mädchen, Sportlern, unterschiedlicher Beinlänge	In den nächsten Wochen zum Orthopäden oder Hausarzt
Schmerzen und evtl. Taubheitsgefühl am oberen äußeren Oberschenkel ➤ Verstärkung bei langem Stehen, Gehen oder Liegen ➤ Linderung im Sitzen	Meralgia paraesthetica[2], oft ausgelöst durch Tragen enger Hosen	In den nächsten Wochen zum Orthopäden oder Hausarzt, wenn Selbsthilfemaßnahmen nichts bringen **Selbsthilfe:** Auf enge Hosen verzichten
Stechend-ziehende Schmerzen an der Außenseite der Hüfte ➤ Anfangs v. a. bei Belastung, später oft auch in Ruhe	➤ Trochantertendinose (Sehnenansatzentzündung → S. 957) ➤ Schleimbeutelentzündung (Bursitis trochanterica → S. 957)	In den nächsten Wochen zum Orthopäden oder Hausarzt **Selbsthilfe:** ➤ Schmerzhafte Belastungen vermeiden ➤ Wärme- oder Kälteanwendung
Stechend-ziehende Schmerzen in der Leiste, an der Innenseite des Oberschenkels und/oder am Sitzknochen ➤ Oft im Training auftretend	Sehnenentzündung am Innenschenkel (Adduktoren-Tendopathie → S. 961), oft bei Fußballspielern	In den nächsten Wochen zum Orthopäden oder Hausarzt **Selbsthilfe:** ➤ Schmerzhafte Belastungen vermeiden ➤ Kälteanwendungen, z. B. Eisbeutel

1 Engpasssyndrom ***(Impingement)*** der Hüfte: Formveränderungen an Hüftkopf oder Hüftpfanne führen zu Störungen von Bewegungsabläufen, v. a. bei der Hüftbeugung. Die Beschwerden beginnen im Alter von 20–40 Jahren und schreiten langsam fort. Da der Knorpel zunehmend geschädigt wird, mündet das Engpasssyndrom unbehandelt in einer Arthrose. Diese Entwicklung lässt sich oft durch eine frühzeitige operative Korrektur der Formveränderungen verhindern, neuerdings auch im Rahmen einer Arthroskopie.

2 Zu einer **Meralgia paraesthetica** kommt es, wenn der Nerv, der die Haut des seitlichen Oberschenkels sensibel versorgt, unter dem Leistenband eingeklemmt wird. Ursache ist meist eine Druckeinwirkung von außen, z. B. durch enge Hosen, Sicherheitsgurte oder einen Schwangerschaftsbauch. Zu brennenden oder nadelstichartigen Schmerzen kommt evtl. ein Taubheitsgefühl oder eine Überempfindlichkeit der betroffenen Haut hinzu. Die Beschwerden lassen meist nach, wenn der Auslöser erkannt und beseitigt wird. Soforthilfe bieten Medikamente

Beschwerdebild	Was steckt dahinter?	Was ist zu tun?
Ziehende Schmerzen an der Rückseite des Oberschenkels, oft bis in den Fuß ausstrahlend ➤ Meist auch Schmerzen in Gesäß und/oder Kreuz ➤ Meist Verstärkung bei Bewegung, Husten, Niesen, Pressen ➤ Evtl. Gefühlsstörungen um den After oder am Bein und/oder Lähmungen	Erkrankungen der Wirbelsäule, z. B. ➤ Bandscheibenschaden (→ S. 920) ➤ Spinalstenose (Verengung des Wirbelkanals → S. 922) ➤ Wirbelbruch (→ S. 928), z. B. bei Unfall oder Osteoporose (→ S. 1016) ➤ Spondylolisthese (Wirbelgleiten → S. 926) ➤ Knochentumoren (→ S. 989) oder -metastasen (→ S. 990) in der Wirbelsäule	Am selben Tag zum Hausarzt oder Orthopäden bei starken Schmerzen, Taubheitsgefühl oder Lähmungen Sonst bei länger dauernden Beschwerden zum Arzt **Selbsthilfe:** ➤ In Bewegung bleiben oder schmerzarme Lage suchen ➤ Wärmeanwendung an der Schmerzregion, z. B. Heizkissen
Starke Schmerzen in Leiste und/oder Oberschenkel, meist auch Kreuz und Gesäß ➤ Wechsel zwischen linker und rechter Seite ➤ Evtl. wechselnde Schmerzen an großen Gelenken wie Hüfte, Knie, Sprunggelenk	➤ Morbus Bechterew (→ S. 1002) ➤ Undifferenzierte Spondylarthritis (→ S. 1003) ➤ Reaktive Arthritis (→ S. 1005) nach Atemwegs-, Darm- oder Harnwegsinfektionen ➤ Arthritis bei chronisch entzündlicher Darmerkrankung (→ 26k16)	In den nächsten Tagen zum Hausarzt oder Orthopäden **Selbsthilfe:** ➤ Feste Matratze, untertags mehrfach kurz hinlegen ➤ Aufrechtes Sitzen, z. B. mit Hilfe von Sitzkeil, schräger Arbeitsplatte
Stechend-ziehende Schmerzen an der Rückseite des Beins und im Gesäß, oft auch im Kreuz ➤ Nach langem Sitzen oder Hocken	Piriformis-Syndrom[3]	In den nächsten Wochen zum Orthopäden oder Hausarzt
Ziehende Schmerzen in der Leiste ➤ Verstärkung beim Heben und Pressen (z. B. Stuhlgang) ➤ Oft Schmerzausstrahlung in Hoden/Schamlippen	Leistenbruch (Leistenhernie → S. 682) Selbstuntersuchung: Schwellung in der Leiste (oft nur im Stehen tastbar)	In den nächsten Stunden zum Hausarzt oder in die nächste Klinik fahren (lassen) bei plötzlicher Zunahme der Schmerzen (Verdacht auf Einklemmung) Sonst bei Gelegenheit zum Hausarzt

(Schmerzmittel, Antiepileptika) oder Injektionen örtlicher Betäubungsmittel.

3 Piriformis-Syndrom: Beschwerden durch Verkrampfung eines kleinen Gesäßmuskels, der das Bein nach außen dreht. Dabei geraten Teile des Ischiasnervs unter Druck und reagieren mit Beschwerden, die denen des Ischiasschmerzes bei Rückenerkrankungen ähnlich sind. Die Unterscheidung ist schwierig, doch spricht eine Schmerzverstärkung beim Abspreizen oder Einwärtsdrehen des betroffenen Beins für ein Piriformis-Syndrom. Behandelt wird mit Physiotherapie, Medikamenten (Schmerzmittel, Antiepileptika) und Injektionen örtlicher Betäubungsmittel.

Knie- und Beinbeschwerden I: Nach Gewalteinwirkung

Beschwerdebild	Was steckt dahinter?	Was ist zu tun?
Knieschmerzen und Schwellung nach gewaltsamer Verdrehung des gebeugten Knies oder nach Sturz/Schlag auf das Knie ➤ Meist beim Sport (Ski, Fußball, Squash) ➤ Nach Besserung der akuten Beschwerden oft Schmerz bei Belastung und/oder instabiles Kniegelenk (Gefühl des Nachgebens, Wegknickens)	➤ Meniskusverletzung (→ S. 972) ➤ Kreuzbandverletzung (→ S. 973) ➤ Seitenbandzerrung, Seitenbandriss (→ S. 974)	Sofort zum Orthopäden bei plötzlichen Knieschmerzen In den nächsten Tagen bei neu aufgetretenen Belastungsschmerzen oder Gefühl der Instabilität **Erstmaßnahme:** ➤ Kühlen, z. B. mit Eisbeutel, Kühlpack ➤ Bein hoch lagern
Schmerzhafte Schwellung und Bluterguss an der Knievorderseite nach Sturz oder Schlag auf das gebeugte Knie ➤ Keine aktive Streckung des Kniegelenks mehr möglich, Probleme beim Treppensteigen ➤ Evtl. tastbare Lücke in der Kniescheibe	Kniescheibenbruch (Patellafraktur → S. 975)	Sofort zum Orthopäden oder in die nächste Klinik **Erstmaßnahme:** ➤ Kühlen, z. B. mit Eisbeutel, Kühlpack ➤ Bein hoch lagern mit leicht gebeugtem Knie (Deckenrolle in Kniekehle)
Schmerzhafte Schwellung auf oder unterhalb der Kniescheibe, meist nach Sturz/Schlag auf das Knie oder Hautverletzungen ➤ Schmerzverstärkung bei Kniebeugung und beim Knien ➤ Meist Rötung, Überwärmung	Akute Schleimbeutelentzündung am Knie (Bursitis präpatellaris → S. 969)	Sofort zum Orthopäden oder Hausarzt bei offenen Verletzungen In den nächsten Tagen, wenn die Beschwerden trotz Schonung und Kühlung weiter bestehen **Selbsthilfe:** ➤ Schonung des betroffenen Beins ➤ Kälteanwendungen, z. B. Eisbeutel, Kühlpack

Nach einem Sturz oder Sportunfall ist es auch für erfahrene Ärzte oft eine Herausforderung, anhand der Vorgeschichte, der Beschwerden und der klinischen Untersuchungen zu unterscheiden, **welche Strukturen des Kniegelenks geschädigt wurden** – ob Meniskus, Kreuzband oder Seitenband, Kniescheibe, Schleimbeutel oder Schienbeinkopf. Die Zuordnung ist auch deshalb so schwierig, da häufig mehrere Verletzungen gleichzeitig auftreten, z. B. Risse an vorderem Kreuzband, Innenmeniskus und innerem Seitenband, die in Kombination auch *Unhappy Triade* genannt werden.

Als erste Beschwerden treten stets starke Schmerzen und eine

Beschwerdebild	Was steckt dahinter?	Was ist zu tun?
Gefühl des Reißens oder plötzliche Schmerzen ober- bzw. unterhalb der Kniescheibe nach ruckartiger Beugung des angespannten Beins ➤ Meist bei Sprung- oder Wurfsportarten ➤ Anfangs oft tastbare Delle, später eher Schwellung ➤ Deutlicher Kraftverlust beim Kniestrecken (z. B. beim Treppensteigen)	➤ Quadrizepssehnenruptur (→ S. 975) ➤ Patellasehnenruptur (→ S. 975)	Sofort zum Orthopäden **Erstmaßnahme:** ➤ Kühlen, z. B. mit Eisbeutel, Kühlpack ➤ Bein hoch lagern
Starke Schmerzen, Schwellung und Verformung des Kniegelenks nach Sturz oder Schlag auf das Knie	Schienbeinkopfbruch (Tibia-Kopffraktur → S. 978)	Sofort zum Orthopäden oder in die nächste Klinik
Starke Schmerzen im Unterschenkel nach einem Skiunfall oder schwerem Sturz/Schlag ➤ Oft Knickbildung ➤ Evtl. offene Verletzung	Unterschenkelbruch (→ S. 978), bei Skiunfällen als „Skischuhrandbruch" (→ S. 978)	Notarzt rufen oder in die nächste Klinik
Einschießende, stechende Wadenschmerzen bei kurzfristigen, starken Belastungen ➤ Meist spürbares Reißen, evtl. hörbares Schnalzen ➤ Gehen oft nicht mehr möglich ➤ Evtl. kurzzeitige Dellenbildung, später Schwellung	Muskelfaserriss oder Muskelriss (→ S. 976), z. B. beim Ansprinten, Abspringen, Fußball, Tennis	Am selben Tag zum Orthopäden oder Hausarzt bei spürbarem Riss oder starken Schmerzen In den nächsten Tagen bei anhaltenden Schmerzen oder Schwellungen im Bereich der Wade **Selbsthilfe:** ➤ Sofort Kühlen, z. B. mit Eisbeutel, Kühlpack ➤ Nach einigen Tagen Wärmeanwendungen
Brennende Beinschmerzen und Schwellungen Tage bis Wochen nach einer Verletzung oder OP ➤ Rötliche oder bläuliche Hautverfärbungen ➤ Übersteigerte Berührungsempfindlichkeit ➤ Meist vermehrtes Schwitzen	Sudeck-Krankheit (→ S. 943)	In den nächsten Tagen zum Hausarzt oder Orthopäden
Schmerzen, Spannungsgefühl und Schwellungen am Unterschenkel Stunden bis Tage nach einer Verletzung ➤ Taubheitsgefühl an Unterschenkel oder Fuß ➤ Oft Lähmungserscheinungen	Kompartment-Syndrom (→ S. 907)	Am selben Tag zum Orthopäden oder in die Klinik

Schwellung des Kniegelenks auf. Rasche Besserung der Schmerzen, die jedoch bei Belastung sofort zurückkehren, und ein Unsicherheitsgefühl im Kniegelenk sind typisch für Bandverletzungen; eine plötzliche Beuge- oder Streckhemmung ist charakteristisch für Meniskusschäden. Wenn sich das Knie nicht mehr strecken lässt, kann das auch einen Kniescheibenbruch bedeuten. Im Gegensatz zu den beschriebenen Verletzungen ist beim Schienbeinkopfbruch, der besonders im höheren Lebensalter auftritt, keinerlei Belastung des Kniegelenks mehr möglich, sodass die Betroffenen weder gehen noch stehen können.

Kniebeschwerden II: Ohne Gewalteinwirkung

Beschwerdebild	Was steckt dahinter?	Was ist zu tun?
Über Jahre zunehmende, oft wetterabhängige Knieschmerzen ➤ V. a. bei Bewegungsbeginn (z. B. morgens) und nach längerer Belastung, später auch in Ruhe und nachts ➤ Steifigkeitsgefühl, Schwellneigung, zunehmende Bewegungseinschränkung	➤ Kniegelenksarthrose (Gonarthrose → S. 964) ➤ Pseudogicht (→ S. 1015)	In den nächsten Wochen zum Orthopäden oder Hausarzt bei Knieschmerzen, die länger als 3 Tage dauern In den nächsten Wochen bei allen schleichenden Verkürzungen der Gehstrecke **Selbsthilfe:** ➤ Bei akuten Beschwerden Kälteanwendungen, z. B. Eisbeutel, Kühlpack ➤ Übergewicht reduzieren ➤ Präparate mit Teufelskralle (z. B. Teufelskralle dura®)

Knieschmerzen haben zahlreiche Ursachen – innerhalb wie außerhalb des Kniegelenks. Einen ersten Hinweis auf die mögliche Ursache liefert das Alter des Betroffenen. So ist **im Kindes- und Jugendalter** meist ein Morbus-Osgood-Schlatter oder – noch häufiger – eine Erkran-

Beschwerdebild	Was steckt dahinter?	Was ist zu tun?
Wiederkehrende Schmerzen, Schwellung und Überwärmung des Kniegelenks	➤ Reizknie (→ S. 965), oft bei Vorschädigung des Knies ➤ Anfall einer Pseudogicht (→ S. 1015)	In den nächsten Tagen zum Orthopäden oder Hausarzt, wenn die Beschwerden ausgeprägt sind oder neu auftreten **Selbsthilfe:** ➤ Schonung des betroffenen Beins ➤ Kälteanwendungen, z. B. Eisbeutel, Kühlpack
Zunehmende Knieschmerzen bei Jugendlichen und jungen Erwachsenen ➤ Wiederholte, plötzliche Blockierungen des Kniegelenks ➤ Oft Schwellung	Osteochondrosis dissecans (Absterben eines Knochenteils → S. 971) am Schienbeinkopf	Sofort zum Orthopäden oder Hausarzt bei bleibenden Blockierungen In den nächsten Tagen bei neu auftretenden Knieschmerzen, die länger als 3 Tage dauern **Erstmaßnahme:** Bei Blockierungen Knie schütteln
Langsam zunehmende Schmerzen unterhalb der Kniescheibe bei Kindern von 8–15 Jahren ➤ V. a. bei sportlichen Aktivitäten und beim Knien ➤ Oft Schwellung am oberen Schienbein	Morbus Osgood-Schlatter (→ S. 971)	In den nächsten Wochen zum Orthopäden oder Hausarzt bei neu auftretenden Schmerzen **Selbsthilfe:** ➤ Vermeiden schmerzhafter (sportlicher) Aktivitäten ➤ Kälteanwendungen, z. B. Eisbeutel, Kühlpack
Zunehmende oder wiederkehrende Schmerzen hinter, neben oder unter der Kniescheibe ➤ V. a. bei Kniebeugung (z. B. Treppabgehen), tiefer Hocke und nach längerem Sitzen ➤ Oft Besserung während fortdauernder Belastung ➤ Evtl. Schwellung ➤ Oft bei sportlichen, jungen Menschen	Vorderer Knieschmerz (→ S. 967), z. B. bei ➤ Springerknie (→ S. 967), Schmerzpunkt unterhalb der Kniescheibe ➤ Läuferknie (→ S. 967), Schmerzpunkt an der Außenseite des Knies ➤ Ansatztendinose des Pes anserinus (→ S. 968), Schmerzpunkt an der Innenseite des Knies ➤ Paratatellarem Schmerzsyndrom (→ S. 968) ➤ Chondromalazia patellae (Schaden am Kniescheibenknorpel → S. 965)	In den nächsten Wochen zum Orthopäden oder Hausarzt bei neu auftretenden Schmerzen **Selbsthilfe:** ➤ Vermeiden von schmerzhaften (sportlichen) Aktivitäten, Knien, Hocken, Sitzen mit überschlagenen Beinen ➤ Flache Absätze ➤ Kälteanwendungen, z. B. Eisbeutel, Kühlpack ➤ Einreiben mit Sportsalben (z. B. Diclofenac-ratiopharm® Gel, Dolgit® Creme)
Zunehmende Schmerzen und druckempfindliche Schwellung auf oder unterhalb der Kniescheibe ➤ V. a. bei Kniebeugung und beim Knien ➤ Meist druckempfindliche Schwellung und Rötung	Chronische Schleimbeutelentzündung am Knie (Bursitis präpatellaris → S. 969), oft bei „knienden Berufen" wie Fliesenleger, Gärtner	In den nächsten Wochen zum Orthopäden oder Hausarzt bei neu auftretenden Schmerzen **Selbsthilfe:** ➤ Bei akuten Beschwerden Kälteanwendungen, z. B. Eisbeutel, Kühlpack ➤ Bei chronischen Schmerzen Wärmeanwendungen, z. B. Rotlicht ➤ Bis zum Abklingen Knien vermeiden
Wiederholte Schmerzattacken im Bereich der Kniescheibe ➤ Gefühl des Wegknickens, evtl. Hinstürzen ➤ Anschließend Schwellung	Verrenkung der Kniescheibe (rezidivierende Patellaluxation → S. 976)	Am selben Tag zum Orthopäden oder Hausarzt bei erstmaligem Auftreten
Einschießende, stechende Schmerzen an der Innenseite des Knies ➤ V. a. bei Belastung und Drehbewegungen im Knie ➤ Evtl. schmerzhaftes Schnappen im Knie beim Aufstehen aus dem Sitzen	Shelf-Syndrom (→ S. 957) durch Einklemmung einer Schleimhautfalte im Kniegelenk	In den nächsten Wochen zum Orthopäden oder Hausarzt bei neu auftretenden Schmerzen **Selbsthilfe:** Vermeiden schmerzhafter Aktivitäten
Langsam zunehmendes Spannungsgefühl in Kniekehle und Wade ➤ Verstärkung durch längeres Stehen/ Sitzen und Hitze, Besserung durch Bewegung und Liegen ➤ Meist sichtbare Krampfadern ➤ Oft abendliche Schwellung von Fuß und Unterschenkel	Krampfadern (Varizen → S. 733)	In den nächsten Tagen zum Hausarzt, wenn die Beschwerden neu auftreten oder sich plötzlich verschlimmern **Selbsthilfe:** ➤ Stützstrümpfe ➤ Beingymnastik, Radfahren, Schwimmen, Wandern ➤ Beine oft hochlegen

kung aus dem Formenkreis des vorderen Knieschmerzes für belastungsabhängige Kniebeschwerden verantwortlich. Allerdings können in diesem Alter auch Hüfterkrankungen wie Hüftschnupfen, Hüftkopfgleiten oder Morbus Perthes (Absterben des Hüftkopfs) zu Schmerzen führen, die im Knie stärker zu spüren sind als in der Hüfte.

Mit **zunehmendem Alter** rücken Verschleißerscheinungen als Ursache für Knieschmerzen in den Vordergrund, insbesondere Knie- oder Hüftgelenksarthrosen. Letztere führen meist zu Schmerzen, die von der Leiste in das Bein ausstrahlen können, aber auch überwiegend Kniebeschwerden verursachen. Die Unterscheidung zwischen Knie- und Hüftgelenksarthrosen ist auch deshalb schwierig, da beide Erkrankungen oft gemeinsam auftreten.

1 Monate bis Jahre nach einem – oft längst vergessenen – Zeckenbiss kann es als Spätfolge einer **Borrelieninfektion** zu Gelenkentzündungen kommen. Neben dem Knie sind auch Hüft-, Sprung-, Ellenbogen-, Finger-, Zehen- oder Kiefergelenke betroffen. Auch ohne Therapie klingen die Beschwerden meist innerhalb von zwei bis vier Wochen ab, können jedoch am gleichen oder an einem anderen Gelenk wiederkehren. Da selten auch langanhaltende Gelenkentzündungen auftreten, die zu Fehlfunktionen und Fehlstellungen führen, ist in jedem Fall eine Behandlung mit Antibiotika erforderlich.

Beschwerdebild	Was steckt dahinter?	Was ist zu tun?
Wechselndes Spannungsgefühl in der Kniekehle ➤ V.a. nach Belastungen ➤ Meist prall-elastische Vorwölbung, spürbar bei gestrecktem Knie	Bakerzyste (Poplitealzyste → S. 970), oft als Folge von Kniegelenksarthrose (→ S. 964) oder Meniskusverletzungen (→ S. 972)	In den nächsten Tagen zum Orthopäden oder Hausarzt
Plötzliche Schmerzen in der Kniekehle ➤ Anschließend zunehmende, schmerzhafte Schwellung und Entzündung des Unterschenkels	➤ Rupturierte (gerissene) Bakerzyste (→ S. 970) ➤ Tiefe Venenthrombose (→ S. 736) einer Beinvene	Am selben Tag zum Orthopäden oder Hausarzt
Schubweise zunehmende Schmerzen an Knien und anderen Gelenken (z.B. an der Hand) ➤ Spindelförmige Schwellung der betroffenen Gelenke ➤ Verstärkung in Ruhe und bei Nacht, Verbesserung durch Bewegung ➤ Morgendliche Steifigkeit der betroffenen Gelenke	➤ Rheumatoide Arthritis (→ S. 999) ➤ Juvenile Arthritis (→ S. 1002) ➤ Reaktive Arthritis (→ S. 1005) nach Atemwegs-, Darm- oder Harnwegsinfektionen	In den nächsten Tagen zum Hausarzt oder Orthopäden **Selbsthilfe:** Bei akuten Beschwerden Kälteanwendungen, z.B. Eisbeutel, Kühlpack
Wechselnde Schmerzen und Schwellungen an Knien und anderen Gelenken ➤ Kreuzschmerzen, v.a. nachts und in Ruhe ➤ Morgendliche Steifigkeit der betroffenen Gelenke ➤ Evtl. Hautausschläge	➤ Morbus Bechterew (→ S. 1002) ➤ Undifferenzierte Spondylarthritis (→ S. 1003) ➤ Psoriasis-Arthritis (Arthritis bei Schuppenflechte → S. 1004) ➤ Reaktive Arthritis (→ S. 1005) nach Atemwegs-, Darm- oder Harnwegsinfektionen ➤ Arthritis bei chronisch entzündlichen Darmerkrankungen (→ 26k16)	In den nächsten Tagen zum Hausarzt oder Orthopäden
Wechselnde Schmerzen und Schwellungen an Knien und evtl. anderen großen Gelenken ➤ Einige Monate nach einem Zeckenbiss mit Ausschlag ➤ Evtl. Lähmungen, ausgedehnte Schmerzen	Borreliose (Lyme-Arthritis → S. 1094)[1]	In den nächsten Tagen zum Hausarzt oder Orthopäden
Morgendliche Schmerzen in den Kniegelenken ➤ Gelenke äußerlich meist unauffällig ➤ Oft auch Hand- und Fingergelenk betroffen ➤ Hautveränderungen, z.B. Rötungen im Gesicht	Lupus erythematodes (→ S. 1007)	In den nächsten Tagen zum Hausarzt
Plötzliche oder rasch zunehmende Schmerzen, Rötung und Schwellung des Kniegelenks ➤ Evtl. Fieber	➤ Septische Arhritis (eitrige Gelenkentzündung → S. 903) ➤ Anfall von Gicht (→ S. 769) oder Pseudogicht (→ S. 1015)	Sofort zum Hausarzt oder Orthopäden bei Auftreten von Fieber Sonst am selben Tag zum Arzt

Beinbeschwerden II: Ohne Gewalteinwirkung

Beschwerdebild	Was steckt dahinter?	Was ist zu tun?
Ziehende Wadenschmerzen einen Tag nach ungewohnter Muskelbelastung, z.B. beim Sport	Muskelkater (→ S. 904)	**Selbsthilfe:** ➤ Sauna, Bäder mit Rosmarin- oder Fichtennadelzusatz ➤ Lockerungs- und Dehnungsübungen
Ziehende Schmerzen an der inneren Schienbeinkante nach ungewohnter Laufbelastung	Shin splints (Schienbeinschmerz → S. 977)	**Selbsthilfe:** ➤ Kälteanwendungen. z.B. Eisbeutel, Kühlpack ➤ Lauftraining reduzieren

Beschwerden im Bein und insbesondere **im Unterschenkel** haben ihre Ursache häufig nicht in Erkrankungen der dortigen Knochen, Muskeln oder Sehnen, sondern in den Gefäßen oder Nerven. Dabei lassen sich

Beschwerdebild	Was steckt dahinter?	Was ist zu tun?
Plötzliche, schmerzhafte Verkrampfungen der Wadenmuskulatur ➤ Oft nachts, beim Sport oder im kalten Wasser ➤ Gehäuft in den Sommermonaten	Wadenkrampf, aus unbekannter Ursache oder z. B. durch ➤ Ungewohnt starke Muskelanspannung ➤ Flüssigkeits- oder Elektrolytmangel, z. B. nach starkem Schwitzen, Durchfall ➤ Schwangerschaft, Stillzeit ➤ Nebenwirkung von Medikamenten wie Lithium (→ S. 1171), Abführmitteln (→ S. 255, S. 647), Diuretika (→ S. 784) ➤ Alkoholabhängigkeit (→ S. 1201)	In den nächsten Tagen zum Hausarzt, wenn Wadenkrämpfe gehäuft auftreten **Selbsthilfe:** ➤ Zehen umfassen und in Richtung Schienbein ziehen ➤ Auf den Boden aufstampfen oder mit der Fußsohle gegen die Wand treten ➤ Nach Beendigung starker Krämpfe Wade für 1–2 Stunden kühlen ➤ Magnesium einnehmen
Zunehmende Waden- und Fußschmerzen nach längeren Geh- oder Laufstrecken	Fußdeformitäten (→ S. 983) wie Spreizfuß (→ S. 984), Senk- und Knickfuß (→ S. 984), Plattfuß (→ S. 984)	In den nächsten Wochen zum Orthopäden oder Hausarzt, wenn die Beschwerden auch beim Tragen bequemer Schuhe auftreten
Zunehmende Fuß-, Bein- und/oder Gesäßschmerzen beim Gehen und evtl. Liegen ➤ Blasse Haut, Kältegefühl und evtl. Taubheitsgefühl am betroffenen Bein ➤ Evtl. offene Stellen an Fuß oder Unterschenkel	Arterielle Verschlusskrankheit (Schaufensterkrankheit, Raucherbein → S. 727)	Sofort zum Hausarzt oder in die nächste Klinik bei plötzlicher Schmerzzunahme, Blaufärbung und Kälte des Bein Am nächsten Tag zum Hausarzt bei Druckstellen, offenen oder schwarzen Stellen an den Knöcheln oder Füßen In den nächsten Tagen bei neuem Auftreten der Beschwerden **Selbsthilfe:** ➤ Gehtraining, gutes Schuhwerk ➤ Anheben des Kopfteils oder Absenken des Fußteils am Bett ➤ Möglichst Rauchverzicht
Schmerzen, Kribbeln, Jucken oder Schweregefühl im Unterschenkel ➤ Verstärkung durch längeres Stehen/Sitzen und Hitze, Besserung durch Bewegung ➤ Meist sichtbare Krampfadern oder Besenreiser ➤ Oft abendliche Schwellung von Fuß und Unterschenkel ➤ Evtl. bräunliche oder dunkle Verfärbungen und/oder offene Stellen an Unterschenkel, Knöcheln oder Zehen	➤ Krampfadern (Varizen → S. 733) ➤ Chronisch venöse Insuffizienz (→ S. 738) ➤ Postthrombotisches Syndrom[1] (→ S. 738), als Spätfolge einer tiefen Venenthrombose (→ S. 736)	Am selben Tag zum Hausarzt, wenn ein Bein plötzlich an Umfang zunimmt, die Beschwerden neu auftreten oder sich plötzlich verschlimmern **Selbsthilfe:** ➤ Stützstrümpfe ➤ Beingymnastik, Radfahren, Schwimmen, Wandern ➤ Beine oft hochlegen, Fußende des Bettes hochstellen
Tiefsitzendes Kribbeln und unangenehmer Bewegungsdrang in den Beinen ➤ Verstärkung im Sitzen und Liegen, am Abend und in der Nacht (Schlafprobleme) ➤ Besserung durch Bewegung	Restless-legs-Syndrom (Syndrom der unruhigen Beine → S. 1160), ohne bekannten Grund oder z. B. bei ➤ Mangel an Vitamin B (→ Tab. S. 237) oder Eisen (→ S. 1034) ➤ Alkoholabhängigkeit (→ S. 1201) ➤ Chron. Nierenversagen (→ S. 783)	Bei Bedarf zum Hausarzt oder Neurologen **Selbsthilfe:** Abendliches Radfahren, Schwimmen, Joggen, Beine abbrausen, Beinmassagen
Schmerzen, Brennen, Kribbeln und/oder Taubheitsgefühl in meist strumpfförmiger Ausdehnung an beiden Unterschenkeln und Füßen	Polyneuropathie (→ S. 1160), z. B. als Folge von Diabetes (→ S. 758) oder Alkoholabhängigkeit (→ S. 1201)	In den nächsten Tagen zum Hausarzt oder Neurologen, wenn die Beschwerden neu auftreten
Schmerzen und/oder Taubheitsgefühl in bandförmiger Ausdehnung an einem Bein und/oder Fuß ➤ Meist Kreuzschmerzen ➤ Selten Lähmungen	Erkrankungen der Wirbelsäule, z. B. ➤ Bandscheibenschaden (→ S. 920) ➤ Spinalstenose (Verengung des Wirbelkanals → S. 922) ➤ Wirbelbruch (→ S. 928), z. B. bei Unfall oder Osteoporose (→ S. 1016) ➤ Spondylolisthese (Wirbelgleiten → S. 926) ➤ Knochentumoren (→ S. 989) oder -metastasen (→ S. 990) in der Wirbelsäule	Am selben Tag zum Orthopäden oder Hausarzt bei Taubheitsgefühl oder Lähmungen. In den nächsten Wochen, wenn Schmerzen längere Zeit anhalten. **Selbsthilfe:** ➤ In Bewegung bleiben oder schmerzarme Lage suchen ➤ Wärmeanwendungen an der Schmerzregion, z. B. Heizkissen)

Gefäßerkrankungen oft schon äußerlich durch Schwellungen, Verfärbungen, Krampfadern oder offene Stellen erkennen. Missempfindungen und Schmerzen, die auf einer gestörten Nervenfunktion beruhen, sind meist symmetrisch ausgeprägt. Einseitige Schmerzen ohne äußere Auffälligkeiten, aber evtl. mit Kreuzschmerzen, Taubheitsgefühl oder Fußlähmungen verbunden, beruhen dagegen meist auf einer Einengung von Nerven durch Erkrankungen an der Wirbelsäule.

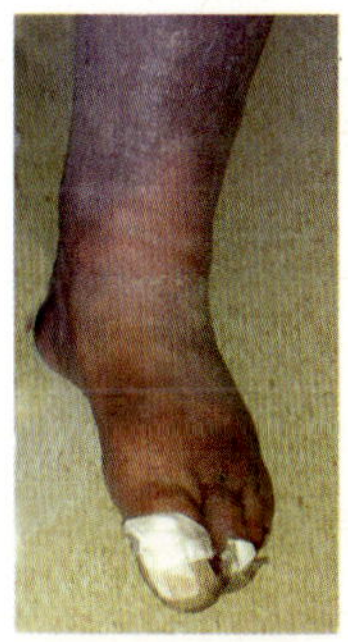

1 *Als Spätfolge einer unbehandelten Beinvenenthrombose entwickelt sich oft ein* **postthrombotisches Syndrom,** *wie hier bei einer 59-jährigen Patientin. Der Unterschenkel ist permanent geschwollen, die Haut sehr dünn und perlmuttartig glänzend, violett-bräunlich verfärbt und extrem anfällig für Verletzungen – schon ein versehentliches Kratzen mit dem Fingernagel oder ein kleiner Stoß kann die Haut zum Aufreißen bringen.* [BSV 0150]

Beschwerdebild	Was steckt dahinter?	Was ist zu tun?
Rasche Entwicklung eines druckschmerzhaften, geröteten und überwärmten Strangs, meist an den Unterschenkeln	Akute Thrombophlebitis (oberflächliche Venenentzündung → S. 736), oft bei vorbestehenden Krampfadern (→ S. 733)	Spätestens am nächsten Tag zum Hausarzt **Selbsthilfe:** ➤ Kälteanwendungen, z. B. Eisbeutel ➤ Keine Bettruhe, Beine bewegen
Rasch zunehmende, schmerzhafte Rötung und Schwellung am Bein mit Fieber und Schüttelfrost	Bakterielle Entzündung in Haut und Weichteilen, z. B. als ➤ Erysipel (Wundrose → S. 1089) ➤ Phlegmone (→ S. 1090) ➤ Abszess (→ S. 1273)	Sofort zum Hausarzt oder in die nächste Klinik
Plötzliches Spannungsgefühl und Druckempfindlichkeit in Wade oder ganzem Bein ➤ Umfangsvermehrung des betroffenen Beins ➤ Schmerzen beim Gehen, Husten ➤ Evtl. bläulich glänzende Haut	Tiefe Venenthrombose 2 (→ S. 736), z. B. bei Bettlägerigkeit, Beingips oder Langstreckenflügen	Sofort zum Hausarzt oder in die nächste Klinik, wenn eine einseitige Beinschwellung mit neu auftretender Atemnot verbunden ist Sonst in den nächsten Stunden zum Hausarzt
Rasch zunehmende Schmerzen, Taubheits- und Kältegefühl im Bein ➤ Blasse oder bläuliche Haut ➤ Evtl. Lähmungserscheinungen	Akuter Beinarterienverschluss (→ S. 728)	Sofort zum Hausarzt oder in die nächste Klinik
Langsam zunehmende, einseitige, oft schmerzhafte Schwellung, oft in der Nähe des Kniegelenks ➤ Evtl. Verdünnung der darüberliegenden Haut ➤ Evtl. Fieber, Abgeschlagenheit	Knochentumor (→ S. 989), z. B. Osteosarkom (→ S. 937), Ewing-Sarkom (→ S. 938)	In den nächsten Tagen zum Hausarzt oder Orthopäden
Langsam vom Fuß auf das Bein übergreifende, meist einseitige, schmerzlose Schwellung (Ödem) ➤ Baumstammartiges Aussehen des Beins ➤ Oft Schweregefühl	Lymphödem (→ S. 742) 3, z. B. als Folge von Verletzungen, Bestrahlungen, Operationen, Infektionen oder Krebserkrankungen	In den nächsten Wochen zum Hausarzt **Selbsthilfe:** ➤ Überwärmung vermeiden (z. B. Sonnenbad, Sauna) ➤ Locker sitzende Fußbekleidung ➤ Kleine Verletzungen verhindern
Beidseitige, schmerzlose Schwellung (Ödem) von Fuß und Unterschenkel ➤ Gewichtszunahme	➤ Ödeme (→ S. 705) bei chronischer Herzinsuffizienz (Herzschwäche → S. 702) ➤ Chronisches Cor pulmonale (Rechtsherzschwäche → S. 618) ➤ Lebererkrankungen wie Leberzirrhose (→ S. 675) ➤ Nephrotisches Syndrom (Eiweißverlust über die Niere → S. 782) ➤ Chronisches Nierenversagen (→ S. 783) ➤ Massive Mangelernährung, z. B. bei Magersucht (→ S. 1209), chronisch entzündlichen Darmerkrankungen (→ S. 650)	In den nächsten Tagen zum Hausarzt, wenn die Beschwerden neu auftreten
Beinödeme (Beinschwellung) ➤ Einseitig oder eine Seite viel stärker betroffen als die andere ➤ Mit schmerzhafter Bewegungseinschränkung	➤ Tiefe Thrombose 2 von Unterschenkel, Knie, Oberschenkel oder Becken (→ S. 736) ➤ Postthrombotisches Syndrom (→ S. 738) ➤ Lymphabflussstörung 3 auf der stärker betroffenen Seite (Lymphödem → S. 742)	Bei möglicher frischer Thrombose (weitere Thrombosezeichen → S. 736) wegen Gefahr der Lungenembolie in den nächsten Stunden zum Hausarzt, am Wochenende in die Klinik Bei schon länger bestehendem Problem in den nächsten Tagen zum Hausarzt
Beinödeme (Beinschwellung) ➤ Symmetrisch ausgeprägt ➤ Über Wochen zunehmend	➤ Herzinsuffizienz (→ S. 702) ➤ Chronisches Nierenversagen (→ S. 783) ➤ Lebererkrankungen wie Leberzirrhose (→ S. 675) ➤ Hungerödem bei massiver Fehlernährung (bei Alkoholabhängigkeit → S. 1201) oder Unterernährung (bei Magersucht → S. 1209)	In den nächsten Tagen zum Hausarzt

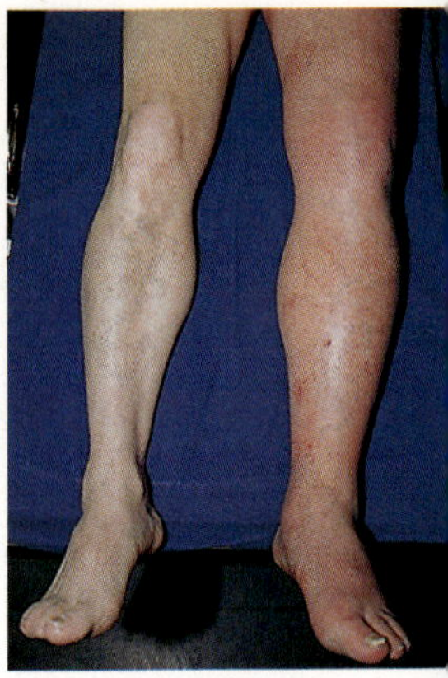

2 Beinvenenthrombose *des linken Beins: Es fällt eine rötlich-bläuliche Schwellung auf, die Haut ist hart gespannt und der Patient klagt über Schmerzen im Bein.* [GTV 0133]

3 Lymphödeme: Entstehung durch Entzündungsprozesse, Insektenstiche, örtliche allergische Reaktionen und sehr selten durch einen Tumor. Beim Lympödem der unteren Extremität sind typischerweise auch die Zehen mit geschwollen (bei venösen Ursachen dagegen nicht).

Beschwerden in Sprunggelenk oder Ferse

Beschwerdebild	Was steckt dahinter?	Was ist zu tun?
Schmerzen, starke Schwellung und Bluterguss am Außenknöchel nach Umknicken oder Übertreten des Fußes nach außen ➤ Meist Gehen oder Stehen unmöglich ➤ Evtl. fühlbares Krachen beim Übertreten	➤ Außenknöchelbruch (→ S. 979) ➤ Außenbandriss (→ S. 979) ➤ Zerrung der Außenbänder (→ S. 979)	Sofort zum Orthopäden oder in die Klinik, wenn Auftreten nicht mehr möglich ist In den nächsten Tagen zum Arzt, wenn die Beschwerden länger als 3 Tage anhalten **Erstmaßnahme:** ➤ Kühlen, z. B. mit Eisbeutel, Kühlpack ➤ Bein hoch lagern
Schmerzen, starke Schwellung und Bluterguss am Innenknöchel nach Umknicken oder Übertreten des Fußes nach innen	Bruch des Innenknöchels (→ S. 979)	→ Oben
Druckschmerzhafte Schwellung hinter dem Außenknöchel, oft nach Skiunfällen (Sturz nach vorne)	Verrenkung der Peroneussehne[1] (Peronealsehnenluxation)	Am selben Tag zum Orthopäden oder Hausarzt
Hörbarer Knall und evtl. stechende Schmerzen oberhalb der Ferse, oft nach abrupten Bewegungen (Anspringen, Springen) ➤ Oft tastbare Delle, Vorwölbung an der Wade ➤ Gehen schmerzhaft, Zehenstand unmöglich	Achillessehnenriss (Achillessehnenruptur → S. 981)	Sofort zum Orthopäden oder in die Klinik **Erstmaßnahme:** ➤ Kühlen, z. B. mit Eisbeutel, Kühlpack ➤ Bein hoch lagern in Spitzfußstellung (Fuß gestreckt)
Schmerzen, Schwellung und Bluterguss an der Ferse nach Stürzen aus über 1 m Höhe ➤ Vollständige Belastungsunfähigkeit ➤ Oft abgeflachtes Fußgewölbe	Fersenbeinbruch (Kalkaneusfraktur → S. 956)	Sofort zum Orthopäden oder in die nächste Klinik, wenn Auftreten nicht mehr möglich ist **Erstmaßnahme:** ➤ Kühlen, z. B. mit Eisbeutel, Kühlpack ➤ Bein hochlagern
Unsicherheitsgefühl beim Gehen auf unebenem Gelände ➤ Ständige leichte Schwellung des Außenknöchels ➤ Häufiges Umknicken	Chronische Bandinstabilität (→ S. 980), meist als Folge von nicht erkannten oder unzureichend behandelten Außenbandrissen (→ S. 979)	Bei Gelegenheit zum Hausarzt oder Orthopäden **Selbsthilfe:** Schuhe mit hohem Schaft und niedrigem, breiten Absatz
Zunehmende, belastungsabhängige Schmerzen im Sprunggelenk ➤ Wechselnde Schwellung ➤ Zunehmende Probleme beim Abrollen des Fußes	Arthrose (→ S. 903) im oberen Sprunggelenk, meist nach Verletzungen (→ S. 979) oder bei rheumatoider Arthritis (→ S. 999)	In den nächsten Wochen zum Hausarzt oder Orthopäden **Selbsthilfe:** ➤ Übergewicht reduzieren ➤ Gelenkschonender Sport (z. B. Radfahren, Schwimmen)
Schubweise zunehmende, meist symmetrische Schmerzen an Sprunggelenken und anderen Gelenken (v. a. an der Hand) ➤ Spindelförmige Schwellungen ➤ Morgendliche Steifigkeit der betroffenen Gelenke ➤ Oft leichtes Fieber, Müdigkeit	➤ Rheumatoide Arthritis (→ S. 999) ➤ Juvenile Arthritis (→ S. 1002)	In den nächsten Tagen zum Hausarzt oder Orthopäden **Selbsthilfe:** Bei akuten Gelenkschmerzen Kälteanwendungen, z. B. Eisbeutel, Kühlpack
Offene Stellen am Innenknöchel, evtl. auch Unterschenkel ➤ Oft tagsüber zunehmende Schwellung und Schweregefühl in den Beinen ➤ Oft Krampfadern	Offenes Bein (Ulcus cruris → S. 738), meist als Folge von ➤ Chronisch venöser Insuffizienz (→ S. 738) ➤ Postthrombotischem Syndrom (→ S. 738) als Spätfolge einer tiefen Venenthrombose (→ S. 736)	In den nächsten Tagen zum Hausarzt, wenn die Beschwerden neu auftreten oder sich plötzlich verschlimmern **Selbsthilfe:** ➤ Stützstrümpfe ➤ Beingymnastik, Radfahren, Schwimmen, Wandern ➤ Beine oft hochlegen, Fußende des Bettes hochstellen
Belastungsabhängige Schmerzen, Schwellungen und eingeschränkte Beweglichkeit am Sprunggelenk ➤ Oft bei Jugendlichen ➤ Oft plötzliche Blockierungen	Osteochondrosis dissecans des Sprungbeins[2]	In den nächsten Tagen zum Orthopäden

1 Die Peroneussehne verläuft, fixiert durch Haltebänder, in einem Gleitlager hinter dem Außenknöchel. Ruckartige Beugebewegungen im Sprunggelenk können dazu führen, dass die Haltebänder abreißen und die Sehne über den Außenknöchel springt. Neben einer Schwellung und Schmerzen verursacht die **Verrenkung der Peronealsehne** ***(Peronealsehnenluxation)*** häufig auch eine Gangunsicherheit. Da die Beschwerden denen einer Außenbandverletzung ähneln, wird die eher selten auftretende Verrenkung oft übersehen. Die Behandlung einer frischen Verletzung erfolgt durch mehrwöchige Ruhigstellung, z. B. im Gips. Wird diese Therapie nicht rechtzeitig begonnen oder kommt es zu Rückfällen – womit in jedem zweiten Fall zu rechnen ist – lässt sich auch mit operativen Maßnahmen in der Regel eine Heilung und volle Sportfähigkeit erzielen.

2 Osteochondrosis dissecans: Absterben kleiner, nicht mehr durchbluteter Knochenknorpelanteile, in diesem Fall des Sprungbeins (Osteochondrosis dissecans des Kniegelenks → S. 979). Der abgestorbene Knochenknorpelanteil löst sich aus dem Knochenverbund, wandert als Gelenkmaus (Dissekat) frei im Sprunggelenk umher und verursacht dort Schmerzen und Einklemmungserscheinungen. Als Ursache vermutet man eine chronische Überlastung, z. B. beim Sport. Bei geringen Beschwerden reicht eine konservative Therapie mit Schonung, Abrollhil-

Beschwerdebild	Was steckt dahinter?	Was ist zu tun?
Schmerzen an der hinteren Ferse ➤ Anfangs v. a. bei Belastung oder Dehnung, später oft auch in Ruhe ➤ Oft druckschmerzhafte Schwellung, Rötung und/oder Schwielen ➤ Oft nach Überlastung bei Lauf- und Sprungsportarten	Achillodynie (→ S. 981), z. B. bei ➤ Entzündungen von Ansatz (→ S. 904) und/oder Gleitgewebe (→ S. 904) der Achillessehne ➤ Verschleißerscheinungen an der Achillessehne ➤ Oberem Fersensporn (→ S. 951) ➤ Schleimbeutelentzündung (→ S. 987)	In den nächsten Wochen zum Hausarzt oder Orthopäden **Selbsthilfe:** ➤ Bei akuten Schmerzen und nach Belastungen Kälteanwendungen, z. B. Eisbeutel, Kühlpack ➤ Sportsalben (z. B. Dolo-Arthrosenex® Gel, Diclo-Gel®) ➤ Schuhe ohne Kappe oder mit weiter Kappe
Stechende Schmerzen an der Unterseite der Ferse, v. a. bei Belastung und Druck	➤ Unterer Fersensporn (→ S. 983), oft als Folge eines Plattfußes (→ S. 984) ➤ Dornwarze (→ S. 929) ➤ Eingetretener Fremdkörper	In den nächsten Wochen zum Hausarzt, Orthopäden oder Hautarzt
Fersenschmerzen und tiefsitzende Kreuzschmerzen, v. a. nachts und in Ruhe ➤ Oft wechselnde Schmerzen und Schwellungen an großen Gelenken (z. B. Sprunggelenk) ➤ Morgendliche Steifigkeit der betroffenen Gelenke	➤ Morbus Bechterew (→ S. 1002) ➤ Undifferenzierte Spondylarthritis (→ S. 1003) ➤ Reaktive Arthritis (→ S. 1005) nach Atemwegs-, Darm- oder Harnwegsinfektionen ➤ Arthritis bei chronisch entzündlichen Darmerkrankungen (→ S. 650)	In den nächsten Wochen zum Hausarzt oder Orthopäden **Selbsthilfe:** Feste Matratze, untertags mehrfach kurz hinlegen

fen (Verstärkung der Schuhsohle im Vorfußbereich), Physiotherapie und evtl. Schmerzmitteln. Oft ist jedoch eine arthroskopische Operation erforderlich (→ S. 905).

Beschwerden in Mittelfuß oder Zehen

Beschwerdebild	Was steckt dahinter?	Was ist zu tun?
(Belastungs)schmerzen, Schwellung und Bluterguss im Mittelfußbereich ➤ Nach Umknicken, ungewohnter Laufbelastung, direkter Gewalteinwirkung, ➤ Abrollen stark schmerzhaft	Mittelfußbruch (→ S. 987), z. B. als Marschfraktur (→ S. 987)	Am selben Tag zum Orthopäden oder in die Klinik **Erstmaßnahme:** ➤ Kühlen, z. B. mit Eisbeutel, Kühlpack ➤ Bein hoch lagern
Schmerzen, Schwellung, Bluterguss und evtl. Fehlstellung an Zehen, meist nach direkter Gewalteinwirkung oder Anstoßen	Zehenbruch (Zehenfraktur → S. 987)	Am selben Tag zum Orthopäden **Erstmaßnahme:** Kühlen, z. B. mit Eisbeutel, Kühlpack
Knochenvorsprung am körpernahen Fußrücken ➤ Schmerzen bei Druck durch enge Schuhe und bei Belastung ➤ Oft Rötung der darüber liegenden Haut	Dorsaler Fußhöcker, meist bei Arthrose (→ S. 903) an Fußwurzelgelenken	Bei Gelegenheit zum Hausarzt oder Orthopäden **Selbsthilfe:** Abpolsterung durch Filzring, weite Schuhe mit weichem Oberleder und gepolsterter Zunge
Belastungsabhängige Schmerzen und wechselnde Schwellungen an der Innenseite des Fußrückens ➤ Im ersten Lebensjahrzehnt ➤ Typischer Schongang auf der Außenseite des Fußes	Morbus Köhler I (Absterben von Teilen des Kahnbeins)[1]	In den nächsten Tagen zum Orthopäden oder Kinderarzt
Belastungsabhängige Schmerzen am mittleren Vorfuß ➤ Im zweiten Lebensjahrzehnt ➤ Hinken wegen Schmerzen beim Fußabrollen	Morbus Köhler II (Absterben von Teilen der Mittelfußknochen)[1]	In den nächsten Tagen zum Orthopäden
Schmerzen, Kribbeln und/oder Taubheitsgefühl am inneren Fußrand ➤ Besonders nachts und bei Belastung ➤ Evtl. Schmerzausstrahlung in Fußsohle, Ferse, Wade	Tarsaltunnelsyndrom (Engpasssyndrom des Tibialisnerven)[2], oft nach Verletzungen im Sprunggelenk (z. B. Außenknöchelbruch → S. 979) oder Fußbereich	In den nächsten Wochen zum Hausarzt oder Orthopäden

1 Morbus Köhler I und **II** zählen beide zu den aseptischen Knochennekrosen (→ S. 903), bei denen Überlastung und lokale Durchblutungsstörungen zu krankhaften Umbauvorgängen am wachsenden Knochen führen. Bei Morbus Köhler I ist das Kahnbein betroffen, das am Fußrist zwischen Rück- und Mittelfuß liegt, bei Morbus Köhler II das Köpfchen des zweiten Mittelfußknochens. Die Behandlung besteht in Schonung, Einlagen, Abrollhilfen (Verstärkung der Schuhsohle im Vorfußbereich) und physikalischen Maßnahmen. Morbus Köhler I erfordert bei ausgeprägten Schmerzen manchmal eine mehrwöchige Ruhigstellung im Gips, Morbus Köhler II gelegentlich eine spätere Operation, wenn Veränderungen am Mittelfußköpfchen zurückbleiben.

Beschwerdebild	Was steckt dahinter?	Was ist zu tun?
Attackenartige, brennende oder elektrisierende Schmerzen und/oder Kribbeln am Vorfuß, meist zwischen 3. und 4. Zehe	Metatarsalgie (→ S. 984), meist als Folge eines Spreizfußes (→ S. 984) oder einer Ballenzehe (→ S. 986)	In den nächsten Wochen zum Hausarzt oder Orthopäden **Selbsthilfe:** ➤ Bei Schmerzattacke Schuhe ausziehen ➤ Weiche, breite Schuhe, Polster unter die betroffene Zehe
Schmerzen im Mittelfußbereich nach längerer Belastung (Stehen, Gehen) ➤ Verbreiterung des Vorfußes ➤ Schwielen und Hühneraugen an den Zehenballen ➤ Häufig Verformungen der Zehen	➤ Spreizfuß (→ S. 984) ➤ Plattfuß (→ S. 984)	In den nächsten Wochen zum Hausarzt oder Orthopäden **Selbsthilfe:** Weite Schuhe mit flachen Absätzen
Schubweise zunehmende, meist symmetrische Schmerzen an Zehen- und/oder Sprunggelenken und anderen Gelenken (v. a. an der Hand) ➤ Spindelförmige Schwellungen ➤ Morgendliche Steifigkeit der betroffenen Gelenke ➤ Oft leichtes Fieber, Müdigkeit	Rheumatoide Arthritis (→ S. 999), juvenile Arthritis (→ S. 1002)	In den nächsten Tagen zum Hausarzt oder Orthopäden **Selbsthilfe:** Bei akuten Gelenkschmerzen Kälteanwendungen, z. B. Eisbeutel, Kühlpack
Schubweise auftretende, asymmetrische Schmerzen und Schwellungen an Zehen- und Fingergelenken ➤ Besserung von Schmerzen und Steifheit durch Bewegung ➤ Evtl. „Wurstzehen" bei Befall ganzer Zehenglieder ➤ Schuppige Hautausschläge und Nagelveränderungen	Psoriasis-Arhritis (Arthritis bei Schuppenflechte → S. 1004)	In den nächsten Wochen zum Hausarzt oder Orthopäden **Selbsthilfe:** Bei akuten Beschwerden Kälteanwendungen, z. B. Eisbeutel, Kühlpack
Plötzliche, stärkste Schmerzen, Schwellung und Rötung an der Großzehe, seltener am Fußrücken ➤ Berührungsempfindlichkeit ➤ Oft nach überreichlichen Mahlzeiten oder Alkoholgenuss	Akute Gicht (→ S. 769)	Am selben Tag zum Hausarzt **Selbsthilfe:** ➤ Kühlende Umschläge ➤ Viel trinken (> 2 Liter), aber keinen Alkohol
Fehlstellung der Großzehe, oft mit Über- oder Unterkreuzen der 2. Zehe ➤ Knöcherner Vorsprung am Fußrand, oft mit schmerzhafter Schwellung oder Schwielen ➤ Oft Schmerzen beim Abrollen	Ballenzehe (→ S. 984), meist als Folge eines Spreizfußes (→ S. 984)	Bei Gelegenheit zum Hausarzt oder Orthopäden **Selbsthilfe:** ➤ Weite, weiche Schuhe mit flachen Absätzen, ringförmige Polster ➤ Zehengymnastik, Barfußlaufen
Zunehmende, schmerzhafte Versteifung und Verdickung des Großzehengrundgelenks	Hallux rigidus (→ S. 986), meist als Folge einer Ballenzehe (→ S. 984)	In den nächsten Wochen zum Hausarzt oder Orthopäden
Verkrümmung der 2.–5. Zehe ➤ Schwielen oder Hühneraugen auf der Oberseite ➤ Oft Schmerzen beim Abrollen	Hammerzehen (→ S. 986), Krallenzehen (→ S. 986), meist als Folge von ungeeigneten Schuhen	Bei Gelegenheit zum Hausarzt oder Orthopäden **Selbsthilfe:** Weite, weiche Schuhe mit flachen Absätzen, ringförmige Polster
Schmerzhafte Schwellung und Rötung des Nagelfalzes, oft am großen Zehen	Eingewachsener Zehennagel (→ S. 1112)	In den nächsten Tagen zum Hausarzt, wenn sich die Beschwerden nicht bessern **Selbsthilfe:** ➤ Täglich mehrmals Zehenbad in warmem Wasser mit Kamille (z. B. Kamillopur®) oder in 1%iger Kaliumpermanganat-Lösung ➤ Anschließend Bestreichen des „wilden" Fleischs mit einem Silbernitrat-Stift (Höllenstein-Ätzstift®)

2 Tarsaltunnelsyndrom *(Engpasssyndrom des Tibialisnerven):* Entsteht, wenn der Tibialisnerv in dem – von einem Halteband begrenzten – Tarsaltunnel unterhalb des Innenknöchels eingeengt wird. Als Ursache kommen Verletzungen in Frage, aber auch sportliche Überlastung (z. B. bei Läufern), Durchblutungsstörungen (z. B. bei Diabetes), Fußfehlstellungen (v. a. Senkspreizfuß) oder Überbeine. Reicht eine konservative Behandlung mit Einlagen, Einspritzen von lokalen Betäubungsmitteln und physikalischen Maßnahmen nicht aus, wird eine Operation erforderlich. In Einzelfällen hilft auch die extrakorporale Stoßwellentherapie (→ S. 907).

3 Burning-feet-Syndrom: Bezeichnet nächtliche, bei Bettwärme auftretende Anfälle schmerzhaften Fußbrennens. Lässt sich ein Mangel an Vitamin B oder Magnesium als mögliche Ursache nachweisen, bessert die Zufuhr der fehlenden Substanzen manchmal die Beschwerden. Ansonsten helfen bestimmte Antiepileptika (→ S. 1146) oder Blockierungen des Ischiasnerven mit einem örtlichen Betäubungsmittel.

4 Direkt unter der Haut liegt an der Fußsohle ein starkes Band (Plantaraponeurose), das für die Verspannung des Längsgewölbes verantwortlich ist. Bei **Morbus Ledderhose** bilden die Bindegewebezellen der Plantaraponeurose vermehrt das Strukturеiweiß Kollagen und verursachen dadurch

Beschwerdebild	Was steckt dahinter?	Was ist zu tun?
Rasch zunehmende, pochende Schmerzen, Rötung und Schwellung an einem Zehen ➤ Manchmal sichtbare Eiterblase oder Gelbfärbung unter einem Nagel ➤ Oft nach Verletzungen, z. B. beim Nägelschneiden	Bakterielle Infektion, z. B. als ➤ Nagelbettentzündung (→ S. 1111) ➤ Nagelfalzentzündung (→ S. 1112) ➤ Panaritium (eitriger Zehe → S. 1111)	Sofort zum Hausarzt oder in die Klinik bei Fieber oder großer Ausdehnung Sonst in den nächsten Tagen zum Hausarzt, wenn sich die Beschwerden nicht bessern **Selbsthilfe:** Bei leichteren Entzündungen mehrmals täglich Zehenbad in warmem Wasser mit Kamille (z. B. Kamillopur®) oder Desinfektionsmittel (z. B. Rivanol®)
Brennende Fußschmerzen und Schwellungen Tage bis Wochen nach einer Verletzung oder OP ➤ Rötliche oder bläuliche Hautverfärbungen ➤ Übersteigerte Berührungsempfindlichkeit	Sudeck-Erkrankung (→ S. 943)	In den nächsten Tagen zum Hausarzt oder Orthopäden
Stechende Schmerzen beim Auftreten ➤ Oft an druckbelasteten Stellen der Fußsohle ➤ Gelblich oder rötlich verfärbte Stelle, evtl. mit zentralem dunklen Pünktchen	➤ Hühneraugen (→ S. 1068) ➤ Dornwarzen (→ S. 1084) ➤ Eingetretene Fremdkörper, z. B. Stacheln	In den nächsten Wochen zum Haus- oder Hautarzt, wenn Selbsthilfe: nicht ausreicht **Selbsthilfe:** ➤ Bei kleineren Hühneraugen Entlastungsringe, Abreiben mit Bimsstein oder Raspeln ➤ Bei kleineren Warzen Vereisung (z. B. mit Scholl Freeze® Warzenentferner) oder Verätzen mit Silbernitrat (z. B. in Höllenstein Ätzstift®)
Nächtliche Anfälle von brennenden Schmerzen ➤ Rötung und evtl. Schwitzen an den Fußsohlen ➤ Evtl. gleiche Beschwerden an den Handflächen	Burning-feet-Syndrom[3], z. B. bei ➤ Mangel an Vitamin B (→ Tab. S. 237) oder Magnesium (→ Tab. S. 239) ➤ Polyneuropathie (→ S. 1126) bei Diabetes (→ S. 758) oder Alkoholabhängigkeit (→ S. 1201)	In den nächsten Wochen zum Haus- oder Nervenarzt bzw. Neurologen **Selbsthilfe:** Kühlung der Füße, offene Schuhe
Tiefsitzendes Kribbeln und unangenehmer Bewegungsdrang in den Füßen ➤ Verstärkung im Sitzen und Liegen, am Abend und in der Nacht (Schlafprobleme) ➤ Besserung durch Bewegung	Restless-legs-Syndrom (Syndrom der unruhigen Beine → S. 1160), ohne bekannten Grund oder z. B. bei ➤ Vitamin-B-Mangel (→ Tab. S. 237) oder Eisenmangel (→ S. 1034) ➤ Alkoholabhängigkeit (→ S. 1201) ➤ Chronischem Nierenversagen (→ S. 783)	Bei Bedarf zum Hausarzt oder Neurologen **Selbsthilfe:** Abendliches Radfahren, Schwimmen, Joggen, Beine abbrausen, Beinmassagen
Schwellungen, bläuliche Verfärbungen, Verformungen und offene Stellen an den Füßen (meist Fußsohlen, Zehen)	Diabetischer Fuß (diabetisches Fußsyndrom → S. 767)	In den nächsten Tagen zum Hausarzt, wenn offene Stellen auftreten
Knoten an der Fußsohle, meist am Gewölbe ➤ Evtl. Schmerzen, Taubheitsgefühl an Zehen ➤ Später Krümmung der Fußsohle mit Schwierigkeiten beim Laufen	Morbus Ledderhose[4] (→ S. 946), gehäuft bei Diabetes (→ S. 758), rheumatoider Arthritis (→ S. 999), Arteriosklerose (→ S. 721)	In den nächsten Wochen zum Orthopäden

eine fortschreitende Verdickung und Verkürzung des Bands. Zunächst entstehen einzelne Knoten in der Mitte zwischen Ferse und Ursprung der großen Zehe, die im weiteren Verlauf zusammenwachsen und schließlich die Fußsohle so stark verkrümmen, dass normales Gehen nicht mehr möglich ist. Oft tritt die Erkrankung zusammen mit ähnlichen Erscheinungen an den Händen auf (Morbus Dupuytren → S. 946). Einzig wirksame Therapie ist eine Operation.

Hinken und andere Gangstörungen I: Einseitig oder asymmetrisch

Hinken mit Hüftschmerzen → Tab. S. 135 und S. 136
Hinken mit Knie- und Beinschmerzen → Tab. S. 137 und S. 138
Hinken mit Fußschmerzen → Tab. S. 143 und S. 144
Hinken mit krankhafter Muskelschwäche oder Lähmungen → Tab. S. 36

Beschwerdebild	Was steckt dahinter?	Was ist zu tun?
Hinken mit Kreuzschmerzen, evtl. auch Gesäß- und/oder Beinschmerzen (häufig an der Rückseite, Ischiasschmerz) ➤ Evtl. Missempfindungen, Kribbeln oder Taubheitsgefühl ➤ Evtl. Lähmungen von Bein- oder Fußmuskeln	Druck auf eine Nervenwurzel oder Nerven, z. B. bei ➤ Bandscheibenschäden (→ S. 920) ➤ Spinalstenose (Verengung des Wirbelkanals → S. 922) ➤ Wirbelbrüchen (→ S. 928) ➤ Tumoren der Wirbelsäule ➤ Rückenmarkverletzungen (→ S. 1154) ➤ Rückenmarktumoren (→ S. 1150)	Am selben Tag zum Hausarzt oder Orthopäden bei starken Schmerzen, Taubheitsgefühl oder Lähmungen Sonst bei länger dauernden Beschwerden zum Arzt **Selbsthilfe:** ➤ Schmerzarme Lage einnehmen oder in Bewegung bleiben ➤ Wärmeanwendungen
Hinken mit Schmerzen in Hüfte, Knie, Bein und/oder Fuß ➤ Beschwerden oft v. a. nach dem Aufstehen, bei Gehbeginn und nach längeren Gehstrecken ➤ Bei lange bestehenden Beschwerden evtl. Kreuzschmerzen	➤ Erkrankungen der Hüfte, z. B. Hüftgelenksarthrose (→ S. 953), Hüftkopfnekrose (→ S. 960), Coxa vara (→ S. 959), Coxa valga (→ S. 959) ➤ Erkrankungen des Knies, z. B. Kniegelenksarthrose (→ S. 904), vorderer Knieschmerz (→ S. 967), Meniskusverletzungen (→ S. 972) ➤ Erkrankungen des Fußes, z. B. Fersensporn (→ S. 983), Achillessehnenriss (→ S. 924), Dornwarzen (→ S. 1084)	Am selben Tag zum Hausarzt oder Orthopäden bei plötzlichen, starken Schmerzen In den nächsten Tagen zum Arzt bei neu auftretenden, mäßigen Beschwerden **Selbsthilfe:** Bei Arthrosen und anderen Verschleißerscheinungen evtl. Gehstützen
Zunehmendes **Hinken mit Fuß-, Bein- und/oder Gesäßschmerzen nach längeren Gehstrecken** ➤ Blasse Haut, Kältegefühl und evtl. Taubheitsgefühl am betroffenen Bein ➤ Evtl. offene Stellen an Fuß oder Unterschenkel	Periphere arterielle Verschlusskrankheit (Schaufensterkrankheit, Raucherbein → S. 727)	In den nächsten Tagen zum Hausarzt, wenn die Beschwerden neu auftreten oder zunehmen **Selbsthilfe:** ➤ Gutes Schuhwerk ➤ Anheben des Kopfteils am Bett bei nächtlichen Schmerzen ➤ Möglichst Rauchverzicht
Hinken mit sichtbarem Schiefstand des Beckens ➤ Evtl. Schmerzen an Kreuz, Hüfte, Bein(gelenken) ➤ Evtl. sichtbare Fehlstellungen am Bein	Beinlängendifferenz > 2 cm, z. B. bei ➤ Verletzungen, Operationen oder Lähmungen an Hüfte und Bein ➤ Erworbenen Hüft- und Kniegelenkerkrankungen, z. B. Hüftgelenksarthrose (→ S. 953) ➤ Fehlbildungen an Hüftgelenk und Bein, z. B. angeborene Hüftluxation (Hüftverrenkung → S. 958)	In den nächsten Wochen zum Orthopäden oder Hausarzt
Kreisförmiges Vorwärtsschwingen eines steifen Beins ➤ Fußspitze zeigt nach innen, seitlicher Fußrand schleift ➤ Seitengleicher Arm angewinkelt, schwingt beim Gehen nicht mit	Spastische Lähmung, z. B. bei ➤ Multipler Sklerose (→ S. 1135) ➤ Rückenmarkverletzungen (→ S. 1154) ➤ Schlaganfall (→ S. 1126) ➤ Frühkindlicher Hirnschädigung[1]	In den nächsten Tagen zum Hausarzt oder Neurologen, wenn die Beschwerden neu auftreten oder zunehmen
„Steppergang" mit Hängen einer Fußspitze und übermäßigem Anheben des Knies beim Gehen ➤ Hörbarer Auftritt ➤ Taubheitsgefühl auf dem Fußrücken	Schädigung oder Irritation des Peroneusnerven (Fußhebers), z. B. bei ➤ Verletzungen oder Gips am Unterschenkel ➤ Längerem Sitzen mit überschlagenen Beinen (vorübergehend)	Am selben Tag zum Neurologen oder Hausarzt, wenn die Beschwerden neu auftreten oder zunehmen

Einseitiges oder asymmetrisches Hinken entsteht durch Schmerzen bei Belastung eines Beins, ungleiche Länge der Beine oder neurologische Störungen. Schmerzen in Kreuz, Hüfte oder Bein sind allerdings nicht immer die Ursache, sondern manchmal auch die Folge von Hinken – wenn es z. B. durch eine Beinlängendifferenz zu einer Fehlbelastung des Rückens kommt. Auf der anderen Seite können Erkrankungen des Bewegungsapparats auch ausschließlich zu Hinken ohne begleitenden Schmerzen führen, z. B. bei Morbus Perthes oder Hüftschnupfen.

Hinken und insbesondere andere **Gangstörungen** sind auch häufig Folge von Schäden an Nerven oder zentralem Nervensystem (Gehirn, Rückenmark), meist in Verbindung mit verschiedenen neurologischen Beschwerden, z. B. Gleichgewichts- oder Empfindungsstörungen (Kribbeln, Taubheitsgefühl). Die Art der Gangstörung lässt einen Rückschluss auf den Ort der Schädigung zu.

1 Frühkindliche Hirnschädigung: Bleibender, nicht fortschreitender Schaden am zentralen Nervensystem, der während der Spätschwangerschaft, der Geburt oder in den ersten Lebensjahren

Beschwerdebild	Was steckt dahinter?	Was ist zu tun?
Unsicheres und meist hörbares Aufsetzen eines Fußes, der sich stellenweise taub anfühlt	Schädigung sensibler Nerven, z. B. bei ➤ Bandscheibenvorfall (→ S. 920) ➤ Rückenmarkverletzungen (→ S. 959) ➤ Rückenmarktumoren (→ S. 1150) ➤ Polyneuropathie (→ S. 1160) ➤ Multipler Sklerose (→ S. 1135)	In den nächsten Tagen zum Neurologen oder Hausarzt, wenn die Beschwerden neu auftreten oder zunehmen
Unregelmäßiger, breitbeiniger Gang mit Schwanken und Fallneigung zu einer Seite ➤ Oft Unsicherheit beim Greifen ➤ Evtl. abgehackte Sprache	Kleinhirnschaden, z. B. bei ➤ Multipler Sklerose (→ S. 1135) ➤ Schlaganfall (→ S. 1126), Arteriosklerose (→ S. 721) von Hirnarterien ➤ Alkoholabhängigkeit (→ S. 1201)	In den nächsten Tagen zum Hausarzt oder Neurologen, wenn die Beschwerden neu auftreten oder zunehmen
Plötzlich auftretendes Hinken mit Schwäche in einem Bein oder Fuß ➤ Evtl. Kribbeln und/oder Taubheitsgefühl an der gleichseitigen Körperhälfte ➤ Evtl. gleichseitige Armschwäche und/oder Gesichtslähmung	➤ Transitorische ischämische Attacke („Schlägelchen" → S. 1127) ➤ Schlaganfall (→ S. 1126) ➤ Multiple Sklerose (→ S. 1135)	Notarzt rufen, wenn die Beschwerden länger als einige Minuten anhalten Sofort zum Hausarzt oder in die nächste Klinik bringen lassen, wenn die Beschwerden nach einigen Minuten vorbei sind
Plötzlich auftretendes Hinken mit Schwäche in einem Bein oder Fuß und Kreuzschmerzen ➤ Oft Schmerzen, Kribbeln und/oder Taubheitsgefühl in Gesäß und/oder Bein ➤ Evtl. Probleme beim Wasser- und Stuhlhalten	Bandscheibenvorfall (→ S. 920)	Am selben Tag zum Hausarzt oder Orthopäden
Plötzliches Hinken bei Kindern ➤ Meist Schmerzen in Hüfte und/oder Knie	➤ Hüftschnupfen (→ S. 956) ➤ Akute Form von Hüftkopfgleiten (→ S. 959) ➤ Ermüdungsbruch (→ S. 975) am Bein, meist nach Überbelastung	Am selben Tag zum Kinderarzt, Orthopäden oder Hausarzt
Zeitweiliges Hinken bei Kindern bis 12 Jahre ohne weitere Beschwerden	Morbus Perthes (Absterben des Hüftkopfs im Kindesalter → S. 960)	In den nächsten Tagen zum Kinderarzt oder Orthopäden
Verschiedene, evtl. wechselnde Gangstörungen ➤ Z. B. Gehen wie auf Stelzen, Nachschleifen, Zehenspitzengang	Psychisch bedingte Gangstörung (dissoziative Störung → S. 1192)	In den nächsten Tagen zum Hausarzt, wenn die Gangstörung anhält

entsteht. Drei von 1000 Kindern sind betroffen, bei Frühgeborenen sind es wesentlich mehr. Als Ursache kommen u. a. Sauerstoffmangel, Infektionen, Hirnblutungen und Schädel-Hirn-Verletzungen in Frage. Welche Störungen dabei auftreten, ist abhängig vom Reifegrad des Gehirns zum Zeitpunkt der Schädigung. Eines der häufigsten Symptome stellt die **infantile Zerebralparese** dar, eine spastische Lähmung einzelner oder mehrerer Gliedmaßen, die mit stark erhöhter Muskelspannung einhergeht. Häufig sind die Beine betroffen *(Paraparese)*. Eine Heilung der Erkrankung ist nicht möglich, jedoch eine Linderung der Symptome und Verbesserung der Beweglichkeit.

Hinken und andere Gangstörungen II: Beidseitig

Hinken mit Hüftschmerzen → Tab. S. 135 und S. 136

Hinken mit Knie- und Beinschmerzen → Tab. S. 137 und S. 138

Hinken mit Fußschmerzen → Tab. S. 143 und S. 144

Hinken mit krankhafter Muskelschwäche oder Lähmungen → Tab. S. 36

Beschwerdebild	Was steckt dahinter?	Was ist zu tun?
Torkelnder Gang mit Beinah-Stürzen	➤ Alkoholrausch ➤ Überdosierung von Beruhigungsmitteln	Sofort Kranken zum Hausarzt oder in die nächste Klinik bringen, wenn kein „normaler" Alkoholrausch dahintersteckt
Unsicherer, breitbeiniger Gang mit abrupten Schritten unterschiedlicher Länge ➤ Meist hörbarer Auftritt ➤ Taubheitsgefühl an Füßen und meist Unterschenkeln	Schädigung sensibler Nerven, z. B. bei ➤ Polyneuropathie (→ S. 1160), z. B. bei Diabetes (→ S. 758), Alkoholabhängigkeit (→ S. 1201) ➤ Multipler Sklerose (→ S. 1135) ➤ Vitamin-B12-Mangel (→ Tab. S. 236)	In den nächsten Tagen zum Neurologen oder Hausarzt, wenn die Beschwerden neu auftreten oder zunehmen

Wenn **Hinken oder andere Gangstörungen beidseitig auftreten,** steckt dahinter meist eine neurologische Erkrankung, Muskelerkrankung oder Nebenwirkung von Medikamenten und Alkohol.

Plötzliches Auftreten von Hinken und anderen Gangstörungen ist typisch für einen Schlag-

Beschwerdebild	Was steckt dahinter?	Was ist zu tun?
Unsicherer, breitbeiniger Gang mit kurzen, schlurfenden Schritten ➤ Füße scheinen am Boden zu kleben ➤ Gedächtnis- und Denkstörungen	➤ Alzheimer-Demenz (→ S. 445) ➤ Abgelaufener Schlaganfall (→ S. 1126) ➤ Hydrocephalus (Erweiterung der Hohlräume im Gehirn → S. 1158) ➤ Chronische organische Psychose (→ S. 1215)	In den nächsten Tagen zum Neurologen oder Hausarzt, wenn die Beschwerden neu auftreten oder zunehmen
„Gebundener" Gang mit kurzen, schlurfenden Schritten und vorgebeugtem Oberkörper ➤ Beine steif und in den Knien gebeugt ➤ Arme angewinkelt, schwingen beim Gehen nicht mit	➤ Parkinson-Krankheit (→ S. 1140) ➤ Symptomatisches Parkinson-Syndrom (→ S. 1141), z. B. nach Gehirnentzündung (→ S. 1134) ➤ Medikamenteninduziertes Parkinson-Syndrom (→ S. 1141), z. B. bei Einnahme von Neuroleptika (→ S. 1168) oder Metoclopramid (Paspertin®) ➤ Chronische organische Psychose (→ S. 1215)	In den nächsten Tagen zum Neurologen oder Hausarzt, wenn die Beschwerden neu auftreten oder zunehmen
Kreisförmiges Vorwärtsschwingen der Beine mit nach innen weisenden Fußspitzen ➤ Beine steif ➤ Arme angewinkelt, schwingen beim Gehen nicht mit	Spastische Lähmung, z. B. bei ➤ Multipler Sklerose (→ S. 1135) ➤ Rückenmarkverletzungen (→ S. 1154) ➤ Schlaganfall (→ S. 1126) ➤ Frühkindlicher Hirnschädigung (→ S. 147)	Am selben Tag zum Neurologen oder Hausarzt, wenn die Beschwerden neu auftreten oder zunehmen
Watschelnder Gang mit beidseitiger Schwäche oder Lähmung von Hüft- und/oder Beinmuskeln ➤ Evtl. auch Schwäche oder Lähmung von Schulter-, Arm- und/oder Gesichtsmuskeln ➤ Evtl. Kribbeln und/oder Taubheitsgefühl in den Beinen	Schlaffe Lähmung, z. B. bei ➤ Polyneuropathie (→ S. 1160), z. B. bei Diabetes (→ S. 758), Alkoholabhängigkeit (→ S. 1201) ➤ Muskeldystrophie (→ S. 1159) ➤ Guillain-Barré-Syndrom (→ S. 1139) ➤ Kinderlähmung (→ Tab. S. 297) ➤ Polymyositis (→ S. 1009), Dermatomyositis (→ S. 1009)	Am selben Tag zum Neurologen oder Hausarzt, wenn die Beschwerden neu auftreten oder zunehmen
„Steppergang" mit Hängen beider Fußspitzen ➤ Übermäßiges Anheben der Knie beim Gehen ➤ Hörbarer Auftritt ➤ Taubheitsgefühl auf den Fußrücken	Schädigung der Peroneusnerven (Fußhebers), z. B. bei ➤ Langem Hocken oder Knien (vorübergehend) ➤ Polyneuropathie (→ S. 1160) ➤ Muskeldystrophie (→ S. 1159)	Am selben Tag zum Neurologen oder Hausarzt, wenn die Beschwerden neu auftreten oder zunehmen
Verschiedene, evtl. wechselnde Gangstörungen ➤ Z. B. Gehen wie auf Stelzen, Nachschleifen, Zehenspitzengang	➤ Bei Kindern: Zehenspitzengang als harmlose Angewohnheit ➤ Psychisch bedingte Gangstörung (dissoziative Störung → S. 1192)	In den nächsten Tagen zum Kinder- oder Hausarzt, wenn die Gangstörung anhält

anfall, Multiple Sklerose oder ein rasch verlaufendes Guillain-Barré-Syndrom.

Bei den anderen Erkrankungen entwickelt sich das Hinken in der Regel über einen Zeitraum von mehreren Wochen bis Jahren.

In jedem Fall sollte der Arzt zügig aufgesucht werden, um eine notwendige Therapie rasch zu beginnen.

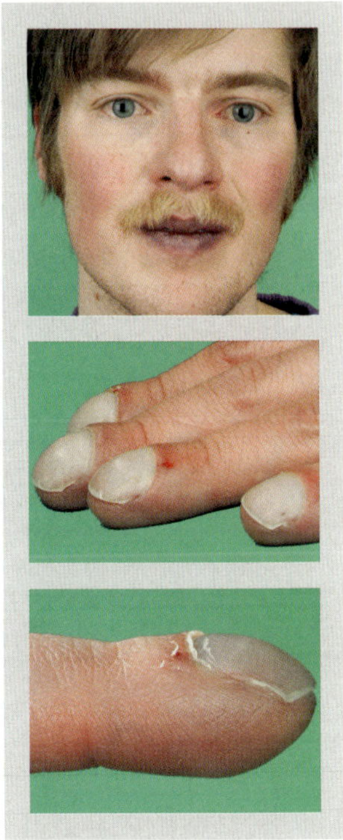

Abbildung zur Tabelle nöchste Seite: Eine ***Zyanose*** *ist immer Hinweis auf eine Fehlfunktion von Lunge oder Herz. Die typische bläuliche Verfärbung der Lippen (oben) kann aber auch nur schwach ausgeprägt sein. Hier hilft neben dem genauen Blick auf das Gesicht die Betrachtung der Hände: Besteht die Zyanose schon länger, so bilden sich nämlich* ***Uhrglasnägel*** *und* ***Trommelschlegelfinger*** *(Mitte und unten) – beides Ausdruck der Stoffwechselstörung aufgrund der erhöhten Sauerstoffausschöpfung im Gewebe.* [GTV 0110]

Beschwerden an Haut, Haaren und Nägeln

Flache Hautveränderungen ohne Fieber

Beschwerdebild	Was steckt dahinter?	Was ist zu tun?
Flüchtige, rote Flecken, v. a. im Gesicht und am Hals ➤ In Situationen mit starker Gefühlsbeteiligung	„Hektische Flecken", verstärkte Reaktion des sympathischen Nervensystems (→ S. 1118)	Bei Gelegenheit zum Psychologen, wenn die Beschwerde das soziale Leben stört
Anfallartige heftige Hautröte des Gesichts, Oberkörpers und der Extremitäten ➤ Hitzegefühl, Schwitzen, Herzklopfen ➤ Evtl. Durchfälle	Flush-Syptomatik, z. B. bei ➤ Hitzewallungen in den Wechseljahren ➤ Neuroendokrinen Tumoren wie Karzinoid (→ S. 772), Lungenkrebs (→ S. 608), Brustkrebs (→ S. 834) ➤ Blutdruckentgleisung (→ S. 722) ➤ Erblicher Störung des Alkoholabbaus, v. a. bei Asiaten ➤ Neurologischen Erkrankungen wie Multiple Sklerose (→ S. 1135), Parkinson-Krankheit (→ S. 1140) ➤ Medikamenten, z. B. mit Kortison (→ S. 756) oder Nitrat (→ S. 697)	In den nächsten Tagen zum Hausarzt, wenn keine bekannte Ursache (z. B. Wechseljahre) vorliegt
Bläuliche oder violette Verfärbung von Haut, meist auch von sichtbaren Schleimhäuten	Zyanose (Abbildung → S.149) [1]	Notarzt rufen bei plötzlicher, intensiver Verfärbung In den nächsten Tagen zum Hausarzt bei langsam zunehmender Verfärbung
Rote, aufgedunsene Gesichtshaut ➤ Oft weitere Hautveränderungen wie Gefäßsternchen [4], lackartige Lippen	Erhöhter Alkoholkonsum (→ S. 1201)	In den nächsten Tagen zum Hausarzt
Stark schmerzhafte Rötung der Haut nach Sonnenbestrahlung ➤ Evtl. Juckreiz	➤ Sonnenbrand (→ S. 1086) ➤ Sonnenallergie (→ S. 1068) ➤ Phototoxische Reaktion (→ S. 153)	Sofort zum Hausarzt bei starken Schmerzen, Fieber, Kopfschmerzen **Selbsthilfe:** ➤ Weitere Sonnenbestrahlung unbedingt vermeiden, viel trinken ➤ Kühlung, z. B. mit nassen Tüchern, Joghurt, kühlenden Lotionen (z. B. Bepanthen® Schaumspray) ➤ Bei starkem Juckreiz rezeptfreie Salben (z. B. Ebenol®, Fenistil® Gel) ➤ Ggf. Schmerztherapie (z. B. mit Aspirin®)
Symmetrische Rötung auf Wangen und Nasenrücken, sonnenbrandähnlich	Schmetterlingserythem (→ S. 1007), z. B. bei ➤ Lupus erythematodes (→ S. 1005) ➤ Beginnenden Ringelröteln (→ S. 410)	In den nächsten Tagen zum Haus- oder Kinderarzt
Kreisförmige Rötung, sich vergrößernd oder wandernd ➤ Oft Kopfschmerz, Krankheitsgefühl ➤ Vorangegangener Zeckenbiss (evtl. unbemerkt)	Wanderröte (Erythema migrans → S. 1095) bei Borreliose (→ S. 1094)	Am selben Tag zum Hausarzt
Ausschlag mit wechselnden, girlandenförmigen Rötungen bei Kindern	Ringelröteln (→ S. 410)	In den nächsten Tagen zum Kinderarzt
Rötung von Handflächen und Fußsohlen ➤ Oft weitere Hautveränderungen wie Gefäßsternchen [4], Juckreiz, dünne „Geldscheinhaut", Lackzunge	Leberzirrhose (→ S. 675)	In den nächsten Wochen zum Hausarzt bei erstmaligem Auftreten
Anfallartige Rötung und Schwellung von Handflächen und/oder Fußsohlen ➤ Brennende Schmerzen ➤ Meist durch Wärme ausgelöst	Erythromelalgie [2]	In den nächsten Wochen zum Hausarzt **Selbsthilfe:** Kühlung, z. B. durch Stehen auf kaltem Fußboden

1 Die bläuliche Hautverfärbung bei **Zyanose** (→ Abb. S. 149) beruht auf einer Farbveränderung des Blutfarbstoffs Hämoglobin infolge Sauerstoffmangels. Eine *peripheré Zyanose* zeigt sich an Händen und Füßen (z. B. Nägeln). Sie wird durch einen verlangsamten Blutstrom verursacht, etwa bei Herzinsuffizienz (→ S. 702). Dagegen ist die *zentrale Zyanose* besonders an Lippen und Zunge sichtbar. Sie findet sich z. B. bei Lungenerkrankungen, Herzfehlern und Vergiftungen.

2 Bei der **Erythromelalgie** führt Wärmezufuhr zu einer Weitung der Gefäße an Händen, Beinen und Füßen, mit der Folge einer krankhaft gesteigerten Durchblutung. Die Ursache bleibt meist unklar, manchmal tritt die Erkrankung zusammen mit Diabetes (→ S. 232), Lupus erythematodes (→ S. 1007) oder rheumatoider Arthritis (→ S. 999) auf. Eine „Desensibilisierung" durch ansteigende Bäder bringt manchmal langfristig Besserung.

3 Die typische netzförmige Zeichnung der **Livedo racemosa** entsteht durch Entzündungen an kleinen Gefäßen. Mögliche Ursachen sind Bluthochdruck (→ S. 722), Herzinnenhautentzündungen (→ S. 714), rheumatische Erkrankungen und Plasmozytom (ein Krebs der weißen Blutkörperchen → S. 1044). Besonders bei jüngeren Frauen tritt die Erkrankung auch ohne derartige Ursache auf und führt dann häufig zu Geschwüren (Gewebedefekten) an den Beinen. Eine Heilung ist nicht möglich.

Beschwerdebild	Was steckt dahinter?	Was ist zu tun?
Netzförmige, bläuliche oder rötliche Hautverfärbungen ➤ V.a. an Stamm, Beinen, Unterarmen	Livedo racemosa[3]	In den nächsten Wochen zum Haus- oder Hautarzt bei erstmaligem Auftreten
Sternförmige Rötungen an der Haut ➤ An Gesicht, Rumpf und Oberarmen	Gefäßsternchen (Spider Naevi)[4]	Bei Gelegenheit dem Hausarzt zeigen
Hellroter bis blauroter, unregelmäßig begrenzter Fleck ➤ Meist schon bei Geburt vorhanden ➤ V.a. im Gesicht, an vorderem Hals und Nacken („Storchenbiss") ➤ Evtl. Bildung von schwärzlichen, leicht blutenden Knötchen	Feuermal (Flammennaevus → S. 1103)	Bei Gelegenheit dem Kinderarzt zeigen
Ausschlag mit roten Flecken 7–12 Tage nach Beginn einer Medikamenteneinnahme ➤ Vor allem am Stamm ➤ Meist starker Juckreiz	Arznei[mittel]exanthem (→ S. 1082), z.B. bei Einnahme von Antibiotika (v.a. Ampicillin → S. 1051), Bluthochdruckmitteln (→ S. 724), Schmerzmitteln (z.B. NSAR → S. 996)	Am selben Tag zum Haus- oder Hautarzt
Stecknadelkopfgroße Einblutungen unter die Haut ➤ Verschwinden nicht auf Druck mit durchsichtigem Gegenstand (z.B. Glas oder Plastiklineal)	Petechien, z.B. bei ➤ Krankhafter Blutungsneigung (→ S. 1038) ➤ Leukämie (→ S. 1040)	So bald wie möglich zum Hausarzt, bei Krankheitsgefühl am selben Tag
Druckempfindliche, rotblaue Flecken ➤ Meist nach Gewalteinwirkung, z.B. Schlag, Quetschung, heftigem Saugen ➤ Über mehrere Tage Verfärbung von blaurot über braunschwarz, dunkelgrün bis zu gelbgrün	Bluterguss (Hämatom), bei spontanem Auftreten Hinweis auf krankhafte Blutungsneigung (→ S. 1038)	Am selben Tag zum Hausarzt bei starken Schmerzen, sehr großer Ausdehnung und Lage in Gelenknähe **Selbsthilfe:** Kühlen, betroffene Gliedmaße schonen und hoch lagern
Rötlich bis blaurote, später **weißliche Streifen mit leicht eingesunkener Haut** ➤ Vor allem an Oberschenkelinnenseite, Bauch, Brust und Achselregion	Striae (Hautstreifen → S. 755), auftretend z.B. in der Pubertät oder Schwangerschaft, bei starkem Übergewicht, Kortisontherapie (→ S. 756)	Beim nächsten Arztbesuch ansprechen, Streifen sind prinzipiell harmlos
Hellbraune (milchkaffeefarbene) Hautflecken ➤ Meist schon bei Geburt vorhanden ➤ Größe bis 10 cm	Café-au-lait-Fleck (→ S. 1102)	Bei Gelegenheit dem Kinderarzt zeigen
Mittelbraune bis braunschwarze, scharf abgegrenzte Hautflecken ➤ Oberfläche glatt oder mit winzigen Höckern ➤ Evtl. behaart	Muttermal (Naevus → S. 1102), z.B. Leberfleck (→ S. 1102), Naevuszellnaevus (→ S. 1102)	In den nächsten Tagen zum Haut- oder Hausarzt, wenn Muttermale sich verändern, rasch wachsen, bluten oder jucken
Braune und/oder schwarze Hautflecken mit unregelmäßiger Begrenzung, Färbung und Oberfläche ➤ Meist Juckreiz ➤ Umgebende Haut häufig gerötet ➤ Evtl. wiederholte Blutungen	(Malignes) Melanom (→ S. 1097)	In den nächsten Tagen zum Hautarzt **Selbsthilfe:** ➤ Sonnenschutz (→ S. 1066) ➤ Ab dem 45. Lebensjahr regelmäßige Selbstkontrolle
Flache, umschriebene Verhornungen an der Fußsohle ➤ Häufig dunkles Pünktchen in der Mitte ➤ Bei Druck stechende Schmerzen	Dornwarze (Stechwarzen → S. 1084)	In den nächsten Wochen zum Haus- oder Hautarzt, wenn Selbsthilfe nicht gewünscht oder erfolgreich ist **Selbsthilfe:** Vereisen (z.B. mit Scholl Freeze® Warzenentferner)
Weiße, pigmentfreie **Hautflecken** ➤ Zunehmende Ausdehnung ➤ Oft symmetrische Verteilung an Händen, Augen, um die Brustwarzen	Weißfleckenkrankheit (Vitiligo → S. 1103)	Bei Gelegenheit dem Haus- oder Hautarzt zeigen **Selbsthilfe:** Selbstbräuner, Make-up, Einnahme von Vitamin A (z.B. Carotaben® Kapseln, Dosierungsanleitung beachten)
Angeborene, pigmentfreie Hautflecken oder auffallend helle Färbung der gesamten Haut ➤ Bei Befall der gesamten Haut blaue oder rötliche Augen ➤ Weißblonde Haare oder Strähnen	Albinismus (→ S. 1113)	**Selbsthilfe:** Konsequente Lichtschutzmaßnahmen, Sonnenbrille

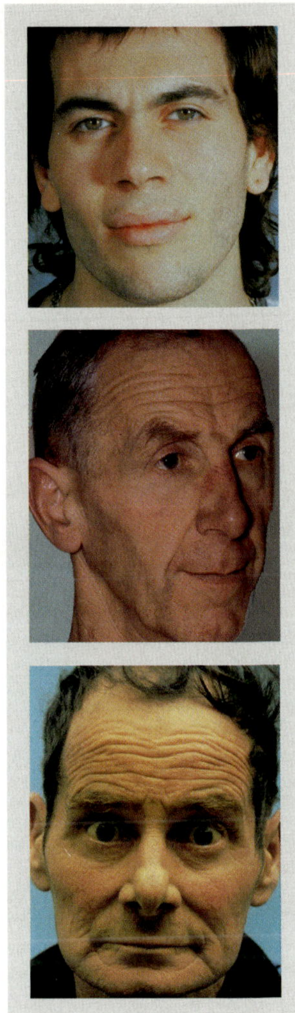

Drei charakteristische **Änderungen der Hautfarbe:** *oben bei Blutarmut, in der Mitte bei Polyglobulie (→ S. 1037), unten bei Gelbsucht.* [GTV 0135]

4 ***Gefäßsternchen, Gefäßspinnen*** oder **Spider Naevi** sind kleine, spinnenförmige Gefäßerweiterungen in der Haut. Sie blassen unter Druck ab, um nach wenigen Sekunden wieder sichtbar zu werden. In geringer Anzahl besitzen sie meist keinen Krankheitswert, gehäuftes Auftreten ist jedoch typisch für eine Leberzirrhose (→ S. 675). Gefäßsternchen finden sich auch als Symptom mancher Hauterkrankungen, etwa bei Basaliomen (→ S. 1099).

Beschwerdebild	Was steckt dahinter?	Was ist zu tun?
Auffallende Blässe der Haut und Schleimhäute ➤ Mattigkeit, Abgeschlagenheit	Blutarmut (Anämie → S. 1034)	Am selben Tag zum Hausarzt, um die Blutwerte kontrollieren zu lassen
Gelbfärbung von Haut und Augäpfeln ➤ Starker Juckreiz	Gelbsucht (Ikterus → S. 667)	Am selben Tag zum Hausarzt, um die Blutwerte kontrollieren zu lassen
Bronzefärbung der Haut am gesamten Körper ➤ Müdigkeit, Gelenkschmerzen	Hämochromatose (→ S. 1037)	In den nächsten Tagen zum Hausarzt
Braunfärbung von Haut und Lippen ➤ Müdigkeit, Erbrechen, Gewichtsverlust ➤ Abnorme Lust auf Salz	Nebennierenrinden-Unterfunktion (→ S. 757)	In den nächsten Tagen zum Hausarzt

Erhabene Hautveränderungen ohne Fieber I: Hautverdickungen und Schuppen

Beschwerdebild	Was steckt dahinter?	Was ist zu tun?
Scharf begrenzte, **rötliche Herde mit gelblichen, fettigen Schuppen** ➤ Vor allem an Kopfhaut, Stirn, Nasenlippenfurche, Brust, Rücken ➤ Oft bei Säuglingen und jungen Männern	Seborrhoisches Ekzem (→ S. 1075)	In den nächsten Wochen zum Haus- oder Hautarzt **Selbsthilfe:** Bei starker Kopfschuppung Kuren mit Schuppenshampoo (z. B. Terzolin® Gel)
Scharf begrenzte, **rötliche Herde mit silbrig-grauen Schuppen** ➤ Vor allem an Ellenbogen, Knien, Handinnenflächen, Fußsohlen und behaartem Kopf ➤ Oft Nagelveränderungen, z. B. gelbliche Flecken, Vertiefungen	Schuppenflechte (Psoriasis → S. 1076)	In den nächsten Wochen zum Haus- oder Hautarzt **Selbsthilfe:** ➤ Intensive Hautpflege, z. B. mit harnstoffhaltigen Produkten ➤ Vollbäder mit Meersalz ➤ Weiche, lockere Kleidung
Stark juckende, **bräunlich-rote Herde mit verdickter Haut, Schuppen und/oder Knötchen** ➤ Vor allem an Gesicht, Hals und Gelenkbeugen ➤ Schubartiger Verlauf, Verstärkung bei Stress ➤ Trockene, empfindliche Haut	Neurodermitis (→ S. 1072), typische Form bei älteren Kindern und Erwachsenen	In den nächsten Tagen zum Haus- oder Hautarzt, wenn die Beschwerden erstmals auftreten **Selbsthilfe:** ➤ Intensive Hautpflege (→ S. 1072) ➤ Lockere Kleidung, z. B. aus Baumwolle, Leinen, Seide ➤ Allergene vermeiden, Wohnungshygiene (→ S. 1044)
Meist scharf begrenzte, **rötliche Herde mit trockener und verdickter Haut, Schuppen und Rissen** ➤ Meist starker Juckreiz	➤ Chronische Kontaktallergie [1] (→ S. 1080), subakute Kontaktallergie (→ S. 1080) ➤ Chronisches toxisches Kontaktekzem (→ S. 1081), z. B. bei häufigem Kontakt mit Reinigungsmitteln („Hausfrauenhände") ➤ Berufsbedingte Hautkrankheit (→ S. 1083), z. B. bei Friseuren, Kosmetikerinnen, Bäckern, Maurern, Malern, Reinigungskräften ➤ Mycosis fungoides (→ S. 1101), Sezary-Syndrom (→ S. 1101)	Sofort zum Haus- oder Hautarzt bei großflächigen Veränderungen In den nächsten Tagen bei anhaltenden Veränderungen **Selbsthilfe:** ➤ Kontakt mit Allergen bzw. Auslöser vermeiden ➤ Bei „Hausfrauenhänden" Hautschutz, z. B. durch Schutzhandschuhe oder Eincremen mit Fettsalbe
Einzelner, rötlich schuppender, langsam wachsender Herd an Rumpf, Armen oder Beinen	➤ Basaliom [2] (Rumpfhautbasaliom → S. 1099) ➤ Morbus Bowen (→ S. 1102)	In den nächsten Tagen zum Hautarzt **Selbsthilfe:** ➤ Sonnenschutz (→ S. 1066) ➤ Ab dem 45. Lebensjahr regelmäßige Selbstkontrolle
Schuppiger, langsam wachsender Herd, v.a im Gesicht	➤ Aktinische Keratose (Sonnenschwiele, typischerweise braune Farbe → S. 1101) ➤ Spinaliom [2] (Stachelzellenkrebs, typischerweise rötlich → S. 1100) ➤ Basaliom [2] (→ S. 1099)	In den nächsten Tagen zum Haut- oder Hausarzt **Selbsthilfe:** ➤ Sonnenschutz (→ S. 1066) ➤ Ab dem 45. Lebensjahr regelmäßige Selbstkontrolle

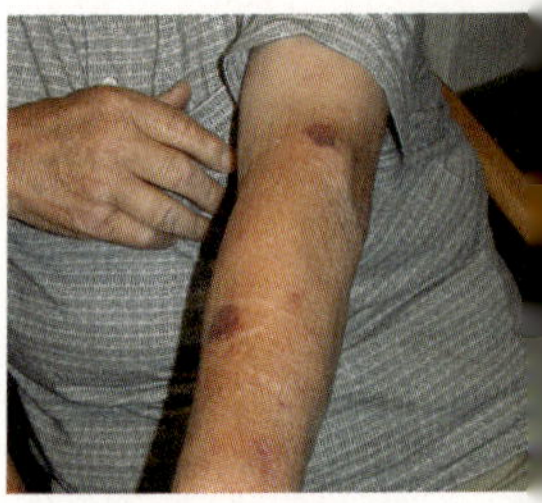

Abbildung zur Tabelle ab S. 150: Treten ***fleckförmige Einblutungen*** ***(Sugillationen, Hämatome)*** *spontan auf, sind sie ein Hinweis auf eine erhöhte Blutungsneigung. Flächenförmige Hautblutungen, wie sie in der Abbildung zu sehen sind, finden sich v. a. bei angeborenen oder erworbenen Gerinnungsstörungen sowie bei gefäßbedingter Blutungsneigung, letztere oft als Folge einer langfristigen Kortisontherapie oder altersbedingten Gefäßschädigung (Purpura senilis).* [RKL 0134]

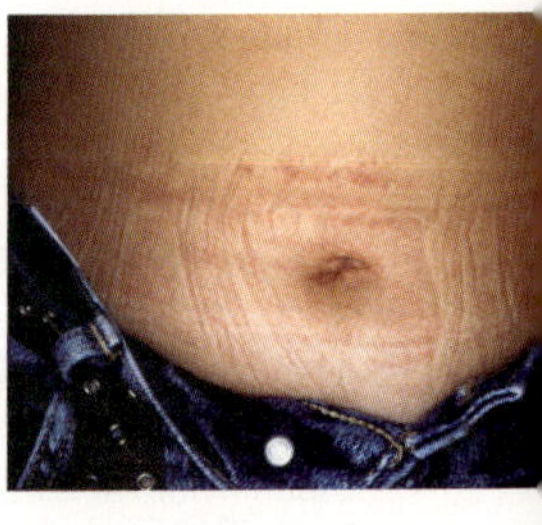

1 Nickelallergie: *Jeansknöpfe und -nieten oder auch Gürtelschnallen sind oft nickelhaltig. Hier zeigt sich eine* ***Kontaktallergie*** *oberhalb des Nabels.* [RKL 0136]

Beschwerdebild	Was steckt dahinter?	Was ist zu tun?
Runde, rötliche Herde mit schuppenden, erhöhtem Rand und flacher Mitte („Hexenring") ➤ Vor allem an Armen und Oberkörper ➤ Langsame Größenzunahme ➤ Meist starker Juckreiz	Pilzinfektion (Tinea corporis → S. 1092)	In den nächsten Wochen zum Haus- oder Hautarzt **Selbsthilfe:** Präparate mit Wirkstoffen gegen Pilzbefall (z. B. Loceryl® Creme)
Scharf begrenzte, **bräunliche, nach Sonnenbestrahlung helle Herde mit** zarter, kleieartiger **Schuppung** ➤ V. a. an Schultern, Brust und Rücken ➤ Großflächige Ausbreitung	Kleienflechte (Kleienpilzflechte, Pityriasis versicolor → S. 1113)	In den nächsten Wochen zum Haus- oder Hautarzt **Selbsthilfe:** Atmungsaktive und schweißabsorbierende Oberbekleidung
Runder bis ovaler, **rötlicher Herd mit schuppigem Rand,** meist am Rumpf ➤ Später Entstehung weiterer Herde ➤ Evtl. Juckreiz	Röschenflechte (Pityriasis rosea → S. 1113)	In den nächsten Wochen zum Haus- oder Hautarzt
Kleine Risse und **schuppende, sich ablösende Hauterweichungen zwischen den Zehen oder Fingern** ➤ Meist starker Juckreiz ➤ Später evtl. Ausdehnung auf die Fußsohle oder Handfläche	➤ Fußpilz (→ S. 1092) ➤ Handpilz (→ S. 1093)	In den nächsten Wochen zum Haus- oder Hautarzt **Selbsthilfe:** ➤ Präparate mit Wirkstoffen gegen Pilzbefall (z. B. Loceryl® Creme) ➤ Bequemes und atmungsaktives Schuhwerk, Baumwollsocken
Großflächige, **schuppenartige Verhornungen** der Haut ➤ Angeboren oder in den ersten Lebensjahren auftretend ➤ Oft vergröberte Hautlinien an der Handfläche ➤ Gehäuftes Auftreten in manchen Familien	Ichthyose (Fischschuppenkrankheit → S. 1113)	In den nächsten Wochen zum Kinder- oder Hautarzt bei neuem Auftreten der Veränderungen **Selbsthilfe:** Intensive Hautpflege mit fetthaltigen Präparaten, Bäder mit Salzlösungen
Verdickungen und Verhärtungen der Haut ➤ Ausgedehnt oder auf Hände und Füße beschränkt ➤ Kleine weiße Stippchen (Kalkspritzer) ➤ Anfallsweises Weißwerden der Finger	Sklerodermie (→ S. 1008)	In den nächsten Tagen zum Hausarzt

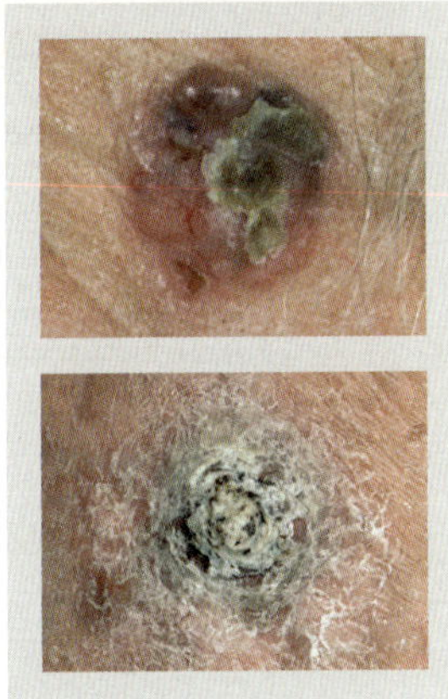

2 *Oberes Bild: Das* **Basaliom** *ist ein semimaligner (halb bösartiger) Hauttumor, der nicht metastasiert (streut), aber lokal zerstörend wächst. Es kann mit einer verdickten, nicht heilenden Hautwunde verwechselt werden. Die Prognose ist bei frühzeitiger Entfernung gut. Unteres Bild: Beim* **Spinaliom** *handelt es sich um einen bösartigen Hauttumor, der Metastasen bildet. Auch hier zeigt sich eine Verdickung und* ***leicht blutende Verschorfung der Haut.*** [GTV 0137]

Erhabene Hautveränderungen ohne Fieber II: Quaddeln, Bläschen und Blasen

Beschwerdebild	Was steckt dahinter?	Was ist zu tun?
Binnen Minuten auftretende, **hellrote, beetartige Erhebungen der Haut mit starkem Juckreiz** ➤ Rückbildung in Minuten bis Stunden ➤ Evtl. Schwellungen im Gesicht oder an den Genitalien ➤ Selten Durchfall, Bauchschmerzen, Kopfschmerzen und/oder Atemnot	Nesselsucht (Urtikaria → S. 1078), z. B. nach Einnahme von Antibiotika (v. a. Penicillin → S. 1051) oder Aspirin®, Verzehr bestimmter Nahrungsmittel, Druck auf die Haut, starken Temperaturschwankungen	Notarzt rufen, wenn starke Gesichtsschwellungen, Atemnot oder Kreislaufprobleme auftreten In den nächsten Tagen zum Haus- oder Hautarzt, wenn die Hautveränderungen öfter auftreten oder über Tage bestehen **Selbsthilfe:** Kühlende Umschläge, juckreizstillende Salben (z. B. Fenistil® Gel) oder Tabletten (z. B. Loraderm®)
Stark juckende, gerötete und oft nässende Herde mit Knötchen, Bläschen und Krusten bei kleinen Kindern ➤ Vor allem an Gesicht, Kopfhaut, Streckseiten von Armen und Beinen ➤ Kratzspuren, entzündete und offene Stellen	Neurodermitis (→ S. 1072), typische Form bei Säuglingen und Kleinkindern	In den nächsten Tagen zum Kinderarzt, wenn die Beschwerden erstmals auftreten **Selbsthilfe:** ➤ Intensive Hautpflege (→ S. 1072) ➤ Säuglinge 6 Monate voll stillen ➤ Lockere Kleidung, z. B. aus Baumwolle, Leinen, Seide ➤ Allergene vermeiden, Wohnungshygiene (→ S. 1044)

1 Dermatitis herpetiformis Duhring: Seltene Hauterkrankung mit brennendem Schmerz und gruppierten Bläschen. Dies ähnelt sehr der Gürtelrose (→ S. 1087), allerdings sind die Bläschen hier nicht gürtelförmig angeordnet, sondern symmetrisch auf verschiedene Hautbezirke verteilt. Die Dermatitis herpetiformis Duhring klingt im Gegensatz zur Gürtelrose nicht nach 1–4 Wochen ab, sondern entwickelt meist einen chronischen, schubförmigen Verlauf. Oft tritt sie zusammen mit einer Zöliakie (→ S. 653) auf.

Beschwerdebild	Was steckt dahinter?	Was ist zu tun?
Schnell wachsende und aufplatzende, **schmerzhafte Bläschengruppen,** v. a. um Mund oder Nase ➤ Vorangehend Juckreiz und Spannungsgefühl ➤ Wiederkehrende Schübe, z. B. ausgelöst durch fieberhafte Infekte, Sonnenbestrahlung, Monatsblutung, Stress	Herpesbläschen[2] (Fieberbläschen → S. 1085), Lippenherpes[2] (Herpes labialis → S. 1085)	Am selben Tag zum Hausarzt bei Herpesbläschen in Augennähe, starkem Krankheitsgefühl, Neurodermitis und schweren Grunderkrankungen wie AIDS In den nächsten Tagen, wenn die Bläschen nach 2 Wochen nicht abheilen oder innerhalb von 2 Monaten wiederkehren **Selbsthilfe:** ➤ Beim ersten Kribbeln Salben mit antiviralen Wirkstoffen (z. B. Zovirax®) oder Zinkpaste (z. B. Lipactin®) ➤ Auslösende Faktoren meiden ➤ Auf Ansteckungsgefahr achten
Sehr schmerzhafter, **gürtelförmig begrenzter Hautausschlag mit gruppierten Bläschen** auf gerötetem Grund ➤ Streng einseitig ➤ Beginn mit leichtem Fieber und Abgeschlagenheit ➤ Meist bei älteren Menschen	Gürtelrose (Herpes zoster → S. 1087)	Sofort zum Haus- oder Hautarzt, wenn die Bläschen im Augenbereich auftreten oder von Lähmungen begleitet sind Ansonsten am selben Tag zum Arzt **Selbsthilfe:** Kühlende Umschläge, Puder oder Salben mit lokalen Betäubungsmitteln (z. B. Eucerin® Akutspray)
Gruppierte Bläschen und Blasen mit intensivem, brennenden Juckreiz ➤ Symmetrisch an Gesäß, Schulter, Ellenbogen, Knie ➤ Schubweiser Verlauf	Dermatitis herpetiformis Duhring[1]	Am selben Tag zum Haus- oder Hautarzt
Bläschen mit klarem, später eitrigen Inhalt auf geröteter Haut ➤ Vor allem auf Gesicht und/oder Händen ➤ Meist bei Kleinkindern ➤ Entwicklung honiggelber Krusten ➤ Juckreiz, Brennen und/oder Spannungsgefühl	Impetigo (Grind → S. 412)	Am selben Tag zum Kinder-, Haus- oder Hautarzt **Selbsthilfe:** ➤ Abdecken mit Wundgaze, Kompressen mit Calendula-Essenz, 1:10 verdünnt ➤ Kleidung, Handtücher und Bettwäsche täglich wechseln ➤ Auf Ansteckungsgefahr achten, kein Kontakt zu anderen Kindern
Stark schmerzhafte Rötung und Bläschen nach Sonnenbestrahlung ➤ Evtl. Juckreiz	➤ Sonnenbrand (→ S. 1086) ➤ Sonnenallergie (→ S. 1068) ➤ Phototoxische Reaktion[3]	Sofort zum Hausarzt bei starken Schmerzen, Fieber, Kopfschmerzen **Selbsthilfe:** ➤ Weitere Sonnenbestrahlung vermeiden, viel trinken ➤ Kühlung, z. B. mit nassen Tüchern, Joghurt, kühlenden Lotionen (z. B. Bepanthen® Schaumspray) ➤ Bei starkem Juckreiz rezeptfreie Salben (z. B. Ebenol®, Fenistil® Gel) ➤ Ggf. Schmerztherapie (z. B. Aspirin®)
Rote, rosettenförmige Herde mit zentralen Blasen ➤ Symmetrisch an Armen und Beinen ➤ Evtl. auch an Schleimhäuten	Erythema exsudativum multiforme (EEM), z. B. bei Rückfall eines Lippenherpes (→ S. 1085), bakteriellen Infektionen, Einnahme mancher Medikamente (z. B. Antibiotika → S. 1051)	Am selben Tag zum Haus- oder Hautarzt
Große Blasen auf Haut und/oder Schleimhaut, die platzen und Wunden hinterlassen ➤ Evtl. Juckreiz ➤ Im mittleren und höheren Lebensalter	Spontan oder ausgelöst durch Medikamente (z. B. Antibiotika (→ S. 1051), NSAR (→ S. 996), Infektionen, UV-Bestrahlung, Krebserkrankungen: ➤ Pemphigus (→ S. 1115) ➤ Pemphigoid (→ S. 1085)	Am selben Tag zum Haus- oder Hautarzt
Leicht verletzbare Blasen an ständig dem Licht ausgesetzten Hautbereichen, z. B. Handrücken	Chronisch-hepatische Porphyrie (→ S. 1038), eine seltene Stoffwechselerkrankung	In den nächsten Wochen zum Haus- oder Hautarzt

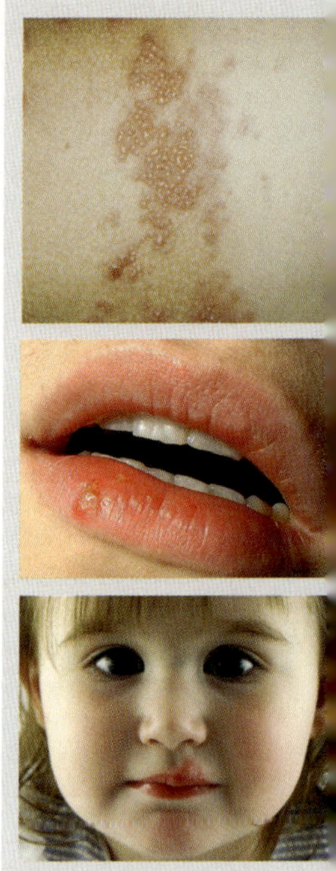

2 *Oben: Typische, in Gruppen stehende,* **Herpesbläschen.** *Mitte: Ansteckend und schmerzhaft sind bereits wenige Bläschen beim* **Lippenherpes.** *Unten: Im Volksmund heißen sie* **Fieberbläschen** *– der Arzt sieht dahinter eine Lippenherpes-Infektion: Sie tritt häufig in Kombination mit einem fieberhaften Infekt auf (z. B. bei einer Kinderkrankheit oder einer Grippe).* [DGK, WKY, ISP 0138]

3 Manche Medikamente können bereits nach kurzem Sonnenbad eine ***phototoxische Reaktion*** hervorrufen, die sich wie ein starker Sonnenbrand äußert – mit Brennen und Jucken, starker Rötung und Bildung von Blasen. Bekannt ist diese Nebenwirkung von Neuroleptika (→ S. 1168), Antibiotika, Schmerzmitteln (NSAR → S. 996), Cholesterinsenkern, Johanniskrautpräparaten, Arnika, Baldrian und Vitamin-A-Abkömmlingen. Selten verursachen auch Nahrungsmittel mit Buchweizen, ätherische Öle in Parfums sowie Berührungen mit Pflanzen ***(Wiesengräser-Dermati-***

Beschwerdebild	Was steckt dahinter?	Was ist zu tun?
Winzige gerötete Linien, später auch Knötchen und Bläschen ➤ An Stellen mit dünner Haut (z. B. zwischen den Fingern, an Handgelenken, innerem Fußrand, Ellenbeuge, Penis) ➤ Quälender Juckreiz	Krätze (Scabies → S. 1095), verursacht durch Krätzmilben	In den nächsten Tagen zum Haus- oder Hautarzt **Selbsthilfe:** Unter- und Bettwäsche täglich wechseln, bei 60 °C waschen oder einige Tage luftdicht verpacken

tis) eine phototoxische Reaktion.

Erhabene Hautveränderungen ohne Fieber III: Knötchen, Pusteln und Wucherungen

Beschwerdebild	Was steckt dahinter?	Was ist zu tun?
Stark juckende, gerötete und oft nässende Herde mit Knötchen, Bläschen und Krusten bei kleinen Kindern ➤ V. a. an Gesicht, Kopfhaut, Streckseiten von Armen und Beinen ➤ Kratzspuren, entzündete und offene Stellen	Neurodermitis (→ S. 1072), typische Form bei Säuglingen und Kleinkindern	In den nächsten Tagen zum Kinderarzt, wenn die Beschwerden erstmals auftreten **Selbsthilfe:** ➤ Intensive Hautpflege (→ S. 1072) ➤ Säuglinge 6 Monate voll stillen ➤ Lockere Kleidung, z. B. aus Baumwolle, Leinen, Seide ➤ Allergene vermeiden, Wohnungshygiene (→ S. 1044)
Stark juckende, bräunlich-rote Herde mit verdickter Haut, Schuppen und/oder Knötchen ➤ V. a. an Gesicht, Hals und Gelenkbeugen ➤ Schubartiger Verlauf, Verstärkung bei Stress ➤ Trockene, empfindliche Haut	Neurodermitis (→ S. 1072), typische Form bei älteren Kindern und Erwachsenen	In den nächsten Tagen zum Haus- oder Hautarzt, wenn die Beschwerden erstmals auftreten **Selbsthilfe:** ➤ Intensive Hautpflege (→ S. 1072) ➤ Lockere Kleidung, z. B. aus Baumwolle, Leinen, Seide ➤ Allergene vermeiden (→ S. 1044)
Ausschlag mit kleinen, flachen, rötlichen Knötchen, 7–12 Tage **nach Beginn einer Medikamenteneinnahme** ➤ V. a. am Stamm ➤ Meist starker Juckreiz	Arznei[mittel]exanthem (→ S. 1082), z. B. bei Einnahme von Antibiotika (v. a. Ampicillin → S. 1051), Bluthochdruckmitteln (→ S. 724), Schmerzmitteln (z. B. NSAR → S. 996)	Am selben Tag zum Haus- oder Hautarzt
Ausschlag mit erhabenen, tastbaren Hautblutungen ➤ Evtl. Beginn mit juckenden Knötchen oder Quaddeln	➤ Allergische Vaskulitis (Gefäßentzündung → S. 1010), z. B. nach viralen oder bakteriellen Infekten, Medikamenten wie Schmerzmitteln (NSAR → S. 996), Antibiotika (→ S. 1051) ➤ Sonderform bei Kindern: Purpura Schönlein-Henoch (→ S. 1039) mit Gelenk- und Bauchschmerzen	Am selben Tag zum Haus- oder Kinderarzt
Juckende Knötchen nach intensiver Sonnenbestrahlung ➤ Oft bei Verwendung fetthaltiger Sonnenschutzmittel ➤ Auch nach Sonneneinstrahlung durch Glas	Sonnenallergie (→ S. 1066), insbesondere Mallorca-Akne (→ S. 1066)	Zum Haus- oder Hautarzt, wenn nach 3 Tagen keine Besserung eintritt **Selbsthilfe:** ➤ Weitere Sonnenbestrahlung vermeiden ➤ Bei starkem Juckreiz Antihistaminika (z. B. Fenistil®)
Mitesser, entzündliche Knötchen und eitrige Pusteln auf fettiger Haut ➤ V. a. im Gesicht, an Brust und Rücken ➤ Besonders bei Jugendlichen und jungen Erwachsenen	Akne (→ S. 1091)	Bei Gelegenheit dem Haus- oder Hautarzt zeigen, wenn die Akne kosmetisch stört **Selbsthilfe:** ➤ Vermeidung von „Pickeldrücken" und von fettigen Salben ➤ Reinigen mit speziellen Waschlotionen
Gefäßreiser, Rötungen, Knötchen und/oder Pusteln, v. a. **an Stirn und Wangen** ➤ Gelegentlich auch an Brust oder Rücken ➤ Kann Akne ähneln ➤ Oft schubweiser Verlauf ➤ V. a. im mittleren Lebensalter	Rosazea (→ S. 1114)	In den nächsten Wochen zum Haus- oder Hautarzt **Selbsthilfe:** ➤ Meiden von Faktoren, die eine Verschlimmerung auslösen können, z. B. Alkohol, Koffein, Nikotin, Sonnenlicht, starke Gewürze, Stress ➤ Keine Verwendung von Seifen, sondern von milden Syndets

1 Granuloma pyogenicum: Wucherung von Blutgefäßen als Reaktion auf eine Verletzung mit anschließender Wundinfektion, meist innerhalb weniger Wochen entstehend. Lippen und Finger sind besonders häufig betroffen. Das Granuloma pyogenicum ist sehr empfindlich, nässt und blutet leicht. Häufig ist es von eitrigem Schorf belegt. Es muss vollständig operativ entfernt werden, danach sind die Heilungsaussichten sehr gut.

2 Fibrom: Gutartiger Tumor des Bindegewebes, der in verschiedenen Körperregionen (z. B. auch im Knochen) vorkommt. An der Haut unterscheidet man im Wesentlichen zwei verschiedene Formen: *Weiche Fibrome (Fleischwarzen)* sind hautfarben und bilden einen Stiel aus. Sie treten meist im Bereich von Hautfalten auf, oft in größerer Anzahl. Eine besondere Häufung findet sich bei Übergewichtigen und Diabetikern. Wird aus kosmetischen Gründen eine Entfernung gewünscht, reicht bei weichen Fibromen meist ein kleiner Schnitt. *Harte Fibrome (Dermatofibrome)* bilden leicht erhabene bis halbkugelige Knötchen, die gelegentlich jucken. Sie sind oft bräunlich mit hellerem Zentrum und finden sich vornehmlich an Armen und Beinen. Sie werden mit dem Skalpell herausgeschnitten.

Beschwerdebild	Was steckt dahinter?	Was ist zu tun?
Rote Flecken und Knötchen um den Mund, oft auch in den Augenwinkeln ➤ Brennen und Spannungsgefühl ➤ V. a. bei jüngeren Frauen	Periorale Dermatitis (Mundrose → S. 1112)	In den nächsten Wochen zum Haus- oder Hautarzt, wenn Selbsthilfe nicht ausreicht **Selbsthilfe:** ➤ Kosmetika und Pflegeprodukte für 6–12 Wochen konsequent absetzen, Gesicht mit klarem Wasser reinigen ➤ Kompressen mit schwarzem Tee
Stecknadelkopfgroße, kugelige, **weißliche oder hautfarbene Knötchen** ➤ V. a. in Gesicht und Genitalbereich ➤ Meist in Gruppen	Milien (Hautzysten, Hautgries → S. 1114)	Bei Gelegenheit zum Hautarzt, wenn die Milien kosmetisch stören
Einzelne oder gruppierte, **blassblaue bis rötliche Knötchen mit netzartiger, weißer Zeichnung** ➤ Auf Haut und/oder Schleimhaut ➤ Schubweiser Verlauf ➤ Juckreiz	Knötchenflechte (Lichen ruber planus → S. 1114)	In den nächsten Wochen zum Haus- oder Hautarzt
Scharf begrenzte, derbe, **weiße bis rötliche Erhebungen,** meist **in Ringform** ➤ V. a. an Händen und Füßen ➤ Oft gehäuft in Reihe auftretend	Granuloma anulare (→ S. 1114)	Bei Gelegenheit zum Kinder-, Haus- oder Hautarzt
Einzelne gerötete Knoten oder kleine Wunden ➤ In der Mitte evtl. kleiner roter Punkt sichtbar ➤ Evtl. linienförmige Anordnung, v. a. bei Flöhen und Wanzen ➤ Starker Juckreiz	Stiche durch Insekten bzw. Parasiten, z. B. Mückenstiche, Flohbisse (→ S. 1096), Wanzenbisse (→ S. 1096)	In den nächsten Tagen zum Hausarzt, wenn Bisse wiederholt auftreten oder in Linien angeordnet sind **Selbsthilfe:** ➤ Nicht kratzen ➤ Juckreizstillende Präparate (z. B. Fenistil® Kühl Roll-on) ➤ Bei Flohbefall Vollbad, Kleidung wechseln und waschen
Winzige gerötete Linien, später auch Knötchen und Bläschen ➤ An Stellen mit dünner Haut (z. B. zwischen den Fingern, an Handgelenken, innerem Fußrand, Ellenbeuge, Penis) ➤ Quälender Juckreiz	Krätze (Scabies → S. 1095), verursacht durch Krätzmilben	In den nächsten Tagen zum Haus- oder Hautarzt **Selbsthilfe:** Unter- und Bettwäsche täglich wechseln, bei 60° waschen oder einige Tage luftdicht verpacken
Geröteter druckschmerzhafter Knoten, oft mit einem Eiterpropf in der Mitte ➤ V. a. an Nacken, Gesicht, Achselhöhlen und Gesäß	➤ Haarbalgentzündung (Follikulitis → S. 1088) ➤ Furunkel (→ S. 1088)	Am selben Tag zum Hausarzt bei Furunkeln im Gesicht oder Grunderkrankungen wie Diabetes, AIDS In den nächsten Tagen, wenn die Veränderungen nicht spontan abheilen oder zu mehreren auftreten **Selbsthilfe:** Bei „unreifen" Furunkeln außerhalb des Gesichts Zugsalbe (z. B. Ichtholan® Salbe)
Duckschmerzhafte, unscharf abgegrenzte, **rötliche oder gelblich-grüne Knoten** ➤ V. a. an der Streckseite der Unterschenkel, Gesäß, Armen ➤ Oft Muskel- und Gelenkschmerzen	Knotenrose (Erythema nodosum → S. 1084), z. B. bei Sarkoidose (→ S. 612), Morbus Crohn (→ S. 650), Colitis ulcerosa (→ S. 650), Infektionen (z. B. TBC → S. 607), infektiösen Durchfallerkrankungen (→ S. 642)	Am selben Tag zum Haus- oder Hautarzt
Sattrote bis blaurote, kissen- oder schwammartige Erhebung ➤ Meist schon bei Geburt vorhanden ➤ Selten ab 4. Lebensjahrzehnt auftretend	Blutschwamm (Hämangiom → S. 1103)	In den nächsten Tagen zum Haut- oder Hausarzt, wenn ein Blutschwamm in späteren Lebensjahren sein Aussehen ändert, sich vergrößert oder blutet In den nächsten Wochen zum Kinder-, oder Hautarzt, wenn ein Blutschwamm kosmetisch stört oder bei Säuglingen im Augen-, Mund- oder Windelbereich sitzt
Sattroter, kugel- oder pilzförmiger Knoten ➤ Nach Verletzung wachsend ➤ V. a. an Händen, Füßen oder im Gesicht	Granuloma pyogenicum [1]	In den nächsten Wochen zum Haut- oder Hausarzt

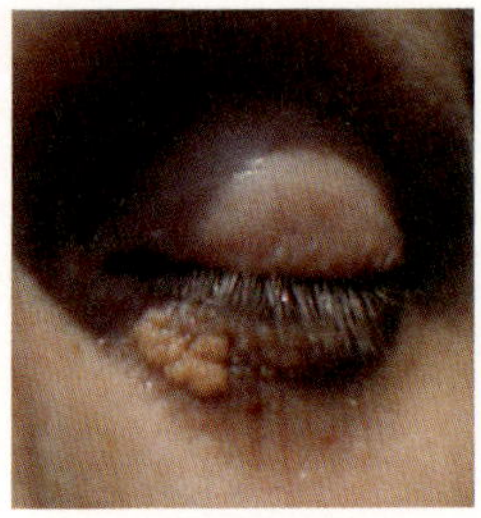

3 *Ausgeprägte* **Xanthelasmen** *bei einer 32-jährigen Frau.* [WKY 0139]

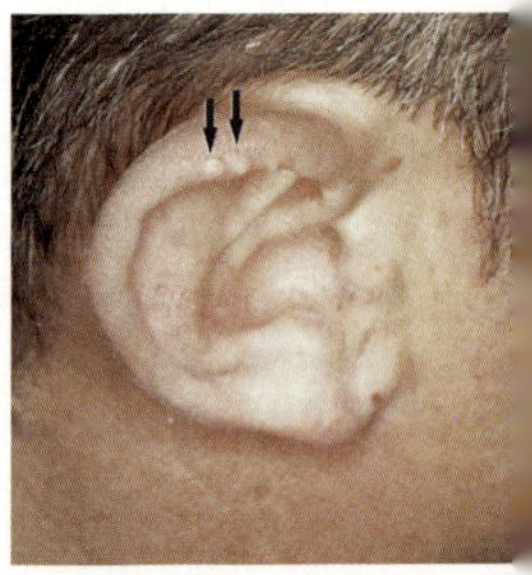

4 *Zwei kleine* **Tophi** *an der Ohrmuschel eines 55-jährigen Patienten mit chronischer Gicht.* [GTV 0140]

5 Fließende Übergänge bestehen vom Fibrom zum **[gutartigen] Histiozytom,** einem meist schmerzhaften, rötlichbraunen bis blauschwarzen Knötchen, das z. B. infolge eines Insektenstichs entstehen kann. Histiozytome werden mit dem Skalpell herausgeschnitten.

Beschwerdebild	Was steckt dahinter?	Was ist zu tun?
Derbe bis erbsengroße **Knötchen mit weißlicher, rauer Oberfläche** ➤ V. a. an Händen und Füßen ➤ Oft beetartige Ausbreitung	Gewöhnliche Warzen (→ S. 1080)	In den nächsten Tagen zum Haus- oder Hautarzt, wenn die Warzen bluten, sich entzünden oder sich auf erkrankter Haut (z. B. bei Neurodermitis) entwickeln Bei Gelegenheit, wenn die Warzen kosmetisch stören oder sich stark ausbreiten. **Selbsthilfe:** ➤ Verätzen mit Silbernitrat (z. B. in Höllenstein Ätzstift®), Vereisen (z. B. mit Scholl Freeze® Warzenentferner) ➤ Ansteckungsgefahr beachten
Weiche, flache, wenig auffällige **Knötchen mit hautfarbener bis rötlichbrauner Färbung** ➤ V. a. im Gesicht, an Unterarmen, Hand- und Fußrücken ➤ Meist zahlreich auftretend	Flachwarze (→ S. 1084)	Bei Gelegenheit zum Haus- oder Hautarzt, wenn die Warzen kosmetisch stören oder sich stark ausbreiten
Kreis- oder augenförmige, erhabene, **gelbliche Hornhautverdickung an belasteten Stellen der Füße** ➤ V. a. an Fußsohle und Zehenrücken ➤ Bei Druck schmerzhaft	Hühnerauge (→ S. 1068)	Am nächsten Tag zum Haus- oder Hautarzt bei Rötungen, Schwellungen oder zunehmenden Schmerzen In den nächsten Wochen bei großen (> 0,5 cm) oder gehäuft auftretenden Hühneraugen, Grunderkrankungen wie Diabetes oder Durchblutungsstörungen der Beine. **Selbsthilfe:** ➤ Druckentlastung z. B. durch weiches Schuhwerk, Hühneraugenringe ➤ Hühneraugenpflaster aus der Apotheke (z. B. von Gehwol®) ➤ Vorsichtiges, schichtweises Abtragen mit Bimsstein oder speziellen Hobeln
Linsengroße, hautfarbene, in der Mitte eingedellte Knötchen, die wie Perlen aussehen ➤ In Gruppen an Gesicht, Hals, Oberkörper, Gesäß und Genitalbereich ➤ Auf Druck Entleerung von breiigem, weißlichen Inhalt	Dellwarze (Molluske → S. 1084)	In den nächsten Wochen zum Kinder-, Haus- oder Hautarzt, wenn die Dellwarzen massenhaft oder auf erkrankter Haut (z. B. bei Neurodermitis) auftreten
Hautfarbene Knötchen mit stielartiger Verengung ➤ Oft an Hals und Achseln ➤ Evtl. zahlreich auftretend	Weiches Fibrom (Fleischwarze)[2]	Bei Gelegenheit dem Haus- oder Hautarzt zeigen
Weiche, **gelblich bis rötlich schimmernde Knötchen** ➤ V. a. an Augenlidern, Knien, Ellenbogen, Händen, Füßen und Gesäß ➤ Meist in Gruppen auftretend	➤ Xanthelasmen[3] (→ S. 1105), an Augenlidern ➤ Xanthom (→ S. 1105)	In den nächsten Wochen zum Hausarzt
Gelblich-weiße Knoten in der Umgebung von schmerzenden Gelenken und/oder am Ohrmuschelrand	Gichttophi[4] (→ S. 771) bei chronischer Gicht (→ S. 769)	Bei Gelegenheit dem behandelnden Arzt zeigen
Gelbliche, braune oder schwarze Knötchen mit fettig wirkender Oberfläche ➤ V. a. an Brust und Rücken ➤ Ab dem 5. Lebensjahrzehnt	Alterswarze (→ S. 1104), gutartige Veränderung	In den nächsten Wochen zum Haut- oder Hausarzt, um ein (ähnlich aussehendes) Melanom auszuschließen
Hautfarbene oder bräunliche bis braun-schwarze, glatte Knötchen ➤ V. a. an Armen und Beinen ➤ Evtl. juckend oder druckschmerzhaft	➤ Hartes Fibrom[2] (Dermatofibrom) ➤ Gutartiges Histiozytom[5]	Bei Gelegenheit dem Haus- oder Hautarzt zeigen
Mittelbraune bis braunschwarze, scharf begrenzte, knotige Hautwucherung ➤ Kein Wachstum ➤ Evtl. behaart	➤ Naevuszellnaevus(→ S. 1102) ➤ Gutartiges Histiozytom[5]	Bei Gelegenheit dem Haus- oder Hautarzt zeigen

Beschwerdebild	Was steckt dahinter?	Was ist zu tun?
Braune oder schwarze, knotige Hautwucherung mit unregelmäßiger Oberfläche und Begrenzung ➤ Wachstum und/oder Veränderung des Aussehens ➤ Meist Juckreiz ➤ Umgebende Haut häufig gerötet ➤ Evtl. wiederholte Blutungen	(Malignes) Melanom (→ S. 1097), bösartiger Hauttumor	In den nächsten Tagen zum Haut- oder Hausarzt **Selbsthilfe:** ➤ Sonnenschutz (→ S. 1066) ➤ Ab dem 45. Lebensjahr regelmäßige Selbstkontrolle
Rötlich-bräunliches, oft perlmuttartig glänzendes, **langsam wachsendes Knötchen** ➤ Erhöhter Randsaum, erweiterte Gefäße, oft feine Blutungen und Krusten ➤ V. a. an Kopf und Hals	Basaliom (→ S. 1099), bedingt bösartiger Hauttumor	In den nächsten Tagen zum Haut- oder Hausarzt **Selbsthilfe:** ➤ Sonnenschutz (→ S. 1066) ➤ Ab dem 45. Lebensjahr regelmäßige Selbstkontrolle
Knötchenförmige oder blumenkohlartige, langsam wachsende Hautwucherung ➤ Evtl.blutige Krusten und/oder schmierig belegte Geschwüre ➤ V. a. im Gesicht	Spinaliom (Stachelzelelkrebs → S. 1100), bösartiger Hauttumor	In den nächsten Tagen zum Haut- oder Hausarzt **Selbsthilfe:** ➤ Sonnenschutz (→ S. 1066) ➤ Ab dem 45. Lebensjahr regelmäßige Selbstkontrolle

Knoten unter der Haut

Muskeln, Sehnen, Knochen, Schilddrüse, weibliche Brust – in zahlreichen Geweben können **Knoten** entstehen, die von außen tastbar sind. Sie sind nicht Gegenstand der nebenstehenden Tabelle. Hier finden Sie ausschließlich Veränderungen aufgelistet, die ihren Ursprung in den tieferen Hautschichten inklusive der dort gelegenen Lymphknoten haben.

Beschwerdebild	Was steckt dahinter?	Was ist zu tun?
Dellenbildung in der Haut („Orangenhaut") ➤ V. a. an Gesäß, Hüfte, Oberschenkeln und -armen ➤ Meist bei übergewichtigen Frauen	Zellulite (→ S. 1071)	**Selbsthilfe:** ➤ Ausdauersport (z. B. Jogging, Walking) ➤ Gewichtsreduktion ➤ Möglichst Rauchverzicht
Elastischer oder derber Knoten unter unauffälliger Haut ➤ Erbsen- bis Apfelsinengröße ➤ Oft mehrfaches Auftreten	➤ Grützbeutel (Atherom → S. 1104), v. a. am behaarten Kopf ➤ Fettgewebsgeschwulst (→ S. 1105)	In den nächsten Wochen zum Hausarzt
Derbe Knötchen in Gelenknähe oder über Knochenvorsprüngen mit Gelenkschmerzen	Rheumaknoten, z. B. bei rheumatoider Arthritis (→ S. 999)	Bei Gelegenheit betreuendem Arzt zeigen
Bis erbsengroße Knoten, Mitesser und Pusteln ➤ V. a. an Nacken, Rücken, Achseln, Gesäß und Leistenbeugen ➤ Später evtl. großflächige Entzündungen und Abszesse	Akne conglobata (→ S. 1091)	In den nächsten Wochen zum Haus- oder Hautarzt
Einzelne, schmerzlose Knoten oder knotige Schwellungen an Hals, Achsel oder Leiste ➤ Evtl. Abgeschlagenheit, Fieber und/oder Nachtschweiß	➤ Infektionskrankheiten, z. B. Röteln (→ S. 409), Rachenentzündung (→ S. 582), Pfeiffersches Drüsenfieber (→ S. 581), Tuberkulose (→ S. 1084), AIDS (→ S. 1054) ➤ Rheumatische Erkrankungen wie Lupus erythematodes (→ S. 1005) ➤ Selten: Leukämie (→ S. 1040), malignes Lymphom (Lymphdrüsenkrebs → S. 1043), Lymphknotenmetastasen	In den nächsten Tagen zum Hausarzt, wenn sich die Knoten neu bilden
Einzelne, druckempfindliche Knoten oder knotige Schwellungen ➤ V. a. an Hals, Achsel oder Leiste ➤ Evtl. roter Streifen, von dem Infektionsherd Richtung Herz ziehend ➤ Evtl. Fieber	Lymphadenitis (→ S. 1054) als Begleitreaktion bei bakteriellen Infektionen, z. B. [Streptokokken]Angina (→ S. 579), infizierte Wunden, Furunkel (→ S. 1088), Wundrose (→ S. 1089)	Am selben Tag zum Hausarzt

Hautveränderungen mit Fieber

Beschwerdebild	Was steckt dahinter?	Was ist zu tun?
Stark schmerzhafte, teigige Schwellung und Rötung mit hohem Fieber und Schüttelfrost ➤ Unscharfe Begrenzung	Phlegmone (→ S. 1090)	Sofort zum Hausarzt
Schmerzhafte, flammende Rötung mit hohem Fieber und Schüttelfrost ➤ Scharfe Begrenzung mit zungenförmigen Ausläufern	Wundrose (Erysipel → S. 1089)	Sofort zum Hausarzt
Kreisförmige, sich vergrößernde oder wandernde Rötung mit leichtem Fieber ➤ Oft Kopfschmerz, Krankheitsgefühl ➤ Vorangegangener Zeckenbiss (evtl. unbemerkt)	Wanderröte[1] (Erythema migrans → S. 1095) bei Borreliose (→ S. 1094)	Am selben Tag zum Hausarzt gehen, da frühzeitige Antibiotikagabe nötig ist, um mögliche Komplikationen zu verhindern (z. B. Lähmungen, Nervenschmerzen, Gelenkentzündung)
Symmetrische Rötung auf Wangen und Nasenrücken mit Fieber ➤ Oft Gelenkschmerzen	Schmetterlingserythem (→ S. 1007), z. B. bei ➤ Lupus erythematodes (→ S. 1005) ➤ Beginnenden Ringelröteln (→ S. 1005)	In nächsten Tagen zum Haus- oder Kinderarzt
Duckschmerzhafte, unscharf abgegrenzte, **rötliche oder gelblich-grüne Knoten** mit mäßigem Fieber ➤ V. a. an der Streckseite der Unterschenkel, Gesäß, Armen ➤ Oft Muskel- und/oder Gelenkschmerzen	Knotenrose (Erythema nodosum → S. 1084), z. B. bei Sarkoidose (→ S. 612), Morbus Crohn (→ S. 650), Colitis ulcerosa (→ S. 650), Infektionen (z. B. TBC → S. 607), infektiösen Durchfallerkrankungen (→ S. 642)	Am selben Tag zum Haus- oder Hautarzt
Lila-rötliche, schuppende Hautveränderungen mit mäßigem Fieber ➤ V. a. an Gesicht, Streckseite der Finger, Knie, Ellenbogen ➤ Schwellung der Augenlider ➤ Muskelschmerzen und -schwäche, v. a. an der Schulter- und Hüftmuskulatur	Dermatomyositis (→ S. 1009)	In den nächsten Tagen zum Hausarzt
Samtartiger Ausschlag mit kleinen, blauroten Flecken und hohem Fieber ➤ Ausbreitung von der Brust aus ➤ Halsschmerzen, geschwollene Halslymphknoten	Scharlach (→ S. 411)	Am selben Tag zum Kinder- oder Hausarzt
Ausschlag mit hellroten, rasch zusammenfließenden Flecken und hohem Fieber ➤ Ausbreitung vom Gesicht aus ➤ Schnupfen, Husten, gerötete Augen	Masern (→ S. 408)	Am selben Tag Kinderarzt benachrichtigen **Selbsthilfe:** ➤ Bettruhe in abgedunkeltem Raum ➤ Ansteckungsgefahr beachten
Ausschlag mit linsengroßen, hellroten Flecken und leichtem Fieber ➤ Ausbreitung vom Gesicht aus ➤ Evtl. Schnupfen, gerötete Augen	Röteln (→ S. 409)	Am selben Tag zum Kinder- oder Hausarzt **Selbsthilfe:** Kontakt zu ungeimpften Schwangeren meiden
Kurzfristiger Ausschlag mit feinen, hellroten Flecken an Rumpf und Hals ➤ Im Anschluss an 3(–7) Tage Fieber ➤ In den ersten 3 Lebensjahren	Dreitagefieber (Exanthema subitum → S. 412)	Am selben Tag zum Kinderarzt, wenn ein Säugling hohes Fieber oder ein älteres Kind länger als 3 Tage ohne ersichtlichen Grund Fieber hat
Ausschlag mit kleinen, unregelmäßigen, blutig-dunklen Flecken und Fieber ➤ An Armen, Beinen, Hand- und Fußsohlen, Mundschleimhaut ➤ Evtl. Kopfschmerzen, Nackensteifigkeit	➤ Blutvergiftung (Sepsis → S. 1053) ➤ Hirnhautentzündung (→ S. 1133) ➤ Endokarditis (Herzinnenhautentzündung → S. 714), Flecken meist nur an Hand- und Fußsohle ➤ Tropenerkrankungen wie Denguefieber (→ Tab. S. 314)	Notarzt rufen bei hohem Fieber, schlechtem Zustand, Nackensteifigkeit Ansonsten sofort zum Hausarzt

Wenn **Hautveränderungen** – sei es ein Ausschlag oder ein lokalisierter Befund – **mit Fieber** verbunden sind, kommt als Ursache entweder eine Infektion oder eine überschießende Immunreaktion in Frage. Bei letzterer kann es sich um eine Autoimmunerkrankung handeln (→ S. 1049), die zu krankhaften Angriffen des Immunsystems auf Haut und Unterhaut führt, oder aber um eine allergische Reaktion, z. B. auf Medikamente. Manchmal sind auch verschiedene Ursachen beteiligt, wenn das Immunsystem auf eine banale Infektion fehlerhaft reagiert, etwa mit einer Knotenrose, einer allergischen Vaskulitis, einem Stevens-Johnson-Syndrom oder einem Lyell-Syndrom.

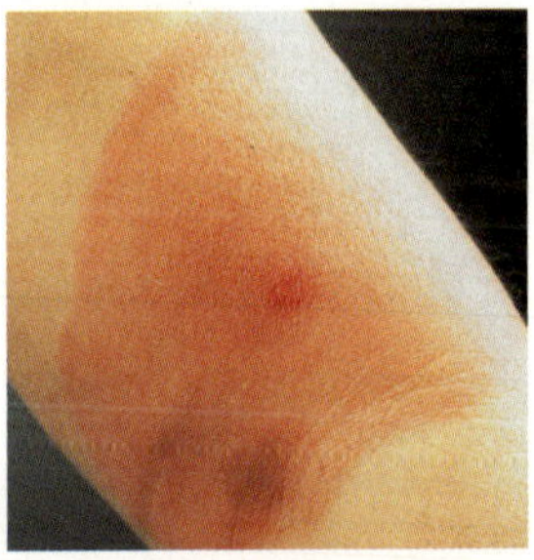

1 *Gut zu erkennen ist hier die* **Wanderröte,** *die häufigste Folge einer Borrelienübertragung durch Zecken. Sie entwickelt sich Tage bis Wochen nach einem Zeckenbefall im Bereich der Bissstelle. So deutlich und mit scharfer Abgrenzung wie hier am Oberarm eines 14-jährigen Jugendlichen ist die Wanderröte nicht immer zu sehen – oft erscheint sie blasser oder tritt an Körperstellen auf, die weniger ins Auge fallen.* [GTV 0142]

Beschwerdebild	Was steckt dahinter?	Was ist zu tun?
Ausschlag mit erhabenen, tastbaren Hautblutungen und Fieber ➤ Evtl. Beginn mit juckenden Knötchen oder Quaddeln	➤ Allergische Vaskulitis (Gefäßentzündung), z. B. nach viralen oder bakteriellen Infekten, Medikamente wie Schmerzmittel (NSAR → S. 996), Antibiotika (→ S. 1051) ➤ Sonderform bei Kindern: Purpura Schönlein-Henoch (→ S. 1039) mit Gelenk- und Bauchschmerzen	Am selben Tag zum Haus- oder Kinderarzt
Ausschlag mit stark juckenden Knötchen und verkrustenden Bläschen auf Haut und Schleimhaut mit leichtem Fieber ➤ Schubweiser Verlauf	Windpocken **2** (→ S. 411)	Am selben Tag zum Kinderarzt bei Erkrankung im ersten Lebenshalbjahr, unklaren Beschwerden, Entzündungen, unbeherrschbarem Juckreiz **Selbsthilfe:** ➤ Kühlende Umschläge, Lotionen (z. B. Anaesthesulf®, Lotio alba) ➤ Lockere Kleidung, kurze Fingernägel ➤ Ansteckungsgefahr beachten
Rote, rosettenförmige Herde mit zentralen Blasen und hohem Fieber ➤ An Armen, Beinen und Schleimhäuten (Mund, Auge, Genitale) ➤ Schlechter Allgemeinzustand	Stevens-Johnson-Syndrom (→ S. 1086)	Notarzt rufen
Plötzliche Bildung großer Blasen und großflächige Ablösung der Oberhaut mit Fieber ➤ Befallene Haut wirkt wie verbrüht ➤ Starkes Krankheitsgefühl	Lyell-Syndrom (Syndrom der verbrühten Haut → S. 1115), bei kleinen Kindern als Folge einer Infektion, ansonsten als seltene Nebenwirkung, z. B. von manchen Schmerzmitteln und Antibiotika	Notarzt rufen
Verdickungen und Verhärtungen der Haut mit Fieber ➤ Ausgedehnt oder auf Hände und Füße beschränkt ➤ Kleine weiße Stippchen (Kalkspritzer) ➤ Anfallsweises Weißwerden der Finger	Sklerodermie (→ S. 1008)	In den nächsten Tagen zum Hausarzt

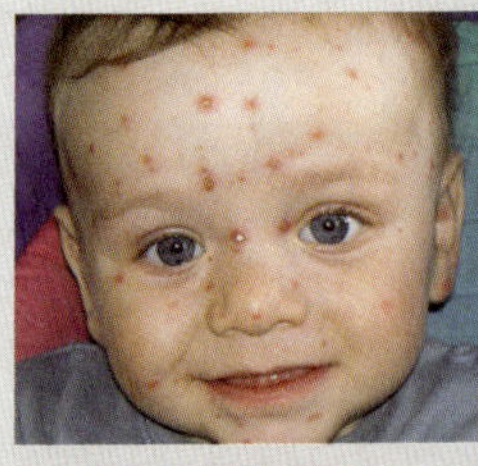

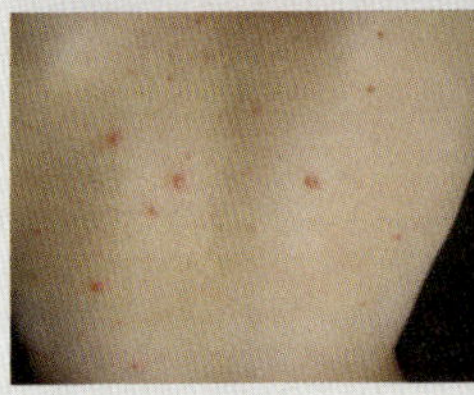

2 *Diese beiden Bilder zeigen den typischen* **Windpockenausschlag:** *Der Arzt spricht vom* ***Sternenhimmel,*** *denn die einzelnen* **Windpockenpusteln** *sind verschieden weit entwickelt und „leuchten" unterschiedlich stark.* [WKY, ISP 0143]

Großflächiger Hautjuckreiz

Großflächiger Juckreiz mit sichtbaren Hautveränderungen → Tab. S. 150 bis S. 159

Beschwerdebild	Was steckt dahinter?	Was ist zu tun?
Großflächiger Juckreiz ohne weitere Beschwerden	➤ Juckreiz ohne nachweisbare Ursache (idiopathischer Juckreiz), liegt bei 50% der Betroffenen vor ➤ Somatoforme Störung (→ S. 1212), Angststörung	In den nächsten Tagen zum Haus- oder Hautarzt **Selbsthilfe:** Entspannungsverfahren (→ S. 1257)
Großflächiger **Juckreiz bei bekanntem Diabetes** oder mit Beschwerden wie ➤ Starkem Durst, häufigem Wasserlassen ➤ Gewichtsabnahme, Müdigkeit	Diabetes (→ S. 758)	Am selben Tag zum Hausarzt

Juckreiz ***(Pruritus)*** entsteht, wenn der Botenstoff Histamin an irgendeiner Stelle des Körpers freigesetzt wird – z. B. durch Entzündungsprozesse – und dort die Nervenendigungen der Haut reizt. Nervenfasern leiten die Empfindung zum Gehirn weiter, wo sie den typischen, reflexartigen Drang zum Kratzen auslöst. Der dabei entstehende leichte Schmerz führt zu einer unmittelbaren, wenn auch meist nur kurzfristi-

Beschwerdebild	Was steckt dahinter?	Was ist zu tun?
Großflächiger Juckreiz bei trockener, leicht schuppender Haut ➤ Häufig Spannungsgefühl ➤ Verstärkung des Juckreizes bei Kälte oder trockener Heizungsluft ➤ Neigung zu Ekzemen	➤ Anlagebedingte Trockenheit der Haut (→ S. 1064) meist verstärkt im höheren Alter (Altershaut → S. 1064) ➤ Reinigungsmaßnahmen mit stark entfettender Wirkung ➤ Textilien aus luftundurchlässigen oder rauen Materialien (z. B. Synthetics, Wolle)	In den nächsten Wochen zum Haus- oder Hautarzt, wenn Selbsthilfemaßnahmen nicht ausreichen **Selbsthilfe:** ➤ Nicht täglich Baden oder Duschen, rückfettende und pH-neutrale Seifen, Duschgels und Badezusätze ➤ Nach Hautreinigung eincremen mit stark fetthaltigen Emulsionen oder Öl ➤ Raumluft anfeuchten ➤ Luftdurchlässige Kleidung, auf Wolle verzichten ➤ Evtl. auf Alkohol, scharfe Gewürze und sehr heiße Getränke verzichten
Juckreiz, der nach Vorstellung der Betroffenen **durch (nicht nachweisbare) kleine Tierchen** ausgelöst wird	Ungezieferwahn [1] (→ S. 1167) mit Berührungshalluzinationen (→ S. 1167), z. B. bei Schizophrenie (→ S. 1187), chronischen organischen Psychosen (→ S. 1215)	In den nächsten Tagen zum Hausarzt oder Psychiater
Großflächiger **Juckreiz mit auffallend „blühender" Gesichtsfarbe**	Polyglobulie (→ S. 1037)	In den nächsten Tagen zum Hausarzt
Großflächiger Juckreiz mit knotenförmigen Schwellungen, z. B. an Hals, Achseln, Leisten ➤ Evtl. Abgeschlagenheit ➤ Evtl. Fieber, Nachtschweiß, Gewichtsverlust	➤ Chronisch lymphatische Leukämie (→ S. 1040) ➤ Malignes Lymphom (Lymphknotenkrebs → S. 1043)	In der nächsten Woche zum Hausarzt
Großflächiger **Juckreiz mit vermehrtem Schwitzen** und Gewichtsverlust ➤ Heißhunger, Durchfall ➤ Unruhe, Händezittern ➤ Evtl. Hervortreten der Augen	Schilddrüsenüberfunktion (Hyperthyreose → S. 750)	In den nächsten Tagen zum Hausarzt
Großflächiger **Juckreiz mit bräunlicher Verfärbung der Haut** ➤ Erhöhte Lichtempfindlichkeit der Haut ➤ Übelkeit, Erbrechen	Chronisches Nierenversagen (→ S. 782)	In den nächsten Tagen zum Hausarzt
Großflächiger **Juckreiz mit gelblicher Verfärbung von Haut und/oder Bindehaut**	Gelbsucht (Ikterus) bei Leber- und Gallenwegserkrankungen, z. B. Virushepatitis (→ S. 671), Leberzirrhose (→ S. 675), Primär sklerosierende Cholangitis (→ S. 671)	Am selben Tag zum Hausarzt
Großflächiger **Juckreiz bei Medikamenteneinnahme,** meist mit Gelbsucht	Leberschaden als Medikamentennebenwirkung z. B. von Schmerzmitteln (NSAR → S. 996), Antibiotika (v. a. Tetrazyklin → S. 1051), Mitteln gegen Fettstoffwechselstörungen (→ S. 768), Neuroleptika (→ S. 1168), „Pille" (→ S. 323)	Am selben Tag zum Hausarzt
Großflächiger **Juckreiz mit Hautauschlag bei Medikamenteneinnahme**	Medikamentenausschlag (Arznei[mittel]exanthem [2] → S. 1082), z. B. als Nebenwirkung von Antibiotika (v. a. Ampicillin → S. 1051)	Am selben Tag zum Hausarzt

gen Unterbrechung des Juckreizes, da die schmerzleitenden Nervenfasern schneller sind als die für die Weiterleitung von Juckempfindungen zuständigen. Dadurch überlagert der Schmerz als „kleineres Übel" die als besonders unangenehm erlebte Juckempfindung. Sobald der Schmerz nachlässt, kehrt jedoch meist der Juckreiz zurück, oft sogar verstärkt.

Je nach Dauer des Juckreizes wird unterschieden zwischen einer akuten und einer chronischen Form. Juckreiz von bis zu 6 Wochen Dauer hat meist eine nachweisbare, körperliche Ursache. Dagegen findet sich bei chronischem Juckreiz häufig kein Auslöser. Leidet der Betroffene unter starkem Stress oder seelischer Belastung, hat der Juckreiz oft eine psychische Komponente: Er symbolisiert dann den Wunsch, „aus der Haut zu fahren".

1 Ungezieferwahn ***(Dermatozoenwahn):*** Missempfindungen der Haut mit der wahnhaften Vorstellung von kleinen unter der Haut lebenden Insekten oder Würmern. Meist Begleiterscheinung schwerer Durchblutungsstörungen des Gehirns, von Diabetes, psychiatrischen Erkrankungen, Drogenmissbrauch (v. a. Kokain) oder eines Alkoholentzugs.

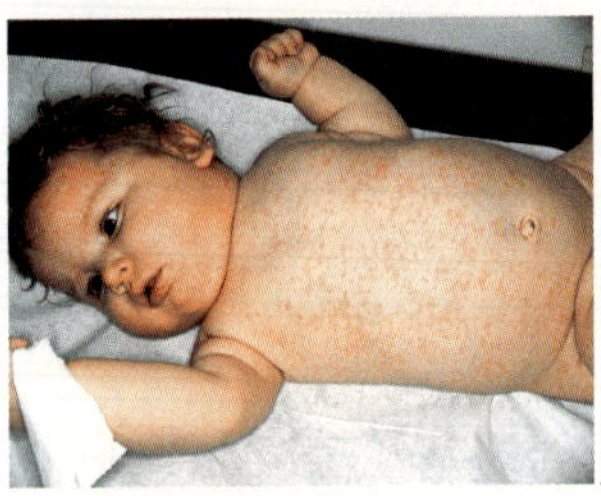

__2__ Ein __Arzneimittelexanthem__ bei einem Säugling. Typisch ist die stammbetonte Ausprägung des Ausschlags – Kopf, Beine und Arme sind fast immer ausschlagsfrei. [RKL 0144]

Taubheitsgefühl, Kribbeln und andere Missempfindungen

Beschwerdebild	Was steckt dahinter?	Was ist zu tun?
Taubheitsgefühl und Kribbeln in einem Arm oder Bein ➤ Nach dem Aufwachen oder längerem unbequemen Sitzen	Harmlos, vorübergehend verminderte Durchblutung durch Druck	Am selben Tag zum Arzt, wenn die Gefühlsstörung nicht nach wenigen Stunden abklingt **Erstmaßnahme:** Position ändern, Gliedmaßen leicht ausschütteln
Taubheitsgefühl in Fingern, Zehen und Gesicht ➤ Schwellungsgefühl an den Händen ➤ Schmerzen an verschiedenen Muskeln, Sehnen und Gelenken ➤ Ständige Müdigkeit	Fibromyalgie (→ 26k52)	In den nächsten Tagen zum Hausarzt
Plötzliches Taubheitsgefühl und Kribbeln im Mundbereich, an Armen und Beinen ➤ Verkrampfung von Händen, evtl. Füßen und Mund ➤ Rasche Atmung, Angst, Engegefühl in der Brust	➤ Hyperventilationssyndrom (→ S. 1214) ➤ Panikattacke (→ S. 1197)	Sofort zum Hausarzt, wenn sich der Anfall nicht unterbrechen lässt In den nächsten Tagen, wenn wiederholt Attacken auftreten **Erstmaßnahme:** In die vorgehaltene gewölbte Hand oder eine Plastiktüte atmen, bis sich die Beschwerden gebessert haben
Taubheitsgefühl und/oder Missempfindungen an der Daumenseite der Hand ➤ Evtl. mit Ausbreitung auf den Arm ➤ Evtl. Lähmungserscheinungen ➤ Insbesondere nachts	Karpaltunnel-Syndrom (→ S. 944)	In den nächsten Tagen zum Hausarzt, Orthopäden oder Neurologen
Taubheitsgefühl und/oder Missempfindungen an der Kleinfingerseite der Hand ➤ Im Bereich des 4. und 5. Fingers ➤ Evtl. Lähmungserscheinungen	Sulcus-ulnaris-Syndrom (→ S. 945)	In den nächsten Tagen zum Hausarzt, Orthopäden oder Neurologen
Anfallartiges Abblassen oder schmerzhafte Rötung der Finger mit Taubheitsgefühl und Kribbeln ➤ Oft bei Kälte	Raynaud-Syndrom (→ S. 1012)	In den nächsten Tagen zum Hausarzt **Selbsthilfe:** Im Anfall Hände massieren, bewegen, unter die Achseln stecken oder in fließend warmes Wasser halten
Tiefsitzendes Kribbeln, Zuckungen und heftiger Bewegungsdrang in den Beinen ➤ Evtl. auch in den Armen ➤ Verschlechterung in Ruhephasen, v.a. abends und nachts	Restless-legs-Syndrom (Syndrom der unruhigen Beine → S. 1160)	Bei erstmaligem Auftreten in den nächsten Tagen zum Hausarzt oder Neurologen **Selbsthilfe:** Z.B. abendliches Fahrradfahren, Schwimmen, Massage der Beine
Taubheitsgefühle und Beinschmerzen v.a. **bei längerem Gehen** ➤ Blasse und kühle Füße oder Zehen ➤ Wundheilungsstörungen, evtl. offene Stellen	Periphere arterielle Verschlusskrankheit (pAVK → S. 727)	Sofort zum Arzt oder in die Klinik bei starken Schmerzen oder Lähmungen Ansonsten in den nächsten Tagen zum Hausarzt
Taubheitsgefühl, Kribbeln und/oder Schmerzen am inneren Fußrand ➤ Besonders nachts und bei Belastung ➤ Evtl. Ausstrahlung in Fußsohle, Wade	Tarsaltunnelsyndrom (Engpasssyndrom des Tibialisnerven → S. 144), oft nach Verletzungen im Sprunggelenk (z.B. Außenknöchelbruch → S. 979) oder Fußbereich	In den nächsten Wochen zum Hausarzt oder Orthopäden
Plötzliches, vorübergehendes Taubheitsgefühl und/oder Missempfindungen ➤ Oft halbseitig ➤ Evtl. Kopfschmerzen ➤ Evtl. Lähmungen ➤ Evtl. Seh- oder Sprachstörungen	➤ Transitorische ischämische Attacke (TIA → S. 1127) ➤ Warnblutung (→ S. 1131) bei Hirnarterienaneurysma ➤ Kleiner Schlaganfall (→ S. 1126) ➤ Multiple Sklerose (→ S. 1135)	Am selben Tag zum Hausarzt oder Neurologen
Über Minuten bis Stunden zunehmendes Taubheitsgefühl und/oder Missempfindungen mit Kopfschmerzen ➤ Meist halbseitig ➤ Evtl. Lähmungen	➤ Schlaganfall (→ S. 1126), evtl. auch als vorübergehendes Ereignis ("Schlägelchen") ➤ Hirnaneurysmablutung (→ S. 1132) ➤ Sinus[venen]thrombose (→ S. 1132) ➤ Migräne (→ S. 1123)	Notarzt rufen

Missempfindungen an der Haut umfassen verschiedene Beschwerden, die einzeln, jedoch auch in Kombination auftreten können. Empfindungen wie Kribbeln, Pelzigkeitsgefühl oder Ameisenlaufen werden als *Parästhesie* bezeichnet, wörtlich mit „Fehlempfindung“ zu übersetzen. Sie kennzeichnen z.B. das anfängliche Beschwerdebild von Polyneuropathien und Nervenkompressionssyndromen. Bekommen die Missempfindungen einen schmerzhaften Charakter, handelt es sich definitionsgemäß um *Dysästhesien.* Schmerzhafte Missempfindungen treten bei verschiedensten Schädigungen des Nervensystems auf, etwa bei fortgeschrittenen Polyneuropathien, Schlaganfällen oder Nervenverletzungen. Als *Hypästhesie* bezeichnet man eine verminderte Berührungsempfindlichkeit der Haut, die zu einem Taubheitsgefühl führt. Als Ursache kommt jede Schädigung des Nervensystems in Frage, sei es durch Verletzungen, Druck, Stoffwechselerkrankungen, Durchblutungsstörungen, Infektionen oder andere Erkrankungen. Besonders häufig tritt eine Hypästhesie als Symptom einer Polyneuropathie oder eines Bandscheibenvorfalls auf. Das Gegenteil der Hypästhesie stellt die *Hyperästhesie* dar – eine erhöhte Empfindlichkeit der Haut gegenüber verschiedenen Sinnesreizen, z.B. Berührung, Druck oder Temperatur. Sie ist ein typisches Symptom der Sudeck-Krankheit, kommt jedoch auch häufig im Randbereich eines „tauben“ Hautgebiets vor. Eine Sonderform der Hyperäs-

Beschwerdebild	Was steckt dahinter?	Was ist zu tun?
Über Stunden bis Tage zunehmendes Taubheitsgefühl und/oder Missempfindungen ohne Kopfschmerzen ➤ Evtl. Lähmungen	➤ Multiple Sklerose (→ S. 1135) ➤ Guillain-Barré-Syndrom (→ S. 1139) ➤ Durchblutungsstörung des Rückenmarks[1]	Notarzt rufen oder in die nächste Klinik
Über Stunden bis Tage zunehmendes Taubheitsgefühl und/oder Missempfindungen mit Kopfschmerzen und Fieber ➤ Meist Bewusstseinstrübung ➤ Evtl. Seh- oder Sprachstörungen	➤ Hirnhautentzündung (→ S. 1133) ➤ Gehirnentzündung (→ S. 1134) ➤ Hirnabszess (→ S. 1133)	Notarzt rufen oder in die nächste Klinik
Über Wochen bis Monate zunehmendes Taubheitsgefühl und/oder Missempfindungen ➤ Evtl. Lähmungserscheinungen ➤ Evtl. Schmerzen	➤ Multiple Sklerose (→ S. 1135) ➤ Polyneuropathie, z. B. bei Diabetes (→ S. 758) oder Alkoholabhängigkeit (→ S. 1201) ➤ Gehirntumor (→ S. 1149) ➤ Rückenmarktumor (→ S. 1150) ➤ Chron. Subduralblutung (→ S. 1153) ➤ Kollagenosen (→ S. 1005), z. B. Lupus erythematodes (→ S. 1007)	In den nächsten Tagen zum Neurologen oder Hausarzt, wenn die Beschwerden erstmals auffallen
Taubheitsgefühl und/oder Missempfindungen an Armen oder Beinen nach Unfall oder Verletzung ➤ Evtl. Lähmungen	➤ Rückenmarkverletzung (→ S. 1154) ➤ Beschleunigungsverletzung der Halswirbelsäule (→ S. 922) ➤ Schädel-Hirn-Verletzung (SHT → S. 1152) ➤ Epiduralblutung (→ S. 1153) ➤ Akute Subduralblutung (→ S. 1153) ➤ Nervenverletzung bei Knochenbruch (→ S. 908), Verrenkung (→ S. 904) oder Quetschung (→ S. 904) ➤ Kompartment-Syndrom(→ S. 907) ➤ Sudeck-Erkrankung (→ S. 943)	Notarzt rufen Wenn die Empfindungsstörungen erst einige Tage nach einer Verletzung auftreten und mit Schmerzen und Schwellung verbunden sind, sofort in die Klinik **Erstmaßnahme:** ➤ Beim Verletzten bleiben, ggf. Wiederbelebung (→ S. 188) ➤ Rückenverletzte nur bei Lebensgefahr bewegen
Taubheitsgefühl und/oder Missempfindungen mit Rückenschmerzen ➤ Meist Schmerzen im betroffenen Arm oder Bein ➤ Evtl. Lähmungen	➤ Bandscheibenvorfall (→ S. 920) ➤ Spinalstenose (Verengung des Wirbelkanals → S. 922) ➤ Wirbelbruch (→ S. 928) ➤ Spondylolisthese (Wirbelgleiten → S. 926) ➤ Beschleunigungsverletzung (Schleudertrauma → S. 922) ➤ Knochentumor (→ S. 989) oder Knochenmetastase (→ S. 990) in der Wirbelsäule ➤ Multiple Sklerose (→ S. 1135) ➤ Borreliose (→ S. 1094)	Notarzt rufen oder in die nächste Klinik bei Verlust der Blasen- oder Darmkontrolle Ansonsten am selben Tag zum Hausarzt oder Orthopäden
Wechselndes Taubheitsgefühl und/oder Missempfindungen ➤ Meist demonstrativer Charakter	➤ Dissoziative Störung (→ S. 1192) ➤ Somatoforme Störung (→ S. 1212)	Am selben Tag zum Hausarzt zur weiteren Abklärung
Sonderbare Missempfindungen, verbunden mit Wahnvorstellungen	Berührungshalluzinationen (→ S. 1167), z. B. bei ➤ Schizophrenie (→ S. 1167) ➤ Akuten organischen Psychosen (→ S. 1215)	Sofort zum Psychiater oder in die Klinik
Anfallartiges Ameisenlaufen auf der Haut ➤ Evtl. wandernd oder sich ausbreitend ➤ Kein Bewusstseinsverlust	Epilepsie (→ S. 1145) mit einfach-fokalen Anfällen (→ S. 1146)	Am selben Tag zum Neurologen oder Hausarzt
Taubheitsgefühl und/oder Missempfindungen in Armen und Beinen 1. Bei oder nach Medikamenteneinnahme 2. Bei oder nach Kontakt mit verschiedenen Giftstoffen	1. Medikamentennebenwirkung, z. B. von bestimmten Antibiotika (→ S. 1051), Zytostatika (→ S. 1026), Rheumamitteln (Indometazin → Tab. S. 996), Chloroquin (→ S. 994, Tab. S. 997), 2. Toxische Wirkung, z. B. von Blei, Quecksilber, bestimmten Lösungsmitteln, Insektiziden	Am selben Tag zum Hausarzt Nach Rücksprache das Medikament absetzen oder durch ein anderes ersetzen

thesie ist die **Hyperalgie,** bei der sich die Überempfindlichkeit der Haut nur auf Schmerzreize bezieht.

1 Durchblutungsstörungen des Rückenmarks betreffen meist die vordere Rückenmarkarterie und werden dann als *Arteria-spinalis-anterior-Syndrom* bezeichnet. Die Erkrankung entspricht einem Schlaganfall des Rückenmarks und führt zunächst zu gürtelförmigen Schmerzen, Missempfindungen und/oder Taubheitsgefühl, bei ausbleibender Behandlung anschließend zu Lähmungen. Ursache sind meist Bandscheibenvorfälle, Rückenmarktumoren (→ S. 1150), Autoimmunerkrankungen (→ S. 1049) oder Veränderungen der Aorta (Aortenaneurysma → S. 731). Therapie der Wahl ist in den meisten Fällen eine sofortige Operation.

Haarausfall und andere Haarveränderungen

Beschwerdebild	Was steckt dahinter?	Was ist zu tun?
Gesteigerter täglicher Haarausfall (> 100 Haare), abnehmende Haardichte und Glatzenbildung ➤ Bei Männern: Geheimratsecken, Platte, Haarkranz ➤ Bei Frauen: Abnehmende Haardichte im Scheitelbereich ➤ Bildet sich nicht zurück	Androgener Haarausfall (→ S. 1107)	In den nächsten Wochen zum Haus- oder Hautarzt
Vorübergehender, diffuser Haarausfall ➤ Meist im vorderen Scheitelbereich ➤ Spontane Rückbildungstendenz[2]	Diffuser Haarausfall (→ S. 1107), z. B. bei ➤ Schwangerschaft und Stillzeit ➤ Einnahme der „Pille" (→ S. 323) ➤ Schilddrüsenerkrankungen (→ S. 751, S. 750) ➤ Stress ➤ Schweren Allgemeinerkrankungen ➤ Magersucht (→ S. 1209) ➤ Mangel an Biotin (→ Tab. S. 237), Zink (→ Tab. S. 240), Eisen (→ S. 1034) oder Eiweiß (→ S. 234)	In den nächsten Tagen oder Wochen zum Haus- oder Hautarzt **Selbsthilfe:** ➤ Milde Shampoos ➤ Verzicht auf Fönen, Tönen, Färben, Dauerwelle ➤ Keine straffen Frisuren ➤ Stressmanagement (→ S. 265) ➤ Evtl. Einnahme von Zink, Selen, Eisen
Rasch auftretender, vorübergehender, herdförmiger Haarausfall ➤ Mehrere kreisrunde, haarlose Herde (Durchmesser bis 3 cm) ➤ Manchmal Verlust der gesamten Kopfhaare, Augenbrauen, Wimpern, der Bart- und/oder Körperhaare ➤ Evtl. Nägel mit Tüpfel ➤ Spontane Rückbildungstendenz[2]	Kreisrunder Haarausfall (Alopecia areata → S. 1109), vermehrtes Vorkommen bei ➤ Atopikern (Patienten mit Neurodermitis, Heuschnupfen oder allergischem Asthma → S. 599) ➤ Schilddrüsenerkrankungen (→ S. 751, S. 750) ➤ Autoimmunerkrankungen (→ S. 1049)	In den nächsten Tagen zum Haus- oder Hautarzt **Selbsthilfe:** Evtl. Einnahme von Zink, Selen, Eisen
Umschriebener Haarausfall oder Haarbruch	Zug- oder Biegebelastung der Haare, z. B. durch ➤ Intensives Tragen straffer Frisuren, etwa Pferdeschwanz oder Knotenfrisuren ➤ Häufiges Einreiben mit Haarwässern ➤ Ständiges Tragen von Helmen, Mützen, Schweißbändern ➤ Zwanghaftes Haareausreißen[1]	In den nächsten Wochen zum Psychologen, wenn ein Verdacht auf zwanghaftes Haareausreißen besteht **Selbsthilfe:** Ursache der Haarschädigung beseitigen
Vorübergehender, diffuser Haarausfall bei Medikamenteneinnahme ➤ Spontane Rückbildungstendenz[2]	Nebenwirkung, z. B. von ➤ Manchen Medikamenten bei Bluthochdruck wie Betablockern, ACE-Hemmern (→ S. 724) ➤ Zytostatika (→ S. 1026) ➤ Cholesterinsenkenden Medikamenten (→ S. 768) ➤ Schmerzmitteln (NSAR → S. 996)	Beim nächsten Termin mit dem Arzt über einen möglichen Wechsel der Medikamente sprechen Der durch Zytostatika verursachte Haarausfall lässt sich nicht vermeiden, doch wachsen die Haare wieder nach
Verstärkter Haarwuchs an ungewöhnlichen Stellen wie Wangen, Steißbein, Unterarmen und Unterschenkeln	Hypertrichose (→ S. 1106)	Bei Gelegenheit zum Hautarzt. Alternativ regelmäßiges Entfernen der Haare durch Rasur, Wachs oder (dauerhaft) Laser.
Männliches Behaarungsmuster bei Frauen ➤ Oft Störungen der Monatsregel	Hirsutismus (→ S. 1109 und Abb. S. 1110)	In den nächsten Wochen zum Frauenarzt

1 Eigenhändiges, zwanghaftes **Haareausreißen** *(Trichotillomanie)*: Vorkommen insbesondere bei geistiger Entwicklungsstörung oder als Reaktion auf stärkste psychische Belastungen. Bei Rechtshändern ist vornehmlich die linke Scheitelregion betroffen, bei Linkshändern die rechte. Die Haare sind unterschiedlich lang und oft verdrillt. Meist wird auf den Haaren herum gekaut.

2 Der Haarausfall bei diesen Störungen ist in aller Regel ein vorübergehendes Phänomen, trotzdem kann es Monate dauern, bis sich das Haarbild wieder normalisiert.

Kopfhautveränderungen

Beschwerdebild	Was steckt dahinter?	Was ist zu tun?
Gerötete, schuppende Kopfhautherde ➤ Evtl. Bläschen ➤ Evtl. Haarausfall ➤ Abheilung mit Narben	Pilzinfektion der Kopfhaut und Haare (→ S. 1093)	In den nächsten Tagen zum Haus- oder Hautarzt
Rundliche, unterschiedlich große Kopfhautareale mit abgebrochenen, stumpfen Haaren ➤ Mehlstaubartige Kopfschuppen ➤ Evtl. Abheilung mit Narben	Mikrosporie (→ S. 1093), Pilzinfektion der Kopfhaut und Haare überwiegend bei Kindern	In den nächsten Tagen zum Kinder-, Haus- oder Hautarzt
Eitrig-gelbe runde Schuppungen (1–2 cm Größe) auf der Kophaut ➤ Übler Geruch ➤ Erst stumpfe Haare, dann Haarausfall ➤ Narbenbildung	Favus[1]	In den nächsten Tagen zum Haus- oder Hautarzt
Roter Kopfhautherd mit größeren Schuppen ➤ Etwa linsen- bis münzgroß ➤ Zeitweise scheinbar verschwunden, kommt dann wieder	Aktinische Keratose (→ S. 1101)	In den nächsten Tagen zum Haus- oder Hautarzt **Selbsthilfe:** ➤ Sonnenschutzcreme/Kopfbedeckung, v. a. bei lichtem Haar ➤ Ab dem 45. Lebensjahr regelmäßige Selbstkontrolle
Schuppender, roter Kopfhautherd mit krustig-blutigen Hautdefekten ➤ Langsames Wachstum ➤ Schubweise scheinbare Besserung ➤ Umschriebener Haarausfall	Spinaliom (→ S. 1100)	In den nächsten Tagen zum Haus- oder Hautarzt, wenn schuppende Herde länger bestehen und Sie älter als 50 Jahre alt sind **Selbsthilfe:** ➤ Sonnenschutzcreme/Kopfbedeckung, v. a. bei lichtem Haar ➤ Ab dem 45. Lebensjahr regelmäßige Selbstkontrolle
Scharf begrenzte, rötliche Kopfhautherde mit gelblichen, fettigen Schuppen ➤ Herde auch an Stirn, Nasenlippenfurche, Brust, Rücken ➤ Oft bei Säuglingen und jungen Männern	Seborrhoisches Ekzem (→ S. 1075)	In den nächsten Wochen zum Haus- oder Hautarzt **Selbsthilfe:** Bei starker Kopfschuppung Kuren mit Schuppenshampoo (z. B. Terzolin® Gel)
Scharf begrenzte, rötliche Kopfhautherde mit silbrig-grauen Schuppen und Krusten ➤ Oft starker Juckreiz ➤ Herde auch an Ellenbogen, Knien, Handinnenflächen, Fußsohlen ➤ Oft Nagelveränderungen, z. B. gelbliche Flecken, Vertiefungen	Schuppenflechte (Psoriasis → S. 1076)	In den nächsten Wochen zum Haus- oder Hautarzt **Selbsthilfe:** ➤ Verzicht auf Fönen, Tönen, Färben, Dauerwelle, längeres Tragen von Mützen ➤ Kopfhautpflege nach Empfehlung des Arztes
Stark juckende, gerötete und oft nässende Herde mit Bläschen und Schuppenkrusten bei Säuglingen ➤ Oft auch Herde an den Wangen ➤ Kratzspuren, entzündete und offene Stellen	Milchschorf (→ S. 1075), bei 50 % der Kinder als erstes Symptom einer Neurodermitis (→ S. 1072)	In den nächsten Tagen zum Kinderarzt, wenn die Beschwerden erstmals auftreten **Selbsthilfe:** ➤ Lösen der Krusten mit Babyöl, dann abwaschen mit Babyshampoo ➤ Bei starkem Juckreiz feuchte Auflagen
Stark juckende, entzündete Kopfhaut v. a. hinter den Ohren, am Hinterkopf und Nacken ➤ Evtl. weißliche, schuppenähnliche Läuseeier (Nissen) am Haarschaft	Kopfläuse (Pediculi capitis → S. 413)	Am selben Tag zum Kinder-, Haus- oder Hautarzt **Selbsthilfe:** ➤ Auf Ansteckungsgefahr achten ➤ Bei Kindergarten, Schule, Freunden Bescheid sagen ➤ Behandlung und Entlausen der Umgebung (→ S. 413)

1 Favus: Infektion des behaarten Kopfs durch den Pilz Trichophyton Schoenleinii. Die Übertragung erfolgt von Mensch zu Mensch und lässt sich durch einfache, körperhygienische Maßnahmen verhindern. Leichte Formen des Favus äußern sich durch gelbliche runde Krusten, schwere durch großflächige Platten, die das Kopfhaar verdrängen. Typisch ist ein übler Geruch, der an Mäuseurin erinnert. Ohne Behandlung mit pilzabtötenden Mitteln ist keine Heilung möglich – die Infektion schreitet fort, führt oft zum Verlust der Haare und kann sogar innere Organe befallen.

2 Lichen planopilaris: Sonderform des Lichen ruber planus (Knötchenflechte → S. 1114), die ausschließlich behaarte Körperstellen befällt, und hier insbesondere die Kopfhaut. Typisch für diese relativ häufige Hauterkrankung sind glänzende, purpurfarbene oder weiße Knötchen, die meist heftig jucken. Die befallene Kopfhaut ist oft von Schuppen bedeckt. Auch ohne Behandlung heilt der Lichen planopapilaris aus, führt dabei jedoch evtl. zu bleibendem Haarverlust. Man behandelt deshalb möglichst frühzeitig, in der Regel mit Kortisonpräparaten in Form von Salben, Tabletten oder Injektionen in den Bereich der erkrankten Kopfhaut.

Beschwerdebild	Was steckt dahinter?	Was ist zu tun?
Gerötete, druckschmerzhafte Knötchen oder Knoten ➤ Oft mit einem Eiterpfropf in der Mitte ➤ Evtl. Fieber	➤ Haarbalgentzündung (Follikulitis → S. 1088) ➤ Furunkel (→ S. 1088) ➤ Karbunkel (→ S. 1089)	Am selben Tag zum Hausarzt bei Fieber oder Grunderkrankungen wie Diabetes In den nächsten Tagen, wenn die Veränderungen nicht spontan abheilen **Selbsthilfe:** Bei „unreifen" Furunkeln evtl. Zugsalbe (z. B. Ichtholan® Salbe)
Kugelförmige Erhebung (erbsen- bis walnussgroß) ➤ Druckelastisch oder derb ➤ Haare liegen weit auseinander oder fehlen ganz	➤ Grützbeutel (→ S. 1104) ➤ Fettgewebsgeschwulst (→ S. 1105)	Bei Gelegenheit zum Hausarzt
Rötlich-bräunliches, oft perlmuttartig glänzendes, **langsam wachsendes Knötchen** ➤ Erhöhter Randsaum, erweiterte Gefäße, oft feine Blutungen und Krusten	Basaliom (→ S. 1099), bedingt bösartiger Hauttumor	In den nächsten Tagen zum Haus- oder Hautarzt, wenn ein Knoten wächst **Selbsthilfe:** ➤ Sonnenschutzcreme/Kopfbedeckung, v. a. bei lichtem Haar ➤ Ab dem 45. Lebensjahr regelmäßige Selbstkontrolle
Dunkler (dunkelbraun oder schwarz), unregelmäßig geformter Fleck ➤ Erhabene, dunkle, knotige Hautgeschwulst ➤ Feine Blutung	➤ Seborrhoische Alterswarze (→ S. 1104) ➤ Malignes Melanom (→ S. 1097)	Sofort zum Haus- oder Hautarzt, wenn ein dunkler Hautfleck oder Muttermal blutet, sich verändert oder unregelmäßig aussieht **Selbsthilfe:** ➤ Sonnenschutzcreme/Kopfbedeckung, v. a. bei lichtem Haar ➤ Ab dem 45. Lebensjahr regelmäßige Selbstkontrolle
Umschriebene, narbige Kopfhautareale mit teilweisem oder vollständigem Haarverlust	Endzustand verschiedener entzündlicher Haut- und Kopfhauterkrankungen, z. B.: ➤ Lupus erythematodes (→ S. 1007) ➤ Lichen planopilaris[2] ➤ Sklerodermie (→ S. 1008)	In den nächsten Tagen zum Hautarzt

Veränderungen von Nagelfalz und Nagelbett

Beschwerdebild	Was steckt dahinter?	Was ist zu tun?
Schmerzhafte Rötung und Schwellung der seitlichen und hinteren Begrenzung der Nagelplatte (Nagelfalz) ➤ Evtl. Bläschen oder Blasen ➤ Evtl. Eiterentleerung auf Druck ➤ Bei chronischem Verlauf Verlust des Nagelhäutchens	➤ Akute Nagelfalzentzündung (Paronychie → 1112), meist bakteriell, selten durch Herpes-simplex-Viren ➤ Panaritium (→ S. 1111) ➤ Chronische Nagelfalzentzündung, meist Pilzbefall (Candida albicans → S. 1111), z. B. bei häufigen Arbeiten in kaltem Wasser oder chronischen Reizen	Bei Eiterbildung und starken Schmerzen am selben Tag zum Hausarzt, Hautarzt oder Chirurgen, ansonsten in den nächsten Tagen
Schmerzhafte Rötung und Schwellung des seitlichen Nagelfalzes, meist am großen Zeh ➤ Evtl. Eiterentleerung auf Druck	Eingewachsener Nagel (→ S. 1112), oft bei falschem Schneiden der Nägel oder zu engem Schuhwerk	Bei Eiterbildung und starken Schmerzen am selben Tag zum Hausarzt, Hautarzt oder Chirurgen Ansonsten in den nächsten Tagen zum Arzt oder medizinischen Fußpfleger **Selbsthilfe in leichteren Fällen:** ➤ Fußbäder mit Kernseife, Kamille oder 1%iger Kaliumpermanganat-Lösung ➤ Anschließend Bestreichen des „wilden" Fleischs mit einem Silbernitrat- Stift (Höllenstein Ätzstift®)
Kleine Knoten oder Geschwülste im Nagelbereich ➤ Meist nicht schmerzhaft ➤ Evtl. dunkel verfärbt	➤ Warze (→ S. 1084) ➤ Muttermal (→ S. 1093) ➤ Selten: Tumoren neben oder unter der Nagelplatte, z. B. malignes Melanom (→ S. 1097)	In den nächsten Tagen zum Hautarzt, wenn Muttermale sich verändern, rasch wachsen, bluten oder jucken **Selbsthilfe bei Warzen:** Verätzen mit Silbernitrat (z. B. in Höllenstein Ätzstift®), Vereisen (z. B. mit Scholl Freeze® Warzenentferner)

Beschwerdebild	Was steckt dahinter?	Was ist zu tun?
Schmerzhafte Verdickung des Nagelfalzes mit Gefäßerweiterungen ➤ Verkürzte und verbreiterte Nagelplatte mit Krümmung des Nagelrands	Kollagenosen (→ S. 1005), v. a. Sklerodermie (→ S. 1008)	Regelmäßige Kontrolluntersuchungen im Rahmen der Grunderkrankung

Veränderungen der Nagelplatte

Beschwerdebild	Was steckt dahinter?	Was ist zu tun?
Verdickungen oder Verdünnung der Nagelplatte mit Verlust des Glanzes ➤ Evtl. Grübchen und Rillen ➤ Evtl. bröckeliger Zerfall (Krümelnagel)	➤ Folge von Verletzungen ➤ Nagelpilz (Onychomykose → S. 1111) ➤ Schuppenflechte (→ S. 1076) ➤ Knötchenflechte (→ S. 1114) ➤ Ekzemerkrankungen, z. B. Neurodermitis (→ S. 1072)	In der nächsten Zeit zum Haus- oder Hautarzt
Abhebung der Nagelplatte vom Nagelbett	➤ Folge von Verletzungen ➤ Warzen (→ S. 1083) oder Tumoren unter der Nagelplatte, z. B. malignes Melanom (→ S. 1097) ➤ Schuppenflechte (→ S. 1076) ➤ Nagelpilz (→ S. 1111) ➤ Allgemeinerkrankungen, z. B. Schilddrüsenerkrankungen (→ S. 751, S. 750), Durchblutungsstörungen ➤ bei Arteriosklerose (→ S. 721) ➤ Ekzeme, z. B. bei Neurodermitis (→ S. 1072) ➤ Angeborene Störung der Nagelbildung[1] ➤ Medikamente, z. B. Psoralen (zur Behandlung von Schuppenflechte → S. 1076)	In der nächsten Zeit zum Haus- oder Hautarzt **Selbsthilfe:** Nägel kurz schneiden und konsequent kurz halten
Nagelgrübchen oder wellige Oberfläche an einem oder mehreren Nägeln	➤ Tüpfelnägel bei Schuppenflechte (→ S. 1076) ➤ Kreisrunder Haarausfall (→ S. 1109) ➤ Röschenflechte (→ S. 1113) ➤ Knötchenflechte (→ S. 1114)	Regelmäßige Kontrolluntersuchungen im Rahmen der Grunderkrankung
Stark verdickte, dunkel verfärbte, klauenartig wachsende Zehennägel	Krallennägel, ohne erkennbare Ursache oder bei ➤ Zu engem Schuhwerk ➤ Spreizfuß (→ S. 984) ➤ Mangelhafter Nagelpflege	In der nächsten Zeit zum Haus- oder Hautarzt **Selbsthilfe:** Bequeme, weiche Schuhe
Querlaufende Rillen an allen Nägeln	➤ Harmlose Erscheinung bei Babys und bei jüngeren Frauen[2] ➤ Allgemeinerkrankungen, z. B. Leberentzündung (Hepatitis → S. 674), Lupus erythematodes (→ S. 1005), schwere Infektionen ➤ Zinkmangel (→ z. B. S. 1029) ➤ Nebenwirkung von Zytostatika (→ S. 1026)	Regelmäßige Kontrolluntersuchungen im Rahmen der Grunderkrankung
Quervelaufende Rillen an einzelnen Nägeln	➤ Verletzung, z. B. durch Maniküre ➤ Neurodermitis (→ S. 1072) ➤ Chronische Nagelfalzentzündung (→ S. 1111)	In den nächsten Tagen zum Haut- oder Hausarzt, wenn der Nagelfalz gerötet ist
Rauigkeit, graue Verfärbung und Brüchigkeit der Nägel	➤ Entfettende Maßnahmen, z. B. häufiges Waschen oder Verwenden von Nagellackentferner ➤ Vitaminmangel (→ S. 235) ➤ Eisenmangel (→ S. 1034) ➤ Schilddrüsenüberfunktion → S. 750) ➤ Kreisrunder Haarausfall (→ S. 1109) ➤ Erbliche Störung der Nagelbildung[1]	Regelmäßige Kontrolluntersuchungen im Rahmen der Grunderkrankung **Selbsthilfe:** Nägel möglichst schonen, Nagellack und häufiges Waschen vermeiden

Veränderungen der Nagelplatte betreffen Nagelform, -farbe und -konsistenz, häufig in Kombination. Wenn eine Schädigung der Nagelwurzel nur einmal auftritt, z. B. durch einen Nagetierbiss, wird sie etwa 6 Wochen später an der Nagelplatte sichtbar und wächst dann über einen Zeitraum von einem bis mehreren Jahren heraus, am langsamsten beim Daumennagel.

1 Zwei Beispiele: **Hereditäre partielle Onycholyse** und **Morbus Darier** *(Dyskeratosis follicularis)*: Genetisch bedingte Störungen der Nagelbildung, die sich in verschiedensten Nagelveränderungen äußern. Verdickungen, Verformungen, tiefe Rillen und sandpapierartige Aufrauungen oder sogar vollständiges Fehlen des Nagels. Typischerweise sind immer alle Nägel betroffen.

2 Die Monatsblutung führt bei vielen Frauen zu einer kurzfristigen Störung der Nagelbildung, wodurch sich im Lauf der Zeit ein Muster aus regelmäßigen Querrillen bildet.

3 **Yellow-nail-Syndrom:** Seltene Krankheit unbekannter Ursache, gekennzeichnet durch Flüssigkeitsansammlung im Brustkorb (Pleuraerguss), Lymphödeme und eine auffallende Gelbfärbung der Nägel durch eine Nagel-Wachstumsstörung.

Beschwerdebild	Was steckt dahinter?	Was ist zu tun?
Spaltung oder Splitterung des Nagels in horizontalen Lagen	➤ Mechanische Belastungen oder Verletzungen, z. B. bei Musikern ➤ Entfettende Maßnahmen, z. B. häufiges Waschen oder Verwendung von Nagellackentferner	**Selbsthilfe:** Nägel möglichst schonen, Nagellack und häufiges Waschen vermeiden
Kolbenförmig aufgetriebene Fingerendglieder mit vergrößerten, stärker konvex gekrümmten Nägeln	Trommelschlegelfinger mit Uhrglasnägeln, z. B. bei ➤ Schweren Herzerkrankungen, z. B. Herzinsuffizienz (→ S. 702) ➤ Schweren Lungenerkrankungen, z. B. chronischer Ateminsuffizienz (→ S. 619), Lungenemphysem (→ S. 603), Lungenkrebs (→ S. 608) ➤ Lebertumoren(→ S. 676) ➤ Eisenmangel (→ S. 1034) ➤ Darmerkrankungen, z.B Morbus Crohn (→ S. 650), Colitis ulcerosa (→ S. 650), Zöliakie (→ S. 653)	Regelmäßige Kontrolluntersuchungen im Rahmen der Grunderkrankung
Konkave (löffelartige) Eindellung der Nagelplatte	Löffelnägel, z. B. bei ➤ Eisenmangel (→ S. 1034) ➤ Raynaud-Syndrom (→ S. 1012) ➤ Mangel der Aminosäure Cystin	Regelmäßige Kontrolluntersuchungen im Rahmen der Grunderkrankung **Selbsthilfe:** Versuchsweise Einnahme von Cystin (in Pantovigar®)
Teilweises bis vollständiges Fehlen oder Verlust von Nägeln	➤ Genetisch bedingte Störung[1] ➤ Nagelpilz (Onychomykose → S. 1111) ➤ Schuppenflechte (→ S. 1076)	In der nächsten Zeit zum Haus- oder Hautarzt
Umschriebene bräunliche Verfärbung eines oder mehrerer Nägel	➤ Hämatom (Einblutung) unter der Nagelplatte ➤ Ölfleck-Nägel bei Schuppenflechte (→ S. 1076) ➤ Malignes Melanom (→ S. 1097) unter der Nagelplatte ➤ Morbus Addison (→ S. 757) als häufigste Form der Nebennierenrinden-Unterfunktion (→ S. 757), mit brauner Hautverfärbung ➤ Medikamente, z. B. manche Antibiotika (Doxycyclin → S. 1051), Psoralen (zur Behandlung von Schuppenflechte → S. 1076) Chloroquin (→ Tab. S. 997), Gold (→ Tab. S. 997)	In den nächsten Tagen zum Haus- oder Hautarzt, wenn Sie keine offensichtliche Erklärung finden
Weißverfärbung eines oder mehrerer Nägel **1.** Punktförmig (sehr häufig) **2.** Querstreifen **3.** Längsstreifen **4.** Gesamte Nagelplatte	**1.** Mechanische Belastungen oder Verletzungen **2.** Eiweißmangel (→ S. 234), Pellagra (Vitamin-B3-Mangel → Tab. S. 237), nach schweren Infektionskrankheiten **3.** Unbekannte Ursache oder genetisch bedingte Verhornungsstörung[1] **4.** Kontakt mit Salpetersäure oder genetisch bedingte Verhornungsstörung[1]	In den nächsten Wochen zum Haus- oder Hautarzt, wenn die Nägel weiße Querstreifen haben **Selbsthilfe:** ➤ Nägel möglichst schonen ➤ Mangelzustände beheben
Trüb-weiße Nägel	Milchglasnägel bei z. B. ➤ Leberzirrhose (→ S. 675) ➤ Colitis ulcerosa (→ S. 650)	Bei erstmaligem Auftreten je nach Schwere der übrigen Symptome in den nächsten Tagen bis Wochen zum Haus- oder Hautarzt, ansonsten regelmäßige Kontrolluntersuchungen im Rahmen der Grunderkrankung
Gelbfärbung der Nägel	➤ Rauchen ➤ Schuppenflechte (→ S. 1076) ➤ Nagelpilz (→ S. 1111) ➤ Verwendung von Nagellack	
Gelbfärbung der Nägel zusammen mit Ödemen der Beine und Atemstörungen	Yellow-nail-Syndrom[3]	
Verlust des Nagelmonds	➤ Leberzirrhose (→ S. 675) ➤ Morbus Crohn (→ S. 650)	

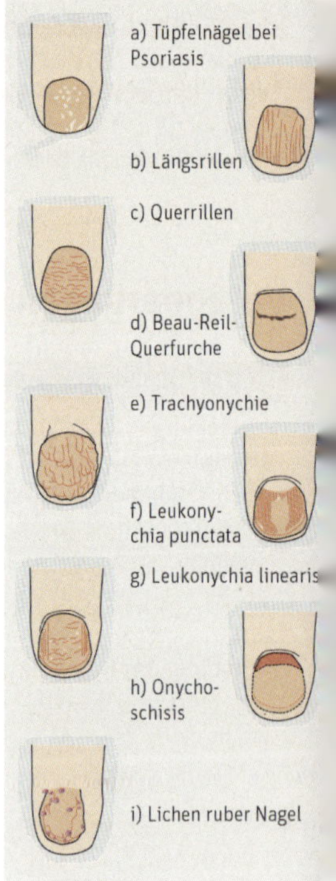

Nagelveränderungen:
*(a) **Tüpfelnägel** bei Schuppenflechte*
(b) Flache Längsrillen, nicht krankhaft
(c) Flache Querrillen, oft ebenfalls nicht krankhaft
*(d) **Beau-Reil-Querfurche:** Tiefe, querverlaufende Kerbe bei vorübergehender Störung des Nagelwachstums, meist bei schwerer Erkrankung*
*(e) **Trachyonychie:** Raue Nageloberfläche, z. B. infolge verschiedener Hauterkrankungen*
*(f) **Leukonychia punctata:** Punktförmige **Weißfärbung des Nagels**, meist infolge mechanischer Belastungen oder Verletzungen*
*(g) **Leukonychia linearis:** Streifenförmige Weißfärbung, z. B. infolge von Eiweißmangel oder Infektionskrankheiten*
*(h) **Onychoschisis:** Horizontale Aufspaltung der Nagelplatte in zwei oder mehr Lamellen, oft z. B. durch Maniküre*
*(i) **Lichen ruber Nagel:** Stark zerfurchte Nageloberfläche bei Knötchenflechte **(Lichen ruber planus).***
[ASM 0146]

Allgemeine Beschwerden: Appetit, Durst, Schwitzen, Frieren, Müdigkeit und Fieber

Gesteigerter Appetit und Heißhungerattacken

Beschwerdebild	Was steckt dahinter?	Was ist zu tun?
Heißhungerattacken, im Wechsel mit provoziertem Erbrechen und/oder extremem Fasten ➤ Meist normales Körpergewicht ➤ Oft Missbrauch von Abführmitteln	➤ Bulimie (Ess-Brech-Sucht → S. 1211) ➤ Bulimarexie (→ S. 1209), Kombination von Bulimie und Magersucht (→ S. 1209)	In den nächsten Tagen zum Hausarzt, Psychotherapeuten oder Psychologen **Selbsthilfe:** Nach den Mahlzeiten eine halbe Stunde zur Entspannung einräumen
Häufige Heißhungerattacken, oft mit der Folge **starken Übergewichts**	Binge Eating (Fresssucht → S. 1212)	In den nächsten Tagen zum Hausarzt, Psychotherapeuten oder Psychologen
Gesteigerter Appetit, evtl. nur auf bestimmte Nahrungsmittel (z. B. Süßes) **bei Stress, seelischer Belastung, Langeweile**	➤ Psychische Reaktion, oft im Sinne einer Ersatzhandlung ➤ Depressive Verstimmung (→ S. 1184), v. a. Winterdepression (→ S. 1185)	**Selbsthilfe:** Stressmanagement (→ S. 265), Entspannungstechniken (→ S. 1257) wie Autogenes Training (→ S. 1222)
Heißhunger vor der Monatsblutung ➤ Reizbarkeit, Stimmungsschwankungen ➤ Evtl. Brustspannen, Unterleibsschmerzen, Kopfschmerzen	Prämenstruelles Syndrom (PMS → S. 845)	In den nächsten Wochen zum Frauenarzt, wenn Sie unter stärkeren PMS-Beschwerden leiden **Selbsthilfe:** Viel Bewegung, Präparate mit Agnus castus (z. B. Femicur®)
Gesteigerter Appetit, oft nur auf bestimmte Nahrungsmittel, und/oder Heißhungerattacken **bei Schwangeren**	Normale Reaktion auf die hormonelle Umstellung während einer Schwangerschaft	Achten Sie auf Ihre Ernährung, wenn Sie im 2. Drittel mehr als 400 g, im 3. Drittel mehr als 500 g pro Woche zunehmen
Gesteigerter Appetit und starker Durst mit gleichzeitigem Gewichtsverlust	Diabetes (→ S. 758)	In den nächsten Tagen zum Hausarzt
Heißhungerattacken mit Beschwerden wie **Zittern, Schwitzen, Angst, Verwirrtheit** ➤ Oft ausgelöst durch körperliche Anstrengung, unzureichende Nahrungsaufnahme	➤ Unterzuckerung (Hypoglykämie → S. 766) bei Diabetes (→ S. 758) ➤ Insulinom (→ S. 772) ➤ Entzugssyndrom (→ S. 1203) bei Alkoholabhängigkeit (→ S. 1201) und Drogensucht (→ S. 1201)	Notarzt rufen bei Krampfanfällen, Bewusstseinstrübung, blass-kalter Haut **Selbsthilfe:** Traubenzucker oder Fruchtsaft einnehmen bzw. einflößen
Gesteigerter Appetit mit gleichzeitigem Gewichtsverlust und vermehrtem Schwitzen ➤ Zittern der Hände, Nervosität, Durchfall ➤ Evtl. hervortretende Augen	Schilddrüsenüberfunktion (Hyperthyreose → S. 750)	In den nächsten Tagen zum Hausarzt
Gesteigerter Appetit mit starkem Gewichtsverlust und deutlichem Leistungsknick	Verschiedene Krebserkrankungen	In den nächsten Tagen zum Hausarzt
Gesteigerter Appetit bei Medikamenteneinnahme	Nebenwirkung, z. B. von Vitamin-B-Präparaten, Kortisontherapie (→ S. 749), Lithium (→ S. 1171)	Beim nächsten Arztbesuch ansprechen, wenn Sie diese Nebenwirkung auf dem Beipackzettel eines verordneten Medikaments finden
Heißhungerattacken während oder nach einer schnellen Ernährungsumstellung oder Diät	Jojo-Effekt bei Diäten (→ S. 249)	**Selbsthilfe:** Statt Diät eine langfristige, gemäßigte Ernährungsumstellung
Appetitlosigkeit im Wechsel mit Heißhungerattacken und Gewichtsverlust trotz regelmäßigem Essen. ➤ Evtl. Ausscheidung von sichtbaren Würmern oder Wurmbestandteilen	Wurmerkrankungen (→ S. 644), z. B. Bandwürmer	In den nächsten Tagen bis Wochen zum Hausarzt; Stuhlgang mit eventuellen Wurmbestandteilen aufheben und mitbringen

Ungewöhnliches Essverhalten, egal ob in Form von Extremdiäten, gesteigertem Appetit oder Heißhungerattacken ***(Heißhungeranfälle),*** ist oft Ausdruck psychischer Vorgänge – ob als Ersatzhandlung in Belastungssituationen, Übersprungshandlung in Konfliktsituationen, Ausdruck einer Depression oder Suchtmittel im Fall von Essstörungen.

Es ist wichtig, psychische Ursachen von körperlichen abzugrenzen. Einen Hinweis auf körperliche Erkrankungen gibt das Zusammentreffen von anhaltend gesteigertem Appetit und Gewichtsverlust. Diese Beschwerdekonstellation findet sich v. a. bei Diabetes, Schilddrüsenüberfunktion und manchen Krebserkrankungen und erfordert eine rasche ärztliche Abklärung. Heißhungerzustände können sogar auf einen Notfall hinweisen, insbesondere bei Diabetikern.

Gewichtszunahme ohne gesteigerten Appetit

Beschwerdebild	Was steckt dahinter?	Was ist zu tun?
Gewichtszunahme bei unangemessen häufigen, reichlichen oder kalorienreichen Mahlzeiten	Ernährungsbedingtes Übergewicht (Adipositas → S. 254)	In den nächsten Wochen zum Hausarzt, wenn Sie Hilfe beim Abnehmen brauchen **Selbsthilfe:** Regelmäßige körperliche Aktivität, Ernährungsumstellung
Gewichtszunahme bei Verminderung der körperlichen Aktivität, z. B. bei Bettruhe, Verletzungen, Gelenkproblemen	Gestörte Balance zwischen verbrauchter und aufgenommener Energie	**Selbsthilfe:** Ernährungsumstellung, körperliche Aktivität im möglichen Rahmen
Gewichtszunahme bei gleich bleibender Nahrungsaufnahme **während und nach den Wechseljahren**	Verminderter Energiebedarf aufgrund der hormonellen Umstellung	In den nächsten Wochen zum Hausarzt, wenn Sie Hilfe beim Abnehmen brauchen **Selbsthilfe:** Regelmäßige körperliche Aktivität, Ernährungsumstellung
Gewichtszunahme vor und während der Monatsblutung ➤ Evtl. Schwellung von Füßen und Händen ➤ Evtl. Spannen der Brüste	Prämenstruelles Syndrom (→ S. 845)	Bei Gelegenheit zum Frauenarzt bei Gewichtszunahmen über 2 kg **Selbsthilfe:** Salzarme Ernährung in der zweiten Zyklushälfte
Übermäßige Gewichtszunahme in der Schwangerschaft (zweites Drittel > 400 g, drittes Drittel > 500 g pro Woche) ➤ Evtl. Schwellungen an Beinen, Händen und/oder Gesicht ➤ Evtl. ungewöhnlich starke Zunahme des Bauchumfangs	➤ Falschverstandenes „Essen für zwei" ➤ Schwangerschafts-Bluthochdruck (→ S. 371) ➤ Präeklampsie (Schwangerschaftsvergiftung → S. 371) ➤ Schwangerschaftsdiabetes (→ S. 372) ➤ Fehlbildungen am Ungeborenen	In den nächsten Tagen zum Frauenarzt bei ➤ Ungewöhnlich rascher Zunahme von Gewicht oder Bauchumfang ➤ Zusätzlichen Beschwerden wie Ödemen, starkem Durst, trübem Urin, Kopfschmerzen
Massive Gewichtszunahme mit Schwellungen an Beinen, Armen und Gesicht (Augenlider) ➤ Schaumiger Urin ➤ Erhöhte Infektanfälligkeit	Ödeme (→ S. 705) bei Nephrotischem Syndrom (→ S. 782), z. B. bei ➤ Glomerulonephritis (→ S. 781) ➤ Diabetischer Nephropathie (→ S. 782) und Glomerulopathie (→ S. 782)	Am nächsten Tag zum Hausarzt
Gewichtszunahme mit Schwellungen an Beinen, Armen und Gesicht und chronischen Durchfällen	Ödeme (→ S. 705) bei Eiweißverlust über den Darm, z. B. bei ➤ Chronisch entzündlichen Darmerkrankungen (→ S. 650) ➤ Alkoholabhängigkeit (→ S. 1201)	In den nächsten Tagen zum Hausarzt
Gewichtszunahme mit Schwellungen an Beinen und Armen ➤ Evtl. Zunahme des Bauchumfangs ➤ Häufiges Wasserlassen in der Nacht ➤ Müdigkeit, Leistungsschwäche	Ödeme (→ S. 705) bei Herzinsuffizienz (→ S. 705)	In den nächsten Tagen zum Hausarzt **Selbsthilfe:** Kochsalzarme, leicht verdauliche Ernährung
Gewichtszunahme mit Zunahme des Bauchumfangs ➤ Evtl. Schwellungen an Beinen, Armen und Gesicht ➤ Evtl. Gelbsucht, Juckreiz, Gefäßsternchen ➤ Evtl. erweiterte Venen unter der Bauchhaut	Aszites (Bauchwassersucht → S. 678), z. B. bei ➤ Leberzirrhose (→ S. 675), Lebertumoren (→ S. 676) ➤ Metastasen am Bauchfell (Peritonealkarzinose → S. 678) ➤ Thrombose (→ S. 736) von Bauchvenen ➤ Rechtsherzinsuffizienz (→ S. 703) ➤ Eiweißmangel (→ S. 234 „Hungerbauch"), z. B. bei Magersucht (→ S. 1209), eiweißarmer Diät	In den nächsten Tagen zum Hausarzt **Selbsthilfe:** ➤ Bei bekannter Leberzirrhose möglichst Verzicht auf Alkohol ➤ Bei Mangelernährung eiweißreiche Kost
Langsame Gewichtszunahme mit teigiger Schwellung des Gesichts ➤ Verstopfung, Verlangsamung, vermehrtes Frieren ➤ Trockene kühle Haut, struppige Haare	Schilddrüsenunterfunktion (Hypothyreose → S. 751)	In den nächsten Tagen zum Hausarzt

Wenn der Zeiger auf der Waage nach oben klettert, steckt dahinter nicht immer eine Vermehrung von Fettgewebe – den gleichen Effekt bewirkt auch eine Zunahme der Muskelmasse (die jedoch nicht Gegenstand der nebenstehenden Tabelle ist) oder eine Einlagerung von Körperwasser, entweder in Form von Ödemen oder als Flüssigkeitsansammlung in der Bauchhöhle bei Aszites (Bauchwassersucht). Eine Zunahme des Körperfetts ist nur dann wahrscheinlich, wenn die Steigerung des Körpergewichts relativ langsam erfolgt, denn auch bei stark erhöhter Nahrungsaufnahme ist es schwierig, pro Woche mehr als 500 g an Fettdepots zuzulegen. Rasche Gewichtssteigerungen beruhen deshalb in der Regel auf einer Anreicherung von Körperflüssigkeit in Gewebe oder Bauchhöhle und weisen daher auf Erkrankungen oder Mangelzustände hin.

1 Lipomatose: Umschriebene, schmerzhafte oder nicht schmerzhafte Fetteinlagerungen an einer oder mehreren Körperpartien. Die Ursache der gutartigen Erkrankung, die sich meist bei Frauen in den Wechseljahren entwickelt, ist derzeit noch ungeklärt. Eine Sonderform der Lipomatose ist das Madelung-Syndrom, das sich in massiven, symmetrisch ausgebildeten Fettpolstern an Nacken, Kinn, Oberarmen und Oberschenkeln äußert. Es tritt überwiegend bei alkoholtrinkenden Männern mittleren Alters auf.

Beschwerdebild	Was steckt dahinter?	Was ist zu tun?
Gewichtszunahme mit stammbetonter Fettsucht, Stiernacken und Vollmondgesicht ➤ Schlanke Arme und Beine ➤ Müdigkeit, Muskelschwäche	➤ Cushing-Syndrom (→ S. 755) bei langfristiger oder hochdosierter Kortisontherapie (→ S. 756) ➤ Morbus Cushing (→ S. 755)	In den nächsten Tagen zum Hausarzt **Selbsthilfe:** Salzarme Ernährung
Umschriebene Vermehrung von Fettgewebe, z. B. im Hüftbereich, an Armen, Beinen, Hals	Lipomatose[1]	In den nächsten Wochen zum Haut- oder Hausarzt
Gewichtszunahme bei Medikamenteneinnahme ➤ Oft Schwellungen an den Beinen ➤ Evtl. Kopfschmerzen, Ohrensausen	Häufige Nebenwirkung, z. B. von ➤ Schmerz- und Rheumamedikamenten (NSAR → S. 996) ➤ Antidepressiva (→ S. 1169) ➤ Neuroleptika (→ S. 1168) ➤ Kortisonpräparaten (→ S. 756) ➤ Östrogenpräparaten wie „Pille" (→ S. 323)	Beim nächsten Arztbesuch ansprechen, wenn das Mittel ärztlich verordnet wurde und Sie unter der Gewichtszunahme leiden **Selbsthilfe:** Bei Selbstmedikation Mittel absetzen

Anhaltende Appetitlosigkeit und Gewichtsverlust

Beschwerdebild	Was steckt dahinter?	Was ist zu tun?
Appetitlosigkeit und evtl. Gewichtsverlust bei Stress oder seelischer Belastung	➤ Reizmagensyndrom als somatoforme Störung (→ S. 1212) ➤ Alle Formen der Depression (→ S. 1181) ➤ Abhängigkeitserkrankungen (→ S. 1201)	In den nächsten Wochen zum Hausarzt, wenn die Beschwerden länger als einige Tage anhalten **Selbsthilfe:** Stressmanagement (→ S. 265), Entspannungsverfahren (→ S. 1179)
Appetitlosigkeit und Gewichtsverlust mit gedrückter Stimmung und Antriebslosigkeit	➤ Alle Formen der Depression (→ S. 1181) ➤ Abhängigkeitserkrankungen (→ S. 1201) ➤ Krebserkrankung, z. B. Gehirntumor (→ S. 1149)	In den nächsten Wochen zum Hausarzt, Psychiater oder Psychologen **Selbsthilfe:** Johanniskraut (z. B. Hyperforat®), nach Absprache mit dem Arzt
Starker Gewichtsverlust bei gesund wirkenden, jungen Menschen (meist Mädchen oder Frauen) ➤ Essmenge stark reduziert oder gesteigert mit anschließendem, provozierten Erbrechen ➤ Oft erhöhte körperliche Aktivität	➤ Magersucht (→ S. 1209) ➤ Bulimie (→ S. 1211) ➤ Bulimarexie (→ S. 1209)	In den nächsten Tagen zum Kinderarzt, Hausarzt, (Kinder-)Psychiater oder Psychologen
Gewichtsverlust trotz gesteigertem Appetit ➤ Durchfall ➤ Nervosität, Zittern der Hände, vermehrtes Schwitzen	Schilddrüsenüberfunktion (Hyperthyreose → S. 750)	In den nächsten Tagen zum Hausarzt
Gewichtsverlust mit starkem Durst und vermehrtem Wasserlassen	Diabetes (→ S. 758)	In den nächsten Tagen zum Hausarzt
Ungewollter Gewichtsverlust mit Braunfärbung der Haut ➤ Müdigkeit, Schwäche ➤ Erbrechen, abnorme Lust auf Salz	Morbus Addison (→ S. 757) als häufigste Form der Nebennierenrinden-Unterfunktion (→ S. 757)	In den nächsten Tagen zum Hausarzt
Deutlicher **Gewichtsverlust mit deutlichem Leistungsknick** ➤ Appetit vermindert oder gesteigert ➤ Evtl. Nachtschweiß	Verschiedene Krebserkrankungen	In den nächsten Tagen zum Hausarzt
Gewichtsverlust mit anhaltendem oder wiederkehrendem Fieber und Nachtschweiß ➤ Abgeschlagenheit ➤ Evtl. Lymphknotenschwellungen ➤ Evtl. Hautausschläge ➤ Evtl. Muskel-, Knochen- und/oder Gelenkschmerzen	➤ Chronische Infektionen wie Tuberkulose (→ S. 607) ➤ Rheumatische Erkrankungen, z. B. Lupus erythematodes (→ S. 1007), Sklerodermie (→ S. 1008) ➤ Blut- und Krebserkrankungen, z. B. Leukämie (→ S. 1040), malignes Lymphom (→ S. 1043)	In den nächsten Tagen zum Hausarzt

Kurzzeitiger oder gelegentlicher **Appetitmangel,** dem „lustvoll geprägten Verlangen, etwas Bestimmtes zu essen", ist eine ebenso häufige wie normale Erscheinung. Ungewohntes, ungeliebtes oder verdorbenes Essen, Stresssituationen, seelische Belastungen – all diese Faktoren können kurzfristig den Appetit verderben. **Längerfristige Appetitlosigkeit** ist dagegen meist ein Hinweis auf psychische oder körperliche Erkrankungen, insbesondere in Verbindung mit einem Gewichtsverlust. Bei den körperlichen Ursachen stehen Störungen des Magen-Darm-Trakts im Vordergrund.

Ein Gewichtsverlust bei – scheinbar oder tatsächlich – normalem oder sogar gesteigertem Appetit ist ebenfalls als krankhaft anzusehen. Er ist ein typisches Symptom von Diabetes, Schilddrüsenüberfunktion und manchen Krebserkrankungen, aber auch von Essstörungen mit provoziertem Erbrechen.

Beschwerdebild	Was steckt dahinter?	Was ist zu tun?
Gewichtsverlust mit chronischem Husten ➤ Oft Fieber oder erhöhte Temperatur, Nachtschweiß ➤ Evtl. Bluthusten	➤ Lungenkrebs (→ S. 608) ➤ Tuberkulose (→ S. 607) ➤ AIDS (→ S. 1054)	In den nächsten Tagen zum Hausarzt
Gewichtsverlust mit Schluckbeschwerden ➤ Hochwürgen von unverdauter Nahrung ➤ Schmerzen hinter dem Brustbein	➤ Speiseröhrenkrebs (→ S. 630) ➤ Speiseröhren-Beweglichkeitsstörung (→ S. 626) ➤ Somatoforme Störung (→ S. 1212) ➤ Dissoziative Störung (→ S. 1192) ➤ Speiseröhrendivertikel (→ S. 627)	In den nächsten Tagen zum Hausarzt
Appetitlosigkeit und evtl. Gewichtsverlust mit Oberbauchschmerzen ➤ Oft Völlegefühl, Aufstoßen ➤ Evtl. Unverträglichkeit oder Ekel vor bestimmten Nahrungsmitteln	➤ Reizmagensyndrom als somatoforme Störung (→ S. 1212) ➤ Magenschleimhautentzündung (→ S. 633) ➤ Ulkuskrankheit (→ S. 635) ➤ Magenkrebs (→ S. 637) ➤ Chronische Bauchspeicheldrüsenentzündung (→ S. 679) ➤ Bauchspeicheldrüsenkrebs (→ S. 680)	In den nächsten Tagen zum Hausarzt **Selbsthilfe:** ➤ Bei Beteiligung psychischer Ursachen Entspannungverfahren (→ S. 1253) ➤ Möglichst Verzicht auf Rauchen und Alkohol
Gewichtsverlust mit chronischen Durchfällen und/oder veränderter Beschaffenheit des Stuhlgangs ➤ Stuhlgang auffallend voluminös, blutig, lehmig, klebrig und/oder übelriechend ➤ Evtl. wiederkehrende Bauchschmerzen ➤ Evtl. Fieber	➤ Chronisch-entzündliche Darmerkrankungen (→ S. 650) ➤ Chronisch verlaufende, infektiöse Durchfallerkrankungen (→ S. 642) ➤ Darmkrebs (→ S. 656) ➤ Verdauungsinsuffizienz (→ S. 679), z. B. bei chronischer Bauchspeicheldrüsenentzündung (→ S. 679), Zöliakie (→ S. 653), Mukoviszidose (→ S. 773), Alkoholabhängigkeit (→ S. 1201)	Bei starken Schmerzen am selben, sonst in den nächsten Tagen zum Hausarzt
Gewichtsverlust bei Wechsel zwischen Appetitlosigkeit und Heißhunger ➤ Evtl. leichte Bauchschmerzen ➤ Evtl. Ausscheidung von sichtbaren Würmern oder Wurmbestandteilen	➤ Wurmerkrankungen (→ S. 644), z. B. Bandwürmer ➤ Somatoforme Störung (→ S. 1212)	In den nächsten Tagen bis Wochen zum Hausarzt; Stuhlgang mit evtl. Wurmbestandteilen aufheben und mitbringen
Appetitlosigkeit und Gewichtsverlust bei Medikamenteneinnahme	Häufige Nebenwirkung, z. B. von ➤ Manchen Bluthochdruckmitteln (→ S. 724) ➤ Mitteln gegen Asthma (→ S. 597) ➤ Eisenpräparaten (→ ab S. 1036) ➤ Antibiotika(→ S. 1051) ➤ Digitalis (→ S. 703)	Beim nächsten Arztbesuch ansprechen, wenn Sie diese Nebenwirkung auf dem Beipackzettel eines verordneten Medikaments finden

Übermäßiger Durst

Beschwerdebild	Was steckt dahinter?	Was ist zu tun?
Vermehrter Durst bei starker Hitze, Fieber, Saunagängen u. Ä.	Flüssigkeitsverlust durch Schwitzen	**Selbsthilfe:** Mineralwasser
Vermehrter Durst bei/nach starker körperlicher Anstrengung ➤ Nachlassen der Kraftleistung ➤ Evtl. Konzentrationsstörungen	Flüssigkeitsverlust durch Schwitzen und vermehrte Atmung	**Selbsthilfe:** Kohlensäurearme Mineralwasser (evtl. mit Fruchtsaft), isotone Getränke (im Hochleistungssport); nach starkem Wasserverlust langsam und schluckweise
Vermehrter Durst bei länger anhaltendem Durchfall und/oder Erbrechen ➤ Trockene Lippen, trockene Zunge, Haut und Schleimhäute ➤ Stehende Hautfalten ➤ Evtl. Unruhe, Verwirrtheit	Austrocknung[1] (Dehydratation → S. 196, S. 459)	Sofort Hausarzt rufen oder in die Klinik, wenn keine Flüssigkeit behalten wird und die Beschwerden zunehmen **Selbsthilfe:** ➤ Bei Erbrechen: schluckweise gekühlte Getränke ➤ Durchfall: möglichst viel trinken

Durst tritt immer dann auf, wenn der Wasseranteil des Körpers um mindestens 0,5 % abnimmt oder ein Salzüberschuss besteht. Sensoren im Durstzentrum des Zwischenhirns messen laufend den osmotischen Druck des Bluts, der seinerseits von der Flüssigkeitsmenge und Salzkonzentration im Blut abhängt. Steigt der

Beschwerdebild	Was steckt dahinter?	Was ist zu tun?
Vermehrter Durst nach Genuss stark salzhaltiger Speisen	Relativer Flüssigkeitsmangel[2]	**Selbsthilfe:** Wasser, Kräuter- oder Früchtetee
Vermehrter Durst nach Genuss größerer Mengen Alkohol („Brand")	Flüssigkeitsverlust durch vermehrtes Wasserlassen und Elektrolytverschiebung	**Selbsthilfe:** Viel Mineralwasser, Salzgebäck
Ständiger Durst, vermehrtes Wasserlassen und ausgeprägte Muskelschwäche ➤ Evtl. Übelkeit, Erbrechen, Bauchschmerzen und/oder Verstopfung ➤ Evtl. Knochenschmerzen ➤ Evtl. depressive Stimmung	Hyperkalzämie (erhöhter Kalziumspiegel im Blut → Tab. S. 239), z. B. infolge ➤ Nebenschilddrüsenüberfunktion (primärer Hyperparathyreoidismus → S. 754) ➤ Mancher Krebserkrankungen, z. B. Brustkrebs (→ S. 834), Lungenkrebs (→ S. 608), Knochenmetastasen (→ S. 990) ➤ Nebenwirkung von Medikamenten, z. B. Tamoxifen (→ S. 838), Diuretika (→ S. 784), Lithium (→ S. 1171) ➤ Überdosierung von Vitamin D oder A (→ Tab. S. 236) ➤ Sarkoidose (→ S. 612)	In den nächsten Tagen zum Hausarzt **Selbsthilfe:** Kalziumreiche Nahrungsmittel (z. B. Milchprodukte) meiden
Plötzlich auftretender starker Durst und vermehrtes Wasserlassen ➤ Gewichtsverlust ➤ Abgeschlagenheit	Erstmanifestation eines Typ-1-Diabetes (→ S. 758)	In den nächsten Tagen zum Haus- oder Kinderarzt
Ständiger, quälender Durst und stark vermehrtes Wasserlassen, auch nachts ➤ Trockenheit von Haut und Schleimhäuten ➤ Leistungsabfall ➤ Evtl. Kopfschmerzen, Sehstörungen	Diabetes insipidus (→ S. 748), aus unbekannter Ursache oder z. B. bei Schädel-Hirn-Verletzungen (→ S. 1152), Gehirntumoren (→ S. 1149), chronischem Nierenversagen (→ S. 783)	In den nächsten Tagen zum Hausarzt
Starkes Durstgefühl, exzessiv gesteigertes Trinkverhalten und vermehrtes Wasserlassen ➤ Beschwerden vornehmlich tagsüber ➤ Oft beginnend in Zeiten seelischer Belastung ➤ Keine Zeichen der Austrocknung	Psychisch bedingte Steigerung der Trinkmenge (psychogene Polydipsie → S. 105)	In den nächsten Tagen zum Haus- oder Nervenarzt
Vermehrter Durst bei Medikamenteneinnahme ➤ Oft vermehrtes Wasserlassen ➤ Evtl. trockener Mund	Gelegentliche Nebenwirkung, z. B. von Diuretika (→ S. 724), Betablockern (→ S. 724), manchen Neuroleptika (→ S. 1168)	Beim nächsten Arztbesuch ansprechen, wenn Sie diese Nebenwirkung auf dem Beipackzettel eines verordneten Medikaments finden

osmotische Druck, z. B. durch unzureichendes Trinken oder salziges Essen, löst das Durstzentrum sofort ein Durstgefühl aus. Auch bestimmte Hormone, die bei Verringerung des Blutvolumens von der Niere abgegeben werden, können das Durstzentrum stimulieren.

Zu übermäßigem Durstgefühl führen alle – krankhaften wie nicht krankhaften – Bedingungen, die mit einem erhöhtem Flüssigkeitsverlust, einer verminderten Flüssigkeits- oder erhöhten Salzzufuhr verbunden sind. Außerdem kann vermehrter Durst oder zwanghaftes Trinken auch auf einer psychischen Störung beruhen.

1 Als Flüssigkeitsersatz bei Durchfall und Erbrechen eignen sich z. B. dünner Schwarztee, selbsthergestellte Salz-Zucker-Lösungen (1 Teelöffel Salz + 10 TL Zucker auf 1 l Wasser oder Tee) und Elektrolytlösungen aus der Apotheke (z. B. Elotrans®).

2 Hypertone Dehydratation: Mangel an freiem Wasser im Körper, z. B. durch die Zufuhr osmotisch wirksamer (salzreicher) Flüssigkeiten.

Übermäßiges Schwitzen

Beschwerdebild	Was steckt dahinter?	Was ist zu tun?
Übermäßiges Schwitzen, insbesondere bei seelischer Anspannung (z. B. bei Stress, Angst, Lampenfieber, Schmerzen) ➤ Vornehmlich an Achseln, Handflächen, Fußsohlen, Stirn ➤ Oft Hautrötungen und/oder -schuppungen, v. a. in den Hautfalten (z. B. Achseln, Leisten, Nabel, unter den Brüsten) ➤ Hände oft blau-weißlich verfärbt ➤ An den Füßen oft Warzen und/oder schmerzhafte Hornhauterweichungen	Hyperhidrose (→ S. 1069), anlagebedingte, erbliche Schwitzneigung bei 5 % der Bevölkerung	Bei Gelegenheit zum Hausarzt, wenn Sie die Beschwerden nicht selbst in den Griff bekommen **Selbsthilfe:** ➤ Luftdurchlässige Kleidung und Schuhe, Achseln rasieren ➤ Ausdauersport, Wechselduschen, Sauna ➤ Antihydral®-Salbe, Präparate mit Aluminiumchlorid oder Gerbstoffen (z. B. Tannolact® Puder) ➤ Scharfe Gewürze, heiße und koffeinhaltige Getränke, Alkohol und üppige Mahlzeiten verstärken das Schwitzen

1 Bromhidrose: Sonderform der Hyperhidrose, verursacht durch Hautbesiedelung mit speziellen Hautbakterien und -pilzen. Der übermäßig gebildete Schweiß durchfeuchtet die Hornschicht der Haut und begünstigt eine starke Vermehrung der ortsansässigen Hautkeime. Diese bauen abgeschilferte Hornhaut, Schweiß und Talg zu unangenehm riechenden

Beschwerdebild	Was steckt dahinter?	Was ist zu tun?
Übermäßiges Schwitzen mit unangenehmem Geruch (muffig, ranzig, käsig, säuerlich) ➤ Vornehmlich in der Leistenregion, Achseln und/oder an den Füßen („Stinkfüße") ➤ Keine wesentliche Besserung durch häufiges Waschen	Bromhidrose[1]	Bei Gelegenheit zum Hausarzt **Selbsthilfe bei Stinkfüßen:** ➤ Überschüssige Hornhaut abfeilen, viel barfuß laufen, geruchshemmende Einlegesohlen (z. B. Zedernholz) ➤ Wechselfußbäder, Fußbäder mit Gerbsäure (z. B. Tannosynt®), Fußpuder
Starkes Schwitzen bei Genuss von bestimmten Speisen, heißen Getränken, größere Mengen Kaffee, Zigaretten und Alkohol	➤ Gustatorisches Schwitzen[2] ➤ Wirkung von Koffein, Nikotin oder Alkohol	**Selbsthilfe:** Konsum von Kaffee, Zigaretten und Alkohol reduzieren
Übermäßiges Schwitzen bei Medikamenteneinnahme	Nebenwirkung einiger Medikamente wie Betablocker (→ S. 724), Antidepressiva (→ S. 1169), Schilddrüsenhormone (→ S. 748), Kortisonpräparate (→ Pharma-Info S. 756)	Beim nächsten Arztbesuch ansprechen, wenn Sie diese Nebenwirkung auf dem Beipackzettel eines verordneten Medikaments finden
Vermehrtes Schwitzen, evtl. Schweißausbrüche (Hitzewallungen) bei Frauen ➤ Vor oder während der Monatsblutung ➤ in Schwangerschaft und Wochenbett ➤ In den Wechseljahren	Folge hormoneller Schwankungen, z. B. bei ➤ Prämenstruellem Syndrom (→ S. 845) ➤ Wechseljahresbeschwerden (→ S. 849)	Bei Bedarf zum Frauenarzt **Selbsthilfe:** ➤ Luftdurchlässige Kleidung, angezogen im Zwiebelprinzip ➤ In den Wechseljahren Präparate mit Cimicifuga (z. B. Remifemin®)
Übermäßiges Schwitzen bei starkem Übergewicht	Gestörte Wärmeregulation durch vermehrtes Unterhautfettgewebe bei Übergewicht oder Adipositas (→ S. 254)	In den nächsten Wochen zum Hausarzt, wenn Sie Hilfe beim Abnehmen brauchen **Selbsthilfe:** Regelmäßige körperliche Aktivität, Ernährungsumstellung
Starkes Schwitzen mit Wachstum von Händen und Füßen ➤ Veränderung der Gesichtszüge mit großem Schädel, breiten Stirnfalten, großer Nase und Ohren	Akromegalie (→ S. 747)	In den nächsten Wochen zum Hausarzt
Vermehrtes Schwitzen, Herzklopfen und Kurzatmigkeit bei geringen Anstrengungen	➤ Herzinsuffizienz (→ S. 702) ➤ Blutarmut (Anämie → S. 1034) ➤ Mangelernährung, z. B. bei Magersucht (→ S. 1209)	In den nächsten Tagen zum Hausarzt
Schwitzen mit Fieber	➤ Abgabe überschüssiger Körperwärme bei sinkendem Fieber ➤ Schwere Infektionskrankheiten wie Sepsis (Blutvergiftung → S. 1053), Malaria (→ S. 1056)	Am selben Tag zum Arzt, wenn Sie keine Erklärung für das Fieber haben, das Fieber über 40 °C steigt oder länger als 3 Tage anhält. **Selbsthilfe:** Viel trinken, Wadenwickel (→ S. 278)
Schwitzen, v. a. nachts (Nachtschweiß), mit Abgeschlagenheit und verminderter Leistungsfähigkeit ➤ Oft Fieber ➤ Evtl. Gewichtsverlust ➤ Evtl. Gelenkschmerzen ➤ Evtl. Hautausschlag ➤ Evtl. Lymphknotenschwellungen	➤ Chronische Infektionskrankheit z. B. AIDS (→ S. 1054), Tuberkulose (→ S. 607) ➤ Krebs, z. B. Leukämie (→ S. 1040), Plasmozytom (→ S. 1044) ➤ Maligne Lymphome (→ S. 1043) ➤ Rheumatologische Erkrankungen wie Lupus erythematodes (→ S. 1007), Rheumatoide Arthritis (→ S. 999)	In den nächsten Tagen zum Hausarzt
Übermäßiges Schwitzen mit auffallender Wärmeüberempfindlichkeit ➤ Nervosität, Händezittern ➤ Gewichtsverlust trotz gesteigertem Appetit	Schilddrüsenüberfunktion (Hyperthyreose → S. 750)	In den nächsten Tagen zum Hausarzt
Ständiges oder anfallsweises Schwitzen mit Herzklopfen und Kopfschmerzen ➤ Oft Zittern, Nervosität	➤ Seltene, hormonproduzierende Tumoren, z. B. Phäochromozytom (→ S. 754), Karzinoid (→ S. 772) ➤ Entzugssyndrom (→ S. 1203), z. B. bei Alkoholabhängigkeit(→ S. 1201) ➤ Angsterkrankung (→ S. 1194), Panikattacke (→ S. 1197) ➤ Larvierte Depression (→ S. 1181)	In den nächsten Tagen zum Hausarzt

Substanzen ab. Unter anderem entstehen dabei kurzkettige Fettsäuren, die in ähnlicher Form auch im Limburger Käse vorkommen.

2 Gustatorisches Schwitzen *(Geschmacksschwitzen):* Normaler Reflex auf ausgeprägte Schärfe- oder Hitzereize im Mund. In krankhaft verstärkter Form tritt es als Frey-Syndrom nach Operationen an der Ohrspeicheldrüse, Verletzungen oder Bestrahlungen im Kopf- und Halsbereich auf. Zur Behandlung haben sich Injektionen mit Botulinumtoxin (z. B. Botox® → S. 894) bewährt.

Beschwerdebild	Was steckt dahinter?	Was ist zu tun?
Schweißausbruch mit Unruhe bei bekanntem Diabetes ➤ Heißhunger, Herzklopfen, Zittern ➤ Evtl. Benommenheit bis hin zur Bewusstlosigkeit	Unterzuckerung (Hypoglykämie → S. 766)	Notarzt rufen bei eingetretener Bewusstlosigkeit **Erstmaßnahme:** Bei vorhandenem Bewusstsein aufgelösten Traubenzucker, Softdrink oder Fruchtsaft einflößen
Plötzlicher Schweißausbruch, Schwindel und Schwarzwerden vor den Augen ➤ Übelkeit, Herzklopfen ➤ Ohrensausen ➤ Evtl. kurze Bewusstlosigkeit	➤ Orthostatische Dysregulation (→ S. 726), etwa bei plötzlichem Lagewechsel, langem Stehen ➤ Vasovagale Synkope (→ S. 25), etwa bei Erschrecken, Schmerz, Heben schwerer Lasten, Husten, Lachen nächtlichem Toilettengang ➤ Herzrhythmusstörungen (→ S. 706) ➤ Entzugssyndrom (→ S. 1203) bei Alkoholabhängigkeit (→ S. 1201) und Drogensucht (→ S. 1201) ➤ Panikattacke (→ S. 1197), Dissoziative Störung (→ S. 1192)	Notarzt rufen, wenn die Ohnmacht länger als eine Minute anhält In den nächsten Tagen zum Hausarzt, wenn gehäuft Ohnmachtsanfälle auftreten **Erstmaßnahme:** Betroffenen sofort flach hinlegen, Beine hoch lagern
Kalter Schweiß und auffallend graue, kühle Haut ➤ Zittern, Unruhe, Angst ➤ Evtl. Benommenheit bis hin zur Bewusstlosigkeit	Schock (→ S. 191), z. B. bei ➤ Herzinfarkt (→ S. 699) ➤ Starkem Blutverlust, schwerer Allergie (→ S. 1044) Entzugssyndrom (→ S. 1203) bei Alkoholabhängigkeit (→ S. 1201) und Drogensucht (→ S. 1201)	Notarzt rufen **Erstmaßnahme:** Betroffenen sofort flach hinlegen, Beine hoch lagern

Übermäßiges Frieren oder Kältegefühl

Beschwerdebild	Was steckt dahinter?	Was ist zu tun?
Frieren bei Erschöpfung, Schlafmangel oder seelischer Anspannung	Normale Reaktion	**Selbsthilfe:** ➤ Warme Getränke, Ausruhen, Ausschlafen ➤ Bei chronischem Stress Stressmanagement (→ S. 265). Entspannungstechniken (→ S. 1257)
Plötzliches Frösteln oder Frieren mit Abgeschlagenheit ➤ Kalte, blasse Hände und Füße ➤ Evtl. Schüttelfrost	Beginnendes oder steigendes Fieber (→ S. 268)	Am selben Tag zum Arzt, wenn Sie keine Erklärung für das Fieber haben, das Fieber über 40 °C steigt oder länger als 3 Tage anhält
Gesteigerte Kälteempfindlichkeit bei alten oder untergewichtigen Menschen	➤ Erhöhtes Wärmebedürfnis im höheren Lebensalter ➤ Untergewicht, Unterernährung, z. B. im Rahmen einer Diät oder Magersucht (→ S. 1209)	**Selbsthilfe:** ➤ Ausreichend essen, regelmäßige Bewegung ➤ Wärmer anziehen, zum Einschlafen Socken oder Wärmekissen benutzen
Häufiges Kältegefühl in Händen und Füßen, evtl. Neigung zum Frösteln ➤ Oft anhaltende Müdigkeit, Antriebsschwäche ➤ Evtl. wiederkehrende Kopfschmerzen, Herzklopfen, Ohrensausen, Schwindel	➤ Niedriger Blutdruck (arterielle Hypotonie (→ S. 726) ➤ Blutarmut (Anämie → S. 1034) ➤ Psychosomatische Störung (→ S. 1213)	In den nächsten Wochen zum Hausarzt, wenn die Beschwerden neu auftreten **Selbsthilfe:** ➤ Regelmäßige Bewegung ➤ Wechselduschen ➤ Viel trinken, kleine salzreiche Mahlzeiten
Gesteigerte Kälteempfindlichkeit mit anhaltender Müdigkeit und Energielosigkeit ➤ Erbrechen, Durchfall, Bauchschmerzen ➤ Braunfärbung der Haut (Hyperpigmentierung)	Morbus Addison (→ S. 757) als häufigste Form der Nebennierenrinden-Unterfunktion (→ S. 757)	In den nächsten Tagen zum Hausarzt
Gesteigerte Kälteempfindlichkeit mit anhaltender Müdigkeit und Verlangsamung ➤ Schwellung von Gesicht und Zunge, trockene Haut ➤ Oft Übergewicht	Schilddrüsenunterfunktion (Hypothyreose → S. 751)	In den nächsten Tagen zum Hausarzt

Frieren ist eine komplexe Reaktion des Körpers zur Aufrechterhaltung einer konstanten Temperatur im Körperinneren. Auslöser ist ein Absinken der Temperatur des Blutes, das im Gehirn registriert und mit dem Sollwert verglichen wird; gleichzeitig erhält das Gehirn von den Kälterezeptoren in der Haut laufend Informationen über eine drohende Abkühlung durch Kälte von außen. In diesem Fall ziehen sich die Gefäße in der Haut zusammen, die Durchblutung von Armen und Beinen wird eingeschränkt (damit möglichst wenig Wärme in der Körperperipherie verloren geht), die feinen Körperhaare stellen sich zur Gänsehaut auf, um ein Luftpolster herzustellen, die Muskeln zittern und produzieren dadurch Wärme.

Die Neigung zum Frieren ist individuell verschieden: Frauen frieren schneller als Männer,

Beschwerdebild	Was steckt dahinter?	Was ist zu tun?
Gesteigerte Kälteempfindlichkeit mit anhaltender Müdigkeit ➤ Rückgang der Schambehaarung ➤ Verkleinerung von Brüsten bzw. Hoden	Hypophysenvorderlappen-Unterfunktion (→ S. 747), meist als Folge einer Schädel-Hirn-Verletzung (→ S. 1152)	In den nächsten Tagen zum Hausarzt
Plötzliches Frieren, kalter Schweiß und auffallend graue, kühle Haut ➤ Zittern, Unruhe, Angst ➤ Evtl. Benommenheit bis hin zur Bewusstlosigkeit	Schock (→ S. 191), z. B. bei ➤ Herzinfarkt (→ S. 699) ➤ Starkem Blutverlust, schwerer Allergie (→ S. 1044) Entzugssyndrom (→ S. 1203) bei Alkoholabhängigkeit (→ S. 1201)	Notarzt rufen **Erstmaßnahme:** Betroffenen sofort flach hinlegen, Beine hoch lagern
Plötzliches Frieren und kalter Schweiß bei bekanntem Diabetes ➤ Heißhunger, Herzklopfen, Zittern ➤ Evtl. Benommenheit bis hin zur Bewusstlosigkeit	Unterzuckerung (Hypoglykämie → S. 766)	Notarzt rufen bei eingetretener Bewusstlosigkeit **Erstmaßnahme:** Bei vorhandenem Bewusstsein aufgelösten Traubenzucker, Softdrink oder Fruchtsaft einflößen
Anfallartiges Kälte- und Taubheitsgefühl mit scharf begrenzter Weißfärbung von Fingern und/oder Zehen ➤ Meist ausgelöst durch Stress oder Kälte ➤ Anfallsdauer wenige Minuten	Raynaud-Phänomen (→ S. 1012) oft als Begleiterscheinung von Kollagenosen (→ S. 1005)	In den nächsten Wochen zum Hausarzt **Selbsthilfe:** Im Anfall Hände massieren, bewegen, unter die Achseln stecken oder in fließend warmes Wasser halten
Kältegefühl und Schmerzen in einem oder beiden Beinen bei längerem Gehen, evtl. auch im Liegen ➤ Blasse Haut und evtl. Taubheitsgefühl am betroffenen Bein ➤ Evtl. offene Stellen an Fuß oder Unterschenkel	Periphere arterielle Verschlusskrankheit (pAVK → S. 726)	In den nächsten Tagen zum Hausarzt, wenn die Beschwerden neu auftreten **Selbsthilfe:** ➤ Gutes Schuhwerk ➤ Anheben des Kopfteils am Bett bei nächtlichem Kältegefühl ➤ Unbedingt Rauchverzicht
Plötzliches Kälte- und Spannungsgefühl in Wade oder ganzem Bein ➤ Umfangsvermehrung des betroffenen Beins, evtl. bläulich glänzende Haut ➤ Schmerzen beim Gehen und Husten	Tiefe Venenthrombose (→ S. 736), z. B. bei Bettlägerigkeit, Beingips, Langstreckenflügen	Sofort zum Hausarzt, wenn zusätzlich Atemnot auftritt, ansonsten am selben Tag **Selbsthilfe:** Bein hoch lagern
Ständiges oder wiederkehrendes Kältegefühl, Schmerzen, Kribbeln und/oder Taubheitsgefühl ➤ Meist strumpfförmige Ausdehnung an Unterschenkeln und Füßen	➤ Polyneuropathie (→ S. 1160), z. B. als Spätfolge von Diabetes (→ S. 758) oder Alkoholabhängigkeit (→ S. 1201) ➤ Dissoziative Störung (→ S. 1192)	In den nächsten Tagen zum Hausarzt oder Neurologen, wenn die Beschwerden neu auftreten
Anfallartiges Kältegefühl in Armen und/oder Beinen bei Medikamenteneinnahme	Durchblutungsstörungen, z. B. als Nebenwirkung von Betablockern (→ S. 724), Ergotaminen (→ S. 1124) zur Behandlung von Migräne	In den nächsten Tagen zum Hausarzt, wenn Sie die Beschwerden als Nebenwirkung auf dem Beipackzettel eines verordneten Medikaments finden

Schlanke schneller als Dickere, Ältere schneller als Jüngere. Zu übermäßigem Frieren kommt es besonders dann, wenn die Sollwerttemperatur ansteigt, z. B. bei fieberhaften Infekten, oder wenn die Wärmeproduktion durch den Stoffwechsel sinkt, z. B. infolge eines Nährstoffmangels oder hormoneller Störungen. Auch eine verminderte Durchblutung verursacht Frieren, weil der Temperaturabfall in der Haut von den Kälterezeptoren registriert wird. Ein Warnsignal ist plötzliches Frieren mit Ausbruch von kaltem Schweiß: Es weist oft auf einen beginnenden Schock hin.

Abnorme Müdigkeit und Abgeschlagenheit I: Zeitweilig auftretend

Beschwerdebild	Was steckt dahinter?	Was ist zu tun?
Müdigkeit und Abgeschlagenheit bei Schlafmangel oder -störungen ➤ Konzentrationsschwierigkeiten	➤ Schlafdefizit ➤ Nichterholsamer Schlaf (primäre Schlafstörung → S. 1229) ➤ Depressive Verstimmung (→ S. 1184) und Depression (→ S. 1181) – hier ist Besserung am Abend typisch	In den nächsten Wochen zum Hausarzt, bei schon länger depressiven Beschwerden in den nächsten Tagen **Selbsthilfe bei Schlafstörung:** ➤ Regelmäßige Schlafzeiten, evtl. Mittagsschlaf ➤ Regelmäßige Bewegung ➤ Stressmanagement (→ S. 265), Entspannungstechniken (→ S. 1257) wie Autogenes Training (→ S. 1222)
Müdigkeit bei Bewegungsmangel oder bei Langeweile	➤ Mangel an notwendiger Bewegung oder Stimulation, z. B. bei Vereinsamung (sozialer Isolation → S. 462) ➤ Larvierte Depression (→ S. 1181)	**Selbsthilfe und Unterstützung durch Angehörige:** Für regelmäßige Bewegung sorgen, Kontakte schaffen, positive Lebensbewältigung fördern

Beschwerdebild	Was steckt dahinter?	Was ist zu tun?
Müdigkeit und Antriebslosigkeit in oder vor schwierigen und belastenden Situationen ➤ Oft Konzentrations- und/oder Gedächtnisstörungen ➤ Evtl. körperliche Beschwerden wie Kopf- oder Magenschmerzen	➤ Psychische Abwehr- und Schutzreaktionen ➤ Depressive Verstimmung (→ S. 1184) ➤ Larvierte Depression (→ S. 1181) ➤ Depressive Persönlichkeitsstörung (→ S. 1199)	Bei Gelegenheit zum Hausarzt, wenn sich derartige Situationen häufen **Selbsthilfe:** Stressmanagement (→ S. 265), Entspannungstechniken (→ S. 1247)
Müdigkeit und Abgeschlagenheit bei Wetterumschwung (z. B. Föhn)	➤ Wetterfühligkeit ➤ Migräne mit Aura (→ S. 1123)	**Selbsthilfe:** ➤ Regelmäßiger Tagesrhythmus ➤ Bei entsprechendem Wetter auf Alkohol verzichten
Morgendliche Müdigkeit und Abgeschlagenheit ➤ Oft Schwindel, Herzklopfen und/oder Ohrensausen bei raschem Aufstehen ➤ Evtl. Kopfschmerzen	Arterielle Hypotonie (niedriger Blutdruck → S. 726)	**Selbsthilfe:** ➤ Schlafen mit erhöhtem Oberkörper ➤ Vor dem Aufstehen trinken, leichte Gymnastikübungen (z. B. Beinkreisen, „Radeln")
Rasche Ermüdbarkeit, Kurzatmigkeit und Herzklopfen bei körperlicher Belastung ➤ Blässe oder blaue Lippen ➤ Evtl. Husten	➤ Chronische Herzinsuffizienz (→ S. 702) ➤ Blutarmut[1] (Anämie → S. 1034) ➤ Chronische Lungenerkrankungen, z. B. chronische Bronchitis (→ S. 596), Lungenemphysem (→ S. 603)	In den nächsten Tagen zum Hausarzt bei neuem Auftreten der Beschwerden
Müdigkeit oder Benommenheit nach Medikamenteneinnahme ➤ Evtl. Konzentrations- und Gedächtnisstörungen ➤ Evtl. Schwindel	Wirkung/Nebenwirkung von zahlreichen Medikamenten, z. B. ➤ Beruhigungsmitteln (→ Tab. S. 1170) ➤ Schlafmitteln (→ S. 1231) ➤ Starken Schmerzmitteln (Opioiden → S. 1219) ➤ Antihistaminika (→ S. 575) ➤ Mitteln gegen Übelkeit und Reisekrankheit (→ S. 310)	Beim nächsten Arztbesuch ansprechen, wenn Sie diese Nebenwirkung auf dem Beipackzettel eines verordneten Medikaments finden **Selbsthilfe:** Verminderte Reaktionsfähigkeit beachten (z. B. im Verkehr)

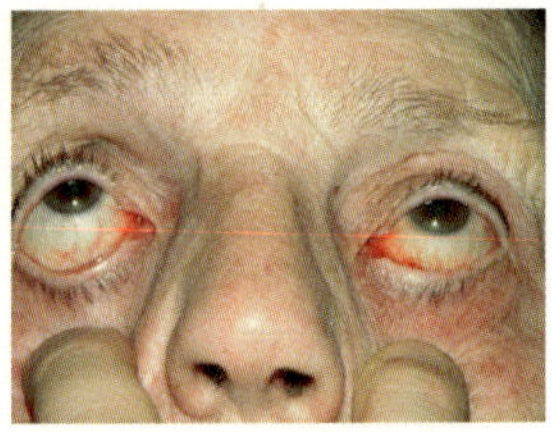

1 *Blutarmut (Anämie) ist ein häufiger Grund für rasche Ermüdbarkeit oder anhaltende Müdigkeit. Ein Blick auf die Bindehäute der Augen gibt den ersten Hinweis: Während sie normalerweise rosig aussehen (wie bei der hier gezeigten Patientin), wirken sie bei einer Blutarmut porzellanartig weiß.* [RKL 0147]

Abnorme Müdigkeit und Abgeschlagenheit II: Anhaltend

Beschwerdebild	Was steckt dahinter?	Was ist zu tun?
Tagesmüdigkeit und Sekundenschlaf bei nächtlichem Schnarchen mit längeren Atempausen ➤ Nächtliches Schwitzen ➤ Nicht erholsamer Nachtschlaf ➤ Konzentrationsstörungen, oft depressive Verstimmung	Schlafapnoe-Syndrom (→ ab S. 1236)	In den nächsten Wochen zum Hausarzt **Selbsthilfe:** ➤ Übergewicht reduzieren ➤ Abends Verzicht auf Alkohol, Beruhigungs- und Schlafmittel
Tagesschläfrigkeit und häufige Schlafanfälle bei extremem Übergewicht	Pickwick-Syndrom[1]	In den nächsten Wochen zum Hausarzt **Selbsthilfe:** Regelmäßige Bewegung, Ernährungsumstellung
Wiederholte Schlafanfälle unterschiedlicher Länge ➤ Wiederholte, kurzfristige Lähmungen, v. a. in affektgeladenen Situationen ➤ Unterbrochener, nicht erholsamer Nachtschlaf mit häufigen Albträumen	➤ Narkolepsie (→ S. 1238) ➤ Dissoziative Störung (→ S. 1192)	In den nächsten Wochen zum Hausarzt **Selbsthilfe:** ➤ Regelmäßige Schlafzeiten, auch tagsüber ➤ Regelmäßige körperliche Bewegung
Ausgeprägte Tagesschläfrigkeit, v. a. in reizarmen Situationen ➤ Verlängerter Nachtschlaf ➤ Meist Beginn im Jugendalter	Primäre Hypersomnie[2]	In den nächsten Wochen zum Hausarzt **Selbsthilfe:** Regelmäßige Schlafzeiten, auch tagsüber

1 Pickwick-Syndrom *(Obesitas-Hypoventilationssyndrom):* Behinderung der Atmung durch ausgeprägte Fettpolster im Hals- und Rumpfbereich, betrifft ausschließlich stark übergewichtige Menschen. Insbesondere nachts kommt es zu Atemstörungen, die die Schlafqualität beeinträchtigen und zusammen mit der verminderten Sauerstoffversorgung des Körpers zu starker Tagesmüdigkeit führen. Therapie der Wahl ist eine maschinelle Beatmung, die der Patient zu Hause während des Nachtschlafes selbst durchführt.

Beschwerdebild	Was steckt dahinter?	Was ist zu tun?
Apathie und/oder abnorme Ermüdbarkeit mit zunehmenden Gedächtnisstörungen	➤ Demenz (→ S. 445), z. B. Alzheimer-Demenz (→ S. 445) ➤ Huntington-Krankheit (→ S. 1143) ➤ Gehirntumoren (→ S. 1149) ➤ Abhängigkeit (→ S. 1201) von Alkohol, Drogen, Medikamenten wie Schmerz- oder Beruhigungsmitteln	In den nächsten Tagen zum Hausarzt
Anhaltende Müdigkeit mit Antriebslosigkeit, Niedergeschlagenheit und Schlafstörungen	Depressive Verstimmung (→ S. 1184), Depression (→ S. 1181)	In den nächsten Tagen zum Hausarzt oder Psychiater
Tiefsitzende Erschöpfung mit dem Gefühl, „ausgebrannt" zu sein ➤ Leistungsschwäche und Antriebslosigkeit ➤ Kritische, zynische oder abweisende Einstellung gegenüber der eigenen Arbeit:	➤ Burnout-Syndrom (→ S. 263) ➤ Depressive Verstimmung (→ S. 1184), reaktive Depression (→ S. 1181), larvierte Depression (→ S. 1181), häufig bei zugrunde liegender zwanghafter Persönlichkeitsstörung (→ Tab. S. 1199)	In den nächsten Wochen zum Hausarzt. **Selbsthilfe bei Burnout-Syndrom:** ➤ Stressmanagement (→ S. 265), Entspannungstechniken (→ S. 1257), ausreichend Bewegung ➤ Bei ersten Anzeichen längere Erholungsphasen (Urlaub, Kur), evtl. Arbeitsplatzwechsel
Ständiges Gefühl der Erschöpfung über mindestens 6 Monate ohne Besserung durch Entspannung und Urlaub ➤ Oft Konzentrations- und Gedächtnisstörungen ➤ Oft Hals-, Kopf-, Muskel- und/oder Gelenkschmerzen	➤ Chronisches Erschöpfungssyndrom (Chronique Fatigue Syndrome → S. 1048) ➤ Depressive Verstimmung (→ S. 1184), larvierte Depression (→ S. 1181)	In den nächsten Wochen zum Hausarzt
Abgeschlagenheit und verminderte Leistungsfähigkeit mit Fieber, Nachtschweiß und Gewichtsverlust	➤ Chronische Infektion, z. B. AIDS (→ S. 1054), Tuberkulose (→ S. 607) ➤ Plasmozytom (→ S. 1044), Leukämie (→ S. 1040), Maligne Lymphome (→ S. 1043), anderer Krebs ➤ Rheumatische Erkrankungen, z. B. Lupus erythematodes (→ S. 1007), Rheumatoide Arthritis (→ S. 999)	Am selben Tag zum Hausarzt bei schlechtem Allgemeinzustand Ansonsten in den nächsten Tagen zum Arzt bei anhaltenden Beschwerden
Müdigkeit und Antriebsschwäche nach dem Aufwachen ➤ Neigung zu Schwindel, z. B. beim Aufstehen oder längerem Stehen ➤ Oft Kältegefühl in Händen und Füßen	Arterielle Hypotonie (niedriger Blutdruck → S. 726)	In den nächsten Wochen zum Hausarzt bei neuem Auftreten der Beschwerden **Selbsthilfe:** ➤ Viel Bewegung, Wechselduschen ➤ Viel trinken, kleine salzreiche Mahlzeiten
Zunehmende Müdigkeit und Leistungsschwäche mit belastungsabhängiger Atemnot	➤ Herzinsuffizienz (→ S. 702) ➤ Blutarmut (Anämie → S. 1034) ➤ Chronische Lungenerkrankungen z. B. chron. Bronchitis (→ S. 596) ➤ Lungenemphysem (→ S. 603)	In den nächsten Tagen zum Hausarzt
Rasche Ermüdbarkeit mit Gewichtsverlust, starkem Durst und vermehrtem Wasserlassen	Diabetes (→ S. 758)	In den nächsten Tagen zum Hausarzt
Anhaltende Müdigkeit und Energielosigkeit mit Braunfärbung der Haut ➤ Übelkeit, Erbrechen	➤ Morbus Addison (→ S. 757) als häufigste Form der Nebennierenrinden-Unterfunktion (→ S. 757) ➤ Chronisches Nierenversagen (→ S. 783)	In den nächsten Tagen zum Hausarzt
Anhaltende Müdigkeit und Verlangsamung mit Schwellung von Gesicht und Zunge ➤ Trockene Haut, struppige Haare ➤ Kälteempfindlichkeit	Schilddrüsenunterfunktion (Hypothyreose → S. 751)	In den nächsten Tagen zum Hausarzt
Anhaltende Müdigkeit mit auffallendem Vollmondgesicht ➤ Stammbetonte Fettsucht bei schlanken Armen und Beinen, Stiernacken ➤ Oft depressive Stimmung	➤ Cushing-Syndrom (→ S. 755) bei langfristiger oder hochdosierter Kortisontherapie (→ S. 756) ➤ Morbus Cushing (→ S. 755)	In den nächsten Tagen zum Hausarzt

2 Patienten mit **Primärer Hypersomnie** leiden unter einem überdurchschnittlich hohen Schlafbedürfnis, bei Tag wie bei Nacht. Morgens brauchen sie lange, um ihre Schlaftrunkenheit zu überwinden. Nicht unterdrückbare Schlafanfälle wie bei der Narkolepsie treten jedoch nicht auf. Die Ursache ist unbekannt, eine erbliche Veranlagung wird diskutiert. Die Beschwerden lassen sich manchmal durch stimulierende Medikamente (z. B. Ritalin®) oder Antiparkinsonmittel bessern.

Beschwerdebild	Was steckt dahinter?	Was ist zu tun?
Anhaltende Müdigkeit ➤ Rückgang der Schambehaarung ➤ Verkleinerung von Brüsten bzw. Hoden	Hypophysenvorderlappen-Unterfunktion (→ S. 747), meist als Folge einer Schädel-Hirn-Verletzung (→ S. 1152)	In den nächsten Tagen zum Hausarzt
Müdigkeit oder Benommenheit bei Medikamenteneinnahme ➤ Evtl. Konzentrations- und Gedächtnisstörungen ➤ Evtl. Schwindel	Wirkung/Nebenwirkung von zahlreichen Medikamenten, z. B. ➤ Beruhigungsmitteln (→ Tab. S. 1170) ➤ Schlafmitteln (→ S. 1231) ➤ Starken Schmerzmitteln (Opioide → S. 1219) ➤ Antihistaminika (→ S. 575) ➤ Antidepressiva (→ S. 1169) ➤ Neuroleptika (→ S. 1168) ➤ Bluthochdruckmittel (→ S. 724)	Beim nächsten Arztbesuch ansprechen, wenn Sie diese Nebenwirkung auf dem Beipackzettel eines verordneten Medikaments finden **Selbsthilfe:** Verminderte Reaktionsfähigkeit beachten (z. B. im Verkehr)

Fieber I: Fieber mit Beschwerden im Kopf- und Halsbereich

Bedeutung des Fiebers → ab S. 268

Fieber mit Kopf-, Gesichts- und Zahnschmerzen → Tab. S. 17 bis S. 22

Fieber mit Beschwerden an Lippen und Mundhöhle → Tab. S. 51 und S. 52

Fieber mit Augenschmerzen → Tab. S. 46

Fieber mit auffallendem Mundgeruch → Tab. S. 56

Fieber mit Schwellungen an Hals oder Nacken → Tab. S. 57

Fieber mit Schluckproblemen (→ Tab. S. 59) und Halsschmerzen (→ Tab. S. 62)

Fieber mit Heiserkeit → Tab. S. 64

Fieber mit Nasenproblemen → Tab. S. 68

Fieber mit Ohrenschmerzen oder Ohrenlaufen → Tab. S. 70

Fieber (→ auch ab S. 268) begleitet sehr viele Erkrankungen – die nebenstehende und die folgenden Tabellen führen nur die wichtigsten auf. Im Zweifelsfall lohnt sich eine Suche in den Tabellen, die die jeweiligen Leitbeschwerden im Detail behandeln.

Beschwerdebild	Was steckt dahinter?	Was ist zu tun?
Starke Kopfschmerzen mit steifem Nacken und hohem Fieber Erbrechen, Licht- und Lärmempfindlichkeit, ➤ Oft rasche Bewusstseinstrübung ➤ Evtl. Lähmungen, Sprachstörungen	➤ Hirnhautentzündung (→ S. 1133) ➤ Meningoenzephalitis (→ S. 1133) ➤ Hirnabszess (→ S. 1133)	Notarzt rufen oder sofort in die nächste Klinik
Kopf-, oft auch Gliederschmerzen mit Erkältungszeichen und mäßigem bis hohem Fieber	➤ Erkältung (→ S. 593), ➤ Akute Bronchitis (→ S. 594) ➤ Grippe (→ S. 592) ➤ [Streptokokken]Angina (→ S. 579) ➤ Lungenentzündung (→ S. 605)	Am selben Tag zum Hausarzt, wenn das Fieber > 3 Tage anhält oder nach einigen Tagen Fieberpause erneut ansteigt
Pochende Stirn- oder Gesichtsschmerzen, die sich beim Bücken verstärken, mit mäßigem Fieber ➤ Schnupfen ➤ Bei oder nach Erkältungen	Akute Nasennebenhöhlenentzündung (→ S. 577)	Sofort zum Hausarzt bei starken Schmerzen oder hohem Fieber, sonst am nächsten Tag. **Selbsthilfe:** ➤ Abschwellende Nasentropfen ➤ Dampfinhalationen mit Salz- oder Kamillelösung (→ S. 577) ➤ Kalte Quarkauflagen, Rotlicht ➤ Pflanzenextrakte, z. B. Gelomyrtol® oder Sinupret®
Kopfschmerzen bei/nach längerem Aufenthalt in großer Hitze mit hohem Fieber ➤ Schwindel, Erbrechen, Benommenheit ➤ Haut rot und heiß, später grau ➤ Starker Durst, Mundtrockenheit	➤ Hitzschlag (→ S. 199) ➤ Sonnenstich (→ S. 202) ➤ Beginnender starker Sonnenbrand (→ S. 1066)	Notarzt rufen oder sofort in die nächste Klinik bei eingetrübtem Bewusstsein **Erstmaßnahmen:** ➤ Kopf vorsichtig mit Wasser kühlen, kaltes Fußbad, Kleidung nass machen, flach lagern ➤ Duschen bei entsprechender Verfassung

Beschwerdebild	Was steckt dahinter?	Was ist zu tun?
Schmerzhafte Bläschen und/oder Geschwüre im Mund mit hohem Fieber ➤ Speichelfluss, oft Mundgeruch ➤ Geschwollene Lymphnoten im Kieferwinkel	➤ Mundfäule (Stomatitis aphtosa → S. 519) ➤ Herpangina (→ Tab. S. 52) ➤ Hand-Mund-Fuß-Krankheit (→ Tab. S. 52) ➤ Akute nekrotisierende ulzeröse Gingivitis (schwere Zahnfleischentzündung → S. 523) ➤ Mit Hautausschlag: Erythema exsudativum multiforme (→ S. 1086)	Am selben Tag zum Kinder-, Haus-, HNO- oder Zahnarzt **Selbsthilfe:** ➤ Auf ausreichende Trinkmenge achten (z. B. kalter Kamillentee oder kühles Wasser), evtl. mit Strohhalm ➤ Pinselungen oder Gurgeln, z. B. mit Kamille-, Salbei- oder Myrrhetinktur (z. B. Repha-Os-Mundspray®)
Schmerzen oder Spannungsgefühl im Mund mit Fieber ➤ Meist Schwellung, Rötung und/oder Eiterblase ➤ Oft bekannte Zahn(fleisch)erkrankung	➤ Mundhöhlenabszess (→ S. 522) ➤ Wurzelvereiterung (→ S. 531)	Am selben Tag zum Zahnarzt **Selbsthilfe:** Kalte Umschläge oder Eispackungen auf die schmerzende Wange
Hals- und Schluckschmerzen mit Fieber ➤ Geschwollene Lymphknoten im Kieferwinkel ➤ Evtl. Schnupfen, Husten, Bindehautentzündung und/oder Ohrenschmerzen ➤ Evtl. Ausschlag	➤ [Streptokokken]Angina (→ S. 579) ➤ Mandelabszess (Peritonsillarabszess → S. 581) ➤ Rachenentzündung (Pharyngitis → S. 582) ➤ Pfeifferisches Drüsenfieber [1] (→ S. 581) ➤ Diphtherie (→ S. 62)	Am selben oder nächsten Tag zum Hausarzt bei Fieber > 39 °C oder starkem Krankheitsgefühl **Selbsthilfe:** ➤ Zwiebelwickel (→ S. 580) ➤ Gurgeln z. B. mit Dolo-Dobendan® Lösung, Salbei- oder Kamillentee ➤ Schmerzstillende Lutschpastillen (z. B. Dorithricin®) ➤ Erkältungstees (gurgeln oder trinken)
Mäßig druckschmerzhafte Knötchen oder Schwellungen am seitlichen Gesicht oder Hals mit Fieber ➤ Oft Erkältungszeichen, mäßige bis starke Halsschmerzen	➤ Akute Lymphknotenentzündung, z. B. bei Rachenentzündung (→ S. 582), [Streptokokken]Angina (→ S. 579), Pfeifferschem Drüsenfieber (→ S. 581) ➤ Speicheldrüsenentzündung (Sialolithis → S. 523), z. B. bei Mumps (→ S. 408)	Bei hohem Fieber am selben Tag zum Hausarzt **Selbsthilfe:** Bei Infekten der oberen Atemwege kühle Halswickel (→ S. 278)
Halsschmerzen mit zunehmender Atemnot und Fieber ➤ Heiserkeit oder kloßige Sprache ➤ Brodelndes oder ziehendes Atemgeräusch	➤ Pseudokrupp (→ S. 409) ➤ Eitrige Kehldeckelentzündung (Epiglottitis → S. 409) ➤ Andere eitrige Entzündungen an Kehldeckel und Kehlkopf (→ S. 62)	Notarzt rufen. **Selbsthilfe bei bekanntem Pseudokrupp:** ➤ Beruhigen, frische Luft ➤ Vom Arzt verordneter Spray (Infektokrupp®) oder Kortisonzäpfchen (Rectodelt®)
Starke Ohrenschmerzen mit Fieber ➤ Oft Schnupfen, Kopfschmerzen ➤ Evtl. Ausfluss von Sekret	➤ Akute Mittelohrentzündung (→ S. 555) ➤ Mastoiditis (→ S. 556), Entzündung des Warzenfortsatzes hinter dem Ohr als Komplikation einer akuten Mittelohrentzündung ➤ Mandelabszess (→ S. 581)	Sofort zum Haus- oder HNO-Arzt, wenn eine Schwellung hinter dem Ohrläppchen auftritt oder bereits abgeklungene Beschwerden wieder zunehmen Ansonsten am selben Tag zum Arzt **Selbsthilfe:** Zwiebelwickel (→ S. 279)

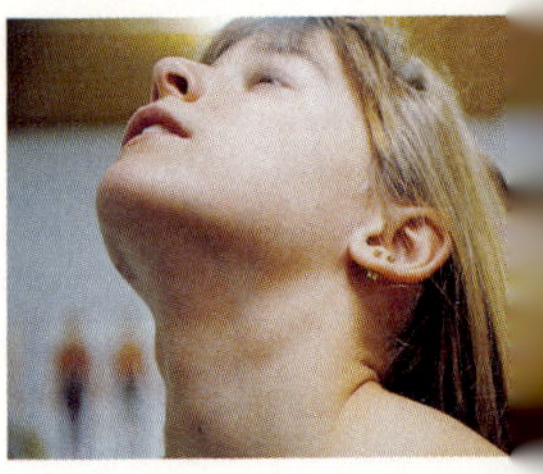

1 *Zwölfjähriges Mädchen mit* **Pfeifferschem Drüsenfieber.** *Die geschwollenen Halslymphknoten sind gut zu erkennen.* [RKL 0148]

Fieber II: Fieber mit Beschwerden im Brustbereich

Fieber mit Atemnot → Tab. S. 76 und S. 77

Fieber mit Husten → Tab. S. 79 und S. 81

Fieber mit Brustschmerzen → Tab. S. 82

Beschwerdebild	Was steckt dahinter?	Was ist zu tun?
Akuter Husten mit mäßigem Fieber ➤ Oft Schnupfen, Halsschmerzen ➤ Oft Auswurf ➤ Evtl. Kopf-, Muskel- und/oder Gelenkschmerzen	➤ Erkältung (→ S. 593) ➤ Akute Bronchitis (→ S. 594) ➤ Atypische Pneumonie (Lungenentzündung → S. 606), z. B. durch Viren, Mykoplasmen, Chlamydien	Am selben Tag zum Hausarzt bei Atemnot, Fieber > 39 °C oder > 3 Tage Dauer **Selbsthilfe bei Bronchitis:** ➤ Viel trinken, möglichst warme Getränke (z. B. Erkältungstees) ➤ Hustenbonbons und -pastillen ➤ Inhalationen (→ S. 283), Brustwickel (→ S. 279)

Zusammen mit Husten, Brustschmerzen oder Herzstolpern spricht Fieber meist für Infektionen, seltener für eine allergische oder rheumatische Erkrankung. In manchen Fällen äußert sich auch Lungenkrebs mit leichtem Fieber.

Beschwerdebild	Was steckt dahinter?	Was ist zu tun?
Husten mit Schüttelfrost und hohem Fieber ➤ Zunehmende Atemnot ➤ Evtl. schleimig-eitriger Auswurf ➤ Evtl. Brustschmerzen	➤ Typische Lungenentzündung (→ S. 606) ➤ Exogen allergische Alveolitis (→ S. 613)	Am selben Tag zum Hausarzt **Selbsthilfe:** ➤ Viel trinken, möglichst warme Getränke ➤ Bettruhe im gut belüfteten Zimmer
Kurzatmigkeit mit Fieber	➤ Akute Bronchitis (→ S. 594) ➤ Lungenentzündung (→ S. 605) ➤ Akute Kehlkopfentzündung (→ S. 584) ➤ Tuberkulose (→ S. 607) ➤ Sarkoidose (→ S. 612)	Am selben Tag zum Hausarzt, wenn das Fieber stark ansteigt oder länger als 3 Tage anhält
Chronischer, trockener Husten mit Fieber ➤ Kurzatmigkeit bei Belastung ➤ Gelenkbeschwerden und/oder Hautausschlag (rote Knötchen) ➤ Evtl. Augenentzündungen	➤ Sarkoidose (→ S. 612) ➤ Vaskulitis (→ S. 1010), z. B. Panarteriitis nodosa (→ S. 1011)	Am selben Tag zum Hausarzt bei starken Gelenkschmerzen In den nächsten Tagen zum Arzt, wenn sich die Beschwerden nach 3 Tagen nicht bessern
Chronischer Husten mit leichtem Fieber ➤ Gewichtsabnahme ➤ Oft Brustschmerzen, Atemnot ➤ Oft Bluthusten und/oder Auswurf	➤ Tuberkulose (hier typischerweise auch Nachtschweiß, → S. 607) ➤ Lungenkrebs (→ S. 608)	In den nächsten Tagen zum Hausarzt
Atemabhängige, oft einseitige Brustschmerzen mit Fieber ➤ Trockener Husten ➤ Flache Schonatmung	Pleuritis (Brustfellentzündung → S. 614)	Am selben Tag zum Hausarzt
Stechende Schmerzen hinter dem Brustbein mit Fieber ➤ Meist im Verlauf eines grippalen Infekts ➤ Evtl. Atemnot	Herzbeutelentzündung (Perikarditis → S. 714)	Sofort zum Hausarzt oder in die nächste Klinik bei beginnender Atemnot Ansonsten am selben Tag zum Arzt
Herzstolpern oder -rasen mit Fieber ➤ Meist im Verlauf einer Grippe ➤ Evtl. Druckgefühl hinter dem Brustbein	➤ Normale Reaktion auf hohes Fieber ➤ Herzmuskelentzündung (Myokarditis → S. 713)	Sofort Notarzt rufen oder in die Klinik bei Atemnot oder anhaltendem Herzstolpern oder -rasen Ansonsten am selben Tag zum Hausarzt

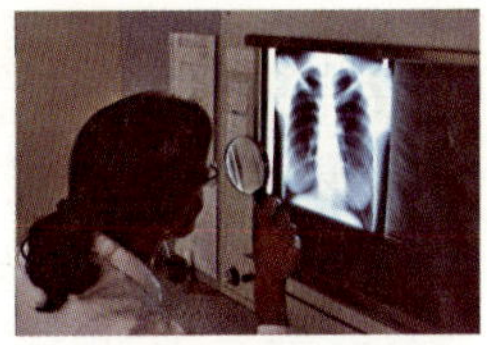

Bei Atembeschwerden gehört – trotz aller neuartigen digitalen Diagnostik – das Thorax-Röntgenbild weiterhin zur Grunddiagnostik. Die richtige Befundinterpretation erfordert sehr viel Erfahrung und obliegt deshalb – außer bei Notfallpatienten – den dafür spezialisierten Röntgenfachärzten. Immerhin: Auch beim Röntgen-Thorax hält der Computer Einzug. Die Beurteilung (der Mediziner spricht von ***Befundung)*** *findet statt mit der Lupe vor dem Röntgenschirm zunehmend am modernen Flachbildschirm statt – und die Bilder können problemlos elektronisch weiterversandt werden.* [DGK 0149]

Fieber III: Fieber mit Beschwerden im Bauch-, Flanken- und Genitalbereich

Fieber mit Bauch- oder Flankenschmerzen → Tab. S. 87, S. 88 und S. 90
Fieber mit Übelkeit und Erbrechen → Tab. S. 92 und S. 94
Fieber mit Durchfall → Tab. S. 97 und S. 98
Fieber mit Schmerzen am männlichen Genital → Tab. S. 111

Beschwerdebild	Was steckt dahinter?	Was ist zu tun?
Akuter Durchfall und Bauchschmerzen mit mäßigem Fieber ➤ Übelkeit, Erbrechen ➤ Meist ähnliche Erkrankungen in der Umgebung ➤ Evtl. Ausschlag	➤ Infektiöse Durchfallerkrankung (Darminfektion → S. 642) durch Viren, Bakterien oder Parasiten (z. B. Amöben, Lamblien) ➤ Lebensmittelvergiftung (→ S. 642)	Sofort zum Hausarzt bei starken Schmerzen, blutigem Durchfall und Fieber > 39 °C. Am selben Tag zum Hausarzt, wenn sich Beschwerden nach 3 Tagen nicht bessern. **Selbsthilfe:** Viel trinken (3–4 l pro Tag), evtl. Elektrolytlösung aus der Apotheke (z. B. Elotrans®)
Durchfall und Fieber während oder nach der Rückkehr von Fernreisen ➤ Bauchschmerzen ➤ Übelkeit und Erbrechen	➤ Reisedurchfall (→ S. 312) ➤ Malaria (→ S. 1056)	Sofort zum Hausarzt bei starken Schmerzen, blutigem Durchfall, hohem Fieber und Kreislaufproblemen Am selben Tag zum Hausarzt, wenn sich Beschwerden nach 3 Tagen nicht bessern
Wiederkehrende oder anhaltende Durchfälle mit Fieber ➤ Wechselnde Bauchschmerzen ➤ Übelkeit, Appetitlosigkeit ➤ Oft Blut und/oder Schleim im Stuhl	➤ Morbus Crohn (→ S. 650) ➤ Colitis ulcerosa (→ S. 650) ➤ Darmerkrankungen bei AIDS	Am selben Tag zum Hausarzt bei blutigem Durchfall, starken Schmerzen, Fieber > 39 °C. Am darauffolgenden Tag, wenn sich die Beschwerden nach 3 Tagen immer noch nicht gebessert haben.

Viele entzündliche **Erkrankungen im Bauchbereich** sind mit Fieber verbunden – von der banalen infektiösen Durchfallerkrankung bis zur akut lebensbedrohlichen Bauchfellentzündung. In der Regel bestehen gleichzeitig Schmerzen, deren Lokalisation und Ausdehnung Rückschlüsse auf die Ursache zulassen. Suchen Sie deshalb nach der ersten Orientierung in dieser Übersichtstabelle auch in den Tabellen, die sich speziell

Beschwerdebild	Was steckt dahinter?	Was ist zu tun?
Oberbauch-/Flankenschmerzen mit Fieber und Schüttelfrost ➤ Übelkeit und Erbrechen ➤ Meist Schmerzen beim Wasserlassen ➤ Nierenlagerklopfschmerz (rechte oder linke Flanke schmerzt sehr, wenn man sie mit der Faust beklopft)	Akute Nierenbeckenentzündung (Pyelonephritis → S. 779)	Sofort zum Hausarzt **Selbsthilfe:** Viel trinken
Schmerzen in rechtem Oberbauch und oft rechter Schulter mit Fieber ➤ Oft Übelkeit, Erbrechen ➤ Evtl. Gelbfärbung der Haut, dunkler Urin, Juckreiz	➤ Cholezystitis (Entzündung der Gallenblase → S. 670) ➤ Akute Virushepatitis (Leberentzündung → S. 671)	Am selben Tag zum Hausarzt
Heftigste Schmerzen in Oberbauch und linker Flanke mit Fieber ➤ Geblähter Bauch, Erbrechen ➤ Evtl. Herzrasen, Kreislaufstörungen ➤ Oft einige Stunden nach Alkohol oder fettem Essen	Akute Bauchspeicheldrüsenentzündung (akute Pankreatitis → S. 678)	Notarzt rufen oder sofort in die nächste Klinik bei Kreislaufstörungen Ansonsten sofort zum Hausarzt
Schmerzen im rechten Unterbauch mit mäßigem Fieber (Temperaturdifferenz unter den Achseln und rektal gemessen > 0,8 °C) ➤ Übelkeit, Erbrechen ➤ Appetitlosigkeit	Blinddarmentzündung (Appendizitis → S. 659)	Sofort in die nächste Klinik bei starken Schmerzen oder bretthartem Bauch Am selben Tag zum Hausarzt bei Dauerschmerzen im rechten Unterbauch
Schmerzen im linken Unterbauch im höheren Lebensalter mit Fieber ➤ Oft jahrelang Verstopfung, Blähungen und Reizdarmbeschwerden	Divertikulitis (→ S. 654)	Notarzt rufen oder sofort in die nächste Klinik
Ein- oder beidseitige Schmerzen im Unterbauch mit Fieber ➤ Grünlich-gelber Scheidenausfluss	Bei jüngeren, sexuell aktiven Frauen: akute Eileiter- und Eierstockentzündung (Adnexitis → S. 854)	Am selben Tag zum Frauenarzt
Schmerzen in der Damm- und Analregion beim Mann mit hohem Fieber ➤ Gehäufter Harndrang, abgeschwächter Harnstrahl ➤ Evtl. Schmerzen beim Wasserlassen/Stuhlgang	Akute Prostataentzündung (akute Prostatitis → S. 805)	Sofort in die nächste Klinik, wenn das Fieber rasch ansteigt oder Wasserlassen nicht mehr möglich ist Ansonsten am selben oder nächsten Tag zum Hausarzt, Urologen oder Andrologen
Schmerzen an einem oder beiden Hoden mit Fieber ➤ Schwellung und Rötung ➤ Evtl. vorangehend Schmerzen beim Wasserlassen, gehäufter Harndrang	➤ Nebenhodenentzündung (Epididymitis → S. 814) ➤ Hodenentzündung (Orchitis → S. 814), z. B. bei Mumps im geschlechtsreifen Alter (Mumpsorchitis → S. 814)	Sofort zum Kinderarzt, Hausarzt oder Urologen bei plötzlichem Einsetzen der Beschwerden Ansonsten am nächsten Tag zum Arzt **Selbsthilfe:** ➤ Enge Unterhosen tragen ➤ Im Liegen Hoden hoch lagern, kühlen (z. B. mit Kühlpacks)
Schmerzen und Brennen beim Wasserlassen mit Fieber ➤ Gehäuftes und erschwertes Wasserlassen ➤ Evtl. Ausfluss aus der Harnröhre ➤ Evtl. starke Flankenschmerzen	➤ Akute Nierenbeckenentzündung (Pyelonephritis → S. 779) ➤ Bei kleinen Kindern: Blasenentzündung ohne Nierenbeteiligung (→ S. 792) ➤ Akute Prostataentzündung (akute Prostatitis → S. 805) ➤ Nebenhodenentzündung (Epididymitis → S. 814)	Sofort in die nächste Klinik, wenn das Fieber rasch ansteigt oder Wasserlassen nicht mehr möglich ist Ansonsten sofort zum Hausarzt oder Urologen
Heftigste Schmerzen im gesamten Bauch mit Fieber ➤ Brettharte Bauchdecke ➤ Schlechtes Allgemeinbefinden	Bauchfellentzündung (Peritonitis → S. 681), z. B. nach Blinddarmentzündung (Appendizitis → S. 659), Magendurchbruch (→ S. 635)	Notarzt rufen oder sofort in die nächste Klinik

mit Bauchschmerzen verschiedener Lokalisation befassen.

Fieber IV: Fieber mit Beschwerden an Muskeln, Knochen, Gelenken und Haut

Fieber mit Nacken- oder Rückenschmerzen → Tab. S. 125, S. 126 und S. 127
Fieber mit Schulterschmerzen → Tab. S. 128
Fieber mit Arm- oder Ellenbogenschmerzen → Tab. S. 132
Fieber mit Handschmerzen → Tab. S. 134
Fieber mit Hüft- und Leistenschmerzen → Tab. S. 135
Fieber mit Bein- und Knieschmerzen → Tab. S. 138 und S. 138
Fieber mit Fußschmerzen → Tab. S. 143
Fieber mit Hautbeschwerden → Tab. S. 159

Beschwerdebild	Was steckt dahinter?	Was ist zu tun?
Glieder- und Kopfschmerzen mit Fieber ➤ Meist Zeichen einer Erkältung und/ oder eines Darminfekts	Allgemeine Infektion, z. B. als ➤ Grippe (→ S. 592) ➤ Erkältung (→ S. 593)	Am selben Tag zum Hausarzt, wenn das Fieber › 3 Tage anhält oder nach einigen Tagen Fieberpause erneut ansteigt
Akute, starke Schmerzen in Schultern, Nacken, Gesäß und Oberschenkeln mit Fieber ➤ Schwierigkeiten, die Arme über die Schultern zu heben ➤ Steifigkeit der betroffenen Muskeln	Polymyalgia rheumatica (rheumatische Muskelentzündung → S. 1010)	In den nächsten Tagen zum Hausarzt
Anhaltende, muskelkaterartige Schmerzen und zunehmende Schwäche der Schulter-, Gesäß- und Hüftmuskulatur mit Fieber ➤ Anfangs v. a. Schwierigkeiten beim Heben der Arme über Kopf, Treppensteigen ➤ Evtl. Hautausschlag	➤ Polymyositis (→ S. 1009) ➤ Dermatomyositis (→ S. 1009)	In den nächsten Wochen zum Hausarzt
Anhaltende oder wechselnde Gelenkschmerzen mit Fieber ➤ Meist symmetrisch ➤ Evtl. Nachtschweiß, Schwäche ➤ Evtl. Hautausschlag oder -blutungen	➤ Rheumatoide Arthritis (→ S. 999), juvenile Arthritis (→ S. 1002) ➤ Vaskulitiden (→ S. 1010) z. B. Panarteriitis nodosa (→ S. 1011) ➤ Kollagenosen (→ S. 1005), z. B. Lupus erythematodes (→ S. 1007) ➤ Akute Sarkoidose (→ S. 612)	Am selben Tag zum Hausarzt bei Hautblutungen und Schwächeanfällen Ansonsten in den nächsten Tagen zum Arzt
Rasch zunehmende, lokalisierte Knochenschmerzen mit Fieber ➤ Evtl. Schwellung und Rötung	Knochenmarkinfektion (→ S. 988), z. B. nach offenen Knochenbrüchen oder Knochenoperationen	Sofort zum Hausarzt, Kinderarzt oder Orthopäden
Rasch zunehmende, lokalisierte Knochenschmerzen mit Fieber ➤ Bei Kindern ➤ Evtl. Schwellung	Ewing-Sarkom (→ S. 990)	In den nächsten Tagen zum Kinderarzt, Hausarzt oder Orthopäden
Rasch zunehmende, heftigste Schmerzen in einem Gelenk mit hohem Fieber ➤ Evtl. Schwellung und evtl. Rötung	Septische Arthritis (eitrige Gelenkentzündung → S. 903), z. B. bei Diabetes (→ S. 758), Alkoholabhängigkeit (→ S. 1201)	Sofort zum Hausarzt oder Orthopäden
Schmerzhafte Schwellung, Rötung und Überwärmung über Knie oder Ellenbogen mit hohem Fieber ➤ Nach Sturz oder anderen (auch kleinen) Verletzungen ➤ Verstärkung der Schmerzen bei Beugung des Gelenks	Akute Schleimbeutelentzündung (Bursitis) am Ellenbogen (→ S. 940) oder Knie (→ S. 969)	Sofort zum Hausarzt oder Orthopäden **Selbsthilfe:** Kälteanwendungen (z. B. Eisbeutel, Kühlpacks)
Zunehmende, schmerzhafte Rötung und/oder Schwellung an oder unter Haut mit Fieber und Schüttelfrost ➤ Meist auf Unterschenkeln, Armen oder Gesicht ➤ Scharf begrenzt	Bakterielle Infektion, z. B. ➤ Furunkel (→ S. 1088) ➤ Karbunkel (→ S. 1089) ➤ Abszess (→ S. 1273) ➤ Wundrose (Erysipel → S. 1089) ➤ Phlegmone (→ S. 1090)	Sofort zum Hausarzt

Fieber in Verbindung mit Schmerzen an verschiedenen Gelenken oder Muskeln hat, außer wenn es sich um Gliederschmerzen im Rahmen eines Infekts oder einer Verletzung handelt, seine Ursache meist in einer rheumatischen Erkrankung. Beschränken sich die Schmerzen auf ein einzelnes Gelenk, einen kleinen Muskel- oder Knochenbereich, steckt dahinter oft eine bakterielle Infektion, insbesondere bei gleichzeitig bestehender Schwellung und Rötung.

Beschwerdebild	Was steckt dahinter?	Was ist zu tun?
Schmerzlose Schwellungen oder Knötchen unter der Haut, z. B. im Bereich des Halses, der Achseln oder Leisten, mit Fieber ➤ Abgeschlagenheit ➤ Evtl. Nachtschweiß ➤ Evtl. Gewichtsverlust	Lymphknotenentzündung (→ S. 1054) bei Allgemeinerkrankungen wie ➤ Tuberkulose (→ S. 607), AIDS (→ S. 1054), Toxoplasmose (→ S. 366) ➤ Leukämie (→ S. 1040), Maligne Lymphome (→ S. 1043) ➤ Sarkoidose (→ S. 612)	In den nächsten Tagen zum Hausarzt
Ausschlag mit Halsbeschwerden oder anderen Erkältungssymptomen und Fieber	➤ Pfeiffersches Drüsenfieber (→ S. 581), Masern (→ S. 408), Scharlach (→ S. 411), Röteln (→ S. 409)	Am selben oder nächsten Tag zum Kinder- oder Hausarzt bei starken Halsschmerzen
Juckender Bläschenausschlag mit Fieber	Windpocken (→ S. 411)	Am selben Tag zum Kinderarzt bei Säuglingen < 6 Monaten, starkem Juckreiz, Hautentzündungen **Selbsthilfe:** Kurze Fingernägel, lockere Kleidung, kühle Umschläge, Lotionen (z. B. Anaesthesulf®-Lotio)
Hellroter Ausschlag bei kleinen Kindern nach Abklingen eines 3(–7) Tage dauernden Fiebers	Dreitagefieber (Exanthema subitum → S. 412)	Am selben Tag zum Kinderarzt, wenn ein Säugling hohes Fieber oder ein älteres Kind länger als 3 Tage ohne ersichtlichen Grund Fieber hat
Halbseitige, bandförmige Schmerzen mit Fieber ➤ Brennend, stechend ➤ Betroffene Haut oft überempfindlich ➤ Bläschenausschlag 2–3 Tage danach	Gürtelrose (Herpes Zoster → S. 1087)	Am selben Tag zum Haus- oder Hautarzt **Selbsthilfe:** ➤ Kalte Umschläge oder Kompressen ➤ Puder und Cremes mit lokalen Betäubungsmitteln (z. B. Eucerin® Akutspray)
Kleine unregelmäßige blutig-dunkle Flecken mit Fieber ➤ An Armen, Beinen und/oder Mundschleimhaut oder nur an Hand- und Fußsohlen	➤ Blutvergiftung (Sepsis → S. 1053) ➤ Meningitis (→ S. 1133) ➤ Endokarditis (Herzinnenhautentzündung → S. 714), Flecken meist nur an Hand- und Fußsohle ➤ Tropenerkrankungen wie Denguefieber (→ Tab. S. 314)	Sofort in die Klinik bei hohem Fieber, Kopfschmerzen, Nackensteifigkeit, Bewusstseinstrübung Ansonsten am selben Tag zum Hausarzt oder Kinderarzt

Fieber V: Fieber mit uncharakteristischen Beschwerden

Beschwerdebild	Was steckt dahinter?	Was ist zu tun?
Fieber, das nur vom Betroffenen selbst gemessen wird, sich durch Fremdmessungen nicht bestätigen lässt	Vorgetäuschtes Fieber	Offenes Gespräch mit dem Betroffenen, um Ursache und Zweck des Täuschungsmanövers aufzudecken
Allabendliche Temperaturerhöhung auf Temperaturen um 38 °C bei Klein- und Vorschulkindern	Normale Reaktion, insbesondere bei bewegungsfreudigen Kindern	Keine Maßnahmen erforderlich, wenn keine weiteren Beschwerden dazukommen
Plötzliches Fieber bei Säuglingen und Kleinkindern ➤ Nach 3–4 Tagen Fieberabfall, erst anschließend Ausschlag	Dreitagefieber (→ S. 412)	Am selben Tag zum Kinderarzt, wenn ein Säugling hohes Fieber oder ein älteres Kind länger als 3 Tage ohne ersichtlichen Grund Fieber hat
Fieber bei bettlägerigen Patienten	➤ Druckgeschwüre (Dekubitus, Wundliegen → S. 451) ➤ Lungenentzündung (→ S. 605) ➤ Blasenentzündung (→ S. 792)	Am selben Tag Hausarzt rufen
Fieber bei Medikamenteneinnahme ➤ Evtl. Hautauschlag	Gelegentliche Nebenwirkung, z. B. von manchen Antiepileptika (→ S. 1146), Antihistaminika (→ S. 1046), Antibiotika (→ S. 1051)	Am selben oder nächsten Tag zum Hausarzt, wenn Sie diese Nebenwirkung auf dem Beipackzettel eines verordneten Medikaments finden
Fieber nach Impfungen	➤ Meist harmlose Nebenwirkung (Impffieber → S. 295) ➤ Selten Allergie (→ S. 1044) auf Fremdeiweiß im Impfstoff	Am selben Tag zum Kinder- oder Hausarzt, wenn starke Schwellungen an der Impfstelle auftreten

In manchen Fällen sind die **Begleitsymptome von Fieber** so diskret oder uncharakteristisch, dass sie keine Diagnose erlauben. Hält das Fieber – dauerhaft oder wiederkehrend – über mehr als drei Wochen an und lässt sich seine Ursache auch während einer einwöchigen Untersuchung in der Klinik nicht klären, handelt es sich definitionsgemäß um **unklares Fieber** ***(fever of unknown origin, FUO)***. Der weitere Verlauf der Erkrankung legt dann doch in 80% der Fälle die Diagnose offen, meist eine Infektion, rheumatische Erkrankung oder Krebserkran-

Beschwerdebild	Was steckt dahinter?	Was ist zu tun?
Fieber mit trockenen Schleimhäuten und meist verminderter Urinmenge ➤ Typischerweise bei Säuglingen oder älteren Menschen ➤ Evtl. Schläfrigkeit oder Verwirrtheit ➤ Evtl. Krämpfe	Durstfieber durch innere Austrocknung (Dehydratation → S. 196, S. 459) v. a. bei ➤ Säuglingen als Folge von Schwitzen, Erbrechen, Durchfall (→ S. 642), falscher Ernährung (zu kalorienreich), Diabetes insipidus (→ S. 748) ➤ Älteren Menschen bei mangelndem Durstempfinden, Erbrechen oder Durchfall (→ S. 642)	Sofort Notarzt rufen oder sofort in die nächste Klinik, wenn ➤ Der Betroffene Flüssigkeit nicht trinken oder behalten kann ➤ Schläfrigkeit, Verwirrtheit oder Krämpfe auftreten **Selbsthilfe:** Flüssigkeit geben, bei Kindern mit Durchfall als Elektrolytlösung (aus der Apotheke)
Fieber bei Einnahme von Ecstasy und ähnlichen Partydrogen	Drogenfieber, typische Wirkung von Amphetaminen (→ S. 1207)	Sofort zum Hausarzt oder in die Klinik bei hohem Fieber. **Selbsthilfe:** Viel trinken
Fieber nach Operationen oder Verletzungen (mit Bluterguss)	Normale Reaktion	Am selben Tag zum Hausarzt, um andere Ursachen (z. B. Infektionen) auszuschließen
Fieber nach zu langem Aufenthalt in der Sonne oder großer Hitze ➤ Erschöpfung ➤ Schwindel und Kreislaufschwäche ➤ Evtl. Benommenheit	➤ Hitzschlag (→ S. 199) ➤ Sonnenstich (→ S. 202) ➤ Beginnender starker Sonnenbrand (→ S. 1066)	Bei eingetrübtem Bewusstsein Notarzt rufen oder sofort in die nächste Klinik **Erstmaßnahmen und Selbsthilfe:** Kopf mit Wasser kühlen, kaltes Fußbad, Kleidung nass machen, flach hinlegen
Fieberschübe nach einem Aufenthalt in den Tropen ➤ Oft Kopf-, Glieder- und/oder Bauchschmerzen ➤ Evtl. Ausschlag	➤ Malaria (Wechselfieber → S. 303, → S. 1056) ➤ Andere Tropenkrankheiten (→ Tab. S. 314), z. B. Typhus (→ S. 301), Brucellose (→ Tab. S. 314)	Bei schlechtem Allgemeinzustand am selben Tag zum Hausarzt oder in die Klinik
Fieber während und nach sportlicher Höchstleistung	Normale Reaktion[1]	Harmlos, keine Behandlung erforderlich
Fieber mit Gewichtsverlust und Abgeschlagenheit ➤ Evtl. nächtliches Schwitzen ➤ Oft Hautausschläge und/oder Knoten unter der Haut	➤ Chron. Infektionskrankheit wie Tuberkulose (→ S. 607), AIDS ➤ Endokarditits → S. 714) ➤ Krebs jeder Lokalisation, typisch bei Leukämie (→ S. 1040) und malignem Lymphom (→ S. 1043) ➤ Kollagenosen (→ S. 1005), z. B. Lupus erythematodes (→ S. 1007), Sklerodermie (→ S. 1008) ➤ Vaskulitis (→ S. 1010) ➤ Sarkoidose (→ S. 612)	In den nächsten Tagen zum Hausarzt
Fieber mit Gewichtsverlust trotz gesteigertem Appetit ➤ Nervosität, Händezittern ➤ Wärmeempfindlichkeit	Schilddrüsenüberfunktion (Hyperthyreose → S. 750)	In den nächsten Tagen zum Hausarzt
Fieber mit zunehmender Bewusstseinstrübung ➤ Oft Halluzinationen, Wahnvorstellungen ➤ Evtl. Krampfanfälle ➤ Evtl. Sehstörungen ➤ Evtl. Lähmungen	➤ Hirnhautentzündung (→ S. 1133) ➤ Gehirnentzündung (→ S. 1134) ➤ Septische Form einer Hirnsinus-[venen]thrombose (→ S. 1132)	Notarzt rufen oder sofort in die nächste Klinik
Hohes Fieber mit Verwirrtheit, Erregung, (wechselnder) [Ein-]Trübung des Bewusstsein	➤ Akute organische Psychose (→ S. 1215), z. B. nach Schlaganfall (→ S. 1126), Schädel-Hirn-Verletzung (→ S. 1152), Operationen ➤ Überdosierung oder Entzug von Alkohol oder Drogen ➤ Thyreotoxische Krise (→ S. 750)	Notarzt rufen oder sofort in die nächste Klinik
Wiederkehrende Fieberzacken mit Schüttelfrost ➤ Meist bei bekannter Infektion (z. B. einer Wunde) ➤ Evtl. roter Streifen vom Infektionsherd zum Körper	Sepsis (Blutvergiftung → S. 1053)	Sofort Notarzt rufen oder in die Klinik, wenn im Rahmen einer Infektion Hautblutungen, blaue Lippen, Benommenheit oder Verwirrtheit auftreten Heute noch zum Hausarzt, wenn bei einer Infektion rote Striche auftauchen

kung. Insgesamt kommen als Ursache eines unklaren Fiebers mehr als 200 Erkrankungen in Frage, von denen jedoch nur die häufigsten in der Tabelle aufgelistet sind.

1 Die **Erhöhung der Körperkerntemperatur** bei sportlichen Höchstleistungen kommt zum einen durch die Muskelarbeit zustande, zum anderen durch eine langanhaltende Ausschüttung von Stresshormonen, die dem Körper eine maximale Leistungsfähigkeit ermöglicht.

Buchteil I – Vom Symptom zur Therapie

02

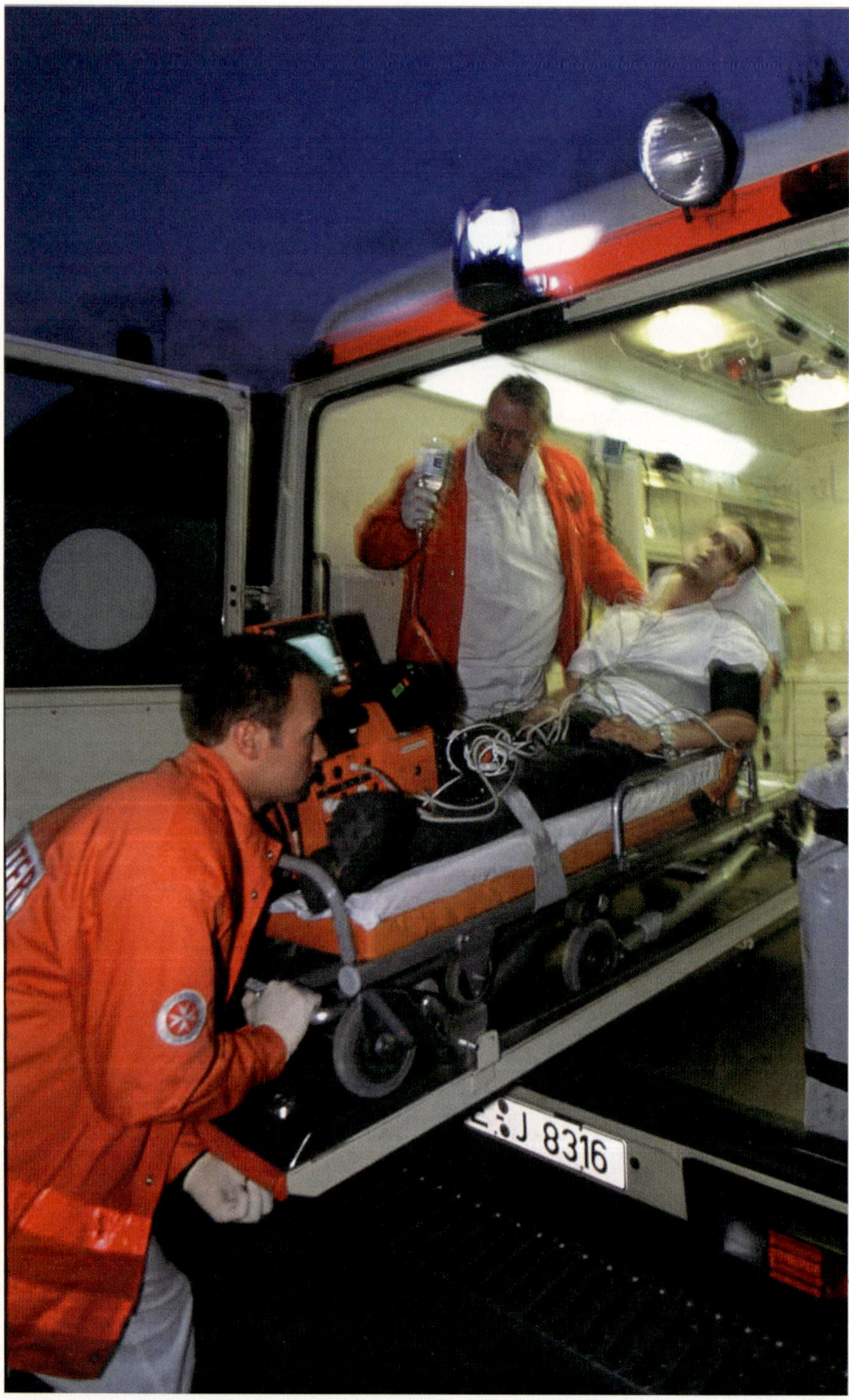

Ein Sturz von der Leiter, ein Nervenzusammenbruch oder gar ein plötzlicher Herzinfarkt – Erste Hilfe zu leisten, ist nicht nur Aufgabe professioneller Sanitäter, sondern eines jeden Bürgers. Das ist sogar gesetzlich festgelegt: „Unterlassene Hilfeleistung" kann mit bis zu einem Jahr Freiheitsstrafe bestraft werden. Und sich in Erster Hilfe auszukennen, kann lebensrettend sein. Die Überlebensrate nach einem Herzstillstand verdoppelt sich, wenn Laien gleich mit der Wiederbelebung beginnen. In diesem Kapitel erfahren Sie alles, um in lebensbedrohlichen Situationen optimal Hilfe zu leisten. [701; AOK 0201]

Lebensbedrohliche Situationen und Erste Hilfe

Hier finden Sie

Lebensrettende Sofortmaßnahmen 187
Die Rettungskette 187
Sofortmaßnahmen am Unfallort 188
Die Wiederbelebung 188
Schockbekämpfung und Schockvorbeugung 191
Suche nach Verletzungen 192
Wundversorgung 192
Abgetrennte Körperteile 193

Notfälle von A–Z 193
Alkoholvergiftung 193
Allergischer Schock 193
Augenverletzungen 194
Bissverletzungen 194
Blasen an den Füßen 195
Bluterguss 195
Durchfall und Austrocknung 195
Erfrierungen 196
Ertrinken 196
Fremdkörper 197
Hitzekollaps und Hitzschlag 199
Infizierte Wunden 199
Insektenstiche 200
Offene Wunden 200
Platzwunden 200
Quallenbisse 200
Schlangenbisse 201
Schnittwunden 201
Schürfwunden 201
Sonnenbrand 202
Sonnenstich 202
Splitterverletzungen 202
Stromunfälle 202
Umgeknickter Fuß 203
Unterkühlung 203
Verätzungen 203
Verbrennungen und Verbrühungen .. 203
Vergiftungen 205
Zeckenbisse 206

Die Therapie weiterer, lebensbedrohlicher Situationen findet sich an anderer Stelle von *Gesundheit heute*. Bitte Index nutzen!

Lebensrettende Sofortmaßnahmen

Die Rettungskette

Der **Ersthelfer** steht am Anfang der **Rettungskette,** von seiner unmittelbaren Hilfeleistung hängt zunächst alles ab. Zu den einzelnen Gliedern der Rettungskette gehören: Sofortmaßnahmen wie das Sichern der Unfallstelle, Notruf, Rettung aus der Gefahrenzone, stabile Seitenlage, Wiederbelebung oder Atemspende. Sie tragen wesentlich zum Gelingen der notwendigen Hilfeleistungen bei. Jedes Glied der Rettungskette und vor allem das lückenlose Ineinandergreifen der einzelnen Glieder sind für das Überleben des Patienten wichtig. Noch vor dem Eintreffen des **Rettungsdiensts** oder **Notarztes** können richtig durchgeführte Sofortmaßnahmen darüber entscheiden, ob ein akut Erkrankter oder Verletzter die lebensbedrohliche Situation überlebt oder nicht.

Entscheidend ist dies bei einem Atem- oder Herz-Kreislauf-Stillstand, da die Sauerstoffversorgung des Gehirns nicht länger als drei Minuten unterbrochen werden darf, ohne dass der Tod oder zumindest bleibende Hirnschäden eintreten.

In den letzten Jahren haben sich die Leitlinien zur Ersten Hilfe, insbesondere zur Wiederbelebung, teils erheblich geändert. Dieses Kapitel orientiert sich an den Richtlinien des ***European Resuscitation Council (ERC)*** von 2005, die von der Deutschen Bundesärztekammer 2006 übernommen wurden.

Ursachen medizinischer Notfälle

Ein **Notfall** liegt vor, wenn bei einem Patienten die *lebenswichtigen Körperfunktionen* **(Vitalfunktionen)** gestört oder unmittelbar bedroht sind. Der Ausfall der Vitalfunktionen ist äußerlich sichtbar und deshalb leicht erkennbar.

Störungen des Bewusstseins. Alle schwerwiegenden Störungen der lebenswichtigen Organe führen letzten Endes zur Fehlfunktion des Gehirns und damit zu Störungen des Bewusstseins, deren schwerste Form die Bewusstlosigkeit ist. Auch eine Einwirkung auf das Gehirn führt zu Bewusstseinsstörungen, etwa eine Gehirnentzündung, ein schwerer Schlaganfall, Vergiftungen oder direkte Gewalteinwirkungen auf den Kopf (Schädel-Hirn-Trauma → S. 1152). Eine Störung des Gehirns äußert sich durch Bewusstlosigkeit, aber auch durch Krampfanfälle, plötzliche Lähmungen oder plötzliche Verwirrung.

Störungen des Herzkreislaufs. Zugrunde liegen hier z. B. ein Herzinfarkt, eine sich akut verschlimmernde Herzinsuffizienz oder Blutverluste, wie sie etwa bei Knochenbrüchen oder inneren Blutungen auftreten.

Störungen der Atmung. Sie können bedingt sein durch eine Verlegung der Atemwege, z. B. durch Insektenstiche oder das Zurückfallen der Zunge beim Bewusstlosen, durch offene und geschlossene Brustkorbverletzungen oder Asthma bronchiale (→ S. 598).

Die Mehrzahl der Notfälle ereignet sich nicht, wie häufig angenommen, im Straßenverkehr, sondern zu Hause, während der Freizeit, am Arbeitsplatz sowie in Krankenhäusern und Altenheimen. Entsprechend betreffen sie am häufigsten Probleme der inneren Organe – vor allem des Herzens.

Der Notruf

Der erste Schritt ist die Veranlassung des **Notrufs.** In den meisten Regionen Deutschlands ist die 112 zugleich die Rufnummer von Feuerwehr, Katastrophenschutz und Rettungsdienst. In Baden-Württemberg, Bayern (außer München), Rheinland-Pfalz und im Saarland lautet die Nummer für den Rettungsdienst 19222 – in vielen anderen Bundesländern ist dies die Nummer für die Krankentransportdienste. Der bundesweit einheitliche Polizeinotruf ist 110.

- Die Notrufnummern in Österreich sind die 113 der Polizei und die 144 des Rettungsdiensts.
- In der Schweiz hat der Polizeinotruf die 117, der Rettungsdienst die 114.

- Der neue **Euronotruf** 112 ist inzwischen überall in Europa gültig.
- In öffentlichen Verkehrsmitteln oder im Taxi wird der Notruf vom Fahrer über Funk getätigt.

Die 110 und die 112 erreichen Sie auch vom Handy; die SIM-Karte muss zwar eingelegt, aber bei Prepaid-Karten kein Restguthaben vorhanden sein. Von Handy, Festnetz und Telefonzelle aus sind Notrufe kostenfrei.

Jeder Notruf muss fünf Punkte, die fünf „Ws", umfassen:

- *Wo* geschah es?
- *Was* geschah?
- *Wie viele* Verletzte?
- *Welche* Art von Verletzungen?
- *Warten Sie* auf Rückfragen, die die Leitstelle zur Einschätzung der Situation stellen wird.

Sofortmaßnahmen am Unfallort

Das erste Glied der Rettungskette besteht in den sofort am Notfallort zu ergreifenden Maßnahmen. Zu diesen **Sofortmaßnahmen** zählen:

- Bei Unfällen das Sichern der Unfallstelle und Retten des Verunglückten aus der Gefahrenzone, z. B. mithilfe des Rautek-Griffs (→ Abb. S. 188)
- Prüfung des Bewusstseins
- Hilfe- bzw. Notruf
- Prüfung der Atmung und, falls erforderlich, die sofortige Herz-Lungen-Wiederbelebung
- Sachgerechte Lagerung des Verunglückten, z. B. in der stabilen Seitenlage
- Suche nach Verletzungen und Blutstillung
- Schockbekämpfung.

Prüfung des Bewusstseins

Der Verunglückte wird als Erstes laut angesprochen („Wie heißen Sie?"). Reagiert er nicht, wird er kurz berührt (z. B. Rütteln an der Schulter), da Schwerhörigkeit eine Bewusstseinsstörung vortäuschen kann. Erfolgt auch hierauf keine Reaktion, so ist der Patient bewusstlos.

Reagiert der Patient auf Ansprache oder Anfassen, so wird er zunächst – soweit die Situation es zulässt – in der vorgefundenen Position belassen, und der Notruf getätigt.

Prüfung der Atmung

Wenn Sie feststellen, dass ein Verletzter bewusstlos ist, prüfen Sie sofort die Atmung.

- Bringen Sie den Verunglückten in Rückenlage, beugen Sie seinen Kopf nach hinten und heben Sie sein Kinn dabei etwas nach oben an (Esmarch-Handgriff → Abb. S. 189). Dies wird empfohlen, weil bei Bewusstlosen die Muskulatur häufig erschlafft, sodass die Zunge zurückfällt und die Atemwege verlegt.
- Nach Überstrecken des Kopfs halten Sie Ihre Wange dicht über Mund und Nase des Verunglückten und beobachten gleichzeitig dessen Brustkorb. Diese Prüfung soll nicht länger als zehn Sekunden dauern.

(!) Atmet der Patient, so können Sie dies *sehen* (Heben und Senken des Brustkorbs), *hören* (Atemgeräusche) und *fühlen* (Luftbewegung an der Wange).

Bei vorhandener Atmung wird der Verunglückte in die stabile Seitenlage (→ Abb. S. 189) gebracht. Atmet er nicht normal (d. h. seine Atmung ist schnappend oder fehlend), wird – soweit bisher noch nicht geschehen – der Notruf getätigt und danach gleich mit der Wiederbelebung (→ Abb. S. 189) begonnen.

Im Gegensatz zu früheren Empfehlungen wird beim Erwachsenen nach Feststellung einer unzureichenden Atmung die Wiederbelebung nicht mehr mit zwei Atemspenden, sondern *sofort* mit der Herzdruckmassage begonnen. Auch die früher übliche Prüfung des Kreislaufs entfällt, insbesondere wird Laienhelfern heute nicht mehr empfohlen, den Puls zu fühlen, da sich dies als zu ungenau und zeitaufwendig erwiesen hat.

Die stabile Seitenlage

Bei bewusstseinsgestörten Patienten können infolge abnehmender Schutzreflexe Blut oder Erbrochenes in die Atemwege gelangen und im Extremfall zu einem **Atemstillstand** führen. Zudem erschlafft die Muskulatur, sodass die Zunge in den Rachen zurückfällt und die Atemwege verlegt. Um diese lebensbedrohlichen Komplikationen zu vermeiden, werden alle bewusstlosen Patienten mit ausreichender Eigenatmung in die **stabile Seitenlage** ***(stabile Seitenlagerung)*** gebracht. Erbrochenes und Blut können so seitlich aus dem Mund fließen, und die Zunge fällt nicht mehr zurück. Danach wird die Atmung ständig kontrolliert. Bei Verschlechterung des Zustands muss der Ersthelfer unverzüglich mit der Wiederbelebung, d. h. mit Herzmassage und Atemspende, beginnen.

Die Wiederbelebung

Die **Herz-Lungen-Wiederbelebung** ***(kardiopulmonale Reanimation)*** bezeichnet die Wiederbelebung des Betroffenen durch Herzmassage und Atemspende. Da Herzmassage und Atemspende zusammen erfolgen, spricht man von der Herz-Lungen-Wiederbelebung.

Herzdruckmassage und Beatmung

Bei fehlender oder unzureichender Atmung wird mit der **Herzdruckmassage** ***(Herzmassage)*** begonnen.

Bei einer Herzdruckmassage wird das Brustbein etwa 4–5 cm tief eingedrückt, was Kraft erfordert. Ebenso wichtig ist, den Druck danach vollkommen zu lockern – allerdings ohne den Kontakt zum Körper zu verlieren –, damit das Herz sich wieder mit Blut füllen kann. Um mit den ***Kompressionen,*** wie die Mediziner die Druckmassagen bezeichnen, möglichst viel Blut in den Kreislauf zu pressen, muss die Brust ausreichend häufig zusammengedrückt werden. Empfohlen wird eine Frequenz von 80–100 Kompressionen pro Minute, die Herzdruckmassage sollte dabei möglichst nicht länger als fünf Sekunden unterbrochen werden.

- Voraussetzung für eine erfolgreiche Herzmassage ist eine *harte* Unterlage (z. B. Fußboden,

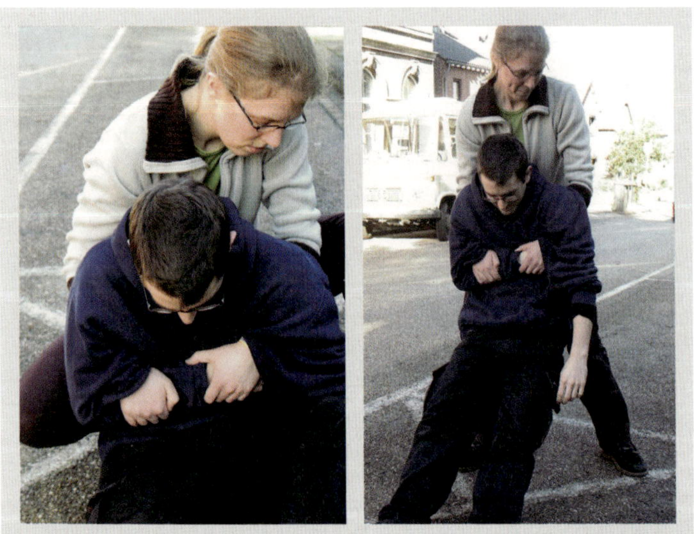

Der **Rautek-Griff** *hilft, einen Verletzten rasch aus dem Gefahrenbereich zu entfernen. Dazu umgreift der Helfer hinter dem Verletzten stehend dessen Brust, legt einen Unterarm des Verletzten vor dessen Bauch, greift unter den Achseln des Verletzten durch und umschließt dessen Handgelenk und Unterarm. Jetzt kann er ihn rückwärts ziehend vorsichtig aus dem Gefahrenbereich bringen.* [JAN 0202]

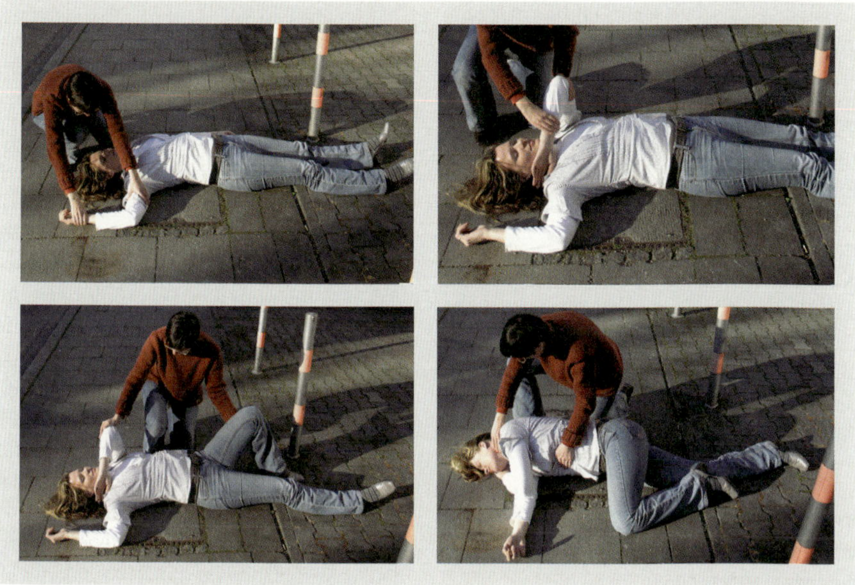

*Bei der **stabilen Seitenlage** kniet der Helfer neben dem Bewusstlosen und legt denjenigen Arm angewinkelt auf den Boden, auf dessen Seite der Betroffene zu liegen kommen soll (oben links). Dann wird der andere Arm über den Brustkorb des Bewusstlosen gedreht, sodass die Hand der Wange anliegt (oben rechts). Anschließend wird das Bein gebeugt, sodass der Körper sich nun ohne größeren Kraftaufwand drehen lässt (untere Bilder). Anschließend prüft der Helfer, ob der Verletzte atmet. Hinweis: Die hier gezeigte stabile Seitenlage stellt eine gegenüber den offiziellen Leitlinien vereinfachte und laienfreundlichere Version dar.* [ASL 0204]

Asphalt, Rasen). Insbesondere Matratzen sind ungeeignet, da so die Kompressionsbewegungen des Helfers „verpuffen".

- Machen Sie den Brustkorb des Betroffenen frei, um den richtigen ***Druckpunkt*** für die Herzmassage zu finden (Anleitung → Abb. S. 189). Ist der Druckpunkt zu hoch angesetzt, so besteht die Gefahr eines Schlüsselbeinbruchs, liegt er zu tief, können Leber und Milz geschädigt werden. Ein seitlich des Schlüsselbeins angesetzter Druckpunkt kann zu Rippenbrüchen führen.
- Legen Sie den Handballen der einen Hand auf die Mitte des Brustkorbs und den Handballen der zweiten Hand auf den Handrücken der ersten Hand. Die Finger werden jetzt miteinander verschränkt. Drücken Sie nun mit *gestreckten* Armen *senkrecht* von oben auf diesen Punkt des Brustbeins.

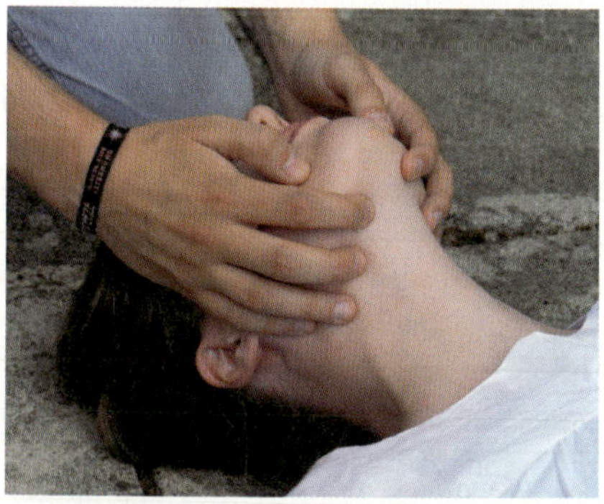

Esmarch-Handgriff: *Beim **Bewusstlosen** erschlafft die Muskulatur, sodass die Zunge zurückfallen und die Atemwege verlegen kann. Um dies zu verhindern, überstreckt der Ersthelfer den Hals und hebt das Kinn an. Dieses Manöver hält die Zunge in der vorderen Mundhöhle und hält so die Atemwege frei. Wird eine Verletzung der Halswirbelsäule vermutet, so wird lediglich das Kinn angehoben.* [ASL 0203]

Da parallel zur Herzdruckmassage die Atemtätigkeit aufrechterhalten werden muss, werden Herzdruckmassage und Beatmung im regelmäßigen Wechsel durchgeführt. Das empfohlene Verhältnis liegt bei 30:2 – d.h. nach jeweils 30 Herzkompressionen werden zwei Atemspenden gegeben.

Steht nur *ein* Helfer zur Verfügung, beginnt er die Reanimation mit 30 Brustkorbkompressionen und führt anschließend zwei Atemspenden durch. Diesen Rhythmus behält er bei. Da diese ***Ein-Helfer-Methode*** sehr anstrengend ist, sollte ein Einzelhelfer möglichst schnell eine zweite Person dazuholen. Gemeinsam gehen sie dann folgendermaßen vor ***(Zwei-Helfer-Methode):*** Der eine Helfer übernimmt die Beatmungen, der andere führt die Herzmassage durch. Die beiden Helfer stimmen sich dabei so ab, dass auch hier das Verhältnis zwischen Herzkompressionen und Atemspenden 30:2 beträgt. Da die Herzmassage über längere Zeit sehr anstrengend ist, sollten sich die beiden Helfer im Abstand von 1–2 Minuten abwechseln.

(!) Auch bei korrekt durchgeführter Herzdruckmassage kommen Rippenbrüche – gerade bei älteren Menschen – vor. Dies ist jedoch kein Grund, die Reanimation zu beenden!

Technik der Atemspende

Die Luft sollte bei der **Atemspende** etwa eine Sekunde lang langsam eingeblasen werden. Lassen Sie dem Verunglückten zwischen den Beatmungen 1–2 Sekunden zur Ausatmung Zeit. Achten Sie darauf, dass die Atemspende effektiv ist und sich der Brustkorb des Beatmeten durch das Einblasen der Luft auch hebt. Während der Beatmung wird die Überstreckung des Kopfs aufrechterhalten.

Die Atemspende erfolgt am besten durch Mund-zu-Nase-Beatmung. Falls die Nase verletzt oder beim Einblasen nicht durchlässig ist, wird zur Mund-zu-Mund-Beatmung gewechselt. Wer sich nicht überwinden kann oder die Technik nicht beherrscht, sollte nach den neuesten Richtlinien ganz auf die Beatmung verzichten und nur das Herz massieren.

Mund-zu-Nase-Beatmung

- Fassen Sie mit einer Hand an die Stirn und mit der anderen unter den Kiefer des Verunglückten und beugen Sie den Kopf in Richtung Nacken. Verschließen Sie den

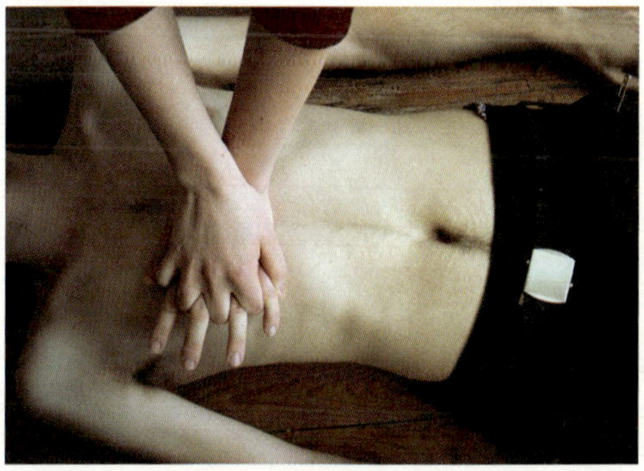

*Der **Druckpunkt** für die **Herzdruckmassage** befindet sich im Zentrum der Brust. Der Ersthelfer legt den Handballen der einen Hand auf diesen Bereich. Der andere Handballen legt sich auf den Handrücken der ersten Hand, die Finger werden miteinander verschränkt. Wichtig: Bei der Herzdruckmassage sind die Arme des Helfers gestreckt. Er beugt sich so über den Verunglückten, dass der Druck senkrecht von oben auf den Brustkorb wirkt.* [JAN 0205]

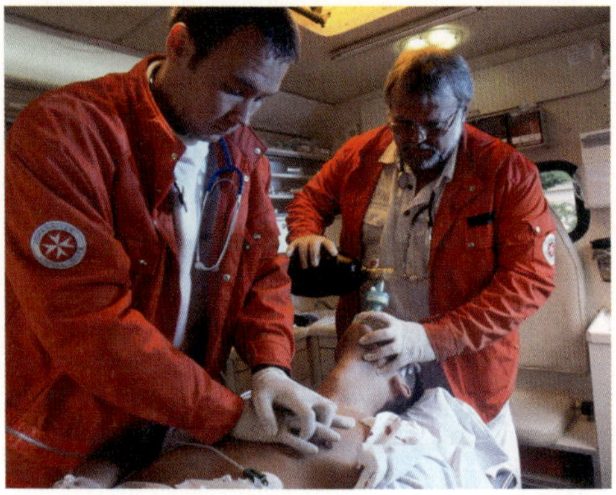

Wegen der Infektionsgefahr beatmen professionelle Rettungshelfer mit einem ***Beatmungsbeutel*** *wie z. B. dem Ambubeutel®.* [AOK 0206]

Mund mit dem Daumen. Ist der Mund nicht richtig verschlossen, kann die in die Nase eingeblasene Luft wieder entweichen.

- Atmen Sie ein und setzen Sie Ihren Mund fest um die Nase des Verunglückten auf. Blasen Sie Ihre Ausatemluft vorsichtig in die Nase. Heben Sie Ihren Mund nach jeder Beatmung etwas an, damit der Verunglückte ausatmen kann. Setzen Sie die Beatmung des Verunglückten nach seinem eigenen Atemrhythmus fort. Orientieren Sie sich dazu an Ihrem eigenen Rhythmus. Ein Erwachsener atmet etwa 15 Mal pro Minute.

Mund-zu-Mund-Beatmung

Bei der Mund-zu-Mund-Beatmung verschließen Sie mit Daumen und Zeigefinger die Nase des Verunglückten. Öffnen Sie etwas den Mund des Verunglückten und setzen Sie Ihren Mund fest auf den Mund des Betroffenen auf; gleichzeitig ziehen Sie das Kinn nach oben, um die Atemwege freizuhalten.

(!) Generell gilt – ob bei der Mund-zu-Nase- oder bei der Mund-zu-Mund-Beatmung: Bei richtiger Beatmungstechnik hebt und senkt sich der Brustkorb des Beatmeten. Ist dies nicht der Fall, sind eventuell die Atemwege verlegt.

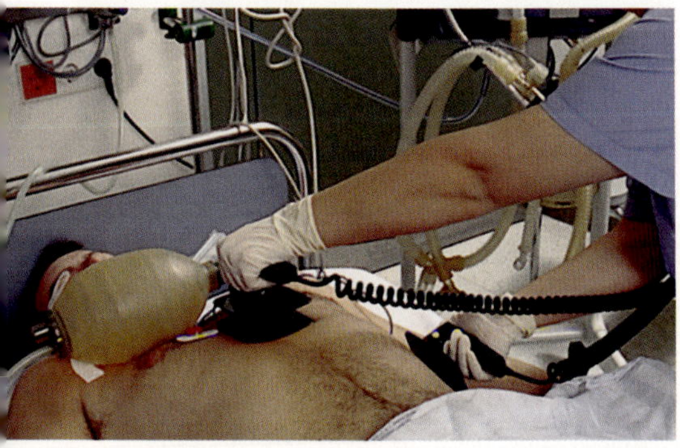

Durchführung der ***Defibrillation*** *im Krankenhaus* [GTV 0207]

Kontrollieren Sie dann Mund- und Rachenraum und entfernen Sie sichtbare Fremdkörper.

Defibrillation

Neuerdings steht in manchen öffentlichen Gebäuden (wie Flughäfen oder S-Bahnstationen) auch Laien eine weitere, wichtige Hilfe für die Wiederbelebung zur Verfügung: der so genannte **Defibrillator** (→ Abb. S. 708). Dieses elektrische Gerät wurde früher ausschließlich von Ärzten zur Behandlung bestimmter Herzrhythmusstörungen, bei Herzoperationen oder auch bei der Wiederbelebung verwendet. Durch die Entwicklung bedienungsfreundlicher, fast automatisch arbeitender Geräte ***(automatische externe Defibrillatoren,*** kurz ***AED)*** kann die **Defibrillation** jetzt auch durch ungeschulte Ersthelfer durchgeführt werden.

Warum Defibrillation?

Hinter den meisten Notfällen mit Herz-Kreislauf-Stillstand steht bei Erwachsenen ein akutes Herzversagen, etwa bei einem Herzinfarkt (→ S. 699). Bei einem solchen Herzversagen ist zumindest anfänglich häufig noch eine sehr leichte, nach außen allerdings nicht wahrnehmbare Herztätigkeit vorhanden, das Kammerflimmern (→ S. 709). Beim Kammerflimmern ist die Reizleitung im Herz gestört, sodass sich der Herzmuskel sehr schnell und leicht zusammenzieht, ohne wirksam Blut zu pumpen – er *fibrilliert.* Durch die äußerliche Gabe eines starken Stromimpulses wird die gestörte Reizleitung für kurze Zeit elektrisch „ausgeschaltet". Dadurch setzt in vielen Fällen der Herzschlag wieder koordiniert und rhythmisch ein.

Gibt es in der Nähe eines Notfallgeschehens einen öffentlichen Defibrillator, so soll dieser *sofort* herbeigeschafft werden. Piktogramme auf dem Gerät sowie Sprachanweisungen führen den ungeschulten Ersthelfer durch den gesamten Vorgang. Fast jeder Erwachsene, der einen akuten, nicht durch einen Unfall bedingten Herzstillstand ohne neurologische Folgeschäden überlebt, verdankt dies einer rechtzeitigen Defibrillation!

(!) Die Wirksamkeit der Defibrillation ist stark zeitabhängig: Mit jeder Minute, die nach einem Herzstillstand verstreicht, sinkt die Wahrscheinlichkeit einer erfolgreichen Wiederbelebung um etwa 8 %. Nach zehn Minuten tendiert die Überlebenswahrscheinlichkeit also gegen null.

Vorgehen bei der Defibrillation

Sobald der Defibrillator einsatzfähig und angeschaltet ist, werden die Elektroden des Defibrillators an der Brust des Notfallopfers angebracht (Sprachanweisung oder Piktogramme beachten). Während dies geschieht, wird die Wiederbelebung fortgeführt!

Die Sprachanweisungen geben an, wenn das Gerät die Herzaktion analysiert. In dieser Zeit sollte niemand den Verunglückten berühren. Stellt das Gerät einen entsprechenden, durch Defibrillation zu behandelnden Herzrhythmus fest, so muss der Auslöseknopf für den Stromstoß gedrückt werden. Auch jetzt darf niemand den Verunglückten berühren. Danach wird die Wiederbelebung sofort wieder aufgenommen und zwei Minuten lang fortgesetzt, bevor das Gerät erneut den Herzrhythmus analysiert und eventuell einen erneuten Stromstoß „verlangt".

Findet das Gerät keine behandelbare Herzaktion, so wird die Wiederbelebung sofort wieder aufgenommen.

Die geglückte Wiederbelebung erkennen Sie daran, dass die Atmung sowie andere Lebenszeichen wieder einsetzen. Die Hautfarbe des Wiederbelebten sollte sich normalisieren und die Pupillen klein bleiben.

Besonderheiten der Reanimation bei Kindern

Im Gegensatz zum Erwachsenen sind Notfallsituationen beim Kind meist *nicht* durch Herzversagen bedingt. Bei Kindern entstehen Notfallsituationen viel häufiger aufgrund von Störungen der Atemfunktion – etwa durch Verschlucken von Fremdkörpern oder durch Kreislaufstörungen (z. B. bei einer schweren Vergiftung).

Die **Wiederbelebung von Kindern** verlangt in den folgenden Punkten abweichende Maßnahmen:

- Die rasche Wiederherstellung der Atemfunktion hat bei Kindern höchste Priorität. Deshalb beginnen Sie bei Kindern nach Feststellung des Atemstillstands *sofort* mit fünf Atemspenden – wichtig ist auch hier, dass sich der Brustkorb *sichtbar* hebt.
- Nach der ersten Beatmungsserie suchen Sie nach Lebenszeichen. Achten Sie darauf, ob das Kind sich bewegt, ob es vielleicht hustet oder wieder eine normale Atmung hat. Sind solche *Lebenszeichen* vorhanden, so wird ein normaler Kreislauf angenommen. Eine Pulskontrolle ist auch bei Kindern (zumindest für Laien) nicht vorgesehen.
- Sind keine Lebenszeichen zu bemerken, so beginnen Sie jetzt mit Brustkompressionen. Auch bei Kindern (vom 2. Lebensjahr bis zum Beginn der Pubertät) werden wie beim Erwachsenen für Laienhelfer 30 Kompres-

sionen für die Herzdruckmassage empfohlen, und sie werden auch beim Kind jeweils mit zwei Atemspenden abgewechselt. Bei Neugeborenen wird dagegen im Verhältnis von drei Thoraxkompressionen zu einer Beatmung (3:1) reanimiert.

- Und noch einen Unterschied gilt es bei der Wiederbelebung von Kindern zu beachten. Falls Sie alleine sind und einen Notruf nur tätigen können, wenn Sie das Kind kurz verlassen, dann versuchen Sie zunächst *eine Minute* lang, ob Sie dem Kind durch Wiederbelebungsmaßnahmen (Herzdruckmassage und Beatmung) helfen können – erst danach rufen Sie fachliche Hilfe herbei.

Atemspende. Prinzipiell entspricht die Technik der **Atemspende bei Säuglingen und Kleinkindern** der bei Erwachsenen. Bei Säuglingen wird der Kopf nicht, bei Kindern nur vorsichtig überstreckt und der Unterkiefer angehoben („Schnüffelstellung"). Der Atem wird mit sanftem Druck über ein- bis anderthalb Sekunden eingeblasen. Bei Säuglingen (Kinder unter einem Jahr) umschließt man Mund *und* Nase des Kindes mit seinem Mund, bei älteren Kindern wird die Mund-zu-Mund-Beatmung bevorzugt (Nase wird dabei mit den Fingern zugedrückt). Säuglinge und kleine Kinder können zur Beatmung auf den Arm genommen werden. Je kleiner das Kind ist, desto weniger Luft wird pro Atemzug eingeblasen.

Herzdruckmassage. Auch die **Herzdruckmassage** muss bei Säuglingen und Kleinkindern an die veränderten anatomischen Verhältnisse angepasst werden. Der beste Druckpunkt liegt bei Kindern in der Brustkorbmitte. Um den Druckpunkt zu finden, wird der Punkt aufgesucht, an dem sich die untersten Rippen in der Mitte (d.h. am Brustbein) treffen. Der Druckpunkt liegt einen Fingerbreit darüber. Der Brustkorb soll bei jeder Kompression etwa um ein Drittel eingedrückt werden.

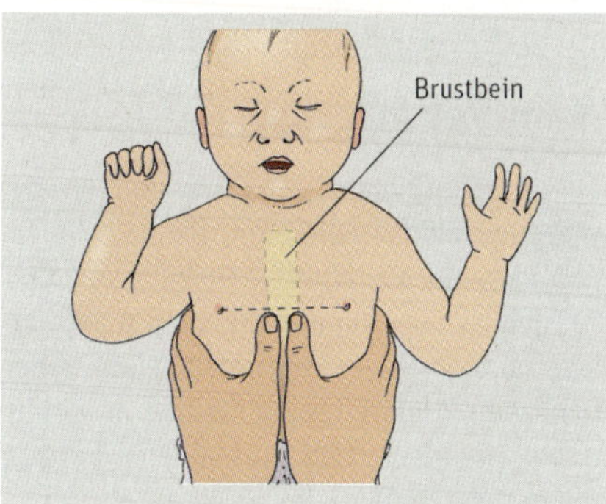

Bei der **Herzdruckmassage von Säuglingen** *umfasst der Ersthelfer den Brustkorb mit beiden Händen und drückt mit den Daumen das Brustbein je nach Alter des Säuglings zwischen 1 und 3 cm ein.* [GRA 0208]

Bei Säuglingen nimmt man für die Herzdruckmassage lediglich zwei gestreckte Finger – den Zeige- und Mittelfinger. Alternativ können Sie den ganzen Brustkorb mit beiden Händen umfassen und mit den auf das Brustbein gesetzten Daumen drücken.

Bei älteren Kindern wird entweder nur ein Handballen auf das Brustbein aufgesetzt oder aber wie beim Erwachsenen mit zwei Händen massiert.

Hinter einem Kreislaufstillstand eines unter zwölf Monate alten Kindes kann sich auch ein **plötzlicher Kindstod** ***(SID[S], sudden infant death [syndrome])*** verbergen – worunter Ärzte den plötzlichen und unvorhersehbaren Tod eines Kindes unter einem Jahr während des Schlafs verstehen. Dabei gibt es meist keinerlei Vorwarnungen, da die Kinder aus völliger Gesundheit heraus versterben. Rund 400 Säuglinge sterben in Deutschland pro Jahr am plötzlichen Kindstod; die Ursache ist trotz intensiver Forschungsanstrengungen noch nicht herausgefunden worden.

Schockbekämpfung und Schockvorbeugung

Der **Schock** ist ein – meist plötzlich – einsetzendes, lebensbedrohliches Kreislaufversagen, bei dem der Körper den Durchblutungsbedarf einzelner oder aller Organe nicht mehr decken kann, entweder weil viel Blut verloren gegangen ist, oder weil die Gefäße viel zu weit gestellt sind, sodass das Blut „versackt". Durch den daraus resultierenden Sauerstoffmangel lebenswichtiger Gewebe kann der Schock zur Bewusstlosigkeit, aber auch zum Versagen lebenswichtiger Organe – insbesondere der Nieren – und damit zum Tod führen.

Schockzustände und ihre Ursachen

Schock bedeutet zunächst nur, dass der Kreislauf akut aus dem Tritt geraten ist, unabhängig von der Ursache. Hierbei unterscheidet der Arzt fünf Hauptursachen:

- Beim **Volumenmangelschock** ***(Kreislaufschock, hypovolämischer Schock)*** kommt es z.B. nach einem schweren Unfall mit inneren Blutungen oder bei Verbrennungen zu einer Verringerung des Gesamtblutvolumens. In der Folge steht im Kreislauf nicht genug Blut zur Verfügung.
- Beim **kardiogenen Schock** versagt das Herz als lebenswichtige Pumpe. Ursachen können alle schweren Herzerkrankungen sein, insbesondere ein akuter Herzinfarkt und akute Herzrhythmusstörungen.
- Beim **septischen Schock** führen Gifte von im Blut zirkulierenden Mikroorganismen im Rahmen einer Blutvergiftung (Sepsis) zu einer starken und lebensgefährlichen Erweiterung der Blutgefäße. Diese Schockform ist auch unter optimalen intensivmedizinischen Bedingungen nur schwer zu bekämpfen.
- Dem ***allergischen Schock*** liegen stärkste allergische Reaktionen z.B. auf Medikamente oder Insektenstiche zugrunde. Hier führen große Mengen gefäßerweiternder Substanzen zu einer ausgeprägten, alle Gefäße betreffenden Erweiterung und damit zum Blutdruckabfall (→ S. 193).
- Beim **neurogenen Schock** ist das oberste Zentrum für die Kreislaufregulation, das Gehirn, die Ursache für das Schockgeschehen, z.B. durch eine Vergiftung oder Verletzung von Gehirn oder Rückenmark.

Kollaps und Nervenzusammenbruch

Auch der **Kreislaufkollaps** ***(Kreislaufzusammenbruch)*** ist eine – meist weniger schwere – Form des Schocks. Er kann durch plötzliches Aufstehen oder bei längerem reglosen Stehen entstehen. Hier versackt bei manchen Menschen das Blut in den Beinvenen und fehlt dann für kurze Momente bei der Gehirndurchblutung. „Schwarzwerden" vor den Augen, „Sterne-Sehen" und kurzes Herzrasen sind die Folge. Neben dieser durch Stehen oder Lagewechsel ausgelösten Kollapsneigung (der Mediziner spricht von orthostatischer Dysregulation → S. 726) kann ein Kreislaufkollaps auch durch körperliche Höchstleistung wie z.B. einen Marathonlauf ausgelöst werden.

Aber auch akute seelische oder körperliche Extremsituationen können den Kreislauf überlasten und einen Kollaps hervorrufen – etwa bei traumatisierenden psychischen Krisensituationen wie der plötzlichen Nachricht vom Tod eines Angehörigen.

Hitzekollaps → S. 199

Eng mit diesem psychisch ausgelösten Kollaps verwandt ist der **Nervenzusammenbruch.** Hier ist die Schockreaktion weniger ausgeprägt. Es dominieren dafür deutliche Signale des psychischen Ausnahmezustands wie starres In-sich-Gekehrtsein, haltloses Weinen, anfallsartiges Schreien, Toben, Zittern, manchmal sogar aggressives oder zerstörerisches Verhalten. Der Betroffene selbst hat das Gefühl, keine Kontrolle mehr über seine Gefühle zu haben. Neben solchen ***akuten Belastungsreaktionen*** (→ S. 1189) führen auch lang andauernde emotionale Belastungen zu Nervenzusammenbrüchen, oft ausgelöst durch eigentlich „harmlose" Ereignisse wie z.B. ein schlecht verlaufenes Telefonat mit der Mutter oder dem Schwiegersohn.

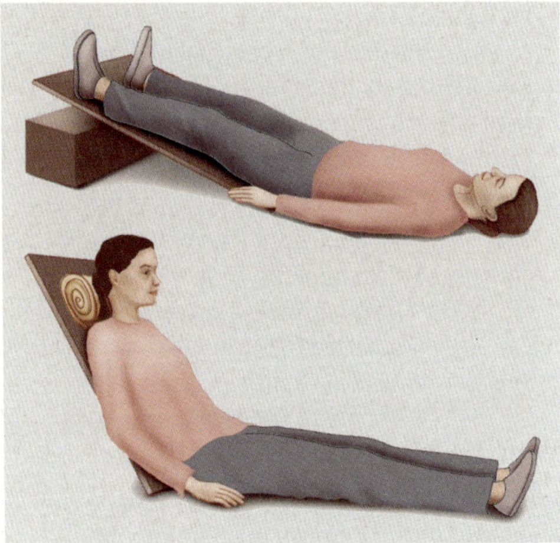

*Die **Schocklage** ist wichtig, um den Kreislauf zu unterstützen und einen Kreislaufkollaps abzuwenden. Beim **Volumenmangelschock** wird der Patient auf den Rücken gelegt und die Beine werden durch Unterlegen geeigneter Gegenstände um ~ 30° hochgelagert (oben). Hierdurch fließt das in den Beinvenen gespeicherte Blut in den Körperkreislauf und hilft, den Blutdruck aufrechtzuerhalten **(Autotransfusion)**. Beim **kardiogenen Schock** steht dagegen die größtmögliche Entlastung des Herzens im Vordergrund. Entsprechend wird der Oberkörper hochgelagert, sodass sich der Rückstrom des Bluts Richtung Herz reduziert (unten).* [GTV 0209]

Die Ursache eines Nervenzusammenbruchs und Kreislaufkollapses muss ernst genommen werden und erfordert einen Besuch beim Psychotherapeuten, Psychiater oder Hausarzt. Im akuten Fall ist psychischer Beistand am wichtigsten. Reicht dies nicht aus, so kann der hinzugezogene Notarzt beruhigende Medikamente (Tranquilizer → S. 1170) verabreichen, oft in Form einer Injektion.

Der Kreislaufkollaps ist dagegen zumeist innerhalb weniger Minuten dadurch in den Griff zu bekommen, dass der Betroffene in die Schocklage (→ Abb. oben) gebracht wird. Hierdurch fließt das in den Venen versackte Blut wieder in den Kreislauf zurück.

Anzeichen und Beschwerden eines Schockpatienten

Ein Schock bedeutet Lebensgefahr – deshalb ist es wichtig, die **Hauptsymptome des Schocks** *(Schockzeichen)* zu kennen:

- Schneller und schwächer werdender, schließlich kaum noch tastbarer Puls
- Kalter, klebriger, kleinperliger Schweiß
- Fleckige, blasse und kaltschweißige Haut
- Angst, Unruhe, Teilnahmslosigkeit, Verwirrung bis hin zur Bewusstlosigkeit
- Rasche und/oder erschwerte Atmung
- Beim kardiogenen Schock: Schmerzen im Brustkorb und Atemnot.

Diese Zeichen müssen nicht immer alle und auch nicht gleichzeitig auftreten. Meist ist das Bewusstsein anfänglich noch erhalten.

Stillung lebensbedrohlicher Blutungen

Ab einem Verlust von 1 Liter Blut besteht beim Erwachsenen Schockgefahr. Deshalb muss bei der **Stillung größerer Blutungen** schnell vorgegangen werden. Fast jede Blutung ist durch genügend starken Druck von außen auf die Blutungsquelle zum Stillstand zu bringen, am besten durch einen Druckverband und durch Hochlagern des betroffenen Körperteils.

Bei lebensbedrohlichen Blutungen reicht ein Druckverband allerdings nicht aus. Das Blutgefäß muss gezielt mit der Hand zusammengedrückt werden. Hierzu wird gegebenenfalls in die Wunde hineingedrückt. Dazu verwendet man eine sterile Mullkompresse oder notfalls saubere Tücher.

Maßnahmen

Hat der Schock eine äußerliche Ursache, muss diese als erstes beseitigt werden, z. B. durch Blutstillung und Verbinden.

Sodann werden Schockpatienten in die **Schocklage** *(Schocklagerung)* gebracht (→ Abb.), wenn sie bei Bewusstsein sind und die Atmung funktioniert. Ist der Schockpatient bewusstlos, so wird er in die stabile Seitenlage gebracht (→ S. 188).

(!) Die Schocklagerung darf nicht eingesetzt werden bei Knochenbrüchen im Bereich der Beine, des Beckens oder der Wirbelsäule sowie bei Schädelverletzungen.

Suche nach Verletzungen

Verletzungen können sichtbar sein, sie können aber auch von der Kleidung verdeckt sein. So ist z. B. der geschlossene Knochenbruch von außen oft nur an der Fehlstellung der betroffenen Gliedmaßen oder an einer Schwellung über dem Bruch zu erkennen. Bei der **Suche nach Verletzungen** muss der ganze Körper sorgfältig inspiziert und die Kleidung vorsichtig entfernt werden.

Warnhinweis: Vorsicht beim **Abbinden** eines Körperteils! Das Abbinden eines Arms oder Beins ist nur in Ausnahmefällen erlaubt. Es führt zu einer zusätzlichen Blutleere unterhalb der Blutsperre, die ihrerseits zu Gewebe- und Nervenschädigungen führen kann; auch kann die Blockierung des venösen Rückstroms Thrombosen auslösen.

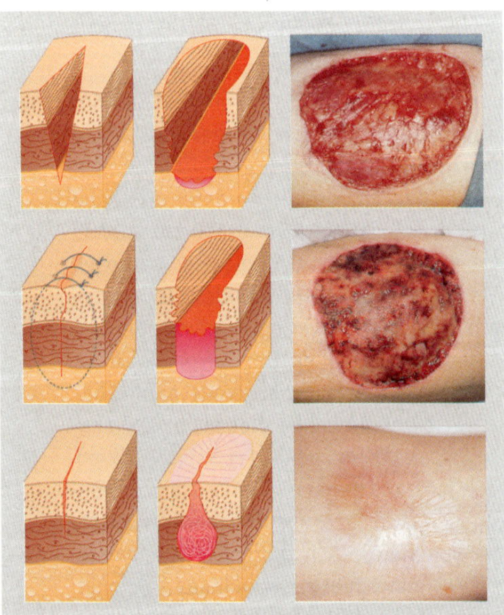

*Linke Bilderreihe: Eine **tiefe Schnittwunde** lässt sich am besten durch eine Wundnaht mit Einzelknoten oder Klammern versorgen. Geschieht der Wundverschluss rasch und nach sorgfältiger Desinfizierung, heilen die Wundränder meist problemlos innerhalb einiger Tage zusammen. Es bleibt nur eine schmale Narbe. Der Arzt spricht von primärer Wundheilung. Mittlere Bilderreihe: Eine primäre Wundheilung ist bei älteren, großflächigen oder **verschmutzten Wunden** nicht möglich. Die Wunde bleibt offen und wächst vom Wundboden und den Rändern aus langsam zu. Rechte Bilderreihe: Außer bei sehr oberflächlichen Schürfwunden unterscheidet sich das Ersatzgewebe in seiner Qualität vom ursprünglichen Gewebe; es entsteht eine deutlich erkennbare Narbe. Der Arzt spricht von sekundärer Wundheilung.* [GTV 0229]

Wundversorgung

Bei der **Wundversorgung** können schwerwiegende Fehler auftreten. Deshalb sollte man sich auf die Wundbedeckung und bei stark blutenden Wunden auf die Blutstillung beschränken. Zum Selbstschutz vor einer möglichen Infektion sollte man bei stark blutenden Wunden – falls vorhanden – Einmalhandschuhe tragen.

Maßnahmen

Mit Ausnahme von Bisswunden lassen sich geringfügige Verletzungen selbst behandeln, wenn sie sauber sind, außerhalb des Gesichts

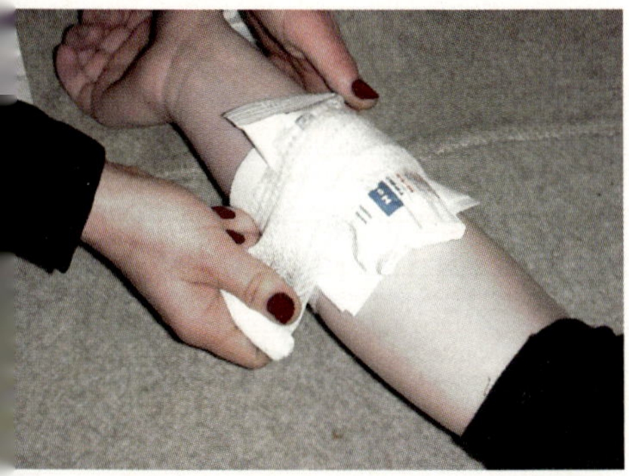

Anlegen eines Druckverbands *am Unterarm in einer Erste-Hilfe-Übung. Ziel ist es, die blutende Arterie gerade so weit zu komprimieren, dass sie nicht mehr blutet, ohne aber das umliegende Gewebe völlig abzubinden. Dies gelingt am besten mit eingelegten „Festkörpern" wie Verbandpäckchen oder anderen mittelharten Gegenständen. Ein Maximum an Druck ist also nicht das Ziel.* [WST 0211]

liegen und nicht stark bluten. Bei Verletzungen an der Hand sind immer die oberflächlich verlaufenden Sehnen gefährdet. Prüfen Sie deshalb bei Wunden in diesem Bereich grundsätzlich die Beweglichkeit der Finger, bevor Sie sich für eine Behandlung in Eigenregie entscheiden. Eine Selbstbehandlung kommt in Betracht, wenn die Haut lediglich bis zu einer Tiefe von 5 mm durchtrennt ist und tiefer gelegene Strukturen wie Fettgewebe, Muskeln und Sehnen oder innere Organe nicht verletzt sind. Ansonsten erfordern sie eine Behandlung durch den Arzt.

(!) Wenn Fettgewebe in einer Wunde zu erkennen ist oder tiefe Stichverletzungen vorliegen, sollte der Arzt aufgesucht werden.

Behandlung von Bisswunden → S. 194

Behandlung von Platzwunden → S. 200

Behandlung von Schnittwunden → S. 201

Behandlung von Schürfwunden → S. 201

Jede Wunde ist anders, und eine falsche Behandlung ist schlimmer als gar keine. Die Wundbehandlung ist deshalb Aufgabe des Arztes. Ist ein Arzt nicht kurzfristig verfügbar, so soll man:

- Verbrennungen ausgiebig mit Wasser kühlen
- Verätzungen mit Wasser spülen
- Wundverbände ausschließlich zur Abdeckung der Wunde anlegen.

Um offene Wunden vor Infektionen zu schützen, sollten sie keimfrei abgedeckt und anschließend verbunden werden. Hierfür verwendet man am besten mehrere Lagen Mullbinden aus dem Verbandskasten. Die Mullstücke sind steril verpackt. Das Dreiecktuch ist nicht steril und somit nicht zur Wundversorgung geeignet.

Das macht der Arzt

Der Arzt wird die Wunde gründlich säubern, desinfizieren und anschließend durch Kleben, Nähen oder Klammern verschließen. Ein Wundverschluss ist allerdings nur innerhalb der ersten sechs Stunden möglich, da sich später zunehmend Keime auf dem verletzten Gewebe ansiedeln und eine primäre Wundheilung (→ S. 1274, Abb. S. 192) verhindern. Ältere Wunden lässt der Arzt in der Regel offen; sie schließen sich langsam von selbst im Rahmen einer sekundären Wundheilung (→ S. 1274, Abb. S. 192). Auch Bisswunden lässt er wegen der großen Infektionsgefahr offen oder näht sie nur mit wenigen Stichen, damit die infizierte Wundflüssigkeit abfließen kann.

Außerdem wird der Arzt den Impfschutz gegen Wundstarrkrampf (Tetanus → S. 269) prüfen und nötigenfalls auffrischen. Bei sauberen, geringfügigen Wunden gilt: Liegt die letzte Impfung länger als zehn Jahre zurück, ist eine Auffrischimpfung erforderlich, möglichst noch am Tag der Verletzung. Bei allen anderen, insbesondere stark verschmutzten Wunden, empfiehlt sich eine Impfung, sofern die letzte mehr als fünf Jahre zurückliegt, ebenso bei unbekanntem oder unvollständigem Impfschutz. Bei Bissen durch unbekannte oder verdächtige Tiere wird zusätzlich eine Tollwutimpfung notwendig.

Abgetrennte Körperteile

Abgetrennte Körperteile wie z. B. Finger oder Hautstücke können durch rechtzeitige chirurgische Maßnahmen **(Replantation)** oftmals wieder funktionsgerecht angenäht werden. Solche Operationen sind allerdings nur dann erfolgreich, wenn das **abgetrennte Körperteil** *(Amputat)* nur gering geschädigt ist und zwischen Unfall und Replantation eine kurze Zeitspanne von nicht mehr als einigen Stunden liegt.

Dazu wird das abgetrennte Körperteil, so wie es vorgefunden wird – d.h. *nicht* säubern oder abwaschen – in ein trockenes, steriles Verbandtuch eingewickelt. Das abgetrennte Körperteil wird dann in einen wasserdichten Plastikbeutel verpackt, der wiederrum nach Möglichkeit in einen zweitem, mit Wasser und Eiswürfeln gefüllten Beutel verstaut wird.

Knochenbrüche → S. 909.

Notfälle von A–Z

Alkoholvergiftung

Die **Alkoholvergiftung** *(Alkoholintoxikation)* ist die häufigste Vergiftung. Die Beschwerden hängen von der **Blutalkoholkonzentration** *(BAK)* ab. Hinzu kommen individuelle Faktoren wie Körpergewicht, Müdigkeit, Hunger sowie die zusätzliche Einnahme von Drogen oder Schmerz- und Beruhigungsmitteln. Männer haben in der Regel eine höhere Alkoholtoleranz als Frauen.

Anzeichen und Beschwerden

Die Alkoholeffekte sind stark dosisabhängig – siehe auch die Tabelle auf der Folgeseite – und umfassen:

- Übelkeit und Erbrechen
- Alkoholgeruch der Ausatemluft
- Übertriebene Fröhlichkeit oder Aggressivität
- Unkoordinierte Bewegungen und Sprachstörungen („Lallen")
- Unfähigkeit, Gefahren (vor allem im Straßenverkehr) richtig einzuschätzen
- Verminderung der Schmerzempfindlichkeit
- Bei schwerer Alkoholvergiftung Bewusstlosigkeit und vollständige Erinnerungslücken („Black out").

Maßnahmen

- Ist der Betroffene mindestens 10 Jahre alt und bei vollem Bewusstsein, ist es sinnvoll, durch lauwarmes Salzwasser (1 EL Salz auf 1 Glas Wasser) Erbrechen zu provozieren, notfalls auch durch Finger-in-den-Hals-stecken
- Kopf (zur Ernüchterung) unter Wasser halten oder feuchte Lappen auf die Stirn legen.

Bei schwerer Alkoholvergiftung mit Bewusstseinsstörungen:

- Betroffenen in stabile Seitenlage bringen und nicht alleine lassen
- Notarzt rufen.

Allergischer Schock

Bei Allergien reagiert das Immunsystem mit überstarken Abwehrreaktionen auf Stoffe, die normalerweise nicht schädlich sind (→ S. 1044). Die stärkste Form einer Allergie ist der **allergische Schock** ***(anaphylaktischer Schock)***, bei dem das Allergen das gesamte Kreislaufsystem durcheinander bringt. Die im Rahmen der allergischen Reaktion ausgeschütteten Botenstoffe erweitern alle Blutge-

Grad der Alkoholvergiftung	I	II	III	IV
Promille (‰)[1]	0,5–1,5	1,5–2,5	2,5–3,5	ab 3,5
Anzeichen und Symptome	➤ Enthemmung ➤ Leichtere Gangstörungen ➤ Verwaschene, undeutliche Sprache ➤ Reizbarkeit ➤ Benommenheit	➤ Euphorische Stimmung oder aggressive Gereiztheit ➤ Bewusstseinstrübung ➤ Schwere Gangstörungen	➤ Bewusstlosigkeit ➤ Verwirrtheit, Schläfrigkeit bis Koma ➤ Schmerzunempfindlichkeit ➤ Unterzuckerung ➤ Unterkühlung	➤ Tiefes Koma ➤ Atemstörungen bis hin zum Atemstillstand ➤ Herz-Kreislauf-Versagen ➤ Tod[2]

[1] Kinder sind durch ihre unreifere Leber durch Alkohol besonders gefährdet, bei ihnen können bereits geringe Mengen eine Vergiftung verursachen. Umgekehrt lassen bei manchen Erwachsenen mit entsprechend „trainiertem" Alkoholkonsum die Symptome auf einen niedrigeren Alkoholgehalt schließen, als es dem tatsächlichen Blutspiegel entspricht.

[2] Die tödliche Alkoholdosis beginnt bei 3 Promille. Lebensgefahr besteht vor allem durch Aspiration (In-die-Lunge-Geraten) von Erbrochenem, durch Atemstillstand und Unterkühlung im Freien.

*Die vier Stadien bzw. Schweregrade der **Alkoholvergiftung***

fäße zur gleichen Zeit, der Blutdruck fällt rapide, das Blut versackt in Armen und Beinen und der Betroffene gerät in einen lebensbedrohlichen Schockzustand (→ S. 191).

Anzeichen und Beschwerden

- ➤ Schneller, flacher Puls
- ➤ Rasche Atmung
- ➤ Blasse, kaltschweißige Haut
- ➤ Teilnahmslosigkeit, in schlimmen Fällen sogar Bewusstlosigkeit.

Maßnahmen

Vermuten Sie einen allergischen Schock, rufen Sie als Erstes den Notarzt.

Ist der Betroffene bei Bewusstsein und liegt eine normale Atmung vor, bringen Sie ihn in die Schocklage und verhindern Sie durch Zudecken Wärmeverlust. Bei Atemnot lockern Sie die Kleidung des Betroffenen und bringen ihn in die Oberkörperhochlage.

Hat der Betroffene Medikamente für den Notfall verordnet bekommen (etwa Adrenalin bzw. Epinephrin zur Selbstinjektion bei Notfällen), so verabreichen Sie das Medikament.

Augenverletzungen

Am häufigsten entstehen **Augenverletzungen** durch einen Schlag gegen den Augapfel, durch Fremdkörper im Auge oder durch Chemikalien, die ins Auge geraten (Hornhautverätzung → S. 499).

Die meisten im Haushalt verwendeten Chemikalien wie Haushaltsalkohol, Seife, Terpentin oder Öle reizen das Auge zwar stark, aber nur kurzzeitig. Gefährlich sind vor allem Säuren und Laugen wie WC-Reiniger oder Kalk.

Anzeichen und Beschwerden

- ➤ Andauernde Schmerzen im Auge oder bei Augenbewegungen
- ➤ Das Auge juckt, tränt, ist gerötet oder getrübt.
- ➤ Verschwommene Sicht
- ➤ Die Pupillen sind ungleich groß oder nicht mehr rund.
- ➤ Geschwollene Lider.

Maßnahmen

Befindet sich der Fremdkörper im Augenwinkel, so entfernen Sie ihn mit dem Zipfel eines sauberen Taschentuchs. Befindet sich der Fremdkörper unter dem Lid, soll der Betroffene weit nach oben und unten blicken. Sieht er nach oben, ziehen Sie das Unterlid nach unten, sieht er nach unten, ziehen Sie das Oberlid nach oben. Sehen Sie einen Fremdkörper, so entfernen Sie ihn mit dem Zipfel eines Taschentuchs. Gelingt das Entfernen des Fremdkörpers nicht, waschen Sie das Auge mit lauwarmem Wasser aus. Das Auge dabei ein paar Mal auf- und zumachen. Sitzt ein Fremdkörper im Auge fest, etwa im Bereich der Pupille oder der Iris, so rühren Sie ihn nicht an, er muss vom Augenarzt entfernt werden.

Sind Chemikalien oder Staub ins Auge gelangt, waschen Sie das Auge intensiv aus (Anleitung → S. 499). Suchen Sie in jedem Fall anschließend sicherheitshalber einen Augenarzt auf.

Bei Anschwellung, wenn das Auge nicht schmerzt, legen Sie eine kühle Kompresse auf das Auge.

Bissverletzungen

Jedes Jahr werden in Deutschland über 20 000 Kinder von Hunden so stark gebissen, dass sie ins Krankenhaus müssen; drei Viertel der **Bissverletzungen** betreffen Kopf und Gesicht. Da ***Bisswunden*** stark von den natürlichen Mundbakterien der „Täter" verunreinigt sind, heilen sie oft schlecht. Das gilt auch für Menschenbisse sowie Bisse durch Katzen, deren spitze Zähne sich tief ins Fleisch bohren.

Maßnahmen

Sind die Verletzungen leichterer Art, waschen Sie die Wunde mit lauwarmem Wasser und Seife. Bedecken Sie die Wunde mit einer sterilen Auflage oder einem Pflaster. Infizierte Wunden erkennt man an einer Schwellung und Rötung, die sich immer stärker um die Wunde herum ausbreiten. Infizierte und tiefe Bisswunden, besonders solche im Gesicht, sollten vom Arzt versorgt werden; dies ist auch aus rechtlichen Gründen zweckmäßig (Schadenersatz). Gehen Sie deshalb sofort zum Arzt. Oft müssen in solchen Fällen Antibiotika eingenommen werden.

Bisse durch tollwutgefährdete Tiere. Bei Füchsen, aber auch verwilderten Hunden, ist eine Infektion mit dem Tollwuterreger nicht auszuschließen (Näheres zur Tollwut → Tab. S. 314). Besteht **Tollwutverdacht,** muss der Betroffene innerhalb von 72 Stunden gegen Tollwut geimpft werden. Dies ist die einzige Möglichkeit, die Infektion zuverlässig zu verhindern. Ärzte empfehlen eine Impfung:

- ➤ Bei jedem Biss durch ein Wildtier
- ➤ Wenn das beißende Tier nicht eingefangen werden konnte
- ➤ Wenn sich ein Haustier tollwutverdächtig, also ungewöhnlich zutraulich oder aggressiv, verhält.

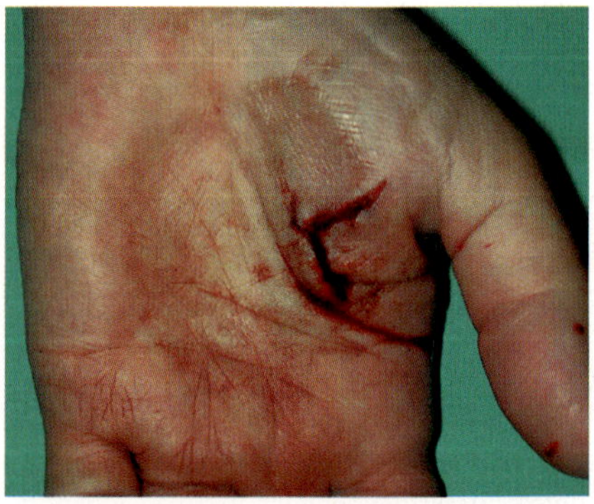

***Bissverletzung** am Daumenballen durch einen kleinen Hund, der nicht vom betroffenen zwölfjährigen Kind gestreichelt werden wollte. Solche tiefen Verletzungen müssen in jedem Fall von einem Arzt oder in der Krankenhausambulanz behandelt werden – am besten noch am selben Tag.* [GTV 0212]

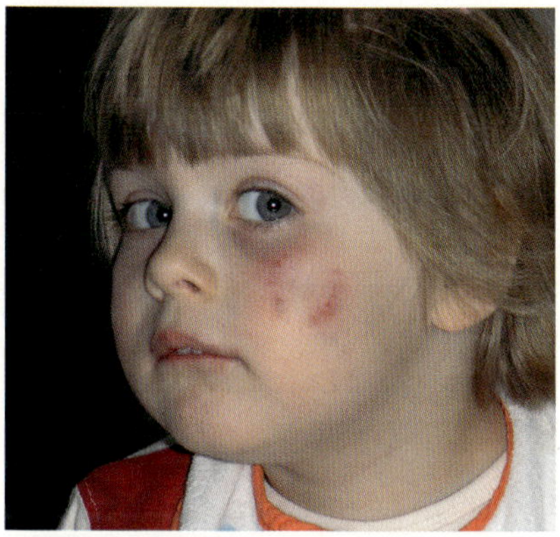

Menschenbisse kommen in unseren Breitengraden glücklicherweise nur im Kleinkindalter häufiger vor. Bleiben sie gedeckt, so wie in diesem Fall eines 4-jährigen Mädchens, ist auch bei einem wie hier zu sehenden tieferen Bluterguss keine ärztliche Therapie notwendig. Wird die Haut jedoch durchbissen, so ist die Vorstellung beim Hausarzt oder im Krankenhaus unerlässlich, denn Menschenbisse heilen ohne medizinische Hilfe nur schlecht. [ASL 0230]

Blasen an den Füßen

Im Schuhladen passen sie wie angegossen, nach dem ersten längeren Spaziergang möchte man sie am liebsten in die Ecke werfen: Neue Schuhe machen es den Fersen ihrer Besitzer oft nicht leicht. Das steife Leder scheuert bei jedem Schritt auf der Fersenhaut, die sich je nach Konstitution, Temperatur und Strumpfwerk früher oder später entzündet. Der Mechanismus der Entzündung entspricht dem einer Verbrennung 1. oder 2. Grades mit Blasenbildung und Ablösung der Oberhaut (→ S. 204). Zur Vorbeugung gegen **Blasen an den Füßen** empfiehlt sich, rechtzeitig auf gut eingelaufene Ersatzschuhe umzusteigen und ein spezielles **Blasenpflaster** (z. B. compeed®) dabeizuhaben und aufzukleben.

Maßnahmen

Bei den ersten Anzeichen eines Scheuerns kleben Sie ein Blasenpflaster auf die Stelle (beachten Sie genau die Gebrauchsanweisung!); zusätzlich können Sie die Schuhe wechseln. Sie können dieses Blasenpflaster, das wie eine künstliche Haut wirkt, auch vorsorglich auf die Fersenstellen kleben, die Sie für besonders gefährdet halten. Auch ein faltenfrei aufgetragenes Klebeband (z. B. Leukosilk®) kann die Haut vor Schäden schützen. Wenn sich schon eine Blase gebildet hat, so öffnen Sie diese vorsichtig durch einen feinen Schnitt mit einer sauberen Nagelschere und kleben Sie ein Blasenpflaster darauf. Die Blasenhaut jedoch auf keinen Fall abziehen!

Bluterguss

Wird Unterhaut oder Muskelgewebe durch Stoß- oder Scherkräfte zerquetscht (z. B. am Oberschenkel bei einem Sturz auf die Seite), so kommt es zur Einblutung in das Gewebe, die oft mit einer Schwellung einhergeht. Die Blutansammlung zeigt sich zunächst als rot-violetter Fleck, der innerhalb von zwei Wochen durch den Abbau der Blutkörperchen erst blau und später gelb wird. Besonders gefährlich sind solche stumpfen Stoßverletzungen, wenn das Weichteilgewebe direkt auf einem Knochen liegt. Dabei können auch die Knochen mitverletzt sein, ohne dass der Betroffene etwas merkt.

Ein ringförmiger **Bluterguss** ***(blauer Fleck, Hämatom)*** um die Augen ***(Monokel-*** bzw. ***Brillenhämatom)*** kann sogar auf einen Schädelbruch hinweisen.

Anzeichen und Beschwerden

- Kleine, rote Punkte und lila-rote Verfärbungen auf der Haut
- Beule oder (flächenhafte) Schwellung einer Körperstelle oder eines größeren Körperteils ohne sichtbare Wunde
- Schockzeichen bei großem Blutverlust (kommt vor allem bei einer Verletzung am Oberschenkel vor).

Maßnahmen

Kühlen Sie die betroffenen Körperstellen durch Umschläge und Eisbeutel. Bei einer großflächigen Schwellung lagern Sie das Körperteil hoch und stellen es ruhig. Tragen Sie heparin- oder arnikahaltige Salben (z. B. Thrombareduct Gel®) auf. Bei schlimmen Blutergüssen oder Schockzeichen Notarzt rufen oder ins Krankenhaus fahren!

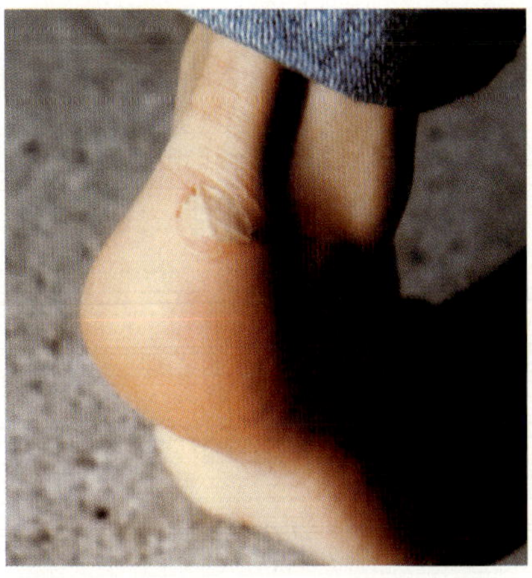

*Solche **Blasen** am Kinder- oder Erwachsenenfuß sind typische Folgeerscheinungen ungeeigneter oder brandneuen, zum ersten Mal getragenen Schuhwerks.* [ASL 2013]

Kühlen – so ist es richtig!

Zum **Kühlen** eignen sich Eiswürfel (am besten in eine Plastiktüte geben) oder spezielle **Kühlpacks** ***(Eispacks, Kryopacks, Coldpacks, Coolpacks).*** Eis oder andere Kühlmittel dürfen allerdings nie direkt auf die Haut gelegt werden – schützen Sie die Haut mit einem Tuch oder einer Binde und lassen Sie das Eis nicht länger als zehn Minuten auf der Haut. Ausnahme: Wenn Sie das Eis über der Verletzung auf und ab bewegen, können Sie auch direkt auf der Haut kühlen. Das Eis muss aber ständig bewegt werden, da sonst die Gefahr besteht, dass es auf der Haut festfriert oder festklebt.

Noch besser als Eis oder Eissprays ist eiskaltes Wasser – dabei wird der Stoffwechsel der Haut nicht vollständig gestoppt. Die Wärme schießt auf diese Weise nicht so schnell wie nach dem Abnehmen eines Umschlags ins Gewebe zurück. Tauchen Sie einfach ein Tuch in geschmolzenes Eiswasser und legen es locker über die Verletzung. Lassen Sie den Verband etwa 20 Minuten liegen und machen ihn immer wieder mit kaltem Wasser nass. Dann machen Sie 5–10 Minuten Pause und wiederholen die Kühlung.

Durchfall und Austrocknung

Durchfall ***(Diarrhoe)*** kann dem Körper pro Tag über drei Liter Flüssigkeit und Salze entziehen. Unbehandelt sind schwere Durchfälle deshalb lebensbedrohlich und ein Fall für das Krankenhaus.

Die Bedrohung geht dabei vom reinen ***Flüssigkeits-*** und ***Mineralverlust*** aus (Mineralstoffmangel → Tab. S. 240). Die Verursacher des Durchfalls, verdorbene Lebensmittel oder Bakterien und Viren, sind dagegen in Mitteleuropa für den Kranken nur selten eine Gefahr, da die Giftstoffe und Bakterien nicht in nennenswerter Menge ins Blut übergehen. Auf Fernreisen ist dies unter Umständen anders (Übersicht → Tab. S. 314). Zudem schafft es der Körper fast immer, die Durchfallverursacher durch den heftigen Durchfall, der ja anfangs oft auch mit Erbrechen einhergeht, wieder loszuwerden, bevor sie sich im Darm vermehren und über die Darmschleimhaut in größeren Mengen in den Körper eindringen können.

Besonders gefährdet sind Säuglinge, Kleinkinder, alte Menschen und bereits Erkrankte. Ein Säugling kann bereits nach weniger als

24 Stunden durch Erbrechen und Durchfall in den lebensbedrohlichen Zustand der **Austrocknung** *(Dehydratation, Dehydrierung)* geraten.

Anzeichen und Beschwerden

- Mehr als dreimal am Tag heftiger, wässriger, flüssiger Stuhlgang; vor allem anfangs in Kombination mit Erbrechen
- Diffuse oder krampfartige Bauchschmerzen
- Abgeschlagenheit und leichtes Fieber.

Bei voranschreitender Austrocknung:

- Durstgefühl
- Trockene Lippen und trockener Mund
- Dunkler, konzentrierter Urin oder fehlende Urinausscheidung
- Eingesunkene Augen
- Benommenheit.

Bei Säuglingen unter 6–9 Monaten: eingesunkene Fontanelle (→ S. 383).

Maßnahmen

- So viel Trinken wie möglich. Wunschgetränke – außer Alkohol – sind erlaubt. Stark säurehaltige und übersüße Getränke sind aber zu meiden (z. B. reine Fruchtsäfte oder auch das immer wieder gegen Durchfall gepriesene Cola). Die bei Durchfallerkrankungen entstehenden Salzverluste können durch Gemüsebrühe oder zweimal täglich eine Messerspitze Salz im Mineralwasser ausgeglichen werden. Insbesondere für Säuglinge und Kleinkinder sind so genannte ***Rehydrierungslösungen*** ideal, die Zucker und Salz enthalten (z. B. Elotrans® Pulver oder Oralpädon®). Ähnliche Lösungen können Sie auch selbst herstellen: Nehmen Sie dazu 5 gestrichene Esslöffel Haushaltszucker plus 1,5 gestrichene Teelöffel Kochsalz plus 1 Glas (150 ml) Fruchtsaft. Der Fruchtsaft enthält Kalium (der beste Kaliumlieferant ist Orangensaft). Das Ganze mit stillem Mineralwasser oder abgekochtem Leitungswasser auf etwa 300 ml auffüllen. Die Mischung sollte nicht salziger als Tränen schmecken und nicht länger als einen Tag aufbewahrt werden.
- Falls die Zufuhr von Flüssigkeit nicht möglich ist, rufen Sie umgehend einen Arzt oder bringen Sie den Betroffenen gleich ins Krankenhaus. In schweren Fällen wird eine Infusionsbehandlung im Krankenhaus durchgeführt. Auf keinen Fall sollten Sie Kleinkindern oder älteren Menschen mit schon vorangeschrittener Austrocknung Medikamente gegen Durchfall verabreichen.
- Körperliche Schonung
- Ab dem zweiten oder dritten Tag Aufbaukost: geriebene Äpfel, Zwieback, Salzstangen, Knäckebrot, Haferschleim, Karottensuppe, Joghurt.

Warnhinweis: Den Durchfall stoppende Medikamente wie z. B. Imodium® sind ein „zweischneidiges Schwert“: Sie sollten, wenn überhaupt, nicht ohne ärztlichen Rat eingenommen werden, weil sie die Verweildauer von Lebensmittelgiften im Darm und damit die Durchfalldauer verlängern können.

Erfrierungen

Bei einer **Erfrierung** kommt es durch Kälteeinwirkung zur Gewebeschädigung eines Körperteils. Ursache ist die durch die Kälteeinwirkung bedingte mangelnde Durchblutung. Auch wenn Erfrierungen in der heutigen Zeit selten sind, sollte man lange Aufenthalte in kalten Gewässern, längere Skifahrten und Bergwanderungen bei Schnee und Eis nicht unterschätzen. Das Gefährliche an einer Erfrierung ist, dass dabei Körperteile unwiderruflich absterben können. Durch unzureichende Kleidung sind vor allem periphere Körperteile wie Ohren, Nase, Hände, Finger, Zehen und Füße bedroht. Besonders gefährdet sind natürlich Säuglinge und Kleinkinder, aber auch stark alkoholisierte Menschen und solche, die ihre Situation nicht richtig einschätzen können.

Bei Säuglingen und kleinen Kindern kommen lokale Erfrierungen oft dadurch zustande, dass beim Tragen oder auf dem Fahrradsitz z. B. die Hose hochrutscht und der Knöchel dem Wind ausgesetzt ist.

Nicht mit der Erfrierung zu verwechseln ist die Unterkühlung (→ S. 203), die den gesamten Körper betrifft; damit ist ein Absinken der Körperkerntemperatur auf unter 35 °C verbunden.

Erfrierungen teilt man in drei *Schwere-* oder *Tiefengrade* ein (wie die Verbrennungen auch → Abb. S. 204):

- Anzeichen und Beschwerden einer Erfrierung ***1. Grades*** sind blasse, kühle und gefühllose Haut sowie stechende Schmerzen. An den Füßen kommt häufig ein „Gefühl zu kleiner Schuhe“ hinzu. Nach Wiedererwärmung sind die Hautstellen gerötet, jucken oder schmerzen.
- Eine Erfrierung ***2. Grades*** wird oft erst nach der Wiedererwärmung sichtbar: Die Haut ist stark geschwollen und hat eine blaurote oder weißgraue Färbung. Hinzu kommt eine rasche Blasenbildung. Zerreißen die Blasen, tritt Gewebeflüssigkeit aus. Es besteht Infektionsgefahr, da Bakterien über die offene Wundfläche eindringen können.
- Bei der Erfrierung ***3. Grades*** ist das Gewebe abgestorben. Die betroffenen Hautpartien färben sich nach dem Auftauen lederartig-blauschwarz und bleiben gefühllos.

Maßnahmen

Öffnen oder entfernen Sie eng anliegende oder nasse Kleidung und Schuhe und decken Sie den Betroffenen mit Decken oder anderen wärmenden Materialien zu. Verabreichen Sie heiße, gezuckerte, *nicht alkoholische* Getränke. Versuchen Sie, erfrorene Körperteile durch eigene Körperteile zu erwärmen (z. B. Hände in die Achselhöhlen stecken) und den Betroffenen dazu zu bringen, sich zu bewegen. Ist eine schwere Erfrierung vorhanden, decken Sie die zerstörte Haut möglichst keimfrei mit Brandwundenpäckchen ab. Rufen Sie den Notarzt oder fahren Sie den Betroffenen in die Klinik.

Warnhinweis: Gefährlich ist das Abreiben der Körperstellen mit Schnee oder das Auftauen durch Feuer oder trockene Hitze (Heizung, Herdplatte). Unterkühlte Körperteile sind gefühllos und es drohen schwere Verbrennungen.

Ertrinken

Ertrinken ist die zweithäufigste unfallbedingte Todesursache von Kindern. Gründe sind mangelnde Beaufsichtigung von Nichtschwimmern und die Panikreaktion von Kleinkindern, die plötzlich in „tieferes“ Wasser geraten. Erwachsene hingegen unterschätzen in offenen Gewässern oft Gefahren wie Strömungen oder Strudel – vor allem unter Alkoholeinfluss. Auch im Wasser plötzlich auftretende Herzinfarkte gehen oft dem Tod durch Ertrinken voraus.

Maßnahmen

Hilferufe oder panisches Umherpaddeln im Wasser sind – auch im städtischen Schwimmbad – ernst zu nehmen. Alarmieren Sie auf jeden Fall sofort den Bademeister oder die Strandwacht. Sind Sie in der Situation alleine und fühlen Sie sich dazu in der Lage, versuchen Sie den Ertrinkenden so schnell wie möglich aus dem Wasser zu holen.

Ist der Gerettete noch bei Bewusstsein, so entfernen Sie die nasse Kleidung und rubbeln ihn vorsichtig trocken. Decken Sie ihn zu und flößen ihm warme Getränke ein. Ist der Betroffene bewusstlos, bringen Sie ihn in die stabile Seitenlage. Wenn Sie einen Atem-

und Kreislaufstillstand feststellen, beginnen Sie unverzüglich mit der Wiederbelebung und setzen einen Notruf ab.

Die Annahme, dass bei Ertrinkungsopfern zuerst das Wasser aus der Lunge gepumpt werden muss, ist unsinnig. Wasser dringt in kurzer Zeit weder in die Lunge, noch kann es dort schnell wieder herausgepumpt werden. Auch würde die Zeitspanne des lebensbedrohlichen Sauerstoffmangels nur unnötig verlängert.

Warnhinweis: Ertrinkende, die noch bei Bewusstsein sind, reagieren bei Rettungsversuchen oft panisch, indem sie sich fest an die Rettungsperson klammern und durch ihr Gewicht den Helfer am Schwimmen hindern oder mit unter Wasser ziehen. Bevor Sie sich selbst ins Wasser begeben, versuchen Sie deshalb immer, zuerst ein Rettungsboot oder weitere Helfer zu alarmieren.

Geben Sie die Wiederbelebungsmaßnahmen auf keinen Fall frühzeitig auf. Beim Ertrinken im kalten Wasser ist eine Wiederbelebung auch bis zu 60 Minuten nach dem Unfall noch sinnvoll, da sich der Sauerstoffbedarf des Gehirns durch eine starke Unterkühlung auf ein Minimum verringert.

Der Notarzt ist immer zu rufen, auch wenn ein Beinahe-Ertrunkener nach kurzer Reanimation wieder atmet und das Bewusstsein wiedererlangt. Die Situation kann sich noch Stunden später – besonders bei Ertrinkungsunfällen im Salzwasser – durch in die Lunge gelangtes (Salz-)Wasser erneut verschlimmern.

Fremdkörper

Fremdkörper in der Nase

Kleine Kinder haben oft **Fremdkörper in der Nase,** die sie sich beim Spielen ins Nasenloch stecken, z.B. Erbsen, Erdnüsse oder Murmeln. Da die Nasenschleimhäute auf die Reizung durch den Fremdkörper mit einer Schwellung reagieren, ist es oft nicht mehr möglich, den Gegenstand aus der Nase zu entfernen. Auch wenn die Betroffenen oft einen Schreck bekommen und große Angst haben, handelt es sich bei einem Fremdkörper in der Nase nicht um einen Notfall – ein Ersticken ist nicht möglich.

Maßnahmen. Versuchen Sie auf keinen Fall, den Fremdkörper mit spitzen oder scharfkantigen Instrumenten zu entfernen. Die Schleimhaut ist leicht verletzlich und kann stark bluten. Oft hilft es, das nicht betroffene Nasenloch mit dem Finger zuzuhalten und einmal kräftig zu schnäuzen. Steckt der Fremdkörper auch nach mehrmaligen Versuchen immer noch fest, suchen Sie unverzüglich einen HNO-Arzt oder ein Krankenhaus auf.

Fremdkörper im Ohr → S. 554

Fremdkörper in der Scheide oder Harnröhre

Bei Kindern sind es meist Arztspiele, bei erwachsenen Frauen ein vergessener oder „verlorener" Tampon (z.B. durch Abreißen des Bändchens) – **Fremdkörper in der Scheide *(Vagina)*** sind nichts Seltenes. Wenn die Gegenstände stumpf sind, ist die Gefahr von Schäden gering. Ungewöhnlich sind **Fremdkörper im After** oder in der **Harnröhre.** Sie sind oft gewollt eingeführt, z.B. bei ungewöhnlichen Sexualpraktiken oder Doktorspielen. Hier ist in jedem Fall der Urologe oder ein Krankenhaus aufzusuchen. Nicht selten dienen Körperöffnungen wie der Enddarm als Versteck von Schmuggelware, hauptsächlich von Drogen.

Anzeichen und Beschwerden

Anzeichen sind ein Fremdkörpergefühl oder Schmerzen im Genitalbereich. Bei einem Fremdkörper in der Scheide kommt es häufig zu blutigem, eventuell unangenehm riechenden Ausfluss. Bei Fremdkörpern in der Harnröhre sind es Schmerzen beim Wasserlassen. Entzündet sich die Harnröhre, so kommt es ebenfalls zu Ausfluss und noch stärkeren Schmerzen.

Maßnahmen

Ein „verlorener" Tampon kann vorsichtig selbst herausgeholt werden. Gelingt dies nicht, ist ein Frauen- oder Kinderarzt aufzusuchen. Bei allen anderen, feststeckenden Fremdkörpern gilt: Sofort Kinder-, Frauenarzt oder Urologe aufsuchen oder ins Krankenhaus gehen!

Das Anfassen des Genitalbereichs, insbesondere der Scheide, durch (fremde) Erwachsene kann größere Kinder, insbesondere Mädchen, traumatisieren. Fremdkörper sollten am ehesten von den Eltern oder von medizinischem Fachpersonal in Beisein eines Elternteils entfernt werden.

Fremdkörper in der Luftröhre

Die häufigste Ursache von Ersticken sind **Fremdkörper, die in der Luftröhre hängen bleiben** und die Atemwege verlegen. Vor allem bei zu hektischem Essen kann es vorkommen, dass ein Stück Nahrung versehentlich in die Luftröhre gelangt (d.h. aspiriert wird) und dort stecken bleibt. Mediziner sprechen in diesem Fall von einer ***Luftwegsobstruktion durch Fremdkörper.***

Folge der verlegten Atemwege sind in der Regel krampfhafte Atemversuche und die damit einhergehende heftige und rasche Bewegung des Zwerchfells. Der Betroffene greift sich mit der Hand an den Hals und kann oft nicht mehr sprechen. Er röchelt, kann nicht mehr richtig aus- und einatmen und gerät in Panik. Außerdem kann ein starker Hustenreiz zusammen mit einem pfeifenden Atemgeräusch auftreten. In schweren Fällen kommt es zu einem Atemstillstand und zur Bewusstlosigkeit.

Erstmaßnahmen beim Erwachsenen

Betroffener ist bei Bewusstsein. Ist der Betroffene noch bei Bewusstsein, so stellen Sie sich neben und leicht hinter ihn und beugen seinen Oberkörper nach unten. Während Sie die Brust des Patienten mit einer Hand von vorne unterstützen, geben Sie mit dem Hand-

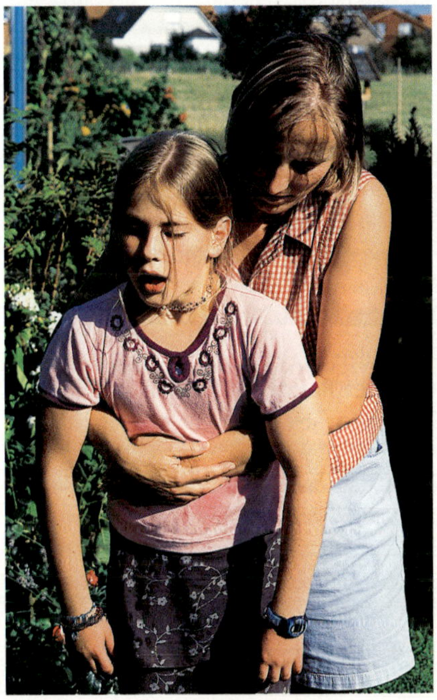

*Helfen Schläge zwischen die Schulterblätter nicht, kann der **Heimlich-Handgriff** den drohenden Erstickungstod verhindern. Der Ersthelfer schlingt von hinten die Arme um den Leib des Betroffenen, dessen Arme, Kopf und Oberkörper herunterhängen, und platziert seine Faust in der Magengegend (also in dem Winkel unterhalb des Brustkorbs). Dann stößt der Helfer mit der Faust (gegebenenfalls mit Unterstützung der anderen Hand) die Bauchdecke ruckartig, kräftig, notfalls mehrmals nach hinten und oben. Durch den Druck, der vom Zwerchfell durch die Luftwege gepresst wird, kann der Fremdkörper aus der Luftröhre gestoßen werden.* [ADM 0214]

ballen der anderen Hand bis zu fünf energische Schläge zwischen die Schulterblätter. Dies soll beim Betroffenen Hustenstöße auslösen.

Bleibt der Erfolg aus, so kann der **Heimlich-Handgriff** durchgeführt werden (→ Abb. S. 197). Dieser ist allerdings nicht ungefährlich, da es dabei zu inneren Verletzungen sowie zur Verlagerung eines vorher nur teilweise blockierenden Fremdkörpers mit vollständiger Atemwegsverlegung kommen kann. Deshalb darf der Heimlich-Handgriff nie leichtfertig angewendet werden. Kann der Fremdkörper durch den Heimlich-Handgriff nicht beseitigt werden, so versuchen Sie es erneut mit energischen Schlägen zwischen die Schulterblätter.

Betroffener ist bewusstlos. Ist das Opfer bewusstlos, gehen Sie folgendermaßen vor:

- Tätigen Sie den Notruf und beginnen Sie mit der Wiederbelebung (→ S. 188).
- Öffnen Sie den Mund des Betroffenen und inspizieren Sie die Mundhöhle. *Sichtbare* Fremdkörper können Sie vorsichtig mit dem Zeigefinger entfernen. Ein blindes „Herumstochern" mit dem Finger wird jedoch nicht empfohlen.
- Beginnen Sie beim Bewusstlosen selbst dann mit der Herzmassage, wenn noch Lebenszeichen vorhanden oder ein Puls fühlbar sind. Durch die Kompressionen kann sich der Fremdkörper lösen.

Erstmaßnahmen bei Kindern

Bei Kindern jenseits des Säuglingsalters gelten dieselben Regeln wie für Erwachsene. Auch hier sollten keine Versuche des blinden „Herausfingerns" des Fremdkörpers unternommen werden, da der Fremdkörper auf diese Weise noch tiefer in die Atemwege gedrückt werden könnte. Ist das Kind noch bei Bewusstsein, so sollte es eine Position einnehmen dürfen, die ihm am bequemsten ist.

Kind ist bei Bewusstsein. Solange das Kind noch hustet und Luft bekommt, sollten *keinerlei spezifische Maßnahmen* ergriffen werden (kein Entfernen des Fremdkörpers versuchen!). Das Kind wird schnellstmöglich, am besten vom Notarzt, in die Klinik gebracht. Es sollte dabei bequem und möglichst angstfrei gelagert sein, z. B. in den Armen der Mutter.

Sind die Atemwege jedoch stark verlegt (zu erkennen an schwerer Atemnot, schwachem Schreien, ineffektivem Husten oder grauer Hautfarbe), unternehmen Sie Folgendes:

- Geben Sie bis zu fünf Schläge zwischen die Schulterblätter. Beim Kind kann dazu wie beim Erwachsenen vorgegangen werden. Kleinere Kinder und Säuglinge legen Sie dabei am besten in Bauchlage über den Schoß. Wichtig ist dabei, dass der Kopf nach unten gelagert ist (beim Säugling müssen Sie dabei den Kopf gut festhalten).

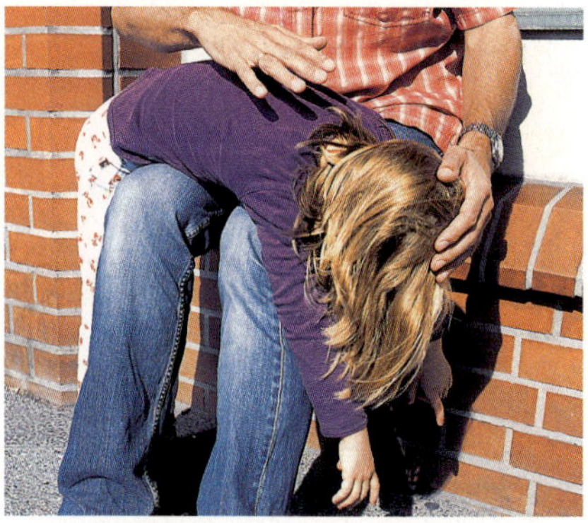

Jeder kennt das: Ein Bissen landet versehentlich im „falschen Hals" – also in den Luftwegen. Anstatt wie vorgesehen in die Speiseröhre zu rutschen, ist der Bissen in den Kehlkopf geraten oder noch tiefer in die Luftröhre oder Bronchien. Meistens sind Kinder betroffen – und hier gelingt glücklicherweise auch fast immer die Therapie in Form kräftiger Schläge zwischen die Schulterblätter. [ADM 0215]

- Lösen die Rückenschläge den Fremdkörper nicht, so führen Sie auch bei Kindern den **Heimlich-Handgriff** durch (→ Abb. S. 197). Dazu knien Sie sich gegebenenfalls hinter das Kind. Bei Säuglingen dagegen wird der Heimlich-Handgriff wegen der Verletzungsgefahr nicht angewendet. Dafür werden feste Brustkompressionen wie bei der Herzdruckmassage vorgenommen (→ S. 191). Drehen Sie den Säugling dazu auf den Rücken. Setzen Sie den Handballen wie bei regulären Brustkompressionen auf, allerdings geben Sie jetzt härtere Stöße, dafür aber in größeren Abstand.
- Löst sich der Fremdkörper noch immer nicht, wird wieder mit Rückenschlägen begonnen, und die beschriebenen Maßnahmen werden wiederholt, bis sich der Fremdkörper löst.

Kind ist bewusstlos. Wird das Kind bewusstlos, so:

- Öffnen Sie den Mund und schauen nach Fremdkörpern.
- Entfernen Sie *sichtbare* Fremdkörper mit dem Finger.
- Machen Sie die Atemwege frei (Kinn anheben, Nacken etwas überstrecken) und beatmen das Kind wie an anderer Stelle beschrieben (Wiederbelebung → S. 190).
- Falls noch nicht geschehen, rufen Sie bei Erfolglosigkeit nach etwa einer Minute Wiederbelebung den Notarzt.

Fremdkörper in Speiseröhre und Magen

Vergiftungen → S. 205

Ein **Fremdkörper in der Speiseröhre** oder **im Magen** ist in der Regel – im Gegensatz zum Fremdkörper in der Luftröhre – kein Notfall. Kleinere Fremdkörper werden fast immer innerhalb von drei Tagen wieder ausgeschieden.

Größere Fremdkörper können jedoch in der oberen Enge der Speiseröhre (→ Abb. S. 623) stecken bleiben. Betroffen sind typischerweise Kleinkinder, die beim Spielen Münzen, Nüsse oder Spielzeugteile verschlucken. Bei Erwachsenen handelt es sich überwiegend um Fischgräten, Knochensplitter oder Prothesenteile. Je nach Lage und Größe des verschluckten Gegenstands entstehen Beschwerden wie Druckgefühl, Stiche oder Schmerzen in den unteren Rachenabschnitten in Höhe des Kehlkopfs oder hinter dem Brustbein sowie Schluckbeschwerden.

Maßnahmen

Normalerweise helfen dieselben Tipps wie bei Fremdkörpern in der Luftröhre → S. 197.

Bei ***verschluckten Heftzwecken, Nadeln*** oder ***Knopfbatterien*** ist zur Sicherheit ein Arzt aufzusuchen, der gegebenenfalls eine Röntgenaufnahme macht. Sitzt die Batterie nach sechs Stunden immer noch im Magen, so entfernt man sie durch eine Magenspiegelung, da sie durch den Magensaft zersetzt würde und ihr giftiger Inhalt austreten könnte. Auch sehr scharfe Gegenstände werden durch eine Magenspiegelung entfernt – gelingt dies nicht,

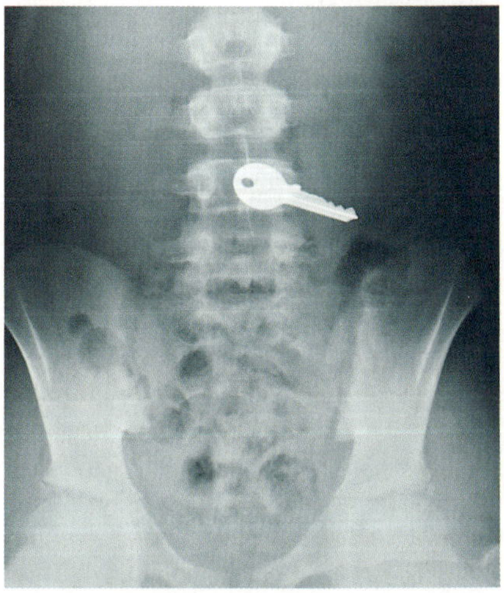

Auch dieser Schlüssel, den ein 4-jähriger verschluckt hatte, ist in der Speiseröhre hängen geblieben. Trotz seiner Größe konnte er vom diensthabenden Arzt im Krankenhaus innerhalb weniger Minuten mit einem Endoskop herausgezogen werden. [GTV 0216]

so wird der Arzt trotzdem erst nach einigen Tagen zu einer offenen Operation mit Öffnung der Bauchwand raten, denn viele der Fremdkörper werden trotz ihrer scharfkantigen Form problemlos ausgeschieden.

Verschluckte Münzen werden fast immer innerhalb von ein paar Tagen bis zu einer Woche wieder ausgeschieden – ohne Verletzungen oder Schmerzen. Vergiften wird sich Ihr Kind an einem Cent oder anderem Euro-Kleingeld nicht (dies gilt jedoch nicht für alle Währungen). Wenn Ihr Kind würgt, viel „speichelt", erbricht oder Schmerzen beim Schlucken oder in der Brust hat, sollten Sie sofort zum Arzt gehen. Auch bei Bauchschmerzen oder Unruhe gehört das Kind in die Klinik – die Münze könnte dann in der Speiseröhre feststecken. Die Münze muss in diesem Fall durch eine Magenspiegelung „herausgefischt" werden. Das gilt auch, wenn eine größere Münze zwar bis in den Magen gelangt ist, dann aber nicht „weiter" will. Wenn die Münze nach einer Woche noch immer nicht im Stuhl war, wird wahrscheinlich geröntgt und die Münze gegebenenfalls durch eine Spiegelung geborgen.

Hitzekollaps und Hitzschlag

Hitzekollaps *(Hitzeerschöpfung):* Tritt infolge starker körperlicher Belastung bei hoher Umgebungstemperatur, großem Schweißverlust und behinderter Wärmeabgabe auf, z. B. durch zu warme Kleidung. Manchmal genügt es schon, wenn es feuchtheiß ist. Gefährdet sind Kinder im Auto bei längeren Fahrstrecken im Sommer, oder wenn sie im geschlossenen Fahrzeug längere Zeit warten müssen.

Zum **Hitzschlag** kommt es durch extreme Wärmezufuhr von außen bei gleichzeitig behinderter Wärmeabgabe, sodass die Schweißproduktion völlig eingestellt wird und die Wärmeregulation entgleist. Ein Hitzschlag ist lebensgefährlich.

■ Anzeichen und Beschwerden

In beiden Fällen klagt der Betroffene über starken Durst und Mundtrockenheit sowie über Schwindel, Kopfschmerzen und Sehstörungen. Beim Hitzekollaps ist die Haut gerötet und mit Schweiß bedeckt, beim Hitzschlag gerötet, trocken und heiß. Hinzu kommen Erbrechen, schneller Puls und ein hochroter „glühender" Kopf. Die Körpertemperatur steigt auf über 40 °C, und es drohen Bewusstlosigkeit, Kreislaufkollaps und Schock.

■ Maßnahmen

Soweit zumutbar, halten Sie den Kopf oder den Körper des Betroffenen unter kaltes oder lauwarmes fließendes Wasser (auch bei Kleinkindern wirkungsvoll). Feuchte Umschläge (T-Shirt oder Hose nass machen) oder Baden in flachem Wasser ist – etwa im Urlaub – genauso wirksam. Bringen Sie den Betroffenen an einen kühlen und schattigen Ort und lagern Sie ihn flach, sobald die Beschwerden abklingen, dann in eine für ihn angenehme Position. Öffnen bzw. entfernen Sie beengende Kleidungsstücke und geben Sie dem Betroffenen ausreichend zu trinken, am besten Mineralwasser oder Wasser mit ein wenig Salz. Bei Schockzeichen wie Blässe, Kaltschweißigkeit oder schnellem Puls bringen Sie den Betroffenen in Schocklage (→ S. 192) und rufen sofort den Notarzt.

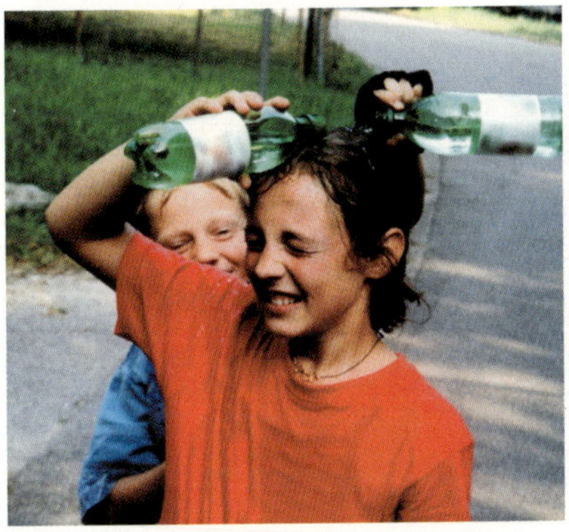

Macht Spaß und schützt zugleich vor einem Hitzschlag: Wasser darf bei großer Hitze von Kindern nicht nur getrunken, sondern auch zum Abkühlen verwendet werden. [ASL 0217]

(!) Legen Sie nach einem Hitzschlag auf jeden Fall eine ein- bis dreitägige Erholungspause ein, sonst besteht die Gefahr eines Rückfalls!

Vorsorge. Viel zu trinken ist bei hohen Temperaturen die beste Vorsorgemaßnahme gegen Hitzekollaps und Hitzschlag.

Infizierte Wunden

Jede Wunde ist mit Bakterien infiziert. Normalerweise dringen schon nach wenigen Stunden Abwehrzellen des Immunsystems zu Millionen in das Wundgebiet ein und machen alle vorhandenen Mikroorganismen unschädlich. Sind Wunden aber stark verschmutzt, etwa nach Stürzen auf das blanke Knie, gelingt dies nicht immer. Dies passiert besonders leicht Menschen, die unter Diabetes oder Durchblutungsstörungen leiden – denn hier arbeitet die lokale Immunabwehr nur sehr eingeschränkt. **Infizierte Wunden** erkennt man an der zunehmenden Schwellung und Rötung, die sich an den Wundrändern und um die Wunde herum ausbreiten. Die Wunde beginnt zu eitern und (wieder) zu schmerzen. Oft schwillt auch ein benachbarter Lymphknoten an und wird druckempfindlich. Bildet sich ein rötlicher Streifen von der Wunde ausgehend in Richtung Herzen, oder kommt Fieber hinzu, so hat sich die Infektion weiter ausgebreitet und es droht eine Blutvergiftung (Sepsis → S. 1053).

■ Maßnahmen

Größere infizierte Wunden müssen vom Hausarzt behandelt werden. Dies gilt besonders für vorgeschädigtes Gewebe wie z. B. bei einem offenen Bein (→ S. 738) oder beim diabetischen Fuß (→ S. 767).

Kleinere infizierte Wunden können selbst behandelt werden: Baden Sie die Wunde in (lauwarmem) Wasser mit desinfizierendem Zusatz (z. B. Betaisodona® Lösung). Versorgen Sie sie danach mit einer desinfizierenden Salbe (z. B. Betaisodona® Salbe) und einem Verband (→ Abb. S. 199).

Wiederholen Sie diese Maßnahme täglich, bis sich die Wunde geschlossen hat.

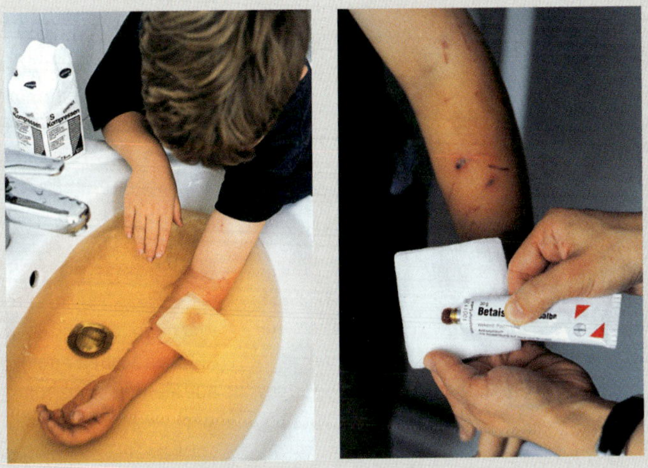

Baden einer infizierten Wunde in lauwarmem, desinfizierenden Wasser und anschließendes Verbinden (→ Text) [ADM 0218]

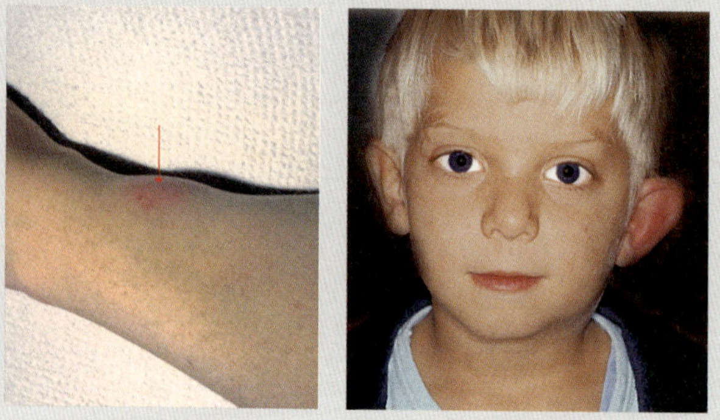

Insektenstiche können erhebliche Reaktionen auslösen. Links der Arm einer 38-jährigen Mutter, die im Garten von einer Ameise gebissen wurde. Die sehr schmerzhafte Schwellung bemerkte sie zum ersten Mal drei Stunden nach dem Biss, sie hielt für vier Tage an. Rechts ein 8-jähriger Junge, den eine Biene ins Ohrläppchen gestochen hatte. Glücklicherweise führte der Stich zwar zu einer unübersehbaren Schwellung, der Kreislauf des Jungens reagierte aber nicht. [ASL, RKL 0219]

Insektenstiche

Insektenstiche sind in der Regel ungefährlich. Meist kommt es lediglich zu einer schmerzhaften Rötung und Schwellung sowie zu Juckreiz an der Stichstelle. Eine lebensbedrohliche Situation entsteht hingegen, wenn durch Bienen-, Wespen- oder Hornissenstiche im Mund-Rachen-Raum die Schleimhäute anschwellen und Ersticken droht, oder eine hochgradige Allergie auf ein Insektengift besteht (→ allergischer Schock S. 193).

■ Maßnahmen

Versuchen Sie, den Stachel mit dem Fingernagel oder einer Messerkante vorsichtig herauszukratzen. Nicht mit einer Pinzette, denn dann könnte die Giftdrüse am oberen Stachelende erneut ausgedrückt werden. Zur ersten Reizlinderung haben sich neben kühlenden Umschlägen auch auf die Stichstelle gelegte Zwiebel- oder Zitronenscheiben oder Kompressen mit verdünntem Essig bewährt. Falls vorhanden, ist die Verwendung von antihistaminikumhaltigen Salben oder Gelen (z. B. Tavegil® Gel, Fenistil® Gel) sinnvoll.

Bei *Insektenstichen im Mund-Rachen-Raum* hilft sofortiges Kühlen mit kalten Getränken, Lutschen an Eiswürfeln oder kalte Umschläge (von außen). Tritt keine rasche Besserung ein, ist auf jeden Fall der Notarzt zu verständigen.

Offene Wunden

Je nachdem, wie stark **offene Wunden** bluten, werden unterschiedliche Maßnahmen ergriffen.

■ Maßnahmen

Leichte Blutungen. Sie hören innerhalb von 5–10 Minuten von selbst auf. Blutet die Wunde nach zehn Minuten noch immer, drücken Sie ein steriles Gazestück oder ein sauberes Stück Stoff auf die Wunde. Sobald die Blutung aufhört, decken Sie die Wunde mit einem Pflaster ab.

Stärkere Blutungen. Erkennbar daran, dass die Kleidung durchnässt wird. Entfernen Sie zunächst die Kleidung. Spritzt Blut aus der Wunde oder „pulsiert" die Blutung, so ist eine Schlagader (Arterie) getroffen, bei einer langsam „sickernden" Blutung ist wahrscheinlich eine Vene verletzt.

Drücken Sie ein Verbandspäckchen oder ein sauberes Taschentuch auf die blutende Stelle, am besten mit dem Handteller, mit festem und nicht nachlassendem Druck. Blutet es durch die verwendete Auflage, legen Sie eine weitere Lage darüber. Lassen Sie aber die durchgeblutete Auflage auf der Wunde, da sich darunter oft schon einzelne Gerinnsel geformt haben, die Sie mit der Auflage abziehen würden. Legen Sie keine Watte oder Zellstoff direkt auf die Wunde, diese losen Materialien verkleben und verunreinigen die Wunde zusätzlich.

Sehr starke Blutungen. Lagern Sie den blutenden Körperteil hoch, also über dem Niveau des Herzens. Dadurch nimmt der Druck in den Gefäßen etwas ab. Manchmal wird bei starken Blutungen empfohlen, die Gliedmaße „abzubinden", um das Blut zurückzustauen.

Warnhinweis: Wird die Manschette zu eng angelegt, fließt überhaupt kein Blut mehr, wodurch die Gliedmaße geschädigt werden kann (→ Abb. S. 193). Das Aufstauen ist deshalb nur gerechtfertigt, wenn eine Gliedmaße ganz abgetrennt ist.

Platzwunden

Platzwunden entstehen durch plötzliches und heftiges Stoßen oder Hinfallen. Die Haut reißt auf, klafft auseinander und es blutet ziemlich stark, besonders an der Kopfhaut. Wegen der starken Blutung sehen Platzwunden in der Regel gefährlicher aus als sie sind.

■ Maßnahmen

Kleinere Wunden, die weniger als 5 mm auseinanderklaffen, heilen meist problemlos von selbst, auch auf der Kopfhaut. Tupfen Sie die Wunde mit einem sauberen Tuch oder Gazestück ab. Kleben Sie ein Klammerpflaster oder einen dünnen Pflasterzügel (aus der Apotheke: Steristrip®) oder ein **selbst gemachtes Zugpflaster** *(Klammerpflaster* → Abb. S. 200) darauf. In ästhetisch sensiblen Bereichen, besonders im Gesicht, sollten die Wunden besser vom Arzt genäht oder geklebt werden, um unschöne Narben zu verhindern.

Quallenbisse

Die Begegnung mit einer Qualle kann äußerst schmerzhaft sein. Ihre langen Fangarme (Tentakeln) sind mit Nesselzellen ausgestattet, die bei Berührung giftiges Sekret absondern; dieser Vorgang wird fälschlich als **Quallenbiss** bezeichnet. Die an der Nordostküste Australiens vorkommende Seewespe gilt sogar als das giftigste Meerestier der Welt! Aber auch in der Nord- und Ostsee gibt es Quallenarten,

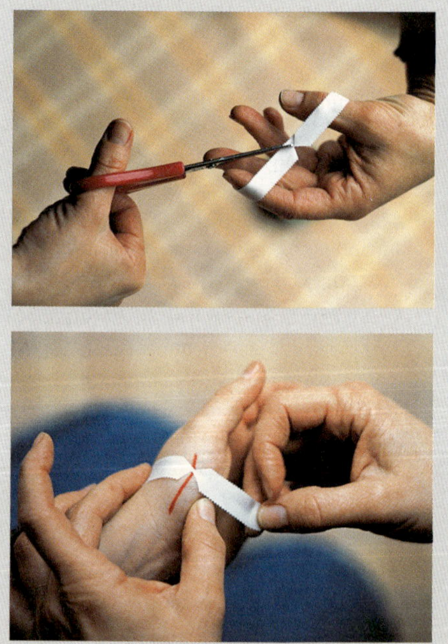

Selbst gemachtes Zugpflaster (Klammerpflaster). *Egal, welches Pflaster Sie dazu verwenden: Schneiden Sie es in der Mitte beidseitig V-förmig ein, sodass zwischen beiden Einkerbungen nur ein schmaler Steg stehen bleibt. Dieser kommt, wie auch der Lochstreifen bei käuflichen Klammerpflastern, direkt über der Wunde zu liegen. Kleben Sie das Pflaster dann so auf, dass sich die Wundränder gerade berühren, ohne dabei unter Spannung zu geraten oder gar zusammengequetscht zu werden.* [ADM 0220]

z. B. die *Feuer-* oder *Kompassqualle*, deren Gift den Menschen verletzen kann.

Maßnahmen

Nach einem Quallenkontakt sollte man sofort ans Ufer schwimmen und die an der Haut hängengebliebenen Fangarme mit Salzwasser befeuchten und mit Sand bestreuen. Danach schabt man sie vorsichtig ab, z. B. mit einer Plastikkarte oder der stumpfen Seite eines Messers. Keinesfalls die Fangarme mit Süßwasser oder Alkohol abwaschen, denn dann könnten noch inaktive Nesselkapseln aufplatzen und den Schmerz verstärken. Sind die Fangarme entfernt, lindern Kältepacks oder Brandgele (z. B. Soventol® Gel, Tavegil® Gel) die Hautreizungen. Aufgeschnittene Tomaten haben sich zur Schmerzlinderung ebenfalls bewährt.

Schlangenbisse

Schlangenbisse sind in Deutschland und seinen Nachbarländern sehr selten. Die einzigen Giftschlangen Deutschlands – die *Kreuzotter* und die *Aspisviper* – sind vom Aussterben bedroht und stehen unter Naturschutz. Beide Arten sind nur noch im südlichen Schwarzwald zu finden. Die in Tümpeln und Feuchtwiesen lebende *Ringelnatter* ist hingegen völlig ungiftig und beißt nicht. Schlangen sind scheue Tiere und meiden den Kontakt mit Menschen, vor Geräuschen oder kleinen Erschütterungen wie Fußstapfen flüchten sie meist. Vor einem Urlaub in Australien oder den Tropen ist es jedoch sinnvoll, sich über einheimische Schlangenarten und mögliche Maßnahmen bei Bissen zu informieren. In der Regel erkennt man Schlangenbisse an zwei, manchmal auch vier, stecknadelkopfgroßen leicht blutenden Wunden, meist am Arm oder Bein. Je nach Gift können die Symptome sehr unterschiedlich sein, und es ist ratsam, nach einem Schlangenbiss sofort einen Arzt aufzusuchen.

Weiteres zu Schlangenbissen → S. 313

Schnittwunden

Beim Brotschneiden rutscht das Messer ab und schon ist es passiert: Obwohl **Schnittwunden** tiefer in die Haut gehen und stark bluten, heilen sie in der Regel besser als Schürfwunden. Sie sind sauberer und weniger zerklüftet. Damit sich bei der Heilung möglichst wenig „wildes Fleisch" und damit Narbengewebe bildet, müssen die Wundränder schon in den ersten Stunden nach dem Unfall, maximal sechs Stunden danach, möglichst nahe zusammengebracht werden. Das

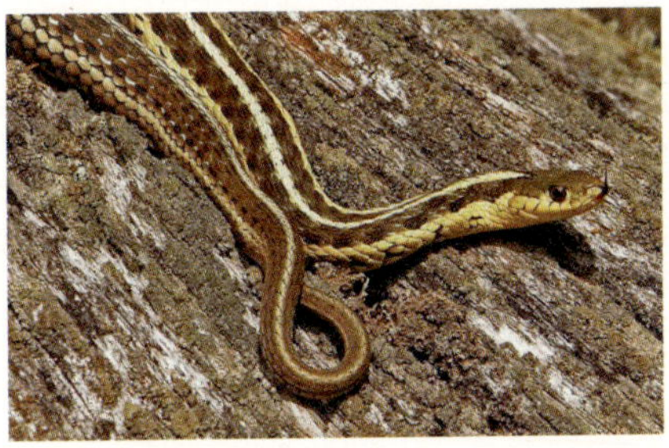

Ringelnattern sind völlig harmlos. Es gibt also keinen Grund, sie bei einer Begegnung zu erschlagen, zumal sie in unseren Breiten vom Aussterben bedroht sind. [ISP 0221]

kann der Arzt durch Nähen, Klammern oder durch spezielle Klebstoffe (z. B. Fibrinkleber) erreichen.

Maßnahmen

Bei kleineren Schnittwunden können Sie die Wunde mit Steristrip® aus der Apotheke, einem Klammerpflaster oder einem selbst gemachten Zugpflaster (→ Abb. S. 200) selbst schließen. Bei stark blutenden oder verunreinigten Schnittwunden sollten Sie jedoch den Arzt aufsuchen oder ins Krankenhaus fahren.

Schürfwunden

Schürfwunden sind Verletzungen der obersten Hautschicht und bluten in der Regel wenig. Vor allem Kleinkinder bringen sie vom Toben auf der Straße oder aus dem Kindergarten mit. Schürfwunden sind nur oberflächlich, dafür meist großflächig, weshalb Verschmutzungen (Schotter, Staub) eine Infektion begünstigen können, was wiederum die Wundheilung verzögert.

Maßnahmen

Leicht verschmutzte Schürfwunden. Sie brauchen gar nichts zu tun – die Desinfektion frischer oberflächlicher Wunden tötet nämlich nicht nur in die Wunde geratene Erreger, sondern schädigt auch die natürliche Hautflora, d. h. die „guten Hautbakterien", die eindringende Erreger in Schach halten.

Verschmutzte Schürfwunden. Die Wundreinigung ist hier entscheidend, denn da sie meist kaum bluten, bleibt eine Wundreinigung vom Körper selbst eher aus. Reinigen Sie verschmutzte Wunden unter fließendem klaren Wasser. Lose aufliegende Steinchen entfernen Sie am besten vorsichtig mit einer Pinzette. Wenn der Schmerz es zulässt, sollte oberflächlicher Schmutz sogar mit Zahnbürste oder rauem Waschlappen und klarem Wasser entfernt werden. Es gibt auch spezielle Wundreinigungstücher (z. B. von Hansaplast®). (Zur „Anästhesie" helfen bei Kleinkindern Schokolinsen oder Ähnliches.)

Desinfizieren Sie nun die Wunde und die angrenzenden Hautpartien. Gut ist dazu ein Bad mit wundreinigendem und desinfizierendem Zusatz (z. B. Betaisodona® → Abb. S. 199).

Entzündungshemmend und abschwellend wirkt auch Ringelblumenessenz (Calendula → Tab. S. 274). Sie wird im Verhältnis 1:9 mit Wasser verdünnt. Tauchen Sie ein sauberes Leinen- oder Baumwolltuch – auf die Größe der Wunde zugeschnitten – in die Flüssigkeit. Dann leicht auswringen und zehn Minuten auf die Wunde legen. Erneuern Sie anschließend den Umschlag, und behandeln Sie die Wunde so mehrmals täglich.

Stark verschmutzte Schürfwunden, tiefer eingedrungene Fremdkörper sowie Schürfwunden bei Menschen mit Durchblutungsstörungen (z. B. Diabetiker) sollte vorsichtshalber der Hausarzt begutachten.

Vorsorge. Einen gewissen Schutz bietet ausreichend reißfeste Kleidung, wie z. B. Jeans, dann bleibt die Wunde zumindest unverschmutzt.

(!) Braucht man ein *Pflaster?* Hier besteht oft ein Missverständnis: Das Pflaster „heilt" nicht – es ist der Körper, der die Wunde heilt. Das Pflaster ist nur eine Abdeckung, damit kein Schmutz in die Wunde gerät und die Wunde nicht an der Kleidung klebt. Das gilt auch für den teureren Sprühverband.

Warnhinweis: Verwenden Sie ***Wasserstoffsuperoxid (Wasserstoffperoxid)*** und ***Jodtinkturen*** nicht (mehr) zur Wundreinigung, auch nicht bei Schürfwunden. Jodtinkturen können starke allergische Reaktionen auslösen (→ S. 1045) und Wasserstoffsuperoxid

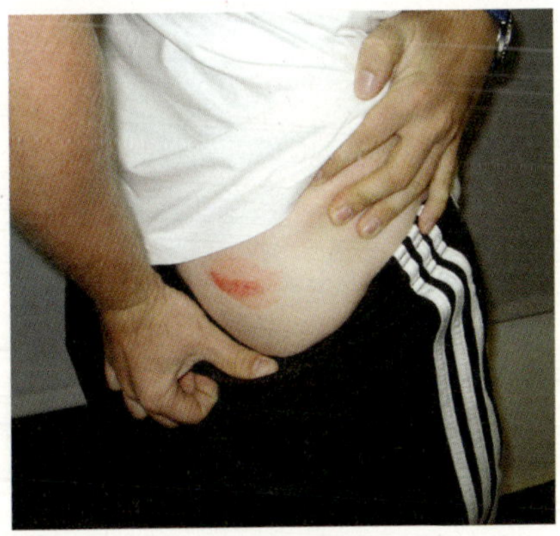

*24-jähriger Mann, der sich beim Fußballspielen diese **Schürfwunde** zugezogen hatte und wegen heftiger Schmerzen beim Hausarzt vorstellig wurde. Da die Verletzungsfläche durch die Kleidung abgedeckt war und so nicht verschmutzte, war in diesem Fall keine weitere Maßnahme notwendig.* [RKL 0222]

dringt in feine Gewebespalten ein und führt dort zu Veränderungen des roten Blutfarbstoffs (Hämoglobin); dadurch können Gefäßverschlüsse (Thromben) entstehen. Auch von Wundbehandlungsmitteln in Puder- oder Salbenform ist abzuraten, da sie den Heilungsverlauf eher behindern als fördern.

Sonnenbrand

Ob beim Strandurlaub oder Faulenzen auf dem eigenen Balkon – bei zu langem Aufenthalt in der Sonne verbrennt die Haut, manchmal sogar so stark, dass eine Verbrennung 2. Grades entsteht (→ S. 204). Besonders gefährlich ist die UV-Strahlung am Meer oder im Gebirge, da sie durch Wasser und Schnee zusätzlich reflektiert wird. Besonders trügerisch ist Wasser, da 60 % der Sonnenstrahlen bei normaler Schwimmtiefe durch das Wasser dringen. Da die Haut gleichzeitig gekühlt wird, merkt der Betroffene die Schädigung der Haut meist erst einige Stunden nach dem Aufenthalt im Wasser. Aber auch indirekte Sonneneinstrahlung – z. B. an bewölkten Tagen oder im Schatten – kann **Sonnenbrand** verursachen.

Ein starker Sonnenbrand ist immer mit schweren Zellschäden der Haut und letztendlich mit einem erhöhten Hautkrebsrisiko verbunden.

Vorsicht ist auch bei den künstlichen UV-Strahlen der Höhensonne im Solarium geboten.

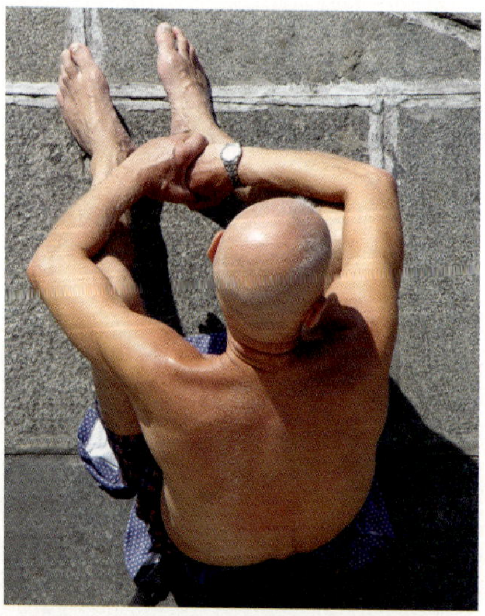

Männer mit Glatze sind besonders sonnenstichgefährdet. Selbst wenn es nicht allzu originell aussieht: Auch am Strand sollte deshalb ein Hut den Schädel bedecken. Und ist ein Sonnstich aufgetreten, empfiehlt sich eine ein- bis dreitägige Erholungspause ohne jede Sonnen- und Hitzeexposition, sonst droht sehr rasch ein Rückfall.
[ISP 0223]

Anzeichen und Beschwerden

Es kommt zu Brennen, schmerzhafter Rötung und sogar Blasenbildung auf der Haut. Die Symptome beginnen in der Regel 4–8 Stunden nach dem Sonnenbad, der Höhepunkt der Beschwerden ist nach 12–36 Stunden erreicht. Nach einigen Tagen beginnt sich die Haut zu schälen. Bei starkem Sonnenbrand kann es auch zu Übelkeit, Fieber und Kreislaufbeschwerden kommen (→ S. 202).

Maßnahmen

Vermeiden Sie in jedem Fall jede weitere direkte Sonnenbestrahlung und bedecken Sie die betroffenen Stellen mit leichter Baumwollkleidung. Zur Schmerzlinderung und Kühlung sind feuchte Umschläge mit Kamille, fettende Hautpflegelotionen und das Auftragen von Quark oder Joghurt zu empfehlen. In schweren Fällen helfen Brandgele oder entzündungshemmende Salben (z. B. Soventol® Gel, Tavegil® Gel, Systral® Gel).

Vorsorge. Regelmäßig aufgetragene Sonnenschutzmittel mit ausreichendem Lichtschutzfaktor sind auch an bedeckten Tagen unerlässlich.

Sonnenstich

Beim **Sonnenstich** kommt es zu einer entzündlichen Reizung und Schwellung der Hirnhäute durch direkte Sonnenbestrahlung auf den unbedeckten Kopf oder Nacken. Die Beschwerden treten oft erst mit zeitlicher Verzögerung auf, z. B. in der einem sonnigen Tag folgenden Nacht, wenn das Hirngewebe anzuschwellen beginnt.

Anzeichen und Beschwerden

Heiße und hochrote Gesichts- und Kopfhaut, im Gegensatz dazu blasse, kühle Körperhaut. Der Betroffene klagt über Abgeschlagenheit, Kopfschmerzen, Schwindel, Übelkeit und Erbrechen. In schweren Fällen kommt es zu hohem Fieber, Krampfanfällen und Bewusstlosigkeit.

Maßnahmen

Bringen Sie den Betroffenen an einen kühlen und schattigen Ort und lagern Sie ihn flach. Übergießen Sie den Kopf mit kaltem Wasser; wenn dies nicht zumutbar ist, legen Sie ihm ein tropfnasses Badetuch auf den Kopf.

Splitterverletzungen

Splitter[verletzungen] sind harmlos, vorausgesetzt, die Splitter werden rechtzeitig und komplett entfernt. Erwischt man sie nicht (ganz), so eitert die Verletzung und die Splitter werden später mit dem Eiter ausgestoßen.

Maßnahmen

Ziehen Sie den Splitter mit einer Pinzette sofort heraus. Steckt der Splitter fest, versuchen Sie es mit einer mit Alkohol desinfizierten Nähnadel oder lassen Sie die betroffene Körperstelle in einem Seifenbad zehn Minuten einweichen und versuchen Sie dann erneut, den Splitter zu entfernen. Bei größeren und tief sitzenden Splittern ist es ratsam, sie unter lokaler Betäubung vom Arzt entfernen zu lassen. Dabei wird auch immer der Tetanusimpfschutz geprüft (→ S. 269).

Stromunfälle

Im Alltag haben wir es mit zahlreichen Elektrogeräten zu tun: Kaffeemaschine, Schreibtischlampe, Radio usw. Normalerweise ist der Umgang mit diesen Geräten völlig ungefährlich, bisweilen kommt es aber doch zu ***elektrischen Unfällen,*** die Erste-Hilfe-Maßnahmen erfordern. 80 % derartiger **Stromunfälle** ereignen sich mit Geräten oder Einrichtungen mit einer Netzspannung von 230 Volt; sie zählen zu den ***Niederspannungsunfällen*** (bis 1000 Volt) – Ursachen hierfür sind z. B. defekte Geräte, unsachgemäße Anwendung, Spielereien oder Reparaturen von „Hobbyelektrikern".

Hochspannungsunfälle (über 1000 Volt) ereignen sich meist durch Missachtung von Warnhinweisen oder Sicherheitsvorschriften, z. B. wenn Hochspannungsmasten oder Eisenbahnwaggons erklettert werden. Die Hauptgefahren eines Stromunfalls sind neben inneren und äußeren Verbrennungen ***(„Strommarken")*** Muskelkrämpfe, Störung der Herztätigkeit sowie Schäden an Gehirn und Nervensystem.

Warnhinweis: In allen Feuchträumen (Küche, Badezimmer usw.) sollten Sie im Umgang mit Elektrogeräten immer vorsichtig sein. Denn Wasser ist ein elektrischer Leiter! Deshalb sollten Sie in der Badewanne nie einen Föhn verwenden.

Maßnahmen

Hat sich der Stromunfall an einem defekten Gerät ereignet, muss sofort der Stromkreis unterbrochen werden, indem Sie den Netzstecker aus der Steckdose ziehen. Wenn dies nicht möglich ist, schalten Sie die Sicherung des Stromkreises aus (im Sicherungskasten).

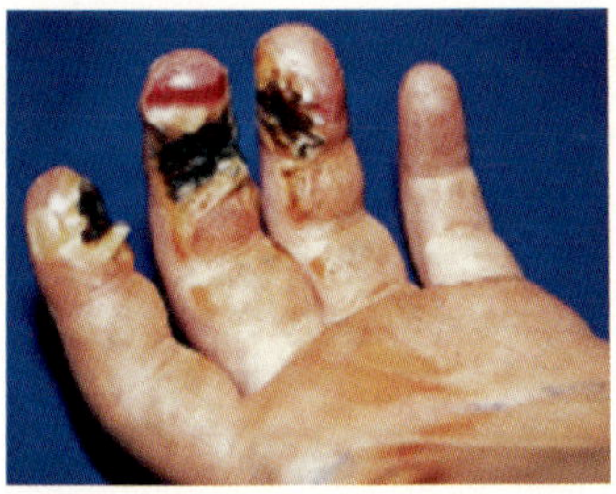

***Stromunfälle** hinterlassen oft schwere und tiefe **Hautverbrennungen.** Das Bild zeigt die linke Hand eines jungen Bauarbeiters, der eine herabhängende Straßenbahnoberleitung berührt hatte, im Glauben, diese sei abgeschaltet.* [GTV 0224]

Warnhinweis: Berühren Sie einen unter Strom stehenden Menschen niemals mit der Hand solange Strom fließen kann, Sie stehen sonst selbst unter Strom!

Wenn Sie die Stromquelle nicht ausschalten können, versuchen Sie, diese mit einem trockenen, *nicht leitenden* Gegenstand (Besenstiel oder Gummistiefel) vom Betroffenen wegzuschieben. Stellen Sie sich dabei auf einen *nicht leitenden* Gegenstand (trockenes Brett oder dicke Zeitung). „Klebt" der Betroffene an der Stromquelle, hilft manchmal ein Fußtritt mit einem (trockenen) Schuh oder Gummistiefel, um ihn von der Stromquelle zu trennen.

Bei Unfällen im Hochspannungsbereich muss ein Sicherheitsabstand von mindestens fünf Metern zur Spannungsquelle eingehalten werden, da der Strom sonst in Form eines Lichtbogens auf die sich nähernde Person überspringt. Alarmieren Sie so schnell wie möglich den Rettungsdienst; die Rettung des Verunglückten erfolgt ausschließlich durch Fachpersonal.

Vorsorge: FI-Schalter. Zum Schutz vor „elektrischen Schlägen" sind moderne Gebäude mit *Fehlerstromschutzschaltern* **(FI-Schaltern)** ausgestattet. Der FI-Schalter vergleicht die Stärke vom hinfließenden mit der vom zurückfließenden Strom. Wenn Strom fehlgeleitet ist ***(Fehlerstrom),*** z. B. wenn er durch einen Menschen fließt, registriert das der FI-Schalter und unterbricht sofort die Stromversorgung – jedoch erst, wenn der fehlgeleitete Strom einen festgelegten Wert erreicht. FI-Schalter garantieren also keine absolute Sicherheit. Beim Berühren eines defekten, spannungsführenden Geräts oder einer defekten Leitung kann u. U. der Wert des Fehlerstroms noch nicht ausreichen, um das Abschalten des FI-Schalters auszulösen. Dann bekommen Sie trotz des FI-Schalters einen elektrischen Schlag.

Warnhinweis: Unsanierte Altbauten haben keine FI-Schalter daher empfiehlt es sich, pauschal jeden Kontakt mit dem häuslichen 230-Volt-Stromnetz zu meiden, da Lebensgefahr besteht.

Umgeknickter Fuß

Ein **umgeknickter Fuß** ist schnell passiert, z. B. beim Fußballspielen oder Springen vom Treppenabsatz. Meist knickt der Fuß dabei nach innen um, wodurch die äußeren Fußgelenkbänder überdehnt werden.

Ob diese Überdehnung durch einen Spezialverband behandelt werden kann, oder ob eventuell sogar ein Knöchelbruch vorliegt, kann nur der Arzt anhand des Untersuchungsbefunds und eines Röntgenbilds entscheiden.

Anzeichen und Beschwerden

- Angeschwollener Knöchel
- Auftreten ist nur noch unter Schmerzen möglich
- Bei starken Schmerzen Übelkeit.

Maßnahmen

Bewegen Sie den Fuß möglichst wenig und legen Sie ihn hoch. Kühlen Sie ihn mit einem Eispack oder mit feuchten Umschlägen und suchen Sie möglichst bald einen Orthopäden auf (→ Kapitel 25).

Unterkühlung

Normalerweise schwankt die Körpertemperatur des Menschen zwischen 36,5 und 37,5 °C. Sinkt sie unter 35 °C, spricht man von einer **Unterkühlung.** Diese betrifft den gesamten Körper, der über längere Zeit mehr Wärme abgibt, als er produziert. Unterhalb einer Körpertemperatur von 30 °C besteht Lebensgefahr. Ursachen einer Unterkühlung sind meist Skiunfälle, Lawinenverschüttungen, Bergunfälle bei plötzlichem Wetterumschwung oder ein längerer Aufenthalt in kaltem Wasser.

Anzeichen und Beschwerden

Bei einer leichten Unterkühlung (36–34 °C): Verwirrtheit, Erregung, beschleunigte Atmung, schneller Puls, bläulich-blasse Haut, Kältezittern und Zähneklappern.

Bei starker bis lebensbedrohlicher Unterkühlung (34–30 °C): Zunehmende Teilnahmslosigkeit und Schlafbedürfnis, Verlangsamung von Puls und Atmung, kein Kältezittern mehr, dafür beginnende Muskelstarre, im schlimmsten Fall Atem- und Kreislaufstillstand.

Maßnahmen

Bei einer leichten Unterkühlung bringen Sie den Betroffenen an einen möglichst warmen und windgeschützten Ort und wärmen Sie ihn langsam auf, von der Körpermitte (Körperstamm) hin zu den Gliedmaßen. Entfernen Sie dafür nasse Kleidung und wickeln Sie ihn in warme Decken. Verabreichen Sie dem Betroffenen möglichst viele warme, gezuckerte, aber *nicht alkoholische* Getränke. Alkohol erweitert zwar die Gefäße, aber nicht in unterkühlten Körperregionen. Er ist deswegen unbedingt zu vermeiden.

Bei einer lebensbedrohlichen Unterkühlung dürfen *keine* Aufwärmversuche mehr unternommen werden. Denn erfolgen die Aufwärmversuche unsachgemäß, droht die Körpertemperatur weiter zu sinken, und der Betroffene stirbt. Ist der Unterkühlte bewusstlos, bringen Sie ihn in die stabile Seitenlage (→ Abb. S. 189) und decken Sie ihn zu, um weiterem Auskühlen vorzubeugen. Kontrollieren Sie Atmung und Kreislauf und führen Sie bei entsprechenden Störungen die Wiederbelebung durch. Alarmieren Sie auf jeden Fall schnellstmöglich den Rettungsdienst.

Verätzungen

Verätzungen sind durch Säuren und Laugen verursachte Gewebezerstörungen. Sie treten im Bereich von Mund, Speiseröhre, Magen, Haut und Augen auf. Häufigste Ursache für eine Verätzung – insbesondere bei Kindern – ist der fahrlässige Umgang mit ätzenden Substanzen wie Pflanzenschutzmittel oder starke Reinigungsmittel.

Maßnahmen. Spülen Sie die betroffene Hautfläche sofort und ausgiebig unter fließendem Wasser so, dass der Wasserstrahl genau an dieser Stelle beginnt. Notfalls helfen auch andere Flüssigkeiten wie Milch oder Sprudel, aber keine alkoholhaltigen Flüssigkeiten. Falls keine Flüssigkeit zur Hand ist, tupfen Sie die ätzende Substanz vorsichtig ab. Verwenden Sie hierzu möglichst sterile Wundauflagen oder saubere Stofftücher.

Geben Sie das Behältnis oder die Verpackung des Ätzmittels unbedingt mit in die Klinik, da es für die Weiterbehandlung wichtig ist, die Substanz zu kennen. Denken Sie auch an den Eigenschutz und versuchen Sie, mit dem Giftstoff und der Spülflüssigkeit selbst nicht in Kontakt zu geraten. Im Zweifelsfall Gummihandschuhe anziehen!

Warnhinweis: Bei Verätzungen des Munds, der Speiseröhre oder des Magens den Betroffenen niemals zum Erbrechen bringen!

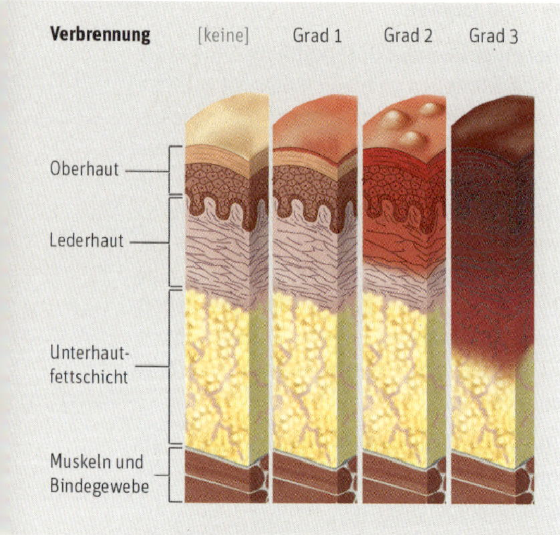

*Die Konsequenzen einer **Verbrennung** oder **Erfrierung** hängen vor allem von ihrem **Schwere-** bzw. **Tiefengrad** ab. Mehr dazu → Text.* [GTV 0225]

Verbrennungen und Verbrühungen

Am häufigsten ereignen sich **Verbrennungen** im Haushalt, etwa mit dem Bügeleisen, oder in der Freizeit, z. B. beim Grillen oder bei sonstigem Kontakt mit offenem Feuer. Verbrennungen können auch durch elektrischen Strom entstehen (Stromunfall → S. 202), durch Reibung (z. B. Rutschen mit nackter Haut auf trockenen Rutschbahnen) und durch Kontakt mit extrem kalten Objekten (z. B. mit flüssigem Stickstoff; dann spricht man auch von ***Kaltverbrennungen***).

Von **Verbrühungen** spricht man, wenn heiße Flüssigkeiten oder Dämpfe auf die Haut einwirken und sie schädigen.

Verbrennungen werden (wie Erfrierungen auch) in drei *Schwere-* bzw. **Tiefengrade** eingeteilt. Dabei spielt auch die Ausdehnung der Verbrennungen eine Rolle. Man benutzt die **Neunerregel**, bei der die Körperoberfläche (KOF) in ein Vielfaches von 9 aufgeteilt wird: Kopf/Hals und Arm entsprechen je 9 % der KOF, Bein, Rumpf vorn und Rumpf hinten je 18 % der KOF. Die Handfläche des Verletzten entspricht 1 % der KOF. Wenn mehr als 20 % Körperoberfläche, bei Kindern 5 %, verbrannt sind, muss die Verbrennungswunde in einem Krankenhaus behandelt werden (Erklärung → Anzeichen und Beschwerden).

Die Haut besitzt eine schlechte Wärmeleitfähigkeit. Bei hohen Temperaturen ist es ihr nicht möglich, Wärme gleichmäßig zu verteilen, weshalb es dann zu Schädigungen des Gewebes kommt. Verbrennungen der Körperoberfläche, die ein bestimmtes Maß überschreiten, haben für den Betroffenen nicht nur Konsequenzen an der verbrannten Stelle. Es drohen Volumenmangelschock (→ S. 191) und Blutvergiftung (Sepsis → S. 1053), verbunden mit dem Funktionsverlust anfänglich völlig unbeteiligter Organe (z. B. akutes Nierenversagen). Aus diesem Grund spricht man dann von der **Verbrennungskrankheit.** Diese ist auch unter optimaler intensivmedizinischer Therapie nicht immer behandelbar.

Anzeichen und Beschwerden

- *Verbrennung **1. Grades:*** Hautrötung, diskrete Schwellung, Schmerzen (verheilt narben- und folgenlos)
- *Verbrennung **2. Grades:*** Hautrötung, Blasenbildung, starke Schmerzen (verheilt nur manchmal narbenlos)
- *Verbrennung **3. Grades:*** Graue, weiße oder schwarze Haut, im verbrannten Haut- oder Körperteil kein Schmerzempfinden mehr, da die Nervenzellen der Haut zerstört sind (verheilt nur unter Narbenbildung, größere Defekte müssen mit plastisch-chirurgischen Hauttransplantationen geschlossen werden → S. 898).

Erste-Hilfe-Maßnahmen

Sofortmaßnahmen. Unterbrechen Sie sofort die Hitzezufuhr, indem Sie den Betroffenen mit Wasser übergießen, in Decken einwickeln oder auf dem Boden wälzen. Verbrühte und verbrannte Kleidung sollten Sie an den betroffenen Hautpartien rasch entfernen, sofern sie *nicht* mit der Haut verklebt ist – mit der Haut verklebte Stücke auf keinen Fall abreißen! Kühlen Sie die betroffenen Körperpartien (nicht den gesamten Patienten) ausgiebig mit fließendem kalten Wasser; dazu reicht Leitungswasser mit einer Temperatur von 10–15 °C. Das Kühlen mit Eis, Eiswasser oder -packungen wird *nicht* empfohlen; es dauert länger, bis es wirkt und zudem drohen Kälteschäden.

Kleinere Verbrennungen kühlt man fortlaufend und verbindet sie bis zur ärztlichen Behandlung mit sterilen feuchten Verbänden. Auf die Verbrennungen dürfen keine Salben, Öle, Puder oder ähnliche Hausmittel aufgetragen werden.

Brandblasen sollten nicht geöffnet werden, weil sie ein natürlicher Schutz gegen eindringende Bakterien sind.

Wann zum Arzt

Vom Verbrennungsgrad und dem Allgemeinzustand des Betroffenen hängt ab, ob der Notarzt gerufen werden muss, um den Betroffenen ins Krankenhaus transportieren zu lassen – oder ob ein Termin beim Hausarzt ausreicht.

- Die meisten erstgradigen Verbrennungen und auch einzelne Brandblasen können problemlos zu Hause behandelt werden. Betreffen sie das Gesicht oder die Genita-

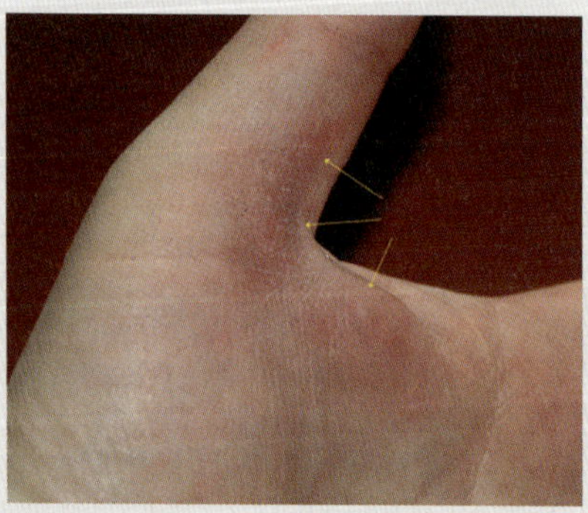

***Verbrennung 1. Grades** an der Daumenbasis und am Handteller durch Kontakt mit einem Schürhaken. Man sieht nicht viel, aber der Schmerz sitzt tief und lässt erst nach Tagen nach.*

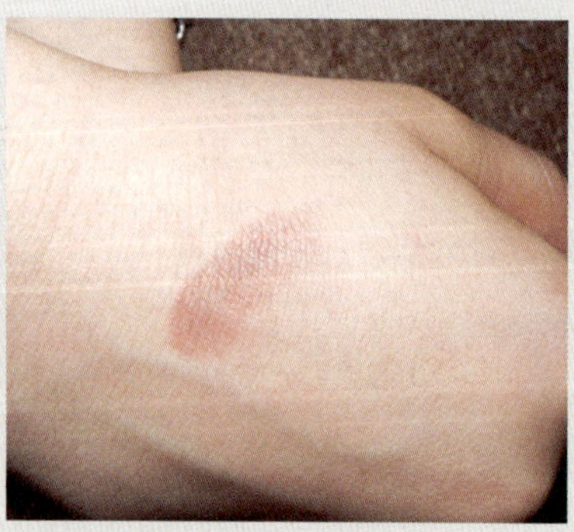

*Frische **Verbrennung 2. Grades** durch Kontakt mit einer Kochplatte. Die gerötet erscheinende Haut wird in den nächsten Stunden Blasen bilden und sich in den Folgetagen ablösen.*

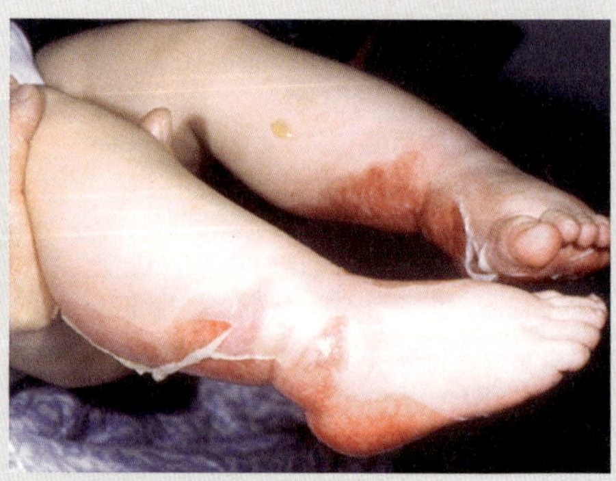

*Beidseitige Verbrühungen durch heißes Wasser an den Füßen eines Kleinkindes. Die Verletzungen entsprechen **Verbrennungen 3. Grades.*** [ASL, WKY, RKL 0226]

lien und sind Sie nicht sicher, ob es sich wirklich nur um erstgradige Verbrennungen handelt, suchen Sie den Notdienst auf.

- Bei zweitgradigen Verbrennungen sollten Sie zum Arzt, wenn sich an mehreren Stellen Blasen bilden, insbesondere dann, wenn mehr als 2–3 % der Körperoberfläche verbrannt oder verbrüht sind.
- Sind mehr als 10 % der Körperoberfläche betroffen, erfordert dies im Allgemeinen eine stationäre Behandlung.
- Alle drittgradigen Verbrennungen (also wenn die verbrannte Stelle schwarz oder aber weiß und gefühllos ist) müssen sofort vom Arzt behandelt werden.
- Auch wenn es zu einer Inhalation von heißem Rauch kam, sollten Sie einen Arzt konsultieren.

Warnhinweis: Der Betroffene darf nicht allein gelassen werden, denn noch Stunden später droht die Entwicklung eines Schocks (→ S. 191). Verletzte mit größeren Brandwunden sollten immer ins Krankenhaus, denn Brandwunden heilen schlecht, und Komplikationen wie Hauteiterungen und Infektionen werden leicht unterschätzt.

Vergiftungen

Vergiftungen kommen weitaus häufiger vor, als man annimmt. Allein in Deutschland vergiften sich jährlich 30 000 Kinder, meist durch herumliegende Medikamente, aggressive Putzmittel oder Pflanzenschutzmittel. Häufigste Ursache bei Erwachsenen ist der Selbstmordversuch (~ 85 % aller Vergiftungen), an zweiter Stelle stehen Vergiftungen durch gefährliche Arbeitsstoffe.

Giftnotrufzentralen in Deutschland, Österreich und in der Schweiz (→ Infobox S. 205) geben Auskunft, ob bestimmte Substanzen giftig sind und wie gefährlich der Kontakt mit ihnen ist. Sie geben auch konkrete Anweisungen, was Sie tun sollen.

i Aktuell: www.gesundheit-heute.de/07x01

- **Notrufnummern von Giftinformationszentralen** (immer aktuell auf **www.giftnotruf.de** unter der Rubrik Service; alle Zentralen sind rund um die Uhr besetzt):
  Berlin-Brandenburg (030) 19240
  Bonn (0228) 19240
  Erfurt (0361) 730730
  Freiburg (0761) 19240
  Göttingen (0551) 19240
  Homburg/Saar (06841) 19240
  Mainz (06131) 19240
  München (089) 19240
  Nürnberg (0911) 3982451
  Für Österreich ist der Giftnotruf in Wien zuständig: (01) 4064343 (**www.meduniwien.ac.at/akh/viz**)
  Für die Schweiz ist der Giftnotruf in Zürich zuständig: erreichbar über Giftnotruf 145 (ohne Vorwahl) oder (01) 2515151 (**www.toxi.ch**).
- **www.giftinfo.uni-mainz.de/gift_de/pflanzen/Pflanzen-Index-deutsch.html** – Website des Giftnotrufs Mainz (Giftinformationszentrum der Länder Rheinland-Pfalz und Hessen): Hier finden Sie eine Liste giftiger Pflanzen.
- **www.meb.uni-bonn.de/giftzentrale/pilzidx.html** – Website der Informationszentrale gegen Vergiftungen der Universität Bonn: Hier finden Sie Informationen über Pilze.
- **www.giftinfo.uni-mainz.de/gift_de/pilze/erste_hilfe_pilzvergiftungen.htm** – Sehr gut beschriebene Erste-Hilfe-Maßnahmen bei Pilzvergiftungen.

Arzneimittelvergiftungen

Beim Selbstmordversuch nehmen Betroffene meist eine Überdosis Medikamente (Schlaftabletten) zu sich, häufig in Kombination mit viel Alkohol. Bei rechtzeitiger Einweisung ins Krankenhaus (Auspumpen des Magens) kann der Mensch gerettet werden. Bedrohlich sind aber Vergiftungen mit einigen Schmerzmitteln wie z. B. Paracetamol (Ben-u-ron®).

Anzeichen und Beschwerden

- Bewusstseinstrübung, Bewusstlosigkeit
- Atem- und Kreislaufstörungen
- Übelkeit, Erbrechen, Durchfälle
- Komaähnlicher Tiefschlaf
- Unkoordiniertes Sprechen und Lallen.

Maßnahmen

- Notarzt rufen
- Giftentfernung, wenn der Betroffene bei Bewusstsein ist: Erbrechen durch Einflößen von lauwarmem Salzwasser (1 EL Salz auf 1 Glas Wasser) provozieren oder Finger in den Hals stecken – diese Maßnahme aber bitte nicht bei Kleinkindern anwenden.
- Giftreste sicherstellen und ins Krankenhaus mitgeben.

Helfen auch bei Suizidversuch?

Auch bei einem Selbstmordversuch besteht die Pflicht, Erste Hilfe zu leisten. Einen Menschen, der beschlossen hat, mit seinem Leben Schluss zu machen, aus seinem Koma zu reißen, ihm den Magen auszupumpen und auf einer geschlossenen psychiatrischen Station unterzubringen – verstößt das nicht gegen das Selbstbestimmungsrecht eines jeden Menschen?

Die Frage ist berechtigt, aber die Rechtsprechung geht davon aus, dass ein Selbstmordwilliger seine Tat nicht bis zum Ende durchführen will und fordert deshalb das Recht, ja die Pflicht, auf lebensrettende Maßnahmen im Sinne einer „Geschäftsführung ohne Auftrag". Dies entspricht auch der Lebenserfahrung. Die

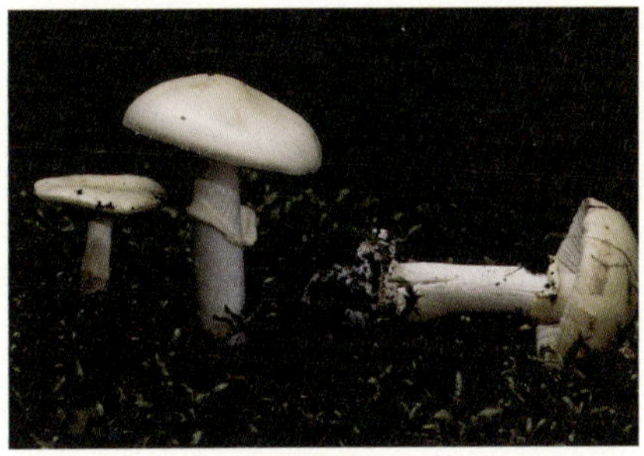

*Der **weiße Knollenblätterpilz** ist der giftigste von allen europäischen Pilzarten – schon ein einziger verzehrter Pilz kann tödlich sein.* [WKY 0227]

meisten Menschen, die einen Selbstmordversuch überlebt haben, sind – nach einer gewissen Zeit – dankbar dafür, gerettet worden zu sein (Weiteres zum Selbstmord → S. 1191).

Lebensmittelvergiftungen

Werden insbesondere Milchprodukte und Fleisch nicht ausreichend gekühlt, sind sie Nährböden für unerwünschte Bakterien und Pilze. Diese Organismen produzieren Giftstoffe, die auch durch Erhitzen (teils sogar durch Kochen) nicht vernichtet werden. Nach der Nahrungsaufnahme kommt es zu Vergiftungserscheinungen.

Die häufigsten Erreger sind **Salmonellen,** die die Mehrzahl der Legehennen in sich trägt. Vornehmlich werden sie über Speisen mit rohen Eiern wie selbst gemachte Tiramisu und Mayonnaise übertragen. Von Mensch zu Mensch hingegen wird das Bakterium **Staphylococcus aureus** übertragen, der zweithäufigste Verursacher von Lebensmittelvergiftungen. Dieses Bakterium ist vor allem in der Großküchenverpflegung ein Problem.

Anzeichen und Beschwerden

- Ungefähr drei Stunden nach der Nahrungsaufnahme heftiges Erbrechen und sofort oder später massive Durchfälle
- Kopf- und Bauchschmerzen
- Durch den Flüssigkeitsverlust möglicherweise Schockzeichen.

Maßnahmen

Gefahr droht in erster Linie durch den Flüssigkeitsverlust; dieser lässt sich oft nur durch Infusionen ausgleichen. Übersteigen Durchfall und Erbrechen ein bestimmtes Maß, sollte der Betroffene deshalb ins Krankenhaus. Insbesondere bei Säuglingen, Kleinkindern und alten Menschen sollte damit nicht gezögert werden.

- Vorsichtig Wunschgetränke, Tee oder Mineralwasser verabreichen
- Falls erforderlich, Schocklage.

Vergiftungen durch Pilze, Pflanzen und Beeren

Unkenntnis oder mangelnde Aufsicht bei Kindern sind die häufigsten Ursachen für eine Vergiftung durch Beeren, Pflanzen und Pilze. Auskunft, ob die Pflanzen oder Pilze ungenießbar, giftig oder sogar lebensgefährlich sind, geben die Giftnotrufzentralen telefonisch oder im Internet (→ Infobox S. 205).

Anzeichen und Beschwerden

- Übelkeit, Erbrechen
- Koliken (wehenartige Krämpfe) und Durchfälle
- Schwindel, Unruhe, Verwirrtheit
- Atemstörungen.

Bei Vergiftungen durch Tollkirsche oder Stechapfel: trockene Schleimhäute, schneller Puls, weite Pupillen.

Bei manchen Vergiftungen, z. B. der Knollenblätterpilzvergiftung, dauert es allerdings bis zu 24 Stunden, bis die ersten Vergiftungsanzeichen auftreten.

Maßnahmen

- Giftentfernung: Wenn der Betroffene bei Bewusstsein ist, Erbrechen durch Einflößen von lauwarmen Salzwasser (1 EL Salz auf 1 Glas Wasser) provozieren oder Finger in den Hals stecken – jedoch nicht bei Kindern.
- Giftreste sicherstellen und ins Krankenhaus mitgeben.

Reinigungsmittelvergiftungen

Betroffen sind vorwiegend Kinder, die Wasch- oder Spülmittel zu sich genommen haben. Die meisten dieser Mittel sind relativ ungiftig. Da sie jedoch zur Schaumbildung neigen, besteht die Gefahr, dass – insbesondere beim Erbrechen – Schaum in die Lunge gelangt. Manche Putzmittel, z. B. aggressive WC-Reiniger oder Entkalker, enthalten Chlor oder andere ätzende Substanzen, sodass eine Verätzung von Mundhöhle und Speiseröhre droht.

Anzeichen und Beschwerden

- Übelkeit, evtl. Durchfall und schaumiges Erbrechen
- Bei ätzenden Stoffen brennende Schmerzen im Mundbereich
- Schluckbeschwerden, vermehrter Speichelfluss
- Ätzspuren an Lippen und Schleimhäuten (schorfige, glasige Aufquellungen, Beläge, auch Blutungen)
- In schlimmen Fällen Atemnot und Schockzeichen.

Maßnahmen

- Sofort Notarzt rufen
- Betroffenen niemals zum Erbrechen bringen
- Oberkörper hochlagern
- Zur Verdünnung der ätzenden Substanz reichlich Wasser zu trinken geben
- Schockbekämpfung.

Zeckenbisse

Zeckenbisse sind schmerzlos und werden deshalb meistens zufällig oder erst beim abendlichen Absuchen entdeckt. Zecken sind parasitisch lebende Milben, die im Gras, auf Sträuchern und im Gestrüpp darauf „lauern", dass ein geeigneter Wirt (Mensch, Katze, Hund) vorbeistreift. Bevorzugt suchen sie feuchtwarme Körperregionen auf, so z. B. Achselhöhlen und Leistenbeugen. Einmal festgesaugt, leben sie bis zu sechs Tage vom Blut des Wirts, bevor sie abfallen.

Zecken sind deshalb so tückisch, weil sie durch ihren Biss zwei gefährliche Infektionen übertragen, nämlich die Borreliose (→ S. 1094) und die Frühsommer-Meningoenzephalitis (FSME, durch Virus ausgelöste Hirnhautentzündung → S. 1134). Die Übertragung erfolgt durch virus- bzw. bakterienhaltigen Zeckenspeichel, der durch den Biss in größerer Menge in die Wunde gelangt. Vorsicht ist vor allem im Sommer auf Wiesen und unter Sträuchern geboten.

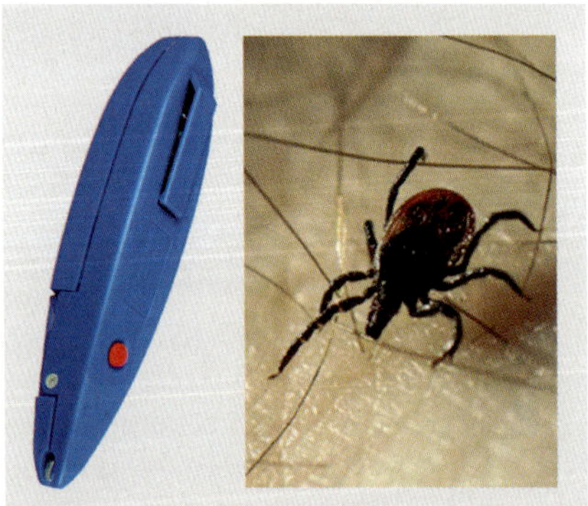

Zecken *lieben warme Hautstellen wie z. B. die Achselhöhlen. Da der Biss kaum schmerzt, bleiben sie an solchen Körperstellen oft tagelang unentdeckt. Viele Mütter untersuchen deshalb im Frühjahr und Sommer ihre Kinder jeden Abend in Achselhöhle und Leiste auf Zecken. Zum Entfernen gibt es* ***Zeckenzangen,*** *sogar elektrische wie die hier abgebildete, die die Zecke per Knopfdruck töten. Mit ein wenig Geschick reicht aber auch eine einfache Haushalts- oder Briefmarkenpinzette.* [ISO, ISP 0228]

(!) Ob nach einem Zeckenbiss vorbeugend Antibiotika gegen eine Übertragung von Borrelien genommen werden sollen (z. B. einmalig 200 mg Doxycyclin), wird unterschiedlich beurteilt. Zumindest in manchen Hochrisikogebieten in den USA wird es von Experten als sinnvoll erachtet. Geeignete Studien für die Situation hierzulande fehlen aber, und die entsprechenden Fachgremien raten bisher zu keiner generellen vorbeugenden Einnahme.

Maßnahmen

Zeckenentfernung. Falls sich eine Zecke festgesaugt hat, entfernen Sie diese möglichst schnell:

- Greifen Sie die Zecke am besten mit einer Pinzette oder einer speziellen Zeckenzange (→ Abb. S. 206) so nah wie möglich an ihrem Kopf und ziehen Sie sie vorsichtig heraus. Beim häufig empfohlenen Herausdrehen besteht die Gefahr, dass der Körper vom Kopf abgedreht wird.
- Wird der Kopf abgerissen und bleibt stecken, versuchen Sie mit dem Rand einer Kreditkarte (vorher mit Seife und Wasser säubern) den Kopf „abzukratzen". Funktioniert das nicht, lassen Sie den Kopf stecken. Es entsteht dann eine leichte Entzündung, und der Zeckenkopf wird später von selbst abgestoßen. Waschen Sie die Stelle mit warmem Wasser und Seife ab.
- Verwenden Sie auf keinen Fall einen glühenden Streichholzkopf, Vaseline, Alkohol, Öl, Klebstoff oder Nagellack zum Abtöten der Zecke. Möglicherweise sondert die Zecke dann noch mehr Speichel in die Bissstelle ab, was die Infektionsgefahr erhöht.

Vermeiden Sie in den nächsten Tagen körperliche Anstrengungen und beobachten Sie die Bissstelle während der nächsten drei Wochen. Bildet sich eine flächige Rötung, die sich langsam ausbreitet, gehen Sie zum Haus- oder Kinderarzt, es handelt sich dann wahrscheinlich um die von der Zecke verursachte Wanderröte (Erythema migrans → S. 1095).

Vorsorge. Vermeiden Sie konsequent den Kontakt mit Zecken:

- Benutzen Sie zum Liegen und Sitzen im Freien eine Unterlage.
- Meiden Sie Unterholz oder Gebüsch in den Monaten März bis August.
- Tragen Sie feste Schuhe und langärmelige, helle, einfarbige Kleidung.
- Verwenden Sie Insektenschutzmittel.
- Suchen Sie nach einem Tag im Freien den Körper nach Zecken ab und duschen Sie.

II

Gesund sein, gesund werden, gesund bleiben

Buchteil II dreht sich um die Vorbeugung: Was kann der Einzelne tun, um gesund zu bleiben? Wie sieht gesunde Ernährung heute aus? Wie kann der Arzt bei der Vorsorge helfen? Und wie können die Angebote von Fachärzten und moderner Medizintechnik zur Früherkennung von Krankheiten am besten genutzt werden? Fundierte und wissenschaftlich gesicherte Informationen helfen Ihnen, den für Sie richtigen Weg zu finden, Ihre Gesundheit zu erhalten. Ein Kapitel zur Reisemedizin rundet den Buchteil ab.

Übersicht

03	Gesundheit heute: das goldene Kalb?	208
04	Ernährungsmedizin	222
05	Selbsthilfe	260
06	Ärztliche Vorsorge und Impfungen	286
07	Reisemedizin	298

Buchteil II – Gesund sein, gesund werden, gesund bleiben

03

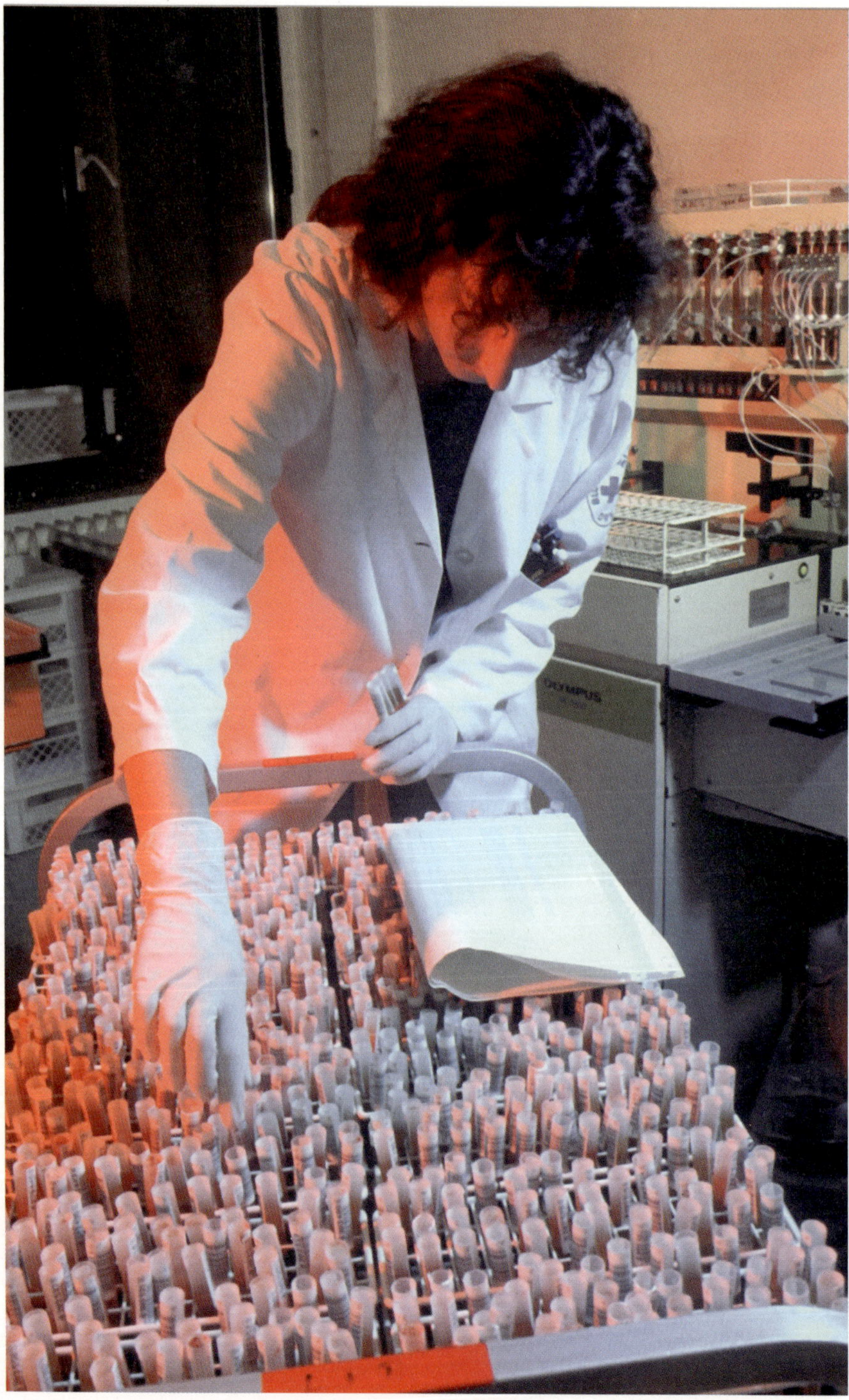

Als im 20. Jahrhundert die Waffen der Medizin scharf wurden, als begnadete Forscher Schlag auf Schlag Antibiotika, Chemotherapie und Dialyse erfanden, schien der Sieg über die Krankheiten in greifbarer Nähe. Heute sind wir skeptischer geworden. Wir geben mit Hilfe von 200 000 praktizierenden Ärzten allein in Deutschland über 220 Milliarden Euro jährlich gegen Krankheiten aus. Aber sind wir deshalb „gesund" geworden? Nein, mitnichten. Warum ist das so? Und können wir nicht auf neuen Wegen zu dem alten Ziel gelangen? [WKY 5301]

Gesundheit heute: das goldene Kalb?

Hier finden Sie

Die Gesundheit: ein Paradox **209**
Was ist Gesundheit? 209
Gesundheit als neue Religion? 211
Eigenverantwortung heute **212**
Warum wir krank werden 213
Die vier Probleme der heutigen Medizin 215
Ist die Alternativmedizin die Lösung? 216
Welche Medizin brauchen wir? 217
Die erste Säule: Bewegung 218
Die zweite Säule: Ernährung 220
Die dritte Säule: Soziale Gesundheit 220
Die vierte Säule: Rhythmus und Balance 220
Zum Schluss 221

Verwandte Themen in anderen Kapiteln:

Medizin im Internet 1285
Medizin und Geld 1298
Medizin und Innovation 1295
Mit dem Arzt auf Augenhöhe 1283
Wie die Medizin als Wissenschaft funktioniert 1296

Die Gesundheit: ein Paradox

Angeblich ist Gesundheit unser höchstes Gut – so sagen es zumindest die Umfragen. Aber obwohl die Spielregeln, wie man gesund leben kann, in jeder Apotheke und in jedem Bahnhofskiosk ausliegen, schaffen es doch nur wenige. Seit Jahren hören wir von Medizinern die Ratschläge: Nicht rauchen, ein normales Körpergewicht halten, regelmäßig Sport treiben und viel Obst und Gemüse essen. Doch nach verlässlichen Statistiken richten sich weniger als 3 % der Erwachsenen danach [101]. Selbst nach einem Herzinfarkt gelingt es langfristig weniger als 20 % der Betroffenen, die krankmachenden Auslöser wie Zigarettenrauchen, Bewegungsmangel und Übergewicht abzustellen. Im übrigen sind Ärzte da keineswegs besser als ihre Patienten und leben im Durchschnitt genauso ungesund.

Und noch ein Widerspruch: Gesundheit, so erwarten wir, sollte uns zufrieden und glücklich machen. Doch auch hier sprechen die Zahlen eine andere Sprache: Die meisten chronisch kranken Menschen sind mit ihrem Leben im Schnitt nicht weniger zufrieden als der Rest der Bevölkerung [102]. Und auch das, was wir für unsere Gesundheit an materiellen Mitteln aufwenden, hat wenig Einfluss auf unsere Gesundheit und unser Wohlbefinden. Um die Gesundheit der US-Amerikaner ist es nicht besser bestellt als um die der Briten, die nur die Hälfte für ihre Gesundheit ausgeben.

Im Gegenteil: Die US-Amerikaner haben mit weitaus mehr chronischen Erkrankungen zu kämpfen, allem voran dem Diabetes [103]. Und selbst die „gefühlte Gesundheit" hängt nicht unbedingt von dem betriebenen Aufwand ab: Die Menschen in den USA, die jedes Jahr etwa zwei Billionen Dollar in ihre Gesundheit investieren, fühlen sich nicht gesünder als die Bewohner des bettelarmen indischen Bundesstaates Bihar [104].

Was ist Gesundheit?

Als die Medizin im 19. Jahrhundert immer mehr Krankheitsauslöser dingfest machte, von den Bakterien über die Krebszellen bis zu Umweltgiften, schien die Sache klar: Menschen büßen ihre Gesundheit und schlimmstenfalls ihr Leben ein, wenn sie einem *Krankheitsauslöser* zum Opfer fallen. Aus einem Gesunden wird ein Kranker, wenn in seinem Körper etwas schief läuft. Was alles schief laufen kann und wie Krankheiten Schritt für Schritt Fuß fassen, dafür prägten die Ärzte den Begriff der **Pathogenese** – die Wissenschaft von der Krankheitsentstehung. Sie dominiert noch heute das medizinische Denken, das sich vor allem für die schädigenden Lebensbedingungen und krank machenden Einflüsse interessiert.

Mitte des 20. Jahrhunderts wurde es dann komplizierter. Zuerst war es die **Weltgesundheitsorganisation** *(World Health Organization, WHO)*, die **Gesundheit** in ihrer Verfassung (1946) nicht nur als Abwesenheit von Krankheit, sondern auch als allgemeines **Wohlbefinden** *(well-being)* definierte: „Gesundheit ist ein Zustand des vollständigen körperlichen, geistigen und sozialen Wohlergehens und nicht nur das Fehlen von Krankheiten oder Gebrechen." Gesundheit und Krankheit waren auf einmal keine Gegensätze mehr.

Ähnlich, aber etwas präziser, sah das auch der israelische Forscher *Aaron Antonovsky*. Bei der Auswertung der Biographien von Holocaust-Überlebenden stellte der Soziologie-Professor fest, dass die Gesundheit der Überlebenden nicht direkt mit den erfahrenen Belastungen zusammenhing – manche der Opfer waren trotz schwerer Belastungen gesund geblieben, andere dagegen waren gesundheitlich schwer gezeichnet. Antonovsky sah deshalb Gesundheit in einem neuen Licht: Gesundheit besteht für ihn darin, dass ein Mensch die im Leben auftretenden Belastungen und Krisen bewältigen kann. Dem klassischen medizinischen Modell der Pathogenese setzte er das Modell der **Salutogenese** entgegen – die Wissenschaft von der Gesundheitsentstehung. Nicht die krankmachenden Einflüsse bestimmen unseren Gesundheitszustand, sondern die *gesundheitserhaltenden* Faktoren, über die wir verfügen – also Schutzfaktoren, Kompetenzen und Ressourcen, die ein belastbares Leben ermöglichen. Gesundheit in diesem Sinne heißt nicht Freiheit von Belastungen und Krankheiten, sondern die Fähigkeit, mit Belastungen und Krankheiten positiv umgehen zu können [126].

■ Unfruchtbarer Streit?

Ist dieses Ringen um den Begriff der Gesundheit ein Streit um des Kaisers Bart? Mitnichten. Denn während das Modell der Pathogenese davon ausgeht, dass es damit getan ist, die krankmachenden Prozesse unter Kontrolle zu bringen und dabei der Medizin eine führende Rolle zuspricht, hebt das Modell der Salutogenese viel stärker auf unsere *Lebenszusammenhänge* ab. Und hier kommt die zentrale Rolle dem Betroffenen mitsamt seinen sozialen Netzen zu: Wie belastbar unser Leben ist, ist durch Pillen oder Arztbesuche meist nur wenig beeinflussbar.

Warum so „unvernünftig"?

Fragt man Menschen auf der Straße, was gut für ihre Gesundheit ist, so wissen theoretisch alle Bescheid: ausreichend Bewegung, Vollwertkost, keine Zigaretten, viel Schlaf und wenig Alkohol. Warum schaffen es in der Praxis dann die wenigsten von uns, gesund zu leben? Warum ist in Deutschland bald die Hälfte der Erwachsenen übergewichtig? Warum trinkt jeder Vierte zu viel Alkohol und warum raucht jeder Dritte? Warum essen wir nicht gesünder und missachten tagtäglich aufs Neue die Grenzen unserer Belastbarkeit?

Dass wir so vieles *nicht* tun, was gut für uns wäre, schieben die einen resignierend auf die Schwäche des Menschen, andere lassen die Betroffenen nicht so leicht davonkommen. Gesundheit ist für sie eine Frage der Disziplin oder zumindest der *inneren Einstellung* – es bedürfe doch nur einer bewussten Entscheidung für den gesunden Lebensstil! Entsprechend kämpferisch – manchmal auch vorwurfsvoll – klingen die Appelle von Gesundheitsanbietern und Krankenkassen.

■ Was uns gesund macht – die Sicht der Evolutionswissenschaft

Für unseren ungesunden Lebensstil haben Evolutions- und Verhaltensforscher eine frappierende Erklärung: Gesundheit ist nämlich entgegen landläufiger Annahme *kein* Grundbedürfnis des Menschen wie es z.B. die Nahrungsaufnahme oder das Bedürfnis nach Sicherheit und sozialen Kontakten ist. Eine Gesundheits-Software kommt auf der Festplatte des Menschen nicht vor – und deshalb können wir, was die Gesundheit angeht, auch auf keine unmittelbare Motivation zurückgreifen. Wir sitzen in einer ***Motivationsfalle*** (→ Kasten). Menschen zieht es nicht „hinaus ins Leben", um gesund zu sein oder Krankheiten vorzubeugen, sondern um Partner zu finden, soziale Verbindungen zu pflegen, sich sicher und geborgen zu fühlen, beruflich und privat etwas zu erreichen oder einfach, um Spaß zu haben. Für diese Ziele setzen sie im wahrsten Sinne des Wortes Himmel und Hölle in Bewegung. Ob sie dabei gesund bleiben oder nicht, entscheidet sich dadurch, *wie* sie die Ziele erreichen können – ob sie also eher Himmel oder eher Hölle in Bewegung setzen. Das bei der Liebe entstehende Glücksgefühl wäre demnach ein gesunder Weg, um eines unserer menschlichen Grundbedürfnisse zu befriedigen, das bei einer Kletterpartie am Felsen entstehende Hochgefühl schon ein etwas riskanterer, und das durch die Einnahme von Drogen „selbstgemachte Glück" ein definitiv ungesunder Weg.

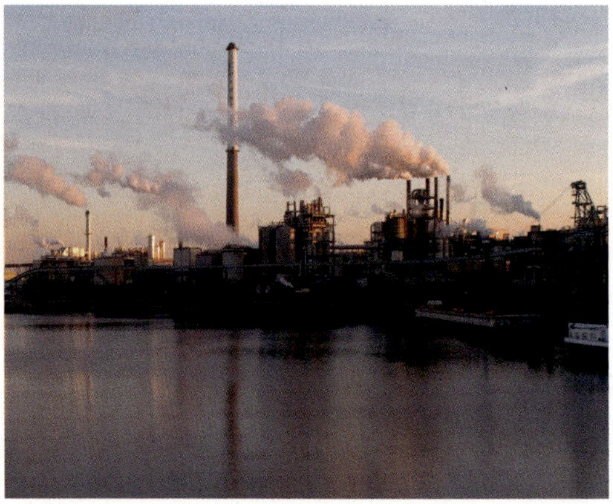

Menschen, die in industriell stark belasteten Regionen leben (müssen), fühlen sich laut Statistik genauso gesund wie solche, die dort leben, wo die Welt (scheinbar) noch in Ordnung ist. Zumindest sagen das die Forscher. Und sie liefern auch eine Erklärung: Wie gesund wir uns fühlen, hängt vor allem von unseren psychischen und sozialen Ressourcen ab. Chemische Gesundheitsbelastungen spielen da eine eher geringe Rolle. [FDI 5302]

■ Was uns gesund macht – die Sicht der Psychologie und der Soziologie

Auch für andere Wissenschaftszweige hat Gesundheit etwas mit dem alltäglichen Leben zu tun. Nach Antonovsky, dem Verfechter der Salutogenese (→ S. 209), entspringt Gesundheit dem ***Kohärenzgefühl***. Damit meint er eine Grundhaltung, die es einem Menschen erlaubt, die Welt als zusammenhängend und sinnvoll zu erleben. Kohärenz stellt sich ein, wenn unsere Lebenszusammenhänge *verstehbar* sind, wenn wir sie handhaben und bewältigen können und uns dabei als *bedeutsam* erleben.

Ähnlich beschreibt es die ***positive Psychologie:*** Gesundheit und Zufriedenheit hängen nach ihrer Auffassung eng zusammen. Am meisten über Wohlbefinden und Gesundheit entscheiden dabei drei Dinge: Ob wir uns in unserem Leben als *kompetent* erfahren, ob wir *sozial verankert* sind (Psychologen nennen dies auch *Bezogenheit)* und ob wir in unserem Leben selbstbestimmt, d.h. *autonom* handeln können.

Die Gesundheitsforschung bestätigt diese Theorien: Nach ihren Befunden hängt Gesundheit stark mit der Art unserer Arbeit zusammen. Demnach ist Arbeitslosigkeit das stärkste Gesundheitshemmnis überhaupt, gefolgt von unfairen Arbeitsbedingungen, in denen wir nur wenig zu sagen haben, für unsere Leistung nicht angemessen entlohnt oder von Kollegen hintergangen werden. Auch die familiäre Situation bestimmt über unsere Gesundheit. Menschen, die in einer funktionierenden Beziehung leben, fühlen sich gesünder und sind es in der Regel auch. Ganz entscheidend ist für unsere Gesundheit auch die soziale Schicht, aus der wir kommen und in der wir leben. Die Mittel- und Oberschicht haben hier klare Vorteile gegenüber der Unterschicht: Praktisch alle Krankheiten sind in der Unterschicht häufiger, allen voran die Herz-Kreislauf-Erkrankungen, an denen Mitglieder der Unterschicht fast 3-mal häufiger sterben als die Mitglieder der gebildeten Mittelschicht.

■ Gesundheit: mehr als vernünftiges Verhalten

Vieles spricht dafür: Zum Gesundsein reichen Maßhalten oder defensives Verhalten allein nicht aus. Ob wir gesund sind oder nicht, entscheidet sich auch dadurch, ob wir über ausreichende *Ressourcen* verfügen – im körperlichen Bereich, im seelischen Bereich und im sozialen Bereich: Welche Kompetenzen haben wir im Lauf unseres Lebens erworben? Welche Persönlichkeit haben wir? Welches Selbstbild? Wie viel Widerstandskraft und Anpassungsfähigkeit in neuen Situationen?

Dass Gesundheit mit unserer persönlichen Lebenssituation zu tun hat, erklärt zumindest einen Teil des Gesundheitsparadoxons:

- Nicht jedes ungesunde Leben ist ein Elend, aus dem wir hastig entfliehen wollen – Zigarettenrauchen, Alkohol trinken oder sich ungesund ernähren ist für viele Menschen kein Hindernis, ihre Ziele zu erreichen und dabei zufrieden zu sein.
- Andere, die mit ihrem ungesunden Verhalten gerne aufhören würden, haben möglicherweise nicht die Ressourcen und Kompetenzen dafür.
- Das Problem, warum so wenige wirklich gesund leben, hat aber auch damit zu tun: Viele der Ressourcen, auf die Gesundheit aufbaut, liegen gar nicht in unserer Hand: unsere erbliche Veranlagung, unsere soziale Herkunft, unsere Bildung, die Umwelt, in der wir leben, die Freunde, die wir haben, und vielleicht das Glück, das der eine hat und der andere nicht.

Die Motivationsfalle – am Beispiel der Bewegung

Es gibt keinen Zweifel, dass täglich eine halbe Stunde Bewegung die beste Altersvorsorge ist – einmal am Tag ins Schwitzen zu kommen verlängert das Leben, verbessert die Lebensqualität und beugt Krankheiten wie Schlaganfall (→ S. 1133), Diabetes (→ S. 758) und der Demenz (→ S. 445) vor [105]. Warum fällt es uns dann bloß so schwer, uns auf Trab zu bringen? Warum stehen so viele Leute auf der Rolltreppe anstatt die Treppe daneben hochzuspurten? Sind wir nicht von Natur aus auf Bewegung gepolt?

Das wird immer wieder behauptet, ist aber ein Missverständnis. Was stimmt: Sind wir einmal in Bewegung gekommen, wird Bewegung durch die Ausschüttung von Glückshormonen, den Endorphinen (→ S. 1217), belohnt – belohnt werden wir allerdings erst dann, *wenn* wir uns schon bewegen. Aber was bringt uns dazu, die Turnschuhe anzuziehen? Ein angeborener Bewegungstrieb? Leider nein. Es geht uns Menschen wie anderen Säugetieren, die sich zwar häufig, grazil und mit vollem Einsatz bewegen – aber eben nur dann, wenn sie *müssen*. Ansonsten sparen sie lieber ihre Energie und ruhen aus. Der Löwe ist ganz Bewegung, wenn er jagt – aber wenn er keinen Hunger hat, räkelt er sich doch lieber in der Sonne.

Immerhin gibt es eine Ausnahme – und das sind die Kinder. Ihr Bewegungsdrang ist über den *Spieltrieb* motiviert, und der ist schier unerschöpflich. Aber leider nicht von Dauer, denn mit dem Beginn der Geschlechtsreife ist kaum mehr etwas davon übrig.

Fazit: Dass die Menschen in der Steinzeit im Schnitt 30 bis 40 km pro Tag zurücklegten und die meisten Menschen heute nicht einmal mehr einen, liegt nicht daran, dass unsere Vorfahren einen natürlichen Bewegungsdrang hatten, sondern daran, dass sie sich bewegen *mussten*.

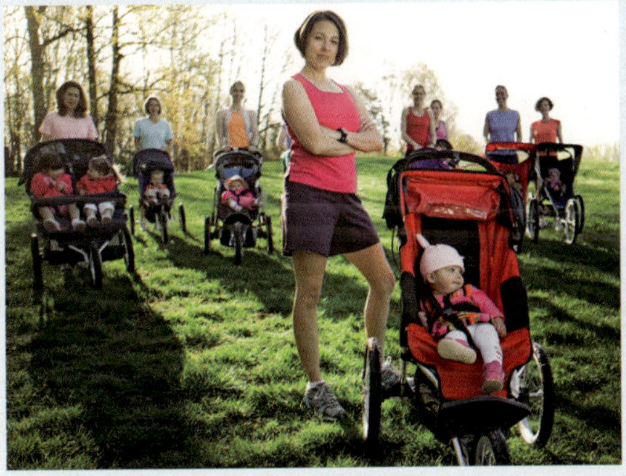

Es scheint alles so einfach: Schon ein paar Mal die Woche 20 Minuten gemäßigtes Joggen steigert das Wohlbefinden und hilft nachweislich, die Gesundheit zu erhalten. Das Problem ist nur: Wie das alles im Alltag unterkriegen? [MAU 5303]

Gesundheit als neue Religion?

Alles spricht also dafür, dass man zum Gesundsein mehr braucht als nur den guten Willen. Und trotzdem sehen wir Gesundheit nur allzu gerne als etwas, das allein wir selbst in der Hand haben. In das wir nur genug investieren müssen, damit es sich einstellt. Das zeigt sich auch daran, wie bereitwillig wir Krankheit in eine moralische Ecke stellen. Eine Grippe? „Ja, ich weiß, ich habe meinem Körper in letzter Zeit etwas viel zugemutet." Neurodermitis? „Ja, der Stress im Büro ist für Dich wohl nun wirklich unerträglich geworden." Der Tenor. Wer krank wird, bei dem muss irgendetwas falsch laufen. Und wer sich nicht gesund verhält, wird als „schlecht" oder unverantwortlich angesehen, als jemand, der sein Leben nicht im Griff hat – jeder etwas dickere Mensch kann von dieser Art der Betrachtung ein Lied singen.

Eine Fülle guter Nachrichten

Da kommt gelegen, dass längst ein ganzer Industriezweig unter der Flagge „Wellness" suggeriert, dass Gesundheit nicht nur machbar, sondern sogar käuflich erwerbbar sei. Sie verkündet im Stundentakt frohe Botschaften: Dass wir weniger Falten hätten, wenn wir nur regelmäßig diese Creme benützten, weniger zunähmen, wenn wir nur diese ausgeklügelte Diät durchhielten und weniger an Depressionen litten, wenn wir endlich eine UV-Lampe in unser Schlafzimmer stellten.

Der Arzt und Theologe ***Manfred Lütz*** nennt es die ***Gesundheitsreligion,*** „die mächtigste und teuerste Weltreligion aller Zeiten". In ihrem Namen werden Tausende von Opfern verlangt und ein ständig bohrendes Gewissen zwischen unseren Ohren installiert. Wir versuchen verkrampft „gesund" zu leben und Risiken auszuschalten, aber es geht uns nicht besser dabei. Seine Diagnose: „Um den Tod zu vermeiden, nehmen sich die Menschen das Leben" [108]. Er sieht den Tanz um die Gesundheit, die verbissene Suche nach dem beschwerdefreien Leben als einen neuen Ritus, mit dem wir die uralte Menschheitsangst vor dem Tod bannen wollen.

Schwindende Gesundheit

Ähnlich sieht es Professor ***Klaus Dörner,*** einer der profiliertesten deutschen Mediziner des 20. Jahrhunderts. Seine Diagnose: Bei der verbissenen Bekämpfung der Krankheiten kommt uns die Gesundheit abhanden. Je bewusster wir unser Leben an Gesundheitszielen ausrichten, desto weniger gesund und intakt fühlen wir uns.

Wo jedes Verhalten mit einem Gesundheitsziel beladen wird, gerät der eigenwillige, selbstverständliche Fluss des Lebens ins Stocken. Wer bei Gesundheit nur auf die Risiken schaut, *muss* scheitern – die Messlatte für ein gesundes Leben rutscht dabei nämlich Stück für Stück höher und kann schließlich von niemandem mehr übersprungen werden.

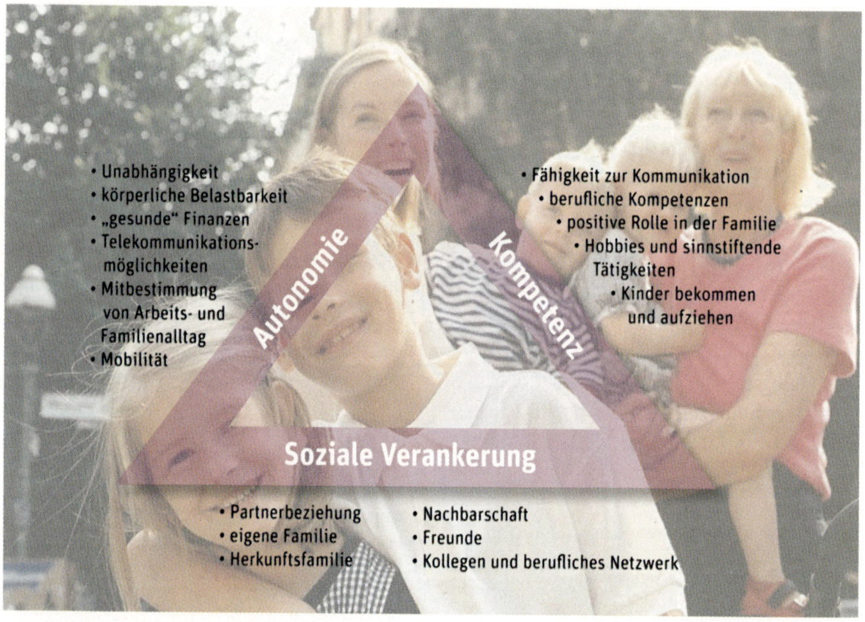
• Unabhängigkeit
• körperliche Belastbarkeit
• „gesunde" Finanzen
• Telekommunikations-möglichkeiten
• Mitbestimmung von Arbeits- und Familienalltag
• Mobilität
Autonomie
• Fähigkeit zur Kommunikation
• berufliche Kompetenzen
• positive Rolle in der Familie
• Hobbies und sinnstiftende Tätigkeiten
• Kinder bekommen und aufziehen
Kompetenz
Soziale Verankerung
• Partnerbeziehung
• eigene Familie
• Herkunftsfamilie
• Nachbarschaft
• Freunde
• Kollegen und berufliches Netzwerk

*Im **Modell der positiven Psychologie** steht die Gesundheit auf einer dreieckigen Plattform, die durch die Achsen Kompetenz, Soziale Verankerung und Autonomie beschrieben wird. Je stabiler und tragfähiger diese Achsen sind, desto gesünder sind wir.* [ASL, DGK 5304]

Neue Leiden

Dass die Überlegungen von Lütz und Dörner keine Unkenrufe sind, zeigt der Trend der letzten zwei Jahrzehnte: Die Grenzen zwischen Normalität und Krankheit beginnen zu zerfließen. Immer mehr Leiden geraten in unser Blickfeld. Wir sind zu groß oder zu klein, zu schüchtern oder zu unkonzentriert, zu dick oder zu dünn, zu traurig oder zu zappelig, aber nur noch selten einfach normal. Wo man sich früher eine Frühjahrsmüdigkeit zugestand, wird heute eine „saisonale Anpassungsdepression" diagnostiziert – und behandelt. Zehn Millionen Deutsche leiden angeblich an einem Reizdarm-Syndrom, zwei Millionen, vor allem Kinder, an Hyperaktivität. Die Zahl der nicht behandlungsbedürftigen, gesunden Menschen geht offensichtlich unaufhaltsam gegen Null.

Wie leicht sich neue Leiden schaffen lassen, zeigte der Aprilscherz des British Medical Journal im Jahr 2006: In der angesehenen medizinischen Fachzeitschrift wurde von einer neuen Krankheit, der ***Motivationsmangelkrankheit (motivational deficit disorder)*** berichtet, an der angeblich bis zu 20 % der Erwachsenen leiden und die sich durch extreme Faulheit und Apathie auszeichne, die so weit gehen könne, dass die Betroffenen „keine Motivation zum Atmen mehr hätten". Prompt griffen mehrere Tageszeitungen die Meldung auf und berichteten von dem neuen Störungsbild – einschließlich der angeblichen Therapie, dem (frei erfundenen) Medikament Indolebant. [110]

i

Aktuell: www.gesundheit-heute.de/01x01

- **www.forumpraevention.de** – Deutsches Forum Prävention und Gesundheitsförderung, Bonn: Aktuelle Gesundheitsberichte zu Krankheiten, Vorsorgeuntersuchungen und Präventionsmaßnahmen. Kostenlose Broschüren zum Bestellen und Runterladen.
- **www.optipage.de** – Internetseite von verschiedenen „Gesundheitsprofis", Ratingen: Mit fundierten Informationen und Artikeln zu den Themen Salutogenese, Gesundheit und Ernährung.
- **www.gluecksarchiv.de** – Hochspannende private Internetseite, Ketsch: Mit einer Fülle von Materialien, Texten, Buchtipps und Links zum Thema Lebensglück.
- A. Antonovsky: **Salutogenese.** Zur Entmystifizierung der Gesundheit. DGVT (Deutsche Gesellschaft für Verhaltenstherapie), 1997. Übersetzung des 1987 erschienenen Originals *Unraveling the Mystery of Health – How People Manage Stress and Stay Well.* Trotz seiner Wissenschaftlichkeit ein in seinen Kernaussagen spannendes und nach wie vor sehr aktuelles Buch.
- J. Begel et al.: **Was erhält Menschen gesund?** Antonovskys Modell der Salutogenese – Diskussionsstand und Stellenwert. Bundeszentrale für gesundheitliche Aufklärung, 2001. Aktuelle, sehr ausführliche und um viele Quellen ergänzte Diskussion von Antonovskys Gesundheitsmodell. Auf **www.bzga.de** als Broschüre bestellbar und kostenlos als PDF zum Runterladen.
- J. Blech: **Die Krankheitserfinder.** Wie wir zu Patienten gemacht werden. Fischer, 2004. Detailliert recherchierter Wissenschaftsreport über die Strategien, ein Bewusstsein für immer neue behandlungsbedürftige Leiden zu schaffen.
- M. Lütz: **Lebenslust.** Über Risiken und Nebenwirkungen des Gesundheitswahns. Droemer Knaur, 2005. Provokant geschriebener Aufruf, uns vom Diätenirrsinn und Pillendiktat zu befreien, um endlich wieder zu leben.

Eigenverantwortung heute

Auch wenn ein Teil unserer Gesundheit von Dingen abhängt, die wir nicht beeinflussen können, so stimmt trotzdem auch das: jeder kann seine Möglichkeiten nutzen, um möglichst weitgehend gesund zu bleiben oder besser mit seinen gesundheitlichen Belastungen umzugehen. Natürlich macht es Sinn, seinen „inneren Schweinehund" immer wieder zur Rede zu stellen, sich gesund zu ernähren, seine Kräfte einzuteilen und nach einer durchzechten Nacht auch mal ein schlechtes Gewissen zu haben.

Nur sollten wir realistisch sein. Alles richtig zu machen ist in Sachen Gesundheit noch lange keine Garantie für Erfolg. Gesundheit hat weniger mit Techniken oder Lebensregeln zu tun, als viel mehr mit dem Alltag, in dem wir leben. Für die Gesundheit der meisten Leute ist ein gesicherter Arbeitsplatz entscheidender als der regelmäßige Saunabesuch, die Vollkornnudeln oder das Ambiente der nächsten Arztpraxis. Zumindest eines ist sicher: Eigenverantwortung ist komplizierter als uns das die Zeitschriften suggerieren.

Konzepte statt Rezepte

Die Belastungen des Einzelnen sind heute so unterschiedlich, dass Standard-Rezepte ins Leere laufen. Gesundheit verlangt nach *individuellen* Konzepten – nach Konzepten, die zu unserem eigenen, unverwechselbaren Alltag passen. Nur damit können wir das nachholen, was die Natur versäumt hat: Uns zu einem gesunden Verhalten zu motivieren. Eine so verstandene Eigenverantwortung kann heißen:

- Dass wir Gesundheit ein persönliches Gesicht geben. Ja, ich will „gesund" leben, aber was ist für *mich* ein gesundes Leben? Für den einen kann das heißen, endlich mit dem Rauchen aufzuhören, für den anderen, sich endlich mal die Gesangsstunden zu gönnen, von denen er schon immer träumte.
- Dass wir uns nicht auf Nebenschauplätzen verlieren: Leide ich tatsächlich an meiner Cellulitis und dem nicht ganz perfekten Stuhlgang, oder liegen meine eigentlichen Problemzonen vielleicht ganz woanders? Eigenverantwortung heute heißt, zu lernen, was man *wirklich* braucht und machbar ist.
- Dass wir auch der Medizin gegenüber unseren eigenen Weg suchen. Die Medizin

kann Angebote machen: ein bestimmtes Medikament verschreiben, eine Erholungskur oder einen Homöopathen empfehlen. Aber letzten Endes müssen wir immer *selbst* entscheiden: Passt das zu mir und meinem Leben? Eine Behandlung ist *mehr* als Versorgung durch die Medizin.

Wer Beschwerden hat, ist allerdings rasch von Ärzten, Heilpraktikern, Physiotherapeuten, Krankengymnasten, Ernährungsberatern und anderen Gesundheitsprofis umstellt. Leute, die wissen, was zu tun ist. Die professionelle Fürsorge tut uns gut und ist (meist) zu unserem Besten. Doch nur allzu leicht entsteht dabei Passivität und das Gefühl, dass Gesundheit etwas ist, das uns durch andere, Sachkundigere widerfährt.

■ Grenzen ziehen

Umso wichtiger ist es deshalb, für sich zu entscheiden, wo man lieber nein sagt und stattdessen darauf setzt, *selbst* seine Gesundheit zu stärken. Denn das Angebot an Therapien wächst täglich, und das macht nicht nur die Auswahl schwerer, sondern bringt auch einen neuen Konflikt mit sich: Therapeuten werden immer mehr zum Verkäufer ihrer Leistungen – was sie empfehlen, lässt oft genug schon wenig später ihre Kasse klingeln (mehr dazu → Kapitel 35).

■ Was ist die Konsequenz?

Während manche Entscheidungen in unserem komplexen Gesundheitssystem immer komplizierter werden, wird eine leichter: die Entscheidung für die von jedem einzelnen getragene Vorsorge (→ Kapitel 06). Wenn der Krankheitsfall immer unbezahlbarer und Therapieentscheidungen immer komplizierter werden, werden viele Menschen wahrnehmen, dass es günstiger ist, Krankheiten erst gar nicht entstehen zu lassen. In der Zahnheilkunde ist diese Entwicklung schon in vollem Gange: Wer 1500 Euro für den Ersatz eines einzigen Zahns zuzahlen muss, wird darauf achten, dass auch seine Kinder die Zähne besser pflegen.

Und auch das wird immer klarer: Gesundheit braucht nicht nur die richtigen Prioritäten, sondern auch das dazugehörige *Wissen*. Doch die Zeiten sind vorbei, in denen ein Arzt die ganze Welt der Medizin überblicken konnte. Immer wichtiger werden deshalb Informationsangebote, die von den finanziellen Interessen der Gesundheitsindustrie unabhängig sind und dem Patienten auf seiner Expedition durch den Informationsdschungel Orientierung geben können.

Warum wir krank werden

30 000 Krankheiten kann die Medizin heute aufzählen, davon sind viele glücklicherweise so selten, dass sie nicht einmal der ***Pschyrembel*** aufführt, das berühmte grüne Medizinlexikon, das jeder Arzt im Regal stehen hat.

Viele dieser Krankheiten entziehen sich unserem Kausalitätsbedürfnis, dem Wunsch also, für alles eine plausible Ursache zu finden. Trotzdem gibt es in der Medizin ein paar Grundannahmen über die Krankheitsentstehung:

Schädigung durch andere Lebewesen. Viele bekannte Krankheiten entstehen, weil Mikroorganismen unser Abwehrsystem überlisten können. Und weil diese sich rasch vermehrenden Arten so extrem wandlungsfähig sind, kommen immer neue feindliche Arten dazu – so hat es etwa das für AIDS verantwortliche Virus vor etwa 50 Jahren geschafft, vom Affen auf den Menschen überzugehen. Jedes Jahr wird der Mensch auf diesem Weg mit einem oder zwei neuen Infektionserregern konfrontiert, so etwa vor wenigen Jahren mit der Vogelgrippe (→ S. 593).

Umgekehrt kann das menschliche Abwehrsystem aber auch „lernen", Mikroorganismen besser abzuwehren – häufig ist dies allerdings ein Prozess, der Jahrhunderte dauert. Aber immerhin: Viele Erreger sind dadurch heute weitaus weniger „gefährlich" geworden, wie etwa die weit verbreiteten Herpesviren oder Tuberkulose-Erreger.

Schädigungen durch Umwelteinflüsse. Lange Zeit wurden Menschen vor allem krank, weil ihr Körper nicht ausreichend mit Nährstoffen und Vitaminen versorgt wurde. Heute entstehen viele Krankheiten durch Schadstoffe, die sich der Mensch selbst zuführt, vor allem durch Zigaretten, Alkohol und Drogen. Für Letztere sind wir übrigens deshalb so empfänglich, weil sie die in unserem Gehirn verankerten Belohnungssysteme anregen – wir „spüren" die angenehme Wirkung, die schädigende hingegen nicht. Aber auch „äußere" Belastungen wie Feinstaubpartikel, Schwermetalle, Verkehrs- oder Arbeitsunfälle gefährden unsere Gesundheit heutzutage weitaus mehr als ein Vitamin-C-Mangel. Ein besonders heimtückischer Einfluss ist Stress: während wir kurzzeitige Belastungen meist gut ertragen, übersteigt Dauerstress unsere psychische Belastbarkeit und macht uns krank.

Anlagebedingte Erkrankungen. Manche genetischen Erkrankungen sind schlichtweg Webfehler der Natur und entstehen z. B., wenn Erbmaterial fehlerhaft kopiert wird. Die meisten genetischen Erkrankungen sind aber kein Fehler der Natur, sondern der Preis, den wir für anderweitige Vorteile zu bezahlen haben: So war es über lange Phasen der Evolution von Vorteil, *ein* Gen für besonders gute Eisenspeicherung zu haben. Die betroffenen Frauen konnten das Eisen aus der Nahrung nämlich besser speichern als Frauen, die kein solches Gen hatten und waren dadurch unter schlechten Lebensbedingungen fruchtbarer – entsprechend weit verbreitet ist heute das Gen für besonders gute Eisenspeicherung. In seltenen Fällen allerdings kann diese Anlage auch schädlich wirken – dann nämlich, wenn jemand *zwei* solcher Gene vererbt bekommt: eines von der Mutter und eines vom Vater. In diesem Fall wird so viel Eisen aufgenommen, dass die so genannte ***Eisenspeicherkrankheit*** (***Hämochromatose*** → S. 1037, Tab. S. 240) entsteht. Diese Erkrankung ist sozusagen der Preis für die bessere Eisenverwertung der mit nur einem Gen „gesegneten" Menschen.

Passungsprobleme. Wie jedes Lebewesen hat sich auch der Mensch im Laufe der Zeit so gut wie möglich an seine Umwelt angepasst. Aber während diese Anpassung jahrhundertelang in kleinen Schritten erfolgte, hat sich das Leben der letzten Generationen in Riesenschritten gewandelt. Und das hat zu einem auch als ***Genfalle*** bezeichneten Problem geführt: Die

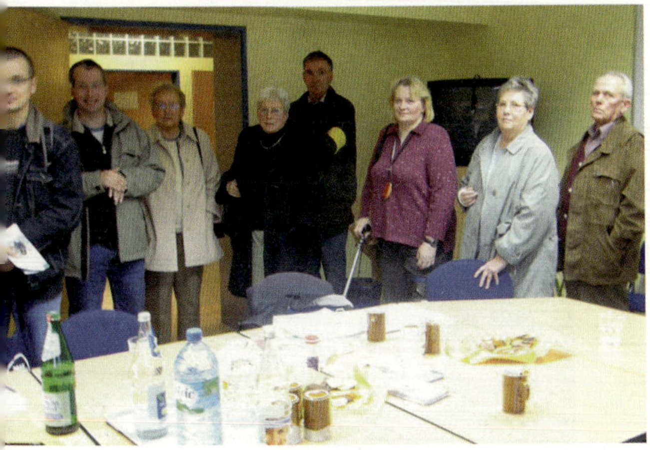

Auch das gehört zur Eigenverantwortung: sich nach Hilfe umzuschauen, wenn man alleine nicht mehr weiterkommt. Um mit chronischen Krankheiten umgehen zu lernen, haben sich in den letzten Jahren immer mehr Selbsthilfegruppen gegründet. Hier findet man nicht nur professionellen Rat, sondern Menschen, die Ähnliches durchmachen und dadurch Halt geben können. [GSH 5305]

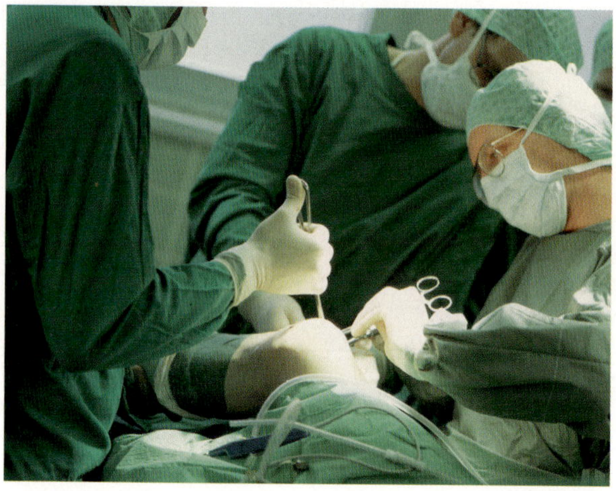

Auch wenn über die Medizin als „Reparaturbetrieb" und die damit verbundene Medizintechnik oft abfällig geurteilt wird: Sie verhilft Abertausenden Menschen tagtäglich zu einem besseren Leben – schon eine Brille auf der Nase gleicht das aus, was früher eine schwere Behinderung gewesen wäre. [HAR 5306]

Passung zwischen unseren genetischen Programmen und der heutigen Umwelt ist dahin, unsere biologische Ausstattung ist der heutigen Umwelt nicht mehr gewachsen. Im Grunde beruhen alle Zivilisationskrankheiten wie Übergewicht, Stoffwechselprobleme, Bluthochdruck und Gefäßerkrankungen größtenteils auf solchen Passungsproblemen. Und auch für die zunehmenden Allergien (→ S. 1044) und Autoimmunerkrankungen (→ S. 1049) werden Passungsprobleme verantwortlich gemacht.

Wechselwirkungen. Viele der beschriebenen Einflüsse wirken nicht für sich, sondern im Zusammenspiel: Die meisten genetischen Belastungen etwa schlagen nur dann in eine Krankheit um, wenn die Umwelt- und Lebensbedingungen ungünstig sind. So ist etwa beim Typ-2-Diabetes bekannt, dass bestimmte genetische Konstellationen das Risiko erhöhen. Zum Tragen kommt diese Veranlagung aber nur, wenn die betroffenen Menschen ungünstig leben, etwa sich wenig bewegen und auf Dauer zu reichhaltig essen.

Die Medizin als Reparaturbetrieb

Um nicht missverstanden zu werden: Es gibt die „reparierende" Medizin – und das ist auch gut so. Denn hier ist gerade die Schulmedizin sehr erfolgreich: Da ist der schwerverletzte Motorradfahrer, der 6 Monate später problemlos wieder arbeiten kann; da die Frau, die den plötzlichen Tod ihres Mannes zu verkraften hat und der es dank Krisenintervention und psychotherapeutischer Begleitung gelingt, im Alltag wieder Fuß zu fassen und an das eigene Leben zu glauben.

Viele Menschen fragen sich, warum die Medizin nicht überall so erfolgreich sein kann – denn vieles, was Ärzte und Therapeuten heute tun, erweist sich im Nachhinein als erfolglos.

■ Erfolg bei begrenzten und akuten Gesundheitsstörungen

Die Antwort hat etwas mit der Lebensgeschichte der betroffenen Menschen zu tun: Die Medizin kann Gesundheit vor allem dann wiederherstellen, wenn eine *begrenzte* oder *akute* Störung vorliegt, der Organismus bzw. die Psyche insgesamt aber in stabiler Verfassung sind. Also: Wenn es dem Patienten *vorher* gut gegangen ist, kann die moderne Medizin helfen. Die noch vorhandenen Eigenkräfte des Organismus lassen eine Besserung zu.

Die Stärken der modernen Medizin lagen von Anfang an dort, wo sie Krankheiten mit einer klar umrissenen Ursache behandeln konnte: Ein Fuß ist gebrochen – ein Gips kommt dran – der Knochen heilt. Oder: Die Lunge ist entzündet – Antibiotika werden gespritzt – die Infektion kommt zum Stillstand und heilt aus.

■ Weniger Erfolg bei anderen Krankheiten

Das ist bei chronischen Krankheiten, die heute vorherrschend sind, nicht der Fall. Alles, was die moderne Medizin hier erreichen kann, sind Etappensiege: Weder stressbedingte noch chronische Erkrankungen haben in der Regel den *einen,* greifbaren und damit behandelbaren „Grund". Ihre Ursachen sind vielmehr eingewoben in von außen nur schwer zu beeinflussende Lebenszusammenhänge, und die Krankheit entsteht oft genug über Jahre oder sogar Jahrzehnte. Als Beispiel sei noch einmal die Übergewichtsproblematik genannt (→ S. 254): Vordergründig ist sie durch einen „falschen Lebensstil" bedingt. Warum aber immer mehr Menschen nach dem „falschen Stil" leben – also sich zu wenig bewegen und zu viel essen – liegt an tief greifenden Änderungen der modernen Arbeits- und Lebenswelt, denen sich eben nur wenige entziehen können.

Damit ist Frustration sowohl beim Arzt als auch beim Patienten vorprogrammiert: Leidet der Patient an einer stressbedingten Störung, muss er sich anhören, dass ihm nichts Körperliches fehlt. Leidet er an einer chronischen Erkrankung, muss er damit rechnen, dass ihm nicht dauerhaft geholfen werden kann, sondern die Beschwerden allenfalls gelindert und Verschlechterungen hinaus gezögert werden können. Der Patient sitzt damit in der ***Erwartungsfalle:*** Die Unterstützung, die er sich im Umgang mit seinem Leiden erhofft, bleibt aus. Kein Wunder also, dass trotz „besserer" Medizin noch immer so viele Menschen lei-

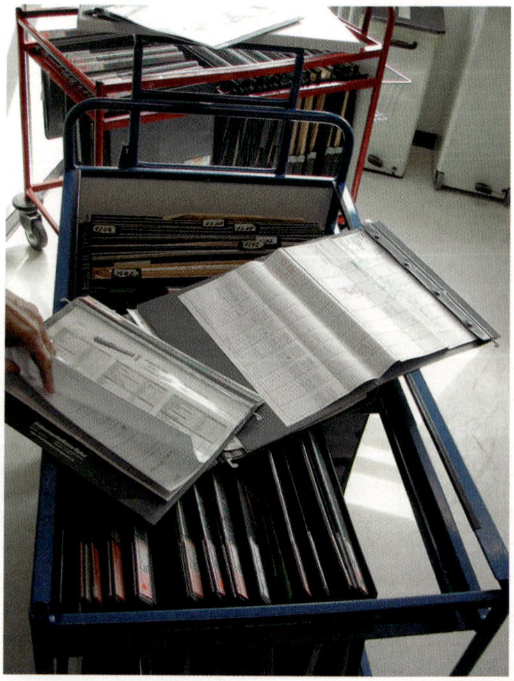

Die Akten scheinen immer dicker zu werden – in der Tat hat es die moderne Medizin immer häufiger mit chronischen Krankheiten zu tun. Und diese sind oft genug selbst mit den neuesten Technologien nicht besser zu heilen als mit den Ratschlägen der Ärzte von vor 2000 Jahren. Immerhin: Die Anstrengungen der Medizin sind in vielen Fällen nicht umsonst, denn bei vielen chronischen Erkrankungen kann die Medizin zumindest helfen, eine bessere Lebensqualität zu erreichen. [PWI 5307]

den. Kein Wunder auch, dass sich immer mehr Menschen enttäuscht von der Schulmedizin abwenden.

Die vier Probleme der heutigen Medizin

Niemand hätte sich noch vor 50 Jahren vorstellen können, was die wissenschaftlich orientierte Medizin heute alles leisten kann: Schlüssellochoperationen, schonende Dialyseverfahren, Kernspinuntersuchungen und Botox-Injektionen.

Doch trotz aller Errungenschaften ist es heute zweifelhafter denn je, ob mehr Medizin wirklich zu mehr Gesundheit führt. Auch haben die in manchen Bereichen großen Erfolge der Schulmedizin nicht verhindern können, dass diese heute stärker in der Kritik steht als je zuvor. Warum ist das so?

Das Effizienzproblem

Der Werkzeugkasten der modernen Medizin ist prall gefüllt mit ausgefeilten Techniken, Methoden und Instrumenten, und täglich kommen neue hinzu. Gleichzeitig aber wird den Ärzten immer klarer, dass es eine technische Lösung für die meisten der heute vorherrschenden Krankheiten nicht geben kann.

Da Ratschläge für einen gesünderen Lebenswandel bei den meisten Menschen verpuffen, ist die Medizin in eine unhaltbare Situation geraten: Mit immer teureren Mitteln geht sie immer vehementer gegen Krankheiten vor – 80 % der für Gesundheit ausgegebenen Geldmittel fließen inzwischen in die Behandlung von chronischen Krankheiten [112], deren Heilung immer unerreichbarer wird. So ironisch es klingt: Die Medizin, deren Zweck es ist zu heilen, hat es heute vor allem mit medizinisch kaum zu heilenden Erkrankungen zu tun.

■ Mangelnde Effizienz im Detail

95 % der Gesundheitskosten sind Krankheitskosten. Fast alle Geldmittel im Gesundheitswesen werden für die Behandlung von Krankheiten, d.h. kurativ ausgegeben. Die heutigen Krankheiten lassen sich aber durch die kurative Medizin immer schlechter in den Griff bekommen. Erkrankungen wie Diabetes, Allergien und Autoimmunerkrankungen nehmen trotz intensiver Behandlung Jahr für Jahr weiter zu. Auch funktionelle oder stressbedingte Erkrankungen wie Reizdarm (→ S. 648) oder Reizmagen (→ S. 632) sprechen auf die traditionelle kurative Medizin nicht an. Der Grund wurde bereits erwähnt: Die heutigen Gesundheitsprobleme sind weniger durch Ausnahmezustände bedingt (wie Infektionen oder Unfälle), sondern häufig Folgeschäden des (ungesunden) Alltags, und gegen den kommt man mit Medikamenten und Operationen allein eben nicht an.

Die Bedürftigsten werden nicht erreicht. Ein weiterer Grund, warum mehr Medizin nicht zwangsläufig mehr hilft, hat mit der Verteilung der Krankheiten zu tun. Viele Gesundheitsrisiken wie Übergewicht, Zigarettenrauchen, falsche Ernährung, Arbeitslosigkeit und Bewegungsmangel betreffen vor allem die an Ressourcen und Bildung schwächeren Schichten. Diese Gruppen aber werden mit der weiter zunehmenden sozialen Ungleichgewichtung nicht nur größer, sondern im gegenwärtigen System auch kaum erreicht – Anti-Rauch-Kampagnen und Ernährungsratgeber sprechen die Menschen an, die sich ohnehin schon gesund ernähren und mit dem Rauchen aufhören wollen.

Der Wirkungsgrad wird immer geringer. Im Gesundheitsbetrieb sind Verschwendung und Ineffizienz ein schwer zu bekämpfendes Problem, weil Marktmechanismen fehlen (→ Kapitel 35) – die Krankheits- bzw. Gesundheitskosten sollen ja nicht vom Betroffenen alleine bezahlt werden, sondern von der Versichertengemeinschaft und dem Staat mitgetragen werden. Aber die kommerziellen Mitspieler im Gesundheitswesen – also die Pharmaindustrie, die Ärzteschaft und die Apotheker – wollen an der Erhaltung unserer Gesundheit auch etwas verdienen. Und so werden Behandlungsstrategien und Rezeptverordnungen für den Patienten häufig zum Spielball undurchschaubarer Einzelinteressen, bei der die Gesundheit zugunsten des Profits nur allzu leicht in den Hintergrund tritt.

Das Kostenproblem

Die Kostenexplosion im Gesundheitswesen hängt eng mit dem Effizienzproblem zusammen: Deutschland leistet sich derzeit nach den USA pro Kopf das teuerste Gesundheitssystem der Welt.

Dabei wird immer wieder behauptet, schuld an der Kostenexplosion sei vor allem der technische Fortschritt: Eine „bessere" Medizin koste eben mehr. Das ist so nicht richtig – in praktisch allen Branchen führt der technische Fortschritt zu einer Senkung der Kosten (man denke etwa an die trotz besserer Leistung immer billiger gewordenen Computer).

Auch die immer wieder ins Feld geführte Alterung der Gesellschaft ist nicht die Ursache der Kostenexplosion – sie spielt derzeit nur eine Nebenrolle als Kostentreiber. Das eigentliche Problem bei der Kostenexplosion ist nicht der technische Fortschritt, sondern das besprochene Effizienzproblem im Gesundheitssystem. Weitere Hemmnisse sind speziell in Deutschland viele historisch gewachsene, aber inzwischen unzweckmäßige Strukturen. So leisten wir uns über 300 gesetzliche Krankenkassen, die alle praktisch das Gleiche tun – oder bei den Haus- und Fachärzten eine Gebührenordnung, die alle Beteiligten als überkomplex und ungerecht empfinden und zudem zum Betrug einlädt (→ Kapitel 35).

Weitere Probleme sind damit vorprogrammiert: Die Kostenexplosion im Gesundheitswesen lässt sich letzten Endes nur durch Leistungseinschränkungen der gesetzlichen Krankenversicherungen verhindern. Und egal, ob diese durch Rationierung oder „über den Markt" (etwa als privat zu bezahlende Zusatzversicherungen) durchgesetzt werden: Sie sind immer sozial ungerecht.

Zumindest das ist sicher: Der Kostenanstieg ist insgesamt schlecht für die Gesundheit. Denn die Gesundheitskosten drohen den Sozialstaat zu überfordern. Das ist leicht verständlich: Je höher die Ausgaben für das Gesundheitswe-

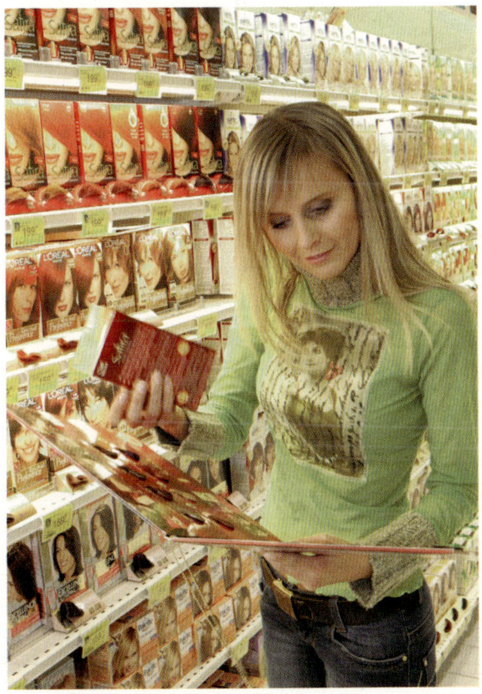

Das Geschäft mit Kosmetik- und Wellnessprodukten ist zu einer Milliardenindustrie geworden. Dieser Industrie geht es aber nicht um Wellness – und schon gar nicht um Gesundheit, sondern um die Schaffung von stabilen Wachstumsmärkten – und da das Gesundheitsargument die Geldbeutel öffnen hilft, werden immer mehr Produkten wie Shampoos, Hautcremes und selbst Haarfärbe„kuren" gesundheitsfördernde Effekte untergeschoben. [MAU 5308]

sen, desto stärker treten sie in Konkurrenz zu anderen gesellschaftlichen Leistungen, die ebenfalls wichtig für die Gesundheit sind – Gesundheit entsteht ja nicht nur in Kliniken und Praxen, sondern auch durch ein funktionierendes Bildungssystem, öffentliche Schwimmbäder, Forschungsgelder, sozialen Ausgleich, Integration von Randgruppen und Umweltpolitik. Schon heute haben wir in Mitteleuropa eine klare Schlagseite mit zuviel Gesundheitsreparaturbetrieb auf der einen, und zu wenigen Investitionen in Bildung auf der anderen Seite.

Wirtschaftliche Interessen

Dass sich bei einem stark von wirtschaftlichen Interessen dominierten Gesundheitswesen die Gesundheit der Gesamtbevölkerung nur allzu leicht im Profitdenken einzelner Firmen, aber auch Arztpraxen verliert, ist nachvollziehbar. Und das wird durch den Trend der letzten Jahre noch verschärft: Immer mehr Angebote richten sich an zahlkräftige, oft ohnehin schon gesundheitsbewusste „Kunden" – man denke an die individuellen Gesundheitsleistungen (→ S. 1299), den boomenden Wellness-Markt oder die Schönheitschirurgie. Das aber schafft Probleme:

- Etwa die Unterversorgung der weniger Kaufkräftigen bei gleichzeitiger Überversorgung der Kaufkräftigen: Wo Gesundheitsleistungen mit dem Ziel des Profits angeboten werden, entstehen auch im Gesundheitsbereich Villenviertel – und Slums. Schon heute sind die finanziell besser Gestellten in Deutschland auch medizinisch besser versorgt.
- Der gewinnorientierte Gesundheitsmarkt unterscheidet sich prinzipiell nicht vom Markt für Konsumgüter oder für andere Dienstleistungen: Umsatz wird auch dadurch gemacht, dass Bedürfnisse geweckt werden. Schon heute werden immer mehr Eigenschaften als behandlungsbedürftig angesehen, immer mehr Körperbereiche zu Problemzonen erklärt und immer mehr Lebensabschnitte zu medizinischen Notfällen deklariert – von den Wechseljahren bis zum Altern.

Der menschliche Verlust

Ein weiteres Dilemma der modernen Medizin ist, dass sie den Kampf um das Herz der Patienten größtenteils verloren hat und immer stärker als kalt, fragmentiert, arrogant und seelenlos wahrgenommen wird. Und das sehen selbst viele Ärzte so: Im Deutschen Ärzteblatt etwa schildert ein Chefarzt fassungslos, wie er den Klinikbetrieb als Patient kennen gelernt hat – und wie menschlich ausgebeutet und verlassen er sich dabei vorkam [113]. Mit dieser Entfremdung von den Patienten hat sich die Medizin eine schwere Bürde aufgeladen: Weil sie das Vertrauen der Behandlungsbedürftigen nicht mehr mobilisieren kann und deren Erwartungen immer weniger entspricht, muss sie auf ihren stärksten Verbündeten verzichten: den unspezifischen Heilungseffekt (→ S. 1294).

Ist die Alternativmedizin die Lösung?

Zur Erinnerung: Unter Schulmedizin wird die Medizin verstanden, die heute an den staatlichen Universitäten gelehrt wird. Mittlerweile ist sie allerdings von den alternativen oder komplementären Verfahren nicht mehr so einfach abzugrenzen. Denn auch die „Alternativmedizin" bemüht sich immer mehr um wissenschaftliche Wirknachweise. Und viele Arztpraxen bieten mittlerweile auch alternative Verfahren an. Am ehesten kann man die Trennlinie zwischen Schul- und Alternativmedizin so ziehen: Die Schulmedizin akzeptiert nur Therapien, die *spezifisch* wirksam sind, also zum Beispiel über den enthaltenen Wirkstoff direkt in körperliche Prozesse eingreifen. Die alternative Medizin dagegen akzeptiert auch solche Verfahren, die „nur" *unspezifisch,* also etwa über die Zuwendung des Therapeuten wirken.

Ist die Alternativ- oder Komplementärmedizin für die oben genannten Probleme eine Lösung?

■ Zum einen: Ja.

Die Alternativmedizin führt das „magische" Element wieder ein, das die Schulmedizin aus dem Blick verloren hat. Und das offensichtlich mit Erfolg. Die warme Hülle, die viele Alternativverfahren bieten, helfen den Patienten tagtäglich wieder auf die Beine – und sei es eben „nur" durch die unspezifischen Effekte. Auch vermitteln viele alternative oder komplementäre Verfahren dem Patienten das Gefühl, sich gegen eine Krankheit wappnen und wehren zu können – eine positive Erfahrung, die nachweislich die Lebensqualität verbessert [114].

■ Zum anderen: Nein.

Auch wenn die alternativen Verfahren der Medizin in vielen Fällen zu einem menschlicheren Gesicht verhelfen, die anderen Probleme können auch sie nicht wirklich lösen, allen anderen vornweg das Effizienzproblem: Während sie bei funktionellen Beschwerden noch ganz gut abschneiden, haben die Alternativverfahren bei den chronischen Erkrankungen eine ähnliche Wirklücke wie die Schulmedizin: Die oft geäußerte Behauptung, dass die Alternativmedizin gerade bei chronischen Erkrankungen besonders wirksam sei, lässt sich bisher in Langzeitstudien (nämlich) nicht bestätigen. Zudem reichen viele alternativmedizinische Verfahren wie z. B. die Homöopathie oder die Akupunktur nicht weit genug in den Alltag der Betroffenen hinein und helfen wenig bis gar nichts, einen krankmachenden Lebensstil zu ändern.

Selbst das menschlichere Gesicht der alternativen Verfahren beruht womöglich auf einer Illusion. Denn Alternativverfahren werden oft privat abgerechnet, und dadurch schleicht sich nur allzu leicht das Element der „bezahlten Anteilnahme" ein. Der um ein Vielfaches besser bezahlte Therapeut kann schlicht mehr Zeit aufwenden und damit auch mehr Zuwendung erbringen. Wird die Homöopathie noch genauso gut bewertet, wenn sie als Teil der „5-Minuten-Kassenmedizin" angeboten wird?

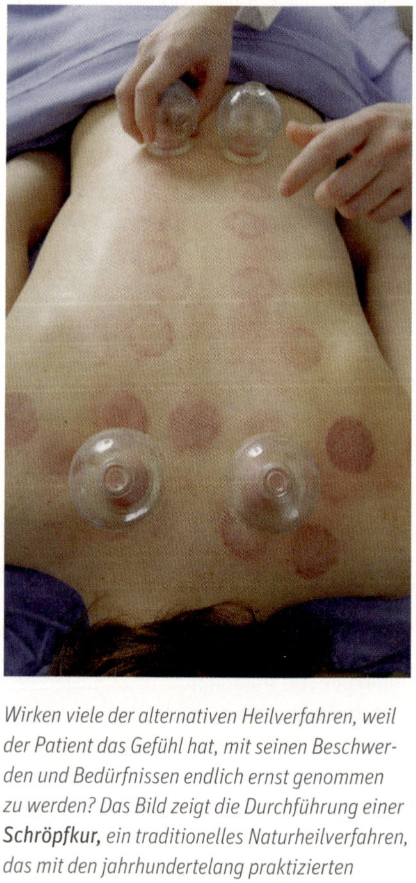

Wirken viele der alternativen Heilverfahren, weil der Patient das Gefühl hat, mit seinen Beschwerden und Bedürfnissen endlich ernst genommen zu werden? Das Bild zeigt die Durchführung einer ***Schröpfkur,*** *ein traditionelles Naturheilverfahren, das mit den jahrhundertelang praktizierten Aderlässen eng verwandt ist.* [MAU 5309]

■ **Unsere Meinung zum „Schulstreit"**

- Die Medizin kann auf unspezifische Wirkungen nicht verzichten. – Alternative Verfahren können deshalb eine wertvolle Ergänzung sein. Insbesondere bei den heute immer häufiger werdenden funktionellen (stressbedingten) Erkrankungen geht es in der Therapie in erster Linie um die Anregung der Selbstheilungskräfte – hier haben die komplementären und alternativen Verfahren ihre Stärken.
- Komplementärverfahren machen die Medizin vielfältiger. – Deshalb begrüßen wir auch die zunehmende Entideologisierung: Ein Therapieverfahren ist ein Therapieverfahren und kein weltanschauliches Bekenntnis – zur Homöopathie gehört die Behandlung mit potenzierten Arzneistoffen, nicht die grundsätzliche Ablehnung von Antibiotika, Handy oder Impfungen.
- Schulmedizin und Alternativverfahren können voneinander lernen. – Welche Schätze in der traditionellen Pflanzenheilkunde schlummern, zeigt die Geschichte des heute wichtigsten Wirkstoffs gegen die Malaria, des ***Artemisinins:*** Dieser Inhaltsstoff des Beifußstrauchs wurde durch die systematische Durchforstung alter chinesischer Arzneimittelbücher wiederentdeckt – und brauchte immerhin 20 Jahre, um sich auch in der etablierten Medizin durchzusetzen. Und die Alternativverfahren können lernen, sich zumindest dort auch durch wissenschaftliche Wirknachweise zu legitimieren, wo sie schwer erkrankten Menschen eine Therapie anbieten.
- Wir halten es für richtig, der Schulmedizin ihre Fehler vorzuhalten – dabei aber die Wissenschaft als Instrument nicht kaputt zu kritisieren. Wissenschaft heißt nach etwas Besserem suchen. Wissenschaft schließt damit immer auch Irrtümer mit ein (→ Kapitel 35). Gerade deshalb sind wir jedoch kritisch gegenüber der Schulmedizin – eben weil sie zu wenig rigorose Wissenschaft praktiziert: Sie hat bewiesen, dass wissenschaftliche Erkenntnisse oft in den Hintergrund treten, sobald finanzielle Interessen ins Spiel kommen. Und sie hat ihren Blick immer mehr auf die Behandlung von Krankheiten verengt und die vorbeugenden Schritte oft genug außer Acht gelassen.

Und ganz gewiß ist auch das richtig: Für unsere Gesundheit ist es weniger entscheidend, ob wir uns für „linksdrehende" oder „rechtsdrehende Medizin" entscheiden. Viel wichtiger ist, wie wir selbst mit den Belastungen des Alltags umgehen.

Welche Medizin brauchen wir?

Auch im 21. Jahrhundert arbeitet die Schulmedizin noch immer mit dem gleichen Krankheitsmodell, mit dem sie einst gegen das Kindbettfieber und Vitaminmangel angetreten war. Im Zeitalter von Übergewicht, Depressionen und stressbedingten Erkrankungen ist es Zeit, dass sie – bei allem Erfolg, den sie hatte – ihren Blickwinkel überdenkt.

Denn das Dilemma – und vielleicht auch die Tragik – der wissenschaftlichen Medizin besteht darin: Um eine wirksamere Medizin zu finden, hat sie eine distanziertere, „objektive" Perspektive eingenommen: weg von den Zusammenhängen, weg von den ganzheitlichen Erklärungen, die die Medizin bisher in den meisten Kulturen dominiert hat (man denke an die traditionelle chinesische → S. 1248 oder die ayurvedische Medizin → S. 1251). Die den Krankheiten zugrunde liegenden Störungen wurden nicht mehr auf metaphysischer oder sozialer Ebene gesucht, sondern in den immer genauer beobachteten körperlichen Abläufen, den Organen, den Geweben, den Molekülen.

Neuorientierung – trotz aller Erfolge

Unbestreitbar hat die moderne Medizin mit ihrem Blick auf immer kleinere Details Erfolg gehabt. Wir verstehen viele Krankheiten heute besser, und nicht wenige Erkrankungen lassen sich mit den Mitteln der heutigen Medizin hervorragend behandeln – man denke nur an Blinddarmentzündung, Lungenentzündung oder kosmetische Entstellungen. Und die moderne Medizin hat auch geholfen, uns von archaischen Schuldzuweisungen (schuld ist die Mutter, die Hexe, der böse Blick) und von vielen Ängsten zu lösen – die wissenschaftliche Medizin hat uns ein Stück weit freier gemacht.

Trotzdem muss sich die Medizin weiter entwickeln – sie muss wieder den Bogen zu den *Lebenszusammenhängen* schlagen. Denn das ist immer klarer geworden: Die meisten Menschen leiden heute nicht mehr unter den vielen außergewöhnlichen Belastungen, Unfällen und Gefahren, die das Leben früher bedrohten. Sie leiden vielmehr an den Belastungen des Alltags, an den teilweise eben nicht mehr vorhandenen Zusammenhängen, an der Arbeitsplatzunsicherheit, dem wachsenden Konkurrenzdruck, den komplizierter gewordenen Beziehungen, dem Dauerstress. Und wo immer mehr Krankheiten nicht mehr *eine* Ursache haben, sondern Ausdruck *vieler,* ineinander greifender Prozesse sind, *muss* das reduzierte Denken der heutigen Medizin zu kurz greifen: So wie sich das „Tick-Tack" der Uhr nicht finden lässt, indem sie in ihre Einzelteile zerlegt wird, so reicht es auch in der Medizin nicht aus, die Krankheitsursachen in immer detaillierter untersuchten körperlichen Funktionen zu suchen.

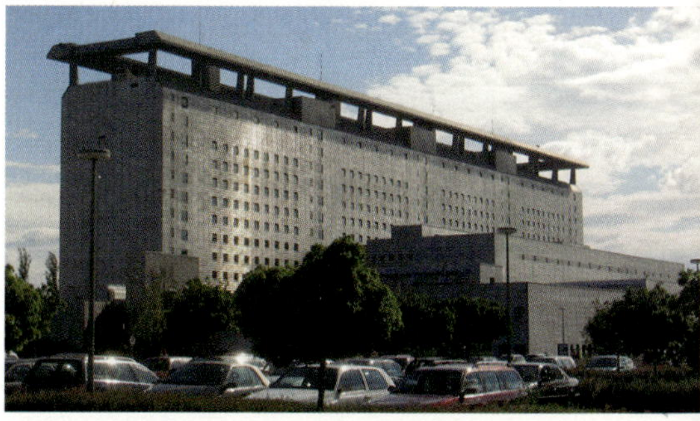

Einer der „Tempel" der deutschen Hightech-Medizin: das Universitätsklinikum München-Großhadern. Aber auch wenn die medizinische Versorgung in solchen Komplexen optimal ist, gehen die wirklichen Bedürfnisse des Patienten dort trotzdem manchmal unter. Das Problem ist, dass viele große Krankenhäuser häufig nicht mitbekommen, wo ihre Kompetenz endet und wann ein Kranker besser zu Hause, in einem Hospiz (→ S. 466) oder beim Hausarzt versorgt wäre. [WKY 5312]

Aber wie kann sie diesen Bogen weg vom Betriebsstörungsmodell hin zu den Zusammenhängen schlagen? Wie kann die Medizin einerseits ihre Detailschärfe beibehalten (wir wollen ja weiterhin gut operiert werden und nicht am Herzinfarkt sterben) und gleichzeitig in die körperlichen, seelischen und sozialen Zusammenhänge hinein wirken, in denen die heutigen Krankheiten vor allem entstehen? Hierzu einige Überlegungen:

- Die Medizin hat die Patienten viel zu lange daran gewöhnt, Dinge zu bekommen anstatt Dinge zu tun [115]. Das muss sich ändern. Und das beutetet auch: Ärzte müssen sich besser in dem auskennen, was Patienten wirklich brauchen und was diese *selbst* tun können, um sich zu helfen. Wie man sich gesund ernährt, wie man sich im Alltag mehr bewegt, wie man Stress vorbeugt – all das muss Teil der medizinischen Ausbildung werden.
- Die Sonderstellung der Ärzteschaft in Sachen Gesundheit ist überholt. Chronische Erkrankungen werden nicht allein dadurch gelindert, indem man sich beim Arzt ein Rezept abholt. Bei den heutigen Erkrankungen geht es darum, dass die Betroffenen Prioritäten setzen lernen. Hier kön-

nen Mitbetroffene, Selbsthilfegruppen, Sozialarbeiter, Gemeindepfleger und auch ganz neu auszubildende „Gesundheitshelfer" eine aktivere Rolle spielen [116].

- Der präventive Ansatz muss gestärkt werden. Ohne Vorbeugung geht unser Gesundheitssystem an den Krankheitskosten bankrott. Aber Prävention kann nicht nur auf Appelle zu einem gesünderen Leben setzen. Und es reicht auch nicht aus, wenn etwa die besser Gestellten die anderen auffordern, es ihnen nachzumachen: sich besser zu ernähren, sich mehr zu bewegen, die Kinder besser zu erziehen und eben so zu leben wie sie selbst es tun. Wer Gesundheit für möglichst viele will, muss auch für bessere Chancen für möglichst viele sorgen – und das gerade dort, wo die meisten Krankheitsrisiken sind: in den an Mitteln armen, an Belastungen aber umso reicheren Schichten. Die Medizin muss sich deshalb mehr als bisher auch als Sozialmedizin verstehen und mehr Zugang zu den weniger gut gestellten Gesellschaftsgruppen finden.
- Die Zentrierung unseres Gesundheitswesens auf Medikamente muss weg. Die moderne Medizin erlebte ihren Aufschwung im Zeitalter der Chemie und diesen Stempel trägt sie noch heute: Wir geben im Gesundheitswesen mehr für Medikamente als für sonstige medizinische Leistungen aus. Und das erste, was einem Arzt (und den meisten Patienten) zu praktisch *jeder* Krankheit einfällt, ist ein Medikament. Alle anderen Therapien, wie etwa die bei vielen chronischen Erkrankungen wirksame Bewegungstherapie (→ S. 1278) sowie generell die aus den „vier Säulen der Gesundheit" abgeleiteten Therapien kommen zu kurz.

Und damit wären wir beim letzten Abschnitt dieses Kapitels:

Die vier Säulen der Gesundheit

Für die großen Medizinsysteme des Fernen Ostens – die chinesische, ayurvedische und tibetanische Medizin – war immer klar: Gesundheit beruht auf einer Balance, die sowohl die belebte, als auch die unbelebte Umwelt, ja, den ganzen Kosmos, mit einbezieht. Im klassischen Altertum dagegen konzentrierte man sich ganz auf den Menschen und seine Tugenden: Um gesund zu sein, brauche man *mens sana in corpore sano* – einen gesunden Geist in einem gesunden Körper. Die moderne Medizin ging noch weiter und stellte fast ausschließlich den Körper mit seinen biologischen Vorgängen in den Mittelpunkt. Erst in den 1970er Jahren wurde mit der psychosomatischen Medizin (→ Kapitel 30) der klassische Leib-Seele-Ansatz wiederbelebt.

Die Erweiterung des medizinischen Denkens hält bis heute an. Vor allem die in der Prävention tätigen Ärzte und Wissenschaftler gehen immer stärker von einem *biopsychosozialen* Ansatz aus, nach dem Körper und Seele untrennbar mit ihrem sozialen und ökologischen Umfeld verbunden sind. Sie sehen den Menschen und seine Lebensbedingungen als *Einheit* und nähern sich damit wieder dem Denken der großen Medizinsysteme der Vergangenheit an.

Gesundheit steht nach diesem Ansatz auf vier Säulen, die sowohl die körperlichen als auch die seelischen und sozialen Funktionen unterstützen. Diese vier Säulen zu stärken ist nicht nur für den wichtig, der gesund bleiben will. Vielmehr tragen die vier Säulen auch dann, wenn der Organismus bereits erkrankt ist. Und das bringt uns zu einer erstaunlichen Feststellung: Alle profitieren davon, gesund zu leben. Kranke aber am meisten.

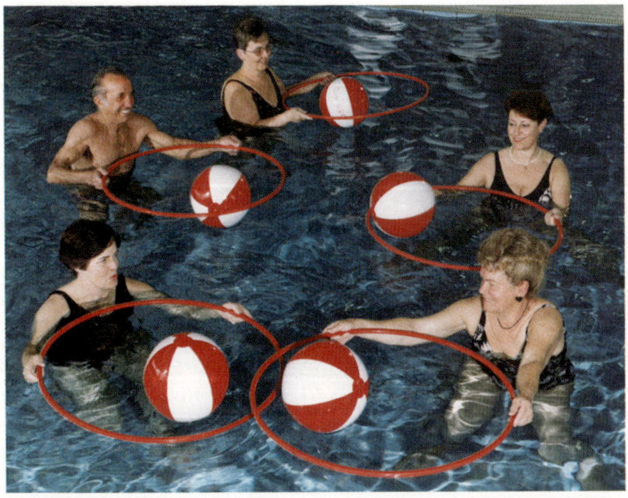

Auch wenn uns die Werbung vormachen will, dass Antifalten- und Liftingcremes genauso wirkungsvoll sind: Moderate, aber regelmäßige Bewegung bleibt die effektivste Anti-Aging-Strategie. [CGC 5313]

Die erste Säule: Bewegung

Wir sind biologisch zu Bewegung verpflichtet, aber von Natur aus nicht direkt zu Bewegung motiviert. So „natürlich" es einmal war, sich viel zu bewegen, so selbstverständlich ist es heute, sich wenig zu bewegen (→ Kasten: Motivationsfalle). Dabei können wir nur verlieren. Die Gründe:

Gewicht. Die Natur hat die mageren Tage, die früher unvermeidlich waren, in unseren Appetit einkalkuliert. Das heißt: Wir essen stets mehr, als wir eigentlich brauchen. Nur Bewegung kann dafür sorgen, dass wir auf den im Überschuss verspeisten Kalorien nicht „sitzen" bleiben.

Stoffwechsel. Bewegung reguliert nicht nur unsere Fettpolster, sondern geht auch unter die Haut – sie sorgt für einen gesunden Stoffwechsel und ist damit unser wichtigstes Schutzschild gegen die Entstehung des Metabolischen Syndroms (→ S. 767).

Immunsystem. Durch regelmäßige Bewegung funktioniert es effizienter. Neuerdings hat man auch entdeckt, dass bei körperlich aktiven Menschen mehr so genannte Radikalfänger in den Zellen entstehen – das sind Moleküle, die die Zellstrukturen und die Erbsubstanz vor schädigenden Einflüssen schützen. Dies könnte erklären, warum regelmäßige Bewegung auch das Risiko mancher Krebsarten (vor allem Brust- und Dickdarmkrebs) senkt.

Körperhaltung. Bewegung baut Muskeln auf, und die braucht der Mensch dringend, um aufrecht gehen zu können: Die mechanischen Belastungen des aufrechten Gangs werden durch Muskeln abgefedert und verteilt – besonders ein gut durchtrainierter Rücken entlastet die Wirbelsäule und beugt damit Verschleiß vor.

Seele. Bewegung regt unseren Gehirnstoffwechsel an und beeinflusst unser Hormonsystem. Beides wirkt ausgleichend auf unseren Gefühlshaushalt und kann die Stimmung heben. Womit sich ein Sprichwort bestätigt, das ironischerweise aus dem bewegungsgehemmten Amerika kommt: *Move your butt and your mind will follow.* Frei übersetzt: Beweg deinen Hintern – und deine Seele wird folgen.

Altern. Bewegung ist zudem die beste Vorsorge für ein Altern, bei dem die Selbstständigkeit solange wie möglich erhalten bleibt. Studien an Rentnern zeigen ganz klar: Je mehr Kilometer sie am Tag zurücklegen, desto seltener leiden sie unter Herz-Kreislauf-Problemen.

Krankheiten. Regelmäßige Bewegung beugt so unterschiedlichen Krankheiten vor wie Demenz, Dickdarmkrebs, Schlaganfall,

Bewegungsmythen

Nur Sport schafft ausreichend Bewegung. Stimmt nicht! Bewegung im täglichen Leben ist oft die nachhaltigere Lösung. Wer es einrichten kann, etwa mit dem Fahrrad zur Arbeit oder zum Einkaufen zu fahren, ist fein heraus: Langwierige Verhandlungen mit dem „inneren Schweinehund“ entfallen (zumindest dann, wenn kein Auto vor der Haustür steht), und die Macht der Gewohnheit greift bei regelmäßigen Tätigkeiten schneller.

Erst nach einer halben Stunde Bewegung wird Fett verbrannt. Falsch! Fett wird von der ersten Minute an verbrannt. Zumindest was das Abnehmen angeht, lassen sich Bewegungseinheiten „zusammenstückeln“ – und das gilt wahrscheinlich auch für das Herz-Kreislauf-Risiko. Also: Jeder Schritt zählt!

Wer Sport treibt, braucht eine besondere Ernährung. Braucht er nicht. Eine ausgewogene Ernährung bietet alles, was der Freizeitsportler braucht. Die Industrie baut natürlich gerne jeden von uns zu einem Spitzensportler auf, der seine Leistung angeblich dem neuesten „Energydrink“ oder besonderen Nahrungsergänzungsmitteln verdankt – reine Geldmacherei.

Körperlicher Einsatz ist nichts für chronisch Kranke. Völlig falsch. Im Gegensatz zu früheren Annahmen ist Schonung nur bei den wenigsten Erkrankungen angezeigt, etwa bei akuten Infektionen. Bei praktisch allen chronischen Erkrankungen gilt dagegen: von der Schonung bis zur „sanften Ruh“ ist es nur ein kurzer Weg. Gute Ärzte verordnen heute deshalb bei chronischen Erkrankungen immer öfter Bewegungstherapie oder empfehlen Sport in Eigenregie.

Bei Sport immer viel trinken. Ohne Wasserflasche traut sich heute kaum jemand aus dem Haus. Zu Unrecht. Der Körper kann unter normalen klimatischen Bedingungen eine Stunde moderate Dauerbelastung locker durchhalten. Wer viel schwitzt, kann Wasser danach trinken, vielleicht mit Gemüse- oder Fruchtsaft gemischt.

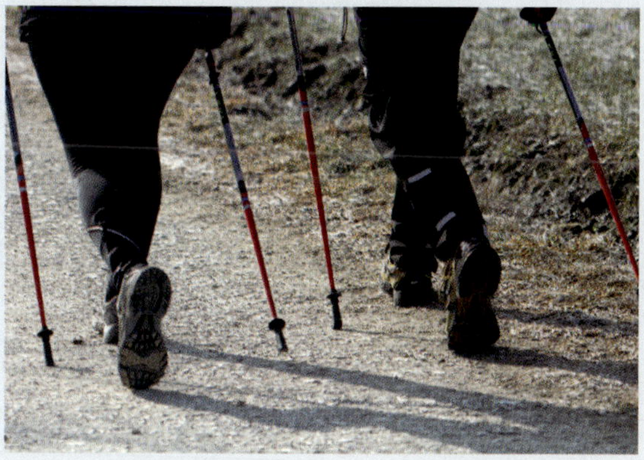

Dass Trendsportarten wie ***Nordic Walking*** *oder* ***Powerwalk*** *gesünder wären als normales Wandern, ist wissenschaftlich nicht belegt [121]. Nordic Walking ist die clevere Erfindung einer Skistockfirma und keine Weiterentwicklung des evolutionär entwickelten menschlichen Bewegungsablaufs.* [FDI 5314]

Osteoporose, Herz-Kreislauf-Erkrankungen, aber auch Depressionen oder Angststörungen [117]. Und selbst wenn wir schon erkrankt sind, kann Bewegung oft mehr ausrichten als Pillen und noch so sanfte Therapien.

Im Gegensatz zu früheren Annahmen ist Schonung nur bei den wenigsten Erkrankungen angezeigt, etwa bei akuten Infektionen (Näheres siehe Kasten „Bewegungsmythen“). Weil aber auf der anderen Seite chronische Erkrankungen, egal ob in Form dauernder Hüftgelenkschmerzen, Asthma oder als psychische Krankheit, tatsächliche Einschränkungen mit sich bringen, sind für immer mehr Erkrankungen spezielle Bewegungsprogramme entwickelt worden. Ein bekanntes Beispiel sind die Koronarsportprogramme für Patienten nach einem Herzinfarkt (→ S. 699). Generell sollte es bei chronischen Krankheiten deshalb darum gehen, mit dem Arzt die optimale Bewegungstherapie und das optimale Maß hiervon herauszufinden.

Glücksgefühle. Körperliche Leistung tritt in unserem Körper eine ganze Lawine von Botenstoffen los, die uns im wahrsten Sinne des Wortes zu Kopf steigen. Endorphine (→ S. 1217) zum Beispiel, die der Körper bei Hochleistungen – und auch beim Sex – produziert, docken im Gehirn an bestimmten Schaltzentren an und lösen dort ähnliche Gefühle aus wie ihre chemischen Verwandten Morphium und Heroin: Gefühle der inneren Erfüllung, Wärme und Glück. Aber auch **Serotonin** (→ S. 1226), das im Gehirn wie ein „Schmiermittel“ für positive Gefühle wirkt und häufig auch als Glückshormon bezeichnet wird, steigt bei körperlicher Tätigkeit um das drei- bis vierfache an. Bewegung und körperliche Leistungen werden *psychisch* belohnt.

■ Bewegung und Ernährung

Bewegung und Ernährung bestimmen zusammen unser Körpergewicht. Sie entscheiden nämlich über die ***kalorische Bilanz,*** also darüber, wie viel Kalorien am Ende des Tages übrig sind und als Fett in unserem Körper abgelagert werden. Wer sein Gewicht halten oder gar abnehmen will, kann seine kalorische Bilanz entweder über die Einnahmeseite (Ernährung) oder über die Ausgabenseite (Bewegung) beeinflussen.

Oft wird so getan, als sei es egal, an welcher Schraube man dreht. Das ist aber einer der großen Irrtümer der letzten Jahrzehnte. Denn ohne Bewegung lässt sich die kalorische Bilanz nicht langfristig halten. Der Grund: Bewegung schafft Muskulatur. Und die braucht enorm viel Energie, sogar im Schlaf. Wenn wir durch Diäten abnehmen, passiert das Gegenteil: Der Körper baut auch Muskeleiweiß ab und dadurch wird der Stoffwechsel *sparsamer* – weniger Muskeln brauchen nun einmal weniger Energie. Die Folge: Sobald wir wieder normal essen, nehmen wir auch rasant zu (auch bekannt als ***Jojo-Effekt).***

■ Wie viel Bewegung?

Wie viel Bewegung das Optimum ist, dazu gibt es unterschiedliche Angaben. Die Eckpunkte aber sind gesichert:

- Wenig Bewegung ist besser als gar keine. Körperlich inaktiv zu sein ist für die Gesundheit genauso schädlich wie Zigarettenrauchen, und das selbst dann, wenn das Gewicht stimmt [118]. Auch kurze „Arbeitseinsätze“ wie etwa Treppenlaufen wirken in der Summe vorbeugend. Bewegung findet nicht nur auf dem Sportplatz, sondern auch im Haushalt, bei der Gartenarbeit oder beim Rennen zur S-Bahn statt – auch diese Art von Bewegung zählt und ist manchmal sinnvoller, als das teuer bezahlte, aber nur selten besuchte Fitnessstudio.
- Je regelmäßiger das Training ist, desto größer ist der Nutzen für die Gesundheit. Anzustreben sind 20 bis 30 Minuten an mindestens drei Tagen in der Woche – etwa Wandern, Fahrradfahren oder Schwimmen. Aber wer mehr macht, hat auch mehr davon, das zeigen Studien, bei denen das Risiko einer Herz-Kreislauf-Erkrankung mit jedem am Tag zurückgelegten Kilometer sinkt [119].

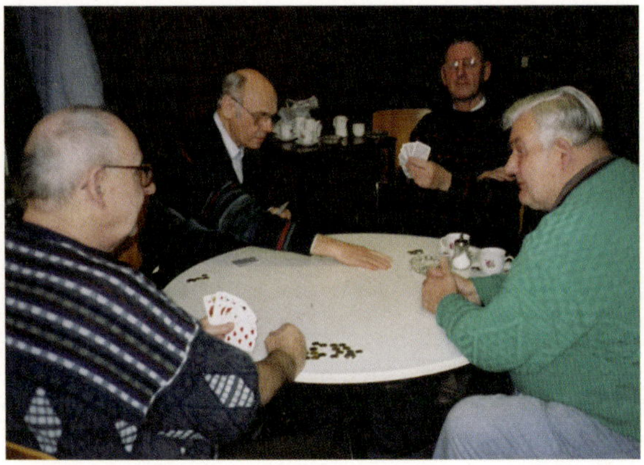

Entspannte Skatrunden bieten viel Gelegenheit, auch im Alter das soziale Netzwerk zu erhalten. Allerdings: Auch wenn Skat und Schach inzwischen als „Sport" gelten – aktive Bewegung – die erste Säule im Modell von Gesundheit heute – können sie nicht ersetzen. [RMA 5315]

- Wenn der Körper bis knapp an die Belastungsgrenze getrieben wird, herrscht Ausnahmezustand. Bei extremen Belastungen stellt der Körper auf Notbetrieb um und verschwendet Reserven, auf Dauer ist dies schädlich. Die Kampf um mehr Bewegung, so scheint es, wird nicht zwangsläufig mit zusammengebissenen Zähnen gewonnen.

Welche Bewegung?

Vor allem *Ausdauersport* greift tief in den Stoffwechsel ein und erhöht die kardiovaskuläre (auf das Herz-Kreislauf-System bezogene) Fitness. Auch Langzeitstudien zeigen, dass Ausdauersportler langfristig gesünder sind und weniger Gewichtsprobleme als Kraftsportler haben.

Das spricht aber keineswegs *gegen* Krafttraining, Gymnastik, Tanzen oder die schnellen Sportarten. Denn zum einen sind Kraft und Flexibilität für manche Gesundheitsziele entscheidend, etwa um die Wirbelsäulen- oder Gelenkbelastung bei Rückenproblemen oder Rheuma zu vermindern oder die Sturzgefahr im Alter zu vermindern, zum anderen gilt: Am gesündesten, weil nachhaltig durchführbar, ist der Sport, der uns Spaß macht, und der zu uns passt.

Die zweite Säule: Ernährung

Es ist nicht ganz einfach, für den Menschen eine „arttypische Ernährung" zu definieren. Was aber sicher ist: Unser Organismus funktioniert nur innerhalb einer gewissen Ernährungsbandbreite optimal. Nun ist diese Bandbreite beim Menschen glücklicherweise recht breit, und der Mensch hat dies schon immer genutzt, um sich einer ausgewogenen Ernährung auf vielfältige und geschmacklich möglichst interessante Weise zu nähern.

Der Trend der letzten Jahre geht allerdings in eine andere Richtung und es wird immer stärker auf Einzelfaktoren in der Nahrung abgehoben, die angeblich optimiert werden müssen: Selen, Magnesium, Spurenelemente, Vitamine, Omega-3-Fettsäuren, die angeblich fehlen, nicht in der richtigen Mischung vorliegen oder rechtsdrehend anstatt linksdrehend sind.

Mehr zum Thema Ernährung → Kapitel 04.

Die dritte Säule: Soziale Gesundheit

Wer wir sind und wohin wir wollen, lernen wir erst in der Gemeinschaft kennen, in der Familie, in der Schule und am Arbeitsplatz. Kein Wunder, dass fast alle unsere Emotionen sozialer Art sind: Wenn wir Kummer haben, steht garantiert ein anderer Mensch dahinter, wenn es um Glück oder Freude geht, meist ebenfalls. Und Alleinsein wird nicht ohne Grund in allen Kulturen als Strafe eingesetzt.

Da wundert es nicht, dass der Weg zur Gesundheit auch zu den anderen Menschen führt. Die Forschung ist sich einig, dass einsame Menschen etwa doppelt so häufig von Herzerkrankungen betroffen sind wie sozial verankerte Menschen. Auch Rückenschmerzen und Depressionen treten bei Menschen ohne sozialen Rückhalt häufiger auf [122]. Und andere Studien haben *funktionierende Beziehungen* als wichtigen Gesundheitsfaktor herausgestellt: So leben dauerhaft gebundene Menschen insgesamt länger.

Persönliches Wachstum. Gesundheit durch Beziehungen hängt eng mit etwas anderem zusammen: Gesundheit durch persönliches Wachstum. Überall dort, wo wir Partnerschaften und Beziehungen pflegen und wo wir mit Leidenschaft von uns selbst gesteckte Ziele verfolgen, festigen wir auch unsere Persönlichkeit und stärken unsere Eigenkräfte.

Die vierte Säule: Rhythmus und Balance

Die Lebewesen der Erde mussten sich von Anfang an auf die beständige Drehung des Planeten einstellen: Tag und Nacht, Sommer und Winter, Vollmond und Neumond. Der Mensch hat in dem endlosen Wechsel von Licht und Dunkel, Wärme und Kälte einen arttypischen **Biorhythmus** ausgebildet, um sich trotz schwankender Umweltbedingungen fit zu halten.

Auch der Wechsel zwischen Belastung und Entspannung hat unser Leben seit jeher bestimmt: Wir können eine ganze Menge an Stress ohne Probleme wegstecken – aber eben nur dann, wenn der Stress durch Entspannungsphasen „ausbalanciert" wird. Unser Organismus kann deshalb nur dann gesund bleiben, wenn er nicht durch Dauerstress aus dem Gleichgewicht gebracht wird.

Biorhythmen

Auch wenn heute jede Stadt der Erde mit riesigen Lichterteppichen die Nacht zum Tage macht: Der Mensch folgt noch immer einer inneren Uhr, die so eingestellt ist, dass sie fortlaufend die Licht- und Temperaturverhältnisse der Umwelt aufgreift und dem Körper hilft, sich schon *im Voraus* an die durch die Drehung der Erde ausgelösten Veränderungen anzupassen.

- So wird der nachts reduzierte Stoffwechsel in den frühen Morgenstunden durch hohe Konzentrationen des Leistungshormons ***Kortisol*** (→ S. 756) hoch geschaltet – damit sind wir für die Belastungen des Tages bereit. Die Körpertemperatur ist nachts ebenfalls am niedrigsten, und steigt dann im Lauf des Tages bis zum späten Nachmittag an.
- In der Mittagszeit schaltet der Körper der meisten Menschen stark zurück, um in den frühen Abendstunden noch einmal anzuziehen und das Leistungshoch der mittleren Morgenstunden (9–11 Uhr) wieder zu erreichen. Diese „Siestaschaltung" ist möglicherweise ein Überbleibsel der Evolution: Die menschliche Art hat ihre Wurzeln in Ostafrika und ist damit auf ein Klima voreingestellt, in dem Energiesparen in der Mittagshitze sinnvoll war.
- Ein weiteres „Rhythmushormon" ist das ***Melatonin,*** das auf die Lichtverhältnisse der Umwelt reagiert, genauer: auf den blauen Lichtanteil des Sonnenlichts, der von auf die Farbe Blau spezialisierten Zapfen-Zellen in der Netzhaut wahrgenommen wird. Bei Helligkeit wird die Bildung des

schlaffördernden Melatonins in der Zirbeldrüse des Gehirns gehemmt, bei Dunkelheit angekurbelt. Melatonin regelt aber auch den Hirnstoffwechsel mit, insbesondere die Produktion des Überträgerstoffes Serotonin (→ S. 1226), der für unsere Stimmung wichtig ist. Zu wenig Tageslicht kann deshalb zu depressiven Verstimmungen, besonders nach den langen Wintermonaten, führen (Winterdepression → S. 1185).

Der ***weibliche Zyklus*** gehört ebenfalls zu den Biorhythmen – er unterliegt allerdings vielen Einflüssen und ist – auch unter „natürlichen" Bedingungen – nicht nur nach dem Mond getaktet (→ S. 842).

Rhythmusverletzungen

Die Biorhythmen verhelfen dem Menschen zu einer besseren Anpassung an seine Umwelt. Aber der Mensch wäre nicht Mensch, wenn er nicht seinen eigenen Rhythmen folgen würde. Er hat Straßenlaternen erfunden, Nachtschichten und das Saturday night fever – wie weit kann er damit gehen, ohne zu Schaden zu kommen?

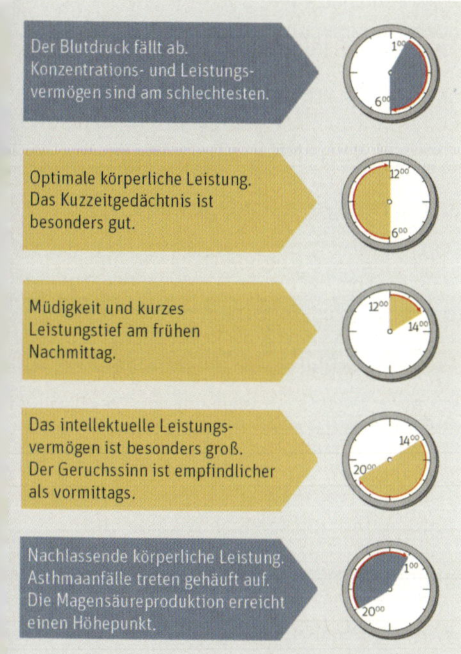

Körperliche und geistige Funktionen des Menschen werden durch eine innere Uhr im 24-Stunden-Takt gesteuert, dem ***Biorhythmus.*** *Auch wenn er bei allen Menschen nach einer ähnlichen Kurve verläuft, ist er doch individuell ausgeprägt. So gibt es in der Tat Morgen- und Abendmenschen – allerdings ist oft schwer zu unterscheiden, ob der Rhythmus den Gewohnheiten folgt oder die Gewohnheiten dem Rhythmus. Einen mit Sicherheit „innerlich" vermittelten Einfluss hat das Alter; hier sinkt die Melatoninproduktion langsam ab – der Schlaf wird dadurch leichter und hält vor allem morgens nicht mehr so lange an.* [ASM 5317]

Zum einen: Es ist völlig normal, einmal eine Nacht „durchzumachen". Der Körper ist auf solche *Ausnahmefälle* vorbereitet – die katerähnlichen Beschwerden, mit denen er sich meldet, sollen uns daran erinnern, dass wir das Gleiche nicht so schnell wiederholen sollen. Auch der nach Flugreisen auftretende Jetlag fällt in diese Kategorie (→ S. 311).

Anders sind immer *wiederkehrende* Rhythmusänderungen, etwa bei wechselnder Schicht- und Nachtarbeit – hier hat der Körper weder Zeit, sich an die Änderung anzupassen (das braucht etwa eine Woche) noch kann er die zusätzliche Belastung ausgleichen, indem er sich ausreichend Ruhe und Schlaf verschafft. Die Folge sind chronische Schlafstörungen, nervöse Anspannung, Kopfschmerzen und schlechte Laune.

Den Rhythmus wieder finden

Ein „rhythmisches" Leben kann nicht verordnet werden. Zu unterschiedlich sind Schlafbedürfnis (→ S. 1225), Konstitution und die Lebensbedingungen, die sich um unsere persönlichen Ansprüche bekanntermaßen wenig „scheren". Auch hier gilt: Jeder muss die Signale seines Körpers wahr- und ernst nehmen. Je älter er wird, desto mehr. Darüber hinaus können wir versuchen, unser Leben so einzurichten, dass die Biorhythmen gut getaktet bleiben:

- Ausreichend Tageslicht stabilisiert unsere Stimmung und beugt Depressionen (→ S. 1181) vor. Verwenden Sie zur Raumbeleuchtung so viel Tageslicht wie möglich: Stellen Sie den Schreibtisch um, bevorzugen Sie eine helle Einrichtung. Bewegen Sie sich soviel es geht im Freien. Selbst an trüben Tagen bekommen Sie damit mehr Tageslicht ab als drinnen. Und die Bewegung bringt den Hirnstoffwechsel zusätzlich auf Trab.
- Melatonin kann heute auch als synthetisches Präparat eingenommen werden. Allerdings: Während es die Schlaf*dauer* nach Schichtarbeit oder beim Jetlag verlängern kann, bleibt die Schlaf*qualität* unbeeinflusst (die nach diesen „Rhythmusverletzungen" beobachteten Veränderungen der einzelnen Schlafstadien bleiben also bestehen). Unter dem Strich ist Melatonin deshalb bei Schichtarbeit oder gegen Jetlag nicht wirksam genug, als dass die Einnahme die möglichen Nebenwirkungen rechtfertigen würde [124].

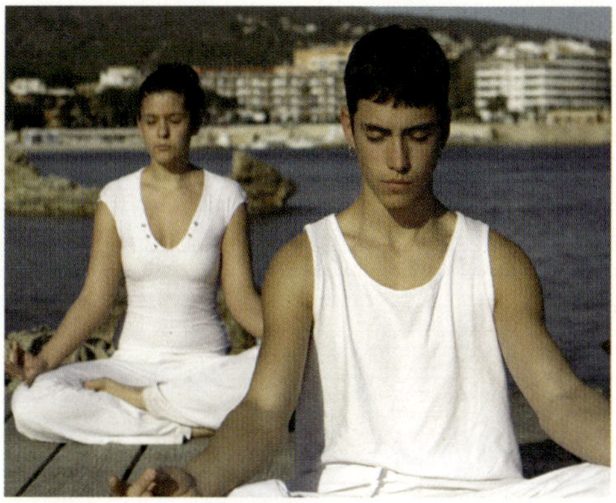

Den richtigen Rhythmus zu finden ist im heutigen Lebensalltag eine ziemlich schwierige Angelegenheit. Man will sich nicht aus dem sozialen Leben ausklinken, aber man braucht trotzdem Momente und Stunden, wo das Leben nicht durch andere getaktet wird: Yoga (→ S. 1259) ist eine gute Möglichkeit dazu – aber es gibt viele andere (mehr dazu → Kapitel 33). [ISP 5316]

Zum Schluss

Wir haben heute viele neue Hilfsmittel, um Krankheiten zu bekämpfen und uns gesund zu erhalten – dass diese Mittel nicht gering zu schätzen sind, zeigt schon die noch immer steigende Lebenserwartung.

Aber wir haben auch ein Riesenproblem: Das moderne Leben, das uns den immer komplizierteren medizinischen Fortschritt ermöglicht, macht es uns zugleich schwer, die einfachen Dinge zu tun, auf die Gesundheit schon immer aufgebaut hat: uns ausreichend zu bewegen, uns gesund zu ernähren, unsere Beziehungen zu pflegen und unsere innere Balance zu halten.

Jede Generation, so scheint es, muss also den Säulen der Gesundheit ein neues Fundament geben: Wo kann Bewegung, die heute aus den meisten Arbeitsabläufen verbannt wurde, wieder in den Alltag „eingebaut" werden? Wie kann trotz des täglichen Zeitdrucks für eine vollwertige Ernährung gesorgt werden? Wie kann trotz steigender Belastung am Arbeitsplatz und im Privatleben seelischer und sozialer Ausgleich entstehen?

Auch wenn die Richtung für alle ähnlich ist, jeder muss den für ihn gangbaren Weg selbst finden und nach Kräften dafür eintreten, dass auch in der Gesellschaft die Prioritäten entsprechend gesetzt werden. *Gesundheit heute* hat auf über tausend Seiten Hilfsmittel, Anregungen und Konzepte zusammengestellt, die als Kompass dienen können: denen, die gesund bleiben wollen und denen, die besser mit einer Krankheit leben wollen.

Buchteil II – Gesund sein, gesund werden, gesund bleiben

04

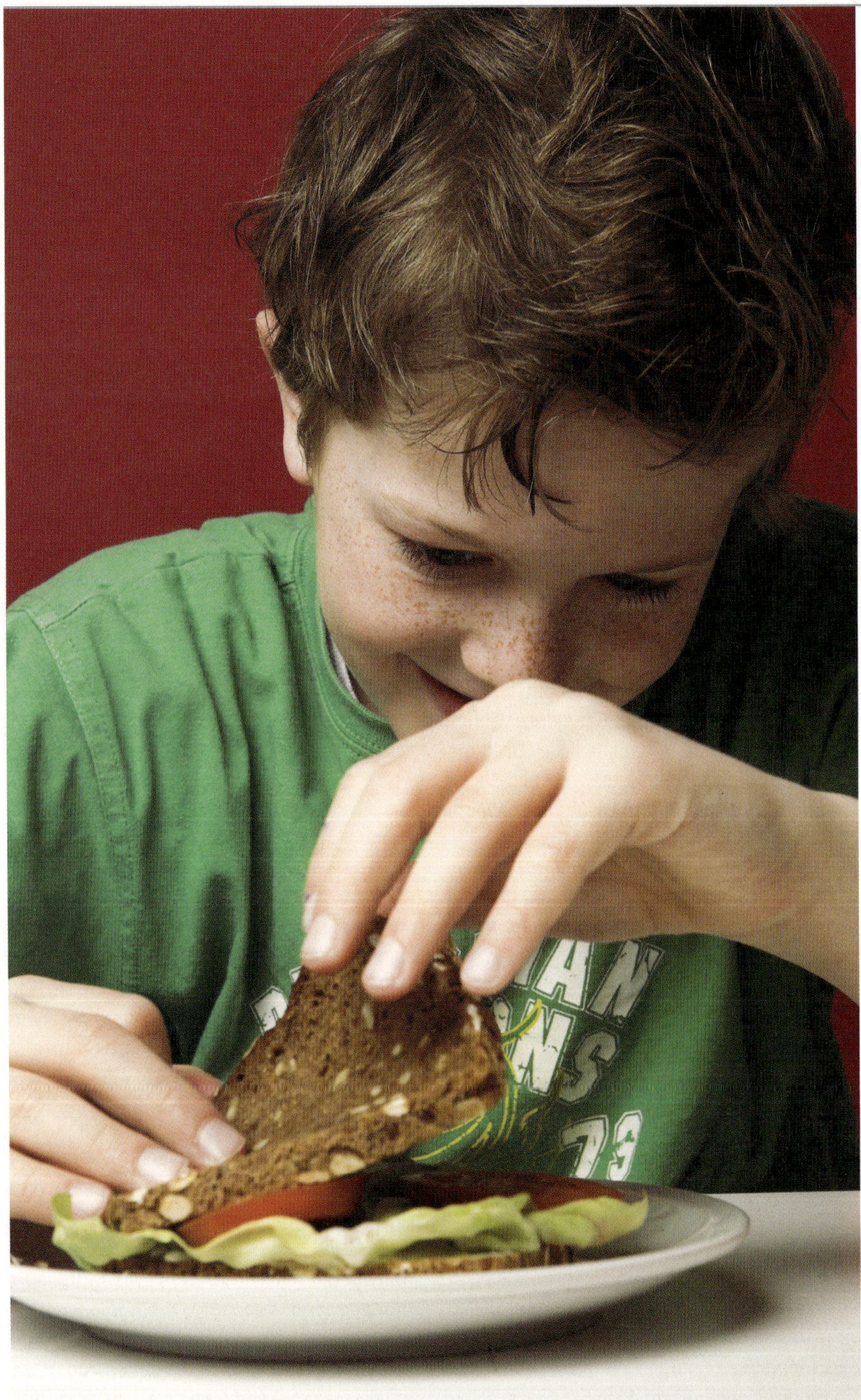

Man ist, was man isst. Doch: Was soll man essen? Und wie viel davon? Und wann? Die Antworten sind nicht einfach. Schließlich können Menschen sowohl in der gemüsefreien Arktis als auch in der kargen Sahelzone mit den vor Ort verfügbaren Nahrungsmitteln überleben. Der alteingesessene Bayer, der von Kindesbeinen an am liebsten Schweinebraten mit Knödeln verzehrt, leidet unter Umständen ebenso wenig unter Mangelerscheinungen wie der dogmatische Rohkostfan, dessen Speisekarte vor allem aus Obst und Gemüse besteht. Was die Ernährung angeht, scheint der Mensch also sehr flexibel zu sein. Oft geht es um den von Paracelsus festgeschriebenen Grundsatz: Die Dosis macht das Gift. Simple Erklärungen hat die Ernährungsmedizin trotzdem nicht zu bieten – in welche Richtung der Weg geht, weiß sie aber sehr wohl. [MAU 0401]

Ernährungsmedizin

Hier finden Sie

Ernährung heute 223
Artgerechte Ernährung 224
Wie sich unsere Essensvorlieben ausbilden 225
Fünf Ernährungsmythen 226
Wie und wann essen? 230
Wie Hunger und Sättigung funktionieren 230
Was essen? 231
Auf der Suche nach der besten Ernährung: zwei Antworten 231
Vegetarische Ernährung 233
Ist Bio besser? 234
Vitamine 235
Mineralstoffe 238
Funktionelle Nahrungsbestandteile 241
Fremd- und Schadstoffe in der Nahrung 243
Wenn die Lust zur Last wird 245
Was heißt Übergewicht? 245
Übergewicht – ein Bilanzproblem 245
Ursachen von Übergewicht 246
Das Gewicht beeinflussen 248
Die wichtigsten Abnehm-Diäten im Überblick 250
Wellness-Diäten 251
Statt Diäten: Umstellung der Lebensgewohnheiten 253
Übergewicht als Krankheit 254
Übergewicht und Adipositas bei Erwachsenen 254
Übergewicht und Adipositas bei Kindern 258

An anderer Stelle im Buch besprochen:

Ernährung in der Schwangerschaft 352
Metabolisches Syndrom 767
Salzarme Ernährung bei Bluthochdruck 725

Ernährung heute

Als die gefürchteten ernährungsbedingten Mangelkrankheiten beseitigt und die Supermärkte mit hygienisch einwandfreien und billigen Lebensmitteln gut bestückt waren, wurde es vorübergehend still um das Thema Ernährung. Erst seit die in die Breite gehende XXL-Generation die Schlagzeilen – und die Arztpraxen – füllt, ist die Frage nach der richtigen Ernährung wieder aktuell.

Die bisherigen Antworten der **Ernährungsmedizin** sind dabei alles andere als befriedigend. Nach wie vor steigt das Körpergewicht jedes Deutschen Jahr für Jahr im Durchschnitt um fast ein halbes Kilo – und das, obwohl die Bevölkerung den Rat der Ernährungsexperten angenommen hat, weniger Fett zu essen. Auch die Zahl der Diabetiker nimmt weiter zu – Kritiker sagen, dass daran die vielen Kohlenhydrate schuld seien, mit denen die Menschen jetzt ihre fettarmen Mahlzeiten strecken.

Während die Ernährungsmedizin noch immer nach einem Ausweg aus dem Dilemma der Überflussgesellschaft – dem Übergewicht – sucht, weisen immer mehr Forscher darauf hin, dass dem Problem mit Nährwerttabellen, Kalorienzählen und Fettreduktion womöglich gar nicht beizukommen ist. Denn welche Ernährung Menschen langfristig beibehalten können, hat auch etwas mit der „geschmacklichen Biografie" jedes Einzelnen zu tun (→ S. 225).

Zudem „wirkt" Ernährung immer auch im Zusammenhang mit dem sonstigen Lebensstil: Eine Ernährung, die bei einem Bewegungsmuffel den Stoffwechsel schwer beeinträchtigt, wird von einem körperlich tätigen Menschen oft problemlos vertragen. Kein Wunder, dass das Wort „Diät" im ursprünglichen, von den Griechen der Antike geprägten Sinn nicht nur für Ernährung, sondern allgemein für „Lebensführung" stand.

Die soziale Rolle der Ernährung. Ernährung ist in den letzten 30 Jahren immer stärker zu einem von Schicht zu Schicht unterschiedlichen Phänomen geworden: Die gebildete Mittelschicht isst bio oder mediterran, die sozial benachteiligten Schichten dagegen fettreich und ungesund. Soziologen erklären das über den neuen sozialen Wert des Körpers. Nachdem Kleidung heute nicht mehr als Statussymbol funktioniert (jeder kann heute für wenig Geld schick aussehen), ist Schlankheit ein rares Gut geworden, das einen gehobenen Status signalisiert. Und damit ist Ernährung auch zu einem Instrument geworden, bei dem es längst nicht mehr nur um Sättigung und Geschmack geht, sondern auch um soziale Signale: Seht her, ich bin ein Gewinner – ich bin fit, schlank und gesund. Angesichts dieser sozialen Bedeutung der Ernährung ist es kein Wunder, dass Essstörungen zu den am schnellsten zunehmenden Krankheiten gehören (→ S. 1209).

Von Aposteln, Heilern und Geschäftemachern

Ernährung als Markt. Was wir essen, bestimmt auch den Markt für die Nahrungsmittelindustrie – und diese ist nicht an unserer Gesundheit, sondern an klingenden Kassen interessiert. Deshalb versucht sie, Kunden durch Versprechungen über den angeblich gesundheitssteigernden Wert ihrer Angebote und immer neuer Zusatzmittel zu locken. Diese – in der Regel falschen – Behauptungen werden erst zaghaft gesetzlich reglementiert, etwa durch die EU-Richtlinie zur Lebensmittelwerbung aus dem Jahr 2006. Und nach wie vor wehrt sich die Lebensmittelindustrie erfolgreich gegen eine Auszeichnungspflicht gesundheitlich bedenklicher Zutaten wie etwa der Trans-Fette (→ S. 227). Aber nicht nur die Nahrungsmittelindustrie, auch Ernährungsgurus, Gesundheitsprofis und medizinische Modemacher sind mit den von ihnen propagierten Alternativen in diesen lukrativen Markt eingestiegen. Hunderte von Theorien erklären uns, was wir essen oder nicht essen dürfen und wie wir durch Nahrung krank werden: wegen Fleisch, wegen Milch, wegen Kohlenhydraten, wegen Übersäuerung oder weil wir nicht oft genug kauen.

Dahinter steht ein ernst zu nehmendes Dilemma der Ernährungswissenschaft: Sie kann ihre Empfehlungen kaum auf kontrollierte Experimente stützen, wie sie etwa in der Arzneimittelforschung üblich sind, sondern ist auf viel schwerer zu interpretierende Beobachtungsstudien angewiesen. Entsprechend hoch ist die Fallhöhe für die Ernährungsdogmen, die nun nach und nach von einer neuen Generation von Forschern kritisch hinterfragt werden (→ Ernährungsmythen S. 226).

i Aktuell: www.gesundheit-heute.de/02x01

- **www.ernaehrung.de** – Betrieben vom Institut für Ernährungsinformation, Freudenstadt, einer unabhängigen Forschungseinrichtung: Enthält u. a. einen Ernährungsassistenten, der die eigene Ernährung analysiert.
- **www.dge.de** – Website der Deutschen Gesellschaft für Ernährung e. V., Bonn: Sehr informativ und hilfreich.
- **www.uni-hohenheim/wwwin140/info** – Website von Ernährungswissenschaftlern der Uni Hohenheim.
- M. Hamm: **Knaurs Handbuch Ernährung.** Knaur, 2003. Ein guter und flott geschriebener ernährungswissenschaftlicher Überblick: Von der Funktionsweise unseres Körpers über Vitamine, sekundäre Pflanzenstoffe und Antioxidanzien bis hin zu aktuellen Ernährungstrends wie dem Functional Food.

Artgerechte Ernährung

Wo sich so viele Diäten und Ernährungsformeln als die beste Ernährung anbieten, ist der Blick zurück zu den Wurzeln unserer Ernährung verständlich. Sollte nicht das, was *homo sapiens* schon immer gegessen hat, die beste Richtschnur für gesundes Essen sein?

So beruft sich manche neue Diät auf eine Art **Urnahrung** ***(natürliche Ernährung)***, die auf der Ernährungsweise unserer jagenden und sammelnden Ahnen basieren soll – oft mit widersprüchlichen Argumenten.

Gesichert ist, dass sich der Speiseplan unserer Vorfahren immer wieder wandelte [202]: Waren die affenähnlichen Vorfahren des Menschen vor allem Pflanzenesser, so ist der anatomisch moderne Mensch nach Aufbau seines Gebisses und seines Verdauungstrakts als **Mischköstler** einzuordnen. Geoklimatische Erwägungen und völkerkundliche Beobachtungen an Jäger- und Sammlergesellschaften legen nahe, dass der Fleischanteil regional stark schwankte – bei der Besiedelung Amerikas über die Beringstraße etwa mussten sich die Einwanderer vor allem auf Fisch und Fleisch verlassen, wie auch heute noch die Inuit (Eskimos). Als Durchschnittswert gilt, dass die meisten Volksgruppen der Steinzeit 30–40 % ihrer Kalorien aus Fleisch gewannen.

Entscheidend änderte sich das mit dem Eintritt in die Sesshaftigkeit vor 6 000–10 000 Jahren. Durch die Zucht ertragreicher Gräser (Getreide) änderte sich die Art der zugeführten Kohlenhydrate stark (die Gesamtmenge der Kohlenhydrate blieb dagegen in etwa gleich). Später kamen auch Tiermilch und Mastfleisch auf den Speisezettel. Untersuchungen des menschlichen Erbguts zeigen, dass diese neueren Änderungen unseres Speisezettels Spuren hinterlassen haben. So sind immerhin 28 % der genetischen Unterschiede zwischen den Menschen in den verschiedenen Regionen Europas auf **Bauerngene** ***(Ackerbaugene)*** zurückzuführen, also auf Gene, die sich erst mit der Sesshaftigkeit ausbreiteten [203].

Beispiel Milchzuckerunverträglichkeit. Um das Nahrungsangebot optimal verwerten zu können, passte sich der Mensch genetisch ein Stück weit den neuen Möglichkeiten an: Beispiel **Milchzuckerunverträglichkeit** ***(Laktoseintoleranz)***. Ursprünglich hatte es für den Menschen keinen Sinn, die zur Verdauung von Milchzucker benötigten Enzyme ein Leben lang vorzuhalten – die einzige Quelle von Milchzucker war schließlich die Muttermilch. Das änderte sich mit der Einführung der Viehhaltung – jetzt war es von Vorteil, auch im späteren Leben Laktose verwerten zu können. Diejenigen unserer Vorfahren, die den Milchzucker 100 % verwerten konnten, hatten einen Überlebensvorteil. Und so änderte sich bei den Viehhaltern durch natürliche Ausleseprozesse nach und nach die Verdauung. Das Resultat: Während Volksgruppen ohne Viehzuchttradition (wie etwa viele afrikanische Volksstämme oder die meisten Asiaten) den in allen Tiermilcharten enthaltenen Milchzucker nicht vertragen, können die Nachfahren von Viehhaltern – so die meisten Europäer – Milch lebenslang als Nahrungsquelle nutzen.

Und das umso eher, je weiter nördlich sie leben, denn je weniger Sonnenlicht den Menschen zur Verfügung stand, desto entscheidender war der Vorteil, den die Milch brachte. Schließlich ist diese nicht nur eine zusätzliche Nahrungsquelle, sondern sorgt durch ihren Kalziumgehalt auch für stärkere Knochen und ein besseres Wachstum – ein riesiges Plus in den an Sonnenlicht armen Klimazonen, in denen die Gesundheit der Knochen immer von Rachitis bedroht ist (→ S. 1018). Kein Wunder also, dass praktisch alle Skandinavier Milch gut vertragen, während das im Süden Europas nur für ⅔ der Bevölkerung gilt.

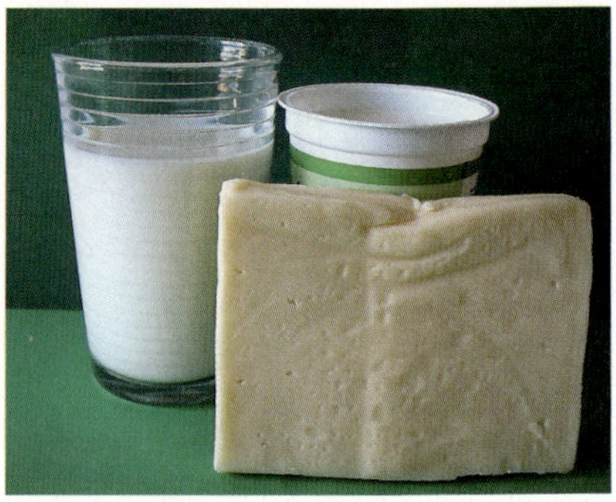

Die Fähigkeit, Milch und Milchprodukte auch im Erwachsenenalter verdauen zu können, ist eine der wichtigsten Errungenschaften unserer europäischen Vergangenheit als Viehhalter. [PIX 0402]

Beispiel Kohlenhydrate. Da die Sesshaftigkeit für manche Volksgruppen früher, für andere später begann, lassen sich weitere Unterschiede im Stoffwechsel feststellen. So reagieren etwa die Nachfahren von nicht Ackerbau betreibenden Völkern (etwa die Ureinwohner Australiens oder Amerikas) auf eine Ernährung, die auf Getreidestärke basiert, mit einer starken Neigung zum metabolischen Syndrom (→ S. 767) und Diabetes (→ S. 758). Die seit tausenden von Jahren an Ackerbau gewöhnten Europäer dagegen scheinen mit der modernen Ernährung besser zurechtzukommen.

Es gibt keine „beste Ernährung"

Aber nicht nur die von Mensch zu Mensch unterschiedliche genetische Voreinstellung spricht gegen die Auffassung einer für alle Menschen ***idealen*** oder gar **artgerechten Ernährung.** So reagieren Männer und Frauen nicht nur auf Alkohol unterschiedlich, sondern auch auf „reguläre" Nahrungsbestandteile wie bestimmte Fette oder Öle. Dazu kommt, dass Ernährung immer auch auf das sonstige Leben eines Menschen zugeschnitten sein muss. Eine Ernährung, die für Menschen optimal war, die pro Tag 30 km wanderten, ist nicht optimal für einen Menschen, der von morgens bis abends sitzt.

(!) Ernährung mag der Schlüssel zur Gesundheit sein, aber er muss auch zum Schloss passen – und das ist von Mensch zu Mensch anders.

Zudem ist das Konzept einer *Steinzeitdiät* kaum auf die heutige Zeit übertragbar: Die Fleischquelle etwa waren Wildtiere – diese haben einen um 90 % geringeren Fettanteil als Nutztiere, und während das Fett der Masttiere vor allem gesättigtes Speicherfett darstellt, besteht das Fett wilder Tiere größtenteils aus mehrfach ungesättigten Fettsäuren, allen voran den Omega-3-Fettsäuren (→ S. 227). Und selbst wenn mageres Wildfleisch unsere artgerechte Ernährung wäre – wie sollten heute sieben Milliarden Menschen von Kaninchen, Rehen und Antilopen leben?

Wie sich unsere Essensvorlieben ausbilden

Dass der Mensch bei seiner evolutionären Strategie auf Intelligenz setzt, hat ihm immerhin eines eingebracht: Er kann im Gegensatz zu allen anderen Säugetieren in praktisch allen Klimazonen (neuerdings sogar in einer kleinen Weltraumstation) leben. Dabei kommt ihm auch eine zweite Eigenschaft zupass, nämlich dass er ein breites Nahrungsangebot tierischer und pflanzlicher Herkunft nutzen kann. Das macht ihn zwar flexibel, was die Wahl seines Lebensraums angeht (der auf Bambussprossen spezialisierte Pandabär ist nicht ohne Grund vom Aussterben bedroht), stellt den Menschen aber vor ein Dilemma – das *Dilemma des Generalisten:* Ein großer Teil der vorgefundenen Nahrung ist giftig, weil Pflanzen gegen das Gefressenwerden irgendwann eine chemische Abwehr aufgebaut haben. Sie sind bitter, unverträglich – oder sogar tödlich giftig. Wie lernt der Mensch die jeweils richtigen Nahrungsmittel zu bevorzugen?

Ganz grob gesagt, sind drei – teils kulturell, teils biologisch bedingte – Einflüsse an der Ausbildung unseres Geschmacks beteiligt.

■ Erstens: Universelle Vorlieben

Jedes Kind, ob aus München oder Manila, bewertet aufgrund angeborener biologischer Vorlieben drei **Geschmacksqualitäten** positiv: *süß* (ab dem 1. Tag), *salzig* (ab dem 4. Monat) und *umami* („fleischig", etwa ab dem 6. Monat). Die zwei übrigen Geschmacksqualitäten dagegen werden zumeist negativ bewertet: *bitter* (steht für „womöglich giftig") und *sauer* (steht für „unreif", d. h. kalorisch minderwertig, und manchmal auch für „womöglich verdorben"). Auch wenn keine speziellen Geschmackszellen für Fett bekannt sind, wird *fette* Nahrung schon von Kindern in allen Kulturen bevorzugt. Dies liegt daran, dass Fett alle positiven Geschmacksqualitäten verstärkt – fetthaltige Nahrung schmeckt einfach intensiver. Dass Menschen Kalorienbomben wie Schokolade und Chips bevorzugen, hat also einen biologischen Hintergrund [208; 209].

Eine weitere allgemein gültige Voreinstellung ist der **Garcia-Effekt:** Hat ein Nahrungsmittel einmal Übelkeit oder Erbrechen ausgelöst, so wird dieses *langfristig abgelehnt.* Eine einzige schlechte Erfahrung reicht dabei aus, um das jeweilige Nahrungsmittel jahrelang zu meiden – zumindest bei Kindern.

Ein dritter Einfluss, der die Nahrungsvorlieben aller Kinder prägt, ist die **Neophobie** – Kinder meiden bisher unbekannte Nahrungsmittel. Sie folgt einem bei allen Kindern in etwa ähnlichen zeitlichen Verlauf: Im Alter von 4 und 6 Monaten ist sie am wenigsten ausgeprägt; Säuglinge akzeptieren in diesem Zeitraum praktisch alles, was ihnen angeboten wird [210]. Ab etwa dem 18. Monat verengt sich der Wahlhorizont allmählich; mit 4–5 Jahren ist er am engsten. Kinder sind dann *wirklich* schlechte Esser. Erst zwischen 8 und 12 Jahren weitet sich der Wahlhorizont wieder.

Dieser Verlauf erklärt sich evolutionsbiologisch so: Während das Kind gestillt wird und in unmittelbarer Nähe der Mutter lebt, soll sein Geschmackshorizont *breit* sein – die Mutter sorgt schließlich mit ihrer Vorauswahl dafür, dass das, was das Kind zu essen bekommt *sicher* ist. Ganz anders, wenn das Kind die – an Giftstoffen nicht arme – Umwelt auf eigenen Beinen erforscht: Dann wird eine Verengung des Wahl- und Geschmackshorizonts zu einer Frage des Überlebens. Alles, was unbekannt ist, muss jetzt gemieden werden – insbesondere wenn es dazu noch grün ist oder bitter schmeckt. Erst wenn die inneren Organe reifer sind (d. h. weniger anfällig gegenüber Giftstoffen) und wenn die Nahrungsauswahl durch kulturelles Lernen abgesichert ist, kann sich der Geschmacks- und Wahlhorizont wieder öffnen. Wenn Kinder schlecht essen, dann tun sie das also nicht unbedingt in mutwilliger Absicht.

■ Zweitens: Individuelle Vorlieben

Je nachdem, wo Kinder aufwachsen, essen sie spätestens im Schulalter Maden, Rattenschwänze, gegrillte Vogelspinnen, Big Mäcs® oder Knödel – und finden sie lecker. Diese flexible geschmackliche Anpassung an das Nahrungsangebot ist für uns Menschen überlebenswichtig: Wer den nicht giftigen Teil der essbaren Umwelt nicht irgendwann geschmacklich positiv bewertet, hat für seine Ernährung schwerwiegende Nachteile – zumindest unter den knappen Umweltbedingungen, wie sie für den Menschen in seiner evolutionären Umwelt typisch waren und noch heute vielerorts sind.

Die geschmackliche Anpassung erfolgt dabei bisweilen unter extremen Sonderbedingungen. Scharf essen ist dort sinnvoll, wo Nahrungsmittel schnell verderben, denn scharfe Gewürze können Keime und Parasiten abtöten. Andenbewohner essen z. B. wilde Kartoffeln zusammen mit Lehm – das hilft die giftigen Inhaltsstoffe der Kartoffeln zu neutralisieren.

Soziales Lernen. Einen starken Einfluss auf das, was wir essen, hat die Gewöhnung – wir sprechen nicht umsonst von Ernährungs*gewohnheiten.* Experimente zeigen, dass Kinder, die ein Nahrungsmittel zunächst ablehnen, dieses doch annehmen, wenn es ihnen an aufeinanderfolgenden Tagen noch 8–10 weitere Male angeboten wird.

Was Experimente auch zeigen: Kindern fällt es leichter, das zu akzeptieren, was die Erwachsenen am Tisch lecker finden – Kinder orientieren sich bei der Entwicklung ihres Geschmacks auch an Vorbildern. So probieren 1- bis 4-Jährige ein neues Nahrungsmittel doppelt so häufig, wenn ein freundlicher Erwachsener davon zuerst nimmt. Dieses Lernen in der Gemeinschaft heißt auch ***soziales Lernen.***

(!) Wir essen also bestimmte Nahrungsmittel nicht deshalb, weil sie uns schmecken, sondern sie schmecken uns, weil wir sie immer wieder essen.

Geschmacksprogrammierung. Bei allen Säugetieren spielt die geschmackliche Prägung eine herausragende Rolle. So finden z. B. die (blind geborenen) Rattenbabys die Zitzen ihrer Mütter nur über den Geruch – die Mutter leckt das Junge ab und danach ihre Zitzen. Wäscht man die Zitzen, gehen die Jungen ein. Die Geschmackserfahrung im Mutterleib und später beim Stillen bestimmt auch darüber, welche Nahrungsquellen später aufgesucht werden. Werden Kaninchen während der Tragzeit mit Wacholderbeeren gefüttert, so ziehen die Kaninchen aus diesem Wurf später Wacholderwiesen vor.

Auch das Menschenbaby folgt Gerüchen und Geschmackserfahrungen. Es bevorzugt etwa die mit dem eigenen Fruchtwasser bestrichene mütterliche Brust und schreit auch weniger, wenn es dem Geruch des eigenen Fruchtwassers ausgesetzt ist. Experimente zeigen auch, dass nach der Geburt nicht gebadete Kinder sich schneller beruhigen lassen – und dass Babys die ungewaschene der gewaschenen Brust beim Stillen vorziehen.

Auch unsere Nahrungsvorlieben werden schon vor der Geburt geprägt, man nennt diesen Prozess **Geschmacksprogrammierung.** In Experimenten, in denen Spuren von Knoblauch, Vanille, Anis oder Karottensaft in das Fruchtwasser eingebracht wurden, zeigte sich, dass Neugeborene genau diese Geschmacksvarianten bevorzugen. Wenn die stillende Mutter Nahrungsmittel mit einem bestimmten Geschmack (etwa Karottensaft) konsumiert,

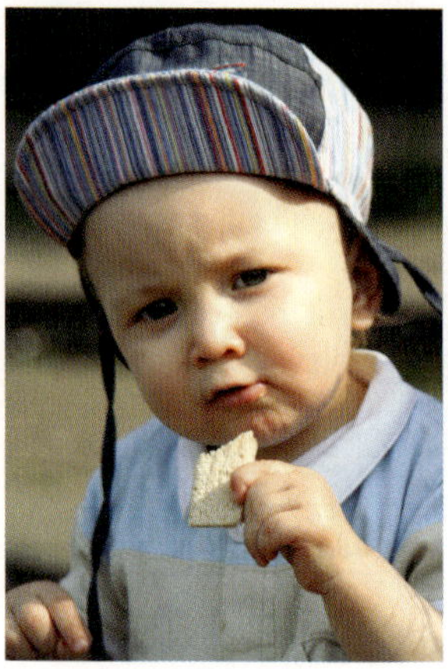

Geschmack ist Übungssache und hat eine lange Geschichte: Schon im Mutterleib macht das Kind erste Geschmackserfahrungen und die geschmackliche Prägung geht am Familientisch weiter. [RVM 0404]

wurden diese von den Babys beim Beifüttern ebenfalls bevorzugt (die Forscherin Lise Eliot bezeichnet dies als „Probelauf durch die Regale des Supermarkts").

■ Drittens: Genetische Unterschiede

Aber auch genetische Unterschiede spielen eine Rolle: Rund ein Viertel der Mitteleuropäer (darunter mehr Frauen als Männer) sind so genannte *Supertaster* – sie haben besonders viele Geschmacksrezeptoren für Bitterstoffe auf der Zunge und reagieren sehr sensibel auf Geschmacksreize. Manches Kind, das schlecht isst, dürfte zu dieser Gruppe gehören. Im Erwachsenenalter sind Supertaster dagegen häufiger unter den Köchen zu finden.

Fünf Ernährungsmythen

Mythos 1: Fette sind böse

Fett hat einen schlechten Ruf. Da es pro Gramm die doppelte Menge an Energie enthält wie die beiden anderen Energielieferanten des Körpers (Eiweiß und Kohlenhydrate), ist es ein potenzieller Spielverderber in Sachen schlanke Linie. Außerdem ist unstrittig, dass die meisten dicken Menschen zu viel Fett essen.

Erst in den letzten beiden Jahrzehnten ist die gesunde Seite der Fette entdeckt worden: Je nach chemischem Aufbau sorgen nämlich manche Fette (→ S. 227) für einen gesunden Stoffwechsel und helfen bei der Vorbeugung gegen Arteriosklerose und vielleicht sogar gegen entzündliche Erkrankungen. Zudem haben viele Studien gezeigt – wie etwa die an 83 000 amerikanischen Krankenschwestern durchgeführte „Nurses health study" –, dass der Fettgehalt der Nahrung für sich allein keinen Einfluss auf das Risiko späterer Herz- oder Gefäßerkrankungen hat [263].

Die „Fettfrage" muss deshalb differenziert betrachtet werden:

Qualität statt Quantität. Noch vor zehn Jahren schien die Welt in Ordnung: Man müsse nur den Fettkonsum auf unter 30 % der verzehrten Kalorien senken, dann treten die Blutfette und das Cholesterin automatisch den Rückzug an und die Blutgefäße verstopfen nicht so schnell – so die Annahmen etwa der Deutschen Gesellschaft für Ernährung. Tatsächlich ging das Cholesterin *insgesamt* durch eine fettreduzierte Ernährung zurück – aber neben dem schlechten LDL sank auch der Anteil des guten HDL-Cholesterins (→ S. 768). Zudem stiegen die Triglyzeride (→ S. 767) im Blut wegen des erhöhten Konsums von Kohlenhydraten an – nicht gut für die Blutgefäße. Heute ist klar geworden: Das Augenmerk sollte mehr auf der *Qualität* des Fetts liegen als auf der *Quantität*.

Der Fettanteil liegt gerade bei der gesunden Mittelmeerkost bei bis zu 40 %, und wen wundert's: Die verwendeten Fette und Öle bestehen vor allem aus einfach ungesättigten Fettsäuren sowie Omega-3-Fettsäuren, gesättigte Fettsäuren sind selten, gehärtete Fette fehlen praktisch ganz.

Gesättigt = igitt? Gesättigte Fette (→ Kasten) sind nicht per se schlecht. So enthält etwa Milchfett einen recht hohen Anteil an gesättigten Fetten – trotzdem stehen Menschen, die Milchprodukte verzehren, in Langzeitstudien gesundheitlich besser da [211; 212; 213]. Auch Muttermilch enthält vor allem gesättigte Fette, sicherlich nicht ohne Grund. Gesättigte Fette liefern dem Körper vor allem Energie und vor diesem Hintergrund sollten sie bewertet werden:

- Solange die kalorische Bilanz stimmt und die Ernährung insgesamt ausgewogen ist, sind keine Nachteile zu befürchten.
- Bei Übergewicht kann auf gesättigtes Fett (etwa Milchfett) verzichtet werden. Allerdings: Viele der wertvollen Bestandteile der Milch (etwa Vitamin D und konjugierte Linolsäure → Tab. S. 236, S. 227) sind im gesättigten Fett gelöst und werden zusammen mit ihm aufgenommen. Außerdem macht Fett die Nahrung schmackhaft – gerade fettarme Fertigprodukte enthalten deshalb umso mehr Zucker und Geschmacksverstärker! Dies legt nahe, dass auf gesättigte Fette nicht vollständig verzichtet werden kann. Das ist auch kaum möglich, da in Fast Food, Süßigkeiten, Soßen, Gebäck und Wurstwaren vor allem gesättigte Fette versteckt sind.
- Margarine oder Butter? Auch hier gilt: Solange die kalorische Bilanz insgesamt stimmt, spricht nichts gegen die an gesättigten Fettsäuren reiche Butter. Butter ist im Gegensatz zur Margarine ein reines Nahrungsmittel – letztere ist ein Gemisch aus Ölen, Wasser, Magermilch, Säuerungsmitteln und Emulgatoren und die Öle sind teilweise gehärtet (Details → Kasten).

Fett im Fleisch. Die Qualität des Fettes im Fleisch schwankt je nach Tierart, Futter und Mastbedingungen erheblich. Die günstigsten Fettmischungen sind bei möglichst wenig gemästeten, frei grasenden Tieren zu erwarten, bei denen sowohl der Anteil an Omega-3-Fettsäuren als auch der an konjugierter Linolsäure (→ Kasten) höher liegt.

Cholesterin. **Cholesterin** (auch *Cholesterol* genannt) ist ein wichtiger Bestandteil der Zellwände und ein Ausgangsstoff für die Produktion von Hormonen und Gallensäuren. Der Cholesterinspiegel im Blut wird von vielen Faktoren beeinflusst, unter anderem von unserer genetischen Anlage sowie davon, wie viel wir uns bewegen und welche Fette wir essen:

- Gehärtete und gesättigte Fette erhöhen das schlechte LDL-Cholesterin (→ S. 768) – vor allem dann, wenn wir über unseren Energiebedarf hinaus essen.
- Ungesättigte Fette erhöhen dagegen das gute HDL-Cholesterin (→ S. 768).

Das mit der Nahrung zugeführte Cholesterin dagegen hat nur bei einer Minderheit überhaupt einen Einfluss auf den **Cholesterinspiegel** im Blut. Bei zwei Dritteln bis drei Vierteln der Menschen wird der Cholesterinspiegel unabhängig von der Cholersterinzufuhr aus der Nahrung geregelt (Mediziner nennen diese Menschen *Hyporesponder)*. Beim Rest schlägt sich eine höhere Zufuhr von Cholesterin zwar in moderat ansteigenden Cholesterinspiegeln nieder, da jedoch sowohl das schlechte als auch das gute Cholesterin ansteigt, kann nicht pauschal von einer gesundheitsschädlichen Wirkung ausgegangen werden. Dass der Verzicht auf das Frühstücksei gut für das Herz sei, ist jedenfalls ein heute überhöhter medizinischer Mythos der 1970er-Jahre.

Trans-Fette. Trans-Fette sind die wirklich bösen Buben unter den Fetten. Diese entstehen vorwiegend bei der Härtung von Fetten in der Lebensmittelindustrie und beim Erhitzen von Ölen auf hohe Temperaturen. Obwohl allgemein bekannt ist, dass diese Fette sehr viele gesundheitliche Nachteile haben, sind sie immer noch in vielen industriell hergestellten, fettreichen Lebensmitteln sowie in frittiertem Fast Food enthalten (aber auch in Eiscreme, Snacks, Tütensuppen, Keksen und industriell hergestellten Süß- und Backwaren, insbesondere in solchen mit Creme-Füllungen).

In Deutschland werden im internationalen Vergleich zwar wenige Trans-Fette konsumiert

Das Einmaleins der Fette

Chemisch gesehen sind **Fette** Verbindungen des Alkohols Glyzerin mit bis zu drei Fettsäuremolekülen. Je nachdem, wie die Kohlenstoffatome der Fettsäuren chemisch verbunden sind, liegen gesättigte oder ungesättigte Fette vor.

Gesättigte und ungesättigte Fette

Gesättigte Fette zeichnen sich dadurch aus, dass die Kohlenstoffatome der enthaltenen Fettsäuren nur durch *einfache Bindungen* aneinanderhängen. Diese Fette kommen meist in Nahrungsmitteln tierischer Herkunft vor und werden vor allem als Energielieferant im Körper verwendet. Solange die Energiebilanz stimmt, sind gesättigte Fette also keineswegs schlecht.

Ungesättigte Fette dagegen halten die Kohlenstoffatome der enthaltenen Fettsäuren auch durch chemische *Doppelbindungen* zusammen. Dadurch sind sie reaktionsfreudiger und im Stoffwechsel vielfältiger einsetzbar. Ungesättigte Fette sind meist pflanzlicher Herkunft.

Einfach ungesättigte Fettsäuren (auch *MUFA* genannt, von *monounsaturated fatty acids)* enthalten *eine einzige* Doppelbindung. Wichtige Quellen sind z. B. Olivenöl, Nüsse und Avocados.

Mehrfach ungesättigte Fettsäuren (auch *PUFA* genannt, von *polyunsaturated fatty acids)* kommen in Pflanzenölen, aber auch in Fleisch und Milchprodukten vor und besitzen *mehrere* Doppelbindungen. Welche Rolle diese Fettsäuren im Stoffwechsel spielen, hängt aber nicht nur von der Zahl der Doppelbindungen, sondern auch davon ab, wo in ihrem Kohlenstoffgerüst die erste Doppelbindung sitzt. Diese Position wird mit dem griechischen Buchstaben Omega (oder etwas profaner einfach mit „n") bezeichnet.

- Sitzt die erste Doppelbindung am dritten Kohlenstoffatom, so handelt es sich um **Omega-3-Fettsäuren** (auch *n-3-Fettsäuren* genannt). Diese kommen z. B. in Kaltwasserfischen (Makrele, Lachs und Hering) sowie in Raps- und Flachs- bzw. Leinöl vor. Die wichtigste Omega-3-Fettsäure ist die *alpha-Linolensäure.*
- Sitzt die Doppelbindung am sechsten Kohlenstoffatom, spricht man von **Omega-6-Fettsäuren** (auch *n-6-Fettsäuren* genannt). Diese kommen in anderen Pflanzenölen (Sojaöl), aber auch in Getreide, Fleisch und Milchprodukten vor. Wichtige Omega-6-Fettsäuren sind z. B. *Linolsäure* und *Linolensäure.*

Je nach Verhältnis von Omega-6- zu Omega-3-Fettsäuren stellt sich der Stoffwechsel unterschiedlich ein. Ein hoher Anteil an Omega-3-Fettsäuren wirkt Entzündungen entgegen. So breitet sich die Arterienverkalkung (die letztlich auf schleichenden Entzündungsprozessen beruht) weniger aus. Omega-3-Fettsäuren erhöhen zudem den Anteil des gesunden Cholesterins im Blut (HDL); sie sind auch an wichtigen Wachstumsprozessen des Kindes (z. B. der Hirnreifung) beteiligt.

Es wird geschätzt, dass der Mensch über den überwiegenden Teil seiner Geschichte ungesättigte Fettsäuren in einem Verhältnis von 2:1 (Omega-6 zu Omega-3) zu sich nahm. Heute ist das Verhältnis etwa 15:1 – hierdurch könnten entzündliche Erkrankungen begünstigt werden. Das ungünstige Verhältnis liegt teilweise auch daran, dass der Gehalt an Omega-3-Fettsäuren im Fleisch unter modernen Mastbedingungen weit unter dem von natürlich aufwachsenden Tieren liegt.

Trans-Fette

Damit Fette haltbarer werden und nicht ausschwitzen bzw. sich verflüssigen, werden sie von der Lebensmittelindustrie gehärtet. Bei der Herstellung **gehärteter Fette** *(hydrogenierter Fette)* entstehen in unterschiedlichem Ausmaß **Trans-Fette** – das sind ungesättigte Fettsäuren mit einem veränderten räumlichen Aufbau. Auch durch Erhitzen und Braten von Öl bei hohen Temperaturen entstehen Trans-Fette. In natürlichen Nahrungsmitteln kommen nur geringe Konzentrationen vor, etwa in Fleisch und Milchprodukten von Wiederkäuern wie Schafen und Kühen. Im Körper beeinflussen Trans-Fette die Blutfettwerte – und zwar massiv nachteilig. Sie erhöhen die Triglyzeride sowie das LDL-Cholesterin und senken zudem das gute HDL-Cholesterin. Außerdem werden die Blutplättchen „klebriger", sodass sie leichter verklumpen.

Warnhinweis: Trans-Fette sind für den Konsumenten ein ernst zu nehmendes Gesundheitsrisiko.

Konjugierte Fettsäuren

Linolsäure aus Weidegräsern wird im Pansen von Wiederkäuern durch ein Enzym chemisch so verändert, dass **konjugierte Linolsäuren** (kurz *CLA, conjugated linoleic acid)* mit ganz neuen Eigenschaften entstehen. Forscher haben eine ganze Reihe positiver Wirkungen von CLA festgestellt. In Tierversuchen reduzieren sie den Fettanteil des Körpers, steigern die Muskelmasse und wirken wahrscheinlich der Arterienverkalkung entgegen. Auch Muttermilch und andere Tiermilcharten enthalten CLA. Artgerecht gehaltene (Weide-)Kühe liefern dreimal mehr CLA in ihrer Milch als Stalltiere, die mit Silage und Kraftfutter vorliebnehmen müssen. Fettarme und entrahmte Milchprodukte enthalten weniger oder gar kein CLA.

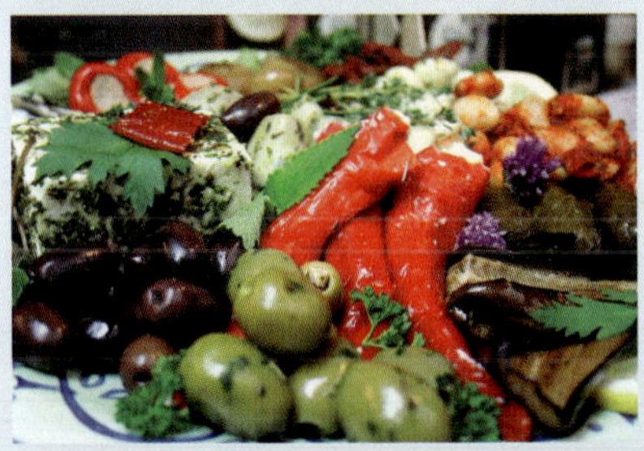

Antipasti sind fettreich, aber keineswegs ungesund: Einfach und mehrfach ungesättigte Fettsäuren (z. B. im Olivenöl) machen einen großen Anteil aus. [PIX 0406]

(Spitzenreiter sind hier die USA), sie machen aber auch hier immerhin 1 % der durchschnittlichen Energiezufuhr aus, das sind etwa 2 g pro Tag. Nach neueren Forschungsergebnissen wird geschätzt, dass ein täglicher Konsum von mehr als 5 g das Risiko für Herzgefäßerkrankungen um immerhin 25 % steigert. Und wie schnell dieser Wert erreicht ist, zeigen Untersuchungen von Warentestern: In über der Hälfte der in Deutschland getesteten Fast-Food-Mahlzeiten sind mehr als 5 g Trans-Fette enthalten.

Wissenschaftler schätzen, dass Trans-Fette für etwa 6 % aller Todesfälle in den USA verantwortlich sind [214] – sie sind damit weitaus giftiger als viele inzwischen verbotene Pflanzenschutzmittel (Pestizide → S. 244). In Dänemark sind deshalb seit 2004 Lebensmittel mit einem Trans-Fett-Gehalt über 2 % des verwendeten Gesamtfetts verboten.

Sie zu vermeiden ist gar nicht so einfach: Zwar kann man generell auf Fast Food und die besonders belasteten industriell hergestellten Nahrungsmittel verzichten. Da aber trotz einer äußerst kritischen Beurteilung durch das Bundesamt für Risikobewertung [215] bisher keine Auszeichnungspflicht besteht, sind die einzelnen Lebensmittel oft schwer einzuschätzen. Denn die inzwischen gesetzlich vorgeschriebene Auszeichnung der gehärteten Fette sagt über den Trans-Fett-Gehalt nichts aus; manche gehärteten Fette enthalten unter 1 % Trans-Fette, andere bis zu 70 %.

Mythos 2: Ballaststoffe sind nur gegen Verstopfung gut

Vor 100 Jahren hatten die damaligen „jungen Wilden" der Wissenschaft, die Chemiker, ein Problem: Es gab da eine Reihe von Nahrungsbestandteilen, die offenbar nutzlos waren, weil sie praktisch unverändert ausgeschieden werden. Was lag näher, als sie Ballaststoffe zu nennen?

Unlösliche Faserstoffe. Diese *Ballaststoffe* haben inzwischen eine erstaunliche Karriere hinter sich, in deren Verlauf sie sogar einen neuen Namen bekommen haben: **Unlösliche Faserstoffe** heißen sie heute – unlöslich deshalb, weil sie im Körper nicht aufgelöst werden, und Faserstoffe, weil es sich tatsächlich um pflanzliche Fasern handelt, und zwar vor allem aus Gemüse und Getreideschalen. Dass diese Faserstoffe – wie etwa die Cellulose oder das Lignin – ausgesprochen gesund sind, ist inzwischen unbestritten. Sie halten bei Jung und Alt den Darm in Schwung, zudem senkt eine regelmäßige Zufuhr den Cholesterinspiegel.

Die immer wieder vorgebrachten Bedenken, die in den Randschichten der Vollkornschale vorkommende *Phytinsäure* und *Lektine* könnten die Verwertung von Eisen und Zink beeinträchtigen, sind bei einer insgesamt ausgewogenen Ernährung nicht stichhaltig. Denn zum einen enthalten Vollkornmehle eine bis zu sechsfache Menge an Eisen, Zink und Magnesium in Vergleich zu normalem Mehl, zum anderen wird der Gehalt etwa an Phytinsäure durch die Zubereitung – vor allem im Sauerteig – deutlich gesenkt.

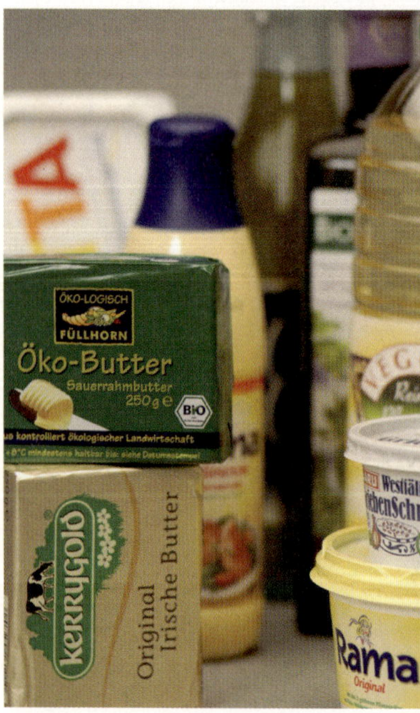

Fett zu vermeiden ist nicht automatisch gesund – Hauptsache ist vielmehr, dass die kalorische Bilanz stimmt. [JAN 0405]

Lösliche Faserstoffe. Auch **lösliche Faserstoffe** *(Oligofruktosaccharide)* stammen teilweise aus den Schalen von Früchten und Gemüse, sie sind auch in den pflanzlichen Zellwänden, aber auch in Hafer und Molke enthalten. Es handelt sich um große, recht kompliziert aufgebaute Zuckermoleküle wie etwa *Inulin* oder die *Oligofruktose.* Im Gegensatz zu ihrem unverdaulichen Namensvetter können die löslichen Faserstoffe verwertet werden – allerdings nur mithilfe von bestimmten Bakterien der Darmflora (die auch als **Probiotika** bezeichnet werden, z. B. Laktobazillen). Diese „probiotischen" Bewohner des menschlichen Dickdarms nutzen die löslichen Faserstoffe zur Energiegewinnung und werden dadurch gefördert und gepflegt. Durch diese als *präbiotisch* bezeichnete Wirkung entsteht eine ausgewogene, gesunde Darmflora, die sowohl Fernwirkungen auf das Immunsystem als auch auf den Stoffwechsel hat. Die von einem gesunden Darm in großen Mengen ins Blut abgegebenen kurzkettigen Fettsäuren etwa beeinflussen die Blutgerinnung und verzögern den Blutzuckeranstieg nach einer Mahlzeit. Durch diese Eigenschaft könnten die oft auch als **Präbiotika** bezeichneten – löslichen Faserstoffe der Entstehung eines metabolischen Syndroms (→ S. 767) entgegenwirken. Außerdem sorgen lösliche Faserstoffe für ein günstiges Blutfettprofil.

Wegen dieser günstigen Wirkung auf den Stoffwechsel wurde die offiziell empfohlene Menge für Gemüse und Obst in den letzten Jahren von drei auf fünf Portionen täglich erhöht. Kochen schadet den löslichen Faserstoffen wenig.

(!) Viele Studien zeigen, dass ein gesundes Herz-Kreislauf-System stärker von der Menge der mit der Nahrung zugeführten (löslichen) Faserstoffe abhängt als von der Menge der verzehrten Fette.

Mythos 3: Vitamine machen Obst so wertvoll

Was Vitamine (→ S. 235) angeht, so ist der Mensch fast komplett auf die Zufuhr von außen angewiesen – diese Hilfsstoffe werden für die Funktion der Organe, des Stoffwechsels und der körperlichen Abwehr in kleinen Mengen benötigt. Fehlt ein Vitamin über längere Zeit, so kommt es zu teils drastischen Krankheitserscheinungen, wie etwa dem früher unter den Seefahrern grassierenden **Skorbut** ***(Vitamin-C-Mangel).*** In einzelnen Fällen (insbesondere bei Vitamin A, Vitamin D und dem Provitamin Beta-Karotin) ist auch eine Überversorgung gefährlich (mehr zu Vitaminmangel und -überversorgung → Tab. S. 237).

Vitamine galten lange Zeit als Wundermittel und noch heute sind viele Menschen der Meinung, durch Vitaminpillen ließe sich so mancher Ernährungsfehler ausgleichen. Aber:

- Unter heutigen Ernährungsbedingungen wird der Bedarf an Vitaminen durch eine ausgewogene Ernährung abgedeckt. Ein Engpass droht nur dann, wenn sich Menschen krankheitsbedingt nicht ausreichend ernähren können oder wenn der in manchen Lebensphasen erhöhte Bedarf an Vitaminen (bei Heranwachsenden oder bei Schwangeren) wegen ungünstiger Ernährungsgewohnheiten nicht gedeckt wird, z. B. bei manchen Diäten (→ S. 248) oder besonderen Ernährungsformen wie vegane Ernährung (→ S. 233).
- Es gibt keinen wissenschaftlichen Beweis dafür, dass Vitaminzusätze gesunden Menschen, die sich ausgewogen ernähren, gesundheitliche Vorteile bringen.

Mythos 4: Wir essen zu sauer

Mit zu saurer Ernährung und einer „Übersäuerung" des Körpers werden die unterschiedlichsten Symptome wie z. B. anhaltende Müdigkeit, Kopfschmerzen, Rheuma oder Infektneigungen in Verbindung gebracht. Aber ist das wirklich so?

Saure und basische Lebensmittel. Ob ein Nahrungsmittel basisch oder sauer wirkt, hängt von seiner Fähigkeit ab, Wasserstoffatome zu binden oder abzugeben, und damit auch vom Gehalt an basischen Salzen. Diese Salze binden und neutralisieren Säure.

Interessant dabei: Der Geschmack hilft oft nicht, zwischen basen- und säurebildenden Lebensmitteln zu unterscheiden. Einige sauer schmeckende Lebensmittel wie Essig oder Zitrone wirken im Organismus basisch, und auch der oft mit Säure in Verbindung gebrachte Rotwein wirkt im Stoffwechsel basisch – süß oder neutral schmeckende Lebensmittel wie Süßigkeiten, Brot oder Nudeln wirken dagegen sauer.

Den Einfluss bestimmter Nahrungsmittel auf die tägliche Säureausscheidung soll zum Beispiel der **PRAL-Faktor** angeben (ist er positiv, bildet das Nahrungsmittel überwiegend Säuren, ist er negativ, bildet es überwiegend Basen).

Der Säure-Basen-Haushalt. Der menschliche Körper ist auf eine sorgfältige Balance zwischen sauren und basischen Substanzen angewiesen. Besonders kritisch ist diese Balance, die der Arzt mit dem *pH-Wert* ausdrückt, beim Blut. Der normale Blut-pH von 7,40 darf nur um etwa 0,05 schwanken, sonst funktioniert der Stoffwechsel nicht mehr reibungslos.

Damit das Blut und die anderen Körperflüssigkeiten diesen Normalbereich nicht über- oder unterschreiten, verfügt der Körper über **chemische Puffersysteme.** Diese sind dazu in der Lage, bei Bedarf überschüssige Säuren und Basen zu neutralisieren. Zudem ist der Körper in der Lage, Säuren in der Leber zu verstoffwechseln und über die Nieren auszuscheiden. Auch die Lunge kann ein Ungleichgewicht im **Säure-Basen-Haushalt** ausgleichen helfen, indem sie Kohlendioxid entweder vermehrt ausscheidet oder zurückhält.

Störungen des Säure-Basen-Haushalts. Allen diesen Regulationsmöglichkeiten ist gemein, dass sie im Alltag perfekt funktionieren. Sie versagen aber, wenn im Körper ein großes Zuviel oder Zuwenig an Säuren oder Basen anfällt oder durch Infusionen oder Medikamente (etwa Diuretika → S. 784) in die Selbstregulation eingegriffen wird.

Von einer **akuten Übersäuerung** ***(metabolische Azidose)*** spricht man, wenn der pH-Wert des arteriellen Bluts unter 7,35 liegt. Solche behandlungsbedürftigen Übersäuerungen drohen vor allem bei schweren Stoffwechselstörungen wie dem diabetischen Koma (→ S. 765), Schock (→ S. 191), Nierenversagen (→ S. 783) oder schwerem, lange bestehenden Durchfall. Auch atmungsbedingte Übersäuerungen (respiratorische Azidose) sind möglich, wenn zu wenig Kohlendioxid ausgeatmet wird, also dann, wenn der Patient zu wenig und zu flach atmet. Häufige Ursachen dafür sind Lungenerkrankungen wie Asthma (→ S. 598) und COPD (→ S. 596).

Übersäuerung als Krankheitsursache. Der weitaus größte Teil der Säuren, die der Körper tagtäglich abzupuffern hat, stammt nicht aus der Nahrung. Vielmehr fallen sie als Teil des Routinebetriebs im Stoffwechsel an, also allein dadurch, dass wir überhaupt Nährstoffe wie Fette, Kohlenhydrate und Eiweiß verbrennen. Und für diesen Säureanfall ist der Körper bestens gewappnet: Ein gesunder Mensch hat etwa 20-mal so viele freie Basenmoleküle im Körper wie freie Säuremoleküle und damit einen gewaltigen Puffer, der ihn vor einer Übersäuerung schützt. Wenn wir zu viele säurebildende Nahrungsmittel essen, kommt es deshalb nicht zu einer „Übersäuerung" – der Körper wird allenfalls weniger basisch. Eine verminderte Pufferkapazität wird rasch wieder ausgeglichen und führt deshalb auch nicht zu Krankheiten. Es wundert also nicht, dass Ärzte immer wieder feststellen, dass die Pufferkapazität auch bei solchen Menschen noch erhalten ist, die an angeblich durch Übersäuerung bedingten Krankheiten wie Rheuma oder Hautkrankheiten leiden.

(!) Auch die Evolutionsbiologie spricht gegen die Theorie der Übersäuerung als Erklärung für die heutigen Zivilisationskrankheiten: Der Mensch besiedelt alle Klimazonen der Erde und findet dort vom Säuregehalt her extrem unterschiedliche Nahrungsquellen vor – und kann trotzdem in jeder Klimazone gesund leben. Der Mythos, dass wir zu sauer essen, ist daher bestenfalls halb richtig. Es stimmt, dass säurebildende Nahrungsmittel einen immer größeren Anteil unserer Nahrung ausmachen – normalerweise wird der Körper damit aber problemlos fertig. Es konnten keinerlei Beweise erbracht werden, die das Konzept einer dauerhaften Übersäuerung durch die Nahrung als Krankheitsursache belegen. Die gegen die Übersäuerung empfohlenen Maßnahmen gehen aber in die richtige Richtung, wenn auch

Die Rolle der Vitamine als Radikalfänger

Antioxidanzien ***(Radikalfänger)*** sind Schutzstoffe für Körperzellen, die eine möglicherweise schädigende Oxidation von Zellstrukturen verhindern können, indem sie besonders aggressive chemische Verbindungen neutralisieren. Solche schädigenden Verbindungen sind vor allem freie Radikale. Wegen dieser Schutzwirkung beugen Antioxidanzien möglicherweise Krebserkrankungen und entzündlichen Prozessen vor, wie sie etwa bei der Arteriosklerose (→ S. 721) vorkommen.

Freie Radikale entstehen im Körper bei natürlichen Stoffwechselabläufen oder durch äußere Einflüsse (Zigarettenrauch, UV-Strahlung, starke körperliche Belastung, bestimmte Medikamente und manche Nahrungsbestandteile). Radikale sind reaktionsfreudige Sauerstoffverbindungen, die versuchen, von anderen Substanzen Elektronen abzuspalten (sie zu „oxidieren"). Dadurch können Zellbestandteile geschädigt oder Stoffwechselabläufe gestört werden.

Prinzipiell verfügt der Körper über eigene Abwehrmechanismen. Reichen diese nicht mehr aus, entsteht **oxidativer Stress** (Ungleichgewicht von Radikalen und Antioxidanzien). Eine sinnvoll zusammengesetzte Ernährung trägt dazu bei, den oxidativen Stress und damit schädigende Einwirkungen auf die Körperzellen zu reduzieren.

Zu den Antioxidanzien zählen zum einen manche Vitamine, insbesondere die Vitamine A, C, E und das Provitamin Beta-Karotin (Vitaminübersicht → Tab. S. 237). Aber auch viele andere Nahrungsbestandteile können antioxidativ wirken, z. B. Spurenelemente wie Selen (→ Tab. S. 240) oder auch die als sekundäre Pflanzenstoffe bezeichneten Wirkstoffe Liponsäure, Lykopin, Lutein, Flavonoide oder das ***Coenzym Q10 (= Ubichinon),*** das für Energieversorgung und Zellschutz eine wichtige Rolle im Körper spielt.

Antioxidative Kraft wird auch dem im Rotwein enthaltenen roten Farbstoff ***Resveratrol*** zugesprochen, der möglicherweise für die – wissenschaftlich allerdings noch nicht abschließend geklärte – gefäßschützende Wirkung von Rotwein verantwortlich ist.

Da die mit der Nahrung zugeführten Antioxidanzien lediglich *einen* Faktor im oxidativen Gleichgewicht des Körpers darstellen, lässt sich nur schwer definieren, was genau unter einer ausreichenden Zufuhr zu verstehen ist. Zudem lässt sich das antioxidative Potenzial der Nahrung weder messen noch liegen wissenschaftliche Beweise für die Wirksamkeit von isoliert zugeführten Antioxidanzien vor – so wird das an sich sinnvolle Konzept der Antioxidanzien leider zu einem Tätigkeitsfeld von Gesundheitsaposteln und Geschäftemachern aller Art, die vorgeben, mit ihren Produkten Alterung und Krankheiten verhindern zu können.

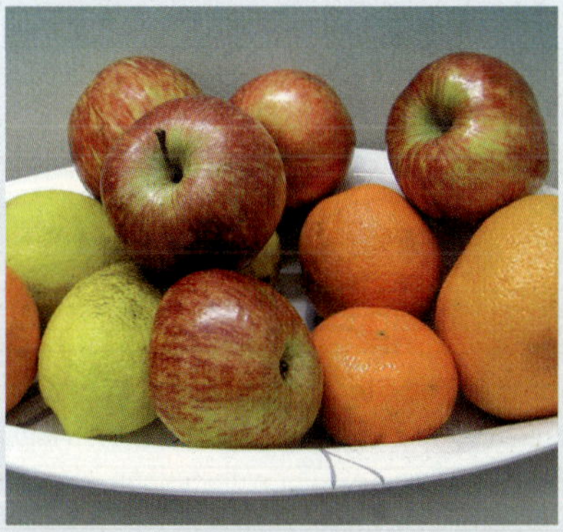

Diese „Vitaminpräparate" enthalten alles, was wir besonders brauchen: Vitamine, Mineralstoffe und sekundäre Pflanzenstoffe in einer einzigartigen, bewährten Kombination und umweltschonenden Verpackung. Und während Vitaminpräparate in wissenschaftlichen Studien fast immer enttäuschen, lassen sich die gesundheitsfördernden Wirkungen von Obst und Gemüse gut belegen [264]. [SXC 0407]

aus anderen Gründen: Viel Gemüse und Obst und relativ wenig Fleisch sowie regelmäßige Bewegung und ausreichend Entspannung nutzen der Gesundheit auf jeden Fall.

i Aktuell: www.gesundheit-heute.de/02x02

- **www.saeure-basen-forum.de** – Betrieben von einem Ernährungswissenschaftler: Informative, allerdings von einem Pharmaunternehmen gesponserte Website, enthält u. a. eine Tabelle der PRAL-Werte von rund 100 Lebens- und Genussmitteln.

Mythos 5: Wir sollen mehr trinken

Wenn es nach den gängigen Ratgebern geht, trinken wir alle zu wenig: Über den Tag verteilt sollten wir mindestens 2 l Wasser zu uns nehmen, um nicht müde oder gar krank zu werden. Was ist daran richtig? Sollen wir mehr trinken, als unser Durst verlangt?

Zum einen: Der Wasserbedarf ist von Mensch zu Mensch sehr unterschiedlich, und das vor allem deshalb, weil er *eng an den Kalorienverbrauch* gekoppelt ist. Die Faustregel der Mediziner lautet: Für jede im Stoffwechsel umgesetzte Kalorie braucht der Körper 1 ml Wasser. Eine leichtgewichtige Frau mit einem Büroarbeitsplatz braucht bei einem Tagesenergieverbrauch von vielleicht 1800 Kalorien also in etwa 1800 ml (fast 2 l) Wasser, ein muskulöser Schwerarbeiter bringt es dagegen locker auf das Doppelte oder Dreifache.

Zum Zweiten: Das Wasser, das der Körper braucht, muss nicht unbedingt im Glas getrunken werden. Denn gerade die von vielen gesundheitsbewusst lebenden Menschen bevorzugte gemüse- und obstbetonte Ernährung enthält viel Flüssigkeit – der Wassergehalt eines Apfels etwa liegt bei 85 % und auch Milch besteht zu über 90 % aus Wasser.

Und zum Dritten: Ein gesunder Körper meldet Wassermangel zuverlässig als Durst. Wer also trinkt, wenn er Durst hat oder wenn ihm danach ist, ist auf der sicheren Seite.

Darin liegt andererseits gerade für Kranke oder demenzkranke Menschen ein Riesenproblem: Sie spüren ihren Durst weniger oder können ihm nicht nachgehen. Bei diesen Menschen kann es also sehr wohl heißen, sie sollten regelmäßig mehr trinken.

Dass vorsorgliches Trinken das Gegenteil von dem erreichen kann, was es beabsichtigt, zeigte eine inzwischen berühmte Studie beim Boston Marathon [265]: Bei denjenigen Läufern, die vorsorglich viel und häufig tranken, trat nach dem Lauf weitaus häufiger eine Störung des Wasser- und Elektrolythaushalts auf.

(!) Fazit: Wir tun auch in Sachen Flüssigkeit gut daran, nicht nach irgendwelchen Normtabellen zu trinken, sondern die Signale unseres Körpers zu beachten.

Wie und wann essen?

Wie Hunger und Sättigung funktionieren

Früher dachte man, sobald der Magen leer sei, beginne er sich zusammenzuziehen und löse das Hungergefühl aus. Heute weiß man, dass die Sache komplizierter ist: Wann wir Hunger bekommen, hat nicht nur etwas mit dem Magen, sondern auch mit unserem Zellstoffwechsel und mit Signalen aus unserem Gehirn zu tun. Allerdings: Wie diese genau funktionieren, ist erst in Anfängen bekannt.

Bekannt ist, dass **Hunger** und **Sättigung** durch eine bestimmte Region im Gehirn, den Hypothalamus (→ S. 745), vermittelt werden. Hier arbeiten zwei Zentren, ***Hungerzentrum*** und ***Sättigungszentrum.*** Diese Zentren geben Hormone ins Blut ab, die entweder Nahrungsaufnahme oder einen Essstopp veranlassen: Das Hungerzentrum schüttet die „Hungerhormone" ***Neuropeptid Y, Agouti Related Peptide (AGRP)*** und ***Melanin Concentrating Hormone (MCH)*** sowie cannabisähnliche Hormone ***(Endocannaboide)*** aus. Das Sättigungszentrum arbeitet vor allem mit den „Sättigungshormonen" ***Propiomelanocortin (Alpha-MSH), CART*** und ***Serotonin.***

Signale des Körpers

Wie stark das Hungerzentrum und das Sättigungszentrum arbeiten, hängt von Signalen aus dem Körper ab:

Ein abfallender Blutzuckerspiegel meldet Hunger, während das bei hohem Blutzuckerspiegel vermehrt ausgeschüttete Insulin das Sättigungszentrum aktiviert. Auch bestimmte Aminosäuren (etwa ***Tryptophan)*** und Fettsäuren aus der Nahrung schicken Signale an das Hunger- bzw. Sättigungszentrum.

Aber auch Signale aus dem Magen-Darm-Trakt spielen eine Rolle: Durch die **Dehnung des Magens** werden bestimmte Hormone an der Magenwand ausgeschüttet (wie etwa das ***Glucagon Like Peptide 1)*** und stimulieren das Sättigungszentrum – was durchaus unserer Alltagserfahrung entspricht: Ist der Magen voll, so fühlen wir uns satt.

Sättigungssignale werden aber auch von den tieferen Darmabschnitten ausgesendet, und zwar vor allem dann, wenn Fett verdaut wird – hier ist z. B. das Hormon ***Cholezystokinin (CCK)*** beteiligt. Dass fetthaltige Mahlzeiten besser sättigen, hat also mehrere Gründe: Zum einen hemmt Fett die Magenentleerung – der Magen bleibt länger voll. Zum anderen werden bei der Fettverdauung starke Sättigungssignale an das Gehirn geschickt.

Wie stark die Hunger- bzw. Sättigungssignale jeweils wirken, wird aber auch vom Fettgewebe beeinflusst, insbesondere davon, wie viel Fett in den Fettzellen gesammelt ist. Hier spielen die Hormone Ghrelin (Growth Hormone Release Inducing → S. 246), Amylin und Leptin (→ S. 246) und auch Insulin eine wichtige Rolle. Die Signale aus dem Fettgewebe scheinen dabei vor allem darauf zu zielen, die Fettmasse zu verteidigen: Wenn die Fettzellen Fett abgeben, wird der Appetit stark angeregt – bitterer Hunger plagt uns deshalb paradoxerweise auch dann, wenn wir mehrere hunderttausend Kalorien Speckreserven an den Hüften tragen.

Es gibt Hinweise, dass Hunger und Sättigung auch genetisch beeinflusst sind – nach der ***Set-point-Theorie*** orientieren sich Hunger und Sättigung auch an einem für jeden Menschen unterschiedlichen Idealgewicht.

Wie wichtig soziale und geschmackliche Signale für die Nahrungsaufnahme sind, zeigen Experimente. Schon Hunde (und erst recht Menschen) essen bei einem *üppigen Nahrungsangebot* häufiger und insgesamt mehr. Zudem spielt der *Geschmack der Nahrung* eine erhebliche Rolle: Mit einer geschmacklich eintönigen Nahrung bleiben Ratten schlank. Wenn sie sich an wohlschmeckender Nahrung bedienen dürfen, nehmen sie zu. Und das gilt auch für Menschen, denn Essen ist nicht nur Nahrungsaufnahme, sondern auch ein Genuss.

Wie viel ist genug?

Wie wichtig beim Essen Signale aus der Umwelt sind, zeigt auch das folgende Experiment: Wird ein manipulierter Suppenteller beim Essen unbemerkt über ein mit dem Tellerboden verbundenes Schlauchsystem nachgefüllt, essen die Teilnehmer des Experiments im Schnitt 73 % mehr Suppe.

Diese Tendenz, fertig zu essen, hat evolutionsbiologisch betrachtet einen Sinn – gute Gelegenheiten (wie etwa ein reifes Heidelbeerfeld) galt es unter den knappen Bedingungen der menschlichen Vorgeschichte voll und ganz auszuschlachten. Interessant in diesem Zusammenhang: 3-jährige und jüngere Kinder (deren Nahrungsversorgung im evolutionären Umfeld zumindest bis zur Geburt des Geschwisterkindes über die Mutter bzw. deren Brust gesichert war) lassen sich von großen Portionen nicht beeindrucken – sie essen nicht mehr, wenn ihnen mehr angeboten wird. Aber schon 5-jährige Kinder essen nach der Maxime: jetzt oder nie. Bei großen **Portionsgrößen** essen sie bis zu dreimal mehr!

ⓘ „Nach Angebot" zu essen ist unter heutigen Bedingungen ein großes Problem. Man schätzt, dass der Mensch in seinem evolutionären Umfeld auf eine Energiedichte von etwa 107 kcal pro 100 g Nahrung eingestellt war – ein Hamburger bei McDonald's hat aber 287 kcal pro 100 g! Konkret heißt das: Wir müssen – entgegen unserer evolutionären Voreinstellung – lernen, einen Teller auch einmal stehen zu lassen, wenn wir uns satt fühlen!

Wie oft essen?

Wie oft Tiere essen, hängt vom Nahrungsangebot ab – und das gilt auch für den Menschen. Unter knappen Bedingungen isst er eher wenige große Mahlzeiten, sind die Gelegenheiten aber günstig, so isst er häufiger. Letzteres liegt daran, dass der Appetit am Nahrungsangebot wächst: Allein der Geruch und der Anblick von Nahrung machen Appetit.

Welches Ernährungsmuster „natürlich" ist, ist bei einer solch flexiblen Veranlagung eine müßige Frage. Was allerdings sicher ist: In der Evolution überwogen die Zeiten mit knappen Nahrungsangeboten.

Vor diesem Hintergrund ist die Diskussion um die beste **Anzahl der Mahlzeiten** ***(Essensfrequenz)*** gar nicht so weit hergeholt: Manche Ernährungswissenschaftler sind der Meinung, dass es günstiger wäre, nur dreimal am Tag zu essen und die – von der Deutschen Gesellschaft für Ernährung empfohlenen – zusätzlichen zwei **Zwischenmahlzeiten** auszulassen. Die Begründung: Der Insulinspiegel steige bei häufigerer Nahrungszufuhr insgesamt stärker an und leiste der Entwicklung von Übergewicht und metabolischem Syndrom (→ S. 767) Vorschub.

Aber es gibt bisher keine Untersuchungen, die diese Annahme bestätigen. Auch hängt der Insulinspiegel sehr stark von der *Art* der Zwischenmahlzeit ab. Leichte Snacks mit Obst oder Frischgemüse sind weitaus weniger problematisch als Torte am Nachmittag. Zudem sind die Leistungsanforderungen von Mensch zu Mensch sehr verschieden. Der eine braucht eine Zwischenmahlzeit, um ein Leistungstief auszugleichen, der andere nicht.

Auch in Sachen Essfrequenz enthält die Gebrauchsanleitung des Menschen also keine für alle Lebenslagen gültigen Hinweise.

Und die Abendmahlzeit?

Viele populäre Ratgeber empfehlen, zum Frühstück wie ein Kaiser, zu Mittag wie ein König und zu Abend wie ein Bettler zu essen. Und eine neuere Modewelle empfiehlt unter dem Schlagwort ***Dinner Cancelling*** sogar, das **Abendessen** ***(Abendmahlzeit)*** zugunsten einer schlanken Linie ganz wegzulassen (Details → S. 435). Weiter wird vorgebracht, dass eine an Kohlenhydraten und Eiweißen reiche Abendkost die nächtliche Fettverarbeitung blockiere. Viele Menschen machen es genau umgekehrt, vor allem in den südlichen Ländern wird abends ausgiebig gespeist.

Auch hier lässt sich wissenschaftlich keine sichere Aussage treffen, da direkte Vergleiche fehlen. Während manche Untersuchungen Entwarnung geben, sehen andere Studien einen Zusammenhang zwischen späten Mahlzeiten und einer Gewichtszunahme.

Eine Stellungnahme der Deutschen Gesellschaft für Ernährung geht jedenfalls davon aus, dass letztendlich „die über den ganzen Tag aufgenommene bzw. verbrauchte Energiemenge" ausschlaggebend für das Körpergewicht sei [221].

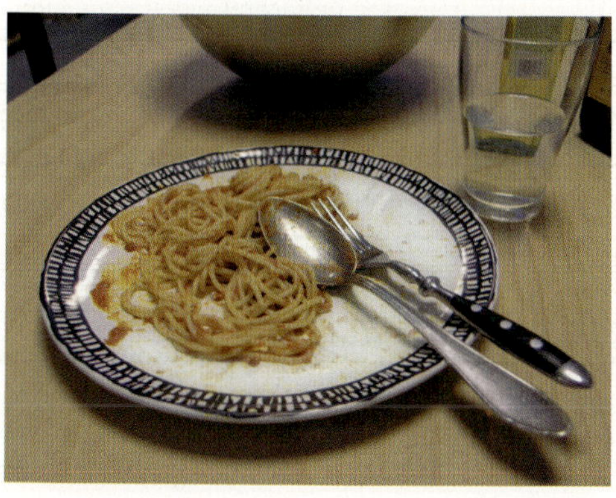

Auch wenn wir darauf programmiert sind, den Teller leer zu essen: Es lohnt sich, auf die Sättigungssignale des Körpers zu achten und bei großen Portionen ruhig einen Rest stehen zu lassen. [ASL 0408]

Was essen?

Auf der Suche nach der besten Ernährung: zwei Antworten

> „Eure Nahrungsmittel sollen eure Heilmittel sein und eure Heilmittel sollen eure Nahrungsmittel sein."
>
> *Hippokrates*

Für den griechischen Arzt war klar: Nur wer sich gesund ernährt, kann sich gesund erhalten. So dachten auch andere Heiler seit Hippokrates, nur: *Wie* die gesunde Ernährung auszusehen habe, da kam jeder zu einem anderen Schluss.

Im wissenschaftlichen Zeitalter ist die Suche nach der gesündesten Ernährung keineswegs leichter geworden. Zwar ist immer besser bekannt, wie die einzelnen Nährstoffe im Körper wirken, aber das Bild wurde dadurch nur komplizierter: Wie viele Kohlenhydrate sind angemessen? Wie oft sollen wir essen? Sind viele kleine oder wenige große Mahlzeiten gesünder? Ist ein reichhaltiges Abendessen akzeptabel oder glattweg ungesund? Wissenschaftlich gesicherte Antworten auf diese Fragen (→ Wie und Wann essen?) gibt es nicht.

Kein Wunder, dass es bei der Frage nach der gesündesten Ernährung so viele Wortmeldungen gibt. Wir stellen im Folgenden die beiden interessantesten und fundiertesten Konzepte der Ernährungsmedizin vor: die vollwertige Ernährung und die Mittelmeerkost.

Beide Konzepte können sich auf wissenschaftliche Erkenntnisse berufen – und widersprechen sich dennoch in manchen Details. Das ist unvermeidlich, denn während ein Medikament in Studien sauber getestet werden kann, ist dies bei der Ernährung schwierig. Schließlich müsste man Tausenden von zufällig ausgewählten Menschen eine bestimmte Ernährungsform verordnen und dann nach vielen Jahren oder Jahrzehnten die gesundheitliche Bilanz ziehen – das ist auch deshalb unmöglich, weil sich Menschen nun einmal keine bestimmte Ernährung verordnen lassen (→ S. 225).

Die vollwertige Ernährung

Die ersten wissenschaftlich fundierten Ernährungsempfehlungen kamen vom ***amerikanischen Landwirtschaftsministerium (USDA)***. Die regelmäßigen Aktualisierungen sind inzwischen viele hundert Seiten schwer – das meiste davon findet sich wenig später auch in den Richtlinien der **Deutschen Gesellschaft für Ernährung (*DGE*)** wieder. Allerdings gibt es begriffliche Unterschiede: Während die auf wissenschaftlicher Grundlage empfohlene Ernährung von der USDA als ***balanced diet (ausgewogene Kost)*** bezeichnet wird, nennt die DGE ihre Empfehlung inzwischen **vollwertige Ernährung.**

Hier kommt es leicht zu Verwechslungen: Die Deutsche Gesellschaft für Ernährung liegt mit der vollwertigen Ernährung sprachlich sehr nahe bei der ursprünglich von Prof. Kollath in den 1970er-Jahren propagierten ***Vollwert-Ernährung,*** die damals mit ihrer Betonung von Frischkost, Vollkorn und Gemüse eine Außenseiter-Methode war.

Inzwischen liegen Vollwert- und vollwertige Ernährung inhaltlich näher beieinander – denn auch die DGE propagiert heute eine stark auf Gemüse, Obst und Vollgetreide basierende Kost. Der größte Unterschied liegt darin, dass die Vollwert-Ernährung stärker die Herstellung und Verarbeitung der Lebensmittel betont – sie fordert zum Beispiel eine überwiegend ökologische und sozial gerechte Produktion sowie umweltfreundliche Verarbeitung, Vermarktung und Verpackung. Auch verzichtet die Vollwert-Ernährung so weit es geht auf Zusatzstoffe und die industrielle Bearbeitung von Lebensmitteln.

■ Die neuesten USDA-Empfehlungen

Fasst man die neuesten wissenschaftlichen Empfehlungen zur vollwertigen Ernährung zusammen, so lassen sich – in Anlehnung an die 2005 veröffentlichten *dietary guidelines* der USDA – folgende Regeln festmachen:

Fette. Gesättigte Fette, wie sie etwa in Wurstwaren reichlich vorkommen (→ Kasten S. 227) sollen begrenzt werden, und zwar auf unter 10 % der gesamten Kalorienzufuhr. Die Gesamtmenge an Fett soll „20–35 % der Kalorien nicht übersteigen". Als geeignete Quellen gesunden Fetts werden Fisch, Nüsse und Pflanzenöle mit einem hohen Gehalt an einfach und mehrfach ungesättigten Fettsäuren empfohlen. Trans-Fette (→ S. 227) sollen „so wenig wie möglich" konsumiert werden.

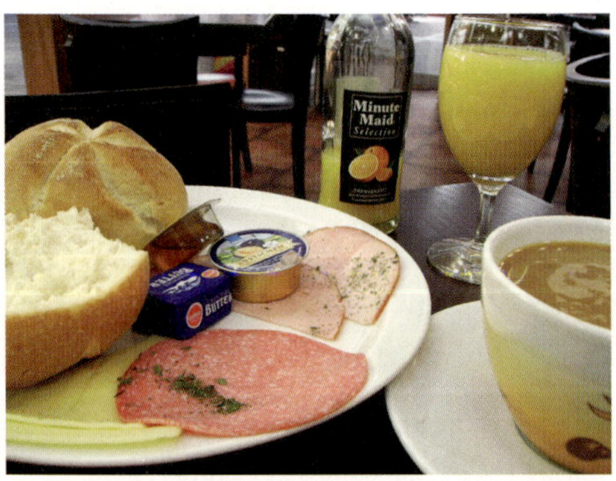

Mit manchen Angewohnheiten ist schwer zu brechen: Dabei ist ein Müsli mit frischem Obst ein viel besserer Start in den Tag als das typische kontinentale Frühstück aus Brötchen mit Wurst und Käse. [PIX 0409]

Energiebedarf. Hier wird stark auf das *Bilanzprinzip* abgehoben. Die Menge der aufgenommenen Kalorien soll sich nach dem Ausmaß der Bewegung richten. Um der allmählichen Gewichtszunahme im Erwachsenenalter entgegenzuwirken, wird empfohlen, die Kalorienzufuhr im Laufe des Erwachsenenalters langsam zu reduzieren und sich gleichzeitig mehr zu bewegen.

Eiweiß. Der Eiweißbedarf soll sowohl durch pflanzliches als auch tierisches Eiweiß abgedeckt werden. Für eine ausgewogene Ernährung reicht es völlig aus, zweimal pro Woche Fisch oder Fleisch zu essen. Die restliche Proteinversorgung sollte aus pflanzlichem Eiweiß und Milchprodukten bestehen.

Obst und Gemüse. Anstatt wie bisher pauschal fünf Portionen Obst oder Gemüse pro Tag zu empfehlen, sollen aufgrund der neuen Erkenntnisse über die Rolle der sekundären Pflanzenstoffe (→ S. 241) täglich zweieinhalb Portionen Gemüse verzehrt werden (aus allen Gemüsegruppen) sowie zwei Portionen Früchte.

Süßigkeiten. Süßes sollte, wenn überhaupt, *nach* den Mahlzeiten genossen werden. Zudem wird empfohlen, nicht nur den Zuckerkonsum, sondern auch kalorienhaltige ***Zuckeraustauschstoffe*** zu reduzieren – eine Breitseite gegen Diät-Produkte, in denen oft Zuckeraustauschstoffe wie Xylit, Sorbit und Mannit (→ S. 244) enthalten sind.

Ausdrücklich wird auch vor einer zu hohen Zufuhr von **Fruchtzucker (*Fruktose*)** gewarnt, und das nicht ohne Grund: Wird sie in hohen Konzentrationen genossen (etwa als Teil des in vielen Süßigkeiten und Getränken dominierenden *high fructose corn syrup, HFCS),* so ist mit einer noch stärkeren Insulinantwort zu rechnen als bei anderen Zuckerarten. Auf eine starke Insulinantwort folgen nicht nur stärkere Hungersignale, sondern möglicherweise auch eine stärkere Gewichtssteigerung [266].

Bewegung. Die Bedeutung der Bewegung wird explizit betont. Zur Verhinderung chronischer Krankheiten werden „mindestens 30 Minuten Bewegung an den meisten Tagen der Woche" empfohlen, bei Gewichtsproblemen sogar 60 Minuten.

■ Was kochen?

Das tatsächliche Problem heißt aber: Was koche ich heute? Die wissenschaftlichen Empfehlungen krankten jedoch schon immer an ihrer Alltagsuntauglichkeit. Was heißt „zweieinhalb Portionen Gemüse aus allen Gemüsegruppen" für den, der den Kochtopf bestückt oder in den Regalen des Supermarkts unterwegs ist? Was sollen Empfehlungen wie „Ab 20 g Butter lieber Öl verwenden, das ungesättigte Fettsäuren enthält"? Sollen wir mit Feinwaage und Taschenrechner kochen? Das schmeckt den meisten Menschen – zurecht – nicht.

Anstatt an Ernährungsmathematik zu verzweifeln, hilft es, die vollwertige Ernährung als *Weg* zu sehen. Die wichtigsten Schritte auf diesem Weg sind, alte *Gewohnheiten zu ändern:*

- **Kontinentales Frühstück.** Die morgendliche Semmel (oder Weißbrot) mit Aufstrich durch ein frisches ***Müsli*** aus Haferflocken oder Frischkorn mit Obst und Milch oder Joghurt zu ersetzen ist für die Gesundheit ein riesiger Gewinn.
- **Kalorienreiche Getränke.** Ein zweiter großer Schritt besteht darin, die süßen Getränke (ob gesüßte Limonade, Fruchtnektar, Eistee oder die angeblich gesunden Fruchtsäfte) durch Wasser, Mineralwasser oder auch wenig gesüßten Tee zu ersetzen.
- **Fette und Öle.** Anstatt auf Backfett, Majo, Fertigsaucen, Dressing und dergleichen zu setzen, gehört eine große Flasche ***Olivenöl*** in die Küche, die kann alles. Und wem dieses Öl nicht schmeckt oder zu eintönig ist, der kann auch ***Rapsöl*** verwenden. Es hat einen völlig anderen Geschmack und ist genauso gesund. Gehärtete Fette und Trans-Fette sollten möglichst ganz vermieden werden.
- **Snacks zwischendurch.** Stellen Sie sich eine große Schale mit Obst genau dorthin, wo bisher die Snacktüten, Süßigkeiten und Kekse stehen, daneben ein Glas mit Nüssen (z. B. Mandeln schmecken jedem und sind gut haltbar). Auch Trockenfrüchte wie Datteln, Pflaumen oder Feigen sind lecker.

i Aktuell: www.gesundheit-heute.de/02x03

- **www.healthierus.gov/dietaryguidelines** – Ernährungsrichtlinien des amerikanischen Landwirtschaftsministeriums (USDA).
- **www.dge.de** – Ernährungsrichtlinien der Deutschen Gesellschaft für Ernährung e. V., Bonn.

Die mediterrane Ernährung

Während die Empfehlungen zur vollwertigen Ernährung auf Basis wissenschaftlicher Annahmen über die Wirkung einzelner Nahrungsbestandteile entwickelt wurden, gingen die Befürworter der **mediterranen Ernährung (*Mittelmeerkost*)** einen ganz anderen Weg. Sie beobachteten in den 1950er-Jahren, dass die Bevölkerung von Kreta, die sich damals noch stark nach der traditionellen Ernährungsart des Mittelmeerraums richtete, im Vergleich mit anderen europäischen

Ländern und den USA die längste Lebenserwartung und die geringste Rate an Herz-Kreislauf-Erkrankungen hatte [204]. Die traditionellen Ernährungsgewohnheiten des Mittelmeerraums, schlossen die Wissenschaftler, stellen womöglich die in einem jahrhundertealten Experiment bestätigte gesündeste Art der Ernährung dar.

Was ist die mediterrane Ernährung?

In den 16 Anrainerstaaten des Mittelmeers wird unterschiedlich gegessen, aber manche Gewohnheiten überschneiden sich stark und sind vor allem in der traditionellen Ernährung Griechenlands und Süditaliens zu finden:

- Täglicher Verzehr von Früchten, Gemüse, nicht geschältem Getreide und Milchprodukten
- Olivenöl als hauptsächliches Koch- und Speisefett
- Moderater Verzehr von Geflügelfleisch, Nüssen, Kartoffeln und Eiern
- Häufiger Verzehr von Fisch
- Seltener Verzehr von rotem Fleisch
- Täglicher moderater Genuss von Wein
- Die frische Zubereitung der Mahlzeiten und der Verzicht auf industriell vorgefertigte Nahrung.

(!) Die mediterrane Ernährung wird immer wieder als mediterrane *Diät* bezeichnet. Dies rührt daher, dass im Englischen „diet“ sowohl Ernährung als auch Diät heißt. Es handelt sich jedoch um eine traditionelle Form der Ernährung, nicht um eine Diät, die man ein paar Monate lang ausprobiert.

Wie wirkt die mediterrane Ernährung?

Je genauer die Ernährungswissenschaftler die Inhaltsstoffe der mediterranen Ernährung untersuchten, desto plausibler erschien ihnen ihre gesundheitlich positive Wirkung:

- Der hohe Anteil an einfach ungesättigten Fettsäuren sowie der hohe Anteil an Omega-3-Fettsäuren (→ S. 227) verbessert das Blutfettprofil.
- Zudem schützen möglicherweise die vielen sekundären Pflanzenstoffe (→ S. 241) aus Obst und Gemüse die Gefäße, wie etwa das antioxidativ wirkende Vitamin E, Flavonoide und andere Phenole (gerade das Olivenöl zeichnet sich durch einen sehr hohen Phenolgehalt aus).
- Der hohe Anteil an löslichen Faserstoffen (→ S. 228) wirkt positiv auf den Kohlenhydratstoffwechsel und sorgt für eine hohe Empfindlichkeit der Körperzellen gegenüber Insulin. Dies ist wichtig zur Verhinderung des metabolischen Syndroms (→ S. 767).

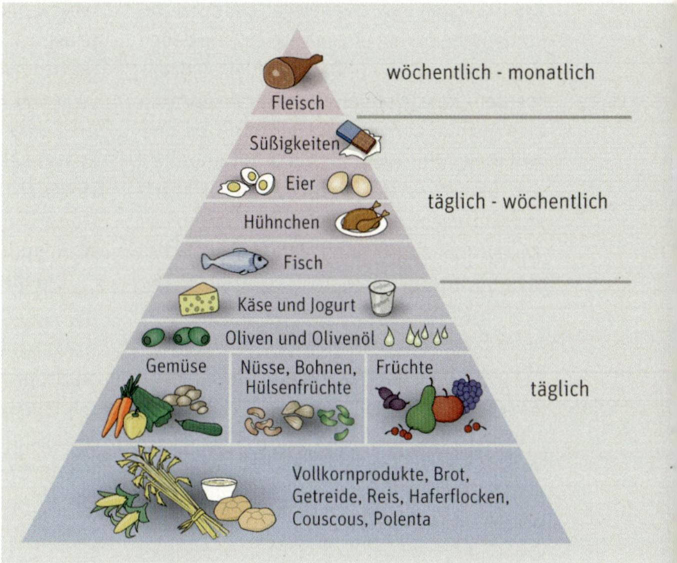

Die ***mediterrane Essenspyramide.*** *Sie gibt die traditionellen Essensgewohnheiten im Mittelmeerraum wieder, wo ernährungsbedingte Zivilisationskrankheiten bis vor kurzem selten waren. Unter anderem wegen des Reichtums an löslichen und unlöslichen Faserstoffen und dem hohen Anteil an gesunden Fettsäuren (etwa im Olivenöl) gilt die Mittelmeerkost heute als ernährungsphysiologisches Idealmodell.* [ASM 0411]

Interessant an der mediterranen Ernährung ist der – mit bis zu 40 % – relativ hohe Fettanteil. Allerdings liegen die Fettsäuren in einem anderen Verhältnis vor als in der gängigen modernen Kost: Das Verhältnis von Omega-6- zu Omega-3-Fettsäuren liegt bei 1,5:1 – und ist damit etwa zehnmal niedriger als in der modernen westlichen Ernährung.

Dass die mediterrane Ernährung sich in der Praxis bewährt, zeigen große Studien. So wurde bei Patienten mit metabolischem Syndrom das Risiko für eine Herzgefäßerkrankung durch Wechsel auf eine Mittelmeerkost um 35 % gesenkt [205]. Auch nach einem Herzinfarkt kann die Umstellung weitere Gefäßkomplikationen verhindern helfen [206]. Und schon nach drei Monaten lassen sich bei einer Umstellung auf mediterrane Ernährung ein niedrigerer Blutdruck und eine Besserung der Blutfette beobachten [267]. Kein Wunder, dass inzwischen einzelne Komponenten der Mittelmeerkost auch Eingang in die Empfehlungen zur vollwertigen Ernährung gefunden haben, insbesondere die Pflanzenöle und der reichliche Verzehr von Obst und Gemüse. Außerdem schmeckt die Mittelmeerkost auch noch gut und ist ausgesprochen leicht zuzubereiten.

Vegetarische Ernährung

Die **vegetarische Ernährung** ***(fleischfreie Ernährung)*** ist keine Erfindung der Neuzeit – schon der griechische Mathematiker und Philosoph Pythagoras forderte im sechsten Jahrhundert den völligen Verzicht auf Fleisch. Geschätzte 10 % der Bevölkerung ernähren sich fleischfrei und sie haben ganz unterschiedliche Gründe: Während sich die einen gesundheitliche Vorteile erhoffen (Vorbeugung oder Heilung von Zivilisationskrankheiten, Vermeidung von Giftstoffen), führen die anderen ethische (Tiere sollen nicht getötet werden), ökologische (Schonung natürlicher Ressourcen) oder kosmetische Gründe (Vermeidung von Übergewicht) an.

(!) Einige Menschen lehnen den Verzehr bestimmter Fleischprodukte ab, wie z. B. von Innereien, andere essen nur weißes Fleisch – das hat jedoch mit Vegetarismus nichts zu tun.

Je nachdem, ob neben dem Verzicht auf Fleisch noch andere tierische Produkte gemieden werden, unterscheidet man:

- **Ovo-Lacto-Vegetarier:** Sie verzehren kein Fleisch, aber tierische Produkte in Form von Milch, Milchprodukten und Eiern.
- **Lacto-Vegetarier:** Sie verzehren Milch und Milchprodukte, aber keine Eier.
- **Veganer:** Sie essen nur Pflanzenkost, also keine Produkte tierischen Ursprungs – auch keinen Honig. Auch auf den Gebrauch von Lederwaren wird oft verzichtet.
- **Rohköstler:** Sie essen nur ungekochte Pflanzenkost.

Von Natur aus fleischfrei?

Auch wenn einige frühe Vorgänger des Menschen Pflanzenfresser gewesen sein mögen: Der Homo sapiens war es mit Sicherheit nicht. Über lange Phasen seiner Ausbreitung über die Erde war er sogar auf Fleisch als hauptsächliche Nahrungsquelle angewiesen. Auch sein Körperbau, vom Gebiss bis zum Darm, weist ihn als Mischköstler (→ S. 224) aus.

Die Frage, ob eine fleischfreie Ernährung gesünder ist als eine (in einem vernünftigen Rahmen) fleischhaltige, wartet noch immer auf eine Antwort. Studien belegen zwar eine längere Lebenserwartung und eine geringere

Krankheitshäufigkeit von Vegetariern. Solche statistischen Erhebungen vergleichen jedoch Vegetarier mit dem Standard-Fleischkonsumenten. Kein Wunder, dass Vegetarier (die sich auch in anderen Bereichen oft gesundheitsbewusster verhalten) da gut abschneiden. Denn dass der durchschnittliche Fleischkonsum eines Erwachsenen mit 88 kg pro Jahr das gesundheitlich zuträgliche Maß weit übersteigt, wird von niemandem bezweifelt – dieser Fleischberg drängt nämlich andere wertvolle Eiweißträger wie Fisch, Bohnen und Milchprodukte regelrecht vom Tisch. Heute wird dagegen ein sparsamer Verbrauch von Fleisch empfohlen, etwa ein- bis zweimal die Woche. Werden Menschen, die sich fleischfrei ernähren, mit gesundheitsbewussten Fleischessern verglichen, so zeigt sich kein Zusammenhang zwischen dem Sterblichkeitsrisiko und dem Fleischkonsum [222].

Das Thema Fleisch wird dadurch noch kompliziert, dass Fleisch nicht gleich Fleisch ist. Geflügelfleisch etwa enthält natürlicherweise weniger Fett; Fisch – vor allem die Kaltwassersorten wie Kabeljau, Hering oder Lachs – zeichnet sich durch seinen hohen Gehalt an Omega-3-Fettsäuren aus. Auch die Mastbedingungen beeinflussen die Qualität des im Fleisch enthaltenen Fetts (→ S. 235).

■ Milchfreie Ernährung?

Der Mensch ist das einzige Säugetier, das nach dem Abstillen weiterhin Milch verzehrt. Dabei sei der Mensch, so machen Kritiker geltend, von seiner biologischen Ausstattung her eigentlich nicht auf den Genuss von Kuhmilch vorbereitet. Dieses Argument verkennt die Tatsache, dass der heutige mitteleuropäische Mensch nicht nur das evolutionäre Produkt seiner Jäger-und-Sammler-Vergangenheit ist, sondern dass er ebenso die Spuren seiner jüngeren Vergangenheit als Acker- und Viehbauer in sich trägt. Eine der wichtigsten genetischen Änderungen der letzten 10 000 Jahre ist gerade die Laktosetoleranz (→ S. 224), d. h. die Fähigkeit, das milchzuckerverarbeitende Enzym Laktase auch nach der Säuglingszeit zu bilden.

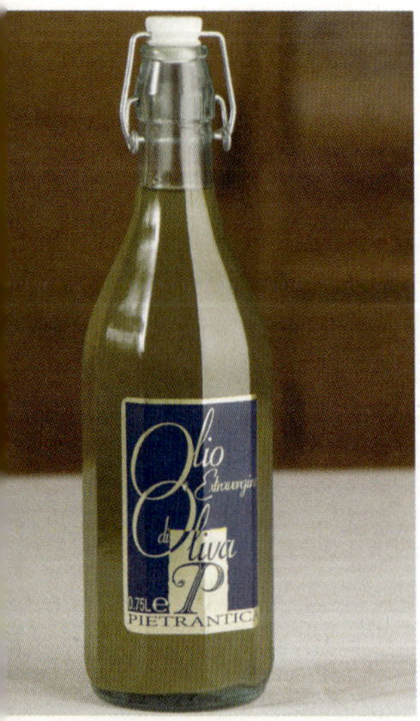

„Extra vergine" oder – auf deutsch – „nativ extra" steht beim Olivenöl für die höchste Qualität. Das frische toskanische Olivenöl auf dem Foto ist unfiltriert und daher etwas trüb. Auch „normales" filtriertes Olivenöl kann sich bei niedrigen Temperaturen (z. B. im Kühlschrank) eintrüben oder ausflocken, mit steigender Temperatur wird es jedoch wieder klar. [JAN 0410]

■ Engpässe bei vegetarischer Ernährung?

Alle notwendigen Nährstoffe lassen sich auch bei fleischfreier Ernährung zuführen. Solange Milch und Milchprodukte zum Speiseplan gehören, sind keine gesundheitlichen Nachteile zu befürchten. Der einzige Engpass für Ovo-Lacto-Vegetarier oder Lacto-Vegetarier kann dadurch entstehen, dass Eisen aus pflanzlichen Nahrungsmitteln nur zu 2–5 % vom Körper verwertet wird (aus Fleisch zu 20 %).

Tipp: Wer das natürlicherweise eisenhaltige Getreide mit Vitamin-C-reichen Nahrungsmitteln kombiniert, sorgt dafür, dass das Eisen im Verdauungstrakt besser aufgeschlossen wird. Müsli isst man daher am besten zusammen mit Früchten oder mit Fruchtsäften. Zu Brot und Reis passt Vitamin-C-reiches Gemüse wie rohe Paprika, Brokkoli oder Rosenkohl.

Gesundheitliche Probleme und Mangelerscheinungen können jedoch bei **Pudding-Vegetariern** auftreten – das sind Menschen (oft Jugendliche), die sich zwar fleischfrei ernähren, sich sonst aber keine Gedanken über die Ernährung machen, und vor allem von Fast Food, Snacks und Süßigkeiten leben.

Vegane Ernährung. Grundsätzlich gilt: Je extremer die Ernährung, desto genauer muss sie geplant werden. Nur wer sich mit den Nährstoffquellen gut auskennt, kann etwa bei einer veganen Ernährung Mangelerscheinungen vorbeugen. Neben Eisen ergeben sich bei veganer Ernährung weitere mögliche Engpässe:

- *Eiweißmangel:* Im Vergleich zu tierischen Produkten enthält pflanzliches Eiweiß weniger essenzielle (d. h. vom Körper nicht selbst herstellbare) Aminosäuren. Dem kann nur durch einen hohen Anteil an Hülsenfrüchten, Nüssen und sonstigen Samenfrüchten in der Kost vorgebeugt werden.
- *Mineralstoffmangel:* Ein Kalziummangel (→ Tab. S. 239) kann vor allem im Wachstumsalter bei Kindern auftreten. Zudem wird oft Jod knapp, da Milchprodukte als wichtige Quelle entfallen (das Tierfutter ist heutzutage mit Jodid angereichert).
- *Vitamin-B12-Mangel* (→ Tab. S. 236): Während vegane Ernährung recht große Mengen der Vitamine B1, C, E und auch A liefert, sind die vor allem in tierischen Produkten vorkommenden Vitamine B2, B12 und D mögliche Mangelkandidaten. Sonnenlicht beugt einem Vitamin-D-Mangel vor und eine kluge Auswahl des Gemüses hilft einen Vitamin-B2-Mangel zu verhindern, doch Vitamin B12 ist *das Problemvitamin* der Veganer. Es kommt zwar in milchsauren bzw. fermentierten Lebensmitteln wie Sauerkraut vor, die Zufuhr reicht aber bei einem erhöhten Bedarf (z. B. in der Schwangerschaft und Stillzeit) häufig nicht aus.

Warnhinweis: Am meisten gefährdet sind Säuglinge. Weil Vitamin B12 in der menschlichen Leber gespeichert wird, tritt ein Engpass oft erst mit dem zweiten oder dritten gestillten Kind auf, wenn die Vitamin-B12-Reserven der Mutter verbraucht sind. Das gestillte Kind kann dann einen schweren Vitamin-B12-Mangel mit verzögerter Hirnreifung entwickeln. In einem Drittel der Fälle ist die Rückbildung des Gehirns unumkehrbar. Müttern mit Kinderwunsch ist bei einer veganen Ernährung deshalb dringend die zusätzliche Einnahme von Vitamin-B12-Präparaten zu empfehlen.

i Aktuell: www.gesundheit-heute.de/02x04

- **www.thematrix.com** – Animationsfilm im Matrix-Stil über Massentierhaltung, hat mehrere Filmpreise gewonnen (Koproduktion mehrerer Filmstudios, u. a. der *free range studios)*.
- C. Leitzmann: **Vegetarismus.** Grundlagen, Vorteile, Risiken. C. H. Beck, 2001. Guter Überblick für den Einstieg in das Thema Vegetarismus.

Ist Bio besser?

Manche Ernährungsfragen sind echte „Tortenfragen" – sie haben viele Schichten. Die Frage, ob Bio besser ist, gehört dazu.

Unbestreitbar sind *ökologisch* bzw. **biologisch erzeugte Lebensmittel** für die Umwelt die bessere Lösung. Die biologische Herstellung setzt weniger nicht abbaubare Giftstoffe frei, verbraucht weniger Energie und hält den Boden langfristig gesünder. Auch ist unbestritten, dass viele ökologische Betriebe die soziale Gerechtigkeit hochhalten und etwa **Fair Trade** unterstützen *(fairer Handel,* Preise der gehandelten Waren sind höher angesetzt als der Weltmarktpreis, um den produzierenden Entwicklungsländern ein höheres und verlässlicheres Einkommen zu sichern) – ein weiteres Plus. Zudem werden Tiere in ökologisch orientierten Betrieben eher artgerecht gehalten als in konventionell arbeitenden.

Fährt auch der Konsument mit Bio besser? Kritiker weisen zu Recht darauf hin, dass die Schadstoffmengen in der konventionellen

Landwirtschaft durch strengere Gesetze ebenfalls gesenkt wurden und dass manche Produkte, wie etwa Karotten, vom Schadstoffgehalt her nicht mehr unterscheidbar sind. Das stimmt – aber eben nur für manche, wenig empfindliche Gemüsearten. In aller Regel – das zeigt eine Studie der Karlsruher Bundesforschungsanstalt für Ernährung – sind konventionell gezogenes Obst und Gemüse sowohl mit Agrargiften als auch mit Nitraten deutlich stärker belastet. Dies gilt insbesondere für die Pestizide, die nach einer Studie der Chemischen und Veterinärsuntersuchungsämter in Baden-Württemberg in biologisch erzeugtem Obst und Gemüse in etwa 50-mal geringerer Menge vorliegen.

Und nicht nur das – konventionell erzeugte Produkte weisen im Schnitt auch weniger Mineralstoffe, Vitamine und vor allem geringere Mengen funktioneller Nahrungsbestandteile (→ S. 241) auf. So enthält konventionelle Kuhmilch durchschnittlich weniger als die Hälfte an konjugierter Linolsäure (→ S. 227) als von Bio-Höfen gewonnene [277].

Ohne Zweifel: Bio produziert hochwertigere Nahrung. Dennoch geht die Gleichung „Bio gleich besser" nicht immer auf:

- Der Vorteil, weniger Energie zu verbrauchen, entfällt, wenn die Nahrungs- oder Futtermittel nicht lokal produziert, sondern etwa aus Holland oder gar Brasilien eingeführt werden – ein zunehmender Trend.
- Kritiker wenden außerdem ein, dass der Flächenverbrauch der Bio-Landwirtschaft so hoch ist, dass die Gesamtbevölkerung gar nicht ernährbar wäre.
- Der ***Nitrofen-Futtermittelskandal*** 2002 zeigte, dass in der ***Biolandwirtschaft*** die gleichen Probleme mit undurchschaubaren Zulieferbetrieben und schwarzen Schafen auftreten, wenn Biolandwirte genauso arbeitsteilig und intensiv produzieren wie konventionell arbeitende Bauern. Damals wurde Bioweizen durch unsachgemäße Lagerung mit Unkrautvernichtungsmitteln belastet und später an Bio-Geflügel verfüttert.
- Der Trend zur Industrialisierung hat inzwischen auch die Biolandwirtschaft erfasst – die positive Seite dieser Entwicklung ist allerdings ein wachsendes Angebot auch außerhalb spezialisierter Bioläden und allmählich sinkende Preise.
- Auch heißt die Verwendung von biologisch Erzeugtem noch lange nicht, dass die Ernährung besser ist. Auch aus naturbelassenem Getreide und Öko-Milch lassen sich minderwertige Lebensmittel herstellen, und dahin geht leider der Trend: Die Lebensmittelindustrie überschwemmt den Markt mit ernährungsphysiologisch unsinnigen – und doppelt so teueren – „Bio"-Produkten. Doch auch Bio-Cornflakes sind technisch stark bearbeitete Maisprodukte, deren Nährstoffe bei der industriellen Herstellung größtenteils verloren gehen. Und die „Bio Tiger Creme" mit einem Rohrzuckeranteil von 43 % und Fettanteil von 46 % ist genauso bedenklich wie das konventionelle Pendant, auch wenn der Rohrzucker biologisch produziert wird.
- Beim Fleisch kommt es vor allem auf die ***Weidehaltung*** an – und die kann auch mancher konventionell arbeitende Betrieb garantieren. Fleisch von geweideten Rindern etwa enthält viermal mehr Omega-3-Fettsäuren als das Fleisch von mit Maissilage gemästeten Stallrindern!

(!) Der Bio-Vorteil kann nur durch eine insgesamt sinnvolle Ernährung genutzt werden. Der Mehrpreis ist vor allem für wenig verarbeitete, lokal produzierte Produkte gerechtfertigt – bei industriell weiterverarbeiteten Nahrungsmittel lohnt er sich oft nicht.

Vitamine

Dass Nahrung nicht nur wegen ihres Brennwerts wichtig ist, wurde spätestens mit der Entdeckung der ersten **Vitamine** im Jahr 1908 klar: Es zeigte sich, dass diese Stoffe in ganz kleinen Mengen nötig sind, damit der Körper überhaupt funktioniert. Fehlten sie, so wird der Mensch trotz einer ausreichenden Zufuhr von energieliefernden Fetten, Eiweißen und Kohlenhydraten krank und stirbt.

Dies gilt allgemein für die **Mikronährstoffe.** Als Mikronährstoffe werden alle Nährstoffe bezeichnet, die für den Körper lebenswichtig sind. Neben den Vitaminen gehören hierzu Mineralstoffe, Spurenelemente und essenzielle Fettsäuren.

Da der Körper sie nicht oder nicht in ausreichender Menge selbst herstellen kann, müssen Vitamine oder ihre Vorstufen **(Provitamine)** von außen – in der Regel durch die Nahrung – zugeführt werden.

Vitamine werden eingeteilt in die ***fettlöslichen Vitamine*** A, D, E und K und in die ***wasserlöslichen Vitamine*** B1, B2, B6, B12, C, H, Folsäure, Pantothensäure und Nikotinsäure.

Vitaminmangel

Vitamine sind für den Stoffwechsel unentbehrlich – ein **Vitaminmangel** ***(Hypovitaminose)*** ruft deshalb häufig schwere, in der Regel aber behandelbare Mangelerkrankungen hervor

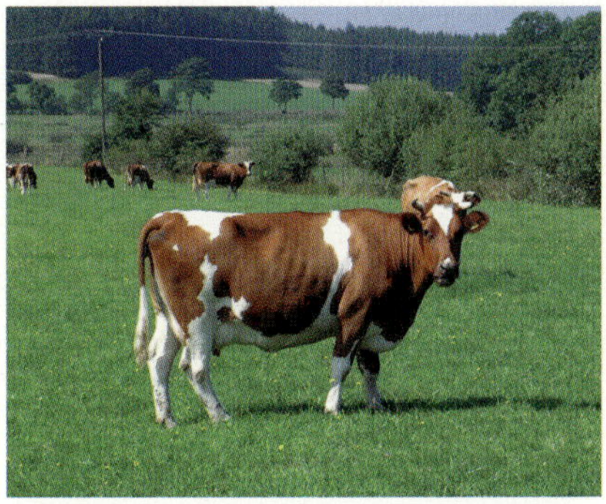

Wichtiger als Bio oder konventionelle Landwirtschaft ist die Weidehaltung der Tiere: Sie wirkt sich besonders stark auf das Verhältnis zwischen Omega-3- und Omega-6-Fettsäuren im Fleisch aus. [BLD 0412]

(Übersicht → Tab. S. 236). Wenn bestimmte Vitamine vollständig fehlen, spricht man von einer **Avitaminose** – sie kann bleibende Schäden hinterlassen.

Erhebungen der Deutschen Gesellschaft für Ernährung ergaben, dass die Vitaminversorgung in Deutschland mit Ausnahme der Vitamine D, Folsäure und Vitamin E im Großen und Ganzen ausreichend ist. Früher gefürchtete Vitaminmangelerkrankungen werden nur noch selten beobachtet. Allerdings gibt es nach wie vor Risikogruppen, bei denen der Vitaminbedarf nicht ausreichend gedeckt wird und die vereinzelt an durch Vitaminmangel bedingten Störungen leiden. Dazu gehören Menschen, die:

- Weniger als 1500 kcal pro Tag z. B. im Rahmen von Diäten oder im Alter zu sich nehmen
- An Alkoholismus leiden
- Störungen bei der Verdauung und Verwertung von Nahrung aufweisen, etwa nach Operationen an Magen oder Darm
- Vegane oder andere extreme Kostformen praktizieren
- Sehr einseitige Ernährungsgewohnheiten haben
- Häufig oder regelmäßig bestimmte Medikamente einnehmen, z. B. Antibiotika, den Blut-Gerinnungshemmer Marcumar® (→ S. 741) oder das Zytostatikum Methotrexat (→ S. 997, S. 1027).

Oft stellt sich ein Vitaminmangel aber auch bei diesen Menschen erst durch ungünstige Ernährungsgewohnheiten ein. So lässt sich z. B. der Bedarf im Alter mit einer ausgewogenen Ernährung durchaus decken.

Im Kindes- und Jugendalter sowie in der Schwangerschaft und der Stillzeit ist der Vitaminbedarf *erhöht* – eine ausgewogene Ernäh-

Vitamin	Aufgabe im Körper	Tagesbedarf für gesunde Erwachsene und Vorkommen	Mangelerscheinung	Überversorgung
Vitamin A *(Retinol)* ist fettlöslich. Der Körper stellt etwa zwei Drittel des Bedarfs selbst aus Vitaminvorstufen (Provitaminen) her (etwa aus dem in Gemüse und Früchten enthaltenen Provitamin **Beta-Karotin).** Die Aufnahme erfolgt über den Darm.	Wichtig für: ➤ Bildung des Sehfarbstoffs *Rhodopsin* ➤ Aufbau der Haut ➤ Antioxidative Wirkung (→ S. 229)	➤ 0,9 mg ➤ Leber, Butter, Eier, Feldsalat, Spinat, Paprika (gelb, rot), Karotten	Nur bei streng veganer Ernährung (→ S. 233), chronischen Darmerkrankungen sowie Erkrankungen der Bauchspeicheldrüse: ➤ Lichtscheu, verminderte Sehschärfe in der Dämmerung, Nachtblindheit ➤ Trockene Haut und Schleimhaut, entzündete Bindehaut, brüchige Fingernägel	Nur bei Zufuhr über 5,4 mg pro Tag über mehrere Wochen. Selten bei einer Behandlung mit Retinoiden (z. B. gegen Akne → S. 1091 oder Schuppenflechte → S. 1076). Beschwerden: ➤ Kopfschmerzen, Abgeschlagenheit, Schwindel ➤ Erbrechen, Haarausfall ➤ Knochenschmerzen und -brüche ➤ Evtl. krebserzeugend[1]
Vitamin B1 *(Thiamin)* ist ein wasserlösliches Koenzym. Die Aufnahme erfolgt über den Darm.	Fördert: ➤ Kohlenhydratstoffwechsel ➤ Fettstoffwechsel ➤ Alkoholabbau ➤ Funktion lebenswichtiger Enzyme	➤ 1,1 mg ➤ Vollkorn (in der Schale), Hülsenfrüchte, Eigelb, Hefe, Leber, Fleisch, Nüsse	➤ Kopfschmerzen ➤ Magenschmerzen, Verstopfung ➤ Gedächtnis- und Konzentrationsstörungen ➤ **Beri-Beri-Krankheit**[2]	Nicht bekannt
Vitamin B6 *(Pyridoxin)* ist wasserlöslich, wird über den Darm aufgenommen; dazu notwendig: Vitamin B2.	➤ Wichtiger Baustein von Koenzymen ➤ Wirkt im Eiweißstoffwechsel sowie im Stoffwechsel der Botenstoffe des Gehirns	➤ Männer 1,5 mg, Frauen 1,2 mg ➤ Bananen, Leber, Nüsse, Vollkornprodukte, Hefe	Praktisch nur bei Alkoholismus: ➤ Appetitlosigkeit, Übelkeit, Brechreiz ➤ Entzündete Mundschleimhaut, trockene Haut	Beschwerden: ➤ Kribbelgefühle oder gar brennende Schmerzen in Armen und Beinen ➤ Muskelschwäche, Gangunsicherheit
Vitamin B12 *(Cobalamin, Cyanocobalamin, Extrinsic factor)* ist wasserlöslich. Zur Aufnahme notwendig: ein „Schlüssel" *(Intrinsic factor)*, der in der Magenschleimhaut gebildet wird (→ S. 631). Die Aufnahme erfolgt im Darm.	Wichtig für: ➤ Aufbau roter Blutkörperchen ➤ Zellwachstum und Zellteilung ➤ Umwandlung von Homozystein in Methionin (schützt eventuell vor Herz-Kreislauf-Erkrankungen)	➤ 3 µg = 0,003 mg ➤ Kalb-, Rind-, Schweinefleisch, Leber, Fisch, Eier, Milch, Käse, Sauerkraut ➤ Vitamin B12 kommt nur in tierischen oder stark fermentierten pflanzlichen Nahrungsmitteln vor	Magenerkrankungen (Autoimmungastritis → S. 634, mit nachfolgendem Intrinsic-factor-Mangel; Malabsorption, d. h. unvollständige Nährstoffaufnahme im Darm), streng vegane Ernährung: ➤ Schwäche, Müdigkeit, Blässe, Blutarmut → S. 1034 ➤ Brennende Zunge, Kribbelgefühl bzw. Gefühlsstörung an Händen und Füßen	Nicht bekannt
Vitamin C *(Ascorbinsäure)* zählt zu den wasserlöslichen Vitaminen. Aufnahme über den Darm. Der Körper kann Vitamin C nicht speichern und scheidet Überschüsse wieder aus.	Wichtig für: ➤ Abwehrkraft[3] ➤ Eisenaufnahme ➤ Schutz der Augen vor UV-Licht ➤ Aufbau von Binde- und Stützgewebe ➤ Antioxidative Wirkung (→ S. 229)	➤ 100 mg ➤ Obst (v. a. Zitrusfrüchte, Beeren), Gemüse (v. a. Paprika, Kohl, Kartoffeln, Tomaten)	➤ Blutungen an Haut und Schleimhäuten (v. a. Zahnfleisch) Skorbut → S. 228, Blut im Stuhl oder Urin, schlechte Wundheilung, Blutarmut ➤ Grauer Star[4]	Selten. Beschwerden: ➤ Durchfall (v. a. bei Kindern) ➤ Verdauungsbeschwerden ➤ Bei Aufnahme von über 4 g pro Tag vermehrte Ausscheidung von *Oxalsäure* im Urin, wodurch Nierensteine drohen
Vitamin D *(Kalziferol, Calciferol)* ist fettlöslich. 90% des Bedarfs werden im Körper aus Vitaminvorstufen (Provitaminen) unter Einwirkung des UV-Lichts der Sonne gebildet. Provitamine sind **Vitamin D2** *(Ergokalziferol, Ergocalciferol)* und **Vitamin D3** *(Cholekalziferol, Cholecalciferol)*. Da Sonnenlicht zur Bildung oft nicht ausreicht, ist Zufuhr über die Nahrung notwendig.	Fördert: ➤ Kalziumaufnahme aus dem Darm ➤ Kalzium- und Phosphateinbau in den Knochen (Knochenmineralisation)	➤ 5–10 µg unter der Annahme, dass Sonnenlicht nur mäßig verfügbar ist (→ S. 220, Diskussion → S. 285) ➤ Leberfett von Meeresfischen, Eigelb, Sesam	➤ Beim Säugling: unzureichende Knochenbildung und Knochenfehlbildungen *(Rachitis* → S. 1018) – aufgrund der Vitamin-D-Prophylaxe heute sehr selten ➤ Beim Erwachsenen *Osteomalazie* (→ S. 1018), Förderung von Zahndefekten, Osteoporose (Knochenabbau → S. 1016)	Nur bei überdosierter Zufuhr. Beschwerden: ➤ Durst ➤ Häufiges Wasserlassen ➤ Müdigkeit ➤ Kopfschmerzen ➤ Brechreiz und Durchfall ➤ Nierensteine ➤ Knochenveränderungen

Vitamin	Aufgabe im Körper	Tagesbedarf für gesunde Erwachsene und Vorkommen	Mangelerscheinung	Überversorgung
Vitamin E *(Alpha-Tocopherol* sowie 6 andere *Tocopherole)* zählt zu den fettlöslichen Vitaminen, die über den Darm aufgenommen werden.	➤ Verhindert Abbau ungesättigter Fettsäuren ➤ Wichtig für antioxidative Wirkung (→ S. 229)	➤ Männer 14 mg, Frauen 12 mg ➤ Getreidekeime, Eier, Butter, pflanzliche Öle, Gemüse	➤ Muskelschwäche ➤ Gangunsicherheit ➤ Nervenlähmungen ➤ Zerfall der roten Blutkörperchen	Nicht bekannt
Vitamin K *(Phyllochinon)* ist fettlöslich und wird über den Darm aufgenommen. Neben der Zufuhr durch die Nahrung wird es auch von Darmbakterien gebildet.	Wichtig für: ➤ Bildung von Gerinnungsfaktoren in der Leber ➤ Knochenbildung	➤ Männer 70 µg, Frauen 60 µg ➤ Eier, Leber, Grünkohl, grünes Blattgemüse	➤ Zum Zeitpunkt der Geburt[5] ➤ Bei Leberzirrhose (→ S. 675) mit Spontanblutungen ➤ Künstlicher Vitamin-K-Mangel durch den Gerinnungshemmer Marcumar® (→ S. 741)	Nicht bekannt – auch die therapeutische Vitamin-K-Zufuhr führt *nicht* zu Thrombosen (wie man vermuten könnte).
Biotin *(Vitamin H)* gehört zum wasserlöslichen Vitamin-B2–Komplex, wird durch die Nahrung zugeführt, aber auch von Darmbakterien gebildet. Aufnahme erfolgt über den Darm.	Fördert Wachstum und Erhalt von: ➤ Blutzellen ➤ Talgdrüsen ➤ Nervengewebe ➤ Haut und Haaren	➤ 50 µg ➤ Leber, Blumenkohl, Lebensmittel tierischer Herkunft, Hefe, Nüsse	Sehr selten (manchmal in der Schwangerschaft bei unzureichender Ernährung): ➤ Haarausfall, Entzündungen der Haut	Nicht bekannt
Folsäure *(FH4)* gehört zum wasserlöslichen Vitamin-B2–Komplex. Die Aufnahme erfolgt über den Darm.	Wichtig für: ➤ Vitamin-B12-Aufnahme im Darm ➤ Bildung roter Blutkörperchen ➤ Körperliche Entwicklung, vor allem des Nervensystems	➤ 400 µg = 0,4 mg ➤ Grünes Blattgemüse, Leber, Weizenkeime, Kürbis, Nüsse	Bei unausgewogener Ernährung, Alkoholismus, Schwangerschaft[6], chronischen Erkrankungen: ➤ Blutarmut und Abwehrschwäche, Veränderungen der Darmschleimhaut ➤ Erhöhter Homocysteinspiegel (was die Arteriosklerose-Entwicklung begünstigt → S. 721)	Nur durch künstliche Zufuhr möglich. Beschwerden: ➤ Magen- und Darmbeschwerden ➤ Langfristig Vitamin-B12-Mangel
Niacin *(Vitamin B3, Nicotinsäure, Nicotinamid, Vitamin PP)* gehört zum wasserlöslichen Vitamin-B2-Komplex. Es wird über den Darm aufgenommen.	Wichtig für: ➤ Blutgefäße ➤ Hautdurchblutung ➤ Energiegewinnung ➤ Fettstoffwechsel ➤ Antioxidative Wirkung	➤ Männer 16 mg, Frauen 13 mg ➤ Mageres Fleisch, Fisch, Hefe	Heute sehr selten (allenfalls bei fast ausschließlicher Ernährung mit Mais oder bei Magersucht)	Nur durch hochdosierte Niacinpräparate. Beschwerden: ➤ Trockene, gerötete Haut, Haarausfall ➤ Juckreiz, Leberschäden
Pantothensäure *(Vitamin B5)* gehört zum wasserlöslichen Vitamin-B2-Komplex. Die Aufnahme erfolgt über den Darm.	Wichtig für: ➤ Energieproduktion ➤ Eiweiß- und Fettsynthese ➤ Baustein eines Koenzyms *(Coenzym A)*	➤ 6 mg ➤ Leber, Getreide (z. B. Weizenkeime), Gemüse, Nüsse	Nicht bekannt	Nicht bekannt
Riboflavin, auch als *Vitamin B2* bezeichnet, gehört zum wasserlöslichen Vitamin-B2-Komplex. Die Aufnahme erfolgt über den Darm.	Wichtig für: ➤ Zellwachstum ➤ Abwehr ➤ Baustein eines Koenzyms ➤ Antioxidative Wirkung	➤ Männer 1,4 mg, Frauen 1,2 mg ➤ Vollkorn, Milchprodukte, Fleisch, Eier, Leber, Fisch	Bei chronisch Leberkranken und strengen Veganern: ➤ Blutarmut ➤ Entzündungen von Haut und Schleimhäuten	Nicht bekannt

[1] Die zusätzliche Einnahme von Beta-Karotin könnte bei *Rauchern* das Lungenkrebsrisiko erhöhen [278]. Dies ist bedenklich, weil Beta-Karotin häufiger Bestandteil von Nahrungsergänzungsmitteln ist.

[2] Komplexe Vitaminmangelerkrankung. Trat in Entwicklungsländern z. B. nach der Einführung von Reisschälmaschinen auf und äußert sich in einer ausgedehnten Entzündung des peripheren Nervensystems, einer Herzmuskelschwäche und in Ödemen.

[3] Hohe Dosen Vitamin C werden immer wieder zur Vorbeugung und Behandlung von Erkältungskrankheiten empfohlen. Studien zeigen jedoch, dass sich der natürliche Verlauf der Erkältung allenfalls marginal abmildern lässt – und das nur dann, wenn Vitamin C regelmäßig vorbeugend eingenommen wird. Die therapeutische Einnahme gleich zu Beginn einer Erkältung hat dagegen keine Wirkung. Möglicherweise kann aber die Einnahme von Vitamin C nach schweren Anstrengungen oder Unterkühlungen Erkältungen vorbeugen [279].

[4] Studien deuten darauf hin, dass Vitamin-C-Mangel Grauen Star begünstigt (→ S. 500).

[5] Bei der Geburt arbeitet die Leber noch nicht voll und die Darmbakterien sind noch nicht aktiv. Neugeborene erhalten deshalb eine „Startdosis" Vitamin K (→ S. 387). Das beugt Hirnblutungen und anderen Komplikationen vor.

[6] Bei Folsäuremangel in der Schwangerschaft drohen Fehlbildungen am Rückenmark (z. B. offener Rückenmarkskanal, Spina bifida). Deshalb wird die vorbeugende Einnahme von 400 µg Folsäure pro Tag kurz vor und während der Schwangerschaft empfohlen.

Die wichtigsten **Vitamine,** *ihre Funktion im Körper, täglicher Bedarf und wie er zu befriedigen ist. Ebenfalls aufgeführt sind* **Mangelerscheinungen,** *ausgelöst durch ein Zuwenig an Vitaminen, und Beschwerden, die auf* **Überversorgung** *z. B. infolge hochdosierter Nahrungsergänzungsmittel beruhen.*

rung deckt den Mehrbedarf jedoch vollständig ab. Ein besonderes Augenmerk soll dabei frischem Gemüse (schonend gegart) und Obst gelten. Sind bereits Mangelerscheinungen eingetreten, so bilden sich die Beschwerden nach Zufuhr der entsprechenden Vitamine in der Regel zurück. Das fehlende Vitamin muss dabei einzeln und in der richtigen Dosierung zugeführt werden, am besten nach ärztlicher Beratung. Die Dosierung in den überall erhältlichen Multivitaminpräparaten ist dafür meistens zu niedrig.

Vitamine als Nahrungsergänzung

Weil sie die früher so bedrohlichen Mangelkrankheiten wie Skorbut oder Rachitis rasch heilen konnten, hatten Vitamine als Nahrungsergänzungsmittel sehr schnell den Ruf von Wundermitteln. Und noch heute glaubt mancher, **Vitaminpillen** könnten gegen alle Zipperlein und sogar das Altern vorbeugen (→ Mythos 3). Hierzu allerdings sagen Wissenschaftler ganz klar: Stimmt nicht.

Studien mit *Vitaminzusätzen* verliefen generell enttäuschend: An 18 000 Rauchern etwa wurde in einem doppelblinden Experiment erprobt, ob Vitamin A und Beta-Karotin Lungenkrebs vorbeugen – als die Lungenkrebsrate entgegen den Erwartungen anstieg, wurde der Versuch abgebrochen [216]. Auch bei einer groß angelegten Studie mit Vitamin E zeigte sich keine Wirkung auf die Erkrankungshäufigkeit gesunder Versuchsteilnehmer, und auch Patienten mit Herzgefäßerkrankungen standen durch Vitaminzusätze nicht besser da – im Gegenteil: Bei einer täglichen Einnahme von mehr als 200 I. E. Vitamin E stieg das Risiko, an einer Herz-Kreislauf-Erkrankung zu sterben, um 10 % an [217]. Ebenso erwies sich der Versuch als Fehlschlag, bei Menschen nach einem Herzinfarkt oder bei solchen mit Gefäßerkrankungen oder Diabetes Rückschläge oder weitere Komplikationen durch die Vitamingabe zu vermeiden [268].

Selbst bei Erkältungen sind Vitamine dem hoffenden Zuwarten nicht überlegen. Sogar das altgediente Vitamin C ist neuerdings in Verruf geraten: In einer Studie mit knapp 2 000 Diabetikerinnen hatten diejenigen, die mehr als 300 mg Vitamin C pro Tag einnahmen, ein fast doppelt so hohes Risiko, an Schlaganfall oder Herzinfarkt zu sterben. Vor diesem Hintergrund ist es bedenklich, dass der Höchstgehalt an Vitaminen etwa für Nahrungsergänzungsmittel bisher nicht verbindlich festgelegt ist.

Nur für ein Vitamin ist schlüssig nachgewiesen, dass es auch bei gesunden Menschen vorbeugend wirkt: Die Einnahme von Folsäure in der frühen Schwangerschaft (→ S. 353) senkt das Risiko, dass das Kind mit einem offenen Rückenmarkskanal (Spina bifida) geboren wird. Ob sich derselbe Effekt durch eine an Gemüse und Obst reiche Ernährung erzielen lässt, ist anzunehmen, aber nicht bewiesen.

In manchen neueren Richtlinien [218] wird älteren Menschen (die oft nicht genug ans Sonnenlicht kommen) die zusätzliche Einnahme von Vitamin D und Menschen über 50 Jahren zudem die Zufuhr von Vitamin B12 empfohlen.

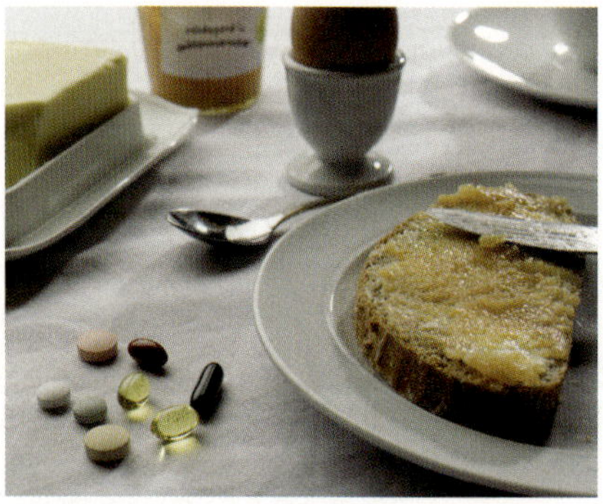

Orthomolekularmedizinische Pillenmischung neben Frühstücksbrot und Ei [JAN 0415]

Orthomolekularmedizin

Die **Orthomolekularmedizin** geht noch einen Schritt weiter: Diese komplementärmedizinische Therapierichtung will nicht nur Vitaminmangelerscheinungen vorbeugen, sondern sieht die Ursache von Hunderten von Erkrankungen – von Allergien und Arteriosklerose bis zur Zahnwurzelentzündung – in einem Mangel an Vitaminen, Mineralstoffen oder Spurenelementen (neuerdings auch an bestimmten Fettsäuren und Aminosäuren). Durch Zufuhr hoher Dosen dieser natürlich im Körper vorkommenden Stoffe sollen die entsprechenden Krankheiten geheilt werden. Dabei wird immer ein Gemisch aus verschiedenen Stoffen gewählt, das in weit höheren Dosen gegeben wird, als sie der Körper normalerweise benötigt. Begründet wurde das Konzept durch den Nobelpreisträger Linus Pauling, der sich selbst mit einer „Megavitamin-Therapie" behandelte (und womöglich deshalb – oder trotzdem – 93 Jahre alt wurde).

Wissenschaftlich ist das Konzept teilweise begründbar: Wenn durch die Zufuhr Mangelzustände behoben werden, so kann dies eine positive Wirkung haben. Allerdings sind bei einer gesunden Ernährung Mangelzustände an Vitaminen, Mineralstoffen oder Spurenelementen nicht zu erwarten. Auch evolutionsbiologisch betrachtet müsste der Mensch auf einen durch eine normale, arttypische Ernährung zu deckenden Bedarf ausgelegt sein.

Die Studien zur Wirkung der orthomolekularen Medizin sind nicht eindeutig. Während sich in manchen Studien positive Effekte zeigen, sind in anderen Untersuchungen keine Wirkungen nachzuweisen – dies gilt besonders für den Bereich Altern (keine Lebenszeitverlängerung durch hochdosierte Vitamine) und Herzerkrankungen (keine geringere Sterblichkeit bei koronarer Herzerkrankung → S. 693).

Eindeutig sind dagegen die *Risiken* einer unkontrollierten hochdosierten Einnahme von manchen Vitaminen und Mineralien, insbesondere von Vitamin A (z. B. Leberschädigung), Vitamin D (z. B. Nierensteine), Vitamin E (Störungen der Blutgerinnung), Magnesium (Minderung der Nierenfunktion). Auch Kombinationspräparate bergen zum Teil erhebliche Risiken. So zeigte sich für Frauen in den Wechseljahren, die Vitamin C und Vitamin E in hoher Dosis einnahmen, eine erhöhte Sterblichkeit an koronarer Herzerkrankung. Auch die therapeutische Einnahme hochdosierter Vitaminpräparate bei Tumorerkrankungen ist sehr kritisch zu bewerten (→ S. 1029).

Vitaminüberversorgung

Eine **Vitaminüberversorgung** ***(Hypervitaminose)*** kommt vor allem bei fettlöslichen Vitaminen, die im Körper gespeichert werden, vor und kann gefährlich sein. Überschüssige wasserlösliche Vitamine können zwar auch Beschwerden auslösen, da sie aber mit dem Urin wieder ausgeschieden werden, braucht es dazu sehr hohe Dosen. Zu einer Überversorgung kommt es vor allem durch die Einnahme von Nahrungsergänzungsmitteln oder Vitaminpräparaten. Sehr selten kann sie auch aus einer einseitigen Ernährung resultieren. Welche Zeichen für eine Vitaminüberversorgung typisch sind, sehen Sie in der → Tab. S. 236.

i **Aktuell:** www.gesundheit-heute.de/02x05

- L. Burgerstein: **Burgersteins Handbuch Nährstoffe.** Vorbeugen und heilen durch ausgewogene Ernährung. Haug, 2002. Behandelt Spurenelemente, Vitamine und Mineralstoffe aus orthomolekularmedizinischer Sicht und gibt ausführliche Informationen zu ihrem Einsatz zur Prävention und Therapie.

Mineralstoffe

Mineralstoffe sind wie Vitamine lebensnotwendig und müssen ebenfalls mit der Nahrung zugeführt werden. Anders als einige Vitamine sind die nicht organischen Mineralstoffe unempfindlich gegenüber Hitze oder Sauerstoff. Durch übermäßig langes Kochen können sie jedoch in das Kochwasser übergehen und mit diesem weggeschüttet werden.

Mineralstoff/ Aufgabe im Körper	Tagesbedarf für gesunde Erwachsene und Vorkommen	Mangelerscheinung	Überversorgung
Mengenelemente			
Chlorid *(Cl, Cl^-*, im Körper Vorkommen als Natrium- und Kaliumchlorid) ➤ Bestandteil der Magensäure ➤ Beteiligt am Wasser- sowie am Säure-Basen-Haushalt	➤ 800–850 mg ➤ Bestandteil des Kochsalzes (in unserer Ernährung mit Fleisch und industriell verarbeiteten Nahrungsmitteln überreichlich enthalten)	Selten, allenfalls bei starkem Erbrechen oder extremem Schwitzen, Diuretikaeinnahme (→ S. 784) oder Cushing-Syndrom (→ S. 755). Beschwerden: ➤ Durst ➤ Benommenheit ➤ Ödeme (→ S. 705), Kollapsneigung	Selten, z. B. bei chronischen Durchfällen, bestimmten Nierenleiden und übersteigerter Atmung (Hyperventilation → S. 1214)
Kalium *(K, K^+)* hat großen Einfluss auf die ➤ Nerven- und Muskelfunktion ➤ Regulation des Wasser- und Säure-Basen-Haushalts	➤ 2,5 g ➤ Pilze, Bananen, Bohnen, Käse, Spinat, Kartoffeln	Selten, außer als Nebenwirkung durch zu starke Abführmittel (→ S. 647) oder Diuretika (→ S. 784), Durchfall und Erbrechen sowie Nierenerkrankungen. Beschwerden: ➤ Verstopfung ➤ Muskelschwäche bis hin zur Lähmung ➤ Herzstolpern **Warnhinweis:** Starker Kaliummangel ist lebensbedrohlich.	Häufig als Nebenwirkung, z. B. von ACE-Hemmern (→ S. 703), kaliumsparenden Diuretika (→ S. 784) oder Zytostatika (→ S. 1026). ➤ Führt zu unklaren Beschwerden, oft ähnlich dem Kaliummangel ➤ Extremer Kaliumüberschuss (durch Spritzen oder Infusionen) führt zu Herzstillstand
Kalzium *(Calcium, Ca, Ca^{2+})* ➤ Bildet zusammen mit Phosphat den wichtigsten Teil der Knochen- und Zahnsubstanz ➤ Beteiligt an der Blutgerinnung ➤ Erregungsübertragung von Nerven auf Muskel ➤ Muskelkontraktion	➤ 800 mg, bei Kindern und Schwangeren etwa 1 g ➤ Hoher Kalziumgehalt in Milchprodukten, Sesamkeimen, Algen	Leichter Kalziummangel ist sehr häufig, wegen erhöhten Bedarfs (Schwangerschaft, Pubertät, Stillzeit), übermäßiger Ausscheidung (z. B. durch Diuretika → S. 784) oder hormoneller Störungen (→ Kapiel 20). Beschwerden: ➤ Trockene, rissige Haut, Haarausfall, Querrillen an den Nägeln ➤ Pelzigkeitsgefühl und Kribbeln der Haut ➤ Krämpfe der Muskulatur[1], Krampfanfälle ➤ Langfristig droht Osteoporose (→ S. 1016)	Bei hormonellen Störungen (z. B. Überfunktion der Nebenschilddrüse → S. 754) oder bei bösartigen Tumoren mit Knochenmetastasen. Beschwerden: ➤ Muskelschwäche, seelische Beschwerden (v. a. Depressionen) ➤ Appetitlosigkeit, Übelkeit, Erbrechen ➤ Bei plötzlicher übermäßiger Kalziumzufuhr droht ***hyperkalzämische Krise*** mit vermehrtem Wasserlassen, Erbrechen und Austrocknung bis hin zum Koma
Magnesium *(Mg, Mg^{2+})* Wichtig bei ➤ Vielen Enzymreaktionen ➤ Muskelaktivität ➤ Erregungsbildung und -leitung im Herzen	➤ 300–400 mg ➤ Sojamehl, Gerste, Reis, Weizenkleie, Linsen, Nüsse, Spinat	Leichter Mangel ist häufig, z. B. bei älteren Menschen, Erbrechen, Durchfall oder bei erhöhtem Bedarf (in Schwangerschaft und Stillzeit, bei Sportlern, Diabetikern, Alkoholikern). Beschwerden: ➤ Müdigkeit und Muskelkrämpfe (Waden) ➤ Herzstolpern ➤ Bei Schwangeren: Gebärmutterkontraktionen, vorzeitige Wehen	Ein Magnesiumüberschuss kommt außerhalb schwerster Erkrankungen oder medizinischer Therapien nicht vor.
Natrium *(Na, Na^+)* ➤ Reguliert zusammen mit Kalium den Wasserhaushalt ➤ Beeinflusst die Nerven- und Muskelaktivität	➤ 550 mg ➤ Bestandteil des Kochsalzes (in Fleisch und industriell verarbeiteten Nahrungsmitteln überreichlich enthalten) ➤ Bei Bluthochdruck sollte der Konsum bewusst reduziert werden (→ S. 725)	Bei Erbrechen, Durchfall, Salzverlusten über die Niere (Diuretika → S. 784), zu wenig Essen und Trinken im Alter (→ S. 458) sowie schwerer Herzinsuffizienz (→ S. 702). Beschwerden: ➤ Erschöpfung ➤ Schockzustand ➤ Kopfweh, akute Verwirrung (→ Tab. S. 35) ➤ Starkes Durstempfinden ➤ Muskelkrämpfe, Oberbauchkrämpfe, Krampfanfälle	Bei Durchfallerkrankungen, Fieber, Schwitzen, Wasserverlusten über die Niere (kaliumsparende Diuretika → S. 784), hormonellen Störungen (→ Kapitel 20), Kortisontherapie. Beschwerden: ➤ Fieber, Verwirrungszustände, Schwäche bis zum Koma ➤ Neurologische Störungen ➤ Epileptische Krampfanfälle
Phosphor *(P*, vorkommend als **Phosphat**, *PO_4^{3-})* ➤ In Knochen und Zähnen ➤ Wirkt im Energiestoffwechsel mit	➤ 750 mg, bei Heranwachsenden bis 1,25 g ➤ Milchprodukte, Fisch, Fleisch, Getreide	Selten, Vorkommen wie bei Kalziummangel. Beschwerden: ➤ Knochenschädigung ➤ Muskuläre Probleme	➤ Kurzfristig: Magen-Darm-Störungen ➤ Langfristig: Gefahr einer Osteoporose durch negative Beeinflussung des Kalziumstoffwechsels
Schwefel *(S)* ist Bauteil von ➤ Vitamin B1 und Biotin ➤ Keratin (Knorpel, Haut und Haare)	➤ ca. 0,9–1,2 g ➤ In eiweißreichen und scharf schmeckenden Lebensmitteln (z. B. Knoblauch, Hühnerei)	Nicht bekannt	Nicht bekannt

Mineralstoff/ Aufgabe im Körper	Tagesbedarf für gesunde Erwachsene und Vorkommen	Mangelerscheinung	Überversorgung
Essenzielle Spurenelemente (Auswahl)			
Eisen *(Fe, Fe^{2+}, Fe^{3+})* Schlüsselbaustein für Hämoglobin (→ S. 1021) und damit wichtig für ➤ Blutbildung ➤ Sauerstofftransport und -speicherung im Blut	➤ Männer, Frauen nach den Wechseljahren: 10 mg; Frauen vor Wechseljahren: 15 mg ➤ Fleisch, Leber, Hülsenfrüchte, Vollkorn[5]	Häufig bei akuten oder chronischen Blutungen (v. a. Mädchen) in Pubertät, Schwangerschaft und Stillzeit. Führt zu charakteristischen Beschwerden, ausführlich bei der ***Eisenmangelanämie*** beschrieben (→ S. 1034)	Selten. Bei andauernder Überversorgung drohen Organschäden und das Krebsrisiko steigt. Bei einer genetisch bedingten Eisenstoffwechselstörung (Hämochromatose, Hämosiderose) ist ein Zuviel an Eisen schädlich[2].
Fluor *(F)* Wichtig für ➤ Zahnschmelz (→ S. 510) ➤ Knochenwachstum	➤ 1,5–4 mg (Empfehlungen für Kinder → S. 513) ➤ Seefisch, schwarzer Tee, fluoridiertes Kochsalz	In Deutschland verbreitet. Zur Vorbeugung gibt es fluoridiertes Speisesalz und fluoridierte Zahnpasta. Beschwerden: ➤ Karies ➤ Osteoporose ➤ Arteriosklerose	Bisweilen *Fluorose* mit fleckiger Verfärbung der Zähne
Jod *(Iod, I)* Wichtig für Produktion der Schilddrüsenhormone T4 (Thyroxin → S. 748) und T3 (Trijodthyronin → S. 748)	➤ 180–200 µg, in der Schwangerschaft 250 µg; vorbeugende Einnahme von 150–200 µg Jod tägl. empfohlen (→ S. 353). ➤ Seefisch, Milch, Eier und jodiertes Kochsalz	In Deutschland ursprünglich weitverbreitet (→ S. 749). Zur Vorbeugung werden heute Speisesalz und Futtermittel in der Viehzucht jodiert. Beschwerden: ➤ Kropfbildung ➤ Unterfunktion der Schilddrüse ➤ Entwicklungsstörungen	Selten. Manche Menschen haben eine ***Jodunverträglichkeit***, sie zeigt sich durch gereizte Haut und Schleimhäute, Ausschlag, Schnupfen und Kopfschmerzen. **Warnhinweis:** Bei der Gabe von jodhaltigen Kontrastmitteln besteht Schockgefahr (→ S. 1268).
Kupfer *(Cu, Cu^{2+})* ➤ Wichtig für Blut- und Pigmentbildung ➤ Beugt Herz-Kreislauf-Erkrankungen sowie Arthrose vor	➤ 1,5–3 mg (während der Stillzeit bis 10 mg) ➤ Leber, Getreide, Gemüse, Portwein, Sherry, Nüsse	Selten. Beschwerden: ➤ Anämie, Pigmentstörungen ➤ Infektanfälligkeit ➤ Schlafstörungen ➤ Arteriosklerose, Bluthochdruck ➤ Störungen des Nervensystems, Wachstumsstörungen ➤ Fraglich: Auslöser der Alzheimer-Demenz	Selten chronische Vergiftung durch Pestizide, Leitungswasserkontaminierung oder Farbpigmente. Beschwerden: ➤ Entzündungen in Verdauungstrakt, Atemwegen und Gelenken ➤ Leberschädigung[3]
Mangan *(Mn)*. Beeinflusst ➤ Den Fettstoffwechsel ➤ Das Hormonsystem ➤ Die Blutgerinnung	➤ 2–5 mg ➤ Vor allem pflanzliche Lebensmittel, z. B. Haferflocken, Weizenvollkorn, Soja, Nüsse, Reis	Selten, kann z. B. durch Kalziumpräparate, hohen Alkoholkonsum oder starke Mangelernährung entstehen	Selten
Selen *(Se)* ➤ Schützt Zellmembranen vor oxidativer Zerstörung, deshalb häufig in Anti-Aging-Präparaten	➤ 20–100 µg ➤ Knoblauch, Innereien, Seefisch, Eigelb, Fleisch	Kommt in Europa außer bei Risikogruppen (z. B. Frühgeborene oder Alkoholiker) nicht vor	Selten, bei monatelanger Überversorgung: ➤ Übelkeit, Durchfall ➤ Muskelschwäche ➤ Später: Ausfall von Haaren und Fingernägeln, fleckiger Zahnschmelz ➤ eventuell erhöhtes Diabetes-Risiko
Zink *(Zn)*. Unterstützt die ➤ Wundheilung ➤ Speicherung von Insulin ➤ Immunabwehr[4] ➤ Schützt den Verdauungstrakt vor Entzündungen	➤ Männer 15 mg, Frauen 12 mg, erhöhter Bedarf in der Pubertät ➤ Rotes Fleisch, Fisch, Milchprodukte, Vollkorn, Ölsaaten (z. B. Sesam, Sonnenblumenkerne), Nüsse, Pilze, Hefe	Ausgeprägter Mangel ist selten. Beschwerden: ➤ Unregelmäßige Periode ➤ Eingeschränkte Fruchtbarkeit ➤ Gehäuft Fehlgeburten ➤ Wachstumsstörungen ➤ Anämie	Selten. Die über den Bedarf hinausgehende Einnahme von Zink stört die Kupferaufnahme im Magen-Darm-Trakt.

[1] ***Hyperventilationstetanie:*** Vorübergehender Kalziummangel durch zu schnelle Atmung; Taubheitsgefühl, Kribbeln der Haut, Verkrampfung der Muskulatur mit typischer Pfötchenstellung der Hände (Therapie: Rückatmung in Plastiktüte, Näheres → S. 1214)

[2] ***Eisenspeicherkrankheit (Hämochromatose*** bzw. ***Hämosiderose*** → S. 1037): Die Betroffenen nehmen 2- bis 3-mal mehr Eisen im Dünndarm auf als Gesunde. Es kommt zu Eisenablagerungen an vielen Stellen des Körpers. Folgen: Leberzirrhose, Diabetes, Kardiomyopathie.

[3] ***Kupferspeicherkrankheit (Morbus Wilson*** → S. 773): Durch eine Störung des Kupferstoffwechsels kommt es zu einer erhöhten Kupferspeicherung in der Leber und in bestimmten Hirnarealen.

[4] Zink wird teilweise zur Vorbeugung und Behandlung von Erkältungen empfohlen. Studien zeigen moderat positive Wirkung, vor allem bei Kindern [269].

[5] Gleichzeitiger Verzehr von Milchprodukten hemmt die Aufnahme, Vitamin C steigert sie.

Die Funktion der **wichtigsten Mineralstoffe** *im Körper, empfohlene tägliche Zufuhr und* ***Beschwerden bei Mangel*** *und* ***Überversorgung.***

Mineralstoffe werden in Mengenelemente und Spurenelemente unterteilt. **Mengenelemente *(Elektrolyte)*** wie Kalzium, Magnesium, Natrium oder Phosphor kommen in relativ hohen Konzentrationen im Organismus vor, entsprechend hoch ist der Tagesbedarf. Von **Spurenelementen** wie Eisen, Zink oder Selen benötigt der Körper dagegen nur sehr kleine Mengen (unter 50 mg). Während manche Spurenelemente lebenswichtig sind ***(essenzielle Spurenelemente,*** z. B. Zink, Eisen, Jod, Kupfer), ist die biologische Funktion anderer Spurenelemente (z. B. Blei, Nickel oder Quecksilber) teilweise noch unklar.

Die meisten Mengen- und Spurenelemente werden bei einer einigermaßen ausgewogenen Ernährung ausreichend zugeführt. Ein Risiko für eine Unterversorgung haben vor allem Menschen, bei denen die Nahrungsverwertung gestört ist (z. B. Alkoholiker oder Menschen mit Magen-Darm-Erkrankungen) oder die einen besonders hohen Bedarf haben (z. B. in der Schwangerschaft). Umgekehrt sind Folgeschäden durch eine zu hohe Aufnahme aus der Nahrung praktisch ausgeschlossen. Sie drohen aber, wenn man Mineralstoffe über längere Zeit als überdosierte Nahrungsergänzung gezielt zuführt oder sie auf anderem Wege aufnimmt (z. B. durch Metallstäube in der Industrie).

Funktionelle Nahrungsbestandteile

Neben Vitaminen und Mineralstoffen sind in den vergangenen Jahrzehnten viele weitere Stoffe in der Nahrung bekannt geworden, deren Zufuhr zwar nicht lebensnotwendig ist, die aber dennoch unsere Gesundheit unterstützen. Sie werden als **funktionelle Nahrungsbestandteile** oder auch ***nicht nutritive*** bzw. ***bioaktive Nahrungsstoffe*** bezeichnet.

- ***Faserstoffe*** (→ S. 228): Diese löslichen und unlöslichen Ballaststoffe haben weitreichende Wirkungen auf die Verdauung, den Stoffwechsel, die Blutgerinnung und das Immunsystem.
- ***Probiotika:*** Mit der Nahrung werden auch Keime aufgenommen, die sich im Dickdarm ansiedeln und dort als Teil der Darmflora gesundheitsfördernde Wirkungen entfalten. So ist reifes Obst von Milchsäurebakterien besiedelt, und selbst wenn man einen angebissenen Apfel nur kurze Zeit ruhen lässt, machen sich darauf bald Milchsäurebakterien breit. Alle fermentierten Nahrungsmittel wie Joghurt oder Sauerkraut enthalten große Mengen probiotischer Keime.
- **Sekundäre Pflanzenstoffe:** Dies sind schätzungsweise 25 000 Stoffe, die in Pflanzen zusätzlich zu ihren primären Bestandteilen (Fette, Eiweiße, Kohlenhydrate, Vitamine und Mineralien) vorkommen. Diese teilweise auch als ***Phytamine*** bezeichneten Bestandteile dienen der Pflanze zur Abwehr von Fressfeinden (etwa Bitterstoffe), locken Insekten oder Tiere an, welche dann die Samen der Pflanzen weitertragen, steuern das Wachstum oder dienen als Schutzstoffe gegen UV-Strahlung. Nur ein kleiner Teil der sekundären Pflanzenstoffe ist für Menschen überhaupt wahrnehmbar – als Aroma-, Geschmacks-, Farb- oder Bitterstoffe. Man schätzt, dass der Mensch mit einer gemischten Kost täglich etwa 1,5 g sekundäre Pflanzenstoffe zu sich nimmt.

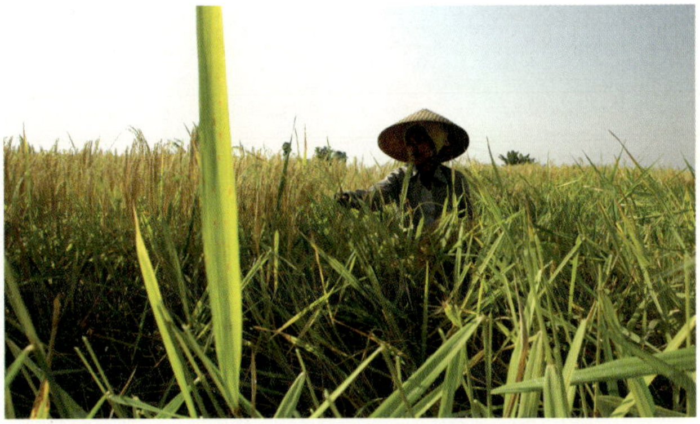

Viele gesunde Inhaltsstoffe (vor allem die B-Vitamine) stecken in der Schale der Getreidekörner – daher ist Naturreis (hier ein Bild von der Reisernte in Bali) so gesund. Seit der Einführung von Reisschälmaschinen traten in Südostasien Mangelerscheinungen mit Lähmungen und Herzschwäche auf (Beri-Beri-Krankheit → Tab. S. 236). [PCA 0414]

Auch in Nahrungsmitteln tierischen Ursprungs sind funktionelle Nahrungsbestandteile zu finden, wie etwa konjugierte Linolsäure (→ S. 227) oder Ubiquinone, wie das aggressiv vermarktete, in Vergleichsstudien aber enttäuschende Coenzym Q10. Daneben werden auch manche Fettsäuren, wie etwa die Omega-3-Fettsäuren (→ S. 227) zu den funktionellen Nahrungsbestandteilen gerechnet.

Wirkungen. Für viele funktionelle Nahrungsbestandteile konnten positive Wirkungen in wissenschaftlichen Untersuchungen nachgewiesen werden. Allerdings beschränken sich diese „Wirknachweise" auf Experimente an Versuchstieren oder sie wurden aus vergleichenden Beobachtungen (Kohortenstudien) abgeleitet. Gerade die sind aber oft nicht geeignet, um ursächliche Zusammenhänge zwischen Einnahme und Wirkung wirklich zu *beweisen.* Die möglichen Wirkungen im Einzelnen:

- *Wirkung gegen Entzündungen.* Hier sind vor allem die Omega-3-Fettsäuren zu nennen, die insbesondere dann Entzündungsprozesse hemmen können, wenn sie in einem günstigen Verhältnis zu den Omega-6-Fettsäuren vorliegen (→ S. 227). Auch die von Dickdarmbakterien ins Blutgefäßsystem freigesetzten kurzkettigen Fettsäuren beeinflussen Entzündungsprozesse, sodass auch den präbiotisch wirkenden Faserstoffen (→ S. 228) eine vorbeugende Rolle zukommt. Da nach heutiger Kenntnis auch die Arteriosklerose auf schleichenden Entzündungsprozessen an den Blutgefäßen beruht, wirken die genannten Nahrungsbestandteile möglicherweise auch gegen Herzgefäßerkrankungen und Schlaganfall.
- *Unterstützung des Immunsystems.* Von löslichen Faserstoffen könnte eine gesundheitsfördernde Wirkung ausgehen, da sie die Darmflora stärken. Darüber hinaus wirken viele sekundäre Pflanzenstoffe auf die Immunzellen, wobei allerdings unklar ist, ob dies auch mit einer messbaren Stärkung des Immunsystems insgesamt verbunden ist.
- *Wirkung gegen Krebs.* Viele funktionelle Nahrungsbestandteile wie die Karotinoide sowie die Flavone wirken antioxidativ und könnten dadurch Zellschädigungen verhindern. Pflanzliche Faserstoffe beeinflussen zudem, wie lange der Darminhalt im Darm verbleibt. Durch eine faserstoffreiche Ernährung werden Giftstoffe schneller ausgeschieden – dadurch könnte sich das Darmkrebsrisiko verringern [225].
- *Unterstützung des Stoffwechsels.* Viele Nahrungsbestandteile greifen direkt in den Stoffwechsel der Blutfette ein. Nachgewiesen ist, dass ***Pflanzensterole*** (z. B. das ***Sitosterol*** der Nüsse), pflanzliche ***Sulfide*** (z. B. in Knoblauch) und lösliche Faserstoffe (z. B. ***Psyllium*** oder ***Pektine*** in Früchten) das schlechte LDL-Cholesterin senken. Auch hat sich gezeigt, dass lösliche Faserstoffe die Wirkung von Insulin günstig beeinflussen und damit möglicherweise der Entstehung eines metabolischen Syndroms entgegenwirken.

Wie die funktionellen Nahrungsbestandteile nutzen?

Was liegt näher, als die vielen nützlichen Stoffe entweder isoliert zuzuführen **(Nahrungsergänzungsmittel)** oder sie gezielt in Lebensmitteln anzureichern? Aus dem altbackenen Essen wird dann **Functional Food.** Pille für Pille oder Löffel für Löffel könnten so

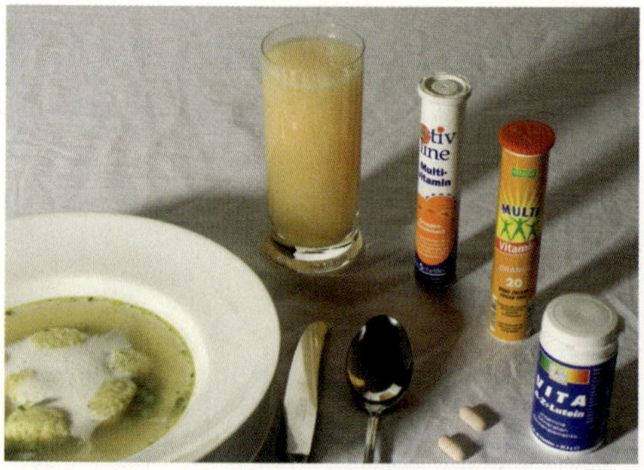

Auswahl funktioneller Ernährungsprodukte [JAN 0417]

Gesundheitsprobleme gelöst, das Wohlbefinden gesteigert und auch noch alle möglichen kosmetischen Probleme – von faltiger Haut bis zur Zellulitis – beseitigt werden.

Während Nahrungsergänzungsmittel schon unsere Vorfahren begeisterten (man denke an Großmutters Lebertrankapseln), erobern mit funktionellen Bestandteilen angereicherte Lebensmittel seit Mitte der 1990er-Jahre die Regale der Lebensmittelläden. Und da das Marktsegment Functional Food erst seit 2006 zaghaft reguliert wird, versprechen die Hersteller unerhörte gesundheitliche Vorteile, ohne dass diese jemals nachgewiesen wurden – eine wahre Goldgrube für die Lebensmittelindustrie, die in diesem Grenzbereich zwischen Lebensmitteln und Medikamenten weltweit inzwischen mehr als 60 Milliarden Euro jährlich umsetzt (vor allem bei gesundheitsbewussten Frauen zwischen 30 und 50).

Die Gewinnspannen sind enorm. Mit einer kleinen funktionellen Anreicherung lässt sich leicht ein bis zu 6-fach höherer Preis fordern als mit dem herkömmlichen Produkt.

Funktionieren Functional Food und Nahrungsergänzungsmittel?

Es gibt nichts, was es nicht gibt. Von Haifischknorpelprodukten über die Vormilch von Kühen bis zu Produkten aus Regenwürmern. Im Gegensatz zu Arzneimitteln braucht diese Art von Produkten keine Marktzulassung. Ihre Wirkung muss deshalb bisher nicht nachgewiesen werden, denn laut Gesetz handelt es sich um Lebensmittel, auch wenn sie im Grunde wegen ihrer erhofften medizinischen Wirkung gekauft werden.

Die Frage, wie wirksam Nahrungsergänzungsmittel oder Functional Foods sind, ist in dieser allgemeinen Form nicht zu beantworten. Selbst wenn für einzelne in diesen Mitteln enthaltene Substanzen positive Wirkungen nachgewiesen sind (etwa die blutzuckersenkende Wirkung von ***Zimt*** oder die antientzündliche und arteriosklerosevorbeugende Wirkung des ***Knoblauchs***), heißt das noch lange nicht, dass das eingenommene Präparat für die Gesundheit des Patienten eine positive Wirkung hat.

Dies mag auch daran liegen, dass viele der funktionellen Substanzen in der Natur in einem *Paket* vorliegen – Omega-3-Fettsäuren z. B. sind ein Teil vieler Fischöle, aber eben nur ein kleiner Teil. Und auch das Olivenöl ist eben nicht nur ein Träger für bestimmte, angeblich wunderwirkende Polyphenole, sondern ein Gemisch aus Hunderten von miteinander in Wechselwirkung stehenden Substanzen. Im echten Leben wird es zudem als Teil einer insgesamt an Antioxidanzien reichen, frisch zubereiteten und ausgewogenen Ernährung eingenommen (von dem oft dazugehörenden südländischen Lebensstil ganz zu schweigen). Wird das Paket aufgeschnürt und nur einzelne Wirkstoffe daraus entnommen, so könnte sich die Wirkung mancher Stoffe also deutlich reduzieren oder gar verflüchtigen.

■ In der Praxis oft enttäuschend

Wissenschaftliche Tests zeigen, dass die meisten Nahrungsergänzungsmittel in isolierter Form keinerlei Wirkung haben, so z. B. die angeblich knorpelaufbauenden Stoffe ***Glukosamin*** und ***Chondroitin*** [226]. Auch die östrogenartig wirkenden ***Isoflavone*** aus dem Sojaprotein, die gegen Wechseljahrbeschwerden propagiert werden, erwiesen sich als nutzlos [227]. Dasselbe gilt für die angeblich wunderwirkenden Omega-3-Fettsäuren: Die Anreicherung der Nahrung mit diesen Fettsäuren scheint keine Wirkung gegen Krebs zu haben, und auch bei der Vorbeugung gegen Herz-Kreislauf-Erkrankungen können sie alleine nicht viel ausrichten [270]. Ebenso erwies sich die Annahme, dass alleine Ballaststoffe in der Nahrung zur Vorbeugung von Darmkrebs dienen können, als falsch [271].

Für bestimmte Nahrungsergänzungsmittel werden sogar gesundheitsschädliche Wirkungen vermutet, etwa beim Stimulans und Fatburner ***Ephedra-Kraut*** (Herz-Kreislauf- und psychische Schäden) oder beim Spurenelement ***Selen*** (möglicherweise erhöhtes Diabetes-Risiko) [207].

Auch die in letzter Zeit gehäuft vor allem für Sportler angepriesenen **Aminosäuren** oder auch **Eiweißpräparate** sind kritisch zu bewerten. Obwohl es richtig ist, dass ***essenzielle Aminosäuren*** (also solche Aminosäuren, die der Körper nicht selbst herstellen kann) Bestandteil gesunder Nahrung sind, ist eine hochdosierte Zufuhr über den Bedarf hinaus weder sinnvoll, noch lässt sich eine positive Wirkung durch Studien belegen. Dasselbe gilt für die Aminosäuren, die der Körper selbst herstellt ***(nicht essenzielle Aminosäuren)***. Wenn die Werbung für Eiweißpräparate behauptet, sie seien aus „besonders wertvollen" Aminosäuren aufgebaut, dann verkennt das die Tatsache, dass für den biologischen Wert eines Eiweißes nicht nur die Aminosäuren maßgebend sind, sondern auch die sonstige Versorgung des Körpers mit Eiweiß. Ist sie ausreichend, werden auch die „wertvollen" Aminosäuren einfach als Brennmaterial verbraucht. Besser – und bei Weitem billiger – als Eiweißpräparate mit wohlklingenden Namen sind Nüsse, Hülsenfrüchte und sonstige Samenfrüchte, die Aminosäuren in einem ausgewogenen Verhältnis enthalten.

Nur bei wenigen Nahrungsergänzungsmitteln ist ein gesundheitlicher Vorteil erwiesen.

- So gibt es einigermaßen verlässliche Hinweise, dass Omega-3-Fettsäuren nach einem Herzinfarkt vor einem neuen Infarkt schützen können [228].
- Auch lässt sich der Zusatz der langkettigen Fettsäuren **Docosahexaensäure *(DHA)*** und **Arachidonsäure *(AA)*** zur Säuglingsmilch rechtfertigen – sie könnten tatsächlich die Hirnreifung bei frühgeborenen Säuglingen unterstützen.
- Auch der Zusatz von Präbiotika kann Säuglingsmilchnahrung aufwerten – entsprechende Produkte senken nachweislich das Allergierisiko.
- Es gibt zudem Hinweise, dass Phytosterine (etwa Sitosterol → oben) den Cholesterinspiegel senken.
- ***Probiotische Laktobazillen*** in Joghurts können bei Durchfallerkrankungen helfen (→ S. 642). Ob sie darüber hinaus „die Abwehrkräfte stärken", ist jedoch unklar.
- Möglicherweise können auch ***Phytoöstrogene*** (schwach östrogenartig wirkende Pflanzenbestandteile, z. B. in Sojabohnen, Spinat und Brokkoli) gegen Lungen- und Prostatakrebs vorbeugen. Diese Vermutungen stützen sich bis jetzt nur auf Beobachtungen; eine verlässliche Bewertung steht noch aus [224].

(!) Hinter dem Functional-Food-Boom steht das Versprechen, dass auf gesunde Ernährung nicht groß geachtet werden muss, weil man die entscheidenden Bestandteile über Vitaminmischungen und Functional Food hinzukaufen kann. Das allerdings scheint zu schön, um wahr zu sein: Bisher ist der Nutzen isolierter, chemisch-industriell erzeugter Nahrungsergänzungsbestandteile nicht erwiesen und viel zu unsicher, um eine routinemäßige Einnahme zu empfehlen.

Fremd- und Schadstoffe in der Nahrung

Neben den vielen mehr oder weniger erwünschten Nahrungsbestandteilen finden sich in unseren Lebensmitteln auch unerwünschte Fremd- und Schadstoffe. Teilweise dienen sie der leichteren Verarbeitung, verbessern die Farbe des Produkts oder sorgen für eine längere Haltbarkeit. Doch nicht alles, was Hersteller sich ausdenken, ist auch für den Verbraucher gesund. Weitere Stoffe gelangen durch Umweltverschmutzung oder den Einsatz von Spritz- und Düngemitteln in die Nahrungskette.

Insgesamt aber werden – trotz der vielen Skandale wegen Acrylamid-, Nitrofen-, BSE- und Pestizidbelastungen – die Risiken durch Gifte in der Nahrung von den Verbrauchern eher überschätzt. Jedenfalls besteht generelle Übereinstimmung bei allen Fachleuten, dass übermäßiger Alkoholgenuss, Überernährung oder Rauchen weit größere Gesundheitsgefahren bergen als die derzeitige Fremd- und Schadstoffbelastung unserer Nahrung.

Lebensmittelzusatzstoffe

In der EU sind rund 300 **Lebensmittelzusatzstoffe** zugelassen, mit denen die Lebensmittelindustrie Haltbarkeit, Aussehen und Geschmack ihrer Produkte optimiert. Für sie gelten europaweit einheitliche **E-Nummern.** Statt der Nummer kann bzw. muss teilweise auch der Name oder die Klasse (z. B. Säuerungsmittel oder Konservierungsstoff) in der Zutatenliste angegeben werden.

Zusatzstoffe müssen mehrere Zulassungsvoraussetzungen erfüllen. Sie müssen gesundheitlich unbedenklich und technisch notwendig sein, und der Verbraucher darf durch ihre Verwendung nicht getäuscht werden. Da immer noch wenig über die Wirkung einzelner Stoffe im menschlichen Körper bekannt ist und man noch weniger über die Wechselwirkungen mit anderen Zusatzstoffen oder z. B. Medikamenten weiß, kann ein gesundheitliches Risiko nicht immer ausgeschlossen werden. In der Praxis findet häufig eine Kosten-Nutzen-Abwägung statt.

Ob unbedenklich oder potenziell gefährlich: Fest steht in jedem Fall, dass mit der Anzahl verschiedener Stoffe auch die Wahrscheinlichkeit steigt, dass körperliche Reaktionen wie z. B. eine Allergie auftreten. Außerdem haben die Zusatzstoffe keinen positiven Effekt auf unsere Ernährung – sie zu vermeiden, ist also immer sinnvoll.

Farbstoffe. Die Bedeutung der früher verwendeten chemisch-synthetischen **Lebensmittelfarbstoffe** hat in den vergangenen Jahren abgenommen, sie werden heute zunehmend durch Farbextrakte oder färbende Lebensmittel auf natürlicher Basis ersetzt. Einige umstrittene Stoffe wie der als Allergieauslöser verdächtigte gelbe Farbstoff **Tartrazin** *(E 102)* oder das in den USA als krebsfördernd verbotene **Amaranth** *(E 123)* finden sich daher nur noch selten auf der Zutatenliste.

Gefärbt wird jedoch immer noch kräftig. Teilweise sind wir bereits so sehr an die kräftigen künstlichen Farben gewohnt, dass uns Naturprodukte (z. B. der Dotter von Bio-Eiern) im Verhältnis dazu blass vorkommen.

Geschmacksverstärker. Nicht nur die Farbe, auch der Geschmack lässt sich anpassen. Die meisten **Geschmacksverstärker** haben keinen ausgeprägten Eigengeschmack, sie sensibilisieren jedoch die Geschmackspapillen auf der Zunge und sorgen dafür, dass der Geschmack intensiver wahrgenommen wird.

Das bekannteste Beispiel ist **Glutamat** (genauer *Mononatriumglutamat,* englisch *Mono Sodium Glutamate),* das auch als *E 621,* Hefeextrakt, Würzmittel oder Geschmacksverstärker deklariert werden darf. Sehr würzige Nahrungsmittel wie Kartoffelchips und Fertiggerichte enthalten besonders viel Glutamat.

Glutamat gilt als appetitfördernd (ist also mit Schuld daran, dass wir zu viel essen) und steht im Verdacht, das *Chinarestaurant-Syndrom* mit Mundtrockenheit, Kopfschmerzen, Jucken und Hitzegefühl auszulösen – ein Beweis dafür fehlt jedoch. Eine schädliche Wirkung ist auch deshalb unwahrscheinlich, da Glutaminsäure eine Aminosäure ist. Aus Medizinersicht spricht derzeit daher nichts gegen einen gelegentlichen Konsum – allerdings ist die Frage berechtigt, ob unsere Kost wirklich so fade ist, dass sie Geschmacksverstärker braucht (genau das vermuten Kritiker: Geschmacksverstärker würden verwendet, um die Toleranz gegenüber minderwertigen Lebensmitteln, wie superhaltbar gezüchteten Gewächshaustomaten, zu erhöhen).

Konservierungsstoffe. Konservierungsstoffe *(Konservierungsmittel)* werden mittlerweile ebenfalls behutsamer eingesetzt. Teilweise lässt sich ihr Einsatz nicht umgehen, da sie leicht verderbliche Waren frisch halten und so auch gefährliche Erkrankungen wie Botulismus (→ S. 59) oder Listeriose (→ S. 366) vermeiden helfen. Andererseits ermöglichen sie unnötig lange Transportwege und Lagerzeiten sowie mehr Nachlässigkeit während der Herstellung.

Einige Konservierungsstoffe stehen unter Verdacht, gesundheitlich unerwünschte Nebenwirkungen zu haben, z. B. reagieren manche Allergiker, Asthmatiker oder Migräne-Patienten auf **Benzoesäure** *(E 210)* und chemisch ähnliche Verbindungen (E 210–219). Wenn Früchte oder Käse mit Konservierungsstoffen wie **Biphenyl** *(E 230)* bzw. **Natamycin** *(E 235)* behandelt wurden, sollte die Schale bzw. Rinde nicht mitgegessen werden. Auch das Pökeln von Fleisch- und Wurstwaren mit **Nitritsalzen** *(Nitratsalze, E 250–252)* könnte gesundheitliche Probleme nach sich ziehen, weil sich Nitrite im Magen mit Eiweißabbauprodukten verbinden können – die so entstehenden *Nitrosamine* sind zumindest in Tierversuchen krebsfördernd.

Warnhinweis: Konservierungsstoffe müssen mit der Gattungsbezeichnung, dem Namen und der E-Nummer auf der Zutatenliste erwähnt werden. Diese Angabe können Hersteller jedoch weglassen, wenn Konservierungsstoffe in Einzelzutaten des Lebensmittels enthalten sind. „Ohne Zusatz von Konservierungsstoffen" heißt also nicht automatisch frei von Konservierungsstoffen.

Süßstoffe und Zuckeraustauschstoffe. Süßstoffe wie **Aspartam** *(E 951),* **Cyclamat** oder **Saccharin** *(E 954)* sind deutlich süßer als normaler Zucker, liefern aber – außer Aspartam – praktisch keine Kalorien. Sie werden vor allem in Nahrungsmitteln für Diabetiker verwendet, da sie den Blutzuckerspiegel nicht oder nur wenig beeinflussen. Dennoch gibt es Hinweise, dass auch Süßstoffe appetitfördernd wirken, jedenfalls führen süßstoffhaltige Getränke zu keiner Reduktion der Kalorienaufnahme insgesamt [273]. Neuere Untersuchungen sprechen sogar für einen gewichtssteigernden Effekt von Saccharin [223].

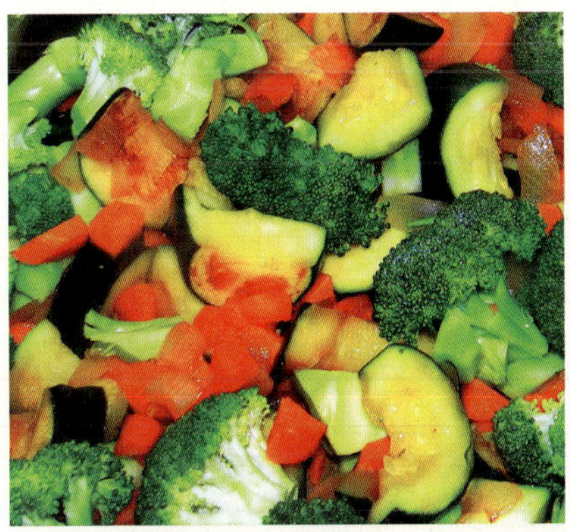

Tiefgefrorenes Gemüse ist fast genauso gut wie frisches – beim industriellen Schockgefrieren werden die empfindlichen Inhaltsstoffe des Gemüses im Vergleich zu anderen Konservierungsmethoden kaum angegriffen. Kritiker bemängeln allerdings die industrielle Verarbeitung der Nahrungsmittel. [SXC 0413]

Zuckeraustauschstoffe wie **Sorbit** *(E 420)* oder **Xylit** *(E 967)* haben zwar nur etwa halb so viele Kalorien wie Haushaltszucker, sind aber auch nur halb so süß. Süßstoffe und einige Zuckeraustauschstoffe geben den Karies verursachenden Bakterien keine bzw. weniger Nahrung; zu viel Zuckeraustauschstoff wirkt jedoch abführend und kann Blähungen verursachen. Und wie der Zucker, den sie ersetzen sollen, führen auch sie zu einer Insulinantwort, d. h., der Körper schüttet nach ihrem Genuss Insulin aus – und das sorgt nach Abfall des Insulinspiegels für erneuten Hunger.

Nach neuen Ernährungsempfehlungen (→ S. 232) sollten daher nicht nur Zucker, sondern auch Zuckeraustauschstoffe sehr begrenzt verwendet werden.

Schadstoffe

Schadstoffe gelangen auf den unterschiedlichsten Wegen in Lebensmittel:

- Als Rückstände aus der landwirtschaftlichen Produktion (z. B. Pflanzenschutzmittel und Tiermedikamente)
- Als Verunreinigungen aus der Umwelt (z. B. Schwermetalle)
- Entstehen während der Verarbeitung oder der Zubereitung, z. B. **Acrylamid** bei der Überhitzung von stärkehaltigen Lebensmitteln wie Kartoffeln oder **polyzyklische aromatische Kohlenwasserstoffe** *(PAKs)* beim Grillen
- Gehen aus Verpackungsmaterialien, Reinigungs- und Desinfektionsmitteln in Nahrungsmittel über (z. B. **Weichmacher** im Plastik)
- Entstehen durch falsche Lagerung wie etwa die von manchen Schimmelpilzen gebildeten **Aflatoxine** (diese können bei häufiger und starker Belastung Leberkrebs verursachen)
- Kommen natürlicherweise in Lebensmitteln vor (z. B. **Solanin** in grünen Kartoffeln oder **Blausäure** in Obstkernen und Bohnen).

Pflanzenschutzmittel. Ein Dauerthema sind **Pflanzenschutzmittel** *(Pestizide)* in Obst und Gemüse. Meist handelt es sich um Rückstände von **Fungiziden** *(Antipilzmittel* z. B. *Hexachlorbenzol, Dithiocarbamate)*, die in pilzanfälligen Obstsorten wie z. B. Weintrauben oft nachweisbar sind. **Unkrautvernichter** *(Herbizide*, die am häufigsten eingesetzten Pflanzenschutzmittel) hinterlassen dagegen kaum Rückstände. Medizinisch bedenklich sind Pestizide wegen ihrer teils hormonartigen Wirkungen im menschlichen Körper. Sie werden unter anderem für Fruchtbarkeitsprobleme bei Männern verantwortlich gemacht [274].

In der Vergangenheit haben vor allem Rückstände von **Insektengiften** *(Insektizide)* wie *DDT* oder *Lindan* für Gesundheitsprobleme wie Nervenschäden, Krebs oder Missbildungen gesorgt – sie sind in Deutschland seit vielen Jahren verboten, in anderen Staaten aber noch erlaubt. In der EU darf Lindan noch bis Ende 2007 eingesetzt werden. Unsere Tipps:

- Essen Sie Obst und Gemüse der Saison.
- Kaufen Sie in Deutschland angebaute Waren oder
- Weichen Sie auf Obst und Gemüse aus kontrolliert biologischem Anbau aus.

Nitrat und Nitrit. **Nitrat** und **Nitrit** gelangen sowohl durch den Einsatz von Düngemitteln als auch durch das Pökeln und Räuchern von Fleisch in Lebensmittel. Bei der Verdauung sowie beim Braten und Grillen können daraus krebserregende Nitrosamine entstehen. Unsere Tipps:

- Essen Sie Obst und Gemüse der Saison.
- Essen Sie nicht zu viel nitrat- bzw. nitritreiche Lebensmittel (wie Kopf- und Feldsalat, Spinat, Kassler oder Räucherspeck).
- Lagern Sie Salat und Gemüse im Kühlschrank (vor allem bei Salaten steigt mit der Länge der Lagerung der Nitratgehalt, deshalb nicht länger als 3 Tage lagern).
- Blanchieren Sie Gemüse vor dem Verzehr und gießen Sie das Wasser weg.

Tierarzneien. Einige Tierarten geraten in Stress, wenn zu viele Individuen auf kleinem Raum gehalten werden. Auch breiten sich Krankheiten leichter aus. Daher werden in der **Massentierhaltung** vermehrt **Tierarzneimittel** wie *Antibiotika, Beta-Blocker* oder *Beruhigungsmittel* eingesetzt, und zwar nicht nur bei Schweinen, Rindern und Hühnern, sondern auch in **Aquakulturen** der Lachs- oder Forellenzucht. Kritiker befürchten, dass sie zu Allergien oder Antibiotikaresistenzen bei Menschen führen. Nach dem Einsatz von Medikamenten bei Tieren ist daher eine Wartezeit vorgeschrieben, bevor das Tier getötet werden darf.

Im Ausland (z. B. den USA) sind zudem **Masthilfsmittel** wie *Testosteron* oder *Schilddrüsenhormone* erlaubt – in der EU sind sie seit 1988 verboten.

Unser Tipp: Essen sie weniger und dafür lieber besseres Fleisch aus Weidehaltung (→ S. 235) – das ist sowieso gesünder.

Schwermetalle. **Schwermetalle** wie *Blei, Cadmium* oder *Quecksilber* führen zu Vergiftungen, wenn wir zu viel davon aufnehmen. Bei normalen Essgewohnheiten ist die Gesundheit jedoch nicht gefährdet. Durch den verbesserten Umweltschutz geht die Schwermetallbelastung in Luft, Wasser und Boden kontinuierlich zurück, das macht sich auch bei den Lebensmitteln bemerkbar. Unsere Tipps:

- Besonders schwermetallhaltig sind Innereien, Waldpilze (vor allem die Lamellen), Fische aus Küstengebieten oder großen Flüssen (besonders räuberische Fische wie Hecht oder Heilbutt) und Meeresfrüchte.
- Obst und Gemüse gründlich waschen oder schälen, bei Salat und Kohl die äußeren Blätter entfernen.

Gentechnisch veränderte Lebensmittel

Gentechnisch veränderte Lebensmittel *(Gen-Food)* werden vor allem in den großen Agrarstaaten Nord- und Südamerikas produziert (besonders *Soja* und *Mais)*. Die meisten Genmanipulationen dienen dem Schutz vor Insekten oder Pilzkrankheiten, machen Pflanzen widerstandsfähiger oder sollen sie für die Verarbeitung und Lagerung optimieren.

In Deutschland wird eine emotionale Debatte um gentechnisch manipulierte Lebensmittel geführt. Während viele Verbraucher gentechnisch hergestellte Medikamente begrüßen, lehnen die meisten Gentechnik in der Nahrung ab. Während sich oft befürchtete direkte gesundheitliche Nachteile (wie etwa die Auslösung von Allergien) in Studien eher nicht beweisen lassen, gibt es wissenschaftlich begründete Bedenken, dass sich die Gentechnik negativ auf die Artenvielfalt der Nutzpflanzen auswirken könnte. Die Gesetze zur Rückverfolgung und Kennzeichnung der

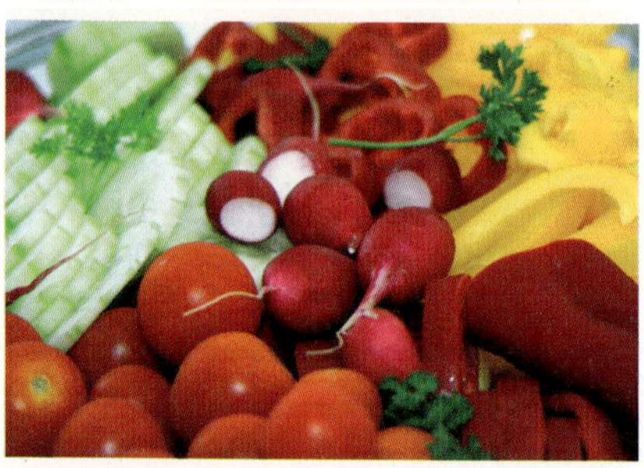

Supermärkte bieten die meisten Obst- und Gemüsesorten mittlerweile ganzjährig an. Außerhalb der Saison kommt die Ware jedoch häufig aus Treibhäusern und ist durch höhere Düngung stärker mit Nitrat belastet (z. B. Kopfsalat im Winter) oder sie wird über weite Strecken eingeflogen (z. B. Äpfel aus Chile oder Neuseeland), was zumindest ökologisch bedenklich ist. [RVM 0420]

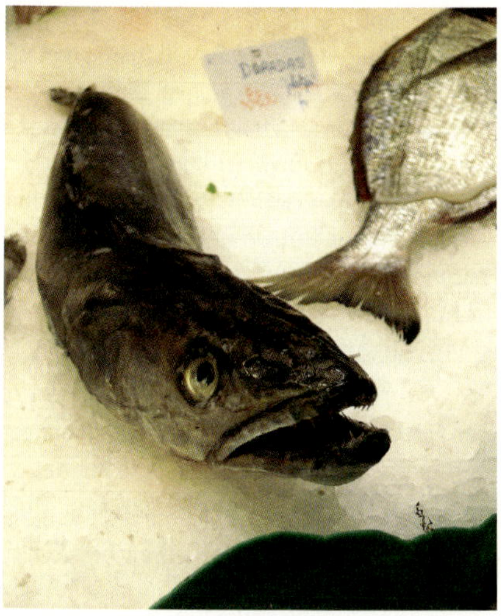

Am Ende der Nahrungskette sammeln sich Schadstoffe an: Raubfische wie dieser Hecht enthalten deshalb relativ viel Quecksilber und andere Schwermetalle. Bei einem gelegentlichen Konsum überwiegen jedoch die gesunden Inhaltsstoffe des Fisches eindeutig die möglichen Gefahren durch Umweltbelastungen. [PIX 0421]

Lebensmittel sind daher relativ streng. Vielen gehen sie jedoch nicht weit genug, z.B. müssen Lebensmittel erst ab einem Schwellenwert von 0,5 % gekennzeichnet werden. Milch, Eier und das Fleisch von mit **genetisch veränderten Futtermitteln** aufgezogenen Tieren fallen gar nicht erst unter die Kennzeichnungspflicht.

In deutschen Supermärkten sind praktisch keine als „genetisch verändert" gekennzeichneten Produkte erhältlich – sie würden wohl auch keine Käufer finden. Um sie zu sehen, muss man schon in Nachbarländer (z.B. die Niederlande) fahren.

i Aktuell: www.gesundheit-heute.de/02x06

- **www.zusatzstoffe-online.de** – Internetseite der Verbraucher Initiative e.V., Berlin: Verrät Ihnen, was sich hinter den angegebenen Inhaltsstoffen auf Zutatenlisten verbirgt.
- **www.was-wir-essen.de** (Rubrik Schadstoffe von A–Z) – Internetseite vom Verbraucherschutz Ernährung Landwirtschaft e.V. (Bonn) und der Zentralstelle für Agrardokumentation und -information: Informiert über Schadstoffe. Mit Tipps, wie man sie vermeiden kann.
- **www.foodwatch.de** – Vom ehemaligen Greenpeace-Geschäftsführer Thilo Bode gegründete Verbraucherschutzorganisation: Kämpft mit Kampagnen für die Qualität von Lebensmitteln.
- **www.keine-gentechnik.de/bibliothek/lebensmittel.html** – Internetseite des Informationsdienstes Gentechnik, Berlin: Von verschiedenen Umwelt- und Naturschutzgruppen sowie ökologischen Anbauverbänden betrieben, mit Informationen von Gentechnik-Gegnern.

Wenn die Lust zur Last wird

Was heißt Übergewicht?

Die Frage, ab wann ein Mensch übergewichtig ist, ist gar nicht so einfach zu beantworten (→ Kasten: Wo liegt das gesündeste Gewicht?). Mediziner behelfen sich mit einer groben, letzten Endes willkürlichen Festlegung, die den **Body-Mass-Index** ***(BMI, Körper-Massen-Index)*** verwendet.

Er wird berechnet, indem man das Gewicht in Kilogramm durch das Quadrat der Größe in Meter teilt (kg/m^2).

BMI: mit Vorsicht zu genießen

Um festzulegen, ob ein Mensch für seine Größe und seinen Körperbau zu viel Gewicht hat, wäre die Bestimmung der **Körperfettmasse** ***(Körperfettgehalt)*** ideal. Diese Messung ist jedoch so aufwendig, dass sie nur zu Forschungszwecken, nicht aber im Alltag durchgeführt wird. Da der BMI das Gewicht auf die Körperlänge bezieht, ermöglicht er immerhin eine bessere Einschätzung als das Gewicht allein. Allerdings hat der BMI deutliche Grenzen, wenn es darum geht, ein der Gesundheit abträgliches Gewicht festzustellen:

- Zum einen kann er den Körperfettgehalt muskulöser Personen überschätzen (Arnold Schwarzenegger etwa wäre am BMI gemessen stark übergewichtig) sowie bei Personen mit verringerter Muskelmasse (z.B. im Alter) unterschätzen.
- Zum Zweiten sagt der BMI nichts über die Fett*verteilung* aus, und die ist für die Gesundheit entscheidend (→ S. 255). Es gibt deshalb zahlreiche Ärzte, die den BMI als *das* Maß für Übergewicht aufgeben und durch den Taillenumfang (→ S. 256) ersetzen wollen.

Noch weniger geeignet ist das **Normalgewicht nach Broca,** mit dem die Nachkriegsgeneration ihr Gewicht beurteilte (das Normalgewicht berechnet sich als Körpergröße in cm – 100). Übergewicht beginnt nach diesem Wert, wenn das Normalgewicht über 20 % erhöht ist.

i Aktuell: www.gesundheit-heute.de/02x07

- **www.tools.fettrechner.de** – Kommerzielle Website einer Beraterfirma (abel consulting, Weinstadt-Großheppach): Bietet BMI-Rechner für Erwachsene.

Übergewicht – ein Bilanzproblem

Wie viel Energie in Form von Fett abgelagert wird, ist eine Frage der Bilanz. Wir nehmen Energie in Form von Nahrung zu uns und geben sie durch Arbeit (dazu gehört jede Form der Bewegung, aber auch der normale Haushalt des Körpers, wie Verdauung und Ruhestoffwechsel) wieder aus. Was unter dem Strich übrig bleibt, kommt aufs Konto – d.h. in die Fettzellen.

(!) Damit ist der Fall Übergewicht eigentlich ganz einfach: Übergewicht entsteht, wenn über längere Zeit mehr Kalorien mit der Nahrung zugeführt als verbraucht werden. Übergewicht ist deshalb immer die Folge einer zu hohen Kalorienzufuhr und/oder zu geringer körperlicher Bewegung.

Die Balance zwischen Kalorienzufuhr und -verbrauch ist sehr fein eingestellt: Um die 10 kg anzusammeln, die der durchschnittliche Erwachsene im mittleren Lebensalter zunimmt, reicht ein Energieüberschuss von 0,4 %! [231].

Was sich im Körper abspielt

Energieverbrauch. Jeder Mensch braucht Energie, damit sein Körper funktionieren, sich erhalten und (bei Kindern) wachsen kann. Diese – meist in **Kilokalorien** ***(kcal,*** landläufig auch ***Kalorien)*** oder in **Kilojoule** ***(kJ)*** angegebene – Energie stammt ausschließlich aus der aufgenommenen Nahrung.

Zwei Drittel bis drei Viertel des täglichen **Energiebedarfs** benötigt der Körper allein zur Aufrechterhaltung der grundlegenden Lebensfunktionen, wie z.B. der Zellfunktionen oder der Durchblutung **(Grundumsatz).** Etwa 10 % der Energie werden direkt in Wärme umgewandelt **(Thermogenese)** – der größte Teil bei der Verdauung. Der Rest der aufgenommenen Energie wird benötigt, um die körperliche Aktivität abzudecken.

Dieser **Bewegungsumsatz** ist der variabelste Posten in unserem Energiehaushalt. Bei den meisten Menschen macht die für Bewegung ausgegebene Energie nicht mehr als 25 % des Energieumsatzes aus; der Anteil kann aber – z.B. bei Leistungssportlern oder körperlich schwer arbeitenden Menschen – bis 50 % gehen. Bei den meisten Menschen spielen Alltagsaktivitäten wie Treppensteigen und Hausarbeit für den Bewegungsumsatz eine weit größere Rolle als schweißtreibende Anstrengungen wie etwa Sport.

Wie hoch der Grundumsatz eines Menschen ist, hängt vor allem von seiner Muskelmasse

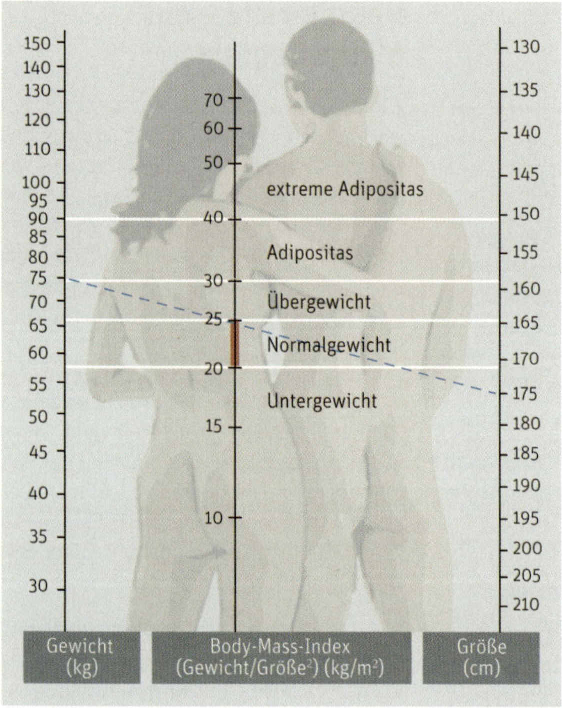

Für Erwachsene hat die Weltgesundheitsorganisation (WHO) 1995 den ***Body-Mass-Index*** *festgelegt. Er lässt sich leicht ermitteln, indem eine Linie zwischen dem aktuellen Gewicht (links) und der Körpergröße (rechts) gezogen wird. Im Beispiel kommt eine 1,75 m große Person bei einem Gewicht von 75kg auf einen BMI von 24,5 – ist also noch normalgewichtig.* [ASM 0422]

ab. Denn Muskeln verbrauchen auch in Ruhe viel Energie und ihre Masse ist – im Gegensatz zu den anderen Organen – von Mensch zu Mensch sehr verschieden. Frauen haben deshalb einen etwas geringeren Grundumsatz, und auch im Alter brauchen Menschen weniger Energie, da ihre Muskelmasse allmählich schwindet. Zudem wird der Grundumsatz auch von Stoffwechselfaktoren und möglicherweise von der Darmflora beeinflusst.

Der mittlere tägliche Energiebedarf eines etwa 35-jährigen, 70 kg wiegenden Mannes liegt mit 2400 kcal auch deutlich höher als der einer gleichaltrigen Frau mit 2000 kcal. Schwangere jedoch benötigen durchschnittlich 300 kcal und Stillende sogar ca. 650 kcal zusätzlich pro Tag.

Energiespeicherung. Nehmen wir mehr Energie auf, als wir verbrauchen, lagert der Körper die Energie in Fettzellen ein, in Form von **Neutralfetten.** Sie bestehen aus Fettsäuren und Glyzerin – die einzelnen Moleküle werden deshalb chemisch auch als *Triglyzeride* bezeichnet.

Die **Fettzellen** – sie liegen vor allem in der Unterhaut, aber auch im Bauchraum – füllen sich mit diesem Fett in Form feinster Tröpfchen auf. Der Speckgürtel wächst, die Fettzellen können dabei bis auf das 200-fache ihrer Größe anwachsen. Entgegen früherer Annahmen entstehen leider auch noch bei Erwachsenen neue Fettzellen.

Die Fettmasse nimmt bei Erwachsenen in den Industrieländern zwischen 35 und 55 Jahren um durchschnittlich 10 kg zu [231]. Das hat zum einen mit der in der Lebensmitte abnehmenden Bewegung zu tun, zum anderen spielen hier auch hormonelle Faktoren mit: Ab dem 30. Lebensjahr nimmt die Menge der Wachstumshormone allmählich ab und damit auch die Muskelmasse. Beim Mann wird dieser Effekt durch den natürlicherweise fallenden Testosteronspiegel noch verstärkt. Damit sinkt der Kalorienbedarf ab dem dritten Lebensjahrzehnt um etwa 1 % pro Jahr.

Das Fettgewebe als Organ. Die Fettzellen sind aber nicht nur Speicherbehälter – sie unterhalten vielmehr enge Kontakte mit den anderen Organen, vor allem dem Gehirn. Diese Fernwirkung beruht darauf, dass Fettzellen ständig chemische Botenstoffe ***(Zytokine*** oder ***Adipokine)*** und Hormone bilden. Das Fettgewebe wird deshalb heute von den Medizinern als das größte Hormonorgan des menschlichen Körpers angesehen.

Über die abgebildeten Botenstoffe beeinflusst das Fettgewebe vor allem unseren Appetit und unser Essverhalten. Gut gefüllte Fettzellen bilden z. B. das Hormon **Leptin,** das im Gehirn den Appetit reduziert. Die bei Übergewichtigen gemessenen Leptinspiegel im Blut sind entsprechend hoch.

Leider funktioniert die durch Leptin vermittelte Sättigungsbremse aber nur eine Weile. Sind die Leptinspiegel nämlich dauerhaft erhöht, reagiert das Gehirn schwächer – der Appetit bleibt also trotz gut gefüllter Fettspeicher und hoher Leptinspiegel gut. Deshalb blieben Versuche erfolglos, Übergewicht mit Leptin-Spritzen zu behandeln.

Neben Leptin sind viele andere Botenstoffe an der Appetitsteuerung beteiligt. So wird z. B. der Botenstoff **Ghrelin** immer dann von der Schleimhaut des Magens ausgeschüttet, wenn der Pegelstand in den Fettzellen sinkt. Im Gehirn stimuliert Ghrelin das Appetitzentrum: Wir bekommen Hunger und **Esslust *(Appetit).*** Wie viel Ghrelin ausgeschüttet wird, hat leider nichts mit dem Füllstand der Fettzellen zu tun, entscheidend ist nur, dass der Pegel abfällt – egal von welchem Ausgangsstand!

Das Fettgewebe bildet aber auch noch andere Hormone. So wandelt es z. B. die in der Nebenniere ständig in kleinen Mengen (auch bei Frauen) gebildeten männlichen Geschlechtshormone (Androgene) teilweise zu Östrogen um. Da Östrogene bei Kindern wachstumsfördernd und bei Mädchen zudem pubertätsauslösend wirken, wachsen übergewichtige Kinder schneller und kommen früher in die Pubertät.

Nach den Wechseljahren der Frau, in denen die Östrogenproduktion der Eierstöcke nachlässt, kann sich das im Fettgewebe gebildete Östrogen durchaus positiv auswirken; gewichtige Frauen haben dann weniger Beschwerden und insbesondere ein geringeres Osteoporoserisiko als schlanke.

Ursachen von Übergewicht

Gene. Mit Sicherheit spielen die Gene bei der Entstehung von Übergewicht eine Rolle. Aus Zwillingsstudien wird geschätzt, dass die erbbedingten Anlagen (genetische Einflüsse) etwa die Hälfte des Unterschieds im Körpergewicht zwischen verschiedenen Menschen ausmachen [233]. Insgesamt hat ein Kind mit einem übergewichtigen Elternteil eine etwa 50%-ige Wahrscheinlichkeit, im späteren Leben selbst übergewichtig zu werden, das von zwei übergewichtigen Eltern eine 80%-ige. Der Einfluss der Mutter ist dabei etwas stärker als der des Vaters – was auch zeigt, dass die Gene nicht alles sind, sondern dass auch die Umwelt ein Wörtchen mitredet.

Es gibt heute keinen Zweifel, dass der Volksmund, der schon lange gute und schlechte „Futterverwerter" kennt, recht hat: Manche Menschen bleiben selbst bei üppiger Nahrungszufuhr mager, während andere rascher Fett ansetzen. In einem Experiment mit Freiwilligen konnten Forscher zeigen, dass bei einer erzwungenen Überernährung von über 6000 Kalorien pro Tag manche Versuchsteilnehmer rasch über 10 % ihres Körpergewichts zulegten, während sich bei anderen das Gewicht selbst nach einem Monat kaum veränderte [280]. In manchen Bevölkerungsgruppen (wie etwa bei den Pima-Indianern in den USA), sind fast alle Menschen übergewichtig. Inzwischen ist auch bekannt, dass daran zwei harte Hungerwinter schuld sind, die hintereinander alle schlechten Futterverwerter ausgelöscht hatten.

Hinter der unterschiedlichen **Futterverwertung** steckt ein Bündel möglicher Ursachen:

- Unterschiede in der Regulierung des Appetits (→ S. 246). Schon beim chemischen Signalempfang im Appetitzentrum des Gehirns reagiert ein Teil der extrem Übergewichtigen deutlich anders als der Normalgewichtige.
- Unterschiede im Stoffwechsel. Es gibt Hinweise, dass sich bei adipösen und nicht adipösen Menschen die Konzentration bestimmter Eiweißstoffe (der ***uncoupling proteins)*** in den Körperzellen unterscheidet. Diese beeinflussen, welcher Anteil der Nahrungsenergie als Wärme verpufft, anstatt als Fett abgespeichert zu werden.
- Nach neueren Untersuchungen könnte auch die Darmflora bei der unterschiedlichen Futterverwertung eine Rolle spielen: So hat die Zusammensetzung der Bakterienflora nachweislich einen Einfluss darauf, wie viel Gewicht der Einzelne bei einer Diät verliert [281].
- Unterschiedliches Bewegungsverhalten. Schon Neugeborene zeigen ein sehr unterschiedliches spontanes Bewegungsverhalten, und Kinderärzte berichten, dass manche Säuglinge im ersten Lebensmonat fast doppelt so viel Säuglingsmilch trinken wie andere – und trotzdem nicht unbedingt schneller zunehmen. Und so könnte das Klischee der quirligen Schlanken und der gemütlichen Dicken tatsächlich eine Entsprechung im Bewegungsverhalten der Menschen haben.

Umwelt. Damit Übergewicht bei einem Menschen entsteht, bedarf es neben der genetischen Veranlagung auch umweltbedingter Einflüsse. Und die stehen im Falle der Adipositas zweifelsfrei fest: zu üppige Ernährung (Überernährung) und Bewegungsmangel. Wie stark ihre Wirkung ist, zeigt die Tatsache, dass Adipositas in Kriegs- und Hungerzeiten kaum beobachtet wurde und dass die Deutschen noch vor 30 Jahren weitaus schlanker waren als heute. Gene können sich jedoch von einer Generation zur nächsten nicht nennenswert ändern.

Welcher der beiden Umwelteinflüsse, Bewegungsmangel oder Überernährung, trägt mehr zu dem Übergewichtsproblem unserer Gesellschaft bei? In Einzelfällen lässt sich das oft leicht beantworten: Jeder kennt einen Übergewichtigen, der nach der Arbeit im Büro zwar ein gesundes Mahl verzehrt, aber danach einfach nur noch vor dem Fernseher „abhängt“. Klare Diagnose: Bewegungsmangel. Und natürlich kennt man auch einen Übergewichtigen, der immer mit einem Bissen im oder knapp vor dem Mund herumläuft, dabei aber auch ganz gerne einmal mit dem Fahrrad zur Arbeit fährt.

Insgesamt jedoch ist die Frage nach der *wichtigsten* Ursache schwer zu beantworten: Die Portionsgrößen haben zwar im Fast-Food-Bereich und in den Supermarktregalen eher zugenommen, Erhebungen zur täglichen Kalorienaufnahme zeigen in den letzten 10 Jahren insgesamt aber eher eine Abnahme. Gleichzeitig hat die Zahl derer, die sich nur minimal bewegen, deutlich zugenommen – besonders bei den Kindern. Unter dem Strich neigen viele Forscher deshalb dazu, das Übergewichtsproblem unserer Gesellschaft vor allem als *Epidemie des Bewegungsmangels* zu sehen.

Egal ob im Einzelfall die Bewegung oder die Ernährung die Nase vorne hat: Bei der Überernährung handelt es sich in aller Regel nicht um eine *Essstörung!* Letztere kommen in der industrialisierten Welt zwar auch immer häufiger vor und in Einzelfällen kann eine Essstörung wie Bulimie (→ S. 1211) langfristig zu einem Übergewicht führen. Essstörungen haben aber insgesamt andere Ursachen als das Übergewicht und betreffen vornehmlich junge Frauen.

(!) Übergewicht ist ein durch Umwelteinflüsse ausgelöstes Phänomen, das auf dem Boden genetischer Faktoren gedeiht.

Soziale Einflüsse. Um unter heutigen Bedingungen schlank zu bleiben, muss man entweder von der Natur ein gutes Blatt Karten auf die Hand bekommen haben oder es gelingt einem, Bewegung zu einem wichtigen Hobby zu machen und sich gesund zu ernähren. Wäh-

Wo liegt das gesündeste Gewicht?

Die Ausgangslage ist einfach: Das Körpergewicht ist dann zu hoch, wenn es der Gesundheit abträglich ist. Bei welchem Körpergewicht dieses Kriterium erfüllt ist, das ist allerdings umstritten.

Amerikanische Lebensversicherungsgesellschaften versuchten dem Problem statistisch beizukommen. Sie berechneten, bei welchem Gewicht die Versicherten die höchste Lebenserwartung haben, und bezeichneten dieses als **Idealgewicht.** Ein ziemlich niedriges Gewicht: Es liegt bei Frauen etwa 15 %, bei Männern etwa 10 % unter dem Normalgewicht (→ S. 245).

Das Problem ist allerdings, dass dieses Gewicht so ideal womöglich gar nicht ist. Denn was die Statistiker nicht berücksichtigen konnten, waren die Lebensumstände ihrer Versicherten. Sie wussten z. B. nicht, ob die eher schlanken Versicherten mehr Sport trieben und sich gesünder ernährten, was ihre höhere Lebenserwartung – womöglich unabhängig vom Gewicht – erklären könnte. Auch zeigte sich bald, dass Idealgewichtige ihre eigenen gesundheitlichen Probleme haben – so haben sie z. B. ein deutlich erhöhtes Risiko für eine Osteoporose.

Heute wissen Ärzte, dass es *keine pauschale Antwort* auf die Frage nach dem gesündesten Gewicht gibt. Die Schwelle, ab der ein bestimmtes Körpergewicht gesundheitsschädliche Folgen hat, ist von Mensch zu Mensch verschieden. Neben der Menge des zusätzlichen Gewichts kommt es für die Gesundheit darauf an, wie das zusätzliche Fett verteilt ist (→ S. 255), wie alt der Betroffene ist, wie er lebt und welcher ethnischen Gruppe („Rasse“) er angehört. Mehr noch:

- Viele körperlich aktive ältere Menschen sind mit mäßigem Übergewicht keineswegs kränker als schlanke Menschen (dieser Zusammenhang gilt insbesondere für Frauen), während moderat übergewichtige jüngere Patienten mit einer ungünstigen Fettverteilung oft schwerwiegende Komplikationen entwickeln, insbesondere im Herz- und Kreislaufbereich. Und körperlich aktive Dicke haben in vielen Studien eine höhere Lebenserwartung als faule Schlanke [229; 230].
- Auch ermöglicht das Gewicht allein kaum Rückschlüsse auf das Risiko für Herz-Kreislauf-Erkrankungen wie Schlaganfall und Herzinfarkt. Deshalb verwenden Kardiologen inzwischen den BMI nicht mehr, wenn es darum geht, das Herz-Kreislauf-Risiko ihrer Patienten abzuschätzen – hier ist der Taillenumfang deutlich aussagekräftiger.
- Und selbst die Lebenserwartung lässt sich nicht unbedingt am Gewicht festmachen. In mehreren Studien haben Übergewichtige nur dann ein kürzeres Leben, wenn sie Diabetes entwickeln. Dicke ohne Diabetes haben dasselbe Sterberisiko wie normalgewichtige Menschen ohne Diabetes [275].

rend man für Ersteres wenig tun kann, erfordern die letzten beiden Strategien einiges an Einsicht, Kraft und sonstige – psychische wie soziale – Ressourcen.

Und gerade diese sind in vielen Fällen nicht vorhanden. Vier von fünf adipösen Kindern kommen heute entweder aus sozial schwachen Familien oder sind Immigrantenkinder [234]. Ähnliches gilt für Erwachsene. Was wir essen und wie viel wir uns bewegen, hängt stark davon ab, in welcher sozialen Schicht wir leben, wie ihre Traditionen und die von ihr vermittelten Lebensentwürfe aussehen. Auch bei Erwachsenen sind Mitglieder der benachteiligten Schichten etwa dreimal häufiger von Übergewicht betroffen als die übrige Bevölkerung – im Gegensatz zu früher: Da waren eher die Reichen gut genährt und der Wohlstand wurde unter anderem nach der Körperfülle beurteilt.

Und damit kommt der Druck aus zwei Richtungen: Zum einen leben die Menschen in einer zunehmend übergewichtsfördernden Umwelt, zum anderen leben viele von ihnen in sozialen Zusammenhängen, in denen gesundheitsbewusstes Verhalten nicht zum vorgesehenen oder tradierten Lebensstil gehört. Die Epidemie des Übergewichts ist damit zumindest teilweise ein *Spiegel des sozialen Wandels.*

Psychische Ursachen. Übergewichtige Menschen sind in der Tat psychisch stärker belastet als Normalgewichtige. Allerdings sind die psychischen Probleme oft nicht die Ursache, sondern die Folge des Übergewichts. Auch leben übergewichtige Menschen häufiger in sozialen Randschichten, was allein schon psychische Probleme hervorruft – unabhängig vom Körpergewicht.

Deshalb gilt: Psychische Faktoren *können* an der Entstehung der Adipositas beteiligt sein, sie erklären aber bei Weitem nicht alle Fälle: Manche Menschen neigen unter Stressbedingungen zum Überessen, anderen verschlägt es eher den Appetit.

Folgende psychische oder psychosomatische Faktoren können aber in Einzelfällen das Übergewicht mit verursachen:

- Störung des Sättigungsgefühls: Der Betroffene fühlt nicht, dass er satt ist.
- Essen aus Frustration: Im Rahmen psychischer Krisen kann Essen als „psychischer Füllstoff" verwendet werden („Kummerspeck").
- Essen als Ersatzhandlung: In dysfunktionalen Familien wird möglicherweise die emotionale Zuwendung durch orale Zuwendung ersetzt.

Sind Dicke unglücklicher?

Dass Dicke unglücklicher sind, wird oft behauptet, ist aber so leicht gar nicht zu beantworten. Klar scheint die Aussage für extreme Formen der Adipositas zu sein: Hier ist die Lebensqualität durchgängig vermindert [235]. Schon schwieriger ist es bei den weniger extremen Formen. Dicke berichten zwar im Durchschnitt über eine geringere Lebensqualität [236], aber wenn man andere Lebensfaktoren berücksichtigt, so schwächt sich der Zusammenhang deutlich ab. Bei einem hohen BMI ist die Lebensqualität zwar durchgehend schlechter, wurde aber berücksichtigt, wie viel sich die Betroffenen bewegten, so zeigte sich, dass die Bewegung für die Lebensqualität entscheidender ist als das Körpergewicht [237].

Fazit: Dicke sind mit ihrem Leben genauso zufrieden wie Dünne, solange sie nur fit sind und nicht zu den extrem Dicken gehören.

Das Gewicht beeinflussen

Es gibt Hunderte von **Diäten** und alle versprechen, dass wir dadurch abnehmen, gesund bleiben oder gar Krankheiten heilen können – von Migräne bis Krebs. Aber kaum eine Diät ist jemals wissenschaftlich untersucht worden und nicht wenige stützen sich auf inzwischen überholte Vorstellungen von der Funktionsweise des Stoffwechsels. Obwohl sie sich an wichtigen Punkten widersprechen, hat jede Diät eine gewisse Anhängerschaft und stellt ihre Nutzer (zumindest zeitweilig) zufrieden.

Jede fünfte Frau in Deutschland hat in ihrem Leben schon mehr als 5-mal versucht abzunehmen, jeder fünfte Mann hat mehr als drei Diätversuche hinter sich [262]. So stark der Alltag vieler Menschen von Diäten geprägt ist, so dürftig sind die Beweise, dass sie auf Dauer wirksam sind. Sicher ist nur, dass Diäten bei wissenschaftlichen Tests umso schlechter abschneiden, je länger man ihre Wirkung beobachtet. Und sicher ist auch, dass sie selbst auf eine Sicht von nur 1 oder 2 Jahren bei den allermeisten Teilnehmern versagen. Und selbst bei der Minderheit, bei denen das Gewicht tatsächlich unter dem Ausgangsgewicht bleibt, zeigt die Waage lediglich wenige Kilo weniger an.

(!) Für keine der gängigen Diäten ist längerfristig ein überzeugender Erfolg nachgewiesen. Das, was sich Abnehmwillige *wirklich* erhoffen – nämlich sichtbare Vorher-nachher-Effekte, wie sie in Magazinen gezeigt werden – bleibt praktisch immer eine Illusion. Diäten alleine, das ist das Fazit aus der wissenschaftlichen Literatur der letzten 30 Jahre, sind keine ausreichende Antwort auf das Übergewichtsproblem.

Diäten haben ein weiteres Problem: Je stärker sie die Wahl der Lebensmittel vorschreiben, desto weniger kann der Nutzer lernen, seine Ernährungsgewohnheiten auf ein individuell passendes, nachhaltig gesundes Maß auszurichten. Wer immer gefahren wird, lernt nicht selbst zu fahren.

Funktionsweise von Diäten

Alle Diäten funktionieren am Anfang gut. Denn der Körper entleert zunächst seine Stärkespeicher ***(Glykogenspeicher)*** und da diese Speicher zu 80 % aus Wasser bestehen, purzeln die ersten Pfunde schnell. Wer weniger oder bewusster isst, nimmt zudem weniger Salz auf – auch das setzt Wasser frei. Aber sobald es an die Energievorräte geht, zieht der Körper die Notbremse. Nach 2–3 Tagen senkt der Körper seinen Grundumsatz (→ S. 245) – er veranstaltet eine Art Mini-Winterschlaf, um die Vorräte in den Fettzellen zu schützen.

(!) Der anfängliche Erfolg erklärt, warum es auf dem Markt so viele unterschiedliche Diäten gibt. Sie funktionieren alle – eine Zeit lang.

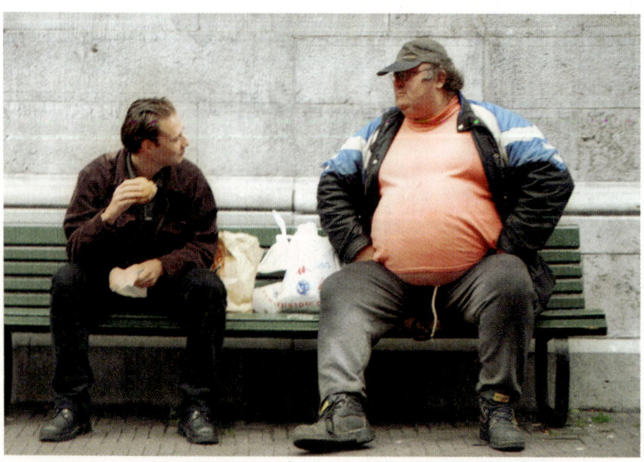

Manche Leute können ungestraft zulangen, bei anderen schlägt sich jede kleine Sünde auf der Waage nieder. Inzwischen ist wissenschaftlich gesichert, dass Menschen tatsächlich unterschiedlich gute Futterverwerter sind. [SXC 0425]

Jede Form der Kalorienreduktion (selbst wenn sie auf einer krassen Fehlernährung beruht) bringt das Gewicht zunächst einmal runter.

Welche Diät ist die beste? Mit welcher Diät längerfristig am besten abgenommen werden kann, darüber streiten die Experten (und vor allem die Abnehmwilligen) schon lange. Die Antwort der Mediziner lautet: Alle einschlägig bekannten Diäten sind etwa gleich gut bzw. gleich schlecht.

In einer Vergleichsstudie zwischen der Atkins-Diät (kohlenhydratarm → S. 250), der ***Ornish-Diät*** (fettarm), der Weight-Watchers-Diät (kalorienarme Mischkost → S. 250) und der ***Zone-Diät*** (betont ein bestimmtes Verhältnis zwischen den Nährstoffgruppen) zeigte sich nach einem Jahr kein Unterschied [239]. In jeder Gruppe verloren etwa 25 % der Teilnehmer zwischen 5 und 10 % ihres Körpergewichts, und etwa 10 % lagen mehr als 10 % unter dem Ausgangsgewicht. Und alle Diäten hatten mit dem gleichen Problem zu kämpfen: Ein Großteil der Teilnehmer hielt nicht durch. 50 % waren nach einem Jahr bei der fettarmen und der kohlenhydratarmen Diät nicht mehr dabei, bei den anderen waren 35 % ausgestiegen – und das trotz intensiver Betreuung im Rahmen einer wissenschaftlichen Untersuchung.

Die Auswahl der Diät ist also nicht so entscheidend, wie oft suggeriert wird. Viel entscheidender ist, ob man auch bei ihr bleibt. Und hier scheint zu gelten: Je extremer die Diät, desto weniger ist sie durchzuhalten.

Warum Diäten scheitern. Diäten bringen den Körper in eine Notsituation. Der Körper versucht gegenzuhalten, indem er mit seiner Energie umso sparsamer haushaltet (Jojo-Effekt → Kasten).

Zudem unterschätzen wir mit Diäten eines: Was wir beim Essen bevorzugen, hat eine lange Geschichte. Wir sind von unserem Geschmacksempfinden auf eine bestimmte Ernährung programmiert (→ S. 225) – und dieses Programm lässt sich nicht so einfach außer Kraft setzen. Unser Körper vermisst also nicht nur die Kalorien, sondern auch die richtigen Geschmackserfahrungen. Gerade diejenigen Diäten, die uns in eine ungewohnte Geschmackwelt zwingen (etwa eine ***FormelDiät*** wie Slim Fast®, Modifast® oder Herba Life®), lassen sich nur selten langfristig durchhalten. Selbst bei der Atkins-Diät geben viele Abbrecher an, dass sie ihnen einfach zu monoton geworden sei. Viele Nahrungsmittel sind zudem mit angenehmen Wirkungen verbunden (etwa das „High" nach einer guten Dosis Pasta), auf die man nur ungern verzichtet. Ein weiterer Grund für die recht bescheidene Wirkung von Diäten ist, dass Übergewicht in vielen Fällen nicht nur ein Kalorienproblem, sondern auch ein *Essproblem* ist. Mahlzeiten werden rasch zwischen Terminen eingeschoben oder energiereiche Snacks gegen Heißhunger gefuttert. Diäten korrigieren zwar möglicherweise die ungünstige Nahrung, ein günstigeres Essverhalten wird dabei aber nicht erlernt – oft sogar das Gegenteil.

Vom Jojo-Effekt und anderen Gemeinheiten

Nach einer Diät löst sich der anfängliche Gewichtsverlust allmählich wieder in Luft auf und der Speck ist schon bald wieder da – oft genug mit Zinsen. Diesen **Jojo-Effekt** (erneuter Gewichtsanstieg bei Wiederaufnahme der gewohnten Nahrung) kennt fast jeder, der schon einmal eine Diät hinter sich gebracht hat. Woran liegt das?

Grund 1: Wer eine Diät macht, verbraucht bald etwa 15 % weniger Kalorien, denn:

- Erstens drosselt der Körper als Antwort auf eine geringere Nahrungszufuhr den Energieverbrauch – der Stoffwechsel wird effizienter.
- Zweitens leitet der Körper auch Sparmaßnahmen im Verhalten ein: Wer weniger isst, als er eigentlich braucht, dem ist bald nicht mehr zum Bäume Ausreißen zumute. Man hat weniger Lust auf Bewegung, man bewegt sich langsamer und mit weniger Ausdauer, man zappelt weniger herum.

Grund 2: Während der Energiebedarf sinkt, nimmt der Appetit zu.

Je weiter die Fettzellen entleert werden, desto stärker werden die appetitsteigernden Signale, die sie an das Gehirn senden. Diese Gegenregulation ist besonders stark, wenn der Fettgehalt *schnell* abnimmt, denn dies ist für den Körper ein Alarmsignal: Dort draußen fehlt es an Nahrung! Jetzt werden alle Register gezogen, um den Betroffenen dazu zu bringen, Nahrung zu finden – der Körper wird von quälendem Hunger erfasst.

Wie den Jojo-Effekt vermeiden?

Dass der Stoffwechsel beim Abnehmen effizienter wird, lässt sich nicht verhindern. Da hilft nur eines: Durch *zusätzliche Bewegung* dafür sorgen, dass unter dem Strich trotzdem mehr Energie verbraucht wird.

Eine zweite Strategie gegen den Jojo-Effekt heißt *langsam* abnehmen. Nur so lässt sich die Panikreaktion der Fettzelle (d. h. die ***orexigene Gegenreaktion)*** begrenzen. Messungen des appetitsteigernden Botenstoffes Ghrelin (→ S. 246) im Blut zeigen, dass langsames Abnehmen zu einer weitaus geringeren chemischen Gegenreaktion führt [240].

Jojo-Mythen

Es wird immer wieder behauptet, durch den gezielten Aufbau von Muskelmasse lasse sich das Abnehmen beschleunigen – die zusätzlichen Muskeln verbrauchten ja „auch im Schlaf" Energie und beschleunigten dazu noch den Stoffwechsel. Sorgfältig kontrollierte Studien [282] zeigen dagegen, dass:

- Sich bei einigermaßen maßvollen Diäten die Muskelmasse praktisch nicht vermindert
- Begleitende Bewegungsprogramme den Stoffwechsel zwar gesünder machen (so nimmt z. B. die Insulinkonzentration im Blut ab), aber nicht „hungriger" – wenn überhaupt, dann wird der Stoffwechsel effizienter
- Begleitende Bewegungsprogramme keinen Einfluss darauf haben, an welchen Körperstellen Fett abgebaut wird – die gezielte „Formung" des Bauchs oder der Hüften ist ein Mythos.

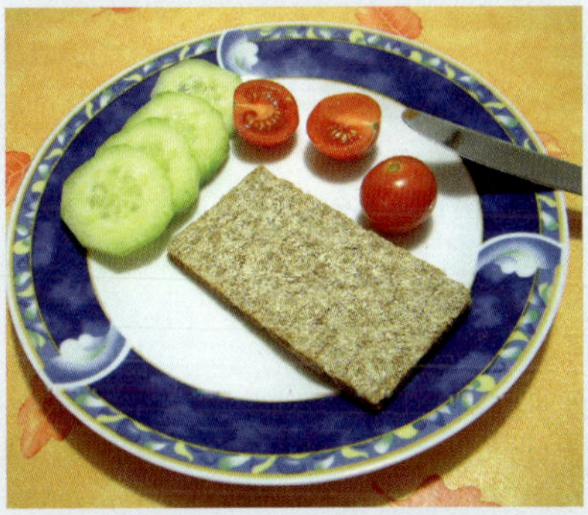

Wenn zu wenig auf dem Teller liegt, schaltet der Körper automatisch auf ein Sparprogramm um. Während einer Diät verbraucht er daher rund 15 % weniger Kalorien als normal – einer der Gründe für den gefürchteten Jojo-Effekt. [PIX 0428]

Risiken von Diäten. Diäten sind nicht nur von fraglichem Vorteil, sie sind auch mit Risiken verbunden:

- Die Frustration, die sich der Abnehmwillige spätestens nach einem Jahr auf der Waage einhandelt, ist eine psychische Belastung.
- Diäten können Ausgangspunkt von Essstörungen sein: Das Stop-and-go der Diäten

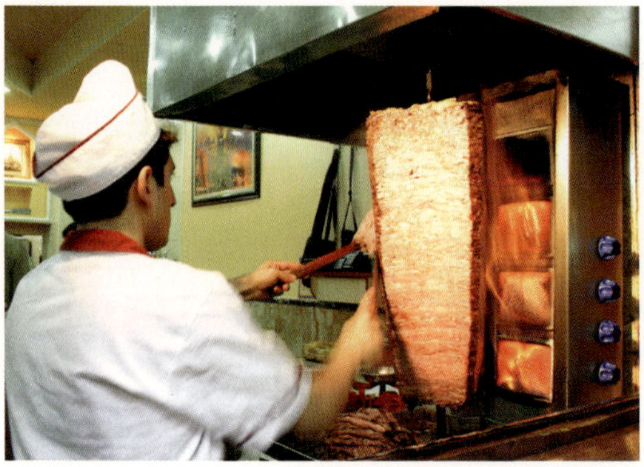

Döner Kebab liegt als beliebtester Imbiss vor Currywurst und Pommes unangefochten an der Spitze – pro Tag werden in Deutschland zwei Millionen Dönertaschen verzehrt. Trotz des gesunden Salats und der leichten Joghurtsauce verstecken sich in einer Portion 20–30 g Fett und 600–650 kcal – für eine Zwischenmahlzeit ist das zu viel. Als Ersatz für eine Hauptmahlzeit ist ein Döner ab und zu unbedenklich. [SXC 0426]

macht ein entspanntes und lustvolles Essen zunichte.

- Unmittelbare körperliche Risiken entstehen bei allen Radikaldiäten: Es kann zu Kreislaufstörungen, psychischen Veränderungen, Fruchtbarkeitsproblemen und Mangelerscheinungen kommen.
- Zu Denken gibt auch, dass sich die Risikofaktoren für Herz-Kreislauf-Erkrankungen (wie etwa die Blutfettwerte) durch Diäten nicht nennenswert beeinflussen lassen [241].

(!) Ein normales Gewicht zu haben ist sicherlich gesund. Ob dies auch für das Abnehmen gilt, ist weit weniger sicher. Die Gesundheitseffekte des Abnehmens bleiben in jedem Fall weit hinter denen von mehr Bewegung zurück.

Die wichtigsten Abnehm-Diäten im Überblick

Kalorienreduzierte Mischkost-Diäten

Kalorienreduzierte-Mischkost-Diäten sind der Klassiker unter den Diäten. Hierzu gehören die ***Brigitte-Diät,*** die ***„Ich-nehme-ab"-Diät*** der Deutschen Gesellschaft für Ernährung, die Diäten der Krankenkassen (etwa ***„Pfunds"-Diät),*** die ***„Fit-for-fun"-Diät*** (enthält zusätzlich ein Sportprogramm), die ***Weight-Watchers-Diät*** (enthält Elemente einer Selbsthilfegruppe), und die relativ neue ***„5-am-Tag"-Diät*** (Grundprinzip ist hier, 5 Mal am Tag Obst und Gemüse zu essen sowie den Fettverbrauch auf unter 30 g am Tag zu reduzieren).

Bei allen diesen Diäten wird die gewohnte Mischkost so verändert – in der Regel durch Fettreduktion –, dass unter dem Strich weniger Kalorien zusammenkommen. Entweder zählt man dazu die Kalorien der Lebensmittel ab (recht mühsam) oder orientiert sich an bestimmten Punktwerten (wie bei der Weight-Watchers-Diät), achtet auf die Gewichtung der Nährstoffe (Brigitte-Diät) oder aber man isst so viel, wie man will (wie etwa bei der „5-am-Tag"-Diät). Angestrebt wird meist ein Energiegehalt von 1200–1500 kcal pro Tag. Der Bedarf an allen essenziellen Nährstoffen wird mit den Mischkost-Diäten gedeckt.

Bewertung. Die kalorienreduzierten Mischkost-Diäten bringen weder mehr noch weniger als die anderen Diäten, aber sie belasten zumindest den Körper nicht.

Fettreduzierte Diäten

Die Theorie hinter **fettreduzierten Diäten** ***(Low-fat-Diäten)*** ist ganz einfach: Fett enthält mit 9 kcal pro Gramm doppelt so viel Energie wie Kohlenhydrate oder Eiweiße. Wer am Fett spart, senkt den Kaloriengehalt seiner Nahrung am deutlichsten. Das Problem ist allerdings, dass die einfache Formel nicht so ohne Weiteres funktioniert: Zwar bringt Fettreduktion im Rahmen der klassischen kalorienreduzierten Diäten einen bescheidenen Nutzen (etwa 3 kg Gewichtsabnahme nach 12–18 Monaten) – allerdings ist er nicht größer als bei den anderen Diäten [242].

Typische fettreduzierte Diäten sind z. B. die ***Kartoffel-*** oder ***Reis-Diät,*** bei denen jeden Tag Kartoffeln bzw. Reis auf den Tisch kommen, zusammen mit Obst, Gemüse, magerem Fisch oder Fleisch.

Was bringt es, „low fat" zu essen? In der Regel gar nichts: In den USA wurde der Fettanteil der Nahrung auf 34 % der Kalorien reduziert. Gleichzeitig verdoppelte sich aber die Zahl der Übergewichtigen und Herzinfarkte wurden keineswegs seltener. Dieses als **Amerikanisches Paradox** bezeichnete Phänomen begründet sich darin, dass Fett eben durch umso mehr leicht verdauliche Kohlenhydrate (Stärke oder Zucker) ersetzt wird. Denn Fett sättigt nun einmal besser – wer fettarm isst, wird schneller wieder hungrig.

Auch für die Gesundheit brachte die Low-fat-Welle keine Vorteile. So zeigte sich in einer großen Vergleichsstudie an 49 000 Frauen, dass die Low-fat-Gruppe nach 8 Jahren kein geringeres Risiko hatte, an Schlaganfall, Herzinfarkt oder Krebs zu erkranken, als die normal ernährte Vergleichsgruppe [243]. Auch andere Studien geben keinen stichhaltigen Beleg, dass das Sterblichkeitsrisiko eines Menschen von der Höhe des Fettverzehrs abhängt [244].

Bewertung. Medizinische Bedenken gibt es keine. Es kommt aber bei Fetten nicht auf die Menge an, sondern auf deren Qualität und darauf, was sonst noch verspeist wird (→ Kasten: Das Einmaleins der Fette S. 227). Nicht ohne Grund gilt die Mittelmeerkost heute als gesundheitlich ideal, obwohl sie einen Fettanteil von über 40 % hat (→ S. 232).

Kohlenhydratreduzierte Diäten

Schon Kinder träumen davon, die Wurst ohne das Brot zu essen. Genau dieses ist das Prinzip der bis vor Kurzem recht populären **Atkins-Diät.** Der amerikanische Kardiologe Atkins revolutionierte die Diät-Szene in den 1970er-Jahren, indem er behauptete, auf die Menge der zugeführten Kalorien käme es gar nicht an, vielmehr sei entscheidend, weniger Kohlenhydrate zu sich zu nehmen, denn diese würden durch den nach dem Essen einsetzenden Blutzuckerabfall den Appetit wieder anregen. Die auch als ***Low-carb-Diät (kohlenhydratreduzierte Diät)*** bezeichnete Atkins-Diät sieht deshalb weniger als 10 % der Kalorien in Form von Kohlenhydraten vor, Fett kann dagegen nach Belieben gegessen werden. Zusätzlich werden Vitamin- und Mineraltabletten empfohlen, um Mangelerscheinungen vorzubeugen.

Wie andere Diäten, so funktioniert auch die Atkins-Diät kurzfristig (über 12–18 Monate) ganz gut – wenn sie durchgehalten wird. Wegen der recht eingeschränkten Nahrungsmittelauswahl (vor allem Fleisch, Eier, Käse) und auch der recht erklecklichen Zusatzkosten beim Einkauf bleiben allerdings nur 50 % der Probanden nach einem Jahr bei dieser Diät.

Es ist zu vermuten, dass die kohlenhydratreduzierten Diäten vor allem durch eine Unterdrückung des Appetits funktionieren, denn obwohl sie essen dürfen, so viel sie wollen, essen die Teilnehmer in der Tat weniger Kalorien [245]. Dies könnte daran liegen, dass die Atkins-Diät im Blut eine leichte Übersäuerung auslöst, durch die der Appetit gebremst wird. Die Gewichtsabnahme könnte zudem dadurch hervorgerufen werden, dass der hohe Eiweißanteil eine stärkere Wärmebildung (Thermogenese → S. 245) im Körper auslöst.

Nachdem unter der Atkins-Diät lebensbedrohliche Übersäuerungen vorgekommen sind [246] und der Begründer selbst mit schwerem Übergewicht starb, sind ihre Risiken stärker in den

Blickpunkt gerückt. Zum einen stellte sich heraus, dass bei der (vom Begründer als lebenslange Ernährung empfohlenen) Diät die Muskelmasse überproportional stark angegriffen wird [247]. Auch ist nicht bekannt, wie sich der höhere Eiweißgehalt der Nahrung langfristig auf die Nierenfunktion auswirkt.

Bewertung. Die Atkins-Diät ist von ihrer kurzfristigen Wirkung her den anderen Diäten vergleichbar, in den langfristigen Wirkungen aber überwiegen die Nachteile. Durch den weitgehenden Verzicht auf Obst und Gemüse ist die Diät nicht nur monoton, sondern auch ernährungsphysiologisch unsinnig, für Patienten mit Herz- bzw. Kreislauferkrankungen oder Gicht ist sie sogar gefährlich.

GLYX-Diät

Die **GLYX-Diät** orientiert sich an dem aus der Diätberatung von Diabetikern übernommenen glykämischen Index (GI). Er zeigt an, wie schnell die aufgenommenen Kohlenhydrate im Körper in einfache Zucker umgewandelt werden. Je höher der GI, desto steiler der Blutzuckeranstieg. Und da einem hohen Blutzucker eine Welle des blutzuckersenkenden Hormons Insulin auf dem Fuß folgt, rächen sich Kohlenhydrate mit einem hohen GI (wie etwa Zucker oder Weißbrot) prompt: Durch das vermehrt ausgeschüttete Insulin sinkt der Blutzucker rasch ab und Hunger meldet sich. Noch schlimmer: Die hohen Insulinspiegel können langfristig ein metabolisches Syndrom (→ S. 767) begünstigen. Wer also seine Ernährung nach möglichst niedrigen GI-Werten oder – in einer anderen Variante – nach der ***LOGI-Methode*** (von ***low glycemic index)*** gestaltet, müsste theoretisch abnehmen und gesünder leben.

Anstelle des glykämischen Indexes wird teilweise auch die **glykämische Last** ***(glykämischer Load)*** berechnet. Letztere gibt die Blutzuckerwirkung einer tatsächlich verzehrten Portion eines Lebensmittels wieder, indem sie zusätzlich zum jeweiligen GI-Wert auch den Kohlenhydratgehalt der einzelnen Lebensmittel berücksichtigt. Ein Baguette (GI = 70) enthält pro 100 g zum Beispiel 50 % Kohlenhydrate – die glykämische Last einer 100-g-Mahlzeit wäre demnach 35. So weit die Theorie dieser auch als ***Slow-carb-Diät*** bezeichneten Methode. In der Praxis allerdings hat sich der glykämische Index als praktisch wertlos herausgestellt, denn der Verlauf des Blutzuckers hängt vor allem davon ab, was mit den Kohlenhydraten zusammen gegessen wird. Der Fett- und Eiweißgehalt einer Mahlzeit sind dabei viel wichtiger als die Art der Kohlenhydrate, z. B. senken fermentierte Nahrungsmittelbestandteile wie Sauerkraut den Blutzuckereffekt der verzehrten Kohlenhydrate.

Eine Variante der GLYX-Diät ist die **Montignac-Diät,** die ebenfalls Lebensmittel mit einem niedrigen glykämischen Index empfiehlt. Nach dieser Diätform darf Fett in praktisch unbegrenzten Mengen genossen werden, solange es zusammen mit Lebensmitteln mit sehr niedrigem GI konsumiert wird. Das vom Körper nicht benötigte Fett werde wieder ausgeschieden, so der Begründer der Methode. Wissenschaftlich ist dies jedoch blanker Unsinn.

Auf solideren Füßen steht da schon eine weitere Slow-carb-Variante, die **South-Beach-Diät.** Hier werden ebenfalls Kohlenhydrate mit einem hohen glykämischen Index vermieden, zusätzlich wird eiweißreich gegessen und auf die Qualität der Fette geachtet (erlaubt sind etwa Olivenöl und Nüsse). Da die empfohlenen niedrigglykämischen Kohlenhydrate praktisch auf einen Verzehr von Obst, Gemüse und Vollkorn hinauslaufen, handelt es sich bei der South-Beach-Diät eigentlich um eine proteinreiche vollwertige Mischkost.

Bewertung. Das Konzept, dass die glykämische Last der Ernährung gering sein soll, ist wissenschaftlich plausibel. Isoliert auf einzelne Nahrungsmittel bezogen ist das Ganze aber eher eine Spielerei. In ihrem natürlichen Verbund (in Obst, Gemüse und Vollkorn) haben alle Kohlenhydrate einen niedrigen glykämischen Index – warum nicht einfach auf eine vollwertige Mischkost setzen?

Das Insulinprinzip

Die vor allem von den beiden Internisten Detlef Pape und Rudolf Schwarz propagierte **Diät nach dem Insulinprinzip** teilt die Menschen in zwei, im Laufe der Evolution entstandene Stoffwechseltypen ein: „Nomaden" und „Ackerbauern".

- *Ackerbauern* sind nach ihrer Meinung an eine kohlenhydratreiche, fett- und eiweißarme Ernährung angepasst. Eine kohlenhydratreiche Ernährung lässt ihren Insulinspiegel weniger stark ansteigen als den von Nomaden. Die Verfechter des Insulinprinzips gehen davon aus, dass Ackerbauern überschüssige Kohlenhydrate nicht als Fett ablagern, sondern in Wärme umsetzen. Übergewicht bekommen sie vor allem durch eine fettreiche Ernährung.
- *Nomaden* dagegen sind an eine an Kohlenhydraten und Fetten arme, dafür aber eiweißreiche Ernährung angepasst. Auf die heutige kohlenhydratreiche Ernährung reagieren sie mit dauerhaft erhöhten Insulinspiegeln, die auch dafür sorgen, dass die überschüssigen Kohlenhydrate als Fett abgelagert werden. Übergewicht bekommt der Nomade vor allem durch zu viele Kohlenhydrate.

Nach Pape und Schwarz lässt sich der Stoffwechseltyp durch einen Fragebogen und wenige Untersuchungen beim Arzt bestimmen und die Diät entsprechend planen. Schwerpunkt der Diät beim Nomadentyp ist die Reduktion von Kohlenhydraten vor allem am Abend, die Bevorzugung von Kohlenhydraten mit einem niedrigen glykämischen Index und die Beschränkung auf wenige Mahlzeiten.

Bewertung. Theoretisch könnte es durchaus sein, dass manche Menschen mehr „Ackerbaugene" (→ S. 224) in sich tragen und damit besser mit einer auf Getreidestärke basierenden Ernährung zurechtkommen, während andere Menschen eher auf eine faserstoff- bzw. fleischreiche „Nomadenkost" programmiert sind – bewiesen ist das aber nicht. Dass Ackerbauern überschüssige Kohlenhydrate zu Wärme verbrennen, ist ebenfalls nicht gesichert (Futterverwertung → S. 247). Zumindest für Diabetiker enthält die leider recht komplizierte Diät aber durchaus sinnvolle Ansätze.

Wellness-Diäten

Heilfasten

Heilfasten ist ein ärztlich überwachtes Fasten über wenige Tage bis 3 Wochen. Im Vordergrund steht nicht das Ziel der Gewichtsverringerung, sondern die Regeneration des Organismus.

Teilweise werden dabei nur energiefreie Getränke wie Wasser, ungesüßter Tee und Kaffee eingenommen (totales Fasten), teilweise auch pulverisierte Nährstoffkonzentrate verzehrt, die Eiweiße, Kohlenhydrate, Vitamine, Mineralstoffe und essenzielle Fettsäuren enthalten.

Lebensmittel	Portion in g	Glykämischer Index	Glykämische Last
Honig	25	55	10
Langkornreis	150	56	24
Nudeln	180	44	21
Salzkartoffeln	150	56	14
Apfel	120	28	6

Glykämischer Index *und* **glykämische Last** *von ausgewählten Lebensmitteln*

Eine besondere Form ist das **Saftfasten nach Buchinger,** bei dem innerhalb von 1 bis 3 Tagen stufenweise die Nahrungszufuhr reduziert wird. Anschließend dürfen für die Dauer der Fastenzeit nur noch Obst- und Gemüsesäfte sowie warme Gemüsebrühe und Kräutertee mit Honig aufgenommen werden. Nach dem Fasten wird mit einer Aufbaukost wieder zur normalen Ernährung übergegangen.

Eine weitere Sonderform des Fastens ist die **F. X.-Mayr-Kur,** die eine Regeneration und Entschlackung des Darmtrakts bewirken soll. Dazu schlug der Arzt Ferdinand Xaver Mayr unter anderem die ***Milch-Semmel-Diät*** vor, bei der es morgens und mittags eine trockene Semmel gibt, die zusammen mit etwas Milch sorgsam zerkaut wird.

Auch die **Schroth-Kur** ist eigentlich eine Fasten-Methode. Der Fuhrmann Johann Schroth kurierte damit seine Knieverletzung. Heute wird seine Fastendiät zur Behandlung von Rheuma, Gicht, Übergewicht und Herz-Kreislauf-Erkrankungen eingesetzt. Die Kur besteht aus Reis-, Grieß- und Hafergerichten, die zusammen mit ungesalzenen, trockenen Brötchen gegessen werden können. Dazu gibt es einen leichten Kurwein, der je nach Tag der Kur in Mengen zwischen 1/8 und 1 l getrunken wird. Schwitzkuren und Sonnenbäder sollen zudem bei der Ausscheidung von Schlacken helfen.

Bewertung. Zur Gewichtsabnahme ist Fasten ungeeignet. Ob und in welcher Form Fasten vorbeugend oder heilend wirken kann, ist unklar und auch wissenschaftlich nur schwer zu prüfen. Dass Fasten auf die Psyche wirkt, ist anzunehmen, dafür spricht auch der Einsatz des Fastens im Rahmen von religiösen Ritualen.

Auch wenn immer wieder auf die Gefährlichkeit des totalen Fastens hingewiesen wird: Kurzzeitiges Fasten war über weite Strecken der Evolution Teil des menschlichen Alltags. Gesunde Menschen sind durch kurzzeitiges Fasten bis etwa 48 Stunden nicht gefährdet, solange sie ausreichend trinken. Längere Fastenperioden bringen den Körper in eine Extremsituation und sollten nicht ohne ärztliche Beratung durchgeführt werden.

Trennkost

Die hierzulande verbreitete **Trennkost nach Dr. Hay** geht davon aus, dass der menschliche Verdauungstrakt Eiweiß und Kohlenhydrate nicht gleichzeitig verdaut und sie deshalb getrennt zugeführt werden sollen. Außerdem klassifiziert er die Lebensmittel in säurebildende und basenbildende Lebensmittel, die in einem bestimmten Verhältnis gegessen werden sollen. Mit dieser an Obst, Salat und Gemüse reichen Diät ließen sich, so die Verfechter der Trennkost, sowohl Zivilisationsleiden bekämpfen als auch das Gefühlsleben verbessern.

Eine Variation der Trennkost nach Dr. Hay ist die **Fit-for-life-Diät.** Hier wird allerdings generell vor Milch gewarnt und selbst Mineralwasser ist tabu, weil es angeblich die Arterien verkalkt. So hip die Diät klingt, im Vergleich zur klassischen Trennkost ist Fit-for-life ein Rückschritt.

Auch die **Hollywood-Diät** ist im Grunde eine Trennkost (und zudem bei einer Kalorienzufuhr von etwa 700 kcal pro Tag eine Fastenkur) und sie macht ihrem Namen alle Ehre: Angeblich soll der Verzehr von exotischen, enzymhaltigen Früchten verhindern, dass sich Fett im Körper sammelt. Ein cleverer, wissenschaftlich aber unhaltbarer Gag.

Bewertung. Mit der modernen Medizin sind Dr. Hays Annahmen nicht vereinbar, schon in der Muttermilch liegen Eiweiß und Kohlenhydrate zusammen vor. Andererseits kann die ballaststoffreiche, fett- und fleischarme Ernährung mit reichlich frischem Gemüse und Obst nicht viel Schaden anrichten. Weil sie recht mühsam ist, wird die Diät sowieso nicht lange durchgehalten.

Blutgruppen-Diät

Die **Blutgruppen-Diät** wurde von dem amerikanischen Arzt Peter D'Adamo entwickelt. Nach seiner Vorstellung sind für jeden Menschen abhängig von seiner Blutgruppe bestimmte Lebensmittel geeignet, andere dagegen „verklumpen das Blut" und machen krank.

Bewertung. Die komplizierte, von vielen Einschränkungen geprägte Diät ist weder alltagstauglich noch wissenschaftlich begründbar.

Ayurveda-Ernährung

Die Lehre des Ayurveda (→ S. 1251) ordnet die Lebensmittel den fünf Elementen Luft, Feuer, Wasser, Erde und Universum zu. Je nachdem, welche Konstitution ein Mensch besitzt, muss er zur Verhütung von Krankheiten unterschiedliche Elemente in seinem Körper stärken. Die **Ayurveda-Ernährung** basiert stark auf Gemüse und wird meist als 4-Wochen-Kur mit anschließender Aufbaukostphase angewendet. In der traditionellen Ayurveda-Lehre wird sie durch entschlackende Behandlungen wie Öl-Massagen oder Darmspülungen ergänzt.

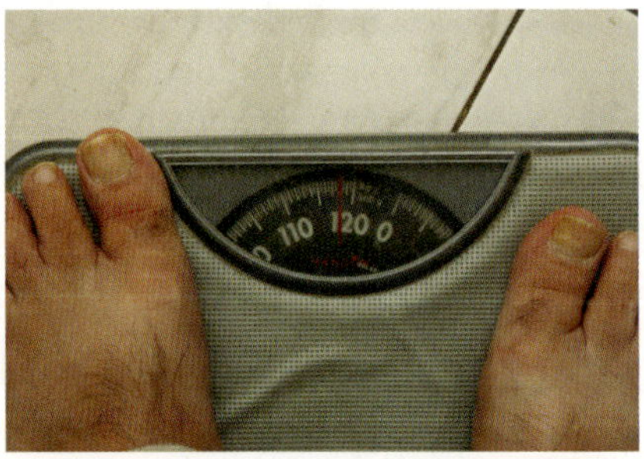

Wenn die Waage zu viel anzeigt, handelt es sich immer um ein Bilanzproblem: Der Körper nimmt mehr Energie auf, als er verbrennt. Die Kalorienbalance gerät durch Überernährung, zu wenig Bewegung oder eine Kombination aus beidem aus dem Gleichgewicht. [MOF 0423]

Bewertung: Wie alle Kurzdiäten, die eine Gewichtsreduktion versprechen, greift auch die Ayurveda-Ernährung zu kurz, weil das Problem in 4 Wochen nicht erledigt ist. Ansonsten ist die Diät zwar kompliziert, aber unbedenklich.

Makrobiotik

Der Begriff **Makrobiotik** wurde ursprünglich von dem Ernährungspionier Dr. Christof Wilhelm Hufeland (1762–1836) geprägt, der darunter eine ausgewogene Ernährung verstand. Heute firmiert unter dem Begriff jedoch eine vegane Ernährungsform (→ S. 233) mit Ursprung im Zen-Buddhismus. Nach ihr soll die Ernährung dazu beitragen, zwischen *Yin und Yang* (→ S. 1248) ein dynamisches Gleichgewicht zu schaffen. Extreme Formen empfehlen u. a. so wenig wie möglich zu trinken, viel Salz zu essen und Gemüse vor allem gegart zu sich zu nehmen. Weniger extreme Verfechter stützen sich auf Regeln, nach denen mehr als 50 % der Nahrung Vollgetreide sein und Gemüse aus der gleichen Klimazone stammen soll, in der man lebt. Abgelehnt werden unter anderem Milchprodukte, Konserven und Tiefkühlprodukte.

Bewertung. Die extremen Formen sind nicht nur medizinisch unsinnig, sondern auch gefährlich, und auch bei den gemäßigten Formen können bei strenger und langfristiger Durchführung Mangelerscheinungen auftreten.

Metabolic Typing

Die Erfinderin des **Metabolic Typing,** die amerikanische Ernährungsberaterin Ann Louise Gittleman, unterteilt die Menschen in schnelle und langsame Verbrenner. Den Verwertungstyp bestimmt sie mit langen Fragebögen. Je nach Stoffwechseltyp wird dann zu einer (vor allem in Kohlenhydrat- und Proteingehalt unterschiedlichen) Ernährung geraten.

Bewertung. Das Konzept, die Ernährung auf den Stoffwechsel abzustimmen, ist gut. Allerdings ist alles andere als gesichert, ob Frau Gittleman zur Typisierung die richtigen Instrumente verwendet. Wissenschaftlich untersucht sind die Treffsicherheit ihrer Fragebögen und die Wirkung ihrer Diätempfehlungen jedenfalls nicht.

Statt Diäten: Umstellung der Lebensgewohnheiten

Wer auf Diäten setzt, legt ein intensives, aber fast immer zeitlich limitiertes Sonderprogramm für den Körper auf – mit wenig Erfolg. Die Alternative ist, das Normalprogramm dauerhaft zu ändern, und sei es in noch so kleinen Schritten. Und hierzu müssen wir unser Augenmerk nicht nur darauf richten, *was* wir essen, sondern auch *wie* wir essen (→ S. 230).

Ernährung in kleinen Schritten umstellen

Die einzige „beste Ernährung", die langfristig funktioniert, ist die, die Ihnen schmeckt und zu Ihrem Alltag passt. Auch bei der Ernährung gilt: Nur wenn sich *Gewohnheiten* ändern, ändert sich wirklich etwas.

- Nehmen Sie sich Zeit. Ihre Essgewohnheiten haben sich über Jahrzehnte ausgebildet – sie lassen sich nicht in ein paar Tagen umkrempeln. Der Grund, warum wir so essen, wie wir (bisher) essen, ist nicht, dass es uns an Einsicht fehlt, sondern dass wir es so gelernt haben.
- Wer etwas ändern will, neigt zu Radikalität – das ist in Sachen Ernährung meist kontraproduktiv. Dem „Nie wieder Schokolade" sind flexible Pläne („vor dem dritten Bier eine Minute nachdenken") überlegen.
- Es lohnt sich immer, auf die flüssige Nahrung zu achten: Säfte und Softdrinks enthalten eine erhebliche Kalorienmenge. Immer gut ist Wasser. Diätprodukte sind keine Alternative, da auch Zuckeraustauschstoffe (→ S. 244) die Ausschüttung von Insulin anregen, was sich wiederum nach kurzer Zeit als verstärkter Hunger rächt. Süßstoffe (→ S. 243) führen zwar zu keiner Insulinausschüttung, sie wirken aber über andere Mechanismen appetitanregend.

Wie viel wir essen, hat nach unserer Beobachtung auch viel damit zu tun, *wie* wir essen. Die folgenden Ratschläge enthalten für manche nichts als Selbstverständlichkeiten. Allerdings – sie zu beachten kann die Kraft geben, die Kalorienmenge tatsächlich auf Dauer in den Griff zu bekommen:

- Nicht beim Fernsehen essen – wer nebenher isst, hat dabei nicht nur weniger Genuss, sondern isst auch mehr. Grundregel also: am Tisch essen.
- Portionen: Wir sind darauf programmiert, den Teller leer zu essen (→ S. 230) – das passt allerdings nicht ins 21. Jahrhundert. Also üben Sie, auch wenn es schwerfällt, genau das, was Ihre Eltern Ihnen immer verboten haben. Wenn Sie satt sind – ob zu Hause oder im Restaurant – lassen Sie den Teller einfach stehen.
- Auch wenn es nach einem riesigen Gelage klingt: Mahlzeiten mit mehreren Gängen sind gut für die Figur. Salat oder Suppe als Vorspeise füllen den Magen bereits ein Stück weit, sodass wir insgesamt weniger essen, als wenn wir uns gleich auf die Nudeln stürzen.
- Ob geregelte Mahlzeiten beim Abnehmen helfen, ist unbekannt, aber einiges deutet darauf hin: Wenn das Frühstück ausfällt, besteht statistisch gesehen ein höheres Risiko für Übergewicht.
- Immer wieder wird empfohlen, „Schlingen" zu vermeiden, weil durch das hastige Essen große Nahrungsmengen die Appetitkontrolle unterlaufen könnten – zumindest in Experimenten mit Jugendlichen hat sich das aber nicht bestätigt.

Und Bewegung

Menschen, bei denen das Abnehmen auch langfristig funktioniert, unterscheiden sich von den Opfern des Jojo-Effekts vor allem in einem: in dem, wie viel sie sich bewegen [248]. Bewegung ist zudem die beste Methode, um langfristig gesund zu bleiben – von den Wohlfühleffekten ganz zu schweigen, die sich auch dann einstellen, wenn die Pfunde bleiben und das Abnehmen nicht gelingt.

Ideal wäre ein zusätzlicher Energieverbrauch von 2500 kcal pro Woche. Das ist für viele nicht realistisch, denn dazu müssten bei den meisten Sportarten etwa 5 Stunden pro Woche eingeplant werden, bei leichterer Bewegung sogar noch mehr:

- Beim Wandern, Spazierengehen oder bei der Gartenarbeit werden etwa 100 kcal pro Stunde verbraucht.
- Beim Radfahren, Aerobic oder flotten Nordic Walking sind es schon 300–400 kcal pro Stunde.
- Sportarten wie Fitnesstraining, Joggen, Schwimmen oder Skilanglauf verbrauchen um die 500 kcal pro Stunde.

Ein funktionierender Kompromiss kann sein, das Bewegungspensum so hochzuschrauben, dass pro Woche 500 g an Gewicht verloren werden. Das erfordert drei bis vier längere Bewegungseinsätze pro Woche. Um das zu schaffen, muss der Alltag konsequent umorganisiert werden. Am effizientesten ist dabei, Wegstrecken als Trainingszeiten einzuplanen – also Fahrrad fahren oder joggen, anstatt mit der S-Bahn zu fahren, und in jedem Fall, zu laufen, anstatt den Aufzug zu nehmen.

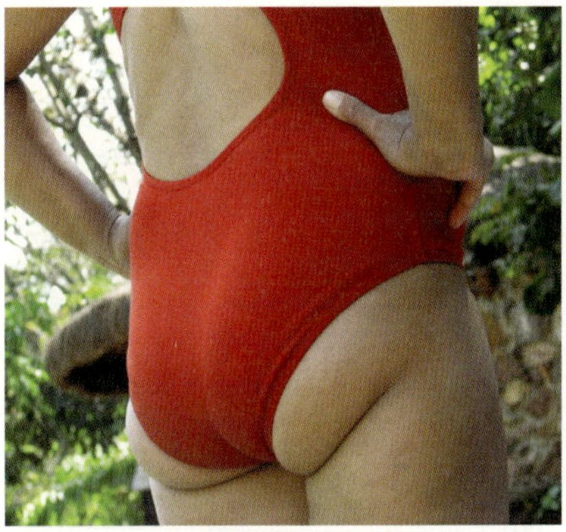

Setzen Sie sich realistische Ziele: Sie sind, wie Sie sind – plus oder minus ein paar Kilo. Sie können zwar durch veränderte Lebensgewohnheiten langfristig etwas schlanker werden, die Figur eines Hollywood-Stars ist für die meisten von uns jedoch nicht erreichbar. Wer das akzeptieren kann, hat schon viel gewonnen, nicht zuletzt an Selbstwertgefühl. [MOF 0429]

Wie sich Gewohnheiten ändern

Es wird immer wieder behauptet, dass eine begleitende ***Verhaltenstherapie*** Übergewichtigen helfe, besser mit ihren Essimpulsen umzugehen, ihren Appetit besser einzuschätzen, Stress besser zu bewältigen und sich selbst zu belohnen. Wissenschaftliche Studien zeigen aber, dass Teilnehmer von verhaltensmodifizierenden Programmen nicht unbedingt besser dastehen als diejenigen, die „freihändig" abnehmen [249].

Jeder muss also seinen eigenen Weg finden, um seine Gewohnheiten zu ändern. Für den einen mag eine psychologische Beratung durchaus hilfreich sein, für den anderen mag eine Selbsthilfegruppe den Weg erleichtern.

Selbsthilfegruppen wie beispielsweise ***Weight-Watchers*** bieten bundesweite Kurse an und können das Abnehmen durch Gruppeneffekte und Austausch von Erfahrungen mit Leidensgenossen unterstützen. Andererseits sind solche Gruppen oft auf eine bestimmte Diät oder einen bestimmten Ansatz zum Abnehmen festgelegt, der nicht bei jedem funktioniert.

i **Aktuell:** www.gesundheit-heute.de/02x08

- **www.dge.de** (Rubrik Ernährung/Diätetik) – Stellungnahme der Deutschen Gesellschaft für Ernährung e. V. (Bonn) zu diversen Diäten.
- D. Pape et al.: **Satt, schlank, gesund.** Das Ernährungs-Praxisbuch nach dem Insulinprinzip. Deutscher Ärzteverlag, 2003. Dieses Buch stellt die – wissenschaftlich umstrittene – Ernährung nach dem Insulinprinzip vor.

Übergewicht als Krankheit

Übergewicht und Adipositas bei Erwachsenen

Häufigkeit:

Übergewicht: Zu hohes Körpergewicht durch vermehrte Ansammlung von Fettgewebe im Körper; überwiegend als BMI (→ S. 245) von 25–30 definiert. **Adipositas** ***(krankhaftes Übergewicht, Fettleibigkeit, Fettsucht):*** Wesentlich zu hohes Körpergewicht; überwiegend als BMI über 30 definiert.

Die Lebenserwartung von übergewichtigen und adipösen Menschen ist verkürzt. Allerdings ist nicht jeder Dicke gleich ungesund – ob gesundheitliche Nachteile entstehen, hängt vor allem von der Fettverteilung und dem Lebensstil ab, weniger vom Gewicht selbst [250].

Leitbeschwerden

Die meisten Übergewichtigen haben keine Beschwerden. Je stärker das Übergewicht, desto eher treten aber auf:

- Rücken- und Gelenkbeschwerden
- Entzündete bzw. infizierte Hautfalten: An „Haut-auf-Haut"-Stellen begünstigt der „gefangene Schweiß" Pilzinfektionen.
- Luftnot und Kurzatmigkeit
- Verstärktes Schwitzen

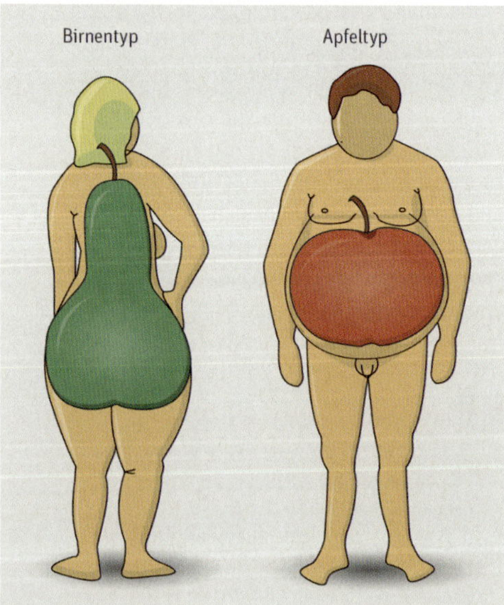

Die Medizin hat an vielen Tausend übergewichtigen Menschen immer wieder zwei Prototypen der ***Fettverteilung*** *identifiziert: den Birnen- und den Apfeltyp. Menschen mit letzterem Typ sind in Bezug auf Gesundheitsrisiken besonders gefährdet.* [ASM 0430]

- Atempausen im Schlaf
- Psychische Probleme oder Depressionen.

Wann zum Arzt

In den nächsten Wochen, wenn

- Beschwerden auftreten
- Eine deutliche Änderung des Essverhaltens bemerkt wird
- Eine nicht erklärbare Gewichtszunahme auftritt
- Hilfe bei der Gewichtsabnahme benötigt wird.

Die Erkrankung

Ob Übergewicht eine Krankheit ist, darüber lässt sich streiten. Es gibt Folgen des Übergewichts, wie z. B. die schmerzhafte Gelenkabnutzung, die *direkt* mit der gesteigerten Körpermasse in Verbindung stehen. Die meisten – und bedrohlichsten – Folgen allerdings hängen nur *indirekt* mit dem Übergewicht zusammen. Sie entstehen im Schlepptau des häufig (aber nicht immer) mit Übergewicht einhergehenden Lebensstils: Bewegungsmangel und ungesunde Ernährung.

ⓘ Die körperliche Hypothek, die Dicke zu tragen haben, ist also weniger das nach außen sichtbare Übergewicht, sondern das nach außen oft weniger sichtbare *Risikoverhalten* aus Bewegungsarmut und Fehlernährung.

Ursachen. In den allermeisten Fällen liegt dem Übergewicht keine Krankheit zugrunde – es handelt sich um ***primäres Übergewicht*** bzw. ***primäre Adipositas.*** Der Körper funktioniert normal, und gerade darin liegt das Problem. Denn der Stoffwechsel aller Säugetiere – und damit auch des Menschen – hat sich unter den Bedingungen eines stark schwankenden Nahrungsangebots entwickelt und kalkuliert deshalb beim Essen einen künftigen Mangel mit ein. Heute gibt es allerdings nur noch gute Zeiten, wir leben immer nur ein paar Schritte vom nächsten Kühlschrank entfernt – der voraussehende Stoffwechsel verkehrt sich damit in einen Fluch.

Es gibt ein ganzes Bündel von Ursachen, die zu Übergewicht führen:

- Genetische Einflüsse tragen einen guten Teil dazu bei, z. B. sind Kinder übergewichtiger Eltern häufiger selbst übergewichtig.
- Unsere heutige Lebensweise legt Bewegungsmangel und Überernährung nahe, beide haben an der Entstehung von Fettpolstern einen hohen Anteil.
- Übergewicht hat auch soziale Ursachen: Vor allem Menschen aus sozial schwachen Schichten haben Übergewicht.
- Nicht zuletzt hat Übergewicht auch psychische Ursachen, wobei sich ein Großteil der psychischen Probleme auf die sozialen Einflüsse zurückführen lässt oder aus dem Übergewicht selbst entstehen.

Krankheitsbedingtes Übergewicht. Sehr selten entsteht Fettleibigkeit als Folge bestimmter Erkrankungen (man nennt diese Formen auch sekundäre, also anderweitig bedingte Formen von Übergewicht). Der Volksmund spricht oft von „Drüsenstörungen" und vermutet bei Übergewicht zunächst einmal, es liege „an den Drüsen". Das allerdings stimmt nur ganz selten: Weniger als 2 % der Fälle von Übergewicht sind durch hormonelle Erkrankungen bedingt. Sekundäre Formen der Fettleibigkeit sind also *sehr selten.*

Sekundäres Übergewicht bzw. ***sekundäre Adipositas*** sind auf Grunderkrankungen mit Störungen der Fetteinlagerung zurückzuführen, wie etwa:

- Hormonstörungen wie das Cushing-Syndrom (→ S. 755) oder die Schilddrüsenunterfunktion (→ S. 751).
- Adipositas kann sehr selten Folge einer als ***Night-Eating-Syndrome*** bezeichneten Störung des zirkadianen Rhythmus (→ S. 756) sein.
- Manche Medikamente führen zu einer teils starken Gewichtszunahme, z. B. trizyklische Antidepressiva, Kortisonpräparate (wenn diese geschluckt oder gespritzt werden), Östrogene, Beta-Blocker, Lithium und Psychopharmaka. Auch die zur Behandlung des Typ-2-Diabetes eingesetzten Sulfonylharnstoffe verstärken Übergewicht (→ S. 761).
- Auch Nikotinentzug nach jahrelangem Rauchen kann Übergewicht auslösen oder verstärken. Bei 80 % der Entwöhnten nimmt das Gewicht um etwa 2 kg zu – bei immerhin 15 % aber um über 10 kg.

Folgeerkrankungen. Übergewicht kann auf zwei Wegen schädigend wirken: Zum einen stellt es eine mechanische Überanspruchung dar, zum anderen ist Übergewicht oft mit krankhaften Stoffwechselveränderungen verbunden. Mögliche Folgen des Übergewichts sind:

- Mit zunehmendem Körpergewicht steigt die Häufigkeit des metabolischen Syndroms (→ S. 767) und von Diabetes (→ S. 758). Eine Frau mit einem BMI von über 35 hat gegenüber einer Normalgewichtigen ein 80-fach höheres Diabetesrisiko.
- Fettstoffwechselstörungen: Begleitend zur Fettleibigkeit kommt es zur Verringerung des HDL-Cholesterins, Erhöhung der Triglyzeride, bei deutlichem Übergewicht auch zum LDL-Cholesterinanstieg.

- Arteriosklerose (→ S. 721) und koronare Herzkrankheit (→ S. 693): Gefäßprobleme entstehen als Folge der bei Übergewichtigen häufigen Stoffwechselveränderungen. In sehr schweren Fällen kann auch eine Herzvergrößerung mit Herzschwäche entstehen.
- Bluthochdruck (→ S. 722): Pro 10 kg Übergewicht steigt der systolische Blutdruck (der obere Wert des Blutdrucks) um 3 mmHg und der diastolische um 2 mmHg an.
- Die nächtliche Atmung ist bei Übergewichtigen durch die Fettdepots im Bauchraum sowie durch eine fettbedingte Einengung der oberen Luftwege erschwert. Hieraus kann ein Schlaf-Apnoe-Syndrom (→ S. 1236) mit chronischer Müdigkeit, Bluthochdruck im Lungenkreislauf mit Herzbelastung und sogar plötzlichem Herztod entstehen.
- Verhaltensauffälligkeiten und Depressionen (→ S. 1181) lassen sich bei Übergewichtigen vermehrt nachweisen. Nicht immer besteht ein direkter Zusammenhang mit dem Übergewicht, aber in vielen Fällen leiden Übergewichtige an ihrem Übergewicht und der damit verbundenen Behinderung und sozialen Ausgrenzung.
- Gallensteine (→ S. 668) und Gicht (→ S. 769) können entstehen, weil sich in der Gallenflüssigkeit bzw. in der Niere Kristalle bilden.
- Übergewichtige leiden zwei- bis dreimal häufiger an Leberzirrhose (→ S. 675), Refluxkrankheit (→ S. 623) und Sodbrennen als Schlanke.
- Übergewichtige Erwachsene haben ein höheres Risiko für Darm-, und Prostatakrebs, und adipöse Frauen auch für Gebärmutter- und Brustkrebs.
- Übergewichtige neigen zu Arthrose (vor allem der Kniegelenke → S. 964) sowie zu Rückenbeschwerden.
- Wegen des schlechteren Rückflusses des Bluts in den Venen entstehen leichter Beinvenenthrombosen (→ S. 736).

Fettverteilungstypen. Ob ein übergewichtiger Mensch mit Folgekrankheiten zu rechnen hat, hängt nicht nur vom Ausmaß seines Übergewichts ab, sondern ganz stark davon, *wie* das zusätzliche Fett an seinem Körper verteilt ist.

- Bei der *männlichen* oder *androiden Fettverteilung* ist das Fett überwiegend im Bauchraum bzw. am Körperstamm gespeichert. Der Bauch ist also dick, Gesäß und Oberschenkel relativ dünn **(Apfeltyp).** Diese Form geht mit einem höheren Risiko für Folgekrankheiten einher.
- Bei der *weiblichen* oder *gynäkoiden Fettverteilung* ist das Fett vor allem in der Unterhaut an Hüften, Po und Oberschenkeln

Pharma-Info: Freiverkäufliche Abnehm-Pillen und Nahrungsergänzungsmittel zur Gewichtsreduktion

- **Abnehm-Pillen** verschlanken vor allem eines: die Geldbörse (die Deutschen geben dafür 170 Millionen pro Jahr aus). Der Körper bleibt jedoch unbeeindruckt.
- In ihrer Not greifen Abnehm-Willige zu Medikamenten, die das Körpergewicht dort reduzieren, wo es überhaupt nichts bringt: beim Darminhalt. Der kann durch **Abführmittel** (wie etwa das in vielen Abnehm-Präparaten enthaltene Phenolphthalein, Sennes oder Bisacodyl) zwar ausgespült werden (die Waage zeigt dann ein paar Pfunde weniger an), aber der Darm füllt sich unweigerlich wieder auf. Die Nebenwirkungen: Abführen ist unangenehm und führt bei häufiger Anwendung zu einer Veränderung des Mineralstoffhaushalts (z. B. beim Kalium → Tab. S. 239) sowie zu Darmträgheit und Verstopfung.
- Um dauerhaft abzunehmen, ist auch die Entwässerung durch *Diuretika* (→ S. 784) oder entwässernde pflanzliche Tees (etwa Birke, Blasentang, Brennnessel, Mate) der falsche Weg. Wasser interessiert nicht – Fett zählt!
- Als Kapseln geschluckte **Quellmittel** sollen im Magen wie ein Schwamm aufgehen und das Sättigungsgefühl auslösen. Ein Teil der Quellmittel ist rezeptfrei erhältlich (z. B. CM3®-Alginat-Kapseln, BioNorm®, Decorpa®, Matricur®, Recatol Algin®) und wird auch gut vertragen. Andere sind, nachdem es zu Todesfällen durch Darmverschluss kam, inzwischen rezeptpflichtig (z. B. CM3®- und Jogun®-Kapseln). In allen Fällen ist ihr Nutzen gering. Derselbe Effekt ließe sich leicht auf natürlichem Wege erreichen – jedes Obst und jedes Gemüse enthält Quellstoffe wie Pektine.
- Als Mittel zur Stoffwechselaktivierung und einer Erhöhung des Grundumsatzes wird auf dem Schwarz- oder Graumarkt z. B. das Schilddrüsenhormon *Thyroxin* (T4 → S. 748) angeboten. Überdosierungen sind möglich und die unkontrollierte Einnahme kann mit teils schwerwiegenden Nebenwirkungen wie Herzrasen oder sogar Herzinfarkt verbunden sein. Als **Stoffwechselaktivatoren** wirken angeblich auch der körpereigene Transportstoff *Carnitin* oder die Aminosäure *Tyrosin*, Beweise für eine dadurch zu erzielende Gewichtsabnahme gibt es aber nicht.
- **Konjugierte Linolsäuren** kommen natürlicherweise im Milchfett vor. In Studien reduzierten sie bei Mäusen den Körperfettgehalt und erhöhten die Muskelmasse. Auch beim Menschen wurden diese Effekte – wenngleich in schwächerem Ausmaß – beobachtet. Noch ist es allerdings zu früh, um hieraus auf eine nennenswerte Hilfe beim Abnehmen zu schließen. Zudem sind die langfristigen Nebenwirkungen unbekannt.
- Unter dem Etikett **Fettblocker** oder *Fettkiller* versammeln sich alle möglichen teuren und esoterischen Produkte auf dem Markt, (wie etwa das aus Schalen von Meerestieren gewonnene Chitosan oder Formoline L 112), die angeblich „Fett binden" oder „der Verdauung entziehen". Unsinn!
- Mittelkettige Fette, die **MCT-Fette** *(medium chain triglycerides),* sind wasserlöslich und können im Darm direkt ins Blut aufgenommen werden; sie müssen aber nicht an Eiweißstoffe gebunden im Blut transportiert werden. Weil ihr Brennwert zum einen etwas geringer ist als bei normalem Fett und sie zudem im Körper die Wärmeproduktion anregen, galten MCT-Fette rasch als Geheimtipp unter Abnehmwilligen. Das Problem: Die zum Beleg des angeblichen Energiesparеffekts immer wieder zitierte Studie wurde an schlanken Personen durchgeführt, nicht an Übergewichtigen.
- **Geruchspflaster** und **Schlankheitsparfüms** sollen durch bestimmte Düfte (z. B. Vanille) den Appetit hemmen. Ob sie langfristig irgendetwas bringen, ist unbekannt.

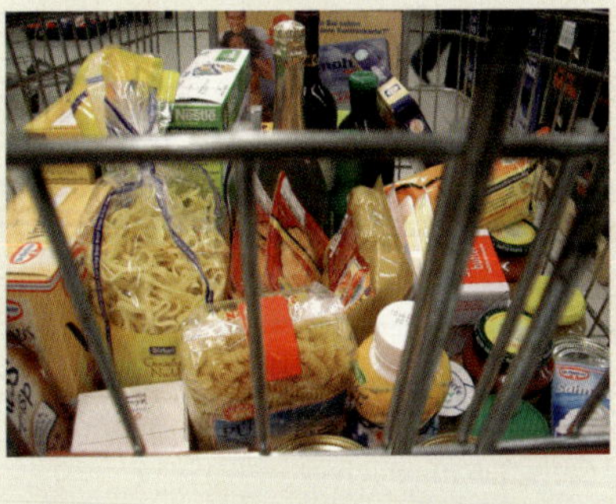

Vollwertige Ernährung beginnt schon im Supermarkt: Was eingekauft wurde, wird auch gegessen. Und gerade der Vorrat für die kleinen (Essens-)Sünden schwindet oft schneller als gedacht. [PIX 0433]

Pharma-Info: Rezeptpflichtige Medikamente zur Gewichtsreduktion

Die Therapie der Adipositas mit **Appetitzüglern vom Amphetamintyp** (z. B. Phenylpropanolamin) ist nicht nur wenig wirksam, sondern auch reich an Nebenwirkungen. Die Inhaltsstoffe Fenfluramin und Norpseudoephedrin wurden vom Markt genommen, weil sie unter anderem die Herzmuskulatur schrumpfen lassen. Trotzdem sind heute noch Appetitzügler vom Amphetamintyp auf dem Markt. So ist Phenylpropanolamin zum Beispiel in den Boxogetten® S enthalten. Und das zumindest kurzzeitig appetithemmend wirkende Ephedrin ist sogar ohne Rezept erhältlich, etwa in Vencipon® N (kombiniert mit einem Abführmittel!).

Warnhinweis: Während eine langfristige Wirkung zur Gewichtsreduktion bisher nicht nachgewiesen wurde, sind die Nebenwirkungen und das Suchtpotenzial von Appetitzüglern vom Amphetamintyp gravierend – wir raten von der Einnahme ab!

Effektiver ist Sibutramin (Reductil®), durch das – ähnlich wie bei modernen Antidepressiva – bestimmte Botenstoffe im Gehirn ansteigen (Sibutramin ist pharmakologisch ein *SSRI*, ein Serotonin- und Noradrenalin-Wiederaufnahmehemmer; mehr dazu → S. 1170). Neben appetithemmenden Effekten wird womöglich auch die Wärmebildung angeregt. Insbesondere in Kombination mit verhaltensmodifizierenden Programmen unterstützt dieses Medikament die Gewichtsabnahme. Nach Absetzen des Medikaments kommt es jedoch zur erneuten Gewichtszunahme. Ob dies durch eine Intervalltherapie zu verhindern ist, ist ungeklärt. Todesfälle im Zusammenhang mit der Einnahme sind vorgekommen (deshalb ist Sibutramin in Italien vom Markt genommen worden). Nebenwirkungen sind Kopfschmerzen, Herzrasen, Schlafstörungen und Mundtrockenheit.

Auf einem anderen Wirkprinzip beruht der **Lipasehemmer** Orlistat (Xenical®), der im Prinzip eine Verdauungsstörung für Fett verursacht, indem er die fettabbauenden Enzyme im Darm hemmt. Dadurch werden etwa 30 % der zugeführten Fette nicht verarbeitet, sondern über den – oft öligen – Stuhlgang ausgeschieden. Dadurch kann es als unerwünschte Wirkung zu einem Mangel an fettlöslichen Vitaminen und einer Osteoporose kommen. Der Effekt ist eher moderat, bei Jugendlichen bringt Orlistat nicht mehr als ein Placebo [253].

Neu eingeführt ist Rimonabant (Acomplia®), es unterdrückt das Hungergefühl, indem es das Endocannabinoid-System im Gehirn blockiert. Dieses wird durch körpereigene Cannabis-ähnliche Botenstoffe gesteuert und reguliert u. a. den Appetit. Zudem soll an den Fettzellen die Insulinempfindlichkeit verbessert werden. Studien bescheinigen dem Medikament eine recht gute Wirkung (etwa 9 kg Gewichtsverlust in einem Jahr). Offen ist, was nach dem Absetzen passiert und ob das Medikament langfristig sicher ist. Es stimmt bedenklich, dass die meisten Probanden, die das Mittel in Studien absetzten, als Grund Depressionen nannten. In den USA ist die Zulassung bisher gescheitert.

gespeichert **(Birnentyp).** Bei dieser Verteilung ist viel seltener mit Folgeschäden zu rechnen.

(!) Frauen sind von Natur aus besser auf die Speicherung von Fett vorbereitet: Nur durch vorher angesammeltes Fett lässt sich eine Schwangerschaft (die immerhin 80 000 zusätzliche Kilokalorien kostet) durchhalten. Das erklärt auch, weshalb sich das Fett bei Frauen normalerweise vor allem an den Hüften und am Po ablagert: Im Bauch bleibt Platz für die Schwangerschaft.

Die Beurteilung der Fettverteilung ist ganz einfach durch die Messung des Taillenumfangs möglich. Die Bestimmung des **Verhältnisses von Taillen- zu Hüftumfang** ***(waist to hip ratio)*** bringt keine Vorteile.

Ein erhöhtes Risiko für Folgekrankheiten besteht bei folgenden Taillenmaßen:

- Für Männer: leicht erhöhtes Risiko ab einem Taillenumfang von 94 cm, mäßig erhöhtes Risiko ab 102 cm, stark erhöhtes Risiko ab 112 cm
- Für Frauen: leicht erhöhtes Risiko ab einem Taillenumfang von 80 cm, mäßig erhöhtes Risiko ab 88 cm, stark erhöhtes Risiko ab 96 cm.

Das macht der Arzt

Diagnosesicherung. Der Arzt untersucht übergewichtige Patienten zunächst darauf, ob das Übergewicht durch eine Krankheit ausgelöst wird (sekundäres Übergewicht → S. 254). Darüber hinaus prüft er, ob zusätzliche Gesundheitsrisiken bestehen oder bereits Folgeschäden vorliegen.

Zum Routineprogramm gehören eine körperliche Untersuchung, die Bestimmung des Fettverteilungsmusters (Bauchumfang), die Blutdruckmessung sowie eine Blutuntersuchung (Nüchternblutzucker, Blutfette, Harnsäure, Nierenfunktionswerte, Schilddrüsenhormone, eventuell andere Hormone) und eine Urinuntersuchung (Eiweißausscheidung im Urin). Bei Bedarf kommen weitere Untersuchungen wie Belastungs-EKG, 24-Stunden-Blutdruckmessung oder Ultraschall hinzu.

Üblich ist auch die **Erhebung der Ess- und Bewegungsgewohnheiten.** Es ist hilfreich, bereits im Vorfeld einige Tage lang zu protokollieren, um welche Uhrzeit welche Form der Nahrung und welche Getränke konsumiert wurden und welche körperliche Bewegung stattfand. Anhand dieser Notizen kann der Arzt schon im ersten Gespräch Tipps zu Veränderungen der Lebensgewohnheiten geben.

Wann ist eine Behandlung sinnvoll? Ab wie viel Übergewicht eine Behandlung zweckmäßig ist, lässt sich nicht generell sagen. Neben dem BMI müssen zur Beantwortung dieser Frage der Taillenumfang, Begleitrisiken und gegebenenfalls bereits bestehende Krankheiten berücksichtigt werden.

Generell profitieren die meisten Betroffenen mit einem BMI über 30 von einer Behandlung oder dann, wenn:

- Der BMI zwischen 25 und 30 liegt und gleichzeitig Erkrankungen wie Bluthochdruck, Diabetes Typ 2 (→ S. 759) oder Fettstoffwechselstörungen bestehen
- Ein männlicher Fettverteilungstyp vorliegt, insbesondere wenn der Taillenumfang über 100 cm liegt
- Erkrankungen vorliegen, die durch Übergewicht verschlimmert werden (z. B. Wirbelsäulenleiden, Arthrosen)
- Der Leidensdruck hoch ist.

Meist wird automatisch angenommen, dass **Gewichtsreduktion** das dringendste Ziel ist. Auch viele Ärzte denken angesichts eines übergewichtigen Patienten als Erstes ans ***Abspecken.*** Dass ein Übergewichtiger nur dann gesund und lange leben kann, wenn er abnimmt, ist allerdings pauschal nicht haltbar.

Denn während zum Beispiel für junge Übergewichtige nachgewiesen ist, dass das Abnehmen spätere Krankheiten verhindern kann (so reduziert sich etwa das Risiko, an Diabetes zu erkranken, mit jedem 4-kg-Verlust auf die Hälfte), ist das für ältere Menschen über 65 Jahre weit weniger sicher [251]. Und auch bereits erkrankte Menschen profitieren nicht unbedingt vom Abnehmen – so lässt sich die

Lebenserwartung z. B. bei der Herzschwäche durch Abnehmen alleine nicht verbessern [252]. Ein Bewegungsprogramm dagegen wirkt eindeutig positiv. Und bei dem bei Übergewichtigen nicht seltenen Typ-2-Diabetes gilt: Abnehmen an sich ist zwar gut (viele Diabetiker können dadurch ihren Blutzucker so weit senken, dass sie auf Insulin ganz verzichten können), zusammen mit Bewegung jedoch lässt sich der Stoffwechsel noch viel deutlicher verbessern.

Dazu kommt: Abnehmen ist zwar theoretisch denkbar einfach, hat sich aber als ein medizinisches Luftschloss erwiesen. Nach dem derzeitigen Stand der Wissenschaft gibt es *keine nachhaltige und für mehr als eine Minderheit wirksame Methode* der Gewichtsreduktion.

Lebensgewohnheiten ändern. Eine Behandlung des Übergewichts ist deshalb noch lange nicht zwecklos. Es gelingt manchen Menschen sehr wohl, ihr Gewicht zu reduzieren, wenn auch nur in mäßigem Umfang. Zudem ist das Gewicht allein nicht entscheidend für die Gesundheit. Was der Gesundheit vor allem nutzt, ist eine Steigerung der körperlichen Leistungsfähigkeit sowie die Umstellung auf eine bessere Ernährung.

(!) Entscheidender als *wie viel* wir abnehmen ist für unsere Gesundheit, *wie* wir abnehmen.

Die Forschungsergebnisse der letzten Jahre zeigen:

- Schon eine Umstellung auf eine gesündere Ernährung senkt Blutfette und Blutdruck – mit oder ohne Gewichtsreduktion.
- Körperliche Bewegung schützt langfristig gegen Herz-Kreislauf-Erkrankungen – diese Schutzwirkung ist zu einem großen Teil vom Körpergewicht unabhängig. So ist insbesondere bei Frauen die funktionelle Kapazität (ein Maß für körperliche Fitness) für das Herz-Kreislauf-Risiko entscheidender als der BMI und selbst die Fettverteilung (oder, in den Worten eines amerikanischen Arztes: „Being fit is more important than being fat").
- Schulungsprogramme wie z. B. „Mobilis" der Barmer Ersatzkasse zeigen im Vergleich zu eher diätorientierten Schulungsprogrammen, dass Bewegung für das Abnehmen entscheidend ist [276].
- Und nicht zu vergessen ist: Für die Gesundheit ist die Vermeidung zusätzlicher Gesundheitsrisiken mindestens genauso wichtig. Mit dem Rauchen aufzuhören kann wichtiger sein als abzunehmen!

(!) Erstes Ziel bei der Behandlung des Übergewichts ist paradoxerweise nicht das Abnehmen, sondern eine Änderung der Lebensgewohnheiten. Alle anderen Behandlungsmöglichkeiten können die Änderung der Lebensgewohnheiten nur unterstützen, nicht aber ersetzen!

Medikamentöse Behandlung. Die medikamentöse Behandlung ist umstritten. Zum einen wirken Medikamente nur, wenn sie *dauernd* eingenommen werden – das ist nicht nur teuer, sondern stellt auch einen weitreichenden Eingriff in den Körper dar. Zum anderen sind Nebenwirkungen häufig, die Zulassung vieler Abnehm-Pillen musste wegen schwerer Nebenwirkungen widerrufen werden.

Zum Dritten ändern Medikamente zwar etwas am Gewicht, die Stoffwechselsituation wird dadurch aber nicht besser. Deshalb ist fraglich, inwieweit Medikamente die gefürchteten Folgekrankheiten des Übergewichts überhaupt verhindern.

Operative Behandlungsmöglichkeiten kommen dann infrage, wenn alle oben genannten Behandlungsversuche erfolglos waren und ernste gesundheitliche Risiken drohen. Jeder Eingriff ist gefährlich und sollte deshalb nicht als Schönheitsoperation missbraucht werden.

Wird die Operation vom Arzt empfohlen, kommen das Banding und eine operative Verkleinerung des Magens infrage. Bei einem BMI von über 50 werden auch Kombinationsverfahren eingesetzt, um das Essen teilweise am Magen vorbeizuleiten.

Beim **Banding** wird durch Einlegen eines speziellen Bands ein kleiner Vormagen geformt, um ein rascheres Sättigungsgefühl zu erzielen. Eine Alternative könnte demnächst ein **Schrittmacher für den Magen** sein. Das streichholzschachtelgroße Gerät wird unter die Bauchhaut gepflanzt und stimuliert über Elektroden die Magenwand. Durch diese Reize wird der Appetit unterdrückt. Die beschriebenen Eingriffe können minimal-invasiv (→ S. 1280) durchgeführt werden und sind wieder umkehrbar.

Bei der **operativen Verkleinerung des Magens** ***(Gastroplastik)*** und den Kombinationstechniken mit teilweiser Umgehung des Magens handelt es sich um größere Eingriffe, bei denen Teile des Magens unwiderruflich entfernt werden.

Die **Fettabsaugung** ***(Liposuktion)*** ist keine sinnvolle Behandlung der Adipositas (→ S. 887) [254].

Selbsthilfe

Selbsthilfe ist der entscheidende Hebel gegen das Übergewicht – niemand anders als Sie selbst können etwas Positives bewirken! Dass dies möglich ist, zeigen die Erfahrungen

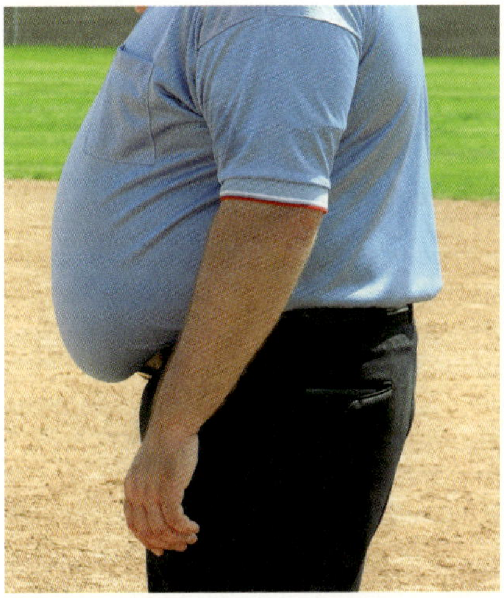

Dieser Bierbauch ist ein Beispiel für eine typisch männliche Fettverteilung – sie geht mit einem erhöhten Krankheitsrisiko einher. [SHU 0432]

von Tausenden von Übergewichtigen, die ihr Gewichtsproblem in die eigenen Hände genommen und ihr Leben verändert haben: durch eine bewusstere Ernährung und vor allem durch mehr Bewegung. Mit einem solchen *umfassenden* Ansatz können immerhin 20 % der Abnehm-Willigen mehr als 10 % ihres Körpergewichts verlieren [256].

Das gehört dazu:

Bewegung. Stellen Sie Ihre *Gewohnheiten auf den Prüfstand,* nicht nur das, was Sie essen. Eine gesteigerte Fitness kann Ihr Leben um 10 Jahre verlängern und zudem Schwung in Ihren Alltag bringen. Gleichzeitig erhöht Bewegung Ihre Chance, Ihr Gewicht *dauerhaft* zu senken.

Qualität statt Quantität. Statt Diäten zu machen (→ S. 248), ändern Sie lieber Ihre Ernährung. Und hier zählt alles: was Sie essen, wie Sie essen und auch was Sie einkaufen (alles, was Sie in den Einkaufswagen legen, landet irgendwann in Ihrem Magen).

Einstellung. Glauben Sie nicht an Wunder, glauben Sie an sich selbst. Wundermittel helfen nicht – wenn sie es täten, gäbe es keine Dicken mehr.

- Wählen Sie *erreichbare Ziele:* Viele Übergewichtige haben beim Abnehmen eine Idealvorstellung im Hinterkopf, die einem Filmstar entspricht. Das kann nicht funktionieren. Und selbst für das immer wieder als realistisch genannte Ziel von „nur" einem Pfund Gewichtsverlust pro Woche gilt: Das mag erreichbar sein – aber was spricht gegen ein halbes Pfund, solange Sie das Abnehmen langfristig durchhalten?
- Was bedeutet Schlanksein für Sie – *was* genau wollen Sie erreichen? Gibt es vielleicht andere Wege, dasselbe zu erreichen?

➤ Und vor allem: Nehmen Sie *Abschied vom Märchenbild!* Sie sind, wie Sie sind – plusminus ein bisschen. Und damit können Sie leben.

Komplementärmedizin

Ein Wort zur Naturheilkunde. Die Mehrzahl ihrer Ansätze lenkt leider vom Primat der Selbsthilfe ab. Natürlich werden Akupunktur und traditionelle chinesische Medizin auch für's Abnehmen angeboten, aber wie sollen sie denn funktionieren? Auch für Naturheilverfahren gelten die Gesetze der Thermodynamik: Die Energiebilanz muss langfristig negativ werden (→ S. 232). Dasselbe gilt für's Heilfasten – es bringt langfristig genauso wenig wie die Ananas-Diät und der angeblich die Fettverbrennung anregende Apfelessig.

i Aktuell: www.gesundheit-heute.de/02x09

- **www.adipositas-gesellschaft.de** – Die Deutsche Adipositas-Gesellschaft e. V. (Hamburg) ist eine Vereinigung von Wissenschaftlern und Therapeuten, die sich schwerpunktmäßig mit der Fettsucht beschäftigt. Die Internetseite enthält u. a. Leitlinien zur Behandlung von Adipositas bei Jugendlichen und Erwachsenen.
- D. Hauner; H. Hauner: **Wirksame Hilfe bei Adipositas.** Trias, 2001. Fundierter ärztlicher Ratgeber für Übergewichtige und Adipöse, stellt alle Behandlungsansätze ausführlich dar.

Übergewicht und Adipositas bei Kindern

Häufigkeit:

Übergewicht: Zu hohes Körpergewicht (über der 90 %-Perzentilenkurve gleichgeschlechtlicher Altersgenossen einer standardisierten Vergleichsbevölkerung). Viele dieser Kinder haben langfristig mit Gesundheitsproblemen zu rechnen.

Adipositas *(krankhaftes Übergewicht, Fettleibigkeit, Fettsucht):* Wesentlich zu hohes Körpergewicht (über der 97 %-Perzentilenkurve gleichgeschlechtlicher Altersgenossen). Fast alle dieser Kinder haben über kurz oder lang mit gesundheitlichen Problemen zu rechnen.

Als Basis für die Beurteilung des Körpergewichts dienen spezielle Kurven **(Perzentilenkurven)**, an denen abgelesen werden kann, wo ein Kind im Vergleich zur gleich alten Normgruppe steht. Sie sind Basis für den altersbezogenen Body-Mass-Index (BMI → S. 245) zur Beurteilung des Übergewichts bei Kindern. Ein ausdruckbares Somatogramm (Diagramm, um die körperliche Entwicklung eines Kindes darzustellen) findet sich unter www.gesundheit-heute.de/02x10. Heute sind in Deutschland nach dieser Einteilung etwa 15 % der Schulkinder übergewichtig, 6 % sind adipös. Und jedes Jahr kommen 0,5–1 % übergewichtige und etwa 0,2–0,5 % adipöse Kinder hinzu.

Trotzdem ist es nicht ganz richtig, von einer Epidemie zu sprechen: Regelmäßige Messungen über die letzten Jahre zeigen, dass der BMI bei Kindern in den deutschsprachigen Ländern insgesamt nur wenig anstieg. Es gibt in deutschen Schulen noch genauso viele dünne Kinder wie vor 20 Jahren, die dicken Kinder sind jedoch deutlich dicker geworden. Und Adipositas betrifft in erster Linie eine Risikogruppe von Kindern aus sozial benachteiligten Familien sowie Immigrantenfamilien.

Die Erkrankung

Im Vergleich zu Erwachsenen spielt beim Entstehen von Übergewicht bei Kindern Bewegungsmangel eine größere Rolle als Überernährung, aber diese Aussage ist wissenschaftlich nur schwer zu sichern. Tatsache ist, dass die Portionsgrößen beim kommerziellen Nahrungsangebot stark zugenommen haben und dass über die Hälfte der Kleinkinder regelmäßig zu kaloriendichte und zu süße Kindernahrung (z. B. Fruchtzwerge oder Fast Food) konsumiert.

Frühe Prägungen. Zum Teil lässt sich das Übergewicht von Kindern auf frühe Prägungen zurückführen.

Schon im Mutterleib werden möglicherweise die ersten Weichen für späteres Übergewicht gestellt:

➤ So dürfte die vorgeburtliche Programmierung des Stoffwechsels eine Rolle spielen: Im Mutterleib unterversorgte Kinder stellen ihren Stoffwechsel langfristig auf „Sparbetrieb" um. Deshalb sind im Mutterleib unterversorgte Neugeborene im Erwachsenenalter häufiger übergewichtig.

➤ Dazu passt auch, dass mütterliches Rauchen während der Schwangerschaft das spätere Adipositas-Risiko deutlich erhöht.

Darüber hinaus gibt es Hinweise, dass die Fütterung mit Säuglingsmilchnahrungen Übergewicht begünstigt: So liegt das Körpergewicht von mit Säuglingsmilchnahrungen ernährten Kindern im Vergleich zu gestillten Kindern am Ende des ersten Lebensjahrs bis 650 g höher [258]. Das wird dadurch erklärt, dass nicht oder nur teilweise gestillte Kinder im Vergleich zu voll gestillten Kindern 20 % mehr Kalorien zu sich nehmen [259, 260]. Und gestillte Kinder haben ein insgesamt geringeres Risiko für späteres Übergewicht im Kindesalter [255].

Bewegungsmangel. Der zunehmende Bewegungsmangel bei Kindern schlägt sich in Fitnessuntersuchungen deutlich nieder: Konnten 1995 Berliner Schülerinnen mit 11 Jahren durchschnittlich noch 3,10 m weit springen, so waren es 4 Jahre später nur noch 2,78 m. Die Jungen stehen nicht nach: 10-jährige Jungen, die 1970 im Schnitt bei einem 6-Minuten-Sprint noch 1150 m weit kamen, schaffen es heute nicht einmal mehr bis zur 900-m-Marke. Nach neueren Untersuchungen beginnt der Bewegungsmangel schon sehr früh im Kleinkindalter [261].

Soziale Ursachen. Bei der Frage, warum sich Kinder heute weniger bewegen, schwingt immer die implizite Schuldfrage mit. Dabei hat Bewegungsmangel oft nichts mit bewussten Entscheidungen zu tun, sondern geht zumindest teilweise auf Änderungen der Lebenswelt zurück. Tatsache ist, dass die Lebenswelt von Kindern heute stärker *vereinzelt* (weniger Spielpartner in unmittelbarer Nähe), *verinselt* (Freunde können nicht zu Fuß erreicht werden) und *entstraßlicht* ist (die Straße als Spielraum entfällt). Zudem entfallen wichtige Bewegungsroutinen für Kinder (z. B. der Schulweg). Gleichzeitig stehen attraktive, aber bewegungsarme Freizeitbeschäftigungen wie Fernsehen und Computerspiele zur Verfügung.

Die Entwicklung des Fettkörpers bei Kindern. Kinder starten ihr Leben mit einer Fettmasse von etwa 11 % des Körpergewichts, die sich bis Ende des 1. Jahrs auf 25 % erhöht **(Babyspeck)**. Diese Fettzunahme ist genetisch programmiert. Ebenso programmiert ist die danach folgende Phase der *Rückbildung des Fettgewebes* bis ins Alter von etwa 5 ½ Jahren. Am Ende der Kindergartenzeit hat der BMI sein Minimum erreicht – in diesem Alter sollten Kinder mager sein. Erst mit dem Ende des 6. Lebensjahrs steigt die Fettmasse wieder langsam an (so genannter ***adiposity rebound)***, und nimmt dann mit der Pubertät – v. a. bei Mädchen – stark zu.

Das macht der Arzt

Wie bei Erwachsenen schließt der Arzt zunächst Krankheiten als mögliche Ursachen aus und untersucht das Kind auf bereits vorhandene Schäden.

Ab wann einem adipösen Kind eine Therapie anzuraten ist, ist derzeit nicht zu beantworten. Langfristige, d. h. über 3–5 Jahre anhaltende Erfolge, sind bisher nicht sicher nachgewiesen. Ob die Therapie nur nichts nützt oder vielleicht sogar schadet, ist ebenfalls nicht bekannt – mögliche Nachteile der fast immer scheiternden Gewichtsreduktion auf die emotionale Entwicklung des Kindes sind nicht ausgeschlossen.

Von den etwa 1000000 adipösen Kindern in Deutschland werden derzeit etwa 1,2 % in **ambulanten Therapieprogrammen** behandelt [233]. Derartige Therapieprogramme für Kinder unter 6 Jahren stehen bisher nicht zur Verfügung.

IGeL-Hinweis: Die Krankenkassen erstatten die Kosten einer Therapie derzeit nur in extremen Fällen sowie bei zusätzlichen Risikofaktoren oder Krankheiten.

Therapieziele. Oft steht die Reduktion des BMI im Vordergrund. Dazu reicht bei noch wachsenden Kindern in der Regel aus, das Körpergewicht zu halten. Wichtiger sind aber auch bei Kindern positive Stoffwechseleffekte durch Umstellung der Ernährung und vor allem durch Bewegung.

Vor Diäten muss gewarnt werden. Dieses Prinzip versagt schon bei Erwachsenen (→ S. 248), zudem ist wissenschaftlich bewiesen, dass Kinder, die ihr Übergewicht immer wieder mit Diäten bekämpfen, häufiger Essstörungen bekommen wie Bulimie (→ S. 1211) oder Magersucht (→ S. 1209) und insgesamt deutlich mehr an Gewicht zunehmen [201].

Medikamente und Formel-Diäten spielen bisher keine Rolle in der Therapie des kindlichen Übergewichts. Die **operative Therapie** wie etwa ein Banding des Magens (→ S. 257) kann bei schwersten Formen nach Scheitern der konventionellen Therapie erwogen werden. Dass die Übergewichtschirurgie auch bei Jugendlichen wirksam ist, ist nachgewiesen; allerdings sind Komplikationen nicht auszuschließen.

Prognose

Adipositas bei Kindern hat langfristig die gleichen Folgen wie bei Erwachsenen (→ S. 254), manche Schäden treten schon im Kindesalter auf. Je früher im Leben die Adipositas beginnt, desto schwerwiegender sind die späteren Folgekrankheiten:

- Bei immerhin einem Drittel der adipösen Kinder lassen sich Störungen des Zuckerstoffwechsels nachweisen, 1 % hat bereits einen *Typ-2-Diabetes* [233].
- *Fettstoffwechselstörungen* liegen bei einem Viertel der übergewichtigen Kinder vor.
- Auch psychische Probleme und *Verhaltensauffälligkeiten* sind bei übergewichtigen Kindern häufiger (der ursächliche Zusammenhang ist allerdings wie bei Erwachsenen nicht gesichert).
- Störungen im Hormonhaushalt: Die erste Regelblutung tritt wegen der vermehrten Östrogenproduktion im Fettgewebe früher ein, Zyklusstörungen sind häufig. Auch beschleunigt sich das Längenwachstum bei adipösen Kindern oft stark (da es aber früher zum Stillstand kommt, ist die Endgröße in etwa gleich).
- Am Skelett drohen früh *Überlastungserscheinungen*, vor allem eine *Ablösung der Wachstumsfuge des Oberschenkelkopfs* (Wachstumsfuge → S. 902) sowie eine Wachstumsstörung der Schienbeine mit *Bildung von O-Beinen* (→ S. 966).

Vorsorge

Auch wenn inzwischen die Politik das Problem erkannt zu haben scheint: Für die Vorbeugung gibt es bisher kein Patentrezept.

Verhaltenspräventive Strategien (d. h. auf eine Änderung des individuellen Verhaltens zielende Maßnahmen) haben sich als ineffektiv erwiesen. Wenn überhaupt, sind dadurch nur motivierte Kinder aus besser gestellten Familien zu erreichen [Studien bei 233, 216]. Der für die mittleren bildungsbürgerlichen Schichten typische Essstil (regelmäßig Obst und Gemüse, wenig Fett, mäßig Fleisch) lässt sich kaum auf Familien mit niedrigem Bildungsstand übertragen [217].

Verhältnispräventive Strategien (d. h. auf eine Änderung der Verhältnisse zielende Maßnahmen, etwa im Bereich des Transportwesens, der Nahrungsmittelindustrie oder an Kindergärten und Schulen) sind bisher politisch kaum durchzusetzen.

Dem Resümee einer kürzlich erschienenen Übersichtsarbeit ist deshalb leider zuzustimmen: „Es muss bald etwas getan werden, aber wir wissen nicht, was." [218]

Die Präventionsfalle. Ein nicht zu unterschätzendes Problem ist die Wahrnehmung der Eltern: Während die Gesellschaft kindliches Übergewicht immer stärker zum Thema macht, scheinen die Eltern in einer Art Wahrnehmungsfalle zu sitzen und das Übergewicht bei ihren Kindern nicht richtig einschätzen zu können. So unterschätzen nur 10 % der Mütter in Studien ihr eigenes Gewicht – dagegen unterschätzen 28 % das ihrer Kinder [219].

Kollateralschäden der Prävention? Die meisten Jugendlichen, die derzeit abnehmen wollen, erleben weder gesundheitliche noch kosmetische Vorteile, sehr wohl aber die mit vielen Diäten verbundenen Nachteile [201]. Darüber hinaus hängt die vor allem bei weiblichen Teenagern extreme Verbreitung des *Rauchens* (derzeit über 40 % bei den 16 bis 19-Jährigen) möglicherweise mit dem Wunsch nach einem niedrigen Körpergewicht zusammen, denn Nikotin ist erwiesenermaßen ein effektiver Appetithemmer.

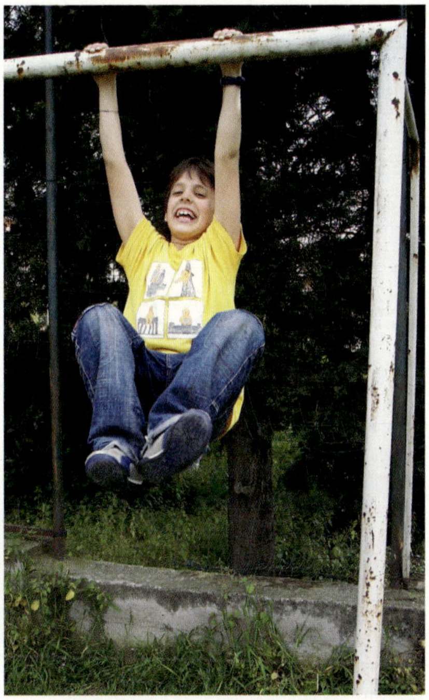

Wer sich viel bewegt, darf auch viel essen. Wenn Kinder zunehmen, spielt Bewegungsmangel eine große Rolle. Wo aber der ehemalige Spielplatz Nummer 1, die Straße, von Autos belegt ist, ist der tägliche Auslauf gar nicht mehr so leicht zu bekommen. Zudem ist der Computerbildschirm vor allem für Jungen superattraktiv – auch für diejenigen, die früher eher einen Bogen um bewegungsfreie Freizeitbeschäftigungen wie etwa Bücherlesen gemacht haben. [SXC 0434]

Aktuell: www.gesundheit-heute.de/02x10

- **www.a-g-a.de** – Eine Übersicht über die derzeitigen ambulanten Therapieprogramme gibt die Arbeitsgemeinschaft Adipositas im Kindes- und Jugendalter der Universität Witten-Herdecke.
- **www.bzga-essstoerungen.de/allgemeine-infos/zu_dick_oder_zu_duenn/** – Informationsportal der Bundeszentrale für gesundheitliche Aufklärung (BZgA, Köln): Mit BMI-Rechner für Kinder und Jugendliche.
- **www.adipositas-gesellschaft.de** (Rubrik Leitlinien) – Website der Deutschen Adipositas-Gesellschaft e. V., Hamburg: Hier finden Sie die Leitlinie zur Vorbeugung und Behandlung der Adipositas im Kindes- und Jugendalter.
- C. Graf et al.: **Bewegungsmangel und Fehlernährung im Kindes- und Jugendalter.** Folgen und Therapiemöglichkeiten. Deutscher Ärzte-Verlag, 2006. Aus interdisziplinärer Sicht werden Ursachen und Folgen von Übergewicht und hilfreiche vorbeugende Maßnahmen gegen Bewegungsmangel beschrieben. Das Buch hat zum Ziel, den Teufelskreis des Dickseins zu durchbrechen, damit aus dicken Kindern nicht zwingend dicke Erwachsene werden. Empfehlenswert.

Buchteil II – Gesund sein, gesund werden, gesund bleiben

05

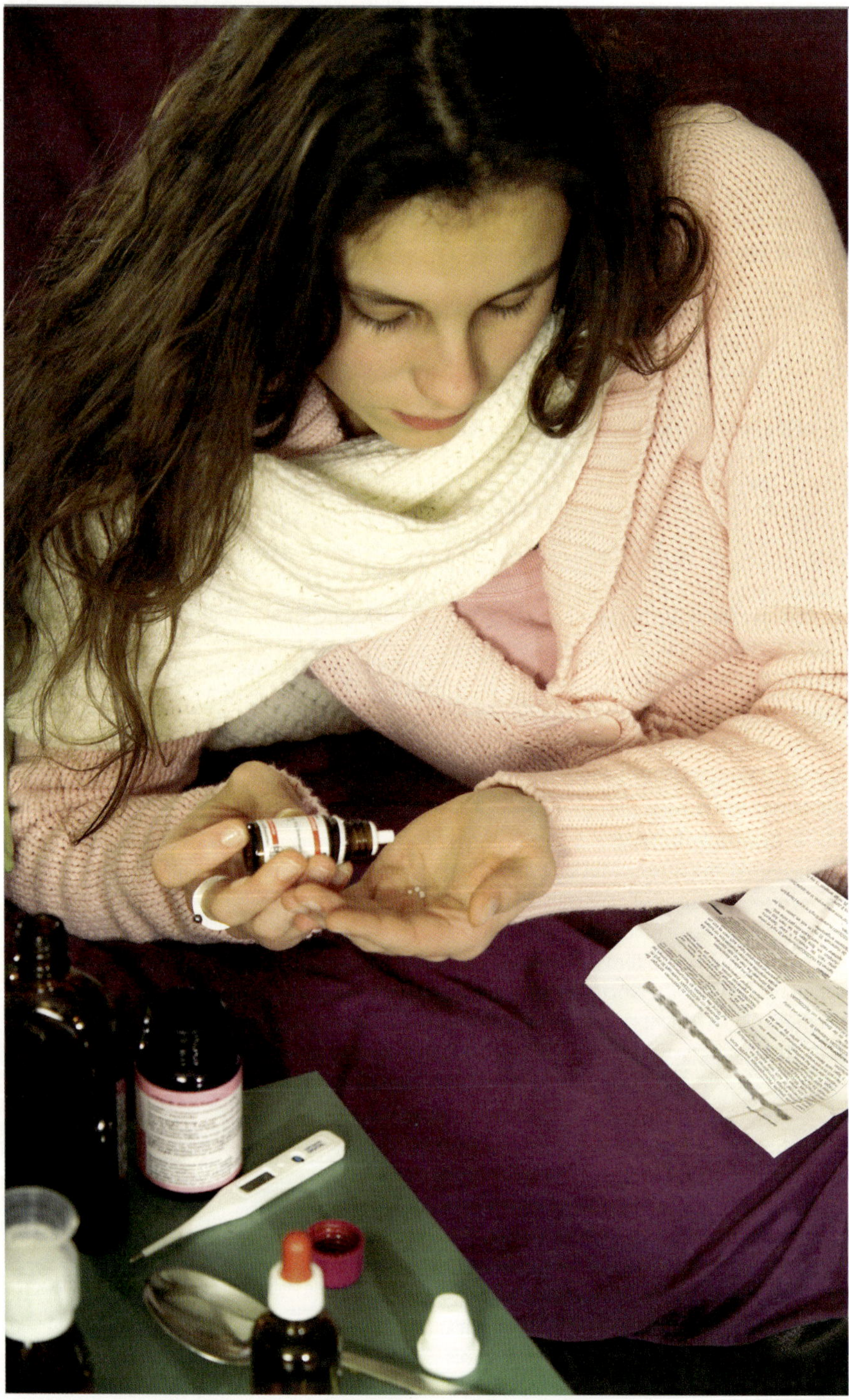

Die Nase läuft, hinter der Stirn hämmert und pocht es – aber deshalb immer gleich zum Arzt gehen? Viele Beschwerden kann man auch gut selbst in den Griff bekommen – die Grundlagen sind schnell erlernt. Selbsthilfe ist aber mehr als Bachblütentropfen, Wickel und Kräutertees. Wir sind heute Belastungen ausgesetzt, die unsere Gesundheit Tag für Tag gefährden, wie etwa dem allgegenwärtigen Stress. Selbsthilfe bedeutet auch, hier gegenzusteuern. Welche Strategien sich bewährt haben, erfahren Sie auf den folgenden Seiten. [MAU 0501]

Selbsthilfe

Hier finden Sie

Selbsthilfe ist angesagt – warum? 261
Den Alltag meistern 261

Die Stress-Falle 263
Positiver und negativer Stress 263
Rasche Hilfe bei Stress 264
Die Ursachen von Stress beseitigen 265

Selbsthilfe Know-how 268
Selbsthilfe bei Fieber 268
Selbstuntersuchungen 271

Heilpflanzen 272
Übersicht 272
Kräutertees 275

Physikalische Anwendungen 276
Stimulation für Kreislauf und Immunsystem 276
Wickel und Auflagen 277
Wasser, Bäder und Inhalationen 280
Massagen 283
Einlauf 283
Bestrahlung 284
Sauna 284
Sonnenlicht 284

An anderer Stelle im Buch besprochen:
Anthroposophische Medizin 1253
Autogenes Training 1257
Ayurveda 1251
Bach-Blütentherapie 1253
Biofeedback 1259
Entspannungsverfahren 1257
Heiße Rolle 918
Hildegard-Medizin 1247
Manuelle Medizin 1256
Mind-Body-Therapie 1257
Mineralstoffe (Übersicht) 240
Naturheilverfahren 1241
Notfalltropfen 1254
Orthomolekularmedizin 238
Reflexzonenmassage 1256
Schüßler-Salze 1252
Traditionelle Chinesische Medizin 1248
Yoga 1259

Selbsthilfe ist angesagt – warum?

Den Alltag meistern

Auf den ersten Blick scheint das paradox: Obwohl in den reichen Ländern immer mehr professionelle Therapeuten um Patienten werben, erlebt das Konzept der **Selbsthilfe** einen Boom. Das hat gute Gründe:

- Die heutigen Gesundheitsprobleme – von Übergewicht bis Depression – entstehen im ganz normalen Alltag: Sie haben damit zu tun, wie wir arbeiten, was wir essen, wie viel wir uns bewegen. Die Rundumversorgung durch Gesundheitsexperten ist da keine ausreichende Antwort mehr. Wenn jemand dafür sorgen kann, dass wir unsere Gesundheit nicht aus den Augen verlieren, dann nur wir selbst.
- Der Gesundheitsmarkt ist heute von vielen unterschiedlichen, teils sehr widersprüchlichen Denkschulen geprägt. Wirtschaftliche Interessen spielen eine immer größere Rolle (→ Kapitel 35). Ein besseres Verständnis von Gesundheit und Krankheit hilft, die Autorität der „Experten“ (die oft genug auch Verkäufer sind) immer wieder zu hinterfragen.
- Durch die Selbsthilfe schaffen wir elementare Verbindungen zu unserem eigenen Körper. Das fühlt sich nicht nur gut an, sondern mobilisiert auch Eigenkräfte. Die Forschung zeigt ganz klar: Wer aktiv nach Auswegen sucht und sich selbst „einbringt“, wird schneller gesund. Insofern ist Sich-selber-Helfen ein erster Schritt zur Gesundung.
- Selbsthilfe ist auch ein Gebot des Wandels im Gesundheitssystem: Die Leistungen der Versicherungen werden immer mehr auf schwerwiegende Krankheiten konzentriert. Vorsorge und die Hilfe bei Bagatellerkrankungen werden zunehmend der Verantwortlichkeit des Patienten überlassen. Sich mit Selbsthilfe, Selbstmedikation und eigenverantwortlicher Vorsorge auszukennen bedeutet also auch ein finanzielles Plus.

■ Selbsthilfe – keine Unterabteilung der Alternativmedizin

Selbsthilfe wird oft mit Wickeln und Hausmitteln gleichgesetzt. Kein Wunder, dass die Selbsthilfe oft als Unterabteilung der „alternativen“ Verfahren gesehen wird.

Das allerdings ist ein gründliches Missverständnis. Denn obwohl Selbsthilfe die Eigenversorgung mit Hausmitteln und Selbstmedikation einschließt, stellt sie ein weitaus umfassenderes Konzept dar: Medizinische Selbsthilfe passiert überall dort, wo wir durch eigene Initiative für unsere Gesundung und Gesunderhaltung sorgen. So gesehen stehen im Zentrum der Selbsthilfe nicht nur die Hausmittel, sondern genauso Bewältigungs- und Lebensstrategien. Das hat einer der Vordenker der Selbsthilfe, Pfarrer Kneipp, schon vor 150 Jahren erkannt: Seine Empfehlungen zu den Anwendungen von Güssen, Bädern und Wickeln bettete er in ein Konzept der umfassenden, alltäglichen Gesundheitsvorsorge.

Die Selbsthilfe ist die Grundlage vieler erfolgreicher Therapien und wird heute auch zunehmend von der Schulmedizin genutzt – z. B. im Rahmen der Selbstkontrolle bei chronischen Erkrankungen oder bei der Bewegungstherapie (→ S. 1278). Viele Ärzte sind der Meinung, dass die modernen schulmedizinischen Therapien letzten Endes nur dann erfolgreich sein können, wenn sie vom Patienten als „Eigentum“ betrachtet (internalisiert) werden, d. h. aus eigener Motivation im Alltag umgesetzt werden.

■ Von Hausmitteln zu OTC-Präparaten

Unsere Vorfahren haben über die Jahrhunderte einen Schatz von Heilmethoden zusammengetragen, mit dem auch medizinische Laien die

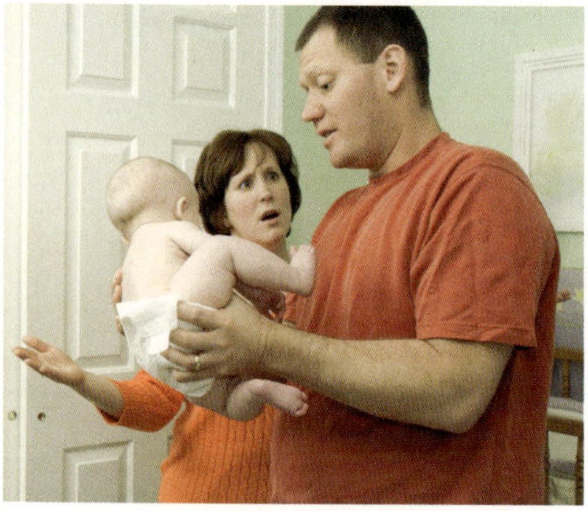

Auch das ist ein Teil der Selbsthilfe: zu lernen, wie man am besten mit stressvollen Situationen umgeht. Besonders in Partnerschaften und Familien können ein paar Regeln zur Kommunikation oft Wunder wirken. [ISP 0503]

Beschwerden alltäglicher Erkrankungen lindern können. Diese traditionellen Hausmittel umfassen physikalische Maßnahmen wie Wickel oder Wasseranwendungen, aber auch Ernährungsregeln (von der Schonkost bis zum Fasten) und natürlich Medikamente.

Letztere wurden bis vor 150 Jahren zum großen Teil von Ärzten und Apothekern selbst zubereitet und basierten vor allem auf der Kräutermedizin. In jüngster Zeit haben sich die Möglichkeiten der Selbstmedikation – des selbstverantwortlichen Erwerbs und der Einnahme von Arzneimitteln – stark erweitert: Von den etwa 30 000 Arzneimitteln, die in Deutschland derzeit angeboten werden, sind etwa 6 000 ohne Rezept zu erwerben – seit 2004 dürfen die meisten dieser Medikamente nicht einmal mehr auf Kassenrezept verordnet werden. Die Mehrzahl dieser so genannten **OTC-Präparate** (von *over the counter* – „über den Ladentisch") können nur in Apotheken erworben werden (man spricht von „apothekenpflichtigen Arzneimitteln"), andere sind auch in Drogerien erhältlich. Zu den OTC-Präparaten gehören etwa die Schmerzmittel Paracetamol, Acetylsalicylsäure und Ibuprofen.

Zudem drängen seit Jahren immer mehr – rechtlich den Nahrungsmitteln zugerechnete – Nahrungsergänzungsmittel (→ S. 241) auf den Markt. Im Gegensatz zu den OTC-Präparaten können Letztere auch im Supermarkt erworben werden, auch wenn die darin enthaltenen Wirkstoffe (von Pfefferminze bis Ingwer) eindeutig arzneiliche Wirkung haben.

Wo sind die Grenzen?

„Wer in der Lage ist, einen Reifen zu wechseln, kann noch lange kein Getriebe zerlegen." Das gilt auch für die Selbsthilfe. Deshalb:

- Setzen Sie bei schweren Erkrankungen Hausmittel nur unterstützend und nach Absprache mit dem Arzt ein.
- Machen Sie sich vor Beginn der häuslichen Behandlung ein Bild: Wie krank bin ich bzw. wie krank ist mein Kind? Zögern Sie nicht, einen Arzt aufzusuchen, sofern Sie sich „richtig krank" fühlen oder Sie sich keinen Reim auf Ihre Beschwerden bzw. die Ihres Kindes machen können.
- Bei jeder Krankheit in diesem Buch ist beschrieben, wie dringlich ein Arztbesuch ist.
- Auch wenn es Ihnen nach einer Eigenbehandlung schlechter anstatt besser geht, sollten Sie spätestens am nächsten Tag den Arzt aufsuchen.

Selbsthilfe heißt: Gesundheit in Reichweite bringen

Seine Gesundheit selbst in die Hand zu nehmen, kann unter den realen Begrenzungen des Lebens zu einem schwierigen Unterfangen werden. Denn viele Gesundheitsrisiken sind nun einmal in den modernen Alltag „einzementiert" und Teil des modernen Lebensstils, den wir ja nicht ohne Grund leben. Folgende Tipps sollen Ihnen helfen, Gesundheit in Ihr persönliches Leben zu integrieren:

Was zählt, ist die Spannweite der eigenen Flügel. Setzen Sie sich Ziele, die zu Ihren Möglichkeiten, Ihrer Person, Ihrem Leben passen. Besser statt: „Ab heute keine Schokolade mehr", mag sein: „Vor dem Nachschlag kurz nachdenken". Oder vielleicht sogar: „Vor dem dritten Bier 10 Minuten Pause machen". Realistische Ziele orientieren sich nicht an der Realität von Gesundheitsratgebern oder Zeitschriften, sondern an *Ihrer* Realität. Mit anderen Worten: In Sachen Gesundheit zählt nicht, wie wir das Leben gerne hätten, sondern wie unser Leben *ist*.

Nur was im Alltag ankommt, wirkt. Im Namen der Gesundheit legt man nur zu gerne kurzzeitige Sonderprogramme auf: zwei Wochen Diät, Fastentage oder eine Kur. Aber: Nach wissenschaftlichem Ermessen verpufft der Effekt solcher Sondereinsätze zu 100 %. Das „echte" Leben, so scheint es, bildet vielmehr Quersummen: Nur was sich langfristig ins Leben einbauen lässt, verändert die Bilanz. Eine Diät funktioniert nur, wenn sie eben keine Diät, also kein besonderes Essen für einen kurzen Zeitraum ist, sondern das Essverhalten dauerhaft verändert. Und mehr Bewegung hält man nur durch, wenn die zusätzlichen Kilometer Teil der täglichen Routine werden. Jeder Millimeter, um den wir den Alltag verändern, ist mehr wert als der Kilometer, den wir uns hier und da abtrotzen.

Wer sich verändern will, braucht andere. Sein Verhalten langfristig zu ändern ist ohne Rückhalt und sozialen Aufwind nicht zu schaffen. Ohne Ansporn, ohne Publikum, ohne Neider und Bewunderer fällt es uns schwerer, durchzuhalten. Wer sich verändern will, muss mit anderen ins Gespräch kommen, Beziehungen stärken, ein soziales Netz knüpfen.

Die „Problemzone" ist das Gehirn. 90 % der Empfehlungen zur Selbsthilfe bleiben meist wirkungslos – und werden doch geglaubt. Millionen von Frauen quälen sich mit Tinkturen gegen Zellulite – dabei ist sie ein normaler Befund bei Frauen mit mehr als einem halben Millimeter Fettschicht unter der Haut. Weitere Millionen geben Millionen zur Verlangsamung des Alterns aus – aus wissenschaftlicher Sicht unsinnig. Alle Diäten finden Anhänger, gerne auch als Kombi-Packung: „12 Geheimtipps für gutes Aussehen, guten Sex und 10 kg Gewichtsabnahme". Wer es mit sich ernst meint, sollte Wundern und „Geheimtipps" mit Verstand begegnen.

Gesundheit passiert „en passant" – oder gar nicht. Natürlich wäre es gut für uns, täglich eine halbe Stunde Yoga zu praktizieren, eine halbe Stunde spazieren zu gehen, eine halbe Stunde nach dem Mittagessen auszuruhen und morgens ein paar kalte Güsse zur Abhärtung zu machen. Aber nur die wenigsten haben Zeit, um im Alltag das zu tun, was die Fotomodelle in den Ratgebern vormachen. Gute Vorsätze, die wir nicht „auf dem Weg", also im Zuge unserer alltäglichen Beschäftigungen, realisieren können, bleiben in aller Regel ein Luftschloss.

Prioritäten setzen. Als der berühmte Bankräuber Sutton vor Gericht gefragt wurde, warum er Bank um Bank ausgeraubt habe, war seine Antwort klar: „Weil dort das Geld ist." In Sachen Selbsthilfe sollten wir wie Sutton denken: Klare Ziele setzen, nicht Nebenschauplätze ansteuern. Die wichtigste Priorität mag für den einen das Abspecken sein, für den anderen die Reise nach Paris. Jeder muss seine „Bank" finden.

Langfristig denken. Gesundheit funktioniert leider nicht wie die Post. Was wir heute tun, kommt nicht morgen an, sondern vielleicht erst in ein paar Jahren. Wer rasch Erfolge sehen will, überlastet sich. Der Entschluss „jetzt mehr für seinen Körper zu tun" – zu joggen, zu wandern, Rad zu fahren – endet nicht selten mit einem kaputten Knie. Deshalb: langsam beginnen, den Körper mäßig, aber regelmäßig belasten. Muskeln wachsen langsam und neue Bewegungsabläufe werden erst nach Monaten und Jahren flüssig.

Die Stress-Falle

Positiver und negativer Stress

Außergewöhnliche körperliche oder psychische Belastungen waren schon vor Urzeiten Teil des menschlichen Lebens: Da galt es, reißende Flüsse zu überqueren, Tiere zu jagen und Konflikte in der Gruppe auszutragen. Kein Wunder, dass dem Menschen der Umgang mit solchen Situationen, die wir heute als **Stress** bezeichnen, im wahrsten Sinne des Wortes „im Blut liegt". In Stresssituationen setzt das Gehirn innerhalb von Millisekunden Neurotransmitter (Botenstoffe der Nervenzellen) wie Acetylcholin frei. Das Nervensystem stellt sich dadurch auf „Kampf oder Flucht" ein. Der Blutfluss wird vermehrt in die Muskeln umgelenkt und die Hormone Adrenalin und Kortisol (→ S. 756) ausgeschüttet, um ein Maximum an Energie schnell verfügbar zu machen. Die Folge: Der Blutdruck steigt, das Herz schlägt schneller, die Pupillen weiten sich, die Atmung wird kürzer und die Verdauung gedrosselt. Wir fühlen uns bereit, es mit der Welt aufzunehmen. Diese ***Stressantwort*** ist eine natürliche und notwendige Reaktion des Körpers auf Situationen, in denen unsere Existenz auf dem Spiel steht.

Heute wissen wir, dass punktuelle Stressreaktionen den Körper zwar kurzfristig bis zu seinen Grenzen belasten, die Gesundheit aber langfristig fördern können. Wer sich ihnen aussetzt, schläft besser, ist ausgeglichener und bleibt auch im Alter vitaler. Man spricht deshalb auch von **positivem Stress** oder *Eustress*. Voraussetzung von positivem Stress ist allerdings, dass es sich wirklich nur um *vorübergehende* Belastungen handelt, nach denen das Hormonsystem wieder heruntergefahren wird und zur Ruhe kommen kann. Auf den Energieaufbau muss eine Entladung folgen: „Gefahr vorbei, alles klar" ist das Signal, auf das der Körper wartet.

■ Ungünstig: Dauerstress

Eine akute Stressantwort hält nur etwa 15 Minuten an – so viel Zeit gibt uns die Natur, um akute Gefährdungen zu regeln. Und das aus gutem Grund: Die Reserven, die durch den Adrenalinausstoß angezapft werden und die uns enorme körperliche Kräfte verleihen, würden gar nicht länger reichen.

Heute haben wir es aber immer öfter nicht mit kurzfristigen Belastungen zu tun, sondern mit *anhaltenden* Stresssituationen – meist psychischer oder sozialer Natur. Das „Gefahr-vorbei-alles-klar"-Signal bleibt aus. Bei diesem **negativen Stress** (auch *Dauerstress* oder *Dysstress* genannt) wird die – durch die Stresssituation ausgelöste – Hormonausschüttung nicht durch Energieentladung abgebaut. Wir verbrauchen mehr Energie, werden dadurch aber keinesfalls stärker. Denn die Hormone, die der Körper unter Dauerstress ausschüttet, oder:

- Halten unser Immunsystem ständig in Alarmbereitschaft, so dass es ziellos und fehlerhaft arbeitet – Infektionen kommen häufiger vor, Wunden heilen schlechter.
- Sorgen für eine Dauerbelastung des Herz-Kreislauf-Systems: Der Blutdruck steigt, und die Blutgefäße werden anfälliger gegenüber schleichenden Entzündungen. Solche Entzündungen liegen nach heutiger Auffassung auch der Arteriosklerose (Arterienverkalkung → S. 721) zugrunde. Verheerend wirkt sich das durch Dauerstress erhöhte Gefäßrisiko aus: Nach Zigarettenkonsum und erhöhten Blutfettwerten ist Dauerstress heute eine der Hauptursachen des Herzinfarkts. Aber auch andere Organe werden durch den Dauerstress stärker belastet – vor allem Magen-Darm-Probleme (vom Reizdarm bis zum Magengeschwür → S. 648, S. 635) kommen bei unter Dauerstress stehenden Menschen häufiger vor.
- Belasten auch unser Gehirn: Wir sind ständig „angespannt", reizbar und leichter aus der Fassung zu bringen. Unsere Kreativität und Produktivität bei der Arbeit nehmen ab. Langfristig droht aber auch die „stille Resignation": Wir stumpfen ab, werden lustlos, nach längerer Zeit sogar depressiv. Dauerstress beeinflusst also nicht nur un-

Burnout

Auch wenn der Begriff moderner klingt als „Stress" – hinter dem englischen Wort *Burnout* verbirgt sich nichts anderes als Dauerstress, mit all seinen psychischen und sozialen Folgen. Ursprünglich wurde der Begriff auf das Arbeitsleben bezogen, heute aber attestieren sich nicht nur Manager und Lehrer, sondern auch Schüler und Sportler einen **Burnout** *(Burnout-Syndrom)*.

Im Vordergrund des Burnouts steht die psychische Erschöpfung, eben das Gefühl, „ausgebrannt" zu sein. Man fühlt sich leer, kann nicht mehr „schwingen", verliert die Beziehung zu sich selbst.

Vom Burnout sind vor allem Menschen mit Berufen im Sozialbereich, aber auch Manager und solche in Aufstiegspositionen betroffen. Nur allzu leicht kommt dabei ein Teufelskreis in Gang: Man will sich am Arbeitsplatz beweisen, setzt sich ein – gleichzeitig aber vernachlässigt man das Leben außerhalb der Arbeit. Konflikte im häuslichen Bereich mehren sich, die Partnerschaft und das Familienleben werden brüchig und als weniger „lohnend" empfunden. Als Folge nimmt die Bedeutung der Arbeit noch weiter zu, man zieht sich vollends ins Arbeitsleben zurück. Die Arbeit kann aber den Verlust an Lebensqualität nicht kompensieren – was vorher eine Quelle der Bestätigung war, wird jetzt als erschöpfend empfunden. Frustration im Job macht sich breit und rasch stellt sich das Gefühl ein, zu wenig Anerkennung zu bekommen. Die Folge: Resignation, Selbstentfremdung und innere Leere, nicht selten auch Konflikte mit Kollegen.

Die Therapie des Burnouts ist im Grunde dieselbe wie die gegen andere Formen des Dauerstresses. Das Wiederfinden der Lebensbalance und das Aufarbeiten der Konflikte werden allerdings dadurch erschwert, dass die Betroffenen oft so stark sich selbst entfremdet sind, dass sie den Zugang zum „echten Leben" im wahrsten Sinne des Wortes verlernt haben. Am Arbeitsplatz müssen zukünftig Strategien erlernt werden, um nicht erfüllbare Wünsche und Zielvorgaben abzuwehren. Manche Arbeitgeber bieten inzwischen Seminare und andere Hilfestellungen an, um ein Burnout frühzeitig zu erkennen und zu verhindern.

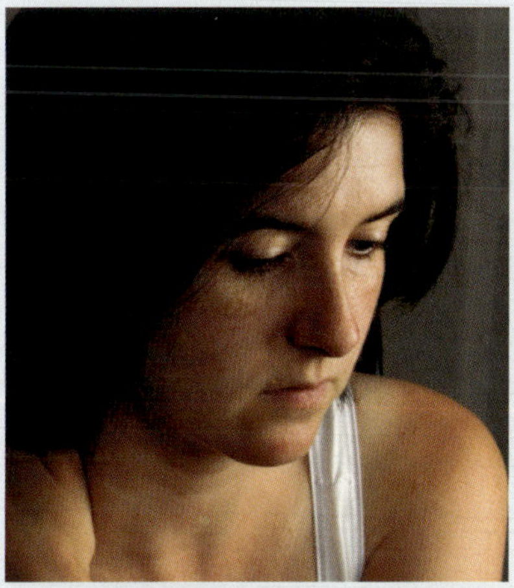

Auch wenn Burnout oft mit Managern in Verbindung gebracht wird: Er kommt in allen Berufsgruppen vor und betrifft nicht selten Frauen in belastenden Berufen, etwa in der Krankenpflege oder Lehrer und Lehrerinnen. [ISP 0502]

sere körperliche Gesundheit, sondern auch unser Denken und Empfinden bis hin zum sozialen Leben. Dauergestresste Menschen werden häufiger suchtkrank, sind öfter impotent und müssen sich häufiger wegen Depressionen behandeln lassen.

Das Gefährliche: Viele dieser Veränderungen stellen sich schleichend ein. Es gibt kein Signal, das davor warnt, dass unser Körper nicht mehr im grünen Bereich arbeitet.

Warum stehen wir unter Dauerstress?

Die Ursache von Dauerstress gibt es nicht. Was für den einen eine positive Belastung ist, kann für den anderen eine Überforderung sein. Die Stressforschung geht deshalb von einem **relativen Belastungsmodell** aus: Jeder Mensch besitzt eine Art „Stress-Thermostat", der ihm vorgibt, welche Belastung er als optimal empfindet und wo seine Belastungsgrenzen liegen. Was wir innerlich als Belastung oder Bedrohung einstufen, hat also vor allem etwas mit der Bewertung der auf uns einwirkenden Belastung zu tun. Stress entsteht nicht nur „außen", sondern auch „innen": Wie die Welt ist, ist oft weniger entscheidend als unser Selbstbild.

Eine Situation wird am ehesten als bedrohlich erlebt, wenn wir das Gefühl haben, ihr nicht gewachsen zu sein. Bewerten wir unsere eigenen Kräfte als gering, so ist der Stressthermostat niedrig eingestellt und die Stressantwort springt schon bei geringen Belastungen an.

Bei der Einstellung des Thermostats spielen aber auch unsere Erwartungen und Bedürfnisse eine Rolle: Was brauchen wir, um uns gefordert, aber nicht *über*fordert zu fühlen? Auch hier sind Menschen sehr unterschiedlich – während die einen nach immer neuen Herausforderungen suchen, sehnen sich andere vor allem nach Sicherheit.

Bei der Bewertung von Belastungen spielen Persönlichkeitsfaktoren eine wichtige Rolle. Und die sind nur zum Teil beeinflussbar, da unsere Persönlichkeit nicht nur von unseren Lebenserfahrungen abhängt, sondern auch genetisch veranlagt ist. So wird angenommen, dass etwa 15 % der Erwachsenen von ihrer Persönlichkeit her gegenüber Stress kaum anfällig sind, weitere 15 % dagegen auf Stress überreagieren.

Stress und Gesundheit

Stressforscher können Faktoren benennen, die Menschen vor Stresserfahrungen schützen oder, wenn sie wegfallen, für Stress anfälliger machen. Studien zeigen, dass diese Faktoren – zumindest für den westlichen Kulturraum und individuell gewichtet – breite Gültigkeit haben:

Selbstbestimmung (Autonomie). Menschen, die sich selbst Ziele setzen (können), sind zufriedener und stabiler als solche, die in ihren Entscheidungen fremdbestimmt sind oder sich ausgeliefert fühlen. Das gilt für die Arbeit wie auch für den familiären Bereich. Entsprechend belastend sind steile Hierarchien, unklare Aufgabenverteilungen, nicht eingehaltene Absprachen oder unfaire Entlohnung. Und Partnerschaften, in denen jeder den anderen zu kontrollieren sucht, werden als Qual erlebt.

Bezogenheit und „Sinn". Funktionierende Beziehungen und soziale Anerkennung sind die stärksten Schutzfaktoren gegen Stress überhaupt. Hierzu gehören nicht nur die partnerschaftlichen und familiären Bindungen, sondern auch das Eingebunden-Sein in die Nachbarschaft, einen Verein oder auch der Samstagsklatsch mit der besten Freundin. Auf einer weniger personellen Ebene entsteht Bezogenheit auch immer dort, wo Menschen aus innerem Antrieb und mit Leidenschaft handeln. Kein Wunder also, dass Spiritualität, Religion und generell die Orientierung an Werten und Überzeugungen wichtige Schutzfaktoren sind.

Wirksamkeit und Kompetenz. Wer sich auf seine Fähigkeiten verlassen kann – seien diese nun intellektueller, handwerklicher oder sozialer Art – fühlt sich gut, von der Welt gebraucht und akzeptiert. Wer sich dagegen als inkompetent erlebt oder vermittelt bekommt, dass ihn eigentlich niemand braucht, fühlt sich zurückgewiesen und unzufrieden. So ist in unserer Leistungsgesellschaft längere Arbeitslosigkeit der nachhaltigste äußere Stressfaktor überhaupt: Er stellt unsere Selbstbestimmung in Frage, verkleinert unseren sozialen Raum und vermindert Kompetenzerfahrungen zu Gunsten nagender Selbstzweifel.

Diese Faktoren sind Ihnen in *Gesundheit heute* schon einmal begegnet: bei der Frage, was Gesundheit bedingt (→ Kapitel 03). In der Tat schließen sich hier die Kreise: Wie wir mit Belastungen umgehen (können), entscheidet auch darüber, ob wir gesund bleiben oder nicht. Und nicht nur das: Auch das subjektive Wohlbefinden hängt stark mit den genannten Faktoren zusammen. Schaut man sich diese drei Faktoren an, fällt ein Paradox auf: Wir fühlen uns wohl, wenn wir ein Stück weit unabhängig, aber trotzdem gebunden sind. Was auch auffällt: Spaß allein reicht zur Zufriedenheit nicht aus. Zufriedenheit entsteht, wo wir uns als wichtig, sinnvoll und sozial eingebunden erleben – und das lässt sich durch die viel gepriesenen Genuss- und Spaßfaktoren nicht erreichen.

Stress erkennen

Übermäßigen Stress erkennen ist nicht einfach, denn die Beschwerden sind oft diffus („Bin heute mal wieder nicht so gut gelaunt.") oder lassen an ein rein körperliches Problem denken – etwa Kopfweh oder Verdauungsprobleme. Mit der Zeit ergibt sich aber doch ein recht typisches Bild aus

- Körperlichen Beschwerden: Abgeschlagenheit, Müdigkeit, Kopfweh, Nervosität, Schlaflosigkeit und Verdauungsprobleme wie Durchfall oder Sodbrennen.
- Seelischen Beschwerden: Am häufigsten zeigt sich Stress durch Ungeduld und Reizbarkeit. Man ist überempfindlich, „kurz angebunden", „geladen" und unzufrieden. Viele gestresste Menschen fühlen sich missverstanden und abgelehnt. Eine andere, gerade bei Frauen häufige Stressreaktion ist *seelische Lähmung:* Gefühle der Hoffnungslosigkeit, Hilflosigkeit und Traurigkeit bis hin zu Depressionen.
- Verhaltensänderungen: Auf Stress hinweisen können auch stärkerer Alkohol- und Nikotinkonsum, sozialer Rückzug zugunsten übermäßigen Medienkonsums, nervöse Angewohnheiten von Nägelkauen bis zu Tics (→ S. 1161) oder Essstörungen.

Gestresste Menschen neigen dazu, den Wechsel von Spannung und Entspannung künstlich zu steuern. Da wird mit Alkohol gebremst, mit Kaffee und Schokolade angeregt, und Nikotin sorgt für die kleinen Höhepunkte zwischendurch. Was dabei langfristig entsteht, ist aber nicht Balance, sondern Abhängigkeit – und die bedeutet, dass Entspannung von innen heraus immer schwerer möglich ist. Dies soll keineswegs als Feldzug gegen die kreativitätsfördernde Tasse Kaffee oder das entspannende Glas Rotwein verstanden werden – Genussmittel in Maßen können durchaus die Balance fördern, als „Stresslöser" sind sie jedoch problematisch.

Rasche Hilfe bei Stress

Entspannung und Balance

Nur im Wechsel von Anspannung und Entspannung können Körper und Seele optimal arbeiten. Durch Entspannung können wir Kräfte sammeln und besser in uns hineinhorchen. Hat man sich in seinem Leben einmal „übernommen", etwa ein paar Wochen zu hart gearbeitet, so kann Entspannung Wunder wirken.

Entspannung ist aber mehr als „einfach abspannen" oder eine Pause machen. Echte Entspannung lässt positive Energie fließen und belebt Körper und Geist. Paradoxerweise kann Entspannung daher sehr wohl durch Anspannung entstehen – etwa beim Sport, Spazierengehen oder Sex. Oder bei einem Skatspiel zwischendurch. Als Grundregel gilt: Alles, was unser Gehirn zumindest für kurze Zeit auf radikal andere Gedanken und zum

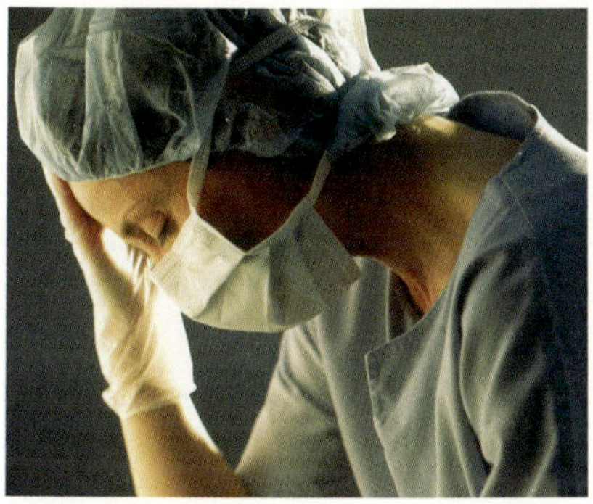

Berufe im Gesundheitswesen sind wegen der hohen Verantwortung, den ausgeprägten Hierarchien und der oft schlechten Planbarkeit der Arbeit für Dauerstress prädestiniert. [MAU 0504]

„Schwingen" bringt, schafft auch Entspannung – sei es zu singen, Musik zu machen, zu tanzen oder den derzeitigen Lieblingssong einmal voll aufzudrehen.

Die folgenden Entspannungsgrundlagen für die Momente zwischendurch passen nicht immer und auch nicht für jeden, sind aber gerade bei kurzfristigen Belastungen oder zur Überbrückung von überdurchschnittlich hohem Stress (z. B. bei Prüfungen) einen Versuch wert:

Blitzentladung. Stellen Sie sich breitbeinig und aufrecht hin, Knie sind locker gebeugt. Jetzt in Sekundenschritten alles anspannen, was Sie haben: Krallen Sie sich mit den Füßen am Boden fest – Waden fest anspannen – Oberschenkel verkrampfen – Po zusammenklemmen – Hände zur Faust ballen – Arme verkrampfen – Zähne zusammenbeißen – Bauch anspannen. Die ganze Anspannung 3 Sekunden halten – und dann alles mit einem Seufzer lösen. Lassen Sie den Stress „in alle Winde fliegen"!

Die kalte Schulter zeigen. Wenn uns stressige Situationen über den Kopf wachsen, wenn alles zu eskalieren droht, kann eines helfen: Drehen Sie sich um. Wenden Sie sich um 180 Grad und atmen Sie tief durch. Der neue Blickwinkel schafft Abstand, den Sie nutzen können: Was ist jetzt das Wichtigste? Was wäre ein praktischer Schritt, um die Situation zu entspannen, und sei er noch so klein?

Inneren Rat suchen. Hören Sie in sich hinein: Was will mir meine innere Stimme sagen? Oder stellen Sie sich einen guten Freund oder auch einen alten Weisen vor. Stellen Sie sich ein Zwiegespräch vor. Lassen Sie sich Rat geben.

Blitz-Yoga. In wenigen Minuten kann Ihr Körper auftanken. Treten Sie aus dem Alltag, indem Sie zuerst 5-mal tief durchatmen. Spüren Sie die Luft durch die Nasenflügel strömen. Nehmen Sie den Schneidersitz ein und strecken Sie die Arme seitlich von sich. Atmen Sie bewusst und tief weiter. Drehen Sie die Handflächen nach oben. Spüren Sie, wie Sonnenstrahlen in Ihre Handteller fallen? Wie Energie in Sie einströmt?

■ Belastbarkeit stärken

Durch Entspannung lassen sich belastende Situationen kurzfristig entschärfen. Wer sich aber immer wieder außergewöhnlichem Stress aussetzt, sollte auch seine Belastbarkeit stärken:

In Bewegung bleiben. Mäßige, dafür aber regelmäßige körperliche Betätigung ist die wichtigste Voraussetzung. Da fließt Energie, Verspannungen werden gelöst, Körper und Seele gehen auf „Fühlung". Ideal sind Ausdauersportarten im Freien wie Fahrradfahren oder zügiges Spazierengehen. Der Bonus bei der Bewegung im Freien: das Sonnenlicht, dessen stimmungsausgleichende Wirkung jedem gut tut. Am Arbeitsplatz können schon einfache Übungen die am Bürotisch oder an der Maus erstarrten Muskeln lösen – die Hände 5-mal spreizen, und dann aufstehen, die Hände mit zum Körper gedrehter Handfläche auf die Tischplatte stützen. Und immer wieder: den Körper dehnen, dehnen, dehnen...

Schlaf. Gestressten Menschen sind Schlafprobleme ein ständiger Begleiter – aber wer zu wenig schlaft, ist nicht nur schlecht gelaunt, sondern arbeitet auch ineffizienter. So entsteht ein Teufelskreis aus schlechter Arbeitsqualität, wachsender Überforderung am Arbeitsplatz oder in der Familie und dadurch weiter sinkender Schlafqualität. Auch wenn das Schlafbedürfnis so individuell ist, dass Richtwerte kaum angegeben werden können: Wer unter chronischem Schlafmangel leidet, sollte dieses Problem vordringlich lösen (mehr dazu → Kapitel 32).

Rhythmen respektieren. Manche Menschen „funktionieren" morgens besser, manche abends. Wenn möglich, sollte der Tagesablauf danach ausgerichtet werden. Das Geheimnis kreativer Menschen ist oft, dass es ihnen gelingt, „auf der Welle zu reiten", d. h. sich anzuspannen, wenn der Körper die höchste Spannkraft hat – und sich bewusst zu entspannen und Kraft zu tanken, wenn Leistungsfähigkeit und Konzentration nachlassen.

Vollwertige Ernährung. Man kann sich mit Süßigkeiten und Kaffee von „Hoch" zu „Hoch" hangeln – der Haken dabei: Dazwischen liegen körperliche Tiefpunkte und langfristig geht es dem Körper an die Reserven. Nur wer sich vollwertig ernährt, kann sich auf Dauer auf seinen Körper verlassen (mehr dazu → S. 232).

Die Ursachen von Stress beseitigen

Stress ist für Viele ein unvermeidbarer Bestandteil des Lebens und oft gehört er zum gängigen Berufsmodell. Da hilft nur eines: lernen, mit den alltäglichen Belastungen besser umzugehen. Welche Belastungen lassen sich vermeiden, und wie kann ich verhindern, dass aus der Belastung Überlastung wird? Ein solches **Stressmanagement** ***(Stressbewältigung)*** kann helfen, die Balance des Lebens wieder zu finden.

Das Wort Stressmanagement klingt nach kühlem Kopf und rationaler Planung – ein Missverständnis. Denn wer seinen Alltag verändern will, dem begegnet gleich ein riesiges Hindernis: die Macht der Gewohnheit.

■ Gewohnheiten ändern

Viele unserer Verhaltensweisen legen wir nur an den Tag, weil wir es *gewohnt* sind, dies oder jenes zu tun: Morgens gehetzt zur S-Bahn zu rennen, mittags schnell ein Brötchen im Stehen zu essen, abends den Fernseher anzuschalten und ein Bier aufzumachen – wir denken nicht darüber nach, wir tun es einfach. Gewohnheiten sind im Grunde Verhaltensschablonen, die uns den Aufwand ersparen, immer wieder nachzudenken. Was wäre jetzt dran? Was spricht dafür, was dagegen? Gewohnheiten sind energiesparende Abkürzungen.

Wie sie entstehen? Ganz einfach: Wir (er-)lernen sie, indem wir etwas immer wieder tun. Nach 30 bis 50 Wiederholungen sitzt es fest – ein Verhalten, ob nun gut oder schlecht für uns, ist zur Gewohnheit geworden.

Für den, der seinen Alltag verändern will, heißt das umgekehrt: Es braucht eine Weile, bis die alten Verhaltensschablonen durchbrochen und neue entstanden sind. Und in dieser Zeit brauchen Sie viel Extraenergie, um sich immer neu zu motivieren, um immer wieder das Für und Wider mit sich auszuhandeln. Erst nach 30 bis 50 Wiederholungen bringen Sie die innere Stimme zum Schweigen, die klagt: Muss das *wirklich* sein?

■ Prioritäten setzen

Unsere Kräfte sind begrenzt. Trotzdem wollen wir oft „alles mitnehmen" – der erste Schritt zur Überlastung. Prioritäten zu setzen klingt vernünftig und ganz einfach. Ein Missverständnis, denn Prioritäten setzen heißt nicht: das eine zu tun und das andere aufzuschieben. Prioritäten setzen heißt „Nein" sagen zu lernen und Entscheidungen zu treffen, auch wenn eine Entscheidung *für* etwas eine Entscheidung *gegen* etwas anderes beinhaltet. Prioritäten setzen kann schmerzen, im Nachhinein erweisen sich (schwere) Entscheidungen häufig aber auch als erleichternd.

Welche Prioritäten? Auch wenn es da keine Patentantwort geben kann – die Ergebnisse der Glücksforschung können zumindest ein paar Anregungen geben. Danach sollten wir gerade von dem am hartnäckigsten verfolgten Ziel, nämlich der Einkommenssteigerung, nur wenig erwarten – Einkommenssteigerungen über ein durchschnittliches, die Existenz sicherndes Niveau hinaus erhöhen die persönliche Zufriedenheit praktisch nicht.

Dagegen tragen die oft vernachlässigten, „weichen" Ziele weitaus mehr zu unserer Zufriedenheit bei: eine funktionierende Partnerschaft, soziale Vernetzung, aber auch Fairness und Entscheidungsspielraum am Arbeitsplatz. Daraus leitet sich der Rat ab, den beruflichen Aufstieg mit einem kritischen Blick zu betrachten: Bringt der Aufstieg auch wirklich ein Mehr an Entscheidungsfreiheit oder entpuppt er sich als „Falle"? Und wie steht es mit der Vereinbarkeit von Familie und Beruf – auch für Männer?

Zeit- und Arbeitsmanagement

Stress entsteht nicht selten aus der Diskrepanz zwischen zu hoch gesteckten Zielen und (begrenzten) eigenen Mitteln. Das gilt auch für die Arbeitszeit. Wer mit dem auf 24 Stunden getakteten Tag nicht klarkommt, muss Prioritäten setzen und die eigene Arbeitseffizienz erhöhen. Das kann heißen:

- Den Tagesablauf zu analysieren. Wo sind die schwarzen Löcher? Wo entweicht die Zeit, ohne etwas zu erbringen? Häufige „Zeitfresser" sind stundenlanges E-Mail-Schreiben am Arbeitsplatz und das Fernsehen am Abend.
- Störquellen zu beseitigen. Effektives Arbeiten wird schwierig, wenn man nicht am Stück „dranbleiben" kann. Die Lösungen sind nicht immer einfach. Wer zu Hause arbeitet, kann üben, in kreativen Stunden nicht ans Telefon zu gehen und den Anrufbeantworter laufen zu lassen. Im Büro wird es schon schwieriger: Zeitmanagement-Trainer empfehlen beispielsweise, Telefonate zwar anzunehmen, aber später zurückzurufen und E-Mails nur zwei oder drei Mal täglich abzurufen. Nur in der Gruppe zu bekämpfen ist der Sitzungsmarathon, der in manchen Positionen 50 und mehr Prozent der Arbeitszeit verschlingt. Trotzdem: Auch hier lohnt es sich, mit anderen Betroffenen Verbesserungen einzufordern und auszuprobieren.
- Die Motivation zu verbessern. Wer etwas gerne tut, macht das meist schneller und besser als jemand, der „sich zwingt". Der entscheidende Schritt zu mehr Zeiteffizienz ist deshalb die Eigenmotivation. Auch hier sind die Lösungen so verschieden wie das Problem: Konflikte in der Arbeit beseitigen, Weiterqualifizierung, eventuell sogar einen Arbeitsplatzwechsel erwägen („besser auswandern als eingehen").
- Strategisch zu arbeiten. Effektiv arbeiten hat immer auch mit Strategie zu tun. Was kann ich tun, um mich nicht zu verzetteln? Kann ich Arbeit delegieren? Wie und wo kann ich Unterstützung organisieren? Wie schaffe ich es, Blockaden zu überwinden?

Konflikte lösen

Die Interessen von Menschen können nicht identisch sein – selbst Eltern und Kinder verfolgen oft unterschiedliche Ziele, und Ehepartner haben immer auch eine eigene Tagesordnung – eine Tagesordnung, die sich zudem in jeder Lebensphase ändert. Sich Konflikten stellen zu können ist somit eine der wichtigsten sozialen Fähigkeiten. Das gilt auch im Beruf – gelungene Kooperation und Teamfähigkeit entsteht nicht dadurch, dass man die Pläne der anderen stets befürwortet und immer das tut, was von einem erwartet wird. Teamfähigkeit heißt, sich in der Gruppe für eine solche Lösung einzusetzen, die auch die eigenen Interessen berücksichtigt.

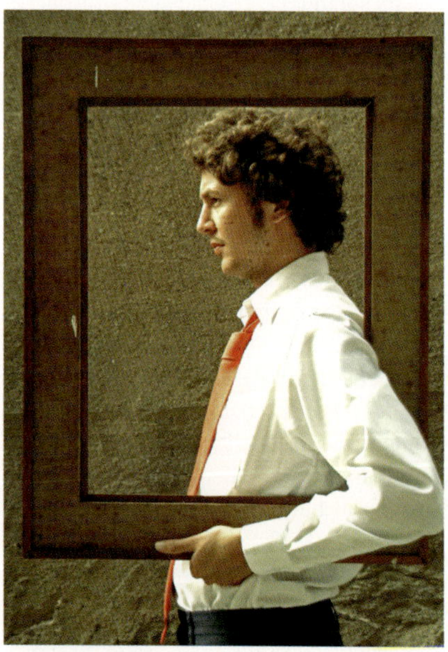

Wer Stress abbauen will, muss den Erwartungshorizont an sich, seine Umwelt und seine Mitmenschen überprüfen. Denn viel von dem, was uns unter Druck setzt, existiert gar nicht real, sondern nur in unserem Kopf. [ISP 0505]

Konfliktforscher gehen davon aus, dass an der Wurzel der meisten Konflikte reale, für Außenstehende leicht nachvollziehbare Interessensgegensätze stehen. Was den Interessensausgleich dann oft erschwert oder unmöglich macht, sind die *Kränkungen*, die sich aus dem Konflikt oder bei der Konfliktbearbeitung ergeben. Zur **Konfliktfähigkeit** gehören deshalb mehrere Elemente:

- Ein realistischer eigener Standpunkt. Was erwarte ich von meinem Partner? Sind die Erwartungen realistisch (oft wird vergessen, bei der Betrachtung anderer die „rosa Brille" von der Nase zu nehmen)? Welche Lösung stelle ich mir vor? Was kann ich dazu beitragen und was nicht? Wo fühle ich mich in meinen Interessen oder in meiner Persönlichkeit verletzt?
- Kenntnis der Gegenperspektive. Konflikte haben eines an sich: Die eigene Perspektive erscheint *immer* sinnvoll. Und daraus wird nur allzu schnell abgeleitet, dass man selbst im Recht ist – das allerdings sieht auch die Gegenseite so. Und rein logisch ist die Gleichung „Überzeugung = Recht" schon gar nicht haltbar. Nach dem Rat von Konflikttrainern sollte deshalb in jedem Konflikt die eigene Perspektive für den anderen transparent gemacht werden.
- Dabei hilft **geregelte Kommunikation:** Nur wer sich austauscht – ob verbal oder emotional – kann verstehen, wo der andere steht und seine eigene Position kenntlich machen. Konflikttrainer setzen deshalb auf „verordnete" und klar geregelte Kommunikation, bei der die Konfliktpartner z. B. verpflichtet werden, der Gegenseite kommentarlos zuzuhören. Bei beruflichen Konflikten werden auch bewusst „Perspektivenwechsel", etwa durch Rollenspiele, gefördert.
- Nicht selten scheitert Kommunikation an den **emotionalen Bewertungen:** Kränkungen, Verletzungen des Ehrgefühls, Ängste oder Eifersucht stehen einem „rationalen" Interessensausgleich im Weg. Denn wer gekränkt ist, kommuniziert nicht effektiv, sondern „teilt aus" – oft auch gegen sich selbst und oft genug im Widerspruch zu den eigenen Interessen. Diese emotionale Spirale zu durchbrechen ist die schwerste aller Aufgaben, und sie kann oft nur durch Hilfe (etwa einen Konfliktmediator, einen Familientherapeuten oder einen guten Freund) und Selbsterfahrungen bewältigt werden.

Nur mit einem realistischen eigenen Standpunkt, effektiver Kommunikation und einer gezügelten emotionalen Bewertung kann der letzte Schritt gelingen: Die Lösung des Konflikts. Lösung kann heißen, einen Kompromiss zu finden, eine Plattform, auf der die Konfliktpartner ihre Interessen möglichst schmerzlos ausgleichen. Zur Lösung gehört auch, dass eine Kränkung langfristig heilen kann – durch neue positive Erfahrungen, durch verstreichende Zeit oder durch die Erfahrung, dass der gefundene Kompromiss funktioniert.

Ballast abwerfen

Simplify your life *(Vereinfache Dein Leben)* klingt nach großer Erleichterung: alles Überflüssige von sich werfen, alles auf die Straße stellen, was sich im Laufe des Lebens angesammelt hat, das Leben entschlacken, verschlanken, entrümpeln.

Auch wenn man (leider) nicht alles abwerfen kann, was einen bedrückt (und das Konzept deshalb auch häufig überstrapaziert wird), durch *simplify* kann man eine ganze Menge Stress vermeiden: Ausgaben auf den Prüfstand stellen („Brauchen wir wirklich ein zweites Auto?"), Gewohnheiten hinterfragen („Warum müssen wir am Geburtstag essen gehen?"), Beziehungen kritisch untersuchen („Wieso machen wir eigentlich immer dasselbe?").

Bei *simplify* geht es auch nicht anders zu wie bei einer echten Entrümpelung: Wer keinen klaren Fokus hat, wird sich nicht von Ballast trennen können. Insofern ist auch hier der entscheidendste – und schwerste – der erste Schritt: Prioritäten zu setzen.

Positiv denken

Wer sich gestresst fühlt, wird von negativen Gedanken und pessimistischen Erwartungen überflutet. „Denk doch mal positiv!" erscheint einem da eher als Spott denn als Ausweg. Trotzdem: Auch wenn es einem wie der Rat erscheint, sich „am eigenen Schopf aus dem Sumpf zu ziehen" – das Konzept kann helfen:

Wie positiv oder wie negativ wir uns selbst sehen und bewerten, hat mit unseren realen Eigenschaften und Fähigkeiten eher wenig zu tun – schöne Menschen sehen sich selbst nicht weniger kritisch als weniger schöne und selbst professionelle Models haben meist eine Menge an sich auszusetzen. Wir orientieren uns mit unserem Selbstbild nun einmal nicht an einem absoluten Maßstab, sondern an dem, was Psychologen den Erwartungshorizont nennen – eben den Erwartungen, die uns der „Bewerter in unserem Kopf" einflüstert.

Diese Bewertungen lassen sich zumindest zum Teil beeinflussen. Forscher können sogar messen, dass jemand, der bewusst die Mundwinkel nach oben zieht (also künstlich lächelt), sich dadurch tatsächlich besser fühlt. Auch wenn diese Art der Selbstmanipulation keine Berge versetzen kann: Wir können sie nutzen. Dazu müssen wir nur unseren mentalen Botschaften eine positive Deutung, „ein künstliches Lächeln" geben:

- Positiv denken heißt, sich selbst positiver zu bewerten oder einfach den Blickwinkel zu verändern („Was ich heute alles geschafft habe" statt „Was heute wieder alles liegen geblieben ist"). Positiv denken heißt also im Grunde: nett zu sich selbst zu sein und Achtung vor sich selbst zu haben.
- Positiv denken ist aber mehr. Es besteht auch darin, sich zu motivieren und positiv zu formulieren – aus „Das schaff ich nie!" wird dann „Not macht erfinderisch!". Und aus einem „Das geht ganz sicher schief!" ein „Wird schon schief gehen!".
- Positiv denken heißt aber auch: von anderen Gutes erwarten. Andere positiv zu sehen statt negativ. Psychologen wissen aus vielen Experimenten: Man beeinflusst andere durch seine Erwartungen. Ein beiläufig aufgeschnapptes „Das schafft der nie!" kann ruinieren, ein „Das traue ich Dir zu!" dagegen Berge versetzen. Diese Kraft kann auch in Beziehungen genutzt werden!

Professionelle Hilfe suchen, um sich selbst zu helfen

Dauerstress ist keine Bagatelle, sondern kann Ursache tief greifender Gesundheitsstörungen sein. Doch aus dem Dauerstress herauszufinden, kann die Möglichkeiten des Einzelnen übersteigen. Denn Dauerstress lähmt, und er schafft oft genug auch andere psychische und soziale Probleme, die einer Lösung im Weg stehen – von Angststörungen über Suchtprobleme bis hin zu zerrütteten Beziehungen oder Konflikten im Job. So weit sollte man es nicht kommen lassen, zumal viele Hilfsangebote zumindest zu Beginn kostenlos sind (→ Kapitel 30).

Wer aber braucht professionelle Hilfe? – Vielleicht ist es gut, darüber zunächst einmal mit dem Partner, einem guten Freund, Seelsorger, dem Hausarzt oder einem Psychotherapeuten zu sprechen. Für einen Außenstehenden ist manchmal überraschend schnell klar, wo der Kern der Probleme liegt. Ärzte können zudem gezielt an eine Beratungsstelle oder einen geeigneten Therapeuten verweisen. Und selbst wenn sich herausstellt, dass professionelle Hilfe nicht der richtige Ansatz ist, tut es einfach gut, in einem geschützten Rahmen über seine Sorgen zu reden und dabei vielleicht auch einige wertvolle Hinweise mit nach Hause zu nehmen.

Helfen können wir uns nur selbst. Jede Art erfolgreicher Beratung, Training oder Therapie wird „nur" eines tun können: Lernprozesse anstoßen, uns dazu zu motivieren, eine neue Sicht der Dinge einzunehmen und aus dieser neuen Sicht die Herausforderungen besser anzupacken. Da hilft es, Veränderungen nicht von vornherein abzublocken und sich im Klaren darüber zu sein, dass

- Zumindest einige Zumutungen unvermeidlich sind: „Das kann ich mir/meinen Kindern/meinem Partner nicht zumuten." ist ein verständliches Argument. Allerdings: wer nur auf die Zumutbarkeit schaut, verhindert womöglich auch Lösungen. Zumutungen können auch radikale Lösungen umfassen – etwa die Trennung vom Arbeitsplatz oder gar den Abbruch von Beziehungen, z. B. mit Verwandten, mit denen kein positiver Umgang gefunden werden kann.
- Schuldzuweisungen nichts bringen. Denn: Niemand ist an Ihrem Leben „schuld". Gedanken wie „Hätte meine Mutter doch nur ..." sind sinnlos, und dieser Zug ist auch in der Psychotherapie von fast allen Gleisen abgefahren. Die Vergangenheit „aufzuarbeiten" kann die eine oder andere verwertbare Erkenntnis bringen, doch das Gegebene anzunehmen gehört zur Grundvoraussetzung für den Blick nach vorn.
- Änderungen Zeit benötigen – die Ursachen unseres Stressproblems sind nicht über Nacht entstanden, sie lassen sich demzufolge auch nur langsam beseitigen.

i Aktuell: www.gesundheit-heute.de/03x01

- J.-P. Schröder: **Wege aus dem Burnout.** Möglichkeiten der nachhaltigen Veränderung. Cornelsen, 2004. Erfolgreiche Wege aus der „Höher-Schneller-Weiter-Falle" mit Fragebögen zur Selbstreflexion, und vielen Tipps, um Schritt für Schritt alte Muster zu verlassen.
- M. Stark; P. Sandmeyer: **Wenn die Seele S.O.S. funkt.** Fitnesskur gegen Stress und Überlastung. Rowohlt, 2001. Besonders praxisnahes Buch zur Behebung von Krisenfällen und um den Alltag erfolgreich zu meistern.
- W. Küstenmacher; L. J. Seiwert: **Simplify your life.** Einfacher und glücklicher leben. Campus, 2004. Wie man statt Zeit Aufgaben spart. Wer es nicht kennt: Reinschauen lohnt sich. Die einen lieben das Buch gerade wegen seiner Einfachheit, den anderen erscheint es – aus demselben Grund – als schlichtweg zu simpel.
- L. J. Seiwert: **Wenn du es eilig hast, gehe langsam.** Mehr Zeit in einer beschleunigten Welt. Campus, 2005. Wem *Simplify your life* zu sehr nach Bedienungsanleitung klingt, erhält hier mehr Information zum Thema Zeitmanagement, und zwar in Bezug auf die einzelnen Lebensphasen.
- A. Christiansen: **Blitz-Yoga.** Schnell und mühelos im Alltag entspannen. Urania, 2005. Schon das Durchblättern des Büchleins entspannt, mit Hilfe der Fotos sind die Übungen gut nachvollziehbar.

Selbsthilfe Know-how

Selbsthilfe bei Fieber

Fieber hat einen schlechten Ruf. Das ist verständlich: Fieber zeigt einen körperlichen Ausnahmezustand an und ist nicht gerade angenehm. Dessen ungeachtet hat Fieber auch positive Auswirkungen: Es ist davon auszugehen, dass Fieber die Abwehr des Körpers anfacht und Selbstheilungskräfte unterstützt.

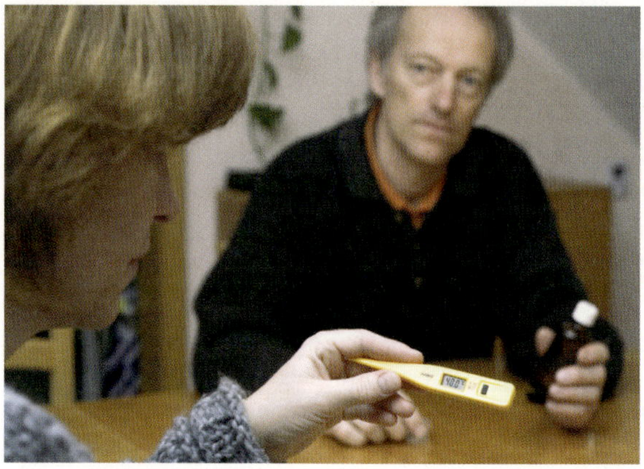

Auch wenn die Höhe des Fiebers nicht unbedingt mit der Schwere der Krankheit zusammenhängt: Bei 40 °C Fieber sind Sorgenfalten berechtigt. Wer jetzt keinen Arzt aufsucht und sich lieber mit Hausmitteln hilft, sollte zumindest Gewissheit haben, wo das Problem liegt. [JAN 0506]

Variable Körpertemperatur

Während die *Hauttemperatur* des Menschen z. B. je nach Umgebungstemperatur sehr unterschiedlich sein kann, liegt die **Körperkerntemperatur** recht konstant im Bereich von etwa 37 °C. Dafür sorgt das Temperaturzentrum im Gehirn, das vergleichbar dem Thermostat einer Heizung besagte „Solltemperatur" vorgibt.

Gewisse Schwankungen sind aber normal. So ist die Körpertemperatur morgens am niedrigsten und erreicht am späten Nachmittag ihr Maximum. Beim Erwachsenen schwankt die normale Körpertemperatur im Tagesverlauf um etwa ein Grad. Jeder Mensch hat dabei eine etwas andere „Betriebstemperatur": 36,0 °C am Morgen sind deshalb je nach „Typ" ebenso normal wie 38,0 °C am späten Nachmittag (diese Temperaturen geben jeweils den im After, also rektal gemessenen Wert wieder, im Mund sind die Temperaturen um etwa 0,5 °C niedriger). Nur bei Kleinkindern ist der Tagesrhythmus geringer ausgeprägt – die normale Körpertemperatur schwankt hier nur um etwa 0,5 °C.

Bei Frauen kommen weitere Temperaturschwankungen hinzu: In der zweiten Zyklushälfte (nach dem Eisprung) erhöht sich die Körpertemperatur um etwa 0,3 °C. Die regelmäßige Messung der Temperatur kann zur Empfängnisverhütung genutzt werden (Basaltemperaturmethode → S. 318).

Viele Menschen gehen von einem starren Normwert der Körpertemperatur von meist 37 °C aus und diagnostizieren bei sich selbst „Untertemperatur", wenn sie einmal weniger messen. Eine derartige „Untertemperatur" ist unbedenklich. Auch sind die Schwankungen im Tagesverlauf sehr individuell und zudem vom Messort abhängig. So geben medizinische Lehrbücher als normal an:

- Axillär (Achsel): 34,7 °C–37,5 °C
- Oral (Mund): 35,5 °C–37,5 °C
- Rektal (After): 36,6 °C–38,0 °C
- Aurikulär (im Ohr, d. h. am Trommelfell): 35,8 °C–38,0 °C

Ab wann besteht Fieber? Meist wird eine Erhöhung der rektal gemessenen Körpertemperatur auf 38,5 °C oder mehr Fieber genannt. In der Grauzone zwischen 38,0 °C und 38,5 °C sprechen manche Ärzte auch von ***erhöhter*** oder ***subfebriler Temperatur.*** Beim Säugling und Kleinkind liegt die „Fiebergrenze" tiefer, hier sind schon Temperaturen über 38 °C als Fieber anzusehen.

Wodurch entsteht Fieber?

Fieber wird durch Botenstoffe des Immunsystems ausgelöst, die immer dann abgegeben werden, wenn der Körper mit Entzündungen (→ S. 1272) zu kämpfen hat. Solche Entzündungen entstehen meist durch Infektionserreger (Viren, Bakterien, Pilze, Parasiten), manchmal aber auch durch Autoimmunprozesse oder durch andere Abwehrvorgänge, etwa bei Krebserkrankungen oder nach Operationen. Selten entsteht Fieber auch bei allergischen Reaktionen, als Nebenwirkung von Medikamenten oder bei einer Schilddrüsenüberfunktion (→ S. 750).

Durch Entzündungsvorgänge wird der Temperatursollwert im Gehirn angehoben. Der Körper bemüht sich nun, die neue „Vorgabe" zu erreichen – kühle Haut, Frieren und Zittern bis zum Schüttelfrost sind die bekannten Zeichen dieses Fieberanstiegs.

Vom Fieber zu unterscheiden ist die **Überhitzung *(Hyperthermie)*** durch eine zu starke Hitzezufuhr von außen: Das kann bei der Hitzeerschöpfung (→ S. 199) bzw. dem Sonnenstich (→ S. 202) vorkommen, oder auch bei manchen – sehr seltenen – Erkrankungen des Stoffwechsels im Muskel. Bei letzteren, auch als ***maligne Hyperthermien*** bezeichneten Formen entgleist bei erblich vorbelasteten Menschen der Stoffwechsel in der Muskulatur nach Gabe bestimmter Narkosemittel. Die Muskulatur bildet dadurch extrem viel Wärme – die Körpertemperatur kann dann bis über 44 °C ansteigen.

Folgen des Fiebers

Als Folge des Fiebers wird der Stoffwechsel hochgefahren. Der Körper verbraucht dadurch mehr Sauerstoff und setzt mehr Wasser um. Gleichzeitig werden die Gehirnzellen reizbarer, was sich z. B. durch aktivere Träume bis hin zu Tagträumen und Halluzinationen äußert, dem so genannten **Fieberdelir.** Die erhöhte Reizbarkeit des Gehirns kann bei Epileptikern Krampfanfälle begünstigen. Bei unter 5-Jährigen können – gutartige – Fieberkrämpfe auftreten (→ S. 422).

Auch wenn wir manchmal Sorge haben, im Fieber zu „verglühen – im Gegensatz zur Überhitzung (→ S. 268) kommt eine gefährliche oder gar tödliche Überwärmung oder bleibende Schädigung beim infektionsbedingten Fieber praktisch nicht vor. Das durch Entzündungen bedingte Fieber steigt praktisch nie über 41,5 °C – höhere Temperaturen gibt es nur bei einigen, sehr seltenen Erkrankungen (z. B. beim Reye-Syndrom → Kasten rechts, schweren Hirnentzündungen → S. 1133 und bei Tetanus → S. 41).

Je höher desto schlimmer?

Oft wird vermutet, eine Krankheit sei umso gefährlicher, je höher das Fieber ist. Dies stimmt bei manchen Erkrankungen: So zeigt hohes Fieber bei einem Harnwegsinfekt oft eine Mitbeteiligung des Nierenbeckens oder des Nierengewebes an. Andererseits: Manch relativ harmlose Erkältung geht mit hohem Fieber einher, während andere, weit gefährlichere Infektionen (z. B. manche Formen der Hirnhautentzündung) zu vergleichsweise mildem Fieber führen. Sehr schwer verlaufende Infektionen wie etwa die Sepsis (Blutvergiftung) gehen manchmal sogar mit normalen Temperaturen oder Untertemperatur einher.

Fieber – nützlich oder schädlich?

Schon längere Zeit ist bekannt, dass Teile des Immunsystems bei erhöhten Temperaturen schneller arbeiten. So werden z. B. bei Fieber mehr Abwehrstoffe produziert. Auch nimmt die Aggressivität mancher Krankheitserreger (die ***Virulenz)*** bei höheren Temperaturen ab.

Auch das folgende Experiment deutet auf einen möglichen Nutzen des Fiebers hin: Wenn Eidechsen künstlich infiziert werden (etwa indem ihnen Erreger in den Körper gespritzt werden), suchen sie instinktiv sonnige Plätze auf – die wechselwarmen Tiere erhöhen dadurch ihre Körpertemperatur um mehrere Grade. Wenn man nun einen Teil der Tiere daran hindert, den Schatten zu verlassen, so zeigen diese eine höhere Sterblichkeit als jene, die sich zu sonnigen Plätzen bewegen konnten. Zumindest bei Reptilien hat „Fieber" also eine eindeutig krankheitsbekämpfende Funktion.

Außerdem zeigen Experimente bei der Grippe (Influenza → S. 592): die Krankheitsdauer ist um durchschnittlich drei Tage kürzer, wenn auf eine fiebersenkende Behandlung verzichtet wird. Ob dies auch für andere Infektionskrankheiten gilt, ist nicht sicher.

Wir gehen davon aus, dass sich der Körper die mit dem Fieber verbundene zusätzliche Arbeit nicht umsonst abverlangt und Fieber in aller Regel die Immunabwehr unterstützt. Bedrohlich ist meist nicht das Fieber, sondern die Krankheit, die der Körper durch Fieber bekämpft!

Wann zum Arzt?

Entscheidender als die Höhe des Fiebers ist der Zustand des Fiebernden. Hier gelten die Regeln:

- Hochschwangere, geschwächte oder schon vorher kranke Menschen sollten frühzeitig zum Arzt.
- Wenn unklar ist, was das Fieber verursacht oder wenn besorgniserregende Krankheitszeichen vorliegen (wie etwa Hautblutungen), ist ein Arztbesuch angezeigt.
- Das gilt auch bei immer wiederkehrendem Fieber oder wenn Fieber nach einer fieberfreien Zeit von wenigen Tagen oder gar trotz Behandlung wiederholt auftritt.
- Auch bei fieberbedingten Komplikationen – etwa Fieberdelir (→ S. 268) oder Austrocknung (→ S. 196) – ist ein Arzt hinzuzuziehen.
- Säuglinge unter sechs Monaten mit Fieber (d. h. einer Körpertemperatur von über 38,0 °C) sollten vom Kinderarzt untersucht werden. Ältere Säuglinge sollten bei Temperaturen über 38,5 °C und Kleinkinder bei über 39 °C zum Kinderarzt, wenn sich keine Ursache, wie etwa eine Erkältung, feststellen lässt.

Was tun bei Fieber?

Weil wir davon ausgehen, dass Fieber den Heilungsverlauf unterstützt, raten wir nicht zur Fiebersenkung in jedem Fall. In vielen Fällen können schon einfache Maßnahmen Linderung verschaffen und dem Körper helfen, mit der erhöhten Temperatur besser zurechtzukommen:

- Ruhepausen: ob nur auf der Couch oder als strikte Bettruhe.
- Kleidung: Luftige, atmungsaktive Kleidung aus Baumwolle und eine Jacke, die je nach Bedarf aus- oder angezogen werden kann.
- Nahrung: Leichte Kost entlastet den Kreislauf, z. B. gedämpftes Gemüse oder eine leichte Suppe.
- Flüssigkeit: Pro Grad Temperaturerhöhung benötigt der Körper zusätzlich einen Liter Flüssigkeit am Tag. Also: immer wieder zu einem Glas Wasser greifen, geeignet sind auch Tee oder verdünnte Fruchtsäfte. Oft werden im Fieberanstieg (man „fühlt sich kalt") warme oder heiße Getränke bevorzugt, ansonsten sind kühle (jedoch nicht eisgekühlte) Getränke die richtige Wahl. Sie trinken dann genug, wenn Sie in etwa so viel Wasser lassen wie an gesunden Tagen.

Pharma-Info: Medikamente zur Fiebersenkung

Bequem und in der Wirkung berechenbar – allerdings auch mit möglichen Nebenwirkungen verbunden – sind Medikamente zur Fiebersenkung (***Antipyretika*** genannt). Vor allem drei Wirkstoffe sind zur Fiebersenkung geeignet:

Paracetamol z. B. ben-u-ron®, Paracetamol Stada®. Die Einzeldosis zur Fiebersenkung liegt für Erwachsene bei 500–1 000 mg. Einnahme nicht öfter als alle 4–6 Stunden. Eine einzelne Dosis darf 1 000 mg nicht überschreiten. Die maximale Dosis pro Tag liegt je nach Körpergewicht und Alter bei 2 000–4 000 mg, in dieser Dosierung sind Nebenwirkungen aber bereits häufig (zum Beispiel Anstieg der Leberwerte).

Acetylsalicylsäure z. B. Aspirin®, ASS® (von Heumann, Hexal, ct, ratiopharm, Stada usw.). Die Einzeldosis zur Fiebersenkung liegt für Erwachsene je nach Körpergewicht und Alter bei 300–600 mg. Einnahme nicht öfter als alle 4–6 Stunden. Eine einzelne Dosis darf 1 000 mg nicht überschreiten. Die maximale Tagesdosis liegt je nach Gewicht und Alter bei 300–4 000 mg, in dieser Dosierung sind jedoch Nebenwirkungen zu erwarten (Sodbrennen, Magenschmerzen, Übelkeit, evtl. Ohrensausen – vor allem bei älteren Menschen).

Ibuprofen z. B. Ibuprof®, Dolormin®, Brufen®, Jenaprofen® usw. Die Einzeldosis zur Fiebersenkung liegt für Erwachsene je nach Körpergewicht und Alter bei 200–400 mg. Einnahme nicht öfter als alle 6 Stunden. Eine einzelne Dosis darf 800 mg nicht überschreiten. Die maximale Dosis pro Tag liegt je nach Körpergewicht und Alter bei 1 200–2 400 mg, in dieser Dosierung sind bereits Nebenwirkungen zu erwarten (vor allem Sodbrennen, Übelkeit, Magenschmerzen – besonders bei älteren Menschen).

Die fiebersenkenden Mittel sorgen dafür, dass der Körper weniger Prostaglandine bildet, das sind vom Körper bei Entzündungen gebildete Wirkstoffe, welche letzten Endes für die Verstellung des „Körperthermostats" verantwortlich sind (Details → S. 1272). Acetylsalicylsäure und Ibuprofen sind nicht nur Fiebersenker, sie gehören auch zu den Schmerzmitteln vom NSAR-Typ (→ S. 996), ebenso hat Paracetamol eine schmerzstillende Wirkung. Durch alle drei Substanzen nehmen so auch die das Fieber oft begleitenden Belastungen wie Gliederschmerzen oder Kopfweh ab.

Die Medikamente beginnen etwa 15–30 Minuten nach der Verabreichung zu wirken. Die Wirkstärke ist in etwa vergleichbar und hängt von der Dosis ab. Die Verträglichkeit ist individuell verschieden, so vertragen etwa Menschen mit Magenproblemen Paracetamol besser als die anderen Mittel. Generell sollte die Wahl des Fiebermittels mit dem Arzt besprochen werden.

Warnhinweise: Acetylsalicylsäure (z. B. Aspirin®) darf bei Kindern unter 16 Jahren und bei Schwangeren nicht verwendet werden. Manche Kinder entwickeln hierauf nämlich eine schwere Stoffwechselentgleisung, die vor allem das Gehirn und die Leber betrifft und sich durch Erbrechen, Krampfanfälle und zunehmende Benommenheit bis hin zum lebensbedrohlichen Koma äußert. Dieses Reye-Syndrom wird bei manchen erblich vorbelasteten Kindern durch die Acetylsalicylsäure ausgelöst.

Acetylsalicylsäure und Ibuprofen dürfen im letzten Drittel der Schwangerschaft nicht eingenommen werden, da es beim ungeborenen Kind zu einem Herzfehler kommen könnte. Paracetamol darf Kindern und psychisch Kranken nicht ausgehändigt werden, denn Überdosierungen, egal ob irrtümlich oder gewollt, sind rasch lebensbedrohlich. In der Schwangerschaft gilt Paracetamol als unbedenklich, da aber sichere Studien über die Auswirkungen auf den Fetus fehlen, sollte es zurückhaltend angewendet werden.

Weil gerade ältere Menschen bei Fieber viel schlafen, ist die Gefahr der Austrocknung (→ S. 459) erhöht. Hier muss oft ans Trinken erinnert oder in den Wachphasen in regelmäßigen Abständen etwas zu trinken gereicht werden – auch die damit verbundene Zuwendung tut gut.

Wann das Fieber senken?

Wenn das Fieber den Körper über Gebühr strapaziert, ist Fiebersenkung angezeigt. Dies gilt dann, wenn:

- Der Fiebernde mit dem Trinken nicht mehr nachkommt und eine Austrocknung zu befürchten ist.
- Der Fiebernde ein Fieberdelir hat, also halluziniert und desorientiert ist.
- Der Fiebernde schon vorher geschwächt ist, z. B. durch eine Herzschwäche oder eine chronische Lungenerkrankung wie ein Lungenemphysem (→ S. 603).
- Epilepsie vorliegt (hier wird am besten der Arzt befragt).
- Man „richtig leidet" oder Schmerzen hat, wie etwa Kopfweh. Ein Fiebermittel (das gleichzeitig auch ein Schmerzmittel ist) kann dann z. B. zu besserem Schlaf verhelfen.
- Der Fiebernde sich nicht krank melden will oder kann (z. B. auf Dienstreise) oder die Familie weiterversorgt werden muss.

Wie das Fieber senken?

Oft hilft es schon, sich leichter anzuziehen oder nur dünn zuzudecken.

Auch nasse Wickel wie etwa Wadenwickel (→ S. 278) oder Waschungen (→ S. 282) können Wärme ableiten, dasselbe gilt für ein lauwarmes Bad.

Allerdings ist die Wirkung einer solchen „Kühlung von außen" von Fall zu Fall unterschiedlich und hängt vor allem vom Fieberstadium ab: So ist die Hautdurchblutung in der Phase des ***Fieberanstiegs*** gering (was Sie an kalten Händen und kalten Füßen merken) – auf die Haut aufgelegte kalte Wickel können jetzt keine Wärme „aufgreifen", sie sind also fast wirkungslos. Nur wenn man „glüht", sind äußere Anwendungen sinnvoll. Die Wickel dürfen dabei aber nicht zu kalt sein, da sonst die Hautdurchblutung von außen vermindert wird (Kälte sorgt für eine Verengung der Blutgefäße) – die Hitze des Körpers kann dann ebenfalls nicht nach außen abgeleitet werden.

Maßnahmen der Naturheilkunde

Die traditionelle Phytotherapie nennt als pflanzlichen Wirkstoff mit fiebersenkender Wirkung die ***Weidenrinde*** (Rinde der Silberweide Salix) – die darin enthaltenen Salicylate wirken wie „natürliches Aspirin": Einen Teelöffel Rinde mit ¼ Liter kaltem Wasser sehr langsam bis zum Kochen erhitzen, dann fünf Minuten ziehen lassen, abseihen und schluckweise trinken.

Art des Thermometers	Foto	Vorteile	Nachteile
Glasthermometer	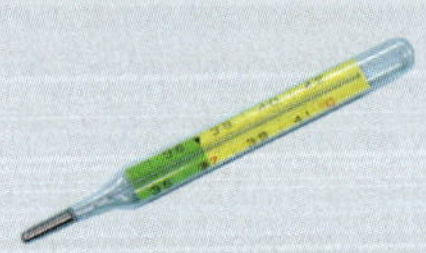	Sehr genau, geräuschlos, kostengünstig, zur Messung im After, der Scheide, unter der Zunge, in der Achselhöhle oder in der Leiste geeignet.	Zahlen oft schwer zu lesen, zerbrechlich (und bei Quecksilberfüllung gesundheits- und umweltgefährdend), zeitaufwendig (Messzeit etwa 3 Minuten).
Digitalthermometer	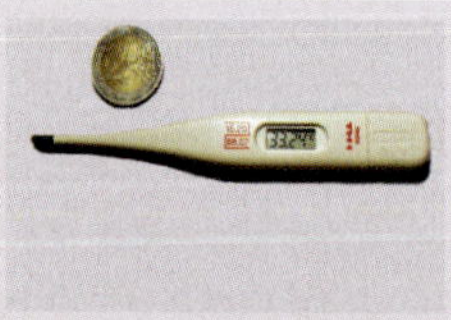	Genau, benutzerfreundlich, Piepston oder Leuchtsignal zeigt Ende der Messung an. Gleiche Messorte wie Glasthermometer möglich.	Braucht Batterien, Messzeit eine Minute, teurer als Glasthermometer.
Ohrthermometer	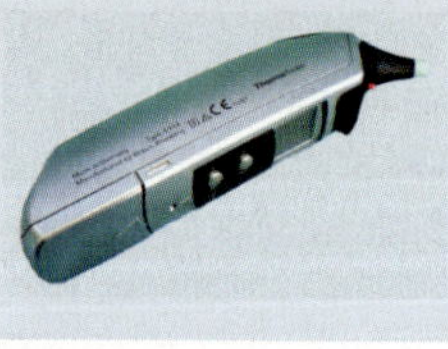	Ergebnis in 3 Sekunden verfügbar, daher für Kleinkinder gut geeignet.	Braucht Batterien, teuer, Fehlmessungen bei ungenauer Platzierung oder bei Ohrschmalzpfropf.

Die verschiedenen **medizinischen Thermometer** *mit ihren Stärken und Schwächen.* [WKY 0508-0510]

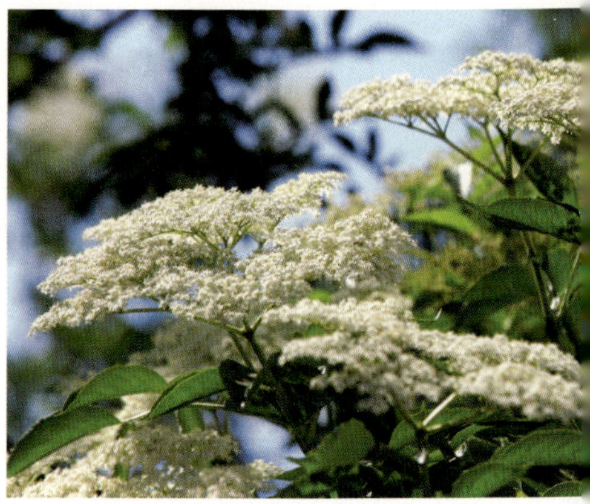

Holunderblüten *wirken schweißtreibend und können bei fieberhaften Erkrankungen die Heilung unterstützen.* [WKY 0507]

Eine schweißtreibende Wirkung wird ***Holunderblüten*** und ***Lindenblüten*** zugeschrieben. Wer an Vitamin C glaubt, ist mit natürlichen Quellen wie Südfrüchten, Kirschsaft und Rote-Bete-Saft, die sich gut zum Mischen mit Wasser eignen, besser beraten als mit Vitaminpräparaten.

Hoch dosiertes Vitamin C wird immer wieder bei Fieber zur Abwehrsteigerung empfohlen, eine positive Wirkung lässt sich wissenschaftlich aber zumindest bei Erkältungskrankheiten nicht belegen.

Fieber messen

Allgemeines zum Fieber → S. 268

„Muss" man bei jeder Erkältung die Temperatur messen? Nicht unbedingt. Zum einen erkennen die meisten von uns auch ohne Messung, wenn sie fiebern. Zum anderen ist die Höhe des Fiebers kein gutes Maß dafür, wie schwer eine Krankheit ist. Dennoch kann die Messung manchmal bei der Beurteilung des Krankheitsverlaufs helfen, etwa

- Wenn der Arzt die Messung empfiehlt – z. B. um das „Anschlagen" einer Therapie besser beurteilen zu können.
- Bei Kindern unter drei Jahren. Hier sind zum einen Krankheiten oft schwerer zu erkennen, zum anderen sollten fiebernde Kinder ohne klare Krankheitszeichen immer dem Arzt vorgeführt werden.
- Bevor Sie zum Arzt gehen oder ihn telefonisch konsultieren. Oft hilft es dem Arzt, wenn er weiß, ob ein bestimmtes Krankheitsbild mit Fieber verläuft oder ohne.

Wie messen?

Wenn Sie sich entscheiden, die Temperatur zu prüfen, so reicht „Fühlen" nur bedingt aus: Denn während des Fieberanstiegs verengen sich die Blutgefäße der Haut und lassen daher weniger Wärme in die Haut dringen, beim Fieberabfall passiert das Umgekehrte – mit dem Handauflegen liegen Sie also oft daneben.

Zur genaueren Messung stehen heute verschiedene Thermometer zur Verfügung, sie sind in der Tabelle (→ S. 270) genauer erklärt. Die genaueste Messmethode ist die rektale Messung (also die Messung im Po). Diese Art der Messung gibt die Innentemperatur des Körpers (Körperkerntemperatur) am besten wieder.

Aber auch in der Achselhöhle *(axilläre Messung)* oder unter der Zunge *(sublinguale Messung)* kann die Temperatur mit ausreichender Zuverlässigkeit gemessen werden. Sie müssen dann allerdings zu der gemessenen Temperatur jeweils etwa ein halbes Grad dazuzählen, um einen der rektalen Temperatur vergleichbaren Wert zu erhalten. Am einfachsten, aber auch am teuersten und leider nicht immer 100%ig zuverlässig, ist die Messung im Ohr *(aurikuläre Messung)*.

Da die Körpertemperatur durch körperliche Anstrengung um bis zu 1 °C ansteigen kann, sollte man vor dem Fiebermessen am besten eine halbe Stunde ruhen. Auch zu warme Kleidung kann – vor allem bei kleinen Kindern – die Temperatur erhöhen, und zwar um bis zu 0,5 °C.

So geht's praktisch:

- Rektal: Spitze des Thermometers mit etwas Vaseline, einer anderen Hautcreme oder auch einfach nur mit etwas Leitungswasser gleitfähig machen und vorsichtig so weit einführen, dass zumindest der Messkonus sicher im After steckt.
- Unter der Zunge: Thermometerspitze bei geschlossenem Mund mehrere Minuten lang still unter der Zunge parken (am besten seitlich unter dem Zungenrand).
- In der Achselhöhle: Thermometerspitze von vorn in die Achselhöhle klemmen, still halten. Die Messung unter der Achsel dauert von allen Messarten am längsten – bis zu 10 Minuten. Alternativ kann in der Leiste gemessen werden.
- Im Ohr: Messhülle auf den Messkopf stecken (gilt nicht für jedes Modell). Messkopf sanft in den Gehörgang halten – Messkopf sollte dicht sitzen ohne zu drücken oder weh zu tun (dazu am besten die Ohrmuschel etwas schräg nach hinten oben ziehen). Die Messung wird durch Drücken des Messknopfs gestartet.

Selbstuntersuchungen

Halsuntersuchung

Bei Halsschmerzen ist oft schon ein Blick in den geröteten Rachen eindeutig. Vor dem Spiegel lässt sich eine Halsuntersuchung bei geeigneter Beleuchtung selbst durchführen, ansonsten kann ein Partner mit einer Taschenlampe helfen.

Öffnen Sie den Mund weit. Strecken Sie die Zunge heraus und sagen Sie laut „Aaaaah". Besonders Kinder können den Mund manchmal nicht weit genug aufmachen. Nehmen Sie einen Löffel zu Hilfe – drücken Sie mit dem Griff die Zunge nach unten, bis Sie zumindest die Rachenmandeln sehen.

Untersuchung auf Austrocknung (Dehydrierung)

Verliert ein Mensch zu viel Flüssigkeit, etwa bei Erbrechen oder Durchfall, oder trinkt er zu wenig, so kann man dies an äußeren Anzeichen erkennen:

Austrocknung der Schleimhäute. Zunächst werden die Lippen trocken, dann auch die Schleimhäute – die Zunge wird „stumpf", später sogar borkig, der Speichel „klebt".

Ausscheidung. Wer ausgetrocknet ist, lässt weniger Wasser. Der Urin ist konzentriert (dunkelgelb bis braun) und brennt mitunter beim Wasserlassen.

Stehende Hautfalten. In einem späteren Stadium ist auch die Haut so stark ausgetrocknet, dass eine „zusammengezwickte" Hautfalte stehen bleibt. Das Zeichen ist aber recht unzuverlässig, da die Hautfalten gerade bei älteren Menschen manchmal auch bei normalem Wasserhaushalt nicht verstreichen.

Weitere Zeichen sind zunehmende Schlappheit und Schläfrigkeit, fehlende Tränen (bei Kindern) und ein rascher Puls mit zunehmender Kreislaufschwäche.

Bauchuntersuchung

Hinter Bauchschmerzen steckt meist nichts Gefährliches. Oft ist nur der Darm gebläht oder durch Verstopfung gedehnt. Dies zeigt sich durch *krampfartige* Schmerzen – und die sind praktisch immer gutartig. Es gibt jedoch auch Bauchschmerzen, die eine ernstzunehmende Ursache haben, hier ist dann meist das Bauchfell (die innere Auskleidung des Bauchraums) entzündet – wie etwa bei einer fortgeschrittenen Blinddarmentzündung (→ S. 659) oder einem Darmverschluss (→ S. 660). Solche – gefährlicheren – Ursachen von Bauchweh lassen sich durch sorgfältige Beobachtungen erkennen. Eine Beteiligung des Bauchfells ist anzunehmen, wenn:

- Bauchschmerzen nicht nachlassen, sondern sich von der Mitte des Bauches in den rechten Unterbauch verschieben (oft bei Blinddarmentzündung).
- Nur eine bestimmte Stelle des Bauches weh tut und immer schmerzhafter wird.
- Das Hüpfen auf einem Bein Schmerzen im Bauchraum bereitet oder gar nicht mehr möglich ist. Auch Husten oder Pressen verstärkt dann oft den Schmerz.
- Das Gehen dem Bauch wehtut oder nicht mehr möglich ist.
- Sich der Bauch beim Betasten hart anfühlt und das Eindrücken schmerzhaft ist.

Dies können Sie auch zu Hause testen. Lassen Sie den Kranken entspannt auf dem Rücken liegen, die Arme liegen neben dem Körper (Hände neben den Hüften). Legen Sie Ihre (warmen) Hände auf den Bauch und tasten Sie mit leichtem Druck und gestreckten Fingern „in den Bauchraum hinein" (→ Abb. unten).

- Normalerweise ist der Bauch in allen Bereichen (rechts oben, links oben, rechts unten, links unten) weich. Setzt er Ihnen Widerstand entgegen, weist dies auf eine Entzündung des Bauchfells (→ S. 681) hin – ebenso, wenn das Eindrücken an einer bestimmten Stelle extrem weh tut.
- Und ein weiteres Zeichen ist der *Loslassschmerz:* Wenn Sie den Bauch eingedrückt haben, lassen Sie blitzartig los. Das tut normalerweise nicht weh. Spürt Ihr Patient dabei einen scharfen Schmerz, so kann auch das ein Zeichen für eine Beteiligung des Bauchfells sein. Und bei einem solchen Verdacht heißt es immer: Sofort zum Arzt oder ins Krankenhaus.

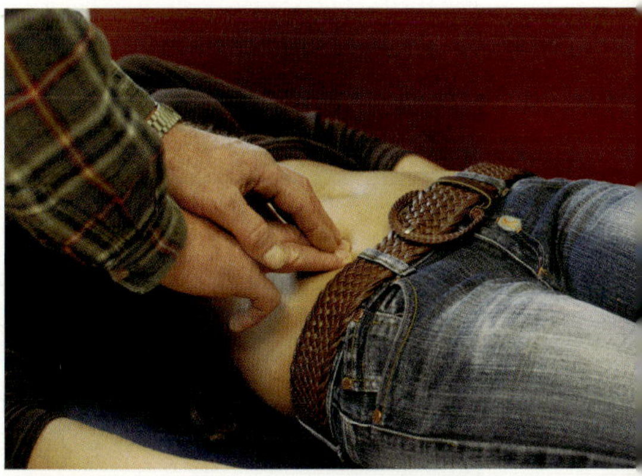

*So geht die **Bauchuntersuchung:** Der Patient liegt mit entkleidetem Bauch entspannt auf dem Rücken. Der Untersucher tastet mit warmen Händen den gesamten Bauch ab und beobachtet das Gesicht des Patienten. So lässt sich Schmerz ablesen, bevor der Patient davon spricht.* [JAN 0515]

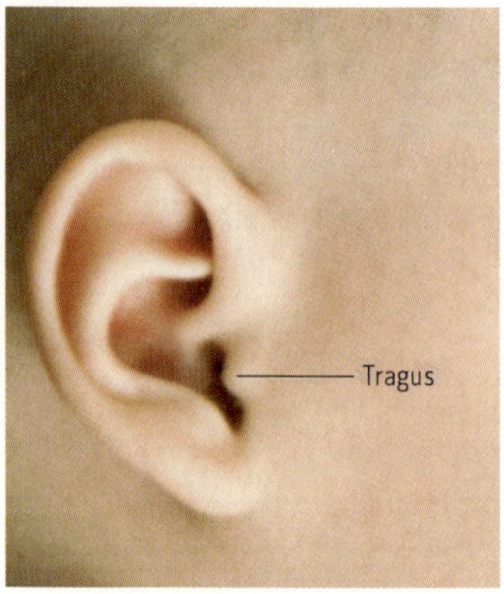

Hier sitzt der **Tragus,** *an dem sich Ohrentzündungen feststellen lassen.* [ISP 0514]

Vermutete Ohrentzündung

Hier hilft der so genannte **Tragusdruck,** mit dem Sie Entzündungen im Ohr feststellen können: Drücken Sie mit dem Zeigefinger auf das kleine vordere Läppchen am Ohr, den so genannten **Tragus.** Normalerweise tut das nicht weh. Ist jedoch der Gehörgang (Otitis externa → S. 553) oder das Mittelohr (Otitis media → S. 555) entzündet, so tut der Druck scheußlich weh.

Puls fühlen

Eine routinemäßige Pulskontrolle zu Hause ist nicht erforderlich – wenn Ihr Arzt eine Erkrankung vermutet, die eine regelmäßige Pulskontrolle erfordert, wird er Sie informieren.

Am besten messen Sie an der Speichenarterie (Arteria radialis; sie verläuft an der Innenseite des Handgelenks auf der dem Daumen zugewandten Seite). Suchen Sie den Puls mit locker aufgesetztem Zeigefinger. Messen Sie 30 Sekunden lang und verdoppeln Sie dann den Wert, um den Pulsschlag pro Minute zu erhalten.

Auch an der Halsschlagader kann der Puls gemessen werden, dabei sollte jedoch immer nur auf einer Seite gemessen werden (beidseitiger Druck auf die Halsschlagader kann bei manchen Menschen durch den so genannten vasovagalen Reflex die Hirndurchblutung einschränken → S. 25).

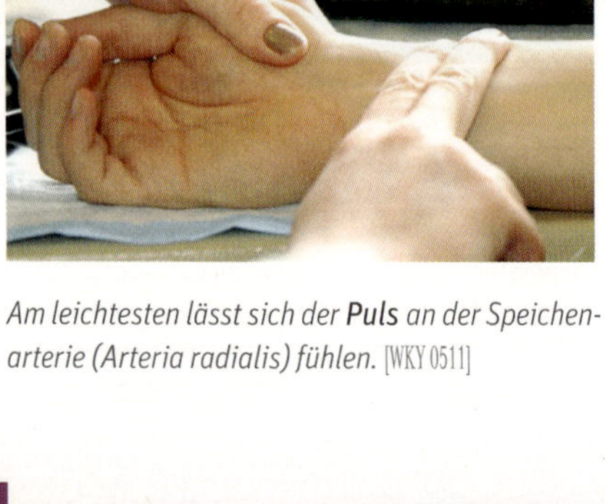

Am leichtesten lässt sich der **Puls** *an der Speichenarterie (Arteria radialis) fühlen.* [WKY 0511]

Heilpflanzen

Übersicht

Heilpflanzen ***(Arzneipflanzen, Heilkräuter)*** werden zum einen nach wissenschaftlichen Methoden zu standardisierten Fertigprodukten ***(Phytotherapeutika)*** aufbereitet und dann auch in der Schulmedizin genutzt (sogenannte ***Moderne*** oder ***Rationale Phytotherapie*** → S. 1247), zum anderen sind Heilpflanzen eine wichtige Komponente in vielen alternativen Heilverfahren wie der Homöopathie, Bach-Blütentherapie, Aromatherapie oder Ayurvedischen Medizin.

Aber auch viele Hausmittel setzen auf die Heilkraft von Pflanzen und berufen sich dabei auf die traditionelle Kräutermedizin, die sich in unserem Kulturkreis in vielen Formen weiterentwickelt hat – von der Antike über arabische Einflüsse zur Klosterheilkunde des Mittelalters bis zu den modernen Herbalisten, Heilpraktikern oder auch Laien, die sich speziell der Heilung von Krankheiten durch Pflanzen verschrieben haben. Diese **traditionelle Phytotherapie** ***(traditionelle Pflanzenheilkunde, Kräutermedizin)*** setzt im Gegensatz zur modernen Phytotherapie nicht auf isolierte Einzelextrakte, sondern verwendet die aus vollständigen Pflanzen oder Pflanzenteilen gewonnenen **Komplettauszüge** meist in Form von Tees oder Aufgüssen.

Auch wenn sie rund um den Globus angewendet wird – wissenschaftlich ist die Kräutermedizin nur wenig abgesichert. Im Gegensatz zur Rationalen Phytotherapie muss sie für ihre Produkte keine strengen Wirkungsnachweise erbringen. Dies ist teilweise auch gar nicht möglich: Wegen der nicht standardisierten Zubereitung und den sehr unterschiedlichen Wachstumsbedingungen von Heilkräutern enthalten traditionell aufbereitete Kräuterprodukte einen oft sehr unterschiedlichen Anteil an Wirkstoffen.

Das heißt aber nicht, dass Heilkräuterzubereitungen wirkungslos wären – die traditionellen Zubereitungen stützen sich auf einen von Generation zu Generation angesammelten Erfahrungsschatz.

Kräuter – mehr als Tees

Dass uns beim Stichwort „Kräutermedizin" als erstes der Kräutertee in den Sinn kommt, ist kein Zufall: So ist der Kräutertee die am häufigsten zu Hause selbst zubereitete pflanzliche Anwendung. Heilkräuter können aber auch zum Gurgeln, zur Mundspülung, als Wundauflage, als Umschläge, Wickel, Augenspülungen, als Badezusätze, Inhalationen, Öle, Salben, Tinkturen – oder gar als Lebensmittel (etwa als Salate oder als Gewürzmittel) verwendet werden.

In der folgenden großen Tabelle sind die wichtigsten Heilkräuter und ihre Einsatzgebiete zusammengestellt. Weitere Anwendungen von Heilkräutern und die dazugehörigen Rezepte finden Sie bei den jeweiligen Krankheiten.

Apotheken, Naturkostläden und Reformhäuser halten die wichtigsten Heilkräuter vorrätig. Die sicherste Quelle ist dabei die Apotheke – sie gewährleistet, dass die Heilkräuter den Bestimmungen des Arzneimittelbuchs entsprechen und fachgerecht gelagert sind.

Risiken und Gefahren

Es wird angenommen, dass Komplettauszüge wegen der sich ergänzenden oder „abrundenden" Wirkung der einzelnen Bestandteile teilweise andere Wirkungen entfalten als die in der modernen Phytotherapie verwendeten **Einzelauszüge.** Auch toxische (giftige) Effekte werden durch die Wirkung der gesamten Pflanze möglicherweise ausgeglichen. Dennoch können auch Heilkräuter unerwünschte, teils sogar toxische Wirkungen haben.

- Deshalb dürfen manche Heilkräuter wie **Huflattich** oder **Pestwurz** nur zeitlich beschränkt angewendet werden.
- Andere Heilkräuter wie etwa **Beinwell** dürfen vorsichtshalber nur äußerlich verwendet werden (die im Beinwell enthaltenen Pyrrolizidinalkaloide schädigen in hohen Dosen die Leber und sind möglicherweise krebsbegünstigend).
- In der Schwangerschaft ist besondere Vorsicht geboten – verboten sind z. B. Teufelskralle und Besenginster.
- Schließlich lösen auch Heilpflanzen bei entsprechend empfänglichen Menschen allergische Reaktionen aus.

Warnhinweis: Vor der Anwendung traditioneller Heilpflanzen sollte immer ein Experte um Rat gefragt werden (Apotheker oder Arzt). Das gilt insbesondere für importierte Kräuterzubereitungen, mit denen hierzulande nur wenig Erfahrung besteht.

Vor Rückständen an Schwermetallen oder Pestiziden auf Heilkräutern wird immer wieder gewarnt, und wegen der unkontrollierten Anbaubedingungen sind besonders Importe aus China nicht selten belastet – zum Teil sogar mit synthetischen Arzneimitteln wie etwa Kortison. Die in hiesigen Apotheken und Reformhäusern angebotenen Heilkräuter gelten aber als sicher, ihre Anbaubedingungen sind meist zertifiziert und lassen sich so vom Verbraucher überprüfen. Die in Apotheken verkauften Heilkräuter entsprechen zudem den Reinheitsgeboten und Gehaltsvorschriften des Deutschen Arzneibuchs.

Pflanze	Foto	Einsatz	Zubereitung[1]	Hinweise
Anis *(Pimpinella anisum)* Verwendet werden die getrockneten Früchte sowie das daraus gewonnene Öl.	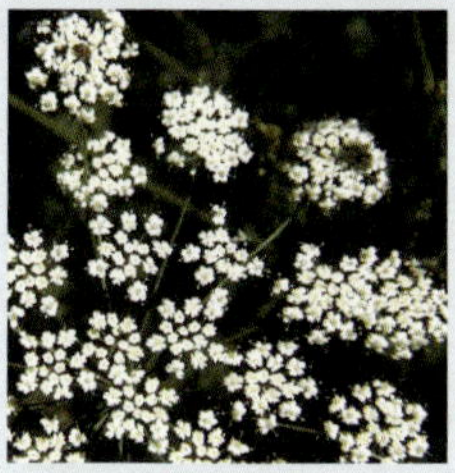	Wissenschaftlich belegte Anwendungen: krampflösende Wirkung gegen Bronchitis und Rachenentzündungen sowie bei Magen-Darm-Beschwerden. Ferner sinnvoll bei Menstruationsbeschwerden, Koliken, Blähungen und Lebererkrankungen. Bei Blähungen und Bauchkrämpfen evtl. zur Wirkungsverstärkung mit Fencheltee abwechseln (→ S. 273).	**Anistee:** 1 TL zerdrückte Früchte mit ½ l Wasser aufbrühen, 10 Minuten ziehen lassen und abgießen.	Gerade bei dem an ätherischen Ölen reichen Anis ist Frische entscheidend: „Der beste ist frisch, voll, ohne Staub, hat einen starken Geruch." (Dioscurides, Arzt im antiken Griechenland)
Arnika *(Arnica montana)* Verwendet werden die getrockneten Blütenstände.	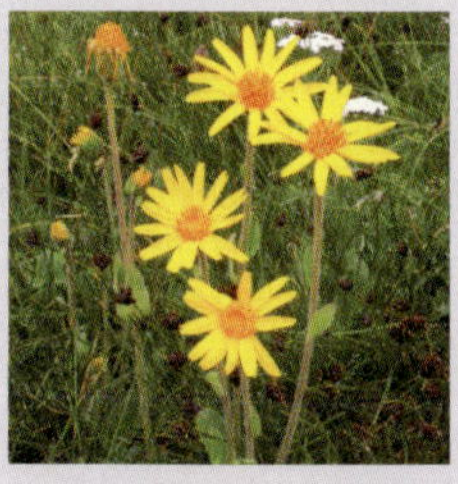	Wissenschaftlich belegte Anwendungen: aufgrund der keimtötenden und entzündungshemmenden Wirkung bei stumpfen Verletzungen, Muskel- und Gelenkschmerzen, Hautentzündungen und Insektenstichen (Arnika-Umschläge). Traditionell verwendet zusätzlich bei Schleimhautentzündungen in Mund und Rachen sowie als Tee bei Angina pectoris (→ S. 693) und starken Menstruationsbeschwerden.	Essenz bzw. Tinktur: für Umschläge, als Gurgellösung oder zum Einreiben 1:10 mit Wasser verdünnen. **Arnikatee** (als Umschlag zu verwenden): 2 TL Blüten mit 150 ml kochendem Wasser übergießen, 10 Min. ziehen lassen.	Arnika darf nicht innerlich angewendet werden. Nicht über längere Zeit auf offene Wunden auftragen (hier ist die Ringelblume die richtige Heilpflanze). Allergien kommen vor.
Baldrian *(Valeriana officinalis)* Verwendet wird der getrocknete Wurzelstock.	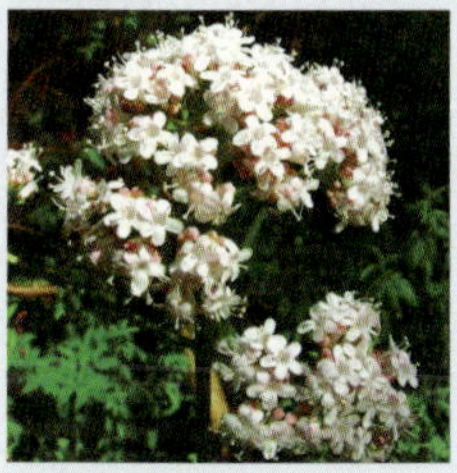	Wissenschaftlich belegte Anwendungen: aufgrund der beruhigenden Wirkung bei nervös bedingten Einschlafstörungen und Unruhezuständen. Baldrian beeinflusst den Stoffwechsel der Neurotransmitter (Botenstoffe der Nervenzellen). Traditionell verwendet auch bei nervöser Erschöpfung, Kopfschmerzen, Angstzuständen und Muskelverspannungen.	**Baldriantee:** 1 TL Baldrianwurzel mit ½ l heißem Wasser übergießen, 10 Minuten ziehen lassen und abseihen. Bad: 2 Liter Tee ins Badewasser geben.	Baldrian vermindert die Verkehrstüchtigkeit, am stärksten 1–2 Stunden nach der Einnahme.
Efeu *(Hedera helix)* Verwendet werden die getrockneten Blätter.	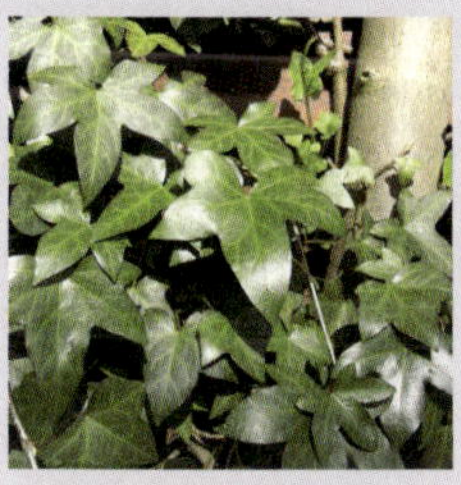	Wissenschaftlich belegte Anwendungen: aufgrund der bakterientötenden und krampflösenden Wirkung bei Atemwegsentzündungen, insbesondere der Bronchien, empfohlen. Traditionell verwendet: innerlich z. B. bei Gallenleiden, Gicht und Rheuma. Äußerlich z. B. gegen Läuse, Nervenschmerzen und Geschwüre.	Die Wirkstoffe des Efeus können durch traditionelle Zubereitungen nur schlecht ausgezogen werden. Verwendet werden deshalb ausschließlich Fertigpräparate.	Tipp: Efeu wirkt auswurffördernd. Deshalb nicht zusammen mit einem Hustenstiller (→ S. 595) anwenden.
Fenchel *(Foeniculum vulgare)* Verwendet werden die getrockneten reifen Früchte bzw. ihr Öl.	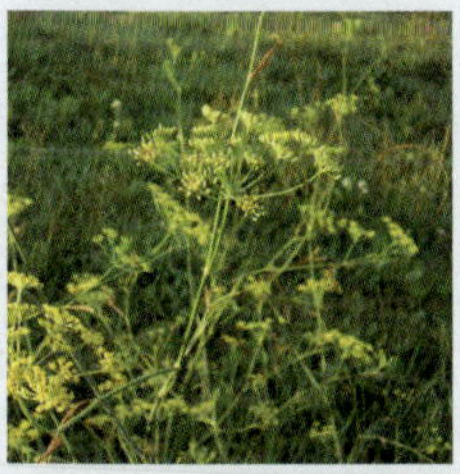	Wissenschaftlich belegte Anwendungen: aufgrund der krampflösenden, entzündungshemmenden und beruhigenden Wirkung bei Bronchitis und bei Magen-Darm-Beschwerden. Traditionell verwendet auch bei Erbrechen. Das Öl wird auch zu äußerlichen Einreibungen des Bauches bei Blähungen und Bauchkrämpfen verwendet.	**Fencheltee:** 1 TL zerdrückte Früchte mit ½ l Wasser aufbrühen, 10 Minuten ziehen lassen, abgießen. Bei Blähungen und Bauchkrämpfen. Evtl. auch mit Anistee abwechseln (→ S. 273).	Fenchelöl bei kleinen Kindern, in der Schwangerschaft und Stillzeit nicht verwenden (die getrockneten Früchte sind aber unbedenklich).
Hopfen *(Humulus lupulus)* Verwendet werden die getrockneten weiblichen Blütenstände.	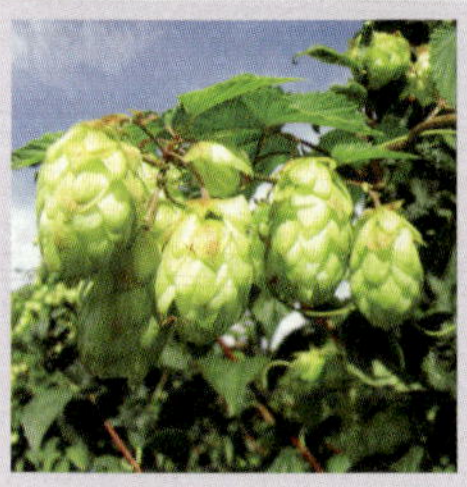	Wissenschaftlich belegte Anwendungen: aufgrund der beruhigenden Wirkung bei Unruhe, Nervosität, Angstzuständen und Schlafstörungen empfohlen. Bei Ein- und Durchschlafstörungen am besten mit Baldrianwurzel kombiniert anwenden. Traditionell auch bei Kopfschmerzen sowie bei Menstruations- und Wechseljahrsbeschwerden eingesetzt.	**Hopfentee:** 1 TL zerkleinerte Blüten mit 150 ml kochendem Wasser übergießen, 10 Min. ziehen lassen.	Hopfenpräparate vermindern die Verkehrstüchtigkeit.

Pflanze	Foto	Einsatz	Zubereitung[1]	Hinweise
Johanniskraut *(Hypericum perforatum)* Verwendet wird das während der Blütezeit gesammelte Kraut.	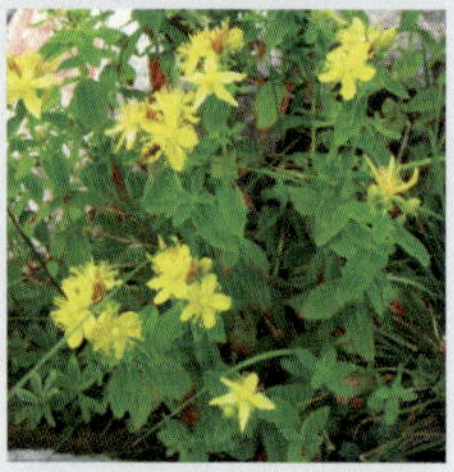	Wissenschaftlich belegte Anwendung für Johanniskraut-Extrakt: Depressive Verstimmung (→ S. 1184) und Winterdepression (→ S. 1185) aufgrund der Wirkung auf den Neurotransmitterstoffwechsel im Gehirn. Traditionell auch verwendet bei Bronchitis, das Öl bei Gicht und Rheuma. Ferner als Salbe zur Wundheilung und als Hautpflegemittel bei trockener Haut.	**Johanniskrauttee:** 2 TL Kraut mit 150 ml kochendem Wasser übergießen, 5–10 Min. ziehen lassen. Öl zur äußeren Anwendung (Einreibung): Handteller benetzen und gut einreiben.	Wechselwirkungen mit anderen Arzneimitteln sind möglich – lassen Sie sich von Ihrem Arzt beraten. Die Einnahme von Johanniskraut bewirkt eine Überempfindlichkeit gegen Sonnenlicht!
Echte Kamille *(Matricaria recutita)* *Das* Heilkraut schlechthin. Verwendet werden die Blütenköpfchen.	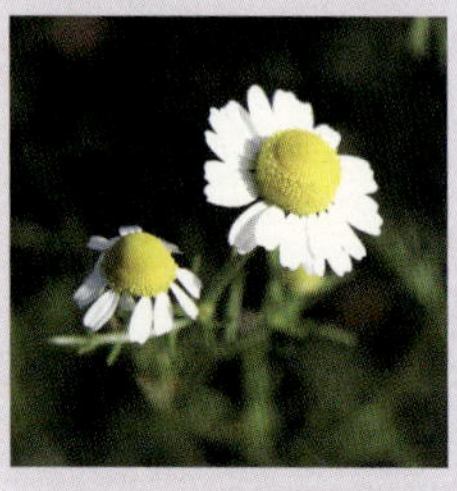	Wissenschaftlich belegte Anwendungen: aufgrund der entzündungshemmenden Wirkungen bei Haut- und Schleimhautentzündungen, bei Wunden im Anal- und Genitalbereich und bei Erkrankungen der Atemwege. Traditionell ferner äußerlich verwendet bei: Akne, Hämorrhoiden und Furunkeln sowie innerlich bei Blähungen und Bauchkrämpfen.	**Kamillentee:** ½ EL mit ½ l kochendem Wasser übergießen, 10 Minuten ziehen lassen, abseihen. Bei Sodbrennen und Magenbeschwerden Tee trinken, bei Entzündungen in Mund und Rachen mehrmals täglich gurgeln. Inhalation (→ S. 280): eine Handvoll Kamillenblüten auf 1/2–1 l Wasser.	Wer gegen Korbblütler allergisch ist, muss Kamille meiden (Kamille ist ein Korbblütler). Neben der echten Kamille kommen auch viele (nicht heilwirksame) Kamillearten vor.
Melisse *(Melissa officinalis)* Verwendet werden die Blätter sowie das daraus gewonnene Öl.	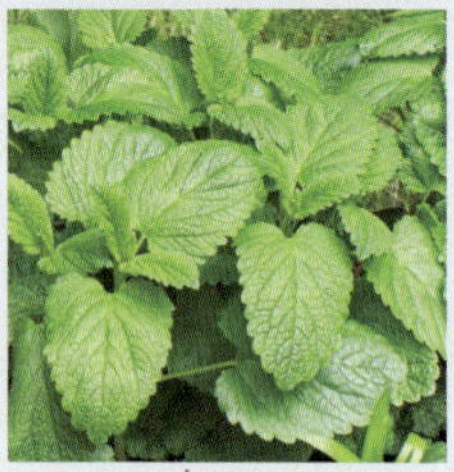	Wissenschaftlich belegte Anwendungen: aufgrund der virenhemmenden Wirkung äußerlich bei Lippenherpes. Innere Anwendung bei Unruhe, Schlafstörungen, Angespanntheit sowie bei Verdauungsstörungen. Traditionell auch verwendet bei Unterleibserkrankungen, Nervenleiden und nervösen Magenbeschwerden; äußerlich z. B. bei Nervenschmerzen und rheumatischen Beschwerden.	**Melissentee:** 2 TL Blätter mit 1/8 l kochendem Wasser übergießen, 10 Minuten ziehen lassen, abseihen. Abends eine Tasse trinken. Bad (→ S. 282)	Tipp: Melisse bei Einschlafstörungen am besten in Kombination mit Baldrian, Hopfen oder Passionsblume einsetzen.
Weißbeerige Mistel *(Viscum album)* Verwendet werden die Zweige mit Blättern, Blüten und Früchten.	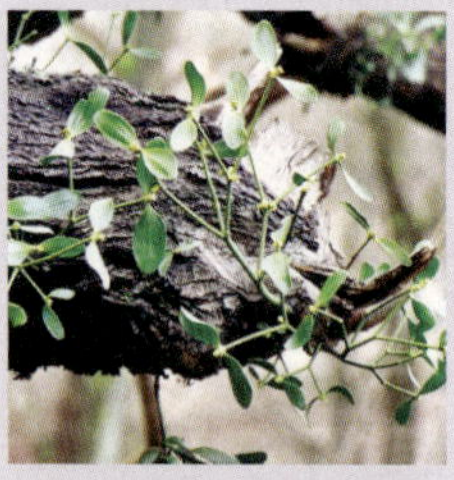	Wissenschaftlich belegte Anwendungen: begleitend bei Krebserkrankungen (Näheres hierzu → S. 1031). Traditionell verwendet bei: Epilepsie, Keuchhusten, Durchfall und Herzrasen.	**Misteltee:** 1 TL Mistelkraut in 150 ml *kaltem* Wasser 12 Stunden ziehen lassen, dann vor dem Trinken kurz (!) aufkochen.	Tipp: Mistelpräparate werden bei Krebs von den Krankenkassen bezahlt.
Pfefferminze *(Mentha piperita)* Verwendet werden die Blätter und das Öl, Letzteres aber nicht bei Babys und Kleinkindern.	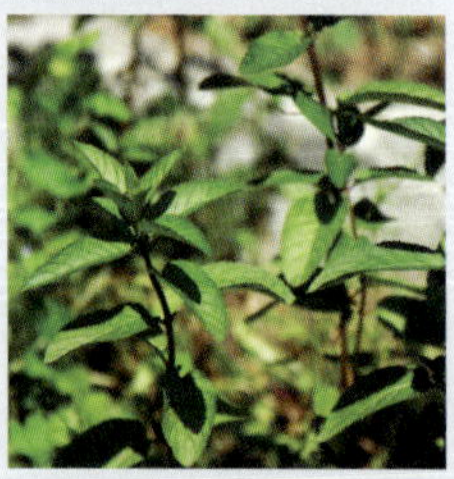	Wissenschaftlich belegte Anwendungen: aufgrund der antibakteriellen und krampflösenden Wirkung bei Verdauungsstörungen, Blähungen und bei Magenschleimhautentzündungen. Das Öl wird innerlich bei Übelkeit, Reizdarm, Husten und Erkältungen, äußerlich bei Spannungskopfschmerz, Husten und Erkältungen sowie bei rheumatischen Beschwerden empfohlen.	**Pfefferminztee:** 2–3 TL mit 150 ml heißem Wasser überbrühen, 10 Min. ziehen lassen. Öl – innerliche Anwendung: 1–4 Tropfen bis zu 3-mal täglich. Öl – äußerliche Anwendung: 1 Tropfen auf Schläfe einreiben. Öl – Inhalation: 3–4 Tropfen in heißem Wasser inhalieren.	Vorsicht mit Pfefferminzöl: bei Babys und Kleinkindern nicht verwenden, da es zu einem Atemstillstand kommen könnte. Öl bei Anwendung im Schläfenbereich nicht in die Augen bringen.
Ringelblume *(Calendula officinalis)* Verwendet werden die Blüten.	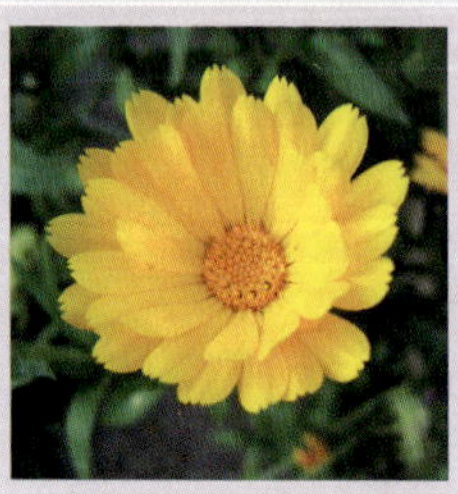	Wissenschaftlich belegte Anwendungen: aufgrund der entzündungshemmenden und keimtötenden Wirkung insbesondere bei infizierten Wunden zur Wundheilung sowie bei Hautentzündungen und Entzündungen der Schleimhäute empfohlen. Traditionell verwendet äußerlich z. B. bei Wunden – auch infizierten – und bei Venenerkrankungen, innerlich z. B. bei Menstruationsbeschwerden und Magen- oder Darmentzündungen.	**Ringelblumentee:** 1 TL getrocknete Blüten (oder eine Handvoll frische Blüten) mit ½ l Wasser übergießen, 10–15 Minuten ziehen lassen. Essenz bzw. Tinktur: für Umschläge, als Gurgellösung oder zum Einreiben 1:10 mit Wasser verdünnen.	Ein stärkerer Tee kann auch zur Wundreinigung verwendet werden: 2 TL Blütenblätter ohne Kelch mit 150 ml kochendem Wasser übergießen, 10 Min. ziehen lassen. Für Hobbygärtner: Ringelblumen können gut selbst angebaut werden (sogar auf dem Balkon).

Pflanze	Foto	Einsatz	Zubereitung[1]	Hinweise
Salbei *(Salvia officinalis)* Verwendet werden die Blätter.	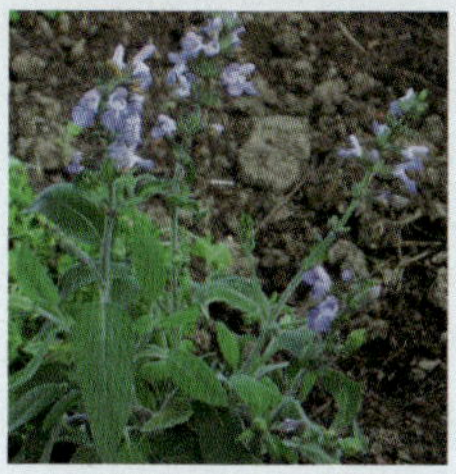	Wissenschaftlich belegte Anwendungen aufgrund der entzündungshemmenden und adstringierenden (zusammenziehenden) Wirkung, innerlich bei übermäßigem Schwitzen und Funktionsstörungen des Magen-Darm-Trakts. Gurgeln von Salbeitee hilft bei Mund- und Rachenentzündungen. Traditionell verwendet: innerlich z. B. bei Appetitlosigkeit, Blähung, Durchfall. Äußerlich z. B. bei Entzündungen der Haut und im Mund- und Rachenbereich.	**Salbeitee:** Für Tee einige frische Blätter oder 1 TL getrocknete Blätter mit ½ l kochendem Wasser übergießen, 10 Minuten ziehen lassen, abgießen. Zur Geschmacksverbesserung evtl. mit Kamillentee oder Pfefferminze mischen und mit Honig süßen.	Salbei vermindert die Milchbildung und sollte von stillenden Frauen deshalb nicht getrunken werden.
Weißdorn *(Crataegus laevigata)* Verwendet werden die Blätter und die Blüten.	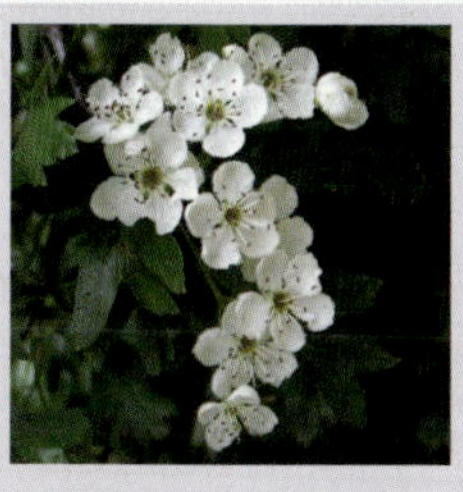	Wissenschaftlich belegte Anwendungen bei beginnender Herzinsuffizienz (→ S. 702) sowie bei nervösen Herzbeschwerden. Traditionell auch bei Schwindel und Atemnot.	**Weißdorntee:** 1 TL Blätter gut zerkleinern, mit 150 ml kochendem Wasser überbrühen, 5–10 Min. ziehen lassen	Der Wirkungsaufbau verläuft langsam, oft dauert es 8 Wochen, bis sich eine Wirkung zeigt.

[1] Hier sind die Anwendungen im Rahmen der traditionellen Phytotherapie beschrieben. Viele der beschriebenen Heilkräuter werden zudem in der Rationalen Phytotherapie in Form von standardisierten Extrakten verwendet.

Die wichtigsten **Heilpflanzen** ***(Arzneipflanzen, Heilkräuter)*** *mit ihrer Wirkungsweise und den derzeitigen Empfehlungen zur Anwendung. Dabei werden sowohl die traditionellen (d. h. wissenschaftlich nicht abgesicherten) Einsatzgebiete genannt als auch die Anwendungen in der Rationalen (wissenschaftlich begründbaren) Phytotherapie. Die hier genannten Anwendungsempfehlungen stützen sich auf die Monographien der ESCOP von 2003 (die European Scientific Cooperative on Phytotherapy wurde von der EU mit der wissenschaftlichen Bewertung von Arzneipflanzen beauftragt).* [Anis NDU 0516, alle anderen WKY 0517–0529]

Kräutertees

Tee – der wässrige Auszug aus Pflanzenteilen – kann aus frischen oder getrockneten Kräutern bereitet werden **(Kräutertee)** und zwar als:

- **Aufguss** ***(Infus).*** Heilkräuter werden mit kochend heißem Wasser übergossen – der „Tee" schlechthin. Regel: 5–10 Minuten ziehen lassen, Gefäß danach abdecken, damit sich die flüchtigen (ätherischen) Inhaltsstoffe nicht verziehen. Heiß oder abgekühlt trinken.
- **Aufkochung.** Manche Kräuter bzw. Wurzeln (z. B. Eibischwurzel) werden zunächst mit kaltem Wasser übergossen und erst nach dem „Ziehen" aufgekocht.
- **Abkochung** ***(Decoct).*** Die Heilpflanzen werden 10–15 Minuten in Wasser gekocht, um weitere Heilstoffe daraus zu lösen. Dieses Verfahren wird besonders bei harten Pflanzenteilen wie Wurzeln und Rinden angewendet.
- **Kaltansatz** ***(Kaltauszug, Mazerat).*** Kräuter werden viele Stunden in kaltes Wasser gelegt und erst zur Anwendung erwärmt. Hierdurch lassen sich auch hitzeempfindliche Wirkstoffe gewinnen (etwa bei Mistel oder Baldrian).

Mischungen aus verschiedenen Heilkräutern werden von manchen ***Herbalisten*** (in Kräuterheilkunde erfahrene Menschen) grundsätzlich abgelehnt, andere halten Mischungen dagegen für wirkungssteigernd. Zu achten ist aber immer darauf, dass nur Heilkräuter mit ähnlichen Aufgusszeiten gemischt werden – die vom Apotheker zusammengestellten Mischungen tragen dem Rechnung.

(!) Viele Teezubereitungen sind fertig abgepackt auch in Lebensmittelläden erhältlich. Solche ***Fertigtees*** werden in Teefilterbeuteln oder als Instanttee angeboten. Die Qualität schwankt jedoch erheblich. Nur wenn auf der Packung indikationsbezogene Angaben gemacht werden (etwa: „zur Schleimlösung bei Bronchitis"), muss die verwendete Heilpflanze einem hohen, gesetzlich verankerten Qualitätsstandard entsprechen. Dies wird von vielen Herstellern umgangen, die auf der Packung keine indikationsbezogenen, sondern allgemeine Angaben machen („besonders für die Erkältungszeit") und entsprechend minderwertigere Zutaten verwenden.

Gerade bei ***Instanttees*** machen die Hersteller so manchen Kompromiss, um ein möglichst rieselfähiges Produkt zu erhalten. Nur wenn Sprühextrakte verwendet werden, ist die Qualität der zugefügten Kräuterauszüge einigermaßen gesichert.

Aufbewahrung. Tees werden am besten vor Licht geschützt, kühl und trocken gelagert – andernfalls verdampfen die flüchtigen Inhaltsstoffe frühzeitig und Mikroorganismen könnten sich festsetzen. Ideal sind braun getönte, fest verschließbare Glasbehälter oder Weißblechdosen. Gut gelagert lassen sich Tees bis zu einem Jahr ohne Wirkungsverlust aufbewahren.

Rezepte zur Zubereitung vieler Kräutertees (→ Tabelle)

■ Tee wirksam trinken

Damit die Kräuter ihre heilende Kraft entfalten können, sollte ein medizinisch verordneter Tee mit Bedacht getrunken werden.

Deshalb sind die folgenden Tipps – wenn immer möglich – wert, beachtet zu werden:

Heilkräutertees immer schluckweise und in Ruhe trinken.

Nicht mit „vollem Bauch" trinken – Wirkstoffe werden vom leeren Magen besser aufgenommen. Auch wenn man daraus kein Dogma machen sollte: Die besten Zeiten sind morgens nüchtern, vor dem Schlafengehen bzw. 1–2 Stunden nach dem Essen.

Manche Kräutertees können durchaus als „Kuren" getrunken werden. Grundsätzlich gilt aber: Wenn der gleiche Tee länger als einen

Monat getrunken wird, sollte ärztlicher Rat eingeholt werden. Medizinischer Tee ist kein Dauergetränk!

Auch wenn generell empfohlen wird, Heilpflanzentees ungesüßt zu trinken – manche Tees sind nicht gerade eine Gaumenfreude (z. B. Salbeitee). Auch für Kinder werden viele Tees erst durch einen geschmacklichen Ausgleich genießbar. Es spricht deshalb nichts dagegen, gerade die oft bitter schmeckenden Hustentees mit Honig zu süßen. Auch ein Schuss Apfelsaft oder ein paar Tropfen Zitronensaft können einen Tee „gefälliger" machen – oder mischen Sie einen eher bitteren Tee zur geschmacklichen Verbesserung mit einem wohlschmeckenderen: Der Zusatz von Fencheltee etwa lässt einen Salbeitee für manche süßer wirken, der Zusatz von Pfefferminz frischer.

i Aktuell: www.gesundheit-heute.de/03x02

- J. Grünwald; C. Jänicke: **Die grüne Apotheke.** Gräfe & Unzer, 2005. Ideal zum genaueren Kennenlernen aller wichtigen Heilpflanzen, mit viel Sorgfalt erarbeitet und eines der wenigen Bücher, das sich gleichermaßen für Laien wie für Personen mit Gesundheitsberufen eignet. Ein zusätzliches Plus: Die Autoren geben sowohl einen Überblick über die traditionellen Nutzungen als auch über die wissenschaftlich belegten Anwendungen der Heilpflanzen.
- A. Baum: **Klostermedizin.** Kneipp-Verlag, 2005. Wunderschön gestaltetes, für manche teils romantisierendes, Handbuch mit vielen Anregungen zum Einsatz traditioneller Phytomedizin.
- M. Treben: **Gesundheit aus der Apotheke Gottes.** Ennsthaler, 2005. Obwohl mit über 10 Millionen Auflage eines der meist gekauften Gesundheitsbücher aller Zeiten, kann es wegen unrealistischer Heilungsbeispiele nicht empfohlen werden, die – wie andere Autoren herausfanden – teilweise offenbar frei erfunden wurden.
- M.-L. Kreuter: **Kräuter und Gewürze aus dem eigenen Garten.** Blv, 2004. Großer Ratgeber zum Selbstanbau von Heilkräutern.

Physikalische Anwendungen

Physikalische Anwendungen nutzen physikalische Kräfte zu Heilzwecken: Wasser, Wärme, Kälte, elektrischen Strom, Sonnenlicht, Ultraschall, aber auch die Kraft der Hände. Diese Kräfte der Natur sind die Grundlage vieler Naturheilverfahren (→ Kapitel 33 ab S. 1247). Aber auch im Rahmen der Selbsthilfe lassen sich viele dieser Kräfte nutzen. Populär wurden vor allem die Wasseranwendungen des Wörishofener Pfarrers ***Sebastian Kneipp*** (1821–1897).

Allen Anwendungen ist gemeinsam, dass sie Reize auf unseren Körper ausüben. Das löst eine physiologische Reaktion aus: Auf einen Kältereiz ziehen sich die Blutgefäße zusammen, auf einen Wärmereiz erweitern sie sich. Wegen dieses Reizeffekts werden **physikalische Anwendungen** manchmal auch als *Reiztherapien* oder *physikalische Therapien* bezeichnet.

Stimulation für Kreislauf und Immunsystem

Die Wirkung bleibt dabei nicht auf den Reizort beschränkt, sondern erstreckt sich – vermittelt über das vegetative Nervensystem sowie hormonelle Botenstoffe – auch auf andere Körperteile oder sogar den ganzen Körper. Das erklärt, warum sich nach einem kalten Unterschenkelguss der ganze Körper belebt fühlt.

Werden Anwendungen regelmäßig wiederholt, so stellen sich weitere Effekte ein:

Der Abhärtungseffekt. Alles, was wir als unangenehm empfinden – etwa wenn wir uns mit kaltem Wasser übergießen – führt zu einer *Stressreaktion,* in deren Zentrum die Ausschüttung des Hormons ACTH (→ Abb. S. 755) in der Hirnanhangdrüse steht. Dieses Hormon wiederum sorgt dafür, dass die Nebenniere körpereigenes Kortison (Kortisol → S. 756) freisetzt, das unseren Körper auf „Flucht oder Abwehr" einstimmt. Werden die unangenehmen Reize regelmäßig wiederholt, so „gewöhnt" sich der Körper nicht nur in seinem Empfinden daran (die Kälte „beißt" weniger), sondern auch in seiner Reaktion darauf: Schon nach drei Wochen regelmäßiger Kaltwasserbehandlung führen Kältereize zu keiner nennenswerten hormonellen Stressreaktion mehr – der Körper erhöht also seine Stressresistenz. Inwieweit die Abhärtung generalisiert, d. h. auch gegenüber anderen Stressreizen resistenter macht, ist umstritten, es wäre jedoch plausibel.

Der Trainingseffekt. Immer wiederkehrende Reize, wie sie etwa bei wechselwarmen Wasseranwendungen auf das Herz-Kreislauf-System wirken, trainieren die Gefäßmuskulatur. So konnte nachgewiesen werden, dass sich der Blutdruck langfristig durch regelmäßige Anwendungen senken lässt.

Wasseranwendungen regen aber nicht nur den Kreislauf an – die wiederholten Stressreize stimulieren auch das Immunsystem. Es wurde nachgewiesen, dass kurzfristige Kältereize die Ausschüttung bestimmter Botenstoffe und Zellen des Immunsystems ins Blut bewirken. Die durch Anwendungen oft erreichte bessere Durchblutung tut ein Übriges, um das Immunsystem zu unterstützen.

Physikalische Anwendungen wirken zudem seelisch ausgleichend und geistig belebend. Dies macht sich nicht zuletzt die Wellness-Bewegung zunutze, die stark auf seelische Wohlfühleffekte setzt, die von der Haut vermittelt werden (→ S. 277). Nicht zu unterschätzen ist aber auch der soziale Effekt: Jede Anwendung ist gleichzeitig auch eine Zuwendung.

Der Weg zur Abhärtung muss nicht immer über „Anwendungen" führen. Die heilenden physikalischen Kräfte sind in unser alltägliches Leben eingebaut: als Wind, Wärme, Kälte, Temperaturwechsel, Wasser in allen Formen – von Regen über Tau bis hin zum Schnee. Abhärtung kann man durch Wechselduschen erreichen, aber auch, indem man seine Enkel mit dem Fahrrad zum Kindergarten bringt.

Viele Reize – viele Wirkungen

Die Reize physikalischer Anwendungen wirken sehr unterschiedlich:

Wärme und Kälte wirken – je nach Anwendung – stimulierend oder ausgleichend, treiben Schweiß oder fördern die Durchblutung. Über Reflexe des vegetativen Nervensystems und über chemische Botenstoffe beeinflussen sie auch die inneren Organe und wirken ausgleichend auf das Nervensystem – deshalb hilft eine Wärmflasche bei Darmkoliken.

Kälte und Wärme werden dem Patienten vor allem mithilfe von *Wasser* verabreicht – das war die Spezialität des Pfarrers Sebastian Kneipp, der über 100 Methoden der Wassertherapie beschrieben hat.

Wasser leitet aber nicht nur Kälte und Wärme, sondern ist selbst ein mechanischer Reiz – wenn es auf die Haut trifft, werden die Berührungssensoren der Haut millionenfach aktiviert. Und dieser Berührungseffekt wirkt weit in die Tiefe, z. B. auf das Immunsystem (→ S. 277).

Neben Wärme, Kälte und mechanischer Kraft kann Wasser aber auch Wirkstoffe transportieren. Viele Wickel, Auflagen und Umschläge werden deshalb mit Heilzusätzen – von Kräutern, Ölen, Quark bis hin zum Essig – angereichert. Dies wird auch bei den Inhalationen (→ S. 283) ausgenutzt: Sie versorgen die entzündeten Schleimhäute nicht nur mit Dampf, sondern auch mit den darin gelösten ätherischen Ölen.

Wann Wärme, wann Kälte?

Sowohl Kälte als auch Hitze interpretiert der Körper zunächst einmal als Bedrohung: Das *Abwehrsystem wird aktiviert* (z. B. Anstieg der weißen Blutkörperchen im Blut), der Stress wiederum sorgt für einen steigenden Kortisol-Spiegel im Blut. Die „Kunst" bei Wärme- und Kälteanwendungen besteht also darin, den Reiz so zu dosieren, dass der Körper gut damit fertig wird, d. h. dass er angeregt wird, ohne überlastet zu werden.

Auch die *Durchblutung* wird sowohl durch Wärme als auch durch Kälte gefördert – bei Kälteeinwirkung verengen sich zwar die Blutgefäße zunächst (was die Durchblutung einschränkt), danach aber stellen sie sich ausgleichend um so weiter – der Blutfluss nimmt zu.

Dennoch gibt es Unterschiede in der Wirkung von Kälte und Wärme, sie werden für die Therapie genutzt:

- **Wärme** regt den Stoffwechsel nachhaltig an, lindert bei längerer Einwirkung Schmerzen und entspannt sowohl die Muskulatur als auch die Seele. Entsprechend wird Wärme bei chronischen Erkrankungen des Bewegungsapparats (etwa bei Arthrose → S. 994), bei muskulären Verspannungen, Rückenproblemen und bei psychosomatischen Beschwerden angewendet. Auch bei beginnenden Infekten kann Wärme unterstützend wirken.
- **Kälte** schränkt während der Dauer der Anwendung die Durchblutung ein, wird vor allem bei Prellungen, Verstauchungen und Quetschungen genutzt: Die enggestellten Gefäße lassen nämlich weniger Wasser in das umliegende Gewebe austreten, und das beugt Schwellungen vor. Auch bei Entzündungen (etwa bei rheumatischen Erkrankungen) tut Kälte gut, da die gekühlten Stellen nach der Therapie um so stärker durchblutet werden – das bringt Abwehrzellen in das behandelte Körpergebiet.

Grundregeln für physikalische Anwendungen

- Alle Anwendungen in Ruhe durchführen. Ist die Anwendung von Hitze oder Kälte vorgesehen, sollte alles gut vorbereitet sein, um jedes Frösteln oder Frieren zu vermeiden.
- Das Zimmer soll frisch gelüftet, aber nicht kalt sein.
- In entspannter und bequemer Lage durchgeführte Anwendungen sind am wenigsten belastend.
- Nach den Anwendungen sollte eine Ruhepause stehen, die Wirkung der Anwendungen entfaltet sich oft erst während dieser Entspannungsphase.

Sicherheitsregeln

- Die meisten Anwendungen belasten den Kreislauf. Deshalb nicht bei hohem Fieber oder schweren Krankheiten anwenden. Menschen mit schwerer Herz-Kreislauf-Erkrankung sollten immer den Rat des Arztes einholen.
- Überwärmungsbäder (→ S. 281) sind kein Hausmittel, sie erfordern zur sicheren Durchführung ärztliche Aufsicht.
- Anwendungen wirken am besten bei einem „spannungsbereiten" Körper. Deshalb Anwendungen nicht vor oder unmittelbar nach einer Mahlzeit durchführen: 1–2 Stunden Abstand zu den Mahlzeiten sind ideal.

Wickel und Auflagen

Wie der Name sagt, werden **Wickel** um einen Körperteil geschlungen. Durch Wickel lässt sich Wärme zuführen (warme Wickel) oder auch entziehen (kalte Wickel), dadurch wird die Durchblutung beeinflusst und eventuell Schmerzen und Entzündungen gelindert. Gleichzeitig können Wirkstoffe in die Haut eindringen (etwa aus Zwiebel, Zitrone oder Quark).

Auflagen werden im Gegensatz zum Wickel nicht rundum gewickelt, sondern nur aufgelegt und mit einer Binde fixiert. Sie wirken aber grundsätzlich genauso wie Wickel.

Werden große Körperflächen bedeckt, so spricht man auch von **Packungen.** Kleine Auflagen werden als ***Kompressen*** bezeichnet.

Zu den Auflagen im weiteren Sinne gehört alles, was „aufgelegt" wird, also Kissen und Säckchen (z. B. Zwiebelsäckchen, Lavendelsäckchen, Kirschkernsäckchen) oder die „heiße Rolle" (verschafft Linderung bei Kopfweh, Muskelverspannungen und steifem Nacken, indem durch trockene Wärme die Durchblutung gefördert und die Muskulatur entspannt wird → S. 918).

Wickel

Grundausrüstung. Medizinfachgeschäfte und Apotheken bieten ***Wickel-Fertigsets*** an, die Ausrüstung lässt sich jedoch genauso gut aus Geschirrtüchern, Handtüchern, Betttüchern und ähnlichem zusammenstellen:

Ausgleichend, wohltuend, heilungsfördernd: Wirkungsvermittler Haut

Viele Reiztherapien wirken über die Haut – sei es, indem sie die Hautdurchblutung anregen oder indem sie die vielen Berührungs-, Druck- und Vibrationssensoren der Haut stimulieren. Und das hat nachhaltige Wirkungen auf den ganzen Körper: Das größte Organ des menschlichen Körpers ist nämlich beileibe nicht nur eine Schutzhülle, sondern spielt eine aktive, vermittelnde Rolle zwischen der Umwelt und den Körperfunktionen. So steht die Haut etwa mit dem Immunsystem in Kontakt: Berührungen setzen Botenstoffe (wie etwa ***Interleukin 10)*** frei, die regulierend in das Immungeschehen und in Entzündungsprozesse eingreifen. Die Stimulierung der Haut hat zudem günstige Einflüsse auf Stressreaktionen (→ S. 263) – durch Massage und Berührungen wird die Ausschüttung von Kortisol reduziert.

Die Haut beeinflusst nicht nur die seelische Balance, sie fördert auch – zumindest bei denen, die noch wachsen – die Entwicklung: Werden Rattenbabys nicht mehr abgeleckt, hören sie auf zu wachsen, sie stellen die Produktion von Wachstumshormonen ein. Wie Experimente zeigen, ist dieser Effekt auf den Menschen übertragbar: Frühgeborene, die regelmäßig massiert werden, nehmen um 47 % schneller zu als eine nicht massierte Kontrollgruppe, sie weinen seltener und schlafen besser. Ähnliche Studien an Erwachsenen zeigen: Der belebende Effekt von Berührung hält ein Leben lang an. Auch der Volksmund weiß um die Verbindung von Haut und Seele: So mancher „Eindruck" berührt uns tief. Kein Wunder also, dass Reiztherapien unter die Haut gehen!

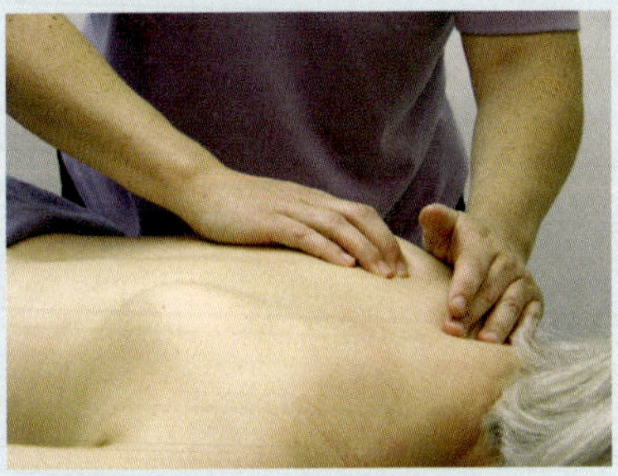

Eine Wirbelsäulenmassage kann auch vom Partner durchgeführt werden – und bewirkt oft rasche Erleichterung bei Verspannungen in Schultern und Rücken. [ISP 0530]

Anwendung	Hauptwirkungen	Hilfreich bei
Wickel, Umschläge und Auflagen	Halten Wärme oder Kälte auf der eingewickelten Hautpartie. Lassen die Wickelzusätze gut einwirken	Blähungen, Bauchkrämpfen, Husten, Fieber, aber auch örtlich bei Ohrenschmerzen, Halsschmerzen, Prellungen oder Hautausschlägen (z. B. bei Insektenstichen)
Bäder	Führen großflächig Wärme zu – warme Bäder wirken entspannend; Kräuterzusätze werden beim Vollbad über die Haut aufgenommen und inhaliert	Erkältungen, Bauchschmerzen, Schlafstörungen, seelischer Anspannung und Nervosität
Abwaschungen, Güsse, Wassertreten, Wechselduschen	Fördern die Durchblutung, indem die Blutgefäße trainiert werden	Zur Vorbeugung bzw. zur Abhärtung, Abwaschungen helfen auch bei Einschlafstörungen
Massagen und Einreibungen	Fördern die Durchblutung, wirken entspannend und ausgleichend	Verspannungen, chronischen Erkrankungen des Bewegungsapparats, psychosomatischen Beschwerden
Inhalationen	Wirken abschwellend und entzündungshemmend, Wirkstoffe werden direkt an die Schleimhäute gebracht	Atemwegserkrankungen, insbesondere Bronchitis und Nebenhöhlenentzündungen

Übersicht über die wichtigsten **physikalischen Anwendungen.**

- Innentuch aus Baumwolle oder Leinen (Geschirrtuch oder Taschentuch, synthetische Materialien sind nicht gut, sie begünstigen den Wärmestau). Legen Sie das Innentuch auf Größe des zu umwickelnden Körperteils zusammen, tragen Sie die Heilsubstanz auf bzw. tunken Sie das Tuch in Wasser und wringen es aus. Für heiße Wickel müssen Sie das Innentuch stark auswringen, der Wickel wird dann besser vertragen und hält die Wärme länger. Legen Sie das Tuch möglichst straff und faltenfrei auf („Luftlöcher“ werden als unangenehm kalt empfunden).
- Zwischentuch aus Baumwolle oder Küchenpapier. Es ist nur bei sehr feuchten Wickeln (etwa bei Quarkwickeln) notwendig – legen Sie es dann einfach dem Innentuch auf.
- Außentuch (z. B. Badetuch oder Flanelltuch): Dieses soll die Temperatur des Wickels halten und das Bett vor Nässe schützen. Es sollte etwa so groß sein, dass es 1½-mal um den Körper reicht. Lassen Sie es oben und unten den „Innenwickel“ etwas überragen, um das Eindringen von Kälte zu verhindern. Wickeln Sie das Außentuch stramm um das Innen- bzw. Zwischentuch und fixieren Sie es mit Pflaster-Klebeband, Verbandsklammern oder Sicherheitsnadeln.
- Unterlage (z. B. dickes Handtuch oder Plastikunterlage), damit das Bett bzw. das Leintuch nicht nass werden.

Wickelregeln. Warme Wickel sollten so heiß wie möglich sein. Das Innentuch wird dazu in eine Schüssel mit 50 °C heißem Wasser eingetaucht. Um die Temperatur zu prüfen, legen Sie das Innentuch vor dem Aufbringen kurz auf die Innenseite Ihres Unterarms. Wenn es Ihnen dort nicht zu heiß ist, wird es gut vertragen. Damit die Wärme des Innentuchs länger anhält, sollten auch Zwischen- und Außentücher vorgewärmt werden, z. B. zwischen Wärmflaschen oder im Backofen bei 50 °C. Auch während der Anwendung kann der Wickel durch Auflage einer Wärmflasche länger warm gehalten werden.

Bei unangenehmen Reaktionen (Kälte und Frösteln, Hautjucken oder -reizung) nehmen Sie den Wickel ab, waschen den gewickelten Bereich rasch mit einem lauwarmen Waschlappen, rubbeln ihn gut ab und decken ihn warm zu.

Kühle Wickel (z. B. Wadenwickel oder Halswickel) werden gewechselt, wenn sie körperwarm geworden sind, das kann – vor allem bei Kindern – schon nach 10–15 Minuten der Fall sein. Einen trockenen, kalten Wickel sollten Sie entfernen, weil er sonst das Gegenteil dessen bewirkt, wofür er gedacht ist (trockene Wickel wärmen).

Warme Wickel dagegen bleiben länger liegen, von 30 Minuten bis zu mehreren Stunden – oder so lange, bis sie dem „Gewickelten“ zu kühl oder unangenehm werden.

Wadenwickel

Durch einen **Wadenwickel** kann das Fieber um etwa 0,5–1 °C gesenkt und dadurch oft deutliche Erleichterung verschafft werden. Wadenwickel können aber auch bei Schlafstörungen, Krampfadern, schlecht durchbluteten Beinen oder Kopfschmerzen helfen.

So geht's: Falten Sie ein Baumwoll- oder Leinentuch mehrfach in Längsrichtung, tauchen Sie es in kaltes Wasser und wringen Sie es so aus, dass es nicht mehr tropft. Wickeln Sie das Tuch jetzt straff um den Unterschenkel, lose Wickel wirken nicht! Danach wird ein Außentuch um den Unterschenkel geschlagen.

Beachten Sie beim Wadenwickel:

- Das Wasser darf nicht kälter als 30 °C sein, da sich sonst die Hautgefäße reflektorisch verengen und somit nur noch wenig Wärme abtransportiert wird.
- Wickel nach 15 Minuten abnehmen, spätestens aber dann, wenn er trocken ist.
- Wadenwickel werden immer an beiden Beinen angelegt, sie können maximal stündlich wiederholt werden.
- Wadenwickel nur anwenden, wenn der Fiebernde „glüht“ oder schwitzt. Nur dann sind die Hautgefäße weit gestellt und können Wärme an die Körperoberfläche transportieren! Während des Fieberanstiegs (der Körper friert, Hände und Füße sind kalt) auf Wickel verzichten.

Halswickel

Halswickel kommen vor allem bei Halsschmerzen und Lymphknotenschwellungen, aber auch bei der normalen Erkältung oder bei Nasennebenhöhlenentzündungen zum Einsatz. Eine kühle Anwendung, auch als Quark- oder Zitronenwickel, empfiehlt sich bei akuten Halsschmerzen, einem „feurigen“ Gefühl im Hals, bei akuten Schluckbeschwerden oder geschwollenen Lymphknoten. Warme Wickel, z. B. als Kartoffelwickel, werden zur Schleimlösung bei länger anhaltenden Halsschmerzen angewendet.

So geht's: Das Vorgehen hängt von der Art des Halswickels ab:

- **Kühle Anwendung:** Mehrfach in Längsrichtung zusammengefaltetes Leinentuch in kaltes (etwa 18 °C) Wasser tauchen, auswringen und glatt gestrichen um den Hals legen, der vom Unterkiefer bis zu den Ohren bedeckt sein soll. Mit einem Handtuch umwickeln. Nach etwa 20–30 Minuten – spätestens aber, wenn der Wickel sich erwärmt hat – wird der Wickel abgenommen und durch ein trockenes Seiden- oder Baumwollhalstuch ersetzt.
- **Quarkwickel:** 150–250 g Magerquark auf die Mitte eines Küchenhandtuchs streichen, die Tuchseiten darüber falten und möglichst faltenfrei um den Hals legen. Mit einem Außentuch abdecken. Der Quark kann entweder zimmerwarm oder gekühlt (dann eher dünn aufstreichen) angewen-

det werden. Der Quarkwickel bleibt länger feucht als ein normaler feuchter Wickel, er kann 2–3 Stunden liegen bleiben oder so lange, bis der Quark trocken ist.

- **Kartoffelwickel:** 1–2 ungeschälte heiße Pellkartoffeln in ein längs gefaltetes Küchentuch legen und zerdrücken. So warm wie möglich um den Hals legen (vorher Verträglichkeit an der Innenseite des eigenen Unterarms prüfen) und mit einem Handtuch umwickeln. 2–3 Stunden (bzw. so lange bis der Wickel abgekühlt ist) liegen lassen.
- **Zitronenwickel:** Ungespritzte Zitrone in Scheiben schneiden, in ein Baumwolltuch einschlagen und die Scheiben leicht „andrücken". Den Wickel um den Hals legen und mit einem Tuch straff befestigen. ½ bis 1 Stunde belassen. Falls der Zitronensaft die Haut reizt, auf einen Quarkwickel übergehen.
- **Zwiebelwickel:** Anstelle der Zitrone können Sie auch fein geschnittene Zwiebeln verwenden (2–3 Zwiebeln). Dieser Wickel kann auch warm angewendet werden: Eine Pfanne halbvoll mit Wasser füllen und erhitzen, mit einem Deckel abdecken und die „Zwiebelpackung" darauf beidseitig erwärmen.

Ohrenwickel und -auflagen

Bei Ohrenschmerzen (→ Tab. S. 70) hat sich ein **Zwiebelwickel** (auch *Zwiebelsäckchen* oder *Zwiebelauflage* genannt) bewährt.

So geht's: Eine rohe, mittelgroße Zwiebel in feine Würfel oder Scheiben schneiden, in ein Taschentuch packen und auf der Heizung oder einem Pfannendeckel etwas erwärmen. Das Päckchen auf das Ohr legen und mit einem um den Kopf gebundenen Tuch festbinden. Die Wirkung wird verstärkt, wenn man sich mit dem Säckchen zusätzlich auf eine Wärmflasche legt. 1–2 Stunden liegen lassen.

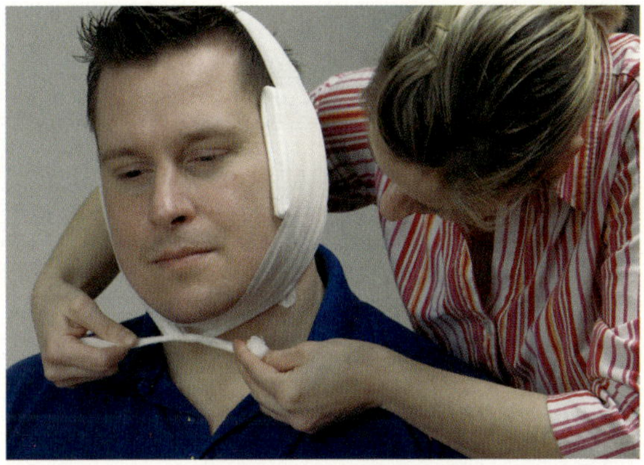

*Damit der **Wickel Ohrenschmerzen** wirklich abhelfen kann, sollte er ausreichend einwirken können. Dies geht am besten, wenn er am Abend vor dem Schlafengehen (oder auch vor einem Mittagsschlaf) zum Einsatz kommt.* [JAN 0532]

Auch **Kamillensäckchen** können Linderung bringen und wirken entzündungshemmend.

So geht's: Eine Handvoll trockene Kamillenblüten in ein dünnes Tuch geben, so dass ein 2–3 cm dickes „Päckchen" entsteht. Kurz durchkneten, bis der Inhalt geschmeidig ist. Zwischen zwei Wärmflaschen aufwärmen und vorsichtig auflegen. Sobald es sich nicht mehr warm anfühlt, durch ein anderes Säckchen ersetzen. Die Säckchen können mehrmals verwendet werden (solange sie duften).

Lavendelsäckchen wirken ähnlich. Sie werden genauso zubereitet oder können in der Apotheke gekauft werden.

Brustwickel

Die Durchblutung und damit auch Schleimlösung im Brustraum kann durch **Brustwickel** gefördert werden. Warme Brustwickel helfen bei Husten, Erkältungen und Bronchitis, kalte Wickel zur Kühlung beim Milchstau in der Stillzeit.

So geht's: Als Innentuch wird am besten ein auf etwa 40 cm Breite gefaltetes, großes Leinentuch verwendet (das Tuch sollte so breit sein, dass es vom unteren Rippenbogen bis unter die Achseln reicht). Die Länge wird so gewählt, dass die Brust ganz umschlossen wird. Das Innentuch möglichst faltenfrei auflegen und dann mit einem etwas breiteren Zwischentuch abdecken. Nun das Außentuch (etwa ein Frottee- oder Wolltuch) um die Brust wickeln (am besten wird das Außentuch etwas schmaler gewählt als das Zwischentuch, damit es nicht auf der Haut juckt). Das Außentuch dann stramm um den Brustkorb ziehen – der Gewickelte sollte aber noch ungehindert atmen können und sich wohl fühlen! Das Außentuch mit Sicherheitsnadeln befestigen.

- **Feucht-warmer Wickel:** Innentuch mit kochendem Wasser übergießen, in einem Handtuch auswringen. Innentuch möglichst warm und faltenfrei auf den Brustkorb legen. Prüfen Sie die Temperatur zuerst an der Innenseite Ihres Unterarms. Wickel etwa 30–60 Minuten wirken lassen (oder so lange er als angenehm empfunden wird).
- **Thymian-Brustwickel:** 1 Esslöffel Thymian mit kochendem Wasser übergießen, 10 Minuten ziehen lassen und abseihen. Das Innentuch mit dem Thymiantee tränken und so auswringen, dass es nicht mehr tropft. Wickel für 30–60 Minuten einwirken lassen.
- *Quarkwickel:* Gekühlter Magerquark 1 cm dick auf ein dünnes Tuch auftragen, z. B. auf einem Backblech. Die Unterseite auf die Brust legen.
- *Zwiebelwickel:* Anstelle des Quarks werden fein gehackte Zwiebeln verwendet.

Bauchwickel

Eine Wärmflasche erweist bei Bauchschmerzen meist gute Dienste. Bringt sie jedoch bei Bauchkrämpfen keine Linderung, so können Sie entweder feucht-warme Bauchwickel versuchen oder eine Auflage mit einem warmen Heublumensack anwenden (den Sack etwa eine Stunde liegen lassen).

So geht's: Beim Bauchwickel gehen Sie genauso vor wie beim Brustwickel (→ S. 279).

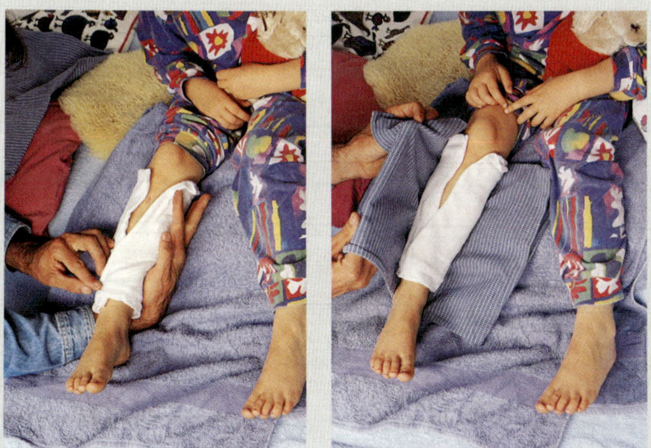

__Wadenwickel__ sind der Klassiker aller Selbsthilfemaßnahmen: unkompliziert in ihrer Anwendung, sind sie effiziente Helfer, das Fieber von Kindern wie Erwachsenen zu senken. Der gut ausgewrungene Wadenwickel darf nicht kälter als etwa 30 °C sein, wird um die Unterschenkel gelegt und mit einem Außentuch straff gewickelt. [ADM 0531]

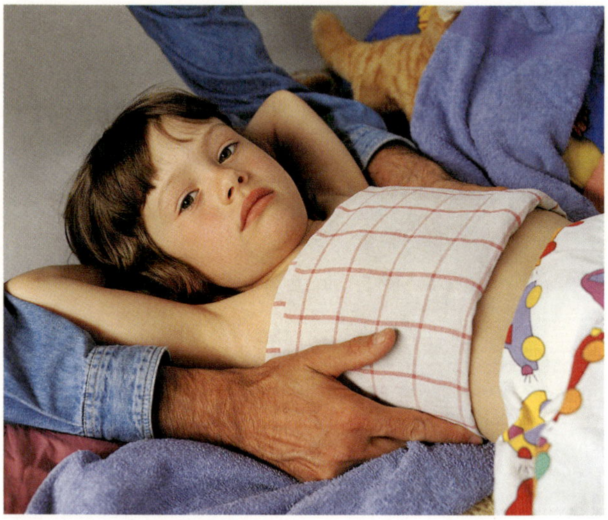

Unbequem sollte er zwar nicht sein, doch eng sitzen muss der ***Brustwickel*** *schon. Daher sollten Sie darauf achten, ihn faltenfrei anzulegen.* [ADM 0533]

Auflagen und Kompressen

Auflagen und **Kompressen** sind einfach anzuwenden: Als Auflage wird ein Baumwoll- oder Leinentuch auf die gewünschte Größe gefaltet, aufgelegt und dann mit einem Übertuch fixiert.

Feucht-kalte Auflagen wirken bei Prellungen, Verstauchungen und Zerrungen lindernd. Sehr häufig angewendet werden auch Auflagen mit alkoholischen Essenzen, vor allem Calendula-Essenz: Die Essenz hierzu in Wasser eintropfen (für eine kleinere Kompresse reichen 10–15 Tropfen Essenz), die Auflage eintauchen und leicht „ausgewringt" auflegen. Alternativ die Auflage nass machen und die Essenz direkt auf das Tuch auftropfen.

Weitere Auflagen sind ***Ölkompressen*** (etwa mit Johanniskrautöl – bei Prellungen) oder Gel- und Salbenkompressen bei Blutergüssen (etwa Diclofenac, z. B. Voltaren® oder Heparin, z. B. Exhirud®, ebenfalls bei Sportverletzungen).

Schlammpackungen

Packungen mit wärmespeichernden Inhaltsstoffen wie ***Fango, Torf, Lehm, Moor*** oder Munari (→ unten) werden bei Muskelverspannungen, Sportverletzungen und anderen schmerzhaften Erkrankungen des Bewegungsapparats angewendet. Sie halten nicht nur lange die Wärme, sondern geben auch Wirkstoffe direkt an die Haut ab.

So enthalten ***Munaripackungen*** eine Paste aus Cayennepfeffer und Kreide, die reizend auf die Haut wirkt. Moor- und Fangopackungen geben mineralische und organische Wirkstoffe ab.

So geht's: Die entsprechenden Packungen gibt es in Apotheken zu kaufen – der Packungsinhalt wird nach Vorschrift verrührt, im Wasserbad erwärmt und 2–3 cm dick auf die zu behandelnde Stelle aufgetragen. Die Packung sollte dann gut mit Ölpapier und weiteren Tüchern abgedeckt werden. Nach einer Einwirkzeit von etwa einer halben Stunde wird die Auflage abgewaschen.

Heublumensack

Heublumen sind keine Blumen, sondern die Samen vieler verschiedener Gräser und Kräuter, die auf einer Spätsommerwiese wachsen. Diese Samen lösen sich aus dem getrockneten Heu und sammeln sich auf dem Boden. Ein Heublumensack wurde früher also schnell und einfach aus dem natürlichen Vorrat vom Heuschober gefüllt!

Der Heublumensack wirkt entkrampfend, durchblutungsfördernd, aber auch beruhigend und schmerzlindernd. Wegen letzterer Wirkung werden Heublumen manchmal auch als „Kneipps Morphium" bezeichnet – heute nimmt man an, dass der beruhigende Effekt auf die in Heublumen enthaltenen ***Cumarine*** zurückgeht.

Der Heublumensack wird bei vielen Leiden angewendet: Schlafstörungen, Nervosität, Magen-Darm-Beschwerden (Blähungen, Magenschmerzen), Blasen- und Nierenentzündungen, schmerzhafter Periode, aber auch bei Muskelverspannungen und rheumatischen Beschwerden.

So geht's: Ein Leinen- oder Baumwollsäckchen 5–8 cm mit Heublumen (aus Reformhaus oder Apotheke) füllen und zunähen. Der Sack kann auch fertig in der Apotheke gekauft werden. Den Sack in einen Topf legen und mit kochendem Wasser übergießen. Bei zugedecktem Deckel 15 Minuten in dem heißen Wasser liegen lassen. Den Heublumensack dann gut auspressen (z. B. zwischen zwei Küchenbrettern), in ein Baumwoll- oder Leinentuch einschlagen und heiß (etwa 45 °C) auflegen.

Alternativ kann der Heublumensack auch über einem Dampfbad erhitzt werden: Einen Topf Wasser zum Kochen bringen, zwei Kochlöffel über Kreuz auf den Rand des Topfes und darauf den Heublumensack legen. Wenn er etwa 45 °C heiß ist, vom Topf nehmen, einschlagen und auflegen.

Kälteauflagen

Rasche Kühlung ist vor allem nach Prellungen, Verstauchungen, Zerrungen und Schwellungen nach Insektenstichen angezeigt.

Als Kälteauflagen eignen sich im Handel erhältliche **Kühlpacks** ***(Kryopackungen, Coolpacks)*** – das darin enthaltene Gel bleibt auch bei Minusgraden weich. Auch die für Kühlboxen oder Kühltaschen vorgesehenen Kühlelemente können verwendet werden.

Alternativ lässt sich eine Eispackung selbst herstellen.

So geht's: Eiswürfel in ein Tuch einschlagen, mit einem Hammer klein schlagen. Die Würfel dann in einen dichten Plastikbeutel geben, etwa gleich viel Wasser einfüllen und zubinden. Den Beutel in ein Tuch wickeln und auflegen.

Warnhinweis: Vorsicht bei Eispackungen:

- Nie direkt auf die Haut auflegen, es können sonst Erfrierungen entstehen. Wunden besonders gut zupflastern.
- Wenn Schmerzen auftreten, abnehmen.
- Nie länger als 5–10 Minuten auflegen.
- Nie bei Menschen mit Durchblutungsstörungen an der behandelten Stelle (pAVK, Schaufensterkrankheit → S. 727) oder bei Menschen mit verringertem Schmerzempfinden (z. B. mit Diabetes oder Polyneuropathie) verwenden.

Eine gute Alternative dazu sind **Kältesprays** – auf die Haut aufgebracht, entsteht durch die Verdunstungskälte sofortige Kühlung.

So geht's: Um lokale Erfrierungen zu vermeiden, den Sprühstrahl nicht zu nah an die Haut bringen (20 cm Abstand) und mit kreisenden Bewegungen sprühen. Hautverletzungen sollten vorher abgeklebt werden. Die Sprühtherapie kann nach Abklingen der Wirkung bis zu 3-mal täglich wiederholt werden.

Wasser, Bäder und Inhalationen

Wasser kann in den vielfältigsten Variationen angewendet werden, von Bädern über Abwaschungen und Güsse (dann **Hydrotherapie** genannt) bis hin zu Inhalationen. Wasser ist dabei keineswegs nur Wasser – nach den

Kneippschen Regeln etwa wirkt kaltes Wasser oberhalb der Gürtellinie belebend, unterhalb der Gürtellinie dagegen beruhigend.

Wechselbad

Wird zwischen „Warm" und „Kalt" hin und her gewechselt, so spricht man von einem **Wechselbad** ***(Kneippsche Güsse, Kneippsche Anwendungen).*** Wichtig für die Wirkung ist, dass der Wechsel tatsächlich zwischen warm und kalt und nicht zwischen heiß und kalt stattfindet! Dass Wechselbäder einmal recht populär waren, zeigt ein Begriff des Volksmunds: Wechselbad der Gefühle. Während bei Letzterem zu wünschen ist, dass am Ende „warme Gefühle" stehen, sollten „echte" Wechselbäder stets mit kaltem Wasser beendet werden.

Wird die Temperatur allmählich von warm zu kalt geändert, spricht man von einer ***absteigenden Anwendung,*** im umgekehrten Fall von einer ansteigenden oder auch ***aufsteigenden Anwendung.***

Generell gilt bei Wasseranwendungen, dass kaltes Wasser nur auf warme Haut einwirken sollte – die Kälte wird sonst als sehr unangenehm empfunden. Deshalb: Einen kalten Körper vor Kaltwasseranwendungen immer durch Bewegung oder auch durch temperiertes Wasser aufwärmen!

Vollbad

Die meisten Erwachsenen empfinden Temperaturen um 35–38 °C als angenehm warm. 10–15 Minuten sind ein guter zeitlicher Rahmen für ein **Vollbad.** Das Bad wirkt länger nach, wenn Sie sich vor dem Aussteigen mit kaltem Wasser kurz abduschen (am rechten Bein beginnen, dann am linken Bein, weiter am rechten und linken Arm und schließlich an Bauch und Rücken). Alternative: sich mit einem kalten Waschlappen abreiben.

Bei manchen Erkrankungen werden auch so genannte **Überwärmungsbäder** empfohlen, bei denen die Badetemperatur schrittweise auf bis zu 44 Grad Celsius gesteigert wird. Das so von außen ausgelöste „Fieber" soll bei der Abwehr helfen, was aber wissenschaftlich umstritten ist. Überwärmungsbäder belasten den Körper extrem und dürfen nur unter ärztlicher Aufsicht durchgeführt werden!

Naturheilkundliche Badezusätze werden je nach Bedarf gewählt, sie sind in der Drogerie oder der Apotheke erhältlich (immer unparfümierte Produkte wählen) oder können selbst aus Kräutern zubereitet werden. Über die wichtigsten Indikationen gibt die Tabelle → S. 282 Auskunft.

Warme Bäder, darauf wies schon Pfarrer Kneipp hin, sollten prinzipiell mit einer kühlen Anwendung beendet werden (Waschung oder Guss).

Fußbad

Fußbäder bzw. ***Unterschenkelbäder*** werden warm, kalt oder ansteigend durchgeführt.

Kalte Fußbäder helfen bei müden und geschwollenen Beinen, Krampfadern und Schlafstörungen.

So geht's: Waschzuber oder Fußbadewanne mit etwa 15 °C kaltem Wasser füllen, Füße 15–30 Sekunden lang hineinstellen. Füße abtrocknen und warme Wollsocken anziehen.

Warme Fußbäder erwärmen reflektorisch den ganzen Körper und fördern die Durchblutung der Schleimhäute. Sie bewähren sich deshalb vor allem bei beginnenden Erkältungen (auch schon dann, wenn Sie einmal kalt, durchnässt oder verfroren nach Hause kommen). Auch bei Schlafstörungen, kalten Füßen und Nervosität haben sich warme Fußbäder bewährt.

So geht's: Waschzuber oder Fußbadewanne mit etwa 35–40 °C heißem Wasser füllen, Füße 10 Minuten lang hineinstellen. Bad mit einem kalten Guss vom Fuß zur Kniekehle (zuerst rechts, dann links) beenden. Füße abtrocknen und warme Wollsocken anziehen.

Ansteigende Fußbäder sind eine nachhaltiger wirkende Alternative zum warmen Fußbad.

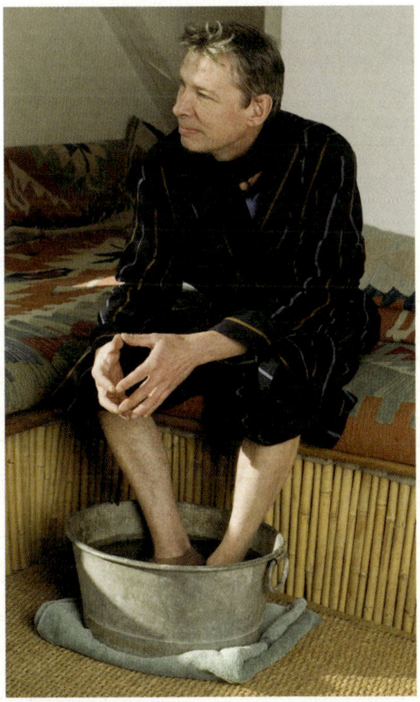

*Beliebt sind **Fußbäder** bei Saunafreunden, aber auch wer keine Zinkschüssel zu Hause hat – ein Plastikeimer tut es genau so gut.* [JAN 0534]

So geht's: Waschzuber oder Fußbadewanne mit etwa 33 °C warmem Wasser füllen, Füße hineinstellen und über 15–20 Minuten schrittweise (an der Seite, nicht auf die Füße) heißes Wasser zugeben – so heiß, bis Sie es als unangenehm empfinden. Eventuell dann noch kurz die Füße wenige Sekunden lang in eine Schüssel mit kaltem Wasser (15–18 °C) stecken. Dann Füße abtrocknen, warme Wollsocken anziehen und eine kleine Ruhepause einlegen.

Wechselfußbäder wirken bei kalten Füßen Wunder. Gleichzeitig wirken sie entspannend und abhärtend.

So geht's: Am besten stellen Sie zwei große Plastikeimer oder Fußbadewannen in die Badewanne, einen Eimer füllen Sie mit kaltem (12–16 °C), den anderen mit warmem (38-40 °C) Wasser. Stellen Sie einen Stuhl vor die Badewanne (evtl. mit Kissen erhöhen – idealerweise „baumeln" die Füße im Wasser). Zuerst tauchen Sie beide Beine in den warmen Eimer, nach 5 Minuten wechseln Sie ins kalte Wasser. Dort bleiben Sie 30 Sekunden und wiederholen das Ganze dann ein Mal. Füße abtrocknen und warme Wollsocken anziehen.

Alternativ können Sie die Kaltwasserphase jeweils auf 10 Sekunden verkürzen, und den ganzen Zyklus dafür öfter (bis 10 Mal) wiederholen. Stets mit der kalten Wanne aufhören.

Armbäder

Armbäder wirken je nach Temperatur anregend oder schlaffördernd.

Kalte Armbäder erfrischen und erhöhen die Konzentration – ideal als Aufmunterer zwischendurch.

So geht's: 10 Sekunden lang beide Arme in das mit kaltem (20–25 °C) Wasser gefüllte Waschbecken tauchen. Danach mit rauem Tuch trocken reiben oder das Wasser einfach abstreifen und die Arme dann „warmschütteln".

Warme Armbäder machen wohlig warm und entspannen.

So geht's: 15 Minuten lang beide Arme in das mit warmem (35–38 °C) Wasser gefüllte Waschbecken tauchen. Danach abtrocknen.

Sitzbäder

Sitzbäder kommen bei Hämorrhoiden, Blasen- und Nierenentzündungen, Afterjucken, Scheidenentzündungen und Vorhautentzündungen zum Einsatz.

So geht's: Setzen Sie sich 10–15 Minuten lang entweder in die mit körperwarmem Wasser (37 °C) halb gefüllte Badewanne oder in eine

Sitzbadewanne (das Wasser sollte bis knapp unter den Nabel reichen). Am besten stellen Sie sich einen Hocker in die Badewanne, auf dem Sie die Beine entspannt hochlegen.

Als Badezusätze eignen sich Kamillenblüten (z.B. bei Vorhautentzündung, Scheidenentzündung oder Harnwegsinfekt) sowie Eichenrindensud oder Ringelblumen (bei Hämorrhoiden oder Afterjucken). Da die Kräuter beim Sitzbad ruhig etwas konzentrierter sein dürfen, können Sie die Rezepte aus der Tabelle → S. 282 übernehmen.

Waschungen

Waschungen ***(Abwaschungen)*** sind leicht durchzuführen und doch effektiv. Sie wirken durch den milden Kältereiz nicht nur fiebersenkend, sondern auch zunächst anregend, später entspannend. So schlafen vor allem Kinder, aber auch ältere Menschen, die abends schlecht zur Ruhe kommen, nach einer Ganzkörperabwaschung oft wunderbar ein.

So geht's: Stellen Sie eine Schüssel mit kühlem Wasser (etwa 20 °C) bereit. Dem Wasser kann etwas Kamillentee oder der Saft einer halben, frisch gepressten (ungespritzten) Zitrone zugesetzt werden, ersatzweise auch ein Spritzer Essig. Essig hat etwa denselben pH-Wert wie die gesunde Haut, wirkt also nicht reizend, sondern stabilisiert die Haut.

Waschlappen oder grobes Frotteetuch in das Wasser tauchen, gut auswringen. Den Körper nun rasch abreiben, und zwar von „außen nach innen", also erst Hände und Arme, dann Füße und Beine, schließlich Brust, Bauch und Rücken, wobei jeweils zum Herzen hin gewaschen wird. Alles mit Tempo aber ohne Hektik. Den Schlafanzug ohne Abtrocknen anziehen (die Haut wird ja gar nicht richtig nass) und sofort in das mit einer Wärmflasche vorgewärmte Bett legen.

Die Abwaschung kann beim kranken Menschen auch nur am Oberkörper oder nur am Unterkörper vorgenommen werden, was sich vor allem im Bett leichter durchführen lässt.

Güsse

Unterschieden werden **Vollgüsse** – der ganze Körper wird hier nass – und **Teilgüsse,** wie etwa Unterschenkelgüsse oder Nackengüsse. Güsse steigern die Durchblutung und wirken vor allem auf das Herz-Kreislauf-System günstig. Regelmäßige Wechselgüsse an Armen und Knien senken langfristig den Blutdruck.

So geht's: Für Güsse schrauben Sie den Duschkopf von der Brause ab oder verwenden einen Duschschlauch. Nach Güssen das Wasser einfach mit der Hand von der Haut streifen.

Beingüsse

Ein **Beinguss** kann bei müden oder geschwollenen Beinen, Krampfadern, aber auch bei Kopfweh und Darmträgheit Wunder wirken. Die Kniekehle ist besonders reich an Veräs-

Bad	Sinnvoll bei	So geht's
Eichenrindenbad	Hautausschlägen (kurze Badezeit, damit die Haut nicht zu sehr quillt)	Zwei gehäufte Esslöffel der Rindenmischung mit 1 l kaltem Wasser ansetzen, 12 Stunden ziehen lassen, dann 30 Minuten aufkochen. Den Sud direkt ins Badewasser geben. Vorsicht: färbt Haut (vorübergehend) und Badewanne (kann abgescheuert werden). Der abgesiebte Sud kann übrigens mehrere Wochen lang (an einem dunklen Ort) aufbewahrt werden.
Heublumenbad	Erkältungskrankheiten, Erkrankungen des Bewegungsapparats (auch bei Muskelkater, Verspannungen, Prellungen oder Zerrungen)	500 g Heublumen in einem großen Topf mit 2 l kochendem Wasser übergießen, 15 Minuten ziehen lassen. Die Heublumen abgießen und den Sud zum Badewasser kippen. Heublumenextrakte gibt es auch fertig in der Apotheke zu kaufen. Die nach einem Heublumenbad auftretende fleckige Rötung der Haut ist normal.
Kamillenbad	Hautausschlägen (kurze Badezeit, damit die Haut nicht zu sehr quillt)	2 Esslöffel Blüten in 1 l kochendes Wasser streuen, zehn Minuten ziehen lassen, abseihen und zum Badewasser geben.
Kleiebad	Windelausschlägen bei Säuglingen und empfindlicher Haut	500 g Weizenkleie in 5 l Wasser geben und ½ Stunde lang kochen lassen. Den Sud (alternativ Fertigprodukt aus der Apotheke) direkt ins Badewasser absieben oder auch ungesiebt zugeben. Der Sud kann kühl und dunkel zwei Wochen lang aufbewahrt werden.
Lavendelbad	Stress und Erschöpfung	Eine Handvoll Lavendelblüten (bzw. Melissenblätter oder beides) in 2 l kochendes Wasser streuen, zehn Minuten ziehen lassen, abseihen und dem Badewasser zugeben.
Melissenbad	Unruhezuständen und Einschlafstörungen	Nach dem Bad die Haut nicht abtupfen, sondern im vorgewärmten Bademantel oder in ein großes Frotteetuch eingeschlagen ins Bett legen.
Moorbad	Chronischen Erkrankungen des Bewegungsapparats, bei Wechseljahr- und anderen gynäkologischen Beschwerden (jedoch nicht in der Schwangerschaft)	Moorextrakt (in Apotheken erhältlich) ins möglichst heiße Badewasser (38–40 °C) geben, gut verrühren. Ist der Moorextrakt aufgequollen, einsteigen. Das Bad wegen der Kreislaufbelastung auf 10 Minuten begrenzen. Anschließend mit warmem Wasser abduschen (Moorspuren an der Badewanne lassen sich mühelos durch klares Wasser beseitigen).
Ringelblumenbad	Hautausschlägen (kurze Badezeit, damit die Haut nicht zu sehr quillt)	Blüten in 1 l kochendes Wasser streuen, zehn Minuten ziehen lassen, abseihen und zum Badewasser geben.
Rosmarinbad	Kreislaufschwäche und Durchblutungsstörungen zur Anregung (noch bessere Wirkung, wenn man einen Schuss Essig hinzu gibt)	50 Gramm der getrockneten Blätter in kaltes Wasser geben, aufkochen und 10 Minuten weiterkochen lassen, abseihen und ins Badewasser geben.
Thymianbad	Erkältungskrankheiten (v.a. bei Husten), Niedergeschlagenheit oder Verstimmung	Eine Handvoll des getrockneten Krauts über Nacht in 1 l Wasser kalt ansetzen, erwärmen, abseihen und dem Badewasser zugeben. Ist Thymian frisch verfügbar, so wird dasselbe mit einem Topf frischer Kräuter gemacht.

Die wichtigsten **pflanzlichen Badezusätze** *und ihre richtige Anwendung.*

telungen von Gefäßen und Nerven (ähnliches gilt für die Ellenbeuge) – der Kältereiz wirkt dort am besten.

So geht's: In die Badewanne steigen, den kalten Wasserstrahl von der rechten Ferse langsam seitlich außen über die Wade in die rechte Kniekehle führen, kurz halten und dann weiter nach oben bis zur Hüfte führen. Über Oberschenkel, Knie und Schienbein („vorne herum") zurückführen. Links dasselbe wiederholen. Der Guss kann auch als Knieguss durchgeführt werden, dann wird schon am Knie „umgedreht". Der Guss kann mehrmals wiederholt werden und auch als absteigender Guss (mit warmem Wasser beginnend, dann kälter werdend) oder Wechselguss angewendet werden. Die Rötung der Haut zeigt die beabsichtigte Reaktion des Organismus an.

Nacken- und Armgüsse

Der **Nackenguss** entspannt die Nacken- und Schulterpartie und wirkt deshalb gut bei spannungsbedingten Kopfschmerzen, auch das Gehirn wird besser durchblutet. Deshalb sind Nackengüsse auch richtige Muntermacher, wenn einmal die Konzentration nachlässt!

So geht's: Über den Rand der Badewanne beugen, den warmen (38–40 °C) Wasserstrahl von der linken Handaußenseite langsam zur Schulter führen, am Nacken mehrmals hin und her schwenken und den Wasserstrahl dann über linke Schulter und Arminnenseite hinabführen. Dasselbe dann von rechts durchführen. Evtl. mehrmals wiederholen.

Der Nacken kann auch ausgespart bleiben – solche **Armgüsse** können auch mit kühlem Wasser durchgeführt werden und wirken dann vor allem an heißen Sommertagen wunderbar belebend!

Duschungen

Pfarrer Kneipps Vorstellung einer echten **Duschung** entsprach einer Wechseldusche, also einer abwechselnden Dusche mit warmem und kaltem Wasser.

So geht's: Duschen Sie zuerst 2–3 Minuten warm. Dann gehen Sie zu kaltem (aber nicht eiskaltem) Wasser über – dazu nehmen Sie die Brause in die Hand und führen den Duschstrahl vom rechten Fuß aufwärts bis zum Po, dann vom linken Fuß aufwärts. Weiter mit den Armen (zuerst rechts, dann links, jeweils an den Händen beginnend), Brust, Bauch und Rücken zum Schluss duschen. Dann noch einmal von vorn beginnen: zuerst warm, dann kalt.

Treten

Darauf legte Pfarrer Kneipp großen Wert: das **Treten** in *Wasser, Tau, Schnee, Schlamm* und *Moor.* Zusätzlich zum Temperaturreiz fördert hier auch die Muskeltätigkeit die Durchblutung – und das ist ideal zur Abhärtung und Vorbeugung gegen Erkältungen.

So geht's: Natürlich lässt es sich am Strand ideal „treten", wer sich Ersatz verschaffen will, kann sich auch die heimische Badewanne bis zur Wadenmitte mit kaltem Wasser (12 bis 18 °C) füllen und im Storchenschritt treten (Füße also immer aus dem Wasser heben). Empfohlene Dauer: 3 Minuten.

Inhalationen

Inhalationen helfen vor allem zur Schleimlösung bei Erkältungen, Nebenhöhlenentzündungen und bei Bronchitis.

So geht's: Kochendes Wasser in eine große, standfeste Schüssel kippen, einen gestrichenen Esslöffel Salz pro zwei Liter Wasser dazugeben, umrühren und etwas abkühlen lassen. Den Kopf jetzt so über die Schüssel beugen, dass der aufsteigende Dampf eingeatmet werden kann. Ein zeltartig über den Kopf gelegtes Tuch (Tipp für Kinder: „Indianerzelt", „Zirkuszelt" etc.) sorgt dafür, dass der Dampf nicht entweicht.

Sie sollten bei den Inhalationen möglichst durch die Nase einatmen, damit der Dampf auch im Bereich der Nebenhöhlen und des oberen Rachenraumes wirken kann. Ist Ihnen der aus der Schüssel aufsteigende Wasserdampf zu heiß, heben Sie den Kopf einfach weiter von der Schüssel weg bzw. lüften das „Zelt" kurz. Dauer der Inhalation: so lange, bis der Dampf nachlässt – etwa fünf Minuten.

Warnhinweis: Bei Kindern unbedingt darauf achten, dass der Topf nicht umkippt – schlimme Verbrühungen wären die Folge! Kleine Kinder inhalieren deshalb am besten auf dem elterlichen Schoß.

Eine gute (aber auch teurere) Alternative sind spezielle, über die Apotheke zu beziehende **Inhalatoren.** Inhaliert wird bei diesen Geräten durch eine Mund-Nasen-Maske, die auch nichts von den Duftstoffen in die Augen gelangen lässt. Allerdings lassen sich mit diesen Inhalatoren nur ätherische Öle inhalieren, andere Zusätze oder Salz schädigen das Gerät.

Anstelle der Salzlösung können Sie auch pflanzliche Zusätze „verdampfen". Hierzu verwenden Sie zum Beispiel getrocknete Heilpflanzen, vor allem Kamillenblüten (mehrere Esslöffel bzw. Teebeutel auf einen Liter Wasser – nach 2–3 Minuten ist die Mischung inhalierfertig) oder Thymian (1–2 Esslöffel auf einen Liter Wasser).

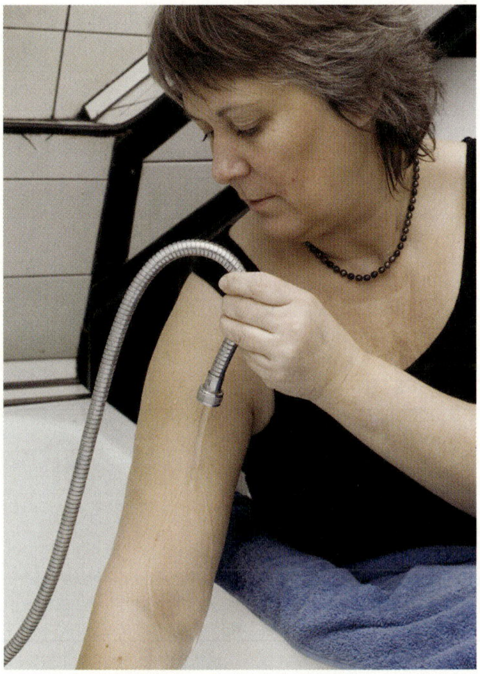

Armgüsse beginnen am Handrücken und führen den Wasserstrahl über die Außenseite zur Schulter und von dort über die Arminnenseite zur Handfläche. [JAN 0535]

Eine Alternative sind mehrere Tropfen von entsprechenden Pflanzenauszügen (etwa Kamillosan®) bzw. ätherischen Ölen, die Sie in der Apotheke bekommen.

Für kleinere Kinder am besten geeignet sind Thymian-, Salbei- und Lavendelöl, da sie die Schleimhäute praktisch nicht reizen. Ab dem Schulalter kommen auch Latschenkiefernöl, Fichtennadelöl, Kiefernnadelnöl, Edeltannennadelöl, Eukalyptusöl oder Thymianöl in Frage. Geben Sie 2–4 Tropfen auf 1–2 Liter Wasser (beginnen Sie beim ersten Mal mit der niedrigeren Tropfenmenge).

Warnhinweis: Menthol (auch Pfefferminz- und Minzöl), Eukalyptusöl und Kampfer dürfen bei Säuglingen und Kleinkindern nicht verwendet werden, da sie Atemwegskrämpfe oder Atempausen auslösen können.

Wer zu Atemproblemen wie Asthma neigt, sollte auf reizende Zusätze wie Eukalyptus-, Fichtennadel-, Kiefernadelöl und Menthol (auch in Pfefferminzöl und Minzöl) verzichten.

Gurgeln und Mundspülungen

Gurgeln hilft bei Zahnfleischentzündungen, Entzündungen im Mundbereich und bei Halsschmerzen. Zum Gurgeln wird unverdünnter, ungesüßter Tee (etwa Salbei oder Thymiantee) oder eine Essenz verwendet – etwa die entzündungshemmend wirkende Calendula-Essenz.

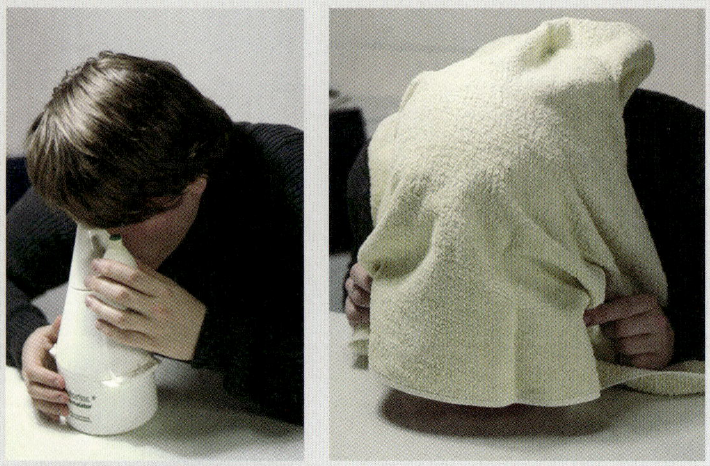

Junger Mann bei der ***Dampfinhalation.*** *Links verwendet er einen in der Apotheke käuflichen* ***Inhalator,*** *rechts inhaliert er klassisch über einem Topf bei handtuchbedecktem Kopf, damit der Dampf nicht entweicht.*
[JAN 0536]

So geht's: 10–15 Tropfen in ein halbes Glas lauwarmes Wasser, 1–5 Minuten lang gurgeln, das Gurgelwasser bei Halsschmerz ruhig den Hals hinunterlaufen lassen.

Massagen

Massagen zielen auf Entspannung und bessere Durchblutung des „Weichteilmantels" – sie sind die Domäne von Masseuren, Krankengymnasten und Physiotherapeuten. Die Techniken der klassischen Massage (→ S. 1256) lassen sich jedoch auch zur Eigenmassage oder Massage eines Partners zu Hause nutzen: Für eine effektvolle Massage braucht es nicht unbedingt ein Diplom!

Trockenbürstenmassagen (auch *Hauttrockenbürstung* genannt) sind Teil des Kneippschen Repertoires. Sie lösen prickelndes Wohlbefinden aus und bringen den Kreislauf in Schwung. Als Ausrüstung brauchen Sie entweder eine Körperbürste (mittelhart), Luffahandschuhe aus Sisalfasern oder einfach einen Frotteehandschuh.

So geht's: Grundsätzlich immer langsam mit gleichmäßig kräftigem Druck und von außen kommend herzwärts massieren – entweder in kleinen Kreisen oder mit Längsstrichen. Begonnen wird stets rechts unten, von den Zehen das Bein hinauf, es folgt das linke Bein, Po, dann der rechte und linke Arm und schließlich Brust, Nacken und Schultern. Zum Abschluss wird der Rücken massiert.

Darmmassagen ***(Kolonmassage)*** helfen allen, die unter Darmträgheit, Koliken (Darmkrämpfen), Blähungen oder Verstopfung leiden.

So geht's: Die Bauchdecke im Uhrzeigersinn (dies ist die natürliche Richtung der Darmpassage) sanft ausstreichen. Die streichenden, kreisenden Bewegungen folgen in etwa dem Verlauf des Dickdarms (deshalb nicht „zu eng" kreisen – der Dickdarm verläuft am äußeren Rand des Bauchraums). Mehrmals wiederholen bis Erleichterung eintritt. Ein Kümmelöl oder Fenchelöl aus der Apotheke kann die Massage noch effektiver machen.

Manchmal wird zur Darmmassage auch empfohlen, fünf bestimmte Stellen des Dickdarms kreisend im Uhrzeigersinn zu massieren. Die klassische Bauchmassage ist jedoch weniger kompliziert und einfacher zu erlernen.

Einlauf

Der **Einlauf** ***(Klistier)*** gehörte in früheren Zeiten zusammen mit dem Aderlass zu den klassischen Behandlungsmethoden der Ärzte. Krankheiten wurden als Ungleichgewicht von Körpersäften angesehen oder der Wirkung von Giftstoffen oder „Schlacken" zugeschrieben, und was lag da näher, als zuerst einmal den Darm zu „reinigen"?

Bei der **Kolonhydrotherapie** ***(Darmspülung, Darmbad)*** wird sowohl ein Zufluss- als auch ein Abflussrohr in den After eingeführt und der Darm über mehrere Stunden mit bis zu 80 Litern Wasser durchgespült.

Mit dem besserem Verständnis von Krankheiten und ihrer Entstehung ist der Einlauf als „Allheilmittel" zusammen mit dem Aderlass zu Recht in den Papierkorb der Geschichte gewandert. Einläufe „reinigen" nicht, sondern führen ab – und sollten entsprechend nur dann angewendet werden, wenn der Darm das Abführen selber nicht mehr schafft – bei Verstopfung also. Und hier gibt es inzwischen sanftere, sicherere und einfacher durchzuführende Methoden – wie etwa Fertigklistiere (Microklist®).

Mythos **Entschlackung.** Von manchen Denkschulen wird angenommen, im Körper sammelten sich Abfallprodukte („Schlacken") an, die regelmäßig beseitigt werden müssten. Im Gegensatz zum Hochofen, der tatsächlich regelmäßig gereinigt werden muss, reinigt sich der Körper jedoch mit Hilfe seiner Entgiftungs- und Ausscheidungsorgane (vor allem Leber, Niere und Darm) selbst. Der normale Darminhalt ist deshalb weder „unrein" oder giftig noch krankheitsfördernd, im Gegenteil: Der darin enthaltenen Darmflora werden heute auch gesundheitsfördernde Wirkungen zugeschrieben.

Insofern gibt es auch keinen Anlass, an die Entgiftungs- oder „Entschlackungs"wirkungen von Diäten oder Fastenkuren zu glauben. Das heißt nicht, dass kurzzeitiges Fasten nicht gut tun und manchmal sogar Entzündungsprozesse auf der Haut zum vorübergehenden Abklingen bringen kann. Diese Wirkung hat jedoch andere Gründe, z. B. dass mit weniger zugeführter Nahrung auch weniger belastende Schadstoffe bzw. Allergene zugeführt werden, und sich so unser Immunsystem entspannen kann.

Bestrahlung

Die **Bestrahlung** mit Licht des roten Wellenspektrums (Rotlicht) führt zu einer örtlichen Erwärmung der oberen Hautschichten und wird häufig bei Nasennebenhöhlenentzündungen (→ S. 577) eingesetzt.

Die Eindringtiefe der Wellen ist allerdings so gering, dass die eigentlich entzündeten Körperbereiche wie etwa die Schleimhäute der Nebenhöhlen nicht erreicht werden. Die Wirkung des Rotlichts dürfte am ehesten von einer als wohltuend empfundenen Hauterwärmung ausgehen.

Dasselbe gilt für Blaulicht, das in letzter Zeit häufiger als Ersatz propagiert wird, das aber wie Rotlicht wissenschaftlich praktisch nicht erforscht ist.

Sauna

Sauna ist mehr als nur ein Raum voll heißer Luft, der uns den Schweiß aus den Poren treibt. Durch die anschließende Abkühlung wird der Körper hervorragend durchblutet, und das hat vielfältige Effekte: Abwehrkräfte werden gestärkt, rheumatische Beschwerden bessern sich, die Stimmung wird gesteigert.

Dass durch das Schwitzen die „Stoffwechselschlacken" entfernt werden oder der Körper „entgiftet" wird, ist ein Mythos. Die Entgiftung des Körpers beruht auf den Leistungen von Leber, Nieren und Darm, nicht auf den Schweißdrüsen.

Ein weiterer Mythos ist, durch Sauna würde man abnehmen. Was über den Schweiß ausgeschieden wird, sind praktisch ausschließlich Wasser und Mineralsalze – und beides muss wieder vollständig ersetzt werden, damit der Körper gesund funktioniert. Natürlich werden durch die Belastung auch ein paar Kalorien verbraucht, der Effekt ist aber gering und reicht für eine nachhaltige Gewichtsreduktion nicht aus.

Saunaregeln. Sauna ist für den Körper Extremsport, deshalb: Jeder soll *sein* Tempo bestimmen – brechen Sie den Saunagang dann ab, wenn Ihnen die Hitze unangenehm wird. Für die meisten Menschen sind 8–10 Minuten ein guter Richtwert, 15 Minuten sollten Sie nicht überschreiten.

- Ob Sie ein paar Minuten vor dem „Aussteigen" einen Aufguss mit Wasser (evtl. versetzt mit pflanzlichen Auszügen, nicht aber mit Alkohol!) machen, ist Ihnen überlassen. Die knochentrockene, 90–100 °C heiße Luft wird dann schlagartig feucht. Verteilen Sie die aufsteigenden Schwaden mit einem wedelnden Handtuch.
- Kühlen Sie zunächst die Atemwege an der frischen Luft ab. Erst dann kühlen Sie die Haut durch Kaltwassergüsse. Das anschließende Tauchbecken sollten nur Gesunde benutzen – es belastet Herz und Kreislauf stark.
- Einen möglichen zweiten Gang beginnen Sie, wenn Sie sich angenehm abgekühlt fühlen, also nicht erst, wenn Sie bereits frieren! Mehr als drei Gänge hintereinander sind nicht ratsam.
- Essen Sie nicht unmittelbar vor dem Saunagang – das belastet den Kreislauf zusätzlich. Danach ausgiebig trinken Leitungswasser ist genauso gut wie Mineralwasser. Alkohol oder Kaffee werden jetzt eher schlecht vertragen. Wenn Sie Hunger haben, ist Obst oder eine Suppe die richtige Wahl.

Sonnenlicht

Die natürliche Sonnen- und Himmelsstrahlung wirkt in vielfältiger Weise gesundheitsfördernd. Zum einen bildet die Haut unter Sonneneinstrahlung das knochen- und abwehrstärkende Vitamin D, zum anderen produziert sie Immunstoffe ***(Interleukine)***, die je nach Dosis der Einstrahlung abwehrstärkend oder abwehrschwächend wirken. Das Sonnenlicht wirkt aber auch auf unser Gemüt – fällt Licht (hier ist vor allem der blaue Anteil entscheidend) auf unsere Netzhaut, so hat das positive Effekte auf den Gehirnstoffwechsel – unter anderem dadurch, dass das in der Zirbeldrüse des Zwischenhirns gebildete Hormon ***Melatonin*** gehemmt wird. Aber auch manche Hauterkrankungen heilen unter Sonnenlicht schneller ab – vor allem Akne und Psoriasis.

Aber Vorsicht ist geboten: Die gesundheitsschädigenden Wirkungen von zu viel Sonnenlicht sind schon lange bekannt. Wo genau die Balance zwischen erwünschten und unerwünschten Effekten liegt, ist je nach Hauttyp und Breitengrad unterschiedlich, letzten Endes auch wissenschaftlich schwer zu quantifizieren. Jedenfalls ist die oft gehörte Behauptung, 10 Minuten an der Sonne pro Tag reichten aus, ein Mythos. Dieser leitet sich aus einer australischen Studie ab, der zufolge bei den weißen Einwohnern in Australien der tägliche Bedarf an Vitamin D bereits gedeckt wird, indem nur ein Achtel der Körperoberfläche 10 Minuten pro Tag an der Sonne ist. In anderen Breitengraden aber ist das ganz anders: In dem etwa auf der Höhe Roms gelegenen Boston (USA) zum Beispiel wird auch bei stundenlanger Bestrahlung in den Wintermonaten nicht genug Vitamin D in der Haut erzeugt, die Menschen sind auf die Vitaminzufuhr durch Nahrung angewiesen – und das gilt in noch viel stärkerem Maße für die dunkelhäutige Bevölkerung.

Konkret heißt das: Auch wenn Sonnenbestrahlung die Risiken der Hautalterung und gar des Hautkrebses in sich birgt – Menschen in den nördlichen Breitengraden tun gut daran, Sonne nicht zu scheuen und mit ihren Risiken möglichst vernünftig umzugehen.

Grob lässt sich daher nur Folgendes sagen: Wer die positiven Effekte des Sonnenlichts nutzen will, sollte viel draußen sein, ohne sich dabei einen Sonnenbrand zu holen (→ S. 202).

Die Lichttherapie im eigentlichen Sinn ist ein meist mit einer künstlichen Lichtquelle durchgeführtes Verfahren zur Behandlung von saisonal bedingten Depressionen (Genaueres → S. 1280).

Die meisten Menschen legen sich aber nicht zur Verbesserung ihrer Gesundheit, sondern zur Bräunung in die Sonne. Zumindest der anti-depressive Effekt der Sonneneinstrahlung entfällt hier zu einem großen Teil – für diesen Effekt muss Sonnenlicht nämlich direkt auf die Netzhaut, d. h. ins Auge fallen.

Die Nebenwirkungen des „kosmetischen Sonnenbads" aber sind absehbar – gerade weil sich der Sonnenbadende nicht bewegt und dadurch immer die gleichen Hautpartien eine permanent hohe Bestrahlung abbekommen, droht rasch ein Sonnenbrand – die Bräunung der Haut wird letzten Endes dadurch bezahlt, dass sie schneller altert.

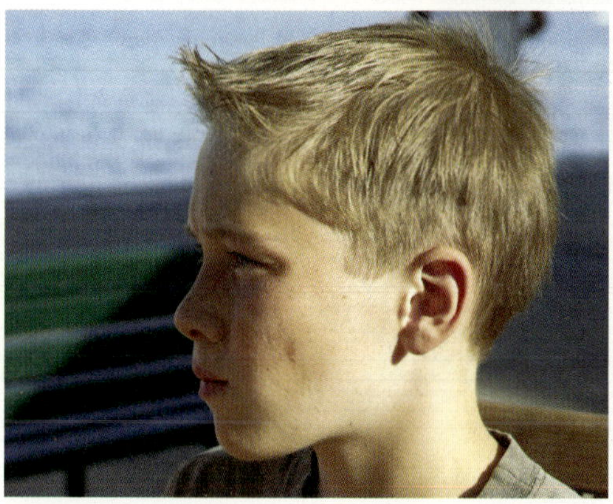

Für hellhäutige Menschen in den nördlichen Klimazonen ist das Thema „Sonne" recht komplex: Einerseits verträgt gerade ihre Haut weniger Sonne, andererseits benötigen sie zu einer ausreichenden Versorgung mit Vitamin D in diesen Breitengraden mehr Sonne als gemeinhin angenommen wird. [ISP 0537]

Buchteil II – Gesund sein, gesund werden, gesund bleiben

06

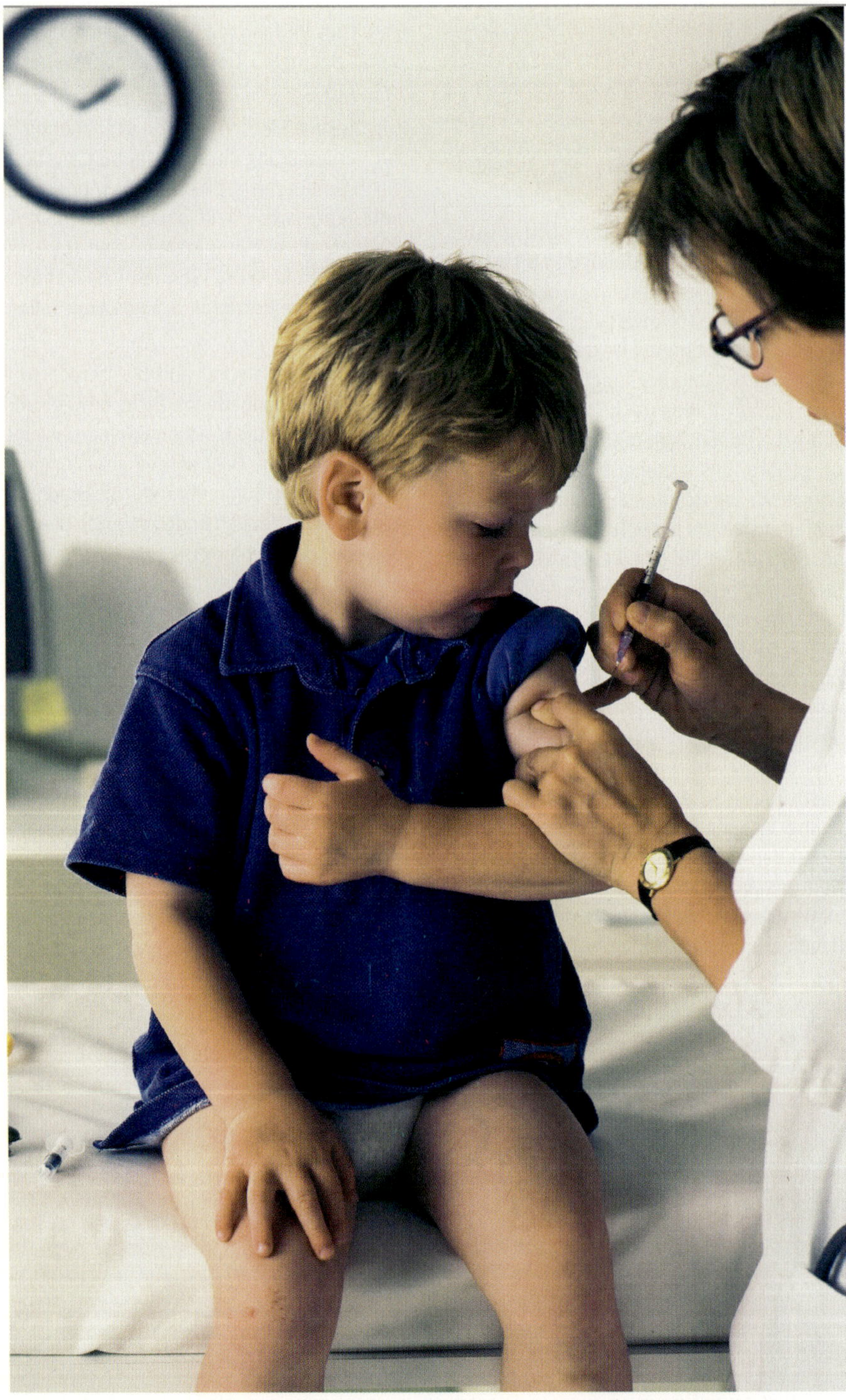

Dass Vorsorgen besser als Heilen ist, das kann jeder unterschreiben. Aber spätestens beim Kleingedruckten beginnt der Streit, und er wird auch unter Experten heftig geführt. Wer profitiert wirklich von Früherkennung? Und wenn ja: Wie eng sollte das Netz geknüpft sein? Und haben die neuen IGeL-Vorsorgen einen Sinn? Auf den folgenden Seiten leiten wir Sie durch den Dschungel der ärztlichen Vorsorge und stoßen dabei auf manches zweifelhafte Angebot. [MAU 0601]

Ärztliche Vorsorge und Impfungen

Hier finden Sie

Möglichkeiten und Grenzen der Vorsorge 287
Vorbeugung – schon lange Teil der Medizin 287
Verhältnis- oder Verhaltensprävention? 287
Die gesetzlichen Vorsorgemaßnahmen 289
Die wichtigsten IGeL-Vorsorgeuntersuchungen 290
Mythos Früherkennung? 292
Kuren und Rehabilitation 293

Impfungen 294
Warum Impfungen trotz Kritik wichtig sind 294
Wie wirken Impfungen? 295
Wie riskant sind Impfungen? 295
Die Impfungen im Einzelnen 296

An anderer Stelle im Buch [ausführlicher] besprochen:
Brustkrebsfrüherkennung bei der Frau, BRCA-Gentest 836
[Ärztliche] Brustuntersuchung 829
Darmkrebs-Früherkennung 657
[Neugeborenen-]Erstuntersuchung 387
Gebärmutterhalsabstrich 828
Gebärmutterkrebs-Früherkennung 863
[Jährliche] Krebsfrüherkennung bei der Frau 829
Laborcheck:
- Anti-Aging-Diagnostik bei Mann und Frau 1331
- Antioxidanzien-Status 1307
- Chronisches Erschöpfungssyndrom 1317
- Diabetes-Risiko 1315
- Immunabwehr 1321
- Sexualhormonstatus bei Mann und Frau 1331

Mammografie[-Screening] 836
Neugeborenen-Screening 387
Prostata-Tastuntersuchung 804
Scheidenabstrich 828
Schwangerschaftsvorsorge 350
Selbstuntersuchung der Brust 840
Tastuntersuchung des Enddarms 662
Test auf verborgenes Blut im Stuhl (Hämoccult) 657

Möglichkeiten und Grenzen der Vorsorge

Vorbeugung – schon lange Teil der Medizin

Die Anfänge der **Präventivmedizin** *(Vorsorgemedizin, „Vorsorge")*, so wie wir sie heute kennen, gehen ins 19. Jahrhundert zurück: Im Jahr 1854 – noch bevor Bakterien als Überträger von Krankheiten entdeckt waren – fiel dem Arzt ***John Snow*** während einer Cholera-Epidemie in London auf, dass sich die Erkrankung bei denen häufte, die ihr Wasser aus dem Brunnen der Broad Street am Golden Square schöpften. Eigenhändig beendete er die weitere Verbreitung der Erkrankung, indem er den Griff der Pumpe entfernte.

Schon damals war dieses Vorgehen nicht unumstritten: Schließlich wurde ja nur eine Minderheit (mit zudem zweifelhaftem gesellschaftlichem Ruf) krank, die vorbeugende Maßnahme aber traf alle. Hätte es nicht ausgereicht, die Menschen über die Gefahren aufzuklären, anstatt gleich in die Wasserversorgung einzugreifen?

Verhältnis- oder Verhaltensprävention?

Bis heute hält die Diskussion an: Sollen zur Vorsorge eher die *Verhältnisse* geändert werden – z. B. durch Gesetze wie das Tempolimit oder die Erhöhung der Tabaksteuer – oder soll man eher das *Verhalten* des Einzelnen ansprechen, wie z. B. mit Kampagnen für Darmspiegelungen oder Anti-Rauch-Programmen?

Tatsächlich sind alle großen Erfolge der Prävention durch vom Gesetzgeber vorgegebene Änderungen der Verhältnisse zustande gekommen. So sterben trotz dreifach höheren Verkehrsaufkommens heute dreimal weniger Menschen im Straßenverkehr als noch vor 30 Jahren. Zu verdanken ist das vor allem der Gurtpflicht, den Tempolimits, den sichereren Autos und einer besseren Verkehrsplanung.

Was für eine starke Wirkung die Verhältnisprävention im Vergleich zur Verhaltensprävention (→ S. 259) hat, zeigt das Beispiel des Zigarettenkonsums in den USA. Trotz aller Aufklärungskampagnen blieb dort die Zahl der Rau-

Maßnahme	Vorgehensweise
Medizinische Vorsorge *(Prophylaxe, Prävention)*	Maßnahmen, die die Entstehung von Krankheiten verhindern sollen (wie z. B. das regelmäßige Zähneputzen)
Früherkennung	Untersuchung von Menschen ohne Beschwerden, um frühe Formen einer Erkrankung zu erkennen; spielt vor allem bei der Krebsdiagnostik eine große Rolle und wird dort auch als ***Screeninguntersuchung*** oder ***(Krebs-)Vorsorge*** bezeichnet
Verhältnisprävention	Verhinderung von Krankheiten durch Änderung der Lebensverhältnisse, z. B. durch Vorschriften, Gesetze, bauliche Maßnahmen, staatliche Förderung oder technische Überwachung
Verhaltensprävention	Verhinderung von Krankheiten durch Änderung des individuellen Verhaltens – die Menschen sollen lernen, Gesundheitsrisiken durch einen geeigneten Lebensstil zu vermeiden
Gesundheitsförderung	Stärkung von Kompetenz und Eigenmitteln (Ressourcen), die im Gegensatz zur Vorsorge nicht auf die Verhinderung von Krankheiten, sondern auf die Erhaltung der Gesundheit abzielen

Die Grundbegriffe der modernen Vorsorgemedizin auf einen Blick

cher mit 25 % der erwachsenen Bevölkerung über Jahre konstant. Seit 1998 änderte sich das jedoch rasant. Innerhalb von fünf Jahren ging der Zigarettenkonsum um 21 % zurück und liegt heute auf dem Niveau von 1951, und das bei einer auf das Doppelte angewachsenen Bevölkerung [401]. Der Grund des Erfolgs: Bundes- und Staatsregierungen verklagten die Tabakindustrie, durch den Verkauf und die Werbung für Zigaretten den Verbrauchern wissentlich Schaden zuzufügen. Seither ist die Werbung für Zigaretten stark eingeschränkt und staatlich streng überwacht. Hinzu kommt, dass in den USA heute ein flächendeckendes und striktes Rauchverbot gilt.

Andererseits wäre z. B. die AIDS-Epidemie (→ S. 1055) in den westlichen Ländern ohne eine schnelle und freiwillige Vorsorgemaßnahmen des Einzelnen (z. B. für den Fall eines Falles immer ein Kondom dabeizuhaben) rasch eskaliert.

In anderen Fällen, wie z. B. bei den Impfungen, greifen Maßnahmen auf der Ebene der Verhältnisse und des Verhaltens ineinander.

Was wirkt vorbeugend?

Wie breit das Spektrum vorbeugender Maßnahmen ist, zeigt ein genauer Blick auf unseren Alltag. Aufwachen, Nachttischlampe einschalten: Der eingebaute Schutzkontakt in den elektrischen Geräten ist heute gesetzlich vorgeschrieben und hat unzählige Stromunfälle verhindert. Ab ins Bad: Das Zähneputzen dient als Vorbeugung gegen Karies. Das dafür verwendete Wasser wird vom Wasserwerk ständig auf Bakterien und Schadstoffe überprüft; die Auflagen sind zum Schutz der Gesundheit strenger als diejenigen, die für abgefülltes Mineralwasser gelten. Das Frühstücksei stammt garantiert aus einem von der Lebensmittelkontrolle geprüften Betrieb. Die Milch ist, ebenfalls zu unserer Sicherheit, pasteurisiert. Im Auto herrscht Gurtpflicht, und für die Funktionsfähigkeit der Bremse sorgt unter anderem der TÜV.

Und der Arbeitsplatz?

Eine große Zahl von Verordnungen des *Arbeitsschutzes* bestimmt dort inzwischen den zulässigen Lärmpegel, die maximale Schadstoffbelastung und sogar das Bürodesign. Fazit: Sicherheits- und Vorsorgemaßnahmen finden sich praktisch überall. Wenn wir nach der Arbeit zur Vorsorge zum Arzt gehen, nutzen wir also nur einen kleinen Teil der vorbeugenden Maßnahmen.

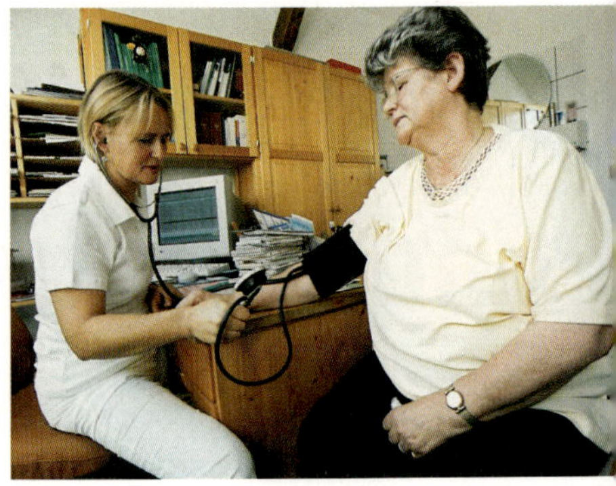

Den Check-up können alle Bürger über 35 in Anspruch nehmen. Obwohl der Nutzen wissenschaftlich umstritten ist, ist er eine gute Gelegenheit, gesundheitliche Risiken mit dem Arzt zu besprechen. [AOK 0602]

Was?	Für wen?	Wie oft?
Zahnprophylaxe (zahnmedizinische Individualprophylaxe)	Alle	Dreimal pro Jahr bis zum Alter von sechs Jahren, ab dann zweimal pro Jahr[1]. Nutzen ist bewiesen und unstrittig.
Screening auf genitale Chlamydien-Infektionen (Urinprobe)	Sexuell aktive Frauen unter 26	Einmal jährlich. Nutzen ist bewiesen
Früherkennung Gebärmutterhalskrebs: Gebärmutterhalsabstrich (→ S. 828)	Frauen ab 20	Einmal jährlich. Nutzen ist bewiesen und unstrittig.
Früherkennung Brustkrebs I: Ärztliche Brustuntersuchung (→ S. 829) mit Anleitung zur Selbstuntersuchung (→ Kasten S. 840) sowie Hautuntersuchung[3]	Frauen ab 30	Einmal jährlich. Nutzen ist neuerdings wissenschaftlich umstritten (→ Kasten S. 840: Sinnvoll, aber umstritten: die Selbstuntersuchung der Brust).
Check-up (Gesundheits Untersuchung, Check-up 35)[2]	Alle ab 35	Alle zwei Jahre. Nutzen ist nicht bewiesen.
Früherkennung Hautkrebs (→ S. 290)	Alle ab 35	Alle zwei Jahre. Nutzen ist bewiesen und unstrittig.
Früherkennung Brustkrebs II: Mammografie[-Screening] (→ Kasten: Röntgenuntersuchung der Brust: die Mammografie S. 836)	Frauen zwischen 50 und 69	Alle zwei Jahre. Nutzen ist bewiesen und unstrittig.
Früherkennung Prostatakrebs: Tastuntersuchung der Prostata und der Geschlechtsteile sowie Hautuntersuchung[3]	Männer ab 45	Einmal jährlich. Nutzen ist unstrittig, strittig ist allerdings die in der Regel von Urologen dazu angebotene PSA-Test (→ Kasten S. 811: Die PSA-Debatte).
Früherkennung Darmkrebs I: Tastuntersuchung des Enddarms (→ S. 662) und Test auf verborgenes (okkultes) Blut im Stuhl (Häm-occult → S. 657)	Alle zwischen 50 und56	Einmal jährlich. Nutzen ist bewiesen und unstrittig.
Früherkennung Darmkrebs II: Darmspiegelung oder Test auf verborgenes Blut im Stuhl	Alle ab 56	Entweder Darmspiegelung (zwei Untersuchungen im Abstand von 10 Jahren) oder Test auf verborgenes Blut im Stuhl (alle 2 Jahre). Nutzen ist bewiesen und unstrittig.

[1] Pro Jahr sind für jeden gesetzlich Versicherten ab 18 Jahren zwei zahnmedizinische Kontrolluntersuchungen kostenfrei (Zahnsteinentfernung nur einmal jährlich von der gesetzlichen Krankenversicherung). Die Kontrolluntersuchungen werden sogar honoriert: Bei notwendigem Zahnersatz bekommt man als regelmäßiger „Teilnehmer" einen Bonus.

[2] Durch diesen alle zwei Jahre kostenlos möglichen Gesundheits-Check sollen Herz-Kreislauf-Erkrankungen, Nierenschäden und ein Diabetes frühzeitig erkannt werden. Der Arzt erhebt die Krankheitsgeschichte und führt eine körperliche Untersuchung sowie Bluttests (Gesamtcholesterin, Zucker), Urintests (Bestimmung von Eiweiß, Zucker, roten und weißen Blutkörperchen, Nitrit) und eine Blutdruckmessung durch. Der Check-up wurde wissenschaftlich nie auf seinen Nutzen überprüft, Experten machen geltend, dass er wenig effektiv ist.

[3] Zur Früherkennung von Hautkrebs

Von den deutschen gesetzlichen Krankenkassen finanzierte **Früherkennungsuntersuchungen für Erwachsene,** *angeordnet nach dem Alter bei der ersten Inanspruchnahme. Für diese Früherkennungsuntersuchungen ist keine Praxisgebühr zu zahlen (Stand 2008).*

Die gesetzlichen Vorsorgemaßnahmen

Früherkennung versus Vorbeugung

Vorsorge heißt, dafür zu sorgen, dass Krankheiten erst gar nicht entstehen. Wie wir gesehen haben, sind daran nicht nur Ärzte beteiligt. Und wenn wir zur ärztlichen Vorsorge gehen, handelt es sich dabei streng genommen eher um *Früherkennung:* Falls bereits eine Krankheit entstanden ist, soll diese möglichst rechtzeitig erkannt und behandelt werden. Die Mammografie (→ S. 836) z. B. kann Krebsfälle im Frühstadium aufspüren, vorbeugen (also ihr Entstehen verhindern) kann sie nicht. In der Tat haben nur wenige der Vorsorgeuntersuchungen vorbeugenden, d. h. Krankheiten verhindernden Charakter – solche Ausnahmen sind zum Beispiel Blutdruck- und Cholesterinmessungen.

Welche Vorsorgeuntersuchungen vom Kassenarzt als gesetzliche Untersuchungen kostenfrei angeboten werden können, bestimmt der **Gemeinsame Bundesausschuss *(G-BA)*,** dem Vertreter der Ärzte, der Krankenkassen und seit 2004 auch der Patienten- und Selbsthilfeverbände angehören. Er beurteilt regelmäßig, welche Früherkennungsverfahren medizinisch notwendig und wirtschaftlich sind.

Wer geht zur Vorsorge?

In Deutschland gehen allerdings nur jeder fünfte Mann und jede zweite Frau regelmäßig zu den gesetzlich empfohlenen Vorsorge- und Früherkennungsuntersuchungen.

Dabei sind die meisten der heute als Kassenleistung kostenfrei angebotenen *Früherkennungsuntersuchungen* wissenschaftlich geprüft und erfüllen nachweislich ihren Zweck, d. h., Krankheiten werden rechtzeitig entdeckt und die nachfolgende Behandlung ermöglicht dem Patienten ein längeres Leben.

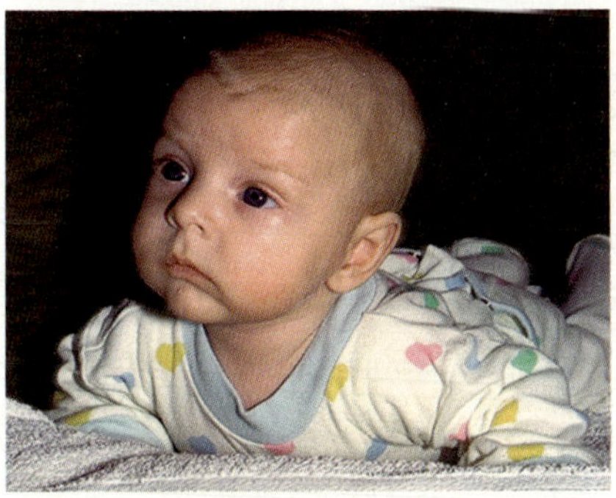

Die pädiatrischen Vorsorgeuntersuchungen helfen zum einen, die Reife und den Entwicklungsstand des Kindes zu beurteilen. Gleichzeitig sollen Risiken für eine gesunde Entwicklung frühzeitig erkannt und – wenn möglich – aus dem Weg geräumt werden. [NME 0608]

	Wann?	Was wird gemacht?
Erstuntersuchung *(U1)*	Direkt nach der Geburt	➤ Beobachtung von Atmung, Herzschlag, Muskelspannung, Hautfarbe sowie der Reaktionen auf Manipulationen (etwa beim Absaugen) unmittelbar nach der Geburt (Apgar-Score → S. 387) ➤ Gabe der ersten Dosis Vitamin-K-Tropfen (Konakion®) und Prüfung auf kindliche Fehlbildungen (Erstuntersuchung → S. 387)
U2	3.–10. Tag nach der Geburt	➤ Untersuchung auf Geburtsverletzungen, Fehlbildungen, Neugeborenen-Gelbsucht und auffällige Muskelreflexe ➤ Neugeborenen-Screening auf Stoffwechselkrankheiten (→ S. 387) ➤ Einleitung der Rachitis- und der Fluorprophylaxe ab dem 10. Tag ➤ 2. Dosis Vitamin K-Tropfen
U3	4.–6. Woche	➤ Ultraschalluntersuchung der Hüfte ➤ Beurteilung der Entwicklung, Besprechen von Ernährungsfragen ➤ 3. Dosis Vitamin K
U4	3.–4. Monat	➤ Beurteilung der Entwicklung, Besprechen von Ernährungsfragen ➤ Beginn der Routine-Impfungen
U5	6.–7. Monat	Beurteilung der Entwicklung, insbesondere der Reaktionen auf die Umgebung, Besprechen von Ernährungsfragen
U6	10.–12. Monat	Beurteilung der Entwicklung, insbesondere der Sprachentwicklung, Besprechen von Ernährungsfragen
U7	21.–24. Monat	Beurteilung der Entwicklung, insbesondere der Sprach- und Sozialentwicklung, Besprechen des Stands der Sauberkeitserziehung
U7a	34.–36. Monat	Beurteilung der Entwicklung, Erkennung von Sehstörungen
U8	46.–48. Monat	➤ Beurteilung der Entwicklung, insbesondere der Kindergartenreife ➤ Hör- und Sehprüfung
U9	60.–64. Monat	➤ Beurteilung der Entwicklung und des Verhaltens für die Schulreife ➤ Evtl. werden Impfungen (→ S. 295) ergänzt.
J1	12–15 Jahre	Beurteilung der Entwicklung, Besprechen von Problemen und Konflikten sowie von Fragen rund um die Themen Drogen, Alkohol, Rauchen, Sexualität, Sport sowie gesunde Ernährung
Zähne	bis zum 18. Geburtstag	Kinder haben zwischen 2 ½ und 6 Jahren Anspruch auf drei *Kinderzahnvorsorgeuntersuchungen.* Danach sind bis zum 19. Lebensjahr halbjährliche Termine beim Zahnarzt vorgesehen, bei denen auch die Versiegelung der Fissuren (→ S. 516) an den Backenzähnen sowie eine eventuelle Vorsorge mit Fluoridlack erstattet wird.

Von den deutschen gesetzlichen Krankenkassen finanzierte **Früherkennungsuntersuchungen für Neugeborene und Kinder.** *In mehreren Bundesländern, z. B. Bayern und Hessen, ist die Teilnahme Pflicht. Während die U7a seit Mitte 2008 generell Kassenleistung in Deutschland ist, übernehmen manche Kassen zusätzliche Vorsorgeuntersuchungen beim Kinderarzt (z. B. U10 für 7- bis 8-Jährige und U11 für 9 bis 10-Jährige). Nicht gesetzlich geregelt, aber gängige Praxis ist die* **gynäkologische Erstsprechstunde** *mit jungen Frauen zur Besprechung aller Fragen, von den Menstruationsbeschwerden bis hin zur Verhütung. Diese Fragen lassen sich mit dem Frauenarzt meist besser besprechen als mit dem Kinderarzt.*

Seit 2008 müssen chronisch kranke Patienten, die in Deutschland eine Zuzahlungsverminderung für Medikamente beantragen, durch einen „Präventionspass" belegen, dass sie bestimmte Vorsorgeuntersuchungen (Früherkennung von Brust-, Darm- und Gebärmutterhalskrebs) regelmäßig durchführen oder sich beraten ließen. Die umstrittene Regelung gilt für alle, die nach dem 1.1.2008 erstmals Vorsorgeuntersuchungen in Anspruch nehmen können (also Frauen, die nach dem 1. April 1987 geboren wurden sowie Männer, die nach dem 1. April 1962 geboren wurden).

Zu den Bewertungen der einzelnen Früherkennungsuntersuchungen (für Erwachsene) → Tab. S. 288.

Vorsorge für Schwangere

Die Vorsorgeuntersuchungen in der Schwangerschaft gehören zu den ältesten und meistbewährten Vorsorgeuntersuchungen überhaupt. Sie werden ausführlich im Kapitel 09 besprochen (→ S. 350).

■ Vorsorge in der Dermatologie

Seit Mitte 2008 ist die **Hautkrebs-Früherkennung (*Hautkrebs-Screening*)** gesetzliche Kassenleistung. Sie wird alle 2 Jahre kostenlos angeboten von Dermatologen (Hautärzten) sowie entsprechend fortgebildeten Hausärzten, bei denen sie schon länger Bestandteil des hausärztlichen Check-ups ist (→ S. 288).

Bewertung: Die regelmäßige ärztliche Inspektion der Haut ist sinnvoll aufgrund der zunehmenden Häufigkeit und Gefährlichkeit des Hautkrebs (→ S. 1097). Offen ist nur die Frage, ob Hautärzte hier besser und genauer hinschauen. Die Stiftung Warentest sagt hierzu: „Untersuchungen beim Hautarzt sind zwar etwas zielgenauer als Hautuntersuchungen durch den Hausarzt, es muss jedoch auch hier mit vielen Überdiagnosen gerechnet werden. Von 1 000 Erwachsenen, die sich vorsorglich beim Hautarzt prüfen lassen, bekommen 90 eine Verdachtsdiagnose, die sich später nicht bestätigt.“ [423]

Auch Frauenärzte untersuchen im Rahmen ihrer Vorsorgeuntersuchungen (→ Tab. S. 288) die Hautpartien der von ihnen untersuchten Körperregionen.

Die wichtigsten IGeL-Vorsorgeuntersuchungen

Neben den gesetzlichen Vorsorgeuntersuchungen bieten die meisten Arztpraxen mittlerweile individuell als IGeL (Individuelle Gesundheitsleistungen → S. 1299) zu finanzierende weitere Vorsorgemaßnahmen und -untersuchungen an. Während manche dieser Angebote unumstritten sind, wie Impfungen vor Fernreisen (Reiseimpfungen → S. 301) oder die professionelle Zahnreinigung (→ S. 516), müssen bei anderen das Für und Wider genau abgewogen werden.

Für die Mehrzahl der als IGeL angebotenen Vorsorgeuntersuchungen ist ein Nutzen für den Patienten nicht erwiesen. Dies trifft vor allem auf Laborleistungen und bildgebende Diagnose-Verfahren zu. Zudem sind gerade diese Tests für viele Ärzte inzwischen eine wesentliche Einnahmequelle, sodass die Versuchung groß ist, sie möglichst vielen Patienten anzubieten.

■ Welche IGeL-Vorsorgen sind sinnvoll?

Um abzuschätzen, ob ein IGeL-Vorsorgeangebot Sinn macht, helfen die folgenden Fragen:

- Welchen nachweislichen Nutzen habe ich von dieser Früherkennungsuntersuchung?
- Wird eine Krankheit dadurch eher entdeckt als durch die gesetzliche Vorsorge?
- Sind die Testergebnisse sicher?

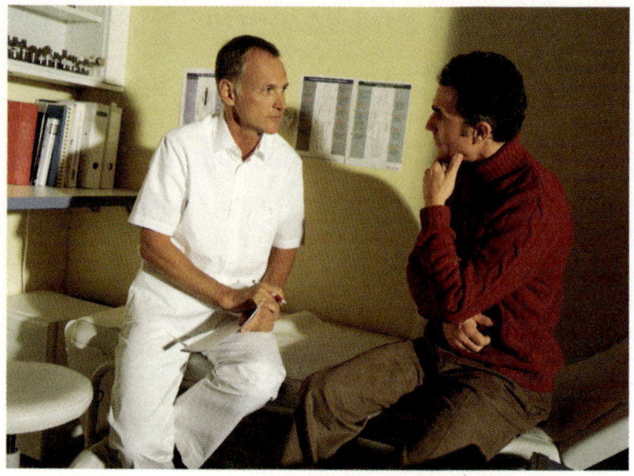

Nur im persönlichen Gespräch lassen sich offen das Für und Wider einer IGeL-Vorsorgeuntersuchung besprechen. Hierfür sollte sich der Arzt ausreichend Zeit nehmen. [CGC 0603]

- Wie geht es nach einem „positiven“ Test weiter? Welche zusätzlichen Untersuchungen werden gemacht? Mit welchen Risiken sind sie verbunden?
- Welche Behandlungsmöglichkeiten gibt es, und welche Risiken hat die Behandlung?

Wenn Fragen offenbleiben, erkundigen Sie sich bei Ihrer Kasse, ob und warum die Leistung nicht übernommen wird.

(!) Dem Arzt gegenüberzutreten und zu sagen: „Nein, das möchte ich jetzt nicht machen lassen!“ ist für die meisten eine völlig neue Erfahrung. Aber diese Erfahrung bleibt früher oder später niemand erspart – denn nur so kann man sein Selbstbestimmungsrecht als Patient wahrnehmen (mehr zur Rolle des Arztes als Verkäufer → Kapitel 35).

Die folgende Aufstellung behandelt die am häufigsten angebotenen Tests, die gegebenen Bewertungen orientieren sich an den Empfehlungen der Stiftung Warentest (→ Infobox S. 292).

IGeL-Vorsorgeuntersuchungen in der Augenheilkunde

Früherkennung des grünen Stars. Der grüne Star (Glaukom → S. 501) kann jeden treffen. Durch Spiegelung des Augenhintergrunds und der Messung des Augeninnendrucks (→ S. 479), eventuell durch eine zusätzliche Bestimmung des Gesichtsfelds werden die meisten Formen so rechtzeitig erkannt, dass durch eine Behandlung weitere Schäden verhindert werden können. Die **Früherkennung des grünen Stars** ist deshalb auch bei beschwerdefreien Personen zweckmäßig. Ab 40 Jahren steigt das Risiko für einen grünen Star stark an, sodass dies als zweckmäßige Altersgrenze erscheint, mit dieser Früherkennung zu beginnen. Sie sollte alle 2–3 Jahre durchgeführt werden.

Bewertung: Uneingeschränkt zweckmäßig. Dass die (deutschen) Krankenkassen diesen Test immer noch nicht bezahlen, obwohl der für die Entscheidung über die Kostenübernahme zuständige Gemeinsame Bundesausschuss sie ausdrücklich empfiehlt, ist ein Kritikpunkt vieler Experten. Immerhin: Besteht ein Verdacht auf Glaukom, wird der Test zur Kassenleistung.

IGeL-Hinweis: Die Kosten betragen 10 bis 20 EUR.

IGeL-Vorsorgeuntersuchungen in der Dermatologie

Dermatologische Allergiediagnostik → S. 1062

IGeL-Vorsorgeuntersuchungen in der Gynäkologie

Große Krebsfrüherkennung für Frauen. Eine Erweiterung der gesetzlichen Gebärmutterhalskrebs-Früherkennungsuntersuchung ist die **große Krebsfrüherkennung für Frauen.** Sie umfasst eine körperliche Untersuchung, Ultraschall aller Beckenorgane, Urinuntersuchung sowie eine Untersuchung von Blut und Scheidenabstrich (→ S. 828). Sie wird vom Frauenarzt zur Früherkennung von Gebärmutter- und Eierstockkrebs durchgeführt.

Manche Frauenärzte bieten unter dem gleichen Namen auch weitere bildgebende Verfahren zur Brustkrebsvorsorge wie Ultraschall und Kernspin an, die das gesetzliche Mammografie-Screening ergänzen. Für Letzteres wird Frauen auch die Durchführung als digitale Mammografie angeboten, die mit einer geringeren Strahlenbelastung verbunden ist.

Bewertung: Der Nutzen von Ultraschalluntersuchungen bei beschwerdefreien Frauen zur Krebsfrüherkennung ist nicht erwiesen. Im Detail führt die Stiftung Warentest aus: „Der Ultraschall durch die Scheide ist zur Früherkennung eines Gebärmutterkrebses nicht geeignet, da er zu ungenau ist. Die Ultraschalluntersuchung der Eierstöcke ist im Allgemeinen zur Früherkennung eines Eierstockkrebses nicht geeignet. Es werden nur wenige Krebse entdeckt. Außerdem gibt es eine hohe Rate von Krebsdiagnosen, die sich bei weiteren Untersuchungen als falsch herausstellen. Auch ist bislang nicht erwiesen, dass eine frühzeitige Behandlung des Eierstockkrebses die Sterblichkeit verringert. Ultraschalluntersuchungen aller weiteren Organe des Bauchraums sind ohne konkreten Verdacht zur Früherkennung nicht geeignet." (→ Infobox S. 292)

Die geringere Strahlenbelastung der digitalen Mammografie ist allenfalls bei jungen Frauen und bei häufiger Durchführung den geforderten Mehrpreis wert (ein diagnostischer Mehrwert besteht sowieso nicht). Ein Mehrnutzen von Ultraschall und Kernspin kann in Hochrisikofällen eventuell bestehen, mehr dazu im Sondertext zur Mammografie (→ Kasten S. 836).

IGeL-Hinweis: Die Kosten betragen rund 40 bis 80 EUR, für die digitale Mammografie bis 120 EUR, für Brust-Ultraschall und Kernspin nochmals 200 bis 400 EUR.

HPV-Test im Rahmen der Gebärmutterhalskrebs-Vorsorge → S. 863

Laborcheck Sexualhormonstatus bei der Frau (Laborcheck vorzeitige Wechseljahre, Anti-Aging-Labor) → S. 1331

Pränataldiagnostische Vorsorgeuntersuchungen im Rahmen der Schwangerschaft → S. 360

IGeL-Vorsorgeuntersuchungen in der Inneren Medizin

Das Angebot an internistischen und allgemeinmedizinischen IGeL-Vorsorgeuntersuchungen ist sehr unübersichtlich geworden. Zudem besteht ein erhebliches Durcheinander bei den Begriffen. So werden viele der folgenden Tests als „erweiterter Check-up" oder im Rahmen von „Anti-Aging-Paketen" offeriert.

Die folgende Auswahl nennt die am häufigsten durchgeführten Leistungen:

Laborcheck Arteriosklerose-Risiko. Es ist bekannt, dass Arteriosklerose (→ S. 721) nicht nur durch Ablagerungen in den Gefäßen zustande kommt, sondern dass auch entzündliche Prozesse eine wichtige Rolle spielen. Entzündungszeichen können im Labor bestimmt werden (z. B. das so genannte C-reaktive Protein, CRP, und seine Unterfraktion hsCRP). Auch können bestimmte Veränderungen des Fett- und Vitaminstoffwechsels sowie Veränderungen der Blutgerinnung das Risiko erhöhen. Zur **Bestimmung des Arteriosklerose-Risikos** wird die Bestimmung von Lipoprotein [a] (→ S. 1326), Homozystein (→ S. 1321), CRP (→ S. 1313) und Fibrinogen (→ S. 1317) im Blut angeboten.

Bewertung: Es gibt keinen wissenschaftlichen Beweis, dass diese Untersuchungen geeignet sind, das persönliche Risiko abzuschätzen. Denn: Die gemessenen Parameter korrelieren nur sehr vage mit dem Gefäßrisiko – der Test ist also zu ungenau.

IGeL-Hinweis: Die Kosten betragen 30 bis 40 EUR, bei Zusatzwerten wie z. B. den Apolipoproteinen bis über 100 EUR (Näheres zu Apolipoproteinen → www.gesundheit-heute.de/36l34.

Laborcheck Blutfette. Abnorme Blutfettwerte erhöhen das Risiko für Arteriosklerose (→ S. 721) und damit auch das Risiko für Herzinfarkt (→ S. 699) und Schlaganfall (→ S. 1126). Als IGeL-Paket werden beim **Blutfettlabor** häufig die Werte Gesamtcholesterin (→ S. 1318), HDL-Cholesterin (→ S. 1320), LDL-Cholesterin (→ S. 1325) und Triglyzeride (→ S. 1334) bestimmt.

Eine genaue Analyse des Fettstoffwechsels ist bei bestehender Fettstoffwechselstörung oder einer koronaren Herzerkrankung (KHK) notwendig (und wird dann auch von der Kasse bezahlt). Für Herzgesunde besteht aber das große Problem der fehlenden Treffgenauigkeit (Spezifität) der Tests. Bei herzgesunden Patienten können leicht erhöhte Entzündungsmarker auch Folge einer leichten (vielleicht sogar unbemerkten) Infektion sein und müssen nicht mit einer KHK in Verbindung stehen.

Bewertung: Die Bestimmung des Gesamt-Cholesterins und des HDL-Cholesterins gehört zum Programm des im Abstand von 2 Jahren stattfindenden Check-ups, der von den Krankenkassen ab 35 Jahren übernommen wird. Nach wissenschaftlicher Einschätzung reicht die Bestimmung dieser beiden Werte aus, d. h., die Kenntnis der im Rahmen von IGeL-Vorsorgen zusätzlich bestimmten Triglyzeride und des LDL-Cholesterins bringt keine für die Früherkennung wichtigen zusätzlichen Informationen. Besteht ein begründeter Verdacht, z. B. bei familiärer Vorbelastung, sind diese Werte unter Umständen allerdings hilfreich.

Die Bestimmung der Blutfettwerte bei jüngeren Menschen (unter 35) leistet dann einen zweckmäßigen Beitrag zur Früherkennung, wenn bestimmte Risikofaktoren (z. B. Erkrankung an Diabetes, Bluthockdruck, familiäre Stoffwechselstörungen, Rauchen sowie familiäre Vorbelastungen für Herzinfarkt oder Schlaganfall) vorliegen.

IGeL-Hinweis: Da die meisten der beschriebenen Parameter heute vollautomatisch bestimmbar sind, sollte das Labor für die Blutfettbestimmung höchstens 40 EUR berechnen (ohne Beratungsleistung).

Laborcheck Tumormarker. Die *Bestimmung von Tumormarkern* (→ S. 1025, Übersicht → Tab. S. 1334) ist bei manchen Krebsformen hilfreich, um den *Verlauf* der Erkrankung oder die Wirksamkeit einer Therapie abzuschätzen, z. B. bei Brust-, Prostata-, Eierstock-, Dickdarm- oder Hodenkrebs sowie bei teilweise bei Lungenkrebs. In manchen Fällen sind durch Tumormarker auch Rezidive (Rückfälle) oder die Bildung von Metastasen erkennbar.

Bewertung: Für die Erstdiagnose einer Krebserkrankung reichen Tumormarker nicht aus, da sie nicht verlässlich nachweisbar sind und zu häufig eine falsche Sicherheit vortäuschen oder nicht gerechtfertigte Tests nach sich ziehen. Daher werden die Kosten zur Bestimmung von Tumormarkern zur Früherkennung von Krebs von den gesetzlichen Krankenkassen auch zu Recht nicht erstattet.

IGeL-Hinweis: Die Kosten betragen je nach Suchprogramm bis über 500 EUR.

Laborcheck koronare Herzkrankheit. Zur Früherkennung der koronaren Herzkrankheit (→ S. 693) werden vor allem zwei IGeL-Leistungen angeboten: Das ***Belastungs-EKG*** (→ S. 689) und die ***Echokardiografie*** (→ S. 690).

Bewertung: Während beide Tests gut geeignet sind, um einen Verdacht auf eine koronare Herzerkrankung abzuklären (dann werden die Kosten auch von der gesetzlichen Krankenkasse übernommen), sind sie zur Früherkennung bei beschwerdefreien Menschen nicht geeignet. Unter bestimmten Umständen profitieren jedoch auch beschwerdefreie Menschen von den Tests, dann nämlich, wenn ein bisher Ungeübter größere körperliche Belastungen (wie z. B. Hochleistungssport) beginnen will. Hier kann das Belastungs-EKG eventuelle Risiken aufdecken. Und wer von einer erblichen Herzerkrankung (z. B. einer erblichen Herzmuskelerkrankung) betroffen ist, dem kann eine Doppler-Echokardiografie möglicherweise bei der frühen Erkennung helfen.

Laborcheck Herzinsuffizienz. Für den *Laborcheck Herzinsuffizienz* wird der Marker NT-proBNP bestimmt → S. 1308.

IGeL-Hinweis: Die Kosten betragen für das Belastungs-EKG 60 bis 100 EUR bzw. für die Echokardiografie bis über 500 EUR.

Lungenfunktionsprüfung. Die *Lungenfunktionsprüfung* wird insbesondere Rauchern angeboten, um etwaige Einschränkungen der Lungenfunktion erkennen zu können.

Bewertung: Einschränkungen der Lungenfunktion lassen sich bei jedem Raucher nachweisen, der mehr als nur eine oder zwei Zigaretten täglich raucht. Sie haben jedoch alleine –

außer bei ausgeprägten Befunden – keinen Aussagewert. Zweckmäßig ist die Lungenfunktionsprüfung aber, wenn andere Beschwerden, z. B. ein chronischer Husten, bestehen. Dann aber werden sie auch von der Kasse bezahlt.

IGeL-Hinweis: Die Kosten betragen 20 bis 40 EUR.

Raucher-Check vor Lungenkrebs → S. 611

Laborcheck:

- Anti-Aging-Labor bei der Frau S. 1331, beim Mann S. 1331
- Antioxidanzien-Status (Vitamine, Spurenelemente) → S. 1307
- Chronisches Erschöpfungssyndrom → S. 1317
- Diabetes-Risiko → S. 1315
- Immunabwehr → S. 1321
- Sexualhormonstatus (vorzeitige Wechseljahre bei der Frau → S. 1331, beim Mann → S. 1331)

IGeL-Vorsorgeuntersuchungen in der Orthopädie/Rheumatologie

Zur **Osteoporose-Früherkennung** werden mehrere Tests angeboten (→ S. 1016):

Knochendichtemessung. Wenn bereits ein durch Osteoporose bedingter Bruch aufgetreten ist, hilft die **Knochendichtemessung** *(Osteodensitometrie* → S. 1017), das Risiko weiterer Knochenbrüche abzuschätzen. Bei beschwerdefreien Menschen jedoch kann sie die Wahrscheinlichkeit eines Bruchs nicht zuverlässig vorhersagen. Die deutschsprachigen ärztlichen Fachgesellschaften für Knochenerkrankungen empfehlen derzeit Knochendichtemessungen für Frauen nach der Menopause, wenn starke Risiken für eine Osteoporose bekannt sind (z. B. hohes Sturzrisiko, sehr geringes Körpergewicht oder der Verdacht auf einen durch Osteoporose bedingten Wirbelkörperbruch (→ S. 928). Ob diese Empfehlung den weiteren Verlauf positiv beeinflusst, ist bislang nicht bekannt.

Laborcheck Osteoporose → S. 1327. Blutuntersuchungen des Knochenstoffwechsels wie etwa Pyridinolin-Crosslinks oder alkalische Knochenphosphatase sowie des genetischen Risikos, z. B. durch Bestimmung des Vitamin-D3-Rezeptors.

IGeL-Hinweis: Die Kosten der Knochendichtemessung betragen 20 bis 35 EUR.

IGeL-Vorsorgeuntersuchungen in der Urologie

Große Krebsfrüherkennung für Männer. Eine Erweiterung der gesetzlichen Prostatakrebs-Früherkennungsuntersuchung ist die **große**

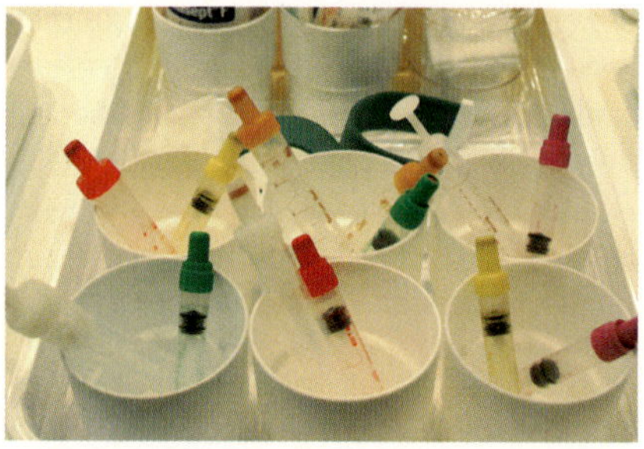

Zusätzliche Laboruntersuchungen nehmen einen großen Umfang innerhalb der IGeL-Angebote ein. [PWI 0604]

Krebsfrüherkennung für Männer. Sie umfasst eine körperliche Untersuchung, Ultraschall von Niere, Blase und Prostata, Urinuntersuchung sowie eine Blutuntersuchung mit PSA-Test (→ S. 811). So sollen frühe Fälle von Prostata-, Nieren- und Blasenkrebs entdeckt werden.

Bewertung: Ein Mehrnutzen gegenüber der gesetzlichen Prostatakrebs-Früherkennungsuntersuchung ist nicht erwiesen.

IGeL-Hinweis: Die Kosten betragen rund 45 bis 90 EUR.

PSA-Test (als Einzelmaßnahme): Dieser Bluttest ist zur Früherkennung von Prostatakrebs umstritten (Näheres → Kasten S. 811: Die PSA-Debatte). Er wird von den gesetzlichen Kassen aber erstattet, wenn der Test der Abklärung eines auffälligen Untersuchungsergebnisses z. B. bei der Prostata-Tastuntersuchung (→ S. 804) dient.

Transrektaler Ultraschall. Durch spezielle, durch den After eingeführte Schallköpfe kann die Prostata mittels ***transrektalem Ultraschall*** untersucht werden (Näheres → S. 804). Zum Einsatz bei der Früherkennung ist dieser Test allerdings ungeeignet, da er bei einer sehr hohen Rate von Überdiagnosen zugleich auch 90 von 100 Karzinomen übersieht [423]. Zur weiteren Abklärung eines auffälligen Befunds z. B. bei der Prostata-Tastuntersuchung ist der Test aber hilfreich und wird dann auch von der gesetzlichen Kasse bezahlt.

Laborcheck Sexualhormonstatus beim Mann (Anti-Aging-Labor) → S. 1331

i Aktuell: www.gesundheit-heute.de/04x01

- **www.e-bis.de** – Serviceseite, Flein: Mit Informationen zur Gebührenordnung für Ärzte, enthält eine umfassende Aufstellung von IGeL-Leistungen.
- **www.g-ba.de** – Gemeinsamer Bundesausschuss, Siegburg: Richtlinien zu den gesetzlichen Früherkennungsuntersuchungen.
- **www.die-praevention.de** – Service des Bundesministeriums für Gesundheit, Berlin: Informationen zum Thema Prävention, mit Broschüren zum Bestellen und Herunterladen.
- **www.ahrq.gov** – *Agency for Healthcare Research and Quality*, Rockville: Unter der Rubrik *Clinical Information, Preventive Services* bietet die *U.S. Preventive Services Task Force* Zusammenfassungen des derzeitigen Forschungsstands zur Früherkennung (jedoch nur auf Englisch).
- Stiftung Warentest (Hrsg.): **Untersuchungen zur Früherkennung – Krebs. Nutzen und Risiken.** (2005). Erklärung, Bewertung und Risikoeinschätzung von 46 Früherkennungsuntersuchungen. Auf die von der Stiftung Wartentest vorgenommene Auswertung der wissenschaftlichen Literatur stützen sich auch die Bewertungen in *Gesundheit heute*.
- Von den allgemein verfügbaren Ratgebern zum Thema IGeL-Untersuchungen kann derzeit keiner empfohlen werden (Stand Sommer 2007).

IGeL-Vorsorgeuntersuchungen in der Zahnheilkunde

Professionelle Zahnreinigung → S. 516

Fissurenversiegelung → S. 516

Parodontaler Screening Index → S. 524

Mythos Früherkennung?

Früherkennung erscheint als eine vernünftige Strategie: sich regelmäßig durchchecken zu lassen, *bevor* Beschwerden auftreten. Ist der Befund gut, sind wir beruhigt, wird etwas entdeckt, lässt es sich im frühen Stadium sicher besser behandeln als später. Tatsache aber ist, dass das beim Auto bewährte TÜV-Prinzip beim Menschen nicht immer funktioniert.

Unabhängig davon, dass mit Früherkennung heute viel Geld verdient wird und wirtschaftliche Aspekte die medizinische Nutzendiskussion erheblich überlagern, wohnt der Früherkennung eine unvermeidliche wissenschaftliche Problematik inne:

- Zum einen haben manche der verwendeten Tests Nebenwirkungen, man denke hier an die zwar geringe, aber messbare Strahlenbelastung bei der Mammografie (→ S. 836). Durch neue digitale Röntgengeräte wird dieses Risiko weiter in den Hintergrund rücken. Das Risiko der Verschleppung und Ausbreitung von Krebszellen durch Feinnadelpunktionen in verdächtige Gewebebezirke aber ist bisher nicht gelöst (→ S. 1270).
- Zum anderen sind wir natürlich in Sorge, bis der Befund vorliegt. Während sich dies verschmerzen lässt, ist es weitaus unangenehmer, wenn uns ein Früherkennungstest fälschlicherweise eine Krankheit meldet, die wir gar nicht haben. Solche **Überdiagnosen** ***(falsch-positive Fehldiagnosen)*** rauben uns nicht nur den Schlaf, sondern ziehen auch weitere Tests und Eingriffe nach sich, die mit weiteren Risiken verbunden sind. So empfiehlt z. B. die amerikanische

Krebsgesellschaft die von ihr jahrzehntelang propagierte Selbstuntersuchung der Brust inzwischen nicht mehr, da die Untersuchung anscheinend keinerlei Einfluss auf die Sterblichkeitsrate hat (Näheres hierzu → Kasten S. 840: Sinnvoll, aber umstritten: die Selbstuntersuchung der Brust).

- Ein weiteres Problem ist die Irrelevanz von entdeckten Krankheitsfällen, wenn z. B. ein Krebs entdeckt wird, der so langsam wächst, dass er in der Lebensspanne des Patienten gar nicht aufgefallen wäre. Dies ist vor allem bei der Früherkennung von Prostatakrebs ein Problem (→ S. 810).

Das Dilemma der Früherkennung ist: Um eine schwerwiegende Erkrankung bei wenigen Menschen frühzeitig zu erkennen, wird eine große Anzahl von Menschen jahrelang untersucht. Durch diese Untersuchungen werden viele von ihnen verängstigt und manchmal sogar unnötigerweise behandelt.

Dies zeigt auch folgende Statistik aus dem British Medical Journal: Um einen einzigen Todesfall durch Gebärmutterhalskrebs zu verhindern, müssen etwa 1000 Frauen 35 Jahre lang zur Früherkennung gehen. 150 von diesen Frauen bekommen einen Verdacht auf Gebärmutterhalskrebs bescheinigt, und etwa 50 von diesen werden überflüssigerweise operiert [402].

Diese Zahlen sprechen natürlich nicht grundsätzlich gegen die Früherkennungsstrategie, zeigen aber, wie kompliziert es ist, Vor- und Nachteile abzuwägen und im Einzelfall für oder gegen eine Früherkennungsuntersuchung zu argumentieren.

Kuren und Rehabilitation

Kuren sollen zum einen Krankheiten verhindern, also vorbeugend wirken, zum anderen die Wiedereingliederung nach einer Krankheit oder einem Unfall ermöglichen, also der Rehabilitation dienen. Der Begriff „Kur" wird heute offiziell gar nicht mehr verwendet; stattdessen sprechen die Krankenkassen von Vorsorge- oder Rehabilitationsmaßnahmen.

Bei der **Rehabilitation** geht es darum, die Folgeschäden von Krankheiten oder Verletzungen möglichst gering zu halten.

Die Krankenkassen bieten ein breites Spektrum von Maßnahmen an:

- **Mutter-Kind-Kuren:** Jeder, der ein Kind erzieht oder erzogen hat, hat einen gesetzlichen Anspruch auf eine Mutter-Kind-Kur, alleine oder mit dem Kind, wenn der Arzt die Notwendigkeit einer Kur attestiert. Die Kosten übernimmt die Krankenkasse, allerdings ist für Erwachsene eine Zuzahlung von 10 Euro pro Tag erforderlich. Fast die Hälfte der zunächst abgelehnten Mutter-Kind-Kuranträge wird in einem zweiten Anlauf genehmigt. Zu bedenken ist dabei, dass Kuren mit kleinen Kindern nicht immer erholsam sind; denn oft fehlt eine Fremdbetreuung der Kinder, und die in den Kindergruppen schnell ausgetauschten Infekte sind nicht kurfördernd. Eine Mutter-Kind-Kur kann sowohl wegen der medizinischen Bedürfnisse des Kindes (Kinderkur) beantragt werden als auch wegen der medizinischen Bedürfnisse eines Elternteils; im letzteren Fall fährt Mutter oder Vater alleine in die Kur oder sie nehmen das Kind als Begleitperson mit.
- **Ambulante Vorsorgemaßnahmen:** Diese Kuren dürfen nur in anerkannten Kurorten oder Heilbädern durchgeführt werden (daher heißen sie auch ***Badekuren***). Ambulante Vorsorgemaßnahmen müssen teilweise selbst bezahlt werden (z. B. Übernachtungen); die Krankenkasse kann jedoch einen Zuschuss von bis zu 13 Euro täglich zu diesen Kosten gewähren. Eine besondere Form der ambulanten Vorsorge ist die **Kompaktkur.** Sie bietet einen intensivierten Behandlungsablauf, wird allerdings nur bei bestimmten Krankheitsbildern und nicht überall angeboten.
- **Ambulante Rehabilitationsmaßnahmen:** Hier wohnt der Patient zuhause und wird in Wohnortnähe behandelt.
- **Stationäre Vorsorgekur:** Ganztägige Vorsorgemaßnahmen in einer Kurklinik.
- **Stationäre Rehabilitation:** Klassische Form der Kur mit ganztägiger Behandlung in einer Kurklinik.
- **Anschlussheilbehandlung *(AHB)*:** Kur zur Rehabilitation direkt im Anschluss an einen Krankenhausaufenthalt, z. B. nach einem Schlaganfall oder Herzinfarkt.

Was Kuren bringen

Wie ein Blick nach Frankreich, England oder in die USA zeigt, sind medizinische Kuren außerhalb des deutschsprachigen Raums nur wenig bekannt. Und Skeptiker bezeichnen das Kurwesen hierzulande schon mal als einen „von Bismarck zur sozialen Befriedung geförderten Zauberberg-Sumpfblüten-Zopf" (Prof. Klaus Dörner). Tatsächlich ist bis heute unklar, welchen medizinischen Wert das Kurwesen in einem modernen Gesundheitssystem hat. Kritiker geben zu bedenken, dass die für Kuren eingesetzten Geldmittel durch Hilfsangebote vor Ort weitaus besser genutzt werden könnten. Eine nachhaltige Gesundheitsförderung sei weniger durch Erholung als vielmehr durch Lösung von Konflikten und Entlastung *im Alltag* zu erreichen. Viele Gesundheitsprobleme beträfen zudem ein ganzes System (z. B. das System Familie), das durch Kuren nur in Ausnahmefällen ganzheitlich zu erreichen ist. Außerdem stünden für viele der ehemals in Kuren behandelten Erkrankungen wie z. B. Asthma (→ S. 598) oder Neurodermitis (→ S. 1072) heute wirkungsvolle Medikamente und vor Ort durchzuführende Therapiekonzepte zur Verfügung.

In der Tat greifen Kuren noch heute sehr stark auf physikalische Anwendungen zurück (z. B. Bäder- und Massagetherapie) und damit auf passive Therapieformen, für die ein wissenschaftlicher Wirknachweis nicht immer gegeben ist. Andererseits können gut geplante Kuren gerade in der Rehabilitation Konzepte und Lösungswege vermitteln, ohne die so mancher Knoten im Alltag gar nicht zu lösen wäre.

Zu erwarten ist, dass das Kurwesen vor dem Hintergrund der knapper werdenden Geldmittel im Gesundheitswesen in Zukunft stärker auf den Prüfstand gestellt wird. Mutter-Kind-Kuren werden dagegen seit der Gesundheitsreform 2007 verstärkt gefördert.

Der Kurantrag und die Kostenübernahme

Einen ***Kurantrag*** kann jeder stellen, der körperlich oder psychisch erkrankt ist, er braucht dazu allerdings ein Attest seines Arztes (Haus- oder Facharzt). Die Krankenkassen oder die Deutsche Rentenversicherung (ehemals BfA/LVA) schicken auf Anfrage entsprechende Formulare und Verzeichnisse von Kurhäusern zu. Bei der Antragstellung helfen der Arzt oder auch Wohlfahrtsverbände wie der VdK oder das Müttergenesungswerk. Der Antrag wird dann beim Kostenträger (Krankenkasse, bei Arbeitnehmern auch die Rentenversicherung)

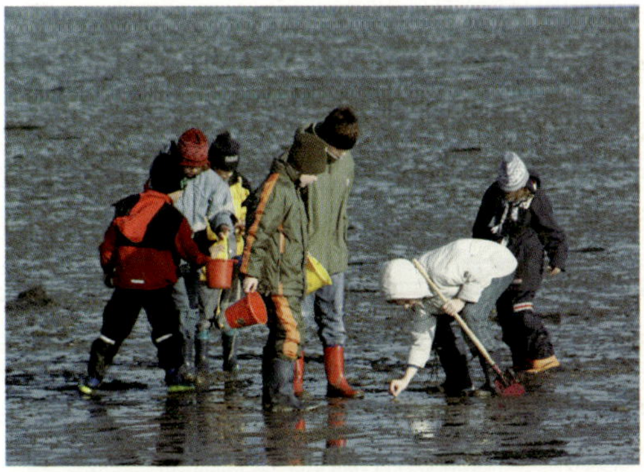

Bei Kuren lassen sich bei ausgewählten Erkrankungen auch klimatische Einflüsse nutzen. So bessern sich chronische Hauterkrankungen, z. B. Neurodermitis bei Kindern, manchmal deutlich bei einer Klimatherapie an der Küste (mehr hierzu → S. 1279). [DIG 0609]

eingereicht. Die Kassen schalten zur Prüfung des Anspruchs oft ihren eigenen medizinischen Dienst ein.

Bis die Kur beginnt, vergehen meist mindestens 3 Monate – die Frist kann kürzer sein, wenn der Arzt „dringend" im Attest vermerkt. Ein Kuraufenthalt dauert in der Regel 3 Wochen, ein Arzt in der Kureinrichtung kann aber einen Verlängerungsantrag stellen. Nach einer Kur müssen vor einem neuen Antrag in der Regel 4 Jahre verstreichen.

Wird ein Antrag von der Krankenkasse abgelehnt, ist es möglich, innerhalb von 4 Wochen schriftlich Widerspruch einzulegen. Bleibt auch der zweite Widerspruch erfolglos, so kann Klage vor dem Sozialgericht erhoben werden. Das Verfahren ist zwar kostenlos, kann sich aber über 1 Jahr hinziehen.

Wird einem Kurantrag stattgegeben, werden die Kosten zumindest teilweise vom Träger übernommen. Meist muss aber ein Eigenanteil bezahlt werden; wie hoch der ist, hängt auch von der Kurart ab. Bei stationären Kuren, Anschlussbehandlungen oder ambulanter Rehabilitation müssen derzeit 9 EUR pro Tag zugezahlt werden (dies gilt nicht für Kurmaßnahmen der Berufsgenossenschaften). Bei der ambulanten Vorsorge und der Kompaktkur werden nur die Arztkosten übernommen, alle anderen Leistungen tragen Sie selbst.

Bei den privaten Krankenkassen hängen die Zuzahlungen vom Vertrag ab.

Befreiung

Bei geringem Einkommen und chronischen Krankheiten können Sie sich von den Zuzahlungen entweder ganz oder teilweise befreien lassen. Da hierzu Belege vorgelegt werden müssen, lohnt es sich, alle Belege für Fahrtkosten, Arznei-, Verband- und Heilmittel zu sammeln; hierzu gibt es in Apotheken und bei Krankenkassen auch Nachweishefte zur Bescheinigung von Zuzahlungen.

Kinder und Jugendliche unter 18 Jahren sind grundsätzlich von der Zuzahlung befreit.

i **Aktuell:** www.gesundheit-heute.de/04x02

- **www.muettergenesungswerk.de** – Website der Elly Heuss-Knapp-Stiftung Deutsches Müttergenesungswerk, Berlin: Bietet Antworten auf Fragen rund um Kuren, außerdem die Aufstellung von 88 Kurhäusern und Einrichtungen zur Vorsorge und Rehabilitation und eine Online-Suche nach einer der 1300 Beratungs- und Vermittlungsstellen.
- **www.arbeitsgemeinschaft-kinderrehabilitation.de** – Internetseite der Deutschen Arbeitsgemeinschaft Kinder- und Jugend-Rehabilitation e. V., Bad Kreuznach: Infos zu Fragen zur Kinder- und Jugendrehabilitation.

Impfungen

Warum Impfungen trotz Kritik wichtig sind

Schwere Infektionskrankheiten sind heute selten geworden, auch dank der ***Impfungen.*** Trotzdem sehen viele Menschen Impfungen kritisch, und das ist durchaus verständlich. Viele der ehemals gefürchteten (Kinder-) Krankheiten sind heute nur noch abstrakte Gefahren, während die unzähligen Spritzen, Kinderarzttermine und die auch bei Impfungen nicht auszuschließenden Nebenwirkungen durchaus real sind.

Noch bevor Viren und Bakterien entdeckt und als Krankheitserreger erkannt waren, wurde schon gegen Krankheiten geimpft. So griff Ende des 18. Jahrhunderts der Arzt ***Edward Jenner*** eine bei Bauern kursierende Volksweisheit auf, nach der eine überstandene Erkrankung an Kuhpocken vor den echten Pocken schützen sollte. Er experimentierte mit dem Wundsekret von Kuhpocken an erkrankten Menschen, das er unter anderem an seinem eigenen kleinen Sohn ausprobierte. Mit Erfolg: Der Pockenimpfstoff wurde bald im großen Maßstab eingesetzt, woran das auch heute noch für den Impfstoff verwendete Wort „Vakzine" (von vacca, lateinisch für Kuh) erinnert.

„Impfungen" wurden aber schon viele Jahrhunderte zuvor von indischen und chinesischen Ärzten eingesetzt. Sie gewannen getrocknetes Wundsekret aus Pockenpusteln und spachtelten es zur Vorbeugung Gesunden in mit speziellen Messern angeritzte Hautstellen. Da das getrocknete Sekret immer eine Zeit lang abgelagert wurde, waren die Erreger geschwächt, d. h., sie lösten zwar eine Schutzwirkung aus, konnten das Immunsystem aber nicht mehr überwältigen.

Bei den Impfungen stehen sich zwei Ansätze gegenüber, die nicht einfach miteinander zu vereinbaren sind: die ***individuelle Vorsorge,*** die dem Einzelnen nützt, und die ***bevölkerungsbezogene Vorsorge,*** die allen nützt.

So wird die Rötelnimpfung beispielsweise auch für Jungen empfohlen, für die diese Erkrankung harmlos ist – schließlich gefährden Röteln „nur" das ungeborene Kind im Leib der nicht geimpften Mutter. Als individuelle Vorsorge hat die Rötelnimpfung also für Jungen keinen Sinn, als bevölkerungsbezogene Vorsorge aber sehr wohl. Fällt nämlich der Anteil der Geimpften in der Bevölkerung, die so genannte **Herdenimmunität,** unter 85 %, so kann das Virus genug Menschen infizieren, um sich weiter auszubreiten. Dies wäre kein Problem, wenn tatsächlich alle Mädchen im fortpflanzungsfähigen Alter geimpft wären, was allerdings unrealistisch ist.

Viele der empfohlenen Impfungen haben eine solche Solidaritätskomponente: Keuchhusten z. B. ist vor allem für junge Säuglinge gefährlich; ältere Kinder und Erwachsene überstehen die Erkrankung fast immer ohne Komplikationen. Leider schützt die Keuchhustenimpfung aber erst nach der zweiten Impfung ab dem 4. Lebensmonat, sodass die Säuglinge vor dieser Zeit trotz Impfung gefährdet sind – gut also, wenn Eltern, Geschwister, Nachbarskinder und andere Kontaktpersonen gegen Keuchhusten geimpft sind.

Impfgegner (z. B. www.impfschaden.net) argumentieren ausschließlich mit der individuellen Vorsorgekomponente, die bevölkerungsbezogene Komponente wird als Argument nicht akzeptiert. So kann es passieren, dass in Kinder- und Schüler-Gruppen mit einem hohen Anteil an Kindern von Impfgegnern Epidemien (z. B. Masern → S. 408) ausbrechen.

Ein weiteres Problem besteht darin, dass sowohl Krankheitserreger als auch ihre Träger sehr mobil sind. Selbst wenn viele Infektionskrankheiten in den Industrieländern fast ausgelöscht sind, können Erreger durch Reisende importiert werden. Das hat zur Folge, dass sich die Erkrankung in einer ungeimpften Bevölkerung rasch verbreitet.

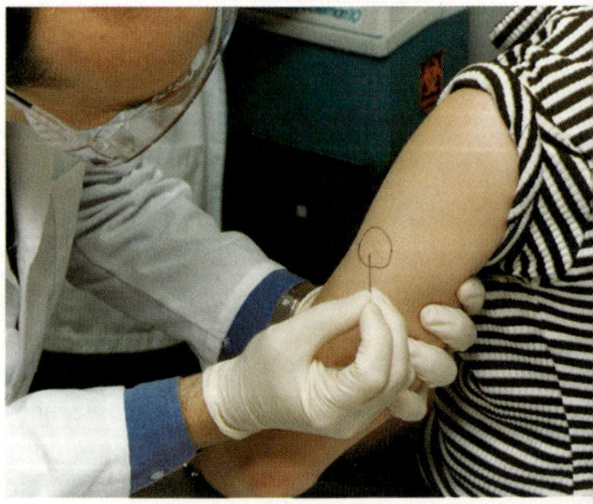

Ein kleiner Stich gegen eine große Gefahr: Die heute nicht mehr nötige Pocken-Impfung zeigt, dass sich eine bevölkerungsbezogene Denkweise bei der Nutzen-Risiko-Bewertung lohnt. Bei den Pocken handelt es sich um die erste Erkrankung, die der Mensch nur durch Impfungen besiegt hat. Sie gelten heute als ausgestorben (Pocken-Stämme werden aber noch in einem US-amerikanischen und einem russischen Labor vorrätig gehalten). [RSM 0605]

Wie wirken Impfungen?

Wenn das Immunsystem mit einem Erreger konfrontiert wird, setzt es zunächst Abwehrzellen ein, die alles dem Immunsystem Unbekannte auffressen; daher auch der Name *Fresszellen*. Diese Fresszellen fressen aber nicht nur, sondern geben die „Identität" eines Erregers auch an ***Gedächtniszellen*** weiter, die das immunologische „Täterprofil" des Erregers identifizieren und speichern. Trifft das Immunsystem dann nach Jahren auf den gleichen Erreger, rufen die Gedächtniszellen ihr gespeichertes Wissen ab, und der Erreger wird mit schnell produzierten Antikörpern unschädlich gemacht.

Nach diesem Prinzip funktionieren **Impfungen** ***(Aktivimpfungen, Schutzimpfungen):*** Durch die Verabreichung eines toten oder geschwächten Erregers sollen die Gedächtniszellen des Immunsystems das Erregerprofil speichern, um den Erreger dann im Ernstfall ohne langes Warmlaufen sofort zu erkennen und unschädlich zu machen.

- Abgeschwächte, aber noch lebende Erreger werden bei der Masern-, Röteln-, Mumps- und Windpockenimpfung eingesetzt.
- Tote Erreger werden bei der Keuchhusten- und Polioimpfung verwendet. Bei der Impfung gegen Haemophilus influenzae B (HiB), Hepatitis B und Pneumokokken werden nur einzelne Bestandteile des (toten) Erregers geimpft (→ Tab. S. 297).
- Nach einem anderen Prinzip funktionieren die Diphtherie- und Tetanusimpfungen. Bei diesen wird der von diesen Bakterien ausgeschiedene Giftstoff in abgeschwächter Form (Toxoid) gespritzt.

(!) Bei den meisten Impfungen hat sich gezeigt, dass sich das Immunsystem den Erreger besser merkt, wenn es mehrmals mit ihm in Kontakt kommt. Deshalb werden fast alle Impfungen in bestimmten Abständen wiederholt.

Aber selbst dann, wenn nach drei oder vier dieser ***Grundimpfungen*** die volle Gedächtnisleistung erreicht ist, muss sie bei manchen Impfungen nach einer Reihe von Jahren immer wieder aufgefrischt werden. Solche **Auffrischungsimpfungen** ***(Booster-Impfungen)*** werden für Polio, Diphtherie, Tetanus und Keuchhusten empfohlen.

Auffrischend wirkt selbstverständlich auch der Kontakt mit dem jeweiligen natürlich auftretenden Erreger. Diesen Kontakt zu minimieren ist aber gerade das Ziel von Impfungen. Aus diesem Grund werden heute Auffrischungen z. B. gegen Tetanus bereits bei der Einschulung von Kindern empfohlen.

Ob ein Schutz gegen eine Krankheit besteht (durch Impfung oder durch eine echte Infektion), lässt sich laborchemisch nachweisen. Dies wird z. B. bei Frauen genutzt, die schwanger werden möchten und deshalb sicher sein wollen, dass sie nicht an Röteln erkranken können; dies würde nämlich das Ungeborene schwer schädigen (Röteln-Embryopathie → S. 366). Ist die laborchemisch gemessene Konzentration der Röteln-Antikörper ausreichend hoch, kann eine Frau auf die Auffrischungsimpfung verzichten.

Aktiv- und Passivimpfungen

Neben den Aktivimpfungen, die alle auf die Ausbildung eines Abwehrgedächtnisses zielen, gibt es noch die **Passivimpfungen** ***(Passivimmunisierung).***

Bei der Passivimpfung werden dem Körper direkt die fertigen ***Antikörper (Immunglobuline)*** gespritzt, die das Immunsystem des Spenderorganismus (ein fremder Mensch oder ein Tier) zur Abwehr des Erregers zuletzt produziert hat.

Während es bei der Aktivimpfung oft Monate dauert, bis der Impfschutz erreicht ist, greifen Passivimpfungen schon nach wenigen Stunden bis Tagen. Sie werden daher vor allem dann eingesetzt, wenn eine ungeimpfte Person einem gefährlichen Erreger ausgesetzt war und nicht abgewartet werden kann, bis der Körper selbst ausreichend Antikörper gebildet hat (z. B. bei Schwangeren).

Der Nachteil ist allerdings, dass sich die gespritzten Immunglobuline im Blut auch schnell wieder abbauen und der Impfschutz nicht länger als wenige Wochen anhält.

Wie riskant sind Impfungen?

Die meisten Menschen vertragen Impfungen problemlos. Manchmal kommt es jedoch zu **Impfnebenwirkungen** ***(Impfreaktionen):*** Das sind fast immer harmlose Folgeerscheinungen von Impfungen, die rasch vorübergehen. Dazu gehören Reaktionen an der Impfstelle, die innerhalb der ersten drei Tage nach der Impfung anschwillt und auch schmerzhaft sein kann. Eine solche Reaktion wird nicht selten bei der Diphtherie-Tetanus-Auffrischung beobachtet. Aber auch Reaktionen des ganzen Körpers können auftreten. So reagieren manche Geimpfte mit leichtem Fieber, Gliederschmerzen oder Mattigkeit. Das Fieber kann schon 6–8 Stunden nach der Impfung auftreten und bis zu 3 Tage dauern. Solche Impfreaktionen sind in aller Regel harmlos und kein Grund zur Sorge. Im Gegenteil: Sie zeigen, dass das Immunsystem aktiviert wird.

Bei Impfungen mit Lebendimpfstoffen (also solchen Impfstoffen, die noch lebende Viren enthalten) kann auch eine **Impfkrankheit** auftreten. Hier zeigen sich Krankheitszeichen, wie sie auch bei der natürlichen Krankheit vorkommen, z. B. Ausschlag, Gelenkschmerzen, Lymphknotenschwellungen oder auch allgemeines Krankheitsgefühl. So tritt nach der Masernimpfung bei etwa 5 % der Kinder ein meist begrenzter Ausschlag auf (Impfmasern). Bleibende Schädigungen durch eine Impfkrankheit können bei Menschen mit einer deutlichen Immunschwäche auftreten.

Von einem **Impfschaden** wird gesprochen, wenn nach einer korrekt durchgeführten Impfung eine bleibende Schädigung auftritt. Solche Schädigungen können lokaler Art sein, z. B. eine eitrige Entzündung der Eintrittsstelle, oder extrem selten durch Allergien gegen Bestandteile des Impfstoffs entstehen. Auch durch den Impfstoff ausgelöste Organschädigungen wie z. B. Nerven- und Gelenkentzündungen sind prinzipiell möglich.

So wurden bei der Polio-Schluckimpfung weltweit jedes Jahr etwa zwölf Fälle einer Impf-Polio mit bleibenden Lähmungen verzeichnet. Das Auftreten dieser Impfkomplikation war der Grund, die Polio-Schluckimpfung (eine Lebendimpfung) Ende der 1990er-Jahre durch die Polio-Injektionsimpfung (eine Impfung mit einem Totimpfstoff) zu ersetzen.

Zwischen 1972 und 1999 traten in Deutschland 1528 Fälle von Impfschäden auf; über 70 % davon betrafen die seit Längerem nicht mehr durchgeführten Pocken- und Tuberkuloseimpfungen. Insgesamt ist die Zahl der Impfschäden in den letzten Jahren deutlich zurückgegangen. Von 1990 bis 2005 wurden 316 Fälle von Impfschäden in Deutschland anerkannt, in Österreich 28. Für die Masern-Röteln-Mumps-Impfung wurde errechnet, dass selbst dann, wenn jede Verdachtsmeldung als Impfschaden gewertet würde, die maximale Komplikationsrate weniger als eine Komplikation auf zwei Millionen Impfdosen betragen würde. Diese Zahlen zeigen: Impfschäden sind reale Gefahren, aber sie sind sehr selten [413].

Impfungen – Kontra

Neben der Furcht vor Impfschäden sind manche Menschen auch aus anderen Gründen gegen Impfungen eingestellt. Ganz im Vordergrund stehen drei Befürchtungen:

- Impfungen seien ein Eingriff in das Immunsystem, der andere Erkrankungen fördern könnte.

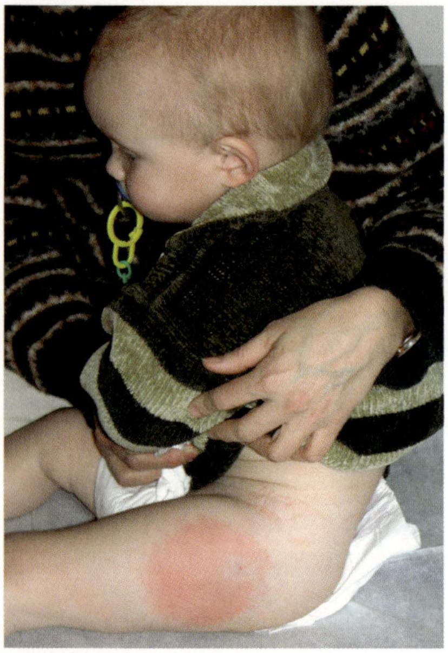

Impfreaktion nach einer zwei Tage vorher stattgefundenen Sechsfachimpfung bei einem sieben Monate alten Kind: Schwellung und Rötung rund um die Einstichstelle [RKL 0607]

- Impfungen verhinderten die natürliche Auseinandersetzung des Immunsystems mit Erregern, wodurch es insgesamt geschwächt würde.
- Kinderkrankheiten seien wichtige Erfahrungen für die sich entwickelnde Persönlichkeit. Durch eine Impfung würde dem seelischen Wachsen und Werden des Kindes ein Stein in den Weg gelegt.

Alle diese Befürchtungen haben einen realen Hintergrund, und wer sich oder sein Kind nicht impfen lassen will, ist deshalb in seiner Sorge durchaus ernst zu nehmen. So bestätigt mittlerweile auch die Forschung, wie wichtig der Kontakt mit Mikroben für das Immunsystem ist – die Sorge um ein zu stark entlastetes Immunsystem ist also nachvollziehbar.

Ebenfalls richtig ist, dass einige Impfstoffe, wie z. B. der bis 1991 verwendete Keuchhusten-Impfstoff, schlecht verträglich waren. Viele Kinder reagierten mit hohem Fieber und Fieberkrämpfen. Und auch die Diskussion um die Konservierungs- und Zusatzstoffe ist nicht grundlos – so wurde das bis vor wenigen Jahren in den meisten Impfstoffen verwendete quecksilberhaltige Konservierungsmittel Thiomersal zu Recht kritisiert und durch schwermetallfreie Mittel ersetzt.

Unsere Meinung zum Impfen

Die Befürchtung, dass Impfungen das Immunsystem insgesamt schwächen könnten, wird auch unter Forschern diskutiert. Fast alle Wissenschaftler kommen dabei zu dem Schluss, dass das Abwehrsystem des Körpers mit so vielen Erregern in Kontakt kommt, dass die Impfungen gegen eine kleine Auswahl besonders gefährlicher Erreger keine Schwächung zur Folge haben. Zumal sich das Immunsystem ja auch bei Impfungen aktiv, wenn auch in abgeschwächter Form, mit dem jeweiligen Erreger befasst. Es wird immer klarer, dass beim Aufbau des Immunsystems nicht nur Krankheitserreger bestimmend sind; auch die Trillionen von harmlosen Bakterien, z. B. im Darmtrakt, sind mindestens genauso wichtig. Zudem zeigen aktuelle Studien, dass geimpfte Kinder nicht häufiger an Infektionskrankheiten leiden als ungeimpfte [414].

Die heutigen Impfungen sind gut verträglich. Die Befürchtung, Impfungen seien an Erkrankungen wie Autismus, plötzlichem Kindstod oder Diabetes schuld, sind vielfach wissenschaftlich untersucht worden; der Verdacht hat sich nicht bestätigt. Wir sind von der Qualität dieser Studien überzeugt. [415, 416, 417]

Der Hinweis, Kinderkrankheiten seien für die Entwicklung der Persönlichkeit wichtig, stimmt. Kinder machen durch Krankheiten wichtige seelische Erfahrungen. Wir glauben allerdings, dass auch weniger bedrohliche Erkrankungen solche Entwicklungsschritte ermöglichen und dass Kinder dazu nicht den mit gefährlichen Infektionen verbundenen Gefahren ausgesetzt werden müssen.

Auch der Hinweis, dass der auf natürlichem Wege erworbene Schutz besser ist, ist berechtigt. Dagegen spricht aber, dass wir uns heute auf den natürlichen Schutz der normal durchgemachten Infektionskrankheiten nicht mehr verlassen können. Unter den noch vor wenigen Generationen herrschenden hygienischen Bedingungen war es normal, dass ansteckende Krankheiten wie Polio ganz rasch unter praktisch allen Kindern die Runde machten, und zwar schon am Anfang des Lebens. In dieser Lebensphase hatten die Kinder oft noch einen partiellen Schutz durch die mütterlichen Antikörper; dementsprechend mild verliefen dann auch die Kinderkrankheiten. Dies ist heute anders: Kinder stecken sich wegen der besseren hygienischen Bedingungen nicht so leicht an, entsprechend später machen sie die Krankheiten durch. In diesem Falle ist der Verlauf oft schwerer; eine Polio z. B. verläuft bei älteren Kindern häufig mit Lähmungen.

Durch die Impfungen schließlich ist der *natürliche* Schutz noch unzuverlässiger geworden: Wenn sich ein nicht geschütztes Kind nämlich dann doch einmal ansteckt, dann erkrankt es womöglich in einem Alter, in dem Komplikationen häufiger sind. Mumps (→ S. 408) etwa betraf früher praktisch ausschließlich Kleinkinder. Säuglinge waren durch die von der Mutter erhaltenen Antikörper (Nestschutz) geschützt, ältere Kinder waren aufgrund der bereits durchgemachten Erkrankung immun. Heute können Kinder aber auch als Säuglinge oder als Jugendliche erkranken und haben dadurch ein deutlich höheres Risiko, durch die Krankheit zu Schaden zu kommen. Während nämlich die beim Mumps gefürchtete Hodenentzündung beim nicht geschlechtsreifen Jungen in aller Regel folgenlos abheilt, führt sie beim geschlechtsreifen Jungen häufiger zu Fruchtbarkeitsproblemen.

Individuelle Abweichungen vom Impfplan halten wir für vertretbar; sie scheitern aber oft an der Verfügbarkeit von Einzelimpfstoffen, denn die meisten Impfstoffe sind nur in den empfohlenen Kombinationen erhältlich. Wir haben das Für und Wider der einzelnen Regelimpfungen, über die in der Praxis immer wieder diskutiert wird, in einer Tabelle zusammengestellt (→ Tab. S. 297).

Die Impfungen im Einzelnen

Impfempfehlungen werden in Deutschland von der am Robert-Koch-Institut ansässigen **Ständigen Impfkommission** ***(STIKO)*** ausgesprochen. Die Kosten für bevölkerungsweit empfohlene **Regelimpfungen** ***(Standardimpfungen)*** werden normalerweise von den Krankenkassen übernommen. Andere Impfungen werden nur für Menschen mit einem erhöhten Risiko empfohlen. Diese **Indikationsimpfungen** betreffen vor allem Menschen, die im Gesundheitssektor, im Sozialwesen oder in der Kinderbetreuung tätig sind, aber auch Menschen mit Vorerkrankungen; so ist z. B. für Menschen mit einer Immunschwächekrankheit wie AIDS ein Impfschutz anzustreben, der so umfassend wie möglich ist. Diese Impfungen werden entweder von der Krankenkasse oder vom Arbeitgeber bezahlt. Reiseimpfungen (→ S. 301) dagegen müssen in der Regel privat bezahlt werden.

i **Aktuell:** www.gesundheit-heute.de/04x03

- **www.rki.de** – Website des Robert Koch Instituts, Berlin: Bietet Informationen zu Infektionskrankheiten, Infektionsschutz und Impfempfehlungen der STIKO.
- G. Hoffbauer: **Der kritische Impfratgeber.** Schutz und Risiken für Kinder. Droemer Knaur, 2004. Handliches Büchlein mit detaillierten Infos zu allen gängigen Impfungen, wägt Pro und Kontra in jedem Einzelfall ab.
- M. Hirte: **Impfen – Pro & Contra.** Droemer Knaur, 2005. Auch für wissenschaftlich interessierte Leser geeignet, da reich an Quellen.

Impfung	Schutz	Durchführung	Nachteile	Unsere Bewertung
Tetanus	Schützt vor einer fast immer tödlich verlaufenden Krankheit	Grundimmunisierung durch 4 Impfungen zwischen 3. und 14. Lebensmonat Später Auffrischungsimpfungen, im Erwachsenenalter für Tetanus und Diptherie alle 10 Jahre	Schmerzhafte Reizung der Einstichstelle kommt vor, extrem selten impfbedingte Schädigung (fast immer vorübergehende Nervenlähmung)	Absolutes Muss
Diphtherie	Schützt vor einer häufig tödlich verlaufenden Krankheit			Absolutes Muss
Keuchhusten (Pertussis → S. 407)	Je mehr Kinder geimpft sind, desto weniger Säuglinge werden angesteckt, für die Keuchhusten gefährlich ist.		Sicherer Impfschutz erst mit der 3. Dosis der Grundimpfung	Grundsätzlich sinnvolle Impfung, von der aber die am meisten gefährdete Gruppe (junge Säuglinge) bisher weniger stark profitiert als erhofft[1]
Polio (Kinderlähmung)	Schützt vor schweren Behinderungen	Bei Verwendung eines Polio-Hepatitis-B- und HiB-Mehrfachimpfstoffs Grundimmunisierung durch 4 Impfungen im vollendeten 2., 3., 4. sowie 11–14. Lebensmonat; Polioauffrischungsimpfung im 9.–17. Lebensjahr	Impfbedingte Nachteile sind nach Umstellung auf den injizierten Impfstoff heute extrem selten.	Polio kommt hierzulande zwar nicht mehr vor, aber in der 3. Welt; der Schutz ist deshalb trotzdem empfehlenswert.
Hepatitis B (→ S. 672)	Schützt vor Leberentzündung mit Gefahr der Leberzirrhose (→ S. 675)		Kein ausreichender Impfschutz, Entzündung der Injektionsstelle, Kopfschmerz	Übertragung größtenteils durch Kondome vermeidbar. Wer in Gesundheitsberufen arbeitet, muss geimpft sein.
Haemophilus influenzae B (HiB)	Schützt vor der HiB-bedingten Hirnhautentzündung (→ S. 1133) sowie vor der oft tödlichen eitrigen Kehldeckelentzündung		Entzündung der Injektionsstelle, Fieber, Erbrechen, Durchfall	Wichtige Impfung
Masern (→ S. 408)	Schützt vor Masernkomplikationen: 1 von 20 an Masern erkrankten Kindern entwickelt eine Lungenentzündung, 1 von 1500 eine Gehirnentzündung mit häufig bleibenden Behinderungen.	Bei Verwendung eines Masern-Mumps-Röteln-Windpocken-Vierfachimpfstoffs (MMRV) Immunisierung durch 2 Impfungen im 2. Lebensjahr im Abstand von 6 Wochen Bei Verwendung des Dreifachimpfstoffs MMR ist als separate Windpockenimpfung eine einzige Dosis ausreichend.	Masern-Mumps-Röteln-Impfung: Impfreaktionen können auftreten, in 1:40 000 Fällen kommt es zur (fast immer vorübergehenden) Verminderung der Blutplättchen, in 1:1 Million Fällen zur impfbedingten Gehirnentzündung (umstritten).	Unterschätzte Krankheit, Impfung sinnvoll
Mumps (→ S. 408)	Schützt vor mumpsbedingter Hodenentzündung mit Unfruchtbarkeit (→ S. 814)			Heute v. a. wegen der Altersverschiebung sinnvoll (Nichtgeimpfte machen die Erkrankung sonst unter Umständen nach der Pubertät durch – mit höherem Komplikationsrisiko → S. 409)
Röteln (→ S. 409)	Schützt Embryo vor der Schädigung durch Röteln im Mutterleib (→ S. 366)			Zweckmäßig, bei Jungen als Solidaritätsimpfung
Windpocken (Varizellen → S. 411)	Schützt noch nicht erkrankte Jugendliche, bei denen Windpocken oft schwer verlaufen		Durch Ausschaltung natürlich auftretender Windpockenausbrüche könnte sich die Erkrankung ins Erwachsenenalter verschieben.	Für bisher noch nicht erkrankte Jugendliche oder Erwachsene sowie für Kinder mit schwerer Neurodermitis zweckmäßig
Meningokokken[2]	Beide schützen vor bestimmten bakteriellen (eitrigen) Hirnhautentzündung und Blutvergiftungen, die Pneumokokkenimpfung auch vor bestimmten Lungenentzündungen.	Immunisierung durch 1 Impfung im 2. Lebensjahr	Nebenwirkungen sind extrem selten.	Das Risiko einer durch Meningokokken bedingten Erkrankung ist gering (1: 40 000), Erkrankungen verlaufen aber oft tödlich.
Pneumokokken[3]		Immunisierung durch 4 Impfungen im 2., 3., 4. sowie 11.–14. Monat		Zweckmäßig, kann schwere Erkrankungen verhindern
Humane Papilloma-Viren (HPV)	Schützt vor bestimmten Formen des Gebärmutterhalskrebses	Immunisierung durch 3 Impfungen von 12- bis 17-jährigen Mädchen	Eher geringe Schutzwirkung, hohe Kosten	Der Stellenwert der Impfung ist noch nicht klar
Influenza A („Grippeimpfung")	Für Personen ab 60 Jahren wird die jährliche Impfung gegen einen der Erreger der echten Grippe, der Influenza A (→ S. 592), empfohlen.		Leichtes Krankheitsgefühl nach der Impfung, unterschiedliche Schutzwirkung von Jahr zu Jahr	Auch wenn der Schutz oft nicht überragend ist: insgesamt zweckmäßig

[1] Der Grund: Der Impfschutz lässt nach, wenn aus den Kindern junge Eltern werden; sie können dann ihre neugeborenen Kinder anstecken. Möglicherweise entschärfen die neuen zusätzlichen Auffrischimpfungen bei der Einschulung und im Jugendalter das Problem.

[2] Die Regelimpfung wirkt v. a. gegen Meningokokken vom Typ C, nicht aber gegen die in Deutschland viel häufigeren Typ-B-Meningokokken. Für Kinder im 2. Lebensjahr wird die Impfung als Regelimpfung empfohlen, für ältere Kinder und Erwachsene steht ein Vierfach-Meningokokken-Impfstoff gegen die Typen A, C, W135 und Y zur Verfügung, der bei Abwehrschwäche oder vor geplanten Fernreisen zur Anwendung kommt (→ Tab. S. 314).

[3] Die Pneumokokken-Impfung wird seit 2006 auch für über 60-Jährige empfohlen.

Die derzeitigen **Regelimpfungen** *im Überblick gemäß dem von der Ständigen Impfkommission empfohlenen* **Impfkalender** *(Stand: Juli 2007)*

Buchteil II – Gesund sein, gesund werden, gesund bleiben

07

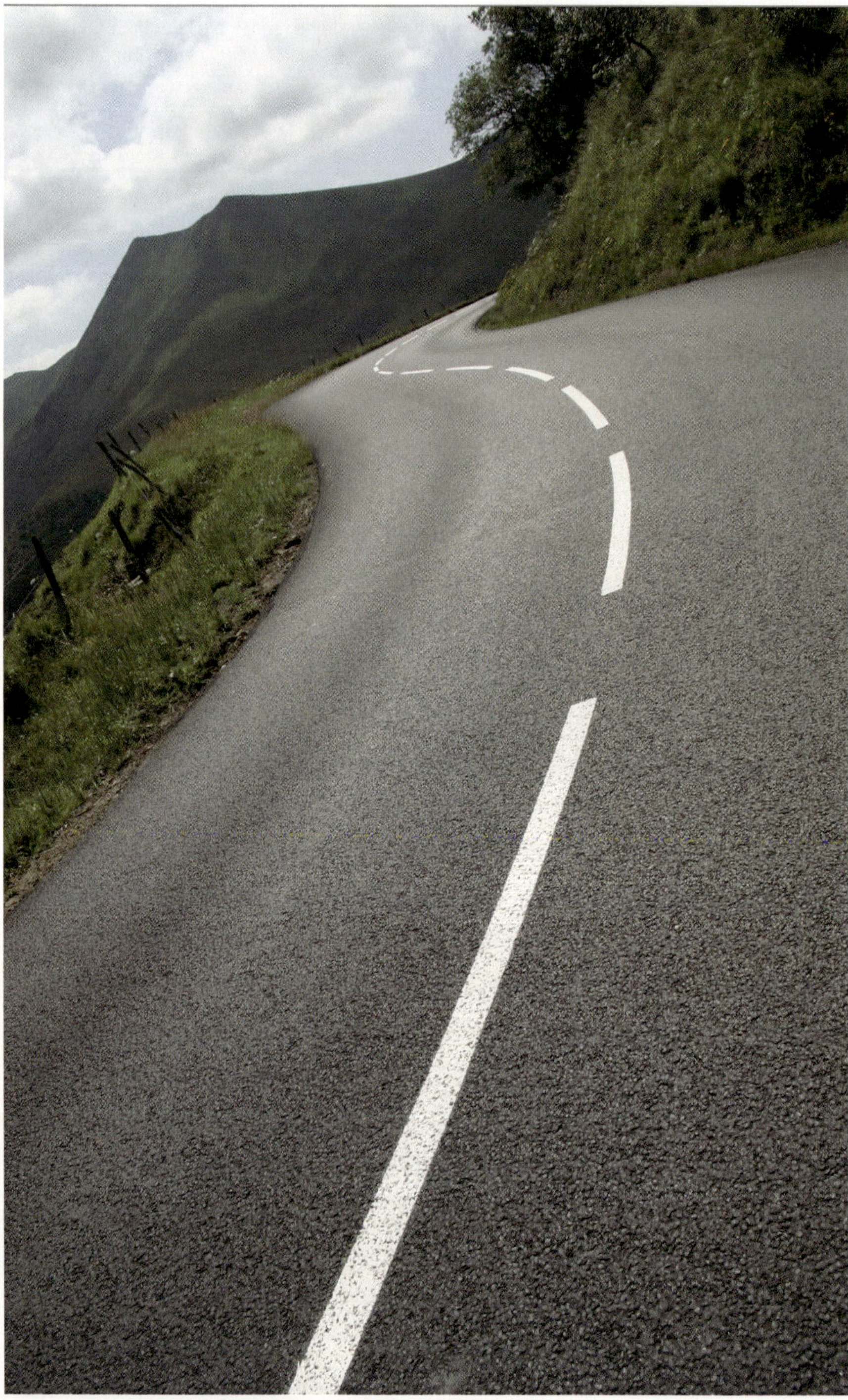

Das Reisen hat in vielen Fällen seine Beschaulichkeit verloren. Sicher: Erholung und der Wunsch, den Stress im Job und alle Sorgen des Alltags zu vergessen, sind nach wie vor wichtig. Aber die Er-Fahrung ferner Regionen und der Aufenthalt in komplett anderen Klimazonen faszinieren immer mehr Menschen. Zugleich brechen auch immer mehr Ältere und selbst Hochbetagte zu Fernreisezielen auf. All diese Entwicklungen machen das junge Fachgebiet der Reisemedizin wichtiger denn je. [ISP 5701]

Reisemedizin

Hier finden Sie

Vor der Abreise **299**
Information ist die beste Vorsorge . . . 299
Besondere Reisearten und -ziele 300
Kurz gefasst: Vorsorgezeitplan 304
Die Reiseapotheke 304
Auslandsreiseversicherung 305

Reisen unter besonderen Umständen **305**
Reisen in der Schwangerschaft 305
Reisen mit Kindern 306
Reisen im Alter 306
Reisen als chronisch Kranker. 307

Gesundheitsprobleme während der Reise **310**
Reisekrankheit. 310
Probleme bei Flugreisen 310

Gesundheitsprobleme am Urlaubsort **312**
Unfälle 312
Durchfall (Diarrhoe) 312
Verstopfung 313
Bisse und Verletzungen durch Tiere . . 313
Tropenkrankheiten 313

Vor der Abreise

In einer globalisierten Welt, in der häufiges (Ver-)Reisen für viele Menschen zum Alltag dazugehört, scheint auch der schnelle Wechsel zwischen Klima- und Zeitzonen nicht mehr der Rede wert. Aber egal, ob wir uns mit der Familie einige Wochen in Australien gönnen oder viel geschäftlich unterwegs sind – wir geraten leicht in Gefahr, unseren Körper zu überfordern, indem wir ihm ein permanentes Umschalten und enorme klimatische Anpassungsleistungen abverlangen.

(!) Aufgabe der **Reisemedizin** ist, den Reisenden über Gesundheitsgefahren aufzuklären, denen er in bestimmten Ländern und Regionen ausgesetzt ist, und ihm die Möglichkeiten der Vorsorge aufzuzeigen. **Tropenmediziner,** genauer gesagt Ärzte mit der Zusatzbezeichnung Tropenmedizin oder Reisemedizin, sind dabei die Ansprechpartner.

Die Hälfte aller Reisenden erleiden während des Urlaubs oder kurz danach Gesundheitsprobleme, jeder 12. muss am Urlaubsort zum Arzt und jeder 50. kommt arbeitsunfähig zurück. Das Risiko, unterwegs zu erkranken, ist also erheblich.

Information ist die beste Vorsorge

Allein durch gute Planung lässt sich dieses Risiko mehr als halbieren, denn: Die Mehrzahl der (schlimmeren) Erkrankungen ereignet sich, weil die Reisenden elementare Dinge am Urlaubsort oder in der Urlaubsregion nicht berücksichtigen. Die wichtigste Regel der Reisemedizin ist deshalb einfach: Bringen Sie so viel wie möglich über das Reiseziel in Erfahrung, von Gewohnheiten und Gebräuchen über klimatische und hygienische Verhältnisse und die medizinische Versorgung bis hin zu möglicherweise auftretenden Krankheiten. Und letzteres gilt nicht nur, wenn man ans andere Ende der Welt fährt – auch bei einem Wanderurlaub im Bayerischen Wald bestehen durch Zeckenbisse und eine nachfolgende Borreliose (→ S. 1094) oder FSME-Infektion (→ S. 1134) echte Risiken.

Primäre Anlaufstelle ist inzwischen das Internet – und natürlich weiterhin der Hausarzt. Dieser ist auch der Ansprechpartner, wenn es um individuelle Gesundheitsrisiken wie etwa chronische Krankheiten, Sonnenallergien oder die Durchführung von Impfungen geht.

IGeL-Hinweis: Viele Kassenärzte führen die reisemedizinische Beratung nur noch als IGeL-Leistung durch, weil sie den Zeitaufwand nicht von der Kasse bezahlt bekommen. Die Kosten betragen 35–60 € für die reine Beratung plus Leistungen wie ein Laborcheck oder das Erstellen von Impf- oder Vorsorge-behandlungsplänen. Auch viele Impfungen müssen extra bezahlt werden. Ein gewisses Privileg haben chronisch Kranke: Hier zahlen die Krankenkassen in der Regel, was notwendig ist.

Im Internet lohnt es sich, spezielle reisemedizinische Portale anzusteuern – während Tourismus-Internetseiten oft nur unvollständige Daten liefern. Nachfolgend finden Sie eine Auswahl, die vor allem für Fernreisen umfangreiche Informationen bietet.

i **Aktuell:** www.gesundheit-heute.de/05x01

- **www.crm.de** – Zentrum für Reisemedizin (CRM, Düsseldorf): Große kommerzielle Website mit detailliertem und seriösem Informationsangebot für Laien und Ärzte; mit Informationen zu fast allen Reiseländern, Reisekrankheiten und Adressen von Beratungsstellen.
- **www.travelmed.de** – Website von den gleichen Betreibern wie **www.crm.de** (Travelmed Service GmbH), jedoch laienfreundlicher aufgebaut.
- **www.dgk.de** – Deutsches Grünes Kreuz e. V., Marburg: Bietet u. a. ein Reiseberatungsportal.
- **www.fit-for-travel.de** – Website der reisemedizinischen Fachredaktion von „fit for travel", München: Sehr umfangreiche Informationen mit allen

Adressen tropenmedizinischer Einrichtungen, auch als englische Version.

- **www.dtg.org** – Internetseite der Deutschen Gesellschaft für Tropenmedizin und Internationale Gesundheit e. V. (DTG, München): Sehr geeignet für die Suche nach speziell qualifizierten Ärzten und Kliniken.
- **www.auswaertiges-amt.de** – Website des Auswärtigen Amts, Berlin: Unter der Rubrik Länder- und Reiseinformationen finden Sie Informationen aller Art bezüglich der Situation in den Staaten rund um die Welt.

Besondere Reisearten und -ziele

Reisen in tropisches Klima

Bei Reisen in tropische Klimazonen stellen extreme Hitze zusammen mit fehlender Abkühlung in der Nacht und hoher Luftfeuchtigkeit eine große Belastung für den Organismus dar. Das A und O, um diesem Stress in den ersten entscheidenden Tagen der Akklimatisation zu begegnen, liegt in einer wohl dosierten Portion Ruhe, dem Vermeiden von zuviel Sonne sowie einer ausreichenden Flüssigkeitszufuhr.

Zu denken ist auch an angemessene Kleidung, welche, am besten im Zwiebelschalenprinzip, die rasche Einstellung auf große Kalt-/Warmunterschiede erleichtert. Besonders Geschäftsreisende haben hier oft ein Problem, da ihre Kunden oder Gesprächspartner vor Ort meist stark klimatisierte Räume bevorzugen. Diese aber erweisen sich immer wieder als heimtückisch, besonders wenn sie in verschwitztem Zustand betreten werden.

Reisen mit dem Rucksack

Individual-Fernreisende suchen Erlebnisse und Erfahrungen, die nur abseits der großen Touristenströme möglich sind. Aber sie handeln sich damit auch solche Bedingungen ein, mit denen sonst nur die einheimische Bevölkerung zurechtkommen muss, weswegen sich zum Beispiel das Mitnehmen einer besonders sorgfältig zusammengestellten Reiseapotheke empfiehlt. Dazu kann es gehören, ein Antibiotikum „für alle Fälle“ hinzuzufügen, für welches der Hausarzt ein Privatrezept ausstellt. Besondere Vorsicht ist in einfachen Hotels oder Privatunterkünften geboten: Um Läuse und anderes Ungeziefer auf Abstand zu halten, sollte zumindest ein eigener Leinenschlafsack im Gepäck sein.

i Aktuell: www.gesundheit-heute.de/05x02

- Die besten Informationen für Rucksacktouristen bietet der australische Verlag *Lonely Planet.* Englische Titelauswahl unter **www.lonelyplanet.com**, dort gibt es auch ein Reiseportal speziell für Einzel-Fernreisende. Viele Titel sind inzwischen auch auf Deutsch lieferbar (siehe **www.lonelyplanet.de**).
- D. Werner: **Wo es keinen Arzt gibt.** Reise Know-How, 2004. Praxiserprobte medizinische Ratschläge für Individual-Fernreisende abseits der Touristenströme.

Bergsteigen

Beim Bergsteigen sinkt der Luftdruck, das heißt die Atemluft wird dünner und der Sauerstoffgehalt in der Luft nimmt ab (pro 1000 Höhenmeter um 10 %). Das macht schon ab einer Höhe von 1700 m einen Anpassungsprozess unseres Körpers nötig, den auch körperliche Fitness nicht abkürzt: An Höhenluft muss man sich erst gewöhnen ***(Akklimatisation).*** Diese Anpassung bewerkstelligt der Körper durch die vermehrte Bildung von Sauerstoff transportierenden, roten Blutkörperchen – ein Prozess, der erst ab einer Höhe von 2500 m eintritt und etwa 2–3 Wochen dauert.

In solch großen Höhen besteht das Risiko, an der **Höhenkrankheit** ***(Bergkrankheit)*** zu erkranken. Sie tritt bei jüngeren Menschen häufiger auf als bei älteren und ist vor allem abhängig von der Aufstiegsgeschwindigkeit, die nicht mehr als 300–600 m pro Tag betragen sollte. Dabei kommt allerdings der Schlafhöhe die entscheidende Bedeutung zu. Alle 1000 Höhenmeter sollte ein Rasttag eingeplant werden. Krankheitszeichen sind Atemnot, Schlafstörungen, ungleichmäßige Atmung, schneller Puls und Kopfschmerzen sowie Gleichgewichtsstörungen – Symptome, die auch der großen Anstrengung zugeschrieben werden könnten. Wenn das Einlegen eines Ruhetags keine Besserung bewirkt, muss man absteigen.

Sehr selten kommt es zu schwereren Krankheitszeichen wie starken Kopfschmerzen, Bewusstseinstrübung, irrem Verhalten ***(Höhen-Hirnödem)*** oder Husten auch im Ruhezustand mit rasselnder Atmung ***(Höhen-Lungenödem).*** In solchen Fällen ist unverzüglich ein Arzt zu konsultieren.

Vorbeugend sollten Bergsteiger vermehrt Flüssigkeit (pro 1000 m Höhendifferenz zusätzlich 1,5 l) und eine Kost, die reich an Kohlenhydraten und arm an Fetten ist, zu sich nehmen. Wer in große Höhen aufsteigen will, sollte sich ausreichend Zeit für die Akklimatisation nehmen.

Zu beachten ist auch die UV-Strahlung, die mit zunehmender Höhe intensiver und durch Schneefelder noch verstärkt wird: Hier gilt es, Sonnenblocker mit Lichtschutzfaktor 60 zu verwenden, auch die Lippen, Ohren und den Nacken gegen Sonnenbrand zu schützen, eine Kopfbedeckung zu tragen und bei Brillen auf einen Schutz vor seitlichem Lichteinfall zu achten.

Schließlich muss noch auf die Gefahr von Erfrierungen hingewiesen werden. Infolge des dickeren Bluts ist die Blutversorgung durch die kleineren Gefäße erschwert. Tückisch ist, dass die gefühllosen Körperteile nicht wehtun und die Problematik deswegen zu spät erkannt wird.

i Aktuell: www.gesundheit-heute.de/05x03

- W. Treibel: **Erste Hilfe und Gesundheit am Berg und auf Reisen.** Bergverlag Rother, 2006. Übersichtliche alpine Lehrschriften, die notwendiges Wissen für Wanderer und Bergsteiger vermitteln.

Reisen in die Kälte

Erfrierungen drohen außer beim Berg- auch beim Ski- und Wassersport und sogar beim Bergtrekking in tropischen und subtropischen Ländern. In jedem Fall kommt der richtigen

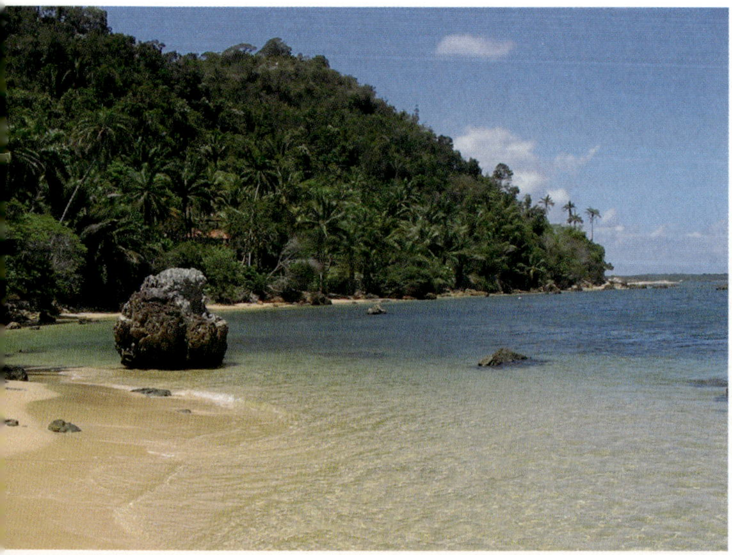

Jahr für Jahr ziehen die tropischen Strände Millionen Reisende in ihren Bann. Doch der (Sonnen-)Schein trügt: Der Klimawechsel stellt hohe Anforderungen an den Körper und sollte, damit der Urlaub tatsächlich zur Erholung wird, nicht auf die leichte Schulter genommen werden. [API 5702]

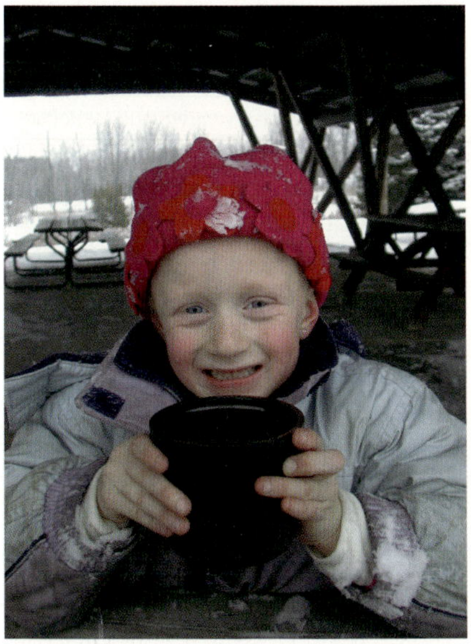

Häufiges Frieren verdirbt vor allem Kindern den Spaß am Urlaub. Mehr noch, es ist ein echtes Krankheitsrisiko. Sind kühle Tage nicht zu vermeiden, sollten die Erwachsenen darauf achten, dass Kinder in Bewegung bleiben, nicht völlig durchschwitzen und immer wieder warme Getränke und Speisen bekommen, um sich von innen aufzuwärmen. So lassen sich fiebrige Erkältungen vermeiden.
[ISP 5704]

Kleidung eine entscheidende Rolle beim Vermeiden von Kälteschäden zu: mehrere, ausreichend Bewegungsfreiheit gebende Kleiderschichten, eine ausreichende Kopfbedeckung (bis zu 50 % der Körperwärme wird über die Kopfregion abgegeben), Fäustlinge für die Finger sowie Schuhe, in denen man die Zehen noch bewegen kann. Zusätzlich sollte das Gesicht mit einer fetthaltigen Creme geschützt werden.

Insbesondere bei Erschöpfung, Alkoholkonsum, Wind, Feuchtigkeit und Nässe kommt es in Abhängigkeit von der Temperatur und der Dauer der Einwirkung zu Erfrierungen (→ S. 196). Zunächst tritt eine Gefühllosigkeit auf (bei Wiedererwärmung Hautrötung und Juckreiz), dann kommt es zu Gewebeschäden (bei Wiedererwärmung Blasen und Gewebeblutungen), die schließlich irreparabel sein können.

Durch plötzliche Kälteeinwirkung auf den Körper kann es außerdem zur Unterkühlung kommen (→ S. 203).

Reisen in die Tiefe (Tauchen)

In Tiefen unter 10 m löst sich immer mehr Stickstoff im Blut, verteilt sich im Körper und entfaltet (in Tiefen ab 25 m) eine betäubende Wirkung, sodass Taucher in einen dem Alkoholrausch ähnlichen Zustand fallen können. Beim Aufsteigen nimmt mit dem abnehmenden Druck die Ausdehnung des Stickstoffes zu, was zu Stickstoff-Gasblasen mit der Gefahr einer Lungenembolie (→ S. 617) führen kann. Daher ist eine ***stufenweise Dekompression***, das langsam kontrollierte Auftauchen, vonnöten, mit der sich der Stickstoff langsam wieder aus dem Blut löst. Die häufigste Ursache für Tauchunfälle ist allerdings das Ertrinken.

Warnhinweis: Zwischen dem letzten Tauchgang und einem Flug (im Flugzeug herrscht reduzierter Kabinendruck!) muss wegen der Stickstoffproblematik ein Zeitraum von 24 Stunden liegen.

Besonders ungeübte Taucher sollten sich gründlich vorbereiten. In jeder größeren deutschen Stadt und an vielen Seen gibt es Tauchbasen, die umfangreiche Schulungen anbieten. Extreme Vorsicht und eine intensive reisemedizinische Beratung sind geboten bei Patienten mit chronischen Krankheiten wie Asthma (→ S. 598), Lungen- und Ohrenschäden oder auch bei akuten HNO-Problemen (→ S. 558). Der Druck auf das Trommelfell bei einer verschlossenen eustachischen Röhre kann zum Zerreißen führen, woraus Symptome wie Drehschwindel und Panikattacken resultieren.

Reiseimpfungen

Regelimpfungen. Jede Reise sollte Anlass sein, zunächst einmal die bei uns empfohlenen Regelimpfungen – für Erwachsene gegen Tetanus und Diphtherie sowie Masern, Mumps oder Röteln zu prüfen (→ Tab. S. 297). Ein Blick in den **Impfpass** (gegebenenfalls durch den Hausarzt) zeigt, ob die Auffrischungsimpfungen noch wirksam sind. Dies ist der Fall, wenn die letzte Impfung nicht mehr als zehn Jahre zurückliegt. Ist der Impfpass sehr lückenhaft, sollte man vom Arzt die Antikörper bestimmen lassen, sodass dieser dann entscheiden kann, was zu tun ist. Bei Bedarf übernimmt die Krankenkasse die Kosten der Impfung.

Pflichtimpfungen. Eher selten sind Impfungen bei der Einreise von den nationalen Gesundheitsbehörden verbindlich vorgeschrieben (so die Gelbfieber- und die Meningokokken-Impfung von einigen afrikanischen Staaten). In diesem Fall bleibt dem Reisenden nichts anderes übrig, als sich diese **Pflichtimpfungen** verabreichen zu lassen.

Zusatzimpfungen. Darüber hinaus gibt es je nach Reiseland oder -ziel eine Reihe weiterer, empfohlener **Zusatzimpfungen.**

Übersicht: Reiseimpfungen von A–Z

Cholera. Von Südostasien über Afrika, Osteuropa, sogar gelegentlich im Mittelmeerraum bis nach Südamerika, besonders unter Seuchenbedingungen (nach Katastrophen wie Überschwemmungen und in Massenlagern) auftretend, ist *Cholera* eine akute und unbehandelt lebensbedrohliche Durchfallerkrankung. Hervorgerufen wird sie durch Cholerabakterien, die durch mit Fäkalien verunreinigtes Wasser übertragen werden (→ Tab. S. 314).

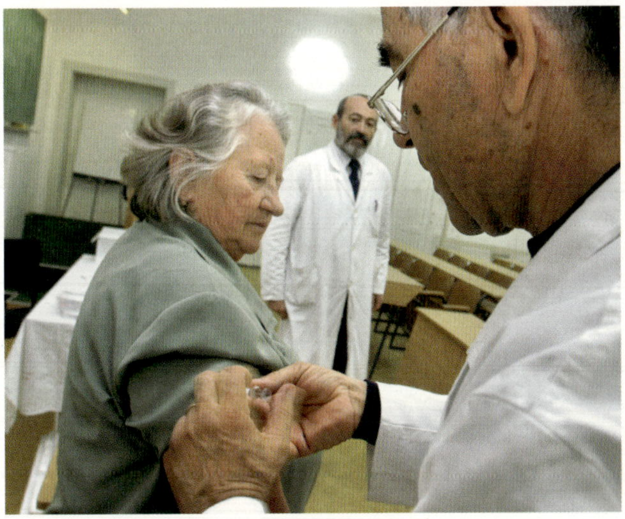

Vor allem Ältere neigen dazu, sich nicht mehr impfen zu lassen: So verfügen nur noch weniger als 50 % der über 60-Jährigen über einen ausreichenden Tetanusschutz. Für diese Impfmüdigkeit gibt es keine Rechtfertigung – zudem die Krankenkassen die Kosten der Regelimpfungen übernehmen.
[ISP 5706]

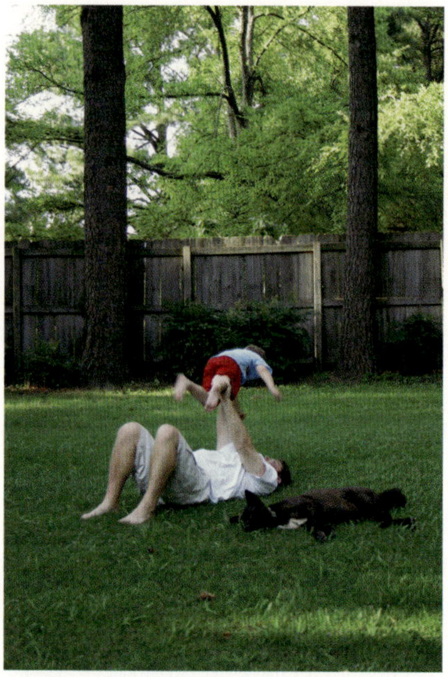

Auch einige Kreise Baden-Württembergs sowie größere Flächen von Süd- und Ostbayern zählen zu den FSME-Hochrisikogebieten. Wenig risikoträchtig ist allerdings das Spielen auf einem gepflegten Grundstück. [ISP 5707]

- Impfung: Für Kinder ab 6 Jahren und Erwachsene verfügbar, aber nicht zu empfehlen, da sie weder vor Ansteckung noch Ausscheidung der Erreger ausreichend schützt – bei Urlaubsreisen mit hohem oder mittlerem Hygienestandard ist eine Ansteckung ohnehin nicht zu erwarten.
- Auffrischung: alle 6 Monate.

Frühsommer-Meningoenzephalitis (FSME). In Mittel- (Schwarzwald, Bayerischer Wald, Österreich, Schweiz), Nord- und Osteuropa, den GUS-Staaten und den Balkanländern, tritt die ***Frühsommer-Meningoenzephalitis (FSME),*** eine Gehirnhautentzündung, auf. FSME wird durch Zecken übertragen (→ S. 1134), der Verlauf ist teilweise sehr schwer.

- Impfung: 6 Wochen vor der Abreise die 1. Impfung, nach 4 Wochen die 2., nach 9–12 Monaten die 3. (oder Kurzschema: nach einer Woche die 2., nach 3 Wochen die 3.), innerhalb von 2 Tagen leichte Lokal- und auch Allgemeinreaktionen
- Empfohlen für: alle Reisen in FSME-Risikogebiete. Karten mit den aktuellen Hochrisikogebieten finden sich auf der Website von *Gesundheit heute* → www.gesundheit-heute.de/05x05.
- Auffrischung: alle 3–5 Jahre, bei Kindern unter 12 oder Älteren über 50 Jahren alle 3 Jahre.

Gelbfieber. Im „Gelbfiebergürtel" im tropischen und südlichen subtropischen Gürtel Schwarzafrikas (90 % aller Fälle) und Südamerikas (10 % aller Fälle) grassierend, ist ***Gelbfieber*** eine akut lebensbedrohliche Erkrankung. Im schlimmsten Fall führt sie zu akutem Nieren- und Leberversagen; sie wird durch Mücken übertragen (→ Tab. S. 314).

- Impfung: 10 Tage vor Abreise (gut verträglich), in einer Reihe von Ländern verpflichtend verlangt. Sie muss durch spezielle ***Gelbfieberstellen*** (Adressen beispielsweise unter www.fit-for-travel.de/reisemedizin/wichtige-adressen/index.html) durchgeführt werden.
- Empfohlen für: alle Aufenthalte in Gelbfiebergebieten (zu finden zum Beispiel unter www.crm.de)
- Auffrischung: nach 10 Jahren.

Grippe. Eine weltweit häufige und schwere Virusinfektion mit „Saison" auf der Nordhalbkugel von November bis März und auf der Südhalbkugel von Mai bis Oktober. Die ***Grippe (Influenza)*** ist eine hochgradig ansteckende Erkrankung und wird durch Tröpfcheninfektion übertragen (→ S. 592).

- Impfung: mindestens 2 Wochen vor Abflug, der Impfschutz beginnt 14 Tage nach Impfung, innerhalb von 2 Tagen leichte Lokal- und auch Allgemeinreaktionen
- Empfohlen für: chronisch Kranke, Personen über 60 Jahre und Asthmatiker
- Auffrischung: jährlich mit aktuellem Impfstoff.

Hepatitis A. Weltweit verbreitet ist ***Hepatitis A,*** eine Leberentzündung, die speziell in tropischen Ländern auftritt und ein häufiges „Reisemitbringsel" ist. Sie wird durch verunreinigtes Wasser oder Nahrungsmittel übertragen, aber auch durch menschliche „Ausscheider", die selbst keine Krankheitszeichen zeigen (Näheres → S. 672).

- Impfung: intramuskulär 2–4 Wochen vor der Abreise, aber auch bei Last-Minute-Reisen noch empfehlenswert, innerhalb von 2 Tagen leichte Lokal- und auch Allgemeinreaktionen
- Empfohlen für: alle Reisen in tropische und subtropische Gebiete, eingeschränkt sogar bei innereuropäischen Reisen, z. B. südlich der Alpen, östlich der Oder
- Auffrischung: Eine weitere Impfung nach 6 bzw. 12 Monaten gewährleistet einen 10-jährigen Schutz.

Hepatitis B. Weltweit ist ***Hepatitis B*** eine der häufigsten Virusinfektionen mit allein 20 000 Neuinfektionen in Deutschland pro Jahr. Übertragen wird sie durch sexuelle Kontakte, aber auch durch verunreinigte Spritzen oder Bluttransfusionen (Näheres → S. 672).

- Impfung: 6 Wochen vor der Abreise intramuskulär die 1. Dosis, im Abstand von 4 Wochen die 2., dann erst Abreise; die 3. Dosis nach 8 Monaten – eventuell auch mit verkürztem Impfschema mit höheren Kosten; gute Verträglichkeit
- Empfohlen für: längere Besuche in durchseuchten Gebieten oder bei engem Kontakt mit der Bevölkerung
- Auffrischung: nach 10 Jahren, evtl. nach Blutuntersuchung (Antikörperbestimmung).

Japanische Enzephalitis ist eine eher seltene Form der Hirn- und Hirnhautentzündung. Die ***Japanische Enzephalitis*** tritt in Südostasien und im Westpazifik besonders während der Sommermonsunzeit auf und wird durch Mücken übertragen.

- Impfung: 3 Impfungen innerhalb von 4 Wochen (Impfstoff in Deutschland nicht zugelassen, muss über internationale Apotheken bestellt werden)
- Empfohlen für: Langzeitaufenthalte in Risikogebieten
- Auffrischung: nach einem Jahr, dann alle 4 Jahre.

Meningokokken-Meningitis. In Europa immer wieder sporadisch auftretend und im tropischen Afrika und Südasien („Meningitisgürtel") in Gebieten mit armer Bevölkerung verbreitet ist die ***Meningokokken-Meningitis,*** eine akute bakterielle Hirnhautentzündung (→ S. 1134). Es gibt diverse Untergruppen der Krankheitserreger, die durch Tröpfcheninfektion verbreitet werden.

- Impfung (→ Tab. S. 314, S. 297): Gegen Meningokokken vom Typ A und C (AC-Impfstoff) bzw. vom Typ A, C, W135 und Y (ACWY-Impfstoff), Einmalimpfung 1–2 Wochen vor Abreise
- Empfohlen für: Reisen in betroffene Gebiete bei engem Kontakt zur Bevölkerung; Impfpflicht für Mekkareisende zur Pilgerzeit
- Auffrischung: alle 3 Jahre.

Pneumokokken. ***Pneumokokken-verursachte Erkrankungen*** treten weltweit auf in Form teilweise sehr schwer verlaufender Hirnhaut- oder Lungenentzündungen (→ S. 1133 bzw. S. 605).

- Impfung: einmalig, Impfschutz nach 3 Wochen
- Empfohlen für: Kleinkinder und Patienten über 60 Jahren (Regelimpfung → S. 297)
- Auffrischung: nach 3–5 Jahren.

Polio[myelitis]. In den Industrieländern im Prinzip nicht mehr anzutreffen, jedoch in Afrika und Asien nach wie vor auftretend, ist ***Polio*** eine nicht nur für Kinder gefährliche Lähmungserkrankung.

- Impfung: gehört zum Basisimpfschutz in Kombination mit Diphtherie/Tetanus. Bei nicht mehr ausreichendem Schutz Auffrischimpfung vor der Abreise durch 2 Impfungen im Abstand von 4-8 Wochen
- Empfohlen: bei Reisen in Risikogebiete
- Auffrischung: alle 10 Jahre.

Tollwut. Weltweit vorkommend ist ***Tollwut*** eine Krankheit mit besonderer Verbreitung in den ländlichen Gebieten Indiens, Südostasiens und des (tropischen) Afrikas. Sie hat eine hohe Todesrate und wird übertragen durch Bisse von Fuchs, Wolf oder Hund, in Südamerika auch von der Fledermaus (→ Tab. S. 314).

- Impfung: 5 Wochen vor Abreise beginnend, 3 Impfungen im Wochenabstand; passive Impfung nach Biss möglich
- Empfohlen: bei Reisen in tollwutgefährdete Gegenden – auch wenn die Krankheit eher selten vorkommt – wegen möglicher Knappheit oder falscher (stark unterdosierter) Verabreichung im Reiseland
- Auffrischung: nach einem Jahr, dann nach 3-5 Jahren.

Typhus. Vor allem in Katastrophengebieten auftretend, ist ***Typhus*** eine schwere Infektion mit langer Inkubationszeit. Sie wird durch verunreinigtes Wasser oder Nahrungsmittel übertragen (→ Tab. S. 314).

- Impfung: entweder eine Schluckimpfung (innerhalb von 5 Tagen sind 3 Kapseln zu nehmen, die jedoch nicht gleichzeitig mit anderen Impfungen eingenommen werden dürfen) oder eine Impfung in Form einer Spritze 2 Wochen vor Abreise
- Die Impfung schützt nur in etwa der Hälfte der Fälle. Empfohlen nur für Senioren, Rucksacktouristen und Patienten mit Abwehrschwäche, die in Risikogebiete reisen.
- Auffrischung: Schluckimpfung jährlich, Injektionsimpfung alle 3 Jahre.

IGeL-Hinweis: Obwohl Reiseimpfungen an sich nicht im Leistungskatalog der gesetzlichen Krankenkassen auftauchen, übernehmen die Kassen in der Regel zumindest einen Teil der Impfkosten. Es lohnt sich daher, vorab mit der Kasse zu sprechen.

Malariaprophylaxe

Malaria ist die Tropenerkrankung, welche die meisten „Opfer" unter den Touristen fordert: Heute grassiert sie in Afrika besonders südlich der Sahara, in Süd- und Mittelamerika, in der Pazifikregion sowie in Süd- und Südostasien vor allem in feuchten Gegenden in der Nähe von Sümpfen, bewässerten Flächen, Seen und Meeren. Nur in Höhen über 1500 m (Subtropen) bzw. 2500 m (Tropen) stellt sie kein Problem dar. Jährlich erkranken an ihr etwa 1000 Deutsche, fast alle auf oder nach Fernreisen, von denen ~ 20 sterben, obwohl es sich in der Regel um ein beherrschbares Krankheitsbild handelt, wenn rechtzeitig therapiert wird.

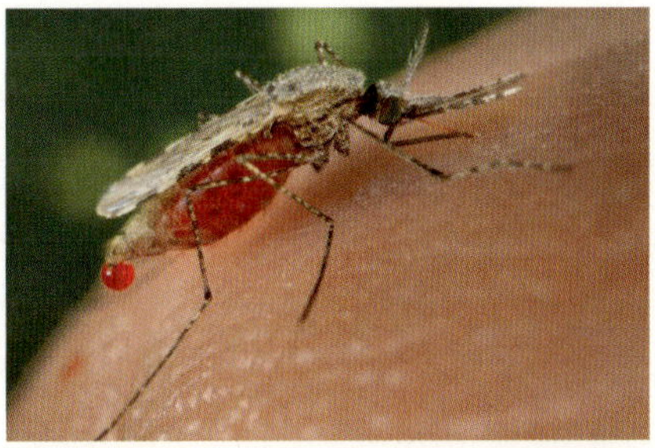

*Die **Anopheles-Mücke** überträgt die Malariaerreger. Weil die Malaria bei Fernreisen eine so schwere und zugleich so häufige Krankheit ist, sollten Reisende keine Mühen scheuen, sich vor diesem Insekt zu schützen. Eine aktuelle Übersicht über Verbreitungsgebiete der Malaria, die weite Teile der gesamten Südhalbkugel einschließen, findet sich auf der Website von Gesundheit heute (→ Infobox S. 304).* [CDC 5708]

Krankheitsbild und Therapie der Malaria → S. 1056

Warum Prophylaxe entscheidend ist

Warum wird „Malaria" unter der Überschrift „Vor der Abreise" und nicht unter „Tropenkrankheiten" behandelt? Weil bei dieser Krankheit die richtige Vorbeugung, also die **Malariaprophylaxe,** die entscheidende Rolle spielt. Konkret heißt das, Mückenstiche konsequent zu verhindern ***(Expositionsprophylaxe):***

- Während und kurz nach der Regenzeit sollten Reisen in Hochrisikogebiete gemieden werden. Eine Ausnahme sind die mittlerweile oft malariafreien Millionenstädte dieser Länder.
- Da die Mücken vor allem abends und frühmorgens stechen, sollte man sich in dieser Zeit nach Möglichkeit in mückensicheren Räumen (Fliegengitter) aufhalten, die eventuell zusätzlich klimatisiert sind.
- Zum Schutz unbedeckter Körperstellen sprüht man diese mit Mücken abweisenden Mitteln ***(Repellents)*** ein: Am häufigsten verwandt wird der Wirkstoff DEET (Diethyltoluamid, z. B. OFF®), eventuell kombiniert mit Permethrin (z. B. in Nobite® Hautlotion). Diese können allerdings Allergien hervorrufen, sind sehr geruchsintensiv, dürfen von Schwangeren und Kindern unter 2 Jahren nicht verwendet werden und greifen Kunststoffe an. Eine Alternative ist der moderne Wirkstoff Icaridin (z. B. in Saltidin®), der auch besser verträglich sein soll.
- Es empfiehlt sich außerdem, helle, weite Kleidung (dunkle Farben ziehen die Mücken eher an) mit langen Ärmeln und Hosenbeinen sowie Socken zu tragen. Zusätzlich kann man die Oberbekleidung mit Nobite® Kleidungsspray imprägnieren.
- **Insektizide** (Pyrethrine oder Pyrethroide) lassen sich in Räucherspiralen (mosquito coils) oder – als modernere, effektivere Version – in elektrischen Verdampfern in abgeschlossenen Innenräumen ebenfalls gegen die Mücken einsetzen (unangenehme Beigabe sind möglicherweise durch die Wirkstoffe ausgelöste Nebenwirkungen wie Schleimhautreizungen oder Taubheitsgefühl).
- Nachts ist es ratsam, unter Moskitonetzen zu schlafen (das Netz nicht berühren), deren Enden unter die Matratze geschoben werden. Man sollte jedoch vorher prüfen, ob sich keine Mücke darin befindet. Da man nicht unbedingt davon ausgehen kann, dass alle Unterkünfte ein Moskitonetz stellen, ist es im Zweifel besser, selbst eines plus Befestigungsset mitzunehmen. Wie die Kleidung lassen sich auch Moskitonetze imprägnieren.

Medikamente zur Malariaprophylaxe

Zweites Standbein der Malariaprophylaxe ist die vorbeugende Einnahme von Medikamenten. Diese ist allerdings erschwert durch die Ausbreitung von Resistenzen (d. h. die Erreger haben sich schon an die Substanzen gewöhnt), die – nach Region und Ausmaß unterschiedlich – gegen jedes auf dem Markt befindliche Mittel existieren. Deswegen werden häufig auch mehrere Arzneimittel gleichzeitig verabreicht oder eines noch als Notfallmedikament mitgegeben.

Chloroquin (Resochin®) ist eine relativ gut verträgliche Substanz mit geringem Nebenwirkungsspektrum, die sowohl für Langzeitaufenthalte als auch in der Schwangerschaft und von Kindern eingenommen werden kann. Die Einnahme beginnt eine Woche vor der Abreise und endet vier Wochen nach der Rückkehr. Das größte Problem stellt die weit verbreitete Resistenz dar – einen Ausweg bietet die Kombination mit der (niemals allein verordneten) Substanz Proguanil (Paludrine®). An der guten Verträglichkeit und auch an der Einnahme ändert sich nichts.

Weist ein Reiseland ein sehr hohes Malariarisiko mit einer ausgeprägten Chloroquin-

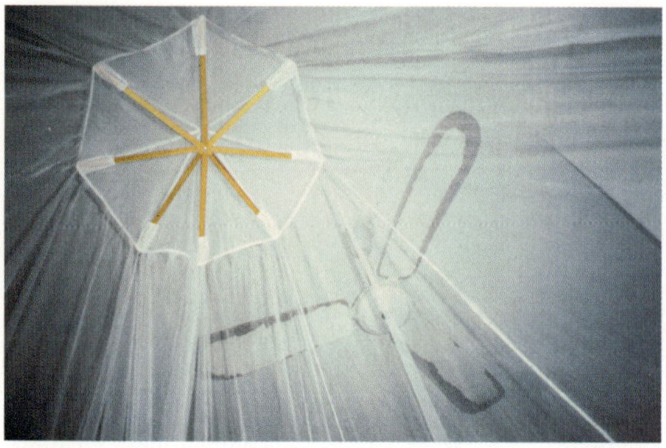

Moskitonetze sind ein effektives Mittel zur Vermeidung von Mückenstichen – und noch dazu relativ preisgünstig. Da die Anopheles-Mücke mit nur 6 mm sehr klein ist, sollte man darauf achten, ein möglichst engmaschiges Netz zu kaufen. [DGK 5709]

Resistenz auf, so ist die Einnahme von Mefloquin (Lariam®) anzuraten. Leider sind Nebenwirkungen wie Angst und Depressionen häufig, sie treten aber in der Regel bereits nach der ersten oder zweiten Dosis auf. Deshalb sollte 3–4 Wochen vor der Abreise ein Verträglichkeitstest durchgeführt werden, damit gegebenenfalls eine Alternative gefunden werden kann. Da die Nebenwirkungen neuropsychiatrischer Art sind, dürfen Patienten mit psychischen Erkrankungen diese Substanz nicht einnehmen. Auch Kleinkinder und Schwangere im ersten Schwangerschaftsdrittel sollen Mefloquin nicht verordnet bekommen. Und: Bis drei Monate nach der Einnahme muss eine Schwangerschaft ausgeschlossen werden. Die Einnahme muss nach der Rückkehr ebenfalls noch vier Wochen fortgesetzt werden.

Eine Alternative besteht in der Verordnung von Atovaquon/Proguanil (Malarone®), das sich insbesondere auch zur Vorbeugung der gefährlichen Malaria tropica eignet. Malarone® ist zwar teuer, aber gut verträglich und darf auch von Kindern eingenommen werden. Vorübergehend können Nebenwirkungen wie Übelkeit, Kopfschmerzen oder Verdauungsstörungen auftreten. Es reicht aus, mit der Einnahme des Medikaments 1–2 Tage vor der Abreise zu beginnen. Eine Einnahme bis 7 Tage nach der Rückkehr ist vorgesehen.

Eine durch neuere Studien als gleichermaßen wirksam wie verträglich erwiesene weitere Möglichkeit ist die Einnahme von täglich 100 mg Doxycyclin (z. B. Doxyhexal®) beginnend einen Tag vor Abreise bis vier Wochen nach Verlassen des Risikogebiets. In Deutschland ist Doxycyclin zwar formal (noch) nicht zur Malaria-Prophylaxe zugelassen, es wird aber von der WHO und von anderen Ländern dafür empfohlen. Als Nebenwirkungen kommen Durchfälle, erhöhte Lichtempfindlichkeit und Kopfschmerzen vor. Falls fraglich ist, ob das Medikament vertragen wird, sollte mit der der Einnahme schon 2 Wochen vor der Reise begonnen werden. Schwangere und Kinder unter 8 Jahren dürfen das Medikament nicht einnehmen.

Warnhinweis: Wegen des schwerwiegenden Krankheitsgeschehens und der eingeschränkten medikamentösen Prophylaxemöglichkeiten sollten Schwangere und Kinder unter 5 Jahren auf Reisen in Malariagebiete verzichten.

Stand-by-Medikamente

Da die prophylaktische Arzneimittelgabe keinen 100%igen Schutz bietet, sollten Reisende Medikamente zur notfallmäßigen Selbstbehandlung **(Stand-by-Therapie)** ins Reisegepäck nehmen. Dazu eignen sich v. a. Malarone®, Mefloquin® und Lariam® sowie eine Kombination aus den Substanzen Artemether und Lumefantrin (Riamet®), die ein relativ großes Nebenwirkungsspektrum (Kopfschmerzen, Herzrasen, Husten, Gelenkschmerzen) haben und sich deshalb nicht zur Prophylaxe eignen.

Die Stand-by-Therapie sollte begonnen werden bei Fieber über 38,5 °C, das nach mehr als einer Woche Aufenthalt auftritt und sich nicht innerhalb von 48 Stunden bessert. Dies sollte jedoch nur eine Maßnahme bis zum Eintreffen ärztlicher Hilfe darstellen – jede mögliche Malariaerkrankung muss ärztlich abgeklärt werden.

Kurz gefasster Vorsorgezeitplan

- 6 Wochen vor Reiseantritt: Auffrischung Diphtherie, Tetanus, eventuell Masern-Mumps-Röteln, 1. Hepatitis B, 1. Polio, 1. FSME
- 5 Wochen vor Reiseantritt: 1. Tollwut
- 4 Wochen vor Reiseantritt: Japanische Enzephalitis, 2. Tollwut
- 3 Wochen vor Reiseantritt: Pneumokokken, 3. Tollwut
- 2 Wochen vor Reiseantritt: Meningokokken, Typhus, Hepatitis A, 2. Hepatitis B, 2. Polio, 2. FSME
- 10 Tage vor Reiseantritt: Gelbfieber
- Eine Woche vor Reiseantritt: Typhus(-kapsel), Malariaprophylaxe mit den Medikamenten Resochin®, Lariam® und Paludrine®
- 1-2 Tage vor Reiseantritt: Malariaprophylaxe mit Malarone®.

Aktuell: www.gesundheit-heute.de/05x06

- W. Malinowski: **Impfungen für Auslandsreisende und Malariaprophylaxe.** Facultas Universitätsverlag, 2001. Vermittelt dem Arzt Basiswissen für individuelle, reisebezogene Impfvorsorge und Malariaprophylaxe, ist aber auch laientauglich. Mit länderspezifischer Liste zur Malaria- und Impfprophylaxe, auf den Reisemedizinischen Konsensrichtlinien basierend.
- Eine aktuelle Übersicht über die Verbreitungsgebiete der Malaria, die sich über weite Teile der gesamten Südhalbkugel erstrecken, finden Sie unter **www.gesundheit-heute.de/05x06.**

Die Reiseapotheke

Um sich im Notfall selbst zu helfen, ist das Mitführen einer gut vorbereiteten **Reiseapotheke** sinnvoll. Auch an dieser Stelle gilt: Machen Sie sich vorab ein Bild von möglichen Gesundheitsrisiken am Reiseziel. Wer beispielsweise eine Reise nach Ägypten mit Nil-Kreuzfahrt vorhat, der kann mit 80%-iger Wahrscheinlichkeit davon ausgehen, an Durchfall zu leiden – sind die entsprechenden Medikamente „an Bord", ist diese unangenehme Störung etwas leichter zu verkraften.

Was gehört in die Reiseapotheke?

Zum „Muss" im Reisegepäck gehören Dauermedikamente wie die Pille, Diabetes- und Blutdruckmedikamente, aber auch nur gelegentlich benötigte Arzneimittel wie Migränemittel oder Nitrospray. Ein kleiner Vorrat davon sollte sich auch im Handgepäck befinden.

Die Reiseapotheke im engeren Sinn umfasst – je nach Reiseziel und -dauer – zum Beispiel:

- Ein digitales Fieberthermometer
- Sonnen- (→ S. 1068) und Mückenschutz
- Verbandmaterial wie Mullbinden, Pflaster, elastische Binden
- Einmal-Gummihandschuhe
- Wunddesinfektion und Wund- und Heilsalbe zur Wundversorgung
- Eventuell Dental-Notfallset Dentanurse® mit Füllmaterial aus Zinkoxid und Nelkenöl zur provisorischen Behandlung von Zahnproblemen (~ 18 €) – erhältlich in Apotheken (Tipp: damit man es unterwegs nicht braucht, vor einer längeren Reise zum Zahnarzt)
- Eventuell Kondome.

Warnhinweis: Vorsicht mit sterilen Spritzen und Kanülen, bei der Zollkontrolle entsteht dadurch schnell der Verdacht des Drogenmissbrauchs. Bei medizinisch notwendiger Mitnahme, zum Beispiel bei Diabetikern, packen Sie am besten eine mehrsprachige ärztliche Bescheinigung ins Handgepäck.

Bei Medikamenten ist an Mittel gegen Schmerzen und Fieber (→ S. 1219), Reisekrankheit (→ S. 310), Schlafstörungen (→ S. 1231), gegebenenfalls auch an Ohrstöpsel zu denken. Ebenfalls sinnvoll sind Mittel gegen Allergien (→ S. 1046), Insektenstiche (→ S. 200), Durchfall (→ S. 195, ab S. 642), Verstopfung (→ S. 646) oder Sodbrennen, Bindehautentzündung (→ Tab. S. 496) und entsprechende Salben und Verbandsmaterial bei Verstauchungen und Sportverletzungen (→ S. 906).

Achten Sie auf die Lagerung der Arzneimittel (Zäpfchen etwa sind sehr hitzeanfällig), gegebenenfalls ist eine Kühltasche mitzunehmen.

Nehmen Sie stets die gesamte Medikamentenpackung mit – im Beipackzettel steht der Wirkstoffname des Arzneimittels, der am Reiseziel weiterhelfen kann.

Mitzunehmen sind außerdem:

- Impfpass
- Diabetiker-, Allergiker- oder Mutterschaftspass
- Blutgruppenausweis
- Auslandskrankenschein inkl. Telefonnummer der Hotline der Versicherung und/oder Chipkarte
- Telefonnummern oder E-Mail-Adressen des Hausarztes, des behandelnden Facharztes und der Krankenkasse.

Auslandsreiseversicherung

Um Arztbesuche im Ausland nicht bar – und oft zu Fantasiepreisen – bezahlen zu müssen, gibt es für die meisten europäischen Länder (EU und Island, Norwegen, Liechtenstein und Schweiz) den **grünen Auslandskrankenschein** bzw. die seit 1. Januar 2006 eingeführte **European Health Insurance Card *(EHIC)*.**

Der Umfang der Leistungen richtet sich allerdings nach den Bestimmungen im Gastland. Und damit beginnen oft die Probleme: Es ist möglich, dass die Rechnung für den Arzt im Ausland zunächst einmal bar bezahlt werden muss; nach Hause zurückgekehrt, muss man dann versuchen, den Betrag von der Kasse erstattet zu bekommen. Nicht selten bleibt man aber trotzdem auf einem Teil der Kosten sitzen. Es kann auch passieren, wie beispielsweise in teuren Skigebieten Österreichs und der Schweiz, dass Ärzte die Europäische Versichertenkarte nicht akzeptieren.

Um diesen Risiken aus dem Weg zu gehen, lohnt sich der Abschluss einer **Auslandsreiseversicherung,** die auch die Kosten eines Rücktransports übernimmt. Reisekrankenversicherungen übernehmen in der Regel nicht nur in Europa, sondern weltweit alle Kosten, sodass der Abschluss einer Police, die bereits ab ~ 20 € pro Jahr zu bekommen ist, sich für Kassenpatienten lohnt – Privatpatienten müssen dies ganz individuell in Absprache mit ihrer Krankenkasse prüfen. Wichtiger als auf den Preis zu schauen ist jedoch, die Bedingungen zu vergleichen: Besonders für Ältere ab 70 Jahren, Patienten mit Vorerkrankungen und auch für Schwangere gibt es teilweise sehr hohe Aufschläge.

Hilfreich sind die Auslandskrankenversicherer auch bei der Suche nach einem „guten" Arzt im Ausland – ein wichtiger Service angesichts der Gefahr, an einen Betrüger zu geraten (mehr dazu → Kasten S. 312: Im Urlaub zum Arzt). Viele Versicherungsgesellschaften führen, auch im eigenen Interesse natürlich, für die wichtigen Reiseregionen der Welt weiße Listen empfehlenswerter Ärzte und Kliniken sowie schwarze Listen mit Praxen und Institutionen, die man auf jeden Fall meiden sollte. Sie haben Telefonhotlines eingerichtet, die teilweise rund um die Uhr besetzt sind. Adressen von Ärzten vor Ort erhalten Sie zudem beim ADAC oder den jeweiligen Botschaften.

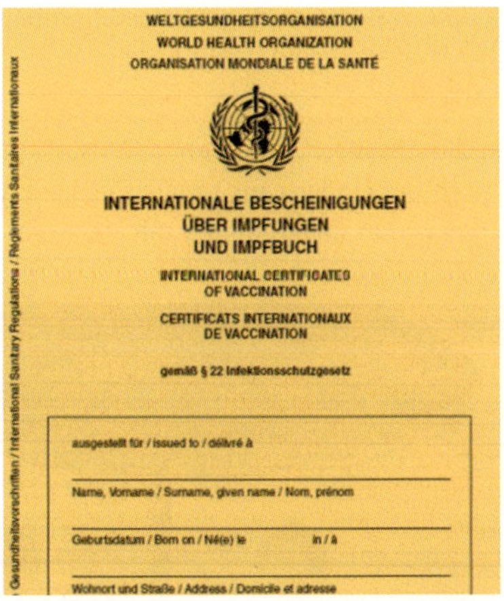

*Den **Impfpass** sollten Reisende immer mit sich führen. Für den Nachweis der Gelbfieberimpfung ist er obligatorisch (→ S. 302). Schwierig ist es, wenn auch der Arzt keine Informationen mehr zu den bereits erfolgten Impfungen hat - dann müssen ggf. die wichtigsten Impfungen auf Verdacht aufgefrischt werden - teilweise lässt sich auch laborchemisch der noch vorhandene Impfschutz überprüfen (was aber nicht billiger ist als eine erneute Impfung).* [DGK 5710]

Reisen unter besonderen Umständen

Reisen in der Schwangerschaft

Auch wenn prinzipiell während einer Schwangerschaft nichts gegen (weite) Reisen einzuwenden ist, ist Vorsicht dennoch angebracht. Vor der Abreise sollte man auf jeden Fall ein Gespräch mit dem Frauenarzt führen. Extreme Anstrengungen sollten vermieden werden, für Begleitung sollte gesorgt und der Mutterpass (→ S. 351) immer dabei sein.

In den ersten drei und den letzten beiden Monaten der Schwangerschaft ist zu überlegen, welches Risiko man eingehen möchte, zumal am Anfang der Schwangerschaft möglichst keine Arzneimittel, also auch keine Impfungen verabreicht werden sollen. In den Restmonaten aber sind eine Reihe von Impfungen und die Gabe eines Malariaschutzes möglich und gegebenenfalls auch nötig. Allerdings dürfen keine Impfungen mit Lebendimpfstoffen wie Gelbfieber erfolgen und der Malariaschutz (eine Malariaerkrankung in der Schwangerschaft kann das Leben der Mutter und des ungeborenen Kindes gefährden) muss spezifisch ausgewählt werden (mehr dazu im Abschnitt Malariaprophylaxe).

Bei Flugreisen besteht ab dem 8. Monat die Gefahr einer vorzeitigen Geburt, im 9. Monat werden Schwangere von Fluggesellschaften ohnehin nur noch mit Attest oder in Begleitung eines Arztes transportiert. Wegen des erhöhten Thromboserisikos (→ S. 736) ist auf ausreichende Bewegung und Flüssigkeitszufuhr im Flugzeug zu achten, auch das Anlegen von Kompressionsstrümpfen ist zu erwägen.

Führt die geplante Reise an heiße, sonnige Ziele, ist zu berücksichtigen, dass der Körper in der Schwangerschaft die Körperkerntemperatur um ~ 1 °C senkt, um das Ungeborene vor Wärmestress zu schützen. Sind nun die Außentemperaturen ungewohnt hoch, muss der Körper verstärkt Wärme abgeben, was zu einer erhöhten Kreislaufbelastung der Schwangeren führt. Auch besteht wegen einer Erhöhung der Melaninproduktion in der Sonne ein höheres Risiko, vermehrt Pigmentflecken zu bilden.

i **Aktuell:** www.gesundheit-heute.de/05x07

- J. u. W. Lips: **Schwanger reisen.** Reise Know-how, 2002. Der Ratgeber behandelt alle erdenklichen Fragen, die „Frau in anderen Umständen" hat, und was sie beim Reisen beachten sollte. So auch Reisezeit und -ziel, Klima und Ernährung; mit vielen hilfreichen Tipps für unterwegs.

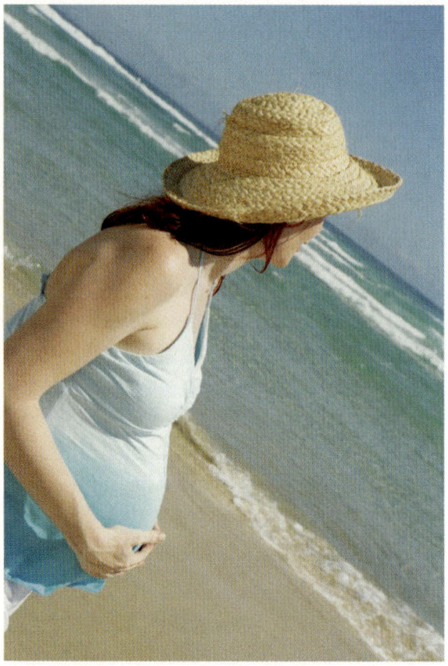

In der Schwangerschaft befindet sich der Körper im Ausnahmezustand. Auch wenn deswegen auf das Reisen nicht verzichtet werden muss, sollte das Reiseziel – und damit die mit dem Urlaub verbundenen Anforderungen und Strapazen – mit Bedacht gewählt werden. [ISP 5711]

Reisen mit Kindern

Wer bereits mit kleinen Kindern gereist ist, weiß, dass sie empfindlich auf jede Art von Veränderung reagieren. Manche Kinder tolerieren abrupte Änderungen im Tagesrhythmus oder Schlafentzug, der sich auf Reisen häufig nicht vermeiden lässt, gar nicht oder nur eingeschränkt. Ihr Körper passt sich neuen Lebensbedingungen nur langsam an – ein Umstand, den Eltern auch schon bei kleinen Reisen (zu den Großeltern, Freunden) zu spüren bekommen. Ab welchem Alter Fernreisen sinnvoll sind, ist deshalb eine schwierige Entscheidung. Hinweise für Reisetauglichkeit sind, dass das Kind

- Im Normalfall keinen Mittagsschlaf mehr braucht
- Beim Essen toleranter für fremde Genüsse geworden ist.

Für Impfungen oder Malariaprophylaxe (→ S. 303) gilt eine Altersuntergrenze von zwei Jahren. Aber auch bei älteren Kindern gibt es oft Probleme, weil Durchfälle und Erbrechen als Nebenwirkung häufig auftreten.

Warnhinweis: Kurze Fernreisen mit Klimawechsel und großer Zeitverschiebung – wie zum Beispiel sieben Tage in die Dominikanische Republik – sind für Kinder generell sehr belastend. Man sollte darauf verzichten.

Die Bahn ist für Kinder im Prinzip das optimale Verkehrsmittel, da sie sich ihrem Naturell entsprechend bewegen können. Bei Flugreisen ist zu beachten, dass die Klimaanlage einen erhöhten Flüssigkeitsverlust verursacht und die Druckunterschiede bei Start und Landung häufig Ohrenschmerzen hervorrufen. Hier hilft es, wenn die Kinder besonders beim Landen nicht schlafen, wenn Babys saugen oder je nach Alter vor der Reise das Kauen, Schlucken oder Gähnen eingeübt wurde, um die Tubenbelüftung (bei der Tubenbelüftungsstörung erklärt → S. 555) zu erleichtern. Auch die Zeitverschiebung kann Probleme bereiten (Allgemeines dazu im Abschnitt Jetlag → S. 311).

Treffen Kinder im Ausland auf ungewöhnlich hohe (oder tiefe) Temperaturen, so ist daran zu denken, dass sie aufgrund ihrer kleineren Körperoberfläche nur eine geringe Temperatur- und Wärmeaustauschfläche (Haut/Umwelt) besitzen und dementsprechend Hitze- und Kälteeinwirkungen viel intensiver ausgesetzt sind. Deshalb muss man auf eine ausreichende Flüssigkeits- und Salzzufuhr achten und die Kleidung den Außentemperaturen entsprechend anpassen.

Sonnenbrille, Kopfbedeckung und Sonnenschutzmittel gehören selbstverständlich in den Reisekoffer, gegebenenfalls auch Badeschuhe. Bei starker Sonneneinstrahlung behalten Kinder beim Baden das T-Shirt am besten an. Beim Spielen in hygienisch bedenklicher Umgebung kommen Kinder natürlich schnell mit unliebsamen Krankheitserregern in Kontakt, was die möglichst strikte Einhaltung der Hygieneregeln (mehr dazu → S. 312) nötig macht.

Treten Durchfälle, Erbrechen oder starkes Schwitzen bei Kindern auf, so muss das ernst genommen und unverzüglich mit der Gabe von Elektrolyten und Flüssigkeit begonnen werden: 50–100 ml pro kg Körpergewicht in den ersten 4–8 Stunden (bei ersten Zeichen von Austrocknung Menge verdoppeln) und danach 50–100 ml nach jedem ungeformten Stuhl. Dies ist wichtig, da ein Flüssigkeitsverlust sehr schnell zu einer lebensbedrohlichen Situation führen kann (Durchfall → S. 195). Bei anhaltendem Erbrechen und Durchfall, genauso wie bei anhaltenden Schmerzen, hohem Fieber, Blutungen oder Atemnot, schlecht heilenden Wunden sowie bei Nahrungs- und Flüssigkeitsverweigerung sollte möglichst rasch ein Arzt aufgesucht werden.

i **Aktuell:** www.gesundheit-heute.de/05x08

- **www.kidnet.de** – Website einer engagierten Mutter aus Köln. Unter der Rubrik Reisen finden sich kinderfreundliche Urlaubsangebote, unterteilt in verschiedene Regionen in- und außerhalb Europas. Wählbar ist auch die Art des Urlaubs, so auf dem Bauernhof, in Kinderhotels oder Ferienwohnungen. Sehr hilfreich.
- H. Renz-Polster et al.: **Gesundheit für Kinder.** Kösel, 2007. Dem Thema „Mit Kindern reisen" ist ein eigenes Kapitel in diesem Buch gewidmet. Sehr empfehlenswert.
- Alle Reiseführer der Reihe **Lonely Planet** enthalten ein Kapitel *Travel with children.*

Reisen im Alter

Die jüngeren Senioren unter 75 Jahren sind heutzutage die reisefreudigste Altersgruppe. Doch egal, wie fit und gesund man sich fühlt: Der Körper braucht länger, sich an ungewohnte Bedingungen anzupassen. Beispielsweise nimmt die Fähigkeit des Körpers ab, durch regulierende Mechanismen die Körperkerntemperatur zu erhalten oder auch nach einem Zeitzonenwechsel wieder problemlos

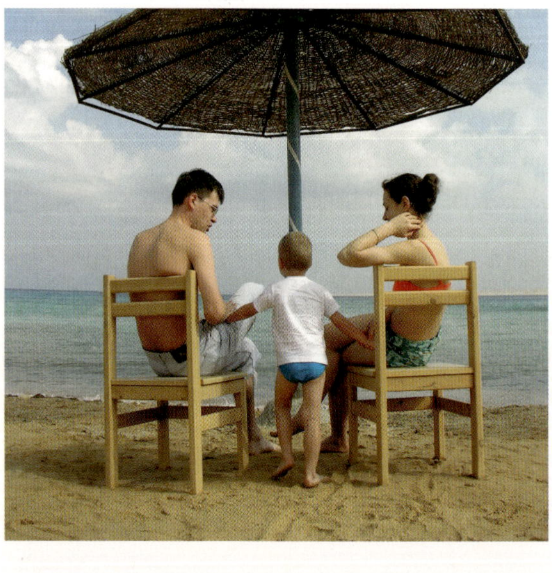

Im Idealfall bringt der Urlaub Spaß und Erholung für die ganze Familie. Um dies zu erreichen, muss nicht nur auf die Unterbringung in kindgerechten Unterkünften am Reiseziel geachtet werden; auch die Belastbarkeit des kindlichen Organismus sollte bei der Wahl des Reiseziels und des Verkehrsmittels im Vordergrund stehen. [ISP 5712]

zu schlafen. Dass immer mehr Senioren krank aus dem Urlaub zurückkommen, mag daran liegen, dass die persönliche Leistungsfähigkeit überschätzt wird.

Andererseits aktiviert Reisen den Organismus und schafft Abwechslung. Gerade ältere Menschen vertragen Flugreisen sogar sehr gut, da die starreren Gefäßwände ein Schutz bei Druckschwankungen sind.

Reisen als chronisch Kranker

Auch wer dialysepflichtig ist oder täglich dreimal Insulin spritzen muss, sehnt sich nach Urlaub und Tapetenwechsel; bei jeder Erkrankung gibt es jedoch verschiedene Dinge zu beachten.

Mittlerweile haben sich eine ganze Reihe von Reiseveranstaltern auf die besonderen Bedürfnisse von chronisch Kranken eingestellt. Voraussetzung für eine angemessene Betreuung ist allerdings, vor Reiseantritt um die individuellen Bedürfnisse und „Besonderheiten" des Reisenden zu wissen und sie bei der Planung mit einzubeziehen. Sehr wichtig ist deshalb das Gespräch mit Reiseveranstaltern und Betreuungspersonal an Bord von Flugzeugen und Schiffen und in den Hotels. Entscheidend ist, die Reise sorgfältig zu planen, mit Ruhe anzugehen und ausreichend Zeit für alle Transfers einzuplanen.

i Aktuell: www.gesundheit-heute.de/05x09

- **www.die-reisemedizin.de/data/tipps/behinderte.xml** – Kommerzielle Website der BAD Gesundheitsvorsorge und Sicherheitstechnik, Bonn: Auf dieser Seite findet sich eine Fülle von Reisetipps für chronisch Kranke und Behinderte. Sehr hilfreich.

Reisen mit Allergien

Patienten mit Pollenallergie (→ S. 1045) reisen am besten *antizyklisch,* legen also ihren Urlaub in die Zeit der größten Pollenbelastung zu Hause. Geeignete Urlaubsziele sind alle allergenarmen Gebiete an Küsten oder im Gebirge – über 1500 m existieren praktisch keine Hausstaubmilben und die Pollenbelastung ist auf ein Sechstel reduziert. Achtung: Bei anderen Reisezielen ist aufgrund klimatischer Unterschiede der Zeitraum der Pollenbelastung häufig verschoben. Vielfach empfohlen werden die Länder bzw. Orte rund ums Mittelmeer mit ihrem milden, warmen Klima und der pollenarmen Seeluft.

Patienten mit Hausstaubmilbenallergie (→ S. 1047) nehmen Matratzenüberzüge mit, Tierhaarallergiker erkundigen sich beim Vermieter oder Hotel genau nach der Zimmerausstattung. Eine Sonnenallergie (→ S. 1066) kann durch Sonnenverzicht, zumindest zwischen 11 und 15 Uhr, verhindert oder gemildert werden.

i Aktuell: www.gesundheit-heute.de/05x10

- **www.urlaub-mit-allergien.de** – Private Website aus Paderborn. Zwar werden auf der Internetseite Produkte beworben, dennoch sind die beschriebenen Unterkünfte, weiterführenden Links und Literaturtipps für Allergiker sehr hilfreich.

Reisen mit Asthma

Asthmatiker (→ S. 598), die auftretende Asthmaanfälle mit Sprays selbst behandeln, können ohne Probleme auf Reisen gehen, wenn sie den Urlaubsort günstig auswählen, sich in einer stabilen Phase der Erkrankung befinden und ausreichend Medikamente mitnehmen.

Flugreisen sind tendenziell zu meiden, da

- Sowohl der Sauerstoffpartialdruck erniedrigt als auch die Sauerstoffversorgung erschwert ist
- Anfälle auf Flügen häufig durch Klimaanlagen, Zugluft und die dort herrschende trockene Luft ausgelöst werden.

Viele Asthmakranke gehen davon aus, dass die salzhaltige Luft an Nord- und Ostsee besonders günstig sei; sie ist jedoch auch besonders rau und manche Patienten reagieren darauf mit Erkältungen. Dagegen haben Mittelmeerländer ein sanftes, reizarmes Klima. Vorsicht ist bei chloriertem Wasser in Frei- oder Hallenbädern geboten, sowie in ozonbelasteten Großstädten mit verkehrsreichen Straßen. Hier sollten Wege besser nur in klimatisierten Fahrzeugen zurückgelegt werden. In vielen Hotels gibt es mittlerweile Allergiker- oder zumindest Nichtraucherzimmer.

Reisen mit Bluthochdruck (Hypertonie)

Für Patienten, die an hohem Blutdruck (→ S. 722) leiden und medikamentös gut eingestellt sind, gibt es eigentlich keine Einschränkungen auf Reisen. Selbstverständlich sollten das Blutdruckmessgerät und ausreichend Medikamente im Reisegepäck mitgeführt werden. Beim Steigen in größere Höhen und Reisen in heiße Klimazonen sinkt der Blutdruck im Allgemeinen etwas, sodass eine häufigere Kontrolle und gegebenenfalls eine Medikamentenanpassung zu erwägen ist (vorher mit dem Arzt besprechen).

Reisen mit Depressionen und anderen schweren psychischen Erkrankungen

Eine Reise sollte nur in einem stabilen Zustand angetreten werden, niemals aber zum Zwecke der Stimmungsaufhellung, da eine ungewohnte Umgebung und die am Zielort fehlenden Familienangehörigen eine Depression (→ S. 1181) verstärken oder sogar neu auslösen können ***(Reisedepression)***. Hilfreich sind sicher der Kontakt zu einer vertrauten Person sowie ein Notfallplan für eine vorzeitige Rückreise. Vor der Reise sollten die Reisepläne auch mit dem Therapeuten besprochen werden; im besten Fall besteht die Möglichkeit, diesen auch während des Urlaubs erreichen zu können.

Zu beachten ist ferner, dass Medikamente zur Malariaprophylaxe (→ S. 303), z. B. Mefloquin, schwere psychische Nebenwirkungen haben. Auch Medikamente gegen Reiseübelkeit (→ S. 310) und selbst Antibiotika können ungewohnt müde machen oder die Stimmung verändern. Andererseits kann es aufgrund eines erhöhten Flüssigkeitsverlusts (beispielsweise bei Durchfällen oder Erbre-

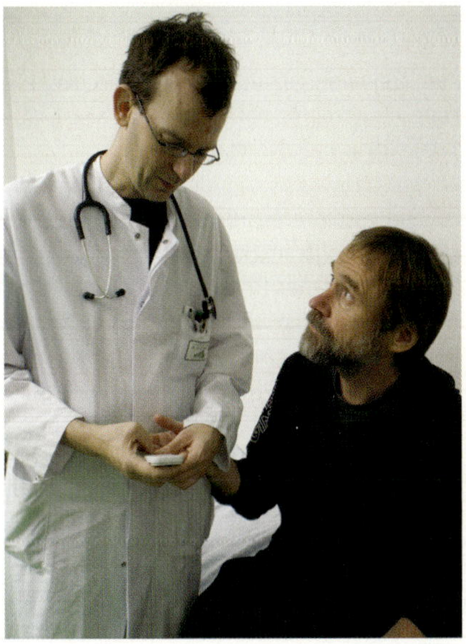

Wer Diabetiker ist, sollte sich vor der Reise von seinem Internisten oder Hausarzt nochmals gut beraten lassen und die richtige Reaktion auf alle möglichen „Krisen" wie Über- und Unterzuckerung durchsprechen. Damit eine größere Reise gelingt, ist es erforderlich, dass man die Blutzucker-Selbstkontrolle perfekt im Griff hat.
[JAN 5713]

chen) bei der Einnahme von Antidepressiva (→ S. 1169) zu Problemen durch Wirkungsminderung kommen.

Reisen mit Diabetes

! Blutzucker wird in den alten Bundesländern und in vielen europäischen Ländern in mg/dl (Milligramm Glukose pro Deziliter Blut) angegeben, während international, z. B. in Frankreich oder den USA, die Maßeinheit mmol/l (Glukosekonzentration in Millimol pro Liter Blut) verwendet wird. Eine Umrechnung der beiden Einheiten ist möglich über die Formel mg/dl x 0,0555 = mmol/l (Beispiel: 150 mg/dl = 8,3 mmol/l) beziehungsweise mmol/l x 18,02 = mg/dl (Beispiel: 7 mmol/l = 126 mg/dl).

Auf Reisen ist die Verpflegung während einer Flugreise meist noch das kleinste Problem: Eine Diätmahlzeit kann im Voraus (in der Regel 24 Stunden vor Abflug) bei vielen Fluggesellschaften gebucht werden. Bei Billigflügen ist allerdings die Mitnahme eigenen Proviants ratsam.

Bei Reisezielen mit über zwei Stunden Zeitverschiebung müssen insulinpflichtige Patienten auf eine zeitlich angepasste Medikamenteneinnahme achten (die Einnahme oraler Antidiabetika → S. 761 bleibt davon unberührt). Nachdem sich sowohl bei langen Flügen nach Westen als auch bei Flügen nach Osten für den Patienten der Tag verlängert, muss die entstehende Insulinlücke überbrückt werden. Das Mittel der Wahl ist Normalinsulin (→ S. 761), über das Patienten mit intensivierter konventioneller Therapie ohnehin verfügen und das der Arzt ansonsten problemlos verschreibt. Die Berechnung des Bedarfs an Altinsulin erfolgt durch eine alle 3–4 Stunden durchgeführte Blutzuckermessung nach folgender Formel:

(Blutzucker – 120) : 40 = I.E. Normalinsulin

Zum Beispiel: gemessener BZ-Wert im Flugzeug = 240 mg/dl, notwendig sind also (240 – 120) : 40 = 3 I.E. Normalinsulin.

! Die gesamte Ausrüstung gegen Diabetes (→ S. 758) sollte im Handgepäck transportiert werden, um jedes Risiko zu vermeiden, dass am Urlaubsort wichtige Utensilien fehlen: Pen, Einwegspritzen U100 (orangefarbene Schutzkappe) mit Nadeln, Insulin (die doppelte Menge der gesamten benötigten Dosis, gekühlt in einer Thermoskanne), Blutzuckermessgerät mit Ersatzbatterien, Teststreifen, eventuell auch visuell ablesbare (defektes Gerät) und Keto-Diabur® Urinteststreifen, Traubenzucker in größeren Mengen, GlucaGen®-Hypokit, Diabetikerpass, BZ-Tagebuch, ärztliche Bescheinigung zur Vorlage bei der Passkontrolle.

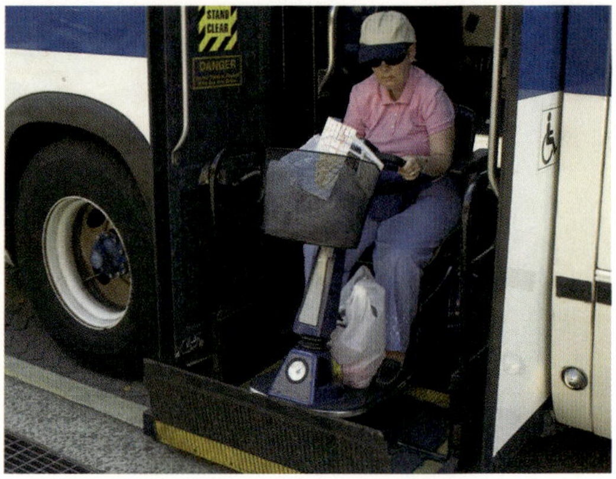

Für Gehbehinderte gibt es glücklicherweise eine Vielzahl von Spezial-Reiseangeboten. Trotzdem: „Behindertengerecht" bedeutet nicht überall das Gleiche: Vor allem die Transportkette bei Hin- und Rückreise ist gründlich mit dem Reiseveranstalter zu besprechen. [ISP 5714]

Der Insulinbedarf kann unter ungewohnten Bedingungen deutlich vom gewohnten Bedarf abweichen: Starke Sonneneinstrahlung führt zu einer erhöhten Insulinwirkung, auch körperliche Aktivität senkt den Insulinbedarf, sodass es ratsam ist, zumindest die ersten 2–3 Tage mehrmals zu messen, bis sich alles eingespielt hat.

Sowohl das Insulin als auch die Blutzuckermessgeräte und die -teststreifen dürfen nicht lange der prallen Sonne ausgesetzt werden: Insulin ist bis max. 40 °C stabil, die Teststreifen funktionieren nur zuverlässig zwischen 15 °C und 35 °C. Um das Insulin sicher zu transportieren, eignet sich am besten eine mit kaltem Wasser ausgespülte Thermoskanne.

Auf kleine Verletzungen ist zu achten, wobei Diabetiker mit Empfindungsstörungen und Beschwerden an der Fußhaut nicht barfuß laufen sollten. Bei Durchfall und Erbrechen sollte ein Arzt kontaktiert werden.

i Aktuell: www.gesundheit-heute.de/05x11

- **www.diabeteszentrum-heidelberg.de/patienten-info** – Website des Diabeteszentrums Heidelberg e. V. im St. Josefskrankenhaus: Detaillierte Auskünfte und aktuelle Informationen zu Diabetes.
- Das international gültige Formular für die „Ärztliche Bescheinigung" finden Sie unter **www.gesundheit-heute.de/05x50.**

Reisen als Dialysepatient

Dialysepatienten (→ S. 785) können trotz Nierenersatztherapie in viele Länder reisen – lediglich von Reisen in Länder mit unzureichenden hygienischen Verhältnissen oder weit verbreiteten, ansteckenden Krankheiten ist abzuraten. Patienten, die gerade erst mit der Dialyse begonnen haben, sollten warten, bis sie ihren Körper unter den veränderten Verhältnissen besser kennen. Patienten, die auf eine Nierentransplantation warten, müssen ständig erreichbar sein.

Im Vordergrund der Reiseplanung steht die Kontaktaufnahme mit einem Dialysezentrum am Reiseziel: Hämodialyse-Patienten (→ S. 785) können eine Reise innerhalb Deutschlands sehr kurzfristig planen; bei Reisen ins Ausland sollten sie rechtzeitig einen Platz in einem Dialysezentrum reservieren. Da immer mehr Reedereien Schiffe mit Dialysestationen ausrüsten, können sogar Kreuzfahrten unternommen werden.

Patienten, die eine Peritonealdialyse (→ S. 786) durchführen, können sich viel ungezwungener bewegen: Bei spontanen Reisen passt das Zubehör ins Reisegepäck, bei Fernreisen empfiehlt sich die Kontaktaufnahme mit einer Firma, die die benötigten Hilfsmittel direkt an den Urlaubsort liefert.

i Aktuell: www.gesundheit-heute.de/05x12

- **www.kfh-dialyse.de** – Internetseite des Kuratoriums für Dialyse und Nierentransplantation e. V., Neu-Isenburg: Befasst sich unter der Rubrik Leben mit Nierenersatztherapie ausgiebig mit der „Urlaubsdialyse".

Reisen mit Gehbehinderung

Rollstühle sind zwar fast überall verfügbar – dennoch raten wir von einem Reiseziel wie Venedig, das reich an Treppen und Brücken ist, ab. Die Unterkunft sollte behindertengerecht ausgestattet sein. Die Mitnahme eines Rollstuhls muss bei Flugreisen vorher angegeben werden; ein ausgefülltes Formular für den Zoll (außerhalb der EU) ist ebenfalls notwendig.

i Aktuell: www.gesundheit-heute.de/05x13

- **www.natko.de** – Website der Nationalen Koordinationsstelle Tourismus für Alle e. V. (NatKo, Düsseldorf): Gute Ratschläge für Menschen mit Mobilitätseinschränkungen jeder Art – für Rollstuhlfahrer, aber auch Sehbehinderte, Menschen mit geistigen Behinderungen und ältere Menschen.
- **www.behinderten-hotels.de** – Internetseite, betrieben vom FMG-Verlag, Meerbusch: Bietet behindertengerechte Unterkünfte in ganz Deutschland, nach Bundesländern untergliedert.

- Folgendes Buch ist auf letzterer Internetseite direkt bestellbar: Y. Escales: **Handicapped-Reisen Deutschland.** FMG-Verlag, 2007. Informiert über behindertengerechte Urlaubsmöglichkeiten in Deutschland

Reisen mit gerinnungshemmenden Medikamenten

Die Hinweise an dieser Stelle betreffen nur Patienten, die Marcumar® (Phenprocoumon→ S. 741) zur Gerinnungshemmung einnehmen. Diejenigen, die Heparin (→ S. 740) spritzen, brauchen keinerlei Vorkehrungen zu treffen (außer ausreichend Heparin-Fertigspritzen einzupacken).

Bei Marcumar®-Patienten sollte vor der Reise mehrere Wochen lang ein konstanter Quick-Wert (→ S. 1330) gemessen werden, der dann innerhalb weniger Tage nach Ankunft am Reiseziel von einem Arzt neu bestimmt werden muss. Die Blutgerinnung ist nämlich abhängig von Faktoren wie Klima, Ernährung, Alkoholgenuss oder Bewegung. Sollte eine Kontrolle der INR-Werte (→ S. 1330) durch den Patienten selbst mithilfe eines Systems wie Coaguchek® erfolgen, so muss der Patient in der ersten Urlaubswoche dreimal messen, um gegebenenfalls eine Anpassung der Dosis vornehmen zu können.

Warnhinweis: Reisen an Orte ohne gesicherte medizinische Versorgung sind allerdings nicht empfehlenswert, denn die Gefahr unstillbarer Blutungen ist auch bei optimal eingestellter Marcumar®-Dosierung stark erhöht.

Reisen mit Herzerkrankungen

Die Faustregel für Patienten mit Herzerkrankungen ist ganz einfach: „Wer beschwerdefrei die Gangway hinaufkommt, ist – was die Herzfunktion betrifft – auch flugtauglich." Nach überstandenem Herzinfarkt (→ S. 699) ist jedoch frühestens sechs Wochen nach Ausheilung und nach einem Gespräch mit dem Arzt an eine weite Reise zu denken. Bei langen Flugreisen ist eine ausreichende Flüssigkeitszufuhr sehr wichtig, der Konsum von Alkohol oder Zigaretten sollte unterlassen werden. Vorsicht bei der Anwendung des Nitrosprays: Im Flugzeug kann die Wirkung schneller einsetzen als gewöhnlich – eine schnelle Zweitanwendung ist also zu unterlassen. Strikt zu meiden sind Aufenthalte in Höhen über 3000 m aufgrund des Sauerstoffmangels.

Ein Herzschrittmacher (→ S. 711) stellt in der Regel kein Hindernis für eine Flugreise dar. Zwar entdecken die Metalldetektoren beim Sicherheitscheck den Schrittmacher, doch der mitgeführte Ausweis und die vorab erfolgte Information des Flughafenpersonals klären die Situation.

Reisen mit Krebs

Ob ein an Krebs erkrankter Patient in der Lage ist zu reisen (und wenn ja, welche Reiseziele geeignet sind), hängt vom Zustand des Patienten ab – eine Vielzahl von Ratschlägen sollte berücksichtigt werden, von denen nur ein paar an dieser Stelle genannt werden können:

- Wenn Medikamente, etwa gegen Schmerzen oder Übelkeit, die Fahrtüchtigkeit beeinflussen, sollte man nicht selbst Auto fahren – unter Umständen zahlt die Versicherung im Schadensfall nicht.
- Flugreisen sollten nur in angemessenem Abstand zu Operationen unternommen werden, weshalb die Flugtauglichkeit durch den Arzt überprüft werden sollte.
- Patienten, deren Lymphknoten entfernt wurden, können durch erhöhte UV-Strahlung ein Lymphödem (→ S. 742) entwickeln.
- Bestrahlte Haut darf nicht der Sonne ausgesetzt werden.
- Vorsicht bei Thermal- oder Moorbädern: Die Kreislaufbelastung und die allgemeine Umstellung der Körperfunktionen ist nicht zu unterschätzen, die Wirkung auf die Krebserkrankung ist nicht immer abzusehen.
- Ob Impfungen (die das Immunsystem zusätzlich belasten) verabreicht werden können, muss individuell mit dem Arzt besprochen werden.

i Aktuell: www.gesundheit-heute.de/05x14

- **www.krebsinformationsdienst.de** – Website des Deutschen Krebsforschungszentrums Heidelberg: Liefert nebst obigen viele weitere Hinweise.

Reisen mit chronischen Magen-Darm-Erkrankungen

Bei Patienten mit chronisch-entzündlichen Darmerkrankungen (→ S. 650) wie Morbus Crohn und Colitis ulcerosa ist das Reisen in Gebiete mit einem niedrigen Hygienestandard wegen einer wahrscheinlichen Verschlimmerung der Durchfälle ein hohes Risiko. Denn zum einen kommt die fragile Darmflora durch die fremde Kost durcheinander, die Beschwerden verstärken sich. Zum anderen setzen die Basistherapeutika (→ S. 997) die Immunabwehr herab und machen eine Infektion wahrscheinlicher. Aber auch Patienten mit starker Verstopfungsneigung oder Divertikulitis (→ S. 654) kann ein eingeschränktes Nahrungsmittelangebot am Urlaubsort zur Verzweiflung treiben.

So sind für Patienten mit Magen-Darm-Erkrankungen letztlich Luxushotels, die weltweit europäische Essensstandards garantieren, die einzige Möglichkeit, größere Komplikationen zu verhindern. In jedem Fall ist vor der Reisebuchung ein Gespräch mit dem Hausarzt anzuraten.

Reisen mit Rückenproblemen

Probleme bereiten Fahrten im Auto oder Wohnmobil. Auch Nächte in fremden Hotelbetten haben schon so manchem Patienten mit Rückenproblemen (→ S. 914) den Urlaub verdorben. Leider nehmen auch die derzeitigen Hotelklassifikationen keinerlei Bezug auf die Bettenqualität, sodass auch in einem teuren Hotel durchgelegene Matratzen die Nachtruhe verderben können. Tipp: Matratze zur Not auf den Boden legen – dann ist man zumindest den Störfaktor Lattenrost los. Wen ein Kilo zusätzliches Gepäck nicht stört, kann sich eventuell mit einer aufblasbaren Reisematratze unabhängig machen, die es heute in hoher Qualität und trotzdem reisetauglichen Packmaßen gibt (z. B. von Jack Wolfskin).

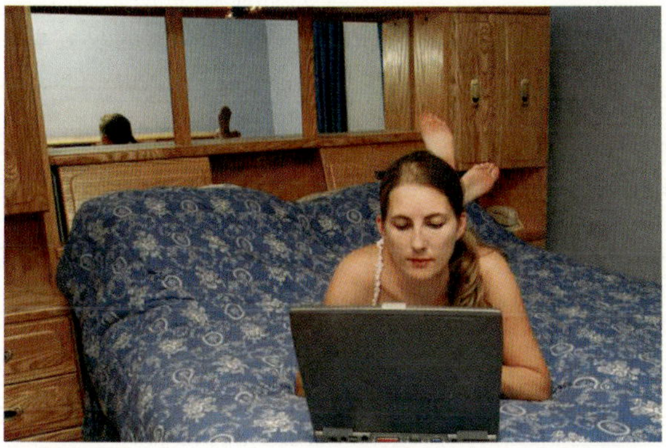

Manche Hotelbetten eignen sich vielleicht zum Internetsurfen, aber nicht zum Schlafen. Für den, der täglich unter Rückenschmerzen leidet, ist guter Rat dann manchmal teuer. Gelegentlich hilft es, die Matratze auf den Boden zu legen und damit zumindest den Störfaktor Lattenrost auszuschalten. [ISP 5715]

i Aktuell: www.gesundheit-heute.de/05x15

- **www.agr-ev.de** – Website der Aktion Gesunder Rücken e. V. (AGR, Selsingen): Mit Tipps zu Autositzen, Liegesystemen und „rückengerechten Hotels" sowie zu rückenschonendem Verhalten.

Gesundheitsprobleme während der Reise

Reisekrankheit

Insbesondere Kinder und Frauen leiden – bei Auto- und vor allem Schiffsfahrten – an der **Reisekrankheit** ***(Kinetose)***, die sich durch hochgradige Übelkeit, Schwindel, Schweißausbrüche und Erbrechen äußert. Mediziner erklären das Entstehen der Reisekrankheit mit einer Überreizung des Gleichgewichtsapparats aufgrund der heftigen Bewegungen. In Kombination mit den oft widersprüchlichen Informationen aus Gleichgewichtswahrnehmung und Sehen führt dies zu der unangenehmen Reaktion des Nervensystems. Nicht zu unterschätzen sind aber auch die psychologischen Faktoren, die am Geschehen beteiligt sind, z. B. Stress oder (bei Kindern) Aufregung durch die ungewohnte Situation oder durch die Vorfreude auf den Urlaub.

Die folgenden Hinweise können helfen, die ***Reiseübelkeit*** zu vermeiden:

- Wahl des individuell verträglichsten Verkehrsmittels: In Flugzeugen ist die Gefahr von Übelkeit geringer als auf Schiffen (die sprichwörtliche ***Seekrankheit)***, Bahnreisen sind günstiger als Auto- oder Busfahrten (Ausnahme: Züge mit Neigetechnik)
- Wahl eines Sitzplatzes, der möglichst geringen Erschütterungen ausgesetzt ist: im Bus vorne, im Auto der (Bei-)Fahrersitz, im Schiff in der Mitte, im Flugzeug über den Tragflächen
- Versuchen Sie bei Schiffsreisen möglichst einen unbeweglichen Punkt, eine Linie oder Fläche mit den Augen (z. B. den Horizont) zu fixieren
- Nicht lesen während der Fahrt – die Fixierung der Sicht auf Dinge, die sich mitbewegen, intensiviert die Beschwerden
- Alkohol und reichliches Essen vermeiden, allerdings vor Reiseantritt zumindest eine Kleinigkeit essen
- Kaugummi kauen oder Bonbons lutschen
- Zwischendurch Bewegung und frische Luft.

Haben sich die Symptome bereits eingestellt, hilft ein Dimenhydrinat-Kaugummi (Superpep®). Die Substanz wird direkt über die Zunge aufgenommen und wirkt bereits nach ein paar Minuten. Ansonsten sind vor allem frische Luft, reichlich Flüssigkeitsaufnahme und eventuell die Gabe von Vomex A®-Zäpfchen angeraten. Der Körper gewöhnt sich bei Schiffsreisen oft nach 1–2 Tagen an das Schaukeln und die Übelkeit lässt nach.

Wer aber aus Erfahrung weiß, dass er anfällig für die Reisekrankheit ist, sollte sich vorbeugend für eines der folgenden Medikamente entscheiden:

- Etwa eine halbe Stunde vor Abfahrt ein Antihistaminikum (→ S. 1046) wie Dimenhydrinat (Reisegold Tabs®) in Tablettenform einnehmen, dessen Wirkdauer 4–6 Stunden beträgt (bei Bedarf weitere Tabletten einnehmen). Leider machen diese Arzneimittel müde und fahruntüchtig.
- Eine Alternative stellt das Scopolaminpflaster (Scopoderm TTS®) dar, das 4 Stunden oder auch am Abend vor der Abreise hinter das Ohr geklebt wird. Zwar hat das Pflaster den Vorteil einer 3-tägigen Wirksamkeit, nachteilig sind jedoch die Verschreibungspflicht und (schwerere) Nebenwirkungen wie abnorme Müdigkeit und Mundtrockenheit.
- In Frage kommt auch ein pflanzliches Präparat aus Ingwerwurzel (Zintona®), eventuell Ingwerbonbons, wobei die Wirksamkeit nicht erwiesen ist. Gleiches gilt für Vitamin-B6-Tabletten, welche die Nervenreizung des Gleichgewichtsorgans dämpfen sollen. Homöopathen empfehlen Cocculus D6 oder Nux vomica D6.
- Empfohlen werden gelegentlich auch ***Akupressurbänder*** (SEA-Band®), durch die auf einen bestimmten Punkt auf der Innenseite des Unterarms ein sanfter Druck ausgeübt wird (Kosten ~ 15 €). Mit ~ 150 € sehr viel teurer sind Brillen, die einen künstlichen Horizont dadurch erzeugen, dass in jedem Glas zur Hälfte eine Flüssigkeit eingelagert ist; damit gleichen die Brillen wie eine Wasserwaage alle Kopfbewegungen aus (Tempest®).

Probleme bei Flugreisen

Im Flugzeug herrschen Druckverhältnisse wie in 2400 m Höhe: Der Luftdruck ist niedriger als gewohnt, wodurch die Sauerstoffsättigung des Blutes sinkt und der Körper mit einer vertieften Atmung reagiert. Für den Gesunden stellt das kein Problem dar, doch für Reisende mit Herz-Kreislauf-Problemen ist das ein Risiko: Weltweit sterben in Flugzeugen etwa 2500 Menschen pro Jahr, 75 % davon an einem Herzinfarkt (→ S. 699). Natürlich wäre ein Teil dieser Unglücke auch zu Hause passiert, wobei für die Stressbelastung nicht nur der Flug, sondern auch die Anstrengungen der Anfahrt hinzukommen: die Angst, das Flugzeug zu verpassen, Probleme mit den Gepäckstücken oder das für viele sehr unangenehme Abtasten bei der Sicherheitskontrolle.

Sind die Schleimhäute wegen einer Erkältung geschwollen, kann es aufgrund mangelnden Druckausgleichs zu einem Barotrauma (Schäden durch Luftdruckveränderungen → S. 559) kommen, das aber durch Kauen, Schlucken oder Gähnen zu vermeiden ist.

Nachdem das Rauchen von den meisten Fluggesellschaften verboten wurde, ist es für Raucher empfehlenswert, sich vor der Abreise Nikotinpflaster oder -kaugummis zu besorgen, um einen längeren Flug zu „überstehen".

Warnhinweis: Kaum bekannt ist, dass man sich die meisten Infektionen nicht im Urlaubsland, sondern im Flugzeug zuzieht; die Mehrzahl der Reisenden erkrankt entweder kurz nach Beginn oder am Ende der Reise. Das liegt allerdings nicht an der Luft im Flugzeug, einem durch leistungsfähige Filter gereinigtem Mix aus Umluft und Frischluft, der Krankenhausstandard erreicht. Vielmehr ist dafür das dicht gedrängte Sitzen verantwortlich – ein Tuberkulose-Erkrankter verteilt die Erreger über zwei Sitzreihen hinweg, ein an SARS-Erkrankter (neu aufgetretene Lungeninfektionskrankheit) sogar über sieben Sitzreihen. Das Problem liegt häufig darin, dass die Reisenden die Erreger bereits in sich tragen, die Krankheit aber noch nicht ausgebrochen ist.

Flugreisetauglichkeit

Von einer Flugreise Abstand nehmen sollten

- Schwangere ab dem 8. Monat
- Personen mit einem Blutdruck über 200/120 mm Hg
- Personen mit gravierenden Herzerkrankungen (machen 40 % aller fluguntauglichen Passagiere aus): Patienten, die in den vorherigen 6 Monaten einen Herzinfarkt erlitten haben; Patienten, die in der Fahrradergometrie (→ S. 689) keine 50-Watt-Belastung leisten können; Patienten mit instabiler Angina pectoris (→ S. 698) oder Herzinsuffizienz in den fortgeschrittenen Stadien (NYHA III oder IV → Tab. S. 704)
- Patienten nach wiederholtem Schlaganfall (→ S. 1126)
- Patienten mit peripherer arterieller Verschlusskrankheit ab Stadium III (→ Tab. S. 728)
- Patienten mit mehreren tiefen Thrombosen (→ S. 736): keine Langstreckenflüge (über 4 Stunden)
- Patienten mit Epilepsie (→ S. 1145)
- Patienten mit starker Blutarmut (→ S. 1034)

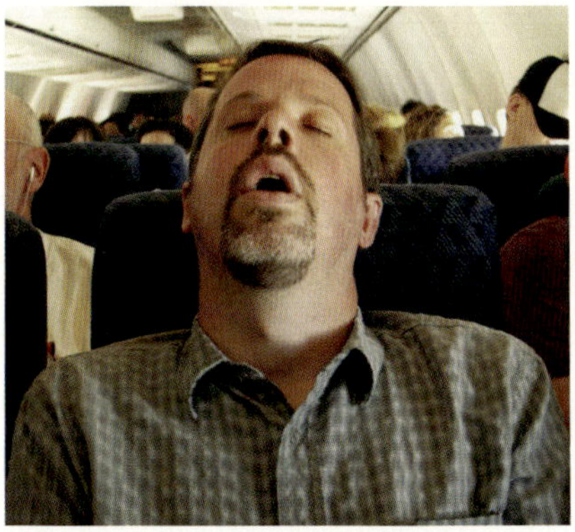

Flugangst ist ein echtes Problem – und wer sie hat, sollte sich helfen lassen. Denn die modernen verhaltenstherapeutischen Behandlungsangebote haben eine hohe Erfolgsquote. Mit ihrer Hilfe lernt man innerhalb weniger Wochen, sich in der Luft wenigstens soweit zu entspannen, dass das Fliegen kein Albtraum mehr ist. [ISP 5716]

- Patienten mit COPD (→ S. 596), wenn sie nicht 50 m gehen können, ohne kurzatmig zu werden
- Patienten nach Operationen – die Spanne reicht von 10 Tagen nach einer Blinddarm-OP (→ S. 659) über 3 Wochen nach einer Bandscheiben-OP (→ ab S. 920) bis 6–9 Monate nach einer Lungen-OP.

Flugangst

Umfragen zufolge leiden bis zu einem Viertel der Flugreisenden vor oder während des Flugs an **Flugangst.** Diese äußert sich durch Nervosität, beschleunigte Atmung, Schweißausbrüche und Durchfall bis hin zu Panikattacken (→ S. 1197, Differenzialdiagnose → Tab. S. 27) und wird durch Faktoren wie persönliche Erfahrungen, Höhenangst und das Gefühl der Enge erzeugt. Gegen diese Angst gibt es ein großes Angebot an „Seminaren für entspanntes Fliegen“, in denen Entspannungstechniken erlernt werden können. Außerdem ist die Wahl eines Sitzplatzes nicht gerade am Fenster, sondern lieber am Gang und über den Tragflächen anzuraten.

i Aktuell: www.gesundheit-heute.de/05x16

- **www.flugangst.de** – Kommerzielle Website in Zusammenarbeit mit Lufthansa, München: Bietet zahlreiche Informationen und weiterführende Links, so zu Büchern, CDs und DVDs, aber auch zu praxiserprobten Seminaren. Sehr empfehlenswert.

Thromboserisiko

Die Gefahr einer tiefen Beinvenenthrombose (→ S. 736), in diesem Zusammenhang auch als *„Tourist Class Syndrom“* bezeichnet (die aber auch vor Reisenden in der Business oder First Class nicht haltmacht), wird durch das lange, unbequeme und eingeengte Sitzen nicht nur im Flugzeug, sondern auch bei langen Auto- oder Busfahrten verursacht. Möglicherweise tritt das Problem in Flugzeugen wegen des geringeren Sauerstoffgehalts und niedrigeren Luftdrucks an Bord auf. In den meisten Fällen tritt die **Reisethrombose** in den ersten vier Tagen nach der Reise auf. Dabei steigt das Risiko mit der Länge des Fluges, aber auch mit der Anzahl gesundheitlicher Risikofaktoren. Als solche gelten:

- Alter über 60
- Starkes Übergewicht (→ S. 254)
- Herzerkrankungen (→ Kapitel 19)
- Einnahme der „Pille“ (→ S. 323)
- Schwangerschaft
- Verletzungen oder Gips an den Beinen, Immobilität (→ S. 461)
- Neigung zu Thrombosen (→ S. 736)
- Große Varizen (Krampfadern → S. 733)
- Flüssigkeitsmangel (Dehydration).

Vorbeugend sollten Flugreisende viel trinken, auf Alkohol verzichten (wegen seiner entwässernden Wirkung), die Schuhe ausziehen und gelegentlich auf und ab gehen. Auch Fitnessübungen helfen: Zehen und Ferse abwechselnd anheben, Zehen am Boden oder im Schuh fest nach unten biegen, mehrmals das Gesäß anheben ohne aufzustehen, Füße mit etwas Abstand parallel nebeneinander stellen und die Oberschenkel zusammenpressen – Hauptsache, die „Wadenpumpe“ wird einmal pro Stunde betätigt.

Belasteten Patienten (zwei Risikofaktoren oder mehr) wird darüber hinaus das Tragen von Kompressionsstrümpfen der Klasse I oder II empfohlen (→ S. 734).

Heparin als sichere Prophylaxe. In Absprache mit dem Arzt ist zusätzlich eventuell die Gabe einer niedermolekularen Heparin-Spritze (→ S. 740) zwei Stunden vor Reiseantritt notwendig, die auch vom Patienten selbst durchgeführt werden kann. Bei anschließenden weiteren Flügen ist die Anwendung alle 24 Stunden zu wiederholen.

Eine immer wieder vorgeschlagene Einnahme von Acetylsalicylsäure wirkt zwar nicht auf das venöse System, aber es „verdünnt“ das Blut und erschwert damit die Blutgerinnung (→ S. 1038).

Jetlag

Das als **Jetlag** bezeichnete „Aus-dem-Rhythmus-Kommen“ mit Symptomen wie Schlafstörungen, Müdigkeit, Abgeschlagenheit (eventuell auch Appetitmangel und Probleme beim Stuhlgang) ist eine unangenehme Beigabe von Flugreisen über mehr als zwei Zeitzonen hinweg. Der Körper behält dabei zunächst den Tag-Nacht-Rhythmus des Herkunftslands bei, weil dieser sich nicht wie eine Uhr einfach verstellen lässt. Dabei toleriert die Biorhythmik des Menschen eher eine Verlängerung des Tags, also einen Flug nach Westen, als eine Verkürzung, also einen Flug nach Osten.

Was kann der Reisende tun, um der inneren Uhr beim Umstellen zu helfen? Folgende Tipps sind erprobt:

- Zunächst ist Ruhe und Akklimatisation angesagt.
- Im Flugzeug ist es gut zu schlafen, viel zu trinken, aber auf Kaffee und mehr als maßvollen Alkoholgenuss zu verzichten.
- Am Reiseziel angekommen, ist es hilfreich, sich sofort aktiv am Lebensrhythmus des Reiselands (unter Nutzung des Sonnenlichts) zu beteiligen.
- Die Geschwindigkeit der Anpassung schwankt von Mensch zu Mensch: Manche schaffen 3–4 Stunden Zeitverschiebung pro 24 Stunden, normal ist jedoch eher eine Stunde. Bei „Langsam-Anpassern“ aber kann sich die Anpassung über 2 Wochen hinziehen. Dabei ist es viel besser, bewusst auf Bettruhe zu verzichten als sich schlaflos im Bett zu wälzen.
- Vor der Abreise kann man schon ein bisschen „vorarbeiten“ und das Schlafengehen und die Mahlzeiten um 1–2 Stunden in Richtung des Reiseziels verschieben.

Melatonin. Seit Jahren ruhen große Hoffnungen auf der Einnahme des Arzneistoffs Melatonin, des körpereigenen Regulators des Schlaf-wach-Rhythmus. In den USA ist es mittlerweile sogar frei verkäuflich. In Deutschland fehlt zwar die Zulassung, Melatonin ist aber über das Internet problemlos zu beziehen. Die Wirkung als schlafförderndes Arzneimittel ist jedoch nach wie vor ungenügend dokumentiert; seriöse Studien konnten die zu Beginn der 1990er Jahre kräftig vermarktete Wirkung als Jetlag-Wundermittel nie belegen.

i Aktuell: www.gesundheit-heute.de/05x17

- **www.lufthansa.de** – Website der Deutschen Lufthansa Aktiengesellschaft, Köln: Für den Suchbegriff Jetlag werden Ihnen zahlreiche Tipps und Hintergrundinformationen angezeigt.

Medikamenteneinnahme

Müssen Medikamente regelmäßig eingenommen werden, so ist eine Verschiebung um ein paar Stunden im Allgemeinen kein Problem. Ausnahmen gelten beispielsweise für Diabetiker (mehr dazu im Abschnitt „Reisen mit Diabetes") und Patienten, die blutgerinnungshemmende Präparate verordnet bekommen (ausführlich unter „Reisen mit gerinnungshemmenden Medikamenten").

Frauen, die die ***Pille*** (→ S. 323) einnehmen (zumindest diejenigen, welche die Minipille verordnet bekommen, denn Kombinationspräparate verhüten über eine Dauer von 36 Stunden ziemlich sicher), müssen Folgendes beachten: Sowohl bei Flügen nach Westen als auch nach Osten nimmt man am Zielort – bei gewöhnlich abendlicher Einnahme – eine zusätzliche Tablette gleich nach der Ankunft ein und fährt dann zur gewohnten abendlichen Zeit mit der Einnahme fort.

Gesundheitsprobleme am Urlaubsort

Die größte Gefahr am Urlaubsort geht nicht etwa von Krankheiten aus, sondern von Unfällen (vor allem Verkehrsunfälle, mit Abstand folgen Unfälle durch Ertrinken und Gewalt): 40 % aller Rücktransporte und Todesfälle gehen auf das Konto derartiger Ereignisse. Danach folgen Herz-Kreislauf-Erkrankungen (15 %), Magen-Darm-Erkrankungen (15 %), Atemwegsinfekte (6 %) und neurologische Krankheiten (5 %). Dabei hat man es häufig mit bereits bestehenden Krankheiten zu tun, die sich am Urlaubsort verschlimmern. In vielen Fällen stellen aber auch die Stressbelastung und Anpassungsstörungen an Klima, Umwelt und Kultur eine Überforderung dar.

Der Anteil der Urlauber, die an schweren allgemeinen und spezifischen Infektionen erkranken, liegt hingegen nur bei 5 %.

Im Urlaub zum Arzt

Gerade in den Haupttourismusgebieten geben sich viele Betrüger als Ärzte aus. In einigen Ländern gibt es sogar ganze Krankenhäuser, die praktisch nichts anderes tun, als Touristen auszunehmen. Ihre Alarmglocken sollten klingeln, wenn für die Klinik/Praxis in deutscher Sprache auffällig geworben wird, während im Inneren kaum oder gar nicht deutsch gesprochen wird. Überdiagnosen sind häufig, um damit teure Arzneimittel und sogar operative Eingriffe zu rechtfertigen, die zudem oft per Blanko-Kreditkartenabdruck und im Voraus bezahlt werden müssen.

Die in Rechnung gestellten Kosten sollten sich nicht wesentlich von Privatrechnungen in Deutschland unterscheiden: Ein reines Beratungsgespräch mit Untersuchung sollte nicht mehr als 100 € kosten, eine Wundversorgung in etwa den gleichen Betrag. Medikamente sind in der Regel sogar billiger als in Deutschland. Ausnahme sind die USA, wo sehr hohe Arzthonorare üblich sind. Kommt dem Patienten der Betrag zu hoch vor, so sollte er zunächst nicht bezahlen und mit dem Krankenversicherer Kontakt aufnehmen – deren Telefonhotlines sind teilweise rund um die Uhr erreichbar. Die telefonischen Beratungsstellen können Adressen nennen, mit denen gute Erfahrungen gemacht wurden und erklären, was auf der Arztrechnung vermerkt werden muss. Bei Bedarf kann gegebenenfalls im Vorfeld dem Arzt oder Krankenhaus eine Kostenübernahme garantiert werden, sodass man als Patient kein Geld vorstrecken muss. Im Allgemeinen sind die Reisekrankenversicherer gehalten, die ausgelegten Beträge den Versicherten zurückzuerstatten, nur bei extrem unplausiblen Rechnungen unterstellen sie möglicherweise eine betrügerische Absprache zwischen Arzt und Patient.

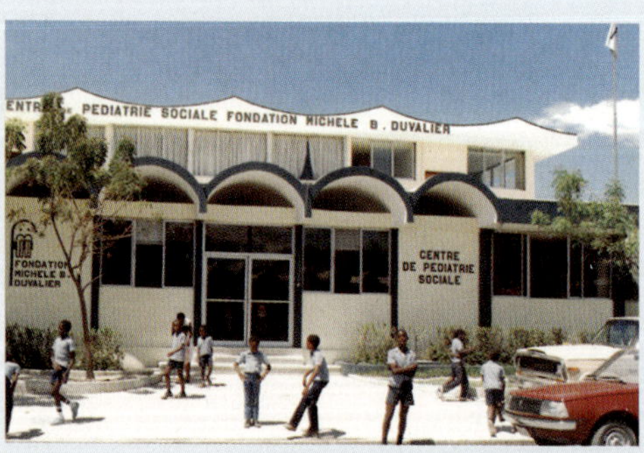

Eine Verletzung oder Erkrankung im Urlaub ist an sich schon eine unangenehme Sache. Um belastendes Misstrauen dem Arzt gegenüber zu vermeiden und um zu verhindern, dass (mehr oder weniger) guter Rat sehr teuer wird, sollten sich zumindest Reisende mit Vorerkrankungen bei ihren Versicherern über die medizinische Infrastruktur am Reiseziel informieren. [DGK 5717]

Unfälle

Untersuchungen zur Häufigkeit von Verkehrsunfällen auf der Insel Kreta ergaben, dass an fast der Hälfte aller Unfälle Touristen beteiligt waren, was zumeist auf Alkoholkonsum bzw. eine überhöhte Geschwindigkeit zurückzuführen war.

Gewöhnungsbedürftig ist aber in fremden Ländern häufig auch das für Touristen ungewohnte Verkehrsverhalten der Einheimischen. In tropischen Ländern – ein Ausflug mit dem Auto ins Landesinnere bedeutet eine Konfrontation mit der vollkommen andersartigen Infrastruktur des Reiselands – können plötzliche Regenfälle die Straßen zudem in gefährliche Rutschen verwandeln, oder es treten unerwartete Schlaglöcher auf.

Für den Fall eines Unfalls ist es von Vorteil, seinen Blutgruppenpass mitzuführen.

Durchfall (Diarrhoe)

Durchfall (Differenzialdiagnose → Tab. S. 97) ist *die* klassische Reiseerkrankung, die besonders in tropischen Regionen nicht nur durch bakteriell verunreinigte Lebensmittel und Wasser, sondern auch durch die Klimaumstellung, ungewohnte Speisen, kalte Getränke und Stress verursacht wird (Näheres → S. 642). Vorbeugend sind möglichst strikte **Hygieneregeln** einzuhalten. Empfindliche Personen können zudem die physiologische Darmflora durch die Einnahme von Hefepräparaten wie Perenterol® vorbeugend stärken.

Hygieneprobleme

Die von britischen Kolonialoffizieren aufgestellte Empfehlung für den Verzehr von Speisen *Cook it, peel it or leave it* hat sich bis heute bewährt:

- Nur gut gekochte und heiß servierte Speisen essen, auf Meeresfrüchte, Fisch, kalte Büffets, rohe Salate, Salate mit Mayonnaise und rohes Gemüse sowie Speiseeis und Eiswürfel sollte man verzichten. Auch bei warm gehaltenen Speisen (nur Temperaturen über 60 °C töten Viren und Bakterien ab) ist Vorsicht geboten.
- Früchte sollten vor dem Verzehr geschält oder ausgepresst werden.
- Im Zweifelsfall sollte auf Nahrungsmittel, die diese Kriterien nicht erfüllen, verzichtet werden.

Bei dieser häufig zitierten Empfehlung handelt es sich um die entscheidende Maßnahme, Erkrankungen zu vermeiden. Abzuwägen wäre höchstens, ob bei einer Einladung durch einheimische Freunde die Ablehnung von

Speisen nicht eine Kränkung des Gastgebers bedeuten würde. Allerdings haben Mediziner in einer Studie bei Fernreisenden festgestellt, dass auch bei einer absolut strikten Ernährung 40 % der Reisenden am 3. oder 4. Tag für durchschnittlich zwölf Stunden unter Durchfall litten.

Häufig ist auch das Wasser verunreinigt: Mineralwasser sollte deshalb nur aus verschlossenen Flaschen getrunken werden. Selbstversorger kochen das benötigte Wasser grundsätzlich ab, und selbst für das Zähneputzen eignet sich nur Mineralwasser oder abgekochtes Wasser. Tückisch sind Eiswürfel, denn für deren Herstellung wird, außer in sehr guten Hotels, unbehandeltes Trinkwasser genommen. Wer mit dem Rucksack unterwegs ist und keine Wasserflaschen mit sich herumtragen will, dem sei die Mitnahme von desinfizierenden Tabletten zur Trinkwasserbereitung (Micropur®) empfohlen.

Im Erkrankungsfall steht am 1. Tag der Ersatz der verlorenen Flüssigkeit sowie der ausgeschwemmten Salze durch verdünnte Fruchtsäfte, Bouillon oder spezielle Zucker-Kochsalz-Lösungen (WHO-Standard weltweit in sehr vielen Apotheken erhältlich) oder Präparate wie Elotrans® im Vordergrund.

Zusätzlich ist die Ernährung den Umständen entsprechend umzustellen. Wenn sich keine Besserung einstellt, hilft am 2. Tag die Einnahme eines **Motilitätshemmers** wie Imodium®, welcher zwar den Darm beruhigt, jedoch keine Therapie im eigentlichen Sinn darstellt. In wirklich schweren Fällen (Fieber, Blut im Stuhl, heftigste Schmerzen) ist es ratsam einen Arzt aufzusuchen, der gegebenenfalls ein Antibiotikum verschreibt oder Infusionen einleitet.

Warnhinweis: Eine Erkrankung mit dem Hauptsymptom Durchfall weist möglicherweise auch auf eine schwerwiegendere Krankheit hin wie Brucellose, Cholera, Typhus, bakterielle Ruhr, Amöbiasis (→ alle in Tab. S. 314) oder Hepatitis A (→ S. 672). Ein systematischer Überblick findet sich im Krankheitsfinder → Tab. S. 97 und S. 98. So häufig Durchfälle bei Fernreisen auch sind, sie müssen deshalb immer ernst genommen und im Zweifel durch einen Arzt abgeklärt werden.

Verstopfung

Die Zeitumstellung, ungewohnte Lebensbedingungen, fremdes Essen oder auch so banale Dinge wie Toiletten, die unhygienisch wirken (oder sind), verhindern bei vielen Menschen einen geregelten Stuhlgang. Eine Ernährung mit ausreichend Ballaststoffen und ausreichende Flüssigkeitszufuhr beugen dem vor. Tritt dennoch eine Verstopfung (→ S. 646) ein, so helfen zunächst Vollkornbrot und Rohkost, sodann Mini-Klistiere oder Glyzerinzäpfchen, in hartnäckigen Fällen auch Abführmittel (→ S. 647), die vorsichtig dosiert werden sollten. Die Abführwirkung tritt nach 6–8 Stunden ein – zu diesem Zeitpunkt sollte man nicht gerade im Reisebus sitzen.

Bisse und Verletzungen durch Tiere

Schlangen. Weltweit gibt es etwa 450 giftige Schlangenarten (davon allerdings nur 100 in Europa), durch die jährlich 40 000 Menschen gebissen werden. Dabei scheint die Angst vor Bissen größer zu sein als die tatsächliche Gefahr, zumal bei Abwehrbissen nur in 50 % der Fälle Gift abgegeben wird. Ein **Schlangenbiss** verursacht Schmerzen und Schwellungen, später Nerven- und Gerinnungsstörungen und Herz- oder Muskelschäden.

Zunächst geht es darum, Ruhe zu bewahren, die Bissstelle mit Wasser zu säubern, die Extremität tief zu lagern, ruhig zu stellen und (wenn möglich) das Tier zu identifizieren oder einzufangen. Auf keinen Fall aber die Wunde aussaugen oder ausschneiden. Stattdessen bluten lassen, mit Wasser reinigen und, falls vorhanden, desinfizierende Lösungen auftragen. Anschließend organisiert man einen Liegendtransport zum Krankenhaus. Dort können innerhalb von vier Stunden nach dem Biss Antiseren gegeben werden. Vorbeugend gilt: Aufmerksamkeit walten lassen, nicht barfuß laufen, im Dunkeln mit einer Taschenlampe leuchten, eventuell die Autositze inspizieren.

Skorpione. Diese nachtaktiven Tiere, die sich häufig in abgelegten Kleidern und Schuhen (vor dem Anziehen überprüfen) verstecken, spritzen das Gift durch einen Stachel in das Opfer.

Nach einem **Skorpionstich** sollte man einen kühlen Kopf bewahren, die Extremitäten ruhig stellen und einen Arzt aufsuchen. Dieser wird gegen die auftretenden schweren Schmerzen (dabei bleibt es meistens) ein starkes Schmerzmittel verabreichen und das Herz-Kreislauf-System überwachen (Antiseren stehen für die meisten Skorpionarten nicht zur Verfügung).

Tollwütige Tiere. Bei einem Biss durch ein möglicherweise tollwütiges Tier steht eine intensive Wundreinigung mit konzentrierter Seifenlösung und Spülung unter fließendem Wasser an erster Stelle, gefolgt von einer aktiven Impfung (→ S. 295). Diese muss in jedem Fall erfolgen, auch wenn man bereits geimpft wurde. Zusätzlich werden – soweit verfügbar – Immunglobuline verabreicht (→ S. 295).

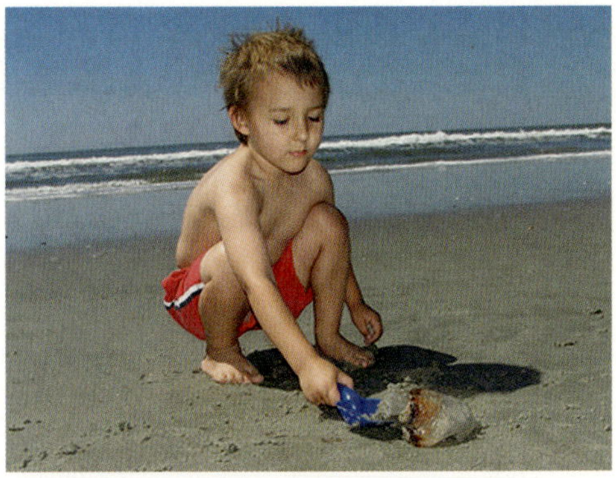

*Wenn **Feuerquallen** angespült werden, reißen die gefährlichen Tentakel meist ab – dennoch sind sie für spielende Kinder nicht ganz ungefährlich. Im Mittelmeerraum breiten sich Feuerquallen in Folge des Klimawandels stark aus, in vielen Fernreiseregionen waren sie schon immer präsent.* [MOM 5718]

Quallen. Beim Baden im Meer wird man nicht selten Kontakt mit Quallen haben, was je nach Art äußerst unangenehm ist. Die in den europäischen Meeren anzutreffenden **Feuerquallen** geben über ihre Tentakel ein Gift ab, welches brennende Schmerzen, Quaddeln und eine Bläschenbildung verursacht. Abhilfe schafft zunächst das trockene Abreiben und das Aufbringen von Essigumschlägen oder Alkohol, später auch das Auftragen eines anästhesierenden, kühlenden Gels.

Tropenkrankheiten

Die Sorge, an einer Tropenkrankheit zu erkranken, ist berechtigt, weil es sich um sehr ernstzunehmende, unter Umständen schwer behandelbare Krankheitsbilder handelt. Allerdings liegt die tatsächliche Gefährdung für Touristen weit unter den Erkrankungsraten der einheimischen Bevölkerung.

Die Tabelle auf der folgenden Seite gibt einen Überblick über die für Touristen und Entwicklungshelfer derzeit häufigsten Erkrankungen.

Warnhinweis: In vielen Fällen stellt (zunächst) Fieber (→ S. 268) das Hauptsymptom einer in den Tropen erworbenen Krankheit dar, so z. B. bei schweren Erkältungskrankheiten, Grippe (→ S. 592), Lungenentzündung (→ S. 605), Malaria, Typhus oder Hepatitis (→ S. 671). Im Erkrankungsfall ist anzuraten, über den Tag verteilt zwei- bis dreimal Fieber zu messen und die Werte aufzuschreiben. Der Verlauf der Fieberkurve hilft dem Arzt mitunter bei der Klärung der Frage, um welche Erkrankung es sich handelt.

Krankheit	Vorkommen	Erreger	Übertragung	Inkubationszeit	Prophylaxe	Krankheitszeichen	Behandlung
Amöbiasis *(Amöbenruhr)*	Weltweit	*Amöben* (Einzeller, Parasiten)	Fäkal-oral über Lebensmittel oder Wasser	1 Woche bis mehrere Monate	Filtern und Abkochen von Trinkwasser, Hygienemaßnahmen	Breiiger, blutig-schleimiger Stuhl, schmerz- und fieberfrei, später evtl. Abszesse	Medikamentöse Therapie
Bilharziose *(Schistosomiasis)*	Afrika und Lateinamerika in wenig bewegtem Süßwasser	Saugwürmer der Gattung *Schistosoma*	Beim Kontakt mit Süßwasser	2–6 Wochen	Vermeidung des Kontakts mit kontaminiertem Süßwasser	Fieber-, Kopf- und Gliederschmerzen, evtl. allergische Reaktion	Auftreten meist erst nach Monaten, Medikamente
Brucellose *(Maltafieber, Bang-Krankheit)*	Mittelmeerländer, Asien, (Latein-) Amerika	*Brucellen* (Bakterien)	Infizierte Rinder, Schweine, Ziegen, Rohmilchkäse	1–3 Wochen	Kontakt mit Tieren meiden, keine rohen Milchprodukte essen	Kopfschmerzen, Fieber, Durchfall, Herzrhythmusstörungen	Antibiotika
Cholera	Süd- und Südostasien, Afrika, Südamerika, selten Europa	*Vibrio-cholerae-Bakterien*	Von Mensch zu Mensch	Wenige Stunden bis 3 Tage	Impfung (kein 100%-iger Schutz), allgemeine Hygienemaßnahmen	Reiswasserartige Durchfälle, Erbrechen	Symptomatische Behandlung, Rehydration, evtl. Antibiotika
Dengue-Fieber	Warme Regionen weltweit	*Dengue-Virus*	Durch Mücken	2–8 Tage	Mückenabwehr	Grippeähnlich, schwere Blutbildschäden	Symptomatische Behandlung, Intensivstation
Gelbfieber	Afrika, Südamerika *(Gelbfiebergürtel)*	*Gelbfieber-Virus*	Affen als Reservoir, Mücken als Überträger	3–6 Tage	Impfung (in vielen Staaten zur Einreise vorgeschrieben)	Schlagartiger Beginn mit hohem Fieber, sodann Koma	Symptomatische Behandlung, lebensbedrohlich
Kala-Azar *(Innere Leishmaniose)* **Orientbeule** *(Haut-L.)*	Mittelmeerraum, GUS-Staaten, Tropen	*Leishmanien* (Einzeller, Parasiten)	Infizierte Menschen und Hunde als Wirt, Sandmücken als Überträger	2–26 Wochen	Schutz vor Mückenstichen	Geschwürige, krustig bedeckte Haut- und Schleimhautdefekte, schwere Allgemeinerkrankung	Behandlung mit Antibiotika oder Antimon
Lepra	Asien, Afrika, Lateinamerika	*Mycobacterium leprae* (Bakterien)	Wahrscheinlich Tröpfcheninfektion	2–7 Jahre und mehr	Vermeidung des Kontakts mit Erkrankten	Schwere Hautschädigungen, Fieber	Behandlung mit Antibiotika
Malaria (→ S. 1056)							
Meningokokken-Meningitis (→ S. 1134)	Weltweit, besonders Afrika, Naher Osten, Indien	*Meningokokken* (Bakterien)[2]	Tröpfcheninfektion	2–10 Tage	Vermeidung des Kontakts mit Erkrankten	Schwere Grippesymptome, hohes Fieber, Nackensteifigkeit	Behandlung mit Antibiotika
(Bakterielle) Ruhr *(Shigellose)*	Tropen	*Shigellen* (Bakterien)	Tröpfcheninfektion	1–5 Tage	Allgemeine Hygienemaßnahmen	Übelkeit, wässrige, breiige Durchfälle, Fieber	Rehydration, Antibiotika
Schlafkrankheit	Afrika, Mittel- und Südamerika	*Trypanosomen* (Parasiten)	Schmerzhafte Stiche von *Tsetsefliegen, Raubwanzen*	2 Tage bis 1 Monat	Schutz vor Mücken	Hautsymptome an der Stichstelle, Fieber, psychische Symptome	Medikamentöse Behandlung (schwere Nebenwirkungen)
Tollwut *(Lyssa)*	Weltweit, besonders Indien, Südostasien, Afrika	*Rabies-Virus*	Bisse erkrankter Tiere	3–12 Wochen (z. T. erheblich länger, bis mehrere Jahre)	Vermeidung von Bissen	Juckreiz und Empfindungsstörungen an der Bissstelle, nach 1 Woche Wutanfälle, später Lähmungen	Wundreinigung, aktive und passive Impfung
Typhus *(Salmonellose → S. 642)*	Tropen, gelegentlich Ost- und Südeuropa	*Salmonellen*-Bakterien[1]	Trinkwasser oder Nahrung	1–3 Wochen	Allgemeine Hygienemaßnahmen, Impfung	Kopf- und Gliederschmerzen, hohes Fieber	Antibiotika, Isolierung des Patienten

[1] Salmonellen verursachen neben Typhus auch die weniger schwere Salmonelleninfektion (Salmoellenenteritis), eine akute Durchfallerkrankung (→ S. 642).

[2] Meningokokken vom Typ A, B, C, W135 und Y verursachen weltweit fast alle Meningokokken-Infektionen (in Deutschland dominiert dagegen mit 70 % der Typ B). Gegen die Typen A, C, W135 und Y (nicht aber gegen den Typ B) ist eine Vierfach-Schutzimpfung verfügbar. Sie ist für Fernreisende sinnvoll.

Die wichtigsten **Tropenkrankheiten von A–Z.** *Bei akuten Beschwerden ist entscheidend, sich rechtzeitig in qualifizierte Hände zu begeben, denn wer schwer krank ist, für den ist schon jede Art von Transport eine große Belastung. Wenn die Tropenkrankheit erst zu Hause ausbricht, werden Sie nicht müde, die Ärzte auf Ihre Fernreise aufmerksam zu machen. Hinweis: Die Unterscheidung, was eine Tropenkrankheit ist und was nicht, ist immer eine willkürliche (Deutschland etwa hatte vor 150 Jahren noch regelmäßig Malariafälle). Die Tabelle enthält deshalb die Erkrankungen, die derzeit für Touristen die bedeutsamsten sind.*

III

Kreislauf des Lebens

Von der Empfängnis bis zum Tod folgen die nächsten 158 Seiten des III. Buchteils von *Gesundheit heute* dem natürlichen Zyklus des Lebens. Dabei geht es nicht nur um die in den Schnitt- und Brennpunkten des Lebenslaufs auftretenden Krankheiten, sondern auch um Fragen der Sexualität, um Verhütung, die gesunde Schwangerschaft, Geburt und gesundes Altern.

Übersicht

08	Mann und Frau: Verhütung, ungewollte Kinderlosigkeit, sexuelle Störungen	316
09	Schwangerschaft	348
10	Geburt und Wochenbett	378
11	Krankheiten von Kindern und Jugendlichen	400
12	Aging und Anti-Aging	428
13	Erkrankungen und Pflege im Alter, Palliativmedizin	440

Buchteil III – Kreislauf des Lebens

08

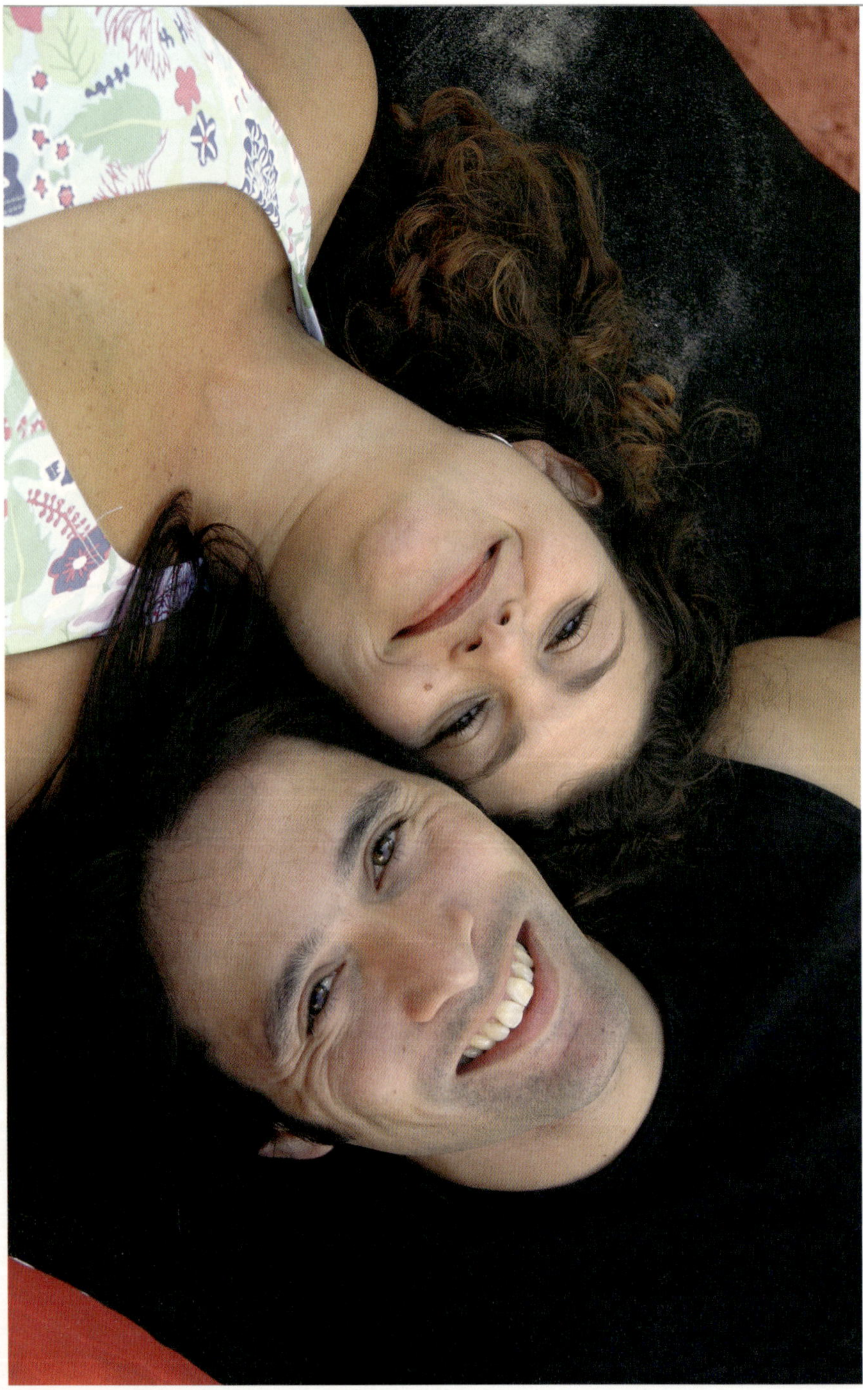

Sexualität ist eine der stärksten Lebenskräfte, die uns Menschen gegeben sind. Sie entspannt und setzt uns unter Hochspannung – wer sexuell aktiv ist, lebt länger und ist nachweislich weniger krank als Menschen ohne Partner. Dennoch: Viele Menschen leiden unter ihrer Sexualität, oder empfinden ihre Beziehung als sexuell unbefriedigend. Wie die Sexualmedizin hier helfen kann, was es mittlerweile an Verhütungsmitteln gibt und wie die Fortpflanzungsmedizin heute dem Nachwuchs auf die Sprünge hilft – das alles ist Thema dieses Kapitels. [SHU 0801]

Mann und Frau: Verhütung, ungewollte Kinderlosigkeit, sexuelle Störungen

Hier finden Sie

Empfängnisverhütung 317
Natürliche Verhütung 317
Mechanische und chemische Verhütungsmethoden 320
Hormonelle Verhütungsmethoden ... 323
Hormonelle Langzeitverhütung 325
Pille danach und Spirale danach als Notfallverhütung 327
Sterilisation 327
Refertilisation 329

Ungewollte Kinderlosigkeit und ihre Behandlung 329
Die Alternativen zur Reproduktionsmedizin 330
Ungewollte Kinderlosigkeit bei Mann und Frau 331
Fruchtbarkeitsstörungen der Frau ... 332
Fruchtbarkeitsstörungen des Mannes 333
Sterilitätsdiagnostik bei der Frau 334
Sterilitätsdiagnostik beim Mann..... 334
Sterilitätstherapie................. 336

Sexualmedizin 339
Was ist Sexualität? Die Basics aus Sicht der Medizin.............. 339
Sexuelle Orientierungen 341
Sexuelle Identitätsstörungen........ 341
Wann hilft die Sexualmedizin? 341
Sexuelle Funktionsstörungen 341
Sexualität und chronische Erkrankungen 342
Sexuelle Funktionsstörungen der Frau 342
Sexuelle Funktionsstörungen des Mannes 344

An anderer Stelle im Buch besprochen:
Schwangerschaftstest 350
Schwangerschaft 350
Sexuell übertragbare Krankheiten .... 871 (Frau) und 824 (Mann)

Empfängnisverhütung

Die Geschichte der Empfängnisverhütung ist lang und abenteuerlich: Schon immer wollten Menschen, dass ihre sexuellen Begegnungen ohne Folgen bleiben. Im alten Ägypten etwa schmierten sich Frauen einen Granatapfelextrakt in die Scheide, um nicht schwanger zu werden. Moderne Analysen zeigen: Die Körner des Granatapfels enthalten Östrogene. Im Mittelalter empfahl man der Frau, nach dem Geschlechtsverkehr siebenmal zu niesen und sich mit angezogenen Knien hinzusetzen. Männer sollten den Penis mit Bleiweiß und Zedernöl einreiben. Casanova benutzte Kondome aus Schafsdarm und Frauen zu Beginn des 20. Jahrhunderts komplizierte Apparate zur Scheidenspülung. Anfang der 1960er Jahre kam die „Pille" auf den Markt, das bis heute weltweit am häufigsten benutzte Verhütungsmittel.

Wie sicher eine Verhütungsmethode ist, wird durch den **Pearl-Index** wiedergegeben; er bezieht sich auf jeweils 100 Frauen, die eine bestimmte Verhütungsmethode anwenden (→ Tab. S. 318). Ein Index von 1 bedeutet, dass pro Jahr von diesen Frauen eine trotz Verhütung schwanger wird („Versagerquote" von 1 %). Die Angaben umfassen sowohl Methoden- als auch Gebrauchssicherheit: Die Gebrauchssicherheit berücksichtigt *alle* unbeabsichtigten Schwangerschaften und spiegelt so die Alltagssicherheit wider, die Methodensicherheit berücksichtigt nur die Schwangerschaften, die bei korrekter Anwendung des Verhütungsmittels eingetreten sind. Zum Beispiel liegt der Pearl-Index für das Kondom zwischen 2 und 12 %. Das heißt, mindestens zwei von 100 Frauen werden innerhalb eines Jahres ungewollt schwanger, wenn sie sich beim Geschlechtsverkehr auf das Kondom verlassen. Zerreißt ein langer Fingernagel das Kondom oder rutscht es zu früh ab, passieren bis zu zwölf ungewollte Schwangerschaften unter 100 Frauen.

i Aktuell: www.gesundheit-heute.de/08x01

- **www.familienplanung.de** – Internetseite der BZgA (Bundeszentrale für gesundheitliche Aufklärung, Köln): Mit Informationen und hilfreichen Tipps einschließlich persönlicher Beratungsmöglichkeit zu Verhütung, Schwangerschaft, unerfülltem Kinderwunsch und der generellen Kinderfrage.
- **www.sexualaufklaerung.de** – Ebenfalls von der BZgA betriebene Internetseite, die zahlreiche kostenlose Downloads zum Thema bietet.
- **www.zyklus-wissen.de** – Zeigt auf Basis medizinischer Studienergebnisse die natürliche Bandbreite von „normalen" Zyklen auf.
- P. Neumayer: **Das Verhütungsbuch für Girls (und Boys).** Foitzick, 2003. Ratgeber (nicht nur) für Jugendliche, der einen guten Überblick über die Probleme vor und beim ersten Mal, über hormonelle Turbulenzen und dazugehörige Verhütungsmethoden bietet.
- P. Frank et al.: **Natürlich und sicher.** Trias, 2005. Ausführliche Darstellung der natürlichen Verhütungsmethoden und Schwangerschaftsplanung einschließlich der dazugehörigen Zykluscomputer. Mit Übungsbeispielen und umfassendem Quellenverzeichnis. Ein hilfreiches Nachschlagewerk.
- B. Sesterhenn: **Natürlich verhüten? Aber sicher!** Gräfe & Unzer, 2002. Knappe und verständliche Darstellung der natürlichen Verhütungsmethoden mit ihren Vor- und Nachteilen. Mit zahlreichen Abbildungen und einem Vergleichstest der Verhütungscomputer. Gute Entscheidungshilfe für alle, die nach Alternativen zu Pille und Spirale suchen.
- G. Staupe; L. Vieth (Hrsg.): **Die Pille. Von der Lust und von der Liebe.** Ausstellungskatalog des Deutschen Hygiene-Museums Dresden. Rowohlt, 1996. Weniger medizinischer Ratgeber als kulturgeschichtlicher Sammelband zur Verhütung und dem Aufstieg der „Pille". Mit vielen Bildern ein interessanter und unterhaltsamer Rückblick in die 1960er Jahre und die Verhütungsmittel des 19. und 20. Jahrhunderts.

Natürliche Verhütung

Natürlich verhüten bedeutet, die *fruchtbaren* von den *unfruchtbaren Tagen* zu unterscheiden und den Geschlechtsverkehr auf die unfruchtbaren Tage zu beschränken und/oder an den fruchtbaren Tagen andere Verhütungsmethoden, z. B. ein Kondom oder Diaphragma, zu benutzen.

Wer natürlich verhüten möchte, braucht ein wenig Disziplin, Geduld und Wissen über den eigenen Körper, aber auch ein einigermaßen regelmäßiges Leben und einen stabilen Zyklus. Wer nachts arbeiten muss, beruflich und privat viel unterwegs oder gerade schwanger gewesen ist, sollte mit der natürlichen Verhütung lieber vorsichtig sein. Auch junge Frauen, die ihre Periode erst seit kurzem oder noch sehr unregelmäßig bekommen, sollten von den natürlichen Verhütungsmethoden (vorerst) absehen. Es sei denn, man ist bereit, das Risiko einer Schwangerschaft in Kauf zu nehmen.

Umgekehrt kann man bei gewollter Schwangerschaft mit diesen Methoden gerade die fruchtbaren Tage errechnen.

Knaus-Ogino-Methode

Knaus-Ogino-Methode *(Kalendermethode):* Einfachste aller natürlichen Verhütungsmethoden, man braucht nur einen Taschenkalender und einen *sehr* regelmäßigen und eher langen Zyklus – insgesamt jedoch keine sichere Methode.

Durchführung. Zuerst werden über *mindestens* sechs Monate die Zykluslängen notiert. Zur Berechnung des ersten fruchtbaren Tages zieht man dann vom kürzesten Zyklus (z. B. 27 Tage) 18 Tage und vom längsten Zyklus (z. B. 31) 11 Tage ab, d. h. die voraussichtlich fruchtbaren Tage des nächsten Zyklus dauern vom 9. bis 20. Zyklustag.

Der Berechnung liegt zugrunde, dass bei einem durchschnittlichen Zyklus von 28 Tagen der Eisprung zwischen den 13. und 17. Tag nach Zyklusbeginn fällt und dass Spermien bis zu einer Woche überleben können.

Sicherheit. Mit einem Pearl-Index von ~ 20 % ist Knaus-Ogino etwas für Paare, die das Risiko lieben. Die Sicherheit kann aber stark verbessert werden, wenn der Schutz in den gerade noch oder gerade wieder sicheren Tagen um den Eisprung herum mit anderen Methoden wie Kondom oder Diaphragma kombiniert wird.

Verhütungsmethode	Anwendung[1]	Pearl-Index	Erklärt auf Seite
Keine Verhütung		85 %	
Natürliche Verhütungsmethoden			
Knaus-Ogino-Methode (Kalendermethode)	12 %	~ 20 %	→ S. 318
Basaltemperaturmethode		~ 2 %	→ S. 318
Zervixschleimmethode (Billings-Methode)		15 %	→ S. 318
Symptothermale Methode		0,3 %	→ S. 319
Verhütungscomputer		~ 5 %	→ S. 319
Coitus Interruptus		~ 15 %	→ S. 320
Mechanische und chemische Verhütungsmethoden			
Kondom/Femidom	28 %	2–12 %	→ S. 321
Spermizid + Diaphragma oder Portiokappe	nicht bekannt	2,5–3 %	→ S. 321–322
Lea Contraceptivum (ohne Spermizid)		2,5 %	→ S. 322
Kupferspirale (ohne Hormonbeschichtung)	6 %	~ 1 %	→ S. 322
Hormonelle Verhütungsmethoden			
„Pille" (alle außer Minipille)	38 %	0,5 %	→ S. 323
Minipille	< 0,1 %	1–2 %	→ S. 324
Verhütungsring	0,8 %	0,9 %	→ S. 324
Dreimonatsspritze	1 %	1 %	→ S. 325
Hormonspirale	6 %	~ 0,2 %	→ S. 326
Implanon®	0,9 %	< 0,1 %	→ S. 326
Weitere Verhütungsmethoden			
Pille danach	1 %	2 %	→ S. 327
Sterilisation der Frau	8 %	~ 0,3 %	→ S. 328
Sterilisation des Mannes	2 %	< 0,2 %	→ S. 327

[1] Prozentsatz aller deutschen Paare, bei denen die Partnerin zwischen 14 und 44 Jahren alt ist. Die Summe aller genannten Verhütungsmethoden übersteigt 100 % durch Mehrfachverhütung.

Beliebtheit und Zuverlässigkeit häufig eingesetzter **Verhütungsmethoden** *in Deutschland*

Basaltemperaturmethode

Basaltemperaturmethode *(Temperaturmethode):* Unterscheidung von unfruchtbaren und fruchtbaren Tagen durch tägliches Messen der morgendlichen Körpertemperatur, die kurz vor dem Eisprung um mindestens 0,2 °C abfällt und nach dem Eisprung deutlich um 0,5 °C ansteigt. Für Frauen mit regelmäßigem Zyklus und stabilem Lebenswandel geeignet und dann auch eine sichere Verhütungsmethode.

Durchführung. Die Körpertemperatur wird jeden Morgen zur gleichen Zeit – noch vor dem Aufstehen *(Basaltemperatur)* – gemessen und in eine Zyklustabelle bzw. ein Kurvenblatt (→ Abb. S. 319) eingetragen. Die Messung kann im Mund, im After oder in der Scheide erfolgen, die gewählte Körperstelle muss aber immer die gleiche sein.

Sicherheit. Mit einem Pearl-Index von etwa 2 % eine sichere Verhütungsmethode. Nachteil ist, dass Stress, Infektionen, bestimmte Medikamente, zu wenig Schlaf oder übermäßiger Alkoholkonsum die Körpertemperatur beeinflussen und die Methode unsicher wird. Um die Sicherheit zu erhöhen, macht es deswegen Sinn, sie mit der Zervixschleimmethode zu kombinieren.

Zervixschleimmethode

Zervixschleimmethode *(Billings-Methode):* Unterscheidung von unfruchtbaren und fruchtbaren Tagen durch Untersuchung des Schleims, der vom Gebärmutterhals abgesondert wird, und der sich an den „kritischen Tagen" kurz vor dem Eisprung verflüssigt, „spinnbar" und insgesamt mehr wird. Sie eignet sich vor allem als zusätzliche Sicherheit zu anderen natürlichen Verhütungsmethoden wie der Basaltemperaturmethode (→ S. 319).

Durchführung. Der Gebärmutterhalsschleim (Zervixschleim) ist ein Schleimpfropf, der normalerweise den Gebärmutterhals verschließt, um zu verhindern, dass Keime in die Gebärmutter eindringen. Kurz vor dem Eisprung verflüssigt sich der Gebärmutterhalsschleim und wird vermehrt in die Scheide abgegeben. Besonders hilfreich für die Schleimbeurteilung ist das Phänomen der *Spinnbarkeit:* 3–4 Tage vor dem Eisprung beginnt sich der Gebärmutterhalsschleim zu lockern und lässt sich zwischen zwei Fingern mehrere Zentimeter auseinanderziehen. Nach dem Eisprung wird der Gebärmutterhalsschleim wieder weniger und verliert seine Dünnflüssigkeit. Viele Frauen erleben dieses Abnehmen der Gebärmutterhalsschleimproduktion als trockenes Gefühl am Scheidenausgang. Bei täglicher Schleimbeobachtung kann man so nach einiger Zeit den Beginn der fruchtbaren Tage erkennen.

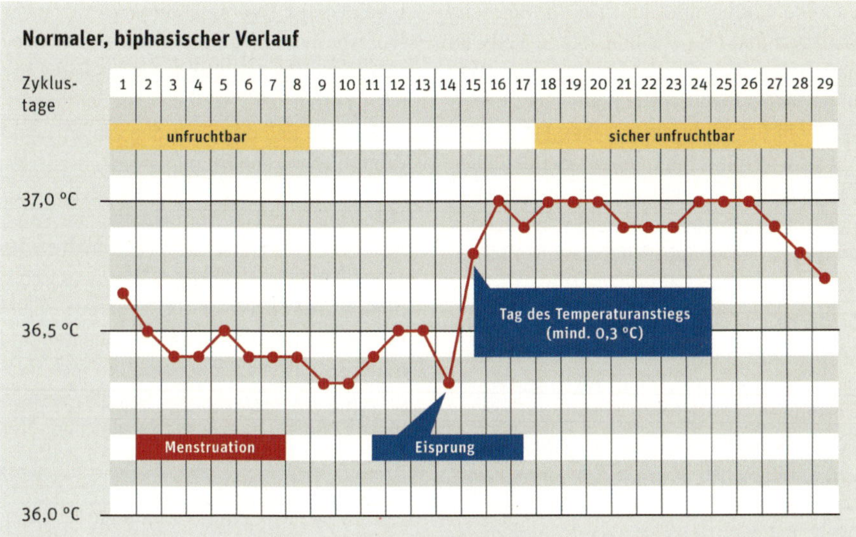

Ein praktisches Hilfsmittel zum Erkennen der „gefährlichen" Tage ist die **Basaltemperaturkurve:** *In der ersten Zyklushälfte ist die Temperatur etwas niedriger als in der zweiten und fällt vor dem Eisprung um ~ 0,2°C ab. Unmittelbar nach dem Eisprung steigt die Temperatur dann über das Niveau der ersten Zyklushälfte wieder an, weil ab diesem Zeitpunkt das Hormon LH (→ Tab. S. 335) vom Gehirn ausgeschüttet wird. Bei einem deutlichen Temperaturanstieg von ~ 0,5°C ist die Frau ab dem 3. Tag des Temperaturanstiegs unfruchtbar. Außer zur Verhütung wird die Basaltemperaturmethode auch zur Diagnostik bei Unfruchtbarkeit eingesetzt (Sterilitätsdiagnostik → S. 334).* [ASM 0802]

Wenn Sie sich auf die Gebärmutterhalsschleimbeobachtung verlassen wollen, sollten Sie eine Kurve führen (→ Abb. oben), wo Sie am besten auch die Basaltemperatur mit eintragen. Zumindest in den ersten 3–6 Monaten sollten Sie die Zervixschleimmethode grundsätzlich mit der Basaltemperaturmethode kombinieren. Beurteilen Sie den Gebärmutterhalsschleim ebenfalls immer zur gleichen Zeit, z. B. morgens im Bett – und bedenken Sie, dass sexuelle Erregung durch die zusätzliche Scheidenfeuchte die Beurteilung des Gebärmutterhalsschleims erschwert.

Sicherheit. Alleine angewendet ist die Zervixschleimmethode eine unsichere Verhütungsmethode mit einem Pearl-Index von 15. Sinnvoll ist deshalb die Kombination mit Kondom oder Diaphragma in den gerade noch oder gerade wieder sicheren Tagen um den Eisprung herum oder die Kombination mit der Basaltemperaturmethode.

Symptothermale Methode

Die **Symptothermale Methode** *(STM)* kombiniert die Basalttemperaturmethode mit der Zervixschleimmethode, eventuell auch mit anderen Veränderungen während des Zyklus, die Fruchtbarkeit signalisieren. Sie ist vor allem für Frauen mit regelmäßigem Zyklus geeignet und dann sehr sicher.

Durchführung. Jeden Morgen wird zur gleichen Uhrzeit die Aufwachtemperatur gemessen *und* die Spinnbarkeit des Gebärmutterhalsschleims bestimmt (→ Abb. rechts). Auch andere Fruchtbarkeitszeichen wie z. B. das Öffnen des Muttermunds (Muttermunduntersuchung), Mittelschmerz (→ S. 124) oder Brustspannen werden berücksichtigt und in das Kurvenblatt eingetragen.

Sicherheit. Richtig angewendet hat die Symptothermale Methode einen der „Pille" vergleichbaren Pearl-Index von 0,3. Nachteilig ist, dass sie, wie die Basaltemperaturmethode, einen regelmäßigen Tagesablauf und gesunden Lebenswandel voraussetzt. Bei Anfälligkeit für Infektionen, häufiger Medikamenteneinnahme, hohem Alkoholkonsum und unregelmäßigen Schlafens- und Aufwachzeiten sollte diese Methode nicht angewendet werden.

Die **Muttermunduntersuchung** *(Rötzer-Methode)* kann die Basaltemperatur- und Zervixschleimmethode ergänzen und ihre Sicherheit erhöhen; als alleinige Methode zur Bestimmung der (un)fruchtbaren Tage ist sie allerdings nicht geeignet.

Der Muttermund ist jener Teil der Gebärmutter, der in die Scheide hineinragt. Am besten ertasten Sie den Muttermund im Liegen, in der Hocke oder mit einem hochgestellten Bein und beginnen damit am ersten Tag nach dem Ende Ihrer Periode. Der Tastfinger sollte hygienisch sauber sein.

Zu Beginn des Zyklus fühlt sich der Muttermund fest an, steht relativ weit vorn in der Scheide und lässt sich daher gut ertasten. Auch bei Frauen nach der ersten Geburt ist er meist gut tastbar und breiter. In den Tagen vor dem Eisprung zieht sich der Muttermund höher in die Scheide zurück, sodass Sie ihn vielleicht nicht mehr ertasten können, und je näher der Eisprung rückt, umso weicher wird der Muttermund und umso weiter öffnet er sich: Diese Öffnung lässt sich als kleines Grübchen ertasten. Die unfruchtbaren Tage beginnen, wenn der Muttermund nach seiner weichen, offenen Phase mindestens schon drei Tage lang wieder fest und geschlossen ist und wieder weiter in die Scheide hineinragt.

Verhütungscomputer

Verhütungscomputer: Kleine tragbare Computer zur Messung der Aufwachtemperatur *(Temperaturcomputer)* oder des Hormonspiegels im Urin *(Hormoncomputer)* mit jeweils automatischer Anzeige des aktuellen Zyklustags und des Fruchtbarkeitsstatus. Temperaturcomputer funktionieren nach dem Prinzip der Basaltemperaturmethode (→ S. 318), Hormoncomputer bestimmen die LH- und Östrogenwerte. Geeignet für Frauen, die einen geregelten Zyklus und Tagesrhythmus haben und auf eine bequeme Art „natürlich" verhüten wollen, bei richtiger Handhabung als Verhütungsmethode sicher.

Durchführung Temperaturcomputer. Nach dem Aufwachen wird mit einem Messfühler 30 Sekunden lang die Temperatur unter der Zunge gemessen. Kurz darauf wird per rotem (fruchtbare Tage), gelbem (Fruchtbarkeits-

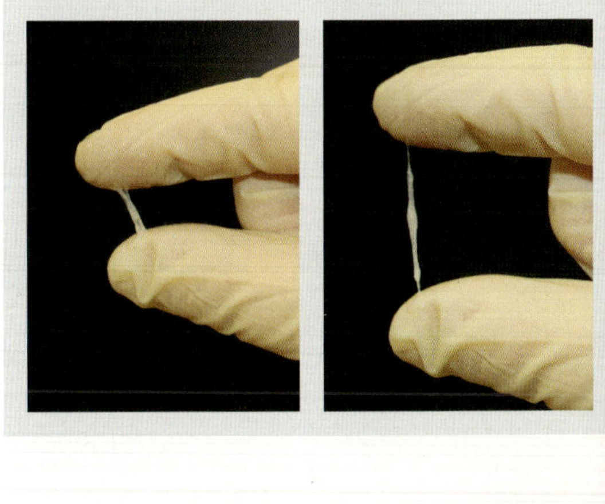

Die Beschaffenheit des **Gebärmutterhalsschleims** *ist täglich zu beurteilen. Dazu entnimmt man etwas Schleim aus der Scheide und zieht ihn zwischen Daumen und Zeigefinger auseinander. Zu Beginn der Monatsblutung ist der Gebärmutterhalsschleim weißlich oder gelblich und zäh-elastisch (a), nähert sich der Eisprung, wird er glasig, dehnbar und fadenziehend (b). Sobald sich die Schleimmenge an aufeinanderfolgenden Tagen verdoppelt oder verdreifacht und flüssiger und spinnbar wird, ist innerhalb der nächsten 2–3 Tage mit dem Eisprung zu rechnen.* [KGO 0803]

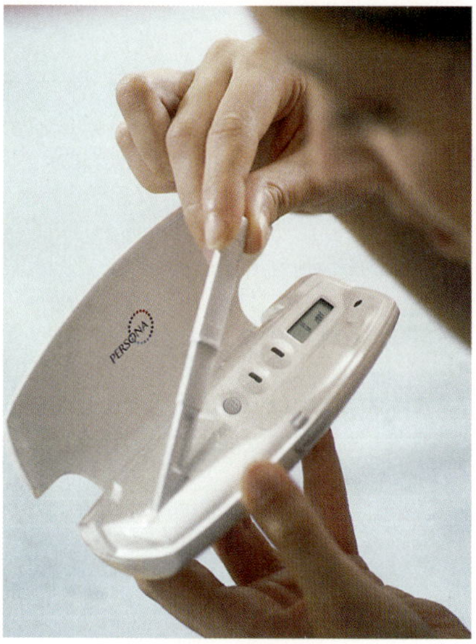

Persona®-Anwenderin beim Einlegen eines Teststäbchens. Leuchtet das Lämpchen nachfolgend rot, muss auf Geschlechtsverkehr verzichtet oder anders verhütet werden. [MAU 0806]

status unsicher) oder grünem (unfruchtbare Tage) Lämpchen angezeigt, ob ungeschützter Geschlechtsverkehr ohne Schwangerschaftsrisiko möglich ist.

Durchführung Hormoncomputer. An kritischen Tagen fordert der Computer die Anwenderin zum Einlegen eines urinbenetzten Teststäbchens auf (gelbes Licht). Der Laborcomputer misst im Urin die Hormone Östrogen und LH (→ beide Tab. S. 335) und entscheidet daraufhin, ob Geschlechtsverkehr ohne Risiko möglich ist: Rotes Licht bedeutet gefährlich und grünes sicher. Ein Symbol auf dem Display zeigt neben dem aktuellen Zyklustag den Eisprung an. Das Teststäbchen muss in einem Zeitraum von sechs Stunden eingelegt werden (ausgehend vom Zeitpunkt des Knopfdrückens am Zyklustag).

Sicherheit. Je länger ein Verhütungscomputer benutzt und mit Zyklusdaten „gefüttert" wird, desto mehr sichere „grüne" Tage kann er ausweisen, sodass sich die Anzahl der gefährlichen, roten Tage nach etwa vier Monaten von anfänglichen 10–15 auf 6–12 reduziert. Der Pearl-Index liegt dennoch bei ~ 5. Das Problem liegt aber weniger in der Sicherheit der Methode, als vielmehr im Unsicherheitsfaktor Mensch. Wichtig ist deshalb auch zu wissen, wann die Methode versagt, und dies ist vor allem der Fall bei stark schwankenden Zyklen und bei Zyklen ohne Eisprung (wofür Sie als Indiz unregelmäßige Perioden und Zwischen- → S. 847 oder Schmierblutungen → S. 846 heranziehen können). Auch Zeitumstellungen, z. B. auf Reisen oder eine unregelmäßige Tagesstruktur beeinflussen die Sicherheit.

Familienplanung. Die Technologie des Hormoncomputers lässt sich auch heranziehen, um die optimal fruchtbaren Tage festzulegen, in denen eine Schwangerschaft höchstwahrscheinlich ist. Interessanterweise sind diese Fruchtbarkeitscomputer viel teurer (z. B. Baby-Comp® ab 745 €) als einige Modelle der Verhütungscomputer, weshalb ersatzweise auch mit diesen und dann mit den „roten Tagen" gearbeitet werden kann.

IGeL-Hinweis: Hormoncomputer Persona®: 70–90 €, hinzu kommen monatlich 10–15 € für die Teststäbchen. Temperaturcomputer Lady Comp® ~ 450 €, Cyclotest 2 plus® ~ 160 €. Im Gegensatz zu Medikamenten sind die Preise bei Hormoncomputern nicht festgelegt, daher ist es sinnvoll, in mehreren Apotheken oder im Internet zu vergleichen.

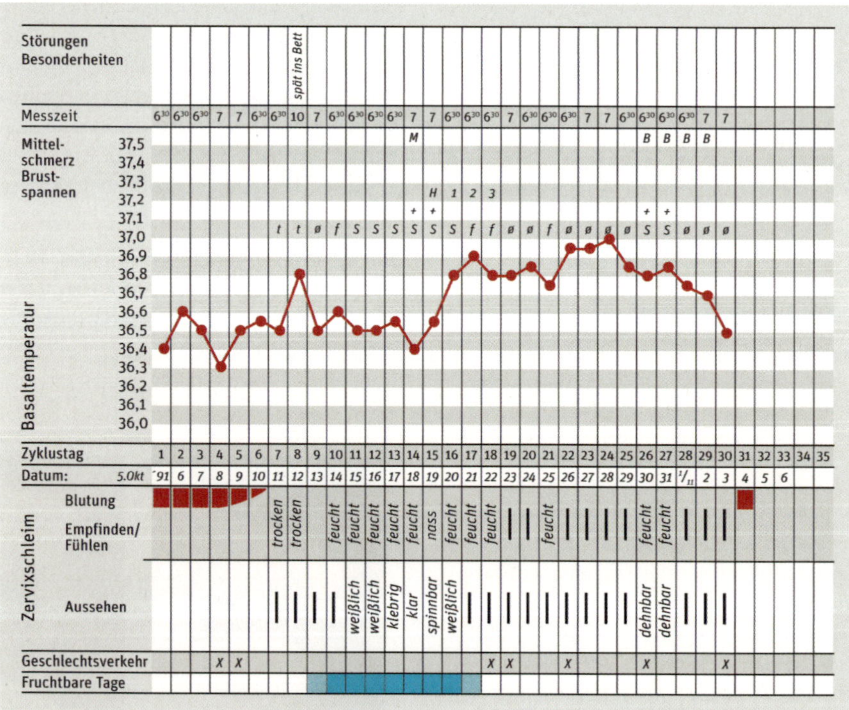

Ausgefülltes Zyklusblatt der **Symptothermalen Methode.** *Neben der Basaltemperatur und dem Gebärmutterhalsschleim werden auch Fruchtbarkeitssymptome wie Mittelschmerz oder Brustspannen eingetragen.* [ASM 0804]

Coitus Interruptus

Coitus Interruptus *(„unterbrochener Geschlechtsverkehr"):* Herausziehen des Penis aus der Scheide kurz vor dem Samenerguss.

Durchführung. Beim Coitus Interruptus zieht der Mann kurz vor dem Samenerguss seinen Penis aus der Scheide der Frau. Hierfür muss der Mann jedoch den Zeitpunkt seines Samenergusses einschätzen bzw. steuern können, was gerade jüngeren Männern oft (noch) schwerfällt.

Sicherheit. Mit einem Pearl-Index von ~ 15 eine unsichere Verhütungsmethode. Für viele Paare ist gerade die früh- bzw. rechtzeitige Unterbrechung des Geschlechtsakts ein Problem, da (im Eifer des Gefechts) der richtige Zeitpunkt häufig verpasst wird. Zudem können Spermien beim Geschlechtsverkehr bereits vor dem Orgasmus bzw. Samenerguss durch die so genannten ***Sehnsuchtstropfen (Präejakulat)*** austreten.

Wenn der Samenerguss außerhalb der Scheide erfolgt, besteht immer noch die Gefahr, dass Spermien durch die Hand oder beim Waschen am Bidet wieder in die Scheide gelangen.

Mechanische und chemische Verhütungsmethoden

Mechanische Barrieremethoden: Sammelbegriff für Verhütungsmittel, die mechanisch und in der Regel aus Kunststoff eine Schranke schaffen, um das Eindringen von Spermien in die Scheide zu verhindern. Diese Methoden greifen nicht in den Hormonhaushalt ein, erfordern zum Einsetzen keinen gynäkologischen Eingriff und kaum medizinische Betreuung.

Zu den Barrieremethoden zählen Kondom, Diaphragma, Portiokappe und Lea Contraceptivum. Sie werden im Folgenden näher vorgestellt.

Kondom

Kondom *(Präservativ):* In der Regel eine aus Latex hergestellte hauchdünne Hülle, die kurz vor dem Eindringen in die Scheide oder beim Analverkehr über den erigierten, steifen Penis gestreift wird. Richtig angewendet ist das Kondom ein sicheres Verhütungsmittel, das gleichzeitig davor schützt, sich mit sexuell übertragbaren Krankheiten (bei der Frau → Kapitel 23, beim Mann → S. 824) zu infizieren. Neben der Sterilisation ist es auch das einzig sichere Verhütungsmittel, das der Mann anwenden kann. Geeignet und zu empfehlen für alle Personen, die nur gelegentlich Sex oder häufig wechselnde Sexualpartner haben, sowie für Paare, die ihre natürliche Verhütung sicher ergänzen möchten.

Durchführung. Kondomverpackung vorsichtig aufreißen und mit Zeigefinger und Daumen das Reservoir (Zipfel oben an der Kondomspitze, in dem sich die Spermien sammeln) fassen, wenn nötig die Luft herausdrücken und so auf den erigierten Penis aufsetzen, dass das Röllchen außen ist. Dann das Kondom vollständig (!) über den Penis abrollen. Bei Vaginalverkehr ist darauf zu achten, dass das Kondom schon übergestreift ist, *bevor* erigierter Penis und Scheide miteinander in Kontakt kommen.

Warnhinweis: Wurde das Kondom versehentlich falsch herum aufgesetzt (Röllchen innen), durch spitze Fingernägel oder Unvorsichtigkeit beschädigt, unbedingt ein neues benutzen! Kondome dürfen nur einmal benutzt werden.

Nach dem Samenerguss nicht warten, bis der Penis erschlafft, sondern das Kondom am Penisschaft (länglicher Hauptteil des Penis → S. 804) mit der Hand umfassen, damit es nicht abrutscht, und zusammen mit dem noch steifen Penis aus der Scheide herausziehen, abstreifen, zuknoten und entsorgen. Nach dem Abstreifen des Kondoms befindet sich an den Fingern und am Penis noch Samenflüssigkeit. Hände waschen oder mit einem Taschentuch abwischen!

Ist das Kondom beim Vaginalverkehr abgerutscht oder gerissen, sollte so schnell wie möglich (innerhalb von 12, maximal 48 Stunden) ein Frauenarzt aufgesucht werden, um zu klären, ob eine Befruchtung zu diesem Zeitpunkt prinzipiell möglich ist und ggf. die „Pille danach" (→ S. 327) verordnet werden soll.

Kondome werden allerdings häufig als Störfaktor empfunden, da z. B. das Vorspiel unterbrochen und die Kondompackung erst mühsam hervorgekramt werden muss. Viele Männer, aber auch Frauen beklagen beim Geschlechtsakt eine verminderte Empfindungs- und erschwerte Orgasmusfähigkeit. Hier hilft es manchmal, das Drüberziehen des Kondoms ins Vorspiel einzubinden und verschiedene Kondomsorten auszuprobieren, da Kondome je nach Hersteller in Größe und Beschaffenheit des Materials variieren.

Warnhinweis: Kondome aus Latex nicht zusammen mit Öl, fetthaltigen Cremes wie Vaseline oder Gleitmitteln verwenden, sie werden sonst brüchig und undicht. Ausnahme: spezielle Gleitmittel auf Wasserbasis (z. B. Joydivision BIO- oder AQUAglide® oder Durex®-Play-Gleitgel, ab 4 € pro 50 ml). Kondome sind auch vor Hitze (Heizkörper, Sonne, Handschuhfach) und andauernder Druckbelastung (Geldbeutel, Hosentasche) zu schützen.

Für Personen mit Latexallergie sind mittlerweile Kondome aus Polyethylen (PE) und Polyurethan (PUR) auf dem Markt, z. B. Durex®-Avanti-Kondome oder RFSU Zenith®, 5 Stück ab 16 €. Diese Kondome können auch mit fetthaltigen Gleitmitteln benutzt werden, Langzeitstudien zur Sicherheit fehlen allerdings noch.

Sicherheit. Der Pearl-Index liegt zwischen 2–12 und hängt stark von der richtigen und konsequenten Anwendung ab. Richtig angewendet schützen Kondome zuverlässig, vor allem auch vor sexuell übertragbaren Krankheiten („Safer Sex" → S. 824).

IGeL-Hinweis: Kondome werden meist als 12-er- oder 24-er Packung zu 3–8 € verkauft und sind rezeptfrei in Apotheken, Drogerien, den meisten Supermärkten und Tankstellen erhältlich. Beim Kauf sollte man auf das CE-Prüfzeichen und das angegebene Verfallsdatum achten. Mit Kondomen aus Automaten lieber vorsichtig sein, da diese durch zu lange Sonnenbestrahlung oder mutwillig beschädigt sein können.

Femidom®

Femidom®: Etwa 15 cm langer Kunststoffschlauch, der mit Gleitmittel bestrichen in die Scheide eingeführt wird und sie komplett auskleidet. Neben dem Kondom einziges Verhütungsmittel, das sicher vor sexuell übertragbaren Krankheiten schützt.

Durchführung. Das Femidom® wird an seinen Enden durch zwei Ringe stabilisiert. Der offene größere Ring kommt über den großen Schamlippen zu liegen, der kleinere innere wird tief in die Scheide geschoben, um dann ähnlich wie beim Diaphragma (→ unten), von Schambein und hinterem Scheidengewölbe gehalten, den Muttermund kranzförmig zu umschließen. Zum Einführen drückt man den inneren Ring zwischen Daumen und Mittelfinger zusammen und schiebt das Femidom® dann so weit wie möglich in die Scheide. Um eine zu starke Reibung des Penis zu verhindern und damit es eng an den Scheidenwänden anliegt, wird es zuvor von innen und außen mit Gleitmittel bestrichen. Manchmal gibt das Kunststoffmaterial allerdings „knisternde" Geräusche von sich, die zwar nicht schmerzhaft sind, aber stören können. Nach dem Geschlechtsverkehr zieht man das Femidom® vor dem Aufstehen dann vorsichtig aus der Scheide und knotet den äußeren Ring zu, damit keine Samenflüssigkeit nach außen gelangt. Wie das Kondom kann auch das Femidom® nur einmal verwendet werden.

Sicherheit. Bei richtiger Anwendung ist die Sicherheit des Femidoms® mit der des Kondoms für den Mann vergleichbar. Das richtige Einführen und Platzieren der zwei Ringe ist jedoch schwieriger und erfordert einiges an Übung; die Sicherheit steigt und fällt auch hier mit der richtigen Handhabung.

IGeL-Hinweis: In Deutschland (rezeptfrei) nur auf Bestellung in Apotheken und über den Versandhandel erhältlich. Der Preis liegt durchschnittlich bei 5 € pro Stück. Tipp: Das Diaphragma bietet zwar nicht den gleichen Schutz vor sexuell übertragbaren Krankheiten, ist aber in Sicherheit und Handhabung gleichwertig und verursacht im Dauergebrauch nur ein Zehntel der Kosten.

Diaphragma, Portiokappe und Lea Contraceptivum

Diaphragma *(Scheidendiaphragma, Scheidenpessar, Pessar):* In einen Drahtring gefasste Latex- oder Silikonmembran, die nicht verschreibungspflichtig ist, vom Frauenarzt aber angepasst werden muss und von der Frau kurz vor dem Geschlechtsverkehr in die Scheide eingeführt wird. Geeignet für Frauen,

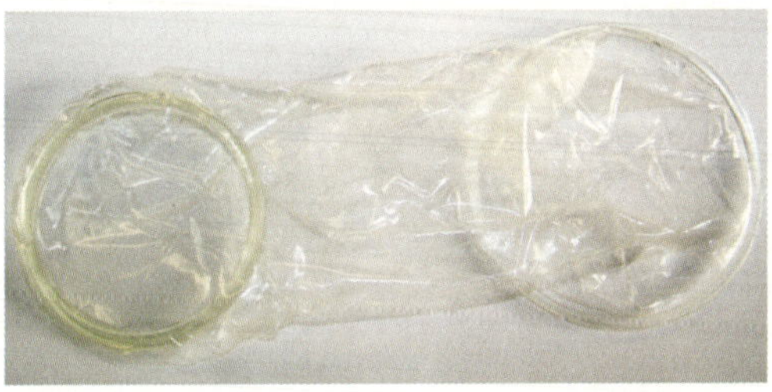

Das Kondom für die Frau: ein ***Femidom®*** *– in Deutschland nur über den Versandhandel erhältlich und im Vergleich zu anderen Verhütungsmitteln eher kostspielig.* [WKY 0808]

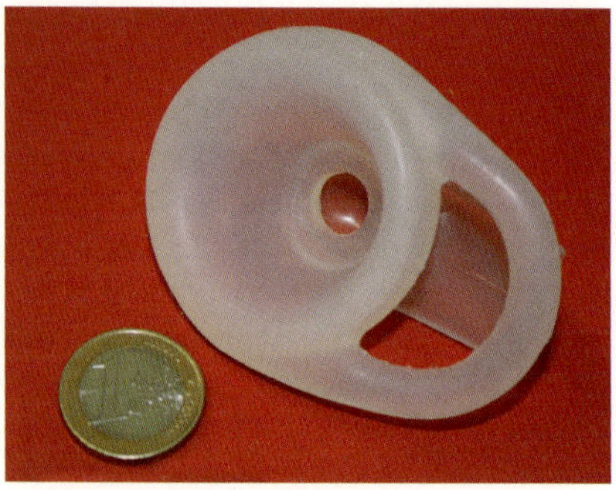

Lea Contraceptivum im Größenvergleich mit einer Euro-Münze [KGO 0809]

die nur gelegentlich Sex haben oder nicht hormonell verhüten möchten, sowie als Ergänzung zur natürlichen Verhütung. Bei häufigem Partnerwechsel ist das Diaphragma nicht zu empfehlen, da es keinen Schutz vor sexuell übertragbaren Krankheiten bietet.

Durchführung. Kurz vor dem Geschlechtsverkehr bestreicht die Frau das Diaphragma mit einer Spermien abtötenden Creme (Spermizid) und führt es in die Scheide ein. Hierfür wird das Diaphragma mit der Öffnung nach oben leicht zusammengedrückt und so lange tief in die Scheide geschoben, bis es zwischen hinterem Scheidengewölbe und vorderer Scheidenwand „einrastet". Nach dem Loslassen öffnet sich das Diaphragma und wirkt als Barriere, die den Zugang zur Gebärmutter versperrt und das Eindringen von Spermien unmöglich macht. Das Diaphragma sollte nicht zu klein, nach dem Einsetzen allerdings auch nicht spürbar sein. Da es am Rand jedoch nicht völlig dicht ist, ist das Spermizid zur sicheren Verhütung unerlässlich. Bei mehrmaligem Geschlechtsverkehr sollte Spermizid zwischendurch immer wieder (mit dem Finger oder einer Einführhülse) in die Scheide nachgegeben werden, ohne dabei das Diaphragma zu entfernen oder zu verschieben. Zwischen dem Einsetzen des Diaphragmas und dem Geschlechtsverkehr dürfen nicht mehr als zwei Stunden vergehen, da das Spermizid sonst seine Wirkung verliert.

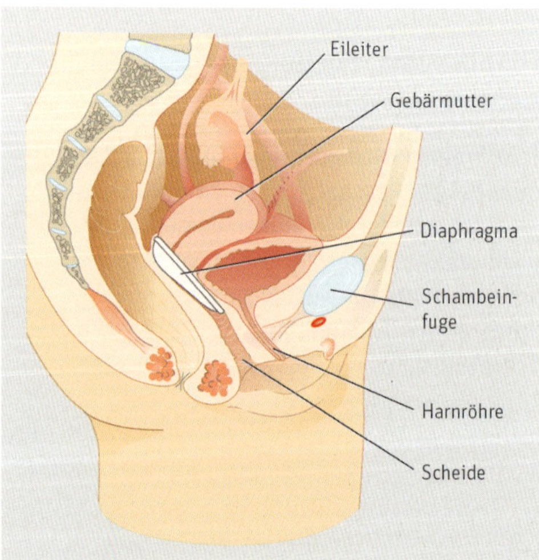

Eingeführtes ***Diaphragma,*** *das den Muttermund und Teile des vorderen Scheidengewölbes bedeckt* [GTV 0810]

Spermizide gibt es als Creme, Gel oder Zäpfchen. Die handelsüblichen Spermizide enthalten den Wirkstoff Nonoxynol-9, der Spermien abtötet (z. B. Ortho Creme® oder Diaphragma-Gel Nonox®, je 100 g ab 12 €). Inzwischen gibt es aber auch Spermizide, die auf der Basis von Milch- und Zitronensäure hergestellt sind und so den Säuregrad des Scheidenmilieus erhöhen (DiaphragmaGel Lacto®, DiaphragmaGel Citro®, je 100 g ab ~ 10 €). Dadurch werden die Spermien gelähmt. Das Spermizid sollte mindestens zehn Minuten vor dem Geschlechtsverkehr in die Scheide eingeführt werden. Manchmal führt dies bei der Frau allerdings zu einem Brennen und unangenehmem Wärmegefühl im Scheidenbereich, aber auch beim Mann kann eine allergische Reaktion auftreten.

Übrigens: Spermizide sind als alleiniges Verhütungsmittel ungeeignet, sie müssen immer mit mechanischen Verhütungsmethoden kombiniert werden. Beachten Sie auch, dass bestimmte Spermizide wie z. B. ***Scheidenzäpfchen*** die Latexstruktur des Kondoms angreifen – verwenden Sie also nur Spermizide, die ausdrücklich für den Einsatz mit Kondomen freigeben sind (steht auf Verpackung und Beipackzettel).

Nach dem Geschlechtsverkehr muss das Diaphragma noch mindestens acht Stunden in der Scheide bleiben. So lange dauert es, bis die Spermien im saueren Scheidenmilieu ihre Befruchtungsfähigkeit verlieren. Spätestens nach 24 Stunden sollte es aber entfernt werden, damit Gebärmuttersekrete abfließen und keine Scheideninfektionen entstehen. Nach der Benutzung das Diaphragma mit Wasser reinigen, gründlich abtrocknen und trocken aufbewahren.

Sicherheit. Mit einem Pearl-Index von 6–18 ist das Diaphragma *ohne* Spermizid ein unsicheres Verhütungsmittel, mit Spermizid mit einem Pearl-Index von ~ 3 ein relativ sicheres. Um das Diaphragma richtig einzusetzen, erfordert es Übung und Geduld.

Nach einer Schwangerschaft muss das Diaphragma neu ausgemessen und gewechselt werden, da sich der Muttermund geweitet hat.

Verwandt mit dem Diaphragma ist die **Portiokappe,** eine Kunststoffkappe, die direkt über den Muttermund (Portio) gestülpt wird, sich dort festsaugt und so das Eindringen von Spermien verhindert. Zusätzlich wird das Innere der Kappe mit Spermizid bestrichen. Der Hauptunterschied zum Diaphragma ist, dass die Portiokappe bis zur nächsten Monatsblutung auf dem Muttermund belassen werden kann. Da so aber Sekrete aus der Gebärmutter nicht abfließen können, erhöht sich das Risiko einer Scheideninfektion. Nachteil der Portiokappe ist die schwierige Anwendung, die viel Übung verlangt. Die wenigsten Frauen sind in der Lage, ihren Muttermund so zu ertasten, dass das Überstülpen und Festsaugen der Portiokappe problemlos möglich ist.

Ähnlich funktioniert das **Lea Contraceptivum,** eine Weiterentwicklung der Portiokappe. Es ist aus Silikon und hat als Neuerung ein Abflussventil, durch das Gebärmutterflüssigkeit und Menstruationsblut abfließen können. Wegen des Abflussventils kann es bis zu 48 Stunden in der Scheide gelassen werden und ermöglicht somit etwas mehr sexuelle Spontaneität als das Diaphragma. Es ist auch etwas leichter einzuführen, vor allem aber viel leichter wieder aus der Scheide zu entfernen, weil es eine Kontrollschleife hat. Der Pearl-Index beträgt ~ 2,5, die in Kombination mit einem Spermizid noch erhöht werden kann.

IGeL-Hinweis: Je nach Modell 25 bis 35 €, hinzu kommen die Kosten für Spermizide (10–12 € je 100 g). Für die Anpassung und dazugehörige Untersuchung beim Frauenarzt ist mit mindestens 50 € zu rechnen. Ein gut gepflegtes Diaphragma hält 2–3 Jahre, bevor es ausgewechselt werden muss.

Spirale ohne Hormonbeschichtung

Spirale *(Kupferspirale, Intrauterinpessar, IUP, IUD):* T- oder hufeisenförmiges, mit einem Kupferdraht umwickeltes Kunststoffstück, das vom Frauenarzt in die Gebärmutter eingesetzt wird. Durch das kontinuierlich freigesetzte Kupfer kommt es zu einer Entzündungsreaktion der Gebärmutterschleimhaut, wodurch die Spermien in ihrer Beweglichkeit *be*hindert und die Einnistung der evtl. doch befruchteten Eizelle *ver*hindert werden sollen. Geeignet für Frauen, die schon mehrere Kinder haben und auf ihren natürlichen Zyklus nicht verzichten möchten. Als Verhütungsmittel sehr sicher.

Mittlerweile gibt es auch Hormonspiralen, die bei den hormonellen Langzeitverhütungsmethoden besprochen werden (→ S. 326).

Durchführung. Der beste Zeitpunkt für das Einsetzen der Spirale ist während oder kurz nach der Menstruation. Im Anschluss an eine gynäkologische Untersuchung führt der Arzt die Spirale mit einer Einführhülse durch die Scheide hindurch in die Gebärmutter ein. Die Lage der Spirale kontrolliert er unmittelbar nach dem Einsetzen per Ultraschall, weitere Kontrollen werden alle sechs Monate empfohlen. Am Ende der Spirale befindet sich ein Faden, der etwas in die Scheide hineinragt und mit dem die Frau den Sitz der Spira-

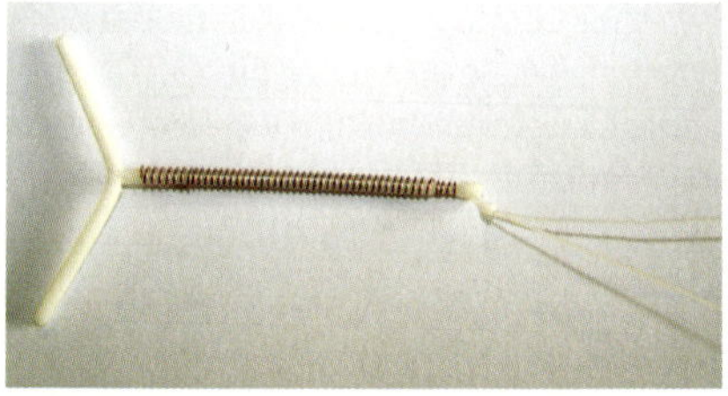

Kupferspirale etwa in Originalgröße. Konventionelle Spiralen wie diese werden allerdings immer seltener eingesetzt, weil neuere Typen mit Hormonbeschichtung für viele Frauen Vorteile bieten. [WKY 0812]

le überprüfen und im Notfall mit einem Zug entfernen kann.

Der Verhütungsschutz beginnt mit dem Einsetzen der Spirale und besteht für ~ 5 Jahre.

Sicherheit. Mit einem Pearl-Index von ~ 1 ist die Spirale ein sicheres Verhütungsmittel, viele Frauen leiden allerdings unter stärkeren und längeren Monatsblutungen, die sich nur teilweise nach den ersten Monaten normalisieren. Zudem entsteht durch den Rückholfaden ein erhöhtes Infektionsrisiko (z. B. für Chlamydien → S. 873), mit dem auch die Gefahr von Eileiterentzündungen (Adnexitiden → S. 855) und nachfolgender Unfruchtbarkeit steigt. In den ersten beiden Monaten kommt es häufig (~ 5%) zu einer Spontanausstoßung der Spirale, v. a. bei Frauen, die noch nicht geboren haben.

In späteren Schwangerschaften ist bei frühem Gebrauch der Spirale das Risiko für eine ***Eileiterschwangerschaft*** deutlich erhöht (→ S. 365). Aufgrund dieser Risiken wird von *Gesundheit heute* die Kupferspirale für Frauen vor einer Geburt *nicht* empfohlen.

IGeL-Hinweis: 150–200 € für die Spirale und das Einsetzen beim Frauenarzt, nachfolgend muss dieser die Lage der Spirale alle sechs Monate per Ultraschall kontrollieren. Krankenkassen übernehmen die Kosten nicht.

Hormonelle Verhütungsmethoden

Hormonelle Verhütung ***(hormonelle Kontrazeption, Ovulationshemmer):*** Sammelbegriff für Verhütungsmittel, die durch künstlich hergestellte Östrogene und Gestagene (Übersicht → Tab. S. 335) den Zyklus der Frau beeinflussen und den Eisprung (Ovulation) verhindern. Die Hormone werden in Form von Pillen eingenommen oder lokal in den Körper abgegeben.

Zu den hormonellen Verhütungsmitteln zählen „Pille", Minipille, Verhütungsring, Dreimonatsspritze, Hormonspirale und das Verhütungsstäbchen Implanon®.

Die Pille

Die **Pille** ***(Antibabypille, Ovulationshemmer):*** In Deutschland das am häufigsten verwendete Verhütungsmittel, 38 % der Frauen im Alter zwischen 14 und 44 Jahren benutzen es. Obwohl es verschiedene Pillensorten gibt, werden sie meist nur als die „Pille" bezeichnet. Jede „Pille" besteht aus einer Kombination der künstlich hergestellten Geschlechtshormone Östrogen (→ Tab. S. 335) und Gestagen (→ Tab. S. 335). Eine Ausnahme ist die Minipille (→ S. 324), die ausschließlich Gestagen enthält. Durch die regelmäßige Hormoneinnahme wird dem Körper eine Hormonsituation wie nach dem Eisprung vorgetäuscht und dieser so verhindert. Als Verhütungsmittel ist die „Pille" sehr sicher. Geeignet für alle, insbesondere junge Frauen mit unregelmäßigem Zyklus und regelmäßigem Geschlechtsverkehr. Häufig wird die „Pille" aber auch aus medizinischen Gründen verschrieben, z. B. bei hormonell bedingten Hautproblemen wie einigen Aknearten (→ S. 1091), beim Prämenstruellen Syndrom (→ S. 845), bei Zyklusstörungen (→ S. 846) und Störungen der Monatsblutung (→ S. 846). Anderseits gibt es auch Ausschlusskriterien, bei denen von der „Pille" abzuraten ist. Die „Pille" wirkt ab dem ersten Einnahmetag und schützt auch während der einwöchigen Pillenpause.

Durchführung. Bevor der Frauenarzt die „Pille" verschreibt, wird er die Frau gynäkologisch untersuchen, sie nach ihrem Zyklus befragen und die eventuell bei ihr vorhandenen Risikofaktoren bzw. Ausschlusskriterien besprechen. Ziel dabei ist, das für die Frau verträglichste Präparat herauszufinden. Spricht nichts gegen die Einnahme der „Pille", verordnet der Frauenarzt meist zunächst ein Präparat für drei Monate und danach größere Packungen für jeweils sechs Monate. Auch wenn die Frau gesund ist, muss sich der Körper erst an die „Pille" gewöhnen. Manche Beschwerden, wie leichte Kopfschmerzen oder Zwischenblutungen, sind in den ersten Monaten durchaus normal. Kommt es zu unangenehmeren Begleiterscheinungen, sollte der Frauenarzt aufgesucht werden.

Bei Mädchen unter 14 Jahren benötigt der Frauenarzt zum Verschreiben der „Pille" das schriftliche Einverständnis eines Elternteils, zwischen 14 und 16 Jahren wird er abwägen, ob er die „Pille" ohne Einverständnis verschreibt. Ab 16 braucht man keine Einverständniserklärung mehr.

Wichtig ist, die „Pille" immer etwa zur gleichen Zeit, z. B. abends vor dem Einschlafen einzunehmen. Eine vergessene „Pille" kann normalerweise innerhalb von 12 Stunden problemlos nachgeholt werden, bei mehr als 12 Stunden schützt sie *nicht* mehr zuverlässig, und bis zur nächsten Monatsblutung muss zusätzlich verhütet werden (z. B. mit Kondomen). Um Zwischenblutungen zu vermeiden, sollte die Packung auch bei einer vergessenen „Pille" zu Ende eingenommen werden. Nach der letzten Pilleneinnahme folgt eine Woche, während der die Frau ihre Monatsblutung ***(Abbruchblutung)*** bekommt. Danach beginnt man mit einer neuen Packung, auf die nach 21 Tagen die nächste Unterbrechung folgt. Die „Pille" lässt sich auch zur Vorverlegung oder Verschiebung der Menstruation nutzen (Näheres → S. 844).

Die verschiedenen Präparate – es gibt über 100 – lassen sich in fünf Gruppen einteilen:

- ***Einstufige Einphasenpräparate*** enthalten in jeder Tablette die Hormone Östrogen und Gestagen, deren Dosierung während des Zyklus gleich bleibt (z. B. Diane 35®, Belara®, Valette®).
- Ziel von ***mehrstufigen Einphasenpräparaten*** ist, die Hormondosis dem natürlichen Zyklus anzupassen; dies sind heute die gängigsten Präparate. Vor allem solche mit einem – im Vergleich zu Vorläuferpräparaten – niedriger dosierten und gut verträglichen Östrogenanteil von nur ~ 20 µg (0,02 mg), von manchen Herstellern auch ***Mikropillen*** genannt, werden heute von den Frauenärzten empfohlen. Bei ***zweistufigen Einphasenpräparaten*** ist die Gestagendosis in der ersten Zyklushälfte niedriger und in der zweiten etwas höher (z. B. Sequilar®). Bei ***dreistufigen Einphasenpräparaten*** variiert die Östrogen-Hormondosis in drei Stufen (z. B. Triquilar®).
- ***Zweiphasenpräparate*** enthalten in der ersten Zyklushälfte nur Östrogen und in der zweiten zusätzlich Gestagen (z. B. Ovanon®, Oviol®).

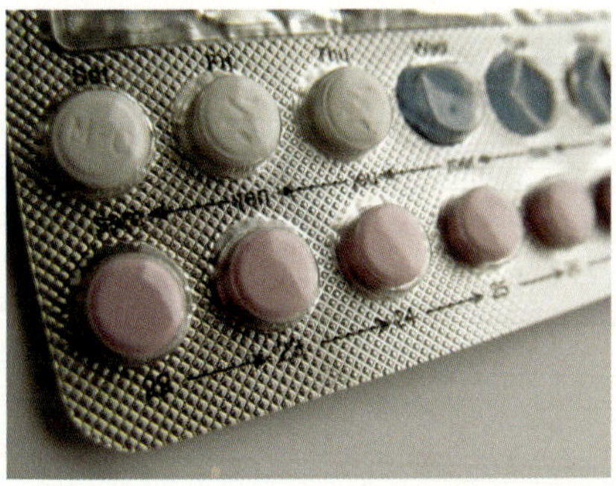

Pillenpackung mit 21 Tabletten, von denen ab dem Beginn der Monatsblutung täglich eine genommen wird. Die Ziffern auf der Packung zeigen die Reihenfolge der Einnahme an. Es folgen 7 Tage Pause. Bei Packungen mit 28 Tabletten wird die „Pille" ohne Pause eingenommen, wobei die letzten 6 oder 7 Tabletten hormonfrei sind. [SHU 0815]

In der Praxis unterscheidet der Arzt weiter ***östrogenbetonte Pillen*** (z. B. Oviol®) von ***gestagenbetonten*** (z. B. Marvelon®). Diese Unterscheidung ist vor allem bei auftretenden Nebenwirkungen wichtig: Können diese vornehmlich der Östrogen- oder der Gestagenkomponente des Pillenpräparats zugeordnet werden, gelingt oft eine Besserung der Beschwerden, indem auf ein Präparat mit anderer Hormonbetonung gewechselt wird (Näheres → Tab. S. 325).

Sicherheit. Mit einem Pearl-Index von 0,5 gehört die „Pille" zu den sichersten Verhütungsmitteln. Aber auch hier gibt es Ausnahmefälle: Bei Erbrechen oder Durchfall schützt die „Pille" nicht mehr ausreichend und es muss zusätzlich verhütet werden. Und bei Fernreisen mit Zeitverschiebung müssen Vorkehrungen getroffen werden, damit der Verhütungsschutz nicht verloren geht (Details → S. 312).

Ausschlusskriterien (Kontraindikationen). Bei vielen Vorerkrankungen birgt die Einnahme der „Pille" wesentlich größere Risiken. Besonders drohen schwere Erkrankungen durch Gefäßverschlüsse, also Thrombosen (→ S. 736), Embolien (→ S. 618) und sogar Schlaganfälle (→ S. 1126). Deshalb sollte von der „Pille" Abstand nehmen, wer:

- *Raucher* und über 35 ist
- Stark übergewichtig ist (Body Mass Index über 30 → S. 245)
- Bluthochdruck hat (> 160/95 mmHg)
- Schon eine tiefe Beinvenenthrombose (→ S. 736), Embolie, Schlaganfall oder Herzinfarkt (→ S. 699) hatte
- Typ-1- (→ S. 758) oder fortgeschrittener Typ-2-Diabetiker (→ S. 759) ist
- Eine Lebererkrankung oder einen östrogenabhängigen Tumor (→ S. 838) hat.

Wechselwirkung mit Medikamenten. Die Hormone der „Pille" werden in der Leber abgebaut – wie viele andere Medikamente auch. Einige Medikamente wie z. B. Antiepileptika (→ S. 1146), Psychopharmaka (→ S. 1167) und einige länger eingenommene Antibiotika (→ S. 1051) kurbeln den Leberstoffwechsel an, sodass die „Pille" schneller als normal abgebaut wird und ihre Wirkung damit nachlässt. Unregelmäßige Schmierblutungen können ein Zeichen für die herabgesetzte Wirkung sein.

Viele Pillenhersteller weisen auch darauf hin, dass die gleichzeitige Einnahme von ***Johanniskrautpräparaten*** die Wirkung der „Pille" vermindern kann. Studienergebnisse ergaben jedoch, dass diese Wirkminderung nur unwesentlich ist. [801]

Absetzen der „Pille". Wird die „Pille" abgesetzt, besteht ab sofort kein Verhütungsschutz mehr. Frauen reagieren sehr unterschiedlich auf das Absetzen der „Pille". Bei manchen erfolgt der nächste Eisprung unmittelbar danach, bei vielen Frauen bleibt er aber für einige Monate aus, was bei bestehendem Kinderwunsch häufig Ängste auslöst, obwohl die „Pille" nach allem, was internationale Studien ergeben haben, die Fruchtbarkeit nach Absetzen *nicht* beeinträchtigt. Ein häufiges Absetzen und Wiederanfangen der „Pille" sollte trotzdem vermieden werden, denn ***Pillenpausen*** setzen den Organismus wegen der hormonellen „Wechselbäder" einem sinnlosen Stress aus.

IGeL-Hinweis: In Deutschland ist die „Pille" verschreibungspflichtig: Gegen Rezept sind verschiedene Pillenpräparate in allen Apotheken erhältlich, wobei die Kosten für eine Monatspackung zwischen 4 und 15 € liegen. Bei Frauen unter 18 Jahren übernimmt die gesetzliche Krankenkasse die Kosten, Frauen zwischen 18 und 20 zahlen nur die Rezeptgebühr von 5 €. Ab 20 müssen die Kosten selbst getragen werden – außer bei Verordnung aus medizinischen Gründen (z. B. gegen Akne) – dann zahlt in der Regel die Kasse.

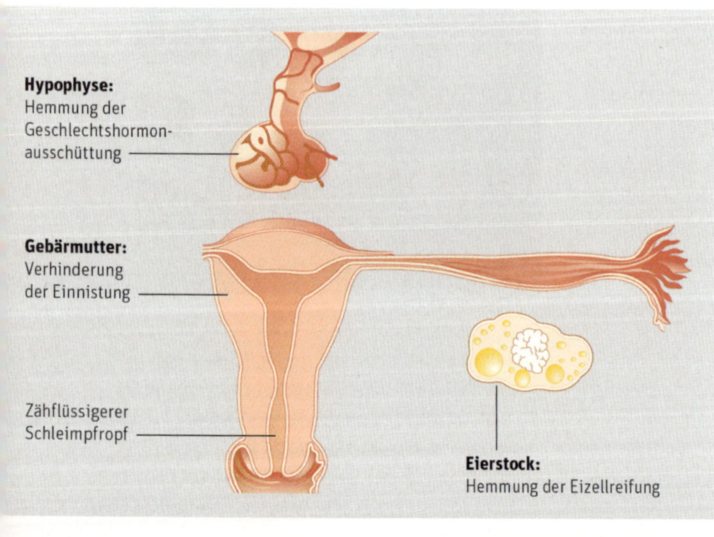

*Die dreifach verhütende **Wirkung der „Pille"** umfasst die Hemmung der Geschlechtshormonausschüttung, wodurch die Eizelle nicht reift und es nicht zum Eisprung kommt. Zum zweiten verfestigt die „Pille" den Schleimpfropfen im Gebärmutterhals und die Spermien können nicht in die Gebärmutter eindringen. Und schließlich baut sich die Gebärmutterschleimhaut nur unzureichend auf, sodass sich ein eventuell trotzdem befruchtetes Ei nicht einnisten kann.* [GTV 0814]

Minipille

Minipille: Enthält im Gegensatz zur normalen „Pille" ausschließlich ein niedrig dosiertes Gestagen wie z. B. Levonorgestrel und *kein* Östrogen. Deswegen verhindert die Minipille den Eisprung in der Regel nicht, sondern verfestigt in erster Linie den Gebärmutterhalsschleim und verhindert den Aufbau der Gebärmutterschleimhaut, sodass sich kein Ei einnisten kann. Die dreifache Wirkung wie die normale „Pille" (→ Abb. unten) hat sie also nicht. Um trotzdem zuverlässig zu schützen, muss sie deshalb täglich zur gleichen Zeit eingenommen werden (maximale Zeitverschiebung zwei Stunden!).

Warnhinweis: Die Einnahme der Minipille beginnt wie bei der „Pille" am ersten Zyklustag, die empfängnisverhütende Wirkung der Minipille setzt allerdings erst nach 14 Tagen ein. Und anders als die „Pille" wird die Minipille ohne Unterbrechung eingenommen.

Aufgrund ihrer Nachteile und der geringeren Sicherheit eignet sich die Minipille (nur) für Frauen, die kein Östrogen vertragen und für Frauen, die während der Stillzeit verhüten wollen, da die niedrig dosierten Gestagene die Milchmenge und -zusammensetzung nicht beeinflussen.

Sicherheit. Mit einem Pearl-Index von 1–2 ist sie deutlich weniger zuverlässig als die „Pille", was zum Teil auf die strengen Einnahmevorschriften zurückzuführen ist.

IGeL-Hinweis: Pro Monatspackung zwischen 10 und 15 €. Auch die Minipille ist verschreibungspflichtig.

Verhütungsring

Verhütungsring *(Vaginalring, Hormonring)*: Seit 2003 in Deutschland zugelassener Kunststoffring, der eine niedrig dosierte Östrogen-Gestagen-Kombination enthält und wie ein Tampon in die Scheide eingeführt wird, wo er kontinuierlich Hormone freisetzt. Nach 21 Tagen wird der Verhütungsring entfernt und es folgt eine siebentägige Pause, in der normalerweise die Regelblutung einsetzt. Danach wird ein neuer Verhütungsring verwendet. Geeignet für Frauen, die kontinuierlich und bequem verhüten wollen, mit der regelmäßigen Einnahme der „Pille" aber Schwierigkeiten haben.

	Effekte	Was man tun kann
Erwünschte Wirkungen	➤ Vorgegebener, regelmäßiger, „berechenbarer" Zyklus ➤ Verminderung des Prämenstruellen Syndroms[1] (→ S. 845) und der bestehenden Menstruationsschmerzen (Dysmenorrhoe → S. 843) ➤ Verbesserung von unreiner Haut und Akne[1 2]	[1]„Pille" auch ohne Verhütungswunsch verschreibbar [2]Präparat mit höherer Östrogendosis sinnvoll
Eher östrogenbedingte Nebenwirkungen	➤ Kopfschmerzen, Migräne[3] ➤ Übelkeit ➤ Stimmungsschwankungen, Verlust an Lebensfreude[3] ➤ Gewichtszunahme[3] ➤ Krampfadern ➤ Ödeme (Wassereinlagerungen z. B. in den Beinen → S. 705) ➤ Spannungsgefühl in den Brüsten ➤ Hautpigmentflecken[4]	Wechsel auf gestagenbetontes Präparat [3]Verzicht auf „Pille" erwägen [4]„Pille" abends einnehmen, starkes Sonnenlicht meiden
Eher gestagenbedingte Nebenwirkungen	➤ Trockene Scheide ➤ Akne ➤ Haarausfall ➤ (sexuelle) Lustlosigkeit[4] ➤ Stimmungsschwankungen[4] ➤ Gewichtszunahme[4] ➤ Ausbleiben der Regel	Wechsel auf östrogenbetontes Präparat [4]Verzicht auf „Pille" erwägen

Übersicht über die **kurzfristigen Nebenwirkungen der „Pille".** *Sehr oft lassen sich die unerwünschten Nebenwirkungen durch einen Präparatwechsel in den Griff bekommen. Dazu gibt diese Tabelle – ein „Spickzettel" für Ärzte – eine Hilfestellung. Sie ist allerdings nicht als unumstößliches Gesetz zu verstehen. Manche Nebenwirkungen wie z. B. die Gewichtszunahme können je nach Typ eher gestagen- oder auch östrogenbedingt sein .*
Außerdem hat die „Pille" bei jahrelanger Einnahme auch langfristige Nebeneffekte. Diese sind zahlreich, wobei sich erwünschte Effekte, wie eine erniedrigte Erkrankungshäufigkeit an Gebärmutter- und Eierstockkrebs, und unerwünschte Nebenwirkungen, wie eine höhere Erkrankungsrate an Bluthochdruck oder Thrombosen, in etwa die Waage halten, wenn die Ausschlusskriterien bei der Verordnung beachtet werden.

Durchführung. Frauen können den Verhütungsring selbst einsetzen und entfernen. Erstanwenderinnen und Frauen, die noch nicht hormonell verhütet haben, führen den Ring zwischen dem ersten und fünften Menstruationstag in die Scheide ein und schieben ihn möglichst weit nach oben; bei richtiger Lage sollte er nicht spürbar sein. Während der ersten sieben Tage sollte zusätzlich verhütet werden, z. B. mit Kondomen. Frauen, die vorher mit reinen Gestagenmitteln (Minipille, Dreimonatsspritze, Implanon®) verhütet haben, können ohne Pause direkt zum Verhütungsring wechseln. Wer von der „Pille" zum Verhütungsring wechselt, kann den Ring am achten Tag nach der letzten Pilleneinnahme einführen; eine zusätzliche Verhütung ist dann nicht erforderlich.

Zum Entfernen fasst die Frau das untere Ende des Rings und zieht ihn heraus. Die nachfolgenden Ringe sollten immer am gleichen Wochentag und etwa zur gleichen Uhrzeit eingesetzt und herausgenommen werden.

Wirkung. Nebenwirkungen und Sicherheit des Verhütungsrings sind mit denen der „Pille" (→ S. 323) vergleichbar; ein Vorteil ist, dass die Hormone über die Scheidenschleimhaut ins Blut gelangen und der Empfängnisschutz so auch bei Magenverstimmungen mit Erbrechen oder Durchfall anhält. Bei der Einnahme von Antibiotika, Antiepileptika (→ S. 1146) oder Psychopharmaka (→ S. 1167) ist der Verhütungsschutz wie bei der „Pille" (→ S. 323) allerdings vermindert.

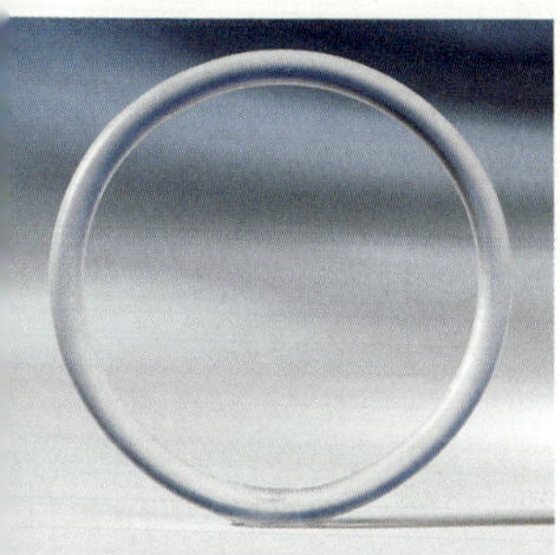

Verhütungsringe *sind rund, 54 mm groß und durch ihre Elastizität leichter einzuführen als z. B. ein Diaphragma.* [ORG 0816]

Sicherheit. Entspricht mit einem Pearl-Index von 0,9 nicht ganz dem Sicherheitsniveau der „Pille".

IGeL-Hinweis: Pro Monatspackung ~13 €. Der Vaginalring ist rezeptpflichtig und in Apotheken erhältlich.

Hormonelle Langzeitverhütung

Hormonelle Langzeitverhütung: Neben „Pille", Minipille und Verhütungsring, die man jeden Monat neu einnehmen oder einsetzen muss, gibt es die hormonellen Langzeitverhütungsmittel Dreimonatsspritze, Hormonspirale und Implanon®, die über einen Zeitraum von drei Monaten bis zu mehreren Jahren wirken und auf reiner Gestagenbasis vor einer Schwangerschaft schützen.

Dreimonatsspritze

Dreimonatsspritze *(Depotgestagene)*: Alle drei Monate vom Frauenarzt in den Gesäßmuskel gespritztes Gestagen-Hormondepot. Dabei werden kontinuierlich geringe Hormonmengen ins Blut abgegeben, wodurch für drei Monate ein dauerhafter Empfängnisschutz gewährleistet ist. Nachteil der Dreimonatsspritze ist, dass sie, im Gegensatz zur „Pille" und Minipille bei Unverträglichkeit nicht sofort abgesetzt werden kann. Deshalb sowie aufgrund der ausgeprägten Nebenwirkungen ist die Dreimonatsspritze nur für Frauen geeignet, die andere Verhütungsmethoden nicht vertragen und/oder bei denen die regelmäßige Einnahme der „Pille" schwierig, eine dauerhafte Verhütung aber gewünscht ist, wie z. B. bei sehr unregelmäßigen Arbeitszeiten (Schichtarbeit, Flugbegleiterinnen), bei chronischen Magen-Darm-Erkrankungen, aber auch bei Drogen- oder Alkoholabhängigkeit sowie geistiger Behinderung.

Nach einer Schwangerschaft kann frühestens sechs Wochen nach der Entbindung mit der Dreimonatsspritze verhütet werden, da sonst schwere und verlängerte Blutungen drohen.

Durchführung. Die erste Spritze gibt der Frauenarzt während der ersten fünf Tage nach Menstruationsbeginn und wird dies in Abständen von ~ 90 Tagen regelmäßig wiederholen.

Nebenwirkungen. Im Vergleich zur heutzutage niedrig dosierten Minipille ist die Dreimonatsspritze ein Hormonhammer. Bei vielen Frauen kommt es anfänglich zu Zwischenblutungen und langfristig bleibt bei der Mehrzahl der Frauen die Monatsblutung aus. Nach der Behandlung dauert es 4–8 Monate, bis sich wieder ein regelmäßiger Zyklus einstellt. Bei

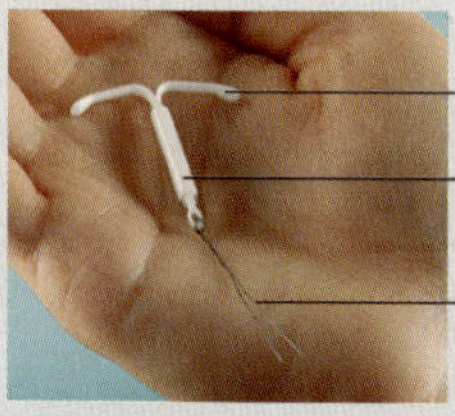

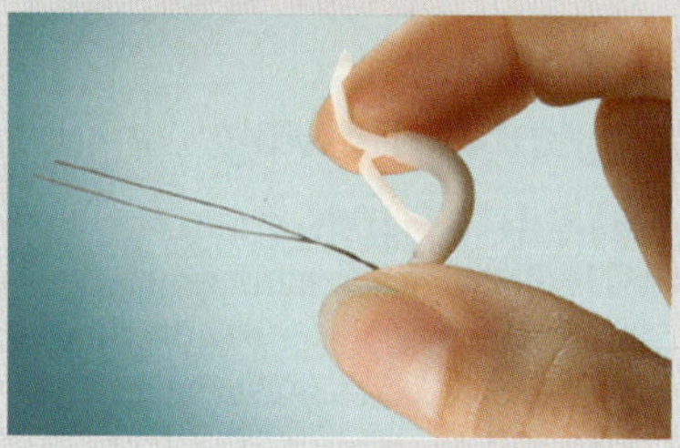

Moderne Hormonspirale mit flexiblem Kunststoffkörper und doppeltem Rückholfaden [MIR 0818]

jüngeren Frauen kann die Dreimonatsspritze zur Verminderung der Knochendichte (Osteoporose → S. 1016) führen und ist deshalb nur in Ausnahmefällen anzuwenden. Zu den weiteren Nebenwirkungen zählen starke Gewichtszunahme, Galaktorrhoe (→ S. 832), Libidoverlust, Blähungen, Schwindel, Kopfschmerzen, Verstimmungen. Bei entsprechender Veranlagung kann Akne auftreten (oder schlimmer werden).

Sicherheit. Mit einem Pearl-Index von 1 ist die Dreimonatsspritze sicher.

IGeL-Hinweis: Kosten pro Dreimonatsspritze ~ 30 €. Frauen unter 20 Jahren werden die Kosten von der Krankenkasse erstattet.

Hormonspirale

Hormonspirale ***(Intrauterinpessar, IUP):*** In Deutschland seit 1997 zugelassene Spirale mit Gestagen abgebender Kunststoffmembran. Die Wirkung der Hormonspirale beruht auf der gleichmäßigen Freisetzung geringer Mengen Gestagens direkt in die Gebärmutterhöhle: Dadurch wird der Gebärmutterhalsschleim verfestigt und den Spermien das Eindringen erschwert; zudem baut sich die Gebärmutterschleimhaut nur wenig auf, sodass ein Einnisten der befruchteten Eizelle nicht möglich ist. Der Eisprung wird, im Gegensatz zur „Pille", nicht unterdrückt. Die im Blut gemessenen Hormonkonzentrationen sind 20- bis 100-mal geringer als bei der „Pille", für eine sichere Empfängnisverhütung aber ausreichend. Geeignet insbesondere für Frauen, die schon Kinder geboren haben und sich eine sichere Verhütung für mehrere Jahre wünschen sowie bei Östrogenunverträglichkeit (z. B. Thromboseneigung). Da der Verhütungsschutz mit Entfernung der Spirale rückgängig zu machen ist und sich der Zyklus innerhalb kurzer Zeit wieder normalisiert, stellt sie heute eine Alternative zur Sterilisation dar (→ S. 328).

Der Verhütungsschutz beginnt mit dem Einsetzen der Spirale und besteht bis zu fünf Jahren.

Durchführung. Vor dem Einlegen der Spirale ist eine gynäkologische Untersuchung mit Abstrich vom Muttermund nötig. In der Regel wird die Hormonspirale vom Frauenarzt während der ersten Menstruationstage eingelegt, da der Gebärmutterhalskanal zu dem Zeitpunkt am weitesten ist. Mithilfe einer Einführhülse wird die Spirale durch die Scheide eingeführt. Die Hülse ist dicker als bei einer Kupferspirale, das Einführen deswegen schwieriger. Beim Herausziehen der Hülse entfalten sich die Plastikarme der Spirale, wodurch sie sich in der Gebärmutterhöhle festsetzt. Das Einsetzen kann schmerzhaft sein. Bei manchen Frauen treten unmittelbar nach dem Einlegen menstruationsähnliche Beschwerden auf, die aber nach einiger Zeit wieder abklingen. Der Sitz der Spirale wird nach dem Einsetzen per Ultraschall kontrolliert.

(!) Ob die Spirale noch vorhanden ist, kann die Frau aber auch selbst überprüfen, denn am Ende der Spirale befindet sich wie bei der Kupferspirale ein Faden, der etwas in die Scheide hineinragt. Im Notfall kann die Frau mit einem Zug daran die Spirale entfernen.

Begleiterscheinungen. In den ersten Monaten treten häufig Schmierblutungen auf. Nachfolgend werden die Monatsblutungen jedoch insgesamt schwächer und kürzer. Etwa 25 % der Frauen haben ein Jahr nach dem Einlegen gar keine Monatsblutungen mehr. Unterleibs-, Rücken- oder Kopfschmerzen, Brustspannen, Stimmungsschwankungen, Übelkeit oder Akne können auftreten, sind aufgrund der geringen Hormondosis jedoch seltener als bei der „Pille". Gelegentlich kommt es zur Bildung von Eierstockzysten (→ S. 857) und in etwa 3,5 % der Fälle verrutscht die Spirale oder wird ausgestoßen, was sich durch Unterleibsschmerzen bemerkbar macht. Bei späteren Schwangerschaften kommt es vermehrt zu ***Eileiterschwangerschaften*** (→ S. 365).

Sicherheit. Mit einem Pearl-Index von ~ 0,2 zählt die Hormonspirale zu den sehr sicheren Verhütungsmethoden.

IGeL-Hinweis: Kosten für die Spirale und das Einsetzen je nach Frauenarzt zwischen 280–450 €. Weitere Ultraschallkontrollen werden alle sechs Monate empfohlen, um den Sitz der Spirale zu überprüfen, die Kosten hierfür sind von Frauenarzt zu Frauenarzt unterschiedlich.

Implanon®

Implanon® ***(Verhütungsstäbchen, Hormon-, Verhütungsimplantat):*** In Deutschland seit 2000 zugelassenes, unter die Haut implantierbares Kunststoffstäbchen mit kontinuierlicher Hormonabgabe in den Körper. Der 4 cm lange und 2 mm breite Kunststoffkörper enthält das reine Gestagenpräparat Etonogestrel und ist in der Verhütungsweise der Minipille (→ S. 324) vergleichbar; er muss alle drei Jahre ausgewechselt werden. Obwohl bequem in der Anwendung, kann Implanon® aufgrund seiner Nebenwirkungen nicht empfohlen werden.

Durchführung. Das Einsetzen des Stäbchens erfolgt unter örtlicher Betäubung zwischen dem ersten und fünften Zyklustag. Mit einer Einführhülse wird das Stäbchen direkt unter die Haut an der Innenseite des Oberarms eingesetzt (implantiert). Um Infektionen und Blutergüsse zu vermeiden, legt man anschließend einen Druckverbund an. Der Verhütungsschutz wirkt sofort. Spätestens nach drei Jahren muss das Stäbchen mit einem kleinen Schnitt von 2–3 mm entfernt werden; eine Entfernung bei Unverträglichkeit ist aber jederzeit möglich.

Wirkung. Nach der Implantation werden täglich kleine Gestagenmengen ins Blut abgegeben. Die Wirkungsweise entspricht der der Minipille (→ S. 324), die dem Körper ebenfalls kontinuierlich Gestagen zuführt.

Nebenwirkungen. Über 50 % der Frauen beklagen eine Verstärkung der Menstruationsbeschwerden, bei 20 % der Anwenderinnen kommt es zum kompletten Ausbleiben der Periode. Aber auch unregelmäßige oder verlängerte Blutungen treten auf. Ferner kann es zu Akne, Brustspannen, Gewichtszunahme, Stimmungsschwankungen, Haarausfall und Kopfschmerzen kommen.

Sicherheit. Studien ergaben einen optimalen Pearl-Index von unter 0,1. Tatsächlich aber

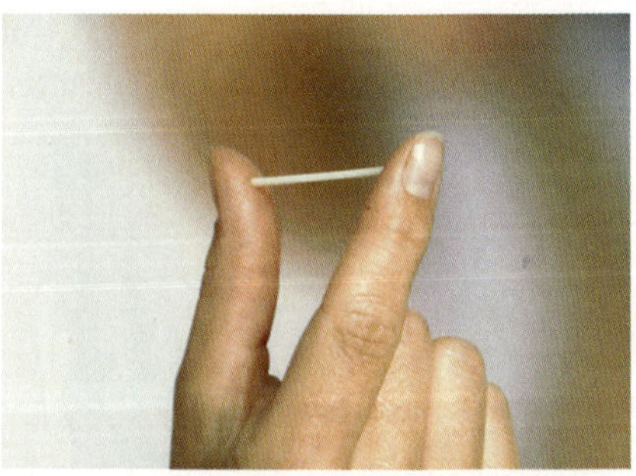

Das ***Implanon®-Stäbchen*** *ist kleiner als ein Streichholz und erfordert von der Patientin auch keinerlei Aufmerksamkeit während der 3-jährigen Wirkdauer. Leider hat die kontinuierliche Gestagenabgabe in den Körper ähnlich wie auch bei der Minipille Nachteile.* [ORG 0823]

haben allein in Holland 15 Frauen, die ungewollt durch Implanon® schwanger geworden sind, vom Hersteller Schadenersatzzahlungen erhalten [802].

IGeL-Hinweis: Kosten mindestens 300 €, plus Zusatzkosten für die Entfernung. Für Frauen unter 20 Jahren übernimmt die Krankenkasse die Kosten, ab 18 muss allerdings eine Zuzahlung geleistet werden.

Pille danach und Spirale danach als Notfallverhütung

Verhütungspannen kommen vor: Wenn die Einnahme der „Pille" vergessen wurde, das Kondom abgerutscht ist, der Geschlechtsverkehr erzwungen wurde, der Zyklus schwankt oder man einfach unvernünftig war und gar nicht verhütet hat. Um dennoch kein Kind zu bekommen, gibt es zwei nachträgliche „Verhütungsmethoden" **(Postkoitale Kontrazeption):** Die „Pille danach" und die „Spirale danach"; beide sind ausschließlich für Notfälle gedacht und müssen in Deutschland vom Frauenarzt verschrieben werden.

„Pille danach" ***(Morning after Pill, Postkoitale Kontrazeption, Interzeption):*** Eine oder zwei Hormontabletten zur Verhinderung einer Schwangerschaft nach ungeschütztem Geschlechtsverkehr. Die Tabletten enthalten das gestagenartige Hormon Levonorgestrel (Unofem®, Levogynon®) und müssen innerhalb von maximal 72 Stunden nach dem Geschlechtsverkehr eingenommen werden. Je früher die Einnahme erfolgt, desto wirksamer ist sie. Die hohe Hormondosis verhindert sicher die Einnistung der befruchteten Eizelle in der Gebärmutter. Von der „Pille danach" abzugrenzen ist die Abtreibungspille (→ S. 374).

Durchführung. Die Pillen werden entweder gleichzeitig oder im Abstand von zwölf Stunden eingenommen. Die Einnahme sollte allerdings nicht auf nüchternen Magen erfolgen, da es sonst zu Erbrechen kommt. Nach Einnahme der „Pille danach" besteht *kein* weiterer Verhütungsschutz und es muss anderweitig (z. B. mit Kondomen) verhütet werden. Bei Einnahme der herkömmlichen „Pille" empfiehlt es sich, sie nach der „Pille danach" bis zur nächsten Monatsblutung abzusetzen.

Nebenwirkungen. In 75 % der Fälle treten Übelkeit (ohne Erbrechen) auf, oft auch Kopfschmerzen oder Brustspannen. Bei Erbrechen innerhalb von zwei Stunden nach der ersten Einnahme muss die Einnahme der "Pille danach" wiederholt werden. In der Mehrzahl der Fälle tritt die Monatsblutung nach Einnahme der „Pille danach" zum erwarteten Zeitpunkt und in normaler Stärke ein. Bei ~ 25 % der Anwenderinnen aber verschiebt sich die Menstruation nach vorne oder hinten, auch Zwischen- und Schmierblutungen treten auf.

Sicherheit. Wenn die Einnahme innerhalb der ersten 24 Stunden erfolgt, verhindert die „Pille danach" in 98 % der Fälle eine Schwangerschaft.

Warnhinweis: In Deutschland ist die „Pille danach" vom Frauenarzt verschreibungspflichtig und nur in Apotheken erhältlich. An Wochenenden, Feiertagen oder nachts kann man sich an Notdienstpraxen oder die Gynäkologiestation im Krankenhaus wenden. Die zwei auf dem Markt erhältlichen Präparate (Unofem®, Levogynon®) kosten zwischen 14 und 19 €. Für Frauen bis zum vollendeten 20. Lebensjahr übernehmen die gesetzlichen Krankenkassen die Kosten.

„Spirale danach": Ist die Frist von 72 Stunden für die Einnahme der „Pille danach" überschritten, besteht die Möglichkeit, sich bis zum fünften Tag nach dem Geschlechtsverkehr vom Frauenarzt eine Spirale (mit Kupferbeschichtung → S. 322) einlegen zu lassen. Dadurch wird sicher verhindert, dass sich die befruchtete Eizelle in die Gebärmutter einnistet.

Sicherheit. Verhindert eine Schwangerschaft in über 95 % der Fälle.

Sterilisation

Sterilisation ***(Sterilisierung, Irreversible Kontrazeption):*** Durch einen medizinischen Eingriff erzeugte Unfruchtbarkeit, die nicht oder nur durch einen weiteren Eingriff rückgängig zu machen ist.

Für eine Sterilisation muss bei Verheirateten eine von *beiden* Partnern unterschriebene schriftliche Einverständniserklärung abgegeben werden. Naturgemäß empfiehlt sich die Methode nur für Frauen oder Männer, die fest entschlossen sind, keine Kinder (mehr) zu bekommen. Empfohlen wird, vor dem Eingriff eine Beratungsstelle aufzusuchen und zwischen Beratung und Eingriff einige Zeit verstreichen zu lassen.

Nicht zu verwechseln mit der Sterilisation ist die **Kastration,** womit die operative Entfernung sowie medikamentöse oder per Bestrahlung erzielte Zerstörung der Hoden oder Eierstöcke gemeint ist. Nur bei der Kastration, die vor allem bei hormonabhängigen Krebsarten zum Einsatz kommt (Hormonentzugstherapie → S. 812), geht die Produktion der Sexualhormone Östrogen, Progesteron bzw. Testosteron verloren, bei der Sterilisation hingegen bleibt sie erhalten, ebenso wie die sexuelle Erlebnis- und Orgasmusfähigkeit.

■ Sterilisation beim Mann

Sterilisation des Mannes ***(Vasektomie):*** Durchtrennung der Samenleiter, um den Spermientransport von den Hoden in die Harnröhre zu verhindern. In der Regel erfolgt der Eingriff in der Praxis eines Urologen oder Chirurgen unter örtlicher Betäubung.

Durchführung. Um die Samenleiter zu durchtrennen, macht der Arzt seitlich an den Hodensäcken 1–2 kleine Schnitte und legt die direkt unter der Haut liegenden Samenleiter frei. Danach durchtrennt er sie und schneidet zur Sicherheit noch ein Stück heraus; die Öffnungen werden abgebunden, vernäht oder verschweißt. Der Eingriff dauert etwa 20 Minuten; danach sollte sich der Mann einige Tage schonen. Nach einer Woche ist Geschlechtsverkehr wieder möglich – da der Mann jedoch noch bis zu drei Monate nach der Sterilisation zeugungsfähig ist, sollte vorerst weiterhin verhütet werden. Um den Erfolg der Operation sicherzustellen und zu prüfen, ob das Ejakulat noch Restmengen befruchtungsfähiger Spermien enthält, wird 6–8 Wochen nach dem Eingriff eine Spermienprobe vom Urologen mikroskopisch untersucht. Wenn zwei Spermienproben hintereinander ergeben, dass das Ejakulat keine Spermien mehr enthält, sind andere Verhütungsmethoden nicht mehr notwendig.

Nach der Sterilisation ändert sich die Menge des Ejakulats übrigens kaum, da es im Wesentlichen in der Prostata (Vorsteherdrüse) und der Bläschendrüse produziert wird; die Spermien entstehen in den Hoden und machen nur einen geringen Anteil des gesamten Ergusses aus.

Nebenwirkungen. Kleine Komplikationen wie Blutergüsse, Infektionen oder Nebenhodenentzündungen kommen in etwa 5 % der Fälle vor, sind aber beherrschbar.

Sicherheit. Mit einem Pearl Index von < 0,2 eine der sichersten und zugleich „bequemsten" Verhütungsmethoden überhaupt. In ganz seltenen Fällen wachsen die Samenleiter wieder zusammen, deswegen sollte man nach einem Jahr nochmals eine Spermienprobe untersuchen lassen.

IGeL-Hinweis: Nur bei medizinischer Notwendigkeit übernimmt die Kasse die Kosten. Eine Sterilisation beim Mann kostet 300–400 €, hinzu kommen die Kosten für nachfolgende Spermienuntersuchungen.

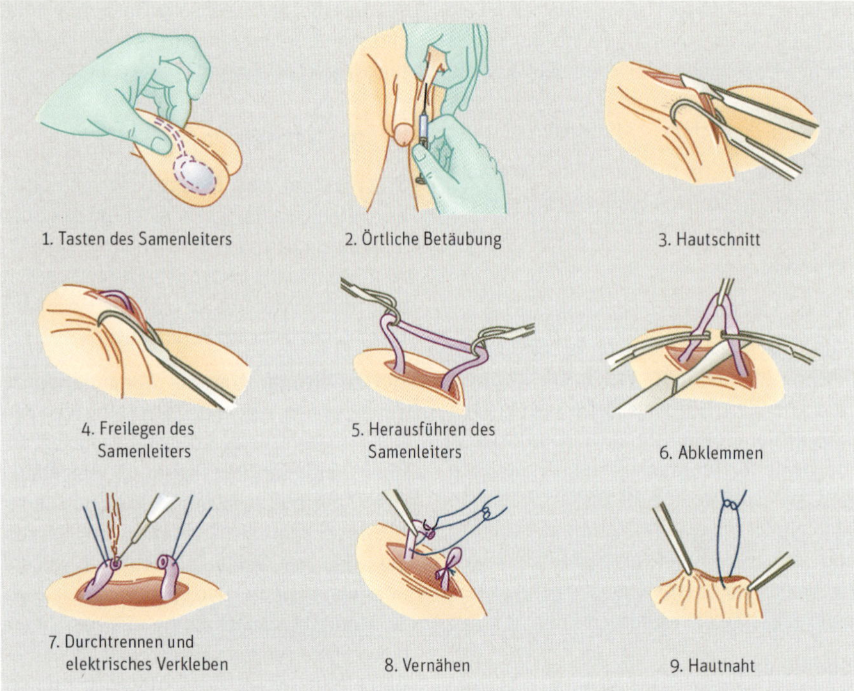

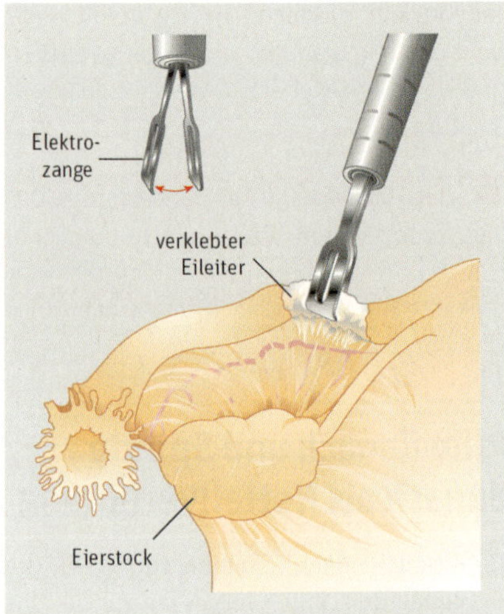

Links die Einzelschritte bei der meist ambulant durchgeführten ***Sterilisation beim Mann.*** *Oben die* ***Thermokoagulation*** *der Frau, eine sehr sichere Methode der Sterilisation, da der Eileiter nicht nur durchtrennt, sondern auch elektrisch verkocht wird.* [GTV 0821]

Sterilisation bei der Frau

Sterilisation der Frau ***(Tubenligatur, Tubensterilisation):*** Durchtrennen der Eileiter unter Vollnarkose, wodurch ein Zusammentreffen von Eizelle und Spermien verhindert wird. Da der Eingriff eine echte Operation darstellt, sind Komplikationen viel häufiger als bei der Sterilisation des Mannes.

Neben dem Verhütungsaspekt wird die Sterilisation Frauen (ab 30) aus medizinischen Gründen empfohlen, wenn eine Schwangerschaft die Frau gesundheitlich schwer gefährden würde, so z. B. nach einer Wochenbettpsychose (→ S. 399), nach schwierig verlaufenen Operationen an der Gebärmutter oder bei fortgeschrittenem Diabetes.

Durchführung. Die Sterilisation wird zunehmend ambulant durchgeführt, es ist jedoch auch ein Krankenhausaufenthalt von 1–2 Tagen möglich. Um eine Schwangerschaft auszuschließen, erfolgt der Eingriff während der ersten Zyklushälfte.

Die zurzeit gebräuchlichste Methode ist die Sterilisation im Rahmen einer Bauchspiegelung unter Vollnarkose. Über einen kleinen Schnitt im Bauchnabel werden die Eileiter mit einer Zange entweder elektrisch verklebt ***(Thermokoagulation),*** durchtrennt oder durch Kunststoffclips zusammengepresst und somit undurchgängig gemacht ***(Clip-Sterilisation).*** Nach der Operation sollte sich die Frau einige Tage lang schonen, Verhütungsschutz besteht aber ab sofort.

In seltenen Fällen kann eine Sterilisation nicht laparoskopisch durchgeführt werden, z. B. bei starken Verwachsungen im Bauchraum oder starkem Übergewicht. Ist sie dennoch erwünscht oder notwendig, erfolgt der Eingriff durch einen kleinen Bauchschnitt ***(Mini-Laparotomie).*** Dieser Eingriff erfordert einen Krankenhausaufenthalt von 3–4 Tagen.

Ein neues Verfahren zur Sterilisation ist die ***Essure-Methode,*** bei der über Scheide und Gebärmutter eine Mikrospirale aus Kunststoff und Metall in die Eileiter eingesetzt wird, ohne dass eine Vollnarkose notwendig ist. Innerhalb von drei Monaten beginnt das Körpergewebe dann in die Spirale (ein)zuwachsen und blockiert so die Eileiter. Während dieses Zeitraums ist die Frau noch fruchtbar und muss noch anderweitig verhüten.

Die Durchtrennung der Eileiter verhindert, dass Spermien und Eizellen im Eileiter aufeinandertreffen und sich vereinigen. Wie zuvor macht sich die Eizelle vom Eierstock zwar auf den Weg zur Gebärmutter, kommt jedoch nur bis zur durchtrennten Stelle, wo sie von der Schleimhaut des Eileiters aufgenommen (resorbiert) wird und sich auflöst.

Dadurch, dass die weiblichen Hormone nicht durch den Eileiter wandern, sondern vom Eierstock direkt ins Blut abgegeben werden, verändert sich der Hormonhaushalt nach der Sterilisation nicht; Monatsblutung, Körperge-

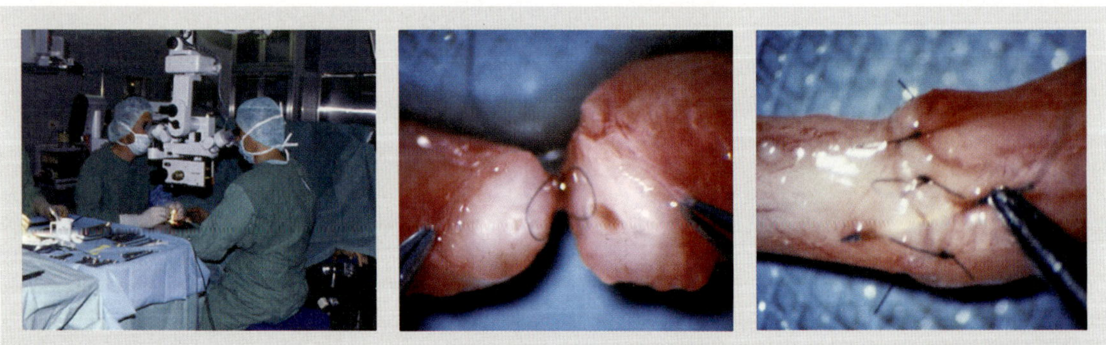

Durchführung einer ***Refertilisationsoperation beim Mann:*** *Die Enden der durchtrennten Samenleiter werden aneinandergelegt (Bild Mitte) und anschließend vernäht (Bild rechts).* [JUS 0822]

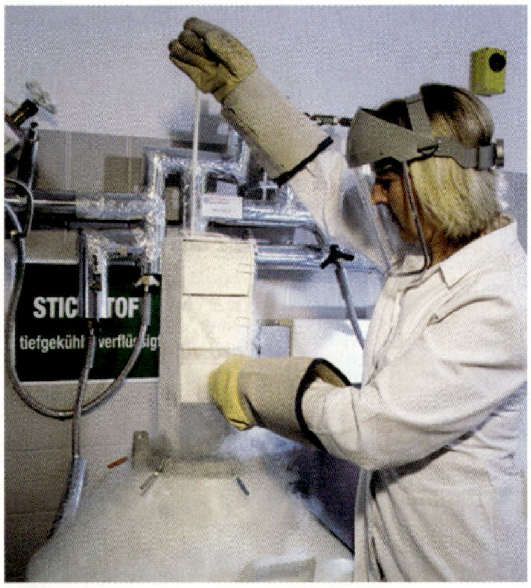

Um sich die erheblichen Mühen einer zudem nicht selten erfolglosen Refertilisation zu ersparen, wird Männern vor einer Sterilisierung die ***Kryokonservierung*** *ihres Spermas angeboten. Auf dieses Sperma kann im Fall eines späteren Kinderwunschs beliebig lange zurückgegriffen werden. Die Lagerungskosten dafür liegen allerdings bei 100–200 € pro Jahr. Das Bild zeigt eine medizinisch-technische Angestellte beim Entnehmen von Spermaprobenbehältern aus flüssigem Stickstoff.* [ECC 0820]

wicht und sexuelle Erlebnis- und Orgasmusfähigkeit bleiben in der Regel unverändert.

Nebenwirkungen. Neben dem allgemeinen Operations- und Narkoserisiko können operationsbedingte Komplikationen wie innere Verletzungen, Blutungen und Infektionen in der Bauchhöhle vorkommen; Unterleibsschmerzen deuten möglicherweise auf Verwachsungen in der Bauchhöhle hin. Zudem steigt nach einer Sterilisation das Risiko einer ***Eileiterschwangerschaft*** (→ S. 365).

In seltenen Fällen treten Zyklusstörungen oder vorzeitige Wechseljahrsbeschwerden (→ S. 849) wie Hitzewallungen auf, für die Durchblutungsstörungen im Eierstock als Ursache vermutet werden.

Es gibt aber auch Veränderungen, die nicht auf die Operation selbst zurückgehen, sondern z. B. auf das Absetzen der „Pille" nach der Sterilisation oder die seelische Verarbeitung des Eingriffs.

Sicherheit. Die Sterilisation der Frau ist mit einem Pearl-Index von ~ 0,3 sehr sicher, wobei die früher beliebte Clip-Sterilisation das unsicherste der verschiedenen Verfahren ist. Die Sicherheit der Essure-Methode ist zurzeit noch nicht beurteilbar.

IGeL-Hinweis: Seit 2004 werden Sterilisationen nur noch von der Kasse bezahlt, wenn sie medizinisch notwendig sind. Die Kosten für den Eingriff liegen zwischen 500 und 1200 €.

Refertilisation

Refertilisation *(Refertilisierung, Sterilitätsoperation):* Chirurgischer Eingriff zur Wiederherstellung der Fruchtbarkeit nach einer Sterilisation. Die mikrochirurgische Operation ist entsprechend spezialisierten Fachärzten vorbehalten, deren Erfolgsraten übersteigen inzwischen 50 %.

Refertilisation beim Mann

Um die Fruchtbarkeit beim Mann wiederherzustellen, gibt es zwei Möglichkeiten: die ***Vasovasostomie*** und die ***Tubulovasostomie.*** Bei der Vasovasostomie versucht man, die durchtrennten Samenleiter operativ wieder zu verbinden. Gelingt dies nicht, so versucht man sie an die Nebenhoden zu nähen (Tubulovasostomie).

Beide Operationen werden vom Urologen oder Chirurgen ambulant unter Lokal- oder Vollnarkose durchgeführt. Samenanalysen werden nach sechs und zwölf Wochen und dann vierteljährlich empfohlen. Wenn nach einem Jahr keine Spermien im Ejakulat nachweisbar sind, war die Operation erfolglos. Die Erfolgschancen einer Refertilisation beim Mann liegen bei etwa 60 % und sind umso höher, je kürzer die Sterilisation zurückliegt.

Refertilisation bei der Frau

Im Falle einer vorausgegangenen Clip-Sterilisation versucht man bei der Frau die Eileiter wieder durchgängig zu machen ***(Rekanalisation),*** indem in einer Operation Verklebungen gelöst oder Verengungen beseitigt werden. Im Falle einer vorausgegangenen Thermokoagulation wird versucht, die durchtrennten Eileiterenden mikrochirurgisch wieder zu verbinden ***(mikrochirurgische Refertilisation).*** Die Erfolgschancen liegen bei 80 % nach der Clip-Sterilisation und bei ~ 45 % nach der Thermokoagulation.

Bei geglückter Refertilisation ist eine gefürchtete Komplikation jedoch die ***Eileiterschwangerschaft*** (→ S. 365): Die befruchtete Eizelle bleibt auf ihrem Weg zur Gebärmutter im Eileiter hängen, da dieser nun durch mehrere Operationen vorgeschädigt ist.

IGeL-Hinweis: Für den Eingriff müssen mehrere tausend Euro einkalkuliert werden.

Ungewollte Kinderlosigkeit und ihre Behandlung

Eigentlich hatte man sich alles so schön vorgestellt: der Beruf, die Partnerschaft, eine gute Wohnung – und schließlich ein Kind. Doch wenn sich dann der Kinderwunsch nach einem, spätestens zwei Jahren nicht erfüllt, empfinden dies viele Paare als Schicksalsschlag. Jedem siebten Paar in Deutschland ergeht es so: Ihre Beziehung hat sich auf die Familiengründung eingestellt und nun verweigert die Natur ihren Beitrag.

Wenn das eigentlich Selbstverständliche nicht funktioniert, ist die Belastung enorm: Umfragen ergaben, dass Unfruchtbarkeit oft noch bedrohlicher als die Trennung von der geliebten Person empfunden wird. So ist es nur natürlich, dass das Paar alles tun will und wird, um nicht ungewollt kinderlos zu bleiben. Die Folgen sind leider messbar: Nicht selten sind sexuelle Funktionsstörungen (→ S. 341) die Folge des selbst auferlegten Drucks, endlich ein Kind zu zeugen. Bereits die Mitteilung eines ungünstigen Spermiogramms (→ S. 334) kann beim Mann zu sexueller Lustlosigkeit und Erektionsstörungen führen. Viele Paare beklagen darüber hinaus den Verlust der Spontaneität und kommunikativen Bedeutung von Sexualität aufgrund von Geschlechtsverkehr (GV) nach Terminplan, täglicher Temperaturmessung oder ***Karenztagen,*** den Tagen, an denen zur Verbesserung der Fruchtbarkeit Enthaltsamkeit angesagt ist.

Die meisten Paare fühlen sich deshalb erst einmal erleichtert, wenn sie sich endlich – meistens nach mehreren Monaten Bedenkzeit – für den Gang zum Frauenarzt entschlossen haben, und „etwas passiert". Und passieren tut in der Tat eine ganze Menge, denn ungewollte Kinderlosigkeit hat viele Ursachen, und ebenso vielfältig sind heute auch die diagnostischen Methoden und Behandlungsmöglichkeiten. Knapp 10 000 Kinder kommen in Deutschland jährlich im Rahmen der ***assistierten Fortpflanzung*** zur Welt – und es waren schon mal fast doppelt so viele, als die Kostenübernahmeregelungen noch großzügiger waren.

Alles heute kein Problem mehr?

Trotzdem hat auch die moderne Fortpflanzungsmedizin ihre Grenzen. So bleiben die Behandlungen in 50 % der Fälle letztendlich erfolglos; und der zeitliche, finanzielle und psychische Aufwand für das Paar, vor allem für die Frau, ist gewaltig. Viele Frauen berichten, dass eine geregelte Vollzeitberufstätigkeit während der Behandlungsphase sehr schwierig aufrechtzuerhalten gewesen sei. Auch zerbrechen manche Beziehungen an den Folgen des „Fortpflanzungsstresses" – und dies selbst dann, wenn es mit dem Kind geklappt hat.

Die Entscheidung für oder gegen eine assistierte Fortpflanzung fällt den meisten Paaren nicht leicht: Wie weit wollen wir für unseren Kinderwunsch gehen? Wie viel Zeit sind wir dafür bereit, in Wartezimmern und Behandlungsräumen zu verbringen? Ist unsere Beziehung stabil genug, den unweigerlich eintretenden Stress und Erfolgsdruck aufzufangen? Was ist, wenn es trotz allem nicht klappt? Und was bedeutet es eigentlich für das Kind, wenn es mit Hilfe Dritter gezeugt wurde?

i Aktuell: www.gesundheit-heute.de/08x02

- **www.wunschkinder.net** – Privat betriebene Internetseite, Burgwedel: Bietet regelmäßig aktualisierte Informationen zu Ursachen, Diagnostik und Therapien ungewollter Kinderlosigkeit sowie viele Foren.
- **www.wunschkind.de** – Verein der Selbsthilfegruppen für Fragen ungewollter Kinderlosigkeit, Berlin: Erfahrungsberichte, Kontaktadressen, Informationen zur Kostenerstattung, Telefonhotline und aktuelle Veranstaltungstermine.
- M. Spiewak: **Wie weit gehen wir für ein Kind?** Im Labyrinth der Fortpflanzungsmedizin. Eichborn, 2005. Faktenreicher Überblick über den Alltag in der Reproduktionsmedizin. Wie Paare unter den seelischen Belastungen der Unfruchtbarkeit leiden, wie die aufwendigen Prozeduren der künstlichen Befruchtung zum „geheimen zweiten Leben" werden und wie Paare verhindern, dass die Sehnsucht nach dem Kind zur Sucht wird. Auf der Internetseite zum Buch (**www.ungewolltekinderlosigkeit.de**) gibt es eine umfangreiche Link- und Literaturliste.
- T. Wischmann; H. Stammer: **Der Traum vom eigenen Kind.** Psychologische Hilfen bei unerfülltem Kinderwunsch. Kohlhammer, 2006. Weniger fakten- als psychologisch orientierter Ratgeber für die Zeit während der Therapie der Kinderlosigkeit. Der Band zeigt, dass kein Paar mit seinen Gefühlen alleine dasteht.
- P. Ritzinger; E. R. Weissenbacher: **Später Kinderwunsch – Chancen und Risiken.** Zuckschwerdt, 2006. Fundiert recherchierter Band, der kritisch wie sachlich das Spannungsfeld zwischen spätem Kinderwunsch und medizinischem Fortschritt beleuchtet und Raum zur selbstbestimmten Entscheidung bietet.

Die Alternativen zur Reproduktionsmedizin

Bis vor 20 Jahren waren die Therapiemöglichkeiten ungewollter Kinderlosigkeit sehr begrenzt und **Adoption** meist die einzige Möglichkeit, die kinderlosen Paaren doch noch zur Familiengründung verhalf. Allerdings waren die Chancen, an ein gesundes und junges Adoptivkind zu kommen, früher wesentlich größer als heute: Zum einen, weil damals jährlich Tausende junger Frauen mit ungewollter Schwangerschaft ihr Kind nicht abtreiben, aber auch nicht aufziehen wollten – und so nach der Geburt zur Adoption freigaben. Heute wird dies kaum noch praktiziert (sondern erstens besser verhütet, und wenn dann doch eine Schwangerschaft entsteht, in aller Regel abgetrieben). Und zum anderen, weil in früheren Zeiten viel mehr Kinder aufgrund von Krieg oder Krankheit zu Halb- oder Vollwaisen wurden, und anders als durch eine Adoption nicht mehr versorgt werden konnten.

Diese beiden Wege, zu einem Adoptivkind zu kommen, sind praktisch versiegt – eine neue Möglichkeit ist heute vielmehr die ***Auslandsadoption.*** 1600 Kinder wurden 2004 in Deutschland aus Drittstaaten adoptiert, die eine Hälfte davon aus Europa, vor allem aus Russland und Rumänien, die andere aus Dritte-Welt-Staaten. Die Adoption von Kindern aus Dritte-Welt-Regionen war und ist heftig umstritten. Kinderhilfswerke wie Terre des Hommes und UNICEF kritisieren, dass die Kinder teilweise unter ethisch fragwürdigen Bedingungen „angekauft" werden und so eine Art moderner Menschenhandel entstanden ist. Selbst Entführungen seien in einigen Ländern gängige Praxis; berüchtigt für die Vermittlung verschleppter Kinder mit gefälschten Papieren ist Guatemala, wo jährlich 2000 Kinder ins Ausland geschickt werden. Trotz allem hat die allzu moralische Kritik nachgelassen, und von der Mehrzahl der Behörden werden Auslandsadoptionen inzwischen unterstützt, wenn die strengen Regeln des Adoptionsprozesses eingehalten werden.

Wie klappt es, wenn es geklappt hat? Der Weg zur Adoption ist lang – bei Inlandsadoptionen bekommt nur jedes fünfte Paar nach in der Regel mehrjähriger Wartezeit ein Kind. Zudem werden die Bewerberpaare durch Behördengespräche, Hausbesuche und Seminare einer strengen Prüfung unterzogen, ob sie dem Kind und seiner Erziehung gerecht werden können. Bei Auslandsadoptionen kann es zwar schneller gehen, aber die Kosten von 5000–20000 € und die vielen Unwägbarkeiten des Adoptionsprozesses machen den Weg nicht weniger anstrengend. Und dann? Strahlende Kinder, glückliche Eltern? Häufig leider nein – bei der Frage, wie leicht es ist, mit einem Adoptivkind eine „glückliche" oder zumindest funktionierende Familie aufzubauen, sollte man sich keine falschen Hoffnungen machen. Bei Auslandsadoptivkindern ergeben sich Probleme vor allem durch die Umgebung, etwa durch die Ablehnung der offensichtlich anderen Herkunft des Kindes, die ihm und seinen Eltern im Alltag entgegengebracht wird. Das schlägt sich nieder: Viermal höher als bei in Deutschland geborenen Kindern ist die Rate der Selbstmordversuche, dreimal häufiger treten psychische Erkrankungen, fünfmal häufiger eine Drogenabhängigkeit auf. Bei einer Inlandsadoption kommen die Kinder fast ausschließlich aus Problemfamilien. Sie sind häufig schon im Schulalter oder stehen kurz vor der Pubertät: Und da unterschätzen die aufnehmenden Eltern oft völlig die Schwierigkeiten der Alltagsbewältigung und der Erziehung.

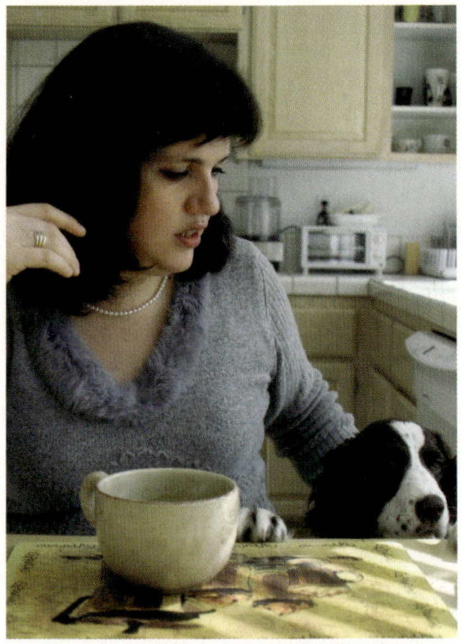

Viele Frauen über 35 haben Angst, nicht mehr schwanger werden zu können. Manche Frauen bekommen Panik und denken, zum Schluss bleibe ihnen nur noch der Hund als Geselle am Küchentisch. Aber die Glücksforschung sagt: Kinderlose Paare leben letztlich kein schlechteres Leben als solche mit Kindern. [SHU 0824]

Adoption ist also kein leichter Weg – aber er ist zu schaffen, wenn man den Risiken ins Auge sieht und sich helfen lässt. Und für Letzteres gibt es glücklicherweise eine Menge Einrichtungen – und auch Bücher –, die helfen, dass Adoptionen zum Erfolg werden und stärker als bisher als ein Weg unter mehreren zur Familienbildung betrachtet werden.

Annehmen, was ist. Doch es gibt noch den anderen Weg: eben annehmen, was (nicht) ist. Denn auch wenn es stimmt, dass die Erkenntnis, keine Kinder zu bekommen, eine gewaltige Trauerreaktion, vor allem für die Frau und die Paarbeziehung als Ganzes, nach sich zieht – auf lange Sicht sind Paare ohne Kinder keineswegs unglücklicher oder gar kränker als Paare mit Kindern (keinen Partner zu haben macht dagegen messbar kränker). Das sagen jedenfalls die Glücksforscher und es entspricht meist auch der konkreten Lebenserfahrung, wenn man einmal ehrlich seine Freunde und Bekannten durchgeht.

Dieses auf den ersten Blick erstaunliche Ergebnis wird verständlich, wenn man bedenkt, dass Kinder aufzuziehen gerade in unserer Gesellschaft gewaltige Anforderungen an die Eltern stellt – und zugleich die Unterstützung durch Großeltern und Großfamilie so gering ist wie nie zuvor. Kein Wunder deshalb, dass die Trennungs- und Scheidungsquote bei Paaren mit Kleinkindern unter 3 Jahren am höchsten in allen Beziehungsphasen ist. Und schließlich stehen kinderlosen Paaren viele Lebenschancen offen, die Familien nicht oder nur unter Mühen wahrnehmen können.

i Aktuell: www.gesundheit-heute.de/08x03

- **www.adoptionsinfo.de** – Private Internetseite, Würzburg: Bietet alles zum Thema, einschließlich Adressen von Vermittlungsstellen, Foren sowie aktuelle Fernseh- und Literaturtipps.
- **www.adoption.de** – Private Internetseite, Kiel: Liefert guten Überblick zu den häufigsten Rechtsfragen, zahlreiche Presseartikel zum Thema, eine Kontaktbörse und Newsletter.
- H. Riedle et al.: **Adoption.** Alles was man wissen muss. TiVan-Verlag, 2005. Der Titel hält, was er verspricht.
- H. Riedle; B. Gillig-Riedle: **Auslandsadoption.** Wege, Verfahren, Chancen. TiVan-Verlag, 2006. Ein Ratgeber, der vorurteilsfrei darauf vorbereitet, was einen bei einer Auslandsadoption erwartet.
- I. Enchelmaier: **Abschied vom Kinderwunsch.** Kreuz-Verlag, 2004. Anhand von Erfahrungsberichten werden Wege aufgezeigt, mit der Situation, trotz medizinischer Unterstützung kinderlos zu bleiben, umzugehen, sie zu akzeptieren und neue Lebenspläne zu schmieden. Mit Adressen von Selbsthilfegruppen und Therapiezentren.

Ungewollte Kinderlosigkeit bei Mann und Frau

Als **unfruchtbar** oder *steril* bezeichnet man in der Medizin ein Paar, bei dem sich trotz regelmäßigem Geschlechtsverkehr innerhalb von einem Jahr keine Schwangerschaft einstellt. Von ***primärer Sterilität*** spricht man, wenn noch nie eine Empfängnis erfolgte, von ***sekundärer Sterilität,*** wenn mindestens eine Schwangerschaft vorausgegangen ist, ungeachtet dessen, ob sie ausgetragen wurde. In Deutschland sind ~ 15 % der Paare ungewollt kinderlos. Die Ursachen liegen zu 30 % beim Mann, zu 30 % bei der Frau und in 30 % bei beiden Partnern; in 10 % bleiben die Ursachen ungeklärt, was als ***idiopathische Sterilität*** bezeichnet wird. Häufig handelt es sich bei der Sterilität um *vorübergehende* Fruchtbarkeitsstörungen, die prinzipiell behandelbar sind. Eine ***vollständige Sterilität*** hingegen liegt nur selten vor, beispielsweise wenn der Mann keine Samenzellen produziert oder der Frau die Gebärmutter entfernt wurde.

Infertilität bezeichnet das Unvermögen, eine Schwangerschaft erfolgreich auszutragen (z. B., wenn es zu wiederholten Fehlgeburten kommt (→ S. 376); häufig wird der Begriff aber mit Sterilität gleichgesetzt, also der Unfähigkeit, ein Kind zu zeugen.

Faktoren, die die Fruchtbarkeit beeinflussen

Der richtige Zeitpunkt. Um schwanger zu werden ist es nützlich, den Zeitpunkt des Eisprungs zu kennen (→ S. 842). Nach dem Eisprung bleibt die Eizelle ~ 24 Stunden befruchtungsfähig, Spermien überleben im Körper der Frau bis zu fünf Tage. Der optimale Zeitraum für Geschlechtsverkehr beginnt also zwei Tage *vor* dem Eisprung und endet einen Tag danach. Wer zuvor mit der „Pille" verhütet hat, braucht im Schnitt einige Monate länger, um schwanger zu werden. Aber auch ohne Verhütung liegt die Chance bei einem (gesunden) Paar mit regelmäßigem Geschlechtsverkehr pro Monat lediglich bei ~ 25 %. Wartezeiten bis zu einem Jahr sind daher noch normal.

Die biologische Uhr. Das günstigste Alter um schwanger zu werden, liegt für Frauen zwischen dem 20. und 30. Lebensjahr; ab 30 sinkt die Fruchtbarkeit leicht, ab 35 deutlich und ab 45 geht die Wahrscheinlichkeit schwanger zu werden, gegen null. Entscheidend dafür, wie lange eine Frau Kinder bekommen kann, ist das Depot von Eizellen in den Eierstöcken. Während die Frau bei ihrer Geburt über eine Million unreifer Eizellen verfügt, sinkt die Anzahl bis zum 37. Lebensjahr auf etwa 25 000. Die Anzahl der Eizellen mit Chromosomenschäden hingegen nimmt zu. Trotzdem entschließen sich immer mehr Frauen erst ab 30 für ein Kind. Ein Hauptgrund hierfür liegt in den längeren Ausbildungszeiten und veränderten Lebens- und Arbeitsbedingungen der Frauen von heute: Kind, Karriere und Partnerschaft müssen in Einklang gebracht werden. Doch wenn der Kopf dann endlich „ja" sagt, erhebt der Körper häufig Einspruch. Nicht selten folgt der Gang in ein Zentrum für Reproduktionsmedizin. Auf der anderen Seite gab und gibt es immer schon späte Mütter, deren Kinder ohne Probleme auf die Welt kamen. Viele Risiken sind für die Kinder älterer Mütter statistisch zwar erfassbar, aber nicht dramatisch erhöht. Die in den Medien teilweise vorwurfsvoll geführte Diskussion zur ***späten Mutterschaft*** sollte in der persönlichen Entscheidung eines Paares nicht überbewertet werden. Auch Männern setzt schließlich niemand ein Alterslimit, da sie im Prinzip bis zu ihrem Lebensende zeugungsfähig sind. Allerdings verringert sich die Anzahl der befruchtungsfähigen Spermien ab dem 40. Lebensjahr. Ein weiteres Problem sind die mit dem Alter zunehmend auftretenden Erektionsstörungen (→ S. 345).

Stress. Die wichtigsten Steuerungszentren zur Fortpflanzung befinden sich im Gehirn und reagieren äußerst sensibel auf äußere Einflüsse. Druck am Arbeitsplatz oder Arbeitslosigkeit, Geldsorgen, Partnerschaftskonflikte, Prüfungen, Todesfälle im Familien- oder Freundeskreis – all das kann bei einer Frau zu Zyklusstörungen führen, den Eisprung unterdrücken und beim Mann die Samenproduktion hemmen, auch wenn dieser Faktor schwer zu quantifizieren ist. Natürlich lässt sich Stress nicht (immer) vermeiden, wichtig ist jedoch, durch körperliche Bewegung, gesunde Ernährung und Entspannung einen Ausgleich zu schaffen.

„Zeugungsstress". Für viele Paare entsteht durch den unerfüllten Kinderwunsch eine große emotionale Belastung. Oft sind beide Partner frustriert, wenn keine Schwangerschaft eintritt, obwohl sie alles dafür getan haben. Diese negative Stimmung und der sich steigernde Erwartungsdruck sorgen für anhaltenden Stress und innere Unruhe. Wichtig, wenn auch oft nicht einfach, ist, dem Problem einfach mehr Gelassenheit entgegenzubringen. Sein ganzes Glück vom erfüllten Kinderwunsch abhängig zu machen, bewirkt oft genau das Gegenteil des Erwünschten.

(!) Erzählen Sie Ihren Freunden und Familien nicht, wenn Sie eine Schwangerschaft planen. So vermeiden Sie, dass die irgendwann unvermeidlichen Rückfragen Sie noch mehr unter Druck setzen.

Ernährung und Gewicht. Sowohl stark unter- als auch stark übergewichtige Frauen leiden häufig unter Fruchtbarkeitsproblemen. Nimmt man weniger Kalorien zu sich, als man braucht, verlangsamt der Organismus die Verbrennung von Nährstoffen und fährt die nicht unbedingt lebensnotwendigen Körperfunktionen, beispielsweise die Fortpflanzungsfähigkeit, herunter. Bereits nach zwei Wochen ohne feste Nahrungszunahme kann der Monatszyklus aussetzen. Bei stark übergewichtigen Frauen dagegen gerät der Östrogenhaushalt durch die Östrogenproduktion der Fettzellen durcheinander, und dieses Zuviel an Östrogen reduziert ebenfalls die Fruchtbarkeit.

Auch die Zusammensetzung der Nahrung spielt eine Rolle. Eine sehr kohlenhydratreiche, vegetarische Diät führt häufiger zu Zyklusstörungen als eine ausgewogene mediterrane Ernährung (→ S. 232).

Ob auch bei Männern die Fortpflanzungsfähigkeit durch ihr Körpergewicht und entsprechende Ernährung beeinflusst wird, ist bisher noch unklar.

Umwelteinflüsse und Leistungssport. Bei Männern wirkt sich starke Hitze bzw. die Überhitzung der Hoden z. B. durch intensiven Radsport oder das Tragen (zu) enger Jeans negativ auf die Samenproduktion und -qualität aus. Auch bei der Frau kann Leistungssport, oder besser gesagt andauernde intensive körperliche Anstrengung, das Ausbleiben der Monatsblutung oder des Eisprungs zur Folge haben. Auch ein ständig hoher Lärmpegel scheint die Fruchtbarkeit der Frau negativ zu beeinflussen. Industrieschadstoffe und Umweltgifte wie Schwermetalle oder Pestizide schädigen prinzipiell ebenfalls die Fruchtbarkeit.

Alkohol. Hoher Alkoholkonsum beeinflusst die Fruchtbarkeit sowohl von Männern als auch von Frauen. Alkoholabhänge Frauen leiden häufig unter Zyklusstörungen, während sich bei Männern neben der Potenz auch die Spermienproduktion und -beweglichkeit vermindert. Die Störungen normalisieren sich jedoch nach dreimonatiger Abstinenz.

Nikotin. Auch das Rauchen beeinflusst bei Männern die Spermienanzahl und deren Beweglichkeit. Bei Frauen wird durch zu starkes Rauchen die Empfängnisrate vermindert, zudem steigt das Risiko von Fehlgeburten (→ S. 375). Auch hier verbessert sich die Situation nach mehrwöchiger Entwöhnung.

Erste Schritte – der Weg zur professionellen Hilfe

Viele Paare, die sich schon längere Zeit um eine Schwangerschaft bemühen, entschließen sich, ärztlichen Rat und Hilfe zu holen. Erste Ansprechpartner sind in der Regel der Frauenarzt sowie der Urologe für den Mann. In größeren Städten gibt es mittlerweile auch auf die Fortpflanzungsmedizin spezialisierte *Kinderwunschzentren.*

Davon ausgehend, dass das Alter der Frau ein wichtiger Faktor für die Erfolgsaussichten einer Kinderwunschbehandlung sind, weisen viele Kinderwunschzentren Frauen, die älter als 40 Jahre sind, auf die deutlich geringeren Erfolgschancen reproduktionsmedizinischer Therapien hin, und bei einem Alter über 45 Jahren raten die Mehrzahl der Ärzte generell von ihnen ab.

Bevor die Ärzte mit den körperlichen Untersuchungen und der ausführlichen ***Sterilitätsdiagnostik*** beginnen, werden in einem ausführlichen Erstgespräch Fragen zu früheren Erkrankungen und eventuellen (Fehl-)Geburten abgeklärt. Aber auch intime Fragen zum Umgang mit der Sexualität oder zur Lebensweise (z. B. Alkohol- und Zigarettenkonsum) des Paares sind für die weitere Diagnostik unerlässlich:

- Wie lange besteht der Kinderwunsch schon bei Ihnen?
- Wer leidet in Ihrer Partnerschaft mehr unter dem unerfüllten Kinderwunsch, die Frau oder der Mann?
- Wie häufig haben Sie Geschlechtsverkehr und wie zufrieden sind Sie mit Ihrer Sexualität?
- Hat sich Ihr Sexualverhalten im Hinblick auf Ihren Kinderwunsch verändert?
- Was könnten die Ursachen für Ihre Unfruchtbarkeit sein?
- Wie sollte Ihre Kinderlosigkeit behandelt werden und wo sehen Sie die Grenzen einer Sterilitätsbehandlung?
- Wie geht es weiter, wenn die Behandlung erfolglos bleibt?

Für viele Paare ist es ungewohnt und vielleicht auch unangenehm, solche Fragen zu beantworten, wichtig ist deswegen, sich an einen Arzt oder eine Ärztin zu wenden, denen man vertraut. Aber auch dann sollte man nur das von sich preisgeben, was man zu erzählen bereit ist.

(!) Sinnvoll ist, zum Erstgespräch alle früheren Untersuchungsbefunde und Operationsberichte mitzubringen. Da sowohl beim Mann als auch bei der Frau Fruchtbarkeitsstörungen vorliegen können, werden grundsätzlich beide untersucht.

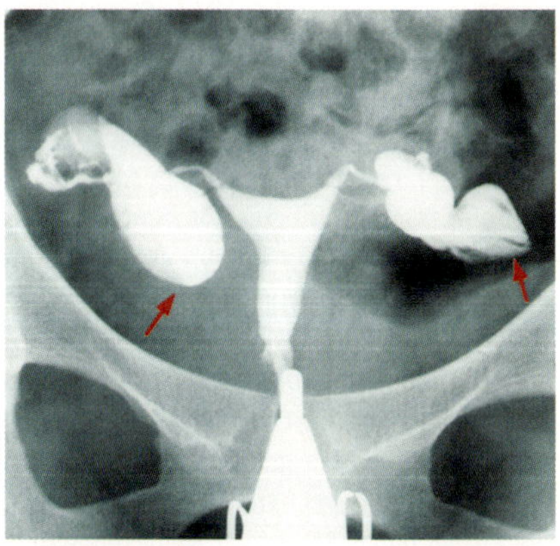

Kontrastmittelsonografie *einer 31-jährigen Patientin mit primärer Sterilität, die sich seit fünf Jahren ein Kind wünschte. Man sieht beiderseits große Auftreibungen der Eierstöcke durch Sekretanstau* ***(Saktosalpinx,*** *rote Pfeile), die wahrscheinlich das Ergebnis früherer Eierstockentzündungen (Adnexitiden → S. 855) sind. Wie erwähnt, ist die Hysterosalpingografie zwar inzwischen von der Kontrastmittelsonografie abgelöst worden, deren Befundbilder sind für Ungeübte allerdings nur schwer nachzuvollziehen.* [GTV 0828]

Zur Ursachenklärung der Kinderlosigkeit werden mehrere Untersuchungen durchgeführt, die teilweise sehr (zeit)aufwendig sind und den Betroffenen viel Geduld abfordern (Sterilitätsdiagnostik: bei der Frau → S. 334, beim Mann → S. 334). Auch Angst und Unbehagen vor einer medizinischen Behandlung können sich zu diesem Zeitpunkt noch einstellen. Solche Gefühle sollten ernst genommen werden; oft hilft es, die Entscheidung und deren mögliche Folgen noch einmal ausführlich mit dem Partner oder einem professionellen Berater zu besprechen. Wichtig ist, dass sich das Paar *gemeinsam* für oder gegen eine Therapie entscheidet.

IGeL-Hinweis: Die Kosten für das Gespräch und die ersten Untersuchungen übernimmt die gesetzliche oder private Krankenkasse; für die reproduktionsmedizinische Behandlung zahlt die Kasse unter bestimmten Voraussetzungen, z. B. muss das Paar verheiratet sein.

Fruchtbarkeitsstörungen der Frau

Die häufigste Ursache für die Unfruchtbarkeit der Frau ist eine Störung der Eierstockfunktion – die eventuell auch psychische Ursachen hat –, an zweiter Stelle stehen undurchlässige Eileiter. Seltener sind Erkrankungen oder Fehlbildungen der Gebärmutter, Veränderungen des Gebärmutterhalsschleims oder eine immunologisch bedingte Abstoßung des männlichen Samens.

Hormonstörungen. Eine **Gelbkörperschwäche *(Corpus-luteum-Insuffizienz)*** liegt vor, wenn der Körper zu wenig von dem Hormon Progesteron produziert. Eine konkrete Ursache lässt sich meist nicht feststellen, doch kommt sie bei Frauen über 35 Jahren besonders häufig vor. In jedem Fall aber kann sich das befruchtete Ei dadurch nicht in der Gebärmutterschleimhaut einnisten.

Auffallend viele Patientinnen mit unerfülltem Kinderwunsch leiden an einer ***Schilddrüsenunterfunktion*** (→ S. 751) oder ***Schilddrüsenüberfunktion*** (→ S. 750). Um eine solche auszuschließen, werden das Steuerhormon TSH und häufig auch das Schilddrüsenhormon T4 bestimmt (→ S. 746). Viele Frauen leiden aber auch unter Jodmangel oder Knoten in der Schilddrüse (→ S. 749).

Die Diagnose ***vorzeitige Wechseljahre*** (→ S. 849) ist bei Kinderwunsch vernichtend: Die Eierstöcke haben ihre Funktion eingestellt und es reifen keine Eibläschen mehr heran. Neben typischen Wechseljahrsbeschwerden

(→ S. 849) wie das Ausbleiben der Monatsblutung oder Hitzewallungen spricht ein erhöhter FSH-Wert (Normalwerte → S. 1317) für diese Diagnose. Eine Schwangerschaft ist in diesem Falle nur noch mit einer Eizellenspende (→ S. 338) möglich.

Aber auch das Vorhandensein eines hormonaktiven Tumors (wie z. B. ein ***Prolaktinom*** → S. 747) und die meisten anderen Hormonstörungen beeinträchtigen die Fruchtbarkeit. Zu den Hormonen zählt auch das Kortison (→ S. 756), wer also unter Kortisondauertherapie steht, ist in der Regel ebenfalls nur noch eingeschränkt fruchtbar.

Störung der Eierstöcke. Bei der **ovariellen Sterilität** findet entweder kein Eisprung oder nur eine unzureichende Bildung von Eibläschen statt, die häufige Folge ist eine Gelbkörperschwäche.

Bei **Polyzystischen Ovarien** ***(PCO, Stein-Leventhal-Syndrom)*** produzieren die Eierstöcke (Ovarien) gar keine oder nur sporadisch Eizellen. Die Eierstöcke sind vergrößert und mit zahlreichen Follikelzysten durchsetzt. Dadurch entsteht ein hormonelles Ungleichgewicht, vor allem aber eine Überproduktion des eisprungauslösenden Hormons LH (Luteinisierendes Hormon), wodurch Eisprung und Monatsblutungen ausbleiben. Betroffene Frauen haben häufig vermehrten Haarwuchs am Kinn, um die Brustwarzen oder als eine Linie zwischen Nabel und Schamhaaren, oft bestehen Übergewicht oder eine Insulinresistenz.

Undurchlässige Eileiter. Bei der **tubaren Sterilität** sind die Eileiter (Tuben) verklebt oder verschlossen. In der Folge sind der Transport und das Durchkommen der Eizelle unmöglich. Die Ursachen liegen bei früheren Entzündungen (Adnexitis → S. 855) oder Eilleiterschwangerschaften (→ S. 365). Auch Vernarbungen nach Operationen im Bauch- und Beckenraum, eine Endometriose (→ S. 856) oder die Spirale (→ S. 322) können Verklebungen und Verwachsungen begünstigen.

Störungen der Gebärmutter. Bei der **uterinen Sterilität** wird die befruchtete Eizelle durch Myome (→ S. 860), Verklebungen oder Fehlbildungen der Gebärmutter (Uterus) am Einnisten in die Gebärmutterschleimhaut und somit am Wachstum gehindert.

Veränderung des Gebärmutterhalsschleims. Bei der **zervikalen Sterilität** gelingt es den Samenzellen nicht, den Schleimpfropf im Gebärmutterhals zu durchdringen. Dies kann bedingt sein durch fehlenden oder zu gering produzierten Gebärmutterhalsschleim etwa bei Östrogenmangel (die Spermien sind dann nicht ausreichend beweglich), durch entzündliche oder anatomische Veränderungen (z. B. durch eine Konisation → S. 863) oder durch Sperma-Antikörper im Gebärmutterhalsschleim (immunologische Sterilität).

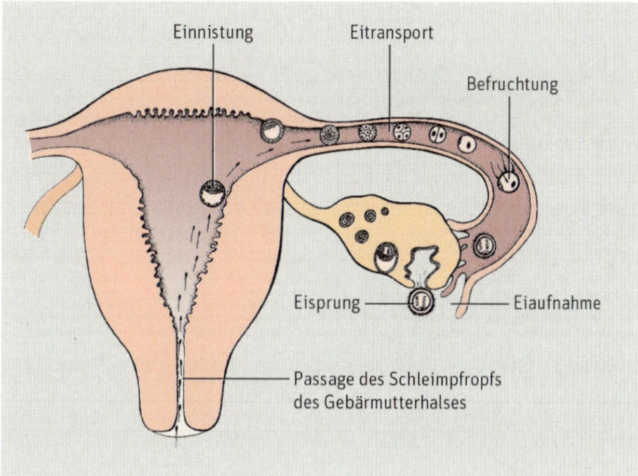

*Bei einer **Befruchtung** durchdringen die Samenzellen den Gebärmutterhalsschleim und schwimmen weiter in die Eileiter. Die herangereifte Eizelle wird in einen Eileiter abgeben, wo die schnellste Samenzelle mit dem Kopf in die Eizelle eindringt. Das befruchtete Ei wandert weiter in die Gebärmutter und nistet sich dort in der Gebärmutterschleimhaut ein. Jeder dieser Schritte kann gestört sein und damit als Ursache von Unfruchtbarkeit in Frage kommen.* [GTV 0825]

Immunologische Sterilität. Handelt es sich, wenn auch nur selten, um eine **immunologische Sterilität,** behandelt das Immunsystem der Frau die Samenzellen des Mannes als Fremdkörper (sehr selten auch die eigenen Eizellen) und bildet als Reaktion auf diese „Unverträglichkeit" Antikörper gegen sie.

Zum Nachweis von Antikörpern der Frau gegen die Spermien ihres Partners dient der **Postkoitaltest** ***(Sims-Huhner-Test)***: Zwölf Stunden, nachdem das Paar zum Zeitpunkt des Eisprungs ungeschützten Geschlechtsverkehr hatte, wird etwas Gebärmutterschleim vom Muttermund abgesaugt und unter dem Mikroskop untersucht. Anzahl, Beweglichkeit und Anordnung der Spermienzellen geben Aufschluss über das Vorliegen von Antikörpern. Finden sich – bei normalem Spermiogramm des Mannes (→ S. 334) – keine oder nur unbewegliche Spermien, spricht der Test für eine Unverträglichkeit von Spermien und Gebärmutterhalsschleim.

Da dieser Test einfach durchführbar ist, wird er vielerorts routinemäßig jedem Paar empfohlen.

Fruchtbarkeitsstörungen des Mannes

Störung der Samenproduktion. Die häufigste Ursache für die Unfruchtbarkeit des Mannes ist die verminderte oder gestörte Samenproduktion. Gründe dafür sind:

- Übermäßiger Alkohol- und Nikotingenuss
- Samenleiterverschluss
- Verletzungen der Hoden, z. B. durch einen (Sport-)Unfall
- Umwelteinflüsse wie Schadstoffe, Überhitzung oder Strahlenbelastung der Hoden
- (Operierte) Tumoren
- Stress.

Eine dauerhafte Unfruchtbarkeit ist meistens auf Mumps (→ S. 408) oder einen zu spät korrigierten Hodenhochstand (→ S. 813) in der Kindheit zurückzuführen.

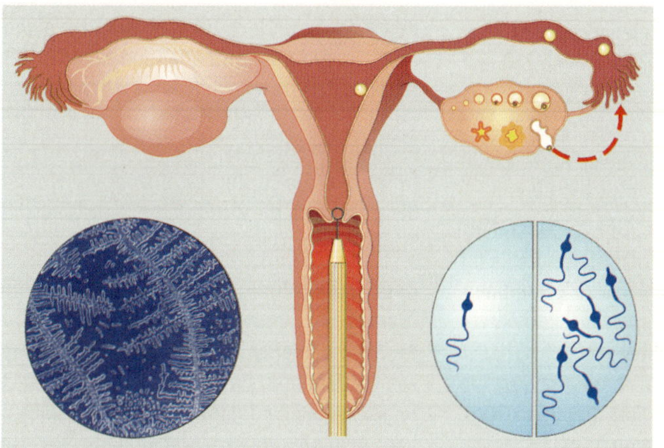

Farnkrauttest** und **Postkoitaltest.** Mit dem* **Insler-Score** ***(Zervixschleimbewertung) *misst man neben Menge und Spinnbarkeit (→ S. 318 und Abb. S. 319) des Gebärmutterhalsschleims, ob der Muttermund leicht geöffnet ist und ob das getrocknete Sekret unter dem Mikroskop wie Farnkraut erscheint* ***(links Farnkrautphänomen).*** [GTV 0826]

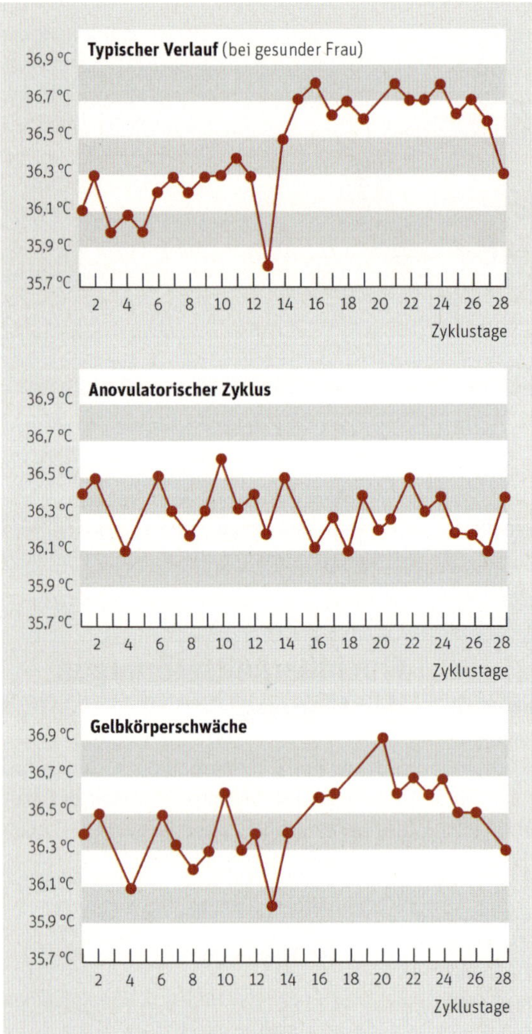

*Die **Basaltemperaturkurve** gibt wertvolle Hinweise auf die mögliche Ursache einer Kinderlosigkeit: Oben der typische Verlauf mit zwei Phasen und in der Mitte der Eisprung, nach dem die Temperatur dann über das Niveau der ersten Zyklushälfte ansteigt. Beim Bild in der Mitte findet kein Eisprung statt **(anovulatorischer Zyklus)** und der Temperaturanstieg in der Zyklusmitte bleibt aus. Unten weist der verzögerte Kurvenanstieg auf eine **Gelbkörperschwäche** (→ S. 332) hin.* [ASM 0827]

Sterilitätsdiagnostik bei der Frau

Folgende Untersuchungen werden bei der **Sterilitätsdiagnostik** durchgeführt:

Zyklusanamnese. Bei der **Zyklusanamnese** werden mindestens drei bis maximal sechs Menstruationszyklen und deren Begleiterscheinungen wie Unterleibsschmerzen, Brustspannen oder Zwischenblutungen beobachtet und in einen Zykluskalender eingetragen. Ein deutlich verkürzter Zyklus weist z. B. auf eine Gelbkörperschwäche (→ S. 332), das Ausbleiben der Monatsblutung (Amenorrhoe → S. 846) auf einen fehlenden Eisprung (anovulatorischer Zyklus → S. 849) hin.

Basaltemperaturkurve. Um bei bestehendem Kinderwunsch die fruchtbaren Tage und den Zeitpunkt des Eisprungs zu bestimmen, eignen sich die ***Basaltemperatur-*** und ***Zervixschleimmethode*** (Vorgehensweise → S. 318). Die bei der natürlichen Verhütung „gefährlichen" Tage sind hier nun die „günstigen" Tage, um ein Kind zu zeugen.

Hormondiagnostik. Die Hormondiagnostik nimmt in der Sterilitätsdiagnostik der Frau eine Schlüsselrolle ein. Die große Tabelle erläutert die für die Sterilitätsdiagnostik wichtigsten Hormonuntersuchungen.

Kontrastmittelsonografie. Um die Durchgängigkeit der Eileiter zu überprüfen macht man eine **Kontrastmittelsonografie** ***(Hysterokontrastsonografie, Hysterosalpingo-Sonografie, HKSG).*** Dabei wird ein dünner Katheter durch die Scheide in die Gebärmutter eingeführt, in den man anschließend Kontrastmittel gibt. Im Ultraschallbild lässt sich erkennen, ob und wie das Kontrastmittel durch die Eileiter fließt. Die Kontrasmittelsonografie hat die früher übliche Hysterosalpingografie weitgehend abgelöst, die die Patienten erheblich mit Strahlen belastete.

Bauchspiegelung. Eine Bauchspiegelung (Details → S. 862) ist die präziseste Methode, um die Eileiter zu überprüfen und Organe wie Gebärmutter, Eierstöcke und Blase direkt zu betrachten. Endometriose, Verwachsungen oder Myome können erkannt und teilweise auch schon sofort während des Eingriffs entfernt werden.

Gebärmutterspiegelung. Eine Gebärmutterspiegelung (Details → S. 830) gibt Aufschluss über Verklebungen, Myome oder Polypen in der Gebärmutter, die dabei oft schon während des Eingriffs entfernt werden können.

Sterilitätsdiagnostik beim Mann

Folgende Untersuchungen werden bei der **Sterilitätsdiagnostik** durchgeführt:

Spermiogramm. Zentral für die Beurteilung der männlichen Fruchtbarkeit ist die Untersuchung der Samenflüssigkeit, das **Spermiogramm.**

Hierzu masturbiert der Mann nach 3–5 enthaltsamen Tagen Samenflüssigkeit in ein steriles Gefäß, das innerhalb von 60 Minuten in die Praxis oder in ein entsprechendes Labor gebracht werden muss.

Unter dem Mikroskop wird die Samenflüssigkeit auf Anzahl, Gestalt und Beweglichkeit der Spermien untersucht. Sind alle drei Kriterien stark eingeschränkt, spricht man von einer **Oligo-Astheno-Teratozoospermie** ***(OAT-Syndrom).*** Die Anzahl der Spermien ist zu gering (Oligo-), sie bewegen sich nicht ausreichend (Astheno-) und zeigen auffällig viele Fehlformen (Terato-). Besonders entscheidend für die Befruchtung sind gut vorwärts bewegliche Spermien.

Finden sich bei der Sperma-Analyse nur vereinzelt Spermien ***(Kryptozoospermie)*** oder gar keine ***(Azoospermie)***, kann dafür auch eine ***retrograde Ejakulation*** verantwortlich sein, bei der sich das Sperma bei der Ejakulation in die Harnblase entleert.

Da die Qualität der Samenflüssigkeit schwanken kann, werden in der Regel zwei Spermiogramme im Abstand von 2–3 Monaten durchgeführt. Fällt die Spermienanalyse gut aus, ist außer der Bestimmung der Blutwerte keine weitere Diagnostik beim Mann nötig. Es gibt jedoch eine Ausnahme: Auch bei einem unauffälligen Spermiogramm kommt es vor, dass die Spermien befruchtungsunfähig sind. So ein Fall kann sich hinter der Diagnose idiopathische Sterilität (→ S. 331) verstecken und wird meist erst nach dem ersten IVF-Versuch (→ S. 336) entdeckt, wenn die Befruchtung der Eizellen im Schälchen ausbleibt.

Bei einem leicht eingeschränkten Spermiogramm ist eine Insemination sinnvoll (→ S. 338), da bei dieser die Spermien aufbereitet und konzentriert werden.

Bei einem hochgradig eingeschränkten Spermiogramm gibt es kaum vorwärts bewegliche

Spermien. In diesem Fall ist die ICSI-Behandlung (→ S. 337) die einzig Erfolg versprechende Therapie.

Sind keine Spermien in der Samenflüssigkeit vorhanden, versucht man, sie operativ aus den Hoden zu entnehmen. Dies gelingt häufig, aber nicht immer. (→ S. 337).

IGeL-Hinweis: Ein Spermiogramm kostet zwischen 30 und 60 €. Im Rahmen einer künstlichen Befruchtung übernimmt in der Regel die Kasse die Hälfte der Kosten. Ein diagnostisches Spermiogramm beim Urologen kostet den Patienten nichts extra.

Hormonuntersuchung. Findet sich im Spermiogramm nur eine geringe Anzahl an Spermien, werden mit einer Blutuntersuchung die Hormonwerte des Mannes bestimmt, vor allem des Testosterons (→ S. 1333) und des FSH (→ S. 1317).

Hodenbiopsie. Bei einem sehr eingeschränkten Spermiogramm wird durch eine Gewebeprobe aus den Hoden festgestellt, ob Spermien produziert werden.

Genetische Untersuchung. Bei einem stark eingeschränkten Spermiogramm empfiehlt sich eine genetische Untersuchung **(Karyogramm)**, bei der mit einer Blutprobe geprüft wird, ob genetische Abweichungen vorliegen. Manche Experten befürworten ein Karyogramm für alle Paare, bevor sie eine künstliche Befruchtung erhalten, insbesondere wenn eine Behandlung mit Mikro-Injektion der Spermien in die Eizellen (ICSI → S. 337) ansteht.

IGeL-Hinweis: Die Kasse übernimmt die Kosten für ein Karyogramm (220–400 €), wenn gleich beim ersten Termin im Kinderwunschzentrum diese Untersuchung veranlasst wird. Spätere Tests werden normalerweise nicht gezahlt.

	Funktion im Körper [1]	Einsatz in der Diagnostik	Einsatz in der Therapie
Androgene *(männliche Geschlechtshormone)*	*Testosteron* und Vorstufe *DHEA;* bei der gesunden Frau nur in Spuren nachweisbar	Bei Unfruchtbarkeit (auch der Frau, erhöhte Werte z. B. bei *Polyzystischen Ovarien* → S. 333)	Bei Testosteronmangel (Testosteronersatztherapie → S. 819)[2]
Östrogene *(Follikelhormon)*	Von den Eierstöcken gebildet. *Östrogen* wird in der Labordiagnostik differenziert in *Östradiol (E2)* und *Östriol (E3).* Beim Mann nur geringe Östrogenausschüttung, außer bei Lebererkrankungen (→ ab S. 671)	Bei Unfruchtbarkeit (der Frau). Der Östradiolspiegel zeigt an, ob die Eireifung klappt, wofür der Östradiolspiegel in der ersten Zyklushälfte mehrmals bestimmt wird.	➤ Bestandteil aller Pillen (→ S. 323) außer der Minipille ➤ Zur Behandlung gynäkologischer Wechseljahrsbeschwerden (→ S. 849) als Creme oder Tablette
Gestagene	**Progesteron** *(Gelbkörperhormon)* ist das körpereigene Gestagen. Es wird in der 2. Zyklushälfte im Gelbkörper (im Eierstock) gebildet und bereitet die Gebärmutterschleimhaut auf die Einnistung vor.	Bei der Diagnostik der Unfruchtbarkeit (bei der Frau). Erniedrigte Progesteronwerte deuten auf eine *Gelbkörperschwäche* (CL-Insuffizienz → S. 332).	➤ Bestandteil aller hormonellen Verhütungsmittel ➤ Zur Behandlung gynäkologischer Beschwerden
Inhibin	Im Eierstock (und im Hoden) gebildetes Hormon, das die FSH-Freisetzung reguliert	Bei Unfruchtbarkeit. Bei Inhibinmangel bei der Frau werden nicht genügend Eizellen gebildet. Beim Mann deutet er auf eine Hodenfunktionsstörung.	Keine
Im Gehirn gebildete **Geschlechtssteuerhormone** FSH, LH, Prolaktin und Oxytozin (Details zu Steuerhormonen → S. 745) und das **Geschlechtsreleasinghormon** GnRH[3]	**GnRH** *(Gonadoliberin,* auch *LHRH* und *FSH-RH* genannt) löst Pubertät aus und kurbelt Produktion von FSH und LH an, senkt aber gleichzeitig auch beim Mann die Testosteronausschüttung	Bei der Diagnostik von Pubertätsstörungen (→ S. 423) und der Unfruchtbarkeit (bei Mann und Frau)	➤ Zur Auslösung eines Eisprungs ➤ Bei Endometriose (→ S. 856) ➤ Zur Hormontherapie des Brust- und des Prostatakrebses (z. B. Buserelin, Profact®)
	FSH *(Follikelstimulierendes Hormon)* bewirkt, dass im Eierstock Eibläschen heranreifen (Laborwerte → S. 1317).	Bei der Diagnostik der Unfruchtbarkeit (bei Mann und Frau)	Zur Auslösung eines Eisprungs
	LH *(Luteinisierendes Hormon)* wird nur wenige Tage vor dem Eisprung ausgeschüttet	Bei der Diagnostik der Unfruchtbarkeit (bei der Frau)	Keine
	Prolaktin (Laborwerte → S. 1329) vergrößert die Brust in der Schwangerschaft und besorgt danach die Milchbildung. Ein Zuviel an Prolaktin behindert die Reifung der Eizellen.	Bei Unfruchtbarkeit. Ein erhöhter *Prolaktinspiegel* führt zu unregelmäßigen Zyklen. Stress, Tumoren *(Prolaktinom* → S. 747) und Psychopharmaka erhöhen das Prolaktin.	Keine
	Oxytozin bewirkt ➤ Die Milchentleerung beim Stillen ➤ Das Zusammenziehen der Gebärmutter nach der Geburt ➤ Sorgt für den wohligen Schauer beim Orgasmus *(Orgasmushormon).*	Bei der Diagnostik der Unfruchtbarkeit (bei der Frau)	Verwendung als Spray (Syntocinon®) zur Stärkung der Wehentätigkeit während der Geburt sowie bei beginnender Mastitis (→ S. 397)

[1] Diese Tabelle nennt vor allem die Wirkungen bei der Frau, weil Hormonstörungen des Mannes bei der Sterilitätsdiagnostik nur eine geringe Rolle spielen.
[2] Die Einnahme von Testestoron führt allerdings nicht zur Verbesserung der Spermaqualität, wie man annehmen könnte – im Gegenteil, diese geht zurück.
[3] Alle Geschlechtshormone existieren übrigens auch beim Mann und bewirken bei ihm die Samenreifung und stimulieren die Testosteronausschüttung. Weitere Details zu den Releasinghormonen → S. 745.

Überblick: Die **Geschlechtshormone** *sowie die übergeordneten Steuerhormone, die bei Mann und Frau wirken und für die hormonelle Verhütung sowie in der Sterilitätsdiagnostik (→ linke Seite) eine Rolle spielen.*

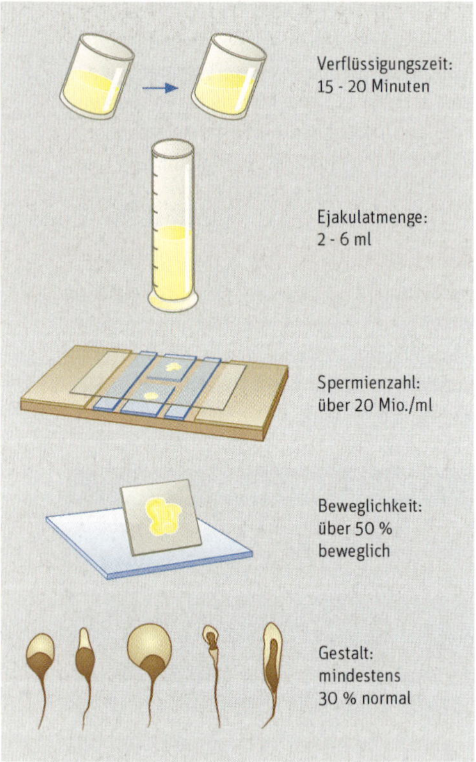

*Die medizinische **Sperma-Untersuchung** umfasst mehrere Schritte. Gesund ist ein Spermavolumen von 2–5 ml und eine Spermienanzahl von 20 Mio. pro ml (oder mehr), von denen mind. 50 % gut und mehr als 25 % sehr schnell beweglich sein sollten.* [GTV 0829]

Sterilitätstherapie

Eisprungkontrolle

Eisprungkontrolle: Festlegung des optimalen Zeitpunkts für Geschlechtsverkehr durch ärztliche Beobachtung des Zyklus über mehrere Monate ***(Zyklusmonitoring).*** Dabei wird an verschiedenen Zyklustagen die Größe des heranreifenden Eibläschens per Ultraschall kontrolliert, zusätzlich erfolgt die Bestimmung der Hormonwerte in Blut und Urin. So wird sichergestellt, dass das Paar den optimalen Zeitraum für Geschlechtsverkehr (zwei Tage *vor* dem Eisprung bis einen Tag danach) nützt.

Technische Methoden zur natürlichen Familienplanung. Neben der medizinischen Beobachtung hat sich mittlerweile ein regelrechter Markt für so genannte ***Ovulationstests*** und digitale ***Fertilitätsmonitore*** etabliert. Beim Ovulationstest misst man mit Teststäbchen den Anstieg des LH-Hormons im Urin einige Tage vor dem erwarteten Eisprung, bis er anhand sich verändernder Farbstreifen positiv ausfällt. Fertilitätsmonitore funktionieren ähnlich wie Verhütungscomputer (→ S. 319): Der Eisprung wird durch den Anstieg des LH-Hormons im Urin (Clearblue®, Clearplan®) oder durch das tägliche Messen der Aufwachtemperatur (Cyclotest2Plus®, Baby-Comp®) ermittelt. Die Zyklustage werden automatisch mitgezählt und das Display zeigt der Anwenderin dann täglich ihre (maximale) Fruchtbarkeit und somit den optimalen Zeitraum für Geschlechtsverkehr an. Da die Zyklusdaten gespeichert werden, kann mit manchen Geräten sogar eine Zyklusstatistik erstellt werden. Baby-Comp rechtfertigt seinen hohen Preis vor allem dadurch, dass das Gerät neben (krankheitsbedingten) Zyklusabweichungen sowohl die eventuelle Schwangerschaft als auch das wahrscheinliche Geschlecht und den Geburtstermin des Kindes anzeigt.

IGeL-Hinweis: Ovulationstests kosten zwischen 15 und 19 €. Die Fertilitätsmonitore Clearblue® und Clearplan® kosten etwa 150 €, hinzu kommen monatlich bis zu 30 € für die Urinstäbchen; Cyclotest2Plus® liegt bei 158 €, Baby-Comp® bei 745 €. Die Kassen übernehmen die Kosten nicht.

In-vitro-Fertilisation

In-vitro-Fertilisation ***(IVF, Künstliche Befruchtung,*** in vitro = im Glas): Befruchtung einer Eizelle durch Samenflüssigkeit in einem Glasschälchen, d. h. außerhalb des Körpers. Anschließend wird der aus der Zellteilung entstandene Embryo in die Gebärmutter gepflanzt, wo er bis zur Geburt weiterwächst. Wichtigstes Behandlungsverfahren der Reproduktionsmedizin, etwa 10 000 „Retortenkinder" entstehen in Deutschland pro Jahr auf diesem Weg. Das Verfahren wird vor allem angewendet bei:

- Undurchlässigkeit oder Funktionsunfähigkeit der Eileiter (ovarielle und tubare Sterilität → S. 333)
- Störung der Samenproduktion beim Mann
- Immunologischer Sterilität (→ S. 333)
- Erfolglosigkeit aller anderen Therapien.

Behandlungsschritte

Die In-vitro-Fertilisation ist sehr aufwendig und zieht sich über viele Monate hin – wenn man nicht beim ersten Mal schon ins Schwarze trifft.

Stimulation der Eizellenreifung. Die Therapie beginnt mit einer hormonellen Stimulation der Eierstöcke (→ S. 338). Ziel hierbei ist, mehrere Eibläschen gleichzeitig reifen zu lassen, um dadurch die Chance auf mehrere befruchtungsfähige Eizellen zu erhöhen.

Durch die hormonelle Stimulation kann es allerdings zu einem **Überstimulationssyndrom** ***(Ovarielles Hyperstimulationssyndrom, OHSS)*** kommen. Die Eierstöcke produzieren zu viele Eibläschen. Zudem kann sich Flüssigkeit im Bauch ansammeln und es kann zu Atemnot und Störung der Blutgerinnung kommen.

Eisprung und Eizellentnahme. Etwa eine Woche später werden per Ultraschall und Hormonwertbestimmung im Blut Größe und Reife der Eizellen kontrolliert. Sind die Eibläschen gereift und befruchtungsfähig, werden die follikelstimulierenden Hormone abgesetzt und mithilfe einer Injektion des Hormons Beta-HCG (→ S. 350) die Reifung der Eizellen ausgelöst. 36 Stunden später entnimmt der Arzt die Eizellen aus den Eierstöcken, indem er die Eibläschen mit langen feinen Nadeln durchsticht und dann die Follikelflüssigkeit, die die Eizellen enthält, absaugt (Follikelpunktion). Der Eingriff erfolgt in der Regel durch die Scheide und wird über Ultraschall am Bildschirm überwacht. Die Patientin bekommt Schmerzmittel oder eine kurze örtliche Betäubung; meist dauert der Vorgang nur wenige Minuten.

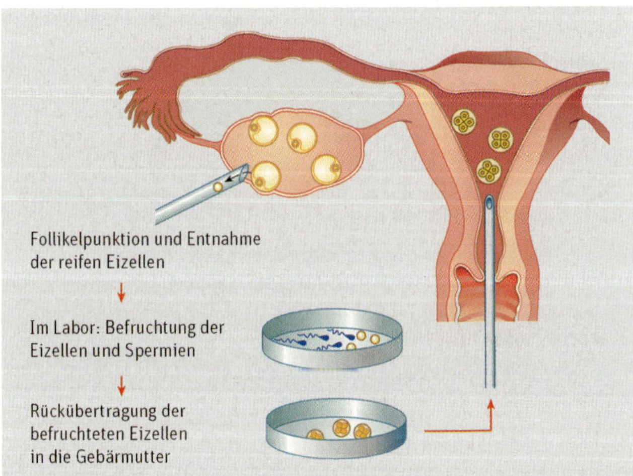

*Die Schritte der **In-vitro-Fertilisation.** Die Embryonen werden üblicherweise drei bis fünf Tage nach der Befruchtung in die Gebärmutter eingespült.* [GTV 0831]

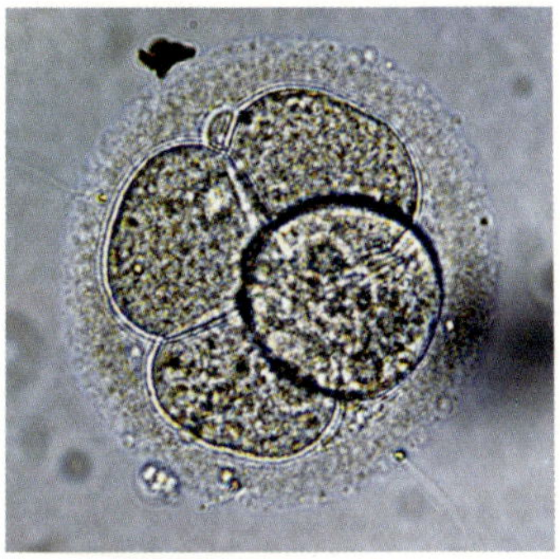

Das Bild zeigt das Vierzellstadium einer befruchteten Eizelle, die sich – nachdem das Spermium die Eizelle durchdrungen hat – noch zweimal geteilt hat. [AOK 0830]

*Durchführung der **ICSI**: Die Eizelle wird mit einer Pipette angesaugt und dadurch in einer Position gehalten. Anschließend wird die Eizelle angestochen und das Spermium kann eingespritzt werden.* [AOK 0833]

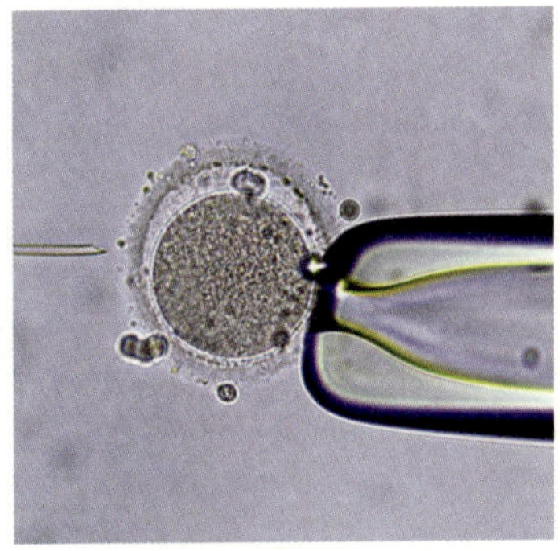

Zusammenführen von Eizellen und Spermien. Unter dem Mikroskop werden die mit der Follikelflüssigkeit gewonnen Eizellen untersucht, herausfiltriert und in einem Schälchen mit Nährlösung kultiviert. Nach 4–6 Stunden werden zu jeder entnommenen Eizelle aufbereitete (d. h. die Spermien wurden von den übrigen Bestandteilen der Samenflüssigkeit getrennt) Spermien hinzugefügt. Hierfür wird am Tag der Eizellenentnahme frische Samenflüssigkeit des Partners benötigt.

16–18 Stunden später wird kontrolliert, ob sich so genannte ***Vorkerne*** gebildet haben, d. h. in der befruchteten Eizelle muss weibliches und männliches Erbgut vorhanden sein, ohne sich jedoch schon geteilt oder vereinigt zu haben. Falls sich mehr als drei Eizellen in diesem Vorkernstadium befinden, können die überzähligen Eizellen für spätere Versuche eingefroren werden ***(Kryokonservierung)***.

Embryonentransfer. 48 Stunden nach Bildung des Vorkernstadiums haben in der Regel mehrere Zellteilungen stattgefunden; man spricht nun von einem Embryo. Etwas später – also am 3.–5. Tag nach der Befruchtung – werden mithilfe eines dünnen Katheters dann ein bis maximal drei Embryonen durch die Scheide in die Gebärmutterhöhle übertragen.

Die Einnistung des Embryos in die Gebärmutterschleimhaut wird zur Sicherheit durch die Gabe des Schwangerschaftshormons Beta-HCG oder durch Gestagene unterstützt.

Bevor sich ein Embryo in die Gebärmutterschleimhaut einnistet, muss er aus der Eihülle schlüpfen. Nach mehrfach erfolglosen Embryoübertragungen kann versucht werden, dem Embryo das Schlüpfen zu erleichtern, indem der Arzt mit einem Lasergerät die Umhüllung einritzt, kurz bevor er den Embryo in die Gebärmutter einsetzt. Diesen Eingriff nennt man **Embryoschlüpfhilfe** *(assisted hatching;* to hatch = schlüpfen). Es besteht jedoch die Gefahr, den Embryo dabei zu verletzen. Und es ist nicht gesichert, ob das Einnisten des Embryos dadurch wirklich erleichtert wird.

Schwangerschaftskontrolle. Zwei Wochen nach Übertragung der Embryonen wird anhand der Höhe des Schwangerschaftshormons Beta-HCG festgestellt, ob eine Schwangerschaft begonnen hat. Nach einem Monat kann die Entwicklung des Embryos per Ultraschall mitverfolgt werden.

Erfolg und Risiken

Der Erfolg einer IVF ist vor allem vom Alter der Frau und der Entwicklung des Embryos abhängig. Statistisch liegt die Geburtenrate bei etwa 25 %. Bei Frauen unter 37 Jahren ist sie höher.

Durch den Transfer von drei Embryonen in die Gebärmutter erhöht sich das Risiko einer Mehrlingsschwangerschaft vor allem bei jüngeren Frauen: Die Wahrscheinlichkeit, Zwillinge zu gebären, liegt bei etwa 15 %, die für eine Drillingsschwangerschaft bei etwa 3 %. Haben Zwillinge gute Aussichten auf eine gesunde Entwicklung und Geburt, besteht bei Drillingen die Gefahr einer Frühgeburt. Dieses Risiko wird oft dadurch verringert, dass man pro Zyklus nur zwei Embryonen in die Gebärmutter gibt. Neben dem erhöhten Risiko einer Mehrlingsschwangerschaft steigt bei der IVF auch das Risiko einer ***Eileiterschwangerschaft*** (→ S. 365) um etwa 5 % gegenüber natürlichen Schwangerschaften.

Im Rahmen der Hormonbehandlung kann es zum Überstimulationssyndrom (→ S. 336) kommen.

IGeL-Hinweis: Die gesetzlichen Krankenkassen übernehmen bei maximal drei IVF-Behandlungen die Hälfte der Kosten von etwa 1500 € pro Behandlungszyklus. Voraussetzung für die Kostenübernahme ist, dass das Paar verheiratet, die Frau zwischen 25 und 40 und der Mann zwischen 25 und 50 Jahre ist. Hinzu kommt häufig der Eigenanteil für Medikamente, der je nach Therapie zwischen 1000 und 1500 € liegt.

ICSI

ICSI *(Intra-Cytoplasmatische-Spermien-Injektion, Intrazytoplasmatische Spermieninjektion):* Ergänzende Methode der In-Vitro-Fertilisation, bei der man eine (bewegliche) Samenzelle direkt in die zuvor entnommene Eizelle injiziert. Da zur Befruchtung der Eizelle *eine einzige* Samenzelle ausreicht, wendet man das Verfahren vor allem bei einem stark verminderten Anteil gut vorwärts beweglicher Spermien in der Samenflüssigkeit an.

Der Mann gewinnt die Samenflüssigkeit am Tag der Eizellenentnahme durch Masturbation. Sind keine Spermien in der Samenflüssigkeit vorhanden, versucht man diese operativ aus dem Hoden zu entnehmen (→ unten).

Kontrovers diskutiert wird die erhöhte Fehlbildungsrate der Kinder, die durch ICSI gezeugt wurden: Im Vergleich zu natürlich gezeugten Kindern gibt es unter ihnen zusätzliche 0,5 % mit genetischen Auffälligkeiten.

IGeL-Hinweis: Die Kosten für eine ICSI-Behandlung (etwa 1900 €) werden bei bis zu drei Versuchen in der Regel zu 50 % von der Kasse übernommen, wenn mindestens zwei stark eingeschränkte Spermiogramme vorliegen bzw. der Anteil gut vorwärts beweglicher Spermien unter 15 % liegt. Hinzu kommen zusätzlich Medikamentenkosten von 1000 bis 1500 €.

Operative Spermiengewinnung aus Hoden und Nebenhoden

MESA *(Mikrochirurgische Epididymale Spermienaspiration):* Gewinnung von Spermien aus den Nebenhoden durch einen kleinen chirurgischen Eingriff, bei dem unter örtlicher Betäubung die Samenleiter freigelegt und die darin enthaltenen Spermien mit einer Hohlnadel abgesaugt werden.

TESE *(Testikuläre Spermienextraktion):* Gewinnung von Spermien aus dem Hodengewebe, falls in den Nebenhoden keine Spermien vorhanden sind. Die Gewebeproben werden meist an mehreren Stellen entnommen und ein Teil der Spermien für nachfolgende Behandlungen eingefroren.

Indikationen für MESA und TESE sind:

- Verschluss der ableitenden Samenwege
- (Fast) keine Spermien in der Samenflüssigkeit.

Beide Eingriffe werden meist im Rahmen einer IVF- oder ICSI-Behandlung (→ S. 337) von einem Urologen durchgeführt.

Hormonstimulation der Eierstöcke

Hormonstimulation: Anregung der Bildung von Eibläschen in den Eierstöcken durch die Einnahme von Hormontabletten; häufig mit nachfolgender Auslösung des Eisprungs durch eine Hormoninjektion (HCG), in der Regel im Rahmen einer IVF-(→ S. 336) oder ICSI-Behandlung (→ S. 337).

Frauen mit extrem unregelmäßigem Zyklus oder mit Zyklen ohne Eisprung oder ganz ausbleibender Monatsblutung (Amenorrhoe → S. 846) benötigen hormonelle Hilfe, um zum Eisprung zu kommen. Dazu nimmt die Frau entweder Clomifen-Tabletten ein (in der Regel fünf Tage) oder spritzt sich für mehrere Tage bis Wochen niedrig dosiertes FSH unter die Haut, wodurch das Heranreifen eines oder mehrerer Eibläschen unterstützt wird. Bei mehr als zwei Eibläschen steigt das Mehrlingsrisiko, weshalb in diesem Fall der Abbruch der Behandlung oder die Verringerung der Eibläschen durch eine Punktion ratsam sein kann. Anschließend wird durch eine Injektion des Hormons Beta-HCG der Eisprung ausgelöst.

Insemination

(Intrauterine) Insemination *(IUI):* Injizierung des durch Selbstbefriedigung des Mannes gewonnenen Spermas in die Gebärmutter zum Zeitpunkt des Eisprungs. Bei Frauen mit unregelmäßigem oder gar keinem Zyklus erfolgt diese Methode in Kombination mit der hormonellen Stimulation der Eierstöcke. Da die Befruchtung durch den Samen des eigenen Partners stattfindet, spricht man auch von *homologer Insemination.*

Die Schwangerschaftsrate ist stark von den Gründen, die zu dieser Therapie führen, abhängig und beträgt pro Zyklus etwa 10 %.

Um die Wahrscheinlichkeit einer Befruchtung zu erhöhen, werden die besonders beweglichen Samen vor der Injektion aus der Samenflüssigkeit „gewaschen" und in konzentrierter Form aufbereitet. Danach spritzt der Arzt sie mit einer auf einen Katheter aufgesetzten Spritze durch den Muttermund in die Gebärmutterhöhle.

Der häufigste Grund für die Intrauterine Insemination ist eine zu geringe Anzahl (beweglicher) Spermien in der Samenflüssigkeit des Mannes. Weitere Indikationen können die Bildung von Antikörpern gegen Spermien (immunologische Sterilität → S. 333), die Veränderung des Gebärmutterhalsschleims (zervikale Sterilität → S. 333) oder ein vernarbter Muttermuttermund sein (uterine Sterilität → S. 333).

IGeL-Hinweis: Etwa 300 € pro Zyklus, hinzu kommen Kosten für eventuelle (Hormon-)Medikamente. Gesetzliche Kassen übernehmen bei einem nicht hormonell stimulierten Zyklus bis zu achtmal die Hälfte der Behandlungskosten; bei einem hormonell stimulierten Zyklus dreimal.

Fremdinsemination

Fremdinsemination *(Donogene Insemination, Heterogene Insemination, Spendersamen):* Durchführung der Insemination mit Samen eines unbekannten Spenders, bei der der Samen in der Regel von einer Samenbank stammt. Die Besamung erfolgt während des natürlichen Eisprungs der Frau oder nach einer hormonellen Stimulation der Eierstöcke.

Seit 1986 in Deutschland eine legale Behandlungsmethode, bei

- Nicht ausreichenden (beweglichen) Spermien in der Samenflüssigkeit
- Erbkrankheiten
- Schwerwiegenden Infektionen wie z. B. AIDS/HIV des Mannes
- Kinderwunsch von alleinstehenden oder lesbischen Frauen (in Deutschland rechtlich möglich, in den meisten Fällen aber mit sozialrechtlichen Komplikationen verbunden).

Die Behandlung erfolgt in einer Frauenarztpraxis oder einem Zentrum für Reproduktionsmedizin.

Eine **Samenbank** stellt Paaren mit ungewollter Kinderlosigkeit Samenproben qualifizierter, d. h. gesunder Männer zwischen 20 und 39 Jahren zur Verfügung. Die Spender sind nach Blutgruppen, genetischen Merkmalen, Beruf und Interessenprofil katalogisiert, was dem Paar eine Auswahl der von ihnen gewünschten Merkmale für ihr Kind erlaubt; meist sollen diese denen des (Ehe-)Partners entsprechen. Der Spender selbst bleibt anonym.

Eine umfassende Aufklärung des Paars über rechtliche, medizinische und soziale Aspekte sowie eine schriftliche Einwilligung vor Behandlungsbeginn ist seitens der Samenbank verpflichtend. Dabei geht es um das Verhältnis zwischen Kind, Eltern und Samenspender, d. h. um Abstammungs-, Unterhalts- und Erbrecht. Der Spender verzichtet z. B. auf Auskunft über Anzahl und Identität der mit seinem Samen gezeugten Kinder und ist selbst vor Ansprüchen des Empfängerpaars geschützt. In Deutschland gilt der soziale Vater automatisch als der genetisch vermutete und ist als solcher demnach auch unterhalts- und erbpflichtig.

IGeL-Hinweis: Der erste Versuch kostet rund 1800 €, weitere Versuche etwa 300 €. Die Kosten übernehmen Kassen nicht.

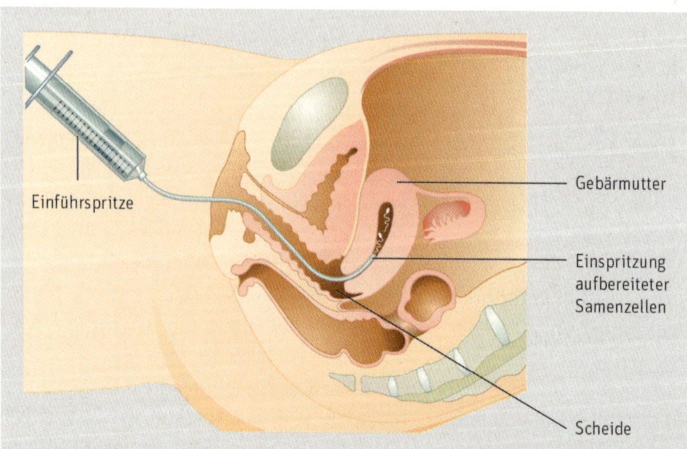

*Bei der **Insemination** wird die aufbereitete Samenflüssigkeit mit einer Einführspritze durch die Scheide direkt in die Gebärmutter gespritzt.* [GTV 0835]

In Deutschland untersagte Verfahren

Präimplantationsdiagnostik *(PID):* Genetische Untersuchung embryonaler Zellen vor dem Transfer in die Gebärmutter bei der IVF (→ S. 336). Ziel der Untersuchung ist es, bestimmte Erbkrankheiten und Chromosomenstörungen zu erkennen; ist eine Erbkrankheit vorhanden, kann sich das Paar gegen einen Transfer des betroffenen Embryos in die Gebärmutter entscheiden. Präimplantationsdiagnostik ist in Deutschland nicht erlaubt, in Großbritannien, Belgien und den Niederlanden hingegen darf sie bei bestimmten Erbkrankheiten angewandt werden.

Bei der **Eizellenspende** spendet eine anonyme Spenderin an eine andere Frau eine Eizelle, die im Rahmen einer IVF-Behandlung befruchtet und als Embryo wieder eingesetzt wird. Der Samen stammt im Normalfall vom Ehemann, kann bei verringerter Samenqualität aber auch gespendet sein. Das Verfahren ermöglicht auch den Frauen eine Schwangerschaft, deren Eierstöcke keine Eizellen (mehr) produzieren, z. B. nach einer Strahlen- oder Chemotherapie, bei einer schweren Erbkrankheit oder nach den Wechseljahren. In den USA, Großbritannien, Belgien, Spanien, Finnland, Portugal, Bulgarien, Dänemark, Südafrika ist das Verfahren erlaubt und lockt Paare an, die in Deutschland keine Chance mehr auf ein eigenes Kind sehen. Die Kosten schwanken je nach Land und gewählter Klinik und liegen zwischen 2500–7000 € pro Versuch (in den USA teilweise doppelt so viel).

Bei der **Leihmutterschaft** trägt eine Frau gegen Bezahlung das Kind anderer Eltern aus, wenn die „echte" Mutter eine stark fehlgebildete oder keine Gebärmutter mehr hat. In manchen Fällen spendet die Leihmutter auch gleichzeitig die Eizelle. In Deutschland, Österreich, der Schweiz, Frankreich, Dänemark, Norwegen und Schweden gilt die Leihmutterschaft als Straftat. Explizit erlaubt ist sie in Belgien, Großbritannien und den USA. Eine Leihmutter verlangt allerdings ~ 30000 € für das Austragen des Kindes.

i Aktuell: www.gesundheit-heute.de/08x04

- **artemis.bzga.de/pndukw/** – Datenbank der Bundeszentrale für gesundheitliche Aufklärung (BZgA, Köln) zur Pränataldiagnostik und unerfülltem Kinderwunsch: Sehr umfangreich und übersichtlich gestaltet sowie mit individueller Beratungsmöglichkeit.
- **www.repromed.de** – Internetseite des Bundesverbands Reproduktionstechnischer Zentren Deutschlands, Düsseldorf: Gute Internetseite mit allen medizinischen und (kosten)rechtlichen Informationen zur ungewollten Kinderlosigkeit, einschließlich weiterführender Links und Adressen zu Reproduktionszentren und Selbsthilfegruppen.
- **www.donogene-insemination.de** – Internetseite des Arbeitskreises Donogene Insemination, Fulda: Übersichtliche Informationen zur deutschen Rechtslage und Therapiemöglichkeiten. Mit Verlinkung zu bundesweit allen Samenbanken, Praxen, Kinderwunschzentren und Selbsthilfegruppen.

In-vitro-Fertilisation: großes Glück – oder Enttäuschung und Scheitern

Die Geburt des ersten Retortenbabys Louise Brown 1978 in England war eine Sensation. Mediziner beschworen den Sieg über die ungewollte Kinderlosigkeit und Hunderttausende kinderlose Paare schöpften Hoffnung. Obwohl die Erfolgsaussichten der IVF zunächst gering waren, mangelte es ihr von Anfang an nicht an Patienten. Heute unterziehen sich allein in Deutschland 40000 Frauen jährlich einer In-vitro-Fertilisation und schon jedes 25. Kind wird im Reagenzglas gezeugt (Deutschland ist weltweit Spitzenreiter), Tendenz steigend. Die Reproduktionsmedizin zählt zu den größten Wachstumsbereichen der Medizin.

Die Hälfte der Paare hält am Ende der Behandlungsmühen irgendwann im Kreißsaal zwar erschöpft, aber glücklich ihren Säugling in den Armen. Endlich! Der Preis war hoch, aber er hat sich gelohnt. Demgegenüber steht jedoch die andere Hälfte, bei denen auch nach so und so vielen Versuchen der Erfolg ausbleibt, sich Verzweiflung und Enttäuschung breit machen, man aber auch nicht so wirklich aufgeben mag. Der (rechtzeitige) Ausstieg aus dem Behandlungskarussell fällt schwer. Und hängt man einmal drin, interessiert sich kaum jemand für die Gefühle des betroffenen Paares. Vor allem Frauen reagieren dann häufig mit depressiven Phasen, Schuldgefühlen und sozialem Rückzug. Und manche bis dato langjährig stabilen Beziehungen halten plötzlich dem Druck nicht mehr stand und zerbrechen.

Vielleicht hilft es, sich vor Augen zu halten, dass viele Paare, die sich nach etlichen Versuchen zum Aufhören durchgerungen haben, sich darüber im Nachhinein einfach nur erleichtert äußern. Der Abschied vom Kinderwunsch fällt schwer, wird im Nachhinein aber häufig als ein erholsamer Wiedereinstieg in ein Leben frei von Hormonspritzen und Samenproben und als Neustart der Beziehung erlebt.

Und die Paare, bei denen es geklappt hat? Irgendwann stellt sich auch nach einer gelungenen IVF-Behandlung die Normalität ein: Schwangerschafts- und Geburtsverlauf, Elternglück oder Erziehungsprobleme dürften bei den weltweit mittlerweile vier Millionen Retortenkindern letztendlich nicht anders sein, als bei einer natürlich gezeugten Nachkommenschaft.

Louise Brown war im Gegensatz zu ihren Eltern beim Thema Nachwuchs nicht auf ärztliche Hilfe angewiesen und brachte im Januar 2007 ihr erstes Kind zur Welt.

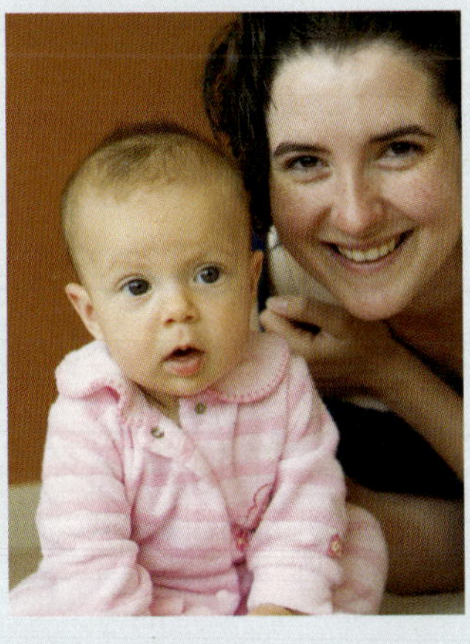

Das Ziel allen Mühens: das eigene Kind in Händen zu halten [ISP 0832]

Sexualmedizin

Was ist Sexualität? Die Basics aus Sicht der Medizin

Wir alle wissen: **Sexualität** umfasst verschiedenste Empfindungen und Handlungen, prägt unser Leben und ist definitiv weit mehr als „nur" Geschlechtsverkehr oder eine Körperfunktion, die normal oder gestört sein kann.

Sexualität begleitet den Menschen ein Leben lang und ist essenzielles Grundbedürfnis und Teil unserer Persönlichkeit, dem wir, vor allem im Rahmen einer Beziehung, viel Bedeutung beimessen.

Körperliche, psychische und soziale Faktoren

Unser sexuelles Erleben und Verhalten beruht auf einem Zusammenspiel von

- Körperlichen Faktoren, wie der Empfindung von Berührungen, der sexuellen Erregbarkeit, dem eigenen Körpergefühl und dem Wechselspiel von Hormonen. Krankheiten, die Einnahme von Medikamenten, hoher Alkohol-, Zigaretten- oder Drogenkonsum beeinflussen unser sexuelles Erleben und können zu sexuellen Störungen führen.
- Psychischen Faktoren, ob wir angespannt, verliebt, verärgert oder ausgeglichen sind; ob wir unter Versagensängsten oder zu hohem Erwartungs- und Leistungsdruck z. B. bei (noch) fehlender sexueller Erfahrung leiden.
- Sozialen Faktoren, also dem Umfeld von Kultur und Gesellschaft, z. B. wie man von den Eltern erzogen wurde, ob man über seine sexuellen Erfahrungen, Wünsche und Probleme (mit dem Partner) spricht, ob Sex vor der Ehe gesellschaftlich toleriert wird, man sich in der Öffentlichkeit freizügig zeigt, in der Schule aufgeklärt wurde oder ob alles ein großes Tabuthema ist.

Wie sehr Sexualität oder das, was man als sexuell anregend empfindet, letztendlich von der Kultur abhängt, in der man aufgewachsen ist, zeigt sich z. B. darin, dass die Männer in China die Füße potenzieller Sexualpartnerinnen extrem sexy finden, in Europa hingegen die weiblichen Brüste einen hohen Stellenwert einnehmen. In Afrika wiederum spielt für die sexuelle Anziehungskraft von Frauen vor allem ihr Gesäß eine Rolle.

Aber auch die in den Medien vorgegebenen Rollenmuster und Maßstäbe, wer und was sexuell attraktiv ist (und was nicht), prägen das gesellschaftliche und eigene Bewusstsein von Sexualität. Als extremstes Beispiel ist hier sicherlich der heutzutage herrschende Schlankheitswahn und -druck zu nennen, während vor einigen Jahrhunderten die heute als „dick" geltenden Frauen dem Schönheitsideal entsprachen.

Des Weiteren unterscheidet man in der Sexualmedizin verschiedene Dimensionen der Sexualität, die in enger Wechselbeziehung stehen.

Die beziehungsorientierte Dimension

Der Mensch ist von Geburt an auf Beziehungen angewiesen. Von klein auf macht er (körperliche) Erfahrungen des Angenommenwerdens, z. B. wenn er als Säugling beim Stillen im Arm gehalten wird. Auch wenn das sexuelle Verlangen noch nicht ausgeprägt ist, so wird auf diese Weise doch das Grundbedürfnis nach Sicherheit und Geborgenheit durch den Haut- und Blickkontakt erfüllt. Mit der Pubertät (→ S. 427) bekommt das Bedürfnis nach Beziehung und Angenommensein eine zusätzliche Richtung: Man fühlt sich auf einmal auch „sexuell" von anderen Menschen angezogen. Der Körper befindet sich im Umbruch und die emotionalen Interessen verändern sich. Es entstehen der Wunsch und das Verlangen nach sexueller Befriedigung, das sich beim Mann beispielsweise durch den ersten Samenerguss bemerkbar macht. Man probiert seine neuen Bedürfnisse aus und möchte sie mit jemandem teilen. Sexualität als eine Form des Kontakts zu sich selbst und zu anderen und unsere sexuellen Erfahrungen und Fantasien fließen in jede neue Beziehung mit ein.

Neben dem Wunsch, sich in einer Beziehung geborgen zu fühlen und dem anderen vertrauen zu können, steht die gemeinsam erlebte Sexualität im Vordergrund.

Warnhinweis: Ein erfülltes Sexualleben ist für die meisten Paare ein Indiz, dass mit ihrer Beziehung alles stimmt. Sexuelle Probleme stehen daher auch fast immer für Partnerschafts- oder Kommunikationsprobleme.

Oder anders herum: Beziehungsstörungen sind die häufigste Ursache für Probleme beim Sex. Viele Frauen und Männer neigen dennoch dazu, ihre sexuellen Probleme mit rein körperlichen Ursachen zu erklären. Häufig haben die Paare jedoch einfach verlernt oder versäumt, sich über ihre Wünsche, Erwartungen und Ängste auszutauschen, bis sich diese "Sprachlosigkeit" auch in ihrem Sexualleben bemerkbar macht. Aber auch fehlende, nicht bewusst miteinander verbrachte Zeit, (Alltags-)Stress oder der Rückzug eines Partners aus Angst vor zu viel Verbindlichkeit (z. B. bei einseitig bestehendem Kinderwunsch) wirken sich negativ auf die sexuelle Aktivität eines Paares und die Lust aufeinander aus. Für den Erfolg einer Paar- bzw. Sexualtherapie ist es deswegen unerlässlich, bei sexuellen Problemen die häufig dahinter liegenden Beziehungsstörungen zu erkennen und zu behandeln (Sexualtherapie → S. 347).

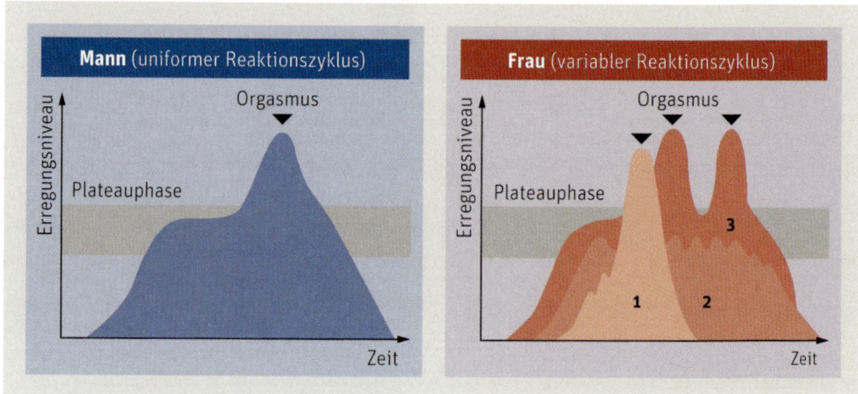

Der sexuelle Reaktionszyklus verläuft bei Mann und Frau unterschiedlich. Beiden Geschlechtern gemeinsam ist die initiale Phase sexuellen Verlangens, die bei entsprechendem Vorspiel in eine Plateauphase der Erregung übergeht. Diese Phase zeigt sich in körperlichen Veränderungen – beim Mann schwillt der Penis an und versteift sich. Bei der Frau nimmt die Blutfülle im Becken zu, die Scheide wird feucht und das äußere Genital schwillt an.
Im weiteren Verlauf unterscheiden sich beide Geschlechter: Mann und Frau können zum Orgasmus gelangen, und danach die sexuelle Erregung abklingen lassen. Während die Erlangung des Orgasmus von den meisten Männern erwünscht wird, und zudem danach eine (obligatorische) Pause (Refraktärzeit genannt) folgt, sind Frauen flexibler: Neben diesem „normalen" Reaktionsmuster (1 in der Abb.) funktioniert für sie befriedigender Geschlechtsverkehr häufiger als für Männer auch ohne Orgasmus (2 in der Abb.) – und es können auch mehrere Orgasmen kurz hintereinander folgen (3 in der Abb.). [ASM 0838]

Die reproduktive Dimension

Auch wenn heute Sexualität vielfältiger gesehen wird, steht beim Sex bzw. Geschlechtsverkehr das Thema Fortpflanzung und die Verantwortung, ein Kind zu zeugen, immer mit im Raum. Sexualität bedeutet in der Zeit zwischen Pubertät und Menopause der Frau auch „Fruchtbarkeit".

Für viele Paare drückt sich in einem gemeinsamen Kind die Liebe und das Vertrauen ihrer Beziehung aus. Problematisch wird es jedoch, wenn ein Partner ein Kind will, der andere aber nicht (was gar nicht so selten ist). Beziehungsprobleme und sexuelle Störungen sind in diesem Fall fast vorprogrammiert. Auch bei Paaren mit ungewollter Kinderlosigkeit, die ihre Sexualität jahrelang auf den reinen Fortpflanzungsfaktor reduzieren, sind oft Beziehungskrisen und sexuelle Probleme die Folge. Eine von beiden Seiten ungewollte Schwangerschaft (und die Frage, wie man damit umgeht) stellt viele Beziehungen vor eine Zerreißprobe.

Um Missverständnisse und Kränkungen zu vermeiden, sollten Paare folgende Fragen offen angehen: Wollen wir ein Kind oder nicht? Wenn nicht, dann sollten wir auch möglichst sicher verhüten. Und was ist, wenn es trotzdem passiert? Oder wollen wir es einfach darauf ankommen lassen und „natürlich" verhüten? Oder wollen wir unbedingt ein Kind und verzichten somit ganz auf Verhütung? Und was können wir tun, um bei ungewollter Kinderlosigkeit und „Sex nach Terminplan" trotzdem noch Spaß dabei zu haben?

Die Lustdimension

Sich sexuell auf jemanden einzulassen und gemeinsam seine Lust auszuleben, ist vielleicht die intimste Verbindung, die zwischen zwei Menschen entstehen kann. Aber auch sich selbst zu berühren, gehört mit zur Sexualität. Schon kleine Kinder erkunden und beobachten allein oder mit anderen, z. B. bei Doktorspielen, ihren Körper und welche Berührungen Reaktionen auslösen. In der Pubertät bzw. nach dem Heranreifen der Geschlechtsorgane und mit der vermehrten Ausschüttung von Geschlechtshormonen erleben die meisten jungen Menschen ihre sexuelle Lust noch vor dem ersten Geschlechtsverkehr durch **Selbstbefriedigung** ***(Masturbation, Onanie)***. Diese hat übrigens keinerlei Krankheitswert.

Sexuelle Lust ist gleichzeitig Antrieb und Belohnung unseres sexuellen Verhaltens und kann im subjektiven Erleben von Sexualität ganz im Vordergrund stehen. Dennoch lässt sie sich nur schwer isoliert betrachten, da sie mit den anderen Funktionen eng verbunden ist.

Als **Orgasmus** ***(Klimax, Climax)*** bezeichnet man den Höhepunkt sexueller Erregung, der als intensiver körperlicher Genuss empfunden wird. Ein Orgasmus wird meist durch Geschlechtsverkehr, Selbstbefriedigung oder die Stimulation von Klitoris und Vagina bzw. Penis durch den Partner erreicht. Unabhängig von der Stimulationsart liegen dem Orgasmus die gleichen körperlichen Reaktionen zugrunde: Kurz vor dem Orgasmus steigert sich die Durchblutung der Geschlechtsorgane auf ein Maximum. Während des nur wenige Sekunden andauernden Orgasmus kommt es bei der Frau zur unwillkürlichen Verengung des unteren Scheidenbereichs mit rhythmischem Zusammenziehen der Beckenbodenmuskulatur und der Gebärmutter. Beim Mann wird die Samenflüssigkeit (Sperma, Ejakulat) durch unwillkürliche, rhythmische Kontraktionen des Beckenbodens und der Samengänge durch die Öffnung der Eichel herausgespritzt. Blutdruck, Herz- und Atemfrequenz steigen. Die sexuelle Spannung entlädt sich und nicht selten wird der Höhepunkt als Zustand des Rauschs und der Überwältigung erlebt. Viele bezeichnen ihn auch als neuronales Feuerwerk, die Franzosen sprechen von ihm als „le petit mort", dem „kleinen Tod", und spielen damit auf die Erfahrung des Los- und Fallenlassens während des Orgasmus sowie auf die nachfolgende Phase äußerster Entspannung und Befriedigung an.

Männer brauchen normalerweise eine längere Erholungspause ***(Refraktärzeit),*** um erneut sexuelle Spannung aufbauen zu können, während viele Frauen zu ***multiplen Orgasmen,*** d.h. mehreren Orgasmen kurz hintereinander, fähig sind. Trotzdem benötigen Frauen meist eine längere Stimulation als ihr Partner, um zum Orgasmus zu gelangen. Sie verfügen allerdings über eine größere Variationsbreite sexueller Stimulationsmechanismen. Viele Frauen, bei denen beim vaginalen Geschlechtsverkehr der Orgasmus ausbleibt, erleben ihn durch manuelle oder orale Stimulation der Klitoris. Der fehlende Orgasmus durch vaginale Stimulation stellt übrigens eine normale Variation der weiblichen Sexualreaktion dar und zählt nicht zu den Orgasmusstörungen (→ S. 342). Für die Fortpflanzungsfähigkeit spielt der Orgasmus der Frau keine Rolle, während beim Mann der Samenerguss meistens an den Orgasmus gekoppelt ist.

Sexuelle Orientierungen

Unter sexueller Orientierung versteht man, zu welchem Geschlecht sich jemand mit seinem Fühlen und Begehren sexuell hingezogen fühlt; hierbei unterscheidet man zwischen mehreren Grundorientierungen:

Heterosexualität: Das bedeutet, dass sich jemand von Personen des anderen Geschlechts angezogen fühlt. Mindestens 90 % der Menschen in den Industriestaaten streben eine heterosexuelle *(hetero* wörtlich: der andere, entgegengesetzt) Beziehung an. Weil diese sexuelle Ausrichtung so häufig ist, wurde sie lange Zeit als die „normale" Orientierung angesehen.

Homosexualität: Jemand fühlt sich sexuell von gleichgeschlechtlichen Personen *(homo* wörtlich: gleich) angezogen. Im allgemeinen Sprachgebrauch hat sich für männliche Homosexualität der Begriff „schwul", für weibliche „lesbisch" durchgesetzt. Schätzungen zur Häufigkeit von Homosexualität variieren stark, 2–10 % der Männer und bis zu 5 % der Frauen sollen homosexuell sein. Meist wird die homosexuelle Orientierung erstmals in der Pubertät empfunden, viele Menschen erleben diese Neigung bei sich jedoch anfangs als fremd und reagieren mit Abwehr. Daran schließt sich für den Betroffenen ein Prozess der Klärung seiner Gefühle und Bedürfnisse an, der häufig in ein **Coming out,** also ein Bekenntnis zu seiner homosexuellen Orientierung mündet.

Früher wurden homosexuelle Neigungen und Handlungen als krankhaft angesehen und unter Strafe gestellt (in Deutschland bis 1974). Heute begreift sowohl die Medizin als auch die Rechtsordnung Homosexualität als Variante „normaler", also heterosexueller, Sexualität, die zudem in allen Kulturen der Menschheit anzutreffen ist.

Die Frage, ob Homosexuelle unter ihrer Sexualität leiden oder nicht, entscheidet sich meist daran, wie gut sie ihre sexuelle Orientierung akzeptieren und in ihr Leben integrieren können. Entscheidend ist, was der Einzelne aus seiner Sexualität macht, ob er sie in sein Leben integrieren kann oder ob er sie als Belastung und Bedrohung erlebt.

Bisexualität: Sexuelles Interesse an Personen beiderlei Geschlechts. Nur 1–2 % der Menschen bezeichnen sich als bisexuell. Die meisten Bisexuellen berichten in Bezug auf ihre sexuellen Fantasien doch von der Vorliebe für *ein* Geschlecht. Vorübergehend bi- bzw. homosexuelles Verhalten ist z. B. in Gefängnissen oder während Kriegszeiten ein häufiges Phänomen, wenn das Wunschgeschlecht als Partner nicht zur Verfügung steht.

Aber auch Menschen mit einer grundsätzlich heterosexuellen Orientierung machen im Verlauf ihres Lebens manchmal homosexuelle Erfahrungen. Und nicht jeder Mensch, der in seiner Jugend gleichgeschlechtlich interessiert ist, ist dies im Erwachsenenalter immer noch.

Sexuelle Identitätsstörungen

Transsexualität: Geschlechtsidentitätsstörung, bei der ein Mensch genetisch eindeutig dem männlichen oder weiblichen Geschlecht angehört, sich jedoch als Angehöriger des anderen Geschlechts *fühlt* und danach strebt, diesem auch körperlich zu entsprechen. Transsexuelle sind meistens Männer, die sich als Frau fühlen und einen Mann als Sexualpartner begehren. Die Ursachen von Transsexualität sind unbekannt. Früher wurden häufig psychische Ursachen angenommen, für den Großteil der Betroffenen konnte dies jedoch nicht nachgewiesen werden. Transsexuelle wünschen häufig plastische Operationen zur äußerlichen Geschlechtsumwandlung, diese sind jedoch aufwendig und risikoreich. Auch gehen Fruchtbarkeit und Orgasmusfähigkeit ganz oder teilweise verloren.

Die Vorliebe als Mann (zur Steigerung der sexuellen Erregung) frauentypische Kleidung zu tragen (z. B. Seidenstrümpfe und Dessous) wird, unabhängig von der sexuellen Orientierung, als **Transvestismus** bezeichnet.

Wann hilft die Sexualmedizin?

Bei der Komplexität des Themas Sexualität ist es schwierig, eine Störung der (partnerschaftlichen) Sexualität richtig zu verstehen und zu deuten. Der Laie, so „erfahren" und reflektiert er sich in Sachen Sex auch einschätzen mag, stößt schnell an die Grenzen der Selbsthilfe – und das ist der Ausgangspunkt der modernen Sexualmedizin: dem Paar, das an seiner Sexualität leidet, in einem geschützten und zugleich professionellen Rahmen qualifizierte Hilfe anzubieten.

Sexuelle Funktionsstörungen

Von einer **sexuellen Funktionsstörung** ***(sexuellen Dysfunktion)*** spricht man, wenn die eigene Sexualität nicht befriedigend ausgelebt werden kann und der oder die Betroffene darunter leidet.

Sexuelle Funktionsstörungen sind seltener durch körperliche und häufiger durch psychische Ursachen bedingt. Nicht selten handelt es sich jedoch um ein Zusammenspiel beider Faktoren. Hierzu gehören z. B. auch Leistungsdruck und zunehmende Unsicherheit in der Arbeitswelt.

Sexuelle Funktionsstörungen sind bei beiden Geschlechtern weit verbreitet und die Zahl der Personen, die sich Beratung und

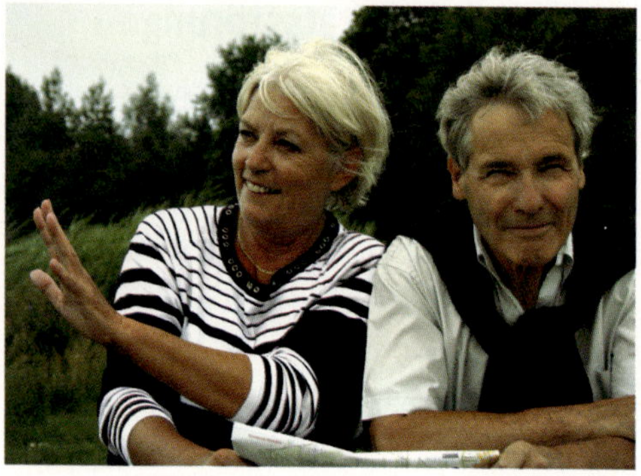

Wenn einer der Partner chronisch krank ist, kann es zu sexuellen Schwierigkeiten in der Beziehung kommen. Und ist das Problem nicht lösbar, die Erkrankung nicht heilbar oder ein „lusttötendes" Medikament zwingend einzunehmen, dann heißt es umso mehr, die noch vorhandenen Alternativen gemeinsamen Erlebens intensiv zu nutzen – zusammen zu verreisen ist eine Möglichkeit dazu. [ISP 0842]

therapeutische Hilfe wünschen, nimmt zu. Die häufigsten Probleme bei Frauen sind sexuelles Desinteresse (→ unten), gefolgt von Erregungs- und Orgasmusschwierigkeiten (→ unten) und Schmerzen beim Geschlechtsverkehr. Bei Männern ist der vorzeitige Orgasmus (→ S. 345) das häufigste Problem, es folgen mangelndes sexuelles Interesse und Erektionsstörungen (→ S. 345).

Sexualität und chronische Erkrankungen

Neben den sexuellen Funktionsstörungen gibt es auch eine ganze Reihe von chronischen Erkrankungen, die das lustvolle Er- und Ausleben von Sexualität einschränken (können). Wird die sexuelle Störung durch solch eine Erkrankung (mit-)verursacht, ist das vorrangige Therapieziel, die Grunderkrankung zu behandeln und die Beschwerden z. B. durch eine Schmerztherapie (→ S. 1220) zu lindern. Darüber hinaus kann man versuchen, unerwünschte Arzneimittelwirkungen durch Reduzierung der Dosis oder einen Medikamentenwechsel auszuschalten.

Sexuelle Funktionsstörungen der Frau

Sexuelles Desinteresse

Sexuelles Desinteresse ***(Unlust, [umgangssprachlich] Libidomangel, sexuelle Inappetenz, Appetenzmangel,*** veraltet auch: ***Frigidität):*** Kaum vorhandenes oder fehlendes sexuelles Interesse und Verlangen, die häufigste sexuelle Störung der Frau. Jede dritte Frau zwischen 18 und 59 Jahren leidet, meist nur zeitweilig, unter Libidomangel.

Ständiger Druck des Partners, eigene Leistungsansprüche oder ein gestörtes Körpergefühl können die Lust auf sexuelle Handlungen vermindern. Aus einem Gefühl der Verpflichtung heraus oder aus Angst vor Konflikten machen viele Frauen trotzdem beim Geschlechtsverkehr mit. Das Sich-Einlassen auf Sexualität ohne das Gefühl dies zu wollen, verstärkt die Unlust. Häufig liegt jedoch kein dauerhaftes sexuelles Desinteresse vor. Stattdessen gibt es in der Partnerschaft unterschiedliche Bedürfnisse bezüglich Sexualität und Körperkontakt, welche zu Frustrationen und erst in der Folge zu einer Abnahme des sexuellen Interesses führen.

Überdies mindern auch körperliche und psychiatrische Erkrankungen, hormonelle Störungen wie die Wechseljahrsbeschwerden (→ S. 849) oder Nebenwirkungen von Medikamenten das sexuelle Verlangen.

Im Gegensatz zum sexuellen Desinteresse, welches mit einem Leidensdruck verbunden ist, bezeichnet die **Asexualität** ein vollständiges Fehlen sexueller Lust ohne darunter zu leiden. Über die genaue Definition und die Häufigkeit besteht in Expertenkreisen weithin Uneinigkeit. Menschen mit fehlendem Wunsch nach genitaler Sexualität berichten jedoch wie alle anderen Menschen von denselben psychosozialen Grundbedürfnissen nach Geborgenheit, Akzeptanz, Vertrauen und Nähe. Beziehungsprobleme sind vorprogrammiert, wenn ein asexueller Mensch in einer Partnerschaft lebt und die sexuellen Wünsche und Bedürfnisse des Partners nicht erfüllen kann oder will. [803]

Im Gegensatz zur häufig gleichgültigen Haltung des sexuellen Desinteresses handelt es sich bei der **sexuellen Aversion** um eine gesteigerte Abwehrreaktion. Bei den Betroffenen besteht eine extreme Abneigung gegenüber sexuellen Annäherungen und Kontakten, die auf eine aktive Vermeidung jeglichen Sexualkontakts, einschließlich Berührungen und Küssen hinauslaufen kann. Symptomatisch sind Gefühle von Abscheu, Furcht oder Ekel, bei Personen mit starker Aversion können in sexuellen Situationen auch Panikattacken, Ohnmacht, Übelkeit, Herzklopfen, Schwindel und Atembeschwerden auftreten.

Therapie. Sexuelles Desinteresse kann sehr verschiedene Ursachen haben und auch unterschiedlich stark ausgeprägt sein. Möglicherweise zugrunde liegende körperliche Erkrankungen schließt der Arzt vorrangig aus. Es gilt auch zu unterscheiden, ob die Betroffene generell, also „schon immer", an Sex wenig interessiert war oder ob sich die Problematik erst in der aktuell bestehenden Beziehung ergeben hat. Oft geben eine Sexualberatung (→ S. 347) in Form von Paargesprächen oder bei gravierenderen Störungen eine Sexualtherapie (→ S. 347) gute Hilfestellung.

Zur medikamentösen Behandlung wird der Alpha-2-Rezeptor-Blocker Yohimbin (z. B. Yocon-Glenwood®, Yohimbin „Spiegel"®) eingesetzt. Er wirkt im zentralen und peripheren Nervensystem und unterstützt die genitalen Erregungsmechanismen. Auch das in Deutschland zur Nikotinentwöhnung zugelassene Bupropion (Zyban®) ist ein Antidepressivum mit nachweislich appetenzsteigernder (lustfördernder) Wirkung.

Erregungsstörung

Erregungsstörung ***(fehlende sexuelle Erregbarkeit):*** Die sexuelle Erregung der Frau ist gekennzeichnet durch das Feuchtwerden der Scheide und das Anschwellen der Schamlippen sowie durch lustvolle Empfindungen. Eine verminderte oder fehlende Erregbarkeit ist häufig eng mit einem sexuellen Desinteresse verknüpft und hat weitgehend ähnliche körperliche und psychische Ursachen.

Bei einer Erregungsstörung wird der Erregungsaufbau als mühsam erlebt oder die sexuelle Erregung bleibt ganz aus. Oftmals kommt es danach zu einer zunehmend kritischen Selbstbeobachtung und negativen Gefühlen, welche wiederum die sexuelle Erregung hemmen. Ein tatsächlicher oder auch nur fantasierter Erregungsvorsprung des Partners kann das Gefühl verursachen, zu versagen oder ausgenutzt zu werden. Ein Sich-Einlassen auf Geschlechtsverkehr, um Konflikte mit dem Partner zu vermeiden oder sich dadurch der eigenen sexuellen Attraktivität zu vergewissern, führt in der Folge dann häufig zu Abwehrreaktionen. Aber auch nicht geäußerte Wünsche oder ein Mangel von erlebter Nähe können die sexuelle Reaktionsfähigkeit mindern.

Therapie. Über eine Sexualberatung (→ S. 347) oder Sexualtherapie (→ S. 347) kann die Betroffene die Ursachen ihrer Erregungsstörung aufklären und lernen, eventuell gemeinsam mit dem Partner, ihr Verhalten so zu ändern, dass sich ihr Erregungs- und Stimulationsniveau erhöht. Paargespräche (→ S. 347), bei denen mithilfe eines Therapeuten bisher Unausgesprochenes formuliert wird, können dazu beitragen, das Vertrauen innerhalb der Beziehung so zu festigen, dass sich bestehende Blockaden lösen.

Orgasmusstörung

Orgasmusstörung: Trotz ausreichender Erregung bei sexueller Stimulation verzögert sich der Orgasmus oder bleibt ganz aus ***(Anorgas-***

Erkrankung	Beispiel	Probleme beim Geschlechtsverkehr
Wirbelsäule	➤ Rückenschmerzen ➤ Bandscheibenprobleme (→ S. 920) ➤ Morbus Bechterew (→ S. 1002)	Bewegungen sind eingeschränkt und schmerzhaft, am meisten bei der Missionarsstellung
Gelenke	➤ Hüftgelenksarthrose (→ S. 953)	
Herz-Kreislauf-System	➤ Bluthochdruck ➤ Koronare Herzkrankheit (→ S. 693) ➤ Herzinfarkt (→ S. 699) ➤ Herzinsuffizienz (→ S. 702)	➤ Tatsächliche oder befürchtete eingeschränkte Leistungsfähigkeit ➤ Angst vor Angina pectoris oder Herzinfarkt (das tatsächliche Risiko ist jedoch gering – im Gegenteil: Sex ist ein risikoarmes Kreislauftraining) ➤ Blutdrucksenker wie Betablocker und Alpha-1-Blocker (→ S. 724) mindern Erektionsfähigkeit.
Stoffwechsel-erkrankungen	➤ Diabetes (→ S. 758)	➤ Sensibilitätsstörungen ➤ Impotenz (auch durch Medikamente wie z. B. Lipidsenker)
Gynäkologische Erkrankungen	➤ Chronische Unterbauchschmerzen (→ S. 90) ➤ Genitaler Juckreiz (→ S. 117) ➤ Gebärmuttersenkung (→ S. 864) ➤ Pilzinfektion des Genitals	➤ Vaginaler Geschlechtsverkehr unangenehm oder schmerzhaft ➤ Verstärkung der Beschwerden nach Geschlechtsverkehr
Blasen-störungen	➤ Harninkontinenz (→ S. 796) ➤ Reizblase (→ S. 796)	➤ Schamgefühle ➤ Angst vor Geruchsbelästigung
Krebs-erkrankungen der Frau	➤ Brustkrebs (→ S. 834) ➤ Eierstock- und Gebärmutterkrebs (→ S. 858 und S. 862)	➤ Erschütterung der sexuellen Identität ➤ Oft jahrelange Ablehnung des eigenen Körpers (Schamgefühle)
Krebserkran-kungen des Mannes	➤ Hodenkrebs (→ S. 816) ➤ Prostatakrebs (→ S. 810) ➤ Prostatahyperplasie (→ S. 810)	➤ Erektionsstörungen ➤ Ejakulationsstörungen
Operationen	➤ Hernienoperation im Bauch- und Beckenbereich	➤ Schmerzen, Verlust des sexuellen Interesses ➤ Erektile Dysfunktion
Übergewicht	➤ Adipositas (→ S. 254)	➤ Unbeweglichkeit ➤ Attraktivitätsverlust in den eigenen Augen und denen des Partners
Haut	➤ Neurodermitis (→ S. 1072) ➤ Schuppenflechte (Psoriasis → S. 1076) ➤ Periorale Dermatitis (→ S. 1112)	➤ Vermeidung intensiver Hautberührungen ➤ Verstärkung des Juckreizes durch eigenen Schweiß und den des Partners ➤ Ablehnung des eigenen Körpers
Nervensystem	➤ Multiple Sklerose (→ S. 1135) ➤ Parkinson-Krankheit (→ S. 1140) ➤ Schlaganfall (→ S. 1126) ➤ Kopfverletzung	➤ Schädigung der Nervenbahnen und Beeinträchtigung der sexuellen Funktionen ➤ Einschränkung der Beweglichkeit ➤ Attraktivitätsverlust in den eigenen Augen und denen des Partners
Psychiatrische Erkrankungen	➤ Angsterkrankungen (→ S. 1194) ➤ Depressionen (→ S. 1181) ➤ Persönlichkeitsstörungen (→ S. 1198)	➤ Weitgehendes oder vollständiges Erlöschen des sexuellen Interesses ➤ Fehlendes Selbstbewusstsein ➤ Probleme durch viele Psychopharmaka verstärkt
Suchterkran-kungen	➤ Alkoholabhängigkeit ➤ Drogenkonsum	➤ Erektile Dysfunktion ➤ Sexuelles Desinteresse ➤ Unfruchtbarkeit

Auswirkungen häufiger chronischer Erkrankungen auf das sexuelle Erleben

mie). Häufige Faktoren für Orgasmusstörungen sind:

- Das Gefühl, dem Partner gegenüber zum Orgasmus verpflichtet zu sein und die Angst, sexuell nicht zu genügen. In der Folge kommt es dabei häufig zu einem vorgetäuschten Orgasmus.
- Angst, dem Partner Wünsche nach anderen Formen der Stimulation mitzuteilen
- Angst, sich gehen zu lassen und die Kontrolle zu verlieren
- Kommunikationsstörungen innerhalb der Beziehung
- Ständige kritische Selbstbeobachtung der eigenen sexuellen Erregung oder der des Partners
- Gestörtes Körpergefühl
- Medikamenteneinnahme und körperliche oder psychische Erkrankungen.

Unabhängig davon sind die Betroffenen jedoch fähig, ihre sexuellen Bedürfnisse zu beschreiben, genitale Stimulierung zu genießen und ausgeprägte sexuelle Erregung zu entwickeln. Selten gibt es auch Frauen, die zumindest durch einen Partner überhaupt nie zum Orgasmus kommen, und eine größere Zahl, die keinen Orgasmus durch vaginalen Geschlechtsverkehr erreichen kann.

Therapie. Auch bei Orgasmusstörungen bietet sich nach Abklärung möglicher körperlicher Ursachen durch einen Arzt eine Behandlung in Form einer Sexualberatung (→ S. 347) oder Sexualtherapie (→ S. 347) an. Ein wichtiger Faktor sind hier vom Therapeuten unterstützte klärende Gespräche, die die Kommunikation der Sexualpartner verbessern.

(!) Man sollte sich klar machen, dass eine befriedigende Sexualität mehr ist, als jedes Mal zum Orgasmus zu kommen. Viele Paare sind stark „orgasmusfixiert". Am Anfang einer Beziehung mag das angehen, auf lange Sicht ist aber wichtiger, dass beide Partner mit dem gemeinschaftlichen Sexualleben *insgesamt* zufrieden sind. Und dies erfordert fast immer Zugeständnisse auf beiden Seiten – die ehrlich gemacht werden wollen und in vielen Partnerschaften auch immer wieder neu ausgehandelt werden müssen.

Scheidentrockenheit

Scheidentrockenheit *(Lubrikationsprobleme, fehlende Lubrikation):* Als **Lubrikation** bezeichnet man das Austreten von (Gleit-) Flüssigkeit aus der Scheidenschleimhaut während der Erregungsphase. Das Eindringen des Penis beim Geschlechtsakt wird dadurch erleichtert. Östrogenmangel bedingt häufig eine Trockenheit der Scheidenschleimhäu-

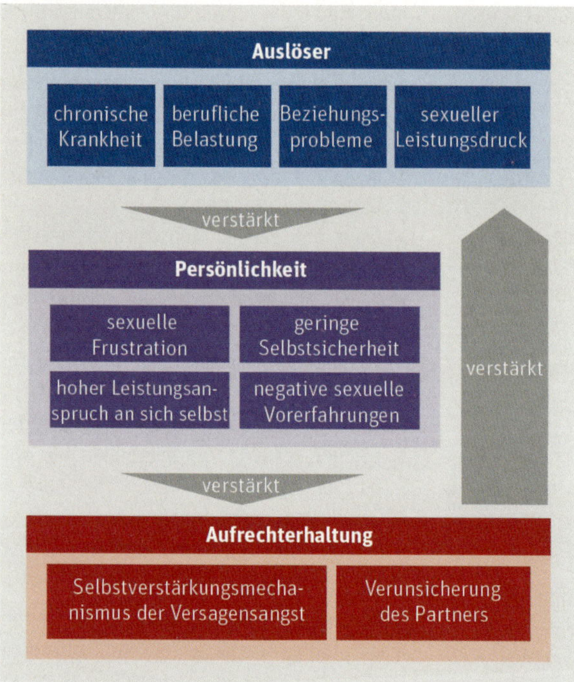
Auslöser
chronische Krankheit
berufliche Belastung
Beziehungsprobleme
sexueller Leistungsdruck
verstärkt
Persönlichkeit
sexuelle Frustration
geringe Selbstsicherheit
hoher Leistungsanspruch an sich selbst
negative sexuelle Vorerfahrungen
verstärkt
verstärkt
Aufrechterhaltung
Selbstverstärkungsmechanismus der Versagensangst
Verunsicherung des Partners

Sexuelle Funktionsstörungen können durch verschiedenste körperliche, psychische und soziale Faktoren entstehen. Fast immer werden sie aber durch einen Teufelskreis verstärkender Mechanismen aufrechterhalten. Um die Beziehung nicht zu gefährden, tut es deshalb not, rechtzeitig professionelle Hilfe aufzusuchen. [ASM 0843]

te, was zu Schmerzen beim Geschlechtsverkehr führt. Mangelnde Scheidenfeuchtigkeit gilt als „klassisches" sexuelles Problem; etwa 25 % der Frauen nach den Wechseljahren (→ S. 849), aber auch jüngere Frauen sind davon betroffen und fühlen sich so in ihrer Sexualität eingeschränkt.

Therapie. Häufig wird die äußere Anwendung einer niedrig dosierten hormonhaltigen Creme (z. B. Linoladiol®, OeKolp®) empfohlen. Oftmals reicht jedoch die Verwendung eines Gleitmittels aus; verschiedenste Präparate sind in jeder Drogerie erhältlich. Manche Frauen berichten zudem über gute Erfahrungen mit Sonnenblumenöl oder Massageöl, das im Bereich der Schamlippen und der Scheide aufgetragen wird.

Dyspareunie

Dyspareunie [sprich Dis-par-uni]: Sammelbegriff für Schmerzen beim Eindringen des Penis in die Scheide und während des Geschlechtsverkehrs, die *nicht* auf rein organische Ursachen zurückzuführen sind. Häufig werden Brennen, Stechen oder Druckgefühl von unterschiedlicher Dauer und Intensität genannt. Die Beschwerden können auch noch nach dem Geschlechtsverkehr auftreten und beeinflussen nicht zwangsläufig die Erregungs- oder Orgasmusfähigkeit.

Eine Dyspareunie tritt häufig infolge vorangegangener Schmerzen oder einer vorangegangenen Krankheit auf, z. B. wenn sich nach schmerzhaft erlebtem Geschlechtsverkehr während einer Infektion später die Angst vor einer Wiederkehr der Schmerzen einstellt. Auch fehlende sexuelle Erregbarkeit (→ S. 342) kann durch Scheidentrockenheit (→ S. 343) zu Schmerzen beim Geschlechtsverkehr führen.

Wenn keine eindeutige Ursache auszumachen ist, spielen meistens emotionale Faktoren wie mangelndes Interesse am Partner, Schuld- oder Angstgefühle ihm gegenüber oder eine verminderte Bereitschaft, Nähe zuzulassen, eine Rolle.

Therapie. Zunächst klärt der Arzt, ob organische Ursachen vorliegen. Ist dies nicht der Fall, folgen oft ganz pragmatische Vorschläge wie die Verwendung von Gleitcreme. Auch eventuell übermäßige Hygienemaßnahmen im Genitalbereich oder zu enge Kleidungsstücke können Dyspareunie begünstigen.

Vaginismus

Vaginismus ***(Scheidenkrampf):*** Unwillkürliche Verkrampfung der Scheiden- und Beckenbodenmuskulatur beim Geschlechtsverkehr, wodurch das Eindringen des Penis unmöglich wird. Aber auch das Einführen eines Fingers oder Tampons oder allein der Gedanke daran, kann diesen spastischen Reflex auslösen und eine gynäkologische Untersuchung sogar unmöglich machen. Die sexuelle Reaktions- und Erregungsfähigkeit der Betroffenen ist normalerweise nicht beeinträchtigt und viele dieser Frauen erleben durch die manuelle oder orale Stimulation der Klitoris eine lustvolle und befriedigende Sexualität. Ursache des Vaginismus ist häufig eine unbewusste Ablehnung von Sexualität bzw. dem Eindringen des Glieds in die Scheide. Insbesondere dann, wenn das sexuelle Lustempfinden während der Erziehung tabuisiert und mit Scham- und Schuldgefühlen beladen wurde und/oder mangelndes Wissen über den eigenen Körper vorliegt. Vaginismus kann dann als Reflex aufgefasst werden, der entstand, weil das Eindringen des Penis als etwas Gefährliches, Schmerzhaftes und Angsterregendes erlebt wurde (und wird). Häufig geht damit auch die Furcht vor Scheidenverletzungen einher. In seltenen Fällen liegen dem Vaginismus sexuelle Missbrauchs- und Gewalterfahrungen zugrunde.

Therapie. Früher wurde als Ursache des Vaginismus eine nicht ausreichend große Scheide angenommen und demzufolge chirurgisch behandelt. Heute ist Vaginismus die am effektivsten zu behandelnde Funktionsstörung der Frau mit den kürzesten Behandlungszeiten und dem am längsten anhaltenden Behandlungserfolg. Die Therapie zielt in erster Linie darauf ab, durch praktische Übungen die krampfhafte Scheidenreaktion abzubauen. Die Patientin lernt zunächst allein und unter entspannten Bedingungen Gegenstände zunehmender Größe, beispielsweise ihren Finger oder so genannte ***Hegarstäbe*** in die Scheide einzuführen. Der Patientin soll bewusst werden, dass sie bei diesen Einführübungen Unbehagen oder Angst, aber keinen Schmerz empfinden wird und dass sich diese negativen Gefühle mit der Zeit abschwächen. Im späteren Verlauf wird der Partner in die Übungen mit einbezogen. Wichtig ist jedoch, dass die Patientin die Kontrolle über die Übungsabläufe behält, indem sie beispielsweise den Penis selbst einführt.

i Aktuell: www.gesundheit-heute.de/08x05

- Zu Internetseiten → Infobox S. 827 und S. 347
- B. Gromus: **Was jede Frau über weibliche Sexualität wissen will.** Ein Ratgeber zu sexuellen Problemen für Frauen und ihre Partner. Hogrefe, 2005. Guter Überblick über die sexuellen Störungen, Therapien und Hilfe zur Selbsteinschätzung.
- D. Ecker: **Aphrodites Töchter.** Wie Frauen zu erfüllter Sexualität finden. Mosaik bei Goldmann, 2003. Ein Ratgeber, der Mut macht, seinen eigenen Körper besser kennenzulernen und eventuelle „Störungen" einschätzen zu können.

Sexuelle Funktionsstörungen des Mannes

Orgasmusstörung

Orgasmusstörung: Häufigste sexuelle Funktionsstörung des Mannes, wobei zwischen vorzeitigem Orgasmus, gehemmtem Orgasmus und ausbleibendem Orgasmus unterschieden wird.

Beim **vorzeitigen Orgasmus** *(vorzeitiger Samenerguss, vorzeitige Ejakulation, Ejaculatio praecox)* handelt es sich nicht um eine Störung des Samenergusses, sondern darum, dass *der gesamte Orgasmusreflex* zu früh ausgelöst wird. Dabei ist der Mann nicht fähig, seine sexuelle Erregung und den Zeitpunkt seines Orgasmus zu steuern und bekommt ihn gegen seinen Willen. Häufig geschieht dies schon beim sexuellen Vorspiel oder unmittelbar bei und nach dem Eindringen in die Scheide. Als Ursache wird eine von Natur aus niedrigere Orgasmusschwelle bei den Betroffenen angenommen.

Nicht selten be- und entstehen aber auch überzogene Erwartungen an den Orgasmus: Die betroffenen Männer leiden meist unter Schuld- und Versagensängsten ihren Partnerinnen gegenüber. Diese kann darauf mit einer Verringerung ihres sexuellen Interesses reagieren, was wiederum das Gefühl des Versagens beim Mann verstärkt. Obwohl Beziehungskonflikte beim vorzeitigen Orgasmus eher eine geringe Rolle spielen, können so neue Probleme entstehen.

Selbsthilfe und Therapie. Manche Männer versuchen den Orgasmus durch ablenkende Gedanken hinauszuzögern oder durch das Benutzen von Kondomen zu „erschweren". Manchmal hilft es auch schon, die Stellung beim Geschlechtsverkehr zu verändern. Eine weitere Möglichkeit ist, den Penis mit einem örtlich betäubenden Gel (z. B. Lidocain-Salbe) einzureiben.

Bei der **Stopp-Start-Technik** stimuliert die Partnerin den Mann manuell, vaginal oder oral, bis dieser sich der Orgasmusschwelle nähert und ein Stoppsignal gibt. Ist die Erregung dann etwas abgeklungen, setzt die Stimulation erneut ein, bevor sie, unmittelbar vor dem Orgasmus, wieder unterbrochen wird. Dieser Prozess sollte drei- bis viermal wiederholt werden, bis der Mann aus eigenem Entschluss zum Höhepunkt kommt und dadurch lernt, seine Erregung besser zu kontrollieren.

Bleiben diese Maßnahmen erfolglos, kann unter der Aufsicht eines Arztes auch medikamentös behandelt werden. Die alleinige medikamentöse Behandlung ist jedoch oftmals wenig Erfolg versprechend und sollte nur im Rahmen einer sexualmedizinischen (Paar-) Behandlung erfolgen.

Folgenden Medikamenten wird eine ejakulationsverzögernde Nebenwirkung zugeschrieben: Clomipramin, Thioridazin, Serotonin-Wiederaufnahmehemmer (Seroxat®, Zoloft®, Fluctin®). Dabei können jedoch auch unerwünschte Nebenwirkungen wie Übelkeit, Kopfschmerz, Abgeschlagenheit auftreten.

Seltener als der vorzeitige Orgasmus sind der **gehemmte Orgasmus** *(verzögerter Orgasmus)* und der **ausbleibende Orgasmus** *(Anorgasmie)*.

Neurologische Erkrankungen wie Multiple Sklerose, Parkinson und operative Schädigungen von Nervenbahnen können eine Orgasmushemmung begünstigen, eine schlüssige Erklärung gibt es für den gehemmten und ausbleibenden Orgasmus bisher jedoch nicht.

Die Betroffenen erleben das Erreichen des Orgasmus weniger als Lust denn als „harte Arbeit". Oft wird der Geschlechtsverkehr abgebrochen, wenn nach einer bestimmten Zeit die Erektion nachlässt oder eine Resignation auftritt, was die weitere sexuelle Erregung verhindert. Viele Partnerinnen erleben sich dann als unfähig, den Mann zum Orgasmus zu bringen, was bei ihnen zu Zweifeln, Selbstvorwürfen und letztendlich einem Rückgang der sexuellen Motivation bei beiden Partnern führt.

Therapie. Eine wirkungsvolle Behandlung mit Medikamenten ist nicht bekannt. Im Rahmen einer Sexualtherapie (→ S. 347) lernt das betroffene Paar sexuelle Wünsche und Bedürfnisse zu realisieren.

Sexuelles Desinteresse

Sexuelles Desinteresse *(Unlust, Libidomangel, sexuelle Inappetenz, Appetenzmangel):* Kaum vorhandenes oder fehlendes sexuelles Interesse und Verlangen des Mannes.

In den meisten Fällen zeigt sich sexuelles Desinteresse jedoch als Wechselwirkung zwischen beiden Partnern. Die Partner ziehen sich aus Angst, für den anderen nicht mehr attraktiv und begehrenswert zu sein, voneinander zurück, bis schließlich jede Form von Zärtlichkeit und Sexualität erkaltet.

Therapie. Sexualberatung oder Sexualtherapie (→ beide S. 347) klären zugrunde liegende Probleme und verbessern die Kommunikation innerhalb der Partnerschaft.

Erektionsstörung

Erektionsstörung *(Erektile Dysfunktion, ED):* Anhaltende oder wiederkehrende Unfähigkeit, eine Erektion zu bekommen oder aufrecht zu erhalten; häufigste sexuelle Funktionsstörung, mit der Patienten zur Sexualberatung und -therapie (→ beide S. 347) kommen.

Die unscharfen populärmedizinischen Begriffe ***Potenzstörung*** und ***Impotenz*** für die Erektionsstörung werden von Sexualmedizinern nicht verwendet.

Der Übergang von der „normalen" Erektionsfähigkeit zur Erektionsstörung ist fließend. Viele Männer benötigen auch einen stärkeren Stimulus, damit die Erektion überhaupt wieder in Gang kommt (was ihre Partnerinnen oft dahingehend fehldeuten, dass sie nicht mehr attraktiv seien).

Ursachen. Bei vielen Männern verschlechtert sich mit zunehmendem Alter die arterielle Blutversorgung des Glieds, weil sich die Blutgefäße verändern, u. a. verengen. Rund 25 % der 65-jährigen Männer sind, v. a. in Folge von Diabetes, Fettstoffwechselstörungen, Bluthochdruck, aber auch durch Tabakkonsum davon betroffen.

In anderen Fällen kommt es durch einen zu starken Blutabfluss aus den Schwellkörpern (venöses Leck) zu einer verminderten Gliedsteife. Auch operative Eingriffe im Genitalbereich (z. B. die Entfernung einer vergrößerten Prostata → S. 811) können durch die Schädigung von Nerven zu Erektionsstörungen führen.

Eine weitere Ursache kann ein mit zunehmendem Alter sinkender **Testosteronspiegel** sein: Bereits ab dem 30. Lebensjahr nimmt die Produktion des männlichen Geschlechtshormons ab, zwischen 40 und 70 sinkt der Testosteronspiegel jährlich um 1,2 %. Ältere Männer bekommen bei sexueller Stimulation und beginnender Erregung nicht mehr so schnell eine Erektion wie früher. Auch wird sie langsamer aufgebaut, ist störanfälliger und häufig wird der Penis nicht mehr so steif. Der Mann braucht länger, um zum Orgasmus zu kommen und die Menge des Spermas beim Samenerguss wird geringer.

Natürlich gibt es auch Erektionsprobleme aufgrund von Spannungen in der Beziehung, wenn sie auch seltener sind als das vergleichbare Syndrom bei der Frau, die Erregungsstörung (→ S. 342).

Jedes dieser zunächst nur gelegentlich auftretenden Probleme kann sich aber verselbstständigen: Ausbleibende oder zu schwache Erektionen führen, unabhängig von der Ursache, zu Enttäuschung und oft auch zum Abbruch der intimen Situation. In der Folge haben viele Männer Angst, beim nächsten Geschlechtsverkehr erneut zu versagen. So geraten die Betroffenen in einen Teufelskreis von Versagensangst und daraus entstehendem tatsächlichen Versagen.

Medikamentöse Therapie. Am häufigsten werden Erektionsstörungen heute mit *Phosphodiesterase-5-Hemmern* behandelt. Es sind derzeit drei Substanzen auf dem Markt:

- Sildenafil (Viagra®), dessen Wirkung von vielen Betroffenen als am stärksten angegeben wird, die etwa 30 Minuten nach Einnahme einsetzt und 4–6 Stunden anhält.

- Tadalafil (Cialis®) mit einer gleichmäßigeren Wirkung als Viagra®, die über einen Zeitraum 24–36 Stunden lang anhält.
- Vardenafil (Levitra®), das im Wirkprofil Viagra® ähnelt.

Viagra® & Co. wirken alle gleich: Sie hemmen den Abbau des Enzyms ***cGMP,*** das die Erektion aufrechterhält. Dieser Mechanismus funktioniert jedoch nur, wenn der Mann tatsächlich erregt ist und die Blutversorgung und die Nervenbahnen zumindest noch teilweise funktionieren (Resterektionsfähigkeit). Ist die Erektionsstörung Folge einer Beziehungskrise oder einer fortgeschrittenen Gefäßerkrankung, so kann daher trotz Einnahme von Viagra® & Co. eine Erektion ausbleiben.

Viagra® & Co. sind nicht ungefährlich, über 200 Todesfälle vor allem durch Komplikationen am Herzen sind dokumentiert. Sie sind verschreibungspflichtig und dürfen bei Herzbeschwerden und in Kombination mit blutdrucksenkenden Nitraten und Alpha-Blockern *nicht* eingenommen werden. Als Nebenwirkungen treten zudem Kopfschmerzen, Gesichtsrötung, Sehstörungen, Blutdruckprobleme und Schnupfen auf, selten eine Dauererektion. Viagra® & Co. dürfen deshalb nicht mit anderen Potenzpräparaten kombiniert werden, und die gewählte Dosis sollte möglichst gering sein. Eine Dosisreduzierung ist bei Nierenversagen (akute Niereninsuffizienz → S. 782) und bei Lebererkrankungen erforderlich.

Weitere Medikamente. Apomorphin (z. B. Uprima®, Ixense®) wirkt als Dopamin-Rezeptoragonist im Zentralen Nervensystem ebenfalls erektionsfördernd. Apomorphin ist ein Morphin-Abkömmling, aber ohne schmerzlindernde oder euphorisierende Wirkung. Eine häufige und stark dosisabhängige Nebenwirkung ist Übelkeit. Apomorphin findet Anwendung bei Patienten, welche beispielsweise Phosphodiesterase-5-Hemmer aus gesundheitlichen Gründen nicht einnehmen dürfen.

Phentolamin, ein nicht selektiver Alpha-Rezeptorblocker, ist wirksam bei milder bis moderater Erektionsstörung und zeichnet sich durch eine gute allgemeine Verträglichkeit aus.

Erektionshilfen. Schwellkörper-Auto-Injektionstherapie *(SKAT):* Eine Injektion von Substanzen, welche die Blutgefäße erweitern (Papaverin, Phentolamin, Prostaglandin E1) in den Schwellkörper des Penis (→ S. 804). Sie führt in den meisten Fällen zu einer raschen Erektion und dies – im Gegensatz zu der Anwendung von Phosphodiestrasehemmern – auch ohne sexuelle Erregung. Diese selbst durchgeführte Einspritzung ist leicht zu erlernen und weitgehend schmerzfrei. Als Nebenwirkungen der Injektion können eine schmerzhafte Dauererektion und langfristig auch eine Schädigung des Schwellkörpers auftreten. Prostaglandin E1 ist nebenwirkungsarm, heute Mittel der Wahl bei der SKAT und kann alternativ in Form von Kapseln in die Harnröhre eingeführt werden. Mit Aufkommen der gut wirksamen Phosphodiesterase-5-Hemmer hat die SKAT jedoch an Bedeutung verloren. Sie wird weiterhin angewendet, wenn Phosphodiesterase-5-Hemmer kontraindiziert und/oder unwirksam sind. Eine Kostenerstattung durch die Krankenkasse erfolgt nur in begründeten Einzelfällen.

Mit einer **Vakuumpumpe,** die über den Penis gestülpt wird, wird ein Unterdruck erzeugt. Dieser Unterdruck vermehrt den Bluteinstrom in die Schwellkörper des Penis. Nach Erreichen der Erektion wird ein Gummiring über die Peniswurzel angelegt, der den Blutausstrom verhindert. Bei noch vorhandener spontaner Erektionsfähigkeit kann zur Verlängerung der Erektionsdauer ebenfalls ein Gummiring verwendet werden.

Chirurgische Therapie. Bleiben die medikamentösen und sexualtherapeutischen Behandlungsversuche erfolglos, so kann versucht werden, durch einen chirurgischen Eingriff (Gefäßchirurgie) die Funktion von Penisarterien und -venen zu verbessern. Penisprothesen werden heutzutage nur noch selten eingesetzt.

Selbsthilfe. Bei Erektionsstörungen fühlen sich viele Männer als Versager, verstärkt durch den „Zwang", beim Geschlechtsverkehr auf eine ausreichende Erektion angewiesen zu sein. Aus Angst, der Partnerin nicht zu genügen, entsteht ein Teufelskreis: Man konzentriert sich so stark auf die Erektion, dass diese gerade dadurch gehemmt und zum vermeintlichen Dauerproblem wird. In den meisten Fällen sind Erektionsstörungen jedoch nur *zeitweilig*, bedingt durch seelische Konflikte, Partnerschaftsprobleme, Angstfantasien und allem voran Leistungsdruck und Stress am Arbeitsplatz.

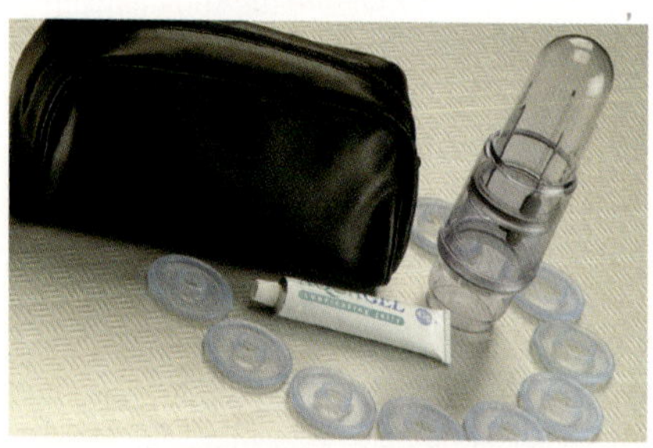

Die Penis- oder Vakuumpumpe ermöglicht eine Erektion aufgrund von Unterdruck. Mithilfe der über den Penis gestülpten Pumpe wird die ihn umgebende Luft abgesaugt. Dadurch strömt das Blut bis in die Penisspitze. Zur Aufrechterhaltung der Erektion wird anschließend ein Gummiring über die Peniswurzel gestreift. [OMU 0845]

Wird der Einsatz von Viagra® & Co. erwogen, so ist der Urologe (oder auch der Hausarzt) der richtige Ansprechpartner. Wie oben erwähnt, ist eine Resterektionsfähigkeit Voraussetzung, dass die Medikamente überhaupt wirken – das kann man ganz einfach feststellen: Sie ist dann gegeben, wenn nachts oder morgens beim Aufwachen öfters eine Erektion besteht.

Bevor Sie aber zum Arzt gehen, sollten Sie offen mit der Partnerin über Ihr Problem sprechen, um den Erfolgsdruck zu reduzieren. Erektionen sind mehr als gut funktionierende Hydraulik. Häufig hilft es, sich viel Zeit zur Entspannung zu nehmen, noch hilfreicher ist aber für viele Männer, die „Orgasmusfixierung" im Schlafzimmer aufzugeben und andere Sexualpraktiken neu zu entdecken. Die Partnerinnen sind dabei meist gerne mit von der Partie.

Die Einnahme von Viagra® & Co muss übrigens nicht permanent erfolgen: Gerade wenn sich in der Beziehung der beschriebene Teufelskreis eingeschlichen hat, genügt oft eine Kurztherapie, um ihn zu durchbrechen.

IGeL-Hinweis: Die Kosten sind bei allen drei Medikamenten mit zirka 10 € pro Einzeldosis relativ gleich. Auch bei Vorerkrankungen übernimmt die Kasse davon keinen Anteil.

i Aktuell: www.gesundheit-heute.de/08x06

- Zu weiteren Internetseiten und Literaturtipps → auch Infobox S. 803 und S. 347
- **www.urologenportal.de** – Internetseite des Berufsverbands der Deutschen Urologen e. V., Düsseldorf: Informationen zu sexuellen Funktionsstörungen bei Männern, Therapien und gesetzlichen Regelungen.
- C. Dieme: **Vorzeitiger Samenerguss.** Stillwasser, 2003. Ratgeber mit Erfahrungsberichten und zahlreiche Hilfestellungen (auch für die Partnerin). Mehr Informationen zu Buch und Problem gibt es auch unter **www.vorzeitige-ejakulation.de.**

Paar- und Sexualtherapie

Werden sexuelle Störungen vom Betroffenen als behandlungsbedürftig empfunden, so gibt es beratende und psychologisch-therapeutische Maßnahmen, die eine Veränderung dieser Probleme bewirken können. Grundsätzlich unterscheidet man zwei Formen, Sexual*beratung* und Sexual*therapie,* die unterschiedliches Engagement verlangen.

Sexualberatung

Die **Sexualberatung** steht oft am Anfang der Auseinandersetzung mit sexuellen Problemen. Sie ist niedrigschwelliger als die Sexual- oder Paartherapie, d. h. man bekommt kurzfristiger einen Termin. Bei der Beratung geht es darum, dass der Hilfesuchende mehr Klarheit bezüglich seines Problems und wenn nötig erste Hilfestellungen bekommt. Während der Beratung wird auch geklärt, ob z. B. eine Sexualtherapie erforderlich ist.

In den meisten Städten gibt es z. B. Beratungsstellen von Pro Familia, die bei Beziehungs- und Sexualproblemen schnell und unbürokratisch Hilfe anbieten. Auch Kirchen oder städtische Gemeinden haben oft Beratungsstellen, an die sich jeder wenden kann.

Die Sexualberatung wird überwiegend in Form von **Paargesprächen,** ähnlich dem Ablauf der Gespräche bei der Paartherapie abgehalten, bei denen beide Partner anwesend sind. Bei Bedarf werden aber Einzelberatungen eingeschoben, bei denen der Therapeut tiefer auf die Problematik *einer* Person eingeht. Sexualberatung kann also auch sinnvoll sein, wenn man aktuell nicht in einer festen Beziehung steht; hier natürlich in Form von Einzelgesprächen.

Die Dauer, über die diese Gespräche stattfinden sollen, wird je nach der vorliegenden Problematik und deren Schweregrad bestimmt. Meistens vereinbart man einen Termin alle zwei oder drei Wochen. Häufig helfen schon wenige Gespräche, um größere sexuelle Zufriedenheit und eine Harmonisierung der Beziehung zu erreichen. Leider gelingt das nicht immer, und es kann während der Beratung deutlich werden, dass die Beziehung insgesamt gestört ist und es nicht nur im sexuellen Bereich „nicht klappt“.

Sexualtherapie

Erkennt der Therapeut oder ein Arzt, dass die vorliegenden Probleme im Rahmen der Sexualberatung nicht gelöst werden können, so wird er die Überweisung zu einer **Sexualtherapie** vorschlagen. Das bedeutet eine deutlich intensivere Beschäftigung mit den der sexuellen Störung zugrunde liegenden Ursachen bei einem *Sexual-* oder *Psychotherapeuten.* Die Abstände der Therapiestunden sind meist kürzer als bei der Sexualberatung, gerne wird ein Termin pro Woche angesetzt.

Das Paar ist der Patient. Hier wird vorausgesetzt, dass beide Partner damit einverstanden sind, die Therapie mitzumachen, regelmäßig daran teilzunehmen und sich auch zwischen den Stunden Zeit für einander zu nehmen. Bei der Paartherapie entwickeln

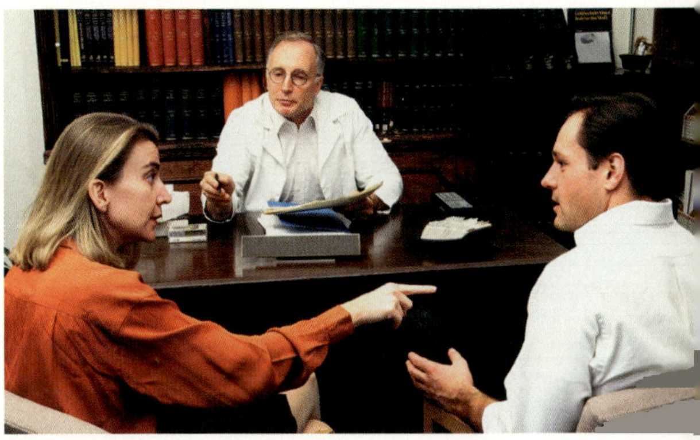

Zumindest bei jüngeren Paaren liegt die Ursache fehlenden sexuellen Interesses fast nie in einer sexuellen Funktionsstörung an sich, sondern an Beziehungsproblemen, insbesondere ungeklärten Konflikten, oder in „externen“ Problemen wie Job- und Examensängsten. Die oft verfahrene Situation wird am besten mit einem qualifizierten Therapeuten besprochen, der dann in der Regel feststellen kann, worin das eigentliche Problem besteht. [GTV 0844]

die Partner mit der Unterstützung des Therapeuten Strategien, wie sie ihre Sexualität weniger angstbesetzt und lustvoller er- und ausleben können. Diese Strategien erprobt das Paar dann gemeinsam zwischen den einzelnen Sitzungen, indem es z. B. vereinbart, sich zu berühren und zu streicheln, ohne dass es dabei gleich auf Geschlechtsverkehr hinausläuft. Ziel solcher Übungen ist, Sexualität wieder ohne (selbst auferlegten) Leistungsdruck erleben zu können. In der nächsten Sitzung werden dann die während der „Übungen“ empfundenen Gefühle zur Sprache gebracht. Der Therapeut unterstützt dabei die Kommunikation des Paars und wirkt vermittelnd, indem er Ängste, Vorurteile, falsche Erwartungen (z. B. dass die Initiative zum Sex immer vom Mann ausgehen müsse) oder Schamgefühle abbaut oder versucht, sie gemeinsam mit dem Paar zu überwinden.

Dieses Behandlungskonzept basiert auf den Arbeiten des amerikanischen Forscherpaars ***Masters und Johnson*** in den 1970er Jahren. Es wurde um verschiedene Behandlungskomponenten erweitert, z. B. den **syndyastischen Therapieansatz,** der besonders auf die intensive Vertrautheit und Zusammengehörigkeit in der Paarbeziehung eingeht.

Wie kommt man zu einer Sexualtherapie? Prinzipiell sollte man die eigenen sexuellen Probleme am besten zuerst mit dem Arzt besprechen, damit er mögliche körperliche Ursachen aufdecken kann. Frauen finden Rat und Hilfe beim Gynäkologen, Männer beim Urologen. Steht die Überweisung zu einem Sexualtherapeuten an, so kennen diese Ärzte auch geeignete Adressen, die sie empfehlen können. Das Angebot ist in Deutschland allerdings relativ knapp – weshalb vielerorts ersatzweise „normale“ Psychotherapeuten empfohlen werden.

IGeL-Hinweis: Die Krankenkassen übernehmen leider nur in wenigen Fällen die Kosten für die Behandlung, z. B. wenn gleichzeitig psychische Erkrankungen vorliegen, die (psycho-)therapiebedürftig sind. Außerdem haben nicht alle Therapeuten eine Kassenzulassung. Muss selbst gezahlt werden, liegen die Kosten für eine Stunde zwischen 70 und 100 €. Ist vor Ort kein zugelassener Therapeut verfügbar, werden die Kosten in manchen Fällen über das so genannte Kostenerstattungsverfahren (→ S. 1299) von der Kasse übernommen.

i Aktuell: www.gesundheit-heute.de/08x07

- **www.profamilia.de** – Betreibt viele Beratungszentren in größeren Städten. Die Internetseite bietet auch Infomaterial zum Bestellen und Runterladen.
- **www.paartherapie.de** – Arbeitskreis Paar- und Psychotherapie e. V., Bönningstedt: Internetseite mit Musterschreiben und Argumentationshilfen für Anträge bei der Krankenkasse (teilweise kostenpflichtig) und weiterführenden Links.
- **www.isg-info.de** – Informationszentrum für Sexualität und Gesundheit e. V., Universitätsklinikum Freiburg: Informationen und kostenlose Broschüren zum Runterladen rund um das Thema.
- **www.sexualmedizin.charite.de** – Institut für Sexualwissenschaft und Sexualmedizin, Berlin: Leitlinien zur Diagnostik und Therapie sexueller Störungen.
- **www.sexologie.org** – Deutsche Gesellschaft für Sozialwissenschaftliche Sexualforschung (DGSS), Düsseldorf: Bietet neben Fachinformation auch Beratung bei Fragen zu sexuellen Problemen.
- D. Schnarch: **Die Psychologie sexueller Leidenschaft.** Klett-Cotta, 2006. Gut geschriebener Ratgeber, der vor allem die Qualität der Beziehung und die kontinuierliche Arbeit daran in den Mittelpunkt stellt.
- W. J. Doherty: **Zusammenbleiben.** Wie Paare ihre Beziehung retten können in einer Welt, die sie auseinander reißt. Hans Huber, 2003. Von einem Paar- und Familientherapeuten geschriebener Ratgeber, der anhand von Beispielen aus der Praxis die alltäglichen und essenziellen Beziehungsstücken vor Augen führt und Hilfe bietet, vorschnelle Entscheidungen zu vermeiden.
- Stiftung Deutsches Hygiene-Museum (Hrsg.): **Sex.** Vom Wissen und Wünschen. Hatje Cantz, 2001. Buch zur gleichnamigen Ausstellung des Deutschen Hygiene-Museums, das einen informativen und unterhaltsamen Blick auf die verschiedenen Aspekte unserer Sexualität wirft.

Buchteil III – Kreislauf des Lebens

09

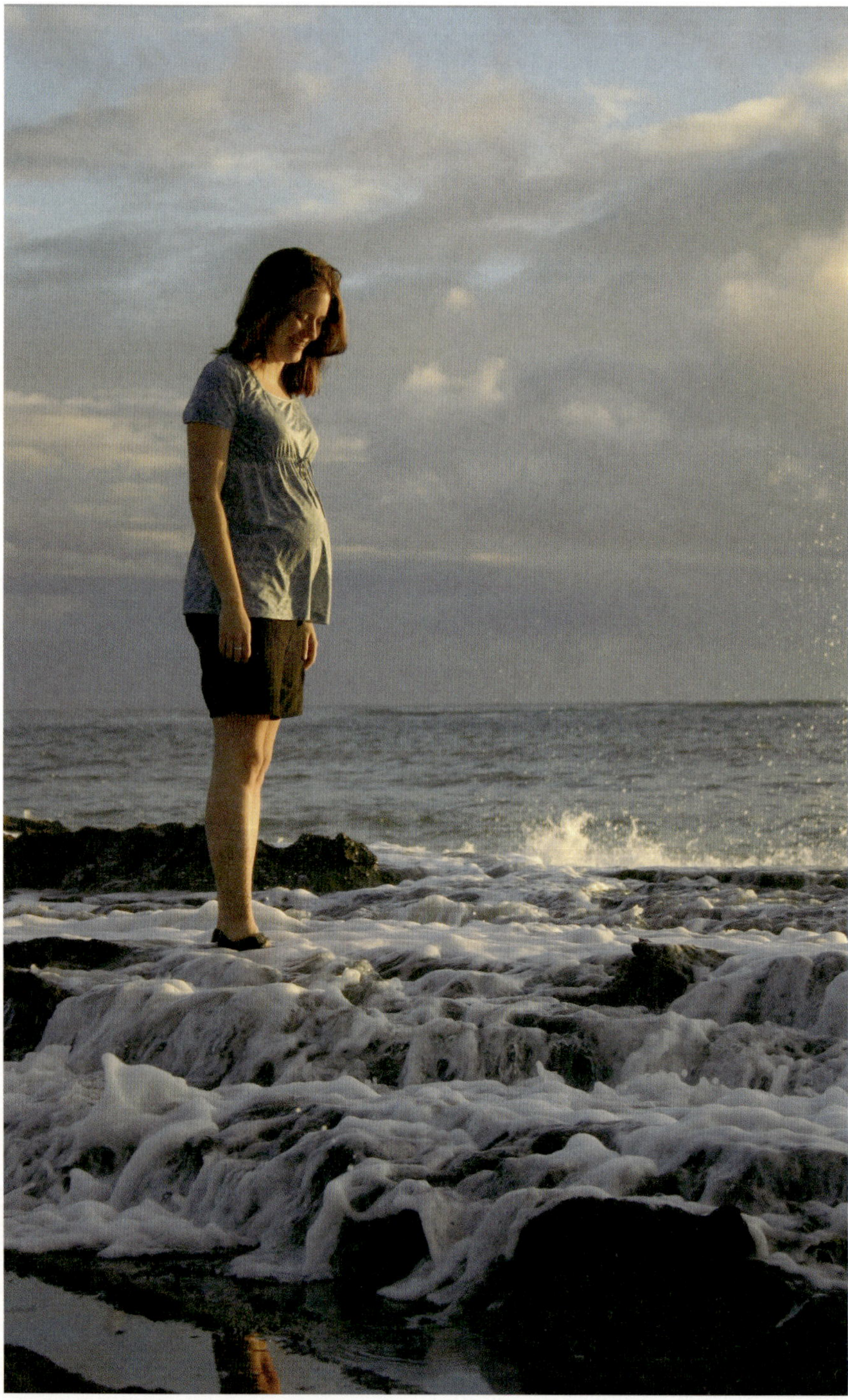

Schwanger zu sein ist aufregend – für viele Frauen gehört es zum Aufregendsten, was in ihrem Leben bisher passiert ist. Aber was genau geschieht im Körper der werdenden Mutter und wie entwickelt sich das Kind im Laufe der Schwangerschaft? Gibt es neben den eher harmlosen Beschwerden wie der Morgenübelkeit auch ernst zu nehmende Symptome mit Gefahr für Mutter und Kind? Und noch viel mehr Fragen treten auf: Kann ich wie bisher Sport treiben oder sollte ich etwas kürzer treten? Was ist bei der Ernährung wichtig, was braucht mein Körper jetzt besonders? Kann Sex dem Baby schaden, wenn die vorangehende Schwangerschaft mit einer Fehlgeburt endete? Alle diese Fragen finden Sie hier beantwortet. [ISP 0901]

Schwangerschaft

Hier finden Sie

Einführung 349
Schwangerschaft ist keine Krankheit . 349
Das medizinische Fachgebiet 350

Die gesunde Schwangerschaft 350
Feststellung der Schwangerschaft ... 350
Beruf und gesetzliche Regelungen ... 352
Gesunde Lebensführung 352
Die Entwicklung des Kindes......... 357
Mehrlingsschwangerschaften 359
Pränataldiagnostik 360
Impfungen 363

Komplikationen und Erkrankungen in der Schwangerschaft 363
Blutungen in der Schwangerschaft... 363
Schwangerschaftserbrechen 364
Eileiterschwangerschaft............ 365
Blasenmole und Chorionkarzinom ... 366
Vorgeburtliche Infektionen des Kindes 366
Pilzinfektionen in der Schwangerschaft 367
Blasen- und Nierenbeckenentzündungen 367
Harnstau in der Schwangerschaft.... 367
Zervix-Insuffizienz................. 368
Vorzeitige Wehen 368
Plazenta-Insuffizienz 369
Plazenta praevia 370
Plazentalösung 370
Schwangerschafts-Bluthochdruck.... 371
Schwangerschaftsdiabetes 372
Medikamente in der Schwangerschaft 372

Schwangerschaftsabbruch, Fehl- und Totgeburt 373
Schwangerschaftsabbruch.......... 373
Fehlgeburt 375
Wiederholte Fehlgeburt 376
Totgeburt 376

An anderer Stelle im Buch besprochen
Frühgeburt 388
Geburt 379
Geburtsüberwachung 385
Kaiserschnitt 390
Stillen und Stillprobleme 394
Unfruchtbarkeit 331

Einführung

Schwangerschaft ist keine Krankheit

Erst seit knapp 100 Jahren werden gesunde Frauen zum Arzt geschickt, weil sie schwanger sind. Die Idee der Schwangerschaftsvorsorge stammt von *Dr. Janet Campbell*, die sie in den 1920er Jahren in London einführte. Seitdem entzünden sich immer wieder Diskussionen um Sinn und Unsinn der Vorsorgeuntersuchungen. Allerdings sind Schwangerschaft und vor allem die 24 Stunden rund um die Geburt statistisch gesehen tatsächlich die gefährlichste Zeit im Leben einer Frau: Früher haben viele Mütter Problemgeburten nicht überlebt. Daher hat es durchaus seinen Sinn, wenn sich medizinische Fachkräfte und auch die Medien um diesen „kritischen" Bereich des Frauenlebens bemühen.

Gerade in Deutschland tut man des Guten aber oft zu viel, jährlich werden Hunderttausende Schwangerschaften zur Risikoschwangerschaft (→ S. 360) erklärt und vermutlich wird viel zu viel Pränataldiagnostik (→ S. 360) betrieben mit erheblicher Verunsicherung der betroffenen Frau, mit erheblichen Risiken für das Kind, mit hohen Kosten und insgesamt fraglichem Nutzen.

Es ist deshalb Vorsicht angebracht gegenüber festgezurrten Regeln, wie eine Schwangerschaft zu verlaufen und wie viele Arztbesuche eine Frau zu absolvieren hat. Denn jede Frau erlebt ihre Schwangerschaft anders, und kaum eine braucht 400-Seiten-Ratgeber und Zeitschriften-Abonnements, um „erfolgreich" schwanger zu sein.

Stichwort Ratgeber: Jede Schwangere muss versuchen, die Bereiche zu finden, in denen Beratung und Hilfe zweckmäßig oder sogar notwendig sind. Dieses Kapitel möchte aber auch Mut machen zu erkennen, wann Schluss ist mit Ratschlägen, und wann Sie eine unbeschwerte Erwartung genießen können.

Auch aus naturheilkundlicher Sicht wird der Verunsicherung, bisweilen sogar der sanften Bevormundung der Frauen Vorschub geleistet. Frau soll sich „natürlich" ernähren, am besten nur noch „lebendiges" Wasser trinken, aber um Trockeneigelb und Brombeertees einen großen Bogen machen. Gute Tipps von ganzheitlicher Geschäftemacherei zu unterscheiden ist schwierig und erfordert viel Sachkenntnis, Mut und Geduld.

Wir haben uns deshalb in diesem Buch zu einer sehr zurückhaltenden Beratung entschlossen; dabei konzentrieren wir uns auf die *tatsächlichen* Risiken und die wirklich relevanten Gesundheitsstörungen während Schwangerschaft, Geburt und Stillzeit. So wollen wir Hilfestellung geben, die Schwangerschaft Tag für Tag ohne Bevormundung bewusst zu erleben, das werdende Leben mit Bewunderung beim Wachsen zu beobachten und sich auf die Zeit nach der Geburt zu freuen. Das bedeutet in der Praxis auch bereit zu sein, Grenzen zu setzen gegenüber dem medizinischen System. Und auch dazu möchten wir Ihnen Mut machen.

i **Aktuell: www.gesundheit-heute.de/09x01**

- **www.geburtskanal.de** – Von einem nichtkommerziellen Unterstützerkreis in Bonn getragene Internetseite: Kritische und differenzierte Auseinandersetzung mit allen Themen von Schwangerschaft und Geburt.
- B. Gebauer-Sesterhenn; T. Villinger: **Schwangerschaft und Geburt.** Gräfe & Unzer, 2001. Ausführlicher und übersichtlicher Schwangerschaftsratgeber, der vor allem das Wohlbefinden der werdenden Mutter zum Thema hat. Mit Erlebnisberichten und Praxistipps.
- J. Balaskas; Y. Gordon: **Der große Trias-Ratgeber Schwangerschaft und Geburt.** Trias, 2004. Faktenreich und mit am stärksten medizinisch ausgerichteter Ratgeber für Schwangerschaft, Geburt und das erste Lebensjahr.

Das medizinische Fachgebiet

Die **Geburtshilfe** ist das Teilgebiet der *Frauenheilkunde (Gynäkologie)*, das sich mit der Betreuung der schwangeren und gebärenden Frau sowie der Wöchnerin bis sechs Wochen nach der Geburt befasst. Das medizinische Spezialgebiet für Neugeborene heißt *Neonatologie*, ein Teilgebiet der Kinderheilkunde.

Rolle und Bedeutung der Hebamme

In der Geburtshilfe arbeiten Frauenärzte eng mit den **Hebammen** *(Geburtshelfern)* zusammen. Diese dürfen in Deutschland auch alleine Geburten leiten sowie die Wöchnerinnen und ihre Neugeborenen betreuen. Bei allen Komplikationen müssen sie jedoch einen Arzt hinzuziehen. In den 1960er bis 1980er Jahren waren die Hebammen von den Frauenärzten zunächst zurückgedrängt worden. Die damals fast ausschließlich männliche Frauenärzteschaft wollte den Bereich „Geburt" alleine bearbeiten und die vielen technischen Errungenschaften der „modernen" Geburtshilfe ungestört praktizieren.

Bedingt durch die Fehlentwicklungen dieser Art von Geburtshilfe wie der *programmierten Geburt*, der medikamentös zum „Wunschtermin" eingeleiteten Geburt und der von vielen Gebärenden als zu technisiert empfundenen Geburtsbetreuung im Krankenhaus hat seitdem eine Gegenbewegung eingesetzt, die in Mitteleuropa zumindest bei der normalen Geburt die Hebamme wieder als zentrale Ansprechpartnerin der Gebärenden etabliert hat.

Auch beim Thema *Stillberatung* ist die Kompetenz der Hebammen inzwischen wieder unstrittig. Außerdem gehen in letzter Zeit eine Reihe von Geburtskliniken wieder verstärkt auf dieses Thema zu und sorgen für ausgebildete *Laktationsberaterinnen* vor Ort. Meist sind dies Hebammen oder Krankenschwestern, vereinzelt auch Ärzte.

Weitere Fachberufe

Zur optimalen Versorgung während und nach der Geburt ist ferner die Zusammenarbeit mit anderen Fachdisziplinen erforderlich:

- Für moderne Methoden der Schmerzbekämpfung steht in der Regel ein Narkosefacharzt (Anästhesist) zur Verfügung.
- In den letzten Minuten einer Problemgeburt ist auch ein Kinderarzt zugegen, um das gefährdete Neugeborene sofort qualifiziert versorgen zu können.
- Während des Klinikaufenthalts versorgen Kinderkrankenschwestern und -pfleger das Neugeborene.

Die gesunde Schwangerschaft

Feststellung der Schwangerschaft

Das Ausbleiben der Regel ist bei den meisten Frauen das erste Zeichen der **Schwangerschaft** *(Gravidität)*. Es ist allerdings kein sicheres Schwangerschaftszeichen, da die wenigsten Frauen einen exakt regelmäßigen Zyklus haben. Prüfungsstress, Flugreisen oder eine Erkältung reichen bei vielen Frauen aus, um die Regel gehörig aus der Bahn zu bringen.

Häufig bemerken Frauen an sich weitere Frühzeichen einer Schwangerschaft, z. B. ein Ziehen in den Brüsten oder deren Größenzunahme. Aber auch dies sind keine verlässlichen Zeichen.

Zu den sicheren *Schwangerschaftszeichen* gehören:

- Der Nachweis des Embryos in seiner Fruchtblase im Ultraschall ab der 5. **Schwangerschaftswoche** *(SSW)*
- Der Nachweis der kindlichen Herztätigkeit im Ultraschall ab der 7. SSW
- Zu 99 % auch die positive Reaktion eines frei verkäuflichen Schwangerschaftstestes. Dieser misst das von der Plazenta (Mutterkuchen) produzierte Hormon Beta-HCG (→ S. 357) im Urin der Mutter. Da es jedoch auch HCG-produzierende Tumoren gibt (→ S. 366), ist der HCG-Nachweis kein absolut sicheres Schwangerschaftszeichen.

Schwangerschaftstest. Praktisch und schnell kann jede Frau mit einem **Schwangerschaftstest** aus der Drogerie oder Apotheke feststellen, ob sie schwanger ist oder nicht. Der Test funktioniert allerdings frühestens am Tag der ausbleibenden Monatsblutung; wer einen unregelmäßigen Zyklus hat, sollte aber 1–3 Tage warten, um den Test nicht wiederholen zu müssen. Der Test weist im Urin das Schwangerschaftshormon Beta-HCG nach. Es empfiehlt sich, den Test morgens nach dem Aufwachen zu machen, da der Urin und das darin enthaltene Beta-HCG dann besonders konzentriert sind. Besteht eine Schwangerschaft, wird dieses Hormon vom Mutterkuchen gebildet. Die Zuverlässigkeit des Urintests ist heute sehr hoch – sie liegt bei rund 99 %.

Wer ganz schnell Gewissheit haben möchte, kann beim Frauenarzt das Blut untersuchen lassen. Im Blut lässt sich bereits elf Tage nach der Befruchtung, also noch vor Ausbleiben der Regelblutung, ein Beta-HCG-Anstieg feststellen.

Sofort zum Frauenarzt beim positiven Schwangerschaftstest? Manche Frauen fühlen sich unsicher oder glauben, sich sofort umfassend auf eventuelle Risiken ihrer Schwangerschaft untersuchen lassen zu müssen. Tatsache jedoch ist: Der Frauenarzt kann die Schwangerschaft erst zwei oder drei Wochen nach dem Ausbleiben der Regel, dann aber mit dem Ultraschall sehr gut beurteilen, insbesondere gelingt dann der Ausschluss einer Eileiterschwangerschaft sicher (→ S. 365).

Die erste frauenärztliche Untersuchung

Mit dem ersten Besuch beim Frauenarzt beginnt die **Schwangerschaftsvorsorge**. Sie sieht in den ersten vier Monaten alle vier Wochen den Gang zum Frauenarzt vor, in den darauf folgenden drei Monaten alle drei Wochen, in den nächsten zwei Monaten alle zwei Wochen und im letzten, zehnten Monat, jede Woche. Die erste Untersuchung umfasst:

- Die Erfragung allgemeiner und gynäkologischer Vorerkrankungen sowie den Verlauf vorausgegangener Schwangerschaften.
- Die Errechnung des voraussichtlichen Geburtstermins nach der Naegele-Regel (→ S. 351). Die meisten Frauenärzte benutzen dazu eine kleine Drehscheibe, auf der sie nach Einstellen des Datums der letzten Regelblutung den Geburtstermin ablesen.

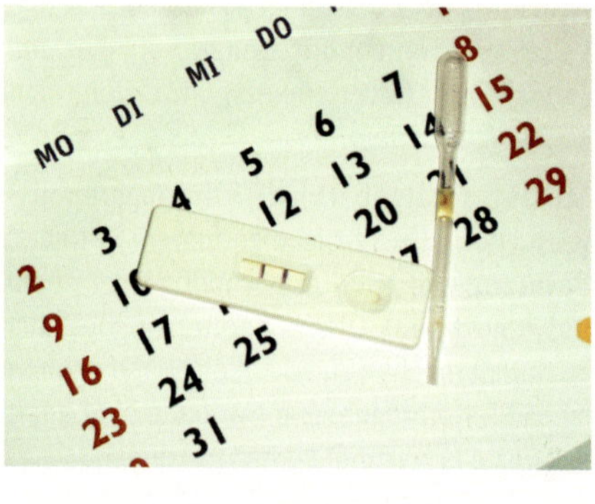

Es hat geklappt! Der Schwangerschaftstest ist positiv. Nach dem Auftropfen des Urins färbt sich in dem Testfeld zunächst der Kontrollstreifen (häufig eine blaue Linie). Erst wenn ein zweiter Strich erscheint, gilt der Test als positiv, das heißt die Frau ist schwanger. Die heutigen Schwangerschaftstests sind übrigens sehr sicher – im Prinzip kann das Errechnen des Geburtstermins jetzt beginnen. [SHU 0902]

- Die Erstberatung zu Ernährung, zu allgemeinen Belastungen und zur Geburt (z.B. Geburtsvorbereitungskurse, Entbindungsabteilungen), gegebenenfalls auch Informationen zu einer genetischen Beratung.
- Laboruntersuchungen: Urinuntersuchung zur Erfassung einer erhöhten Zuckerausscheidung im Urin (Hinweis auf Schwangerschaftsdiabetes → S. 372) und eines Harnweginfekts; eine Blutuntersuchung zur Bestimmung der Blutgruppe und des Rhesusfaktors sowie des Hämoglobinwerts zum Ausschluss einer Blutarmut; Antikörperbestimmung im Blut auf Syphilis, Röteln, Hepatitis B und gegebenenfalls auch HIV/AIDS (ein HIV-Test wird nur mit ausdrücklichem Einverständnis der Schwangeren durchgeführt) oder Toxoplasmose (als Selbstzahlerleistung).
- Körperliche Untersuchung mit Feststellung des Körpergewichts, Blutdruckmessung (da ein erhöhter Blutdruck Mutter und Kind gefährden kann), vaginaler Untersuchung zur Beurteilung der Lage der Gebärmutter im Becken und zur Kontrolle des Muttermunds einschließlich eines Abstrichs zur Untersuchung auf Chlamydien, Tastuntersuchung der Brust, Untersuchung der Beine auf Wassereinlagerungen und Krampfadern.

Auch ein Ultraschall (→ S. 1270) wird durchgeführt, meist über die Scheide (vaginal). Der ***Vaginalultraschall*** (→ Abb. S. 829) ist für die meisten Frauen zwar etwas unangenehmer als der Ultraschall durch die Bauchdecke (Bauchultraschall → S. 830), ergibt aber wesentlich bessere Bilder. Zudem muss beim Vaginalultraschall die Harnblase *nicht* gefüllt sein – im Gegensatz zum Ultraschall durch die Bauchdecke, bei dem rund eine Stunde vor der Untersuchung reichlich getrunken werden muss ohne zur Toilette zu gehen.

Die Befunde der Schwangerschaftsvorsorge werden in den **Mutterpass** eingetragen. Bei einer Risikoschwangerschaft mit erhöhter Gefahr für Mutter oder Kind werden zusätzliche Untersuchungen durchgeführt. Die Schwangere sollte auch bei einer gesunden Schwangerschaft keinen Vorsorgetermin verschieben oder ausfallen lassen.

Sieht man vom Ultraschall ab, ist dieses Vorsorgeprogramm seit seiner Einführung durch die Krankenversicherungen in den 1960er Jahren in etwa gleich geblieben. Schwangere und ihre Ärzte erhoffen sich durch all diese Untersuchungen einen Nutzen für Mutter und Kind. Tatsache ist aber auch, dass in Deutschland keine systematischen Untersuchungen zur Brauchbarkeit dieses Systems vorliegen. Daten einzelner Bundesländer zur Gesundheit von Neugeborenen zeigen, dass sich die Zahl der Kindstode während der Schwangerschaft in den letzten 20 Jahren trotz engmaschiger Betreuung nicht messbar verringert hat. Die Müttersterblichkeit halbierte sich zwar im 20. Jahrhundert alle zehn Jahre, doch ohne dass die Einführung der Vorsorgeuntersuchungen diesen Prozess erkennbar beschleunigt hätte. Die Frage, wie oft eine Schwangere ohne erkennbare Risiken zum Arzt gehen sollte, ist also keineswegs endgültig beantwortet.

Berechnung des voraussichtlichen Geburtstermins

Die durchschnittliche Dauer einer gesunden Schwangerschaft beträgt:

266 Tage (= 38 Wochen) ab dem Zeitpunkt der Befruchtung

280 Tage (= 40 Wochen) ab dem ersten Tag der letzten Menstruation

Bitte beachten: Da der Zeitpunkt der Befruchtung oft nicht bekannt ist, hat sich unter Ärzten und Hebammen die zweite Zählweise durchgesetzt. Sie wird auch in *Gesundheit heute* einheitlich verwendet. Entsprechend befindet sich die Schwangere zum Zeitpunkt der ausbleibenden Regelblutung – dann, wenn die Frau den ersten Schwangerschaftstest durchführt – bereits in der vierten oder fünften Woche.

Für Schwangere wie Ärzte gleichermaßen interessant ist die Errechnung des mittleren Geburtstermins. Diese funktioniert nach der so genannten ***Naegele-Regel:***

Entbindungstermin	= Datum des 1. Tages der letzten Menstruation + 7 Tage – 3 Monate + 1 Jahr ± X (X = Abweichung vom 28-tägigen Zyklus in Tagen)

Beispiel: War der 1. November 2007 der erste Tag der letzten Regelblutung, und hatte die Frau eine durchschnittliche Zyklusdauer von 30 Tagen, so errechnet sich der voraussichtliche Entbindungstermin folgendermaßen:

Schritt 1:	1. November 2007	+ 7 Tage	= 8. November 2007
Schritt 2:	8. November 2007	– 3 Monate	= 8. August 2007
Schritt 3:	8. August 2007	+ 1 Jahr	= 8. August 2008
Schritt 4:	8. August 2008	+ 2 Tage	= 10. August 2008

Die meisten Kinder werden nicht genau am errechneten Tag, sondern innerhalb eines Zeitraums von zehn Tagen vor bis zehn Tagen nach dem errechneten Termin geboren.

Ultraschalluntersuchungen in der Schwangerschaft

In Deutschland sind drei Ultraschalluntersuchungen vorgesehen, die von der gesetzlichen Krankenkasse bezahlt werden:

- In der 9. bis 12. SSW (3. Monat) zur Feststellung der Schwangerschaft, zur Abschätzung des Entbindungstermins sowie zur Erkennung besonderer Risiken wie Zwillings- oder Eileiterschwangerschaften
- In der 19. bis 22. SSW (6. Monat) zur Beurteilung des kindlichen Wachstums, zum Ausschluss kindlicher Fehlbildungen (Fehlbildungs-Screening → S. 360) und zur Erkennung krankhafter Veränderungen des Mutterkuchens (Plazenta)
- In der 30. bis 32. SSW (8. Monat) zur Beurteilung des kindlichen Wachstums, der Fruchtwassermenge und des Mutterkuchens.

Bei allen Ultraschalluntersuchungen werden auch die Lebenszeichen des Kindes, also die Herztöne und Bewegungen, in wenigen Sekunden geprüft. Die Untersuchungen enthalten außerdem die „Vermessung" des Kindes, die so genannte **Biometrie.** Danach kann errechnet werden, ob sich das Kind zeitgerecht entwickelt: Bei der ersten Untersuchung wird normalerweise nur der Abstand zwischen Scheitel und Steiß gemessen. Die beiden folgenden Untersuchungen messen:

- Den Kopfdurchmesser, d.h. den Abstand von Schläfe zu Schläfe ***(Biparietaler Durchmesser,*** kurz ***BPD*** oder ***BIP)***
- Den Abstand zwischen Stirn und Hinterkopf ***(Fronto-okzipitaler Durchmesser,*** kurz ***FOD)*** oder den Kopfumfang
- Den Bauch- oder ***Brust-Querdurchmesser (ATD)*** oder den ***Bauch-Brust-Umfang (AU)*** oder den Abstand zwischen Rücken und Bauchvorderseite ***(Anterior-Posterior-Durchmesser,*** kurz ***APD)***
- Die Länge des Oberschenkelknochens ***(Femurlänge,*** kurz ***FL)*** oder die Länge des Oberarmknochens ***(Humeruslänge,*** kurz ***HL)***

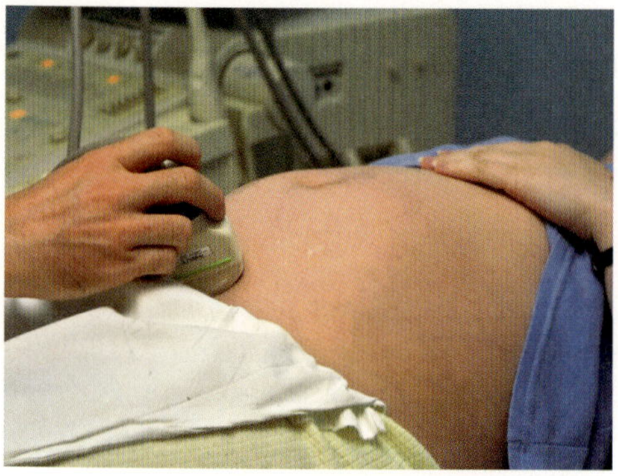

Mit den für Mutter und Kind ungefährlichen Ultraschalluntersuchungen kontrolliert der Arzt Entwicklung und Wachstum des Kindes; hier bei einer Schwangeren in der 30. Schwangerschaftswoche. [ISP 0904]

IGeL-Hinweis: Manche Frauenärzte empfehlen der Schwangeren auch bei den Vorsorgeterminen „zwischendurch" weitere Ultraschalluntersuchungen, für die sie 15–30 € in Rechnung stellen. Diese Untersuchungen sind jedoch nicht notwendig. Denn wenn ein besonderer Krankheitsverdacht vorliegt, bezahlt die Krankenkasse den Ultraschall.

Beruf und gesetzliche Regelungen

In Deutschland legt das **Mutterschutzgesetz** *(MuSchG)* verbindliche Regeln für den Berufsalltag von Schwangeren fest. Es schränkt die Berufstätigkeit Schwangerer dort ein, wo Mutter oder Kind durch risikoreiche Arbeiten gefährdet würden.

So dürfen Schwangere keine schweren Lasten heben und haben Anrecht auf regelmäßige Ruhepausen in einem speziell dafür eingerichteten Ruheraum. Nacht- und Feiertagsarbeit sowie Überstunden sind (mit Ausnahmen) nicht zulässig.

Das Mutterschutzgesetz bestimmt auch, welche Tätigkeiten in der Schwangerschaft nicht ausgeführt werden dürfen. Besteht für eine Schwangere im Beruf beispielsweise eine starke körperliche Belastung, Strahlen-, Chemikalien-, Unfall- oder Infektionsgefahr, kann ein Beschäftigungsverbot ausgesprochen werden. In der Praxis gelten die stärksten Restriktionen für Angestellte im Gesundheitswesen. So ist der Kontakt mit Blut und mit gesundheitsgefährdenden Stoffen wie Zytostatika unzulässig, ebenso das Arbeiten in der Nähe von Strahlungsquellen in Röntgenabteilungen, Strahlendiagnostik oder Strahlentherapie.

Der **Mutterschutz** beginnt sechs Wochen vor der Entbindung (eine Weiterbeschäftigung auf ausdrücklichen Wunsch der Mutter ist allerdings möglich) und endet normalerweise acht Wochen nach der Geburt, bei Frühgeburten oder Mehrlingen zwölf Wochen nach der Geburt.

Frauen im Mutterschutz bekommen das **Mutterschaftsgeld,** das dem Nettogehalt entspricht. Durch die Bestimmungen des Mutterschutzgesetzes darf den Frauen kein finanzieller Nachteil entstehen.

Ein genereller Kündigungsschutz besteht während der gesamten Schwangerschaft, in den ersten vier Monaten nach der Geburt, während der **Elternzeit** ***(Erziehungsurlaub)*** und zwei Monate nach dessen Ende.

In der Schweiz legt das ***Arbeitsgesetz*** fest, dass Wöchnerinnen in den ersten neun Wochen nach der Geburt nicht arbeiten dürfen. Kündigungsschutz besteht während der Schwangerschaft bis 16 Wochen nach der Niederkunft. Der Anspruch auf Lohnfortzahlung oder Teil-Lohnfortzahlung ***(Mutterschaftsversicherung)*** richtet sich nach dem jeweiligen Kanton.

In Österreich ist eine werdende Mutter laut Mutterschutzgesetz verpflichtet, den Dienstgeber über die Schwangerschaft zu informieren. Während der Schwangerschaft und bis vier Monate nach der Entbindung darf keine Kündigung ausgesprochen werden. Sechs Wochen vor bis acht Wochen nach der Entbindung besteht absolutes Arbeitsverbot. Bei Früh- und Mehrlingsgeburten gelten längere Fristen. Der Sozialversicherungsträger kommt für das „Wochengeld" auf, das dem Durchschnitts-Nettoverdienst der letzten drei Monate entspricht.

i **Aktuell:** www.gesundheit-heute.de/09x02

- **www.schwanger-info.de** – Online-Angebot der Bundeszentrale für gesundheitliche Aufklärung (BZgA, Köln): Bietet unter der Rubrik „Schwangerschaft" u. a. übersichtliche Informationen zum Thema „Rechtliches und finanzielle Hilfen".
- **www.bmfsfj.de** – Internetseite des Bundesministeriums für Familie, Senioren, Frauen und Jugend: Hier sind alle aktuellen Richtlinien und Informationen zur Kinder- und Familienpolitik zu finden, z. B. auch zum neuen Elterngeld.
- **www.berufstaetige-muetter.de** – Internetseite des Verbands berufstätiger Mütter (vbm, Köln): Mit aktuellen Informationen zu Beruf und Beschäftigungsförderung, Kinderbetreuung, Elterngeld, Alleinerziehenden und Familienpolitik einschließlich ausführlicher Link- und Literaturliste; nicht nur für berufstätige Mütter interessant.

Gesunde Lebensführung

Insbesondere Frauen, die ihr erstes Kind erwarten, sind oft unsicher, was sie sich und ihrem Kind während der Schwangerschaft zumuten dürfen. Auch ist eine regelrechte Industrie entstanden, die mit ihren Produkten die angeblichen und tatsächlichen Informationsbedürfnisse und Wünsche der Schwangeren befriedigen möchte.

Dabei ist die Grundregel sehr einfach: Ausgewogene Ernährung und ein regelmäßiger Lebensrhythmus ohne Exzesse sind das Beste für Mutter und Kind. Es gibt also nur Weniges, das verboten ist, wie z. B. Rauchen.

Der Körper einer Frau ist von Natur aus hervorragend für eine Schwangerschaft eingerichtet. Trotzdem: Zu wissen, was der eigene Organismus und das wachsende Kind brauchen, hilft, die Schwangerschaft hoffentlich gesund und unbeschwert zu erleben.

Essen für Zwei? – Ernährung und Energiebedarf

Schwanger sein heißt nicht „Essen für Zwei". Sich genussvoll zu verwöhnen ist allerdings erlaubt! Am besten mit genügend Zeit für abwechslungsreiches, hochwertiges Essen mit vielen unlöslichen Faserstoffen (Ballaststoffen (→ S. 228), das sich idealerweise aus 15–20 % Eiweiß, 25 % Fett und 55–60 % Kohlenhydraten zusammensetzt. Vollkornprodukte sind als Kohlenhydratlieferanten in der Schwangerschaft besonders geeignet, unter anderem auch deshalb, weil sie unlösliche Faserstoffe enthalten, die vor Verstopfung schützen.

Stoffwechsel. Der *Stoffwechsel* von Schwangeren verändert sich. Der „Grundumsatz" – das ist die Energiemenge, die der Körper pro Tag ohne große Anstrengung verbraucht – erhöht sich um 20 %; das hört sich nach Viel an, entspricht aber lediglich ~ 500 kcal pro Tag. Das notwendige „Mehr" ist häufig schon mit zusätzlich 1–2 Scheiben belegten Vollkornbroten erreicht. Während der gesamten Schwangerschaft sollte eine werdende Mutter nicht mehr als 13, maximal 15 kg zunehmen.

Diätkuren sind in der Schwangerschaft strikt zu meiden – zum einen bedeuten sie eine erhebliche Belastung für den Gesamtorganismus, zum anderen steigern sie die Schadstoffbelastung des Kindes durch Mobilisierung von im Fett gespeicherten Schadstoffen während der Abmagerungskur.

Sauerstoff. Mutter und Kind brauchen während der Schwangerschaft rund 20–30 % mehr ***Sauerstoff,*** vor allem in den letzten drei Monaten. Dies erklärt, warum Schwangere schneller und tiefer atmen.

Trinken. Noch ein Grundstoff wird von Schwangeren vermehrt benötigt: Wasser. Mindestens 1,5 bis 2 l Wasser, Saftschorle oder Kräutertee sollte die ***Trinkmenge*** täglich sein. Den Grund hierfür zeigt folgendes

Beispiel: Nur für den Austausch des Fruchtwassers werden in der 30. Schwangerschaftswoche rund 2,5 l Wasser im Blutkreislauf pro Stunde von der Mutter zum Kind (und wieder zurück) transportiert!

Eiweiß. Vor allem das Kind braucht zum Wachsen viel ***Eiweiß***. Daher sollte die Nahrung der Schwangeren pro Tag mindestens 80–100 g Eiweiß, das z. B. in Milchprodukten, Fisch, in fettarmem Fleisch und Vollkornprodukten vorliegt. Eine vegetarische Ernährung mit vielen Eiern und Milchprodukten kann zwar den Eiweißbedarf abdecken, aber nicht den Eisenbedarf (→ unten). Eine ***vegane Ernährung*** (→ S. 233) enthält in jedem Fall zu wenig Eiweiß; von ihr muss für die Zeit einer Schwangerschaft abgeraten werden.

Fett. Für *Fett* liegt der Richtwert für Schwangere bei rund 70 g pro Tag. Das sieht nach viel aus, ist es aber nicht. Denn Fett ist nicht nur in Fettprodukten wie Butter und Öl enthalten, sondern auch in vielen sonstigen Nahrungsmitteln. So sind z. B. Wurst, Chips und Schokolade äußerst fettreich. 250 g Chips enthalten z. B. ~ 70 g Fett. Deshalb sollten Schwangere bei derartigern Nahrungsmitteln aufpassen und sie (weitgehend) weglassen.

Unlösliche Faserstoffe (Ballaststoffe → S. 228). *Ballaststoffreiche Kost* mit viel Obst, Gemüse und Vollkornprodukten beugt der in der Schwangerschaft häufigen Verstopfung vor.

Kalzium (→ S. 239). Weil die Skelettentwicklung des Kindes schon früh in der Schwangerschaft anfängt und die Knochen über die gesamte Schwangerschaft mitwachsen, ist der Kalziumbedarf erhöht. Empfohlen werden deshalb für Schwangere täglich 1,5 g statt wie sonst 1 g *Kalzium*. Diese Menge lässt sich gut durch Milch, Joghurt, Käse, Nüsse, grünes Gemüse und Vollkornprodukte decken.

Eisen (→ S. 240). Auch *Eisen* braucht der Körper während der Schwangerschaft deutlich mehr als sonst. Leider tritt bei vielen Frauen im Verlauf ihrer Schwangerschaft eine Blutarmut auf, genauer gesagt eine ***Eisenmangelanämie*** (→ S. 1034). Deshalb wird bei der Schwangerschafts-Vorsorgeuntersuchung der Hämoglobin- und damit indirekt der Eisengehalt des Bluts gemessen.

Eine gängige Empfehlung lautet, ab der 12. Woche etwa 20 mg Eisen täglich zusätzlich aufzunehmen, zum Beispiel über Hülsenfrüchte wie Erbsen oder Linsen, Kohl, grünes Blattgemüse, Hefe, Haferflocken und Weizenkeime. Die beste Eisenquelle in der natürlichen Nahrung ist Fleisch. Dementsprechend ist die Gefahr einer Eisenmangelanämie bei vegetarischer Ernährung erhöht.

Ist aber bereits ein Eisenmangel nachweisbar, reicht auch eine sehr fleischreiche Kost nicht aus, um die Eisenspeicher bis zur Geburt wieder aufzufüllen.

In diesem Fall wird der Frauenarzt ein geeignetes Eisenpräparat (Dragees oder Kapseln) empfehlen. Leider bekommen viele Frauen von den Präparaten Übelkeit, Verstopfung oder Durchfall. Hebammen raten in diesen Fällen häufig zum besser verträglichen Kräuterblut, einem eisenhaltigen Saft.

Warnhinweis: Jede Schwangere sollte auf den Verzehr von rohem Fisch, ungekochten Eiern und rohem Fleisch verzichten – vor allem wegen der Gefahr einer Infektion mit Toxoplasmose (→ S. 366).

Jod (→ S. 240). Weil der Mutterkuchen Botenstoffe ausschüttet, die die Schilddrüsenfunktion steigern (→ S. 746), ist *Jod* ein Spurenelement, das der Körper in der Schwangerschaft besonders benötigt. Zur Deckung des Jodbedarfs (→ S. 749) sind ein bis zwei Fischmahlzeiten pro Woche und die Verwendung von jodiertem Speisesalz empfehlenswert. Weil das aber nach vielen Erhebungen in der Praxis nicht ausreicht, und die meisten Gegenden in Deutschland Jodmangelgebiete sind, empfiehlt man bundesweit zusätzlich die vorsorgliche Einnahme von 1–2 Jodid 100®-Tabletten täglich, entsprechend 100–200 µg Jod.

Folsäure. Definitiv zweckmäßig ist auch die Einnahme von ***Folsäure*** vor und in der frühen Schwangerschaft, die nachweislich die Gefahr von Neuralrohrdefekten wie einem ***offenen Rückenmarkskanal (Spina bifida)*** (→ Tab. S. 237) senkt. Wer während der Schwangerschaft Folsäure einnimmt, kann damit wahrscheinlich auch das Risiko einer Frühgeburt senken. Die Einnahme sollte bereits bei der Planung der Schwangerschaft bzw. nach dem Absetzen der Verhütung erfolgen; die empfohlene Dosis beträgt 0,4 mg (400 µg) bis maximal 0,8 mg (800 µg) täglich. Die Einnahme kann nach dem 4. Schwangerschaftsmonat beendet werden.

Abgesehen von diesen Empfehlungen für zusätzliche Vitamine und Mineralien: Es konnte bisher nicht nachgewiesen werden, ob Multivitaminpräparate Fehlbildungen oder Frühgeburten verhindern können. Lediglich Folsäure ist in der angegebenen Dosierung zweckmäßig.

Ungewöhnliche Essensvorlieben

Der „Appetit auf saure Gurken" in der Schwangerschaft ist legendär: Heißhungerattacken nach allem Möglichen sind nichts Ungewöhnliches und man kann ihnen getrost – und in Maßen – nachgeben. Genauso häufig sind aber auch starke Abneigungen bis hin zu massiver Übelkeit gegenüber einigen Lebensmitteln wie Knoblauch, Zwiebeln oder allgemein ungewohnten Gerüchen.

Diese Abneigung hat einen tiefen entwicklungsgeschichtlichen Grund: Der wachsende Organismus soll bestmöglichen Schutz vor fremden und damit möglicherweise ungesunden oder giftigen Stoffen erhalten. Deshalb werden meistens jahrzehntelang bekannte Nahrungsmittel bevorzugt.

Und noch etwas zur Beruhigung: Oft enthalten die „Heißhunger-Speisen" Stoffe, die der Körper gerade braucht!

Genussmittel

Was ist Genuss und was Sucht? Was schadet „nur" der Mutter, was betrifft auch das Kind? Bei den meisten der so genannten Genussmittel sind diese Fragen eindeutig zu beantworten.

Rauchen. Die häufigste Ursache für Mangelentwicklungen des Kindes ist das ***Rauchen***. Die betroffenen Kinder kommen im Gegen-

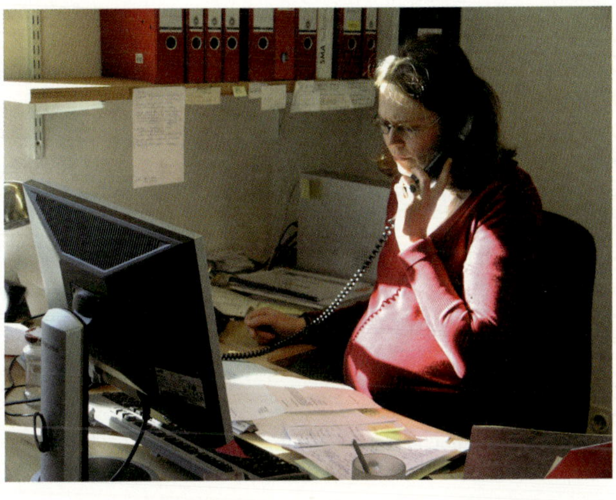

Es ist gut, auch in der Schwangerschaft im Job weiterhin aktiv zu sein. Einschränkungen gibt es für „Büroberufe" praktisch keine, und alle Betriebe sind verpflichtet, im Fall von Übelkeit oder Unwohlsein der Schwangeren einen Ruheraum zur Verfügung zu stellen. [ASL 0905]

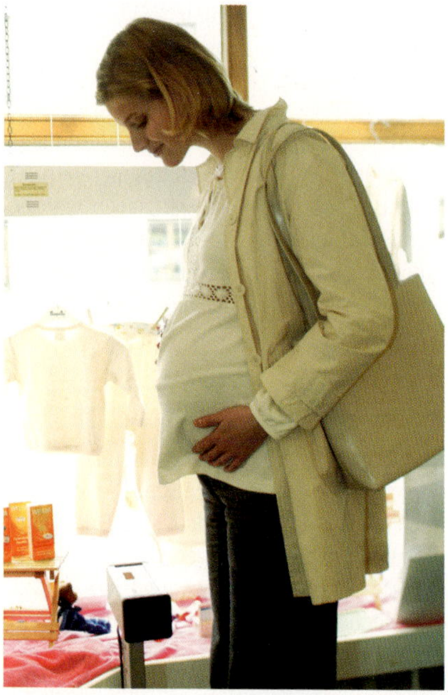

Auch wenn die Waage im Verlauf der Schwangerschaft 11–13 kg mehr anzeigt, besteht kein Grund zur Sorge. Die meisten Frauen erreichen nach der Geburt innerhalb weniger Monate wieder ihr Ausgangsgewicht. Auf keinen Fall sollten Sie während der Schwangerschaft mit Diäten liebäugeln. Dadurch riskieren Sie eine Unterversorgung und Schädigung Ihres Kindes. [MAU 0906]

satz zu Neugeborenen von Nichtraucherinnen „zu klein" auf die Welt. Viele Studien zeigen, dass:

- Der Mutterkuchen, der für die Zufuhr von Nahrung und Sauerstoff für das Kind zuständig ist, schrumpft, wenn sich die Blutgefäße durch Nikotin verengen
- Die Gefahr einer Frühgeburt rapide steigt
- Rauchen die Gehirnentwicklung von Ungeborenen beeinträchtigt.

Auch Passivrauchen hat diese Folgen. Raucher in der Umgebung von Schwangeren sollte man unbedingt darauf hinweisen, dass sie dem Ungeborenen Schaden zufügen.

(!) Der Zusammenhang zwischen Tabakkonsum und erhöhter Fehlgeburtenrate ist plausibel: Durch jeden Zigarettenzug verengen sich die Gefäße, die zum Mutterkuchen führen und das Kind mit Sauerstoff versorgen. Raucherinnen gebären deshalb häufig untergewichtige Kinder, die zudem besonders anfällig für Atemwegserkrankungen, Allergien und Infektionen sind. Häufig gibt es bei den Neugeborenen auch Entzugserscheinungen vom Rauchen, die sich in sehr häufigem Schreien und monatelanger „schlechter Laune" zeigen. Außerdem ist Rauchen ein Risikofaktor für den plötzlichen Kindstod (→ S. 191).

Trotz all dieser Argumente schafft es manche Raucherin nicht, in der Schwangerschaft mit dem Rauchen aufzuhören. Dann sollte sie wenigstens ihren Zigarettenkonsum reduzieren, das ist immer noch besser als unverändert weiter zu rauchen. Vor der Schwangerschaft mit dem Rauchen aufzuhören ist aber die beste Lösung!

Alkohol. Viele Frauenärzte raten zum *absoluten Alkoholverzicht.* Denn ***Alkohol*** kommt fast ungehindert durch den Mutterkuchen in den Körper des Kindes und hat äußerst krankmachende Folgen: Er erhöht z. B. das Risiko für Fehlbildungen und Fehlgeburten (→ S. 375).

Studien belegen, dass schon 10 g Alkohol am Tag, also ein kleines Bier oder 100 ml Wein, zu schweren Fruchtschäden führen können (die so genannte **Alkoholembryopathie).** Als Folge kann es beim Kind zu Entwicklungsstörungen und verminderter Intelligenz kommen.

Dies empfinden viele Schwangere als unpraktikabel; sie sind der Meinung, dass alkoholhaltige Getränke in unserer Kultur zum sozialen Leben gehören. Deshalb empfehlen andere Ärzte als Kompromiss die so genannte ***Wochenregel:*** Die Schwangere kann pro Woche so viel Alkohol konsumieren wie eine Nichtschwangere gefahrlos täglich, also ein Glas Wein oder zwei Gläser Bier. Dennoch gilt: Je weniger Alkohol, desto besser!

(!) Rauchen und Alkohol sind im wahrsten Sinne des Wortes Gift für das Kind: Die meisten Fehlentwicklungen bei Ungeborenen kommen durch Nikotin und Alkohol zustande.

Koffein und Tee. Beim ***Koffein*** gehen die Meinungen der Gelehrten immer noch auseinander. So soll ein hoher Konsum koffeinhaltiger Getränke wie ***Kaffee, schwarzer Tee*** oder ***Cola*** eine Mangelentwicklung des Ungeborenen und Frühgeburten begünstigen. Nach einer dänischen Studie ist dies jedoch sehr unwahrscheinlich. Kaffee, schwarzer Tee und Colagetränke können deshalb in üblichen Mengen durchaus genossen werden. Gegen 3–5 normal große Tassen Kaffee am Tag ist nichts einzuwenden.

Drogen. In der Schwangerschaft sind Drogen ausgesprochen problematisch – für Mutter *und* Kind. Drogenabhängige Schwangere brauchen professionelle Hilfe, um mit der veränderten Lebenssituation zurecht zu kommen. Diese Hilfe können Drogenberatungsstellen und Gesundheitsämter bieten. Weil die Kinder nach der Entbindung Entzugssymptome bekommen, sollte das Kind unbedingt in einem auf Neugeborene spezialisierten Zentrum (Perinatalzentrum) mit angeschlossener Kinderklinik geboren werden.

Körperliche Veränderungen

Obwohl der Körper während der Schwangerschaft eine Reihe von Veränderungen durchmacht und „Hundstage" nicht zu vermeiden sind, geht es den meisten Frauen in dieser Zeit sehr gut.

Innere Organe

Mit dem Wachsen des Embryos ändert sich natürlich auch die Größe der Gebärmutter. Wiegt sie bei Nichtschwangeren zwischen 30 und 60 g, erhöht sich ihre Muskelmasse bis zur Geburt um das 30-fache auf 1200–1500 g. Gegen Ende der Schwangerschaft nimmt die Gebärmutter so viel Platz ein, dass sie sogar die Lunge daran hindert sich komplett auszudehnen und dadurch das Atmen erschwert. Aber schon Monate vorher schiebt sie die anderen Organe im Bauch Schritt für Schritt zur Seite, wodurch typische Schwangerschaftsbeschwerden auftreten, z. B. ***Sodbrennen*** durch die Verdrängung des Magens und ***Verstopfung*** (→ S. 646) durch das Zusammendrücken des Darms. Durch den ständigen Druck der Gebärmutter auf die Harnblase hat die Schwangere das Gefühl, ständig auf die Toilette gehen zu müssen, dabei kann sie aber nur wenig Wasser lassen ***(Pollakisurie).*** Aber auch aus hormonellen Gründen ist vermehrter Harndrang während der Schwangerschaft völlig normal.

Im Verlauf der Schwangerschaft drückt die Gebärmutter auch auf die Beckenvenen, was einen Blutstau in den Venen der Beine begünstigt; ***Krampfadern*** (→ S. 733) können die Folge sein. Dagegen wirkt vor allem Bewegung, das Tragen von Stützstrümpfen und regelmäßiges Hochlegen der Beine.

Auch die Venen aus der Region des Dickdarms werden zusammengedrückt. Ein Stau in diesen Blutgefäßen kann ***Hämorrhoiden*** verursachen – diese lassen sich mit schmerzlindernden Cremes oder Zäpfchen behandeln (→ S. 662).

Zusätzlich werden schwangerschaftsbedingt 6–7 l Wasser mehr als gewöhnlich im Körper eingelagert. Diese Wasseransammlung ***(Ödem*** → S. 705) im Gewebe ist die Ursache dafür, dass viele Frauen in der Schwangerschaft über eingeschlafene Arme und Beine klagen – das Gewebewasser drückt auf die Nerven und legt sie vorübergehend lahm. Auch diese Beschwerden verschwinden spätestens nach der Geburt wieder.

Gewichtszunahme

Während der Schwangerschaft ist eine Gewichtszunahme bis 15 kg unbedenklich.

Mehr als die Hälfte der ***Gewichtszunahme*** beruht auf der oben genannten Ansammlung von Körperflüssigkeit, meist in der unteren Körperhälfte. Die Folge sind unangenehme Schwellungen in Händen und Füßen (***Ödem*** → S. 705), die normalerweise aber keinen Grund zur Sorge bieten. Durch viel Bewegung und eine ausgewogene Ernährung kann einem starken Flüssigkeitsstau vorgebeugt werden.

Brüste

Die Brustdrüsen (→ Abb. S. 113) vergrößern sich hormonbedingt schon in den ersten Tagen nach der Einnistung des Kindes in der Gebärmutter; bis zum Geburtstermin vervielfachen sie ihr Volumen und Gewicht. Durch die erhebliche Dehnung der umgebenden Hautpartien kann das Unterhautbindegewebe reißen; dabei kann es zur Bildung von Schwangerschaftsstreifen kommen (→ S. 356). Die Brustwarze (Mamille) wächst ebenfalls, und der Brustwarzenhof (Areola) wird dunkler und größer. Da die Brustwarzen beim Stillen mechanisch erheblich belastet werden, sollten diese im Verlauf der Schwangerschaft abgehärtet werden.

Die folgenden Übungen helfen bei der **Abhärtung der Brustwarzen**, Sie können natürlich auch ihren Partner einbeziehen:

- Waschen Sie die Brüste mit kaltem Wasser und einem rauen Waschlappen und trocknen Sie sie mit einem rauen Handtuch ab. Die Warzen werden dadurch derber und widerstandsfähiger.
- Rollen Sie die Warzen kräftig mit Daumen und Zeigefinger. Auch sehr flache Brustwarzen fangen an, sich aufzurichten.
- Drücken Sie die Warzen am Warzenhofrand einige Male kräftig zusammen. So ahmen Sie den Kieferdruck des Kindes nach.
- Setzen Sie die Brust der frischen Luft und auch der Sonne aus.
- Verzichten Sie immer wieder auf den BH, so dass Ihre Brustwarzen etwas an der Oberbekleidung reiben.
- Massieren Sie die Brüste mit einem Massageöl, von außen in Richtung der Brustwarzen. In den Wochen vor der Geburt gelingt es auch schon, etwas gelbliche Vormilch dabei auszustreifen (→ S. 395). Dies soll auch einem möglichen Milchstau am Anfang der Stillzeit vorbeugen (→ S. 396).

Rücken

Viele Schwangere kämpfen vor allem im letzten Schwangerschaftsdrittel mit Rückenschmerzen. Kein Wunder: Je dicker der Bauch wird, umso mehr belastet das zusätzliche Gewicht den ***Rücken.*** Um diese Last auszugleichen, machen viele Schwangere ein Hohlkreuz, wodurch die Rückenmuskulatur aber überanstrengt wird.

Darüber hinaus lockert das Hormon ***Progesteron*** zur Vorbereitung auf die Geburt die Bänder, die die Gelenke stabilisieren. Wenn dann noch der Kopf des Kindes gegen Ende der Schwangerschaft auf das Kreuzbein drückt, sind Schmerzen vorprogrammiert. Auch wenn Rückenschmerzen besonders gegen Ende der Schwangerschaft unvermeidlich sind, man kann ihnen vorbeugen.

Haut und Haare

In der Schwangerschaft wird die ***Haut*** der Frau durch die Hormonumstellung sehr gut durchblutet, kleine Fältchen verschwinden durch die Wassereinlagerungen, und auch eine Akne kann sich bessern. Durch die Veränderung des Hormonhaushalts und die starke Hautdehnung am Bauch wird die Haut aber auch belastet. Da die Bauchhaut bei den meisten eher trocken ist, ist eine tägliche Massage mit Haut- und Massageölen sehr empfehlenswert.

Während das Ungeborene wächst, nimmt die Spannung an der Bauchdecke zu, wodurch

Tipps gegen Rückenschmerzen

So beugen Sie vor:

- Überlassen Sie schweres Heben anderen! Wenn Sie etwas Schweres unbedingt aufheben möchten, gehen Sie in die Knie und lassen Sie Ihren Rücken dabei gerade, auch beim Aufstehen.
- Vermeiden Sie langes Stehen.
- Achten Sie auf Ihr Schuhwerk: Flache Absätze sind rückenschonender als hohe.
- Legen Sie beim Sitzen Ihre Füße hoch.
- Schlafen Sie auf einer festen Matratze. Wenn Sie sich auf die Seite legen, machen Sie einen „Katzenbuckel", um die Wirbelsäule zu entlasten.
- Regelmäßige Bewegung beugt Schmerzen vor; Schwimmen und Schwangerschaftsgymnastik sind ideal. Auch Yoga für Schwangere und Shiatsu von einer mit Schwangeren erfahrenen Therapeutin helfen dem Rücken.

Und wenn die Rückenschmerzen schon da sind, nutzen folgende Maßnahmen:

- Wärme entspannt. Verwöhnen Sie Ihre Rückenmuskeln in einem warmen Vollbad (aber nicht zu warm, d. h. bis maximal 39 °C). Auch eine Wärmflasche oder ein feuchtwarmes Handtuch auf dem Rücken helfen.
- Bringen Sie die Muskeln wieder in ihre „normale" Lage: Seitenlage mit Katzenbuckel und Kissen zwischen den Knien und unter dem Bauch können den Schmerz lindern.
- Erkundigen Sie sich bei Ihrer Krankenkasse nach gezielten Bewegungstherapien; viele Kassen übernehmen z. B. die Kosten für Schwangerschaftsyoga.
- Lassen Sie den schmerzenden Rückenbereich massieren. Ihr Arzt kann gegebenenfalls Massagen verschreiben. Aber Achtung: Eine Massage im Bereich des Kreuzbeins kann in der Spätschwangerschaft zu Kontraktionen der Gebärmutter führen.
- Wenn sich der Schmerz so nicht lindern lässt, ist Paracetamol® als Schmerzmittel in der Schwangerschaft erlaubt – max. 3-mal täglich 1000 mg (6 Tabletten à 500 mg).

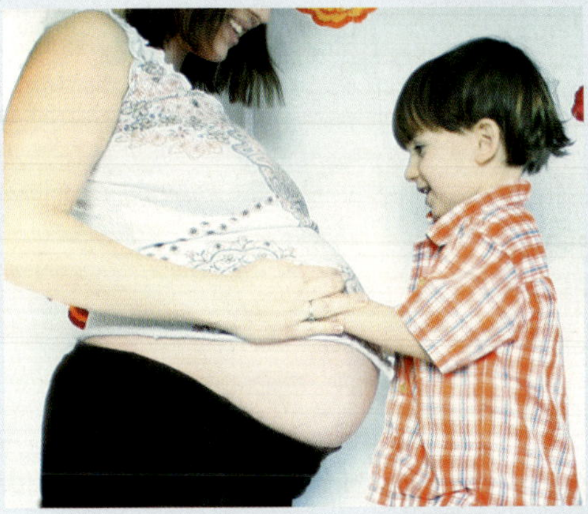

Je dicker der Bauch wird und je mehr die Vorfreude steigt, desto größer wird die Belastung für den Rücken. Vermeiden Sie dann in jedem Fall das Stehen im Hohlkreuz. Sich moderat zu bewegen, sich häufiger hinzusetzen und sich pflegen (zu lassen) ist stattdessen die Devise. [SXC 0909]

das Unterhautgewebe reißen kann, und sich die gefürchteten **Schwangerschaftsstreifen** *(Striae distensae)* bilden können. Diese bleiben leider auch nach der Geburt bestehen. Bürsten-, Knet- und Zupfmassagen der Bauchhaut mit einem Körperöl sollen den Streifen vorbeugen – wobei wissenschaftlichen Studien und Lebenserfahrung zufolge weder dies noch regelmäßiges Eincremen mit Lotionen wirklich hilft.

Weil der Körper in der Schwangerschaft mehr Hormone bildet, die für den dunklen Hautfarbstoff zuständig sind, kommt es häufig zu dunklen Farbeinlagerungen in der Haut, vor allem an den Brustwarzen, am Scheideneingang, und um den Darmausgang herum, in der Mittellinie des Bauches (Linea fusca) und schmetterlingsförmig im Gesicht (Chloasma uterinum). Auch kleine, dunkel gefärbte Warzen können sich an vielen Stellen des Körpers bilden. Diese Veränderungen bilden sich aber nach der Geburt wieder zurück.

Selbstverständlich können Schwangere täglich duschen oder den ganzen Körper waschen. Es spricht auch nichts gegen Vollbäder, nicht zuletzt, weil Frauen während der Schwangerschaft mehr schwitzen als sonst. Das Kind, seine umgebenden Eihäute und der Mutterkuchen sind durch den fest geschlossenen Muttermund gut geschützt, selbst wenn Badewasser von außen in die Scheide dringt. Leichte, nicht eng anliegende, saugfähige Kleidung unterstützt das Wohlgefühl der Schwangeren.

Im letzten Drittel der Schwangerschaft fallen wegen der Hormonumstellung bei vielen Frauen vermehrt *Haare* aus. Auch das gibt sich aber in den ersten Wochen nach der Geburt wieder.

■ Zähne

Interessanterweise hat eine Schwangerschaft auch Auswirkungen auf die *Zähne*. Der Körper braucht vermehrt Kalzium und Fluorid, zwei Stoffe, die die Zähne härten und schützen. In der Schwangerschaft stehen diese „Härter" als erstes dem Kind zur Verfügung und fehlen den eigenen Zähnen. Außerdem sinkt der pH-Wert des Speichels durch eine Veränderung der Speichelzusammensetzung. Das Ergebnis: Schwangere sind anfälliger für Karies.

Durch den veränderten Hormonhaushalt steigert sich auch das Wachstum von Blutgefäßen im Zahnhalteapparat. Dadurch kommt es häufiger zu Zahnfleischbluten und zu einer schwangerschaftsbedingten Schleimhautentzündung **(Schwangerschaftsgingivitis).** Um Schmerzen zu vermeiden, sollten Schwangere auf konsequente Mundpflege achten, d. h. regelmäßig Zähne putzen und das Zahnfleisch mit einem Pflegebalsam massieren (Details → S. 524).

IGeL-Hinweis: Viele Zahnbehandlungen, die in Deutschland zuzahlungspflichtig sind, kann der Zahnarzt während der Schwangerschaft kostenfrei durchführen. Ein Grund mehr, während der Schwangerschaft den Zahnarztbesuch einzuplanen.

■ Bewegung

Sport in der Schwangerschaft ist empfehlenswert. Solange der Muttermund (→ Abb. S. 853) geschlossen ist, ist Schwimmen bis zur Geburt möglich. Besonders für den Rücken ist es die ideale Stärkungsgymnastik. Auch gemütliches Radfahren (nicht aber Mountainbiking über Stock und Stein), Gymnastik, Aqua-Jogging und Wandern eignen sich für Schwangere.

Sportarten mit erhöhtem Unfallrisiko wie Skifahren oder Reiten und Sportarten, die man nicht abbrechen kann – z. B. Segeln und Bergsteigen – sollten jedoch gemieden werden.

Sportarten, zu denen schnelle, ruckartige Bewegungen gehören und die die Beckenbodenmuskulatur belasten, sind ebenfalls ungünstig, z. B. Tennis, Squash und Trampolinspringen.

Im Fitness-Studio ist beim Muskelaufbautraining Vorsicht geboten; insbesondere Bauchmuskeltraining und Übungen mit starker Beanspruchung der Sehnen und Bänder sind zu meiden.

Kraft- und Leistungssport sollten während der Schwangerschaft tabu sein. Sie belasten den Körper so stark, dass es zu einer Minderversorgung des Ungeborenen kommen kann.

Ansonsten gilt: Solange sich die Schwangere wohl und nicht überlastet fühlt, ist Bewegung für sie sehr gut.

■ Reisen → S. 305

■ Sexualität

Grundsätzlich können Schwangere bis zur Geburt Geschlechtsverkehr haben. Die sexuellen Bedürfnisse in der Schwangerschaft erleben viele Frauen als unterschiedlich gegenüber „normalen" Zeiten. Dabei kommen sowohl Phasen abgeschwächter als auch Phasen stärkerer Lust vor. Treten jedoch Komplikationen wie Blutungen aus der Scheide (drohende Fehlgeburt → S. 375) oder eine vorzeitige Öffnung des Muttermunds auf (Zervix-Insuffizienz → S. 368), oder hatte die Schwangere bereits mehrere Fehlgeburten, sollte auf vaginalen Sex *konsequent* verzichtet werden.

Dies gilt auch dann, wenn sich der Mutterkuchen vor dem Muttermund befindet (Plazenta praevia → S. 370). Bei Infektionen sollte ebenfalls auf Geschlechtsverkehr verzichtet werden.

Gegen Ende der Schwangerschaft kann das Zusammenziehen der Gebärmutter beim Orgasmus Wehen auslösen. Hinzu kommt, dass Sperma das Gewebehormon *Prostaglandin* enthält, das den festen Muttermund weich macht und damit die Geburt einleiten könnte. Deshalb sollten Schwangere bei vorzeitigen Wehen auf Sex verzichten.

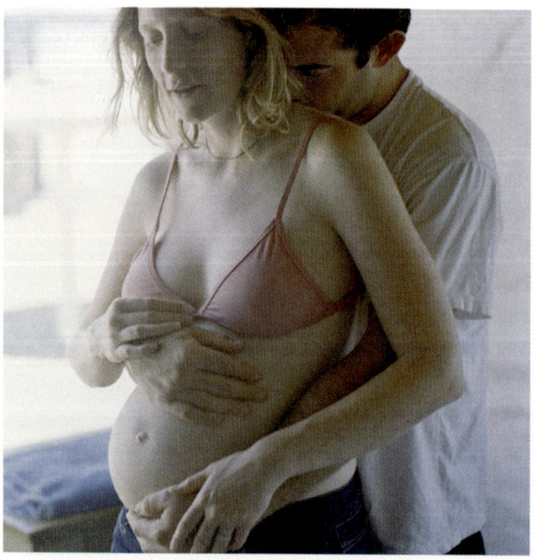

Manche Frauen haben weniger, manche mehr Lust auf Sex während der Schwangerschaft, aber etwas anders als sonst verläuft der Sex wohl immer: Vor allem in den letzten 3 Monaten sollte der Bauch keinem Druck ausgesetzt werden und die beliebte Missionarsstellung ist mehr oder weniger ungeeignet. Viele Paare machen aber die Erfahrung, dass andere Stellungen dann umso mehr Spaß machen. Auch die gegenseitige orale oder manuelle Befriedigung kommt häufiger zum Einsatz. [MAU 0910]

■ Schlaf

Zu Anfang der Schwangerschaft haben viele Frauen ein gesteigertes Schlafbedürfnis. Sie fühlen sich tagsüber müde und schlafen nachts mehr als üblich. Ursache hierfür ist wahrscheinlich das Schwangerschaftshor-

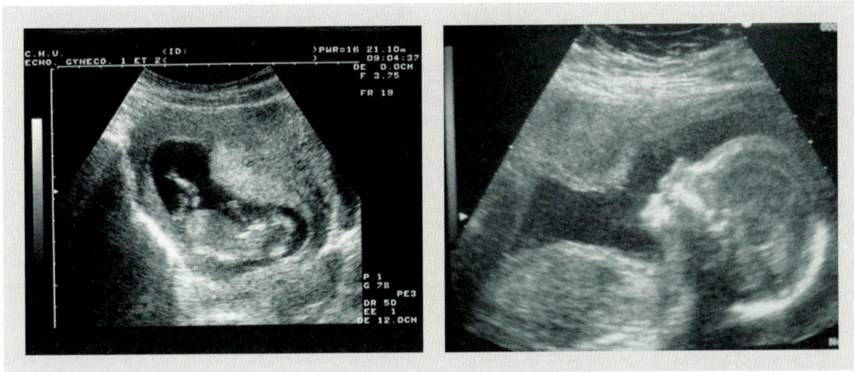

Links: Im ***Ultraschallbild*** *bereits gut erkennbar sind die Umrisse dieses Embryos in der 7.–8. Schwangerschaftswoche. Rechts: In der zweiten Schwangerschaftshälfte reagiert der Fötus auf Schall, kann schmecken, schlucken, hell und dunkel unterscheiden, seine Körperhaltung im Gleichgewicht halten und sogar lächeln!*
[MAU, SHU 0913]

mon Progesteron. Im Verlauf der Schwangerschaft, besonders in den letzten drei Monaten, klagen viele Frauen über einen besonders schlechten ***Schlaf.*** Studien zeigen, dass sich das Schlafmuster ändert: Die Tiefschlafphasen nehmen ab, und die Tendenz zum nächtlichen Aufwachen nimmt zu. In der letzten Phase der Schwangerschaft kommt es gehäuft zu Schlafstörungen z. B. durch Wadenkrämpfe, Rückenschmerzen, Sodbrennen, Bewegungen des Ungeborenen, allgemeines Unwohlsein oder gesteigerten Harndrang.

Tipps gegen Schlafstörungen:

- Achten Sie auf einen regelmäßigen Schlaf- und Wachrhythmus. Auch wenn Sie schon im Mutterschutz sind und nicht mehr arbeiten, stellen Sie sich den Wecker so, dass sie morgens stets zur gleichen Zeit aufstehen.
- Gehen Sie mindestens einmal am Tag eine halbe Stunde lang an die frische Luft. Auch „sanfte" Sportarten wie Schwimmen oder Schwangerschaftsgymnastik tragen zum besseren Ein- und Durchschlafen bei.
- Vermeiden Sie übermäßigen Stress.
- Übungen zur Muskelentspannung fördern den Schlaf.
- Nehmen Sie drei Stunden vor dem Schlafengehen keine schweren oder scharf gewürzten Speisen mehr zu sich. Dadurch vermeiden Sie Sodbrennen und Ihre Verdauung kommt rechtzeitig zur Ruhe.

Veränderungen des Immunsystems

Ähnlich wie bei einer Transplantation muss das Immunsystem dazu gebracht werden, den „Fremdkörper Kind" (denn es ist zu 50 % von der Mutter genetisch verschieden) nicht nur zu tolerieren, sondern auch beim Wachsen zu unterstützen. Dies gelingt durch spezielle Antikörper, die die mütterlichen Abwehrreaktionen neutralisieren und somit eine Abstoßung verhindern.

Die Veränderung des Immunsystems bemerken vor allem Schwangere, die eine chronische Erkrankung haben, an der das Immunsystem beteiligt ist, wie beispielsweise Neurodermitis (→ S. 1072) oder eine rheumatische Erkrankung (z. B. systemischer Lupus erythematodes → S. 1007). Bei fast allen ändern sich die Symptome der Erkrankung, oft sind sie weniger stark, manchmal aber auch schlimmer.

Ab der 20. Schwangerschaftswoche gehen aus dem Blut der Mutter Antikörper gegen Krankheitserreger durch den Mutterkuchen auf das Kind über und schützen es bis ungefähr ein halbes Jahr nach der Geburt vor Infektionen **(Nestschutz).**

Die Entwicklung des Kindes

Es ist fast unvorstellbar, dass aus zwei winzigen Zellen – der Ei- und der Samenzelle – in neun Monaten ein Säugling wird – mit allem was dazugehört, von den Haaren bis zu den Zehennägeln. Und das Kind entwickelt sich rasant!

Am Ende der ersten Woche nach der **Befruchtung** ***(Konzeption)*** nistet sich bereits eine winzige, hohle Zellkugel **(Keimblase,** ***Blastozyste)*** in der Gebärmutter ein. Das Eindringen in das mütterliche Gewebe wird durch die ***Gebärmutterschleimhaut (Endometrium*** → S. 853) unterstützt, denn die Bildung von Progesteron (→ S. 335) hat sie schon auf die Aufnahme des Embryos vorbereitet.

Aus einem Teil der Keimblase entwickelt sich der Embryo ***(Embryoblast);*** der andere Teil ***(Trophoblast)*** ernährt nach der Einnistung zusammen mit dem mütterlichen Gewebe den Embryo.

Der Trophoblast bildet das Schwangerschaftshormon **Beta-HCG** ***(humanes Choriongonadotropin, ß-HCG, HCG),*** das in den ersten Wochen die Schwangerschaft aufrechterhält. HCG ist im Blut der Mutter am 9. Tag nach der Befruchtung nachweisbar, also noch vor dem bemerkten Ausbleiben der Regelblutung. Im Urin lässt sich HCG ab dem 14. Tag nach der Befruchtung nachweisen – es bildet die Basis des frei verkäuflichen Schwangerschaftstests (→ S. 350).

Am Ende der 3. SSW (nach Zählweise der Mediziner), also sieben Tage nach der Befruchtung, entwickeln sich aus dem Embryoblast über verschiedene Stufen drei so genannte ***Keimblätter,*** drei unterschiedlich ausgeprägte Zellschichten, aus denen in den Folgewochen die verschiedenen Organe und Gewebe des Embryos entstehen.

(!) Die **Embryonalperiode** ***(Embryogenese)*** dauert bis einschließlich der 12. Schwangerschaftswoche. Währenddessen werden alle Organe angelegt (ab der 6. Schwangerschaftswoche), ab der 9. SSW reifen sie aus **(Organentwicklung,** ***Organogenese).*** In dieser Zeit schädigen Medikamente, Nikotin und Alkohol das Ungeborene am meisten.

Bis zum Ende der 6. SSW hat der Embryo bereits ein Herz, Vorstufen der Augen und an den Seiten Knospen, aus denen sich später Arme und Beine entwickeln. Das Herz-Kreislauf-System nimmt als erstes Organsystem seine Arbeit auf.

Bis zur 8. SSW wird der Umriss des Kopfes erkennbar. Der Schädelknochen ist zu diesem Zeitpunkt noch nicht vorhanden; zuerst muss nämlich das Gehirn wachsen.

8. SSW. Jetzt sind bereits Hirnströme messbar. Ab diesem Zeitpunkt kann man auch die winzigen Finger des Kindes erkennen, die sich schneller als die Füße entwickeln. Der Embryo ist zu diesem Zeitpunkt ungefähr drei Zentimeter groß, hat also die Größe einer Olive.

Nun befördert die Nabelschnur Blut mit Nährstoffen und Sauerstoff vom Mutterkuchen (Plazenta) zum Kind. Auch die **Fruchtblase** ***(Amnionsack)*** ist jetzt fertig ausgebildet. Sie umhüllt das wachsende Kind während der Schwangerschaft; die inneren Häute der Fruchtblase bilden nun **Fruchtwasser** ***(Amnionflüssigkeit).*** Diese durchsichtige, manchmal auch milchige Flüssigkeit mit Eiweiß, Zucker, Mineralsalzen und Spurenelementen gewährleistet perfekte Bedingungen für den Embryo: Er schwimmt in seinem eigenen wohlig warmen Raum, der ihn vor Stößen und Lärm schützt. Dabei hat er genügend Platz, um sich zu bewegen und dadurch seine Knochen und Muskeln zu entwickeln.

Die Fruchtwassermenge gibt Hinweise darauf, wie gut es dem Kind geht. Sie wird deshalb bei der Vorsorgeuntersuchung geprüft.

In der 12. SSW (3. Monat) wiegt das Ungeborene ungefähr 25 Gramm. Teile des Schädelknochens und des knöchernen Skeletts ***(Knochenkerne)*** sind sichtbar. Die Verknöcherung der langen Röhrenknochen an Armen und Beinen (Oberschenkel und Oberarm) steht nun im Vordergrund, wobei das Längenwachstum der Knochen erst in der Pubertät endet.

13.–16. SSW (4. Monat). Mit der 13. SSW beginnt die **Fetalperiode,** die bis zur Geburt dauert. In dieser Phase wächst das Großhirn des **Fötus** ***(Fetus, Foetus*** oder ***Fet).*** In der 14. SSW besteht es noch aus zwei Schichten (später werden es sechs sein), einer Mantelschicht und einer Rindenplatte. Mit ihr sind bereits Nerven aus tieferen Hirnschichten vernetzt.

Das Kind testet seine Bewegungsfähigkeit, es strampelt mit den Beinen, ballt die Faust, spreizt die Zehen, es probiert alles aus, was sich bewegen lässt. Noch sind diese Bewegungen für die Mutter nicht spürbar. Außerdem trainiert das Kind zu atmen, zu schlucken und zu saugen. Es trinkt auch kleine Schlucke Fruchtwasser. Abfallstoffe seines Stoffwechsels scheidet es über den Urin wieder aus; denn die Nieren funktionieren bereits. Zudem wächst dem Kind ein flaumiger, weicher „Pelz", die **Lanugobehaarung,** die im 8. Monat wieder verschwindet.

Bis heute ist strittig, welchen Sinn diese Behaarung hat. Abgekommen sind die meisten Wissenschaftler von der Theorie, sie repräsentiere als Relikt unserer pelzigen Vorfahren die Entwicklungsgeschichte des Menschen. Plausibler ist, dass die Lanugobehaarung zum Schutz der Haut des Fötus vor Erschütterung, Schall und Druck dient.

Gegen Ende des 4. Monats haben sich die Geschlechtsorgane des Kindes soweit entwickelt, dass man in einem Ultraschallbild bereits das Geschlecht erkennen kann. Aber Vorsicht: Vor allem die Aussage, dass es ein Mädchen wird, ist manchmal falsch, denn bei ungünstiger Lage des Kindes zum Schallkopf sind die Hoden im Bild kaum zu erkennen. Findet der Arzt aber die Hoden, ist die Prognose „Junge" korrekt. Doch trotz hervorragender Ultraschalltechnik weiß man erst nach der Geburt eindeutig, ob das Neugeborene ein Mädchen oder ein Junge ist.

17.–20. SSW (5. Monat). Zu Beginn des 5. Monats ist der Fötus ~ 18 cm groß. Er hat Hände und Füße, und seine Gesichtszüge sind gut erkennbar. Zur Halbzeit der Schwangerschaft kann die Mutter die Bewegungen des Kindes als vorsichtiges Stupsen schon spüren.

Das Kind nimmt auch regen Anteil am Leben der Mutter. Als „Kurier" wirkt dabei das Blut. Da die mütterlichen Hormone über den Mutterkuchen in den Blutkreislauf des Ungeborenen gelangen, reagiert es darauf entsprechend. Wenn die Mutter z. B. beim Autofahren plötzlich scharf bremsen muss, kommt es bei ihr zu einer Ausschüttung des Stresshormons Adrenalin. Dieses gelangt auch zum Kind: Sein Puls wird höher, und es beginnt, sich kräftig zu bewegen.

Stand bis zum Ende der 20. SSW vor allem das Längenwachstum im Vordergrund, wird es von nun bis zum Ende der Schwangerschaft vor allem die Gewichtszunahme sein.

In der 21.–24. SSW (6. Monat) hat das Kind immer noch gut Platz in der Gebärmutter. Es bildet sich eine Fettschicht ***(braunes Fett),*** vor allem im Nacken und rund um die Nieren. Um die Haut des Kindes legt sich eine schützende „Babycreme", die **Käseschmiere** ***(Vernix).*** Sie hilft, den Körper warm zu halten und die Haut vor der Flüssigkeit des Fruchtwassers zu schützen. Außerdem sorgt sie dafür, dass das Kind später leichter durch den Geburtskanal gleiten kann.

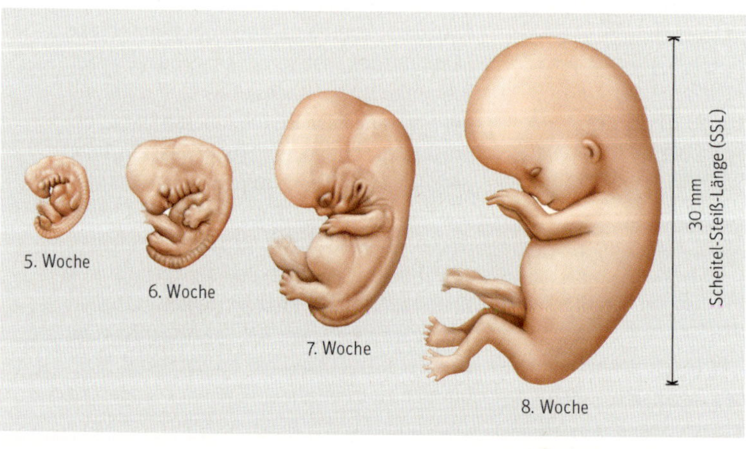

Nicht nur für die werdenden Eltern ein kleines (oder großes) Wunder: die Entwicklung des Kindes während der Schwangerschaft – hier dargestellt die Periode von der 5.–8. Schwangerschaftswoche. [GTV 0911]

In der 25.–28. SSW (7. Monat) entwickelt sich das Gesicht des Kindes. Am Ende dieses Monats macht es seine Augenlider auf, an denen sich bereits winzige Wimpern befinden. Es kann die Augäpfel schnell und gerichtet bewegen, nimmt aber keine Konturen, sondern nur Lichtunterschiede wahr – also auch Tag und Nacht.

29.–32. SSW (8. Monat). Je größer das Ungeborene wird, desto deutlicher spürt die Mutter seine Bewegungen, denn zum einen werden die Muskeln des Ungeborenen kräftiger und damit seine „Trittstärke". Zum anderen wird die als Puffer wirkende Fruchtwasserschicht zwischen Gebärmutterwand und Kind geringer. In der Gebärmutter wird es zunehmend enger für den Fötus, der am Ende des 8. Monats etwa 40 cm lang ist und etwa zwei Kilo wiegt.

In der 33.–36. Woche (9. Monat) entwickelt das Ungeborene seinen eigenen Schlaf- und Wachrhythmus. Meist schläft es knapp eine Dreiviertelstunde, und bleibt danach wieder genauso lange wach. In der 35. Woche ist auch die Lungenreifung abgeschlossen, d. h. Kinder, die jetzt geboren werden, können für gewöhnlich selbstständig atmen, das Reifen der Lunge muss nicht mehr durch Medikamente angestoßen werden.

Bei Jungen wandern die Hoden in den Hodensack; bei Mädchen wachsen die äußeren Schamlippen über die inneren; diese Entwicklung gehört zu den Reifezeichen des Kindes.

Am Ende des 9. Monats wiegt das Kind ~ 2800 Gramm und ist rund 45 cm lang. Es dreht sich in diesem Monat zum letzten Mal und zeigt dann mit dem Kopf nach unten.

37.–40. Woche (10. Monat). Das Kind ist jetzt bereit für die Geburt. Unter dem Einfluss von Hormonen und weil der Kopf des Kindes Druck ausübt, beginnt sich der Muttermund zu lockern. Das Kind hat idealerweise die Beine gekreuzt. Viel bewegen kann es sich jetzt nicht mehr; nur Rollbewegungen von rechts nach links oder umgekehrt sind noch möglich. Diese spürt die Mutter deutlich; sie sind auch zum Teil von außen sichtbar.

i Aktuell: www.gesundheit-heute.de/09x03

- L. Nilsson: **Ein Kind entsteht.** Goldmann, 2007. Bilddokumentation über die Entwicklung des Kindes im Mutterleib, der Klassiker unter den Fotobüchern zum Thema.

Mehrlingsschwangerschaften

Wenn sich zwei oder mehr Embryos gleichzeitig in der Gebärmutter entwickeln, spricht man von **Mehrlingen.**

Vor allem im Zusammenhang mit der Fortpflanzungsmedizin bzw. der künstlichen Befruchtung sind **Mehrlingsschwangerschaften** ins Gespräch gekommen. Aber auch bei einer normalen Befruchtung sind Zwillinge nicht selten: In Deutschland werden pro Jahr etwa 12 000 Zwillinge geboren, das bedeutet eine Zwillingsgeburt auf 85 Geburten.

Ungefähr ein Drittel aller Zwillinge sind **eineiige Zwillinge** *(monozygot)*, d.h. aus einer befruchteten Eizelle entwickeln sich zwei genetisch identische Embryos. Zu dieser Teilung kommt es in den ersten zwei Wochen nach der Befruchtung. Trennen sich die Embryos erst nach dem 13. Tag, bleibt die Trennung unvollständig: Es entstehen **siamesische Zwillinge.** Am häufigsten sind dabei Verwachsungen am Brustbein. Man bemüht sich heute, solche Kinder möglichst schnell nach der Geburt durch eine Operation zu trennen.

Etwa zwei Drittel der Zwillingsgeburten sind **zweieiige Zwillinge** *(dizygot)*. Sie entwickeln sich aus zwei verschiedenen Eizellen, die von zwei unterschiedlichen Spermien befruchtet worden sind. Ihre Gene sind sich also nicht ähnlicher als die von zwei „normalen" Geschwistern. Im Gegensatz zu eineiigen Zwillingen kann auch ihr Geschlecht unterschiedlich sein. Die Wahrscheinlichkeit, zweieiige Zwillinge zu bekommen, nimmt mit dem Alter der Mutter zu.

Drillinge, die ohne die Hilfe der Fortpflanzungsmedizin entstehen, sind viel seltener: Auf 7 500 Geburten kommt eine Drillingsgeburt.

Medizinisch bedeutsam sind Mehrlingsschwangerschaften, weil sie für Mutter und Kinder mit besonderen Risiken verbunden sind und daher besonderer Überwachung bedürfen. Auch werden Zwillinge im Schnitt drei Wochen früher geboren, Drillinge sogar noch früher. „Frühgeburten" sind also für Mehrlinge Normalgeburten, aber auch „echte" Frühgeburten bis hin zu Tot- und Fehlgeburten treten bei Mehrlingen vielfach häufiger auf.

Bei Mehrlingsschwangerschaften erfolgt die Schwangerschaftsvorsorge deshalb besonders engmaschig, bis zur 28. Schwangerschaftswoche alle 14 Tage, danach oft sogar wöchentlich. Bei jedem Termin wird der Muttermund genau untersucht – fühlt er sich weich an oder ist zur Scheide hin etwas geöffnet, weist das auf eine drohende Frühgeburt hin.

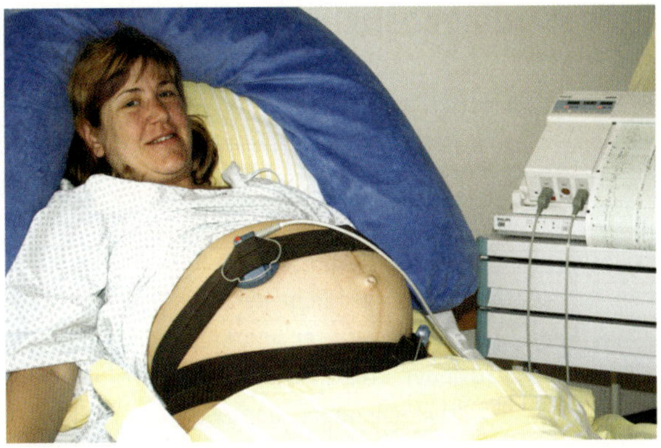

Der Bauch nimmt bei Zwillingen in den Monaten vor der Entbindung beeindruckende Ausmaße an. Aber keine Angst: auch das gibt sich nach der Geburt in wenigen Wochen wieder. [KGO 0915]

Ultraschall- und Doppler-Untersuchungen (→ S. 691) zur Darstellung der kindlichen Herzaktionen und Durchblutungsverhältnisse werden bis zur 20. Schwangerschaftswoche alle vier Wochen wiederholt, danach alle 14 Tage. Später, ab der 32. SSW, kommt dann die Kardiotokografie (CTG → S. 385) als weitere engmaschige Überwachung der Mehrlinge hinzu.

Gehäuft treten folgende Komplikationen bei Mehrlingsschwangerschaften auf:

- Beeinträchtigung mütterlicher Bauchorgane durch die große Gebärmutter, z.B. Darmprobleme oder Harnstau.
- Schwangerschaftsbedingter Bluthochdruck ***(schwangerschaftsinduzierte Hypertonie*** → S. 371) bis hin zur ***Präeklampsie*** (→ S. 371)
- Blutarmut ***(Anämie*** → S. 1034)
- Vermehrte Wassereinlagerung, vor allem in den Beinen ***(Stauungsödeme*** → S. 705) und ***Krampfadern*** (Varizen → S. 733)
- Vorgelagerte Plazenta ***(Plazenta praevia*** → S. 370) und vorzeitige Plazentalösung (→ S. 370)
- Eingeschränkte Funktion des Mutterkuchens ***(Plazenta-Insuffizienz)*** mit Wachstumsstörungen des Kindes (→ S. 369)
- Verkürzter Gebärmutterhals und vorzeitige Öffnung des Muttermunds ***(Zervix-Insuffizienz*** → S. 368)
- Nabelschnurumschlingungen (→ S. 390)
- Blutübertragungen zwischen den Mehrlingen ***(Fetofetales Transfusionssyndrom, FFTS)***, wodurch einer der Zwillinge viel mehr Blut bekommt als der andere; dieser würde ohne mikrochirurgischen Verschluss der Gefäßverbindung im Extremfall nicht überleben
- Übermäßige Fruchtwasserbildung ***(Polyhydramnion)***.

Eine „normale" Geburt kommt bei Zwillingen dann in Frage, wenn jedes der Kinder nach der Gewichtsschätzung mehr als 1 800 g wiegt und das näher am Gebärmutterausgang liegende Kind mit dem Kopf nach unten ***(Schädellage)*** zeigt. Sind diese Voraussetzungen nicht gegeben, bringt man die Kinder per Kaiserschnitt auf die Welt (→ S. 390). Zur Geburt von Drillingen wird in Deutschland in vielen Kliniken von vornherein ein Kaiserschnitt geplant – im Gegensatz zu den USA, wo auch Drillinge natürlich entbunden werden.

i **Aktuell: www.gesundheit-heute.de/09x04**

- **www.abc-club.de** – Internationale Drillings- und Mehrlingsinitiative, Hannover: Informationen, Kontakte und Angebote für „betroffene" Familien.
- **www.twins.de** – Internetseite der gleichnamigen Zeitschrift, auf der man zwar wenig Praxistipps, dafür einen Überblick über die Themen der letzten Ausgaben und viele Literaturtipps erhält.
- M. von Gratkowski: **Zwillinge: Wie Sie mit ihnen fertig werden, ohne selbst fertig zu sein.** Trias, 2003. Hilfreiche Alltagstipps von einer Autorin, die selbst Zwillinge hat.

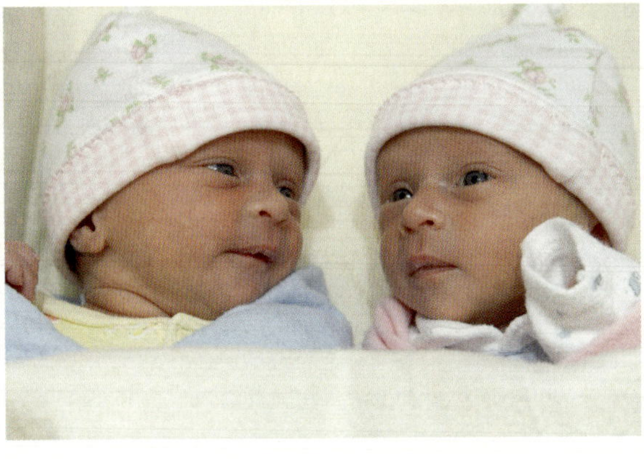

Wenn Zwillinge gesund und nicht allzu früh geboren werden, bedeuten sie oft tatsächlich doppeltes Glück für die Eltern. Um einige Wochen kommen allerdings die meisten Zwillinge zu früh zur Welt. Dies ist aber in der Regel nicht schlimm, denn sie sind weiter entwickelt als vergleichbare „Einlinge" und brauchen oft keinen Brutkasten. [ISP 0914]

Pränataldiagnostik

Pränataldiagnostik *(Vorgeburtliche Untersuchungen).* Dient während der Schwangerschaft dazu, Fehlbildungen oder Störungen des kindlichen Organismus oder schwere Erkrankungen des Kindes frühzeitig zu erkennen, um sie möglichst schnell behandeln zu können und Schaden von Mutter und Kind abzuwenden. Zu jeder Pränataldiagnostik gehört eine ausführliche Beratung, und zwar vor der Untersuchung und – bei auffälligem Befund – danach.

Zu den vorgeburtlichen Untersuchungen gehören auch diagnostische Tests des kindlichen Bluts oder des Fruchtwassers kurz vor der Geburt, um die Lebensfähigkeit und das Gedeihen des Kindes zu beurteilen.

Das Basisprogramm im Rahmen der Schwangerschaftsvorsorge

Die Mutterschaftsrichtlinien setzen mit den Basisuntersuchungen in der Schwangerschaftsvorsorge (→ S. 350) einen Standard, der nicht unterschritten werden darf, aber auch nicht überschritten werden muss.

Fehlbildungs-Screening *(Erweiterte Ultraschalluntersuchung):* Zwischen dem ersten Ultraschall, der dem Erkennen besonderer Risiken wie Zwillings- oder Eileiterschwangerschaften dient, und der dritten Untersuchung, die vorwiegend kindliches Wachstum und Fruchtwassermenge untersucht, nimmt der Ultraschall im zweiten Schwangerschaftsdrittel zwischen der 19. und 22. Schwangerschaftswoche eine Sonderstellung ein. Er dient nicht nur der Wachstumskontrolle, sondern insbesondere auch dazu, eventuelle Fehlbildungen des Kindes zu erkennen. Bei der Untersuchung werden folgende Körperbereiche genau überprüft:

- Die Wirbelsäule auf Spalten oder Aussackungen des Rückenmarkkanals
- Der Schädel auf Gaumenspalten oder zu viel Gehirnflüssigkeit *(Hydrozephalus)*
- Der Darm auf Zysten
- Die Bauchwand auf einen Nabelschnurbruch *(Omphalozele)*
- Die Arme und Beine auf das vollständige Vorhandensein von Händen, Füßen, Zehen und Fingern
- Das Herz auf die Anlage der Kammern und den regelmäßigen Herzrhythmus
- Die Haut – sie ist beispielsweise bei Diabetes mellitus verdickt.

Ergibt sich aus dem Fehlbildungs-Screening die Notwendigkeit zu einer weiterführenden Diagnostik, gehören diese Untersuchungen ebenfalls zur Mutterschaftsvorsorge.

Biologisches Wunderwerk: Der Mutterkuchen

Der **Mutterkuchen** *(Plazenta)* ist ein Wunder der Natur: Er koppelt den mütterlichen Blutkreislauf mit dem des Kindes. Durch ihn gelangen Sauerstoff, alle Nährstoffe, aber auch Abwehrstoffe von der Mutter zum Kind, *ohne* dass das mütterliche Blut mit dem kindlichen Organismus direkt in Berührung kommt. Denn dies hätte tödliche Abstoßungsreaktionen zur Folge, da Mutter und Kind trotz ihrer Verwandtschaft immunologisch völlig unterschiedliche Organismen sind.

Damit der Austausch funktionieren kann, ist der Mutterkuchen zweigeteilt – in einen mütterlichen und einen kindlichen Teil. Aus den Blutgefäßen der Mutter fließt mit Nährstoffen und Sauerstoff angereichertes Blut in viele winzige Kanalbecken des Mutterkuchens *(intervillöse Räume).*

Der kindliche Anteil enthält gewebige Ausstülpungen (Zotten), die in diese Kanalbecken hineinragen. Kleinste Blutgefäße der Zotten nehmen Nährstoffe und Sauerstoff wie ein Schwamm aus den Kanälen auf.

Damit ein Blutkreislauf zustande kommt, gibt es drei Blutgefäße, zwei *Nabelarterien* und eine *Nabelvene.* Diese befinden sich in der **Nabelschnur,** die den Mutterkuchen mit dem Kind verbindet. Das sauerstoff- und nährstoff*reiche* Blut der Zotten vereinigt sich in der Nabelvene und gelangt von dort unter Umgehung der Leber in den Blutkreislauf des Kindes. Die beiden Arterien führen das nährstoff- und sauerstoff*arme* Blut des Embryos zurück zu den Zotten. Die Nabelschnur ist also nicht direkt an ein Blutgefäß der Mutter angeschlossen.

Der Mutterkuchen produziert darüber hinaus das Schwangerschaftshormon *Beta-HCG* (→ S. 357) und ab dem 4. Schwangerschaftsmonat zusätzlich *Progesteron* (mehr dazu → S. 842), nachdem der Gelbkörper im Eierstock die Produktion eingestellt hat. Beide Hormone sind für das Kind lebensnotwendig; fallen sie aus, droht eine Fehlgeburt.

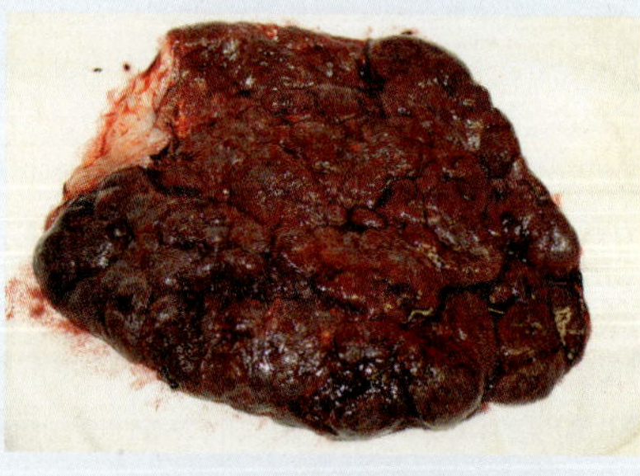

Bei der Geburt wiegt der Mutterkuchen etwa 500 g und hat ~ 20 cm Durchmesser. Er wird kurz nach der Geburt des Kindes zusammen mit der Nabelschnur als ***Nachgeburt*** *ausgestoßen. Nabelschnur und Mutterkuchen enthalten große Mengen wertvoller Blutbestandteile, u. a. äußerst vitale* ***Blutstammzellen,*** *die für Krebstherapien, z. B. bei Leukämien eingesetzt werden, um Leben zu retten (→ S. 1042). Deshalb bitten viele Kliniken die Mütter, das Nabelschnurblut zu spenden. Es wird in einer* ***Nabelschnurblutbank*** *gelagert.* [KGO 0912]

Wann sind weitere Untersuchungen sinnvoll oder notwendig?

„Nur um nachzuschauen, ob alles in Ordnung ist" gehört mit Sicherheit nicht zu den vertretbaren Gründen für eine **invasive Pränataldiagnostik,** bei der unter Ultraschallkontrolle mittels einer dünnen Nadel Fruchtwasser, Mutterkuchengewebe oder kindliches Nabelschnurblut entnommen werden. Auch wenn diese Diagnostik den Schwangeren von Frauenärzten – aus wirtschaftlichen Gründen – immer häufiger empfohlen wird, birgt sie doch vor allem das Risiko, ein gesundes Kind durch Fehlgeburt zu verlieren. Frauenärzte profitieren von der Pränataldiagnostik: Mit ihr werden nämlich Geräte und Praxis (besser) ausgelastet, und deshalb wird sie den Schwangeren unter Umständen ohne sorgfältige Nutzen-Risiko-Abwägung empfohlen.

Zusätzliche Untersuchungen sind für Schwangere nur dann notwendig, wenn ein überdurchschnittlich hohes Risiko besteht, ein erkranktes oder behindertes Kind auf die Welt zu bringen und die Eltern dies bereits während der Schwangerschaft klären wollen. Dieses Voraus-Wissen stellt auch eine erhebliche emotionale Belastung dar, denn womöglich steht dadurch die Entscheidung für oder gegen eine Abtreibung im Raum.

Eine Schwangerschaft wird laut Mutterschaftsrichtlinien als **Risikoschwangerschaft** eingestuft, wenn sich aus der Krankengeschichte der Mutter Risiken ergeben, z. B.:

- Bei schweren Erkrankungen der Mutter z. B. von Niere und Leber, aber auch bei starkem Übergewicht

- Nach Sterilitätsbehandlungen
- Nach wiederholten Fehl-, Früh- oder Totgeburten
- Nach vorausgegangenen Entbindungen von Kindern über 4 000 g Gewicht
- Nach der Geburt geschädigter oder mangelentwickelter Kinder *(small for date babies)*
- Nach schweren Komplikationen bei vorangegangenen Entbindungen (z. B. Plazenta praevia → S. 370, Rissverletzungen, Nachgeburtsblutungen, Gerinnungsstörungen, Krämpfen, Thromboembolien)
- Nach Mehrlingsgeburten
- Nach Gebärmutteroperationen
- Bei Erstgebärenden unter 18 Jahren oder über 35 Jahren sowie bei Mehrgebärenden über 40 Jahren und Vielgebärenden mit mehr als vier Kindern.

Ebenfalls von einer Risikoschwangerschaft spricht man, wenn sich *während* der aktuellen Schwangerschaft Komplikationen ergeben, z. B. eine Präeklampsie (→ S. 371), Nierenbeckenentzündung (→ S. 367, S. 779) oder drohende Frühgeburt (→ S. 388).

Weitergehende Pränataldiagnostik

Besteht der Verdacht auf eine kindliche Schädigung, können Zusatzuntersuchungen durchgeführt werden, um Erkrankungen zu bestätigen oder auszuschließen. Dabei stehen die folgenden Möglichkeiten der pränatalen Diagnostik zur Verfügung.

Das **First-Trimester-Screening** *(Erst-Trimester-Screening)* wird im ersten Drittel der Schwangerschaft, also zwischen der 12.

Vor dem Beginn eingreifender Pränataluntersuchungen findet ein Gespräch über die Möglichkeiten, aber auch Grenzen und Komplikationen der vorgesehenen Untersuchungen statt. Die Eltern werden aufgefordert, darüber nachzudenken, was sie im Falle eines ungünstigen Befunds tun würden und ob sie ggf. wirklich zum Schwangerschaftsabbruch bereit sind. [ASL 0916]

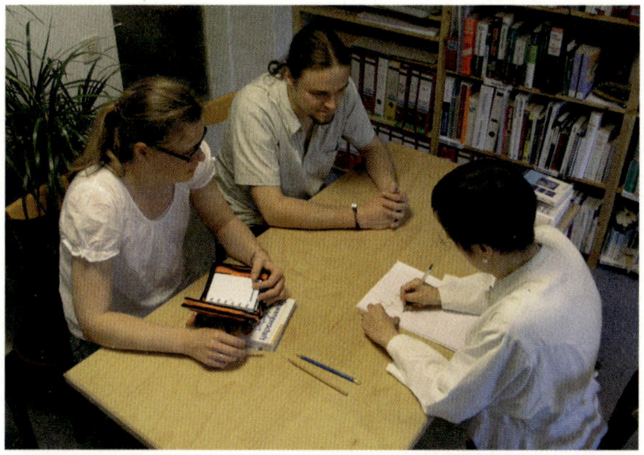

und 14. Schwangerschaftswoche durchgeführt. Bestimmt werden zwei Laborwerte aus dem *mütterlichen* Blut, die Plazentahormone ***schwangerschaftsassoziiertes Protein A,*** kurz ***PAPP-A*** und das Schwangerschaftshormon ***Beta-HCG.*** Anhand dieser Werte, zusammen mit dem Ergebnis der Nackentransparenzmessung, dem Alter und Gewicht der Schwangeren, der Schwangerschaftswoche sowie anderer Besonderheiten (z. B. Diabetes der Schwangeren) wird die *Wahrscheinlichkeit* für kindliche Erbgutschäden *berechnet* – insbesondere für das Down-Syndrom (Trisomie 21). Da es sich lediglich um eine Wahrscheinlichkeitsrechnung handelt, kann das Ergebnis nur bei der Entscheidung helfen, ob weitere Untersuchungen wie Chorionzottenbiopsie oder Fruchtwasseruntersuchung durchgeführt werden sollen. Denn nur durch diese Methoden lassen sich kindliche Zellen für eine diagnostische Untersuchung gewinnen, die zur zuverlässigen Bestätigung oder zum Ausschluss eines Chromosomenschadens des Ungeborenen führen.

Die **Nackentransparenzmessung** ***(NT,*** auch ***Nackendichtemessung*** genannt) wird zwischen der 11. und 14. Schwangerschaftswoche durchgeführt. Der geübte Arzt erkennt bei einem Down-Fötus mit einer Trisomie 21 gleich mehrere Auffälligkeiten im Ultraschall. Die Wichtigste ist die im Vergleich zum gesunden Fötus beim Down-Fötus vermehrte ***Nackentransparenz,*** die einer vermehrten Ansammlung von Lymphe (→ S. 742) im Bereich des Nackens entspricht.

IGeL-Hinweis: Die Nackentransparenzmessung gehört in Deutschland nicht zu den Standard-Vorsorgeuntersuchungen während der Schwangerschaft; sie muss derzeit (Stand 2007) privat bezahlt werden, Kosten ~ 100 €). Viele Experten fordern, die Nackentransparenzmessung kostenfrei zu machen, Kritiker geben jedoch zu bedenken, dass die Aussagefähigkeit der Nackentransparenzmessung nicht sonderlich hoch ist.

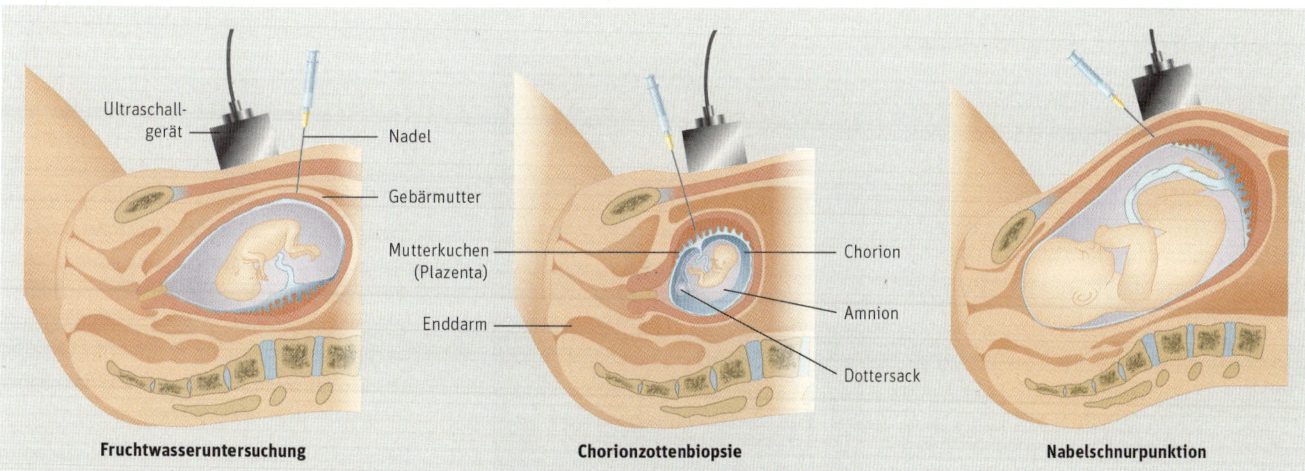

Links: Bei der ***Fruchtwasseruntersuchung*** *wird unter Ultraschallkontrolle eine lange Hohlnadel durch die Bauchdecke in die Fruchtblase geschoben und etwas Fruchtwasser zur Untersuchung abgesaugt.*

Mitte: Bei der ***Chorionzottenbiopsie*** *schiebt der Frauenarzt je nach Lage des Mutterkuchens einen Katheter entweder durch den Muttermund oder durchsticht die Bauchdecke bis zum Kind und entnimmt etwas Mutterkuchen.*

Rechts: Für die ***Nabelschnurpunktion*** *muss das Kind schon etwas größer sein, damit die Nabelschnur dick genug ist. Aber selbst bei reifen Kindern erfordert die Untersuchung erhebliches Geschick vom Gynäkologen.* [GTV 0918]

Früher wurde der **Triple-Test** durchgeführt: Aus entnommenem mütterlichen Blut wurden die Hormonwerte Beta-HCG und Östrogen sowie das Alpha-Fetoprotein (AFP) bestimmt, die Durchführung erfolgte in der 16.–18. Schwangerschaftswoche. Hieraus sollte das Risiko für einen Fötus mit Down-Syndrom berechnet werden. Der Test führte bei vielen Schwangeren zu starker Verunsicherung und zu vielen unnötigen Fruchtwasseruntersuchungen, so dass die Methode heute als überholt gilt.

Ultraschalluntersuchungen

Feinultraschall *(Organscreening)* nennt man die Untersuchung mit einem hoch auflösenden Ultraschallgerät. Zwischen der 19. und 22. Schwangerschaftswoche können mit dem Feinultraschall Entwicklungsstörungen beim Fötus weitgehend ausgeschlossen werden. Chromosomale Abweichungen wie das Down-Syndrom lassen sich damit jedoch nicht diagnostizieren.

Der **3D-Ultraschall** *(3D-Sonografie)* ermöglicht eine dreidimensionale, räumliche Darstellung des ungeborenen Kindes bzw. einzelner Organe und Körperpartien. Der 3D-Ultraschall ist zwar eine besondere Methode der Ultraschalluntersuchung, ihr Ablauf unterscheidet sich aber für die Schwangere nicht von anderen Ultraschalluntersuchungen.

Der **4D-Ultraschall** *(Live-3D-Ultraschall)* erzeugt eine dreidimensionale Bildfolge des Kindes in Echtzeit.

Labordiagnostik. Das **Alpha-Fetoprotein** *(AFP)* ist ein Eiweiß, das von der kindlichen Leber und vom Mutterkuchen gebildet wird. Bestimmt wird es in der 16.–18. Schwangerschaftswoche und gibt Hinweise auf mögliche Schädigungen des Ungeborenen. Ist es im Blut der Mutter oder im Fruchtwasser erhöht, kann ein offener Rückenmarkkanal (Spina bifida) des Ungeborenen die Ursache sein. Ist das AFP erniedrigt, kann z. B. ein Down-Syndrom vorliegen.

IGeL-Hinweis: Von den gesetzlichen Krankenkassen werden die Kosten einer AFP-Bestimmung nur bei medizinischer Begründung (also z. B. Verdacht auf eine Fehlbildung) übernommen.

Streitthema späte Mutterschaft

Mit zunehmendem Alter der Schwangeren steigt das Risiko für **Chromosomenfehlverteilungen,** die zu geistiger und körperlicher Beeinträchtigung des Kindes führen *(Chromosomenanomalie).* Das bekannteste Beispiel dafür ist das *Down-Syndrom (Trisomie 21).* Für Frauen ab 35 sehen die deutschen Mutterschaftsrichtlinien daher die Beratung und das Angebot der Fruchtwasseruntersuchung oder **Chorionzottenbiopsie** *(Chorionzotten-Entnahme)* vor; d. h. die Krankenkassen übernehmen die Kosten. Eine Fehlverteilung der Chromosomen tritt aber auch bei Kindern von jüngeren Müttern auf – denn die Altersgrenze 35 ist willkürlich gewählt. Die Wahrscheinlichkeit, ein Kind mit Down-Syndrom zu bekommen, beträgt bei einer 30-jährigen Schwangeren 0,1 %, bei einer 35-jährigen 0,3 %, bei einer 40-jährigen 1 % und bei einer 45-jährigen 4 %. Diese gesetzte Grenze entspricht dem Fehlgeburtsrisiko durch eine Amniozentese. Empfohlen wird eine Amniozentese also nur dann, wenn das Risiko eines Down-Syndroms über dem einer Fehlgeburt liegt.

Die Kritik reicht aber noch weiter. So fragen z. B. Selbsthilfegruppen, -verbände und Eltern von Down-Syndrom-Kindern, warum die Pränataldiagnostik so stark die Chromosomenfehlverteilungen betont. Sie glauben, dass in den letzten Jahren durch diese Diagnostik ein gewisser Automatismus entstanden ist mit der Folge, dass Down-Syndrom-Schwangerschaften grundsätzlich abgebrochen werden. Down-Syndrom-Kinder haben aber eine Lebenserwartung von 40 Jahren und subjektiv wie objektiv eine oft sehr gute Lebensqualität; was nicht ausschließt, dass der Betreuungsaufwand für die Eltern außerordentlich hoch ist. Die überwiegende Mehrzahl der schwersten Behinderungen, die zu einer geringen oder sogar keiner Lebenserwartung führen, werden durch die Fruchtwasseruntersuchung und die Chorionzottenbiopsie dagegen nicht sicher entdeckt.

Die Entscheidung, ob ein behindertes Ungeborenes abgetrieben werden soll oder nicht, muss jedes Paar für sich treffen.

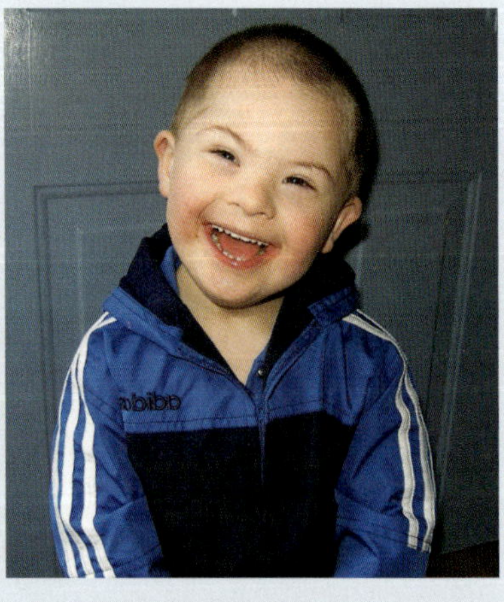

Die Lebenszufriedenheit von Down-Kindern ist nach allem, was betroffene Eltern berichten, keineswegs geringer als von gesunden Kindern. [RRA 0917]

Fruchtwasseruntersuchung

Bei der **Fruchtwasseruntersuchung** *(Fruchtwasserpunktion, Amniozentese)* wird in der Regel zwischen der 15. und 18. Schwangerschaftswoche Fruchtwasser aus der das Kind umgebenden Fruchtblase entnommen. Hierzu führt der Arzt durch die Bauchdecke eine dünne Hohlnadel in die Gebärmutter ein. Mit der Untersuchung des Fruchtwassers und den darin vorhandenen kindlichen Zellen kann Folgendes festgestellt werden:

- Chromosomenabweichungen (z. B. Down-Syndrom)
- Geschlecht des Kindes
- beim Kind vermutete Erbkrankheiten aufgrund familiärer Vorbelastung (durch eine DNA-Analyse)
- Veränderte Enzym- und Eiweißwerte, die auf Fehlbildungen der Wirbelsäule und des Gehirns hinweisen.

Die Gefahr einer Fehlgeburt aufgrund der Fruchtwasseruntersuchung liegt bei 0,5–1 %. Die **Frühamniozentese** in der 12.–13. Schwangerschaftswoche ist mit einem erhöhten Fehlgeburtsrisiko verbunden.

Chorionzottenbiopsie. Die **Chorionzotten** bilden den kindlichen Teil des Mutterkuchens, über den der Stoffaustausch mit der Mutter erfolgt. Der günstigste Zeitpunkt für die **Chorionzottenbiopsie** *(Chorionzotten-Entnahme)* ist die 10. Schwangerschaftswoche. Dabei wird wie bei der Fruchtwasseruntersuchung eine dünne Hohlnadel über die Bauchdecke in die Gebärmutter eingeführt. Wie bei der Fruchtwasseruntersuchung können Chromosomenveränderungen und Erbkrankheiten festgestellt werden. Auch bestimmte Stoffwechselkrankheiten und Infektionserreger lassen sich so nachweisen. Die Gefahr einer Fehlgeburt liegt bei 0,5-1 %

Nabelschnurpunktion. Bei der **Nabelschnurpunktion** *(Chordozentese)* wird kindliches Blut aus der Nabelschnurvene entnommen. Die Untersuchung ist aber erst ab der 16. Schwangerschaftswoche möglich. Zur Entnahme muss man unter Ultraschallkontrolle die Nabelschnur ausfindig machen – ein etwas kniffeliges Unterfangen. Daher ist das Risiko einer Fehlgeburt mit 1–5 % relativ hoch. Allerdings lässt sich mit dieser Methode das Blut des Kindes am besten untersuchen. Auch die Zufuhr von Medikamenten und Bluttransfusionen für das Kind sind über die Nabelschnurvene möglich. Im Gegensatz zur Spende von Nabelschnurblut für öffentliche Stammzellenbanken ist das Einfrieren des Nabelschnurbluts des eigenen Kindes zurzeit nicht empfehlenswert.

i Aktuell: www.gesundheit-heute.de/09x05

- **www.bundesaerztekammer.de** – Internetseite der Arbeitsgemeinschaft der deutschen Ärztekammern, Berlin: Unter der Rubrik Richtlinien ist die zur pränatalen Diagnostik als PDF verfügbar.
- **www.praenataldiagnostik-info.de** – Arbeitskreis Pränatale Diagnostik, Münster: Informationen zu den Diagnosemethoden und den wichtigsten auffälligen Befunden. Mit weiterführenden Beratungsadressen. Hilfreich für den ersten Überblick.
- I. Dietschi: **Testfall Kind.** Fluch und Segen der pränatalen Diagnostik. Werd, 1998. Hintergrundinformationen über Pro und Kontra der Untersuchungen mit Erfahrungsberichten von betroffenen Frauen.

Impfungen

Einige – normalerweise harmlose – Infektionen gefährden das ungeborene Kind in seiner Entwicklung. Gegen Röteln (→ S. 409), Zytomegalie (→ S. 1055) und Windpocken (→ S. 411) kann sich die Mutter aber impfen lassen und so auch das Ungeborene schützen.

Da die Impfmöglichkeiten in der Schwangerschaft sehr eingeschränkt sind, empfiehlt das Robert-Koch-Institut, folgende Impfungen *im Vorfeld* einer Schwangerschaft durchführen bzw. auffrischen zu lassen:

- Röteln, sofern die Frau nicht genügend Antikörper hat (→ S. 269)
- Diphterie (→ S. 269)
- Keuchhusten (→ S. 269)
- Tetanus (→ S. 269)
- Windpocken, sofern die Frau nicht genügend Antikörper hat (→ S. 269).

Wenn kein Impfschutz besteht und es trotz aller Vorsicht zum Kontakt mit den Erregern von Masern, Mumps, Röteln, FSME, Hepatitis B, Windpocken oder Tollwut kommt, wird eine Sonderform der Impfung vorgenommen, bei der der Mutter vorsichtshalber „fertige" Antikörper in Form von Immunglobulinen gespritzt werden (Passivimpfung → S. 295).

Komplikationen und Erkrankungen in der Schwangerschaft

Die nachfolgenden Häufigkeitsangaben beziehen sich auf die Auftretenswahrscheinlichkeit innerhalb einer Schwangerschaft.

Häufigkeit 5 bedeutet eine Auftretenswahrscheinlichkeit von mindestens 25 %, Häufigkeit 4 mindestens 5 %, 3 mindestens 1 %, 2 mindestens 0,2 % und 1 mindestens 0,04 % (→ S. 10).

Blutungen in der Schwangerschaft

Häufigkeit: ■ ■ ■ ■ ■

Blutung in der Schwangerschaft: Aus der Scheide mit unterschiedlicher Ursache; vor allem im ersten und zweiten Schwangerschaftsdrittel auftretend. Blutungen im letzten Schwangerschaftsdrittel sind seltener, aber sehr ernst zu nehmen, da die Ursache für das Kind lebensgefährlich sein kann, z. B. eine Plazentalösung (→ S. 370).

Leitbeschwerden

Abhängig von der Blutungsursache:

- Menstruationsartige Blutung mit ziehenden Schmerzen im 1. Schwangerschaftsdrittel
- Wiederkehrende, schmerzlose Blutungen vor allem in der 2. Schwangerschaftshälfte
- Starke Blutung und harte, schmerzhafte Gebärmutter vor allem in der 2. Schwangerschaftshälfte.

Wann zum Arzt oder ins Krankenhaus

In den nächsten Tagen, wenn die Blutung nur leicht und schmerzlos ist und innerhalb von 2–3 Minuten wieder aufhört.

Am nächsten Tag, wenn

- Eine leichte Blutung 5–10 Minuten dauert, bevor sie stoppt
- Leichte Blutungen regelmäßig wieder auftreten

Sofort in die Frauenklinik, wenn

- Die Blutung stark (wie an den ersten zwei Tagen der Regelblutung) oder schmerzhaft ist und Blutpfropfen abgehen
- Starke Krämpfe auftreten.

Die Erkrankung

Zunächst ist es wichtig zu wissen, dass beileibe nicht jede Blutung, vor allem in der Frühschwangerschaft, „schlimm" ist. Jede vierte Schwangere erlebt im ersten Schwangerschaftsdrittel leichte Schmierblutungen. Die Blutungen können unterschiedliche Ursachen haben. Nicht selten treten leichte Schmierblutungen nach einer Reizung der ohnehin empfindlichen Scheiden- und Muttermundsschleimhaut auf. Dies kann z. B. nach Geschlechtsverkehr in der Schwangerschaft oder bei Scheideninfektionen vorkommen.

Trotzdem: In der Schwangerschaft bedarf jede Blutung aus der Scheide einer Abklärung durch den Arzt, denn was gefährlich ist und was nicht, lässt sich nicht ohne seine Hilfe entscheiden.

In jedem Drittel der Schwangerschaft gibt es typische Ursachen, die zu Blutungen führen.

Im ersten Drittel sind dies vor allem:

- Fehlgeburten (→ S. 375) – mit Blutungen unterschiedlicher Stärke
- Blasenmolen (→ S. 366) – mit einer meist nur leichten Blutung
- Eileiterschwangerschaften (→ S. 365) – meist mit Schmierblutungen und Unterbauchschmerzen.

Im zweiten Schwangerschaftsdrittel sind Blutungen häufig zurückzuführen auf:

- Vorzeitige Ablösung des Mutterkuchens von der Gebärmutterwand (Plazentalösung → S. 370) – die Blutungsstärke ist individuell unterschiedlich, meist schmerzhaft
- Einen Mutterkuchen (Plazenta praevia → S. 370), der dem Gebärmutterausgang vorgelagert ist; die Blutung ist meist mittelstark und schmerzhaft
- Störungen der mütterlichen Blutgerinnung; die Blutungen sind unterschiedlich stark.

(!) Blutungen haben unter Umständen auch nichts mit der Schwangerschaft zu tun: Beispielsweise können Polypen am Muttermund (→ S. 861), Blasenentzündungen (→ S. 792) oder Hämorrhoiden (→ S. 662) zu Blutungen führen, ohne dass eine Gefährdung für Mutter oder Kind besteht.

Wenn kein Arzt verfügbar ist, z. B. auf Reisen, sollte mit einem Handspiegel oder von einer anderen Person geprüft werden, ob die Blutung tatsächlich aus der Scheide kommt.

Das macht der Arzt

Der Arzt fragt zunächst nach der Stärke der Blutung, wann sie aufgetreten ist und nach Schmerzen. Danach führt er eine gynäkologische Untersuchung durch, bei der er allerdings die Gebärmutter nicht tastet, sondern nur mit dem Spekulum die Scheide so aufhält, dass er den Muttermund sehen und prüfen kann, ob das Blut aus der Gebärmutter kommt. Dieses Vorgehen ist wichtig: Liegt der Mutterkuchen vor dem Gebärmutterausgang (Plazenta praevia) würde der Arzt beim Ertasten der Gebärmutter den Mutterkuchen schädigen. Die Blutung würde dadurch verstärkt.

Der Arzt prüft mit Ultraschall den Sitz des Mutterkuchens und ob Blutergüsse vorliegen. Um den Herzschlag des Kindes über eine längere Zeitdauer zu beobachten, kann er im zweiten Schwangerschaftsdrittel auch eine Kardiotokografie (→ S. 385) des Kindes durchführen.

Bei stärkeren Blutungen wird der Arzt in der Regel den Liegendtransport der Schwangeren in eine Klinik zur Überwachung veranlassen. Dort werden die Blutung und der Kreislauf (Puls, Blutdruck) der Schwangeren und der Zustand des Ungeborenen überwacht.

Schwangerschaftserbrechen

Häufigkeit: ■■■□□

(Pathologisches) Schwangerschaftserbrechen *(Hyperemesis gravidarum)*: Schweres und häufiges, nicht zu stoppendes Erbrechen im ersten Schwangerschaftsdrittel, meist mit Beginn zwischen der 6. und 8. Schwangerschaftswoche.

Davon zu unterscheiden ist das *physiologische Schwangerschaftserbrechen:* In Verbindung mit starker Übelkeit immer wieder auftretendes morgendliches Erbrechen in der Frühschwangerschaft. Es ist zwar belastend und kräfteraubend, aber aufgrund der Hormonumstellung normal und ungefährlich. Es muss deshalb nicht ärztlich behandelt werden und verschwindet in der Regel spätestens nach den ersten drei Monaten.

Leitbeschwerden

- Erbrechen 5–10 Mal täglich, unabhängig von Art und Zeitpunkt des Essens
- Starker Durst und Austrocknung (trockene Schleimhäute, Haut lässt sich auf dem Handrücken zusammenziehen und „bleibt stehen")
- Temperaturanstieg (Durstfieber)
- Gewichtsverlust
- Unterzuckerung
- Leicht alkoholischer Geruch aus dem Mund *(Azetongeruch, Foetor ex ore)*.

Wann zum Arzt oder ins Krankenhaus

Am nächsten Tag, wenn

- Das ständige Erbrechen einen Tag anhält
- Keine Flüssigkeit behalten werden kann

Sofort, wenn

- Schwindel auftritt
- Sich die Haut gelblich verfärbt (Gelbsucht)
- Fieber auftritt
- Wasserlassen nicht mehr möglich ist.

Die Erkrankung

Fast alle Schwangeren kennen die morgendliche Übelkeit während der ersten 8–12 Schwangerschaftswochen. Bei Mehrlingen ist sie besonders ausgeprägt. Aber nur wenn das Erbrechen den ganzen Tag über anhält und Essen und Trinken nicht mehr möglich sind, spricht man von einer **Hyperemesis.** Diese extreme Form kommt bei einer von 200 Schwangeren vor.

Zu den körperlichen Ursachen zählt die Umstellung der mütterlichen Hormone, vor allem die Erhöhung des Schwangerschaftshormons Beta-HCG. Aber auch psychische Faktoren spielen eine entscheidende Rolle: So kann beispielsweise die Angst vor Überforderung durch die neue Situation, beruflicher Stress, Ablehnung des Kindvaters oder des familiären Umfelds, aber auch die Ablehnung des Kindes eine Rolle spielen.

Das macht der Arzt

Die Behandlung hängt davon ab, wie ausgeprägt das Erbrechen ist. In vielen Fällen reicht eine Umstellung der Ernährung auf häufige kleine, fett- und eiweißarme Mahlzeiten.

Bei schweren Formen des Schwangerschaftserbrechens ist meist ein Aufenthalt in der Klinik notwendig: Dort kann die Schwangere über Infusionen genügend Flüssigkeit und alle wichtigen Nährstoffe aufnehmen, ohne essen zu müssen. Meist sind auch Medikamente gegen Erbrechen (Antiemetika) wie Vomex A® oder Peremesin® nötig.

Der Klinikaufenthalt hat noch einen Effekt: Er ändert das oft schwierige Umfeld der Schwangeren und führt auch dadurch zu einer Besserung der Erkrankung.

Selbstbehandlung

Hat das Erbrechen noch nicht zu Komplikationen geführt, ist der Versuch, die Essgewohnheiten umzustellen, auf jeden Fall zweckmäßig. Das bedeutet:

Was tun gegen die Übelkeit?

Wenn keine Hyperemesis vorliegt, sondern eine normale Schwangerschaftsübelkeit, können die folgenden Tipps helfen. Sie sind wissenschaftlich zwar nicht geprüft, helfen in der Praxis aber trotzdem Tausenden von Betroffenen:

- Bittere Nahrungsmittel helfen oft, die Übelkeit zu umgehen – dazu gehört z. B. die Grapefruit.
- Geschälte rohe Mandeln sind empfehlenswert; sie enthalten eine Reihe von Nährstoffen und Vitaminen, die gegen Übelkeit wirken sollen.
- Fette und gebratene Nahrung (z. B. Grillfleisch) ist zu vermeiden; sie bleibt lange im Magen und verstärkt die Übelkeit (oft auch schon durch ihren bloßen Geruch).
- Die Nahrung sollte so natürlich wie möglich belassen sein. Also: Farbstoffe, Konservierungsstoffe und andere Zusatzstoffe vermeiden.
- Die Phytotherapie empfiehlt frischen Ingwer, Pfefferminztee und Artischocken-Extrakt.
- Die Erfahrungsmedizin befürwortet Kürbiskompott und Berberitze (z. B. als Marmelade) gegen die Übelkeit.

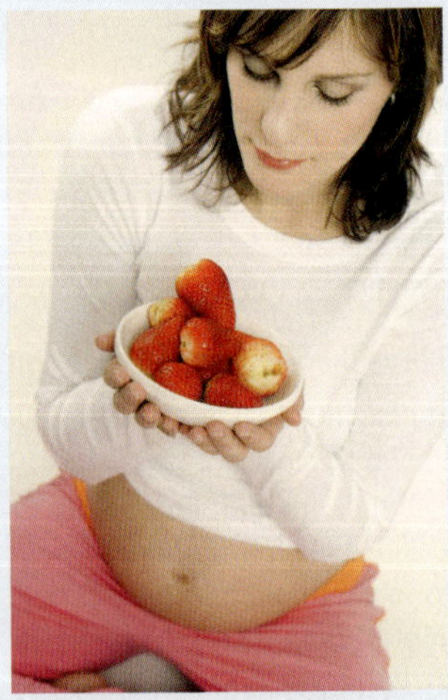

Jede Schwangere entwickelt ihre eigenen Methoden, die Übelkeit zu überlisten: Für die eine Schwangere sind es Erdbeeren, für andere Mandeln, Lakritz oder Grapefruits. [ISP 0919]

- Viele kleine, kohlenhydratreiche aber fett- und eiweißarme Mahlzeiten über den Tag verteilt zu sich zu nehmen
- Nach Appetit zu essen.

Bei der Hyperemesis gibt es kein Patentrezept. Sie können zum Beispiel versuchen, vor dem Aufstehen im Bett fettarmen Naturjogurt zu essen oder eine Tasse Hühnerbrühe auf nüchternen Magen zu trinken. Was „drin bleibt", ist das Richtige.

Bei der nächsten Schwangerschaft ist das Erbrechen nicht notwendigerweise gleich stark ausgeprägt; die Ursache für dieses Schwanken ist nicht bekannt.

Komplementärmedizin

Akupunktur (→ S. 1249). Bei der Hyperemesis sind gute Erfolge mit der Anwendung von Akupunktur erzielt worden. Mittlerweile bieten auch eine Reihe von Frauenärzten Akupunktur an.

Homöopathie (→ S. 1251). Berichten zufolge werden bei werdenden Müttern auch mit individuellen homöopathischen Behandlungen gute Ergebnisse erzielt. Wissenschaftlich belegt sind sie aber nicht – sie beruhen auf dem Erfahrungswissen der Behandelnden.

Eileiterschwangerschaft

Häufigkeit: ■■■□□

Eileiterschwangerschaft *(Bauchhöhlenschwangerschaft, Extrauteringravidität, EUG, ektope Schwangerschaft, Tubargravidität):* Einnistung der befruchteten Eizelle außerhalb der Gebärmutterschleimhaut. Fast immer geschieht dies in einem der beiden Eileiter, in seltenen Fällen im Eierstock, im Gebärmutterhals, in der Bauchhöhle oder in der Scheidenschleimhaut. Mediziner sprechen deshalb von einer **extra-uterinen Schwangerschaft.** Normale Schwangerschaftszeichen wie morgendliche Übelkeit und Brustspannen können auftreten, müssen aber nicht.

2–3 Wochen nach der Einnistung stirbt die Frucht ab (90 % der Fälle, Tubarabort → S. 365) oder platzt (10 % der Fälle, Tubarruptur → S. 365) und es kommt zu einer Art Fehlgeburt mit Wehen und Blutungen, die jedoch mangels natürlichem Abflussweg in den Bauchraum erfolgen und unstillbar sein können. Bei rechtzeitiger Diagnosestellung und Behandlung ist die Prognose gut, allerdings erhöht sich das Risiko einer erneuten Eileiterschwangerschaft. Bleibt das ärztliche Eingreifen aus, drohen lebensgefährliche Blutungen in den Bauchraum.

Leitbeschwerden

- Starke Unterbauchschmerzen meist auf einer Seite, typischerweise in der 5.–6. SSW, also 8–14 Tage nach Ausbleiben der Monatsblutung
- Schmierblutung
- Bei einer Blutung in den Bauchraum Zeichen des Schocks (Kaltschweißigkeit, schneller Puls und schnell sinkender Blutdruck → S. 191).

Wann zum Arzt

Am nächsten Tag, wenn eine Schmierblutung auftritt, die länger als 5–10 Minuten dauert

Sofort, wenn

- Eine Blutung länger als 15 Minuten dauert
- Extreme einseitige Bauchschmerzen auftreten
- Schockzeichen auftreten.

Die Erkrankung

Bei der Schwangerschaft außerhalb der Gebärmutter, die immerhin bei einer von 100 Schwangerschaften vorkommt, wird die Eizelle normal befruchtet, nistet sich aber nicht in der Gebärmutter ein. Der Transport der Eizelle in die Gebärmutter dauert normalerweise ~ 4 Tage. Bei einer Eileiterschwangerschaft bleibt (in ~ 98 % der Fälle) die Eizelle im Eileiter „hängen", weil z. B. nach einer Entzündung oder Operation im Eileiter Verwachsungen oder Narben geblieben sind, die die befruchtete Eizelle daran hindern, zur Gebärmutter vorzudringen.

Wächst die Frucht im Eileiter weiter, bemerkt die Patientin dies oft erst, wenn aufgrund der Größe Schmerzen entstehen; manchmal kommt es auch zu Schmierblutungen. Stirbt die Frucht ab, setzen durch die Verringerung des Schwangerschaftshormons Beta-HCG (→ S. 357) wehenartige Kontraktionen des Eileiters ein, und es kommt zur Blutung in den Eileiter: Die Frucht wird ausgestoßen **(Tubarabort,** ***innerer Fruchtkapselaufbruch*)**, verbunden mit wehenartigen wellenförmigen Unterbauchschmerzen und einer leichten Blutung. Besonders gefährlich wird eine Eileiterschwangerschaft dann, wenn die Fruchtkapsel platzt und dabei Blutgefäße in ihrer Umgebung verletzt oder wenn die Eileiterwand einreißt **(Tubarruptur,** ***äußerer Fruchtkapselaufbruch*)**. In diesen Fällen kann es zu massiven Blutungen in den Bauchraum der Mutter kommen, die für sie lebensbedrohlich sind. Es ist deshalb sehr wichtig, eine Schwangerschaft außerhalb der Gebärmutter möglichst früh zu erkennen und zu behandeln. Dann besteht auch die Möglichkeit, die Eileiter funktionsfähig zu erhalten.

Das macht der Arzt

Neben der Erkennung der Leitsymptome und der (verdickten) Eileiter in der bimanuellen Tastuntersuchung, bei der die Patientin oft starke Schmerzen beim Druck im Bereich des Eileiters empfindet, ist der Vaginalultraschall sehr wichtig. Der Frauenarzt sieht eine leere Gebärmutterhöhle mit einer stark verdickten Schleimhaut als Innenauskleidung, die auf die Einnistung der befruchteten Eizelle „wartet". In manchen Fällen sind der Embryo und die Fruchtblase im Eileiter bzw. an der jeweiligen Einnistungsstelle zu sehen.

Im Blut wird die Konzentration des Schwangerschaftshormons Beta-HCG (→ S. 357) bestimmt. Ist sein Wert geringer als derjenige, der bei einer normalen Schwangerschaft in der momentanen Schwangerschaftswoche gemessen würde, ist dies ein weiterer deutlicher Hinweis auf eine Schwangerschaft außerhalb der Gebärmutter.

Eine derartige extra-uterine Schwangerschaft wird in der Regel operativ beendet. In 90 % der Fälle geschieht dies durch Öffnen der Eileiter im Rahmen einer Bauchspiegelung (→ S. 862). Nach Entfernung der Frucht wird die Eileiterwand mit einer Naht verschlossen. Ist es nicht möglich, den Eileiter zu erhalten, wird er entfernt **(Salpingektomie).** Nach Entfernung der Frucht können allerdings Fruchtreste in den Bauchraum gespült werden und dort überleben. Aus diesem Grund wird nach der Operation der Beta-HCG-Wert regelmäßig bestimmt. Eine stetige Abnahme des Werts bis auf Null beweist den Erfolg der Behandlung.

Entdeckt der Arzt die Eileiterschwangerschaft in einem sehr frühen, noch beschwerdefreien Stadium, kann er sie medikamentös behandeln. Mit der auch in der Rheuma- und Krebsbehandlung verwendeten Substanz Methotrexat (→ S. 997) lässt sich sowohl ein Absterben der Frucht als auch ihre anschließende Auflösung (Resorption) erreichen. Methotrexat wird während der Bauchspiegelung direkt in den Eileiter gespritzt oder ohne operativen Eingriff jeden 2. Tag als Veneninfusion verabreicht und zwar so lange, bis die Beta-HCG-Werte deutlich abgefallen sind.

Prognose und Vorsorge

Nach der medikamentösen Behandlung mit Methotrexat bleiben die Eileiter bei ~ 95 % der Frauen „durchgängig" und damit in einer späteren Schwangerschaft für die Eizelle passierbar. Trotzdem bleibt das Risiko für eine erneute Eileiterschwangerschaft erhöht. Auch wenn die Eileiter nach einer Operation erhalten geblieben sind, kommt es bei 30 % der Schwangerschaften wieder zu einer Eileiterschwangerschaft. Muss dann operiert werden, ist es in 30–40 % der Fälle nötig, dass der Eileiter teilweise oder vollständig entfernt wird (Salpingektomie).

Wenn eine Frau eine Eileiterschwangerschaft hatte, liegt das Wiederholungsrisiko bei 15 %, bei zwei Eileiterschwangerschaften aber schon bei 70 %. Das spricht nicht notwendigerweise gegen eine erneute Schwangerschaft, aber dafür, die folgenden Schwangerschaften genau zu überwachen und auf Beschwerden sofort zu reagieren.

Eine zur Empfängnisverhütung liegende Spirale (→ S. 322) begünstigt die Entstehung einer Eileiterschwangerschaft ebenfalls.

Blasenmole und Chorionkarzinom

Häufigkeit: ■□□□□

Blasenmole ***(Mola hydatidosa, Windei, Abortivei):*** Umwandlung der Zotten des Mutterkuchens zu blasenartigen Wucherungen. Der Begriff Mole stammt aus dem Lateinischen und bedeutet *fehlentwickelter Embryo*. Blasenmolen treten zwischen der 11. und 25. Schwangerschaftswoche auf – am häufigsten sind sie zwischen der 16. und 18. SSW.

Chorionkarzinom ***(Chorionepitheliom):*** Bösartig entartete Blasenmole. Nur untherapiert lebensbedrohlich, ansonsten heutzutage sehr gut heilbar. Die Prognose dieses Krebses ist sehr gut.

Leitbeschwerden

- Sehr schnell wachsender Bauch
- Stark positiver Schwangerschaftstest
- Starke Übelkeit
- Blutungen ab der 11. SSW mit Abgang von blasig-schaumiger Flüssigkeit.

Wann zum Arzt

In den nächsten Tagen, wenn die Gebärmutter sehr schnell wächst

Sofort, wenn

- Scheidenblutungen auftreten
- Starke Übelkeit auftritt.

Die Erkrankung

Blasenmole. Die Blasenmole ist sehr selten (eine von 3000 Schwangerschaften). Sie kommt meist durch eine fehlerhafte Befruchtung der Eizelle zustande, die dann keine Erbsubstanz enthält. Die Zotten des Mutterkuchens degenerieren zu Hunderten von Bläschen von bis zu 2 mm Durchmesser, daher auch der Name Blasenmole. Die kleine Fruchtblase mit den kindlichen Zellen geht frühzeitig zugrunde, da sie mangels eines funktionierenden Mutterkuchens nicht ernährt werden kann.

Chorionkarzinom. Bei 2–3 % der Blasenmolen kommt es zu einer bösartigen Wucherung, einem Chorionkarzinom. Es zeichnet sich durch eine exzessive Beta-HCG-Produktion aus. Deshalb ist eine intensive Nachbetreuung nach einer Blasenmole erforderlich, mit regelmäßiger Kontrolle der Beta-HCG-Werte im Blut. Treten bei einer Frau innerhalb von zwei Jahren nach einem Chorionkarzinom keine pathologischen Werte auf, spricht grundsätzlich nichts gegen eine erneute Schwangerschaft.

Das macht der Arzt

Der Arzt tastet die Gebärmutter: Sie ist für das Schwangerschaftsstadium zu groß und weich. Außerdem zeigt sich im Ultraschall statt eines Embryos mit Herzschlag ein Bild, das wie Schneegestöber aussieht. Dies sind wertvolle Hinweise auf eine Blasenmole.

Laborchemisch zeigt sich eine starke Erhöhung des Schwangerschaftshormons Beta-HCG. Seine hohe Konzentration ist für die starke Übelkeit und das Brustspannen verantwortlich.

Therapie der Blasenmole. Bei einer Blasenmole muss die Schwangerschaft vom Arzt beendet werden. Zunächst sorgen Medikamente (Methotrexat) dafür, dass der Gebärmutterinhalt ausgestoßen wird. Dem folgt eine besonders sorgfältige Ausschabung der Gebärmutter (→ S. 830); manchmal muss 4–6 Wochen später eine weitere Ausschabung durchgeführt werden, damit keine Gewebereste in der Gebärmutter bleiben, die entarten könnten.

Nach der Ausschabung muss das Schwangerschaftshormon Beta-HCG solange kontrolliert werden, bis der Wert wieder auf Null gefallen ist. Ist dies dann für mehrere Monate der Fall, ist nichts gegen eine neue Schwangerschaft einzuwenden.

Therapie des Chorionkarzinoms. Beim Chorionkarzinom besteht die Behandlung zumeist in einer (nochmaligen) Ausschabung der Gebärmutter und nachfolgender Chemotherapie.

Prognose

Das Risiko für eine weitere Blasenmole in den folgenden Schwangerschaften ist gering.

Vorgeburtliche Infektionen des Kindes

Häufigkeit: ■■■□□

In der Schwangerschaft können bestimmte Infektionen das Kind schädigen. Bei einer **pränatalen Infektion** erreichen die Erreger das Kind in der Gebärmutter. Wird das Kind während der Geburt oder nach einem vorzeitigen Blasensprung infiziert, liegt eine **perinatale Infektion** vor.

Die wichtigsten Infektionen sind:

Toxoplasmose. *Toxoplasmen* sind außerhalb des Mutterleibs harmlose Einzeller, sie verursachen harmlose grippeähnliche Beschwerden. Aber im Mutterleib erkrankt jedes 200. Kind schwer an **Toxoplasmose,** weil die Mutter Kontakt mit rohem Schweinefleisch, nicht durchgegartem Fleisch oder Katzenkot hatte. Im schlimmsten Fall drohen Erblindung durch Netzhautentzündung, Gehirn- und Leberschäden. Diese Schäden können verhindert werden, wenn die Mutter frühzeitig Antibiotika einnimmt.

Listeriose. Vor allem durch Rohmilchkäse und rohes Fleisch wird die **Listeriose** übertragen. *Listerien* sind überwiegend harmlose Bakterien. Erkrankt die Mutter, bekommt sie, wenn überhaupt, leichte Grippe- oder Magen-Darm-Beschwerden. Bei jedem 500. Kind kommt es aber zu schweren Schäden mit knotigen Entzündungsherden in Lunge, Gehirn und Leber, woran das Kind unbehandelt meist stirbt. Wird die Infektion erkannt, erhält die Mutter Antibiotika, um die Schäden abzuwenden.

Röteln (→ S. 409). Sie sind bekannt dafür, dass eine Erstinfektion der Schwangeren mit dem *Rötelnvirus* beim Kind zu schweren Fehlbildungen von Augen, Ohren und Gehirn führt. Aufgrund der Rötelnimpfung sind die Fälle von **Röteln-Embryopathie** aber sehr selten geworden, es treten nur noch ~ 5 Fälle pro Jahr in Deutschland auf.

Herpes. Erst bei der Geburt wird das *Herpes-Virus* übertragen, wenn die Scheide der Mutter damit infiziert ist (Näheres → S. 872). Eine Infektion mit **Herpes** führt beim Neugeborenen zu Fieber, Erbrechen, Lethargie, Entzündungen des Gehirns, Augenentzündungen, Hautausschlägen bis hin zu Blindheit. Um dies zu verhindern, wird der Mutter mit Herpesausschlag in und um die Scheide in den Wochen vor der Geburt mit Virostatika (→ S. 1053) wie z. B. Aciclovir behandelt. Bei einem Kaiserschnitt besteht natürlich keine Infektionsgefahr.

Für ein Neugeborenes ist es ebenfalls gefährlich, wenn Personen, die in engem Körperkontakt mit ihm stehen, an einem Lippenherpes erkrankt sind. Die betreffende Person sollte dann einen Mundschutz tragen.

Streptokokken. Im Geburtskanal droht auch die Übertragung von ***Streptokokken der Gruppe B (B-Streptokokken),*** die sich bei Millionen Menschen auf der Haut und im Darm befinden, und bei ~ 10 Prozent der Frauen auch in der Scheide. Infiziert sich das Kind mit B-Streptokokken, droht dem Kind eine Blutvergiftung **(Neugeborenensepsis).** Diese kann innerhalb der ersten beiden Lebenstage oder auch als Spätform nach 7–10 Tagen auftreten. Die Sterblichkeit vor allem bei der Frühform ist hoch. Zu einer Infektion des Kindes kommt es aber nur dann, wenn der Blasensprung mehr als 24 Stunden vor der Geburt stattgefunden hat, oder die Mutter während der Geburt Fieber hatte. Um das Kind zu schützen, wird der Mutter während der Wehen ein Antibiotikum gegeben, dessen Wirkstoffe auf das Kind übergehen. Außerdem kann auch das Neugeborene nach der Geburt ebenfalls antibiotisch behandelt werden.

IGeL-Hinweis: Um kein Risiko einzugehen, empfehlen viele Frauenärzte allen Schwangeren, etwa einen Monat vor der Geburt durch einen Scheidenabstrich feststellen zu lassen, ob die Scheide mit B-Streptokokken besiedelt ist. Ist dies der Fall, bekommt die Mutter als Prophylaxe während der Geburt eine Penizillinspritze. Nur wenn medizinische Verdachtsmomente auf einen Streptokokkenbefall der Scheide bestehen, ist der Scheidenabstrich eine Kassenleistung. Sonst kostet er ~ 45 €.

Pilzinfektionen in der Schwangerschaft

Häufigkeit: ■■■□□

Pilzinfektionen in der Schwangerschaft: Infektion von Scheide und äußerem Genitale durch Pilze sind sehr häufig, in ~ 80 % der Fälle erfolgen sie durch den Hefepilz Candida albicans (→ S. 867). Wenn sich z. B. während der Schwangerschaft der Hormonspiegel verändert, ändert sich auch die Zusammensetzung des Scheidensekrets und es kann zur Vermehrung der Pilze kommen. Pilzinfektionen sind potenzielle Wegbereiter für Bakterien, die unter Umständen eine Frühgeburt auslösen können. Zudem können sie bei der Geburt auf das Neugeborene übertragen werden. Dies kann zu einem juckenden Hautausschlag am Mund und zu einem Windelekzem führen. Schwangere ab der 34. Schwangerschaftswoche sollten daher verstärkt auf eine Pilzinfektion achten und sie behandeln lassen.

Ärztliche Diagnostik und Therapie → S. 867.

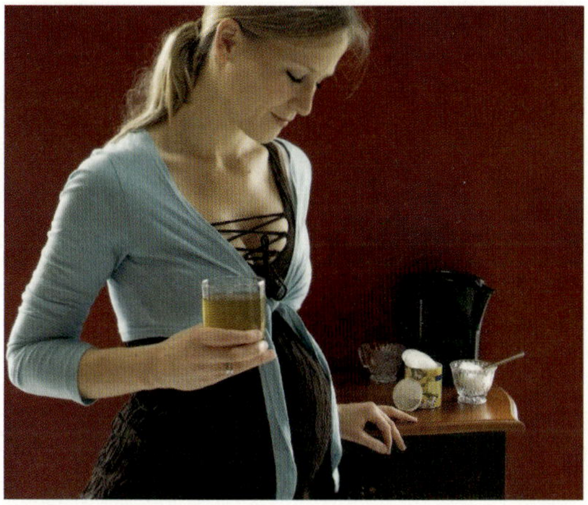

Spätestens wenn der Frauenarzt Bakterien im Urin nachgewiesen hat, ist viel Trinken das Gebot der Stunde. Drei Liter täglich sollten es sein. Dadurch werden Nieren, Harnwege und Blase optimal gespült, und die entzündungsverursachenden Bakterien werden ausgeschwemmt. Ideal sind spezielle Blasentees aus Brennnesseln oder Birkenblättern und Cranberrysaft. Eine gute Vorbeugung ist auch, nach dem Geschlechtsverkehr regelmäßig Wasser zu lassen, auch das mindert die Gefahr des Hochwanderns von Bakterien. [ISP 0921]

Selbsthilfe

Auch wenn Sie Pilzinfektionen aus der Zeit vor der Schwangerschaft kennen und vielleicht auch ohne Arzt in den Griff bekommen haben: In der Schwangerschaft ist von einer Selbstbehandlung oder von *Zuwarten* abzuraten. Gehen Sie bei Anzeichen einer Pilzinfektion in jedem Falle zu Ihrem Frauenarzt.

Blasen- und Nierenbeckenentzündungen

Häufigkeit: ■■■■■

Blasen- und **Nierenbeckenentzündungen in der Schwangerschaft:** Bakterielle Infektion mit Entzündung der Harnblasenschleimhaut (Blasenentzündung → S. 792) und/oder der aufsteigenden Harnwege und des Nierenbeckens (Nierenbeckenentzündung → S. 779) während der Schwangerschaft. Als Folge droht unter Umständen die vorzeitige Beendigung der Schwangerschaft durch Fehl-, Früh- oder Totgeburt.

Leitbeschwerden

→ S. 792 und S. 779

Die Erkrankung

Blasen- und Nierenbeckenentzündungen treten in der Schwangerschaft gehäuft auf, weil die Harnröhre weitgestellt ist, und der Urin der Schwangeren bessere Wachstumsbedingungen für Bakterien bietet.

Die Auslöser sind die gleichen wie außerhalb der Schwangerschaft, d. h. vor allem Colibakterien aus dem Dickdarm, ~ 10 % der Schwangeren haben eine zunächst symptomlose Bakterienbesiedlung der Harnwege (asymptomatische Bakteriurie → S. 793). Diese wird sehr oft im Rahmen der Schwangeren-Vorsorgeuntersuchung mit Urinteststreifen festgestellt.

Ohne Behandlung steigen bei ~ 25 % dieser Patientinnen die Bakterien Richtung Nierenbecken auf.

Das macht der Arzt

Blasenentzündungen in der Schwangerschaft werden immer mit Antibiotika behandelt, so auch die asymptomatische Bakteriurie, da ein Aufsteigen der Bakterien Richtung Niere und außerdem eine Früh- bzw. Fehlgeburt drohen.

In leichten Fällen wird zur Therapie z. B. das Medikament Amoxizillin (Amoxypen®) eingesetzt, bei starkem Fieber oder Nierenbeteiligung auch Cefalosporine (→ S. 1051) wie z. B. Cefuroxim (Elobact®) als Infusion im Krankenhaus. Wenn der Harnabfluss durch den Druck der Gebärmutter auf die Harnleiter in der Schwangerschaft gestört ist, werden krampflösende Medikamente gegeben (→ unten).

Harnstau in der Schwangerschaft

Häufigkeit: ■■■□□

Harnstau in der Schwangerschaft: Einengung der Harnleiter infolge des Drucks durch die Gebärmutter, mit Rückstau des Harns in die Nierenbecken.

Leitbeschwerden

- Krampfartige Schmerzen in Unterbauch und Rücken
- Schmerzen beim Wasserlassen
- Wenig Urinabgang.

Wann zum Arzt

Am nächsten Tag, wenn

- Die Urinmenge trotz normalen Trinkens abnimmt
- Leichte Schmerzen auftreten

Sofort, wenn krampfartige Schmerzen auftreten.

Die Erkrankung

Gerade im letzten Schwangerschaftsdrittel drückt die Gebärmutter auf die von beiden Nieren in die Blase führenden Harnleiter (→ Abb. S. 776). Wenn die Gebärmutter die Harnleiter so stark zusammendrückt, dass sich der Harn bis in die Nieren zurückstaut und dieser Zustand mehr als einen Tag andauert, ist Hilfe notwendig. Meist kommt es dann zu starken, krampfartigen Schmerzen wie bei einer Nierenkolik. Der Zustand ändert sich sofort, wenn der Harn wieder in die Blase ablaufen kann.

Das macht der Arzt

Die Diagnose ergibt sich durch die Symptome in Kombination mit einem Ultraschall, der die gestauten Nieren und Harnleiter darstellt. Meist gibt der Arzt als Erstes entkrampfende Medikamente (z. B. Buscopan®).

Wirken diese nicht, kann bei weiter bestehenden Krämpfen auch eine Schiene über die Blase in die Harnleiter gelegt werden, die sie auch gegen den Druck offen hält. Bleibt der Harnstau nämlich über mehrere Tage bestehen, besteht die Gefahr, dass Bakterien über die Blase und die Harnleiter in die Niere aufsteigen und dort zu einer Nierenbeckenentzündung (→ S. 779) führen. In diesem Fall sind viel Flüssigkeit und eine Behandlung mit Antibiotika notwendig.

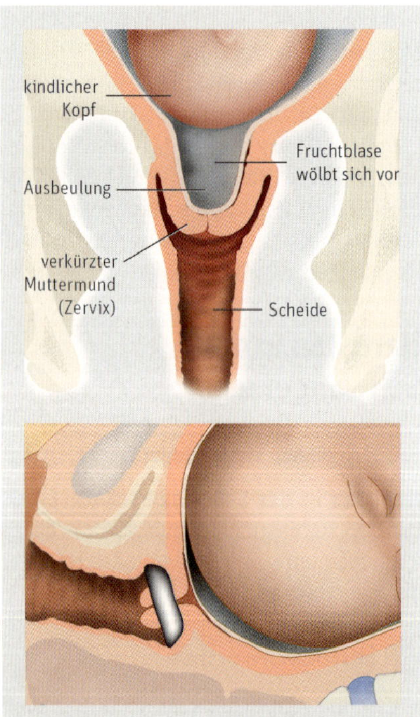

Oben: Bei der Zervix-Insuffizienz beult sich der Muttermund von innen aus, verkürzt sich und verliert so seine Fähigkeit, das Kind in der Gebärmutterhöhle zu halten. Es droht innerhalb von Tagen bis Wochen der vorzeitige Eintritt der Geburt.
Unten: Um dies zu verhindern, kann der Arzt den Muttermund durch Vernähung oder durch einen Kunststoffring ***(Cerclagepessar)*** *stützen.* [GTV 0929]

Zervix-Insuffizienz

Häufigkeit: ■■■□□

Zervix-Insuffizienz *(Muttermundschwäche):* Verkürzung des Gebärmutterhalses und als Folge drohende Öffnung des Muttermunds *ohne* Wehen. Die Zervix-Insuffizienz kann ihre Ursache in einer tatsächlichen Schwäche der Muttermundmuskulatur haben, häufiger ist sie jedoch Vorbote einer Fehl- oder Frühgeburt aus anderem Grund. Die Zervix-Insuffizienz macht sich meist zwischen der 15. und 35. Schwangerschaftswoche bemerkbar. Mindestziel des ärztlichen Eingreifens ist das Erreichen der Lebensfähigkeit des Kindes, was aber nicht immer gelingt.

Leitbeschwerden

Keine, es handelt sich um einen Untersuchungsbefund der Scheiden-Tastuntersuchung oder im Ultraschall.

Das macht der Arzt

Mit einem Scheidenultraschall wird gemessen, wie weit der normalerweise auf vier Zentimeter Länge verschlossene Muttermund noch geschlossen ist. Ist er vor der 33. SSW nur noch weniger als 2,5 cm zu, droht eine Früh- oder Fehlgeburt (→ S. 388, S. 375). Weitere Untersuchungen dienen dem Nachweis einer eventuellen Infektion der Harnwege oder der Scheide.

Um das Einsetzen von Wehen und damit die Geburt hinauszuzögern, wird der Arzt eine bestehende Infektion mit Antibiotika behandeln und der Patientin Bettruhe nahe legen – das heißt zumindest den Verzicht auf nennenswerte körperliche Aktivitäten sowie den vollständigen Verzicht auf Geschlechtsverkehr bis zur Geburt. Gegebenenfalls wird er ein striktes Rauchverbot aussprechen (denn Rauchen kann ebenso den Geburtsprozess in Gang setzen) sowie die Patientin alle 2 oder 3 Tage zur Kontrolle bestellen.

Als spezifische Therapie war lange Zeit die Vernähung des Muttermunds ***(Cerclage)*** unumstritten. Es gibt aber immer noch keine Belege, dass dies wirklich nützt, so dass dieser Eingriff – zumindest wenn das Kind schon lebensfähig ist – inzwischen seltener durchgeführt wird.

Umstritten ist auch, ob das vorbeugende Legen eines Kunststoffrings ***(Cerclagepessar)*** in die Scheide nach wiederholten Fehlgeburten wegen Zervix-Insuffizienz die Tragezeit der Schwangeren wirklich verlängert: Er soll ein zu frühes Öffnen des Muttermunds verhindern, ob er das wirklich tut, wird aber in Frage gestellt. [901]

Vorzeitige Wehen

Häufigkeit: ■■■■□

Vorzeitige Wehen: Regelmäßige Wehen (Kontraktionen) vor Ende der 37. Schwangerschaftswoche mit Gefahr einer Frühgeburt (→ S. 388) oder Totgeburt (→ S. 376).

Leitbeschwerden

- Plötzlich auftretende Wehen mit einer Dauer von ~ 30 Sekunden
- Vermehrter Ausfluss aus der Scheide
- Blutung aus der Scheide.

Wann zum Arzt

In den nächsten Stunden, wenn

- Vor der 26. Schwangerschaftswoche mehr als zwei
- Bis zur 29. Woche mehr als drei
- Bis zur 33. Woche mehr als vier
- Bis zur 37. Woche mehr als fünf Wehen pro Stunde vorkommen.

Sofort in die Frauenklinik, wenn

- Starke, regelmäßige Wehen auftreten
- Es dabei aus der Scheide blutet
- Fruchtwasser abgeht.

Die Erkrankung

Im Prinzip sind vorzeitige Wehen zu frühe Geburtswehen – allerdings dauern sie typischerweise weniger lang als zum „richtigen" Entbindungstermin einsetzende Wehen. Sie werden durch verschiedene Faktoren ausgelöst: Dazu gehört alles, was die Spannung der Gebärmutterwand erhöht, beispielsweise Mehrlingsschwangerschaften oder zu viel Fruchtwasser. Aber auch Scheiden-, Blasen- oder Nierenbeckeninfektionen, Präeklampsie (→ S. 371), Infektionen von Mutterkuchen und Fruchtblase und eine Schwäche des Muttermunds (Zervix-Insuffizienz → S. 368) führen häufig zu vorzeitigen Wehen.

Wenn Risikofaktoren bekannt sind, kann der Ultraschall des Gebärmutterhalses Hinweise auf *drohende vorzeitige Wehen* geben. Oft verkürzt sich der Gebärmutterhals auf unter 3 cm, und der innere Muttermund öffnet sich bereits, bevor die vorzeitigen Wehen einsetzen. Gerade bei Mehrlingsschwangerschaften kann mit einem Ultraschall das Frühgeburtsrisiko erkannt werden.

Das macht der Arzt

Nach Ultraschall des Kindes und einer Kardiotokografie (→ S. 385) misst der Arzt mit einem Scheidenultraschall die Länge des Gebärmutterhalses. Außerdem tastet der Arzt den Gebärmutterhals vorsichtig ab, um seine Beschaffenheit zu prüfen. Normalerweise ist er bis kurz vor der Geburt fest, und der Muttermund geschlossen. Ist der Gebärmutterhals hingegen weich und der Muttermund nicht fest geschlossen, spricht dies für vorzeitige Wehen. Der Arzt macht außerdem einen Abstrich vom Muttermund, um unter dem Mikroskop eine mögliche Infektion erkennen zu können. Aus demselben Grund werden Blut- und Urinwerte bestimmt.

Oberstes Therapieziel ist, die vorzeitige Geburt zu verhindern oder, wenn dies nicht mehr möglich ist, wenigstens einige Tage Zeit zu gewinnen, um die Geburtsreife des Kindes durch Medikamente zu beschleunigen. Ist das Kind noch unreif (vor der 33. Schwangerschaftswoche), ist ein Aufenthalt in der Klinik sinnvoll.

Auch wehenhemmende Medikamente verzögern das Einsetzen der Geburt. Öffnet sich der innere Muttermund bereits, helfen Infusionen mit Fenoterol (Partusisten®). Meist wird zudem Magnesium gegeben, das ebenfalls die Wehentätigkeit hemmt. Wehenhemmer in Tablettenform sind wegen ihrer geringen Effektivität heute nicht mehr üblich.

Selbsthilfe und Vorsorge

In bestimmten Fällen ist es notwendig, dass die Schwangere bis zum berechneten Geburtstermin Bettruhe hält. In jedem Fall sollten größere körperliche Anstrengungen strikt vermieden werden (auch im Urlaub). Auch wenn das in einer Familie schwer durchzuhalten ist, kann dies für eine erfolgreich ausgetragene Schwangerschaft entscheidend sein. Darüberhinaus sollten große körperliche Anstrengungen, z. B. der Umzug in eine neue Wohnung, vermieden werden.

(!) Außerdem ist bei vorzeitigen Wehen vaginaler Geschlechtsverkehr tabu, denn durch die mechanische Reizung, aber auch durch Prostaglandine im Sperma werden die Wehen verstärkt.

Komplementärmedizin

Homöopathie (→ S. 1251). Ob homöopathische und naturheilkundliche Mittel zur Behandlung vorzeitiger Wehen erfolgreich eingesetzt werden können, ist wissenschaftlich nicht bewiesen. Gerade durch die Anwendung homöopathischer Mittel kann es zu einer Verstärkung der Wehen kommen, was sicherlich nicht beabsichtigt ist! Wenn, dann sollten derartige Mittel nur in Absprache mit Hebamme, Homöopath oder Arzt angewendet werden.

Phytotherapie (→ S. 1247). Die Pflanzenheilkunde empfiehlt entspannende Tees aus Melissenblättern, Johanniskraut und Baldrianwurzel, zum Teil mit dem Zusatz von Thymian als Krampflöser.

Die Keimzumpe (Bryophyllum), als Tropfen eingenommen, gilt als wichtiges pflanzliches Medikament zur Wehenhemmung.

Nicht wissenschaftlich bewiesen, aber zur Wehenhemmung von der Erfahrungsheilkunde geschätzt, sind ein entspannendes Vollbad (mit Mandelöl, Lavendel-, Majoran- und Rosenholzöl) und das stark hopfenhaltige Weißbier. Da Letzteres Alkohol enthält, empfehlen wir, dieses nur gegen Ende der Schwangerschaft und maximal einen halben Liter pro Tag zu trinken.

Plazenta-Insuffizienz

Häufigkeit: ■■■■□

Plazenta-Insuffizienz *(Uterofetoplazentare Insuffizienz, Beeinträchtigung des Mutterkuchens):* Akute oder chronische Beeinträchtigung der Sauerstoff- und Nährstoffversorgung des Kindes, meist bedingt durch eine Minderdurchblutung des Mutterkuchens.

Leitbeschwerden

Die Plazenta-Insuffizienz fällt meist nicht der Schwangeren, sondern dem Arzt bei den Kontrolluntersuchungen während der Schwangerschaft auf.

- Im Ultraschall zeigt sich eine Wachstumsverzögerung des Kindes
- Auch das im Ultraschall ersichtliche Wachstum der Gebärmutter ist verzögert.

Die Erkrankung

Von Plazenta-Insuffizienz spricht man, wenn der Mutterkuchen (Plazenta) das Kind nicht mehr ausreichend versorgt, weil

- Die Blutversorgung durch den Mutterkuchen nicht ausreicht

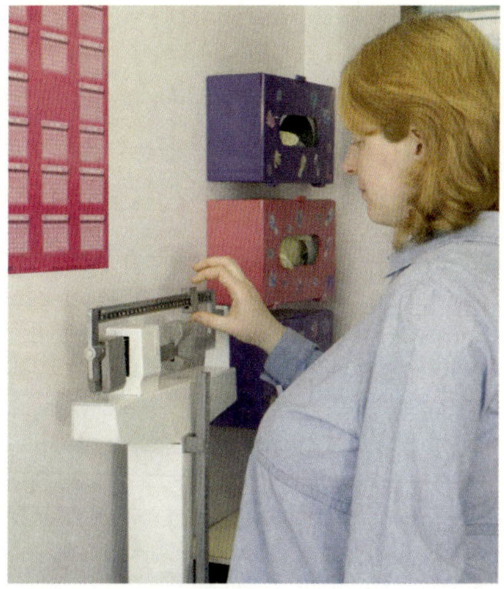

Besteht eine Plazenta-Insuffizienz, sind häufige Besuche beim Frauenarzt oder in der Frauenklinik notwendig, denn das Wohlergehen des Kindes muss engmaschig überprüft werden. Dazu gehören auch regelmäßige Blutdruck- und Gewichtskontrollen der werdenden Mutter. [ISP 0922]

- Der Mutterkuchen zu klein oder ungenügend entwickelt ist – häufig bei Raucherinnen und Frauen mit Diabetes
- Der Geburtstermin (länger als eine Woche) überschritten ist
- Sich Teilbereiche oder, für das Kind akut lebensbedrohend, der ganze Mutterkuchen von der Gebärmutterwand ablöst.

5–10 % der Kinder wachsen in der Gebärmutter nicht so gut wie erwartet. Das muss nicht auf eine Krankheit hindeuten – es gibt auch gesunde Kinder, die klein sind. Umgekehrt führt eine Plazenta-Insuffizienz nicht automatisch zu einem kleinen Kind.

Das macht der Arzt

Der Verdacht auf eine Plazenta-Insuffizienz bestätigt sich im Ultraschall, wenn bei einem langsam wachsenden Kind nur wenig Fruchtwasser sichtbar ist. Die Minderdurchblutung des Mutterkuchens lässt sich mit dem Doppler-Ultraschall zeigen.

Ein Kind, das nicht so entwickelt ist, wie es der Schwangerschaftswoche entsprechend sein sollte, bedarf genauer Überwachung. Gibt es klare Zeichen für eine Fehlfunktion des Mutterkuchens, ist eine frühe Entbindung unter Umständen ratsam, jedoch frühestens nach der 37. Schwangerschaftswoche. Hierzu lässt sich allerdings keine allgemeine Empfehlung geben, das Vorgehen muss immer individuell angepasst werden. Soll die Geburt möglichst bald erfolgen, werden die Wehen künstlich eingeleitet. Kann das Kind jedoch den Belastungen durch die Wehen nicht standhalten, ist ein Kaiserschnitt erforderlich.

Plazenta praevia

Häufigkeit:

Plazenta praevia *(Vorgelagerte Plazenta):* Vor dem inneren Muttermund lokalisierter Mutterkuchen (Plazenta), wobei der Muttermund teilweise *(Plazenta praevia partialis)* oder vollständig *(Plazenta praevia totalis)* verdeckt sein kann. Dadurch wird der Geburtskanal blockiert, so dass das Kind nicht auf natürlichem Weg geboren werden kann. Obwohl heute überall Ultraschallgeräte verfügbar sind, mit denen eine Plazenta praevia leicht zu erkennen ist, sterben immer wieder Kinder, weil eine Plazenta praevia nicht entdeckt wurde. Auch ist die Müttersterblichkeit in diesen Fällen erhöht.

Leitbeschwerden

Im letzten Schwangerschaftsdrittel schmerzlose, in regelmäßigen Abständen auftretende oder dauernde Blutung aus der Scheide.

Wann zum Arzt oder ins Krankenhaus

Sofort, wenn Blutungen auftreten, insbesondere bei starkem Blutverlust.

Die Erkrankung

Eine Plazenta praevia liegt bei einer von 200 Schwangeren vor. Häufig tritt sie bei Frauen auf, die bereits an der Gebärmutter operiert wurden (dazu zählen auch Kaiserschnitte), Mehrlinge erwarten oder älter als 35 sind. Auch Frauen, die rauchen, haben vermutlich ein höheres Risiko.

Bei einer Plazenta praevia befindet sich der Mutterkuchen nicht im oberen oder seitlichen Teil der Gebärmutter, sondern in der unteren Hälfte; dabei bedeckt er den inneren Muttermund teilweise oder ganz. Im letzten Schwangerschaftsdrittel, oder wenn der Muttermund sich zu öffnen beginnt und die Wehen einsetzen, kann es zu starken Blutungen kommen. Je mehr Mutterkuchengewebe den Gebärmutterausgang blockiert, desto größer ist das Risiko einer Blutung vor oder zu Beginn der Geburt.

Das macht der Arzt

Eine Plazenta praevia erkennt der Arzt mit dem Ultraschall bereits während der Schwangerschaft, meist noch bevor sie zu Komplikationen führt.

Leichte Blutungen mehrere Wochen vor dem Geburtstermin lassen sich normalerweise durch Bettruhe in den Griff bekommen. Eine Überwachung im Krankenhaus ist nicht immer notwendig, kann aber durchaus zweckmäßig sein; die Entscheidung hierüber müssen die Schwangere und ihr Arzt treffen.

Weil der Blutverlust durch eine normale Geburt mit einer Plazenta praevia für Mutter und Kind sehr gefährlich werden kann, plant der Arzt einen Kaiserschnitt mit ausreichendem zeitlichen Sicherheitsabstand zum regulären Geburtstermin, meist für die 38. Schwangerschaftswoche. Nur bei einem Drittel der Plazenta-praevia-Fälle ist eine natürliche Geburt möglich.

Warnhinweis: Wenn die Schwangere weiß, dass bei ihr eine Plazenta praevia besteht, muss sie dies der Hebamme und dem Frauenarzt sofort mitteilen. In diesem Fall sind vaginale Tastuntersuchungen grundsätzlich nicht zulässig, da sie eine starke Plazenta-praevia-Blutung auslösen können. Ebenso sollte sich die Schwangere immer innerhalb der Reichweite eines Krankenhauses aufhalten.

Plazentalösung

Häufigkeit:

(Vorzeitige) Plazentalösung *(Abruptio plazentae, Ablatio plazentae):* Teilweise oder vollständige Ablösung des Mutterkuchens (Plazenta) von der Gebärmutterwand, bevor das Kind geboren ist. Häufig tritt sie bei Schwangeren auf, die über 30 Jahre alt sind, Bluthochdruck haben, die rauchen oder bei Myomen (→ S. 860).

Weil sowohl Kind als auch Mutter bei einer vorzeitigen Plazentalösung erheblich Blut verlieren, gehört diese zu den geburtshilflichen Notfällen. Sie erfordert den sofortigen Kaiserschnitt (→ S. 390).

Leitbeschwerden

- Heftige, plötzlich einsetzende Schmerzen im Unterbauch
- Dunkelrote Blutung aus der Scheide bei drei von vier Betroffenen
- Bretthart, äußerst druckempfindliche Gebärmutter
- Allgemeines Unwohlsein mit Angst, Schwindel, Atemnot
- Schockzeichen
- Vermehrte Blutungsneigung.

Die Ablösung selbst ist schmerzlos. Nach der Ablösung kommt es jedoch häufig zu wehenartigen, schmerzhaften Krämpfen in der Gebärmutter.

Beim Kind lassen sich starke Veränderungen der Kardiotokografie (CTG → S. 385) erkennen, der so genannte ***fetale Distress (fetal distress):*** Kleinere Ablösungen der Plazenta führen zu einem gleichbleibenden, schnellen Puls. Bei größeren Ablösungen ist der Puls dauerhaft erniedrigt. Schlimmstenfalls sind keine kindlichen Herztöne mehr nachweisbar.

Wann zum Arzt

Sofort den Notarzt rufen, wenn die Beschwerden zu einer Plazentalösung passen. Bis zum Eintreffen des Notarztes hinlegen.

Die Erkrankung

Löst sich der Mutterkuchen, die Versorgungszentrale für das ungeborene Kind, schneidet dies die Versorgung des Fetus immer mehr ab. Ist mehr als die Hälfte des Mutterkuchens abgelöst, kann das Kind in der Gebärmutter nicht überleben.

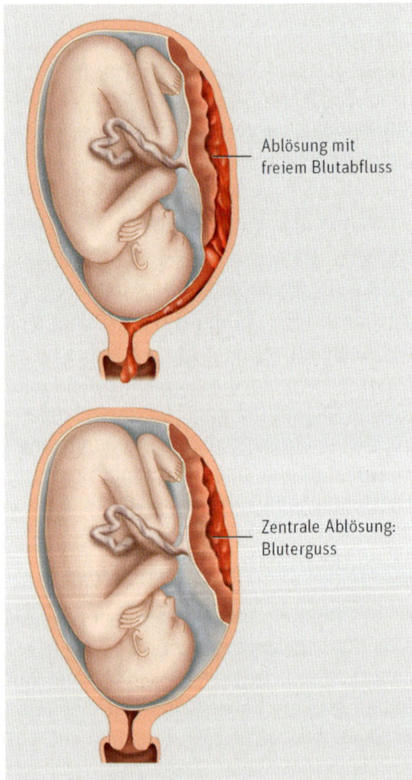

Vorzeitige Plazentalösung. *Oben: Akut lebensgefährlich für das Kind sind großflächige oder randständige Ablösungen des Mutterkuchens* ***(Abruptio plazentae marginalis*** *oder* ***totalis),*** *bei denen das Blut frei abfließen kann.*
Unten: Es gibt aber auch zentrale Ablösungen, bei denen der noch intakte Rand des Mutterkuchens die Blutung abdichtet. Hierbei verliert die Mutter kein oder nur wenig Blut über die Scheide. [GTV 0923]

Verliert die Mutter viel Blut, führt dies bei ihr unter Umständen zum Schock mit den zugehörigen Symptomen wie Blutdruckabfall, Pulsanstieg, Kaltschweiß und Bewusstlosigkeit. Der Blutverlust hängt von der Größe der abgelösten Fläche ab, mehr aber noch von seiner Lage.

In mehr als der Hälfte der Fälle bleibt die Ursache der vorzeitigen Plazentalösung unklar. Bei drei von zehn Betroffenen ist eine *Präeklampsie* (→ S. 371) die Mitursache. Die damit zusammenhängenden Gefäßschäden verändern möglicherweise die Haftfläche des Mutterkuchens. Einem von zehn Fällen liegt ein Sturz auf den Bauch oder ein Verkehrsunfall zugrunde. Auch innerliche Veränderungen, z. B. eine zu kurze Nabelschnur oder mehrfache Nabelschnurumschlingung mit Zug am Mutterkuchen führen zu einer Plazentalösung. Selten sind Dauerkontraktionen der Gebärmutter, z. B. durch Überdosierung von Wehenmitteln, der Grund für die Plazentalösung.

Das macht der Arzt

Nach der notfallmäßigen Klinikeinweisung hängt die Behandlung vor allem vom Zustand des Kindes ab. Darüber gibt die Kardiotokografie (→ S. 385) Auskunft.

Dem kurzen Abtasten des Bauchs folgt ein Ultraschall. Eine vaginale Untersuchung darf nur durchgeführt werden, wenn der Operationssaal für einen Kaiserschnitt bereitsteht.

Der Mutter wird Blut für Laboruntersuchungen abgenommen. Sie erhält außerdem mehrere venöse Zugänge, um über die Gabe von Blutkonserven oder Blutersatzstoffen den Kreislauf schnell stabilisieren zu können. Puls, Blutdruck, Flüssigkeitszufuhr und Urinausscheidung werden dabei ständig überwacht.

Bei lebendem und überlebensfähigem Kind oder bei einer Gefährdung der Mutter wird sofort ein Kaiserschnitt durchgeführt.

Ist der Fetus bereits tot oder noch nicht weit genug entwickelt, um außerhalb der Gebärmutter überleben zu können, wird normalerweise eine vaginale Geburt angestrebt.

Schwangerschafts-Bluthochdruck

Häufigkeit:

Schwangerschafts-Bluthochdruck *(Schwangerschaftshypertonie, schwangerschaftsinduzierte Hypertonie)*: Blutdruck der Mutter von über 140/90 mmHg in der Schwangerschaft. Jede 25. Schwangere ist betroffen, meistens im letzten Schwangerschaftsdrittel. Sowohl Mutter als auch Kind drohen eine Reihe von Folgeproblemen, die unter dem Begriff **Präeklampsie** zusammengefasst werden, früher auch bekannt als ***EPH-Gestose*** (E = *Edema* (Ödem), P = Proteinurie → S. 777, H = Hypertonie = Bluthochdruck, Gestose = Schwangerschaftserkrankung).

Leitbeschwerden

- Kopfschmerzen, Ohrensausen, Übelkeit und Erbrechen
- Nachlassen der Urinmenge, evtl. getrübter Urin durch Eiweißbeimischung (Proteinurie → S. 777)

Trotz der erheblichen Gefährdung von Mutter und Kind bemerkt die Schwangere oft wenig bis gar nichts, außer in vorangeschrittenen Fällen. Dann bestehen:

- Ödeme (Wassereinlagerungen → S. 705) in Armen und Beinen
- Evtl. rechtsseitige Oberbauchschmerzen.

Die Erkrankung

Bei Schwangeren können die Blutdruckwerte steigen und die Schwangerschaft risikoreicher machen; Mediziner sprechen in dem Fall von ***hypertensiven Schwangerschaftserkrankungen.*** Manchmal tritt der Bluthochdruck (Hypertonus) nicht allein auf, sondern führt zu weiteren Beeinträchtigungen. Bedrohlich sind die Folgeprobleme, die unter dem Begriff EPH-Gestose zusammengefasst sind.

- Generalisierte, d. h. nicht nur die Beine betreffende Ödeme. (Früher wurde dieses Leitsymptom sehr ernst genommen; wie man aber heute weiß, sind allein bestehende Ödeme ohne Schwangerschafts-Bluthochdruck unbedenklich.)
- Eine krankhafte Eiweißausscheidung im Urin, die eine erhebliche Nierenschädigung anzeigt (Proteinurie über 0,3 g/l täglich; akut bedrohlich für das Kind ist eine Proteinurie > 3 g pro Tag). Die Ursache ist letztlich nicht bekannt – diskutiert wird eine Überreaktion des mütterlichen Immunsystems.

Wird die Präeklampsie nicht therapiert, drohen akut lebensbedrohliche Komplikationen:

- Die **Eklampsie** mit Krampfanfällen wie bei einer Epilepsie (→ S. 1145), die zu starken Durchblutungsstörungen des Mutterkuchens führt und damit das Leben des Kindes gefährdet.
- Das **HELLP-Syndrom,** bei dem sich das mütterliche Blut zersetzt (H = Hämolyse → S. 1309), Enzyme der Leber (EL) infolge einer Leberschädigung ins Blut freigesetzt werden, und die Blutgerinnungsfähigkeit durch erniedrigte Blutplättchen (LP = *low platelets)* verloren geht. Die Mutter bemerkt rechtsseitige Oberbauchschmerzen durch die Leberschädigung, es drohen u. a. schwerste innere Blutungen.

Das macht der Arzt

Die Behandlung des Bluthochdrucks in der Schwangerschaft ist schwierig, denn viele Blutdruckmedikamente stehen Schwangeren nicht zur Verfügung, da sie dem Kind schaden können. Am häufigsten wird der Blutdrucksenker Methyldopa eingesetzt. Nur eingeschränkt geeignet sind dagegen

- Dihydralazin: Kann starke Kopfschmerzen, Schwindel und Gefühlsstörungen verursachen. Bei Einnahme im ersten Schwangerschaftsdrittel ist dieser Wirkstoff für das Kind unbedenklich, danach kann er das Wachstum verzögern.
- Beta-Blocker: Kaum Nebenwirkungen für die Schwangere, kann aber bei manchen Erkrankungen (Asthma, langsame Herzrhythmusstörungen) nicht genommen werden; Wachstumsverlangsamung beim Kind.
- Kalziumblocker: Kann Kopfschmerzen, Schwindel, Hautrötung und Herzrasen verursachen und die Wehentätigkeit hemmen. Für das Kind bei vorübergehender Anwendung unproblematisch; zu einer Langzeiteinnahme fehlen Studien.

Medikamente zur Blutdrucksenkung werden nur zögernd verwendet, da Studien bisher nicht belegen konnten, dass eine *strenge* Blutdrucksenkung Vorteile für Mutter oder Kind bringt und die EPH-Gestose zuverlässig verhindern kann. Trotzdem ist es wichtig, bei leicht erhöhten Werten wachsam zu bleiben, damit eine Verschlechterung oder Komplikationen nicht übersehen werden. Steigen die Blutdruckwerte über 145/95 mmHg, wird der Arzt die Verordnung von Medikamenten erwägen.

Therapie der EPH-Gestose. Bei Blutdruckwerten über 180 mmHg systolisch und/oder 110 mmHg diastolisch und Eiweißnachweis im Urin muss die Schwangere Bettruhe einhalten. Der Blutdruck wird gegebenenfalls durch mehrere Medikamente gleichzeitig gesenkt; die Schwangere erhält eiweißreiche Wunschkost und Flüssigkeit nach Belieben. Zeigt das CTG fetalen Dystress (→ S. 370), wird die kindliche Lunge durch Medikamente sobald als möglich auf die Geburt vorbereitet und die Geburt durch Kaiserschnitt vorgenommen.

Therapie von Eklampsie und HELLP-Syndrom. Werden eine Eklampsie oder ein HELLP-Syndrom festgestellt, erfordert dies größte Wachsamkeit. Um die Komplikationen zu behandeln, ist ein Krankenhausaufenthalt unumgänglich, gegebenenfalls auf der Intensivstation. In der Regel muss die Schwangerschaft rasch beendet werden.

Schwangerschaftsdiabetes

Häufigkeit:

Schwangerschaftsdiabetes *(Gestationsdiabetes):* Vorübergehender Diabetes (→ S. 758), der nur in der Schwangerschaft besteht, und mit vielfältigen Risiken für kindliche Schädigungen und Geburtskomplikationen verbunden ist; ~ 3 % der Schwangeren sind betroffen.

Leitbeschwerden

- Zu großes Kind *(Makrosomie)*
- Zu viel Fruchtwasser *(Polyhydramnion)*

Diese beiden Leitbeschwerden lassen sich nur per Ultraschall sicher nachweisen.

Die Erkrankung

Durch die hormonellen Änderungen gerät bei jeder Schwangeren der Stoffwechsel durcheinander; am häufigsten ist dabei der Kohlenhydratstoffwechsel betroffen. Es ist daher nicht verwunderlich, dass bei drei von hundert Schwangeren erhöhte Blutzuckerwerte gemessen werden. Meist kommt es zu dieser Störung nach der 20. Schwangerschaftswoche, am häufigsten zwischen der 28. und 30. SSW.

Der erhöhte Blutzuckerwert ist aber gefährlich: Durch das Überangebot an Blutzucker wachsen die Kinder viel zu schnell, und die Organe können in ihrer Entwicklung nicht mithalten. Zum Geburtstermin wiegen diese Säuglinge oft 4 500 g und mehr, und mit diesem Gewicht ist eine natürliche Geburt durch den nicht unendlich dehnbaren Geburtskanal sehr erschwert. Lebenswichtige Organe sind nicht ausreichend entwickelt; die Lunge schafft oft den Gasaustausch noch nicht, was zu Atemnot führt, und die nicht ausreichend entwickelte Leber begünstigt Gelbsucht (Ikterus → S. 387).

Frauen mit hohen Blutzuckerwerten sind zudem *sehr* anfällig für Infektionen wie z. B. Blasenentzündungen. Dadurch drohen vorzeitige Wehentätigkeit und Frühgeburt (→ S. 388). Im späteren Leben leiden die Kinder oft an den Folgen des Schwangerschaftsdiabetes. Die Risiken, Übergewicht und selbst einen Diabetes zu entwickeln, sind deutlich erhöht.

Schwangere mit vorbestehendem Diabetes (→ S. 758) müssen von einem erfahrenen Diabetologen mit größter Aufmerksamkeit betreut werden; dieser muss auch die Einstellung der Blutzuckerwerte sehr genau überwachen. In der ersten Schwangerschaftshälfte müssen Diabetikerinnen mit deutlich niedrigeren und stärker schwankenden Blutzuckerwerten rechnen; sie benötigen in dieser Zeit viel weniger Insulin als sonst. Auf den verminderten Insulinbedarf muss rasch reagiert werden, indem der Blutzuckerwert engmaschig kontrolliert und die Insulindosen dementsprechend angepasst werden. Gelingt dies nicht, drohen riskante Unterzuckerungen (Hypoglykämien). Da der Blutzuckerspiegel sehr stark schwankt, kann die Einstellung in dieser Zeit viel Nerven kosten, sie erfordert viel Umsicht und Geduld.

Besser wird es in der zweiten Schwangerschaftshälfte. War zuvor eine Dosisreduktion um bis zu 50 % möglich, benötigen die Frauen jetzt sogar bis zur doppelten Insulinmenge wie vor der Schwangerschaft. Aber die Schwankungen nehmen ab, und die Blutzuckerwerte werden wieder stabiler.

Nach der Entbindung sinkt der Insulinbedarf bald wieder auf den Wert, der vor der Schwangerschaft vorlag.

Das macht der Arzt

Die Deutsche Diabetesgesellschaft (DDG) empfiehlt für alle Schwangeren zwischen der 24. und 28. Schwangerschaftswoche eine Untersuchung auf erhöhte Blutzuckerwerte. Auch wenn der Gesetzgeber diese Empfehlungen leider noch nicht in die Mutterschaftsrichtlinien aufgenommen hat, ist diese Untersuchung unbedingt sinnvoll. Deshalb wird der Arzt auf der Bestimmung des Blutzuckers bestehen, wenn ein erhöhtes Risiko für die Entstehung eines Schwangerschaftsdiabetes vorliegt, so bei:

- Übergewicht
- Schwangerschaftsdiabetes bei vorangegangener Schwangerschaft
- Vorangegangene Geburt, bei der das Kind ein Geburtsgewicht von über 4,5 kg hatte
- Früheren Fehlgeburten
- Diabetes bei Eltern oder Geschwistern.

Der sicherste Test, um einen Schwangerschaftsdiabetes zu erkennen, ist der orale Glukosetoleranztest (oGTT → S. 1327): Vor und eine Stunde nach dem Trinken einer Zuckerlösung werden die Blutzuckerwerte bestimmt. Viele Frauenärzte führen aber zunächst einen einfacheren Suchtest durch (Beurteilung des Nüchternblutzuckers → S. 1327).

Selbsthilfe und Vorsorge

Eine Umstellung auf eine für Diabetiker empfohlene Ernährung mit niedrigem Kohlenhydratanteil – weniger als 40 % der täglich zugeführten Kalorien sollten Kohlenhydrate sein – reicht bei vielen Frauen aus, um den Blutzuckerspiegel wieder in normale Bereiche zu bringen. Regelmäßige körperliche Bewegung trägt zusätzlich dazu bei, dass die Werte sinken. Bleibt der Blutzuckerspiegel trotzdem erhöht, muss Insulin gespritzt werden; Tabletten dürfen bei Schwangeren nicht eingesetzt werden.

i Aktuell: www.gesundheit-heute.de/09x06

- **www.diabetes-uni-duesseldorf.de** – Deutsches Diabetes-Zentrum (DDZ, Düsseldorf): Unter dem Stichwort Schwangerschaftsdiabetes finden sich aktuelle Forschungsergebnisse und Praxistipps.
- H. Kleinwechter et al.: **Der große Schwangerschaftsratgeber für Diabetikerinnen.** Trias, 2004. Umfassendes und verständlich geschriebenes Buch. Geht auf die Probleme, mit Diabetes schwanger zu sein, und auf den Schwangerschaftsdiabetes ein. Bietet viele Praxistipps.

Medikamente in der Schwangerschaft

Früher ging man davon aus, dass der Mutterkuchen das Kind wie eine Art Schranke vor Giften schützt. Mittlerweile weiß man, dass fast alle chemischen Stoffe, denen die Mutter ausgesetzt ist, ebenfalls den Kreislauf des Kindes erreichen – also auch Arzneimittel.

(!) Wer in der Schwangerschaft Medikamente einnimmt, behandelt den Embryo automatisch mit. Die Empfindlichkeit des Kindes gegenüber schädlichen Medikamenten ist von seinem Entwicklungsstadium abhängig. Kritisch ist vor allem das Stadium der Organentwicklung (→ S. 357), also die 6.–12. SSW. In dieser Zeit ist das Kind gegenüber schädlichen Substanzen besonders sensibel, weshalb es während dieser Zeit zu den meisten Fehlbildungen kommt. Im zweiten und dritten Schwangerschaftsdrittel nimmt die Empfindlichkeit des Embryos gegenüber schädigenden Substanzen wieder ab.

Trotzdem unterscheidet sich der Arzneimittelkonsum von Schwangeren statistisch gesehen nur unwesentlich von dem nichtschwangerer Frauen. Im Schnitt nimmt eine Frau während der Schwangerschaft 3–8 verschiedene Arzneimittel ein, teils verordnet, teils als Selbstmedikation.

Obwohl zu den meisten Arzneimitteln nicht genügend Daten für die Bewertung ihres Einsatzes in der Schwangerschaft vorliegen, lässt sich gut 40 Jahre nach der verhängnisvollen Erfahrung mit dem angeblich sicheren Schlaf- und Beruhigungsmittel **Contergan®**, dessen Wirkstoff Thalidomid bei Tausenden von Kindern zu Fehlbildungen der Arme und der Beine führte, eine positive Bilanz ziehen. Trotz der stark gestiegenen Zahl neuer Medikamente hat sich die Zahl spontan auftretender Fehlbildungen nicht erhöht.

Allerdings wurde dieser Fortschritt dadurch erkauft, dass sehr viele, auch essentielle Medikamente von ihren Herstellern für die Schwangerschaft nicht mehr empfohlen werden. Dadurch sind die Ärzte oft auf sich allein gestellt, denn sie müssen bei Bluthochdruck, Epilepsie oder Depression Medikamente verordnen. Immerhin gibt es inzwischen Beratungsnetzwerke mit Datenbanken wie die *ENTIS (European Network Teratology Information Services*, www.entis-org.com), das Ärzte in Zweifelsfällen berät.

So lassen sich im Einzelfall Präparate finden, mit denen die Mutter behandelt werden kann, sodass das Schadensrisiko für das Ungeborene geringer ist, als wenn die Mutter nicht behandelt wurde.

Nutzen und Risiko für Mutter und Kind abwägen

Mittel, die nicht unbedingt notwendig sind, z. B. gegen Husten oder fieberfreie Erkältungen, sollten gemieden werden. Auch bei Schmerzmitteln ist Zurückhaltung angesagt, hier stehen nur wenige unbedenkliche Substanzen zur Verfügung. Außerdem sollte die Dosis so niedrig wie möglich gewählt werden, sodass sie gerade noch wirksam sind. Wann immer möglich, sollten Behandlungsalternativen ohne Medikamente eingesetzt werden, z. B. aus der Komplementärmedizin.

Warnhinweis: Sicherheitshalber ist *jeder* Arzt auf eine bestehende Schwangerschaft aufmerksam zu machen, auch der Zahn- und Augenarzt. Und wer als chronisch Kranker dauernd Medikamente einnehmen muss, z. B. Psychopharmaka oder gerinnungshemmende Medikamente, sollte seinen Kinderwunsch *vorab* mit seinem Facharzt besprechen.

Auch pflanzliche Medikamente und Tees sind nicht unbedingt harmlos, unter anderem deshalb, weil mit bestimmten Darreichungsformen (ethanolische Auszüge) dem Ungeborenen regelmäßig Alkohol zugeführt wird.

Unbedenkliche Medikamente	Das Kind schädigende Medikamente
Schmerzmittel: Wirklich unbedenklich ist leider nur Paracetamol (Benuron®). Die wirksameren *Schmerzmittel vom NSAR-Typ* (→ S. 996) sind nur in kleinen Dosen, z. B. Acetylsalicylsäure (ASS®) gelegentlich bis 1500 mg pro Tag unbedenklich, sonst drohen Herzfehler des Kindes.	*Benzodiazepine* (→ S. 1170) – die Tranquilizer (Beruhigungs- und Schlafmittel) führen durch Muskelschwäche zu allgemeiner Kraftlosigkeit *(Floppy-Infant-Syndrom).*
Antibiotika: Mit Erythromycin, diversen *Cefalosporinen* (→ S. 1051) und *Penizillinen* (→ S. 1051) stehen ausreichend Antibiotika zur Verfügung, so dass die (rechtsstehenden) gefährlichen Antibiotika nicht verwendet werden müssen.	*Tetrazykline* (→ S. 1051) – verursachen eine Gelbfärbung der Zähne, wenn sie nach der 15. SSW eingenommen werden. *Aminoglykoside* (→ S. 1052) wie Gentamicin führen zu Taubheit.
Blutdrucksenker (→ S. 724): Prazosin, als Tablette eingenommen.	Blutdrucksenker (vom Typ der ACE-Hemmer) führen zu Hirn- und Nierenschäden.
Kortison (Glukokortikoide → S. 756) wie z. B. Prednison oder Prednisolon.	Viele andere entzündungshemmende Medikamente und *Zytostatika* wie z. B. Methotrexat (→ S. 997) bewirken schwere Fehlbildungen.
Standard-*Asthmamedikamente* und viele allergiehemmende *Antihistaminika* (→ S. 1046) wie Doxylamin, Meclozin, Clemastin (Tavegil®) und Diphenhydramin.	Carbamazepin® – dieses Medikament gegen Epilepsie führt zu offenem Rückenmarkskanal (Spina bifida) und Fehlbildungen der Finger und Zehen.
Schleimlöser wie Acetylcystein (ACC®) – dessen Wirksamkeit fraglich ist (→ S. 595).	*Blutverdünner* vom Typ des Marcumar® (→ S. 741) führen zu geistiger Retardierung und Knochenverbiegungen.

Sichere und sicher schädliche **Medikamente in der Schwangerschaft.** *Von seltenen Ausnahmen abgesehen, werden Schwangeren nur Mittel verordnet, deren Wirkungen und Nebenwirkungen seit längerem bekannt sind, d. h. die mindestens fünf Jahre zugelassen sind. Neuere Arzneien bergen deshalb grundsätzlich ein zusätzliches Sicherheitsrisiko.* [902]

Schwangerschaftsabbruch, Fehl- und Totgeburt

Schwangerschaftsabbruch

Eine Elternschaft verändert das Leben von Mutter und Vater einschneidend. Daher erwägen nicht wenige Paare bei einer ungewollten Schwangerschaft einen **Schwangerschaftsabbruch** *(Abtreibung, Abruptio,* fälschlich auch *Interruptio* = Schwangerschaftsunterbrechung genannt). Rund 130 000 Frauen bzw. Paare entschließen sich in Deutschland jährlich zu diesem Eingriff. Aber auch bei einer gewollten Schwangerschaft kann es Situationen geben, die ein Fortsetzen der Schwangerschaft als nicht ratsam erscheinen lassen, z. B. bei einer Rötelninfektion der Mutter in den ersten vier Schwangerschaftsmonaten, oder wenn das Kind wegen einer Fehlbildung nicht lebensfähig ist (hierzu gehört *nicht* das Down-Syndrom).

Ein Schwangerschaftsabbruch kann viele Gründe haben. Auch einige körperliche Erkrankungen der Mutter gehören dazu, ebenso seelische Probleme oder auch ein mangelhaftes soziales Umfeld. An eines sollte man jedenfalls immer denken: Eine solche Entscheidung treffen Frauen nicht leichtfertig.

Adoptionsfreigabe als Alternative. Wenn eine Frau ihr Kind austragen will, aber keine Möglichkeit sieht, es anschließend zu versorgen, kann sie das Baby zur Adoption freigeben (→ S. 330). Beratung und Unterstützung erhalten interessierte Frauen beim zuständigen Kinder- und Jugendamt. Wer diesen Schritt in Erwägung zieht, sollte viel Zeit für das Gespräch aufbringen, denn eine Adoptionsfreigabe ist, wenn überhaupt, nur mit erheblichem Aufwand wieder rückgängig zu machen.

Der rechtliche Rahmen zur Regelung des Schwangerschaftsabbruchs ist in allen Ländern Europas ein umstrittenes Thema: In Deutschland gilt seit Ende 1995 die **eingeschränkte Fristenregelung.** Nach § 218 des Strafgesetzbuchs ist der „mit Einwilligung der Schwangeren“ von einem Arzt vorgenommene Schwangerschaftsabbruch nicht rechtswidrig, wenn er eine Gefahr für das Leben oder die Gefahr einer schwerwiegenden Beeinträchtigung des körperlichen oder seelischen Gesundheitszustands der Schwangeren abwendet, und die Gefahr nicht auf andere für sie zumutbare Weise abgewendet werden kann. Weitere Voraussetzungen sind, dass die

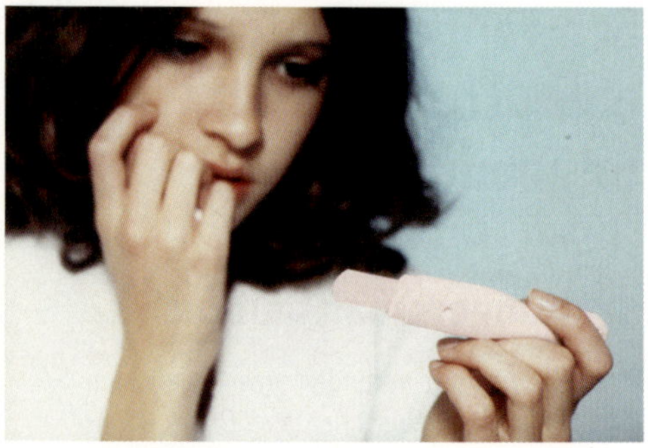

Für die eine ein unvergesslicher Moment des Glücks, für die andere eine persönliche Katastrophe: der positive Schwangerschaftstest. [MAU 0925]

Schwangere eine anerkannte Beratungsstelle aufsucht, zwischen Beratung und Schwangerschaftsabbruch mindestens drei Tage liegen, und dass seit der Empfängnis nicht mehr als zwölf Wochen vergangen sind (was für Mediziner, die anders rechnen, die 14. SSW bedeutet → S. 351).

Je nachdem, welche Gründe dazu geführt haben, sich für einen Schwangerschaftsabbruch zu entscheiden, müssen folgende Voraussetzungen erfüllt sein, bevor er durchgeführt werden darf:

Schwangerschaftsabbruch nach der Beratungsregel. Nach dieser Regelung werden ~ 97 % der Schwangerschaftsabbrüche in Deutschland durchgeführt. Jede Frau, die einen Schwangerschaftsabbruch auf eigenen Wunsch und ohne medizinische oder kriminologische Begründung durchführen lassen will, muss sich zuvor in einer staatlich anerkannten ***Schwangerschaftskonfliktberatungsstelle*** vorstellen und beraten lassen. Die Beratung ist kostenlos und soll nicht bevormunden oder belehren, sondern die Frauen rücksichtsvoll über Rechtsansprüche und mögliche Hilfen informieren. Dass ein solches Gespräch stattgefunden hat, muss mit einer ***Beratungsbescheinigung*** belegt werden.

Schwangerschaftsabbruch mit medizinischer Begründung. Muss die Schwangerschaft aus medizinischen Gründen abgebrochen werden, wird von dem feststellenden Arzt eine ***Indikationsbescheinigung*** und ein Überweisungsschein ausgestellt; denn der Eingriff darf nicht von demselben Arzt durchgeführt werden, der die medizinische Notwendigkeit bescheinigt. Bei medizinischer Indikation gibt es derzeit noch keine gesetzliche Frist für die Durchführung des Abbruchs; Spätabbrüche nach der 24. SSW sind also prinzipiell erlaubt, die Einführung einer Frist vor Erreichung der Lebensfähigkeit wird aber in Deutschland diskutiert und von einigen Interessensgemeinschaften und Verbänden gefordert.

Schwangerschaftsabbruch mit kriminologischer Begründung. Kam die Schwangerschaft durch eine Straftat wie eine Vergewaltigung zustande, kann dies die Abtreibung begründen. Frauen müssen wie bei der medizinischen Notwendigkeit eine Indikationsbescheinigung und einen Überweisungsschein vorlegen.

Eine Beratung ist bei medizinischer oder kriminologischer Indikation nicht gesetzlich vorgeschrieben, kann aber in Anspruch genommen werden.

IGeL-Hinweis: Liegt ein medizinischer oder kriminologischer Grund für den Schwangerschaftsabbruch vor, bezahlen ihn in der Regel die Krankenkassen. Ansonsten müssen die Frauen meist selbst dafür aufkommen. Die Kosten liegen bei ~ 350 €. Wer nur geringe Einkünfte hat, kann eine Kostenübernahme beantragen.

Methoden des Schwangerschaftsabbruchs

Das ideale und einzig richtige Verfahren für einen Schwangerschaftsabbruch gibt es nicht. Welches Vorgehen gewählt wird, hängt vom Schwangerschaftszeitpunkt, dem Gesundheitszustand der Frau und des Ungeborenen, aber auch von den persönlichen Wünschen der Schwangeren ab. Am häufigsten werden folgende drei Verfahren angewandt:

Die **Absaugmethode** *(Vakuumaspiration, Saug-Kürettage)* war jahrzehntelang die Standardmethode vor der 12. Schwangerschaftswoche und ist es in vielen Ländern noch immer. Bei dieser Methode wird der Gebärmutterhals mit Metall- oder Plastikstiften so weit aufgedehnt, dass ein sechs bis zehn Millimeter dünner Schlauch in die Gebärmutter eingeführt werden kann, mit dem der Fötus und Gewebereste abgesaugt werden. Der Eingriff wird unter örtlicher Betäubung entweder ambulant in einer Praxis oder im Krankenhaus durchgeführt, wobei auch eine Vollnarkose möglich ist. Diese Methode zieht körperliche Beschwerden nach sich, die zwar unangenehm, aber auszuhalten sind: Blutungen und Unterleibsschmerzen durch das Zusammenziehen der Gebärmutter.

Nach der Absaugung wird zur Förderung des Zusammenziehens der Gebärmutter und damit zur Minimierung des Blutverlusts das Wehenhormon Oxytozin gespritzt.

Die Blutungen aus der Scheide sollten nach 24 Stunden auf ein geringes Maß zurückgegangen sein und nach spätestens 10–12 Tagen vollständig aufhören. Geschlechtsverkehr ist erst danach wieder erlaubt.

Alternativ steht inzwischen die **Abtreibungspille** zur Verfügung. Sie führt zum Absterben der Frucht und zu einer Fehlgeburt. Die Abtreibungspille wird für Schwangerschaftsabbrüche bis zur 7. bis 9. Schwangerschaftswoche eingesetzt. Diese Methode ist z. B. in Frankreich und der Schweiz stark verbreitet. In der Schweiz und in Schweden wird Mifegyne® (auch bekannt als ***RU 486)*** bei ~ 50 % der Abtreibungen eingesetzt (in Deutschland nur ~ 7 %). In anderen Ländern, so auch Deutschland, steht man dem Verfahren kritisch gegenüber. Die Bedenken sind jedoch nicht medizinischer Art, sondern beruhen auf der Annahme, dass es auf diese Weise den Frauen zu leicht gemacht würde, eine Abtreibung durchzuführen. Andere Kritiker meinen, dass die seelische Belastung der betroffenen Frau bei dieser Methode besonders hoch sei, wenn sie den Abbruch durch Einnahme der Abtreibungspille alleine durchführe und damit auch die Verantwortung allein trage.

Das Medikament wirkt folgendermaßen: Um das körpereigene, die Schwangerschaft aufrechterhaltende Hormon Progesteron chemisch zu blockieren, werden drei Tabletten Mifegyne® mit dem Wirkstoff Mifepriston eingenommen. Die Substanz führt dazu, dass sich der Muttermund öffnet und die Gebärmutterschleimhaut und der Fruchtsack sich ablösen. Ein bis zwei Tage danach müssen Prostaglandin-Tabletten eingenommen werden, damit sich die Gebärmutter zusammenzieht, und so die Austreibung des Fruchtsacks beschleunigt wird. Zwei bis drei Stunden nach der Einnahme setzt die Abbruchblutung ein. Bis der gesamte Fruchtsack ausgestoßen ist, können ein bis 14 Tage vergehen.

Zu den Beschwerden nach Anwendung dieser Methode zählen verstärkte Blutung, Übelkeit und Schmerzen im Unterleib.

Bei Schwangerschaftsabbrüchen, die noch nach der 12. SSW durchgeführt werden müssen ***(Spätabbrüche)*** – z. B. dann, wenn die Mutter schwer erkrankt ist oder Fehlbildungen des Kindes zu erwarten sind, wird in der Regel eine medikamentöse Geburtseinleitung durchgeführt. So wird z. B. mit Prostaglandinen eine geburtsähnliche Fruchtausstoßung eingeleitet. Die Prostaglandine weichen den Muttermund auf und fördern die Wehen. Dadurch werden all die körperlichen Vorgänge ausgelöst, die auch bei einer normalen Geburt ablaufen. Danach ist (wie bei einer Fehlgeburt → S. 375) eine ***Ausschabung*** erforderlich, um alle Gewebereste aus der Gebärmutter zu entfernen, und es wird Oxytozin zur Minimierung des Blutverlusts gegeben.

Beim Schwangerschaftsabbruch *nach* der 16. Schwangerschaftswoche muss zusätzlich der Milcheinschuss mit einem Medikament (Bromocriptin, z. B. in Pravidel®) unterdrückt werden.

Selbsthilfe

Den Abbruch bewältigen. Obwohl eine Abtreibung meist ohne körperliche Komplikationen verläuft, ist die psychische Belastung nicht zu unterschätzen. Die Situation, sich auf diesem Weg bewusst gegen das eigene Kind entschieden zu haben, muss bewältigt werden. Verdrängung hilft auf Dauer nicht.

Die meisten Frauen, aber auch ihre Partner, durchleben eine Phase der Trauer. Sie muss nicht unbedingt mit „Schuld" assoziiert werden, die es abzutragen gilt. Ein solcher Eingriff bedeutet aber immer, einen Lebensweg mit einem (evtl. behinderten) Kind abgebrochen und dafür einen anderen Weg gewählt zu haben. Die Trauerphase kann unmittelbar nach dem Eingriff, aber auch erst Wochen später einsetzen und über Monate anhalten.

Gespräche mit dem Partner, mit Freunden und Angehörigen können entlasten und Halt geben. Auch Kontakte zu anderen Frauen, die sich ebenfalls einmal für einen Abbruch entschieden haben, sind für manche Frauen eine Entlastung. Wer alleine nicht zurechtkommt, kann sich professionelle Hilfe holen – die Beratungsstellen stehen den Frauen auch nach dem Abbruch offen.

i Aktuell: www.gesundheit-heute.de/09x07

- **www.g-ba.de** – Internetseite des Gemeinsamen Bundesausschusses, Siegburg: Unter der Rubrik Informations-Archiv, Richtlinien finden Sie auch die zum Schwangerschaftsabbruch.
- **www.nachabtreibung.de** – Fraueninitiative Selbsthilfe nach Abtreibung, Hamm: Die Internetseite bietet umfangreiche Informationen zu medizinischen, rechtlichen, aber auch seelischen Problemen und Risiken, einschließlich Erlebnisberichten und Foren.

Fehlgeburt

Häufigkeit: ■■■■■

Fehlgeburt *(Abort, Abgang)*: Verlust eines noch nicht lebensfähigen Kindes während der Schwangerschaft. Von ***Frühabort*** spricht man bis einschließlich der 16. Schwangerschaftswoche, von ***Spätabort*** bis einschließlich der 23. SSW und ab der 24. SSW von einer ***Totgeburt*** (→ S. 376).

Das Ende einer Schwangerschaft durch eine Fehlgeburt ist häufiger als man denkt. Rechnet man die Fälle ***stummer Fehlgeburten*** hinzu, bei der die Frau die Fehlgeburt „nur" als besonders schmerzhafte und verspätete Menstruation erlebt, endet mindestens jede 3. Schwangerschaft auf diese Weise.

Leitbeschwerden

- Mittlere bis starke Blutung aus der Scheide, mit Abgang von Blutpfropfen und Gewebeanteilen
- Ziehende, wehenähnliche Unterbauchschmerzen
- Eventuell leichtes Fieber (bis 38 °C)
- Abgang von Fruchtwasser (in der Spätschwangerschaft).

Wann zum Arzt

Am nächsten Tag, wenn bereits leichte, schmerzlose Blutungen auftreten – sofern es keinen deutlichen Auslöser für die leichte Blutung (z. B. nach Geschlechtsverkehr) gibt

Sofort, wenn

- Wehenartige Unterleibsschmerzen auftreten
- Über einen längeren Zeitraum keine Kindsbewegungen mehr spürbar sind.

Die Erkrankung

Von einer Fehlgeburt spricht man, wenn die Schwangerschaft durch Ausstoßung des Embryos beendet wird, bevor der Embryo ein Gewicht von 500 g erreicht hat, also noch nicht lebensfähig ist. Dies ist, wie erwähnt, bei mindestens jeder dritten Schwangerschaft der Fall. Die meisten Fehlgeburten erfolgen bis zur 10. Schwangerschaftswoche, die psychisch besonders belastenden Spätaborte nach der 16. SSW sind im Vergleich eher selten.

Mittlerweile weiß man, dass sich Frühaborte in rund 60 % der Fälle auf schwere Schäden im kindlichen Erbgut zurückführen lassen. Diese frühen Fehlgeburten sind also eine Art „Notbremse" des Körpers, die dafür sorgt, dass kein Kind ausgetragen wird, das nicht lebensfähig ist.

Vor allem in der frühen Schwangerschaft lösen auch Infektionen Fehlgeburten aus. (Ist die Schwangerschaft weiter fortgeschritten, verursachen Infektionen wie Röteln oder Toxoplasmose hingegen Fehlbildungen beim Ungeborenen.) Zu den weiteren Ursachen gehören:

- Abstoßungsreaktionen des mütterlichen Körpers (Immunologische Sterilität → S. 333)
- Fehlbildungen, z. B. eine zusätzliche Trennwand in der Gebärmutterhöhle ***(Uterus-Septum)***
- ***Myome,*** gutartige Knoten der Gebärmutter (→ S. 860)
- Hormonstörungen und fruchtschädigende Medikamente (→ Tab. S. 373).

Das macht der Arzt

Um herauszufinden, ob eine Fehlgeburt vorliegt, prüft der Arzt nicht nur vorsichtig die Beschaffenheit der Gebärmutter, sondern auch, ob der Muttermund geöffnet ist, und beurteilt die Stärke der Blutung. Mit Ultraschall prüft er vor allem die Größe des Kindes und ob das Herz des Kindes noch schlägt. In der Regel wird auch noch der Verlauf des Schwangerschaftshormons Beta-HCG im Blut der Schwangeren ermittelt. Sinkt es in der Frühschwangerschaft kontinuierlich, spricht dies für eine Fehlgeburt.

Ist sich der Arzt sicher, dass eine Fehlgeburt vorliegt, gibt er Prostaglandin als wehenförderndes Medikament, das die Gebärmutter bei der Entfernung eventueller Reste der Fruchtanlage unterstützt.

Danach folgt in der Regel in Kurznarkose eine Ausschabung der Gebärmutterinnenwand ***(instrumentelle Kürettage),*** mit der etwaiges Restgewebe entfernt wird. Weil die Gebärmuttermuskulatur in diesem Stadium

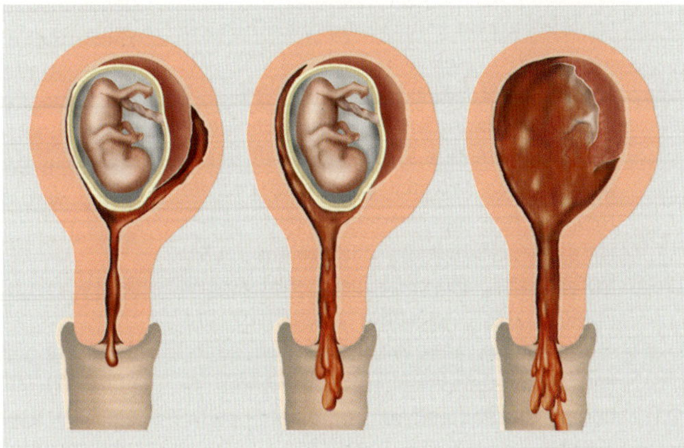

Links: ***Drohende Fehlgeburt (Abortus imminens)*** *mit leichter Blutung aus dem (noch) fast geschlossenen Muttermund. Mitte:* ***Unaufhaltsame Fehlgeburt (Abortus incipiens):*** *Der Muttermund hat sich geöffnet, die Blutung ist stärker. Rechts:* ***Unvollständige Fehlgeburt (Abortus incompletus):*** *Reste von Kind oder Mutterkuchen befinden sich noch in der Gebärmutter.* [GTV 0926]

recht locker ist, muss der Arzt sehr vorsichtig vorgehen, um den Gebärmuttermuskel nicht zu verletzen oder zu durchstoßen (Perforation). Der Eingriff wird im Krankenhaus ambulant durchgeführt.

Bis zur 8. Schwangerschaftswoche kann durch regelmäßige Kontrollen des Beta-HCG-Wertes gegebenenfalls auf die Ausschabung verzichtet werden. Zwingend ist die Ausschabung

- Zur Vermeidung einer lebensbedrohlichen Blutvergiftung ***(septischer Abort,*** zu Sepsis → S. 1053), die auftreten kann, wenn Restgewebe der Fruchtanlage in der Gebärmutter bleibt.
- Bei einer ***unvollständigen Fehlgeburt (Abortus incompletus),*** wenn der Embryo nicht vollständig ausgestoßen wurde.
- Bei einer ***verhaltenen Fehlgeburt (Missed abortion),*** wenn der Embryo zwar abgestorben ist, aber die Fehlgeburt nicht stattgefunden hat.

Eine Sonderform ist die ***drohende Fehlgeburt (Abortus imminens).*** Das Kind lebt und der Muttermund ist verschlossen, aber (leichte) Blutungen aus der Scheide machen auf eine Gefahr aufmerksam. Die Mutter sollte ins Krankenhaus gebracht werden und dort Bettruhe einhalten, da sich die Fehlgeburt durch konsequente Bettruhe und Medikamente oft noch abwenden lässt. Später, wenn keine Blutung mehr vorhanden ist, gilt eingeschränkte Bettruhe, d. h. nur ein kurzer Gang auf die Toilette oder zum Teeholen ist erlaubt.

Selbsthilfe

Der wichtigste Rat nach einer Fehlgeburt lautet: Sich Zeit nehmen, trauern, aber irgendwann auch wieder nach vorne schauen.

Bei bestehendem Kinderwunsch sollten Sie mindestens drei Monate bis zur nächsten Schwangerschaft warten, damit sich die Gebärmutter wieder erholt. Sie riskieren sonst eine weitere Fehlgeburt.

Danach können Sie auf eine neue und diesmal erfolgreiche Schwangerschaft hoffen. Hunderttausende von Frauen haben erlebt, dass es beim zweiten, manchmal auch erst beim dritten Mal klappt. Selbst nach drei Fehlgeburten wird von über 50 % der Betroffenen später noch eine gesunde Schwangerschaft ausgetragen und das fast immer ohne eine spezielle Therapie. Das sollte Betroffenen Mut machen. Für die neue Schwangerschaft gelten – außer bei explizit anderem Rat des behandelnden Frauenarztes – keinerlei zusätzliche Einschränkungen, auf Extremsportarten, außergewöhnliche Stressoren (wie z. B. ein Umzug) und ungewöhnliche Sexualpraktiken sollte aber besser verzichtet werden.

Warnhinweis: In der Frühschwangerschaft sind wehenhemmende Medikamente gegen eine drohende Fehlgeburt unwirksam. Erst ab der 23. Schwangerschaftswoche helfen sie (einschließlich frei verkäufliches Magnesium → S. 239).

Wiederholte Fehlgeburt

Häufigkeit:

Wiederholte Fehlgeburt *(Fehlgeburtlichkeit, habituelle Fehlgeburt, habitueller Abort):* Von mindestens drei aufeinander folgenden Fehlgeburten ist etwa eine von 200 Schwangeren betroffen. Oft lässt sich kein Auslöser ausmachen, denn die Neigung zu Fehlgeburten ist durch ein Zusammenwirken organischer, immunologischer und genetischer Ursachen bei Mutter und Kind bedingt.

Die Erkrankung

Fehlgeburtlichkeit hat verschiedene Ursachen. Oft ist es eine zum Zeitpunkt der Befruchtung entstandene Fehlanlage der Chromosomen (Chromosomenanomalie), die verhindert, dass der Embryo weiter wachsen kann. Hormonelle Ungleichgewichte und chronische Stoffwechselerkrankungen der Mutter (Diabetes, Schilddrüsenerkrankungen) oder Erbkrankheiten eines oder beider Elternteile können ebenfalls dazu führen, dass eine Schwangerschaft nicht aufrechterhalten wird. Aber auch räumliche Hindernisse in der Gebärmutter wie Myome (→ S. 860), Fehlbildungen oder nach früheren Entzündungen und operativen Eingriffen entstandene Verwachsungen verhindern ab einer bestimmten Größe das Wachstum des Embryos. Die frühzeitige Öffnung des Muttermunds (Zervix-Insuffizienz → S. 368) kann eine Fehl- aber auch eine Frühgeburt (→ S. 388) zur Folge haben.

Die Neigung zu wiederholten Fehlgeburten ist in seltenen Fällen auch immunologisch bedingt: Der mütterliche Organismus erkennt den Embryo – der ja 50 % fremde Gene vom Vater trägt – als körperfremd und möchte ihn abstoßen. Normalerweise werden in der Schwangerschaft blockierende Antikörper gebildet, die diesen Vorgang verhindern. Ist deren Produktion jedoch nicht ausreichend, wird die Abstoßungsreaktion in Gang gesetzt.

Das macht der Arzt

Aufgrund der vielen möglichen Ursachen einer Fehlgeburt werden im Anschluss an die *zweite* Fehlgeburt ambulant mehrere Untersuchungen durchgeführt:

- Eine Chromosomenanalyse von Mann und Frau zur Aufdeckung genetischer Veränderungen. Auch eine Chromosomenanalyse des Embryos bzw. Fötus kann bei der Ursachenbestimmung einer Fehlgeburt helfen.
- Ein Hormonstatus im Blut zur Feststellung bisher unerkannter Hormon- oder Stoffwechselerkrankungen der Frau.
- Abstriche aus dem hinteren Scheidengewölbe sowie aus dem Gebärmutterhals zur Diagnose möglicher Infektionen.
- Bestimmung verschiedener Antikörper zur Feststellung kürzlich abgelaufener fruchtschädigender Infektionen.
- Vaginalultraschall (Ultraschall der Scheide → S. 829), Gebärmutterspiegelung (→ S. 830) und ***Hysterosalpingografie*** (innere Darstellung von Gebärmutter und Eileitern) bei Verdacht auf organische Veränderungen z. B. in der Gebärmutter.

Leider sind die Ergebnisse oft unergiebig, weshalb manche Ärzte von den teilweise belastenden Untersuchungsprozeduren abraten. Ein guter Kompromiss ist, zunächst eine dritte Schwangerschaft abzuwarten.

Behandlungsmöglichkeiten. Hormonelle Ungleichgewichte behandelt der Arzt mit Hormonpräparaten. Auch Stoffwechselerkrankungen wie Diabetes sind bei adäquater Behandlung in der Regel kein Hindernis für eine erneute Schwangerschaft. Anatomische Fehlbildungen der Gebärmutter werden entweder direkt während einer Gebärmutterspiegelung oder nachfolgend bei einer Bauchspiegelung diagnostiziert und wenn möglich gleich korrigiert.

Therapie bei wiederholter frühzeitiger Öffnung des Muttermunds (vgl. Zervix-Insuffizienz → S. 368).

Totgeburt

Häufigkeit:

Totgeburt: Das Kind stirbt im Mutterleib (intrauterin) bei einem Gewicht von über 500 g oder während der Geburt. Die Zahl der Totgeburten ist in den westlichen Ländern rückläufig – sie liegt derzeit unter 1 %. Totgeburten sind häufiger bei Spätgebärenden und Schwangeren, die während der Schwangerschaft unzureichend betreut wurden, sowie in sozial benachteiligten Bevölkerungsgruppen.

Bei Kindern mit einem Geburtsgewicht von weniger als 500 g spricht man von einer Fehlgeburt (→ S. 375).

Leitbeschwerden

- Kindsbewegungen bleiben für mehr als einen Tag aus
- Verminderte Kindsbewegungen in den Tagen bzw. der Woche vor dem Tod des Fötus

Wann zum Arzt

Wenn Sie ab dem 7. Schwangerschaftsmonat über 8 bis 10 Stunden trotz entsprechender Aufmerksamkeit keine Kindsbewegungen gespürt haben.

Achtung: Die Kindsbewegungen werden in den letzten Wochen vor der Geburt auch im Normalfall schwächer, weil das Kind in der Gebärmutter kaum noch Platz hat.

Die Erkrankung

Totgeburten können unterschiedliche Ursachen haben. Dazu gehören:

- Entwicklungsstörungen z. B. infolge von genetischen Fehlbildungen des Kindes (seltener auch der Eltern). Diese Ursache ist umso häufiger, je früher in der Schwangerschaft ein Kind stirbt.
- Schwere kindliche Infektionen z. B. mit Chlamydien (→ S. 873), Toxoplasmen (→ S. 1055) oder dem Zytomegalievirus (→ S. 1055).
- Mütterliche Erkrankungen wie Gebärmutterfehlbildungen, Funktionsschwäche des Gelbkörpers im Eierstock, der normalerweise durch die Ausschüttung von Hormonen die Schwangerschaft aufrecht erhält, oder Diabetes.
- Immunologische Gründe. Das ***Antiphospholipid-Syndrom (APLS)*** tritt bei jungen Frauen auf, es handelt sich um eine Störung im Gerinnungssystem, die zu einem Plazentainfarkt mit Verschluss von Blutgefäßen im Mutterkuchen führt.
- Gifte, z. B. bestimmte Arzneimittel, Pflanzenschutzgifte und radioaktive Strahlung, aber auch Drogen, Alkohol und Nikotin.
- Starker Stress, z. B. durch Fernreisen, andere akute Erkrankungen oder Trennung.

Das macht der Arzt

Der Arzt prüft die Diagnose per CTG und Ultraschall. Auch wenn die betroffenen Frauen im das tote Ungeborene möglichst schnell aus ihrem Körper heraus haben wollen und deshalb zu einem Kaiserschnitt neigen, ist dieser aus medizinischen Gründen nicht ratsam. Er setzt die Schwangere einem Operationsrisiko aus und schafft außerdem schlechtere Voraussetzungen für weitere Schwangerschaften.

Nach dem Tod des Kindes setzen die Wehen innerhalb einiger Tagen von selbst ein. Die meisten Frauen bevorzugen aber eine ***künstliche Geburtseinleitung*** durch Prostaglandin-Zäpfchen in die Scheide und mit einem Wehentropf. Auch eine PDA (→ S. 385) zur Schmerzbekämpfung ist sinnvoll.

(!) Die manchmal geäußerte Angst, das tote Kind im Bauch könnte eine Infektion der Mutter verursachen und müsste deshalb möglichst schnell zur Welt gebracht werden, ist bei intakter Fruchtblase unbegründet.

Nach der Totgeburt wird das Kind von der Hebamme gewaschen, gewogen und gemessen, in ein Tuch gewickelt oder angezogen. Die Eltern können und sollten dann selbst entscheiden, wie viel Zeit sie mit dem Kind verbringen wollen.

i Aktuell: www.gesundheit-heute.de/09x08

- **www.veid.de** – Bundesverband verwaister Eltern in Deutschland e. V., Leipzig: Der Verband bietet Hilfe für trauernde Mütter, Väter, Geschwister und Menschen, die sie begleiten.
- **www.initiative-regenbogen.de** – Kontaktkreis für Eltern, die ein Kind durch Fehl-, Früh- oder Totgeburt verloren haben, Rheda-Wiedenbrück.
- H. Lothrop: **Gute Hoffnung – jähes Ende.** Fehlgeburt, Totgeburt und Verluste in der frühen Lebenszeit. Begleitung und neue Hoffnung für Eltern. Kösel, 2005. Einfühlsam geschriebener Ratgeber mit Berichten von Betroffenen und praxisorientierten Ratschlägen, Schmerz und Trauer zu bewältigen.
- M. E. Beutel: **Der frühe Verlust eines Kindes.** Bewältigung und Hilfe bei Fehl-, Totgeburt und plötzlichem Kindstod. Verlag für angewandte Psychologie, 2002. Hilfestellungen und Bewältigungsstrategien, mit der Trauer der Betroffenen und dem Verlust eines Kindes umzugehen.

Wenn Geburt und Tod zusammenfallen

Eine Totgeburt erlebt die Mehrzahl der Paare als einschneidendes Lebensereignis. Sie kämpfen meist im Stillen mit ihrer Trauer, in die sich Zweifel und Schuldgefühle mischen.

Auch sind viele Paare ernüchtert über die oft mit großer Routine und wenig Einfühlsamkeit durchgeführte Behandlung im Krankenhaus. Ärzten und Pflegenden geht es vor allem um die medizinische Betreuung – was sich in den Köpfen des Paares abspielt, dafür bleibt kaum Zeit.

Doch der Umgang mit Fehl- und Totgeburten beginnt sich im medizinischen Alltag und öffentlichen Bewusstsein zu wandeln.

Viele Eltern fürchten sich zunächst davor, das tote Kind nach der Geburt zu sehen und in die Arme zu nehmen. Die Furcht ist verständlich, aber es wichtig, sie zu überwinden: Schon länger bieten Frauenkliniken an, dass das Elternpaar den toten Säugling – wenn er schon größer war – in Händen halten und sich von ihm verabschieden darf. Dieses Ritual ist sinnvoll, auch wenn es zunächst einmal sehr wehtut. Zu wissen, wie das eigene Kind aussieht, und zu sehen, dass es eine eigene Schönheit und Würde besitzt und keineswegs „schrecklich" aussieht, hilft, die Trauerphase später auch wieder zu überwinden und zu verarbeiten.

In vielen Krankenhäusern macht man vom toten Kind ein Foto und einen Fußabdruck. Beides wird den Eltern, wenn sie wollen, übergeben. Diese Erinnerung an das Kind erweist sich im Nachhinein oft als bedeutsame Quelle des Trostes.

Wurden die Feten früher in den Kliniken häufig einfach wie chirurgischer Abfall entsorgt oder zu Forschungszwecken „gestiftet", gilt in Deutschland heute für alle Totgeburten eine Bestattungspflicht. Die Bestattungsgesetze der Bundesländer ermöglichen inzwischen, dass auch totgeborene Kinder unter 500 Gramm (Fehlgeburten) bestattet werden können, wenn die Eltern das wünschen.

Viele Kliniken und Gemeinden haben auf die Gesetzesänderung reagiert und richten auf Friedhöfen eigene Grabanlagen und Gedenkstätten für diese Kinder ein. Für die meisten Eltern ist es wichtig zu wissen, dass so ihr Kind einen Platz erhält, an den sie sich in ihrer Trauer wenden und zurückkehren können. Klinikseelsorger sind häufig über die örtlichen Möglichkeiten informiert. Informationen gibt es auch beim Ordnungsamt oder beim Friedhofsamt. Weil bei einer Fehlgeburt kein Totenschein ausgestellt wird, sollte man sich die Fehlgeburt durch die Klinik bescheinigen lassen.

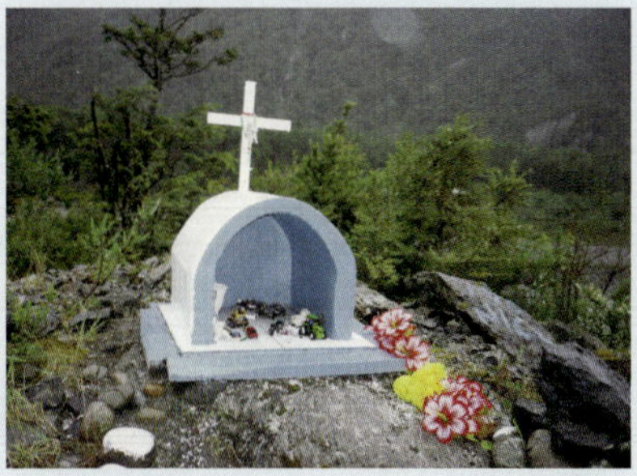

Dem toten Kind einen würdigen Gedenkort zu schaffen, ist der Wunsch vieler betroffener Eltern. [MAU 0928]

Buchteil III – Kreislauf des Lebens

10

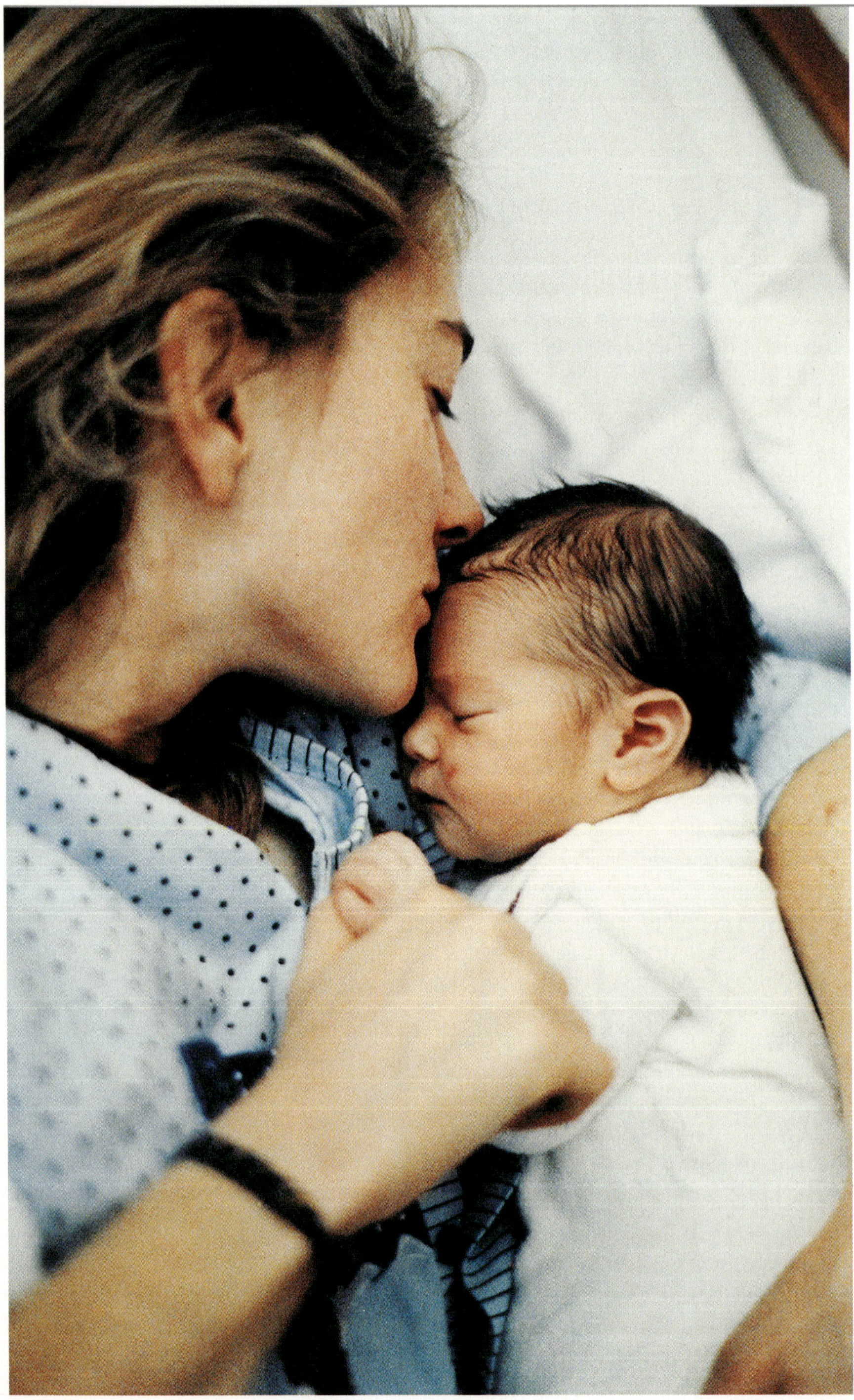

Das Glück und die Dankbarkeit, nach überstandener Geburt das neue Leben in Händen halten zu dürfen, seine Wärme und seinen Atem zu spüren, gehört zu den stärksten Gefühlen des Menschen überhaupt. Dementsprechend ist auch der Prozess des Gebärens etwas ganz Besonderes und eine mit nichts zu vergleichende Erfahrung für Mutter und Vater. Zugleich jedoch ist die Geburt die komplikationsreichste und gefährlichste Phase im Leben überhaupt. Deswegen wollen Hebammen und Geburtshelfer einerseits den natürlichen Geburtsverlauf so wenig wie möglich stören, auf der anderen Seite aber müssen sie Mutter und Kind kontinuierlich beobachten und rechtzeitig eingreifen, wenn es die Situation erfordert. Was diese dabei alles wissen und beachten müssen, und was man selbst tun kann, um die Geburt so positiv wie möglich zu erleben, erfahren Sie in diesem Kapitel. [ADM 1001]

Geburt und Wochenbett

Hier finden Sie

Einführung 379
Wo und wie gebären? 379
Geburtsvorbereitung 380

Die normale Geburt 381
Die Vorboten der Geburt 381
Die Geburtsphasen 382
Schmerzbekämpfung während der Geburt 385
Fehllagen des Kindes 386
Steißlage 386
Schräg- und Querlage 387
Erstversorgung und Beziehungsaufbau 387

Frühgeburt und Geburtskomplikationen 388
Frühgeburt 388
Vorzeitiger Blasensprung 389
Dammriss 389
Kaiserschnitt 390

Das Wochenbett und Wochenbettprobleme 391
Das normale Wochenbett 391
Wochenfluss 392
Wochenflussstau 392
Probleme mit der Dammnaht 393
Endometritis puerperalis 393
Weitere Probleme 394
Stillen 394
Häufige Stillprobleme 395
Milchstau 396
Brustentzündung 397

Psychische Störungen nach der Geburt 398
Baby-Blues 398
Wochenbettdepression und -psychose 399

An anderer Stelle im Buch besprochen:
Fehlgeburt 375
Plazenta-Insuffizienz 369
(Vorzeitige) Plazentalösung 370
Plazenta praevia 370
Schwangerschaftsabbruch 373
Totgeburt 376
Vorzeitige Wehen 368

Einführung

Wo und wie gebären?

„Oh Gott, ich glaube, es geht los!" Mit diesem Satz läuten Schwangere in Film und Fernsehen für gewöhnlich den Geburtsbeginn ein. 50 Sekunden später erscheinen dann ein frisch geborenes Kind und eine strahlende Mutter auf der Leinwand.

Im wahren Leben dauert die Geburt (meist) länger und ist anstrengender: Beim ersten Kind muss man im Durchschnitt mit 12 Stunden rechnen, ab dem zweiten Kind mit 8 Stunden. Es gibt aber erhebliche Ausreißer – Sturzgeburten mit weniger als einer Stunde kommen bei Mehrgebärenden genauso vor wie Geburten von über 24 Stunden bei Erstgebärenden. Etwa jede vierte Geburt schließlich muss durch eine ungeplante geburtshilfliche Operation beendet werden, also durch Zange, Saugglocke oder Kaiserschnitt.

Demgegenüber stehen die vielen hunderttausend Geburten, die in guter Atmosphäre und ohne Komplikationen verlaufen. Dann werden die ersten Minuten, in denen man das Neugeborene zum ersten Mal in Händen hält, einfach nur als überwältigendes Glück empfunden. Geburten schreiben alle ihre eigenen Geschichten, und es ist kein Wunder, dass Frauen sie im Rückblick oft als „Wendepunkte" in ihrem Leben wahrnehmen.

Von einer „normalen" oder **physiologischen Geburt** spricht der Mediziner übrigens, wenn ein Kind zwischen der 37. und 42. Schwangerschaftswoche mit einem Gewicht von 2500 bis 4000 g, dem Hinterkopf zuerst und der Nase in Richtung Steißbein der Mutter (vordere Hinterhauptlage → S. 386) ohne geburtshilfliche Unterstützung auf die Welt kommt.

Kreißsaal oder Geburtshaus?

Verständlich ist die Sehnsucht, alles zu tun, um diesem Glück einer normalen Geburt ein wenig auf die Sprünge zu helfen. Doch hier tut sich ein Konflikt auf, der gerade in Deutschland mitunter die Züge eines Kulturkampfs angenommen hat:

- Gilt die größte Sorge der Vermeidung von Komplikationen und der Schaffung bestmöglicher Reaktionsmöglichkeiten bei Problemen aller Art ...? – Dies ist das Konzept der etablierten krankenhausorientierten Geburtshilfe mit dem Ergebnis des High-Tech-Kreißsaals und der perfektionierten Überwachung von Herz- und Wehenfunktion bei Mutter und Kind.
- ... oder soll die Geburt nicht viel mehr zum positiven Erlebnis werden ohne alle schulmedizinischen Insignien wie OP-Lampen, Infusionsständer und ständiges Kommen und Gehen des medizinischen Personals? – Dies ist die Position vieler Hebammen, aber auch alternativmedizinisch denkender Frauen und Männer. Sie fordern, die normale Geburt ambulant in einem Geburtshaus oder als Hausgeburt durchführen zu können.

Die Auseinandersetzung über den richtigen Weg bzw. Ort ist inzwischen mindestens 30 Jahre alt. Sie wurde nicht überall so verbissen geführt wie in Deutschland – in Österreich und der Schweiz etwa stehen durch die geringe Besiedlungsdichte und die oft schwierigen Verkehrsverhältnisse nur wenige Hebammen für Hausgeburten zur Verfügung. Aber inzwischen haben sich auch in Deutschland beide Seiten aufeinander zu bewegt.

Kaum ein Krankenhaussektor hat sich in Deutschland so verändert wie die Kreißsäle: Architektur, Service, aber auch die Einstellung von Hebammen und Ärzten gegenüber ihren „Kundinnen" haben sich vielerorts radikal gewandelt – und zwar deshalb, weil nur Krankenhäuser, die sich an die Wünsche der Frauen angepasst haben, eine zufriedenstellende Auslastung halten können und dadurch Vorteile in der Konkurrenzsituation mit anderen Kliniken haben.

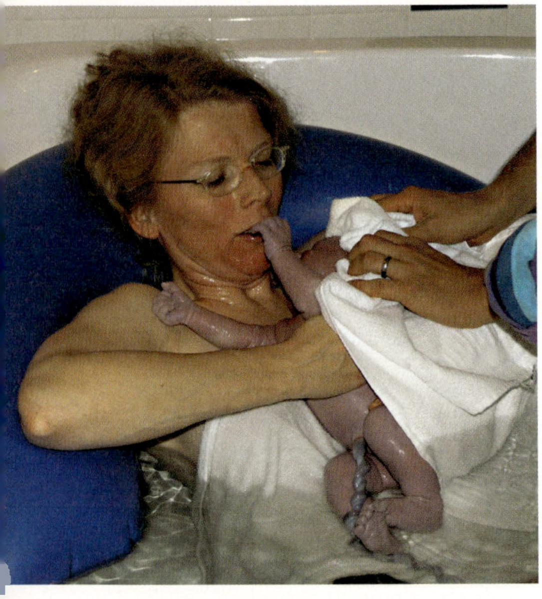

Die **Wassergeburt** *hält in immer mehr Kreißsälen Einzug. Viele Gebärende erleben sie als nützlich und wohltuend – nicht nur wegen des entspannenden Wassers, sondern auch, weil die Badewannenwand mehr Möglichkeiten zum Abstützen bei den Presswehen bietet als das Kreißsaalbett. Das Foto zeigt ein noch nicht abgenabeltes Neugeborenes unmittelbar nach der Geburt. Durch den angeborenen Greifreflex klammert es sich intuitiv an der Mutter fest. Ein weiterer angeborener Reflex verhindert übrigens auch, dass das Kind bereits im Wasser der Wanne zu atmen beginnt und so Wasser in die Lunge dringt.* [ASL 1002]

Viele Hebammen (und Mütter) haben erfahren, dass das früher propagierte Konzept der Hausgeburten in der Praxis auf Grenzen stößt. Geburtskomplikationen und die sich daraus ergebenden Probleme sind, so die Lebenserfahrung, nicht immer beherrsch- und berechenbar, sodass schließlich in aller Eile der Notarztwagen gerufen werden muss – mit dem Risiko, zu spät im Krankenhaus anzukommen. Es gab auch Fälle, dass Kinder die Geburt nicht überlebten, weil die auf eine „natürliche" Geburt eingestellte Gebärende die Zustimmung zum vorsorglichen Not-Kaiserschnitt verweigert hatte. Auch bleibt die Schmerzbekämpfung bei häuslichen und ambulanten Geburten nicht selten unbefriedigend, weil die PDA (→ S. 385) als wirksamste Maßnahme zu Hause nicht zur Verfügung steht.

Vieles spricht also dafür, dass sich die Frauenkliniken weiterentwickeln, neue Wege finden, um die Geburt mit und trotz aller Medizintechnik zu einem positiven Erlebnis zu machen.

Einen neuen Weg bieten ***Beleghebammen:*** Durch selbstständige Beleghebammen liegt die ganze Geburt in einer Hand. Sie betreuen „ihre Mütter" von Beginn der Schwangerschaft bis zum ersten Geburtstag des Kindes. Die Stunden vor der Geburt verbringt die Hebamme bei der Schwangeren und ihrem Partner, wenn möglich zu Hause. Sobald es an der Zeit ist, in die Klinik zu gehen, informiert die Beleghebamme die Klinik und kommt gemeinsam mit der werdenden Mutter und deren Begleitperson ins Krankenhaus, um dort die Geburt zu leiten. Die Hebammen sind ähnlich wie Belegärzte an eine Klinik gebunden – das Kind kommt also dort zur Welt.

■ Wahlrechte konsequent nutzen

Solche Angebote sind noch lange nicht überall verfügbar. Auch die Strukturen im Krankenhaus bieten immer noch viel Anlass zu Kritik. Umso wichtiger ist es, das bestehende Wahlrecht konsequent zu nutzen und dorthin zu gehen, wo die Atmosphäre, aber auch die Dienstpläne und die Kommunikation stimmen. Die letzten beiden Punkte sind übrigens, wenn man Mütter nach der Entbindung nach ihren Eindrücken befragt, häufig Gegenstand der Kritik: Die Kommunikation scheint vor allem auf den Wöchnerinnenstationen ein Problem zu sein – da werden Drittgebärenden langatmige Stillinstruktionen gegeben, Neugeborene aus dem Zimmer der Mutter entfernt, weil irgendein Arbeitsplan das so will, und im Teamwork zwischen Hebamme, Kinderkrankenschwester und Erwachsenenpfleger geht so manche Information verloren.

Viele Kliniken bieten inzwischen Führungen an, um den werdenden Eltern einen Eindruck zu vermitteln und Entscheidungshilfen zu bieten. Wichtiger als solche „Shows" sind aber die Antworten auf kritische Rückfragen und Gespräche mit Frauen, die an der entsprechenden Einrichtung schon entbunden haben.

Um herauszufinden, ob die Wunschklinik, die beispielsweise in der Nähe des Wohnorts liegen könnte oder die durch eine besonders gut gelegene Fahrstrecke zu erreichen ist, solche Führungen oder Informationsveranstaltungen anbietet, hat man die Möglichkeit, sich telefonisch mit der Pforte des jeweiligen Hauses kurz abzusprechen oder auf der Website der Klinik zu recherchieren. Üblicherweise lassen sich darüber sämtliche Sonderveranstaltungen, die ein Haus bietet, schnell und unproblematisch in Erfahrung bringen. Dort lässt sich beispielsweise auch herausfinden, ob es ein Stillcafé oder andere für Mütter interessante Initiativen wie Babyschwimmen oder Babygymnastik gibt.

i **Aktuell: www.gesundheit-heute.de/10x01**
- **www.hebammensuche.de** – Bundesweites Hebammen- und Geburtshausverzeichnis.
- **www.geburtshaus.de** – Netzwerk der Geburtshäuser e. V., Frankfurt a. M.: Informationen rund um die Geburtshäuser mit weiterführenden Links.

Geburtsvorbereitung

Für werdende Eltern gibt es viele Möglichkeiten, sich auf die Geburt einzustimmen. **Geburtsvorbereitungskurse** sind ein besonders gutes Angebot. Gerade beim ersten Kind helfen die Kurse, Sicherheit zu gewinnen, indem sie

- Informationen zu Schwangerschaft, Geburt und Wochenbett vermitteln
- Atemtechniken einüben, die helfen, die Wehen leichter zu überstehen
- Bewegungsmuster vermitteln, um mit Schmerzen besser zurechtzukommen. Auch diverse Positions- und Haltungswechsel während der Geburt werden geübt.
- Kontakt mit anderen Schwangeren ermöglichen; Probleme, Unsicherheiten und Ängste lassen sich so leichter austauschen und besprechen.

Ein weiterer positiver Punkt betrifft die Männer: Sie stehen ihrer Rolle als zusätzlicher „Geburtshelfer" zunächst hilflos gegenüber (→ Kasten). Im Geburtsvorbereitungskurs, wo ihre Teilnahme meist während einiger

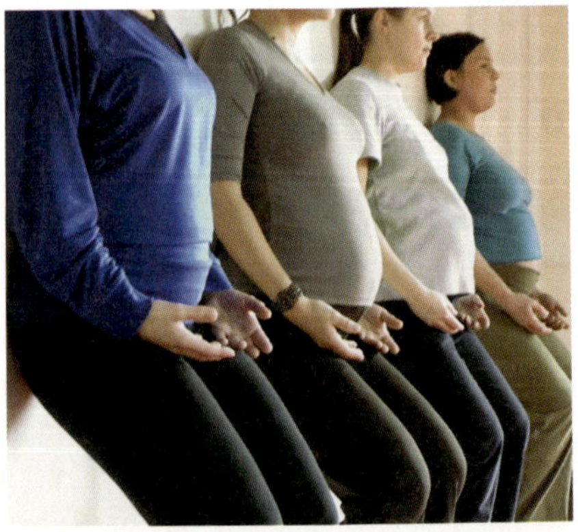

... das Becken spüren und tief durchatmen! Für Außenstehende sehen die Geburtsvorbereitungsübungen manchmal ein wenig komisch aus. Als Schwangere ist man jedoch meist froh über die erlernten Techniken, die helfen, die anstrengenden letzten Schwangerschaftswochen und die Geburt zu meistern. [MAU 1003]

Stunden gefragt ist, erfahren sie die Grundlegendes darüber, wie sie im Kreißsaal ihre Partnerin unterstützen können.

Ein Vorbereitungskurs besteht aus 14–20 Stunden. Gesetzliche Krankenkassen zahlen zurzeit allerdings nur 14. Eine Probestunde ist eine gute Möglichkeit herauszufinden, ob einem die Geburtsvorbereitung bei einer bestimmten Hebamme gefällt. Denn die Persönlichkeit der Hebamme und ihre Ausrichtung – ob rein schulmedizinisch, fernöstlich- oder westlich-alternativmedizinisch – beeinflusst natürlich das Wohlbefinden und die Zufriedenheit mit den Kursstunden.

i Aktuell: www.gesundheit-heute.de/10x02

- **www.gfg-bv.de** – Gesellschaft für Geburtsvorbereitung e. V., Berlin: Mit Adressen zu Kursangeboten.
- I. Albrecht-Engel (Hrsg.): **Geburtsvorbereitung.** Rowohlt, 2006. Ratgeber, der für die Zeit vor und nach der Geburt verständliche und einfühlsame Informationen und Hilfestellungen bietet.

Papa im Kreißsaal – ja oder nein?

Anfang der 1970er Jahre war der werdende Vater im Kreißsaal die Ausnahme. Nur etwa jeden fünften Mann zog es zur Geburt des gemeinsamen Kindes an die Seite seiner Frau. Die Übrigen wären nicht im Traum auf diese Idee gekommen – es war einfach nicht üblich.

Heute ist dagegen von Anfang an in den meisten Fällen klar: Der Vater muss dabei sein – muss er?

Im Zuge der sich neu definierenden Geschlechterrollen sind heutzutage neun von zehn Männern bei der Geburt anwesend und erleben mit, was jahrhundertelang als reine Frauensache galt. Und nicht selten berichten sie hinterher von dem Moment, als ihr erstes Kind das Licht der Welt erblickt hat, als dem großartigsten in ihrem Leben.

Aber es gibt ernst zu nehmende Kritik an dieser Geburtspraxis. Der französische Mediziner *Michel Odent*, Vorreiter der sanften Geburt, der vor 30 Jahren die Entbindung im Wasser propagierte, resümiert inzwischen: Väter im Kreißsaal sind häufig ein Hindernis. Im Bemühen, der Partnerin Schmerz zu ersparen, lenke der Mann die Frau von der schwierigen Aufgabe des Gebärens ab. Hilflos redet der stark angespannte Mann auf die Frau ein, fragt, was in ihr vorgeht und zwingt sie so, mit der intellektuellen Seite ihres Gehirns präsent zu bleiben. Doch das erschwert die Geburt, denn der Geburtsakt erfordert ein ungehemmtes Hören auf den Körper. Jedes Ansprechen des Verstands kann den Wehenverlauf stören. Zudem lässt sich die Frau von der Angst des Partners ablenken und fühlt sich für sein Wohl noch mitverantwortlich. Die Folge: Frauen verlangen öfter nach Schmerzmitteln. Und auch die Rate von Kaiserschnitten ist mit dem Einzug der Männer in die Kreißsäle gestiegen.

Bei einer Befragung englischer Mütter gaben 41 % an, sie hätten im Nachhinein lieber auf die Anwesenheit ihres Mannes verzichtet, weil er der Situation nicht gewachsen schien und sie zu sehr um ihn besorgt waren.

Viele Ärzte und Hebammen betonen aber auch, wie positiv sich das Miteinander von Mann und Frau im Kreißsaal gestalten kann. Gut sei jedoch, wenn ein Paar im Vorfeld abmacht, die Geburt nicht um jeden Preis gemeinsam durchzustehen.

Für Hebammen und Ärzte ist es heutzutage schwierig, einen Mann aus dem Kreißsaal zu schicken, selbst wenn sie sehen, dass es für die Frau besser wäre. Der nunmehr über 70-jährige Michel Odent rät den Hebammen zum Eingreifen: „Schickt die Männer zum Kaffeetrinken, wenn sie stören." Der werdende Vater in der Nähe, aber nicht unbedingt und die ganze Zeit im Kreißsaal dabei, ist für viele Paare unter Umständen die passendere Alternative.

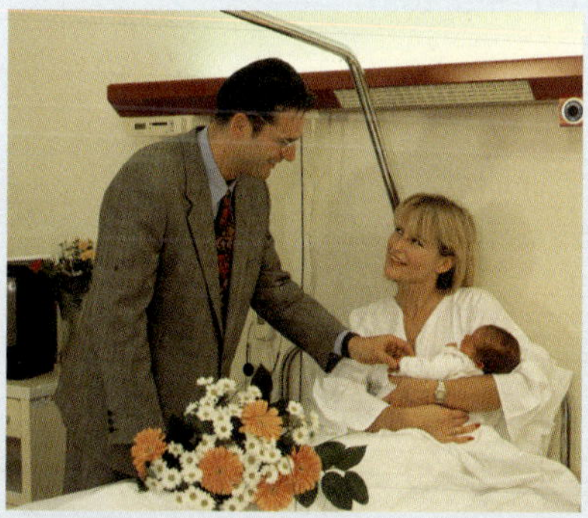

Gratulieren, wenn alles vorbei ist: Diese Vaterrolle gehört noch gar nicht so lange der Vergangenheit an. Während aber die Vaterpräsenz bei der Geburt für viele werdende Eltern schon fast nicht mehr hinterfragt wird, sehen Fachkreise inzwischen auch die Nachteile. Es ist deshalb gut, wenn sich jedes Paar bewußt darüber verständigt, was sie voneinander erwarten in diesen entscheidenden Stunden. [MAU 1010]

Die normale Geburt

Die Vorboten der Geburt

Nach dem momentanen Wissensstand geht man davon aus, dass das Ungeborene selbst eine Art hormonelles „Startsignal" für den Geburtsbeginn gibt. Die bevorstehende Geburt kündigt sich oft mit dem so genannten **Zeichnen** an: Damit ist der Abgang eines Schleimpfropfs gemeint, der während der Schwangerschaft den Muttermund verschlossen und das Ungeborene vor aufsteigenden Infektionen geschützt hat. Der Schleimpfropf kann wässrig, schleimig oder auch blutig sein. Wenn er abgeht, bedeutet das, dass sich der Muttermund und der Gebärmutterhals darauf vorbereiten, sich für die Geburt zu öffnen. Der Pfropf hat mit dem Abgang von Fruchtwasser aber zunächst noch nichts zu tun.

Richtig los geht die Geburt dann mit dem ***Fruchtwasserabgang.*** Das Fruchtwasser kommt oft schwallartig und lässt sich im Gegensatz zu Urin nicht zurückhalten: Wenn die das Kind umhüllende Fruchtblase platzt, fließt das Fruchtwasser ungehindert durch die Öffnung des Gebärmutterhalses durch den Muttermund und durch die Scheide nach außen. Allerdings kann das Reißen der Fruchtblase auch weit unauffälliger sein – das Fruchtwasser geht dann tröpfchenweise ab. Wenn der Verdacht besteht, dass die Fruchtblase geplatzt ist, sollte man am besten gleich zum Arzt oder zur Hebamme gehen. Weil das Fruchtwasser einen anderen pH-Wert hat als Urin oder der Schleimpfropf, kann man z. B. über ein Teststäbchen feststellen, ob es sich um Fruchtwasser handelt.

Wehen bezeichnen das rhythmische Zusammenziehen der Gebärmutter – das je nach Schwangerschafts- oder Geburtsphase in sehr unterschiedlicher Frequenz, Dauer und Stärke auftritt. Man unterscheidet folgende Formen (geordnet in zeitlicher Abfolge): 3–4 Wochen vor der Geburt treten meist ***Senkwehen*** auf, die dafür sorgen, dass sich der Kopf des Kindes fest in den Beckeneingang legt. In den letzten Tagen vor der Geburt zeigen sich die ***Vorwehen.*** Sie können mehrmals pro Stunde spürbar werden und sind mehr oder minder schmerzhaft. Die ***Eröffnungswehen*** leiten die eigentliche Geburt ein. Sie zeigen den Beginn der Eröffnungsphase (siehe unten) an und führen zu einer Verkürzung und Öffnung des Gebärmutterhalses. Die Eröffnungswehen gehen zu Beginn der Austreibungsphase der Geburt in die Presswehen über, die das Kind aus dem Mutterleib austreiben.

Die Geburtsphasen

Die Geburt unterteilt man in drei Phasen: Die Eröffnungsphase, die Austreibungsphase und die Nachgeburtsphase.

Eröffnungsphase

Die **Eröffnungsphase** dauert vom Geburtsbeginn bis zur kompletten Öffnung des Muttermunds auf etwa zehn Zentimeter. Pro Stunde sollte sich der Muttermund um einen Zentimeter öffnen. Während der Eröffnungsphase erhöht sich die Frequenz der Eröffnungswehen langsam auf 2–3 Wehen in zehn Minuten, die Wehen dauern 30–60 Sekunden. Auch ihr Rhythmus wird regelmäßiger. Die Eröffnungsphase dauert bei Erstgebärenden 8–12 Stunden, bei Mehrgebärenden meist 4–8 Stunden.

Bei Frauen, die das erste Kind bekommen, verkürzt sich zuerst der Gebärmutterhals, bevor sich der Muttermund öffnet, bei Frauen, die bereits eine Geburt hinter sich haben, laufen die Vorgänge parallel ab.

Während dieser Zeit drückt der Kopf des Kindes immer stärker auf die Fruchtblase, normalerweise bis diese reißt **(Blasensprung).** Die Fruchtblase kann aber auch schon vor Wehenbeginn oder in jeder anderen Geburtsphase springen. Manchmal bleibt die Fruchtblase sogar bis zur Geburt des kindlichen Kopfes bestehen („Glückshaube").

Im Verlauf der Geburt kann es sinnvoll sein, die Fruchtblase zu öffnen *(Amniotomie).* Dazu benutzt man beispielsweise einen Handschuh oder einen kleinen Plastikstift mit Widerhaken. Die Öffnung der Fruchtblase in der Eröffnungsphase verstärkt die Wehen und erhöht damit den Druck auf den Muttermund, sodass sich dieser schneller öffnet. In dieser Phase beschleunigt die Amniotomie die Geburt. Wenn die Fruchtblase später, in der Austreibungsphase, nicht von selbst platzt, empfinden die meisten Frauen eine Amniotomie als Erleichterung: Sie sorgt dafür, dass das im Geburtskanal zusätzlich Platz beanspruchende Fruchtwasserpolster ablaufen kann.

Das letzte Drittel der Eröffnungsphase bezeichnet man auch als ***Übergangsphase.*** Die Wehen kommen schneller hintereinander, werden stärker und der Schmerz wird meist intensiver. Während dieser Phase tritt der Kopf des Kindes tief durch das knöcherne Becken der Mutter. Dazu muss das Kind eine 90°-Drehung machen: Es landet am Ende der Eröffnungsphase im so genannten „tiefen Geradstand", wobei in 95 % der Geburten das Kind mit dem Rücken zur Bauchdecke der Mutter zeigt.

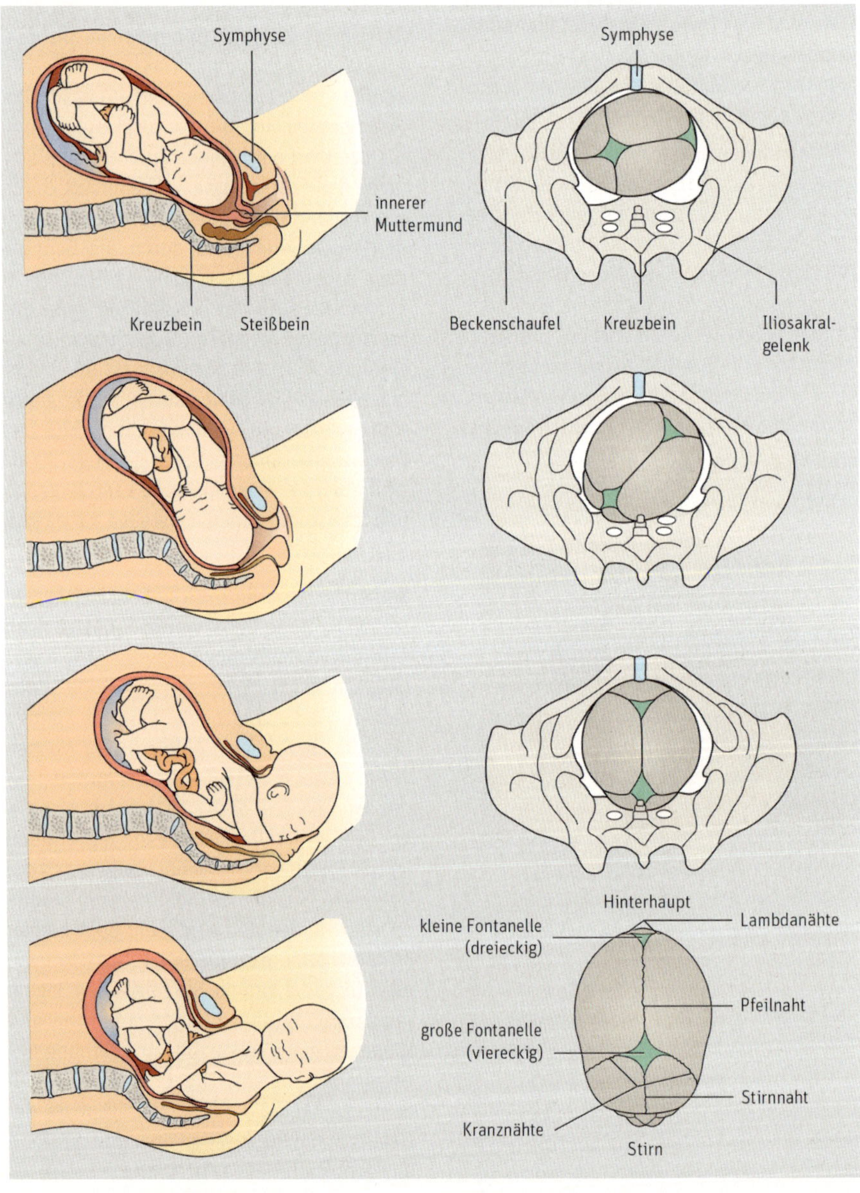

*Die **Phasen der Geburt:***
1. Reihe: In der Eröffnungsphase steht das kindliche Köpfchen quer und weitet durch den Druck der Wehen den Muttermund von innen auf, verkürzt ihn immer weiter, bis er „verstrichen" ist. Dies markiert den Beginn der Austreibungsphase.
2. Reihe: Lange und intensive Presswehen schieben das Köpfchen in die Scheide, es dreht sich dabei in die Senkrechte.
In der 3. Bildreihe „durchschneidet" das Köpfchen das Becken und tritt nach außen.
4. Reihe: Mit den letzten 1–2 Kontraktionen treten die Schultern durch das Becken. Ist der Kopf geboren, unterstützt die Hebamme mit flach an den Kopf gelegten Händen die zweite nötige Drehung des kindlichen Köpfchens, um die Geburt der vorderen Schulter zu erleichtern. Sie hebt dann den Rumpf des Kindes um das Schambein der Mutter und erleichtert so durch leichten Zug den Austritt von Rumpf und Beinen. Von diesem „Heben" des Kindes rührt übrigens auch die Bezeichnung „Heb-Amme". [GTV 1004]

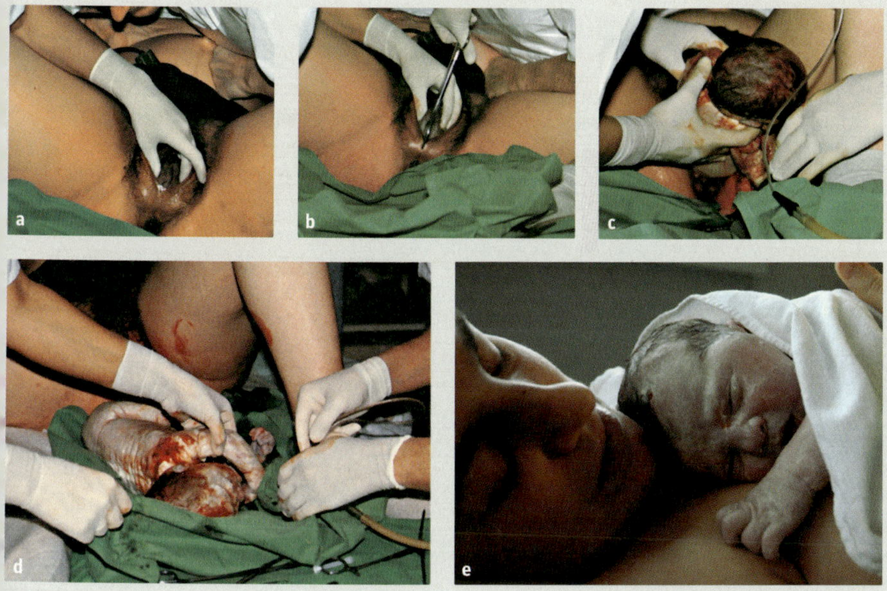

Die Austreibungsphase: Bild a zeigt das Durchschneiden des kindlichen Köpfchens während einer Wehe (entsprechend 3. Bildreihe der Zeichnungen links). Die Hebamme kontrolliert den dabei von der Gebärmutter aufgebauten Druck. Bei Bild b schneidet der Arzt den Damm einige Zentimeter ein, um einem Dammriss (→ S. 389) vorzubeugen. Bild c zeigt das Austreten des kindlichen Köpfchens (entsprechend den untersten Zeichnungen links). Im Bild d ist das Kind geboren, der Arzt reinigt Rachenraum und Nase mit einem Absauger (was viele Hebammen und Ärzte heute nur noch bei Risikogeburten machen, um dem Kind sofort die Atmung zu erleichtern). Bild e zeigt das Neugeborene in der Nahaufnahme. Gut zu sehen ist die ***Käseschmiere (Vernix),*** *eine Art natürlicher Creme, mit der die Haut des Neugeborenen geschützt ist.* [GTV, WKY 1005]

Am Ende der Eröffnungsphase lässt sich die kleine **Fontanelle** von der Hebamme gut tasten – die kleine Fontanelle ist der Teil des kindlichen Hinterkopfs, an dem der Schädelknochen noch nicht zusammengewachsen ist.

Austreibungsphase

Austreibungsphase heißt der Zeitraum zwischen der vollständigen Muttermundöffnung und der Geburt des Kindes. Sie dauert ungefähr eine Stunde, bei Frauen, die bereits Kinder geboren haben, ist sie meist kürzer. Zuerst richtet sich der Kopf des Kindes auf der Beckenbodenmuskulatur so aus, dass er gut in den Eingang des Geburtskanals passt.

Das Becken der Mutter, die Gebärmutter, die Scheide und der Beckenboden bilden den **Geburtskanal,** den man sich als quer-oval am Beckeneingang, am Beckenausgang längs-oval und am Ende mit einem „Knick" nach oben vorstellen muss. Die Weite des Beckeneingangs gibt vor, ob eine normale Geburt überhaupt möglich ist („gebärfähiges Becken"). Glücklicherweise lockern sich aber durch die Schwangerschaftshormone die Knochenverbindungen im Beckenring der Mutter, sodass dieser sich um einige – manchmal entscheidende – Millimeter aufweitet. Während der Geburt passt sich das kindliche Köpfchen durch Drehungen an den Geburtskanal an und erleichtert so den Durchtritt durch die Scheide.

Ist der Kopf des Kindes entsprechend tief im Geburtskanal, drückt er auf den mütterlichen Damm. Dies löst reflektorisch bei der Mutter Pressdrang aus. Erst jetzt kann und soll die Mutter durch Mitpressen die Geburt unterstützen – vorher ist es ungünstig, weil zu frühes Pressen den noch nicht verstrichenen Muttermund zusammendrückt und so ein ***Muttermundödem*** begünstigt: Durch den unwillkürlichen Pressdrang drückt der Kopf des Säuglings immer stärker auf den Muttermund, das Blut staut sich und es kommt zu einer Schwellung. Bei der normalen Geburt gelingt es der Mutter, in ungefähr zehn **Presswehen** das Kind zu gebären.

Gelingt dies nicht, und droht die Mutter zu erschöpfen – sogenannter Geburtsstillstand (→ S. 390) – versuchen Arzt und Hebamme zunächst, die Kraft der Wehen mit ihren Händen oder mit einem um den Bauch der Mutter geschlungenen Tuch zu verstärken. Reicht auch dies nicht, sind geburtshilfliche Instrumente wie die **Saugglocke** ***(Vakuumextraktion)*** oder **Geburtszange** ***(Forcepsextraktion, Zangengeburt)*** notwendig. Beide Methoden ziehen das Kind vorsichtig heraus. Saugglocke

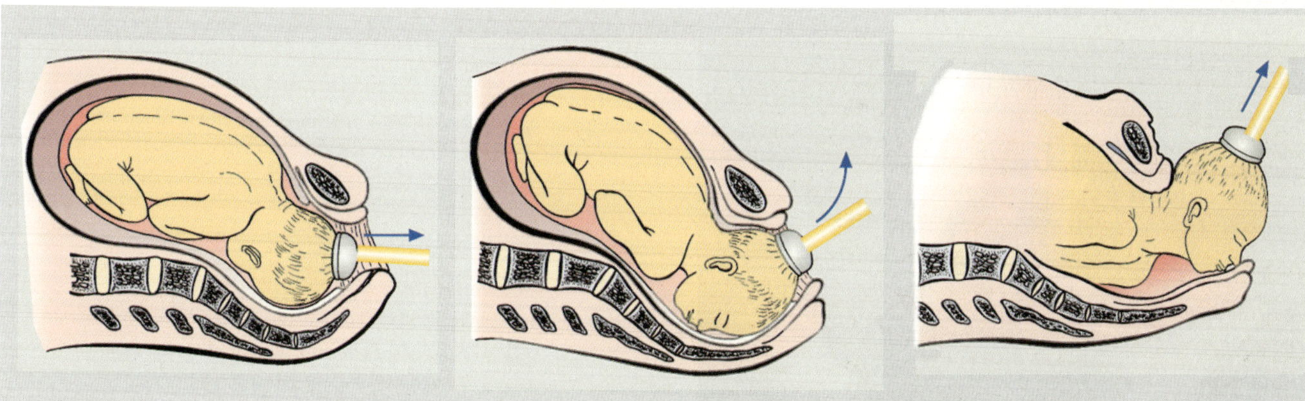

Die ***Saugglocke*** *hilft, die Geburt zu beenden. Synchron mit den Wehen zieht der Geburtshelfer mit kräftigem Druck an der Saugglocke. Richtig angewandt, ist die Saugglocke für Mutter und Kind risikoarm. Allerdings entsteht durch den Unterdruck häufig eine ungefährliche „Beule" am Hinterkopf des Kindes* ***(Kephalhämatom*** *bzw.* ***Geburtsgeschwulst),*** *die innerhalb einer Woche wieder verschwindet.* [GTV 1006]

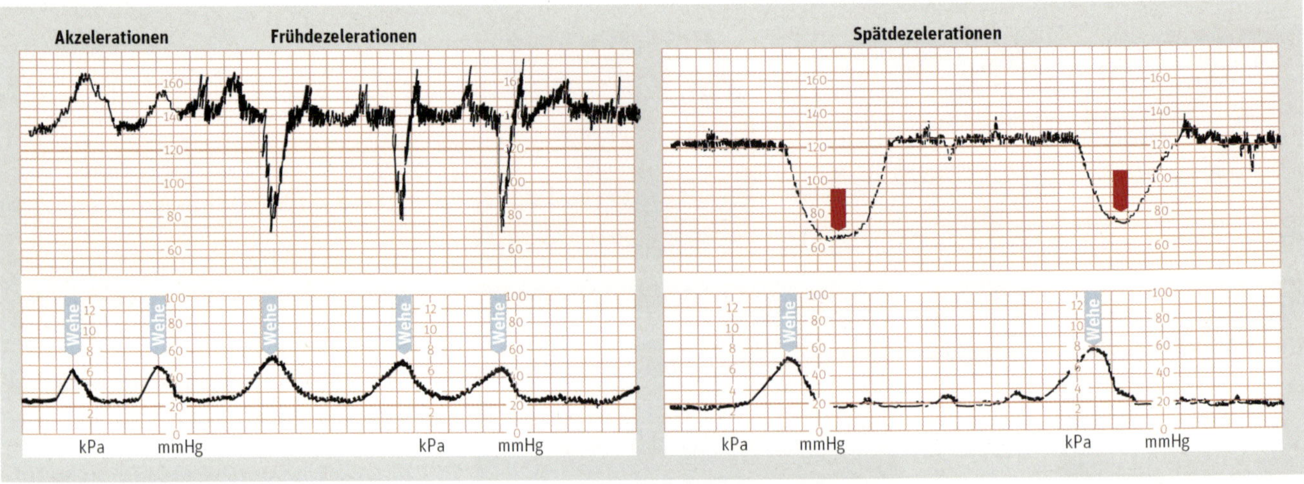

Die elektronische Überwachung der Geburts durch die ***Kardiotokografie,*** *dem CTG also, gehört zum Pflichtprogramm bei der Klinikgeburt. Das CTG zeigt zum einen die Regelmäßigkeit und die Kraftentwicklung der Wehen (untere Kurven), und zum anderen, wie das kindliche Herz auf die Wehen reagiert (obere Kurven). Verkraftet der kindliche Kreislauf die Unterbrechung der Sauerstoffzufuhr während der Wehen gut, so steigt die kindliche Herzfrequenz bei jeder Wehe im Rahmen einer normalen Stressreaktion entweder an* ***(Akzeleration,*** *im linken Bild links) oder sinkt nur wenige Momente ab* ***(Frühdezeleration,*** *im linken Bild rechts). Gefährlich und Zeichen eines kindlichen Sauerstoffmangels ist, wenn das kindliche Herz verspätet und dafür gleich über mehrere Minuten hinweg langsamer schlägt* ***(Spätdezeleration,*** *rechtes Bild). Zeigt das CTG ein gesundes Wehenmuster, so wird es alle zwei Stunden für etwa 30 Minuten wiederholt. Zeigt es jedoch Spätdezelerationen oder eine ungenügende Wehentätigkeit, oder ist das Kind aus anderen Gründen gefährdet, bleibt das CTG kontinuierlich während der gesamten Eröffnungsphase angelegt.* [ASM 1007]

und Geburtszange kommen auch dann zum Einsatz, wenn

- Das Kind im Geburtskanal stecken bleibt
- Dem Kind Sauerstoff fehlt.

Am Ende muss der Kopf durch den engen Scheidenausgang – dabei kann es zu Einrissen im Bereich hinter der Scheide und vor dem Darmausgang, dem ***Damm*** kommen (Dammriss → S. 389). Die Hebamme versucht, durch leichten Gegendruck mit der Hand von außen den Druck des kindlichen Kopfs abzufangen und den Damm vor dem Einreißen zu schützen (Dammschutz → S. 389). Wenn klar wird, dass der Damm die Geburt nicht aushält (z. B. bei einer Steißgeburt → S. 386), besteht die Möglichkeit eines Dammschnitts (→ S. 389), der sich für gewöhnlich leichter nähen lässt und leichter heilt als ein unkontrollierter Riss, da es nur beim Nähen eines Dammschnitts gelingt, die Wundränder exakt passend aneinander zu nähen und so optimale Heilungsbedingungen zu schaffen.

Vaginaluntersuchungen

Während der gesamten Geburt ertastet die Hebamme in Abständen von 1–2 Stunden den Muttermund und den Gebärmutterhals. Dabei geht es um drei Dinge:

- Wie weit ist der Muttermund schon offen? Der Muttermund am scheidennahen Ende des Gebärmutterhalses ist normalerweise geschlossen und sieht aus wie ein kleiner Donut mit einem winzigen Loch in der Mitte. Im Verlauf der Geburt öffnet sich der Muttermund von zunächst 1–2 cm auf 10 cm am Schluss der Eröffnungsphase. Der anfangs wulstige Muttermund wird flach und ist nicht mehr zu tasten („verstrichen“). Die Hebamme kann durch Spreizen von Zeige- und Mittelfinger den Muttermundrand tasten und so den Geburtsfortschritt kontrollieren. Mit „2 cm“ oder „4 cm“ ist also die Öffnungsweite des Muttermunds gemeint.
- Wie viel vom Gebärmutterhals ist noch zu tasten? Vor der Geburt ist der Gebärmutterhals etwa 4 cm lang – kurz vor und während der Geburt verliert er seine Festigkeit, das Kind drückt ihn von oben auf und der Gebärmutterhals „verstreicht“.
- Wie tief ist das Kind bereits im Becken? Über die vaginale Untersuchung lässt sich auch ertasten, wie tief im Becken das Kind

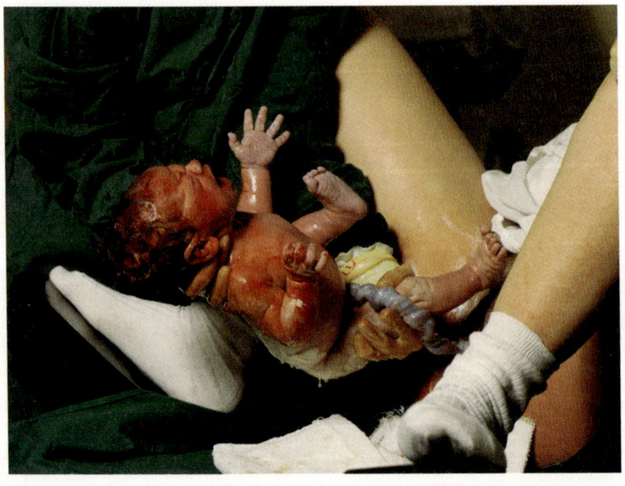

Die Nabelschnur als Versorgungsleitung zwischen Mutter und Kind wird bei der normalen Geburt erst durchgeschnitten, wenn in ihr kein Puls mehr tastbar ist – in der Regel 2–3 Minuten, nachdem das Kind spontan zu atmen begonnen hat.
Nur beim Kaiserschnitt wird die Nabelschnur sofort nach dem Herausholen des Kindes aus der Gebärmutter durchtrennt, um das Neugeborene schnell zum Erstversorgungsplatz zu bringen. [MAU 1008]

steckt. Nach dem Blasensprung kann man auch anhand der Schädelnähte und der Fontanelle (→ S. 383) des Kindes dessen Geburtslage ermitteln. Weil aber nach dem Blasensprung die Gefahr von Infektionen steigt, wird die vaginale Untersuchung nur dann, wenn es unbedingt sein muss, und unter möglichst keimarmen Bedingungen mit sterilen Handschuhen durchgeführt.

Medizintechnische Überwachung

Basis der **[klinischen] Geburtsüberwachung** ist die **Kardiotokografie** ***(CTG, Kardiotokogramm)***. Das CTG ist wenig invasiv, nicht schmerzhaft und hilft, Notfall- oder Gefahrensituationen rechtzeitig zu erkennen. Das CTG ist ein Herzton-Wehen-Schreiber, der über zwei auf dem Bauch befestigten Messfühler die Wehenstärke und die kindliche Herzschlagfrequenz misst und auf einem Papierstreifen dokumentiert.

Viele Kliniken setzen mittlerweile auch ein **Telemetrie-CTG** ein. Dabei entfällt die Verkabelung der Mutter, weil die CTG-Signale über einen kleinen Sender an das CTG-Gerät geleitet werden. Ohne Kabel ist die Mutter nicht mehr ans Bett gefesselt und hat Bewegungsfreiheit. Sie kann sie dazu nutzen, den normalen Geburtsfortgang zu beschleunigen, indem sie spazieren geht.

Weist das CTG auf einen Sauerstoffmangel des Kindes hin, wird mit der **Fetalblutanalyse** die Sauerstoffsättigung des kindlichen Bluts gemessen: Dem Kind wird zur Feststellung der Sauerstoffsättigung durch Anritzen der Kopfhaut eine kleine Blutprobe entnommen. Bei der anschließenden Blutgasanalyse (→ S. 1310) ist dann der pH-Wert entscheidend: Während er bei Erwachsenen und Kleinkindern zwischen 7,37 und 7,43 liegt, sinkt er beim Kind während der Geburt bis auf 7,25 ab. Dies ist völlig normal. Grenzwertig sind pH-Werte zwischen 7,15 und 7,25. Eindeutige Gefährdung besteht bei einem kindlichen pH-Wert unter 7,10.

Nachgeburtsphase

Die **Nachgeburtsphase** *(Plazentaphase)* dauert 10–30 Minuten von der Abnabelung des Kindes bis zur Lösung des Mutterkuchens von der Gebärmutterinnenwand. Dabei wird die Geburt des Mutterkuchens durch leichten, kontinuierlichen Zug an der Nabelschnur unterstützt *(cord traction)*. Dass es bei der Lösung des gut durchbluteten Mutterkuchens blutet, ist normal – Blutungen von 300 ml sind kein Grund zur Sorge.

Die Geburt ist erst beendet, wenn der Mutterkuchen als **Nachgeburt** „entwickelt", das heißt vollständig aus dem Geburtskanal herausgepresst oder -gezogen wurde. Die Hebamme begutachtet genau, ob der ganze Mutterkuchen und alle Eihäute da sind, denn bereits ein mandelgroßes Rest Mutterkuchen in der Gebärmutter kann dazu führen, dass sich die Gebärmutter nach der Geburt nicht ausreichend zusammenzieht ***(Uterusatonie)***. Dadurch kann es nachfolgend – auch noch Wochen später – zu starken und lebensgefährlichen Infektionen und Blutungen kommen.

Wenn der Mutterkuchen nur unvollständig ausgestoßen wurde, muss der Frauenarzt die Reste – eventuell in Kurznarkose – manuell lösen **(Nachräumung)** und vorsichtig eine Ausschabung vornehmen.

Erstes Anlegen

Das erste Anlegen des Neugeborenen an die mütterliche Brust ist für die Mütter und Väter oft ein ganz besonderer, kostbarer Lebensmoment. Ein Moment, auf den man monatelang gewartet hat. Doch nun zu den kindlichen Vorgängen: Wenn das Kind zum ersten Mal an der Brust saugt, bewirkt dies die Ausschüttung des Hormons ***Oxytozin***, das das Zusammenziehen der Gebärmutter und damit die ***Nachwehen*** fördert. Diese Reaktion ist wichtig, denn dies reduziert den Blutverlust der Mutter in der Nachgeburtsphase und unterstützt das Ausstoßen von eventuell noch in der Gebärmutterhöhle befindlichen Resten des Mutterkuchens.

Schmerzbekämpfung während der Geburt

Schmerzen während der Geburt sind eine normale Reaktion des Körpers und gehören wohl oder übel zum Kinderkriegen. Zu wissen, dass sich dieser Schmerz notfalls bekämpfen lässt, nimmt schon vielen Frauen die Angst davor, sodass während der Geburt keine Schmerzbekämpfung mehr nötig ist.

Letztendlich gibt es aber für jede Frau einen Schmerzlevel, der als unerträglich empfunden wird – und der ist weniger vom eigenen Willen abhängig, als von der Anatomie – sprich wie groß der Kopf im Vergleich zum mütterlichen Becken ist – und davon, wie erschöpft die Gebärende ist. Aber auch die Schmerzempfindlichkeit der Beckenregion schwankt stark von Frau zu Frau. Der Geburtsschmerz besteht dabei aus drei Komponenten, dem

- Eigentlichen Wehenschmerz
- Schmerz durch die Weitung des Muttermunds
- Schmerz durch die enorme Dehnung des ganzen Beckenbodens und der Scheide.

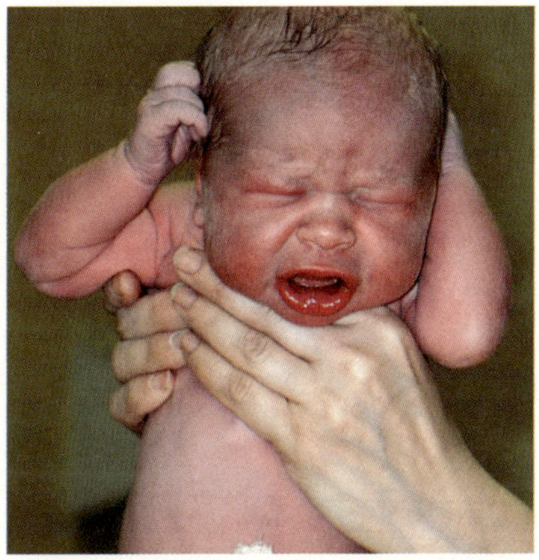

Geschafft, das Kind ist da. Und so drastisch die Schmerzen auch während der Geburt erlebt werden: Danach sieht alles meist ganz anders aus. Die nach der Geburt freigesetzten Endorphine, die körpereigenen Glückshormone, und die Freude über das Neugeborene sorgen dafür – bei den meisten Frauen jedenfalls. Einige der Frauen empfinden die Geburtsschmerzen aber auch nach Wochen noch als traumatisierend. Das sollte allerdings nicht dazu führen, eine nochmalige Schwangerschaft kategorisch abzulehnen, sondern beim nächsten Mal für eine bessere Schmerzausschaltung zu sorgen: Denn mit einer richtig sitzenden PDA (→ S. 385) gelingt eine befriedigende Schmerzminderung eigentlich immer. [SHU 1011]

Gerade Erstgebärende können deshalb kaum abschätzen, wie „schlimm" es werden wird, daher ist die beste Methode möglicherweise die, nicht mit festen Vorstellungen in den Kreißsaal zu gehen. Jede gute Hebamme wird von sich aus erklären, dass die Entscheidung für oder gegen Schmerzbekämpfung jederzeit revidiert werden kann.

Methoden der Schmerzbekämpfung

Zur Schmerzausschaltung während der Geburt eignen sich verschiedene Methoden:

Die **PDA** ***(Periduralanästhesie)*** ist heute die wichtigste Methode der Schmerzausschaltung. Sie ist sehr sicher, gravierende Nebenwirkungen gibt es praktisch nicht. Die PDA kommt zum Einsatz auf Wunsch der werdenden Mutter, besonders bei starken Schmerzen, einer notwendigen Geburtseinleitung und Risikogeburten, aber auch bei absehbarer Saugglocken- oder Zangengeburt und beim Kaiserschnitt. Dabei schiebt meist der Anästhesist über eine Hohlnadel einen dünnen Katheter in den Wirbelkanal. Nach Befestigung des Katheters mit Pflastern spritzt er ein lokales Betäubungsmittel in den Wirbelkanal, was nach einer Wartezeit von maximal 30 Minuten den Schmerz sehr wirksam ausschaltet. Auch kann das Betäubungsmittel immer wieder nachgespritzt werden. Allerdings kommt es zu einer durch die Anästhesie bedingten Schwäche der Beine, sodass ein Herumlaufen der Mutter oft nicht möglich und die freie Beweglichkeit stark eingeschränkt ist.

(!) Die Meinung, dass die PDA den Geburtsverlauf verzögert, ist weitverbreitet, aber falsch: Ab und zu hat die Gebärende zwar Schwierigkeiten, in die richtige Richtung zu pressen, weil sie im Unterleib keinen „orientierenden" Schmerz mehr spürt. Dem wirkt der Anästhesist aber entgegen, indem er die Dosis des Betäubungsmittels zur Austreibungsphase hin verringert. Gelegentlich sitzt die PDA nicht richtig, sodass die Schmerzen nur teilweise oder nur auf einer Seite betäubt werden. Das kann der Anästhesist aber meist in wenigen Minuten korrigieren.

Krampflösende Medikamente (Spasmolytika) können gegen Verspannungen helfen. Das dafür häufig angewendete Mittel Buscopan® hat zwar kaum Nebenwirkungen, ist aber auch nicht besonders wirksam. Beruhigungsmittel wie Valium® werden kaum noch eingesetzt, da sie zu lange wirken. Besser sind Opiate, zum Beispiel Pethidin (Dolantin®) oder Tramadol (Tramal®) – ihr Nachteil ist allerdings, dass sie nicht nur die Mutter beruhigen, sondern bei Mutter und Kind den Atmungsanreiz verringern. Der Fachausdruck, den Mediziner hierfür gebrauchen, heißt ***Atemdepression.*** Die Gefahr der Atemdepression ist allerdings beherrschbar, weil es ein hochwirksames Gegenmittel gibt (Naloxon → S. 1220). Opiate führen bei vielen Gebärenden zu Übelkeit.

Pudendusblock: Die Hemmung des schmerzleitenden Nervus pudendus unterdrückt den Schmerz von Damm, Scheide und Beckenboden. Dazu führt der Arzt eine betäubende Spritze über die Scheide an den Pudendusnerv. Der Wehenschmerz bleibt aber unbeeinträchtigt, der Pudendusblock wird deshalb v. a. bei Dammschnitten und bei der Naht vom Dammrissen eingesetzt.

Fehllagen des Kindes

Die häufigste und „normale" Geburtslage ist die **vordere Hinterhauptlage:** Dabei wird das Kind mit dem Hinterkopf zuerst und der Nase in Richtung Darmausgang der Mutter geboren – das Kind beugt sozusagen den Kopf nach unten. Dabei kann das Kind entweder mit dem Rücken nach links ***(erste vordere Hinterhauptlage)*** oder nach rechts ***(zweite vordere Hinterhauptlage)*** liegen. In dieser Position hat der Kopf des Kindes den kleinsten Durchmesser.

Ist der Kopf weder gebeugt noch überstreckt ***(Vorderhauptlage)***, verzögert sich wegen der größeren Durchtrittsebene der Geburtsablauf deutlich – eine natürliche Geburt ist aber trotzdem möglich, oft allerdings nur mit Unterstützung durch Zange oder Saugglocke.

Ist der Kopf hingegen überstreckt ***(Gesichts- bzw. Deflexionslage)***, d. h. die Stirn oder das Gesicht liegt nach vorne, klappt eine normale Geburt nicht, denn der Kopfumfang ist zu groß, um durch den Geburtskanal zu treten – dann muss das Kind per Kaiserschnitt (→ S. 390) geholt werden.

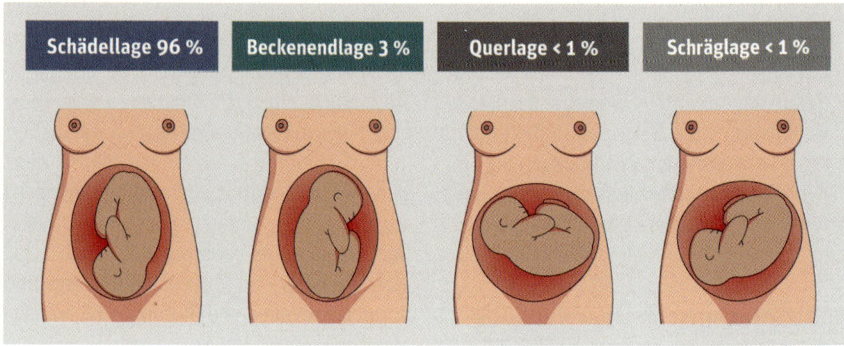

*Entscheidend für den weiteren Geburtsverlauf ist die Lage des Kindes im Uterus. Glücklicherweise treten die zwingend zum Kaiserschnitt führenden **Quer-** und **Schräglagen** recht selten auf, und auch die zwar prinzipiell geburtsfähige, aber komplikationsträchtige **Steißlage** findet sich nur in 3 % der Fälle. Die Querlage ist eine geburtsunmögliche Lage: Wenn die Fruchtblase platzt und Wehen einsetzen, schieben sich Nabelschnur oder ein Arm nach unten in den Geburtskanal (Nabelschnur- bzw. Armvorfall). Der **Armvorfall** ist eine geburtsunmögliche Position, und nicht umsonst bezeichnete man ihn früher als „Arm des Todes" – in der Regel verstarben nämlich beide, Mutter und Kind. Heute kann ein Kaiserschnitt beide retten. Gleiches gilt für die seltenere Schräglage, falls diese sich nicht doch noch zu Beginn der Geburt in eine Kopf- oder Steißlage wandelt.* [ASM 1012]

Steißlage

Häufigkeit: ■■■■□

Steißlage ***(Beckenendlage, BEL):*** Während der Schwangerschaft liegt das Kind normalerweise mit dem Kopf nach oben in der Gebärmutter. Bis zur 32. Schwangerschaftswoche haben sich schon 80 % der Kinder mit dem Kopf nach unten „eingestellt", wie die Geburtshelfer sagen, und bis zum Geburtstermin weitere 15 % – aber eben nicht alle: Etwa 4 % der Geburten erfolgen in Steißlage, d. h. das Kind kommt mit dem Kopf nach oben und dem Steiß nach unten zur Welt (Steißgeburt). Bei Frühgeburten kommt diese Lage mit 10–15 % entsprechend häufiger vor.

Die Geburt bei Steißlage ist aus mehreren Gründen risikoreicher als Geburten, bei denen der Schädel vorangeht:

- Der Steiß dichtet den Geburtskanal nach unten nicht so gut ab wie der größere Kopf, das heißt die Nabelschnur kann am Steiß vorbeirutschen und zum ***Nabelschnurvorfall*** führen (→ S. 389).
- Die Arme können sich im Geburtskanal „verhaken" und unter Umständen nur mit Zug gelöst werden – beides kann zur Schädigung der Armnerven führen.
- Der Steiß des Kindes hat einen geringeren Umfang als der Kopf und dehnt den Geburtskanal deshalb nicht genügend – die Geburt des Kopfes wird dadurch erschwert.

Das ist deshalb kritisch, weil das Kind in jedem Fall in der Austreibungsphase, wenn der Kopf austreten muss, gefährdet ist: Weil erst der Nabel und danach der Kopf geboren wird, wird die Nabelschnur zwangsläufig abgedrückt und der Säugling erhält keinen Sauerstoff. Diese Zeit ist die kritischste während einer Steißgeburt: Wird der Kopf nicht innerhalb von 3–5 Minuten geboren, erstickt das Kind oder kann eine schwere Schädigung erleiden.

Wegen dieser Risiken versucht der Geburtshelfer, entweder das Kind ab der 37. Schwangerschaftswoche vor der Geburt aus der Steißlage in eine Schädellage zu drehen ***(äußere Wendung)***. Gelingt dies nicht, empfiehlt er bei Erstgebärenden den Kaiserschnitt. Als Alternativen zur äußeren Wendung werden die Indische Brücke (Lagerungsübung), Moxibustion (Wärmebehandlung der Akupunkturpunkte), Akupunktur und die Zilgrei-Methode (Atemtechnik) angeboten. Ihre Wirksamkeit ist aber umstritten.

Zweitgebärende können eine normale Geburt bei Kindern in Steißlage anvisieren, wenn:

- Kein Missverhältnis zwischen Größe des Kopfs und Geburtskanal besteht
- Keine Fehlbildungen des Kindes oder besondere mütterliche Risiken bestehen
- Das Kind nicht mehr als 3 500 g wiegt
- Das Kind den Kopf nicht überstreckt und beide Füße nicht gerade nach unten liegen *(reine Fußlage).*

Schräg- und Querlage

Häufigkeit:

Schräg- und **Querlage:** Selten liegt das Kind nicht längs in der Gebärmutter, sondern schräg oder gar quer. Dies kann passieren, wenn das Kind zu viel oder aber zu wenig Bewegungsfreiheit in der Gebärmutter hatte.

Die Querlage kann die Durchblutung des Mutterkuchens verringern und damit die Versorgung des Kindes einschränken. Ist die Fruchtblase noch nicht gesprungen, kann – unter Bereitschaft für einen Kaiserschnitt – versucht werden, das Kind in die richtige Lage zu drehen. Ansonsten wird 2–3 Wochen vor dem errechneten Geburtstermin ein Kaiserschnitt (→ S. 390) nötig.

Erstversorgung

Die **Erstversorgung** des Neugeborenen liegt bei gesunden Neugeborenen in der Hand der Hebamme oder des Geburtshelfers, bei gefährdeten Säuglingen in der Hand des Kinderarztes.

Das Kind kommt aus der 37 °C warmen Gebärmutter in eine Umgebung, die fast 20 °C kälter ist. Um einer Auskühlung vorzubeugen, wird es deshalb abgetrocknet und in warme Tücher gehüllt. Kann die Mutter das Kind noch nicht selbst in den Arm nehmen, kommt es in die Arme des Partners oder ins Wärmebettchen.

Den Zustand des Kindes und seine Reife dokumentiert man mit dem nach der Bostoner Anästhesistin *Virginia Apgar* benannten **Apgar-Score.** Er setzt sich zusammen aus der Beurteilung von Muskelspannung, Herzschlag, Auslösbarkeit von Reflexen, Aussehen (Hautfärbung) und Atmung des Kindes, jeweils nach 1, 5 und 10 Minuten. Entspricht der Wert dem zu erwartenden Zustand (ist also etwa die Haut am ganzen Körper rosig), gibt es zwei Punkte, tut er das mit gewissen Einschränkungen (ist die Haut zwar am Körperstamm rosig, an den Extremitäten aber blau), gibt es einen Punkt, und ist er besorgniserregend (ist also das ganze Kolorit des Neugeborenen blass oder blau), gibt es keinen Punkt.

Die maximal erreichbare Punktzahl (Score) beträgt demnach bei fünf Paramtern zehn Punkte. Kinder mit einem Score über sieben bezeichnet man als *„lebensfrisch"*. Diese Kinder bedürfen in der Regel keiner besonderen Überwachung mehr und können zusammen mit der Mutter auf die Wöchnerinnenstation.

Erstuntersuchung

Die **Erstuntersuchung** *(U1)* findet in den ersten Stunden nach der Geburt statt und soll kindliche Fehlbildungen und Geburtsschäden sowie Störungen der Atmung und/oder des Kreislaufs des Neugeborenen erkennen.

Im Rahmen der Erstuntersuchung prüft der Arzt auch das Vorhandensein der **Reifezeichen.** Dazu gehören:

- Das Verschwinden der feinen Flaumbehaarung *(Lanugobehaarung)*
- Eine ausreichend dicke Haut, d.h. die Venen scheinen nicht mehr blau durch
- Eine nicht mehr völlig weiche und biegsame Ohrmuschel
- Das Vorhandensein von Brustwarze und Brustdrüse (sie wachsen durch die Schwangerschaftshormone auch bei Jungen)
- Das Vorhandensein der Kopfbehaarung
- Verschwundene Hautfurchen an den Fußsohlen (Hautfurchen sind typische Kennzeichen von Frühgeborenen)
- Hoden, die bereits im Hodensack liegen bzw. äußere Schamlippen, die die inneren überdecken.

Neugeborenen-Screening

Die Erstuntersuchung wird ergänzt durch das **Neugeborenen-Screening,** bei dem alle Säuglinge frühestens nach 36 Stunden, spätestens am 5. Tag nach der Geburt auf Stoffwechselerkrankungen untersucht werden (ehemals ***Guthrie-Test).*** Der Test ermöglicht, eine Schilddrüsenunterfunktion (→ S. 751) oder angeborene Enzymstörungen (wie z.B. die ***Phenylketonurie*** → S. 773) zu erkennen. Außerdem wird das Kind auf eine Fehlstellung des Hüftgelenks ***(Hüftdysplasie)*** untersucht. In vielen Kliniken ist zudem ein Hörtest üblich.

Im Rahmen der U1 erhält das Neugeborene auch Vitamin-K-Tropfen (Konakion®), um gefährlichen Blutungen vorzubeugen, die bei manchen Säuglingen drohen, deren Leber noch nicht ausreichend reif ist.

In den ersten Tagen nach der Geburt leiden alle Neugeborenen mehr oder weniger unter Gelbsucht (→ S. 667). Grund dafür ist, dass die kindliche Leber die Umstellung vom fetalen auf das „normale" Blut nicht so schnell verkraftet. Es kommt deshalb zu einer Ansammlung des Blutabbauprodukts Bilirubin. Zeigt sich eine sichtbare Gelbfärbung der Haut und insbesondere der Bindehäute, spricht man von **Neugeborenenikterus** ***(Neugeborenen-Gelbsucht).*** Ultraviolettes Licht beschleunigt den Abbau von Bilirubin, weshalb Säuglinge, die einen bestimmten Bilirubin-Grenzwert überschreiten, in eine Art UV-Solarium kommen. Dort werden sie – ausgestattet mit einer lichtundurchlässigen Brille – mit blau erscheinendem UV-Licht behandelt.

Beziehungsaufbau

Nach der notwendigen medizinischen Versorgung sind Mutter, Vater und Kind an der Reihe. **Bonding** (bond = binden) bezeichnet das gegenseitige Kennenlernen und Sich-aneinander-Gewöhnen von Kind und Eltern. Berühren, Riechen und Anschauen sind wichtig, weil hier die Wurzeln für die Beziehung zwischen Eltern und Kind gelegt werden.

Das Kind hat dafür ein wunderbares Verhaltensrepertoire im wahrsten Sinne des Wortes in die Wiege gelegt bekommen: Es ist in den

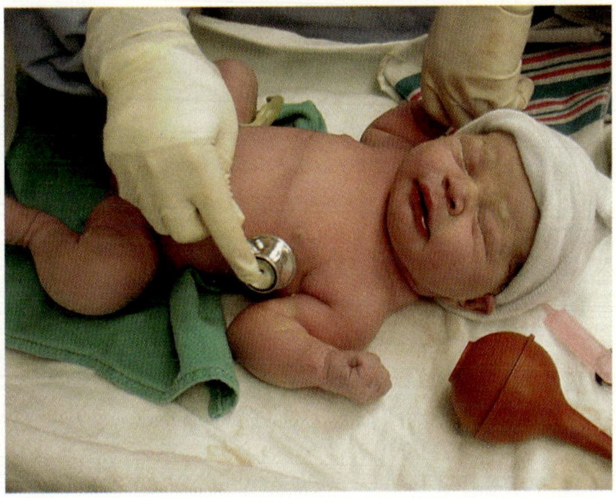

Kaum auf der Welt, muss der Säugling die Erstuntersuchung (U1) über sich ergehen lassen. Dabei wird, wie im Bild gezeigt, auch der Herzschlag kontrolliert. Bei lebensfrischen Säuglingen lässt der Frauen- oder Kinderarzt aber heute durchaus den Eltern den Vortritt und führt die U1 erst dann durch, wenn die Eltern den Kreißsaal verlassen wollen. [PCA 1013]

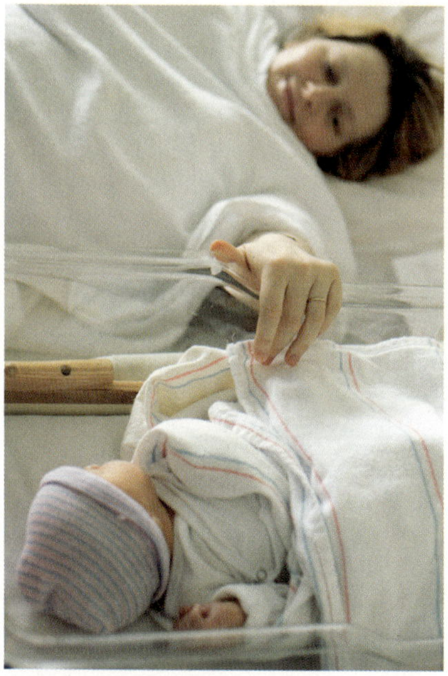

Anstatt das Kind nach der Geburt gleich wieder aus der Hand zu geben, bestehen viele Mütter darauf, es die erste Nacht bei sich zu behalten. Andere Mütter dagegen sind froh, nach oft 36 Stunden ohne Schlaf erst einmal ein paar Stunden Erholung zu haben. In einem guten Krankenhaus sollte beides möglich sein. [ISP 1014]

ersten 40–60 Minuten nach der Geburt äußerst wach und aufmerksam, sieht die Eltern direkt an, schmiegt sich an ihre Körper und sucht instinktiv nach der Brust. Auch für die Stillbeziehung hat das erste Anlegen und die Phase nach der Geburt immense Bedeutung. In dieser Zeit sollten sich Mutter und Vater Ruhe und eine angenehme Atmosphäre gönnen – wann immer möglich, respektiert eine gute Geburtsklinik diesen Wunsch. Wer Fragen oder Angst hat, „etwas falsch zu machen" (was übrigens kaum vorkommt), dem hilft die Hebamme weiter.

Die amerikanischen Kinderärzte ***Marshall Klaus*** und ***John Kenell*** veröffentlichten 1973 gemeinsam mit der Psychotherapeutin Phyllis Klaus eine damals Aufsehen erregende Studie zur frühen Mutter-Kind-Beziehung, die zeigte, dass der Kontakt zwischen Mutter und Kind in den ersten drei Tagen nach der Geburt das spätere Fürsorgeverhalten eindeutig positiv beeinflusst.

Aufgrund dieser Erkenntnisse wurde die strikte Trennung von Mutter und Kind, die damals in den Kliniken üblich war, verlassen. Die Wissenschaftler definierten Bonding als die „Gefühlsverbindung der Eltern zu ihrem Kind". Mittlerweile wird der Begriff allerdings meist für den Prozess verwendet, durch den die Eltern-Kind-Bindung zustande kommt.

- Geben Sie Ihrem Kind in den ersten 30 Minuten nach der Geburt Gelegenheit, die Brust und die Brustwarze zu berühren.
- Legen Sie das Kind an – so bekommt es die Erstmilch (Kolostrum → S. 395), die neben essenziellen Eiweißen und Fettsäuren viele Mineralstoffe enthält.
- Halten Sie Hautkontakt mit dem Kind.

Rooming-In

Wenn Sie können und wollen, ist **Rooming-In,** also das Behalten des Kindes im Zimmer der Mutter, eine gute Möglichkeit, die Beziehung zum Kind zu festigen. War die Geburt sehr anstrengend oder sind Sie einfach sehr ruhebedürftig, sollten Sie sich aber nicht scheuen, das Kind in die Obhut der Kinderschwestern zu geben – und das ohne schlechtes Gewissen.

So wichtig die ersten Stunden und Tage nach der Geburt sind – Neugeborene sind zum Glück auch flexibel: Bonding ist beim Menschen nicht an eine kurze *prägende* Lebensphase gebunden, sondern ist vor allem ein sozialer Prozess.

Dies zeigen etwa Adoptionen, bei der sehr wohl gelingende Bindungen entstehen – selbst wenn diese Bindung bei der Adoption älterer Kinder erst viele Jahre nach der Geburt zustande kommt. Kontinuität, Verlässlichkeit und Aufrichtigkeit in der Zuwendung dem Kind gegenüber sind entscheidend für eine tragfähige Beziehung.

Frühgeburt und Geburtskomplikationen

Frühgeburt

Häufigkeit: ■■■■□

Frühgeburt: Geburten, die die Schwangerschaft zwischen der 24. (dem Beginn der Lebensfähigkeit) und der vollendeten 37. Schwangerschaftswoche vorzeitig beenden (vor Erreichen der Lebensfähigkeit spricht man von Fehl- oder Totgeburt → S. 375, S. 376).

Frühgeburtlichkeit ist einer der bedeutendsten Risikofaktoren für den Tod des Kindes bei und kurz nach der Geburt, auch wenn sich die Sterberate (Mortalität) unter Frühgeborenen in den letzten 15 Jahren von 8 pro 1000 auf 5 pro 1000 gesenkt hat. Abgesehen vom Tod sind Frühgeborene auch durch Spätschäden bedroht: Diese sind aber bei korrekter medizinischer Versorgung zumindest oberhalb eines Geburtsgewichts von 1500 g eher selten.

Medizinisch gesehen ist weniger die Anzahl der Schwangerschaftswochen, sondern das Geburtsgewicht der entscheidende Risikofaktor. Hier gilt als kritische Grenze ein Geburtsgewicht von 2500 g – nach dieser Definition, die auch die Weltgesundheitsorganisation (WHO) gewählt hat, wären ein Drittel aller Geburten Frühgeburten.

Frühgeborene sind besonders durch die Unreife ihrer Lungen gefährdet. Es kann dann zu einem **Atemnotsyndrom** ***(Respiratory Distress Syndrome, RDS)*** kommen. Die kindliche Lunge ist zwar prinzipiell einsatzfähig, aber erst ab der 35. Woche sicher in der Lage, eine körpereigene Substanz (Surfactant) zu bilden, die bei der Entfaltung der Lungenbläschen hilft. Aus diesem Grund bekommen Schwangere bei sich ankündigender Frühgeburt vor der 35. Woche Kortison als Spritze oder Tabletten, die beim Kind die Lungenreifung

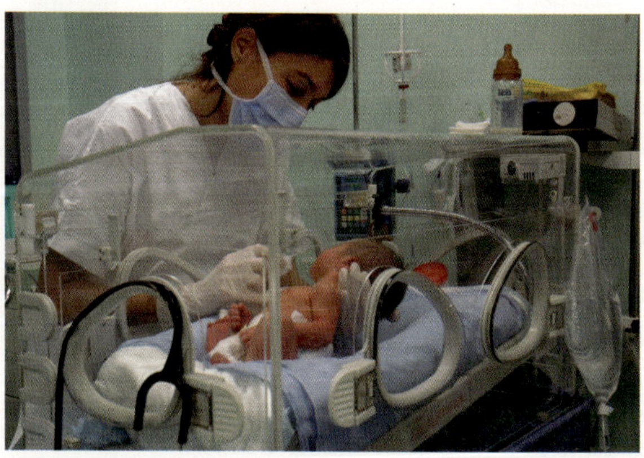

Ein 2400 g schweres, in der 34. Schwangerschaftswoche geborenes „Frühchen" mit leichtem Atemnotsyndrom wird von der Kinderkrankenschwester versorgt. Für die Frühchen sind speziell auf ihre Bedürfnisse zugeschnittene Brutkästen entwickelt worden, die neben der Wärme auch die optimale medizinische Beobachtung und Therapie ermöglichen. [SHU 1015]

beschleunigen. Ergänzend werden die eventuell bestehenden Wehen durch Wehenhemmer gestoppt, um die Geburt solange hinauszuzögern, bis die Lungenreife erreicht ist.

Ganz unterschiedliche Gründe lösen eine Frühgeburt aus, die häufigsten sind vorzeitige Wehen (→ S. 368), ein vorzeitiger Blasensprung (→ S. 389), eine Plazenta-Insuffizienz (→ S. 369) oder eine Zervix-Insuffizienz (→ S. 368).

Die Ursache dafür sind nicht selten ganz andere Faktoren, so Infektionen von Blase oder Nierenbecken, extreme psychische Belastungen der Mutter, Fehlbildungen oder Erbschäden des Kindes oder auch eine Zwillingsschwangerschaft.

i Aktuell: **www.gesundheit-heute.de/10x03**

- **www.fruehchen.de** – Elternkreis Frühgeborene und kranke Neugeborene e. V., Mannheim: Kontaktadressen und Erfahrungsberichte von Betroffenen.
- W. Garbe: **Das Frühchen-Buch.** Thieme, 2004. Verständlich geschriebener Fachratgeber.

Vorzeitiger Blasensprung

Häufigkeit: ■■■■■

Vorzeitiger Blasensprung: Reißen der Fruchtblase einige Wochen vor dem errechneten Geburtstermin. Bei etwa jeder 10. Schwangerschaft kommt es zu einem vorzeitigen Blasensprung.

Leitbeschwerden

Abgang von Fruchtwasser – schwallartig oder tröpfchenweise

Wann zum Arzt

Sofort, wenn die Beschwerden zu einem vorzeitigen Blasensprung passen könnten. Bis zum Eintreffen des Notarztes nicht mehr herumlaufen, sondern sich hinlegen.

Die Erkrankung

Der vorzeitige Blasensprung ist ein Notfall der Geburtshilfe: Zum einen kann er Wehen auslösen, zum anderen kann es zum Aufsteigen von Keimen aus der Scheide in die Gebärmutter kommen, was das Risiko für eine Früh- und Fehlgeburt erhöht. Liegt der Fötus außerdem noch nicht tief genug im Becken, kann die Nabelschnur beim Fruchtwasserabgang zwischen Kind und Gebärmutterausgang geraten. Beginnen dann die Wehen, drückt der auf den Muttermund pressende Kopf die Nabelschnur zusammen und unterbricht damit die Blut- und Sauerstoffversorgung des Kindes **(Nabelschnurvorfall).** Dies würde einen sofortigen Kaiserschnitt erfordern (→ S. 390).

Das macht der Arzt

Die einfachste, aber nicht immer sichere Methode, das (vorzeitige) Aufgehen der Fruchtblase festzustellen, ist die Messung des pH-Werts in der Scheide: Ist der pH-Wert (Erklärung → S. 1310) erhöht, spricht dies für das Abfließen basischen Fruchtwassers in die ansonsten saure Scheidenflüssigkeit. Weitere Hinweise auf die Fruchtwassermenge liefert der Ultraschall. Weil die Infektionsgefahr nach vorzeitigem Blasensprung sehr hoch ist, kontrolliert der Arzt zudem die Entzündungswerte im Blut der Mutter und einen Scheidenabstrich auf Bakterien.

Das ärztliche Vorgehen hat zum Ziel, das Ungeborene vor der 35. SSW so lange wie möglich in der Gebärmutter zu belassen. Die Maßnahmen richten sich ganz wesentlich nach dem Schwangerschaftsalter:

- Vor der 26. Schwangerschaftswoche ist die Prognose für den Fötus schlecht.
- Liegt kein Infekt vor und kommt es nicht zu vorzeitigen Wehen, wartet man ab. Mutter und Kind werden engmaschig überwacht. Wenn irgend möglich, wird die Schwangere in eine Klinik mit einer spezialisierten Abteilung für Frühgeburten verlegt.
- Zwischen der 26. und 32. Schwangerschaftswoche sind Nabelschnurvorfall und die plötzliche Geburt Hauptrisiken für das Kind. Auch hier stehen Mutter und Kind in der Klinik unter ständiger Überwachung. Es wird versucht, eine Infektion zu vermeiden. Bei vorzeitigen Wehen kann eine Behandlung mit Wehenhemmern wirken. Auch hier sollte die Behandlung in einer Klinik mit einer spezialisierten Abteilung für Frühgeburten stattfinden.
- Zwischen der 33. und 35. Schwangerschaftswoche versucht man, die Geburt solange zu verzögern, bis die Lungenreife abgeschlossen ist. Wenn nötig, werden Wehenhemmer verordnet.
- Tritt ein Blasensprung nach der 35. Schwangerschaftswoche auf, bekommt die Mutter sicherheitshalber Antibiotika. Setzen 12–24 Stunden nach dem erfolgten Blasensprung die Wehen nicht von selbst ein, leitet man die Geburt mit Prostaglandin ein (künstliche Geburtseinleitung → S. 377).

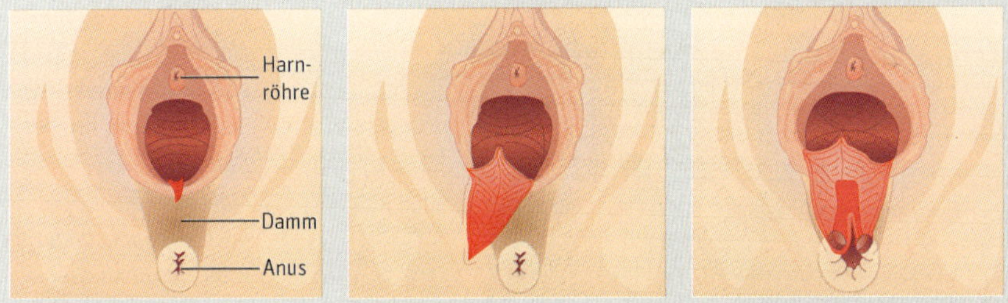

Grad I
Ungefährlich: Riss der Haut vor Scheideneingang, Scheide und Damm

Grad II
Mäßiges Risiko für Spätschäden: Zusätzliches Einreißen der Dammmuskulatur

Grad III
Hohes Risiko für Spätschäden: Zusätzliches Einreißen des Schließmuskels

***Dammriss** ist nicht gleich Dammriss: Entscheidend ist, ob tiefer liegende Muskel- und Bindegewebsschichten mit eingerissen werden. Entsprechend unterscheidet der Arzt drei verschiedene Grade des Dammrisses.* [GTV 1016]

Dammriss

Häufigkeit: ■■■■□

Dammriss *(Dammruptur, Perinealriss):* Einreißen des Damms während der Geburt. Ursache ist die Überdehnung des Damms durch den kindlichen Kopf bzw. dadurch, dass der Kopf sehr schnell nach unten gepresst wird und starken Druck auf den Damm ausübt. Der Dammriss ist die häufigste mütterliche Geburtsverletzung. Es werden drei Schweregrade unterschieden. Näheres zeigt die Abbildung oben.

Um dem Dammriss vorzubeugen, setzen die Hebamme oder der Arzt beim Durchtreten des Kopfs einen speziellen Handgriff, den **Dammschutz,** ein: Dabei umfasst die rechte Hand den mütterlichen Damm, während die linke durch leichten Druck die Geschwindigkeit des durchtretenden, hochsteigenden Kopfs des Kindes reguliert.

Reicht dies nicht, und droht trotzdem ein Dammriss, so wird ein **Dammschnitt** *(Episiotomie)* durchgeführt: Dabei wird von der Scheide aus der Damm etwas eingeschnitten und unmittelbar nach der Geburt unter örtlicher Betäubung wieder genäht. Kritiker wenden allerdings ein, dass nicht jeder gefährdete Damm tatsächlich reißt, aber jeder

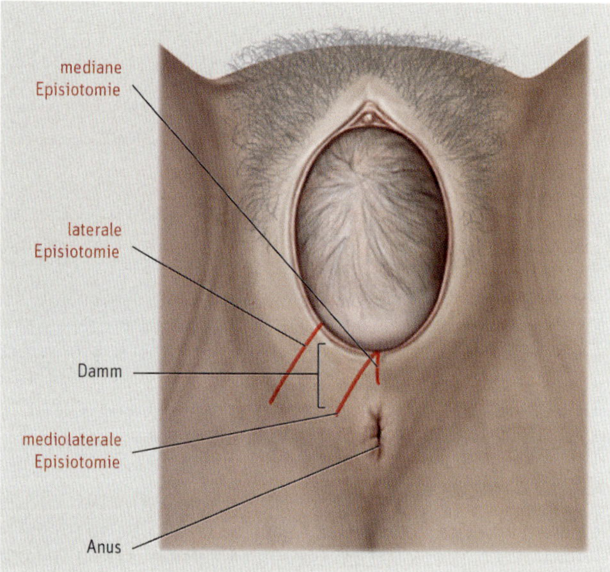

Ein Dammschnitt (Episiotomie) wird meistens vorsorglich durchgeführt, um einen unkontrollierten Dammriss zu verhindern. Manchmal ist er aber auch zwingend angezeigt, wenn das kindliche Köpfchen anders gar nicht aus dem Geburtskanal austreten kann. Der Dammschnitt darf in Deutschland nur vom Frauenarzt vorgenommen werden. Die häufigste gewählte Schnittführung ist die mediolaterale, die anderen werden seltener praktiziert. [GTV 1021]

Dammschnitt ebenfalls eine Verletzung des Beckenbodens darstellt, der heilen muss und öfter noch lange Zeit nach der Geburt Beschwerden bereitet (→ S. 393). Aufgrund dieser Kritik werden Dammschnitte deshalb inzwischen seltener durchgeführt.

Kaiserschnitt

Häufigkeit: ■■■■■

Kaiserschnitt *(Sectio caesarea, Schnittentbindung):* Operative Geburt durch die Öffnung der Gebärmutter von der Bauchdecke aus. In Deutschland kommen heute knapp über 25 % der Kinder mit Kaiserschnitt zur Welt, Tendenz steigend. Die Ursachen liegen am hohen Anteil Erstgebärender, an der Zurückhaltung in Deutschland gegenüber den in vielen Fällen möglichen Zangen- oder Saugglockengeburten und an einer steigenden Zahl von Kaiserschnitten auf Wunsch (→ Kasten).

Es gibt jedoch zwingende Gründe für einen Kaiserschnitt. Dies ist z. B. der Fall, wenn

- Der Mutterkuchen vor dem Geburtskanal liegt und den Gebärmutterhals zudeckt *(Plazenta praevia* → S. 370).
- Eine geburtsunmögliche Querlage vorliegt (→ S. 387).
- Eine Steißlage und zugleich weitere Risikofaktoren vorliegen (→ S. 386).
- Das Kind bzw. sein Kopf im Verhältnis zum Becken der Mutter zu groß ist *(relatives Missverhältnis).*
- Drillinge (oder mehr) geboren werden.
- Die Mutter eine Gebärmutteroperation hatte, die eine große Gebärmutternarbe hinterlassen hat.
- Schwere mütterliche Erkrankungen wie z. B. Präeklampsie (→ S. 371) oder HELLP-Syndrom (→ S. 371) oder Fehlbildungen des Kindes vorliegen.

Diese Gründe sind meistens vorher bekannt, weshalb der Kaiserschnitt geplant werden kann. Geplante Kaiserschnitte können zu einem Wunschtermin erfolgen, man kann aber auch abwarten, bis die Wehen einsetzen und dann den Kaiserschnitt durchführen.

(!) Ein vorhergehender Kaiserschnitt ist übrigens *kein* zwingender Grund für einen erneuten Kaiserschnitt.

Ein vorher nicht geplanter Kaiserschnitt wird nötig, wenn

- Es zum **Geburtsstillstand** gekommen ist, d. h. sich der Muttermund trotz regelmäßiger Wehen über Stunden hinweg nicht weiter öffnet, und die Mutter zu erschöpfen droht.
- Die Mutter aus anderen Gründen erschöpft ist (z. B. bei Fieber).
- Eine **Nabelschnurumschlingung** vorliegt, d. h. die Nabelschnur sich um den kindlichen Hals gewickelt hat, und die notwendige Beugung und Drehung des kindlichen Kopfs beim Eintritt in den Geburtskanal dadurch unmöglich ist.

Ein **Not-Kaiserschnitt** muss erfolgen, wenn

- Ein Nabelschnurvorfall (→ S. 389) vorliegt.
- Das Kind während der Wehen unter akutem Sauerstoffmangel leidet *(fetale Hypoxie),* was Hebamme und Arzt durch ein ungünstiges CTG vermuten und sich durch eine Fetalblutanalyse beweisen lässt.

Der geplante Kaiserschnitt findet in der Regel unter örtlicher Narkose des Rückenmarks (PDA → S. 385) statt. Der Vater kann dabei in den meisten Kliniken mit in den Operationssaal, um als Erster das Kind in Empfang zu nehmen.

Der nicht geplante Not-Kaiserschnitt geschieht meist unter Vollnarkose.

Durchführung der Operation. Meist reicht ein ***Bikinischnitt (Pfannenstiel-Querschnitt),*** der als tief gelegener Unterbauchquerschnitt nach der Heilung kosmetisch gut aussieht. Seit einigen Jahren gibt es eine schonendere Operationstechnik, die ***Misgav-Ladach-Methode:*** Dabei werden die Gewebeschichten nicht mit dem Skalpell durchtrennt, sondern nur vorsichtig eingeritzt und dann auseinander gezogen. Gefäße und Nerven, die sonst durchschnitten würden, bleiben so erhalten.

Nachdem das Neugeborene da ist, holt der Operateur alle Teile des Mutterkuchens aus der Gebärmutter und verschließt die Gebärmutterwand wieder sorgfältig mit mehreren Nähten, damit bei weiteren Schwangerschaften und Geburten keine Komplikationen auftreten. Danach wird die Bauchdecke verschlossen.

■ Nachgeburtliche Erholung

Die Tage nach dem Kaiserschnitt sind für die Mutter meist anstrengend. Die Wunde kann schmerzen und schränkt den Bewegungsradius zunächst ein. Und wie bei jeder Bauchoperation fallen das Aufstehen aus dem Bett und das Laufen erstmal schwer. Dazu kann ein weiterer Faktor kommen (muss aber nicht): Viele Mütter berichten, dass ihnen das Erlebnis des normalen Geburtsvorgangs fehlt.

Auch für das Neugeborene ist der Kaiserschnitt nicht ohne Nachteile. Bei einer vaginalen Entbindung bereiten die Stresshormone Herz und Kreislauf darauf vor, die Arbeit nach der Entbindung mit voller Leistung aufzunehmen. Außerdem wird bei der Passage durch den Geburtskanal das Fruchtwasser, mit dem das Kind vor der Geburt „Atmen geübt" hat, aus der kindlichen Lunge gepresst. Bei Kaiserschnittbabys wird das Fruchtwasser zwar abgesaugt, trotzdem kommt es bei ihnen eher zu Atemstörungen, und sie müssen deshalb häufiger vorübergehend intensiv überwacht werden. Diese Anpassungsprobleme sind normalerweise nicht lebensbedrohlich, können aber manchmal eine mehrtägige Überwachung auf der Säuglingsstation nach sich ziehen.

Too posh to push: Der Kaiserschnitt auf Wunsch

Zu vornehm zum Pressen, das ist es, was man Victoria Beckham alias Posh Spice, Claudia Schiffer und anderen vorwarf, die sich für den Kaiserschnitt auf Wunsch als Geburtsmethode entschieden. Der **Kaiserschnitt auf Wunsch** ***(Wunschsektio)*** der Mutter wird immer wieder diskutiert und auch durchgeführt, in Deutschland betrifft dies rund 3500 Geburten pro Jahr.

Hinter dem Kaiserschnitt auf Wunsch steht die Angst vor langen und schmerzhaften Geburtsverläufen, Verletzungen der Scheide und des Dammbereichs, späterer Harninkontinenz oder der gut gemeinte Wunsch, dem Kind so wenige Risiken wie möglich zuzumuten. Auch die Unversehrtheit des Beckenbodens oder das Umgehen negativer Auswirkungen auf die sexuelle Erlebnisfähigkeit werden in einer Untersuchung als Gründe genannt.

Dass sich diese Erwartungen nicht immer bewahrheiten, zeigen die Ergebnisse einer Studie der Gmünder Ersatzkasse (GEK), in der Frauen nach einer Schnittentbindung nach ihren Erfahrungen befragt wurden. Dabei zeigte sich, dass etwa 60 % meinten, eine Frau solle auf jeden Fall versuchen, ihr Kind auf natürlichem Wege zur Welt zu bringen. Gut die Hälfte kam zu dem Schluss, dass die Folgen des Kaiserschnitts häufig unterschätzt würden. Etwa zwei Drittel befürworteten aber die Freiheit, sich auch ohne medizinischen Grund für eine Kaiserschnittentbindung entscheiden zu dürfen.

Aber auch die Krankenhäuser sorgen dafür, dass immer mehr Kaiserschnitte gemacht werden, denn Kaiserschnitte bringen Auslastung und hohe Pauschalentgelte – bei optimal niedrigen Risiken für die Klinik: Kunstfehlerprozesse wegen Kaiserschnittkomplikationen sind die seltensten von allen geburtshilflichen Eingriffen. Und die Geburtshilfe ist Hochrisikomedizin mit den höchsten Prämien für die ärztliche Haftpflichtversicherung.

Schlechter Tausch für Mutter und Kind

Aus medizinischer Sicht werden durch eine Wunschsektio nur die Risiken der vaginalen Geburt mit den Risiken des Kaiserschnitts eingetauscht. Summa summarum ist dies ein schlechter Tausch:

- Fast alle Frauen, die sowohl eine vaginale Geburt als auch einen Kaiserschnitt erlebt haben, berichten über eine erheblich längere Erholungszeit, bis die Strapazen der Geburt bzw. hier der Geburtsoperation überstanden sind.
- Auch Wundinfektionen in der Bauchdecke sind nicht selten.
- Schließlich werden Frauen nach einem Wunschkaiserschnitt erst später und insgesamt seltener wieder schwanger.

Noch schlechter sieht die Bilanz auf der kindlichen Seite aus:

- Neugeborene leiden dreimal so häufig unter Atemnot in den ersten Lebensminuten und -stunden. Denn Kindern, die auf natürliche Art auf die Welt kommen, wird durch den Geburtskanal das Wasser aus der Lunge gepresst.
- Auch Allergien entwickeln Kaiserschnittkinder viel häufiger. Der Grund für diese erstaunliche Beobachtung liegt wieder im Geburtskanal: Durch ihn kommt die Mundhöhle des Kindes intensiv mit den Keimen der Scheide und damit der Außenwelt in Berührung. Und das scheint für die Reifung des kindlichen Immunsystems eine wichtige Rolle zu spielen.

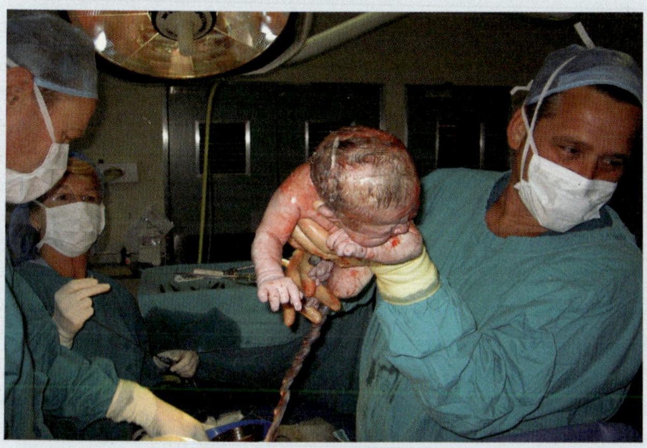

Immer mehr Kinder kommen in Deutschland per Kaiserschnitt auf die Welt. Die wenigsten Eltern wissen jedoch um die zusätzlichen Gefahren: So wächst das Risiko einer anfänglichen Lungenanpassungsstörung des Neugeborenen. [WKY 1017]

Wochenbett und Wochenbettprobleme

Das normale Wochenbett

Kind da, alles klar? Hoffentlich. Denn jetzt kommt die Phase des Sich-aneinander-Gewöhnens und der Erholung, bevor das turbulente Leben als Familie los- oder weitergeht. Dafür ist das **Wochenbett** ***(Puerperium, Kindbett)*** da – so bezeichnet man die ersten sechs Wochen nach der Geburt; die Mutter nennt man dementsprechend **Wöchnerin.**

Früher, noch Anfang des 20. Jahrhunderts, war diese Phase zumindest im Spital eine der lebensgefährlichsten für Mutter und Säugling, weshalb Krankenhausentbindungen von denen, die es sich leisten konnten, strikt vermieden wurden. Der Wochenfluss aus der Gebärmutter (→ S. 392) war im Falle von Wundheilungsstörungen hochinfektiös, Bakterien vermehrten sich darin mit höchster Geschwindigkeit und wurden durch Hebammen und Ärzte von Mutter zu Mutter getragen, die dann nicht selten an einer Blutvergiftung, dem **Kindbettfieber** ***(Wochenbettfieber, Puerperalfieber)*** verstarben. Dank heutiger Hygiene und durch die Entdeckung von Penizillin hat sich dies glücklicherweise geändert.

Das Kindbettfieber, das im 19. Jahrhundert in ganz Europa grassierte, ließ die Ärzte lange Zeit ratlos. 1847 erkannte der Assistenzarzt *Ignaz Semmelweis* in Wien, dass es sich um Blutvergiftungen handelte, die auf die nicht ausreichend gesäuberten Hände von Ärzten und Wöchnerinnen zurückzuführen waren. Durch die von Semmelweis eingeführten Chlorkalkwaschungen gelang es, die Fälle von Kindbettfieber beträchtlich zu reduzieren. Viele seiner Kollegen standen dieser neuen Methode jedoch kritisch gegenüber, Semmelweis wurde diskreditiert, erhielt Vortragsverbot und musste 1849 die Klinik für Geburtshilfe verlassen. Heute ist Semmelweis, u. a. durch Film und Literatur, auch als „Retter der Mütter" bekannt.

Unterstützung durch die Hebamme

Zehn Tage lang steht der Mutter im Wochenbett eine Hebamme zur Verfügung, die nach der Betreuung in der Klinik teilweise sogar nach Hause kommt. Die Hebamme überprüft, ob sich die Gebärmutter zurückbildet und die Brüste nicht entzündet aussehen, und begutachtet bei jedem Besuch das Kind. Darüber hinaus steht sie als persönliche Ratgeberin zur Seite, so bei Fragen

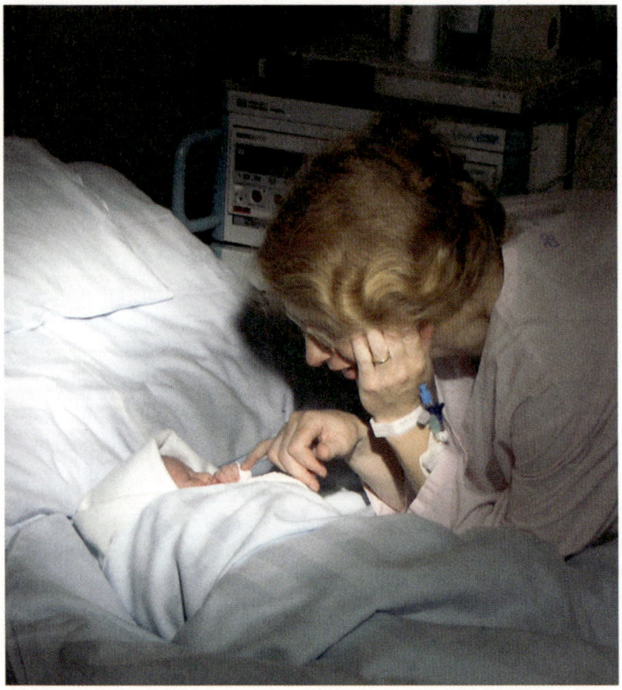

Ist die Aufregung der Geburt überstanden, ist Zeit durchzuatmen und das neue Lebewesen ausgiebig zu bewundern. [ASL 1018]

- Zum Stillen (→ S. 394)
- Zur Pflege des Neugeborenen (→ S. 406)
- Zur Heilung von Dammschnitt- oder Kaiserschnittnarben (→ S. 389, S. 390)
- Zu psychischen Problemen nach der Geburt (Baby-Blues oder Anzeichen einer Wochenbettdepression → S. 398, S. 399)
- Zur **Rückbildungsgymnastik:** Dadurch wird die durch die Schwangerschaft und Geburt entstandene Überdehnung der Bauch- und Beckenbodenmuskeln wieder rückgängig gemacht. Sie wirkt zum einen auf den Beckenboden – mit diesen Übungen kann man gleich nach der Geburt wieder beginnen. Sie dient aber außerdem dazu, die geraden Bauchmuskeln, die bei etwa einem Drittel der Schwangeren durch das wachsende Kind auseinander gedrängt worden sind ***(Rektusdiastase),*** wieder zusammenzuführen – damit sollte man erst 4–6 Wochen nach der Geburt anfangen.

i Aktuell: www.gesundheit-heute.de/10x04

- V. J. Bloemeke: **Alles rund ums Wochenbett.** Die ersten Monate der jungen Familie. Kösel, 1999. Tipps und Erläuterungen von einer erfahrenen Hebamme.
- B. Cantieni: **Rückbildungsgymnastik.** Südwest-Verlag, 2006. Verständlich erklärte Übungsprogramme mit nachvollziehbaren Gründen und Erfahrungsberichten der Autorin, warum es sich lohnt, mit der Rückbildungsgymnastik sofort anzufangen.

Wochenfluss

Wochenfluss ***(Lochien):*** Ausfluss in den ersten Wochen nach der Geburt.

Nach Ablösung des Mutterkuchens besteht in der Gebärmutterhöhle eine handballgroße Wunde, die unter der Einwanderung von weißen Blutkörperchen innerhalb von 6 Wochen abheilt: Zellreste, Wundsekrete, Bakterien und Blutgerinnsel werden mit dem Wochenfluss nach außen transportiert. Der Wochenfluss verändert sich im Lauf des Wochenbetts von blutig (1.–5. Tag) über schmutzig-gelblich (ab 7. Tag) und bräunlich-durchsichtig (ab 14. Tag) bis hin zu einer grauweißen Farbe mit schleimähnlicher Konsistenz (ab 21. Tag). Auch die Menge nimmt ständig ab. Die Gebärmutter schrumpft dabei von ihrer maximalen Größe von rund 1000 g zum Geburtstermin wieder auf die vorgeburtlichen ~ 80 g. Dies lässt sich auch von außen ertasten: Gleich nach der Geburt befindet sie sich noch in Nabelhöhe, nach zehn Tagen wieder knapp oberhalb des Schamhaardreiecks. Nach 4–6 Wochen sollte der Wochenfluss ganz versiegt sein. Gleichzeitig haben dann die Eierstöcke mit der Östrogenproduktion begonnen, sodass sich die Gebärmutterschleimhaut wieder aufbaut und spätestens nach dem Abstillen der Monatszyklus wieder einsetzt.

(!) Der Wochenfluss enthält verschiedene Bakterien und darf keinesfalls mit den hochempfindlichen Brustdrüsen in Berührung kommen (z. B. durch Badewasser), da dadurch eine Brustentzündung entstehen kann (→ S. 397).

Wochenflussstau

Häufigkeit: ■■■□□

Wochenflussstau ***(Lochialstau, Lochiometra):*** Rückstau des Wochenflusses mit nachfolgender Entzündung.

Leitbeschwerden

- Fehlender Wochenfluss
- Weiche, druckschmerzhafte Gebärmutter
- Vergrößerte Gebärmutter
- Bauchschmerzen
- Kopfschmerzen, typischerweise ziehend bis stechend an beiden Schläfen (Stirnkopfschmerzen)
- Hohes Fieber.

Wann zum Frauenarzt

Am nächsten Tag, wenn

- In den ersten Tagen nach der Geburt sehr wenig oder kein Wochenfluss (mehr) kommt
- Sich die Gebärmutter nicht zurückbildet (nach Harnblasenentleerung tasten)

Sofort, wenn

- Fieber auftritt
- Starke Bauchschmerzen auftreten.

Die Erkrankung

Ein Wochenflussstau ist häufig die Folge eines unzureichend geöffneten Muttermunds, z. B. nach einem Kaiserschnitt oder wenn der Muttermund durch Reste der Eihaut oder geronnenes Blut verstopft ist. Entweder bemerkt die Mutter selbst, dass der Wochenfluss aufhört, oder der fehlende Wochenfluss fällt bei der gynäkologischen Kontrolluntersuchung auf. Typischerweise bekommt die Frau hohes Fieber oder Stirnkopfschmerzen am 3.–7. Tag nach der Geburt.

Wenn der Stau nicht rechtzeitig erkannt und behandelt wird, kann er zur Entzündung der Gebärmutterschleimhaut ***(Endometritis puerperalis*** → S. 393) und in seltenen Fällen zum ***Kindbettfieber*** (→ S. 391) führen.

Das macht der Frauenarzt

Der Wochenflussstau lässt sich anhand der Symptome erkennen. Im Ultraschall vom Bauch erkennt der Arzt, dass die Gebärmutterhöhle mit Flüssigkeit gefüllt ist, und kann so die Diagnose sichern.

Um die Gebärmutter zum Zusammenziehen zu bewegen und so den Wochenfluss wieder in Gang zu bringen, wird zunächst das Wehenmittel Oxytocin® gespritzt oder Methylergometrin (z. B. Methergin®) als Dragee oder

Tropfen eingenommen. Dazu kommen krampflösende Medikamente, die den Muttermund entspannen (z. B. Buscopan®). Gegebenenfalls kann der Arzt den Muttermund auch während der gynäkologischen Untersuchung leicht aufdehnen.

Selbsthilfe und Komplementärmedizin

Selbstbehandlung allein kann das Problem nicht lösen, aber die Mutter kann durch eigenes Handeln zur schnellen Besserung beitragen: Sie sollte schon bald nach der Geburt oft aufstehen, die Rückbildungsgymnastik konsequent durchhalten und das Kind häufig an die Brust anlegen – dies fördert die körpereigene Ausschüttung von Oxytozin. Das Zusammenziehen der Gebärmutter wird außerdem durch eine „Bauchmassage" in Gebärmutterhöhe angeregt.

Wärme verstärkt den Wochenfluss – daher helfen bei Wochenflussstau heiße Sitzbäder z. B. mit Eichenrindenextrakt (z. B. TannolactT®) oder Kamillenextrakt (z. B. Kamillosan®) sowie Wärmepackungen.

Pflanzenheilkunde (→ S. 1247). Hirtentäschel- und Frauenmanteltee gelten als bewährte Hausmittel gegen Rückbildungsstörungen.

Probleme mit der Dammnaht

Häufigkeit: ■■■□□

Dammnaht *(Episiotomienaht):* Naht zur Versorgung des Dammschnitts (→ S. 389) oder Dammrisses (→ S. 389). Folgeprobleme sind häufig und betreffen vor allem Wulstbildung und Schmerzen. Gelegentlich ist eine kleine Korrekturoperation erforderlich.

Leitbeschwerden

- Wulstige, dicke Narbe im Scheidenbereich
- Schmerzen beim Sitzen oder Gehen
- Schmerzen beim Geschlechtsverkehr
- Gefühl, die Scheide sei zu eng
- Entzündlich gerötete, eventuell nässende und schmerzende Narbe.

Wann zum Frauenarzt

In den nächsten Tagen, wenn

- Die Narbe auch nach mehreren Wochen noch dick und wulstig ist
- Beschwerden beim Sitzen oder während des Geschlechtsverkehrs auftreten

Am nächsten Tag, wenn

- Die Dammnaht nässt
- Die Haut um die Naht herum gerötet ist und schmerzt
- Sich durch die Scheide Stuhlgang entleert.

Die Erkrankung

Nach einem Dammschnitt oder einem Dammriss kann sich – wie bei jeder Narbe – die Haut an den Wundrändern verdicken und verhärten. Und manche Frauen neigen zur Bildung von überschüssigem Gewebe bei Narben ***(Keloidbildung*** → S. 893). Je nachdem, wie stark die Narbenreaktion ist, bereitet die Dammnaht Beschwerden. Zudem können Keime aus dem Wochenfluss oder aus dem Analbereich die Dammnaht infizieren und die Wundheilung verschlechtern.

Die Heilung der Naht hängt von deren Größe und Tiefe ab. Bei kleinen Dammrissnähten ist Sitzen schon nach einer Woche wieder möglich, sind Damm und Scheide dagegen bis zum Muttermund gerissen, dauert die Heilung wesentlich länger – was logisch ist, weil man es mit einer großen Wundfläche zu tun hat: In solchen Fällen kann es bis zu drei Monaten dauern, bis das Sitzen wieder schmerzlos funktioniert.

In seltenen Fällen, gerade bei starken Rissen in die Scheide hinein und damit verbundenen tiefen Nähten, kann es dazu kommen, dass die Wunde nicht richtig heilt und ein kleiner Durchgang zwischen der Scheide und dem direkt dahinter liegenden Darm entsteht. In diesem Fall hilft alles nichts – die Scheide muss in einer Korrekturoperation erneut genäht werden. Nicht selten verändert sich auch die anatomische Form des Scheideneingangs durch die Naht bzw. die nachfolgende Wundheilung. Dies verursacht Schmerzen beim Geschlechtsverkehr, die sich allerdings mit der Zeit erheblich bessern können, da die Scheide sehr elastisch ist. Tritt keine Besserung ein, ist auch hier eine Korrekturoperation zu erwägen.

Das macht der Frauenarzt

Bei nässender oder eitriger Naht entnimmt der Arzt zur Identifizierung der Keime mit dem Wattetupfer einen Abstrich. Mit einer Tastuntersuchung der Scheide und des Enddarms stellt er Ausmaß und Lokalisation der verdickten Bereiche fest.

Infektionen werden mit antiseptischen Salben oder Cremes behandelt. Bei verdickten und verhärteten Narbenbereichen empfiehlt der Arzt zur Dammmassage ein Öl (z. B. Weizenkeimöl), das die Haut um die Narbe herum weicher und elastischer werden lässt. In ausgeprägten Fällen kann es notwendig sein, die überschüssigen Hautwülste in örtlicher Betäubung operativ zu entfernen und ein zweites Mal zu nähen.

Selbsthilfe

- Massieren Sie regelmäßig zweimal täglich die Dammnaht mit Weizenkeimöl.
- Bei Schmerzen wenden Sie kühlende Auflagen mit Eis oder Quark an. Schützen Sie die Wunde mit einer Kompresse, auf deren wundferne Seite Sie den Eisbeutel legen bzw. den Quark aufstreichen. Gegebenenfalls tauchen Sie einen Tampon in Wasser, bis er sich vollgesogen hat und legen ihn in einem Kondom ins Gefrierfach, anschließend lassen sich damit kurze Anwendungen in der Scheide machen.
- Wenn Sie unter Schmerzen beim Sitzen leiden, kann ein aufblasbarer Gummiring (kleiner Schwimmring oder Hämorrhoidenkissen) als Unterlage hilfreich sein, um den Bereich der Dammnaht zu entlasten.
- Machen Sie ein- oder zweimal täglich ein Sitzbad mit Eichenrindenextrakt (z. B. TannolactT®) oder Kamillenextrakt (z. B. Kamillosan®). Die Extrakte wirken Entzündungen entgegen.

Oberstes Gebot bei all diesen Selbsthilfemaßnahmen ist: Jede Therapie nur so lange bzw. so oft anwenden, wie sie angenehm ist und Ihnen guttut.

Vorsorge

- Massieren Sie bereits ab der 34. Schwangerschaftswoche den Damm täglich mit Öl (z. B. Weizenkeimöl), um ihn elastisch zu halten.
- Verzichten Sie während des Wochenflusses auf das Baden, duschen Sie besser.
- Brausen Sie den Dammbereich mehrmals täglich mit klarem Wasser ab und verwenden Sie dabei keine Seife.
- Lassen Sie den Damm nach dem Waschen möglichst an der Luft trocknen.
- Wechseln Sie Vorlagen möglichst oft und verwenden Sie keine Vorlagen mit extradickem Vliesanteil, die Entzündungserregern einen idealen Nährboden bieten, wenn sie nicht oft genug gewechselt werden.

Endometritis puerperalis

Häufigkeit: ■□□□□

Endometritis puerperalis *(Gebärmutterschleimhautentzündung im Wochenbett):* Bakterielle Entzündung der Gebärmutterschleimhaut (Endometrium) nach der Geburt, unbehandelt in kurzer Zeit auf die gesamte

Gebärmutter und Bauchhöhle übergreifend. Unbehandelt droht eine lebensbedrohliche Blutvergiftung.

Leitbeschwerden

- Druckempfindliche und zu große Gebärmutter
- Vermehrter, übel riechender Wochenfluss
- Allgemeines Krankheitsgefühl mit Übelkeit, Mattigkeit und Gliederschmerzen
- Schmerzen im Unterleib, später im gesamten Bauchraum
- Hohes Fieber, oft über 40 °C.

Wann zum Frauenarzt oder die Hebamme rufen

Am nächsten Tag, wenn

- Der Wochenfluss stärker als sonst riecht
- Sich die Gebärmutter nicht zurückbildet (nach Harnblasenentleerung tasten)

Sofort in die Frauenklinik, wenn

- Hohes Fieber, Schüttelfrost und starkes Krankheitsgefühl auftreten
- Starke Bauchschmerzen auftreten.

Die Erkrankung

Wochenfluss und Blut bieten in der Gebärmutter einen idealen Nährboden für Bakterien, die sich in der normalerweise keimfreien Gebärmutter explosionsartig ausbreiten. Wenn die Gebärmutter diesen Nährboden nicht durch ihr Zusammenziehen „auspresst", kommt es zu einer Entzündung der Gebärmutterschleimhaut *(Endometritis)*. Sie kann auf den Gebärmuttermuskel übergreifen *(Myometritis)* und schließlich zu einer Entzündung des ganzen Bauchraums *(Pelveoperitonitis)* und Blutvergiftung im Wochenbett *(Puerperalsepsis)* führen.

Das macht der Frauenarzt

Der Arzt führt eine gynäkologische Untersuchung durch und tastet den Bauch ab. Außerdem wird Blut abgenommen und auf erhöhte weiße Blutkörperchen (Leukozytose) und den Entzündungswert C-reaktives Protein (CRP) getestet. Der Arzt entnimmt einen Abstrich aus der Scheide, der auf Keime überprüft wird, und anhand dessen ein eventuelles Nichtansprechen auf Medikamente (Antibiotikaresistenz) kontrolliert wird.

Tritt Fieber nach dem 2. Tag nach der Geburt auf, gibt der Arzt sofort Mittel zur Gebärmutterzusammenziehung (Kontraktionsmittel), meist Oxytocin® in Kombination mit Methylergometrin.

Bei einer leichten Entzündung kommen als Antibiotika Penizilline und Metronidazol zum Einsatz. Wenn diese nicht wirken, gibt der Arzt eine Kombinationstherapie aus weiteren Antibiotika, meist beides als Infusion.

Hat sich die Entzündung bereits ausgebreitet, so muss die Mutter sofort ins Krankenhaus und gegebenenfalls auf der Intensivstation überwacht werden. Werden die Symptome nicht nach sechs Stunden besser, wird der Arzt überlegen, als letztes Mittel die Gebärmutter zu entfernen, um nicht das Leben der Mutter aufs Spiel zu setzen.

Weitere Probleme nach der Entbindung

Vermehrte Wasserausscheidung. Weil die Östrogenproduktion des Mutterkuchens nach der Geburt wegfällt und damit die Menge dieses Wasser einlagernden Hormons im Blut der Mutter sinkt, scheidet der Körper in den Tagen nach der Geburt sehr viel Flüssigkeit aus. Dadurch nimmt nach der Geburt der Harnfluss zu und das Gewicht ab. Das ist normal und spielt sich innerhalb weniger Tage wieder ein.

Verstopfung. Durch das Schrumpfen der Gebärmutter nach der Geburt verändert sich auch die Lage des Darms. Durch die vermehrte Wasserausscheidung und dadurch, dass die Mutter kurz nach der Geburt meist weniger isst, ist die Darmfunktion zusätzlich beeinträchtigt. Die Folge: In den ersten Tagen der Geburt klagen viele Mütter über Verstopfung (am häufigsten die nach Kaiserschnitt) – die sich normalerweise spätestens nach dem dritten Tag wieder gibt. Wenn nicht, so muss manchmal durch Abführmittel oder einen Einlauf nachgeholfen werden.

Harnverhalt. Schwellungen und auch Folgen von Dammschnitten oder -rissen erschweren in den ersten Tagen nach der Geburt das Wasserlassen. Problematisch wird dies dann, wenn die Blase nicht mehr den gesamten Urin ausscheiden kann und so genannter Restharn übrig bleibt. Dann besteht die Gefahr einer Blasenentzündung (→ S. 792).

Dicke Beine und Thrombosen. Weil in den ersten Wochen nach der Geburt vermehrt Wasser ausgeschieden wird und sich die Hormone umstellen, dickt das Blut ein. Dies erhöht das Risiko für Thrombosen (→ S. 736) in den Bein- und Beckenvenen in dieser Zeit stark. Zur Verhütung empfehlen Ärzte und Hebammen, dass sich die Mütter bereits wenige Stunden nach der Entbindung wieder normal bewegen und herumlaufen sollten. Ist Bettruhe angeordnet, muss eine medikamentöse Thromboseprophylaxe erfolgen (→ S. 740). Als Vorzeichen der Thromboseneigung bemerken viele Frauen, dass sich ihre Beine dick und schwer anfühlen – hier helfen das Vermeiden von längerem Stehen und Sitzen sowie konsequente Bewegung. Brennen die Beine, bringen kalte Fuß- und Bein(wechsel)duschen sofortige Erleichterung.

Veränderte Lebenssituation. Jede Frau wird zumindest die erste Geburt als einschneidend erleben. Das Leben ändert sich komplett, was vielen Müttern zunächst einmal dunkle Augenringe beschert: Denn das Versorgen des Kindes ist ein 24-Stunden-Job, der nachts genauso stattfinden muss wie tagsüber.

Auch die Verunsicherung will ausgehalten werden durch die schwer einschätzbaren Unpässlichkeiten des Kindes, das schreit, obwohl es gestillt, gewickelt und herumgetragen wird. Und dann nützt noch nicht mal der gute alte Fencheltee, von dem man von erfahrenen Müttern gesagt bekam, er würde gegen Blähungen helfen. Nicht zu vergessen die gut gemeinten Tipps von übereifrigen Nachbarinnen, Tanten, Schwiegermüttern und Müttern, die sich möglicherweise auch nicht immer in die momentane Befindlichkeit der jungen Mutter einfühlen können, und so mehr zur Verkrampfung beitragen als sie beabsichtigen. Auch die Paarbeziehung wird hinsichtlich der Zeit, die man als Liebespaar verbringt, Einschränkungen erleben.

Mütter und Väter fallen nicht vom Himmel, sondern lernen und wachsen an ihren Herausforderungen. Ein Tipp: Sprechen Sie miteinander über Ihre Schwierigkeiten und versuchen Sie, das Ganze immer wieder mit einem Schuss Humor zu nehmen.

Stillen

Die erste Milchmahlzeit

Durch den „Stress" der Geburt (zumindest der Vaginalgeburt) sind Neugeborene in der ersten Stunde nach der Geburt zunächst erst einmal meist wach und aufmerksam. Die meisten Neugeborenen, die in dieser Zeit auf den Bauch der Mutter gelegt werden, finden von selbst die Brustwarze und beginnen zu trinken. Babys sollten deshalb, wenn möglich in den ersten 30 Minuten nach der Geburt zum ersten Mal angelegt werden. Dies fördert nachweislich den Stillerfolg.

Milcheinschuss

Der echte **Milcheinschuss** kommt – erst! – am 3. oder 4. Tag nach der Geburt. Das entspricht auch der kindlichen Nachfrage, denn in den

48 Stunden nach überstandener Geburt trinken die meisten Säuglinge nur wenig. Typischerweise am 3. Tag wird das Kind aber kräftig zu saugen beginnen, und durch das Saugen wird das Hormon ***Oxytozin*** ausgeschüttet. Das Hormon führt zur Entleerung der Milchbläschen in der Brust.

Die **Milchbildung** folgt während der ganzen Stillzeit dem Grundsatz von „Angebot und Nachfrage". Die Milchmenge passt sich innerhalb von zwei Tagen dem Bedarf des Kindes an.

Kommt zuwenig Milch, können Oxytozin-Nasenspray vor dem Stillen oder homöopathische Globuli den Milchfluss unterstützen – vor allem das Oxytozin-Nasenspray ist sehr effektiv. Das Kind bekommt so in kürzerer Zeit genug Milch und schont die meist empfindlichen Brustwarzen.

Vormilch, Übergangsmilch und reife Milch

Die Zusammensetzung der **Muttermilch** ändert sich deutlich im Verlauf der Stillzeit: Die gelblich-klare ***Vormilch (Kolostrum, Kolostralmilch, Erstmilch)*** der ersten Tage enthält viel Eiweiß und Mineralstoffe, dafür wenig Fett. Danach nimmt in der bläulich-weißen ***Übergangsmilch*** der Fettgehalt zu bis zur weißen und cremigen ***reifen Milch,*** die ab dem 14. Tag alle notwendigen Kalorien für das Kind bereitstellt.

Stillberatung

Die meisten Probleme gibt es gleich zu Beginn, sie lassen sich in der Regel jedoch durch fachgerechte Anleitung vermeiden oder lösen. Neben erfahrenen Hebammen und Pflegepersonal gibt es seit einigen Jahren auch **Laktationsberaterinnen,** die speziell für die Anleitung zum Stillen und die Behebung von Stillproblemen ausgebildet sind. 25 von 900 Geburtskliniken in Deutschland haben mittlerweile auch die zertifizierte Bezeichnung der WHO/UNICEF-Initiative „Babyfreundliches Krankenhaus", die für besonders gute Stillberatung vergeben wird.

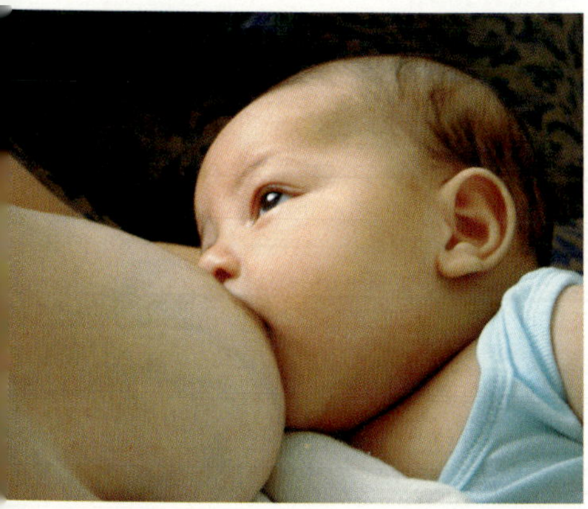

Anstatt sich nach vorgegebenen Zeiten zu richten, sollten Mutter und Kind ihren eigenen Stillrhythmus finden. [WKY 1019]

Wie oft soll das Kind angelegt werden?

Es hat sich gezeigt, dass Stillen nach Bedarf für das Gedeihen des Kindes besser ist als das früher bevorzugte Stillen nach der Uhr. Bei den meisten Babys hat sich mit etwa einem Monat ein einigermaßen regelmäßiger Stillrhythmus eingependelt. Der Abstand zwischen den einzelnen Stillmahlzeiten liegt je nach klimatischen Bedingungen und Tageszeit zwischen 1 und 6 Stunden. Die kinderärztlichen Fachgesellschaften empfehlen einen Stillabstand von 2–3 Stunden – das Baby soll erst dann angelegt werden, wenn es sich mit Hungersignalen meldet.

Häufige Stillprobleme

Es gibt wenig Frauen, die nicht stillen können: Nur bei 2–3 % klappt das Stillen überhaupt nicht. Mit Stillproblemen hingegen haben viele Frauen und deren Kinder zu kämpfen.

Milchmangel

Von den Frauen, die vor dem 4. Monat das Stillen aufgeben, gibt die Mehrheit an, sie hätten „zu wenig Milch". Auch wenn ein solcher **Milchmangel** tatsächlich vorkommen kann (wenn die Brustdrüse unterentwickelt ist, was aber sehr selten ist), steht hinter einem befürchteten Milchmangel oft etwas anderes:

- Manche Frauen sind darüber besorgt, dass ihre Brüste jetzt nicht mehr so voll sind. Das ist normal – Angebot und Nachfrage haben sich jetzt lediglich besser eingependelt, sodass die Brust weniger übervolle Drüsenbläschen hat als in den ersten Wochen.
- Auch dass Stillkinder im Vergleich zu Flaschenkindern häufiger trinken, lässt Mütter vermuten, ihre Milch reiche nicht aus. Allerdings gehört die häufigere Nahrungsaufnahme zum Kleingedruckten des Stillens. Das Stillen verlangt dem Kind eine größere Anstrengung ab, sodass es sich eher auf halber Strecke schon mal zufrieden gibt. Dies ist alles normal – solange das Kind gedeiht, liegt kein Milchmangel vor.
- Nicht selten interpretieren Frauen das Schreien des Kindes (z. B. aufgrund der Dreimonatskoliken → S. 402) als Hungergeschrei. Das ist verständlich – denn bei Krämpfen schreien die Kinder nun einmal vorzugsweise und suchen dann gern Trost an der Brust. Ob die Brust dafür der rechte Ort ist, muss jede Frau selbst entscheiden. Zumindest wenn die Warzen zum Wundsein neigen, spricht nichts dagegen, die mütterliche Nähe auch auf anderem Weg mitzuteilen.

Nur wenn das Kind auch bei ansonsten normaler Gesundheit nicht zunimmt oder sogar an Gewicht verliert, liegt wahrscheinlich ein Milchmangel vor. Lassen Sie sich von Kinderarzt oder Hebamme beraten, was Sie tun können. Eventuell hat das Kind auch eine Erkrankung. In jedem Fall können Sie aber die Milchbildung mit den folgenden Maßnahmen unterstützen:

- Ein zu enger BH kann die Milchbildung drosseln. Unter Umständen hilft es, für eine Weile oder zumindest nachts keinen Still-BH zu tragen.
- Legen Sie vor dem Stillen einen feuchten warmen Waschlappen auf die Brust, um den Milchfluss anzuregen. Alternativ können Sie auch eine Viertelstunde vorher warm duschen.
- Legen Sie Ihr Baby an beiden Brüsten an. Auch wenn Sie es häufiger anlegen, wird mehr Milch produziert.
- Achten Sie auf eine bequeme Körperhaltung beim Stillen. Gerade bei Schmerzen besteht die Möglichkeit, dass Sie sich trotz ausreichender Milch in Wahrheit „nur" verkrampfen. Wenn Sie das Gefühl haben,

Stillen und Verhütung

Stillen führt in 98 % der Fälle dazu, dass die Menstruation auch nach der Geburt weiter ausbleibt ***(Stillamenorrhoe).*** Trotzdem bietet Stillen nur dann eine nahezu verlässliche Empfängnisverhütung, wenn das Kind konsequent mindestens alle vier Stunden angelegt wird. Das ist aber in der Praxis kaum erwünscht, denn alle Mütter (und ihre Männer genauso) sind für eine gelegentlich längere Nachtruhe extrem dankbar. Eine sichere Verhütung ist also in der Praxis ein Muss, zudem sich der erste Eisprung *nicht* erkennen lässt. Zur ***Verhütung*** kommen natürliche Methoden sowie die normale Pille nicht in Frage, möglich sind aber Barrieremethoden (→ S. 320) wie Kondom oder Diaphragma, die Minipille (→ S. 324) sowie die Spirale (→ S. 322, auch die Hormonspirale → S. 326).

dass einige Bezirke der Brust nicht richtig entleert werden, wechseln Sie solange die Stillposition, bis das Kind mit seinem Saugreflex auch die „entlegenen" Brustbezirke erreicht. Auch eine Stützung der Brust mit einer Hand beim Stillen kann dies bewirken.

- Ein Oxytozin-Nasenspray kurbelt die Milchausschüttung an.

Komplementärmedizin

Eine milchbildende Wirkung wird Anis, Basilikum, Bockshornklee, Brennnessel, Dill, Eisenkraut, Fenchel, Gartenraute, Kümmel, Majoran und Zitronenverbenenblättern nachgesagt. Auch Gerste und Hafer sowie Malz scheinen die Milchbildung zu fördern (z. B. in Caro-Kaffee oder Malzbier). Geeignete Mischungen finden sich in **Stilltees** ***(Milchbildungstees),*** die es in allen Drogerien und Apotheken gibt. Leider lässt die Wirkung mit der Zeit oft nach. Entsprechend soll man sie also nicht ständig trinken, sondern nur, wenn man die Milchmenge wirklich steigern möchte. Die Homöopathie empfiehlt Agnus castus D6 Globuli (3 x täglich 5 Globuli).

(!) Häufig wurde und wird behauptet, dass sich die Milchmenge der Frau auch durch vermehrtes Trinken beeinflussen lässt. Dies stimmt aber nach neueren Untersuchungen nicht: Die Milchmenge lässt sich allein durch häufiges und langes Stillen steigern.

Schlafmangel

Schlafmangel ist eigentlich kein Stillproblem – betrifft aber trotzdem viele stillende Mütter. Viele Mütter nehmen das Stillen ernst und legen ihr Kind acht- oder zwölfmal pro Tag an. Dies bedeutet während der Nacht drei- oder sogar viermaliges Aufstehen, und führt irgendwann zur Erschöpfung.

Die folgenden Schritte helfen, zumindest zu Beginn der Nacht eine drei- oder vierstündige Ruhephase zu bekommen:

- Machen Sie Ihr Kind am Abend so richtig müde und versuchen Sie, es bis zur Spätmahlzeit wach zu halten. Ein Trick ist z. B., es relativ spät zu baden (20 oder 21 Uhr).
- Diese letzte Tagesmahlzeit sollte das Kind maximal sättigen. Wenn Sie zuviel Milch haben, können Sie die überschüssige Milch in einem Fläschchen sammeln und dem Kind nach einer Pause als „Nachschlag" zu trinken geben, nachdem die Brüste schon leer getrunken worden sind. Eine andere Methode ist, das Fläschchen Ihrem Partner für die Nachtmahlzeit des Kindes zu überlassen. Zumindest jede zweite Nacht wäre dies ein der Mutter (und Partnerschaft) gut tuender Kompromiss, sofern das Kind diese Flaschenfütterung annimmt.
- Wenn Sie das Kind im Kinderzimmer schlafen lassen, stellen Sie das Babyfon® so ein, dass es nur anspringt, wenn das Kind sich *deutlich* bemerkbar macht.
- Gewöhnen Sie Ihr Kind *mit Liebe* an längere Stillabstände: Das geht, indem Sie das Kind nicht sofort anlegen, wenn es sich meldet, sondern zunächst beschäftigen oder mit dem Schnuller spielen lassen, bevor Sie es – eine halbe oder ganze Stunde später – stillen. Der Nebeneffekt dieser Maßnahme ist auch, dass das Kind nach dieser Warmlaufphase dann besser und zügiger trinkt und sich so auch wunde Brustwarzen erholen.

Milchüberschuss

Nicht wenige Frauen leiden unter dem Gegenteil – nämlich unter einem Überangebot an Milch. Relativ normal ist dies in den Tagen des Milcheinschusses, während sich mütterliches Angebot und kindliche Nachfrage erst einpendeln müssen. Besteht Milchüberschuss auch noch nach der 2. oder 3. Lebenswoche des Säuglings, sind folgende Maßnahmen empfehlenswert:

- Die Stillzeiten reduzieren. Das heißt vor allem, das Nuckeln an der Brust abzustellen – denn auch so wird Oxytozin ausgeschüttet, was die Milchbildung ankurbelt.
- Nur eine Brustseite pro Mahlzeit anlegen
- Auf keinen Fall Milch zusätzlich abpumpen. Milchpumpen sind ein starker Reiz für die Milchbildung. Läuft die Milch außerhalb des Stillens aus, sind ***Milchauffangschalen*** die Alternative. So kann man verhindern, dass die Kleidung durchnässt.
- Nach dem Stillen die Brust kühlen, z. B. mit Quarkwickeln (→ S. 397)
- Die Brust straff im BH hochbinden.

Schmerzen beim Stillen

Viele Frauen haben heftige Schmerzen an den Brustwarzen beim Anlegen des Kindes. Auch wenn die Schmerzen „zum Heulen" stark sein können, verschwinden sie normalerweise irgendwann wieder – allerdings kann dies mehrere Wochen dauern.

Ein Grund für Schmerzen sind wunde Brustwarzen – sie sind dann meist stark gerötet und haben Risse oder Schrunden. Häufig entstehen sie durch eine ungünstige Stillhaltung der Mutter und falsche Stillposition des Kindes, das dann nicht richtig ansaugen kann. Weitere Ursachen sind falsches Abnehmen von der Brust, schlechtes Erfassen der Brustwarze bei Flach- oder Hohlwarzen, mangelhafte Belüftung der Brustwarzen durch feuchte Stilleinlagen, falsches Abpumpen, Pilzinfektionen und in seltenen Fällen ein zu kurzes Zungenbändchen des Kindes oder Allergien der Mutter.

Richtiges Anlegen ist die wichtigste und erste Maßnahme bei Schmerzen der Brustwarzen. Oft sind nur kleine Änderungen der Stillposition nötig, die das Stillen erleichtern und die Schmerzen mindern:

- Grundsätzlich sollte das Kind beim Stillen so liegen oder gehalten werden, dass sein ganzer Körper dem Körper der Mutter zugewandt ist und der Mund direkt die Brustwarze erreicht, ohne dass das Kind dabei seinen Kopf drehen muss.
- Beim Anlegen sollte das Kind immer zur Brust geführt werden und nicht umgekehrt.
- Wenn Sie Ihr Kind von der Brust nehmen, schieben Sie Ihren kleinen Finger in seinen Mundwinkel, um das vom Kind erzeugte Vakuum zu lösen.
- Lassen Sie Milch- und Speichelreste nach dem Stillen auf der Brustwarze antrocknen. Es hat sich gezeigt, dass wunde Brustwarzen so schneller heilen und weniger zu Schorfbildung neigen.

Komplementärmedizin

Bei wunden Brustwarzen helfen Salbeitinktur oder Johanniskrautöl, die nach dem Stillen aufgetragen werden. Sie lindern die Beschwerden und fördern den Heilungsprozess. Zudem sind sie für das Kind unschädlich.

Milchstau

Häufigkeit:

Milchstau: Zückgebliebene, gestaute Milchreste in den Milchgängen der Brust. Ein Milchstau entsteht, wenn eine Brust beim Stillen nicht vollständig geleert wird. Die Brüste werden hart und schmerzen und es bilden sich kleine, tastbare Knötchen. Ein Milchstau ist häufig die Vorstufe einer Brustentzündung im Wochenbett (→ S. 397).

Leitbeschwerden

- Pralle tastbare Brust
- Fühlbare Knötchen
- Starke Schmerzen

- Gespannte, äußerst berührungsempfindliche Brustwarze
- Leichtes Fieber.

Wann die Hebamme rufen

Sofort, wenn sich der Milchstau durch die Selbstbehandlung nicht von selbst auflöst.

Selbsthilfe

- Sorgen Sie für Ruhe beim Stillen. Dies kommt nicht nur der Mutter-Kind-Beziehung zugute, sondern Stress führt auch dazu, dass die Muskulatur um die Milchgänge die Milch nicht genügend nach außen befördert. Viele Frauen, die durch ältere Kinder nicht gestört werden wollen, ziehen sich ins Schlafzimmer zurück.
- Erfolgreiches Stillen bedeutet, Angebot und Nachfrage in Einklang zu bringen. Viele Frauen haben zwischen dem 4. und 8. Tag, also unmittelbar nach dem Milcheinschuss, zunächst ein Überangebot an Milch. Legen Sie vor allem in den ersten Tagen den Säugling häufig an, damit die Brüste möglichst zügig entleert werden. Fangen Sie immer mit der Brust an, die beim letzten Stillen eventuell nicht vollständig entleert wurde. Je regelmäßiger Sie Ihr Kind anlegen, desto schneller hat sich Ihr Körper auf die Bedürfnisse Ihres Kindes eingespielt, und die Brust produziert die notwendige, vom Kind abgetrunkene Menge.
- Haben sich infolge eines Milchüberschusses Knoten in der Brust entwickelt, legen Sie kühlende Umschläge auf die Brüste. Auch **Quarkwickel** wirken oft Wunder. Quark wirkt abschwellend, entzündungshemmend, schmerzlindernd und kühlend. Für den Wickel bestreicht man ein sauberes dünnes Baumwolltuch oder eine Kompresse etwa 0,5 cm dick mit Quark (z. B. Magerquark, der nicht so leicht fließt wie Quark höherer Fettstufen). Der Quark sollte kühl sein, aber nicht eiskalt. Danach schlägt man das Tuch von den Seiten her ein. Dadurch entsteht eine Art Päckchen. Dann wird der Wickel mit der nicht eingeschlagenen Seite nach unten auf die knotigen Bereiche gelegt. Bei akuten Entzündungen sollte der Wickel ungefähr 15 Minuten aufliegen. Ansonsten kann der Wickel auf der Haut bleiben, bis er trocken geworden ist. Wichtig ist, dass die Feuchtigkeit verdunsten kann – sie sorgt für die heilende Wirkung.
- Tragen Sie einen möglichst straffen BH, auch im Bett, denn das reduziert die Milchmenge.
- Sind nach dem Stillen noch Knoten tastbar, streichen Sie die Brust in Richtung Brustwarze aus, um die Milchdrüsen vollständig zu entleeren.

Komplementärmedizin

Pfefferminz-, Hibiskus- oder Salbeitee vermindern die Milchproduktion etwas und tragen so zur Entlastung der Brüste bei.

Brustentzündung

Häufigkeit:

Brustentzündung im Wochenbett *(Mastitis puerperalis):* Akute, meist einseitige Entzündung der Brustdrüse im Wochenbett als Folge eines nicht (erfolgreich) behandelten Milchstaus (→ S. 396). Die Brustentzündung ist insbesondere bei Erstgebärenden eine der häufigsten Komplikationen im Wochenbett und tritt typischerweise eine Woche nach der Geburt auf.

Milchstau und Brustentzündung sind die Hauptgründe für vorzeitiges Abstillen. Beide kommen durch eine mangelnde Brustentleerung zustande. Die fehlende Brustentleerung betrifft dabei nie die ganze Brust, sondern nur einige Drüsenbezirke, die vom kindlichen Saugen nicht erreicht werden. Die Beschwerden sind die gleichen, wenn auch in unterschiedlicher Stärke.

Leitbeschwerden

- Schmerzhaft gerötete und überwärmte Brust
- Schwellung der betroffenen Region
- Fieber
- Ausgeprägtes Krankheitsgefühl mit Kopf- und Gliederschmerzen
- Vergrößerte Lymphknoten in der Achselhöhle
- Probleme beim Stillen durch Schmerzen in der Brust.

Wann zum Frauenarzt oder zur Hebamme

Am selben oder nächsten Tag, wenn

- Sich an der Brust eine beginnende Rötung und Überwärmung zeigt
- Kühlende Umschläge keine Besserung bringen
- Hohes Fieber und Schüttelfrost auftreten.

Die Erkrankung

Der Brustentzündung im Wochenbett geht meist ein Milchstau (→ S. 396) voraus. Beide sind also unterschiedliche Stufen eines gestörten Milchabflusses. Wenn Milchgänge nicht ganz entleert werden, platzen sie unter dem hohen Druck, der sich aufbaut. Es kommt zum Einsickern der Milch in das Bindegewebe, wo sie wie ein Fremdkörper wirkt und eine Entzündung mit Rötung, Schmerz und weiterer Schwellung auslöst.

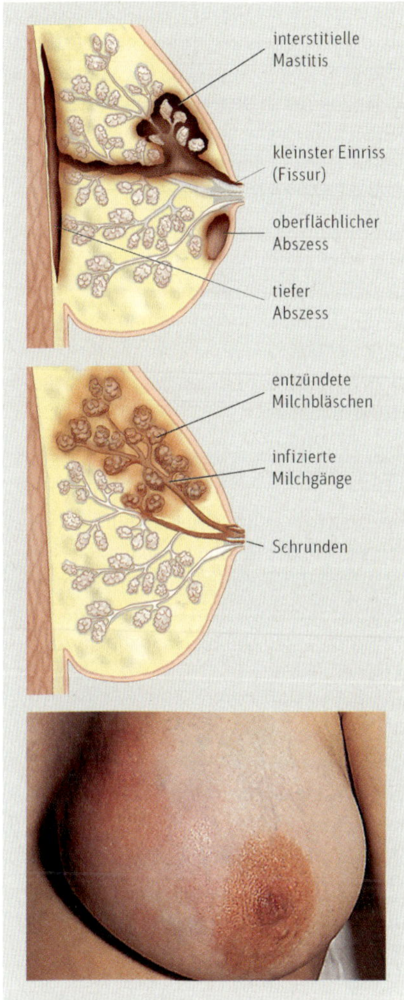

*Die **Brustentzündung im Wochenbett** erfasst ganze Bereiche der Brust. Gelingt es nicht, die gestauten Areale zur Entleerung zu bringen, bildet sich rasch ein **Abszess** (obere Abbildung). Alternativ entzünden sich große Areale der Brust (untere Abbildung und Foto). Die Brust ist dann extrem schmerzhaft. Ziel aller Interventionen ist, dass es nicht so weit kommt und die Gabe von Antibiotika oder eine operative Eröffnung des Abszesses vermieden werden können.* [GTV 1020]

Erst später kommen Bakterien hinzu, die durch kleinste offene Stellen (Rhagaden) in der Brustwarze und im Warzenhof den Weg in die Brustdrüse finden. Meist sind es ***Staphylokokken***, die aus dem Mund- und Rachenraum des Säuglings heraus reichlich Kontakt mit der Brustwarze haben. Selten ist eine Brustentzündung Folge mangelnder Hygiene, wenn

z. B. über die Hände der Wöchnerin Keime aus dem Wochenfluss (→ S. 392) zur Brust gelangen. Begünstigt wird die Vermehrung der Keime durch den Milchstau in der Brust, der entsteht, wenn sich die Menge der produzierten Milch in den ersten Tagen noch nicht an den Bedarf des Säuglings angepasst hat.

Wird die Brustentzündung frühzeitig behandelt, heilt sie in der Regel rasch aus, ohne dass ein Abstillen erforderlich wird. Besteht die Entzündung jedoch unbehandelt über mehrere Tage, kann sie sich abkapseln und zu einem Abszess führen, der operativ geöffnet werden muss.

Das macht der Frauenarzt

Die Diagnose einer Brustentzündung lässt sich anhand der Beschwerden und des Untersuchungsbefunds stellen, eine Abszessbildung weist der Arzt mit einem Ultraschall nach. Im Frühstadium reichen oft Maßnahmen zur besseren Entleerung der Brust (→ Selbsthilfe) aus. Bei hohem Fieber werden Antibiotika und fiebersenkende Mittel verordnet, Bettruhe ist ebenfalls erforderlich. Im fortgeschrittenen Stadium muss die Milchproduktion durch Medikamente (Prolaktinhemmer, z. B. Bromocriptin®) vermindert werden, eventuell muss die Patientin abstillen.

Selbsthilfe

Eine Brustentzündung kann auch dadurch begünstigt werden, dass das Kind nicht die richtige Trink- bzw. Saugposition findet; d. h. die Trinktechnik des Kindes ist nicht effektiv und es bleibt zuviel Milch in der Brust. Deswegen sollten Sie sich schon beim ersten Anzeichen eines Milchstaus von Ihrer Hebamme oder Stillberaterin beraten lassen, um die für das Kind besten Saugpositionen zu finden.

- Häufige Brustentleerung alle 2–3 Stunden, auch nachts – am besten durch das Kind. Wenn das „genug" hat, den Rest der Milch ausstreichen oder ausdrücken. Das Abpumpen mit einer ***Milchpumpe*** ist eine veraltete Methode, weil sie starke Saugreize auf die Brust ausübt, was die Milchproduktion steigert. Das Ausstreichen der Brust ist deshalb besser – auch wenn es mehr Geduld erfordert.
- Kühlung der Brüste z. B. durch Quarkwickel (→ S. 397) oder Eisbeutel. Aber Vorsicht! Wird zu stark gekühlt, etwa mit Eis, führt dies zu einem Anstieg der Durchblutung an der geeisten Stelle und zu einem ungewollten Effekt: In das schon „überfüllte" Gebiet fließt noch mehr Blut.
- Hochbinden der Brüste mit einem festen BH über 24 Stunden täglich
- Pfefferminz-, Hibiskus- oder Salbeitee trinken (mind. 2 Tassen pro Tag), um die Milchproduktion zu reduzieren
- Eine sorgfältige Hygiene beim Stillen ist ebenfalls wichtig. Achten Sie vor allem darauf, dass es zu keinem Kontakt zwischen Brust und Wochenfluss (→ S. 392) kommt.
- Wischen Sie Milchreste auf der Brustwarze nach dem Stillen nicht ab, sondern lassen Sie sie antrocknen.

(!) Wichtigste Vorbeugemaßnahme ist, nach jedem Stillen nach „Knoten" in der Brust zu tasten, wo sich noch Milch befindet, und diese durch Ausstreichen (unter der Dusche oder über dem Waschbecken) zu entleeren.

Komplementärmedizin

Pflanzenheilkunde (→ S. 1247). Bei rissigen, rauen Brustwarzen helfen pflegende Einreibungen mit Johanniskrautöl und Salben mit Ringelblumen- oder Eichenrindenextrakt. Da Johanniskrautöl die Lichtempfindlichkeit steigert, sollten Sie die behandelte Haut nicht der Sonne aussetzen. Bei bekannter Korbblütlerallergie dürfen ringelblumenhaltige Arzneien nicht angewendet werden.

Homöopathie (→ S. 1251). Neben individuell abgestimmten Akutmitteln empfiehlt die Homöopathie Arnika sowie Komplexmittel (z. B. Naranotox® plus), die eine entzündungshemmende Wirkung haben sollen.

i Aktuell: www.gesundheit-heute.de/10x05

- **www.bfr.bund.de** –Bundesinstitut für Risikobewertung, Berlin: Für den Suchbegriff Nationale Stillkommission gibt es zahlreiche Broschüren mit Stillempfehlungen kostenlos zum Runterladen. Zudem hilfreiche weiterführenden Links.
- **www.stillen-info.de** – Deutsche Liga für das Kind in Familie und Gesellschaft e. V., Berlin: Weniger Praxistipps, dafür aber zahlreiche Kontaktadressen auf einen Blick.
- **www.bdl-stillen.de** – Berufsverband Deutscher Laktationsberaterinnen e. V., Laatzen: Bundesweite Kontaktliste der Beraterinnen, aktuelle Informationen zum Stillen sowie die Widerlegung mancher Stillmythen.
- BZgA (Hrsg.): **Stillen und Muttermilchernährung**. Grundlagen, Erfahrungen und Empfehlungen (2001). Unter **www.bzga.de** kostenlose, sehr ausführliche Broschüre zum Runterladen und Bestellen.
- H. Lothrop: **Das Stillbuch.** Kösel, 2002. In Deutschland 1980 erstmals erschienener und inzwischen zigfach überarbeiteter Klassiker mit vielen praktischen Hilfestellungen.

Psychische Störungen nach der Geburt

Baby-Blues

Häufigkeit: ■■■■■

Baby-Blues ***(Heultage, Postpartum-Blues, Maternity-Blues):*** (Leicht) depressive Verstimmung nach der Geburt, von der mehr als jede zweite Frau betroffen ist, Erstgebärende häufiger als Zweit- oder Drittgebärende. Fast schon typisch ist der so genannte Heultag, ein ausgesprochenes Stimmungstief etwa am 3. Tag nach der Entbindung.

Leitbeschwerden

Wie bei der Wochenbettdepression, aber innerhalb von Tagen abklingend

Die Erkrankung

Den Auslöser für den Baby-Blues sieht man im drastischen hormonellen Entzug nach einer Geburt durch das Wegbleiben der Schwangerschaftshormone. Das anfängliche Glücks- und Hochgefühl weicht ambivalenten Gefühlen, innerer Unruhe oder unkonkreter Traurigkeit. Vor allem bei Erstgebärenden kann die völlig veränderte Situation, in der sich die Frauen nach der Geburt befinden, Ängste und Gefühle der Überforderung auslösen: Sie finden in ihren Armen ein von ihnen völlig abhängiges Wesen wieder, für das sie nun zuständig sind. Sie haben Angst, alles falsch zu machen oder den (eigenen) Erwartungen einer perfekten Mutter nicht zu entsprechen. Auch fehlt ihnen oft Schlaf, weil der Säugling alle zwei oder drei Stunden gestillt werden will.

Da im Prinzip die meisten Frauen davon betroffen sind, kann man sagen, dass ein solcher Zustand nach der Geburt wohl einfach dazugehört. Aber er vergeht in der Regel nach einigen Tagen wieder, wenn das Umfeld richtig reagiert: Gefragt sind keine Medikamente, sondern Verständnis, Unterstützung, Rücksichtnahme und Zuwendung ohne Zeitdruck. Frauen mit Baby-Blues sollten ihre Ängste und Gefühle nicht verdrängen, sondern offen an- und aussprechen: Jede Hebamme wird diese Gefühle von anderen Frauen kennen, sie beruhigen und Tipps weitergeben. Auch Frauen aus Familien- und Freundeskreis, die selbst schon Kinder haben, sind gute Ansprechpartner. Es tut mitunter einfach gut, sich bestätigen zu lassen, dass man sich bald an die veränderte Lebenssituation gewöhnt haben wird.

Die beste Prophylaxe für den Baby-Blues ist eine gute Planung für die Zeit nach der Geburt. Dazu gehört, dass sich das Umfeld ausreichend Zeit zur Unterstützung der Mutter freihält. Insbesondere die Väter tun gut daran, ein Urlaubskontingent für die Wochen nach der Geburt einzuplanen, um flexibel Entlastung und Unterstützung bieten zu können. Manchmal wirkt eine mütterliche Auszeit von sechs oder acht Stunden schon Wunder; ins Kino zu gehen ist möglicherweise wirksamer als der nächste Arztbesuch.

Wochenbettdepression

Häufigkeit: ■■□□□

Wochenbettdepression *(postpartale Depression):* Schwere und anhaltende Form der Depression nach der Geburt, insbesondere bei jungen Erstgebärenden vorkommend. Kann kurz nach der Geburt, aber auch noch bis zwölf Monate danach einsetzen.

Außer bei bereits bestehenden psychiatrischen Vorerkrankungen ist die Prognose der Wochenbettdepression gut. Nach einer Therapie ist bei einem zweiten Kind die Wahrscheinlichkeit eines Rückfalls gering.

Leitbeschwerden

- Häufiges Weinen (scheinbar ohne Grund)
- Niedergeschlagenheit und Hoffnungslosigkeit, Antriebsschwäche
- Reizbarkeit und Konzentrationsschwäche
- Dauermüdigkeit bei zugleich bestehender Schlaflosigkeit
- (Sexuelle) Lustlosigkeit auch Monate nach der Entbindung
- Starke Ängste bis hin zu Panikattacken (→ S. 1197)
- Minderwertigkeits- und Schuldgefühle
- (Uneingestandene) Abwehrhaltung gegenüber dem Kind, oft kaschiert durch Perfektionsdrang
- Selbstmordgedanken (→ S. 1191).

Die Erkrankung

Die Wochenbettdepression beginnt nicht selten wie ein Baby-Blues, ist aber eine ungleich schwerere Erkrankung. Sie baut sich über Wochen und Monate langsam auf und hält länger an. Das macht das Erkennen einer Wochenbettdepression häufig schwierig, da es dauert, bis eindeutige Symptome greifbar sind, die von üblichen Stimmungsschwankungen klar unterschieden werden können.

Als Risikofaktoren gelten die Persönlichkeit der Mutter, die soziale Situation oder seelische (Vor-)Belastungen. Häufig erkranken Frauen, die (zu) große Erwartungen an sich selbst haben und ihre Rollen als Mutter, Partnerin, Hausfrau oder Berufstätige perfekt erfüllen wollen. Vielen fällt es daher schwer sich einzugestehen, dass sie Hilfe brauchen. Aber auch fehlende Zeit, sich auf das neue Leben einzustellen und das Gefühl, mit der Situation alleine gelassen zu werden, können eine Wochenbettdepression begünstigen. Gerade nach Umzügen, wie sie bei Nachwuchs oft anstehen, werden die jungen Mütter aus ihrem sozialen Netz gerissen.

Aber auch das Baby kann die Wochenbettdepression indirekt verstärken, indem es z. B. häufig erkrankt oder schreit und die Mutter sich fühlt, als könne sie ihr Kind nicht ausreichend gut versorgen. Besonders Frühgeborene stellen die Mütter vor solche Probleme und Konflikte.

Viele Frauen reagieren mit einer Abwehrhaltung dem Kind gegenüber, die sie aber nicht zugeben möchten. Das ist falsch: Ambivalenz – also z. B. der Wunsch, das Kind am liebsten mal abzugeben – ist ganz normal in solchen Tagen der Überforderung. Und man sollte zumindest mit dem Partner darüber reden.

Das macht der Arzt

Weisen die Symptome auf eine Wochenbettdepression hin, ist professionelle Betreuung unerlässlich. Die Wahl der Therapie richtet sich nach den Beschwerden; häufig wird eine Kombination aus Psychotherapie (→ S. 1172) bzw. Gesprächstherapie (→ S. 1174) und der zeitweiligen Einnahme von Antidepressiva empfohlen.

In manchen Fällen wird der Arzt Mutter und Kind in eine psychiatrische Klinik einweisen, z. B. dann, wenn die Mutter an starken Selbstmordgedanken leidet oder den Alltag, und hier insbesondere die Versorgung des Kindes, nicht mehr bewältigen kann.

In den angelsächsischen Ländern gibt es bereits viele psychiatrische Spezialstationen, wo Mutter und Kind zusammen wohnen (können) und wo Frauen mit einer Wochenbettdepression zusammen mit ihrem Kleinkind betreut werden. In Deutschland ist man dabei, diese Entwicklung aufzunehmen.

Früher war es üblich, depressive Mütter zum Abstillen zu bewegen. Eine unkritische Empfehlung zum Abstillen, z. B. weil Antidepressiva eingenommen werden, ist jedoch heute nicht mehr erforderlich, da genügend Antidepressiva verfügbar sind, die mit dem Stillen vereinbar sind.

Wochenbettpsychose

Häufigkeit: ■□□□□

Wochenbettpsychose *(postpartale Psychose):* Zustand schwerer Depression mit allen Merkmalen einer Psychose (→ S. 1167), die innerhalb der ersten sechs Wochen nach der Geburt beginnt. Häufig sind die Betroffenen mit psychiatrischen Erkrankungen vorbelastet, insbesondere einer manisch-depressiven Störung (→ S. 1185). Oft bestand auch vor der Geburt schon eine Depression. Das Selbstmordrisiko und das Schädigungsrisiko für das Kind sind hoch.

Leitbeschwerden

Wie bei der Wochenbettdepression (→ S. 399), hinzu kommen:

- Massive Verwirrtheit mit Realitätsverlust und Halluzinationen
- Selbstmordgedanken
- Wahnvorstellungen
- Wahn der Mutter, dem Kind etwas antun zu müssen
- Die Mutter ist rationalen Argumenten nur noch teilweise zugänglich.

Das macht der Arzt

Zur Behandlung ist meist ein stationärer Aufenthalt in einer psychiatrischen Klinik notwendig, wobei versucht wird, Mutter und Kind während der Therapie nicht zu trennen. Grund dafür ist, dass eine gestörte Beziehung zwischen Mutter und Kind oft Ursache oder zumindest Teil der Erkrankung ist und verarbeitet werden muss. Im Einzelfall ist eine Trennung unvermeidlich, um Gefahren für Kind und Mutter abzuwenden.

Die allgemeine Therapie entspricht der einer schweren Depression (→ S. 1181) mit den beiden Säulen Antidepressiva und Psychotherapie. Bei konsequenter Behandlung ist die Prognose beim erstmaligen Auftreten relativ günstig, die Rückfallgefahr bei einer weiteren Geburt jedoch sehr hoch. Vor weiteren Schwangerschaften wird deshalb dringend abgeraten.

i **Aktuell: www.gesundheit-heute.de/10x06**

- A. Rohde: **Rund um die Geburt eines Kindes: Depressionen, Ängste und andere psychische Probleme.** Ein Ratgeber für Betroffene, Angehörige und ihr soziales Umfeld. Kohlhammer, 2004. Ratgeber mit vielen Fallbeispielen aus der Praxis und möglichen Hilfestellungen.
- K. Dalton et al.: **Wochenbettdepression.** Erkennen – Behandeln – Vorbeugen. Hans Huber, 2003. Ein Buch, das professionelle Hilfe bietet und die Wochenbettdepression auf ein hormonelles Ungleichgewicht zurückführt.

Buchteil III – Kreislauf des Lebens

11

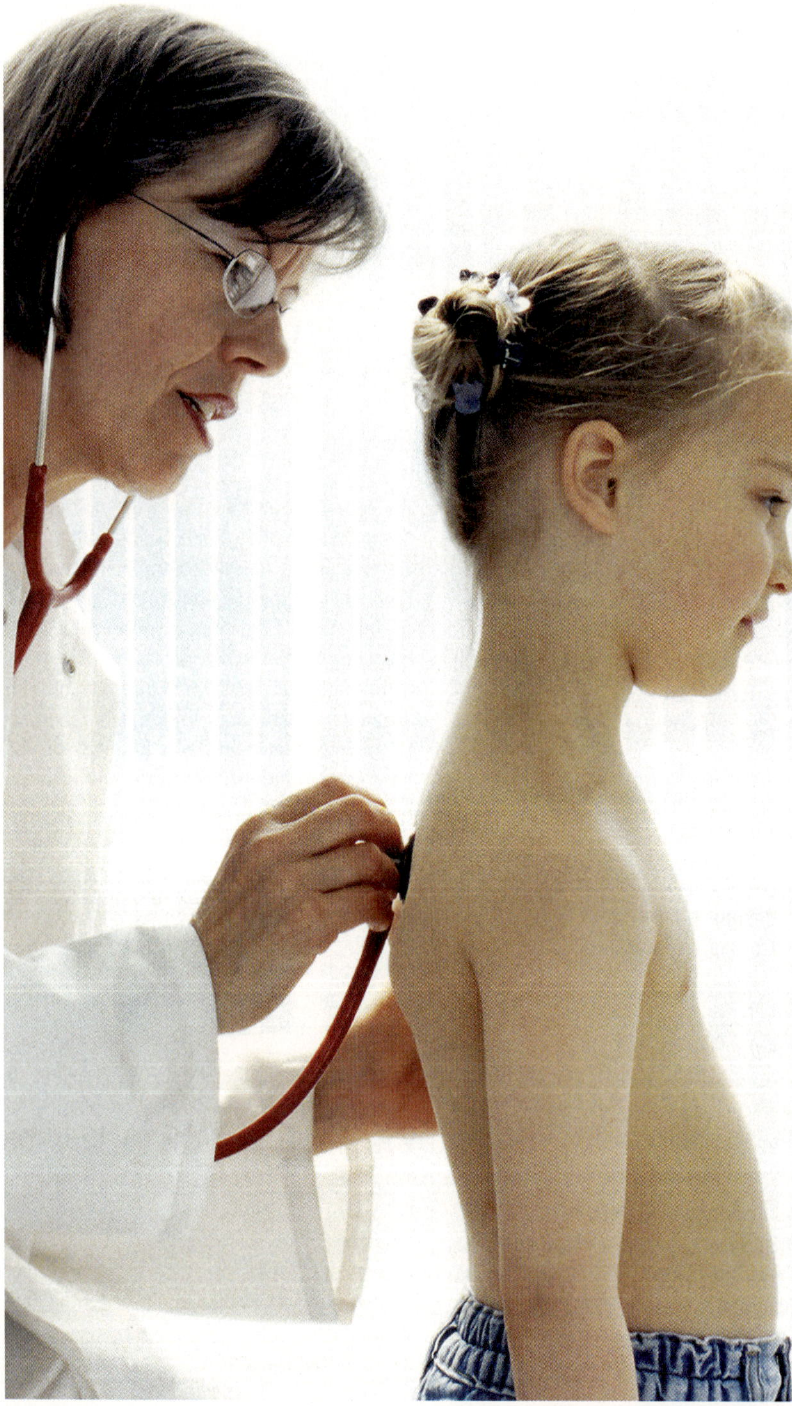

Hat mein Kind etwas Ernstes? Oder doch nur eine harmlose Erkältung? In diesem Kapitel erfahren Sie das Wichtigste zu den häufigsten Erkrankungen von Kindern und Jugendlichen. Selbst wenn hier das Grundwissen über Kinderkrankheiten abgedeckt wird – das Kapitel kann ein Buch zum Thema Kindergesundheit nicht ersetzen: Wenn Kinder erkranken, geht es oft ums „Kleingedruckte". Schließlich können viele Kinder noch nicht in Worten äußern, was ihnen fehlt. Gleichzeitig zeigen sich gerade bei den kleineren Kindern Krankheiten in nicht immer eindeutiger Weise. [IMS 1101]

Krankheiten von Kindern und Jugendlichen

In diesem Kapitel finden Sie

Probleme mit Säuglingen **401**
Ist mein Säugling krank? 401
Warum schreien Babys? 402
Spucken und was dahinter stecken kann 404
Refluxkrankheit 404
Magenpförtnerenge 405
Windelausschlag 405
Hautausschläge und Hautpflege 406

Kinderkrankheiten **407**
Keuchhusten 407
Masern, Mumps und Röteln 408
Pseudokrupp 409
Ringelröteln 410
Scharlach 411
Windpocken 411
Dreitagefieber 412
Impetigo 412
Kopfläuse 413

Andere Erkrankungen im Kindesalter **415**
Infektionsneigung 415
Gedeihstörungen 416
Schulprobleme und Teilleistungsstörungen 416
ADS und ADHS 418
Vorhautverengung 420
Einnässen 421
Fieberkrämpfe 422
Nabelkolik 423

Gesundheitsprobleme im Jugendalter **423**
Verfrühte und verspätete Pubertät ... 423
Klein- und Großwuchs 424
Gynäkomastie 425
Akne 425
Häufige Probleme der Jugendgynäkologie 427

An anderer Stelle im Buch behandelt:
Akute Mittelohrentzündung 555
Allergien 1044
Blutdruck, zu niedriger 726
Bronchitis 594
Durchfall 642
Durchfallserkrankungen 642
Halsschmerzen 582
Hautpilz 1092
Herpes 1085
Leistenbruch 682
Milchgebiss 511
Milchschorf 1075
Mukoviszidose 773
Mundbeschwerden 52
Mundsoor 520
Muttermale 1102
Nagelpilz 1111
Neurodermitis 1072
Phenylketonurie 773
Polypen 582
Probleme beim Wasserlassen 102
Reye-Syndrom 674
Schlafstörung 1229
Schnarchen 1235
Spulwürmer und andere Wurmerkrankungen 644
Übergewicht 258
Vergiftungen 205
Verrenkungen 958
Verstopfung 646
Warzen 1083

Probleme mit Säuglingen

Ist mein Säugling krank?

Wenn ein Kind nicht zu früh geboren ist oder unter einer angeborenen Krankheit leidet, sind Säuglinge im Vergleich zu Klein- und Kindergartenkindern selten krank. Das liegt vor allem daran, dass sie im Mutterleib von ihrer Mutter Abwehrstoffe (Antikörper) übertragen bekommen, die sie etwa 6–9 Monate lang vor vielen Infektionen schützen (so genannter *Nestschutz).*

Gestillte Kinder bekommen mit der Muttermilch zusätzliche Antikörper und erkranken deshalb noch seltener als nicht gestillte Kinder. Das gilt nicht nur für Erkältungskrankheiten, Durchfall oder Mittelohrentzündungen, sondern auch für schwer verlaufende Infektionen wie z. B. Lungen- oder Hirnhautentzündungen.

Leitbeschwerden

Wenn Säuglinge krank werden, reagieren sie häufig anders als Kleinkinder. Klare Krankheitszeichen, z. B. hohes Fieber oder Husten, sind oft nicht zu erkennen. Im Vordergrund stehen vielmehr oft diffuse Beschwerden: Der Säugling ist einfach „anders als sonst", schläft viel, aber unruhig, weint oft oder verhält sich lustlos oder sogar apathisch. Oder er sieht einfach „schlecht" aus. Oft ist das Trinken der erste Hinweis, dass dem Säugling etwas fehlt. Trinkt er bei mehr als einer Mahlzeit schlecht oder gar nicht, so stimmt etwas nicht.

Auch Säuglinge bekommen bei Infektionen gelegentlich Fieber. Gerade in den ersten Monaten kann dies aber selbst bei schwereren Infektionen nur gering ausgeprägt sein oder manchmal sogar ganz fehlen. Bei Säuglingen unter sechs Monaten gilt deshalb schon eine Körpertemperatur über 38,0 °C als Fieber. Um sicher zu sein, dass nichts Schlimmes dahintersteht, sollte es immer vom Kinderarzt abgeklärt werden (mehr zum Fieber → S. 268).

Wann zum Arzt

Heute noch, wenn

- Ihr Säugling mehr als nur leichtes Fieber hat: Unter 6 Monaten schon ab 38,0 °C (im Po gemessen), beim älteren Säugling ab 38,5 °C.
- Sein Verhalten Ihnen „nicht geheuer" ist
- Ihr Baby Krankheitsanzeichen hat, die Sie sich nicht erklären können, z. B. einen Ausschlag oder entzündete Augen

Sofort, wenn Ihr Säugling mehr als eine Mahlzeit verschläft oder apathisch wirkt.

Warum schreien Babys?

Untersuchungen haben gezeigt, dass Babys im Alter von zwei Wochen im Durchschnitt 1,75 Stunden pro Tag schreien. Die Schreizeit nimmt bis zum Alter von sechs Wochen auf 2,5 Stunden pro Tag zu. Bis zum Alter von vier Monaten fällt das Schreipensum dann auf eine Stunde ab. Dabei schreien Erstgeborene etwas mehr als Folgekinder, und Kinder, die viel am Körper getragen werden, schreien insgesamt weniger [B08].

Manchmal wissen Eltern sofort, was los ist: Hunger, Schreck, Schmerzen (vom Zahnen über Blähungen bis hin zum wunden Po) oder unbequeme Lagerung. Oder das Baby schreit, wenn es krank ist oder friert oder zu warm eingepackt ist. Oder weil es einsam ist oder den Wunsch nach Körpernähe verspürt. Im Kleinkindalter kommen Angst, Zorn, Eifersucht und Frustration als Schreimotive hinzu.

Viele Eltern machen aber auch die Erfahrung, dass Babys schreien, wenn sie einfach genug von allem haben – sie haben noch nicht gelernt, „abzuschalten" und begegnen der Reizüberflutung durch Schreien. Dies dürfte der Grund sein, weshalb Babys an hektischen Tagen mehr schreien, und sich auch dann häufiger mit Gebrüll melden, wenn sie müde oder „aus dem Rhythmus" sind.

Dreimonatskoliken

Viele Säuglinge haben direkt nach dem Trinken eine kurze „Kampfzeit". Das Baby hat vielleicht einen geblähten Bauch, spuckt ein bisschen oder weint – mit dem „Bäuerchen" hört das Weinen auf.

Anders ist es bei den so genannten **Dreimonatskoliken,** an denen etwa 20 % der Babys leiden. Bei diesen schreien die Babys anhaltend und immer wieder, und es bleibt unklar, was dahinter steckt. Die „Koliken" beginnen oft schon nach den ersten Lebenstagen. Die Babys schreien bevorzugt in den frühen Abendstunden, oft aber auch noch in die

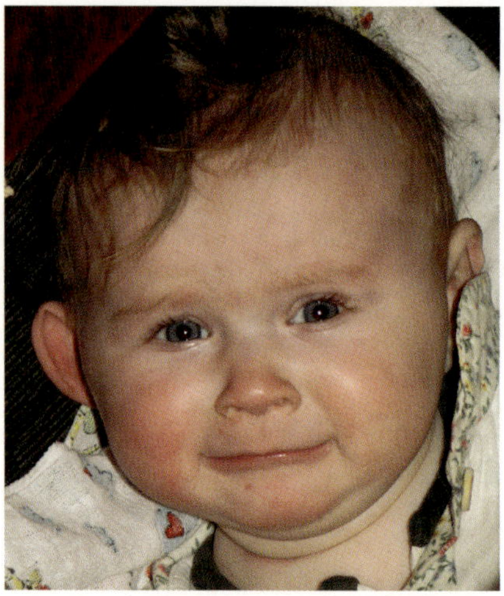

Schreien ist das für das Überleben wichtigste Signal des Säuglings – aber nicht immer wissen die Eltern gleich, was dahinter steht: Hunger, Durst, Kälte, Schmerzen oder einfach das Bedürfnis nach Nähe? [ASL 1102]

Nacht hinein. Glücklicherweise ist aber Licht am Ende des Tunnels: 85 % der Babys haben ihre „Kolikzeit" mit drei Monaten hinter sich.

Oft beginnt das Schreien beim Trinken oder kurz danach und verläuft recht typisch: Die Babys schreien schrill, die Stirn ist gerunzelt, und das sonst meist gut wirksame Hochnehmen oder Füttern helfen nur zeitweilig. Findet das Kind schließlich zur Ruhe (meist nach etwa 5–20 Minuten), kommen die Attacken oft in Abständen wieder.

Ursachen unklar

Die Ursachen für die **Schreiattacken** sind nicht bekannt; Vieles deutet aber darauf hin, dass dies Bauchkrämpfe sind. Die Säuglinge ziehen die Beinchen an und strecken sie dann plötzlich wieder, als wollten sie den Schmerz „wegkicken". Der Bauch ist oft angespannt. Sanftes Streicheln des Bauchs bringt manchen Säuglingen Erleichterung. Schwedische Forscher konnten zudem bei Kolikkindern ein Zuviel an bestimmten, auf die Darmbewegungen wirkenden Hormonen nachweisen (z. B. Motilin). Es ist aber auch nicht auszuschließen, dass die Bauchkrämpfe erst als *Folge* des Schreiens und der damit verbundenen Aufregung entstehen, dass also ganz am Anfang ein anderer Auslöser steht und sich dann „auf den Bauch schlägt".

Was auch immer der Auslöser ist, er scheint wenig damit zu tun zu haben, was Eltern tun oder lassen. Studien zeigen, dass Mütter von Kolikkindern sich in nichts von denen unterscheiden, deren Kinder keine Koliken haben. Sie sind weder „unsicherer" noch weniger „bindungsfähig" noch unterscheidet sich der Erziehungsstil [B09]. Oft ist in derselben Familie das eine Geschwisterkind betroffen, das andere nicht.

Auch eine auslösende Rolle für „Allergien" oder „Milchunverträglichkeit" konnte für die allermeisten Fälle nicht bestätigt werden – solche Krankheiten zeigen sich nicht nur durch Schreien, sondern auch durch andere Zeichen wie Durchfall, Blut im Stuhl oder schlechtes Gedeihen. Dass die Nahrung bei den allermeisten Kindern keine Rolle spielt, zeigt auch die Tatsache, dass „Koliken" bei gestillten und nichtgestillten Kindern etwa gleich häufig vorkommen. Die ebenfalls manchmal angeschuldigte Unverträglichkeit von Milchzucker (Laktoseintoleranz → S. 653) ist so selten, dass sie als generelle Erklärung kaum gelten kann.

Was tun bei Schreiattacken? Prüfen Sie als erstes, ob Ihr Baby krank ist und deshalb schreit. Dies ist anzunehmen, wenn

- Blut in der Windel ist
- Das Baby nicht gedeiht
- Das Baby nicht gut trinkt
- Es apathisch, lustlos oder blass (bzw. blassgrau) ist
- Es immer wieder erbricht
- Es schmerzhaft oder schrill schreit, und dies länger als eine Stunde, und sich nicht entspannen kann. Dies ist ungewöhnlich und kann auf einen eingeklemmten Leistenbruch oder eine Darmeinstülpung hinweisen.

In diesen Fällen suchen Sie sofort den Kinderarzt auf.

Immer gefährlich: Darmeinstülpung. Bei der **Darmeinstülpung** *(Invagination)* stülpt sich ein Darmabschnitt ohne bisher bekannte Ursache teleskopartig in sich ein; dadurch wird die Durchblutung unterbunden. Etwa 80 % aller Darmeinstülpungen treten bei Babys im 6.–12. Monat auf. Typisch ist plötzlich einsetzendes Schreien, das nicht aufhört. Oft zieht das Kind die Beinchen an, manchmal erbricht es auch. Auch wenn das Baby sich zwischendurch beruhigt, kommen die Schmerzattacken wieder, und möglicherweise wird das Kind blass, unruhig oder sogar apathisch. Blutig-schleimige Stühle können nach ein paar Stunden hinzukommen. Manchmal kann der Kinderarzt den betroffenen Darmabschnitt tasten, oder die Diagnose wird durch ein Ultraschall oder eine Röntgendarstellung des Dickdarms mit durch den Po eingeflößtem Kontrastmittel gestellt. Die letztere Untersuchung beseitigt in den meisten Fällen gleichzeitig die Ursache: Durch den Druck des flüssigen Kontrastmittels wird das eingestülpte Darmstück wieder in die richtige Lage geschoben. Gelingt dies nicht, muss operiert werden.

Keine Patentlösung

Bei Dreimonatskoliken funktionieren die beim „normalen Schreien" wirksamen Strategien – wie Stillen, Füttern oder den Schnuller geben – nicht. Oft macht gerade das Anlegen oder Füttern die Sache noch schlimmer. Eher bringen die folgenden Strategien Erleichterung:

Tragen und Körperkontakt. Bei vielen Babys hilft Herumtragen, Schaukeln und Körperkontakt. Dabei bevorzugen manche Babys kräftige Bewegungen, andere mögen es sachte.

Einwickeln. Viele Eltern haben auch gute Erfahrungen damit gemacht, das Baby fest in ein großes Handtuch einzuschlagen und es dann sanft in den Armen zu wiegen. Auch ein warmes Bad kann möglicherweise eine Kolik „lösen".

Tragetuch oder **-gestell.** Gut bewährt hat sich auch, das Baby in ein Tragetuch zu nehmen, und zwar auf den Rücken; dort lässt sich das Kind ohne viel Mühe schaukeln.

Rhythmen. Manche Kolikkinder können durch Rhythmen oder auch durch monotone Töne beruhigt werden, etwa wenn Sie den Staubsauger anstellen oder das Baby auf eine Spazierfahrt mit dem Auto mitnehmen oder mit ihm an der frischen Luft spazieren gehen. Auch Singen hat sich bewährt.

Einreiben. Manche Säuglinge mögen es, wenn der Bauch mit Fenchelöl eingerieben wird und zwar langsam im Uhrzeigersinn, immer um das Bäuchlein herum (in dieser Richtung arbeitet auch der Dickdarm).

Am wichtigsten ist aber die eigene Entlastung – denn jeder läuft bei einem unstillbar schreienden Säugling Gefahr, einfach „durchzudrehen". Wann immer möglich, sollte deshalb in den schweren Wochen der Partner, die Tagesmutter, eine Freundin oder Verwandte in den Abendstunden mit aushelfen. Hilfreich ist es auch, wenn jeweils ein Elternteil bei dem schreienden Säugling bleibt, während der andere zur eigenen Entlastung für einige Minuten den Raum verlässt. Nach 5–15 Minuten kann dann getauscht werden.

Kann man Koliken vorbeugen?

Leider werden hierzu oft Patentlösungen angeboten, die aber immer nur beim Nachbarkind zu funktionieren scheinen. Die meisten Eltern von Kolikkindern stellen fest, dass sich mit den ergriffenen Maßnahmen allenfalls einmal eine Etappe gewinnen lässt.

- Entschäumende Medikamente (Simeticon, z. B. in Lefax® oder sab simplex®) können bei einfachen Blähungen Erleichterung bringen; bei Koliken haben sie keine Wirkung. Dasselbe gilt für homöopathische Medikamente.
- Die Ernährung der stillenden Mutter umstellen. Auch das ist einen Versuch wert, aber mehr nicht. Lassen Sie die blähenden Zwiebeln weg und die Bohnen und vielleicht auch Kraut, aber vermeiden Sie, schließlich bei einer Radikaldiät zu landen, unter der Ihre eigenen Kräfte schwinden. Die Beweise, dass solche Nahrungsumstellungen etwas bringen, sind sehr dürftig.
- Das gilt auch für einen Wechsel der Milchfertignahrung. Natürlich schadet es nicht, einmal von Hipp auf Beba zu wechseln oder umgekehrt, und oft glaubt man auch in den ersten Tagen, das Schreien würde weniger – aber der Effekt hält meist nicht an. Das gilt grundsätzlich auch für die oft empfohlenen ***hypoallergenen Nahrungen (HA-Nahrungen):*** Es gibt zwar durchaus positive Studien, liest man die aber genau, so ist auch hier nicht klar, ob das positive Ergebnis an den (teureren) Nahrungen selber liegt oder nur an der Erwartung der Eltern [B10]. Dasselbe gilt für „alternative" Milch wie Sojamilch.
- Und anders stillen? Auch das entpuppt sich meist als nutzlos. Ratschläge wie „Pumpen Sie die ersten 30 Gramm ab, damit die Milch nicht in den Mund Ihres Babys schießt" oder „Begrenzen Sie das Stillen auf 20 Minuten" sind gut gemeint, aber meist bringen sie nur zusätzliche Arbeit, Anspannung und Verdruss. Einfacher (und nach einzelnen Studien auch erfolgreich) mag es sein, das Baby insgesamt öfter anzulegen – dies könnte den Magen bei den einzelnen Mahlzeiten entlasten.
- Einfacher umzusetzen ist der Tipp, Ihr Kind häufiger aufstoßen zu lassen (aber wer macht das nicht?), oder, bei Flaschenkindern, kein zu großes Saugerloch zu verwenden (optimal ist angeblich, wenn ein Tropfen pro Sekunde aus der Flasche kommt).

Auf keinen Fall sollten Sie mit dem Stillen aufhören. Es ist nicht die Muttermilch, die an dem Weinen Ihres Kindes schuld ist.

Schreikinder

Etwa 10 % der Kinder schreien noch nach dem 4. Lebensmonat, also *nach* der eigentlichen Kolikzeit sehr viel, und sie halten sich dabei auch oft nicht an die – im „Kolikalter" bevorzugten – Abendstunden. Wer genau als ein „Schreikind" zu bezeichnen ist, ist natürlich sehr subjektiv, und oft bezeichnen Eltern ihr Kind einfach dann als „Schreibaby", wenn es mehr schreit, als es ihre Nerven aushalten. Kinderärzte verwenden dagegen die Wesselsche Dreierregel, nach der ein Kind ein Schreikind ist, wenn es länger als drei Stunden täglich schreit oder quengelt, und dies häufiger als an drei Tagen in der Woche und länger als drei Wochen. Warum manche Kinder so übermäßig viel schreien, ist unklar. Manche Schreibabys haben Dreimonatskoliken, die länger als drei Monate dauern oder ungewöhnlich heftig verlaufen. Oder dem Schreien liegt eine Krankheit zugrunde, z. B. eine Mittelohrentzündung (→ S. 555) oder eine Refluxkrankheit (→ S. 404) mit einer Reizung der Speiseröhre. Auch wenn Letzteres selten ist: Der Kinderarzt ist bei solchen Kindern zunächst die richtige Adresse. Aber meistens kann niemand sagen, was den Kindern fehlt:

- Es könnte eine Reaktion auf besonders stressvolle Startbedingungen im Leben sein – etwa auf nur schwer zustande kommende Beziehungen zu den Eltern oder eine „Kommunikationsstörung" zwischen Baby und Mutter, bei der die wechselseitigen Signale nicht richtig aufgegriffen oder falsch interpretiert werden.
- Die betroffenen Kinder könnten von ihrem Naturell her „schwieriger" sein als andere Kinder. In der Tat bezeichnen nicht wenige Eltern von Schreikindern ihre Kleinen als „fordernd", „unzufrieden", „leicht reizbar" und „schwer zu trösten". Und immer wieder ist auch eine niedrigere Reizschwelle zu beobachten, die sich durch ständige körperliche Unruhe und schlechten Schlaf zeigt. Später sind einige dieser „Rund-um-die-Uhr-Babys" hyperaktiv, haben mehr Wutanfälle als andere Kinder und passen sich nur schwer im Kindergarten und in der Schule an. Zumindest bei einem Teil der Kinder könnte das exzessive Schreien also Teil einer generell erhöhten Reizbarkeit sein.
- Bei sehr vielen Kindern lassen sich weder besonders stressige Bedingungen ausmachen, noch sonstige Belastungen (wie etwa Rauchen in der Schwangerschaft) erkennen, im Gegenteil: Sie haben engelsgleiche Eltern und schreien trotzdem.

In diesen Fällen kann oft nur professionelle Beratung helfen. Denn wenn sich Babys trotz bestem Willen nicht trösten lassen, dann weckt das bei den Eltern Gefühle von Schuld und Versagen, die dann auch den „normalen" Umgang mit dem Kind belasten. Hier helfen spezielle Schreisprechstunden oder „Schreiambulanzen", die heute an praktisch allen Universitätskliniken und auch an vielen Kinderkrankenhäusern angeboten werden.

i **Aktuell: www.gesundheit-heute.de/11x01**

- **www.trostreich.de** – Vom Interaktiven Netzwerk Schreibabys (Deinstadt): Die beste Website zum Thema Schreikinder, mit vielen Links und nützlichen Quellen.
- J. Bensel: **Was sagt mir mein Baby, wenn es schreit?** Oberstebrink, 2003. Ratgeber zum Schreien gibt es inzwischen viele, dieser ist leicht zu lesen und trotzdem fundiert.

Spucken und was dahinter stecken kann

Das normale Spucken. Die meisten Babys schicken nach dem Stillen bzw. Füttern etwas Milch oder Brei „zurück zum Absender", und das können entweder immer wieder kleinere Mengen sein, aber auch einmal – oft mit einem Rülpser – ein richtiger Schwall. Diese „bemerkenswerte Undichtigkeit" (Barbara Sichtermann) liegt daran, dass der Ventilmechanismus am Mageneingang, der das Zurücklaufen des Mageninhalts in die Speiseröhre verhindert, erst langsam aufgebaut wird.

Die Menge des Erbrochenen wird von vielen Eltern überschätzt. Solange ein Kind normal Gewicht zulegt, besteht kein Anlass zur Sorge. Das Spucken verschwindet bei über 90 % der Kinder bis zum ersten Geburtstag von selbst.

Eltern können dem leicht spuckenden Kind helfen, indem sie es nach dem Stillen bzw. Füttern ein ausgiebiges „Bäuerchen" machen lassen und noch eine Weile in der Vertikalen tragen, damit sich ein Teil der Milch noch „setzen" kann (das heißt auch, dass die Windeln bei solchen Kindern am besten schon vor dem Trinken gewechselt werden). Zum Einschlafen werden die Kinder am besten eine Weile auf die rechte Seite gelegt; dies soll die Magenentleerung beschleunigen.

Starkes Spucken. Hinter schwereren Formen von Spucken, bei denen Säuglinge kein Gewicht mehr zulegen und nicht mehr gedeihen, können organische Störungen stehen, insbesondere die Refluxkrankheit (→ S. 404) oder die Magenpförtnerenge (→ S. 405).

Vom Spucken abzugrenzen ist das **Speicheln.** Es geht mit etwa drei Monaten los und kann so stark ausgeprägt sein, dass die Säuglinge regelmäßig die Oberkleider durchnässen. Es könnte der Mundreinigung dienen (Babys stecken ja alles Mögliche in den Mund) oder auch während des Zahnens das Zahnfleisch beruhigen. Vielleicht hilft der übermäßig gebildete Speichel auch bei der Verdauung (er enthält unter anderem Stärke abbauende Enzyme). Egal, welchen Sinn es hat – nach dem ersten Lebensjahr wird das Speicheln deutlich weniger, mit 18 Monaten ist es bei den meisten Kindern vorbei.

Refluxkrankheit

Häufigkeit:

Bei der **Refluxkrankheit** *(gastro-ösophageale Refluxkrankheit)* fließt wie beim normalen Spucken Speisebrei vom Magen zurück in die Speiseröhre, allerdings so oft und stark, dass dadurch Beschwerden und Krankheitszeichen entstehen. Betroffen sind etwa 5 % der Säuglinge, besonders häufig ehemalige Frühgeborene und Kinder mit neurologischen Erkrankungen.

Wann zum Arzt

In den nächsten Tagen, wenn

- Das Baby nach dem Füttern stark spuckt und nicht ausreichend an Gewicht zunimmt
- Das Baby auffällig viel hustet
- Ein älteres Kind häufig Sodbrennen hat

Heute noch, wenn

- Blutige oder bräunliche Fädchen in der herausgelaufenen Milch zu sehen sind
- Das Baby zusätzlich zu den Refluxbeschwerden Fieber hat
- Das Baby nach jeder Mahlzeit „im Schwall" (d.h. in hohem Bogen) erbricht und allmählich apathisch wird.

Die Erkrankung

Wie beim Erwachsenen (Refluxkrankheit des Erwachsenen → S. 623) wirkt auch bei Kindern der Mageneingang zusammen mit dem Zwerchfell wie ein Ventil: Es kann zwar Speise aus der Speiseröhre in den Magen gelangen, aber kaum zurück. Dieser schützende Ventilmechanismus ist bei verschiedenen Erkrankungen gestört, z.B. bei einem Zwerchfellbruch (Hiatushernie → S. 628) mit Verlagerung des Magens in den Brustraum. Auch bei einer allgemeinen Muskelerschlaffung (Hypotonie), wie sie bei vielen neurologischen Störungen auftritt, oder infolge eines Sauerstoffmangels bei der Geburt oder anderen Entwicklungsverzögerungen, funktioniert die Abdichtung nicht so gut. In vielen Fällen allerdings kann bei Kindern gar keine sichere Ursache gefunden werden: Die Kinder sind ansonsten gesund und auch anatomisch ist alles normal angelegt.

Da die Speiseröhrenschleimhaut im Gegensatz zur Magenschleimhaut nicht für den sauren Mageninhalt „gebaut" ist, entzündet sie sich bei ständig wiederkehrendem Kontakt mit dem stark säurehaltigen Mageninhalt – Sodbrennen, Schmerzen, aber auch schleichende Blutverluste und spätere Geschwüre oder gar Vernarbungen sind mögliche Langzeitfolgen. Meist fallen die betroffenen Kinder so auf:

- Die betroffenen Säuglinge spucken so intensiv, dass sie zuwenig Nahrung behalten und deshalb nicht gedeihen.
- Manchmal entzündet sich die Speiseröhre (Ösophagitis → S. 623); die Kinder weinen viel, strecken sich nach dem Trinken krampfartig, um die Schmerzen „wegzudrücken".
- Manchmal kann die Entzündung so stark sein, dass wegen der beständigen Sickerblutungen eine chronische Blutarmut (Anämie) entsteht.
- Selten gelangt bei einer Refluxkrankheit auch ein Teil des Speisebreis in die Bronchien; dies geschieht besonders bei Kindern mit neurologischen Problemen, z.B. einer Zerebralparese. Die betroffenen Kinder husten viel und haben möglicherweise wiederkehrende Lungenentzündungen.
- Aber auch Asthma (→ S. 598) kann in manchen Fällen durch einen Reflux bedingt sein. Gelangt nämlich saurer Speisebrei in den Kehlkopf, verengen sich über Reflexe die Bronchien. Bei Früh- und Neugeborenen bewirken ähnliche Reflexe, dass sie eine Zeitlang die Luft anhalten (Apnoen).
- Auch das Risiko für Mittelohrentzündungen (→ S. 555) ist erhöht – möglicherweise, weil kleinste zurückfließende Mengen Magensaft über die Eustachische Röhre ins Mittelohr gelangen.

Das macht der Arzt

Falls ein Baby nur etwas mehr spuckt als der Durchschnitt, sonst aber gedeiht und keine Krankheitszeichen zeigt, sind weder technische Untersuchungen noch eine spezielle Behandlung erforderlich. Denn häufiges „Spucken" kann im ersten Lebensjahr absolut normal sein. Bei stärkeren Beschwerden sind jedoch eine genaue Diagnose und eine zielgerichtete Therapie notwendig.

Zur Unterdrückung der Magensäure werden Kindern oft Medikamente (z. B. mit Ranitidin oder Omeprazol) verabreicht. Diese teilweise auch rezeptfrei erhältlichen Medikamente sollten bei Kindern aber nur nach Rücksprache und Verordnung durch den Arzt gegeben werden – gleiches gilt auch für Medikamente, die die Magenentleerung fördern, z. B. Metoclopramid.

Empfohlen werden häufige kleine Mahlzeiten. Babys werden nach der Mahlzeit am besten noch etwa 15–30 Minuten aufrecht auf dem Arm gehalten, bevor sie abgelegt werden. Auch für Kinder ist eine leichte Oberkörperhochlagerung gut; denn diese hält die Nahrung eher im Magen. Die früher empfohlene Bauchlage wird heute abgelehnt, da sie das Risiko eines plötzlichen Kindstods (→ S. 191) erhöht. Am günstigsten für die Magenentleerung ist die Rechtsseitenlage.

Zu strammes Wickeln gilt es zu vermeiden – der Bauch sollte nicht noch zusätzlich unter Druck geraten.

Falls das Kind Flaschennahrung bekommt, kann diese mit Reisschleimflocken oder Nestargel® eingedickt werden, dies vermindert das „Zurückschwappen" des Speisebreis. Selten ist – bei Versagen der medikamentösen Behandlung oder bei Komplikationen – eine Operation, wie etwa eine ***Fundoplikatio*** („Festnähen" des Magens → S. 625) erforderlich.

Magenpförtnerenge

Häufigkeit:

Beim normalen Spucken werden meist nur kleine Mengen der Nahrung ausgespuckt und dem Kind geht es dabei gut. Anders ist es bei einer **Magenpförtnerenge** *(Pylorusstenose)*, bei der die Babys – sie sind fast immer zwei Wochen bis drei Monate alt – nach jeder Mahlzeit den ganzen Mageninhalt wieder erbrechen. Die Magenpförtnerenge betrifft Jungen 5-mal häufiger als Mädchen, zudem ist sie bei Erstgeborenen häufiger als bei den Nachgeborenen. Warum das so ist, ist unbekannt.

Leitbeschwerden

- Schwallartiges, strahlartiges Erbrechen nach jeder Mahlzeit
- Gewichtsabnahme innerhalb weniger Tage
- Weil sie Durst und Hunger haben, trinken die betroffenen Babys trotz des Erbrechens zunächst gierig
- Im Verlauf von Tagen: zunehmend trockene Windeln und Apathie (Teilnahmslosigkeit).

Wann zum Arzt

Heute noch, wenn Ihr Baby immer wieder schwallartig nach dem Trinken erbricht und nicht an Gewicht zulegt.

Die Erkrankung

Bei der Magenpförtnerenge haben sich die Muskelzüge des Magenausgangs **(Magenpförtner** oder *Pylorus)* so sehr verdickt, dass er den Magenausgang zusammendrückt. Die Nahrung kann nun nicht mehr in den Darm gelangen, sondern staut sich im Magen. Und zwar so lange, bis der Druck im Magen so hoch wird, dass die Nahrung schwallartig nach oben befördert wird.

Das macht der Arzt

Durch Abtasten kann der Kinderarzt manchmal den verdickten Pförtner wie eine Olive im Bauchraum tasten. Zur Diagnose bedarf es aber meist einer Ultraschalluntersuchung, die den verdickten Pförtner nachweist.

Ist die Diagnose gesichert, so wird meist noch am selben oder am darauf folgenden Tag operiert. Denn nur durch eine Operation lässt sich die Engstelle rasch und komplikationsarm beseitigen. Bei der Operation wird der Pförtner in Längsrichtung eingeschnitten, so dass er sich weitet. Diese auch als *Pyloromie* bezeichnete Operation kann heute auch minimal-invasiv (laparoskopisch → S. 641) durchgeführt werden.

Windelausschlag

Häufigkeit:

Es gibt praktisch keinen Säugling, der nicht immer einmal wieder an einem wunden Po oder Wundsein leidet – also dem, was der Arzt dann als **Windelausschlag** *(Windeldermatitis)* bezeichnet. Rechtzeitig bemerkt, löst sich das Problem durch eine intensivierte Hautpflege binnen weniger Tage von selbst.

Leitbeschwerden

- Hautrötung, sie beginnt meist um den Anus herum
- Ausbildung kleiner Knötchen und Schuppungen
- Offene, nässende Stellen
- Bei zusätzlicher Pilzinfektion Pusteln und Knötchen, die in die Umgebung streuen.

Wann zum Arzt

Am nächsten Tag, wenn

- Sich der wunde Po durch verstärkte Pflegemaßnahmen nicht „in den Griff" bekommen lässt
- Sich viele Knötchen bilden, die sich auch auf die bisher gesunde Haut ausbreiten; dies ist ein Hinweis auf eine zusätzliche Infektion durch Hefepilze

Heute noch, wenn sich Bläschen bzw. gelbe Krusten oder Fieber entwickeln; dies ist ein Hinweis auf eine zusätzliche Infektion durch Bakterien.

Die Erkrankung

Unter dem Windelpaket ist die zarte Kinderhaut durch die Feuchtigkeit immer stark belastet. Urin und Stuhl tun ein Übriges, um die Haut zu reizen. Kein Wunder, dass schon Durchfall oder ein versäumter Windelwechsel ausreichen können, dass sich die Haut auch sichtbar entzündet, d.h. wund wird. Auch wenn Gläschen mit neuer Nahrung beigefüttert werden oder wenn das Kind Fruchtsäfte oder Zitrusfrüchte bekommt, ist die Windeldermatitis häufiger.

(!) Ist die Windeldermatitis nach einer Nahrungsumstellung aufgetreten, handelt es sich in aller Regel nicht um eine Allergie, sondern um eine natürliche Reaktion auf die neue Nahrung, die den Stuhlgang eine Zeit lang verändert. Durch intensivierte Po-Pflege gewöhnt sich die Haut bald an die neue Nahrung.

Oft kommt zum wunden Po noch ein weiteres Problem hinzu: Auf der geschädigten Haut siedeln sich nämlich leicht die im Darm bei jedem Kind vorkommenden Hefepilze (Candida albicans → S. 649) an, und machen aus dem Wundsein einen **Windelsoor.** Er ist daran zu erkennen, dass die Hautveränderungen nun nicht mehr scharf begrenzt sind, sondern sich Streuherde (einzelne Knötchen und Pusteln) in der Umgebung finden, etwa auf dem Bauch oder den Oberschenkeln. Oft schuppt sich beim Windelsoor auch die Haut am Rand des Ausschlags.

Sehr viel seltener infiziert sich wunde Haut mit Bakterien, v.a. mit Staphylokokken. Eine solche *aufgepfropfte* bakterielle Infektion ist an den einzeln stehenden, von einem deutlichen roten Hof umrandeten Pusteln, Blasen oder Knötchen zu erkennen. Die Pusteln des Windelsoors sind kleiner, zahlreicher und haben keinen so ausgeprägten „zornig roten" Hof.

Das macht der Arzt

Bei offenen Stellen der Haut verordnet der Arzt desinfizierende oder gerbstoffhaltige Präparate (z.B. Chlorhexidin® oder Tannosynth®)

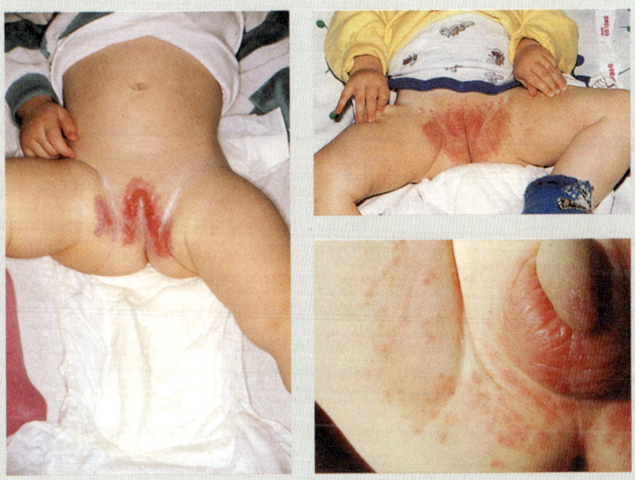

*Links die „normale" **Windeldermatitis**, also ohne Pilzinfektion, bei einem 3-jährigen Mädchen. Rechts oben ein **Windelsoor** bei einem 2-jährigen Mädchen, bei der die bereits entzündete Haut sich zusätzlich mit Hefepilzen infizierte. Rechts unten sind die Streupusteln bei einem 2-jährigen Jungen im Detail abgebildet.* [links u. rechts oben: RKL, rechts unten: TEP 1103]

zum Auftragen oder Aufpinseln, seltener auch als Bäder oder feuchte Umschläge. Solche Präparate trocknen die Haut und beugen einer Infektion vor.

Ist es bereits zu einer zusätzlichen Hautinfektion gekommen, verordnet der Arzt gegen Pilze wirksame Salben oder Cremes (Antimykotika). In ausgeprägten Fällen, oder wenn gleichzeitig ein Mundsoor (→ S. 520) besteht, können Antimykotika zum Schlucken notwendig sein, damit die Pilze des Darms nicht immer wieder die Windelregion befallen.

Bei bakteriellen Hautinfektionen sind antibiotische Cremes notwendig. Vor allem kleine Babys müssen manchmal die Antibiotika auch einnehmen. Bei Fieber ist unter Umständen sogar eine intravenöse Behandlung im Krankenhaus unumgänglich.

Selbsthilfe

Der Windelausschlag verschwindet meist durch intensive Hautpflege. Zur Vorbeugung sollten Sie:

- Ihr Kind immer dann sofort wickeln, wenn es Stuhlgang hatte. Zur Säuberung verwenden Sie ölgetränkte Tücher oder einen weichen Waschlappen und Wasser. Danach wird die Haut vorsichtig trocken getupft (nicht reiben!). Tut das dem Kind weh, kann auch trocken geföhnt werden.
- Ihr Kind möglichst oft mit nacktem Po auf einer Decke strampeln lassen, damit Luft an die Haut kommt. Insgesamt ist das der wirksamste Schutz.
- Zum Schutz der Babyhaut eine zinkhaltige Salbe (kann vom Apotheker selbst gemischt werden) verwenden; sie schützt vor allem nachts. Puder sind ungeeignet, da sie verklumpen und die Haut aufscheuern können.
- Keine Stoffwindeln verwenden; sie bieten keine Vorteile. Einmalwindeln saugen die Feuchtigkeit besser auf.

Komplementärmedizin

Gerbstoffhaltige Pflanzenextrakte als Zusatz zu einem Bad oder Sitzbad können die Heilung der Haut beschleunigen. Zur Basispflege bei Windeldermatitis hat sich Calendula-Heilsalbe bei jedem Windelwechsel bewährt (z. B. Weleda Calendula Babycreme®). Der Apotheker kann Ihnen auch eine Salbe mit Zinkanteil und Pflanzenextrakt mischen. In diesen Salben sind Extrakte z. B. von Calendula, Eichenrinde, Hamamelis oder Kamille enthalten.

Die empfindliche Haut kann mit warmem Schafgarbentee gereinigt werden (1 Teelöffel mit 1 Tasse kochendem Wasser überbrühen, 10 Minuten ziehen lassen).

Hautausschläge und Hautpflege

Häufigkeit:

Hautausschläge. Fast jedes Neugeborene hat eine irgendwie auffällige Haut. Manche Hautveränderungen wie Muttermale bringt es aus dem Mutterleib mit. Andere entstehen durch die rasche Anpassung, die die Haut nach neun Monaten „im Aquarium" leisten muss.

Allen diesen „Ausschlägen" aber ist eines gemeinsam: Sie sind nicht krankhaft. Zu den häufigsten Hauterscheinungen des Neugeborenen gehören:

Hautschuppung. In den ersten Tagen beginnt die Haut am ganzen Körper zu schuppen, meist feinschuppig, bisweilen auch in zentimetergroßen Hautfetzen. Dies wird durch die Austrocknung der vom Fruchtwasser aufgeweichten Hornschicht der Haut hervorgerufen. Die abgeschilferte Haut regeneriert sich am besten von selbst, Salben oder Pflegemittel bringen nichts. Bildet die Haut allerdings flüssigkeitsgefüllte Blasen, sollten Sie mit dem Kind zum Arzt gehen.

Milchschorf (→ S. 1075)

Neugeborenenakne. Bis zur vierten Lebenswoche treten bei vielen Neugeborenen kleine bräunliche, pickelartige Knötchen auf, vor allem im Bereich der Wangen. Es wird vermutet, dass es sich dabei um eine Reaktion auf die im Mutterleib übertragenen mütterlichen Geschlechtshormone handelt. Solange sich die Pickel nicht entzünden (erkennbar an Eiter und zunehmender Rötung und Schwellung der Umgebung), tun Sie am besten gar nichts – auch kein Abrubbeln und schon gar kein Ausdrücken. Der Ausschlag verschwindet innerhalb weniger Wochen von selbst.

Erythema toxicum. Ein ähnlicher, völlig normaler Ausschlag wird manchmal in den ersten Lebenstagen an den Ärmchen, Beinen oder am Rumpf beobachtet: Hier schießen kleine gelblich-weiße, von einem roten, nicht geschwollenen Hof umgebene Knötchen auf, die innerhalb weniger Tage von selbst wieder verschwinden. Dieser Ausschlag wird vom Kinderarzt Erythema toxicum genannt.

Milien. Infolge einer Zystenbildung in Talg- und Schweißdrüsen entwickeln sich bei über der Hälfte der Neugeborenen kleine, reizlose, weiße, talggefüllte Pünktchen vor allem im Bereich der Nase. Sie bilden sich in den ersten Lebenswochen von selbst zurück.

Warnhinweis: Auch wenn Sie die Pünktchen unschön finden: Drücken Sie die Milien nicht aus, sie könnten sich sonst entzünden.

Hautpflege: so wenig wie möglich

Die Zuwendung von Mutter zu Kind scheint sich seit Generationen besonders in der Hautpflege zu äußern und dort im Säuglingsbad zu kulminieren. Heute weiß man, dass der Haut des Säuglings eines am besten tut: dass mit ihr so wenig wie möglich gemacht wird. Und dies schon nach der Geburt. Die **Käseschmiere** ***(Vernix)***, die das Kind aus dem Mutterleib mitbringt, hat sowohl eine nachhaltig fettende Wirkung als auch gegen Bakterien und andere Mikroben gerichtete (antimikrobielle) Eigenschaften. Das angeblich säubernde Bad nach der Geburt reinigt also keineswegs (es war im Mutterleib ja nicht schmutzig), sondern entfernt eine wichtige Schutzschicht. Besser ist das bloße Abwischen.

Auch danach braucht die Haut keine Pflege. Denn in den ersten Wochen schilfern sich die oberflächlichen Hautschichten rasch ab, und auch später bleibt die Haut des Säuglings so aktiv, dass sie sich beständig selbst reinigt. Es reicht völlig, das Baby vor allem dort abzuwaschen, wo es wirklich immer mal wieder schmutzig wird: am Oberkörper (Spucke, Milch) und im Windelbereich. Gegen ein wöchentliches Bad ist nichts einzuwenden, am besten wird dabei aber auf „reinigende" Zusätze verzichtet.

Nabelpflege

Wie bei der Haut heißt es auch beim Nabel: weniger zu tun ist besser. Vergleichsstudien zeigen, dass überzogene Pflege, ob mit Alkohol oder mit Puder, mit Nachteilen verbunden sein kann. Die tägliche Behandlung mit Alkohol verzögert die Wundheilung; Puderstäube werden vom Baby leicht eingeatmet und können dann die Lunge schädigen, und Nabelbinden schaffen eine abgeschlossene Kammer, in der Bakterien besser gedeihen als an der Luft. Anzuraten dagegen ist häufiger Hautkontakt. Es hat sich gezeigt, dass die natürliche Hautflora der Mutter dabei auch den Nabel des Babys besiedelt und dort eventuelle schädliche Bakterien in Schach hält.

Basispflege. Solange der Nabelstumpf noch nicht abgefallen ist, wird er in einen trockenen Mulltupfer eingeschlagen und unter das Hemdchen gelegt. Die Klemme kann abgenommen werden, wenn der Stumpf trocken ist. Schlagen Sie die Windel vorne so um, dass der Rand nicht am Nabelstumpf reibt. Wenn Sie wollen, dürfen Sie Ihr Baby baden, tupfen Sie den Nabel danach nur ab. Die eingetrocknete Nabelschnur fällt meist zwischen dem fünften und neunten Tag ab, gelegentlich aber auch erst nach drei Wochen. Manchmal sehen Sie dann etwas Blut am Windelrand, das ist normal. Versuchen Sie nie, den Stumpf selbst „abzuziehen“, auch wenn er noch so wackelig auf dem Nabel sitzt.

Bei Nässen oder Rötung. Nach dem Abfallen ist der Nabelgrund oft noch eine Weile feucht und „schmierig“, und es bilden sich braune, gelbe oder grüne Krusten. Solange die Umgebung des Nabels nicht geschwollen oder gerötet ist, ist das normal. Sie können dann den Nabel zwei- bis dreimal am Tag vorsichtig mit einem weichen Tuch mit Wasser und Babyseife auswaschen. Schmiert der Nabelgrund weiter und riecht eitrig (manchmal sehen Sie dann auch kleine Pickelchen rund um den Nabelrand), können Sie den Nabel mit Calendula-Tinktur (aus der Apotheke) auswaschen (ein paar Spritzer in einen Eierbecher Wasser).

Bei größeren Problemen. Rötet sich aber der Bauch rund um den Nabel, schwillt an und bereitet dem Baby Schmerzen, müssen Sie zum Kinderarzt gehen. Denn es könnte sich um eine **eitrige Nabelentzündung** ***(Omphalitis)*** handeln, die antibiotisch behandelt werden muss. Auch wenn der Nabel stark nässt oder das Nässen nicht aufhört, sollten Sie hierzu den Kinderarzt fragen, da dies auf eine seltene, feine Verbindung des Nabelgrunds mit der Blase hinweist (Urachusgang).

Bei Knötchenbildung. Manchmal bildet sich am Grund des Nabels ein feines, rotes, nässendes Knötchen. Es geht von der 2–3 mm großen Stelle aus, an der die Nabelschnur hing. An dieser kleinen Wunde hat sich „wildes Fleisch“, ein *Nabelgranulom,* gebildet, das meist von selbst zurückgeht. Verwenden Sie auch jetzt zur Nabelreinigung nur Wasser und Seife; Alkohol verzögert die Rückbildung des Granuloms. Bleibt das Knötchen bestehen, so betupft es der Kinderarzt mit einem Silbernitratstift; diese Chemikalie zieht das Fleisch zusammen. Manchmal muss diese Silbernitratbehandlung wiederholt werden.

Was sonst noch an Haut, Nabel und Schleimhäuten auffallen kann

Schwitzen

Manche Säuglinge schwitzen im Schlaf im Hals- und Kopfbereich – oft so stark, dass ihr Strampler richtig nass wird. Dies ist eine normale Reaktion. Stellen Sie aber auf jeden Fall sicher, dass die Zimmertemperatur beim Schlafen nicht zu hoch ist (etwa 16–18 °C genügen).

Eingewachsene Zehennägel

Bei nicht wenigen Säuglingen wachsen die Nägel an den großen Zehen seitlich ein. Die Haut am Nagelrand verhärtet sich dabei und

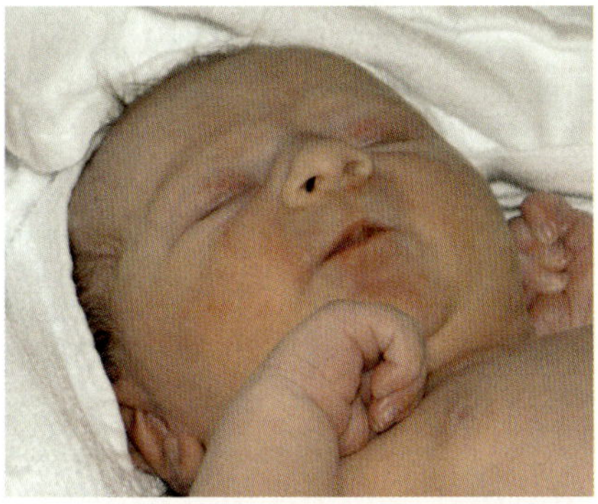

Das Baby hat im Mutterleib neun Monate sozusagen im Aquarium gelebt. Kein Wunder, dass die Haut bei der Umstellung auf die trockene Außenwelt eine Zeitlang sehr aktiv ist und mit allen möglichen Ausschlägen reagiert. Die allermeisten Erscheinungen der Haut sind beim Neugeborenen normal und verschwinden innerhalb der ersten drei Monate wieder. [ASL 1104]

ist oft gerötet. Dies bereitet dem Kind nur selten Probleme und verschwindet meist von selbst wieder. Lassen Sie den Nagel lange stehen und schneiden Sie ihn immer ganz gerade ab; knipsen Sie den Nagel also nicht seitlich ab. Verursacht der eingewachsene Nagel eine eitrige Nagelbettentzündung, so muss diese behandelt werden. Erkennungszeichen der Nagelbettentzündung (Nagelumlauf) sind beim Kind dieselben wie beim Erwachsenen (→ S. 1111).

Saugbläschen und Gaumenperlen

In den ersten Lebenswochen bildet sich in der Mitte der Lippen oft ein so genanntes **Saugbläschen.** Es ist ein normales Zeichen eines gesunden Appetits und tut dem Baby nicht weh. Es verschwindet von selbst, kommt aber oft einmal wieder.

Wenn das Baby schreit, sieht man in den ersten Wochen an Gaumen oder Zahnleiste oft einige gelblich-weiße, glänzende, ungefähr stecknadelkopfgroße, kaum erhabene „Pünktchen“. Dies sind kleine Einschlüsse von Hautabschilferungen, die bei Medizinern auch als **Gaumenperlen** oder *Epithelperlen* bekannt sind. Sie verschwinden von selbst.

Stumpfe, weiße, flächenhafte Auflagerungen an der Mundschleimhaut, die sich mit dem Finger nicht leicht wegwischen lassen, können durch einen **Mundsoor** bedingt sein (→ S. 520), der von Hefepilzen herrührt. Er wird durch Einträufeln antimykotischer Lösungen (z. B. Nystatinlösung, viermal am Tag) behandelt. Stillt die Mutter, so wird am besten auch die Brustwarze der Mutter mit diesen Mitteln betupft.

Kinderkrankheiten

Kinderkrankheiten sind die typischen Infektionskrankheiten des Klein- und Schulkinds. Sie haben heute durch die Impfungen (→ S. 296) viel von ihrem Schrecken verloren. Dennoch sollten Eltern sie ernst nehmen, denn sie sind in frühen Stadien oft nicht leicht zu diagnostizieren und können durch gefährliche Komplikationen zusätzliche Probleme bereiten.

Keuchhusten

Häufigkeit: ■■■□□

Der **Keuchhusten** ***(Pertussis)*** verdankt seinen Namen dem typischen Keuchen, das am Ende eines Hustenanfalls auftreten kann. Er tritt vor allem bei Kindern im Kindergarten- und frühen Schulalter auf, aber auch bei Jugendlichen und Erwachsenen. Keuchhusten gehört im Säuglingsalter zu den gefährlichsten Infektionskrankheiten.

Leitbeschwerden

Ältere Kinder, Jugendliche und Erwachsene:

- Zunächst über 1–2 Wochen „laufende“ Nase, uncharakteristischer Husten und leichtes Fieber ***(katarrhalisches Stadium)***
- Danach schwere Hustenanfälle, die oft auch nachts auftreten und mit Atemnot verbunden sind. Der Hustenanfall endet typischerweise mit einer „juchzenden“, keuchenden Einatmung („Aufziehen“, Reprise) und dem Aushusten bzw. Auswürgen von farblosem zähen Schleim, oft mit Erbrechen. Dieses ***konvulsive Stadium*** dauert etwa 4 Wochen
- Danach klingt der Husten über Wochen langsam ab ***(Rekonvaleszenzstadium)***
- Bei Erwachsenen kann Keuchhusten auch ohne die typischen Hustenanfälle wie ein hartnäckiger Husten verlaufen.

Babys:

- Uncharakteristischer Husten
- möglicherweise Atemstörungen oder Atempausen (Apnoen).

Wann zum Arzt

Am nächsten Tag, wenn Husten nach einer Woche schlimmer wird

Heute noch, wenn Beschwerden auftreten, die zu Keuchhusten passen

Sofort, wenn

- Sie bei Ihrem Baby Keuchhusten vermuten
- Ihr Kind schwere Atemnot hat.

Die Erkrankung

Keuchhusten wird von dem Bakterium *Bordetella pertussis* ausgelöst, das durch Tröpfchen übertragen wird, die entweder eingeatmet oder über die Hände weiter gegeben werden. Besonders ansteckend ist der Keuchhusten im Anfangsstadium, in dem die Erkrankung oft wie eine normale Erkältung verläuft. Mehrere andere Infektionskrankheiten können ähnlich wie ein Keuchhusten verlaufen, z. B. die durch Parapertussis-Bakterien, Adeno-Viren oder RS-Viren ausgelösten Luftwegsinfekte.

Während der Husten bei den meisten Erkältungskrankheiten durch das in den Atemwegen produzierte Sekret verursacht wird, werden die Keuchhustenanfälle direkt durch einen von dem Erreger produzierten Giftstoff ausgelöst, der mit dem Blut ins Gehirn gelangt und dort die Hustenanfälle auslöst. Bei Säuglingen wirkt dieser Giftstoff manchmal anders: Statt Husten auszulösen können lebensbedrohliche ***Atempausen (Apnoen)*** entstehen.

Häufigste Komplikationen des Keuchhustens sind eine Mittelohr- oder Lungenentzündung.

Keuchhusten ist von Beginn der Beschwerden etwa 4 Wochen lang ansteckend, die Inkubationszeit beträgt 7–21 Tage. Schon Neugeborene können erkranken, weil die Abwehrstoffe für den Erreger in der Schwangerschaft nicht von der Mutter auf das Kind übergehen.

Das macht der Arzt

Vermutet der Arzt Keuchhusten, so entnimmt er möglicherweise Blut – das Blutbild zeigt typische Veränderungen. Durch einen speziellen Rachenabstrich kann der Erreger nachgewiesen werden.

Der Arzt verordnet dann ein Antibiotikum (z. B. Erythromycin). Allerdings kann dadurch die Dauer des Hustens nur im Anfangsstadium abgekürzt werden. Wird die antibiotische Behandlung erst im späteren (konvulsiven) Stadium begonnen, helfen Antibiotika kaum noch, da sie die hustenauslösenden Giftstoffe nicht abbauen. Immerhin wird aber die Ansteckungsfähigkeit bekämpft, so dass eine antibiotische Behandlung für die Menschen in der Umgebung vorbeugend wirkt. Kinder dürfen 4 Tage nach Beginn der antibiotischen Behandlung wieder in den Kindergarten oder in die Schule gehen.

Die gängigen Hustenmittel vermindern den Husten nicht.

Säuglinge unter sechs Monaten werden bei einer Keuchhusteninfektion ins Krankenhaus überwiesen, damit sie wegen der drohenden Atempausen mit einem Monitor überwacht werden können.

Vorsorge

Eine gut verträgliche Impfung ist Teil der Regel-Kinderimpfungen (→ Tab. S. 297). Da der Impfschutz nur 5–10 Jahre anhält, wird die Impfung inzwischen zu Schulbeginn und im Jugendalter aufgefrischt.

Hat ein Säugling Kontakt zu einem Keuchhustenkind gehabt, kann der Arzt dem Säugling vorbeugend Antibiotika verordnen.

Masern, Mumps und Röteln

Häufigkeit: ■■□□□

Diese drei Kinderkrankheiten sind heute durch die für alle Kinder empfohlenen Impfungen (→ Tab. S. 297) so selten geworden, dass sie hier nur kurz erwähnt werden.

Masern

Masern ***(Morbilli)*** werden vom Masern-Virus verursacht. Nach einer Inkubationszeit von 8–12 Tagen zeigen sie sich zunächst durch ein etwa drei Tage dauerndes Vorstadium mit Fieber bis 39 °C, Husten, Schnupfen und Halsbeschwerden. Auffällig ist dabei die Rötung der Augenbindehäute, die „verschwollenen" Augen sowie die weißlichen, kalkspritzerartigen Flecken an der Wangeninnenseite gegenüber den Backenzähnen ***(Koplik-Flecken)***. Nach kurzzeitiger Besserung steigt das Fieber auf bis zu 40 °C. Dem Kind geht es schlecht; die Lymphknoten am ganzen Körper schwellen an, und es zeigt sich der typische Hautausschlag: hochrote, zunächst ganz kleine erhabene Fleckchen, die rasch größer werden und zusammenfließen. Die Flecken können teils blutig unterlaufen. Der Ausschlag beginnt meist im Gesicht und hinter den Ohren und breitet sich dann über den Körperstamm sowie über Arme und Beine aus. Nach 4–7 Tagen verblasst der Ausschlag, und das Fieber wird geringer.

Masern sind komplikationsträchtig: ~ 1 % der betroffenen Kinder bekommt eine Kehlkopfentzündung (→ S. 584), die aber meist mild verläuft. Genauso häufig ist eine Mittelohrentzündung (→ S. 555). Sie heilt ebenfalls meist ohne Folgeschäden. Gefährlicher ist die Lungenentzündung (→ S. 605), die oft im Krankenhaus mit Antibiotika behandelt werden muss. Einer von 2000 Masernkranken entwickelt eine masernbedingte Gehirnentzündung ***(Masernenzephalitis)*** mit Krampfanfällen, Bewusstseinsstörungen und Nervenausfällen. Bei rund jedem vierten dieser Kinder bleiben Dauerschäden am Gehirn zurück; bei schätzungsweise jedem sechsten verläuft die Masernenzephalitis sogar tödlich (Details zur Gehirnentzündung → S. 1134).

Mumps

Vom Mumps-Virus ausgelöst, zeigt sich **Mumps** ***(Ziegenpeter, Parotitis epidemica)*** nach einer Inkubationszeit von 14–24 Tagen durch eine zuerst einseitige, schmerzhafte Schwellung einer Ohrspeicheldrüse. Das Fieber ist oft nur leicht. Die Schmerzen „in der

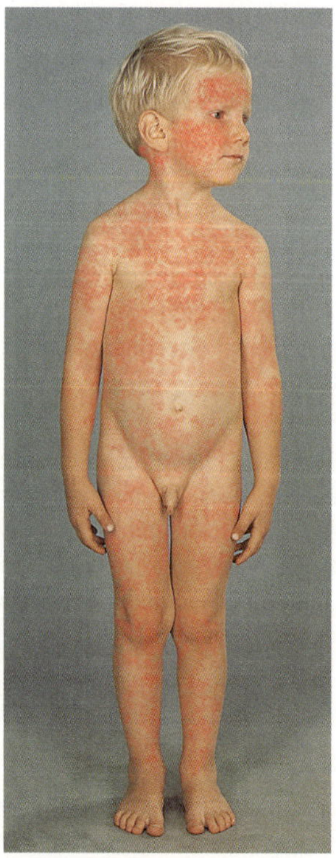

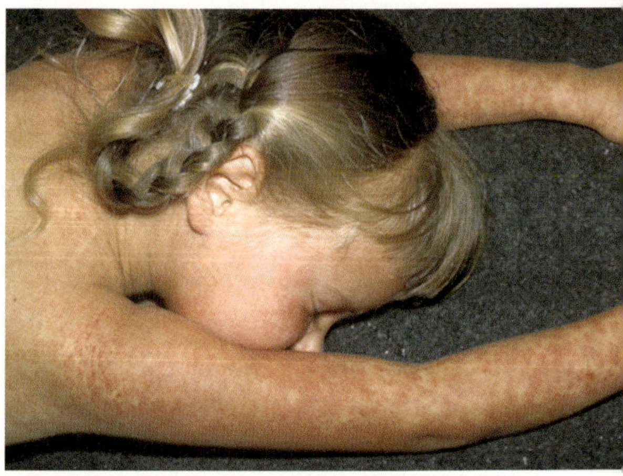

Masern: *Links das typische Ausbreitungsmuster in der Fotomontage; oben der Ausschlag in der Nahaufnahme bei einem 7-jährigen Mädchen. Typisch sind vor allem die relativ großen, ineinander fließenden Flecken.* [AMR, DGK 1105]

Backe" strahlen zum Ohr und in den Hals aus und werden durch Öffnen des Mundes, Kauen oder Schlucken verstärkt. Nach wenigen Tagen greift die Schwellung auf die andere Ohrspeicheldrüse über. Rund ein Drittel aller Kinder, die sich mit dem Mumps-Virus anstecken, zeigen keine Krankheitszeichen. Sie machen den Mumps also unbemerkt durch.

Bei den meisten Kindern bleibt der Mumps ohne Folgen. Bei etwa 1–2 % der Erkrankten tritt aber eine, meist nur leichte, Hirnhautentzündung (→ S. 1133) auf. Auch Gehirnentzündungen (→ S. 1134) kommen vor. Sie können mit Komplikationen, z. B. Schwerhörigkeit verbunden sein; sie sind aber glücklicherweise sehr selten. Stecken sich Jungen nach der Pubertät an, entwickelt sich bei ungefähr 30 % eine schmerzhafte Hodenentzündung (→ S. 814). Sie kann in diesem Alter die Sperma bildenden Zellen schädigen, so dass eine Unfruchtbarkeit zurückbleiben kann. Eine weitere Komplikation ist die Bauchspeicheldrüsenentzündung (→ S. 678); sie verläuft meist mild und zeigt sich durch Bauchschmerzen und Übelkeit.

Röteln

Die vom Röteln-Virus übertragenen **Röteln** *(Rubella)* sind für Kinder harmlos. Sie zeigen sich nach einer Inkubationszeit von 2–3 Wochen als geringfügige erkältungsähnliche Allgemeinbeschwerden, z. B. durch Abgeschlagenheit und leichtes Fieber. Eine Lymphknotenschwellung, vor allem hinter den Ohren und am Nacken, kann vorkommen.

Nur in 50 % der Fälle tritt ein typischer Ausschlag auf: Er ist hellrot, feinfleckig, die einzelnen Fleckchen sind dabei leicht erhaben. Meist beginnt der Ausschlag im Gesicht und breitet sich von dort nach unten über den Körper aus. Im Gegensatz zu den Masern laufen die einzelnen Flecken aber nicht zusammen. Der Ausschlag bildet sich in umgekehrter Reihenfolge nach etwa einer Woche zurück. Komplikationen, am häufigsten Gelenkbeschwerden oder eine Hirnhaut- bzw. Gehirnentzündung (→ S. 1133 bzw. 1134), sind sehr selten und verlaufen in aller Regel gutartig.

In der Schwangerschaft sind Röteln eine ernste Bedrohung: Die Viren gelangen v. a. in der Frühschwangerschaft leicht über den Mutterkuchen in den kindlichen Blutstrom. Schwere kindliche Schäden mit geistiger Behinderung, Schwerhörigkeit bzw. Taubheit, Sehbehinderung und/oder Herzfehlern sind in bis zu 50 % der Fälle die Folgen (Röteln-Embryopathie → S. 366). Die Schwangere weiß oft gar nichts von der Infektion, da die typischen Krankheitszeichen oft fehlen.

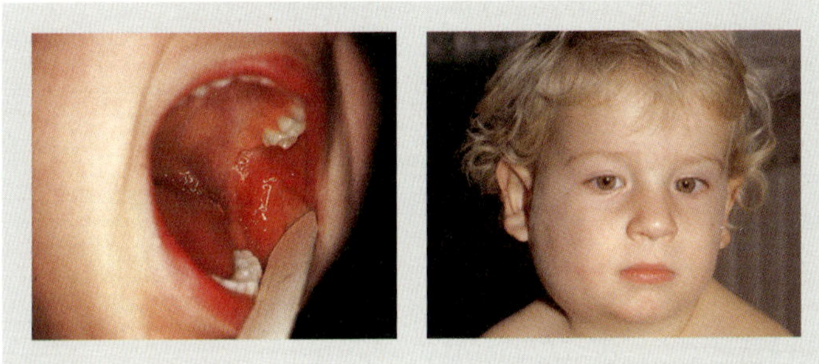

***Mumps:** Das linke Foto zeigt die angeschwollene Ohrspeicheldrüse von innen. Wie das von außen aussieht, zeigt das rechte Photo an einem anderen Kind.* [RKL, DGK 1106]

Pseudokrupp

Häufigkeit: ■■■■□

Pseudokrupp ***(Krupphusten, subglottische stenosierende Laryngitis)*** ist eine für das Kleinkindalter typische Form der Kehlkopfentzündung. Unterhalb der Stimmbänder ist die Schleimhaut entzündet und so stark angeschwollen, dass der Luftweg eingeengt wird.

Da früher die Diphtherie auch als „Krupp" bezeichnet wurde, wird diese im Erscheinungsbild ähnliche Form zur Abgrenzung Pseudokrupp genannt.

Meist tritt der Pseudokrupp im Rahmen eines bereits bestehenden Virusinfekts der oberen Luftwege auf, am häufigsten im Herbst und Winter. Fast immer sind die betroffenen Kinder zwischen ein und fünf Jahren alt, Jungen sind häufiger betroffen als Mädchen.

Abzugrenzen ist der Pseudokrupp gegenüber der etwa im gleichen Alter auftretenden, allerdings sehr viel schwerer verlaufenden **Kehldeckelentzündung** *(Epiglottitis)*. Wegen der Impfung gegen Haemophilus influenzae B (→ S. 269) ist diese bakterielle Entzündung des Kehldeckels heute sehr selten. Im Gegensatz zum Pseudokrupp besteht hohes Fieber; die Kinder sind schwer krank und haben oft starke Schluckbeschwerden sowie eine „kloßige" Sprache. Die betroffenen Kinder müssen rasch vom Notarzt ins Krankenhaus gebracht werden, da der Kehlkopf lebensgefährlich zuschwellen kann.

Leitbeschwerden

- Vorbestehende Erkältungskrankheit
- Leichtes Fieber
- Heiserkeit sowie trockener, bellender Husten – meist plötzlich, abends oder nachts beginnend
- Atemnot
- Hörbare, oft pfeifende Geräusche beim Einatmen *(Stridor)*.

Wann zum Arzt

Am nächsten Morgen, wenn das Kind in der Nacht einen Pseudokrupp-Anfall gehabt hat

Sofort, wenn

- Die anfangs leichte bis mäßige Atemnot sich durch Selbsthilfemaßnahme nicht bessert
- Das Kind schwere Atemnot hat oder seine Haut sich blass oder bläulich verfärbt
- Das Kind unruhig oder schläfrig wird
- Die Haut über den Schlüsselbeinen und zwischen den Rippen beim Atmen einsinkt
- Das Kind hohes Fieber oder eine kloßige Sprache hat, oder wenn es nicht mehr schlucken kann und ihm Speichel aus dem Mund läuft; hier könnte eine Kehldeckelentzündung vorliegen (→ S. 409).

Die Erkrankung

Hauptursache des Pseudokrupps sind Grippeviren, besonders Parainfluenza-Viren, gefolgt von Influenzaviren des Typs A. Die virusbedingte Entzündung lässt die Schleimhaut unter den Stimmbändern anschwellen und engt die bei Kindern ohnehin noch engen Luftwege ein – das Kind bekommt Luftnot.

Die meisten Kinder haben in ihrem Leben nur ein bis zwei Pseudokrupp-Erkrankungen. Bei manchen Kindern jedoch tritt der Pseudokrupp häufiger oder auch noch jenseits der typischen Altersperiode auf. Nicht selten

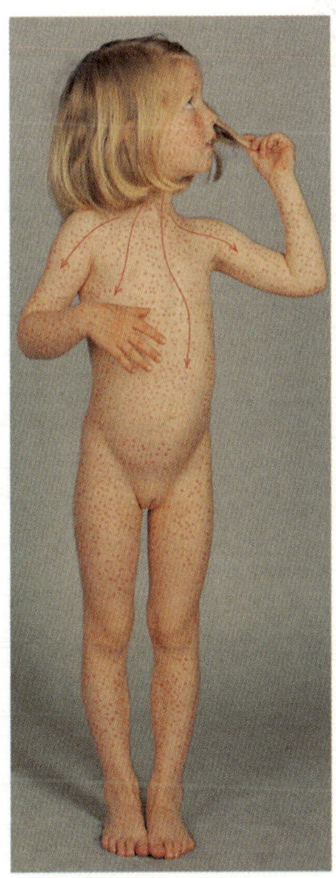

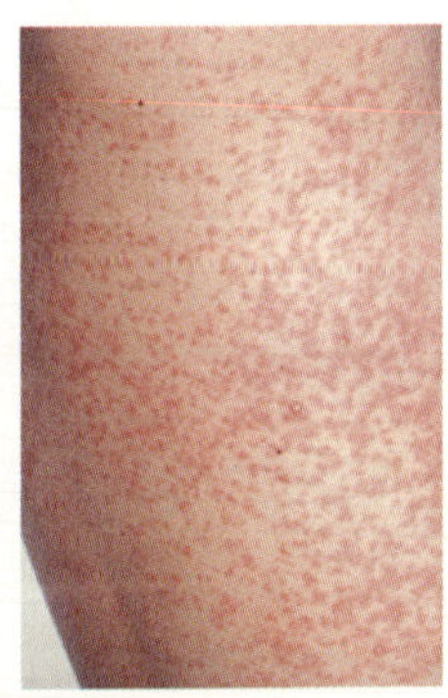

***Röteln:** Links das typische Ausbreitungsmuster (Fotomontage). Oben der Ausschlag im Detail: charakteristisch sind hier die kleinen, leicht erhabenen Fleckchen.* [AMR, DGK 1107]

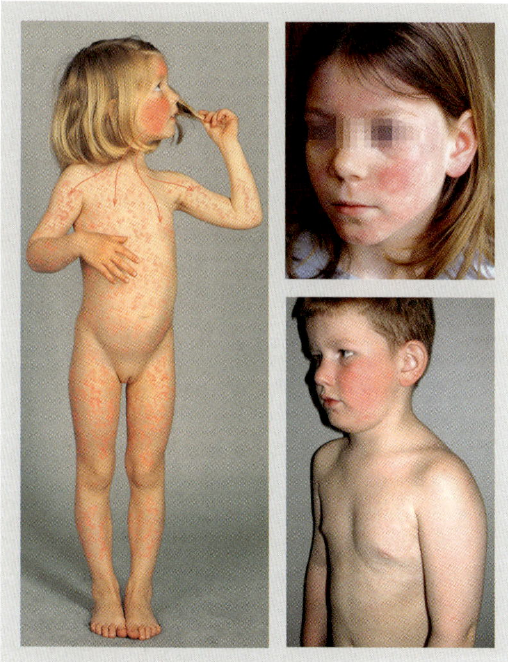

Links ***Ringelröteln:*** *Links das typische Ausbreitungsmuster (Fotomontage), daneben zwei betroffene Kinder mit dem typischen* ***„Backpfeifen"-Ausschlag*** *im Gesicht. Bei dem Jungen unten ist auch der Ausschlag am Körper zu sehen.* [links: AMR, rechts oben: TEP, rechts unten: RKL 1108]

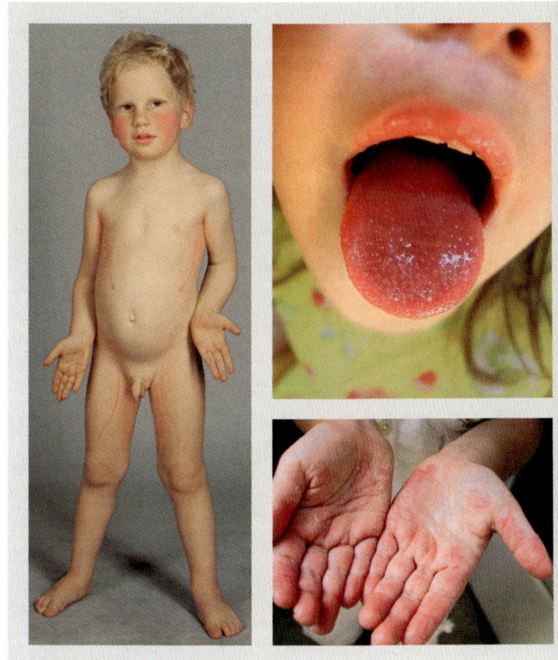

Rechts ***Scharlach:*** *Das große Bild zeigt das typische Ausbreitungsmuster (Fotomontage); rechts oben die typische* ***Himbeerzunge.*** *Die rechts unten zu sehende Abschilferung der Haut tritt erst auf, wenn die Infektion bereits abgeklungen ist.* [links: AMR, rechts: TEP 1109]

handelt es sich dabei um Kinder, die auch zu einem Asthma bronchiale (→ S. 598) neigen.

Das macht der Arzt

Das Medikament erster Wahl bei einem Pseudokrupp-Anfall sind entzündungshemmende Kortisonzäpfchen (z. B. Rectodelt®), die allerdings erst nach etwa einer Stunde richtig wirken. Nebenwirkungen des Kortisons sind nicht zu befürchten, da das Medikament nur sehr kurzfristig angewendet wird.

Manchmal ist die Inhalation von Adrenalin oder Epinephrin (z. B. in InfectoKrupp® Inhal) notwendig, damit die geschwollene Kehlkopfschleimhaut abschwillt und die Luftwege in wenigen Minuten erweitert werden. Nebenwirkungen sind ein schneller Herzschlag und manchmal auch Zittrigkeit, die jedoch von Kindern in aller Regel leicht „weggesteckt" werden.

Sehr selten muss ein Kind mit Pseudokrupp ins Krankenhaus eingewiesen werden, sei es zur Beobachtung oder, in ganz schwierigen Fällen, zur künstlichen Beatmung. Meist verläuft ein Pseudokrupp-Anfall gutartig; nicht selten aber wiederholt er sich in der folgenden Nacht. Deshalb ist es sinnvoll, sich nach einem ersten Anfall Kortisonzäpfchen vom Arzt verschreiben zu lassen, um gewappnet zu sein, falls sich das Geschehen wiederholt.

Selbsthilfe

Die Kinder wachen oft nachts mit Husten und Atemnot auf. Am besten beruhigen Sie das Kind (körperliche Anstrengung und Angst verschlimmern die Atemnot) und gehen mit ihm an ein offenes Fenster oder gleich an die frische Luft. Die kalte Luft lässt die Schleimhäute abschwellen. Hilft das nicht, so rufen Sie am besten den Notarzt.

Oft wird auch empfohlen, im Bad heißes Wasser in die Badewanne oder aus der Dusche laufen zu lassen, das ist nach neueren Studien aber wenig wirksam.

Komplementärmedizin

Es sind keine naturheilkundlichen Verfahren mit sicherer Wirkung bekannt. Ätherische Öle dürfen auf keinen Fall inhaliert werden, da diese die Schleimhaut reizen und dadurch die Schwellung verstärken können.

Vorsorge

Virusinfekte der oberen Luftwege lassen sich bei Kindern nie ganz vermeiden. Passivrauchen erhöht nachgewiesenermaßen die Häufigkeit von Erkältungen und belastet die Selbstheilungskräfte der kindlichen Schleimhäute. Deshalb sollte Rauchen in der ganzen Wohnung tabu sein.

Ringelröteln

Häufigkeit: ■■■□□

Ringelröteln *(Erythema infectiosum)* betreffen vor allem Kindergartenkinder. Sie sind meist harmlos, können aber bei Infektionen in der Schwangerschaft das Ungeborene schädigen.

Die Inkubationszeit bei Ringelröteln liegt bei 4–18 Tagen. Unmittelbar nach der Ansteckung kann die Erkrankung weiter übertragen werden. Mit Auftreten des Ausschlags ist die Ansteckungsfähigkeit so gut wie vorüber.

Leitbeschwerden

- Meist Erkältungszeichen, z. B. leichtes Fieber, Kopf- und Muskelschmerzen
- flächige Rötung beider Wangen („schmetterlingsförmig"). Ausbreitung des Ausschlags oft in einem girlandenförmigen Muster auf den übrigen Körper, vor allem auf die Streckseiten der Arme und Beine.

Wann zum Arzt

Am nächsten Tag zum Kinderarzt, wenn Sie bei Ihrem Kind einen auf Ringelröteln verdächtigen Hautausschlag beobachten

Am nächsten Tag zum Frauenarzt, wenn Sie schwanger sind und Kontakt mit einem an Ringelröteln erkrankten Kind hatten.

Die Erkrankung

Ringelröteln werden vom *Parvo-Virus B19* ausgelöst. Die Übertragung erfolgt wahrscheinlich über Tröpfchen und über die Hände. Die meisten Infektionen verlaufen unbemerkt. Treten Krankheitszeichen auf, so steht der Hautausschlag an erster Stelle. Selten können auch schmerzhafte Gelenkentzündungen entstehen, vor allem an den kleinen Gelenken; sie heilen fast immer vollständig aus.

Ernste Komplikationen bei Ringelröteln betreffen vor allem Kinder mit Blutarmut, wie etwa der Sichelzellanämie (→ S. 1035). Dies liegt daran, dass das Virus die Vorläuferzellen der roten Blutkörperchen im Knochenmark befallen kann. Letztere können dann nicht mehr rasch genug gebildet werden. Als Folge verschlimmert sich die Blutarmut.

Das macht der Arzt

Sind Kinder betroffen, so sind keine speziellen ärztlichen Maßnahmen erforderlich. Bei Schwangeren sind möglicherweise Blutuntersuchungen nötig, die zum einen feststellen, ob eine Empfänglichkeit besteht, und zum anderen eine eventuelle Ansteckung nachweisen können. Eine Behandlung ist bei Ringelröteln nicht möglich.

Vorsorge

Vorbeugen kann man gegen Ringelröteln nicht. Eine Meidung des Erregers ist schwierig, da die Ansteckungsgefahr meist schon vorüber ist, wenn der Ausschlag bei jemand sichtbar wird.

Scharlach

Häufigkeit:

Scharlach *(Scarlatina)* ist eine unter Kindergarten- und Schulkindern häufige Sonderform der Streptokokken-Angina (Angina tonsillaris → S. 579). Scharlach unterscheidet sich weder im Verlauf noch den Leitbeschwerden und Komplikationen von der „normalen" Streptokokken-Angina. Zusätzlich zu den typischen Halsbeschwerden und dem Fieber treten beim Scharlach jedoch Haut- und Schleimhauterscheinungen auf:

- Die Zunge ist zuerst gelb-weißlich belegt, ab dem 3. bis 4. Tag stark gerötet mit verdickten Zungenknospen (Papillen); dies erklärt den Namen ***Himbeerzunge.***
- Ab dem 2. bis 3. Tag erscheint ein sandpapierartiger, also dicht stehender und kleinfleckiger Hautausschlag. Er beginnt in der Achsel- oder Leistenregion und greift von dort aus auf den übrigen Körper über.
- Das Gesicht und insbesondere die Wangen sind gerötet, die Gegend um den Mund bleibt aber ausgespart („Milchbart").
- Nach 1–3 Wochen kann eine grobe Schuppung der Haut auftreten, insbesondere an Händen und Füßen.

Der unterschiedliche Verlauf beim Scharlach gegenüber der „normalen" Angina erklärt sich so: Der Scharlach wird von bestimmten Streptokokkenstämmen ausgelöst, die im Gegensatz zu den anderen Streptokokken-Typen ein Toxin (= Giftstoff) produzieren, das den typischen Hautausschlag hervorruft. Der Verlauf der Erkrankung ist beim Scharlach nicht schlimmer als bei einer durch andere Streptokokken-Stämme ausgelösten Angina, und auch die Diagnose, Behandlung und vorbeugenden Maßnahmen sind dieselben (→ S. 579). Ebenso hat der Scharlach mit der „normalen" Streptokokken-Angina gemeinsam, dass man ihn im Laufe des Lebens mehrmals bekommen kann.

Windpocken

Häufigkeit:

Windpocken *(Varizellen)* betreffen vor allem Kindergarten- und Grundschulkinder. Sie sind so ansteckend, dass 90 % aller 10-Jährigen die Erkrankung durchgemacht haben. Sie hinterlässt eine lebenslange Immunität.

Leitbeschwerden

- Uncharakteristisches Vorstadium mit etwas Fieber, Müdigkeit und Unwohlsein
- Danach entwickelt sich der charakteristische Hautausschlag: Kleine Flecken, die sich innerhalb eines Tages in Knötchen und dann rasch in Bläschen mit zuerst klarem und später trübem Inhalt verwandeln. Die Bläschen trocknen ein und heilen unter Krustenbildung ab. Sie können auch die Schleimhäute (etwa im Mund oder die Bindehaut des Auges) betreffen. In der ersten Woche schießen immer wieder neue Bläschen auf – es entsteht ein „Sternenhimmel" aus neuen und alten Windpocken.

Wann zum Arzt

Heute noch, wenn

- Sie nicht sicher sind, ob Ihr Kind Windpocken oder eine andere Krankheit hat
- Sie den starken Juckreiz bei Windpocken selbst nicht in den Griff bekommen
- Sich die Haut stark entzündet (Sie bemerken dann zunehmende Schwellung, Rötung und Eiterung)
- Ihr Kind unter sechs Monate als ist.

Sofort, wenn Ihr Kind einen steifen Nacken, Krämpfe oder Gleichgewichtsstörungen bekommt oder teilnahmslos wird.

Die Erkrankung

Auslöser ist das ***Varizella-Zoster-Virus,*** das zur Gruppe der Herpes-Viren gehört. Es wird v. a. durch eine Tröpfcheninfektion, seltener auch durch Kontakt mit dem Bläscheninhalt übertragen. Die Inkubationszeit beträgt 11–21 Tage. Windpocken sind schon 1–2 Tage vor dem Ausbruch des Ausschlags und bis zum Eintrocknen der letzten Blase ansteckend.

Für sonst gesunde Kinder sind Windpocken nur selten gefährlich. Manchmal können sich die Bläschen eitrig entzünden, z. B. wenn ein Kind die Bläschen aufkratzt. Es bleiben dann öfter kleine Narben zurück. Ernste Komplikationen, z. B. eine Lungenentzündung oder eine Entzündung des Großhirns (Enzephalitis → S. 1134) oder Kleinhirns ***(Zerebellitis)*** sind extrem selten.

Stecken sich ältere Kinder und Erwachsene mit Windpocken an, verläuft die Erkrankung oft schwerer, mit Fieber, schwerem Krankheitsgefühl und starkem Hautbefall. Auch bei Kindern mit einer Neurodermitis kommen wegen der bereits vorgeschädigten Haut schwere Verläufe vor. Abwehrgeschwächte Kinder, z. B. etwa Kinder mit einer Leukämie, können sogar lebensbedrohlich erkranken.

Komplikation Neugeborenenvarizellen. Junge Säuglinge erkranken in der Regel nicht an Windpocken, da sie durch die von der Mutter in der Schwangerschaft übertragenen Abwehrstoffe (Antikörper) geschützt sind. Wenn eine bisher nicht an Windpocken erkrankte Mutter aber fünf Tage vor bis zwei Tage nach der Entbindung an Windpocken erkrankt, fehlt dem Neugeborenen dieser Nestschutz, und es erkrankt möglicherweise sehr schwer. Diese Neugeborenen müssen noch vor Ausbruch der Bläschen mit Antikörpern (→ S. 295) und virenhemmenden Mitteln (Virostatika → S. 1053) behandelt werden.

Komplikation Varizellenembryopathie. Erkrankt eine Schwangere in den ersten beiden Schwangerschaftsdritteln (vor allem in der 8.–21. Woche) an Windpocken, ist eine Schädigung des Ungeborenen möglich, aber glücklicherweise sehr selten.

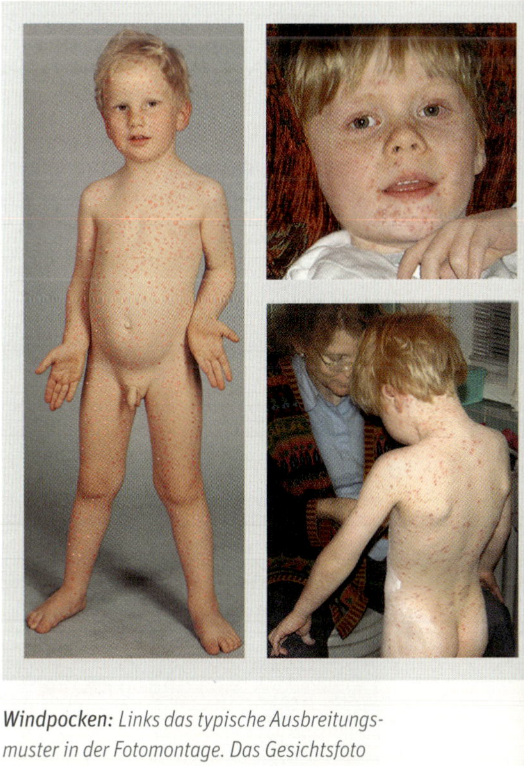

Windpocken: *Links das typische Ausbreitungsmuster in der Fotomontage. Das Gesichtsfoto oben rechts zeigt den typischen* ***„Sternenhimmel"*** *im Gesicht. Unten wird örtlich betäubende Anaesthesin®-Salbe auf die juckenden Windpocken aufgetragen.* [li: AMR, re: ASL 1110]

■ **Mögliche Folge: Herpes zoster**

Wie alle Herpes-Viren kann auch das Varizella-Zoster-Virus nach der akuten Erkrankung im Körper bleiben. Im Laufe des Lebens kann es reaktiviert werden und eine Gürtelrose verursachen (→ S. 1087). Da beide Erkrankungen vom gleichen Virus ausgelöst werden, kann also z. B. die Großmutter durch ihre Gürtelrose ihren Enkel mit Windpocken anstecken.

Das macht der Arzt

Die Diagnose „Windpocken" ist eine Blickdiagnose. Bei sonst gesunden Kindern ist keine Therapie erforderlich. Stört der Juckreiz sehr, kann der Arzt Lotionen (z. B. Tannosynth® oder Anaesthesin®) oder in schweren Fällen Antihistaminika als Tropfen verschreiben. Letztere helfen gegen den Juckreiz und machen zudem etwas müde und sorgen damit für einen besseren Schlaf. Entzünden sich aufgekratzte Bläschen eitrig, verordnet der Arzt Antibiotika.

Das virenhemmende Medikament Aciclovir (z. B. Zovirax®) wird nur bei abwehrgeschwächten Kindern mit einem besonders hohen Komplikationsrisiko oder bei Neugeborenen-Varizellen gegeben.

Selbsthilfe

Hauptproblem ist bei Windpocken meist der Juckreiz, der mit frei verkäuflichen Lotionen (z. B. Lotio alba) gelindert werden kann. Auch kurz aufgelegte kühle Umschläge werden oft als lindernd empfunden. Auf Bäder sollte verzichtet werden, da die Bläschen im Bad aufweichen und dann leichter aufgekratzt werden (begünstigt die Narbenbildung). Die Kleidung sollte möglichst locker sitzen und nicht scheuern. Wärme und Schwitzen verstärken den Juckreiz. Den betroffenen Kindern sollten am besten die Fingernägel kurz geschnitten werden.

Vorsorge

Die Impfung gegen Windpocken ab einem Alter von 11 Monaten gehört zu den empfohlenen Regelimpfungen (→ Tab. S. 297). Viele Kinderärzte sehen die Impfung jedoch als ein zweischneidiges Schwert: Zu befürchten ist, dass natürliche Windpockeninfektionen immer seltener auftreten, und sich dadurch nichtgeimpfte Kinder erst spät, eventuell sogar erst im Erwachsenenalter oder in der Schwangerschaft anstecken. Der Verlauf der Krankheit ist dann oft schwer, und es drohen eher Komplikationen.

Dreitagefieber

Häufigkeit: ■■■■■

Am **Dreitagefieber** *(Exanthema subitum)* erkranken hauptsächlich Babys und Kleinkinder zwischen sechs Monaten und drei Jahren. Der Name steht für den typischen, dreitägigen, oft hochfieberhaften Verlauf.

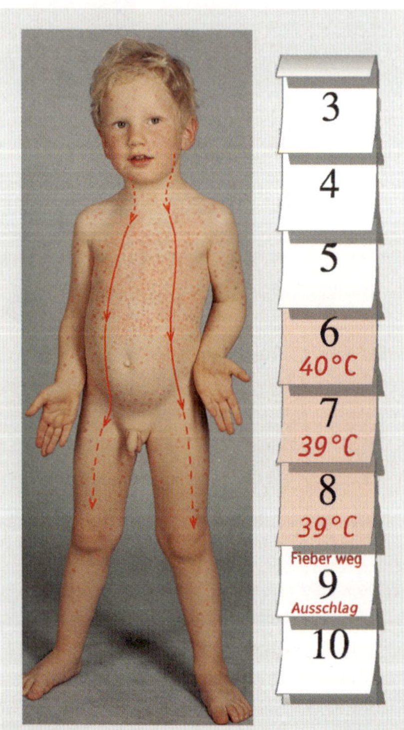

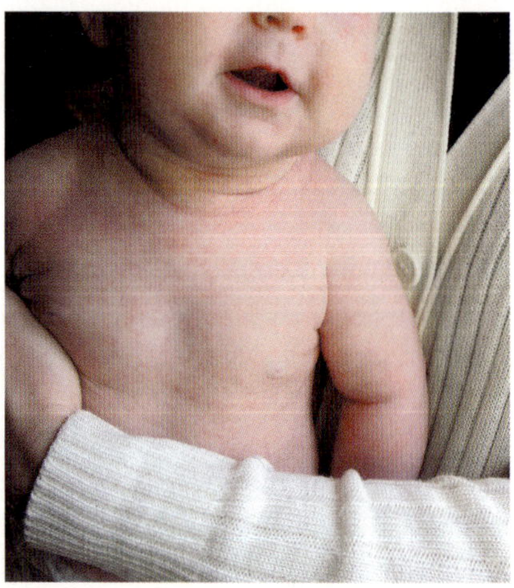

Dreitagefieber: Links das typische Ausbreitungsmuster in der Fotomontage, rechts der Ausschlag bei einem betroffenen Säugling. Oft ist aber gerade beim Dreitagefieber der Ausschlag sehr diskret. [AMR, TEP 1111]

Leitbeschwerden

- Hohes Fieber über ~ 3 Tage
- Danach fällt das Fieber plötzlich ab, dafür zeigt sich ein kleinfleckiger Hautausschlag.

Wann zum Arzt

Heute noch, wenn

- Das Baby hohes Fieber hat
- Ein älteres Kind länger als drei Tage „grundlos" Fieber hat
- Weitere Beschwerden hinzutreten.

Die Erkrankung

Das Dreitagefieber wird durch das *Herpes-Virus-Typ 6* hervorgerufen. Typisch – und für Eltern und auch Ärzte verwirrend – ist, dass es zunächst keinerlei Hinweise gibt, woher das Fieber kommt: Das Kind bekommt innerhalb weniger Stunden hohes Fieber und sonst (fast) nichts. Die Kinder machen dabei keinen besonders kranken Eindruck. Nach etwa drei Tagen verschwindet das Fieber. Der dann oft auftretende Hautausschlag ermöglicht nun im Nachhinein die Diagnose. Der Ausschlag ist allerdings manchmal nur an Bauch und Rücken zu sehen und nicht selten nach Stunden schon wieder weg.

Die Inkubationszeit beträgt 1–2 Wochen. Die Kinder sind schon etwa 3 Tage vor den ersten Krankheitszeichen bis zum Auftreten des Ausschlags ansteckend. Danach sind sie ihr Leben lang geschützt.

Komplikationen. Typisch sind Fieberkrämpfe (→ S. 422). Da das Fieber rasch ansteigt, bekommen entsprechend veranlagte Kinder ihren ersten (harmlosen) Fieberkrampf oft im Rahmen des Dreitagefiebers.

Das macht der Arzt

Die Rolle des Arztes beim Dreitagefieber besteht darin, dass er ernste Erkrankungen wie etwa einen Harnwegsinfekt oder eine Blutvergiftung ausschließt. Manchmal ist dazu eine Blutuntersuchung nötig.

Eine Vorsorge ist nicht möglich.

Impetigo

Häufigkeit: ■■■■□

Die sehr ansteckende **Impetigo [contagiosa]** *Grindflechte, Grind)* ist die bei Kindern am häufigsten vorkommende bakterielle Hautentzündung. Sie tritt vornehmlich bei Klein- und Kindergartenkindern auf, meist im Gesicht oder an den Händen, selten auch im Bereich der Genitalien.

Leitbeschwerden

Meist an den Fingern oder im Gesicht: Zunächst klare, dann eitrige Hautbläschen mit rotem Hof, die sich allmählich ausbreiten und auf der Haut honiggelbe Krusten bilden.

Wann zum Arzt

Heute noch, wenn das Kind den beschriebenen Ausschlag im Gesicht hat

Sofort, wenn das Kind Fieber bekommt oder es ihm zunehmend schlechter geht

Die Erkrankung

Unsere Haut ist natürlicherweise von unzähligen gutartigen Bakterien besiedelt. Wirkungsvolle Schutzmechanismen, z. B. der Säureschutzmantel der Haut, verhindern, dass die Bakterien in tiefere Hautschichten vordringen. Ist die Haut jedoch geschädigt, können infektionsauslösende Bakterien in die Haut eindringen und zu einer bakteriellen Hautentzündung führen. Entsprechend häufig tritt die Impetigo nach Erkältungen auf, bei denen die Haut rund um Mund und Nase entzündet und dadurch vorgeschädigt ist. Häufiger betroffen sind auch Kinder mit Neurodermitis (→ S. 1072).

Die Impetigo wird meist durch Staphylokokken oder Streptokokken-Bakterien ausgelöst. Häufig werden diese Keime z. B. aus dem Rachen des Kindes verschleppt oder von einem anderen Kind übertragen. Das Kind, von dem die Ansteckung ausgeht, muss selbst nicht krank sein: Gerade Streptokokken und Staphylokokken kommen bei manchen gesunden Kindern im Rachen oder der Nase vor.

Als Folge der Infektion bilden sich Hautbläschen unterschiedlicher Größe; kleine Bläschen sind für Streptokokken typisch, große Blasen für Staphylokokken. Die Bläschen sind von einem geröteten Saum umgeben und trüben rasch eitrig ein. Wenn sie platzen, entstehen die typischen honiggelben Krusten und die Herde breiten sich aus – oft helfen hier die kratzenden Finger des Kleinkindes nach. Kinder mit ausgedehnten Entzündungen können Fieber entwickeln und sich in ihrem Allgemeinbefinden beeinträchtigt fühlen.

Die Impetigo ist sehr ansteckend. Erkrankte Kinder sollten deshalb möglichst keinen Kontakt zu anderen Kindern haben, sie dürfen Kindergarten oder Schule nicht besuchen.

Komplikationen. Die Impetigo heilt praktisch immer narbenlos ab, Komplikationen sind bei rechtzeitiger Behandlung selten. Bei Streptokokken-Infektionen können wie bei der eitrigen Angina (Streptokokken-Angina

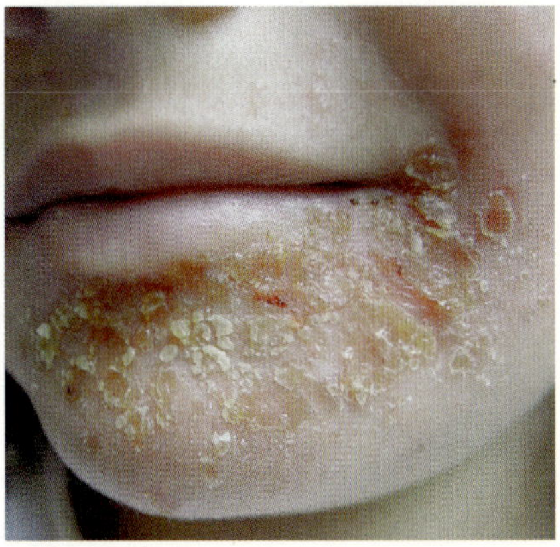

Impetigo: Typisch sind die gelben Krusten und der Befall rund um den Mund. [TEP 1112]

→ S. 579) Immunreaktionen auftreten, z. B. eine Nierenkörperchenentzündung (Glomerulonephritis → S. 781) oder, extrem selten, ein akutes rheumatisches Fieber (→ S. 714). Bei Staphylokokken kann eine Immunreaktion der Haut zu schweren Entzündungen und Hautablösungen führen (Lyell-Syndrom → S. 1115).

Das macht der Arzt

Der Arzt erkennt die Impetigo allein anhand des typischen Bilds. In schwereren Fällen macht er möglicherweise einen Hautabstrich, um den genauen Erreger festzustellen.

Leichtere Formen lassen sich in aller Regel durch eine äußerliche Behandlung in den Griff bekommen: Durch Auflegen feuchter Kompressen mit evtl. desinfizierenden Lösungen (z. B. Kamillosan® oder Braunovidon®) werden die Krusten abgelöst. Danach werden Antibiotikasalben oder -gels (z. B. Fucidine® oder Turixin®) aufgetragen.

Bei einer ausgedehnten Impetigo muss das Kind Antibiotika einnehmen. Auch bei immer wiederkehrender Impetigo werden orale Antibiotika verordnet. Zudem wird in solchen Fällen durch einen Rachenabstrich geprüft, ob hier etwa ein Keimreservoir vorhanden ist; dieses muss dann zusätzlich durch in die Nase eingebrachte Antibiotikasalben (Mupirocin®) behoben werden.

Selbsthilfe

Da die in den Blasen und Krusten enthaltenen Bakterien leicht verschleppt werden können, empfiehlt es sich, die Herde z. B. mit Wundgaze abzudecken; damit wird auch das Kratzen erschwert. Um die Übertragung zu erschweren, sollte das Kind nicht die gleichen Handtücher benutzen wie die übrigen Familienmitglieder, seine Kleidung, Bettwäsche und die Handtücher sollten täglich gewaschen werden, möglichst bei 60 °C.

Komplementärmedizin

Bewährt hat sich die Behandlung mit Calendula-Essenz (→ Tab. S. 274). Diese wird im Verhältnis 1:10 mit Wasser verdünnt und als feuchte Kompresse mehrmals täglich auf die betroffene Haut gelegt. Auch Thymiantee wird von manchen naturheilkundlichen Ärzten zur oberflächlichen Behandlung empfohlen.

Kopfläuse

Häufigkeit: ▬ ▬ ▬ ▬ ▬

Fast alle Kinder im Kindergarten- oder Schulalter werden einmal oder mehrmals von **Kopfläusen** ***(Pediculi capitis)*** heimgesucht, insbesondere in den Herbst- und Wintermonaten. Medizinisch sind die Tierchen harmlos, im Gegensatz zu den hierzulande nur in sozialen Brennpunkten (wie Obdachlosenquartieren) vorkommenden Kleiderläusen übertragen Kopfläuse keine Krankheiten.

Leitbeschwerden

- Juckreiz am Kopf, vor allem hinter den Ohren und am Hinterkopf bzw. im Nacken
- Kratzbedingte Entzündungen der Kopfhaut
- Weißliche, schuppenähnliche Nissen (Läuseeier) an den Haaren, vor allem nahe der Kopfhaut.

Wann zum Arzt

Am nächsten Tag, wenn

- Eine erste Lausbehandlung in „Eigenregie" erfolglos war
- Ihr Kind unter drei Jahre alt ist und Kopfläuse hat

Heute noch, wenn

- Sie nicht sicher sind, ob es sich um Läuse handelt
- Ein Kind sehr viele Läuse hat oder die Kopfhaut aufgekratzt und entzündet ist
- Sie selbst Läuse haben und dazu entweder schwanger sind oder stillen.

Die Erkrankung

Kopfläuse sind 1–4 mm groß und können nur im menschlichen Kopfhaar leben. Dort ernähren sie sich vom Blut der Kopfhaut. Die Einstiche verursachen den oft bei Lausbefall auftretenden Juckreiz. Die Weibchen legen ungefähr einen Monat lang bis zu 10 Eier täglich und kleben diese samt der sie umgebenden Eihülle mit Hilfe eines wasserunlöslichen Klebstoffs als so genannte **Nisse** an das Haar, und zwar etwa 3–4 mm von der Kopfhaut entfernt. Nach 7–10 Tagen schlüpfen die Larven aus; nach weiteren 7–10 Tagen können diese selbst wieder Eier ablegen.

Wenn das Haar wächst, wandern die Nissen mit dem Haar immer weiter von der Kopfhaut weg – das kann helfen, alte Nissen, die auch bei einer erfolgreichen Läusebehandlung manchmal verbleiben, von frischen Nissen zu unterscheiden: Während letztere immer nahe an der Kopfhaut sitzen, kleben die alten Nissen weiter außen. Es gilt: Aus Nissen, die weiter als ein Zentimeter von der Kopfhaut entfernt sind, können keine neuen Läuse mehr schlüpfen.

Durch das Kratzen können nässende Hautentzündungen, teilweise mit gelblichen Krusten entstehen. Zusätzlich können auch die Lymphknoten hinter den Ohren und im Nacken anschwellen.

Kopfläuse werden meist von Mensch zu Mensch durch engen Kontakt übertragen. Die Tierchen können zwar weder fliegen noch springen, sind aber schnelle Läufer. Stecken also die „lieben Kleinen" die Köpfe zusammen, und dies tun vor allem Kindergarten- und Grundschulkinder, so können die Läuse mühelos und unbemerkt von Kopf zu Kopf gelangen. Seltener ist die indirekte Übertragung z. B. über Mützen, Kapuzen, Kuscheltiere, Nackenstützen oder Kämme.

Pharma-Info: Läusemittel

Pyrethrum-Extrakt. Aus bestimmten Chrysanthemenarten wird der Pyrethrum-Extrakt (Goldgeist® forte) hergestellt, der für Läuse ein Muskel- und Nervengift enthält. Eine bekannte Nebenwirkung ist eine meist leichte Hautreizung. Die Lösung wird Strähne für Strähne in die ausgekämmten und trockenen (!) Haare massiert. Das Mittel muss 30–60 Minuten einwirken. Auch größeren Kindern sollte man dabei helfen, da wirklich jedes Haar mit dem öligen Extrakt erreicht werden muss. Weil es die Nissen nicht zuverlässig abtötet, muss die Behandlung nach 8–10 Tagen wiederholt werden, um eventuell noch geschlüpfte Larven zu töten.

Pyrethroide sind Verwandte des Pyrethrum-Extrakts. Das in InfectoPedicul® enthaltene Permethrin wird nicht so schnell abgebaut wie der Pyrethrum-Extrakt. Der Wirkstoff bleibt an den Haaren hängen und tötet somit drei Tage lang auch noch ausschlüpfende Larven. Die Behandlung muss nach 8–10 Tagen wiederholt werden. Von Sprays ist generell abzuraten.

Jacutin® N (nur als Spray erhältlich) ist eine Kombination aus den Wirkstoffen Allethrin und Piperonylbutoxid und ähnelt daher den Pyrethroiden.

Wichtig für alle Läusemittel: sie müssen genau nach Beipackzettel verwendet werden. Wendet man sie etwa auf zu nassem Haar an, so werden sie verdünnt und wirken nicht. Aus demselben Grund verbietet sich eine ungleichmäßige Verteilung oder eine zu sparsame Verwendung.

Alternative Läusemittel

Im Zeitalter immer häufiger auftretender Resistenzen gegen die klassischen Insektizide sind sie durchaus eine Überlegung wert – gerade für kleinere Kinder. Das Problem ist, dass ihre Wirksamkeit weit weniger gut bewiesen ist und dass sie zudem oft weitaus intensiver angewendet werden müssen – oft mehrmals am Tag und mehrere Tage hintereinander.

Warnhinweis: Zudem ist „alternativ" nicht gleich „harmlos". Von den meisten „alternativen" Präparaten liegen keine Untersuchungen über eventuelle Nebenwirkungen vor.

So bieten Präparate aus dem indischen *Neembaum* einen interessanten Ansatz: Sie hemmen die Bildung des Chitinpanzers der Laus. Da bisher nur einige wenige Studien über die Wirksamkeit und über die Nebenwirkungen dieses natürlichen Insektizids vorliegen, sind neemhaltige Produkte nur als Medizinprodukte erhältlich; diese können im Gegensatz zu Arzneiprodukten nicht vom Arzt verordnet werden. Zu diesen Mitteln zählen z. B. Niemolind® oder das Neem-Extrakt FT-Shampoo®).

Ein anderer Ansatz besteht im Besprühen der Haare mit dem (nicht giftigen) Dimeticon. Dieser hierzulande z. B. unter den Handelsnamen NYDA® L oder EtoPril® verfügbare Entschäumer wird oft bei Babykoliken gegen Blähungen verordnet und macht Läusen die Atmung unmöglich, indem er ihre Atemöffnung verschließt [B13].

Produkte auf der Basis von Soja- oder Kokosöl (z. B. Aesculo Gel L® oder Mosquito Läuseshampoo®) sollen die Läuse ersticken, indem sie sie mit einem Ölfilm überziehen.

Kopfläuse haben nichts mit Hygiene zu tun – auch gewaschene Haare sind für Läuse attraktiv. Dass sich Kinder immer wieder anstecken und die Läuse aus manchen Kindergartengruppen einfach nicht wegzukriegen sind, hat in der Regel damit zu tun, dass sie oft nicht ausreichend behandelt werden – und da reicht ein einziges Kind aus, bei dem vielleicht zu Hause nicht alles (inklusive Lausbehandlung) nach Plan läuft.

Das macht der Arzt

Der Arzt sucht die Haare in Nähe der Kopfhaut strähnchenweise auf die weißlichen Nissen ab. Am besten geht dies bei hellem Licht mit einer Lupe. Die Läuse sind zwar auch mit bloßem Auge sichtbar, aber deutlich schwerer zu finden. Wird er fündig, so verordnet der Arzt ein Mittel zur Läuseabtötung (siehe Pharma-Info). Bei stark gereizter Kopfhaut empfiehlt er möglicherweise eine pflegende Creme zum Einreiben der Kopfhaut, z. B. Lotio alba, eine Heilsalbe oder auch ein Weidenrindenshampoo. In schweren Fällen hilft eine kortisonhaltige Hautcreme.

Eine Unempfindlichkeit (Resistenz) der Läuse gegen die gängigen Läusemittel ist zwar selten, das Problem nimmt aber zu.

Kinder mit Kopfläusen dürfen in vielen Einrichtungen so lange nicht in Kindergarten oder Schule, bis der Arzt oder das Gesundheitsamt bescheinigt haben, dass die Läuse wieder weg sind.

Entlausen der Umgebung

Da Läuse mindestens 1–2 Tage auch ohne Kopfhaut überleben können, muss immer auch die Umgebung mitbehandelt werden:

- Die gesamte Wäsche, die das Kind in der letzten Zeit getragen hat, ebenso Handtücher, Bettwäsche und waschbare Stofftiere, werden bei mindestens 60 °C in der Waschmaschine gewaschen oder möglichst heiß in den Trockner gegeben. Bei dieser Temperatur überlebt keine Laus.
- Kämme, Bürsten und andere Gegenstände werden zehn Minuten in mindestens 60 °C heißes Seifenwasser gelegt und anschließend gründlich gereinigt.
- Gegenstände, die diese Hitze nicht vertragen, kann man in einem dicht verschlossenen Plastiksack zwei Tage tiefgefrieren.
- Bei ganz empfindlichen Teilen, die weder Hitze noch Kälte vertragen, kann man die Läuse aushungern. Den Gegenstand in einen Plastiksack geben, gut verschließen und vier Wochen bei Zimmertemperatur lagern, ohne ihn zu öffnen.

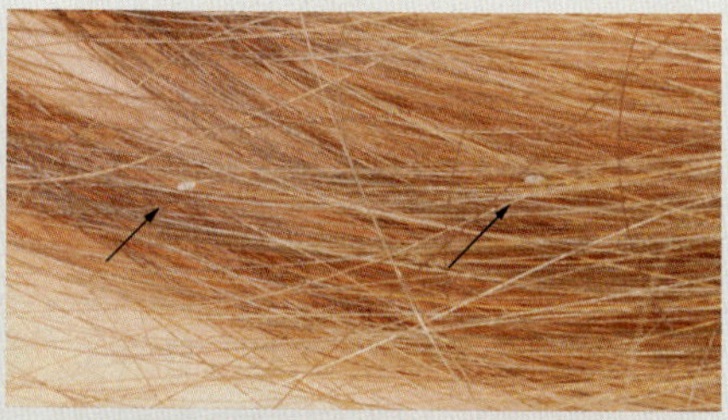

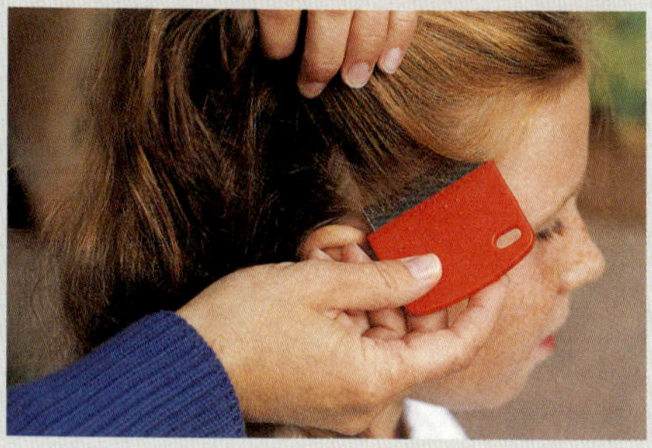

Nissen und *Nissenkamm. Nissen ähneln Schuppen, sind aber oval und kleben im Gegensatz zu diesen so fest am Haar, dass sie sich nicht einfach mit den Fingern abstreifen lassen. Wenn man sie gut zwischen zwei Fingernägel zu fassen bekommt, kann man sie aber abziehen. Alternativ entfernt man die Nissen mit einem feinen Nissenkamm.* [RKL, ADM 1113]

- Zur Behandlung der Wohnung (z. B. Sofas) reicht gründliches Saugen.
- Zweckmäßig ist es, die Fingernägel des betroffenen Kinds gleich zu Beginn kurz zu schneiden, damit es juckende Hautstellen nicht weiter aufkratzt.

Nachkontrollen

Um „Behandlungsversager" und Wiederansteckung möglichst früh zu entdecken, werden die „Häupter der Lieben" jeden Tag auf Lausbefall untersucht, zumindest solange, bis die Epidemie im Kindergarten oder in der Schule abgeklungen ist.

Selbsthilfe

Als Erstes: im Kindergarten oder in der Schule sowie bei den Freunden des Kinds Bescheid sagen. Denn die Läusebehandlung ist eine Gemeinschaftsangelegenheit. Ziehen einzelne Eltern im Kindergarten nicht mit, gewinnen die Läuse die Oberhand (ist leider in manchen Einrichtungen inzwischen eher die Regel als die Ausnahme).

Dann wird das betroffene Kind mit einem Läusemittel behandelt. Leider heißt Läusetherapie auch heute noch in aller Regel „chemische" Behandlung – mit all ihren Nachteilen: Immer öfter wird etwa beobachtet, dass Läuse unempfindlich (resistent) gegen das angewendete Mittel werden – auch gegen die heute gängigen Pyrethroide. Und immer stärker kommen auch die möglichen Nebenwirkungen in die Diskussion [B14]. Deshalb sollten alle Läusemittel streng nach Vorschrift angewendet werden, und auch der oft gegebene Rat „zur Sicherheit" gleich die ganze Familie mitzubehandeln, muss hinterfragt werden.

Immerhin sind in den letzten Jahren einige „nicht-chemische" Möglichkeiten zur Behandlung entwickelt worden, die aber leider teilweise noch nicht auf dem deutschen Markt verfügbar sind.

- Studien zeigen, dass allein schon das nasse Auskämmen mit Haarpflegespülung und Läusekamm alle 3–4 Tage in über 50 % zur effektiven Entlausung führt.
- Vielversprechend ist die in England entwickelte Methode des ***„bug busting"***, eine Behandlung mit Haar-Conditioner und einem besonders feinen Läusekamm [B11]: Der Kopf wird an vier Tagen innerhalb von zwei Wochen mit gewöhnlicher Haarspülung eingerieben, und dann mit einem sehr feinen Läusekamm ausgekämmt. In England ist hierzu ein spezielles Kit mit verschiedenen Nissenkämmen verfügbar, hierzulande muss improvisiert werden.
- Eine möglicherweise revolutionäre Behandlung stellt ein in den USA entwickelter spezieller Haarfön mit einem auf das Gebläse aufgesetzten Kamm dar [B12]. Wichtig: Ein regulärer Haarfön ist zur Behandlung von Läusen nicht geeignet (ebenso wie Läuse auch nicht in der Sauna verenden).

Vorsorge

Normales Haarewaschen nützt leider nichts gegen Läuse. Manche Eltern haben aber gute Erfahrungen mit einem Weidenrindenshampoo gemacht, das die Haare vor Lausbefall schützen soll. Sind Läuse häufig Gast in der Familie, sind Kurzhaarfrisuren eine weitere Chance, die Wahrscheinlichkeit zukünftiger Rückfälle zu verringern (langes Haar sorgt für eine wärmere Kopfhaut).

Andere Erkrankungen im Kindesalter

Infektionsneigung

Häufigkeit: ■■□□□

Weniger als 1 % der Kinder leidet unter **krankhafter Infektionsneigung** durch eine angeborene oder erworbene Immunschwäche (→ S. 1044). Solche Kinder fallen nicht nur durch sehr häufige Infektionen auf, sondern v. a.durch besonders langwierige und schwerwiegende Verläufe, z. B. Abszessbildungen an der Haut. Häufig findet der Arzt ungewöhnliche Erreger als Ursache, z. B. Pilze.

Auch wenn oft Ernährungsstörungen, Immunschwäche oder Schlimmeres dahinter vermutet wird: Meist steckt hinter einer von Eltern beklagten Infektionsneigung nichts Krankhaftes. Im Gegenteil: Das Kleinkind kann als ein Wesen mit „natürlicher Infektionsneigung" beschrieben werden. Denn „ohne Fleiß kein Preis" ist die Devise des Immunsystems – es kann nur dann leistungsfähig werden, wenn es die wichtigsten Erreger nach und nach „durchmacht". Dieses Training beginnt gegen Ende des ersten Lebensjahrs, wenn der natürliche Schutz durch die mütterlichen Antikörper (Nestschutz → S. 357) abfällt. Ab jetzt sind bis zum Schulalter etwa 6–8 Infektionen (im 2. Lebensjahr sogar 8–12) pro Jahr normal. Nichtgestillte Kinder sowie Kinder rauchender Eltern haben statistisch mehr Infektionen, vor allem ***Mittelohrentzündungen,*** als ihre gestillten, nicht-mitrauchenden Altersgenossen. Auch Kinder in großen Familien oder Kleinkinder, die Kinderbetreuungseinrichtungen besuchen, schlagen sich häufiger mit „eingeschleppten" Infekten herum.

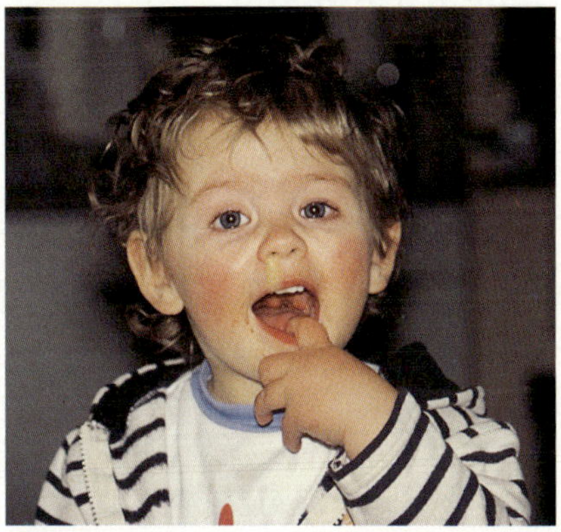

Die „ewigen" Rotznasen und häufigen Erkältungen der Kleinkinder sind ganz normal und haben mit krankhafter Infektionsneigung nichts zu tun. [ASL 1114]

Häufige Infektionen entstehen manchmal auch im Rahmen bestimmter Organkrankheiten. So neigen z. B. Kinder mit einer schweren Refluxkrankheit (→ S. 404) immer wieder unter Bronchitis und haben auch häufiger Mittelohrentzündungen. Auch Kinder mit schlecht behandeltem Asthma (→ S. 598) sind häufiger krank, sie können wegen der verengten Bronchien ihre Luftwege schlechter „sauber halten" und neigen deshalb zu immer wiederkehrenden Infektionen der Bronchien. Bei Kindern mit einer Abflussstörung an den Harnwegen (vesikorenaler Reflux → S. 790) häufen sich Harnwegsinfekte. Hat ein Kind also immer wieder „Probleme an der gleichen Stelle", ist eine Suche nach eventuell zugrunde liegenden Störungen empfehlenswert.

Das macht der Arzt

Die meisten Kinder mit „Infektneigung" sind gesund, d. h. ihr Immunsystem funktioniert völlig normal. Im späten Kindergartenalter klingen die häufigen Infekte von selber ab. Alles, was Eltern hier tun können, ist, den Kindern einen gesunden Rahmen zu bieten: gesunde Ernährung, genügend Auslauf und Schlaf und die sonstigen Freuden des Lebens. Zigarettenrauchen muss den Kindern zuliebe eingestellt werden.

Abhärtungsmethoden wie Kneipp-Güsse oder Wechselduschen können unterstützend wirken, Regengüsse oder Spielen im Freien sind genauso gut.

Vermutet der Arzt eine krankhafte Infektionsneigung, so prüft er durch Blutuntersuchungen die wichtigsten Funktionen des Immunsystems und überweist das Kind möglicherweise an einen Spezialisten.

Gedeihstörungen

Häufigkeit: ■■■□□

Unter einer **Gedeihstörung** versteht man eine gestörte gesamtkörperliche Entwicklung des Kindes. Die betroffenen Kinder sind für ihr Alter und für ihre Größe zu leicht. Ihr Gewicht liegt entweder unter der dritten Perzentile (→ S. 258) der Gewichtskurve (d. h. sie sind leichter als 97 % ihrer Altersgruppe) oder sie rutschen auf der Gewichtskurve immer weiter von ihrem bisherigen Verlauf ab (etwa von der 75. Perzentile unter die 25. Perzentile). Besteht die Gedeihstörung länger, so ist auch das Längenwachstum betroffen (ein solcher Kleinwuchs kann auch zahlreiche andere Ursachen haben → S. 424.

Vor allem die Großeltern vermuten bei dünnen Enkelkindern oft Gedeihstörungen. Solange diese Kinder jedoch leistungsfähig sind, sind sie ganz normale Kinder, bei denen man eben „die Rippen zählen kann". Die Tatsache, dass das Längenwachstum normal verläuft, weist darauf hin, dass es dem Körper nicht an Energie mangelt. Oft wird in diesem Zusammenhang auch vergessen, dass Kinder nach Abbau des Babyspecks natürlicherweise sehr wenig Fett am Körper haben. Der Body Mass Index (BMI) erreicht zwischen 5 und 6 Jahren ein natürliches Tief – Kinder, bei denen man in diesem Alter die Rippen *nicht* zählen kann, haben ein erhöhtes Risiko, später Übergewicht mit sich herumzuschleppen (Näheres zum BMI → S. 245).

Die Erkrankung

Kinder gedeihen schlecht, wenn sie entweder nicht genug essen, das Essen unzureichend verwerten oder wenn sie mehr Kalorien verbrauchen als sie aus der Nahrung erhalten. Entsprechend viele Krankheiten können letzten Endes eine Gedeihstörung verursachen:

- Krankheiten, bei denen die Nahrungsaufnahme oder Verdauung gestört ist, z. B. die Magenpförtnerenge (→ S. 405), die Refluxkrankheit (→ S. 404), die Kuhmilchallergie, die Zöliakie (→ S. 653) oder chronische Darmentzündungen (→ S. 650)
- Stoffwechselkrankheiten, z. B. Diabetes (→ S. 758) oder seltene angeborene Stoffwechselstörungen
- Chronische Entzündungen wie z. B. rheumatische oder Autoimmunerkrankungen
- Schwere Organstörungen, z. B. ein Herzfehler, Nieren- und Lebererkrankungen
- Zuviel Stress zu Hause, zu wenig Unterstützung durch die Eltern oder auch Krisen in der Elternbeziehung.

Das macht der Arzt

Jede echte Gedeihstörung ist ein Notfall. Denn wenn Kinder nicht gedeihen, so fehlt ihnen auch die Energie für eine gesunde Entwicklung.

Da sehr viele Krankheiten eine Gedeihstörung verursachen können, ist die Diagnostik nicht selten langwierig. Der erste Schritt bei der Diagnose besteht aber zunächst darin, festzustellen, ob das Kind wirklich hinter seinem Wachstumspotenzial zurückbleibt. Dazu wird der Arzt zunächst den Wachstumsverlauf der letzten Monate und Jahre genau begutachten und auch errechnen, auf welcher Perzentile das Gewicht des Kindes in Bezug auf die Körpergröße liegt. Eine gründliche Untersuchung schließt sich an, eventuell auch Blut-, Stuhl- und Urinuntersuchungen. Womöglich lässt der Arzt auch eine Woche lang ein Ernährungsprotokoll führen. Ergibt sich durch die Untersuchungen ein gezielter Verdacht, wird entsprechend weiter ermittelt und behandelt. Dazu gehört eventuell auch eine stationäre Aufnahme. Klappt dort das Gedeihen und kann eine zugrunde liegende Erkrankung nicht gefunden werden, so deutet dies auf eine psychosoziale Ursache hin. In einem solchen Fall benötigt also die ganze Familie Hilfe.

Ergibt sich jedoch kein Hinweis auf eine Gedeihstörung, d. h. bescheinigt der Kinderarzt Ihrem Kind, dass es in vertretbarem Tempo „zulegt", so sollte dieses Thema auch zur Ruhe kommen.

Schulprobleme und Teilleistungsstörungen

Häufigkeit: ■■■■□

Schulprobleme sind häufig und haben vielfältige Ursachen – von anlagebedingten Behinderungen, z. B. einer Lese-Rechtschreib-Schwäche, über Verhaltensprobleme bis hin zu sozialen Problemen wie z. B. Mobbing. Um helfen zu können, muss für jedes Kind eine Bestandsaufnahme gemacht werden, die zeigt, wo es im „System Lernen" hakt. Werden diese „Haken" nicht beseitigt, droht ein Teufelskreis: Der Spaß und die Leistungen in der Schule werden geringer. Durch die negativen Erfahrungen in der Schule entsteht ein mangelndes Selbstwertgefühl und als Folge treten Verhaltensprobleme auf, die den Spaß und die Leistung in der Schule noch weiter verringern.

Bei einer **Teilleistungsschwäche** besteht eine Funktionsschwäche in bestimmten Teilbereichen des Denkens, Fühlens oder Sprechens. Bei stärker ausgeprägten Formen wird von einer **Teilleistungsstörung** gesprochen. Solche Teilleistungsstörungen sind z. B. die Lese-Rechtschreib-Schwäche (→ Die Erkrankung) und die ***Rechenstörung (Dyskalkulie),*** eine begrenzte Störung im mathematischen Bereich.

Leitbeschwerden

Bei Schulproblemen:

- Sich verschlechternde Schulleistungen
- Schlechte Motivation, Schulangst
- Durch die ständigen Misserfolge in der Schule können Verhaltensauffälligkeiten entstehen, die den Schulerfolg weiter gefährden
- Psychosomatische Beschwerden, z. B. Bauch- oder Kopfweh

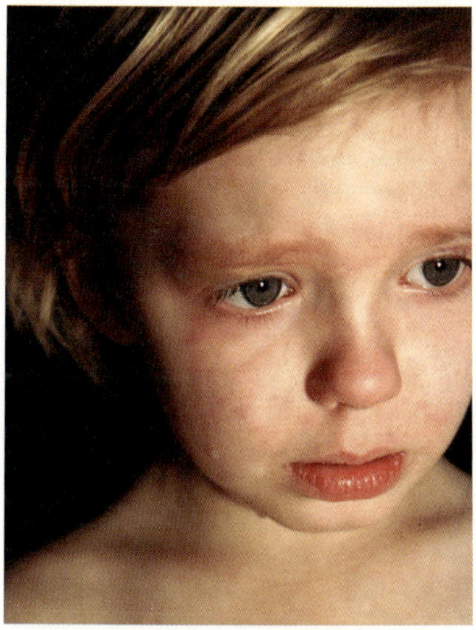

Kindliche Depressionen sind weder vom Kinderarzt noch von den Eltern leicht zu erkennen. Denn traurig, wie in diesem Bild, sehen nur wenige Kinder aus. Vielmehr zeigen sich Depressionen bei Kindern durch Probleme in der Schule, Rückzug von Freunden und psychosomatische Reaktionen, wie z. B. Appetit- und Schlafstörungen. [ISP 1115]

Bei Lese-Rechtschreib-Schwäche (LRS):

- Auffällig große Diskrepanz zwischen den Lese- und Schreibfertigkeiten eines Kindes und seinen übrigen geistigen und schulischen Fähigkeiten
- Im sprachlichen Bereich vor allem die Verwechslung ähnlich klingender Laute (z. B. d/t) oder ähnlich aussehender Buchstaben (d/b), das Auslassen und „Verdrehen" von Buchstaben („nud" statt „und"). Das Kind erkennt zudem nicht, wenn das Gelesene keinen Sinn ergibt.

Schon bei Kleinkindern gibt es eine Reihe von Warnsignalen, die auf eine spätere Lese-Rechtschreib-Schwäche hindeuten können:

- Das Kind hat Schwierigkeiten beim Zuhören
- Es zeigt kaum Bereitschaft, Wörter nachzusprechen
- Das Kind kann Informationen nur aufnehmen, wenn es direkt angesprochen wird
- Das Kind hat ein schlechtes Gedächtnis für Wochentage, Farben und Namen
- Das Kind kann sich auch kürzeste Gedichte und Reime nicht merken.

Wann zum Arzt

In den nächsten 2 bis 4 Wochen, wenn Ihr Kind schlechte Schulleistungen erbringt und weder Sie noch die Lehrkraft wissen, woran es liegen könnte.

Die Erkrankung

Ursachen von Schulproblemen. Wenn Kinder Probleme in der Schule haben, kann dies viele Gründe haben:

- Ein Kind ist den Anforderungen der Schule, oder einer bestimmten Schulform, von seiner geistigen Entwicklung oder Begabung her nicht gewachsen. So beeinträchtigt jede Intelligenzminderung die Abstraktionsfähigkeit, Auffassungsgabe, Konzentrations- und Merkfähigkeit, und dies manchmal so sehr, dass die Kinder in der Regelschule überfordert sind.
- Bei anderen Kindern spielt eine zu hohe Leistungserwartung eine Rolle, wodurch viele Kinder heute die für sie falsche Schulform, insbesondere das Gymnasium, besuchen. Früher oder später zeigen sich Schulprobleme als Ausdruck der chronischen Überforderung und Überlastung.
- Schulprobleme ergeben sich – unabhängig von der Intelligenz oder Reife des Kindes – auch durch psychische Störungen oder Verhaltensprobleme. So sind Kinder mit Angststörungen, Depressionen, AD[H]S (→ S. 418), Aggressionsstörungen oder Störungen des Sozialverhaltens beim Lernen schwer eingeschränkt.
- Auch Probleme in der Gruppe können sich in Schulproblemen einzelner Schüler äußern. Außenseiter finden in der Gruppe keine positive Verstärkung, und Rollenfestschreibungen innerhalb der Gruppe (z. B. Klassenkasper) erschweren manchen Kindern das Lernen. Schwerwiegende Gruppenprobleme entstehen durch Mobbing, aber auch durch Bevorzugung oder Benachteiligung von Seiten der Lehrer.
- Chronische Krankheiten werden von Eltern gelegentlich vermutet, sind aber eher selten die Ursache von Schulproblemen. Die meisten Kinder, die mit der Schule Probleme haben, sind körperlich gesund. Eine Ausnahme sind Kinder mit Sinnesstörungen, etwa einer bisher unerkannten Seh- oder Hörbehinderung.
- Lebenskrisen, z. B. Scheidung der Eltern, unglückliche Beziehungen in der Pubertät oder heftige Probleme mit einem oder beiden Elternteilen, können sich in Schulproblemen äußern.
- Viel häufiger aber sind Kinder mit besonderen Teilleistungsschwächen. Diese Kinder verfügen über alles, was sie für den Erfolg in der Schule benötigen; sind also normal intelligent, erfahren die richtige Förderung durch das Elternhaus und sind – zumindest anfänglich – von ihrer Psyche und ihrem Verhalten her „gut gestimmt"; sie haben aber trotzdem schulische Probleme.

Lese- und Rechtschreibschwäche. Bei der **Lese-Rechtschreib-Schwäche** *(LRS, Dyslexie, Legasthenie)* besteht eine Störung des Lesens und Schreibens. Als Folge können die Noten in fast allen Schulfächern absinken, da Lesen und Schreiben praktisch überall gebraucht werden (beispielsweise in der Mathematik bei Textaufgaben). Die Häufigkeit einer Lese-Rechtschreib-Schwäche wird auf 5 % geschätzt, wobei Jungen dreimal häufiger betroffen sind als Mädchen. Die genauen Ursachen sind bis heute unklar, eine entscheidende Rolle spielen sicherlich erbliche Anlagen: Hat ein Kind etwa einen Elternteil oder ein Geschwisterkind mit einer Lese-Rechtschreib-Schwäche, so hat es eine Wahrscheinlichkeit von etwa 40–50 %, selbst betroffen zu sein.

In leichten Fällen oder bei hoher Intelligenz kann das Kind seine Störung z. B. durch Auswendiglernen oder rasches Kombinieren kaschieren, so dass die Störung erst im dritten oder gar vierten Grundschuljahr auffällt.

Der Verdacht kann durch einfache und spielerische Testverfahren, z. B. durch das ***Bielefelder Screening zur Früherkennung von Lese-Rechtschreib-Schwierigkeiten*** erhärtet werden. Diese werden auch in immer mehr Kindergärten durchgeführt. Leider sind diese Tests nicht 100 % zielgenau: Fast jedes fünfte Kindergartenkind zeigt auffällige Ergebnisse, aber nur ein Fünftel dieser Kinder entwickelt später tatsächlich eine Lese-Rechtschreib-Schwäche.

Das macht der Arzt

Diagnosesicherung. Bei jedem Kind, das trotz guter allgemeiner Bedingungen und ausreichendem Fleiß Schulprobleme hat, prüft der Kinderarzt zunächst das Vorliegen einer Seh- oder Hörstörung sowie einer Intelligenzminderung. Vermutet der Arzt bestimmte Verhaltensprobleme (wie etwa ein AD[H]S → S. 418), so schließen sich weitere Tests an. Wenn notwendig, wird das Kind auch an einen Spezialisten überwiesen.

Steht die Schuleignung in Zweifel, so sollte das Kind von Psychologen getestet werden, die nicht nur seine Intelligenz, sondern auch seine speziellen Begabungen und Einschränkungen beurteilen können.

Zum Ausschluss bzw. zur Feststellung der Teilleistungsstörung gibt es standardisierte Verfahren mit Testbögen, die ab dem Ende der ersten Klasse durchgeführt werden können. Beispielsweise das Bielefelder Screening zur Früherkennung von Lese-Rechtschreib-Schwierigkeiten (→ Die Erkrankung). Eine zuverlässige Diagnose ist aber meist erst am Ende der zweiten Klasse möglich.

Therapie. Wird eine Teilleistungsstörung entdeckt, so helfen langfristig nur spezielle Übungsbehandlungen durch geschulte Pädagogen; die hierbei verwendeten Methoden sind allerdings noch immer umstritten. Die außerhäusliche Hilfe glättet im Idealfall auch die Wogen der durch die Schulprobleme oft schwer strapazierten Kinderseele und hilft der Familie, ihr Kind besser zu verstehen.

Kinder mit LRS haben Anspruch auf gezielte schulische Förderung. Diese sollte idealerweise zweimal wöchentlich in Kleingruppen bis maximal fünf Kindern (auf ähnlichem Leistungsniveau!) stattfinden. Wie gut das örtliche Angebot ist, hängt entscheidend von der Schule und vor allem dem Bundesland ab, da die rechtlichen Bedingungen unterschiedlich sind. Selbsthilfegruppen, Schulbehörde und Jugendamt geben entsprechende Auskünfte. Das Jugendamt ist auch deshalb eine gute Anlaufstelle, weil alle Fördermaßnahmen bei Lese-Rechtschreib-Schwäche nicht über die Krankenkasse, sondern nach dem Kinder- und Jugendhilfegesetz abgewickelt werden.

Prognose

Durch früh einsetzende Förderung lassen sich Schulprobleme besser meistern, die Legasthenie wächst sich jedoch nicht ganz aus, sondern begleitet das Kind häufig auch noch in seinem Berufsleben.

Selbsthilfe

Vorschulkinder lassen sich mit gezielten Sprach-Spiel-Programmen wirksam in ihrer Sprachentwicklung fördern. Erstaunlicherweise haben sich dabei manche altmodischen „Fördermaßnahmen" auch im Lichte moderner Forschung als zweckmäßig erwiesen: Singen, Klatschen und Reimen machen den Kindern z. B. die Gliederung der Sprache in Silben bewusst. Sie richten ihre Aufmerksamkeit auf die genaue Aussprache und schulen so die ***phonologische Bewusstheit*** (d. h. die Fähigkeit, den Klang der Wörter und die einzelnen Laute wahrzunehmen).

Als Eltern können Sie die Bedingungen für das Lernen verbessern, indem die Hausaufgaben:

- Von Anfang an fest in den Tagesablauf integriert werden
- Zwar nach einer kleinen Erholungspause, aber bald nach der Heimkehr oder dem Mittagessen gemacht werden. Das bei vielen Erwachsenen vorhandene Tief zwischen 13 und 15 Uhr ist bei Kindern oft weit weniger ausgeprägt
- An einem ruhigen (möglichst stets gleichen) Ort ohne Ablenkung erledigt werden
- Selbstständig erledigt und auch als eigene Angelegenheit verstanden werden. Das schließt eine Kontrolle natürlich nicht aus.

i **Aktuell: www.gesundheit-heute.de/11x02**

- **www.schulpsychologie.de** – Umfangreiche Website zu allen Themen rund um das Thema Schulschwierigkeiten. Empfehlenswert.
- **www.legasthenie.net** – Website des Bundesverbands Legasthenie und Dyskalkulie e. V., Hannover: Mit zahlreichen Tipps und Links.
- P. Küspert: **Hören, lauschen, lernen.** Vandenhöck & Ruprecht, 2006. Hilfen für RLS-Kinder im Vorschulalter.
- C. Reuter-Liehr: **Lautgetreue Lese-Rechtschreib-Förderung.** Verlag Dieter Winkler, 2006. Hilfen für RLS-Kinder im Lesealter.
- G. Schulte-Körne: **Das Marburger Rechtschreibtraining.** Verlag Dieter Winkler, 2007. Hilfen für RLS-Kinder im Schulalter.

ADS und ADHS

Häufigkeit: ■■■■□

Das **ADS** ***(Aufmerksamkeitsdefizit-Syndrom)*** bzw. das **ADHS** ***(Aufmerksamkeitsdefizit-Syndrom mit Hyperaktivität)*** sind Störungen des Verhaltens, in deren Mittelpunkt eine nicht altersgemäße Ablenkbarkeit steht. Beim ADHS (früher auch als *hyperkinetisches Syndrom* bezeichnet) besteht zudem eine über das Normale hinausgehende Impulsivität und Überaktivität. Da sich auch normale Kinder durch eben diese Verhaltensweisen (Ablenkbarkeit, Impulsivität und Bewegungsdrang) auszeichnen, ist die Grenzziehung zwischen normalem und abnormalem Verhalten im Einzelfall schwer und unter Eltern, Lehrern und Kinderärzten heftig umstritten. Etwa 5 % der Kinder sollen betroffen sein, Jungen wesentlich häufiger als Mädchen (Verhältnis 4 : 1). Die Diagnose wird bei Kindern seit Jahren immer häufiger gestellt, dabei ist jedoch unklar, ob auch die Zahl der Krankheitsfälle steigt oder nur die Zahl der gestellten Diagnosen.

In der Schweiz ist das AD[H]S auch unter dem (älteren) Begriff ***POS (Psychoorganisches Syndrom)*** bekannt. Ein anderer älterer Begriff, nämlich der der ***minimalen zerebralen Dysfunktion (MCD)*** wird nicht mehr verwendet.

Die ersten Zeichen treten teilweise schon bei Babys auf, die Erkrankung wird aber meist erst ab dem Kindergartenalter festgestellt. Zunehmend wird klar, dass das AD[H]S auch im Erwachsenenalter fortbestehen kann.

Leitbeschwerden

- Aufmerksamkeitsstörung: Kurze Aufmerksamkeitsspanne (Spiele/Arbeiten werden nicht zu Ende gebracht), leichte Ablenkbarkeit, ständige „Träumerei"
- Überaktivität: Auffällige körperliche Unruhe (z. B. ständiges Zappeln, Aufspringen vom Stuhl).
- Impulsivität: Fehlende Kontrolle über die eigenen Gefühle mit Stimmungsschwankungen, leichter Erregbarkeit, Wutausbrüchen und nicht selten Aggressivität.

Fast alle Kinder zeigen hin und wieder eine dieser Verhaltensweisen. Für die Diagnose eines AD[H]S aber müssen diese Beschwerden über einen längeren Zeitraum und in verschiedenen Umgebungen vorliegen, z. B. in Kindergarten und Familie, Schule und Freundeskreis. Alle Zeichen des AD[H]S können vorübergehend auch bei nicht davon betroffenen Kindern auftreten, z. B. nach besonderen Belastungen (Scheidung der Eltern).

Wann zum Arzt

In den nächsten Wochen, wenn Sie nach Rücksprache mit Erziehern oder Lehrern ein AD[H]S bei Ihrem Kind vermuten und sich die auffälligen Verhaltensweisen über einen längeren Zeitraum nicht ändern.

Die Erkrankung

Wie aktiv Kinder sind, ist stark von ihrem *Temperament* geprägt – und das ist zumindest teilweise angeboren. Zudem brauchen manche Kinder mehr Auslauf als andere, um seelisch ausgeglichen und aufnahmefähig zu sein. Insofern könnte hinter manchen Fällen von „Hyperaktivität" auch die eingebaute Bewegungsbremse der heutigen Umwelt stecken.

Zudem spielen die *Erwartungen der Gesellschaft* eine Rolle: Ob ein Kind mit einem bestimmten Verhalten andere stört, hängt auch davon ab, wie Kinder ihren Tag verbringen sollen – stundenlanges Stillhalten gehört nicht zum normalen Verhaltensrepertoire von Kindern.

Andererseits ist bekannt, dass auch *endogene Faktoren* (also Einflüsse im Kind selbst) die Aufmerksamkeitsspanne beeinflussen bzw. eine Hyperaktivität auslösen können. Hierzu passt, dass bei etwa einem Drittel der AD[H]S-Kinder auch neurologische oder kognitive Auffälligkeiten gefunden werden, etwa Störungen der Feinmotorik, Teilleistungsstörungen (→ S. 416), Tics (→ S. 1161) oder Probleme im Bereich der sinnlichen Wahrnehmung. Auch die Tatsache, dass Frühgeborene sowie Kinder von Müttern, die während der Schwangerschaft geraucht haben, ein erhöhtes AD[H]S-Risiko haben, spricht für die Theorie, dass hinter einem AD[H]S auch eine gestörte Gehirnreifung bzw. -organisation stecken könnte.

Nahrungsmittelallergien und Nahrungsmittelunverträglichkeiten (→ S. 652) werden in letzter Zeit häufig als Ursache diskutiert. Trotz erheblicher Forschungsanstrengungen ließ sich ein Zusammenhang mit bestimmten Nahrungsmitteln, Nahrungsmittelzusätzen, Konservierungsstoffen (etwa Phosphaten) oder Zucker nicht erhärten. Zucker erzeugt kein AD[H]S.

Sicher ist aber eines: Überaktives Verhalten kann zu einem Problem werden:

- Zum einen für die Umwelt des Kindes – mit seinem Verhalten stört das betroffene Kind Mitschüler, Lehrer und Eltern teils erheblich.
- Zum anderen für das Kind selbst – z. B. weil es die Schule trotz guter Begabung nicht schafft, weil es ständige Konflikte mit Freunden, Eltern und Lehrern gibt oder weil es aufgrund der schlechten Erfahrungen mit Aggressionen oder Depressionen reagiert.

Ist die Überaktivität eines Kindes so stark ausgeprägt, dass es durch sein Verhalten sowohl seiner Umwelt als auch sich selbst „im Weg steht", wird deshalb zu Recht von einer Überaktivitätsstörung gesprochen.

Uneinheitliche Erscheinungsformen. So uneinheitlich die Definition und die Ursachen des AD[H]S sind, so wenig einheitlich sind auch seine Erscheinungsformen. Je nach Fall werden die drei Hauptmerkmale des AD[H]S, also Unaufmerksamkeit, Hyperaktivität und Impulsivität, in unterschiedlicher Ausprägung beobachtet. Diese drei Hauptmerkmale müssen keineswegs gleichzeitig vorliegen.

- Der vorherrschend ***unaufmerksame Typ*** („Hans Guck-in-die-Luft", „Träumerchen"): Diese Kinder sind leicht abzulenken, ohne hyperaktiv zu sein. Oft handelt es sich dabei um Mädchen.
- Der vorherrschend ***hyperaktiv-impulsive Typ*** („Zappelphilipp"): Diese Kinder haben Probleme mit ihrem ständigen Bewegungsdrang und ihrer Impulsivität. Wenn sie einmal zur Ruhe kommen, können sie sich teilweise gut konzentrieren.
- Der ***Mischtyp:*** Hier sind alle drei Hauptmerkmale vertreten. Die meisten erkrankten Kinder sowie fast alle schweren Formen fallen in diese Kategorie.

Folgeprobleme. Das unangepasste, von der Umwelt als „schwierig" empfundene Verhalten lässt das Kind bald im Freundeskreis und in der Familie immer mehr ins Abseits geraten. Seine schulischen Leistungen werden trotz ausreichender Intelligenz früher oder später immer schlechter – ein Teufelskreis entsteht aus mangelnder Bestätigung bzw. Erfolgserlebnissen, Kränkung und schließlich problematischem Verhalten.

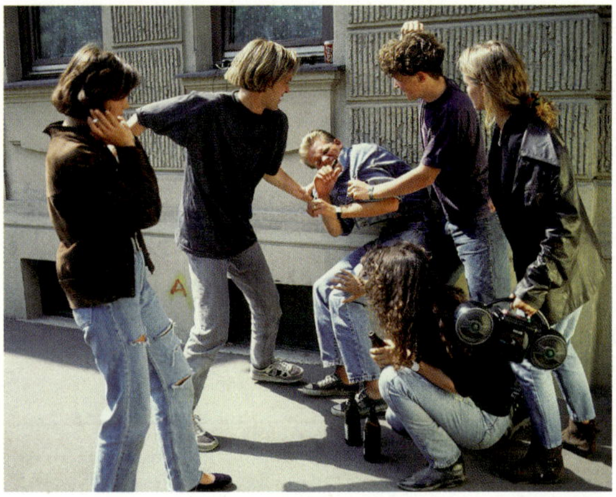

Aggressives Verhalten unter Kindern und Jugendlichen ist heute in fast allen Schulen ein Problem. Dahinter steht eine ganze Vielzahl von Ursachen – der oft zugrunde liegende Frust wird durch soziale Isolation und Erfahrungen des Versagens in der Schule und in der Gruppe gefördert. Gerade Kinder mit AD[H]S ecken in der Schule und bei Gleichaltrigen oft an, sodass aggressives Verhalten ein bei älteren AD[H]S-Kindern nicht seltenes Folgeproblem ist. [MAU 1116]

ADHS im Erwachsenenalter. Experten gehen davon aus, dass ein kindliches AD[H]S sehr häufig auch im Erwachsenenalter fortbesteht und eine Rolle als Risikofaktor für weitere Erkrankungen, insbesondere Suchterkrankungen, Depressionen, Angsterkrankungen und Persönlichkeitsstörungen spielen kann. Es wird geschätzt, dass etwa 3 % der Erwachsenen, vor allem Männer, an einem AD[H]S leiden. Während im Erwachsenenalter die motorische Überaktivität in den Hintergrund tritt, wird vor allem die Aufmerksamkeitsstörung und mangelnde Affektkontrolle (v. a. Aggressivität) zum Ausgangspunkt von psychosozialen Folgeproblemen – von Arbeitslosigkeit über Verkehrsunfälle bis hin zu riskantem Sexualverhalten und Kriminalität.

Das macht der Arzt

Diagnosesicherung. Der erste Ansprechpartner bei einem entsprechenden Verdacht ist der Kinderarzt. Aber viele Kinderärzte überweisen das Kind dann an einen Facharzt für Kinder- und Jugendpsychiatrie oder an einen Kinderpsychologen, denn die Diagnose eines AD[H]S erfordert viel Erfahrung und ist sehr aufwendig. Sie umfasst neben einer gründlichen allgemeinen und neurologischen Untersuchung psychologische Tests und eine Beurteilung des Kindes durch weitere Personen, z. B. Erzieherinnen oder Lehrer (gegebenenfalls mit Hilfe standardisierter Beobachtungsbögen, den ***Conners-Bögen***). Andere Erkrankungen, z. B. eine Schilddrüsenüberfunktion (→ S. 750), besondere Formen der Epilepsie (→ S. 1145), Minderbegabung und viele Formen von sonstigen Verhaltensstörungen müssen ausgeschlossen werden.

Die Therapie setzt auf mehreren Ebenen an:

- In einer Familientherapie lernen Eltern, wie sie am besten mit einem von AD[H]S betroffenen Kind umgehen. Kinder mit einem AD[H]S sind sehr anstrengend und bringen ihre Eltern nicht selten an deren Grenzen. Ältere Kinder können in einem Selbstinstruktionstraining lernen, sich gewissermaßen selbst zu kontrollieren. Es werden vor allem verhaltenstherapeutische Verfahren eingesetzt (→ S. 1175), bei denen Eltern und das betroffene Kind systematisch günstigere Verhaltensweisen lernen sollen. Spiel- und Ergotherapie werden oft für die Kinder empfohlen, ihr Zusatznutzen ist jedoch nicht erwiesen.
- Medikamente kommen dann in Frage, wenn sich durch Änderungen des häuslichen und schulischen Umfelds sowie durch verhaltenstherapeutische Maßnahmen keine Besserung einstellt.

Zur medikamentösen Behandlung eines AD[H]S-Patienten werden nicht etwa beruhigende Substanzen eingesetzt, sondern – anscheinend widersprüchlich – stimulierende. Es wird also nicht die Hyperaktivität gedämpft, vielmehr werden steuernde Einflüsse des Gehirns sowohl auf Bewegungen als auch auf die Aufmerksamkeit verstärkt. Auf Gesunde wirken diese Präparate aufputschend und stimmungsaufhellend; daher fällt der Einsatz eines Teils dieser Medikamente auch unter das Betäubungsmittelgesetz. Bei Kindern mit AD[H]S ist es umgekehrt: Die Kinder werden nach der Einnahme ruhiger, weniger impulsiv und können sich besser konzentrieren.

In den deutschsprachigen Ländern wird hauptsächlich Methylphenidat eingesetzt, besser bekannt unter dem Handelsnamen Ritalin®. 4 % der US-amerikanischen Schulkinder nehmen Methylphenidat regelmäßig ein, in Deutschland dürften es weniger sein, genaue Daten sind aber nicht verfügbar. Neuerdings steht mit Atomoxetin (Strattera®) ein Präparat zur Verfügung, das wegen seiner anderen Wirkungsweise nicht unter das Betäubungsmittelgesetz fällt. Die Behandlung mit beiden Mitteln bedarf ständiger ärztlicher Kontrollen.

Umstritten sind die Medikamente weniger wegen ihrer kurzfristigen Nebenwirkungen (vor allem Appetitmangel, Gewichtsverlust oder Schlaflosigkeit) als vielmehr wegen möglicher Langzeitfolgen, etwa einer dadurch entstehenden Suchtgefährdung (von der Tabletten- bis zur Alkoholsucht). Hierfür gibt es bisher jedoch keine schlüssigen wissenschaftlichen Studien.

Natürlich sollten Medikamente nur nach sorgfältiger Diagnostik eingesetzt werden und nur bei solchen Kindern, bei denen die nicht-medikamentösen Maßnahmen nicht ausgereicht haben. Gezielt eingesetzt, können die Medikamente durch ihre ausgleichende Wirkung aber bis dahin unmögliche (nicht-medikamentöse) Behandlungen überhaupt erst möglich machen, d.h. den Teufelskreis aus Verhaltensauffälligkeiten und sozialen Folgeproblemen unterbrechen und so das Kind sozial integrieren.

Viele Kinder nehmen die Medikamente während ihrer gesamten Schulzeit ein. Macht das Kind jedoch gute Fortschritte, so kann durch einen Auslassversuch geklärt werden, ob die (medikamentöse) Behandlung weiterhin erforderlich ist.

Therapie der AD[H]S bei Erwachsenen. Auf eine psychiatrisch-fachärztliche und psychotherapeutische Behandlung sprechen die Erkrankten gut an; es werden Heilungs- bzw. gute Besserungsquoten von etwa 70 % genannt.

Bewährt hat sich eine Kombination aus Pharmako- und Psychotherapie sowie eine sozialpsychiatrische Begleitung. In der Psychotherapie scheinen besonders verhaltenstherapeutisch orientierte Gruppentherapie Erfolg versprechend zu sein.

Selbsthilfe

Auch wenn jedes Kind anders ist, einige Grundsätze gelten immer:

- Ihr Kind ist schwierig – halten Sie zu ihm! Ein Kind mit AD[H]S leidet selbst darunter, dass es so oft „aneckt". Nehmen Sie ihm das – nur allzu naheliegende – Gefühl, „schlecht" oder „böse" zu sein. Am besten sehen Sie im Tagesplan regelmäßig Zeiten vor, in denen Sie nur für das betroffene Kind Zeit haben.
- Klare Regeln, Grenzen und Strukturen. Kinder mit einem AD[H]S brauchen einen geregelten Tagesablauf mit festen Mahlzeiten und ausreichend Schlaf. Uneinheitliche Erziehungsregeln gilt es zu vermeiden. Statt Schimpfen und Diskussionen sollten im Voraus festgelegte Regeln und Konsequenzen gelten.
- Möglichst viel Lob. Das Kind sollte für gelungenes Verhalten konsequent gelobt werden. Die Kinder leiden unter ihrem Anderssein, sie müssen viel einstecken und brauchen deshalb Lob und Anerkennung, mehr noch als gesunde Kinder.
- Ruhige Umgebung. Kinder mit AD[H]S können Informationen besonders schlecht verarbeiten, wenn viele Reize gleichzeitig auf sie einwirken. Hausaufgaben sollten deshalb in einem ruhigen Raum gemacht werden, ohne Radio und Geschwister. Fernseh- und Computerzeit sollte maßvoll zugeteilt werden. Der freie Zugang zu diesen Medien ist kontraproduktiv. Auch die Mahlzeiten sollten ohne Störquellen wie Radio oder gar Fernsehen stattfinden.
- Nicht überfordern, nicht unterfordern. Klären Sie, ob Ihr Kind vielleicht hoch- oder minderbegabt ist, und wählen Sie eine seiner Begabung entsprechende Schule. Lange Arbeiten überfordern die meisten Kinder, während sie bei begrenzten kurzen Aufgaben eher Erfolgserlebnisse haben.
- Ausreichend Bewegung. Sie sollten Ihrem Kind auf jeden Fall genug „Auslauf" verschaffen, nicht nur einmal am Tag, sondern auch zwischendurch. Günstig sind auch kreative Freizeitbeschäftigungen, z. B. Malen oder Tanzen.
- Ernährung bzw. Diät. Ob Diäten etwas ausrichten, ist Glaubenssache. Beweise gibt es dafür nicht. Viele Eltern sind nicht davon abzuhalten, eine der „beschworenen" Diäten auszuprobieren. Da eine Diät die soziale Isolation des Kindes verstärken kann, sollte sie nur beibehalten werden, wenn wirklich eine positive Reaktion beobachtet wurde, und zwar nicht nur von einem Familienmitglied, sondern auch von Lehrern.
- Kontakt zu Erzieherinnen und Lehrern. Die Betreuer Ihres Kindes sollten Sie unbedingt informieren, damit die Auffälligkeiten Ihres Kindes nicht als Unart, sondern als Erkrankung gesehen und die Erwartungen an das Kind entsprechend angepasst werden.
- Auch in der Schule kann ein Teil der oben genannten Regeln umgesetzt werden, z. B. kann das Kind einen möglichst ruhigen Sitzplatz innerhalb des Klassenraums bekommen. Leider besteht aber in deutschen Schulen im Umgang mit AD[H]S (und anderen „schwierigen" Kindern) ein ausgesprochenes „Aufmerksamkeitsdefizit".

i Aktuell: www.gesundheit-heute.de/11x03

- **www.ag-adhs.de** – Website der Arbeitsgemeinschaft ADHS der Kinder- und Jugendärzte (Forchheim), einem Zusammenschluss an ADHS interessierter Kinderärzte.
- **www.bvah.de** – Website des Bundesverbands Aufmerksamkeitsstörung/Hyperaktivität e. V., Forchheim: Mit vielfältigen (leider aber nicht immer gut sortierten) Infos.
- E. Aust-Claus: **Das ADS-Buch.** Oberstebrink, 2005. Recht ausgewogenes Standardwerk zu AD[H]S.

Vorhautverengung

Häufigkeit: ■■■□□

Bei etwa 3 % aller Jungen ist die Vorhaut so eng, dass dadurch Beschwerden entstehen. Eine solche **Vorhautverengung** *(Phimose)* ist gleichzeitig die häufigste Ursache von Vorhautentzündungen im Kindesalter.

Leitbeschwerden

- Beschwerden beim Wasserlassen, „Ballonierung" der Vorhaut, dünner Harnstrahl
- Wiederkehrende Vorhautentzündungen.

Wann zum Arzt

Bei Gelegenheit, wenn Sie vermuten, die Vorhaut Ihres Sohns sei zu eng

In den nächsten Tagen, wenn die Vorhaut Ihres Sohns sich beim Wasserlassen ballonartig aufbläht oder Ihnen der Harnstrahl sehr dünn vorkommt.

Die Erkrankung

Bei männlichen Babys ist die Vorhaut mit der Eichel verklebt und kann (und soll) nicht zurückgezogen werden. Durch diesen Trick schützt die Natur die empfindliche Eichel während der „Windelphase" vor der Einwirkung des recht aggressiven Urins. Etwa bis zum dritten Geburtstag löst sich diese Verklebung langsam, aber nicht in jedem Falle vollständig.

Im Einzelfall kann die vollständige Lösung erheblich länger dauern, und manche Jungen können erst dann die Vorhaut ohne Probleme hinter die Eichel schieben, wenn die ersten Geschlechtshormone zu Beginn der Pubertät die Vorhaut auflockern. Ein Nachteil ist dies nicht: Die volle Mobilität der Vorhaut ist erst beim Geschlechtsverkehr gefragt, und die regelmäßige Reinigung der Eichel ist auch erst mit Einsetzen der Pubertät erforderlich, denn erst jetzt bildet sich an der Vorhaut das talgartige Smegma (→ S. 821).

Manchmal aber ist die Vorhaut so eng, dass sie sich auch beim pubertierenden Jungen kaum oder gar nicht hinter die Eichel zurückstreifen lässt. Dies führt zu Schmerzen oder zu Schwierigkeiten beim Wasserlassen – erkennbar daran, dass sich die Vorhaut beim „Pinkeln" ballonartig aufbläht. Die Vorhautverengung begünstigt auch die Entstehung schmerzhafter Entzündungen der Vorhaut und der Eichel (Balanitis → S. 822), die meist durch Bakterien hervorgerufen werden.

Es sollte nie versucht werden, bei einem kleinen Jungen die Vorhaut gewaltsam zurückzuschieben, um den Lösungsprozess zu beschleunigen oder die Eichel zu waschen, denn das ist bei Kindern nicht nötig. Dies führt zu Einrissen und in der Folge zu narbigen Verengungen der Vorhaut.

Paraphimose (→ S. 821). Ist die Vorhaut sehr eng, besteht die Gefahr, dass sie sich zwar gerade noch hinter die Eichel schieben lässt, aber nicht mehr zurück. Diese Paraphimose muss sofort ärztlich behandelt werden, da der so entstandene Schnürring die Blutversorgung der Eichel unterbricht.

Das macht der Arzt

Hat das Kind keine Beschwerden, wird am besten abgewartet. Die früher öfter genannte Regel, gewartet werden solle bis zum dritten Geburtstag, ist nicht wissenschaftlich abgesichert: Meist löst sich eine danach noch bestehende Vorhautenge bis zur Pubertät von selbst. Zu Recht rät aber die Mehrzahl der Ärzte bei den folgenden Problemen zu einer Operation:

- Behinderung des Harnflusses, erkennbar an einem ballonartigen Aufblähen der Vorhaut beim Wasserlassen
- Blutigem Urin
- Wiederkehrenden Vorhautentzündungen
- Häufigen Schmerzen.

Die Operation besteht in einer Beschneidung (Zirkumzision), d. h. der Entfernung der Vorhaut (Näheres → S. 821).

Einnässen

Häufigkeit: ▬ ▬ ▬ ▬ ▬

Beim **Einnässen** ***(Enuresis)*** ist ein Kind auch nach seinem fünften Geburtstag noch nicht trocken, entweder nur während der Nacht *(Enuresis nocturna)* oder auch bei Tag ***(Enuresis diurna).*** Vor allem das nächtliche Einnässen ist sehr häufig: Etwa 10 % aller Siebenjährigen sind nachts noch nicht trocken.

Abzugrenzen ist das *Einkoten (Encopresis),* dem meist schwere psychische Störungen des Kindes zugrunde liegen, und das andere Ursachen hat als das Einnässen.

Leitbeschwerden

- Häufigeres unwillkürliches Einnässen nach dem fünften Geburtstag
- Kein Nachweis organischer Erkrankungen.

Wann zum Arzt

Bei Gelegenheit, wenn Ihr Kind häufiger einnässt

In den nächsten 2 bis 4 Wochen, wenn Ihr Kind erneut regelmäßig einnässt, obwohl es vorher schon trocken war

Heute noch, wenn

- Ihr Kind große Mengen Urin lässt, auffällig viel trinkt und sich sein Allgemeinbefinden in letzter Zeit verschlechtert hat; dies weist z. B. auf Diabetes hin → S. 758)
- Ihr Kind wieder einnässt und es gleichzeitig Fieber oder neuartige Beschwerden beim Wasserlassen hat; dies weist auf einen Harnwegsinfekt (→ S. 792) hin.

Die Erkrankung

Einnässen gehört zur normalen kindlichen Entwicklung: Bis die Kontrolle über die Blase zuverlässig klappt, geht mancher Schwall daneben. Gerade im Kindergartenalter wird das „Geschäft" wegen eines spannenden Spiels oft so lange aufgeschoben, bis es zu spät ist. Oder das Kind will auch wieder so klein und umsorgt sein wie das frisch geborene Geschwisterkind. Entsprechend schwierig ist es, eine genaue Grenze festzulegen, ab der Einnässen nicht mehr normal ist. Die meisten Mediziner sprechen erst von Einnässen, wenn ein Kind nach dem fünften Geburtstag noch nicht trocken ist. Andere Mediziner setzen die Grenze für das Sauberwerden über Tag auf den vierten und für die Nacht auf den sechsten Geburtstag fest. Gelegentliche „Unfälle" kommen auch bei älteren Kindern immer wieder mal vor und sind kein Grund zur Besorgnis.

Die häufigste Form des Einnässens ist das Einnässen ausschließlich in der Nacht (Enuresis nocturna). Das Kind – meist handelt es sich um einen Jungen – „wird einfach nicht trocken", ist aber ansonsten völlig unauffällig. Was genau zugrunde liegt, ist unbekannt, genetische Einflüsse sind jedoch sicher von Bedeutung (oft hatte z. B. der Vater auch Probleme mit dem nächtlichen Trockenwerden).

Nur bei wenigen Kindern sind andere Faktoren von Bedeutung:

- Bei manchen Kindern, vor allem solchen, die vorzugsweise am Tag einnässen, ist die Blasenkontrolle unzureichend (funktionelle Blasenfunktionsstörung). Die betroffenen Kinder (oft Mädchen) haben aufgrund eines unzureichenden Zusammenspiels der an der Blasenentleerung beteiligten Muskeln einen häufigen, schnell einsetzenden Harndrang.
- Das Einnässen eines vormals „trockenen Kindes" ist oft die Folge psychischer Belastungen – von der Geburt eines Geschwisterkindes über Partnerprobleme der Eltern bis zur schulischen Überforderung.
- Auch organische Störungen können selten einmal zu einem unwillkürlichen Urinabgang führen, wie etwa Fehlbildungen der Harnleiter oder des Rückenmarks, Harnwegsinfektionen oder Diabetes (→ S. 758).

Das rät der Arzt

Die meisten Kinderärzte raten dazu, regelmäßiges Einnässen nach dem fünften Geburtstag durch eine gründliche körperliche Untersuchung (evtl. auch Urin- und Ultraschalluntersuchungen) zu klären. Die Eltern und das Kind führen zudem ein ***Miktionsprotokoll*** über das Wasserlassen (= Miktion) und die „Unfälle".

- Schimpfen, Bloßstellen oder Bestrafen helfen nicht. Die meisten Kinder leiden unter dem Einnässen ebenso wie ihre Eltern. Auch das viel geübte ein- oder zweimalige Wecken in der Nacht hat sich als eine überwiegend unwirksame Tortur erwiesen. Unterstützen Sie das Selbstwertgefühl des Kindes, indem Sie offen über das Einnässen reden und ihm dabei vermitteln, dass es nichts „falsch" macht.
- Große Trinkmengen nach dem Abendessen sollten vermieden werden. Ein radikales Trinkverbot ab 16 oder 17 Uhr bringt jedoch weder nennenswerte Erfolge noch ist es eine dauerhafte Lösung.
- Bei Kindern bis sechs Jahren, die nur nachts einnässen, ist es oft das Beste, eine waschbare wasserdichte Unterlage ins Bett zu legen, bügelfreie Bettwäsche zu benutzen und ansonsten einfach abzuwarten.
- Bei einem Teil der Kinder hilft ein ***Sonne-und-Wolken-Kalender,*** bei dem „trockene" Nächte mit einer Sonne und „nasse" mit einer Wolke gekennzeichnet werden. Kleine Belohnungen, z. B. ein Gummibärchen oder ein Sticker, können die Motivation des Kindes unterstützen.
- Löst sich das Problem bis zum sechsten Geburtstag nicht von selbst, oder ist ein Fünfjähriger sehr motiviert, kann als nächster Schritt die Verwendung einer ***Klingelhose*** oder einer ***Klingelmatte*** versucht werden. Ein in der Hose oder im Bett angebrachter Sensor löst bei Feuchtigkeit einen Klingelalarm aus und weckt das Kind. Mit der Zeit soll das Kind lernen, die volle Blase selbst wahrzunehmen und rechtzeitig zur Toilette zu gehen. Die ersten Wochen können wegen der häufigen nächtlichen Klingel-Alarme auch für die Eltern recht anstrengend sein.

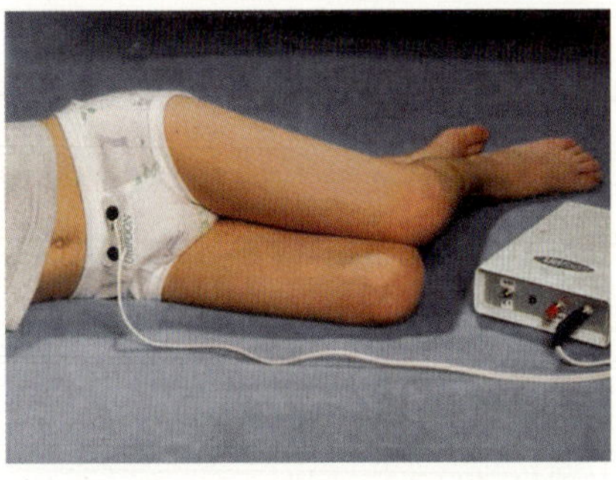

Die ***Klingelhose*** *wird an einen Alarmgeber angeschlossen, der auftretende Nässe in der Unterhose unüberhörbar meldet.* [URI 1117]

- Überbrückend, z. B. auf einer Klassenfahrt, kann die abendliche Einnahme eines DDA-VP (Desmopressin, Minirin®) angebracht sein. Es handelt sich dabei um einen Abkömmling des natürlichen Hormons ADH, das die Urinbildung hemmt (→ S. 460). Es steht als Tablette zur Verfügung und reduziert die Urinmenge. Die Anwendungsvorschriften müssen genau eingehalten werden; Rückfälle nach Absetzen des Medikaments sind leider häufig.

Prognose

Das wichtigste Ziel der „Behandlung" sollte sein, aus dem Problem Einnässen nicht noch größere Probleme wie ein geknicktes Selbstwertgefühl, Familienärger oder seelischen Rückzug werden zu lassen. Pro weiterem Jahr werden 10–15 % der betroffenen Kinder auch ohne weitere Maßnahmen beschwerdefrei.

Komplementärmedizin

Angeboten werden Akupunktur sowie pflanzliche und homöopathische Arzneimittel, die je nach Begleitsymptomen gewählt werden. Die Wirkungen sind nicht nachgewiesen.

i Aktuell: www.gesundheit-heute.de/11x04

- A. Gontard: **Ratgeber Einnässen.** Informationen für Betroffene, Eltern, Lehrer und Erzieher. Hogrefe, 2004. Eines der wenigen aktuellen Büchlein zu diesem Thema.

Fieberkrämpfe

Häufigkeit: ■■■□□

Etwa 4 % aller Kinder erleiden mindestens einmal einen Fieberkrampf, meist im Alter zwischen sechs Monaten und vier Jahren. Warum manche Kinder zu Fieberkrämpfen neigen, ist nicht klar. Ein erhöhtes Risiko haben diejenigen Kinder mit Verwandten und besonders mit Geschwisterkindern, die bereits einen Fieberkrampf hatten. Auch Frühgeborene haben häufiger Fieberkrämpfe.

Ob ein Fieberkrampf entsteht, hängt weniger von der Höhe des Fiebers als von der Geschwindigkeit des Fieberanstiegs ab. Dies erklärt, warum Kinder einen Fieberkrampf haben können, noch bevor die Eltern merken, dass ihr Kind krank ist. Besonders häufig sind Fieberkrämpfe beim Dreitagefieber (→ S. 412).

Leitbeschwerden

- Anfall oft während des ersten Fieberanstiegs bei einem Infekt
- Meist in Form eines so genannten Grand-mal-Anfalls (→ S. 1147) mit Steifwerden, Muskelkrämpfen am ganzen Körper und Bewusstseinsverlust. Prinzipiell sind jedoch alle Anfallsformen möglich
- Nach wenigen Minuten hört der Krampf von selbst auf. Das Kind ist danach zunächst schläfrig oder „jammerig", nach 15–30 Minuten reagiert es aber wieder wie gewohnt oder ist eingeschlafen.

Wann zum Arzt

Sofort, wenn

- Ihr Kind erstmalig einen Fieberkrampf hat
- Etwas „anders ist" als bei vorangegangenen Fieberkrämpfen. Insbesondere dann, wenn das Kind starke Kopfschmerzen hat, den Kopf nicht nach vorne beugen kann oder lichtscheu ist; dies sind Hinweise auf eine Hirnhautentzündung (→ S. 1133)
- Der Fieberkrampf länger als 15 Minuten dauert oder sich innerhalb derselben fieberhaften Erkrankung wiederholt.

In aller Regel ist in diesen Fällen das nächstgelegene Kinderkrankenhaus die richtige Adresse. Am sichersten ist der Transport durch den Notarzt.

Die Erkrankung

Es wird angenommen, dass bei Fieber die „Isolierung" der Nervenzellen weniger gut funktioniert und es so leichter zur Erregung ganzer Hirnregionen kommt, die sich dann plötzlich als Krampfanfall entlädt. Der typische Fieber-Krampfanfall ist in aller Regel harmlos und hinterlässt keine Schäden.

Der *unkomplizierte Fieberkrampf (einfacher Fieberkrampf)* betrifft Kinder ab dem sechsten Monat bis zum sechsten Lebensjahr, tritt während einer fieberhaften Erkrankung nur einmal auf, dauert 2–10 Minuten und verläuft als Grand-mal-Anfall des ganzen Körpers (→ S. 1147).

Etwa ein Viertel der Fieberkrämpfe verlaufen jedoch außergewöhnlich; sie werden als *komplizierte Fieberkrämpfe* bezeichnet und haben folgende Merkmale. Sie:

- Betreffen Kinder unter sechs Monaten oder nach dem fünften Geburtstag
- Dauern länger als 15 Minuten
- Wiederholen sich innerhalb von 24 Stunden ein- oder mehrmals
- Verlaufen einseitig oder betreffen nur einen bestimmten Körperteil.

Komplizierten Fieberkrämpfen liegt häufiger (aber keineswegs immer) eine organische Ursache zugrunde, das Risiko einer späteren Epilepsie (→ S. 1145) ist leicht erhöht.

Fast alle Kinder mit Fieberkrämpfen entwickeln sich ganz normal. Das statistische Risiko, später eine Epilepsie zu bekommen, steigt nach einem Fieberkrampf jedoch leicht an, und zwar von 0,5 % für gesunde Kinder ohne Fieberkrämpfe auf 1 %. Es gibt jedoch keinen Anhaltspunkt dafür, dass der Fieberkrampf die Ursache hierfür ist. Höher (und doch nur bei etwa 2 %) ist das Epilepsierisiko bei Kindern mit zusätzlichen Risikofaktoren, etwa Vorschäden des Gehirns, nahen Verwandten mit Epilepsie, EEG-Veränderungen oder komplizierten Fieberkrämpfen.

Die Behandlung eines Kindes nach einem Fieberkrampf mit antiepileptischen Medikamenten verhindert eine Epilepsie nicht.

Das macht der Arzt

Das wichtigste Ziel des Arztes ist es auszuschließen, dass dem Krampfanfall etwas anderes zugrunde liegt als Fieber. Vor allem Gehirn- und Hirnhautentzündungen (→ S. 1133 und 1134) können sich ebenfalls durch Fieber und Krampfanfälle zeigen. Das Risiko dafür, dass sich ein vermeintlicher Fieberkrampf als eine Gehirn- oder Hirnhautentzündung herausstellt, liegt aber unter 1 %.

In Zweifelsfällen, vor allem wenn das Kind unter 18 Monate alt ist, wenn es sich um einen komplizierten Fieberkrampf handelt oder wenn das Kind bereits mit Antibiotika vorbehandelt ist, wird der Arzt eine Lumbalpunktion (Entnahme von Gehirn-Rückenmarksflüssigkeit → S. 1119) empfehlen, um eine Hirnhautentzündung sicher auszuschließen. Ein CT oder Kernspin (→ S. 1268) ist nur in Ausnahmefällen nötig, wenn das Kind nach dem Anfall längere Zeit nicht zu sich kommt.

Natürlich untersucht der Arzt das Kind auch gründlich – nicht zuletzt um die Ursache des Fiebers zu finden. Hierzu muss manchmal auch der Urin untersucht oder die Lunge geröntgt werden.

Meist wird ungefähr zwei Wochen nach dem Fieberkrampf auch ein EEG (→ S. 1120) abgeleitet, das nach Fieberkrämpfen typischerweise normal ist. Nur bei besonders auffälligen (etwa einseitigen Anfällen) wird das EEG schon im Krankenhaus gemacht.

Eine medikamentöse Unterdrückung des Anfalls ist meist nicht erforderlich, in aller Regel ist er bei Eintreffen des Arztes schon vorbei.

Selbsthilfe

Die Erste-Hilfe-Maßnahmen bei einem Fieberkrampf bestehen aus Entfernung des Kindes von Treppen oder ähnlich gefährlichen Orten, dem Rufen des Notarztes beim ersten Fieberkrampf und der stabilen Seitenlage (→ S. 188) nach dem Anfall.

Vorsorge

Nach dem ersten Fieberkrampf liegt das Risiko eines abermaligen Fieberkrampfs bei gut 30 % (wenn er auftritt, dann meist innerhalb eines Jahres).

Leider lässt sich weiteren Fieberkrämpfen nur bedingt vorbeugen. Das Fieber bei auftretenden Infekten zu senken (entweder durch Wadenwickel oder medikamentös) macht zwar Sinn, dass dies Fieberkrämpfe verhindert, ist aber nicht erwiesen. Die vorbeugende Gabe von krampfunterdrückenden Medikamenten während eines Infekts für ein paar Tage ist nur sinnvoll, wenn ein Kind bereits mehrmals Fieberkrämpfe hatte. Empfehlenswert ist es aber, ein solches Medikament als Mikroklistier (eine kleine Tube) zur rektalen Gabe im Haus zu haben (z. B. Diazepam Desitin® rectal tube, rezeptpflichtig), um einen erneuten Fieberkrampf selbst behandeln zu können.

Nabelkolik

Häufigkeit: ▬ ▬ ▬ ▬ ▬

Kinder im späten Kindergarten- und Grundschulalter haben nicht selten wiederkehrende Bauchschmerzen in der Nabelgegend ohne fassbare Ursache. Man spricht dann von einer **Nabelkolik** oder auch von *funktionellen Bauchschmerzen.* Mädchen sind häufiger betroffen als Jungen.

Leitbeschwerden

- Wiederholte, plötzlich auftretende, oft heftige Bauchschmerzen in der Nabelgegend, oft nur Minuten bis eine Stunde dauernd. Zwischen den Bauchschmerzanfällen ist das Kind gesund und beschwerdefrei
- Manchmal Begleiterscheinungen wie Blässe, Schweißausbruch oder Kopfschmerzen.

Wann zum Arzt

In den nächsten Tagen, wenn Ihr Kind in letzter Zeit mehrfach die genannten Beschwerden hatte

Heute noch, wenn

- Die Bauchschmerzen nicht nachlassen
- Das Kind mehrfach erbricht

Sofort, wenn

- Bauchschmerzen, die in der Nabelgegend angefangen haben, in den rechten Unterbauch gewandert sind; in diesem Fall besteht Verdacht auf eine Blinddarmentzündung (→ S. 659)
- Der Bauch des Kindes zunehmend hart wird, oder das Kind apathisch (teilnahmslos) wird.

Die Erkrankung

So häufig Nabelkoliken sind, so wenig haben die Ärzte sie bisher verstanden. Offenbar neigen manche Kinder dazu, auf Stresssituationen jeglicher Art (das können unangenehme „Termine" wie der Zahnarzt aber auch herbeigesehnte Ereignisse wie ein Kindergeburtstag sein) mit einer Verkrampfung des Darms zu reagieren.

Nabelkoliken sind immer eine Ausschlussdiagnose, das heißt: Liegen gleichzeitig andere Magen-Darm-Beschwerden vor (z. B. Verstopfung oder Durchfall), so spricht das eher für andere Ursachen (z. B. chronische Verstopfung oder eine Magen-Darm-Infektion). Auch nächtliche Bauchschmerzen (also ein schmerzbedingtes Aufwachen) oder schlechtes Gedeihen schließen eine Nabelkolik aus, sie haben immer andere Ursachen.

Das macht der Arzt

Der Arzt untersucht das Kind, um andere Ursachen der Bauchschmerzen auszuschließen, z. B. eine Verstopfung (→ S. 646), eine beginnende Magen-Darm-Infektion oder eine Blinddarmentzündung (→ S. 659). Der Untersuchungsbefund bei einer Nabelkolik ist normal: Der Bauch des Kindes ist weich, ein eindeutig lokalisierbarer Druckschmerz ist nicht vorhanden. Das Kind kann sich ohne Schmerzen bewegen. Das Abhören des Bauchs zeigt, dass der Darm normal arbeitet. Nur in Ausnahmefällen sind weitergehende Untersuchungen, z. B. ein Ultraschall, nötig.

Selbsthilfe

Man erklärt sich die Nabelkoliken durch ein Zusammenspiel von Stress auslösenden Situationen und der – möglicherweise anlagebedingten – Bereitschaft, auf solche Situationen mit Bauchbeschwerden zu reagieren. Entsprechend besteht die Behandlung in erster Linie aus dem geduldigen Zuwarten, das durch eine ruhige Umgebung, eine sanfte Bauchmassage (Hände vorher anwärmen), eine Wärmeflasche oder feuchtwarme Bauchwickel erleichtert werden kann. Schmerzmittel sind nicht hilfreich, denn sie wirken erst nach ~ 20 Minuten, und dann sind die Koliken meist schon vorbei.

Komplementärmedizin

Die wirkungsvollsten Heilpflanzen bei Nabelkoliken sind die Kamille und der Fenchel. Bei einer Bauchmassage können Kamillen- oder Fenchelöl einmassiert werden, auch für den Bauchwickel ist die Kamille ein bewährter Zusatz.

Gesundheitsprobleme im Jugendalter

Verfrühte und verspätete Pubertät

Häufigkeit: ▬ ▬ ▬

Verfrühte Pubertät *(zu frühe Pubertät, Pubertas praecox):* Verfrühtes Einsetzen der Pubertät. Als Grenze gilt bei Mädchen das Auftreten der Pubertätszeichen (→ Die Erkrankung) vor dem 9., bei Jungen vor dem 10. Geburtstag.

Verspätete Pubertät *(zu späte Pubertät, Pubertas tarda):* Fehlen jeglicher Pubertätszeichen bei Mädchen nach dem 14., bei Jungen nach dem 16. Geburtstag.

Wann zum Arzt

Bei Gelegenheit, wenn

- Sie Zweifel haben, ob die Pubertät bei Ihrem Kind altersgerecht verläuft.
- Die Pubertätsentwicklung mehr als 18 Monate lang „stillsteht" oder die Periode nicht innerhalb von 5 Jahren nach der Brustentwicklung einsetzt.
- Bei Mädchen die Regelblutung mit dem 16. Geburtstag noch nicht oder schon vor dem 11. Geburtstag eingetreten ist.

Die Erkrankung

■ Pubertätszeichen

Normalerweise setzt die Pubertät bei Mädchen ungefähr mit zehn Jahren und bei Jungen etwa zwei Jahre später ein. Brust bzw. Penis und Hoden wachsen und die Schambehaarung beginnt zu sprießen. Etwa mit 13 Jahren (im Durchschnitt etwa 2,5 Jahre nach Beginn der Brustentwicklung) bekommen Mädchen ihre erste Regelblutung (Menarche). Ein Jahr zuvor haben sie ihren größten Wachstums-

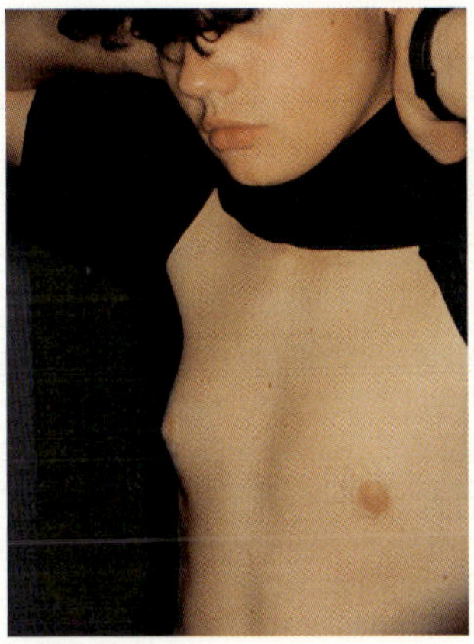

Gar nicht so selten und völlig normal ist die ***Gynäkomastie****, wie etwa bei bei diesem 13-jährigen Jungen. Die Schwellung geht im Verlauf der Pubertät von selbst zurück.* [RKL 1118]

schub, der dann mit der Menstruation rasch abklingt. Bei Einsetzen der Menstruation hat ein Mädchen etwa 95 % seiner Endgröße erreicht (Genaueres zur Pubertätsentwicklung bei Mädchen → S. 427). Die ersten nächtlichen Samenergüsse treten bei Jungen meist zwischen dem 14. und 15. Geburtstag ein. In dieser Zeit beginnt der Wachstumsschub des Jungen, die Schwankungsbreite ist allerdings enorm. Sie hat zum einen etwas mit den familiären Anlagen des Kindes zu tun („spät zündende" Kinder haben oft „spät entwickelte" Eltern), zum anderen spielt das Körpergewicht eine wichtige Rolle: Übergewichtige Mädchen beginnen ihre Pubertät früher als normalgewichtige. Bei übergewichtigen Jungen ist es dagegen umgekehrt. Dies liegt daran, dass das Fettgewebe auch kleine Mengen von Östrogenen bildet, die bei Mädchen die Pubertät unterstützen, bei Jungen aber hemmen.

Einzelne vorzeitige Pubertätszeichen

Manchmal zeigen sich auch schon vor der Pubertät einzelne Veränderungen an Geschlechtsorganen, die immer dem Kinderarzt vorgestellt werden sollten. In den meisten Fällen sind diese aber nicht krankhaft:

- Bei Mädchen wird nicht selten eine **Brustentwicklung im Kleinkindalter** beobachtet (*prämature Thelarche*). Die betroffenen Kinder sind wahrscheinlich gegenüber Östrogenen, die auch schon bei kleinen Mädchen gebildet werden, empfindlicher. Wenn allerdings gleichzeitig die Wachstumsgeschwindigkeit ansteigt, Schambehaarung oder gar eine Regelblutung auftritt, können krankhafte Hormonstörungen dahinter stehen.
- Wenn bei Mädchen die Schambehaarung schon zwischen 5 und 8 Jahren beginnt (oder bei Jungen zwischen 7 und 9 Jahren), muss das nicht krankhaft sein **(vorzeitige Schamhaarentwicklung,** ***prämature Pubarche*****)**. Aber auch hier gilt: zieht gleichzeitig das Wachstum an oder sind andere Pubertätszeichen zu beobachten (etwa die Entwicklung von Brüsten bei Mädchen oder eine Vergrößerung der Hoden bei Jungen) ist eine hormonelle Störung möglich.

Verfrühte Pubertät

Von einer zu frühen Pubertät wird dann gesprochen, wenn ein Mädchen schon vor dem 9. Lebensjahr Brüste entwickelt oder sich die Hoden bei einem Jungen schon vor dem 10. Lebensjahr vergrößern (dabei bilden sich in der Regel dann auch die ersten Schamhaare). Mädchen sind viermal häufiger von dieser verfrühten Pubertät betroffen als Jungen.

Bei der so genannten *echten verfrühten Pubertät (Pubertas praecox vera)* geben die Steuerhormone des Gehirns den Startschuss für die Pubertätsentwicklung zu früh, meist ohne dass eine Ursache hierfür feststellbar wäre. Die verschiedenen Pubertätsstadien setzen dabei in ihrer normalen Reihenfolge ein.

Ähnliches gilt für die familiär bedingten Formen der verfrühten Pubertät (konstitutionelle Frühentwicklung → S. 425). Bei diesen Kindern waren auch die Eltern Frühentwickler; eine Ursache ist nicht feststellbar.

Hingegen werden bei der **verfrühten Scheinpubertät** *(Pseudopubertas praecox)* Geschlechtshormone in dafür eigentlich gar nicht vorgesehenen Organen gebildet: Etwa beim adrenogenitalen Syndrom (einer angeborenen Störung der Kortisonbildung der Nebenniere → S. 755) oder bei manchen Tumoren. Typisch ist für diese Formen, dass die Hoden (bzw. – nicht von außen sichtbar – die Eierstöcke) klein bleiben.

Verspätete Pubertät

Von einer verspäteten Pubertät sind Jungen häufiger betroffen als Mädchen. Bei diesen Kindern bleibt bis zum 14. bzw. 16. Lebensjahr Brustentwicklung oder Hodenwachstum aus. Die häufigste Ursache ist die familiär bedingte, *konstitutionelle Entwicklungsverzögerung* (→ S. 425). Diese „Spätzünder" sind – wie meist ihre Eltern eine Generation vorher – in ihrer körperlichen Reifung hinterher, was sich im Röntgenbild auch an den Knochen nachweisen lässt (vermindertes Knochenalter, Näheres zum Knochenalter → S. 425).

Andere Ursachen für eine verspätete Pubertät sind selten: So können alle chronischen Organerkrankungen nicht nur Untergewicht und Kleinwuchs bedingen, sondern auch die Pubertät hinauszögern. Auch manche genetisch bedingten Störungen mit Veränderungen an den Geschlechtschromosomen können zu einem Ausbleiben bzw. einer Verzögerung der Pubertät führen. Am häufigsten ist hier das Ullrich-Turner-Syndrom (→ S. 122), das bei einem von 2500 Mädchen vorliegt, sowie das Klinefelter-Syndrom, das bei etwa einem von 1000 Jungen vorkommt. Auch eine Schilddrüsenunterfunktion (→ S. 751) oder eine Schädigung bzw. Fehlanlage der Hoden oder Eierstöcke können zur verspäteten oder ausbleibenden Pubertät führen.

Eine Sonderform der verspäteten Pubertät ist die ausbleibende Blutung beim ansonsten normal pubertierenden Mädchen **(primäre Amenorrhoe)**. Ursachen können Fehlbildungen des Uterus oder der Scheide sowie ein Verschluss der Scheide durch ein zusammengewachsenes Jungfernhäutchen *(Hymenalatresie)* sein. Im letzteren Fall kommt es durch während der Periode aufgestautem Blut zu zyklischen Bauchschmerzen.

Wie sich die verspätete Pubertät auf die Kinder auswirkt, hängt von der zugrunde liegenden Ursache ab. Kinder mit konstitutioneller Entwicklungsverzögerung wachsen zunächst langsamer als ihre Altersgenossen (was einen gewissen Leidensdruck bedingen kann), ihre Endgröße ist aber normal.

Das macht der Arzt

Eine körperliche Untersuchung, die Bestimmung des Knochenalters durch Röntgen der linken Hand, Hormonuntersuchungen des Blutes und bei Mädchen eine gynäkologische Untersuchung (mit Ultraschall der Gebärmutter) zählen zum Basisprogramm, das je nach Verdacht ergänzt wird.

Eine zu frühe Pubertät kann durch spezielle Antihormone gebremst werden, die entweder gespritzt oder als Nasenspray gegeben werden. Umgekehrt kann bei zu später Pubertät die Entwicklung der Geschlechtsmerkmale durch Gabe von Steuerhormonen wie GnRH (→ Tab. S. 335) oder Geschlechtshormonen eingeleitet werden. Dass die hormonelle Beeinflussung der Pubertät auch wegen der Auswirkungen auf die Endgröße gut überlegt sein sollte, versteht sich von selbst.

Klein- und Großwuchs

Häufigkeit:

Größe ist relativ, und so ist verständlich, dass selbst Ärzte nicht immer klar sagen können, wo genau die Grenze zum **krankhaften Kleinwuchs** *(Minderwuchs)* bzw. **krankhaften Großwuchs** *(Hochwuchs)* liegt. Festgelegt werden:

- Kleinwuchs: Das Kind gehört zu den kleinsten 3 % seiner Altersgruppe.
- Großwuchs: Das Kind gehört zu den größten 3 % seiner Altersgruppe.

Wann zum Arzt

In den nächsten Wochen, wenn Ihr Kind Ihnen ungewöhnlich klein oder groß erscheint, insbesondere wenn es früher gleich groß wie seine Altersgenossen war.

Die Erkrankung

Wie groß ein Mensch wird, ist größtenteils erblich bedingt. Ärzte schätzen die „Zielgröße" eines Kindes entsprechend der Größe der Eltern: Die Körperlänge der Eltern (in cm) wird addiert, durch zwei geteilt, und dann 6 cm hinzugerechnet (bei Jungs) bzw. abgezogen (bei Mädchen). Kleine Eltern haben also in der Regel kleine Kinder, große Eltern haben große Kinder. Dieser familiär bedingte Klein- bzw. Großwuchs zeichnet sich dadurch aus, dass das Kind spätestens ab dem Kindergartenalter zu den eher Kleinen oder den eher Großen zählt, seine Wachstumsgeschwindigkeit bleibt dabei aber normal (d.h. es folgt auf der Perzentilenkurve in etwa demselben Korridor → S. 258).

Abzugrenzen ist die **konstitutionelle Entwicklungsverzögerung,** eine andere erbliche Variante des Wachstums. Diese Kinder kommen später in die Pubertät als ihre Altersgenossen – da der mit der Pubertät verbundene Wachstumsschub auf sich warten lässt, sind diese Kinder zumindest eine Zeitlang im Vergleich zu ihren Klassenkameraden sehr klein. Wenn die Pubertät bei diesen „Spätentwicklern" dann aber doch kommt, wachsen sie in etwa zu ihrer „errechneten" Zielgröße.

Das Gegenteil wird bei der **konstitutionellen Frühentwicklung** beobachtet: Der ebenfalls oft familiär bedingte Frühstart in die Pubertät beschert den Kindern ihren Wachstumsschub ein bis mehrere Jahre vor den anderen Kindern.

Eine weitere Wachstumsvariante hat mit dem Körperfett zu tun: Übergewichtige Kinder wachsen ebenfalls rascher (ohne am Ende größer zu sein als ihre schlanken Altersgenossen).

Krankhafter Kleinwuchs kann erblich bedingt sein: Chromosomenabweichungen, etwa das Down-Syndrom (→ S. 362) oder das nur bei Mädchen auftretende Ullrich-Turner-Syndrom sind fast immer mit Kleinwuchs verbunden. Auch einige Skelettfehlbildungen gehen mit Kleinwuchs einher. In manchen Fällen sind auch Hormonstörungen für das geringere Wachstum verantwortlich, am häufigsten ist hier ein Mangel an Wachstumshormon (→ S. 747). Typischerweise wachsen die Kinder bei einem Wachstumshormonmangel statt der normalen 5–7 cm weniger als 4 cm pro Jahr. Für viele Formen des Wachstumshormonmangels gibt es keine erkennbare Ursache, andere Formen sind angeboren. Selten kann auch ein Tumor der Hypophyse für den Mangel verantwortlich sein.

Auch eine Unterfunktion der Schilddrüse (→ S. 751) oder ein Hyperaldosteronismus (Nebennierenrindenüberfunktion → S. 758) können zu Kleinwuchs führen. Aber auch chronische Erkrankungen wie etwa Herz-, Lungen- oder Darmerkrankungen können dazu führen, dass ein Kind im Wachstum zurückbleibt. Und schließlich wachsen auch ehemalige Frühgeborene mit einer geringeren Geschwindigkeit.

Krankhafter Großwuchs. Wie der krankhafte Kleinwuchs, so kann auch der – seltenere – krankhafte Großwuchs auf Veränderungen der Chromosomen oder erbliche Erkrankungen zurückzuführen sein (z. B. auf ein Klinefelter-Syndrom oder ein Marfan-Syndrom → S. 927). Aber auch beim Großwuchs muss an Hormonstörungen gedacht werden, etwa eine Überproduktion von Wachstumshormon in der Hypophyse (dieser kann auch durch einen Tumor bedingt sein). Ein krankhaft früher Pubertätsbeginn (→ S. 423) lässt Kinder zunächst schneller wachsen als ihre Altersgenossen – da das Wachstum hier jedoch vorzeitig aufhört, sind die Betroffenen als Erwachsene zumeist klein.

Das macht der Arzt

Durch eine Röntgenuntersuchung der linken Hand bestimmt der Arzt die Reife des Knochens (das **Knochenalter)** des Kindes. Das Knochenalter zeigt in etwa die biologische Reife eines Kindes an, und lässt damit Rückschlüsse auf das noch verbleibende Wachstumspotenzial des Kindes zu. Ein gegenüber dem chronologischen (tatsächlichen) Alter stark vermindertes Knochenalter etwa lässt auf ein noch großes Wachstumspotenzial schließen. Auch der Stand der Pubertätsentwicklung gibt dem Arzt Aufschluss. Denn zum einen gehen manche Wachstumsstörungen mit einer ausbleibenden oder verspäteten Pubertät einher (etwa das Ullrich-Turner-Syndrom → S. 122 beim Mädchen oder das Klinefelter-Syndrom beim Jungen), zum anderen lassen sich hieraus Prognosen für das weitere Wachstum ableiten. So haben Mädchen mit dem Einsetzen der Regelblutung etwa 95 % ihrer späteren Erwachsenengröße erreicht, d. h. sie wachsen dann nur noch etwa 8 cm (dies schwankt jedoch je nach Alter des Mädchens relativ stark).

Bei Verdacht auf hormonelle Störungen werden die entsprechenden Hormonkonzentrationen im Blut bestimmt und eventuell zusätzliche hormonelle Tests durchgeführt. Möglicherweise ist hierzu ein kurzer Krankenhausaufenthalt erforderlich.

Ist bei einem zu kleinen Kind ein Mangel an Wachstumshormon gesichert, so kann dieses heute durch regelmäßige Spritzen ersetzt und so eine einigermaßen „normale" Endgröße erreicht werden (Hormonersatztherapie).

Umgekehrt kann bei familiärem Großwuchs durch Gabe von Geschlechtshormonen eine Verminderung der Endgröße um etwa 10 cm erzielt werden. Dadurch setzt allerdings auch die Pubertät früher ein, eine Situation, die ein Kind überfordern kann. Außerdem könnte durch diese Behandlungen später die Fruchtbarkeit leiden, so dass heute der Hochwuchs nur noch sehr zurückhaltend behandelt wird.

Gynäkomastie

Häufigkeit: ■■■■□

Kommt es beim Jungen oder beim Mann zu einer gutartigen Zunahme von Brustdrüsengewebe, entwickeln sich bei ihm also Brüste, so wird das in der Medizin als **Gynäkomastie** bezeichnet. Bei Jugendlichen ist das in der Pubertät recht häufig: Durch ein vorübergehendes Ungleichgewicht zwischen Testosteron und Östrogenen (letztere Hormone bilden auch Jungen in kleinen Mengen) kann eine – nicht selten einseitige – Gynäkomastie entstehen. Auch übergewichtige Kinder lagern ihr Fett oft im Brustbereich verstärkt ab, so dass „Brüste" zu sehen sind (weil das Brustdrüsengewebe selbst aber nicht vergrößert ist, spricht man hier von einer ***Pseudogynäkomastie).***

Nur ganz selten steckt eine Krankheit hinter einer Gynäkomastie – dann nämlich, wenn das Brustgewebe rasch zunimmt und/oder wenn milchartige Absonderungen aus der Brustwarze treten. In diesem Fall gilt es einen Arzt zu konsultieren, damit dieser nach eventuell zugrunde liegenden Hormonstörungen, Tumoren oder auch genetischen Störungen (wie etwa einem Klinefelter-Syndrom) sucht (Gynäkomastie beim Erwachsenen → S. 113).

Akne

Häufigkeit: ■■■■■

Rechnet man milde Formen mit, so ist fast jeder Jugendliche von Akne betroffen, Jungen meist schwerer als Mädchen. Bei 30 % verläuft die Akne so schwer, dass sie medizinisch behandelt wird. Neben der im Rahmen der hormonellen Umstellung in der Pubertät auftretenden **„ordinären Akne"** *(Acne vulgaris)* kann eine Akne auch – weitaus seltener – durch Hormonzufuhr von außen auftreten sowie im Rahmen von anderen Erkrankungen. Dazu gehören die Einnahme von Kortison oder Dopingpräparaten ebenso wie das Syndrom der polyzystischen Ovarien, andere Hormonstörungen oder die Hautkrankheit Rosazea (→ S. 1114). Manche Neugeborenen haben in den ersten Lebenstagen eine durch die mütterlichen Hormone bedingte gutartige Form der Akne, die Neugeborenenakne (→ S. 406).

Die „ordinäre Akne" hat mit 17 Jahren ihren Häufigkeitsgipfel und lässt danach deutlich nach. Jedoch haben 10 % der Betroffenen auch noch nach dem 25. Lebensjahr Beschwerden.

Leitbeschwerden

- *Mitesser (Komedonen),* die sich zu *„Pickeln" (Papulopusteln)* entwickeln und entzünden
- Auftreten vor allem im Gesicht und am oberen Rücken.

Wann zum Arzt

In den nächsten 1–2 Wochen, wenn die Akne durch Selbsthilfemaßnahmen nicht innerhalb von 2–3 Monaten besser wird

In den nächsten Tagen, wenn Akne außerhalb der Pubertät auftritt.

Die Erkrankung

Durch die in der Pubertät insbesondere bei Jungen, aber auch bei Mädchen gebildeten männlichen Geschlechtshormone wie das Testosteron werden die Talgdrüsen zu verstärkter Absonderung von Talg (Talgsekretion) angeregt *(Seborrhoe)*. Wie stark die Talgdrüsen auf die Hormone ansprechen, ist dabei von Mensch zu Mensch verschieden. Gleichzeitig neigt die Haut an den Talgdrüsenausgängen bei vielen Jugendlichen zur Verdickung (Verhornung), so dass sich der Talg zusammen mit abgeschilferten Hautzellen stauen kann, ein ***weißer Mitesser (weißer Komedon)*** entsteht. Dieser färbt sich durch Einlagerung von Pigmenten (nicht durch Schmutz) im Lauf der Zeit dunkel oder sogar schwarz ***(schwarzer Mitesser bzw. Komedon)***. Die verstopfte Talgdrüse wird leicht von Hautbakterien, z. B. ***Propionibacterium acnes,*** besiedelt – der Mitesser und die umgebende Haut entzünden sich dadurch; es entstehen die bekannten Pickel, also eitrig entzündete Mitesser.

Gefördert wird Akne auch durch Umwelteinflüsse, insbesondere durch den längerfristigen Einsatz zu fettiger oder öliger Kosmetika.

Der Einfluss der Ernährung ist kompliziert: Während die oft beschuldigte Schokolade oder fettreiche Ernährung sicher keinen Einfluss haben [B01], fördert eine durch Überernährung und Bewegungsmangel ausgelöste diabetische Stoffwechsellage (metabolisches Syndrom → S. 767) die Akne-Entstehung.

Stress kann eine bestehende Akne verschlimmern, bei jungen Frauen spielt auch oft die Periode eine zusätzliche Rolle. Jede Akne wird zudem durch den Besuch von Solarien (hochdosiertes UVA-Licht) und nicht atmungsaktive Kleiderstoffe verschlimmert.

Formen. Manche Jugendliche haben vor allem geschlossene Mitesser ohne nennenswerte Entzündungen. Die Haut ist fettig mit vielen kleinen Knötchen, aber ohne Eiterpickel – diese Form heißt ***Acne comedonica.*** Bei anderen Jugendlichen dominieren größere Knötchen, teilweise mit Eiterbildung ***(Acne papulopustulosa)***. Wieder andere (meist Jungen) sind von sehr schweren Formen mit knotigen, tiefen, teils eitrigen Entzündungen betroffen, die nach der Abheilung oft Narben hinterlassen ***(Acne conglobata)***.

Das macht der Arzt

Zur Diagnose einer „ordinären Akne“ braucht der Arzt keine weiteren Untersuchungen, er erkennt sie sofort („Blickdiagnose“). Die Behandlung greift an mehreren Punkten an.

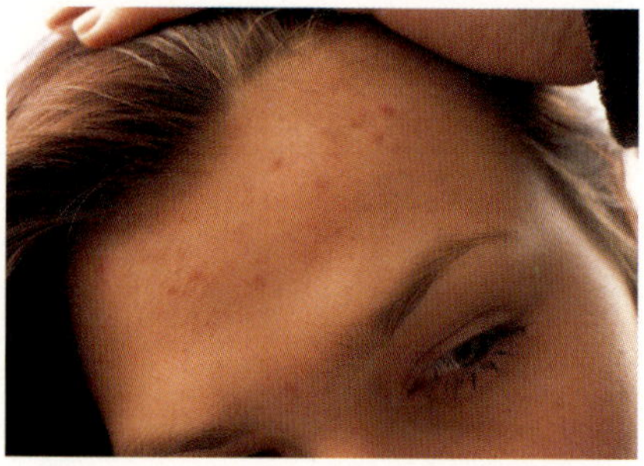

*Leichte **Stirn-Akne** bei einem 15-jährigen Mädchen. Auch wenn die Versuchung groß ist, dafür alle möglichen Schuldigen zu benennen, von der Schokolade bis zum Fast Food: Die Hormone sind die tatsächlichen Verursacher.* [MAU 1119]

Therapie

In ganz leichten Fällen reichen „Rubbelcremes“ (Waschpeelings) zur Abschilferung der verhornten Talgdrüsenausführungsgänge aus, wie etwa Brasivil® Paste.

Basisbehandlung. Meist wird dem betroffenen Jugendlichen aber eine Basisbehandlung mit Benzoylperoxid, einem chemischen, frei verkäuflichen Schälmittel empfohlen, das gleichzeitig gegen Mitesser, Bakterien und die Entzündung wirkt. Da die Gesichtshaut sehr empfindlich ist, sollten nur niedrig konzentrierte Präparate eingesetzt werden, etwa Aknefug® Oxid Mild 3 %, PanOxyl® mild 2,5 Creme oder Sanoxit® 2,5 % Gel. Ähnlich wirkt die verschreibungspflichtige Azelainsäure (etwa Skinoren®). Generell irritieren Cremes die Haut weniger als Gels oder gar Lösungen, deshalb sind Cremes am Anfang der Behandlung die bessere Wahl. Auch eine geeignete Hautpflege (→ unten) verringert die von den Schälmitteln oft ausgehende Reizwirkung.

Oberflächliche (topische) Retinoide. Bei schwereren Akneformen mit vielen Mitessern reichen Schälmittel meist nicht aus. Hier werden aus der Vitamin-A-Säure gewonnene Präparate ***(Retinoide)*** verordnet, vor allem das wenig reizende und auch sonst nebenwirkungsarme Adapalen (Differin®, als Creme oder als Gel). In hartnäckigen Fällen kann das – allerdings anfänglich stark reizende – Tretinoin (Vitamin-A-Säure) versucht werden (etwa Cordes® VAS Creme oder Airol®). Noch stärker wirkt das Isotretinoin (etwa Isotrex® Creme oder Gel). Letzteres hat aber den Nachteil, dass bei diesem Wirkstoff eine Schwangerschaft ausgeschlossen sein muss, da Fehlbildungen beim Ungeborenen auch bei äußerlicher Anwendung drohen. Alle Retinoide haben den Nachteil, dass sie die Haut lichtempfindlich machen, weshalb sie abends aufgetragen werden sollten und zusätzlich auf ausreichenden Sonnenschutz zu achten ist.

Oberflächliche (topische) Antibiotika. Bestehen entzündliche Hautveränderungen und Pusteln, und bessern sich diese mit den (ebenfalls gegen die bakterielle Besiedlung und Entzündung wirkenden) Schälmitteln nicht, so können zusätzlich antibiotikahaltige Cremes aufgetragen werden, vor allem mit Erythromycin (z. B. Aknemycin®) oder Clindamycin (z. B. Basocin®). Antibiotikapräparate sollten aber immer erst eingesetzt werden, wenn andere Therapieformen unzureichend wirken, und wenn, dann zusammen mit Benzoylperoxid-Präparaten (neuerdings gibt es hierzu auch ein Kombi-Präparat auf dem Markt, das Duac® Akne Gel). Die Hautbakterien könnten sonst gegen das Antibiotikum unempfänglich (resistent) werden. Aus demselben Grund sollten Antibiotikapräparate nicht länger als 12 Wochen hintereinander aufgetragen werden.

Systemische Präparate. In schweren Fällen, also vor allem bei der Acne conglobata, kann durch die oral einzunehmende Einzeltherapie mit Isotretinoin (Roaccutan®, Isoderm®, Aknenormin®) die Akne stark gelindert werden. Nebenwirkungen wie trockene Haut, Leberfunktionsstörungen und Erhöhung der Blutfettwerte sowie Stimmungsschwankungen kommen vor. Wegen der möglichen Fruchtschädigung ist unbedingt eine sichere Empfängnisverhütung erforderlich. Antibiotika zum Schlucken kommen kurzfristig bei stark eitrigen Formen in Betracht. Bei jungen Mädchen kann auch die „Pille“ die Akne oft deutlich bessern – hier werden Präparate mit anti-androgenen Eigenschaften wie etwa Bellara® oder Diane35® bevorzugt (→ S. 323).

Behandlungen mit Laser sind noch nicht ausreichend erprobt, aber wahrscheinlich den medikamentösen Ansätzen unterlegen [B02].

Komplikationen

Bei der Behandlung kommt es anfänglich nicht selten zu Verschlechterungen. Bei den Schälmitteln kann das abgefangen werden, indem sie nur alle zwei Tage angewendet werden oder auf eine Creme umgestellt wird. Wenn möglich, sollte eine Therapieform aber immer 6 Wochen ausprobiert werden, bevor eine andere oder stärkere gewählt wird.

Selbsthilfe

- Zuerst einmal: Es tut keinem Betroffenen gut, wenn er Begriffe wie „unreine Haut“ hört – mit Reinheit oder Unreinheit hat Akne nichts zu tun. Und Eltern, die gleich auf jeden Pickel hinweisen, gelten zurecht als uncool.
- Da alle Aknemittel die Haut reizen können, ist die richtige Hautpflege entscheidend.

Am besten geeignet sind entfettende ***Syndets*** (synthetische Seifen), wie etwa Eubos®, Hydroderm® oder Effaclair®. Bei stark fettender Haut kann zur Entfettung auch eine milde alkoholische Lösung eingesetzt werden, etwa 20%-iges Isopropanol oder Solutio Cordes®. Möchte man die Mitesser und Pickel abdecken oder Make-up verwenden, sollte eine Kosmetikerin befragt werden – fettige oder ölige Kosmetika sind zu vermeiden.

- Das bei vielen Teenagern beliebte „Ausdrücken" schadet eher, denn die entzündungsverursachenden Substanzen werden durch unsachgemäßes Quetschen nur tiefer ins Gewebe gepresst – das Risiko für Entzündungen und damit verbundener Narbenbildungen steigt. Entfernt hingegen eine Kosmetikerin die Mitesser, kann dies sinnvoll sein.
- Nicht zu stark dosiertes Sonnenlicht wirkt erfahrungsgemäß günstig, was sich auch daran zeigt, dass Akne im Sommer oft besser und im Winter eher schlechter wird.

Komplementärmedizin

Auch die Naturheilkunde bietet kein Patentrezept gegen Akne – die Empfehlungen reichen von A-Vitaminen über Blutreinigungstees (Schachtelhalm und Brennnessel), Kamille und Salbei bis hin zu Zink, innerlich wie äußerlich. Kleiebäder, Kamilledampfbäder und Heilerdeanwendungen können am ehesten die schulmedizinische Behandlung unterstützen. Vorsicht geboten ist bei der manchmal empfohlenen essigsauren Tonerde: Wer sich in der Dosierung vergreift, riskiert Verätzungen im Gesicht.

Ein altes, aber in der Wirksamkeit wissenschaftlich unbewiesenes Hausmittel gegen Akne ist Hefe, entweder als frische Bäckerhefe (die heute leider auch viele Zusatzstoffe enthält) oder als Fertigpräparat (z. B. Levurinetten®).

Häufige Probleme der Jugendgynäkologie

Pubertätsentwicklung

Die Pubertät zeigt sich bei Mädchen zwischen 10 und 12 Jahren oft zuerst durch das Wachstum der Schamhaare **(Pubarche).** Nur wenige Monate später beginnt dann auch die Brust zu wachsen **(Thelarche).** Bei etwa 20 % der Mädchen verhält es sich umgekehrt, bei ihnen ist das Brustwachstum das erste Pubertätszeichen. Häufig beginnt die Brustentwicklung zunächst einseitig, die Brüste können spannen und druckempfindlich sein. Später wachsen die Brüste dann symmetrischer, oft bleibt aber ein gewisser Größenunterschied bestehen. Zwischen 13 und 15 Jahren sind die Brüste im Schnitt „ausgewachsen" (und wachsen dann erst wieder während einer Schwangerschaft oder wenn eine Frau zunimmt).

Die erste Regelblutung (Menarche) setzt meist erst ein, wenn die Brüste schon entwickelt sind, im Mittel etwa 2–3 Jahre nach Beginn des Brustwachstums (→ unten).

Typischerweise bildet die Scheide etwa ein Jahr vor Einsetzen der Regelblutung bereits ein weißliches Sekret, ***Weißfluss*** genannt. Dies ist eine normale Reaktion auf die hormonelle Umstellung.

Der maximale körperliche Wachstumsschub ist etwa 1 Jahr vor Einsetzen der Regelblutung zu beobachten.

Die erste Regelblutung

Dass die **erste Regelblutung *(Menarche)*** im Vergleich zu den letzten Jahrzehnten immer früher einsetzt, ist keineswegs gesichert. So weisen Daten aus vielen Industrieländern darauf hin, dass Mädchen zwar bis etwa 1960 ihre erste Monatsblutung im Schnitt immer früher bekamen, dass seitdem dieser Zeitpunkt aber recht konstant bei etwa 12–13 Jahren liegt [B03]. 90 % haben nach diesen Untersuchungen mit 13 3/4 Jahren und 98 % mit 15 Jahren ihre erste Regel (gehabt). Nur bei 10 % der Mädchen setzt die Regelblutung ein, bevor sie 11 Jahre alt sind. Mädchen mit mehr Fettpolstern sind im Schnitt etwas früher dran, und auch bei Kindern mit dunkler Hautfarbe beginnt die Regelblutung etwas früher.

Störungen der Menstruation

Der Menstruationszyklus ist im Jugendalter oft unregelmäßig: Die Blutung dauert 2–7 Tage und sie kann schon nach 20 Tagen wiederkommen – aber auch erst nach 60 Tagen oder mehr. Meistens jedoch liegt der Abstand der Regelblutungen zwischen 21–45 Tagen. Im Laufe von drei Jahren wird der Menstruationszyklus dann regelmäßiger und eher kürzer. Nach 3 Jahren liegt der Zyklusabstand bei 75 % der jugendlichen Frauen bei den für erwachsene Frauen typischen 21–34 Tagen. Allerdings folgt der Zyklus erst 6 Jahre nach der Menarche einem langfristig stabilen Muster.

Veränderungen der Zyklusdauer. Auch wenn die Blutungen bei Mädchen sehr weit auseinander liegen können – dass sie länger als 90 Tage ausbleiben, ist sehr ungewöhnlich. Dahinter stecken können wie bei der erwachsenen Frau eine Schwangerschaft, Fernreisen, sehr viel Sport, ungewöhnliche andere Belastungen (Stress, Sorgen), Krankheiten wie Magersucht (→ S. 1209) oder starkes Übergewicht (→ S. 254) sowie hormonelle Erkrankungen (Übersicht → Tab. S. 121).

Verstärkte Menstruationsschmerzen *(Dysmenorrhoe):* Daran leiden Mädchen häufiger als erwachsene Frauen – der Grund liegt darin, dass sich das monatliche Auf und Ab der Hormone noch nicht eingespielt hat. Viele Mädchen bekommen bei Menstruationsschmerzen von ihrem Frauenarzt die „Pille" empfohlen, auch dann, wenn sie noch keinen Geschlechtsverkehr haben. Dies ist in Ordnung, weil die „Pille" nicht nur verhütet, sondern auch den Zyklus stabilisiert und die körpereigene Hormonproduktion insgesamt drosselt. Beides führt dazu, dass die Monatsblutungen leichter zu ertragen sind und kürzer werden. Übrigens: Das früher vermutete Risiko, dass die frühe Einnahme der Pille die Fruchtbarkeit in späteren Jahren reduziert, hat sich nicht bestätigt. Außer der Pille gibt es auch noch weitere Therapiemöglichkeiten, auch alternativmedizinische, die an anderer Stelle beschrieben werden (→ S. 843). Fast immer bessern sich die Menstruationsschmerzen nach sechs Monaten, spätestens aber 1–2 Jahre, nachdem die Regelblutung eingesetzt hat. Wer die Schmerzen also ertragen kann, kann auch auf ärztlichen Rat zunächst verzichten und abwarten.

Verstärkte Menstruationsblutungen *(Hypermenorrhoen)* sind nicht selten mit Menstruationsschmerzen (Dysmenorrhoe) verbunden, haben aber auch eigene, besondere Ursachen, die denen bei erwachsenen Frauen entsprechen (→ S. 843). Häufiger als früher angenommen liegt eine Gerinnungsstörung des Blutes zu Grunde, z. B. ein Willebrand-Jürgens-Syndrom (→ S. 1039) [B04; B05].

Verlängerte Menstruationsblutungen (→ S. 847)

Wann zum Frauenarzt

Ein Gang zum Frauenarzt ist anzuraten:

- Bei starken Menstruationsschmerzen oder starkem Ausfluss
- Bei sehr unregelmäßigen Perioden (wenn die Periode z. B. 60–90 Tage ausbleibt)
- Bei Entzündungen in der Scheide und an den äußeren Geschlechtsorganen
- Bei Schmierblutungen außerhalb der Regel
- Bei unklaren Unterbauchschmerzen
- Wenn die Regelblutung mit 16 Jahren noch nicht eingetreten ist.

Verhütung bei Jugendlichen → www.gesundheit-heute.de/11x05

Buchteil III – Kreislauf des Lebens

12

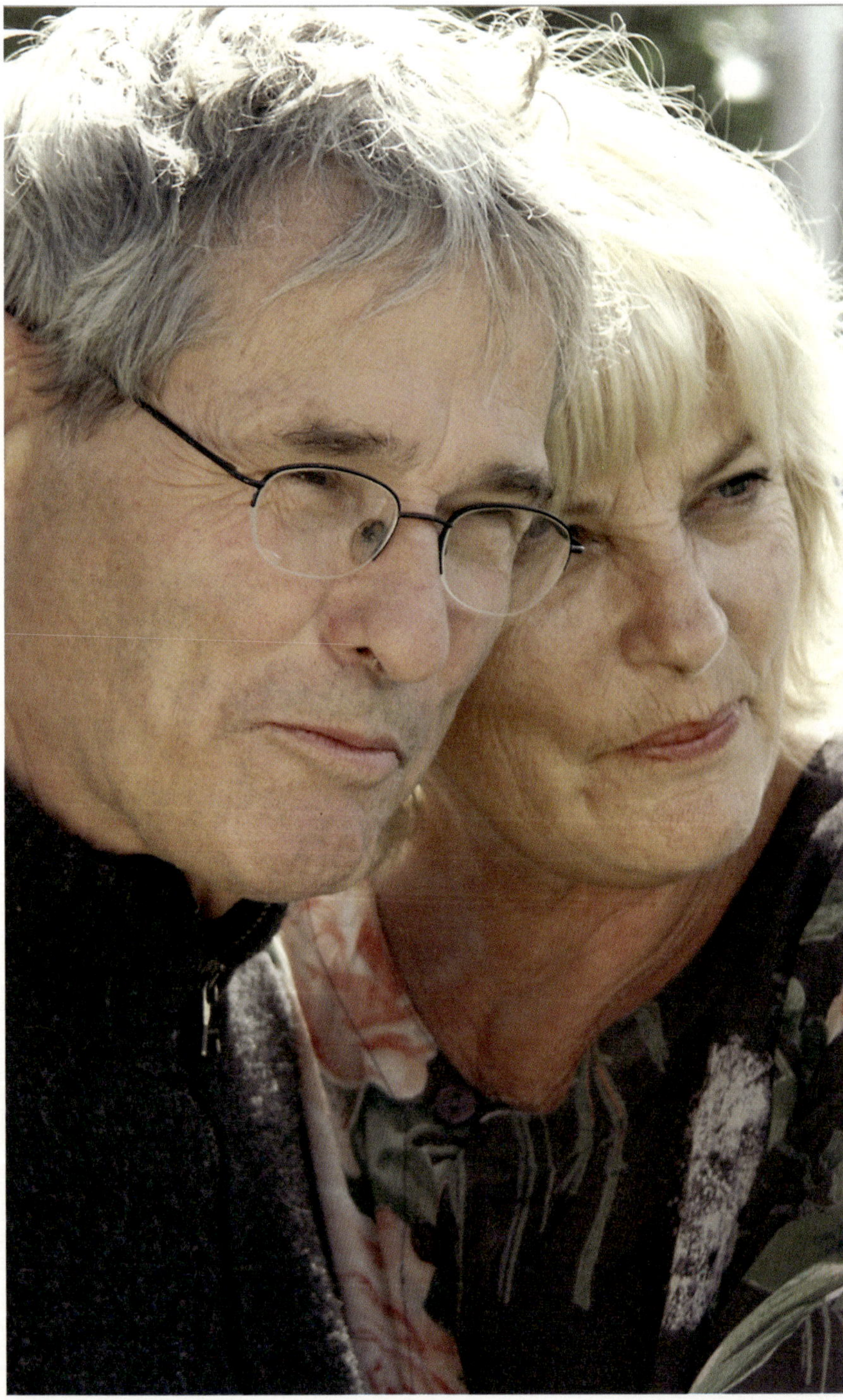

Noch vor 50 Jahren sahen 50-Jährige im Schnitt mindestens 10 Jahre älter aus als die heutigen 50-Jährigen. Und 90-Jährige gab es überhaupt nur ganz selten. Das hat sich radikal geändert. Mehr noch: Die neuen Alten haben länger Spaß am Leben, sie sind nicht nur rüstig, sondern leistungsfähig, und nutzen ein Vielfaches der Angebote an Bildung, Kultur und Reisen gegenüber früheren Generationen. Vielen ist heute auch das Glück geschenkt, mit dem Partner zusammen den (Un-)Ruhestand zu erleben – was zu anderen Zeiten die absolute Ausnahme war. [ISP 1201]

Aging und Anti-Aging

Hier finden Sie

Altern – die Richtung des Lebens 429
Warum altern wir? 429
Lebensspanne und Lebenserwartung 430
Altern: Entwicklung, Reifung, Abbau 430
Wie wir älter werden: die Alterungsvorgänge 431
Anti-Aging-Medizin 432
Anti-Aging als interdisziplinäres Fachgebiet 432
Anti-Aging: Beratung in der medizinischen Praxis 433
Wissenschaftlich fundierte Konzepte . 434
Anti-Aging-Therapieempfehlungen 437
Schlussgedanke................... 439

An anderer Stelle im Buch behandelt:

Ästhetische Chirurgie .... Kapitel 24
Ästhetische Dermatologie 893
Arteriosklerose 721
Demenz 445
Faltenbehandlung 894
Palliativmedizin 465
Pflege im Alter .... Kapitel 13
Sterben und Sterbebegleitung 466

Altern – die Richtung des Lebens

„Alle wollen alt werden, aber niemand will alt sein."

Geboren werden, aufwachsen, eventuell Nachwuchs bekommen und aufziehen, älter werden und schließlich sterben, dieser natürliche Kreislauf bestimmt unser aller Leben. Entwicklungs-, Reifungs- und Alterungsprozesse sind die Motoren dieses Kreislaufs.

Die frühere Vorstellung vom Altern als schleichende Zerstörung des gesunden Körpers durch natürlichen Verschleiß, äußere Schadstoffe und Erkrankungen ist überholt. Sie nährte immer die Hoffnung, dass eben dieser Prozess aufgehalten werden könne – sei es durch das Umgehen aller schädlichen Einflüsse, sei es durch die Reparatur des Körpers mithilfe der modernen Medizin.

Denn die Wirklichkeit sieht anders aus: Äußere Faktoren wie Krankheit oder ungünstige Lebensumstände beschleunigen die Geschwindigkeit dieses Prozesses zwar, und umgekehrt können günstige ihn verlangsamen, doch selbst wenn die äußeren Einflüsse ideal sind, so ist es dennoch nicht möglich, das Altern aufzuhalten: Es ist tief in unserer genetischen Struktur verankert.

Warum altern wir?

Dass wir ein „Alterungsprogramm" in uns tragen, erscheint zunächst paradox: Wenn es doch das Ziel der Evolution ist, unsere „Fitness" zu maximieren und möglichst viele Nachkommen zu hinterlassen, dann sollte die Evolution doch dafür sorgen, dass wir möglichst lange leben!

Aber gerade Evolutionsbiologen weisen darauf hin, dass das zu kurz gedacht ist. Nach ihrer **Theorie der Lebensgeschichte** *(life history theory)* nämlich steht jeder lebende Organismus vor einem Dilemma: Wofür soll er seine begrenzten Ressourcen einsetzen? Für Wachstum? Für Fortpflanzung? Oder für die Aufrechterhaltung bzw. Reparatur seines Körpers? In der Tat: Solange ein Tier Nahrung sucht, kann es sich nur schlecht um seinen Nachwuchs kümmern, und solange es frisst, kann es sich nicht fortpflanzen. Und für den Schwanz, der etwa bei verletzten Eidechsen wieder nachwachsen kann, muss diese Eidechse tagelang Fressen suchen – die dazu benötigte Energie kann in dieser Zeit nicht in eine der anderen „Lebensaufgaben" gesteckt werden.

Dass die Theorie stimmig ist, zeigen neuere Befunde der Biologie: Viele Gene, die dem *jungen* Körper helfen, fit und in der Fortpflanzung erfolgreich zu sein, sorgen gleichzeitig für ein schnelleres Altern:

- Züchtet man etwa bei den Fruchtfliegen besonders fortpflanzungsfähige Exemplare, so haben diese eines gemeinsam: Sie altern früher.
- Auch für manche der Gene, die beim Menschen die Fruchtbarkeit erhöhen, konnte nachgewiesen werden, dass sie gleichzeitig das Altern beschleunigen (etwa das für eine bessere Eisenaufnahme verantwortliche Hämochromatose-Gen).
- Und auch dass Männer überall auf der Welt eine kürzere Lebenserwartung als Frauen haben, erklären Evolutionsbiologen als einen lebensgeschichtlichen Tauschhandel: Der Mann kann zwar potenziell mehr Nachkommen hinterlassen, dafür muss er aber intensiv mit anderen Männern konkurrieren und sich auf einen insgesamt riskanteren Lebensstil einlassen.
- Schließlich zeigen auch Experimente bei Mäusen, dass man im Leben nicht alles haben kann: Wird Mäusen die Nahrung gekürzt, so steigt ihre Lebensspanne zwar um teilweise über 30 % an – sie lassen aber eine der lebensgeschichtlichen Aufgaben ganz aus, die in der Evolution eigentlich vorgesehen ist, nämlich die Fortpflanzung:

Die äußerst knapp ernährten Mäuse sind weder an Sex interessiert noch können sie bei künstlicher Befruchtung ihre Nachkommen austragen!

Lebensspanne und Lebenserwartung

Vieles spricht also für eine für jede Art genetisch programmierte, maximale **Lebensspanne.** Auch demografische Beobachtungen beim Menschen zeigen, dass in den letzten 50 Jahren zwar die durchschnittliche Lebenserwartung stark gestiegen ist, dass sich die Lebensspanne aber nicht verlängert hat – 115 Jahre alte Menschen waren zwar immer sehr selten, aber es gab sie auch in früheren Generationen. Was sich wirklich verändert hat, ist nur die Zahl der Menschen, deren Leben näher an die maximale Lebensspanne heranreicht.

Diese Lebensspanne ist größer als die – aus Sicht der Evolutionsbiologen – notwendige **Lebenserwartung.** Diese umfasst etwa drei Generationen. Wir Menschen sind eine Art, die in der Evolution „kognitive Nischen" besetzt, also Fitnessvorteile vor allem durch die Entwicklung ihrer geistigen, emotionalen und sozialen Fähigkeiten erreicht. Deshalb müssen Eltern ihre Kinder für eine stabile Entwicklung 15–20 Jahre lang versorgen und betreuen. So lange muss ein Menschenleben nach der fruchtbaren Zeit also dauern, um den biologischen „Sinn" des Lebens zu erfüllen. Und dann kommt bei der menschlichen Art noch ein „Nachschlag" dazu: Denn beim Homo sapiens tragen Eltern – insbesondere die Mütter – auch noch als Grosseltern indirekt zu einem besseren Überleben ihrer Enkel bei. Wissenschaftler haben diesen erstaunlichen Befund – ***Großmütter-Hypothese*** genannt – in vielen Völkern nachgewiesen: Wer als Kind eine Großmutter hat, die sich auch aktiv um die Erziehung, die Versorgung und die intellektuelle Förderung kümmert, ist als Erwachsener erfolgreicher und hat mehr Nachkommen.

Altern: Entwicklung, Reifung, Abbau

Altern (engl. *Ageing,* amerik. *Aging):* Biologischer, psychischer und sozialer Prozess, der nicht erst im höheren Lebensalter beginnt, sondern von Geburt an unumkehrbar fortschreitet. Er wird von ungünstigen äußeren Einflüssen beschleunigt, aber nicht verursacht. Alterungsvorgänge beeinflussen alle Aspekte des menschlichen Daseins; sie verändern die Funktion lebenswichtiger Organe ebenso wie die psychischen Funktionen und Leistungen. Manche Alterungsprozesse geschehen abrupt, so die Wechseljahre, andere schleichend über Jahrzehnte, wie der Verlust an Muskelkraft jenseits der 30, und wieder andere äußern sich nur in herabgesetzter Widerstandsfähigkeit gegenüber äußeren Einflüssen wie Hitze und Kälte, Schlafmangel oder Krankheitserregern.

Wie schon gesagt: Das Altern beginnt nicht erst mit der Faltenbildung, vielmehr setzt es schon bei der Geburt ein. Bereits bei Säuglingen sind die ersten Fett- bzw. Lipideinlagerungen in den Blutgefäßwänden als Zeichen des arteriosklerotischen Alterungsprozesses nachweisbar (→ S. 721). In den ersten 20 Lebensjahren wird das Altern in erster Linie als ein Prozess der Entwicklung und Reifung wahrgenommen, weil es mit einem Gewinn an körperlicher und geistiger Leistungsfähigkeit sowie sozialen Freiheiten verbunden ist. Kinder können es deshalb kaum abwarten, endlich zu den „Großen" zu gehören.

Dagegen ist das Altern ab Anfang 20 geprägt vom Abbau der körperlichen und Teilen der geistigen Leistungsfähigkeit. Und eben dieser Abbau wird, je weiter er voranschreitet, immer stärker als Verlust empfunden – der Ausgangspunkt der Anti-Aging-Medizin.

Auf der anderen Seite: Menschen Anfang 20 sind nicht glücklicher als solche Ende 60 – im Gegenteil: Selbstorganisation, Bewusstheit und Lebensglück wachsen von Jahrzehnt zu Jahrzehnt, und fallen – im Durchschnitt aller befragten Menschen – erst wenige Jahre vor dem Tod wieder ab.

Verlust und Wachstum

Betrachtet man den Mensch als ganzheitliches, d.h. nicht nur körperliches, sondern auch seelisches und soziales Wesen, so finden im Alter neben Verlusten auch Wachstumsprozesse statt. So häufen sich im Alter zwar Verluste bezüglich der Sinnesfunktionen, der Muskelkraft und -koordination und teilweise auch bezüglich der sozialen Verankerung. Andererseits wachsen im Zuge der Auseinandersetzung mit Problemen des Lebens im Alter auch spezifische Kenntnisse und Problemlösungsstrategien, die auch als Weisheit bezeichnet werden.

Altern kann also sehr wohl Gewinn bringen: Gewinn an Erfahrung, Verantwortungsbewusstsein und Gelassenheit – nicht umsonst werden Spitzenpositionen in Politik und Wirtschaft meist von Menschen über 40 bekleidet.

Allerdings muss angemerkt werden, dass die im Alter stattfindenden Wachstumsprozesse individuell variabler sind als die Abbauprozesse: Jeder Mensch wird alt, aber nicht jeder alte Mensch wird weise. Dieses individuell sehr verschiedene Wachstumspotenzial lässt sich auch durch Untersuchungen über die Entwicklung der Intelligenz belegen: Mehr als 40 % können ihre Intelligenz zwischen dem 60. und 80. Lebensjahr halten, und einige, wenn auch nur etwa 10 %, können ihre geistige Leistungsfähigkeit noch im 8. Lebensjahrzehnt verbessern [C01].

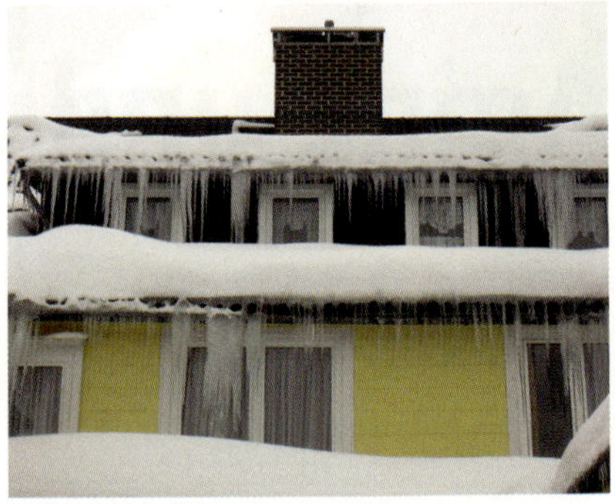

Viele Menschen merken auch anhand zunehmender Kälteempfindlichkeit und Wetterfühligkeit, dass sie älter werden. [ISP 1202]

Die Gleichung Alter = Verfall geht aber auch aus einem zweiten Grund nicht auf: Der Abbau von Funktionen in manchen Bereichen kann zum Teil durch Erfahrung und Spezialisierung kompensiert werden – altersbedingte Verluste können also teilweise durch altersbedingte Gewinne ausgeglichen werden. So wird in Untersuchungen an älteren Schreibkräften zwar eine Abnahme der Reaktionsgeschwindigkeit und damit ein langsamerer Tastenanschlag beobachtet, dieser Nachteil kann aber von vielen durch ein besseres Textverständnis und besseres „Vorauslesen" ausgeglichen werden [C02].

Alter schützt vor Übung nicht

Wachstum im Alter wird durch einen dritten Faktor möglich, nämlich Übung. Denn bis ins hohe Alter lassen sich körperliche, geistige und soziale Kompetenzen durch Übung verbessern. Die Effekte sind zwar im Bereich des Herz-Kreislauf-Systems geringer als in jüngeren Jahren, aber gerade im Bereich der kognitiven Leistung sind durch Training im Alter deutliche Besserungen der Gedächtnisleistung und auch der allgemeinen Intelligenz zu erzielen.

i **Aktuell: www.gesundheit-heute.de/12x01**

- G. Jacobi et al.: **Kursbuch Anti-Aging.** Thieme, 2004. Zwar für Ärzte geschrieben, aber in einer sehr verständlichen und informativen Art. Wer wirklich „alles" wissen will, wird hier fündig.
- M. Stöhr: **Die Wahrheit über Anti-Aging.** Eichborn, 2005. Kritische Bewertung des einträglichen

Geschäfts mit den Hormonen, Pülverchen, Wundermitteln und Schönheitsbehandlungen, die ewige Jugend versprechen. Dennoch zerstört der Autor die Hoffnung auf ewige Jugend nicht, macht aber deutlich, wie weit man durch Bewegung und Ernährung seine Gesundheit und Vitalität erhalten kann. Sehr empfehlenswert.

- C. M. Bamberger: **Besser leben – länger leben.** Droemer Knaur, 2005. Von einem der besten Experten, den Deutschland zu bieten hat. Positiv ist, wie der Autor die Selbstverantwortung stärken möchte – jeder kann selbst für ein langes und gesundes Leben (vor-)sorgen.
- J. Huber: **Das Ende des Alterns.** Econ, 2005. Aktuelle Aufbereitung der kompletten Bandbreite an wissenschaftlichen Theorien und Erkenntnissen, die mit Anti-Aging zusammenhängen. Sehr empfehlenswert.
- J. Hillman: **Vom Sinn des langen Lebens.** Wie wir werden, was wir sind. Dtv, 2004. Spannend und dicht geschrieben, genauso wissenschaftlich fundierte wie philosophisch ausgearbeitete Blicke auf das Thema Altern. Ein ungewöhnliches Buch, das aus dem üblichen Ratgebereinerlei heraussticht.

Wie wir älter werden: die Alterungsvorgänge

Auf die Frage, wie die biologische Uhr tickt – letztendlich also, wie das programmierte Altern unserer Zellen abläuft – gibt es eine Reihe von Erklärungsmodellen. Sie werden noch im Einzelnen in diesem Kapitel besprochen: z. B. die fortschreitende Verkürzung der Telomere (Endabschnitte der Chromosomen, die sich bei jeder Zellteilung verkürzen), die Anhäufung von Stoffwechselabfallprodukten in den Zellen (z. B. des Lipofuszins → S. 434) oder die Theorie vom oxidativen Stress (→ S. 229). Ein Fazit lässt sich schon jetzt aus den verschiedenen Theorien ziehen: Das Alter wird nicht nur von einem, sondern von mindestens einem halben Dutzend Zahnrädchen gesteuert, die gemeinsam das biologische Uhrwerk ausmachen. Die Evolution geht bei diesem zentralen Prozess sozusagen auf Nummer sicher.

Dazu passt auch die Tatsache, dass unsere Organsysteme in etwa synchron altern [C03]. Das Gehirn eines 80-Jährigen ist ähnlich alt wie sein Herz oder seine Nieren. Alles andere wäre Energieverschwendung: Es macht von der Evolution her gesehen keinen Sinn, etwa das Herz oder die Lungen im Verlauf des Lebens jung zu halten, die Nieren aber altern zu lassen. Die Reservekapazität aller Organe wird also kleiner und kleiner, bis die Organe den zusätzlichen Belastungsspitzen, seien es Krankheiten oder die Belastungen des Alltags, nicht mehr gewachsen sind. Dies ist der Grund, warum der alte Mensch gegen hunderte von Krankheiten in allen Bereichen anfälliger ist: Er bekommt häufiger Krebs, aber auch öfter Infektionskrankheiten, Autoimmunerkrankungen, Sehbehinderungen, Depressionen, Hörverluste, ja, selbst Unfälle sind im Alter weitaus häufiger.

Jeder Mensch erlebt den Alterungsprozess anders und nicht alle sind von allen Auswirkungen gleichermaßen betroffen. Unter www.gesundheit-heute.de finden sich Übersichten über die Veränderungen verschiedener Organleistungen zwischen dem 30. und 75. Lebensjahr (siehe www.gesundheit-heute.de/12x04).

Ein Blick ins Uhrwerk der Zelle

Wie sich Altern genau abspielt, davon bekamen Wissenschafter Anfang der 1960er Jahre eine erste Vorstellung. Leonard Hayflick machte in Zellkulturen aus menschlichen Bindegewebezellen die Beobachtung, dass die Teilungsrate von Zellen streng begrenzt ist: Nach etwa 50 Teilungen stellen die Zellen weitere Teilungen ein. Aufgrund dieser Forschungsergebnisse unterstellte er das Vorhandensein einer „inneren biologischen Uhr“, die die Teilungsrate und damit die Lebensdauer jeder Zelle begrenzt. Neuere Untersuchungen konnten zumindest einen Bestandteil dieser „Uhr“ identifizieren – es sind die Endkappen der Chromosomen, die **Telomere** ***(Chromosomenenden).*** Sie bestehen aus langen, eher unwichtigen DNS-Informationen und schützen die restliche „wichtige“ DNS davor, abgebaut zu werden. Dieser Pufferbereich fasert aber mit jeder Zellteilung weiter auf und nutzt sich ab, bis schließlich die „wichtigen“ DNS-Anteile dem Abbau ausgesetzt sind. Damit droht der Verlust wichtiger DNS-Informationen. Die Zelle hört jetzt auf sich zu teilen und aktiviert eine Art Selbstzerstörungsprogramm (es wird **Apoptose** = *programmierter Zelltod* genannt). Nur einem kleinen Teil der Körperzellen ergeht es nicht so: den Keimzellen (Vorstufen, aus denen sich Eizellen und Spermien entwickeln), den Stammzellen des Knochenmarks (aus ihnen reifen die Blutzellen heran) und bestimmten Blutzellen (Lymphozyten, die der Immunabwehr dienen → S. 1023). Sie alle haben ein bestimmtes Enzym, die **Telomerase.** Sie sorgt dafür, dass die Telomere immer wieder aufgebaut werden, weshalb diese Zellen sich unendlich teilen können, also unsterblich (immortal) sind.

Natürlich ließ die Entdeckung der Telomerase die Hoffnung aufkeimen, den Schlüssel zur Unsterblichkeit gefunden zu haben – eine Hoffnung, die schon bald platzte. Denn weitere Untersuchungen zeigten, dass die Telomerase nicht nur den Abbau der Telomere hemmt, sondern auch den wichtigsten Selbstzerstörungsmechanismus der Zellen (die erwähnte Apoptose) außer Kraft setzt. Und das verkehrt sich nur allzu leicht in einen Fluch: dann nämlich, wenn Zellen zu Krebszellen entarten. Anstatt nach einiger Zeit die Teilungen einzustellen, können sich die Zellen ungehemmt vermehren. Aufgrund der daraus resultierenden stark krebsfördernden Wirkung ist die Telomerase nie als Anti-Aging-Medikament in Frage gekommen.

Altern ist nicht nur genetisch programmiert

Unabhängig davon, dass das Altern genetisch festgelegt ist, wird die *Geschwindigkeit* des Alterns in erheblichem Ausmaß von der Lebensgeschichte und dem Lebensstil des Einzelnen beeinflusst. Das chronologische Alter – also die Anzahl an Lebensjahren – sagt deshalb nur bedingt etwas über unseren körperlichen Zustand aus. So kann die Haut eines 40-jährigen Sonnenanbeters beispielsweise ein „biologische Alter“ von 60 haben.

Unter den Faktoren, die das Altern nachweislich beschleunigen, finden sich sowohl äußere als auch innere Einflüsse. Viele dieser Einflüsse hängen mit unserer sozialen und seelischen Gesundheit zusammen (→ Kapitel 03). Bekannte Einflüsse auf das Altern sind:

- Rauchen. Untersuchungen legen nahe, dass starke Raucher durchschnittlich um etwa 5–7 Jahre schneller altern [C04].
- Starkes Übergewicht (Adipositas → S. 254). Menschen mit starkem Übergewicht altern möglicherweise ebenfalls besonders schnell [C05].
- Körperliche Inaktivität. Auch das ist gut dokumentiert: Wer aktiv lebt und sich viel bewegt, lebt länger – das zeigt etwa eine sehr aufwendige Langzeitstudie an älteren Bürgern in den USA [C06].
- Dauerstress. Bei Menschen, die unter psychischem und sozialem Druck stehen, lassen sich beschleunigte Alterungsprozesse beobachten. Dies erklärt zum Teil, warum die Lebenserwartung von Menschen in gehobenen sozialen Positionen weit über der von Menschen in untergeordneten und sozial aussichtslosen Positionen liegt.

Psychische Veränderungen im Alter

Viele Menschen bemerken mit 60, 70 oder 75, dass sie den Alltag anders erleben. Die Veränderungen im **Gefühlshaushalt** ***(Psyche)*** sind individuell verschieden, aber durch drei Grundlinien charakterisiert:

- Die Ausschläge zwischen entgegengesetzten emotionalen Polen werden kleiner, also etwa zwischen himmelhoch jauchzend und tief betrübt.
- Charaktereigenschaften und Persönlichkeitsmerkmale, die den Betreffenden schon als jungen Menschen auszeichneten, verstärken sich.
- Introvertiertes, also abschirmendes, zögerndes Verhalten nimmt eher zu, während extrovertiertes, also aus sich herausgehendes, offenes Verhalten eher abnimmt.

Die Veränderungen der Emotionalität des alternden Menschen werden leider oft verzerrt wahrgenommen, nämlich als unabänderlicher „Abbau" in Richtung Depression, Traurigkeit und Unzufriedenheit mit dem Leben. „Wie könnte es anders sein, wenn man den langsamen ‚Verfall' des eigenen Körpers miterlebt?" werden sich viele junge Menschen fragen. Diese Perspektive ist jedoch irreführend.

Richtig ist, dass die Zufriedenheit mit Gesundheit und auch Sexualität mit zunehmendem Alter abnimmt, wie eine repräsentative Befragung von 2000 Frauen und Männern aus dem Jahr 2002 zeigt. Entscheidend ist aber auch, dass in anderen Bereichen wie Wohnen und Finanzen sowie bei Männern in der Partnerschaft die Zufriedenheit im Alter steigt. Insgesamt bleibt deshalb die Lebenszufriedenheit bis ins hohe Alter weitgehend konstant und erfährt erst kurz vor dem Tod einen Einbruch.

Wichtig für diese Stabilität sind soziale und persönliche Ressourcen. Dagegen bedrohen Arbeitslosigkeit, geringes Haushaltseinkommen, fehlende feste Partnerschaft, soziale Isolation, Persönlichkeitsmerkmale wie Perfektionismus, exzessive Leistungsorientierung und eine negativ gefärbte Selbsteinschätzung und -wahrnehmung die Lebenszufriedenheit im Alter.

Soziale Veränderungen im Alter

Gesellschaft, Familie, berufliches und soziales Umfeld beeinflussen die individuelle Wahrnehmung und Gestaltung des Alterungsprozesses. Markante familiäre oder berufliche Einschnitte lassen mitunter überhaupt erst gewahr werden, dass man älter geworden ist und ein neuer Lebensabschnitt begonnen hat:

- Die **Midlife Crisis** ist ein populärwissenschaftlicher Begriff für eine Bilanz- und Sinnkrise, vor allem von Männern zwischen 35 und 50 Jahren. Psychologisch kann sie angesehen werden als Reaktion auf das absehbare Ende des beruflichen Aufstiegs, die nachlassende Attraktivität im Beruf und als Mann, und den Zwang zur Auseinandersetzung mit dem Älterwerden.
- Als *empty nest,* also „leeres Nest" wird die Phase im Leben von Eltern bezeichnet, wenn die Kinder das elterliche Haus verlassen haben. Frühere Forschungen konzentrierten sich auf die negativen Auswirkungen wie Depressionen und Schlafstörungen, die als **Empty-Nest-Syndrom** beschrieben wurden. Neuere Forschungen betonen die positiven Aspekte wie das Genießen von neuen Freiräumen und der Arbeitsentlastung in Haushalt und Erziehung.
- Die **Pensionierung** ***(Renteneintritt)*** ist für jeden Betroffenen eine einschneidende Veränderung im höheren Lebensalter, die eine Neuorganisation verlangt, nicht nur des eigenen Lebens, sondern auch der Partnerschaft.

i Aktuell: www.gesundheit-heute.de/12x02

- I. Füsgen: **Geriatrie.** Kohlhammer, 2004. Der Klassiker unter den Fachbüchern über das Altern, in zwei Bänden. Obwohl ein Fachbuch für Mediziner, ist es auch für Nichtfachleute sehr gut lesbar, und auch die sozialen und psychischen Seiten des Alterns finden angemessenen Raum.

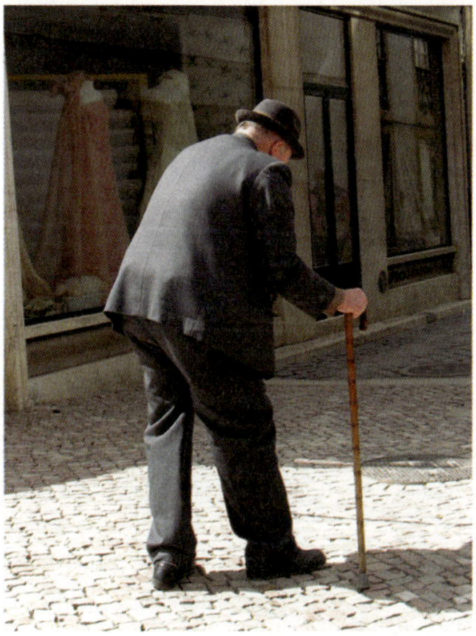

Im Alter lässt auch die Muskelspannung der Rückenmuskulatur nach. Wird nichts z. B. durch Krankengymnastik oder Seniorensport dagegen unternommen, bildet sich bei vielen Alten ein Buckel. Dieser kann die Mobilität stark beeinträchtigen und damit der sozialen Ausgrenzung Vorschub leisten. [FDI 1203]

Anti-Aging-Medizin

„Jimmy Carter hat zu mir gesagt: ‚Ich habe dich im Fernsehen wieder einmal auf einem Pferd gesehen. Wie kommt es bloß, dass du so jung aussiehst?' Darauf ich: ‚Das ist ganz einfach, Jimmy, ich nehme nur alte Pferde.'"
Ronald Reagan

Der Begriff Anti-Aging ist unglücklich gewählt, weil er eine Umkehrbarkeit von Alterungsprozessen suggeriert – und die ist, wie beschrieben (→ S. 431), meist nicht gegeben. Botulinustoxin (Botox® → S. 894) z. B. bewirkt einen Rückgang der Mimikfalten. Durch längerfristige Lähmung der entsprechenden Muskeln werden die mimischen Bewegungen unterdrückt und die Falten bilden sich zurück. Der eigentlich zugrunde liegende Prozess, nämlich die abnehmende Elastizität und der schwindende Wassergehalt der Haut, wird durch Botox® jedoch weder aufgehalten noch umgekehrt.

Andere Begriffe sind ***Best-Aging*** („möglichst gutes Altern") oder ***Age-Prevention*** (prevention = Vorbeugung), diese sind allerdings wenig gebräuchlich, sodass der gängige Begriff **Anti-Aging** hier beibehalten wird.

Anti-Aging als interdisziplinäres Fachgebiet

Die **Anti-Aging-Medizin** vereinigt Erkenntnisse aus praktisch allen Fachrichtungen der Medizin, einschließlich der Ernährungslehre, Sportwissenschaft, Endokrinologie (Hormonmedizin), Gynäkologie, Urologie und Andrologie, Sexualmedizin, Dermatologie, Neurologie, Psychiatrie, Geriatrie und anderer Fachrichtungen. Sie ist bisher nicht als eigene Fachrichtung in der Medizin etabliert, und es gibt auch keine anerkannte Ausbildung zum „Anti-Aging-Mediziner" – auch wenn sich Fachgesellschaften wie die ***GSAAM (German Society of Anti Aging Medicine)*** und die ***ESAAM (European Society of Anti Aging Medicine)*** dafür stark machen.

Der interdisziplinäre (mehrere Fachgebiete umspannende) Ansatz birgt einerseits die Chance einer ganzheitlichen, für breite Bevölkerungsteile attraktiven Herangehensweise an das Thema Altern – eine Perspektive, die die klassische und als medizinisches Fachgebiet anerkannte Geriatrie (Altersmedizin, Thema des nächsten Kapitels) bisher nicht bieten konnte. Andererseits besteht die Gefahr, dass das noch wenig erforschte und wild wachsende Gebiet von einer Vielzahl von Ärzten ohne tiefere Fachkenntnisse genutzt wird.

Anti-Aging-Medizin: Was kann sie und was kann sie nicht?

Es wäre verkehrt, aus der Unumkehrbarkeit des Alterungsprozesses abzuleiten, dass Anti-Aging-Medizin nicht funktionieren kann. Sie kann sehr wohl funktionieren – wenn sie sich an die Grundsätze hält, von denen andere Fachrichtungen der Medizin in den letzten Jahren profitiert haben: solide wissenschaftliche Begründung, mehrdimensionaler (also nicht nur auf den Körper beschränkter) Ansatz und Transparenz gegenüber wirtschaftlichen Interessen (→ Kapitel 35). Aber gerade mit diesen Grundsätzen haben weite Teile der deutschsprachigen Anti-Aging-Medizin ein Problem:

- Solide wissenschaftliche Begründung. Für viele der in der Anti-Aging-Medizin angewandten „Therapien" steht ein Wirksamkeitsnachweis aus. Kernstück vieler Anti-Aging-Therapien etwa ist der Einsatz von Hormonen – so bei der Hormonersatztherapie für den Mann (→ S. 818). Wissenschaftlich ist deren alterungshemmender Effekt nicht nachgewiesen, dafür gibt es ernst zu nehmende Hinweise auf möglicherweise schädigende Wirkungen (→ unten). Tatsächlich handelt es sich bei den derzeit publizierten Empfehlungen rund um Anti-Aging bis auf wenige Ausnahmen um Meinungen von in diesem Bereich besonders profilierten Medizinern, nicht aber um wissenschaftlich ausreichend untermauerte Standpunkte. Wissenschaftlich betrachtet steht ein Großteil der heute unter der Flagge Anti-Aging angebotenen Therapien damit auf demselben Stand wie die Frischzellenkuren oder die Thymusextrakte, die auch die Nachkriegsgeneration nicht frischer gemacht haben.
- Mehrdimensionaler Ansatz. Vielen Anti-Aging-Therapien liegt ein Defektmodell zugrunde: Altern beruhe auf einem Mangel (etwa der im Alter abfallenden Hormonspiegel oder einem Mangel an Mikronährstoffen). Dies stimmt weder mit dem modernen Bild der Altersforschung überein noch ist der Umkehrschluss seriös, durch den Ausgleich des Mangels ließe sich das Altern beeinflussen. Mit diesem Defektmodell ist die Medizin schon bei der ehedem als Jungbrunnen angesehenen Östrogenersatztherapie in den Wechseljahren gescheitert. Zudem muss ein solches eindimensionales Modell auch an der Komplexität des Alterns scheitern: Gelungenes Altern umfasst eine Vielzahl von sozialen und emotionalen Aspekten und lässt sich nicht nur über die Faltentiefe, die Hormonspiegel oder die Dicke der Speckpolster definieren.
- Freiheit von wirtschaftlichen Interessen. Dies stellt sich immer mehr als wunder Punkt der Anti-Aging-Medizin heraus. Hinter den Angeboten stehen fast regelhaft massive wirtschaftliche Interessen: Viele „Anti-Aging-Päpste" betreiben gleichzeitig Privatkliniken oder -praxen, in denen Gewinn aus der Umsetzung ihrer Expertenratschläge gezogen wird. Die Mehrzahl der Anti-Aging-Therapien wird als IGeL-Leistung (→ S. 1299) abgerechnet, was automatisch heißt: Derjenige, der den Kunden von einer Therapie überzeugt, profitiert unmittelbar wirtschaftlich davon – keine gute Ausgangsbasis für eine an den Interessen des alternden Menschen orientierte Medizin.

Anti-Aging kann dennoch funktionieren

Die Anti-Aging-Welle hat ein unschätzbares Potenzial: Sie kann noch nicht erkrankte Menschen dazu bringen, ihr Leben unter gesundheitlichen Gesichtspunkten auf den Prüfstand zu stellen – und das ist Gold wert. Denn nach wissenschaftlichem Ermessen beruht gesundes Altern auf denselben Prinzipien wie gesundes Leben allgemein (→ Kapitel 05). Damit ist – seriös betrachtet – Anti-Aging-Medizin vor allem eines: die *Fortführung von Präventivmedizin und Gesundheitsförderung im Alter.* Im Gegensatz zu dem Weg zum Jungbrunnen ist der Weg zur Vorbeugung von Erkrankungen recht gut ausgeleuchtet, und wer ihn geht, kann sich auch das erhoffen: dass ihm sein Einsatz hilft, nicht nur Jahre zu seinem Leben hinzuzufügen, sondern auch Leben zu seinen Jahren.

Warnhinweise: Leider tendieren viele Anti-Aging-Mediziner dazu, den Therapieempfehlungen aus ihrem eigenen Fachgebiet überproportionalen Raum zu geben. Ein Gynäkologe wird häufig den Nutzen der Hormonersatztherapie betonen, vielleicht auch eine Bruststraffung (→ S. 884) empfehlen, weniger häufig jedoch eine effektive Raucherentwöhnung nahelegen. So geht in der spezialisierten Praxis leicht der ganzheitliche Ansatz der Anti-Aging-Medizin verloren.

Auch dieser Hinweis ist angebracht: Selbst wenn es einige selbstkritische und vernünftige Anti-Aging-Ärzte gibt, neigt das Gros der Anbieter dazu, Methoden zu empfehlen, die gleichzeitig als IGeL-Leistungen wirtschaftlich attraktiv sind. Kostenlose, aber nachgewiesenermaßen effektive Ratschläge geraten da rasch ins Hintertreffen, wie etwa die zu einer gesünderen Ernährung, mehr Bewegung oder zu einem aktiveren sozialen Leben.

Anti-Aging: Beratung in der medizinischen Praxis

In Deutschland haben sich vor allem Gynäkologen, Urologen und internistische Endokrinologen auf Anti-Aging spezialisiert. Ihr Behandlungskonzept umfasst in der Regel folgende Hauptpunkte:

- Ausschaltung von Schlüsselrisiken wie z. B. das Rauchen. Die modernen Methoden der Raucherentwöhnung bieten dabei viel bessere langfristige Erfolgschancen als die früher empfohlene Selbstentwöhnung (→ S. 1203).
- Optimierung der Ernährung inklusive Abnehmen bei Übergewicht und der Versorgung mit Mikronährstoffen wie Vitaminen und Spurenelementen (→ S. 235).
- Optimierung der körperlichen und geistigen Fitness sowie der seelischen Balance.
- Hormonersatztherapie zur Behebung von möglichen Mangelzuständen an Geschlechtshormonen (bei der Frau → S. 850, beim Mann → S. 819), wobei nach wie vor umstritten ist, ab wann ein solcher Mangel besteht.
- Ästhetisch-medizinische Maßnahmen der ästhetischen Chirurgie (→ Kapitel 24) und Dermatologie (→ S. 893), dazu gehören im weiteren Sinne auch Empfehlungen zur Verbesserung der Hautpflege.

Anti-Aging-Diagnostik

Vor jeder Anti-Aging-Therapie steht zunächst, wie bei jedem Arztbesuch, eine detaillierte Anamnese (Abfragen von Beschwerden und der Krankheitsgeschichte → S. 1264), eine körperliche Untersuchung, laborchemische Blut- und Urinuntersuchungen sowie weitere, speziellere Untersuchungen. Letztlich ist eine Anti-Aging-Eingangsuntersuchung ein erweiterter Check-Up (→ S. 260), an dem sich teilweise Ärzte verschiedener Fachrichtungen beteiligen.

Die Anamnese beschränkt sich nicht auf den körperlichen Status, sondern beinhaltet auch Lebensstil, Ernährungsgewohnheiten, körperliche Aktivität, Stressfaktoren und -level sowie weitere psychosoziale Aspekte. Unabdingbar ist die Beurteilung von Blutdruck, Blutzucker- und Blutfettwerten (Verhältnis von LDL- zu HDL-Cholesterin → S. 1320), Body-Mass-Index (BMI → S. 245) und Taillenumfang bzw. Verhältnis von Taillen- zu Hüftumfang (waist to hip ratio → S. 256).

Welche der weiterführenden Untersuchungen durchgeführt werden, hängt zum einen von den Ergebnissen aus Anamnese und Eingangsuntersuchungen ab. Zum anderen sind sie abhängig vom Konzept des jeweiligen Anti-Aging-Arztes und nicht zuletzt von den Vorstellungen und der Zahlungsbereitschaft des Patienten.

Häufiger empfohlen werden Körperfett- und Knochendichtemessung, Ultraschall von Bauchraum, Schilddrüse, Halsarterien (Dopplersonografie → S. 691) und Herzultraschall (Echokardiografie → S. 690), Belastungs-EKG, Lungenfunktionstest, Darmspiegelung, Ganzkörper-Kernspins, Hör- und Sehtests und andere augenärztliche, neurologische, gynäkologische sowie urologische Untersuchungen. Gehirnfunktion und Stimmungslage werden über psychologische Tests erfasst. Besonders beliebt, da praktisch ohne ärztlichen Zeiteinsatz durchführbar, sind Anti-Aging-Labortests (z. B. der Sexualhormonstatus bei Mann und Frau → S. 1331). So werden zwar viele Stoffwechselparameter „durchgecheckt", die tatsächlich alle etwas mit dem Altern zu tun haben, in der Praxis kommt aber nur selten etwas heraus, was der Patient nicht schon gewusst hat oder was sich für konkrete Maßnahmen nutzen ließe.

(!) Damit ist nicht gemeint, dass medizintechnisch gestützte Vorsorgemaßnahmen generell nutzlos sind. Die sinnvollen Maßnahmen werden bis auf wenige Ausnahmen alle von der Kasse bezahlt (ausführliche Übersicht → S. 288).

Wissenschaftlich fundierte Konzepte

Anti-Aging mit Antioxidanzien

Wirkung von Antioxidanzien. **Antioxidanzien** sind Substanzen, die unseren Körper vor **freien Radikalen** und *Oxidanzien* schützen. Freie Radikale und Oxidanzien sind ungebundene hochreaktive Moleküle, die unsere Körperzellen schädigen und in ihrer Funktion beeinträchtigen. Das Altern der Zellen durch freie Radikale und Oxidanzien wird auch als ***oxidativer Stress*** bezeichnet (Genaueres → S. 229). Antioxidanzien steuern dem Altern der Zellen entgegen, indem sie mit Oxidanzien und Radikalen reagieren, sie binden und ihre aggressive Reaktivität aufheben.

Grundlage für den Einsatz von Antioxidanzien als Anti-Aging-Mittel ist die **Theorie der freien Radikale.** Sie beschreibt Alterungsvorgänge als einen von freien Radikalen und Oxidanzien ausgelösten Prozess. Im alternden Organismus lassen der antioxidative Schutz und die Reparatur geschädigter Zellen nach, während der oxidative Stress zunimmt, z. B. durch chronische Entzündungen wie Arteriosklerose (→ S. 721) oder chronische Bronchitis (→ S. 596). Die Zerstörung wichtiger Zellbestandteile beeinträchtigt zunehmend die Funktion der Zellen. Zugleich werden die angegriffenen, nun funktionsuntüchtigen Zellbestandteile wie Proteine (Eiweiße) und Lipide (Fette) nicht mehr oder nur noch langsam abgebaut und begünstigen die Bildung von nicht mehr abtransportierbaren Abfallprodukten in der Zelle, wie z. B. das Lipofuszin. Auch dies beschleunigt den Zellverfall und die Störung von Organfunktionen.

Lipofuszin wird auch als „Abnutzungspigment" bezeichnet. Es enthält Eiweiß und Cholesterin und bildet die braunen ***Altersflecken*** auf der Haut alter Menschen, mit einem Durchmesser von 0,3 bis 2 cm. Lipofuszin ist ein Abbaupigment aus dem Fettstoffwechsel und kommt vornehmlich in den Zellen der Haut vor, aber auch in denen des Herzens, der Leber und der Niere. So wie das Lipofuszin werden auch andere Abfallprodukte des Stoffwechsels nicht mehr abgebaut, sie reichern sich in den Zellen an und führen zum Funktionsverlust der Zellen.

Die bekanntesten Beispiele für Antioxidanzien sind die Vitamine A, C, E und das Provitamin Beta-Karotin (→ Tab. S. 237). Daneben gibt es zahlreiche weitere antioxidative Substanzen wie Coenzym Q10, Liponsäure und sekundäre Pflanzenstoffe wie Flavonoide und Katechine (Näheres → S. 229).

Therapie mit Antioxidanzien. Antioxidative Anti-Aging-Therapien beruhen in der Regel auf der hoch dosierten Zufuhr von Antioxidanzien, insbesondere der Vitamine A, C und E als Nahrungsergänzung, wie sie v. a. die Orthomolekularmedizin empfiehlt (→ S. 238). Aber auch viele andere Antioxidanzien kommen bei dieser Therapie zum Einsatz. Für Vitamin C wird z. B. eine tägliche Zufuhr von 500–3 000 mg, für Vitamin E von 200–600 mg angeraten – ein Vielfaches der Empfehlungen der Deutschen Gesellschaft für Ernährung.

Der gesundheitliche Wert und Nutzen hoch dosierter Antioxidanziengaben ist umstritten. Anbieter entsprechender Produkte und anderer Nahrungsergänzungsmittel führen oftmals eine Vielzahl von vorgeblich wissenschaftlichen Studien und Untersuchungen ins Feld, die die Wirksamkeit ihrer Präparate nachweisen sollen. Diese Ausführungen bestehen meist aus Beschreibungen komplexer molekular-zellulärer Vorgänge, die vor wissenschaftlichen Fremdwörtern nur so strotzen und bei denen die angebotenen Substanzen selbstverständlich eine tragende Rolle spielen. Dies geht teilweise so weit, dass beispielsweise zur Prävention von einzelnen Krebsarten bestimmte „Therapieschemata" empfohlen werden. Mit seriöser Medizin hat diese pseudowissenschaftliche Vorgehensweise allerdings kaum etwas zu tun.

Wissenschaftlich belegte Wirkung von Antioxidanzien. Seriöse Untersuchungen haben widersprüchliche Ergebnisse hinsichtlich der tatsächlichen Wirkung antioxidativer Therapien ergeben. Hier ein paar Beispiele:

- In einer als „Finnische Raucherstudie" bekannt gewordenen Untersuchung konnte das Risiko für Lungenkrebs (→ S. 608) durch die hoch dosierte Gabe von Vita-

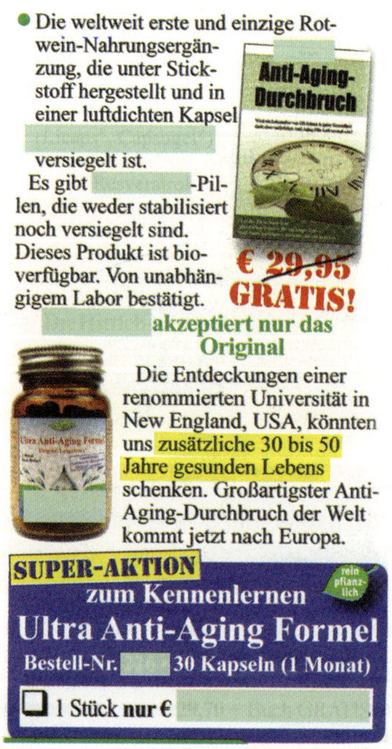

Die Werbung für Anti-Aging-Nahrungsergänzungsmittel kommt meist mit vollmundigen Nutzenversprechen daher. Die Annonce stellt gar zusätzliche „30 bis 50 (!) Jahre gesunden Lebens" in Aussicht. Übrigens: In dieser eingescannten Anzeige wurden Produkt- und Herstellername unkenntlich gemacht, weil nicht ein bestimmter Hersteller problematisch ist, sondern eine komplette Branche, die immer aggressiver Nahrungsergänzungsmittel ohne seriöse Wirksamkeitsnachweise bewirbt. Leider weist hier die Gesetzgebung Lücken auf: Während Arzneimittel vor ihrer Zulassung strengen Tests und Wirksamkeitsnachweisen unterworfen werden, fehlen im Bereich der Nahrungsergänzungsmittel solche Regeln.
[ASL 1207]

min A nicht gesenkt werden, vielmehr stieg es sogar an [C07]. Ähnliche Ergebnisse fanden sich bei der hoch dosierten Gabe von Vitamin E und Beta-Karotin [C08].

- Hinsichtlich Herz- und Gefäßerkankungen zeigten Längsschnittstudien über viele Jahre zwar einen positiven Effekt von Antioxidanzien, der allerdings bei placebokontrollierten Studien (→ S. 1297) nicht bestätigt werden konnte [C09].
- In bestimmten Stadien der altersabhängigen Makuladegeneration, einer häufigen Erblindungsursache im Alter, konnte dagegen ein positiver Effekt einer Kombinationstherapie hoch dosierter Vitamingaben (500 mg Vitamin C, 400 IE Vitamin E, 15 mg Beta-Karotin und 80 mg Zink als Zinkoxid pro Tag) in einer placebokontrollierten Studie nachgewiesen werden [C10], Weiteres hierzu → S. 505.
- 200–600 mg Vitamin E wirken sich bei der Vorsorge gegen die Parkinsonkrankheit (→ S. 1140) und Multiple Sklerose (→ S. 1135) offenbar positiv aus [C12]. Eine weitere Veröffentlichung [C11] beschreibt eine Schutzfunktion hoch dosierter Vitamine gegen die Alzheimerdemenz (→ S. 445).

Erklärungsansätze für diese widersprüchlichen Ergebnisse betreffen das Studiendesign (also die Frage, *wie* die Studie angelegt ist, denn es wurde lediglich eine Substanz mit antioxidativer Wirkung verabreicht. Immer mehr Wissenschaftler glauben, dass Antioxidanzien ihre Wirkung weniger als Einzelsubstanz sondern nur in Form eines „antioxidativen Netzwerks" entfalten. Einzelsubstanzen oder begrenzte Kombinationen bleiben unwirksam. In diesem Sinn scheint eine insgesamt antioxidative Ernährung positive Effekte zu haben. So zeigen zwei große Studien, dass eine an Gemüse reiche Ernährung den kognitiven Verfall im Alter abbremsen kann [C13; C14].

Aus den bisherigen Studien kann keine allgemeingültige, evidenzbasierte (beweisgesicherte) Empfehlung zur antioxidativen Anti-Aging-Therapie abgeleitet werden. Die Anzahl von Substanzen mit antioxidativer Wirkung wird im Allgemeinen mit mehreren Tausend angegeben. Viele davon sind sekundäre Pflanzenstoffe wie Karotinoide und Flavonoide (→ S. 229). Eine obst- und gemüsereiche Ernährung trägt deshalb möglicherweise mehr zum Bremsen der Alterungsprozesse bei als begrenzte (Einzel-)Vitamingaben.

Sinnvoll sind jedoch Antioxidanzien, wenn persönliche Risiken bestehen, etwa eine durch eine Magen-Darm-Erkrankung bedingte Aufnahmestörung für bestimmte Nährstoffe. Auch dort, wo positive Effekte durch gute Studien belegt sind, etwa bei der Verhütung der altersabhängigen Makuladegeneration (→ S. 505), kann die Einnahme sinnvoll sein. Allerdings: Wie sich diese Dosierungen auf andere Erkrankungen auswirken – ob positiv oder negativ – ist unklar.

Gesundheitsschädigend wirken sich antioxidative Therapien besonders dann aus, wenn aufgrund ihrer vermuteten Wirksamkeit auf andere erwiesene Präventionsmaßnahmen wie Raucherentwöhnung verzichtet wird. Antioxidative Wirkstoffkombinationen werden beispielsweise als ***Rauchervitamine*** verkauft. Damit wird suggeriert, dass die schädigenden Wirkungen des Rauchens wenigstens teilweise aufgehoben werden könnten. Dies ist ein Irrglaube.

Kalorienreduktion und Dinner Cancelling

Eine wichtige Theorie zur Erklärung des Alterns ist die **AGE-Theorie.** AGE steht für Advanced Glycosylation Endproducts (Endprodukte fortgeschrittener Glykosylierung). Sie entstehen durch eine chemische Reaktion von Zucker- und Eiweißmolekülen. Proteine werden bei dieser Reaktion „glykosyliert", also an Zuckermoleküle gebunden und so untereinander vernetzt. Es bilden sich größere, miteinander verbundene Proteinansammlungen (AGE), die für den im Alter auftretenden Elastizitäts- und Funktionsverlust vieler Gewebe verantwortlich gemacht werden.

Eine wichtige Rolle hierbei spielt der Blutzucker, der in direktem Zusammenhang mit dem „Verzuckerungsgrad" sich im Blut befindender Proteine steht. Dies ist der Grund, wieso chronisch erhöhte Blutzuckerwerte, ähnlich wie ein erhöhter Blutdruck, unser Gefäß- und viele andere Systeme im Zeitraffer altern lassen.

Schon früh wurde in einer Reihe von Studien untersucht, welchen Einfluss die **Kalorienreduktion** auf das Altern hat. Für zahlreiche Tierarten bis hin zu Menschenaffen wurde ein eindeutiger Zusammenhang zwischen einer verminderten Kalorienzufuhr und einer verlängerten Lebensdauer nachgewiesen. Beispielsweise lebten Laborratten ~ 50 % länger. Erklärt wird dieser Effekt zum einen dadurch, dass der Körper weniger „verzuckert", also weniger AGE-Moleküle anfallen, und zum anderen, dass die geringere Nahrungsmenge auch weniger schädliche Oxidanzien und Radikale im Körper anfallen lässt.

Darüber hinaus bewirkt eine gezielte Kalorienreduktion in den Abendstunden ***(Verzicht auf das Abendessen,*** **Dinner Cancelling)** hormonelle Veränderungen. Die durch das Dinner Cancelling ausgelöste relative Unterzuckerung stimuliert die vermehrte Produktion von **Wachstumshormon** ***(Somatotropin, somatotropes Hormon, STH, HGH, Human Growth Hormone)*** in den frühen Morgenstunden. Manche Anti-Aging-Mediziner betrachten diesen Effekt als wünschenswert, da er theoretisch dem altersbedingt abfallenden Spiegel an Wachstumshormonen entgegensteuert: Das Wachstumshormon HGH fördert indirekt das Knochen- und Muskelwachstum und baut Fett aus Fettzellen ab, weshalb es auch als Anti-Aging-Mittel angeboten wird (allerdings unter Inkaufnahme hoher Risiken, Näheres → Tab. S. 436).

In Hefezellen konnte eine der Hauptwirkungen der Kalorienreduktion nachgewiesen werden: In diesen Zellen kommt es in der Folge zum **Gene Silencing,** einem Stummschalten (Abschalten) von Genen, die einen ungünstigen Effekt auf Zellalterung und Tod haben.

Zwar hat es bisher keine direkten Versuche zur Kalorienreduktion beim Menschen gegeben. Hinweise jedoch lieferte das Experiment „Biosphere 2", ein künstliches, von der Außenwelt abgeschirmtes Ökosystem. Während ihres zweijährigen Aufenthalts aßen Wissenschaftler hier eine sehr niedrigkalorische Kost, wodurch fast alle **Biomarker** (messbare Produkte von Organismen, die als Indiz z. B. für Umweltbelastungen oder Krankheiten herangezogen werden) des Alterns günstig beeinflusst wurden. Es ist anzunehmen, dass der bei Tieren beobachtete Zusammenhang zwischen verringerter Kalorienzufuhr und verlängerter Lebensdauer auch für den Menschen gilt. Scheitern wird die Umsetzung allerdings an der Praxis: Eine dauerhafte, systematische Kalorienreduktion um 30 % ist zwar bei Würmern und Laborratten umsetzbar, bei frei lebenden Tieren und beim Menschen aber nicht, da sie mit Einbußen an Lebensqualität und Wohlbefinden verbunden ist (z. B. Frieren, verminderte Libido, Verlust an Geselligkeit).

Erwiesen sind dagegen die alterungsbeschleunigenden Effekte von zu hohem Körpergewicht. Ein – allerdings nicht sehr populärer – Eckpfeiler der Anti-Aging-Medizin ist deshalb die langfristige Gewichtsnormalisierung. Der Body-Mass-Index (BMI → S. 245) sollte unter 25 liegen bzw. auf unter 25 gesenkt werden. Ob mäßiges Übergewicht (BMI zwischen 25 und 29) das Altern fördert, darüber gehen die Ansichten auseinander: Manche Experten sehen in diesem Bereich keine größeren Risiken, solange ein gesunder Lebensstil gepflegt wird (gesunde Ernährung, ausreichende Bewegung → S. 232).

CR-Mimetika

Da Kalorienreduktion einer der zumindest theoretisch vielversprechendsten Anti-Aging-Ansätze ist, diese von den meisten Menschen aber nur schwer umgesetzt werden kann, ruhen große Hoffnungen auf den **CR-Mimetika** *(Calorie Restriction)*. CR-Mimetika sollen den Stoffwechsel und die Hormone genauso günstig beeinflussen wie eine Kalorienreduktion, allerdings ohne dass letztere tatsächlich stattfindet. Sie täuschen dem Körper sozusagen eine verminderte Nahrungszufuhr vor. Das derzeit am besten untersuchte CR-Mimetikum ist das ***Resveratrol,*** ein sekundärer Pflanzenstoff, der unter anderem in der roten Weintraube vorkommt. Versuche an Tieren zeigen, dass Resveratrol ein am Alterungsprozess beteiligtes Gen stummschalten und die Lebenszeit von Hefen um immerhin 60 %, die von Fliegen und Würmern um 30 % verlängern kann. Bei übergewichtigen Mäusen ließen sich durch die Gabe von Resveratrol zudem positive Wirkungen auf den Stoffwechsel erzielen (→ S. 229). Allerdings: Ob diese Wirkungen auch beim Menschen zum Tragen kommen, bleibt abzuwarten. Die bei den Versuchen mit Mäusen verwendeten Dosen entsprachen, auf das Gewicht des Menschen übertragen, immerhin einem Konsum von 100 Flaschen Rotwein.

Hormontherapie	Bewertung
Östrogen und **Progesteron** (weibliche Geschlechtshormone)	Die Hormonersatztherapie bei der Frau wird heute nur noch zur Überbrückung der akuten Wechseljahresbeschwerden empfohlen – ansonsten ist sie gefährlich und z. B. für den Anstieg der Brustkrebsfälle in den letzten 40 Jahren mitverantwortlich → S. 850.
Testosteron (wichtigstes männliches Geschlechtshormon)	Die Testosteronersatztherapie beim Mann wird nur bei nachgewiesenem Testosteronmangel empfohlen (PADAM → S. 818). Die Grenze, ab wann ein solcher besteht, ist allerdings strittig, ferner auch die Folgen einer mehr als dreijährigen Ersatztherapie. Unklar sind letztlich auch die alterungsbeschleunigenden Effekte von Testosteron. In aufwendigen Untersuchungen durch renommierte Mediziner konnte ein positiver Effekt der Testosteronersatztherapie beim älteren Mann nicht bestätigt werden [C15].
DHEA (Hormonvorstufe der Nebennierenrinde, aus ihr werden männliche und weibliche Geschlechtshormone gebildet)	Die Konzentration von DHEA im Körper sinkt im Alter stark ab. Anti-Aging-Mediziner postulieren, dass eine Einnahme der Substanz positive Auswirkungen auf die Muskelmasse habe, die Haut straffer werde und sich das Gedächtnis verbessere. Verlässliche wissenschaftliche Studien dazu fehlen aber. Stattdessen gibt es Hinweise auf eine mögliche Begünstigung von Tumoren. Als Einzelsubstanz ist DHEA in Deutschland bislang nicht zugelassen, sie ist jedoch in Mischpräparaten zur Behandlung von Frauen in den Wechseljahren enthalten.
Melatonin (Hormon der Zirbeldrüse, einem Teil des Zwischenhirns, das den Tag-Nacht-Rhythmus steuert)	Melatonin gilt als „Waffe" gegen freie Radikale. Die angeblichen Anti-Aging-Effekte wurden nie durch seriöse Studien bewiesen und gelten heute eher als Marketingerfindung. In den von manchen Herstellern immer wieder angeführten Studien wurden inzwischen schwerwiegende Mängel nachgewiesen. Außerdem müsste Melatonin exakt zur jeweils gleichen Tageszeit über lange Zeit in relativ hoher Dosierung eingenommen werden, sonst würde der Tag-Nacht-Rhythmus durcheinandergeworfen.
Wachstumshormone *(Somatotropin, somatotropes Hormon, STH, Human Growth Hormone, HGH)*	Die Bildung von Wachstumshormonen lässt im Lauf des Lebens kontinuierlich nach. Wachstumshormonmangel soll deshalb für viele Alterseffekte wie die wachsenden Fettpolster, die schlechtere Wundheilung und die Diabetesneigung verantwortlich sein. Es besteht der Verdacht, dass die Therapie mit Wachstumshormonen im höheren Lebensalter Krebs begünstigen kann, da die Substanz generell alle Zellen zum Wachstum anregt, also auch möglicherweise vorhandene „schlafende" Krebszellen. In den USA sind Wachstumshormone trotzdem unbeschränkt erhältlich. Ob die Einnahme als Tablette überhaupt irgendeine Wirkung hat, ist umstritten – die meisten Experten halten nur eine Injektion in das Unterhautfettgewebe für wirksam.
Thymuspräparate (hormonhaltige Aufbereitung aus dem Thymus von Kälbern)	Auch die Aktivität der Thymusdrüse, die das Immunsystem steuert, lässt im Lauf des Lebens nach. Thymuspräparate wie z. B. Thym-Uvocal® werden häufig von Heilpraktikern und Naturheilärzten angeboten, manchmal auch unter dem Namen Thymustherapie. Neben dem Anti-Aging-Effekt wird auch eine Stärkung der Immunabwehr und der körpereigenen Krebsabwehr behauptet. Wissenschaftliche Nachweise dazu gibt es nicht.

In der Anti-Aging-Medizin am häufigsten eingesetzte **Hormone**

Hormone in der Anti-Aging-Therapie

Wie bereits beschrieben, nimmt die Konzentration bestimmter Hormone, insbesondere der Geschlechtshormone, mit zunehmendem Alter ab. Der Gedanke, durch **Hormonersatztherapien** aller Art Alterungsvorgänge zu bremsen, elektrisiert Mediziner und Pharmahersteller deshalb schon seit Jahrzehnten. Die Zwischenbilanz nach 50 Jahren Hormonersatztherapieforschung ist allerdings ernüchternd: Fast immer stehen den wenigen erwünschten Effekten zum Teil gravierende Risiken und Nebenwirkungen gegenüber.

Der Grund liegt in der Rolle von Hormonen im Stoffwechsel. Sie haben in aller Regel keine *spezifischen* (also auf eine bestimmte Funktion begrenzten) Effekte sondern lösen als Botenstoffe im Organismus an unterschiedlichen Stellen des Körpers unterschiedliche Wirkungen aus (ein Paradebeispiel ist das Kortison, das mindestens 14 Effekte auf den Organismus hat → S. 756). Es leuchtet ein, dass die Gabe von Hormonen dann günstig ist, wenn dem Körper ein Hormon komplett fehlt: Wenn also z. B. eine Patientin durch eine Operation ihre Eierstöcke verloren hat, wird sie eindeutig und bei richtiger Dosierung nebenwirkungsfrei von einer Hormonersatztherapie profitieren.

Aber dies ist nur bei einer kleinen Minderheit der Ratsuchenden in Sachen Anti-Aging der Fall. Bei den meisten alternden Menschen ist das „Problem" viel komplizierter: Viele Körperhormone nehmen in ihrer Konzentration im Lauf des Lebens ab, und zwar als natürlicher Teil des Alterns. Wie stark diese Abnahme ist, schwankt von Mensch zu Mensch erheblich, so wie auch bei jungen Menschen die Konzentration von Hormonen im Körper (etwa des Testosterons) unterschiedlich ist. Das bedeutet konkret: Ob ein Messwert im Einzelfall einen „Mangel" darstellt, ist aus dem gemessenen Wert allein nur schwer abzuleiten – zumal die Wirkungen der Hormone im Körper nicht nur von deren Konzentration im Blut, sondern auch von der Empfänglichkeit der Gewebe für das Hormon sowie von der Konzentration bestimmter Trägerstoffe abhängt, die das Hormon im Blutstrom transportieren.

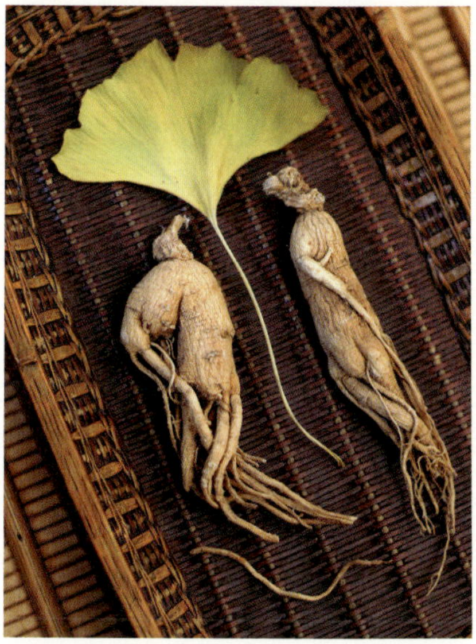

Ginsengwurzeln und ein Gingkoblatt: Zwei in der asiatischen Medizin herausragende Anti-Aging-Phytotherapeutika. Wörtlich übersetzt bedeutet ***Ginseng*** *„Menschenwurzel".* [SHU 1208]

Das Problem der überwältigenden Mehrheit der Ratsuchenden ist also nicht der Hormonmangel, sondern das Älterwerden. Dass sich letzteres durch die Gabe von Hormonen verhindern lässt, ist durch keine seriöse wissenschaftliche Studie belegt.

Anti-Aging-Therapieempfehlungen

Ernährungsempfehlungen

In *Gesundheit heute* ist dem Thema Ernährung ein eigenes Kapitel gewidmet, in dem sinnvolle grundlegende Ernährungsstrategien wie mediterrane und vollwertige Kost mit Mineralstoffen und Vitaminen sehr detailliert beschrieben sind (→ Kapitel 04). Daher werden hier nur zusätzliche Empfehlungen gegeben, die es mit zunehmendem Alter besonders zu beachten gilt:

- Generell wird der Stoffwechsel im Alter sparsamer, weshalb der Körper weniger Kalorien braucht.
- Wichtig ist eine ausreichende Flüssigkeitszufuhr. Die Deutsche Gesellschaft für Ernährung empfiehlt 1,5 l durchschnittliche Trinkmenge pro Tag.
- Gerade im Alter ist eine an Mikronährstoffen reiche Ernährung günstig. Auch wenn die Datenlage noch nicht gesichert ist, eine Untersuchung an etwa 4000 älteren Menschen deutet z. B. darauf hin, dass eine an Gemüse reiche Ernährung im Alter dem kognitiven Abbau entgegenwirkt [C17].

(!) Kritische Mikronährstoffe sind bei älteren Menschen die Vitamine A, B12, C, D und Folsäure, denn bei ihnen droht am ehesten ein Mangel. Gleiches gilt für Kalium, Eisen und Zink – besonders, wenn dauerhaft Medikamente eingenommen werden. Diese Mikronährstoffe sind in einer ausgewogenen, an Gemüse reichen Mischkost enthalten und müssen normalerweise nicht zusätzlich eingenommen werden. Eine Ausnahme gilt für akut erkrankte ältere Menschen. Sie profitieren nachweislich von Vitaminpräparaten [C16].

Anti-Aging-Phytotherapeutika

Als geeignete pflanzliche Anti-Aging-Wirkstoffe werden monatlich neue Hoffnungsträger von der Presse gekürt. Mal ist es die Sägepalme, mal der Ingwer, und der Rotwein thront als stattlicher Anti-Aging-Kaiser über all den ansonsten eher bitter schmeckenden Anwendungen. Die beiden im Folgenden besprochenen Heilpflanzen haben immerhin nicht nur eine große Tradition, sondern auch eine zumindest ansatzweise wissenschaftlich gesicherte Wirkung.

Ginseng kommt aus Asien und soll, regelmäßig eingenommen, die körperliche und geistige Energie, die Libido und die allgemeine Fitness steigern. Für die Wirkung ursächlich sind die ***Saponine*** aus der Wurzel, die einen bitteren Geschmack verleihen, und zusätzliche sekundäre Pflanzenstoffe (→ S. 241). Nebenwirkungen gibt es kaum, jedoch ist die Wirksamkeit von Ginseng begrenzt. So hat sich eine angebliche die Demenzentwicklung bremsende Wirkung nicht nachweisen lassen. Nachgewiesen ist ein die Blutgerinnung verlangsamender Effekt von Ginseng, der erwünscht sein kann. Vor operativen Eingriffen ist jedoch die Einnahme dem Operateur mitzuteilen.

Seit langem ist bekannt, dass **grüner Tee** bei der Verdauung hilft. Durch eine japanische Studie mit 40000 Erwachsenen gilt aber auch als plausibel, dass er dem Alterungsprozess entgegensteuert – so sank die Sterberate bei den Studienteilnehmern, die mindestens fünf Tassen täglich tranken, um 17 %. Besonders Todesfälle wegen Herz-Kreislauf-Erkrankungen waren seltener. Das könnte an den im grünen Tee enthaltenen ***Katechinen*** (gehören zu den Flavonoiden) liegen, denen auch andere Studien vorbeugende Wirkungen zusprechen, auch gegen Krebs [C18].

Bewegung als Säule des Anti-Aging

Bewegung ist ein zentraler Baustein des Anti-Aging, da sie nicht nur vielen altersbedingten Gebrechen vorbeugt, sondern zudem ein positives Lebensgefühl fördert. Art und Häufigkeit der Bewegung sollten dabei von Vorlieben und Fitness abhängig gemacht werden. Zu empfehlen sind Ausdauer fördernde Sportarten, die jedoch nicht in Leistungssport ausarten sollten. Wenigstens zweimal pro Woche sollte Sport auf dem Programm stehen – wenn dazu die Zeit fehlt, sollten kleinere Übungen wie Treppensteigen oder der tägliche Spaziergang in den Alltag eingebaut werden. Weiteres hierzu → Kapitel 03.

Entwöhnung vom Rauchen

Auch wenn andere Anti-Aging-Therapien weitaus mehr Sex-Appeal haben mögen (und sich zudem besser versilbern lassen): Die Entwöhnung vom Rauchen ist die nach wissenschaftlichem Stand wirksamste Maßnahme zur Bremsung des Alterungsprozesses (→ S. 1203).

Mund- und Zahnhygiene

Die tägliche Zahnpflege ist Voraussetzung dafür, die eigenen Zähne bis ins hohe Alter zu erhalten. Empfehlenswert ist das Zähneputzen nach jeder Mahlzeit, besonders vor der Nachtruhe. Zahnseide sollte die Zahnbürste

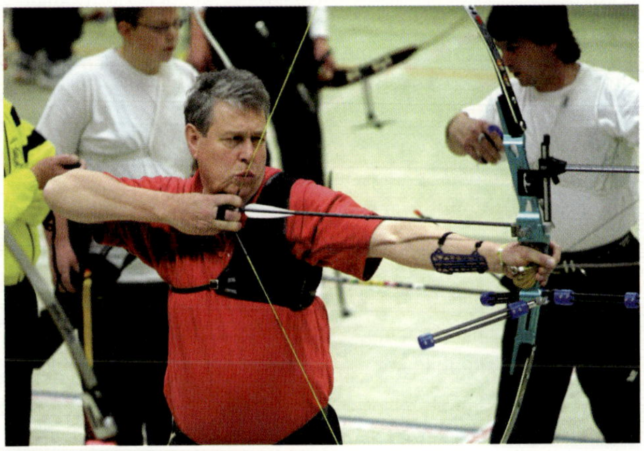

Bogenschießen ist ein großartiger Sport, denn er vereint viele Aspekte des Anti-Agings. Es fordert viel Kraft, den Bogen zu spannen, Selbstbeherrschung und -kontrolle, um den Bogen still zu halten sowie Konzentration und Präzision, um den Pfeil ins Ziel zu schießen. [AOK 1209]

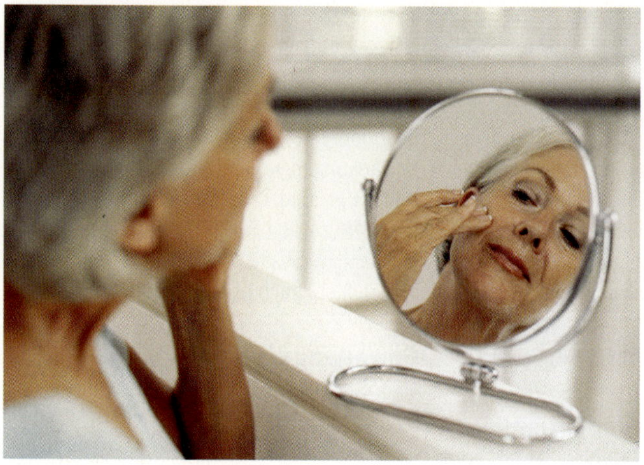

Hautpflege wird im Alter immer wichtiger – die Wissenschaft und viele Produkttests sehen allerdings keinen Mehrwert in speziellen Anti-Aging-Hautpflegeprodukten. [COR 1210]

wenigstens alle 1–2 Tage ergänzen, um die sich im Alter vergrößernden Zahnzwischenräume zu reinigen und von Karies freizuhalten. Keine noch so teure und technisch fortgeschrittene elektrische Zahnbürste reinigt die Zahnzwischenräume so gut wie Zahnseide, auch wenn dies in aufwendigen Werbespots immer wieder suggeriert wird (→ S. 515).

Wer noch mehr tun will, kann die Zungenoberseite täglich mit einem Zungenschaber (→ S. 515) reinigen (gibt es günstig in jeder Drogerie oder Apotheke), das verbessert die Mundhygiene. Zudem vertreibt sie das pelzige Gefühl im Mund nach dem Aufstehen oder wenn man länger nichts gegessen hat.

Sind eigene Zähne ausgefallen, ist die Versorgung mit Implantaten (künstlichen Zahnwurzeln) sinnvoll – aber auch sehr kostspielig, denn meist müssen die Mehrkosten selbst getragen werden. Zahnimplantate haben den großen Vorteil, dass die mechanische Belastung des Kieferknochens erhalten bleibt. Dies verhindert die Rückbildung des Kieferknochens, die bei fehlender Verankerung des Ersatzzahns im Knochen droht und langfristig sogar von außen als eingefallene Mundpartie sichtbar werden kann. Alles weitere hierzu → S. 542.

Haut

Kein anderes Organ zeigt die Spuren des Alterungsprozesses so deutlich wie die Haut. Verantwortlich für diese Veränderungen sind erbliche Veranlagung und Umwelteinflüsse, die den natürlichen Schutzschild der Haut schädigen. Hautfeind Nummer eins ist die Sonne (und hier insbesondere die UV-Strahlen). Neben der Lichtalterung sorgen Rauchen, Alkohol, falsche Ernährung, zu viele oder schlechte Kosmetika und Schlafmangel für verstärkte Faltenbildung.

Zwar werden gebräunte Menschen häufig als gesund und vital wahrgenommen – das ist jedoch ein Trugschluss. Denn: „Gesunde Bräune" gibt es nicht! Jede Bestrahlung mit Sonnenlicht (die UVA- und besonders die UVB-Strahlung) beschleunigt den Alterungsprozess der Haut und fördert Hautkrebserkrankungen (→ S. 1097). Auch wenn man von Hautkrebs verschont bleibt – die Hautalterung tritt in jedem Fall ein, denn die elastischen Hautfasern werden zerstört. Nicht umsonst spricht man von „sonnengegerbter" Haut. Dies gilt auch für Solarien: Zwar herrscht hier die – im Vergleich zur UVB-Strahlung – weniger krebsfördernde UVA-Strahlung vor, doch dringt die UVA-Strahlung in tiefere Hautschichten ein, zerstört dort unwiderruflich elastische Hautfasern und fördert so Faltenbildung und Hautalterung. Zudem stört sie die Neubildung von Bindegewebezellen, wodurch die Haut dünner wird.

Zum gern angeführten Argument, der Körper brauche Sonnenlicht, um Vitamin D (→ Tab. S. 236) zu bilden, wird an anderer Stelle ausführlich Stellung genommen (→ S. 285).

■ Hautpflege

Am größten ist das Anti-Aging-Marktangebot bei Gesichtscremes, wobei verschiedene Inhaltsstoffe als „Faltenkiller" beworben werden. Dazu zählen Vitamin C, Retinol, Kollagen, Coenzym Q10 (Ubichinon), Hyaluronsäure, aber auch Kaviarextrakt und sogar Goldpartikel. Das Problem aller Hautpflegepräparate mit behaupteter Anti-Aging-Wirkung ist jedoch, dass die Wirkstoffe gar nicht bis in die unteren Hautschichten gelangen, um dort etwas zu „bewirken". Wären sie dazu in der Lage, müssten sie als Arzneimittel zugelassen werden. Tests der Stiftung Warentest ergaben denn auch, dass selbst sehr teure Anti-Aging-Produkte nicht mehr bewirken als preiswerte Feuchtigkeitscremes ohne spezielle Zusätze (mit am besten schnitten zwei einfache Cremes von Eucerin® und Nivea® ab).

Die zweite wesentliche Erkenntnis ist, dass Cremes vorhandene Falten nicht zum Verschwinden bringen können, sondern der Haut nur Feuchtigkeit und Fett zuführen, sodass sie glatter erscheint – vorübergehend. Eine Verringerung der Faltentiefe ist nur mit aufwendigen Messverfahren feststellbar. Wenn es in der Werbung heißt „Verringerung der Faltentiefe um 30 %" heißt das, dass eine Falte, die vorher 2 mm tief war, nach einiger Zeit nur noch 1,3 mm tief ist. Sie ist aber weiterhin sichtbar. Effektiv geglättet werden können allenfalls feine Trockenheitslinien, die nur auf Feuchtigkeitsmangel beruhen.

■ Ästhetische Chirurgie und Dermatologie

Ästhetische Chirurgie und ***ästhetische Dermatologie*** sind Eckpfeiler der heutigen Anti-Aging-Medizin. Nicht nur, weil sie tatsächlich verblüffende Effekte im Sinne eines verjüngten Erscheinungsbilds haben können, sondern auch weil die Hemmungen gegenüber ihrem Einsatz rasch im Schwinden begriffen sind.

Die drei häufigsten in Deutschland durchgeführten ästhetisch-chirurgischen Anti-Aging-Operationen sind die Fettabsaugung (→ S. 887), die Brustvergrößerung zur Kompensation der Altersverkleinerung der Brüste (→ S. 883) und die Lidkorrektur (→ S. 881).

Die ästhetisch-dermatologischen Eingriffe der Anti-Aging-Medizin konzentrieren sich weit überwiegend auf das Gesicht. Dominierend sind hier die verschiedenen Schälkuren (Peelings → S. 893) und die Botox®-Behandlung (→ S. 894).

Resilienz

„Das Alter ist wie die Woge im Meer.
Wer sich von ihr tragen lässt, treibt obenauf.
Wer sich dagegen aufbäumt, geht unter."
Gertrud von Le Fort

Resilienz bezeichnet die Stärke eines Menschen, Lebenskrisen wie chronische Krankheiten, Arbeitslosigkeit, Verlust von nahestehenden Menschen durch Scheidung oder Tod ohne längere Beeinträchtigung durchzustehen. Als resilient werden nicht nur Ältere bezeichnet, die das Bestmögliche aus dem Leben im Alter machen, sondern auch z. B. Kinder, die in einem schwierigen Umfeld aufwachsen, das durch Armut oder Gewalt gekennzeichnet ist und sich dennoch erfolgreich entwickeln. Wesentliche Faktoren, die Resilienz im Alter begünstigen, sind das soziale Umfeld, eine biologische Vitalität und die aktive Einstellung gegenüber Problemen. Sie ist zu einem gewissen Grad lernbar.

Wer glücklich leben und älter werden will, sollte zu leben gelernt haben. Dieser Lernprozess hört nie auf, und der wichtigste Baustein dafür ist der gute und richtige Umgang mit sich selbst. Für das, was daraus entsteht, gibt es viele Begriffe, so den der **Balance** (neuerdings *Balancing* und früher *Ausgeglichenheit* genannt, was alles das Gleiche meint). Traditionelle Heilsysteme nennen es *inneres Gleichgewicht,* neuere alternative Theorien *mentale Fitness* – und auch der Schulmedizin dämmert es langsam, dass Gesundheit und Lebensqualität im Alter nicht nur von körperlichen Aspekten, sondern entscheidend auch von der seelischen Stärke des alternden Menschen abhängen.

Die Wege dahin können je nach Philosophie, Tradition und Heilsystemen sehr verschieden sein. Und wie der Einzelne sie am besten in seinen Alltag integriert (denn darauf kommt es an), ist auch wieder abhängig von seinen Vorlieben und seiner Lebensgeschichte – für den einen ist es die Gartenarbeit, für den anderen das wöchentliche Schwimmen oder Kartenspielen. Beim Ziel aber sind sich die verschiedenen Denkschulen wieder einig: Es kommt darauf an, die Widerstandskraft und die Robustheit gegenüber den Alterungsprozessen zu erhöhen, um mit dem Altwerden seinen Frieden zu schließen – das ist es, was die Psychologie mit dem Konzept der Resilienz meint. Als **Resilienzfaktoren** definiert sie persönliche Kompetenzen wie

- Selbstvertrauen und Anpassungsfähigkeit
- Ausdauer und Beweglichkeit
- Selbstbeherrschung und Toleranz
- Eine flexible Sicht auf sich selbst, was die Akzeptanz des eigenen Lebens und der eigenen Lebensgeschichte einschließt.

Um die Resilienz zu stärken, hat die Psychologie drei Prinzipien beschrieben, die es aktiv zu fördern und zu erlernen gilt:

Das Prinzip der Selektion. Selektion bedeutet Auswahl. Als alternder Mensch mit begrenzten Ressourcen ist die Auswahl und Definition von Zielen und Wünschen wichtig. Was sollte noch erreicht werden, und ist das auch realistisch? Es gilt, die wichtigsten Wünsche herauszufinden, sie auf ihre Umsetzbarkeit zu überprüfen und das Leben danach auszurichten. Dabei sollte man sich auf wesentliche Dinge und Lebensbereiche konzentrieren, denn zu viele Dinge im Auge zu haben, kann in einen überfordernden Leistungsdruck übergehen – die Frustrationsgefahr ist groß. Gewinnbringende Selektion ist am leichtesten und effektivsten im bewussten Umgang mit dem Faktor (Lebens-)Zeit zu erlernen.

Das Prinzip der Optimierung. Optimierung bedeutet Verbesserung der vorhandenen, für das Erreichen der ausgewählten Ziele erforderlichen Mittel. Ein Beispiel hierfür wäre die Optimierung der eigenen Umwelt mit einem Umzug ins Grüne oder in eine ebenerdige Wohnung, die kein anstrengendes Treppensteigen mehr erfordert. Hierzu zählt auch das Nutzen von Angeboten wie Coaching bei Überforderung und Psychotherapie bei Neigung zu depressiven Verstimmungen (→ S. 1181).

Viele Menschen scheuen sich davor, professionelle Hilfe z. B. in Form von Coaching oder einer Psychotherapie in Anspruch zu nehmen. Denn Psychotherapie wird auch heute noch als Zeichen des „Verrücktseins" und der Schwäche stigmatisiert. Das Gegenteil ist der Fall! Es gehört Stärke dazu, sich seinen inneren Behinderungen und Konflikten zu stellen und sie zu bearbeiten. Mehr dazu → Kapitel 30.

Das Prinzip der Kompensation. Kompensation ermöglicht den Ausgleich von Einschränkungen und Verlusten wie etwa geistiges Training bei Gedächtniseinbußen. Positives Denken fördert den Erhalt der seelischen Balance. Versuchen Sie mehr Aufmerksamkeit auf die schönen Dinge des Lebens zu lenken. Dazu gehören auch und vor allem der bewusste Genuss und die Wertschätzung kleiner Dinge und Erfolge im Alltag. Techniken wie Yoga, Tai Chi und Meditation wirken sich in diesem Zusammenhang positiv auf das Lebensgefühl aus.

Wie kommt man dorthin?

So einfach es ist, die Prinzipien der Resilienz zu verstehen, so schwierig ist es, den für sich besten Weg dorthin zu finden. Es gibt eine Fülle von Ratgebern; ob sie alleine helfen, darf angezweifelt werden, aber sie sind sicher eine Hilfe für die weiteren Schritte, z B. in Form von Kursen und Seminaren.

Auch gibt es viele Entspannungsmethoden, wie Qigong (→ S. 1260) oder Yoga (→ S. 1259), die indirekt die wesentlichen Prinzipien der Resilienz lehren. Auch die moderne Psychotherapie hat viele Elemente der Resilienz in ihrem therapeutischen Set – und nicht umsonst gehört die Wiedererlangung größerer Robustheit gegenüber den Kränkungen und Niederlagen des Lebens zu den obersten Therapiezielen der Psychotherapie.

i **Aktuell: www.gesundheit-heute.de/12x03**

- R. Welter-Enderlin; B. Hildenbrand (Hrsg.): **Resilienz – Gedeihen trotz widriger Umstände.** Carl Auer, 2006. Beschreibt die Grundlage des Konzepts der Resilienz und zeigt Anwendungsmöglichkeiten, so für therapeutische und beraterische Handlungsfelder wie Medizin, Psychiatrie und Jugendhilfe.
- M. Rampe: **Der R-Faktor.** Das Geheimnis unserer inneren Stärke. Droemer Knaur, 2005. Beschreibt anschaulich die 7 Säulen, auf denen der R[esilienz]-Faktor, also die psychische Widerstandskraft gründet. Mit Selbsttest zur Bestimmung des eigenen R-Faktors und vielen praktischen Übungen, um Krisen zu meistern.

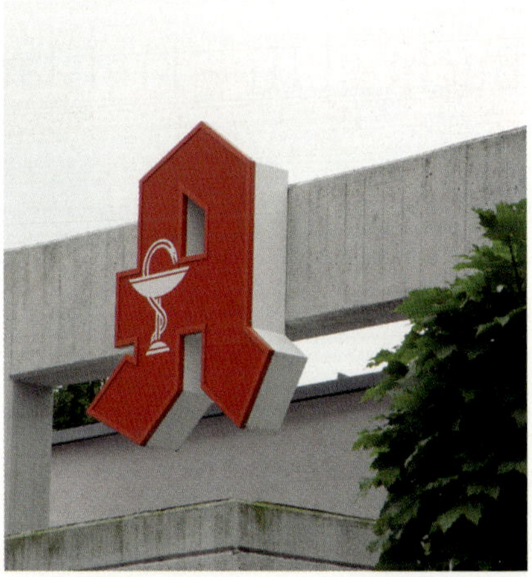

Je mehr man über Anti-Aging weiß, desto mehr wird klar, wo die Lösung des Problems „Alter" nicht liegt: in noch mehr Pillen, Nahrungsergänzungsmitteln oder Hormoncocktails. Auch wenn das Apothekenschild den Gesundbrunnen im Logo hat: Anti-Aging fängt zunächst einmal im Kopf an – und alles was danach kommt, ist mehr oder minder anstrengend und kostet Ausdauer. Aber das ist auch gut so – denn wer glaubt, sich im Alter nicht mehr fordern zu müssen, hat schon den ersten Schritt getan, sich aus dem aktiven Leben zu verabschieden. [FDI 1211]

Schlussgedanken

Für keine einzige der in der Anti-Aging-Medizin beworbenen Substanzen kann bewiesen werden, dass sie isoliert eingenommen den Alterungsprozess wirklich aufhalten kann und die Lebensspanne verlängert – das gilt für Antioxidanzien genauso wie für Hormone [C19].

Umso wertvoller sind Anti-Aging-Strategien, die uns als ganze Menschen fordern und fördern und unsere Gesundheit insgesamt unterstützen – Strategien also, die uns mit anderen Menschen in Verbindung bringen, die uns aktiv bleiben und einen Sinn auch in den letzten Lebensjahrzehnten finden lassen.

Zu einem solchen gesunden Altern muss jeder seinen eigenen Weg finden und für sich entscheiden, welche Anti-Aging-Bausteine er dabei nutzen will und kann.

Buchteil III – Kreislauf des Lebens

13

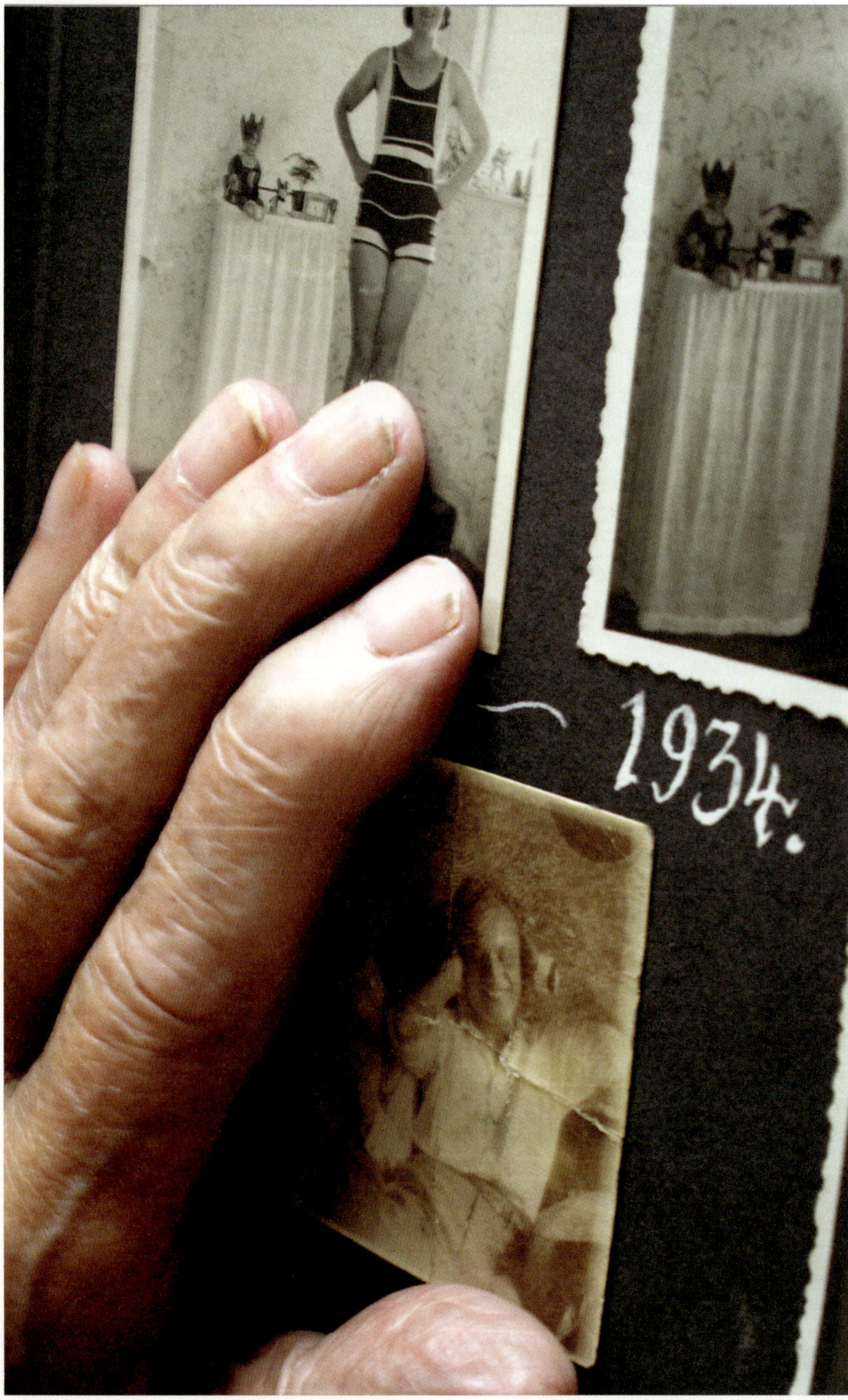

Im Alter richtet sich der Blick immer öfter zurück in die Vergangenheit: Auf die Jugend, die eigenen Kinder, aber auch die Umbrüche und Katastrophen, die das 20. Jahrhundert keinem der heute älteren Generation erspart hat. Und ältere Menschen wünschen sich nichts mehr, als dass die Menschen, die sie großgezogen und deren Leben sie von Anfang an begleitet haben, auch in ihren letzten Lebensjahren und -monaten an ihrer Seite sind. Die medizinische Versorgung kann diese persönliche Fürsorge nicht ersetzen – aber auch umgekehrt können Angehörige, wenn sich eine Demenz oder eine andere unheilbare Krankheit entwickelt hat, nicht ohne fachliche Unterstützung auskommen. Dieses Kapitel gibt alle Informationen, damit Sie diese Hilfen verstehen und optimal in Anspruch nehmen können. [PCA 1301]

Erkrankungen und Pflege im Alter, Palliativmedizin

Hier finden Sie

Gesetzliche Rahmenbedingungen	**441**
Altenpflege, Altenhilfe und Geriatrie	441
Die Pflegeversicherung	442
Entlastung für pflegende Angehörige	443
Wohnen im Alter	**444**
Ambulante und häusliche Pflege	444
Alten- und Pflegeheime	444
Alternativen zum Altenheim	445
Krankheitsbilder im Alter	**445**
Demenz	445
Dekubitus	451
Kontrakturen	453
Infektionen und Entzündungen in Mund und Rachen	454
Harninkontinenz	455
Stuhlinkontinenz	457
Mangelernährung	458
Austrocknung	459
Überwässerung	460
Altersbedingte Einschränkungen	**461**
Schlafstörungen	461
Stürze und Sturzprophylaxe	461
Immobilität	461
Vereinsamung	462
Sterben und Tod, Palliativmedizin	**463**
Das Aufklärungsgespräch	463
Der dritte Weg – die Hospizbewegung	464
Einrichtungen der Palliativversorgung	465
Das Unbehagen an der Sterbehilfe	466
Juristische Fragen am Ende des Lebens	467
Lebensqualität für Sterbende	467
Schmerztherapie in der Palliativmedizin	468
Fürsorge in den letzten Stunden	470
Trauer und Abschied	471

An anderer Stelle im Buch behandelt:

Lähmungen	36
Schwindel	22
Verwirrtheit	35

Gesetzliche Rahmenbedingungen

Alterskrankheiten, die zur Pflegebedürftigkeit führen, entwickeln sich zumeist langsam. Bei aller Besorgnis und allem Leid haben Betroffene und ihre Angehörigen in diesem Fall die Chance, Vorsorgemaßnahmen zu treffen und sich umfassend auf ein verändertes Leben einzustellen. In manchen Fällen wird die Pflegebedürftigkeit aber durch ein plötzliches Ereignis ausgelöst, z.B. einen Schlaganfall oder eine schwere Infektionskrankheit. Dann ist es sowohl für den Pflegebedürftigen als auch für die Angehörigen besonders schwer, sich in der neuen Lebenssituation zurechtzufinden. Unsere Sozialgesetzgebung sieht glücklicherweise eine Reihe von Leistungen und Einrichtungen vor, die alten und kranken Menschen rasch und auf Dauer zur Verfügung stehen.

Altenpflege, Altenhilfe und Geriatrie

In den letzten Jahren hat sich die **Altenpflege** zum Spezialgebiet der medizinischen Pflege entwickelt. Sie umfasst neben der medizinischen Therapie alle Aspekte des täglichen Lebens bis hin zur sozialen Betreuung und zur Unterstützung bei der Freizeitgestaltung. Die Altenpflege fördert und unterstützt die Selbstständigkeit und die Selbstbestimmung alter Menschen in allen Lebenslagen. Finanziert wird die Altenpflege in Deutschland vor allem durch die Pflegeversicherung.

Seit 2004 zählt die Altenpflege auch in der deutschen Gesetzgebung zu den Heilberufen und erfährt damit eine lange angestrebte Aufwertung. So sind **Altenpfleger** bzw. **Altenpflegerin** heute geschützte Berufsbezeichnungen für Personen, die eine dreijährige Altenpflegeausbildung absolviert haben.

Die **Altenhilfe** umfasst im Gegensatz zur Altenpflege auch die nichtpflegerischen Teile der Sorge um den alten Menschen. Unter dem Begriff „Altenhilfe“ sind alle Aktivitäten und Hilfeleistungen zusammengefasst, die zur Verbesserung der Lebensqualität alter Menschen geplant und ausgeführt werden.

Leistungen der Altenhilfe werden von Familien, Nachbarn, vom Staat und von Privatunternehmen angeboten. Der Hauptteil der sozialen Altenhilfe wird jedoch von den Freien Wohlfahrtsverbänden getragen. Wichtigste bundesweite Träger sind:

- Diakonisches Werk der Evangelischen Kirche in Deutschland (DW)
- Deutscher Caritasverband (DCV)
- Deutscher Paritätischer Wohlfahrtsverband (Der Paritätische)
- Arbeiterwohlfahrt (AWO)
- Deutsches Rotes Kreuz (DRK)
- Arbeiter-Samariter-Bund (ASB)

In **Geriatrie** *(medizinische Altersheilkunde)* ausgebildete Ärzte kümmern sich besonders um die medizinischen Belange älterer Menschen. Vom **Geriater** werden meist Patienten behandelt, die das 70. Lebensjahr bereits überschritten haben. Die Geriatrie ist ein Teilgebiet der Inneren Medizin; sie verbindet die klassische Medizin mit der Frührehabilitation. Die Geriatrie hat das Ziel, die Selbstständigkeit erkrankter älterer Menschen so weit wiemöglich wiederherzustellen oder zu erhalten.

Bisher gibt es in Deutschland leider nur wenige Internisten, die eine Zusatzausbildung zum „Klinischen Geriater“ erworben haben. Auch geriatrische Einrichtungen befinden sich vielerorts erst im Aufbau. In der Praxis werden die meisten Senioren von Hausärzten und (hausärztlichen) Internisten versorgt, oft in Kooperation mit Pflegediensten.

Während die hausärztliche Versorgung meist leidlich funktioniert, hat eine aktuelle Studie gravierende Defizite in der fachärztlichen Versorgung im Heimbereich offenbart: So sind 81 % der Heimbewohner nicht in der Lage, allein oder in Begleitung eine fachärztliche

Gesetzliche Grundlage	Definition
Pflegeversicherungsgesetz *(PflegeVG, SGB XI)*[1]	Dienst-, Sach- und Geldleistungen für Grundpflege und hauswirtschaftliche Versorgung. Art und Umfang der Leistungen richten sich nach der Schwere der Pflegebedürftigkeit und danach, ob häusliche, teilstationäre oder vollstationäre Pflege in Anspruch genommen wird (§ 4).
Krankenversicherungsgesetz *(SGB V)*[1]	Häusliche Grund- und Behandlungspflege mit hauswirtschaftlicher Versorgung, wenn die Behandlung im Krankenhaus angezeigt, aber unmöglich ist oder verkürzt bzw. verhindert werden kann (§ 37).
Bundessozialhilfegesetz *(BSHG)*	Hilfe zum Lebensunterhalt für Menschen ohne ausreichendes eigenes Einkommen, auch häusliche Pflege, Pflegehilfsmittel, teilstationäre und Kurzzeitpflege. Vollstationäre Pflege, sofern die ambulanten Leistungen nicht ausreichen (§§ 1 und 68).
[1] SGB = Deutsches Sozialgesetzbuch	

Die gesetzlichen Rahmenbedingungen in Deutschland für die ***Leistungen und Kostenübernahmen der Pflege alter Menschen***

Praxis aufzusuchen. Die wenigsten Zahn-, HNO- oder Augenärzte sind bereit, Heimbesuche durchzuführen [D01].

Die Pflegeversicherung

Aufgrund der wachsenden Zahl älterer und hochbetagter Menschen, mit der auch das Lebensrisiko „Pflegebedürftigkeit" steigt, wurde 1995 die **Pflegeversicherung** eingeführt. Das Pflegeversicherungsgesetz (PflegeVG → Tab.) ist neben der Renten-, Kranken-, Arbeitslosen- und Unfallversicherung die fünfte eigenständige Säule der Sozialversicherung. Die Pflegeversicherung soll das finanzielle Risiko einer Pflegebedürftigkeit absichern und dem Pflegebedürftigen die notwendigen Hilfen ermöglichen. Pflegeleistungen nach dem PflegeVG kann jeder Bedürftige beantragen, der Mitglied einer gesetzlichen Krankenversicherung ist. Träger der Pflegeversicherung sind die Pflegekassen. Ihre Aufgaben werden von den gesetzlichen Krankenkassen wahrgenommen.

Für Privatversicherte besteht die Verpflichtung zum Abschluss einer privaten Pflegeversicherung.

Die Leistungen der Pflegeversicherung werden unterschieden nach Art der Leistung, d. h., ob der Pflegebedürftige zu Hause oder stationär versorgt wird, und nach der ermittelten Pflegestufe. Pflegebedürftige, die zu Hause gepflegt werden, können wählen zwischen Sachleistungen (d. h. sie werden komplett von einem ambulanten Pflegedienst versorgt), Geldleistungen **(Pflegegeld,** d. h. sie werden vollständig von Angehörigen oder Bekannten versorgt) oder einer Kombination aus Sach- und Geldleistungen (d. h. ein Teil der Versorgung wird von einem ambulanten Pflegedienst übernommen, ein anderer Teil von Angehörigen). Pflegebedürftige, die in einem Pflegeheim untergebracht sind, haben Anspruch auf vollstationäre Zuschüsse, die sich nach der ermittelten Pflegestufe ergeben. Der Zuschuss ist für pflegebedingte Aufwendungen und eine soziale Betreuung gedacht. Die Kosten für Unterbringung und Verpflegung müssen die Pflegebedürftigen selbst tragen.

Die Pflegeversicherung zahlt die Kosten für Grundpflege und Sachleistungen (wie z. B. Verbandsmaterial), während die Krankenkasse die Behandlungspflege (ärztlich verordnete Maßnahmen), die Kosten für Medikamente und ärztliche Behandlungen übernimmt.

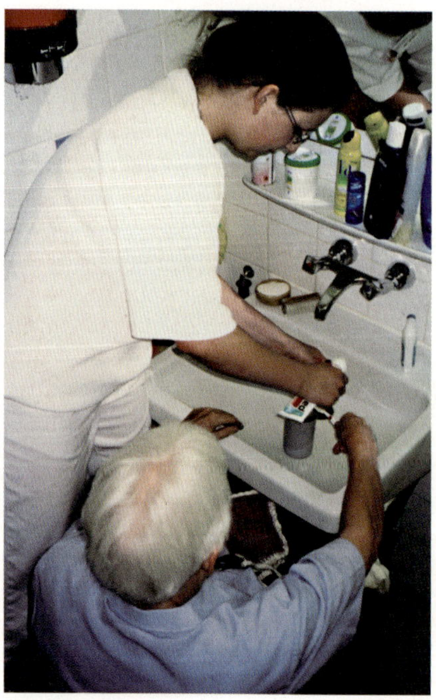

Das tägliche Zähneputzen gehört neben Waschen, Kämmen, Rasieren und den Toilettengängen zu den Verrichtungen der Grundpflege. [RMA 1302]

Pflegebedürftigkeit

Der Begriff der **Pflegebedürftigkeit** ist dehnbar. Ein Anspruch auf Leistungen der Pflegeversicherung besteht nur dann, wenn der Bedarf nach gesetzlich definierten Maßstäben anerkannt ist. Diese Maßstäbe können allerdings stark von der persönlichen Einschätzung des medizinischen Gutachters abweichen.

(!) Als pflegebedürftig gilt, wer auf Dauer, voraussichtlich aber für mindestens sechs Monate, aufgrund einer körperlichen, geistigen oder psychischen Krankheit oder Behinderung für die gewöhnlichen und regelmäßig wiederkehrenden Verrichtungen im Ablauf des täglichen Lebens in erheblichem oder höherem Maße Hilfe bedarf [SGB XI, §14].

Ein Anspruch auf Leistungen aus der Pflegeversicherung besteht, wenn ein dauerhafter Hilfebedarf bei den Aktivitäten des täglichen Lebens vorliegt. Der Hilfebedarf wird nach Art, Häufigkeit und zeitlichem Pflegeaufwand beurteilt. Zentrales Element für die Einstufung ist immer ein konkretes Bedürfnis an ***Grundpflege,*** das die Ernährung, die Körperpflege und die Mobilität (Beweglichkeit) des alten Menschen umfasst.

Pflegestufen

Die Einteilungsregeln der **Pflegestufen** sind kompliziert, die folgende Auflistung ermöglicht aber eine erste Orientierung:

Pflegestufe I, erheblich pflegebedürftig (55 % der zu Hause versorgten Pflegebedürftigen): Einmal täglich Hilfe in mindestens zwei Bereichen der Grundpflege. Mehrfach wöchentlich Bedarf an hauswirtschaftlicher Versorgung. Zeitaufwand mindestens 1,5 Stunden täglich (davon müssen mindestens 45 Minuten auf die Grundpflege entfallen).

Pflegestufe II, schwer pflegebedürftig (35 %): Dreimal täglich Hilfe bei der Grundpflege. Zudem kann diese Einstufung Hilfe beim Aufstehen und Zubettgehen bedeuten. Mehrfach wöchentlich Bedarf an hauswirtschaftlicher Versorgung. Zeitaufwand mindestens 3 Stunden täglich (davon mindestens 2 Stunden für die Grundpflege).

Pflegestufe III, schwerstpflegebedürftig (10 %): Rund um die Uhr Unterstützung bei der Grundpflege, auch nachts. Eventuell Hilfe bei Toilettengängen oder umfassende Pflege bei Bettlägerigkeit. Mehrfach wöchentlich Bedarf an hauswirtschaftlicher Versorgung. Zeitaufwand durchschnittlich mindestens 5 Stunden täglich (davon müssen mindestens 4 Stunden auf die Grundpflege entfallen).

Versorgungslücke Demenz

Da die Begriffsdefinition der Pflegebedürftigkeit sich an der Grundpflege ausrichtet, fallen Menschen mit gerontopsychiatrischen Erkrankungen (z. B. Menschen mit Demenz) häufig durch das derzeitige gesetzliche Raster und werden als nicht pflegebedürftig eingestuft (Pflegestufe 0). Gerontopsychiatrisch Erkrankte könn(t)en sich zwar häufig noch selbst versorgen, benötigen dabei aber Unterstützung, Anleitung und Überwachung. Für Betroffene und Angehörige stellt die derzeitige Definition von Pflegebedürftigkeit in Deutschland (Stand 2007) ein großes Problem dar, denn sie erhalten mit Pflegestufe 0 keinerlei finanzielle oder materielle Unterstützung und sind somit auf sich selbst gestellt.

Aufgrund der Zunahme gerontopsychiatrischer Erkrankungen in unserer Gesellschaft erfordert der Begriff der Pflegebedürftigkeit eine Weiterentwicklung. Sie wird bereits vom Gesetzgeber diskutiert und in Modellprojekten umgesetzt.

Antragstellung und Gutachterbesuch

Um Leistungen aus der Pflegeversicherung zu erhalten, muss bei der Krankenkasse des Betroffenen ein Antrag auf Anerkennung der Pflegebedürftigkeit gestellt werden. Nach Möglichkeit sollte der Antrag gemeinsam mit dem betreuenden Pflegedienst oder dem Hausarzt ausgefüllt werden, denn diese Personengruppen verfügen über Erfahrungen im Umgang mit Krankenkassen und deren Formularwesen.

Jeder Antragsteller wird von Gutachtern des Medizinischen Dienstes der Krankenkassen (MDK) zu Hause, im Krankenhaus oder im Heim besucht. Der Besuch wird vorher angekündigt. Die Gutachter prüfen, ob der Betroffene bei den Verrichtungen des täglichen Lebens beeinträchtigt ist und in welchem Umfang. Sie prüfen die Möglichkeiten der medizinischen Rehabilitation und geben Empfehlungen zur Versorgung mit Hilfsmitteln. Beim MDK-Besuch sollte immer eine Vertrauensperson oder der betreuende Pflegedienst anwesend sein, denn viele Betroffene empfinden die Gutachtersituation als peinlich und versuchen, ihren Hilfebedarf zu bagatellisieren.

Auf der Basis des Gutachtens stellt die Pflegekasse das Vorliegen einer Pflegebedürftigkeit und die Pflegestufe fest. Anhand dieser Einstufung erhält der Betroffene dann Leistungen aus der Pflegeversicherung. Die Leistungen werden rückwirkend ab dem Antragsdatum gewährt.

Entlastung für pflegende Angehörige

Die Bereitschaft, sich um pflegebedürftige Angehörige zu kümmern, ist in unserer modernen Gesellschaft immer noch groß, auch wenn sich die Familienstrukturen ändern. Mehr als zwei Drittel der Pflegebedürftigen in Deutschland (2003 waren dies 1,44 Millionen Menschen) werden nach Angaben des statistischen Bundesamts zu Hause versorgt, zumeist umfassend von Familienmitgliedern im Rahmen der **Angehörigenpflege** (von den professionellen, also staatlich examinierten Altenpflegern auch ***Laienpflege*** genannt).

Die Hauptpflegepersonen sind vorwiegend Ehefrauen, Töchter und Schwiegertöchter. Sie übernehmen damit häufig Aufgaben, die sie an die Grenzen ihrer Belastungsfähigkeit führen, insbesondere dann, wenn sich der Pflegebedarf über einen langen Zeitraum erstreckt. Damit der pflegende Angehörige nicht selbst psychisch oder körperlich krank wird und auch sein eigenes Leben noch leben kann, sollte er sich über entlastende und unterstützende Maßnahmen informieren und beraten lassen. Häufig liegen bei Hausärzten oder Krankenkassen kostenlose Informationsbroschüren für pflegende Angehörige aus. Je nach Bedarf können Angehörige an ***Pflegekursen*** teilnehmen, die von den Krankenkassen finanziert werden.

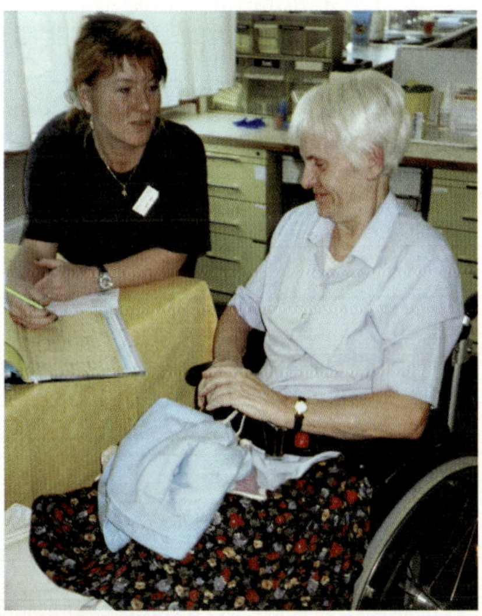

Um ein Bild von der Hilfsbedürftigkeit zu bekommen, stellt der Gutachter sehr detaillierte Fragen. Damit alle wichtigen Einzelheiten berücksichtigt werden, ist es hilfreich, im Vorfeld ein ***Pflegetagebuch*** *anzulegen. Wie in einem Protokoll sollten die Pflegenden darin die Verrichtungen mit Datum, Uhrzeit und Dauer der einzelnen Maßnahmen notieren. Aus diesen und den selbst erhobenen Informationen ermittelt der Gutachter dann die richtige Pflegestufe.* [RMA 1303]

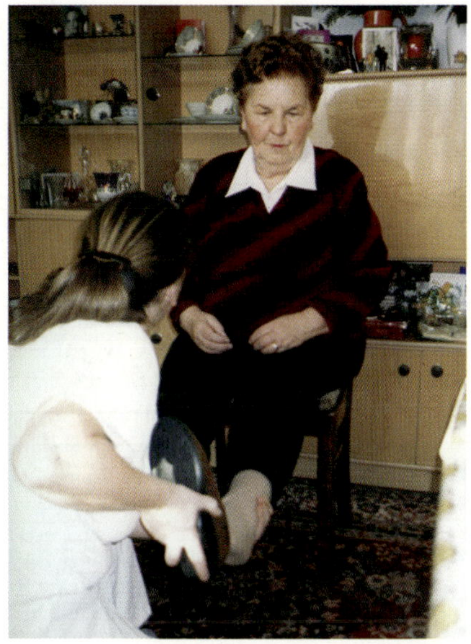

Der Anteil Pflegebedürftiger, der in der eigenen Wohnung lebt, wird meist unterschätzt. Rund 10 600 ambulante Pflegedienste unterstützen in Deutschland inzwischen 450 000 zu Hause lebende Pflegebedürftige. Weitere 580 000 werden ausschließlich durch die Angehörigen versorgt. [RMA 1306]

Ambulante Pflegedienste können pflegende Angehörige bei den täglich zu bewältigenden pflegerischen Verrichtungen unterstützen oder spezielle Pflegetätigkeiten übernehmen. Grundlage hierfür ist ein Vertrag, in dem Leistungen und Kosten detailliert vereinbart werden. Die Pflegekasse übernimmt die Kosten, wenn der Hilfebedarf zuvor von einem Gutachter bestätigt wurde. Dank eines pauschal bewilligten Pflegegelds können Betroffene und deren Angehörige auch eine Kombination aus Angehörigenpflege, professioneller Pflege und zusätzlicher Haushaltshilfe vereinbaren (→ S. 442). Pflegedienste vermitteln übrigens auch Kontakte zu Anbietern von „Essen auf Rädern", zu Fußpflegern, Frisören oder Begleitpersonen für Spaziergänge.

Tagespflege-Einrichtungen betreuen alte Menschen stundenweise. Mit zum Angebot gehören Mahlzeiten und Transportfahrten. Ein regelmäßiger Aufenthalt in anderer Umgebung und Kontakt zu Gleichaltrigen kann anregend und förderlich für den Pflegebedürftigen sein und ermöglicht den Angehörigen eine regelmäßige Entlastung. Die Pflegeversicherung übernimmt die Kosten bis zu einem jeweils festgelegten monatlichen Höchstbetrag.

Kurzzeitpflege nennt man die vorübergehende Unterbringung eines Pflegebedürftigen in einem Pflegeheim. Sie ist angebracht und möglich, wenn pflegende Angehörige verreisen müssen oder selbst krank werden. Pflegende Angehörige können auch ein ***Verhin-***

derungspflegegeld beantragen, wenn sie jährlich eine Auszeit benötigen. Mit dieser Zuwendung lässt sich entweder eine Kurzzeitpflege realisieren oder eine häusliche Pflege durch ambulante Dienste einrichten.

Bevor Sie sich für ein Pflege- oder Betreuungsangebot entscheiden:

- Lassen Sie sich Prospekte über das Leistungsspektrum und das Selbstverständnis der Einrichtung aushändigen.
- Bitten Sie zusätzlich um ein Gespräch mit dem Leiter der Einrichtung. Fragen Sie detailliert nach den Kosten, insbesondere für Wahl- und Sonderleistungen, und lassen Sie sich bei der Finanzierung beraten.
- Sprechen Sie Ihren konkreten Bedarf, Ihre speziellen Wünsche an und klären Sie, was realisiert werden kann und was nicht.
- Lassen Sie sich den Versorgungsvertrag bzw. den Heim- oder Pflegevertrag genau erklären.
- Unterschreiben Sie nie sofort einen Vertrag; nehmen Sie sich mehrere Tage Bedenkzeit.

i Aktuell: **www.gesundheit-heute.de/13x01**

- Im Internet gibt es hilfreiche Informationen z. B. auf den Websites der Krankenkassen wie etwa der der AOK, Bonn: **www.aok-bv.de/gesundheit/pflege/** – oder der kommerziellen Website der betapharm Arzneimittel GmbH, Augsburg: **www.betacare.de**. Die meisten Krankenkassen beraten auch telefonisch. Dort erfahren Sie, welche Pflegeeinrichtungen es in Ihrer Nähe gibt, welche Leistungen möglich sind und was diese kosten.
- betapharm Arzneimittel (Hrsg.): **betaListe. Lexikon für Sozialfragen.** MMI – Medizinische Medien Informations GmbH, 2004. Das Buch ist für manche vielleicht übersichtlicher als die Website – und besonders geeignet zum Finden aller juristisch relevanten Informationen im Kontext Pflege.
- **www.pflegestufe.info** – Private Website eines Altenpflegers, Essen: Professionelle, sehr übersichtliche und praxisbezogene Internetseite.
- **www.pflegeversicherung.info** – Serviceseite der Deutschen Krankenversicherung AG (DKV, Köln): Infos und Tipps zu Pflegestufen, Tarifen und Antragstellung.
- W. Büser; N. Scheele: **Pflegefall – was tun?** Leistungen der Pflegeversicherung und anderer Träger verständlich gemacht. Verbraucher-Zentrale NRW (Hrsg.), 2005. Übersichtlich und praxisnah gestalteter Ratgeber mit Tipps und Fallbeispielen zur Einstufungs-, Rechts- und Finanzierungsproblematik.
- G. Born et al.: **Pflegende Angehörige.** Balance zwischen Fürsorge und Entlastung. Verbraucher-Zentrale NRW (Hrsg.), 2003. Ein Ratgeber, der alle Probleme des (zukünftig) Pflegenden realistisch aufgreift und einen guten Leitfaden bietet. Mit ausführlichem Literatur- und Adressenanhang.
- Bundesministerium für Gesundheit (Hrsg.): **Pflegen Zuhause** und **Pflegeversicherung.** Diese Ratgeber können Sie bestellen oder kostenlos herunterladen auf der Internetseite des Bundesministeriums **www.bmg.bund.de,** Rubrik Pflege unter Ratgeber/Publikationen.

Wohnen im Alter

Viele alte Menschen scheuen das Altenheim und schieben den Umzug aus der gewohnten Umgebung so lange wie möglich hinaus. Die Entscheidung für ein Pflegeheim fällt meist erst dann, wenn schwerwiegende Gründe vorliegen. Dazu gehören zunehmende Gebrechlichkeit, Verwirrtheit, wachsender Pflegebedarf und Überlastung der Angehörigen. Aber auch drohende Einsamkeit kann ein Grund sein. Neubewohner von Altenheimen sind im Durchschnitt 85 Jahre alt. Viele alte Menschen empfinden den Umzug in ein Altenheim als Abschiebung, und den Angehörigen fällt es nicht leicht, diesen Schritt mitzutragen oder (was nicht selten notwendig ist) zu forcieren.

Ambulante und häusliche Pflege

Die ambulante Pflege ermöglicht alten Menschen, auch bei zunehmender Gebrechlichkeit in der gewohnten Umgebung zu leben. Bei der Auswahl des Pflegediensts gibt es viele Kriterien, die vorher geprüft werden sollten. Neben der Fachkompetenz spielt vor allem Sympathie eine Rolle, wenn dauerhafte Unterstützung in der eigenen Wohnung erforderlich wird.

Eine hilfreiche Einrichtung für Pflegebedürftige ist das **Hausnotrufsystem.** Voraussetzung für die Installation ist lediglich ein Telefonanschluss in der Wohnung. Sowohl an der Basisstation des Telefons als auch an einem tragbaren Funkgerät ist eine Meldetaste eingerichtet, die bei Bedarf nur gedrückt werden muss, um Hilfe herbeizurufen.

Alten- und Pflegeheime

Altenheime *(Seniorenheime, Seniorenstifte, Seniorenwohnanlagen)* bieten altersgerechtes Wohnen und die Versorgung mit Mahlzeiten an. Ferner gibt es Kontakt- und Unterhaltungsangebote. Eine Betreuung durch Pflegedienste ist zusätzlich möglich. In Altenheimen wohnen meist ältere Menschen, die in keine Pflegestufe eingestuft sind und somit auch keine Leistungen aus der Pflegeversicherung erhalten.

Pflegeheime und die **Pflegestationen der Altenheime** sind in erster Linie Pflege- und Betreuungseinrichtungen. Nicht das Wohnen, sondern die Versorgung der Pflegebedürftigen steht im Vordergrund. So ist die Pflege rund um die Uhr gesichert. Etwas mehr als die Hälfte der Pflegebedürftigen in vollstationären Dauereinrichtungen wohnt in Ein-Bett-Zimmern, die anderen in Zwei-Bett-Zimmern (Pflegestatistik 2003).

Ob nun Alten- oder Pflegeheim – die Begriffe sind in der Praxis häufig nicht scharf zu trennen. Da die meisten Menschen erst dann ins Altenheim übersiedeln, wenn es wirklich nicht mehr anders geht, hat das Altenheim heute immer mehr die Aufgabe, auch die Pflege mit abzudecken. Deshalb gibt es immer häufiger Altenheime, denen neben dem betreuten Wohnen auch Pflegestationen angeschlossen sind, sodass Heimbewohner, die pflegebedürftig werden, ohne größeren Aufwand in diesen Bereich umziehen können.

In der Praxis herrschen große Unterschiede im Betreuungs- und Qualitätsniveau der Heime. Von hotelähnlichen Luxuseinrichtungen mit Hauskonzerten und allem Komfort bis hin zu Heimen mit Mehr-Bett-Zimmern, Pflege auf Mindeststandard und einfacher Verpflegung ist alles zu finden.

Und gerade bei den Einrichtungen, die auf dem gesetzlichen Mindestniveau arbeiten, d. h. bei denen die Kommunen bei fehlendem Einkommen die Kosten übernehmen müssen, besteht ein fast unlösbarer Zielkonflikt:

- Die Kostenträger verlangen eine ökonomische Pflege und drücken die Kosten von Jahr zu Jahr. Deshalb kommt der Staat sei-

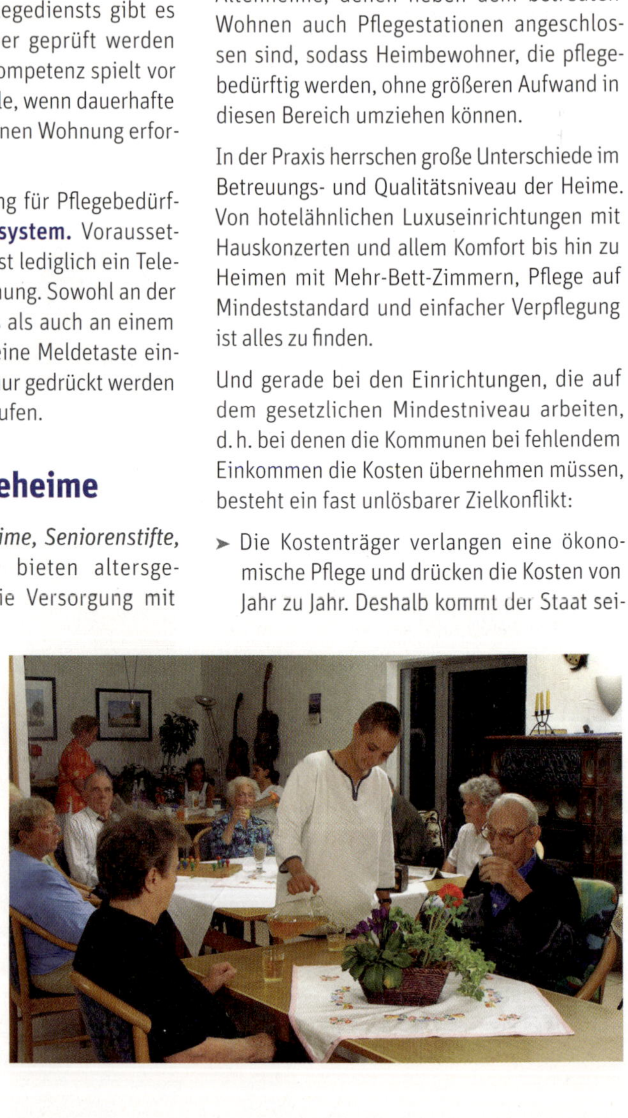

Der Aufenthaltsraum eines Seniorenheims in Schleswig-Holstein. Anstatt nüchterner Sterilität herrscht hier Wohnzimmeratmosphäre. Viele Heime versuchen inzwischen, den Pflegealltag für alle Beteiligten humaner zu gestalten und vom Krankenhaus-Lebensgefühl weg zu kommen. [AOK 1304]

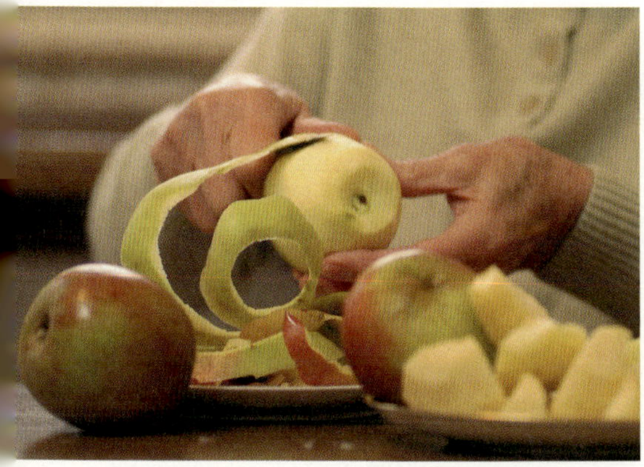

Auch „konventionelle" Altenheime wandeln sich: Hier schält eine 83-jährige Heimbewohnerin in der Etagengemeinschaftsküche Äpfel, um anschließend mit anderen Heimbewohnern einen Apfelkuchen zu backen. Ihr Ehrgeiz ist groß, die Schale nicht abreißen zu lassen – das hat sie früher schon perfekt gekonnt. Mit der Einrichtung von Gemeinschaftsküchen versuchen Heime, die Eigenständigkeit und Selbstbestimmung der alten Menschen zu fördern und zu unterstützen. [HKR 1305]

ner Aufsichtspflicht auch eher zögerlich nach. Denn geforderte Verbesserungen bedeuten meistens auch zusätzliche Kosten.

- Die Heimbewohner und ihre Angehörigen verlangen – zu Recht – eine humane und angemessene Pflege. Das erfordert vor allem zahlenmäßig ausreichendes und hinreichend qualifiziertes Fachpersonal. Aber gerade der Personaleinsatz ist der Hauptkostenfaktor eines jeden Heimbetriebs.

Doch allem Pessimismus zum Trotz gibt es Ansätze, beide Zielanforderungen miteinander zu verbinden. Einer ist z. B. die Einrichtung von Wohngemeinschaften mit Etagenküchen, in denen sich die Heimbewohner gegenseitig bekochen können und eventuell sogar waschen oder hauswirtschaftliche Dienste übernehmen. Ein anderer ist die Integration von freiwilligen Helfern und Angehörigen in die Altenpflege und -betreuung.

Alternativen zum Altenheim

Betreutes Wohnen. Anfang der 1980er Jahre entwickelten sich Modelle des **betreuten Wohnens** als Alternative zum Altenheim. Ziel der neuen Angebote war der Erhalt der Selbstständigkeit in einem altersangepassten Umfeld mit zusätzlicher Dienstleistung und Pflege. Kennzeichnend sind kleine, aber voll ausgestattete Wohnungen oder Apartments in einem Wohnkomplex mit Betreuungs- und Serviceleistungen, Gemeinschaftsräumen und zahlreichen Möglichkeiten zu gemeinsamen Aktivitäten.

(!) Wer sich für Angebote des betreuten Wohnens interessiert, sollte bei Vertragsabschluss auf eine Trennung von Grundmiete und Betreuungskosten achten. Dadurch werden Mietpreise vergleichbar, und die Kosten für unnötige Hilfsangebote lassen sich vermeiden. Falls Betreuungspauschalen im Vertrag vorgesehen sind, sollten die enthaltenen Leistungen genau definiert sein.

Seniorenwohngemeinschaften. Bilden die aktuelle Alternative zum Altenheim. Meistens durch eine private Gemeinschaftsinitiative getragen, zeigen sie, dass heute andere Vorstellungen von einem selbstbestimmten Lebensabend gelten als früher. Inzwischen gibt es außer rund 250 privat gegründeten auch immer mehr von öffentlichen oder gemeinnützigen Trägern organisierte **Seniorenwohngemeinschaften.** Meist handelt es sich um Hausgemeinschaften für noch nicht Pflegebedürftige, die es alten Menschen ermöglichen, in einer relativ selbstständigen und übersichtlichen Gemeinschaft zu leben.

i Aktuell: www.gesundheit-heute.de/13x02

- **www.hilfe-und-pflege-im-alter.de** – Serviceseite des Kuratoriums Deutsche Altershilfe (KDA, Köln): Mit zahlreichen Praxistipps und weiterführenden Adressen sowie Links zu Pflegediensten und Selbsthilfegruppen.
- **www.fgwa.de** – Forum Gemeinschaftliches Wohnen e. V., Hannover: Verein, der sich bundesweit für generationsübergreifende Wohnprojekte einsetzt. Mit Beratungsmöglichkeit, Informationen und Regionaladressen.
- **www.deutsche-seniorenliga.de** – Deutsche Seniorenliga e. V., Bonn: Verein, der die Interessen älterer Menschen vertritt. Mit (aktuellen) praxisnahen Informationen, was man beim Älterwerden und den (oft) dazugehörigen Problemen und Krankheiten bedenken muss.
- **www.senioren-initiativen.de** – Bundesarbeitsgemeinschaft Seniorenbüros e. V., Bonn: Überblick und Kontaktadressen von Senioren-Initiativen.
- Stiftung Warentest (Hrsg.): **Leben und Wohnen im Alter.** 2006 erschienener Ratgeber, der einen ausführlichen Überblick über die verschiedenen Wohnmodelle im Alter, viele Tipps und Entscheidungshilfen bietet. Empfehlenswert.
- I. Barden et al.: **Hauskrankenpflege.** Trias, 2006. Ausführlicher Ratgeber zur häuslichen Pflege. Mit praxisnahen Tipps zu häufigen Krankheiten und einfach erklärten Pflegehandgriffen.
- D. Lessing: **Das Tagebuch der Jane Somers.** Klett-Cotta, 1997. Roman, der in Tagebuchform die Veränderungsprozesse einer Pflegenden schildert. Beeindruckender als viele Sachbücher.

Krankheitsbilder im Alter

Demenz

Häufigkeit:

Demenz ***(chronische Verwirrtheit):*** Organisch bedingter, unumkehrbarer Verlust von geistigen Fähigkeiten mit fortschreitenden Gedächtnis-, Denk- und Wahrnehmungsstörungen, Persönlichkeitsveränderungen und körperlichem Abbau.

In Deutschland leben derzeit mehr als eine Million überwiegend ältere Demenzkranke, wobei die **Alzheimer-Demenz** ***(Alzheimer-Krankheit)*** und die **vaskuläre Demenz** ***(gefäßbedingte Demenz)*** am häufigsten sind. Die Demenz ist bis heute unheilbar und führt über teils jahrelange Pflegebedürftigkeit zum Tod des Kranken.

Die Demenz ist *keine* normale Alterserscheinung. Sie ist immer eine Erkrankung, deren wichtigster Risikofaktor allerdings das Alter ist. Leiden etwa 3 % der 70- bis 74-Jährigen an einer Demenz, so sind es bei den 80- bis 84-Jährigen schon über 13 % und bei den über 90-Jährigen etwa 35 %. Schätzungen gehen deshalb davon aus, dass sich die Zahl Demenzkranker in Deutschland in den kommenden Jahrzehnten auf über 2 Millionen erhöhen wird. Dies stellt den Einzelnen, seine Familie, das Gesundheitssystem und die Gesellschaft vor enorme Herausforderungen.

Die Demenz ist abzugrenzen von der akuten Verwirrtheit (→ Tab. S. 35), die die gleichen Symptome hat, aber prinzipiell umkehrbar ist.

Leitbeschwerden (über mindestens sechs Monate bestehend)

Denkstörungen:

- Gedächtnisstörungen, wobei zunächst das Kurzzeitgedächtnis, also die Merkfähigkeit und Wiedergabe *neuer* Informationen betroffen ist
- Beeinträchtigtes Urteils- und Problemlösungsvermögen, zuerst in komplexen, später auch in einfachen Situationen
- Zeitliche und räumliche Orientierungsstörungen, Personen – auch nahe Verwandte – werden schließlich nicht mehr erkannt.
- Sprach- und Wortfindungsstörungen
- Unkonzentriertheit.

Stimmungsänderungen:

- Passivität und Interesselosigkeit
- Angst und Ängstlichkeit, weil vieles nicht mehr erkannt wird

- Unangemessene Emotionen ***(emotionale Inkontinenz)***, wie plötzliche Aggression oder unbegründete Traurigkeit.

Verhaltensänderungen:

- Reizbarkeit (vor allem bei Überforderung), Unruhe, Rückzugsverhalten
- Sammelleidenschaft, Verstecken oder Verlegen von Gegenständen
- Mehrfaches Wiederholen von Fragen, Sätzen oder Handlungen
- Bewegungsdrang und -störung
- Harn- oder Stuhlinkontinenz.

Wann zum Arzt

In den nächsten Wochen, wenn Sie bei sich oder Ihrem Angehörigen eine oder mehrere der Leitbeschwerden bemerken.

In den nächsten Tagen, wenn sich die geistigen Fähigkeiten rasch verschlechtern.

Die Erkrankung

Weltbekannte Persönlichkeiten rücken das Thema Demenz immer (wieder) ins Licht der Öffentlichkeit. Ronald Reagan bekannte sich 1994 offen zu seiner Krankheit, an der er 2004 starb. Auch der Geiger Helmut Zacharias, der Politiker Herbert Wehner, der Ben-Hur-Darsteller Charlton Heston oder die Schriftstellerin Iris Murdoch litten an einer Alzheimer-Demenz.

Die Demenz ist keine einheitliche Erkrankung, sondern ein komplexes Beschwerdebild, dem unterschiedliche Ursachen zugrunde liegen – korrekt wäre deshalb der Begriff ***Demenzsyndrom.*** Mit etwa 55 % aller Fälle ist die Alzheimer-Demenz am häufigsten. An zweiter Stelle steht die vaskuläre (gefäßbedingte) Demenz (~ 20 %). Mischformen beider Demenzen machen etwa 15 % aus.

Alzheimer-Demenz

Der Name des Arztes Alois Alzheimer (1864–1915) steht für eine Erkrankung, bei der die Lebensuhr scheinbar rückwärts läuft. Betroffene sind wie in sich selbst versunken. Es scheint, als hätten sie sich selbst „verloren“. Alzheimer protokollierte diesen Zustand erstmals im Jahr 1901 bei einer 51-jährigen Frau namens Auguste Deter: „Wie heißen Sie?“ „Auguste.“ – „Familienname?“ „Auguste.“ – „Wie heißt Ihr Mann?“ „Ich glaube ... Auguste.“

Die Ursachen der Alzheimer-Demenz sind nach wie vor unklar. Genetische Faktoren spielen eine Rolle und sind Gegenstand intensiver Forschungen. So haben etwa Menschen mit einer bestimmten Genform für das **Apolipoprotein E** (ein Fette transportierendes Eiweiß im Blut) ein erhöhtes Risiko für eine Alzheimer-Demenz. Erbliche Formen der Alzheimer-Demenz sind jedoch selten. Hauptrisikofaktor der Alzheimer-Demenz ist das Lebensalter.

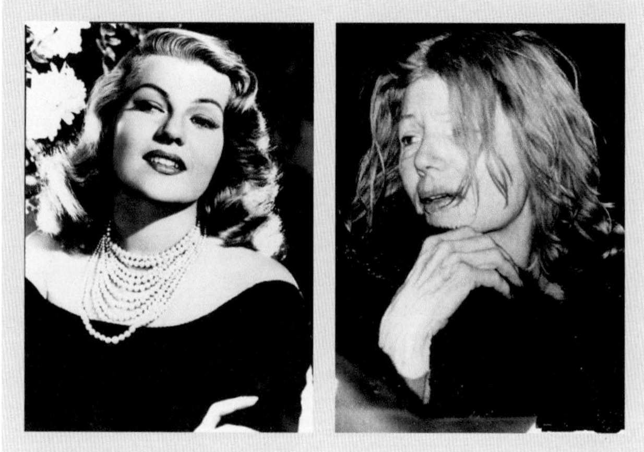

Demenz kann jeden treffen: Die US-Schauspielerin Rita Hayworth vor und nach Ausbruch der Demenz. [GTV 1309]

Veränderungen im Gehirn beginnen schon Jahre (möglicherweise Jahrzehnte) vor den ersten Beschwerden. Sie beginnen offenbar in den für Gedächtnisbildung und Sprache zuständigen Hirnarealen und breiten sich dann aus, bis sie schließlich das gesamte Großhirn betreffen. In den Nervenzellen lagern sich krankhafte **Tauproteine** in Form von Neurofibrillenbündeln ab (die normalen Tauproteine sind Eiweißmoleküle, die die Transportkanäle innerhalb der Nervenzellen stabilisieren). Zwischen den Nervenzellen sammelt sich ein unlösliches Eiweiß, das **Beta-Amyloid** *(β-Amyloidpeptid,* kurz *Amyloid).* Es entsteht durch Spaltung aus dem **Amyloidvorläuferprotein** *(Amyloid-Precursor-Protein, APP),* das nach heutigem Kenntnisstand für die Kontaktbildung zwischen den Nervenzellen eine Rolle spielt. Beide Vorgänge führen zu einem Untergang von Nervenzellen und damit zur Schrumpfung des Gehirns *(Hirnatrophie).* Das Amyloid kann sich zudem um die Blutgefäße ablagern und so zu Ernährungsstörungen der Nervenzellen führen. Auch Entzündungszeichen sind nachweisbar; ihre Bedeutung für die Krankheitsentstehung ist aber noch unklar.

Durch Funktionsstörung und Untergang von Nervenzellen ändert sich außerdem der Botenstoffhaushalt im Gehirn. Insbesondere kommt es zu einem Mangel an **Acetylcholin** (Signalmolekül, das für das Gedächtnis von besonderer Bedeutung ist) und zu einem Überschuss an Glutamat (→ S. 243). Die Beschwerden beginnen bei der Alzheimer-Demenz schleichend, in aller Regel nach dem 60. Lebensjahr. Typischerweise bleibt die Persönlichkeit des Kranken lange erhalten. Im Durchschnitt wird Alzheimer erst im vierten Jahr nach Auftreten der ersten Symptome diagnostiziert. Die Erkrankung führt immer zum fortschreitenden geistigen Abbau und zum körperlichen Verfall und endet etwa neun Jahre nach Beginn der Beschwerden mit dem Tod.

Vaskuläre Demenz

Der vaskulären Demenz liegen Gefäßerkrankungen zugrunde:

- Bei der **Multiinfarkt-Demenz** führen viele kleine Schlaganfälle bei Arteriosklerose (→ S. 721) zu kaum sichtbaren Leistungsverlusten; sie bleiben daher meist unbemerkt. Sie schädigen in ihrer Gesamtheit das Gehirn aber so stark, dass es schließlich zum Bild der Demenz kommt.
- Auch einzelne Schlaganfälle, die besonders wichtige Stellen im Gehirn treffen, können zu einer vaskulären Demenz führen.
- Eine dritte Ursache der vaskulären Demenz ist die ***Binswanger-Erkrankung.*** Bei dieser führt ein langjähriger Bluthochdruck zur Schädigung und zum Funktionsausfall vieler kleinster Arterien im Gehirn. In den von diesen Arterien versorgten Hirnarealen kommt es zum Gewebeuntergang.

Kranke mit einer vaskulären Demenz zeigen typischerweise schon früh ausgeprägte Persönlichkeits- und Stimmungsveränderungen; der Krankheitsverlauf ist eher schritt- oder schubweise als schleichend. Werden die Gefäßrisiken beseitigt, muss der geistige Abbau nicht zwangsläufig weiter fortschreiten.

Andere Demenzformen

Nur bei etwa 10 % der Demenzkranken ist die Demenz auf andere Ursachen zurückzuführen, z. B. auf eine **frontotemporale Demenz** ***(Pick-Krankheit).*** Sie heißt so, weil die Abbauvorgänge hier vor allem den Stirn- und Schläfenlappen betreffen. Die Krankheit zeigt sich meist schon um das 50. Lebensjahr. Typischerweise treten Verhaltensänderungen (vor allem Unzuverlässigkeit, Taktlosigkeit, Aggressivität) früh und Gedächtnisstörungen erst spät auf.

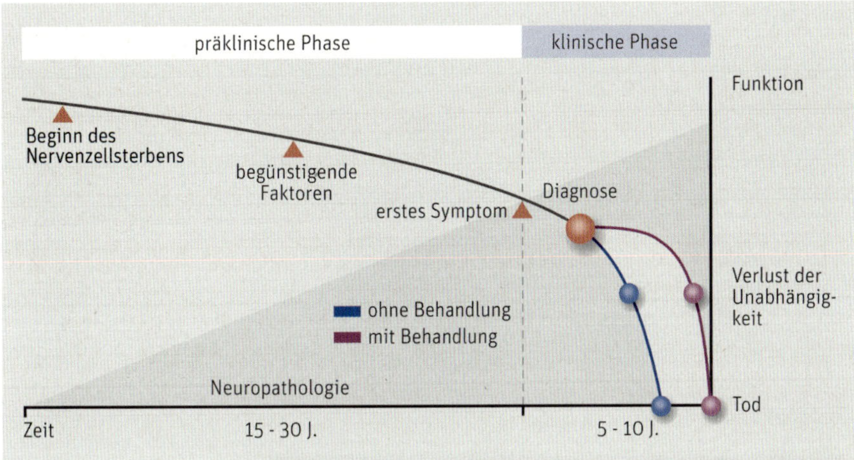

*Verlauf einer **Demenz** in der Zeitachse. Besonderheit dieser schweren Erkrankung ist die bis über 20 Jahre umfassende präklinische Phase. In dieser nehmen messbare Hirnleistungsdefizite langsam zu, können aber noch kompensiert werden.* [ASM 1308]

Weitere Demenzursachen sind die ***Parkinson-Krankheit*** (→ S. 1140), die ***Huntington-Krankheit*** (→ S. 1143) und die ***Creutzfeldt-Jakob-Krankheit*** (→ S. 1157).

Außerdem können noch eine Vielzahl weiterer Erkrankungen Hirnleistungsstörungen hervorrufen, z. B. ein Normaldruckhydrozephalus (→ S. 1158), eine chronische Subduralblutung (→ S. 1153) oder Gehirntumoren (→ S. 1149).

Das machen Arzt, Pflegende und andere Therapeuten

Es beginnt meist damit, dass den Angehörigen und (seltener) auch dem Kranken selbst auffällt, dass „der Kopf irgendwie nicht mehr in Ordnung ist". Und hier fangen die Probleme schon an. Wie damit umgehen? Offen darüber reden und früh testen lassen? Oder angesichts der eingeschränkten Behandlungsmöglichkeiten und der schlechten Prognose doch lieber so lange wie möglich tun, als ob nichts wäre? Die Tendenz geht heute eindeutig zu einem offenen Umgang mit frühzeitigen Tests und Aufklärung des Patienten, sofern dies sein Wunsch ist. Sehr viele Betroffene empfinden die Ungewissheit als äußerst quälend, sodass Nichtaufklärung nicht unbedingt Schonung des Patienten bedeutet. Zu bedenken ist außerdem, dass viele Entscheidungen, auch finanzieller und rechtlicher Art (z. B. Vorsorgevollmacht und Patientenverfügung) nur in der Frühphase einer Demenz noch mit dem Kranken zusammen möglich sind. Bei Nichtaufklärung hat der Kranke keine Chance, über sich selbst zu bestimmen. Manche Betroffene leugnen jedoch ihre Probleme und gehen auf keinerlei Gesprächsangebot seitens der Angehörigen oder des Arztes ein. Diese Haltung sollte ebenfalls akzeptiert werden, denn es gibt auch ein Recht auf Nichtwissen.

Schweregrad	Anzeichen
Beginnende Demenz	➤ Erhaltene Alltagsselbstständigkeit ➤ Störungen des Kurzzeitgedächtnisses ➤ Fehlbeurteilung vor allem komplexer Situationen/Sachverhalte, erste Orientierungsprobleme in fremder Umgebung ➤ Wortfindungsstörungen, nicht präsente Wörter werden umschrieben ➤ Stimmungsschwankungen, Antriebsarmut und Reizbarkeit
Fortgeschrittene Demenz	➤ Zunehmende Hilfsbedürftigkeit im Alltag; die Suppe wird z. B. im Wasserkocher warm gemacht ➤ Massive Vergesslichkeit von Terminen und Namen ➤ Fortschreitende Orientierungsstörungen; nach dem Einkauf wird z. B. die eigene Straße nicht mehr gefunden ➤ Gestörter Tag-Nacht-Rhythmus ➤ Gesteigerte Unruhe und Aggressivität
Schwere Demenz	➤ Unfähigkeit selbst zu einfachen Alltagstätigkeiten ➤ Kontrollverlust über Körper und Sprache (z. B. Inkontinenz, praktisch keine sprachlichen Fähigkeiten mehr) ➤ Kompletter Orientierungsverlust ➤ In der Folge völlige Pflegebedürftigkeit

Schweregrade der Demenz. *Die Übergänge sind fließend. Im Durchschnitt dauert jede der Phasen drei Jahre; es gibt jedoch große Abweichungen im Einzelfall.*

Diagnosesicherung. Neben dem Gespräch mit dem Patienten und seinen Angehörigen hilft es dem Arzt zu wissen, wie Menschen den Patienten beurteilen, die ihn länger nicht gesehen haben, da diesen Veränderungen oft eher auffallen. Zu dieser ersten Bestandsaufnahme gehört immer auch eine gründliche Durchsicht der eingenommenen Medikamente, da zahlreiche Medikamente die Hirnleistung verschlechtern können. Eine eingehende körperliche Untersuchung deckt z. B. neurologische Auffälligkeiten auf, die bei der Alzheimer-Demenz selten, bei den anderen Formen der Demenz aber häufig sind.

Objektivieren lassen sich Gedächtnis und Denkvermögen durch standardisierte Tests. Suchtests, z. B. der ***Mini-Mental-Status-Test (MMST)*** oder der **DemTect** dauern 15–30 Minuten und sind beim Hausarzt, Neurologen oder in speziellen ***Gedächtnissprechstunden*** oder ***-ambulanzen*** möglich. Bei Bedarf werden sie durch aufwendigere Tests ergänzt.

Blutuntersuchungen (mit Bestimmung des Vitamin-B12- und Folsäurespiegels sowie der Schilddrüsenhormone), eine Teststreifenuntersuchung des Urins, EKG und CT (→ S. 1268) bzw. Kernspin (→ S. 1269) des Kopfs gelten als Minimalprogramm, um behandelbare Ursachen auszuschließen. Insbesondere das Kernspin gibt Hinweise darauf, ob eine Alzheimer- oder eine vaskuläre Demenz wahrscheinlich ist.

Weitergehende Untersuchungen schließen sich je nach Einzelfall an, z. B. ein Ultraschall der Halsgefäße bei Verdacht auf vaskuläre Demenz oder eine Liquoruntersuchung (→ S. 1119), um Entzündungen auszuschließen, gegebenenfalls mit Bestimmung von Tauproteinen und Amyloidpeptid. Das Positronenemmissionstomogramm (PET → S. 1121) erlaubt eine weitere Differenzie-

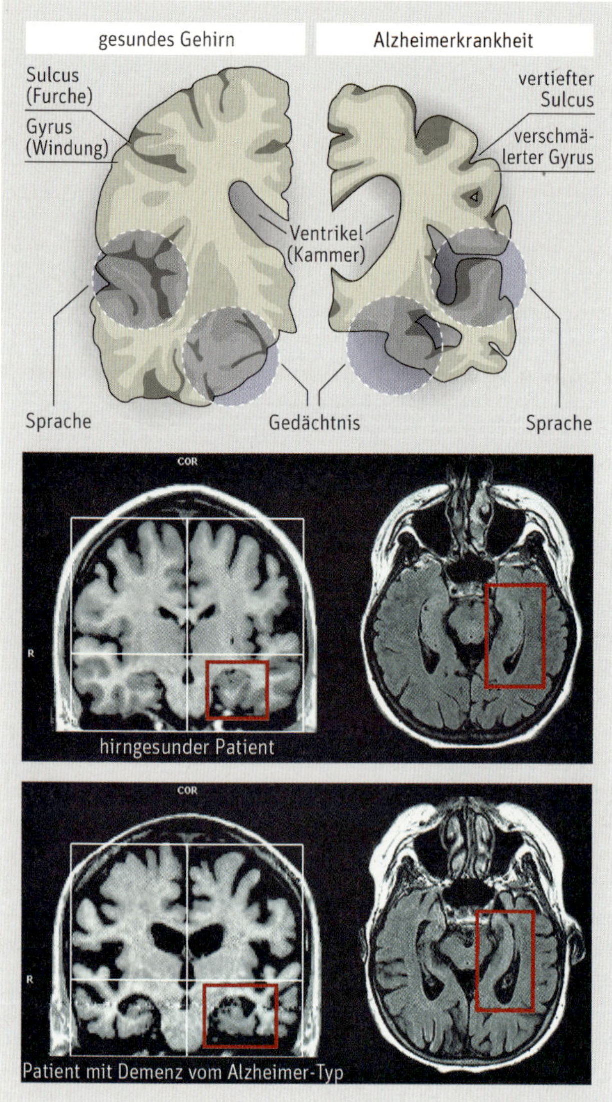

Oben links das „voller" wirkende Gehirn eines Hirngesunden im Vergleich zum geschrumpft und eingefallen erscheinenden Gehirn eines Alzheimerpatienten rechts.
Diese drastischen Veränderungen lassen sich auch im ***Kernspin von Demenzkranken*** *im Vergleich von Hirngesunden leicht nachvollziehen (Mitte und unten). Besonders starke Auswirkungen haben die Ausweitung der Furchen zwischen den Gehirnwindungen und Hirnkammern und die Verschmälerung der Hirnwindungen. Hierdurch werden das Sprachzentrum geschädigt und die Gedächtnisbildung stark erschwert.* [ASM, GTV 1310]

rung, kann aber nur in wenigen Krankenhäusern durchgeführt werden.

Zweifelsfälle. Manchmal zeigen die Tests eine leichte Verminderung der geistigen Fähigkeiten, die Alltagsfähigkeiten sind aber nicht eingeschränkt. Diese diagnostische Grauzone heißt ***leichte kognitive Störung.*** Hier kann nur die weitere Beobachtung zeigen, ob die geistigen Fähigkeiten stabil bleiben, oder ob es sich um das Frühstadium einer Demenz handelt.

Auch Demenz und Depression (→ S. 1181) sind bisweilen kaum voneinander zu trennen. Viele Demenzkranke haben depressive Verstimmungen, und umgekehrt klagen viele depressive Menschen über eine Verschlechterung ihrer geistigen Fähigkeiten, sodass hierfür der Begriff **Pseudodemenz bei Depression** ***(Scheindemenz)*** geprägt wurde. Ist eine Diagnose nicht zweifelsfrei möglich, wird zunächst die Depression medikamentös behandelt.

Differenzialdiagnose

(!) Wichtig ist die Abgrenzung der Demenz von der **Altersvergesslichkeit,** heute etwas feiner als ***alters-assoziierte Gedächtnisstörung*** bezeichnet. Aber wo ist die Grenze zwischen „normaler" Altersvergesslichkeit und beginnender Demenz? Eine beginnende Demenz könnte vor allem vorliegen, wenn:

- Die Gedächtnisstörungen „anders" sind als früher, sich die Brille beispielsweise nicht im Bad, sondern im Kühlschrank wiederfindet, Erlebnisse komplett vergessen werden und auch Notizzettel nicht mehr helfen
- Weitere Auffälligkeiten hinzukommen, z. B. undeutliches Sprechen und häufiges „Faden verlieren", Probleme bei den Bankgeschäften oder Gebrauchsanweisungen, aber auch Ungeschicklichkeiten und Persönlichkeitsveränderungen
- Die Störungen den beruflichen und häuslichen Alltag beeinträchtigen.

Medikamentöse Therapie. Lässt sich eine Grunderkrankung feststellen, wird diese therapiert. Bei 90 % der Betroffenen ist dies jedoch nicht der Fall. Die medikamentöse Behandlung besteht dann aus drei Teilen:

- Die bei älteren Menschen häufig auftretenden internistischen Erkrankungen, z. B. Herzschwäche oder Bluthochdruck, werden konsequent behandelt, um eine hierdurch verursachte Durchblutungsstörung mit Verschlechterung der Hirnfunktion zu vermeiden. Ganz besonders wichtig ist dies bei einer vaskulären Demenz. Medikamente, die die Hirnleistung verschlechtern können, werden – wenn möglich – weggelassen oder durch andere Medikamente ersetzt.
- Medikamente zur Verbesserung der Gehirnleistung (Antidementiva) werden in Fach- wie Laienpresse kontrovers diskutiert. Was sie leisten können und was nicht, lesen Sie im Kasten → S. 449.
- Auch bei gesicherter Demenz sollten schwere depressive Verstimmungen medikamentös behandelt werden (→ S. 1184). Im Krankheitsverlauf ist es außerdem oft nicht zu umgehen, Medikamente gegen besonders belastende Verhaltensweisen zu verabreichen, z. B. Risperdal® gegen Unruhe, Aggressionen oder Wahnvorstellungen oder Dipiperon® gegen Schlafstörungen.

Milieutherapie

Da die heute verfügbare medikamentöse Therapie eine Demenz nicht heilt und auch den Alltag für den Kranken und seine Bezugspersonen nicht erleichtert, kommt vor allem der **Milieutherapie** ***(Milieugestaltung)*** eine große Bedeutung zu. Dazu gehört die Schaffung eines konstanten Umfelds durch möglichst gleichbleibende Bezugspersonen, konstante Tagesabläufe, gleichbleibende Aufenthaltsorte und die Vermeidung von Gefahren. Dies heißt:

- Die Aufenthalts- oder Wohnräume sind übersichtlich, bieten ausreichend Bewegungsfreiheit und sind frei von gefährlichen Gegenständen wie spitzkantigen Schränken oder Klappstühlen. Als Beleuchtung empfiehlt sich helles, warmes Licht (keine Neonröhren). Auch die bekannten Lieblingsfarben sollten sich in den Räumen wiederfinden, z. B. in Bildern, Vorhängen oder Tagesdecken. Ist ein Umzug ins Pflegeheim notwendig, bieten dem Kranken seit langem ans Herz gewachsene Gegenstände wie Urlaubssouvenirs oder selbst geknüpfte Teppiche, die an der Wand hängen sollten (auf dem Boden liegende kleine Teppiche sind Stolperfallen) Orientierungshilfen und bewirken im vorerst fremden Heimzimmer ein Gefühl von „zu Hause". Persönliche Gegenstände und damit verbundene Erinnerungen sind wichtig, auch wenn der Betroffene zunächst den Eindruck erweckt, dass er diese ignoriert.

- Tagsüber vermitteln vertraute Abläufe, z. B. feste Schlafens- und Aufwachzeiten, der Vormittagsspaziergang oder das nachmittägliche Kaffeetrinken ein Gefühl von Sicherheit und Geborgenheit. Rituale helfen bei der Tagesstrukturierung; das kann z. B. auch ein Lied sein, das immer gemeinsam vor den Mahlzeiten gesungen wird. Die Tagesstruktur sollte von den Gewohnheiten und Bedürfnissen des Kranken und nicht von den Vorstellungen der Betreuenden geprägt sein.
- Alltagsrisiken werden minimiert. Beispielsweise elektrische Geräte nur gemeinsam mit einem Betreuer benutzen oder steile Kellertreppen sichern bzw. notfalls ganz meiden.

Biografiearbeit

Wer die Biografie von Demenzkranken kennt – Herkunft, Kindheitserlebnisse, Freundschaften, Beziehungen, Vorlieben, Eigenschaften – kann ihr Verhalten und die damit verbundenen Bedürfnisse manchmal besser verstehen und verständlicher darauf reagieren. Die Biografie ist oft der Schlüssel zu noch vorhandenen Fähigkeiten, die es zu fördern gilt, damit sie möglichst lange erhalten bleiben. Viele Demenzkranke

- Singen gern und erinnern sich häufig an Lieder- und Gedichtstrophen aus ihrer Kindheit. Sie können diese problemlos auswendig vortragen. Singen ist aber auch ein gutes Ablenkungsmittel in angespannten Situationen und kann bei Ritualen helfen, etwa dem Schlafengehen, das z. B. mit einem Abendlied eingeleitet wird.
- Verlernen oft nicht die Fähigkeiten, die sie in früheren Zeiten erworben haben, z. B. Klavierspielen, Tanzen oder Schreibmaschineschreiben. Diese Fähigkeiten sollten so lange wie möglich gefördert werden.
- Nehmen Düfte wahr und lassen sich durch sie zu Erinnerungen anregen. Kaffeeduft, Zigarrenrauch oder das (frühere) Lieblingsparfüm rufen manchmal schöne Erlebnisse wach.

Warnhinweis: Überforderung trainiert nicht, sondern führt dem Kranken nur seine Defizite vor Augen, macht ihn ratlos und verursacht Stress, wodurch sich die Gehirnleistung weiter verschlechtert. Gedächtnistraining oder „Gehirnjogging" sind wenig und allenfalls im Frühstadium hilfreich.

Unterstützung durch Angehörige

Den Angehörigen kommt in der Welt des Demenzkranken eine zentrale Bedeutung zu. Gut zwei Drittel aller Kranken werden zu Hause von der Familie betreut, unter für Außenstehende oft kaum nachvollziehbaren Belastungen. Um an diesen Belastungen nicht zu zerbrechen, sollten sich Angehörige rechtzeitig über den Krankheitsverlauf informieren. Dazu können sie Beratungsstellen oder Pflegekurse besuchen, die häufig auch von Krankenkassen finanziert werden. Dort bekommen sie Praxistipps, können sich mit anderen Betroffenen austauschen und Rat finden.

Pharma-Info: Medikamente gegen Demenz (Antidementiva)

Antidementiva sollen die gestörte Hirnleistung verbessern und die sprachlichen und lebenspraktischen Fähigkeiten sowie das Verhalten des Patienten günstig beeinflussen.

Durch den Nervenzellenuntergang entsteht bei der Alzheimer-Demenz ein Mangel des Botenstoffes Acetylcholin im Gehirn. **Acetylcholinesterasehemmer** *(AChE-Hemmer)* vermindern den Acetylcholinabbau und erhöhen so die Acetylcholinkonzentration. In Deutschland zugelassen sind Donepezil (z. B. Aricept®), Galantamin (z. B. Reminyl®) und Rivastigmin (z. B. Exelon®). Die Wirksamkeit der Acetylcholinesterasehemmer bei Alzheimer-Demenz wird von der Fachwelt überwiegend bejaht, wobei alle Substanzen als gleichwertig anzusehen sind. Zu viel erhoffen darf man sich nicht:

- Zum einen wirken Acetylcholinesterasehemmer aus bislang ungeklärten Gründen nicht bei jedem Kranken gleich. Selbst wenn sie wirken, ist dies aus bisher nicht bekannten Gründen auf Wochen bis Monate begrenzt. Im besten Falle vermögen Acetylcholinesterasehemmer den Zustand des Betroffenen für etwa ein Jahr zu stabilisieren.
- Zum anderen haben die Acetylcholinesterasehemmer häufig Nebenwirkungen, vor allem Übelkeit, Erbrechen und Durchfall, aber auch Herzrhythmusstörungen, Schlaflosigkeit und Erregungszustände. Deshalb wird mit einer niedrigen Dosis begonnen und diese dann über mindestens einen Monat langsam gesteigert.

Zeigt sich drei Monate nach Erreichen der Höchstdosis keine Wirkung, wird das Medikament wieder abgesetzt. Ob Acetylcholinesterasehemmer bei einer vaskulären Demenz helfen, ist umstritten. Auch bei Erreichen einer schweren Demenz ist eine signifikante Wirkung nicht mehr zu erwarten, so jedenfalls das Ergebnis von Studien [D02].

Memantin (z. B. Axura®, Ebixa®) beeinflusst den Glutamatstoffwechsel im Gehirn und den Kalziumeinstrom in die Nervenzellen. Die prinzipiellen Überlegungen zum Einsatz von Memantin entsprechen im Wesentlichen denen bei Acetylcholinesterasehemmern. Die häufigsten Nebenwirkungen sind Schwindel, Unruhe und Erregungszustände. Die Kombination von Acetylcholinesterasehemmern und Memantin ist möglich und wird zunehmend empfohlen.

Nimodipin (z. B. Nimotop®) soll den gestörten Kalziumhaushalt der Nervenzellen günstig beeinflussen. Angesichts der belegten Wirksamkeit von Memantin erscheint dieser Wirkmechanismus zwar logisch, eine Wirkung ist aber bislang nicht belegt.

Dihydroergotoxin (z. B. Hydergin®) und Piracetam (z. B. Nootrop®, Normabrain®) sind zwar lange bekannt (und häufig eingesetzt), eine Wirkung auf die Gehirnleistung ist aber ebenfalls nicht erwiesen.

Insgesamt ist das medikamentöse Therapieangebot für die Demenz unbefriedigend.

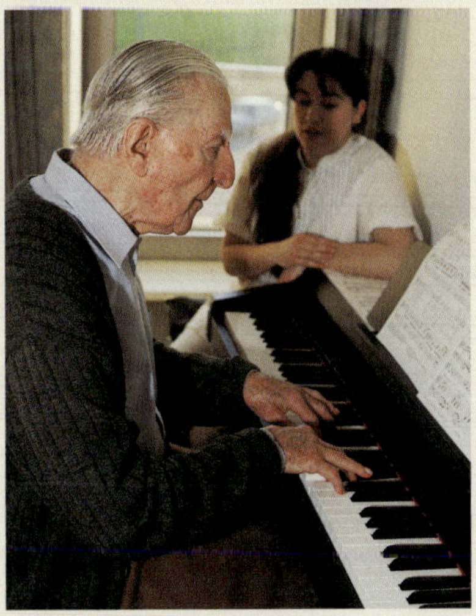

Früher erworbene Fähigkeiten Demenzkranker bleiben erstaunlich lange erhalten. Ob Antidementiva dies unterstützen können, ist unklar. [ADM 1311]

Mit Demenzkranken richtig umgehen. „In mir passt nichts zusammen“, sagt eine Frau verwundert zu ihrer Tochter und drückt damit aus, wie sehr sie Veränderungen spürt, die in ihrem Inneren vorgehen, und wie sehr sie diese verunsichern, ohne dass sie sie begreifen kann. Um solche Aussagen zu verstehen, muss man ein wenig in die Welt der Demenz eintauchen. Dazu helfen folgende Gedanken:

Demenzkranke meinen, alles richtig zu machen. Wer sie verbessert, macht sie oft unsicher. Sie leiden am Verlust ihrer Autorität und spüren, wenn man sie nicht ernst nimmt oder gar über sie lacht. Die Empfehlung deshalb: Seien Sie sparsam mit Kritik. Lösen Sie wiederkehrende Alltagsprobleme lieber im Hintergrund.

Demenzkranke vertuschen ihre Unsicherheit, indem sie sich den Alltag oft „vereinfachen“. Beispielsweise ziehen sie alles an, was sie finden, weil sie die jeweilige Jahreszeit und entsprechende Temperaturen nicht mehr richtig einschätzen können. Aber auch ein Bademantel für den Gang zum Supermarkt ist für sie durchaus normal. Die Empfehlung deshalb: Legen Sie – ohne groß darüber zu reden – am Vorabend die für den Folgetag geeignete Wäsche an immer der gleichen Stelle bereit.

Demenzkranke verzweifeln, wenn sie ihre persönlichen Dinge nicht finden. Dinge, die sie selbst versteckt haben, z. B. ihr Portemonnaie, ihre Uhr oder den Wohnungsschlüssel. Besprechen Sie mit dem Kranken sichere Plätze und nennen Sie diese immer wieder. Treffen Sie Vorsorge, indem Sie z. B. einen Schlüsselfinder kaufen und zusätzlich einen Reserveschlüssel beim Nachbarn deponieren. Entfernen Sie aus dem Portemonnaie alle wichtigen Versicherungs- und Geldkarten und kaufen Sie ein neues Portemonnaie

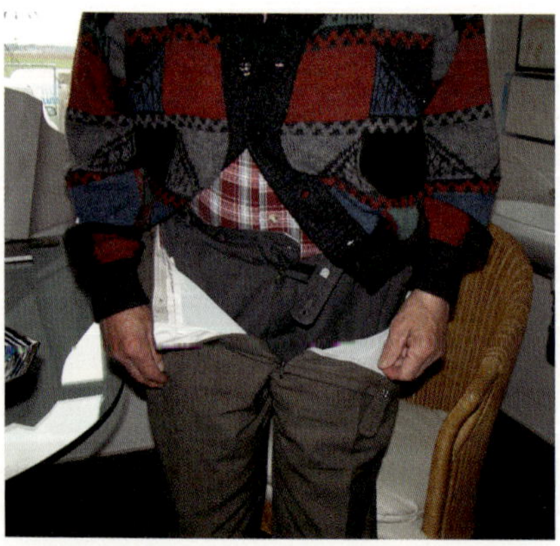

87-jähriger Mann mit fortgeschrittener Demenz. Viele Betroffene wissen einfach nicht mehr, welche Kleidung zu welcher Jahreszeit passt und ziehen mehrere Kleidungsstücke übereinander an. Hier hilft nur Geduld und Toleranz. [RKL 1312]

in einer auffälligeren Farbe. Ersetzen Sie die wertvolle Uhr durch eine weniger teure im gleichen Design.

Demenzkranke sprechen gern in „Gesprächsschablonen“, sodass Außenstehende oft nicht merken, wie hilflos sie sind. Genauso sind sie oft stundenlang mit ritualisierten „Tätigkeitsschleifen“ beschäftigt, wie Putz- oder Aufräumaktivitäten. Lassen Sie den Betroffenen machen, was er meint machen zu müssen – halten Sie aber am strikten Tagesablauf fest. Insbesondere feste Essenszeiten bieten eine ideale Gelegenheit, „unsinnige“ Aktivitäten zu beenden oder zumindest zu unterbrechen.

Demenzkranke haben Halluzinationen; sie hören z. B. laute Musik und strafende Stimmen. Sie haben dann häufig das Gefühl, dass mit ihnen geschimpft wird. Die Umgebung darf nicht zu reizarm sein, ein gewisses Maß an Radio und TV sind in Ordnung, weil es auch das Gehirn des Betroffenen sinnvoll beschäftigt. Und ansonsten: Immer darauf eingehen, wenn Sie um Ihre Meinung gefragt werden und immer wieder geduldig die Aussagen des Kranken richtigstellen.

Realitätsorientierungstraining. An Demenz Erkrankte wissen oft nicht, in welcher Zeit sie sich gerade befinden und driften in die Vergangenheit ab. Manchmal hilft hier das **Realitätsorientierungstraining** *(ROT)*. Es bietet dem Kranken immer wieder Informationen, die ihm die Orientierung zurückgeben, z. B. durch eine gut lesbare Uhr im Wohnzimmer oder indem der Gesprächspartner den jeweiligen Wochentag in das Gespräch einfließen lässt. Solange ein Kranker Notizzettel und andere Merkhilfen nutzen will und diese als hilfreich empfindet, sollte er sie auch verwenden, auch dann, wenn es einem Gesunden als umständlich erscheint.

Demenzkranke haben einen großen Bewegungsdrang – besonders wenn sie unsicher sind und innere Unruhe verspüren. Schaffen Sie Raum für diesen Bewegungsdrang in Gärten mit Rundwegen oder Rundgängen in Wohnbereichen mit ausreichend Sitzmöglichkeiten, um sich auszuruhen. Auch zu Hause ist barrierefreies Umhergehen möglich, wenn die Türen innerhalb der Wohnung geöffnet sind und gefährliche Gegenstände aus dem Weg geräumt werden.

Die findige Ehefrau des erkrankten Herrn B. hat den Flur und die Ausgangstür der Wohnung mit einer Fototapete beklebt und davor einen Sessel gestellt. Nun ruht sich ihr Ehemann dort gerne aus, statt durch die Wohnungstür nach draußen zu verschwinden.

Nähen oder heften Sie Adresskärtchen mit der Telefonnummer in die Kleidung oder in

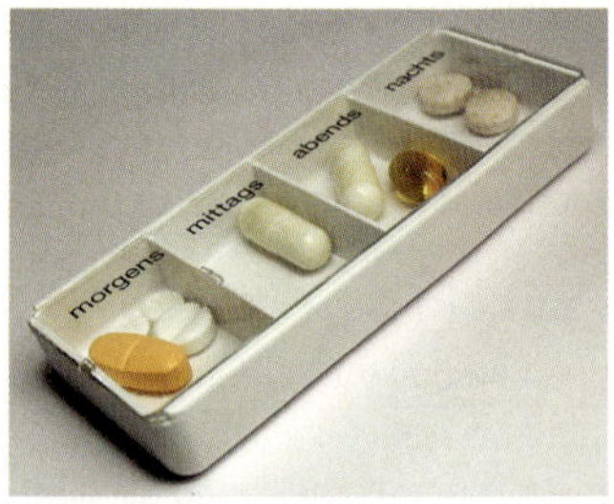

Demenzkranke im fortgeschrittenen Stadium nehmen die ihnen verordneten Arzneimittel am besten unter Aufsicht ein. Es empfiehlt sich, für die tägliche Einnahme einen Tablettenschieber zu verwenden und darauf zu achten, angebrochene Tablettenschachteln nicht herumliegen zu lassen. [FDI 1313]

das Portemonnaie. Mittlerweile gibt es auch Funkmelder, die Sie dem Demenzkranken um das Handgelenk binden können.

Demenzkranke sind oft aggressiv oder traurig bis depressiv. Hier ist guter Rat teuer: Das Schimpfen und die Einengung durch Bevormundung sind falsch; auch Übervorsorglichkeit ist fast immer ungünstig.

Mit Demenzkranken sprechen. Wer mit Demenzkranken spricht, sollte in einfachen Sätzen reden. Dies bedeutet aber nicht, in die „Babysprache“ zu verfallen; denn der Kranke ist trotz seiner Einschränkungen ein Erwachsener und kein Kind. Angemessen reden bedeutet:

- Den Demenzkranken direkt und offen ansprechen und niemals über seinen Kopf hinweg; im schlimmsten Fall wird so nur sein Misstrauen geschürt.
- Kurze ganze Sätze formulieren und Pausen machen
- Verneinungen und Füllwörter („nicht“, „niemand“, „keiner“, „eigentlich“, „an sich“) vermeiden, da sie häufig überhört werden. Vom Hinweis „Keiner will Dir Böses“ nimmt der Betroffene vielleicht nur den Begriff „Böses“ wahr.
- Möglichst Namen und Begriffe verwenden, die der Kranke kennt. Bildhafte Beschreibungen vermeiden (statt: „Schau mal, hast Du da nicht auch gerade eben unseren jungen Nachbarn mit dem kirschfarbenen Mantel vorbeigehen gesehen?“ lieber: „Schau! Da kommt Sebastian! Er hat einen roten Mantel an.“)
- Über Wiederholungen des Gesagten nicht lachen, sondern darauf eingehen. Auch sich wiederholt vorzustellen gehört notfalls dazu.
- Erklären, was man gerade macht („Ich hole Dir jetzt ein Handtuch aus dem Schrank. Damit trockne ich Dir dann Dein Gesicht ab.“)

- Fragen stellen, auf die der Betroffene eindeutig mit „Ja" oder „Nein" antworten kann. Ihm für die Antwort ausreichend Zeit lassen
- Darauf achten, dass die Informationen für den Betroffenen in der momentanen Situation von Bedeutung sind („Gleich gibt es Mittagessen", aber nicht: „Im Mai machen wir dann einen schönen Ausflug.")
- Die eventuell aufkommende Enttäuschung über das von Ihnen vielleicht nicht wie gewünscht verlaufene Gespräch nicht zeigen. Wie jeder Mensch empfinden auch Demenzkranke ein abruptes Wegdrehen oder Aufstehen als verletzend.

Vorsorge

Einen effektiven Schutz vor Demenzerkrankungen gibt es nicht. Je älter ein Mensch wird, desto höher ist das Risiko, an Demenz zu erkranken. Folgende Maßnahmen verringern aber das Risiko, sofern man früh genug damit beginnt:

Fit halten. Wissenschaftliche Untersuchungen belegen, dass geistig und körperlich aktive Menschen seltener an Demenz erkranken als inaktive. Es ist aber davon auszugehen, dass eine gewisse „Mindestdosis" von Aktivitäten erforderlich ist. Der tägliche 5-Minuten-Blick in die Tageszeitung oder der Spaziergang zum Briefkasten reichen nicht. Nutzen Sie daher im Alltag alle Gelegenheiten, geistig und körperlich in Bewegung zu bleiben.

Versuchen Sie ebenfalls, Ihren Kopf einmal täglich herauszufordern. Das heißt nicht, sich permanent mit Gedächtnisübungen, komplizierten Rechenaufgaben oder anstrengenden Sachbüchern zu überfordern. Lösen Sie Kreuzworträtsel, legen Sie Puzzles, lesen Sie einen Roman, gehen Sie ins Kino oder ins Theater. Helfen Sie den (Enkel-)Kindern bei den Hausaufgaben, suchen Sie das Gespräch und die Diskussion mit anderen Leuten, z. B. in Cafés oder Volkshochschulkursen. Wagen Sie immer wieder etwas Neues, das Ihnen Befriedigung gibt oder Spaß macht.

Ernährung. Eine fett- und kalorienarme Ernährung reduziert das Risiko, an Demenz zu erkranken. Der Verzicht auf Kaffee oder Alkohol wirkt nach heutigem Kenntnisstand nicht vorbeugend, beides kann deshalb in Maßen genossen werden.

Medikamente. Medikamente können derzeit nicht zur Vorbeugung empfohlen werden. Es gibt Hinweise darauf, dass die gegen Fettstoffwechselstörungen eingesetzten Statine (→ S. 768, S. 697) risikomindernd wirken, bewiesen ist dies aber noch nicht. Entzündungshemmer (NSAR → S. 996) haben in Studien ebenso enttäuscht wie Vitaminpräparate. Die langjährigen Hoffnungsträger Östrogene (→ S. 850) sind nicht empfehlenswert; sie erhöhen möglicherweise sogar das Demenzrisiko.

Komplementärmedizin

Komplementärmedizinische Maßnahmen zielen in erster Linie auf eine Verbesserung der Lebensqualität der Betroffenen, einen Einfluss auf die Abbauprozesse im Gehirn haben sie nicht. Entsprechend unbefriedigend ist auch hier die Therapie der Demenz.

Pflanzenheilkunde. Zur Verbesserung der Hirnleistung werden unzählige Substanzen empfohlen, u. a. ***Ginkgo-biloba-Extrakte (GBE),*** z. B. Tebonin®. Studien zur Wirksamkeit von Auszügen des Ginkgobaums (auch Fächerblatt- oder Frauenhaarbaum genannt) zeigten uneinheitliche Ergebnisse, insgesamt ist eine positive Wirkung aber wahrscheinlich. Werden Ginkgo-Präparate allein eingenommen, haben sie nur geringe Nebenwirkungen. Zusammen mit den von älteren Patienten häufig eingenommenen Plättchen- oder Blutgerinnungshemmern, z. B. niedrig dosierte Acetylsalicylsäure (→ S. 740), kann sich aber das Blutungsrisiko erhöhen. Deshalb sollten auch rezeptfreie Ginkgo-Präparate nicht ohne Rücksprache mit dem Arzt eingenommen werden.

Einige pflanzliche Präparate, z. B. Ginseng oder Knoblauch, werden ebenfalls zur Verbesserung der geistigen Leistungsfähigkeit beworben. Trotz positiver einzelner Studienergebnisse gibt es für die Wirksamkeit jedoch keine überzeugenden Belege.

Orthomolekularmedizin (→ S. 238). Abgesehen von einigen seltenen Hirnleistungsstörungen durch Vitaminmangel gibt es keinen Nachweis dafür, dass hoch dosierte Vitamingaben gegen eine Demenz wirksam sind. Anders verhält es sich mit den Nahrungsergänzungsmitteln Alpha-Tocopherol (Vitamin E), Lecithin, Dimethylaminoethanol, Phosphatidylserin und Acetyl-1-Karnitin: Hierzu liegen einige ermutigende Studienergebnisse vor, die auf eine Verbesserung insbesondere der kognitiven Leistungsfähigkeit in den frühen Stadien einer Demenzerkrankung schließen lassen.

Akupunktur (→ S. 1249). Nach Erfahrungsberichten hat die Akupunktur positive Effekte bei einigen Demenzpatienten.

Physikalische Therapie (→ S. 1222). Nicht zuletzt dank ihrer entspannenden Wirkung scheinen sich regelmäßige Massagen günstig auf Angstzustände bei Demenzpatienten auszuwirken.

Musiktherapie (→ S. 1178). In einigen auf Demenzerkrankungen spezialisierten Pflegeeinrichtungen ist die Musiktherapie inzwischen fester Bestandteil des therapeutischen Konzepts. Studien legen nahe, dass vor allem Demenzpatienten, die zu aggressivem Verhalten neigen, davon profitieren.

i Aktuell: www.gesundheit-heute.de/13x03

- **www.deutsche-alzheimer.de** – Deutsche Alzheimer Gesellschaft e. V., Berlin: Broschüren für Betroffene und Angehörige zum Herunterladen, Adressen von Selbsthilfegruppen, Gedächtnissprechstunden und verschiedenen Beratungsmöglichkeiten, Literatur- und Linkliste.
- **www.alzheimerforum.de** – Alzheimer Angehörigen-Initiative e. V., Berlin: Informations- und Kommunikationsplattform mit E-Mail-Beratung und Internet-Selbsthilfegruppen.
- Deutsche Seniorenliga e. V. (Hrsg.): **Alzheimer Erkrankung** und **Alzheimer erkennen** und **Pflege von Alzheimer-Patienten.** Diese und andere Broschüren sind kostenlos bestellbar auf der zugehörigen Website **www.deutsche-seniorenliga** (Bonn) unter der Rubrik Initiativen & Partner.
- Bundesministerium für Gesundheit (Hrsg): **Wenn das Gedächtnis nachlässt.** Ausführliche Broschüre zu Demenz und häuslicher Pflege. Zum Bestellen oder kostenlosen Herunterladen auf der dazugehörigen Website **www.bmg.bund.de,** Rubrik Publikationen, dann weiter bei Pflege.
- G. Krämer: **Alzheimer-Kranke betreuen.** Das Wichtigste über Umgang und Pflege. Trias, 2001. Fachlich fundierter Ratgeber, gut zum Nachschlagen.
- N. Feil: **Validation in Anwendung und Beispielen.** Reinhardt Verlag, 2007. Auch wenn man nicht alle Auffassungen der Autorin teilen muss, vermittelt dieses Buch eine wertvolle neue Sicht auf den verwirrten alten Menschen.
- M. Suter: **Small World.** Diogenes, 2000. Eingebaut in eine Kriminalgeschichte wird aus Sicht eines Betroffenen genau und verständlich die Demenz geschildert.

Dekubitus

Häufigkeit:

Dekubitus ***(Druckgeschwür, Wundliegen, Dekubitalulkus, Dekubitalgeschwür):*** Schlecht heilende Wunde infolge Minderdurchblutung der Haut mit oberflächlichen oder tiefen Gewebedefekten (Geschwüren) in Haut und Unterhaut. Bei älteren, bettlägerigen Menschen meist Folge des über Monate bis Jahre einwirkenden Auflagedrucks auf bestimmte Hauptpartien.

Die Erkrankung

Eine Verletzung der Haut durch einen Dekubitus ist eines der folgenschwersten und am meisten verbreiteten Probleme bettlägeriger Menschen. Experten schätzen, dass bis zu 30 % der zu Hause betreuten Patienten und

50 % der alten Menschen in Pflegeheimen und geriatrischen Kliniken zumindest zeitweise an einem Dekubitus leiden. Die meisten dieser schmerzhaften Druckgeschwüre entstehen am Kreuzbein und an den aufliegenden Fersen.

In der Regel spüren wir, wenn eine Entlastung des Gewebes angesagt ist, und ändern unsere Lage im Liegen oder Sitzen. Das passiert normalerweise automatisch, z. B. dann, wenn wir auf einem harten Stuhl sitzen und sich ein Unbehaglichkeits- oder gar ein Schmerzgefühl bemerkbar macht. Ein bewegungseingeschränkter, kranker Mensch kann jedoch nicht mehr selbstständig für diese Druckentlastung sorgen und ist so erheblich dekubitusgefährdet.

Wenn die Durchblutung und Sauerstoffversorgung der Haut zu lange durch Druck behindert wird, stirbt das Gewebe ab. Druck von *außen* entsteht z. B., wenn ständig eine Falte im Bettlaken auf die Haut drückt oder ein Körperteil an die Bettkante gedrückt wird. Druck von *innen* entsteht, wenn Menschen auf Körperteilen liegen oder sitzen, an denen ihre Knochen ohne Muskel- oder Fettpolster direkt unter der Haut liegen. In Rückenlage lastet so besonderer Druck auf dem Gesäß (Kreuz- und Steißbein), auf den Fersen, den Ellenbogen, den Schulterblättern und auf dem Hinterkopf.

Ein Dekubitus entwickelt sich vom Gewebeinneren nach außen. Wenn ein weißer oder roter Fleck an aufliegenden Körperstellen sichtbar wird und bei Druckentlastung nicht innerhalb weniger Sekunden verschwindet **(Fingerdrucktest),** ist höchste Aufmerksamkeit geboten. Werden erste Anzeichen eines Druckgeschwürs nicht behandelt, breitet es sich rasch in tiefe Gewebeschichten aus und führt zu Entzündungen, die als Rötungen und Blasenbildungen erkennbar sind. Ist das Gewebe abgestorben, färbt sich die Hautstelle dunkelblau bis schwarz, und es bildet sich ein Krater – der Dekubitus ist entstanden.

Das macht der Arzt

Je früher ein Dekubitusrisiko erkannt wird, desto schneller können geeignete Hilfsmittel verordnet werden. Arzt und Pflegepersonen können Sie in der Vorbeugung beratend unterstützen.

Wird ein Dekubitus nicht rechtzeitig behandelt, stirbt das Gewebe immer weiter ab, bis sich ein tiefes Geschwür (Ulkus) bildet. Wenn das Ulkus sich infiziert, und die Bakterien sich in den umgebenden Weichteilen ausbreiten, besteht sogar Lebensgefahr.

Glücklicherweise sind die Chancen für eine erfolgreiche Dekubitustherapie durch die heutigen **Feuchtverbände** ***(Hydrokolloidverbände)*** viel besser als noch vor 15 Jahren, wo ein Druckgeschwür oft monatelang offen blieb (oder der Patient an den Komplikationen verstarb). Die engmaschige Behandlung und Kontrolle eines vorhandenen Dekubitus liegt in den Händen des Hausarztes. Bei aufwendigen Wundversorgungen oder täglich notwendigen Verbandwechseln übernehmen ambulante Pflegedienste die Versorgung. Einen Überblick über die unterschiedlichen Feuchtverbände gibt die Abbildung auf der nächsten Seite.

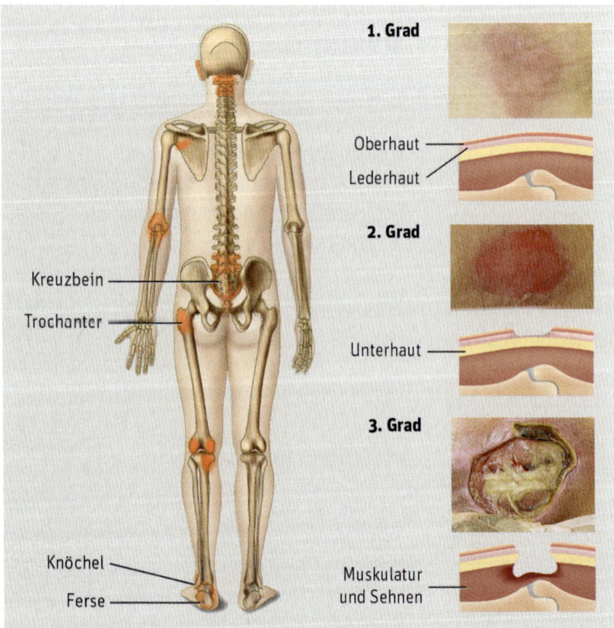

*Links: Körperstellen, an denen bevorzugt **Druckgeschwüre** entstehen. Rechts: Ausbreitung eines Dekubitus an einem Ellenbogengelenk. Im ersten Stadium ist nur eine Rötung zu sehen, die entsprechend leicht übersehen wird. Stadium 2 entspricht einer Verbrennung oder Hautabschürfung und im Stadium 3 reicht der Substanzdefekt bis in die Muskulatur.* [GTV 1315]

Unterstützung durch Angehörige

Druck ist das Hauptrisiko für die Entstehung eines Dekubitus. Darum gilt es, den Druck zu reduzieren. Folgende Maßnahmen wirken dem Dekubitus entgegen:

- Aktivieren und Mobilisieren geht vor Lagern: Jede Bewegung, die vom Betroffenen selbstständig ausgeführt wird, unterstützt die Druckentlastung und mindert so das Dekubitusrisiko. Lassen Sie den Betroffenen z. B. regelmäßig aus dem Bett aufstehen, um die Mahlzeiten am Tisch einzunehmen. Auch das eigenständige Aufsetzen und Halten der Tasse gehört dazu. Und es gibt zahlreiche Übungen, die auch im Bett durchgeführt werden können, z. B. das Anspannen der Gesäßmuskulatur oder das Beinanwinkeln.
- Häufige Umlagerung: Um eine einseitige Druckbelastung zu vermeiden, muss der Patient regelmäßig umgelagert werden. Die Abstände sollten individuell festgelegt werden – z. B. alle zwei Stunden.
- Vermeiden von typischen Lagerungsfehlern: Die Fersen sind unbedingt frei zu lagern, indem z. B. ein Kissen unter die Unterschenkel gelegt wird. Sanitätshäuser bieten eine Fülle von ***Weichlagerungskissen*** an, die die Druckentlastung durch das Freilagern von Körperteilen ermöglichen.
- ***Antidekubitusmatratzen*** verringern das Dekubitusrisiko tatsächlich. Die ***Wechseldruckmatratze*** z. B. sieht aus wie eine übergroße Luftmatratze und wird auf die eigentliche Bettmatratze gelegt. Eine in der Matratze integrierte Pumpe bläst dann abwechselnd Luft in die Kammern. Das Körpergewicht wird so einerseits von den luftgefüllten Kammern getragen, und der normalerweise entstehende Auflagedruck wird durch das Ablassen der Luft immer wieder reduziert. Bei der ***Low-air-loss-Therapie,*** einem Wechseldrucksystem, bei dem Luft verloren geht, strömt aus den Matratzenkammern ständig geringfügig angewärmte Luft. Durch den Luftstrom wird der Betroffene in einer Art Schwebezustand gehalten, und der Auflagendruck wird verringert.

IGeL-Hinweis: Hilfsmittel gegen Dekubitus werden von den Krankenkassen bezahlt, wenn aufgrund von Krankheit oder Behinderung dauerhaftes Liegen erforderlich ist, das zu einem erhöhten Dekubitusrisiko führt. Voraussetzungen dafür sind eine ärztliche Verordnung, ein Antrag sowie eine nachweisliche Einschätzung des Risikos.

Vorsorge

Bei der Körperpflege sollten die Angehörigen darauf achten, ob die Haut weiße Flecken oder Rötungen aufweist. Durch Schweiß oder Urin häufig feuchte Haut ist besonders gefährdet. Durchnässte Kleidung oder Wäschestücke müssen umgehend gewechselt werden. Verwenden Sie zum Waschen lauwarmes Wasser und Seifen oder Duschlotionen, die einen hohen Anteil an rückfettenden Bestandteilen haben und den schützenden Säuremantel nicht beeinträchtigen (z. B. Eucerin®- oder Sebamed®-Produkte). Anschließend wird die Haut gründlich abgetrocknet und mit einer Pflegecreme eingecremt. Wenn Sie nicht sicher sind, welche Creme für den Hauttyp Ihres Angehörigen die richtige ist, fragen Sie Ihren Hausarzt. Um zu vermeiden, dass der Patient stark schwitzt, empfiehlt sich atmungsaktive Bett- und Unterwäsche mit einem hohen Baumwollanteil. Spannen Sie zusätzlich ein Moltontuch über das normale Bettlaken, das Flüssigkeiten aufsaugt und bei (leichter) Verunreinigung schnell gewechselt werden kann.

Zur ***Dekubitusprophylaxe*** gehört vor allem aber auch die regelmäßige Kontrolle, ob Falten im Bettzeug sind oder liegen gelassene Gegenstände und Bettkanten auf die Haut drücken.

Warnhinweis: Eine Fülle hartnäckig kursierender Tipps gegen Dekubitusbildung schaden mehr als sie nützen. Dazu gehören:

- Kühlen und Föhnen oder Massage zur Durchblutungsförderung. Diese waren mal in Mode. Untersuchungen haben aber bewiesen, dass sie den Zustand belasteter Haut verschlimmern.
- Einreibungen mit alkoholhaltigen Lösungen wie Franzbranntwein entfetten die Haut und machen sie rissig.
- Dicke Pasten zum Hautschutz erschweren die Beobachtung der Haut. Auch von hautfärbenden Lösungen wird abgeraten, weil auch sie eine Inspektion der Haut fast unmöglich machen.
- Ebenso ungünstig ist die Behandlung mit Melk- oder Wollfetten. Sie verschließen Hautporen und weichen vorgeschädigtes Gewebe auf.
- Das Pudern gefährdeter Hautbezirke ist umstritten. Die Partikel binden zwar Feuchtigkeit, was erwünscht ist, doch wenn die Partikel nicht fein genug ausgestrichen werden und „klumpen", schädigen sie die Haut ebenso wie Brotkrümel im Bett.
- Fersen- und Ellenbogenschoner aus Fell haben keinen Effekt; auch Watteverbände zum Polstern reichen nicht aus.
- Mit Luft gefüllte Gummiringe als Kreuzbeinschutz schränken die Beweglichkeit des Betroffenen ein und schaden der Haut durch den entstehenden Wärmestau.
- Gummi- und Plastikunterlagen sind zu vermeiden, weil die Patienten auf ihnen schwitzen und so die Haut feucht wird.
- Statische Auflagen oder Matratzen, die permanent mit Luft gefüllt sind, drücken ebenso wie die Luftmatratze beim Camping und entlasten nicht.

i Aktuell: www.gesundheit-heute.de/13x04

- **www.dekubitus.de** – Institut für angewandte Pflegeforschung e. V., Bremervörde: Verständliche und praxisorientierte Fachinformationen.
- **www.rki.de** – Website des Robert-Koch-Instituts, Berlin: Bietet **Themenheft 12** zu **Dekubitus** unter der Rubrik Gesundheitsberichterstattung, Stichwortsuche Dekubitus, zum Herunterladen – mit allem, was man wissen sollte.
- A. Fuchs: **Dekubitus.** Risikofaktoren – Prophylaxe – Therapiemöglichkeiten. Kohlhammer, 2004. Fachbuch auch für pflegende Angehörige.

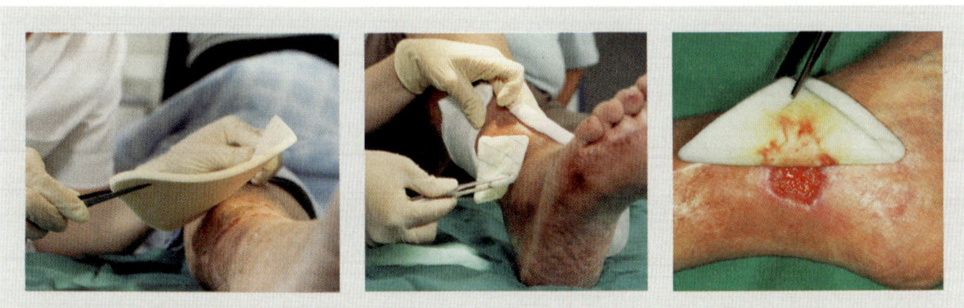

Die früher übliche Versorgung von Druckgeschwüren mit einem täglich zu wechselnden trockenen Verband ist heute überholt, weil so behandelte Geschwüre – wenn überhaupt – erst nach vielen Wochen heilen. Standard sind stattdessen ***Feuchtverbände,*** *wie z. B. die hier gezeigten* ***Schaumverbände*** *(links) oder* ***Wundauflagen aus Polyacrylat*** *(rechts). Die Verbände saugen durch ihre Hohlräume den Eiter optimal auf. Außerdem bieten sie der sich regenerierenden Haut optimale Wachstumsbedingungen. Aber nicht nur der richtige Verband, sondern auch eine fachgerechte, professionelle Pflege mit ein- bis zweitäglicher Befundkontrolle und Verbandwechsel ist für die Wundheilung wichtig (Bild Mitte).* [HAR 1316]

Kontrakturen

Häufigkeit: ■■□□□

Kontrakturen: Dauerhafte ***Gelenkversteifung*** infolge verkürzter Muskeln, Sehnen und Bänder, geschrumpfter Gelenkkapseln oder Verwachsungen an den Gelenkflächen. Funktion und Bewegung des Gelenks sind dabei irreversibel eingeschränkt. Gefährdet sind besonders (alte) Menschen durch lange Bettlägerigkeit oder unsachgemäße Lagerung, zwanghafte Schonhaltung bei Schmerzen, rheumatische Erkrankungen oder Nervenlähmungen.

Leitbeschwerden

- Unfähigkeit zur Bewegung des kontrahierten Körperteils
- Immobilität
- Schmerzen.

Die Erkrankung

Kontrakturen entstehen, wenn Gelenke über längere Zeit in einer bestimmten Stellung ruhig gestellt (fixiert) werden. Sie treten meist an mehreren Gelenken gleichzeitig auf. Das Gelenk „ruht" in einer charakteristischen Zwangshaltung, die der Betroffene selbst nicht aufheben kann. Aber auch passiv kann das Gelenk meist nur unter großem Kraftaufwand und unter Schmerzen bewegt werden.

(!) Bei Kontrakturen handelt es sich immer um eine bleibende Bewegungseinschränkung, einmal eingetretene Fixierungen sind meist nur geringgradig umkehrbar.

Kontrakturen bilden sich vorwiegend bei Erkrankungen, die mit akuten Lähmungen einhergehen, z. B. durch einen Schlaganfall (→ S. 1126) oder bei langer Bettlägerigkeit und falscher Lagerung, aber auch bei Schmerzen, die zu Schon- und Fehlhaltungen führen oder bei großen Narben, die die Haut schrumpfen lassen und so die Gelenkbeweglichkeit einschränken.

Ist das Gelenk in seiner Beugestellung fixiert, spricht man von einer ***Beugekontraktur (Flexionskontraktur),*** von der typischerweise Finger und Zehen betroffen sind. Der **Spitzfuß** ist die häufigste Beugekontraktur bei dauerhaft bettlägerigen Menschen. Er wird oft (unbemerkt) dadurch verursacht, dass die Bettdecke auf den Fuß drückt. Dabei versteift sich das obere Sprunggelenk und die Achillessehne verkürzt sich. Dadurch ist normales Gehen unmöglich. Die Betroffenen sind nicht mehr fähig, den Fuß abzurollen und können, wenn überhaupt, allenfalls auf Zehenspitzen gehen.

Ist ein Gelenk in der Streckstellung fixiert, spricht man von einer ***Streckkontraktur.*** Sie ist seltener als die Beugekontraktur. Geläufigstes Beispiel hierfür ist der **Hallux valgus,** bei dem die großen Zehen seitlich nach außen hervorstehen. Begünstigt wird diese Fehlstellung vor allem durch das jahrelange Tragen zu enger geschlossener Schuhe.

Therapie des Spitzfußes. Die Therapiemöglichkeiten sind begrenzt, trotzdem sollte man nichts unversucht lassen:

- Die Krankengymnastik kann durch aktive und passive Mobilisation versuchen, die verkürzte Unterschenkelmuskulatur zu dehnen und den Fuß auf diese Weise in seine Normalposition zurückzubringen ***(manuelle Redression).***
- Ein- oder beidseitige Absatzerhöhungen erleichtern häufig das Gehen.
- Reicht die Krankengymnastik nicht aus, um die Spitzfußstellung zu korrigieren, empfehlen viele Ärzte ***Unterschenkelstehgipse,*** die den Fuß über einen längeren Zeitraum in der Normalposition stabilisieren.

Vorsorge

Die ***Spitzfußprophylaxe*** ist vor allem bei Schlaganfallpatienten von allergrößter Bedeutung. Die Anwendung der Maßnahmen erfordert allerdings viel Fachwissen.

Nach der Krankenhausentlassung muss bei weiter bestehenden Lähmungsbeschwerden die Spitzfußprophylaxe fortgesetzt werden. Hier können Sie als Angehöriger sehr gut helfen. Lassen Sie sich ausführlich vom betreuenden Krankengymnasten die notwendigen Übungen und Verhaltensregeln erklären.

Infektionen und Entzündungen in Mund und Rachen

Häufigkeit: ■■■■□

Ohne spülenden Speichel ist die Mundhöhle ein idealer Nährboden für Bakterien und andere Mikroorganismen. Wenn hinzukommt, dass die Patienten selbst nicht (mehr) in der Lage sind, Zähne, Zahnfleisch und Schleimhäute regelmäßig zu reinigen und zu spülen, kommt es sehr schnell zu **Pilzinfektionen** oder **Entzündungen in Mund und Rachen.**

Besonders gefährdet sind Menschen, die keine Nahrung zu sich nehmen dürfen oder können und in ihrer Immunabwehr geschwächt sind. Aber auch Menschen mit Vollprothesen werden häufig von Mundentzündungen geplagt.

Häufige Leitbeschwerden

Differenzierte Übersicht → Tab. S. 52 ff.

- Trockene Schleimhäute
- Weißlich-gelb belegte Zunge
- Mundgeruch
- Schluckbeschwerden
- Gerötete und blutende Stellen im Mundbereich.

Die Erkrankungen

Häufig treten Pilzinfektionen der Mundhöhle ***(Mundsoor*** → S. 520) oder Entzündungen der Mundschleimhaut ***(Stomatitis*** → S. 519) auf.

Dringen die Erreger bis zur Ohrspeicheldrüse vor, entzündet sich auch diese ***(Parotitis).*** Fieber und durch das Anschwellen bedingte Schluckbeschwerden sind ein deutliches Zeichen. Nicht selten sind pflegebedürftige Menschen auch von kleinen Einrissen an den Mundwinkeln betroffen, die am Übergang von Haut zu Schleimhaut auftreten. Diese ***Rhagaden*** (→ S. 51) sind schmerzhaft und können das Wohlbefinden erheblich beeinträchtigen.

Selbsthilfe

Regelmäßiges – vorsichtiges – Zähneputzen und Mundspülen feuchten die Mundhöhle an und reinigen sie. Drogerien und Apotheken bieten zum Mundspülen eine Fülle von – häufig allerdings alkoholhaltigen – Lösungen an (z. B. Colgate Plax® Mundspülung, Chlorhexamed® Mundspülung). Eine preiswerte Alter-

Mittel	Wirkung	Anwendung bei	Hinweise
Kamillentee	Entzündungshemmend	Wunden Stellen (mehr zur Kamille → Tab. S. 274)	Schmeckt bitter, wenn man ihn zu lange ziehen lässt; auch als alkoholhaltige Tinktur zum Pinseln erhältlich
Salbeitee	Desinfizierend	Kleineren Entzündungen im Mund- und Rachenbereich, auch vorbeugend; Gurgeln zur Erkältungsprophylaxe (→ Tab. S. 275)	Salbei ist gerbend, über den Geschmack lässt sich streiten, ggf. süßen; auch als Lutschbonbon erhältlich
Myrrhentinktur (1–5 ml Tinktur auf 1 Glas Wasser)	Desinfizierend	Kleineren Entzündungen in Mund und Rachen; Vorsicht: nur lokal mit Tupfer auftragen	Angenehmer Geschmack, brennt bei Entzündungen, alkoholhaltig
Fett (Butter, Sahne, Speiseöl)	Aufweichend, fettend	Borkigen Belägen, rissigen Lippen	Anwendung nur, wenn der Betroffene es wünscht, ansonsten ist Bepanthen® die Alternative
Bepanthen®-Salbe (enthält Pflegewirkstoff Dexpanthenol)	Aufweichend, fettend	Borkigen Belägen, rissigen Lippen (ungeeignet für den Mundinnenraum)	Geschmacksneutral
Zahnfleischbalsam (z. B. Weleda Salbei-Zahnfleischbalsam®)	Schmerzlindernd, leicht desinfizierend und entzündungshemmend	Entzündungen des Zahnfleischs	Pflanzliches Produkt mit angenehmem Geschmack
Künstlicher Speichel (z. B. Ptyalin®)	Feuchtet die Mundhöhle (wieder) an	Mundtrockenheit	In verschiedenen Geschmacksrichtungen bzw. neutral; als Spray, unverdünnt
Hexoral®-Lösung (enthält Pflegewirkstoff Hexetidin)	Desinfizierend	Entzündungen in der Mundhöhle	Alkoholhaltig; unverdünnt zum Spülen

Mundpflegemittel: *Erfordern Probleme in der Mundhöhle eine spezielle Mundpflege, bieten Schulmedizin, aber auch Erfahrungs- und Naturheilkunde eine Fülle von pflegenden Wirkstoffen. In hartnäckigen und sehr schmerzhaften Fällen sollte aber nicht lange experimentiert, sondern der Hausarzt oder der Pflegeexperte konsultiert werden.*

native sind abgekühlte Tees, die gleichzeitig die Speichelproduktion anregen, wenn sie säuerlich sind, wie z.B. Früchtetee oder Wasser mit einigen Spritzern Zitrone. Bei Entzündungen im Mund ist Myrrhentinktur, Kamillen- oder Salbeitee zu empfehlen (Näheres → Tab. S. 454).

Mundspülungen sind nur möglich, wenn der Patient bei Bewusstsein ist und sicher ist, dass er sich dabei nicht verschluckt. Der Betroffene muss verstehen, was getan und von ihm erwartet wird.

Kann der Patient den Mund nicht selbst spülen, weil er z.B. Schluckbeschwerden hat oder sein Bewusstsein gestört ist, sorgt regelmäßiges Auswischen der Mundhöhle für ein feuchtes und sauberes Klima im Mund. Dabei wird der Patient aufgesetzt. Nach Inspektion der Mundhöhle (gegebenenfalls mit einer Taschenlampe) wischt man die Mundhöhle mit einer Mundspüllösung aus. Dabei werden die Beläge vorsichtig abgelöst und entfernt. Sehr hilfreich sind dabei spezielle feststellbare Pinzetten (z.B. **Pean-Klemmen).** In der Pinzette wird der Kugeltupfer befestigt. Anschließend wird der Tupfer in die Mundspüllösung getaucht. Die Mundhöhle wird mit dem feuchten, aber nicht tropfenden Tupfer vorsichtig ausgewischt, und so wird auch die Zunge gereinigt.

Borkige und angetrocknete Beläge auf Zunge und Schleimhaut lassen sich leichter entfernen, nachdem sie zehn Minuten vorher vorsichtig aufgeweicht wurden. In hartnäckigen Fällen hilft auch ein wenig Sahne oder Butter, die mit dem Finger aufgebracht werden. Auch wenn Schleimhäute, Zunge oder Lippen entzündet, gerötet oder rissig sind, ist mit fettenden Substanzen Linderung möglich.

Mundpflege bei Prothesenträgern

Zahnärzte raten, die Prothese nach gründlicher abendlicher Reinigung auch während der Nacht zu tragen, um Veränderungen des Kiefers und des Zahnfleischs zu vermeiden. Beim Reinigen wird die Prothese möglichst unter fließendem Wasser mit der Zahnbürste geputzt und eventuell in Prothesenreinigungsmittel gelegt. Vor dem Einsetzen in den Mund wird die Prothese mit klarem Wasser gründlich abgespült (→ S. 542).

Harninkontinenz

Häufigkeit: ■■■■■

Harninkontinenz *(Blasenschwäche)*: Organisch bedingte Unfähigkeit, den Urin zurückzuhalten. Im Alter ist die Harninkontinenz ein sehr häufiges Problem: Rund 2,5 Millionen Menschen über 60 Jahre leiden in Deutschland an einer Harninkontinenz. Zwei Drittel von ihnen sind Frauen.

Leitbeschwerden

- (Tröpfchenweiser) Urinverlust beim Niesen, Lachen oder Husten
- Probleme und Angst, Urin nicht bis zur nächsten Toilette einhalten zu können
- Häufiges (erfolgloses) Wasserlassen.

Die Erkrankung

Inkontinenzprobleme bei älteren Frauen entstehen nicht selten als Langzeitfolge schwerer körperlicher Arbeit, z.B. in der Landwirtschaft, oder schwerer und vieler Geburten, die zu Beckenbodenproblemen führen. Bei älteren Männern liegt die Hauptursache in der Vergrößerung der Prostata (→ S. 807). Aber auch Demenzerkrankungen führen früher oder später immer zu Inkontinenzsymptomen, und zwar bei beiden Geschlechtern. Nicht selten verschärfen Medikamente, z.B. Blutdrucksenker (→ Pharma-Info S. 724) die Beschwerden. Bei älteren Menschen ist eine Harninkontinenz oft nicht heilbar.

Wenn der Betroffene seine Inkontinenz wahrnimmt, versucht er häufig möglichst lange seine Symptome zu verstecken, zu leugnen oder gar zu bagatellisieren. Die eigene Scham ist einfach zu groß. Das kann so weit führen, dass soziale Kontakte gemieden werden und der Betroffene sich gesellschaftlich isoliert. Erst mit zunehmendem Leidensdruck, ausgelöst durch die Einschränkungen im täglichen Leben, wird der Betroffene bereit sein, vom Arzt verordnete Maßnahmen zu befolgen.

Auch für die Angehörigen ist Inkontinenz ein Thema, das oft tabuisiert wird. Vielen Angehörigen fällt es schwer, über Ausscheidungen zu sprechen und über ihre Gefühle, wenn sie sich z.B. davor ekeln. Sie reagieren meist im Verborgenen. Beispielsweise werden Verschmutzungen schnell gereinigt, ohne ein Wort darüber zu verlieren, oder Inkontinenz wird als unvermeidbares Schicksal hingenommen. Der dringend notwendige Gang zum Arzt wird auch von den Angehörigen meist nicht forciert, was zur Folge hat, dass die therapeutischen Maßnahmen nicht zum frühestmöglichen Zeitpunkt einsetzen können.

Das macht der Arzt

Ärzte unterscheiden je nach den Ursachen zwei Grundformen der Harninkontinenz, die im Alter oft als Mischform auftreten:

- Die *Belastungsinkontinenz* (→ S. 797), bei der Urin schon bei leichten Belastungen wie Husten, Niesen oder Lachen verloren geht
- Die *Dranginkontinenz* (→ S. 797); sie ist häufig auf eine Reizung der Blasenschleimhaut durch Entzündungen oder Erkrankungen zurückzuführen und wird häufig auch als „überaktive Blase" bezeichnet. Dabei kommt es zu ständigem Harndrang. Häufiges, tröpfelndes Wasserlassen, auch nachts, ist typisch.

Näheres zur Diagnostik → S. 796

Selbsthilfe und Unterstützung durch Angehörige

Essen und Trinken. Mindestens 2,5 l pro Tag zu trinken ist auch bei Harninkontinenz Pflicht. Zu wenig Flüssigkeit reduziert zwar die lästigen Toilettenbesuche, fördert jedoch Infektionen der Nieren und der Blase, weil Bakterien, die sich immer mal wieder in die Harnwege verirren, nicht mehr ausgespült werden. Pflegende sollten mit harninkontinenten Patienten einen täglichen Trinkplan erstellen. Ältere Menschen haben häufig ein vermindertes Durstgefühl und vergessen zu trinken. Ihnen hilft es, wenn z.B. bereits morgens eine (Thermos-)Kanne Tee bereitgestellt wird, die bis zum Mittag zu leeren ist. In Absprache mit dem Arzt sollten abends auch keine harntreibenden Medikamente (Diuretika) eingenommen werden.

Achten Sie auf Körpergewicht, ausgewogene Ernährung und gute Verdauung (→ Kapitel 04). Übergewicht und Verstopfung können eine Beckenbodenschwäche verstärken.

Warnhinweis: Oft neigen Menschen mit Harninkontinenz dazu, einfach weniger zu trinken, um den Harnfluss zu reduzieren. Dies hat jedoch eine gefährliche Austrocknung (→ S. 459) des gesamten Organismus zur Folge. Außerdem nehmen Infektionen der Harnwege durch die starke Konzentration des Urins zu.

Der Weg zur Toilette. Legen Sie das Zimmer des Pflegebedürftigen in die Nähe der Toilette und entfernen Sie hinderliche Möbelstücke oder Teppiche auf dem Weg dorthin. Achten Sie, vor allem nachts, auf leicht zu öffnende Kleidung des Betroffenen. Toilettensitzerhöhungen und Haltegriffe neben der Toilette sind ebenso hilfreich.

Manche älteren Menschen sind aber auch nur deshalb inkontinent, weil sie den Weg zur Toilette vergessen oder Geräte wie Urinflasche oder Steckbecken in ihrer Funktion nicht erkennen und anwenden können. Für man-

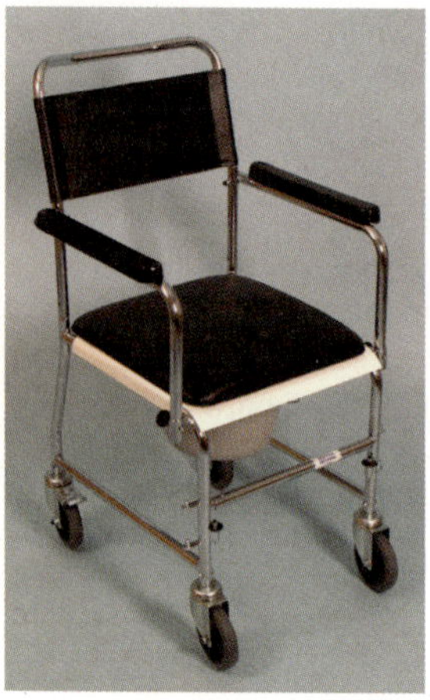

Wenn die häuslichen Verhältnisse keinen kurzen Weg zur Toilette zulassen oder sogar nachts im Dunkeln Treppen zu überwinden sind, ist der klassische Toilettenstuhl eine sinnvolle und auch nicht allzu teure Anschaffung. [HMB 1318]

che Menschen hat es sich bewährt, ein ganz normales Nachttöpfchen, wie sie es aus Kindheitstagen kannten, unter das Bett zu stellen. Eine andere Möglichkeit bietet der Toilettenstuhl, unter dessen Sitzfläche ein Auffangbecken angebracht ist.

Problem Bettnässen. Wer nachts häufig Wasser lassen muss, sollte verstärkt tagsüber trinken, nach 19 Uhr nur noch wenig Flüssigkeit zu sich nehmen und die Blase unmittelbar vor dem Schlafengehen vollständig entleeren. Viele Betroffene kommen gut damit zurecht, sich den Wecker zu stellen, um einmal nachts zur Toilette zu gehen. Andere bevorzugen in der Nacht Inkontinenzeinlagen oder -slips, die es in allen Größen und Stärken in Apotheken und im Sanitätsfachhandel gibt.

Blasen- und Toilettentraining. Solange der Kranke oder Pflegebedürftige laufen kann, sollte er mehrmals täglich die Toilette benutzen, am besten immer zu den gleichen Zeiten (vor dem Essen, nach dem Essen, nach dem Mittagsschlaf). Mit dem **Toilettentraining** soll ein regelmäßiger Ausscheidungsrhythmus geübt und gefunden werden. Führen Sie dazu am besten ein **Miktionstagebuch,** in dem Sie die einzelnen Toilettenbesuche protokollieren. Mit der Zeit können die Abstände zwischen den Toilettengängen vergrößert werden. Rechnen Sie damit, dass Fortschritte nur in kleinen Schritten zu erreichen und nach Blasenentzündungen Rückschritte die Regel sind.

Blasentraining kann auch in leichten Fällen von Dranginkontinenz angewendet werden. Mit diesem Training versucht der Betroffene, das Fassungsvermögen der Blase zu vergrößern. Dazu trinkt er zwei- bis dreistündlich ziemlich viel, und nach einer halben Stunde geht er zur Toilette, auch wenn kein Harndrang besteht. Die Intervalle lassen sich nach etwa zehn Tagen langsam um 15 Minuten vergrößern. Alternativ ist Blasentraining auch möglich, wenn Betroffene am Tag regelmäßig zweistündlich und zweimal nachts zur Toilette gehen. Beckenbodengymnastik hilft außerdem, die Beckenbodenmuskulatur zu kräftigen und so den willkürlichen Verschluss der Harnröhre zu trainieren.

Aufsaugende Hilfsmittel. Inkontinenzeinlagen, -slips und **-hosen** sind in jedem Sanitätsfachhandel erhältlich. Sicherer als Einlagen sind allerdings Inkontinenzhosen, die wie Babywindeln das Gesäß vollständig umhüllen und außen mit einem Klettverschluss verschlossen werden. Manche Produkte sind sogar mit einem Indikator versehen, der sichtbar macht, wann das Fassungsvermögen erreicht ist und sie zu wechseln sind. Dieses Hinweiszeichen hat sich in der Praxis aber als wenig hilfreich erwiesen, denn auch „nur" feuchte Einlagen sind für die Betroffenen unangenehm und sollten gewechselt werden. Zur zusätzlichen Hygiene und Sicherheit empfehlen sich weiche ***Moltexunterlagen.*** Sie sind als Auflage auf das Laken zum Schutz der Bettwäsche geeignet.

Warnhinweis: Slipeinlagen und Damenbinden sind ungeeignet bei Inkontinenz, denn wenn Urin darin aufgesaugt wird, kommt es zur typisch unangenehmen Geruchsbelästigung. Dagegen ist dieses Problem bei Inkontinenzeinlagen und -höschen durch Verwendung von geruchsabsorbierenden Materialien besser gelöst.

Harnableitende Hilfsmittel für Männer. Bei einer leichten Inkontinenz mit nur tröpfchenweisem Harnabgang gibt es so genannte **Tropfenfänger.** Sie werden über den Penis gestülpt und mit Klebestreifen in der Unterwäsche oder einer Netzhose fixiert. Bei schwerer Inkontinenz sind **Kondomurinale** geeignet. Kondomurinale sind Gummihülsen, die über den Penis gestülpt werden. An deren Ende befindet sich eine Art Adapter mit einem Schlauch. Dieser ist mit einem Beinbeutel verbunden, der die ablaufende Harnmenge sicher auffängt.

Katheter. Soll ein Katheter für mehrere Wochen in der Blase verbleiben, ist es wegen der Infektionsgefahr besser, einen **suprapubischen Blasenkatheter** ***(Bauchdeckenkatheter, PuFi = Pubische Fistel)*** zu verwenden, der statt durch die Harnröhre durch die Bauchdecke eingebracht wird. Hierzu wird nach örtlicher Betäubung knapp oberhalb des Schambeins eine dickere Hohlnadel in die Blase vorgeschoben und hierüber der Katheter platziert. Die Hohlnadel wird entfernt und der Katheter fixiert. Komplikationen entstehen bei ungenügend gefüllter Blase oder nach ausgedehnten Voroperationen mit Verwachsungen durch Verletzung benachbarter Organe. Stärkere Blutungen sind aber selten.

Der suprapubische Blasenkatheter kommt außer zur Langzeitversorgung auch bei urologischen Notfällen, z. B. bei Penis- oder Beckenverletzungen oder beim anders nicht zu behebenden Harnverhalt zum Einsatz.

Die früher üblichen **transurethralen Harnröhrenkatheter** (werden durch die Harnröhre in die Blase eingebracht) sind zwar in der Akutmedizin, z. B. bei der Therapie des Harnverhalts oder für die ersten Tage nach einer Operation weiterhin bewährt, führen aber bei

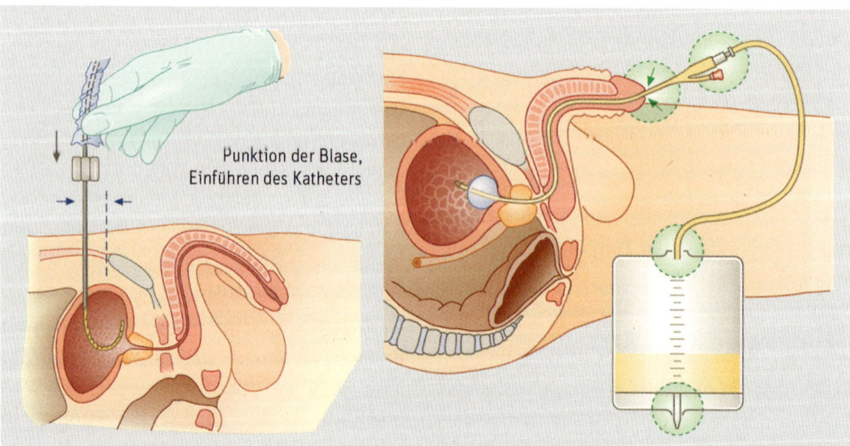

Links: Einführen und Platzieren des ***suprapubischen Blasenkatheters.*** *Rechts: Mögliche Eintrittspforten für Keime in Harnableitungssystemen. Eindringende Bakterien, die entlang der Schläuche ins Körperinnere wandern, stellen vor allem bei* ***transurethralen Kathetern*** *ein fast unlösbares Problem dar, weil sie sich auch bei penibler Hygiene auf lange Sicht kaum vermeiden lassen. Dieses Problem besteht allerdings nur beim wochen- und monatelangen Einsatz als* ***Dauerkatheter.*** [GTV 1320]

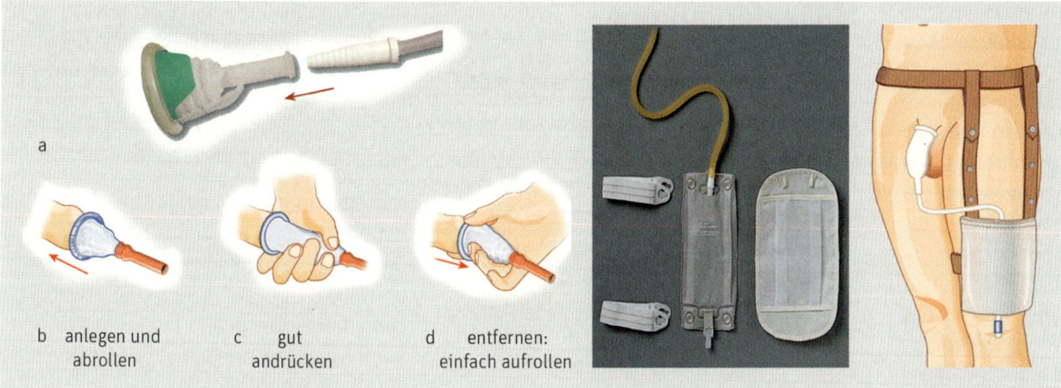

Kondomurinale sind für Männer meist wesentlich angenehmer zu tragen als „Windeln". Das linke Bild zeigt das Anlegen der Gummihülse am Penis, das mittlere Bild den Urinauffangbehälter ***(Beinbeutel*** *genannt) und das rechte Bild die Befestigung des Beinbeutels am Oberschenkel. Die Tragedauer beträgt in der Regel 24 Stunden.* [GTV 1319]

nicht absolut penibler Pflege und Hygiene fast unweigerlich zu hartnäckigen Blasen- und Nierenbeckeninfektionen. Sie stellen somit keine Dauerlösung bei Inkontinenz dar.

Ausscheidungsgefäße. Die **Urinflasche** *(„Ente"),* früher aus Glas, heute üblicherweise aus Kunststoff und mit Deckel, wird mit einer Halterung in Griffnähe am Bett angebracht. Das **Steckbecken** *(Bettschüssel, Schieber)* wird von Männern und Frauen zur Stuhlausscheidung bzw. von Frauen auch zur Urinausscheidung benutzt. Steckbeckenpolster aus waschbarem Spezialschaum für den Beckenrand haben sich wenig bewährt, weil sie die Stuhlausscheidung eher behindern.

IGeL-Hinweis: Kranken- und Pflegekassen übernehmen teilweise die Kosten von Inkontinenzhilfsmitteln. *Immer* durch den Arzt verordnungsfähig sind Katheter, Urin- und Stuhlauffangbeutel und Kondomurinale. Voraussetzung für die Verordnung von Inkontinenzhilfsmitteln sind Dekubitusgefahr, Bewusstseinstörungen und/oder die Tatsache, dass die Betroffenen ohne die Hilfsmittel laut Verordnungskatalog für Hilfsmittel „nicht am gesellschaftlichen Leben teilnehmen können und so isoliert würden" (z. B. wenn jemand ohne das notwendige Hilfsmittel nicht einkaufen gehen kann).

i **Aktuell: www.gesundheit-heute.de/13x05**

- Die meisten Informationsangebote zur Harninkontinenz behandeln auch die Stuhlinkontinenz.
- **www.kompetenz-inkontinenz.de** – Kommerzielle Website der Lilly Pharma Holding, Bad Homburg: Bietet hilfreiche Informationen rund um die Harninkontinenz, mit Selbsttest und Expertentipps. Erklärt schrittweise in einem Filmchen, wie man ein Miktionstagebuch führt.
- **www.selbsthilfeverband-inkontinenz.org** – Selbsthilfeverband Inkontinenz e. V., Augsburg: Hier gibt es Verbandsnachrichten sowie Foren zum Erfahrungsaustausch und Chats mit anderen Betroffenen und Angehörigen.
- T. Boelker et al.: **Außer Kontrolle.** Pflege bei Harn- und Stuhlinkontinenz. Noreiks, Tabea 2006. Gelungener Ratgeber, der Strategien im Umgang mit Inkontinenz aufzeigt.
- A. Herold et al.: **Stuhlinkontinenz.** Weingärtner, 2005. Umfassend informierender Ratgeber zum Thema Stuhlinkontinenz, der auch Wege aus dem Tabuthema aufzeigt.

Stuhlinkontinenz

Häufigkeit: ■■□□□

Stuhlinkontinenz *(Darminkontinenz, anorektale Inkontinenz, Incontinentia alvi):* Unfähigkeit, den Stuhl zurückzuhalten. Die Stuhlinkontinenz tritt häufig im fortgeschrittenen Stadium von Demenzkranken auf und ist sowohl für die Betroffenen als auch für die Pflegenden eine große Belastung.

Die Erkrankung

Normalerweise verschließt ein kompliziertes Schließmuskelsystem den Darmausgang. Zahlreiche Faktoren können dieses komplexe Zusammenspiel der Muskeln jedoch stören:

- Neurologische Störungen wie Schlaganfall (→ S. 1126) oder Multiple Sklerose (→ S. 1135)
- Darmverletzungen und -tumoren (z. B. Mastdarmkrebs → S. 656)
- Entzündliche Prozesse in der Afterregion wie Fisteln bei chronisch-entzündlichen Darmerkrankungen (→ S. 650) oder Hämorrhoiden (→ S. 662)
- Manchmal kann auch eine chronische Verstopfung (→ S. 646) durch anfallsweisen, nicht beherrschbaren Stuhldrang zur Verdachtsdiagnose Stuhlinkontinenz Anlass geben.

Das macht der Arzt

Die Diagnostik ergibt sich aus Art und Häufigkeit der Inkontinenzepisoden. Eine gezielte Therapie der Stuhlinkontinenz ist im hohen Lebensalter leider nur selten möglich. Bei einer chronischen Darmentzündung werden z. B. Arzneimittel verabreicht, Tumoren werden operativ entfernt.

Unterstützung durch Angehörige

Zu den unterstützenden Pflegemaßnahmen gehört vor allem das **Darmtraining:** Der Betroffene geht täglich zu einem festgelegten Zeitpunkt (z. B. nach dem Frühstück oder Mittagessen) auf die Toilette, auch wenn er keinen Stuhldrang spürt. Auf diese Weise gewöhnt sich der Darm daran, sich zu einem festgelegten Zeitpunkt zu entleeren. Um das Zurückhalten des Stuhls zu üben, hilft es, den Schließmuskel täglich mehrmals willkürlich zusammenzukneifen und den Beckenboden zu trainieren (→ S. 866).

Nach jeder Darmentleerung muss die Analregion des Betroffenen gründlich mit Wasser (oder Babyöl) gereinigt und gut abgetrocknet werden. Um Entzündungen vorzubeugen, tragen Sie danach Wund- und Heilpasten auf (z. B. Kamillosan®, Multilind®). Desinfizieren Sie beschmutzte Gegenstände nach dem Reinigen, z. B. mit Sagrotan®-Spray oder -Tüchern.

Hilfsmittel wie Einlagen oder Bettunterlagen → Selbsthilfe Harninkontinenz S. 455.

Hilfsmittel. Fäkalkollektoren werden am Anus angeklebt und fangen so den austretenden Stuhl in einem Beutel auf. Der Fäkalkollektor ist zweckmäßig, wenn der Stuhl sehr flüssig ist und kontinuierlich ausgeschieden wird. So wird die Haut geschützt, und die Pflege wird vereinfacht. Fäkalkollektoren eignen sich jedoch nur kurzzeitig bei komplett bettlägerigen Kranken, aber nicht, wenn sie teilmobil oder mobil sind.

Analtampons sind aus weichem Schaumstoff und werden direkt in den Anus eingeführt. Sie verhindern, dass Stuhl austreten kann. Verspürt der Betroffene Stuhldrang, kann er den Tampon auf der Toilette leicht entfernen und sich entleeren. Analtampons sind zur kurzfristigen Linderung einer Stuhlinkontinenz geeignet.

Mit der Situation umgehen. Unangenehme Gerüche lassen sich durch Frischluft und Desinfektionsmittel schnell beseitigen. Die meisten Pflegemaßnahmen bei Stuhlinkontinenz bedeuten jedoch immer auch ein unfreiwilliges Eindringen in die Intimsphäre des Menschen. Wie schwierig und unangenehm dies sowohl für die Betroffenen als auch für die Pflegenden ist, können Außenstehende oft nur erahnen. Angehörigen und Pflegepersonal wird viel Einfühlungsvermögen und Taktgefühl abverlangt; manchmal fühlen sich Angehörige überfordert und brauchen Übung und Rat, um in belastenden Situationen mit pflegebedürftigen Menschen umgehen zu können. Dazu gehört auch, den Anblick von Stuhl, Erbrochenem oder durchnässten Betttüchern auszuhalten. Und das ist bis zu einem gewissen Grad lernbar.

Offenheit ist wichtig. Niemanden ist damit geholfen, wenn Gefühle mit Gewalt unterdrückt werden. Auch den Betroffenen nicht. Gelassenheit, Ehrlichkeit und Humor können so manche Situation entspannen. Wenn z. B. das Bett beschmutzt ist, darf man getrost sagen: „Oh, das ist ja eine schöne Bescherung." Und mit einem weiteren Satz wie „Ich mache mal schnell das Fenster auf", lässt sich die Situation besser meistern, als hektisch und verkrampft den Schaden zu beseitigen oder so zu tun, als sei nichts geschehen.

Es erleichtert den Betroffenen, wenn er so schnell wie möglich aus seiner unangenehmen Lage befreit wird.

Beim Reinigen sollten Einweghandschuhe und eine Plastikschürze benutzt werden, die es im Sanitätshaus gibt und die anschließend entsorgt werden können.

Lässt es anschließend Ihre Zeit zu, tut es gut, für ein paar Minuten (oder länger) einfach etwas Abstand zu bekommen, indem man z. B. eine gut riechende Creme aufträgt und einmal tief an der frischen Luft durchatmet.

Literaturhinweise zum Thema Stuhlinkontinenz finden Sie in der Infobox S. 457.

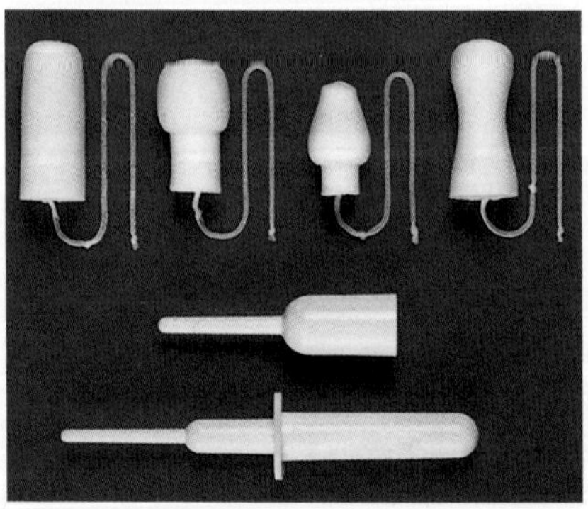

*Es gibt verschiedenste Formen von **Analtampons**. Aber die Vielfalt der Modelle lässt das Problem schon erahnen: Richtig zuverlässig hiflt meistens keiner. Analtampons sind deshalb kaum jemals eine Dauerlösung.* [GTV 1321]

Mangelernährung

Häufigkeit: ■■■■■

Mangelernährung: Unter- oder Fehlernährung, bei der die bedarfsgerechte Energie- und Nährstoffzufuhr nicht (mehr) gewährleistet ist. Im Extremfall kommt es zur körperlichen Auszehrung ***(Kachexie)*** und zum Kräfteverfall des Betroffenen. Schätzungen gehen davon aus, dass in Deutschland etwa 1,5 Millionen der über 60-Jährigen unter chronischer Mangelernährung leiden.

Leitbeschwerden

- Einseitige Essgewohnheiten (z. B. nur noch Tütensuppen oder Toastbrot)
- Appetitlosigkeit (Auslassen oder Ablehnen von Mahlzeiten)
- Gewichtsabnahme
- Eingefallenes Gesicht und knochige Hände
- Konzentrationsschwierigkeiten, Müdigkeit und Erschöpfung
- Infektanfälligkeit (Schwächung des Immunsystems)
- Brüchige und stark gerillte Fingernägel (Hinweis auf Eisen- oder Vitaminmangel)
- Weißgetüpfelte Fingernägel (Hinweis auf Kalziummangel).

Die Erkrankung

Fehl- und Mangelernährung sind zu einer der häufigsten, aber am wenigsten beachteten Krankheiten im Alter geworden. Laut einer Ernährungsstudie waren rund 60 % der über 75-jährigen Patienten bei Aufnahme in ein Krankenhaus unterernährt. Da die Übergänge von ungesundem Essverhalten zur Mangelernährung meist schleichend sind, wird die Krankheit von den Betroffenen, den Angehörigen oder dem Pflegepersonal oft nicht rechtzeitig wahrgenommen. Die ***quantitative Mangelernährung,*** bei der insgesamt zu wenig gegessen wird, macht sich nach einiger Zeit durch Gewichtsabnahme bemerkbar. Bei der ***qualitativen Mangelernährung*** handelt es sich meist um eine zu einseitige Ernährung, die nicht zwangsläufig mit Gewichtsverlust einhergeht. Vielmehr wird aufgrund der unausgewogenen Nahrungszusammensetzung der Bedarf an bestimmten Nährstoffen nicht gedeckt.

Nährstoffbedarf. Es ist ein Irrglaube, dass der Körper im Alter weniger Nahrung benötigt. Nur der Energieumsatz sinkt, das heißt, der Körper braucht weniger Fette und Kohlenhydrate , aus denen er Energie gewinnt. So sinkt der Kalorienbedarf im Alter um rund 500 Kalorien (kcal) oder etwa eine halbe Tafel Schokolade. 1800 kcal für Frauen und 2300 kcal für Männer empfiehlt die Deutsche Gesellschaft für Ernährung (DGE) für Senioren. Der Bedarf an Eiweiß, Vitaminen, Spurenelementen und Mineralstoffen hingegen bleibt unverändert und steigt bei chronischen Krankheiten sogar an. Daher sollten alte Menschen vor allem Nahrungsmittel mit hoher Nährstoff- und geringer Kaloriendichte wie z. B. magere Fleisch- und Käsesorten, Quark, Gemüse und Vollkornprodukte essen.

Es gibt viele Gründe, die dazu beitragen, dass ältere Mensche über Monate oder Jahre hinweg zu wenig nährstoffreiche Nahrung zu sich nehmen:

- Durch die Abnahme der Geschmacksknospen auf der Zunge verändert sich im Alter das Geschmacksempfinden. Das kann z. B. dazu führen, dass alte Menschen die Geschmacksrichtung „süß" besonders gut wahrnehmen und dementsprechend nur Süßes zu sich nehmen (wollen).
- Durch das veränderte Beiß- und Kauvermögen wird das Essen anstrengender. In der Folge stehen gut schluckbare Lebensmittel wie Milchbrei, Fertigsuppen, Pudding oder Weißbrot ganz oben auf dem Speisezettel.
- Fehlende Sozialstruktur: Viele alte Menschen leben allein und haben häufig kein Interesse, für sich selbst einzukaufen und zu kochen.
- Vergesslichkeit: Viele alte Menschen haben keine feste Tagesstruktur und vergessen einfach, regelmäßig Nahrung zu sich zu nehmen.
- Essensvorlieben und -verhaltensweisen ändern sich nicht mehr im Alter. Das wird vor allem im Heim zum Problem. Nicht selten reagiert der Betroffene mit Nahrungsverweigerung.
- Verwitwete haben nach dem Tod ihres Partners Probleme, nur noch für einen zu kochen (Frauen) bzw. für sich selbst zu sorgen (Männer).

Unterstützung durch Angehörige

Einen Angehörigen vor Mangelernährung zu bewahren, erfordert Fingerspitzengefühl. Es gibt keine Standardrezepte, wann im Einzelfall kurzfristig interveniert und wann besser gewartet werden soll. Deshalb sind die folgenden Hinweise in der Praxis auch nicht direkt umsetzbar, wohl aber umfassen sie die Punkte, an die es zu denken gilt:

Appetitlosigkeit. Gemeinsam schmeckt es besser. Menschen, die allein essen müssen, verlieren schnell den Appetit. Der Genuss am Essen steigt, wenn Mahlzeiten gemeinsam vorbereitet und eingenommen werden.

Wünsche erfragen und Bedürfnisse berücksichtigen. Jeder Mensch hat nicht nur Lieblingsspeisen und -getränke, sondern auch jahrelang „erprobte" Essgewohnheiten und Abneigungen. Oft kann es mit ein wenig Geduld gelingen, durch Lieblingsspeisen die Lust am Essen wieder zu aktivieren.

Bewegen! Appetitlosigkeit ist oft auf Bewegungsmangel zurückzuführen. Durch körperliche Aktivität werden Stoffwechsel und Verdauung angeregt. Auch bei älteren Menschen, die sich nicht mehr selbstständig bewegen können oder einfach viel Zeit in ihrer Wohnung verbringen, wirkt ein tägliches Mindestmaß an körperlicher Aktivität manchmal Wunder.

Auch säuerliche Speisen oder Säfte und Zitrusfrüchte regen den Appetit an. Grundsätzlich gilt: Lieber fünf bis sechs kleine Mahlzeiten einnehmen als drei große. Üppige Mahlzeiten belasten unnötig die Verdauungsorgane und somit das Herz-Kreislauf-System.

Kau- und Schluckbeschwerden. *Kauprobleme* sind häufig darauf zurückzuführen, dass die Zahnprothese nicht mehr fest sitzt, weil der Kiefer im Alter schrumpft. Der Zahnarzt kann hier helfen. Kauprobleme sollten kein Grund sein für ausschließlich weiche oder breiige Nahrung. Oft reicht es, z. B. harte Brotrinde zu entfernen, statt Toastbrot zu essen. Um das Kauen zu erleichtern, kann die Nahrung auch zerkleinert werden, ein geschälter und klein geschnittener Apfel z. B. schmeckt auch alten Menschen gut und enthält viel wichtiges Vitamin C.

Menschen mit *Schluckbeschwerden* müssen beim Essen aufrecht sitzen. Um sich nicht zu verschlucken, sollte man erst trinken, wenn der Mund leer von Essensresten ist. Auf (zu) feste Nahrung sollte verzichtet werden, stattdessen können pürierte Speisen und Getränke mit Dickungsmitteln (z. B. Johannisbrotkernmehl) an die Bedürfnisse des Kranken angepasst und löffelweise gegeben werden. Gesund und nährstoffreich sind z. B. auch Kefir, Buttermilch, frisch gepresste Säfte (Obst und Gemüse), mit Joghurt pürierte Früchte oder Cremesuppen. Aber auch in Apotheken erhältliche Trink- und Zusatznahrung (z. B. Biosorb®, Clinutren 1.5®) kann bei Gefahr einer Mangelernährung durch Schluck- und Kaubeschwerden helfen.

(!) Bei Menschen mit extremen Schluckstörungen besteht die Gefahr, dass sie sich z. B. bei zu schneller Nahrungszufuhr lebensbedrohlich verschlucken und ersticken. Die Ursachen für Schluckstörungen sollten auf jeden Fall medizinisch geklärt werden. Logopäden bieten ein Schluck- und Kautraining an.

Nährstoffmangel. Bei Übergewicht sollte die Ernährung so schnell wie möglich auf nährstoffreiche Lebensmittel umgestellt, kohlenhydrat- und fettreiche Nahrung hingegen vermieden werden. Nährstoffreich ist eine ausgewogene Mischkost mit reichlich Getreideprodukten, Kartoffeln, Obst und Gemüse, Milchprodukten, Geflügel und Fisch. Auf übermäßigen Genuss von Fleisch und Wurst, Eiern, süßen und fettreichen Lebensmitteln (Sahnetorten) sollte man verzichten.

Manche Experten empfehlen älteren Menschen, *generell* auf fettarme Nahrungsmittel auszuweichen, doch ist die Low-Fat-Strategie inzwischen umstritten (→ S. 250). Deshalb können ältere Menschen essen, was ihnen schmeckt, und wenn es der Sahnequark auf dem Brötchen und die Obsttorte am Wochenende ist. Aber die Qualität und die Ausgewogenheit der Lebensmittel sollte im Mittelpunkt stehen.

Ist der Betroffene untergewichtig, benötigt er nährstoff- *und* energiereiche Nahrung. Wenn das mit normaler Ernährung nicht ausreichend möglich ist, sollte der Patient unter ärztlicher Aufsicht energie- oder eiweißreiche Nahrungsergänzungsmittel zu sich nehmen. Der Energiegehalt der Nahrung lässt sich aber auch mit Hilfe von Butterflocken, z. B. in der Milchsuppe oder im Pudding, erhöhen; auch Sahnespeisen oder Hühnerbrühe sind gute Energielieferanten. Darüber hinaus bieten Apotheken geschmacksneutrale Pulver zur Anreicherung von Speisen und Getränken an (z. B. Clinutren Additions®). Meistens genügt die Einnahme dieser Mittel über wenige Wochen, bis sich das Gewicht des Betroffenen stabilisiert hat.

Einkaufsprobleme. Erkundigen Sie sich nach offenen Mittagstischen von Sozialeinrichtungen oder Pflegeheimen in Ihrer Nähe. Für Menschen, die sich nicht mehr selbstständig aus der Wohnung bewegen können, bietet sich „Essen auf Rädern" an. Die meisten großen Supermärkte verfügen heutzutage über einen Einkaufsdienst, der Lebensmittel nach Hause liefert.

Spezialbecher oder -bestecke, die es im Sanitätshaus gibt, können die Zubereitung und Aufnahme von Nahrung und Getränken bei einigen Erkrankungen oder Behinderungen erleichtern, z. B. bei der Parkinson-Krankheit (→ S. 1140).

Künstliche Ernährung. Wenn die selbstständige Ernährung nicht mehr möglich ist, wird der Arzt eine künstliche Ernährung in Betracht ziehen, z. B. durch eine PEG-Sonde (alles Weitere hierzu → S. 639). Mit entsprechender Unterstützung durch Pflegekräfte kann diese Ernährung auch zu Hause durchgeführt werden. Vor- und Nachteile sind sorgfältig gegeneinander abzuwägen.

i Aktuell: www.gesundheit-heute.de/13x06

- **www.dsl-mangelernaehrung.de** – Deutsche Seniorenliga e. V., Bonn: Übersichtlich gestaltete Internetseite mit vielen Praxistipps und Broschüren zum Herunterladen.
- **www.dgem.de** – Deutsche Gesellschaft für Ernährungsmedizin e. V., Berlin: Fachärztliche Leitlinien zur (enteralen) Ernährung und zum Energiebedarf im Alter. Auch zum Herunterladen als PDF.
- M. M. Schreier; S. Bartholomeyczik.: **Mangelernährung bei alten und pflegebedürftigen Menschen.** Schlütersche, 2004. Aufgegriffen werden psychologische Zusammenhänge und Risikofaktoren, die eine Mangelernährung birgt. Hilfreich für Pflegende.

Austrocknung

Häufigkeit: ■■■■□

Austrocknung ***(Dehydratation, Exsikkose, Flüssigkeitsmangel, Volumendefizit):*** Austrocknung der Körperzellen, entweder durch fehlende Flüssigkeitszufuhr oder durch vermehrten Flüssigkeitsverlust (z. B. bei Durchfallerkrankungen und großer Schweißproduktion), häufig einhergehend mit Mangelernährung. Ein Wassermangel führt zu lebensbedrohlichen Störungen im Salzhaushalt, u. a. mit Bewusstseinstrübung oder Bewusstlosigkeit.

Die Akuttherapie im Krankenhaus ist einfach, wenn keine sonstigen Erkrankungen bestehen. Die Rückfallgefahr ist jedoch hoch, wenn die pflegerische Betreuung zu Hause nicht zu 100 % gewährleistet ist.

Leitbeschwerden

- Mundtrockenheit
- Eingerissene, spröde Mundwinkel
- Pergamentartige, trockene Haut
- Weißlich-bräunlich belegte Zunge

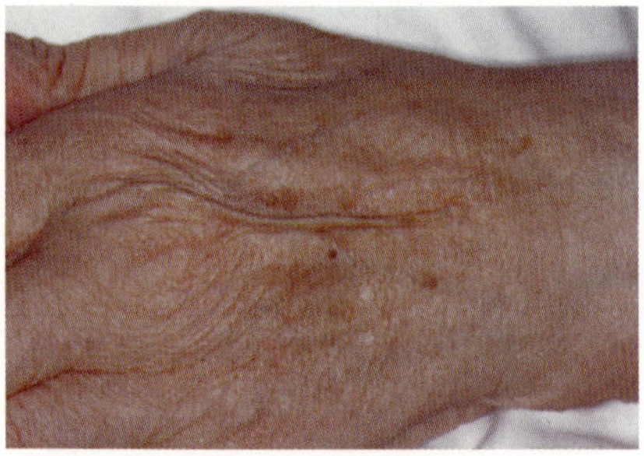

Die Furchen, die das Leben in die Hände gräbt, dürfen nicht mit dem Zustand der Austrocknung verwechselt werden. Bei krankhafter Austrocknung bleiben die Falten beim Anheben der Haut auf dem Handrücken stehen. [GTV 1323]

- Raue Stimme
- Unruhe, Konzentrationsschwäche
- Verwirrtheit (was eine „akute" Demenz vortäuschen kann → Tab. S. 35)
- Sinkende und dunkel gefärbte Urinmenge (unter 1,5 l pro Tag)
- Herzrasen.

Die Erkrankung

Der Mensch besteht zu zwei Dritteln aus Wasser. Der **Wasserhaushalt** gewährleistet, dass dieser Wasseranteil im Körper konstant bleibt. Er benötigt dazu täglich ~ 2,6 l Wasser; 1,5–2 l davon in Form von Flüssigkeit. Die Ausscheidung erfolgt weitgehend über die Nieren, kleinere Wassermengen werden auch über den Schweiß und die Lunge (als Wasserdampf) abgegeben. Ist der Wasserhaushalt im Gleichgewicht, sind die Aufnahme von Wasser, die Bildung von Wasser im Körper und die Ausscheidung ausgeglichen. Vor allem die Nieren erhalten dieses Gleichgewicht aufrecht und regulieren die Wassermenge. ***Adiuretin (antidiuretisches Hormon, ADH),*** ein Hormon aus der Hypophyse, steuert diesen Vorgang. Ist der Wasserhaushalt gestört, trocknet der Organismus entweder aus oder er überwässert. Lagert sich Flüssigkeit im Gewebe ein, entstehen Ödeme (→ S. 705).

Mit zunehmendem Alter sinkt das Trinkbedürfnis, weil das Durstgefühl nachlässt; die Gründe sind nicht bekannt. So vergessen ältere Menschen oft einfach, genügend zu trinken. Aber auch aus Angst vor unkontrolliertem Urinverlust beschränken viele ältere Menschen das Trinken auf das Nötigste.

Das Missverhältnis zwischen Flüssigkeitsaufnahme und -verlust hat Auswirkungen auf Herzfrequenz, Körpertemperatur und Großhirnfunktion (erhöhte Reizbarkeit und Bewusstseinstrübung). Da die Blase nicht mehr regelmäßig gespült wird, steigt auch das Risiko für Blasenentzündungen.

Fieber, Durchfall und Erbrechen erhöhen das Risiko einer Austrocknung. Sie lassen den Bedarf an Flüssigkeit stark ansteigen und können sehr schnell auch bei normal ernährten Menschen zu einer lebensbedrohlichen Austrocknung führen. Nicht selten führt auch eine Behandlung mit Diuretika (→ S. 784) unbemerkt zur Austrocknung.

Unterstützung durch Angehörige

Um die täglich notwendige Trinkmenge von mindestens 2,5 l zu erreichen, helfen folgende Maßnahmen:

- Beobachten Sie das Trinkverhalten des Betroffenen und entwickeln Sie mit ihm einen *Trinkplan.*
- Stellen Sie die erforderlichen Trinkrationen in Sichtweite bereit: z. B. ein Glas Wasser auf dem Nachtisch, das direkt nach dem Aufstehen getrunken wird, nach dem Frühstück eine Kanne Tee oder Saft, die bis zum Mittagessen geleert sein sollte, eine weitere Kanne für nachmittags usw.
- Bei Trinkbeschwerden erleichtern Strohhalme oder Schnabeltassen die Flüssigkeitsaufnahme.
- Frische Fruchtsäfte regen die Trinklust an und enthalten lebenswichtige Mineralien und Vitamine.
- Früchte mit hohem Flüssigkeitsgehalt (z. B. Melonen oder Weintrauben) sind manchmal eine gute Alternative zu Säften oder Tee. Auch Milch-, Gemüse- und Fleischsuppen sind gute Flüssigkeitsspender.
- Kaffee und schwarzer Tee sind erlaubt. Nach 17 Uhr führen sie allerdings nicht selten zu (Ein-)Schlafstörungen.
- Alkoholhaltige Getränke wie 1–2 Gläser Bier oder Weißwein am Abend sind in Ordnung. Im hohen Lebensalter hat die Restriktion des Alkoholkonsums keine Priorität. Es kommt lediglich darauf an, dass die Leber keine Schäden davonträgt. Der Hausarzt kann das durch einen einfachen Bluttest, z. B. durch Bestimmung der Gamma-GT leicht prüfen (→ S. 1318).

(!) Ein Zielkonflikt besteht, wenn der Arzt die Trinkmenge aus medizinischen Gründen limitiert, z. B. bei Herzinsuffizienz (→ S. 702) oder Nierenschwäche (→ S. 783). Diese Anordnung ist oft eine Gratwanderung zwischen dem, was dem Körper an Flüssigkeitsbelastung erspart werden soll und dem, was der Körper trotzdem zum Leben braucht. Eine ärztlich verordnete Trinkmenge sollte deshalb weder über- noch unterschritten werden – und auf 10 % genau eingehalten werden.

Überwässerung

Häufigkeit: ■■□□□

Überwässerung ***(Hyperhydratation, Volumenüberlastung):*** Zu viel Wasser im Körper; dies führt zu Gewichtszunahme, Wassereinlagerungen im Bindegewebe (Ödeme → S. 705), und u. U. auch in der Lunge. Bedrohlich sind die Folgeprobleme vor allem durch die entstehende Überlastung von Herz und Lunge.

Häufigste Ursachen sind Herzinsuffizienz (→ S. 702) und chronische Niereninsuffizienz (→ S. 783) sowie das eigenmächtige Weglassen von Diuretika (harntreibende Medikamente), die der Körper des Betroffenen aber braucht, um die nötige Urinmenge zu produzieren.

Zu den seltenen Ursachen gehören nephrotisches Syndrom (→ S. 782), Leberzirrhose (→ S. 675), Hyperaldosteronismus (Überfunktion der Nebennierenrinde → S. 758) und Unterfunktion der Schilddrüse (→ S. 751). Im Krankenhaus führen nicht selten auch medizinische Maßnahmen, insbesondere ein Zuviel an Infusionen, zu einer Überwässerung.

Um die Entwässerung zu beschleunigen, werden oft Diuretika (→ S. 784) verabreicht.

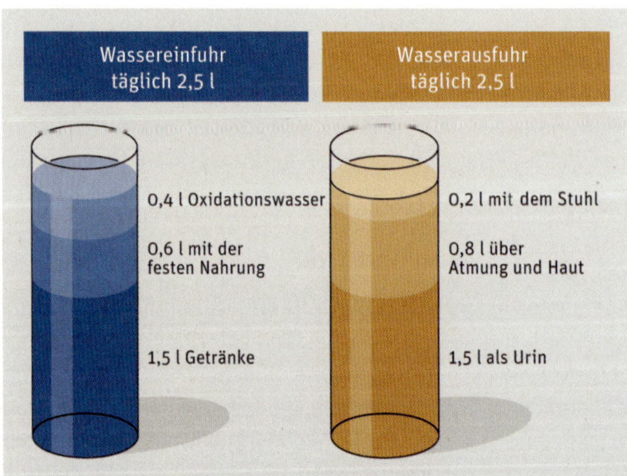

Die tägliche Wasserbilanz des gesunden Erwachsenen. Im Krankenhaus wird die Wasser- oder ***Flüssigkeitsbilanz*** *sorgfältig durch Gegenüberstellung von Ein- (blau) und Ausfuhr (gelb) protokolliert. Im Heim und zu Hause ist dies schwierig, aber durchaus möglich: So kann man durch Wiegen vor und nach dem Wasserlassen die ungefähre Wasserausfuhr abschätzen.* [ASM 1322]

Altersbedingte Einschränkungen

Schlafstörungen

Häufigkeit:

Schlafstörungen ***(Hyposomnie)*** hat die Mehrzahl der älteren Menschen, für ein Drittel bedeuten sie einen Verlust an Lebensqualität.

Die richtige Diagnose und die umfassende Behandlung von Schlafstörungen sind Thema eines eigenen Kapitels von *Gesundheit heute* (→ Kapitel 32). Die dort gemachten Empfehlungen für die Verbesserung der Schlafhygiene und für spezielle therapeutische Möglichkeiten, auch im naturheilkundlichen Bereich, gelten ohne Einschränkungen auch für das höhere Lebensalter.

Bei *Schlafmitteln* (Hypnotika → Pharma-Info S. 1231) ist zusätzlich zu beachten, dass sie bei alten Menschen stärker wirken können oder aber gegensätzlich.

Nicht wenige Menschen profitieren z. B. von einem kleinen Espresso vor dem Zubettgehen, obwohl das Koffein ja ein ausgesprochener Muntermacher ist. Diese paradoxe Wirkung des Koffeins wirkt plausibel, wenn man sich seine durchblutungsverbessernde Wirkung auf das Gehirn vor Augen führt, demgegenüber die Stimulation des Wachzentrums offenbar bei einigen Menschen weniger ins Gewicht fällt.

Stürze und Sturzprophylaxe

Häufigkeit:

Stürze: Plötzliches und unkontrolliertes Hinfallen; in 15 % der Fälle sind Blutergüsse, Prellungen, Verstauchungen und Knochenbrüche die Folge. In der Regel ist die erhöhte Sturzneigung darauf zurückzuführen, dass im Alter die Muskelkraft nachlässt und die Reaktionsfähigkeit vermindert ist. Stürze sind die häufigste Ursache für die Pflegebedürftigkeit älterer Menschen. Jährlich erleiden 100 000 alte Menschen einen Oberschenkelhalsbruch (→ S. 961); 1 000 sterben sogar an den Folgen eines Sturzes, oft eines Treppensturzes.

Die Erkrankung

Stürze sind in Privathaushalten die häufigste Unfallursache, die vor allem bei älteren Menschen zu ernsthaften Verletzungen führen. Besonders gefährlich sind Stürze auf den Kopf, die einen Schädelbruch oder ein subdurales Hämatom (→ S. 1152) nach sich ziehen können. Die Gefahr solch eines Sturzes wird oft zunächst gar nicht erkannt. Hinweise sind aber Übelkeit oder Schläfrigkeit auch noch Tage nach dem Sturz.

Ältere Menschen, die schon einmal gestürzt sind, entwickeln häufig eine große Angst davor, erneut zu stürzen. Daraus kann eine regelrechte **Sturzphobie** ***(Post-Fall-Syndrom)*** entstehen: Aus Furcht zu stürzen bewegen sich die Betroffenen nur noch extrem vorsichtig oder gerade so viel wie nötig. Ein Teufelskreis, denn durch die Unsicherheit und den Bewegungsmangel erhöht sich das Sturzrisiko zusätzlich.

Die Therapie ist zunächst chirurgisch; längerfristig sind zur Vermeidung weiterer Stürze krankengymnastisches Training von Muskulatur und Reaktion sowie gezielte Maßnahmen zur Sturzprophylaxe wichtig.

Vorsorge

Bei einem Sturz kommen meist mehrere Ursachen zusammen. Eine ältere Frau hebt beim Gehen ihre Füße nicht mehr richtig an, stolpert dann über ein von der Enkeltochter nicht weggeräumtes Spielzeugauto und kann das Stolpern aufgrund ihrer Kniegelenksarthrose nicht mehr abfangen. Trotzdem könnte die Mehrzahl der Stürze durch das Ausschalten von nur *einem* Risikofaktor verhindert werden. Dies ist das Ziel der **Sturzprophylaxe.** Hierunter versteht man alle Maßnahmen, die Stürzen vorbeugen sollen. Zu ihnen zählen:

- *Gehhilfen* wie Spazierstöcke, der *Rollator* oder das *Delta-Gehrad* bieten Halt und entlasten Hüfte und Becken. Sie setzen jedoch voraus, dass der Betroffene noch genug Kraft zum Aufstützen hat und seine Koordinationsfähigkeit uneingeschränkt funktioniert.
- *Hüftprotektoren* sind im Fachhandel erhältliche Spezialunterhosen mit seitlich integrierten Taschen, in die entweder harte Schalen oder weiche Polster eingesetzt werden. Durch diese Protektoren wird die Energie des Sturzes vom gefährdeten Knochen weggeleitet und auf das umgebende Weichgewebe verteilt. Mehrere Studien haben gezeigt, dass sich auf diese Weise die Häufigkeit von Oberschenkelhalsfrakturen senken lässt. Allerdings lehnen viele Menschen die Hüftprotektoren ab, weil sie unbequem sind und nicht eben schlank machen. Zur Akzeptanz trägt auch nicht bei, dass die Schutzpolster *immer* zu tragen sind, also auch während der Nacht. Gerade nächtliche Stürze aus dem Bett erweisen sich als ein hohes Risiko für Schenkelhalsfrakturen.
- Altersgerechte Anpassung des Wohnraums: beidseitige Handläufe an den Treppen oder Haltegriffe im Bad, Absicherung steiler (Keller-)Treppen, Entfernen von Türschwellen
- Sturzprophylaxe am Bett (→ Abb.).

Durch diese Maßnahmen sollten die früher nicht selten praktizierten Maßnahmen zur Fixierung im Bett durch Körpergurte oder unüberwindbare Bettgitter im Regelfall unterbleiben können, welche laut einem Urteil des Bundesgerichtshofs außerhalb enger Grenzen (nämlich dann, wenn ohne Fixierung schwere Gesundheitsgefahren drohen) die Menschenwürde verletzen.

Immobilität

Häufigkeit:

Immobilität ***(Unbeweglichkeit):*** Unfähigkeit, sich selbstständig zu bewegen. Häufig Folge eines Unfalls oder einer Erkrankung und damit einhergehender dauerhafter Bettläge-

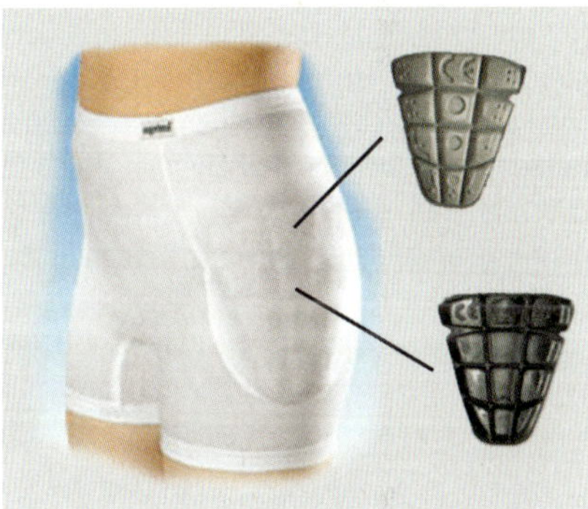

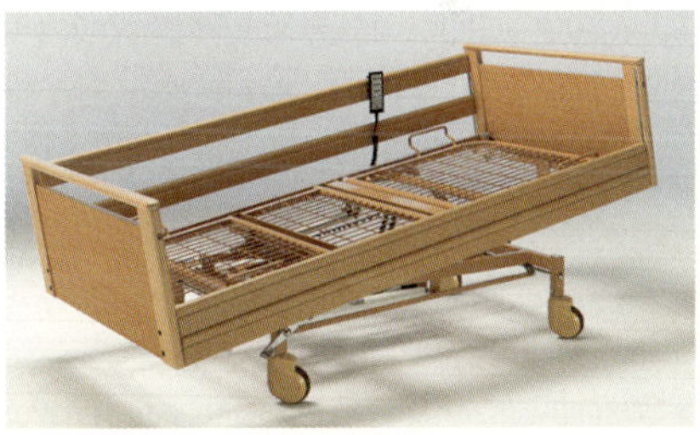

Oben: Unterhose mit ***Hüftprotektoren.*** *Durch sie können Stürze zwar nicht verhindert, das Risiko eines Oberschenkel- oder Hüftbruchs dabei aber um bis zu 40 % verringert werden. Unten: Um Stürze aus dem Bett zu verhindern, sollte das Bett in Niedrigposition gefahren und die Seitensicherung des Betts über die Matratzenhöhe hochgefahren werden. Moderne Betten mit entsprechenden elektrischen Verstellmöglichkeiten sind dafür optimal geeignet. Eine weitere Absicherung bietet eine ausklappbare* ***Prophylaxematte*** *(nicht abgebildet), sodass der Patient bei einem Sturz aus dem Bett auf eine weiche Unterlage fällt.*
SUP, STI 1325]

rigkeit. Dauerhafte Immobilität führt nicht nur zum Abbau der Muskeln und damit der körperlichen Leistungsfähigkeit, sondern schränkt die Betroffenen massiv in ihrer persönlichen Handlungsfähigkeit und Autonomie ein. Die Folgen sind ein hoher Pflegebedarf und soziale Isolation.

Unterstützung durch Angehörige

Das Zauberwort gegen die Unbeweglichkeit heißt **Mobilisierung** *(Mobilisation)*. Sie bedeutet in der Praxis harte Arbeit, und zwar sowohl vom (bisher) immobilen, bettlägerigen Patienten als auch von den Angehörigen. Es ist deshalb unerlässlich, dass der Arzt therapiebegleitend eine physiotherapeutische Behandlung verordnet, die mit Hilfestellungen für die Angehörigen verbunden sein sollte.

Die einzelnen Schritte zur Mobilisierung hängen auch von der Grunderkrankung ab. Sie sind z. B. beim Schlaganfall an anderer Stelle ausführlich beschrieben (→ S. 1126).

Um die Erfolge bei der Mobilisierung nicht gleich wieder durch Hautprobleme und Schmerzen zunichte zu machen, erfordert die Unterstützung bei den Ausscheidungen (Urin → S. 455, Stuhlgang → S. 457) sowie die Körperpflege besonderes Augenmerk, denn Immobile schwitzen besonders viel. Gefährdet sind vor allem die Bereiche mit Hautfalten, z. B. die Brustfalten bei Frauen, Bauch- und Nackenfalten bei übergewichtigen Kranken, aber auch die Leistenbeugen, die Oberschenkelinnenseiten, die Zehenzwischenräume und die Analfalte. Zum Schutz vor Entzündungen müssen diese Körperstellen besonders sorgfältig gewaschen und getrocknet werden. Eine milde Seife ist erforderlich, um Schweiß wirklich zu entfernen. Aus Hygienegründen sollten Sie:

- Zum Waschen des Intimbereichs Einweghandschuhe anziehen
- Waschwasser, Handtuch und Lappen vor dem Waschen des Intimbereichs wechseln, am besten Einwegwaschlappen nutzen
- Das Gesäß möglichst zum Schluss in Seitenlage waschen.

Bei Kranken, die stark schwitzen, können diese Stellen nach dem Waschen und Trocknen auch dünn gepudert werden. Zum Trockenhalten eignen sich kleine Leinenläppchen oder ausgezogene Mulltupfer, die zwischen die Hautfalten gelegt und bei jedem Waschen erneuert werden.

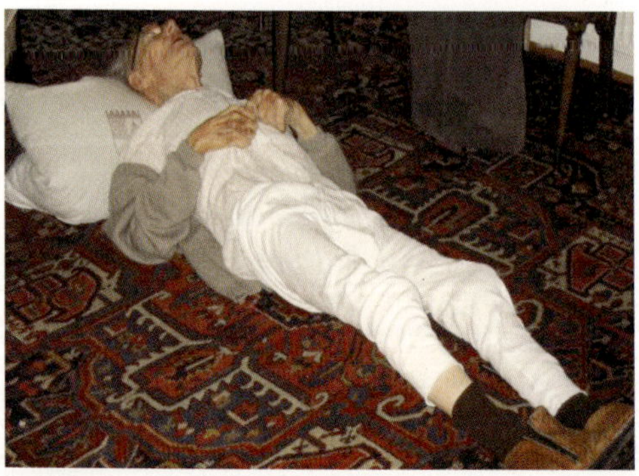

Sturzphobien bringen die Betroffenen manchmal auf merkwürdige Ideen. Nach einem Sturz vier Wochen zuvor verlegte dieser 88-Jährige seine Schlafstätte einfach auf den Fußboden. Allerdings: Wenn Teppichböden in der Jugendzeit als Notlager durchaus akzeptabel waren – im Alter bringen sie nur Rückenschmerzen und Dekubitusgefahren mit sich. Die Lösung des Hausarztes war dann auch eine andere: Der ambulante Pflegedienst beschaffte ein niedrigeres Bett, aus dem der Betroffene ohne Probleme aussteigen konnte. [PWI 1324]

Vereinsamung

Häufigkeit: ■■■■■

Vereinsamung *(soziale Isolation)*: Fehlende Sozialkontakte mit der Gefahr ernsthafter psychischer und psychiatrischer Krankheiten bis hin zur Bereitschaft zum Suizid.

Unterstützung durch Angehörige

Dass ein Angehöriger sozial isoliert ist, wird schnell erkannt, ist aber schwer zu überwinden. Wer sich in seine „Höhle" verkrochen hat, braucht Geduld und Zuwendung durch feste Bezugspersonen, um langsam aus der Isolation herauszufinden. Nicht selten scheuen sich isoliert lebende Menschen, den Kontakt zu anderen zu suchen. Sie fürchten, den Anforderungen nicht mehr gewachsen zu sein oder wissen nicht, wie sie sich verhalten sollen und was auf sie zukommt. Es genügt meistens nicht, sie zur Kontaktaufnahme nach außen zu ermutigen, sondern sie sollten bei ihren ersten Versuchen, „nach draußen" zu gehen, begleitet werden. Angebote, aus der Isolation herauszukommen, können sein:

Gespräche führen

Das Gespräch, egal ob von Angesicht zu Angesicht oder über das Telefon, ist die zentrale Möglichkeit, Kontakte anzubieten. Dabei sind gute Ratschläge fehl am Platz. Wichtiger ist es zuzuhören, Verständnis zu zeigen und verlässlich da zu sein, wenn dies gewünscht wird. In diesem Sinn können regelmäßige Gespräche eine wichtige Unterstützung sein. Vereinbaren Sie z. B. zweimal pro Woche fest einzuhaltende Telefontermine, für die Sie eine angemessene Zeit einplanen.

Aktivitäten fördern

Volkshochschulen, Kirchengemeinden, Selbsthilfegruppen oder Nachbarschaftshilfen bieten immer wieder Kurse speziell für ältere Menschen an, über organisierte Theaterbesuche bis zur samstäglichen Ausflugsgruppe, dem Kochkurs oder der Schreibwerkstatt. Adressen finden Sie in den Tageszeitungen, über die Krankenkasse oder auf diesbezüglichen Internetseiten (→ Infobox S. 463). Viele Pflegeheime freuen sich aber auch über Gäste aus der Umgebung und organisieren Gruppen, in denen sich Menschen zum gemeinsamen Mittagessen, zum Basteln oder zu Gesellschaftsspielen treffen.

In vielen Schwimmbädern hat sich **Wassergymnastik** *(Aquafitness)* zu einer praktikablen Sportart für ältere Menschen entwickelt. Bewegung im Wasser schont die Gelenke und Bänder und ist auch für übergewichtige Menschen empfehlenswert.

Haustierpatenschaften

Es ist immer wieder bemerkenswert, wie Tiere Menschen (wieder) zum Lächeln und zur Kontaktaufnahme bringen. Viele Altenpflegeeinrichtungen versuchen, für Menschen, die keine Außenkontakte haben, Tierbesuchsdienste zu organisieren. Auch Hausbesuchsdienste mit Tieren gibt es bereits.

So besuchen seit 1994 Berliner Hundebesitzer ehrenamtlich Menschen in Senioreneinrichtungen, zu Hause und in Krankenhäusern. Möglich macht dies der Verein Leben mit Tieren e. V. (www.lebenmittieren.de), der mit einigen Pflegeeinrichtungen mittlerweile sogar Festverträge für wöchentliche Hundebesuchsdienste abgeschlossen hat. Der Verein unterhält auch vier Mensch-Tier-Begegnungsstätten in Krankenhäusern und Pflegeeinrichtungen, in denen Esel, Kaninchen, Schafe, Ziegen und Gänse und auch ein schwarzes Minischwein namens Maxi gehalten werden.

Mit Kaninchen ist ein Mitglied des Vereins regelmäßig im Wilhelmsdorfer Seniorenstift zur Tierstunde mit einer Gruppe Demenzkranker anzutreffen. Auf dem Schoß hat dann jeder einen anschmiegsamen kleinen Hasen. Behutsam beginnen die Bewohner ihr Tier zu streicheln, die Tiere wecken mit ihrem weichen Fell Erinnerungen an schöne Gefühle, Wärme und körperliche Nähe. Vorsichtig beginnen manche Bewohner mit ihrem Schoßtier zu reden. „Mein Muckelchen", begrüßt eine 90-

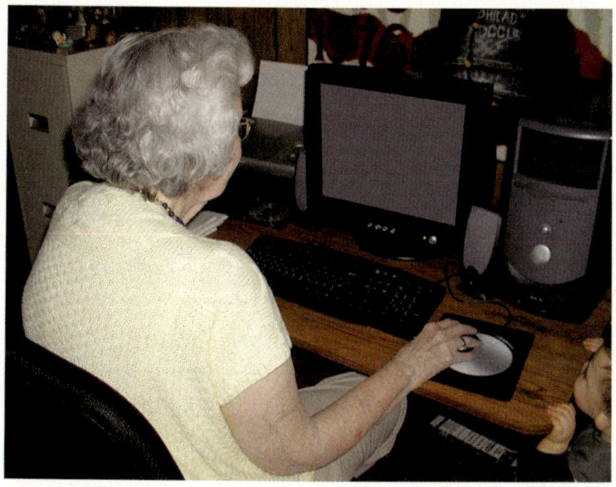

81-jährige Münchnerin am Computer. Die Ausrüstung hatte sie „ungefragt" zum achtzigsten Geburtstag geschenkt bekommen und den Senioren-Computerkurs in der Volkshochschule noch dazu. Inzwischen kann sich die ehemalige Buchhalterin einen Tag ohne Computer schon gar nicht mehr vorstellen. „Ich würde ihn mehr vermissen als den Fernseher", so zumindest die Aussage gegenüber dem Pflegedienst. [JSP 1326]

jährige Frau ihr Kaninchen Bruno und wiegt es anmutig im Arm. Das Tier sitzt wöchentlich auf ihrem Schoß, doch die demenzkranke Frau lebt nur in dieser Stunde auf, den Namen ihres Hasen kann sie sich nicht mehr merken. Die Bewohner staunen, reden und lachen miteinander über ihre geduldigen Tiere, die ihnen so viel Wärme bringen und weder Furcht vor alten Menschen noch vor deren Einschränkungen kennen. Auch die Kaninchen genießen das Streicheln und fühlen sich wohl; ihnen ist es egal, wie alt, krank oder eingeschränkt die Menschen sind. Es ist ein Geben und Nehmen von Wärme, auch wenn die Hände oft schon zittrig sind.

■ Seniorenstudium

Neugier und Wissensdurst nehmen im Alter keineswegs ab. Im Gegenteil, viele Menschen finden erst nach der Pensionierung Zeit für Dinge, die sie schon immer interessiert haben. Die meisten Universitäten in Deutschland bieten mittlerweile das so genannte Seniorenstudium an. Interessierte können auch als Gasthörer Vorlesungen besuchen. Nach Ermittlungen der Augsburger Universität sind etwa die Hälfte der älteren Studierenden gasthörende Senioren. Vorträge mit Gesprächsrunden zu Themen wie Testament, Wohnen im Alter oder Themen der Pflegeversicherung finden ebenso Interesse bei vielen älteren Menschen.

■ Hilfsmittel

Isolation lässt sich oftmals nur durch eine sehr behutsame Unterstützung überwinden; dazu kann es gehören, bei körperlichen Einschränkungen den Einsatz von Hilfsmitteln in Erwägung zu ziehen. Nicht selten ist Rückzugsverhalten bei älteren Menschen eigentlich auf zunehmenden Hörverlust zurückzuführen, der jedoch von Betroffenen verschwiegen und überspielt wird. Damit jedoch Kontaktangebote nach außen überhaupt genutzt werden können, sollten „Helfer" beobachten, prüfen und beraten, ob Einschränkungen durch den Einsatz von Hilfsmitteln gebessert werden können. Es kann auch nützlich sein zu testen, ob Brille, Hörgerät und Telefon noch funktionstüchtig und zweckmäßig sind, oder ob neue Hilfsmittel angeschafft werden müssen. Auch an Hilfsmittel zur Bewegung ist zu denken. Außerdem gibt es in Sanitätshäusern eine Fülle von Hilfsmitteln, die das Leben erleichtern können, z. B. Halterungen zum Nahrungszubereiten, Spielkartenhalter, Schreibhilfen oder auch Strickhilfen.

■ Fernsehen, Radio und Internet

Ausgiebiger Medienkonsum fördert zwar die Bewegungsarmut, alte wie neue Medien sind andererseits ein „Segen", weil sie die Welt ins Wohnzimmer bringen. Gerade für bewegungseingeschränkte und bettlägerige Menschen bieten Fernsehen und Radio Unterhaltung, Ablenkung und auch Bildungsmöglichkeiten.

Die Tageszeitung leitet für viele das Vormittagsritual ein und bietet mit aktuellen Informationen stets neuen Gesprächsstoff. Oft kann eine Tageszeitung zusammen mit anderen Hausbewohnern abonniert werden. Das spart nicht nur Geld; es ergibt sich damit auch ein lockerer Kontakt zu anderen Menschen.

Computerkurse und Internetchats werden zunehmend auch für ältere Menschen interessant und als Möglichkeit zur Kommunikation mit anderen Menschen genutzt.

i Aktuell: www.gesundheit-heute.de/13x07

- **www.oldieszuhause.de** – Privat geführte Internetseite (Beuren/Eifel) und **www.50plus-treff.de** (München): Empfehlenswerte Chatadressen für ältere Menschen, die Kontaktaufnahme per Computer nicht scheuen.
- R. Mamerow: **Projekte mit alten Menschen.** Urban & Fischer in Elsevier, 2003. Lesenswerte Berichte über ungewöhnliche, aber nachahmenswerte Projekte für Senioren.

Sterben und Tod, Palliativmedizin

„Dem Leben nicht mehr Tage, sondern den Tagen mehr Leben geben"

Anliegen der Hospizbewegung

Das Aufklärungsgespräch

Irgendwann steht es fest: Heilung ist nicht mehr möglich, ein Tumor ist wieder aktiv, eine erneute Operation birgt zu große Risiken, oder der Betroffene auf der Intensivstation muss täglich mit einer lebensbedrohlichen medizinischen Komplikation rechnen. In dieser Situation ist **Aufklärung** notwendig, die allen Beteiligten schwerfällt. Ärzte und Pflegende wissen, dass die Krankheit nicht mehr aufzuhalten ist. Die Angehörigen müssen akzeptieren, dass die letzte Lebensphase angebrochen ist.

Und die Betroffenen? Gerade im Krankenhaus wissen sie oft intuitiv über ihren Zustand Bescheid. Schon deshalb hat es wenig Sinn, sie über ihre Situation im Unklaren zu lassen.

Aufklärungsgespräche richtig führen

Wenn die Angehörigen vorab über die Diagnose aufgeklärt worden sind (was meistens der Fall ist), sollten sie zusammen mit dem Arzt besprechen, *wie* der Patient offen, verständnis- und respektvoll über seine Diagnose informiert wird. Das *ob* sollte aber nicht infrage gestellt werden, es sei denn, der Betroffene hat eindeutig zu erkennen gegeben, dass er nichts Genaues über seinen Zustand wissen will.

Doch wie sagt man einem lebensbedrohlich erkrankten Menschen die Wahrheit, ohne ihm den Lebensmut zu nehmen? Drei Dinge sind wichtig: Einfühlungsvermögen, Zeit und Angemessenheit.

Einfühlungsvermögen. Was und wie viel möchte der Kranke wissen? Manche Menschen sind mit Pauschalaussagen zufrieden. Andere wollen wissen, mit welcher Wahrscheinlichkeit bei welchen Nebenwirkungen z. B. eine Tumorremission (→ S. 1041) erreicht werden kann. Es kann fließende Übergänge zwischen kleinen Wahrheiten geben. Dabei besteht jedoch immer auch die Gefahr, dass mit dem Sterbenden nicht ehrlich geredet wird, weil man sich gegenseitig nicht „belasten" will. Sich in die Lage des Patienten einfühlen zu können bedeutet, über all diese Fragen nachzudenken, ständig im Kontakt mit ihm zu bleiben und die Fortsetzung des Gesprächs anzubieten, wenn etwas „offen“ geblieben ist oder der unheilbar Kranke doch mehr oder detailliertere Informationen zu seinem Zustand haben möchte. Ein Todkranker braucht die Gewissheit, dass jemand da bzw. erreichbar ist, wenn er reden will.

Zum Thema Einfühlungsvermögen gehört schließlich auch, das Gespräch nicht in Anwesenheit unbeteiligter Dritter zu führen.

Zeit. Mindestens eine halbe Stunde sollten Arzt und Angehörige für das gemeinsame Gespräch einplanen. Da Zeit für den Arzt oft die knappste Ressource ist, lohnt es sich, einen Extratermin für dieses Gespräch zu vereinbaren. Es ist unwichtig, auf welcher „Hierarchiestufe“ der Arzt steht, der das Gespräch führt. So haben Oberärzte zwar die meiste Erfahrung, aber oft besonders wenig Zeit. Letztlich ist es viel wichtiger, dass der Arzt den Patienten kennt und ihn in seinen Verständnismöglichkeiten einschätzen kann.

Angemessenheit. Kein Arzt kennt den voraussichtlichen *Todeszeitpunkt* eines Patienten. Er kann nur Erfahrungswerte nennen, z. B. wie lange und mit welchen Komplikationen Patienten mit ähnlichen Befunden noch leben konnten. Aber die Unterschiede sind von Patient zu Patient relativ groß. Deshalb werden erfahrene Ärzte keine Aussagen zur voraussichtlichen Lebensdauer treffen. Diese Unsicherheit darf aber nicht dazu führen, unrealistische Hoffnungen zu wecken. Denn diese behindern das Ringen um die notwendigen Einsichten und lenken den Blick weg von der noch verbleibenden Lebenszeit zurück zum therapeutischen Alltag. So werden wichtige Vorhaben, z. B. das Abfassen eines Testaments, verschoben bzw. nicht ausgeführt.

Die fünf Phasen des Sterbens

Das Aufklärungsgespräch setzt eine Folge von Gedankenketten, Erinnerungen und Einsichten in Gang, die zwar jeder individuell erlebt, die aber in den meisten Fällen bestimmten Mustern folgt.

Es ist wichtig, dass die Angehörigen diese Muster kennen, damit typische Missverständnisse vermieden werden. Die Kenntnis dieser Muster verdanken wir der **Thanatologie** oder *Sterbekunde*. Sie befasst sich als „Lehre vom Tod“ wissenschaftlich mit dem Sterben und ist ein Forschungsgebiet von Philosophen, Psychologen, Theologen, Medizinern und Soziologen. Als Begründerin gilt Elisabeth Kübler-Ross, eine 1926 in Zürich geborene Ärztin und später in den USA berühmt gewordene Sterbeforscherin. Von ihr stammt das Konzept der fünf Phasen des Sterbeprozesses, in dem sich das Sterben typischerweise vollzieht.

Nicht wahrhaben wollen. In der ersten Phase leugnen viele Sterbende ihren Zustand, weil ihnen dieser unerträglich erscheint. Dass dieser Zustand unaufhaltsam zum Tod führt, wird von ihnen nicht akzeptiert und darum verdrängt. Oft isolieren sich die Sterbenden in dieser Phase und wollen über ihre Situation nicht nachdenken. Sie sind weder in der Lage, darüber zu reden noch können sie mögliche Konsequenzen abwägen. Der Schock überwiegt.

Zorn, Wut, Aggression und Widerstand kennzeichnen die zweite Phase. Diese Gefühle richten sich oft gegen Angehörige, Ärzte und Pflegende. Sie werden verantwortlich gemacht für das Schicksal des Betroffenen und seine Situation. Aber auch Aggressionen gegenüber dem eigenen „unfähigen“ Körper und Suizidgedanken quälen die Betroffenen.

Bezugspersonen sollten wissen, dass die Wut des Sterbenden nicht gegen sie gerichtet ist; sie besteht vielmehr darüber, dass der Betroffene keine Möglichkeit sieht, aus dieser ausweglosen Situation herauszukommen. Reaktionen sollten deshalb verständnisvoll, aber nicht mitleidvoll sein.

Verhandeln mit dem Schicksal. Der Sterbende verhandelt mit Ärzten, Pflegenden und, bei gläubigen Patienten, auch mit seinem Gott. Der Betroffene klammert sich an alles, was eine mögliche Heilung versprechen könnte und versucht mit allen Mitteln, der Todesgefahr zu entrinnen. Wichtige Vorhaben und Wünsche werden von ihm ausgesprochen. Soweit der Zustand des Betroffenen dies zulässt, sollten die Vorhaben gemeinsam geplant und seine Wünsche realisiert werden.

Rückblicke und tiefe Trauer darüber, dass das eigene Leben endgültig zu Ende geht, kennzeichnen die vierte Phase. Auch Furcht, Angstzustände und die Sorge vor einem qualvollen Ende mit Gedanken an aktive Sterbehilfe beschäftigen die Sterbenden in dieser Phase. Bezugspersonen sollten zuhören und diese Trauer teilen. Wichtig ist es, Sorgen und Ängste wahrzunehmen und schützende Möglichkeiten der Palliativpflege zur Linderung des Leidens vorauszuplanen.

Annehmen, was ist. In der letzten Phase des Annehmens und der Zustimmung werden die Tatsachen vom Sterbenden ohne Wenn und Aber akzeptiert. Er sieht seinem Schicksal gefasst entgegen und regelt letzte Angelegenheiten. Gespräche sind in dieser Zeit möglich und oft vom Kranken erwünscht. Dabei sollten Anweisungen und Wünsche des Sterbenden sehr ernst genommen werden. Wenn Menschen in dieser Phase sterben können, ist ihr Tod oft ein sanftes Einschlafen und „Loslassen“, nachdem sie von ihren Bezugspersonen Abschied genommen haben.

(!) Nicht jeder Sterbende durchläuft alle Sterbephasen, bei jedem Einzelnen dauern sie unterschiedlich lang und sind unterschiedlich intensiv. Viele Menschen erreichen leider die Phase des Annehmens nicht, sodass sie sterben, ohne sich vom Leben und von ihren Angehörigen in Frieden verabschiedet zu haben.

Die falsche Frage: Wie lange habe ich noch?

Viele meinen, mit der Diagnose „Krebs“ oder einer anderen unheilbaren Krankheit stehe der Tod in der Tür. Doch auch im „normalen“ Leben ist die Lebenszeit begrenzt und der Tod unentrinnbar. Es ist deshalb gut, nach der schlimmsten ersten Zeit den Blick wieder auf die Gegenwart zu konzentrieren und das Beste aus der aktuellen Lebensphase zu machen. Das bedeutet mit anderen Worten, dass nicht „Wie lange noch?“ von Bedeutung sein sollte, sondern „Was brauche ich jetzt, um erträglich leben zu können?“

„Jetzt leben“ heißt nicht nur, das Leben in „vollen Zügen“ zu genießen. Es geht beim „Jetzt“ auch darum, den Kampf mit den Krankheitsfolgen und Therapiebelastungen angemessen zu führen, und den richtigen Beistand in diesem letzten Lebensabschnitt zu organisieren und auch einzufordern.

Für die Angehörigen bedeutet das konkret:

- Vermeiden Sie oberflächliches Aufmuntern. Hören Sie bedingungslos zu, seien Sie wohlwollend, ermutigend und nicht skeptisch (auch in der Mimik). Verzichten Sie auf Kommentare.
- Halten Sie sich zurück mit Ratschlägen, geben Sie keine Empfehlungen, wenn Sie nicht ausdrücklich darum gebeten werden. Auch Ursachensuche und Deutungen sind nicht gefragt.
- Seien Sie ehrlich im Kontakt, überspielen Sie Ihre eigenen Gefühle nicht.
- Sprechen Sie keine Dinge an, die Ihr erkrankter Angehöriger nicht selbst anspricht.

Der dritte Weg – die Hospizbewegung

Alles hoffnungslos? Nein – denn die Erkenntnis setzt sich durch, dass es einen dritten Weg gibt – ohne die Funktionszwänge im Krankenhaus, aber auch ohne die Einsamkeit und die Versorgungsdefizite im häuslichen Umfeld.

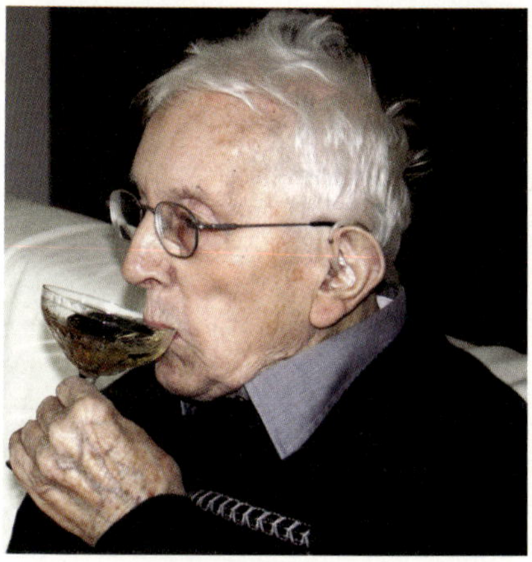

Auch das hat seinen Platz im Hospiz: den Geburtstag feiern. [ISP 1327]

Sterben braucht seinen Raum: Diesen zu schaffen und damit auch dem letzten Abschnitt des Lebens seine Würde und seine Selbstbestimmung (zurück) zu geben – ist Ziel der **Palliativpflege** und der **Palliativmedizin.** Palliativmedizinische Betreuung bedeutet nicht mehr heilende, sondern lindernde und tröstende Pflege, die sich ausschließlich auf die Verbesserung der Lebensqualität des Betroffenen konzentriert. **Palliative Care** ist der englische Begriff für palliativmedizinische Betreuung – er wird auch bei uns immer häufiger verwendet, um die Einheit von Palliativpflege und -medizin zu unterstreichen.

Ursprünglich war der Ort der palliativen Versorgung das Hospiz. Inzwischen nimmt aber die ***ambulante palliative Versorgung*** einen immer größeren Raum ein, weil die Hospize nur einen Bruchteil der Sterbenden aufnehmen können, und weil sich viele Prinzipien der palliativen Versorgung auch in der häuslichen Versorgung Sterbender anwenden lassen. Einen weiteren Schwerpunkt bildet die Beratungstätigkeit für Heime, Hausärzte und Angehörige. Auch engagieren sich immer mehr Ehrenamtliche in der Hospizbewegung.

Von einer flächendeckenden Versorgung ist Deutschland allerdings weit entfernt: Von knapp einer Million Menschen, die in der Bundesrepublik jährlich sterben, werden nur 4 % hospizamtlich und 2 % palliativmedizinisch versorgt. Aufgrund des öffentlichen Drucks erfahren Hospizbewegung und Palliativmedizin immerhin zunehmend Aufmerksamkeit bei Krankenkassen, Versicherungen und in der Politik. Viele Träger von Palliativeinrichtungen müssen aber darum kämpfen, in reguläre Finanzierungsstrukturen übernommen zu werden und sind von der Schließung bedroht.

Warum Palliativpflege?

Fragt man Menschen, was ihnen im Zusammenhang mit ihrem Sterben am allerwichtigsten wäre, stehen an erster Stelle Geborgenheit und Schmerzfreiheit. 80 % der Menschen in Deutschland wünschen sich, zu Hause in vertrauter Umgebung zu sterben. Die Realität sieht anders aus: Über zwei Drittel sterben im Krankenhaus, auf der Intensivstation oder im „Sterbezimmer“ einer Normalstation. Selbst Altenheime versuchen, Sterbende noch ins Krankenhaus zu verlegen, denn das Sterben ist mit viel Arbeit und Betreuung verbunden. In solchen Fällen sind die Angehörigen oft nicht erreichbar, und ein Abschiednehmen ist nicht mehr möglich. So stirbt die Mehrzahl der Menschen im Krankenhaus ohne einen Angehörigen um sich herum.

So arbeitet die Palliativmedizin

Palliation (wörtlich Mantel) ist ein freundliches Wort. Es verspricht Linderung. Und es bricht mit dem Tabu vom Anspruch auf Heilung durch die Medizin. Im Zentrum aller Maßnahmen steht nicht mehr die Heilung, sondern die Lebensqualität im Sterben. Palliativmediziner vermitteln dem Kranken, dass auch am Ende ihres Lebens Menschen für sie da sind, die alles versuchen, um ihnen soviel Leid wie möglich zu ersparen. Das bedeutet auch, die Diagnostik auf das für die Symptomkontrolle notwendige Minimum zu beschränken.

Leiden lindern, Lebensqualität ermöglichen. Während die kurative Medizin auf Heilung ausgerichtet ist, muss das Ziel am Lebensende und bei der Behandlung nicht mehr heilbarer Krankheiten ein anderes sein. Wenn (kurativ) nichts mehr zu machen ist, dann kann palliativ noch sehr viel getan werden. Es geht um Verbesserung oder Erhaltung der Lebensqualität, um Milderung der Symptome, um Reduzierung von Schmerzen, aber auch um die psychischen und sozialen Bedürfnisse des Patienten.

Ziel ist es auch, Kranke möglichst lange in ihrer gewohnten Umgebung zu betreuen oder sie vor dem Sterben optimal versorgt dorthin wieder zurückzubringen. Auch Schwerstkranken soll es möglich sein – wenn sie es wünschen und die Umstände es zulassen – zu Hause im Kreis ihrer Angehörigen möglichst beschwerdefrei zu sterben, unterstützt durch palliativmedizinisch geschulte Pflegedienste.

Im Mittelpunkt stehen die elementaren Bedürfnisse Schwerstkranker und Sterbender, der Wunsch nach einem bewussten Sterben in Selbstbestimmung und Würde. Aber auch die Auseinandersetzung mit dem Thema Tod und Sterben und die Begleitung von Patienten und Angehörigen in dieser letzten Phase des Lebens gehören dazu.

(!) Die Lebensumstände zu verbessern, statt nur den Todeszeitpunkt zu verschieben, gilt als wichtige Maxime der Palliativmedizin.

i **Aktuell:** www.gesundheit-heute.de/13x09

- **www.hospize.de** – Die Deutsche Hospiz Stiftung (Dortmund) bietet Informationen und Adressen sowie eine telefonische Beratung.
- **www.bundesverband-kinderhospiz.de** – Website des Bundesverbands Kinderhospiz e. V., Freiburg: In der Rubrik Mitgliederliste finden sich viele Adressen von Hospizen mit weiterführenden Links zu deren Websites. Sehr informativ.
- E. Kübler-Ross: **Interviews mit Sterbenden.** Droemer Knaur, 2001. Die Autorin, eine Schweizer Sterbeforscherin, führte einfühlsame Interviews mit Todkranken.
- S. Kränzle et al.: **Palliative Care.** Handbuch zur Pflege und Begleitung. Springer, 2006. Eher an professionell Pflegende gerichtet, vermittelt das Buch Grundlagen und spezielles Fachwissen der palliativen Pflege.
- B. Jakoby: **Alles wird gefügt.** Hilfe im Umgang mit Tod und Trauer. Langen-Müller, 2005. Schildert die Prinzipien eines würdigen Sterbens. Interessante Ansätze, auch wenn man nicht mit allen Ideen des Autors konform gehen muss.
- S. Porchet-Munro et. al.: **Den letzten Mantel mache ich selbst.** Über Möglichkeiten und Grenzen von Palliative Care. Schwabe Basel, 2005. Mit Übersichtskarten der wichtigsten Aspekte, derer es zur Planung und Umsetzung konkreter Schritte bedarf. Einfühlsam und pietätvoll geschrieben.

Einrichtungen der Palliativversorgung

Palliativstationen sind eigenständige, spezialisierte Abteilungen in Krankenhäusern, in die Patienten mit begrenzter Lebenserwartung aufgenommen werden, die einer Krankenhausbehandlung bedürfen. Ein Arzt und professionelle Pflegekräfte stehen rund um die Uhr zur Verfügung. Charakteristisch für Palliativstationen sind multiprofessionelle Teams unterschiedlicher Berufsgruppen (Ärzte, Pflegekräfte, Psychologen), die in enger Verbindung mit ambulanten und stationären Hospizdiensten arbeiten. Für Angehörige gibt es kostenlose Übernachtungsmöglichkeiten. Auch Pflegeheime ermöglichen oft Palliativbetreuung und stationäre Hospizbereiche.

Palliativkonsiliardienste haben Fachkräfte, die im Bedarfsfall von ambulanten oder stationären Diensten beratend hinzugezogen werden.

Brückenteams arbeiten vorwiegend im psychosozialen Bereich. Sie beziehen die Angehörigen mit ein und sind für die Übergänge von stationärer Behandlung und häuslicher Versorgung zuständig. Darüber hinaus begleiten sie Betroffene im häuslichen Umfeld.

Hospize sind stationäre Einrichtungen mit eigener Infrastruktur für Menschen mit begrenzter Lebenserwartung, die keiner ständigen Krankenhausbetreuung bedürfen, für die aber ein Leben zu Hause nicht möglich ist. Das Personal setzt sich aus hauptamtlichen und ehrenamtlichen Mitarbeitern zusammen. Niedergelassene Hausärzte übernehmen die ärztliche Betreuung. **Tageshospize** bieten Menschen die Möglichkeit, dort in geschützter, freundlicher Atmosphäre zu leben und Linderung zu erfahren, aber z. B. nach einer Schmerzbehandlung wieder nach Hause zu gehen. Die Kranken kommen z. B. einmal pro Woche, um die Behandlung zu kontrollieren und neu abzustimmen. Das Personal besteht auch hier aus ausgebildeten, hauptamtlichen Mitarbeitern sowie Ehrenamtlichen, die in Befähigungskursen auf ihre Aufgaben vorbereitet werden.

Ehrenamtliche ambulante Hospizdienste übernehmen die häusliche Betreuung Schwerstkranker in Abstimmung mit den Angehörigen. Dabei steht die psychosoziale Beratung im Vordergrund. Ein ambulanter Hospizdienst zählt mindestens zehn ehrenamtliche Mitglieder, die wöchentlich für eine begrenzte Zeit zur Verfügung stehen und alle an Befähigungskursen teilgenommen haben. Es gibt einen fachlich qualifizierten Koordinator.

Ambulante Hospiz- und Palliativpflegedienste übernehmen spezialisiert die palliativpflegerische Versorgung in enger Abstimmung mit den behandelnden Ärzten. Auch Angehörige werden bei palliativpflegerischen Maßnahmen angeleitet und unterstützt. Der Dienst besteht aus mindestens drei hauptamtlichen Palliativpflegefachkräften und ist rund um die Uhr erreichbar. Vom Gesetzgeber sind Rahmenbedingungen vorgegeben, die die Qualität dieser Dienste sichern sollen. Wer palliativmedizinische Betreuung und Unterstützung benötigt, erhält Adressen bei der Krankenkasse oder auch im Internet unter www.hospiz.net.

Die Versorgungsstruktur unterscheidet sich allerdings stark von Stadt zu Stadt. Lohnend ist auch immer ein Blick auf das Angebot der vielen Modellprojekte, die es in Deutschland inzwischen gibt: „Home Care Berlin" etwa ist ein Dienst ambulant palliativmedizinisch tätiger Ärzte, die unheilbar Kranken das Sterben zu Hause ermöglichen. In Göttingen gibt es ebenfalls einen ambulanten Palliativdienst, das „SUPPORT-Projekt", das Sterbenden rund um die Uhr beisteht. „Unser spezialisiertes Pflegepersonal greift dort ein, wo der normale Pflegedienst überfordert ist", so Dr. Ensik vom Zentrum für Anästhesiologie, Rettungs- und Intensivmedizin der Uni Göttingen. „Den Hausarzt beraten wir in Fragen der Schmerztherapie und Symptomkontrolle. Zudem vertreten wir ihn im Notfall, um zu vermeiden, dass ein Notarzt den Sterbenden doch noch in eine Klinik einweist. Auch psychologische Unterstützung bieten wir an. Manchmal erfüllen wir Wünsche wie eine letzte Reise ans Meer. Wir helfen und kümmern uns um die Organisation und den Transport größerer Morphinvorräte über die Grenzen", erklärt er. „Für die Angehörigen sind wir auch dann noch da, wenn der Patient verstorben ist." [D03]

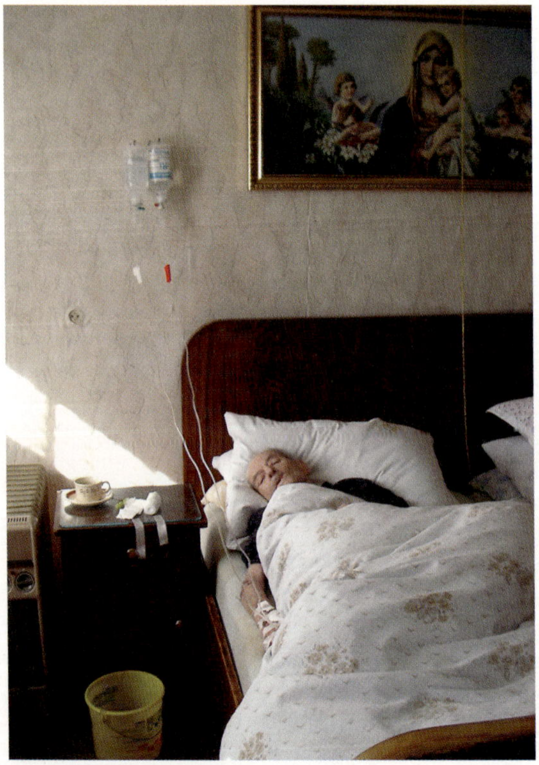

In den eigenen vier Wänden das Leben beschließen – das ist für viele alte Menschen das Wichtigste. Und sie nehmen dafür auch so manchen Kompromiss in Kauf, wie dieses ungestellte Bild zeigt. [RKL 1328]

IGeL-Hinweis: Bis heute ist die Abrechnung palliativer oder hospizdienstlicher Versorgung uneinheitlich. Die Finanzierung erfolgt durch die gesetzliche Sozialversicherung, private Spenden, ehrenamtliche Arbeit und Eigenbeteiligung der Patienten. Was im Einzelfall vom Betroffenen trotzdem an Kosten zu übernehmen ist, ist deshalb vorher zu klären, der Hausarzt leistet dabei, wenn nötig, Hilfestellung. Gleiches gilt für stationäre Hospize: Sie werden zwar durch die gesetzliche Pflegeversicherung und Krankenversicherung mitfinanziert (private Krankenversicherungen allerdings haben sich an diesen Regelungen bisher nicht beteiligt); ob eine vollständige Kostenübernahme möglich ist, sollte auch hier vor der Aufnahme geklärt werden.

Das Unbehagen an der Sterbehilfe

Ärzte, Pfleger und auch Angehörige sehen sich derzeit mehr als in der Vergangenheit mit dem Wunsch konfrontiert, medizinische Behandlungen unter bestimmten Bedingungen abzubrechen und Sterbehilfe zu leisten. Man unterscheidet zwei Formen der Sterbehilfe:

Aktive Sterbehilfe ist die bewusste Tötung auf Verlangen, insbesondere auch bewusste Tötung mittels eines Medikaments, z. B. durch Verabreichung einer Überdosis bestimmter Medikamente. Sie ist nach geltendem Recht in Deutschland und Österreich verboten und wird als Beihilfe zum Selbstmord strafrechtlich verfolgt.

Passive Sterbehilfe bedeutet die Unterlassung von Maßnahmen wie z. B. künstliche Beatmung, Dialyse oder Sondenernährung, die lebensverlängernd oder sterbeverzögernd wirken. Die passive Sterbehilfe wird in vielen Staaten toleriert, so auch in den deutschsprachigen Ländern.

Der Konflikt. Der Wunsch zu sterben entsteht immer dann, wenn die Zukunft unerträglich erscheint. Bei unheilbar Kranken ist der Wunsch nach Sterbehilfe Ausdruck von Angst vor einem menschenunwürdigen Zugrundegehen, vor unerträglichen Schmerzen und vor der Unfähigkeit, elementarste Tätigkeiten wie Essen, Trinken und Ausscheiden selbst ausführen zu können.

Mithilfe der modernen Medizintechnik ist es möglich, Menschen z. B. monatelang im Wachkoma zu halten, einem Schwebezustand zwischen Leben und Tod (→ S. 1153), oder den Tod aussichtslos an Krebs Erkrankter durch Ernnährungssonden und andere Interventionen hinauszuzögern.

So ist es der Medizin heute sehr oft möglich, das Sterben unheilbar kranker Menschen um Tage, wenn nicht um Wochen aufzuschieben, indem z. B. bei zum Tode führenden Herzrhythmusstörungen (→ S. 706) wiederbelebt wird, bei tödlichem Flüssigkeitsverlust künstlich ernährt und bei tödlichem Nachlassen des Atemanreizes künstlich beatmet wird.

Daraus ist ein ethisches Dilemma entstanden: Denn niemand will unnötig leiden, und die meisten wünschen sich, in einer solchen im wahrsten Sinne des Wortes hoffnungslosen Situation „aus den Krallen der modernen Medizin befreit zu werden", wie es z. B. die *Gesellschaft für humanes Sterben* in Worte fasst. So hat jeder Arzt die Unterlassung sterbeverzögernder Maßnahmen schon erlebt oder akzeptiert oder anderweitig verantwortet.

Auf der anderen Seite: Wer der Sterbehilfe das Wort redet, begibt sich auf einen schmalen Grat. Die ethischen Probleme beginnen schon damit, dass in der Praxis der Wille des Betroffenen nur selten wirklich feststeht. Und auch die „Aussichtslosigkeit" einer Erkrankung mag für die Fälle monate- und jahrelangen Wachkomas zwar eindeutig gegeben sein – aber viele Ärzte haben Fälle erlebt, wo scheinbar hoffnungslos erkrankte Patienten sich wieder erholten.

Die praktischen Fragen sind jedoch die schwierigsten: Wie wird verhindert, dass ein Recht auf passive Sterbehilfe missbraucht wird? Von Erben, die schneller erben wollen, von Krankenhäusern, die in Zeiten der Fallpauschalen teure „Fälle" loswerden wollen, von Ärzten, die Behandlungsfehler vertuschen möchten? Für diese Fragen gibt es zwar Ansätze einer Antwort, wie z. B. die Grundsätze der Bundesärztekammer zur ärztlichen Sterbebegleitung aus dem Jahr 2004, aber keine allgemein akzeptierten und für praktikabel erachteten Lösungen.

Viele Ärzte und Pflegende tun sich deshalb schwer mit der Sterbehilfe – und ganz besonders die in der Palliativmedizin tätigen Pflegenden und Mediziner. Sie erleben, dass viele Menschen ein pauschales Recht auf Sterbehilfe deshalb einfordern, weil sie Angst davor haben, in den letzten Tagen und Wochen alleine gelassen zu werden und große Schmerzen unbehandelt aushalten zu müssen. Doch diese Probleme sind heute lösbar – wie die Zufriedenheit der meisten Patienten und ihrer Angehörigen zeigt, die palliativmedizinische Leistungen in Anspruch genommen haben.

(!) Die Palliativmedizin setzt genau da an, wo der Wunsch nach Sterbehilfe in der Regel seinen Ausgang nimmt: bei der Angst vor unerträglichen Schmerzen und bei der Angst vor dem totalen Verlust der Menschenwürde. Sie schafft (fast immer) Lebensqualität statt nur ein erträgliches und rasches Ende. Palliativmedizin und Palliativpflege können allerdings nicht in allen Fällen helfen – insbesondere, wenn die höheren geistigen Funktionen, wie Bewusstsein und die Fähigkeit zur Wahrnehmung und Kommunikation, schon am Erlöschen sind, sind ihre Möglichkeiten begrenzt.

Juristische Fragen am Ende des Lebens

Wer eine palliativmedizinische Versorgung möchte, will sehr oft keine maximale medizinische Weiterbehandlung.

Diese Willenserklärung ist solange kein Problem und vom Arzt ohne Wenn und Aber zu akzeptieren, solange der Patient in vollem Umfang geschäftsfähig ist. Oft ist dies aber nur noch mit Einschränkungen der Fall. Gerade ältere Menschen schätzen in dieser Lebensphase komplizierte medizinische Sachverhalte nicht mehr richtig ein. Das ändert aber nichts an dem Recht des Patienten, bis zum Schluss selbst über seine Behandlung oder Nichtbehandlung zu entscheiden. In einer **Patientenverfügung** können sie deshalb schon zu einem frühen Zeitpunkt ihren Willen festhalten.

Die Patientenverfügung wird aber meist in ihrer Nützlichkeit überschätzt – zum einen ist sie im „Ernstfall" oft nicht anwendbar oder gültig, weil sie den konkret eingetretenen Fall nicht abdeckt, oder aber weil Ärzte argumentieren, dass die Verfügung nicht mit ausreichendem Bezug zur aktuellen Lage abgegeben wurde. Dieser Einwand ist ernst zu nehmen, denn Ärzte sind verpflichtet, ihr therapeutisches Handeln am konkreten und aktuellen (mutmaßlichen) Willen des Patienten auszurichten.

Patientenverfügungen mit einer Auflistung von 120 Situationen – wie sie in den USA üblich sind – binden den Arzt in ein Handlungskorsett, in dem er sich nicht viel bewegen kann, was sich letztlich oft sogar gegen die Interessen des Patienten richtet, der irgendetwas angekreuzt hat, das er nicht absehen konnte und was dann im Ernstfall auch nicht mehr seinen aktuellen Interessen entspricht. Viele Ärzte und auch die angerufenen Gerichte erkennen solche Verfügungen deshalb nicht an.

Ist der Patient nur noch eingeschränkt geschäftsfähig, und kann er sich nicht mehr eindeutig artikulieren, müssen die Angehörigen den mutmaßlichen Willen des Patienten darstellen. Sie dürfen aber nur „übersetzen" und nicht ihre eigenen Vorstellungen oder gar Interessen in den Vordergrund rücken. Das aber findet oft statt. Deshalb stellen die Ärzte die Äußerungen der Angehörigen über den vermeintlichen Willen des Patienten häufig infrage.

Hier hilft die **Vorsorgevollmacht.** Sie bevollmächtigt eine Vertrauensperson, im Fall der Geschäftsunfähigkeit rechtswirksam zu handeln. Ihre Erklärungen sind verbindlich. Eine „natürliche" Vorsorgevollmacht kennt der Gesetzgeber nur für Eltern minderjähriger Kinder, auch wenn viele Ärzte und Gerichte ein gleiches Recht auch Ehegatten zuerkennen.

i **Aktuell:** www.gesundheit-heute.de/13x08

- T. Klie; J.-C. Student: **Die Patientenverfügung.** Was Sie tun können, um richtig vorzusorgen. Herder Freiburg, 2006. Erörtert die Möglichkeiten und Grenzen einer Patientenverfügung und was Sie beachten sollten, damit sie im Falle eines Falles auch wirklich gilt.

Lebensqualität für Sterbende

Lebensqualität für einen unheilbar Kranken, das klingt für einen Gesunden vielleicht unverständlich. Aber Lebensqualität bedeutet, dass der Kranke im Rahmen seiner Möglichkeiten *unbeschwert* leben kann. Niemand kann von außen die Situation eines Sterbenden beurteilen. Betreuende und Angehörige brauchen viel Einfühlungsvermögen, um herauszufinden, was wichtig ist.

Für alle Sterbenden ist es wichtig, Menschen um sich zu haben. Das Gefühl, noch immer Teil des Lebens zu sein, gehört wohl zu den universalen Bedürfnissen Sterbender. Zuzuhören oder nur da zu sein ist das, was das Begleiten auf dem letzten Lebensweg ausmacht.

Wenn Menschen hilflos sind und nicht mehr reden können, ist es besonders wichtig, ihre Lebensäußerungen wahrzunehmen. Nur so kann es gelingen, Belastungen und Schmerzen für sie zu vermeiden und das Selbstbestimmungsrecht aufrechtzuerhalten. Weil es der Palliativmedizin nicht mehr um Heilung geht, sondern um Milderung der Symptome, nimmt die Kontrolle von Symptomen einen

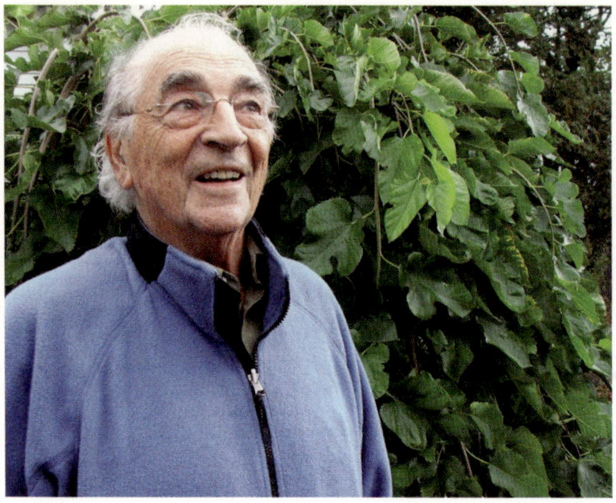

Was Lebensqualität heißt, ist für jeden Menschen sowieso unterschiedlich – und erst recht gilt das für die letzten Monate und Wochen im Leben. Für den einen ist es die möglichst ununterbrochene Nähe der Familie, für den anderen die Zeit draußen in der Natur, wenn die Sonne sich zeigt. [ISP 1329]

besonderen Stellenwert ein. Täglich wird geprüft, ob die Therapie neu anzupassen ist. Die häufigsten Probleme sind:

- Übelkeit und Erbrechen, besonders bei Krebspatienten, aber auch als Nebenwirkung von Schmerzmedikamenten. Verträgliche und wirkungsvolle Medikamente stehen aber zur Verfügung).
- Hautschäden, insbesondere Dekubitus (→ S. 451)
- Inkontinenzprobleme: In der Palliativmedizin sind die Infektionsrisiken eines Dauerkatheters eher vertretbar als sonst. Wenn der Patient sich wohler fühlt mit einem Dauerkatheter, weil keine Geruchsprobleme mehr da sind, und er die Angst, dass „was passieren könnte", vergessen kann, soll er ihn bekommen (→ Abb. S. 456).
- Mundschleimhautprobleme und Trockenheit der Mundhöhle (→ S. 454)
- Hunger und Durst durch Unfähigkeit zu kauen oder zu schlucken, Verdauungsbeschwerden
- Verstopfung (Obstipation), häufig ebenfalls eine Medikamentennebenwirkung, aber auch Folge von Bewegungsmangel und einseitiger Ernährung
- Trockenheit der Augen (Sicca-Syndrom): Künstliche Tränen bieten hier wirksame Hilfe (→ S. 497).
- Verwirrtheit: Es gibt vieles, das die Verwirrtheit eines Menschen verschlimmert, z. B. häufige Ortswechsel und wechselnde Bezugspersonen.
- Atemnot und Rasselgeräusche beim Atmen (→ S. 76, S. 77).

Angst und Unruhe beseitigen

Eine Herausforderung für die Angehörigen sind Angst und Unruhe des Sterbenden. Dahinter steckt entweder eine nicht ausreichende Schmerztherapie oder aber die Angst vor den letzten Tagen und Stunden, d. h. vor weiterem zusätzlichen Leiden. Doch die Komplikationen, die dann schließlich das Leben beenden, müssen nicht leidvoll sein.

So kommt es bei krebskranken Menschen, aber auch bei Menschen mit unheilbaren Leberschäden (Leberzirrhose → S. 675) häufig zur Bewusstlosigkeit durch giftige Substanzen (Koma bzw. Leberausfallkoma → S. 674). Der Übergang kann für Angehörige sehr belastend sein, ist aber relativ kurz und mit Medikamenten gut überbrückbar. Bei Gehirntumoren (→ S. 1149) kann es zu Krampfanfällen kommen, die über den Hirndruck ebenfalls zum Koma führen. Das Leben endet dann mit einem „Einschlafen". Große Ängste schließlich bestehen vor Atemnot und vor dem Ersticken. Lungen- und Herzkranke sind hier oft betroffen. Durch die Atemnot wird Kohlendioxid im Blut angereichert, das dazu führt, dass das Bewusstsein des Sterbenden geringer wird und er dann einschläft (so genannte CO_2-Narkose). Das heißt, er wird den Zustand des Erstickens nicht mehr bewusst erleben.

Viele Patienten sind erleichtert, wenn sie über diese Zusammenhänge ehrlich und medizinisch korrekt aufgeklärt werden.

Ernährung am Lebensende

Beim Sterbenden tritt das Essen zunehmend in den Hintergrund. Hat man früher Sterbende fast bis zuletzt gezwungen, etwas zu sich zu nehmen und zu trinken oder mit regelmäßigen Infusionen für Flüssigkeitszufuhr gesorgt, weil man Angst vor Austrocknung hatte, gilt dieses Vorgehen heute als Kunstfehler. So ist das Thema Essen heute eher ein Problem der Wahrnehmung der Angehörigen. Der Schwerkranke hat meist keinen Hunger mehr.

Diese Aussage gilt natürlich nur mit Einschränkungen für Kranke mit noch längerer Lebenserwartung. Im Krankenhaus stellen Infusionen die Therapie der Wahl dar, weil meistens ein venöser Zugang schon besteht und dieser auch durch die Infusionen offen gehalten werden kann.

Die Mehrzahl der Sterbenden kann einigermaßen normal essen und sollte das auch tun. Das gilt auch für die Frage, *was* der Patient isst. Diäten sind gut, aber irgendwann ziemlich zweitrangig. Der Schwerkranke soll – wenn er mag – essen und trinken, was immer er will. Und wenn er nach dem Essen eine Zigarette möchte – auch das sollte man ihm ermöglichen.

Das Thema künstliche Ernährung am Lebensende nimmt in der öffentlichen Diskussion einen immer größeren Stellenwert ein. Das betrifft insbesondere die Ernährung über eine PEG-Sonde, die über die Bauchdecke in den Magen gelegt wird (→ S. 639). Sinnvoll ist dies, wenn dadurch ein vorübergehender, durch Schluckschwierigkeiten hervorgerufener Zustand überbrückt werden kann, um anschließend wieder eine normale Ernährung zu ermöglichen. Im letzten Lebensstadium sollte die künstliche Ernährung insgesamt sorgfältig überlegt werden. Sie haben aber in jedem Fall Zeit zum Überlegen, niemand verhungert in so kurzer Zeit. Sie dürfen durchaus auch die Frage stellen, ob mit der künstlichen Ernährung die Probleme des Kranken oder die der Umgebung gelöst werden sollen und können. Bei Hochbetagten könnten die Nachteile (Komplikationen, Fixierung) die wenigen Vorteile überwiegen.

Eine Flüssigkeitszufuhr durch Infusionen, die belastungsfrei auch rektal (über den After) möglich ist, kann notwendig sein. In der letzten Lebensphase können Kranke jedoch ohne Infusion friedlich leben und sterben – und wahrscheinlich sogar besser. Sie leiden in dieser Situation nicht an Hunger und Durst.

(!) Viele Schwerkranke verweigern bewusst die Nahrung, um schneller sterben zu können. Das ist keine leichte Situation, denn nun müssen die Angehörigen zusehen, wie der Patient immer weiter abmagert. Der Wille des Patienten sollte aber respektiert werden. Auch die Flüssigkeitsverweigerung in der letzten Phase vor dem Tod ist ein natürliches Zeichen des Todkranken, dass er sterben will.

Schmerztherapie in der Palliativmedizin

Neben der richtigen Kommunikation, der Gesprächsbereitschaft und der persönlichen Betreuung spielen **Schmerztherapie** und **Symptomkontrolle** (letztere bedeutet, nicht nur den Schmerz, sondern auch die übrigen

Beschwerden medikamentös in den Griff zu bekommen) eine Schlüsselrolle in der Palliativmedizin. Eine gute Behandlung von Schmerzen und darin eingebettet eine wirksame Symptomkontrolle sollen die letzte Lebensphase erträglich und lebenswert machen.

Schmerztherapie

Schmerztherapie erfordert sehr viel Geduld – von Arzt, Patient und Angehörigen, denn Schmerz ist nicht nur eine körperliche Empfindung; er hat auch viele psychische Komponenten, die „mittherapiert" werden müssen.

Die Schmerztherapie muss rechtzeitig einsetzen, denn Schmerzen führen beim Betroffenen dazu, dass seine Gedanken immer mehr um seine Schmerzen und seine Schmerzwahrnehmung kreisen. „Schmerzdurchbrüche" müssen vermieden werden, Ziel ist die durchgängige Schmerzfreiheit!

Weltweit sterben jährlich etwa 50 Millionen Menschen an Krebs. Von diesen leiden bis zu 80 % an behandlungsbedürftigen Schmerzen. Dies ist insofern schockierend, weil in mindestens 90 % der Fälle eine deutliche Schmerzerleichterung oder gar eine Schmerzfreiheit zu erreichen wäre. Der Irrglaube an eine drohende Abhängigkeit und falsch verstandene Sparzwänge verschwinden jedoch heute zunehmend, und Opioide finden eine breitere Anwendung (→ S. 1219).

Längst nicht alle Ärzte sind darauf spezialisiert, eine gezielte, individuelle Schmerztherapie durchzuführen. Bei Bedarf stehen daher besonders ausgebildete Palliativmediziner oder ambulante Schmerztherapeuten unterstützend zur Verfügung. Die medikamentöse Schmerztherapie kann durch intelligente Techniken wie Schmerzpumpen, gezielte Ausschaltung einzelner Nerven durch operative Eingriffe, aber auch durch komplementärmedizinische Behandlungsverfahren ergänzt werden. Palliativmedizinische Schmerzpatienten erhalten in der Regel Opioide (Opiumabkömmlinge), wie beispielsweise Morphium.

Aus Furcht vor Nebenwirkungen wurden früher Morphium und alle anderen Opioide nur sehr zurückhaltend verabreicht. Doch auch Nicht-Opioide wie z. B. Antirheumatika (NSAR → S. 996) haben Nebenwirkungen, insbesondere drohen Magengeschwüre und Blutungen, die besonders ältere Patienten betreffen. Opioide sind, richtig angewendet, dagegen vergleichsweise gut verträgliche Medikamente. Sie gehören deshalb zum Standard in der palliativen Schmerztherapie. Ein Teil der Schmerzpatienten erhält Opioide nicht (nur) wegen der Schmerzen, sondern auch wegen der Atemnot, die z. B. bei schwerster Herzinsuffizienz (→ S. 702) oder bei Lungenkrebs (→ S. 608) im Vordergrund steht.

Erschwert wird die gezielte Schmerztherapie oft dadurch, dass viele Hochbetagte ihre Schmerzen nicht mehr klar mitteilen können, weil sie zu schwach, zu müde, sprachlos oder verwirrt sind. Es ist daher wichtig, dass alle Betreuenden auf indirekte Schmerzzeichen achten, wie ein angespanntes Gesicht, eine verkrampfte Haltung, Unruhe, ständiges Läuten, Verwirrtheit oder auch Schlaflosigkeit.

Medikamentöse Grundregeln. Die orale Verabreichung von Schmerzmitteln ist die gängigste Methode. Bei der Behandlung mit Schmerzmitteln sollten folgende Grundsätze beachtet werden:

- Durch den Mund: Eine orale Medikamentengabe oder Schmerzpflaster sind invasiven Verfahren (Spritzen) vorzuziehen.
- Nach der Uhr: Zur dauerhaften Besserung der Beschwerden sollten die Schmerzmittel zu festen Zeiten eingenommen werden. Dadurch wird gewährleistet, dass die nächste Einnahme vor dem Wirkungsverlust der vorherigen Gabe erfolgt. Dieses Prinzip soll die Furcht und ständige Erinnerung an Schmerzen verhindern
- Auf den Patienten abgestimmt: Jeder Patient hat einen unterschiedlichen Stoffwechsel; u. U. besteht gleichzeitig eine Nieren- oder Leberschwäche. Daher muss bei jedem Patienten die angemessene Dosis gefunden werden. Im Verlauf der Behandlung muss diese regelmäßig kontrolliert und gegebenenfalls angepasst werden. So wird ein möglichst großer Nutzen bei möglichst geringen Nebenwirkungen erreicht.
- Vorbeugen und Behandeln von Nebenwirkungen wie Verstopfung und Übelkeit. Auch andere Nebenwirkungen wie beispielsweise Müdigkeit sollten beachtet werden, wenn sie den Alltag des Betroffenen stören.
- Stufenschema: Die Schmerztherapie sollte dem WHO-Stufenschema (→ S. 1220) folgen und entsprechend ergänzt bzw. intensiviert werden.

Zur Anpassung oder Intensivierung einer Schmerzbehandlung ist die Führung eines *Schmerztagebuchs* (→ S. 1219) für den Arzt hilfreich. Aus einem solchen Tagebuch geht hervor, wie oft, wie lange, wie stark und bei welcher Tätigkeit Schmerzen auftreten.

Schmerzpflaster. Bei der Anwendung von opioidhaltigen **Schmerzpflastern** (mit Fentanyl, z. B. in Durogesic®) müssen einige wichtige Dinge berücksichtigt werden. Nach dem ersten Aufkleben auf die Haut setzt die Wirkung nur langsam, innerhalb von 12–24 Stunden ein. In der Zwischenzeit müssen Morphinpräparate als Tabletten eingesetzt werden. Ein gleichbleibender Wirkspiegel wird ab der 24. Stunde bis zur 72. Stunde erzielt. Danach muss das Pflaster regelmäßig gewechselt werden – also jeden dritten Tag. Zur schnellen Behandlung von starken Schmerzen oder bei stark wechselnden Schmerzzuständen sind diese Pflaster ungeeignet. Schmerzspitzen können darüber hinaus mit Sevredol behandelt werden.

Beim Wechsel der Pflaster sollten bereits benutzte Hautareale für mindestens sieben Tage unbeklebt bleiben. Was auch nur wenige Patienten wissen: Bei Fieber ist die Medikamentenabgabe durch das Pflaster um 30 % erhöht. Gleiches gilt bei der Anwendung von Heizkissen oder direkter Sonneneinstrahlung.

Die kleinste Stärke des Durogesic®-Pflasters liegt bei 12 µg/h. Wem dies als Startdosis noch zu viel ist, kann sich durch einen einfachen Trick behelfen: Durch Umklappen einer Ecke des Pflasters kann die Dosis reduziert werden. Dieser Trick wird auch vom Hersteller propagiert. Allerdings muss bedacht werden, dass es starke Schwankungen in der Dosierung (bis zu 30 %) geben kann. Das Zer-

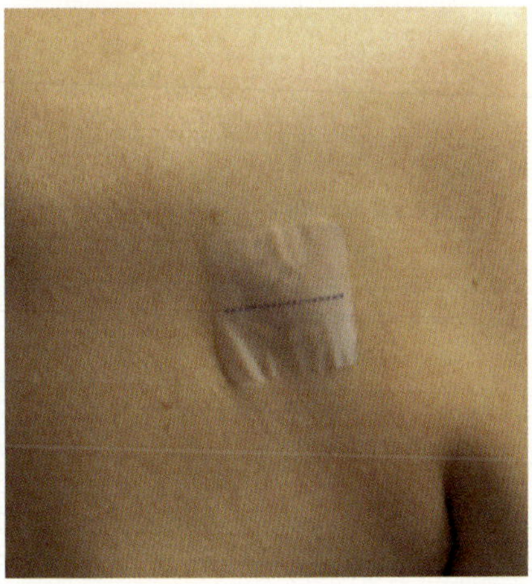

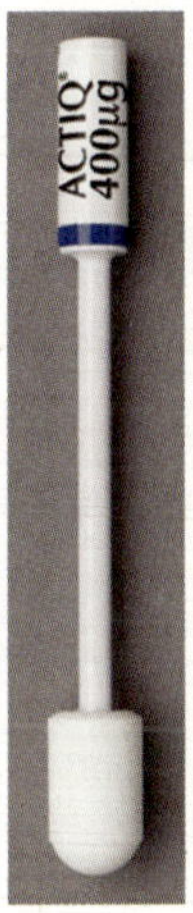

*Links: **Opioidschmerzpflaster** in der Anwendung*
*Rechts: So genannter **Schmerzlutscher** zur erleichterten Opioidaufnahme über die Mundschleimhaut* [ASL, LUH 1332]

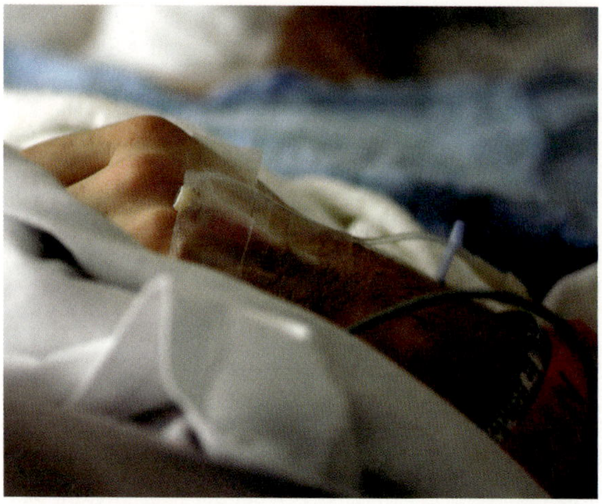

Im Krankenhaus wird Flüssigkeit meist über eine Vene zugeführt. Damit die Verweilkanüle aber nicht aus der Vene herausrutscht, muss der Unterarm sorgfältig ruhig gestellt werden. Dies schränkt den Betroffenen allerdings stark ein, auch dann, wenn er bettlägerig ist. [ISP 1330]

schneiden des Pflasters (egal welcher Stärke) ist aufgrund des speziellen Pflasteraufbaus nicht zulässig.

Eine Besonderheit in der Schmerztherapie stellen so genannte **Schmerzlutscher** (Actiq®) dar. Bei diesen wird Fentanyl über die Wangenschleimhaut aufgenommen. Diese Art der Schmerztherapie wird zur Behandlung von Schmerzspitzen bei Patienten mit Schluckstörungen oder häufigem Erbrechen eingesetzt.

- Wird eine Opioidtherapie der Stufe 3 nach dem WHO-Schema (→ S. 1220) notwendig, müssen Betroffene und Angehörige über Wirkungen und Nebenwirkungen der Behandlung aufgeklärt werden.
- Bei Patienten, bei denen eine Schmerzfreiheit mit Medikamenten nachhaltig nicht zu erzielen ist, oder bei bestimmten Tumorerkrankungen (z. B. Bauchspeicheldrüsenkrebs → S. 680) können spezielle Verfahren wie die ***Neurolyse*** (Zerstörung der schmerzleitenden Nervenzellen durch Injektion von Alkohol oder Phenol) oder eine ***Chordotomie*** (Durchtrennung von schmerzleitenden Bahnen auf Rückenmarksebene) zur Schmerzfreiheit verhelfen.
- Begleitend zur medikamentösen Behandlung von Schmerzen sollten immer auch die Möglichkeiten der physikalischen Behandlung (→ S. 1222) und der psychologischen Betreuung in das Gesamtkonzept eingeschlossen werden. Sehr häufig kann durch solche ***adjuvanten Maßnahmen*** die Dosis von stark wirksamen Opioiden reduziert und damit auch die Nebenwirkungen abgeschwächt werden.
- Mit dem stufenweisen Vorgehen bei der Schmerzbehandlung (→ S. 1220) von Palliativpatienten sollte es immer möglich sein, quälende Schmerzen zu beseitigen und damit die Lebensqualität von Betroffenen und deren Angehörigen zu verbessern.

Symptomkontrolle

Als häufige Nebenwirkungen treten während einer Behandlung mit Opiaten Übelkeit, Erbrechen und Verstopfung auf. Eine schwere Verstopfung kann zu sehr unangenehmen und quälenden Bauchschmerzen führen. Sowohl die Verstopfung als auch Übelkeit oder Erbrechen können sehr gut vorbeugend behandelt werden.

Übelkeit und Erbrechen in der Palliativmedizin haben sehr unterschiedliche Ursachen. Vor der rein symptomatischen Behandlung sollten häufige Ursachen ausgeschlossen werden. Neben Medikamentennebenwirkungen (v. a. Opioideinnahme) stellen insbesondere schwere Verstopfungen, Darmverschlüsse oder ein erhöhter Kalziumspiegel (z. B. durch gesteigerten Knochenabbau bei Knochenmetastasen) häufige Ursachen für Übelkeit und wiederkehrendes Erbrechen dar.

Nierenversagen, Folgen einer Chemotherapie oder starke Schmerzen, aber auch Sinneseindrücke wie z. B. schlechte Gerüche oder Ekelgefühle beim Anblick von Essen, sind weitere wichtige Ursachen für Übelkeit und Erbrechen. Neben Medikamenten zur Bekämpfung der Übelkeit ***(Antiemetika)*** können auch viele nicht medikamentöse Maßnahmen helfen, z. B. regelmäßige Frischluftzufuhr in den Räumen und eine möglichst aufrechte Körperhaltung, um Druck auf den Magen zu vermeiden.

Wenn mehrmals am Tag Erbrechen auftritt, sollten Medikamente nicht mehr in Tablettenform eingenommen werden. Als Ausweichmöglichkeit bietet sich die Einspritzung unter die Haut (subkutan) an.

Verstopfung und Darmverschluss. Bewegungsmangel und Schmerzbehandlung mit Opioiden sind häufige Ursachen für eine ***Darmträgheit,*** die schlimmstenfalls zu quälender ***Verstopfung*** führen kann.

Bei problemloser Nahrungsaufnahme kann mit ballaststoffreicher Ernährung und viel Flüssigkeit eine Darmträgheit vermieden werden. Auch regelmäßige Spaziergänge tragen zum Gleichgewicht der Peristaltik bei.

Sind diese Maßnahmen nicht möglich oder zeigen keine ausreichende Wirkung, müssen Abführmittel eingenommen werden.

Ein besonderer Fall von Verstopfung liegt vor, wenn ein Darmtumor den Darm vollständig oder teilweise verlegt. Typische Anzeichen sind ein häufiger Wechsel von Verstopfung und Durchfall (→ S. 656). Bestätigt sich der Verdacht, muss eventuell auch einem Palliativpatienten dringend zur Operation mit Anlage eines künstlichen Darmausgangs geraten werden, um ein qualvolles Sterben abzuwenden.

Medikamentöse Behandlung in der Sterbephase

In der letzten Phase des Lebens ***(Sterbephase)*** ändert sich der Behandlungsauftrag für die Ärzte. Im Vordergrund stehen nun nicht mehr diagnostische Maßnahmen, teilweise belastende Eingriffe, Punktionen oder Behandlungsmethoden. Die Forderung des Sterbenden und dessen Angehörigen sind ein würdiges Sterben ohne qualvolles Leiden.

In der letzten Phase einer tödlichen Erkrankung treten am häufigsten Schmerzen, Unruhe, Luftnot, Übelkeit/Erbrechen und Rasseln bei der Atmung durch Wasseransammlung in der Lunge auf.

Wenn möglich, sollten die Medikamente immer über den Mund gegeben werden. Geht das nicht mehr, etwa bei wiederkehrendem Erbrechen, Bewusstlosigkeit oder Schluckschwierigkeiten, kann man z. B. auf die kontinuierliche subkutane Gabe mit Hilfe einer Medikamentenpumpe ausweichen.

Fürsorge in den letzten Stunden

Sterbende nehmen häufig noch wahr, was um sie herum gesprochen und getan wird, obwohl sie selbst nicht mehr reagieren können. Dies kann Chance und Trost für Angehörige sein, denn es besteht immer die Möglichkeit, dass Schwerstkranke auch in scheinbar tiefer Bewusstlosigkeit spüren, wenn man sie berührt, und verstehen, was man ihnen sagt.

Die fachliche, medizinische Pflege tritt jetzt in den Hintergrund. Stattdessen kommt es darauf an, die Bedürfnisse des Betroffenen noch einmal ganz genau zu spüren: ihn zu halten und zu streicheln, ihm zuzureden oder zu schweigen, die von ihm gewünschte Musik aufzulegen oder den von ihm verlangten Geistlichen zu rufen, ihm noch einmal etwas zu trinken zu geben oder ihn einfach in Ruhe zu lassen. Menschliche Nähe kann für Sterbende sehr wichtig sein. Es kann aber auch das Bedürfnis bestehen, den letzten Schritt allein zu gehen. Auch dieser Wunsch sollte akzeptiert werden, wenn es auch schwerfällt.

Das Eintreten des Todes

Die unmittelbare Nähe des Todes ***(Todeseintritt)*** kann nicht an eindeutigen Kriterien festgemacht werden, häufig ist sie aber zu erahnen an folgenden Zeichen:

- Der Sterbende ist plötzlich unruhig und zugleich teilnahmslos und reagiert nicht mehr auf seine Umwelt.
- Die Augen sind geöffnet oder halbgeöffnet, aber sie scheinen nichts wahrzunehmen.
- Die Pupillen reagieren immer weniger auf Lichteinwirkung.
- Die Atmung wird flacher, manchmal sind Rasselgeräusche hörbar, eventuell sind Aussetzer, also Atempausen von 10–20 Sekunden zu beobachten.
- Die Haut wird blass, bläulich marmoriert und kalt.
- Der Puls wird schwächer, schnell und setzt manchmal aus.
- Der Blutdruck ist niedrig oder kaum noch messbar.

Der Tod tritt ein, wenn Herzschlag und Atmung aufhören. Was manchmal wie der allerletzte Atemzug aussieht, wird nach einigen Minuten häufig noch mit ein oder zwei langen Seufzer-Atemzügen vollendet.

(!) Schuldgefühle entstehen ganz zwangsläufig, wenn Sie genau im Augenblick des Todes nicht beim Sterbenden waren. Die Erfahrung zeigt aber, dass Sterbende häufig dann ihren letzten Atemzug tun, wenn sie alleine sind. Sie sollten also nichts Unmögliches von sich verlangen – erst recht nicht im Nachhinein.

Trauer und Abschied

Nach Eintritt des Todes ist es weder nötig noch sinnvoll, gleich aktiv zu werden. Vielen Menschen hilft es, die Stille und Besonderheit dieses abschließenden Lebensmoments auf sich wirken zu lassen, den geliebten Menschen noch einmal in Ruhe anzusehen und ihm nachzuspüren. Für die meisten ist es aber auch der Moment, in dem die Gefühle der Trauer mit all ihrer Wucht über sie hereinbrechen.

Auch der Tod ist ein Geschäft

Die Kosten für die Leistungen von Begräbnisinstituten schwanken beträchtlich, und nicht überall werden Kosten und Preise offengelegt. Wenn es auch unfassbar scheint, soll nicht unerwähnt bleiben, dass es Begräbnisunternehmen gibt, die die emotionale Ausnahmesituation von Trauernden finanziell ausnutzen.

Wer vom Sterben und Tod eines nahe stehenden Menschen betroffen ist, hat in der Regel nicht die Kraft, Rechnungen genau zu prüfen. Doch Trauernde sollten nicht blind vertrauen und genau hinschauen, bevor sie Rechnungen bezahlen.

Sie müssen auch wissen, dass es kein ***Sterbegeld*** mehr von den Krankenkassen gibt. Das bedeutet: Der Arzt, der den Totenschein ausstellt, muss ebenso honoriert werden wie alle Leistungen des Bestattungsunternehmens.

Es ist vernünftiger, auch von Bestattungsunternehmen einen schriftlichen Kostenvoranschlag zu verlangen, in dem alle Einzelleistungen aufgelistet sind, als vorschnell zu unterschreiben. Dieser Kostenvoranschlag sollte die folgenden Positionen enthalten:

- Ärztliche Untersuchung des Verstorbenen und Totenschein
- Sterbeurkunde
- Bei Einäscherung: Kosten für das amtsärztliche Gutachten, die Feuerbestattungsgenehmigung und die Urne (Hinweis: auch bei einer Feuerbestattung muss ein Sarg gekauft werden).
- Kosten für die Todesanzeige
- Kosten für den Sarg mit Griffen, Innenauskleidung, Kissen und Decke
- Überführungskosten des Verstorbenen
- Herrichten des Toten (Waschen und Anziehen)
- Blumenschmuck für Trauerfeier und Sarg, Trauerredner bei Konfessionslosen
- Gebühr für die Nutzung der Trauerhalle
- Erste Miete für die Grabstätte
- Evtl. gemeinsames Essen nach der Bestattung.

Ein Sarg kann beispielsweise zwischen 300 und 6000 € kosten. Im Durchschnitt kostet eine Bestattung 4500 €; die Preise sind regional sehr verschieden [D04]. Trauernde, die tief betroffen sind vom Tod eines Menschen, sollten sich nicht scheuen, in diesen finanziellen Angelegenheiten die Unterstützung von Vertrauenspersonen anzunehmen.

Die letzte und zugleich teuerste Position im Rahmen der ***Beerdigung (Begräbnis)*** ist die Anfertigung und die Aufrichtung des Grabsteins. So wichtig ein würdiger Gedenkstein ist: Er sollte nicht schon gleich nach dem Todesfall beauftragt werden, sondern in Ruhe und auch mit zeitlichem Abstand zur Bestattung. Denn die Kosten variieren genauso wie die Gestaltungsmöglichkeiten: Kleine Steintafeln, z.B. in Form eines aufgeschlagenen Buches, sind mit Inschrift unter 1000 € zu haben, richtige Grabsteine aus behauenem Naturstein und mit eingravierten Buchstaben kosten das Zehnfache und mehr. Auf der anderen Seite haben viele Kommunen die Gestaltungsvorschriften liberalisiert, sodass inzwischen vielerorts Alternativen zur Natursteinplatte möglich sind. In jedem Fall lohnt es sich da, erst einmal wieder zur Ruhe zu kommen und nicht alles schnell „hinter sich bringen zu wollen".

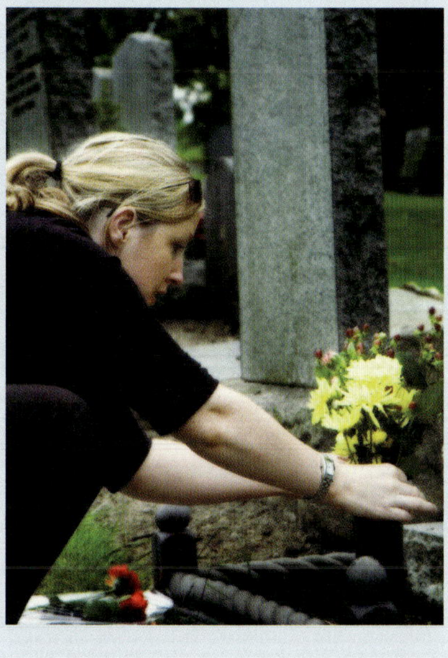

Die Pflege des Grabs ist ein guter Weg, der Trauer einen Rahmen und einen Ort zu geben. Es ist deshalb zu fragen, ob alle Dienstleistungen, die für die Grabpflege von Bestattungsunternehmern und Gärtnereibetrieben angeboten werden, in Anspruch genommen werden sollen. [ISP 1334]

Sterben begegnet uns zunächst als das Sterben anderer. Die Auseinandersetzung mit den damit verbundenen Ängsten und belastenden Gefühlen ist ähnlich dem inneren Ringen, das ein Sterbender durchmacht, wenn die Todesnähe bewusst erlebt wird. Sterben ist auch immer Interaktion – zwischen denen, die bleiben, und dem, der gehen muss.

Früher war es die Regel, die Verstorbenen mehrere Tage zu Hause oder in einer Kapelle aufzubahren, damit jeder seine Trauer bekunden und sich verabschieden konnte.

Auch heute ist es noch möglich, dass der Verstorbene nicht direkt in ein Beerdigungsinstitut gebracht wird. Je nach Landesrecht kann der Verstorbene bis zu 36 Stunden zu Hause aufgebahrt werden. Wollen die Angehörigen den Verstorbenen noch länger bei sich behalten, können sie einen Antrag bei der örtlichen Ordnungsbehörde stellen. Die Frist wird dann verlängert, wenn ein Arzt bescheinigt, dass keine hygienischen Bedenken dagegen bestehen.

Es ist vorbei

Während des Sterbens stehen die Bedürfnisse des Sterbenden im Mittelpunkt, und die Angehörigen sind meist so mit den Pflege- und Betreuungsmaßnahmen beschäftigt, dass sie das eigentliche Geschehen, den unwiderruflichen Abschied, erst in der Zeit danach richtig wahrnehmen und langsam lernen müssen, mit dem Verlust weiterzuleben.

Trauer ist sehr individuell. Hinterbliebene durchleben dennoch oft ähnliche Phasen wie die Sterbenden, indem sie versuchen, den Verlust zu bewältigen. Diese Phasen reichen von Verdrängung oder Betäubung des Schmerzes durch Arbeit, Wut oder Alkohol über totale Verzweiflung bis hin zu sozialem Rückzug und Suizidgedanken. Nicht selten erscheint der Verstorbene im Halbschlaf oder Traum und redet ganz normal – oder auch aus dem „Jenseits" – mit dem Trauernden. Er ist einfach noch präsent. Besonders dann, wenn der Tod unerwartet eingetreten ist, kann diese Phase über Monate anhalten.

Kann man „richtig" trauern?

Es gibt keine „richtige" oder „falsche" Art zu trauern. Weinen, Schmerz (auch körperlich), Wut, Leere, Schuldgefühle – aber auch die Unfähigkeit, den Schmerz zuzulassen, können dazu gehören.

Eine normale Reaktion ist der Versuch, mit dem Verstorbenen weiter Kontakt zu halten, sich an gemeinsamen Orten oder der Grabstätte an ihn zu erinnern und mit ihm Dialoge zu führen. Auch das gemeinsame Erinnern mit weiteren Angehörigen und Bekannten gehört zum Trauern.

Entsprechend ist wenig hilfreich, Trauernde abzulenken. Viel wichtiger ist es, zu jedem Zeitpunkt ihre Bedürfnisse wahrzunehmen, Anteilnahme zu zeigen, ohne aber die vom Trauernden oft gewünschte Distanz zu überschreiten.

Professionelle Hilfe

Ohne Unterstützung durch nahestehende Menschen fällt ein Trauernder leicht in jahrelange Depressionen, Bitterkeit oder Isolation. Bietet das persönliche Umfeld nur wenig Hilfe und Zuwendung, oder ist die Alltagsbelastung kaum zu bewältigen, wenn z. B. kleine Kinder oder der Ehepartner des Verstorbenen zu versorgen sind, sollte rechtzeitig professionelle Hilfe in Anspruch genommen werden.

Die Frage, wo die Grenze zur **traumatischen, krankhaften Trauerreaktion** überschritten ist, die der therapeutischen Hilfe bedarf, ist manchmal schwer zu beantworten. Es gibt Experten, die sechs Monate als Grenze setzen, nach denen sich wieder ein gewisses Maß an Normalität und Lebensfreude eingestellt haben sollte. In der Praxis aber sind andere Zeichen wichtiger.

Wenn Trauernde

- An Schuldgefühlen leiden, den Angehörigen während des Sterbens nicht gut genug betreut oder ausreichend besucht zu haben
- Am Sinn des eigenen Lebens zweifeln oder Suizidgedanken (→ S. 1191) haben
- Nichts mehr zu finden scheinen, das ihnen Freude bereitet, weder ihre Hobbys, ihre Arbeit, noch Musik oder Dinge, die sie früher besonders gern gemacht haben
- Die Menschen um sich herum nur noch als Last empfinden

sollte *zügig* professionelle Hilfe gesucht werden. Die Wahrscheinlichkeit, dass eine posttraumatische Belastungsstörung (→ S. 1189) vorliegt, ist in diesen Fällen hoch. Konsultieren Sie Ihren Hausarzt, um rasch einen Psychotherapeuten zu finden, oder suchen Sie direkt einen Nervenarzt oder Psychotherapeuten auf. Ist Ihr Angehöriger palliativmedizinisch betreut worden, so vermitteln auch das Hospiz Angebote zur weiteren Betreuung. In vielen Städten gibt es auch kommunale oder kirchliche Institutionen, die zumindest eine Erstberatung durchführen können.

i Aktuell: www.gesundheit-heute.de/13x10

- **www.rki.de** – Website des Robert-Koch-Instituts, Berlin: Bietet **Themenheft 2** zur **Sterbebegleitung** unter der Rubrik Gesundheitsberichterstattung, Stichwortsuche Sterbebegleitung, kostenlos zum Herunterladen oder Bestellen. Behandelt werden rechtliche Grundsätze bis zur Palliativmedizin und Hospizbewegung.
- **www.trauer.org** – Privat betriebenes Trauerportal (Arzbach) zum Austausch unter Betroffenen.
- J. Canacakis: **Ich sehe deine Tränen.** Lebendigkeit in der Trauer. Kreuz-Verlag, 2006. Verständlich geschrieben vermittelt das Buch, dass Trauer zum Leben gehört.
- M. Nijs: **Trauern hat seine Zeit.** Abschiedsrituale beim frühen Tod eines Kindes. Verlag für angewandte Psychologie, 2003. Basierend auf Gesprächen mit betroffenen Müttern werden Anregungen und praxisbezogene Vorschläge geschaffen, die verwaiste Eltern einfühlsam unterstützen.

IV

Erkrankungen und ihre Therapie

Auf den folgenden 766 Seiten finden Sie alles Wissenswerte der 2200 häufigen Erkrankungen, ihre Diagnose, ihre Therapie und ihre Prognose – aber natürlich auch alles Strittige und Unerforschte. Zur leichteren Orientierung sind die Erkrankungen aufgeteilt in 19 Kapitel, die in etwa den größeren medizinischen Facharztgruppen und Fachgebieten entsprechen.

Übersicht

14	Erkrankungen der Augen	474
15	Mund-, Zahn- und Kiefererkrankungen	508
16	Erkrankungen von Hals, Nase und Ohren	548
17	Atemwegserkrankungen	588
18	Erkrankungen des Verdauungstrakts und des Bauchraums	620
19	Erkrankungen von Herz, Gefäßen und Kreislauf	684
20	Hormon- und Stoffwechselerkrankungen	744
21	Erkankungen von Nieren, Harnwegen und Blase	774
22	Männerkrankheiten	802
23	Frauenkrankheiten	826
24	Ästhetische und plastische Chirurgie	876
25	Orthopädische Erkrankungen und Verletzungen	900
26	Rheumatologische Erkrankungen	992
27	Blut, Immunsystem, Krebs und Infektionen	1020
28	Erkrankungen von Haut, Haaren und Nägeln	1058
29	Erkrankungen von Gehirn, Rückenmark und Nerven	1116
30	Psychiatrische und psychosomatische Erkrankungen	1162
31	Schmerzmedizin	1216
32	Schlafmedizin	1224

Buchteil IV – Erkrankungen und ihre Therapie

14

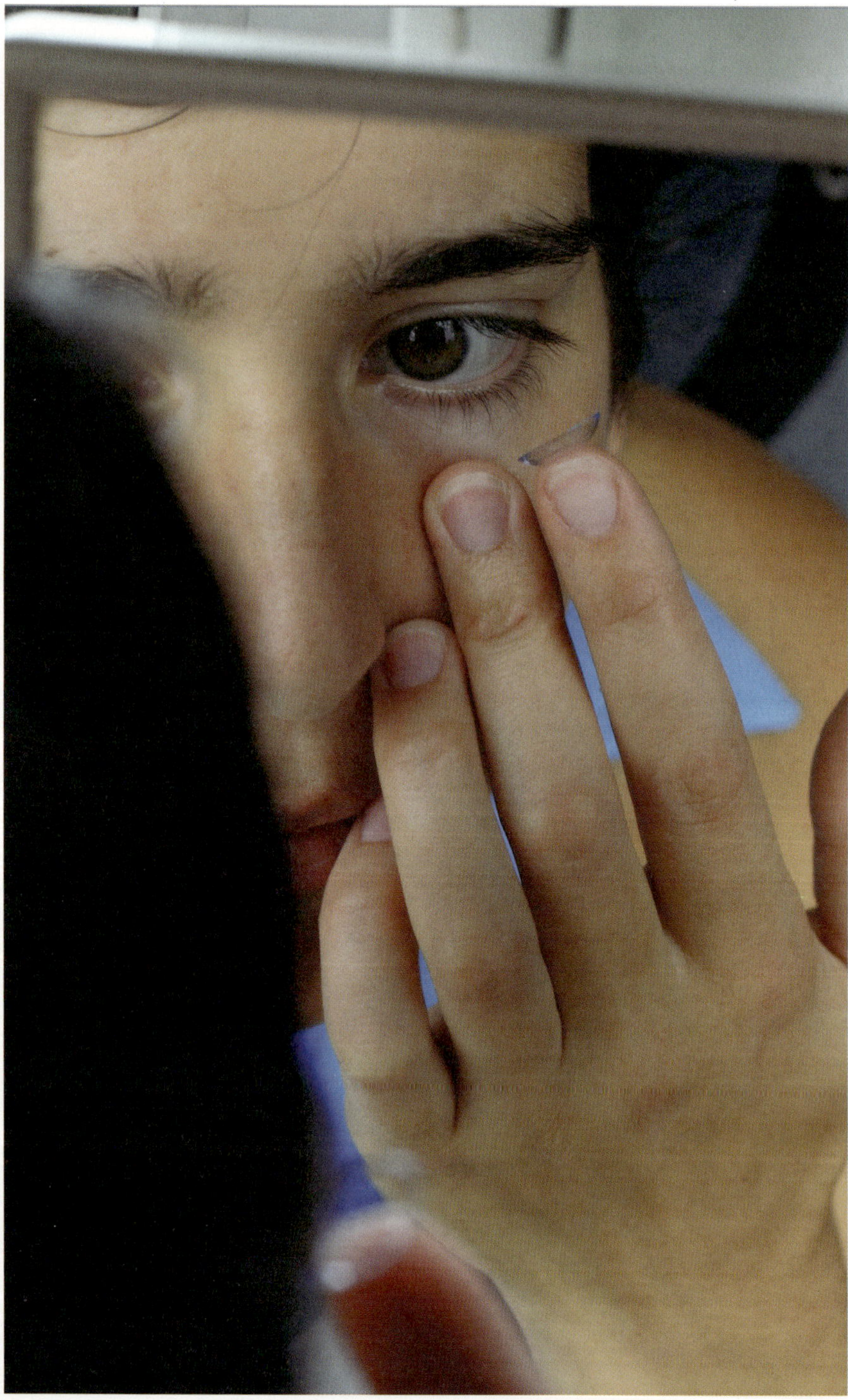

Der Sehsinn ist unser Fenster zur Welt – fünf Sechstel aller Sinnesinformationen nehmen wir über die Augen auf. Sie funktionieren wie eine Kamera, in der viele Teile perfekt zusammenspielen. So gelingt Erstaunliches: Wir können in schwarzer Nacht genauso wie in gleißender Sonne etwas sehen, mehrere Tausende Farben voneinander unterscheiden, die Geschwindigkeit eines fliegenden Tennisballs erfassen und in weniger als einer Hundertstelsekunde Buchstaben und Bilder erkennen. Augenlider und Tränenflüssigkeit schließlich schützen unsere Augen vor Schmutz und vor Fremdkörpern und gewährleisten die kontinuierliche Befeuchtung der empfindlichen Hornhaut. [ISP 1401]

Erkrankungen der Augen

In diesem Kapitel finden Sie

Einführung 475
Die Fachgebiete 475
Aufbau und Funktion des Auges 476
Diagnoseverfahren 477
Wichtigste Behandlungsverfahren 479

Sehfehler 481
Kurzsichtigkeit 481
Weitsichtigkeit 484
Alterssichtigkeit 484
Augentraining 486
Stabsichtigkeit 486
Farbuntüchtigkeit 487
Nachtblindheit 488
Schielen 488
Sehbehinderung und Blindheit 489

Erkrankungen von Lidern und Tränenwegen 490
Gerstenkorn 490
Hagelkorn 491
Lidrandentzündung 491
Entropium 492
Ektropium 493
Schlupflid 493
Ptosis 493
Lidschwellung 493
Tränensackentzündung 494

Erkrankungen des äußeren Auges 495
Bindehautentzündung 495
Trockene Augen (Sicca-Syndrom) 496
Hornhautentzündung 497
Bindehautunterblutung 498
Hornhauterosion und Verblitzung 498
Hornhautverätzung 499
Regenbogenhaut-Entzündung 499

Erkrankungen des inneren Auges 500
Grauer Star 500
Grüner Star 501
Netzhautablösung 503
Altersbedingte Glaskörperveränderungen 504
Glaskörpereinblutungen 505
Glaskörperentzündung und andere Entzündungen des Augeninneren 505
Altersbedingte Makuladegeneration 505
Sehnerventzündung 506
Netzhautveränderungen bei Diabetes mellitus 506
Netzhautarterienverschluss 507
Netzhautvenenverschluss 507

An anderer Stelle im Buch besprochen:

Auffälligkeiten am Augenlid (Differenzialdiagnose) 43
Augenjucken, Augenschmerzen (Differenzialdiagnose) 46
Augenlider, zuckende 40
Augenverletzungen auf Reisen 194
Augenzittern 38
Blinzel-Tics 1161
Doppelbilder und andere ungewöhnliche Wahrnehmungen 47
Einseitige Stirn- und Augenschmerzen 19
Gelbfärbung der Bindehäute 44
Plötzliche Sehverschlechterung 49
Schmerzlose Auffälligkeiten am Auge (Differenzialdiagnose) 44
Sehschwäche (Differenzialdiagnose) 49
Überanstrengte Augen mit Stirnkopfschmerzen 17

Einführung

Die Fachgebiete

Der niedergelassene **Augenarzt** ***(Ophthalmologe)*** ist Spezialist für die Diagnostik und Behandlung von Erkrankungen des Auges. Kleinere operative Eingriffe wie beim Grauen Star (→ S. 501) oder die Lasertherapie bei einer Netzhautablösung (→ S. 504) werden inzwischen ambulant von niedergelassenen Augenärzten vorgenommen.

Bei schweren Verläufen, für aufwendigere Operationen oder zur speziellen Diagnostik überweist der Augenarzt die Patienten in die **Augenklinik.**

Zwischen Augenklinik und ambulant operierendem Augenarzt agieren augenärztliche Belegabteilungen in allgemeinen Krankenhäusern.

Immer häufiger überprüft der **Augenoptiker** das Sehvermögen und bestimmt die nötigen Korrekturwerte. Ziel seiner Tätigkeit ist, das bestmögliche Sehen mit Sehhilfen zu erreichen. Zeigt ein Auge Auffälligkeiten, verweist er den Patienten zur weiteren Abklärung und Behandlung an einen Augenarzt.

Augenoptiker können sich auch durch ein Studium weiterqualifizieren. Als **Optometristen** arbeiten sie in augenoptischen Betrieben, in Industrie und Forschung, in Augenkliniken bzw. bei Augenärzten oder in der Ausbildung. Optometristen bemühen sich auch um die Verbesserung der Sehfähigkeit durch Sehtraining.

Schwerpunkte der **Sehschule** ***(Orthoptik)*** sind Krankheiten, die das Zusammenspiel beider Augen betreffen: Augenbewegungsstörungen (Schielen, Augenmuskellähmungen, Augenzittern), Sehschwächen und alle damit zusammenhängenden Krankheitsbilder. Speziell ausgebildete **Orthoptisten** führen in Zusammenarbeit mit dem Augenarzt die Diagnostik und Therapie durch.

Wann zum Augenarzt?

- Kleinkinder sollten im Alter zwischen 2 und 3 Jahren das erste Mal zum Augenarzt. Besteht ein Sehfehler, kann dieser therapiert werden, bevor die Augenleistung lebenslang eingeschränkt bleibt. Wenn die Eltern den Verdacht auf mangelnde Sehleistung oder Schielen haben oder in der Familie Augenerkrankungen vorliegen, sollte das Kind schon früher beim Augenarzt vorgestellt werden.
- Für fehlsichtige Kinder und Jugendliche empfiehlt es sich, einmal jährlich den Augenarzt aufzusuchen. Gleiches gilt für stark kurzsichtige Erwachsene (ab –5 Dioptrien) sowie für Diabetiker. Patienten mit hohem Augeninnendruck sollten drei- bis viermal pro Jahr zur Kontrolle.
- Über 60-jährige Autofahrer sollten ebenfalls alle 1–2 Jahre ihre Sehleistung überprüfen lassen – im Interesse ihrer Verkehrstüchtigkeit.

Aufbau und Funktion des Auges

Der Augapfel ist zwiebelschalenartig aus drei Schichten aufgebaut: der äußeren, mittleren und inneren Augenhaut.

Die äußere Augenhaut

Zur **äußeren Augenhaut** gehören die **Lederhaut** *(Sklera)* und die **Hornhaut** *(Kornea)*. Die Lederhaut umgibt den gesamten Augapfel bis auf den vorderen Bereich als formende und schützende Hülle. Im Bereich des **Sehnervs** geht sie in eine harte Hirnhaut über, die den Sehnerv umhüllt, im vorderen Anteil des Augapfels nahe der Regenbogenhaut (Iris) in die gefäßlose, transparente Hornhaut. Der vordere, sichtbare Lederhautabschnitt wird bis über den Hornhautrand von der **Bindehaut** *(Konjunktiva)* überlagert und geschützt. Diese bedeckt auch die Innenseite der Lider, mit denen sie fest verbunden ist, während der dem Augapfel zugewandte Teil der Bindehaut nur lose auf dem Augapfel liegt.

Die mittlere Augenhaut

Die **mittlere Augenhaut** besteht aus **Aderhaut** *(Chorioidea)*, **Ziliarkörper** und Regenbogenhaut (Iris).

Die Aderhaut ist eine schwarzbraun pigmentierte Haut und liegt der Lederhaut innen an. Sie enthält zahlreiche Blutgefäße, die die Netzhaut (Retina) versorgen. Durch die eingelagerten Pigmente wirkt die Aderhaut wie die Wand einer Dunkelkammer und verhindert, dass Lichtstrahlen außerhalb der Pupillenöffnung in den Augapfel einfallen können. Die Lichtstrahlen werden, nachdem sie die Sinnesrezeptoren der Netzhaut (→ S. 477) erreicht haben, von der Aderhaut absorbiert. So werden Lichtreflektionen innerhalb des Augapfels verhindert.

Im vorderen Augenbereich geht die Aderhaut in den Ziliarkörper über. Er besteht aus Bindegewebefortsätzen, deren Fasern die Augenlinse im Zentrum des Strahlengangs (der Bereich, in dem das Licht ins Auge eintritt) aufhängen, und dem ringförmigen **Ziliarmuskel**. Durch die Anspannung dieses Muskels werden die **Aufhängefasern der Linse** *(Zonulafasern)* entspannt. Die Linse nimmt dann, da sie elastisch ist, eine kugelähnliche, d. h. stärker gekrümmte Form an und ihre Brechkraft nimmt zu. Auf diese Weise stellt sich der optische Apparat des Auges vom Sehen in die Ferne auf die Nähe um. Die Anpassung an unterschiedliche Entfernungen wird als **Akkommodation** bezeichnet.

Das Kammerwasser

Die Bindegewebefortsätze des Ziliarkörpers sind reich an Blutgefäßen, in denen das **Kammerwasser** gebildet wird. Es füllt den vor der Linse liegenden Teil des Augapfels, der durch die Regenbogenhaut in eine große **vordere Augenkammer** und eine kleine **hintere Augenkammer** unterteilt wird. Das Kammerwasser versorgt einerseits die Linse und die Hornhaut mit Nährstoffen, andererseits dient es dem Aufbau des **Augeninnendrucks.** Das Auge besteht zu großen Teilen aus weichen Geweben wie dem **Glaskörper** und Flüssigkeiten. Der Augeninnendruck sorgt zusammen mit der Lederhaut dafür, dass der Augapfel Form und Größe behält und nicht wie ein erschlaffender Luftballon in sich zusammenfällt. Normalerweise befinden sich Produktion und Abfluss des Kammerwassers im Gleichgewicht, sodass der Augeninnendruck stets gleich hoch ist: etwa 15 mmHg.

Das Kammerwasser fließt aus der vorderen Augenkammer durch das **trabekuläre Maschenwerk** *(Trabekelwerk)* im **Kammerwinkel** (der Winkel, den Regenbogenhaut und Hornhaut bilden) in den **Schlemm-Kanal** und schließlich über das Venensystem ab.

Regenbogenhaut und Pupille

Die **Regenbogenhaut** *(Iris)* ist der sichtbare farbige Anteil des Augapfels. Sie weist in der Mitte ein Loch auf: die **Pupille.** Die Regenbogenhaut wirkt wie die Blende einer Kamera:

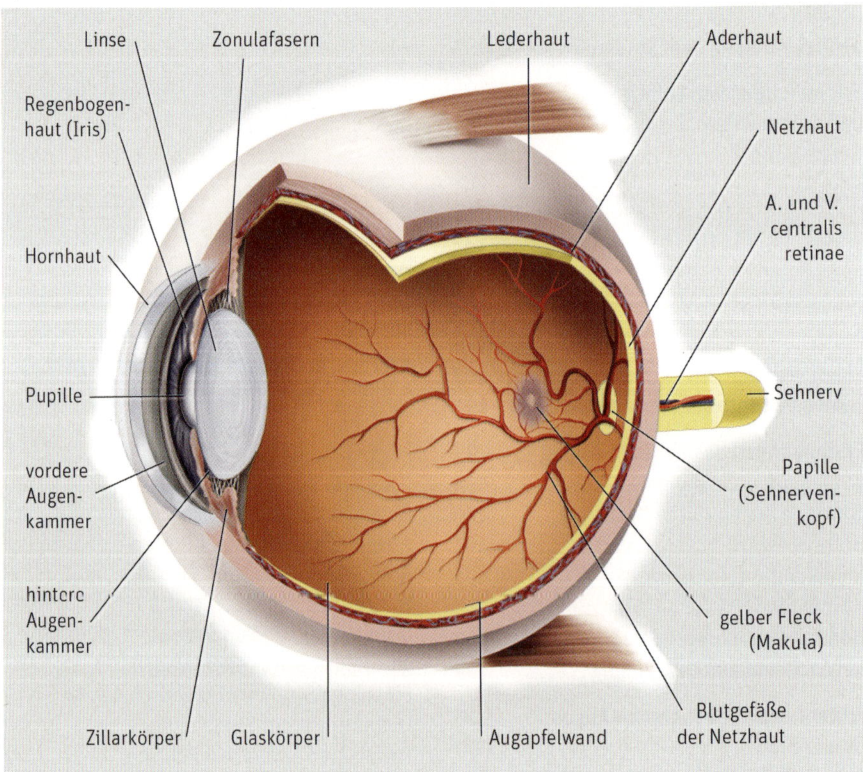

Das Auge im Schnittbild. Die Lichtstrahlen passieren Hornhaut, Pupille, Linse und den zwei Drittel des Augeninnenraums einnehmenden Glaskörper, bevor sie auf die lichtempfindliche Netzhaut treffen. Die hochsensible Netzhaut wird nach außen von zwei Schutz- und Versorgungsschichten umschlossen, zuerst von der Aderhaut und dann von der Lederhaut. [GTV 1402]

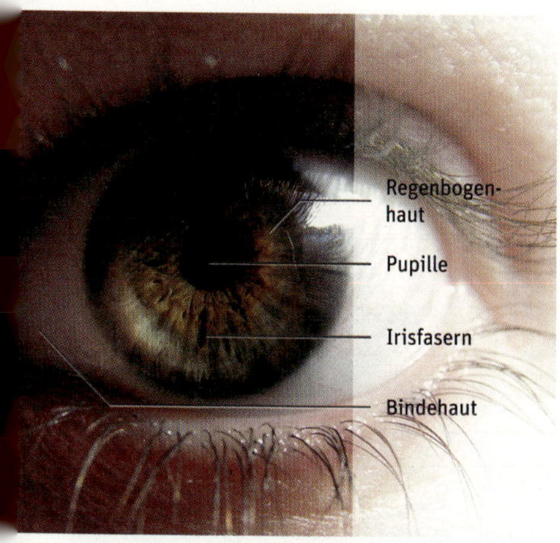

Links: Nahaufnahme des Auges eines 30-jährigen Mannes [ISP, ASL 1403]

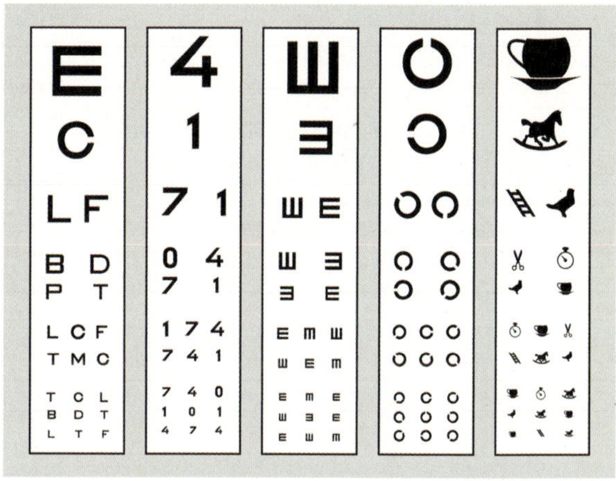

Rechts: Leseprobentafeln für die Sehschärfenprüfung in 5 m Abstand. Buchstaben, Zahlen, E-Haken, Landolt-Ringe, Kinderbilder. Mit diesen verschiedenen Sehzeichen in unterschiedlicher Größe überprüft der Augenarzt oder der Optiker das Sehvermögen. [ASM 1404]

Sie passt die Pupillenweite unterschiedlichen Lichtverhältnissen an. Bei zunehmender Helligkeit, im Rahmen der Naheinstellung sowie bei starker Müdigkeit ziehen sich die ringförmigen, in die Regenbogenhaut eingebetteten Fasern des **Musculus sphinkter pupillae** reflektorisch zusammen. Die Pupille wird dadurch verengt und der Lichteinfall reduziert **(Miosis).** Bei umgekehrten Reizen kontrahieren sich dagegen die radiär angeordneten Muskelfasern der Regenbogenhaut **(Musculus dilatator pupillae)** und die Pupille erweitert sich **(Mydriasis).**

Viele Medikamente wirken auf die Pupille: Der Augenarzt verwendet beispielsweise Tropfen mit den Wirkstoffen Homatropin oder Phenylephrin, um die Pupille für die Untersuchung des Augenhintergrunds weit zu stellen. Opiate führen dagegen zu einer Pupillenverengung.

Die innere Augenhaut

Zur **inneren Augenhaut** gehören die Netzhaut mit den Sinnesrezeptoren sowie das **Pigmentepithel.** Durch seinen hohen Gehalt an Melanin (brauner Farbstoff) absorbiert das Pigmentepithel die durch die Netzhaut hindurchtretenden Lichtstrahlen, um dadurch Lichtreflexionen im Augapfel zu verhindern.

Die **Netzhaut** *(Retina)* ist eine komplex aufgebaute Einheit aus zehn hintereinander geschalteten Nervenzellschichten. Ganz außen liegen die lichtempfindlichen Sinneszellen, die mit ihren Endgliedern in das Pigmentepithel eintauchen. Man unterteilt sie in **Zapfen** und **Stäbchen.** Die Zapfen sind für das **Farbsehen** am Tag verantwortlich, die Stäbchen für das **Dämmerungssehen.** Die meisten der sechs Millionen Zapfen liegen im Bereich der optischen Achse im Zentrum der Netzhaut. Dieses Areal heißt **gelber Fleck** *(Makula).* Es enthält in einer Vertiefung, der *Fovea centralis,* die Stelle des schärfsten Sehens. Wenn man einen Gegenstand fixiert, stellt sich der optische Apparat des Auges jeweils so ein, dass die Lichtstrahlen genau in der Fovea centralis gebündelt werden. Die Zapfen bewirken also neben dem Farbsehen vor allem auch exakte Abbildungen. Für ihre Aktivität ist allerdings eine bestimmte Helligkeit erforderlich. In der Dämmerung reagieren dann die mehr als 120 Millionen Stäbchen, die auf der übrigen Netzhaut verteilt sind.

In den folgenden Nervenzellschichten liegen weitere Zellarten, die schon erste Verrechnungen der visuellen Information durchführen.

Die Fortsätze (Axone) der Nervenzellen verlassen das Auge im Bereich der **Sehnervenpapille** *(Pupille, Sehnervenkopf)* und bilden den Sehnerv. Seine Austrittsstelle ist frei von lichtempfindlichen Zellen, sie wird daher als **blinder Fleck** bezeichnet.

Diagnoseverfahren

Visusbestimmung

Sehleistung *(Visus sine correctione, VCS; Rohvisus):* Sehvermögen ohne Korrektur durch Brillengläser.

Sehschärfe *(Visus cum correctione, VCC):* Sehvermögen bei optimaler Korrektur durch Brillengläser oder Kontaktlinsen.

Sehleistung und Sehschärfe für die Ferne **(Fernvisus)** und die Nähe **(Nahvisus)** werden bei jedem Auge einzeln geprüft. Um den Fernvisus zu testen, werden verschieden große **Sehzeichen** *(Optotypen)* angeboten: Buchstaben, Zahlen, E-Haken, Landolt-Ringe (→ Abb.); für Kinder sind Gegenstände aus dem häuslichen Bereich geeignet. Die Zeichen befinden sich auf gut beleuchteten, nicht im Gegenlicht stehenden Tafeln in 5 m Entfernung oder werden auf einen Wandschirm projiziert. Die Größe der jeweiligen Zeichen ist so gewählt, dass sie für ein normalsichtiges Auge aus einer bestimmten Entfernung (Soll-Entfernung) gerade noch erkennbar sind.

Der Visus wird nach der Formel „Ist-Entfernung geteilt durch Soll-Entfernung" berechnet. Das normale Sehvermögen beträgt 1,0, d. h. Soll- und Ist-Entfernung sind gleich groß. Das entspricht einem Sehvermögen von 100 %. Statistisch ist das der Normalfall, es gibt aber durchaus Menschen, die besser sehen können: Ein Visus von 120 % ist gerade bei Jüngeren keine Seltenheit. Durch Vorschaltung unterschiedlicher Linsen wird die optimale optische Korrektur ausgewählt. Die Sehschärfe wird mit der Linse bestimmt, mit der der Untersuchte am besten sehen kann.

Der Nahvisus wird mit Lesetexten unterschiedlicher Schriftgröße in 30–40 cm Abstand geprüft.

Bei Kleinkindern oder nicht kooperativen Erwachsenen kann der Sehfehler nicht über die Angaben des Patienten ermittelt werden. Hier werden objektive Verfahren gewählt, um eine Fehlsichtigkeit zu diagnostizieren, etwa die **Skiaskopie** *(Schattenprobe):* Bei medikamentös weit gestellter Pupille wird die Lichtquelle des Skiaskops im Abstand von 50 cm über die Pupille eines Auges geführt. Dabei beobachtet der Augenarzt oder Optiker den in der Pupille aufblitzenden roten Lichtreflex, der durch den Widerschein des Lichts auf der Netzhaut entsteht. Bewegt der Untersuchende den Spiegel des Skiaskops, wandert dieser Schatten bei Normal- und Weitsichtigkeit mit der Spiegeldrehung, bei Kurzsichtigkeit in die entgegengesetzte Richtung. Nun werden nach und nach immer stärkere Probegläser dazwischengeschaltet, bis der Schatten in der Pupille nicht mehr wandert bzw. beim Umschwung von hell zu dunkel kein Schatten mehr entsteht. In diesem Moment bewirkt das dazwischengeschaltete Glas eine volle Korrektur des Sehfehlers.

Spiegelung des Augenhintergrunds

Mit der **Spiegelung des Augenhintergrunds** ***(Funduskopie, Ophthalmoskopie)***, auch kurz ***Augenspiegelung*** genannt, beurteilt der Augenarzt die innere Oberfläche des Augapfels und stellt so Veränderungen an Netzhaut, Aderhaut, Papille und den versorgenden Blutgefäßen des Auges fest. Bei der Untersuchung blickt der Arzt mit einem elektrischen **Augenspiegel** *(Ophthalmoskop)* durch die Pupille hindurch in das Innere des Auges. Trübungen der Hornhaut oder der Linse sowie Blutungen im Auge erschweren den Einblick oder machen ihn unmöglich. Man kann sich die Spiegelung des Augenhintergrunds vorstellen, als ob man durch ein kleines Loch in einen Fußball blickt. Wenn das Loch sehr klein ist, sieht man nur einen kleinen Ausschnitt der Innenwand. Will man einen größeren Bereich oder auch den Teil der Innenwand beurteilen, der nahe des Lochs liegt, muss man das Loch vergrößern und einen Spiegel benutzen. Deshalb weitet der Augenarzt zur Beurteilung von Veränderungen am äußeren Rand der Netzhaut die Pupille mit speziellen Augentropfen.

Untersuchung mit der Spaltlampe

Mithilfe der **Spaltlampe** beurteilt der Augenarzt die vorderen Augenabschnitte: Feinstruktur, Lage und Dicke der Gewebe können bei 6 bis 60-facher Vergrößerung sehr genau untersucht werden. Die Spaltlampe sendet ein schmales, spaltförmiges Lichtbündel aus, das einen optischen Schnitt durch die transparenten Abschnitte des Auges ermöglicht. Bei der Untersuchung sitzt der Patient dem Arzt gegenüber und legt sein Kinn auf eine Stütze. Der Arzt beleuchtet das zu untersuchende Auge mit der Spaltlampe und betrachtet gleichzeitig die vorderen Augenabschnitte durch das im Gerät integrierte Mikroskop.

Mit einem **Kontaktglas** ***(Gonioskop)***, das nach Gabe eines Betäubungstropfens auf das Auge aufgesetzt wird, kann der Augenarzt den Kammerwinkel und damit das trabekuläre Maschenwerk sowie die Weite des Kammerwinkels beurteilen. Durch einen speziellen Spiegel innerhalb des Kontaktglases wird das gebündelte Untersuchungslicht umgelenkt und der Kammerwinkel beleuchtet.

Fehlsichtigkeit und ihr Maß Dioptrie

Fehlsichtigkeit *(Ametropie):* Missverhältnis zwischen Länge des Augapfels und Brechkraft von Linse und Hornhaut des Auges. Dadurch entsteht eine unscharfe Abbildung der Außenwelt auf der Netzhaut. Die Fehlsichtigkeit beruht häufiger auf einer abnormen Augapfellänge ***(Achsenametropie)*** als auf einer fehlerhaften Brechkraft von Linse und Hornhaut ***(Brechungsametropie)***. Die häufigsten Erkrankungen sind: Kurzsichtigkeit → S. 481, Weitsichtigkeit → S. 481, Alterssichtigkeit → S. 485 und Stabsichtigkeit → S. 486.

Dioptrie ***(dpt):*** Maß für die Brechkraft optischer Linsen. Sie ist definiert als der Kehrwert der Brennweite (in Metern) des brechenden Systems. Eine Linse mit einer Brennweite von 0,1 m hat also eine Brechkraft von 10 dpt. Die Brechkraft von Sammellinsen hat ein positives Vorzeichen (+), die von Zerstreuungslinsen ein negatives (-). Die Gesamtbrechkraft des Auges beträgt normalerweise 59 dpt, wobei die Hornhaut mit 43 dpt den Hauptteil ausmacht, gefolgt von der Linse, deren Brechkraft jedoch variabel ist.

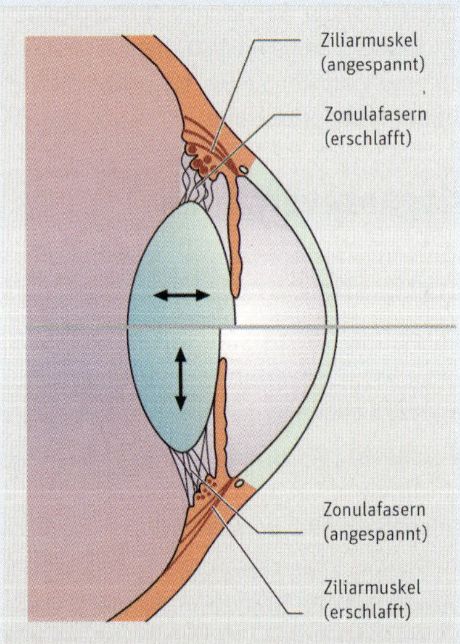

Einstellung des Auges auf die Nähe ***(Nahakkomodation)*** *und die Ferne* ***(Fernakkomodation):*** *Für das Nahsehen erhöht das Anspannen und Verengen der Ziliarmuskeln die Brechkraft der Linse (obere Bildhälfte). Blickt das Auge in die Ferne, sind die Ziliarmuskeln entspannt. Die Zonulafasern werden straff und ziehen die Linse auseinander (untere Bildhälfte). Nun werden entfernte Objekte scharf abgebildet.* [GTV 1405]

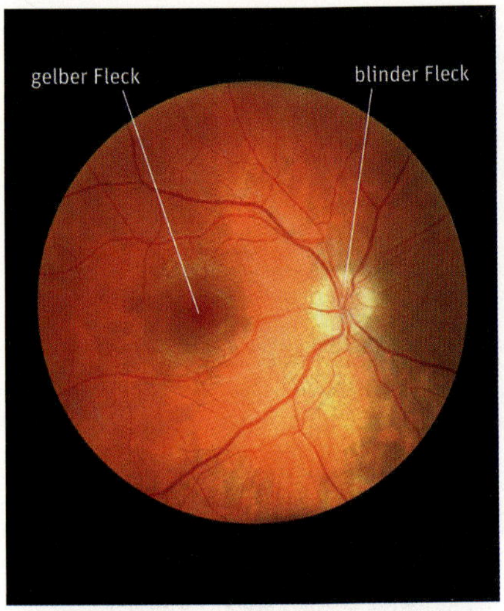

Augenhintergrund *eines gesunden Auges. Seitlich des Sehnerveneintritts befindet sich der* **gelbe Fleck** ***(Makula)*** *mit der Stelle des schärfsten Sehens. Dieser 5 mm große Bezirk (im Bild links) verdankt seinen Namen einem gelben Farbstoff, der die Netzhautmitte vor zu starkem Lichteinfall schützt. Hier in der Netzhautmitte befinden sich nur die farbempfindlichen Zapfen. Im seitlich gelegenen* **blinden Fleck** *laufen alle Blutgefäße und Nervenfasern der Netzhaut zusammen, weshalb sich an dieser Stelle keine Zapfen oder Stäbchen befinden.* [SHU 1407]

Fluoreszenzangiografie

Bei der **Fluoreszenzangiografie** wird der Farbstoff Fluoreszein in eine Armvene gespritzt. Er verteilt sich daraufhin in den Blutgefäßen, auch in denen der Netzhaut. Durch Beleuchtung des Auges mit blauem Licht beginnt der Farbstoff zu leuchten. Die Verteilung des Fluoreszeins im Auge wird von einer Kamera erfasst, sodass der Arzt die Netzhautgefäße beurteilen kann.

Prüfung des Gesichtsfelds

Gesichtsfeld: Wahrnehmungsfeld des Auges bei unbewegtem Geradeausblick.

Mit der **Gesichtsfelduntersuchung** ***(Perimetrie)*** lassen sich Schädigungen des Sehnervs, der Netzhaut und der Nervenfasern bis hin zur Sehrinde (Bereich des Großhirns → S. 1118) erfassen. Im Prinzip besteht die Gesichtsfelduntersuchung darin, dem Patienten in einer Halbkugel Lichtmarken zu zeigen, die er bei unbewegtem Geradeausblick wahrnehmen soll. Dies wird jeweils an einem Auge durchgeführt. Der Patient fixiert einen festen Punkt innerhalb der Messeinrichtung. Bei der ***kinetischen Perimetrie*** tauchen bewegte Lichtmarken im Randbereich der Halbkugel auf. Durch Knopfdruck signalisiert der Patient das Erkennen und der Untersucher oder der eingebaute

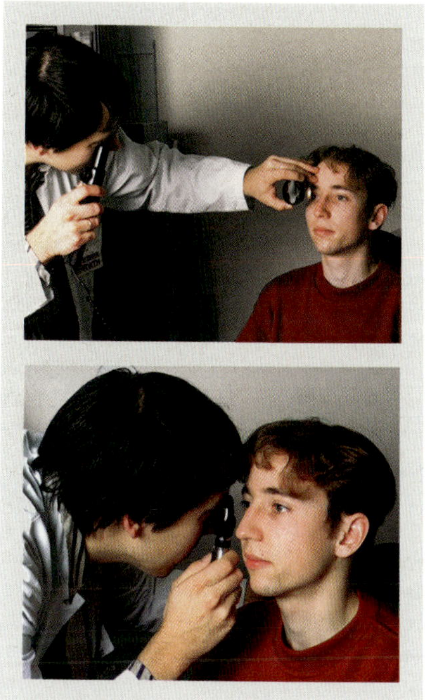

Spiegelung des Augenhintergrunds: Oben: Bei der **indirekten Ophthalmoskopie** *hält der Augenarzt eine Lupe in etwa 13 cm Entfernung bei ausgestrecktem Arm vor das Auge des Patienten. In der anderen Hand hält er die Lichtquelle oder er benutzt einen Untersuchungshelm. Der Arzt kann die Lupe auch in den Strahlengang einer Spaltlampe halten. Das Bild des Augenhintergrunds steht bei der indirekten Ophthalmoskopie auf dem Kopf und ist spiegelverkehrt. Der Vorteil gegenüber der direkten Untersuchung ist die größere Übersicht bei allerdings nur 1,5- bis 6-facher Vergrößerung. Unten: Bei der* **direkten Ophthalmoskopie** *geht der Augenarzt mit dem Augenspiegel möglichst nah an das Patientenauge heran. Das starke Licht des Geräts wird durch einen Spiegel in das Auge gelenkt. Der Arzt sieht ein aufrechtes Bild in etwa 16-facher Vergrößerung, allerdings aufgrund der starken Vergrößerung nur einen kleinen Ausschnitt.* [ESV 1406]

Computer registriert die Befunde. Bei der *statischen Perimetrie* – meist mit computergesteuerten Geräten – werden unbewegte Lichtmarken langsam in ihrer Helligkeit gesteigert, bis sie wahrgenommen werden.

Messung des Augeninnendrucks

Die **Messung des Augeninnendrucks** wird als *Tonometrie* bezeichnet. Der normale Augeninnendruck des Erwachsenen beträgt zwischen 10 und 21 mmHg. Ein erhöhter Druck (Grüner Star → S. 501) führt zu Schädigungen des Sehnervs. Zur Messung des Augeninnendrucks werden unterschiedliche Methoden angewandt:

- **Applanationstonometer nach Goldmann** (abgekürzt: *T appl):* Diese Messmethode wird am häufigsten eingesetzt. Der Patient sitzt an der Spaltlampe. Vor der Untersuchung verabreicht der Arzt Augentropfen, die die Hornhaut betäuben und gleichzeitig den wasserlöslichen Farbstoff Fluoreszein enthalten. Er färbt die Tränenflüssigkeit und leuchtet bei blauem Licht. Danach wird mit einem planen Messstempel die Hornhaut abgeplattet (applaniert). Gemessen wird die dazu notwendige Kraft – der Wert ergibt den aktuellen Augeninnendruck.
- **Luftstoß-Nonkontakt-Tonometrie** (abgekürzt: *T pneu):* Ein definierter Luftstoß wird gegen die Hornhaut gerichtet und die Verformung der Hornhaut im Tonometer registriert. Daraus wird dann der Augendruck abgeleitet. Vorteil dieser Methode ist, dass das Auge nicht lokal betäubt werden muss und auch bei Frischoperierten oder bei Hornhautverletzungen eingesetzt werden kann, da das Messgerät die Augenoberfläche nicht berührt. Nachteil dieser Methode ist ihre Ungenauigkeit.

Bei einer zu dicken oder einer zu dünnen Hornhaut ist der ermittelte Wert bei der Messung des Augeninnendrucks fälschlich zu hoch oder zu niedrig und muss korrigiert werden; Aufschluss gibt die **Hornhautdickenmessung** *(Pachymetrie).*

Der Augeninnendruck schwankt tageszeitlich, daher gibt ein ***Augendruck-Tagesprofil*** genauere Hinweise auf eine bestehende krankhafte Druckerhöhung. Mittlerweile stehen auch Geräte zur Verfügung, mit denen der Patient mehrfach am Tag selbst seinen Augeninnendruck messen kann.

Beurteilung der Tränenflüssigkeit

Der **Schirmer-Test** ist ein wichtiges Mittel, um z. B. die Verträglichkeit von Kontaktlinsen zu überprüfen, indem die Tränenmenge bestimmt wird. Dazu hängt der Arzt je einen umgeknickten Fließpapierstreifen für eine bestimmte Zeit in die Unterlider ein. Die Tränenflüssigkeit färbt das Papier blau. Die Länge der befeuchteten Strecke gibt Auskunft über die Tränenmenge: Nach 5 Minuten sollten mindestens 15 mm (ohne den geknickten Anteil) blau gefärbt sein. Ein Tränenmangel liegt vor, wenn weniger als 5 mm befeuchtet sind oder eine Seitendifferenz von 30 % besteht.

Tränenfilmaufrisszeit *(Break UP Time, BUT):* Ein zentraler Test bei der Anpassung z. B. von Kontaktlinsen. Um eine Aussage über die Stabilität in der Tränenflüssigkeit zu bekommen, färbt der Augenarzt die Tränenflüssigkeit mit Fluoreszein an und misst anschließend an der Spaltlampe unter Vorschalten eines blauen Kobaltfilters, nach welcher Zeit bei normal offen gehaltenem Auge und ohne Lidschluss der Film aufreißt (normal nach 10 Sekunden, beim trockenen Auge schon nach 5 Sekunden).

Bindehautabstrich

Bei einem **Bindehautabstrich** wird Sekret aus dem Bindehautsack entnommen. Dies dient dem Erregernachweis, um z. B. vor einer Operation eine Infektion auszuschließen oder um bei einer Bindehautentzündung (→ S. 495) gezielt mit einem Antibiotikum behandeln zu können. Dabei muss der Bindehautabstrich auf jeden Fall *vor* der antibiotischen Behandlung durchgeführt werden.

Für den Bindehautabstrich zieht der Augenarzt das Unterlid leicht nach unten. Anschließend streicht er mit einem sterilen Watteträger und ohne die Lidränder zu berühren etwas Bindehautsekret ab. Der Watteträger wird in das dazugehörige Transportröhrchen gesteckt und zur Kultur (Anzüchtung der vorhandenen Keime) und Auswertung an das Labor geschickt.

Wichtigste Behandlungsverfahren

Augentropfen und Salben

Bei vielen Augenkrankheiten verordnet der Augenarzt ***Augentropfen*** oder ***Augensalben.*** Augentropfen werden schneller aus dem Auge ausgespült, sie haben daher eine kürzere Wirkzeit. Salben bilden einen Schutzfilm, der das Auge etwas länger abdeckt und benetzt, sie werden z. B. bei einer Hornhautverletzung angewandt.

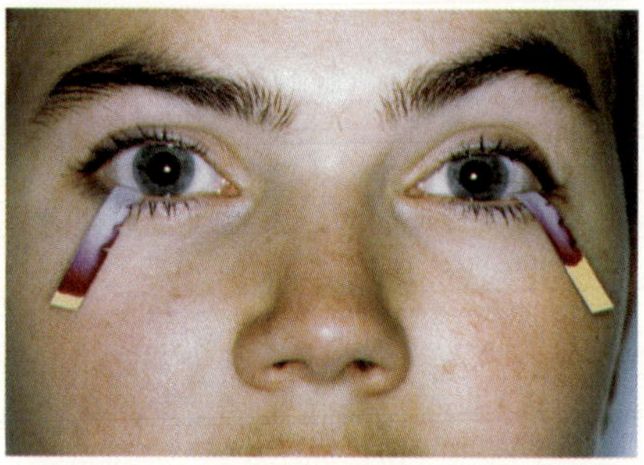

Zur Messung der Tränenmenge werden beim **Schirmer-Test** *Filterpapierstreifen am Ende umgeknickt und über die Unterlidkante gehängt. Normalerweise befeuchten die Tränen in 5 Minuten 15 mm des Teststreifens.* [GTV 1408]

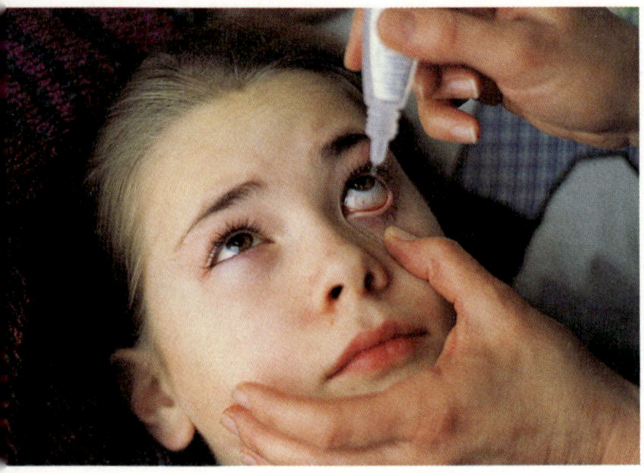

Augentropfen werden in den nach unten aufgeweiteten Bindehautsack eingeträufelt – einfacher geht es, wenn eine zweite Person dabei hilft. [ADM 1409]

Häufig muss der Patient lernen, die Tropfen bzw. die Salben selbst ins Auge einzubringen. Bevor Tropfen oder Salbe in die Augen gegeben werden, müssen Kontaktlinsen herausgenommen und die Hände gründlich gereinigt werden. Augentropfen werden stets *vor* einer Augensalbe angewandt. Weil der Patient nach der Applikation kurzfristig nur verschleiert oder gar nichts sieht, sollten Salben möglichst abends zum Einsatz kommen.

Therapeutische Kontaktlinsen

Bei kleineren Hornhautverletzungen oder chronischen Hornhauterkrankungen werden **therapeutische Kontaktlinsen** verwendet. Diese weichen Kontaktlinsen decken die defekten Hornhautstellen vorübergehend ab, die Wunde kann darunter – vom Lidschlag ungestört – verheilen. Therapeutische Kontaktlinsen werden auch als Träger für Medikamente verwendet.

Augenverbände

Der **einfache Augenverband** besteht aus einer ovalen mit Pflaster befestigten Augenkompresse. Die Pflasterstreifen werden entweder parallel zum Nasenflügel oder v-förmig geklebt. Die verbrauchsfertig hergestellten festen **Siebklappen** schützen das Auge z. B. nach einer OP des Grauen Stars. Ein **Uhrglasverband** aus Plexiglas wird nur dann angewandt, wenn der Lidschluss plötzlich ausfällt, z. B. durch eine Gesichtslähmung (idiopathische Fazialisparese → S. 1135), und die Augenoberfläche auszutrocknen droht. Ein **Druckverband** am Auge besteht aus mehreren übereinandergelegten Kompressen, die fest durch eine elastische Binde oder einen breiten Pflasterstreifen fixiert werden. Sie verhindern das Nachbluten bei einer Augenverletzung oder nach einer Operation.

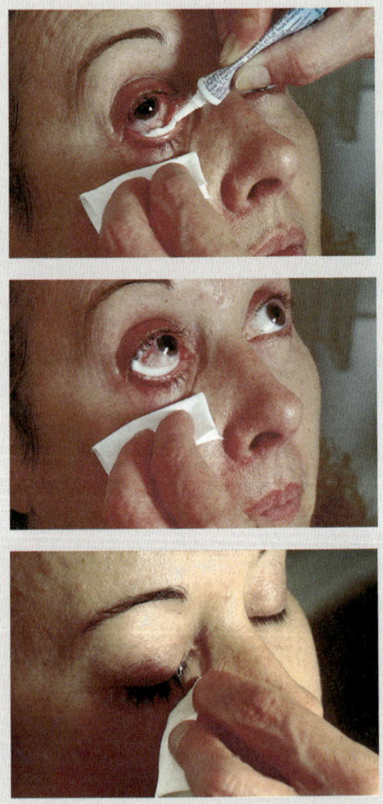

Verabreichung von Augensalbe. Oberes Bild: Gabe von Augensalbe: Ein 1–2 cm langer Salbenstreifen wird in den Bindehautsack eingelegt. Mittleres Bild: Die Patientin wird gebeten, nach rechts, links und unten zu blicken. Unteres Bild: Abwischen überflüssiger Tropfen und Salbe. [GTV 1410]

Kosmetik und Augenerkrankungen – »Wer schön sein will, muss leiden?«

Frauen mit empfindlichen Augen, Kontaktlinsenträgerinnen, Allergikerinnen und Frauen, die z. B. unter trockenen Augen leiden, müssen nicht gänzlich auf Schminke im Augenbereich verzichten. Aber sie sollten einiges beachten: Alle kosmetischen Stoffe, die im Lid- oder Lidkantenbereich aufgetragen werden, gelangen in geringen Mengen auf die Augenoberfläche und in den Tränenfilm. Stauben oder bröseln die Schminkprodukte, können sogar größere Partikel auf die Binde- und Hornhaut gelangen und sie entsprechend reizen. Daher sollten Sie wasserlösliche Wimperntusche verwenden, sie löst sich wenigstens auf, wenn sie ins Auge gelangt. Tragen Sie Kajalstifte und Eyeliner nicht auf den Lidrand, sondern nur auf den Rand des Wimpernansatzes auf. Und ganz wichtig: Setzen Sie Ihre Kontaktlinsen bereits vor dem Schminken ein.

Damit die Kosmetikreste über Nacht nicht weiter in den Tränenfilm gelangen, ist es wichtig, die Lid- und Wimpernregion abends gründlich zu reinigen. Verwenden Sie dazu fettfreie Reinigungsprodukte. Öle oder andere Fettbestandteile breiten sich auf der Haut aus, gelangen so in das Auge und vermischen sich mit der obersten ölhaltigen Schicht des Tränenfilms (→ S. 496). Auch fetthaltige Gesichtscremes können, wenn sie im Augenbereich aufgetragen werden, die Zusammensetzung des Tränenfilms ändern und die Augenoberfläche reizen.

Die meisten Kosmetika, aber auch Pflegemittel für Kontaktlinsen, Augentropfen oder -salben enthalten Konservierungsstoffe. Bei empfindlichen Augen und im Dauergebrauch können sie Reizungen oder Allergien hervorrufen. ***Schminkprodukte ohne Konservierungsmittel*** erhalten Sie in Apotheken. Ebenso problematisch wie Konservierungsstoffe sind Zusätze wie Sonnenschutzmittel und Parfümstoffe, die in manchen Pflegeprodukten enthalten sind; deren Kennzeichnung ist Pflicht. Wenn Sie wissen, dass Sie auf bestimmte Stoffe allergisch oder empfindlich reagieren, sollten Sie die Liste der Inhaltsstoffe genau studieren und die für Sie schädlichen Produkte meiden. Aufschriften wie „hypoallergen", „allergiefrei" und „augenärztlich getestet" bieten keine Sicherheit.

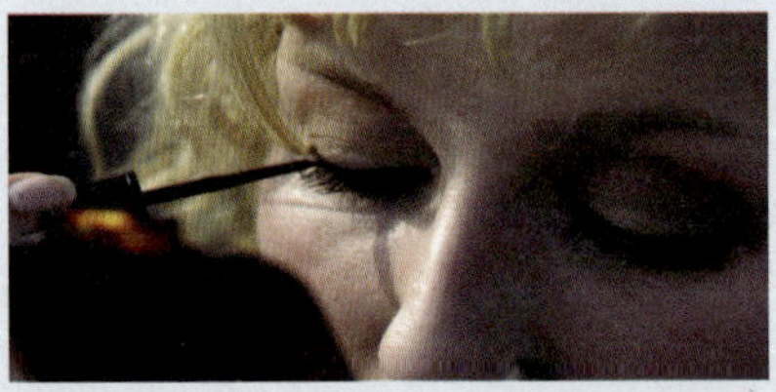

Je weniger Konservierungsstoffe und je mehr Wasser Wimperntusche enthält, desto schneller verdirbt sie – auch dies ist ein häufiger Grund für empfindliche Reaktionen der Augen auf Kosmetika. Experten empfehlen, Wimperntusche höchstens ein halbes und flüssiges Make-up nicht länger als ein ganzes Jahr zu benutzen. Dunkel und kühl gelagert halten sie länger. [FDI]

Sehfehler

Kurzsichtigkeit

Häufigkeit:

Kurzsichtigkeit *(Myopie):* Aus der Ferne einfallende Lichtstrahlen werden *vor* der Netzhaut gebündelt und ergeben so ein unscharfes Bild. Der Fernpunkt (der am weitesten entfernte, noch scharf zu sehende Punkt) liegt im Endlichen, z. B. bei 1 m (entspricht -1 dpt) oder 20 cm (-5 dpt). Das kurzsichtige (myope) Auge ist zu lang oder die Brechkraft der Augenlinse ist zu hoch; die Korrektur erfolgt mit **Zerstreuungsgläsern** *(Konkavlinsen, Minusgläser).*

Leitbeschwerden

- Ferne Gegenstände erscheinen unscharf.
- Nahe Gegenstände sind scharf zu erkennen.
- Bei Dämmerung verstärken sich die Beschwerden.
- Blinzeln beim Blick in die Weite.
- Kopfschmerzen (meist über den Augen).

Wann zum Arzt oder Optiker

Jährlich, wenn Sie Brillen- oder Kontaktlinsenträger sind.

In den nächsten 2 Wochen, wenn Sie eine Verschlechterung Ihres Sehvermögens bemerken, z. B. Schilder im Straßenverkehr nicht mehr scharf sehen.

Die Erkrankung

Kurzsichtigkeit entsteht meist durch einen zu langen Augapfel – bereits eine Abweichung von 1 mm in der Länge bewirkt eine Kurzsichtigkeit von -3 dpt – und nur selten durch eine zu starke Brechkraft der Linse bei normal langem Augapfel. Da das menschliche Auge durch Akkommodation → S. 476 die Brechkraft nur vergrößern, nicht aber verringern kann, ist ein Ausgleich der Kurzsichtigkeit durch das Auge selbst nicht möglich.

Die Ursachen der Kurzsichtigkeit sind nach wie vor ungeklärt:

Es ist bislang nur eine Vermutung, dass viel „Naharbeit" wie Lesen, Computer- und Handarbeit und schlechte Beleuchtung die Kurzsichtigkeit verstärken. Bei der Geburt ist das Auge noch nicht ausgewachsen, die Größenzunahme erfolgt im Lauf des ersten Lebensjahrs und danach in sehr geringem Maß noch bis ins Erwachsenenalter. Man nimmt an, dass die wachsenden Gewebezellen auf irgendeine Weise eine Rückmeldung des Auges erhalten. Bei viel Naharbeit im Kindes- und Jugendalter muss das Auge permanent den Ziliarmuskel anspannen, um die Krümmung und damit die Brechkraft der Linse zu erhöhen. Auf diese permanente Anspannung soll das Auge durch Wachstum des Augapfels reagieren, dafür verliert es die Fähigkeit, in der Ferne scharf zu sehen. Lesen bei schlechtem Licht verstärkt diesen Effekt: Je weniger Licht, desto stärker muss die Pupille geöffnet werden. Und je offener die Pupille, desto geringer ist der Bereich in der Tiefe, der scharf abgebildet wird. Das Auge muss sich also noch mehr anstrengen, um bei schlechter Beleuchtung z. B. eine Buchseite scharf zu stellen.

Als bewiesen gilt, dass genetische Faktoren beteiligt sind. Für einige Formen der Kurzsichtigkeit ist der Erbgang bekannt. Dafür spricht auch, dass einige Völker vermehrt Kurzsichtigkeit entwickeln (z. B. Chinesen): In fernöstlichen Industrienationen liegt die Häufigkeit einer Kurzsichtigkeit bei 80–90 % der Bevölkerung. In Europa weisen dagegen ~ 30 % der 20- bis 30-Jährigen eine Fehlsichtigkeit von mehr als -1 dpt auf.

Meist beginnt die „normale" Kurzsichtigkeit *(Myopia simplex)* im Schulalter und führt zu Werten zwischen -2 und -4 dpt (mittelgradige Kurzsichtigkeit) oder darüber (hohe Kurzsichtigkeit). In der Pubertät oder im jungen Erwachsenenalter kommt der Prozess zum Stillstand, die Fehlsichtigkeit verschlechtert sich nicht weiter. Bei sehr hoher Kurzsichtigkeit ist die Netzhaut bei einem erheblich verlängerten Augapfel gedehnt. Dadurch entstehen kleinste Risse, die dann eventuell zu einer Netzhautablösung → S. 503 führen können. Sehr selten schreitet die Kurzsichtigkeit nach der Pubertät weiter fort, daraus kann eine „bösartige" Kurzsichtigkeit mit Erblindungsgefahr entstehen *(Myopia maligna).*

Das macht der Arzt oder Optiker

Der Augenarzt prüft die Sehschärfe und passt eine Brille mit Zerstreuungsgläsern an. Er nutzt dazu entweder eine Messbrille, in die verschiedene Brillengläser eingehängt werden oder apparative Hilfen wie z. B. einen *Phoropter.*

Schreitet die Kurzsichtigkeit weiter fort, müssen die Brillengläser erneut angepasst werden. Insbesondere bei jungen Menschen unter 25 Jahren, bei denen der Prozess noch nicht zum Stillstand gekommen ist, kann dadurch der Eindruck entstehen, dass sich die Kurzsichtigkeit durch das Tragen der Brille verschlechtert.

Alternativ zur Brille werden auch **Kontaktlinsen** angepasst. Da der Kurzsichtige die Linsen ganztags trägt, sollten es gut angepasste, wasserhaltige weiche oder harte Kontaktlinsen sein.

Lasertherapien bei Sehfehlern

Mit der Lasertherapie können inzwischen Kurzsichtigkeiten bis -10 dpt behandelt werden, indem mit dem Laser Gewebe sehr exakt abgetragen wird. Das Prinzip der Behandlung besteht darin, die etwa 0,5 mm dicke Hornhaut mit dem Laser so zu bearbeiten, dass ihre Krümmung und damit ihre Brechkraft verändert wird. Auf diese Weise korrigiert der Arzt die Fehlsichtigkeit direkt am Auge, und eine Sehhilfe wird oft überflüssig.

- Bei Kurzsichtigkeit (→ S. 481) werden bei dem relativ zu langen Auge zentrale Hornhautpartien abgetragen. Es handelt sich hierbei nur um den Bruchteil eines Millimeters, d. h. bei Korrekturen bis zu 5 dpt verbleibt auch an der dünnsten Stelle noch eine Restdicke von über 80 % der Hornhaut.
- Bei Weitsichtigkeit (→ S. 481) werden außen liegende Teile der Hornhaut ringförmig abgetragen und die Hornhaut etwas angesteilt.
- Bei einer Stabsichtigkeit (→ S. 486) wird die Hornhaut geebnet, moderne Laser tragen an verschiedenen Stellen unterschiedlich viel Gewebe ab.

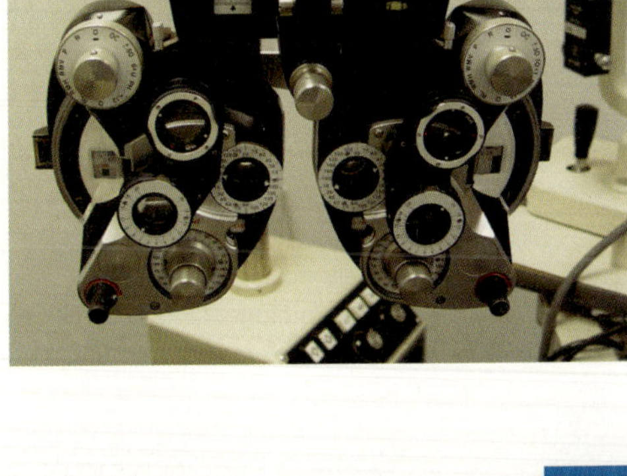

*Der **Phoropter** erlaubt dem Augenarzt oder Optiker, rasch und zuverlässig die richtige Brille zu verordnen. Mit wenigen Handgriffen können unterschiedliche Linsen vor jedem Auge eingehängt werden. Der Patient sagt dann, mit welcher Linse er besser und mit welcher er schlechter sieht. Inzwischen gibt es computergestützte Ausführungen, Autorefraktometer, die die richtige Brille automatisch und ohne Mithilfe des Patienten ausmessen. Sie liefern jedoch ungenauere Daten.* [ISP 1411]

So sehen Fehlsichtige die Welt im Vergleich zu Normalsichtigen (Bild a): das gleiche Bild bei Kurzsichtigkeit (b), Alterssichtigkeit (c) und Stabsichtigkeit (d). [GTV 1412]

Die Chancen für eine dauerhaft erfolgreiche Korrektur sind umso größer, je geringer die Fehlsichtigkeit vor Durchführung der Lasertherapie war. Die Methode eignet sich für Kurzsichtigkeit bis -10 dpt, Weitsichtigkeit bis +5 dpt und Stabsichtigkeit (→ S. 486) bis 5 dpt. Bei höheren Werten nehmen die Nebenwirkungen und das Risiko, anschließend doch noch eine Brille zu brauchen, zu. Auch nach einer erfolgreichen Behandlung sollte klar sein: Mit dem Eingriff wird nicht verhindert, dass ab dem 45. Lebensjahr – wie bei jedem Normalsichtigen – eine Lesebrille nötig werden kann.

Nicht jeder Patient eignet sich zur Lasertherapie. Die Behandlung sollte nicht vor dem 18. Lebensjahr durchgeführt werden. Risikoreich ist der Eingriff bei einer zu dünnen Hornhaut. Und da die Hornhaut stark beansprucht wird, ist die Lasertherapie bei Patienten mit trockenen Augen (→ S. 496) oder anderen chronischen Hornhauterkrankungen ungeeignet. Bei bestimmten Krankheiten können erhebliche Heilungsstörungen auftreten, insbesondere bei Autoimmunerkrankungen, Gefäßentzündungen, rheumatischen Erkrankungen und Hautkrankheiten.

Lasertherapien werden seit Ende der 1980er-Jahre durchgeführt. Bei weltweit mehr als einer Million Eingriffen liegen ausreichend Erfahrungen vor, um die Vor- und Nachteile mittelfristig beurteilen zu können.

Methoden. Derzeit sind drei verschiedene Methoden gebräuchlich. Vor der Operation wird das zu operierende Auge zunächst mit Tropfen betäubt, auf Wunsch erhält der Patient ein Beruhigungsmittel.

Photorefraktive Keratektomie ***(PRK):*** Hierbei wird vor der eigentlichen Lasertherapie die oberflächliche Hornhautschicht, das sehr empfindliche Epithel, abgeschabt. Nach einer PRK muss deshalb mit teils starken Schmerzen gerechnet werden, die auch durch Schmerzmittel nicht ganz unterdrückt werden können. Sie lassen am nächsten Tag jedoch erheblich nach und verschwinden nach 3–4 Tagen ganz, wenn die Hornhautwunde verheilt ist.

Laser-assistierte epitheliale Keratektomie ***(LASEK):*** Die LASEK stellt eine Weiterentwicklung der PRK dar, um die Schmerzen zu verringern. Hierbei wird das Epithel mit einer Alkohollösung getränkt, sodass es sich weitgehend von der Unterlage löst und dann wie ein Teppich zurückgeklappt werden kann. Die eigentliche Laserung ist identisch mit der bei der PRK. Anschließend wird das Epithel in seine ursprüngliche Position gebracht. Eine therapeutische Kontaktlinse (→ S. 480) für etwa 2 Tage verhindert, dass das Epithel durch Lidbewegungen verschoben wird.

Laser-assisitierte intrastromale in situ Keratektomie ***(LASIK):*** Mit dieser Methode werden inzwischen die meisten Eingriffe durchgeführt. Mit einem computergesteuerten „Hobel" (Mikrokeratom) wird ein dünnes Scheibchen der Hornhaut (Flap) teilweise abgetrennt und nach oben geklappt. Anschließend werden mit dem Laser die tieferliegenden Hornhautschichten bearbeitet. Danach wird das Hornhautscheibchen wieder zurückgeklappt und angedrückt. Es saugt sich von selbst fest und muss nicht angenäht werden. Da die Oberfläche der Hornhaut bei der LASIK weitgehend intakt bleibt, sind die Schmerzen und die Gefahr der Narbenbildung bei der Wundheilung geringer als bei den anderen Methoden und es wird schneller wieder ein normales Sehvermögen erreicht.

Bei allen drei Verfahren wird die Hornhaut stark beansprucht, sie reagiert mit einer Entzündung und trocknet aus. Das trockene Auge muss unbedingt nachbehandelt werden: Entzündungshemmende Tropfen, die auch einer Narbenbildung vorbeugen, und künstliche Tränenflüssigkeit (ohne Konservierungsmittel) müssen in der Regel mehrere Wochen bis Monate angewandt werden. In den ers-

Brillen können mit Extras ausgestattet werden, die das Tragen der Sehhilfen komfortabler, aber auch teurer machen:

Kunststoffgläser sind ~45 % leichter als Mineralgläser, hiervon profitieren vor allem Personen mit einer starken Fehlsichtigkeit. Für Sportler und Kinder sollten generell **Polycarbonatgläser** verwendet werden, da diese bei Unfällen nicht zersplittern.

Selbsttönende Gläser passen den Grad der Verdunkelung an die jeweilige Intensität des UV-Lichts an. Die Anpassung ist temperaturabhängig, optimal ist eine Verfärbungstemperatur von +6 °C, denn bei Kälte (z. B. im Schnee) erfolgt die Verfärbung oft zu langsam, umgekehrt bei Wärme zu schnell. Auch beim Autofahren können selbsttönende Gläser störend sein. Hier fehlt die Anpassung durch die UV-Strahlung, da sie von den Autofenstern abgefangen wird.

Entspiegelte Gläser sind mit speziellen dünnen Schichten überzogen, die störende Lichtreflexe auf den Gläsern in unterschiedlichem Maß (einfache, doppelte Entspiegelung) reduzieren.

Kontaktlinsen. Kontaktlinsenträger sind gegenüber den Brillenträgern nach wie vor in der Minderheit. Seit sich durch verbesserte Materialien und Pflegesysteme die Risiken vermindert haben, verzichten aber zunehmend weniger Fehlsichtige auf die optischen Vorteile von Kontaktlinsen: Mit ihnen kommt es zu keinen begleitenden Bildvergrößerungen bzw. -verkleinerungen und zu keinen störenden Randeffekten, die Linsen passen sich den Augenbewegungen an und beschlagen nicht.

Harte Kontaktlinsen schwimmen auf dem Tränenfilm direkt auf der Hornhaut. Sie werden bei jedem Lidschlag bewegt, wodurch der Tränenfilm ausgetauscht wird. Die Qualität der Sehleistung ist bei harten Linsen sehr gut. Viele sehen mit harten Linsen besser und schärfer als mit weichen. Auch gleichen harte Kontaktlinsen komplizierte Brechungsfehler des Auges besser aus (Stabsichtigkeit → S. 486). Dafür gewöhnt sich das Auge schwerer an die harten Linsen, eine „tränenreiche" Eingewöhnungszeit von 3–6 Wochen und mehr muss einkalkuliert werden. Zudem fallen harte Linsen leicht aus dem Auge, vor allem beim Sport.

Weiche Kontaktlinsen haben einen größeren Durchmesser als harte. Sie sitzen

Produktübersicht Sehhilfen

sehr stabil und werden deshalb von Sportlern bevorzugt, aber Tränenaustausch und Sauerstofftransport unter der Linse sind sehr begrenzt. Deshalb sollten weiche Kontaktlinsen nicht zu lange getragen werden. Inzwischen gibt es aber Linsen aus verbesserten Materialien, die mehr Wasser enthalten und sauerstoffdurchlässiger sind, wodurch sie sich auch für den längeren Gebrauch eignen.

Besonders weiche Kontaktlinsen, die zu lange getragen und zu sorglos gereinigt werden, aber auch schlecht sitzende harte Linsen, die auf der Hornhaut reiben, führen zu teilweise ernsthaften Komplikationen: Es entstehen Entzündungen und Hornhautdefekte, über die Erreger ins Auge eindringen können.

Kommt es durch die Linsen zu einer Unterversorgung der darunterliegenden Hornhautpartien mit Sauerstoff, reagiert das Auge mit der Bildung neuer Blutgefäße. Solche in die Hornhaut einwachsenden Gefäße können das Sehvermögen deutlich beeinträchtigen.

Problematisch ist auch, dass das Auge durch die Kontaktlinsenpflege mit einer ganzen Menge Chemikalien, insbesondere Detergenzien und Konservierungsmitteln, in Berührung kommt. Allergien gegen Pflege- und Reinigungsmittel kommen häufig vor. Bei weichen Linsen, die eine besonders penible Pflege benötigen, werden deshalb **Wegwerflinsen** immer beliebter. Diese sind zwar teurer, jedoch hygienischer und verursachen weniger Allergien. Bei den harten Kontaktlinsen gibt es inzwischen Modelle, die trocken gelagert werden können, wodurch zumindest ein Teil der Chemikalien gespart wird.

Bei Komplikationen ordnet der Augenarzt abhängig vom Befund eine Kontaktlinsenpause an oder rät generell vom Tragen von Kontaktlinsen ab. Kortisonpräparate werden so lange angewandt, bis das Auge wieder reizfrei ist. Hornhautinfektionen werden mit Antibiotika behandelt.

Kontaktlinsen aus dem Internet oder Drogeriemarkt: Viele denken, dass Kontaktlinsen so unkompliziert sind wie Sonnenbrillen, und kaufen sie in Drogeriemärkten oder über den Versandhandel. Augenärzte warnen vor den Gefahren, die von unangepassten Kontaktlinsen ausgehen. Oft kommen eine unsachgemäße Desinfektion sowie zu lange Tragezeiten hinzu. Dann drohen neben Kopfschmerzen und schlechter Sehleistung bakterielle Infektionen, Hornhautverletzungen und allergische Reaktionen.

Bei einer mittleren Kurzsichtigkeit bis -5 dpt und einer Hornhautverkrümmung bis 1,5 dpt können nachts eingesetzte Kontaktlinsen das Tragen einer Sehhilfe am Tag überflüssig machen. Die **orthokeratologischen Kontaktlinsen** ***(Ortho-K-Kontaktlinsen)*** verformen während des Schlafs die Hornhaut und beheben so den Sehfehler. Während des Tags kehrt die Hornhaut langsam in ihre ursprüngliche Form zurück – so langsam, dass der Kontaktlinsenträger tagsüber ohne Sehhilfen auskommt. Wenn die Ortho-K-Linsen abgesetzt werden, dauert es einige Tage, bis die alte Brille bzw. die Kontaktlinsen wieder stimmen. Dieses Verfahren gilt als sanfte Alternative zu einer Lasertherapie (→ S. 482).

Kontaktlinsenpflege: Die meisten Kontaktlinsenprobleme entstehen durch unzureichende Pflege. Auf den Linsen lagern sich mit der Zeit Bestandteile des Tränenfilms und Partikel aus der Umwelt ab. Werden diese nicht regelmäßig entfernt, siedeln sich Mikroorganismen wie Bakterien und Viren, aber auch Pilze an. Deshalb erfordern Kontaktlinsen täglich eine sorgfältige Reinigung. Das macht das Tragen von Kontaktlinsen auch teurer als das von Brillen. Werden die Kontaktlinsen nicht getragen, sollten sie in einer Aufbewahrungslösung liegen, damit sich die an ihnen haftenden Keime nicht vermehren können. Zur Reinigung wird die Linse zusammen mit einigen Tropfen Reinigungslösung etwa 20 Sekunden lang zwischen zwei Fingern gerieben, um fettige Verunreinigungen zu entfernen. Zur Desinfektion werden weiche Linsen einmal täglich – am besten über Nacht – in eine desinfizierende Lösung gelegt. Die Rückstände aus der Tränenflüssigkeit sollten einmal wöchentlich mit einem Proteinentferner entfernt werden. Und: Kontaktlinsen tragen sich angenehmer, wenn sie vor dem Einsetzen mit steriler Kochsalzlösung abgespült und eventuell mit künstlicher Tränenflüssigkeit benetzt werden.

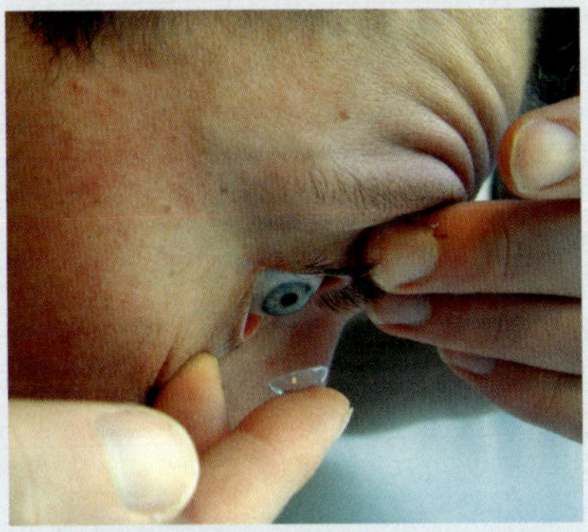

Weiche Kontaktlinsen *werden vor dem Einsetzen auf die Fingerkuppe platziert und von dort aus direkt ins Auge eingesetzt. Geübte schaffen das auch ohne Spiegel. Wer sich scheut, mit den Fingern ins Auge zu fassen, für den gibt es kleine Sauger, um die Linse auf die Hornhaut zu setzen.* [ISP 1414]

Kontaktlinsen sind nicht für jeden geeignet! Leider gibt es viele Fälle, in denen sich Kontaktlinsen nicht bewährt haben oder in denen größere Risiken für den Träger bestehen:

- Chronische Entzündungen der Hornhaut und der Bindehaut
- Fehlende Tränenflüssigkeit (Sicca-Syndrom → S. 496)
- Diabetes: Kleinste Verletzungen der Hornhaut, die beim Kontaktlinsentragen leider auftreten, heilen sehr schlecht.
- Allergien gegen die Konservierungsstoffe in Pflegemitteln. Eine Alternative sind harte Linsen, für die Leitungswasser genügt, oder weiche Linsen als Einmalprodukte; zudem gibt es inzwischen Pflegemittel ohne Konservierungsstoffe.
- Staubiger Arbeitsplatz (z. B. am Bau): Fein- und Grobstäube rufen Verletzungen hervor, wenn sie unter die Linsen geraten.
- Labor-Arbeitsplätze mit (giftigen) Gasen und Dämpfen, die sich v. a. in weiche Linsen einlagern.

Harte Kontaktlinsen	Weiche Kontaktlinsen
➤ Hervorragende Sehleistung ➤ Kaum Risiko für Augenschäden ➤ Rein- und Rausnehmen nach 1–2 Monaten Übung in jeder Situation möglich	➤ Eingewöhnung leicht ➤ Praktisch kein Fremdkörpergefühl ➤ Optimal für gelegentliches Tragen, z. B. für Sport und Freizeit
➤ Wochenlange tränenreiche Eingewöhnung ➤ Fremdkörpergefühl bleibt oft auf Dauer ➤ Schlecht im Freien, bei viel Wind (Strand!) und im Straßenverkehr (Dieselstaub!)	➤ Penible Pflege notwendig, sonst drohen Augenirritationen, Infektionen und Augenschäden ➤ Lagerung im Trockenen nicht möglich ➤ Leichtes Einreißen der Linsen

ten Monaten nach der Lasertherapie kann es zu einer vermehrten Blendempfindlichkeit und zur Wahrnehmung von **Lichthöfen** *(Halos)* und **Doppelkonturen** kommen, teilweise so stark, dass z. B. das Autofahren bei Dämmerung und nachts beeinträchtigt oder gar unmöglich ist.

IGeL-Hinweis: Die Kosten für Lasertherapien werden von der Krankenkasse nicht getragen. Da aber auch Brillen und Kontaktlinsen (Ausnahmen: bei Patienten mit sehr starker Fehlsichtigkeit und bei Kindern) keine Kassenleistung mehr sind, werden Lasertherapien, die die Fehlsichtigkeit langfristig beheben, auch hierzulande immer beliebter. Die Kosten dieses halbstündigen ambulanten Eingriffs beim Augenarzt liegen zwischen 1500 und 2300 Euro pro Auge.

Selbsthilfe

Funktionelles Augentraining (→ S. 486) hat einen vorübergehenden Entspannungseffekt, die Sehleistung lässt sich jedoch allenfalls kurzzeitig verbessern. Da bei intensivem Augentrainig Augenmuskelkrämpfe nicht selten sind, solle das Augentraining zudem nicht ohne Absprache mit dem Augenarzt oder dem Optometristen begonnen werden.

Komplementärmedizin

Biofeedback (→ S. 1259) wirkt nachweislich positiv auf die Sehschärfe [E01].

Akupunktur (→ S. 1249). In einigen Fällen scheint Akupunktur eine weitere Verschlechterung der Sehleistung im Kindesalter aufzuhalten – ob dieser Effekt nur kurzzeitig oder von Dauer ist, ist unklar [E02].

Aktuell: www.gesundheit-heute.de/14x01

- V. Herbst: **Besser sehen.** Verein für Konsumenteninformation (Hrsg., 2003). Hervorragender Ratgeber zu allen Arten von Fehlsichtigkeit und Sehhilfen. Zu beziehen über **www.konsument.at**, als Suchbegriff unter der Rubrik „Online Shop“; in Deutschland über die Stiftung Warentest.

Weitsichtigkeit

Häufigkeit: ■■■■□

Weitsichtigkeit *(Hyperopie, Hypermetropie):* Einfallende Lichtstrahlen werden *hinter* der Netzhaut gebündelt und ergeben so ein unscharfes Bild. Das weitsichtige, hyperope Auge ist zu kurz oder die Brechkraft der Augenlinse zu gering. Die Korrektur erfolgt mit **Sammelgläsern** *(Konvexlinsen, Plusgläser).* Bis zum 40. Lebensjahr kann eine mittelgradige Weitsichtigkeit vom Auge oft durch Anspannen des Ziliarmuskels ausgeglichen werden.

Leitbeschwerden

- Meist lange keine Beschwerden.
- Naharbeit ist anstrengend und verursacht Kopfschmerzen.
- Es dauert länger, bis sich die Augen von Nah- auf Fernsicht umgestellt haben.
- Schielen.

Wann zum Arzt oder Optiker

In den nächsten 2 Wochen, wenn Kopfschmerzen beim Lesen oder nach Arbeiten in der Nähe bzw. am Computer auftreten.

Die Erkrankung

Das normalsichtige Auge arbeitet beim Blick in die Ferne entspannt. Der Augapfel des Weitsichtigen ist zu kurz oder die Brechkraft der Augenlinse zu gering, daher bündeln sich die Strahlen des Lichts erst hinter der Netzhaut. Um scharf zu sehen, muss die Brechkraft der Linse erhöht werden, indem der Ziliarmuskel angespannt wird und sich die Linse stärker krümmt, sodass das Bild weiter vorne und damit auf der Netzhaut entsteht. Ohne Brillen- oder Kontaktlinsenkorrektur muss das Auge bereits für die Ferne zusätzliche Muskelanspannung leisten. Manchen Menschen bereitet dies – besonders beim Lesen – Augen- oder Kopfschmerzen, andere wiederum tolerieren die Mehrarbeit des Ziliarmuskels ohne Probleme. So kann eine Weitsichtigkeit lange unerkannt bleiben. Im Alter verliert die Linse zunehmend an Elastizität. Dann bringt sie die für die Nähe noch zusätzlich notwendige Brechkraft nicht mehr auf, sodass der nicht oder ungenügend korrigierte Weitsichtige seine erste Lesebrille viel früher als der Normalsichtige benötigt.

Die Weitsichtigkeit überschreitet selten +6 dpt.

Das macht der Arzt oder Optiker

Nach der Sehprüfung passt der Augenarzt oder der Optiker eine Brille mit Sammellinsen an. Damit ist das Sehen in die Ferne für das Auge entspannt und auch die Naharbeit kann mühelos bewältigt werden.

Eine Lasertherapie (→ S. 482) der Weitsichtigkeit ist bislang nur bei Werten bis +5 dpt möglich, zudem sind die Ergebnisse sehr unterschiedlich.

Komplementärmedizin

Die Komplementärmedizin spielt bei der Behandlung von Weitsichtigkeit praktisch keine Rolle.

Es liegen bislang keine gesicherten Daten vor, die einen positiven Effekt des funktionellen Augentrainings (→ S. 486) auf die Sehleistung bei Weitsichtigkeit belegen. Ob ein Training zur Entspannung der Augenmuskeln (z. B. Augenyoga-Übungen oder Palmieren → S. 486) hilft, muss individuell ausprobiert werden.

Alterssichtigkeit

Häufigkeit: ■■■■■

„Die einzige Methode, der Alterssichtigkeit zu entgehen, ist jung zu sterben.“ *Goethe*

Alterssichtigkeit *(Presbyopie):* Zunehmende Fehlsichtigkeit im Nahbereich durch Veränderungen der Linse im Alter. Sie kann sich

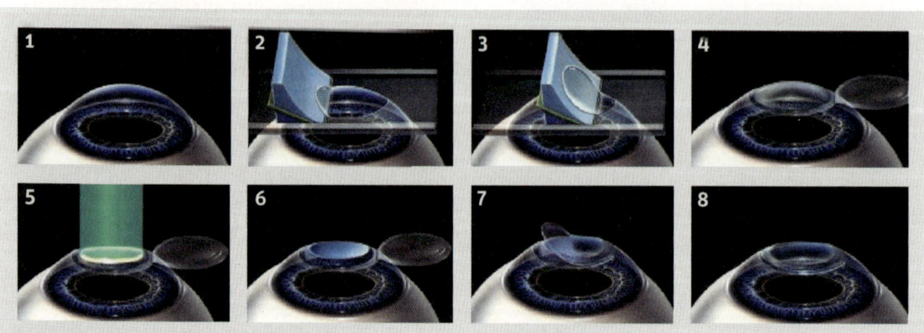

LASIK: *Zur Laserbehandlung der Kurzsichtigkeit wird bei der Laserung eine Blende stufenweise erweitert, sodass im Zentrum mehr Laserstrahlen einwirken und mehr Hornhautgewebe abgetragen wird als am Rand. Zuvor wird ein dünnes Scheibchen der Hornhaut nach oben geklappt. Nach der Laserung wird das Hornhautscheibchen wieder zurückgeklappt und gewährleistet die narbenfreie Wundheilung.* [EYE 1413]

ab dem 45. Lebensjahr immer weniger verformen, infolgedessen behält sie beim Blick in die Nähe ihre abgeflachte Form und hat damit eine geringere Brechkraft. Aus der Nähe einfallende Lichtstrahlen werden *hinter* der Netzhaut gebündelt und ergeben so ein unscharfes Bild. Die Korrektur erfolgt mit Sammelgläsern.

Leitbeschwerden

- Das Lesen fällt schwer, wird der Text weiter weg gehalten, ist er wieder scharf: „Die Arme werden länger."
- Bei längerem Lesen oder Arbeiten im Nahbereich ermüden die Augen zu schnell oder es stellen sich Dauerkopfschmerzen ein.

Die Erkrankung

Die Alterssichtigkeit entsteht, wenn das Auge seine Fähigkeit zur Akkomodation allmählich einbüßt (→ S. 476): Die Linse ist von einer festen Kapsel umgeben. Lebenslang werden vom Linsenrand her neue Linsenfasern gebildet. Da durch die feste Kapsel keine Zellen verloren gehen, drängen die neuen Fasern nach und nach ins Innere und verdichten das dortige Gewebe. Mit zunehmendem Alter nimmt daher der Wasseranteil der Linse ab und der unlösliche Eiweißanteil zu. Die Linse wird somit starrer, verliert an Elastizität und geht auch bei entspannten Aufhängefasern nicht mehr in die kugelige Form zurück. Die Naheinstellung wird schwieriger – dies ist der Beginn der Alterssichtigkeit.

Bei den meisten Menschen zwischen 45 und 50 Jahren ist eine Korrektur von etwa +0,75 dpt nötig. Alle 5 Jahre verringert sich die Akkommodationsleistung um weitere 0,75 dpt, bis sie im Alter von 55–60 Jahren ganz verloren geht. Dann ist keinerlei Akkommodation mehr möglich und man hat seinen Maximalbrillenwert mit +2,5 bis +3,0 dpt für die Nähe erreicht.

Bei Weitsichtigen fällt die Alterssichtigkeit eher auf: Unter Umständen ist die erste Lesebrille schon mit Mitte 30 nötig. Der Augapfel ist zu kurz, die zunehmende fehlende Brechkraft der Linse muss durch stärkere Brillen ausgeglichen werden.

Hingegen wird eine bestehende Kurzsichtigkeit von -2,5 bis -3 dpt durch die Alterssichtigkeit für den Nahbereich *scheinbar* ausgeglichen. Der Augapfel ist zu lang, es entsteht wieder eine scharfe Abbildung auf der Netzhaut, wenn im Abstand von 33 cm ohne Brille gelesen wird – aber ohne dass eine Akkommodation erfolgt, da der Text in den Fernpunkt des Auges gehalten wird. Kurzsichtigkeit und Alterssichtigkeit haben sich somit günstig ergänzt: Zum Lesen kann manchmal auf die Brille verzichtet werden.

Das macht der Arzt oder Optiker

Nach der Sehschärfenbestimmung für die Ferne wird die Sehleistung für die Nähe mit Lesetafeln bestimmt. War der Betroffene bisher normalsichtig, wird ihm eine reine Lesebrille von z. B. +1 dpt angepasst. Diese Brille hat Sammelgläser und muss für die Ferne und auch z. B. für die Arbeit am Bildschirm abgesetzt werden.

Komplizierter wird die Lesebrillenverordnung für Patienten mit bestehender Kurz- oder Weitsichtigkeit. Der Kurzsichtige erhält als Lesebrille eine Brille mit schwächeren Zerstreuungslinsen; so wird bei bestehender Kurzsichtigkeit von -3 dpt eine Lesebrille mit z. B. -1,5 dpt verordnet. Umgekehrt erhält der Weitsichtige eine Brille mit noch stärkeren Sammellinsen als Lesebrille. Um ständigen Brillenwechsel zu vermeiden, kann auch eine Gleitsichtbrille (→ Kasten) verordnet werden, die zwei Sehstärken kombiniert.

Eine Lasertherapie der Alterssichtigkeit ist nicht möglich.

Sehhilfen bei Alterssichtigkeit

Mit einer **Bifokal-Brille** ***(Zweistärkengläser)*** kann der Patient mit einer Sehhilfe sowohl in der Ferne alles scharf sehen als auch lesen – er muss also nicht ständig zwischen zwei Brillen hin und her wechseln. Bei einer Bifokal-Brille ist im oberen Glasbereich die Korrekturstärke für die Fernsicht und im unteren Bereich die für die Nähe eingeschliffen. Da sie die mittleren Entfernungen nicht ausgleichen, werden sie nur noch selten verordnet.

Gleitsichtgläser *(Mehrstärkengläser)* weisen zusätzlich zwischen den beiden Zonen für Fern- bzw. Nahsicht einen Bereich mit einer Korrekturstärke auf, die ein entspanntes Sehen in Mitteldistanzen (z. B. auf dem Bildschirm) ermöglicht. Bei Gleitsichtgläsern sind die Übergänge zwischen den Zonen unsichtbar ins Glas eingeschliffen. Da Augen und Kopf koordiniert bewegt werden müssen, um für die jeweilige Entfernung die geeignete Stelle im Glas zu finden, sind diese Brillen anfangs gewöhnungsbedürftig.

Besonders Kopfschmerzen und Ermüdungserscheinungen der Augen sind häufige Begleiterscheinungen, wenn sich das Gehirn an eine neue Brille gewöhnen muss. Wenn die Beschwerden nach zwei Wochen immer noch anhalten, sollten Sie sich wieder beim Optiker oder Augenarzt vorstellen, um die Ursache zu klären.

Computerbrille. Augen, die viele Stunden Bildschirmarbeit zu bewältigen haben, profitieren von Lesebrillen nicht, da beim Lesen der optimale Arbeitsbereich mit 30–40 cm viel näher liegt als bei der Bildschirmarbeit mit 50–70 cm. Dies berücksichtigen spezielle Computerbrillen. Sie werden oft auch als Gleitsichtbrillen angefertigt – mit einem oberen Bereich für optimale Bildschirmsicht und einem unteren Bereich für das Lesen am Schreibtisch. Meist ist eine zweite (Gleitsicht-)Brille für Alltag und Verkehr notwendig. Das kann ins Geld gehen, da die Kassen (auch) diese Brillen nicht finanzieren.

Zweistärken-/Mehrstärken-Kontaktlinsen. Diese speziellen Kontaktlinsen ähneln Bifokal-Brillen, haben also einen oberen Bereich für die Fernsicht und einen unteren für die Nahsicht. Damit sie immer in der gleichen Position bleiben und sich nicht drehen, haben sie unten einen verdickten Rand, dessen Gewicht die Linsen in der gewünschten Position hält. Alternativ gibt es auch konzentrische Zweistärkenlinsen mit kreisförmig angeordneter innerer Zone für die Nahsicht und äußerer Zone für die Weitsicht. Alle Systeme erfordern eine erhebliche Eingewöhnungszeit.

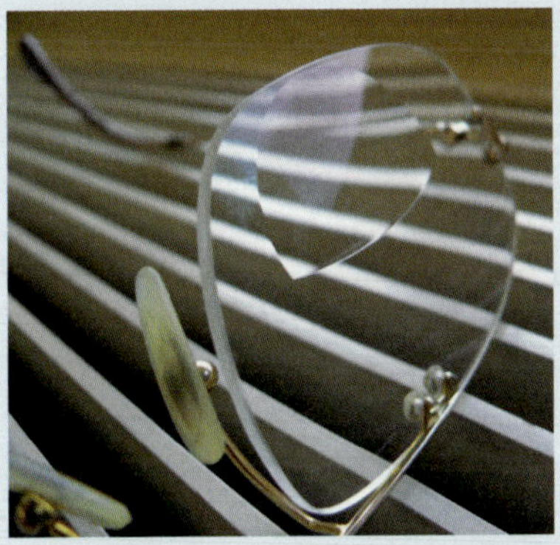

Die Bifokalbrille kombiniert zwei verschiedene Sehstärken in einer Brille und erspart so den ständigen Wechsel zwischen Fern- und Lesebrille. Heute wird sie zunehmend durch Gleitsichtbrillen ersetzt. [WKY 1415]

Selbsthilfe

- Viele Augenmuskelübungen versprechen, eine Zunahme der Alterssichtigkeit aufzuhalten. Dem ist leider nicht so: Wie auch sollte der von Jahrzehnt zu Jahrzehnt voranschreitende Prozess der Verdichtung und der damit einhergehende Elastizitätsverlust der Linse durch Augenmuskelübungen umgekehrt werden können? Im Gegenteil: Dauernde Anspannung und Überlastung des Systems führen eher zu Beschwerden.
- Wer sich etwas Gutes tun möchte, sollte ein entspannendes Augentraining, wie z. B. Palmieren, wählen und seine Brille möglichst oft tragen.

Augentraining

Das **funktionelle Augentraining** *(Sehtraining)* kann die Länge des Augapfels nicht beeinflussen, also auch nicht die Fehlsichtigkeit. Auch wenn der Wirkmechanismus wissenschaftlich nicht einwandfrei nachgewiesen ist, lässt sich damit aber ein Erholungseffekt erzielen.

Das Augentraining besteht im Wesentlichen aus entspannenden Übungen für die Augenmuskeln. Einige ganzheitlich arbeitende Augenärzte empfehlen zusätzlich spezielle Übungen zur Stärkung der visuellen Wahrnehmung, z. B. Farbenbaden, Übungen zur Steigerung der Akkommodationsfähigkeit oder Visualisierungsübungen.

Augenyoga. Beim *Augenyoga* gönnen Sie Ihren Augen eine Verschnaufpause. Unterbrechen Sie – so oft es geht – Ihren starren Blick auf nahe Objekte, z. B. eine Buchseite oder den Computerbildschirm, mit einem Blick in die Ferne, am besten aus dem Fenster. Damit die Umstellung von nah auf fern schonend geschieht, fixieren Sie auf einer gedachten Linie zunächst einen Punkt im Nahbereich, danach einen etwas weiter entfernten und schließlich einen sehr weit entfernten. Versuchen Sie dann, ein Objekt in der Ferne zu fixieren, oder verfolgen Sie einen fliegenden Vogel mit den Augen.

Palmieren. Das *Palmieren* ist eine einfache Entspannungsübung. Setzen Sie sich dazu bequem hin, schließen die Augen und legen beide Hände leicht gewölbt über die Augäpfel. Die Handballen liegen dabei auf den Wangenknochen, die Fingerspitzen auf der Stirn und die Handflächen berühren dabei die Augen nicht. Achten Sie darauf, dass Sie Ihre Schultern nicht hochziehen. Halten Sie das Palmieren mindestens 1 Minute lang. Lassen Sie die Hände anschließend wieder sinken. Nach 10 Sekunden öffnen Sie langsam die Augen. Blicken Sie blinzelnd umher.

Das Tor. Bei der Fusionsübung *Das Tor* wird die Naheinstellung trainiert. Halten Sie dazu einen Zeigefinger in 15 cm, den anderen in 30 cm Entfernung waagerecht vor die Augen. Fixieren Sie abwechselnd den vorderen und den hinteren Finger. Wenn Sie sich in Gedanken auf den nicht fixierten Finger konzentrieren, erscheint er doppelt. Diese Übung trainiert die Augenbewegungen der Nah- und Fernumstellung.

i Aktuell: www.gesundheit-heute.de/14x02

- **www.norbertkasper.de/kit/augen.htm** – Sehenswerte private Internetseite (Bad Staffelstein), stellt häufig empfohlene Augenübungen vor.
- L. Angart: **Vergiss deine Brille.** Nymphenburger, 2004. Stellvertretend für über ein Dutzend ähnlicher Ratgeber zum Thema Augentraining sei dieses Buch genannt. Auch wenn das Versprechen im Titel nur für einen kleinen Teil der Fehlsichtigen in Erfüllung gehen wird, sind die Übungen ein gutes Mittel, die Augen fit zu halten.

Stabsichtigkeit

Häufigkeit: ■■■■□

Stabsichtigkeit *(Astigmatismus, Hornhautverkrümmung):* Krümmungsanomalien der Hornhaut oder seltener der Linse, durch die es zu unscharfem, verzerrtem Sehen kommt.

Bei der **regulären Stabsichtigkeit** bestehen zwei unterschiedlich brechende Ebenen, ein punktförmiges Objekt wird so als Stab auf der Netzhaut abgebildet; zur Korrektur wird ein Zylinderglas verwendet.

Bei der **irregulären Stabsichtigkeit** meist infolge von Vernarbungen oder Unfällen, ist die Hornhaut völlig unregelmäßig gewölbt, der Betroffene sieht alles verzerrt; die Korrektur erfolgt mit einer harten Kontaktlinse.

Leitbeschwerden

- Unscharfes Sehen in der Nähe und in der Ferne
- Doppelkonturen der betrachteten Objekte.

Die Erkrankung

Eine geringe Stabsichtigkeit ist fast der Regelfall. Werte unter 0,5 dpt findet man bei nahezu jedem: Die Natur ist eben nicht „genormt". Vermutlich durch eine zu hohe Lidspannung ist die Oberfläche des Auges häufig geringfügig elliptisch gekrümmt, wie die Hälfte eines Eis oder eines Rugby-Balls. Einfallendes Licht wird dadurch in einer waagerechten Ebene stärker gebrochen als in der dazu senkrecht stehenden; dementsprechend werden alle Gegenstände unscharf und verzerrt gesehen, eine punktförmige Lichtquelle erscheint als Strich.

Die Stabsichtigkeit tritt meist in Kombination mit Kurz- oder Weitsichtigkeit auf. Bei der regulären Stabsichtigkeit bestehen nur zwei verschiedene Brechungsebenen, bei der irregulären Stabsichtigkeit ist die Hornhaut so unregelmäßig geformt und gewölbt, dass einfallende Strahlen nicht in einem Punkt, sondern in zahlreichen Punkten gebündelt werden, auf der Netzhaut entsteht dann ein unscharfes Bild.

Das macht der Arzt oder Optiker

Bei einer regulären Stabsichtigkeit bestimmt der Augenarzt ein Zylinderglas. Eine Weit- oder Kurzsichtigkeit wird ebenfalls mit ausgeglichen. Zylindergläser brechen das Licht in unterschiedlichen Richtungen. Darum ist bei der Verordnung immer die Achsenlage angegeben. Das Brillenrezept enthält dann neben der Angabe über Weit- bzw. Kurzsichtigkeit (Plus- oder Minusgläser) auch die Gradangabe über das Zylinderglas.

(!) Vorsicht bei runden Brillengestellen: Hier kann sich unter Umständen das Glas in der Fassung drehen!

Die Anpassung von Zylindergläsern sollte möglichst früh erfolgen, eine erstmalige Anpassung im Erwachsenenalter ist oft problematisch. Es kommt häufig zu Kopfschmerzen, Doppelt- oder Verzerrtsehen, weil das Gehirn gelernt hat, das auf der Netzhaut falsch abgebildete Objekt richtig zu interpretieren. Es ist daher sinnvoll, erst nach und nach die volle Stärke auszugleichen. Eine reguläre Stabsichtigkeit lässt sich auch mit speziell angepassten Kontaktlinsen *(Torische Kontaktlinsen)* ausgleichen.

Eine irreguläre Stabsichtigkeit wird ausschließlich mit harten Kontaktlinsen korrigiert. Der Tränenfilm zwischen Hornhaut und Kontaktlinse gleicht die Unebenheiten aus. Unter Umständen zieht der Augenarzt eine Hornhauttransplantation (→ S. 500) in Betracht.

Eine Lasertherapie (→ S. 482) der Stabsichtigkeit ist bislang nur bei Werten bis 5 dpt möglich.

Komplementärmedizin

Ob ein funktionelles Augentraining (→ S. 486) zur Entspannung der Augenmuskeln bei Stabsichtigkeit hilft, ist fraglich; bislang liegen

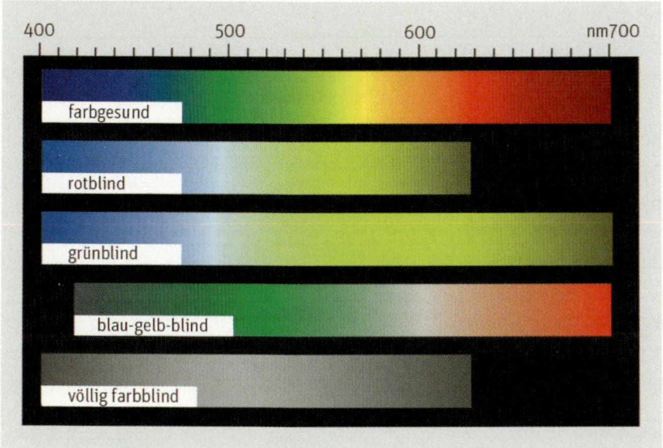

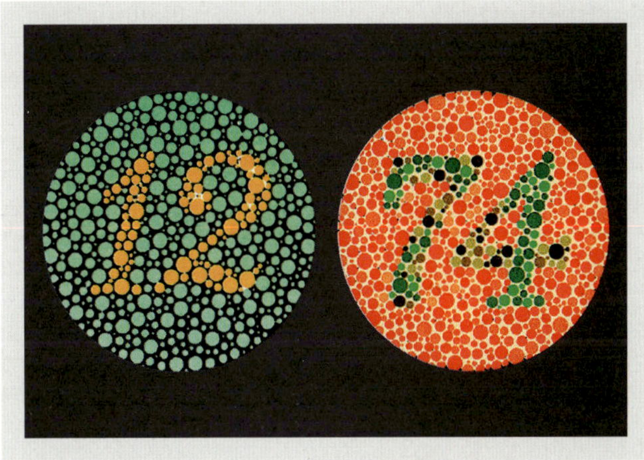

Links: Farbwahrnehmung bei Farbenblindheit: Oberste Reihe: Der Farbgesunde nimmt alle Farben wahr. Zweite Reihe: Farbspektrum eines Rotblinden. Dritte Reihe: Farbspektrum eines Grünblinden. Vierte Reihe: Farbwahrnehmung bei Blauschwäche. Fünfte Reihe: Farbspektrum eines Farbenblinden.
Rechts: **Pseudoisochromatische Tafeln:** *Auf dem Punktebild kann der Farbfehlsichtige die Zahlen 12 und 74 nicht erkennen.* [ASM/ASL 1416,17]

keine aussagekräftigen Studienergebnisse vor, die einen günstigen Einfluss auf die Sehleistung bei dieser Form der Fehlsichtigkeit bestätigen. Andererseits dürften entspannende Augenübungen (z. B. Augenyoga-Übungen oder Palmieren → S. 486) aber auch nicht schaden.

Farbuntüchtigkeit

Häufigkeit: ▬▬▬▬

Farbuntüchtigkeit: Störung der Farbwahrnehmung (Farbsinnstörung), entweder in Form einer **Farbschwäche** oder einer **Farbenblindheit**. Etwa 8 % aller Männer sind von einer angeborenen Farbuntüchtigkeit betroffen, hingegen nur 0,5 % der Frauen. Erworbene Formen sind selten, in diesen Fällen muss nach der zugrunde liegenden Ursache geforscht werden. Die Farbuntüchtigkeit ist keine Krankheit; sie kann aber erhebliche Auswirkungen auf das tägliche Leben haben, z. B. bei der Berufswahl.

Leitbeschwerden

- Bei angeborenen Störungen bemerkt der Betroffene meist nichts. Auf Nachfrage werden z. B. Rot oder Grün als Grau benannt.
- Gelb-, Blau- oder Rotsehen bei Überdosierung bestimmter Medikamente oder bei Vergiftungen.

Wann zum Arzt

In den nächsten Wochen, wenn Sie den Verdacht haben, dass Sie oder Ihr Kind an einer Farbschwäche leiden.

Sofort, wenn Sie eine Veränderung in Ihrem Farbempfinden bemerken.

Die Erkrankung

Der Farbtüchtige stellt aus drei Spektralfarben (Rot, Grün und Blau) alle anderen Farben durch Mischung her. Verantwortlich dafür sind drei verschiedene Netzhautzelltypen. Diese Farbsinneszellen sind in der Netzhautmitte lokalisiert und arbeiten nur bei Tageslicht. Bei Nacht sind also wirklich „alle Katzen grau", also farblos.

Bei einer Farbuntüchtigkeit ist das Zusammenspiel der drei Farbsinneszelltypen gestört.

Eine erbliche Farbuntüchtigkeit äußert sich entweder in einer Farbschwäche – durch einen Mangel an ***Sehfarbstoff*** ist das Auge dann weniger empfindlich für die entsprechende Farbe oder für mehrere Farben – oder aber in einer Farbenblindheit, bei der eine oder mehrere Farben gar nicht mehr wahrgenommen werden. Völlige Farbenblindheit ist sehr selten, meistens liegt eine **partielle Farbenblindheit** vor, bei der ein Farbsinneszelltyp fehlt, so z. B. eine ***Rotblindheit, Grünblindheit*** oder eine Mischung aus beiden. Da die Betroffenen beide Farben regelmäßig verwechseln, nennt man aber alle diese Fälle **Rot-Grün-Blindheit.** Glücklicherweise sehr selten ist der Ausfall von zwei ***(Monochromasie)*** oder gar allen drei Farbempfindungen ***(vollständige Farbenblindheit).***

Warnhinweis: Eine plötzlich auftretende Farbuntüchtigkeit ist immer ein ernst zu nehmendes Zeichen z. B. einer Sehnerventzündung (→ S. 506) oder einer Netzhauterkrankung. Selten, aber bedrohlich ist eine Farbuntüchtigkeit als Nebenwirkung von Medikamenten (z. B. Resochin®, Cordarex®) oder als Zeichen einer Vergiftung.

Das macht der Arzt oder Optiker

Verschiedene Farbtests können die Diagnose bestätigen:

- **Pseudoisochromatische Tafeln:** Dieser Test zeigt Zahlen auf farbigem Untergrund, die nur von Farbtüchtigen richtig erkannt werden (→ Abb.). Geprüft werden nur Rot-/Grün-Störungen.
- **Farnsworth-Farbfleckverfahren:** Der Patient muss Steine mit unterschiedlicher Farbabstufung sortieren. Dieser Test ist aufwendiger, kann aber auch Blaustörungen aufspüren.
- **Anomaloskop nach Nagel:** Dieses Gerät kann die Farbschwäche quantitativ erfassen. Der Patient muss mithilfe einer Drehschraube eine vorgegebene Farbe „mischen". Der Rotschwache wird z. B., um eine vorgegebene Mischfarbe einzustellen, mehr Rot benötigen als der Farbnormale und der am Anomaloskop abgelesene Wert (AQ-Wert, Anomaliequotient) fällt dementsprechend niedriger aus. So ist eine genaue Angabe über die Art der Farbuntüchtigkeit und ihre Ausprägung möglich. Für viele Berufe ist eine Rotschwäche kein Problem, eine Rotblindheit jedoch ein Ausschlusskriterium, z. B. bei Malern, Busfahrern oder Piloten.

Die angeborenen Formen der Farbuntüchtigkeit können nicht behandelt werden. Eine Aufklärung, z. B. in Bezug auf die Berufswahl, sollte daher frühzeitig erfolgen.

Erworbene Arten der Farbuntüchtigkeit lassen sich mit den Farbtests nicht gut erfassen. Hier ist der Internist gefragt; bei Verdacht auf eine Medikamentenüberdosierung sollten sofort die eingenommenen Präparate überprüft werden.

Nachtblindheit

Häufigkeit:

Nachtblindheit: Deutlich reduziertes Sehvermögen in Dämmerung und Dunkelheit. Es gibt eine angeborene und eine erworbene Nachtblindheit. Die erworbene Form wird durch Vitamin-A-Mangel oder verschiedene Augen- oder Allgemeinerkrankungen verursacht, selten durch Medikamente (z. B. den Wirkstoff Phenotiazin).

Die angeborene Nachtblindheit beruht auf einer mangelhaften Funktionsfähigkeit der Sinneszellen in der Netzhaut, die für das Dämmerungssehen verantwortlich sind, und geht häufig mit Kurzsichtigkeit einher.

Die erworbene Form hat verschiedene Ursachen: Vitamin A ist für die Regeneration des Sehfarbstoffs nötig. Ein Mangel entsteht entweder durch ungenügende Vitamin-A-Zufuhr – diese Erkrankung ist in Entwicklungsländern zusammen mit Unterernährung eine der häufigsten Erblindungsursachen – oder durch eine Störung der Vitamin-A-Aufnahme oder -Ausnutzung bei chronischen Magen-Darm-Erkrankungen oder Leberleiden.

Auch Trübungen der Hornhaut oder der Linse können zu einer Störung der ***Dunkelanpassung*** (Dunkeladaptation) führen, ebenso verschiedene Erkrankungen der Netzhaut oder des Sehnervs, wie z. B. der Grüne Star (→ S. 501).

Die Diagnose wird mit speziellen Geräten, den **Nyktometern** oder **Mesoptometern** ***(Mesometer)*** gestellt. Dabei adaptiert sich der Patient zunächst 10–15 Minuten im Dunkelraum. Dann werden ihm verschiedene Sehzeichen unter abgestufter Umfeldhelligkeit gezeigt. Aus den Angaben des Patienten kann der Arzt dann den Grad der Nachtblindheit bestimmen. Die therapeutischen Möglichkeiten sind begrenzt und abhängig von der Ursache.

(!) Wer trotz Nachtblindheit unbedingt Auto fahren muss, sollte, um das Auge einzugewöhnen, die letzte halbe Stunde vor dem Autofahren in abgedunkelter Umgebung oder Dämmerung verbringen.

Komplementärmedizin

Pflanzenheilkunde. Heidelbeerextrakt soll das Sehvermögen bei Dunkelheit erhöhen, allerdings kann ein therapeutischer Effekt anscheinend erst erzielt werden, wenn das Phytopharmakum über einen längeren Zeitraum in hoher Dosierung eingenommen wird (etwa 200–400 mg pro Tag in Kapsel- bzw. Tablettenform).

Die Orthomolekularmedizin (→ S. 238) empfiehlt eine Substitutionstherapie mit Vitamin A. Diese ist aber nur dann gerechtfertigt, wenn nachweislich ein Vitamin-A-Mangel die Ursache für die Nachtblindheit ist. Auf Verdacht sollte die empfohlene Tagesmenge von etwa 1 mg nicht überschritten werden: Da sich das fettlösliche Vitamin A im Körper anreichert, kann ein Überangebot sogar gesundheitsschädliche Folgen haben. Gleiches gilt für Beta-Karotin, einer Vorstufe von Vitamin A – hier beträgt der tägliche Bedarf 2 mg. Schwangere sollten gar kein Vitamin A einnehmen, da das Kind geschädigt werden kann.

Schielen

Häufigkeit:

Schielen ***(Strabismus):*** Stellungsfehler der Augen, bei dem eine der beiden Augenachsen von der (normalen) Parallelstellung beim Blick in die Ferne abweicht. Schielen tritt bei rund 4 % der Gesamtbevölkerung auf und ist damit ein häufiger Sehfehler.

Leitbeschwerden

- Abweichen eines Auges meist nach innen, besonders bei Müdigkeit
- Kopfschiefhaltung, Zukneifen eines Auges
- Sehen von Doppelbildern ohne Auffälligkeiten am Auge
- Kopfschmerzen, Schwindel
- Unerklärliche Ungeschicklichkeit.

Wann zum Arzt

In den nächsten Wochen, wenn

- bei Ihrem Kind ein deutliches Schielen nach dem 3.–6. Lebensmonat nicht verschwindet
- leichtes Schielen auch nach dem 12. Lebensmonat noch besteht.

Heute noch, wenn bei Erwachsenen oder Kindern das Schielen neu auftritt (ein plötzliches Schielen kann von einem Tumor hinter dem Auge verursacht werden).

Die Erkrankung

Die Bilder, die von beiden Augen zum Gehirn gesendet werden, unterscheiden sich immer ein wenig voneinander: Betrachtet man einen Gegenstand, der etwa 30 cm entfernt steht, und schließt dabei abwechselnd das eine und das andere Auge, wird dieser Unterschied deutlich. Erst das Gehirn verarbeitet die Netzhautbild-Differenzen zu einem einzigen dreidimensionalen Bild (räumliches Sehen).

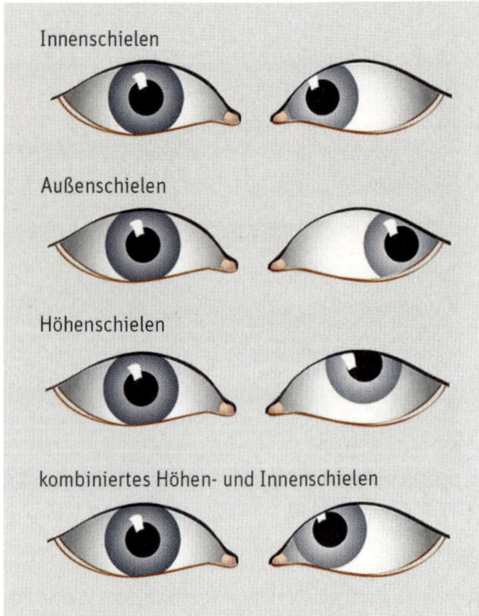

Verschiedene Formen des Schielens auf dem linken Auge [GTV 1419]

Beim Schielen sind die beiden Bilder so unterschiedlich, dass sie als störende Doppelbilder wahrgenommen werden. Zur „Arbeitserleichterung" lernt das Gehirn, das nicht passende Bild zu unterdrücken. Das räumliche Sehen ist gestört. Das schielende Auge wird immer öfter abgeschaltet, mit der Gefahr, dass es schwachsichtig wird. Ein unbehandeltes Schielen kann also dazu führen, dass ein funktionstüchtiges Auge das Sehen nicht „erlernt". Dieser Zustand ist nach dem 6. Lebensjahr auch nicht mehr zu ändern.

Das **Begleitschielen** ***(Heterotropie)*** ist die häufigste sichtbare Schielform. Oft begleitet das Schielen einen anderen Augenfehler. Ein nicht korrigierter Sehfehler beispielsweise (insbesondere eine höhergradige Weitsichtigkeit) führt häufig zum Schielen, vor allem dann, wenn ein Auge einen stärkeren Sehfehler hat als das andere. Es wird angenommen, dass das stärker sehbehinderte Auge versucht, die Sehschwäche durch verstärkte Nah- oder Ferneinstellung auszugleichen, und dadurch dann auch die Balance der äußeren Augenmuskeln aus den Fugen gerät.

Genetische Faktoren spielen dabei sicher eine Rolle, denn das Risiko des Schielens ist deutlich erhöht, wenn ein Elternteil als Kind geschielt hat.

Auch Lähmungen einer oder mehrerer Augenmuskeln führen zum Schielen **(Lähmungsschielen).**

Bei manchen Kindern jedoch lässt sich überhaupt keine Ursache finden. Die Sehkraft beider Augen ist 100 %ig, und dennoch besteht ein kleiner Schielwinkel, der von Laien allenfalls auf einem Foto erkannt wird. Wegen des kleinen Schielwinkels spricht man dann auch vom **Minimalschielen** *(Mikrostrabismus)*.

Erstaunlicherweise ist bei 70 % aller Erwachsenen ein **latentes Schielen** *(Heterophorie)* zu finden, bei rund 10 % kommt es dabei zu Beschwerden. Es besteht ein Ungleichgewicht der Muskeln beider Augen. Durch den „Fusionszwang" des Gehirns, die Eindrücke beider Augen zu einem einzigen Bild zu verschmelzen, wird das Ungleichgewicht latent (verborgen, unsichtbar) gehalten und ein sichtbares Schielen verhindert. Da dies nur durch eine ständig energieverbrauchende Kompensation gelingt, kommt es zu Kopfschmerzen, Leseschwierigkeiten, Konzentrationsstörungen, Problemen beim nächtlichen Autofahren und erhöhter Lichtempfindlichkeit.

Manche Säuglinge besitzen am inneren Augenwinkel eine kleine Hautfalte, die den Blick so erscheinen lässt, als würde das Kind schielen. Mit einer einfachen Untersuchung gelingt es, ein derart vorgetäuschtes von echtem Schielen zu unterscheiden: Schaut ein Kind in ein Licht oder Fenster in mehreren Metern Entfernung, spiegelt sich dieses in seinen Augen. Schielt das Kind, erscheint das Abbild bei jedem Auge an einer anderen Stelle, z. B. rechts in der Mitte der Pupille, links jedoch daneben. Wenn dagegen kein Schielen vorliegt, ist das Abbild an genau der gleichen Stelle im anderen Auge zu erkennen.

Das macht der Arzt

Der Augenarzt, Optometrist oder Orthophist diagnostiziert den Augenstellungsfehler mithilfe verschiedener Sehtests; er bestimmt die Sehschärfe und den Schielwinkel. Ist das Schielen durch nicht korrigierte Brechungsfehler bedingt, genügt in der Regel die Anpassung einer entsprechenden Brille.

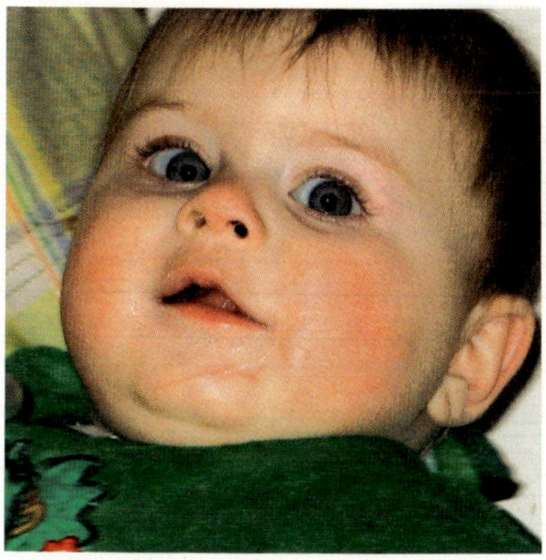

Ein 5 Monate altes Mädchen mit Minimalschielen. Schielt das Kind nur ab und zu, geben sich kleine Schielwinkel oft mit der Zeit (bei diesem Mädchen im Alter von 15 Monaten) und sind kein Anlass zur Sorge. Dennoch sollte der Augenarzt zurate gezogen werden. [ASL 1418]

Stellt der Augenarzt durch einen Reaktionstest fest, dass das schwächere Auge vom Gehirn „abgeschaltet" wird, muss es gezielt trainiert werden. Die Behandlung hängt davon ab, wann das Schielen auftritt. Ist bei Kindern das Sehen noch nicht voll ausgereift, muss man das schielende Auge zum Sehen zwingen. Nur so kann gewährleistet werden, dass das Sehzentrum im Gehirn die notwendigen Reize erhält, die es braucht, um sich vollständig auszubilden und den Seheindruck beider Augen zu verarbeiten. Zum Training wird das stärkere Auge vorübergehend mit einem speziellen Pflaster abgeklebt **(Okklusionstherapie).** Die Behandlung wird nach bestimmten Zeitplänen von der Sehschule (→ S. 475) durchgeführt. In schweren Fällen sind eine oder mehrere Schiel-Operationen nötig, bei denen die Augenmuskeln verkürzt oder durch Vor- bzw. Rückverlagerung gestärkt bzw. geschwächt werden. Operationen stellen jedoch lediglich die Augenstellung gerade, sie verhelfen nicht zu einem funktionstüchtigen Sehen, wenn das Auge durch das Schielen in der Entwicklung zurückgeblieben ist.

Latentes Schielen wird meist mit einem Augentraining durch die Sehschule therapiert, nur gelegentlich muss operiert werden. Sehr selten wird eine *Prismenbrille* zur Korrektur verordnet.

Es ist umstritten, ob einer Winkelfehlsichtigkeit mit einer leichten Prismenbrille abzuhelfen ist. Denn Prismen greifen in den vom Gehirn gesteuerten Regelkreis zur Ausrichtung beider Augen auf das betrachtete Objekt ein und können daher ein Schielen verstärken.

Die Behandlung beim Lähmungsschielen ist abhängig von der Ursache. Bildet sich die Lähmung nicht von allein zurück, kann in das Brillenglas ein *optisches Prisma* eingearbeitet werden, das die Lichtstrahlen abknickt und so die beiden Bilder vom rechten und linken Auge wieder zur Deckung bringt.

Selbsthilfe

Bei latentem Außenschielen haben sich Fusionsübungen bewährt: Lassen Sie den Blick durch das Fenster in die Ferne schweifen und fixieren Sie dabei entfernte Objekte. Dann wandern Sie mit dem Blick entlang einer gedachten Linie über mehrere Zwischenstationen aus der Ferne bis zu einem nahen Gegenstand (50 cm Entfernung) und zurück. Wiederholen Sie das Ganze fünf- bis zehnmal.

Komplementärmedizin

Akupunktur und Homöopathie nennen Behandlungserfolge bei leichtem Schielen im Kindesalter. Es gibt jedoch bislang keinen wissenschaftlichen Nachweis für einen therapeutischen Nutzen, sodass man keine großen Hoffnungen in diese Verfahren setzen bzw. sie allenfalls als begleitende Maßnahmen heranziehen sollte.

Sehbehinderung und Blindheit

Häufigkeit: ■■■□□

Sehbehinderung: Sehvermögen zwischen 30 und 5 % in der Visusbestimmung (→ S. 477).

Hochgradige Sehbehinderung: verbleibendes Sehvermögen zwischen 5 und 2 %.

Blindheit: fehlendes Sehvermögen, Sehen unter 2 % bzw. eine Einschränkung des Gesichtsfeldes auf 5° und weniger.

Jedes Jahr erblinden in Deutschland 10 000 Menschen, etwa die Hälfte von ihnen sind zum Zeitpunkt der Erblindung 80 Jahre oder älter. Bei ihnen ist die altersbedingte Makuldegeneration (→ S. 505) die häufigste Erblindungsursache. Bei Menschen zwischen 40 und 80 mit Diabetes sind meist Netzhautveränderungen (→ S. 506) und bei jungen Menschen (unter 40) absterbende Sehnerven *(Optikusatrophie)* die Ursache. Angeborene Formen der Blindheit, etwa aufgrund einer Röteln-Embryopathie (→ S. 366), sind selten geworden.

Nach der gesetzlichen Definition gelten alle Menschen als blind, deren Sehvermögen so stark eingeschränkt ist, dass sie in der Ausbildung und im Berufsleben auf Blindenhilfsmittel angewiesen sind.

Das macht der Arzt und Selbsthilfe

Ist der Patient erblindet bzw. blind geboren, gibt es kaum Behandlungsmöglichkeiten. Aber die Schulung im Umgang mit der Blindheit ist sehr wichtig.

Insbesondere bei sehbehinderten und von Erblindung bedrohten Kindern ist eine frühe Förderung für die geistige Entwicklung unerlässlich.

Für blinde Menschen stehen vielfältige **Blindenhilfsmittel** *(Blindentechniken)* zur Verfügung, z. B.:

- Allgemeine Hilfsmittel wie ein **Langstock** *(Blindenstock)* oder ein speziell ausgebildeter **Blindenführhund** helfen dem Blinden, sich zu orientieren, und geben zugleich ein Signal an die Umwelt (z. B. an andere Verkehrsteilnehmer). Unterstützend wirken Maßnahmen wie Markierungsstreifen auf Gehwegen oder akustische Signale an Ampeln, die die Umwelt für Blinde besser ertastbar oder akustisch erschließbar machen.

- Blindenspezifische Medien wie die mit den Fingern ertastbare **Braille-Schrift** *(Blindenschrift)*, **gesprochene Zeitschriften und Bücher** oder Fernsehausstrahlungen, bei denen ein Sprecher die Handlung beschreibt **(Audiodeskription).**
- Durch die Verbreitung von Computern und Internet sind viele weitere elektronische Hilfsmittel hinzugekommen, z. B. **Braille-Displays** anstelle des Computerbildschirms, **Textausgabeprogramme** oder **Screenreader** wie Blindows®, die sogar Formulare und Programmoberflächen bedienbar machen.

Mit den entsprechenden Hilfsmitteln können sich viele Blinde selbstständig im Alltag bewegen und am gesellschaftlichen Leben teilnehmen. Menschen, die erst im hohen Alter erblinden, fällt es jedoch teilweise schwer, diese Techniken noch zu erlernen.

Die Mehrausgaben für Hilfsmittel oder Haushaltshilfen werden durch eine monatliche finanzielle Unterstützung, das **Blindengeld,** ausgeglichen. Die Höhe variiert von Bundesland zu Bundesland.

i Aktuell: www.gesundheit-heute.de/14x03

- **www.dbsv.org** – Deutscher Blinden- und Sehbehindertenverband e. V., Berlin: Erste Anlaufstelle für Blinde und Sehbehinderte; Rat und Unterstützung gibt es auch unter der bundesweiten Rufnummer 01805–66 64 56.
- **www.blista.de** – Deutsche Blindenstudienanstalt e. V., Marburg: Gibt Blindenschrift-Systematiken, Übungsbücher und Zeitschriften heraus und betreibt die Deutsche Blinden-Bibliothek sowie Förderschulen.
- **www.vbs-gs.de** – Verband der Blinden- und Sehbehindertenpädagogen und -pädagoginnen e. V. (VBS, Würzburg): Die Internetseite des Fachverbands enthält Adressenlisten der Frühförderstellen für sehbehinderte Kinder und anderer Blinden- und Sehbehinderteneinrichtungen. Unter der Rubrik „Übersicht" kann man sich über die viermal im Jahr erscheinende Verbandszeitschrift „blind – sehbehindert" informieren.

Erkrankungen von Lidern und Tränenwegen

Gerstenkorn

Häufigkeit: ■■■■□

Gerstenkorn *(Hordeolum)*: Akute bakterielle Infektion der Liddrüsen. Es können auch mehrere Drüsen gleichzeitig betroffen sein **(Hordeolosis).** Bei ständig wiederkehrenden Gerstenkörnern muss geprüft werden, ob eine Systemerkrankung, z. B. Diabetes, vorliegt.

Leitbeschwerden

- Einseitige, abgegrenzte Schwellung am Lidrand oder Lid
- Korngroß, schmerzhaft, gerötet, oft mit Eiterpünktchen
- Eventuell leichtes Fieber und Beeinträchtigung des Allgemeinbefindens

Wann zum Arzt

Nach zwei Tagen, wenn keine Besserung eintritt, d. h., wenn das Gerstenkorn nicht aufplatzt oder schrumpft.

Heute noch bei starken Schmerzen.

Die Erkrankung

Erreger des relativ häufigen Gerstenkorns sind Bakterien, meist Staphylokokken. Es können verschiedene Liddrüsen betroffen sein: beim ***Hordeolum externum*** Schweißdrüsen im Lidkanten- oder Wimpernbereich, beim ***Hordeolum internum*** die talgproduzierende Drüse an der Innenseite des Lids. Durch die Lage kann es beim Hordeolum internum begleitend zu einer heftigen Bindehautreizung kommen.

Oft öffnet sich das Gerstenkorn nach einigen Tagen von selbst, der Eiter fließt ab und die Schwellung heilt komplikationslos. Trockene Wärme (Selbsthilfe) beschleunigt eine Abkapselung oder den Durchbruch des Eiters. Das Eröffnen des Gerstenkorns durch den Augenarzt ist nur selten nötig. Antibiotische Augentropfen oder -salben verhindern eine Ausbreitung auf andere Lidranddrüsen. Antibiotika in Tablettenform sind erst notwendig, wenn sich die Entzündung ausbreitet.

Selten kommt es im Rahmen der Erregerausbreitung zur Entzündung von Tränendrüsen, Tränensack und vorderer Augenhöhle **(Orbitalphlegmone).** Die betroffenen Bereiche laufen rot-violett an, sind schmerzhaft, heiß und geschwollen.

Warnhinweis: Auf keinen Fall das Gerstenkorn selbst ausdrücken, weil sich dadurch die Erreger bis ins Schädelinnere ausbreiten können!

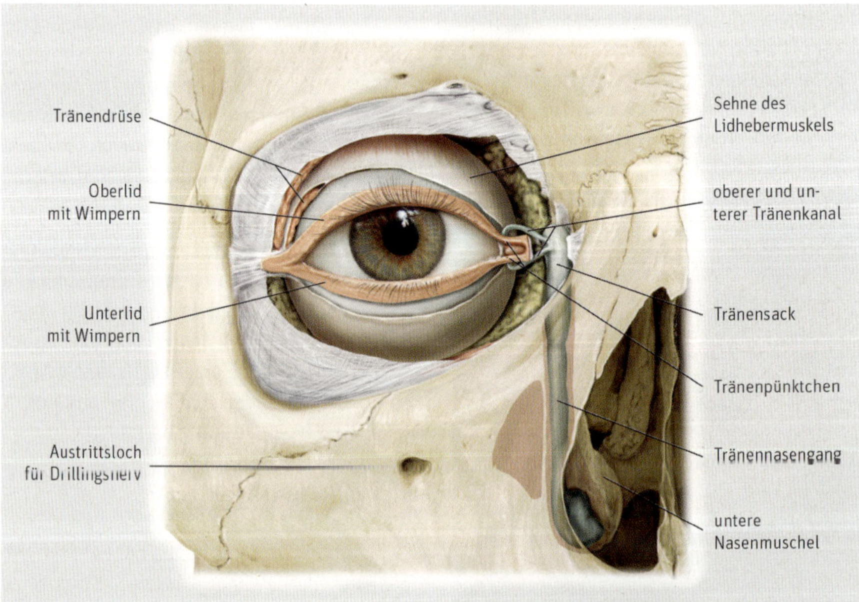

Tränenapparat und Schutzvorrichtungen des Auges: *Die haselnussgroßen Tränendrüsen liegen den oberen äußeren Augapfelrändern an und bilden die Hauptmenge der Tränenflüssigkeit. Die Tränenflüssigkeit fließt vom oberen äußeren Augenrand nach unten und zum inneren Augenrand, wo sie sich in den beiden Tränenpünktchen sammelt und von dort über die zugehörigen Tränenröhrchen in den Tränensack fließt. Dieser mündet in den unteren Nasengang. Dies ist der Grund dafür, dass die Nase läuft, wenn man weint.* [GTV 1421]

Selbsthilfe

- Wärme fördert die „Reifung“ des Gerstenkorns. Infrage kommt entweder *feuchte* Wärme in Form von Kompressen mit warmem Wasser oder *trockene* Wärme durch Bestrahlungen mit Rotlicht. Der Einsatz von Rotlicht erfolgt bei geschlossenen Augen, außerdem muss der Abstand zur Lichtquelle mindestens 50 cm betragen. Für den Behandlungserfolg sollten die Wärmeanwendungen mindestens dreimal täglich 10 Minuten lang durchgeführt werden.
- Ein warmer ***Leinsamenbrei*** kann die Abkapselung oder den Durchbruch des Eiters ebenfalls beschleunigen: Setzen Sie den Leinsamen in Wasser (zwei Teile Wasser, ein Teil Leinsamen) auf und kochen Sie ihn – am besten in einem hohen Topf – so lange, bis er aufquillt. Geben Sie den warmen Brei in ein kleines Leinensäckchen und legen Sie dieses auf das betroffene Auge. Wiederholen Sie die Anwendung zwei- bis viermal täglich.
- Ist der Eiter erst einmal sichtbar, können feuchtkühle Kompressen Linderung verschaffen.
- Abzuraten ist von Kompressen oder Umschlägen mit pflanzlichen Zusätzen: Gerade der so beliebte Kamillentee kann eine schmerzhafte Augenreizung auslösen und zu Allergien führen.

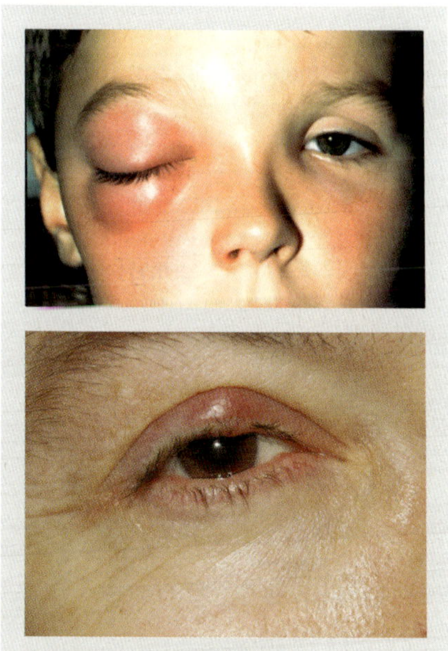

Oben: Ausgeprägtes **Orbitaphlegmone** *bei einem neunjährigen Jungen – in diesem Fall halfen Antibiotikainfusionen.*
Unten: 50-jährige Patientin mit **Gerstenkorn** *am Oberlid. „Ausdrücken“ und andere Manipulationen sollten unbedingt unterbleiben – damit wird nur die Keimausbreitung gefördert.* [GRE/RKL 1423]

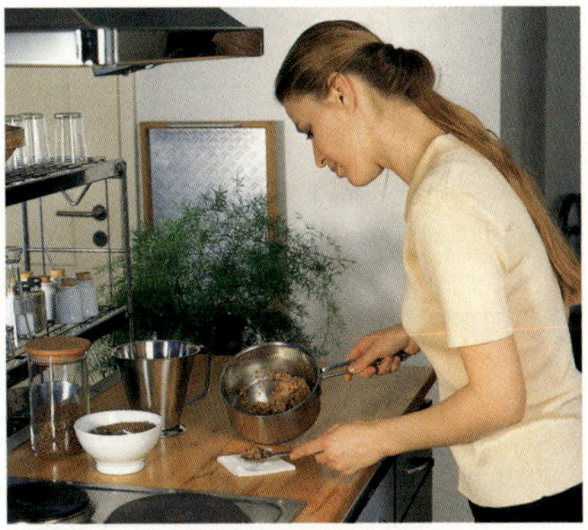

Leinsamenbrei *bringt das Gerstenkorn zum Reifen und „Aufblühen“. Er wirkt durch die im Leinsamen enthaltenen Inhaltsstoffe und durch die Wärme doppelt.* [VHE 1422]

Hagelkorn

Häufigkeit: ■■■□□

Hagelkorn ***(Chalazion):*** Chronische Entzündung der Meibomdrüsen am Lid, die durch einen Sekretstau verursacht wird.

Leitbeschwerden

- Linsen- bis erbsengroße Schwellung am Lid, die langsam immer größer wird
- Keine Schmerzen, auch nicht bei Berührung.

Die Erkrankung

Die langen Ausführungsgänge der Liddrüsen können verstopfen, sodass das produzierte talgige Sekret nicht mehr abfließt und sich staut. Es kommt zu einer Schwellung in der Tiefe des Lids und in der Folge zu einer chronischen Entzündung, die vom Körper abgekapselt wird.

Kleine Hagelkörner bilden sich meist nach Monaten von selbst zurück. Lokal werden entzündungshemmende Augentropfen und Salben angewendet. Bei fehlender spontaner Rückbildung oder kosmetisch störendem Befund hilft aber nur die chirurgische Entfernung des Hagelkorns. Operiert wird unter örtlicher Betäubung. Um eine Blutung zu verhindern, legt der Augenarzt eine spezielle Klemme **(Chalazionklemme)** am Lid an, öffnet das Hagelkorn mit einem kleinen Schnitt und kratzt das schleimige Sekret mit einem Löffelchen aus. Bei häufig wiederkehrenden Hagelkörnern hilft die regelmäßige Lidrandhygiene (→ S. 492).

Lidrandentzündung

Häufigkeit: ■■■□□

Lidrandentzündung ***(Blepharitis):*** Schuppende Entzündung des Lidrands, oft bei seborrhoischem Hauttyp (gesteigerte Talgproduktion → S. 1075), bei der Besiedlung von Staphylokokken und bei zu trockenen Augen. Führt unbehandelt zu narbigen Lidrandveränderungen und Wimpernausfall.

Leitbeschwerden

- Ausgedehnte, brennende und/oder juckende Schwellung und Rötung am Lidrand, ein- oder beidseitig
- Morgens verklebte Wimpern und Lidränder, weißliche Schuppen
- Wimpernausfall.

Wann zum Arzt

In den nächsten Tagen, wenn keine Krusten oder Schmerzen vorhanden sind.

Heute noch, wenn sich Krusten bilden oder starke Schmerzen auftreten (Hinweis auf Entzündung).

Die Erkrankung

Für die **nicht infektiöse Lidrandentzündung** *(Blepharitis squamosa)* gibt es zahlreiche begünstigende Faktoren: Ein seborrhoischer Hauttyp (→ S. 1075), Talgdrüsenüberfunktion, trockene Augen (Sicca-Syndrom → S. 496), äußere Reize wie Staub, Rauch, trockene Luft, Allergien (z. B. gegen Kosmetika), Diabetes (→ S. 758) sowie Gicht (→ S. 769) . Durch die Überproduktion der Liddrüsen bilden sich gelbliche Krusten über den Ausführungsgängen, sie führen zu einem Sekretstau und entzündlichen Veränderungen. Oft besteht gleichzeitig eine chronische Bindehautreizung.

Die Krusten und Auflagerungen sind ein guter Nährboden für bakterielle Erreger, die eine **infektiöse Lidrandentzündung** *(Blepharitis ulcerosa)* hervorrufen. Häufig sind für die Entstehung die drei *S-Faktoren* zusammen verantwortlich: Staphylokokken, seborrhoischer Hauttyp, Sicca-Syndrom. Die infektiöse Lidrandentzündung führt im chronischen Stadium zu narbig veränderten Lidrändern und damit zu einem Entropium (→ S. 492) bzw. Ektropium (→ S. 493) und ebenso wie die nicht infektiöse Lidrandentzündung zum Wimpernausfall.

Das macht der Arzt

Die Lidrandentzündung ist für den erfahrenen Augenarzt eine Blickdiagnose, bei Verdacht auf eine infektiöse Entzündung klärt ein Abstrich den Erreger. Die auslösenden Faktoren müssen behandelt und beseitigt werden. Zuerst säubert der Arzt den Lidrand. Zur Therapie werden desinfizierende Salben (etwa mit Bibrocathol, z. B. Noviform®) und kurzfristig lokal entzündungshemmende kortisonhaltige Augensalben angewendet. Eine infektiöse Lidrandentzündung wird für 2–6 Wochen mit einer antibiotikahaltigen Salbe (etwa mit Tetrazyklinen, z. B. Aureomycin®) behandelt. Vor Anwendung der Salben muss immer der Lidrand gesäubert werden.

Selbstbehandlung

Lidrandreinigung: Die Schuppen und Verklebungen lassen sich leicht mit einem warmen angefeuchteten Tuch entfernen. Unabhängig davon, wie oft Sie die Salbe auftragen müssen, sollten Sie sich für die Reinigung zweimal täglich mindestens 5 Minuten Zeit nehmen.

Lidrandhygiene: Zur Dauerbehandlung rät der Augenarzt zu einer regelmäßigen Lidrandhygiene. Um die Krusten von den Drüsenausgängen und die Verklebungen zu lösen, werden die Lidränder mehrmals wöchentlich mit einem feuchten Wattestäbchen gereinigt und die Liddrüsen ausmassiert. Die Talgdrüsen

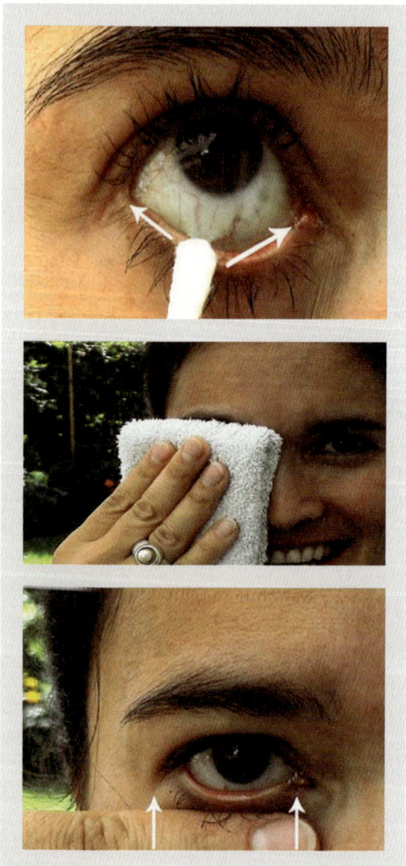

Durchführung der Lidrandhygiene [IRO 1425]

liegen senkrecht zum Unterlidrand. Um die Reibung zu verringern, wird etwas Heilsalbe (mit Dexpanthenol, z. B. Bepanthen®) auf den Lidrand gesetzt und dann mit der Zeigefingerkuppe der Lidrand von unten nach oben gegen den Augapfel ausgestrichen.

Komplementärmedizin

Akupunktur soll den Heilungsprozess insbesondere bei chronischen Lidrandentzündungen günstig beeinflussen.

Vorsorge

Besteht eine Neigung zu Lidrandentzündungen, sollten Sie Reizungen der Augen möglichst vermeiden. Dazu gehören vor allem Staub, starke Sonneneinwirkung (Sonnenbrille tragen!), verrauchte Räume oder trockene Heizungsluft im Winter.

Es empfiehlt sich, keine unbekannten Kosmetika zu verwenden. Testen Sie Schminkprodukte aus der Apotheke (→ S. 480). Wichtig ist auch das sorgfältige Abschminken am Abend.

Entropium

Häufigkeit: ■■□□□

Entropium: Einwärtswendung meist des Unterlidrands; entweder angeboren, als Altersveränderung oder bedingt durch Narben. Durch die dann an der Horn- und Bindehaut scheuernden Wimpern **(Trichiasis)** kommt es zur chronischen Bindehautreizung und zu Hornhautschäden.

Leitbeschwerden

- Gerötete Bindehaut
- Starkes Augentränen
- Wimpern scheuern auf dem Augapfel, dadurch ständiges Fremdkörpergefühl und Schmerz.

Wann zum Arzt

Heute noch, wenn die Bindehaut stark gereizt ist.

Die Erkrankung

Zu dieser Lidfehlstellung kommt es meist durch falsches Zusammenwirken der Lidmuskeln. Der **ringförmige Schließmuskel *(Musculus orbicularis oculi)*** besteht aus mehreren Schichten, beim Entropium liegt eine erhöhte Spannung der lidrandnahen Anteile vor. Bei einer gleichzeitigen Erschlaffung der Lidöffnermuskeln rutschen die lidrandnahen Anteile

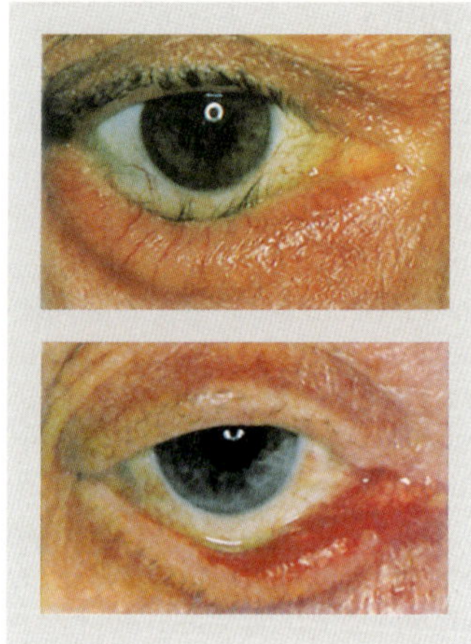

Oben: Entropium bei einem 60-jährigen Patienten. Die Unterlidkante ist nach innen gerollt. Die Wimpern reiben bei jeder Augenbewegung auf der Augenoberfläche.
Unten: Ektropium bei einer 72-jährigen Patientin mit Schlaganfall: Die Unterlidkante ist nach außen gewendet. Die Bindehaut liegt teilweise frei, trocknet aus und entzündet sich. [GTV 1426]

des Schließmuskels wulstartig nach oben und die Unterlidkante rollt nach innen ein. Dieser Zustand kann angeboren sein ***(Entropium congenitum)*** – besonders bei Asiaten (in Europa ist es eher selten) – oder altersbedingt. Letzteres wird als ***Entropium senile*** bezeichnet. Es ist die häufigste Form, hierbei ist gleichzeitig der Aufhängeapparat des Unterlids erschlafft. Ebenfalls zu einer erhöhten Spannung der lidrandnahen Anteile des Schließmuskels führt ein Krampf **(Blepharospasmus, *Lidkrampf*)** bei einer Augenentzündung. Durch die scheuernden Wimpern verstärkt sich dieser Mechanismus. Zu einem **Narbenentropium *(Entropium cicatriceum)*** sowohl am Unter- als auch am Oberlid kommt es z. B. nach einem Trachom (→ S. 495), nach Augenverbrennungen oder -verätzungen oder chronischen Entzündungen. Die Narben lassen Lidbindehaut und Lidplatte schrumpfen, wodurch sich die Lidkante nach innen rollt.

Das macht der Augenarzt

Das angeborene Entropium verursacht meist keine Beschwerden und muss nicht behandelt werden. Die Wimpern sind weich und im späteren Leben korrigiert sich die Fehlstellung von selbst.

Zur Therapie der im späteren Leben erworbenen Formen bringt meist nur eine operative Korrektur von Lidstellung bzw. Lidmuskulatur dauerhaften Erfolg. Zur Überbrückung hilft ein ***Zügelpflaster,*** ein Streifen Heftpflaster, das das Lid wieder in die richtige Stellung bringt.

Ektropium

Häufigkeit: ■■■□□

Ektropium: Auswärtswendung eines Augenlids, in der Praxis fast ausschließlich des Unterlidrands; entweder angeboren, als Altersveränderung, durch Narben oder infolge von Lähmungen. Die Bindehaut liegt teilweise frei, sie wird nicht mehr benetzt, was zu einer chronischen Bindehautentzündung und Hornhautreizung führt. Zugleich tränen die Augen, weil die Tränenflüssigkeit nicht mehr über die (nach außen gekippten) Tränenpünktchen abfließen kann.

Leitbeschwerden

- Gerötete Bindehaut
- Starkes Augentränen
- Ständiges Abwischen der Tränen verstärkt die Reizung.

Wann zum Arzt

In den nächsten Tagen, wenn die Bindehaut stark gereizt ist.

Die Erkrankung

Wie beim Entropium ist auch beim Ektropium das Zusammenspiel der Lidmuskulatur gestört, allerdings in umgekehrter Richtung, d.h., der lidrandnahe Teil des ringförmigen Schließmuskels ist entweder angeboren ***(Ectropium congenitum)*** oder altersbedingt ***(Ectropium senile)*** erschlafft. Zusätzlich werden im Alter Lidhaut und Lidbändchen locker, sodass das Unterlid nach außen kippt. Das altersbedingte Ektropium macht sich anfangs besonders abends bemerkbar. Das dauernde Abwischen der Tränen verstärkt die Bindehautreizung, man spricht deshalb auch von einem **Wischektropium,** es ist die häufigste Form.

Zum Ausfall des Schließmuskels kommt es auch durch Narbenbildung infolge einer Entzündung oder einer Verletzung ***(Ectropium cicatriceum)*** sowie durch Lähmung des Gesichtsnervs (idiopathische Fazialisparese → S. 1135; ***Ectropium paralyticum***). Ein ausgeprägtes Ektropium macht den kompletten Lidschluss schwierig oder unmöglich ***(Lagophthalmus, Hasenauge).***

Das macht der Arzt

Wenn das Ektropium das Auge sichtbar schädigt, wird das Unterlid operativ gestrafft, wobei es eine Vielzahl an Methoden gibt. Bei einem Ectropium paralyticum genügt – je nach Schweregrad und Dauer der Lähmung – die vorübergehende Gabe von künstlichen Tränen (→ S. 497), ein Seitenschutz der Brille oder ein Uhrglasverband, um die Hornhaut vor dem Austrocknen zu schützen.

Schlupflid

Häufigkeit: ■■■□□

Schlupflid *(Blepharochalasis):* Altersbedingtes Herabhängen der Oberlidhaut.

Im Alter lässt die Gewebespannung immer mehr nach, dadurch verstreicht die Oberlidfalte und überschüssige Haut hängt über den Lidrand. Im Gegensatz zur Ptosis (→ S. 493) ist die Oberlidkante auf normaler Höhe. Je nach Ausprägung des Schlupflids ist das Gesichtsfeld eingeschränkt, die Wimpern sind nach innen gedrückt und reizen die Augenoberfläche. Ein Schlupflid wird operativ behandelt.

Ptosis

Häufigkeit: ■■□□□

Ptosis *(hängendes Augenlid):* Angeborenes oder erworbenes Herabhängen eines Oberlids oder beider Oberlider infolge einer Schädigung einzelner Lidmuskeln (myogen) oder der zugehörigen Nerven (neurogen).

Die Erkrankung

Für die Lidstellung wirken mehrere kleine Muskeln zusammen, die teils vom Sympathikus, teils vom III. Hirnnerv aktiviert werden. Entsprechend gibt es viele Ursachen für eine Ptosis:

- Folge einer Muskelschwäche (z. B. Myasthenia gravis → S. 1159)
- Zeichen einer Nervenlähmung, etwa bei einem Schlaganfall, bei einer Hirn- oder Hirnhautentzündung ***(Ptosis paralytica)***

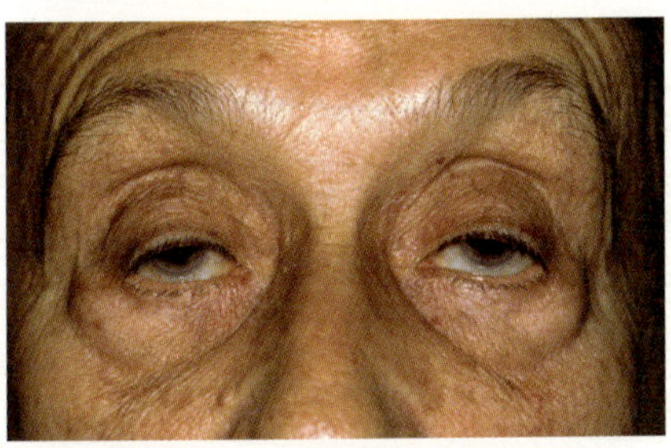

Beidseitige Ptosis, also hängende Augenlider, bei einem Patienten mit einer schweren neurologischen Erkrankung. Um trotzdem einigermaßen gut zu sehen, neigte der Patient den Kopf nach hinten. [MAU 1429]

- Zeichen einer Sympathikusschwäche, z. B. bei einem Horner-Syndrom, ***Ptosis sympathica).*** Gleichzeitig kann man hier auf der betroffenen Seite eine kleinere Pupille und ein tiefer eingesunkenes Auge beobachten.

Das macht der Arzt

Um das Ausmaß der Ptosis zu beurteilen, wird die Lidspaltenweite mit einer Skala gemessen. Auch die Wirkung des Lidhebers **(Levatorfunktion)** wird durch eine einfache Messung beurteilt. Um bei einer angeborenen einseitigen Ptosis zu verhindern, dass das Auge schwachsichtig wird (Gefahr einer Amblyopie), muss bereits im Säuglingsalter operiert werden, wenn das herunterhängende Lid über die Hälfte der Pupille abdeckt. Die Behandlung einer erworbenen Ptosis richtet sich nach der Ursache. Lähmungen bilden sich oft spontan zurück, sodass frühestens nach 6 Monaten operiert werden sollte. Eine Ptosisbrille mit einem kleinen Steg, der das Oberlid etwas anhebt, hilft oft bis zur Operation.

Komplementärmedizin

Je nach Ursache scheint Akupunktur in einigen Fällen die Rückbildung einer erworbenen Ptosis günstig zu beeinflussen.

Lidschwellung

Häufigkeit: ■■■□□

Lidschwellung *(Lidödem):* Flüssigkeitsansammlung im Unterhautzellgewebe des Lids. Mögliche Ursachen sind Allgemeinerkrankungen, Allergien (allergisches Lidödem), Insektenstiche oder Entzündungen der Tränenlider.

Leitbeschwerden

- Ein- oder beidseitig geschwollene Lider
- Gerötete und heiße Haut sowie Schmerzen (entzündliches Lidödem)
- Eher blasse und kühle Haut mit schmerzloser Schwellung (nicht entzündliches Lidödem).

Wann zum Arzt

In den nächsten Wochen, wenn sich die Schwellung nicht bessert.

Heute noch, wenn Fieber, Rötung und Schmerzen auftreten.

Die Erkrankung

Die Lidhaut ist dünn und besitzt nur wenig Unterhautfettgewebe. In dem lockeren Unter-

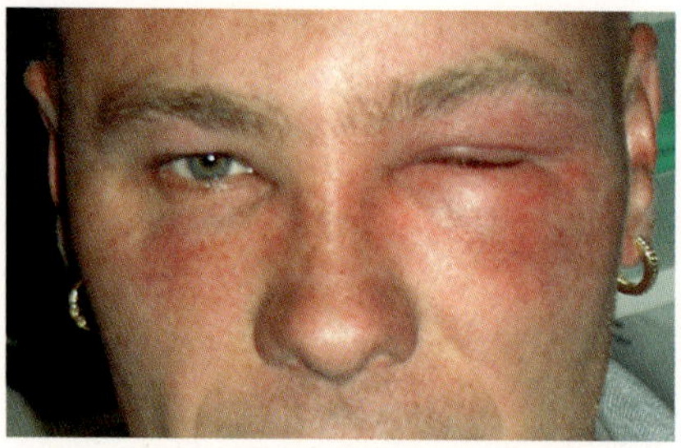

Deutliche Lidschwellung links nach Mückenstich ins Unterlid. Eine Allergie gegen Insektenstiche war dem 30-jährigen Patienen nicht bekannt, trotzdem spricht das klinische Bild eindeutig für eine allergische Reaktion im Sinne eines **Quincke-Ödems.** *Kühlende Kaltwasser-Kompressen halfen über die akute Schwellung hinweg, richtig sehen konnte der Patient mit dem linken Auge aber erst nach 4–8 Stunden.* [RKL 1430]

hautzellgewebe sammelt sich leicht Wasser an. Wasseransammlungen sind lageabhängig: Nach dem Schlafen finden sie sich besonders in den Unterlidern. Solche morgendlichen „Tränensäcke" können ganz harmlos sein und verschwinden im Lauf des Tages wieder. Anatomisch gesehen ist die Bezeichnung „Tränensack" falsch, da sich die „richtigen" Tränensäcke seitlich der Nase befinden.

Ein *allergisches Lidödem* entsteht als direkte Reaktion auf den allergieauslösenden Stoff: Geschwollene, aber nicht schmerzhafte Augenlider haben Allergiker z. B. morgens beim Aufwachen, wenn sie gegen Hausstaubmilben im Kopfkissen allergisch sind, oder während eines Spaziergangs, wenn sie an einer Pollenallergie leiden. Bekannt sind Lidödeme im Rahmen des Quincke-Ödems (→ S. 1079), einer besonderen Form der Nesselsucht, oder bei Allgemeinerkrankungen, insbesondere bei Nierenschäden und Herzschwäche. Zu schmerzhaften Begleitödemen der Lider kommt es bei Erkrankungen der ableitenden Tränenwege (→ S. 494) oder bei einem Gerstenkorn (→ S. 490).

Die Behandlung richtet sich nach den Ursachen, die im Zweifelsfall beim Internisten abgeklärt werden. Wenn die Ursache beseitigt ist, bilden sich Lidödeme zurück.

Selbsthilfe

- Kühlende Kompressen, wie z. B. ein kalter Waschlappen, beseitigen das Lidödem zwar nicht, können aber das Spannungsgefühl lindern; Eisanwendungen sind dagegen nicht geeignet
- Achten Sie darauf, dass während des Schlafens der Oberkörper etwas erhöht ist.

Tränensackentzündung

Häufigkeit: ■■■□□

Tränensackentzündung ***(Dakryozystitis):*** Akute oder chronische Entzündung von Tränensack und -gang. Verschlüsse oder Verengungen sind an jeder Stelle des Tränenwegesystems möglich. Die Entzündung des Tränensacks ist die häufigste Erkrankung der ableitenden Tränenwege, eine Entzündung der Tränenkanälchen ***(Canaliculitis)*** kommt seltener vor.

Leitbeschwerden

- Einseitige Schwellung des Tränensacks
- Mit oder ohne Rötung (auch von Bindehaut und Unterlid)
- Schmerzen, besonders bei Berührung, die in Stirn- und Zahnregion ausstrahlen können
- Eventuell Eiter aus dem unteren Tränenpünktchen
- Möglicherweise Fieber.

Wann zum Arzt

In den nächsten Wochen, wenn sich die Schwellung nicht bessert.

Heute noch, wenn Fieber, Rötung und/oder Schmerzen auftreten.

Die Erkrankung

Bei einer **akuten Tränensackentzündung** ***(akute Dakryozystitis)*** ist der Ausgang des Tränensacks verengt, z. B. infolge einer Scharlach-, Windpocken- oder Grippeinfektion. Die Tränenflüssigkeit fließt nicht mehr ab, die Augen tränen, es kommt zur Entzündung. Die gestaute Tränenflüssigkeit ist ein idealer Nährboden für Bakterien, auch aus benachbarten infizierten Geweben, wie z. B. den Nasennebenhöhlen. Die Bakterien können sich im Tränensack zu einem Abszess einkapseln, der spontan durchbrechen kann **(Tränensackfistel).** Breitet sich die Infektion auf Lider und Wange aus **(Dakryophlegmone),** droht die Gefahr einer Blutvergiftung (Sepsis → S. 1053). Nachdem die akute Entzündung des Tränensacks abgeklungen ist, können Rötung und Schwellung weiter bestehen bleiben. Eine solche **chronische Tränensackentzündung** ***(chronische Dakryozystitis)*** kann sich aber auch ohne vorangegangene akute Phase entwickeln.

Das macht der Arzt

Die Behandlung richtet sich nach der Grunderkrankung. Bei unklarer Ursache werden für den Erregernachweis Sekret und Eiter durch leichten Druck aus dem Tränensack gewonnen. Zum Ausschluss einer Nasennebenhöhleninfektion überweist der Augenarzt den Patienten zum Röntgen bzw. an einen HNO-Arzt. Um ein breites Erregerspektrum abzudecken, werden Antibiotika sofort lokal (Salbe mit Gentamicin, z. B. Refobacin®) und systemisch (etwa Dicloxacillin, z. B. Infectostaph®) angewendet.

Nachdem der Erreger ermittelt wurde, muss gegebenenfalls auf ein Antibiotikum mit einem anderen Wirkspektrum umgestellt werden. Um eine chronische Tränensackentzündung zu verhindern, wird operativ je nach Lokalisation der Engstelle eine neue direkte Verbindung zwischen Tränensack und unterem Nasengang geschaffen **(Dakryozystorhinostomie).**

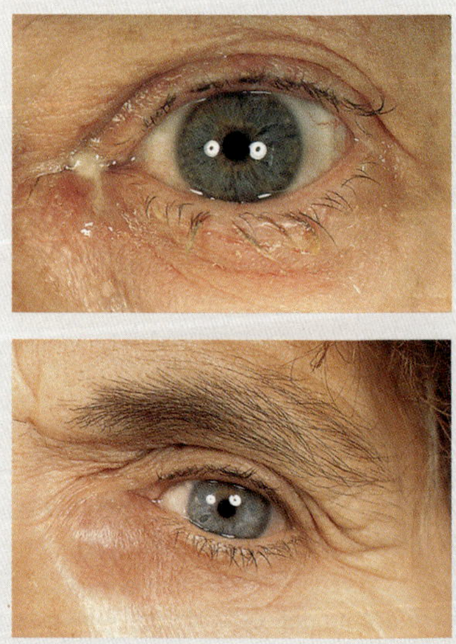

Zwei ~ 60-jährige Patienten mit chronischer Tränensackentzündung.
Oben: Verlegung der Tränenabflusswege mit der Folge wochenlanger Vereiterungen im inneren Lidwinkel, bis eine Antibiotika-Augensalbe die Infektion stoppte.
Unten: schmerzhaft vergrößerter und geröteter Tränensack, das Tränensekret floss aber noch einigermaßen ab, sodass es nicht eiterte. Beide Patienten benötigten jedoch eine Dakryozystorhinostomie (siehe Text) als kausale Therapie.
[GTV 1431]

Erkrankungen des äußeren Auges

Bindehautentzündung

Häufigkeit: ▬ ▬ ▬ ▬ ▬

Bindehautentzündung *(Konjunktivitis):* Akute oder chronische Entzündung der Bindehaut. Unterschieden werden **infektiöse Bindehautentzündungen** durch Bakterien, Viren oder Pilze von **nicht infektiösen Bindehautentzündungen** durch Fremdkörper, Kontaktlinsen, Tabakrauch, Staub oder Allergien. Die Bindehautentzündung gehört zu den häufigsten Augenerkrankungen.

Leitbeschwerden

- Rotes Auge
- Brennen und Druckgefühl um das Auge
- Fremdkörpergefühl, Gefühl von „Sand im Auge", häufiges Blinzeln
- Teilweise unerträgliches Jucken
- Je nach Ursache eitrige, schleimige oder klare Absonderungen, morgens verklebte Lider
- Augentränen, Dauerschnupfen
- Geschwollene Lider oft krampfartig geschlossen
- Lichtscheu.

Wann zum Arzt

Am nächsten Tag oder heute noch, wenn die genannten Leitbeschwerden auftreten.

Die Erkrankung

Die Bindehaut ist eine dünne durchsichtige Schleimhautschicht, die auch die Lidinnenseite auskleidet. In der lidseitigen Bindehaut finden sich zahlreiche Ansammlungen von weißen Blutkörperchen (→ S. 1022), die verhindern sollen, dass Erreger in das Auge eindringen. Bei Entzündungen schwellen sie häufiger zu kleinen Bläschen (Follikeln) an.

Bakterielle Bindehautentzündungen werden meist von Staphylokokken, Pneumokokken, Haemophilus influenzae oder Pseudomonas aeruginosa verursacht. Es bildet sich ein eitriges Sekret, das die Lider – vor allem nachts – verklebt. Bei der **Schwimmbadkonjunktivitis** ist der Erreger das Bakterium Chlamydia trachomatis, das meist durch Badewasser oder feuchte Wäsche infizierter Patienten übertragen wird – aber nur selten in Schwimmbädern. Es kommt zur Schwellung der Lymphfollikel und der Bildung von schleimig-eitrigem Sekret.

Die häufigste virale Bindehautentzündung ist in unseren Breiten die **Keratoconjunctivitis epidemica.** Sie wird von Adenoviren verursacht und ist sehr ansteckend. Die Patienten klagen über massive Beschwerden, tränende, juckende Augen, geschwollene Lider und eine geschwollene Bindehaut.

Die akute oder chronische **allergische Bindehautentzündung** ist eine entzündliche Reaktion auf die unterschiedlichsten Stoffe: Sehr häufig sind dies Pollen, Staub, Kosmetika und Salben. Besonders lästig für die Patienten ist das oft extreme Jucken und Tränen der Augen.

Die nicht infektiöse, nicht allergische Bindehautentzündung *(Conjunctivitis simplex)* kommt meist durch chemisch-physikalische Reize zustande, z. B. durch Staubpartikel oder Chlor im Schwimmbadwasser. Sie kann aber auch die Folge eines Ektropiums (→ S. 493) oder eines nicht korrigierten Sehfehlers sein.

Die häufigste infektiöse Bindehautentzündung wärmerer Regionen ist das **Trachom.** Es wird durch bestimmte Bakterien (Chlamydia trachomatis Typ A–C) verursacht. Die auch als *ägyptische Körnerkrankheit* bezeichnete Erkrankung ist mit 500 Millionen betroffenen und sechs Millionen erblindeten Menschen weltweit die häufigste Augenkrankheit. Die Bakterien werden bei schlechten hygienischen Verhältnissen über Schmierinfektionen und Fliegen übertragen. Ein Trachom führt zu Vernarbungen und unbehandelt zur Erblindung.

Das macht der Arzt

Kombination und Ausprägung der Befunde geben meist Aufschluss über die Ursache einer Bindehautentzündung. Der Arzt beurteilt mit der Spaltlampe die Gefäße, die Art der Sekretion und die Bindehautschwellung. Die Bindehaut des Augapfels ist im Lidspalt direkt sichtbar, bei einer Bindehautentzündung zeigen sich dort typischerweise prall gefüllte Gefäße in ziegelroter Farbe (Injektion). Erregernachweis und Resistenzbestimmung bei einer infektiösen Bindehautentzündung erfolgen über einen Bindehautabstrich. Die Therapie richtet sich nach den Ursachen (→Tab. S. 496).

Der Verlauf der Keratoconjunctivitis epidemica lässt sich nicht beeinflussen, sie heilt nach 2 Wochen oft selbst aus, d. h., eine spezielle Therapie gibt es nicht. Künstliche Tränen lindern die Beschwerden. Selten treten chronische Reizzustände der Hornhaut auf, die auch zu Sehstörungen führen, besonders zu erhöhtem Blendempfinden; diese müssen vom Augenarzt behandelt werden (langfristig kortisonhaltige Tropfen; Homöopathie parallel möglich).

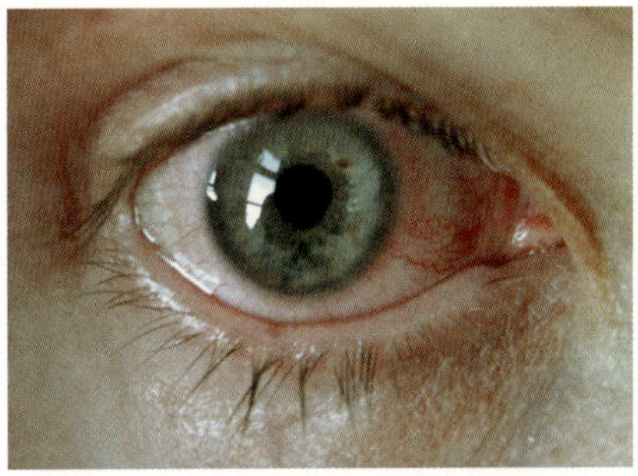

Allergische Bindehautentzündung bei einer 22-jährigen Frau (beidseits). Die wochenlange Gabe von Augentropfen brachte keine Besserung, erst ein kompletter Wechsel der Schminkprodukte ließ die Beschwerden abklingen. [RKL 1433]

Therapeutisch kommen bei der allergischen Bindehautentzündung antiallergische (Antihistaminika) Augentropfen (z. B. Zadiken®ophta AT) zur Anwendung. In schweren Fällen sind zudem kortisonhaltige Tropfen nötig. Gefäßverengende Augentropfen dürfen keinesfalls länger als 1–2 Wochen in Selbstmedikation verwendet werden, da sie sonst durch weitere Austrocknung das Auge schädigen können. Sollten die Beschwerden in dieser Zeit nicht abgeklungen sein, ist der Augenarzt aufzusuchen.

Selbsthilfe

- Hygiene: Tränen und Augensekrete sind sehr ansteckend! Waschen Sie daher immer die Hände nach Berührung von Augen- und Nasensekret. Wachschlappen und Handtücher dürfen nur von Ihnen selbst benutzt und müssen im Kochgang gewaschen werden.
- Kühlende Augenauflagen, z. B. in kaltem Wasser getränkte Wattebäusche, wirken schmerz- und juckreizlindernd.

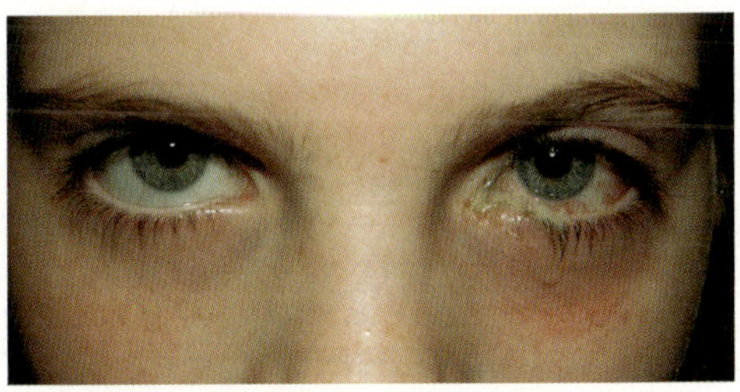

12-jähriges Mädchen, das aus dem Urlaub am Meer diese eitrige Bindehautentzündung mitbrachte. Deutlich sind die geröteten und erweiterten Blutgefäße der Bindehaut zu sehen. Warum das eine Auge so deutlich, das andere dagegen anscheinend gar nicht betroffen ist, ist oft nicht erklärlich. Bis zur Abheilung vergingen über 2 Wochen, antibiotische Augentropfen tagsüber und Augensalbe zur Nacht brachten Erleichterung. [RKL 1432]

Krankheitsbild	Typische Symptome	Therapie
Infektiöse Bindehautentzündungen		
Bakterielle Bindehautentzündung	Eitriges Sekret	Antibiotikahaltige Augentropfen (Wirkstoff je nach Erreger)
Schwimmbad-Konjunktivitis	Schwellung der Lymphfollikel in der Bindehaut, schleimig-eitriges Sekret	Antibiotikahaltige Augentropfen oder -salben (mit Erythromycin, z. B. Ecolicin®), ggf. Antibiotika als Tabletten
Keratoconjunctivitis epidemica	Bindehautrötung, Lidschwellung, starke Augenschmerzen, tränende Augen, Sehstörung	Symptomatisch künstliche Tränenflüssigkeit (z. B. Lacrisic®, Sic-Ophthal®, Lacrigel®)
Nicht infektiöse Bindehautentzündungen		
Einfache Konjunktivitis	Fremdkörpergefühl, Jucken, Brennen, morgens verklebte Lidränder	Pflegende Augentropfen (z. B. Vidisept®, Corneregel®)
Allergische Konjunktivitis (akut oder chronisch)	Augenbrennen, Juckreiz, Lidschwellung	Vermeidung des Allergens, antiallergische Augentropfen (z. B. Allergocrom®, Zaditen® Ophta), ggf. kortisonhaltige Augentropfen (z. B. Dexapos®, Ultracortenol®)

Beschwerden und **Mittel der Wahl bei verschiedenen Bindehautentzündungen.**

- Schützen Sie Ihre Augen vor Sonneneinstrahlung und Wind, z. B. mit dunklen Brillengläsern und Brillen, die seitlich an den Schläfen abschließen.
- Als Allergiker sollten Sie die auslösenden Substanzen so weit wie möglich meiden.

Komplementärmedizin

Die Akupunktur ist laut Feststellung der WHO bei der Bindehautentzündung eine wirksame Therapiemethode. [E03]

Vorsorge

- Wenn Sie zu Bindehautreizungen neigen: Meiden Sie Zugluft, verrauchte Räume und starkes Staubaufkommen.
- Achten Sie darauf, dass Seife, Shampoo oder Badezusätze nicht in die Augen gelangen. Gleiches gilt für Chlorwasser: Tragen Sie beim Schwimmen eine Schutzbrille.
- Verwenden Sie grundsätzlich Augentropfen ohne Konservierungsmittel.

Trockene Augen (Sicca-Syndrom)

Häufigkeit:

Trockene Augen *(Sicca-Syndrom, Keratoconjunktivitis sicca):* Reizung der Binde- und Hornhaut durch eine Benetzungsstörung aufgrund verminderter Produktion oder fehlerhafter Zusammensetzung der Tränenflüssigkeit. Trockene Augen sind in der Augenarztpraxis das häufigste Krankheitsbild. Typischerweise sind Frauen zwischen 50 und 70 Jahren betroffen.

Leitbeschwerden

- Brennende, gerötete und tränende Augen, z. B. bei Kälte, Wind oder längerem Lesen
- Fremdkörpergefühl
- Müde Augen am Abend.

Wann zum Arzt

In derselben Woche, wenn die Beschwerden anhalten.

Die Erkrankung

Bei jedem Lidschlag wird die Tränenflüssigkeit aus den verschiedenen Drüsen über den Augapfel verteilt, ähnlich wie die Spülflüssigkeit aus der Scheibenwaschanlage durch den Scheibenwischer beim Auto.

Der **Tränenfilm** besteht aus drei Schichten:

- Eine oberflächliche Lipidschicht wird von Drüsen am Lidrand gebildet. Diese sehr dünne, fetthaltige Schicht sorgt dafür, dass die Tränenflüssigkeit nicht über die Lidkante abläuft und dass sie nicht so schnell verdunstet.
- Die wässrige Schicht macht den größten Teil des Tränenfilms aus. Das wässrige Sekret wird von der Haupttränendrüse sowie den akzessorischen Tränendrüsen abgesondert, und das besonders stark, wenn die Augen gereizt werden. Es sorgt durch Bildung einer glatten Oberfläche für scharfes Sehen, verhindert die Austrocknung der Binde- und Hornhaut, spült und desinfiziert durch bakterientötendes Eiweiß (Lysozym) die Oberflächen und ernährt die nicht durchblutete Hornhaut.
- Das schleimige Sekret (innere Muzinschicht) wird von speziellen Zellen der Bindehaut, den Becherzellen, gebildet. Diese Schicht stabilisiert den Tränenfilm und sorgt dafür, dass der wässrige Anteil gleichmäßig auf der Hornhaut verteilt wird, am Auge haftet und nicht abperlt.

Sind Menge oder Zusammensetzung des Tränenfilms gestört, ist der Augapfel unzureichend benetzt. Dadurch trocknen Horn- und Bindehaut aus, die Lider scheuern auf dem Augapfel, es kommt zu kleinen Oberflächenverletzungen und damit zu Infektionen. In manchen Fällen führt eine fehlerhafte Zusammensetzung des Tränenfilms dazu, dass zu viel Tränenflüssigkeit von der Augenoberfläche verdunstet oder die Tränen nicht mehr richtig an der Oberfläche haften. In der Folge wird die Tränendrüse zu einer Überproduktion angeregt: Das Auge tränt.

Meist lassen sich keine eindeutigen Ursachen für trockene Augen finden: Ungünstige Faktoren sind jedoch zu trockene Luft in überheizten Räumen, Klimaanlagen, Tabakrauch, Smog oder Zug, z. B. beim Fahrrad- oder Autofahren mit offenem Fenster. Etwa ab dem 40. Lebensjahr beginnt die Tränendrüse langsamer zu arbeiten, die Tränenmenge nimmt ab. Bei Frauen verstärkt sich dies noch durch die hormonelle Umstellung ab den Wechseljahren. Auch Systemerkrankungen (z. B. Sjögren-Syndrom → S. 1005, rheumatoide Arthritis → S. 999, Diabetes → S. 758) oder Verletzungen der Tränendrüsen führen zu einer verminderten Tränenproduktion. Durch Einnahme bestimmter Medikamente kann sich die Zusammensetzung des Tränenfilms ändern, z. B. durch Acetylsalicylsäure (Aspirin®) oder Retinoide (Abkömmlinge der Vitamin-A-Säure z. B. zur Aknebehandlung). Ebenso können Ovulationshemmer (Antibabypillen) oder eine Schwangerschaft die Tränenflüssigkeit beeinträchtigen.

Das macht der Arzt

Der Augenarzt stellt mit der Spaltlampe meist nur eine leichte Bindehautreizung fest. Die eigentliche Diagnose „trockene Augen" wird mit dem Schirmer-Test (→ S. 479) zur Bestimmung der Tränenmenge und mit der Tränenfilmaufrisszeit (→ S. 479) zur Feststellung der Stabilität der Tränenflüssigkeit gestellt.

In hartnäckigen Fällen geben der ***Bengal-rosa-Test*** und die ***Impressionszytologie*** Auskunft über Zustand und Anzahl der Becherzellen.

Therapeutisch stehen künstliche Tränen in Form von Augentropfen und Gelen (→ Kasten) in unterschiedlicher Viskosität (Zähigkeit) zur Verfügung, die je nach Schweregrad

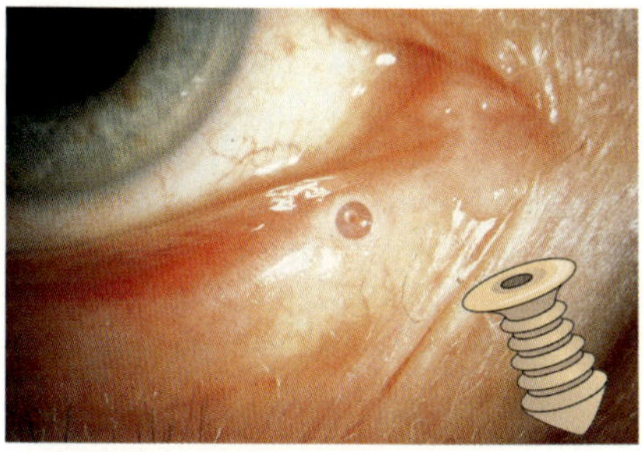

Die Tränenpünktchen können vorübergehend mit einem Stöpsel, dem **Punctum Plug,** *verschlossen werden.* [GTV 1434]

alle 4 Stunden bis alle 30 Minuten appliziert werden. In schweren Fällen setzt der Augenarzt einen keilförmigen Silikonstöpsel ein, der wie ein Badewannenstöpsel das Tränenpünktchen verschließt ***(Punctum Plug).*** Dieser kann, wenn er vertragen wird, jahrelang eingesetzt bleiben.

Selbsthilfe

Einige Tipps helfen bei trockenen Augen:

- Meiden Sie Zugluft, verrauchte Räume und staubige Luft.
- Achten Sie auf eine ausreichende Luftfeuchtigkeit zu Hause und am Arbeitsplatz.
- Trinken Sie ausreichend! Empfohlen werden mindestens 2,5 l Flüssigkeit pro Tag.
- Tragen Sie im Sommer und an windigen Tagen eine Sonnenbrille, eventuell mit Seitenschutz (Fahrradbrille).
- Für die Nacht haben sich Kühlkompressen und die Anwendung einer Heilsalbe (z. B. Bepanthen®-Augensalbe) bewährt.

Komplementärmedizin

Akupunktur (→ S. 1249). Vor allem, wenn bei trockenen Augen die Neigung zum Augentränen (z. B. bei Kälte) stark ausgeprägt ist, bietet sich gemäß verschiedener Erfahrungsberichte die Akupunktur an. [E04]

Die Akupressur (→ S. 1250) spezieller Akupressurpunkte in der Augenregion soll bei trockenen Augen infolge Überanstrengung (z. B. durch lange Bildschirmarbeit) helfen.

Orthomolekularmedizin (Nahrungsergänzung (→ S. 238). In Studien konnte gezeigt werden, dass die Aufnahme von ungesättigten Fettsäuren (Omega-3-, Omega-6-Fettsäuren) die Stabilität des Tränenfilms, insbesondere der Lipidschicht, nachweislich verbessern kann. Entsprechende Präparate sind z. B. Oenvite Omega®.

Homöopathie. Chelidonium RH AT mehrmals täglich.

Aktuell: **www.gesundheit-heute.de/14x04**

- **www.trockene-augen.de** – Von der Alcon Pharma GmbH (Freiburg) kommerziell unterstützte Website: Übersichtlich, mit vielen Infos und Tipps rund um das Thema.

Hornhautentzündung

Häufigkeit: ■■■□□

Hornhautentzündung ***(Keratitis):*** Entzündung der Hornhaut durch bakterielle Erreger (z. B. Staphylokokken, Streptokokken, Pseudomonaden) oder Viren (z. B. Herpes-simplex-Viren, Varicellen).

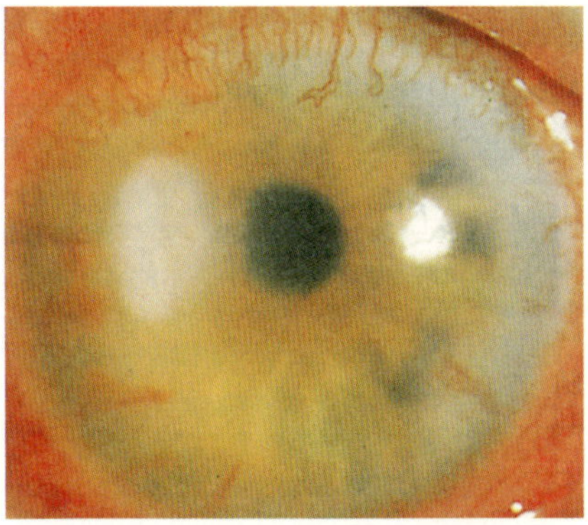

39-jährige Frau mit zu spät erkannter **Hornhautentzündung.** *Ursache waren ungenügend gepflegte weiche Kontaktlinsen, die zudem öfter nachts nicht herausgenommen wurden. Die Hornhaut ist durch einen größeren Defekt in der Mitte getrübt (Hornhautgeschwür), außerdem fällt eine kranzförmige Rötung und Weitung der Bindehautgefäße auf. Der Zustand besserte sich nicht mehr, eine Hornhauttransplantation war unumgänglich.* [GTV 1437]

Leitbeschwerden

- Fremdkörpergefühl
- Sehr starke Schmerzen
- Lichtscheu
- Augentränen
- Lidkrampf.

Wann zum Arzt

Heute noch, wenn die genannten Beschwerden auftreten.

Warnhinweis: Nehmen Sie Kontaktlinsen sofort heraus!

Die Erkrankung

Bakterielle Hornhautentzündung: Die meisten Bakterien können die intakte Hornhaut mit ihren Abwehrmechanismen nicht überwinden. Sobald die Keime aber infolge oberflächlicher Verletzungen (auch durch Kontaktlinsen) oder einer Störung der immunologischen Abwehr in das nicht durchblutete Hornhautgewebe eingedrungen sind, breiten sie sich schnell durch die verschiedenen Hornhautschichten hindurch aus: Die Bakterienbesiedlung des **Hornhautstromas,** ein spezielles Bindegewebe, das ~ 90 % der Hornhaut ausmacht, führt zu einem roten Auge, am Boden der Vorderkammer sammelt sich eventuell Eiter an. Bei einem tieferen Eindringen der Keime kommt es zum Einschmelzen des Stromas. Dieser Infektionsablauf wird als **kriechendes Hornhautgeschwür** ***(Ulcus serpens)*** bezeichnet. Im weiteren Verlauf – bei einer Pseudomonadeninfektion innerhalb von

Künstliche Tränen

Künstliche Tränen ***(Filmbildner)*** sind Tränenersatzflüssigkeiten, sie haben praktisch keine Effekte auf den Organismus. Ihre Anwendung ist daher unbedenklich, sie können beliebig häufig getropft werden. Bei empfindlichen Augen oder wenn künstliche Tränen länger angewendet werden, sollten Sie die teureren Präparate ohne Konservierungsmittel bevorzugen, weil es sonst zu Allergien kommen kann.

Künstliche Tränen enthalten – genau wie der natürliche Tränenfilm – Schleim, Wasser und Fette. Als vernetzende Wirkstoffe, die den Tränenfilm stabilisieren, werden den Präparaten künstliche Polymere (z. B. Thilo-Tears® SE-Gel), Hyaluronsäure (z. B. Hylo-Comod®, Biolan®) und Cellulosederivate (z. B. Lacrisic®, Sic-Ophthal®, Lacrigel®) zugesetzt, die teilweise mit Fettbestandteilen kombiniert werden. Je nach Schweregrad wird der Augenarzt eine Empfehlung geben.

Neben den Wirkstoffen spielt die Viskosität eine große Rolle: Es gibt dünnflüssige oder zähflüssige Augentropfen und dickflüssige Gele. Je visköser, also zähflüssiger die Tropfen oder Gele sind, desto länger haften sie an der Augenoberfläche. Dafür dauert es nach der Anwendung länger, bis sie sich auf dem Augapfel verteilt haben und man wieder eine klare Sicht hat. Dünnflüssige Tropfen verteilen sich schnell und führen kaum zu Sichtbeeinträchtigungen. Sie sind daher besser für die Nachbenetzung von Kontaktlinsen geeignet. Über Nacht empfiehlt sich ein Gel.

48 Stunden – kann die Hornhaut durchbrechen **(Hornhautperforation)**, es muss sofort operiert werden (notfallmäßige Hornhauttransplantation → S. 500).

Nach einem Abstrich wird die Therapie sofort – ohne auf die Ergebnisse der Erregerbestimmung zu warten – mit der Gabe von lokalen Breitbandantibiotika (z. B. Neomycin, Gentamicin, Polymyxin) begonnen. Bei einem Hypopyon und damit einer Beteiligung der Vorderkammer gilt es ein sekundäres Glaukom (→ S. 502) zu verhindern und die Pupille zu erweitern (z. B. zweimal täglich mit Doro Scopol® Augentropfen). Es drohen Verklebungen und eine Beteiligung des gesamten Augapfels! Bei verschlepptem Verlauf, Unzuverlässigkeit der Therapie oder wenn eine Hornhautperforation droht, ist die stationäre Aufnahme in eine Augenklinik notwendig.

Herpes simplex corneae: Weltweit sind über 90 % der Menschen mit dem Herpes-simplex-Virus Typ 1 (HSV-1 → S. 1085) durchseucht. Die erste Infektion mit diesem Erreger verläuft meist unbemerkt – am Auge z. B. in Form einer leichten Bindehaut- oder Lidrandentzündung. Da das Virus in Nervenzellen „nistet", kann es bei Stress, starker Sonnenbestrahlung oder Hornhautreizung jederzeit zu einer Reinfektion der Hornhaut kommen. Bei HSV-1-Infektionen drohen bleibende Hornhautnarben und Hornhauttrübungen, die zu einer Sehverschlechterung bis hin zur Erblindung führen können.

Das macht der Arzt

Um das oberflächliche Hornhautepithel zu beurteilen, färbt es der Augenarzt mit Fluoreszein an. Die Behandlung erfolgt mit virenhemmenden Augentropfen oder -salben (z. B. Triflumann®, Zovirax®-Augensalbe), bei tieferreichenden Entzündungen auch als Infusion, und eventuell kortisonhaltigen Augentropfen.

Bildschirmarbeit: Was Augenärzte gegen trockene Augen empfehlen

Viele Menschen leiden unter trockenen oder schmerzenden Augen bei der Arbeit am Bildschirm. Experten sagen aber, dass von PC-Bildschirmen selbst keine Gefahr für unsere Sehorgane ausgehe, wohl aber vom falschen Umgang mit dem Bildschirm. Dazu gehören ein falscher Sehabstand vom Auge zum Bildschirm, ungünstige Lichtverhältnisse ebenso wie eine falsche (Sitz-)Haltung. Hinzu kommt, dass bei konzentrierter längerer Computerarbeit das Auge auf den Bildschirm starrt. Der Lidschlag ist unregelmäßig, in der Folge werden Horn- und Bindehaut zu wenig benetzt. Deshalb:

- Legen Sie öfter eine Pause ein. Empfohlen wird, nach jeweils 1 Stunde für 5 Minuten die Arbeit am Bildschirm ruhen zu lassen. In Österreich ist eine Pause von 10 Minuten pro Stunde Bildschirmarbeit sogar vom Gesetzgeber vorgeschrieben.
- Nutzen Sie Flachbildschirme, die augenschonender sind. Generell gilt: Kleine unscharfe Schrift und Verzeichnungen auf dem Bildschirm ermüden die Augen besonders. Der Monitor sollte es dem Auge leicht machen: Sein Bild sollte scharf, gleichmäßig hell und flimmerfrei sein
- Halten Sie zwischen Bildschirm und sich einen Abstand von 50–70 cm ein.
- Lassen Sie Ihre Sehleistung für die Computerentfernung messen und gegebenenfalls eine Brille anpassen und tragen Sie die Brille dann regelmäßig bei PC-Arbeit.

Ein paar einfache Regeln helfen, Augenprobleme bei der Bildschirmarbeit von vornherein zu vermeiden. Stellen Sie den Bildschirm rechtwinklig zum Fenster auf, damit einfallende Sonnenstrahlen Sie nicht blenden. Wenn pralles Sonnenlicht gelegentlich trotzdem stört, bestehen Sie auf Jalousien. Will Ihr Arbeitgeber diese nicht bezahlen, kaufen Sie preisgünstige Rollos. Sollten auch diese unerwünscht sein, sorgen Sie mit einem passend zugeschnittenen Karton für Abhilfe.

Wählen Sie die Höhe des Bildschirms so, dass Sie beim Geradeausblick den oberen Rand im Blickfeld haben. Zwinkern Sie bewusst immer beim Drücken einer bestimmten Taste, z. B. der Umschalttaste.

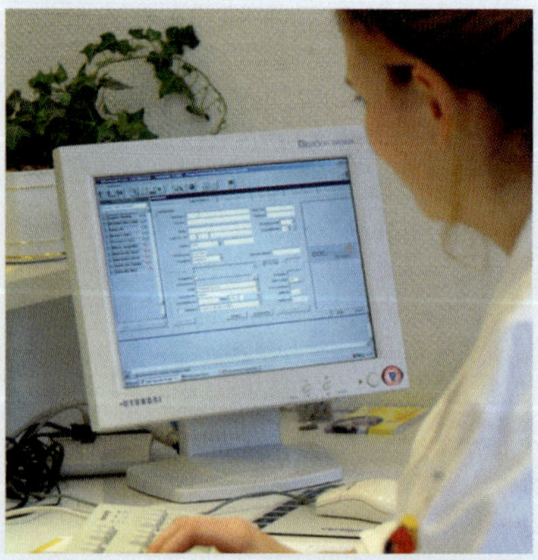

Bildschirmarbeit gehört für die Mehrheit der Arbeitnehmer zum Alltag. [AOK 1435]

Selbsthilfe

- Um der Blendempfindlichkeit zu begegnen, sollten Sie im Freien dunkle Sonnenbrillen tragen. Dunkeln Sie auch Ihr Zimmer ab.
- Zur Schonung der Augen sollten Sie auf die Arbeit am Computerbildschirm verzichten und auch Lesen und Fernsehen stark einschränken.
- Setzen Sie erst dann wieder Ihre Kontaktlinsen ein, wenn die Erkrankung vollständig abgeklungen ist.

Komplementärmedizin

In Anbetracht der schweren Komplikationen, die eine nicht rechtzeitig oder unzureichend behandelte Hornhautentzündung nach sich ziehen kann, können komplementärmedizinische Maßnahmen nicht empfohlen werden.

Wenn eine Herpesinfektion der Hornhaut immer wieder auftritt, empfiehlt die Homöopathie eine individuell abgestimmte Konstitutionstherapie.

Bindehautunterblutung

Häufigkeit: ■■□□□

Bindehautunterblutung *(Hyposphagma):* Scharf begrenzte Unterblutung der Bindehaut, meist spontan auftretend, aber auch infolge von Verletzungen, starken Belastungen wie Husten oder Wehen, seltener im Rahmen von Gefäßerkrankungen (erhöhter Blutdruck, Arteriosklerose) oder Blutgerinnungsstörungen.

(!) Auch wenn der Befund dramatisch aussehen kann: Bindehautunterblutungen sind meist harmlos und verursachen keine Beschwerden. Das Blut wird immer nach 1–2 Wochen vom Körper aufgelöst.

Warnhinweis: Treten Bindehautunterblutungen wiederholt auf, sollte die Ursache beim Hausarzt geklärt werden.

Hornhauterosion und Verblitzung

Häufigkeit: ■■■■■

Hornhauterosion *(Erosio corneae):* Verletzung der Hornhaut z. B. durch einen Splitter, Fingernagel oder Zweig. Die Verletzung der Hornhautoberfläche durch UV-Strahlen, z. B. beim Schweißen oder durch eine Höhensonne, wird als **Verblitzung** *(Keratitis photoelectrica)* bezeichnet.

Leitbeschwerden

- Fremdkörpergefühl
- Starke Schmerzen, v. a. bei Lichteinfall
- Allgemeine oder örtlich begrenzte Rötung
- Starker Tränenfluss
- Oft Lidkrampf und Lidschwellung
- Eventuell Sehverschlechterung.

Wann zum Arzt

Heute noch, wenn Ihnen ein Fremdkörper ins Auge gedrungen ist, der sich nicht ausspülen lässt.

Sofort, wenn es zudem zu starken Schmerzen kommt.

Die Erkrankung

Die Hornhautoberfläche kann leicht von außen verletzt werden. Intensives UV-Licht schädigt innerhalb von Minuten Horn- und Bindehaut im Bereich der Lidspalte; das Gewebe quillt auf (ödematös), zerreißt und wird abgestoßen.

Zur Keimabwehr ist eine intakte Hornhaut notwendig. Kleine oberflächliche Hornhautverletzungen werden deshalb normalerweise innerhalb von Stunden durch Zellverschiebungen und rasche Zellneubildungen am Rand der Hornhaut verschlossen. Die Reibung des Oberlids verhindert dies jedoch, daher kommt es zu einer Entzündung. Nach einer Verletzung kommt es manchmal vor, dass die abdeckenden neuen Zellen nicht fest mit der Unterlage verankert sind und die Hornhaut immer wieder auch noch nach Wochen und Monaten an der Stelle der alten Verletzung aufbricht.

Das macht der Arzt

Das Ausmaß des Oberflächendefekts beurteilt der Arzt nach Fluoreszeinfärbung mit der Spaltlampe. Zur Behandlung legt er einen antibiotischen Augenverband an oder er versorgt das Auge mit einer therapeutischen Kontaktlinse in Verbindung mit antibiotischen Augentropfen. Zur Schmerzlinderung empfiehlt er eventuell Paracetamol (z. B. Benu-ron®). Normalerweise heilt die Verletzung innerhalb von 24–48 Stunden folgenlos ab. Bei immer wiederkehrenden Hornhauterosionen wird eine Lasertherapie der Hornhaut vorgenommen.

Hornhautverätzung

Häufigkeit: ■□□□□

Hornhautverätzung: Chemisch bedingte Verletzung der Hornhaut durch unterschiedliche Substanzen wie Laugen, Säuren, Detergenzien (Spülmittel), Kleber oder Lösungsmittel. Bei einer Hornhautverätzung entscheiden die ersten Sekunden und Minuten über das Schicksal des Auges.

Leitbeschwerden

- Starker Tränenfluss
- Lidkrampf
- Starke Schmerzen
- Schnelle Sehverschlechterung.

Erste Hilfe

Die Sofortmaßnahmen müssen von Arbeitskollegen, Familienangehörigen oder sonstigen Anwesenden durchgeführt werden: Das Lid muss *rigoros* geöffnet werden, zum Spülen eignet sich jede neutrale wässrige Lösung, die gerade zur Hand ist (Leitungswasser, zur Not auch Limonade, Kaffee oder Tee). Die Flüssigkeit wird aus 10 cm Höhe in den inneren Augenwinkel des verletzten Auges gegossen, sodass es über den Augapfel und den äußeren Augenwinkel nach außen abfließt. Der Notarzt muss verständigt und der Patient sofort zum nächstgelegenen Augenarzt bzw. in die Augenklinik transportiert werden.

Die Erkrankung

Die Schwere der Augenschädigung hängt von der Art und der Konzentration des chemischen Stoffs, der Menge, der Einwirkungsdauer und dem pH-Wert der Lösung ab. Laugen sind aggressiver als Säuren und gelangen rascher in tiefere Gewebe, die Hornhaut trübt ein.

Leichte und mittelschwere Säureverätzungen führen nur zu oberflächlichen Schäden. Starke Säuren dringen allerdings ebenso rasch und tief ein wie Laugen.

Das macht der Arzt

Zur Schmerzbekämpfung und um den Lidkrampf für die anschließende genauere Untersuchung des Auges zu lösen, wird das Auge lokal betäubt. Um die ätzende Substanz auszuwaschen, muss das Auge intensiv gespült werden. Lokal verabreicht der Augenarzt antibiotikahaltige Augentropfen, die eine Infektion verhindern, kortisonhaltige Augentropfen, die die Entzündung hemmen und die Neubildung von Gefäßen unterdrücken, sowie Vitamin C, das gewebeschädigende freie Radikale zerstört. Die Pupille wird durch **Mydriatika** (***pupillenerweiternde Medikamente,*** z. B. Atropin Edo®-Augentropfen, Boro-Scopol® N Augentropfen) ruhig gestellt. Zusätzlich verordnet der Arzt in Tablettenform Kortisonpräparate zur Entzündungshemmung, Schmerzmittel und Vitamin C. Bei schwersten Verätzungen muss darüber hinaus auch operiert werden.

Regenbogenhaut-Entzündung

Häufigkeit: ■■□□□

Regenbogenhaut-Entzündung ***(Iritis):*** Akute oder chronische Entzündung der Iris, häufig als Begleiterkrankung einer allgemeinen oder immunologischen, insbesondere rheumatologischen Erkrankung, seltener durch Infektionen. Die Regenbogenhaut-Entzündung ist meist mit einer Entzündung des Ziliarkörpers **(Zyklitis)** kombiniert.

Leitbeschwerden

- Starke Schmerzen mit Verschlimmerung bei Lichteinfall, allgemeine oder örtlich begrenzte Rötung
- Starker Tränenfluss
- Eventuell Lidkrampf
- Häufig Sehverschlechterung.

Wann zum Arzt

Heute noch, wenn die genannten Beschwerden auftreten.

Die Erkrankung

Regenbogenhaut (Iris) und Ziliarkörper bilden die vorderen Anteile der Gefäßhaut, die Aderhaut (Chorioidea) den hinteren Anteil. Entzündungen können in allen Teilen auftreten. Je nach Lokalisation spricht der Augenarzt von einer Iritis, Zyklitis oder **Chorioiditis.** Die Entzündung der Regenbogenhaut mit Beteiligung des Ziliarkörpers **(Iridozyklitis)** ist die häufigste Form. In 75 % der Fälle verläuft eine Iritis oder eine Iridozyklitis akut, in 25 % kommt es zu einem chronischen Verlauf. Die Entzündung ist oft eine immunologisch ausgelöste

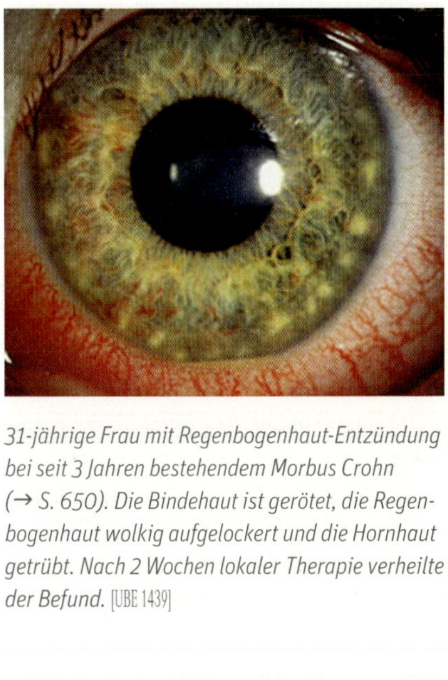

31-jährige Frau mit Regenbogenhaut-Entzündung bei seit 3 Jahren bestehendem Morbus Crohn (→ S. 650). Die Bindehaut ist gerötet, die Regenbogenhaut wolkig aufgelockert und die Hornhaut getrübt. Nach 2 Wochen lokaler Therapie verheilte der Befund. [UBE 1439]

Begleitkrankheit einer rheumatischen Erkrankung (z. B. rheumatoide Arthritis → S. 999, Morbus Bechterew → S. 1002, Morbus Reiter → S. 1005) oder Morbus Crohn (→ S. 650). Eher seltener sind erregerbedingte Regenbogenhaut-Entzündungen: z. B. bei einer Toxoplasmose, Borreliose oder einer viralen Infektion durch Herpesviren, HIV, Grippeviren. Die Regenbogenhaut ist dabei stark durchblutet. Aus den entzündlich veränderten Gefäßen treten weiße Blutkörperchen, Eiweiße oder Fibrin in die Vorderkammer aus, die die Sehleistung verschlechtern. Bei schweren Verläufen setzt sich Eiter am Boden der Vorderkammer ab. Abgesonderte Zellen und Fibrin verstopfen die Abflusswege des Kammerwassers. Es kommt zu Verklebungen der Regenbogenhaut mit der Hornhaut, dem trabekulären Maschenwerk oder der Pupille **(Synechien).** Weil dadurch die Kammerwasserzirkulation behindert wird, kann der Augeninnendruck steigen (sekundäres Glaukom → S. 502). Beim chronischen Verlauf kommt es zu Trübungen der Linse und Schrumpfungen des Augapfels bis hin zur Erblindung.

Das macht der Arzt

Für die Diagnose ist die Untersuchung mit der Spaltlampe ausschlaggebend. Ein Internist wird hinzugezogen, er sucht nach der eigentlichen Ursache. Bis dahin gilt es, die Entzündung lokal durch eine Kortisonbehandlung mit Augentropfen oder eventuell systemisch, ebenfalls durch Kortison, einzudämmen. In schweren Fällen wird die Bindehaut kurzfristig betäubt und ein Kortisondepot unter die Bindehaut gespritzt. Um die Verklebungen zu verhindern, wird die Pupille medikamentös erweitert. Es sind wiederholt Kontrollbesuche beim Augenarzt notwendig, bei denen der Augeninnendruck gemessen und ggf. therapiert wird. Bei einer infektiösen Regenbogenhaut-Entzündung muss die Grunderkrankung sofort antibiotisch oder antiviral behandelt werden.

Selbsthilfe

Es empfehlen sich die gleichen Maßnahmen wie bei der Hornhautentzündung (→ S. 497).

Komplementärmedizin

Die Komplementärmedizin spielt bei der Therapie der akuten Regenbogenhaut-Entzündung allenfalls als Begleitmaßnahme eine Rolle.

Akupunktur oder Homöopathie zielen primär auf die Therapie der ursächlichen Erkrankung. Ob sie beispielsweise bei rheumatologischen Erkrankungen wirksam sind, ist fraglich.

Hornhauttransplantation

Eine **Hornhauttransplantation** ***(Keratoplastik, Hornhautübertragung)*** erfolgt bei dichten Hornhautnarben, Hornhauttrübungen, nach Verbrennungen, Verätzungen oder anderen Verletzungen; notfallmäßig **(Keratoplastik à chaud)** bei einer perforierenden Hornhautentzündung (→ S. 497). Die Hornhauttransplantation ist hierzulande die häufigste Transplantation, sie wird etwa doppelt so häufig durchgeführt wie die Nierentransplantation. Man unterscheidet zwei Formen:

- Bei Hornhauterkrankungen, die alle Schichten der Hornhaut betreffen, wird ein alle Schichten umfassendes Spenderhornhautscheibchen variabler Größe übertragen **(perforierende Keratoplastik).**
- Ist die Erkrankung auf eine Hornhautschicht beschränkt, wird nur die entsprechende Schicht transplantiert **(lamelläre Keratoplastik).**

Im Gegensatz zu allen anderen Transplantationen kann eine Hornhautverpflanzung ohne vorherige Gewebetypisierung (HLA-Typisierung → S. 1281) durchgeführt werden, weil die Hornhaut wie eine „Glasscheibe" nicht durchblutet ist und deshalb nicht mit einer Abstoßungsreaktion zu rechnen ist. Zu immunologischen Problemen kann es kommen, wenn in die Hornhaut des Empfängers infolge einer vorangegangenen Entzündung oder einer Verätzung Gefäße eingewachsen sind. In diesen Fällen wird ein Transplantat von einem passenden Spender nach Gewebetypisierung verwendet oder durch lokale oder systemische Gabe von Kortisonpräparaten und eventuell Ciclosporin A die beginnende Immunreaktion gegen das Hornhauttransplantat unterdrückt.

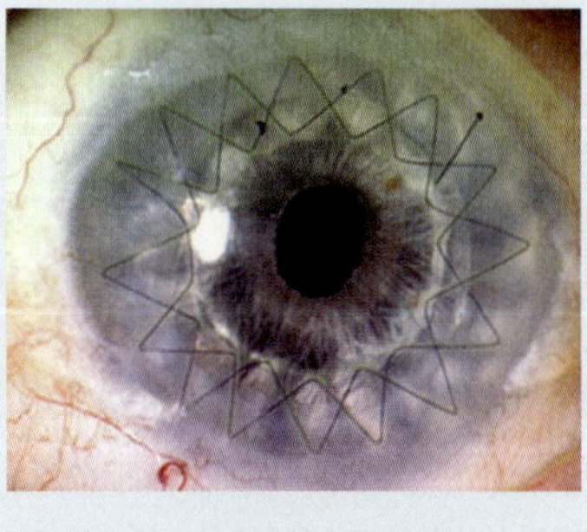

Problemlos verheiltes **Hornhauttransplantat** *bei einer 48-jährigen Chemielaborantin, die durch Spritzer einer siedenden Chemikalie eine tiefe Hornhautverletzung davontrug.* [UBE 1438]

Erkrankungen des inneren Auges

Grauer Star

Häufigkeit: ■■■■□

Grauer Star *(Katarakt):* Trübung der Linse, die je nach Ausdehnung und Lage die Sicht beeinträchtigt. Mit ~ 25 Millionen betroffenen Menschen ist der Graue Star weltweit die häufigste Erblindungsursache. Der **Altersstar** *(senile Katarakt, Cataracta senilis)* stellt mit 90 % die häufigste Form dar.

Leitbeschwerden

- Schleichend abnehmendes Sehvermögen, alles wird unscharf
- Verminderte Kontraste und Farbwahrnehmung; alles „grau in grau"
- Im Hellen vermehrte Blendung
- Eventuell Sehen von Doppelbildern
- Nachtblindheit.

Wann zum Arzt

In den nächsten Tagen, wenn die genannten Beschwerden auftreten.

Die Erkrankung

Der Graue Star lässt sich nach den Ursachen in verschiedene Formen einteilen:

Altersstar: Die voranschreitende Trübung ist wie die Alterssichtigkeit (→ S. 485) ein normaler Alterungsprozess der Linse. Warum bei einem Betroffenen die Trübung schneller und ausgeprägter und bei einem anderen langsamer und weniger stark eintritt, ist noch nicht geklärt.

Der Augenarzt unterscheidet nach Lage der Trübung in der Linse (Rinden-Katarakt, Kern-Katarakt, Christbaumschmuck-Katarakt, Kapsel-Katarakt) oder nach dem Reifegrad (Cataracta immatura, C. matura, C. hypermatura).

Grauer Star bei Allgemeinerkrankungen: Hier tritt die Erkrankung als Folge z. B. eines Diabetes oder einer Neurodermitis auf. Auch Patienten mit jahrelanger Kortisontherapie sind oft betroffen.

Selten sind schließlich angeborene Formen.

Das macht der Arzt

Die Diagnose „Grauer Star" und die Einordnung nach Art und Ort der Trübung erfolgen durch den Augenarzt mithilfe der Spaltlampe. Fortgeschrittene Trübungen sind bereits bei bloßer Betrachtung des Auges erkennbar.

Die einzige wirksame Therapie zur Behandlung des Grauen Stars ist die operative Entfernung der Linse – sie ist zugleich die häufigste Operation in der Augenheilkunde. Bei beidseitig auftretendem Grauen Star wird in der Regel zunächst das schlechtere Auge operiert. Die Operation kann, wenn es der Zustand des Patienten erlaubt und die postoperative Versorgung sichergestellt ist, ambulant erfolgen, sinnvollerweise durch einen Arzt, der diese Operation in großer Zahl durchführt (high volume surgery). Die anschließende Betreuung übernimmt dann wieder der behandelnde Augenarzt. Die Komplikationsrate beträgt unter diesen Bedingungen weniger als 1 %.

Extrakapsuläre Kataraktextraktion *(ECCE):* Sie ist heute die in Europa am häufigsten angewandte Operationsmethode. Hierbei wird das Auge 3–5 mm lang aufgeschnitten (Tunnelschnitt, ohne anschließende Naht) und die vordere Linsenkapsel eröffnet. Mit einer Hochfrequenz-Ultraschallsonde wird der harte Kern der Linse zerkleinert und abgesaugt, anschließend auch die weichere Linsenrinde mit einem speziellen Saug-Spül-Verfahren. Die hintere Linsenkapsel und die Aufhängefasern der Linse bleiben erhalten, sodass eine künstliche Hinterkammerlinse, die die entfernte Linse ersetzen soll, stabiler in den leeren, vorher noch gereinigten Kapselsack implantiert werden kann.

Da bei einer ECCE die hintere Linsenkapsel im Auge verbleibt, kann sie sich in 50 % aller Fälle verdichten und es kommt innerhalb von 5 Jahren zu einer **Kapselfibrose,** die aber problemlos mit einem Laser entfernt werden kann.

Was nach der Operation zu beachten ist

Um unbeabsichtigten Druck oder Reiben zu verhindern, wird das Auge in den ersten Tagen nachts mit einer festen Siebklappe abgeklebt. In den ersten Wochen nach einer Star-Operation ist das Innere des Auges gereizt. Diese Reizung wird mit kortisonhaltigen Augentropfen oder -salben, anfangs in Kombination mit Antibiotika, behandelt. In den ersten Wochen

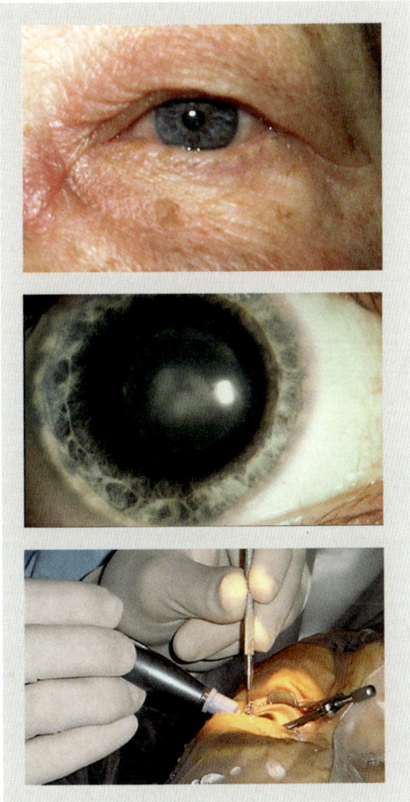

Oben: 75-jährige Patientin mit **beginnendem Grauem Star.** *In diesem Stadium ist die Sehleistung schon reduziert, was aber die Betroffenen oft nicht wahrnehmen (wollen).*
Mitte: 79-jähriger Mann mit **ausgeprägtem Grauem Star.** *Der Patient konnte nicht mehr lesen, sich aber im Alltag noch einigermaßen zurechtfinden. Nach der Kataraktextraktion meinte er, sich „wie neu geboren zu fühlen".*
Unten: Bei einer Katarakt-OP wird die getrübte, natürliche Linse entfernt und durch eine künstliche, klare Linse ersetzt. [RKL, ASL, WKY 1440]

nach der Operation muss der Patient Druckbelastungen, d.h. Bücken oder Tragen starker Lasten sowie anstrengende Tätigkeiten, völlig vermeiden. Eine Brillenkorrektur sollte frühestens 6 Wochen nach der Operation erfolgen, weil die Sehleistung innerhalb dieses Zeitraums noch schwankt ***(postoperativer Astigmatismus).***

Komplementärmedizin

Auch wenn die WHO der Akupunktur einen Stellenwert zur Behandlung des Grauen Stars einräumt [E05], stellt das Verfahren keine Alternative zur Operation dar. Gleiches gilt für die Homöopathie, die eine fortschreitende Trübung ebenfalls nicht verhindern kann.

Grüner Star

Häufigkeit: ■■■■□

Grüner Star *(Glaukom):* Schädigung des Sehnervs durch chronisch erhöhten Augeninnendruck. Der grüne Star verläuft anfänglich ohne Symptome, nur durch Früherkennungsuntersuchungen und eine den Augeninnendruck senkende Therapie kann Sehverlust vermieden werden. In den Industrienationen ist der Grüne Star die häufigste Erblindungsursache, in Deutschland sind etwa 800 000 Menschen daran erkrankt.

Leitbeschwerden

- Meist keine!
- Erst im späten Stadium: blinde Flecke, Ausfälle im Gesichtsfeld, meist punktuell oder bogenförmig und zunächst beschränkt auf den Randbereich des wahrgenommenen Bilds.

Im akuten Anfall:

- Harter Augapfel
- Schmerzhaftes rotes Auge
- Farbige Ringe um Lichtquellen, verschwommenes Sehen
- Übelkeit und Erbrechen.

Wann zum Arzt

In den nächsten 2 Tagen, wenn Sie Grüner-Star-Patient sind und Veränderungen auftreten.

Sofort, wenn Sie eine rasche ein- oder beidseitige Sehverschlechterung mit Augen- oder Kopfschmerzen bemerken und sich das Auge hart anfühlt; begeben Sie sich, wenn möglich, gleich in eine Augenklinik.

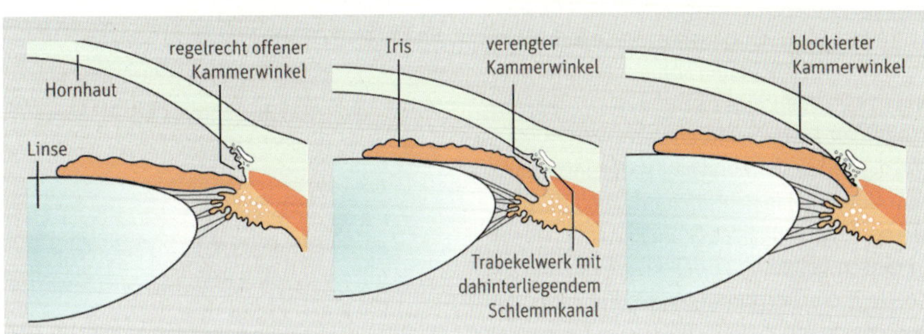

Der Grüne Star entsteht aufgrund der fortschreitenden Verschlechterung des Kammerwasserabflusses durch einen immer enger werdenden Kammerwinkel. Das Bild zeigt (von links nach rechts) einen mit 20°–45° regelrecht offenen Kammerwinkel, einen auf 10° verengten Kammerwinkel mit drohender Verschlussgefahr und einen geschlossenen Kammerwinkel mit 0°. [GTV 1441]

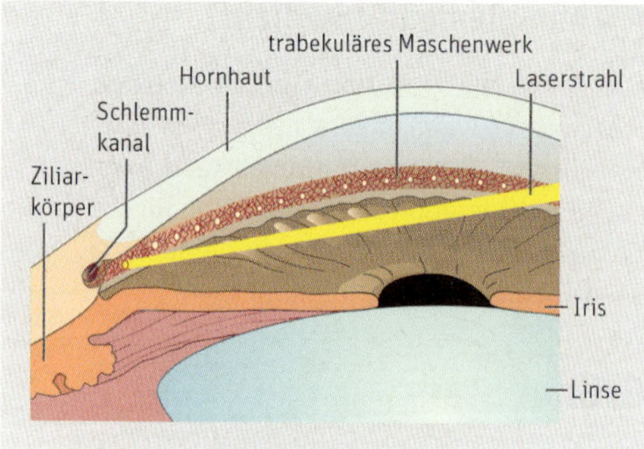

Therapie des Grünen Stars. Bei der **Argon-Laser-Trabekuloplastik** *werden in den Kammerwinkel etwa 50 bis 100 Laserschüsse platziert, damit das Kammerwasser wieder abfließen kann.*
[GTV 1442]

Die Erkrankung

Der Augeninnendruck liegt gewöhnlich zwischen 10 und 20 mmHg. Er steigt an, wenn der Abfluss des Kammerwassers behindert ist, z. B. durch einen zu engen Kammerwinkel, durch Ablagerungen oder sonstige Veränderungen im schwammartigen trabekulären Maschenwerk (→ S. 476) oder wenn zu viel Kammerwasser produziert wird.

Durch den zu hohen Augeninnendruck wird der Sehnerv geschädigt und stirbt ab. Dadurch entstehen Ausfälle im Gesichtsfeld, zunächst unbemerkt am äußeren Rand. Schreiten die Schädigungen weiter fort, entstehen immer größere Ausfälle, bis das Auge schließlich erblindet **(absolutes Glaukom).**

Folgende Formen des Grünen Stars lassen sich unterscheiden:

Primäres chronisches Offenwinkelglaukom *(POWG):* Es bleibt meist lange unerkannt und ist deshalb besonders gefährlich. Der Augeninnendruck ist mit 20–25 mmHg erhöht, der Kammerwinkel unverändert („Offenwinkel"), aber im trabekulären Maschenwerk finden sich Ablagerungen, die den Abfluss des Kammerwassers erschweren. In einem Drittel der Fälle findet sich bei sonst gleichen anatomischen Befunden ein Augeninnendruck unter 20 mmHg **(Normaldruckglaukom).** Früher hielt man Werte bis 20 mmHg für unbedenklich. Inzwischen weiß man, dass es auch Patienten gibt, bei denen es bei einem niedrigen Druck zu Schäden kommt. Andererseits gibt es Formen eines erhöhten Drucks, die lange Zeit keine Schäden verursachen *(okuläre Hypertension)* und erst spät zum Grünen Star führen. Man geht daher davon aus, dass bei der Entstehung des Grünen-Star-Schadens in diesen Fällen nicht der Augeninnendruck, sondern die Durchblutung des Sehnervs die entscheidende Rolle spielt.

Das POWG und das Normaldruckglaukom sind die häufigsten Formen des Grünen Stars.

Akutes Winkelblockglaukom *(Glaukomanfall):* Der Augendruck steigt plötzlich, Werte von über 50 mmHg sind häufig. Bei einem Auge mit einer flachen Vorderkammer bzw. einem engen Kammerwinkel ist der Abfluss des Kammerwassers anatomisch erschwert („Winkelblock"). Typischerweise entsteht ein akutes Winkelblockglaukom durch Pupillenerweiterung in dunkler Umgebung, in einer Schreck- oder Angstreaktion sowie beim abendlichen Fernsehen. Durch die plötzliche Pupillenweitstellung verlegt die Regenbogenhaut den Kammerwinkel, der Abfluss wird blockiert. Ein akutes Winkelblockglaukom kann auch durch eine medikamentöse Pupillenweitstellung ausgelöst werden. Daher beurteilt der Augenarzt vor jeder routinemäßigen Pupillenerweiterung mit der Spaltlampe die Tiefe der Vorderkammer.

Warnhinweis: Ein akutes Winkelblockglaukom ist ein Notfall und muss sofort medizinisch versorgt werden!

Der Augenarzt senkt mithilfe von Tabletten und/oder Infusionen den Augeninnendruck und verlegt den Patienten zur Operation in die Klinik.

Chronisches Winkelblockglaukom: Der Augeninnendruck ist mehr oder weniger permanent erhöht. Der Abfluss ist durch Verklebungen und Verwachsungen des Kammerwinkels erschwert.

Sekundäres Glaukom: Es entsteht als Folge anderer Erkrankungen, z. B. durch Retinopathie (→ S. 506) oder einen zentralen Netzhautvenenverschluss (→ S. 507). Auch einige Medikamente (Kortison, Antidepressiva) können ein akutes Winkelblockglaukom auslösen.

Das macht der Arzt

Der Augenarzt bestimmt den Augeninnendruck mithilfe der Tonometrie (→ S. 479) und beurteilt die vorderen Augenabschnitte mit der Spaltlampe. Die ***Kammerwinkeluntersuchung*** mit dem Kontaktglas zeigt, ob der Kammerwinkel eng oder normal gebaut ist. Mit der Gesichtsfelduntersuchung (→ S. 478) kann der Augenarzt das Ausmaß der Schäden an den Nervenfasern beurteilen. Die Ausfälle im Gesichtsfeld werden dokumentiert, um den Verlauf der Erkrankung festzuhalten und gegebenenfalls die Therapie zu ändern. Der Beurteilung des Sehnervs durch eine Spiegelung des Augenhintergrunds kommt eine besondere Bedeutung zu. Durch den Untergang der Nervenfasern verändert sich die Papille, ihre Schädigung ist meist einige Zeit vor den ersten Gesichtsfeldausfällen nachweisbar: Es wird eine immer deutlicher werdende Vertiefung und damit eine Verlegung der Gefäße sichtbar. Neuere Untersuchungsgeräte (z. B. Heidelberg-Retina-Tomographie, HRT) können diesen Prozess frühzeitig erkennen, die Kosten werden aber (noch) nicht von der Krankenkasse getragen.

Um den Augeninnendruck zu senken, werden Augentropfen mit unterschiedlichen Wirkmechanismen verwendet (→ Tabelle).

Je sorgfältiger die Tropfengabe und je zuverlässiger die Kontrollen durchgeführt werden, desto besser sind die Aussichten, das Augenlicht zu erhalten.

Therapie: In 90 % der Fälle senkt die Einzelgabe oder die Kombination mehrerer Präparate den Augeninnendruck. Ansonsten wird eine Laserbehandlung oder eine Operation durchgeführt.

Argon-Laser-Trabekuloplastik *(ALT):* Im Kammerwinkel werden mit dem Laserstrahl 50 bis 100 kleine Laserherde gesetzt. Diese vernarben, wodurch sich das umliegende Trabekel-

Wirkstoff	Wirkmechanismus
Betablocker: Timolol (z. B. Arutimol®), Betaxolol (z. B. Betoptima®), Levobunolol (z. B. Vistagan® Liquifilm), Metipranolol (z. B. Betamann®)	Senken die Produktion des Kammerwassers
Carboanhydrasehemmer: Brinzolamid (Azopt®), Dorzolamid (Trusopt®)	Senken die Produktion des Kammerwassers, können die Durchblutung der Sehnerven verbessern
Alpha-Agonisten: Brimonidin (z. B. Alphagan®), Clonidin (z. B. Clonid-Ophthal®)	Senken die Produktion des Kammerwassers, verbessern den Abfluss des Kammerwassers, neuroprotektive Wirkung (Schutz der Nervenzellen)
Prostaglandine: Latanoprost (z. B. Xalatan®) Bimatoprost (z. B. Lumigan®)	Verbessern den Abfluss des Kammerwassers

Medikamente zur Senkung des Augeninnendrucks

werk zusammenzieht und die Zwischenräume gedehnt werden, durch die das Kammerwasser besser abfließen kann. Diese Behandlung wird ambulant durchgeführt und ist schmerzfrei. Sie hält etwa 1–2 Jahre vor und kann mehrmals wiederholt werden.

Hinterkammer-Vorderkammer-Shunt: Um Druckdifferenzen zwischen vorderer und hinterer Augenkammer auszugleichen (z. B. beim akuten Winkelblockglaukom) wird ein Shunt (Verbindung) zwischen beiden Kammern angelegt, durch die das Kammerwasser abfließen kann:

Bei der **YAG-Laseriridotomie** wird mit einem Laser ein kleines Loch in die Regenbogenhaut (Iridotomie) gestanzt, ohne das Auge zu eröffnen. Diese Behandlung wird nicht wiederholt. Die **Iridektomie** wird bei einem akuten Winkelblockglaukom angewandt. Unter Vollnarkose oder örtlicher Betäubung wird das Auge eröffnet und mit einem Schnitt eine Regenbogenhaut-Ausschneidung (Iridektomie) durchgeführt.

Fistulierender Eingriff *(filtrierender Eingriff)*: Durch ein Loch in der Lederhaut wird ein zusätzlicher Kammerwasserabfluss geschaffen. Das Kammerwasser fließt von der Vorderkammer am trabekulären Maschenwerk vorbei, unter der Bindehaut bildet sich ein kleines Depot („Sickerkissen"). 80–85 % der fistulierenden Eingriffe senken den Augeninnendruck dauerhaft.

Komplementärmedizin

In der Akutbehandlung eines Winkelblockglaukoms mit hohen Augeninnendruckwerten hat die Komplementärmedizin keinen Platz. Der damit verbundene Zeitverlust könnte das Augenlicht kosten!

- Einige Therapeuten empfehlen Akupunktur zur Verbesserung der Durchblutung und zur Senkung eines mäßig erhöhten Augeninnendrucks [E06] – die Wirksamkeit ist bis lang nicht nachgewiesen.
- Die Homöopathie empfiehlt die Konstitutionstherapie zur Regulierung eines erhöhten Augeninnendrucks, die Wirkung ist aber nicht belegt.

Vorsorge

Ab dem 40. Lebensjahr steigt die Wahrscheinlichkeit deutlich, an einem Grünen Star zu erkranken. Daher empfiehlt der Berufsverband der Augenärzte Deutschlands allen Personen über 40 Jahren, jährlich eine Vorsorgeuntersuchung wahrzunehmen.

IGeL-Hinweis: Die **Früherkennung des Grünen Stars** *(Glaukom-Vorsorgeuntersuchung)* wird nicht von den Krankenkassen bezahlt (was von Experten heftig kritisiert wird → S. 290). Sie kostet ~ 20 Euro.

i Aktuell: www.gesundheit-heute.de/14x05

- **www.augeninfo.de** – Website des Berufsverbands der Augenärzte Deutschlands e. V. (BVA, Düsseldorf): Unter der Rubrik „Patienten und Besucher" finden Sie viele Informationen zum Glaukom und dessen Früherkennung.
- **www.dgk.de** – Internetseite des Deutschen Grünen Kreuzes e. V., Marburg: Für das Suchwort „Glaukom" werden Ihnen zahlreiche Informationen angezeigt, so auch die wöchentliche Glaukom-Hotline.
- I. Strempel: **Keine Angst vor Grünem Star.** Ein Buch für Patienten: Ursachen – Hintergründe – Begleittherapie. KVC Verlag, 2006. Medizinisch fundierter Ratgeber mit Fokus auf Naturheilkunde und Entspannungsmethoden.

Netzhautablösung

Häufigkeit:

Netzhautablösung *(Ablatio retinae, Amotio retinae)*: Ablösung der lichtempfindlichen Schicht der Netzhaut von dem darunterliegenden Pigmentepithel. Die Netzhautablösung führt zu Gesichtsfeldausfällen und schreitet unbehandelt bis zur Erblindung des Auges fort, daher werden abgelöste Netzhautpartien möglichst frühzeitig gelasert.

Leitbeschwerden

- Frühsymptome: Sehen von Lichtblitzen, helles Flimmern (meist einseitig und im Dunkeln deutlicher als im Hellen), viele dunkle Punkte („Rußregen"), Spinngewebe
- Bei bereits vorhandener Ablösung: Auftreten einer Mauer oder eines Schattens in dem der abgelösten Netzhautpartie entsprechenden Teil des Gesichtsfelds
- Wenn der gelbe Fleck (Makula) betroffen ist: unscharfes, verzerrtes und erschwertes Sehen
- Keine Schmerzen, allenfalls Kopfschmerzen, wenn das Sehen mühsamer wird.

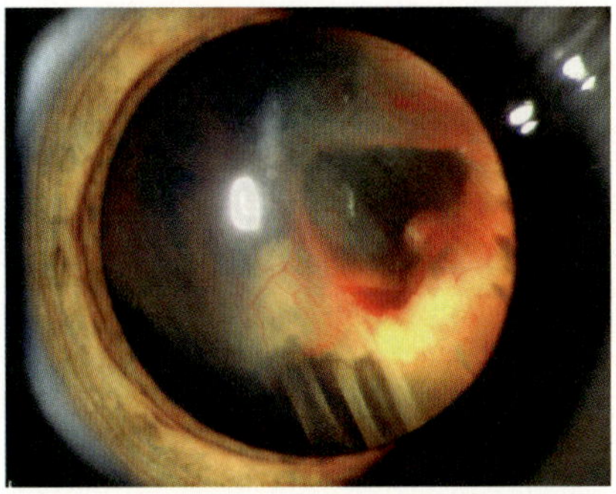

Mithilfe einer Spaltlampe und eines Kontaktglases kann der Augenarzt auch die Netzhaut untersuchen. Im gezeigten Fall ist eine stellenweise Ablösung deutlich erkennbar. [WKY 1443]

Wann zum Arzt

Am nächsten Tag, wenn die genannten Frühsymptome auftreten.

Sofort, wenn Sie schwarze Schatten, eine Wand oder einen Vorhang wahrnehmen oder die Sehschärfe plötzlich deutlich schlechter ist (am Wochenende oder in der Nacht die nächste Augenklinik aufsuchen).

Die Erkrankung

Die Netzhaut besteht anatomisch aus zwei Schichten: der lichtempfindlichen Rezeptorschicht und dem Pigmentepithel. Das Pigmentepithel ist zwar mit der darunterliegenden Aderhaut fest verwachsen, mit der lichtempfindlichen Rezeptorschicht aber nur im Bereich des Sehnervaustritts und am Ziliarkörper. An den übrigen Stellen wird der enge Kontakt zwischen beiden Schichten durch den Augeninnendruck gewährleistet. Lösen sich Rezeptorschicht und Pigmentepithel voneinander, werden die Zellen der Rezeptorschicht nicht mehr ausreichend mit Sauerstoff und Nährstoffen versorgt und sterben ab. Unbe-

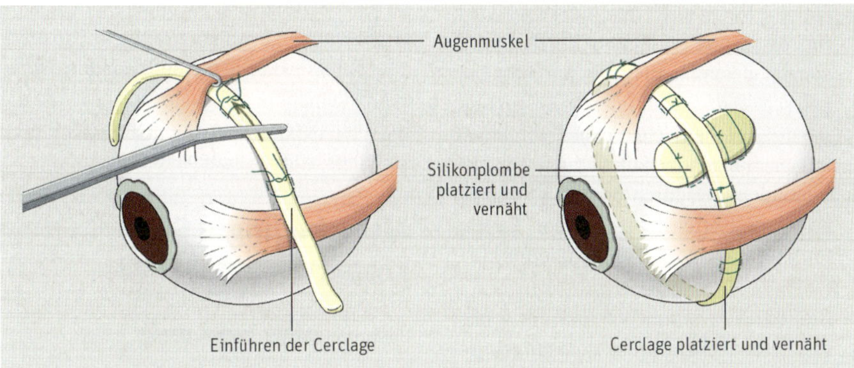

Bei stärkergradigen Netzhautablösungen hat sich die Anlage von Plomben oder Bändern aus Silikon **(Cerclage)** *bewährt. Die Abbildung zeigt links als ersten Schritt die Anlage einer Cerclage parallel zu den Augenbrauen und rechts einer weiteren in Scheitelrichtung. Übrigens: Cerclagen aus Silikon können lebenslang im Auge verbleiben.* [GRA 1444]

handelt schreitet die Ablösung weiter, bis die gesamte Netzhaut betroffen ist: Es droht die Erblindung. Sobald die Makula, die Stelle des schärfsten Sehens (→ S. 477), mit betroffen ist, fällt die Sehleistung stark ab.

Rissbedingte Netzhautablösung ***(rhegmatogene Ablatio):*** Bei starker Kurzsichtigkeit oder nach einer Augapfelprellung entstehen kleinste Risse, durch die Glaskörperflüssigkeit eindringt, die sich wie ein Keil zwischen die beiden Schichten schiebt. Risse sind die häufigste Ursache einer Netzhautablösung.

Zugbedingte Netzhautablösung ***(Traktionsablatio):*** Durch krankhaft veränderte Glaskörperstrukturen, z. B. im Rahmen einer Retinopathie (→ S. 506) oder einer vorangegangenen Netzhautablösung, bilden sich Verwachsungs- und Narbenstränge, die durch Schrumpfung an der Netzhaut ziehen und so zur erneuten Ablösung der Netzhaut führen.

Flüssigkeitsbedingte Netzhautablösung ***(exsudative Ablatio):*** Bei einigen Krebserkrankungen (malignes Melanom → S. 1097, Leukämien → S. 1040), Aderhaut- oder Netzhautentzündungen sowie Bluthochdruck gelangt Flüssigkeit aus geschädigten Gefäßen zwischen die Netzhautschichten, wodurch eine Netzhautablösung verursacht wird.

Noch vor 50 Jahren führte eine Netzhautablösung zur Erblindung des Auges oder zumindest zu einer starken Beeinträchtigung der Sehleistung. Neue Operationstechniken und der Einsatz moderner Laser haben die Behandlungsergebnisse deutlich verbessert.

Das macht der Arzt

Die Diagnose stellt der Augenarzt durch Spiegelung des Augenhintergrunds bei weit gestellten Pupillen.

Fast jede Netzhautablösung muss operativ behandelt werden.

- Kleinere **Netzhautlöcher und -risse,** durch die es nur zu kleinsten Netzhautablösungen gekommen ist, werden ambulant gelasert: Die Laserstrahlen bewirken rund um den Netzhautdefekt eine Verbrennung mit nachfolgender Entzündung und Narbenbildung. Dadurch wird die Netzhaut an den gelaserten Stellen mit dem Pigmentepithel verklebt *(Laserkoagulation)* und kann sich nicht mehr weiter lösen.
- Größere Netzhautlöcher und -risse oder weiter fortgeschrittene Ablösungen der Netzhaut müssen operativ in einer Augenklinik behandelt werden. Eine Wiederanlagerung des Pigmentepithels an die abgehobene Netzhaut wird durch Eindellen des Auges, d. h. von außen nach innen, herbeigeführt. Dabei näht der Augenarzt von außen auf die Lederhaut eine Silikonplombe oder ein Silikonband *(Cerclage)* auf, durch die die abgelösten Stellen aufeinander gepresst werden. Anschließend vereist er die betroffenen Netzhautpartien von außen mit einem Kältestab (Kryosonde) oder koaguliert („verbrennt") sie von innen mit Laserstrahlen.
- Reichen diese Maßnahmen nicht aus, wird eine **Vitrektomie** durchgeführt und die Wiederanlagerung von innen nach außen herbeigeführt. Bei der Vitrektomie werden sehr feine Instrumente in den Augapfel eingeführt und Teile des Glaskörpers bzw. der gesamte Glaskörper entfernt. Anschließend wird der Augapfel mit einem schwer resorbierbaren Gas oder einem Silikonöl gefüllt, um die Netzhaut wieder an das Pigmentepithel anzulegen.

Was nach der Operation zu beachten ist

In den ersten Wochen verträgt die Netzhaut keine Erschütterungen und plötzlichen Druckbelastungen: Vermeiden Sie Bücken und das Tragen starker Lasten. Wurden Sie mit einem Gas behandelt, dürfen Sie nicht fliegen oder auf Berge steigen, da der veränderte Luftdruck das Gas beeinflusst.

Auf Sportarten wie Squash, Bungee-Jumping, Fallschirmspringen, Boxen oder Tauchen muss wegen der kurzfristigen Druckbelastungen lebenslang verzichtet werden.

Um eine weitere Netzhautablösung rechtzeitig zu erkennen, sind regelmäßige Kontrollen – erst alle 3 Monate, dann jährlich – nötig.

Vorsorge

Große Risikofaktoren für eine Netzhautablösung sind starke Kurzsichtigkeit (ab –5 dpt), eine vorangegangene Star-Operation, frühere Augenverletzungen, eine bereits abgelaufene Netzhautablösung am anderen Auge, eine familiäre Neigung, entzündliche Prozesse oder Tumoren sowie die Retinopathie. In diesen Fällen sollte der Augenarzt jährlich die Netzhaut untersuchen – bei schon sichtbaren ersten Netzhautschäden alle 3 Monate.

Altersbedingte Glaskörperveränderungen

Häufigkeit: ■■■□□

Altersbedingte Glaskörperveränderungen: Inkomplette oder komplette Ablösung des Glaskörpers **(Glaskörperabhebung)** von der Unterlage, meist ohne Symptome oder mit dem Sehen von **Mouches volantes** *(„fliegenden Mücken")* verbunden. Bei einer inkompletten Glaskörperabhebung besteht die Gefahr einer Glaskörpereinblutung oder einer Netzhautablösung.

Leitbeschwerden

- Sehen von kleinen schwarzen Punkten, Fädchen, Flusen oder Mücken („Mouches volantes"), oft tauchen sie ganz plötzlich beim Lesen auf oder beim Blick gegen einen hellen Hintergrund
- Wahrnehmen von Lichtblitzen.

Wann zum Arzt

In derselben Woche, wenn Sie erstmalig etwas sehen, was außerhalb Ihres Auges nicht existiert (um sehr viel seltenere krankhafte Ursachen auszuschließen).

Heute noch, wenn Sie Lichtblitze sehen, weil sich möglicherweise eine Netzhautablösung (→ S. 503) ankündigt.

Sofort, wenn Mouches volantes plötzlich in dichten Schwärmen auftreten, es besteht die Gefahr einer Netzhautblutung.

Die Erkrankung

Der Glaskörper besteht zu 98 % aus Wasser und zu 2 % aus Hyaluronsäure, an die das Wasser gebunden ist, und einem Kollagengerüst, das für die Stabilität des Glaskörpers sorgt.

Alterungsprozesse führen zu Ablagerungen im Glaskörper und die Kollagenfasern verklumpen. Dadurch bilden sich wassergefüllte Spalten und Lakunen („der Glaskörper verflüssigt sich") und die darin umherschwimmenden festen Strukturen werden bei Augenbewegungen als sich bewegende Schatten, Fädchen oder Flusen wahrgenommen. Diese Mouches volantes können durchaus stören, sind aber nicht therapiebedürftig.

Schreitet die „Verflüssigung" voran, hebt sich Glaskörpers ganz oder teilweise von seiner Unterlage ab, entsprechend als **inkomplette Glaskörperabhebung** oder **komplette Glaskörperabhebung** bezeichnet.

Bei der inkompletten Glaskörperabhebung bleiben Verbindungen zwischen der Glaskörpergrenzschicht und der Netzhaut bestehen. Bei Bewegungen kommt es dann zu Zugkräften auf die Netzhaut. Der Betroffene bemerkt dies als Lichtblitze. Sobald der Glaskörper vollständig abgelöst ist, verschwinden die Lichtblitze wieder. Bei einer inkompletten Glaskörperabhebung kann aber die Netzhaut einreißen und es kommt zu einer Netzhautablösung (→ S. 503) und auch zu einer Glaskörpereinblutung (→ S. 505).

Der Augenarzt untersucht den Glaskörper mit Spaltlampe und Kontaktglas und betrachtet den Augenhintergrund. Bei komplizierten zugbedingten Netzhautablösungen ist eine Vitrektomie (→ S. 504) nötig.

Selbsthilfe

Solange den Mouches volantes oder den herumschwirrenden Flusen keinerlei Beachtung geschenkt wird (vorausgesetzt, es ist gesichert, dass sie harmlos sind), lernt das Gehirn, sie zu unterdrücken.

Glaskörpereinblutungen

Häufigkeit:

Glaskörpereinblutungen: Einblutung in den Glaskörperraum infolge einer Verletzung, einer (altersbedingten) Glaskörperabhebung, einer Retinopathie oder eines zentralen Netzhautvenenverschlusses. Die verminderte Transparenz des Glaskörpers führt zu einer Sehverschlechterung bis hin zum Verlust der Sehleistung.

Leitbeschwerden

- Plötzliches Sehen von schwarzen Schatten, einem Mückenschwarm oder Rußregen
- Visusminderung.

Das macht der Arzt

Der Augapfel wird mit einem Augenspiegel oder einem Kontaktglas untersucht, bei stärkeren Blutungen ist eine Ultraschalluntersuchung nötig.

Die Behandlung richtet sich nach den Ursachen. Sollten sich Glaskörpereinblutungen auch nach 2–3 Monaten nicht von allein auflösen, wird der Augenarzt zu einer Entfernung des Glaskörpers (→ S. 504) raten.

Glaskörperentzündung und andere Entzündungen des Augeninneren

Häufigkeit:

Entzündungen des Augeninneren einschließlich des Glaskörpers hauptsächlich nach Operationen oder Verletzungen; je nach beteiligten Strukturen **Glaskörperentzündung** ***(Vitritis)*** oder **Uveitis** ***(Entzündung von Aderhaut, Regenbogenhaut und Ziliarkörper)*** genannt. Charakteristisch ist die Sehverschlechterung und ein tiefer, dumpfer Augenschmerz. Die Beschwerden setzen plötzlich ein. Nur wenn Pilze der Erreger sind, beginnen sie schleichend über Tage bis Wochen.

Bei aggressiven Erregern droht unbehandelt innerhalb weniger Stunden die Erblindung. Entsprechend ist die Therapie aggressiv und erfolgt über alle „Kanäle": lokal am Auge, systemisch mit Tabletten oder intravitreal (in den Glaskörper hinein), gegebenenfalls wird eine Vitrektomie (→ S. 504) durchgeführt.

Die Uveitis ist eine oft chronisch und in Schüben verlaufende Entzündung der Aderhaut. Ihre Ursachen sind weitgehend unerkannt, Autoimmunprozesse werden verantwortlich gemacht. Die Therapie ist langwierig; es kommen Kortison (als Tabletten oder Infusionen) und Immunsupressiva zum Einsatz. Dennoch entstehen durch die Vernarbungen der Aderhaut zum Teil große Sehverluste.

Altersbedingte Makuladegeneration

Häufigkeit:

Altersbedingte Makuladegeneration ***(AMD):*** Fortschreitender Untergang der Sehsinneszellen an der Stelle des schärfsten Sehens der Netzhaut (gelber Fleck → S. 477) durch Anhäufung von Ablagerungen und Durchblutungsstörungen. Diese Erkrankung ist die häufigste Ursache schwerer Sehbehinderungen bei über 65-Jährigen.

Leitbeschwerden

- Unscharfes Sehen
- Verzerrtes oder welliges Sehen, besonders auffällig bei Gittern
- Grauer Fleck, später Sehverlust in der Mitte, außen erhaltene Sehkraft.

Die Erkrankung

Bei älteren Menschen sammelt sich „Zellmüll" zwischen den Sehsinneszellen an. Dadurch werden die Zellen im Bereich der Makula geschädigt. Diese **trockene Makuladegeneration** ist die häufigste Form (85 %), sie kann über Monate oder Jahre bei einer annehmbaren Sehschärfe stabil bleiben, aber auch jederzeit in die seltenere (15 %), aber wesentlich gefährlichere, feuchte Form übergehen.

Bei der **feuchten Makuladegeneration** führen Durchblutungsstörungen zu Gefäßneubildungen im Bereich der Makula. Durch Löcher im Pigmentepithel wuchern „minderwertige wilde" Gefäße aus der Aderhaut unter die Netzhaut. Aus diesen Gefäßen tritt Blutserum und im späteren Stadium Blut aus. Die Netzhaut schwillt an (sie wird „feucht"), es kommt

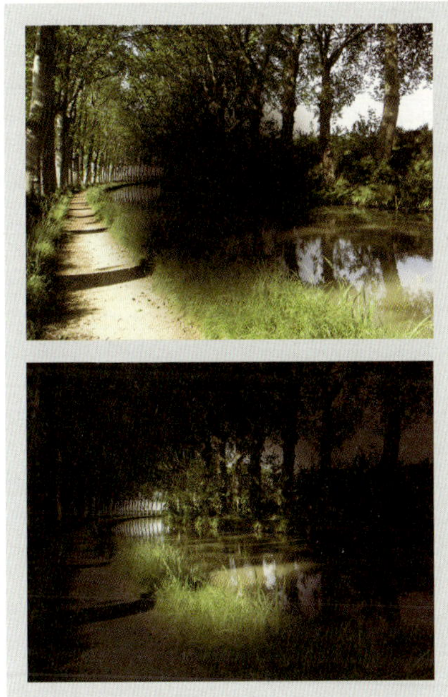

Gesichtsfeldausfall bei altersbedingter Makuladegeneration (oben) und beim Grünen Star (unten). [ASL 1445]

zu verzerrtem, welligem Sehen und langfristig zu einer Zerstörung der Sehsinneszellen und einem zunehmenden zentralen Gesichtsfeldausfall.

Das macht der Arzt

Die Diagnose erfolgt durch Spiegelung des Augenhintergrunds, eine Fluoreszenzangiografie (Darstellung der Netzhautgefäße) und einen speziellen Sehtest, das **Amsler-Netz:** Liegt eine Makuladegeneration vor, nimmt der Patient ein Gittermotiv mit Verzerrungen und welligen Linien wahr. Der Test eignet sich auch als Selbsttest.

Hochdosierte Gaben von Vitamin C, E oder Beta-Karotin bieten die Chance, die trockene Makuladegeneration zu verlangsamen. Bei der feuchten Makuladegeneration können Lasertherapien das Sehvermögen stabilisieren. Letztere zerstören aber auch gesunde Netzhautareale, daher kommen sie nur in sehr abgegrenzten Fällen zur Anwendung. Die **photodynamische Therapie** ***(PDT)*** stellt in einigen Fällen eine weitere Behandlungsmöglichkeit dar: Dabei erhält der Betroffene über die Armvene einen lichtaktivierbaren Farbstoff, der sich in den neu gebildeten undichten Gefäßen anreichert. Anschließend zerstört der Augenarzt diese Strukturen mit einem auf den Farbstoff abgestimmten Laser. So bleiben gesunde Netzhautareale intakt.

Seit kurzem stehen zwei sehr wirkungsvolle Medikamente, Lucentis® und Avastin®, zur

Verfügung, die gezielt die Gefäßwucherungen bei der feuchten Makuladegeneration stoppen – sie heißen **Anti-VEGFs** ***(Anti-Vascular Endothelial Growth Factor, Gefäß-Wachstumsfaktor-Hemmer).*** Studien zeigen eine Erfolgsquote von 70 %, in manchen Fällen gelingt sogar eine Sehverbesserung. Beide Medikamente kommen vom selben Hersteller, unterscheiden sich chemisch kaum (Lucentis® ist ein leicht verändertes Spaltprodukt von Avastin®) und wirken nach allem, was bislang bekannt ist, gleich. Bei Zulassung und Preis gibt es jedoch deutliche Unterschiede: Lucentis® kostet pro Spritze 200–400 €. Das für verschiedene Krebse, jedoch nicht für die AMD zugelassene Avastin® gibt es dagegen schon für 50–60 € pro Injektion (jeweils zuzüglich Arzthonorar). Der Hersteller Genentech wird heftig dafür kritisiert, dass er für die AMD-Therapie einen vielfach höheren Preis durchsetzen möchte. Schließlich muss die Behandlung mit Lucentis® bis zu 10 Mal wiederholt werden und belastet so erheblich die Krankenversicherungen.

! Als Patient mit entsprechender Diagnose haben Sie in Deutschland derzeit Anspruch auf das teurere Medikament Lucentis®. Für die Arzthonorare übernehmen bislang nur wenige Krankenkassen die vollständigen Kosten. Klären Sie deshalb vorab, welche Anteile die Kasse in welcher Höhe übernimmt.

Die Behandlung wird ambulant in einer operativ ausgerichteten Augenarztpraxis oder einer Augenklinik durchgeführt und nimmt 2–3 Stunden in Anspruch – die eigentliche Injektion dauert nur Minuten. Der Arzt säubert das Auge und betäubt es kurz mit Tropfen bzw. Gel. Dann injiziert er das Medikament mit einer kleinen Spritze direkt in den Glaskörper. Die Therapie gilt als sehr sicher. In seltenen Fällen gelangen durch die Injektion Luftbläschen in den Glaskörper (Mouches volantes → S. 504), die für einige Tage im Sichtfeld stören, aber dann wieder verschwinden.

Komplementärmedizin

- In der so genannten ARED-Studie konnte in den 1990er-Jahren das Fortschreiten der Makuladegeneration durch Gaben von Vitaminen und Mineralien signifikant vermindert werden. Das risikobehaftete Beta-Karotin wird in neuester Zeit ersetzt durch Lutein, gegebenenfalls auch Zeaxanthin (Pflanzenfarbstoffe).
- Einige Therapeuten bieten Akupunktur als Begleitmaßnahme bei der Behandlung einer altersbedingten Makuladegeneration an – ob dies ein Fortschreiten der Krankheit verhindern kann, ist noch nicht belegt.

Vorsorge

Tragen Sie eine Sonnenbrille! UV-Licht und die blauwelligen Lichtanteile fördern die Entstehung einer Makuladegeneration. Die Gläser sollten einen Blaufilter (Blueblocker) enthalten.

Sehnerventzündung

Häufigkeit: ■■□□□

Sehnerventzündung *(Neuritis nervi optici):* Entzündliche Erkrankungen des Sehnervs, entweder im Auge **(Papillitis)** oder hinter dem Auge **(Retrobulbärneuritis)** oder mit Beteiligung der Netzhaut in der Umgebung der Papille **(Neuroretinitis).** Meist bleibt die eigentliche Ursache unklar. Die Sehnerventzündung kann jedoch im Rahmen von Autoimmun- und Systemerkrankungen, Infektionen oder Vergiftungen auftreten.

Bei 75 % der Sehnerventzündungen bleibt die Ursache ungeklärt, mit Ausnahme der Retrobulbärneuritis: Sie ist in 30 % Frühsymptom der Multiplen Sklerose (→ S. 1135); hauptsächlich sind Frauen betroffen, vor allem zwischen 20 und 45 Jahren.

Leitbeschwerden

- Schmerz hinter dem Auge, der sich bei Augenbewegungen oder Druck auf den Augapfel verstärkt, oder Kopfschmerzen
- Rasche, meist einseitige Sehverschlechterung bis hin zur Erblindung
- Blinde Stelle in der Mitte eines Auges (zunehmendes *Zentralskotom)*
- Erheblich gestörtes Farbsehen, Farben werden dunkler und matter wahrgenommen, Kontraste schlechter (Nebel).

Das macht der Arzt

Bei der Spiegelung des Augenhintergrunds zeigt sich dem Augenarzt bei einer Papillitis eine geschwollene und stark durchblutete Papille, der Papillenrand ist unscharf. Handelt es sich um eine reine Retrobulbärneuritis, ist der Papillenbefund dagegen unauffällig: „Der Patient sieht nichts, der Augenarzt auch nicht."

Eine Sehnerventzündung führt im betroffenen Auge zu einer **Störung der Pupillenreaktion.** Normalerweise verengen sich beide Pupillen gleichmäßig, unabhängig davon, auf welches Auge Licht fällt. Bei der Sehnerventzündung fällt die Verengung unterschiedlich stark aus. Beim **Swinging-Flashlight-Test** prüft der Augenarzt diese Reaktion, indem er dem Patienten in einem verdunkelten Raum nacheinander in beide Augen leuchtet. Das betroffene Auge reagiert schwächer und langsamer als das andere.

! Bei der Retrobulbärneuritis besteht immer der Verdacht auf eine Multiple Sklerose. Daher überweist der Augenarzt den Patienten zum Neurologen.

Eine intravenöse und orale Kortison-Stoßtherapie (mit hohen Dosen) beschleunigt das Abklingen der Entzündung, hat aber keinen Einfluss auf das endgültige Sehvermögen. Es kann eine Spontanbesserung innerhalb von 4 Wochen eintreten, häufig findet der Arzt jedoch eine Abblassung der Papille als Zeichen eines **Sehnervenschwunds** ***(Optikusatrophie),*** der mit einem Nachlassen der Sehschärfe oder Gesichtsfeldeinschränkungen verbunden ist.

Komplementärmedizin

Akupunktur (→ S. 1249) kann den Verlauf günstig beeinflussen.

Die Homöopathie (→ S. 1251) bietet eine Konstitutionsbehandlung zum Abklingen der Entzündung an.

Netzhautveränderungen bei Diabetes mellitus

Häufigkeit: ■■■■■

Netzhautveränderungen bei Diabetes [mellitus] *(diabetische Retinopathie):* Chronische, durch Diabetes ausgelöste Durchblutungsstörung der Netzhaut. Dazu gehören **Mikroaneurysmen,** kleinste sackförmige Gefäßaussackungen, Mikroinfarkte und Gefäßneubildungen.

Gefürchtete Folgen sind ein **Makulaödem,** eine Aufquellung des gelben Flecks, eine Glaskörpereinblutung (→ S. 505) oder eine Netzhautablösung (→ S. 503). In den Industrieländern die häufigste Erblindungsursache im erwerbsfähigen Alter. Wichtig für die Prognose ist die Früherkennung.

Leitbeschwerden

Alle erst im Spätstadium:

- Verschlechterung des Sehvermögens
- Sehen von Schatten, eines Vorhangs oder Balkens, der sich vor das Auge schiebt
- Wahrnehmen von Lichtblitzen, Funkenschauern, Rußregen
- Verzerrtsehen
- Plötzliche Erblindung.

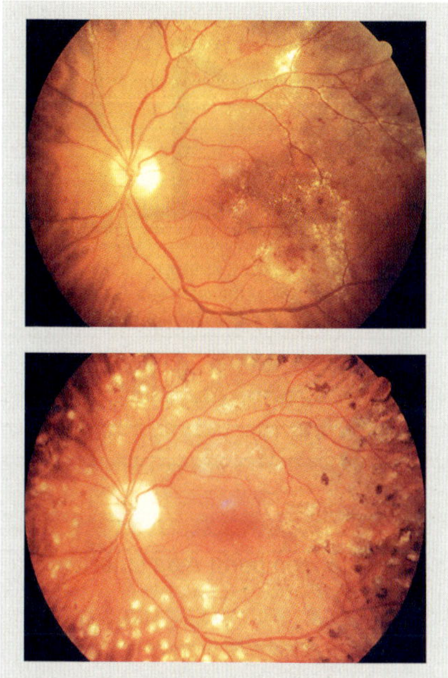

Netzhautveränderungen bei Diabetes
Oben: Typische flockig-blassgelbe Flecke (Cotton-wool-Herde). Durch die brüchigen Gefäße treten Stoffwechselprodukte aus, die als weiße Ablagerungen (harte Exsudate) sichtbar werden. Unten: Nach der Lasertherapie sind die weißlich-bräunlichen Laserherde zu erkennen. [GTV 14448]

Die Erkrankung

Über 90 % der Patienten mit einem Diabetes Typ 1 (→ S. 758) und 60 % bei Typ 2 entwickeln eine Schädigung der Netzhaut. Besonders gefährdet sind Diabetiker mit Bluthochdruck sowie hohen Blutfettspiegeln. Die Wände der kleinsten Netzhautgefäße (Kapillaren) verändern sich, es kommt zu lokalisierten sackförmigen Erweiterungen, den Mikroaneurysmen, und Verschlüssen der Gefäße. Die Mangelversorgung der Sehsinneszellen führt zu Mikroinfarkten der Nervenfaserschicht der Netzhaut. Die Kapillarwände werden zudem durchlässiger, sodass Flüssigkeit in das benachbarte Gewebe austritt. Im Bereich der Makula entsteht dann eine Schwellung (Makulaödem), die das Sehvermögen erheblich reduzieren kann. Um der Unterversorgung der Netzhaut entgegenzuwirken, setzt ein Reparaturmechanismus ein: Es werden neue Gefäße gebildet, die jedoch auch in den Glaskörper und später in andere Schichten des Auges einwachsen. Bei Gefäßneubildungen auf der Regenbogenhaut **(Rubeosis iridis)** besteht die Gefahr eines akuten Winkelblockglaukoms (→ S. 502). Auch sind die neuen Gefäße brüchiger und neigen zu Blutungen, der Patient nimmt plötzlich auftretende „dunkle Wolken" im Blickfeld wahr. Schließlich vernarben die aus der Netzhaut in den Glaskörper einwachsenden Gefäße, verkürzen sich und ziehen so die Netzhaut von ihrer Unterlage ab (zugbedingte Netzhautablösung → S. 504). Unbehandelt droht die Erblindung.

Das macht der Arzt

Die Feststellung, ob Lasertherapie notwendig ist, erfolgt mithilfe der Netzhautspiegelung und der Fluoreszenzangiografie. Eine frühzeitige Lasertherapie kann das Auftreten von Komplikationen weitgehend verhindern. Bei Glaskörperblutungen oder drohender zugbedingter Netzhautablösung wird eine Vitrektomie (→ S. 504) durchgeführt.

Eine medikamentöse Behandlung steht für Netzhautveränderungen bei Diabetes bislang nicht zur Verfügung.

Vorsorge

Am wichtigsten ist eine gute Einstellung des Blutzuckers. Regelmäßige augenärztliche Untersuchungen sind für die rechtzeitige Erkennung sich anbahnender Augenschäden von entscheidender Bedeutung. Bei einem bekannten Diabetes sollten jährliche Kontrollen durchgeführt werden. Bestehen bereits Netzhautveränderungen, sind engere Kontrollintervalle von 2–6 Monaten notwendig.

Netzhautarterienverschluss

Häufigkeit: ■□□□□

Netzhautarterienverschluss *(retinaler Arterienverschluss, Zentralarterienverschluss, ZAV):* Durchblutungsstörung in der zentralen Netzhautarterie oder einem ihrer Äste durch einen „abgeschossenen" Embolus (Näheres → S. 618) oder – selten – durch Entzündungsprozesse in den Kopfarterien, z. B. bei einer Arteriitis temporalis (→ S. 1010). Arterienverschlüsse haben eine sehr schlechte Prognose und führen in der Regel zur irreversiblen Erblindung.

Warnhinweis: Ein Verschluss der zentralen Netzhautarterie ist ein augenärztlicher Notfall und erfordert sofortiges therapeutisches Eingreifen.

Leitbeschwerden

- Schlagartige, einseitige Erblindung („wie ausgeknipst") bei einem Verschluss der Netzhautarterie
- Plötzlich einseitige Gesichtsfeldausfälle („schwarze Balken") bei einem Verschluss eines Arterienasts
- Nur selten begleitende Kopfschmerzen.

Die Erkrankung

Wenn durch einen Verschluss der **zentralen Netzhautarterie** *(Arteria centralis retinae)* die Netzhaut nicht mehr mit Sauerstoff versorgt wird, erblindet das betroffene Auge innerhalb von einer Stunde vollständig. Die Prognose ist besser, wenn nur ein Ast der Netzhautarterie betroffen ist.

Die Diagnose erfolgt durch die Spiegelung des Augenhintergrunds. Der Patient wird *sofort* in die Augenklinik eingewiesen, in der die Therapie mit Maßnahmen zur Blutverdünnung eingeleitet wird. Eventuell kann der Embolus durch eine Fibrinolyse (→ S. 700) aufgelöst werden.

Meist kann aber das Auge nicht gerettet werden. Entscheidend ist deshalb, das zweite Auge zu retten: Weitere Embolien müssen verhindert werden und die Grunderkrankung durch den Internisten (Herz-Kreislauf- und rheumatologische Diagnostik) und den Neurologen (Doppler-Sonographie der Halsschlagadern) geklärt und behandelt werden.

Netzhautvenenverschluss

Häufigkeit: ■□□□□

Netzhautvenenverschluss *(retinaler Venenverschluss, Zentralvenenverschluss, ZVV):* Thrombose (→ S. 736) der **zentralen Netzhautvene** *(Vena centralis retinae)* oder eines ihrer Seitenäste mit einseitiger, schmerzloser Sehverschlechterung. Meist sind lokale Blutgerinnsel (Thromben) an Stellen, an denen sklerotische Arterien die benachbarte Vene zusammendrücken der Auslöser. Ursache ist in der Regel die für die Arteriosklerose verantwortliche Grunderkrankung wie Diabetes oder Bluthochdruck. Die Prognose ist günstiger als bei einem Netzhautarterienverschluss, die Hälfte der Patienten behält nach einem Venenverschluss ein Sehvermögen von mindestens 50 %

Die Behandlung im akuten Stadium erfolgt durch einen Internisten mit blutverdünnenden Medikamenten und/oder Infusionen, um den Hämatokritwert (→ S. 1319) auf unter 38 % zu senken. Die Ursachen der Thrombose müssen geklärt und die Grunderkrankung behandelt werden.

In den Monaten nach einem Netzhautvenenverschluss kann sich durch Gefäßneubildungen ein sekundäres Glaukom (→ S. 502) entwickeln, deshalb sind monatliche Nachuntersuchungen erforderlich. Eventuell müssen die neu gebildeten Gefäße durch Laser verödet werden (Laserkoagulation → S. 504).

Buchteil IV – Erkrankungen und ihre Therapie

15

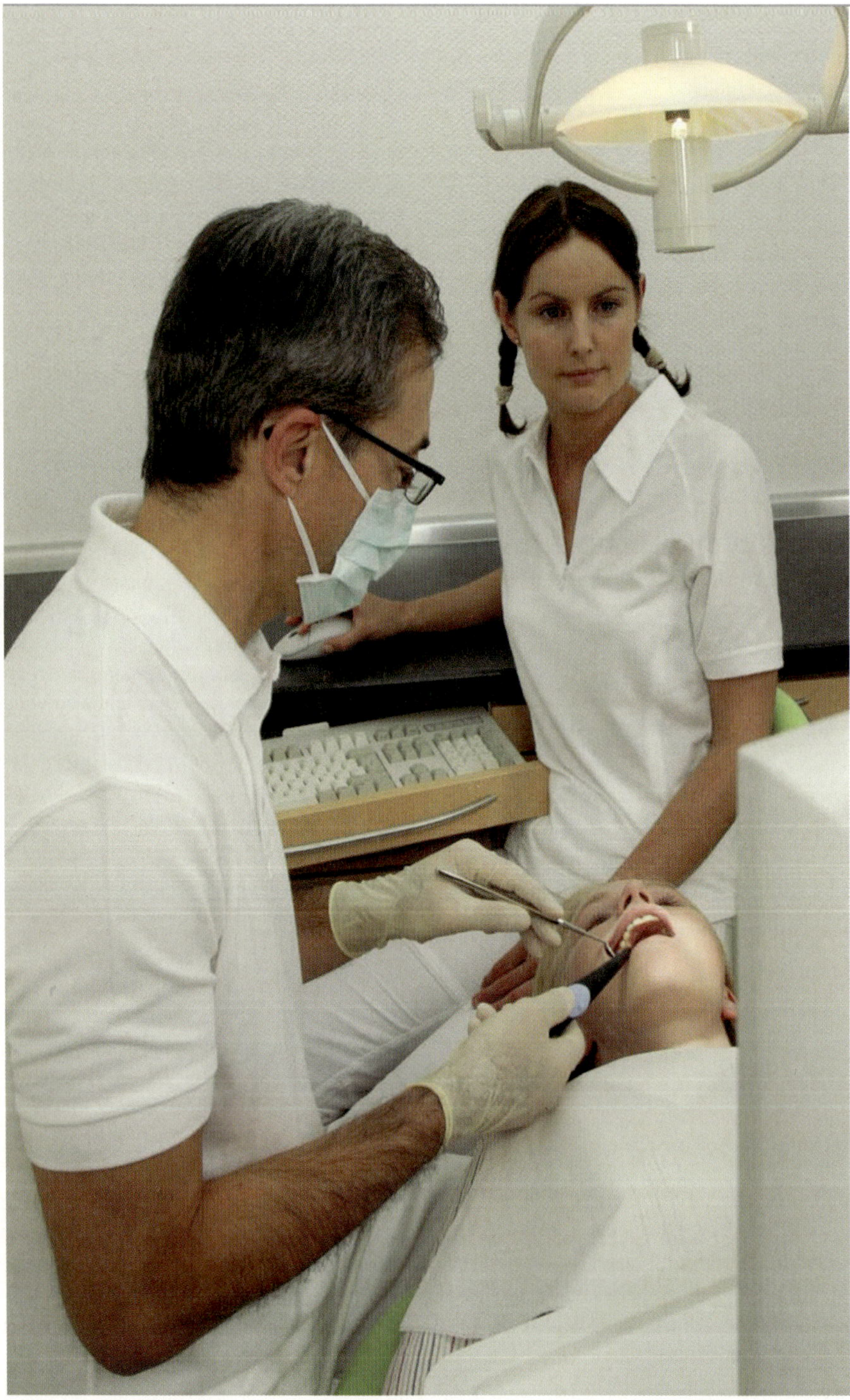

Mit den Zähnen beißt man sich durchs Leben. 18 Tonnen Nahrungsmittel kaut der Durchschnittsmensch in seinem Leben. Das sind umgerechnet 150 Schweine oder 15 Rinder oder 250 000 Eier der Gewichtsklasse L oder für Vegetarier ein Brot von fünf Kilometern Länge. Doch die Zähne dienen längst nicht nur zum Zerkleinern und Zermahlen der Nahrung. Sie sind Symbol geworden für Gesundheit und einen gepflegten Körper. Stolz darf sein, wer auch mit 50 noch mit einem entwaffnenden Lächeln punkten kann. Entsprechend sind auch unsere Ansprüche gewachsen – man möchte selbst im Alter zumindest auf den Schein schöner Zähne nicht verzichten. [KZV 1501]

Mund-, Zahn- und Kiefererkrankungen

In diesem Kapitel finden Sie

Einführung 509
Die zahnheilkundlichen Berufe 509
Aufbau und Funktion der Zähne 510
Das 1 x 1 der guten Zahnpflege 512
Hilfsmittel zur Mundhygiene 514
Der Besuch beim Zahnarzt.......... 515

Erkrankungen der Mundhöhle 519
Aphthen 519
Mundfäule 519
Mundsoor......................... 520
Chronische Mundschleimhautveränderungen 521
Mundgeruch...................... 521
Mundhöhlenabszesse............. 522
Speichelsteine.................... 523

Parodontologie 523
Zahnfleischentzündung 523
Parodontitis...................... 524

Zahn- und Zahnwurzelerkrankungen 526
Zahnbelag, Zahnstein und Zahnverfärbungen............. 526
Karies 527
Zahnfüllungen und Inlays........... 529
Sensible Zahnhälse und Zahnhalsdefekte 531
Zahnnerventzündung und Wurzelvereiterung............. 531
Retinierte und verlagerte Zähne sowie Weisheitszähne 533
Zahnunfälle 534

Kiefererkrankungen 535
Zahn- und Kieferfehlstellungen...... 535
Zahnspangen & Co................. 537
Fehlende oder überzählige Zähne.... 539
Kauschmerz 539
Zähneknirschen.................. 540
Kiefersperre...................... 540
Kieferklemme.................... 541
Kiefergelenkarthrose und Kiefergelenkarthritis.......... 541
Kieferzysten...................... 541

Zahnersatz 542
Festsitzender Zahnersatz........... 542
Herausnehmbarer Zahnersatz 543
Welcher Zahnersatz ist der Richtige? . 544
Pflege, Reparatur und Probleme mit Zahnersatz.................... 545

Ästhetische Zahnheilkunde 546
Zahnaufhellende Behandlung 546
Veneers.......................... 547
Zahnschmuck..................... 547

An anderer Stelle im Buch besprochen:

Akute Zahnschmerzen 20
Gesetzliche zahnärztliche Vorsorge .. 288
Lippen-Kiefer-Gaumenspalte 899

Einführung

Die zahnheilkundlichen Berufe

Insgesamt drei verschiedene Ärztegruppen kümmern sich um das Wohl der Zähne: Zahnärzte, Kieferorthopäden und Kieferchirurgen.

Die richtigen Ansprechpartner für alle Zahnprobleme sind die **Zahnärzte.** Sie kontrollieren die Mundhöhle und Zähne auf Erkrankungen und reinigen oder reparieren Zähne. Sie können auch Zahnersatz anfertigen (lassen) und kleinere chirurgische Eingriffe im Mund selbst durchführen. Wenn nötig, überweisen sie die Patienten an Spezialisten.

Kieferorthopäden sind auf die Vorbeugung und Behandlung von Form- und Funktionsstörungen an Zähnen und Kiefern spezialisiert. Sie diagnostizieren z. B. Fehlstellungen der Zähne und behandeln sie mit kieferorthopädischen Apparaten wie Schienen oder Zahnspangen. Teilweise fertigen sie diese Apparate auch selbst an.

Kieferchirurgen, oder ganz korrekt ***Mund-Kiefer-Gesichtschirurgen,*** sind Zahnärzte mit einer Zusatzausbildung. Sie führen Operationen an Mund, Zähnen und Kiefern durch (stellen aber keine Füllungen oder Prothesen her). Das fängt beim Entfernen von Weisheitszähnen an und geht über Kieferoperationen bis hin zur Entfernung von Tumoren und Zysten. Zu ihren Aufgaben gehören auch die plastische Chirurgie im Mund-Kiefer-Bereich und die Behandlung von Kieferbrüchen.

Die verschiedenen Ärzte werden von ihren Arzthelfern oder -helferinnen (der Beruf wird fast ausschließlich von Frauen ausgeübt) unterstützt. Diese Helferberufe werden unter dem Titel **zahnmedizinische Fachangestellte** *(ZFA,* früher: *Zahnarzthelferin)* zusammengefasst. Sie assistieren den Zahnärzten während der Behandlung und übernehmen selbstständig Teilaufgaben wie Zähne polieren, Abdrücke nehmen oder Röntgenaufnahmen anfertigen.

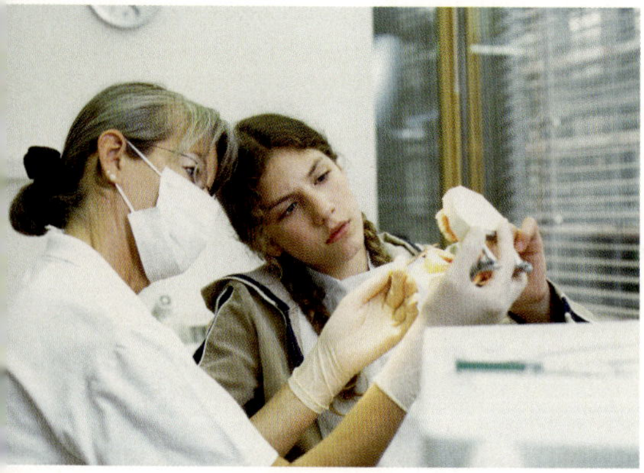

Die Prophylaxeassistentin erklärt einer 15-jährigen Patientin die richtige Mundhygiene. anhand eines Gebissmodells [IMS 1502]

Zusätzlich kümmern sie sich um die Verwaltung der Praxis, also z. B. um Terminvergabe, Abrechnung oder den Materialeinkauf.

Mit Berufserfahrung können sie sich in folgende Richtungen weiterqualifizieren:

- Die **zahnmedizinische Verwaltungsassistentin** ***(ZMV)*** spezialisiert sich auf die Organisation und Verwaltung der Praxis.
- Das Haupteinsatzgebiet der **zahnmedizinischen Prophylaxeassistentin** ***(ZMP)*** liegt in der Gesundheitsvorsorge und in der Patienteninformation. Sie arbeitet vor allem an gesunden Zähnen und nur bis zum Zahnfleischrand. Sie führt z. B. die professionelle Zahnreinigung (→ S. 516) durch.
- Die höchste Stufe des Ausbildungssystems für ZFA ist die Qualifikation zur **Dentalhygienikerin** ***(DH).*** Sie führt auch Vorsorgemaßnahmen und Behandlungen an kranken Zähnen durch (z. B. in der Parodontaltherapie → S. 525) und darf auch am Zahnfleisch arbeiten.

Im Gegensatz zu den zahnmedizinischen Fachangestellten haben **Zahntechniker** selten direkten Kontakt mit den Patienten. Normalerweise benötigen sie nur einen Gebissabdruck (→ S. 517), um passenden Zahnersatz für die Prothetik sowie Zahnspangen und Schienen für die Kieferorthopädie in einem zahntechnischen Labor, welches von einem **Zahntechnikermeister** geleitet wird, herzustellen. Der Beruf des Zahntechnikers ist ein handwerklicher Lehrberuf.

Aufbau und Funktion der Zähne

Gebiss- und Zahnformen

Das Gebiss von Erwachsenen besteht aus je 16 Zähnen im Ober- und Unterkiefer, also insgesamt 32 Zähnen. Anhand ihrer Funktion und Position im Gebiss werden vier verschiedene Zahntypen unterschieden. Ganz vorne sitzen pro Kiefer vier **Schneidezähne,** die die Nahrung festhalten und abbeißen. Sie haben eine meißel- bzw. schaufelartige Form und verfügen über eine scharfe Schneide. Normalerweise ragen die oberen Schneidezähne etwa 1–2 mm über die unteren hinaus und bedecken diese teilweise. An die Schneidezähne schließen sich beidseits **Eckzähne** an. Die Eckzähne erinnern zwar nur entfernt an die ausgeprägten Fang- und Stoßzähne im Tierreich, sind aber auch beim Menschen besonders robust und fester im Kiefer verwurzelt als ihre Nachbarzähne. Anschließend folgen auf beiden Seiten je zwei **vordere Backenzähne** ***(Prämolaren),*** die die Nahrung weiter zerkleinern, und drei **Mahlzähne** ***(hintere Backenzähne, Molaren),*** die pflanzliche Nahrungsmittel wie Obst oder Getreide zermahlen. Während die vorderen Backenzähne im Unterkiefer nur eine und die Mahlzähne zwei Wurzeln aufweisen, haben die entsprechenden Zähne im Oberkiefer zum Teil zwei, drei oder mehr Wurzeln.

Die hintersten Zähne (die dritten Mahlzähne) sind die so genannten **Weisheitszähne** ***(Achter),*** die oft erst im Erwachsenenalter durchbrechen. Oft müssen sie gezogen werden, wenn auf dem Kiefer zu wenig Platz ist und sie die anderen Zähne zu verschieben drohen. Leider haben gerade die Weisheitszähne häufig hakenförmige oder verwachsene Wurzeln, die das Ziehen des Öfteren zu einem blutigen und schwierigen Eingriff machen.

Bei Form, Größe und Farbe der Zähne gibt es große Unterschiede, diese sind jedoch völlig normal und kein Anlass zur Sorge.

Zahnformel und Zahnflächen

Damit Zahnärzte, Kieferchirurgen und alle anderen an der Zahnbehandlung beteiligten Personen immer genau wissen, welcher Zahn gemeint ist, wird jedem Zahn eine eindeutige zweistellige Nummer zugeordnet. Nach der **Zahnformel** ***(Gebissformel)*** werden Ober- und Unterkiefer in zwei Hälften unterteilt und von rechts oben (1) nach rechts unten (4) gegen den Uhrzeigersinn durchnummeriert. An der zweiten Stelle steht die Nummer des Zahns von der Mitte aus gezählt. So heißt zum Beispiel der linke untere Eckzahn 33 oder der Weisheitszahn wird als Achter bezeichnet, da er der achte Zahn der jeweiligen Kieferhälfte ist.

Die verschiedenen Seiten und Flächen eines Zahns haben ebenfalls einen fachsprachlichen Namen, mit dem die genaue Lage von Löchern oder Füllungen am Zahn angegeben wird. So unterscheidet man bei den Zahnflächen zwischen **mesial** (vorne, zur Mitte hin), **okklusal** (auf der Kaufläche selbst) und **distal** (hinten). Bei Schneide- und Eckzähnen, die keine Kaufläche haben, bezeichnet **inzisal** die Schnittkante. Die Außenseite der Zähne (zur Wange hin) nennt der Zahnarzt **vestibulär,** die Innenseite (zur Zunge hin) **lingual,** im Oberkiefer auch **palatinal** (zum Gaumen hin).

Wenn während einer zahnärztlichen Untersuchung von einem Defekt an „45 mod" die Rede ist, dann hat der zweite Backenzahn auf der rechten Unterkieferhälfte ein ziemlich großes Loch – und zwar eines, das von vorne über die Kaufläche bis nach hinten reicht (mesial-okklusal-distal, abgekürzt mod).

Aufbau der Zähne

Bei einem gesunden Gebiss ist von außen nur ein kleiner Teil des **Zahns** ***(Dens)*** sichtbar: Lediglich die **Zahnkrone** ***(Corona dentis)*** ragt aus dem Zahnfleisch heraus. Unterhalb des Zahnfleisches liegt die meist wesentlich längere **Zahnwurzel** ***(Radix dentis),*** wobei Zähne je nach Zahnform eine, zwei oder mehrere Wurzeln haben können. Den Übergang zwischen der Zahnkrone und der Wurzel bezeichnet man als **Zahnhals** ***(Collum dentis),*** er ist vom Zahnfleisch bedeckt.

Der sichtbare Teil des Zahns wird von außen durch den **Zahnschmelz** ***(Enamelum)*** geschützt. Der Zahnschmelz ist das härteste Material des menschlichen Körpers, er besteht zu 95 % aus Mineralstoffen wie Kalzium und Phosphat. Der Schmelz verleiht den Zähnen ihren charakteristischen milchig-weißen Glanz. Unter dem Mikroskop sind viele kleine Kristalle erkennbar – **Hydroxylapatit,** ein sehr hartes Mineral, das dem Zahnschmelz seine Härte verleiht. Hydroxylapatit ist extrem

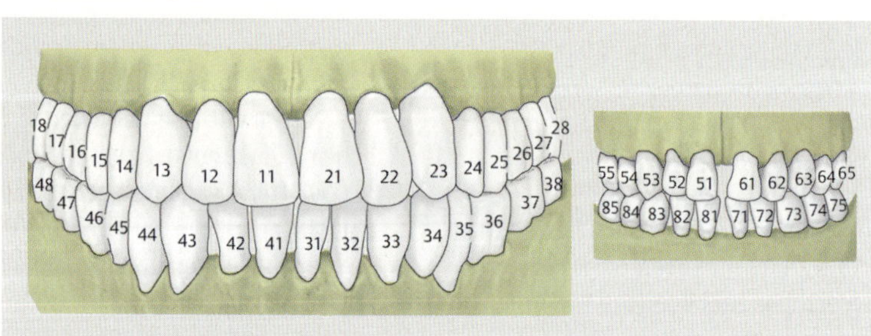

Zahnformel *beim Erwachsenen (links) und beim Kind (rechts)* [GTV 1503]

robust – nur Säuren können ihm etwas anhaben, weswegen säurebildende Bakterien die entscheidenden Karieserreger sind.

Wenn die Zähne einmal entwickelt sind, bleiben im Zahnschmelz weder Nerven noch Blutgefäße zurück – daher kann der Körper dann auch keinen neuen Zahnschmelz mehr bilden. Das erklärt zum einen, warum wir Beschädigungen am Zahnschmelz nicht spüren, und zum anderen, warum Löcher im Zahnschmelz mit anderen Materialien wie Füllstoffen „repariert" werden müssen.

Im Bereich der Wurzel schützt eine dünne Schicht **Zahnzement** ***(Cementum)*** den Zahn. Von Zahnschmelz und Zahnzement umhüllt, macht das **Zahnbein** ***(Dentin)*** den größten Teil des Zahns aus. Von seiner Struktur her ähnelt es Knochenmaterial und ist damit immer noch recht hart, aber deutlich weicher als der Schmelz. Seinerseits umschließt das Zahnbein wiederum den empfindlichen **Zahnnerv** ***(Pulpa, Zahnmark).*** Der Begriff Zahnnerv ist anatomisch gesehen ungenau, da eigentlich die Höhle des Zahnnervs ***(Pulpahöhle)*** gemeint ist, durch die sich der Zahnnerv mit seinen Ästen zusammen mit feinen Blutgefäßen zieht – aber in der Tat ist der Zahnnerv der entscheidende Teil der Pulpahöhle. Seine Ausläufer durchziehen das Zahnbein und reichen bis an den Rand des Zahnschmelzes, so werden Reize wie heiß und kalt, süß oder sauer an den Zahnnerv weitergeleitet.

An der Grenze zwischen Pulpahöhle und Zahnbein sitzen dentinbildende Zellen, die ***Odontoblasten.*** Sie produzieren lebenslang neues Zahnbein ***(Tertiärdentin)*** und verkleinern so im Lauf der Jahre die Höhle für die Zahnpulpa. Dadurch reduziert sich die Schmerzempfindlichkeit der Zähne im Alter automatisch. Auch bei Reizungen des Zahnnervs (z. B. durch eindringende Karies → S. 527) produzieren sie Zahnbein, um den Reiz vom Nerv fernzuhalten ***(Sekundärdentin).***

Zahnhalteapparat

Die Zähne sind nicht mit dem Knochen verwachsen, sondern mithilfe des **Zahnhalteapparats** ***(Zahnbett, Parodontium)*** im Kieferknochen verankert. Beide Kieferknochen verfügen über Vertiefungen für die Zahnwurzeln, je nach Anzahl der Wurzeln gibt es pro Zahn ein, zwei oder mehr knöcherne **Zahnfächer** ***(Alveolen).*** Durch die **Wurzelspitze** führen Nerven und Blutgefäße in den Zahn hinein und aus ihm heraus.

Bei gesunden Zähnen umgibt die **Zahnwurzelhaut** ***(Desmodont, Periodontium)*** den Wurzelbereich und wirkt wie ein Puffer zwischen Zahnwurzel und Zahnfach. Die Zähne sind mit **Zahnhaltefasern** ***(Sharpeysche Fasern)*** elastisch in ihren Zahnfächern aufgehängt. Bei Belastung durch Kauen oder Zähneknirschen werden diese spiralförmigen Fasern gestreckt, anschließend ziehen sie sich wieder zusammen. Durch diese Beweglichkeit wird verhindert, dass der Zahn bricht, wenn wir ihn anschlagen oder auf etwas Hartes beißen. Darüber hinaus sorgt diese Konstruktion dafür, dass die auf den Zahn einwirkenden Kräfte als Zug an den Kiefer weitergegeben werden und dort den Knochenaufbau anregen. Auf Druck hingegen reagieren die Kieferknochen empfindlich, z. B. kann dort, wo Zähne fehlen, der Druck auf den Kiefer zu einem Schwund der Knochen führen.

Zur Mundhöhle hin wird der Zahnhalteapparat durch das **Zahnfleisch** ***(Gingiva)*** abgeschottet. Das Zahnfleisch ist ein spezieller Teil der **Mundschleimhaut,** der den Kiefer und einen Teil des Zahns umgibt und mit ihm durch den **Epithelansatz** verbunden ist. Diese Verbindung verschließt die Körperoberfläche an dieser Stelle vor Bakterien und anderen Mikroorganismen.

Kieferknochen und -gelenk

Oberkiefer ***(Maxilla)*** und **Unterkiefer** ***(Mandibula)*** halten jeweils 16 Zähne, die einen natürlichen **Zahnbogen** bilden. Den Teil des Kiefers, in dem die Zähne in ihren Zahnfächern sitzen, bezeichnet man noch genauer als **Zahnfortsatz** ***(Alveolarfortsatz).*** Der Oberkiefer ist fest mit den anderen Knochen des Schädels verwachsen, der Unterkiefer dagegen kann sich im **Kiefergelenk** in fast alle Richtungen bewegen. Durch diese Beweglichkeit werden viele Funktionen wie Essen, Trinken, Sprechen oder die Mimik des Gesichts erst ermöglicht – ohne diese Beweglichkeit wären die Zähne wie ein Mühlrad, welches sich nicht drehen kann.

Der Unterkiefer ist wie ein Hufeisen geformt und verfügt am hinteren Ende beidseits über einen aufsteigenden Seitenteil (Ast). Dieser Seitenteil endet zum Kiefergelenk hin in zwei Fortsätzen: Vorne (in Richtung Mund) befindet sich der Muskelfortsatz, an dem Teile der Kaumuskulatur ansetzen, weiter hinten der Gelenkfortsatz mit dem **Gelenkköpfchen.** Das Gelenkköpfchen gleitet in der **Kiefergelenkpfanne** hin und her, in der eine bewegliche Knorpelscheibe ***(Diskus)*** sitzt. Das Kiefergelenk ist das am häufigsten bewegte Gelenk des menschlichen Körpers.

Milchgebiss und Zahnwechsel

Der Mensch bildet zwei komplette Garnituren von Zähnen aus, die aufeinanderfolgen. In den ersten 2 bis 3 Lebensjahren bildet sich ein **Milchgebiss** heraus, das etwa ab dem 6. Lebensjahr durch bleibende Zähne ersetzt wird.

■ Milchzähne

Die Anlagen für die Zähne entwickeln sich schon vor der Geburt im Mutterleib. Ab dem sechsten Monat nach der Geburt brechen die ersten **Milchzähne** durch, das heißt, sie erscheinen in der Mundhöhle. Bis zum 30. Lebensmonat sind in der Regel alle 20 Milchzähne durchgebrochen (Details → Abb. S. 512). Diese hat das Kind so lange, bis es mit etwa 6 Jahren die ersten bleibenden Zähne bekommt.

Auch wenn die Milchzähne noch einmal ausgetauscht werden, sollten sie gut gepflegt werden: Zum einen sind sie anfälliger für Karies, da ihr Zahnschmelz dünner als bei bleibenden Zähnen ist. Zum anderen ist die Pulpahöhle bei Milchzähnen größer, sie sind also auch empfindlicher.

■ Unterstützung beim Zahnen

Bei manchen Kindern verläuft das Durchbrechen der Zähne völlig problemlos, andere haben dabei Schmerzen. Eltern können den Prozess durch eine regelmäßige, sanfte Massage der Kiefer mit einer Zahnbürste unterstützen. Auch ein mit Gel gefüllter oder aus weichem Kunststoff hergestellter ***Beißring*** kann das Zahnen beschleunigen – das Kind erhält etwas Weiches, auf dem es herumkauen kann, und massiert dabei das Zahnfleisch. Bei starken Beschwerden hilft ein schmerz-

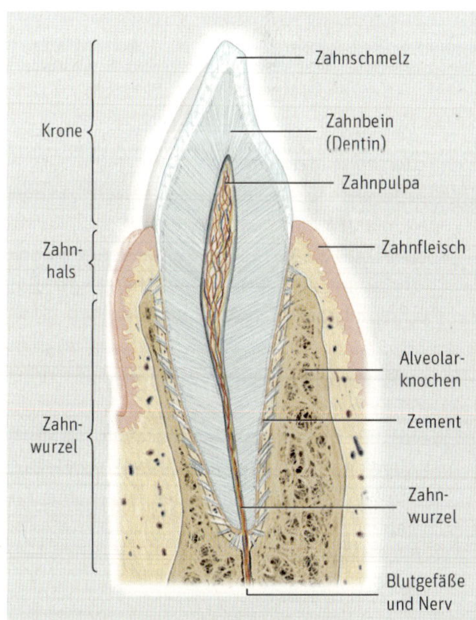

Schemazeichnung eines ***Zahns*** *im gesunden* ***Zahnhalteapparat*** [GTV 1504]

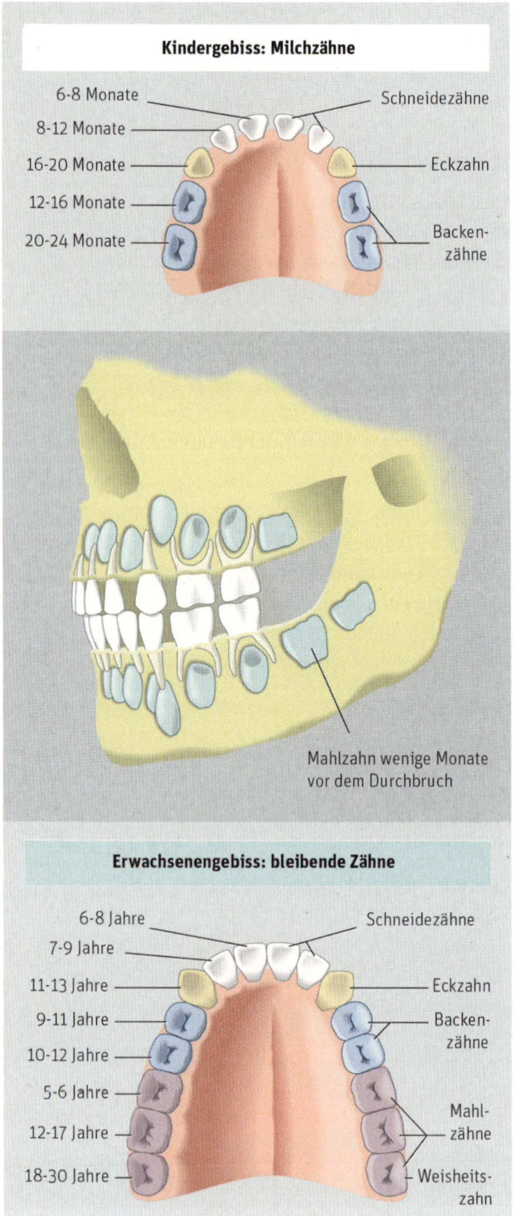

Milchgebiss und Erwachsenengebiss mit ***Durchbruchszeitpunkten*** [GRA 1507]

stillender Saft oder ein gekühlter Beißring. Das Putzen der schon vorhandenen Zähne reduziert die Gefahr von schmerzhaften Entzündungen an den Durchbruchstellen.

Komplementärmedizin

In der Homöopathie haben sich Osanit®-Kügelchen bei zahnenden Kindern bewährt. Sie werden unter die Zunge gelegt und zergehen dort langsam.

■ Zahnwechsel

Mit etwa 6 Jahren beginnen die Milchzähne nach und nach auszufallen und Platz für die ***zweiten Zähne,*** die **bleibenden Zähne,** zu schaffen. Diese sind seit der Geburt im Kiefer herangereift und erscheinen nun nach und nach. Bei diesem Vorgang wird durch den neuen Zahn die Wurzel des Milchzahns langsam aufgelöst, er fängt an zu wackeln und fällt schließlich aus. Der neue Zahn nimmt seinen Platz ein. Manchmal brechen die neuen Zähne neben den Milchzähnen durch die Mundschleimhaut – in diesem Fall muss der überflüssige Milchzahn entfernt werden.

Als Erstes kommen die unteren Schneidezähne und die so genannten **6-Jahr-Molaren.** Sie sind die ersten bleibenden hinteren Backenzähne (die späteren *Sechser* im Erwachsenengebiss) und übernehmen eine wichtige Aufgabe: Sie stabilisieren die Zähne von Ober- und Unterkiefer zueinander und sorgen für eine gute Bisslage. Die 6-Jahr-Molaren kommen sehr oft unbemerkt hinter den Milchzähnen aus der Mundschleimhaut, da für sie keine Zähne ausfallen müssen. Weil sie so unauffällig auftauchen, verwechseln viele Eltern die 6-Jahr-Molaren mit Milchzähnen und pflegen sie weniger als andere bleibende Zähne.

Als Nächstes folgen die seitlichen Schneidezähne und die Backenzähne. Am Schluss (mit etwa 11–13 Jahren) kommen die Eckzähne und die **12-Jahr-Molaren** ***(Siebener)*** als zweite Mahlzähne. Sie sind die letzten „normalen“ Zähne, später kommen – wenn überhaupt – nur noch die Weisheitszähne im Alter ab etwa 17 Jahren.

■ Unterstützung beim Zahnwechsel

Gründliche Reinigung und vorsichtiges Wackeln unterstützen den **Zahnwechsel.** Bereits gelockerte Milchzähne können durch regelmäßiges, vorsichtiges Wackeln leichter entfernt werden – zum Greifen eignet sich ein trockenes Taschentuch. Gegen Entzündungen und Reizungen helfen Kamillespülungen (→ S. 274).

Manchmal sitzt ein ausfallender Milchzahn nur noch ganz leicht im Mund fest, tut aber sehr weh. Dies liegt daran, dass er nur noch wie ein umgedrehter Becher auf dem Zahnfleisch sitzt und mit seinen scharfen Rändern scheuert. Der Übeltäter kann entweder vorsichtig selbst gezogen oder von einem Zahnarzt entfernt werden.

Das 1 x 1 der guten Zahnpflege

Gesund beginnt im Mund: Ein sauberer Zahn wird nicht krank. Daher lohnt es sich, in jedem Alter die Zähne richtig zu pflegen. Und wer die Zahnpflege einmal fest in den Tagesplan integriert hat, profitiert sein Leben lang davon.

Zähneputzen war einmal. Natürlich putzt man sich auch heute noch die Zähne, aber Zähneputzen alleine reicht eben nicht – für eine **gute Zahnpflege** sind auch andere Hilfsmittel und Putztechniken nötig. Schließlich sollen wirklich alle Zahnflächen von Belägen gereinigt werden: Vorder- und Rückseite, Kaufläche und – häufig vernachlässigt, aber sehr wichtig – die Zahnzwischenräume.

Handzahnbürste

An erster Stelle der Zahnpflege steht immer noch die Reinigung der Zähne mit der Zahnbürste. Eine gute **Handzahnbürste** hat einen eher kleinen Kopf, mit dem man gut in alle Ecken kommt. Die Borsten sollten abgerundet und weich bis mittelhart sein, zu harte und kantige Borsten könnten sonst das Zahnfleisch verletzen. Der Bürstengriff muss fest in der Hand liegen und darf nicht rutschen.

Nach dem Zähneputzen sollte die Bürste immer gut unter fließendem Wasser ausgespült werden. Sobald die ersten Borsten ausfransen und verbogen sind, sollte man die Bürste wechseln. Normalerweise ist das alle 6–8 Wochen der Fall. Wer nach Infektionskrankheiten wie einer Mandelentzündung die Zahnbürste wechselt, stellt zudem sicher, dass er sich nicht selbst wieder ansteckt.

(!) Auch wenn jede Zahnbürste, die etwas auf sich hält, mit besonders angeordneten oder geformten Borsten wirbt, empfehlen Fachleute nach wie vor ein einfaches, ebenes Borstenfeld, das aus vielen parallel angeordneten, eng stehenden Büscheln besteht.

Die richtige Putztechnik

Wichtiger als das Modell der Zahnbürste ist die richtige **Putztechnik.** Zähne sollten mit kleinen, kreisenden Bewegungen von „Rot nach Weiß“, also vom Zahnfleisch zu den Zäh-

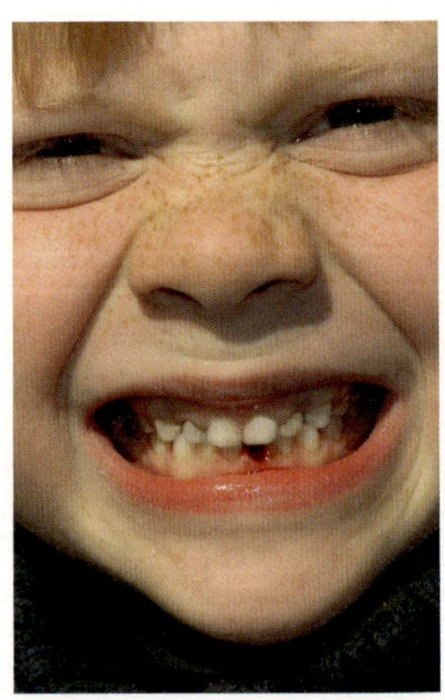

Beginnender Zahnwechsel bei einem 6-jährigen Jungen [ASL 1505]

nen, geputzt werden. Starker Druck kann das Zahnfleisch beschädigen, daher ist es besser, länger zu putzen, als mehr Kraft einzusetzen. Eine einfache Systematik ist: Im Unterkiefer außen beginnen, einmal rundherum, dann die Kauflächen und anschließend die Innenseiten der Zähne putzen. Danach das Ganze im Oberkiefer wiederholen.

Bei der **Rütteltechnik,** die viele Zahnärzte empfehlen, setzt man die Zahnbürste im 45°-Winkel am Zahnfleischsaum an, rüttelt kurz und bürstet anschließend die gelösten Beläge von Rot nach Weiß aus.

Elektrische Zahnbürste

Elektrische Zahnbürsten sind in der Handhabung bequemer als Handzahnbürsten, dafür sind die Ersatzköpfe etwas teurer. Sofern die Bedienungsanleitung keine besondere Putztechnik erklärt, wird auch die elektrische Bürste leicht schräg auf die Zähne gesetzt und systematisch an allen Zähnen entlanggeführt. Die notwendigen Rüttel- und Wischbewegungen übernimmt der kreisende oder schwingende elektrische Bürstenkopf.

Untersuchungen zufolge reinigen elektrische Zahnbürsten tatsächlich besser als Handzahnbürsten, da sie auch an schwer zugänglichen Stellen die richtigen Putzbewegungen durchführen. Aber wie bei der Handzahnbürste hängt auch hier viel von der sorgfältigen und regelmäßigen Anwendung ab.

Die richtige Zahnpasta

Die **Zahnpasta** *(Zahncreme)* unterstützt die mechanische Reinigung mit der Bürste, härtet den Zahnschmelz ab und hilft, Zahnbeläge zu entfernen. Für die Wirkung sind vor allem folgende Inhaltsstoffe zuständig:

- Um die mechanische Putzwirkung zu verbessern, enthält die Zahnpasta **Putzkörper** wie Silikatverbindungen, Schlämmkreide oder auch Marmor. Sie wirken wie ein Poliermittel, das die Zähne nicht beschädigt.
- **Tenside,** z. B. Natriumlaurylsulfat, bilden Schaum und sorgen so für eine bessere Verteilung der Inhaltsstoffe. Sie haben auch eine waschaktive Wirkung und helfen bei der Beseitigung von Belägen. Sie gelten als mögliche Allergieauslöser – auf Zahnpastabestandteile reagieren jedoch nur sehr wenige Menschen allergisch.
- Das Fluorid (→ S. 513) aus der Zahnpasta lagert sich in die Oberfläche des Zahnschmelzes ein und macht ihn widerstandsfähiger.
- Wirkstoffe wie *Triclosan* oder *Pyrophosphat* können die Zahnsteinbildung deutlich reduzieren, sie helfen allerdings nicht gegen bereits vorhandenen Zahnstein. Triclosan wirkt auch antibakteriell und schützt vor Zahnfleischentzündungen. Besonders bei Menschen, die aufgrund einer Krankheit, Behinderung oder ihres Alters keine optimale Mundhygiene betreiben können, ist eine triclosanhaltige Zahnpasta sinnvoll. Der Stoff gilt jedoch als möglicher Allergieauslöser.

Neben diesen Wirkstoffen enthält Zahnpasta meist noch Farbstoffe, Aromastoffe (z. B. Menthol oder Pfefferminzöl), Feuchthaltemittel (z. B. Sorbitol) und Konservierungsstoffe.

❗ Weißmacher-Zahnpasta enthält häufig gröbere Putzkörper und wirkt dann ähnlich wie Schmirgelpapier. Bei gesundem Gebiss und richtiger Putztechnik kann sie durchaus verwendet werden, vorhandene Schäden im Zahnschmelz oder Empfindlichkeiten werden allerdings tendenziell verstärkt. Schonender und vom medizinischen Nutzen her besser ist eine gelegentliche professionelle Zahnreinigung beim Zahnarzt (→ S. 516). Bei Zähnen, die von Natur aus etwas gelblich sind, helfen allerdings weder Zahnreinigung noch Weißmacher-Zahnpasta.

Alternativmedizinische Zahncremes

Selbst gerührte Zahnpasta aus *Schlämmkreide* ist übergangsweise bei nicht eingrenzbaren Mehrfachallergien oder bei Patienten, die auf Zahnpastabestandteile allergisch reagieren, eine Alternative zur industriell hergestellten Zahncreme. Bei ihr sind keine Allergien auf Inhaltsstoffe möglich, allerdings fehlen auch diejenigen Substanzen, die für die medizinische Wirkung wichtig sind wie die Fluoride und Tenside. Auch der fehlende Geschmack ist für manche gewöhnungsbedürftig.

Wer keine Fluorzusätze in der Zahnpasta möchte, kann in Apotheken auch fluorfreie kaufen. Gut sortierte Drogerien und Apotheken führen auch geruchs- und geschmacksarme Zahnpasta, die bei einer Überempfindlichkeit gegen ätherische Öle oder während einer homöopathischen Behandlung empfohlen wird *(mentholfreie* bzw. **homöopathieverträgliche Zahnpasta).**

Harter Stoff: Fluor

Die Frage nach der richtigen Zahnpasta hängt ganz wesentlich vom Gehalt an **Fluorid** ab. Zum einen werden Zähne wesentlich widerstandsfähiger gegen Karies, wenn bereits während ihrer Entwicklung Fluoride eingebaut werden. Zum anderen kann Fluorid Karies (→ S. 527) im Anfangsstadium noch rückgängig machen. Während Karies den Zahnschmelz entkalkt und auflöst, härtet Fluorid ihn nach. Dabei wird ein Teil des Hydroxylapatits (→ S. 510) in das säurefestere Fluorapatit umgewandelt.

Seit Zahnpasta fluoridiert wird, tritt Karies spürbar seltener auf. Zu viel Fluorid jedoch kann zu bleibenden, fleckigen Zahnverfärbungen führen. Dies ist jedoch bei normaler Anwendung nicht zu befürchten.

Wie lange und wie oft putzen?

Grundsätzlich ist die alte Regel nicht verkehrt: Nach dem Essen Zähneputzen nicht vergessen! Im Detail lässt sich über die **Häufigkeit des Zähneputzens** jedoch vortrefflich

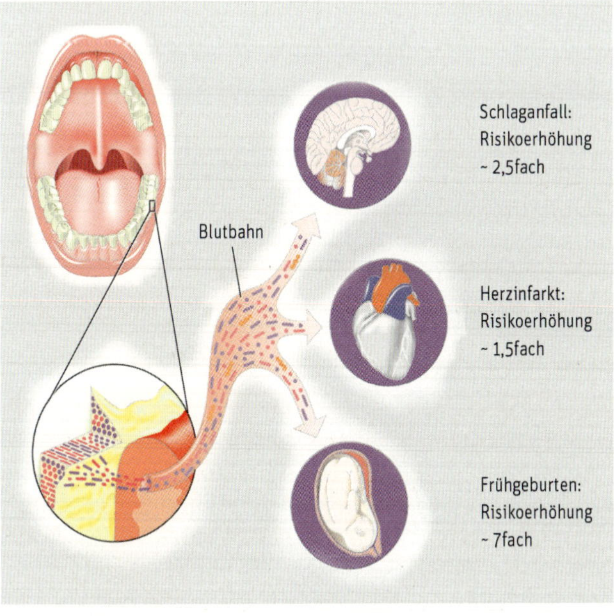

Schlechte Mundhygiene wirkt sich im gesamten Körper aus: Bakterienherde und großflächige Entzündungen (wie z. B. eine Parodontitis) erhöhen das Risiko für viele schwere Erkrankungen. [GTV 1508]

streiten. Fakt ist, dass es Menschen gibt, die, obwohl sie die Zähne nur wenig putzen, trotzdem keine Karies bekommen. Der Grund ist, dass die Mundflora dieser Menschen die Kariesbakterien in Schach hält. Trotzdem, auch dieser Bonus kann schnell verschwinden: Die Mundflora ändert sich im Laufe des Lebens und damit eventuell auch rasch die natürliche Kariesresistenz.

Wer die Zähne nach jeder Hauptmahlzeit und nach jeder süßen Zwischenmahlzeit putzt, macht tatsächlich nichts verkehrt. So viel Putzeifer legen allerdings die wenigsten an den Tag. Als Minimalempfehlung gelten zwei Zahnreinigungen pro Tag, davon eine besonders gründlich, bei der auch die Zahnzwischenräume (z. B. mit Zahnseide oder Interdentalbürsten, siehe unten) gesäubert werden. Als Dauer haben sich zwei Minuten bewährt – im Zweifelsfall lieber länger als kräftiger putzen!

(!) Nach säurehaltigen Speisen und Getränken wie Obst, Saft, Wein oder Früchtetee ist es besser, eine halbe Stunde mit dem Putzen zu warten. Der Zahnschmelz wird durch die Säure angegriffen und ist eine Zeit lang empfindlicher.

Die richtige Fluoridversorgung

Für die Fluoridversorgung gibt es mehrere Alternativen: Zahnpasta, Fluoridtabletten, fluoridiertes Wasser, fluoridiertes Salz und Fluoridspülungen. Wie man heute weiß, lassen sich mit der lokalen Anwendung im Mund (vor allem: Zahnpasta) etwa 90 % der Wirkung erzielen. Die systemische Aufnahme (z. B. über den Magen) macht nur etwa 10 % der erreichbaren Wirkung aus.

- Fluoridierte Zahnpasta ist daher das A und O für die Fluoridversorgung. Zahnpasta für Erwachsene enthält 1000–1500 ppm Fluorid, das entspricht einem Anteil von 1–1,5 mg pro Gramm Zahnpasta bzw. 0,1–0,15 %. Die meisten Zahnpasten enthalten ***Natriumfluorid,*** als wirksamer gilt das etwas teurere ***Aminfluorid*** (enthalten z. B. in Elmex®).
  Kinder bis zum Alter von etwa 3–4 Jahren können noch nicht richtig ausspucken und verschlucken die Zahnpasta meist. Bis Erreichen des Schulalters sollten sie daher eine spezielle **Kinderzahnpasta** mit verringertem Fluoridgehalt nutzen, sie enthält 500 ppm Fluorid (das sind 0,5 mg pro Gramm Zahnpasta bzw. 0,05 %). Im Schulalter können sie dann auf Erwachsenenzahnpasta mit höherem Fluoridgehalt umsteigen.
- Für Kinder sind **Fluoridtabletten** ein sinnvoller Baustein der Fluoridversorgung. Babys und Kleinkinder bekommen eine 0,25mg-Tablette am Tag, ab dem 4. Geburtstag dann eine 0,5mg-Tablette. Nach dem Umstieg auf Erwachsenenzahnpasta sind Fluoridtabletten nicht mehr nötig.
- Trinkwasser leistet nur in Gegenden, wo es fluoridiert ist (z. B. in der Schweiz), einen größeren Beitrag zur Fluoridversorgung. Bei einem Fluoridgehalt über 0,3 mg/Liter brauchen Kinder unter 4 Jahren keine zusätzlichen Fluoridtabletten und Kinder zwischen 4 und 6 nur eine 0,25mg-Tablette am Tag. Ab einem Fluoridgehalt von 0,7 mg/Liter kann auch bei Kindern zwischen 4 und 6 die Fluoridtablette entfallen.
- Fluoridiertes Speisesalz enthält nur sehr wenig Fluorid (0,25 mg pro Gramm Salz, also 0,025 %), es spielt keine nennenswerte Rolle bei der Fluoridversorgung.
- Fluoridspülungen können bei Erwachsenen die Zahnoberflächen zusätzlich stärken, sind aber eigentlich nicht notwendig, wenn eine fluoridhaltige Zahnpasta verwendet wird. Ein bis zwei Anwendungen in der Woche reichen in jedem Fall aus.

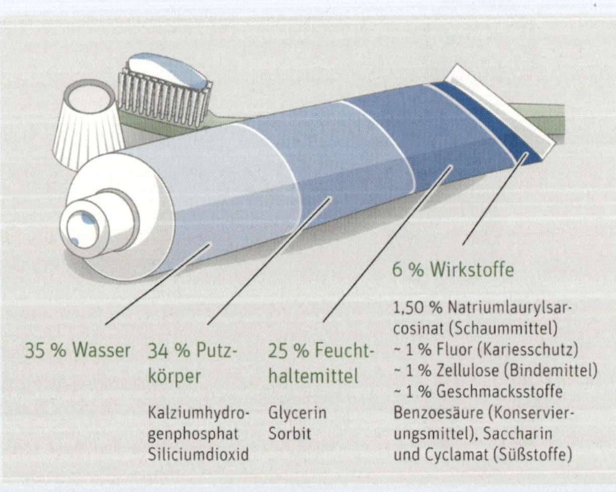

Durchschnittliche Zusammensetzung von Zahnpasta
[ASM 1511]

Zahnpflege bei Kindern

Die ersten Zähnchen werden noch so reichlich von Spucke umspült, dass sie eigentlich nicht extra geputzt werden müssen. Trotzdem empfehlen Zahnärzte, bereits ab dem ersten Zahn zu putzen. Spätestens beim dritten oder vierten Zähnchen „lohnt" sich der Einsatz einer kleinen Kinderzahnbürste aber wirklich. Am Anfang reicht eine halbe Minute. Es geht in dieser Zeit vor allem darum, eine Routine zu entwickeln und das lebenslange Projekt „Zähneputzen" allmählich zu einer Selbstverständlichkeit werden zu lassen. Bis ins Alter von 2 Jahren kann die Putzfrequenz allmählich auf etwa zwei Mal eine bis eineinhalb Minuten pro Tag gesteigert werden.

Ab einem Alter von etwa 3 Jahren können Kinder selbst mit einer Zahnbürste umgehen und möchten „mithelfen". Ihnen fehlt jedoch noch die nötige Geschicklichkeit für die komplizierten Putzbewegungen. Am ehesten gelingt das noch mit einer Kinderzahnbürste mit dickem, rutschfestem Griff und einem kleinen Kopf. Trotzdem sollten die Eltern bis ins Grundschulalter regelmäßig noch einmal nachputzen, auch wenn eine elektrische Zahnbürste verwendet wird. Wenn eine Zahnreinigung einmal nicht möglich ist, hilft ein zuckerfreier Kaugummi.

Eine spezielle Reinigung der Zahnzwischenräume ist erst dann sinnvoll, wenn die manuelle Geschicklichkeit so gut ist, dass keine Verletzungen durch die Zahnseide drohen. Interdentalbürsten können schadlos angewendet werden, sobald Zahnzwischenräume vorhanden sind.

Hilfsmittel zur Mundhygiene

Weitere Hilfsmittel optimieren die Hygiene und den Pflegezustand von Zähnen und Mundhöhle noch einmal deutlich – viele davon erscheinen uns neumodisch, sind aber schon seit Jahrhunderten in vielen Kulturen im Einsatz, so die Zungenschaber oder die Interdentalbürsten, die in Form von Zahnstochern auch bei uns Tradition haben.

Reinigung der Zahnzwischenräume

Zahnseide ist eine feine, aus vielen Einzelfäden geflochtene Schnur. Es gibt sie gewachst und ungewachst. Die gewachste lässt sich leichter durch enge Zwischenräume ziehen, weil sie nicht so leicht ausfranst, dafür reinigt die ungewachste besser.

Und so wenden Sie sie richtig an: Nehmen Sie ein 35–45 cm langes Stück und wickeln Sie es um die beiden Mittelfinger. Spannen Sie die Seide zwischen den Zeigefingern und schieben Sie sie mit leicht sägenden Bewegungen von oben in den Zahnzwischenraum. Bitte nicht zu kräftig, sonst wird das Zahnfleisch verletzt. Ist die Seide in den Zahnzwischenraum eingeführt, bewegen Sie sie einmal am vorderen und einmal am hinteren Zahn entlang vom Zahnfleisch weg in Richtung Kaufläche bzw. Schneidekante.

Zur leichteren Handhabung gibt es wiederverwendbare Zahnseidespanner oder fertig in Einweghalter eingespannte Zahnseidestücke. Bei größeren Zwischenräumen und Brücken hilft Superfloss®. Das sind Zahnseideabschnitte mit einem festeren Ende und einem flauschigen Mittelstück, mit denen sich größere Zwischenräume besser reinigen lassen.

Interdentalbürsten *(Zahnzwischenraumbürsten)* sind kleine Bürsten, die auf einem Halter stecken. Es gibt sie in vielen verschiedenen Größen von 2 bis etwa 8 mm, sowohl für ganz enge als auch für große Zwischenräume und Lücken. Die richtige Größe muss vom Zahnarzt ausgemessen werden, da zu große Bürsten Schäden verursachen und zu kleine wirkungslos sind. Ihre Größe können Sie sich anhand der farbigen Markierung auf der Packung merken (z. B. 2 mm rot, 4 mm blau und 5 mm türkis). Von der Innenseite des Gebisses aus ist die Anwendung am bequemsten.

Insbesondere bei festen Zahnspangen bekommt man nur mit Interdentalbürsten alle Winkel sauber.

Zungenreinigung

Heute weiß man, dass Mundgeruch weniger aus dem Magen kommt, sondern mehr von organischen Rückständen im Gebiss oder Bakterien auf dem hinteren Teil der Zunge ausgelöst wird (zu den Ursachen krankhaften Mundgeruchs → S. 521). Gegen sie hilft eine einfache mechanische Reinigung. Wenn Sie die Zunge einmal am Tag mit einem speziellen **Zungenschaber** *(Zungenbürste)* putzen und abschaben, verschwindet der Geruch oft. Stattdessen können Sie auch den Rand eines umgedrehten Löffels oder die Zahnbürste benutzen – viele spüren dabei jedoch einen Würgereiz, der bei den flacheren Zungenbürsten nicht auftritt.

Mundddusche und -spülungen

Eine **Munddusche** ist eine kleine Wasserpumpe, die gelöste oder lockere Beläge und Krümel aus den Zahnzwischenräumen herausspült. Es gibt sie mit einem Wasserstrahl oder mit einer kleinen Brause. Mundduschen werden am besten nach dem Zähneputzen angewendet, um den gelösten Schmutz auszuspülen.

Mundduschen sind jedoch ein verzichtbares Hilfsmittel. Bei bestehenden Zahnfleischerkrankungen ist die Benutzung sogar eher schädlich, da Bakterien in die Blutbahn eingespült werden können.

Mundspülungen *(Mundwasser)* sind kein Ersatz für das Zähneputzen, sie helfen auch nicht bzw. nur für sehr kurze Zeit gegen Mundgeruch. Daher eignen sie sich höchstens als zusätzliches Hilfsmittel.

Antiseptische, also antibakteriell wirksame Mundspülungen (mit Chlorhexidin, z. B. Parodex®) können eine zahnärztliche Behandlung wirksam unterstützen. Sie sollten jedoch nicht über einen längeren Zeitraum eingesetzt werden, da sie den Geschmackssinn beeinträchtigen und zu Verfärbungen an der Zunge führen können.

Die Rolle der Ernährung bei der Zahngesundheit

Gesunde Ernährung mit ausreichend Ballaststoffen und Obst massiert das Zahnfleisch und führt dem Körper die notwendigen Vitamine zu. Bei grob geschrotetem Korn können die Schrotspelzen aber auch zu kleinen Verletzungen der Mundschleimhaut und des Darms führen. Ausreichendes Trinken spült die Zahnzwischenräume und beseitigt die groben Essensreste.

Speziell nach süßen und süß-klebrigen Lebensmitteln (Honig, Schokolade, Nutella & Co.) oder auch „nur" stärkehaltigen Speisen wie Nudeln, Reis, Kartoffeln und Chips sollten die Zähne baldmöglichst gründlich gereinigt werden. Kariesbakterien lieben gut am Zahnschmelz haftenden Zucker. Es ist daher besser, einmal am Tag etwas mehr Süßes zu essen und sich danach die Zähne zu putzen, als den ganzen Tag über kleine Portionen zu naschen.

Für Kinder sollten zuckerhaltige Getränke nach dem abendlichen Zähneputzen tabu sein, auch Erwachsene tun sich mit einem nächtlichen Imbiss keinen Gefallen.

Der Besuch beim Zahnarzt

Der Zahnarzt ist einer derjenigen Ärzte, die man auch ohne akute Beschwerden regelmäßig zur Routineuntersuchung aufsuchen sollte. Schließlich gibt es praktisch niemanden, der nicht irgendwann einmal im Lauf seines Lebens behandlungsbedürftige Zahnprobleme bekommt. Auch die Entfernung von Zahnstein und das Polieren der Zähne sollten regelmäßig – und nur vom Fachmann – durchgeführt werden. Empfohlen wird, alle sechs Monate zur Routinekontrolle zu gehen.

Sofern sich keine Behandlung anschließt, kosten diese Besuche keine Praxisgebühr. Ebenfalls ohne Praxisgebühr möglich sind Röntgenaufnahmen zur Diagnose, eine Zahnsteinentfernung und eine Sensibilitätsprüfung (→ S. 517) pro Jahr sowie ein Parodontaler Screening Index (→ S. 524) alle zwei Jahre.

Inspektion der Mundhöhle und der Zähne

Egal ob Sie zur **Routinekontrolle** oder wegen Zahnschmerzen beim Zahnarzt auf dem Behandlungsstuhl sitzen: Am Anfang jeder zahnärztlichen Konsultation steht der zahnärztliche Befund, d. h. die Untersuchung von Mundhöhle und Zähnen. Die Untersuchung

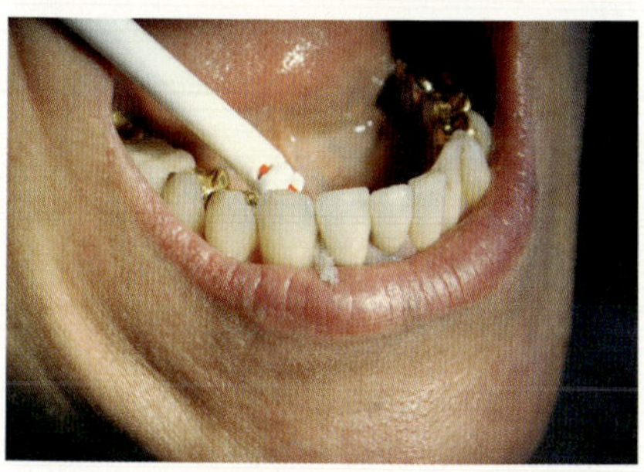

Links: Mit einer Interdentalbürste bekommt man auch versteckte Zahnzwischenräume sauber. [HEN 1514]

Rechts: Zahnseide ist die wichtigste Ergänzung zur Zahnbürste. Sie erreicht und reinigt auch die engsten Zahnzwischenräume – die Stellen also, wo keine Zahnbürste hinkommt und die deshalb von Bakterien besonders geschätzte Brutstätten sind. [HEN 1513]

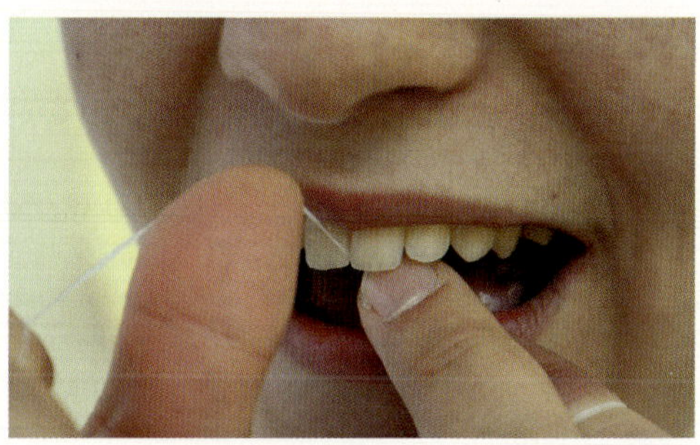

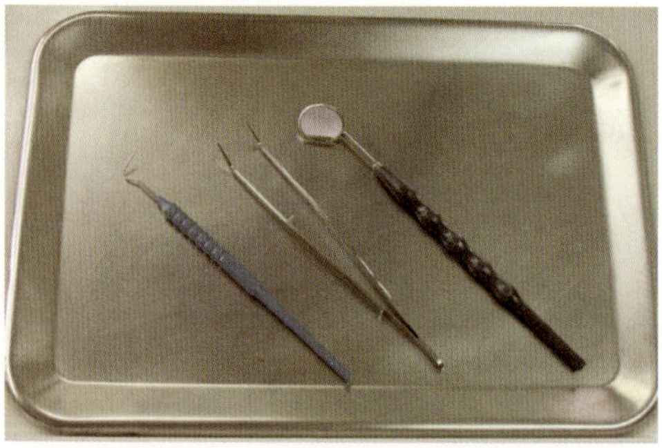

Bei der Routinekontrolle verwendet der Zahnarzt für die Zahnuntersuchung das so genannte ***Mundbasisbesteck:*** *Dabei prüft er mit der Sonde an kariesverdächtigen Stellen, ob der Zahnschmelz noch hart oder schon aufgeweicht ist.* [HEN 1516]

beginnt mit einer Betrachtung der kompletten Mundhöhle, von Wangenschleimhaut, Mundboden und Rachen bis hin zur Zunge. Erst dann wird nach Verfärbungen, Löchern oder Entzündungen am Zahnfleisch gesucht. Als Hilfsmittel dienen Sonden und kleine Mundspiegel. Dabei wird streng systematisch vorgegangen, der Zahnarzt sagt seiner Assistentin nacheinander die Nummern der Zähne und ihren Zustand an (Zahnformel → Abb. S. 510). Dieser Befund wird handschriftlich oder im PC dokumentiert. So erhält der Arzt einen kompletten Gebissstatus in der Patientenakte, den er bei jedem neuen Besuch heranziehen kann, um etwaige Veränderungen zu erkennen.

Bei einem Verdacht auf oder einer bereits bekannten Parodontitis gehört auch ein Parodontaler Screening Index (→ S. 524) zum Programm.

Röntgen

In bestimmten Fällen ist eine Röntgenaufnahme nötig. So kann der Arzt erkennen, ob in den Kieferknochen alles in Ordnung ist, ob Zähne vereitert sind oder wie weit eine Parodontitis fortgeschritten ist. Auch retinierte oder verlagerte Zähne (→ S. 533) und versteckte Karies sind so zu erkennen.

Die Strahlenbelastung ist übrigens im Vergleich zu sonstigen Röntgenaufnahmen gering, dennoch sollte man sich nicht unnötig oft röntgen lassen und im Zweifelsfall nachfragen.

Professionelle Zahnreinigung

Die **Professionelle Zahnreinigung** ***(PZR)*** ist die Reinigung aller Zahnoberflächen mit einem Pulverstrahlreiniger. Dieses Gerät sprüht ein Gemisch aus Salz und Wasser auf die Zahnoberflächen und reinigt sie so auch in den Vertiefungen gründlich. Anschließend putzt die Prophylaxeassistentin oder die Dentalhygienikerin die Zahnzwischenräume mit Interdentalbürsten (→ S. 515) oder Zahnseide (→ S. 515) und poliert die Oberflächen. Zur Stärkung des Zahnschmelzes trägt sie fluoridiertes Gel oder Schaum auf, der die Zahnoberflächen mineralisiert.

Nach der PZR sollten Sie für etwa 1–2 Stunden nichts essen und trinken. In dieser Zeit baut sich auf den Zähnen die natürliche Schutzschicht aus dem Mundspeichel wieder auf, die beim Polieren abgetragen wurde.

Die PZR steht am Anfang jeder Parodontaltherapie (→ S. 525), sie kann aber auch bei Menschen notwendig werden, die rauchen oder regelmäßig färbende Flüssigkeiten wie Kaffee, Tee oder Rotwein zu sich nehmen. Um eine Ablagerung dieser Nahrungsmittel und ihrer Farbstoffe zu vermeiden, müssten Sie nach jedem Genuss möglichst schnell die Zähne putzen, was kaum gelingt.

IGeL-Hinweis: Obwohl der medizinische Nutzen einer **Zahnreinigung** unbestritten ist, übernehmen die gesetzlichen Kassen die Kosten für die 30- bis 60-minütige PZR nicht. Stattdessen verlangen Zahnärzte etwa 40 bis 150 Euro. Vereinbaren Sie den Preis am besten schon im Vorfeld.

Versiegelung

Eine **Versiegelung** ***(Fissurenversiegelung)*** schützt die Kauflächen der Zähne vor Karies. Gerade die Backenzähne und Mahlzähne haben auf ihrer Oberseite mehrere Höcker und viele kleine, zerklüftete Furchen – sie heißen fachsprachlich ***Fissuren*** –, die mit der Zahnbürste kaum zu erreichen sind.

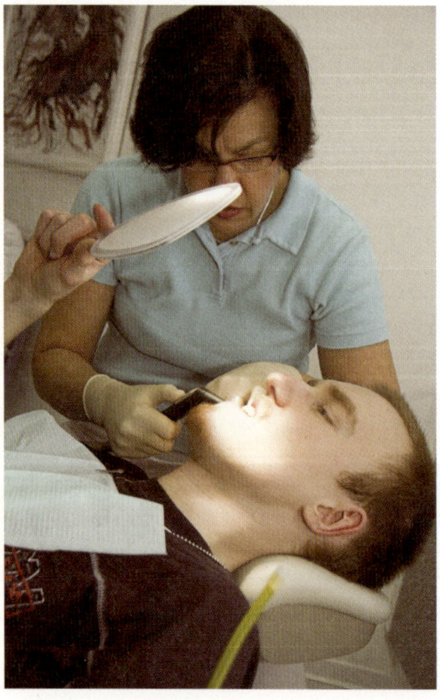

Bei der Versiegelung wird zunächst die Zahnoberfläche gereinigt und anschließend getrocknet. Dann trägt der Zahnarzt einen sehr dünnflüssigen Kunststoff auf, der die kleinen Gräben und Furchen auffüllt. Der Kunststoff wird mit einem Haftvermittler am Zahn befestigt und mit Blaulichtlampen gehärtet (Komposit → S. 530). Die Haltbarkeit einer Versiegelung beträgt 2–5 Jahre, in dieser Zeit sind die Zähne deutlich unempfindlicher gegen Karies. Versiegeln kann der Zahnarzt grundsätzlich jeden gesunden Backenzahn, auch wenn der Patient schon älter ist. Wenn die Karies noch ganz am Anfang steht (Kariesstadien → S. 527), kann auch ein kariöser Zahn an der betroffenen Stelle aufgebohrt, gefüllt und anschließend versiegelt werden.

IGeL-Hinweis: Bis zum 18. Geburtstag bezahlen die Krankenkassen die **Versiegelung,** danach muss der Patient sie selbst zahlen. Die Kosten liegen bei 15–30 Euro pro Zahn.

Schmerzausschaltung

Die **zahnärztliche Betäubung** ***(zahnärztliche Anästhesie)*** zur Schmerzausschaltung ist grundsätzlich eine örtliche Betäubung. Mit Lokalanästhetika wird die Schmerzleitung in den Nerven verhindert. Je nach Behandlungsstelle wird zwischen der Infiltrationsanästhesie und der Leitungsanästhesie unterschieden.

Die **Infiltrationsanästhesie** ***(Lokalanästhesie)*** wird im Oberkiefer angewandt, bei ihr breitet sich das Betäubungsmittel durch den porösen Knochen ein wenig aus und betäubt

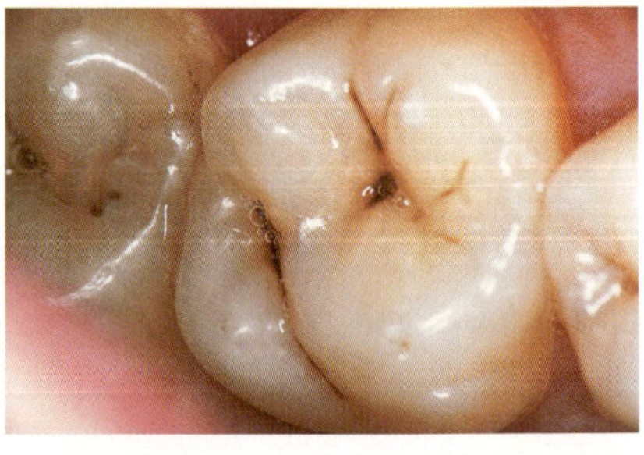

Oben: Die ***Fissuren*** *auf der Kaufläche sind oft so eng, dass sie für die Zahnbürste nicht erreichbar sind. Bei einer Fissurenversiegelung werden diese winzigen Furchen mit Kunststoff gefüllt, damit sich dort keine Beläge sammeln (wie beim Patienten hier im Bild).* [GTV 1518]

Links: Eine Professionelle Zahnreinigung (PZR) kann die tägliche Mundhygiene nicht ersetzen, aber optimieren: Wie bei einem Frühjahrshausputz werden so alle 3–12 Monate die schwer zugänglichen Stellen im Gebiss gereinigt und alle Zahnbeläge entfernt. [FDI 1517]

so die Umgebung der Einstichstelle. Im Unterkiefer dagegen verwendet der Zahnarzt die **Leitungsanästhesie,** dabei wird der Unterkiefernerv vor dem Eintritt in den Unterkieferknochen betäubt. Sie schaltet immer eine ganze Unterkieferhälfte komplett aus. Man kann sich die Wirkung gut am Beispiel einer Lampe vorstellen: Bei der Infiltrationsanästhesie wird gezielt der Lichtschalter betätigt, bei der Leitungsanästhesie dagegen die Sicherung für die ganze Etage herausgeschraubt – in beiden Fällen ist das Licht aus bzw. der Patient verspürt keine Schmerzen.

Jede zahnärztliche Betäubung kann Nebenwirkungen wie herabgesetzte Reaktionsfähigkeit, Müdigkeit und Schwindel haben. So ist der Patient nach einer zahnärztlichen Behandlung mit örtlicher Betäubung nur eingeschränkt verkehrstauglich und darf bis zum Nachlassen der Wirkung kein Kraftfahrzeug lenken und keine Maschinen bedienen.

(!) Manche Kinder finden das Gefühl interessant, auf der tauben Lippe herum zu beißen. Dabei entstehen leicht Verletzungen an der Innenseite der Lippen.

Angst vor dem Zahnarzt

Als angenehm empfindet wahrscheinlich niemand die Behandlung beim Zahnarzt – spätestens dann nicht mehr, wenn Bohrer oder Spritze zum Einsatz kommen. Etwa 10–15 % der Menschen haben so starke Angst, dass ihnen während der Behandlung der Schweiß ausbricht, sie zittern und schon vorher unkonzentriert sind und schlecht schlafen. Meistens hatten sie einmal ein unangenehmes oder traumatisches Erlebnis beim Zahnarzt.

Diese **Zahnarztphobie** führt häufig zu einem ausgeprägten Vermeidungsverhalten der Patienten, teilweise suchen sie viele Jahre oder sogar Jahrzehnte keine Zahnarztpraxis auf. Die meisten Zahnprobleme werden jedoch umso schlimmer, je länger sie unbehandelt bleiben. Viele Zahnärzte sind sich heutzutage des Problems bewusst und nehmen Rücksicht auf Angstpatienten. So bieten viele Praxen besondere Maßnahmen vor der Behandlung an (z. B. Hypnose oder Akupunktur), die Schmerzen und Ängste mindern. Manche Zahnärzte behandeln Patienten, die Angst vor Spritzen haben, auch ohne Betäubung oder setzen Lachgas ein. Im Extremfall, aber nur, wenn wirklich nichts anderes hilft, ist auch eine Behandlung unter Vollnarkose möglich.

(!) Weisen Sie Ihren Zahnarzt am besten darauf hin, wenn Sie Angst vor dem Bohrgeräusch oder der Spritze haben. Die meisten Ärzte zeigen dafür Verständnis und versuchen dann, die Behandlung bei Ihnen möglichst schonend durchzuführen. Bekannte oder Verwandte können oft einen besonders rücksichtsvollen Arzt empfehlen (→ Infobox).

i **Aktuell:** www.gesundheit-heute.de/15x01

- **www.zahnarzt-angst-hilfe.de** – Private Internetseite, Talheim: Der Austausch zwischen Betroffenen in Forum und Gästebuch läuft bereits gut, andere Teilbereiche der Internetseite sind noch im Aufbau.

Sensibilitätsprüfung

Nach Unfällen oder bei Entzündungen im Zahn überprüft der Zahnarzt, ob der Zahnnerv noch lebt. Ein vitaler, also lebender Zahn spürt Reize wie Wärme oder Kälte durch den Zahnschmelz hindurch. Bei der **Sensibilitätsprüfung** ***(Vitalitätsprüfung)*** setzt der Zahnarzt einzelne Zähne gezielten Reizen aus. In den meisten Fällen prüft er die Kälteempfindlichkeit, da Kälte den Zahnnerv im Gegensatz zu großer Wärme nicht schädigt und auch bei großen Füllungen oder Kronen noch zuverlässig funktioniert. Dazu nimmt er ein mit Eisspray präpariertes Wattestäbchen (-30 °C) und hält es von außen an den Zahn; der Nerv registriert den Kältereiz. Nur bei Verdacht auf eine eitrige Zahnnerventzündung (→ S. 531) ist Wärme ebenso geeignet, denn dann reagiert der Zahn schon auf wenig Wärme zuverlässig.

Die Sensibilität kann auch mit schwachem Strom oder, wenn der Zahn angebohrt ist und das Zahnbein offen liegt, sogar mit Berührungen geprüft werden. Falsch positive Reaktionen eines untersuchten Zahns sind bei allen Verfahren selten, häufig ist die Empfindlichkeit des Zahnnervs jedoch nach Eingriffen oder Unfällen eine Zeit lang herabgesetzt, sodass er nicht ausreichend reagiert, obwohl er noch lebt. Daher sollte die Sensibilitätsprüfung wiederholt werden, bevor eine Behandlungsentscheidung fällt.

Gebissabdruck

Immer wenn es bei der Behandlung auf das gesamte Gebiss oder das perfekte Ineinandergreifen der Zähne ankommt, benötigt der behandelnde Arzt oder der zuständige Zahntechniker einen **Gebissabdruck** ***(Gebissabformung),*** um sich ein genaues Bild zu machen. Der Arzt nimmt den Abdruck mithilfe von gebogenen Metallformen ***(Abdrucklöffel),*** die mit einer Paste gefüllt sind. Diese schmiegt sich an die Zähne, dringt durch Andrücken auch in kleine Zwischenräume ein und härtet nach kurzer Zeit aus. Früher wurden Gips und Wachs genommen, heute sind elastische Kunststoffe das Mittel der Wahl. Sie sind biegsam und lassen sich gut vom abgeformten Kiefer entfernen, kehren aber immer wieder in die richtige Form zurück. Mit diesen modernen Materialien lässt sich bei sorgfältiger Verarbeitung eine Genauigkeit im Bereich von Tausendstelmillimetern erreichen.

Die Abdrücke von Ober- und Unterkiefer dienen dem Zahntechniker oder dem behandelnden Arzt als Gussform für ein komplettes dreidimensionales ***Gebissmodell.*** Anhand des Modells planen Kieferorthopäden und Zahnärzte die Behandlung, an ihm passt auch der Zahntechniker die Spangen oder den Zahnersatz an.

Funktionsanalyse

Oft reicht ein Abdruck zur Diagnose nicht aus. Mit einer **Kieferrelationsbestimmung** dagegen können auch die natürlichen Kieferbewegungen beim Kauen nachgeahmt werden, um Funktionsstörungen auf die Spur zu kommen (Kauschmerz → S. 539). Bei einer ergänzenden **Kiefervermessung** ***(Axiografie)*** ermittelt der Arzt die Lage des Oberkiefers im Verhältnis zum Schädel und dessen Abstand zum Kiefergelenk. Das Messgerät sieht wie eine Kopfhaube mit seitlich angebrachtem Gestänge aus, es misst wahlweise elektronisch oder mechanisch die Achsen des Kiefergelenks aus. Mithilfe dieser Daten wird das Gebissmodell in ein spezielles Gerät (Artikulator) eingebaut und so eingestellt, dass es die Kaubewegungen 1:1 nachbildet. Die gesamte Untersuchung heißt auch **Funktionsanalyse.**

Falls nötig, spielt der Zahntechniker oder der Arzt an einer Kopie des Modells ***(Set Up)*** Problemlösungen durch (z. B. verschieden geformter Zahnersatz oder unterschiedliche Zahnstellungen), bis eine passende Form oder

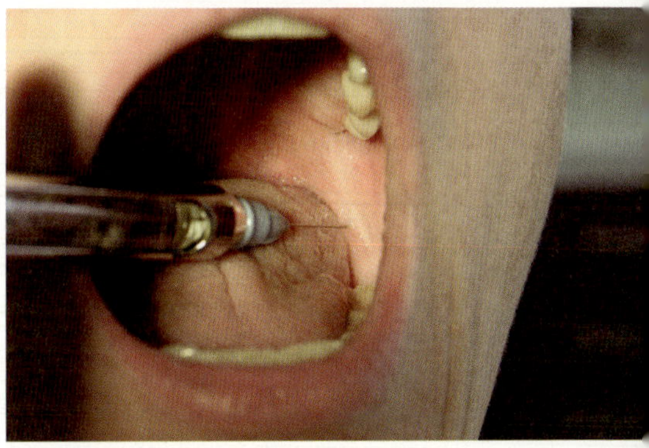

Eine Angstsituation für viele Patienten: Der Zahnarzt betäubt den Unterkiefer, damit der Patient während der Behandlung keine Schmerzen spürt. [HEN 1519]

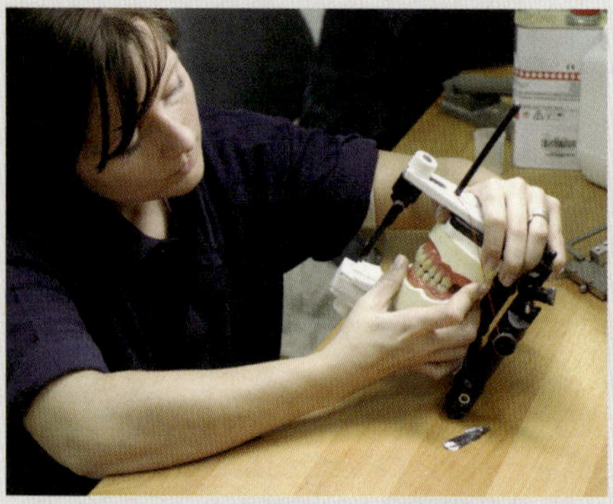

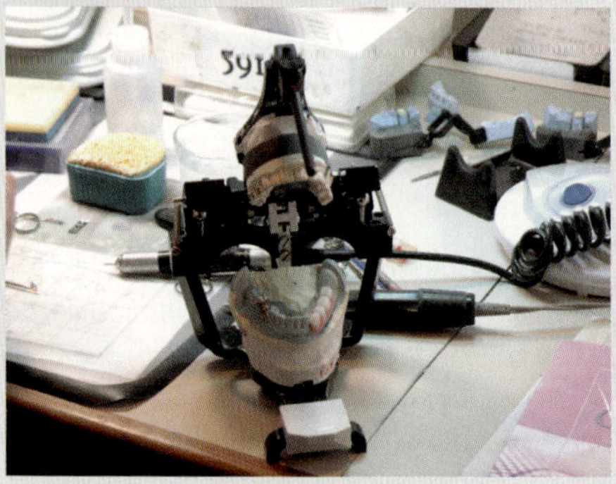

Mithilfe eines Abdrucks fertigt das Dentallabor in vielen Stunden Präzisionsarbeit den Zahnersatz. Dieser hohe Aufwand gewährleistet, dass sich die dritten Zähne wirklich optimal –optisch wie funktionell – in das Gebiss einpassen.
[FDI, SXC 1520]

eine Strategie für die Behandlung gefunden ist. In komplizierten Fällen kommt ein CT oder weitere Untersuchungen hinzu.

IGeL-Hinweis: Die Kiefervermessung bzw. Funktionsanalyse ist keine Kassenleistung, obwohl sie bei Funktionsstörungen im Kiefersystem medizinisch mitunter notwendig ist. Je nach Umfang der durchgeführten Untersuchungen kostet sie den Patienten zwischen 100 und 400 Euro (in Österreich übernehmen die Kassen einen Teil der Kosten).

Was zahlt die Krankenkasse?

Man unterscheidet drei verschiedene Arten der Versorgung mit unterschiedlich hohen Kosten für den Patienten:

- Für jedes medizinische Problem gibt es eine kostengünstige Standardbehandlung, die so genannte **Regelversorgung.** Der Zahnarzt darf für diese Leistung nur einen Regelsatz abrechnen, der in Verhandlungen zwischen Vertretern der Zahnärzte und der Krankenkassen festgelegt wird. Bei einer Metallkrone zum Beispiel übernehmen die gesetzlichen Krankenkassen etwa die Hälfte der Kosten, den Rest muss der Patient als Eigenanteil bezahlen. Der **Festzuschuss** beträgt 50 % der durchschnittlichen Kosten einer solchen Behandlung, er entspricht nicht immer tatsächlich der Hälfte der Kosten. Um die Abrechnung überprüfen zu können, erhält der Patient nach der Behandlung eine Rechnung, in der die Höhe des Kassenzuschusses und der Eigenanteil ausgewiesen sind. Wer ein Bonusheft hat und über einen längeren Zeitraum regelmäßig mindestens ein Mal pro Kalenderjahr zur Routineuntersuchung geht, erhält einen höheren Festzuschuss. Die Krankenkassen übernehmen nach 5 Jahren Bonusheft ohne Unterbrechung 60 und nach 10 Jahren 65 % der Kosten für die Regelversorgung.
- Der Patient kann zusätzlich zur Regelversorgung weitere Leistungen hinzukaufen; dann spricht man von einer **gleichartigen Versorgung.** Die Regelversorgung wird weiter wie eine Regelversorgung abgerechnet und von der Krankenkasse bezuschusst. Alle Zusatzleistungen rechnet der Zahnarzt jedoch nach der teureren **Gebührenordnung für Zahnärzte** *(GOZ)* ab – sie müssen komplett vom Patienten bezahlt werden. Eine Krone im Seitenzahnbereich könnte sich ein Patient z. B. als Zusatzleistung zahnfarben verblenden lassen.
- Noch teurer wird es, wenn man sich statt der Regelversorgung plus eventueller Extras für eine **andersartige Versorgung,** also eine grundlegend andere Behandlung, entscheidet, z. B. unsichtbare Kunststoffzahnschienen (→ S. 538) anstelle einer festen Zahnspange. Auch hier erhält der Patient den normalen Festzuschuss, die gesamte Behandlung wird allerdings nach der Gebührenordnung für Privatpatienten abgerechnet.

(!) Zahnersatz und teurere Versorgungsarten gehen schnell ins Geld – aber immerhin können die Ausgaben als außergewöhnliche Belastung von der Steuer abgesetzt werden. Daher sollten Sie alle Quittungen gut aufheben. Unter Umständen kann es sich lohnen, anstehende Behandlungen gezielt in einem Kalenderjahr durchzuführen, um in diesem Jahr eine deutlich niedrigere Einkommensstufe zu erreichen.

Seit in der Gesundheitsreform von 1989 Zuzahlungen für den zahnärztlichen Bereich eingeführt wurden, ist der Umfang der Kassenleistungen stetig gesunken – inzwischen ist es die Kasse, die nur noch eine Art Zuzahlung (den Festzuschuss) leistet. Als Patient sollten Sie gut überlegen, welche Art der Versorgung Sie wünschen und bezahlen können. In den meisten Fällen reicht die preisgünstige Regelversorgung aus. Wenn Sie sich für eine teurere Behandlung interessieren, lassen Sie sich ruhig von Ihrem Zahnarzt die verschiedenen Möglichkeiten schriftlich zusammenstellen. Sinnvoll ist auch, vor einer definitiven Entscheidung einen zweiten Zahnarzt zu fragen. Auch Ihre Krankenkasse kann Sie beraten.

Vorgehen bei vermuteten Behandlungsfehlern

Für alle zahnärztlichen Arbeiten wie Füllungen oder Zahnersatz gibt der Zahnarzt 2 Jahre Gewährleistung. Bei Mängeln muss der Zahnarzt nachbessern – die Möglichkeit zur Nachbesserung ist jedoch nicht nur eine Pflicht, sondern auch ein Recht des Zahnarztes. Sofern es dem Patienten zumutbar ist (diese Entscheidung hängt vom Einzelfall ab), muss er sich noch einmal von demselben Zahnarzt behandeln lassen, auch wenn dieser Fehler bei der Behandlung oder Verarbeitung gemacht hat.

Sobald ein fremder Behandler Veränderungen vornimmt, erlischt die Gewährleistungsgarantie. Bevor Sie also einen anderen Zahnarzt an die mangelhafte Füllung oder den Zahnersatz lassen, müssen die Krankenkasse *und* ein Gutachter den Mangel festgestellt und dokumentiert haben. Ansonsten ist zumeist nicht mehr feststellbar, wer den Schaden angerichtet hat und langwierige Rechtsstreitigkeiten sind die Folge.

Weitere Tipps zum Vorgehen bei ärztlichen Behandlungsfehlern → Kapitel 35

i **Aktuell:** www.gesundheit-heute.de/15x02

- **www.quarks.de/zaehne/index.htm** – Spezialsendung der Wissenschaftssendung Quarks (WDR, Köln): Das Skript zur Sendung gibt es auch komplett als PDF-Datei.
- **www.kzbv.de/m401.htm** – Website der Kassenzahnärztlichen Bundesvereinigung, Köln: Bietet eine Übersicht über die Festzuschüsse.
- **www.bzaek.de** – Website der Deutschen Bundeszahnärztekammer, Berlin: Unter der Rubrik Zahnärzte finden Sie die Gebührenordnung für Zahnärzte.

Erkrankungen der Mundhöhle

Aphthen

Häufigkeit:

Aphthen: Häufige entzündliche Veränderung der Mundschleimhaut, meist nur linsengroß, aber äußerst schmerzhaft. Aphthen treten in jeder Altersgruppe auf, ohne dass eine bekannte oder nachweisbare Ursache besteht.

Sie verheilen nach ein bis zwei Wochen von selbst und hinterlassen weder Narben noch bleibende Beschwerden.

Leitbeschwerden

- Weißliche Erosionen mit einem rötlichen Saum, vor allem an der Ober- und Unterlippe, der Innenseite der Wangen, am Gaumen und an der Zunge
- Schmerzen beim Essen und Trinken (besonders ausgeprägt bei sauren, salzigen oder scharf gewürzten Lebensmitteln)
- Schmerzen bei Berührungen, eventuell auch beim Sprechen
- Bei Kindern auch Fieber.

Wann zum Arzt

In den nächsten Tagen, wenn

- Aphthen bei Kindern nicht nach einer bzw. bei Erwachsenen nach zwei Wochen von selbst verheilen
- Aphthen immer wieder kommen.

Heute noch, wenn Kinder vor Schmerzen nicht mehr trinken.

Die Erkrankung

Aphthen sind an sich harmlos, verursachen aber Schmerzen. Sie sind meist nicht größer als eine Linse und rund oder oval geformt, sie können jedoch auch so groß wie ein Zwei-Euro-Stück werden. Bei einer so großen Aphthe schmerzt jeder Bissen und jeder Schluck.

Wodurch Aphthen ausgelöst werden, ist nicht immer klar. In einigen Fällen lassen sich die erodierten Stellen auf kleine Verletzungen und Druckstellen auf der Mundschleimhaut zurückführen. Bei jüngeren Kindern treten sie oft im Rahmen bestimmter Infektionskrankheiten (z. B. Hand-Mund-Fuß-Krankheit) auf, in diesen Fällen hat das Kind zeitgleich Fieber. Bei Erwachsenen gelten neben Autoimmunreaktionen, Nahrungsmittelunverträglichkeiten (z. B. gegen Südfrüchte) und Allergien auch Stress und Schlafmangel als mögliche Ursache.

Bei manchen Menschen treten Aphthen immer wieder auf, ohne dass der Arzt eine klare Ursache findet *(**habituelle Aphthen**)*.

Das macht der Arzt

Aphthen haben ein charakteristisches Aussehen, sodass sie der Arzt mit bloßem Auge erkennt. Es gibt kein wirklich wirksames Medikament gegen Aphthen. Der Arzt kann daher lediglich die Beschwerden lindern und die Wunde desinfizieren. Dazu hält er einen mit Kamillosan® getränkten Wattebausch für 30 Sekunden auf die Aphthe. Das Gleiche können Sie auch selbst tun. Nur in schweren Fällen verschreibt er kortisonhaltige Salben (z. B. Dynexan®, Volon®-A-Haftsalbe).

Selbstbehandlung und Komplementärmedizin

Tabelle zur Mundpflege → S. 454

Gerade bei kleinen Kindern ist darauf zu achten, dass sie weiterhin essen und trinken. Wegen der Schmerzen stellen Kinder sonst sehr leicht die Nahrungsaufnahme ein. Bei Schmerzen können flüssige Nahrung oder kalorienhaltige Getränke über einen Strohhalm gegeben werden.

Da vor allem säurehaltige und salzige Speisen und Getränke Schmerzen verursachen, sollten Sie sie in dieser Zeit meiden. Milch oder Schwarztee dagegen sind gut verträglich.

Aphthen, die sich gerade erst entwickeln, können Sie mit Eiswürfeln etwas in der Entwicklung bremsen.

Pflanzenheilkunde. Bei bereits ausgebildeten Aphthen unterstützen schmerzstillende und entzündungshemmende Hausmittel den natürlichen Heilungsprozess. Zur Mundspülung eignen sich lauwarmer Kamillen-, Salbei- oder Ringelblumentee. Bei starken Schmerzen sind Fertigarzneien auf der Basis von Pfefferminze (z. B. Inspirol®), Salbei (z. B. Salbei Curarina®-Tropfen), Kamille (z. B. Kamillosan®), Rhabarberwurzel (z. B. Pyralvex®-Lösung) oder Ratanhia in Kombination mit Tormentillwurzelstock und Myrrhe (z. B. Repha-Os-Mundspray®) zum Gurgeln, Pinseln oder Tupfen mit einem Wattestäbchen effektiver.

Homöopathie. Homöopathen empfehlen, alle 2 Stunden eine Tablette Borax D6 zu lutschen.

i Aktuell: www.gesundheit-heute.de/15x03

- **www.aften-hilfe.de** – Private Internetseite, Kassel: Bietet neben zahlreichen Infos und Aktuellem auch Selbsthilfetipps und den Erfahrungsaustausch im Forum. Empfehlenswert.

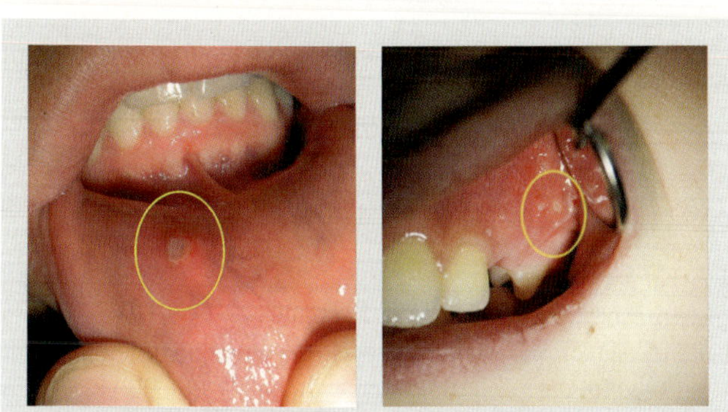

*Links: Typische **Aphthe** an der Unterlippe eines 22-Jährigen.*
Rechts: Am Zahnfleisch, wie bei diesem Jungen, kommen Aphthen eher selten vor. [WKY, HEN 1521]

Mundfäule

Häufigkeit:

Mundfäule *(Stomatitis aphtosa, Gingivostomatitis herpetica)*: Entzündung der Mundschleimhaut nach Infektion mit Herpes.

Die Mundfäule ist eine schmerzhafte Entzündung der Mundschleimhaut und des Zahnfleisches, die vor allem bei Kindern in den ersten drei Lebensjahren auftritt. Ausgelöst wird sie durch die Erstinfektion mit dem Herpes-Virus, das über die Hälfte der Menschen in sich tragen. Nach etwa einer Woche heilt sie von selbst wieder ab.

Leitbeschwerden

- Hohes Fieber
- Bläschen in der gesamten Mundhöhle
- Starker Speichelfluss, säuerlicher Mundgeruch
- Zahnfleisch und Lymphknoten am Hals sind geschwollen.

Wann zum Arzt

Heute noch, wenn Kinder vor Schmerzen nicht mehr trinken.

Die Erkrankung

Wenn das Herpes-Virus das erste Mal im Körper aktiv wird, kann es vor allem bei kleinen

Kindern, vereinzelt aber auch bei Erwachsenen die Mundfäule auslösen. Bei Babys in den ersten Lebenswochen verläuft die Erkrankung besonders schwer. Sie beginnt mit hohem Fieber, das über mehrere Tage anhält, und es bilden sich schmerzhafte Bläschen an Zunge, Mundschleimhaut, Zahnfleisch und der Innenseite der Lippe. An der Außenseite der Lippe entstehen, anders als beim späteren erneuten Auftreten von Herpes (Herpes labialis → S. 1085), keine Bläschen.

Betroffene Kinder haben starke Schmerzen, sind quengelig und verweigern Essen und Trinken. Nach etwa einer Woche trocknen die Bläschen von selbst ein und wunde Stellen heilen ab. Die erkrankten Kinder sind nun auch nicht mehr ansteckend. Selten kommt es zu Komplikationen wie Neurodermitis (→ S. 1072) oder Herpes-Bläschen am Auge (→ S. 498).

Das macht der Arzt

Außer der lokalen Desinfektion ist kaum eine wirksame Behandlung möglich, meist werden nur Zäpfchen oder Salben gegen die Schmerzen und fiebersenkende Mittel gegeben. Erwachsene können auch Medikamente gegen das Herpes-Virus nehmen (Aciclovir, z. B. in Zovirax®, 2 x 200 mg täglich), was aber nur Sinn hat, wenn im Frühstadium der Erkrankung damit begonnen wird.

Selbstbehandlung und Hilfe durch die Eltern

Erwachsene oder ältere Kinder können den Mund mit einer 3%-igen Wasserstoffperoxid-Lösung spülen, damit die Entzündung schneller abklingt. Ziehen Sie sich dazu am besten ein altes T-Shirt an und spülen Sie über dem Waschbecken – Wasserstoffperoxid schmeckt nicht nur unangenehm, es schäumt auch und bleicht Textilien aus.

Vor allem, wenn gleichzeitig Fieber auftritt, wodurch der Flüssigkeitsbedarf erhöht ist, müssen Sie bei kleinen Kindern darauf achten, dass sie trotz Schmerzen ausreichend trinken (Austrocknungsgefahr!). Besonders eignen sich gekühlte Getränke wie Kamillentee oder klares Wasser, die zugleich auch ein wenig die Schmerzen lindern und desinfizieren. Auch das Essen sollte gekühlt werden: Ausnahmsweise darf es auch Eiscreme oder Pudding sein – Joghurt, mäßig warme, gebundene Suppen und gekühlter Brei sind aber ebenso geeignet. Trockene, harte, heiße und saure Lebensmittel (z. B. Zwieback, heißer Brei oder Fruchtsäfte) verursachen Schmerzen.

Komplementärmedizin

Pflanzenheilkunde: Die Maßnahmen entsprechen denen bei Aphthen (→ S. 519).

Homöopathie: Die Homöopathie empfiehlt die häufige Einnahme niedriger Potenzen von Acidum muriaticum, Belladonna, Borax, Lachesis, Lycopodium, Mercurius solubilis oder Vinca.

Vorsorge

Eine Impfung gegen Herpes gibt es nicht, Kleinkinder können aber ein Stück weit vor der Infektion geschützt werden. Zum Beispiel sollten Eltern oder Geschwister, die gerade akute Herpesbläschen haben, engen Körperkontakt meiden, keine Schnuller in den Mund nehmen oder Besteck mit dem Kind teilen. Erkrankte Kinder sollten nicht in den Kindergarten oder die Schule gehen, um andere nicht anzustecken.

Mundsoor

Häufigkeit: ■■■□□

Mundsoor *(Mundpilz, Soormykose)*: Hefepilzinfektion der Mundschleimhaut und Zunge. **Hefepilze** (typischerweise der Gattung *Candida albicans)* sind ein natürlicher Bestandteil der **Mundflora,** werden jedoch normalerweise von den Abwehrzellen im Mund- und Rachenraum und von Bakterien in Schach gehalten. Wenn das natürliche Gleichgewicht der Mundflora durcheinander gerät, vermehren sich die Pilze explosionsartig und führen zu einem dauerhaften weißlichen Rasen auf der Mundschleimhaut oder der Zunge. Später entzünden sich die betroffenen Stellen und schmerzen. Die Therapie erfolgt lokal und ist hochwirksam. Wird die Ursache nicht beseitigt, sind Rückfälle programmiert.

Leitbeschwerden

- Weißliche, nicht abwischbare Beläge auf Mundschleimhaut und Zunge
- Schmerzen beim Essen und Trinken.

Wann zum Arzt

Am nächsten Tag, wenn sich die Mundschleimhaut auffällig verändert.

Die Erkrankung

Der *Soorbelag* ist ein weißlicher flächiger Belag, der sich anfangs noch abwischen lässt, später aber auf den befallenen Stellen haftet. Wenn man ihn dennoch entfernt, blutet die betroffene Stelle.

Soor tritt vor allem bei abwehrgeschwächten Personen wie Kleinkindern, alten Menschen sowie Menschen mit Immunschwächeerkrankungen wie AIDS auf. Bei alten Menschen sind oft schlecht sitzende Prothesen die Wurzel des Übels (→ S. 546). Ansonsten gesunde Menschen sind vor allem durch eine Antibiotika- oder Kortison-Behandlung gefährdet. Diese Behandlungen vernichten nämlich sowohl die krank machenden als auch die normalen, gesunden Bakterien im Körper und bringen die Mundflora durcheinander.

Rechtzeitig behandelt, ist ein Soor in der Regel harmlos. Unbehandelt droht eine Ausdehnung auf die Speiseröhre mit starken Schluckschmerzen (Soor-Ösophagitis → S. 626). Langfristig kann Soor zur Zerstörung der Mundflora führen – mit der Folge, dass unerwünschte Bakterien (die z. B. Karies oder Parodontitis auslösen) sich stark vermehren. Außerdem kommt es zu Gewichtsverlust und sogar Austrocknung, weil der Betroffene durch die Schmerzen beim Kauen und Schlucken zu wenig isst und trinkt.

Das macht der Arzt

Durch die Untersuchung der Mundhöhle stellt der Arzt meistens schon fest, ob es sich um Soor handelt. Zur Absicherung seiner Diagnose kann er einen Abstrich machen und ihn unter dem Mikroskop untersuchen oder an ein Labor schicken.

Mit antimykotischen Lutschtabletten oder Mundspülungen (mit Nystatin oder Amphomoronal, z. B. in Amphotericin-B-Lutschtabletten® oder Ampho-Moronal®-Suspension) wird der Pilzbefall eingedämmt. Die Mundflora erhält so eine Chance, wieder ins Gleichgewicht zu kommen. Nach dem Spülen des Mundes wird die Lösung heruntergeschluckt, um einen eventuellen Befall der Speiseröhre mitzubehandeln. Die Wirkstoffe sind unbedenklich, sie werden vom Organismus nicht aufgenommen und unverändert über den Darm ausgeschieden.

Komplementärmedizin

Pflanzenheilkunde: Das Einpinseln der Mundschleimhaut mit Myrrhe- (z. B. Inspirol®, Myrrhen-Tinktur „Hetterich®") oder Ratanhia-Tinktur (z. B. Ratiosept® Mund- und Rachentinktur) wirkt desinfizierend. Der zeitliche Abstand zur Anwendung der antimykotischen Mittel sollte mindestens eine Stunde betragen.

Homöopathie: Die Homöopathie empfiehlt u. a. Acidum hydrochloricum, Borax, Kalium chloratum, Mercurius solubilis oder Thuja.

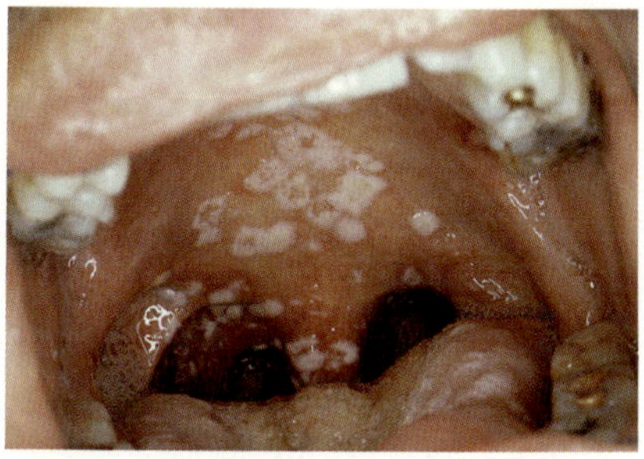

Soor bei einem Krebspatienten mit Immunschwäche unter Zytostatikatherapie [CDC 1522]

Die Fehlbesiedlung von Mund und Darm mit Hefepilzen wird von vielen Heilpraktikern und Naturheilmedizinern als Grundproblem unserer zivilisatorischen Ernährung angesehen. Entsprechend werden abnorme Müdigkeit, Leistungsabfall, Blähungen, Reizdarmbeschwerden mit Hefepilzen in Verbindung gebracht. Eine aufwendige Pilzdiagnostik hilft, den Pilzbefall im Darm nachzuweisen. Da Hefepilze sich in Gegenwart von Zucker am schnellsten vermehren, wird von den Patienten neben der Lokaltherapie ein radikaler und langfristiger Verzicht auf zuckerhaltige Lebensmittel gefordert.

Aus naturwissenschaftlicher Sicht ist diese Denkweise nicht nachvollziehbar: Zum einen gehören Pilze einfach zu unserem evolutionsbiologischen Gepäck und haben die Schleimhäute von Menschen schon vor Jahrtausenden besiedelt. Zum anderen ist eine zuckerfreie Ernährung praktisch unmöglich, schließlich werden schon im Mundraum bei intensivem Kauen Stärke und andere Kohlehydrate durch die Mundenzyme zu Zucker gespalten.

Ein Therapieversuch kann durchaus erwogen werden, schließlich profitieren zweifellos viele Patienten von einer entsprechenden Diät, die zugleich einen Schritt in Richtung vollwertige Ernährung geht (→ S. 232).

Chronische Mundschleimhautveränderungen

Häufigkeit: ■■□□□

Mundschleimhautgeschwüre: Gewebeveränderungen an Mundschleimhaut und Zahnfleisch. Alle chronischen, also nicht nur Tage oder wenige Wochen bestehenden Mundschleimhautveränderungen sind mögliche Krebsvorstufen (Präkanzerosen → S. 1023) oder sogar bereits bösartig, sodass sie in der Regel vorsorglich entfernt werden.

(!) Gerade die gefährlichen Veränderungen sind oft unauffällig, schmerzlos und entstehen über einen längeren Zeitraum. Sie können eine warzenähnliche bis glatte oder netzförmige Oberfläche haben, relativ flach sein oder eine ausgeprägte Form haben und reichen farblich von weißlich über rot bis hin zu bläulich oder braun.

Leitbeschwerden

Gewebeveränderungen, die nicht innerhalb von 1–2 Wochen abheilen.

Wann zum Arzt

In den nächsten Tagen, wenn die Veränderungen nicht innerhalb von 2 Wochen wieder abheilen.

Die Erkrankung

Als einfache Faustregel gilt: Was schnell kommt und/oder sich schnell verändert, ist in aller Regel gutartig. Gefährlicher als akute, aber vorübergehende Beschwerden sind langsam entstehende Veränderungen im Mundraum. Im Normalzustand ist die Mundschleimhaut zwischen blass- und tiefrosa und hat eine glatte Oberfläche. Nur im Bereich der ***Impressionslinie*** – dort, wo die Zähne die Backe berühren – ist sie immer etwas uneben und knubbelig.

Als häufige Präkanzerose gilt die **Leukoplakie,** eine weißliche Veränderung der Mundschleimhaut, die sich nicht abwischen lässt. Sie kann eine glatte bis warzenähnliche Oberfläche haben und sowohl in Knötchenform als auch zusammenhängend auftreten. Männer über 50 sind von ihr besonders häufig betroffen, begünstigt wird sie u. a. durch hohen Tabak- und Alkoholkonsum.

Auch eine **Zahnfleischhyperplasie** ***(Gingivahyperplasie, Fibromatosis gingivae)*** kann verdächtig sein. Das ist eine durch einen Reiz ausgelöste Neubildung von Zahnfleischgewebe – wenn der Reiz verschwindet, bildet es sich zurück. Die Wucherungen treten häufig im Bereich der Frontzähne auf und können die Zähne sogar teilweise bedecken. Eine häufige Form ist die so genannte ***Epulis,*** sie geht vom Zahnhalteapparat aus und hat die Form einer Halbkugel oder eines Pilzes. Einige Medikamente (z. B. gegen Epilepsie → S. 1146) und Schwangerschaft sind als Auslöser bekannt, eine Zahnfleischhyperplasie kann jedoch auch ein bösartiger Tumor sein.

Fibrome sind gutartige, fleischige Geschwülste aus faser- und zellreichem Bindegewebe, die in etwa wie eine Warze aussehen. Besonders häufig sind sie im Achsel- und Halsbereich, sie kommen aber auch im Mundraum vor.

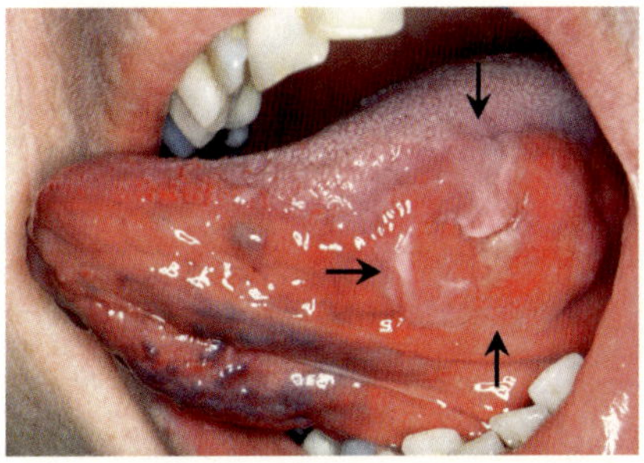

An Stellen, wo Tabakrauch oder Alkohol dauerhaft die Schleimhaut reizen, kann eine ***Leukoplakie*** *entstehen. In seltenen Fällen entwickelt sich daraus Krebs.* [GRE 1523]

Das macht der Arzt

Ein Hautarzt oder Zahnarzt untersucht die Mundhöhle sorgfältig, um zu klären, ob es eine einfach zu beseitigende Ursache für die Mundschleimhautveränderung gibt – z. B. eine Druckstelle oder eine Aphthe (→ S. 519), die von selbst wieder verschwindet. Bei Verdacht auf eine bösartige oder zumindest unklare Veränderung entnimmt er eine Gewebeprobe, die histologisch unter dem Mikroskop untersucht wird. Gegebenenfalls überweist der Zahnarzt den Patienten zur Untersuchung an einen Facharzt (z. B. einen Mund-Kiefer-Gesichtschirurgen). Präkanzerosen werden in der Regel vorsorglich wegoperiert.

Selbstbehandlung

Wenn Sie Zahnersatz tragen, können Sie zunächst versuchen, die betroffene Stelle mit einer Druckstellensalbe (z. B. Recessan®) zu behandeln. Wenn diese Behandlung erfolglos bleibt, sollten Sie unbedingt einen Arzt aufsuchen. Eine Alternative auf Heilpflanzenbasis ist Myrrhen-Tinktur (z. B. Myrrhen-Tinktur „Hetterich®"), mit der die Schleimhautstellen 2–3 x täglich mit einem Wattestäbchen unverdünnt betupft werden (→ Komplementärmedizin bei Aphthen).

Mundgeruch

Häufigkeit: ■■■■■

Mundgeruch ***(Foetor ex ore, Halitose):*** Unangenehmer Geruch des Atems. Mundgeruch ist meist nur für andere zu riechen. Er ist ein Symptom und keine Erkrankung, die Ursachen liegen entweder in der Mundhöhle, im Magen-Darm-Trakt oder in systemischen Erkrankungen wie Diabetes begründet. Therapieerfolge in Form von Verbesserungen der Symptome gelingen fast immer, beseitigen lässt sich das Problem bei vielen Betroffenen jedoch nicht.

Leitbeschwerden

- Andere Menschen weichen bei Unterhaltung zurück.
- Der Partner möchte keine körperliche Nähe mehr.

Die Erkrankung

Früher hat man vermutet, dass übler Mundgeruch vor allem aus dem Magen kommt. Das stimmt jedoch nur selten, zu ~ 85 % ist die Ursache lokal, also im Mund selbst zu suchen. Schuld am unangenehmen Geruch sind bei **lokalem Mundgeruch** Zersetzungsprozesse von Lebensmittelresten, durch die Schwefelverbindungen frei werden. Schwefelhaltige Lebensmittel wie Knoblauch oder Eier, aber auch Milchkaffee und Zigaretten führen deswegen zu besonders intensivem Mundgeruch. Meistens verursachen Bakterien auf dem hinteren Teil des Zungenrückens den schlechten Geruch. Als nächsthäufige Ursachen folgen Parodontitis (→ S. 524) und ungepflegte Zähne. In diesen Fällen hängen Essensreste zwischen den Zähnen oder unter einer Brücke fest und zersetzen sich allmählich.

Auch Entzündungen in angrenzenden Körperregionen wie Mandelentzündungen oder vereiterte Nasennebenhöhlen können sich durch Mundgeruch bemerkbar machen.

In den übrigen Fällen handelt es sich um **systemischen Mundgeruch,** der mit Speiseröhren- und Magenerkrankungen wie Gastritis (→ S. 633), Ulkuskrankheit (→ S. 635) oder Diabetes (→ S. 758) einhergeht. Aber auch Fastenkuren und Erkältungen intensivieren oder verändern den Mundgeruch.

Wenn Mundgeruch nur vom Patienten selbst, aber weder von anderen Personen wahrgenommen wird noch messbar ist, spricht der Arzt von **Pseudohalitosis.** Oft lindert ein Gespräch mit dem Arzt bereits den Leidensdruck.

Lässt sich der Betroffene weder durch intensive Aufklärung noch durch normale Untersuchungsergebnisse davon überzeugen, keinen Mundgeruch zu haben, spricht der Arzt von einer **Halitophobie.**

Das macht der Arzt

Mundgeruch stellt der Arzt in der Regel sehr schnell und auch ohne Messgeräte fest. Um die Diagnose abzusichern oder den Erfolg einer Behandlung zu überprüfen, kann er auch ein Messgerät (Halimeter®) verwenden. Dabei wird über einen Strohhalm im Mund Atemluft angesaugt und mithilfe eines Sensors die Menge der darin enthaltenen Schwefelverbindungen bestimmt.

Gegen die lokalen Ursachen von Mundgeruch hilft vor allem, die zugrunde liegenden Probleme an Zähnen und Zahnfleisch behandeln zu lassen. Eine Parodontitis (→ S. 524) ist für jeden Zahnarzt leicht am typischen süßlich-fauligen Geruch zu erkennen und systematisch behandelbar. Kariöse Stellen (Löcher) müssen gefüllt werden, da sie Bakterienquellen sind.

Auch eitrige Abszesse (→ S. 522) oder die leeren Zahnfächer von kürzlich entfernten Zähnen können zu massivem Mundgeruch führen – in diesem Fall sollten Sie unbedingt zum Arzt gehen, da eitrige Entzündungen im Kopfbereich immer sorgfältig behandelt werden müssen.

Die anderen lokalen Ursachen können Sie selbst durch eine sorgfältige Mundhygiene (→ S. 514) beeinflussen. Manchmal führt gründliches Zähneputzen schon nach wenigen Tagen zu einer deutlichen Verbesserung der Beschwerden.

Handelt es sich um systemischen Mundgeruch, kann nur ein Arzt die Ursachen bestimmen. Die Therapie richtet sich dann nach der eigentlichen Krankheit.

Selbstbehandlung

Die Betroffenen können Mundgeruch selbst nicht wahrnehmen. Vermutlich fühlen sich daher viele Menschen von Mundgeruch betroffen, obwohl sie gar nicht daran leiden. Umgekehrt weiß längst nicht jeder Betroffene von seinem Problem – oft traut sich das Umfeld nicht, es offen anzusprechen.

Die wichtigste Maßnahme gegen Mundgeruch ist die Einhaltung der empfohlenen Mundhygiene (→ S. 514). Die Zunge können Sie zwar auch vom Arzt reinigen lassen, diese Aufgabe können Sie aber genauso gut selbst mithilfe eines speziellen Zungenschabers (→ S. 515) übernehmen.

Die Mundflora lässt sich kaum gezielt beeinflussen. Eine Möglichkeit bietet eine Kur mit zuckerfreiem Naturjoghurt, der den Gehalt an Schwefelwasserstoff im Mund spürbar verringert: Essen Sie dazu 6 Wochen lang täglich mindestens 100 g Joghurt. Auch ein Verzicht auf Knoblauch, rohe Zwiebeln, Alkohol (vor allem Rotwein) und Nikotin macht sich positiv bemerkbar.

(!) Viele Betroffene versuchen, den üblen Geruch durch den Dauerkonsum von Pfefferminzbonbons, Kaugummis oder Mundwasser zu überdecken. Diese verbergen das Problem jedoch nur für kurze Zeit und können es nicht lösen. Dafür haben sie Nebenwirkungen, z. B. verursacht das Dauerlutschen von Bonbons Karies.

i Aktuell: www.gesundheit-heute.de/15x04

- **www.charite.de/praevmed/Patienten/halitosis.htm** – Patienteninformationen der Charité Universitätsmedizin, Berlin: ausführlich und verständlich.
- A. Martin: **„A"**. Zupan, 1995. Dieser Ratgeber hilft, die Ursachen für Mundgeruch zu erkennen und sie zu beseitigen.

Mundhöhlenabszesse

Häufigkeit: ■■■□□

Mundhöhlenabszess: Eitriger Zerfall von Knochen- oder Zahnfleischgewebe, entsteht häufig als Komplikation von durchbrechenden Weisheitszähnen, entzündeten Zahnfleischtaschen, Wurzelspitzenvereiterungen oder anderen Zahnerkrankungen. Dabei wird eine vorhandene, unbehandelte Entzündung von Bakterien befallen und es kommt zur Bildung einer abgekapselten Eiteransammlung.

Leitbeschwerden

- Rötung und Schwellung (nur bei oberflächlichen Abszessen)
- Schmerzen und Spannungsgefühl
- Fieber und Schüttelfrost.

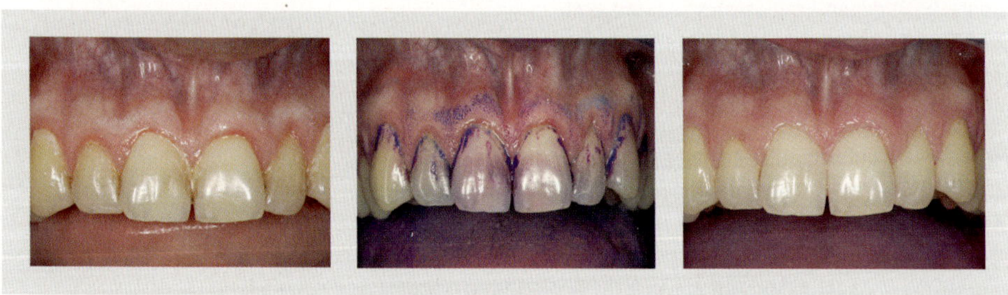

*Die **Zahnfleischentzündung** (linkes Bild) ist durch die auf dem mittleren Bild eingefärbten Beläge auf den Zähnen entstanden. An den geröteten Zahnfleischrändern kommt es leicht zu Zahnfleischbluten. Wie viel allein die Verbesserung der Mundhygiene ausmachen kann, zeigt das Bild rechts.* [GTV 1525]

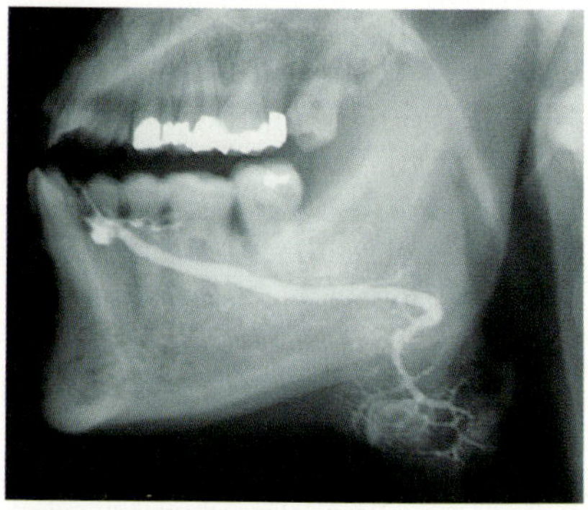

*Durch eine Röntgenaufnahme mit Kontrastmittel **(Sialografie)** erkennt der Arzt die genaue Lage des Speichelsteins. Hier sitzt er hinter den unteren Schneidezähnen kurz vor dem Drüsenausgang.* [GTV 1524]

Wann zum Arzt

Heute noch bei Verdacht auf einen Abszess.

Die Erkrankung

Bei einem Abszess bahnt sich der Eiter einen Weg vom Entzündungsherd nach außen und zerstört das dazwischen liegende Gewebe. In der Mundhöhle entstehen Abszesse (→ S. 1273) oft, wenn eine Entzündung des Zahnnervs auf den Zahnhalteapparat und den Kiefer übergreift (Pulpitis → S. 531). Aber auch aus anderen Entzündungen wie z. B. an problematischen Weisheitszähnen oder nach Zahnbehandlungen können sich Abszesse entwickeln, wenn Bakterien ins Spiel kommen.

Ein Abszess kann lebensbedrohlich werden, wenn er (je nach Lage) in das Gehirn versorgende Blutgefäße durchbricht.

Das macht der Arzt

Oberflächliche Abszesse erkennt der Arzt sofort. Um sicherzugehen, kann er eine Schwellung punktieren und prüfen, ob Eiter austritt. Verdeckten Abszessen kommt er anhand von Blutbild, Entzündungszeichen (vermehrte Leukozyten, CRP → S. 1313) oder bildgebenden Untersuchungsverfahren (z. B. CT) auf die Spur.

Zur Behandlung öffnet der Arzt vorsichtig den Abszess, entleert ihn und spült anschließend die Wunde aus. In schweren Fällen muss der Patient zusätzlich Antibiotika nehmen.

Warnhinweis: Auf keinen Fall dürfen Sie Abszesse im Hals- und Kopfbereich selbst aufstechen – eine Ausbreitung der Entzündung und Komplikationen bis hin zur Blutvergiftung (→ S. 1053) sind möglich.

Speichelsteine

Häufigkeit: ■■□□□

Speichelsteine *(Sialolith, Ptyalolith, Parotitis):* Kleine feste Steinchen, können sich in allen Drüsen des Mundbereichs bilden. Sehr oft sind sie als Zufallsbefund in einer Röntgenaufnahme zu erkennen und machen keinerlei Beschwerden. Manchmal werden sie ganz von alleine aus den Drüsenausführungsgängen gespült.

Auf diesem Weg können sie aber auch stecken bleiben und führen dann zu einer akuten, schmerzhaften **Speicheldrüsenentzündung** *(Sialolithis)* mit Beschwerden wie dicken Drüsen und eitrig verstopften Ausführungsgängen.

Eingeklemmte Speichelsteine werden durch Massage oder einen kurzen ärztlichen Eingriff entfernt.

Bereits von außen erkennbar ist die Entzündung der Ohrspeicheldrüse *(Parotitis)*, sie tritt beim Mumps regelmäßig auf.

Leitbeschwerden

- Geschwollene Speicheldrüsen
- Speichelstau
- Schmerzen beim Kauen.

Das macht der Arzt

Wenn ein Speichelstein Beschwerden verursacht, versucht der Arzt zunächst, ihn durch leichte massierende Bewegungen Richtung Drüsenausgang zu lösen. Oft wird der Stein dann mit dem Speichel ausgespült.

Falls nötig, kann er den Stein auch durch einen seitlichen Schnitt in den Speicheldrüsengang entfernen. Anschließend näht er den Gang vorsichtig wieder zu und legt eventuell ein kleines Abflussröhrchen (Drain) ein, bis die Wunde verheilt ist. Wenn der Stein so nicht erreichbar ist, muss unter Umständen die gesamte Drüse entfernt werden.

Selbstbehandlung

Sie können wie der Arzt versuchen, den Speichelstein durch eine Massage zu lösen. Die Drüsenausgänge erkennen Sie mit einem Spiegel und einer guten Taschenlampe meist selbst als dunkle oder glänzende Punkt – wenn nicht, lassen Sie Ihren Partner oder einen Angehörigen suchen. Die Ausgänge liegen hinter den unteren Schneidezähnen bzw. im Wangenbereich in etwa auf Höhe der ersten oberen Mahlzähne.

Parodontologie

Zahnfleischentzündung

Häufigkeit: ■■■■■

Zahnfleischentzündung *(Gingivitis):* Oberflächliche Entzündung des Zahnfleischsaums. Sie tritt sehr häufig auf, oft schon im Jugendalter, lässt sich aber gut behandeln. Bei der Zahnfleischentzündung ist nur das Zahnfleisch oberflächlich entzündet, jedoch noch kein Knochen abgebaut. Wird sie längere Zeit nicht behandelt, kann sich eine Parodontitis (→ S. 524) entwickeln.

Leitbeschwerden

- Zahnfleischbluten
- Rötung.

Die Erkrankung

Eine Zahnfleischentzündung geht meistens auf bakteriellen Zahnbelag, die so genannte Plaque (→ S. 526), zurück. Andere mögliche Ursachen sind scheuernde Ränder von Zahnspangen, Füllungen und Kronen oder hormonelle Störungen. Teilweise tritt sie auch als Begleiterscheinung schwerer Allgemeinerkrankungen wie Diabetes (→ S. 758) oder Leukämie (→ S. 1040) auf.

Typisch für eine Zahnfleischentzündung ist regelmäßiges **Zahnfleischbluten** nach mechanischen Belastungen wie Zähneputzen oder Nahrungsaufnahme.

Die **ANUG** *(Akute nekrotisierende ulzeröse Gingivitis)* ist eine besonders schwere Form der Zahnfleischentzündung, die sich vor allem bei jüngeren Menschen aus einer bereits bestehenden Zahnfleischentzündung entwickeln kann. Hierbei kommt es schubweise zu einer massiven, eitrigen Zerstörung des Zahnfleischs unter Fieber und starken Schmerzen. Besonders gefährlich wird die Erkrankung, wenn Kinder aufgrund der großen Schmerzen keine Nahrung mehr zu sich nehmen.

Das macht der Arzt

Die Behandlung beginnt mit einer vorsichtigen Reinigung der entzündeten Stellen und dem Auftragen einer entzündungshemmenden Salbe. Nach dem Abklingen der Schmerzen ist eine professionelle Reinigung (→ S. 516) der Zähne von allen Belägen sinnvoll. Anschließend trainiert der Arzt oder eine seiner Helferinnen zusammen mit dem Patienten eine bessere Putztechnik.

Bei einer ANUG wird das Zahnfleisch mit 3%-iger Wasserstoffperoxid-Lösung vorsichtig, aber gründlich gereinigt, zusätzlich werden Breitband-Antibiotika verordnet, um möglichst viel Zahnfleisch zu retten. Auch eine regelmäßige Mundspülung (z. B. mit Chlorhexidin) kann die akuten Beschwerden lindern.

Komplementärmedizin

Pflanzenheilkunde: Regelmäßiges Eincremen mit **Zahnfleischbalsam** (z. B. Salbei-Zahnfleischbalsam von Weleda®) beruhigt das entzündete Zahnfleisch. Der Balsam enthält mehrere entzündungshemmende Pflanzenextrakte wie Salbei, Kamille und Myrrhe sowie Mineralstoffe. Er wird nach dem Zähneputzen aufgetragen und nicht ausgespült. Alternativ stehen Tinkturen aus Rhabarberwurzel (Pyralvex®-Lösung) oder Ratanhia in Kombination mit Tormentillwurzelstock und Myrrhe (Repha-Os-Mundspray®) zur Verfügung; Meersalzspülungen desinfizieren und lindern Entzündungen.

Homöopathie: Die Homöopathie kennt u. a. Hypericum und Vulpur zur Vorbeugung und Linderung von Zahnfleischentzündungen.

Parodontitis

Häufigkeit: ■■■■■

Parodontitis (ungenau oft als *Parodontose* bezeichnet): Entzündung des Zahnhalteapparats. Von der Parodontitis grenzt der Zahnarzt die wesentlich seltenere Parodontose ab, worunter man einen Zahnfleischschwund ohne begleitende Entzündung versteht.

Bei einer Parodontitis ist nicht nur das Zahnfleisch oberflächlich entzündet, sondern der gesamte Zahnhalteapparat (→ S. 511). Daher ist auch der Knochen betroffen und wird langsam abgebaut. Bei Menschen über 35 ist Parodontitis die häufigste Ursache für den Verlust von Zähnen – anders als Karies tut sie jedoch kaum weh und bleibt so oft lange Zeit unbemerkt.

Eine Parodontitis sollte in jedem Fall behandelt werden, da sie unabhängig von den Gebissproblemen auch eine großflächige Entzündung im Körper darstellt und u. a. ein erhöhtes Risiko für Frühgeburten, Herzinfarkt und Schlaganfall mit sich bringt.

Leitbeschwerden

- Regelmäßiges Zahnfleischbluten
- Mundgeruch
- Die Zähne werden „länger", weil das Zahnfleisch zurückgeht.
- Die Zähne lockern sich und verändern ihre Stellung.
- Das Zahnfleisch verfärbt sich dunkelrot bis blau-violett.

Wann zum Arzt

Innerhalb der nächsten 4 Wochen, wenn

- Das Zahnfleischbluten länger andauert
- Sich einzelne Zähne bewegen oder drehen
- Sich alle Zähne locker anfühlen.

Die Erkrankung

Eine Parodontitis beginnt mit einer Zahnfleischentzündung, später entstehen **Zahnfleischtaschen** ***(Zahntaschen),*** wenn sich der Epithelansatz des Zahnfleischs (→ S. 511) vom Zahn ablöst. In den Taschen lagert sich Zahnstein auf dem Zahnzement ab. Sie werden von anaeroben Bakterien besiedelt und können sich ebenfalls entzünden. Das Zahnfleisch und die knöchernen Zahnfächer verlieren an Substanz, schließlich lockern sich Zähne und fallen aus.

Eine langandauernde Zahnfleischentzündung kann auf den Kieferknochen, die Wurzelhaut und den Zahnzement übergreifen. Die Ursache sind Bakterien im Zahnbelag (→ S. 526): Sie scheiden Stoffwechselprodukte aus, auf die der Körper reagiert. Er bildet Fresszellen, die die Bakterien zerstören sollen. Diese bauen jedoch auch den Knochen und die Haltefasern ab – letztlich wird der Zahnhalteapparat also durch das eigene Immunsystem zerstört.

In der Regel ist die Parodontitis durch ungenügende Mundhygiene verursacht. Jede Parodontitis hat einmal als Zahnfleischentzündung angefangen. Diese Entwicklung ist jedoch nicht zwangsläufig – gerade bei Kindern und Jugendlichen kann eine Zahnfleischentzündung monatelang bestehen, ohne auf den Zahnhalteapparat überzugreifen. Manche Menschen allerdings sind extrem anfällig für Parodontitis – und dies auch bei guter oder sehr guter Mundpflege. Die Ursache liegt offenbar in einer für das Zahnfleisch ungünstigen Mundflora begründet. Glück im Unglück: Solche Parodontitis-Risikoträger haben meistens kaum Karies.

Apikale Parodontitis. Neben der normalen Parodontitis, die vom Zahnfleischsaum ausgeht, gibt es noch die deutlich seltenere *apikale Parodontitis,* die meist an der Wurzelspitze eines abgestorbenen Zahns beginnt. Sie führt zu einer Entzündung der Zahnwurzelhaut und des angrenzenden Knochens. Sie hat zwar andere Ursachen, verläuft jedoch ähnlich wie eine Wurzelvereiterung und wird auch wie diese behandelt (→ S. 531).

Juvenile Parodontitis. Die *juvenile Parodontitis* ist eine Sonderform, die schon in der Jugend auftritt und speziell die 6-Jahr-Molaren (Sechser → S. 512) und die mittleren Oberkieferschneidezähne (Einser → S. 510) betrifft. Die Ursache ist unklar. Nur durch penible Mundhygiene kann man gegen den frühen Verlust dieser Zähne ankämpfen, oft gehen sie trotzdem verloren. Mädchen erkranken vier Mal häufiger als Jungen.

Das macht der Arzt

Um festzustellen, wie weit die Entzündung fortgeschritten ist, kontrolliert der Zahnarzt das Zahnfleisch und misst die Tiefe der Zahntaschen. Dazu führt er eine spezielle Metallsonde, die eine Maßeinteilung aufweist, vorsichtig zwischen Zahnfleisch und Zahn in den Zwischenraum ein (→ Abb.). Je nach Tiefe der Taschen liegt eine Parodontitis unterschiedlichen Grades vor, als behandlungsbedürftig gilt eine Taschentiefe von 4 mm oder mehr. Dieses Testverfahren heißt **Parodontaler Screening Index** *(PSI)* und wird alle zwei Jahre von der Kasse übernommen. Zur Absicherung der Diagnose werden Röntgenbilder angefertigt – so kann der Zustand der knöchernen Zahnfächer besser beurteilt werden.

Parodontaltherapie. Eine Parodontitis lässt sich nur durch eine systematische Behandlung kurieren, eine normale, oberflächliche

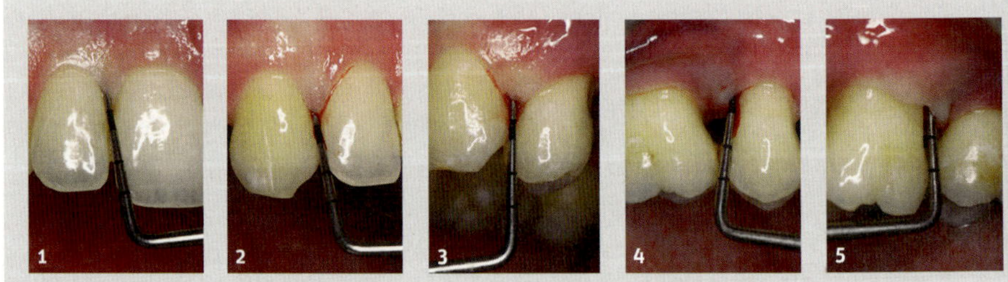

Parodontaler Screening Index: *Auf Bild 1 ist alles in Ordnung, die Taschentiefe auf Bild 2 und 3 deutet auf eine Zahnfleischentzündung hin, bei Bild 4 und 5 handelt es sich um eine mittelschwere bzw. schwere Parodontitis, die Metallsonde gleitet tief in die Zahnfleischtaschen.* [GTV 1528]

Reinigung reicht nicht mehr aus. Zu Beginn der **Parodontaltherapie** findet die *Hygienephase* statt, bei der durch eine professionelle Zahnreinigung (→ S. 516) alle Zahnflächen und Zahnzwischenräume gereinigt, fehlerhafte Füllungen repariert, scharfe Kanten beseitigt und stark beschädigte Zähne gegebenenfalls gezogen werden. Dabei wird auch überprüft, ob sich die Mundhygiene des Patienten verbessern lässt. Allein die Hygienephase bringt oft schon eine deutliche Besserung der Beschwerden.

Bei der anschließenden *geschlossenen Behandlungsphase* wird der betroffene Bereich mit einer Spritze betäubt, bevor der Arzt jeden Zahn bis auf den Boden der Zahntasche reinigt und poliert. Dies geschieht mit kleinen scharfen Schabern (Scaler) und Ultraschallinstrumenten. Einige Zahnärzte setzen auch feine schwingende Elektrofeilen ein. Das anfängliche Kratzgeräusch bei der Glättung verschwindet mit fortschreitender Behandlung und Reinigung der Oberflächen. Gleichzeitig befreit der Arzt mit einem gebogenen Messer (Kürette) das Zahnfleisch von den entzündeten Teilen (es wird „angefrischt"). Nur das Zusammenspiel dieser beiden Komponenten erzielt den gewünschten Erfolg.

Nachdem der Mund gründlich ausgespült wurde, spült der Arzt die Zahntaschen mit einer Chlorhexidin-Lösung. Diese vermindert die restlichen Keime in den Taschen deutlich.

Eine Parodontaltherapie erstreckt sich meist über mehrere Sitzungen, bei denen die Kiefer bzw. Kieferhälften nacheinander gereinigt werden. Manche Patienten empfinden die optische Veränderung durch die Behandlung als unschön, schließlich wird teilweise das Zahnfleisch reduziert und die Zähne wirken länger. Dieselben kosmetischen Probleme entstünden allerdings auch ohne Behandlung – zwar etwas später, dafür ginge aber mehr vom Zahnhalteapparat verloren. Zur Parodontaltherapie gibt es daher keine Alternative: Nur so kann die für den gesamten Körper belastende Entzündung gestoppt und die Zähne erhalten werden.

Lappenoperation und Knochenaufbau. Wenn der Kiefer bereits stark geschädigt ist oder sich bei Kontrolluntersuchungen zeigt, dass die geschlossene Behandlung nicht den gewünschten Erfolg gebracht hat, dann ist zusätzlich eine *offene Behandlung* nötig. Bei der **Lappenoperation** *(Flapoperation, offene Kürettage)* wird das Zahnfleisch aufgeschnitten und zur Seite geklappt. Nun kann der Zahnarzt Zahnwurzeln und Zahnfleischtaschen besonders gründlich und unter Sicht reinigen (was die Kassen bezahlen, siehe unten).

Ist dies nicht ausreichend, wird in der gleichen OP der Knochen wieder aufgebaut, was die Kasse allerdings nicht mehr bezahlt. Für den **Knochenaufbau** gibt es dabei zwei ineinander greifende Verfahren: **GTR** *(Guided Tissue Regeneration, gesteuerte Geweberegeneration)* und **GBR** *(Guided Bone Regeneration, gesteuerte Knochenregeneration).* Wenn Teile des Kieferknochens zahnfrei sind, z. B. aufgrund entfernter Weisheitszähne, können im Rahmen der GBR Knochenspäne entnommen und zur Füllung der erkrankten Stellen transplantiert werden. Auch mit wachstumsfördernden Mitteln lassen sich Knochen und Zahnhaltefasern (→ S. 511) regenerieren. Damit sich der langsam wachsende Knochen ungestört wieder aufbauen kann, ohne vom schneller wachsenden Zahnfleisch verdrängt zu werden, trennt bei der GTR eine Folie Zahnfleisch und Kiefer während der Behandlung. Beide Verfahren sind vom Aufwand her vergleichbar, welches das bessere ist, hängt von Lage und Ausmaß der Knochendefekte ab. Sie können auch kombiniert werden, indem die GTR einer GBR folgt. Der Kieferzustand verbessert sich durch den Knochenaufbau innerhalb von 3–6 Monaten deutlich, eine vollständige Wiederherstellung ist jedoch in der Regel nicht möglich. Bei einzelnen leeren Zahnfächern bietet sich als dritte Behandlungsmöglichkeit eine **Proteinmatrix** (Emdogain®) an. Diese Substanz wird auf den gereinigten und mit Zitronensäure vorbehandelten Knochen aufgetragen. In 30–50 % der Fälle führt sie zu deutlichem Knochenwachstum im Bereich der Wurzeloberfläche.

Abschließend näht oder klebt der Arzt das Zahnfleisch. Die Behandlung wird mit antiseptischen Mundspülungen (z. B. mit Chlorhexidin) fortgesetzt, anschließend sollten regelmäßig Kontrolluntersuchungen stattfinden – anfangs alle 3–4 Wochen, später alle 6 Monate.

IGeL-Hinweis: Alle 2 Jahre bezahlen die gesetzlichen Krankenkassen eine Untersuchung der Zahnfleischtaschen (Parodontaler Screening Index → S. 524) – wenn sie im Rahmen einer Vorsorgeuntersuchung stattfindet, fallen noch nicht einmal Praxisgebühren an. Die eigentliche Parodontaltherapie übernehmen die gesetzlichen Krankenkassen nach der Vorlage der Untersuchungsergebnisse *(Parodontalstatus)* durch den Zahnarzt. Begleitende Behandlungsmaßnahmen wie die professionelle Zahnreinigung (→ S. 516), Knochenaufbau (→ S. 525) sowie die regelmäßigen Nachuntersuchungen müssen gesetzlich Versicherte allerdings selbst bezahlen.

Die Kosten für die einzelnen Leistungen liegen in etwa bei:

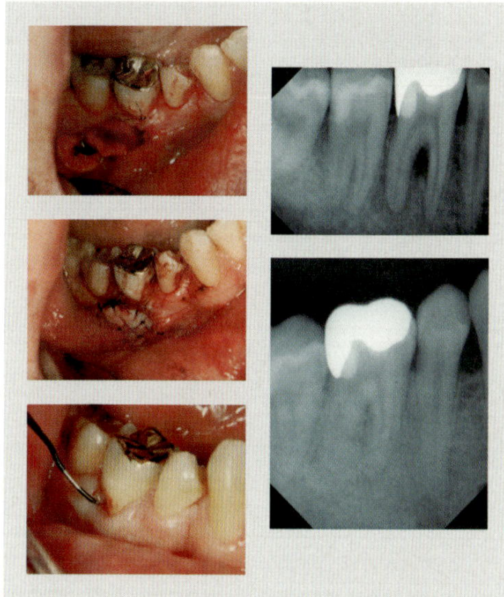

*Der **Knochenaufbau (GBR)** im Rahmen einer Lappenoperation hat sich bei diesem 32-jährigen Patienten gelohnt: Um die Zahnwurzel herum hat sich neuer Knochen gebildet.* [GTV 1529]

- 400–600 Euro für GBR oder GTR bei einem Zahn, bei mehreren Zähnen wird die Behandlung pro Zahn günstiger
- Je 40–150 Euro für die 3–4 empfohlenen Nachuntersuchungen mit professioneller Zahnreinigung – die erste wird 2–3 Monate nach der Behandlung fällig
- Rund 50 Euro für eine Untersuchung der Bakterien in den Zahnfleischtaschen (ist medizinisch jedoch verzichtbar).

Selbstbehandlung

Eine einmal vorhandene Parodontitis ist durch häusliche Pflege nicht mehr zu heilen. Sie können nur die Beschwerden lindern und die Parodontaltherapie durch Ihre Mundhygiene unterstützen. Auch bei Schmerzen sollten Sie nicht mit der Zahnreinigung aufhören – verwenden Sie lieber eine weiche Zahnbürste.

Komplementärmedizin

Pflanzenheilkunde: Bei Blutungen und Schwellungen helfen entzündungshemmende Spülungen mit Kamillen- oder Salbeitee. Auch regelmäßiges Eincremen des Zahnfleisches mit Zahnfleischbalsam (→ S. 524) kann die Beschwerden lindern.

Homöopathie: Aus homöopathischer Sicht kommen z. B. Acidum hydrofluoricum, Cistus canadensis, Lycopodium, Mercurius solubus, Psorinum oder Silicea zur Linderung der Beschwerden infrage; eine bestehende Parodontitis kann aber so nicht zum vollständigen Abklingen gebracht werden.

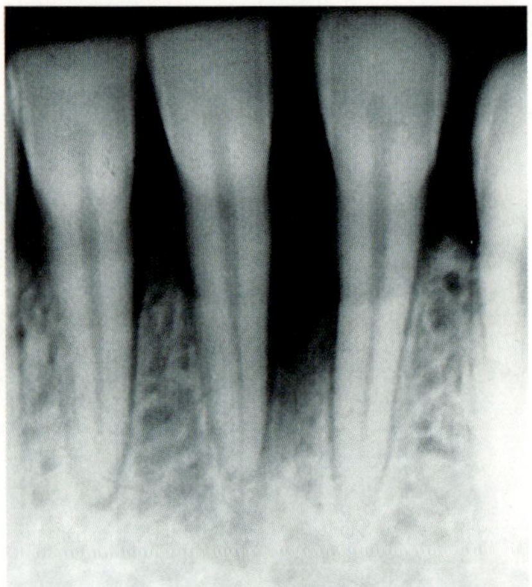

Im oberen Drittel der Zahnwurzeln haben sich bei diesem Patienten Zahnfleischtaschen gebildet, die beiden mittleren Zähne sind nur noch mit dem unteren Wurzeldrittel im Kiefer verankert (an den dunklen Stellen fehlt Knochen). [GTV 1527]

Vorsorge

Sie können Parodontitis durch regelmäßige, gründliche und richtige Zahnreinigung vermeiden. Bei empfindlichem Zahnfleisch hilft sanftes, vorsichtiges Putzen mit einer elektrischen Bürste und weichen Borsten.

Besonders hoch ist das Parodontitis-Risiko bei ***Rauchern,*** aber auch Zähneknirscher (→ S. 540) und Diabetiker, deren Blutzuckerspiegel schlecht eingestellt ist, tragen ein erhöhtes Risiko. Durch Zähneknirschen wird der Zahnhalteapparat mechanisch geschädigt, bei Rauchern und Diabetikern dagegen ist die Durchblutung der kleinen Äderchen im Zahnfleisch verschlechtert. Die Nährstoffversorgung des Zahnfleischs leidet darunter, es verliert an Widerstandskraft. Der Zusammenhang zwischen Rauchen und Parodontitis ist eindeutig, der genaue Wirkungszusammenhang ist allerdings noch unklar. Man vermutet, dass das Rauchen die körpereigene Abwehrreaktion verstärkt.

Sicher ist, dass Rauchen die Behandlung erschwert und die Heilungschancen verringert – es lohnt sich also, noch während der Behandlung damit aufzuhören.

i Aktuell: www.gesundheit-heute.de/15x05

- **www.rundum-zahngesund.de** – Zahnmedizinische Infoseiten des Deutschen Grünen Kreuzes e.V., Marburg: Unter der Rubrik Verbraucher finden Sie unabhängige Informationen.
- **www.parodontosehilfe.de** – Deutsche Parodontosehilfe e.V., Schwerte: Mit Parodontose-Selbsttest und Zahnarztsuche. Die Selbsthilfegruppe gibt auch die Zeitschrift „Parodontose Info" heraus.
- **www.dgparo.de** – Deutsche Gesellschaft für Parodontologie, Regensburg: Über die „Mitgliedersuche" finden Sie spezialisierte Fachärzte.

Zahn- und Zahnwurzelerkrankungen

Zahnbelag, Zahnstein und Zahnverfärbungen

Häufigkeit: ■■■■■

Zahnbelag ***(Plaque):*** Besteht aus Nahrungsresten, Speichel, Bakterien sowie deren Stoffwechselprodukten; entsteht bei jedem Essen und Trinken. Wenn der Zahnbelag nicht nach dem Essen durch Zähneputzen entfernt wird, überzieht er als dünner Biofilm die Zähne. Sammelt er sich dort weiter an, verfärbt er sich allmählich leicht gelblich-braun. Mit der Zeit härtet er aus zum **Zahnstein,** der nichts anderes ist als mineralisierter, also „versteinerter" Zahnbelag.

Zahnbeläge und Zahnstein führen zu **Zahnverfärbungen,** aber auch stark färbende Lebensmittel oder Mundspülungen bilden sichtbare Ablagerungen. Manchmal weisen Verfärbungen auf beginnende Karies hin (→ S. 527).

Leitbeschwerden

- Verfärbungen an den Zähnen
- Harte gelblich-weiße bis bräunliche Ablagerungen oberhalb des Zahnfleischsaums.

Wann zum Arzt

Mindestens ein-, besser zweimal pro Jahr – unabhängig davon, ob Beschwerden vorliegen.

Die Erkrankung

Wenn Plaque längere Zeit auf den Zähnen liegt, lagern sich Mineralien und Bakterien aus dem Speichel ein. Der Belag wird fester und später hart – das Ergebnis ist Zahnstein. Er sammelt sich besonders in der Nähe der Speicheldrüsen auf der Innenseite der Unterkiefer-Schneidezähne bzw. auf der Außenseite der Oberkiefer-Mahlzähne.

Die im Zahnbelag lebenden Bakterien verarbeiten die Nahrungsreste und scheiden Stoffwechselprodukte aus, die viele Erkrankungen der Mundhöhle und der Zähne verursachen, z.B. Zahnfleischentzündung (→ S. 523), Parodontitis (→ S. 524) und Karies (→ S. 527).

Wer zu Zahnbelägen neigt, hat nur eine Chance, ständigen Zahnarztbesuchen zu entgehen: Die Plaque-Entstehung muss nach jedem Essen verhindert werden. Das heißt, auch tagsüber im Betrieb oder in der Schule müssen die Zähne sorgfältig geputzt werden – am besten mit einer elektrischen Bürste. Schon eine Pause von 4 oder 6 Stunden zwischen einer Mahlzeit und dem Zähneputzen reicht, damit innerhalb weniger Wochen Zahnstein entsteht. Klebrige Lebensmittel wie Honig, Schokosnacks oder Bananen beschleunigen die Plaquebildung zusätzlich.

Das macht der Arzt

Zahnstein erkennt der Zahnarzt sofort. Die weichen Zahnbeläge dagegen lassen sich färben und somit sichtbar machen; so prüfen der Arzt oder die Prophylaxeassistentin, wie gut die Putztechnik des Patienten ist.

Den Zahnstein entfernt der Zahnarzt mechanisch mithilfe von kleinen Häkchen (Scaler) oder wassergekühlten Ultraschallinstrumenten. Anschließend poliert er auf Wunsch die Zähne und beseitigt Verfärbungen auf den Zahnflächen – dies ist jedoch keine Kassenleistung.

Nach der Zahnsteinentfernung fühlen sich die Zähne rau an. Das liegt daran, dass die schützende natürliche Schleimschicht der Zähne mit entfernt wurde, sie baut sich jedoch innerhalb von 1–2 Stunden wieder auf.

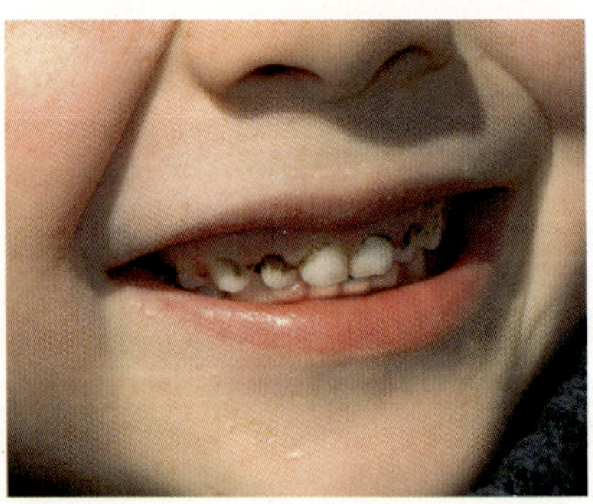

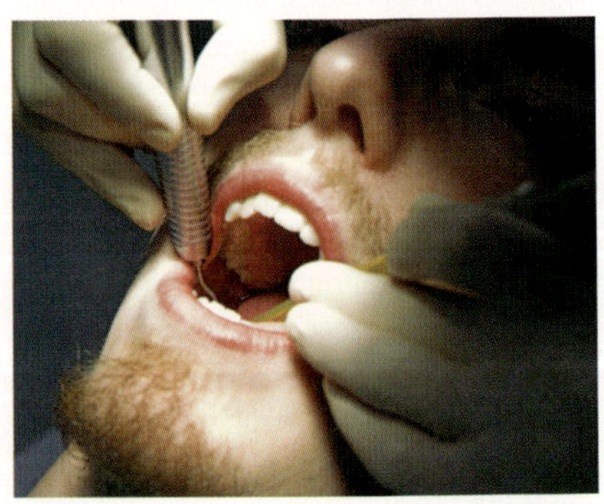

Manche Menschen neigen vom Kleinkindalter an zu starken Zahnbelägen und Zahnstein, so wie dieser Fünfjährige (links). Da hilft nur eine besonders intensive Mundhygiene und der regelmäßige Gang zu einem sorgfältig arbeitenden Zahnarzt, um die Beläge zumindest alle 6 Monate wieder loszuwerden (rechts). [ASL, FDI 1531]

Selbsthilfe

Wenn Sie die Empfehlungen zur Mundhygiene beachten (→ S. 512), haben Sie bereits alles Nötige getan. Bei manchen Menschen bilden sich besonders leicht Zahnbeläge und Verfärbungen, ihnen hilft nur eine besonders intensive Mundhygiene.

Erneute Verfärbungen verhindern Sie, indem Sie auf stark färbende Lebens- und Genussmittel wie Kaffee, schwarzen Tee, Rotwein oder Tabak verzichten oder zumindest den Konsum einschränken.

Warnhinweis: Wenn sich bereits Zahnstein gebildet hat, können Sie ihn nicht mehr ohne Verletzung der Zähne selbst entfernen; dies geht ausschließlich mit zahnärztlichen Instrumenten. Mit eigenhändigen Entfernungsversuchen verletzen Sie nur das Zahnfleisch!

IGeL-Hinweis: Die Kassen übernehmen die Kosten für eine Zahnsteinentfernung pro Jahr, medizinisch sinnvoll wären allerdings mindestens zwei (PZR → S. 516).

i Aktuell: www.gesundheit-heute.de/15x06

- **www.zahnarzt-lehmberg.de/html/plaque.htm** – Website von M. Lehmberg, Mitglied im Verband deutscher zertifizierter Endodontologen VDZE e. V., Rodgau: Zeigt die Rolle von Zahnbelag bei der Entstehung vieler Erkrankungen.

Karies

Häufigkeit:

Karies *(Zahnfäule, Caries dentum):* Zerstörung der Zahnsubstanz durch Abbauprodukte von Mundbakterien. Bakterien im Zahnbelag zersetzen winzige Essensreste; dabei entsteht Säure, die den Zahnschmelz allmählich entkalkt. Dieser Prozess ist anfangs noch umkehrbar und lässt sich durch regelmäßige Fluoridzufuhr (→ S. 513) und gute Zahnreinigung rückgängig machen.

Bei fortschreitender Zerstörung entsteht erst eine weiche Stelle, später ein kleines Loch im Zahnschmelz. Nun ist die Beschädigung des Zahnschmelzes nicht mehr umkehrbar, sondern muss durch eine Füllung repariert werden. Geht die Zerstörung weiter, greift die Karies das Zahnbein an und noch später sogar den Zahnnerv.

Karies wird von mehreren Faktoren begünstigt:

- Zahnbelägen
- Kariesfördernden Bakterien
- Zucker und anderen kurzkettigen Kohlenhydraten (z. B. Nudeln, Reis oder Weißbrot), aus denen Kariesbakterien Säure bilden
- Zu wenig Speichel
- Großen Zeitspannen zwischen Essen und Zahnreinigung.

Je früher etwas gegen Karies unternommen wird, desto geringer fallen die Schäden aus. Unbehandelte Karies ist bei Menschen unter 35 der häufigste Grund für den Verlust von Zähnen.

Leitbeschwerden

Im Anfangsstadium:

- Kleine, zunächst weißliche, später hell- bis dunkelbraune Zahnverfärbungen
- Gesteigerte Wärme- und Kälteempfindlichkeit.

Im fortgeschrittenen Stadium:

- Schmerzen
- Schwellung und/oder Blutung des Zahnfleischs
- Weiche Stellen im Zahn
- Abbrechende Zahnteile.

Wann zum Arzt

In den nächsten zwei Wochen, wenn

- Sie spontane Schmerzen haben, die länger als fünf Minuten anhalten
- Sie dunkle Stellen oder Löcher an Ihren Zähnen bemerken und schon länger als drei Monate nicht beim Zahnarzt waren
- Zähne plötzlich temperaturempfindlich werden
- Sie eine Schwellung und Entzündung am Zahnfleisch bemerken.

Heute noch, wenn Zahnteile abbrechen oder Schmerzen unerträglich werden.

Erste Hilfe

Gegen Schmerzen durch ein Loch im Zahn helfen einfache Hausmittel: Spülen Sie den Mund mit kaltem Wasser, bestreichen Sie den Zahn mit Nelkenöl, kauen Sie eine Gewürznelke oder legen Sie sie in das Loch ein. Ein nicht zu heißer Kamillentee wirkt bei Kindern ebenfalls schmerzlindernd.

Wenn Sie Schmerzen haben, sollten Sie am nächsten Werktag zum Zahnarzt gehen. Für besonders dringende Fälle existiert an Wochenenden und Feiertagen ein zahnärztlicher Notdienst (Infobox → S. 528).

Die Erkrankung

Es ist ganz natürlich, dass in der Mundhöhle eine große Zahl von Bakterien lebt. Einige von ihnen sind sogar sehr nützlich: Sie beginnen bereits im Mund mit der Verdauung und halten schädliche Bakterien in Schach. Die kariesauslösenden Bakterien (vor allem Streptokokkus mutans und Laktobazillen) sind bei der Geburt noch nicht im Mund vorhanden, werden jedoch meist schon in den ersten Lebensjahren durch die Eltern oder Geschwister auf Kinder übertragen.

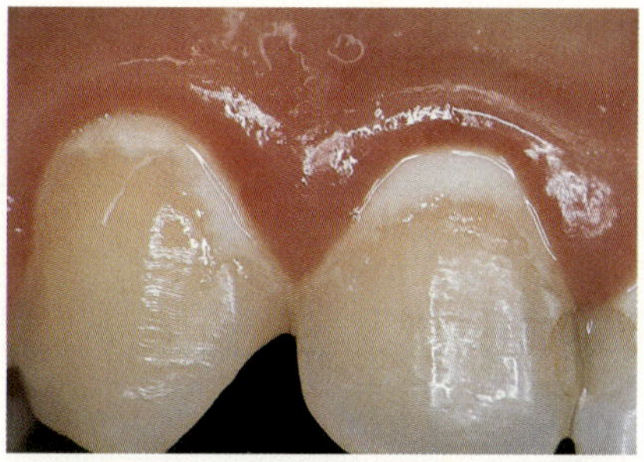

Nachdem die Zahnbeläge entfernt sind, erkennt man deutlich die entkalkten Stellen am Zahnhals. In diesem Stadium lässt sich Karies noch durch gute Mundhygiene und Fluorideinsatz besiegen. [GTV 1532]

Einmal in der Mundhöhle vorhanden, halten sich die Karies auslösenden Bakterien dort hartnäckig. Werden die Zähne nach dem Essen nicht oder nicht gründlich genug geputzt, bleiben kleine Speisereste auf, an und zwischen den Zähnen zurück. Bakterien besiedeln sie sofort und beginnen mit der Zersetzung der Speisereste. Vor allem beim Abbau von Zucker und anderen kurzkettigen Kohlehydraten produzieren die Bakterien Säure (z. B. Milchsäure) als Abfallprodukt. Die Säure entkalkt den Zahnschmelz, indem sie das harte Hydroxylapatit (→ S. 510) teilweise auflöst.

Kariesstadien. Bei Karies im Anfangsstadium, so genannter **Initialkaries** ***(Kreidefleck, White spot)***, ist die entkalkte und damit kariesanfällige Stelle nur als weißer Fleck zu sehen. In dieser Phase befällt Karies nur den Zahnschmelz und die Zerstörung lässt sich durch intensive Mundhygiene (→ S. 514) und Fluoridierung (→ S. 514) noch abwenden.

Im weiteren Verlauf verfärbt sich die betroffene Stelle gelblich-bräunlich und wird weich. Nach und nach dringt die Karies durch den Zahnschmelz, meist nur an einer kleinen Stelle, bis sie das Zahnbein erreicht. Dort dehnt sie sich schnell in die Breite aus. Der Zahnschmelz wird auf diese Weise vom **Dentinkaries** praktisch untergraben, bis er eines Tages plötzlich beim Kauen wegbricht. Oft macht sich die Karies erst jetzt durch Schmerzen bemerkbar, auch wenn sie schon seit Wochen in den Zahn eingedrungen ist.

Bei der **tiefen Zahnkaries** *(Caries profunda)* hat die Karies an der betroffenen Stelle bereits zwei Drittel des Zahnbeins zerfressen. Große Schmerzen verursacht die Karies

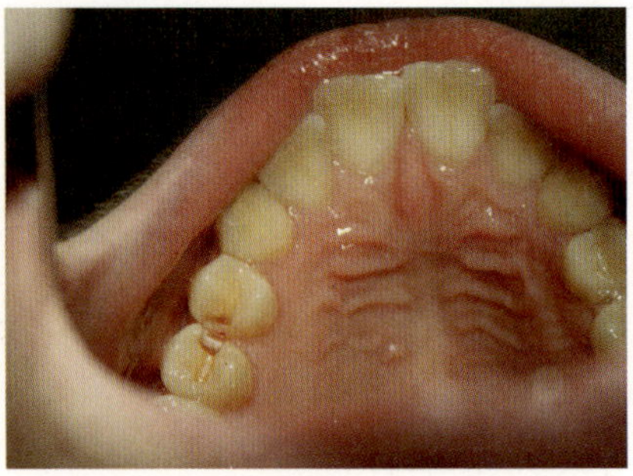

Bei dieser Patientin hat sich im Zahnzwischenraum Karies ausgebreitet und zwei Backenzähne angegriffen (links unten im Bild). [HEN 1534]

spätestens dann, wenn sie sich bis zum Nerv (→ S. 511) vorgearbeitet hat und sich dieser entzündet (→ S. 531).

Das macht der Arzt

Bei der **Kariesdiagnostik** lokalisiert der Zahnarzt als Erstes den betroffenen Zahn. Zuerst sucht er mit dem Auge nach auffälligen Stellen wie Löchern oder Verfärbungen. An verfärbten Stellen kratzt er mit einer Sonde, um weiche Stellen im Zahnschmelz von ungefährlichen Verfärbungen zu unterscheiden. Bei Verdacht auf Karies an schwer einsehbaren Stellen wird anschließend ein Röntgenbild gemacht, das den genauen Kariespunkt aufdeckt.

Mit einer speziellen Diagnosesonde lässt sich Karies auch von außen, durch die gesunde Zahnsubstanz hindurch, feststellen. Diese seit Kurzem praxisreife Technik basiert auf einer ***Laserfluoreszenzmessung,*** die anhand der Reflexionen eines Laserstrahls durch das Zahngewebe den Grad der Zerstörung unter der vermeintlich intakten Zahnoberfläche ermittelt.

Eine kariöse Stelle muss behandelt werden, sobald der Zahnschmelz an der Oberfläche weich wird. Bevor der Zahnarzt das erkrankte Gewebe entfernt, gibt er dem Patienten auf Wunsch eine Betäubungsspritze (→ S. 516). Mit einem schnellen Bohrer schafft er im ersten Schritt die äußere Form für die spätere Füllung, bevor er im zweiten Schritt mit einem langsamen Bohrer das gesamte erkrankte Gewebe sorgfältig entfernt. Gelingt das nicht vollständig, bildet sich unter der Füllung neue Karies ***(Kariesrezidiv).*** Während des Bohrens wird der Zahn mit Wasser gekühlt, denn zu starke Hitze schädigt sonst den Zahnnerv.

Am Ende verschließt der Arzt das Loch mit einer Füllung, damit der Patient wieder normal kauen kann. Deren Ränder müssen hermetisch mit dem Zahngewebe abschließen, damit die Karies nicht erneut eindringt. Manchmal entsteht dennoch Karies am Rand einer Füllung ***(Sekundärkaries).***

Behandlung bei Milchzähnen. Karies fängt oft schon im Kindes- und Jugendalter an: Im Durchschnitt haben Zwölfjährige bereits zwei kariöse Zähne. Auch bei Kindern muss die Karies entfernt und das Loch gefüllt werden. Da Milchzähne weicher als die bleibenden Zähne sind und eine andere Struktur haben, füllt man die Löcher häufig mit **Kompomeren** (einer Mischung aus Kunststoff und Zahnzement). Diese Mischung hält zwar nicht so lange wie andere Füllmaterialien, da Milchzähne aber nur etwa 6–10 Jahre im Mund bleiben, reicht ihre Lebensdauer trotzdem aus.

Vorsorge

Durch gute Mundpflege und regelmäßige Routineuntersuchungen besteht die Möglichkeit, bis ins hohe Alter die eigenen kariesfreien Zähne zu erhalten. Da Löcher nicht verheilen, sondern nur zu reparieren sind, hilft zur Vermeidung nur konsequente und richtige Pflege. Neben der Häufigkeit des Putzens spielen auch die richtige Putztechnik sowie die Wahl der Zahnpasta und der Hilfsmittel eine Rolle bei der richtigen Mundhygiene (→ S. 514).

Eine Impfung gegen die kariesfördernden Bakterien ist zurzeit noch Zukunftsmusik. Kleinkinder können aber ein Stück weit vor diesen Bakterien geschützt werden, indem Eltern oder Geschwister z. B. keine Schnuller in den Mund nehmen oder Besteck mit dem Kind teilen.

Auch einige einfache Ernährungstipps senken die Kariesgefahr: Süße, saure und klebrige Speisen und Getränke spielen der Karies in die Hände. Sie müssen sich das Naschen oder die Limonade nicht komplett verkneifen, es hilft schon viel, wenn die „gefährlichen" Lebensmittel nicht über einen längeren Zeitraum nebenbei konsumiert werden. Der Zahnschmelz braucht zwischendurch Zeit, um sich von den Säureattacken zu erholen (unter Zahnärzten gilt als Faustregel, dass nach 200 Säureangriffen an der gleichen Stelle ein Loch entsteht). Also besser ein- oder zweimal am Tag etwas Süßes essen und danach die Zähne putzen, als über den Tag verteilt immer wieder eine Kleinigkeit naschen. Tagsüber sollte die Limonade durch ungesüßten Kaffee und Tee, Wasser oder ein anderes zuckerfreies Getränk ersetzt werden.

Einen natürlichen Kariesschutz bietet ungesüßter Schwarz- oder Grüntee. Tee ist eines der wenigen Lebensmittel, das Fluoride in nennenswerten Mengen enthält. Zudem hemmen die enthaltenen Gerbstoffe Entzündungen und behindern die Umwandlung von Stärke in Traubenzucker – die kariesfördernden Bakterien produzieren so weniger Säure. Grüntee führt im Gegensatz zu Schwarztee auch bei regelmäßigem Konsum nicht zu Verfärbungen.

Aktuell: www.gesundheit-heute.de/15x07

- **www.zahn-online.de/zahnnot.html** – Private Website, Hamm: Übersicht zu zahnärztlichen Notdiensten in ganz Deutschland.
- **www.rundum-zahngesund.de** – Zahnmedizinische Infoseiten des Deutschen Grünen Kreuzes e. V., Marburg: Unter der Rubrik Verbraucher finden sich sehr gute Informationen.
- **www.uniklinikum-giessen.de/erhaltung/karies.html** – Patienteninformationen der Uniklinik Gießen, erklärt anschaulich die medizinischen Hintergründe.

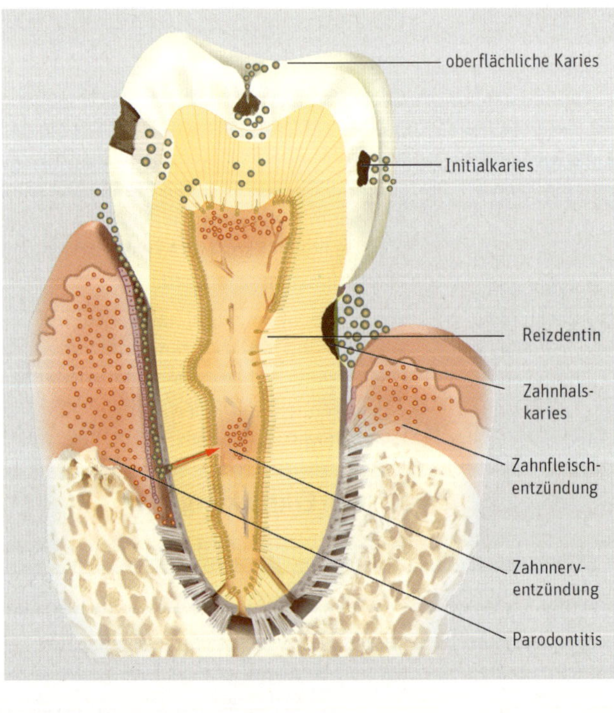

*An all diesen Stellen kann Karies (grün) den Zahnschmelz auflösen. Wenn sie sich dem Nerv nähert, versucht sich der Zahn durch die Bildung von **Reizdentin** zu schützen. Dringen dennoch Erreger bis zum Nerv vor, entzündet sich dieser. Zahnfleischentzündungen und Parodontitis (rot) greifen die Verankerung des Zahns, den **Zahnhalteapparat**, an.* [GTV 1533]

Kariesbehandlung ohne Bohren?

Viele Menschen haben Angst vor dem Zahnarzt (→ S. 517). Deswegen wird schon länger an geräusch- und schmerzlosen Formen der Kariesbehandlung geforscht.

- *Kariesgel:* Eine schwedische Firma arbeitet an einem Gel (Carisolv®), das die kariöse Zahnsubstanz aufweicht, damit sie anschließend ohne Bohren herausgespült werden kann. Diese Methode funktioniert allerdings nur dann ohne Bohren, wenn die Karies frei zugänglich ist. Ansonsten muss der Arzt den Zahnschmelz trotzdem anbohren. Bei größeren Defekten muss der Arzt mehrmals Gel auftragen und Kariesgewebe herausspülen. Dadurch dauert die Behandlung relativ lange und verliert einen Teil ihrer Vorzüge für schwer zu behandelnde Personen wie unruhige Kinder oder Angstpatienten. Die chemische Kariesentfernung hinterlässt im Zahn einen Hohlraum mit einer stark zerklüfteten Oberfläche. Er kann anschließend normal gefüllt werden. Carisolv® ist seit 1999 in Deutschland zugelassen, die Kosten von ~ 25 Euro pro Zahn werden jedoch nicht von den Kassen übernommen.
- *Laserbehandlung:* An der Entfernung von kariösem Zahnmaterial mit Laser wird ebenfalls seit Jahren gearbeitet. Auch hier besteht das Problem, dass der Laser nicht gut durch den Zahnschmelz kommt – also muss trotzdem kurz gebohrt werden. Wenn der Zahnarzt einmal bis zur Karies vorgedrungen ist, entfernt der Laser das erkrankte Gewebe schnell, leise und schmerzlos. Die Laserbehandlung kostet je nach Zeitaufwand 20–100 Euro pro Zahn und muss selbst bezahlt werden.

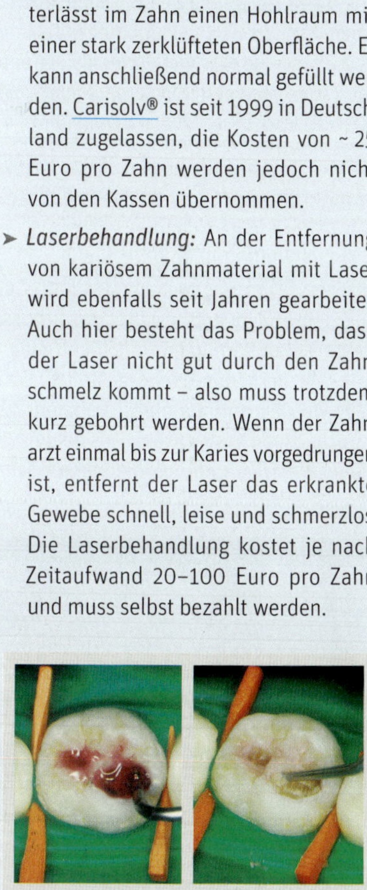

Nachdem der Zahnschmelz aufgebohrt ist, weicht der Zahnarzt mit Carisolv® gezielt das kariöse Gewebe auf. Anschließend spült er es einfach heraus. [GTV 1535]

Zahnfüllungen und Inlays

Da Löcher im Zahnschmelz nicht verheilen, müssen sie mit einer künstlichen Füllung oder einem Inlay dicht verschlossen werden. Während plastische **Füllungen** als formbares Material (z. B. als Paste) in das Loch gefüllt werden und dort aushärten, werden **Inlays** anhand eines Abdrucks passend angefertigt und dann als festes Stück eingesetzt. An das Füllmaterial werden in beiden Fällen hohe Anforderungen gestellt: Es soll möglichst lange halten, dicht abschließen, darf nicht chemisch reagieren und sollte am besten noch günstig herzustellen sein und eine ähnliche Farbe wie die Zähne haben. Jedes Füllmaterial hat seine Vor- und Nachteile – und nicht alle werden von den Krankenkassen bezahlt.

Amalgam

Amalgam war und ist weltweit das beliebteste Füllungsmaterial. Amalgam besteht aus Quecksilber und einer Mischung fein gemahlener Metalle, hauptsächlich Silber, Kupfer und Zinn. Das Quecksilber und die Metalllegierung werden in etwa im Verhältnis 1:1 zu einer zähen Paste verrührt. Diese wird in das Zahnloch eingefüllt, fest gestopft und in die passende Form gebracht. Nach etwa 24 Stunden wird die ausgehärtete Füllung poliert.

Amalgam ist preiswert, einfach herzustellen und ermöglicht große und dauerhafte Füllungen. Gegen Amalgam spricht jedoch die dunkel-silberne Farbe. Zudem geriet es in den 1970er Jahren als gesundheitsgefährdend in Verruf. Betroffene berichteten von schleichenden Quecksilbervergiftungen durch Amalgam und rieten dringend zu einer **Amalgamsanierung,** d. h. den Ersatz aller Amalgamfüllungen durch andere Materialien.

Wissenschaftler sprechen das Amalgam heute jedoch frei: In der bisher längsten und aussagekräftigsten Studie befragte das Zentrum für naturheilkundliche Forschung an der TU München mehr als 5 000 Menschen, die ihre Amalgamfüllungen entfernen ließen. Die Forscher fanden keinerlei Zusammenhang zwischen der Zahl der Amalgamfüllungen und den Beschwerden der Patienten. Dass es vielen Betroffenen nach der Sanierung besser ging als vorher, dürfte vor allem an psychischen Effekten liegen. Fakt ist also, dass:

- Wesentlich mehr Quecksilber über die Nahrung ins Blut gelangt als über Amalgamfüllungen
- Vor allem beim Einsetzen und Entfernen der Füllung Quecksilber frei wird
- Eine intakte Amalgamfüllung praktisch kein Quecksilber abgibt. In Einzelfällen kommt es im Mund zur Elektrolyse zwischen sich berührenden Füllungen aus verschiedenen Metallen bzw. Legierungen, dabei löst das edlere Metall das weniger edle allmählich auf. Goldinlays (→ S. 531) sollten also nicht in direkter Nachbarschaft zu Amalgamfüllungen angebracht werden.

Unter Beachtung dieser Regel und bei fachgerechter Verarbeitung hat Amalgam auch heute noch seine Berechtigung, denn kein anderes plastisches Füllmaterial kann in punkto Haltbarkeit mit Amalgam mithalten (15 bis über 25 Jahre sind durchaus möglich). Aus wissenschaftlicher Sicht ist die Angst vor der „Quecksilberbombe" Amalgam übertrieben. Nur bei Kindern, Schwangeren, Nierenkranken und einer (sehr seltenen) Amalgamallergie verzichtet der Zahnarzt auf Amalgam. Die Kosten für Amalgamfüllungen werden komplett von der Krankenkasse übernommen.

Amalgamsanierung. Manche Ärzte bieten ein umfangreiches Paket zur Amalgamsanierung mit sofortiger Entfernung aller Amalgamfüllungen und anschließender Quecksilberausleitung an. Saniert wird dabei in jedem Fall eines: das Konto des Arztes. Für die Gesundheit ist es am besten, intakte Amalgamfüllungen an Ort und Stelle zu lassen und sie Schritt für Schritt – immer wenn eine alte Füllung ersetzt werden muss – durch ein anderes Material auszutauschen. Bei der Entfernung einer Amalgamfüllung wird mit einer besonders aufwendigen Absaugtechnik oder sogar unter völliger Isolierung ***(Kofferdam)*** des Zahnes gearbeitet. Die Entfernung wird, wie immer, unter Wasserkühlung vorgenommen. Als praktischer Nebeneffekt verhindert das Wasser die Entstehung von Quecksilberdämpfen. Wenn alle Amalgamreste vollständig entfernt sind, füllt der Arzt das Loch mit einem alternativen Material.

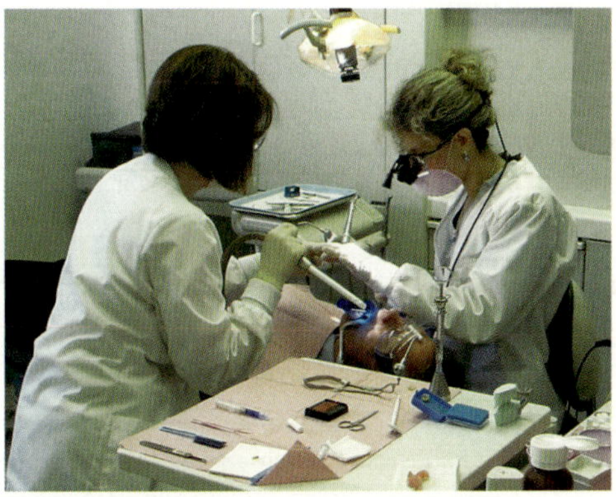

Zahnärztin und zahnmedizinische Fachangestellte arbeiten Hand in Hand, hier füllen sie ein Loch mit Kunststoff. Mit Blaulicht wird die Kunststofffüllung Schicht für Schicht innerhalb weniger Minuten ausgehärtet. [SXC 1538]

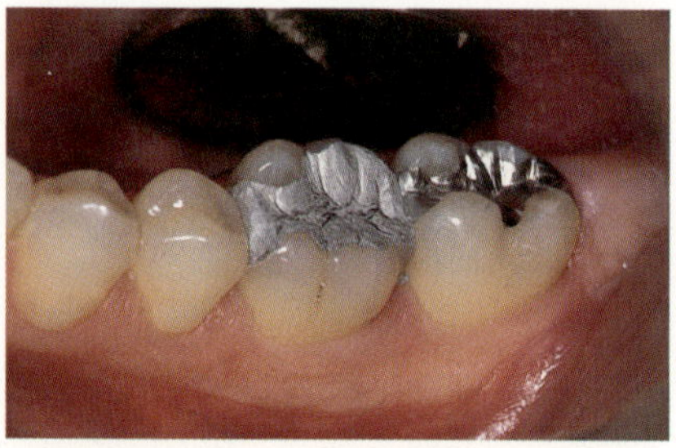

So sieht man sie selten nebeneinander: Die rechte Amalgamfüllung ist schon poliert, die linke noch nicht. Beide werden wegen Kariesbefall in die beiden Backenzähne eingebracht. [GTV 1536]

Das **Ausleiten von Quecksilber** ***(Quecksilbermobilisierung)*** ist unter Medizinern ebenfalls umstritten. Dabei nimmt der Betroffene Stoffe ein, die eine hohe Bindungsfähigkeit an Quecksilber haben (z. B. Selen). Teilweise scheiden Patienten danach tatsächlich größere Quecksilbermengen aus, zugleich werden aber auch andere nützliche Metallverbindungen ausgeleitet, die dem Körper nachher fehlen. Zudem erreichen die verwendeten Medikamente das Quecksilber gerade dort nicht, wo es am wichtigsten wäre: im Gehirn.

Warnhinweis: Von einer Erneuerung *intakter* Füllungen wird aus zahnärztlicher Sicht abgeraten, da bei jedem Füllungsaustausch der Füllungsrand neu angeschliffen wird und dadurch unnötig gesunde Zahnsubstanz verloren geht. Vor der Methode der Knochenausfräsung und Zahnentfernung, die ebenfalls zur Amalgamsanierung angeboten werden, wird gewarnt! Ein Zahnarzt, der diese Behandlung durchführt, handelt medizinisch unverantwortlich und hinterlässt eventuell bleibende Schäden am Gebiss, ohne dass irgendein Erfolg nachweisbar wäre.

Komposit

Kompositfüllungen ***(Komposits)*** haben in den letzten Jahren die früher verwendeten ***Kunststofffüllungen*** abgelöst. Das Basismaterial ist in der Regel Acryl, ergänzt um Füllstoffe wie Glas-, Keramik- oder Quarzteilchen. Es gibt eine fast unüberschaubare Produktvielfalt mit unterschiedlichen, aber doch sehr ähnlichen Eigenschaften. Kompositfüllungen haben eine zahnähnliche Farbe, sind vom Zahn also kaum zu unterscheiden, und leiten Wärme ähnlich wie natürliches Zahnmaterial. Ihre Verarbeitung erfordert große Sorgfalt und ist teilweise recht kompliziert. An Frontzähnen übernimmt die Kasse die Kosten, im Seitenzahnbereich müssen Patienten die Kosten von etwa 30–150 Euro pro Füllung selber tragen. Eine Kompositfüllung hält etwa 8–12 Jahre.

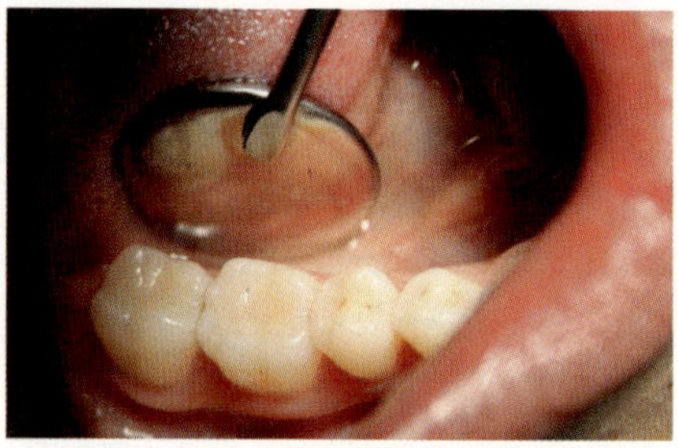

Kaum zu sehen: eine moderne ***Kompositfüllung.*** *Viele Patienten finden Komposit deshalb besser als Amalgam. Nachteilig sind aber die geringere Haltbarkeit sowie das höhere Allergierisiko.* [HEN 1537]

Vor der Füllung ätzt der Zahnarzt den Rand des Bohrlochs mit hochkonzentrierter Phosphorsäure vorsichtig an. Dann trägt er einen Haftvermittler (Bonding) auf, bevor er die Kompositfüllung Schicht für Schicht (genauer gesagt in kleinen, senkrecht angeordneten Portionen) das Loch einfüllt. Mit der ersten Schicht wird zusätzlich ein dünnflüssiger Kunststoff eingebracht, der sich besonders gut an die Zahnoberfläche anpasst. Jede Kompositschicht (bestehend aus Monomeren) wird mit blauem Licht ausgehärtet (polymerisiert) und kann sofort danach weiter bearbeitet werden. Der schichtweise Aufbau ist notwendig, um die Schrumpfung des Komposits bei der Aushärtung zu minimieren.

Mit Komposits lassen sich kleine bis mittelgroße Füllungen sehr schön herstellen. Bei großen Löchern stoßen Komposits an ihre Grenzen, denn sie sind sehr hart und schrumpfen beim Aushärten. Dies kann zu Spannungen und Schmerzen bis hin zu Zahnfrakturen (→ S. 535) führen. Inzwischen mehrt sich ähnlich wie beim Amalgam die Kritik an Kompositfüllungen: Sie setzen Monomere und kurzkettige Kunststoffmoleküle frei, bei denen nicht bekannt ist, wie sie im Körper wirken. Manche Menschen zeigen deutliche allergische Reaktionen auf den verwendeten Kunststoff, sodass die Füllung wieder entfernt werden muss.

Keramik

Für eine Keramikfüllung wird ein Abdruck vom betroffenen Zahn genommen und im zahntechnischen Labor eine fertige Füllung hergestellt. Dieses **Keramikinlay** ***(Porzellaninlay)*** setzt der Zahnarzt dann mit einem speziellen Kleber (dem dünnflüssigen Komposit ähnlich) in den Zahn ein. Keramik ist zahnfarben, gut verträglich und schrumpft praktisch nicht, d. h. Keramikinlays passen gut und eignen sich auch zur Sanierung großer Defekte. Ihre Hauptnachteile sind die hohen Herstellungskosten, die lange Zeitspanne (eine Woche), bis das Inlay fertig ist und die aufwendige Formgestaltung der Füllung: Um eine passende Form für ein Inlay zu schaffen, muss unter Umständen viel gesundes Zahnmaterial entfernt werden. Wenn Keramikinlays nicht perfekt geformt sind und z. B. zu hoch herausstehen, können sie gegenüberliegende Zähne beschädigen, da Keramik härter als der natürliche Zahnschmelz ist. Ein Keramikinlay kostet 400–600 Euro und hält etwa zehn Jahre.

Direkte Keramikfüllungen. Eine **direkte Keramikfüllung** ***(Cerec-Inlay)*** hat die gleichen Materialeigenschaften wie ein normales Keramikinlay, bei ihr entfallen jedoch die Wartezeit für die Herstellung des Inlays und ein erneuter Zahnarztbesuch – dafür passen direkte Keramikfüllungen oft nicht ganz so exakt wie herkömmlich hergestellte. Cerec-Inlays werden mithilfe eines digitalen Zahnabdrucks direkt in der Praxis aus einem Keramikblock gefräst und vom Zahnarzt noch in

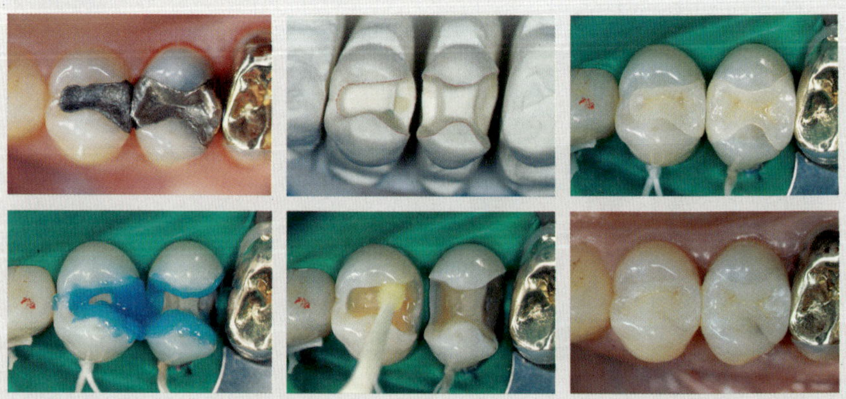

Zwei Amalgamfüllungen (oben links) sollen durch ***Keramikinlays*** *ersetzt werden. Der Zahnarzt nimmt einen Abdruck, von dem der Zahntechniker ein Modell erstellt (oben Mitte). Die Keramikinlays werden so gepresst, dass sie sich genau in die Löcher einfügen. Wenn die Inlays auch bei der Anprobe in der Praxis passen (oben rechts), ätzt der Zahnarzt den Rand der Bohrung an und klebt die Inlays fest (untere Reihe).* [GTV 1539]

derselben Sitzung in den Zahn eingeklebt. Insgesamt muss der Patient ein bis zwei Stunden auf dem Behandlungsstuhl sitzen, da der digitale Abdruck relativ aufwendig ist. Die Kosten betragen wie bei einem normalen Keramikinlay 400–600 Euro.

Gold

Goldinlays werden ebenfalls schon sehr lange hergestellt, routinemäßig seit etwa 100 Jahren. Gold gilt als beste Alternative zum Amalgam. Es hält ähnlich lange, hat aber mit Amalgam auch den Nachteil gemeinsam, dass seine auffällige Farbe im sichtbaren Zahnbereich stört. Überraschenderweise sind Allergien auf Gold häufiger als auf Amalgam, dennoch gilt Gold als gut verträglich.

Wie bei der Keramikfüllung müssen auch bei Goldinlays bestimmte Regeln bei der Formgestaltung eingehalten werden, der Zahnarzt bohrt daher immer auch etwas gesunde Zahnsubstanz weg. Dann nimmt er einen Abdruck, mit dessen Hilfe der Zahntechniker ein passendes Inlay gießt. Die Kosten belaufen sich auf 350–500 Euro pro Füllung, schwanken aber je nach Goldpreis.

i Aktuell: www.gesundheit-heute.de/15x08

- **www.uniklinikum-giessen.de/erhaltung/fuellung.html** – Patienteninformation der Uniklinik Gießen zu verschiedenen Füllungsmaterialien.
- Bundesinstitut für Arzneimittel und Medizinprodukte: **Amalgame in der zahnärztlichen Therapie.** BfArM Informationsschrift 1, 2003. Kostenlose Informationsbroschüre, enthält umfangreiche Nutzen-Risiko-Bewertung des Amalgams. Bestellung und Download unter **www.bfarm.de.**
- Stiftung Warentest (Hrsg.) : **Zähne – Vorsorge, Behandlung, Kosten.** Verein für Konsumenteninformation, 2005. Ratgeber rund um Zähne und Zahnbehandlungen. Sehr empfehlenswert.

Sensible Zahnhälse und Zahnhalsdefekte

Häufigkeit:

Sensible Zahnhälse *(freiliegende Zahnhälse):* Reizempfindlichkeit der Zahnhälse.

Etwa jeder vierte Erwachsene bekommt in seinem Leben die Reizempfindlichkeit seiner Zahnhälse zu spüren. Im Laufe des Lebens zieht sich das Zahnfleisch etwas zurück und legt die Zahnhälse allmählich frei. Im Bereich des Zahnhalses läuft der Zahnschmelz in Richtung Wurzel hin aus; an dieser Stelle ist das Zahnbein, das von vielen kleinen Verbindungen zum Zahnnerv durchzogen ist, daher nicht so gut geschützt. Stehen diese Verbindungen nach außen hin offen, leiten sie thermische und chemische Reize direkt an den Zahnnerv weiter – der Betroffene empfindet Schmerzen.

Auch falsches, waagerechtes Schrubben beim Zähneputzen oder nächtliches Zähneknirschen können zu freiliegenden Zahnhälsen führen. Beim waagerechten Schrubben drängen sich die Borsten zusammen und wirken wie eine Säge. Mit der Zeit trägt die falsche mechanische Belastung Zahnsubstanz ab oder zerstört sie, sichtbare Kerben oder **keilförmige Zahnhalsdefekte** sind die Folge. Sie treten vor allem im vorderen Seitenbereich des Kiefers, an Schneide- und Eckzähnen sowie den Seiten der Backenzähne auf.

Leitbeschwerden

- Empfindliche Reaktion auf Reize wie warm, kalt, süß und sauer oder Berührungen
- Sichtbare Kerben am Zahnhals.

Wann zum Arzt

Den Zahnarzt bei Gelegenheit ansprechen, wenn die Empfindlichkeit zunimmt oder Defekte sichtbar sind.

Das macht der Arzt

Der Zahnarzt kann die Reizempfindlichkeit durch eine Versiegelung der Zahnhälse mit Fluoridlack (→ S. 513) mindern. Oft genügt eine einmalige Anwendung, sie wirkt allerdings nur eine gewisse Zeit. Eine Beschichtung mit Haftvermittlern, die normalerweise für eine feste Verbindung zwischen Füllung und Zahn sorgen, bringt ebenfalls gute Ergebnisse.

Keilförmige Defekte verschließt der Zahnarzt mit einer Füllung. Dazu reinigt er zunächst die Oberfläche und trägt dann je nach Tiefe des Defekts eine oder mehrere Schichten Komposit auf und härtet diese. Abschließend wird diese Kunststofffüllung poliert. Sie ist so gut wie unsichtbar und schützt den Zahn vor weiterer Zerstörung.

Selbsthilfe

Empfindliche Zahnhälse können Sie selbst mit Fluor desensibilisieren. Bürsten Sie dazu Ihre Zähne mit Fluorgel wie mit normaler Zahnpasta und lassen Sie es etwa eine Minute einwirken (z. B. Elmex Gelee®). Wiederholen Sie diese Behandlung wöchentlich, bis die Beschwerden nachlassen.

Wenn falsche oder zu kräftige Putzbewegungen am Zahnfleischrückgang Schuld sind, versuchen Sie unter Anleitung Ihres Zahnarztes, die Putzgewohnheiten zu verbessern.

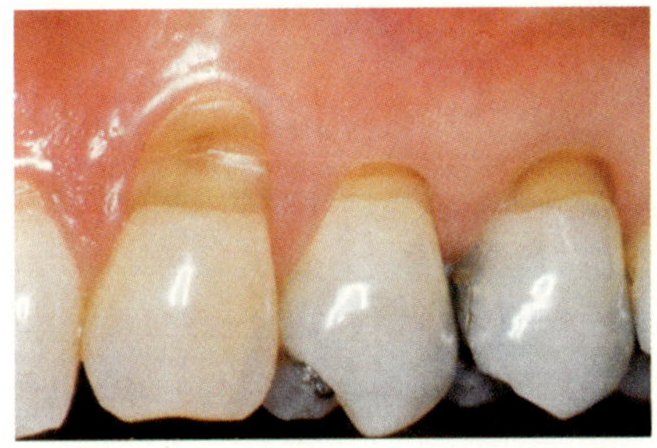

Keilförmige Zahnhalsdefekte entstehen häufig durch falsche Putzbewegungen wie z. B. waagerechtes Schrubben oder durch zu grobkörnige Zahnpasta. [GTV 1540]

Zahnnerventzündung und Wurzelvereiterung

Häufigkeit:

Zahnnerventzündung *(Pulpitis, Zahnmarkentzündung):* Entzündung mit möglichem Absterben des Zahnnervs.

Wurzelvereiterung: Eitrige Zersetzung des abgestorbenen Zahnnervs.

In die Pulpahöhle durchbrechende Karies und äußere Reize wie Druck oder Hitze schädigen den empfindlichen Zahnnerv, er entzündet sich und beginnt zu schmerzen. Anfangs ist eine Zahnnerventzündung noch umkehrbar, bei rechtzeitiger Behandlung ist der Nerv oft noch zu retten. Wenn der Reiz zu groß war, anhält oder die Bakterien nicht entfernt werden, breitet sich die Entzündung im Nerv und im Wurzelkanal weiter aus. Der Nerv stirbt schließlich ab. Aber auch ein toter Zahn kann noch viele Jahre gute Dienste leisten.

Bleibt eine Behandlung aus, verursacht der abgestorbene Zahnnerv weitere Probleme – je nachdem, ob Bakterien vorhanden sind oder nicht. Unter Bakterieneinfluss fängt er an, sich eitrig zu zersetzen. Nach einigen Tagen entzündet sich der Knochen um die Zahnwurzelspitze, an der die Versorgungsgänge den Zahn verlassen (→ Abb. S. 511), und löst sich auf. Es bildet sich eine Wurzelvereiterung. Auch jetzt ist eine Behandlung noch sinnvoll, um den ansonsten sicheren Verlust des Zahns zu verhindern.

Leitbeschwerden

- Anfangs kurze und durch spezielle Reize ausgelöste Schmerzen
- Später intensive, pochende Schmerzen.

Bei einer Wurzelvereiterung zusätzlich:

- Wärmeempfindlichkeit (Kälte wird als angenehm empfunden)
- Anschwellender Kieferknochen
- Eiterblase.

Wann zum Arzt

Heute noch bei

- Verdacht auf eine Zahnnerventzündung
- Starken Schmerzen.

Die Erkrankung

Eine Zahnnerventzündung kann viele Ursachen haben: Häufig entsteht sie, wenn sich Karies durch das Zahnbein bis zur Pulpahöhle vorgearbeitet hat und Bakterien eindringen (tiefe Zahnkaries → S. 527). Aber auch der Druck, den überstehende Kronen oder Füllungen auf einen Zahn ausüben, oder die Hitze, die entsteht, wenn der Zahnarzt zu schnell bohrt oder nicht richtig kühlt, können eine Zahnnerventzündung auslösen.

Die Entzündung beginnt zunächst an einer kleinen Stelle und breitet sich von dort aus. Wenn sie nicht behandelt wird, schwellen oft die Blutgefässe an, die den Zahn über die Wurzelspitzen versorgen. Dadurch wird die Blutzirkulation gestört und das Gewebe stirbt ab *(Pulpanekrose)*.

Der abgestorbene Zahnnerv verursacht keine sichtbaren Probleme, solange keine Bakterien vorhanden sind *(stille Gangrän)*. Wenn jedoch Bakterien in die Pulpahöhle oder den Wurzelkanal eindringen, verfault der Zahnnerv und bildet Eiter und Zersetzungsgase *(Pulpagangrän)*. Wenn diese Gase entweichen können, bemerkt der Patient eventuell Mundgeruch oder einen fauligen Geschmack. Treten sie nicht aus, steigert sich der Druck in der Pulpahöhle umso mehr und verursacht starke Schmerzen. Unbehandelt greift die Entzündung auf den Zahnhalteapparat über.

Sofern der Zahn kein Loch hat oder nicht vom Zahnarzt geöffnet wird, sucht sich der Eiter durch den Knochen einen Weg nach außen. Der Kieferknochen schwillt im Bereich des betroffenen Zahnes an und eine kleine Eiterblase entsteht, die nach einiger Zeit platzt und sich leert. Auf dem Weg durch den Knochen muss die Entzündung auch durch die Knochenhaut. Dieser Vorgang ist extrem schmerzhaft, danach lassen die Beschwerden wieder nach. Die Entzündung heilt jedoch nicht aus, sondern zerstört weiterhin den Knochen um den Zahn herum. Auf Dauer lockert sich daher der Zahn und fällt aus.

Das macht der Arzt

Kann der Zahnarzt die Ursache für die Entzündung rechtzeitig beseitigen (z. B. eine zu hohe Krone abschleifen), verschwinden die Schmerzen oft auch ohne Wurzelbehandlung wieder und der Zahnnerv heilt ab. Hat die Störung bereits zu lange gedauert, so ist der Zahnnerv dauerhaft entzündet und eine Wurzelbehandlung unumgänglich.

Wurzelbehandlung. Zu Beginn der **Wurzelbehandlung** überprüft der Zahnarzt mit Kältereizen, ob der Zahn noch lebt (Sensibilitätsprüfung → S. 517). Um den Zustand der Wurzel und des umgebenden Knochens besser zu beurteilen, fertigt er zusätzlich ein Röntgenbild an. Anschließend beginnt er mit der eigentlichen Wurzelbehandlung – falls nötig unter lokaler Betäubung. Damit die Keime aus der Mundhöhle nicht in den behandelten Zahn eindringen können, wird der betroffene Zahn rundherum mit einem Spanngummi *(Kofferdam)* abgeschottet. Der Zahnarzt bohrt den betroffenen Zahn durch die Zahnkrone hindurch auf und entfernt das entzündete oder tote Gewebe möglichst vollständig. Dann sucht er die Eingänge zu den feinen Wurzelkanälen, durch die der Zahn über die Wurzelspitze versorgt wurde. Manchmal benötigt er dazu eine Lupenbrille oder ein Mikroskop. Je nach Zahnform gibt es unterschiedlich viele Wurzelkanäle.

Alle gefundenen Wurzelkanäle werden von innen mit kleinen, biegsamen Feilen geglättet – gerade bei den gebogenen Wurzeln der Mahlzähne dauert das sehr lange. Ziel dieser *Wurzelkanalaufbereitung* ist die Vorbereitung für eine spätere Wurzelfüllung. Nach der Entfernung des Nervengewebes spürt der Patient von der Behandlung normalerweise nichts mehr, da der Zahn jetzt „tot" ist. Nach einer gründlichen Spülung werden die Kanäle getrocknet und mit einer Wurzelfüllpaste bis kurz vor die Wurzelspitze gefüllt, dazu nimmt man meistens Guttapercha, ein kautschukähnliches natürliches Material. Die Füllpaste wird entweder kalt oder warm mit einem Trägerstift in den Kanal eingebracht.

Während und nach der Wurzelbehandlung macht der Zahnarzt Röntgenaufnahmen. Die erste dient zur Festlegung der notwendigen Feilenlänge, die abschließende zur Beurteilung der fertigen Wurzelfüllung. Eine moderne Methode zur Bestimmung der Feilenlänge ist die *Widerstandsmessung*. Hierbei wird mit einem kleinen Gerät der Widerstand zwischen dem Zahn und seiner Umgebung gemessen. Diese Methode ist zumeist sehr genau und erspart dem Patienten einen oder mehrere Röntgenvorgänge, sie ist jedoch keine Kassenleistung. Ein abschließendes Röntgenbild bleibt jedoch zwingend notwendig. Zum einen ist nur so zu beurteilen, ob die **Wurzelkanalfüllung** gut geworden ist. Zum anderen zeigt das Röntgenbild, wie der Knochen um die Zahnwurzelspitze aussieht und dient auch als juristischer Nachweis der erbrachten Wurzelfüllung. Der Vergleich der Umgebung der Zahnwurzelspitze (→ S. 510) ist vor allem dann interessant, wenn die Knochenentzündung schon deutlich sichtbar ist. Eine Vergleichsaufnahme etwa 3–6 Monate später zeigt sehr schön, ob der Entzündungsprozess abheilt.

Bei Kindern und Jugendlichen entfernt der Zahnarzt unter Umständen nur den kranken Teil des Zahnnervs und versucht, den intakten Teil am Leben zu erhalten *(Vitalamputation)*. Da bei ihnen das Wurzelwachstum oft noch

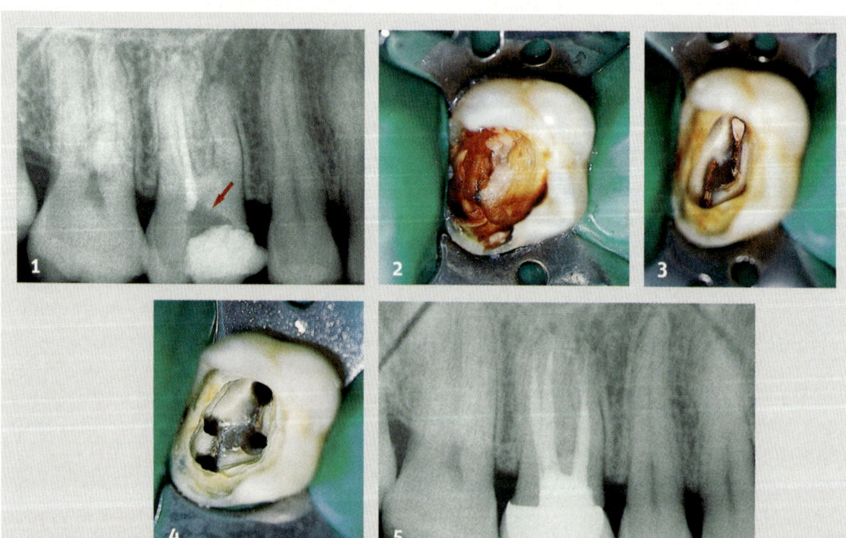

Bei diesem Oberkiefer-Backenzahn hat sich ausgeprägte Sekundärkaries unter einer Kunststofffüllung gebildet (Bild 1). Der Zahnarzt bohrt zunächst das kariöse Zahnbein weg (Bild 2) und bereitet dann die Wurzelkanäle auf (Bild 3). Bild 4 zeigt den Zahn unmittelbar vor dem Wiederverfüllen. Im abschließenden Röntgenbild ist die Wurzelfüllung gut zu erkennen (Bild 5). [GTV 1541]

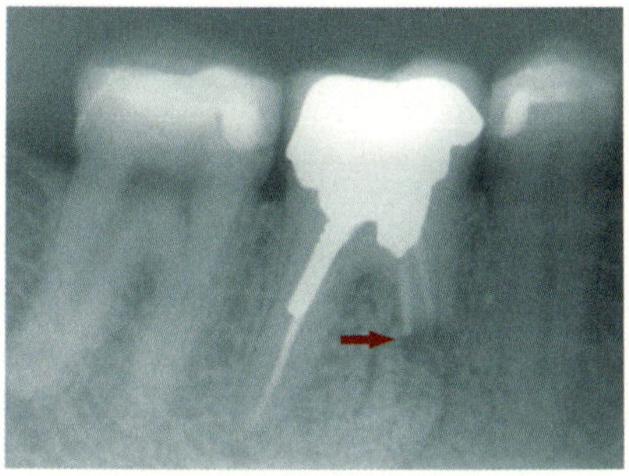

Bei der Wurzelspitzenresektion schneidet der Zahnarzt die untersten 2–3 mm der entzündeten Wurzelspitze ab (im Bild die rechte Wurzel) und füllt das Loch mit Knochenaufbaumaterial. [WKY 1542]

nicht abgeschlossen ist, wäre eine Wurzelkanalfüllung problematisch.

Komplikationen. Nicht alle Zähne haben Wurzeln wie im Lehrbuch. Manche Wurzeln sind stark gedreht, verkrümmt oder sie haben sehr dünne Kanäle. Auch ein sorgfältig arbeitender Zahnarzt kann daher keine Garantie für eine erfolgreiche Wurzelfüllung geben. Der Erfolg einer Wurzelbehandlung lässt sich nach einiger Zeit gut auf Röntgenbildern erkennen. Verschwindet die Entzündung nicht vollständig oder wird sie sogar größer, kann das verschiedene Ursachen haben. Möglicherweise reicht die Wurzelfüllung nicht weit genug an die Wurzelspitze heran oder die Wurzelspitze ist wie ein Flussdelta geformt und lässt sich beim besten Willen nicht vollständig füllen. In beiden Fällen ist der Wurzelkanal nicht vollständig verschlossen und es können Keime eindringen.

Als letzte Möglichkeiten, um den Zahn zu retten, bleiben eine erneute Wurzelbehandlung ***(Revision der Wurzelkanalfüllung)*** oder eine **Wurzelspitzenresektion *(WSR)***. Bei der Wurzelspitzenresektion wird von außen (durch das Zahnfleisch) ein Zugang in Richtung Wurzelspitze geschaffen. Im Oberkiefer und in der Unterkieferfront bohrt der Zahnarzt dazu ein kleines Loch durch den Knochen und legt die Wurzelspitze frei. Diese wird dann leicht schräg abgeschnitten. An den Unterkieferseiten wird zur Schonung der Nerven (hier verläuft ein Ast des Trigeminusnervs → S. 1125) nicht gebohrt, sondern ein Stück Knochen wie ein Fenster herausgeschnitten und anschließend wieder eingefügt.

Auch der Erfolg einer Wurzelspitzenresektion lässt sich nach 3–6 Monaten auf einem Röntgenbild beurteilen. Mögliche Komplikationen sind ein Abszess (→ S. 522) oder eine Zyste (→ S. 541). Wenn auch die Wurzelspitzenresektion fehlschlägt, bleibt nur noch die Entfernung des Zahns.

Selbsthilfe

Kühlen Sie den betroffenen Bereich und gehen Sie, selbst wenn die Schmerzen wieder nachlassen, in jedem Fall zum Arzt, um die Ursache zu beseitigen. Gegen die akuten Schmerzen hilft zunächst eine Schmerztablette mit Ibuprofen® und/oder Paracetamol® (NSAR → S. 996).

(!) Warum tun Zähne gerade nachts weh? Der typische pochende Zahnschmerz entsteht, wenn der Nerv angegriffen wird. Oft meldet er sich gerade nachts, wenn man im warmen Bett liegt und die meisten Zahnärzte und Apotheken geschlossen haben. Der Grund ist, dass sich das entzündete Gewebe durch die Wärme ausdehnt und dann stärker schmerzt. Zum Glück gibt es in Deutschland einen zahnärztlichen Notdienst, der auch an Wochenenden und Feiertagen behandelt.

i Aktuell: www.gesundheit-heute.de/15x09

- **www.uniklinikum-giessen.de/zmk/wurzelkanal.html** – Patienteninformation der Uniklinik Gießen zur Wurzelkanalbehandlung.
- **www.rundum-zahngesund.de** – Zahnmedizinische Infoseiten des Deutschen Grünen Kreuzes e. V., Marburg: Gute und unabhängige Informationsquelle.

Retinierte und verlagerte Zähne sowie Weisheitszähne

Häufigkeit: ■■■■□

Retinierter Zahn ***(zurückgehaltener Zahn):*** Nicht durchgebrochener Zahn.

Verlagerter Zahn: Am falschen Platz oder in die falsche Richtung durchbrechender Zahn.

Wenn ein Zahn über eineinhalb Jahre nach dem normalen Durchbruchszeitpunkt (→ Abb. S. 512) noch ganz oder teilweise im Kiefer steckt, spricht man von einem retinierten Zahn. Häufig bricht dieser Zahn nicht durch, weil er an der falschen Stelle sitzt oder seine Durchbruchsrichtung von der normalen Achse abweicht: Verlagerte Zähne schieben sich häufig schräg gegen die Wurzel benachbarter Zähne und gefährden diese. Retention und Verlagerung sind häufige ***Probleme bei Weisheitszähnen,*** betreffen mitunter aber auch andere Zähne (z. B. Eckzähne oder die zweiten Prämolaren → S. 510).

Auch richtig angelegte Weisheitszähne schmerzen oft beim Durchbruch, wenn das Zahnfleisch wie eine Kapuze über ihnen hängen bleibt. Die entstehenden Nischen entzünden sich häufig und schmerzen.

Wann zum Arzt

In den nächsten vier Wochen, wenn sich die vorderen Zähne ineinander zu schieben scheinen

In den nächsten Tagen, wenn sich das Zahnfleisch beim Durchbrechen des Weisheitszahns entzündet.

Das macht der Arzt

Um retinierte und verlagerte Zähne sicher beurteilen zu können, benötigt der Zahnarzt ein Röntgenbild. Je nachdem, ob der Zahn nur Schwierigkeiten beim Durchbrechen hat oder ob er andere Zähne gefährdet, hilft der Arzt ihm dann entweder beim Durchbruch oder er entfernt ihn so bald wie möglich. Wenn aus

Herdinfektion

Aus der ganzheitlichen Medizin stammt das Konzept der **Herdinfektion *(Herdgeschehen)***. Der eigentliche ***Entzündungsherd*** zeigt dabei keine oder kaum Symptome, wogegen an Stellen fernab des Entzündungsherds Schmerzen oder andere Beschwerden auftreten. Man vermutet, dass abgestorbene und nicht behandelte Zähne die Ursache für Entzündungen oder Schmerzen sein können, die sich nicht eindeutig orten lassen. Die Suche nach dem auslösenden Zahn ***(Fokussuche)*** beginnt oft, wenn eine Blutuntersuchung Anzeichen für eine Entzündung liefert und sonst im Körper nichts erkrankt ist. Andere Warnsignale für eine versteckte Entzündung sind Schmerzen und Druckgefühle beim Vorbeugen des Kopfes sowie häufige Abgeschlagenheit auch nach ausreichend Schlaf oder einem Urlaub.

Während der Fokussuche testet der Zahnarzt mit gezielten Reizen, welche Zähne nicht mehr leben (Sensibilitätsprüfung → S. 517). In Zweifelsfällen fertigt er auch Röntgenbilder an. Nur wenn der Befund völlig unauffällig ist, kann ein Herd im Kiefer ausgeschlossen werden. Findet er Zähne, die unklar reagieren oder sogar vereitert sind, so wird er in Absprache mit dem Patienten eine Behandlung vornehmen. Das Spektrum der möglichen Behandlung reicht von der Entfernung tiefer Karies (→ S. 527) über eine Wurzelbehandlung (→ S. 532) bis hin zur Entfernung von abgestorbenen Zähnen, wenn keine Wurzelfüllung mehr möglich ist.

ärztlicher Sicht nichts dagegen spricht, können verlagerte Zähne, die andere Zähne nicht gefährden, an der falschen Stelle durchbrechen und anschließend im Rahmen einer kieferorthopädischen Behandlung mit einer festen Zahnspange (→ S. 537) an die passende Stelle der Zahnreihe manövriert werden.

Probleme beim Durchbruch von Weisheitszähnen. Wenn sich das Zahnfleisch beim Durchbruch des Weisheitszahns entzündet, entfernt der Zahnarzt nach einer örtlichen Betäubung vorsichtig die entzündeten Teile und legt den Zahn frei. Innerhalb weniger Tage heilt die Entzündung ab und der Zahn kann wie ein normaler Backenzahn benutzt werden.

Weisheitszähne sind die letzten Zähne, die im Gebiss durchbrechen, sodass sie sich oft nicht mehr regulär in die Zahnreihe einfügen. Häufig werden sie aus diesem Grund entfernt.

Zahnunfälle

Häufigkeit: ▬ ▬ ▬ ▭ ▭

Zahnunfall *(Zahnverletzung, akutes Zahntrauma):* Mechanische Beschädigung von Zähnen.

Meistens passiert es Kindern beim Spielen oder Sport: Ein Sturz oder Sprung, und plötzlich fehlt ein Zahn. Zähne sind zwar die härtesten Teile des menschlichen Körpers, gegen Stöße und Schläge sind sie trotz allem empfindlich. Je nach einwirkender Kraft kann ein Zahn bei einem Zahnunfall nur gelockert, abgebrochen oder ganz herausgebrochen sein. Auch ein Eindrücken in den Kiefer ist möglich. Eine rechtzeitige Behandlung rettet die meisten verletzten Zähne.

Ein *gelockerter Zahn (extrudierter Zahn)* ist für einige Tage leicht bis mäßig beweglich, schmerzt und stirbt schlimmstenfalls ab. Ist

Wenn der Zahn gezogen werden muss ...

Manchmal ist ein Zahn trotz aller Erhaltungsversuche soweit zerstört, dass er nicht mehr gerettet werden kann – dem Zahnarzt bleibt nur die **Zahnentfernung** *(Zahnextraktion).* Auch wenn ein verlagerter Zahn (→ S. 533) andere Zähne gefährdet oder ein Zahn keinen Platz mehr in der Zahnreihe hat, sind seine Tage gezählt. Für den Zahnarzt ist das *Zähneziehen* ein Routineeingriff, der meist ohne Komplikationen verläuft. Nur komplizierte Fälle übergibt er an einen Kieferchirurgen.

Zahnentfernung. Bevor er einen Zahn entfernt, röntgt der Zahnarzt den Kiefer an der entsprechenden Stelle. So erkennt er zum einen genau, in welchem Zustand sich der betroffene Zahn befindet. Zum anderen verrät ihm das Röntgenbild, wie fest er noch im Kiefer verankert ist und wie seine Wurzeln verlaufen. Sodann gibt er dem Patienten eine örtliche Betäubungsspritze und beginnt, vorsichtig das Zahnfleisch rund um den Zahn zu lösen. Zähne, die noch nicht durchgebrochen sind, muss der Zahnarzt zunächst freilegen. Dazu schneidet er das Zahnfleisch auf und klappt es zur Seite. Wenn der Zahn noch ganz im Kieferknochen steckt, muss er zudem den Knochen abschaben oder anbohren, um an den Zahn heranzukommen.

Anschließend lockert der Arzt den Zahn mithilfe von dünnen Hebeln und durch vorsichtiges Drehen und Wackeln mit einer Zahnzange. Wenn der Zahn rundherum gelöst ist, zieht er ihn mit der Zange vorsichtig aus dem knöchernen Zahnfach heraus. Die eigentliche Zahnentfernung geht in der Regel ziemlich schnell. Danach muss der Patient jedoch in der Praxis bleiben und längere Zeit (~ 30 Minuten) auf einen Tupfer beißen, bis das Blut in der Wunde gerinnt. Nur bei größeren Eingriffen (z. B. Weisheitszähnen) wird das Zahnfleisch vernäht. Damit die Wunde nicht zu sehr anschwillt, spritzt der Zahnarzt bei Bedarf ein kortisonhaltiges Medikament (z. B. Dexaflam®) in den Wundbereich.

Zu Anfang wird die Wunde leicht bluten. Dies ist normal und muss so sein, denn nur eine blutgefüllte Wunde heilt optimal. Nach etwa 7 Tagen werden die Fäden ggf. entfernt. Die Wunde benötigt rund 3 Wochen, bis sie oberflächlich zugeheilt und etwa 3 Monate, bis das Knochenfach zugewachsen ist.

Nachsorge. Um Nachblutungen zu vermeiden, sollten Sie direkt nach dem Eingriff keinen Kaffee, schwarzen Tee oder Alkohol zu sich nehmen und auf körperliche Anstrengungen verzichten. Meiden Sie in den ersten Tagen nach der Zahnentfernung auch große Wärme wie z. B. Sauna oder Solarium.

Gegen Schwellungen und Schmerzen hilft häufiges bzw. längeres Kühlen der Wange mit feucht-kalten Tüchern – Eiswürfel oder Eispacks sind jedoch zu kalt. Der Höhepunkt der Schwellung ist meist nach etwa 48 Stunden überschritten. Häufiges Mundspülen mit kaltem Wasser oder kaltem Kamille- oder Salbeitee unterstützt die Wundheilung und schützt zudem vor Infektionen.

Komplikationen. Die häufigsten Komplikationen bei einer Zahnentfernung sind *Nachblutungen.* Bei leichten und mittelstarken Nachblutungen rollen Sie einen sauberen Stoffrest oder ein frisches Stofftaschentuch zusammen, feuchten es an und drücken es für eine halbe Stunde auf die Wunde. Dies geht am einfachsten durch leichtes Zubeißen. Meistens hört dann die Blutung auf. Kommt die Blutung nicht zum Stillstand oder ist sie sehr stark, sollte sich der Zahnarzt bzw. der zahnärztliche Notdienst die Wunde erneut ansehen.

Manchmal passiert es auch, dass Zähne während des Ziehens abbrechen oder dass Zahnteile absplittern. Da Zahnreste vom Körper nicht aufgelöst werden können, muss der Zahnarzt die Bruchstücke komplett aus dem Kieferknochen herausholen. Wenn er das Reststück nicht mit Hebeln oder Zangen zu greifen kriegt, muss er sich notfalls von außen, also durch das Zahnfleisch und den Knochen, zu dem Zahnrest vorarbeiten. Sehr selten kommt es bei der Zahnentfernung zu einem Kieferbruch.

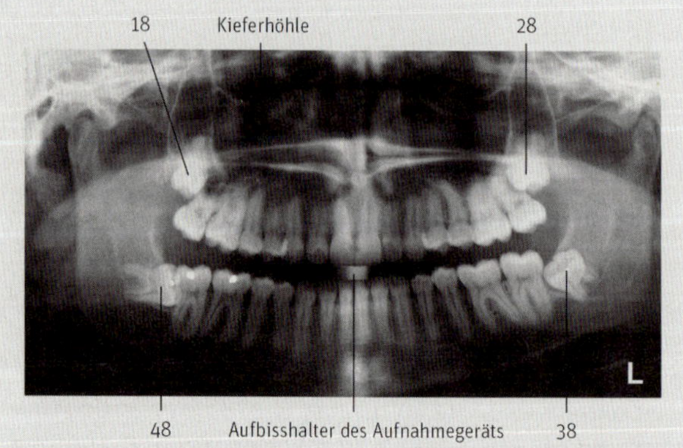

Bei diesem 22-jährigen Mann drücken die beiden verlagerten Weisheitszähne 28 und 48 am stärksten an die Wurzeln der zweiten Mahlzähne. Um Schäden an den Mahlzähnen zu vermeiden, muss der Zahnarzt zumindest diese beiden Weisheitszähne entfernen. [GTV 1543]

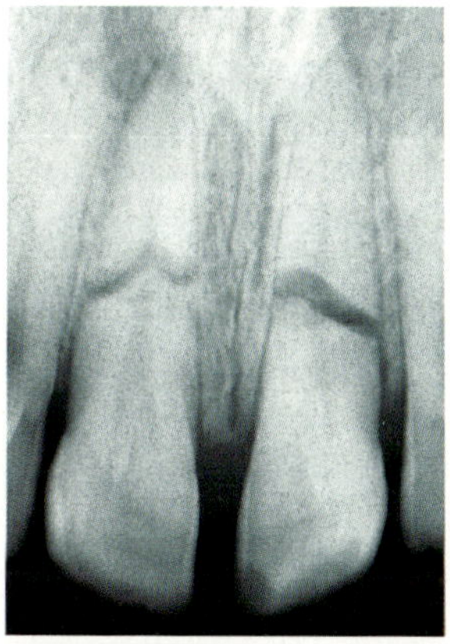

Nach einem schweren Fahrradunfall sind bei dieser schon älteren Patientin die beiden oberen Schneidezähne im Wurzelbereich gebrochen. Eventuell ist hier nach einer Wurzelverlängerung durch einen Kieferorthopäden eine Stiftkrone möglich. [GTV 1544]

der Schlag zu fest, wird der Zahn aus seinem Knochenfach herausgeschlagen und es kommt zum Zahnverlust oder zum Abbrechen des Zahns ***(Zahnfraktur).*** Je nach Schlagrichtung und -stärke wird ein Zahn möglicherweise auch in sein Knochenfach hineingedrückt, manchmal sogar so weit, dass er kaum noch aus dem Zahnfleisch herausguckt. Man spricht in diesem Fall von einem ***eingedrückten Zahn (intrudierten Zahn).***

Wann zum Arzt

Heute noch, wenn Zähne durch eine Verletzung gelockert wurden

Sofort, wenn Zähne ab- oder herausgebrochen sind.

Erste Hilfe

Heben Sie den verlorenen Zahn bzw. das Bruchstück sofort auf und bringen Sie ihn bzw. es in Kochsalzlösung zum Zahnarzt, ersatzweise geht auch lauwarme Milch. Gibt es gar nichts zum Einlegen, stecken Sie den Zahn in die Backentasche und versuchen Sie, ihn nicht zu verschlucken. Wenn der Zahn noch im Zahnfleisch sitzt, drücken Sie ihn fest an seinen Platz zurück. Sonst trocknet innerhalb kurzer Zeit die Zahnwurzelhaut aus, wodurch die Chancen für ein erfolgreiches Wiedereinpflanzen rapide sinken.

Gehen Sie dann so schnell wie möglich zu einem Zahnarzt, zum zahnärztlichen Notdienst oder in die chirurgische Ambulanz eines Krankenhauses – denn jede Minute, die der Zahn früher wieder in den Knochen eingesetzt wird, erhöht seine Chancen zu überleben. Nach 3–4 Stunden ist jeder Rettungsversuch sinnlos.

Zusätzlich sollten Sie die verletzte Stelle ruhig stellen und kühlen.

Warnhinweis: Berühren Sie den Zahn möglichst wenig und reinigen Sie ihn nicht selbst! Sowohl eine mechanische Reinigung (z. B. Abreiben mit einem Tuch) als auch normales Wasser beschädigen die Zahnwurzelhaut (→ S. 511) und wenn diese kaputt ist, kann der Zahn nicht mehr eingepflanzt werden.

Das macht der Arzt

Ein gelockerter Zahn wird in der Regel mit einer ***Zahnschienung*** ruhig gestellt. Der Zahnarzt verbindet ihn mit einer Kunststoffmasse bzw. mit Drähten provisorisch mit seinen Nachbarzähnen, sodass ein fester Block entsteht. Nach 2 Wochen kann die Schiene vorsichtig wieder entfernt werden. Vor der Behandlung, nach der Entfernung der Schiene und noch einmal nach 6 Wochen prüft der Zahnarzt die Vitalität des Zahns (→ S. 517).

Einen herausgebrochenen Zahn reinigt der Zahnarzt (Bitte niemals selbst versuchen!), bevor er an ihm – außerhalb des Mundes – eine Wurzelbehandlung vornimmt und die Wurzelspitze kürzt. Dann setzt er den Zahn wieder in das Knochenfach ein ***(Replantation)*** und schient ihn für 6 Wochen. In dieser Zeit wächst der Zahn wieder fest an.

Abgebrochene Zahnstücke lassen sich mit etwas Glück wieder anfügen; der Zahnarzt klebt sie mit Dentinklebern (eine spezielle Art Komposit → S. 530) auf die Bruchstelle zurück. Wenn Ankleben nicht möglich ist, modelliert er den fehlenden Teil mit einer Füllung oder Krone nach.

Einen eingedrückten Zahn löst der Zahnarzt, falls er im Knochenfach verkantet ist, und zieht ihn über 1–3 Wochen langsam mit einer an einer Zahnschienung befestigten Metallfeder auf die Länge der anderen Zähne zurück. Anschließend bleibt der Zahn geschient, bis er wieder festgewachsen ist.

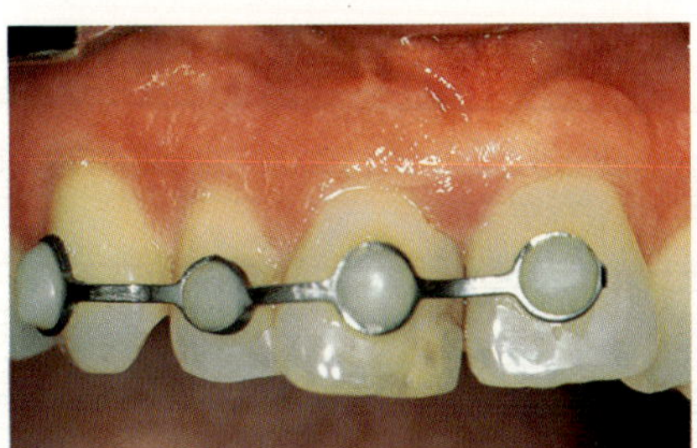

*Einen gelockerten Zahn fixiert der Arzt für einige Wochen mit einer **Zahnschienung,** bis er wieder festgewachsen ist.* [GTV 1545]

Kiefererkrankungen

Zahn- und Kieferfehlstellungen

Häufigkeit:

Zahn- und Kieferfehlstellung: Behandlungsbedürftige Abweichung von der anatomisch optimalen Stellung.

Im idealen Gebiss greifen die Ober- und Unterkieferzähne in einem bestimmten Verhältnis ineinander und bewirken so den richtigen Biss **(Okklusion).** Die anatomisch optimale Zahnstellung wird vor allem an der Stellung der ersten großen Backenzähne (6-Jahr-Molaren → S. 512) und der Eckzähne zueinander festgemacht. Des Weiteren sollte ein leichter waagerechter und horizontaler Überbiss vorhanden sein, d. h. die oberen Schneidezähne sollten etwas vor den unteren stehen und diese in der Ruhestellung um 1–2 mm überlagern.

Die Ursachen von Fehlstellungen sind so vielfältig wie die verschiedenen Formen: Mal ist der Kiefer zu klein oder wegen überzähliger Zähne zu eng, mal ist er zu groß oder wegen nicht angelegter Zähne zu weit. Teilweise sind Fehlstellungen einfach angeboren, teilweise durch falsches Verhalten im Kindesalter erworben. Eine kieferorthopädische Behandlung bringt praktisch immer eine deutliche Besserung.

Leitbeschwerden

- Verschobene, gedrängte oder verdrehte Zähne
- Übergroße Lücken
- Probleme beim Kauen oder Beißen
- Nach vorne, hinten oder seitlich versetzter Unterkiefer.

Wann zum Arzt

Den Zahnarzt bei Gelegenheit ansprechen, wenn die Zähne eines Kindes sehr schief aussehen oder einzelne Zähne aus der Zahnreihe hervorstehen.

Die Erkrankung

Das Gebiss fast jedes Menschen weicht mehr oder weniger deutlich vom Idealgebiss ab. Dennoch formt das Kräftegleichgewicht zwischen Lippen- und Wangenmuskulatur von außen und der Zunge von innen bei den meisten eine gleichmäßige Zahnstellung und einen schönen Zahnbogen (→ S. 511). Erst wenn die Abweichungen so stark sind, dass Schäden an den Zähnen oder Kiefergelenken drohen oder eine Beeinträchtigung der Lebensgewohnheiten zu erwarten ist, ist eine kieferorthopädische Behandlung notwendig.

(!) In der Praxis hat kaum ein Mensch das ideale Gebiss – und das ist auch gut so. Gerade die kleinen Abweichungen und Unregelmäßigkeiten sind es, die jedem Einzelnen die individuelle Note verleihen und Teil des Erscheinungsbilds sind. Natürlich kann ein Kieferorthopäde oder Zahnarzt auch kleine Unregelmäßigkeiten korrigieren, falls diese stören. Ob der erforderliche Aufwand zeitlich und finanziell sinnvoll ist, muss jeder für sich entscheiden.

Die häufigsten behandlungsbedürftigen Fehlstellungen sind:

Zahnengstand. Wenn im Kiefer zu wenig Platz für die komplette Zahnreihe ist, stehen die Zähne nicht mehr in Reih und Glied, sondern verdreht oder sogar in zweiter Reihe. Dieser **Zahnengstand** wird üblicherweise mit einer Dehnplatte (→ S. 537) behandelt, die den betroffenen Kiefer weitet. Manchmal ist es auch nötig, gesunde Zähne zu ziehen, um auf diese Weise Platz zu schaffen. Diese Fehlstellung lässt sich relativ gut behandeln.

Vorbiss und Rückbiss. Wenn die Kiefer unterschiedlich groß sind bzw. der eine deutlich über den anderen ragt, stehen die Zähne in die eine oder andere Richtung falsch zueinander. Ragen die Oberkieferfrontzähne deutlich über die Unterkieferzähne hinaus, spricht man von einem **Rückbiss** ***(Distalbiss)***. Der umgekehrte Fall, bei dem der Unterkiefer vorsteht, heißt **Vorbiss** ***(Mesialbiss, Progenie)***. Beide Fehlstellungen müssen behandelt werden. Ein frühzeitiger Besuch beim Zahnarzt oder Kieferorthopäden ist sinnvoll, da die Behandlung je nach Schwere und Behandlungsziel früh beginnt.

Kreuzbiss. Bei einem **Kreuzbiss** ragen die Backenzähne des Unterkiefers auf einer oder auf beiden Seiten über die Backenzähne des Oberkiefers hinaus – normalerweise ist der Oberkiefer auf beiden Seiten breiter. Das Ergebnis ist ein schiefer Biss, die Kaufunktion ist aber durchaus gegeben. Auch eine ***umgekehrte Verzahnung der Schneidezähne*** (wenn die unteren vor den oberen stehen) kommt vor.

Ob eine Behandlung sinnvoll und notwendig ist, kann erst nach einer Vermessung der Kiefer (→ S. 517) entschieden werden – wenn, dann sollte sie bereits in der Wachstumsphase (ab 5 oder 6 Jahren) beginnen. Oft findet eine zweite Behandlungsphase gegen Ende des Zahnwechsels (ab 12 Jahren) statt.

Offener Biss. Als **offenen Biss** bezeichnet man alle Fehlstellungen, bei denen sich die gegenüberliegenden Zähne von Ober und Unterkiefer nicht überall berühren. In schweren Fällen ist der Kiefer deutlich verformt. Ein offener Biss kommt sowohl seitlich als auch frontal vor, oft stört er die Sprachentwicklung und die Kaufunktion. Bei einem vorne offenen Biss schließen die Lippen manchmal nicht richtig und die Betroffenen leiden wegen ihrer Mundatmung unter häufigen Halsentzündungen (→ S. 582).

Ein offener Biss kann z. B. durch Daumenlutschen, zu langen Schnullergebrauch oder falsches Schlucken entstehen. Zur Korrektur sind festsitzende Zahnspangen sowie bei schweren Fällen auch Operationen nötig.

Diastema. Ein **Diastema** *(Frontzahnlücke)* ist eine auffällig große Lücke zwischen den beiden mittleren Schneidezähnen. Kinder haben während des Zahnwechsels häufig mehrere Millimeter breite Lücken zwischen den Schneidezähnen, in den meisten Fällen schließen sie sich im Alter von 7–9 Jahren mit dem Durchbruch der seitlichen Schneidezähne wieder. Im Gegensatz zu dieser vorübergehenden Lücke ist ein echtes Diastema erblich bedingt und bildet sich nicht selbst zurück. Es entsteht durch ein zu tief ansetzendes Lippenbändchen an der Innenseite der Lippe, meist im Oberkiefer.

Ob sich die Zahnstellung beim Durchbruch der seitlichen Schneidezähne verbessert, zeigt ein einfacher Test: Der Zahnarzt zieht leicht an der Oberlippe. Wird der Zwischenraum zwischen den mittleren Schneidezähnen weißlich, so ist das Lippenbändchen zu lang und reicht bis in den Gaumen. In diesem Fall wird sich die Lücke nicht von selbst schließen. Bleibt der Bereich jedoch rötlich durchblutet, so verringert sich der Abstand später von selbst.

Bevor er mit der Behandlung beginnt, wartet der Arzt in jedem Fall bis zum Durchbruch der seitlichen Schneidezähne. Bei der Behandlung löst er zunächst in einem kleinen Eingriff unter örtlicher Betäubung das Lippenbändchen und seine in den Gaumen ausstrahlenden Bänder vom Knochen und befestigt sie etwas weiter oben wieder. Die Naht ist 3 Wochen später vollständig verheilt. Diesem kleinen chirurgischen Eingriff folgt der kieferorthopädische Teil der Behandlung: Mithilfe von zwei Klammern werden die Zähne von außen zusammengeschoben. Diese Klammern bilden entweder eine eigene kleine Zahnspange oder sie sind Teil einer größeren festen oder herausnehmbaren Spange. Ein Diastema lässt sich gut behandeln, verschlechtert sich jedoch manchmal nach Behandlungsende wieder.

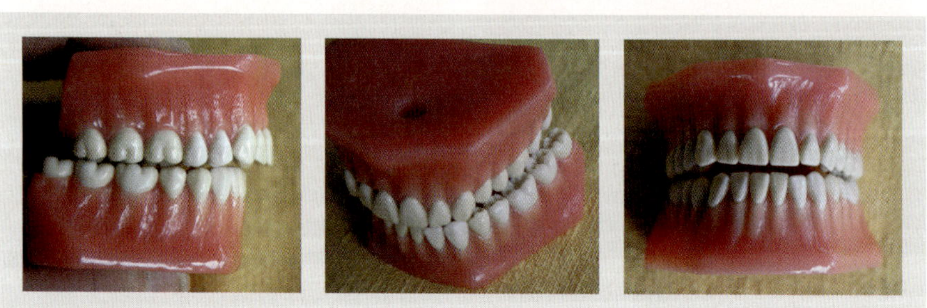

Von links nach rechts: ***Rückbiss, Kreuzbiss*** *und* ***offener Biss*** *am Modell* [HEN 1548]

Das macht der Arzt

Viele Fehlstellungen werden von den Eltern erkannt oder vom Zahnarzt im Rahmen einer Routineuntersuchung entdeckt. Zur genaueren Klärung sind oft eine Röntgenaufnahme, eine Vermessung der Kiefer (→ S. 517) und eine Beratung durch einen Kieferorthopäden nötig. Der Kieferorthopäde nimmt Abdrücke, nach denen ein Zahntechniker ein Modell des Gebisses herstellt. Um das weitere Kieferwachstum einzuschätzen, wird gelegentlich auch die Handwurzel geröntgt – der Verknöcherungszustand des Gelenks gibt Auskunft über das zu erwartende weitere Wachstum des Kindes (Knochenalter → S. 425).

Üblicherweise beginnt eine kieferorthopädische Behandlung im Alter von etwa 10–12 Jahren, also kurz vor Ende des Zahnwechsels. Nur bei wenigen Fehlstellungen, z. B. wenn das Wachstum der Kiefer beeinflusst werden soll, ist ein Beginn im Vorschul- oder Grundschulalter sinnvoll. Eltern sollten daher, sobald ihnen eine Fehlstellung auffällt, den Zahnarzt bei der nächsten Untersuchung darauf ansprechen. Häufig müssen sie allerdings noch einige Jahre die weitere Entwicklung des Gebisses abwarten.

Auch wenn viele Eltern auf eine frühe Behandlung drängen, so ist ein zu früher Behandlungsbeginn medizinisch nicht sinnvoll. Viele kleinere Fehlstellungen geben sich während des Zahnwechsels von selbst, andere können zu einem frühen Zeitpunkt noch gar nicht effektiv behandelt werden. Starke Ver-

rige Behandlung liegen sie zwischen 4000 und 6000 Euro. Zusätzliche Leistungen wie z. B. Keramikbrackets oder Lingualbrackets müssen von den Patienten selbst getragen werden. Sie werden nach der Gebührenordnung für Zahnärzte (→ S. 518) berechnet.

i Aktuell: www.gesundheit-heute.de/15x10

- **www.rundum-zahngesund.de** – Zahnmedizinische Infoseiten des Deutschen Grünen Kreuzes e. V., Marburg: Unter den Rubriken Verbraucher unter Kieferorthopädie finden Sie gute und unabhängige Informationen.
- **www.zahnspangen.org** – Informationsseite des Berufsverbands der Deutschen Kieferorthopäden e. V. (BDK, Berlin): Die Informationen sind für Kinder, Eltern und erwachsene Patienten zielgruppengerecht aufbereitet.
- Stiftung Warentest (Hrsg.): **Zähne – Vorsorge, Behandlung, Kosten.** Verein für Konsumenteninformation, 2005. Ratgeber rund um Zähne und Zahnbehandlungen. Sehr empfehlenswert.

Fehlende oder überzählige Zähne

Häufigkeit: ■■■■■

Zahnunterzahl ***(Hypodontie):*** Fehlende bzw. nichtangelegte Zähne.

Zahnüberzahl ***(Hyperdontie):*** Überzählige Zähne.

Nicht nur bei den Weisheitszähnen kann die Zahl der Zähne von Mensch zu Mensch variieren. Häufiger als die Zahnüberzahl tritt die Zahnunterzahl auf, man spricht in diesem Zusammenhang auch von ***Nichtanlagen.*** Etwa jeder dritte Erwachsene ist davon betroffen, wobei meist nur einzelne Zähne fehlen. Häufig sind ein oder mehrere Weisheitszähne nicht angelegt, bei weniger als 5 % der Menschen fehlen andere Zähne wie der zweite Backenzahn oder ein seitlicher Schneidezahn. Von Nichtanlagen abzugrenzen sind Zähne, die zwar vorhanden sind, aber nicht durchbrechen (retinierte Zähne → S. 533).

Die Zahnüberzahl ist deutlich seltener, nur jeder fünfzigste Erwachsene hat zu viele Zähne. Überzählige Zähne treten bei Jungen bzw. Männern häufiger auf als bei Mädchen bzw. Frauen und werden meist im Rahmen einer kieferorthopädischen Behandlung entdeckt. Am häufigsten ist der **Zapfenzahn** ***(Mesiodens),*** ein fehlgebildeter Schneidezahn in der Mitte des Oberkiefers, der klein und rundlich geformt ist und fast keine Schneide besitzt. Manche Menschen verfügen über einen **zweiten Weisheitszahn** ***(Distomolar, Dentes supernumerari),*** von Zahnärzten auch ***Neuner*** genannt, er ist ebenfalls meist klein und rundlich.

Eine Zahnüberzahl bzw. -unterzahl kann sowohl beim Milchgebiss als auch bei bleibenden Zähnen auftreten, ist bei Milchzähnen jedoch seltener.

Gelegentlich treten auch ***Fehlbildungen des Zahnschmelzes*** oder ***des Zahnbeins*** auf, die teilweise eine genetische Ursache haben, häufiger aber auf Umwelteinflüsse zurückgehen. Wenn der Schmelz vollständig oder teilweise fehlt, spricht man von einer **Hypoplasie.** Wenn er zwar vorhanden, aber nicht ausgehärtet ist, liegt eine Störung in der Reifung oder in der Verkalkung vor.

Das macht der Arzt

Entdeckt werden überzählige Zähne meist im frühen Jugendalter, wenn der Kiefer bei der Diagnose einer Zahnfehlstellung (→ S. 535) routinemäßig geröntgt wird. Auch das Fehlen nichtangelegter Zähne fällt spätestens dann auf, wenn der Zahnwechsel weitgehend abgeschlossen ist.

Wenn nur ein Weisheitszahn fehlt, ist keine Behandlung nötig. Andere fehlende Zähne können durch Implantate (→ S. 542) ersetzt werden, sofern der Kieferknochen an der betroffenen Stelle normal ausgebildet ist. Ist er zu schmal oder nicht hoch genug, wäre zuvor ein Knochenaufbau (→ S. 525) nötig.

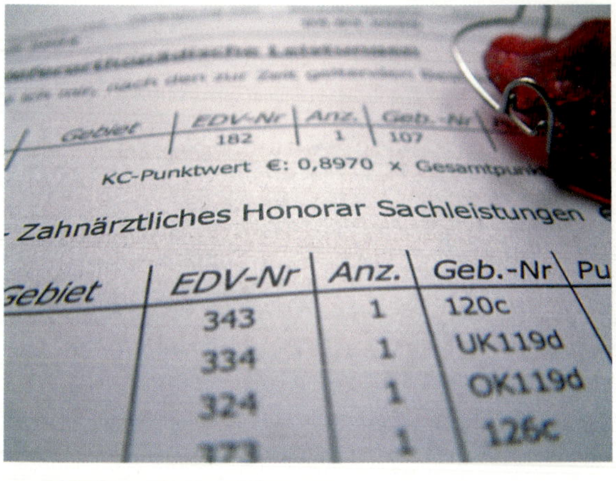

Bis zu 20 % der Rechnung vom Kieferorthopäden müssen die Eltern in Deutschland zunächst als Eigenanteil übernehmen, das können bis zu 1 000 Euro sein. Zum Glück gibt's nach der derzeitigen Regelung das Geld am Ende der (erfolgreichen) Behandlung wieder zurück (Stand 2007). [PIX 1554]

Manchmal ist noch ein Milchzahn an einer Stelle vorhanden, wo der bleibende Zahn fehlt. Da er nicht von selbst ausfällt, wenn kein Zahn nachkommt, kann der Patient ihn durch gute Mundhygiene erstaunlich lange (zum Teil mehrere Jahrzehnte) erhalten.

Überzählige Zähne werden in der Regel gezogen oder herausoperiert, da sie oft nicht richtig ausgebildet sind und der Kiefer meist auch nicht genug Platz bietet, sodass sich die anderen Zähne später verschieben würden.

Falsch ausgebildete Zähne schützt der Zahnarzt mit Kronen oder Veneers (→ S. 547) vor vorzeitigem Verschleiß bzw. weiteren Schäden.

Kauschmerz

Häufigkeit: ■■■□□

Kauschmerz: Schmerzen während des Kauens.

Eine ungleichmäßige oder einseitige Belastung beim Kauen verursacht mit der Zeit Schmerzen. Die Kaubelastung verteilt sich immer dann schlecht, wenn die Okklusion (der richtige Biss → S. 535) nicht stimmt und die Zähne nicht perfekt ineinander greifen. Kauschmerzen weisen daher oft auf Zahnfehlstellungen oder zu hohe Kronen und Füllungen hin. Wenn der Schmerz spontan in Ruhephasen auftritt ***(Ruheschmerz),*** liegen meist die gleichen Ursachen vor, sie sind nur schon länger vorhanden und unbehandelt geblieben.

Auch akute Entzündungen wie eine vereiterte Wurzel (→ S. 531) oder eine Zahnnerventzündung (→ S. 531) können beim Kauen wehtun.

Bei älteren Patienten kommt auch eine Kiefergelenksarthrose (→ S. 541) oder eine Arteriitis temporalis (→ S. 1010) als Ursache in Betracht.

Das macht der Arzt

Als erstes untersucht der Zahnarzt, ob eine akute Entzündung einzelner Zähne vorliegt. Ist diese Ursache ausgeschlossen, tastet er die Kaumuskulatur nach schmerzenden oder verhärteten Stellen ab und nimmt Gebissabdrücke für ein Gipsmodell. Da er beim Kauen schlecht in den Mund gucken kann, simuliert er die Kaubewegungen im Labor mit einem solchen Gipsmodell und spürt so Unstimmigkeiten auf. Um den Biss wieder passend zu machen, schleift er dann die nicht passenden Zahnflächen ein bzw. baut Zähne an anderer Stelle auf. Schienen zur Entlastung der Gelenke können die Behandlung sinnvoll ergänzen.

Zähneknirschen

Häufigkeit: ■■■■■

Zähneknirschen *(Zähnepressen, Bruxismus):* Mechanische Fehlbelastung der Zähne durch unbewusste Bewegungen.

Die Zähne beißt man nicht nur sprichwörtlich zusammen, wenn eine anstrengende Aufgabe ansteht. Etwa ein Viertel aller Menschen knirschen nachts, seltener auch tagsüber mit den Zähnen. Der Großteil von ihnen sind Frauen zwischen 30 und 45 Jahren. Seelischer Stress gilt als häufigste Ursache für das Zähnknirschen.

Auf Dauer kommt es durch das Zähneknirschen zu vielfältigen und gravierenden Beschädigungen an Zähnen, Zahnfleisch, Zahnhalteapparat und Kaumuskulatur. Die Beschwerden lassen sich durch eine Behandlung mit Schienen meist deutlich mindern. Oft verschwindet das Zähneknirschen auch von selbst wieder, wenn eine Stressphase überstanden ist.

(!) Bei Kindern ist Zähneknirschen völlig normal, sie stimmen damit während des Zahnwechsels die Zähne aufeinander ab, bis sie genau aufeinander passen.

Leitbeschwerden

- Morgendliche Schmerzen im Kiefergelenk
- Morgendliche Verspannung und Muskelkater der Kaumuskeln
- Kopfschmerzen, Verspannungen
- Abgeriebene oder gelockerte Zähne.

Die Erkrankung

In etwa 90 % der Fälle ist seelischer Stress schuld daran, dass Menschen nachts die Zähne aufeinander pressen oder mit ihnen knirschen. Vor allem Menschen, die sich ihre Ängste oder ihren Ärger nicht anmerken lassen wollen, sind häufig Knirscher. In den übrigen Fällen löst meist eine zu hoch stehende Füllung oder Krone das Zähneknirschen aus.

Der Zahnarzt unterscheidet zwischen dem reinen Zusammenpressen der Zähne ohne Bewegungen und dem eigentlichen Zähneknirschen mit Bewegung der Zähne gegeneinander. Beide Verhaltensweisen belasten die Zahnreihen mit einem Druck von über 100 kg/cm^2. Beim Zähneknirschen weist jeder Mensch ein eigenes Muster auf, d. h. jeder macht spezielle, immer wiederkehrende Bewegungen, die auf Dauer als Schlifffacetten auf den gegenüberliegenden Zähnen zu erkennen sind. Die Bewegungsmuster sind sehr unterschiedlich. Manche schieben den Unterkiefer weit nach vorne, andere zur Seite, wieder andere kombinieren diese Bewegungen.

Zu Beginn macht sich das Zähneknirschen nur durch eine leichte Überanstrengungen der Kaumuskulatur und eine stärkere Abnutzung der Eckzähne bemerkbar. Hält die Fehlbelastung an, entstehen durch die Überbeanspruchung Risse im Zahnschmelz, Zahnstücke splittern ab und die Kauflächen werden abgeschliffen. In schweren Fällen kommt es zu einem Abschleifen der Zähne bis in das Zahnbein hinein oder sogar bis in die Nähe der Pulpahöhle. Auf Dauer wird zusätzlich das Zahnfleisch in Mitleidenschaft gezogen, da der hohe Druck die Durchblutung erschwert. Zahnfleischrückgang und lockere Zähne (bis hin zum Zahnverlust) sind die Folge.

Das macht der Arzt

Wenn ein Patient nicht gezielt wegen des Zähneknirschens gekommen ist, erkennt ein Zahnarzt die typischen Beschädigungen während der normalen Untersuchung. Der Verdacht auf Zähneknirschen lässt sich im Gespräch erhärten. Patienten, die schon länger knirschen, können diese Bewegung oft sogar gezielt auslösen und beim Zahnarzt vorführen. Nachdem er das Gebiss auf die Okklusion (den richtigen Biss → S. 535) überprüft hat, schleift der Zahnarzt ggf. die Zähne exakt ein und stellt so eine passende Okklusion her. Anschließend behandelt er das Pressen oder Knirschen mit Aufbissschienen aus Kunststoff. Sie werden über Nacht wie eine Schutzkappe auf den Ober- oder Unterkiefer gesetzt. Es gibt zwei Typen von Aufbissschienen:

- *Adjustierte Aufbissschienen* fixieren die Zahnreihen und verhindern so die Knirschbewegung völlig. Gleichzeitig wird der Biss etwas gesperrt, d. h. der Abstand zwischen den Zahnreihen leicht vergrößert. Dies führt zu einer leichten Muskeldehnung und hilft den Muskeln, über Nacht zu entspannen.
- *Nicht adjustierte Aufbissschienen* lassen eine leichte Bewegung zu. Auch sie sperren die Bisslage ein wenig, damit die Spannung in der Kaumuskulatur nachlässt.

Oft gelingt durch die Muskeldehnung eine Unterbrechung des schlechten Kreislaufs aus Stress, Verspannung und Knirschen innerhalb weniger Monate. Es gibt jedoch auch Patienten, die zu Dauerschienenträgern werden, da sie nur so noch entspannt schlafen.

Selbsthilfe und Komplementärmedizin

Mit der konventionellen Schienenbehandlung schränkt der Zahnarzt zwar die schädlichen Folgen des Knirschens ein, schafft die Ursache des Problems jedoch nicht aus der Welt. Alles, was gegen den Stress und die Verspannung hilft, mindert oder beseitigt letztlich auch das Zähneknirschen. Sie können z. B. die Kaumuskulatur durch Massagen entspannen oder durch Sport, Yoga oder Autogenes Training einen Ausgleich schaffen; bei Dauerstress bietet sich auch eine Mind-Body-Therapie (→ S. 1257) an. In manchen Fällen ist eine begleitende psychologische Behandlung (→ S. 1175) erforderlich, um einen gesünderen Umgang mit dem Stress zu lernen.

i **Aktuell:** www.gesundheit-heute.de/15x11

- A. Wolowski: **Bruxismus und psychovegetative Spannungszustände.** Zahnärztliche Mitteilungen (9/2002). Download unter **www.zm-online.de/m5a.htm?/zm/9_02/pages2/titel2.htm**

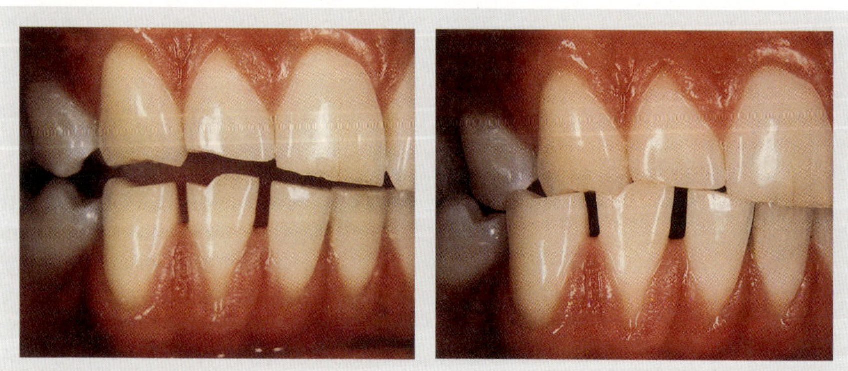

Nach einigen Jahren Zähneknirschen sind bei diesem 25-jährigen Patienten bereits deutliche Schliffmuster erkennbar. [GTV 1555]

Kiefersperre

Häufigkeit: ■□□□□

Kiefersperre *(Kieferluxation):* Ausrenkung des Kiefergelenks.

Eine Kiefersperre tritt meist zufällig durch sehr starkes Gähnen oder eine extreme

Mundöffnung auf, kann aber auch Folge eines Unfalls sein. Wenn der Kopf des Kiefergelenks (→ S. 511) aus der Knochenpfanne im Oberkiefer nach vorne herausrutscht, ist das Kiefergelenk ausgerenkt. Dadurch werden die Kiefer gesperrt und der Betroffene kann den Mund nicht mehr schließen – wenn er sich nicht mehr öffnen lässt, liegt eine Kieferklemme (→ unten) vor.

Verrenkt sich jemand immer wieder den Kiefer, dann ist das Kiefergelenk vorgeschädigt und man spricht von einer ***habituellen Kieferluxation.***

Das macht der Arzt

Um den Mund zu schließen, muss der behandelnde Arzt das Gelenk mit dem *Hippokrates-Handgriff* wieder einrenken. Dazu tritt er von hinten an den Patienten heran und fasst mit beiden Daumen auf die Kauflächen der Unterkieferzähne. Dann zieht er den Unterkiefer leicht nach vorne, richtet ihn gerade aus und drückt den Kiefer in die normale Position zurück. So rutschen die Kiefergelenkköpfchen wieder in ihre richtige Position. Anschließend stellt er den Kiefer bei Bedarf für einige Tage mit einer Schiene oder einer Verdrahtung ruhig.

Patienten mit einer habituellen Kieferluxation beherrschen den Hippokrates-Handgriff meistens selbst und können sich so auch ohne Arzt helfen.

Kieferklemme

Häufigkeit: ■□□□□

Kieferklemme ***(Ankylostoma):*** Unmöglichkeit, den Mund mehr als nur geringfügig zu öffnen. Am häufigsten als Folge einer komplizierten Weisheitszahnentfernung oder Entzündung an nur teilweise sichtbaren Weisheitszähnen mit Schwellung und Eiterbildung. Die Betroffenen können oft nicht mehr essen, da der Mund nur wenige Millimeter aufgeht. Die Behandlung erfolgt durch Antibiotika und die Öffnung des Abszesses.

Bei einem nicht behandelten Kieferbruch oder einer Entzündung in der Nähe des Kiefergelenks schwillt der Unterkieferwinkel an und die Weichteile verhärten sich. Der Mund lässt sich nun nicht mehr öffnen. Ein Arztbesuch ist lebenswichtig, da sich ausbreitender Eiter zu einer Blutvergiftung (Sepsis → S. 1053) führen kann. Früher war eine Kieferklemme häufig das erste Anzeichen einer Tetanusinfektion (→ S. 269).

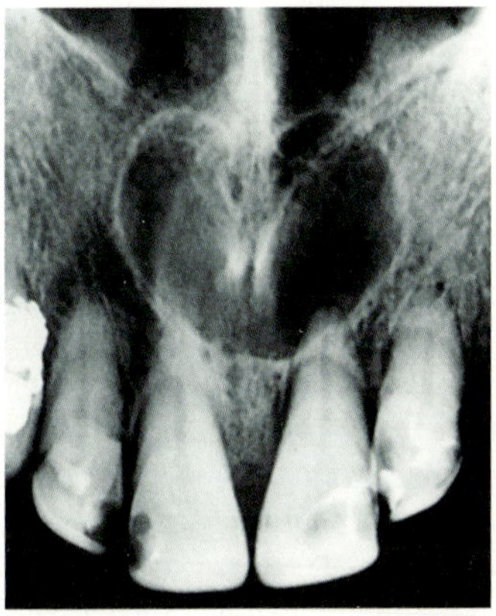

Das Röntgenbild dieses schon älteren Patienten zeigt eine große ***Zyste im Oberkiefer.*** *Da sie die Wurzeln der oberen Schneidezähne nicht verdrängt und somit auch keine Beschwerden gemacht hat, wurde sie nur zufällig beim Röntgen entdeckt.* [GTV 1556]

Kiefergelenkarthrose und Kiefergelenkarthritis

Häufigkeit: ■□□□□

Kiefergelenkarthrose: Degenerative (abnutzungsbedingte) Verschleißerkrankung des Kiefergelenks, sowohl einseitig als auch beidseitig auftretend. Bei fortschreitender Erkrankung schmerzt das Kauen zunehmend und die Beweglichkeit des Unterkiefers wird eingeschränkt. Auch Knacken oder Knirschen beim Öffnen des Mundes treten auf.

Kiefergelenkarthritis: Entzündung des Kiefergelenks, verursacht viel früher Schmerzen als die Kiefergelenksarthrose.

Eine Arthrose entsteht vor allem in Kiefergelenken, die bereits geschädigt sind – zum Beispiel durch eine habituelle Kieferluxation (→ oben), Zähneknirschen (→ S. 540) oder nicht passende Prothesen und Füllungen. Eine wichtige Rolle spielt auch das Alter, schließlich sind die Kiefergelenke die beiden meist benutzten Gelenke des menschlichen Körpers. Bei einer Kiefergelenkarthrose nimmt die Beweglichkeit nach und nach ab, zudem knackt und knirscht es bei Bewegungen. Erst spät kommen Schmerzen hinzu. Eine Kiefergelenkarthritis geht oft mit einer rheumatischen Grunderkrankung einher und schmerzt bereits in einem frühen Stadium.

Das macht der Arzt

Oft wird eine Kiefergelenkarthrose zufällig festgestellt, da sie bereits lange ohne Beschwerden vorliegen kann. Behandelt wird sie mit Schienen, die auf die Zahnreihen gesetzt werden und das Gelenk entlasten. Oft ist allerdings eine Operation der einzige Weg zur Besserung. Als erster Eingriff findet meist eine Gelenkspülung statt, bei der abgestorbene Knorpelzellen aus dem Gelenk gespült werden. Wenn das nicht hilft, wird in einem weiteren Eingriff die Gelenkinnenhaut entfernt (Synovektomie → S. 998) oder der zerstörte Knorpel durch einen künstlichen ersetzt.

Grundsätzlich versucht der Arzt immer, möglichst lange konservativ zu behandeln, da Kiefergelenkoperationen sehr schwierig sind und nur mäßige Heilungschancen bieten.

Mit einer Kiefergelenkarthritis gehen die Betroffenen häufiger von selbst zum Arzt; sie lässt sich mit entzündungshemmenden Mitteln und einer Entlastung der Gelenke therapieren. Oft wird sie im Rahmen der Grunderkrankung (z. B. rheumatoide Arthritis → S. 999) behandelt.

Kieferzysten

Häufigkeit: ■■■□□

Kieferzyste: flüssigkeitsgefüllter Hohlraum im Kieferknochen, mit einer Membran ausgekleidet.

Wenn eine Zyste im Kiefer wächst, verdrängt sie ihre Umgebung, dadurch können sich benachbarte Zähne verschieben oder verdrehen. Kieferzysten entstehen als Überbleibsel einer früheren Entzündung oder sind angeboren. Soweit keine akuten Beschwerden wie sichtbare Veränderungen am Kiefer vorliegen, werden Zysten oft nur zufällig auf einem Röntgenbild festgestellt. Dort sind sie an ihrem scharfen hellen Rand deutlich zu erkennen.

Zysten werden – wenn möglich – komplett entfernt. Dazu öffnet der Kieferchirurg oder Zahnarzt das Zahnfleisch oberhalb der Zyste unter örtlicher Betäubung, entfernt die Zyste mitsamt Membran, füllt den Hohlraum mit knochenaufbauendem Material (ein synthetisch hergestelltes Granulat, das sich im Körper in Knochen umwandelt, z. B. PerioGlas®) und näht den Schnitt im Zahnfleisch anschließend zu. Innerhalb weniger Wochen verheilt die Wunde. Zur Sicherheit wird das entnommene Gewebe feingeweblich untersucht.

Zahnersatz

„Die alten Zähne wurden schlecht,
und man begann, sie auszureißen,
die neuen kamen grade recht,
um mit ihnen ins Gras zu beißen."

Heinz Erhardt

Mit zunehmendem Alter und abnehmender Anzahl an Zähnen wird Zahnersatz ein immer wichtigeres Thema. An Zahnersatz haben wir uns so sehr gewöhnt, dass wir ihn sogar in Anlehnung an die beiden natürlichen Zahnausstattungen als dritte Zähne bezeichnen.

Unter **Zahnersatz** versteht man sowohl den Ersatz einzelner Zähne als auch den Ersatz des gesamten Gebisses durch künstliche Prothesen. Wenn einer oder mehrere Zähne ersetzt werden, spricht man von einer **Teilprothese,** eine **Vollprothese** dagegen ersetzt das komplette natürliche Gebiss eines oder beider Kiefer. Es gibt sowohl ***herausnehmbaren Zahnersatz*** als auch ***festsitzenden Zahnersatz,*** der nicht bzw. nur vom Zahnarzt herausgenommen werden kann.

Festsitzender Zahnersatz

Kronen. **Kronen** bzw. **Teilkronen** ersetzen die natürliche Zahnkrone, wenn sie stark beschädigt ist. Durch eine Krone bleibt der Zahn länger erhalten und kann z. B. später auch als Aufhängepunkt für weiteren Zahnersatz dienen. Im Normalfall wird die Krone aus Metall gegossen und (bei vorderen Zähnen oder sonst auf Wunsch) zahnfarben verblendet. Es gibt auch ganz aus Kunststoff oder Keramik gefertigte Kronen, diese sind jedoch teurer.

Für eine Überkronung eignen sich Zähne, deren natürliche Krone zwar weitgehend zerstört, deren Wurzel aber noch intakt ist.

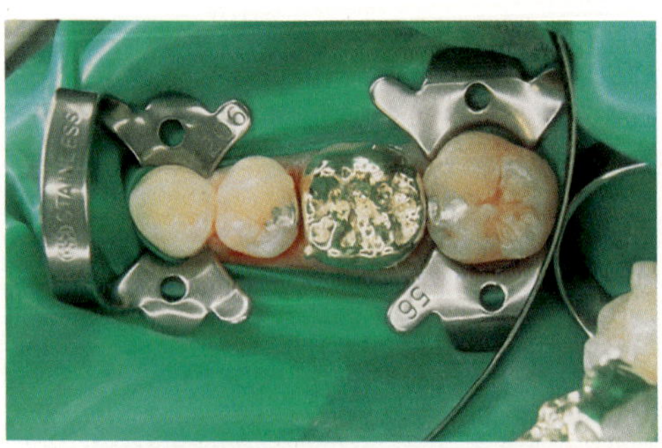

Anprobe einer ***Goldkrone:*** *Damit keine Keime aus dem Mundraum zwischen Zahnstumpf und Krone gelangen, isoliert der Zahnarzt den betroffenen Zahn und seine Nachbarn mit einem* ***Kofferdam.*** *Wenn die Krone passt, befestigt er sie in derselben Sitzung dauerhaft.* [GTV 1557]

Wenn nur noch sehr wenig natürliche Zahnsubstanz erhalten geblieben und der Zahn wurzelbehandelt ist, wird eine **Stiftkrone** ***(Stiftzahn)*** mithilfe eines Stiftes in der Wurzel verankert.

Für die Herstellung einer Krone schleift der Zahnarzt den Zahn rundherum ab, bis er eine leicht konische Form hat. Dann nimmt er Abdrücke vom betroffenen Zahn und vom gegenüberliegenden Kiefer, mit denen das zahntechnische Labor die Krone auf das Gebiss abstimmt. Der Rand der Krone verläuft entweder in Höhe des Zahnfleisches oder, vor allem bei vorderen Zähnen, am besten leicht unterhalb davon. Zum Abschluss der ersten Sitzung wird eine provisorische Schutzkrone auf den Zahn gesetzt. In der nächsten Sitzung setzt der Arzt dem Patient die Krone probeweise ein. Vollmetallkronen können gleich endgültig befestigt werden, bei verblendeten Kronen sucht der Patient spätestens jetzt die passende Zahnfarbe aus. Die Krone wird dann in der nächsten Sitzung ins Gebiss eingegliedert.

Bei einer Stiftkrone setzt der Zahnarzt einen Stift in die verbleibende Zahnwurzel, der als Pfeiler dient, um die Krone darauf stabil zu befestigen. Der Stift besteht aus Metall oder Glasfaser und wird in einem Wurzelkanal befestigt, der gerade verläuft, einen großen Durchmesser hat und noch fest im Kiefer sitzt. Die Krone wird separat angefertigt, dadurch lässt sie sich später austauschen.

IGeL-Hinweis: Im Seitenzahnbereich gibt die Krankenkasse einen Festzuschuss von 116 Euro (ohne Bonus). Die günstigste Lösung, eine metallfarbene Krone aus nichtedlen Metallen, kostet insgesamt 250–300 Euro, eine Goldkrone 350–400 Euro. Im sichtbaren Bereich schießt die Kasse 159 Euro für eine kunststoffverblendete Krone zu. Eine Verblendung mit Keramik statt mit Kunststoff kostet 40–60 Euro zusätzlich.

Brücken. **Brücken** überspannen Lücken zwischen noch bestehenden Zähnen, die einen oder mehrere Zähne breit sind. Eine Brücke kann auch mehrere Lücken zwischen mehreren Zähnen bedecken oder einen fehlenden endständigen Zahn ersetzen ***(Freiend-Brücke).*** Brücken werden in der Regel aus Metall gegossen und an den sichtbaren Flächen mit einer zahnfarbenen Kunststoff- oder Keramikschicht überzogen. Eine Herstellung ganz aus Keramik ist ebenfalls möglich, häufig werden Aluminiumoxid oder Zirkoniumoxid verwendet. Vollkeramik ist jedoch relativ teuer.

Eine Brücke ist vor allem dann sinnvoll, wenn ihre Pfeiler (Zähne oder Implantate) noch stabil sind und noch lange halten können. Brücken sind gut verträglich und helfen, den Kiefer zu erhalten, da er ähnlich wie bei einem vollständigen Gebiss belastet wird. Sie halten etwa 10–15 Jahre. Bei sehr großen Lücken sollte eine Brücke einen zusätzlichen Haltepunkt in der Mitte haben (z. B. ein Implantat), dann kann sie durchaus den halben Kiefer überspannen.

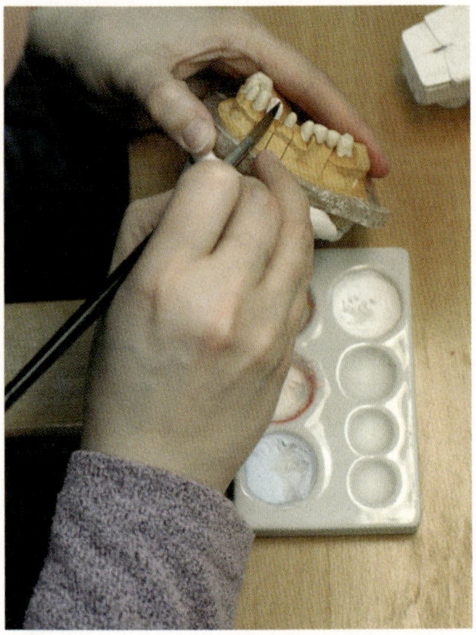

Aus einer Palette mit Zahnfarben sucht der Patient die passende Farbe aus. Die Mehrzahl der Menschen hat die Farbe A3. Im Zahnlabor trägt eine Zahntechnikerin Schattierungen und kleine Verschmutzungen auf, damit der Zahn später im Gebiss nicht auffällt. [FDI 1558]

Eine Brücke wird wie Kronen anhand von Abdrücken aus Metall gegossen bzw. aus einem Keramikblock gefräst. Die Pfeilerzähne erhalten Kronen oder Inlays, an denen die Brücke auf den Zähnen aufliegt. Dabei muss jedoch relativ viel gesunde Zahnsubstanz von den Pfeilern weggeschliffen werden. Alternativ klebt der Zahnarzt die Brücke nur fest ***(Klebebrücke, Maryland-Brücke).*** Diese Konstruktion ist jedoch nicht so stabil und nur im Frontzahnbereich geeignet.

IGeL-Hinweis: Die Krankenkasse gewährt zur Versorgung einer Lücke im Seitenzahnbereich abhängig von der Lage und der Verblendgrenze einen Zuschuss von 276–400 Euro. Die Regelversorgung ist eine teilweise kunststoffverblendete Brücke aus nicht-edlen Metallen, sie kostet etwa 700 Euro. Eine Brücke aus Gold kostet ohne Verblendung 800 Euro, mit Verblendung etwa 100 Euro mehr. Eine Brücke komplett aus Keramik kostet 1000–1200 Euro.

Implantate. Ein **Implantat** ist eine künstliche Zahnwurzel aus Metall (meistens Titan) oder Keramik (Zirkoniumoxid). Es ist entweder rund wie ein Stift oder eine Schraube geformt oder flach wie ein Blatt. Der Zahnarzt implantiert es entweder direkt nach der Zahnentfernung ***(Sofort-Implantat)*** oder erst einige Monate später, nach dem Zuwachsen des Zahnfachs (→ S. 511). Implantate haben den Vorteil, dass keine gesunden Zähne in Mitleidenschaft gezogen werden und dass sie den Kiefer ähnlich wie natürliche Zähne belasten. Sie dienen zur Befestigung verschiedener Aufbauten von einzelnen Kronen über Brücken bis hin zu Totalprothesen. An ihnen kann festsitzender, aber auch herausnehmbarer Zahnersatz befestigt werden.

Ebenso vielfältig wie die Form ist das Einsatzgebiet von Implantaten. Sie können im Lauf der Zeit sogar verschiedene Funktionen übernehmen und z. B. erst einen Einzelzahn ersetzen und später als Pfeiler für eine Brücke dienen. Sie sind jedoch sehr teuer und nur bei ausreichender Knochensubstanz sinnvoll. Wenn der Patient zuvor z. B. lange herausnehmbaren Zahnersatz getragen und sich der Kiefer zurückgebildet hat, muss unter Umständen zunächst ein Knochenaufbau stattfinden (→ S. 525). Die Ernährung des Knochens und damit das Einwachsen der Implantate ist im Frontbereich erschwert und leidet unter zu zahlreichen Implantaten. Auch bei Patienten mit Osteoporose (→ S. 1016), Diabetes (→ S. 758), bei Krebspatienten während der Chemotherapie oder bei starken Rauchern wächst das Implantat langsamer und schwerer fest.

Vor der Einpflanzung legt der Zahnarzt mithilfe von Röntgenaufnahmen und einer Schablone mit genormten Messkugeln die Größe und Lage des Implantats fest. Dann schneidet er das Zahnfleisch auf und bohrt ein Loch in den Kieferknochen, in das er das Implantat steckt oder einschraubt. Bei flachen, blattförmigen Implantaten schlitzt er den Knochen auf und steckt das Implantat längs in den Kiefer – diese Form von Implantaten eignet sich auch für schmale Knochen z. B. im Frontbereich des Kiefers. Innerhalb von etwa drei (Unterkiefer) bis sechs Monaten (Oberkiefer) heilt die künstliche Wurzel ein. Nun kann der eigentliche Zahnersatz am Implantat befestigt werden.

IGeL-Hinweis: Implantate sind oft die beste Möglichkeit, leider auch sehr teuer – eine künstliche Zahnwurzel kostet 1000–1500 Euro, bei mehreren Implantaten sinken die Kosten pro Implantat ein wenig. Eine Krone auf einem Implantat kostet noch einmal 600–800 Euro.

Der Kassenzuschuss hängt davon ab, inwieweit die Lücke bereits versorgt war: Bei einer unversorgten Lücke zahlt die Kasse denselben Festzuschuss wie für eine Brücke (276–400 Euro), bei einem bereits vorhandenen Implantat bezuschusst die Kasse nur die Krone (116–159 Euro).

Herausnehmbarer Zahnersatz

Klammerprothese. Eine relativ einfache Form des Zahnersatzes ist eine **Klammerprothese.** Sie wird mit Metallklammern an den vorhandenen Zähnen fixiert, die fehlenden Zähne werden durch Kunststoffzähne ersetzt. Als Trägerplatte dient eine gegossene Metall- oder Kunststoffbasis, die dem Kiefer bzw. Gaumen angepasst wird. Klammerprothesen sind kostengünstig, leicht anzufertigen und bei Bedarf leicht um weitere Zähne zu erweitern.

Eine Klammerprothese eignet sich in allen Fällen, in denen eine Teilprothese benötigt wird. Das Einsetzen und Herausnehmen belastet die noch verbleibenden Zähne, da sich die Klammern immer ein wenig aufbiegen müssen, um den nötigen Halt zu garantieren.

Klammerprothesen werden mithilfe von Abdrücken hergestellt und anschließend anprobiert, kleinere Scheuer- oder Druckstellen bearbeitet der Zahnarzt nach, bis sie passt. Sie kann als **Kunststoffprothese** oder **Modellgussprothese** hergestellt werden, wobei die Kunststoffausführung günstiger, aber auch klobiger ist.

IGeL-Hinweis: Eine Klammerprothese für sechs Zähne kostet in der Kunststoffausführung 300–400 Euro, der Kassenzuschuss beträgt 278 Euro.

Geschiebeprothese. Eine **Geschiebeprothese** wird mit einer speziellen Haltevorrichtung (Geschiebe) verankert und kann leicht wieder gelöst werden. Das Geschiebe besteht aus speziell gearbeiteten Kronen und einem passenden Gegenstück an der Prothese. Sie eignet sich bei zusammenhängenden Zahnlücken mit stabilen Pfeilerzähnen. Ein klassisches Einsatzgebiet für Geschiebeprothesen sind größere Freiendsituationen, z. B. wenn bereits alle Zähne hinter dem Eckzahn fehlen. Geschiebeprothesen fallen optisch nicht auf und sind – solange man noch über die nötige Geschicklichkeit verfügt – auch praktisch. Manche ältere Menschen kommen damit aber nicht mehr so gut zurecht, da sie schwierig einzusetzen sind. Ein Nachteil ist auch, dass auf jeder Seite 2–3 Zähne überkront werden müssen, da sonst die Hebelbelastung durch das Geschiebe zu groß ist. Dafür sitzen Geschiebeprothesen während des Gebrauchs fest und schonen die verbleibenden Zähne. Wenn das Geschiebe nach einigen Jahren an Halt verliert, kann es der Zahnarzt nachstellen (aktivieren).

IGeL-Hinweis: Geschiebe sind seit Anfang 2005 keine Kassenleistung mehr, seitdem zahlen die Kassen nur noch denselben Zuschuss wie für die Regelversorgung. Bei einer Geschiebeprothese für beidseits jeweils drei Zähne im Seitenzahnbereich gibt die Kasse abhängig von der Situation 278–500 Euro als Festzuschuss (ohne Bonus), die Geschiebeprothese würde jedoch insgesamt 1800–2000 Euro kosten.

Teleskopprothese. Nicht geschoben, sondern aufgesetzt werden **Teleskopprothesen.** Die eigentlichen *Teleskopkronen* sind aufeinander abgestimmte Kronenpärchen, von denen eine auf den Zahnstumpf aufgeklebt bzw. auf

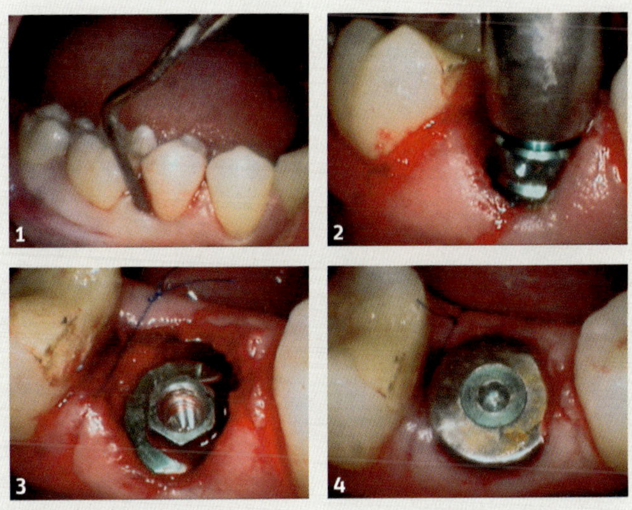

Bei diesem jungen Berufstrompeter war der Zahn 44 so stark geschädigt, dass er gezogen werden musste. Der 20-Jährige entschied sich für die Versorgung mit einem ***Sofortimplantat*** *(Bild 2 und 3), zum besseren Abheilen wurde das Implantat mit einer* ***Heilkappe*** *(Bild 4) abgedeckt. Nachdem die künstliche Zahnwurzel eingeheilt war, setzte der Zahnarzt eine Einzelkrone auf das Implantat.* [GTV 1559]

einem Implantat befestigt und die andere in den Zahnersatz integriert wird. Man kann sich die Konstruktion wie zwei übereinander gestülpte Becher vorstellen. Teleskopkronen sind sowohl in Metall als auch in Keramik erhältlich.

Bei Teleskopprothesen werden die Zähne optimal belastet, und sie ermöglichen auch bei sehr wenig Restzähnen noch eine gute Kaufunktion. Sie eignen sich daher in allen Fällen, in denen eine Teilprothese benötigt wird. Gegen Teleskopprothesen spricht, dass Kronen benötigt werden und dass die Kosten relativ hoch sind.

IGeL-Hinweis: Eine Teleskopprothese ist nur dann eine Kassenleistung, wenn die Eckzähne als Teleskope versorgt werden und die beiden vorderen Backenzähne fehlen. In diesem Fall beträgt der Festzuschuss 741 Euro (ohne Bonus), sonst gewährt die Kasse nur den Zuschuss für normale Kronen, wo welche notwendig sind. Eine Teleskopprothese zum Ersatz von sechs Zähnen kostet insgesamt 1700–2000 Euro. Jedes weitere Teleskop anstelle einer notwendigen Krone kostet den Patienten zusätzlich 350–400 Euro, ein Teleskop an einer Stelle, an der keine Krone nötig wäre, sogar 700–800 Euro.

Gebiss. Wenn keine Zähne mehr vorhanden sind, kommt eine klassische **Vollprothese** *(Gebiss, Totalprothese)* zum Einsatz. Da keine Pfeilerzähne mehr vorhanden sind, muss sich die Prothese an der Mundschleimhaut festsaugen und durch den Unterdruck festhalten. Dazu muss sie von der Form her genau auf den Gaumen bzw. den Unterkiefer passen – im Unterkiefer hält sie schwerer, da aufgrund der Zunge keine durchgehende Platte verwendet werden kann. Sie enthält meistens Kunststoffzähne, die auf einer Kunststoff- oder Metallbasis sitzen.

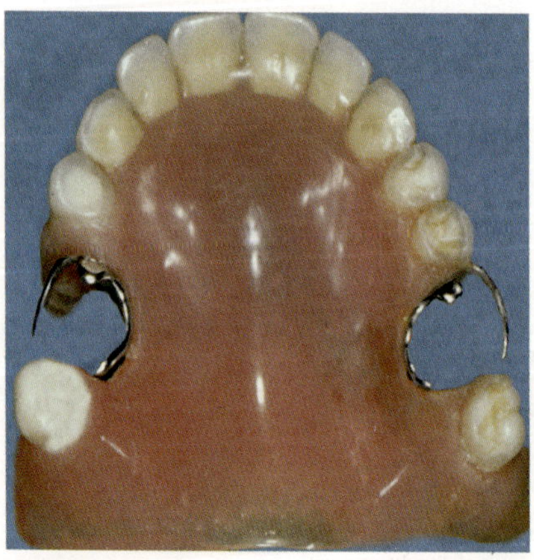

Teilprothese einer 71-jährigen Patientin mit Klammern [WKY 1566]

Zu Beginn der Behandlung nimmt der Zahnarzt einen Abdruck vom Kiefer. Eine herausnehmbare Totalprothese ermöglicht mit etwas Übung normales Sprechen und Kauen und erhält Gesichtsform und Mimik. Es kann jedoch zu Druckstellen kommen, wenn das Gebiss nicht richtig passt. Mit zunehmendem Alter verliert der Kiefer jedoch weiter an Höhe und an Knochensubstanz, sodass auch eine gut angepasste Prothese nach einiger Zeit nicht mehr richtig sitzt und unterfüttert werden muss (→ S. 546). In der Regel muss eine Vollprothese nach ein bis eineinhalb Jahren das erste Mal unterfüttert werden, danach ist jedes Jahr eine Kontrolle und bei Bedarf auch eine Unterfütterung nötig. Der Knochenabbau schreitet langsamer voran, wenn die Prothese bis auf die Reinigungszeit durchgehend getragen wird – der Unterdruck übt einen leichten Zug auf den Kiefer aus und regt so den Knochenerhalt an.

IGeL-Hinweis: Eine Vollprothese für den Oberkiefer kostet auf Kunststoffbasis etwa 420–500 Euro. Die Kasse gewährt einen Zuschuss von 374 Euro (ohne Bonus).

Welcher Zahnersatz ist der Richtige?

Es gibt sehr viele verschiedene Formen von Zahnersatz, die sich anhand der medizinischen Notwendigkeiten, aber auch durch den Komfort und die Optik unterscheiden. Mal müssen nur einzelne Zähne ersetzt werden, mal fehlen alle. In anderen Fällen sind immerhin einige Zähne erhalten geblieben, an denen eine Prothese befestigt werden kann. Auch der Zustand des Kieferknochens, des Zahnhalteapparats und des Zahnfleischs spielen bei der Frage nach dem richtigen Zahnersatz eine Rolle. Fast immer stehen mehrere verschiedene Lösungen zur Auswahl. Da immer mehr Zahnersatzleistungen von gesetzlich Versicherten selbst übernommen werden müssen, sind auch die Haltbarkeit und der Preis wichtige Kriterien bei der Auswahl.

In jedem Fall sollten Sie Lücken im Gebiss in irgendeiner Form versorgen. Denn wenn sie nicht geschlossen werden, wandern die verbleibenden Nachbarzähne allmählich in Richtung Lücke. Auch der gegenüberliegende Zahn auf dem anderen Kiefer wächst in die Lücke hinein, wenn sein Gegenspieler (Antagonist) fehlt.

Immer, wenn es möglich ist, sollten Sie sich für festen Zahnersatz (z. B. eine Brücke → S. 542) entscheiden. Er ist die dauerhaftere Lösung und erhält ein weitgehend natürliches Gefühl – so, als ob die fehlenden Zähne noch da wären. Fester Zahnersatz ist jedoch teurer als herausnehmbarer und lässt sich schlechter erweitern.

Herausnehmbarer Zahnersatz ist günstiger und flexibler als fester Zahnersatz. Daher eignet er sich immer dann, wenn der Patient nicht viel Geld ausgeben kann oder wenn zu erwarten ist, dass in der nächsten Zeit weitere Zähne ausfallen werden. Je beweglicher der herausnehmbare Zahnersatz im Kiefer sitzt, umso mehr beschädigt er jedoch auch die noch vorhandenen Zähne, an denen er befestigt ist. Das passiert vor allem bei Teilprothesen mit Klammern (→ S. 543), die sich bei jeder Be- und Entlastung ein wenig verschieben. Diese Gefahr besteht bei Geschiebe- und Teleskopprothesen (→ S. 543) nicht. Sie sind zwar herausnehmbar, sitzen aber während des Gebrauchs fest an ihrer Stelle, dafür sind sie allerdings auch teurer.

Die Entscheidung für eine bestimmte Versorgungsart ist vor allem in der Übergangsphase zwischen dem natürlichen Gebiss und den Dritten schwierig. Einerseits ist jeder erhaltene Zahn ein Gewinn, andererseits muss der Zahnersatz mit jedem Zahn, der wegfällt, erweitert bzw. verändert werden. Erst wenn nur noch wenige oder gar keine Zähne übrig sind, steht eine endgültige Versorgung mit einer Vollprothese an.

Je nach individueller Kosten-Nutzen-Abwägung kann es sich für manche Menschen lohnen, nicht viel Geld in Teilprothesen zu stecken und einen vorzeitigen Verlust der verbleibenden Zähne in Kauf zu nehmen, um relativ schnell auf eine Vollprothese umzusteigen. Für andere wiederum ist eine teurere herausnehmbare Teilprothese eine gute Investition, weil sie so noch lange einen Teil ihrer natürlichen Zähne erhalten. Man sollte auch bedenken, dass eine Vollprothese immer schlechter hält als eine Teilprothese – speziell im Unterkiefer ist selbst ein wackeliger Zahn besser als gar keiner.

Implantate sind zwar teuer, sie haben aber den Vorteil, dass sie verschiedene Funktionen übernehmen können. So ersetzt ein Implantat vielleicht erst einen einzelnen Zahn, dann stabilisiert es eine größere Brücke und später gibt es zusammen mit weiteren künstlichen Zahnwurzeln einer Totalprothese Halt. Von daher sind Implantate oft eine sehr gute Lösung – aber nicht jeder kann sie bezahlen und nicht jeder Kieferknochen eignet sich für Implantate (→ S. 542).

Ablauf und Kosten der Behandlung

Zu Beginn der Behandlung steht auch beim Zahnersatz eine genaue Untersuchung: Zusätzlich zur normalen Kontrolle werden

Gebiss und Kiefer auf aktuellen Röntgenbildern begutachtet. Auch das Abtasten der Kiefergelenke sowie eine Untersuchung der Muskulatur an Kopf und Hals gehören dazu. Auf Basis des medizinischen Befunds kommen meist mehrere Möglichkeiten in Betracht.

Lassen Sie Ihren Zahnarzt eine Aufstellung der verschiedenen Alternativen machen und fragen Sie bei Zweifeln einen zweiten Zahnarzt oder Ihre Krankenkasse um Rat. Wenn Sie sich für eine Lösung entschieden haben, erhält die Krankenkasse einen Kostenvoranschlag. Erst nachdem die Kasse zugesagt hat, welche Kosten sie übernimmt, kann ein Termin- und Behandlungsplan erstellt werden. Er beginnt üblicherweise mit einem Abdruck des Gebisses (→ S. 517), die anschließenden Schritte unterscheiden sich je nach Versorgungsart.

IGeL-Hinweis: Die meisten Zahnärzte arbeiten mit ein oder zwei zahntechnischen Laboren zusammen, deren Leistungen sie kennen und mit denen sich die Zusammenarbeit gut eingespielt hat. Leider sind zahntechnische Arbeiten sehr zeitaufwendig und es werden außer Gold auch noch viele weitere ähnlich teure Materialien eingesetzt, was die Kosten oft sehr hoch erscheinen lässt.

Deutsche zahntechnische Labore arbeiten nach einer festen Gebührenordnung, der **bundeseinheitlichen Laborpreisliste für gesetzlich Versicherte** *(BEL II)*, in der Obergrenzen festgelegt sind. Zahnärzte, die selbst Zahnersatz herstellen, müssen mindestens 5 % unter der Obergrenze liegen und preiswerte deutsche Labore unterbieten diese Preise sogar um bis zu 20 %. Als Alternative bieten manche Zahnärzte die Zusammenarbeit mit einem ausländischen zahntechnischen Labor an. Die Kostenersparnis ist jedoch meist geringer als erwartet. Häufig werben Internetanbieter oder ausländische Labore mit der günstigsten Lösung, bei einer vergleichbaren Arbeit schrumpft der Kostenvorteil jedoch auf etwa 20–25 %. Mit diesen Preisen kann ein günstiges deutsches Labor normalerweise mithalten.

In jedem Fall gibt der Zahnarzt, nicht das Labor, eine zweijährige Gewährleistung für den Zahnersatz. Viele Zahnärzte bevorzugen daher Labore, die sie kennen oder die zumindest in Deutschland sitzen, da Reklamationen und Garantiefälle so einfacher zu handhaben sind. Wenn der Patient ausdrücklich auf einem speziellen Labor besteht, muss der Zahnarzt keine Gewährleistung übernehmen.

Pflege, Reparatur und Probleme mit Zahnersatz

Reparatur und Erweiterung

Vor allem herausnehmbarer Zahnersatz kann durch Fallenlassen oder Fehlbelastungen beschädigt werden. Meistens lässt sich die beschädigte Prothese im zahntechnischen Labor reparieren, nur bei größeren Zerstörungen oder völlig verbogenen Prothesen muss Ersatz her. Legen Sie daher sicherheitshalber beim Herausnehmen der Prothese ein Handtuch ins Waschbecken oder lassen Sie ein wenig Wasser ein – dann bleibt die Prothese intakt, wenn sie einmal fällt.

Eine nicht mehr passende Prothese wird im zahntechnischen Labor unterfüttert und so wieder an den Kiefer angepasst. Manche Prothesentypen (z. B. Klammerprothesen) lassen sich relativ einfach erweitern, wenn weitere Zähne fehlen. Bei anderen (z. B. Brücken oder Geschiebeprothesen) ist die Erweiterung komplizierter oder gar nicht möglich.

Prothesenreinigung

Die dritten Zähne sollten wie die natürlichen Zähne nach jeder Mahlzeit gereinigt werden. Dazu werden sie herausgenommen und unter fließendem Wasser mit einer Zahnbürste und etwas flüssiger Seife oder Spülmittel gereinigt. Viele Ärzte empfehlen Zahnpasta wegen ihrer guten Reinigungswirkung, im Lauf der Jahre können die enthaltenen Putzkörper (→ S. 513) die Prothese jedoch allmählich aufrauen.

In Apotheken, Drogerien oder beim Zahnarzt erhalten Sie spezielle Prothesenbürsten mit einem keilförmigen Bürstenfeld, mit denen Sie auch schwer zugängliche Stellen an Teilprothesen reinigen können. Reinigungstabletten sollten Sie höchstens gelegentlich benutzen, da sie nicht so gut reinigen und den Zahnersatz ausbleichen – außerdem gehen sie schnell ins Geld. Parallel zur Pflege der Prothese sollten Sie auch die Zähne oder Implantate im Mund reinigen und das Zahnfleisch abbürsten.

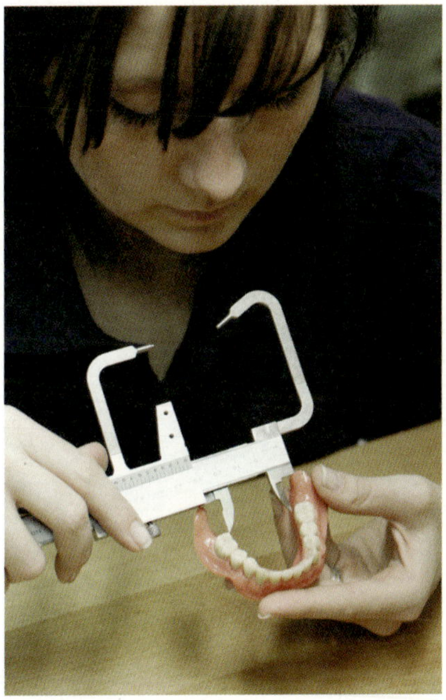

Die Zahntechnikerin misst eine Prothese mit der Schieblehre aus: Wenn die Prothese perfekt sitzen soll, kommt es dabei auf Bruchteile von Millimetern an. [FDI 1561]

Zahntechnische Labore bieten eine professionelle Reinigung des Zahnersatzes an. Der Zahntechniker reinigt den Zahnersatz in einem Spezialbad mit Ultraschall und poliert ihn anschließend. Bei ausreichender Pflege ist dies 1–2 Mal im Jahr nötig.

Grundsätzlich sollten Sie Ihren Zahnersatz immer, auch nachts, tragen. Er saugt sich an der Mundschleimhaut fest und übt über den Unterdruck Zug auf den Kiefer aus – das verhindert einen allmählichen Abbau des Kieferknochens. Wenn die Prothese Nacht für Nacht im Wasserglas auf dem Nachttisch steht, passt sie dagegen über kurz oder lang nicht mehr so gut.

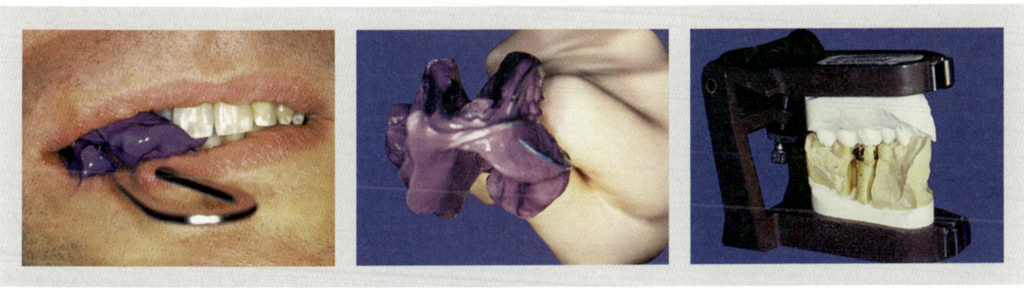

Der Weg vom Abdruck zur Teilkrone: Mithilfe eines speziellen Abdrucklöffels nimmt der Zahnarzt zunächst einen präzisen Abdruck vom betroffenen Zahn und seiner Umgebung. Der Zahntechniker passt dann die Krone im Modell so an, dass die Okklusion (der Biss) stimmt. [GTV 1562]

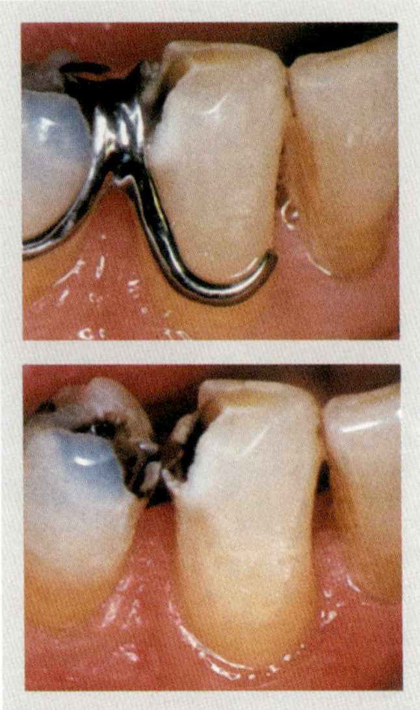

Bei Teilprothesen mit Klammern unterliegen die Haltestellen einer besonderen Belastung. Durch sorgfältige Mundhygiene lassen sich Kariesschäden (wie bei diesem 54-jährigen Patienten, nach Entfernung der Klammer im unteren Bild besonders gut zu sehen) jedoch vermeiden. [GTV 1560]

Zahnersatzprobleme

Druckstellen und schlechter Halt sind die häufigsten Probleme mit herausnehmbarem Zahnersatz. Druckstellen entstehen, wenn der Zahnersatz zu fest auf den Kiefer drückt und an dieser Stelle das Zahnfleisch wund scheuert. Der Zahnarzt schleift die Prothese an dieser Stelle ab und behandelt das wunde Zahnfleisch mit einer Druckstellensalbe (z. B. Recessan®).

(!) Wenn Sie im Urlaub Probleme mit Ihrer Prothese haben, können Sie sich mit Druckstellensalbe (z. B. Recessan®) selbst behandeln. Sie sollten jedoch in keinem Fall versuchen, den Zahnersatz selbst abzuschleifen – ohne das richtige Werkzeug geht er dadurch kaputt.

Schlecht haltende Prothesen sind, speziell im Unterkiefer, ebenfalls ein häufiger Grund zur Klage. Dies liegt an der ungünstigen anatomischen Form vieler zahnloser Kiefer. Beim Unterkiefer kommt erschwerend hinzu, dass Platz für die Zunge ausgespart werden muss, sodass sich die Prothese nur an wenigen Stellen am Zahnfleisch festsaugen kann. Abhilfe schafft eine sorgfältige **Unterfütterung** der Prothese. Dabei wird nach einem genauen Abdruck vom Mund im Zahnlabor flüssiger Kunststoff auf die Prothese aufgetragen und nach dem Aushärten passend zurechtgeschliffen. Eine Auskleidung mit weichem Kunststoff ist ebenso möglich, wird aber aus Hygienegründen nur selten angewandt.

Wenn das Unterfüttern nicht reicht, helfen dauerhaft nur Implantate oder andere chirurgische Eingriffe. In vielen Fällen gewöhnen Sie sich jedoch schnell an den vermeintlich mäßig haltenden Zahnersatz und lernen ihn unbewusst mit der Muskulatur zu fixieren. Auch das Essen und Sprechen ist anfangs ungewohnt und erfordert ein bisschen Übung. Falls Sie nach zwei Wochen immer noch Probleme mit den Dritten haben, muss sie der Zahnarzt noch einmal anpassen.

Warnhinweis: Im Umgang mit *Haftcremes* ist Vorsicht geboten. Für besondere Anlässe kann man sie gefahrlos verwenden, sie eignen sich jedoch nicht für den Dauergebrauch. Haftcremes beeinflussen den Geschmackssinn und die Speichelproduktion. Zudem verändern sie mit der Zeit das Zahnfleisch, sodass die Prothese noch weniger hält. Besser als Haftcreme ist Haftpulver, es sollte aber auch nicht regelmäßig verwendet werden.

Komplementärmedizin

Zur Mundpflege für Prothesenträger → Tab. S. 454.

Aktuell: www.gesundheit-heute.de/15x12

- **www.kzbv.de/m401.htm** – Website der Kassenzahnärztlichen Bundesvereinigung, Köln: Bietet eine Übersicht über die Festzuschüsse.
- **www.escodent.de/Aktuelles/BelPreise.htm** – Internetseite eines Herstellers von Abrechnungssoftware für Zahnarztpraxen, Leopoldshöhe: Beinhaltet die bundeseinheitlichen Laborpreislisten der verschiedenen Bundesländer.
- U. Wiebler; G. Zieres (Hrsg.): **Ratgeber Zahnersatz.** Versicherteninformationen, Versorgungsmöglichkeiten, Entscheidungshilfen. Iatros, 2004. Dieses Buch aus der Schriftenreihe des Medizinischen Dienstes der Krankenversicherung Rheinland-Pfalz stellt verschiedene Versorgungsmöglichkeiten ausführlich dar und vergleicht sie am Beispiel von Befunden.
- Stiftung Warentest (Hrsg.): **Zähne – Vorsorge, Behandlung, Kosten.** Verein für Konsumenteninformation, 2005. Ratgeber rund um Zähne und Zahnbehandlungen. Sehr empfehlenswert.

Ästhetische Zahnheilkunde

Zahnaufhellende Behandlung

Die Zähne spielen für das Aussehen eine große Rolle. Wer schöne Zähne hat, zeigt sie gerne beim Lächeln – dagegen kann es schon auffallen, wenn jemand auf Fotos immer den Mund geschlossen hält. Eine zahnmedizinische Behandlung hat neben der funktionellen daher immer auch eine ästhetische Komponente. Nicht umsonst sind zahnfarbene Füllungen und Kronen im sichtbaren Zahnbereich eine Kassenleistung.

Bleaching. Für manche Behandlungen wie das Aufhellen von Zähnen gibt es jedoch keine medizinische Notwendigkeit, sie sind rein kosmetisch. Mit zunehmendem Alter verfärben sich die Zähne ganz natürlich. Der weiße Zahnschmelz wird mit der Zeit dünner, so dass das gelbliche Zahnbein stärker durchscheint und die Zähne insgesamt gelber wirken. Auch färbende Nahrungs- und Genussmittel wie schwarzer Tee, Kaffee, Rotwein oder Zigaretten hinterlassen im Lauf der Jahre Spuren. Verfärbungen können zudem durch Medikamente (z. B. Mundspülungen mit Chlorhexidin) und Verletzungen (z. B. abgestorbene Zähne) entstehen.

Beim **Bleaching** *(Bleichung, Zahnaufhellung)* wird der Zahnschmelz einzelner Zähne chemisch gebleicht. Als Wirkstoff dient vor allem Wasserstoffperoxid, ein Stoff, der z. B. auch in Blondierungen enthalten ist. Vor dem Bleaching muss eine professionelle Zahnreinigung stattfinden (→ S. 516), bei der Zahnstein und Zahnbeläge entfernt werden. Das bringt oft schon bemerkenswerte Verbesserungen und kann ein Bleaching überflüssig machen. Selbst wenn nicht, ist es eine notwendige Vorbereitung für das spätere Bleichen, schließlich soll der Zahnschmelz gebleicht werden und nicht die darauf angesammelten Beläge.

Es gibt verschiedene Methoden der Zahnaufhellung:

Power Bleaching. Das so genannte **Power Bleaching** *(In-Office-Bleaching)* findet unter Kontrolle des Zahnarztes in der Praxis statt, hier wird hochkonzentriertes Wasserstoffperoxid eingesetzt. Das Zahnfleisch wird während des Bleichens abgedeckt und anschließend vorsichtig von etwaigen Bleichmittelresten gesäubert. Abschließend fluoridieren der Zahnarzt oder eine Assistentin die Zähne. Die Aufhellung der Zähne bis einschließlich

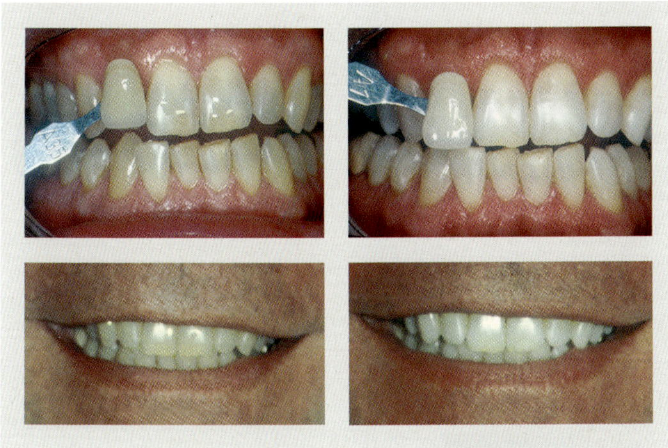

Sichtbarer Erfolg: Die Zähne sind nach 10-tägigem ***Home Bleaching*** *deutlich heller geworden (Zahnfarbe A 1 statt A 3,5).* [GTV 1564]

des ersten Backenzahns kostet pro Kiefer zwischen 120 und 250 Euro.

Internal Bleaching. Abgestorbene Zähne lassen sich durch **Internal Bleaching** aufhellen. Dazu öffnet der Arzt den Zahn unter hygienischen Bedingungen, füllt ein Bleichmittel ein und bestrahlt den Zahn mit starkem Licht. Diese Behandlung wird bis zum gewünschten Erfolg wiederholt, zwischen den verschiedenen Sitzungen verschließt der Arzt den Zahn provisorisch. Am Ende bekommt der Zahn eine neue dauerhafte Füllung.

Home Bleaching. Wer möchte, kann seine Zähne auch selbst zuhause bleichen **(Home Bleaching).** Dafür fertigt der Zahnarzt mithilfe eines Gebissabdrucks passende Plastikschienen für die Zähne. In diese Schienen füllt der Patient einen milden Bleichstoff, dann trägt er sie über Nacht. Diese Behandlung wird jeden Abend wiederholt und bis zu mehreren Wochen fortgesetzt – je nachdem, wie sehr die Zähne aufgehellt werden sollen.

Mittlerweile gibt es auch beschichtete Plastikfolien zum Aufkleben auf die Zähne in Apotheken zu kaufen, aber auch sie sollten nicht ohne Beratung durch den Zahnarzt benutzt werden. Home Bleaching ist zwar relativ schonend, kann aber trotzdem zu Schäden führen. Zum Beispiel dringt Bleichmittel an Stellen mit unbehandelter Karies (→ S. 527) in den Zahn ein und schädigt diesen, ähnliches gilt für Risse im Zahnschmelz. Das Bleichmittel reizt zudem das Zahnfleisch und verstärkt eine eventuell bestehende Parodontitis (→ S. 524), auch eine vorübergehende Kälte- oder sonstige Überempfindlichkeit ist möglich. Diese Nebenwirkungen treten beim Power Bleaching in der Zahnarztpraxis deutlich seltener auf, da hier entsprechend vorgesorgt wird.

Veneers

Veneers sind ***Verblendschalen*** aus Porzellan oder Kunststoff, die auf die äußere Seite des Zahnes geklebt werden. Veneers sind seit vielen Jahren verbreitet, schon Marilyn Monroe verdankte ihnen ihr makelloses Lächeln. Mit Veneers lassen sich zum Beispiel Zahnverfärbungen, abgebrochene Zahnkanten und Risse im Zahnschmelz verdecken, sie können auch große Zahnzwischenräume optisch schließen. Das Zahnlabor gestaltet die Zahnfarbe und -form nach den Wünschen des Kunden. Die Herstellung ist jedoch aufwendig und teuer (ab 500 Euro pro Zahn).

Für die Anfertigung von Veneers schleift der Zahnarzt eine dünne Schicht von der Vorderseite des Zahns ab und nimmt einen Abdruck. Dabei werden 0,6–0,8 mm Zahnsubstanz abgeschliffen. Ein zahntechnisches Labor stellt aus dem Abdruck ein Modell des Zahns her und passt dort die Verblendschale an. Sie wird dann beim Zahnarzt anprobiert und dauerhaft auf den Zahn geklebt. Veneers eignen sich jedoch nicht für Zähneknirscher (→ S. 540) – sie würden die Veneers innerhalb kurzer Zeit zerstören.

Zahnschmuck

Ein zusätzliches Glitzern auf den Zähnen verschafft **Zahnschmuck** ***(Dazzler):*** Das sind Schmucksteine oder Symbole aus dünnem Gold, die auf einen Schneide- oder Eckzahn geklebt werden. Zum Anbringen des Schmuckstücks raut der Zahnarzt die Zahnoberfläche mit Säure an, dann klebt er den Schmuck mit Komposit (dem Material, aus dem auch Kunststofffüllungen sind) fest. Der Zahnschmelz wird dadurch nicht beschädigt und der Schmuck kann, ohne Spuren zu hinterlassen, wieder entfernt werden. Das Anbringen und Entfernen des Zahnschmucks sollte allerdings unbedingt ein Zahnarzt übernehmen, sonst passieren leicht Schäden an den Zähnen.

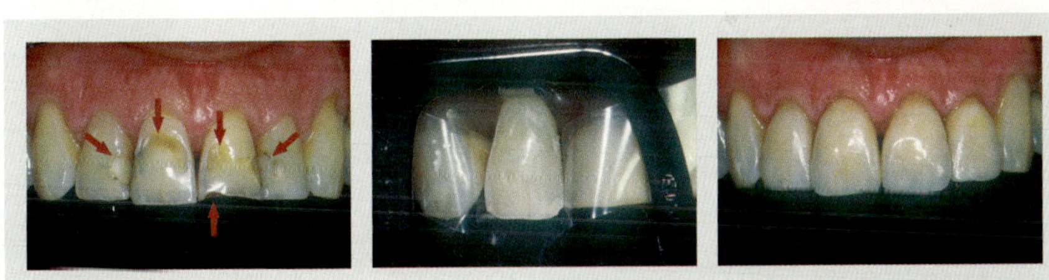

Alle Oberkiefer-Schneidezähne dieses 55-jährigen Mannes haben ausgedehnte Zahnschmelzdefekte (linkes Bild). Auf dem mittleren Bild wird im ersten Schritt der Zahn 12 von den anderen Zähnen abgeschirmt und auf das Ankleben des ***Veneers*** *vorbereitet. Nach der Versorgung aller Zähne mit Veneers ist von den Defekten nichts mehr zu sehen (rechtes Bild). Der Zahnhalsdefekt am Zahn 23 (der Eckzahn am rechten Bildrand) wurde zusätzlich mit Komposit gefüllt.* [GTV 1565]

Buchteil IV – Erkrankungen und ihre Therapie

16

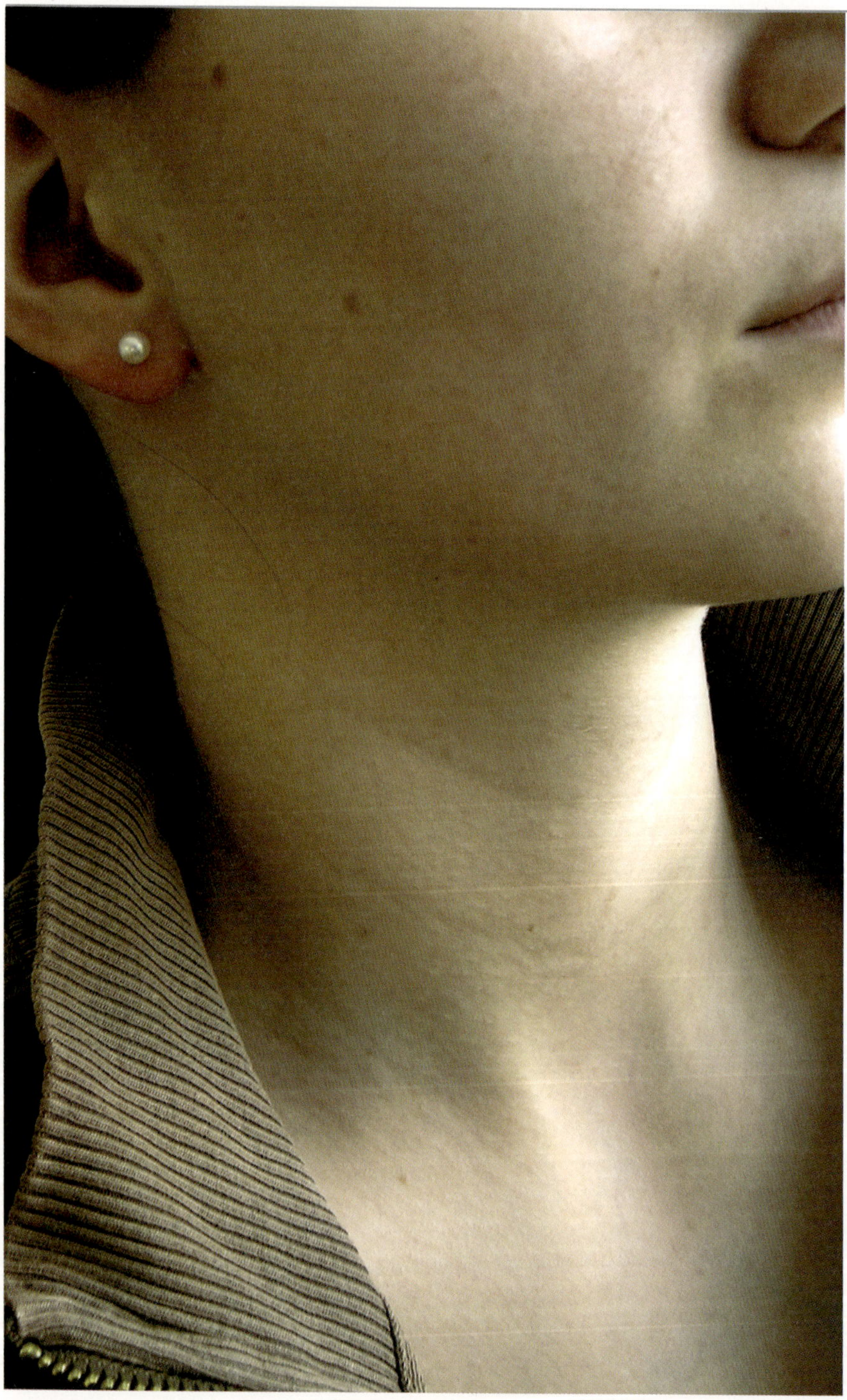

Hals, Nase und Ohren – das heißt auch Essen und Trinken, Sprechen und Hören, Atmen, Riechen und Schmecken. Im Kopf- und Halsbereich drängen sich viele Sinnesorgane auf engem Raum, greifen ineinander, sind untereinander verbunden. Mund und Nase öffnen den Körper für Nahrung, Flüssigkeit und Atemluft, jedoch auch für Krankheitserreger wie Viren und Bakterien. Mit den Bewegungen des Mundes formen wir Sprache aus der Atemluft, die an den Stimmritzen vorbeistreicht. Im Ohr wandeln wir Schallwellen in Knochenvibrationen und schließlich in Nervensignale um. Und im Innenohr bestimmt der Körper seine Lage im Raum – mithilfe des Gleichgewichtssinns. [PCA 1601]

Erkrankungen von Hals, Nase und Ohren

In diesem Kapitel finden Sie

Einführung 549
Die medizinischen Fachberufe 549

Erkrankungen des Ohrs 550
Aufbau des Ohrs und Funktion des Gehörs 550
Untersuchung von Ohr und Gehör ... 551
Anwendungen im Gehörgang 552
Entzündungen der Ohrmuschel 552
Gehörgangsentzündung 553
Ohrenschmalzpfropf 554
Fremdkörper im Gehörgang 554
Tubenbelüftungsstörung und Paukenerguss 555
Akute Mittelohrentzündung 555
Chronische Mittelohrentzündung 557
Cholesteatom 557
Otosklerose 558
Trommelfellverletzung 558
Altersschwerhörigkeit 559
Innenohrschwerhörigkeit, Gehörlosigkeit und Taubheit 560
Hörsturz 561
Tinnitus 564
Menière-Krankheit 567

Erkrankungen von Nase und Nasennebenhöhlen 568
Aufbau und Funktion von Nase und Nasennebenhöhlen 568
Untersuchung bei Nasenbeschwerden 568
Nasenmedikamente richtig anwenden 569
Nasenfurunkel 569
Tumoren der äußeren Nase 570
Nasenbluten 570
Nasenbeinbruch 571
Nasenscheidewandverbiegung 572
Trockene Nase 572
Schnupfen 573
Allergischer Schnupfen 574
Vasomotorischer Schnupfen 576
Nasennebenhöhlenentzündung 577

Erkrankungen von Mund und Rachen 579
Aufbau und Funktion von Mund und Rachen 579
HNO-ärztliche Untersuchung 579
(Streptokokken-)Angina 579
Mandelabszess 581
Pfeiffersches Drüsenfieber 581
Rachenentzündung 582
Polypen 582

Erkrankungen des Kehlkopfs und des Stimmapparats 583
Aufbau und Funktion des Kehlkopfs .. 583
HNO-ärztliche Untersuchung 583
Kehlkopfentzündung 584
Stimmlippenlähmung 584
Stimmlippenpolypen und Stimmlippenknötchen 584
Kehlkopfkrebs 585
Stimmstörungen 586
Sprech- und Sprachstörungen 586
Räusper- und Schluckzwang 587
Globusgefühl 587

An anderer Stelle im Buch besprochen
Abstehende Ohren 892
Allergien inkl. Diagnostik 1044, 1062, 1077
Aphthen 519
[Schlaf-]Apnoe 1236
Fazialisparese 1135
Fremdkörper in der Luftröhre 197
Fremdkörper in der Nase 197
Gleichgewichtstests 1155
Heiserkeit 64
Herpes 1085
Mundhöhle und Speicheldrüsen 508
Mundsoor 520
Nasenbeschwerden (z. B. behinderte Nasenatmung) 68
[Plastisch-chirurgische] Nasenkorrektur 891
[Plastisch-chirurgische] Ohrenkorrektur 892
Ohrenschmerzen 70
Schwerhörigkeit 73
Tinnitus (Differenzialdiagnose) 74

Einführung

Die medizinischen Fachberufe

Neben den Bereichen Hals, Nase und Ohren, die der Name des Fachgebiets widerspiegelt, behandeln **Hals-Nasen-Ohren-Ärzte** Erkrankungen der Nasennebenhöhlen, der Mundhöhle, des Rachens sowie der oberen Luft- und Speiseröhre. Die Übergänge zu anderen Fachgebieten sind fließend, so sind z. B. auch Zahnärzte für die Mundhöhle zuständig.

Traditionell gehört außerdem auch die Behandlung von Störungen der akustischen Kommunikation zur **Hals-Nasen-Ohren-Heilkunde** *(HNO, Oto-Rhino-Laryngologie)*. Die **Pädaudiologie** beschäftigt sich mit der Empfangsseite, also mit der akustischen Wahrnehmung und speziell mit Hörstörungen im Kindesalter. Die **Phoniatrie** (wörtlich: *Stimmheilung)* dagegen umfasst die Senderseite, also Störungen des Stimm- und Sprachsystems sowie des Schluckens. Seit 1992 gibt es eine spezielle Ausbildung zum **Facharzt für Sprach-, Stimm- und kindliche Hörstörungen** (anfangs noch *Facharzt für Phoniatrie und Pädaudiologie)*.

Phoniater arbeiten eng mit **Logopäden** zusammen, ihre Arbeitsteilung funktioniert ähnlich der zwischen Orthopäden und Krankengymnasten: Logopäden sind vor allem therapeutisch tätig und helfen den Patienten mit praktischen Übungen.

Wenn ein Patient ein Hörgerät benötigt, übernimmt entweder der verordnende Arzt oder ein **Hörgeräteakustiker** die Auswahl eines geeigneten Geräts und seine Anpassung an den Patienten. Nach der Meisterprüfung dürfen Hörgeräteakustiker sich selbstständig machen. Manche Hörgeräteakustiker haben zusätzlich eine Fortbildung zum **Pädakustiker** absolviert – dieser Begriff ist jedoch nicht geschützt und keine Garantie dafür, dass der Betrieb über ausreichende Erfahrung mit hörgeschädigten Kindern verfügt.

Erkrankungen des Ohrs

Aufbau des Ohrs und Funktion des Gehörs

Außenohr

Von außen sind lediglich das äußere Ohr und der Eingang zum Gehörgang sichtbar, Mittel- und Innenohr befinden sich im Inneren des Kopfs. Zum **äußeren Ohr** zählen die knorpelige **Ohrmuschel** *(Aurikula)* und der trichterförmige **äußere Gehörgang,** der teils aus Knorpel, teils aus Knochen besteht. Die Ohrmuschel ist bei jedem Menschen individuell geformt. Ihre Form sorgt dafür, dass der Schall – je nachdem, aus welcher Richtung er kommt – mit einer leichten Verzögerung weitergeleitet wird. Auf diese Weise können wir auseinanderhalten, ob ein Geräusch z. B. von oben oder unten kommt. Am unteren Ende der Ohrmuschel befindet sich das fleischige **Ohrläppchen** *(Lobulus).* Da das Ohrläppchen gut durchblutet, aber kaum schmerzempfindlich ist, werden hier oft einzelne Bluttropfen für Laboruntersuchungen entnommen.

Der äußere Gehörgang hat eine Länge von 2–2,5 cm und einen Durchmesser von etwa 7 mm. Er ist mit Haut ausgekleidet, deren Schweiß- und Talgdrüsen das **Ohrenschmalz** *(Zerumen)* bilden. Dieses befeuchtet die Gehörgangshaut und schützt den Gehörgang vor Wasser, Krankheitserregern und Insekten.

Mittelohr und Trommelfell

Das **Trommelfell,** eine hauchdünne bewegliche Membran (etwa 0,8 cm^2 groß), bildet die Grenze zwischen dem äußeren Ohr und dem Mittelohr. Es verschließt das Mittelohr nach außen und schützt es vor Schmutz, Krankheitserregern und mechanischen Schäden. Außerdem gerät das Trommelfell durch den eintreffenden Schall in Schwingung und leitet ihn weiter.

Im Mittelohr befindet sich die **Paukenhöhle,** ein mit Luft gefüllter Hohlraum zwischen Trommelfell und Innenohr. In der Paukenhöhle sitzt eine Kette aus drei winzigen beweglichen **Gehörknöchelchen: Hammer, Amboss** und **Steigbügel.** Die Knöchelchen sind mit dem Trommelfell verwachsen und übertragen dessen Schwingungen durch das **ovale Fenster** an das Innenohr weiter, wo das eigentliche Hörorgan sitzt. Die Paukenhöhle ist über die **Ohrtrompete** *(Eustachische Röhre, Tuba auditiva)* direkt mit dem Rachen verbunden. Mittelohr und Ohrtrompete sind wie der Rachenraum mit einer Schleimhaut ausgekleidet. Die Ohrtrompete öffnet sich beim Schlucken und Gähnen und sorgt für die Belüftung des Mittelohrs und den Druckausgleich zwischen Mittelohr und Nasen-Rachen-Raum (z. B. im Flugzeug). Außerdem steht die Paukenhöhle in Verbindung mit dem **Warzenfortsatz** *(Mastoid)* des **Schläfenbeins,** der hinter der Ohrmuschel im Schädelknochen liegt und mit Schleimhaut ausgekleidete luftgefüllte Hohlräume enthält. Sie sind hohl, um Knochenmasse und damit Gewicht zu sparen. Der Warzenfortsatz ist von außen hinter der Ohrmuschel ertastbar.

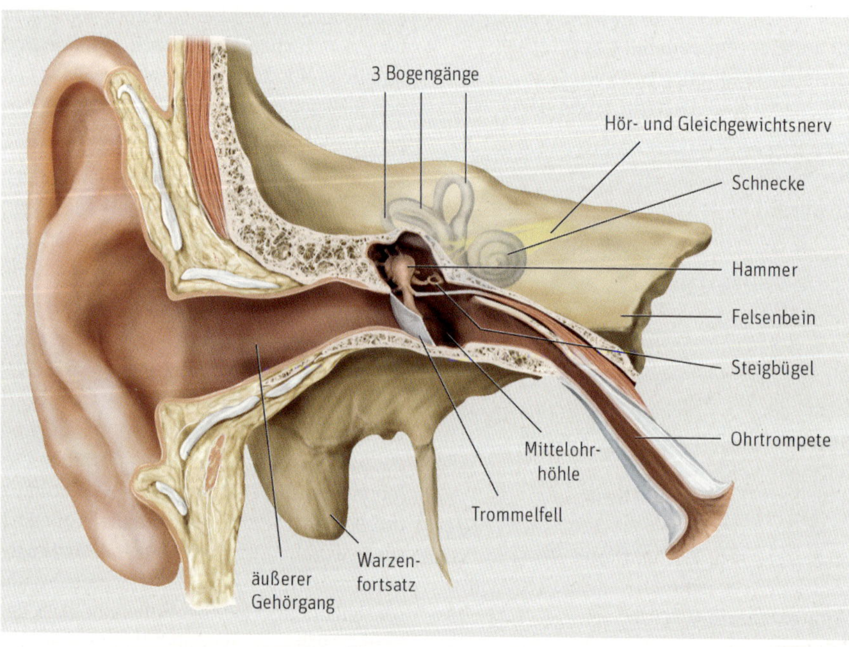

Aufbau des Ohrs [GTV 1603]

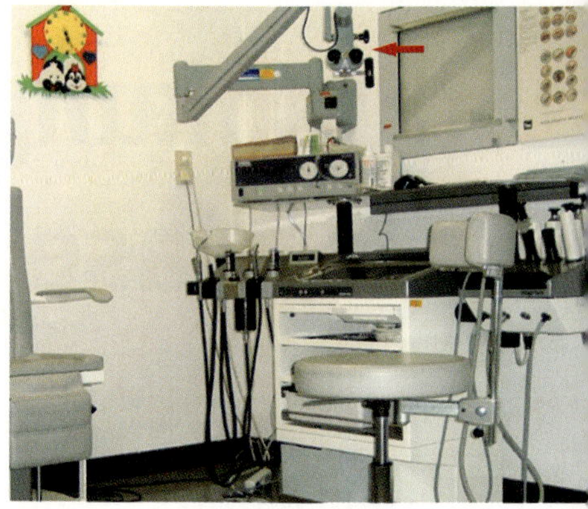

Blick in ein HNO-ärztliches Untersuchungszimmer: An der Wand ist ein schwenkbares **Ohrmikroskop** *installiert (roter Pfeil). Kinder- und Hausärzte verzichten auf dieses teure Spezialgerät und verwenden zur Untersuchung ein handliches Otoskop.* [PWI 1602]

Innenohr

Das **Innenohr** liegt in einem stark verzweigten Hohlraumsystem innerhalb des **Felsenbeins,** das ebenfalls zum Schläfenbein gehört. Es wird daher auch als *knöchernes Labyrinth* bezeichnet. Es besteht aus drei Abschnitten: dem **Vorhof** *(Vestibulum),* den **Bogengängen** und der **Hörschnecke** *(Cochlea).*

Im Vorhof und den drei Bogengängen sitzt das **Gleichgewichtsorgan** *(Vestibularorgan).* Es dient zusammen mit z. B. den Augen der Orientierung im Raum, der Aufrechterhaltung von Kopf- und Körperhaltung und der Blickstabilisierung bei Kopfbewegungen.

Die sprialförmigen Windungen der knöchernen Schnecke sind mit einer Flüssigkeit gefüllt, der *Perilymphe.* Zwischen den Windungen verläuft, durch eine hauchdünne Membran getrennt, ein zartes Schlauchsystem, das mit *Endolymphe* gefüllt ist. In ihm befindet sich das eigentliche **Hörorgan** *(Corti-Organ).*

Die Umwandlung von Schall und Bewegung in Nervenimpulse findet beim Hör- und beim Gleichgewichtsorgan nach demselben Muster statt: Beide besitzen Sinneszellen, von denen aus feine Härchen in die Flüssigkeit ragen. Sie biegen sich bei Bewegungen der Endolymphe und wandeln so mechanische Impulse in Nervensignale um. Diese Signale werden von Fasern des **Hör- und Gleichgewichtsnervs** *(VIII. Hirnnerv, Nervus vestibulocochlearis)* an das Gehirn weitergeleitet.

Tonwahrnehmung und Lautstärke

Schall überträgt sich wellenförmig durch Schwingungen in der Luft. Die Anzahl der Schwingungen pro Sekunde nennt man die **Frequenz** eines Tons, sie wird in **Hertz** *(Hz)*

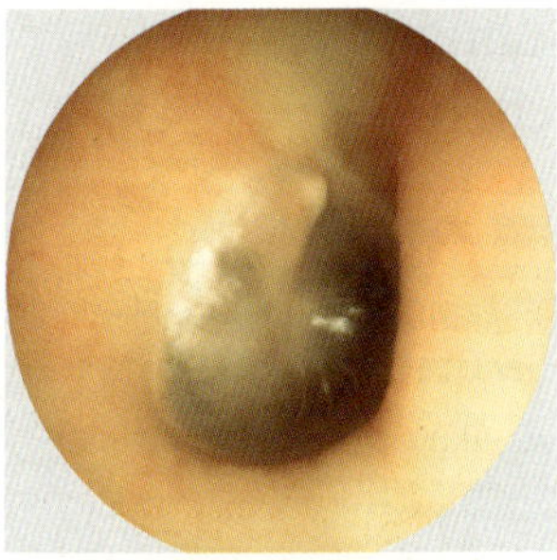

*Oben: Das **Trommelfell** ist sehr dünn (gerade einmal 0,1 mm). Bei Berührungen oder großem Druck kommt es schnell zu Verletzungen, dafür heilt das Trommelfell meist innerhalb weniger Tage von selbst, wenn es einmal reißt. Das Bild zeigt den so genannten Normalbefund beim Gesunden.*

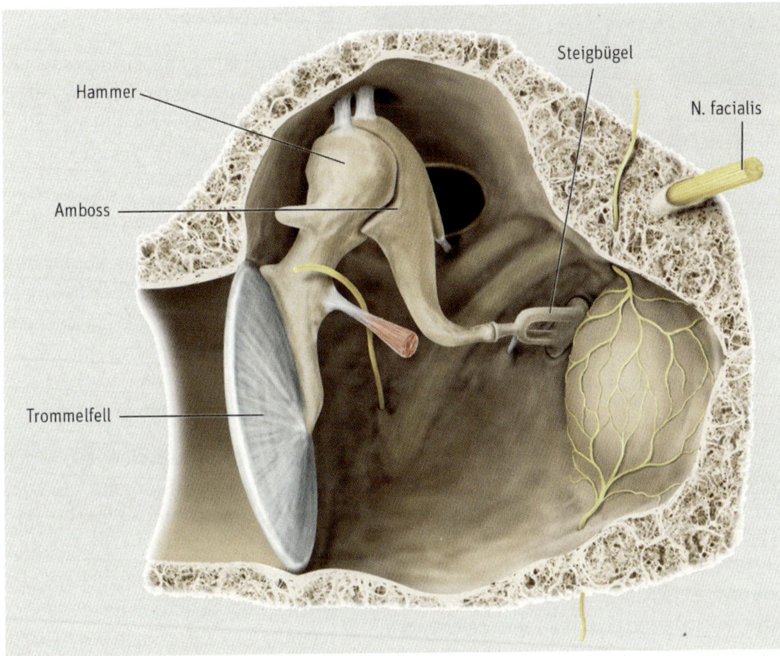

*Rechts: Die Paukenhöhle im **Mittelohr** ist mikroskopisch klein (ihr Volumen beträgt nur 1 cm³), in ihr sitzt die Kette der Gehörknöchelchen.* [GRE, GTV 1604]

gemessen. Die Frequenz bestimmt die Wahrnehmung der **Tonhöhe:** Schallwellen mit einer niedrigen Frequenz nehmen wir als tiefe Töne wahr, hohe Frequenzen als hohe. Der für Menschen hörbare Bereich des Frequenzspektrums liegt je nach Alter zwischen 16 und 20 000 Hz, menschliche Sprache zwischen 750 und 3 000 Hz.

Neben der Frequenz ist auch der Schalldruck, das Ausmaß der Schwingung entscheidend, er ergibt die **Lautstärke** und wird in **Dezibel** *(dB)* gemessen. Bei 0 dB wird ein Geräusch von Gesunden gerade noch wahrgenommen. Der Schalldruckpegel wächst logarithmisch – einen Zuwachs von 10 dB empfinden wir in etwa als Verdoppelung. Zu hoher Schalldruck erzeugt Schmerzen und Unwohlsein, die Schmerzschwelle liegt bei ~ 125 dB. Eine hohe Lärmbelastung führt bereits nach relativ kurzer Zeit zu bleibenden Hörstörungen (Innenohrschwerhörigkeit → S. 560).

Beim menschlichen Gehör wird der Schall sowohl über den Gehörgang und das Mittelohr durch Luftschwingungen ***(Luftleitung)*** als auch durch Schwingung des Schädelknochens ***(Knochenleitung)*** an das Innenohr weitergeleitet.

Untersuchung von Ohr und Gehör

Eine **Untersuchung des äußeren Gehörgangs** gehört an den Beginn jeder Untersuchung des Ohrs, auch bei Untersuchungen des Hörvermögens. Bei dieser optischen Begutachtung erkennt der HNO-Arzt Entzündungen oder Fremdkörper im Gehörgang und Erkrankungen des Trommelfells. Der früher eingesetzte Stirnspiegel ist längst überholt. Heute benutzen HNO-Ärzte ein spezielles Ohrmikroskop, während praktische Ärzte, Kinderärzte und Internisten das preiswertere, aber weniger genaue Otoskop bevorzugen.

Ein **Otoskop** besteht aus einer Stablampe mit einem integrierten Ohrtrichter, bei Bedarf schaltet der Arzt zusätzlich eine Lupe vor. Um besser in den Gehörgang sehen zu können, zieht der Arzt bei der **Ohrspiegelung** *(Otoskopie)* die Ohrmuschel leicht nach oben und nach hinten, bevor er den Trichter ansetzt.

Mit einem **Ohrmikroskop** lassen sich die zu untersuchenden Strukturen noch sehr viel genauer beurteilen. Da das Ohrmikroskop an der Wand oder Decke hängt, hat der Arzt die Hände frei und kann z. B. auch kleinere Eingriffe am Trommelfell oder am Gehörgang vornehmen.

Hörprüfungen

Die einfachste **Hörprüfung** ***(Hörtest)*** ist der Test, inwieweit Umgangs- und Flüstersprache verstanden werden. Weitere Informationen gibt die **Stimmgabelprüfung.** Sie ist zwar nur eingeschränkt aussagefähig, lässt sich aber schnell und überall durchführen. Bei dieser Untersuchung hält der Arzt eine angeschlagene Stimmgabel nacheinander auf die Schädelmitte, den Warzenfortsatz und vor das Ohr des Patienten.

Audiogramme. Die eigentliche Messung des Hörvermögens findet mit elektroakustischen Geräten ***(Audiometern)*** in einer schallgedämmten Kammer statt. Die häufigste und wichtigste Hörprüfung ist die Schwellenbestimmung des Tongehörs **(Tonaudiogramm),** bei der dem Patienten über Kopfhörer Töne verschiedener Höhe vorgespielt werden, die langsam lauter werden. Der Patient gibt an, ab wann er den Ton wahrnimmt. In einem zweiten Durchgang setzt der Arzt eine Schallquelle auf den Warzenfortsatz hinter dem Ohr und überprüft so die Knochenleitung. Daraus kann der Arzt erkennen, ob eine Störung des Gehörgangs oder des Mittelohrs, d. h. eine Schallleitungsschwerhörigkeit vorliegt (der Patient hört über die Knochenleitung besser), oder eine Störung des Innenohrs, d. h. eine Innenohrschwerhörigkeit (der Patient hört in beiden Durchgängen gleich schlecht).

Um die Einschränkung der Kommunikationsfähigkeit einzuschätzen, untersucht der Arzt bei Bedarf zusätzlich das Sprachgehör. Das **Sprachaudiogramm** misst, wie gut der Patient Wörter in unterschiedlicher Lautstärke versteht. So beurteilt der Arzt z. B., ob der Patient ein Hörgerät braucht.

Objektive Messverfahren. Beide Arten von Audiogrammen haben den Nachteil, dass sie auf Einschätzungen des Patienten beruhen. Bei kleinen Kindern und bei Personen, die nur eingeschränkt an akustischer Kommunikation teilnehmen können, benötigt der Arzt jedoch objektive Messverfahren.

Zu ihnen zählen die **otoakustische Emissionen** (z. B. ***transitorisch evozierte otoakustische Emissionen, TEOAE),*** die z. B. zur Feststellung von Hörstörungen bei Säuglingen und Kleinkindern dienen. Hierzu platziert der Arzt einen Ohrstecker im Gehörgang, der ein kurzes Klicken erzeugt und das aus dem Ohr zurückkommende Echo aufnimmt.

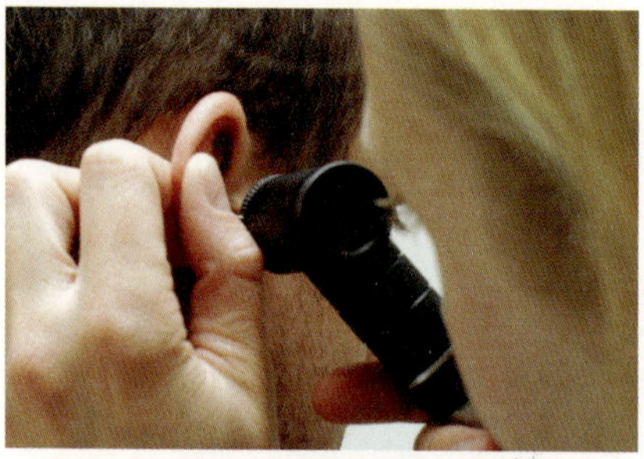

Otoskope sind klein und handlich, daher eignen sie sich besonders für die Untersuchung bei Hausbesuchen, bei Kindern und bettlägerigen Patienten. [ISP 1605]

Ein weiteres objektives Untersuchungsverfahren ist die **Hirnstammaudiometrie** ***(Elektrische Reaktionsaudiometrie, ERA, BERA)***, bei der die elektrische Aktivität des Hörnervs wie bei einem EEG (→ S. 1120) abgeleitet wird. Auch dieses Verfahren wird bevorzugt in der frühkindlichen Hördiagnostik, aber auch bei bestimmten Fragestellungen im Erwachsenenalter eingesetzt, z. B. um einen Tumor am Hörnerv auszuschließen.

Anwendungen im Gehörgang

Ohrentropfen

Beim Einträufeln von **Ohrentropfen** zu Hause sollte nach Möglichkeit eine zweite Person helfen. Diese zieht die Ohrmuschel vorsichtig nach hinten und oben (bei Kleinkindern nach hinten und unten), um den äußeren Gehörgang zu begradigen. Während des Einträufelns liegt der Betroffene am besten auf der Seite und bleibt auch im Anschluss noch einige Minuten liegen.

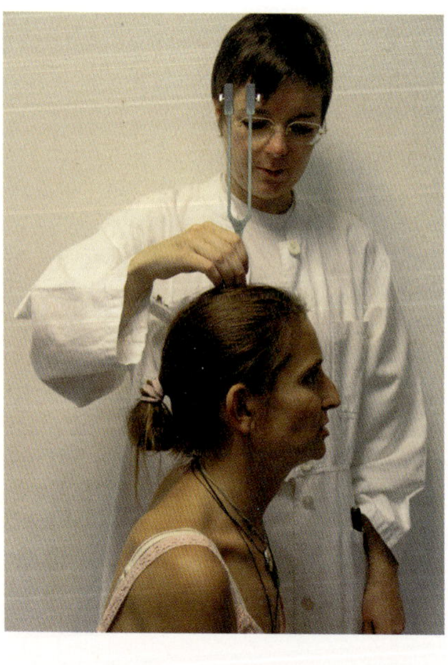

*Mit einer **Stimmgabel,** die angeschlagen und auf die Schädelmitte gesetzt wird, kommt der Arzt einseitigen Hörstörungen auf die Spur: Bei einer einseitigen **Schallleitungsschwerhörigkeit** (z. B. durch einen Ohrenschmalzpropf), hört die Patientin den Ton im verstopften Ohr lauter. Bei einer **einseitigen Innenohrschwerhörigkeit** nimmt sie den Ton auf dem betroffenen Ohr schlechter wahr.* [ASL 1606]

Ohrensalben

Ohrensalbe trägt normalerweise nur der Arzt unter ohrmikroskopischer Kontrolle im Gehörgang auf. Als Patient sollte man sie allenfalls im Eingangsbereich des Gehörgangs selbst anwenden.

Kalte Arzneimittel können Schmerzen und Schwindel hervorrufen (durch temperaturbedingte Reizung des Gleichgewichtsorgans im Innenohr). Wenn das Fläschchen oder die Tube vor der Anwendung eine Zeitlang in der Hand gehalten werden, wärmen sie sich auf eine angenehme Temperatur auf.

Es ist nicht immer sinnvoll, anschließend Watte in den Gehörgang zu stecken, da dadurch eine feuchte Kammer mit idealen Bedingungen für Bakterien und Pilze entstehen kann. Die Packungsbeilage des Arzneimittels enthält in der Regel genaue Anweisungen.

Reinigung des Gehörgangs

Der Gehörgang reinigt sich selbstständig, d. h. normalerweise sorgen die anatomische Form des Gehörgangs und die Kaubewegungen des Menschen dafür, dass das Ohrenschmalz nach außen transportiert wird. Eine Reinigung mit ***Wattestäbchen (Q-Tips®)*** drückt das Ohrenschmalz eher tiefer ins Ohr hinein und ist deshalb kontraproduktiv. Die Wattestäbchen können sogar Verletzungen und Entzündungen hervorrufen oder das Ohrenschmalz zu einem Pfropf (→ S. 554) zusammenschieben. Wenn überhaupt, sollten sie nur am Eingang des Gehörgangs angewendet werden. Auch eine Reinigung mit Meerwassersprays (z. B. Audispray®) wird von HNO-Ärzten nicht empfohlen.

Entzündungen der Ohrmuschel

Häufigkeit: ■■■□□

Ohrmuschelekzem: Trockene oder feuchte Entzündung der Oberhaut der Ohrmuschel.

Perichondritis: Akute bakterielle Entzündung der Knorpelhaut, im HNO-Bereich der Ohrmuschel sowie der umgebenden Haut.

Wundrose ***(Erysipel):*** Akute bakterielle Entzündung der Lymphspalten und -gefäße von Haut und Unterhaut (→ S. 1089), im Bereich der Ohrmuschel sowie ihrer Umgebung.

Leitbeschwerden

- Haut der Ohrmuschel gerötet, trocken-schuppig oder feucht-nässend, manchmal sind nur kleinere Hautbereiche betroffen
- Heftiger Juckreiz, gelegentlich Brennen
- Schmerzen
- Bei Perichondritis: starke Schmerzen und Druckempfindlichkeit der Ohrmuschel, das Ohrläppchen ist nicht betroffen; die umliegenden Lymphknoten schwellen an, das Allgemeinbefinden ist beeinträchtigt
- Bei Wundrose: Fieber und schmerzhafte Erwärmung der Ohrmuschel; Ohrläppchen und angrenzende Gesichtshaut sind mit betroffen, allgemeines Krankheitsgefühl.

Wann zum Arzt

Heute noch bei starken Schmerzen

Die Erkrankung

Zu entzündlichen Reaktionen der Haut wie einem Ekzem (→ S. 1080) kommt es vor allem durch schädigende Einflüsse aus der Außenwelt. Häufig sind Allergien gegen Ohrschmuck, Kosmetika, Seifen und Shampoos Schuld. Auch Hörgeräte, in das Ohr einsteckbare Kopfhörer und Lärmschutzstöpsel reizen die Haut mechanisch und/oder allergisch. Manchmal weisen Entzündungen auch auf eine allgemeine Hauterkrankung (z. B. Schuppenflechte → S. 1076) hin. Weitere Ursachen sind Schäden durch UV-Licht (Sonnenbrand → S. 1066) oder Erfrierung (→ S. 196). Häufig greift eine Entzündung der Ohrmuschel auf den äußeren Gehörgang über (→ S. 553) oder umgekehrt.

Ein Ekzem der Ohrmuschel ist nicht infektiös. Durch die entzündete rissige Haut können jedoch Bakterien leicht in untere Hautbereiche eindringen oder sogar bis zum Knorpel gelangen und dort zu Komplikationen führen:

- Bei einer Perichondritis besiedeln Bakterien, meist Staphylokokken, eine entzün-

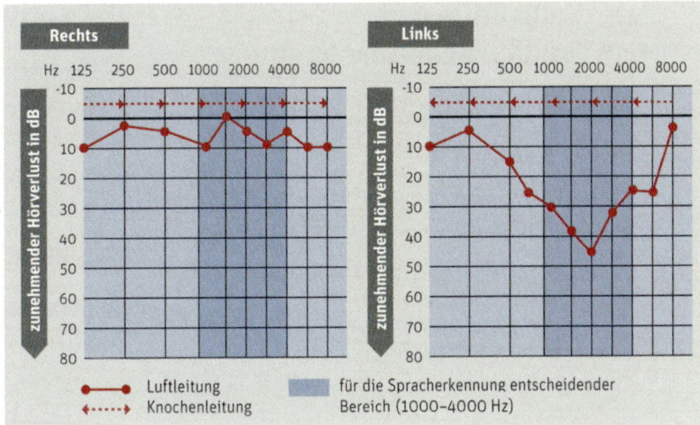

Dieses ***Tonaudiogramm*** *eines 41-jährigen Mannes mit „Schwierigkeiten beim Telefonieren" zeigt einen deutlichen Hörverlust auf dem linken Ohr im mittleren Frequenzbereich, der für das Sprachverständnis besonders wichtig ist. Da die Knochenleitung auf beiden Ohren funktioniert, muss links eine Schallleitungsschwerhörigkeit vorliegen.*
Die Unterscheidung zwischen Knochen- und Luftleitung weist auf verschiedene Ursachen der Schwerhörigkeit hin: Schallleitungsschwerhörigkeit ist eine Störung im Bereich des äußeren Ohrs oder des Mittelohrs z. B. durch einen Ohrenschmalzpfropf (→ S. 554), eine Unterbrechung der Gehörknöchelchenkette oder eine Tubenbelüftungsstörung (→ S. 555). In diesen Fällen ist nur die Luftleitung gestört. Bei der Innenohrschwerhörigkeit liegen Störungen im Bereich des Innenohrs, am Hörnerv oder im Zentralen Nervensystem vor. Hier wäre die Knochenleitung und eventuell zusätzlich auch die Luftleitung gestört. [ASM 1607]

dete Stelle. Die Infektion greift auf den Knorpel über, *knorpelfreie Bereiche* wie die Ohrläppchen sind davon *nicht* betroffen. Unbehandelt zerstört diese Infektion den Knorpel und verformt die Ohrmuschel dauerhaft.

- Bei der Wundrose greift eine bakterielle Entzündung mit Streptokokken auf die Unterhaut der Ohrmuschel und ihre Umgebung über. Im Gegensatz zur Perichondritis können auch das Ohrläppchen und die Gesichtshaut in direkter Umgebung betroffen sein.

Das macht der Arzt

Entzündungen der Ohrmuschel erkennt der Arzt in aller Regel mit bloßem Auge. Bei einer Mitbeteiligung des äußeren Gehörgangs führt er eine Otoskopie oder Ohrmikroskopie durch. Bei Verdacht auf eine Allergie schließt sich unter Umständen eine dermatologische Allergiediagnostik (→ S. 1062) an. Wenn keine bakteriellen Komplikationen vorliegen, werden Ekzeme mit Salben, Cremes oder Lösungen behandelt.

Bei Verdacht auf bakterielle Infektionen macht der Arzt – wenn möglich – einen Abstrich zum Erregernachweis, um das passende Antibiotikum auszuwählen. Eine Perichondritis wird systemisch mit einem Antibiotikum (z. B. Ciprofloxacin in Ciprobay®) und einem Kortikoid (z. B. Methylprednisolon in Urbason®) behandelt. Hinzu kommen antibiotika- und/oder kortikoidhaltige Salbenverbände, die täglich gewechselt werden müssen. Zur Behandlung einer Wundrose spritzt der Arzt ein hoch dosiertes, streptokokkenwirksames Antibiotikum (in erster Linie Penizillin G).

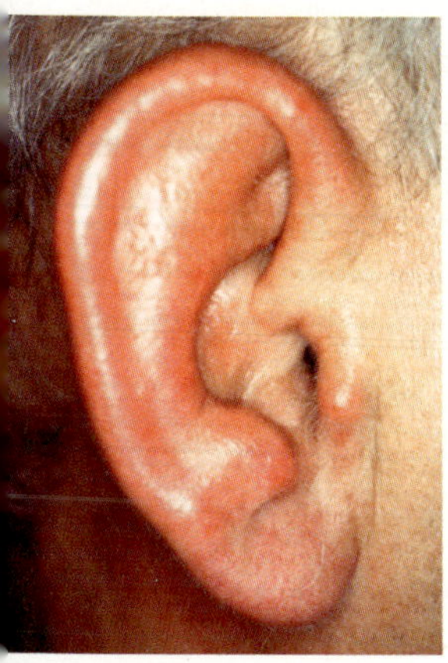

Perichondritis: Der Knorpel ist entzündet und gerötet und schmerzt bei jeder Berührung – der Patient konnte nachts kaum schlafen. [GRE 1608]

Vorsorge

Um erneute Entzündungen zu vermeiden, sollte z. B. auf Ohrschmuck oder hautreizende Kosmetika verzichtet werden.

Gehörgangsentzündung

Häufigkeit: ■■■■□

Gehörgangsentzündung ***(Otitis externa acuta):*** Zum Teil sehr schmerzhafte, gelegentlich aber auch nur juckende Entzündung der Haut im äußeren Gehörgang. Meistens handelt es sich um eine kurz andauernde harmlose Erkrankung, an der Bakterien (z. B. *Pseudomonas aeruginosa)* oder seltener Pilze beteiligt sind. Verbreitet tritt das Krankheitsbild im Sommer nach dem Besuch von bakteriell kontaminierten Badeseen oder Schwimmbädern auf – daher kommt auch der Name **Badeotitis** ***(Schwimmerohr).***

Leitbeschwerden

- Heftiger Juckreiz im äußeren Gehörgang
- Schmerzen, die beim Druck auf den Knorpel vorn am Ohr oder Zug am Ohrläppchen zunehmen
- Schwellung, Rötung und Krustenbildung im äußeren Gehörgang
- Eventuell Ohrenausfluss und Schwerhörigkeit.

Wann zum Arzt

Am nächsten Tag bei obigen Leitbeschwerden

Die Erkrankung

Feuchtwarmes Klima fördert Gehörgangsentzündungen, sie treten deshalb vor allem im Sommer und nach dem Schwimmen oder Tauchen auf. Im Wasser weicht die Gehörgangshaut auf und wird angreifbar. Weitere Ursachen der Gehörgangsentzündung sind eine unsachgemäße Ohrreinigung mit Wattestäbchen, Fremdkörper im Ohr (→ S. 554), Kopfhörer mit Ohrpassstück, der Gebrauch von Lärmschutzstöpseln sowie Seifen und Shampoos. Eine erhöhte Anfälligkeit haben Menschen, die zu Hauterkrankungen neigen. Mitunter ist eine Gehörgangsentzündung ein Begleitsymptom einer akuten oder chronischen Mittelohrentzündung (→ S. 557).

Wenn die Gehörgangshaut sich entzündet, nimmt ihre Widerstandsfähigkeit ab. Durch die Besiedelung mit Keimen schwillt die Gehörgangshaut an und es bilden sich Krusten sowie ein schmieriges, manchmal übel riechendes Sekret. Ausgeprägte Schwellungen und starker ***Ohrenausfluss (Ohrenlaufen)*** können die Schallleitung stören (→ S. 560). Die Entzündung kann sich nach außen wie nach innen ausbreiten und Ekzeme der Ohrmuschel (→ S. 552) oder eine **Trommelfellentzündung** ***(Myringitis)*** auslösen.

Das macht der Arzt

Der Arzt untersucht den äußeren Gehörgang (→ S. 551), befreit ihn anschließend mit einem sterilen Sauger von Sekret und macht gegebenenfalls einen Abstrich zum Nachweis des Erregers. Bei starken Schwellungen legt er einen Mullstreifen mit Salbe in den Gehörgang ein. Für die Folgebehandlung verschreibt der Arzt Ohrentropfen oder -salben mit einem Antibiotikum (wie Ciloxan® oder Floxal®) oder einem Antibiotikum und einem Kortikoid (wie Dexa Polyspectran®). Nur in schweren Fällen muss die Antibiotikabehandlung innerlich erfolgen (z. B. durch die Einnahme von Ciprobay®).

Selbsthilfe und Komplementärmedizin

Den Juckreiz lindern kühlende, z. B. in Alkohol getränkte, Umschläge.

Bei Schmerzen hilft dagegen eher Wärme, z. B. mittels Rotlichtlampe (zehn Minuten pro Anwendung). Achten Sie auf einen Mindestabstand von 50 Zentimetern.

Bei starken Schmerzen können Sie ein Schmerzmittel wie Paracetamol (z. B. in Paracetamol-ratiopharm®) oder Ibuprofen (z. B. Dolormin® extra) einnehmen.

Homöopathie (→ S. 1251). Aus Sicht der Homöopathie lässt sich die Neigung zu Gehörgangentzündungen durch eine individuell abgestimmte Konstitutionsbehandlung beeinflussen.

Vorsorge

Achten Sie unbedingt auf eine sorgfältige Hygiene des Gehöreingangs, um erneute Entzündungen zu vermeiden. Dazu gehören der Schutz des Gehörgangs vor Seife und Shampoo sowie der sachgemäße Gebrauch von Wattestäbchen – sie dürfen grundsätzlich nur am Eingang des Gehörgangs angewendet werden, anderenfalls drohen Verletzungen der Gehörgangshaut und des Trommelfells.

Neigen Sie nach dem Baden den Kopf einen Moment zu jeder Seite, damit das Wasser aus dem Gehörgang läuft. Die Ohrmuschel und den Eingang des Gehörgangs können Sie vorsichtig mit einem Handtuch oder einem Papiertaschentuch abtupfen.

Wenn Sie vom Schwimmen im Sommer leicht Gehörgangentzündungen bekommen, legen Sie vorher etwas mit Fettsalbe getränkte (und dadurch Wasser abweisende) Watte locker in den Gehörgang ein und nehmen Sie sie nach dem Schwimmen wieder heraus.

Ohrenschmalzpfropf

Häufigkeit: ■■■■■

Ohr[en]schmalzpfropf *(Cerumen obturans, Zeruminalpfropf)*: Teilweiser oder vollständiger Verschluss des äußeren Gehörgangs durch Ohrenschmalz, verbunden mit Hörminderung. Mögliche Ursachen sind eine übermäßige Ohrenschmalzproduktion, ein gestörter Selbstreinigungsmechanismus des äußeren Gehörgangs oder unsachgemäße Reinigung mit Wattestäbchen (→ S. 552), bei der das Ohrenschmalz tief in den Gehörgang geschoben wurde.

Leitbeschwerden

- Zunehmende oder abrupt auftretende Hörminderung
- Druckgefühl im Ohr
- Eventuell Ohrgeräusche und Schwindel.

Wann zum Arzt

In den nächsten Tagen, wenn das Hören vermindert ist oder Druckgefühl auftritt

Die Erkrankung

Ist der Selbstreinigungsmechanismus des Ohrs gestört – meist durch unsachgemäße Säuberung mit Wattestäbchen –, bilden sich größere Ansammlungen von Ohrenschmalz. Sie vermischen sich mit Hautschuppen und von außen in das Ohr eingedrungenen Schmutz. Mit der Zeit entsteht daraus ein Pfropf, der den äußeren Gehörgang ganz oder teilweise verschließt und eine Hörminderung sowie ein Druckgefühl im Ohr bewirkt. Häufig quillt der Pfropf nach Wasserkontakt (z. B. nach dem Duschen oder Schwimmen) auf, sodass die Hörminderung vom Betroffenen als plötzliches Ereignis empfunden wird.

Enge Gehörgänge und die individuell unterschiedliche Konsistenz des Ohrenschmalzes begünstigen die Entstehung eines Pfropfs. Komplikationen wie eine Gehörgangentzündung (→ S. 553) sind selten.

Das macht der Arzt

Der Arzt untersucht den äußeren Gehörgang und achtet dabei auf mögliche andere Verschlussursachen, z. B. Fremdkörper, Tumoren oder Hautschuppen. Anschließend entfernt er den Pfropf mit einem Sauger oder speziellen Häkchen oder durch eine **Ohrspülung.** Für die Ohrspülung setzt sich der Patient bequem hin, seine Kleidung wird durch ein wasserdichtes Abdecktuch geschützt. Der Arzt spült mit einer (stumpfen) Ohrspritze körperwarmes Wasser mit wenig Druck in den Gehörgang. Das Wasser und das gelöste Ohrenschmalz laufen in eine Nierenschale ab, die der Patient oder eine Assistentin unter das betreffende Ohr hält. Gegebenenfalls wird die Ohrspülung mehrmals wiederholt. Ein sehr harter Ohrenschmalzpfropf wird vor der Ohrspülung durch Ohrentropfen mit Wasserstoffperoxid oder Glycerin aufgeweicht. Zum Schluss prüft der Arzt den Behandlungserfolg durch eine erneute Untersuchung des Gehörgangs.

Warnhinweis: Von einer Selbstbehandlung mit Präparaten zum Erweichen und Ausspülen eines Ohrenschmalzpfropfs ist abzuraten. Zum einen können diese Gehörgang und Trommelfell verletzen, zum anderen sind eventuelle ernste Ursachen der Beschwerden für den Laien nicht erkennbar.

Vorsorge

Die wichtigste Maßnahme zur Vermeidung eines Ohrenschmalzpfropfs ist die sachgemäße (ärztliche) Ohrreinigung. Vor allem: Vorsicht mit Wattestäbchen!

Fremdkörper im Gehörgang

Häufigkeit: ■■■■■

Fremdkörper im Gehörgang: Gegenstände oder Insekten im Gehörgang. Häufig stecken Kinder beim Spielen Murmeln, Glasperlen oder andere kleine Spielzeugteile in den äußeren Gehörgang. Bei Erwachsenen sind es oft Gegenstände, die dem Lärmschutz dienen (z. B. Ohrstöpsel) oder zur Ohrreinigung benutzt werden, obwohl sie sich nicht dafür eignen. Auch Insekten können sich im Gehörgang verfangen. In aller Regel ist das Problem mit sachgemäßer Entfernung des Fremdkörpers durch den Arzt beendet. Bleibt der Fremdkörper länger im Gehörgang, besteht die Gefahr einer Gehörgangentzündung (→ S. 553).

Leitbeschwerden

- Hörminderung
- Juckreiz und Schmerzen im Gehörgang
- Bei längerem Verbleib im Ohr: Schmerzen, Juckreiz und eventuell Ohrenausfluss.

Das macht der Arzt

Der Arzt stellt die Diagnose anhand der Erzählung des Betroffenen oder dessen Eltern oder Erzieher. Bei der Untersuchung des äußeren Gehörgangs sichtet er einerseits den Fremdkörper und prüft andererseits, ob Schäden am Mittel- oder Innenohr entstanden sind. Zum Entfernen des Fremdkörpers benutzt der Arzt einen Sauger oder ein spezielles Häkchen. Bei Kindern, die (noch) nicht ruhig halten können, ist unter Umständen eine leichte Narkose nötig. Insekten werden vor dem Entfernen durch ein in das Ohr eingetropftes Medikament (Lidocain) getötet. Nur selten ist eine operative Entfernung des Fremdkörpers erforderlich.

Warnhinweis: Den Fremdkörper niemals selbst (z. B. mit einer Pinzette) entfernen. Dabei besteht die Gefahr, dass dieser noch tiefer in den Gehörgang rutscht und dort zu Verletzungen führt.

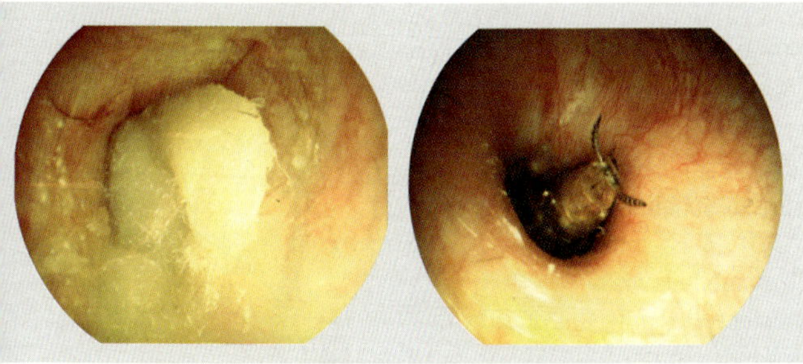

Verlegung des Gehörgangs durch ungeeignete Lärmschutzstöpsel (links) bzw. ein Insekt (rechts). Die auch „Ohrenkneifer" genannten Ohrwürmer geraten übrigens nicht häufiger in den Gehörgang als andere Insekten – ihr Name entspringt alten Legenden. [GRE 1609]

Tubenbelüftungsstörung und Paukenerguss

Häufigkeit: ■■■■□

Tubenbelüftungsstörung: Belüftungsstörung des Mittelohrs, die ein- oder beidseitig auftritt und zu Paukenergüssen führen kann.

Paukenerguss: Flüssigkeitsansammlung im Mittelohr, die eine Hörminderung verursacht.

Eine Tubenbelüftungsstörung kann grundsätzlich in jedem Lebensalter im Zusammenhang mit Schnupfen auftreten, am häufigsten jedoch bei Kindern zwischen 3 und 7 Jahren mit vergrößerten Rachenmandeln, so genannten Polypen (→ S. 582).

Leitbeschwerden

- Ein- oder beidseitige Hörminderung
- Knacken, Druck und stechender Schmerz im Ohr
- Bei Erkältungen: entsprechende Begleitsymptomatik wie Fieber, Schnupfen und beeinträchtigtes Allgemeinbefinden.

Wann zum Arzt

Heute noch, wenn Ohrenschmerzen oder eine Hörminderung auftreten

Die Erkrankung

Bei Kindern von drei bis sieben Jahren stören vergrößerte Rachenmandeln häufig den Tubenöffnungsmechanismus und beeinträchtigen die Belüftung des Mittelohrs. Kinder von rauchenden Eltern sind weitaus häufiger betroffen. Bei länger andauernden Tubenbelüftungsstörungen verändert sich die Mittelohrschleimhaut und sondert Schleim ins Mittelohr ab. Diese Flüssigkeitsansammlung im Mittelohr behindert die Beweglichkeit der Gehörknöchelchen und damit auch die Schallübertragung. Da sich die Kinder der betroffenen Altersklasse in einer wichtigen Phase der Sprachentwicklung befinden, ist eine zügige Behandlung notwendig, um Entwicklungsverzögerungen zu vermeiden.

Bei Erwachsenen. Tritt der Paukenerguss im Zusammenhang mit einer Erkältung beim Erwachsenen auf, handelt es sich um ein vorübergehendes Problem, bedingt durch geschwollene Schleimhaut in der Umgebung der Ohrtrompete. Man spricht dann auch von einem Tubenkatarrh. Die Schwerhörigkeit bildet sich auch unter medikamentöser Behandlung rasch zurück. Tubenbelüftungsstörungen können Vorläufer einer akuten Mittelohrentzündung (→ unten) sein, wenn Bakterien über die Ohrtrompete zum Mittelohr vordringen.

Wenn Tubenbelüftungsstörungen im Erwachsenenalter einseitig und ohne zeitlichen Zusammenhang mit einem Schnupfen auftreten, weisen sie möglicherweise auf einen Tumor im Nasenrachenraum hin. Der Zusammenhang ist ähnlich wie bei den kindlichen Rachenmandeln: Der Tubenöffnungsmechanismus ist verlegt, dadurch wird die Mittelohrbelüftung gestört – in der Folge entsteht ein Paukenerguss mit Schwerhörigkeit.

Das macht der Arzt

Bei der Ohrmikroskopie zeigt sich in der Regel eine Einziehung des Trommelfells durch den Unterdruck im Mittelohr. Bei einem Paukenerguss erkennt der Arzt auch bernsteinfarbene Flüssigkeit hinter dem Trommelfell. Mit einem Tonaudiogramm (→ S. 551) ermittelt er den Grad der Schwerhörigkeit.

Bei Tubenbelüftungsstörungen mit Paukenerguss im Kindesalter wartet der Arzt bei normal hörenden und ansonsten gesunden Kindern zunächst drei Monate ab, ob sich der Erguss von alleine zurückbildet. Ob abschwellende Nasentropfen oder schleimlösende Medikamente (ACC®, Fluimucil®) beschleunigend wirken, ist umstritten. Zu einer Operation ist zu raten, wenn eine Schwerhörigkeit dazukommt, die innerhalb von zwei Monaten nicht verschwindet. Bei der ambulanten Operation wird nach einem Trommelfellschnitt der Erguss abgesaugt, was sofort zu einem normalen Hörvermögen führt. Eventuell wird in den Schnitt ein kleines Röhrchen eingelegt ***(Paukendrainage)***, um das Trommelfell offenzuhalten, damit die Belüftung des Mittelohrs von außen so lange sichergestellt ist, bis die normale Tubenbelüftung wieder funktioniert. Auf jeden Fall werden in der gleichen Operation auch die Rachenmandeln entfernt, um den Tubeneingang frei zu machen (→ S. 580).

Im Rahmen von Erkältungen auftretende Tubenbelüftungsstörungen werden oft mit abschwellenden Nasentropfen und schleimlösenden Substanzen behandelt – beide wirken wissenschaftlichen Studien zufolge jedoch nicht immer. In seltenen Fällen ist auch hier ein Trommelfellschnitt notwendig.

Ist die Tubenbelüftungsstörung bzw. der Paukenerguss durch einen Tumor im Nasenrachenraum bedingt, wird zur Entlastung des Ergusses eine Paukendrainage durchgeführt, damit der Erguss kontinuierlich abfließt. Gleichzeitig muss natürlich der Tumor behandelt werden.

Selbsthilfe

Hat ein Schnupfen die Beschwerden ausgelöst, ist es oft möglich, die zugeschwollene Öffnung der Ohrtrompete mit Nasentropfen zum Abschwellen zu bringen. Diese träufeln Sie am besten im Liegen bei weit zurückgeneigtem Kopf in die Nase; so fließt der Wirkstoff gut in den Nasenrachenraum ab und erreicht die Ohrtrompete. Wegen der Gefahr der Gewöhnung und der Schädigung der Nasenschleimhaut sollten Sie die Nasentropfen nicht länger als fünf Tage einsetzen.

Akute Mittelohrentzündung

Häufigkeit: ■■■■■

Akute Mittelohrentzündung *(Otitis media acuta):* Ein- oder beidseitige Entzündung der Schleimhaut des Mittelohrs, oft als Folge einer Erkältungskrankheit mit Schnupfen und durch Bakterien ausgelöst. Besonders häufig sind Säuglinge und Kleinkinder betroffen. Aber auch bei Schulkindern ist sie noch eine häufige Ursache für Krankschreibungen.

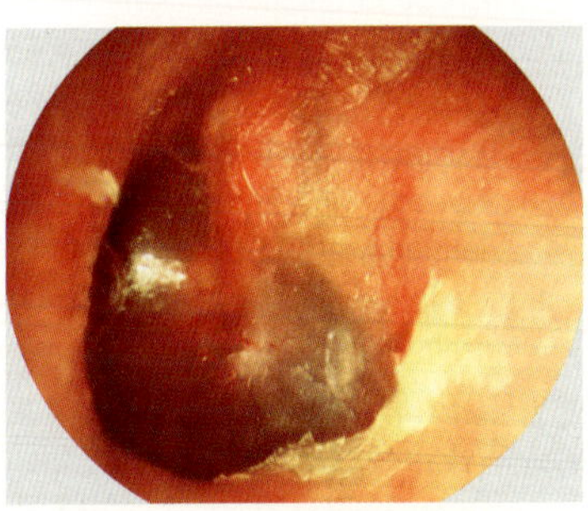

Trommelfell während einer ***akuten Mittelohrentzündung:*** *Die Paukenhöhle hat sich mit Eiter gefüllt, das gereizte Trommelfell schimmert rötlich.* [GRE 1611]

Die Erkrankung heilt meistens nach wenigen Tagen folgenlos ab, wenn die Tubenbelüftung sichergestellt ist. In seltenen, schweren Fällen breitet sie sich auf die Hohlräume des Warzenfortsatzes (→ unten) oder die Hirnhäute aus.

Leitbeschwerden

- Heftige stechende, pulsierende oder klopfende Ohrenschmerzen
- Oft Fieber und beeinträchtigtes Allgemeinbefinden, Erkältungsbeschwerden
- Gelegentlich Schwindel
- Bei Säuglingen und Kleinkindern häufig untypische Beschwerden, wie Reiben am Ohr, Trinkunlust, häufiges Schreien, Bauchschmerzen, Durchfall und hohes Fieber
- Eventuell Ausfluss von Sekret aus dem Ohr, wenn das Trommelfell platzt.

Wann zum Arzt

Heute noch, wenn der Verdacht auf eine Mittelohrentzündung besteht

Sofort, wenn

- Sich bereits abgeklungene Beschwerden wieder verstärken
- Rötung und Schwellung hinter dem Ohrläppchen auftreten und/oder das Ohr absteht (Gefahr einer Mastoiditis)
- Starke Kopfschmerzen, ein steifer Nacken und/oder starke Müdigkeit hinzukommen (Gefahr einer Hirnhautentzündung → S. 1133).

Die Erkrankung

Am häufigsten tritt die Mittelohrentzündung zwischen dem 6. und 18. Lebensmonat auf. Sie ist in dieser Altersgruppe deshalb so häufig, weil Kleinkinder noch eine kurze, weite und – im Unterschied zum Erwachsenen – horizontal verlaufende Ohrtrompete haben, über die Krankheitserreger leicht aus dem Nasenrachen in das Mittelohr aufsteigen. So erleben schätzungsweise zwei Drittel aller Kinder vor ihrem sechsten Geburtstag eine akute Mittelohrentzündung, danach wird die Erkrankung seltener. Die akute Mittelohrentzündung wird begünstigt durch vergrößerte Rachenmandeln (Polypen → S. 582) und Passivrauchen. Die Rolle von Allergien wie Heuschnupfen ist umstritten, wahrscheinlich verursachen sie für sich alleine die Mittelohrentzündung nicht.

Mittelohrentzündungen treten meist als Folge einer Erkältung (daher bevorzugt in den Wintermonaten) auf, bei der Erreger (überwiegend Bakterien, z. B. *Streptococcus pneumoniae* und *Haemophilus influenzae)* über die Ohrtrompete in das Mittelohr gelangen, wo sie eine Entzündung der Schleimhaut auslösen. Die Folge ist eine fortlaufende Produktion von Sekret. Da dieses – im Gegensatz zum Schnupfen – nicht durch die Nase abfließen kann, staut es sich hinter dem entzündeten Trommelfell. Der Sekretstau drückt schmerzhaft auf das Mittelohr und führt zu Schallleitungsschwerhörigkeit (→ S. 560). Meist bildet sich die Entzündung des Trommelfells im Laufe weniger Tage von selbst zurück. Das aufgestaute Sekret wird langsam wieder in den Körper aufgenommen. Jedoch kann nach einer Mittelohrentzündung oft noch über Wochen ein Paukenerguss (→ S. 555) bestehen bleiben. In manchen Fällen reißt das Trommelfell infolge des zunehmenden Drucks und das Sekret fließt in den Gehörgang ab. Die Schmerzen lassen dann schlagartig nach und die Mittelohrentzündung heilt nun rasch und folgenlos ab. Das geplatzte Trommelfell schließt sich binnen weniger Tage von selbst.

Häufige Mittelohrentzündungen können einen bleibenden Trommelfellschaden mit Schwerhörigkeit hinterlassen oder in eine chronische Form (→ S. 557) übergehen.

Eine heutzutage seltene Komplikation der Mittelohrentzündung ist die **Mastoiditis,** bei der die Mittelohrentzündung auf die mit Schleimhaut ausgekleideten Hohlräume im Warzenfortsatz (→ S. 550) übergeht. Zu ihrer Behandlung ist eine Operation erforderlich, wobei der Knochen hinter dem Ohr unter Vollnarkose eröffnet, der Eiter und die entzündete Schleimhaut entfernt wird.

Das macht der Arzt

Der Arzt stellt die Diagnose anhand der Vorgeschichte (typisch ist ein vorangegangener Schnupfen) und der charakteristischen Beschwerden des Patienten. Anschließend sieht er sich das Trommelfell an. Ergänzend kommen bei komplizierten Verläufen Hörprüfungen (→ S. 551), Gleichgewichtstests (→ Das macht der Arzt S. 1155), bildgebende Untersuchungen des Schädels und/oder ein Blutbild hinzu. Häufig verordnet der Arzt Antibiotika; Mittel der Wahl ist ein Breitbandpenizillin (→ S. 1051, z. B. Amoxicillin), das gegen eine breite Anzahl von Erregern wirkt und 7 bis 10 Tage lang mehrmals täglich eingenommen wird. Ein **Trommelfellschnitt** ***(Parazentese)*** kann erwogen werden, wenn sich das Trommelfell wegen des entzündungsbedingten Drucks im Mittelohr stark vorwölbt – der Patient spürt dann starke Schmerzen. Durch diesen Entlastungsschnitt kommt es zur sofortigen Erleichterung für den Patienten, weil das abfließende Sekret den Druck im Mittelohr reduziert.

Viele Studien zeigen inzwischen, dass nicht jede Mittelohrentzündung gleich mit Antibiotika behandelt werden muss. Etwa 80 % der Kinder werden auch ohne innerhalb weniger Tage gesund. Die kinderärztlichen Fachgesellschaften empfehlen die automatische Antibiotikagabe nur noch bei Kindern unter 6 Monaten. Bei Kindern zwischen 6 Monaten und 2 Jahren kann dann auf Antibiotika verzichtet werden, wenn sich der Arzt mit der Diagnose nicht ganz sicher ist (dies ist wegen der häufig durch Ohrenschmalz verlegten Gehörgänge gar nicht so selten) und wenn es dem Kind einigermaßen gut geht (d. h. wenn das Fieber 39 °C nicht übersteigt

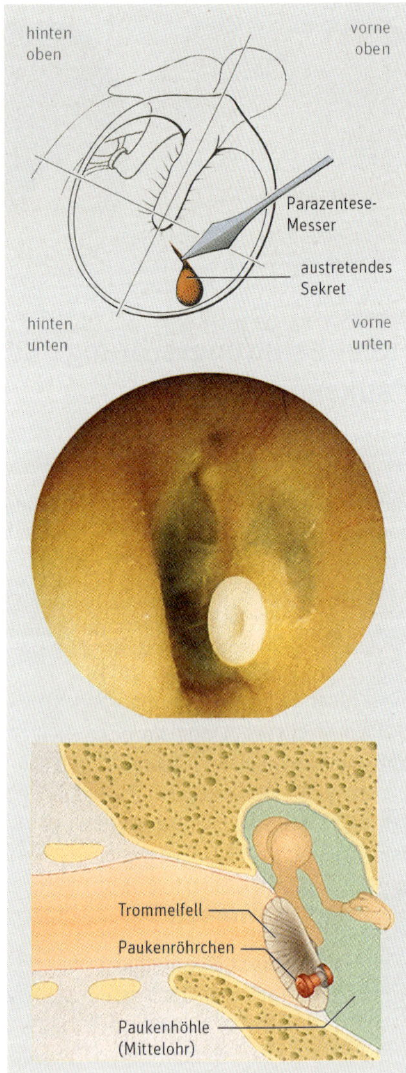

Paukendrainage: *Bei hartnäckigen und langsam abfließenden Paukenergüssen eröffnet der Arzt zunächst das Trommelfell (Parazentese, oberes Bild). Danach legt er ein Röhrchen in das Trommelfell ein, damit der Erguss abfließen kann (mittleres und unteres Bild). Das Röhrchen fällt oft nach einigen Monaten von selbst heraus, wenn nicht, wird es nach 3–6 Monaten vom Arzt entfernt. Anschließend heilt das Trommelfell normalerweise schnell wieder zu.* [GTV 1610]

und die Ohrenschmerzen auszuhalten sind). Bei Kindern ab 2 Jahren kann auch bei einer gesicherten Mittelohrentzündung auf Antibiotika verzichtet werden, wenn es dem Kind einigermaßen gut geht.

Selbsthilfe und Komplementärmedizin

Eine Tubenbelüftungsstörung kann – vor allem nachts – Schmerzen wie bei einer Mittelohrentzündung verursachen. Diese Schmerzen sind aber nach einigen Stunden verschwunden (es bleibt höchstens noch ein „komisches" Gefühl in den Ohren), während die Schmerzen einer Mittelohrentzündung länger anhalten. Deshalb sollte zunächst ein Schmerzmittel gegeben werden, z. B. Paracetamol (z. B. in Ben-u-ron®) oder Ibuprofen (in Eudorlin® extra). Bleiben die Schmerzen nach Abklingen des Schmerzmittels aus, dann lag keine Mittelohrentzündung, sondern eine Tubenbelüftungsstörung vor.

Warnhinweis: Ohne Verordnung des Arztes dürfen Sie bei einer Mittelohrentzündung keine Ohrentropfen anwenden. Bei noch intaktem Trommelfell können diese gar nicht in das Mittelohr gelangen und bei einem bereits erfolgten Riss rufen sie möglicherweise Innenohrschäden hervor.

Bei Ohrenausfluss dürfen Sie keine Watte in den Gehörgang stecken – dadurch bildet sich eine feuchte Kammer, in der sich Krankheitserreger schnell vermehren.

Bestrahlungen mit Rotlicht, Heizkissen oder Wärmflasche lindern die Beschwerden, da durch die wärmebedingte Weitstellung der Gefäße verstärkt entzündungshemmende Zellen ins Krankheitsgebiet gelangen und die Erkrankung schneller ausheilt. Achten Sie auf einen Mindestabstand zur Lampe, damit keine Verbrennungen entstehen.

Homöopathie (→ S. 1251). Je nach Begleitsymptomatik empfiehlt die Homöopathie in der Akutphase häufige Gaben z. B. von Aconitum, Belladonna, Chamomilla oder Ferrum phosphoricum in niederen Potenzen. Als homöopathisches Komplexmittel stehen z. B. Otovowen® Tropfen zur Verfügung. Ob sie aus wissenschaflicher Sicht wirksam sind, ist derzeit jedoch nicht bekannt, denn es liegen keine Studien vor, die den Krankheitsverlauf mit und ohne homöopathische Medikation miteinander vergleichen (Stand Sommer 2007).

Vorsorge

Im Umfeld von Säuglingen und Kleinkindern, die häufig unter akuten Mittelohrentzündungen leiden, sollte unbedingt auf das *Rauchen* verzichtet werden. Dieses „Rauchverbot" sollte die ganze Wohnung umfassen, denn Studien haben gezeigt, dass Kleinkinder auch unter separaten und für sie nicht zugänglichen Raucherzimmern nachweisbar leiden, also dass sie häufiger erkranken. Auch sollten Kinder ihre Milchflasche nicht im Liegen zu trinken bekommen, da dies möglicherweise Mittelohrentzündungen fördert. Stillen schützt nachweislich vor Mittelohrentzündungen.

Die operative Entfernung vergrößerter Rachenmandeln (→ S. 580) hat zumindest bei Kindern unter 4 Jahren keinen vorbeugenden Effekt [G01]. Ob eine Pneumokokken-Schutzimpfung (→ S. 269) die Rückfallgefahr vermindert, ist nicht bekannt.

i Aktuell: www.gesundheit-heute.de/16x01

- **www.patientenleitlinien.de** – Website der Universität Witten/Herdecke: Unter der Rubrik Mittelohrentzündung finden Sie die zugehörige ärztliche Leitlinie.

Chronische Mittelohrentzündung

Häufigkeit: ■■■■□

Chronische Mittelohrentzündung *(Otitis media chronica mesotympanalis):* Nicht heilendes Loch im Trommelfell verbunden mit einer dauerhaften oder immer wiederkehrenden Mittelohrentzündung. Die Erkrankung tritt heute ziemlich selten auf, weil sich die Behandlung von Kleinkindern mit wiederkehrenden Atemwegsinfekten in den letzten 30 Jahren deutlich verbessert hat.

Leitbeschwerden

- Wiederholt oder dauerhaft auftretender Ausfluss von schleimig-eitrigem Sekret
- Hörminderung
- Meist keine Schmerzen.

Die Erkrankung

Bei der chronischen Mittelohrentzündung schmilzt mit oder ohne Entzündung ein Teil des Trommelfells weg und es entsteht ein Loch. Wenn sich keine Entzündungszeichen wie Schmerzen, Ohrenausfluss und geschwollene Schleimhaut nachweisen lassen, handelt es sich um eine *trockene Form* der chronischen Mittelohrentzündung. Fließt Sekret aus, handelt es sich um die *nässende* oder *feuchte Form,* verursacht durch in das Mittelohr eingedrungene Bakterien. Bei der feuchten Form sind Ohrenschmerzen möglich. Bakterielle Infektionen heilen mitunter rasch wieder ab, weshalb im Krankheitsverlauf trockene und feuchte Stadien abwechseln können. Manchmal sind die Betroffenen zwischendurch jahrelang beschwerdefrei.

Die Erkrankung tritt in aller Regel nur dann auf, wenn mehrere ungünstige Faktoren zusammentreffen: Dazu gehören eine erhöhte Anfälligkeit der Mittelohrschleimhaut, häufige (unsachgemäß behandelte) akute Mittelohrentzündungen (→ S. 555) im Kindesalter sowie eine allgemeine Abwehrschwäche. Etwas weniger als die Hälfte der chronischen Mittelohrentzündungen gehen mit einem Cholesteatom einher.

Warnhinweis: Wird eine chronische Mittelohrentzündung nicht adäquat behandelt, droht zunehmende Schwerhörigkeit.

Das macht der Arzt

Mit Hilfe eines Ohrmikroskops begutachtet der Arzt zunächst das Trommelfell. Charakteristischerweise findet sich ein zentral gelegenes Loch im Trommelfell. Zur Feststellung der Hörminderung fertigt er ein Tonaudiogramm (→ S. 551) an. Eine chronische Mittelohrentzündung lässt sich mit Medikamenten nicht kurieren, stattdessen muss das Trommelfell operativ verschlossen werden (Myringoplastik → S. 559). Bei dem Eingriff unter örtlicher Betäubung oder unter Vollnarkose wird körpereigenes Material aus der Ohrregion (Bindegewebe oder Knorpelhaut) verwendet. Danach wird das Ohr für etwa eine Woche tamponiert.

Cholesteatom

Häufigkeit: ■■□□□

Cholesteatom *(Perlgeschwulst, chronische Knocheneiterung, Otitis media epitympanalis):* Chronische Entzündung im Mittelohr mit fortschreitender Zerstörung der Gehörknöchelchenkette. Durch den entzündlichen Dauerreiz wuchern äußere Hautschichten des Trommelfells oder des Gehörgangs in das Mittelohr hinein, verhornen und zerstören die Schleimhaut, und vermindert die Belüftung der Paukenhöhle sowie den Abfluss von Sekret. Schließlich werden auch die Knochen rund um das Ohr allmählich zerstört – daher kommt auch der Name chronische Knocheneiterung.

Wird das Cholesteatom rechtzeitig entfernt, bleibt das Gehör meistens erhalten oder kann durch operative Maßnahmen sogar wieder regenerieren.

Leitbeschwerden

- Wiederholt oder dauerhaft auftretender Ohrenausfluss
- Zunehmende Schwerhörigkeit
- Immer wieder auftretende Ohrenschmerzen
- Eventuell Kopfschmerzen.

Wann zum Arzt

In den nächsten Tagen bei obigen Leitbeschwerden

Sofort, wenn starke Kopfschmerzen, ein steifer Nacken und/oder starke Müdigkeit hinzukommen (Gefahr einer Hirnhautentzündung → S. 1133).

Die Erkrankung

Ein Cholesteatom ohne bakterielle Besiedelung ***(trockene Form)*** äußert sich weder durch Schmerzen noch durch Ohrfluss. Viel häufiger als die trockene Form ist jedoch die ***nässende Form*** des Cholesteatoms, das bakteriell besiedelt ist und sich durch einen eitrigen, übel riechenden Ohrfluss bemerkbar macht, gelegentlich auch durch Schmerzen. Der Betroffene bemerkt häufig zuerst einen Druck auf dem Ohr. Im weiteren Verlauf kommt es zu einer zunehmenden Hörminderung, seltener auch zu einer Gesichtslähmung (→ S. 1135) durch Mitbeteiligung des Gesichtsnervs, der teilweise durch das Mittelohr läuft. Beim Durchbruch ins Innenohr sind auch Schwindel und Gleichgewichtsstörungen möglich – alle genannten Beschwerden sind bei der nässenden Form häufiger. Wenn der Knochen der Schädelbasis angegriffen wird, besteht die Gefahr, dass die Erkrankung auf das Gehirn übergreift oder zur Hirnhautentzündung (→ S. 1133) führt.

Das macht der Arzt

Zunächst führt der Arzt eine Ohrmikroskopie durch, um Ausdehnung und Lage des Trommelfelldefekts sowie die mögliche Beteiligung des Mittelohrs zu beurteilen. Zur Feststellung der Hörbeeinträchtigung ist ein Tonaudiogramm unerlässlich. Je nach Ausdehnung des Cholesteatoms sind auch Röntgenbilder erforderlich. Ein Cholesteatom muss wegen der möglichen Komplikationen unbedingt operiert werden. Während des Eingriffs wird in der Regel nicht nur das Cholesteatom ausgeräumt, sondern zugleich das Trommelfell mit bindegewebiger Muskelhaut oder Knorpelhaut aus der Ohrregion verschlossen. Eine unterbrochene Gehörknöchelchenkette wird zur Hörverbesserung wieder aufgebaut (Tympanoplastik → S. 559).

Otosklerose

Häufigkeit: ■■■□□

Otosklerose ***(Otospongiose):*** Versteifung der Gehörknöchelchen, v. a. des Steigbügels am Übergang zum Innenohr (→ Abb. S. 551). Infolge einer örtlich begrenzten Mineralstoffwechselstörung kommt es zur Verknöcherung und zunehmenden Unbeweglichkeit der Gehörknöchelchenkette. Das Hörvermögen verschlechtert sich durch die Schallleitungsschwerhörigkeit sukzessive bis hin zur Ertaubung, falls nicht rechtzeitig operiert wird.

Bei jedem Hundertsten lassen sich Verknöcherungen nachweisen, ein Großteil der Betroffenen verspürt jedoch nie die typischen Beschwerden.

Leitbeschwerden

- Langsam zunehmende Schwerhörigkeit (anfangs einseitig)
- Häufig Tinnitus (→ S. 564), seltener Schwindel.

Die Erkrankung

Die Otosklerose beginnt meist auf einem Ohr mit einer langsam zunehmenden Schwerhörigkeit, später sind in etwa 70 % aller Fälle beide Ohren betroffen, jedoch meist unterschiedlich stark. Die Krankheit macht sich am häufigsten zwischen dem 20. und 50. Lebensjahr bemerkbar und betrifft etwa doppelt so viele Frauen wie Männer. Die genauen Krankheitsursachen sind bisher ungeklärt. Als auslösender Faktor wird unter anderem eine örtliche Infektion mit dem Masernvirus diskutiert. Teilweise ist die Krankheit erblich. Des Weiteren rufen hormonelle Umstellungen (z. B. in der Schwangerschaft) eine schubartige Verschlechterung der Otosklerose hervor.

Das macht der Arzt

Der Arzt sichert die Diagnose – nach Inspektion des Trommelfells mit dem Mikroskop – anhand verschiedener Hörprüfungen, die ein charakteristisches Gesamtbild liefern. So zeigt sich z. B. im Tonaudiogramm typischerweise eine gestörte Schallleitung im mittleren bis hohen Frequenzbereich und im Sprachaudiogramm ein eingeschränktes Sprachverständnis. Speziell zum Nachweis einer unbeweglichen Gehörknöchelchenkette dient der ***Gellé-Versuch:*** Der Arzt setzt eine angeschlagene Stimmgabel auf die Schädelmitte und erhöht zugleich mit Hilfe eines Ballons den Druck im Gehörgang des betroffenen Ohrs. Dieser Überdruck schränkt beim Gesunden die Beweglichkeit der Gehörknöchelchen ein, sodass der

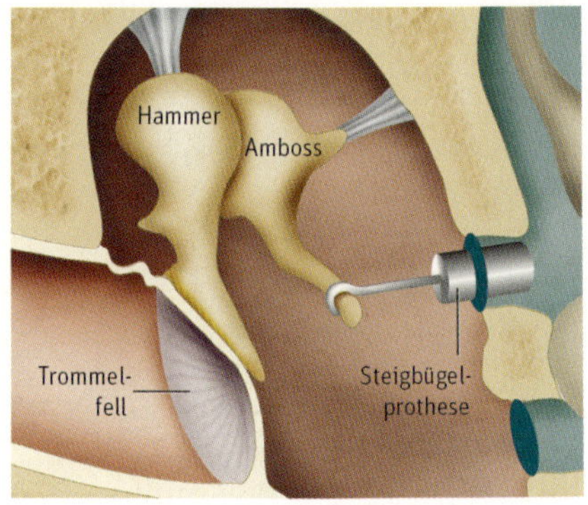

Eine versteifte Gehörknöchelchenkette kann mit einer ***Steigbügelprothese*** *wieder in Gang gebracht werden. Dem Operateur reicht ein kleiner Schnitt im Trommelfell, um ins Mittelohr zu gelangen und dort unter mikroskopischer Vergrößerung zu arbeiten. In 90 % der Fälle gelingt der Eingriff.* [GTV 1614]

Ton leiser wird. Hört der Patient ihn dennoch in unveränderter Stärke, spricht dies für eine versteifte Gehörknöchelchenkette.

Eine ursächliche Behandlung der Otosklerose ist bisher nicht bekannt, die resultierende Schwerhörigkeit kann aber durch eine Operation erfolgreich gemindert werden. Dabei wird der Steigbügel teilweise oder ganz durch eine **Steigbügelprothese** ***(Stapesplastik)*** ersetzt, sodass der Schall wieder weitergeleitet werden kann. Der Eingriff ist unter Lokalanästhesie oder Vollnarkose möglich und bringt üblicherweise einen kurzen Klinikaufenthalt (3–5 Tage) mit sich. Die häufigste Komplikation ist Schwindel, ausgelöst durch ein schlecht sitzendes Implantat. Nach etwa 4–6 Wochen ist die Prothese vollständig eingeheilt und das Hörvermögen bessert sich in der Regel deutlich. Statt der Operation kann auch ein Hörgerät angepasst werden.

Trommelfellverletzung

Häufigkeit: ■■■■□

Trommelfellverletzung ***(traumatische Trommelfellperforation, Trommelfellruptur):*** Verletzung des Trommelfells, meist durch direkte oder indirekte äußere Gewalteinwirkung, selten durch eine Mittelohrentzündung verursacht. Eine Trommelfellverletzung verheilt meistens ohne bleibende Folgen von selbst.

Leitbeschwerden

- Stechende Schmerzen im betroffenen Ohr
- Plötzliche Hörverschlechterung
- Taubheitsgefühl im Ohr
- Eventuell Blutaustritt aus dem Gehörgang
- Eventuell Schwindel und Tinnitus.

Wann zum Arzt

Sofort, wenn sich das Gehör plötzlich verschlechtert oder Schmerzen auftreten

Die Erkrankung

Indirekte Trommelfellverletzungen entstehen meistens durch Druckerhöhungen, z.B. bei einer Ohrfeige, einem Kopfsprung ins Wasser oder dem Abfeuern von Knallkörpern direkt neben dem Ohr. Sie sind häufiger als *direkte Trommelfellverletzungen,* die z.B. durch unsachgemäße Ohrreinigung mit Wattestäbchen entstehen. Bei starker Gewalteinwirkung können auch Mittel- oder Innenohr Schaden nehmen, erkennbar an Schwindel und Gleichgewichtsstörungen, Übelkeit oder einer Gesichtslähmung (→ S. 1135).

Auch ein **Barotrauma** *(Barootitis, Aerootitis)* beim Abstieg während des Tauchens oder bei der Landung eines Flugzeugs kann das Trommelfell beschädigen. Mangelnder Druckausgleich führt zu einem Unterdruck im Mittelohr, wodurch das Trommelfell in das Mittelohr eingesogen wird und schlimmstenfalls reißt. Meistens verhindert in dem Fall ein Erkältungsschnupfen den Druckausgleich.

Die häufigste Komplikation einer Trommelfellverletzung ist eine Infektion des Mittelohrs durch über den Gehörgang eindringende Bakterien (akute Mittelohrentzündung → S. 555). Warnhinweise dafür sind zunehmende Ohrenschmerzen und/oder der Austritt von eitrigem Sekret aus dem Ohr.

Das macht der Arzt

Eine Trommelfellverletzung erkennt der Arzt sofort beim Blick in den Gehörgang, dabei sieht er auch, ob sich bereits eine Mittelohrentzündung entwickelt hat. Zusätzlich erfolgen Hörprüfungen (→ S. 551) und Gleichgewichtsuntersuchungen (→ Das macht der Arzt S. 1155), um das Ausmaß der Hörminderung und eventuelle zusätzliche Schäden in Mittel- oder Innenohr zu beurteilen. Das Trommelfell weist ein hohes Selbstheilungsvermögen auf, kleine Risse schließen sich in aller Regel binnen weniger Tage bis Wochen von selbst.

Wenn es nicht von selbst heilt, deckt der Arzt den Defekt mit einer Folie ab *(Trommelfellschienung)* – häufig kommt es dadurch zum spontanen Verschluss. Wenn die Verletzung nach 2–3 Wochen noch besteht, muss das Trommelfell operativ mit Muskel- oder Knorpelhaut verschlossen werden *(Myringoplastik).* Bei größeren Verletzungen mit Beteiligung der Gehörknöchelchenkette ist der Eingriff aufwendiger, weil dann auch diese Strukturen operativ wiederhergestellt werden müssen *(Tympanoplastik).* Nach der Operation legt der Arzt eine Tamponade in den Gehörgang ein, die Verschmutzungen und Infektionen verhindert.

Selbsthilfe

Das betroffene Ohr muss vor Wasser, Seife und Shampoo geschützt werden. Daher sollte es während der Heilungsphase beim Waschen so weit wie möglich wasserdicht abgeschlossen werden (z.B. mit fettsalbengetränkter und dadurch wasserabweisender Watte).

Abschwellende Nasentropfen verbessern die Belüftung des Mittelohrs und fördern so den Heilungsprozess. Die Anwendung erfolgt wie bei der Selbstbehandlung der akuten Mittelohrentzündung beschrieben (→ S. 555).

Warnhinweis: Ohrentropfen oder -spülungen sind eine Gefahr für das Innenohr und daher bei einem Trommelfellriss verboten.

Vorsorge

In den empfindlichen Gehörgang sollte prinzipiell nichts hineingesteckt werden. Auch Wattestäbchen sind nicht zur Reinigung tieferer Bereiche geeignet. Wenn Sie mit Knallkörpern oder Waffen arbeiten oder an Sprengarbeiten beteiligt sind, sollten Sie den Gehörschutz ernst nehmen.

Stellen Sie vor jedem Tauchgang oder vor Flugreisen sicher, dass der Druckausgleich zwischen Mittelohr und Nasenrachen funktioniert. Eine einfache Möglichkeit, um den Druckausgleich gezielt herbeizuführen, ist das bereits seit dem 17. Jahrhundert bekannte **Valsalva-Manöver:** Schlucken Sie und versuchen Sie dann bei geschlossenem Mund und zugehaltener Nase auszuatmen. Dabei sollte es zu einem Druckausgleich über die Ohrtrompete kommen. Ein intaktes Trommelfell wölbt sich währenddessen nach außen, bei einem Defekt findet der Druckausgleich über den Gehörgang statt. Diese Technik hilft auch bei Unterdruck im Mittelohr, z.B. bei Flügen oder Seilbahnfahrten. Taucher passen sich damit an den Wasserdruck in größeren Tiefen an, um ein Barotrauma zu vermeiden.

Das Valsalva-Manöver kann auch bei Herzrasen (supraventrikuläre Tachykardie → S. 707) hilfreich sein: Da der Druck im Brustraum steigt, strömt weniger venöses Blut in die rechte Herzkammer zurück und die Herzaktion verlangsamt sich.

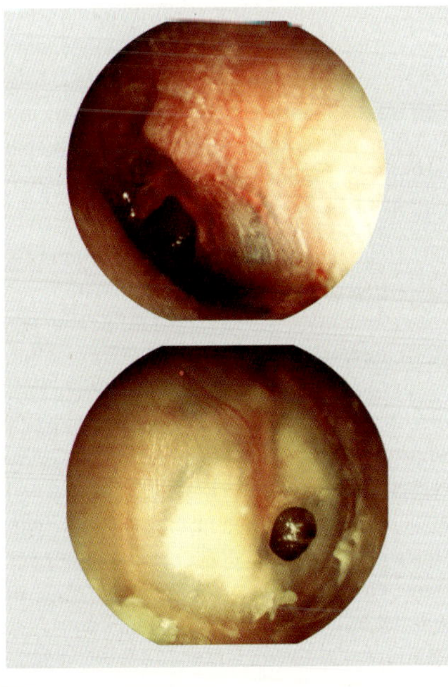

Oben: Frische ***Trommelfellverletzung*** *bei einer 14-Jährigen, die ihr Ohr „mal gründlich sauber machen wollte". Links unten ist ein kleines Loch mit blutigen Rändern zu erkennen, manchmal fließen sogar ein paar Bluttropfen aus dem Ohr heraus.*
Unten: Schließt sich ein ***Loch im Trommelfell*** *nicht wie üblich von selbst, haben Keime ein leichtes Spiel. Sie erhalten direkten Zugang zur Paukenhöhle und können sogar das Innenohr infizieren. Zur Behandlung einer chronischen Mittelohrentzündung muss der Trommelfelldefekt daher in jedem Fall verschlossen werden.* [GRE 1613]

Altersschwerhörigkeit

Häufigkeit: ■■■■■

Altersschwerhörigkeit *(Presbyakusis):* Altersabhängige, aber nicht zwangsläufig auftretende beidseitige Innenohrschwerhörigkeit bei Personen über 50 Jahren. Mit 90 Jahren sind 90 % betroffen. Charakteristischerweise gehen zunächst die hohen Frequenzen verloren. Noch stärker als das Tongehör ist das Sprachverstehen beeinträchtigt, vor allem wenn sich mehrere Personen gleichzeitig unterhalten. Männer sind deutlich häufiger betroffen als Frauen.

Leitbeschwerden

- Probleme beim Sprachverstehen, vor allem bei Hintergrundgeräuschen
- Verstärkte Lärmempfindlichkeit
- Eventuell Tinnitus.

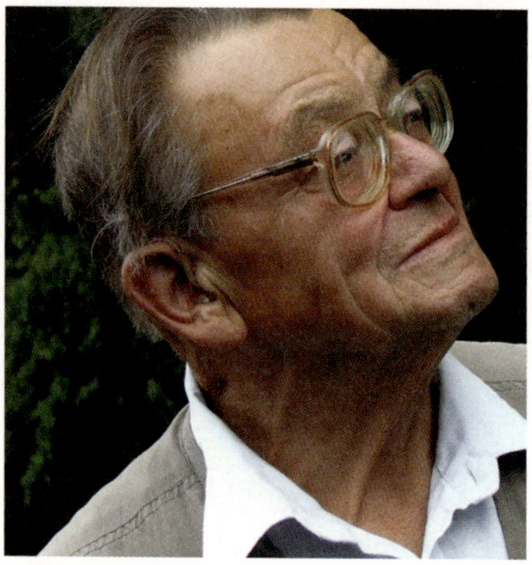

Wenn das Hochtongehör im Alter nachlässt, hören ältere Menschen zwar ihren Gesprächspartner noch laut genug, aber sie verstehen ihn nicht mehr deutlich. Auch wenn sie sich verstärkt auf die Gesprächssituation konzentrieren, können sie nie ganz sicher sein, alles richtig verstanden zu haben und müssen befürchten, unpassende Antworten zu geben. Je anstrengender dann Gespräche werden, desto mehr ziehen sich die Betroffenen zurück. Fachleute schätzen, dass nur jeder sechste ältere Mensch, der von einem Hörgerät profitieren würde, auch entsprechend versorgt ist. [PIX 1616]

Wann zum Arzt

In den nächsten Wochen, wenn das Sprachverstehen nachlässt

Die Erkrankung

Altersschwerhörigkeit entwickelt sich in der Regel allmählich, tritt jedoch wie die Alterssichtigkeit (→ S. 485) längst nicht bei allen Menschen auf. Erste Anzeichen sind bereits im vierten Lebensjahrzehnt möglich. Ab dem fünften Lebensjahrzehnt nimmt das Beschwerdebild deutlich zu. So leidet in der Gruppe der über 65-Jährigen etwa die Hälfte der Männer und ein Viertel der Frauen unter Altersschwerhörigkeit.

Anfangs können die Betroffenen andere Personen im Gespräch schlecht verstehen, besonders bei starken Hintergrundgeräuschen. Des Weiteren kommt es zu einer Abnahme des Schallempfindens, was zuerst die hohen Töne betrifft und später auch die tieferen. Paradoxerweise tritt gleichzeitig eine Lärmüberempfindlichkeit auf („Kind, schrei nicht so, ich bin doch nicht schwerhörig!"), wodurch laute Geräusche und Lärm als äußerst unangenehm empfunden werden. Die Altersschwerhörigkeit verschlechtert sich in aller Regel mit zunehmendem Alter; Ausmaß und zeitlicher Verlauf sind jedoch individuell verschieden und nicht vorhersehbar.

Die Ursachen sind bisher nicht eindeutig geklärt. Vermutet wird eine Kombination verschiedener im Lebensverlauf auftretender körperlicher Veränderungen und äußerer Einflüsse. Dazu gehören normale Alterungsvorgänge des Körpers wie Ablagerungen von Stoffwechselprodukten in Zellen oder Elastizitätsverluste bestimmter Gewebe. Wahrscheinlich spielt auch erbliche Veranlagung eine gewisse Rolle. Hinzu kommt eine lebenslange Anhäufung verschiedener das Gehör schädigender Ereignisse, wie dauerhafte Lärmbelästigung, Genussmittel, Umweltgifte und Mittelohrerkrankungen.

Das macht der Arzt

Der Arzt beurteilt das Ausmaß des eingeschränkten Hörens von Tönen und Sprache anhand verschiedener Hörtests (Tonaudiogramm → S. 551 und Sprachaudiogramm → S. 551). Medikamentöse oder operative Behandlungsmaßnahmen gibt es nicht. In vielen Fällen ist die Versorgung mit einem Hörgerät (→ S. 562) die einzig sinnvolle Behandlung.

IGeL-Hinweis: In der Bundesrepublik beteiligen sich die gesetzlichen Krankenkassen mit einem Festbetrag von derzeit 421,28 Euro an den Kosten eines Hörgeräts für das erste Ohr und 337,02 Euro für das zweite. Für diesen Preis sind jedoch – wenn überhaupt – nur sehr einfache Geräte erhältlich, ein modernes digitales Hörgerät kostet eher 1000–2000 Euro pro Ohr. Nur bei zwingenden medizinischen Indikationen übernehmen die Kassen höhere Kosten. Bei Berufstätigen können öffentliche Einrichtungen wie das Arbeitsamt, die Rentenversicherungsanstalt oder Landeswohlfahrtsverbände das Hörgerät als Arbeitshilfsmittel oder zur Teilnahme am Berufsleben bezuschussen.

Zusätzlich zum Festzuschuss bezahlt die Kasse dem Hörgeräteakustiker, der das Hörgerät anpasst, sechs Jahre lang eine Reparaturpauschale, in der die Anpassung, Beratung und kleinere Instandhaltungsarbeiten enthalten sind.

Innenohrschwerhörigkeit, Gehörlosigkeit und Taubheit

Häufigkeit:

Innenohrschwerhörigkeit ***(Schallempfindungsschwerhörigkeit, cochleäre Schwerhörigkeit):*** Schwerhörigkeit durch gestörte Schallempfindung. Die Ursachen für eine Innenohrschwerhörigkeit sind vielfach ungeklärt, z. B. bei der weit verbreiteten Altersschwerhörigkeit (→ S. 559). Für einige Formen der Innenohrschwerhörigkeit gibt es jedoch bekannte Ursachen, allerdings ist deren exakte Zuordnung für den Arzt nicht immer einfach.

Davon abzugrenzen ist die **Schallleitungsschwerhörigkeit** ***(Mittelohrschwerhörigkeit)*** durch gestörte Schallleitung im äußeren Ohr oder Mittelohr (Diagnose → Abb. S. 553).

Gehörlosigkeit ***(hochgradige Schwerhörigkeit, hochgradige Hörschädigung):*** Weitgehender Verlust des Gehörs. Obwohl 97 % der Gehörlosen noch über Restwahrnehmungen verfügen, die mit einem Hörgerät (→ S. 562) verstärkt werden können, spricht man von Gehörlosigkeit.

Taubheit: Vollständiger Verlust des Gehörs, keinerlei akustische Wahrnehmung mehr.

Leitbeschwerden

- Allmählicher oder rascher Gehörverlust bzw. Fehlen des Gehörs
- Säuglinge reagieren mit 3–6 Monaten nicht auf die Stimme der Mutter, später ist die Sprachentwicklung verzögert.

Die Erkrankung

Hinter dem HNO-ärztlichen Leitbefund „Innenohrschwerhörigkeit" stecken verschiedene Erkrankungen:

- Die *chronische Lärmschwerhörigkeit* gehört zu den häufigsten Formen beidseitiger Innenohrschwerhörigkeit. Auslöser ist eine langfristige Lärmbelastung, z. B. am Arbeitsplatz, aber zunehmend auch bei jüngeren Menschen durch laute Musik (Kopfhörer oder Disco). Entscheidend für das Auftreten einer Lärmschwerhörigkeit sind Lautstärke, Tonfrequenz (hohe Töne sind schädlicher als tiefe), Dauer der Lärmbelastung und persönliche Lärmempfindlichkeit. Zur Vorbeugung ist konsequenter Lärmschutz unerlässlich.
- Ursachen für eine ***traumatische Innenohrschwerhörigkeit*** sind plötzlich eintretende direkte oder indirekte Verletzungen. Zu den direkten Verletzungen gehört z. B. ein Bruch des Felsenbeins (→ S. 550), bei dem auch das darin gelegene Innenohr beschädigt werden kann. Zu indirekten Verletzungen des Innenohrs kommt es z. B. beim ***Knalltrauma,*** das durch eine kurze Schalldruckwelle (z. B. bei einer Explosion) ausgelöst wird, oder beim Barotrauma (→ S. 559), das beim Tauchen oder Fliegen durch erheblichen Unterdruck im Mittelohr zu Schäden am Innenohr führen kann.

- Bei etwa einem von tausend Neugeborenen ist eine vererbte Form von Schwerhörigkeit bereits bei der Geburt vorhanden (z. B. Usher-Syndrom). Weitere Formen der ***angeborenen Innenohrschwerhörigkeit*** entwickeln sich erst in den ersten Lebensjahren. Kindliche Innenohrschäden können aber auch während der Schwangerschaft (z. B. Alkoholmissbrauch oder Rötelnerkrankung der Mutter), während der Geburt (z. B. Zangengeburt) oder nach der Geburt (z. B. schwere Mittelohrentzündung → S. 555) erworben werden ***(frühkindlich erworbene Innenohrschwerhörigkeit).***
- Ursachen für eine ***entzündlich bedingte Innenohrschwerhörigkeit (Labyrinthitis)*** sind Infektionen und andere entzündliche Prozesse des Innenohrs oder seiner Umgebung. Sie können auftreten, wenn Erreger über die Blutbahn zum Innenohr gelangen, z. B. als Folge von Borreliose (→ S. 1094), Mumps (→ S. 408) oder Masern (→ S. 408). Auch eine akute oder chronische Mittelohrentzündung kann das Innenohr schädigen.
- Einige Arzneimittel können bei hoher Dosierung und Langzeitgebrauch ototoxische (ohrschädigende) Nebenwirkungen haben und die Innenohrfunktionen beeinträchtigen ***(toxisch bedingte Innenohrschwerhörigkeit).*** So zerstören Aminoglykosid-Antibiotika (→ S. 1052, z. B. Gentamicin und Streptomycin) die Sinneszellen des Hör- und Gleichgewichtsorgans. Dieser Effekt wird bei der Behandlung der Menière-Krankheit (→ S. 567) sogar therapeutisch genutzt. Auch gewerbliche Gifte (z. B. Nitrobenzolverbindungen in Lösungsmitteln oder Schwermetalle) oder Sucht- und Genussmittel (z. B. Alkohol oder Heroin) sind schädlich für das Innenohr.
- Wenn sich die einseitige Schwerhörigkeit langsam verschlechtert und ein Tinnitus (→ S. 564) auftritt, liegt der Verdacht auf ein **Akustikusneurinom** nahe. Es handelt sich um einen gutartigen Tumor des Gehör- und Gleichgewichtsnervs. Im weiteren Verlauf finden sich unspezifischer Schwindel, Gangunsicherheit, Gesichtsschmerzen und eine einseitige Gesichtslähmung.

Das macht der Arzt

Bei erwachsenen Patienten stellt der HNO-Arzt das Ausmaß der Schwerhörigkeit mit Hilfe von Hörtests (Tonaudiogramm → S. 551 und Sprachaudiogramm → S. 551) fest. In den meisten Fällen ist noch ein Resthörvermögen vorhanden, das mit Hörhilfen verstärkt werden kann. Bei vollständig Ertaubten kommt der Einsatz eines Cochlea-Implantats (→ S. 563) infrage, um dem Betroffenen wieder bzw. erstmals eine auditive Wahrnehmung zu ermöglichen.

Angeborene oder frühkindlich erworbene Formen. Leider wird eine von Geburt an vorliegende Taubheit häufig erst mit zwei Jahren erkannt, nämlich dann, wenn die Sprachentwicklung aus- oder zurückbleibt. Die Grundlagen für den Spracherwerb werden jedoch bereits in den ersten zwölf Monaten gelegt, wenn sich die Nervenbahnen im Gehirn ausbilden – daher ist eine frühe Erkennung wichtig. Einige Bundesländer (leider noch nicht alle) führen deshalb ein flächendeckendes *Hörscreening* von Neugeborenen als Vorsorgeuntersuchung durch. Mit objektiven Messverfahren wie otoakustischen Emissionen (→ S. 551) oder der Hirnstammaudiometrie (→ S. 552) können Ärzte selbst Neugeborene auf Schwerhörigkeit untersuchen, da sie auch ohne Mitarbeit des Patienten funktionieren.

Wird eine Schwerhörigkeit oder Taubheit bei Kleinkindern festgestellt, sollte ein Facharzt für Sprach-, Stimm- und kindliche Hörstörungen die Anpassung der Hörhilfen und die weitere Behandlung übernehmen. Bei einer beidseitigen Taubheit werden heutzutage oft schon vor dem zweiten Geburtstag Cochlea-Implantate (→ S. 563) eingesetzt.

IGeL-Hinweis: Die Kosten von Cochlea-Implantaten übernehmen die Krankenkassen eigentlich komplett. Viele Kliniken haben jedoch ein begrenztes Budget und müssen sich entscheiden, ob sie lieber viele Patienten mit einem oder weniger Patienten mit zwei Implantaten versorgen. Daher erhalten nicht alle Patienten zwei Implantate bzw. nur dann, wenn sie sich besonders darum bemühen.

Grad der Schwerhörigkeit	Entfernung, aus der normal laute Sprache noch verstanden wird	Hörverlust in %	Hörverlust in dB
Geringgradig	mehr als 4 m	10–40 %	20 dB
Mittelgradig	1–4 m	40–60 %	40 dB
Hochgradig	0,25–1 m	60–80 %	60 dB
An Taubheit grenzend	weniger als 25 cm	80–95 %	80 dB

Je nach Stärke des Hörverlusts werden verschiedene **Grade der Schwerhörigkeit** *unterschieden. Die Grenzen zwischen den Begriffen Schwerhörigkeit, Gehörlosigkeit und Taubheit sind jedoch fließend.*

Aktuell: www.gesundheit-heute.de/16x02

- **www.schwerhoerigen-netz.de** – Deutscher Schwerhörigenbund e. V., Berlin: Enthält einen guten und sehr ausführlichen Ratgeber (auch als CD bestellbar) sowie Adressen von Selbsthilfegruppen in ganz Deutschland.
- **www.dcig.de** – Deutsche Cochlea Implant Gesellschaft e. V., Illertissen: Mit Adressen von Selbsthilfegruppen und spezialisierten Kliniken. Die Verbandszeitschrift „Die Schnecke" findet sich auch komplett online unter **www.schnecke-ci.de**.
- O. Fritsche; K. Kestner: **Diagnose hörgeschädigt.** Was Eltern hörgeschädigter Kinder wissen sollten. Karin Kestner Verlag, 2006. Empfohlen vom Bundesverband Deutscher Hörgeschädigtenpädagogen.
- K.-F. und H. Hamann: **Schwerhörigkeit und Hörgeräte.** Zuckschwerdt, 2005. Behandelt die Anatomie des Ohrs, die Diagnose und Behandlung von Krankheiten, die zur Schwerhörigkeit führen, und die Versorgung mit Hörgeräten auf rund 100 Seiten – geht jedoch nicht sehr in die Tiefe.

Hörsturz

Häufigkeit:

Hörsturz: Ohne erkennbare Ursache plötzlich auftretende, in der Regel einseitige Innenohrschwerhörigkeit unterschiedlichen Schweregrads bis hin zur Ertaubung.

Der Hörsturz ist die häufigste Funktionsstörung des Innenohrs. Er kann sowohl den tiefen oder den mittleren bis hohen Frequenzbereich als auch das Gleichgewichtsorgan betreffen. Schätzungen zufolge erleidet in Deutschland etwa eine Viertelmillion Menschen pro Jahr einen Hörsturz, die meisten von ihnen im Alter zwischen 40 und 60 Jahren. Frauen und Männer sind gleich häufig betroffen, etwa 30 % der Patienten erleiden Rückfälle.

Meist lässt sich die Hörfähigkeit wiederherstellen. Besonders günstig ist die Prognose bei einer isolierten Hörminderung im Tief- oder Mittelfrequenzbereich und bei leichteren Hörverlusten – je stärker und höherfrequent der Hörverlust, desto schlechter ist die Prognose.

(!) Ein Hörsturz ist ein so genannter Eilfall, aber kein Notfall. Ein Hörsturz sollte jedoch *innerhalb von 24–48 Stunden* von einem Arzt begutachtet und gegebenenfalls behandelt werden – am besten in einer HNO-Klinik. Danach sinken die Heilungschancen.

Leitbeschwerden

- Plötzlich auftretende Schwerhörigkeit
- Tinnitus
- Oft Schwindel
- Druck und Wattegefühl im Ohr, taube Haut in der Umgebung des Ohrs.

Hightech auf kleinstem Raum: Hörgeräte

Nach aktuellen Untersuchungen sind 18 % der Deutschen schwerhörig – Tendenz steigend. Obwohl Hörschäden weit verbreitet sind, gestehen sich viele Betroffene nur ungern ihre Hörprobleme ein und lassen sich aus Angst vor negativen Reaktionen aus dem Umfeld erst spät behandeln. Dabei ermöglichen moderne Hörgeräte bereits nach wenigen Monaten Eingewöhnungszeit eine deutlich bessere Verständigung. Und mittlerweile sind sie oft so klein und unauffällig, dass sie kaum noch stören.

Typische Bauformen von Hörgeräten

Es gibt verschiedene Typen von **Hörgeräten,** die alle nach demselben Prinzip funktionieren: Mikrofone empfangen den Schall aus der Umgebung, verstärken ihn pegel- und frequenzabhängig und leiten ihn über einen Lautsprecher an das Ohr weiter. Digitale Hörgeräte verfügen oft über eine Vielzahl von Funktionen, die z. B. das Telefonieren erleichtern oder die Eigengeräusche des Körpers wie Kauen, Schlucken oder Sprechen ausfiltern. Teilweise haben sie spezielle Sprach- und Situationserkennungsprogramme, unterdrücken Rückkopplungen und Mikrofonrauschen, sind fernbedienbar und kompatibel für unterschiedlichstes Zubehör. Den nötigen Strom erhält das Hörgerät über Knopfzellen; sie halten je nach Verbrauch 1–4 Wochen.

Bei **Hinter-dem-Ohr-Geräten** *(HdO-Geräten)* sitzt das eigentliche Hörgerät hinter dem Ohr und ist über einen Schallschlauch mit einem **Ohrpassstück** *(Otoplastik)* verbunden, das in das Ohr eingesetzt wird. Sie bieten die vielfältigsten Möglichkeiten, Hörschäden zu versorgen. Moderne Varianten besitzen eine Kombination aus mehreren Mikrofonen und können so die gewünschte Geräuschquelle (z. B. Sprache von vorne) gezielt verstärken und nicht erwünschte Geräusche (z. B. die Musik von hinten) reduzieren.

Bei HdO-Geräten liegen die Mikrofone (hinter dem Ohr) und der Lautsprecher (nahe des Trommelfells) weit auseinander. Dieser große Abstand ermöglicht eine hohe Verstärkung, mit der sich auch eine starke Schwerhörigkeit korrigieren lässt. Sitzen Mikrofon und Lautsprecher zu nahe beieinander, gibt es schnell störende Rückkopplungen. Ein weiterer baubedingter Vorteil ist, dass das Ohrpassstück nicht den kompletten Gehörgang ausfüllen muss.

Ein durchgängiges Ohrpassstück reflektiert dagegen den vom Körper selbst erzeugten Schall und erzeugt so einen dumpfen Klang. Bei leichter Schwerhörigkeit kann bei HdO-Geräten jedoch ein Stück frei bleiben (z. B. durch eine Bohrung), sodass ein Druckausgleich möglich wird und ein natürlicheres Hörgefühl entsteht. HdO-Geräte lassen sich zudem einfach reinigen und sind sehr robust – sie können z. B. schon kurz nach dem Duschen ins Ohr eingesetzt werden, auch wenn der Gehörgang noch nicht ganz trocken ist. HdO-Geräte erfordern allerdings etwas Übung beim Telefonieren, da das Mikrofon hinter dem Ohr sitzt.

Heute werden vielfach so genannte ***Mini-HdO-Geräte*** mit einer extrem kleinen Schlauchhalterung und einem offenen Ohrpassstück eingesetzt.

Im-Ohr-Geräte *(IO-Geräte)* sitzen vollständig im Ohr und lassen sich leicht einsetzen bzw. wieder herausnehmen. Die nötige Elektronik sitzt in einem individuell angepassten Gehäuse, das in den Gehörgang gesteckt wird. Da das Mikrofon im Gehörgang sitzt, nutzen IO-Geräte die Form der Ohrmuschel für ein natürliches Richtungshören. IO-Geräte sind sehr unauffällig und eignen sich gut für Brillenträger, da der Platz hinter den Ohren frei bleibt. Ihre geringe Größe bringt jedoch auch Nachteile mit sich: In den kleinen Gehäusen hat nur eine kleine Batterie Platz, sodass auf manche Funktionen verzichtet werden muss. Außerdem sind die winzigen Mikrofon-, Hörer- und Belüftungsöffnungen schwierig zu reinigen und reagieren empfindlich auf Feuchtigkeit.

Eine Kombination aus Seh- und Hörhilfe sind die so genannten **Hörbrillen,** an deren Brillenbügel Hörgeräte montiert sind.

Andere Formen von Hörhilfen

Wenn das äußere Ohr bzw. der Gehörgang fehlgebildet ist, kann das Hörgerät oft nicht über ein Ohrpassstück befestigt werden. Sofern vor allem die Luftleitung gestört ist, helfen Hörgeräte, welche die Knochenleitung verstärken. Diese Hörhilfen geben den Schall in Form von Schwingungen über den knöchernen Warzenfortsatz (→ S. 550) an das Innenohr weiter. Diese Geräte heißen **Knochenleitungshörgeräte** *(KL-Geräte).*

Häufig werden Knochenleitungshörgeräte an Hörbrillen befestigt; vom Brillenbügel aus übertragen sie Vibrationen auf den Warzenfortsatz hinter dem Ohr und versetzen so über den Schädelknochen das gesamte Mittel- und Innenohr in Schwingungen. Knochenleitungshörgeräte können auch mit einer Titanschraube direkt am Knochen befestigt werden.

Zeigen gewöhnliche Hörgeräte keinen Erfolg, können Knochenleitungshörgeräte auch implantiert werden. **Implantierbare Hörgeräte** *(Mittelohrimplantat)* wie die Vibrant Soundbridge® bestehen aus einem inneren Teil, der in den Warzenfortsatz eingebaut wird, und einem äußeren Teil, der außen hinter dem Ohr getragen wird. Das Mikrofon und die Elektronik sitzen im äußeren Teil. Er wird durch einen unter die Haut implantierten Magneten gehalten oder kann auf eine Titanverankerung gesteckt werden. Der innere Teil empfängt das Signal direkt unter der Haut

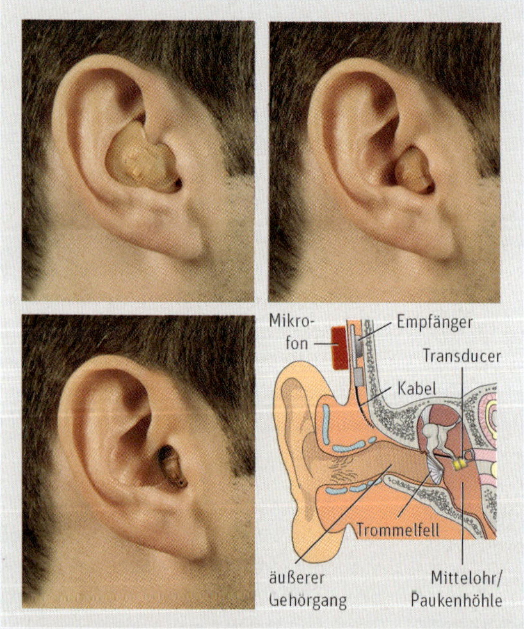

Moderne Hörgeräte werden immer kleiner, oft bieten Hersteller dasselbe Modell in verschiedenen Ausführungen und Größen an. Während das **„In-The-Ear"-Gerät** *(oben links) die gesamte Ohrmuschel ausfüllt, schließt das* **„In-The-Canal"-Gerät** *(oben rechts) mit dem Gehörgang ab und ist kaum noch zu sehen. Noch winziger ist das* **„Complete-In-Canal"-Gerät** *(unten links). Schemazeichnung eines implantierbaren Hörgeräts (Mittelohrimplantat → Sondertext).* [PHK,GTV 1617]

und leitet es über ein Kabel an den Signalgeber weiter, der die Gehörknöchelchenkette direkt bewegt (z. B. am Amboss ansetzend).

Anpassung des Hörgeräts

Die Auswahl des geeigneten Geräts richtet sich nach dem individuellen Hörbefund und den Wünschen des Patienten. Die Verordnung des Hörgeräts erfolgt durch den HNO-Arzt, anschließend übernimmt in der Regel ein Hörgeräteakustiker seine Anpassung. Die Anpassung und das Training mit dem neuen Hörgerät dauern etwa 3–4 Monate.

Ton- und Sprachaudiogramm liefern lediglich eine Empfehlung für die Auswahl des Hörgerätetyps und dessen Einstellung. So lassen sich grobe Richtwerte für die Anpassung von Frequenzen (Tonhöhen) und Dynamik (Lautstärke) ableiten, die dann an das subjektive Hörempfinden des Betroffenen angepasst werden. Dazu spielt der Arzt oder Hörgeräteakustiker dem Hörgeräteträger Klangbeispiele aus dem alltäglichen Leben vor und lässt ihn diese bewerten, bis er die Lautstärke, Klangfarbe, Sprachverständlichkeit und Störgeräusche als angenehm empfindet.

Für Kinder eignen sich ausschließlich HdO-Geräte, da ihre Ohrmuschel noch wächst und die Ohrpassstücke leichter „mitwachsen".

Cochlea-Implantate – Hilfe für Taube

Ein Sonderfall unter den Hörhilfen ist das **Cochlea-Implantat** *(CI-System)*, das sogar Tauben eine auditive Wahrnehmung ermöglicht, sofern ihr Hörnerv funktioniert. Es umgeht das geschädigte Innenohr und leitet die Höreindrücke als elektrische Impulse direkt an den Hörnerv (→ S. 550) weiter.

Das CI-System besteht aus einem inneren und einem äußeren Teil. Während einer Operation unter Vollnarkose implantiert der Arzt eine Empfangspule und einen Magneten in eine ausgefräste Mulde im Schädelknochen und führt von dort aus Elektroden in die Gehörschnecke ein. Das ist der innere Teil. Der äußere Teil besteht aus einem Mikrofon, einem Signalprozessor, der die Sprache in elektrische Impulse umwandelt und einer Sendespule. Er wird bei modernen CI-Systemen wie ein normales Hörgerät hinter dem Ohr getragen und durch den Magneten gehalten. Manche CI-Systeme verfügen über ein separates Gehäuse für den Signalprozessor, das am Gürtel getragen wird.

Die mit einem Cochlea-Implantat übermittelten Höreindrücke unterscheiden sich stark von den Sinneseindrücken eines normal Hörenden; sie sind durch die Anzahl der Elektroden stark limitiert. In speziellen Rehabilitationszentren muss deshalb geübt werden, Geräusche und Sprache wiederzuerkennen. Nach einigen Monaten Rehabilitationsbehandlung gelingt das meist so weit, dass Sprache wieder verstanden wird.

Manche Patienten erhalten nur auf einer Seite ein Implantat, manche auch beidseits. Mit zwei Implantaten gelingen das Sprachverständnis in unruhigen Situationen und das Richtungshören in der Regel besser. Der Erfolg hängt auch von der Ertaubungsdauer, der Sprachkompetenz, dem Zustand der Hörnerven und von der Motivation zum Erlernen der ungewohnten Höreindrücke (bzw. für Sprachlaute überhaupt) ab. Besonders erfolgreich verläuft die Behandlung daher bei Erwachsenen, die erst kürzlich ertaubt sind und zeitnah mit Cochlea-Implantaten versorgt wurden. Gehörlos geborene Erwachsene profitieren kaum von einer Implantatversorgung.

Inwieweit taube Kleinkinder mit Cochlea-Implantaten versorgt werden sollten, ist jedoch umstritten. Der Erfolg ist am größten, wenn sie in den ersten zwei Lebensjahren implantiert werden. Aus medizinischer Sicht ist dies das Beste. Sind die Eltern selbst gehörlos, fürchten sie jedoch oft, dass die Gebärdensprache und ihre eigene Gehörlosenkultur durch die Konzentration auf die Lautsprache an den Rand gedrängt werden. Daher wachsen diese Kinder oft bilingual auf, d. h. erlernen zuerst die Gebärdensprache und später die Lautsprache. Oft erhalten sie daher auch erst später Cochlea-Implantate.

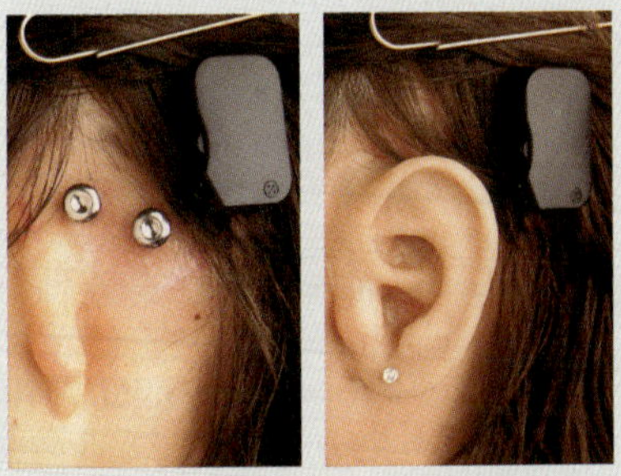

Bei dieser jungen Frau sind äußeres Ohr und Gehörgang fehlgebildet. Über Titanschrauben im Knochen können sowohl eine Ohrprothese als auch der äußere Teil einer Hörhilfe befestigt werden. [GTV 1618]

Wann zum Arzt

Innerhalb der ersten zwei Tage, wenn der Verdacht auf Hörsturz vorliegt

Die Erkrankung

Im Gegensatz zur allmählichen Entwicklung der Altersschwerhörigkeit (→ S. 559) ist der Hörsturz ein plötzliches Ereignis, bei dem die Hörverschlechterung oder sogar Ertaubung binnen Sekunden bis Stunden eintritt. Fast immer ist nur ein Ohr betroffen. Die Hörverschlechterung betrifft häufig die hohen Töne *(Hochtonverlust)*. Dem eigentlichen Hörverlust geht oft ein Druck- oder Wattegefühl im Ohr voraus. Ist das Gleichgewichtsorgan mitbetroffen, besteht auch Drehschwindel (→ Tab. S. 23). Fast immer treten beim Hörsturz auch Ohrgeräusche (Tinnitus → S. 564) auf. Untypisch sind dagegen Ohrenschmerzen.

Als Ursache für einen Hörsturz werden Durchblutungsstörungen im Innenohr angenommen, bedingt durch eine Verengung der Blutgefäße und/oder eine geminderte Fließfähigkeit des Bluts. Dies würde auch erklären, warum die Heilungschancen bei älteren Menschen oder Diabetikern (→ S. 758) in der Regel schlechter sind, da diese Personengruppen häufig unter Durchblutungsstörungen leiden. Auffällig ist, dass chronischer Stress das Auftreten eines Hörsturzes fördert. Entsprechend trifft der Hörsturz oft besonders aktive Menschen, die dazu neigen, sich und ihren Körper bis an die Grenzen zu fordern. Der konkrete psychosomatische Zusammenhang liegt aber noch im Dunkeln. Fast immer erholt sich die Hörfunktion des betroffenen Ohrs, nur in 25 % der Fälle bleibt ein Hörschaden zurück. Als ungebetener Gast bleibt aber in 50 % der Fälle ein Tinnitus zurück, der die Lebensqualität stark beeinträchtigen kann (→ S. 564).

Rückfälle haben eine wesentlich schlechtere Prognose.

Das macht der Arzt

Die Untersuchung beginnt mit einer Inspektion des Gehörgangs, um einen Ohrenschmalzpfropf auszuschließen. Anschließend bestimmt der Arzt den Hörverlust mit einem Tonaudiogramm (→ S. 551). Dies wird nach 8 und 14 Tagen wiederholt, um die Erholung der Hörfunktion zu dokumentieren.

Das größte Problem bei der Hörsturzbehandlung ist, dass sich die Ursache der Erkrankung oft nicht eindeutig klären lässt. Bei mindestens 75 % der Patienten verbessern sich die Beschwerden spontan innerhalb von wenigen Stunden bis maximal 14 Tagen – die Datenlage ist hier jedoch nicht eindeutig. Diese hohe

Spontanheilungsrate macht die evidenzbasierte (beweisgesicherte) Therapieentscheidung schwierig. Die Deutsche Gesellschaft für HNO-Heilkunde empfiehlt derzeit eine Behandlung mit Kortison und durchblutungsfördernden Medikamenten (Ginkgo biloba oder Pentoxifyllin, z. B. in Trental®). Das Kortison soll eventuell vorhandene Schwellungen oder Entzündungen abklingen lassen; es wird über 10–15 Tage in abnehmender Dosierung eingenommen.

Von den früher üblichen und teilweise immer noch eingesetzten Infusionen mit durchblutungsfördernder Hydroxyäthylstärke (z. B. HAES®) wird überwiegend abgeraten, da der Nutzen nicht gesichert ist und unter anderem monatelanger Juckreiz als Langzeitnebenwirkung drohen.

Selbsthilfe

Wie ein Hörsturz genau funktioniert, hat die Wissenschaft noch nicht verstanden, aber fast immer sind die Betroffenen – bildhaft gesprochen – mit Vollgas durchs Leben gefahren und auf einmal hat der für sie empfindlichste Teil des Gehirns seinen Dienst verweigert. Entscheidend ist, damit richtig umzugehen, und das heißt konkret die Wiederherstellung der Innenohrfunktion zu unterstützen, die Ausbildung eines Tinnitus zu unterbinden und Rückfälle zu verhindern.

Wiederherstellen der Hörfunktion. Auch wenn Sie sich in den ersten Tagen nach dem Hörsturz nach unbedingter Ruhe sehnen, ist Stille eher ungünstig für das Ohr, denn sie fokussiert die Aufmerksamkeit des Gehirns auf die selbsterzeugten Signale (das Grundrauschen) und fördert somit einen späteren Tinnitus.

Lärmquellen abstellen. Auf der anderen Seite sollten Sie aber Lärmbelästigungen strikt meiden. Dies ist dann ein Problem, wenn Sie z. B. Kleinkinder zu versorgen haben, die auf dem Wickeltisch schreiend die Lärmspitzen eines Presslufthammers erreichen. Seien Sie hier konsequent und sorgen Sie für eine Aushilfe. Ersatzweise schaffen *Lärmstöpsel* (wie Oropax®), die es in jeder Apotheke gibt, vorübergehende Abhilfe. Zum Telefonieren sollten Sie das gesunde Ohr benutzen oder ein Headset mit Kopfhörer anschaffen, womit Sie eine einseitige Belastung des kranken Ohrs ebenfalls vermeiden. Und wenn es ansonsten ruhig ist, z. B. in der häuslichen Umgebung, ist leise Musik eine gute Sache. Manche Autoren empfehlen sogar bestimmte Komponisten wie z. B. Mozart, wobei man sich durchaus an persönlichen Vorlieben orientieren darf.

Neu hören lernen. Wenn Ihr Hörsturz ausgeprägt war, verändern sich die Signale, die das betroffene Innenohr Richtung Gehirn sendet, auf Dauer. Das können Sie leicht überprüfen, indem Sie den Telefonhörer während eines Telefonats abwechselnd an das gesunde und an das geschädigte Ohr halten – Sie werden merken, dass sich die Stimme am anderen Ende der Leitung unterschiedlich anhört. Damit hängt zusammen, dass sich möglicherweise Ihr räumliches Hören – also die Fähigkeit, eine Stimme zu orten, aber auch störende Geräusche (etwa telefonierende Kollegen im Büro) auszublenden – verschlechtert hat. Auch hier regeneriert sich das Ohr oder besser gesagt das Gehirn wieder, aber das dauert viel länger als die Rückkehr der reinen Hörleistung, nämlich 6–18 Monate. In diesen Monaten sollten Sie Ihre Ohren konsequent schützen. Wann Sie es genau schützen müssen, finden Sie selbst am besten heraus, indem Sie darauf achten, nach welchen „Stressoren", wie die Ärzte sagen, Ihr Tinnitus stärker oder Ihre Lärmtoleranz noch geringer wird.

Tinnitus bekämpfen. Wenn Sie Ohrklingeln haben und es eventuell schon vor dem Hörsturz hatten (was ein schlechtes Zeichen ist), müssen Sie das sehr ernst nehmen. Aber eben nicht, indem Sie sich darauf konzentrieren, sondern indem Sie lernen, es wie ein lästiges Insekt zu ignorieren (wie das geht, ist bei der Selbsthilfe zum Thema Tinnitus erklärt → S. 564).

Nicht bagatellisieren. Hörstürze werden von vielen verniedlicht, selbst Ärzte tendieren dazu, nach ein oder zwei Wochen zur Rückkehr an den Arbeitsplatz, ins Büro oder zur Familie zu raten. Aus Sicht der Betroffenen ist das nicht ungefährlich: Ähnlich wie nach einem Herzinfarkt brauchen Sie auch nach einem Hörsturz Zeit, um Ihr Leben zu reorganisieren. Zeit für sich, die Prioritäten im Leben zu überdenken, aber auch Zeit fürs Gehirn und das betroffene Ohr, das richtige Hören wieder zu lernen. Lassen Sie sich krankschreiben und sorgen Sie am Arbeitsplatz (oder zu Hause) für mindestens vier Monate für Entlastung. Am besten ist es, wenn Sie dies mit dem Arbeitgeber offen besprechen.

Rückfälle verhindern. Ein knappes Drittel der Betroffenen erleidet wiederholt Hörstürze, entsprechend wichtig ist die konsequente Vorbeugung. An erster Stelle steht das Ausschalten aller bekannten Risikofaktoren für Durchblutungsstörungen. Deshalb sollte jeder, der unter Bluthochdruck (→ S. 722) und/oder erhöhtem Cholesterinspiegel (→ S. 767, Werte → S. 1318) leidet, die von seinem Arzt empfohlenen medikamentösen und nicht medikamentösen Maßnahmen einhalten. Außerdem sollten Sie auf Rauchen und übermäßigen Alkoholgenuss verzichten und versuchen, Stress abzubauen. Auch regelmäßiger moderater Ausdauersport wie Joggen, Radfahren und Nordic Walking ist empfehlenswert.

Komplementärmedizin

Akupunktur (→ S. 1249) und Homöopathie (→ S. 1251) können eine Option sein, wenn wiederholt Hörstürze auftreten, als Akuttherapie können sie nach derzeitigem Erkenntnisstand jedoch nicht empfohlen werden.

i Aktuell: www.gesundheit-heute.de/16x03

- **www.tinnitus-liga.de/sturz.htm** – Deutsche Tinnitusliga e. V., Wuppertal: Adressen von Selbsthilfegruppen und ausführliche Hintergrundinfos zu Tinnitus und Hörsturz.
- E. Biesinger; K. V. Greimel: **Hörsturz und Tinnitus.** Schnell verstehen und sofort richtig behandeln. Trias, 2003. Fasst auf ~ 100 Seiten alles Wissenswerte zu den medizinischen Hintergründen und den verschiedenen Behandlungsansätzen zusammen.
- R.-G. Klomsdorff: **Hörsturz – und danach?** Asanger, 2004. Ratgeber für Betroffene und Fachleute.

Tinnitus

Häufigkeit: ■■■■■

Tinnitus *(Ohrgeräusch, Ohrklingeln)*: Wahrnehmung von Geräuschen ohne Schallquelle. Immerhin ein Drittel der Erwachsenen in den Industrieländern haben zu irgendeinem Zeitpunkt ihres Lebens mindestens einmal eine tage- bis wochenlange Phase eines *akuten Tinnitus* – Ohrgeräusche sind also praktisch eine Volkskrankheit. Bei 3 Millionen Patienten sind sie in einen *chronischen Tinnitus* übergegangen. Viele Betroffene fühlen sich in ihrer Lebensqualität deutlich eingeschränkt, 400 000 Menschen in Deutschland sind durch Ohrgeräusche derart belastet, dass sie unter Schlafstörungen, Depressionen und Angstzuständen leiden.

Leitbeschwerden

- Auftreten von Geräuschen unterschiedlicher Klangqualität: am häufigsten hochfrequentes Pfeifen, Rauschen oder Summen; seltener Zischen, Piepsen, Sausen oder Brummen
- Häufig gleichzeitig Schwerhörigkeit
- Vor allem in der Stille (z. B. nachts) wahrnehmbar.

Die Erkrankung

Tinnitus ist eigentlich keine Erkrankung, sondern nur ein Symptom, das von vielen verschiedenen Grunderkrankungen ausgelöst werden kann. Häufig liegt eine Funktionsstörung im Hörsystem zugrunde, ein Anzeichen dafür ist ein gleichzeitiger Hörverlust. Mögliche Ursachen sind neben dauerhafter und akuter Lärmeinwirkung (laute Musik, aber auch Knalltraumata), ein Hörsturz (→ S. 561) und andere Erkrankungen des Mittel- oder Innenohrs. Auch Erkrankungen der Halswirbelsäule, Störungen des Kaumuskelsystems und generell Stoffwechsel- sowie Herz-Kreislauf-Erkrankungen können einen Tinnitus auslösen und unterhalten. In etwa 70 % klingt der Tinnitus innerhalb von zwei Monaten ab. Die Symptomatik verschwindet also von selbst wieder, auch ohne Therapie. Von daher ist zwar die Besorgnis der Betroffenen über das plötzliche Geräusch oder den Ton gut zu verstehen, aber von medizinischer Seite handelt es sich in seltenen Fällen um eine schlimme Erkrankung.

Betroffene schildern oft, dass Tinnitus im zeitlichen und ursächlichen Zusammenhang mit seelischen, aber auch körperlichen Belastungen auftritt. Auch seine Tonhöhe und Intensität verändern sich oft mit dem Stressniveau: Gibt es im Alltag eine Belastungsspitze, wird der Tinnitus hochfrequent und laut. Stehen Urlaub und Entspannung an, so klingt er tiefer und wird leiser. Häufig wird sogar ein einzelnes traumatisches Ereignis als Auslöser beschrieben. Angstzustände und depressive Verstimmungen können die Symptomatik weiter verstärken. Schließlich können gelegentlich auch bestimmte Medikamente Ohrgeräusche auslösen (z. B. Acetylsalicylsäure → S. 740, Diuretika → S. 784, Chinin → S. 1056 oder Aminoglykosid-Antibiotika → S. 1052). Chininhaltigen Erfrischungsgetränken schreibt man ebenfalls eine Tinnitus auslösende Wirkung zu.

Bei vielen Ohrgeräuschen lassen sich jedoch keine Schäden am Ohr nachweisen. Das legt den Schluss nahe, dass Tinnitus in Regionen entsteht, die an der Geräuschweiterleitung und -verarbeitung beteiligt sind.

Tritt ein Tinnitus zusammen mit einer sich zunehmend einseitig verschlechternden Hörfähigkeit auf, muss der Arzt an ein Akustikusneurinom (→ S. 561) denken. Der Tinnitus schwindet mit zunehmender Ertaubung.

Das macht der Arzt

Die Tinnitusbehandlung ist so vielfältig wie die möglichen Ursachen, und die Diagnose ist teilweise sehr komplex, da viele Grunderkrankungen infrage kommen. In der Regel werden Hörprüfungen (→ S. 551) durchgeführt, um etwaige Einschränkungen des Hörvermögens genau zu erfassen. Zudem gibt das Gespräch mit dem Patienten wichtige Hinweise über mögliche Auslöser wie Stress oder Lärm. Anschließend können Untersuchungen des Herz-Kreislauf-Systems, des Stoffwechsels oder der Halswirbelsäule hinzukommen.

Die Behandlung ist stark vom Einzelfall abhängig und erfordert vom Arzt eine sorgfältige Prüfung der verschiedenen Therapieoptionen. Die Spontanheilung, d. h. die Rückbildung sämtlicher Symptome ohne Therapie, liegt bei 70 %. Eine klare, eindeutig wirksame Behandlung existiert bisher nicht – aufgrund der hohen Spontanheilungsrate lässt sich die Wirksamkeit einzelner Verfahren nur schlecht belegen.

Akuter Tinnitus. Folgende Standardverfahren können beim akuten Tinnitus sowohl gleichzeitig als auch aufeinanderfolgend eingesetzt werden. Sie führen in der Mehrzahl der Fälle zu einer Verbesserung, häufig zum völligen Verschwinden des Ohrgeräuschs:

- Viele Patienten durchlaufen zunächst eine ambulante Infusionstherapie für etwa 5–10 Tage jeweils 2–4 Stunden pro Tag. Sie soll die Durchblutung des Innenohrs verbessern, Durchblutungsstörungen beseitigen und die Heilung beschleunigen. Eingesetzt werden durchblutungsfördernde Wirkstoffe wie Pentoxifyllin (z. B. Trental®) oder Hydroxyäthylstärke (z. B. HAES®) sowie Lidocain – letzteres blockiert die Weiterleitung von Nervenimpulsen und sorgt dafür, dass sich die Sinneszellen erholen können. Bei starken Hörverlusten über alle Frequenzen und beim Einsatz von Lidocain erfolgt die Behandlung stationär. Denn zum einen sind längere Infusionsdauern nötig, zum anderen werden die Patienten beobachtet, denn Lidocain kann die Erregungsweiterleitung im Herz stören.
- Um Ursachen wie Entzündungen oder Schwellungen zu behandeln, bietet sich eine 10- bis 15-tägige Behandlung mit Kortison in absteigender Dosierung an, beginnend z. B. als hoch dosierte Spritze oder Infusion, dann ab dem 3.–5. Tag in Tablettenform.
- Bei Problemen der Halswirbelsäule hilft eine manualmedizinische Untersuchung und Behandlung (z. B. beim Orthopäden oder beim Chiropraktiker).
- Beim akuten Tinnitus wird eine **hyperbare Sauerstofftherapie** in der Druckkammer empfohlen. Innerhalb der ersten neun Wochen sind die Erfolge am deutlichsten: 15 % der akuten Tinnituspatienten erleben eine Verbesserung, 70 % bleiben unverändert und 15 % werden schlechter. Die Kosten werden von den Krankenversicherungen normalerweise nicht übernommen.

Begleitend erfolgt immer, wenn möglich, eine Behandlung der Grunderkrankung.

Chronischer Tinnitus. Beim chronischen Tinnitus ist das primäre Therapieziel die Linderung der Symptome, da eine vollständige Beseitigung des Ohrgeräuschs nur selten möglich ist. Neben zahlreichen Selbsthilfemaßnahmen stehen folgende Behandlungsmöglichkeiten zur Verfügung:

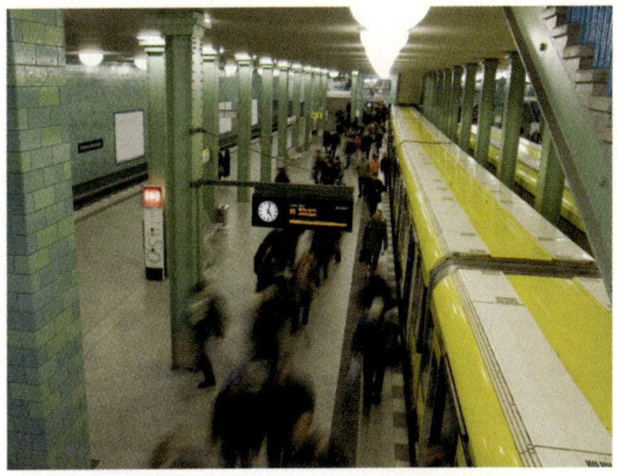

Viele Tinnitusbetroffene werden lärmempfindlich oder entwickeln sogar eine richtige Lärmphobie und meiden laute Umgebungen wie Bahnhöfe oder gut gefüllte Kneipen so weit es nur geht. Das ist im Prinzip eine sinnvolle Reaktion, weil Lärmspitzen, selbst von nur wenigen Minuten, den Tinnitus für viele Stunden verstärken. Vermieden werden sollte aber der Rückzug aus dem sozialen Leben – weshalb Lärmschutzstöpsel die Alternative sind, um das Ohr zu schützen, wenn es nicht anders geht. [ISP 1619]

- Akustische Überdeckung des störenden Ohrgeräuschs durch einen **Tinnitusmasker.** Dieses Gerät sieht aus wie ein Hörgerät. Durch ein fest definiertes Rauschen, das ein Hörgeräteakustiker einstellt, nimmt der Patient seinen eigenen Tinnitus nicht mehr wahr. Es hilft durchaus – wenn man es vorübergehend nicht mehr benutzt, treten die Ohrgeräusche jedoch umso störender auf. Der Tinnitusmasker kann auch nachts getragen werden.
- Im Rahmen einer **Tinnitus-Retrainingstherapie** sollen das Ohr und das Gehirn (wieder) lernen, störende Geräusche auszufiltern. Dazu wird ein **Tinnitusnoiser** eingesetzt, der ein zweites Rauschen erzeugt, das den Tinnitus aber nicht überdeckt. Wenn sich der Patient auf das neue Geräusch konzentrieren kann, lernt er zugleich, die eigenen dauerhaften Ohrgeräusche auszublenden bzw. nicht mehr als störend wahrzunehmen. Diese Behandlung dauert mehrere Monate und beinhaltet eine intensive psychologische Beratung. Obwohl das Tinnitus-Retraining gute Erfolge zeigt, übernehmen es die gesetzlichen Krankenkassen nicht als Regelleistung – ob und welche Kosten sie im Einzelfall erstatten, sollte daher vor Behandlungsbeginn geklärt werden.
- Hyperbare Sauerstofftherapie. Wenn sich der Tinnitus hartnäckig hält, ist die *Druckkammer* einen Versuch wert. Es gibt zwar

wenig Daten zu dieser Therapieform, aber Erfahrungsberichten zufolge nimmt bei einigen Patienten zumindest die Stärke der Beschwerden ab. Leider übernehmen auch in diesem Fall die Krankenkassen nicht die Kosten.

Selbsthilfe

Der Tinnitus ist kein Notfall, aber durchaus ein Eilfall, denn die Patienten werden durch dieses Symptom sehr verunsichert. Manchmal löst sich das Problem auch durch eine große Portion Schlaf (lassen Sie sich gegebenenfalls ein Schlafmittel verordnen → S. 1231), und anschließendes etwas „Kürzertreten". Tritt der Tinnitus als einziges Symptom auf (also nicht im Rahmen eines Hörsturzes, einer Menière-Krankheit oder einer sonst nachweisbaren Erkrankung), weiß die Wissenschaft noch nicht viel über das Problem. Einige Beobachtungen legen den Schluss nahe, dass es sich um eine neurologische Erkrankung handelt, deren Sitz in der Hörrinde des Schläfenlappens im Gehirn liegt. Es ist zwar durchaus möglich, dass der Tinnitus bleibt, allerdings muss man einräumen, dass sich auch noch nach Jahren chronische Probleme zum Positiven hin ändern können.

Selbstbehandlung und Komplementärmedizin haben vor allem beim chronischen Tinnitus ihren Platz, sie wirken jedoch auch bei akuten Ohrgeräuschen unterstützend:

Akuter Tinnitus. Vermeiden Sie jeden Stress und lassen Sie sich z. B. für einige Tage krankschreiben. Haben Sie öfters Tinnitusepisoden, sollten Sie versuchen, eine Entspannungstechnik oder bestimmte Entspannungsübungen zu erlernen, um den Stress besser abzubauen (z. B. Autogenes Training → S. 1257).

Chronifizierung verhindern. Je öfter Sie Tinnitusepisoden haben, desto eher droht Ihr Tinnitus zum Dauerproblem zu werden. Versuchen Sie herauszufinden, welche Faktoren Tinnitusepisoden hervorrufen. Das können Überforderungssituationen im Job sein, aber auch Verkehrsgeräusche, die nachts den Schlaf unterbrechen, ungelöste finanzielle Probleme oder familiäre Schwierigkeiten. Das Leben ist nicht dauerhaft ohne Stress zu haben, deshalb ist es wichtig zu wissen, welche Stressoren genau Ihr Problem sind. Und scheuen Sie dann keinen Aufwand, Ihre „Tinnitus-Provokateure" auszuschalten. Egal, ob ein Arbeitsplatzwechsel, eine Erziehungsberatung oder ein Wohnungswechsel erforderlich sind – tun Sie, was zu tun ist, damit Sie nicht für Jahre und Jahrzehnte unter einem chronischen Tinnitus leiden.

Lärm. Wenn Ihr Arbeitsplatz durch Lärm und Lärmspitzen geprägt ist (z. B. in Abfüllanlagen oder in der Holz- und Metallverarbeitung), sollten Sie mit dem Betriebsarzt offen über Ihr Problem reden. Zumindest bei hochfrequenten Belastungen helfen spezielle Lärmstöpsel und -schutzkapseln. Problematisch ist übrigens auch das Violinespielen – wenn Ihr Tinnitus linksseitig ist, sollten Sie grundsätzlich einen Lärmstöpsel beim Spielen einsetzen. Noch besser sind individuell vom Hörgeräteakustiker nach einem abgeformten Modell angepasste Lärmstöpsel, diese bringen bis zu 25 dB Lärmreduktion.

Selbstverständlich sollte sein, dass Sie nicht notwendige Lärmspitzenbelastungen wie Popkonzerte und Bierzeltfeste meiden – oder eben Lärmstöpsel tragen (wobei diese, wenn sie wirksam sind, die Verständigung deutlich erschweren).

Fokus weg vom Tinnitus. Lenken Sie sich akustisch von Ihrem Tinnitus ab, und versuchen Sie, sich auf andere Geräusche zu konzentrieren. Besonders geeignet sind gleichförmige Hintergrundgeräusche wie sie z. B. ein tickender Wecker, ein Zimmerspringbrunnen oder ein eingeschalteter Computer produzieren.

(!) Um einen bildhaften Vergleich zu wählen: Betrachten Sie den Tinnitus als lästige Mücke, die nachts in Ihrem Schlafzimmer herumfliegt, aber bei Licht unauffindbar bleibt. Die einzige Chance wieder einzuschlafen, besteht darin, die Decke über beide Ohren zu ziehen und an andere Dinge zu denken, Ihre *innere Aufmerksamkeit* also wegzulenken vom Störfaktor Mücke. Genauso liegt der Fall beim Tinnitus: Nur wenn Sie ihn innerlich loslassen können, werden Sie ihn besiegen. Konzentrieren Sie sich jedoch auf ihn, reden Sie über ihn, denken Sie auch im Wachzustand an ihn – so haben Sie den Kampf schon verloren. Viele Menschen haben mit dieser Ablenkungsmethode Erfolg. Bei sehr lauten Ohrgeräuschen oder -tönen funktioniert sie jedoch erfahrungsgemäß nur noch bedingt.

Rückzug vermeiden. Ziehen Sie sich nicht zurück und machen Sie Tinnitus nicht zu Ihrem Lebensmittelpunkt. Bemühen Sie sich um positives Denken und pflegen Sie Ihren Freundeskreis sowie Ihre familiären Beziehungen.

Genussmittel. Finden Sie heraus, ob Ihr Gehör unter Nikotin, Koffein oder Alkohol leidet. Der Tinnitus ist da für viele ein ehrliches Barometer. Und wenn es ausschlägt: Reduzieren Sie das entsprechende Genussmittel radikal.

Sport. Körperliche Bewegung tut gut, auch wenn der Tinnitus direkt nach dem Sport erst einmal etwas intensiver werden kann. Vor allem moderater Ausdauersport hilft, Stress abzubauen und den Tinnitus damit langfristig zu reduzieren.

Komplementärmedizin

Pflanzenheilkunde. Ob durchblutungsfördernde Heilpflanzen, allen voran Ginkgo (z. B. Kaveri® forte), bei Tinnitus helfen, ist umstritten. Manche Experten zweifeln die Aussagekraft von Studien generell an, nach denen die regelmäßige Einnahme von Gingko-Extrakten sich günstig auf einen chronischen Tinnitus auswirkt. [G03; G04; G04]

Entspannungsverfahren (→ S. 1257) wie Autogenes Training, Progressive Muskelentspannung nach Jacobson, Yoga oder Tai Chi helfen, Stress abzubauen bzw. besser mit stressbelastenden Situationen umzugehen, und haben deshalb ihren festen Platz als begleitende Maßnahme in der Tinnitustherapie. Einen direkten Einfluss auf die Intensität des Tinnitus scheinen sie aber nicht zu haben.

Akupunktur (→ S. 1249) kann die Tinnitusbehandlung unterstützen, obwohl nicht geklärt ist, ob die Akupunktur selbst heilsam wirkt oder ob die Betroffenen vom entspannenden Effekt profitieren.

Die Homöopathie (→ S. 1251) empfiehlt als Begleitmaßnahme eine individuell abgestimmte Konstitutionstherapie. Häufig eingesetzte Homöopathika bei Tinnitus sind z. B. Calcium carbonicum, Calcium sulfuratum, Coffea, Kalium carbonicum oder Phosphorus.

Biofeedback (→ S. 1259). Chronischen Tinnitus mithilfe von Biofeedback zu lindern, ist einen Versuch wert, auch wenn Studien zur Wirksamkeit für diese Indikation bislang nicht eindeutig positiv verlaufen sind.

i Aktuell: www.gesundheit-heute.de/16x04

- **www.tinnitus-liga.de/tinnitus.htm** – Deutsche Tinnitusliga e. V., Wuppertal: Adressen von Selbsthilfegruppen und ausführliche Hintergrundinfos zu Tinnitus, mit Tinnnitus-Selbsttest.
- E. Biesinger; K. V. Greimel: **Hörsturz und Tinnitus.** Schnell verstehen und sofort richtig behandeln. Trias, 2003. Fasst alles Wissenswerte zu den medizinischen Hintergründen und den verschiedenen Behandlungsansätzen zusammen.
- U. H. Ross: **Tinnitus.** So finden Sie wieder Ruhe. Gräfe & Unzer, 2006. Empfohlen von der Deutschen Tinnitusliga. Im Fokus stehen die psychischen und emotionalen Seiten, die medizinischen Hintergründe stehen aber nicht aus.
- F. E. Callies: **Der Tinnitus Helfer.** Retraining Therapie: Die neue Form der Selbsthilfe. Humboldt, 2004. Umfangreiche Anleitung zur Selbsthilfe, jedoch nur knappe Beschreibung des Tinnitus-Retrainings. Mit dem beigelegten Windows-Programm können Betroffene selbst ein Vorder- und ein Hintergrundgeräusch kombinieren und so üben, den Tinnitus auszublenden.

Menière-Krankheit

Häufigkeit: ■■■□□

Menière-Krankheit *(Morbus Menière)*: Meist einseitig auftretende Erkrankung des Innenohrs mit anfallsartigen Beschwerden. Typisch für die Menière-Krankheit ist die Kombination von *drei* Beschwerdebildern: anfallsartiger, über Stunden anhaltender *(Dreh-)Schwindel* mit Übelkeit oder sogar Erbrechen, zeitweise auftretende Hörminderung (auch Doppelthören) und dauerhaft vorhandener, aber unterschiedlich intensiver Tinnitus (→ S. 564). Die Krankheit gilt als „überdiagnostiziert", weil die Diagnose oft zu unrecht auch bei anderen Formen von Schwindel (→ Tab. S. 22) gestellt wird.

Die Erkrankung

Verantwortlich für die Beschwerden ist vermutlich eine Druckerhöhung im Innenohr, ausgelöst durch eine Überproduktion und/oder einen geminderten Abtransport von Endolymphe (→ S. 550). Dadurch kommt es zu ungünstigen Bedingungen für die Sinneszellen des Hör- und Gleichgewichtsorgans, die für die Hörminderung und Ohrgeräusche sorgen. Als Ursache für die Schwindelattacken wird ein druckbedingter Riss in der *Reissner-Membran* diskutiert; diese hauchdünne Wand trennt normalerweise die Endo- von der Perilymphe. Durch einen Riss könnten sich die Elektrolyte beider Lymphflüssigkeiten mischen und den Schwindel auslösen.

Der Krankheitsverlauf variiert individuell stark. Die Spannbreite reicht von wenigen Anfällen mit anschließender dauerhafter Beschwerdefreiheit bis hin zu immer stärker werdenden Anfällen mit zunehmender Schwerhörigkeit oder sogar Ertaubung *(ausgebrannte Menière-Krankheit)*.

Das macht der Arzt

Die Diagnose wird vor allem aufgrund der Schilderungen des Patienten gestellt. Im Tonaudiogramm lässt sich im Anfangsstadium typischerweise ein Hörverlust bei tiefen Frequenzen nachweisen, später sind alle Frequenzen betroffen. Das Sprachverständnis ist im Vergleich überproportional stark gestört (Sprachaudiogramm → S. 551).

Da die genauen Hintergründe der Menière-Krankheit unbekannt sind, existiert keine gezielte Therapie. Bei akuten Beschwerden stehen Bettruhe und Medikamente gegen Übelkeit und Erbrechen (z. B. Dimenhydrinat in Vomex A®) oder gegen den Schwindel (z. B. Vertigo-Vomex®) im Mittelpunkt der Behandlung. Zur Anfallsprophylaxe empfehlen die medizinischen Fachgesellschaften die mehrmonatige Einnahme von Betahistin (z. B. in Vasomotal®), um den Endolymphdruck zu reduzieren. In den ersten Wochen klagen Patienten dabei mitunter über leichten Durchfall oder eine erhöhte Lichtempfindlichkeit der Haut. Bei schweren und häufigen Attacken (monatlich oder häufiger) verordnen Ärzte oft ein niedrig dosiertes Diuretikum (z. B. Hydrochlorothiazid und Triamteren in Dytide® H oder Furosemid in Lasix®). Beide medikamentösen Behandlungsansätze führen leider nicht immer zum gewünschten Erfolg.

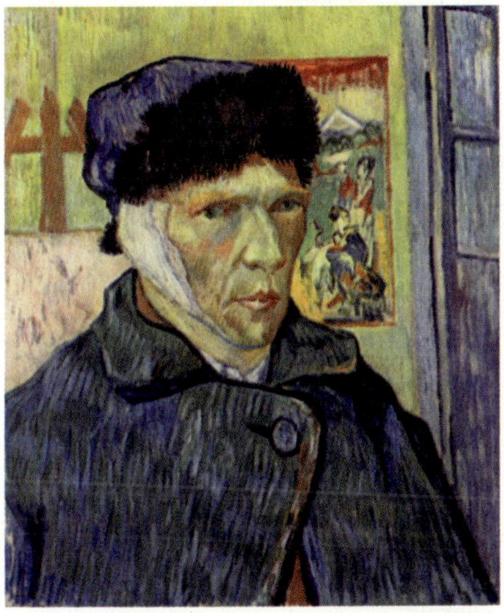

Der bekannteste Menière-Kranke dürfte Vincent van Gogh gewesen sein. Er litt so sehr unter seiner Krankheit, dass er sich 1888 während eines akuten Anfalls einen Teil des Ohrs abgeschnitten hat – zumindest geht man heute davon aus. [WKY 1620]

Ein relativ neues Behandlungsverfahren ist die Betäubung des Gleichgewichtssinns in einer **Labyrinthanästhesie.** Durch einen kleinen Schnitt im Trommelfell gibt der Arzt ein Betäubungsmittel in die Paukenhöhle, das sich von dort in Richtung Innenohr ausbreitet und den Gleichgewichtssinn betäubt. Die (weitgehende) Ausschaltung des Gleichgewichtssinns reduziert für Jahre die Schwindelanfälle oder verhindert sie sogar völlig, bei Bedarf kann der Eingriff wiederholt werden.

Um die Schwindelanfälle zu stoppen, kommt in seltenen Fällen eine Operation in Betracht, die nur in spezialisierten HNO-Kliniken durchgeführt wird. Bei der *Sakkotomie* entfernt der Operateur etwas Knochen um den Hautsack herum, der die Endolymphe enthält. So kann sich der Hautsack bei Bedarf dehnen und die gefürchteten Schwindelanfälle bleiben aus, oft verbessert sich dadurch auch das Hörvermögen oder es verschlechtert sich zumindest nicht weiter. In den letzten Jahren wurden die Erfolge dieses Eingriffs jedoch zunehmend angezweifelt.

Nur in seltenen Fällen werden weitere Schritte wie die absichtliche Zerstörung des Gleichgewichtsnervs durch ototoxische Medikamente wie Gentamicin oder die Durchtrennung des Nervs nötig. Bei beiden Verfahren droht durch den Eingriff eine weitere Hörverschlechterung oder sogar die Ertaubung, außerdem halten sie das Fortschreiten der Erkrankung nicht auf.

Für die Betroffenen sind vor allem die überfallartig einsetzenden Schwindelanfälle belastend. Häufig ziehen sie sich aus dem sozialen Leben zurück und vereinsamen, da sie unterwegs oder in der Öffentlichkeit keinem Anfall ausgesetzt sein wollen. Eine psychologische Betreuung kann ihnen helfen, ihre Unsicherheit und Ängste in den Griff zu bekommen.

Selbsthilfe

Die beim Hörsturz (→ S. 561) gegebenen Empfehlungen beugen auch dem Fortschreiten der Menière-Krankheit vor.

In manchen Fällen hilft aus ungeklärten Gründen eine salzarme Diät, die Anzahl der Schwindelanfälle zu reduzieren.

Komplementärmedizin

Körpertraining. Zwar erholt sich nach einem akuten Menière-Anfall das Gleichgewichtssystem in der Regel wieder, nach häufigeren Anfällen bzw. in fortgeschrittenen Stadien gilt dies jedoch nur bedingt. Ein intensives Körpertraining, z. B. mit ***Feldenkrais-Übungen*** (→ S. 1259) hilft, mögliche Ausfälle im Gleichgewichtsnetzwerk zu verbessern.

Akupunktur (→ S. 1249). Es liegen Einzelbeobachtungen vor, wonach Häufigkeit und Intensität der Schwindelanfälle durch Akupunktur gelindert werden konnten.

Homöopathie (→ S. 1251). Eventuell kann eine individuell abgestimmte Konstitutionstherapie die Symptome lindern. Häufig eingesetzte homöopathische Mittel bei der Menière-Krankheit sind z. B. Acidum salicylicum, China, Sulfur oder Tabacum.

Entspannungsverfahren (→ S. 1257). In den beschwerdefreien Phasen können Autogenes Training und andere Entspannungsmethoden mit dazu beitragen, die seelische Belastung durch die Krankheit und die Angst vor einem erneuten Anfall besser zu bewältigen.

i Aktuell: www.gesundheit-heute.de/16x05

- **www.tinnitus-liga.de/morbus.htm** – Deutsche Tinnitusliga e. V., Wuppertal: Adressen von Selbsthilfegruppen und ausführliche Hintergrundinfos zur Menière-Krankheit.
- H. Schaaf: **Morbus Menière.** Springer, 2006. Psychosomatisch orientierter Leitfaden.
- K.-F. Hamann: **Schwindel.** 150 Fragen und Antworten. Zuckschwerdt, 2005. Zeigt, welche Erkrankungen sich hinter der Beschwerde „Schwindel" verbergen können und wie sie behandelt werden.

Erkrankungen von Nase und Nasennebenhöhlen

Aufbau und Funktion von Nase und Nasennebenhöhlen

Nase

Die Form der äußeren Nase wird durch das **Nasengerüst** *(Nasenpyramide)* gebildet. Dieses besteht im Wesentlichen aus dem knöchernen **Nasenbein,** das den oberen Teil des Nasenrückens bildet, sowie den knorpeligen seitlichen Begrenzungen der Nase und den knorpeligen und knöchernen Abschnitten der **Nasenscheidewand** *(Septum nasi).*

Nasenhöhle

Die **Nasenhöhle** *(Cavum nasi),* der Innenraum der Nase, wird durch die Nasenscheidewand in eine rechte und linke Hälfte getrennt. Jede dieser Hälften besteht aus einem **Nasenvorhof** und einer **Nasenhaupthöhle.** An den Seitenwänden der beiden Nasenhaupthöhlen entspringen je drei knöcherne Vorwölbungen, **Nasenmuscheln** *(Conchae)* genannt. Beim Einatmen gelangt die Luft über die Nasenlöcher zunächst in den Nasenvorhof, dann in die Nasenhaupthöhle und von dort über die **hinteren Nasenöffnungen** *(Choanae)* in den Rachenraum und weiter in die unteren Atemwege.

Die Nasenhöhle hat folgende Hauptfunktionen, sie:

- Bereitet die Atemluft für die unteren Atemwege vor, indem sie sie erwärmt, vorreinigt und befeuchtet
- Beherbergt den Geruchssinn
- Gibt der Stimme Resonanzraum.

Nasennebenhöhlen

Die **Nasennebenhöhlen** *(NNH, Sinus paranasales)* sind luftgefüllte Räume. Sie befinden sich in den die Nase umgebenden Knochen. Nasennebenhöhlen und Nasenhöhle sind über enge Öffnungen *(Ostien)* miteinander verbunden. Die Nasennebenhöhlen dienen zur Gewichtsverminderung der Schädelknochen sowie als Resonanzraum für den Klang der Stimme.

Nasenhöhle und Nasennebenhöhlen sind mit einer speziellen **Schleimhaut** *(Mucosa)* ausgekleidet, die mit **Flimmerhärchen** *(Cilien)* besetzt ist. Diese bewegen sich zeitversetzt (wie ein Weizenfeld im Wind) und transportieren den aufliegenden Schleim in Richtung Nasenrachenraum. Dadurch werden Schadstoffe und Krankheitserreger verschluckt und im sauren Milieu des Magens (→ S. 631) unschädlich gemacht.

Untersuchung bei Nasenbeschwerden

Am Anfang der fachärztlichen Untersuchung steht eine Befragung des Patienten sowie eine erste äußere Begutachtung der Nase. Häufig erkennt der Arzt hierbei bereits Anzeichen für eine Erkrankung, z. B. deutet ein ständig geöffneter Mund auf eine gestörte Nasenatmung hin. Bei Bedarf tastet der Arzt die Nase zusätzlich mit der Hand ab und prüft, ob sie beweglich (Nasenbeinbruch → S. 571) oder druckempfindlich ist.

Nasenspiegelung. Anschließend untersucht der Arzt bei der **Nasenspiegelung** *(Rhinoskopie)* den Nasenvorhof und die vordere Nasenhaupthöhle. Dazu spreizt er die Nase mithilfe eines Spekulums vorsichtig von innen auf. Je nachdem, ob der Patient den Kopf vor- oder zurückneigt, sieht der Arzt in unterschiedliche Bereiche der vorderen Nase hinein. Zur Beleuchtung benutzt der Arzt oft einen Stirnspiegel oder eine Stirnlampe.

Nasenendoskopie. Eine Beurteilung der hinteren Nasenabschnitte, der Nasennebenhöhlen-Ausführungsgänge und des Nasenrachenraums sind mit einer **Nasenendoskopie** möglich. Nachdem der Arzt dem Patienten schleimhautabschwellende und/oder betäubende Medikamente eingesprüht hat, schiebt er ein starres oder ein bewegliches Röhrchen in die Nase. Starre Endoskope bieten eine bessere Optik, dafür lassen sich bewegliche Instrumente weiter in die Nase vorschieben und erlauben dem Arzt eine Untersuchung des gesamten Rachens.

Nasendurchflussmessung. Die **Nasendurchflussmessung** *(Rhinomanometrie)* erfasst die Luftdurchgängigkeit der Nase. Dabei setzt der Patient eine Maske auf die Nase. Über einen Messfühler wird die Druckdifferenz zwischen Naseneingang und Nasenrachenraum erfasst und grafisch dargestellt. Bei der **akustischen Rhinometrie** wird die Luftdurchgängigkeit der Nase mit Hilfe von akustischen Reflexionen gemessen.

Riechprüfung. Bei Verdacht auf ein gestörtes Geruchsempfinden bringt eine subjektive **Riechprüfung** *(Olfaktometrie)* Aufklärung. Dabei werden verschiedene Riechstoffe getrennt vor beide Nasenlöcher gehalten und der Patient gibt an, was er riecht. Häufig wird ein Standardsatz von bis zu 50 Gerüchen eingesetzt *(Sniffing-Sticks-Test),* der neben reinen Riechstoffen wie Kaffee oder Vanille auch Stoffe wie Menthol enthält, die zusätzlich sensible Nerven reizen.

Bildgebende Untersuchungsverfahren. Ein **Ultraschall der Nasennebenhöhlen** ist die einfachste Möglichkeit, die Nasennebenhöhlen zu untersuchen – flüssigkeitsgefüllte Nasennebenhöhlen reflektieren den Schall, luftgefüllte nicht. Mit Ultraschall kann der Arzt z. B. den Verlauf einer Behandlung verfolgen, ohne zu röntgen. Außerdem wird die Technik gerne bei Schwangeren und Kindern eingesetzt.

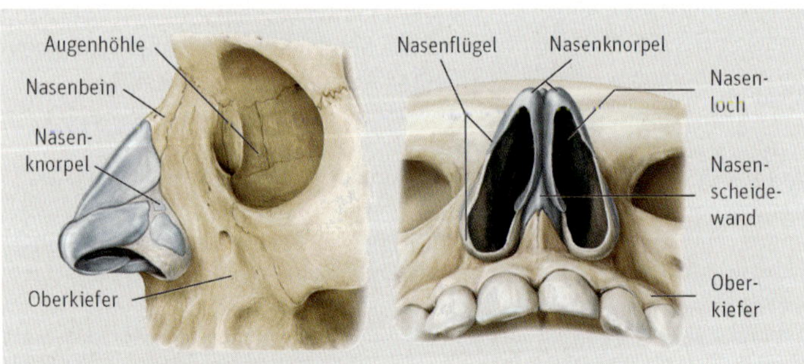

Das Nasengerüst besteht zum großen Teil aus Knorpeln (hellblau gezeichnet) und wird nur an der Nasenwurzel und im Bereich der Nasenscheidewand durch Knochen stabilisiert [GTV 1652]

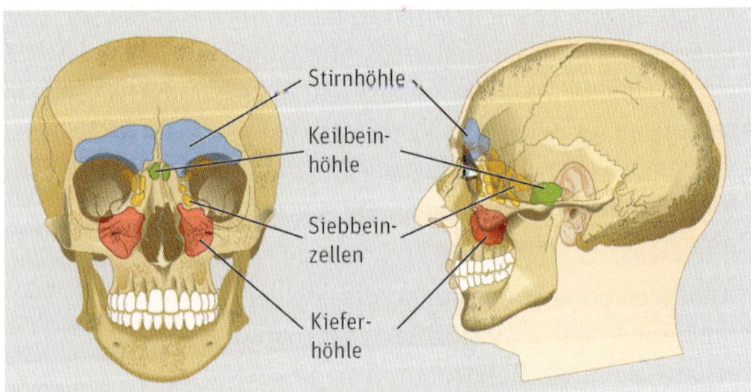

*Zu den **Nasennebenhöhlen** gehören die **Stirnhöhle,** die **Kieferhöhle,** die **Siebbeinzellen** und die **Keilbeinhöhle.** Bis auf die Keilbeinhöhle in der Kopfmitte kommen sie paarweise vor.* [GTV 1622]

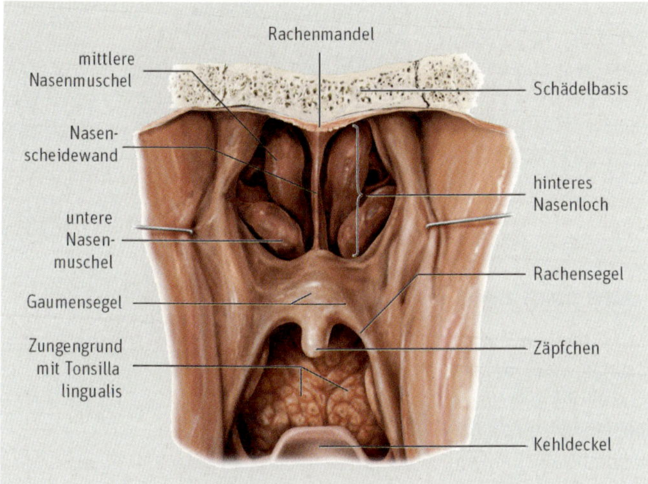

Nasenhaupthöhle und *Rachen* von hinten aus gesehen (Der Oberkiefer ist nicht dargestellt.) [GTV 1621]

Röntgen ist vor allem dann zur Untersuchung der Nase nötig, wenn ein Bruch des Nasenbeins oder im Mittelgesicht vermutet wird oder die Nasennebenhöhlen abgebildet werden sollen. Je nachdem, welche Nasennebenhöhlen den Arzt interessieren, neigt der Patient den Kopf für die **Nasennebenhöhlen-Übersichtsaufnahme** ***(NNH-Übersicht)*** nach vorne oder er legt ihn in den Nacken.

Bei bestimmten Erkrankungen der Nasennebenhöhlen (chronische Entzündungen, Brüche der Gesichtsknochen) kann ein CT (→ S. 1268) oder Kernspin (→ S. 1269) notwendig sein, letzteres besonders zur Darstellung und Abgrenzung von Tumoren der Nasennebenhöhlen oder des Nasenrachenraums.

Nasenmedikamente richtig anwenden

Nasentropfen. Nasentropfen träufeln Sie am besten bei weit zurückgelegtem Kopf ein. Damit der Wirkstoff sich optimal verteilt, sollten Sie ihn anschließend hochsaugen oder den Kopf vornüber beugen und mehrmals hin und her drehen.

Ziehen Sie die Pipette immer mit zusammengedrücktem Saughütchen wieder aus der Nasenöffnung, damit keine Schleimreste und Krankheitserreger in das Glasröhrchen gesaugt werden.

Nasensprays. Nasensprays verteilen den Wirkstoff durch den Luftdruck besser in der Nasenhöhle, daher ist ein Beugen und Schwenken des Kopfs nicht notwendig. Der längliche Ansatz des Sprühkopfs sollte nicht zu tief in die Nasenhöhle eingeführt werden, da es sonst zu Nasenbluten kommen kann.

Nasensalben. Nasensalben werden wie Nasentropfen bei nach hinten geneigtem Kopf mit der Tubenspitze vorsichtig auf die Nasenschleimhaut gegeben. Die Salbe wird von den Flimmerhärchen der Nasenschleimhaut automatisch weitertransportiert.

Befreien Sie die Nase vor jeder Anwendung von Medikamenten durch Naseputzen von Schleim. Nach dem Gebrauch sollten Sie die Tropfpipetten und die länglichen Ansätze von Sprühflaschen und Salbentuben abwaschen oder mit einem Papiertaschentuch abwischen.

Bei schleimhautabschwellenden Nasentropfen und -sprays kann die Wirkung erhöht werden, wenn man fünf Minuten nach Erstgebrauch die Nase schnäuzt und das Präparat erneut anwendet.

Warnhinweis: Damit Krankheitserreger nicht auf andere Familienmitglieder übertragen werden, sollten alle Präparate zur Anwendung an und in der Nase *nur von einer* Person benutzt werden.

Nasenfurunkel

Häufigkeit: ■■■□□

Nasenfurunkel: Tief sitzende eitrige, bakterielle Entzündung im Bereich der Nasenspitze oder des Naseneingangs. Der Nasenfurunkel ist eine schmerzhafte, bis zu einigen Zentimetern große, harte und gerötete Schwellung mit zentralem Eiterpfropf. Die Umgebung, häufig auch die Oberlippe, ist geschwollen.

Leitbeschwerden

- Gerötete, schmerzhafte und sehr druckempfindliche Schwellungen im Bereich der Nasenspitze und des Naseneingangs
- Eventuell geschwollene Oberlippe
- Eventuell Fieber.

Wann zum Arzt

Am nächsten Tag bei Verdacht auf einen Nasenfurunkel

Sofort, wenn Druckschmerz im inneren Augenwinkel besteht (Verdacht auf Thrombose → S. 736).

Die Erkrankung

Ein Nasenfurunkel entwickelt sich in aller Regel als Folge einer eitrigen Haarbalgentzündung (→ S. 1088), die zumeist durch Staphylokokken verursacht wird. Zunächst bilden sich um ein Haar herum oder in seiner unmittelbaren Nähe oberflächliche gerötete, schmerzhafte Knötchen mit einer gelblichgrünen Pustel. Ein Furunkel entsteht, wenn die eitrige Entzündung in die tiefe Umgebung des Haarfollikels wandert. Ein erhöhtes Risiko haben Menschen mit allgemeiner Abwehrschwäche, z. B. bei Diabetes (→ S. 758), HIV-Infektion (→ S. 1055), einer Behandlung mit Zytostatika (→ S. 1026) oder Schäden der Haut. Ein Nasenfurunkel kann zu lebensgefährlichen Komplikationen führen, wenn über das abfließende venöse Blut Staphylokokken in die Blutbahn des Kopfs gelangen und dort zu einer Venenentzündung (→ S. 736), einer Hirnsinusvenenthrombose (→ S. 1132) oder Hirnhautentzündung (→ S. 1133) führen.

Warnhinweis: Nie an einem Furunkel im Gesichtsbereich herumdrücken. Durch das Quetschen können die staphylokokkenhaltigen Eiteransammlungen in nahe gelegene Venen gelangen und im Gehirn zu lebensgefährlichen Komplikationen führen.

Das macht der Arzt

Furunkel haben ein charakteristisches Aussehen, sodass der Arzt sie mit bloßem Auge

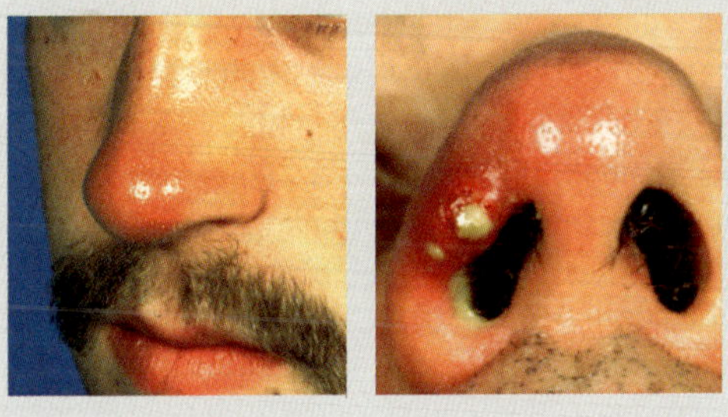

Die von einem ***Nasenfurunkel*** betroffenen Hautbereiche sind gerötet und geschwollen, im Zentrum sitzt ein gelblich-grüner Eiterpropf. Furunkel können sehr schmerzhaft sein, vor allem beim Kauen, Sprechen und bei Berührung. [GRE 1625]

erkennt. Zur Bekämpfung der Staphylokokken sind hoch dosierte Antibiotikagaben unumgänglich, beispielsweise mit Flucloxacillin (z. B. in Staphylex®), das mehrmals täglich in eine Armvene gespritzt wird. Gleichzeitig werden mehrmals täglich antibiotikahaltige Salben (Chlortetracyclin, z. B. in Aureomycin®) auf den Furunkel und dessen Umgebung aufgetragen. Bei Verdacht auf eine Venenentzündung erfolgt eine operative Durchtrennung der betroffenen Vene, denn es gibt eine venöse Verbindung zwischen Gesicht und Gehirn. (Gelangen über diese venöse Verbindung Keime in das Gehirn, drohen Sinusvenenthrombosen oder Hirnabszesse.) Nicht zuletzt soll der Patient die Oberlippe so ruhig wie möglich halten, um die Verschleppung der Keime zu verhindern. Das bedeutet: flüssige oder breiige Nahrung und wenig sprechen.

Komplementärmedizin

Behandlungsempfehlungen → S. 1088

Tumoren der äußeren Nase

Häufigkeit: ■□□□□

Tumoren im Gesichtsbereich sind meistens bösartig, gutartige Tumoren sind eher selten.

Das *Basaliom* ist der häufigste Tumor der äußeren Nase und gilt als semimaligner (halbbösartiger) Tumor – es schädigt wie ein bösartiger Tumor das umliegende Gewebe, streut jedoch keine Metastasen. Ein Basaliom tritt bevorzugt zwischen dem 60. und 70. Lebensjahr auf. Offenbar sind Menschen mit sehr sonnenempfindlicher Haut gehäuft betroffen. Das Basaliom hat in aller Regel einen bräunlichen Zentralbereich und eine hautfarbene, perlschnurartige Umsäumung. Die Therapie besteht in der operativen Entfernung des Tumors (Details → S. 1099).

Das *Spinaliom* ist der zweithäufigste Tumor der äußeren Nase und tritt ebenfalls überwiegend im fortgeschrittenen Lebensalter auf. Belastungen durch UV-Strahlung erhöhen das Risiko für eine Erkrankung. Spinaliome neigen im Gegensatz zum Basaliom zur Metastasierung. Die Therapie besteht in der operativen Entfernung des Tumors und – falls vorhanden – der Lymphknotenmetastasen. Bisweilen ist anschließend auch eine Strahlentherapie erforderlich (Details → S. 1100).

Das *Rhinophym* (Rosazea → S. 1114), auch *Knollennase* oder *Säufernase* genannt, gehört zu den häufigsten gutartigen Hautveränderungen der Nase. Dabei handelt es sich um eine knollenartig vergrößerte Nase mit tiefen Hautporen, Rötung und erweiterten Blutgefäßen, hervorgerufen durch Vermehrung des Bindegewebes und der Talgdrüsen. Die Nasenwucherung kommt fast ausschließlich bei älteren Männern vor. Die Behandlung besteht in einer operativen Entfernung des wuchernden Gewebes.

Nasenbluten

Häufigkeit: ■■■■■

Nasenbluten ***(Epistaxis):*** Plötzlich einsetzender Blutaustritt aus einem oder beiden Nasenlöchern, meistens hervorgerufen durch Verletzungen der gefäßreichen Nasenschleimhaut. Häufigste Ursachen sind Gewalteinwirkung oder starke Trockenheit der Nasenschleimhaut. Nasenbluten ist meist harmlos und führt nur in äußerst seltenen Fällen zum Verbluten – viel reeller ist die Gefahr, dass das Blut aus Versehen eingeatmet wird oder in den Magen gelangt und Übelkeit hervorruft.

! Die Blutverluste aus der Nase werden in aller Regel überschätzt (schon 5 Milliliter können ein Taschentuch durchtränken). Daher sehen Blutungen aus der Nase fast immer dramatischer aus als sie sind.

Leitbeschwerden

Leichte bis starke Blutung aus der Nase

Wann zum Arzt

In den nächsten Tagen, wenn wiederholt Nasenbluten auftritt

Sofort, wenn

- Nasenbluten die Folge einer Gewalteinwirkung auf Kopf oder Nase ist
- Die Blutung nach 30 Minuten nicht zum Stillstand gekommen ist.

Die Erkrankung

Zu den Aufgaben der Nasenhöhle gehört das Anwärmen der Atemluft. Dazu ist die Nasenschleimhaut mit einem dichten Geflecht von Blutgefäßen durchzogen. Häufigste Quelle der Blutungen ist der ***Locus Kiesselbachii,*** eine besonders gefäßreiche Gegend im Bereich der Nasenscheidewand (→ S. 568). Häufig tritt Nasenbluten im Zusammenhang mit Gewalteinwirkung auf, z. B. bei einem Nasenbeinbruch (→ S. 568) oder bei Kleinkindern durch „Nasebohren" oder durch einen Fremdkörper in der Nase.

Weitere häufige Ursachen sind ein Austrocknen der Nasenschleimhaut durch trockene Raumluft (überheizte Räume im Winter, Klimaanlagen im Sommer) oder durch virale oder allergische Entzündungen der Nasenschleimhaut. Oft heilen die betroffenen Stellen schlecht ab, sodass gebildeter Schorf immer wieder abreißt und es wiederholt zu Nasenbluten kommt. Weitere Ursachen für Nasenbluten sind eine Nasenscheidewandverbiegung (→ S. 572), starker Bluthochdruck (→ S. 722), fieberhafte Infektionen (Masern → S. 408) oder Blutgerinnungsstörungen (→ S. 1039).

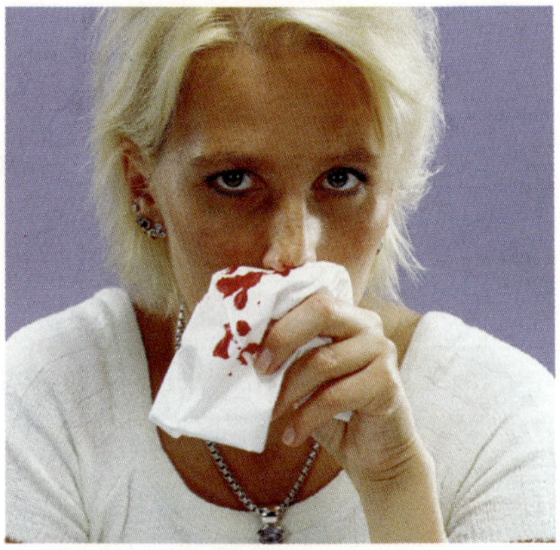

Nasenbluten sieht oft dramatischer aus, als es ist. Erst wenn die Blutung nach 30 Minuten noch nicht aufgehört hat oder die Nase immer wieder ohne erkennbaren Anlass blutet, sollte man zum Arzt gehen. [MAU 1627]

Das macht der Arzt

Der Arzt untersucht die Nase endoskopisch, um die Blutungsquelle zu identifizieren und falls nötig zu verschließen. Dabei achtet er besonders auf trockene und rissige Stellen der Nasenschleimhaut sowie andere krankhafte Veränderungen in der Nase. Gegebenenfalls kommen internistische Untersuchungen wie ein Blutbild oder eine Blutdruckmessung hinzu, um innere Erkrankungen als Ursache zu diagnostizieren oder auszuschließen. Lässt sich keine Blutungsquelle identifizieren, die gezielt verschlossen werden kann, muss die Nase tamponiert werden. Dazu führt der

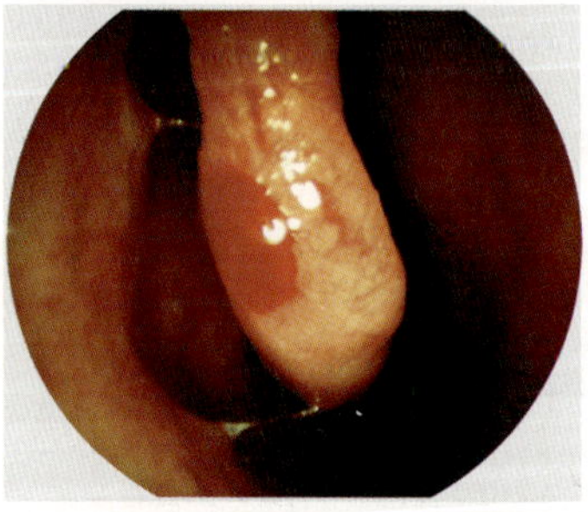

Rechte Nasenhöhle aus endoskopischer Perspektive: Auf der Nasenmuschel ist Blut aufgelagert. [GRE 1626]

Arzt einen mit Salbe getränkten Gazestreifen (z. B. Tampograss®) oder einen speziellen Gel-Schaum in die Nase ein.

Selbsthilfe

Nasenbluten ist ein häufiges, meist harmloses Symptom, das Sie in der Regel ohne ärztliche Hilfe stoppen können. Als Erstmaßnahme sollten Sie sich aufrecht hinsetzen, um die Blutzufuhr zum Kopf zu mindern. Beugen Sie den Kopf leicht nach vorn, damit das Blut nicht den Rachen hinunterläuft und Sie es nicht verschlucken. Das Blut, das in den Mund gerät, spucken Sie am besten aus. Nun drücken Sie beide Nasenflügel mit Daumen und Zeigefinger über zehn Minuten hinweg fest gegen die Nasenscheidewand. Ein kalter Lappen oder ein Eisbeutel im Nacken helfen zusätzlich. Blutet die Nase nach diesen Maßnahmen noch immer, sollten Sie nochmals zehn Minuten lang die Nase zusammendrücken.

Vorsorge

Viele Menschen neigen lebenslang zum Nasenbluten. An der Nasenschleimhaut sind die Wände der Blutgefäße extrem dünn, und kleinste Irritationen reißen ein solches Gefäß auf. Kinder verletzen meist beim Nasebohren die Gefäße – bei Erwachsenen ist es Stress, eine Erkältung oder eine andere Erkrankung, die sich auf diese Weise ankündigt. Wer an allzu häufigem Nasenbluten leidet, sollte versuchen herauszufinden, welche Faktoren das Nasenbluten auslösen. Viele profitieren spürbar von allgemein kreislaufstärkenden Maßnahmen wie regelmäßigen Saunabesuchen oder Ausdauersport. Außerdem empfiehlt es sich, die Raumluft möglichst feucht zu halten. Vor allem im Winter haben zentralgeheizte oder klimatisierte Räume zu trockene Luft (relative Luftfeuchtigkeit < 50 %), Abhilfe schaffen Verdunstungsgefäße auf Heizkörpern oder auch große Topfpflanzen. Die Luftfeuchtigkeit steigt auch, wenn Sie die Räume nur moderat heizen – denn mit jedem Grad über 20 °C sinkt die relative Luftfeuchtigkeit um einige Prozent.

Empfindliche Nasenschleimhaut können Sie zudem vorbeugend mit Vaseline oder einer speziellen Nasensalbe (z. B. Bepanthen® Augen- und Nasensalbe mit Dexpanthenol oder GeloSitin®) eincremen.

Nasenbeinbruch

Häufigkeit: ■■■■□

Nasenbeinbruch *(Nasenbeinfraktur):* Bruchverletzung des Nasenbeins. Beim Sport, bei Unfällen sowie bei tätlichen Auseinandersetzungen wird die ungeschützt aus dem Gesicht hervorstehende Nase leicht getroffen, ein starker Schlag kann dabei zu einem Nasenbeinbruch führen.

Leitbeschwerden

- Schiefstand des Nasenbeins, bei Schwellungen durch Blutergüsse nicht immer sichtbar
- Häufig Nasenbluten
- Behinderte Nasenatmung und eventuell Einschränkung des Riechvermögens.

Die Erkrankung

Der Nasenbeinbruch gehört zu den häufigsten Bruchverletzungen im Gesichtsbereich und ist eine typische Verletzung nach Schlägereien, Kampf- und Mannschaftssportarten wie Boxen oder Handball, Stürzen und Autounfällen.

Bei offenen Brüchen bestehen gleichzeitig Verletzungen nahe gelegener Hautbereiche, Weichteile und Blutgefäße, wodurch die gebrochenen Knochen- und Knorpelteile sichtbar *offen* liegen. Bei einem Nasenbeinbruch kommt es fast immer zu Nasenbluten (→ S. 570). Zusätzlich kann die Nasenschleimhaut anschwellen und die Nasenatmung behindern sowie den Geruchssinn einschränken. Ein Nasenbeinbruch geht häufig mit einer Nasenscheidewandverbiegung (→ S. 572) einher, zum ***Nasenscheidewandbruch*** (Verbindungen der Nasenscheidewand zerreißen) kommt es allerdings nur selten.

Das macht der Arzt

Bei deutlichem Schiefstand der Nase oder eingedrücktem Nasenrücken stellt der Arzt die Diagnose schon mit dem Auge. Beim vorsichtigen Abtasten der Nase zeigt sich, dass das Nasengerüst überdurchschnittlich beweglich ist und/oder verschobene Knochenteile tastbar sind. Oft fordert der Arzt ein Röntgenbild oder CT von Nase und Schädel an, um weitere Brüche oder Begleitverletzungen im Schädelinneren auszuschließen. Eine Nasenspiegelung (→ S. 568) verrät ihm, ob gleichzeitig eine Nasenscheidewandverbiegung oder andere Verletzungen der Nasenhöhle vorliegen.

Bei einem Bluterguss an der Nasenscheidewand ***(Septumhämatom)*** können sich dort Bakterien ansiedeln und zu einem ***Septumabszess*** führen. Dieser kann die Nasenscheidewand zerstören und den Nasenrücken einsinken lassen oder aber über eine Keimverschleppung mit dem Blut eine Hirnhautentzündung (→ S. 1133) nach sich ziehen.

Eine mögliche Folge eines Septumabszesses, aber auch von Operationen an der Nasenscheidewand, ist eine ***Septumperforation,*** d. h. ein Loch in der Nasenscheidewand zwischen linker und rechter Nasenhaupthöhle. Die Septumperforation äußert sich durch eine Austrocknung der Nasenschleimhaut mit verstärkter Borkenbildung und wiederholtem Nasenbluten, seltener auch durch Pfeifgeräusche bei der Atmung. Kleinere bis mittlere Löcher in der Nasenscheidewand können oft durch einen kleinen Eingriff verschlossen werden.

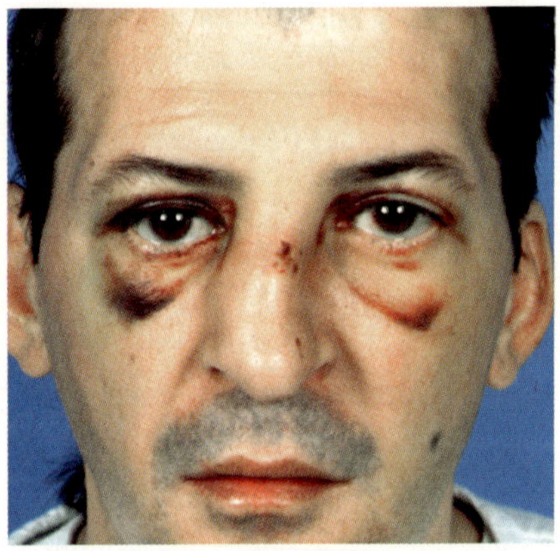

*Bei einem Autounfall hat sich dieser nicht angeschnallte Beifahrer schwere Prellungen im Gesicht sowie einen Nasenbeinbruch zugezogen. Der **Schiefstand der Nase** ist deutlich erkennbar.* [GRE 1628]

Bei verschobenen Knochenteilen oder einer Deformierung muss die Nase binnen einer Woche in ihre ursprüngliche Position gebracht werden. Je nach Schweregrad kann dieser Eingriff mit oder ohne Vollnarkose erfolgen. Eine anschließende Nasentamponade stillt mögliche Blutungen und stabilisiert die wiederhergestellte Nasenform. Zusätzlich wird auf der äußeren Nase für etwa eine Woche ein ***Nasengips*** angelegt. Bei einem Bruch ohne verschobene Bruchstücke und ohne Veränderung der Nasenform kann unter Umständen auf die genannten Maßnahmen völlig oder teilweise verzichtet werden. Eventuelle Haut-, Schleimhaut- und Weichteilverletzungen werden gereinigt und – falls erforderlich – genäht. Des Weiteren erhält der Patient vorbeugend eine Tetanusschutzimpfung (→ S. 269) und ein Antibiotikum zum Schutz vor anderen bakteriellen Wundinfektionen.

Selbsthilfe

Im Zusammenhang mit dem Nasenbeinbruch auftretende Schmerzen können Sie mit schmerzstillenden und gleichzeitig antientzündlich wirksamen Medikamenten (z. B. Eudorlin® extra oder Dolormin® extra, beide mit dem Wirkstoff Ibuprofen) lindern. Mittel mit Acetylsalicylsäure (z. B. Aspirin®) eignen sich nicht, da sie die Blutungsgefahr steigern. Bei behinderter Nasenatmung helfen schleimhautabschwellende Nasentropfen oder -sprays (→ S. 574).

Nasenscheidewandverbiegung

Häufigkeit:

Nasenscheidewandverbiegung *(Septumdeviation):* Angeborene oder (z. B. durch einen Unfall) erworbene Verbiegung der Nasenscheidewand. Viele Menschen haben eine mehr oder weniger starke angeborene Verbiegung der Nasenscheidewand. Behandlungsbedarf besteht jedoch nur, wenn Beschwerden auftreten.

Leitbeschwerden

- Behinderte Nasenatmung
- Eventuell Riechstörungen
- Eventuell häufige Nasennebenhöhlenentzündungen und Kopfschmerzen.

Die Erkrankung

Grundsätzlich sind bei nahezu jedem Menschen angeborene Verkrümmungen der Nasenscheidewand nachweisbar. Aber nur bei stärkerer Ausprägung führen diese zu Beschwerden: allen voran ein behinderter Einstrom der Atemluft in die Nase, des Weiteren nächtliches Schnarchen, Riechstörungen, häufige Infekte, Nasennebenhöhlenentzündungen (→ S. 577) sowie Kopfschmerzen. Wenn die Betroffenen die behinderte Nasenatmung durch Mundatmung ausgleichen, trocknet die Rachenschleimhaut aus und wird anfälliger gegenüber einer Angina (→ S. 579) und Kehlkopfentzündungen (→ S. 584). Angeborene Nasenscheidewandverbiegungen sind häufig mit Fehlformen der äußeren Nase verbunden, z. B. einer Schief- oder Höckernase. Wird eine Nasenscheidewandverbiegung durch einen Unfall (z. B. Schlag auf die Nase beim Sport oder einer Schlägerei) erworben, ist sie Folge eines Nasenbeinbruchs (→ S. 571).

Das macht der Arzt

Der Arzt untersucht das Naseninnere bei einer Nasenendoskopie und bestimmt die Atmungsbehinderung mit einer Nasendurchflussmessung (→ S. 568).

Macht die Verformung der Nasenscheidewand Beschwerden oder ist sie ästhetisch sehr störend, ist eine operative **Nasenscheidewandbegradigung** *(Septumplastik)* sinnvoll. Bei dieser Operation werden schief stehende Knorpel- und Knochenstücke abgelöst und begradigt wieder eingestellt. Bei Bedarf korrigiert der Arzt bei dieser Operation Fehlformen der äußeren Nase gleich mit (→ S. 891).

(!) Bei Kindern und Jugendlichen befindet sich die Nasenscheidewand noch im Wachstum. Daher werden in dieser Altersgruppe operative Korrekturen nur selten und – wenn überhaupt – sehr zurückhaltend durchgeführt.

Trockene Nase

Häufigkeit:

Trockene Nase *(trockener Schnupfen, Rhinitis sicca, atrophische Rhinopathie):* Austrocknen der Nasenschleimhaut. Häufigste Ursachen für eine trockene Nase sind ein beginnender Erkältungsschnupfen (dann sind die Beschwerden nur kurzzeitig) sowie trockene Raumluft oder extreme Staubbelastung. In ausgeprägten Fällen können sich auf der trockenen Schleimhaut Bakterien ansiedeln und zu einem unangenehmen Geruch aus der Nase führen.

Leitbeschwerden

- Trockenheitsgefühl in der Nase
- Juckreiz, leichtes Brennen
- Behinderte Nasenatmung
- Krusten-, Schorf- und Borkenbildung
- Nasenbluten
- Verschlechterung des Riechvermögens.

Wann zum Arzt

In den nächsten Tagen, wenn die Nase sich verstopft anfühlt, aber trocken ist

Die Erkrankung

Die eingeatmete Luft anzufeuchten, ist eine der Kernfunktionen der Nasenschleimhaut. Kann sie diese nicht mehr erfüllen, bilden sich Krusten, Schorf und Borken in der Nase.

Hauptursachen für das Austrocknen der Nasenschleimhaut sind trockene Raumluft in überheizten oder klimatisierten Räumen oder sehr staubige Luft (z. B. bei Schleifarbeiten). Weitere Ursachen sind ein Dauergebrauch abschwellender Nasentropfen (→ S. 574), das Schnupfen von Drogen, zu radikal durchgeführte Operationen an der Nase oder den Nasennebenhöhlen sowie eine Strahlentherapie nach Tumoroperationen.

Wird eine anhaltend trockene Nasenschleimhaut nicht behandelt, kann die Nase ihre Funktionen verlieren. So steigt z. B. die Infektanfälligkeit, weil sich auf der geschädigten Schleimhaut Viren und andere Krankheitserreger leichter vermehren. In – heutzutage allerdings sehr seltenen – Extremfällen kommt es zu starkem, unangenehmem *Geruch aus der Nase (Foetor ex naso, Stinknase),* den Betroffene wegen der gleichzeitig auftretenden Riechstörungen nicht selbst wahrnehmen.

Das macht der Arzt

Nach einer Nasenspiegelung bzw. -endoskopie entscheidet der Arzt, welche Behandlung zur Regeneration der trockenen Nasenschleimhaut geeignet ist. Am Anfang stehen in der Regel befeuchtende und pflegende Maßnahmen (→ Selbstbehandlung). Liegt gleichzeitig ein Loch in der Nasenscheidewand vor, erfolgt unter Umständen auch eine operative Behandlung.

Selbstbehandlung und Komplementärmedizin

Schalten Sie – wenn möglich – die Ursachen der trockenen Nasenschleimhaut aus (→ S. 570). Befeuchten Sie in Ihrer Wohnung und am Arbeitsplatz die Raumluft, z. B. mit Wasser gefüllten Schalen oder speziellen Luftbefeuchtern. Häufiges Lüften verbessert eben-

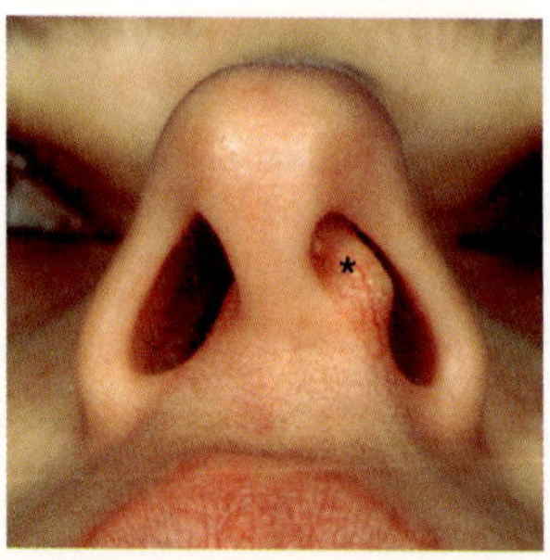

Links: Eine ausgeprägte **Nasenscheidewandverbiegung** *wie bei diesem jungen Mann ist auch ohne Endoskop einwandfrei zu erkennen.* [GRE 1630]

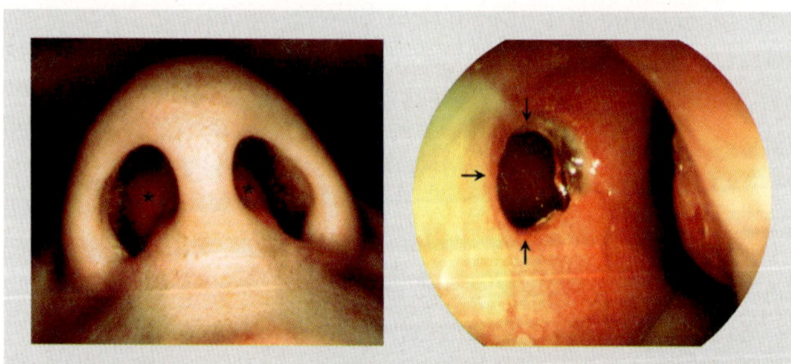

Mitte: Bluterguss an der Nasenscheidewand **(Septumhämatom)**
Rechts: Loch in der Nasenscheidewand **(Septumperforation)**
[GRE 1631]

falls die Luftqualität. Sinnvoll sind außerdem mehrmals tägliche ***Nasenduschen mit Salzlösung.*** Salz bindet Wasser und befeuchtet so die Nasenschleimhaut. Für Nasenduschen gibt es spezielle Behälter, mit denen bei schräg geneigtem Kopf eine lauwarme Salzlösung in ein Nasenloch hineingegossen wird und zum anderen Nasenloch wieder herausläuft. In das Wasser gibt man normales Kochsalz (9 Gramm pro Liter Wasser) oder vorgefertigte Portionsbeutel aus der Apotheke (z. B. Emser Salz®). Eine Alternative für unterwegs sind ***Nasensprays mit Salzlösungen*** (Emser Nasenspray®, Rhinospray® Atlantik) oder ***salzhaltige Nasensalben*** (z. B. Nisita®).

Zur Pflege können Sie die Nasenschleimhaut zudem mit ***Nasenölen*** (z. B. Coldastop®, Gelo-Sitin®) oder ***Nasensalben*** (z. B. Bepanthen Augen- und Nasensalbe® mit Dexpanthenol) vorsichtig einreiben.

Die Homöopathie (→ S. 1251) empfiehlt eine individuelle Konstitutionsbehandlung. Je nach Ursache bzw. Begleiterscheinungen kommen z. B. Cinnabaris oder Silicea in Frage.

Warnhinweis: Verwenden Sie auf keinen Fall abschwellende Nasentropfen oder -sprays (→ S. 574), da sie die Nasenschleimhaut zusätzlich austrocknen.

Schnupfen

Häufigkeit:

Schnupfen ***(Rhinitis):*** Entzündung der Nasenschleimhaut mit Ausfluss von Nasensekret und behinderter Nasenatmung.

Erkältungsschnupfen ***(virale Rhinitis, akute Rhinitis):*** Virusbedingte Entzündung der Nasenschleimhaut.

Chronischer Schnupfen: Dauerhaft anhaltende Entzündung der Nasenschleimhaut.

Fast jeder Mensch leidet ein oder mehrere Male im Jahr unter Schnupfen, die Beschwerden und die Behandlung unterscheiden sich jedoch stark je nach Ursache. Typisch ist immer eine *laufende Nase (Rhinorrhoe)* mit Ausfluss von Nasensekret und eine behinderte Nasenatmung *(verstopfte Nase).*

Der typische Erkältungsschnupfen ist die häufigste Erkrankung überhaupt. Er wird in der Regel durch Viren verursacht und geht meist mit Erkältungskrankheiten oder einem grippalen Virusinfekt einher. Er tritt vorrangig in den Herbst- und Wintermonaten auf, da Frieren und Unterkühlung die Infektanfälligkeit erhöhen. Ein Schnupfen im Rahmen einer Erkältung ist zwar lästig, in aller Regel jedoch harmlos und nach etwa einer Woche wieder vorbei.

Leitbeschwerden

- Meistens beginnend mit Niesreiz und leichtem Jucken in der Nase
- Ausfluss von zunehmend zähflüssigem Nasensekret
- Zunehmende Behinderung der Nasenatmung
- Hautrötung am Naseneingang („Schnupfennase")
- Andere Erkältungssymptome wie Halsschmerzen, Husten, Abgeschlagenheit, Kopf- und/oder Gliederschmerzen, Frösteln und gelegentlich Fieber.

Wann zum Arzt

In den nächsten Tagen, wenn der Schnupfen sich nach sieben Tagen nicht gebessert hat

Heute noch, wenn der Schnupfen mit hohem Fieber, Glieder- und Kopfschmerzen und starkem Krankheitsgefühl einhergeht – wahrscheinlich liegt dann eine Virusgrippe vor.

Die Erkrankung

Erkältungsschnupfen. Erkältungs- und Grippeviren werden über die Atemluft *(Tröpfcheninfektion)* oder beim Händeschütteln *(Schmierinfektion)* übertragen. Etwa 1–4 Tage nach Eindringen der Viren in die Nasenschleimhaut bricht der Erkältungsschnupfen aus. Er beginnt mit einem kurzen trockenen Vorstadium (trockene Nase → S. 572). Das allmähliche Anschwellen der Nasenschleimhaut behindert zunehmend die Nasenatmung. Nun fängt die Nase an zu laufen, anfangs wässrig (manchmal Blutspuren enthaltend) und nach etwa 2–3 Tagen zähflüssig-schleimig. Auf der durch Viren geschädigten Schleimhaut können sich leicht Bakterien ansiedeln, erkennbar am eitrigen (gelblich-grün verfärbten) Nasensekret. Außerdem ist das Riechvermögen eingeschränkt, die Sprache klingt nasal und das Allgemeinbefinden ist beeinträchtigt.

Unabhängig davon, ob der Schnupfen als Symptom einer Erkältung oder einer Virusgrippe auftritt, kann sich daraus eine Nasennebenhöhlenentzündung (→ S. 577) oder eine Mittelohrentzündung (→ S. 555) entwickeln.

Chronischer Schnupfen. Chronischer Schnupfen kann ausgelöst werden durch Veränderungen im Nasen-Rachen-Raum (z. B. Tumoren oder eine verkrümmte Nasenscheidewand), chemische und thermische Faktoren (z. B. Luftverschmutzung oder Alkohol), Allergien oder Krankheitserreger.

Nicht selten ist auch der Missbrauch von abschwellenden Nasentropfen oder -sprays schuld. Bei hoch dosiertem Dauergebrauch schwillt die Schleimhaut beim Abklingen der Wirkung als Gegenreaktion verstärkt an. Dann erscheint die Nase verstopfter als zuvor ***(Rhinitis medicamentosa)*** und der Patient nimmt erneut Nasentropfen. Langfristige Folgen sind ein Austrocknen und andere Schäden der Nasenschleimhaut.

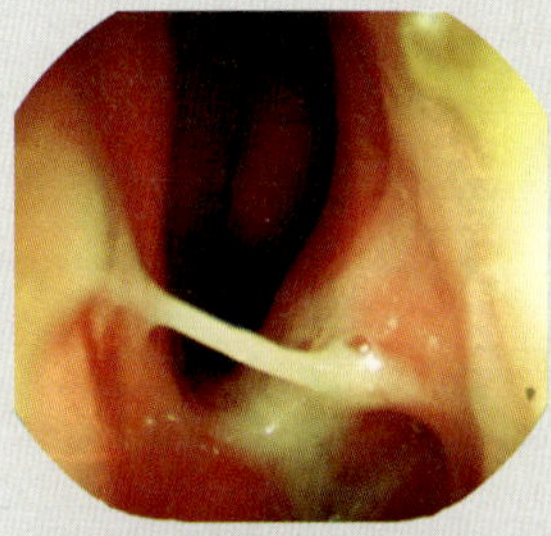

Erkältungsschnupfen zeigt sich durch gerötete, entzündete Schleimhaut und zähen, eitrigen Schleim.

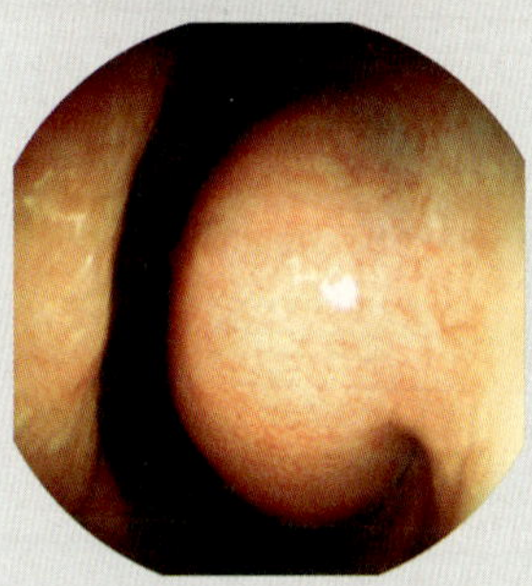

Beim allergischen Schnupfen präsentiert sich die Nasenschleimhaut über die gesamte Fläche geschwollen und gerötet. [GRE 1632]

Das macht der Arzt

Anhand der Untersuchungsergebnisse entscheidet der Arzt, ob Bettruhe und die Behandlung mit rezeptfreien Erkältungsmitteln (→ Selbstbehandlung) ausreichen. Bei besonders schwerem Verlauf (der dann klinisch eher einer Grippe als einem Schnupfen entspricht → S. 592) und drohenden Komplikationen verordnet er einen antiviral wirksamen Neuraminidasehemmer z. B. Oseltamivir in Tamiflu®. Allerdings ist dieser nur dann wirksam, wenn er binnen 48 Stunden nach Auftreten der ersten Symptome angewendet wird. Bei Anzeichen von bakteriellen Komplikationen wie einer eitrigen Bronchitis (→ S. 594) oder Lungenentzündung (→ S. 605) ist eine mehrtägige Antibiotikabehandlung (z. B. Azithromycin in Zithromax® oder Cefixim in Suprax®) erforderlich.

Selbstbehandlung und Komplementärmedizin

In aller Regel ist ein Taschentuch das Wichtigste, was man zur „Behandlung" eines Schnupfens braucht. Denn: Alle Schnupfenmedikamente haben eine begrenzte Wirksamkeit und kürzen den Verlauf der Erkältung letztendlich nicht ab. Trotzdem können Sie die lästigen Beschwerden beim Schnupfen erheblich lindern.

Nasentropfen und -sprays für die Selbstbehandlung sind in der Apotheke frei erhältlich. Grundsätzlich unterscheidet man zwei verschiedene Typen:

- **Schleimhautabschwellende Nasentropfen** enthalten gefäßverengende Substanzen (z. B. Oxymetazolin in Nasivin® oder Xylometazolin in Olynth® oder Otriven®). Sie verringern die Durchblutung der geschädigten Nasenschleimhaut, die dadurch abschwillt und aus der in der Folge weniger Wasser austritt. Die Nase wird dadurch für einige Stunden „frei". Daher sind diese Präparate zur Nacht eine nützliche Hilfe, vor allem wenn die behinderte Nasenatmung des Schlaf stört. Abschwellende Nasentropfen tragen jedoch nicht zum Abheilen des Schnupfens bei.

  Die Wirkstoffe sind in aller Regel gut verträglich, vorausgesetzt sie werden nicht länger als 3–5 Tage hintereinander angewendet. Auf Dauer schädigen sie die Nase und können sogar selbst zur Ursache von chronischem Schnupfen werden.
- **Nasensprays mit Salzlösungen** *(befeuchtende Nasensprays,* z. B. Emser Nasenspray®, Rhinospray® Atlantik) tragen zum Abheilen der Schleimhäute bei und verflüssigen das zähflüssig-schleimige Nasensekret. So kann es von den Flimmerhärchen besser abtransportiert und auch leichter ausgeschnäuzt werden. Salzlösungen bewirken kein Abschwellen der Nasenschleimhaut, dafür aber auch keine Gewöhnung.

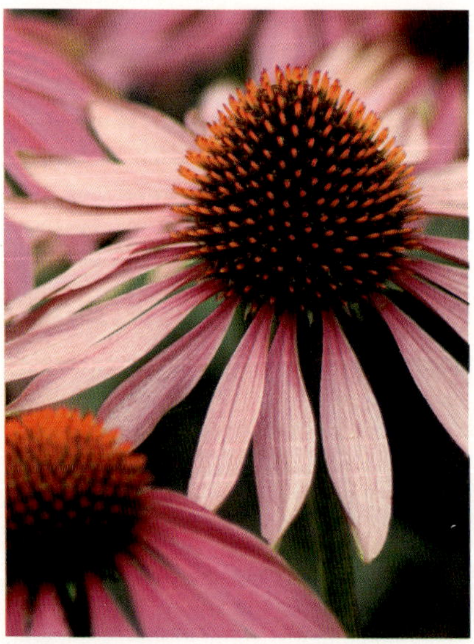

Der Purpursonnenhut (Echinacea purpurea) ist eine alte Heilpflanze zur Vorbeugung und Behandlung von Erkältungen. Der Wirkstoff sitzt vor allem im Kraut und der Wurzel der Pflanze. [FOL 1633]

Inhalieren. Sinnvoll sind auch Dampfinhalationen (→ S. 280) mit Zusätzen von Kochsalz (ein Esslöffel Salz auf einen Liter heißes Wasser) oder ätherischen Ölen (z. B. Pinimenthol®-Erkältungsinhalat mit Eukalyptus- und Kiefernnadelöl).

Ergänzend kann man 2–3 Tropfen Eukalyptusöl in ein Taschentuch träufeln und dann immer wieder daran riechen; bei stark verstopfter Nase reicht diese Maßnahme allerdings nicht aus.

Schleimlösen. Bei Sekretstau empfiehlt die Naturheilkunde Präparate zur Schleimlösung (z. B. Gelomyrtol®). Myrtol ist ein ätherisches Öl, das u. a. aus je 25 % Limonen und Cineol (dem Hauptbestandteil des Eukalyptusöls) besteht. Seine Wirksamkeit bei Bronchitis und akuter Nebenhöhlenentzündung wurde in zwei Studien bestätigt. Eukalyptusöl gibt es auch in Form von Kapseln (z. B. Aspecton® Eukaps). Es wird schnell in den Blutkreislauf aufgenommen und zu den Atemwegen transportiert, wo es dann zur Erleichterung der Nasenatmung beiträgt. Eine weitere Alternative ist Thymian, das die Sekretabgabe in den Bronchien anregt und die Flimmerhärchen in den Atemwege aktiviert. Außerdem wirkt Thymian auch krampflösend, was den Hustenreiz lindert.

(!) Ätherische Öle dürfen nicht im Gesichtsbereich von Säuglingen und Kleinkindern angewendet werden. Dies betrifft besonders Präparate, die Eukalyptusöl, Menthol und Kampfer enthalten.

Ist das Krankheitsgefühl ausgeprägt, empfiehlt die Phytomedizin die frühzeitige Anwendung von Angocin Anti-Infekt®, das Extrakte von Kapuzinerkressenkraut und Meerrettichwurzel enthält.

Populär ist die Einnahme von Präparaten aus Sonnenhut (Echinacea purpurea, z. B. in Echinacea-ratiopharm® Liquid oder Echinacin®) zur Vorbeugung und Behandlung von Schnupfen und Erkältungen (→ S. 593). Der Wirkstoff soll die Aktivität des Immunsystems anregen. Inzwischen ist eine moderate Wirkung relativ sicher belegt.

Trinken. Bei Fieber und starkem Schwitzen sollten Sie ausreichend trinken, am besten Mineralwasser oder Kräutertees mit entzündungshemmenden Bestandteilen (z. B. Kamille oder Salbei). Außerdem helfen fiebersenkende Medikamente (z. B. mit dem Wirkstoff Paracetamol → S. 269).

Nachsorge. Nach Abklingen des Schnupfens können Sie die strapazierte Nasenschleimhaut mit Nasenöl und -salben pflegen (Selbstbehandlung der trockenen Nase → S. 572).

Homöopathie (→ S. 1251). Neben der Gabe von Akutmitteln wie Belladonna, Bryonia, Gelsemium oder Nux vomica hält die Homöopathie auch Komplexmittel (z. B. Hevertotox® N Tropfen) bereit, die die körpereigene Abwehrkraft steigern und so die akute Krankheitsphase verkürzen bzw. Komplikationen, wie z. B. eine Nasennebenhöhlenentzündung (→ S. 577), vermeiden sollen.

Vitamin C. Ob eine Stoßtherapie mit hoch dosiertem Vitamin C den Krankheitsverlauf positiv beeinflusst, ist umstritten, einen wissenschaftlichen Nachweis gibt es bislang nicht.

Akupunktur (→ S. 1249). Die WHO empfiehlt die Anwendung der Akupunktur bei (chronischem) Schnupfen, jedoch steht ein wissenschaftlicher Beleg noch aus.

Vorsorge

Es ist nicht möglich, Erkältungs- und Grippeviren aus dem Weg zu gehen. Allerdings kann man die Widerstandskraft von Nasenschleimhaut und Immunsystem stärken. Dazu gehört das Feuchthalten der Nasenschleimhaut (Selbsthilfe bei trockener Nase → S. 572). Eine Stärkung der allgemeinen Abwehrkräfte ist ebenfalls sinnvoll, z. B. durch regelmäßige Saunabesuche, viel Bewegung an der frischen Luft, Wechselduschen und vitaminreiche Ernährung. Infektanfällige Personen sollten – wenn möglich – den Umgang mit erkälteten Menschen meiden.

Eine große neue Studie befürwortet auch, dass Sonnenhut-Präparate das Auftreten von anschließenden Nasennebenhöhlenentzündungen deutlich senken können.

Weitere Tipps, um eine anschließende Nasennebenhöhlenentzündung zu vermeiden → S. 577

Allergischer Schnupfen

Häufigkeit: ■■■■■

Allergischer Schnupfen *(allergische Rhinitis, Rhinitis allergica):* Allergische Entzündung der Nasenschleimhaut. Allergischer Schnupfen ist eine Reaktion auf in der Atemluft enthaltene Allergene *(Inhalationsallergene)* wie Blütenpollen (Heuschnupfen), Tierhaare oder Hausstaub (Hausstaubmilbenallergie) sowie Sporen von Schimmelpilzen.

Leitbeschwerden

- Wässriges Nasensekret („Fließschnupfen")
- Behinderte Nasenatmung
- Ausgeprägtes Jucken und Kribbeln in der Nase, Niesattacken

- Meistens gleichzeitig allergische Bindehautentzündung (→ S. 495) mit Rötung, Tränenfluss und Juckreiz in den Augen
- Beeinträchtigtes Allgemeinbefinden
- Häufig gleichzeitig weitere Beschwerden und Erkrankungen aus dem allergischen Bereich wie Asthma-Anfälle oder Neurodermitis → S. 1044.

Wann zum Arzt

In den nächsten Tagen, wenn die Beschwerden erstmals auftreten

Sofort, wenn ein Asthma-Anfall auftritt.

Die Erkrankung

Zu den Gründen, warum allergische Erkrankungen immer häufiger werden und zur Entstehung von Allergien → Die Erkrankung S. 1044

Der allergische Schnupfen ist eine allergische Reaktion vom Sofort-Typ (→ S. 1045): Heuschnupfen ist die häufigste Allergie überhaupt. Er wird nicht durch Heu hervorgerufen, sondern durch in der Luft schwebende Blütenpollen. Wegen der Abhängigkeit des Pollenflugs von der Jahreszeit wird der **Heuschnupfen** auch als *saisonale allergische Rhinitis* bezeichnet.

Für Heuschnupfenpatienten sind Pflanzen von Bedeutung, deren Pollen über weite Strecken durch den Wind verbreitet werden (z. B. Haselnuss oder Birke, Unkräuter, Getreide und Gräser). Diese Windbestäuber produzieren unzählige Mengen an winzigen flugfähigen Pollen, die beim Einatmen in die menschlichen Atemwege gelangen und bei einem Pollenallergiker Beschwerden auslösen. Eine allergische Reaktion ist zwar auch bei Pollen von Pflanzen möglich, die durch Insekten bestäubt werden (z. B. Rosen, Sonnenblumen oder Astern), ihr Pollen ist jedoch schwer und klebrig und nur in unmittelbarer Umgebung der Pflanze in der Atemluft zu finden.

Ein allergischer Schnupfen ist außerdem das Leitsymptom von Allergien gegenüber Hausstaubmilben, Haustieren und Sporen von Schimmelpilzen. Die Hausstaubmilbenallergie (→ S. 1047), genau gesagt eine Allergie gegenüber dem Kot der Tiere, ist die zweithäufigste Allergieform nach dem Heuschnupfen. Hausstaubmilben sind mikroskopisch kleine Spinnentiere, die von Hautschuppen und dem Abrieb von Bettfedern existieren. Daher leben sie natürlicherweise (*nicht* wegen mangelnder Hygiene) zu Millionen in Bettzeug, Matratzen und anderen Stoffgegenständen (z. B. Vorhänge, Plüschtiere, Teppiche). **Allergien gegenüber Haustieren** (allen voran Katzen, aber auch Meerschweinchen und Hunde) sind eigentlich Allergien auf Urin-, Speichel- oder Kotreste der Tiere, die an deren Haaren oder Federn kleben.

Viele Patienten mit Heuschnupfen zeigen gleichzeitig Überempfindlichkeitsreaktionen gegen Nahrungsmittel wie Nüsse, Äpfel oder Erdbeeren. Dieses Phänomen wird als **Kreuzreaktion** ***(Kreuzallergie)*** bezeichnet – so haben 20 % der Baumpollenallergiker gleichzeitig eine Lebensmittelallergie gegen Obst- und Gemüsesorten ***(assoziierte Lebensmittelallergie)***.

Auch ***berufsbedingte Allergien*** (z. B. im Bäcker- und Friseurhandwerk → S. 1083) kommen vor. Ein typischer Hinweis dafür ist Beschwerdefreiheit am Wochenende und im Urlaub.

(!) Aus einem allergischem Schnupfen kann sich ein allergisches Asthma (→ S. 599) mit Hustenanfällen, Atemnot und Angstzuständen entwickeln. Dieses Geschehen wird ***Etagenwechsel*** genannt, weil die allergischen Beschwerden von den oberen auf die unteren Atemwege übergehen. Betroffen sind vor allem Kinder: Mehr als 30 % der Kinder, die an allergischem Schnupfen leiden, entwickeln binnen 5–15 Jahren allergisches Asthma.

Das macht der Arzt

Nach der Befragung des Patienten macht der Arzt eine Nasenendoskopie, wobei er insbesondere auf Farbänderungen und Schwellungen achtet. Erhärtet sich der Verdacht auf einen allergischen Schnupfen, wird ein Allergietest auf der Haut durchgeführt (Pricktest → S. 1063) und Blut abgenommen, um die Menge allergietypischer Antikörper im Blut festzustellen (RAST → S. 1062).

Je nach Untersuchungsergebnis und Beschwerdesymptomatik stehen nur wenige Behandlungen zur Verfügung. Die ***Hyposensibilisierung*** (spezifische Immuntherapie → S. 1046) ist der einzige Ansatz, der die Ursache angeht. Sie sollte unbedingt versucht werden, wenn der Patient sich durch die Allergie deutlich eingeschränkt fühlt. Auch bei Kindern ist diese Behandlung zur Vermeidung des Etagenwechsels anzuraten.

Kommt eine Hyposensibilisierung nicht infrage, kann der Arzt nur Medikamente gegen die Symptome verschreiben. Je nachdem welche Beschwerden im Vordergrund stehen, verordnet er entweder Antihistaminika oder Glukokortikoide, gegebenenfalls auch eine Kombination der beiden Substanzgruppen. ***Antihistaminika*** helfen vor allem, wenn Naselaufen und Nies- bzw. Juckreiz im Vordergrund stehen, bei verstopfter Nase und

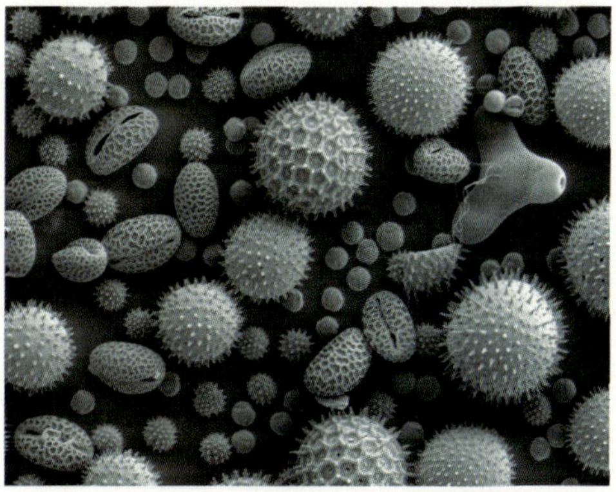

Pollen *verschiedener Pflanzen in 500-facher Vergrößerung unter dem Rasterelektronenmikroskop. Die größten Pollen im Bild sind etwa einen hundertstel Millimeter groß, die Pollen von Windbestäubern sind wesentlich kleiner und leichter und können so viel weiter fliegen als die verhältnismäßig großen Blumenpollen.* [DMC 1634]

Atemwegsbeschwerden sind ***topische Steroide*** (als Nasen- bzw. Asthmaspray anwendbar, z. B. Budesonid) angezeigt. Liegen alle genannten Symptome vor, sollten die Präparate kombiniert angewendet werden. Nur wenn Antihistaminika und topische Steroide allein nicht ausreichen, verschreibt er Kortison in Tablettenform (wie z. B. Dexamethason → Tab. S. 756).

Selbsthilfe

Sie können die Beschwerden durch antiallergisch wirksame Medikamente lindern oder unterdrücken, sie sind in aller Regel gut verträglich. Bei leichten und im Tagesverlauf kurzzeitig auftretenden Beschwerden helfen **Nasensprays mit H1-Antihistaminika** (z. B. Azelastin in Allergodil® akut oder Levocabastin in Livocab®), die Sie zweimal täglich direkt in die Nase sprühen. Sie verringern die Beschwerden, indem sie den Rezeptor des Botenstoffs Histamin blockieren (→ S. 1046). Binnen 20–30 Minuten klingt der Schnupfen ab.

Des Weiteren gibt es für leichtere Beschwerden **Nasensprays mit Mastzellstabilisatoren** (z. B. Cromoglicinsäure in Vividrin®), die die Freisetzung von Histamin einschränken. Mastzellstabilisatoren haben jedoch den Nachteil, dass sie erst nach mehrtägiger Anwendung wirken. Daher können Sie diese nicht bei akutem Bedarf, sondern nur vorbeugend bei zeitlich vorhersehbaren Beschwerden (z. B. kurz vor Beginn der Pollensaison) oder bei länger anhaltenden Beschwerden anwenden. Sie sind allerdings unverhältnismäßig teuer.

H1-Antihistaminika und Mastzellstabilisatoren gibt es auch in Form von **Augentropfen,** die Sie bei einer begleitenden allergischen Bindehautentzündung mehrmals täglich direkt in die Augen tropfen. Viele Hersteller bieten Nasenspray und Augentropfen als Kombi-Packung an.

Bei starken oder anhaltenden allergischen Beschwerden sollten Sie auf **H1-Antihistaminika** zum Einnehmen zurückgreifen. Ihr Wirkungseintritt liegt bei 20–60 Minuten. Bevorzugen Sie dabei moderne Wirkstoffe wie Loratadin (z. B. in Lorano®) und Cetirizin (z. B. in Reactine® und Zyrtec®). Diese müssen Sie nur einmal täglich einnehmen und außerdem machen sie weniger müde (im Gegensatz zu H1-Antihistaminika der ersten Generation).

Warnhinweis: Schleimhautabschwellende Nasentropfen oder -sprays (→ S. 574) sollten nur in Ausnahmefällen und dann nur kurzfristig eingesetzt werden – bei Dauergebrauch droht Abhängigkeit.

Komplementärmedizin

Homöopathie (→ S. 1251). Es liegen zahlreiche Erfahrungsberichte vor, wonach bei allergischem Schnupfen mit einer individuell abgestimmten Konstitutionstherapie gute Behandlungserfolge erzielt werden können; ein wissenschaftlicher Beleg steht aber noch aus.

Akupunktur (→ S. 1249). Für die Akupunktur ist der allergische Schnupfen ebenfalls ein häufiges Einsatzgebiet, auch die WHO befürwortet den Einsatz dieses Verfahrens.

Therapieverfahren nach Kneipp (→ S. 281). Kalte Gesichtsgüsse, aber auch feuchtkalte Brustwickel und andere Kneipp-Behandlungen sollen langfristig zu einer Verringerung der allergischen Reaktion beitragen. Da für diese Indikation ein Wirksamkeitsnachweis fehlt, sollten die Erwartungen allerdings nicht zu hoch gesteckt werden.

Methoden wie Eigenbluttherapie (→ S. 1031), Magnettherapie (→ S. 917) oder Neuraltherapie (→ S. 1261) misst die Naturheilkunde zwar einen wichtigen therapeutischen Stellenwert bei, überzeugende Studienergebnisse, die die Wirksamkeit bei allergischem Schnupfen belegen, fehlen derzeit noch.

Vorsorge

Die wirksamste Maßnahme ist die **Allergenkarenz,** d. h. das Vermeiden oder zumindest Reduzieren des Allergenkontakts. Diese ist in vielen Fällen jedoch nicht möglich.

Pollenflugkalender oder *Pollenflugvoraussagen* in Radio, Tageszeitung und Internet helfen Heuschnupfenpatienten herauszufinden, wann welche Pollen fliegen. An sonnigen und windigen Tagen, wenn die Pollenbelastung besonders stark ist, sollte der Aufenthalt auf Feldern und im Garten gemieden werden. Schließen Sie die Schlafzimmerfenster und lagern Sie die tagsüber getragene und damit pollenbehaftete Kleidung in einem anderen Raum. Empfehlenswert ist zudem tägliches Haarewaschen vor dem Schlafengehen. Nicht zuletzt lässt sich der heimische Pollenflug durch eine gezielte Urlaubsplanung umgehen – besonders pollenarm sind Hochgebirge und Küstenregionen.

Ist ein Haustier die Quelle allergischer Reaktionen, so muss dieses – auch wenn es schwerfällt – weggegeben werden.

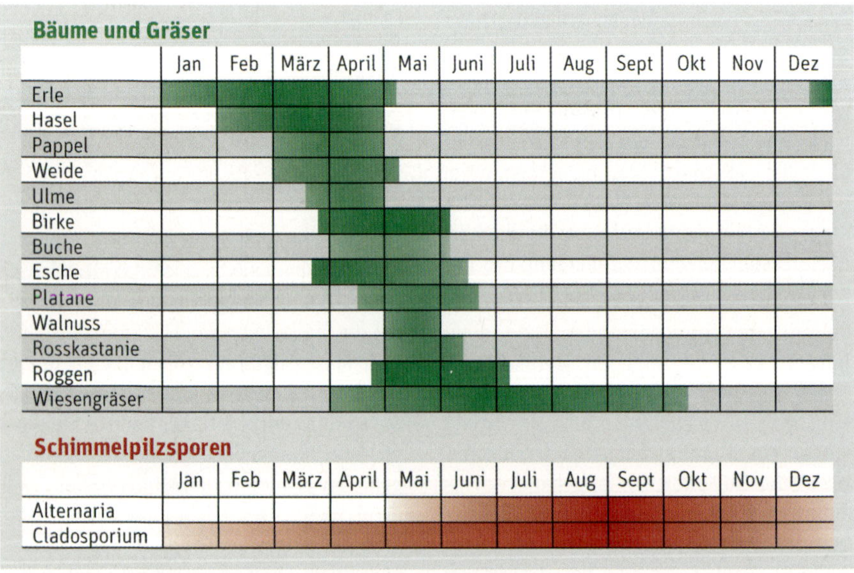

Pollenflugkalender mit den wichtigsten Allergieauslösern und ihren Flugzeiten [ASM 1636]

Aktuell: www.gesundheit-heute.de/16x06

- **www.wetteronline.de/pollen.htm** – Aktuelle Pollenflugvorhersage eines kommerziellen Wetterdiensts aus Bonn.
- Weitere Hinweise in der Infobox zu Allergien **www.gesundheit-heute.de/27x09**

Vasomotorischer Schnupfen

Häufigkeit: ■■■■□

Vasomotorischer Schnupfen *(vasomotorische Rhinitis, Rhinitis vasomotorica):* Beschwerdebild ähnlich dem allergischen Schnupfen (→ S. 574), jedoch ohne nachweisbare allergische Ursachen.

Leitbeschwerden

- Wässriger Nasenschleim, behinderte Nasenatmung und Niesreiz
- Vermindertes Geruchsempfinden.

Wann zum Arzt

In den nächsten Tagen, wenn die Beschwerden auf Dauer eine Belastung darstellen

Die Erkrankung

Bei einem vasomotorischen Schnupfen liegt vermutlich eine Regulationsstörung der Blutgefäße der Nasenschleimhaut vor. Die **Gefäßspannung** *(Gefäßtonus)* wird über das vegetative Nervensystem gesteuert. Von ihr hängt ab, wie weit oder wie eng die Gefäße gestellt sind und wie stark sie folglich mit Blut gefüllt sind. Ein Wechsel von warmen Räumen zu kalten Außentemperaturen, der Genuss von heißen Getränken oder Alkohol sowie Stress und andere seelische Belastungen können die Durchblutung der Nasenschleimhautgefäße steigern. Auch der Missbrauch von Nasentropfen und -sprays ist ein möglicher Auslöser. Durch die gesteigerte Durchblutung kommt es zu einem Anschwellen der Nasenschleimhaut mit wässrigem Schnupfen und behinderter Nasenatmung.

Das macht der Arzt

Den Anfang der Diagnose bildet ein ausführliches Gespräch, bei dem der Arzt hinterfragt, in welchen Situationen die Beschwerden auftreten. Zusätzlich betrachtet er die Nasenhöhle und stellt über eine Allergiediagnostik (→ S. 1046) sicher, dass keine allergischen Ursachen vorliegen. Ist die Diagnose gesichert, verordnet der Arzt Tabletten mit einem H1-Antihistaminikum (z. B. Terfenadin in TeldaneT®) oder ein kortisonhaltiges Nasenspray (z. B. Nasonex®, Rhinisan® oder

Beconase®). Sie wirken symptomatisch auch dann, wenn keine Allergie vorliegt. In ausgeprägten Fällen kann eine operative **Verkleinerung der Nasenmuscheln** ***(Conchotomie)*** mit einem Laser erforderlich werden.

Selbsthilfe und Komplementärmedizin

Wenn sich ein auslösender Reiz (z. B. Alkohol) feststellen lässt, vermeiden Sie diesen, wann immer das möglich ist. Zusätzlich können Sie das Gefäßsystem der Nasenschleimhaut durch Kneipp-Kuren „trainieren". Durch mehrmals tägliches Hochschnupfen von eiskaltem Wasser verbessert sich die Fähigkeit der Blutgefäße, die Gefäßspannung zu regulieren. Außerdem sollten Sie verunreinigte Atemluft (z. B. Tabakrauch) meiden.

Als komplementärmedizinische Maßnahmen kommen die gleichen Verfahren in Betracht wie beim allergischen Schnupfen (→ S. 574).

Nasennebenhöhlenentzündung

Häufigkeit:

Nasennebenhöhlenentzündung ***(Sinusitis):*** Akute oder chronische Entzündung der Schleimhaut der Nasennebenhöhlen. Während eine akute Nasennebenhöhlenentzündung meist als Folge eines Erkältungsschnupfens auftritt, entwickelt sich die chronische Form in aller Regel aus einer nicht ausgeheilten akuten Nasennebenhöhlenentzündung oder einem anhaltenden allergischen Schnupfen. Auch anatomische Veränderungen innerhalb der Nase begünstigen die chronische Form.

Leitbeschwerden

- Behinderte Nasenatmung
- Ständiger Sekretfluss im Rachen.

Akute Form:

- Eitriges (gelblich-grünes) Nasensekret
- Beeinträchtigtes Allgemeinbefinden, eventuell auch Fieber
- Kopfschmerzen (Schmerzzunahme beim Bücken) im Bereich der betroffenen Nasennebenhöhle und ihrer Umgebung.

Chronische Form:

- Dünnflüssiges Sekret
- Flukturierende Kopfschmerzen (mal mehr, mal weniger)
- Verlust an Leistungsfähigkeit
- Chronische Müdigkeit.

Wann zum Arzt

Am nächsten Tag, wenn oben genannte Leitbeschwerden auftreten

Heute noch, wenn sich die Haut im Bereich von Nase, Augen oder Stirn rötet und anschwillt

Sofort, wenn starke Kopfschmerzen, Lichtempfindlichkeit, Druck auf dem Auge oder Beeinträchtigung des Sehvermögens, Reizbarkeit und/oder starke Müdigkeit auftreten.

Die Erkrankung

Die **akute Nasennebenhöhlenentzündung** tritt meist als Folge eines Erkältungsschnupfens (→ S. 573) auf, wenn die virale Entzündung der Nasenschleimhaut auf die Nasennebenhöhlen übergeht. Das Anschwellen der Schleimhaut führt zu einem Verschluss der engen Verbindungen (Ostien → S. 568) zwischen Nasenhöhle und Nebenhöhlen, wodurch der Schleim aus den Nebenhöhlen nicht mehr abfließt. Es entsteht ein Sekretstau, in dem sich Bakterien leicht vermehren und eitrigen Nasenausfluss und andere Beschwerden auslösen. Auch ein allergischer Schnupfen (→ S. 574), Nasenscheidewandverbiegungen (→ S. 572), Rachenpolypen (→ S. 582) oder vergrößerte Nasenmuscheln (→ S. 568) können die Öffnungen der Nasennebenhöhlen verschließen und eine Nasennebenhöhlenentzündung hervorrufen.

Seltenere Ursachen sind Zahnerkrankungen ***(dentogene Sinusitis,*** Verdacht insbesondere bei einseitigem Geschehen), Druckschwankungen beim Fliegen oder Tauchen ***(Barosinusitis)*** oder das Eindringen von Krankheitserregern beim Schwimmen ***(Badesinusitis).***

Am häufigsten betroffen sind beim Erwachsenen in absteigender Reihenfolge Kieferhöhle, Siebbeinzellen, Stirnhöhle und Keilbeinhöhle. Es können sich eine, mehrere oder alle Nebenhöhlen entzünden. Bei Kindern bereiten in der Regel nur die Siebbeinzellen (→ Abb. S. 568 und S. 578) Beschwerden, weil sich das übrige Nasennebenhöhlensystem noch in der Entwicklung befindet.

Besteht eine Nasennebenhöhlenentzündung länger als acht Wochen oder treten akute Beschwerden viermal jährlich oder noch häufiger auf, liegt eine **chronische Nasennebenhöhlenentzündung** vor. Sie wird häufig lange Zeit nicht erkannt, weil die Beschwerden weniger stark ausgeprägt sind als bei der akuten Form. Am häufigsten sind die Kieferhöhlen und die Siebbeinzellen betroffen.

In seltenen Fällen kommt es zu ernsten Komplikationen, z. B. wenn die Entzündung auf die Augenhöhle (Orbitalphlegmone → S. 490),

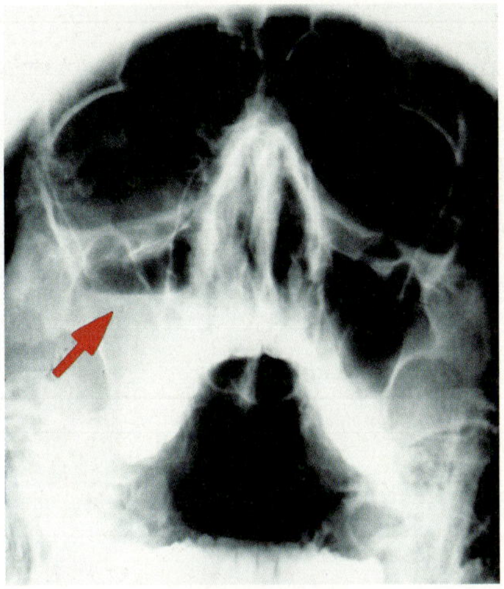

Übersichtsaufnahme der ***Nasennebenhöhlen*** *eines 28-jährigen Studenten mit ständigen Kopfschmerzen und Naselaufen. Auf dem Röntgenbild erkennt man deutlich das gestaute Sekret mit Spiegelbildung (horizontaler Flüssigkeitsspiegel siehe Pfeil) in der rechten Kieferhöhle. Hier hilft letztlich nur ein endoskopischer Eingriff mit einer Fensterung der Kieferhöhle.* [GRE 1637]

die Gehirnhaut (Meningitis → S. 1133) oder das Gehirn (Enzephalitis → S. 1134) übergeht. Warnsymptome für eine Mitbeteiligung von Hirnhaut oder Gehirn sind starke Kopfschmerzen, Lichtempfindlichkeit, Reizbarkeit und starke Müdigkeit.

Das macht der Arzt

Während eine akute Nasennebenhöhlenentzündung meist mit einer Erkältung einhergeht, werden bei Verdacht auf die chronische Form weitere Untersuchungen nötig. Falls nötig, betrachtet der Arzt das Naseninnere einschließlich der Eingänge zwischen Nasenhaupt- und Nasennebenhöhlen bei einer Nasenspiegelung (→ S. 568) oder -endoskopie (→ S. 568). Eine Röntgenaufnahme und/oder ein CT der Nasennebenhöhlen sichern die Diagnose bzw. schließen andere Ursachen der Beschwerden (z. B. einen Tumor) aus. In einigen Fällen erfolgt zusätzlich ein Allergietest.

Erstes Ziel der Behandlung ist, die Belüftung der Nasennebenhöhlen zu verbessern und den Schleim zum Abfließen zu bringen. Dies erfolgt mit abschwellenden Nasentropfen oder -sprays (→ S. 574) oder, wenn die Wirkung nicht ausreicht, durch eine so genannte ***hohe Einlage.*** Dabei wird mit abschwellenden Nasentropfen getränkte Watte für zehn Minuten hoch in den mittleren Nasengang geschoben. Häufig empfiehlt der Arzt zusätzlich schleimlösende Medikamente (z. B. Acetylcystein wie in ACC 600®) oder ein äthe-

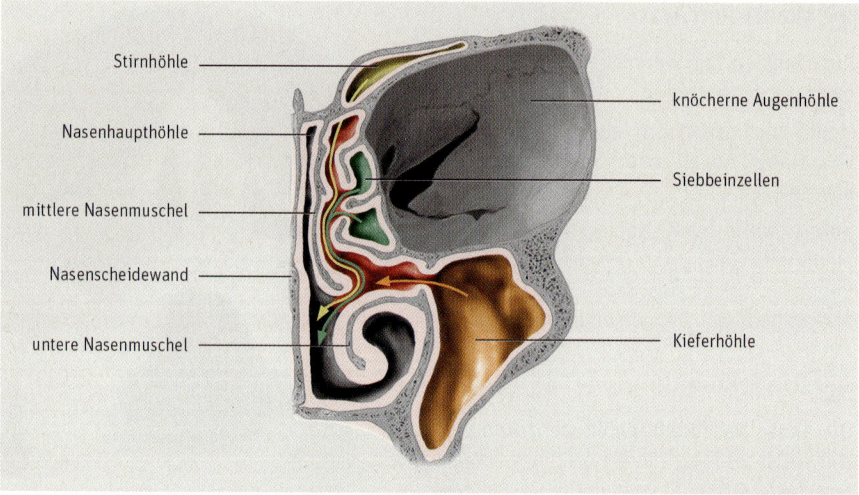

*Das System der **Nasennebenhöhlen** hat in der Nähe der **Siebbeinzellen** eine natürliche Engstelle, wie das Bild in einem Frontalschnitt der linken Gesichtshälfte zeigt: Wenn sich die Schleimhaut in den Siebbeinzellen (grün) entzündet und anschwillt, blockiert sie den Schleimabfluss aus **Stirn-** und **Kieferhöhle** (gelb bzw. ocker). Obwohl die Entzündung zunächst nur in den Siebbeinzellen sitzt, breitet sie sich so auch auf die anderen Nasennebenhöhlen aus. Um eine chronische Nasennebenhöhlenentzündung zu kurieren, verbreitert der Arzt manchmal die Ausführungsgänge (z. B. aus der Kieferhöhle, orange) in einer kleinen Operation.* [GTV 1638]

risches Öl wie Gelomyrtol®), die den Abfluss des Sekrets anregen. Bei schweren Verlaufsformen mit bakterieller Infektion, Fieber und erheblicher Einschränkung des Allgemeinbefindens verordnet der Arzt ein Antibiotikum, z. B. Amoxicillin (Amoxypen®).

Eine chronische Nasennebenhöhlenentzündung wird zunächst mit schleimlösenden Medikamenten und kortisonhaltigen Nasensprays (z. B. Nasonex® oder Pulmicort®) behandelt. Wenn diese Maßnahmen auch nach mehreren Wochen keine Heilung bringen, erweitert („fenstert“) der Arzt in einer endoskopischen Operation die Ausführungsgänge der Nasennebenhöhlen und verbessert so die Belüftung und den Abfluss. Falls eine Nasenscheidewandverbiegung (→ S. 572) vorliegt oder Polypen in den Nasennebenhöhlen den Sekretabfluss erschweren, sollten sie ebenfalls beseitigt werden.

Selbsthilfe

Ob die Nasennebenhöhlen bei einer Erkältung betroffen sind, können Sie mit einem einfachen Test herausfinden: Wenn Sie beim Vornüberbeugen des Kopfs ein Druck- bzw. Schmerzgefühl im vorderen Kopfbereich verspüren, liegt wahrscheinlich eine Nasennebenhöhlenentzündung vor. Bei einer Kieferhöhlenentzündung spüren Sie Schmerzen in der Stirn- und Oberkieferregion, bei einer Siebbeinzellenentzündung in der Stirn sowie um Auge und Nasenwurzel und bei einer Stirnhöhlenentzündung in der Stirn und möglicherweise um das Auge. Eine Keilbeinhöhlenentzündung äußert sich durch einen starken Schmerz im Zentrum des Kopfs.

Neben schleimhautabschwellenden Nasentropfen und -sprays erleichtern schleimlösende Wirkstoffe wie Myrtol (z. B. Gelomyrtol®) oder pflanzliche Kombinationspräparate (z. B. Enzianwurzel, Schlüsselblumen, Gartensauerampferkraut, Holunderblüten und Eisenkraut in Sinupret®) den Heilungsprozess. Damit der Schleim besser abfließt, empfehlen manche Ärzte, zunächst die abschwellenden Nasentropfen und 10–20 Minuten später ein schleimlösendes Mittel einzunehmen.

Unterstützend wirkt eine Wärmebehandlung, z. B. mit einer Rotlichtlampe. Trinken Sie reichlich, z. B. Kräutertees mit Kamille, Pfefferminze oder Thymiankraut.

Ein bewährtes Hausmittel sind Dampfinhalationen mit getrockneten Kamillenblüten bzw. mit Kamillenkonzentrat (z. B. Kamillosan®) oder mit Meersalz (1 EL Meersalz auf 1 l heißes Wasser). Auch Salben, die Eukalyptusöl enthalten (z. B. Pinimenthol Erkältungssalbe®) eignen sich zur Inhalation.

Kalte Quarkauflagen, die auf Stirn und/oder Wangen gelegt werden, lindern in der akuten Phase die Druckbeschwerden; später sind warme Auflagen sinnvoller, z. B. ein in warmem Zitronenwasser (den Saft einer Zitrone auf 1/4 l heißes Wasser) getränkter Waschlappen.

Komplementärmedizin

Enzymtherapie. Das Enzym Bromelain (z. B. Bromelain POS®), das aus dem Stamm der Ananaspflanze gewonnen wird, soll eine entzündungshemmende, abschwellende und schleimlösende Wirkung haben und wird inzwischen auch von einigen Schulmedizinern bei Nasennebenhöhlenentzündungen empfohlen, ein Wirknachweis steht bislang aber noch aus.

Homöopathie (→ S. 1251). Häufig verordnete homöopathische Akutmittel sind – je nach Sekretmenge und -beschaffenheit bzw. lokaler Symptomatik – z. B. Cinnabaris® bei zähem Schleim und Druckschmerzen im Bereich der Nasenwurzel, Gelsemium oder Luffa® bei gelber Nasensekretion und trockener Nasenschleimhaut. Eine individuell abgestimmte homöopathische Konstitutionstherapie empfiehlt sich bei wiederkehrenden Nasennebenhöhlenentzündungen bzw. bei chronischem Verlauf.

Akupunktur (→ S. 1249). In der Akutphase kann Akupunktur helfen, die Druckbeschwerden zu mildern und die Nasenatmung zu erleichtern, ihre eigentliche Domäne ist jedoch die chronische Form. Steht eine endoskopische Operation im Raum, ist die Akupunktur in den meisten Fällen allerdings keine Alternative.

Vorsorge

Stärken Sie die allgemeinen Abwehrkräfte, z. B. durch regelmäßige Saunabesuche, viel Bewegung an der frischen Luft, Wechselduschen und vitaminreiche Ernährung und halten Sie den Kopf im Winter warm. Wenn Sie Raucher sind, erwägen Sie aufzuhören, denn Rauchen trägt wesentlich zur Entstehung von Nebenhöhlenentzündungen bei (Details dazu → S. 1204).

Bei Erkältungsschnupfen sollten Sie die Nase nur mit wenig Druck (am besten immer nur ein Nasenloch) schnäuzen, hoher Druck bringt bakterienhaltigen Schleim oft erst bis in die Nebenhöhlen. In Gesellschaft nicht höflich, aber durchaus empfehlenswert ist es, den Nasenschleim hochzuziehen anstatt ihn auszuschnäuzen.

Aktuell: www.gesundheit-heute.de/16x07

- W. Möhring: **Natürliche Heilmittel für die Nebenhöhlen.** Knaur, 2003. Gibt einen guten Überblick über die schul- und komplementärmedizinischen Behandlungsmöglichkeiten, bei der Selbsthilfe fehlen jedoch oft detaillierte Anleitungen.

Erkrankungen von Mund und Rachen

Aufbau und Funktion von Mund und Rachen

Die Mundhöhle ist die erste Station des Verdauungstrakts. Sie dient der Aufnahme der Nahrung und deren Vorbereitung für weitere Verdauungsprozesse. Der anschließende **Rachen** *(Pharynx, Schlund)* verbindet die Mundhöhle mit der Speiseröhre (→ S. 623) sowie die Nasenhöhle mit der Luftröhre (→ S. 589).

Mundhöhle

Die Mundhöhle besteht aus dem **Mundhöhlenvorhof** (das ist der Raum zwischen den Wangen, Lippen und Zähnen) und der eigentlichen **Mundhöhle** *(Cavum oris)*. Begrenzt wird sie an den Seiten durch die Zähne, nach oben durch den harten und weichen Gaumen und nach unten durch die Zunge und die Mundbodenmuskulatur. Der **harte Gaumen** macht die vorderen zwei Drittel des Gaumens aus. Er besteht aus miteinander verbundenen Knochen des Oberkiefers und des Gaumenbeins und ist mit Schleimhaut ausgekleidet. Die Schleimhaut wird längs von der *Gaumennaht* und quer von mehreren *Gaumenkämmen* durchzogen, an denen die Zunge die weiche Nahrung zerdrückt. Der **weiche Gaumen** im hinteren Drittel besteht aus den beiden *Gaumensegeln*, zwischen denen das *Gaumenzäpfchen* sitzt.

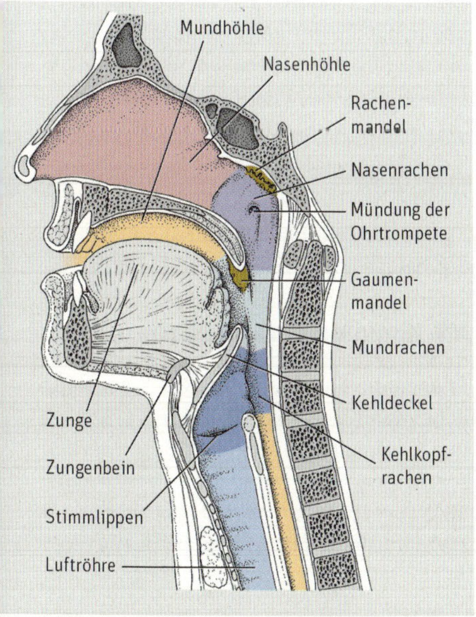

*Der **Rachen** verbindet die Nasenhöhle mit der Luftröhre und die Mundhöhle mit der Speiseröhre. Der Kehlkopf schützt die Luftröhre vor dem versehentlichen Eindringen von Speisen und Getränken.* [GRA 1639]

Rachen

Der Rachen ist ein aus drei Etagen bestehender Muskelschlauch. Das obere Drittel bildet der **Nasenrachen** *(Nasopharynx, Epipharynx)*, in den die Öffnungen der Nasenhöhle (→ S. 568) und der Ohrtrompeten (→ S. 550) münden. In der Mitte befindet sich der **Mundrachen** *(Oropharynx, Mesopharynx)*, der über eine weite Öffnung mit der Mundhöhle verbunden ist. Das untere Rachendrittel bildet der **Kehlkopfrachen** *(Laryngopharynx, Hypopharynx)*. Die Wege von Nahrungsbrei und Atemluft trennen sich am unteren Ende des Kehlkopfrachens, wo sich Speiseröhre (weiterer Weg für den Nahrungsbrei) und Kehlkopf (weiterer Weg der Atemluft) anschließen.

Mandeln

Mundhöhle und Rachen beherbergen die **Mandeln** *(Tonsillen)*, die zum lymphatischen Rachenring gehören und wesentlich an der Abwehr von Krankheitserregern beteiligt sind. Rachen, Mandeln und Mundhöhle sind von einer Schleimhaut überzogen, die an den stark durchbluteten **Lippen** (daher die *roten* Lippen) in die äußere Gesichtshaut übergeht.

Zu den Mandeln gehören die paarigen **Gaumenmandeln** *(Tonsilla palatina)*, die sich am Übergang zwischen Mundhöhle und Rachen befinden, außerdem die im Nasenrachen gelegene **Rachenmandel** *(Tonsilla pharyngea)* und die **Zungenmandel** *(Tonsilla lingualis)* am Zungengrund.

HNO-ärztliche Untersuchung

Zur Untersuchung von Mundhöhle und Mundrachen benutzt der HNO-Arzt üblicherweise einen Mundspatel und eine Stirnlampe bzw. einen Stirnspiegel. Damit kann er den Zustand der Schleimhaut, der Zunge und der Gaumenmandeln beurteilen. Bei der **indirekten Spiegeluntersuchung des Nasenrachens** führt der Arzt einen kleinen abgewinkelten Spiegel durch die Mundhöhle hinter den weichen Gaumen. Hierzu muss er die Zunge mit dem Spatel herunterdrücken, was bei empfindlichen Menschen einen Würgereflex auslöst. Bei Bedarf betäubt der Arzt die Schleimhaut mit einem Spray (z. B. Xylocain®). Lässt sich der Nasenrachen auf diesem Weg nicht ausreichend beurteilen, führt der Arzt ein Endoskop über die Nase ein (Nasenspiegelung → S. 568) und schiebt es in den Nasenrachen vor *(endoskopische Untersuchung des Nasenrachens)*.

Zur Sicherung der Diagnose kann der Arzt neben den genannten Maßnahmen bildgebende Verfahren wie Ultraschall, CT (→ S. 1268) oder Kernspin (→ S. 1269) einsetzen, sie sind vor allem zur detaillierten Darstellung der Knochen- bzw. Weichteilstrukturen sinnvoll.

(Streptokokken-)Angina

Häufigkeit: ▬ ▬ ▬ ▬ ▬

(Streptokokken-)Angina *(Angina tonsillaris, Tonsillitis, eitrige Mandelentzündung, Streptokokken-Mandelentzündung)*: Akute Entzündung der Gaumenmandeln, durch Bakterien verursacht.

Überwiegend sind Kinder und Jugendliche im Alter von 5–15 Jahren betroffen. Angina tritt gehäuft während der Winter- und Frühjahrsmonate auf, oft im Zusammenhang mit einer Erkältung. Die Krankheit dauert etwa 3–6 Tage.

Seltener tritt eine Angina auch als Begleitsymptom von anderen bakteriellen und virusbedingten Infekten auf, so z. B. bei Scharlach (→ S. 411) und Pfeifferschem Drüsenfieber (→ S. 581), beide sind im Folgenden nicht weiter besprochen.

Leitbeschwerden

- Rasch einsetzendes Fieber
- Starke Schluckbeschwerden, häufig stechend in die Ohrregion ausstrahlend
- Öffnen des Mundes aufgrund von Schmerzen eingeschränkt
- Geschwollene Lymphknoten im Kieferwinkel
- Kloßige Sprache
- Beeinträchtigtes Allgemeinbefinden (Kopfschmerzen, Abgeschlagenheit).

Wann zum Arzt

Spätestens am nächsten Tag, wenn obige Leitbeschwerden vorliegen

Heute noch bei Fieber über 39 °C.

Die Erkrankung

Die Angina ist eine ansteckende Infektion, die meistens durch Streptokokken ausgelöst wird. Dabei führen Entzündungsprozesse zur schmerzhaften Schwellung und Rötung der Gaumenmandeln. Die Folgen sind ein Engegefühl im Hals (Angina heißt wörtlich Enge) sowie starke Schluckbeschwerden. Außerdem erscheinen auf den Mandeln eitrige Beläge, die streifenartig, punktförmig (so genannte *Eiterstippchen)* oder schmierig aussehen und ein Hinweis auf Bakterien sind.

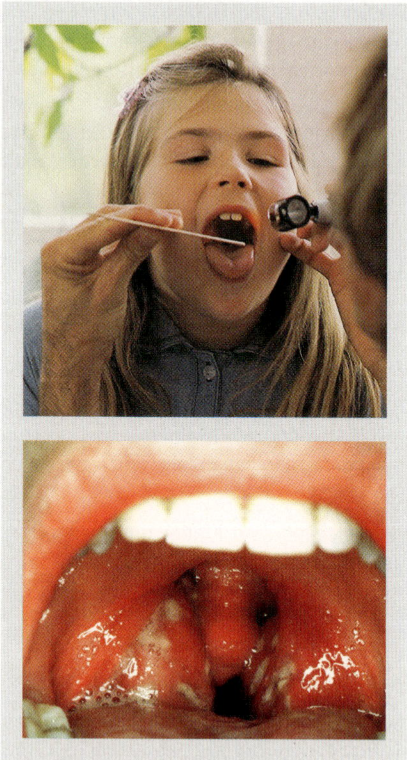

Oben: Starke Halsschmerzen und Schluckbeschwerden führten diese 11-Jährige zum Kinderarzt. Mithilfe eines Spatels und einer Lupe untersucht er die Gaumenmandeln auf Anzeichen einer Angina.
Unten: Auf diesem Befundfoto eines etwas älteren Mädchens mit wiederholter Angina sind die Schwellung und die weißlich-graugelben ***Eiterstippchen*** *auf den* ***Gaumenmandeln*** *deutlich zu erkennen.* [ADM, GRE 1641]

Das Risiko für Komplikationen ist bei wiederholt auftretenden Mandelentzündungen **(chronische Angina)** erhöht. Häufige Anginen hinterlassen Zerklüftungen und Vernarbungen an den Mandeln, in denen sich Streptokokken besonders leicht ansiedeln, vermehren und gefährliche Streuherde bilden können. In seltenen Fällen führt eine Angina zu lebensbedrohlichen Komplikationen. Dazu gehört das ***akute rheumatische Fieber*** (→ S. 714), das durch Schmerzen an den Gelenken und eine schwere Entzündung der Herzinnenhaut (Endokarditis → S. 714) gekennzeichnet ist.

Das macht der Arzt

Diagnosesicherung. Zuerst führt der Arzt eine Spiegeluntersuchung der Mundhöhle und des Rachens durch. Eiterbeläge auf den geröteten, geschwollenen Mandeln geben ihm erste Hinweise auf bakterielle Krankheitserreger. Zusätzlich tastet er die Lymphknoten an Unterkiefer und Hals ab, um eventuelle Vergrößerungen festzustellen. Ein Rachenabstrich dient der Durchführung eines ***Streptokokken-Schnelltests,*** der innerhalb weniger Minuten nähere Aussagen über die Art des Krankheitserregers erlaubt – meist ist er jedoch nicht nötig.

Da Angina häufig in Verbindung mit anderen akuten Infektionen auftritt, schaut der Arzt außerdem in die Ohren und hört die Lunge mit einem Stethoskop ab. Zur Abgrenzung von anderen Krankheiten (z. B. Pfeiffersches Drüsenfieber → S. 581) kann er außerdem Blut abnehmen.

Medikamentöse Therapie. Beim Nachweis von Streptokokken ist eine Antibiotikatherapie (in aller Regel ein Penizillin wie z. B. Amoxizillin in Amoxypen®) über zehn Tage unerlässlich, um das Risiko eines akuten rheumatischen Fiebers auszuschließen. Dies gelingt aber nur, wenn das Antibiotikum tatsächlich zehn Tage eingenommen wird.

Operative Therapie. Bei gehäuften Anginen wird der HNO-Arzt eine operative Entfernung der Mandeln erwägen.

Die **Mandelentfernung** ***(Tonsillektomie)*** ist eine der häufigsten Operationen überhaupt. Die Mandeln werden mit einer Zange gehalten und mit einer Schere abgeschnitten, anschließend entfernt der Operateur eventuelle Reste mit einer Schlinge. Am Ende der Operation bleibt pro Mandel eine etwa 2 cm^2 große Wundfläche zurück; sie wird elektrisch verödet, um die Blutung zu stillen.

Während man noch vor einigen Jahrzehnten sehr großzügig zur Entfernung der Mandeln riet (bekannter Patientenkalauer: „Die Mandeln müssen raus, der Doktor baut ein Haus"), herrscht inzwischen Zurückhaltung. Mehrere Faktoren beeinflussen die Entscheidung pro oder kontra Mandelentfernung:

- Bis zum Beginn der Pubertät besitzen die Mandeln eine wichtige immunologische Funktion. Dennoch kann beim Kind eine Mandelentfernung notwendig sein, wenn eine ausgeprägte chronische Vergrößerung der Gaumenmandeln vorliegt, die den Mundrachen verengt und zu Schluck- und Atembeschwerden führt oder wenn mehr als 2–3 Anginen pro Jahr auftreten.
- Im Jugend- und Erwachsenenalter bilden sich die für die Abwehrfunktion wichtigen Strukturen in den Mandeln zwar zurück. Trotzdem ist auch hier eine Mandelentfernung – wegen der Gefahr ernsthafter Komplikationen – erst bei 2–3 gesicherten Anginen pro Jahr angezeigt.

Entgegen weit verbreiteter Vorurteile ist die Mandelentfernung kein Bagatelleingriff. Neben den mit fortschreitendem Lebensalter zunehmenden Schluckschmerzen nach der Operation (Schmerzmittel vor den Mahlzeiten sind für 10–14 Tage erforderlich), drohen vor allem Nachblutungen. Sie treten zum einen in den ersten 24 Stunden sowie zum anderen nach 4–6 Tagen auf, wenn sich die Wundbeläge ablösen. Daher empfehlen viele Operateure ihren Patienten, sicherheitshalber für diese Zeit zur Beobachtung im Krankenhaus zu bleiben.

Warnhinweis: Nachblutungen können noch bis zu zwei Wochen nach dem Eingriff auftreten, daher sollte die körperliche Schonung für 2 bis 3 Wochen nach der Operation ernst genommen werden. Vermeiden Sie starke körperliche Anstrengung und duschen Sie nicht zu heiß in den ersten Tagen nach der Operation. Bei Nachblutungen sollten Sie in jedem Fall einen Arzt aufsuchen.

Selbsthilfe

Wie bei jeder fieberhaften Erkrankung sollten Sie reichlich trinken, idealerweise Tees mit entzündungshemmenden Kräutern (z. B. Kamille oder Salbei). Dies gilt besonders, wenn Sie stark schwitzen. Solange das Fieber anhält, ist Bettruhe empfehlenswert. Mit feuchten Halswickeln (kalt oder warm) unterstützen Sie den Heilungsprozess. Ein bewährtes Hausmittel ist der **Zwiebelwickel:** Schneiden Sie drei große Zwiebeln in kleine Stücke und geben Sie diese in ein mit heißem Wasser befeuchtetes Leinentuch. Tragen Sie den Wickel so lange um den Hals, bis er ausgekühlt ist.

Bei ***Schluckbeschwerden*** sind außerdem Lutschtabletten oder Gurgellösungen mit schmerzlindernden (z. B. Benzocain) oder antibakteriellen Wirkstoffen (z. B. Cetylpyridiniumchlorid, Benzalkoniumchlorid in Dolo-Dobendan® Lösung, Dorithricin® Halstabletten) empfehlenswert. Einen schwächeren Effekt hat das Gurgeln mit Salbei- oder Kamillentee, kann aber eine Alternative sein, wenn synthetisch hergestellte Gurgellösungen nicht gut vertragen werden. Bei starken Schmerzen und hohem Fieber helfen Schmerzmittel mit gleichzeitig fiebersenkender Wirkung, (z. B. Paracetamol oder Ibuprofen).

Wegen der Schluckbeschwerden sind weiche und breiige Nahrungsmittel (Suppen, Kartoffelpüree) zu bevorzugen. Kinder freuen sich immer über ein Eis, da die Kälte kurzzeitig Schmerzen lindert.

Komplementärmedizin

Pflanzenheilkunde. Es stehen einige pflanzliche Kombinationsmittel zur Verfügung, denen eine Milderung der Beschwerden sowie eine Verkürzung des Krankheitsverlaufs zugeschrieben wird. Dazu gehören z. B. standardisierte Extrakte von Kapuzinerkresse und Merrettichwurzel (z. B. Angocin Anti-Infekt N®).

Homöopathie (→ S. 1251). Als Komplexzubereitung wird z. B. standardisierte Kermesbeere in Kombination mit Guajakholz und spanischem Pfeffer (Tonsipret®) zur homöopathischen Therapie empfohlen.

Die Homöopathie empfiehlt im akuten Stadium u.a. Belladonna, Lachesis, Lycopodium und Thallium, und bei wiederkehrender Angina eine individuell abgestimmte Konstitutionstherapie.

Warnhinweis: All diese symptomatischen Behandlungsempfehlungen können die Antibiotikatherapie nicht ersetzen, sondern allenfalls ergänzen. Nur durch Antibiotika lässt sich das rheumatische Fieber (→ S. 714) sicher verhindern.

Mandelabszess

Häufigkeit:

Mandelabszess ***(Peritonsillarabszess):*** Komplikation der Angina, bei der sich Bakterien auf angrenzendes Gewebe ausbreiten und einen Abszess (Eiteransammlung) verursachen. In der Regel ist nur eine Mandel betroffen. Der Abszess macht sich durch einseitig zunehmende, erhebliche Schluckbeschwerden und steigendes Fieber bemerkbar. Oft strahlen die Schmerzen auch in die Ohrregion aus und es kommt zu einer Schwellung der Lymphknoten, in schlimmen Fällen sogar zu einer Kieferklemme (→ S. 541).

Wenn der Mund sich ausreichend weit öffnen lässt, führt der Arzt eine Spiegeluntersuchung des Mund- und Rachenraums durch. Weiter wird er Blut abnehmen, um Streptokokken mit einem Schnelltest nachzuweisen. Liegt ein Abszess vor, sollte dieser vom HNO-Arzt geöffnet und entleert werden. Darüber hinaus muss für 7–10 Tage ein Breitbandpenizillin (z.B. Amoxicillin) eingenommen werden. Reichen diese Maßnahmen nicht aus, entfernt der Arzt kurzfristig die Mandeln (→ S. 580).

Pfeiffersches Drüsenfieber

Häufigkeit:

Pfeiffersches Drüsenfieber ***(Infektiöse Mononukleose, Monozytenangina):*** Ansteckende Allgemeinerkrankung, die überwiegend Abwehrgewebe wie die Gaumenmandeln, aber auch Lymphknoten und Milz befällt. Krankheitserreger ist das ***Epstein-Barr-Virus,*** das durch Tröpfchen oder Speichel übertragen wird. Betroffen sind vor allem Jugendliche und junge Erwachsene (daher auch ***Studentenfieber*** oder ***Kusskrankheit,*** auch ***Kissing Disease*** genannt).

Leitbeschwerden

- Ankündigung durch Müdigkeit, Schlafstörungen und Appetitlosigkeit
- Dann mäßiges Fieber (38–39 °C), Kopf- und Gliederschmerzen
- Schluckbeschwerden und Schmerzen beim Mundöffnen
- Geschwollene Lymphknoten im Bereich von Kieferwinkel und Hals.

Wann zum Arzt

Spätestens am nächsten Tag bei rasch einsetzendem hohen Fieber und starkem Krankheitsgefühl

Die Erkrankung

Das Pfeiffersche Drüsenfieber äußert sich vielgestaltig: Während die Krankheit bei Kleinkindern häufig unbemerkt verläuft, treten in späteren Lebensjahren typische Beschwerden auf. Diese reichen von leichten Grippesymptomen (einige Tage Halsschmerzen und Fieber) bis hin zu einer ausgeprägten Angina (→ S. 579). Häufig erscheinen weißgraue Beläge auf den Mandeln, weshalb die Krankheit nicht selten als Streptokokken-Angina fehlgedeutet wird. Tatsächlich kann sich eine „echte" bakterielle Angina als Folgeerkrankung auf den durch das Epstein-Barr-Virus geschädigten Mandeln entwickeln.

Weitere Anzeichen des Pfeifferschen Drüsenfiebers sind ein kurzzeitig auftretender, feinfleckiger Hautausschlag sowie eine erhebliche und manchmal über Wochen anhaltende Abgeschlagenheit und Müdigkeit. Zu den Begleiterscheinungen gehören charakteristische Blutbildveränderungen sowie Leber- und Milzschwellungen. Mitbeteiligungen von Herz, Nieren, Hirnhaut und Gehirn sind demgegenüber sehr selten.

Das macht der Arzt

Zuerst führt der Arzt eine Spiegeluntersuchung des Rachenraums durch. Dabei sind hochrote, geschwollene mit weißgrauen Belägen bedeckte Mandeln ein erster Hinweis auf Pfeifferisches Drüsenfieber. Bei Bedarf lässt der Arzt etwas Blut im Labor auf charakteristische Veränderungen der weißen Blutkörperchen (B-Lymphozyten → S. 1023) sowie auf Abwehrstoffe gegen das Virus untersuchen. Zusätzlich tastet der Arzt die Lymphknoten an Unterkiefer und Hals sowie die Milz und Leber auf Vergrößerungen ab. Außerdem kann ein Ultraschall von Milz und Leber erfolgen.

Spezielle Medikamente zur Behandlung des Pfeifferschen Drüsenfiebers sind nicht verfügbar, es existiert auch kein Impfstoff zur Vorbeugung. Bei seltenen schweren Verläufen bzw. Komplikationen ist eine kurzzeitige Kortisonbehandlung und/oder eine operative Entfernung der Gaumenmandeln (→ S. 580), dem Ort der größten Virusvermehrung, notwendig. Antibiotika sind *nicht* wirksam, sie werden vom Arzt nur dann verordnet, wenn nicht klar ist, ob nicht doch eine Streptokokken-Angina vorliegt (→ S. 579) und die Labordiagnostik nicht abgewertet werden soll oder nicht verfügbar ist.

Es gibt auch einen Schnelltest zur Untersuchung des Bluts auf Epstein-Barr-Viren ***(EBV-Schnelltest, Monotest),*** den der Arzt selbst in der Praxis durchführen kann. Er weist den Erreger mit 90%-iger Sicherheit nach. In der Praxis wird er jedoch nicht oft eingesetzt, da er gerade bei Kindern ungenau ist.

Selbsthilfe und Komplementärmedizin

Bei Fieber und starkem Krankheitsgefühl sollten Sie Bettruhe einhalten. Gegen die Schluckbeschwerden helfen die gleichen Maßnahmen wie bei einer Angina (→ S. 579).

Bei einer geschwollenen Milz sollten Kontaktsportarten wie Fußball mehrere Wochen vermieden werden, da die Milz bei starken Schlägen platzen könnte.

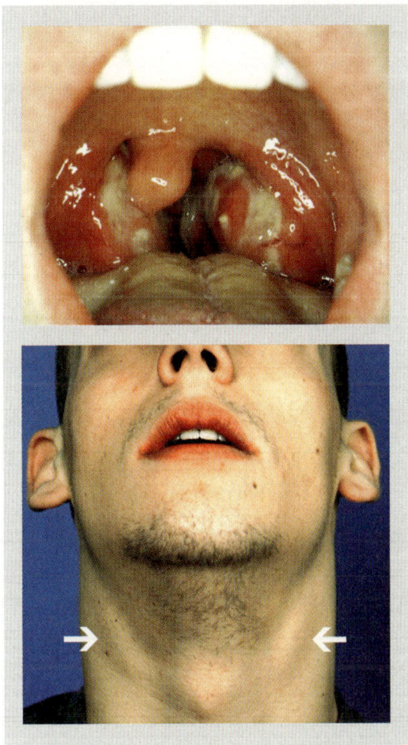

22-jähriger Montagearbeiter mit ***Pfeifferschem Drüsenfieber:*** *Die Lymphknoten zwischen Kehlkopf und Unterkiefer sind deutlich geschwollen, beim Blick auf die Mandeln zeigen sich weißgraue, flächige Beläge – ähnlich wie bei einer Angina.* [GRE 1643]

Homöopathie (→ S. 1251). Es gibt eine Reihe von Patientenberichten, wonach v. a. die typischen Späterscheinungen wie Müdigkeit, Kraft- und Antriebslosigkeit mit einer homöopathischen Konstitutionsbehandlung rascher überwunden wurden.

Rachenentzündung

Häufigkeit:

Rachenentzündung *(Pharyngitis, Rachenkatarrh,* umgangssprachlich auch *Halsentzündung):* Akute Entzündung des Rachenraums mit Halsschmerzen oder mit nur leichter Beteiligung der Gaumenmandeln. Rachenentzündungen treten besonders häufig während der Erkältungssaison auf. In aller Regel sind sie ein Begleitsymptom einer durch Viren hervorgerufenen ansteckenden Erkältungskrankheit. Eine Erkältung mit Halsschmerzen kann in jedem Alter auftreten, jedoch sind Kinder wegen ihrer noch nicht voll entwickelten Immunabwehr weitaus häufiger betroffen als Erwachsene.

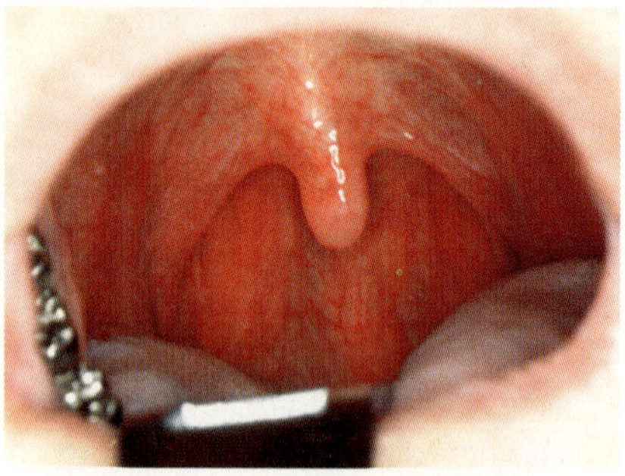

Eine Rachenentzündung sorgt beim Patienten für Halsschmerzen, sie ist eine Begleiterscheinung vieler Erkältungskrankheiten. [GRE 1644]

Leitbeschwerden

- Kratzen, Wundgefühl bis hin zu Schmerzen im Hals (vor allem beim Schlucken)
- Trockenes Gefühl im Hals und Hüsteln
- Geröteter Rachen
- Eventuell Ohrenschmerzen
- In Abhängigkeit von der Krankheitsursache leichtes bis hohes Fieber möglich
- Geschwollene Lymphknoten im Bereich von Kiefer und Hals.

Wann zum Arzt

Spätestens am nächsten Tag bei rasch einsetzendem hohen Fieber und starkem Krankheitsgefühl

Die Erkrankung

Halsschmerzen sind in aller Regel eine harmlose, mehrmals jährlich wiederkehrende Beschwerde. Meistens treten sie im Rahmen einer „banalen" Erkältung auf, bei der auch die übrigen oberen Atemwege entzündet sind und deshalb die Betroffenen gleichzeitig unter Schnupfen, Husten und Abgeschlagenheit leiden. Gehen Halsschmerzen mit rasch einsetzendem hohen Fieber und starkem Krankheitsgefühl einher, sind dies Hinweise auf eine Angina (→ S. 579) oder eine [Virus-]Grippe (→ S. 592).

Das macht der Arzt

Da eine Rachenentzündung vor allem ein Symptom von viralen Erkältungskrankheiten ist, sucht der Arzt bei der Spiegeluntersuchung des Rachens vor allem nach Hinweisen auf die eigentliche Krankheit, um diese gezielt zu behandeln.

Selbsthilfe

Bei Schluckbeschwerden helfen die Selbsthilfe- und komplementärmedizinischen Maßnahmen der Angina (→ S. 579).

i **Aktuell:** www.gesundheit-heute.de/16x08

- **www.patientenleitlinien.de** – Website der Universität Witten/Herdecke: Unter der Rubrik Halsschmerzen finden Sie die zugehörige ärztliche Leitlinie.

Polypen

Häufigkeit:

Polypen *(Adenoide, adenoide Vegetationen):* Wucherung der im Nasenrachen befindlichen Rachenmandeln hauptsächlich bei 3- bis 6-jährigen Kindern, im Rahmen der Entwicklung der Immunabwehr auftretend. Polypen, also die vergrößerten Rachenmandeln, versperren die zum Nasenrachen hin gelegene Öffnung der Nasenhöhle und Ohrtrompeten, die Folge sind häufige Infekte (vor allem Mittelohrentzündungen → S. 555) und eine behinderte Nasenatmung.

Leitbeschwerden

- Mundatmung
- Appetitlosigkeit, Schnarchen, anhaltend „laufende" Nase und Husten
- Näselnde Sprache
- Häufig auftretende Infekte der Nase und/oder der Nasennebenhöhlen mit Mittelohrentzündung
- Vergrößerte Lymphknoten im Kieferwinkel.

Wann zum Arzt

In den nächsten Tagen, wenn obige Leitbeschwerden länger als einen Monat andauern

Heute noch, wenn zusätzlich Fieber und/oder Ohrenschmerzen auftreten.

Die Erkrankung

Ein geringer Größenzuwachs der Rachenmandeln gehört zur normalen Entwicklung des kindlichen Immunsystems. Bei ständigen Entzündungsprozessen, insbesondere wiederkehrenden Anginen (→ S. 579), wächst das Lymphgewebe jedoch überschießend und engt die Nasenhöhle stark ein. Dann treten Beschwerden auf und der Arzt spricht von Polypen.

Wenn Polypen die Öffnung der Ohrtrompete verschließen (→ S. 550), wird das Mittelohr nicht mehr ausreichend belüftet. Dadurch kommt es zu einem Paukenerguss (→ S. 555), der das Hörvermögen beeinträchtigt und so auf Dauer die kindliche Sprachentwicklung stört.

Behindern die Polypen die Nasenatmung, atmet das Kind verstärkt durch den Mund. Kinder weisen in der Regel nicht selbst auf ihre Beschwerden hin, da die Polypen nicht wehtun – auffällig ist jedoch, wenn das Kind den Mund immer geöffnet hat (z. B. auf allen Fotos aus der letzten Zeit). Eine besonders kritische Folge sind nächtliche Schlafstörungen; typische Anzeichen sind Schnarchen und ein unruhiger Schlaf mit Atempausen (Schlafapnoe → S. 1236).

Das macht der Arzt

Der Arzt sieht durch Spiegelung des Nasenrachens, wie stark die Rachenmandeln vergrößert sind oder ob ein Tumor (sehr selten) für die Beschwerden verantwortlich ist. Außerdem untersucht der Arzt die Ohren, um einen eventuellen Paukenerguss (→ S. 555) festzustellen. Bei dauerhaften Anzeichen von Atemnot, behinderter Nasenatmung, Schlafapnoe und länger andauernden Paukenergüssen werden die Rachenmandeln (eventuell zusammen mit den Gaumenmandeln) entfernt (→ S. 580).

Erkrankungen des Kehlkopfs und des Stimmapparats

Aufbau und Funktion des Kehlkopfs

Der **Kehlkopf** *(Larynx)* liegt vorne im Hals und bildet als Teil des Atemtrakts den Übergang zur Luftröhre. Er besteht aus drei großen Knorpeln – dem *Schildknorpel,* dem *Ringknorpel,* und dem *Kehldeckel (Epiglottis)* – sowie den zwei kleineren *Stellknorpeln.* Von außen kann man zumindest bei Männern oft den Schildknorpel oder besser dessen vordere Ausbuchtung als **Adamsapfel** in der Mitte des Halses erkennen.

Der Kehlkopf hat zwei Aufgaben: Zum einen schützt er die Luftröhre vor Speisebrocken, indem er sich beim Schlucken nach vorne und oben bewegt und vom Kehldeckel verschlossen wird. Zum anderen regulieren die Stimmlippen die Atemluft und erzeugen durch ihre Schwingungen die Stimme.

An seine Grenzen kommt der Kehlkopf beim Versuch, gleichzeitig zu essen und zu reden: Dann kann es passieren, dass kleine Speise- oder Flüssigkeitsreste die Schleimhaut des Kehlkopfs berühren, was stärksten Hustenreiz auslöst. Dass nennenswerte Essensmengen oder Erbrochenes durch An- oder Einatmen in die Bronchien gelangen, ist jedoch selten und passiert nur bei Bewusstlosen, z. B. im Rahmen einer Narkose, im Alkoholrausch oder bei Kleinkindern. Wenn dies passiert, können flüssige Essensreste oder das Erbrochene aber gefährliche Lungenentzündungen auslösen (Aspirationspneumonie → S. 606). Dies ist der Grund, weshalb bei einer geplanten Vollnarkose der Patient einen leeren Magen haben muss. Passieren größere Nahrungsbrocken wie z. B. Erdnüsse den Kehlkopf, bleiben sie meist in einer der beiden Hauptbronchien hängen und werden endoskopisch mit einer Fasszange herausgezogen.

Die **Stimme** entsteht, indem der Luftstrom der Ausatemluft beim Passieren der **Stimmritze** *(Glottis)* in Schwingung versetzt wird. Die Stimmritze wird beidseits durch die schwingungsfähigen **Stimmlippen** *(Stimmbänder)* begrenzt, die die Stimmritze unterschiedlich weit verschließen. Die Frequenz, mit der die Luft die Stimmbänder zum Schwingen bringt, bestimmt die Tonhöhe. Ihre Lautstärke erhält die Stimme, indem sie in den **Resonanzräumen** von Lunge und Nasennebenhöhlen verstärkt wird. Von *Brustresonanz* oder **Bruststimme** spricht man, wenn die Resonanz der Lunge dominiert. Sie macht die Stimme getragener und dunkler als die *Kopfresonanz* oder **Kopfstimme.** Die **Stimmgebung** *(Phonation)* selbst geschieht durch ein kompliziertes Zusammenspiel von drei die Stimmritze verschließenden und einem die Stimmritzen öffnenden Muskel. Dadurch wird der Spalt der Stimmritze auf tausendstel Millimeter genau eingestellt und vorgespannt. Beim Verschluss der Stimmritze entstehen Knacklaute.

Beeinflusst durch hormonelle und Stoffwechseleinflüsse unterliegt die Stimme im Lauf des Lebens Veränderungen, wie z. B. dem Stimmbruch.

HNO-ärztliche Untersuchung

Optische Untersuchungen. Als erste und einfachste Untersuchung dient häufig die **indirekte Kehlkopfspiegelung** *(indirekte Laryngoskopie).* Hierzu muss der Patient die Zunge herausstrecken, die dann vom Untersucher festgehalten wird. Durch das Herausstrecken der Zunge wird der Abstand zwischen der Zunge und der Rachenhinterwand vergrößert, wodurch der Kehlkopfrachen besser einsehbar ist. Dann hält der Arzt einen abgewinkelten Spiegel soweit in den Rachen, dass er gut hineinsehen kann. Bei starkem Würgereflex stellt der Arzt den Rachen mit einem Betäubungsspray (z. B. Xylocain®) ruhig.

Alternativ verwendet der Arzt ein starres oder ein flexibles Endoskop. Das starre Lupenendoskop wird wie der abgewinkelte Spiegel benutzt, das flexible Endoskop wird wie bei der Untersuchung des Nasenrachens über die Nase eingeführt und bis in den Kehlkopfrachen vorgeschoben **(Kehlkopfendoskopie).**

Da starre Endoskope genauere Untersuchungen ermöglichen, ist es manchmal nötig, zur eindeutigen Beurteilung des Kehlkopfs ein starres Endoskop weit in den Hals einzuführen. Zu dieser **direkten Kehlkopfspiegelung** *(direkte Laryngoskopie, Stützlaryngoskopie)* wird der Patient in Vollnarkose auf den Rücken gelegt und sein Kopf nach hinten gestreckt, sodass sich eine fast gerade Linie vom Mund bis zum Kehlkopf bildet – in dieser Position sind auch Eingriffe am Kehlkopf möglich, ohne von außen operieren zu müssen.

Bildgebende Verfahren. Zur Sicherung der Diagnose setzt der Arzt zusätzlich bildgebende Verfahren ein. So dient ein Ultraschall z. B. zur Beurteilung der Lymphknoten, und ein CT (→ S. 1268) oder Kernspin (→ S. 1269) zur detaillierten Darstellung der Weichteilstrukturen (z. B. bei Tumoren oder Abszessen im Hals).

Funktionsprüfungen. Bei Verdacht auf eine gestörte Schwingungsfähigkeit der Stimmlippen führt der Arzt eine **Stroboskopie** durch, bei der die schnellen Schwingungen der Stimmlippen – wie beim Stroboskop in der Disko – durch einen optischen Trick verlangsamt werden. Der Arzt hält ein Lupenendoskop in den Rachen und beleuchtet den Hals mit schnellen Lichtblitzen, die er über ein Mikrofon am Kehlkopf mit den Schwingungen synchronisiert. So erkennt er bereits winzige Veränderungen an den Stimmlippen.

Bei der **Untersuchung des Stimmklangs** werden u. a. Stimmeinsatz, Tonhaltedauer, Stimmumfang und Stimmdynamik beurteilt. Die **Stimmfeldmessung** dient der Bestimmung der maximalen Leistungsfähigkeit des Stimmorgans. Hierbei werden die leisesten bzw. lautesten erzeugbaren Töne in einem geräusch- und reflexionsarmen Raum aufgezeichnet.

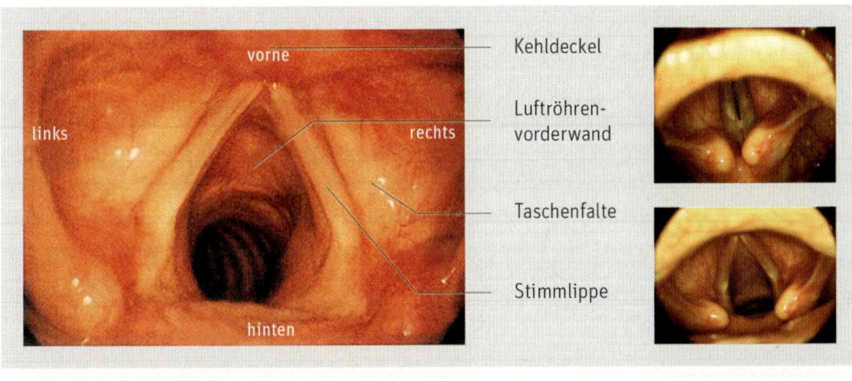

Blick mit dem Endoskop in den ***Kehlkopfrachen*** *einer gesunden 32-jährigen Frau. Im linken Bild sind die Stimmlippen V-förmig geöffnet – dies entspricht der natürlichen* ***Atemstellung.*** *Die beiden rechten Bilder zeigen die Bewegungen der Stimmlippen beim Sprechen. Bei Stoß- und Anlauten schließen sie sich für den Bruchteil einer Sekunde (rechts oben), um mit großem Druck wieder aufgestoßen zu werden* **(Phonationsstellung,** *rechts unten).* [GTV, GRE 1646]

Kehlkopfentzündung

Häufigkeit: ■■■■□

Kehlkopfentzündung ***(Laryngitis):*** Akute oder chronische Entzündung der Kehlkopfschleimhaut. Eine Entzündung des Kehlkopfs tritt häufig als Begleiterscheinung von Infekten der oberen Luftwege auf.

Leitbeschwerden

- Heiserkeit bis hin zur Stimmlosigkeit
- Hustenreiz, Brennen und Kratzen im Hals
- Räusperzwang
- Fremdkörpergefühl
- Erkältungsbeschwerden.

Wann zum Arzt

Spätestens am nächsten Tag bei Fieber und starkem Krankheitsgefühl

Die Erkankung

Eine **akute Kehlkopfentzündung** ***(akute Laryngitis)*** entsteht meistens im Rahmen einer bakteriellen oder viralen Infektion (z. B. Nasennebenhöhlenentzündung → S. 577) und äußert sich vor allem durch Heiserkeit. Aber auch eine starke Belastung der Stimme oder trockenes bzw. zu heißes Raumklima sind mögliche Auslöser. Akute Kehlkopfentzündungen im Kindesalter sind oft besonders bedrohlich (Pseudokrupp → S. 409), sie treten oft nachts auf und äußern sich durch bellenden Husten.

Die **chronische Kehlkopfentzündung** ***(chronische Laryngitis)*** dagegen lässt sich vor allem auf dauerhafte Belastungen wie Rauchen, giftige Stäube, eine Fehl- oder Überbelastung der Stimme oder eine chronische Mundatmung zurückführen. Bei Menschen mit einem eingeschränkten bzw. medikamentös ausgeschalteten Immunsystem (z. B. bei AIDS → S. 1054 oder nach Organtransplatationen → S. 1281) kommen auch Pilzinfektionen als Ursache infrage. Nur selten entwickelt sie sich aus einer unzureichend behandelten akuten Kehlkopfentzündung.

Das macht der Arzt

Der Arzt schließt oft schon aus der Stimme (Heiserkeit) des Patienten auf eine Kehlkopfentzündung. Um sicherzugehen, führt er eine Kehlkopfspiegelung oder endoskopische Untersuchung durch, bei der er charakteristische Veränderungen an der Schleimhaut bzw. an den Stimmlippen sieht. Bei einer akuten Entzündung sind die Schleimhäute stark gerötet und geschwollen bis hin zu eitrigen Belägen. Bei der chronischen Form sind vor allem die Stimmlippen verdickt, trocken und gerötet.

Eine akute Kehlkopfentzündung verheilt gut von selbst, wenn der Patient einige einfache Verhaltenstipps einhält (→ Selbsthilfe). Nur bei einer starken Schwellung muss der Patient einmalig Kortison nehmen. Ansonsten behandelt der Arzt – falls vorhanden – die übrigen Erkältungssymptome wie Fieber und Husten oder verordnet Mittel, die den Hals beruhigen (z. B. Lidocain in Lemocin®). Bei bakteriellen Infekten gibt er zusätzlich Antibiotika (z. B. Amoxillin).

Bei einer chronischen Kehlkopfentzündung helfen je nach Ursache schleimlösende Medikamente (z. B. Acetylcystein wie in ACC 600®) oder eine Behandlung mit Antibiotika. Wenn die Erkrankung auf eine falsche Stimmbenutzung zurückgeht, leitet der Arzt den Patienten an einen Logopäden weiter.

Selbsthilfe und Komplementärmedizin

Halten Sie absolute Stimmruhe ein (auch nicht Flüstern!) und rauchen Sie nicht, setzen Sie sich auch nicht Passivrauch aus. Hilfreich sind Inhalationen mit Salbeiaufguss oder Salzlösungen (z. B. Emser® Sole), auch warme Halswickel lindern die Beschwerden. Am besten halten Sie sich in Räumen mit einer Temperatur von 18–20 °C und einer Luftfeuchtigkeit von über 50 % auf.

! Lutschbonbons mit Kamille, Menthol oder Eukalyptus sind ungeeignet, sie trocknen den Hals weiter aus.

Die Homöopathie (→ S. 1251) empfiehlt u. a. Belladonna, Bromium, Euphorbium®, Pulsatilla, Sepia und Thuja zur Akutbehandlung.

Stimmlippenlähmung

Häufigkeit: ■■□□□

Stimmlippenlähmung ***(Kehlkopflähmung):*** Ein- oder beidseitige Bewegungseinschränkung der Stimmlippen.

Wenn der Nerv, der den Kehlkopfbereich versorgt, durch Entzündungen, Operationen (z. B. an der Schilddrüse) oder Verletzungen in seiner Funktion beeinträchtigt ist, sind die Stimmlippen in ihrer Bewegung eingeschränkt und die Stimme wird heiser. Bei beidseitiger Lähmung verharren die Stimmlippen weitgehend geschlossen. Dadurch kommt es zu ausgeprägter Atemnot, die Stimme bleibt aber zumeist kräftig.

Die Erkrankung

Die häufigste Ursache für eine Stimmlippenlähmung ist eine Schädigung des **Recurrensnervs** ***(Nervus laryngeus recurrens),*** der von der Speiseröhre aus zum Kehlkopf verläuft. Er ist ein Ast des 10. Hirnnervs ***(Nervus vagus).*** Die Schädigung kann im Verlauf des Nervs entlang der Speiseröhre bis zum Kehlkopf oder zentral im Gehirn liegen. Bei einer vom Gehirn ausgehenden Lähmung (z. B. durch einen Schlaganfall) sind meist auch andere Nerven und Körperfunktionen beeinträchtigt. Selten gibt es vererbte Formen der Stimmlippenlähmung.

Das macht der Arzt

Da viele verschiedene Ursachen für die Stimmlippenlähmung infrage kommen, sind unter Umständen umfangreiche Untersuchungen nötig. Normalerweise prüft der Arzt die Atem- und Stimmfunktion und führt eine Kehlkopfspiegelung durch. Ergänzend können bildgebende Untersuchungsverfahren hinzukommen, um Verletzungen der Weichteile oder Tumoren zu erkennen bzw. auszuschließen.

Eine einseitige Stimmlippenlähmung wird meist logopädisch behandelt. Wenn diese Behandlung keinen Erfolg bringt, wird die betroffene Stimmlippe operativ weiter in die Mitte der Stimmritze verlagert ***(Thyreoplastik).*** Bei einer beidseitigen Stimmlippenlähmung bekommen die Betroffenen häufig einen **Luftröhrenschnitt** ***(Tracheotomie),*** damit sie wieder ausreichend atmen können. Bessert sich die Lähmung innerhalb eines Jahres nicht deutlich, muss die Stimmritze operativ verbreitert werden – dadurch lässt jedoch die Kraft der Stimme nach.

Stimmlippenpolypen und Stimmlippenknötchen

Häufigkeit: ■■□□□

Viele Gewebeveränderungen im Hals und an den Stimmlippen sind gutartig, am häufigsten handelt es sich um Stimmlippenpolypen und Stimmlippenknötchen: **Stimmlippenpolypen** sind gutartige Schleimhautwucherungen auf den Stimmlippen, die aus einer Entzündung heraus entstehen. **Stimmlippenknötchen** kommen überwiegend bei Kindern oder bei Erwachsenen mit einer hohen Stimmbelastung vor, daher heißen sie auch ***Schrei-*** bzw. ***Sängerknötchen.*** Sie machen sich vor allem durch Heiserkeit bemerkbar.

Das macht der Arzt

Um Gewebeveränderungen im Kehlkopfrachen oder an den Stimmlippen zu erkennen bzw. auszuschließen, führt der Arzt eine Kehlkopfspiegelung durch. Stimmlippenpolypen muss er während einer direkten Kehlkopfspiegelung (→ S. 583) operativ entfernen. Bei Stimmlippenknötchen helfen v.a. eine Schonung der Stimme sowie eine logopädische Behandlung.

Kehlkopfkrebs

Häufigkeit: ■ □ □ □ □

Bösartige Gewebeveränderungen im Kehlkopfrachen **(Kehlkopfkrebs,** auch *Kehlkopfkarzinom* oder *Larynxkarzinom* genannt) sind wesentlich seltener als gutartige Gewebeveränderungen, sie machen jedoch knapp die Hälfte aller Krebsfälle im Kopf- und Halsbereich aus. Die meisten an Kehlkopfkrebs Erkrankten sind zwischen 40 und 60 Jahre alt und haben über Jahre hinweg viel Alkohol und Nikotin konsumiert. Männer sind neunmal häufiger betroffen als Frauen.

Je nachdem, wo der Tumor sitzt, zeigen sich unterschiedliche Beschwerden: Sitzt er an der Stimmritze (etwa zwei Drittel der Fälle) kommt es erst zu Heiserkeit und später zu Atemnot. Ist der Tumor primär oberhalb der Stimmritze gelegen, kommt es meist zunächst zu Schluck- oder Atembeschwerden.

Das macht der Arzt

Bei Krebsverdacht erfolgt immer eine direkte Kehlkopfspiegelung, um eine Gewebeprobe zu entnehmen. Falls die Gewebeuntersuchung auf einen bösartigen Tumor hindeutet, versucht der Arzt mit bildgebenden Untersuchungen wie CT und Kernspin, seine genaue Größe und Lage herauszufinden sowie Hinweise auf mögliche Halslymphknotenmetastasen zu entdecken. Bei der Entfernung des Tumors wird der Kehlkopf so weit wie möglich erhalten. Dies gelingt häufig durch den Einsatz von Laser (z.B. kann es ausreichen, die Stimmlippen zu entfernen). Nur bei sehr ausgedehnten Tumoren muss der gesamte Kehlkopf entfernt werden. Nach der **Kehlkopfentfernung** ***(Laryngektomie)*** wird in der gleichen Operation der Luftweg vom Speiseweg getrennt – der Patient atmet fortan durch ein Tracheostoma (→ S. 585) an der Vorderseite des Halses.

Komplementärmedizin

Eine ausführliche Übersicht zu alternativen Krebstherapien findet sich an anderer Stelle (→ S. 1029)

Leben nach der Kehlkopfentfernung

Nach einer Kehlkopfentfernung wird die Luftröhre vom Kehlkopf abgetrennt und in die Haut eingenäht. Sie erhält so eine dauerhafte Öffnung an der Vorderseite des Halses **(Tracheostoma),** etwa auf Höhe der Schilddrüsen. Die schwerwiegendsten Folgen für den Betroffenen sind, dass er durch die Entfernung der Stimmlippen seine Stimme verliert und auch nicht mehr riechen kann, da die Atemluft nicht mehr durch die Nase eingeatmet wird.

Stimmrehabilitation. Auf das zumindest vorübergehende Fehlen der stimmlichen Kommunikation werden Patienten und Angehörige schon im Vorfeld der Operation vorbereitet. Nach dem Eingriff beginnt die **Stimmrehabilitation** mit dem Ziel, dem Betroffenen eine Ersatzstimme zu verschaffen. Dafür stehen grundsätzlich verschiedene Möglichkeiten zur Verfügung, die alle in Zusammenarbeit mit einem Logopäden eingeübt werden müssen:

- Das Erlernen der **Speiseröhrenersatzstimme *(Ösophagusersatzstimme)*** kann bereits zwei Wochen nach der Operation beginnen. Hierbei lernt der Betroffene, Luft in die Speiseröhre einzuatmen und beim Herauspressen gegen Schleimhautfalten Töne zu erzeugen. Zusammen mit Sprechbewegungen im Mundbereich entstehen so Wörter und Sätze – vom physiologischen Ablauf her ist die Tonerzeugung vergleichbar mit einem Rülpsen.
- Bei **Stimmprothesen** (z.B. Provox®) wird zwischen Luftröhre und Speiseröhre eine Ventilprothese in Höhe des Tracheostomas platziert. Sie schafft eine Verbindung zwischen Luftröhre und Speiseröhre, verhindert aber, dass Flüssigkeits- oder Speisereste in die Luftröhre gelangen und zur *Aspiration* (An-/Einatmen körpereigenener Sekrete wie z.B. Mageninhalt in die Atemwege) führen. Um zu sprechen, verschließt der Betroffene beim Ausatmen das Ventil mit einem Finger und leitet so Luft in die Speiseröhre, wo wiederum die Töne erzeugt werden. Die Sprachverständlichkeit ist bei Stimmprothesen grundsätzlich besser als bei der Speiseröhrenersatzstimme.
- Eine **elektronische Sprechhilfe** wird meist nur vorübergehend als erste und einfachste Kommunikationsmöglichkeit eingesetzt. Sie besteht aus einem kleinen Gerät, das am Hals angesetzt wird und einen Ton erzeugt, der mit den Mundbewegungen zu hörbaren Äußerungen geformt wird. Die entstehende Stimme klingt jedoch sehr monoton und mechanisch.

Atmung. Nach Anlage des Tracheostomas ist diese Öffnung an der Vorderseite des Halses die einzige Möglichkeit für den Patienten zu atmen, eine Verlegung dieser Öffnung kann also zum Ersticken führen! Da der Mensch von Natur aus ein Nasenatmer ist und die Atemluft bei Nasenatmung durch Befeuchtung, Anwärmung und Reinigung über die Nasenschleimhaut für die tieferen Atemwege vorbereitet, kommt es bei der Umstellung auf **Tracheostoma-Atmung** immer zur Austrocknung der Schleimhaut in der Luftröhre mit Borkenbildung, die die Kanüle verlegen und zu akuter Atemnot führen kann. Deshalb muss nach Kehlkopfentfernung darauf geachtet werden, dass der Patient einen **Ultraschallvernebler** ans Bett bekommt, damit eine entsprechende Luftfeuchtigkeit der Atemluft gewährleistet ist. Auch wenn die Schleimhaut sich auf die Dauer zumindest teilweise an diese Umstellung gewöhnt, besteht auch langfristig eine erhöhte Anfälligkeit für Infektionen der tieferen Atemwege, weil die Schutzfunktionen des „Ansaugrohrs" Nase nicht mehr gegeben sind.

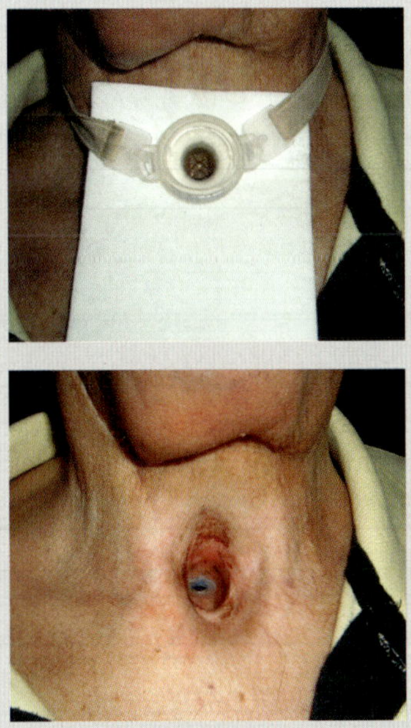

*Oben: **Tracheostoma** mit eingelegter Kanüle Unten: Tracheostoma mit Provox®-Prothese. Wenn die Kanüle mit dem Finger zugehalten wird, gelangt die Luft beim Ausatmen in die Speiseröhre und kann zum Sprechen benutzt werden.* [PWI 1648]

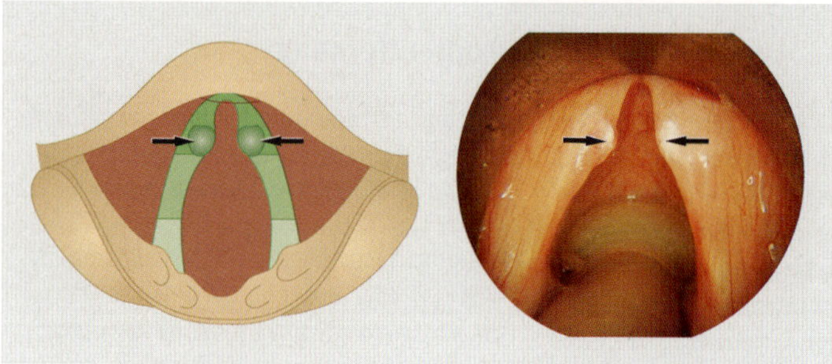

Stimmlippenknötchen sind häufig eine Folge hoher Stimmbelastung, können aber auch durch einen fehlerhaften Gebrauch der Stimme entstehen. [GTV 1650]

Stimmstörungen

Häufigkeit: ■■■■□

Stimmstörungen *(Dysphonie)*: Veränderungen von Stimmklang und stimmlicher Leistungsfähigkeit. Stimmstörungen können eine organische oder funktionelle Ursache haben. Vorübergehende Stimmstörungen (z. B. Heiserkeit nach einer lauten Feier) kommen immer wieder vor; wenn sie länger anhalten, sollten sie jedoch von einem Arzt untersucht werden.

Leitbeschwerden

- Heiserkeit, Husten- und Räusperzwang
- Schnelle Stimmermüdung, Luftknappheit beim Sprechen
- Falsche Tonlage und/oder Lautstärke.

Die Erkrankung

Man unterscheidet organische und funktionelle Ursachen: ***Organische Stimmstörungen*** entstehen durch Fehlbildungen, Lähmungen, Entzündungen und Tumoren im Bereich der Stimmbänder bzw. des Kehlkopfs. Bei ***funktionellen Stimmstörungen*** kann kein organischer Grund festgestellt werden, sie entstehen meist durch ein Bündel an Ursachen, das von Überlastung der Stimme über einen ungünstigen Gebrauch der zur Stimmbildung nötigen Muskeln bis hin zu psychischen Faktoren reicht. Funktionelle Stimmstörungen können mit der Zeit auch organische Auswirkungen haben und dadurch chronisch werden, z. B. zu Stimmlippenknötchen (→ S. 584) führen.

Das machen Arzt und Logopäde

Bei der Diagnose ist der Arzt vor allem auf die Angaben des Patienten zu Beschwerden und dem beruflichen Einsatz der Stimme angewiesen. Diese ergänzen sich mit seinen Eindrücken von der Stimme und der Sprechweise des Patienten zu einem Bild. Anschließend untersucht er den Kehlkopfrachen auf organische Ursachen und führt gegebenenfalls eine Stroboskopie (→ S. 583) durch.

Organische Ursachen werden nach Möglichkeit medikamentös behandelt oder operativ beseitigt, bei einer funktionellen Stimmstörung ist in der Regel eine ausgedehnte **logopädische Sprach- und Sprechtherapie** (in diesem Fall ein *funktionales Stimmtraining)* beim Logopäden nötig. Dieses Training wird individuell angepasst und umfasst verschiedene Therapieansätze, die je nach Ursache der Erkrankung einzeln oder kombiniert eingesetzt werden:

- Wahrnehmungsübungen dienen der Verbesserung der Körperwahrnehmung als Voraussetzung für eine Beeinflussung von Atmung und Stimmgebung
- Atemübungen helfen beim Erlernen oder Wiedererlernen einer physiologischen Atmung und optimalen Nutzung der Resonanzbildung zur Koordination des Sprechvorgangs
- Spezielle Stimmübungen sorgen für eine ökonomische Stimmfunktion und verbessern die Leistungsfähigkeit und den Klang der Stimme
- Artikulationsübungen
- Bei Nervenlähmungen wird die betroffene Muskulatur durch die Haut hindurch elektrisch gereizt
- Elternberatung bei kindlichen Stimmstörungen.

Wenn psychische Ursachen mit auslösend sind (z. B. wenn die Stimmstörungen vor allem bei Nervosität oder in anderen belastenden Situationen auftreten), ist eine ergänzende psychotherapeutische Betreuung zu erwägen.

Sprech- und Sprachstörungen

Häufigkeit: ■■■□□

Sprechstörungen: Gestörte Artikulation von Sprachlauten.

Sprachstörungen: Gestörte gedankliche Erzeugung von Sprache.

Sprech- und Sprachstörungen liegt eine Veränderung im Sprachbildungsvorgang zugrunde, der sehr viel komplexer ist als die Stimmbildung.

Die Erkrankungen

Sprechstörungen

Beim Stottern und Poltern ist der Redefluss betroffen. Beim **Stottern** kommt es immer wieder zu unfreiwilligen Pausen oder Wiederholungen von Lauten, Silben oder ganzen Worten. In der Kindheit stottert mehr als jeder fünfte Junge und mehr als jedes zehnte Mädchen vorübergehend. Fast immer gibt sich das Stottern von selbst wieder – nur wenn es viele Monate andauert, ist die Wahrscheinlichkeit groß, dass es sich verfestigt. Im Erwachsenenalter ist noch etwa 1 % der Menschen betroffen. Als Ursachen werden eine genetische Veranlagung zu hypernervösem Verhalten oder emotionale Unausgeglichenheit vermutet, die Verstetigung soll an einer neuropsychologischen Prägung liegen – Nachweise fehlen jedoch noch.

Beim häufig mit dem Stottern verwechselten **Poltern** verwischt die Aussprache durch zu schnelles Reden und verschluckte Laute. Wenn sich Polterer auf die Sprechweise konzentrieren, können sie normal sprechen (abhängig von der individuellen Konzentrationsfähigkeit). Die Betroffenen empfinden ihre Sprechweise selbst meist nicht als Störung.

Als **Stammeln** *(Dyslalie)* bezeichnet man Störungen der Lautbildung. Besonders oft sind Zischlaute betroffen – z. B. beim **Lispeln** ***(Sigmatismus)***. Bei kleinen Kindern (bis zum 4. Geburtstag) tritt Stammeln fast immer vorübergehend auf.

Sprachstörungen

Eine **verzögerte Sprachentwicklung** geht häufig mit anderen Entwicklungsverzögerungen einher, sie kann sowohl organische Ursachen (z. B. eine nicht erkannte Schwerhörigkeit → S. 561) als auch psychische oder soziale Ursachen (z. B. Vernachlässigung) haben. Beim ***Dysgrammatismus*** fehlt z. B. die Fähigkeit, Sprache nach den Regeln der Grammatik und des Satzbaus richtig zu bilden. Typische Anzeichen sind z. B. Fehler in der Wortbeugung oder eine vertauschte Reihenfolge der Wörter im Satz. Bis zum 3. Geburtstag ist das völlig normal, danach weisen deutliche Abweichungen von gleichaltrigen Kindern jedoch auf eine gestörte Sprachentwicklung hin.

Von **Sprachverlust** *(Aphasie)* spricht man dagegen, wenn das Sprachvermögen bereits vorhanden war, aber dann verloren geht. Fast immer sind neurologische Probleme wie Durchblutungsstörungen im Gehirn (z. B. ein Schlaganfall → S. 1126), Hirntraumata oder Hirntumoren daran schuld. Die Aphasie kann alle Teilbereiche der Sprache betreffen: vom

Zuhören über Wortfindung und Satzbau bis hin zu Aussprache und Sprachfluss. Teilweise sind auch die Lese- und Schreibfähigkeit sowie die Rechenfähigkeit gestört.

Das machen Arzt und Logopäde

So vielfältig wie die Ursachen und Ausprägungen ist auch die Behandlung von Sprech- und Sprachstörungen. Nicht umsonst haben sich die Fachärzte für Sprach-, Stimm- und kindliche Hörstörungen auf diese Erkrankungen spezialisiert. Organische Ursachen lassen sich teilweise durch eine zielgerichtete medikamentöse Behandlung oder einen operativen Eingriff beseitigen. Bei funktionellen Störungen hilft meist eine individuelle logopädische Behandlung (→ S. 586).

Bei Kindern sind Sprech- und Sprachstörungen eine verbreitete Phase in der Sprachentwicklung. Auch wenn sie den Eltern unter Umständen Sorge bereiten – bis zu einem gewissen Alter und Schweregrad sind sie normal und müssen nicht behandelt werden. Zu viel Aufmerksamkeit verschlimmert das Problem unter Umständen sogar. So ist es sehr ungünstig, ein betroffenes Kind immer wieder auf sein Stottern aufmerksam zu machen: Dies verstärkt die Blockaden im Gehirn nur. Ab dem 4. Geburtstag (bei großem Leidensdruck auch früher) sollten Sprech- und Sprachstörungen aber mit einem Logopäden besprochen werden, um eventuellen Therapiebedarf zu erkennen.

Im Erwachsenenalter erzielt eine logopädische Behandlung praktisch immer Verbesserungen, allerdings verschwinden die Störungen selten völlig. Bei einem Sprachverlust durch neurologische Ursachen bringt eine logopädische Behandlung vor allem innerhalb des ersten Jahres spürbare Besserung, später sind nur noch kleinere Fortschritte zu erzielen.

Aktuell: www.gesundheit-heute.de/16x09

- **www.bvss.de** – Bundesvereinigung Stotterer-Selbsthilfe e. V., Köln: Fundierte und unabhängige Informationen.
- **www.sprachheilpaedagogik.de/stottern** – Gute, werbungsfreie Website zum Thema Stottern.
- **www.forum-poltern.de** – Privates Forum zum Thema Poltern, betrieben von einer Diplom-Logopädin aus Bonn.
- J. Tesak: **Aphasie.** Sprachstörungen nach Schlaganfall oder Schädel-Hirn-Trauma. Schulz-Kirchner, 2002. Etwas altmodisch aufgemachter, aber inhaltlich hilfreicher Ratgeber für Angehörige und Betroffene mit vielen praktischen Beispielen.
- M. Decher: **Redefluss.** Keine Angst vorm Stottern. Books on demand, 2006. Erfahrener Logopäde gibt Tipps und Einblicke in seine Berufserfahrung.

Räusper- und Schluckzwang

Häufigkeit: ■■■□□

Räusper- oder **Schluckzwang:** Zwanghaftes Räuspern oder Schlucken aufgrund eines Trockenheits-, Kloß- oder Fremdkörpergefühls im Hals. Ausgelöst vor allem durch funktionelle Stimmstörungen (→ S. 586).

Nach längerem Sprechen und Singen nehmen die Beschwerden häufig zu, weshalb ein Räusperzwang für Lehrer, Redner und Sänger besonders unangenehm ist. Häufig wird er auch durch den dauerhaften Kontakt der Rachenschleimhaut mit reizenden Stoffen (z. B. Staub, Nikotin, Alkohol, Chemikalien oder Reizgase) ausgelöst. Eine chronische Mundatmung, z. B. bei Verbiegung der Nasenscheidewand (→ S. 572) oder chronischer Nasennebenhöhlenentzündung (→ S. 577), kann ebenfalls die Ursache sein. In der Regel sind die Schleimhäute in Mund und Nase mitbetroffen, weil sie zu trocken sind.

Das macht der Arzt

Ein Besuch beim HNO-Arzt kann klären, ob organische Ursachen im Bereich des Rachens oder der Nase vorliegen und sich diese – gegebenenfalls durch eine Operation – dauerhaft beheben lassen.

Für die Behandlung gibt es kein Patentrezept. Zunächst müssen Sie versuchen, sofern möglich, die Ursachen auszuschalten und schleimhautreizende Stoffe zu meiden. Bei funktionellen Stimmstörungen hilft eine individuell angepasste logopädische Behandlung. Eine etwaige Entzündung der Rachenschleimhaut bringt der Arzt je nach Entzündungsursache mit Antiallergika oder anderen entzündungshemmenden Medikamenten zum Abklingen.

Selbsthilfe und Komplementärmedizin

Halten Sie die Rachenschleimhaut feucht, z. B. durch Inhalate, Lutschpastillen mit Salbei oder Emser Salz® Lutschpastillen. Kamille ist ungeeignet, sie trocknet weiter aus, ebenso Lutschbonbons mit Menthol oder Eukalyptus. Bewährt haben sich auch ölige Nasentropfen (z. B. Coldastop® mit Vitamin A und E), mit denen über die Nase ein Schutzfilm auf die Rachenschleimhaut aufgebracht wird. Nicht zuletzt sollten Sie auf saure, scharfe und heiße Speisen und Getränke verzichten.

Homöopathie (→ S. 1251). Eventuell trägt eine individuell abgestimmte Konstitutionstherapie zur Linderung der Beschwerden bei.

Globusgefühl

Häufigkeit: ■■□□□

Globusgefühl ***(Globussyndrom):*** Von der Nahrungsaufnahme unabhängiges Fremdkörpergefühl in der Rachen-Kehlkopf-Region. Betroffene empfinden das leere Schlucken als schmerzhaft oder unangenehm („wie ein Kloß im Hals"), häufig wird auch das Atmen als erschwert und anstrengend beschrieben. Eine Vielzahl von Erkrankungen kann zum Globusgefühl führen, häufig lässt sich aber keine eindeutige Ursache für diese Beschwerden feststellen.

Das macht der Arzt

Bei der diagnostischen Abklärung des Globusgefühls muss vor allem sichergestellt werden, dass die Beschwerden nicht durch einen Tumor im Rachen-Kehlkopf-Bereich hervorgerufen werden. Dies lässt sich durch eine direkte Kehlkopfspiegelung (→ S. 583) ausschließen.

Außerhalb des Rachens und Kehlkopfs kommt Globusgefühl vor bei:

- Einer Schilddrüsenvergrößerung (Kropf → S. 749)
- Spürbar vergrößerten Halslymphknoten (→ Tab. S. 60)
- Reflux von Magensaft (→ S. 623)
- Speiseröhren-Beweglichkeitsstörungen (→ S. 626)
- Schleimhauttrockenheit als Arzneimittelnebenwirkung oder durch Stress
- Fremdkörpern in der Speiseröhre
- Knöchernen Veränderungen an der Halswirbelsäule (Osteophyten → S. 994).

Sind auch diese Möglichkeiten ausgeschlossen, liegt vielleicht ein psychische Reaktion auf Stress vor.

Zur genaueren Abklärung *unklarer Schluckbeschwerden* führt der Arzt bei Bedarf eine Röntgenuntersuchung des Schluckvorgangs mit kontrastmittelhaltigem Brei durch (Ösophagus-Breischluck → S. 622).

Die Behandlung ist nur bei einer lokalisierbaren organischen Ursache eindeutig und richtet sich nach der Grunderkrankung. Psychosomatische Ursachen für das Globusgefühl *(Globus hystericus* genannt) sind leider nur schwer zu behandeln und auch Verhaltens- und Psychotherapien nur teilweise zugänglich. Die Beschwerden können in diesen Fällen jahrelang anhalten.

Buchteil IV – Erkrankungen und ihre Therapie

17

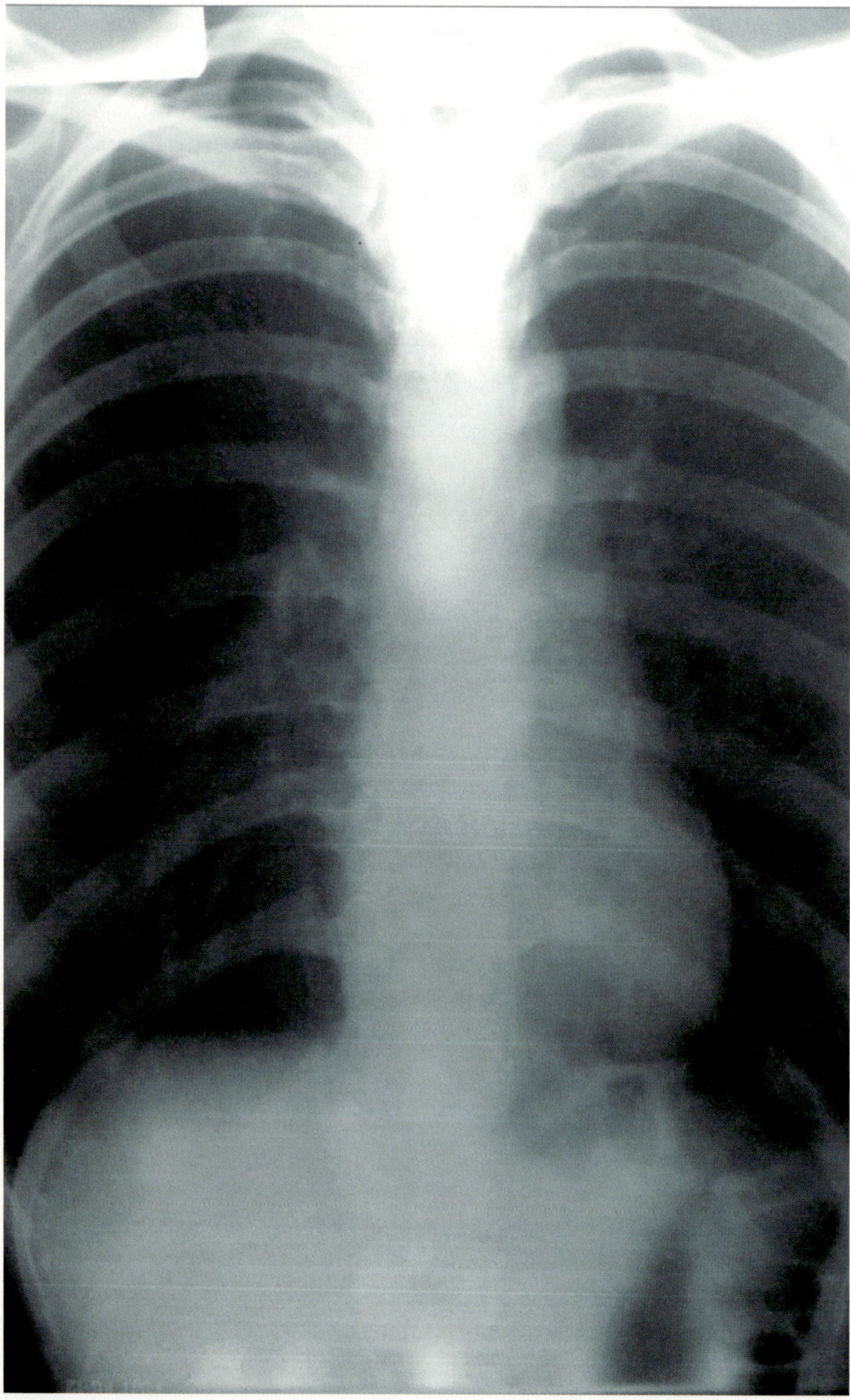

Mehrere Wochen vermögen wir ohne Nahrung zu leben, einige Tage ohne Flüssigkeit, aber nur wenige Minuten ohne Sauerstoff. Bereits nach drei Minuten drohen bleibende Hirnschäden. Damit ein Atemstillstand in keiner Phase des Lebens vorkommt, weder im Wachzustand noch im Tiefschlaf, ist der lebenslange Rhythmus des Ein- und Ausatmens als tiefer Reflex in uns verankert. Erst wenn eine Erkrankung das Ein- und Ausatmen erschwert, wird uns klar, wie sehr uns dieser Rhythmus aus Ein- und Ausatmung in Fleisch und Blut übergegangen ist. Gut, dass es Röntgenbilder und andere Untersuchungsverfahren gibt, um einer Lungenerkrankung schnell auf die Schliche zu kommen, und hochwirksame Medikamente zur Therapie der Beschwerden bei Asthma und Co. [ISP 1701]

Atemwegserkrankungen

Hier finden Sie

Einführung 589
Die medizinischen Fachgebiete 589
Aufbau und Funktion der Atemwege . 589
Diagnostik bei Lungenerkrankungen . 590

Erkrankungen der Atemwege 592
Grippe 592
Vogelgrippe 593
Erkältung 593
Akute Bronchitis 594
Chronische Bronchitis und COPD 596
Asthma 598
Lungenemphysem.................. 603
Bronchiektasen................... 605
Lungenentzündung................ 605
Tuberkulose 607
Lungenkrebs 608

Sarkoidose und andere interstitielle Lungenerkrankungen 611
Idiopathische Lungenfibrose........ 611
Sarkoidose....................... 612
Exogen allergische Alveolitis........ 613
Pneumokoniose................... 613

Erkrankungen von Lungenfell, Rippenfell und Lungengefäßen 614
Rippenfellentzündung und Pleuraerguss 614
Pleuraempyem 615
Pneumothorax.................... 615
Lungenödem 617
Lungenembolie 617
Lungenhochdruck und Cor pulmonale 618

Ateminsuffizienz und Lungenversagen 619
Akute Ateminsuffizienz 619
Akutes Lungenversagen 619
Chronische Ateminsuffizienz........ 619

An anderer Stelle im Buch besprochen
Atemnot und Kurzatmigkeit 76
Hals- und Rachenentzündung 582
Hyperventilationssyndrom 1214
Schlafapnoe 1236
Schnarchen 1235

Einführung

Die medizinischen Fachgebiete

Die **Lungenheilkunde** *(Pulmonologie, Pulmologie* oder *Pneumologie)* ist ein Teilgebiet der Inneren Medizin, das sich mit Diagnose und Therapie von Erkrankungen der Lunge und des Bronchialsystems befasst. Der **Lungenfacharzt** *(Pulmologe)* betreut vor allem Patienten mit Lungenkrankheiten wie Asthma sowie allen anderen Erkrankungen der oberen und unteren Atemwege. Akute Erkrankungen werden meist vom Hausarzt oder Internisten behandelt. Sollte dort die Therapie nicht zu ausreichender Besserung der Beschwerden führen, wird vom niedergelassenen Lungenfacharzt genauer diagnostiziert und weiterbehandelt oder es erfolgt gleich eine stationäre Einweisung in eine Klinik, manchmal sogar in eine Lungenfachklinik.

Die **Thoraxchirurgie** ist zuständig für alle operativen Eingriffe an Lunge und Herz, für die der Brustkorb geöffnet werden muss, wie z.B. die Entfernung eines tumorbefallenen Lungenlappens.

Aufbau und Funktion der Atemwege

Bei allen Stoffwechselvorgängen im Körper wird Sauerstoff (O_2) verbraucht und Kohlendioxid (CO_2) freigesetzt. Die Lunge sorgt dafür, dass der notwendige Sauerstoff im Lungengewebe von der Atemluft ins Blut übergeht und das überschüssige Kohlendioxid an die Ausatemluft abgegeben wird.

Die Lunge füllt den Brustkorb nahezu vollständig aus. Rechte und linke Lunge umschließen das **Mediastinum** – also den Raum, der Herz, große Gefäße, Lymphknoten, Speiseröhre, Luftröhre und Nervenstränge beinhaltet. Das **Zwerchfell,** eine muskulär-bindegewebige Kuppel, die den Bauchraum überwölbt und vom Brustraum abtrennt, sorgt zusammen mit der Zwischenrippenmuskulatur für die Atembewegungen. Die Luft strömt durch den Nasen- und Rachenraum zum Kehlkopf, gelangt dann in die **Luftröhre** *(Trachea),* die durch 16–20 hufeisenförmige Knorpelspangen versteift wird. Die Luftröhre spaltet sich hinter dem Brustbein an der Gabelungsstelle *(Bifurkation)* in den **linken** und **rechten Hauptbronchus,** die sich nach wenigen Zentimetern in die jeweiligen **Lappenbronchien** verzweigen.

Wie Äste an einem Baum teilen sich die Bronchien immer weiter auf und werden dabei immer dünner. Hatte der „Stamm" – die Luftröhre – noch einen Durchmesser von 20 mm, weisen die „kleinen Äste", die **Bronchiolen,** nur noch einen Durchmesser von 0,4 mm auf. Sie teilen sich noch einige Male, bis sie in den **Lungenbläschen** *(Alveolen)* enden. Ein dichtes Netz aus elastischen Fasern und feinsten Blutgefäßen umspannt die Lungenbläschen. Auf dem Weg durch die Atemwege, vorbei an Nase, Luftröhre und dem „Bronchialbaum", wird die Luft angewärmt und befeuchtet.

■ Lungengefäße

Die **Lungenschlagader** *(Arteria pulmonalis)* entspringt dem rechten Herzen und bringt sauerstoffarmes Blut in die Lungen. Sie teilt sich nach ihrem Abgang aus der rechten Hauptkammer des Herzens in immer feinere Gefäße auf. Die kleinsten Blutgefäße (Lungenkapillaren) sind nur durch eine dünne Membran von den Lungenbläschen getrennt, sodass Sauerstoff und Kohlendioxid leicht zwischen Lungenbläschen und den Lungenkapillaren ausgetauscht werden können. Das mit Sauerstoff angereicherte Blut fließt über die rechte und linke **Lungenvene** *(Vena pulmonalis)* in den linken Herzvorhof und in die Hauptkammer des Herzens zurück. Von dort wird das Blut in den Körperkreislauf gepumpt.

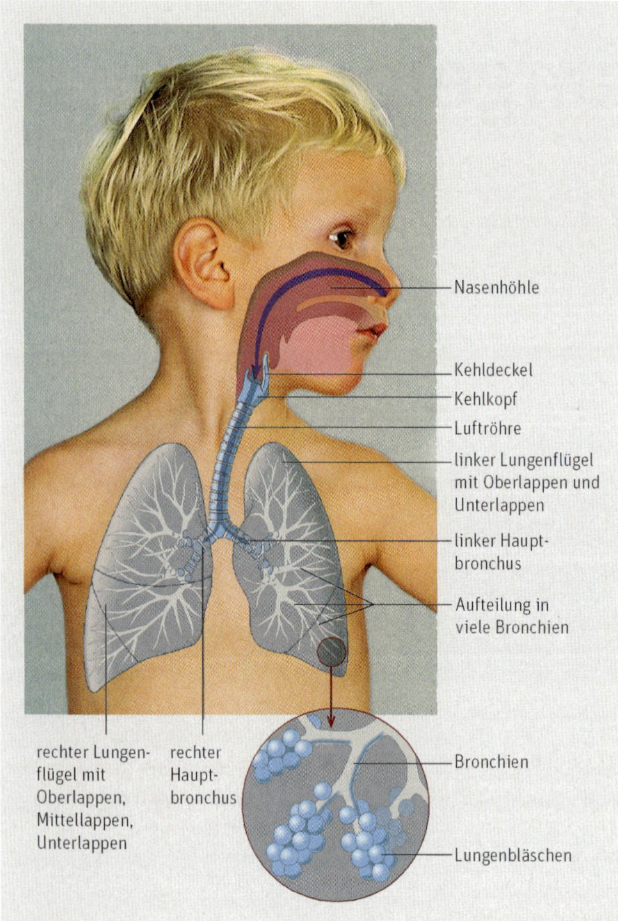

Der **Bronchialbaum** *mit den* ***Lappenbronchien,*** *die rechts den Ober-, Mittel-, und Unterlappen mit Luft versorgen, sowie links den Ober- und Unterlappen. Durch weitere Teilung der Bronchien entstehen als Untereinheiten der Lungenlappen die Lungensegmente, rechts zehn, links neun.* [AMR 1702]

Atemmechanik

Die Lunge ist von einer hauchdünnen Hülle, dem **Lungenfell** *(Pleura viszeralis)* überzogen. Die Innenseiten des Brustkorbs, das Zwerchfell und der mittlere Brustraum sind vom **Rippenfell** *(Pleura parietalis)* bedeckt. Beide „Felle“, dünne Blätter vergleichbar einer Plastikfolie, werden als **Pleurablätter** und zusammen als **Brustfell** *(Pleura)* bezeichnet. Sie sind nur durch einen dünnen Spalt voneinander getrennt. Die im Spalt vorhandene Flüssigkeit sorgt dafür, dass die Pleurablätter problemlos gegeneinander gleiten. In diesem **Pleuraspalt** *(Brustfellhöhle)* herrscht ein leichter Unterdruck *(intrapleuraler Druck)*, sodass die Lunge passiv den Bewegungen des Brustkorbs folgen muss.

Bei der Einatmung zieht sich der Zwerchfellmuskel zusammen und senkt sich ab. Gleichzeitig heben die Zwischenrippenmuskeln die Rippen an. Dadurch vergrößert sich das Volumen des Brustkorbs und die Lunge wird passiv ausgedehnt. Durch den entstandenen Unterdruck strömt die Einatemluft durch die Luftröhre (Trachea) in das Lungengewebe. Die elastischen Fasern der Lunge werden dabei wie ein Gummiband gedehnt. Entspannt sich nun das Zwerchfell (→ S. 589) wieder und hebt sich damit an, wird die Lunge zusammengepresst und die elastischen Fasern ziehen sich wieder zusammen. Dies ist der Ausatemvorgang und so wird die kohlendioxidreiche Ausatemluft an die Umgebung abgegeben.

Ein Erwachsener atmet etwa 12–16 Mal pro Minute und hat in Ruhe ein **Atemzugvolumen** von ~ 0,5 l (die in Ruhe ein- und ausgeatmete Luft). Das macht ein **Atemminutenvolumen** von 6–10 l pro Minute. Bei körperlicher Arbeit kann das Atemminutenvolumen um ein Mehrfaches bis auf 20 l pro Minute erhöht sein.

Diagnostik bei Lungenerkrankungen

Körperliche Untersuchung

Trotz aller modernen Medizintechnik – die Diagnose und Verlaufsbeobachtung von Lungenerkrankungen erfordert nach wie vor neben der Krankengeschichte (Anamnese → S. 1264) eine sorgfältige körperliche Untersuchung.

Abhören *(Auskultation).* Der Arzt hört mit einem Stethoskop die Bewegung des Lungengewebes ab, während der Patient mit geöffnetem Mund tief ein- und ausatmet. Die ein- und ausströmende Luft erzeugt im Bronchialraum unterschiedliche Laute. Ebenso hört der Arzt, ob beim Gegeneinanderreiben der Pleurablätter krankhafte Geräusche auftreten (z. B. bei einer Rippenfellentzündung). Krankheiten der Lunge und beider Pleurablätter verändern die Atemgeräusche. So verursacht Luft, die durch ein Lungenödem (Flüssigkeit im Lungengewebe → S. 617) strömt, Rasselgeräusche – ähnlich dem Rasseln, das entsteht, wenn über ein Trinkröhrchen Luft in ein wassergefülltes Glas gepustet wird. Bei einem Pneumothorax (→ S. 615) fehlen die Atemgeräusche auf der betroffenen Seite. Asthma und schwere Bronchitis führen durch die Verengung der Bronchien zu einem pfeifenden Atemgeräusch, vom Arzt als ***Giemen*** („Pfeifen“) oder ***Brummen*** benannt.

Abklopfen *(Perkussion).* Der Arzt klopft mit den Fingerkuppen den Brustkorb ab und beurteilt den Klopfschall. Über der normal luftgefüllten Lunge klingt es wie beim Klopfen auf eine Trommel. Dies wird als *sonor* bezeichnet. Über dem Herzen und der Leber sowie bei einem großen Pleuraerguss oder ausgedehnten Entzündungsherden ist der Klopfschall gedämpft. Bei einer größeren Luftmenge im Brustkorb, so beim Pneumothorax (→ S. 615) oder Lungenemphysem (→ S. 603), klingt es wie beim Klopfen auf eine leere Schachtel. Dies wird als *hypersonor* bezeichnet. Der Arzt kann durch das Abklopfen auch die Zwerchfellbeweglichkeit einschätzen, indem er den Patienten bittet, tief ein- bzw. auszuatmen und dabei die Luft anzuhalten. Auf diese Weise diagnostiziert er auch einen Erguss zwischen Lungen- und Rippenfell (z. B. bei einer feuchten Pleuritis → S. 614).

Technische Untersuchungsmethoden

Bildgebende Verfahren

Röntgenthorax *(Röntgenaufnahme des Brustkorbs* → auch S. 691): Hiermit ist es dem Arzt möglich, Lungenkrankheiten zu diagnostizieren, die durch Gewebevermehrung (z. B. Lungenkrebs→ S. 608) oder Flüssigkeitsansammlungen (Lungenödem → S. 617, Pleuraerguss → S. 614) entstanden sind. Entzündliche Veränderungen zeigen sich im Röntgenbild als verdichtetes Gewebe, das im Röntgenbild heller erscheint. Bei Lungenkrankheiten mit einer Lungenüberblähung, wie z. B. beim Lungenemphysem (→ S. 603), sind die betroffenen Bereiche im Röntgenbild dunkler.

Computertomografie des Brustkorbs (zur Technik des CT → S. 1268) und **Kernspin des Brustkorbs** (zur Technik des Kernspins

→ S. 1269) sind unerlässlich für die Tumordiagnostik und für alle nicht eindeutig diagnostizierbaren Erkrankungen von Lunge und Brustraum.

Lungenszintigrafie. Bei der **Ventilationsszintigrafie** *(Inhalationsszintigrafie)* atmet der Patient radioaktiv markiertes Edelgas (z. B. ^{133}Xenon) ein. Der Arzt prüft, welche Abschnitte der Atemwege und Lunge nicht oder unzureichend belüftet sind. Diese Untersuchung ist bei verengten Bronchien und bei Verdacht auf Lungenembolie wichtig.

Bei Lungenembolie kommt auch die **Perfusionsszintigrafie** zum Einsatz. Hier spritzt der Artz eine radioaktiv markierte Substanz in die Vene, die bei bestehender Lungenembolie das embolisierte (verschlossene) Blutgefäß nicht durchwandern kann. So findet der Arzt exakt die Stelle, an der der Embolus (→ S. 618) im Blutgefäß sitzt.

Lungenfunktionsprüfung

Die Lungenfunktionsprüfungen bzw. -tests dienen der Bestimmung von Leistung und Leistungsreserven der Lunge sowie der Diagnose und Verlaufskontrolle von Lungenerkrankungen (z. B. bei Asthma oder COPD). Auch für die Einschätzung der Operationsfähigkeit werden sie eingesetzt.

Spirometrie. Bei dieser Untersuchung atmet der Patient in das Mundstück eines Geräts, das das Volumen der ein- und ausgeatmeten Luft misst. Die Nasenlöcher sind während der Untersuchung mit einer Nasenklemme verschlossen. Zunächst werden die Atemzüge unter Ruhebedingungen, dann die Leistungsreserven der Lunge beim tiefen Ein- und Ausatmen gemessen. Als Nächstes atmet der Patient ganz tief ein und dann so schnell und heftig wie möglich wieder aus. Die Luftmenge, die unter diesen Bedingungen in der ersten Sekunde ausgeatmet wird, heißt **Einsekundenkapazität** *(FEV1, forciertes exspiratorisches Volumen, beschleunigtes Ausatemvolumen).* Sie sollte mehr als 70 % der **Vitalkapazität** betragen, demjenigen Atemvolumen, das nach maximaler Einatmung maximal ausgeatmet werden kann.

Im **Bronchospasmolysetest** wird die Wirksamkeit eines Asthmamedikaments geprüft, indem die Einsekundenkapazität vor und nach Gabe der Substanz bestimmt wird.

Beim **inhalativen Provokationstest** kann eine Überempfindlichkeit der Bronchien (wie z. B. beim Asthma) nachgewiesen werden, indem der Arzt die Einsekundenkapazität vor und nach Gabe von Acetylcholin oder Metacholin misst. Bei Patienten mit überempfindlichen Bronchien verengen sich die Bronchiolen bereits bei geringen Konzentrationen dieser Wirkstoffe.

Peakflow-Meter: Der Patient bläst schnell und kräftig in das Mundstück eines handlichen mechanischen Geräts, wodurch der *Atemspitzenstoß* (der *Peakflow* und damit annäherungsweise auch die Einsekundenkapazität) gemessen wird. Dieser ist bei Asthmakranken vermindert. Mit dem Peakflow-Meter wird überprüft, ob die derzeitige Asthmamedikation für den Patienten ausreicht, und er dient auch zur Verlaufskontrolle der Asthmaerkrankung.

Ganzkörperplethysmografie *(Bodyplethysmografie).* Mit diesem Verfahren werden der Atemwegswiderstand und das Luftvolumen gemessen, das nach maximaler Ausatmung in der Lunge zurückbleibt **(Residualvolumen).** Es erhöht sich z. B. dauerhaft durch ein Lungenemphysem (→ S. 603) und nur vorübergehend bei Asthma (→ S. 598), solange die Bronchien verengt sind. Beide Erkrankungen erhöhen den ***Atemwegswiderstand,*** d. h. den Widerstand, den der Luftstrom in den Bronchien bei der Atmung überwinden muss. Zur Messung sitzt der Patient in einer geschlossenen Kammer. Über ein Mundstück wird seine Atmung gemessen und auftretende Druck- und Volumenschwankungen werden aufgezeichnet.

Spiegelung und Blutuntersuchung

Bronchoskopie. Mit dem **Bronchoskop,** einem 8 mm dünnen flexiblen Endoskop (→ S. 1270), betrachtet der Arzt die Bronchien, entfernt gegebenenfalls mit einer kleinen Zange (die er durch das Bronchoskop einführt) Fremdkörper aus der Lunge und entnimmt Gewebeproben aus verdächtigen Schleimhautbezirken der Lunge. Zur **bronchoalveolären Lavage** *(BAL)* spritzt er dabei über einen Spülkatheter in mehreren Etappen Kochsalzlösung in ein Lungensegment und saugt das Spülwasser wieder ab. Diese Lavage wird diagnostisch genutzt, denn im Spülwasser können sich gegebenenfalls Krankheitserreger oder Krebszellen befinden.

Mit der **Blutgasanalyse** *(BGA)* werden der Sauerstoff- und Kohlendioxidgehalt des Bluts bestimmt. Sie lässt Rückschlüsse auf den Sättigungsgrad des Bluts mit diesen Gasen zu und gibt Auskunft über den Säure-Basen-Haushalt. Für diese Untersuchung wird arterielles Blut aus der Leiste oder dem Handgelenk genommen. Manchmal genügt auch Blut aus dem Ohrläppchen (Werte → S. 1310).

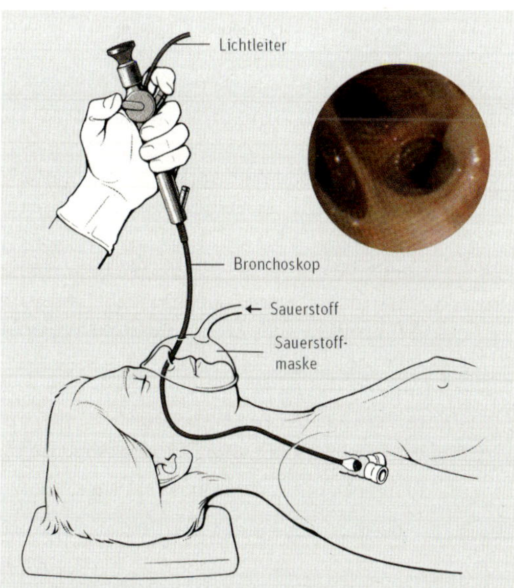

Links: ***Bronchoskopie:*** *Durch das Einführen einer an einem Schlauch angebrachten Optik in die Atemwege betrachtet der Arzt die einzelnen Abschnitte der Luftröhre bis in die Bronchien hinein.* [GTV 1705]

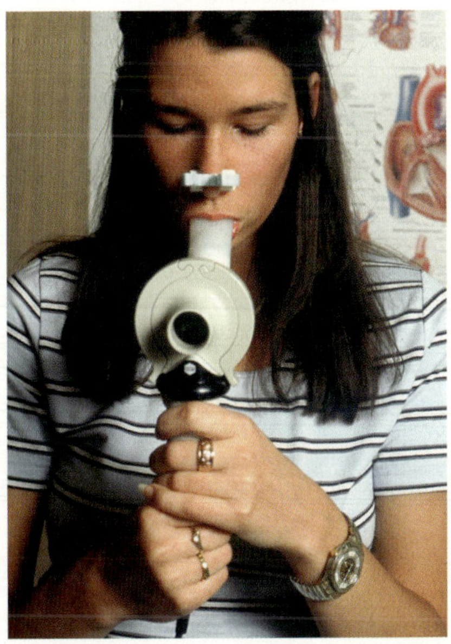

Rechts: Bei der ***Spirometrie*** *muss die Patientin die verschiedenen Anweisungen bezüglich der Ein- und Ausatmung genau befolgen, damit die Untersuchung brauchbare Werte ergibt.* [AOK 1704]

Erkrankungen der Atemwege

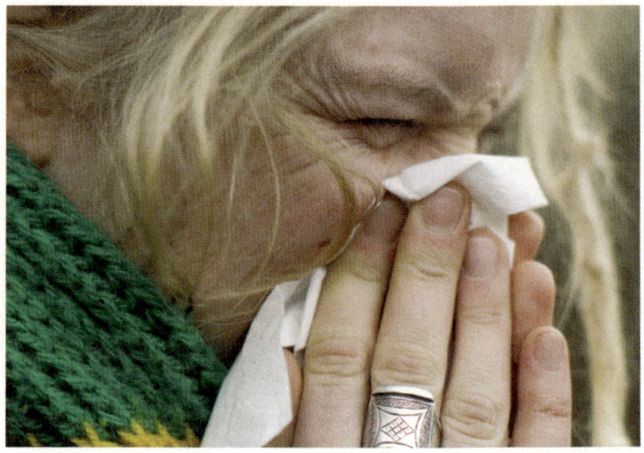

Eine Virusgrippe wird meist von starkem Krankheitsgefühl mit Fieber, Husten, Schnupfen, Hals- und Gliederschmerzen begleitet, sodass einige Tage Bettruhe notwendig sind. Eine Grippe sollte gründlich auskuriert werden, um Komplikationen zu vermeiden. [JAN 1706]

Grippe

Häufigkeit: ■■■■■

Grippe ***(Influenza, „echte" Grippe):*** Infektion, hervorgerufen durch das ***Influenzavirus*** (Myxovirus influenzae) A, B oder C (mit zahlreichen Subtypen). In 80 % der Fälle zeigen sich keine oder nur leichte Erkältungsbeschwerden. Ansonsten beginnt eine „echte" Grippe plötzlich und heftig mit hohem Fieber, ausgeprägtem Krankheitsgefühl, Kopf- und Gliederschmerzen, Schnupfen, Halsschmerzen und trockenem Husten. Gefährlich ist die Grippe für Personen mit geschwächtem Immunsystem, für ältere Menschen und Patienten mit Vorerkrankungen. Sie machen das Gros der jährlichen 5 000–8 000 Grippetodesfälle in Deutschland aus.

Leitbeschwerden

- Plötzlicher Krankheitsbeginn mit Frösteln
- Rasch auftretendes Fieber (über 38,5 °C)
- Kopf-, Glieder- und Muskelschmerzen
- Müdigkeit, starkes Krankheitsgefühl
- Husten mit keinem oder wenig Auswurf
- Manchmal Schnupfen, Halsschmerzen.

Wann zum Arzt

Am selben Tag, wenn das hohe Fieber länger als 2–3 Tage anhält oder nach Abfall der Temperatur erneut ansteigt (bakterielle Zweitinfektion).

Die Erkrankung

Influenzaviren werden hauptsächlich beim Husten, Niesen oder Sprechen freigesetzt und von anderen Menschen eingeatmet. Ansteckend ist Grippe schon 24 Stunden vor Auftreten der Beschwerden und bleibt es fünf bis sieben Tage nach Erkrankungsbeginn. Das klinische Bild einer Influenzaerkrankung reicht von unbemerkter Infektion bis zu einem schwersten Verlauf mit tödlichem Ausgang. 1–3 Tage nach Ansteckung treten die klassischen Beschwerden der Grippe auf: plötzlicher Beginn mit hohem Fieber (mehr als 38,5 °C), Muskelschmerzen, Kopfschmerzen, zunächst trocken-schmerzhafter Husten, Schnupfen und starkes Krankheitsgefühl. Neben den geschilderten Beschwerden können auch Halsschmerzen, Lichtscheu oder Bindehautentzündungen auftreten. Das Fieber hält meist 2–3 Tage an. (Wenn es nach Temperaturabfall erneut ansteigt, kann eine zusätzliche Infektion mit anderen Erregern – meist Bakterien – vorliegen.)

Gefährliche Komplikationen sind die **Influenzapneumonie** ***(Grippelungenentzündung)*** und Entzündungen des Herzmuskels (→ S. 713) oder des Gehirns (→ S. 1134), die sogar tödlich enden können. Ausgedehnte Schädigungen der Schleimhäute durch die Viren führen teilweise zu zusätzlichen bakteriellen Lungenentzündungen (→ S. 605). Der infektbedingte Blutdruckabfall kann vor allem beim Aufstehen zu Schwindel und Schwarzwerden vor Augen führen. Nach einer Grippe halten die Müdigkeit und Schwäche zum Teil wochenlang an; die Genesung ist typischerweise verzögert. Komplikationen können auch bei sonst gesunden Erwachsenen auftreten, betreffen aber vor allem Menschen mit Grundkrankheiten wie chronischen Herz- oder Lungenerkrankungen, Diabetes, Immundefekten sowie Kinder bis 4 Jahre oder Erwachsene über 65 Jahre.

Das macht der Arzt

Während einer Grippewelle fällt dem Arzt die Diagnose durch die typischen Grippebeschwerden mit plötzlichem Erkrankungsbeginn, Schüttelfrost, hohem Fieber, trockenem Husten, Muskel- und Kopfschmerzen sehr leicht. Mit dem **Influenza-Schnelltest** kann aus Nasensekret und aus Abstrichen der Rachenschleimhaut die Diagnose gesichert werden. Dies kommt insbesondere bei diagnostischer Unsicherheit oder vor einer geplanten antiviralen Therapie infrage. Röntgenaufnahmen werden bei Verdacht auf Lungenentzündung angefertigt.

Bei einem unkomplizierten Verlauf bei ansonsten gesunden Erwachsenen reicht es, die Beschwerden zu lindern (Schmerzmittel, eventuell Fiebersenkung) und auf ausreichende Flüssigkeitszufuhr zu achten. Bei schlechtem Allgemeinzustand wird die Behandlung im Krankenhaus notwendig. Kommt es zusätzlich zu einer bakteriellen Zweitinfektion, werden Antibiotika zur Behandlung eingesetzt. Ein vorbeugender Einsatz von Antibiotika kann bei Risikopatienten (z. B. immungeschwächten Menschen) sinnvoll sein, um eine bakterielle Zweitinfektion zu verhindern.

Medikamentöse Therapie. Als Medikamente, die speziell gegen das Influenza-Virus wirken, kann der Arzt **Neuraminidasehemmer** (Zanamivir, z. B. Relenza®, und Oseltamivir, z. B. Tamiflu®) verschreiben, die gleichwertig sind und entweder als Kapsel oder Lösung (Oseltamivir) oder als Inhalation (Zanamivir) verabreicht werden.

(!) Wenn Neuraminidasehemmer bis spätestens 48 Stunden nach Krankheitsbeginn eingenommen werden, können sie die Dauer der Grippe bei zuvor gesunden Erwachsenen um etwa einen Tag verkürzen.

Nebenwirkungen von Neuraminidasehemmern sind Übelkeit, Erbrechen und Bauchschmerzen, gelegentlich grippeähnliche Symptome oder asthmatische Beschwerden. Sehr selten treten allergische Reaktionen, Leberfunktionsstörungen oder neurologische Störungen (Schlaflosigkeit, Nervosität) auf.

Selbsthilfe und Komplementärmedizin

→ Schnupfen S. 574 und Erkältung S. 593

Vorbeugung

Zur Vorbeugung wird die jährliche **Grippeschutzimpfung** empfohlen, die vorzugsweise im Oktober stattfinden sollte. Im Falle einer drohenden Epidemie kann die Impfung auch noch später nachgeholt werden. Die Impfung verhindert den Ausbruch der Erkrankung bei gesunden Menschen zu 75–80 %.

Die ständige Impfkommission (STIKO → S. 296) empfiehlt die Grippeschutzimpfung:

- Personen über 60
- Kindern, Jugendlichen und Erwachsenen mit chronischen Krankheiten von Herz,

Lunge, Leber, Niere, Diabetes oder Immundefekten
- Medizinischem Personal
- Personen in Einrichtungen mit umfangreichem Publikumsverkehr
- Allen Personen, wenn eine Epidemie droht oder eine neue Erregervariante zu erwarten ist und der Impfstoff die neue Variante enthält.

Als weitere Vorsorgemaßnahme sollten ungeimpfte Personen kleinen Kindern, Schwangeren, Grippekranken und Abwehrgeschwächten fernbleiben, also deren Nähe und erst Recht den Hände- und Hautkontakt strikt meiden.

IGeL-Hinweis: Die Krankenkassen übernehmen die Kosten für die Grippeimpfung.

Vogelgrippe

Häufigkeit: ■□□□□

Vogelgrippe ***(aviäre Influenza):*** Infektion durch die für Geflügel tödlichen Influenza-A-Viren vom Subtyp H5. Weltweit wurden bislang 100 Millionen Vögel und etwa 300 Menschen infiziert. Insbesondere Mitarbeiter von Geflügelbetrieben sind gefährdet. Für alle anderen Menschen ist die Gefahr einer Erkrankung bisher sehr gering. Ein direkter Kontakt zu allen verendeten Vögeln und Wildtieren sollte dennoch vermieden werden.

Nach Kontakt mit den Erregern tritt im Erkrankungsfall nach 4 Tagen Fieber begleitet von Husten und Atemnot auf. Häufig folgen Beschwerden wie Übelkeit, Erbrechen oder Durchfall. Die sich im weiteren Verlauf entwickelnde Lungenentzündung ist oft schwer und kann zum Tod führen.

Das macht der Arzt

Neben der symptomatischen Behandlung der Grippebeschwerden werden Neuraminidasehemmer (Oseltamivir und Zanamivir) eingesetzt, um den Krankheitsverlauf abzukürzen und die Schwere der Erkrankung zu reduzieren.

Vorsorge

Nach Kontakt mit potenziell infizierten Tieren oder deren Ausscheidungen sollten die Hände gründlich mit Seife gewaschen und verschmutzte Kleidung sofort gewechselt und gereinigt werden. Bei Grippebeschwerden muss ein Arzt aufgesucht werden. Der Verzicht auf Geflügelfleisch ist nicht erforderlich, da das Virus sehr hitzeempfindlich ist und beim Erhitzen des Fleisches rasch abgetötet wird.

Erkältung

Häufigkeit: ■■■■■

Erkältung ***(grippaler Infekt):*** Meist durch „Erkältungsviren" wie Rhino- und Coronaviren hervorgerufene Erkrankung der oberen Luftwege, die mit Schnupfen, Halsschmerzen, Heiserkeit, Husten und leichten Kopfschmerzen einhergeht. Sind die Beschwerden von Fieber begleitet, spricht man auch von einem grippalen Infekt. Medikamente können den Krankheitsverlauf nicht abkürzen. Erkältungen heilen spontan.

Leitbeschwerden

- Schnupfen
- Halsschmerzen
- Husten
- Leichte Kopfschmerzen
- Geringes Krankheitsgefühl
- Eventuell Fieber.

Wann zum Arzt

Meist nicht nötig.

Die Erkrankung

Erkältungen treten häufig im Winter auf, besonders wenn sich viele Menschen in schlecht gelüfteten Räumen aufhalten. Die Schleimhäute der Atemwege sind durch die trockene Heizungsluft strapaziert, werden rissig, und so können Krankheitserreger leichter eindringen. Bei manchen Menschen entsteht eine Schädigung der Nasenschleimhaut durch eine reflektorische Minderdurchblutung, wenn sie mit nackten Füßen über kalte Böden gehen oder mit nassen Füßen an einer Haltestelle stehen. Die Viren, die in feinsten „Sprühnebeln" von Mensch zu Mensch fliegen, beispielsweise beim Husten, Niesen oder Sprechen, haben nun leichtes Spiel. Sehr häufig werden sie auch über das Händeschütteln bei der Begrüßung übertragen und weiter verteilt.

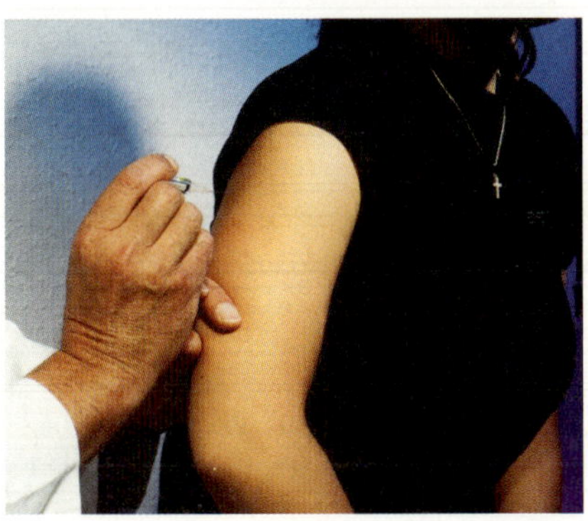

Für bestimmte Personenkreise empfiehlt sich die Grippeschutzimpfung. Ein kleiner Pieks kann einen so vor einer unangenehmen Woche Krankheit mit möglichen Komplikationen bewahren. [ABD 1707]

Schnupfen, Halsschmerzen, leichte Kopfschmerzen und Husten sind typische Beschwerden bei der Erkältung. Das Krankheitsgefühl ist nicht sehr ausgeprägt, dennoch fühlen sich Betroffene wenig leistungsfähig. Ein Besuch beim Arzt ist in der Regel nicht notwendig und die Erkrankung heilt nach wenigen Tagen von selbst. Der Volksmund sagt: „Eine Erkältung kommt drei Tage, bleibt drei Tage und geht drei Tage." Oder auch: „Mit Arzt dauert sie sieben Tage, ohne Arzt eine Woche." Medikamente beeinflussen die Krankheitsdauer nicht, machen aber die Beschwerden erträglicher.

Selbsthilfe und Komplementärmedizin

Symptomatische Maßnahmen. Meist genügen zur Linderung von Erkältungsbeschwerden symptomatische Maßnahmen. (Bett-)Ruhe, frische Luft im Schlafzimmer und abgedunkelte Fenster machen die Situation erträglicher. Es ist wichtig, genügend zu trinken, d. h. mindestens 2 l pro Tag. Viele Leute kennen ein eigenes „Erkältungsgetränk", auf das sie schwören: z. B. heiße Milch mit Honig, Erkältungstee, heißes Zitronenwasser, heißer Holunderbeersaft oder auch heiße Bouillon. Darüber hinaus feuchten Dampfinhalationen (→ S. 283) die Schleimhäute an und helfen beim Abhusten von Sekret. Alternativ kann man versuchen, mit einer Salzwasserlösung (½ TL Kochsalz auf 1 große Tasse warmes Wasser) den Schleim in der Nase zu lösen, wodurch die Nasenatmung erleichtert wird (weitere Tipps → akute Bronchitis S. 594).

Je nachdem, wie quälend die Beschwerden sind, können auch Medikamente, z. B. zum Abschwellen der Schleimhäute (Nasentropfen → S. 569) und zum Dämpfen des Hustens (→ Pharma-Info S. 595), eingesetzt werden. Leichte Schmerzmittel wie Paracetamol (z. B. Benuron®) oder Acetylsalicylsäure (z. B. Aspirin®) vor dem Einschlafen fördern die Nachtruhe. Viel Schlaf und, nach Besserung des Befindens, Spaziergänge an der frischen Luft unterstützen die Genesung.

Nahrungsergänzungsmittel. Erkältungen sind nach aktuellen Forschungsergebnissen von einem niedrigen Zinkspiegel begleitet, wenn der Betroffene sich vegetarisch oder einseitig ernährt oder unter einer chronischen Darmerkrankung leidet (ob ein Zinkmangel *generell* besteht, ist dagegen umstritten). Diese Beobachtungen weisen darauf hin, dass bei Erkältungen Zink verbraucht

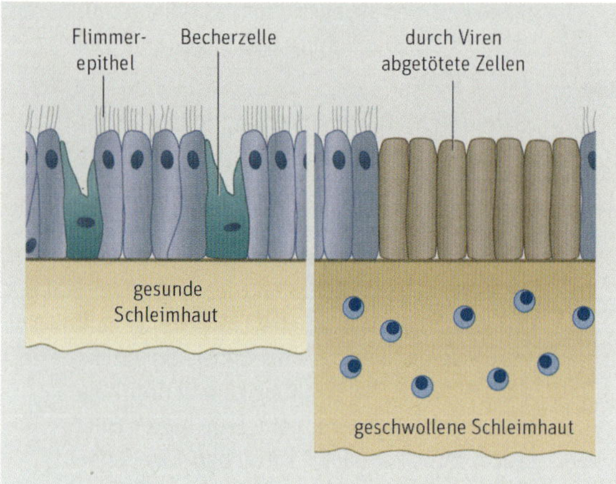

Links: die ***Schleimhaut der Atemwege*** *beim Gesunden – die grün dargestellten Zellen produzieren Schleim, die blauen Zellen tragen Flimmerhärchen. Diese Härchen bewegen sich ständig zum Rachen und zur Nase hin. So transportieren sie Fremdkörper und Schleim und ermöglichen das Abhusten. Dieser Selbstreinigungsmechanismus ist bei Atemwegserkrankungen, aber auch bei Rauchern, beeinträchtigt. Rechts: Entzündete und geschwollene Schleimhaut bei einem Infekt. Die Zellen sind zum Teil zugrunde gegangen und haben ihre Funktion verloren (braun dargestellt).* [ASM 1708]

wird und ein erhöhter Bedarf besteht. So behaupten Studien, dass sich durch Einnahme von Zink (→ Tab. S. 240) die Schwere von Erkältungskrankheiten verringern und die Dauer der Symptome um 3–4 Tage verkürzen lässt. Dies wird jedoch von anderen Experten wiederum angezweifelt.

Möglicherweise wirkt sich auch eine „Stoßtherapie" mit Vitamin C (1000 mg pro Tag) günstig auf den Krankheitsverlauf aus, was aber ebenfalls umstritten ist.

Die Homöopathie (→ S. 1251) empfiehlt u. a. Aconitum, Belladonna, Bryonia, Causticum, Dulcamara und Sanguinaria als Akutmittel.

Stärkung der Abwehrkräfte zur Vorbeugung. Phytopharmaka wie roter Sonnenhut (Echinacea purpurea) dienen der Stärkung der Abwehrkräfte (→ S. 574). Sie sind besonders wirksam, wenn sie vorbeugend eingenommen werden.

Regelmäßige Saunagänge und Kneippanwendungen wie tägliche Wechselduschen, aber auch regelmäßiges Trockenbürsten, etwa nach dem kalten Abduschen, sind bewährte Maßnahmen zur Steigerung der Immunabwehr.

Bei chronischen Erkältungskrankheiten helfen auch Wechselfußbäder. Beide Füße werden zweimal hintereinander abwechselnd in eine Wanne mit warmem Wasser und kaltem Wasser getaucht, anschließend ziehen Sie warme Wollsocken an.

Ansonsten scheinen die körpereigenen Abwehrkräfte auch von regelmäßigen Entspannungsübungen (z. B. autogenes Training, Yoga, Qigong) zu profitieren: Studien legen nahe, dass die bewusste Herbeiführung von Entspannungszuständen auch zur Vorbeugung von (Atemwegs-)Erkrankungen eingesetzt werden kann.

Akute Bronchitis

Häufigkeit: ■■■■□

Akute Bronchitis: Zu 90 % durch Viren ausgelöste Infektion der Bronchien, die mit Husten, Fieber und Kopfschmerzen einhergeht. Meist ist auch die Luftröhre (Trachea) betroffen, weshalb Ärzte auch von einer ***Tracheobronchitis*** sprechen. In 10 % der Fälle ist die Bronchitis bakteriell bedingt oder sie setzt sich als Komplikation auf eine ursprünglich virale Bronchitis. Weitere Symptome sind Schmerzen hinter dem Brustbein beim Husten, manchmal Muskel- und Gliederschmerzen. Eventuell treten gleichzeitig Beschwerden der oberen Atemwege wie Schnupfen und Halsschmerzen auf.

Als Komplikation kann sich jede Bronchitis auf die Lunge ausbreiten, der Arzt spricht dann von einer **Bronchopneumonie.** Diese muss wie eine Lungenentzündung (Pneumonie → S. 605) anderer Ursache behandelt werden.

Leitbeschwerden

- Husten
- Schmerzen hinter dem Brustbein beim Husten
- Zäher Auswurf (gelblich bei bakteriellen Infekten)
- Fieber
- Kopf-, Glieder- und Muskelschmerzen.

Wann zum Arzt

Nach einigen Tagen, wenn das Fieber nicht sinkt oder nach Fieberabfall erneut wieder ansteigt.

Am nächsten Tag, wenn Patienten mit schweren Grunderkrankungen wie Zuckerkrankheit, Herzschwäche und chronischen Lungenerkrankungen betroffen sind.

Die Erkrankung

Eine Bronchitis entsteht, wenn das Abwehrsystem geschwächt ist oder wenn der Mensch mit sehr vielen oder mit besonders ansteckenden Erregern in Kontakt kommt. Das Abwehrsystem wird durch chronische Krankheiten der Atmungsorgane wie Asthma oder COPD (→ S. 596) beeinträchtigt, aber auch durch chronische Herz-, Leber- und Nierenkrankheiten, Diabetes, Immundefekte (→ S. 1044) und Alkoholismus.

Wie bei der Erkältung kommen die Erreger vor allem mit der Atemluft in den Körper. Sie gelangen in die unteren Atemwege und führen 1–6 Tage nach Ansteckung zu einer Entzündung der Bronchialschleimhaut mit verstärkter Schleimproduktion. Im Vordergrund steht der dadurch ausgelöste Husten, der oft sehr anstrengend und quälend ist. Grippeähnliche Beschwerden wie starke Kopfschmerzen, Gelenk- und Muskelschmerzen können ebenfalls auftreten. Die diagnostische Abgrenzung zur echten Grippe (→ S. 592) ist dann erschwert. Je nach Erreger und Abwehrlage des Körpers tritt Fieber oder erhöhte Temperatur auf. Der Husten kann den eigentlichen Infekt überdauern und bis zu 8 Wochen anhalten, bevor er abklingt. Häufig ist er von schleimigem Auswurf begleitet. Die Erkrankung heilt von selbst und erfordert meist keine spezielle Behandlung. Bei bakteriellen Zweitinfektionen werden Antibiotika eingesetzt; in diesem Fall ist der Auswurf meist grün–gelblich gefärbt.

Komplikationen. Bestehende Herz- oder Lungenkrankheiten können sich verschlechtern und zu Atemnot führen. Wenn sich auf der entzündeten Schleimhaut Bakterien ansiedeln, führen sie zu einer bakteriellen Zweitinfektion. Besonders bei älteren oder abwehrgeschwächten Patienten bereitet eine Bronchitis manchmal den Weg für eine Lungenentzündung (→ S. 605).

Das macht der Arzt

Der Arzt erfragt die Symptome und untersucht die Lunge; er grenzt den Husten einer akuten Bronchitis von dem Husten, der durch physikalische und chemische Reize (z. B. durch kalte Luft, Fremdkörper, Zigarettenrauch und Medikamente wie ACE-Hemmer, Betablocker) ausgelöst wird, gegebenenfalls veranlasst er Laboruntersuchungen und gelegentlich auch ein Röntgenbild der Lunge. Gelb oder grün gefärbtes, eitriges Sekret ist ein Hinweis auf eine bakterielle Zweitinfektion.

Bei sonst gesunden Patienten sind Antibiotika zur Behandlung der bakteriellen Zweitinfektion nicht zwingend erforderlich. Die antibi-

Pharma-Info: Hustenstiller und Hustenlöser

Sowohl gegen trockenen Reizhusten, wie er zu Beginn einer Erkältung vorherrscht, als auch zum Lösen des zähen Schleims, der einige Tage später dominiert, gibt es Medikamente.

Hustenstiller (Antitussiva)

Trockener Husten kann vor allem nachts sehr belastend sein. Abhilfe versprechen **Hustenstiller** *(Antitussiva):* Medikamente mit verschiedener Wirkweise, die den Hustenreiz abschwächen. Es gibt stärker wirksame rezeptpflichtige und schwächer wirksame rezeptfreie Hustenstiller. Außerdem kommen pflanzliche Mittel zum Einsatz, die die oberen Atemwege mit einem Schutzfilm auskleiden, der den Husten lindert.

Die Einnahme von Hustenstillern ist vor allem abends sinnvoll, um einen ruhigen Nachtschlaf zu erzielen. Bei „lockerem", also schon „produktivem" Husten muss man allerdings abwägen, ob sich Hustenstiller noch lohnen. Denn Schleim bildet einen guten Nährboden für Bakterien, daher ist es besser, möglichst viel davon abzuhusten, statt den Hustenreiz zu unterdrücken.

Die *rezeptpflichtigen Hustenstiller* wirken am stärksten und sind in der Regel gut verträglich; man sollte sie dann anwenden, wenn der Husten sehr quälend ist, schmerzt und vom Schlafen abhält:

Codein (Codyl®) und Dihydrocodein (Paracodein®) unterdrücken den Hustenreiz, der vom Gehirn ausgeht, dämpfen aber auch den Atemantrieb, weswegen sie bei Lungenkrankheiten (z. B. Asthma) nicht eingenommen werden dürfen. Sie sind chemisch mit Opium verwandt und müssen deshalb vom Arzt verschrieben werden, verursachen jedoch keine Abhängigkeit. Sie machen müde, können das Reaktionsvermögen einschränken und sollten nicht mit Alkohol, Antihistaminika (→ S. 1046) oder Schlafmitteln kombiniert werden. In höheren Dosen verursachen sie Verstopfung.

Die *frei verkäuflichen Hustenstiller* sind in ihrer Wirkstärke den rezeptpflichtigen Hustenstillern deutlich unterlegen. Ob sie aus wissenschaftlicher Sicht überhaupt wirksam sind, wird unterschiedlich beurteilt. Viele Betroffene machen aber gute Erfahrung mit ihnen.

- Clobutinol (Silomat® Saft) ist verhältnismäßig gut wirksam und ist auch schon im Säuglingsalter anwendbar. Es wirkt auch im Gehirn, verursacht aber im Gegensatz zu den rezeptpflichtigen Hustenstillern nur sehr selten Müdigkeit. Clobutinol sollte nicht länger als 7 Tage eingenommen werden. Es führt selten zu Übelkeit und Magen-Darm-Beschwerden; allergische Reaktionen, Schwindel und Schläfrigkeit treten bisweilen auf.
- Dextromethorphan (Hustenstiller-ratiopharm®) ist ebenfalls vergleichsweise wirksam und wird häufig empfohlen, kann aber erst ab 12 Jahren angewendet werden. Es ist chemisch ähnlich aufgebaut wie die rezeptpflichtigen Hustenstiller, beeinträchtigt aber das Reaktionsvermögen nicht so sehr, weil es nicht an Opioid-Rezeptoren bindet. Als Nebenwirkungen treten gelegentlich Müdigkeit, Schwindel, Magen- und Darmbeschwerden auf.

Die *pflanzlichen Hustenstiller* z. B. Spitzwegerich (Tetesept Husten Saft®) oder Isländisch Moos wirken beruhigend, indem sie einen schützenden Schleimfilm über die gereizte Atemwegsschleimhaut legen. In Form von Lutschpastillen (z. B. Isla-Moos-Pastillen®) hüllen sie die Hustenrezeptoren des Rachens in ein Speichel-Sirup-Gemisch und dämpfen so während ihrer Verweildauer im Mund gut den Hustenreiz.

Ansonsten lindert auch das Anfeuchten der Atemluft den Hustenreiz. Noch effektiver ist das mehrmals tägliche Inhalieren mit physiologischer Kochsalzlösung. Dazu versetzt man ½ l Wasser mit 1 gestrichenen TL Kochsalz (~ 5 g), bringt das Salzwasser fast bis zum Kochen und inhaliert dann so heiß wie möglich und wie an anderer Stelle abgebildet (→ S. 284).

Schleimlöser (Expektoranzien)

Nach den ersten Tagen einer Erkältung beginnt sich der festsitzende Schleim langsam zu lösen. Jetzt gilt es Hustenstiller abzusetzen, damit das wichtige Abhusten des Sekrets nicht erschwert wird. Es werden über den Auswurf nämlich auch Krankheitserreger hinausbefördert. So wird die Gefahr verringert, dass die Erkrankung sich verschlimmert, z. B. durch hinzukommende andere Keime. Diese Selbstreinigung und das Abhusten der Bronchien unterstützen **Hustenlöser** *(Expektoranzien),* die den Schleim weiter verflüssigen.

Hustenlöser wirken dann, wenn der Flüssigkeitshaushalt des Körpers stimmt. Ihre therapeutische Wirksamkeit im Sinne einer Verkürzung der Krankheitsdauer ist zwar nicht 100 % nachgewiesen, aber dennoch werden sie gerne verwendet, da sie zumindest unterstützend wirken. Ambroxol und Acetylcystein sind die für diesen Zweck am häufigsten eingesetzten Substanzen. Daneben gibt es noch pflanzliche Hustenlöser, z. B. mit Inhaltsstoffen von Efeu (→ Tab. S. 273) oder Thymian.

- Ambroxol (Mucosolvan®) regt die Drüsenzellen der Bronchialschleimhaut an, mehr Sekret zu bilden, wodurch der Schleim verflüssigt wird. Darüber hinaus kann es Magen-Darm-Beschwerden, allergische Haut- und Schleimhautreaktionen oder Atemnot verursachen.
- Acetylcystein (Fluimucil®, ACC®), verflüssigt den Schleim, wodurch er leichter abgehustet werden kann. In seltenen Fällen führt es zu Kopfschmerzen, Ohrgeräuschen oder Magen-Darm-Beschwerden sowie allergischen Reaktionen an Haut und Atemwegen.
- Efeublätterextrakt (Prospan® Saft) setzt die Oberflächenspannung der Flüssigkeit, die die Lungenbläschen bedeckt, herab. Festsitzende Sekrete werden dadurch verflüssigt. Außerdem wirkt Efeu hustendämpfend, krampflösend und entzündungshemmend. Efeublätterextrakt ist sehr gut verträglich und hat keine bedeutenden Nebenwirkungen.
- Thymian (z. B. Aspecton®) fördert aufgrund seiner ätherischen Öle den Auswurf, indem die Lungenzellen angeregt werden, dünnflüssiges Sekret abzugeben, und die Flimmerhärchen der Atemwege sich schneller bewegen. Thymian wirkt in den Bronchien krampflösend, was zusätzlich den Hustenreiz lindern kann. Dieses Medikament sollte – wie alle ätherischen Öle – nicht bei Kindern unter 2 Jahren und nicht bei Asthmatikern angewendet werden.

Warnhinweis: Hustenstiller und Hustenlöser dürfen nicht zusammen angewendet werden, da sie sich gegenseitig in ihrer Wirkung blockieren. Beachten Sie in jedem Fall den Beipackzettel des von Ihnen gewählten Medikaments. Es gibt viele weitere Gegenanzeigen (Anwendungsverbote), z. B. für bestimmte chronisch Kranke und Schwangere.

otische Therapie wird aber auch für diesen Patientenkreis empfohlen, wenn der bakterielle Infekt länger als 1 Woche anhält. Bei Risikopatienten werden Antibiotika früher eingesetzt, v. a. zum Schutz vor einer bakteriellen Lungenentzündung.

Schmerzmittel (→ S. 1219) und eventuell Hustenstiller (→ Pharma-Info S. 595) können die Beschwerden lindern; bei sehr eingeschränkter Atmung ist die Einweisung in ein Krankenhaus erforderlich.

Selbsthilfe und Komplementärmedizin

Bettruhe. Solange man erhöhte Temperatur hat, sollte man sich schonen und im Bett bleiben. Bei Fieber verliert der Körper durch das Schwitzen Flüssigkeit. Also ist häufiges Trinken (mindestens 2 l am Tag) das oberste Gebot. Es tut gut, die Füße warm zu halten, und man kleidet sich am besten so, dass man weder schwitzt noch friert. Eine Schadstoffbelastung der Atemluft, z. B. durch Zigarettenrauch – aktiv wie passiv –, sollte unbedingt vermieden werden. Um Komplikationen und eine unnötige Verlängerung der Erkrankung zu verhindern, sollte man die Erkrankung auskurieren und nicht zu früh versuchen, wieder aktiv zu werden.

Hustenstillung. **Husten** ist die natürliche Reaktion des Körpers auf eine Reizung der Luftröhre, der Bronchien oder der Lunge und der Versuch, störende Fremdkörper oder gebildeten Schleim zu beseitigen. Bei einer Bronchitis sind die Luftwege durch eine Infektion angegriffen. Man unterscheidet hier zwei Arten von Husten: trockenen Husten und Husten mit Auswurf. Am Anfang einer Erkältung besteht meist trockener Husten. Die Atemwege sind gereizt und schmerzhaft. Nach einigen Tagen legt sich der quälende „unproduktive" Reizhusten, das Sekret löst sich und kann abgehustet werden.

Trockener Reizhusten wird erträglicher, wenn Mund und Hals durch Hustenbonbons und reichliche Zufuhr warmer Getränke gut befeuchtet werden. Vor allem (mit Honig) gesüßter Tee lindert den Hustenreiz, weil er die Bildung von Bronchialsekret stimuliert. Als hilfreiche Hausmittel bekannt sind **Hustentees,** Mischungen z. B. aus Eibisch, Isländisch Moos und Spitzwegerich. Ebenso lindern Dampfbäder mit Kamillenblüten oder Thymian trockenen Reizhusten.

Brustwickel (→ S. 279) mit Zwiebeln, Thymian oder Quark können Linderung für Kinder und auch Erwachsene bringen, ebenso ein warmes Vollbad mit einer Hand voll Thymian als Zusatz (→ Tab. S. 282). Im Winter, der klassischen Erkältungszeit, ist es auch hilfreich, die meist sehr trockene Heizungsluft anzufeuchten, z. B. durch in Heizungsnähe aufgestellte Wasserbehälter, das Aufhängen von feuchten Tüchern oder das Verdampfen eines Topfes Wasser auf dem Herd. Zur intensiven Anfeuchtung der oberen Luftwege hat sich das Inhalieren heißer Dämpfe (→ S. 283) bewährt.

Schleim abhusten. Nach einigen Tagen Krankheit mit Fieber hat man viel Flüssigkeit verloren. Diese muss spätestens jetzt ersetzt werden, um den festsitzenden Schleim aus den Atemwegen lösen zu können. Besonders eignen sich auch hier Kräutertees, allerdings in etwas anderer Zusammensetzung, z. B. aus Spitzwegerichkraut, Süßholzwurzel, Thymiankraut und Fenchelfrüchten. Zum Süßen bietet sich Fenchelhonig an, der für seinen den Husten lockernden Effekt bekannt ist.

Gut schleimlösend wirkt auch ein selbst gemachter **Zwiebelsirup:** Eine klein geschnittene Zwiebel mit einer Tasse Wasser langsam aufkochen, etwas abkühlen lassen und zwei Esslöffel Honig dazugeben. Eine halbe Stunde ziehen lassen, abgießen und über den Tag verteilt schluckweise trinken. Ein gutes Hausmittel ist auch ein Hustensirup, der sich aus einem Ansatz aus frisch geschnittener Zwiebel und Kandiszucker in einem geschlossenen Gefäß nach etwa einem Tag bildet. Davon werden dreimal täglich 2 TL eingenommen. Ein anderes Hausmittel ist der **Rettichsirup:** Dazu benötigt man eine Knolle schwarzen Rettich und Kandiszucker. Vom Rettich schneidet man eine Kappe ab und höhlt ihn bis auf eine Wandstärke von etwa 1 cm aus. Anschließend setzt man den Rettich auf ein Glas und bohrt einige Löcher mit einem Zahnstocher durch den Boden des Rettichs. Nun füllt man ihn mit Kandiszucker, setzt den Rettichdeckel wieder auf und lässt ihn über Nacht ziehen. Eine Mischung aus Zucker und Rettichsaft tropft in das Glas. Diesen Sirup kann man in kleinen Portionen über den Tag verteilt trinken. Wer möchte, kann ihn erwärmen.

Nahrungsergänzungsmittel. Erkältungen sind nach aktuellen Forschungsergebnissen immer von einem niedrigen Zinkspiegel begleitet, der darauf hinweist, dass bei Erkältungen Zink verbraucht wird und ein erhöhter Bedarf besteht. Studien zufolge ist das Spurenelement Zink (→ Tab. S. 240) ein wirksames Mittel, Dauer und Schwere von Erkältungskrankheiten zu verringern. Vor allem die Dauer der Symptome lässt sich so um 3–4 Tage verkürzen (→ Erkältung S. 593).

Die Homöopathie (→ S. 1251) kennt zahlreiche Akutmittel zur Linderung der akuten Bronchitis, so z. B. Aconitum, Apis mellifica, Bellis perennis, Bryonia, Conium, Hepar sulfuris, Lachesis, Spongia oder Sulfur.

Vorsorge

Füße und Hände immer warm halten! Bei kalten Füßen werden die Schleimhäute der Atemwege reflektorisch schlechter durchblutet. Das fördert die Entstehung von Atemwegsinfekten. Zimmer, in denen Sie sich aufhalten, sollten gut belüftet sein. Während der Heizperiode verhindert erhöhte Luftfeuchtigkeit ein Austrocknen der Schleimhäute. Auch Zink lässt sich vorbeugend nützen, z. B. vor den Haupterkältungszeiten im Herbst und Frühjahr ist die Einnahme von 15 mg Zink zweimal täglich zusätzlich zum Verzehr von reichlich Obst und Gemüse zu empfehlen.

Atemwegsinfekte treten seltener auf, wenn schädigende Stoffe wie aktiver oder passiver Zigarettenrauch vermieden werden.

i Aktuell: www.gesundheit-heute.de/17x01

- Öko-Test (Hrsg. und Verlag): **Öko-Test Jahrbuch Gesundheit für 2006.** Zu beziehen über **www.oekotest.de** unter der Rubrik Jahrbuch. Zahlreiche Testberichte zu vielen Medikamenten mit nützlichen Verbrauchertipps.

Chronische Bronchitis und COPD

Häufigkeit:

Chronische Bronchitis *(„Raucherhusten", simple chronic bronchitis):* Anhaltende Entzündung der Bronchien mit chronischem Husten und schleimig-weißem Auswurf *(Sputum).* Es ist die häufigste chronische Lungenerkrankung. Hierzulande sind 10–15 % der Bevölkerung über 40 Jahre betroffen, davon sind 90 % Raucher. Bei konsequentem Rauchverzicht ist die chronische Bronchitis heilbar; wird weiter geraucht, geht sie in 20 % der Fälle in die COPD über. Ebenso steigt das Lungenkrebsrisiko.

COPD *(chronisch-obstruktive Bronchitis, chronic obstructive pulmonary disease):* Auf dem Boden einer chronischen Bronchitis entstandenes unheilbares Krankheitsbild mit anhaltender Verengung der Bronchien *(Atemwegsobstruktion)* und anderen nicht mehr rückbildungsfähigen Um- und Abbauprozessen des Bronchialsystems. Zu den Symptomen einer chronischen Bronchitis kommen hier noch zäher Schleim, Atemnot bei Belastung *(Belastungsdyspnoe)* und akute Schübe hinzu, die zu einer Verschlimmerung der Symptome **(infektiöse Exazerbation)** mit teilweise lebensbedrohlichem Verlauf führen, meist als Folge von Infekten. Die Übergänge zur chronischen Ateminsuffizienz (→ S. 619) sind fließend. Weltweit ist die COPD die vierthäufigste Todesursache: Die 5-Jahres-Überlebensrate liegt unter 35 %; bei absolutem Rauchverzicht und konsequenter medikamentöser Dauertherapie ist die Lebenserwartung höher.

Leitbeschwerden

Chronische Bronchitis:

- Morgens Husten mit schleimig-weißem Auswurf (Raucherhusten).

COPD:

- Frühstadium: Atemnot bei mäßiger Belastung (z. B. Treppensteigen), Engegefühl in der Brust, nächtlicher Husten, Auswurf von zähem Schleim, Anfälligkeit für Atemwegsinfekte
- Im weiteren Verlauf: Atemnot als Dauerzustand (auch in Ruhe), Keuchen, massiver Auswurf, fassförmiges Aussehen der Brust, oft Gewichtsverlust
- Spätstadium: Bläuliche Verfärbung von Haut und Schleimhäuten, eventuell Zittern und Unruhe.

Wann zum Arzt

Innerhalb der nächsten Tage, wenn die Atemnot und der Husten zunehmen.

Heute noch, wenn bei bekannter COPD Anzeichen einer Atemwegsinfektion auftreten (Bronchitis → S. 594).

Die Erkrankung

Die COPD ist ein über Jahre und Jahrzehnte fortschreitender komplexer Krankheitsprozess. Anfangs, in der Phase der chronischen Bronchitis, ist die Schleimhautschädigung noch rückbildungsfähig, sie führt jedoch beim weiteren Fortschreiten der Krankheit zu einer unwiderruflichen Verengung der Bronchien (Atemwegsobstruktion) und schließlich zum Lungenemphysem (→ S. 603). Hierbei nimmt die Leistung der Lunge ständig ab, und der Patient leidet an Atemschwäche (chronische Ateminsuffizienz → S. 619), denn das Emphysem führt zu einer Verringerung des Lungengewebes, das am Gasaustausch beteiligt ist.

Raucherhusten. Im Mittelpunkt steht die Entzündung der Bronchialschleimhaut als Folge der ständigen Reizung durch eingeatmete Schadstoffe, die in 90 % der Fälle aus dem Zigarettenrauch stammen. Dies hemmt die Aktivität der Flimmerhärchen, die den Bronchialschleim abtransportieren. Vor allem nachts kommt es zu vermehrter Schleimansammlung, die dann den Raucherhusten, das typische morgendliche Abhusten, auslöst, wodurch zumindest ein Teil des Schleims hinausbefördert wird.

Besteht die Reizung weiter, beginnt sich die Bronchialschleimhaut umzuwandeln: Sie schwillt an und wird dicker ***(Schleimhautödem)***, die Schleimdrüsen vermehren und vergrößern sich, die Schleimproduktion nimmt weiter zu. Gleichzeitig gehen immer mehr Flimmerhärchen zugrunde. Die schwer geschädigte Schleimhaut vermag ihre Transportfunktion kaum mehr zu erfüllen, sodass die immer größeren Mengen des zähen Schleims immer weniger nach außen gelangen und damit den Boden für die Besiedelung mit Krankheitserregern liefern. Die Betroffenen leiden nun häufig unter akuten Atemwegsinfektionen, was zu Husten, vermehrtem Auswurf, Keuchen und Atemnot bereits bei minimaler körperlicher Anstrengung (wie z. B. Treppensteigen) führt. Am Ende des Teufelkreises steht die weitgehende Rückbildung der Bronchialschleimhaut und die Verdickung und Erschlaffung der Bronchialwand, die zum Kollaps einzelner Bronchien führt, sowie die Neigung der Bronchialmuskulatur, zu verkrampfen **(Bronchospasmus).** Dadurch kommt es zu einer **bronchialen Hyperreagibilität,** also einer dauerhaften Verengung und oft auch Überempfindlichkeit der Bronchien, die sich durch anfallsartig auftretende Atemnot äußert und von einem „echten" Asthmaanfall kaum mehr zu unterscheiden ist.

Komplikationen und Folgeerkrankungen

Lungenemphysem. Durch die anhaltende Verengung der Atemwege bleibt beim Ausatmen vermehrt Luft in den Lungen zurück ***(erhöhtes Residualvolumen).*** Dies hat eine Überblähung der Lunge zur Folge, die über kurz oder lang in ein nicht mehr rückbildungsfähiges Lungenemphysem (→ S. 603) mündet.

Infektiöse Exazerbation. Virale und bakterielle Infektionen der Bronchien (→ S. 594) sowie Lungenentzündungen (→ S. 605) zählen zu den häufigsten und gefährlichsten Komplikationen einer COPD, da sie meist eine deutliche Verschlimmerung der Symptome (infektiöse Exazerbation) bis hin zum Versagen der Atemmuskulatur oder sogar des Herzens (in Folge der Belastung des rechten Herzens) nach sich ziehen.

Bedrohlich ist die Exazerbation, wenn der Betroffene eine **inverse Atmung** zeigt: Bauchatmung und – falls noch vorhanden – Brustatmung wechseln sich miteinander ab, der Betroffene atmet – als Reaktion des Körpers auf ein zu niedriges Sauerstoffangebot – sehr schnell mit einer Atemfrequenz von über 20 Atemzügen pro Minute. Zudem nimmt er eine die Atmung erleichternde Stellung ein: aufrecht, mit vornüber geneigtem Oberkörper und aufgestützten Armen. In diesem Fall ist umgehend der Notarzt zu rufen. Gegebenenfalls muss künstlich beatmet werden, um einen Atemstillstand aus Erschöpfung zu verhindern.

Das macht der Arzt

Diagnosesicherung. Das Beschwerdebild zusammen mit Angaben zu den Rauchgewohnheiten (Seit wann wird geraucht? Wie viele Zigaretten pro Tag?) sind für die Diagnose richtungweisend. Beweisend sind die Atemnebengeräusche im Rahmen der körperlichen Untersuchungen sowie die Ergebnisse der Lungenfunktionstests (→ S. 591). Ein Röntgenthorax dient dem Ausschluss von Lungenkrebs (→ S. 608) und anderen möglichen Erkrankungen wie z. B. Tuberkulose (→ S. 607).

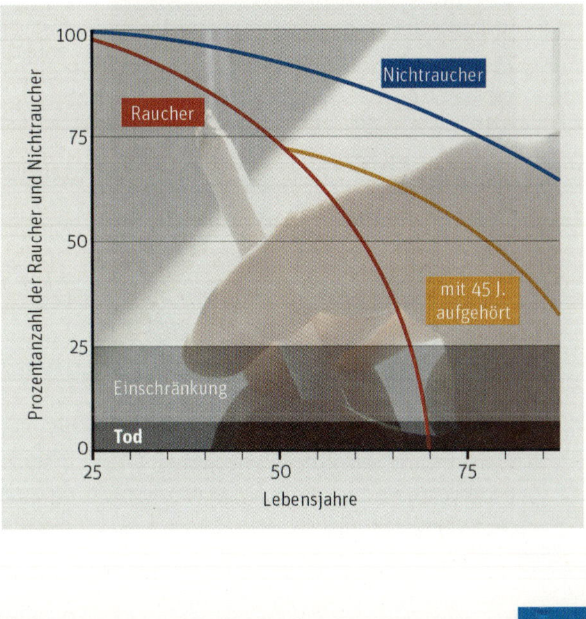

Rauchen ist eine Sucht. Viele Raucher haben früh damit begonnen, ohne sich der späteren Auswirkungen auf ihre Gesundheit bewusst zu sein. Die dauernde Schadstoffbelastung führt dazu, dass die Schleimhaut der Atemwege ständig gereizt ist und sich das Bronchialsystem über Jahre hinweg abzubauen beginnt. In der Grafik sind die Sterbekurven von Rauchern (rot) und Nichtrauchern (blau) dargestellt: Während die durchschnittliche Lebenserwartung erwachsener Nichtraucher bei weit über 80 Jahren liegt, sterben Raucher, die von Jugend an rauchen, schon mit ~70 Jahren – es sei denn, sie geben z. B. mit 45 Jahren das Rauchen auf (gelbe Linie). [ASM, SHU 1709]

Medikamentöse Therapie der COPD. Während die chronische Bronchitis in den meisten Fällen bei sofortiger Rauchabstinenz nach wenigen Monaten von allein abklingt, ist selbst bei leichteren Formen der COPD eine medikamentöse Dauertherapie unumgänglich. Im Wesentlichen wird die gleiche Therapiestrategie wie bei Asthma verfolgt: Wirkstoffe zur Erweiterung der verengten Bronchien und bei schwerer COPD zusätzlich inhalierbares Kortison. Dabei folgt das Therapiekonzept dem Stufenplan der Asthmatherapie (→ Tab. S. 602). Die Gabe von Kortison in Tablettenform bleibt der akuten Verschlimmerung oder sehr schweren chronischen Krankheitsverläufen vorbehalten. Vor einer dauerhaften Kortisonbehandlung wird zunächst ein Therapieversuch gemacht. Nur bei nachweisbarer Wirkung wird eine längerfristige Behandlung in niedriger Dosierung (Erhaltungsdosis) fortgeführt (→ S. 756). Bei fehlender Wirkung wird Kortison nach 3 Monaten wieder abgesetzt. Eine untergeordnete Rolle spielen schleimlösende Medikamente (z. B. Acetylcystein) und hustenstillende Mittel (z. B. Codein), ihr therapeutischer Effekt ist ohnehin umstritten.

In Anbetracht der häufigen und für den COPD-Patienten gefährlichen Atemwegsinfekte spielen in der COPD-Therapie zudem Antibiotika (→ S. 1051) eine wichtige Rolle. Der Arzt setzt sie bereits bei den ersten Anzeichen oder zum Schutz vor einer bakteriellen Zusatzinfektion ein. Darüber hinaus kann im akuten Schub die Gabe von Sauerstoff notwendig werden.

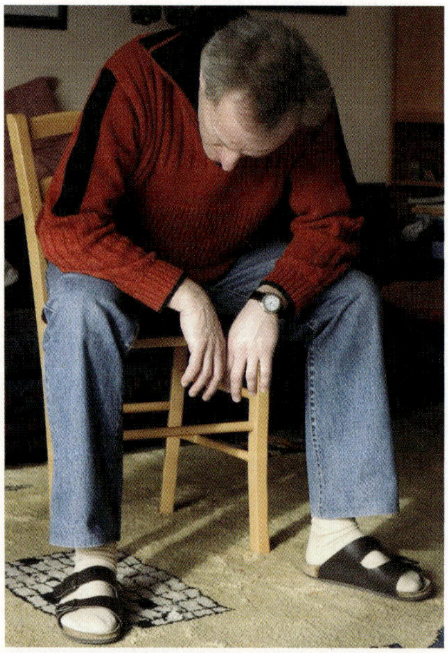

In dieser Körperhaltung, dem so genannten ***Kutschersitz,*** *bekommt der Patient im Asthmaanfall noch am besten Luft.* [JAN 1711]

Weitere Therapien der COPD. In fortgeschrittenen Stadien hat die Sauerstoff-Langzeittherapie (→ S. 604) zur Erhöhung der Sauerstoffkonzentration im Blut lebensverlängernde Wirkung. Allerdings muss zur wirksamen Behandlung der Sauerstoff mindestens 16 Stunden am Tag inhaliert werden; sporadisches Inhalieren nützt nichts. Zur Milderung einer Rechtsherzbelastung sind bei nachgewiesener Polyglobulie (Hämatokrit > 50 % → S. 1037) vorsichtige Aderlässe (→ S. 1260) sinnvoll.

Die Krankengymnastik zielt darauf ab, Reizhustenattacken zu vermindern, das Abhusten zu erleichtern, die Atemnot zu lindern und die körperliche Leistungsfähigkeit der Patienten zu verbessern. Im Vordergrund stehen u. a. regelmäßige Klopfmassagen zur Lockerung des Schleims. Auch das Erlernen spezieller Atemtechniken (→ S. 592), wie z. B. der Lippenbremse (→ S. 603), atemerleichternder Körperhaltungen (z. B. Kutschersitz → S. 592) sowie bestimmter Ausatmungstechniken (z. B. FET = forced expiration technique) ist hilfreich und nötig.

Sollten diese Maßnahmen nicht ausreichen, um den Krankheitszustand zu stabilisieren, kommt noch eine bronchoalveoläre Lavage (→ S. 591) infrage.

Selbsthilfe

Nur wenige gehen wegen ihres Raucherhustens zum Arzt: Die meisten haben sich an den morgendlichen Husten und Auswurf gewöhnt und schreiben den Symptomen keinen Krankheitswert zu. Ein Arzt wird oft erst dann aufgesucht, wenn Atembeschwerden und Atemnot auftreten – also in einem Stadium, in dem es bereits zu bleibenden Organschädigungen gekommen ist. Deshalb:

(!) Bagatellisieren Sie Ihren Raucherhusten nicht, sondern machen Sie sich bewusst, dass er nur ein Vorbote eines Geschehens ist, an dessen Ende Sie im Extremfall kaum mehr in der Lage sein werden, richtig zu atmen – und damit eine dramatische Einbuße Ihrer Lebensqualität erleben. Die Konsequenz kann dann nur sein, umgehend mit dem Rauchen aufzuhören!

Wenn Sie es nicht allein schaffen, sprechen Sie mit einem Arzt über Möglichkeiten, an einem Raucherentwöhnungsprogramm (→ S. 1204) teilzunehmen – es gibt heute wirksame Strategien, die Ihnen dabei helfen, von Ihrer Sucht loszukommen. Auch medikamentös, z. B. mithilfe von Nikotinkaugummi (Nicorette KG®, Nicotinell KG®), lässt sich die Entwöhnung unterstützen.

Trotz verbesserter therapeutischer Möglichkeiten der COPD ist und bleibt der sofortige, lebenslange Verzicht auf das Rauchen die einzig wirksame Maßnahme, um die fortschreitende Zerstörung der Lunge aufzuhalten. Dies gilt auch dann, wenn die medikamentösen und physiotherapeutischen Maßnahmen konsequent umgesetzt werden.

Regelmäßige körperliche Bewegung, z. B. in einer Lungensportgruppe, unter ärztlicher Anleitung trägt u. a. dazu bei, die Atemmuskulatur zu stärken und die körperliche Leistungsfähigkeit zu verbessern.

Komplementärmedizin

Komplementärmedizinische Maßnahmen wie Akupunktur (→ S. 1249) oder Homöopathie (→ S. 1251) können die Beschwerden nur lindern, wenn das Rauchen aufgegeben wird.

Das Gleiche gilt für pflanzliche Naturheilmittel mit schleimlösender Wirkung; als hilfreich haben sich z. B. Präparate mit Efeuextrakten erwiesen (z. B. Prospan®).

i Aktuell: www.gesundheit-heute.de/17x02

- **www.leitlinien.net** (Suchbegriffe COPD und chronische Bronchitis) – Leitlinien der Deutschen Gesellschaft für Pneumologie (DGP) und der Deutschen Atemwegsliga e. V.
- H. Zwick: **Praxishandbuch COPD 2004.** Uni-Med Verlag. Faktenreicher fachärztlicher Ratgeber über Ursachen, Symptome, Diagnose und Therapie der COPD.
- J. Baltsch: **100 Fragen zum Thema COPD.** Chronische Bronchitis und Lungenemphysem. Dustri, 2004. Laienverständlicher Ratgeber für Patienten und Angehörige.

Asthma

Häufigkeit: ■■■■□

Asthma ***(Bronchialasthma, Asthma bronchiale):*** Chronisch-entzündliche Erkrankung der Atemwege, die mit einer Überempfindlichkeit der Bronchien einhergeht. Dies führt über eine Verengung der Bronchien zu anfallsweise auftretender Atemnot. In vielen Fällen ist eine allergische Reaktionsbereitschaft an der Entstehung des Asthmas beteiligt.

In Deutschland leiden knapp 5 Millionen Menschen an Asthma. Bei der allergischen Form sind oft Kinder unter 10 Jahren betroffen. Das klinische Bild reicht von gelegentlichen leichten Asthmaanfällen bis hin zu schweren Verläufen mit anhaltenden Atembeschwerden und häufigen, eventuell lebensbedrohlichen Atemnotanfällen. Aufgrund der Folgeschäden sterben etwa 7 000 Asthmapatienten pro Jahr in Deutschland.

Mit einer konsequenten Therapie und dem Meiden der Auslöser werden Häufigkeit und Schwere der Atemnotanfälle reduziert und Folgeschäden vermieden.

Leitbeschwerden

- Kurzatmigkeit
- Atemnot mit typisch erschwerter, verlängerter Ausatmung und pfeifenden Nebengeräuschen (häufig nachts auftretend)
- Unruhe, Angst, eventuell Sprechschwierigkeiten und bläuliche Verfärbung der Lippen
- Bevorzugung einer aufrechten Sitzhaltung mit vornübergeneigtem Oberkörper und aufgestützten Armen.

Wann zum Arzt

Innerhalb der nächsten Tage, wenn

- Immer wieder Atemprobleme oder krampfartige Hustenattacken auftreten, für die es keine Erklärung (z. B. Atemwegsinfekt) zu geben scheint
- Zahl oder Schwere der Asthmaanfälle zunehmen.

Sofort den Notarzt rufen

- Wenn erstmals ein Atemnotanfall auftritt
- Wenn bei bekanntem Asthma im Atemnotanfall die Notfallmedikamente nicht mehr wirken
- Wenn der Atemnotfall mit ausgeprägter Erstickungsangst oder anderen besorgniserregenden Symptomen (z. B. verminderte Ansprechbarkeit, starke Erschöpfung, Bewusstseinstrübung) einhergeht.

Die Erkrankung

Ausgangspunkt ist eine anhaltende Entzündung oder eine allergische Reaktion der Bronchialschleimhaut. Die Bronchialwand ist überempfindlich (bronchiale Hyperreagibilität → S. 597) gegen eine Vielzahl von Reizen: Die Konfrontation mit diesen Reizen führt zu einem Asthmaanfall. Eine heftige Abwehrreaktion bewirkt ein Anschwellen der Bronchialschleimhaut, die zähen Schleim absondert, der nur schwer abtransportiert wird. Gleichzeitig verkrampft sich die Muskulatur der Bronchien (Bronchospasmus → S. 597). Durch diese Verengung der Bronchien (Atemwegsobstruktion) kann die eingeatmete Luft nicht mehr ungehindert ausgeatmet werden. Die Einatmung ist ebenfalls behindert, aber ein viel größeres Problem ist die nicht funktionierende Ausatmung. Die verbrauchte Luft staut sich in der Lunge und die Sauerstoffzufuhr reicht nicht mehr aus. Die Lunge ist überbläht, und der Betroffene kann kaum mehr atmen.

Man unterscheidet zwei Hauptgruppen des Asthmas:

- **Exogen-allergisches Asthma** *(extrinsic Asthma)*, dem eine Fehlsteuerung des Immunsystems zugrunde liegt (Näheres hierzu → S. 1044). Hier wird eine Abwehrreaktion gegen eigentlich harmlose Substanzen der Umwelt wie Blütenpollen, Nahrungsmittel oder Tierhaare in Gang gesetzt. Sie tritt oft gemeinsam mit Heuschnupfen (→ S. 552) und Neurodermitis (→ S. 1072) meist zwischen dem 3. und 10. Lebensjahr auf.
- **Nicht allergisches Asthma** *(intrinsic Asthma)* tritt bevorzugt bei über 40-Jährigen auf und entwickelt sich meist nach einem Atemwegsinfekt; danach lösen eine Reihe nicht allergischer Faktoren wie körperliche Anstrengung, kalte oder warm-feuchte Luft, Stress, Weinen oder atemwegsreizende Substanzen (Tabakrauch, Ozon, Duftstoffe oder Lösungsmittel) einen Asthmaanfall aus.

Diese Einteilung trifft aber nur auf einen Teil der Patienten zu, faktisch überwiegen Mischformen *(mixed asthma)*. So reagieren Patienten mit exogen-allergischem Asthma sehr häufig auch auf nicht allergische Reize – vor allem auf Zigarettenrauch, Düfte, körperliche Belastung oder psychische Stresssituationen. Darüber hinaus verändert sich ein allergisches Asthma im mittleren Lebensalter oft zu einer nicht allergischen Form. Hinzu kommen verschiedene Sonderformen:

- Dazu gehört das typischerweise nach körperlicher Anstrengung (z. B. bei Kaltsportarten wie Skilanglauf oder Sportarten mit häufigen Belastungsspitzen wie Fußball) auftretende *Anstrengungsasthma*, das sowohl im Rahmen des exogen-allergischen oder nicht allergischen Asthmas als auch isoliert auftritt.
- Auch Medikamente aus der Gruppe der Cyclooxygenase-Hemmer (z. B. Acetylsalicylsäure) und bestimmte Beta-Blocker können bei manchen Menschen einen Asthmaanfall verursachen oder ein bestehendes Asthma verschlimmern *(medikamenteninduziertes Asthma)*.
- Laut Schätzungen entwickeln ~ 10 % der erwachsenen Asthmatiker ihre Erkrankung am Arbeitsplatz. Für ein *berufsbedingtes Asthma* spricht, wenn sich die Asthmasymptome an arbeitsfreien Tagen bessern. In diesem Fall lässt sich ein Arbeitsplatzwechsel meist nicht umgehen.
- Gelegentlich kann zudem ein Rückfluss von Magensäure (Refluxkrankheit → S. 623) oder eine chronische Nasennebenhöhlenentzündung (→ S. 577), in sehr seltenen Fällen auch ein Befall mit Parasiten (z. B. Echinokokken) Asthma auslösen.

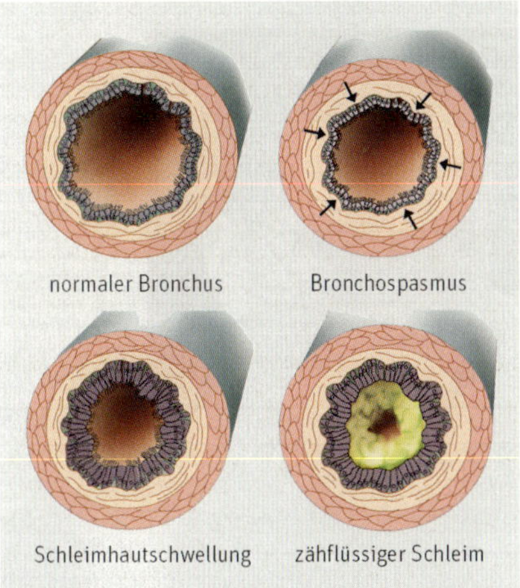

*Links oben ist ein normaler **Bronchus** zu sehen, rechts oben ein im Asthmaanfall verkrampfter (spastischer) Bronchus. Die Bilder unten zeigen die Schleimhautschwellung (links) und den zähflüssigen Schleim (rechts), die die Bronchialöffnung zusätzlich einengen. Alle drei Faktoren zusammen sind für die lebensbedrohliche und Todesangst auslösende Verengung der Bronchien beim Asthmaanfall verantwortlich.* [GTV 1710]

Der Asthmaanfall. Ein **Asthmaanfall** entwickelt sich oft innerhalb weniger Minuten und wird meist durch Kurzatmigkeit und trockenen Husten eingeleitet. Die Ausatmung ist verlängert und erschwert, typischerweise sind ein Giemen („Pfeifen") und Brummen zu hören. Der Betroffene setzt sich instinktiv aufrecht hin, lehnt sich nach vorn und stützt sich mit den Armen seitlich ab **(Kutschersitz,** siehe Abb.). Das dient der Unterstützung der Atmung: der Arzt spricht vom Einsatz der ***Atemhilfsmuskulatur*** (bewusst zur Atmung einsetzbare Muskeln, vor allem Brust-, Hals- und Bauchmuskeln).

Mit der Atemnot gehen oft ein Beklemmungsgefühl im Brustkorb („eiserne Faust") sowie Unruhe und Erstickungsangst einher – was die Atemnot weiter verstärkt. Im schweren Asthmaanfall kommt es zur Unterversorgung des Organismus mit Sauerstoff ***(Hypoxämie)*** und es besteht Lebensgefahr. Erkennbar ist dies daran, dass der Betroffene einen stark erschöpften und verwirrten Eindruck macht; er hat einen rasenden Puls bei gleichzeitig schwachen Atemgeräuschen.

(!) Schwerstes Bild ist der **Status asthmaticus,** ein lang anhaltender oder in kurzer Folge wiederkehrender Asthmaanfall. Er ist immer ein Notfall: Der Patient muss häufig intubiert

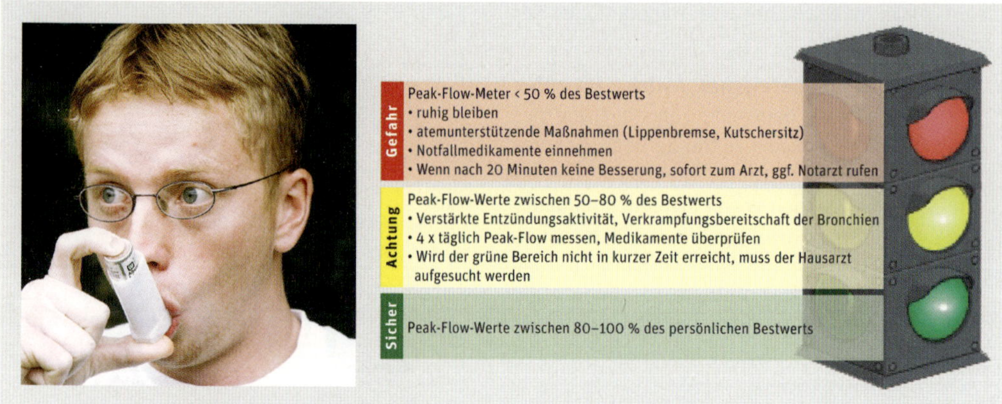

Links: Der Asthmapatient hat sein Spray immer bei sich.
Rechts: Die regelmäßige Überprüfung des Atemspitzenstoßes nach dem ***Ampelsystem der Deutschen Atemwegsliga*** *ist einfach – selbst viele asthmakranke Kinder überwachen so selbst ihre Lungenleistung. Mittel dazu ist der* ***Peakflow-Meter****. Die Auswertung des Peakflow-Werts in drei individuellen Stufen – rot, gelb und grün – gibt an, wie bedrohlich die momentane Situation ist und was getan werden muss.* [ISP, ASL 1713]

und künstlich beatmet werden. Nahezu alle Asthmatiker, die an ihrer Erkrankung sterben, ersticken im Status asthmaticus.

Je nach Schweregrad variieren Anzahl und Dauer der akuten Atemnotanfälle, wobei eine vollständige Beschwerdefreiheit zwischen den Anfällen häufig ist. Gerade der „episodische" Verlauf unterscheidet das Asthma von anderen Atemwegserkrankungen wie etwa der chronischen oder chronisch-obstruktiven Bronchitis (→ S. 596, COPD → S. 596).

Wichtig ist, die Warnsignale eines sich anbahnenden Asthmaanfalls zu kennen:

- Der Peakflow-Meter (→ S. 601) zeigt mehrere Tage stark schwankende Werte (über 20 %) bzw. Werte unter 80 % des persönlichen Bestwerts an.
- Die Beschwerden wie z. B. Husten nehmen in der Nacht zu.
- Die Medikamente wirken schlechter.
- Müdigkeit und Schwäche.
- Eine beginnende Erkältung.
- Manchmal auch psychische Erregung.

Das macht der Arzt

Diagnosesicherung

Im akuten Asthmaanfall stellt der Arzt die Diagnose meist schon anhand der typischen Haltung und der pfeifenden Atmung des Patienten. Die körperliche Untersuchung zeigt den Schweregrad. Beim Abklopfen fällt ein heller (hypersonorer) Klopfschall (klingt ähnlich, als würde man auf eine hohle Schachtel klopfen) infolge der Lungenblähung auf. Das Abhören ergibt neben giemenden bzw. pfeifenden Atemnebengeräuschen eine verlängerte Ausatmung. Je weniger Atemgeräusche zu hören sind, desto kritischer ist die Situation („stille Lunge"). Ferner dienen die Atemfrequenz und die Blutgasanalyse (→ S. 1310) der Einschätzung der Situation. Zum Ausschluss eines Pneumothorax (→ S. 615), einer Lungenentzündung (→ S. 605) und anderer Lungenerkrankungen wird evtl. eine Röntgenaufnahme der Lunge angefertigt. Im EKG lassen sich möglicherweise Zeichen einer Rechtsherzbelastung nachweisen.

In beschwerdefreien Zeiten stützt sich die Diagnostik bei Verdacht auf Asthma auf vier Pfeiler: Anamnese, körperliche Untersuchung, Prüfung der Lungenfunktion (→ S. 591) sowie der Ausschluss anderer Erkrankungen. Lässt sich eine Verengung der Bronchien auf diesem Weg nicht nachweisen, wird ein inhalativer Provokationstest (→ S. 591) durchgeführt; weitere Funktions-, Labor- und bildgebende Untersuchungen geben Aufschluss über mögliche Begleiterkrankungen, insbesondere über Allergien (→ S. 1044).

Therapie

Überblick. Asthma kann unterschiedlich stark ausgeprägt sein und die Erkrankung kann sich im Lauf der Zeit ändern. Es muss deshalb immer individuell und mit unterschiedlichen Medikamenten behandelt werden. Dafür wurde ein Stufenplan (→ Tab. S. 602) entwickelt, der vier verschiedene Schweregrade unterscheidet und entsprechend die Medikamente und deren Dosierungen vorschreibt. Die optimal eingestellte Asthmatherapie verhindert Atemnotanfälle idealerweise vollständig und ermöglicht dem Patienten, den Aktivitäten seines täglichen Lebens unbeeinträchtigt nachzugehen.

Meiden von anfallsauslösenden Reizen. Dies gelingt vor allem bei Asthmakranken, die ihre asthmaprovozierenden Reize kennen und auch meiden können.

- Allergenkarenz, also den Kontakt mit den individuellen Allergenen zu vermeiden, ist beim exogen-allergischen Asthma oberstes Gebot. Ist dies nicht möglich, kann versucht werden, die Menge der Allergieauslöser so weit wie möglich zu verringern, z. B. durch Sanierung der Wohnräume des Patienten. Bei bestimmten identifizierten Allergenen (vor allem Pollen, Insektengift, Hausstaubmilben) bietet sich auch eine Hyposensibilisierung (→ S. 1046) an.
- Rauchen und Asthma sind nicht miteinander vereinbar. Gelingt es nicht, das Rauchen ohne therapeutische Hilfe aufzugeben, ist die Teilnahme an einem Raucherentwöhnungsprogramm (→ S. 1204) sinnvoll. Auch Passivrauchen ist gefährlich. Deshalb sollten verqualmte Räumlichkeiten gemieden werden, und der Asthmapatient muss darum bitten, dass in seiner Gegenwart nicht geraucht wird.
- Da Infekte ebenfalls Asthmaanfälle provozieren, sind Schutzimpfungen gegen Grippe (→ S. 592) und Pneumokokken sinnvoll und wichtig.

Bedarfs- und Anfallstherapie. Alle Asthmatiker sollten immer ein Bedarfsmedikament bei sich tragen, damit sie sich selbst helfen können, wenn Atemnot auftritt: Eine kleine Spraydose mit einem Mittel, das die Verkrampfung der Bronchialmuskulatur löst und die Atemwege wieder erweitert, einen (kurz wirksamen) **Bronchodilatator** (→ Tab. S. 602). Da dieses Medikament nicht regelmäßig eingenommen, sondern nur bei Bedarf angewendet wird, bezeichnet man es als **Bedarfsmedikation.**

Dauermedikation nach Stufenplan. Mit der Dauermedikation wird angestrebt, mit so wenigen Medikamenten wie möglich die Anfallsfreiheit zu garantieren.

Treten mehr als ein Mal wöchentlich Probleme mit der Atmung auf, die den Einsatz des Sprays notwendig machen, wird mit der **Dauermedikation** aus Entzündungshemmern begonnen. Am wichtigsten ist Kortison, das die Schwellung und Schleimbildung in den Atemwegen zurückgehen lässt. Die Pharma-Info gibt einen detaillierten Überblick über alle weiteren Medikamente. Eine regelmäßige Einnahme der Medikamente wird die Lungenfunktion in der Regel langfristig deutlich verbessern.

Warnhinweis. Leider vernachlässigen viele Patienten ihre Dauertherapie, wenn

Pharma-Info: Asthma-Inhalationstherapie

Die Inhalation von Medikamenten, das *„Asthmaspray“* ist unverzichtbarer Teil der Asthmatherapie. Bei ihm gelangen die Wirkstoffe über das Einatmen des **Aerosols,** also des Gases mit den darin gelösten Schwebstoffen, sofort in die Lunge und können dort direkt ihre Wirkung entfalten. Der Organismus wird auf diese Weise kaum belastet, da nur kleine Mengen der Wirkstoffe in die Blutbahn gelangen. Die Gefahr, dass es etwa bei Anwendung von inhalierbarem Kortison zu den ganzen Körper betreffenden unerwünschten Wirkungen (→ Pharma-Info S. 756) kommt, ist also gering. Die Inhalation des Aerosols bedarf einer gewissen Übung, da andernfalls lediglich der Mund – und Rachenbereich mit dem Medikament benetzt wird.

Die besten Therapieerfolge werden erzielt, wenn konsequent auch in anfallsfreien Perioden inhaliert und die Technik des Inhalierens fehlerfrei beherrscht wird. Hierfür empfiehlt sich die Teilnahme an einer Asthmaschulung.

- *Treibgasbetriebene Dosieraerosole:* Bei Dosieraerosolen ist der Wirkstoff in einem Treibgas gelöst. Erfolgt die Freisetzung des Aerosols mit der Hand, muss gleichzeitig mit der Auslösung des Sprühstoßes tief eingeatmet werden, sonst verpufft der feine Nebel in der Luft. Bei atemzugsgesteuerten Systemen löst die Einatmung den Sprühstoß aus – das separate Auslösen per Hand entfällt.
- *Pulverinhalatoren:* Bei einem Pulverinhalator wird der Wirkstoff als fein gemahlenes Pulver und ohne zusätzliche Treibmittel freigesetzt *(Trockeninhalation).* Das Medikament wird mithilfe des eigenen Atemzugs inhaliert. Damit muss die Auslösung des Sprühstoßes mit der Atmung nicht mehr koordiniert werden. Pulverinhalatoren sind in der Anwendung leichter als Dosieraerosole. Es gibt nicht auffüllbare Einzeldosissysteme (z. B. Easyhaler®) und Pulverinhalatoren, die mehrmals aufgefüllt werden können.
- Als zusätzliche *Inhalationshilfe* für die Anwendung von Sprays kann ein **Spacer** verwendet werden. Das ist eine röhrenförmige Plastikkammer, die dem Mundstück des Asthmasprays aufgesetzt wird und das Aerosol aufnimmt, bevor es dann vom Sprühstoß unabhängig eingeatmet werden kann. Spacer erleichtern die korrekte Anwendung von Sprays besonders für Kinder und ältere Menschen, denen die gleichzeitige Koordination der tiefen Einatmung mit dem ausgelösten Sprühstoß oft schwerfällt.

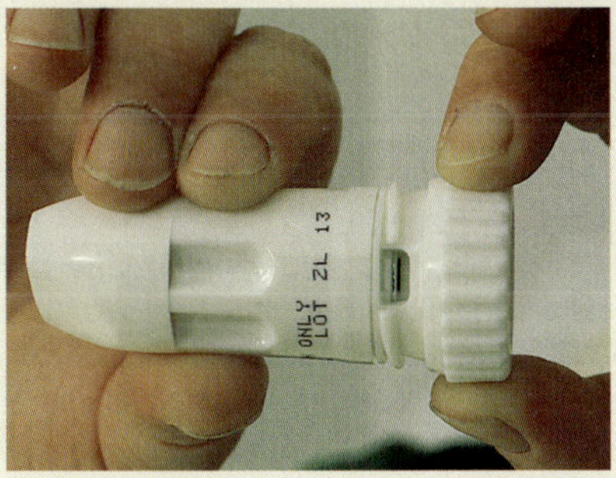

Pulverinhalator. Durch das Drehen am Dosierrad stellt man ein, welche Menge des Medikaments abgegeben wird. Dann nimmt man das Mundstück zwischen die Lippen und holt tief Luft. Mit dem eigenen Atemzug wird der Wirkstoff freigesetzt und effektiv in die Lunge transportiert. Ein Treibgas (wie beim Asthmaspray) ist dazu nicht nötig. [GTV 1712]

sie sich beschwerdefrei fühlen. So verpassen sie die Chance, nicht mehr rückgängig zu machenden Strukturveränderungen der Lunge, wie z. B. einer dauerhaften Bronchienverengung, vorzubeugen.

Begleitmaßnahmen. Die Messung des **Peakflows** *(Atemspitzenstoß, peak expiratory flow, PEF)* mit dem **Peakflow-Meter** ist für die Therapiesteuerung des Asthmas unverzichtbar. Wertvoll für den Arzt und den Betroffenen ist vor allem die Verlaufsbeobachtung, d. h., wie sich die Messwerte im Laufe eines Tages oder unter Einfluss bestimmter Medikamente ändern. So lässt sich eine Verschlechterung der Atmung schon dann erkennen, wenn noch keine körperlichen Symptome wahrgenommen werden.

Der Peakflow hängt nicht nur vom Schweregrad der Erkrankung, sondern auch vom Alter, vom Geschlecht und von der Körpergröße ab. Deshalb wird zunächst an mehreren „guten“ Tagen ein persönlicher Bestwert bestimmt, der dann als 100 %-Vergleichsgröße für alle weiteren Messungen dient und auch die Basis des „Ampelsystems“ der Deutschen Atemwegsliga ist. Wie die drei Bereiche der Ampel festgelegt sind, zeigt die Abbildung.

Prognose

Für Patienten mit mäßig häufigen Asthmaanfällen ist die Prognose gut. Gleiches gilt für Kinder. Bei ihnen verschwinden die Krankheitszeichen in der Pubertät oft vollständig, die Überempfindlichkeit der Atemwege bleibt allerdings ein Leben lang bestehen. Ansonsten hängt die Langzeitprognose davon ab, ob Schädigungen an Lunge oder Herz vermieden werden können. Die Aussichten sind gut, wenn die medikamentöse Dauertherapie dem jeweiligen Bedarf angepasst ist und konsequent durchgeführt wird.

Selbsthilfe

Mit dem richtigen Wissen über Ihre Krankheit und dem festen Willen, sich von Ihrem Asthma nicht unterkriegen zu lassen, können Sie Ihre Lebensqualität entscheidend verbessern. Die folgenden Maßnahmen umreißen besonders bewährte Felder der Selbsthilfe.

Angst bewältigen. Die Angst, im Asthmaanfall zu ersticken, begleitet den Betroffenen ein Leben lang. Mit dieser Bedrohung zurechtzukommen und trotzdem offen für die Freuden des Lebens zu bleiben gehört zu den Herausforderungen der Erkrankung. Viele Asthmapatienten profitieren von dem Erlernen einer Entspannungsmethode (→ S. 1257). Empfohlen werden vor allem Autogenes Training, Qigong, Yoga, Progressive Muskelentspannung und Meditation. Wenn die Ängste dennoch übermächtig werden und einen normalen Tagesablauf unmöglich machen, sollte eine Psychotherapie (→ S. 1172) in Erwägung gezogen werden.

Asthmaschulung. Im Rahmen einer **Asthmaschulung** lernen Sie Ihre Erkrankung im täglichen Leben und auch in Krisensituationen eigenverantwortlich zu meistern. Schwerpunkte sind der Umgang mit Ihren Medikamenten und die Maßnahmen zur Selbstkontrolle. Dazu gehören z. B. die regelmäßigen Messungen mit dem Peakflow-Meter, die Einübung von Entspannungs- und Atemübungen sowie bestimmte Körperhaltungen und **Atemtechniken,** um die Atmung während eines Asthmaanfalls zu erleichtern:

- *Kutschersitz* (→ Abb. S. 598): Hierbei setzen Sie sich leicht nach vorn gebeugt auf einen Stuhl. Mit den Unterarmen bzw. mit den Ellenbogen stützen Sie Ihren Oberkörper auf den leicht gespreizten Oberschenkeln ab.
- *Torwartstellung:* Sie stehen mit leicht gespreizten Beinen, beugen sich leicht nach vorn und stützen sich mit den Händen auf die Oberschenkel.

Pharma-Info: Medikamente zur Dauer- und Bedarfsmedikation bei Asthma

Schweregrad	Beschwerden	Dauermedikation (unabhängig vom aktuellen Beschwerdebild)	Bedarfsmedikation für Anfälle
Schweregrad 1: ➤ Gelegentlich auftretendes Asthma ➤ Peakflow > 80 %	➤ Beschwerden max. ein Mal pro Woche ➤ Nächtliche Atemnot nicht öfter als zwei Mal im Monat	Keine	Kurz wirksame Beta-2-Sympathomimetika[1] oder andere Bronchodilatatoren[2] als Spray
Schweregrad 2: ➤ Leichtes anhaltendes Asthma ➤ Peakflow ± 80 %	➤ Beschwerden weniger als ein Mal täglich, aber häufiger als ein Mal pro Woche ➤ Nächtliche Atemnot öfter als zwei Mal im Monat	➤ Inhalierbares Kortison[3] ➤ Alternativ: Mastzellstabilisatoren[4] oder Antileukotriene[5]	
Schweregrad 3: ➤ Mittelschweres Asthma ➤ Peakflow 60–80 %	➤ Beschwerden täglich und ➤ Mehr als ein Mal wöchentlich auch nachts	➤ Inhalierbares Kortison[3] ➤ + Inhalierbare lang wirksame Beta-2-Sympathomimetika[6] und/oder Theophyllin[7] in Tablettenform	
Schweregrad 4: ➤ Schweres Asthma ➤ Peakflow < 60 %	➤ Permanente Beschwerden ➤ Deutliche Einschränkung der körperlichen Aktivität	➤ Inhalierbares Kortison[3] in hoher Dosierung ➤ + Inhalierbare lang wirksame Beta-2-Sympathomimetika[6] ➤ Meist auch Theophyllin[7] und/oder Kortison als Tablette[8]	

Fußnoten 1–8: Siehe im folgenden Text

Stufenschema zur Langzeittherapie des Asthmas *bei Erwachsenen, nach den Empfehlungen der Arzneimittelkommission der deutschen Ärzteschaft 2001 und der* ***Global Initiative for Asthma (GINA)*** *2004*

Zur Asthmatherapie stehen sieben Medikamentengruppen zur Verfügung, die z. T. häufig miteinander kombiniert werden. Auch wenn die konkrete Verordnung Aufgabe des Facharztes ist, lohnt es sich für Betroffene, mehr über die therapeutischen Möglichkeiten der einzelnen Medikamentengruppen zu wissen. Die folgende Aufzählung bezieht sich dabei auf die oben stehende Tabelle:

[1] **Kurz wirksame Beta-2-Sympathomimetika** wie Salbutamol (z. B. Salbulair® N), Fenoterol (z. B. Berotec®) oder Terbutalin (z. B. Aerodur®) sind Bronchodilatatoren (→ S. 592), lösen also die Verengung der Atemwege. Sie wirken einige Stunden lang; als Nebenwirkung kann es zur Beschleunigung des Herzrhythmus und schlimmstenfalls zu Herzrhythmusstörungen kommen.

[2] Auch andere *Bronchodilatatoren* wie Ipratropiumbromid (z. B. Atrovent®) oder Oxitropiumbromid (z. B. Ventilat®) erweitern die Bronchien. Ihre Wirkung ist deutlich schwächer als die der Beta-2-Sympathomimetika, sie können jedoch gut mit ihnen kombiniert werden, wodurch sich deren Dosis verringert. Beispielsweise enthält Berodual® sowohl Fenoterol als auch das Anticholinergikum Ipratropiumbromid. Die Nebenwirkungen sind gering, mitunter treten Mundtrockenheit, Kopfschmerzen und Übelkeit auf.

[3] **Inhalierbares Kortison** entfaltet seine Wirkung fast nur in den Atemwegen (→ Pharma-Info S. 601) z. B. Beclomethason (z. B. Aerobec® N, Junik®), Budesonid (Pulmicort®), Fluticason (z. B. Atemur®, Flutide®). Lediglich Pilzbefall des Mund-Rachenraums (Mundsoor → S. 520) und Heiserkeit können auftreten. Durch konsequentes Mundspülen nach dem Inhalieren und Verwendung von Inhalationshilfen (Spacer → Pharma-Info S. 601) lassen sich diese jedoch minimieren.

Ciclesonid (Alvesco®) ist ein neues Kortison, das seltener zum Auftreten von Soor und anderen Nebenwirkungen führt, weil es erst in der Lunge aktiviert wird. Ciclesonid muss nur ein Mal täglich angewendet werden.

[4] **Mastzellstabilisatoren** (Cromoglicinsäure, z. B. Cromohexal® oder Nedocromil, z. B. Halamid®) sind nebenwirkungsarme entzündungshemmende Medikamente. Ihre Wirkung ist nicht sehr stark ausgeprägt, sie können aber andere Medikamente einsparen helfen. Sie werden vorwiegend bei leichtem und exogen-allergischem Asthma angewendet (→ S. 599).

[5] **Antileukotriene** *(Leukotrienantagonisten)*, z. B. Ketotifen (z. B. Zaditen®) oder Montelukast (Singulair®), werden als Tabletten eingenommen. Sie haben sich u. a. bei exogen-allergischem Asthma sowie zur Vorbeugung von Anstrengungsasthma bewährt. Antileukotriene werden in der Regel gut vertragen, allerdings spricht nur jeder zweite Asthmapatient auf diese neuartige Medikamentengruppe an.

[6] **Lang wirksame Beta-2-Sympathomimetika** wirken mehr als 12 Stunden. Sie werden vor allem bei nächtlichen Asthmaanfällen oder als Zusatztherapie bei schwerem Asthma herangezogen. Sie werden inhaliert (Salmeterol, z. B. Aeromax®, Serevent® oder Formoterol, z. B. Foradil®, Oxis®) oder können auch als Tabletten eingenommen werden.

[7] **Theophyllin** (z. B. Bronchoretard®, Euphylong®, Theophyllin-ratiopharm®) wirkt bereits in geringer Konzentration entzündungshemmend, erweitert die Bronchien und steigert den Atemantrieb. Es bedarf einer individuellen Dosisanpassung, da bei Überdosierung schwere Nebenwirkungen wie Krampfanfälle und Herzrhythmusstörungen (wie z. B. extreme Tachykardie), also ein viel zu schneller Herzschlag, drohen. Daher muss der Wirkstoffspiegel im Blut regelmäßig kontrolliert werden. Es wird deshalb nur noch zurückhaltend eingesetzt.

[8] **Kortison in Tablettenform** (Prednisolon, z. B. Decortin H®) kommt dann zum Einsatz, wenn Kortison als Spray nicht ausreicht. Wenn möglich, bleibt es bei einer „Stoßtherapie" über mehrere Tage, die nach einem schweren Anfall gestartet und deren Dosis von Tag zu Tag verringert wird. Nur bei schwerem Verlauf des Asthmas ist eine monatelange Einnahme unumgänglich (Nebenwirkungen → Pharma-Info S. 756.)

- *Lippenbremse:* Sie atmen langsam und dosiert gegen den Widerstand Ihrer gespitzten und locker aufeinanderliegenden Lippen aus. Auf diese Weise entsteht bei der Ausatmung eine leichte (Luft-)Druckerhöhung in der Mundhöhle. Dieser erhöhte Druck setzt sich bis in die kleinsten Bronchiolen hinein fort, sodass diese nun nicht mehr zusammenfallen können und mehr Luft ausgeatmet werden kann. Auch langsames Einatmen mit nachfolgendem Luftanhalten kann helfen.

Auch Angehörige können an einer Asthmaschulung teilnehmen, da sie oft entscheidend dazu beitragen, dass ein Asthmaanfall nicht zu einer lebensbedrohlichen Situation wird, indem sie Ruhe bewahren und hilfreiche Maßnahmen durchführen bzw. rechtzeitig den Notarzt holen.

Therapieplan. Bitten Sie Ihren behandelnden Arzt um einen schriftlichen Therapieplan, der auf Ihre persönliche Lebenssituation abgestimmt ist und Vorgaben für ein angemessenes Verhalten in Ausnahme- und Notsituationen enthält.

Warnhinweis: Da einige Arzneimittel Asthmaanfälle auslösen können, ist es wichtig, bei jedem neuen Arztkontakt auf die Asthmaerkrankung hinzuweisen. Dazu gehören z. B. Acetylsalicylsäure (z. B. Aspirin®), NSAR-Schmerzmittel (→ S. 996) oder Beta-Blocker (auch Augentropfen, z. B. für die Behandlung des Grünen Stars), die bei Asthmatikern eine Verengung der Bronchien bewirken. Gleiches gilt für einige naturheilkundliche Präparate wie z. B. Gelee royale und Echinacea.

Häusliche Umgebung sanieren. Davon profitieren Sie vor allem, wenn Sie ein exogenallergisches Asthma haben und gegen Hausstaubmilben allergisch sind. Die Maßnahmen sind an anderer Stelle ausführlich erklärt (→ S. 1047).

Sport. Untersuchungen haben ergeben, dass ein guter Trainingszustand sich günstig auf den Verlauf der Asthmaerkrankung und sogar auf Anstrengungsasthma auswirkt. Regelmäßige körperliche Aktivität verbessert bei jedem Menschen die Lungenfunktion, und so steigt auch bei einem Asthmakranken die Reizschwelle für die Auslösung eines Asthmaanfalls. Besonders günstig sind dynamische Sportarten, mit denen zugleich die Ausdauer trainiert werden kann, wie etwa Schwimmen (in chlorarmem Wasser), Segeln, Tanzen, Rudern, Radfahren, Nordic Walking oder Jogging. Disziplinen, die plötzlich starke Kraftanstrengungen oder vermehrte Pressatmung erfordern, sind dagegen für Asthmatiker nicht empfehlenswert. Dazu gehören z. B. schnelles Radfahren, Krafttraining oder Sprinten. In Lungensportgruppen können Asthmatiker unter Anleitung eines speziell ausgebildeten Übungsleiters und unter ärztlicher Aufsicht Sport treiben.

! Banal, aber wichtig: Asthmasprays und ggf. Allergiepass beim Sport nicht vergessen!

Reisen mit Asthma → S. 307.

Komplementärmedizin

Die Pflanzenheilkunde empfiehlt u. a. Extrakte aus getrocknetem Efeu (Hedera helix, z. B. Prospan®), Thymian (Thymus vulgaris, z. B. Aspecton®), Pestwurz (Petasites hybridus, z. B. Petadolex®, Warnhinweis zur Anwendung → S. 272) und Spitzwegerich (Plantago lanceolata, z. B. Broncho Sern® Sirup), die eine bronchienerweiternde und schleimlösende Wirkung haben. Die Heilpflanzen werden bevorzugt als Fertigarzneien eingesetzt und sind rezeptfrei erhältlich, sollten jedoch erst nach Rücksprache mit dem Arzt eingenommen werden (Allergiegefahr!). [H05]

Homöopathie (→ S. 1251). Nach verschiedenen Erfahrungsberichten lindert eine individuell abgestimmte Konstitutionstherapie die Beschwerden und wirkt sich positiv auf Häufigkeit und Schwere der Anfälle aus. Der schwere akute Asthmaanfall ist jedoch kein Fall für die Homöopathie.

Studienergebnisse deuten darauf hin, dass Massage die Lungenfunktion bei Asthmapatienten verbessert [H02]; Biofeedback (→ S. 1259) lindert vor allem bei Kindern die Asthmabeschwerden [H03], und Erfahrungsberichte weisen auf eine Linderung der asthmatischen Beschwerden durch Akupunktur hin.

Spezielle Atemtechnik. Mit der **Atemtechnik nach Buteyko** *(eukapnisches Atmen)* wird trainiert, langsam und flach zu atmen. Es gibt Hinweise, dass mit dieser Methode die Einnahme von Asthmamedikamenten reduziert und die Lebensqualität verbessert werden kann. [H04]

Nordsee (Klimatherapie). Das Reizklima der Nordsee ist stärker als das an der Ostsee, denn durch den stärkeren Wellengang gelangen entzündungshemmende Salzwasserpartikel als Aerosol vermehrt in die Atemwege und lindern die Beschwerden.

i Aktuell: www.gesundheit-heute.de/17x03

- **www.atemwegsliga.de** – Website der Deutschen Atemwegsliga e. V., Bad Lippspringe: Unter anderem Downloads zu Spezialfragen wie Schwangerschaft, Reisen oder Asthma bei Kindern.
- **www.patientenliga-atemweg.de** – Website der Patientenliga Atemwegserkrankungen e. V., Dienheim: Ausführliche Informationen zum Thema Lungensport sowie Broschüren zum Herunterladen, z. B. zu den Themen Selbsthilfe und (alternative) Behandlungsmöglichkeiten des Asthmas.
- **www.lungensport.org** – Website der Arbeitsgemeinschaft Lungensport in Deutschland e. V., Oppenheim: Bietet u. a. ein Adressenverzeichnis der regional organisierten Lungensportgruppen.
- H. Fabel (Hrsg.): **Asthma Management.** Thieme, 2001. Faktenreicher medizinischer Fachratgeber.
- C. Kroegel: **Asthma.** Trias, 2005. Verständlicher Ratgeber über Ursachen, Symptome, Diagnose und Therapie des Asthmas; mit Tipps für den Alltag.
- M. Schirner: **Atem-Techniken.** Schirner, 2000. Verständlich dargestellte und leicht zu lernende atemgymnastische Übungen zur besseren Beherrschung des Asthmas.
- S. Theiling: **Der Luftikurs für Kinder mit Asthma.** Trias, 2001. Das Buch basiert auf dem Osnabrücker Asthmabetreuungskonzept und richtet sich zunächst explizit an betroffene Kinder und – im zweiten Teil des Buchs – ihre Eltern.

Lungenemphysem

Häufigkeit: ■■■■□

Lungenemphysem *(Emphysem, Lungenüberblähung):* Überdehnung und Überblähung des Lungengewebes. Im Laufe der Erkrankung gehen immer mehr Lungenbläschen und kleinste Bronchien zugrunde und werden durch für die Atemfunktion nutzlose *Emphysemblasen* ersetzt. Dadurch vermindert sich die Gasaustauschfläche und damit die gesamte Lungenfunktion. Dies äußert sich als Atemnot zunächst bei Belastung, später auch in Ruhe. Betroffen sind vor allem langjährige Raucher, Männer häufiger als Frauen. Die Erkrankung ist nicht heilbar, bei konsequentem Rauchverzicht kann ein Fortschreiten aber aufgehalten werden.

Selten ist ein angeborener **Alpha-1-Antitrypsin-Mangel** *(AAT-Mangel)* die Ursache (betrifft 1 von 2000 Menschen). **Alpha-1-Antitrypsin** *(AAT)* ist ein in der Leber gebildetes Eiweiß, das die Lungenschleimhaut vor eiweißspaltenden Enzymen (Proteasen) schützt.

Leitbeschwerden

- Husten
- Kurzatmigkeit bei Anstrengung mit erschwerter Atemtätigkeit
- Atemnot bei Belastung
- Immer wiederkehrende Infekte oder Lungenentzündungen.

Wann zum Arzt

In den nächsten Tagen, wenn das Atmen bei Anstrengung ohne erkennbare Ursache (wie z.B. eine Erkältung) schwerfällt.

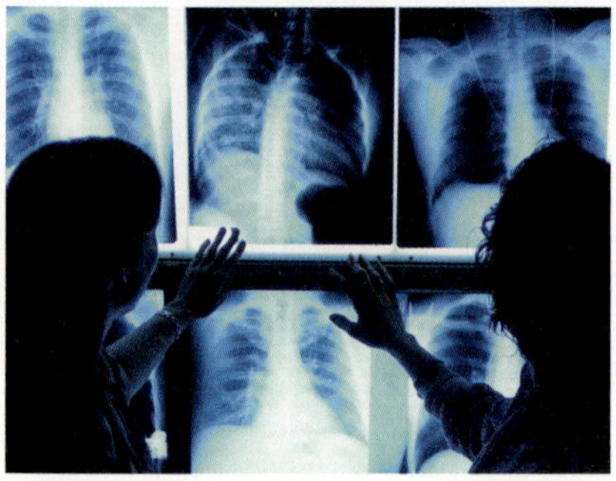

Viele von einem Emphysem Betroffene leiden zunächst einmal wenig unter ihrer Erkrankung, sodass sie davon oft zum ersten Mal durch eine aus anderem Anlass angefertigte Röntgenaufnahme des Brustkorbs (Röntgenthorax) erfahren. [AFM 1703]

Die Erkrankung

Dem Lungenemphysem liegt eine teilweise Zerstörung der Lungenbläschen und feinsten Bronchien zugrunde, dadurch reduziert sich die Fläche zum Gasaustausch zwischen Blut und Luft. Die Zerstörung des Lungengewebes umfasst auch die Schädigung der elastischen Fasern, die die kleinen Atemwege bei der Ausatmung offen halten. Das führt auch zum Kollaps der kleinen Bronchiolen. Die Luft kann nur teilweise abgeatmet werden, was allmählich zur Überblähung der Lunge führt.

Durch die Überblähung wird das Zwerchfell tiefer in Richtung Bauchraum gedrückt, das Brustbein und die Brustwirbelsäule wölben sich nach außen, die Rippen stellen sich waagerecht: dieser so genannte *Fassthorax* (Thorax = Brustkorb) ist ein Zeichen für ein fortgeschrittenes Lungenemphysem. Dabei ist der gesamte Brustkorb steifer, die Einatmung erfolgt nicht durch die Zwischenrippenmuskulatur und das Zwerchfell, sondern fast nur noch durch das Zwerchfell. Dies führt zu einer erschwerten Einatmung.

Auslöser dieses lungenzerstörenden Prozesses ist ein Ungleichgewicht zwischen Faktoren, die das Lungengewebe schützen (wie das Alpha-1-Antitrypsin), und solchen, die das Gewebe angreifen, allen voran der Tabakrauch. Aber auch langjährige Asthmatiker und von chronischer Bronchitis Betroffene entwickeln nicht selten ein ausgeprägtes Lungenemphysem (→ S. 603).

Weniger häufig ist das **Altersemphysem.** Es ist durch die nach dem 5. Lebensjahrzehnt abnehmende Elastizität von Lunge und Brustkorb bedingt. Luftschadstoffe am Arbeitsplatz, ein schwerer angeborener AAT-Mangel und Überdehnung des Lungengewebes in der Umgebung von schrumpfenden Narben oder operativ entferntem Lungengewebe sind seltene Gründe für ein Lungenemphysem.

Die Folgen des Emphysems bleiben jahrelang verdeckt, bis eine kritische Grenze an zerstörtem Gewebe überschritten ist. Dann kommt es zunächst zum Sauerstoffmangel im Blut; bei Fortschreiten der Erkrankung auch zusätzlich zu erhöhtem Kohlendioxid, das nicht mehr ausreichend ausgeatmet werden kann. Die Patienten leiden ständig unter Atemnot.

Außerdem sind die Emphysemblasen Sammelbecken für Sekrete. Diese bilden einen idealen Nährboden für Bakterien und andere Infektionserreger und fördern die Entstehung hartnäckiger Atemwegsinfekte.

Folgeerkrankungen des Lungenemphysems sind Lungenhochdruck (→ S. 618) und Rechtsherzbelastung (→ S. 703) sowie gelegentlich ein Spontanpneumothorax (→ S. 616).

Das macht der Arzt

Die Diagnose ist möglich anhand von klinischem Untersuchungsbefund, Röntgenbild, CT, Lungenfunktion und gegebenenfalls Alpha-1-Antitrypsin-Bestimmung. Durch eine Blutgasanalyse (→ S. 1310) kann das Ausmaß der Gasaustauschstörung genau gemessen werden.

Die Behandlungsmöglichkeiten sind begrenzt, da sich zerstörtes Lungengewebe nicht ersetzen lässt. Man kann aber durch striktes Nichtrauchen einen Stillstand der Erkrankung erreichen. Gleichzeitig muss auf einen staubfreien Arbeitsplatz geachtet werden (Bäckereien und Schreinereien z. B. sind ungeeignet). Auch Smog und Passivrauchen sollten gemieden werden. Entzündungen der Lunge müssen konsequent behandelt werden und jährliche Impfungen gegen Grippe und alle 5–6 Jahre gegen Pneumokokken werden zur Vorbeugung von Infekten empfohlen.

Alpha-1-Antitrypsin-Mangel. Bei einem schweren Alpha-1-Antitrypsin-Mangel kann dieses Eiweißmolekül als Konzentrat zugeführt und damit die Erkrankung günstig beeinflusst werden. Infekte müssen rasch antibiotisch behandelt werden und Beschwerden, die durch Verengungen der Bronchien verursacht werden, folgen dem Therapieschema für Asthma (→ Tab. S. 602).

Atemphysiotherapie kann durch das Training der Atemmuskulatur und Einüben spezieller Atemtechniken die körperliche Belastbarkeit steigern und die Atemnot lindern.

Bei schwerem Sauerstoffmangel im Blut ohne Kohlendioxidanstieg kann eine Sauerstoff-Langzeittherapie die Lebensqualität erheblich verbessern und die Überlebenszeit steigern.

Sauerstoff-Langzeittherapie

Die Gabe von Sauerstoff über mindestens 16 Stunden pro Tag hilft bei chronischen Erkrankungen, wenn die geschädigte Lunge dem Körper nicht mehr genug Sauerstoff zuführen kann **(Sauerstoff-Langzeittherapie).** Dies wird zuvor mit einer Blutgasanalyse (BGA → S. 1310) geprüft.

Für Erkrankte, die die Wohnung nicht verlassen, kommt ein Sauerstoffkonzentrator infrage. Er benötigt nur eine Steckdose, ist unkompliziert in der Handhabung und ermöglicht einen Bewegungsspielraum von ~ 15 m.

Für Patienten, die viele Stunden außer Haus sein können, gibt es mobile Geräte, die bequem in einem Rucksack mitgeführt werden können. Der Sauerstoff wird meist über einen Nasenschlauch zugeführt.

Im ersten Jahr sind Kontrollen von Lungenfunktion und BGA im Abstand von 8–12 Wochen nötig, danach halbjährlich.

Warnhinweis: Während der Therapie ist offenes Feuer (z. B. Rauchen, brennende Kerzen, Gasherd) tabu, denn es besteht Explosionsgefahr! Auch müssen die Geräte regelmäßig gereinigt werden, weil sich sonst gefährliche Bakterien wie z. B. Legionellen (Erreger der Lungenentzündung) im Gerät vermehren und in der Atemluft verteilen.

Bei Erschöpfung der Atemmuskulatur durch Überanstrengung und bei Anstieg der Kohlendioxidkonzentration im Blut kommt eine **Heimbeatmung** infrage. Sie wird nachts über Mund oder Nasenmaske zu Hause durchgeführt. Es gibt verschiedene Geräte zur Selbstbeatmung. Sie werden in einem Schlaflabor oder einer Lungenfachklinik auf die Bedürfnisse des Kranken eingestellt.

Bei sehr großen Emphysemblasen oder bei häufigem Pneumothorax (→ S. 615) werden operative Maßnahmen erforderlich, und im Endstadium bleibt in manchen Fällen nur noch die Lungentransplantation.

(!) Nur wer das Rauchen aufgibt, kann das Fortschreiten der Erkrankung aufhalten. Die mittlere Lebenserwartung von Rauchern mit Emphysem liegt bei nur 48 Jahren.

Selbsthilfe

Wenn Sie mit Ihrer Erkrankung zurechtkommen wollen, müssen Sie ein Gefühl dafür entwickeln, was Ihnen gut tut und was nicht. Spazierengehen (auch wenn es nur ein paar Schritte sind), Familienangehörige oder Freunde treffen, arbeiten – versuchen Sie Ihre Einschränkungen und Möglichkeiten realistisch einzuschätzen und das zu praktizieren, was Ihnen gut tut.

Atemerleichternde Maßnahmen wie der Einsatz der Lippenbremse helfen dabei, die Luft aus der Lunge auszuatmen (→ S. 603).

Komplementärmedizin

Mit komplementärmedizinischen Verfahren kann die Zerstörung der Lungenbläschen weder aufgehalten noch rückgängig gemacht werden.

Ein sinnvoller Ansatzpunkt ist die Stärkung der Immunabwehr durch Bewegung, Kreislauftraining und eventuell zur Vorbeugung von Atemwegsinfekten (→ z. B. Nasennebenhöhlenentzündung S. 577).

i Aktuell: www.gesundheit-heute.de/17x04

- **www.selbsthilfe-lot.de** – Deutsche Selbsthilfegruppe für Sauerstoff-Langzeittherapie e. V. (LOT, Bad Reichenhall): Informative Website mit Forum und vielen Tipps, z. B. zur Sauerstoffversorgung im Urlaub.
- **www.emphysem.de** – Interessante Website der Deutschen Emphysemgruppe (Selbsthilfegruppe, Braunschweig): Mit Kontaktforum Betroffener, Adressenliste spezialisierter Kliniken in Deutschland und Österreich und Adressen von Selbsthilfegruppen.
- **www.atemwegsliga. de** – Webseite der deutschen Atemwegsliga Bad Lippspringe mit aktuellen Informationen zum Thema.

Bronchiektasen

Häufigkeit:

Bronchiektas[i]en: Irreversible Erweiterung und Aussackung von Bronchien, meist erworben durch wiederkehrende Infekte wie Tuberkulose, Masern und Keuchhusten. Auch der Verschluss eines Bronchus durch einen Tumor oder eingeatmete Fremdkörper begünstigt die Bildung von Bronchiektasen. In diesen Bronchialaussackungen sammelt sich Schleim, der einen Nährboden für Bakterien oder Pilze darstellt. Häufige und meist chronische Infekte sind die Folge. Die Leitsymptome sind Husten und Auswurf. Bronchiektasen sind glücklicherweise selten geworden, weil sie früher entdeckt und die auslösenden Infekte besser therapiert werden können. Die Erkrankung ist nur selten durch eine operative Entfernung der betroffenen Lungenabschnitte heilbar.

Leitbeschwerden

- Chronischer Husten
- Vor allem morgens reichlich Auswurf, der typischerweise aus drei Schichten besteht: Schaum, Schleim, grün-gelber Eiter; häufig sind auch kleine Blutmengen enthalten
- In späteren Stadien der Erkrankung zunehmende Luftnot.

Die Erkrankung

Bronchiektasen sind narbige bindegewebige Aussackungen der Bronchialwand, die sich gerne entzünden und von Krankheitserregern besiedelt werden. In der Folge breitet sich die Entzündung auf das umliegende Gewebe aus. Der normale Wandbau der Luftwege wird zerstört und durch Narbengewebe ersetzt. Da sich in den Bronchiektas[i]en Schleim ansammelt, der einen guten Nährboden für Bakterien und Pilze bietet, kommt es zu Atemwegsinfekten mit Fieber, verstärktem Husten und Atemnot. Besonders morgens und nach Lagewechsel werden große Mengen an Schleim und Eiter abgehustet.

Das macht der Arzt

Die Diagnose ergibt sich aus der Anamnese und anhand der häufigen, meist fieberhaften Atemwegsinfekte mit regelmäßigem grüngelblichem Auswurf (Sputum). Eine CT zeigt die Erweiterung der Bronchien. Die mikrobiologische Untersuchung des Auswurfs ermöglicht eine gezielte Antibiotikatherapie.

In schweren Fällen wird der Lungenfacharzt eine Operation erwägen, sie ist bei einem Befall *nur eines* Lungenflügels und bei Begrenzung auf wenige Lungensegmente möglich.

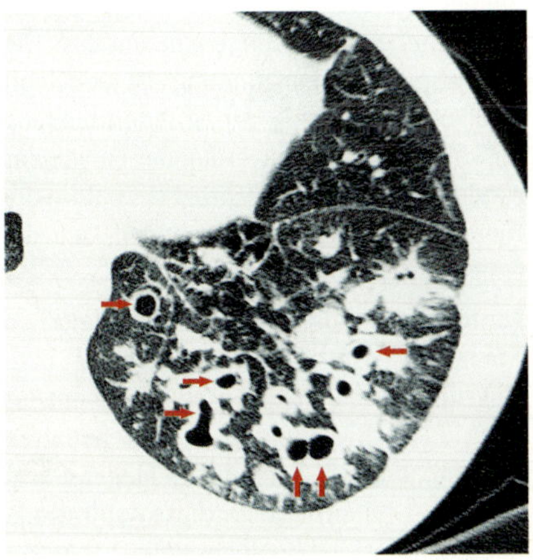

CT eines 62-jährigen Manns mit ausgeprägten ***Bronchiektasen*** *im Unterlappen der linken Lunge, der sich wegen starker Luftnot in der Universitäts-Poliklinik vorstellte. Die sekretgefüllten Aussackungen der großen Bronchien sind deutlich zu erkennen (rote Pfeile). Eine wesentliche Besserung der Lungenfunktion war bei dem Patienten nur noch durch die Sauerstoff-Langzeittherapie möglich.* [GTV 1714]

In den meisten Fällen ist eine Langzeittherapie erforderlich, um die Infektionen der Lunge auf ein Minimum zu reduzieren.

Die Physiotherapie führt die **Bronchialtoilette** mit Lagerungsbehandlung und Klopfmassage, Atemgymnastik und Abhustetechniken durch; der Patient sollte die Methoden der Bronchialtoilette selbst erlernen und konsequent zu Hause anwenden. Weiter empfiehlt der Arzt die jährliche Grippeimpfung und alle 5–6 Jahre die Impfung gegen Pneumokokken.

Das Voranschreiten der Krankheit wird durch diese Maßnahmen verlangsamt, eine Heilung ist jedoch nur durch eine operative Entfernung der Bronchiektasen möglich.

Selbsthilfe

Neben der Atemtherapie sind Antibiotika die wichtigsten Verbündeten, um die Krankheit zu bekämpfen. Nehmen Sie die Medikamente wirklich konsequent und regelmäßig ein.

Lungenentzündung

Häufigkeit:

Lungenentzündung *(Pneumonie):* Entzündliche Erkrankung des Lungengewebes, die durch Bakterien, Viren oder Pilze ausgelöst wird. Sie betrifft häufig ältere oder geschwächte Menschen sowie Patienten mit Vorerkrankungen (z. B. chronische Lungenerkrankung, Herzinsuffizienz, herabgesetzte Immunabwehr). Die typischen Beschwerden sind Husten, eitriger Auswurf und Fieber. Lungenentzündungen sind meist gut mit Antibiotika behandelbar, erfordern aber oft eine Krankenhauseinweisung.

Wenn allergische, chemische oder physikalische Ursachen eine Lungenentzündung hervorrufen, spricht man von **Alveolitis** ***(Lungenbläschenentzündung)*** bzw. **Pneumonitis.** Mögliche Auslöser sind die Bestrahlung eines Lungentumors, die Inhalation von Reizgasen und die Behandlung mit manchen Chemotherapeutika (Zytostatika → S. 1026).

Leitbeschwerden

- Fieber
- Husten, Atemnot
- Schleimig-eitriger Auswurf
- Eventuell Schmerzen beim Atmen durch begleitende Rippenfellentzündung
- Kurzatmigkeit
- Oft starke Kopf-, Muskel- und Gelenkschmerzen
- Allgemeine Abgeschlagenheit.

Wann zum Arzt

Am selben Tag bei oben genannten Beschwerden. Vor allem ältere Menschen, Patienten mit Diabetes oder anderen Vorerkrankungen und Raucher sollten früh zum Arzt gehen, während ansonsten gesunde Patienten tendenziell abwarten können, außer sie fühlen sich wirklich schlecht und abgeschlagen.

Die Erkrankung

Lungenentzündungen werden in über 90 % der Fälle durch Bakterien, seltener von Viren, Pilzen oder Parasiten verursacht. Die Entzündung erfasst die Lungenbläschen (Alveolen) und das umliegende Bindegewebe. Der Arzt unterscheidet:

Ambulant erworbene Pneumonie. Die „zu Hause" oder „außerhalb des Krankenhauses" **ambulant erworbene Pneumonie** von Menschen ohne Immunschwäche ist in der Regel gut durch Standardantibiotika behandelbar. Ambulant erworbene Pneumonien lassen sich in typische und atypische Formen einteilen:

- Die typische Lungenentzündung ***(typische Pneumonie)*** wird am häufigsten durch **Pneumokokken** ***(Streptococcus pneunomiae)*** ausgelöst. Sie zeigt meist einen schweren Krankheitsverlauf mit hohem Fieber und Atemnot.
- Erreger der ***atypischen Pneumonie*** sind Chlamydien, Mykoplasmen, Legionellen oder Viren. Sie heißen „atypisch", weil der Krankheitsverlauf – zumindest anfangs – einhergeht mit nur leicht erhöhter Temperatur, trockenem Husten und oft unauffälligem Untersuchungsbefund. Manchmal zeigen sich flüchtige Hautveränderungen oder Gelenkschmerzen. Vor allem leicht verlaufende Infektionen mit Chlamydien, Mykoplasmen und Viren werden deshalb oft spät erkannt oder als hartnäckige Bronchitis fehlinterpretiert. Die **Legionellose** ***(Legionärskrankheit)*** ist eine wichtige umweltbedingte Infektionskrankheit. Der Erreger gelangt mit Wassertropfen, die feinst verteilt mit der Luft eingeatmet werden, in die Lunge. Legionellen kommen weltweit in schlecht gewarteten Klimaanlagen, Pflanzen-Berieselungsanlagen, Whirlpools und Wasserreservoirs vor. Die Erkrankung wird meist auf Reisen erworben. 90 % der Fälle zeigen einen asymptomatischen Verlauf, dagegen kommt es vor allem bei Risikopatienten zur gefährlichen ***Legionellenpneumonie.*** Es ist wichtig, die Infektionsquelle zu kennen und für deren Sanierung zu sorgen, um weitere Erkrankungen zu verhindern (Näheres hierzu im Laborcheck Legionellen → www.gesundheit-heute.de/36d22).

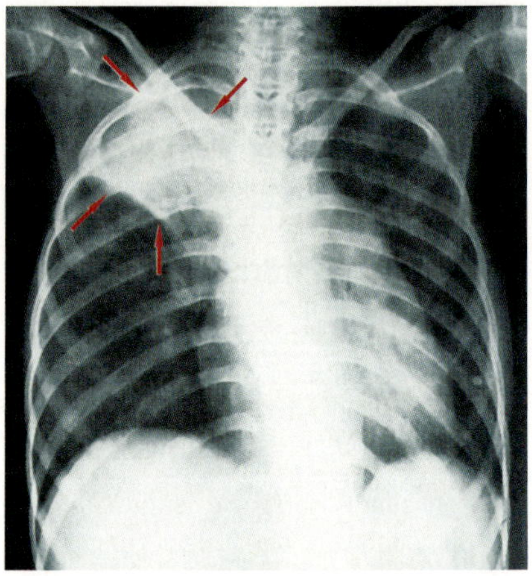

Röntgenbild eines 69-jährigen Mannes mit **Lobärpneumonie** *(Lungenentzündung, auf einen der fünf Lungenlappen begrenzt), hier des rechten Lungenoberlappens (hier im Bild links oben). Die roten Pfeile markieren das entzündete Lungengewebe, das sich als aufgehellter Bereich darstellt. Der Arzt kann die Art der Lungenentzündung durch die Verteilung der Verschattungen beurteilen, die entweder den Bronchien folgend oder diffus verteilt oder auch scharf abgegrenzt sein kann. Der hellere Bereich im linken unteren Lungenflügel (im Bild rechts unten) ist übrigens das Herz. Es ist deutlich vergrößert, was aber nichts mit der Lungenentzündung zu tun haben muss.* [GTV 1715]

Nosokomial erworbene Pneumonie. In der Klinik (also **nosokomial) erworbene Pneumonien** werden oft durch besonders aggressive Keime verursacht, die gegen übliche Antibiotika resistent sind. Diese multiresistenten Erreger (MRE, z. B. MRSA → S. 1052) sind auf dem Vormarsch. Sie stellen ein besonderes Risiko für Patienten im Krankenhaus dar, vor allem für jene mit einem geschwächten Immunsystem und lang dauernder künstlicher Beatmung, z. B. auf Intensivstationen.

Immunschwächebedingte Lungenentzündung, z. B. bei Patienten, die an Krebs, malignen Lymphomen (→ S. 1043), Leukämien oder AIDS erkrankt sind. Betroffen sind auch Patienten, die langfristig Kortison, Immunsuppressiva oder Zytostatika einnehmen müssen, sowie zu früh geborene Babys: Pilze und bestimmte Viren, die bei Gesunden keine Erkrankung hervorrufen, führen bei Menschen mit herabgesetzter Immunabwehr zu ***immunschwächebedingter Lungenentzündung.*** Die Diagnose „Lungenentzündung" ist jedoch oft erschwert, da wegen der Grunderkrankung die klassischen Beschwerden der Lungenentzündung oft wenig ausgeprägt sind. Wird die Therapie jedoch erst spät begonnen, kann die Lungenentzündung tödlich enden.

Aspirationspneumonie. Nach dem falschen „Einatmen" ***(Aspiration)*** von Magensaft oder Mageninhalt folgt häufig eine Lungenentzündung durch Besiedelung der geschädigten Schleimhäute mit Keimen des Magen-Darm-Trakts. Das Hauptrisiko für diese **Aspirationspneumonie** ist ein herabgesetzter Schluckreflex bei Bewusstseinsstörungen, z. B. durch Alkohol- und Drogenmissbrauch sowie bei Krampfanfällen, Narkose oder Schlaganfall.

Komplikationen. Als Komplikation droht neben Pleuraerguss und Rippenfellentzündung (→ beide S. 614) auch ein **Lungenabszess.** Er entsteht, wenn Lungengewebe durch die Bakterien eitrig einschmilzt und sich der entstandene Hohlraum mit Eiter füllt (Abszess). Der Abszess führt zu einem schleichenden Krankheitsverlauf mit Fieber, Nachtschweiß, Schwäche und Gewichtsverlust. Der Lungenabszess wird mit Antibiotika behandelt. Selten ist ein chirurgischer Eingriff erforderlich.

Das macht der Arzt

Der Arzt fragt nach Symptomen und Vorerkrankungen. Bei bakteriellen Lungenentzündungen hört der Arzt bei der Einatmung oft typische Rasselgeräusche und beim Abklopfen der Lunge veränderte Klopfgeräusche (→ S. 590). Im Zweifelsfall bestätigt das Röntgenbild des Brustkorbs den Verdacht auf Lungenentzündung. Der Arzt entscheidet anschließend, ob der Patient zu Hause mit einem Antibiotikum behandelt werden kann oder ob ein Krankenhausaufenthalt erforderlich ist.

Bei allen Patienten mit Lungenentzündungen beginnt noch am Tag der Diagnosestellung eine Antibiotika-Therapie. Die Unterscheidung von typischer und atypischer bzw. ambulant oder im Krankenhaus erworbener Pneumonie dient dazu, das richtige Antibiotikum auszuwählen. Bessern sich die Symptome nicht innerhalb weniger Tage, wird auf ein anderes Antibiotikum umgestellt.

(!) Unentbehrlich bei Lungenentzündung sind Rauchverzicht, körperliche Schonung und eine ausreichende Trinkmenge.

Bei schweren Lungenentzündungen mit einer Atemfrequenz über 30 pro Minute, Blutdruck unter 90 mmHg, Zeichen einer Nierenschwäche oder Verwirrtheit ist eine sofortige Einweisung ins Krankenhaus erforderlich; ebenso bei Risikopatienten mit Vorerkrankungen oder in höherem Lebensalter.

Prognose

Wenn keine Komplikationen auftreten, ist für ansonsten gesunde Patienten die Prognose gut, trotzdem sollte eine Lungenentzündung

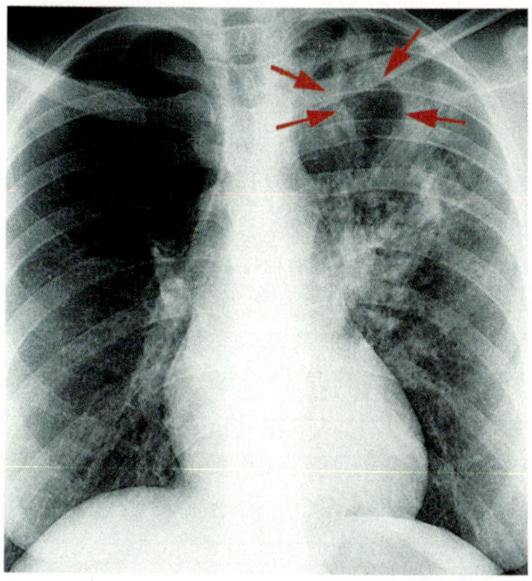

Röntgenaufnahmen von der Lunge sind das verlässlichste Mittel, um eine Tuberkulose zu entdecken. Der Arzt sucht vor allem nach kleinen und kleinsten Tuberkulose-Herden. Das Bild zeigt die Lunge eines Patienten mit ***offener Tuberkulose.*** *Im linken oberen Lungenlappen zeigt sich eine mandarinengroße Stelle. Dieser im Röntgenbild dunkle Herd entspricht einer Höhle, Kaverne genannt. In ihr vermehren sich die Tuberkulosebakterien weitgehend unbehelligt vom Abwehrsystem; sie sind dort auch nur schwer durch Medikamente erreichbar.* [GTV 1717]

nicht auf die leichte Schulter genommen werden. Immerhin ist die Lungenentzündung in den Industrieländern die häufigste tödlich verlaufende Infektionskrankheit. Besonders bei älteren Menschen muss wegen nicht immer eindeutiger Krankheitszeichen mit einem längeren Krankheitsverlauf und mit einem Flüssigkeitsmangel bei Fieber gerechnet werden.

Vorsorge

Die Vorbeugung gegen potentiell lebensgefährdende Lungenentzündungen empfiehlt der Haus- und Facharzt vor allem älteren Patienten ab 60 Jahren und chronisch Kranken in jedem Lebensalter. Die folgenden Maßnahmen sind alle effektiv und risikoarm:

- die jährliche Grippeimpfung (→ S. 592), da Grippe Lungenentzündungen begünstigt
- die Pneumokokken-Impfung alle 5 Jahre (→ S. 297)
- die Aufgabe des Zigarettenrauchens
- bei starker Staubbelastung im Beruf konsequenter Atemschutz oder Tätigkeitswechsel.

Tuberkulose

Häufigkeit: ■■■□□

Tuberkulose *(TBC, Tb, Schwindsucht):* Chronische Infektionskrankheit durch die langsam wachsenden, aber extrem widerstandfähigen **Tuberkulosebakterien** *(Mycobacterium tuberculosis, TBC-Bakterien, „Tuberkelbakterien")* hervorgerufen. Weltweit ist die Tuberkulose vor allem in armen Ländern sehr verbreitet, über 1,5 Milliarden Menschen gelten als infiziert. In Deutschland nimmt die Erkrankung wieder zu (etwa 10 000 Fälle pro Jahr). In 85 % ist die Tuberkulose auf die Lunge beschränkt, aber sie kann über Streuung der Bakterien jedes Organ befallen. Durch eine konsequente antibiotische Therapie über mindestens 6 Monate sind 95 % der Betroffenen heilbar.

Leitbeschwerden

- Mäßiges Fieber mit Nachtschweiß
- Gewichtsverlust, Schwäche
- Husten, Atemnot
- Auswurf (eventuell leicht blutig).

Je nachdem, in welches Organ die Tuberkulosebakterien eingewandert sind, kommt es zu ganz unterschiedlichen Beschwerden. Am häufigsten ist jedoch die Lunge betroffen, weshalb die Tuberkulose in *Gesundheit heute* auch im Lungenkapitel besprochen wird.

Wann zum Arzt

In den nächsten Tagen, wenn die oben genannte Beschwerden auftreten.

Die Erkrankung

Tuberkulosebakterien werden von Mensch zu Mensch beim Husten, Sprechen oder Niesen übertragen. Für die Ausbreitung der Tuberkulose spielen schlechte soziale und hygienische Verhältnisse eine große Rolle. Mangelernährung und enges Zusammenleben von vielen Menschen auf kleinem Raum begünstigen die Verbreitung. Die Erkrankung betrifft deshalb hierzulande fast nur noch Obdachlose und Unterernährte, Menschen mit herabgesetzter Immunabwehr, Alkoholkranke, Drogenabhängige, ältere Menschen und Migranten aus Ländern mit vielen Tuberkulosekranken.

Im Durchschnitt hat ein unbehandelter Patient mit offener Tuberkulose (→ rechts oben) innerhalb eines Jahres engeren Kontakt zu 100 Menschen und steckt davon etwa zehn Personen an. Bei welcher dieser zehn Personen eine Erkrankung ausbricht, hängt von der Menge der eingedrungenen Bakterien und der Immunabwehr des Infizierten ab. Bei Menschen mit intakter Immunabwehr grenzen die weißen Blutkörperchen die Tuberkulosebakterien mit einem Zellwall ein; sie bilden einen **Lungenherd** ***(Granulom).*** Auch die Tuberkulosebakterien, die in die Lymphwege gelangt sind, werden in den Lymphknoten von Immunzellen eingekreist. Lungenherd und Lymphknoten bilden zusammen den ***tuberkulösen Primärkomplex.*** Dieser kann vernarben und verkalken und bleibt im Röntgenbild lebenslang sichtbar.

(!) In über 90 % der Fälle endet mit dem Primärkomplex die Erkrankung; der Infizierte hat keine Beschwerden.

Offene Tuberkulose. Nur bei 5–10 % der Infizierten überwinden die Tuberkulosebakterien ihre „Mauern", vermehren sich und breiten sich über die Lymphbahnen oder über das Blut im Körper aus. Der Primärkomplex kann aber auch erweichen und in die Atemwege einbrechen. So gelangen die Tuberkulosebakterien in die Ausatemluft: es handelt sich um eine **offene Tuberkulose,** die in die Umgebung streut; der Erkrankte ist ansteckend.

Verlauf der Tuberkulose. Die Symptome sind uncharakteristisch: Husten, ausgeprägte Schweißneigung – vor allem nachts –, erhöhte Temperaturen bis 38 °C, Schwäche, ständige Müdigkeit, geringe Belastbarkeit, Auswurf mit Blutauflagerungen. Manchmal führen

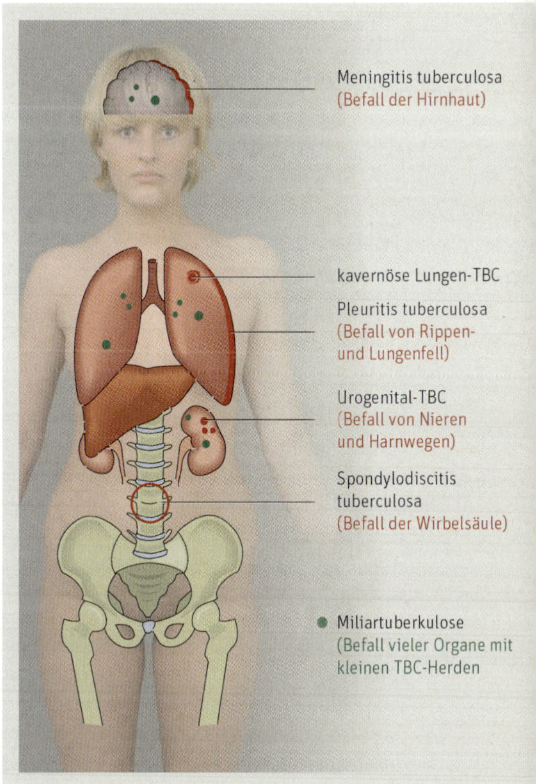

Die ***Tuberkulose*** *befällt zumeist nur die Lunge. Nur selten erreichen die Erreger über die Blutbahn auch andere Organe und lösen dort verschiedenste Symptome aus. Vor allem immungeschwächte Patienten und kleine Kinder sind davon bedroht.* [JAN, ASM 1716]

Appetitlosigkeit und Brechreiz zu massivem Gewichtsverlust, daher der deutsche Name „Schwindsucht“. Die Krankheitssymptome treten entweder gleich im Anschluss an die Erstinfektion auf **(progressive Primärtuberkulose)** oder erst viele Jahre später. Tuberkulosebakterien können Jahrzehnte in den Lungenherden überleben und wieder aktiv werden, wenn die Immunabwehr der Betroffenen geschwächt ist, z.B. durch eine chronische Allgemeinerkrankung, einen Tumor oder eine immunsuppressive Therapie (Kortison).

Die Streuung von Tuberkulosebakterien über das Blut kann viele Organe betreffen:

- Die Gehirnhaut bei der ***Meningitis tuberculosa (tuberkulöse Hirnhautentzündung):*** Sie tritt typischerweise in den ersten 3 Monaten nach Erstinfektion auf. Fieber, Appetitlosigkeit, Kopfschmerz und Bewusstseinsstörungen sind mögliche Beschwerden.
- Lunge, Gehirn, Leber, Milz, Nieren und Nebennieren bei der ***Miliartuberkulose.*** Es bilden sich kleine bis hirsekorngroße (milium = Hirsekorn) Herde in diesen Organen.
- Die Harn- und Geschlechtsorgane bei der ***Urogenitaltuberkulose,*** die Jahrzehnte nach einem Primärinfekt auftreten kann: Tuberkulöse Knötchen entlang der Schleimhaut und im Nierengewebe führen durch Umbauvorgänge zu Harnleiterverengungen, Schrumpfung der Blase und Veränderungen der Nierenkelche und schließlich zur Zerstörung der Niere.

Das macht der Arzt

Diagnosesicherung. Eine Lungenentzündung, die nicht heilt, ungeklärtes Fieber, über Wochen anhaltender Husten, eine entsprechende Vorgeschichte des Patienten (Kontakt mit Infizierten, Aufenthalt in Ländern mit hohen Infektionszahlen) legen den Verdacht auf Tuberkulose nahe. Der Arzt wird klären, ob der Patient früher schon an Tuberkulose erkrankt war, die jetzt möglicherweise wieder aufflammt. Er fragt auch nach Tuberkulosefällen in der Familie oder im Bekanntenkreis.

Der **Tuberkulin-Hauttest nach Mendel-Mantoux** *(Tuberkulintest)* gibt weitere Hinweise. Eine Standardmenge gereinigtes *Tuberkulin* (aus Tuberkulosebakterien gewonnen) wird an der Beugeseite eines Unterarms in die Haut gespritzt. Nach frühestens 72 Stunden wird die Hautreaktion abgelesen: Zeigt sich eine Verhärtung um die Einstichstelle (positives Ergebnis), ist dies ein Zeichen für eine durchgemachte Erstinfektion oder eine frühere Tuberkulose-Impfung. 6–8 Wochen nach der Infektion wird die *Tuberkulinreaktion* positiv als Zeichen, dass sich der Körper mit Tuberkulosebakterien auseinandergesetzt hat.

Therapie. Handelt es sich um eine Miliartuberkulose, ist ein rascher frühzeitiger Therapiebeginn wichtig. Jede aktive Tuberkulose muss monatelang konsequent mit **Tuberkulostatika** behandelt werden. Dies sind speziell gegen Tuberkulosebakterien wirksame Antibiotika. Die ***Tuberkulose-Standardtherapie*** beginnt mit einer Kombination aus drei Medikamenten: Isoniazid, Rifampicin, Pyrazinamid. Falls nötig wird sie um ein viertes Medikament (Ethambutol) ergänzt. Sie werden 2 Monate genommen, dann folgen 4 Monate Therapie mit Isoniazid und Rifampicin *(Stabilisierungstherapie).*

Da Nebenwirkungen durch Tuberkulostatika häufig sind, müssen regelmäßig in 2- bis 4-wöchigen Abständen das Blutbild sowie Leber- und Nierenwerte kontrolliert werden. Zur Verbesserung der Verträglichkeit kann der Arzt ein Vitamin-B-Präparat verordnen. Die Erregerausscheidung wird ebenfalls regelmäßig kontrolliert. Wenn drei negative Sputumproben vorliegen, darf ein Patient mit ehemals offener Tuberkulose wieder in die Öffentlichkeit. Röntgenkontrollen werden zunächst alle 4, dann alle 8 Wochen durchgeführt. Tuberkulostatika ändern die Wirksamkeit vieler Medikamente wie der Pille oder bestimmter Gerinnungshemmer und können den Urin orange färben.

Selbsthilfe

Um die Krankheit möglichst sicher zu bekämpfen, werden Sie mit mehreren Medikamenten (einer so genannten Dreier-Kombination) gleichzeitig behandelt. Sie sollten unbedingt alle Medikamente regelmäßig einnehmen, auch wenn Sie sich schon wieder besser fühlen. Wenn Sie die Krankheit nicht richtig bekämpfen, kommt es zu Resistenzen (→ S. 1052): Die Bakterien lernen in solchen Fällen, trotz der Tabletten zu überleben, und die Medikamente verlieren ihre Wirkung.

Lungenkrebs

Häufigkeit: ■■■■□

Lungenkrebs *(Bronchialkarzinom):* Bösartiger Tumor der Bronchialschleimhaut und häufigste Krebserkrankung bei Männern, aber es erkranken auch immer mehr Frauen. In Deutschland sterben pro Jahr ~ 37 000 Patienten an Lungenkrebs, v.a. durch Tabakrauch, Schadstoffe am Arbeitsplatz und sonstige Luftschadstoffe. 20 Jahre täglich 20 Zigaretten zu rauchen erhöht das Lungenkrebsrisiko etwa um das 20-Fache, aber auch Passivraucher sind gefährdet. Die Prognose ist sehr schlecht und abhängig vom feingeweblichen Bau des Karzinoms sowie vom Tumorstadium zum Zeitpunkt der Diagnose.

Selten sind gutartige oder nur gering bösartige Tumoren wie das **Bronchuskarzinoid,** das von spezialisierten Zellen der Bronchialschleimhaut ausgeht. Es macht 4 % aller Bronchialtumoren aus und kommt eher bei jungen Männern und Frauen vor.

Häufig sind dagegen **Lungenmetastasen** (Tochtergeschwülste anderer Krebsarten wie Nieren-, Darm- oder Brustkrebs). Sie weisen auf das fortgeschrittene Stadium des Ursprungstumors hin.

Leitbeschwerden

Häufig keine Leitbeschwerden; wenn, dann:

- Über Wochen anhaltender Husten
- Aushusten von geringen Blutmengen, Speichel mit Blutauflagerungen oder geringem glasigem Auswurf
- Eventuell Fieber, Gewichtsabnahme und nachts starkes Schwitzen *(B-Symptomatik)*
- Durch Einwachsen des Tumors in benachbarte Regionen: Heiserkeit; Schmerzen und Schwäche in Schulter und Arm; Zwerchfelllähmung.

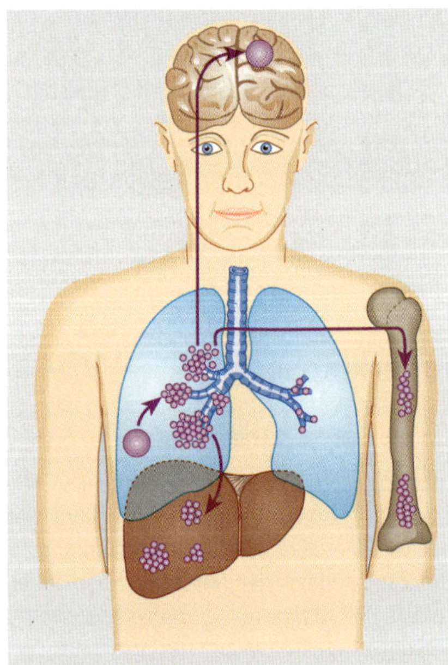

Metastasen des Bronchialkarzinoms. *Lungenkrebs streut über verschiedene Wege Tochtergeschwülste in andere Körperteile: zuerst in die umgebenden Lymphknoten, dann in Leber, Gehirn oder Knochen. Dort verursachen die wachsenden Metastasen Beschwerden, die die Lebensqualität des Patienten massiv einschränken, und an denen er letztlich stirbt.* [GTV 1720]

Wann zum Arzt

In den nächsten Tagen, wenn

- Husten länger als 3 Wochen anhält
- Trotz guten Appetits sehr viel Gewicht verloren wird.

Die Erkrankung

Lungenkrebs ist ein bösartiger Tumor, der von der Bronchialschleimhaut ausgeht. Weltweit führt Lungenkrebs am häufigsten von allen Tumoren zum Tode, jährlich sterben daran 1 Million Menschen.

Risikofaktoren. Als Hauptrisikofaktoren sind gesichert:

- Tabakrauch (~ 85 % der Fälle). Dauer und Menge bestimmen das Risiko (eine Zigarettenpackung täglich für ein Jahr zählt als ein **„Packungsjahr"** *(packyear)*. Passivrauchen erhöht das Risiko für Lungenkrebs um den Faktor 1,3 bis 2,6, je nach inhalierter Rauchmenge.
- Schadstoffe am Arbeitsplatz (~ 7 % der Fälle). Risikogruppen sind Arbeiter in gummiverarbeitender Industrie, Gießereien und Bergbau, Schweißer, Anstreicher und Arbeiter, die mit Asbest, Pestiziden oder Herbiziden umgehen. Zusätzliches Rauchen potenziert das Risiko.
- Andere Ursachen wie z. B. die Feinstaubbelastungen (→ S. 610).

Differenzierung. Nach dem feingeweblichen Aufbau unterscheidet man ***kleinzellige Bronchialkarzinome (SCLC, small cell lung cancer)*** und ***nicht kleinzellige Bronchialkarzinome (NSCLC, non SCL, Plattenepithel-*** und ***Adenokarzinom)***. Die kleinzelligen Bronchialkarzinome machen 20–30 % der Krebsfälle aus. Sie neigen zu starkem Wachstum und früher Streuung in andere Organe und haben eine ungünstige Prognose. Die nicht kleinzelligen Bronchialkarzinome kommen in 70–80 % der Fälle vor. Sie sind die häufigsten Lungentumoren bei Nichtrauchern, streuen relativ spät und haben eine bessere Prognose.

Verlauf. Der wachsende Tumor führt manchmal zu Husten, ist aber lange Zeit symptomlos. Bei Zerstörung kleiner Kapillaren durch den Tumor kommt es zu Blutauflagerungen im Auswurf. Bronchialkarzinome, die am Lungenrand sitzen, machen lange Zeit keine Beschwerden. Wenn sie in die Brustwand oder das Rippenfell hineinwachsen, verursachen sie Schmerzen. In späteren Stadien tritt Husten auf. Bei Einwachsen des Tumors in den Bereich zwischen den beiden Lungen (Mediastinum → S. 589) kann es durch Schädigung des Stimmbandnervs zu Heiserkeit kommen. Ist der Zwerchfellnerv betroffen, führt dies zu Atemnot und Schluckauf. Ein Übergreifen des Tumors auf den Herzbeutel zeigt sich in einem Erguss und einer akuten Rechtsherzinsuffizienz. Ein Einwachsen in die Speiseröhre verursacht Schluckstörungen.

Die Tumoren befallen früh die Lymphknoten der betroffenen Region. Auf dem Blutweg gelangen Metastasen v. a. in Leber, Gehirn, Nebennieren und Skelett. Hirnmetastasen führen zu Schwindel, Kopfschmerzen, Krampfanfällen und Lähmungserscheinungen. Skelettmetastasen verursachen Knochenbrüche und Schmerzen, Lebermetastasen Verdauungsbeschwerden und Gelbsucht (Ikterus → S. 667).

Atemnot tritt auf, wenn große Bronchien ganz oder teilweise durch den Tumor zugeschnürt sind oder wenn ein Pleuraerguss aufgetreten ist. Als Komplikation kann es zu einer schweren Lungenblutung kommen, wenn ein großes Gefäß durch den Tumor zerstört wird.

Das macht der Arzt

Diagnosesicherung

Bei Verdacht auf Lungenkrebs veranlasst der Arzt Röntgenaufnahmen der Lunge. Tumoren zeigen sich u. a. als Rundherde in der Lunge, als Verdichtungen des Lungengewebes oder als ***Atelektase*** (nicht belüfteter Lungenabschnitt) infolge einer Bronchusverlegung.

CT und Bronchoskopie erhärten die Verdachtsdiagnose eines malignen Tumors. Knochensintigrafie und Ultraschall der Leber dienen dem Nachweis von Metastasen. Tumormarker im Blut sind für die Diagnose bedeutungslos. Eine Ausnahme ist die ***neuronspezifische Enolase (NSE)***, die recht zuverlässig auf ein kleinzelliges Bronchialkarzinom hinweist. Eine Gewebeprobe (Biopsie) muss zur Bestimmung des feingeweblichen Aufbaus aus dem Tumor entnommen werden. Hiervon hängt die weitere Behandlung ab. Der Arzt entnimmt die Gewebeprobe entweder im Rahmen einer Bronchoskopie (→ S. 591) oder durch die operative Entfernung eines vergrößerten Lymphknotens.

Therapie nicht kleinzelliger Bronchialkarzinome

Operation. Nicht kleinzellige Tumoren können mit einer Operation geheilt werden, wenn sie noch keine Fernmetastasen gebildet haben und nur wenige oder noch gar keine Lymphknoten befallen sind. In diesem Fall überleben 40–70 % der Patienten die ersten 5 Jahre. Mögliche Operationen sind je nach Größe und Lage des Tumors die Entfernung eines einzelnen Lungenlappens **(Lobektomie)** oder einer ganzen Lungenhälfte **(Pneumektomie)**. Natürlich sind diese Operationen nur möglich, wenn sichergestellt ist, dass die durch das Rauchen vorgeschädigte Restlunge den Körper nach der OP ausreichend mit Sauerstoff versorgen kann.

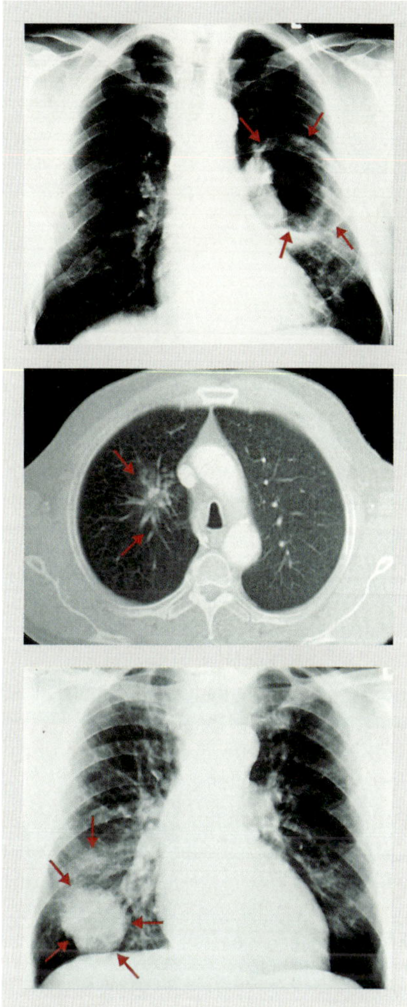

In Röntgenbildern und CT stellt sich ein ***Lungenkrebs*** *typischerweise als Rundherd dar. Das obere Bild zeigt einen herznahen, zentral sitzenden Krebs mit einer großen Zerfallshöhle, die der Tumor geschaffen hat (Pfeile). Das mittlere Bild zeigt das CT eines anderen Patienten mit einem zentral sitzenden Lungenkrebs. Ein großer randständig („peripher") sitzender Lungenkrebs ist auf dem unteren Bild zu sehen. In allen drei Fällen handelte es sich um Männer zwischen 58 und 71 Jahren mit vorhergehender COPD (→ S. 596) und Raucheranamnese. In keinem Fall gelang eine Heilung.* [GTV, RKL, GTV 1718]

Strahlentherapie. Bei ausgedehnterem Lymphknotenbefall wird die Lunge etwa 4–5 Wochen nach der Operation bestrahlt. Diese ***adjuvante Strahlentherapie*** wird auch dann durchgeführt, wenn nach der Operation ein Resttumor in der Lunge verblieben ist. Einen wichtigen Stellenwert hat die Bestrahlung auch bei der palliativen Behandlung. Symptome wie Bluthusten, Luftnot, Hustenreiz oder

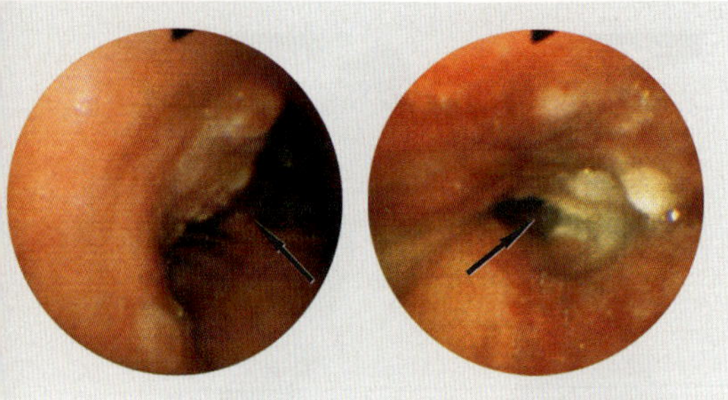

In das ***Innere eines Bronchus hineinwachsender Lungenkrebs,*** *wie er sich bronchoskopisch darstellte.* [GTV 1719]

Schmerzen lassen sich durch eine Bestrahlung deutlich lindern. Sie ist auch durchführbar, wenn der Zustand des Patient sehr schlecht ist.

Chemotherapie. Eine Chemotherapie kann begleitend zu einer Operation oder Strahlenbehandlung oder auch als alleinige Behandlung infrage kommen. Die Entscheidung, welche Zytostatika-Kombination sinnvoll ist, hängt von der Ausdehnung des Tumors, dessen feingeweblicher Einordnung und dem Zustand des Patienten ab.

Palliative Behandlung. Sind bereits Fernmetastasen vorhanden oder Lymphknoten der anderen Lungenseite befallen, richten sich die ärztlichen Bemühungen vor allem darauf, dem Kranken mehr Lebenszeit bei möglichst guter Lebensqualität zu verschaffen (→ Kapitel 13).

Therapie kleinzelliger Bronchialkarzinome

Das kleinzellige Bronchialkarzinom ist bei Diagnosestellung zumeist fortgeschritten und hat bereits Fernmetastasen gebildet. In diesen Fällen steht die palliative Therapie im Vordergrund.

Operation. Eine operative Tumorentfernung ist nur bei sehr kleinen Tumoren sinnvoll.

Strahlen- und Chemotherapie. Glücklicherweise sprechen kleinzellige Bronchialkarzinome gut auf Chemotherapie und Strahlenbehandlung an. Für die Therapieplanung wird unterschieden zwischen:

- *Very limited disease* (kleine Tumoren ohne Lymphknotenbefall). Hier kann eine rechtzeitige Operation Erfolg versprechend sein.
- *Limited disease* (Befall einer Lungenhälfte mit oder ohne Lymphknotenbefall der gleichen Seite). In diesem Stadium können auch Lymphknoten des Mittelfellraums und unterhalb des Schlüsselbeins befallen sein, oder ein Pleuraerguss kann vorliegen.
- *Extensive disease* (alle anderen Fälle, die weder very limited disease noch limited disease sind).

Eine Chemotherapie wird beim kleinzelligen Bronchialkarzinom immer mit verschiedenen Zytostatika (→ S. 1026) durchgeführt. Es gibt sehr viele Behandlungsprotokolle, deren Zusammensetzungen sich aufgrund neuer Therapiestudien häufig ändern. Gängige Protokolle sind:

- *ACO-Protokoll* (Adriamycin + Cyclophosphamid + Vincristin)
- *CEV-Protokoll* (Carboplatin + Etoposid + Vincristin)
- *PE-Protokoll* (Cisplatin + Etoposid).

Meist sind 4–6 Zyklen Chemotherapie in dreiwöchigen Abständen erforderlich. Bei limited disease oder very limited disease kommt es in 40–70 % der Fälle zur Rückbildung des Tumors, in fortgeschrittenen Stadien in 30 %. Bei der *limited disease* wird nach Beendigung der Chemotherapie im Abstand von etwa 3–4 Wochen noch eine Bestrahlung durchgeführt. Gelingt eine vollständige Rückbildung des Tumors oder nach operativer Tumorentfernung wird prophylaktisch der Schädel bestrahlt, um auch mögliche Gehirnmetastasen zu erfassen. Sollte die Chemotherapie nicht ausreichend wirksam sein oder müssen Komplikationen (Atemnot, Bluthusten, Schmerzen) behandelt werden, kann durch die Strahlentherapie die Tumorgröße oder die Wachstumsgeschwindigkeit verringert werden.

Therapie von Sonderformen und Komplikationen

Pancoast-Tumor: Sonderform des Bronchialkarzinoms in der Lungenspitze, der früh in benachbarte Rippen, Wirbel oder Nerven einwächst und deshalb auch als „Ausbrecherkrebs" bezeichnet wird. Der Patient bemerkt als Erstes oft Schmerzen in Schulter oder Arm, Missempfindungen im Arm oder hängende Augenlider. Zur Behandlung erfolgt früh eine Bestrahlung. Danach erfolgt die operative Entfernung des Tumors. Die Bestrahlung wird nach der Operation wiederholt.

Maligner Pleuraerguss (krebsbedingte Flüssigkeitsansammlung im Pleuraspalt, → S. 590): Verursacht der Erguss Luftnot oder ist die Ursache des Pleuraergusses noch nicht 100 % klar, muss er punktiert und abgesaugt werden; die entnommene Flüssigkeit wird im Labor mikroskopisch untersucht. Ist nach vollständiger Entfernung eines Ergusses bereits nach wenigen Tagen wieder ein Erguss nachweisbar und macht Beschwerden, kann mittels einer speziellen Therapie eine Verklebung der Pleurablätter **(Pleurodese)** durchgeführt werden. Hierzu wird zuerst mittels einer eingelegten Drainage die Flüssigkeit vollständig entfernt und dann mit speziellen Medikamen-

Der lange vergessene Killer: Feinstaub

Wissenschaftler alarmieren: Nach Schätzungen sterben in Deutschland jährlich 10 000 bis 19 000 Menschen in Folge der Feinstaubbelastung durch den Straßenverkehr. Die Gesundheitsgefährdung durch Feinstäube in hoher Konzentration ist zweifelsfrei belegt. Sie führen zu einer Verlangsamung des Lungenwachstums bei Kindern, zu Atemwegserkrankungen und Herz-Kreislauf-Komplikationen.

Die Belastung durch Feinstäube hat in den letzten Jahren dramatisch zugenommen. Schuld daran ist der Abrieb von Bremsen, Autoreifen und Straßenbelag, Auspuffgase von Dieselfahrzeugen und Rauch aus Schornsteinen von Industrieanlagen sowie Privathäusern, vor allem durch Kohle und Holzbrand. Paradoxerweise haben frühere Maßnahmen zur Luftreinhaltung das Gefahrenpotenzial verschlimmert, denn früher haben grobe Stäube, die moderne Filteranlagen inzwischen zurückhalten, den Feinstaub gebunden und am Eindringen in die tieferen Lungenabschnitte gehindert.

Auch in Innenräumen, in denen geraucht wird, werden die EU-Grenzwerte für Feinstäube oft erheblich überschritten – immer konsequenter wird deshalb das Rauchen in öffentlichen Gebäuden und Restaurants eingeschränkt.

Die Gefahr für die Gesundheit hängt in erster Linie von der Größe der Feinstaubpartikel ab. Je kleiner sie sind, desto tiefer gelangen sie in die Lunge. Ultrafeine Partikel dringen sogar über die Lungenbläschen in die Blutgefäße und von dort mit dem Blut in jedes Organ. Neben der Partikelgröße spielen die Oberfläche und Struktur der Teilchen eine Rolle sowie chemische und physikalische Faktoren. Partikel aus Verbrennungsprozessen sind besonders gesundheitsschädigend.

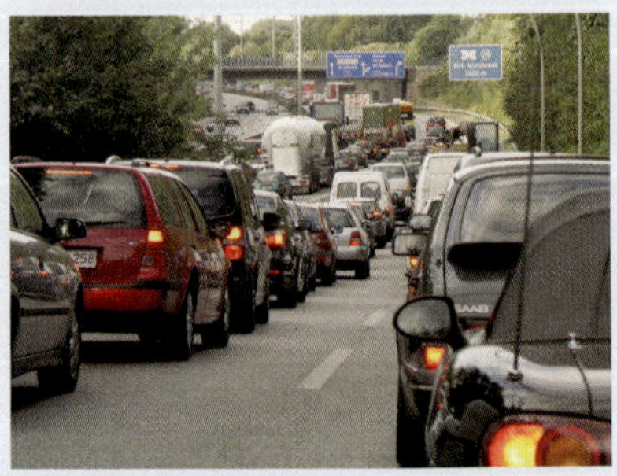

Feinstaub umgibt besonders Stadtmenschen tagtäglich. [API 1722]

ten (Tetrazyklin, Bleomycin oder Talkum) eine chemische bzw. entzündliche Reaktion zwischen den Pleurablättern ausgelöst – dadurch verkleben sie und der Erguss kann nicht mehr nachlaufen. Diese Methode ist in etwa 80 % der Fälle erfolgreich.

Vena-Cava-Superior-Syndrom: Bei diesem bedrohlichen Krankheitsbild engt der Krebs die obere Hohlvene (Vena cava superior → Abb. S. 686) ein und der Blutabfluss wird behindert. Es kommt zur Schwellung von Arm oder Gesicht, zu Schwindel und Kopfschmerzen. Neben der raschen Einlage eines Stents (→ Abb. S. 695) zum Offenhalten des Blutgefäßes kann durch notfallmäßige Bestrahlung der Tumor verkleinert werden.

Nebenwirkungen der Bestrahlungstherapie. Die Nebenwirkungen der Bestrahlung hängen vor allem davon ab, welcher Körperteil mit welcher Strahlendosis behandelt wird. Beim Bronchialkarzinom können nach der Bestrahlung eine Herzbeutelentzündung (→ S. 714), eine erhöhte Infektanfälligkeit, eine Pneumonitis (durch die Bestrahlung des Lungengewebes ausgelöste Entzündung → S. 608), eine Lungenfibrose, Entzündungen der Speiseröhre (Ösophagitis) sowie Magenreizung mit Übelkeit und Müdigkeit auftreten. Veränderungen der bestrahlten Hautbereiche (trocken, gerötet und empfindlich) sind häufig zu beobachten. Bei trockener, empfindlicher Haut sind gute Hautpflegeprodukte mit niedrigem pH-Wert hilfreich. Eine strahlenbedingte Pneumonitis oder Lungenfibrose wird mit Kortison behandelt. Meist zeigt sich eine rasche Besserung.

Palliative Therapie

Zur Linderung der Beschwerden und zur Lebensverlängerung kann der Tumor durch Laser-, Chemo- oder Strahlentherapie über Monate verkleinert werden. Spezielle Röhrchen aus Metall oder Silikon (Stents) können eingesetzt werden, um einen weiteren Verschluss des Bronchus zu verhindern. In seltenen Fällen wird auch operiert. Es ist immer wichtig, die Vorteile einer Therapie (Gewinn an Lebenszeit, Linderung von Krankheitsbeschwerden) gegen die Nebenwirkungen und Risiken abzuwägen. Die Lebensqualität des Patienten sollte bei allen Therapien im Vordergrund stehen.

Verlaufskontrolle

Für die Patienten sind Verlaufskontrollen und die Nachsorge nach der Therapie wichtig. Komplikationen sollen frühzeitig erkannt und behandelt werden. Beschwerden können gelindert und Schmerzen durch konsequente und wirksame Therapie verhindert werden.

Prognose

Die Prognose hängt wesentlich von dem Stadium ab, in dem der Lungenkrebs diagnostiziert wurde, vom feingeweblichen Bau und von den Vorerkrankungen des Patienten. In sehr frühen Stadien eines kleinen, nicht kleinzelligen Bronchialkarzinoms, wenn noch keine Lymphknoten befallen sind, ist eine Heilung möglich, die 5-Jahres-Überlebensrate beträgt ~ 60 %. Kleinzellige Bronchialkarzinome wachsen schnell und die Tumormasse verdoppelt sich in nur 55 Tagen. Aus diesem Grund befindet sich der Krebs in ~ 70 % bei Diagnosestellung bereits in einem fortgeschrittenen Stadium und hat meistens schon Fernmetastasen gebildet; die 5-Jahres-Überlebensrate beträgt dann lediglich 10 %.

Selbsthilfe

Wählen Sie für eine eventuell bevorstehende Operation eine Lungenfachklinik oder eine Klinik, die viel Erfahrung mit Lungenkrebs-Operationen hat, die z. B. über eine Abteilung für Thorax-Chirurgie verfügt.

Wenn Chemotherapie oder Bestrahlung geplant ist, informieren Sie sich vorher über den Ablauf und die Wirkungsweise dieser Therapien. Gut informiert zu sein hilft Ihnen, Ihre Angst abzubauen.

Ausführlichere Informationen zur Schmerzbekämpfung bei Krebs finden sich in Kapitel 31.

Alternative Krebstherapien → S. 1029.

Vorsorge

Weil vor allem Raucherinnen und Raucher lungenkrebsgefährdet sind, gibt es spezielle Selbstzahlerangebote zur Vorsorge (IGeL → S. 289), so den **Raucher-Check** mit Blutuntersuchungen und – vor allem – einem CT des Brustraums. Der Nutzen dieser Vorsorgeuntersuchungen ist aber wissenschaftlich umstritten. Nach neueren Studien werden zwar mehr frühe Krebsfälle entdeckt, die Zahl zu spät entdeckter Lungenkrebse und der Todesfälle ändert sich jedoch nicht [H06].

Aktuell: www.gesundheit-heute.de/17x05

- **www.info-lungenkrebs.de** – Website des Pharmaunternehmens Roche GmbH, Grenzach-Wyhlen: Informativ, mit Themen rund um den Lungenkrebs, herkömmliche und neue Therapieansätze.
- **www.selbsthilfe-lungenkrebs.de** – Website der Bundesweiten Selbsthilfegruppe für Lungenkrebs: Bietet Lexikon, das wichtige medizinische Fachbegriffe erklärt, Adressen und viele Links.
- H. Delbrück: **Lungenkrebs.** Rat und Hilfe für Betroffene und Angehörige. Kohlhammer, 2007. Sehr informatives Buch, das viele Fragen klärt und Tipps für den Alltag bereithält.

Sarkoidose und andere interstitielle Lungenerkrankungen

Als **interstitielle Lungenerkrankung** bezeichnet der Arzt verschiedene meist chronisch verlaufende Entzündungen des **Lungeninterstitiums,** des Raums zwischen den Lungenbläschen also, in dem Bindegewebefasern, Nerven und Blutgefäße liegen. Dieser gesamte Komplex stellt das *Lungengerüst* dar.

Es gibt über 100 verschiedene Krankheiten des Lungeninterstitiums, deren Ursachen nur zum Teil bekannt sind. Die Sarkoidose ist die häufigste dieser Erkrankungen. Bei allen interstitiellen Lungenerkrankungen führen Entzündungsvorgänge zur Produktion von Bindegewebsfasern, ähnlich denen, die entstehen, wenn sich eine Wunde durch eine Narbe verschließt. Durch die Zunahme des Bindegewebes kommt es zur **Lungenfibrose,** einem bindegewebig-narbigen Umbau des Lungengerüsts. Dadurch verlängert sich die Strecke, die Sauerstoff und Kohlendioxid beim Gasaustausch zurücklegen müssen. Die Folge ist Luftnot bei Belastung, in fortgeschrittenen Stadien auch in Ruhe.

Die Lungenfibrose ist nicht heilbar, die Lungenfunktion bleibt auf Dauer eingeschränkt. Eine Sauerstoff-Langzeittherapie (→ S. 604) verbessert die Lebensqualität, in schweren Fällen wird eine Lungentransplantation in Erwägung gezogen. Die Prognose interstitieller Lungenerkrankungen reicht von Spontanheilungen (bei der Sarkoidose häufig) bis zum Tod innerhalb von 2–3 Jahren (bei anderen Erkrankungen).

Neben den genannten Erkrankungen führen auch Entzündungen der Blutgefäßwand (Vaskulitiden → S. 1010) und andere entzündliche Erkrankungen des Binde- und Stützgewebes der Lunge (Kollagenosen → S. 1005) zu interstitiellen Lungenerkrankungen.

Idiopathische Lungenfibrose

Häufigkeit: ■■□□□

Idiopathische Lungenfibrose: Chronisch fortschreitende Erkrankung der Lunge mit unbekannter Ursache. Bindegewebefasern vermehren sich, es kommt zur Lungenfibrose.

Leitbeschwerden

- Zunächst Belastungsluftnot, später auch Ruheluftnot

- Knistergeräusche bei der Atmung („Fibroseknistern")
- Eventuell trockener Husten
- In fortgeschrittenem Stadium: Veränderungen an Fingern und Fingernägeln (Bildung von „Trommelschlegelfingern").

Die Erkrankung

Anhand des Krankheitsverlaufs, des Ergebnisses von Gewebeproben und von Auffälligkeiten im Röntgenbild der Lunge wird die Erkrankung unterschieden in:

Akute interstitielle Pneumonitis ***(Hamman-Rich-Syndrom):*** Hierbei handelt es sich um eine fibrosierende Entzündung der Lungenbläschen und deren Bindegewebe. Eine Ursache oder ein Erreger, der zu dieser Entzündungsreaktion führt, ist nicht bekannt. Die Erkrankung führt innerhalb von etwa 6 Monaten zum Tode.

Gewöhnliche interstitielle Pneumonitis: Auch hier kommt es zu einer unerklärlichen Entzündungsreaktion der Lungenbläschen und deren Bindegewebe, die jedoch langsamer abläuft als bei der akuten interstitiellen Pneumonie. Die mittlere Überlebenszeit beträgt 2,8 Jahre.

Desquamative (schuppende) **interstitielle Pneumonitis:** Diese Erkrankung scheint mit Tabakrauchinhalation verbunden zu sein, und führt durch diese aggressiven Umwelteinflüsse im Sinne einer Oxidanzienüberlastung (→ S. 229) zu einer Entzündungsreaktion. Im Gegensatz zu den beiden anderen oben genannten Formen ist die desquamative interstitielle Pneumonitis mit Kortison oder Azathioprin gut behandelbar und hat damit eine weitaus bessere Prognose.

RBILD ***(respiratory bronchiolitis interstitial lung disease):*** Anhäufung von „Fresszellen" des Immunsystems in den Lungenbläschen. Gutes Ansprechen auf Kortison und damit auch gute Prognose.

NSIP ***(nicht spezifische interstitielle Pneumonitis):*** Entzündung der Lungenbläschen mit deutlich besserer Prognose als die gewöhnliche interstitielle Pneumonitis.

BOOP ***(bronchiolitis obliterans organizing pneumonia):*** Entzündung der kleinen Bronchien und des Lungenstütz- bzw. -bindegewebes im Rahmen von Knochenmark- und Organtransplantationen.

Das macht der Arzt

Die geschilderten Beschwerden geben erste Hinweise auf eine Lungengerüsterkrankung. Zur weiteren Klärung werden im Blutbild spezielle Antikörper gesucht, um immunologische Erkrankungen nachzuweisen. Mittels Bronchoskopie, Spülung (Lavage), Punktion und Biopsie werden weitere Erkrankungen ausgeschlossen. Findet sich lediglich eine unspezifische Entzündung mit entsprechendem fibrotischen Umbau, wird die Diagnose „idiopathische Lungenfibrose/Lungenbläschenentzündung (Alveolitis)" als Ausschlussdiagnose (→ S. 1263) gestellt.

Die Behandlung besteht in der Gabe von Kortison (→ S. 756) und Azathioprin, einem Medikament, das das Immunsystem beeinflusst (Immunsuppressivum → S. 1281). Bei fehlendem Erfolg oder Auftreten von Nebenwirkungen des Azathioprin kann dieses durch Cyclophosphamid ersetzt werden. Je nach vorliegenden Beschwerden werden diese ebenfalls behandelt (z. B. Sauerstoffgabe).

Sollte bei der akuten interstitiellen Pneumonitis die Therapie keine ausreichende Besserung erzielen, stellt sich früh die Frage nach einer Lungentransplantation und der Betroffene sollte in einem Transplantationszentrum vorgestellt werden.

Sarkoidose

Häufigkeit: ■■□□□

Sarkoidose ***(Morbus Boeck):*** Sich auf die Lunge und eventuell auf den ganzen Körper erstreckende (systemische) meist chronische Erkrankung mit unbekannter Ursache; geht einher mit Knötchenbildung durch bestimmte Abwehrzellen (Granulome) und betrifft in erster Linie die Lunge. Vor allem junge Erwachsene zwischen 20 und 40 Jahren sind betroffen.

In etwa 10 % der Fälle verläuft die Krankheit akut mit Entzündung von Gelenken, Hautrötung mit Knötchenbildung (Erythema nodosum) und grippalen Symptomen, in 90 % aber chronisch mit schleichendem Beginn. Die chronische Form ist anfangs oft symptomlos und wird meist zufällig im Rahmen eines Röntgenthorax entdeckt. Sehr häufig kommt es nach 1–3 Jahren zur spontanen Heilung, anderenfalls droht eine Lungenfibrose mit schwerer Einschränkung der Lungenfunktion und Rechtsherzbelastung (Cor pulmonale → S. 618).

Ist nur die Lunge betroffen, heilt die Sarkoidose in über 90 % der Fälle ohne Therapie. Nur bei Befall anderer Organe neigt die Krankheit zum schubförmigen Verlauf, aber auch hier mit günstiger Prognose. Bei 5 % der Betroffenen schreitet die Erkrankung aber immer weiter fort und 1 % stirbt an der Sarkoidose. Als Faustregel gilt: Je jünger der Patient und je akuter der Krankheitsbeginn, desto besser die Prognose.

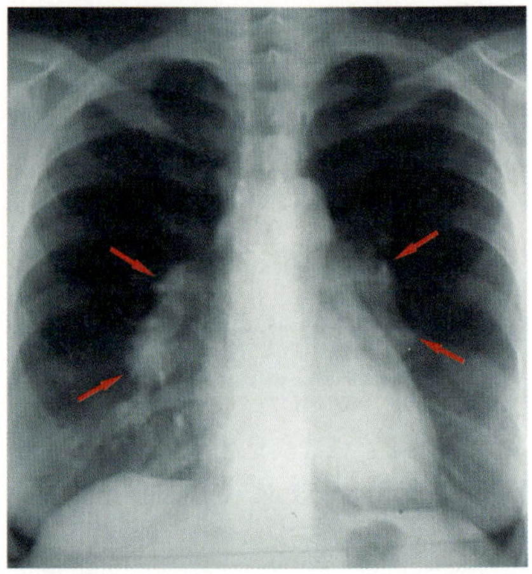

Das Röntgenbild zeigt eine Verbreiterung des Lungenhilus (Pfeile). Es handelt sich dabei um vergrößerte Lymphknoten, die sich bei einer ***akuten Sarkoidose*** *regelhaft finden* [ROL 1721]

Leitbeschwerden

Akute Sarkoidose:

- Fieber
- Husten
- Gelenkschwellungen, vor allem der Sprunggelenke
- ***Erythema nodosum (Knotenrose)*** (rote, bis 5 cm große, derbe druckschmerzhafte Veränderungen der Haut, meist an den Streckseiten der Unterschenkel → Abb. S. 1114).

Chronische Sarkoidose:

- Trockener Husten
- Atemnot bei Belastung
- Lymphknotenschwellung
- Entzündung des Auges
- Müdigkeit.

Die Erkrankung

Die Ursache der Sarkoidose ist nicht bekannt. Zellen der Immunabwehr schließen sich zu kleinen Knoten (Granulomen, entzündungsbedingte Gewebeneubildungen → S. 1273) zusammen. Diese Granulome können überall im Körper auftreten und zu Beschwerden führen; sie sind fast immer auch in der Lunge zu finden.

In nur 10 % der Fälle tritt eine ***akute Sarkoidose (Löfgren-Syndrom)*** auf, von der meist Frauen betroffen sind. Sie verursacht Gelenkschwellungen, die oft schmerzhaft sind und vor allem die Sprunggelenke betreffen. Eine knotige Entzündung großer Hautpartien (Erythema nodosum → Abb. S. 1114), Husten und Fieber sind typische Symptome. Die Lymphknoten an der Eintrittsstelle der Bronchien in die Lungen sind immer befallen. In den allermeisten Fällen bildet sich die akute Sarkoidose nach einigen Wochen bis Monaten zurück.

In 90 % der Fälle handelt es sich um eine *chronische Sarkoidose* mit langwierigem Verlauf. Die Erkrankung bleibt anfangs oft unbemerkt. Fast immer ist die Lunge betroffen; Leber, Milz und Halslymphknoten zu 50–60 %; Haut, Augen, Skelettmuskulatur und Herz zu 20–30 %; Gehirn zu 15 %. Neben Husten und Atemnot bei Belastung treten Beschwerden an den beteiligten Organen auf: Augenentzündungen, Nierenkoliken, Herzbeschwerden, neurologische Auffälligkeiten, Hauterscheinungen. Die chronische Sarkoidose heilt oft spontan im Verlauf von 1–3 Jahren aus.

Wenn die Sarkoidose fortschreitet, entwickelt sich eine Lungenfibrose (→ S. 611). Dann drohen eine Einschränkung der Atmung und eine Rechtsherzbelastung (→ S. 703) und schließlich durch Herzrhythmusstörungen und Befall des Gehirns auch der Tod.

Das macht der Arzt

Diagnosesicherung. Bei auffälligem Röntgenthoraxbild sichert der Arzt die Diagnose durch Biopsien aus Haut, Lymphknoten oder Bronchien zur feingeweblichen Untersuchung. Die Ergebnisse der Lungenfunktionsdiagnostik, der Blutuntersuchung auf Entzündungszeichen und veränderte Leber- und Nierenwerte einer augenärztlichen Untersuchung und eines EKGs zeigen das Ausmaß der Erkrankung und ob außer der Lunge weitere Organe betroffen sind.

Im Labor wird ein Enzym, das ***Angiotensin converting enzyme (ACE)*** bestimmt. Es ist bei einer Sarkoidose erhöht nachweisbar. Beim Abklingen der Erkrankung oder beim Ansprechen der medikamentösen Therapie normalisiert sich der ACE-Wert; er dient deshalb zur Verlaufskontrolle.

Therapie. Die Sarkoidose ist eine der Krankheiten, bei denen so spät und so wenig wie möglich therapiert wird. Wenn keine schweren Symptome vorliegen, wartet man den spontanen Rückgang der Sarkoidose unter regelmäßigen Verlaufskontrollen ab, im ersten Jahr alle 3 Monate, später halbjährlich über mindestens 3 Jahre. Nur bei Befall von Augen, Nervensystem, Herz, Nieren und Haut und starken Beschwerden kommt Kortison zum Einsatz, meist über 6–12 Monate. Wenn auch Kortison als Therapie nicht ausreicht, werden andere Immunsuppressiva wie Methotrexat (→ S. 997) und Azathioprin (→ S. 1281) verwendet.

Selbsthilfe

Da Sie bei dieser seltenen Erkrankung oft mehr als einen Arzt konsultieren werden, ist es hilfreich, wenn Sie den Überblick über die diagnostischen Unterlagen (Röntgenbilder, Laborergebnisse) behalten und sich notieren, welche Medikamente wann eingenommen wurden und wie sie wirkten.

Wegen des oft langwierigen und schwer vorhersagbaren Verlaufs finden viele Patienten psychotherapeutische Gespräche oder die Teilnahme an Selbsthilfegruppen hilfreich.

Exogen allergische Alveolitis

Häufigkeit: ■□□□□

Exogen allergische Alveolitis *(EAA):* Allergische Entzündung des Lungengewebes, ausgelöst durch das wiederholte Einatmen von sehr kleinen organischen Stäuben (z. B. Schimmel, Holzstaub, Staub von Vogelfedern), gegen die der Betroffene sensibilisiert ist. Die Erkrankung ist bezogen auf die Gesamtbevölkerung selten, aber in den betroffenen Berufsgruppen wie Landwirte, Vogelhalter und Arbeiter in der Holzverarbeitung erkranken etwa 10 % der Beschäftigten. Bei Früherkennung und konsequentem Meiden des Auslösers ist die Prognose gut, dagegen kann die chronische Verlaufsform zur Lungenfibrose führen.

Leitbeschwerden

- Akute Form: 4–12 Stunden nach Einatmen des Auslösers Atemnot in Ruhe (eventuell mit Reizhusten), Krankheitsgefühl, Kopf- und Gliederschmerzen, hohes Fieber und Schüttelfrost
- Chronische Form: Langsamer Leistungsabfall mit Krankheitsgefühl, Müdigkeit, Appetitlosigkeit, Gewichtsabnahme, zunehmende Atemnot bei Belastung, Husten.

Die Erkrankung

Sehr kleine Staubpartikel transportieren die Allergene in die Lungenbläschen und führen bei entsprechender Veranlagung zu einer aller gischen Immunreaktion.

Die Reaktion läuft akut ab, wenn es in Abständen zur massiven Antigenzufuhr kommt, beispielsweise, wenn verschimmeltes Heu umgelagert wird oder Vogelzüchter den Taubenschlag säubern. 4–12 Stunden danach kommt es zu den oben beschriebenen Symptomen, die einer heftigen Infektionskrankheit ähneln. Nach wenigen Tagen klingen die Beschwerden ohne Therapie ab. Wenn das Allergen gemieden wird, erfolgt eine vollständige Heilung.

Bei der chronischen Form kommt es ständig zum Kontakt mit kleinen Allergenmengen, beispielsweise bei Menschen, die Ziervögel in der Wohnung halten. Dies führt im Lungenzwischengewebe zum bindegewebigen Umbau und zu einer Verdichtung der Blut-Luft-Schranke (womit der Gasaustausch behindert ist). Die Veränderungen des Lungengerüsts bleiben auch bei Meiden des Allergens bestehen oder gehen sogar in eine fortschreitende Lungenfibrose über. Bei der chronischen Form ist dem Kranken der Zusammenhang mit dem Allergen (beispielsweise von Ziervögeln) meist nicht bewusst. Er fühlt sich zunehmend erschöpfter, weniger belastbar, verliert an Gewicht und leidet unter Atemnot bei Belastung.

Das macht der Arzt

Der Verdacht ergibt sich aus der Anamnese, wenn Husten und Fieberschübe unklar bleiben und/oder der Patient eine deutliche Besserung der Beschwerden im Urlaub spürt oder während eines Krankenhausaufenthalts zur Klärung der Symptome.

Röntgenbild, CT und Lungenfunktionsprüfung erhärten den Verdacht. Der Arzt geht auch der Frage nach, ob es sich um eine Berufskrankheit handelt. Bei der Therapie steht die konsequente Meidung des Allergens an erster Stelle. Eventuell wird Kortison verordnet.

Pneumokoniose

Häufigkeit: ■□□□□

Pneumokoniose *(Staublungenkrankheit):* Chronische Erkrankung des Lungenzwischengewebes, hervorgerufen durch das Einatmen von Stäuben. Die häufigsten Pneumokoniosen sind die *Silikose* (durch Quarzstaub) und die *Asbestose* (durch Asbeststaub).

Die Silikose gehört zu den häufigsten Berufskrankheiten, die die Lunge betreffen; gefährdet sind Arbeiter im Bergbau, in Zementfabriken, bei Sandstrahlarbeiten und Arbeiten mit Keramik und Steingut. Oft liegen 20–30 Jahre zwischen dem Beginn der Staubbelastung und ersten im Röntgenbild sichtbaren Krankheitszeichen. Pneumokoniosen führen zur Lungenfibrose und begünstigen die Entstehung einer Tuberkulose. Die Asbestose kann Lungenkrebs oder einen bösartigen Tumor der Pleura verursachen ***(Pleuramesotheliom)***. Das Risiko potenziert sich, wenn zusätzlich geraucht wird. Therapeutisch lässt sich der Verlauf einer Pneumokoniose nicht beeinflussen. Verlaufskontrollen sollen rechtzeitig mögliche Komplikationen wie Tuberkulose und Lungenkrebs erkennen helfen. Im Spätstadium kann eine Sauerstoff-Langzeittherapie nötig werden.

Die Silikose und die Asbestose sind anerkannte Berufserkrankungen.

Erkrankungen von Lungenfell, Rippenfell und Lungengefäßen

Rippenfellentzündung und Pleuraerguss

Häufigkeit:

Rippenfellentzündung ***(Pleuritis,*** je nach betroffener Partie spricht der Arzt auch von ***Brustfellentzündung*** oder ***Lungenfellentzündung):*** Entzündung von Lungen- und/oder Rippenfell, die die Lungenoberfläche und die Innenseite des Brustkorbs überziehen und einen haarfeinen Spalt (Pleuraspalt) einschließen (Details → S. 590). Verursacht wird die Rippenfellentzündung durch Infektionen, Krebserkrankungen, Lungenembolien (→ S. 617) und Erkrankungen anderer Organe (Herz, Leber). Die Prognose ist abhängig von der Grunderkrankung.

Der Arzt unterscheidet die **trockene Pleuritis** ***(Pleuritis sicca)*** von der **feuchten Pleuritis** ***(Pleuritis exsudativa).*** Bei Letzterer kommt es zum Pleuraerguss (→ unten).

Leitbeschwerden

Trockene Pleuritis:

- Starke einseitige, atemabhängige Brustschmerzen
- Flache Schonatmung
- Trockener Reizhusten.

Pleuraerguss:

- Atemnot
- Symptome der Grunderkrankung (z. B. Fieber, Nachtschweiß, Gewichtsverlust).

Wann zum Arzt

Am gleichen Tag, wenn

- Bisher nicht gekannte Atemnot bei körperlicher Anstrengung entsteht
- Atemabhängige Schmerzen auftreten.

Sofort den Arzt rufen, wenn

- Bisher nicht gekannte Atemnot in Ruhe besteht
- Im Verlauf einer anderen Erkrankung atemabhängige Schmerzen auftreten (→ unten).

Die Erkrankungen

Im Pleuraspalt befinden sich normalerweise wenige Milliliter einer Schmierflüssigkeit ***(Pleuraflüssigkeit),*** die dafür sorgt, dass die beiden Schichten des Brustfells während der Atembewegungen reibungslos aneinander vorbeigleiten. Wird die Bildung dieses Gleitfilms durch Entzündungsvorgänge beeinträchtigt, entstehen quälende Reibungsschmerzen während des Ein- und Ausatmens, die für eine Rippenfellentzündung typisch sind.

Trockene Pleuritis

Die trockene Pleuritis tritt nur selten als eigenständige Krankheit auf, zum Beispiel bei einer Virusinfektion mit dem bezeichnenden Namen „Teufelsgriff" ***(Bornholm-Krankheit).*** Meist ist sie eine Begleiterscheinung anderer Erkrankungen, vor allem einer Lungenentzündung (→ S. 605) oder einer Tuberkulose (→ S. 607). Seltenere Ursachen sind Lungeninfarkt, Lungenembolie, Pleura- und Lungenkrebs, Bauchspeicheldrüsenentzündung, Herzinfarkt sowie rheumatische Erkrankungen (z. B. systemischer Lupus erythematodes → S. 1007).

Eine Rippenfellentzündung führt, vor allem nach längerem Verlauf, oft zu einer vermehrten Absonderung von Flüssigkeit und damit zu einem **Pleuraerguss,** bei dem sich der Pleuraspalt mit Flüssigkeit füllt. Solange der Pleuraerguss nur wenige Milliliter umfasst, verursacht er oft keinerlei Beschwerden und bleibt deshalb unbemerkt. Diesen Übergang von der trockenen zur feuchten Pleuritis erlebt der Betroffene als deutliche Schmerzerleichterung, was er häufig als Zeichen einer beginnenden Heilung fehlinterpretiert.

Feuchte Pleuritis und Pleuraerguss

Nimmt der Pleuraerguss jedoch an Volumen zu, wobei über 1,5 l keine Seltenheit sind, kann sich die Lunge nicht mehr ausreichend entfalten, die Lungenbewegung ist eingeschränkt und die Atmung wird immer schwieriger. Zunehmende Luftnot ist die Folge.

Pleuraerguss. Diese Symptome treten auch bei einem Pleuraerguss *ohne* vorangehende Rippenfellentzüdung auf. Er kommt bei chronischer Herzschwäche, Verletzungen und in den Pleuraspalt eingeschwemmten Krebszellen (maligner Pleuraerguss → S. 610) sowie den meisten der oben genannten Erkrankungen vor. Je nach Ursache ist die Flüssigkeit verschieden zusammengesetzt und sieht unterschiedlich aus: Bei einer Herzschwäche klar, bei Verletzungen oder eingeschwemmten Krebszellen blutig oder trübe.

Komplikationen

Eine Komplikation der Rippenfellentzündung und des Pleuraergusses sind die Verdickung und das Verkleben der Pleurablätter durch die Entzündungsvorgänge (Bildung einer **Pleuraschwarte).** Die Pleurablätter können während der Atembewegungen nicht mehr aneinander entlanggleiten – es droht eine bleibende eingeschränkte Lungenentfaltung und damit ein verringertes Atemvolumen.

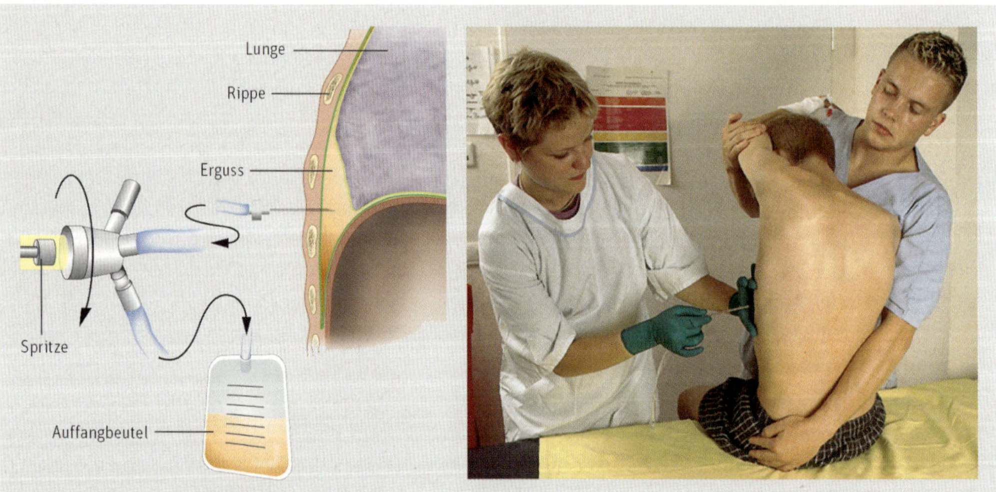

Links: Um den Druck auf die Lunge bei einem Pleuraerguss zu beseitigen, saugt der Arzt bei der **Pleurapunktion** *seitlich am Brustkorb zwischen den Rippen mithilfe einer Hohlnadel die Flüssigkeit in einen Beutel ab. Rechts: Postition des Patienten zur linksseitigen Pleurapunktion. Die Überstreckung des Oberkörpers soll die Zwischenrippenräume möglichst weit auseinanderziehen. Nicht abgebildet ist die heutzutage routinemäßig durchgeführte Ultraschallkontrolle des Ergusses vor Punktionsbeginn.* [GTV 1723]

Das macht der Arzt

Diagnosesicherung. Eine trockene Pleuritis erkennt der Arzt sofort an dem typischen knarrenden Geräusch ***(Pleurareiben,*** „Lederknarren") beim Abhören der Lunge. Indem er den Brustkorb abklopft und abhört, schätzt er die Ausdehnung des Pleuraergusses ab. Definitive Klarheit bringen Röntgen und Ultraschall, die zusätzlich eventuell zugrunde liegende Lungen- oder Herzerkrankungen aufdecken. Zum Nachweis einer möglichen Tuberkulose dient der Tuberkulintest (→ S. 608). Auch wird der Arzt verschiedene Blutuntersuchungen veranlassen, um die Ursache für die Rippenfellentzündung oder den Pleuraerguss herauszufinden.

Gelingt es ihm nicht, die Ursache eines Pleuraergusses zweifelsfrei festzustellen, erfolgt eine **Pleurapunktion.** Dazu schiebt der Arzt nach einer örtlichen Betäubung eine Hohlnadel in den Erguss und zieht einen Teil der Flüssigkeit ab. Diese wird auf Krankheitserreger, Blutbestandteile und Krebszellen untersucht.

Therapie. Bei der trockenen Pleuritis ist die Linderung der Schmerzen wichtigstes Behandlungsziel. NSAR (z. B. IbuHexal 600®) sind die dafür angemessenen Schmerzmittel (→ S. 996). Bei kleinen Flüssigkeitsansammlungen wird meist abgewartet, ob sich diese nach Behandlung der Grunderkrankung von selbst wieder auflösen. Liegt ein größerer Pleuraerguss mit Atemnot vor, entlastet der Arzt mit einer Pleurapunktion die Lunge, indem er eine größere Ergussmenge absaugt. Meistens reicht eine einmalige Entnahme.

Therapie der Grunderkrankung. Nach Diagnose und Behandlung des Pleuraergusses steht die Therapie der Ursache im Vordergrund, beispielsweise Antibiotika gegen eine Lungenentzündung oder Medikamente zur Behandlung einer Herzschwäche.

Therapie von Pleuraerguss-Rezidiven. Bei häufig wiederkehrenden Pleuraergüssen als Folge unheilbarer Tumoren wird eine Verklebung **(Pleurodese)** der Pleurablätter durchgeführt. Dazu spritzt der Arzt nach Abziehen der Ergussflüssigkeit spezielle Medikamente in den Pleuraspalt. Durch das Verkleben wird das „Nachlaufen" von Flüssigkeit in den Pleuraspalt verhindert und dem Patienten die Atemnot genommen.

Selbsthilfe

Bewusstes tiefes Durchatmen alle 15–30 Minuten hilft, Pleuraschwarten zu vermeiden. Besonders wirksam sind spezielle Atemtechniken aus der Krankengymnastik. Schmerzfrei fällt es leichter, tief ein- und auszuatmen, deshalb ist die Einnahme der verordneten Schmerzmittel wichtig.

Pleuraempyem

Häufigkeit: ■■□□□

Pleuraempyem: Eiteransammlung im Pleuraspalt, bedingt durch die Einwanderung von Bakterien in einen Pleuraerguss. Das Pleuraempyem tritt besonders häufig im mittleren und höheren Lebensalter auf und ist bei 80 % der Betroffenen durch Vorerkrankungen (vor allem Alkoholismus und Schwäche des Immunsystems) begünstigt. Häufigste Ursache ist eine Lungenentzündung. Unbehandelt ist die Prognose schlecht mit schwerer chronischer Lungenfunktionseinschränkung (durch Pleuraschwarte → S. 614) bis hin zum Tod durch Blutvergiftung. Die Sterblichkeit beim Pleuraempyem liegt bei 20 %, in höherem Lebensalter sogar bei bis zu 70 %.

Leitbeschwerden

- Zu Beginn oft atemabhängiger Brustschmerz wie bei der Rippenfellentzündung
- Erschwertes Atmen
- Fieber und Schüttelfrost
- Stark eingeschränktes Allgemeinbefinden.

Wann zum Arzt

Am gleichen Tag, wenn nach einer Operation, Brustkorbverletzung oder Lungenentzündung die oben genannten Beschwerden auftreten.

Die Erkrankung

Bei 40–50 % der Patienten, die an einer Lungenentzündung erkrankt sind, bildet sich ein Erguss im Pleuraspalt (Pleuraerguss → S. 614). In 5 % der Fälle entwickelt sich aus dem Erguss ein Lungenempyem durch Übertritt von Bakterien in den Pleuraspalt. Die Ergussflüssigkeit wird eitrig und es bilden sich eitrige Verklebungen zwischen den beiden Pleurablättern. Je nach Allgemeinzustand und Vorbehandlung des Patienten verläuft die Entwicklung des Pleuraempyems entweder symptomarm oder es kommt sehr schnell zu einer Blutvergiftung. Wenn das Empyem nach chirurgischen Eingriffen am Brustkorb auftritt oder Bakterien bei Verletzungen eingeschleppt wurden, kündigt sich die Infektion durch Fieber und Schüttelfrost an.

Chronischer Verlauf. Nach 2–4 Wochen beginnt das chronische Stadium des Empyems mit verstärktem bindegewebigen Umbau und Schwartenbildung (Pleuraschwarte → S. 614). Das schränkt die Ausdehnung der Lunge beim Atmen ein und führt zu einer mehr oder weniger ausgeprägten Funktionseinbuße.

Das macht der Arzt

Die Anamnese (→ S. 1264) liefert dem Arzt Hinweise auf die Ursache des Pleuraempyems, z. B. eine Lungenentzündung, eine Verletzung oder ein vorangegangener ärztlicher Eingriff. Neben dem Röntgen hat vor allem der Ultraschall große diagnostische Bedeutung. Ist der Befund unklar oder dauert eine Lungenentzündung ungewöhnlich lang, wird eine CT erforderlich.

Eine Pleurapunktion (→ Abb.) liefert üblicherweise eine trüb-eitrige Flüssigkeit. Sie wird laborchemisch untersucht und die Erreger werden bestimmt. Die Gabe von Antibiotika folgt sofort für mindestens 2 Wochen oder länger. Das Pleuraempyem erfordert eine Saugdrainage (Thoraxdrainage → Abb. S. 616 unten), mit der die eitrige Flüssigkeit abgesaugt, und eine Spüldrainage, mit der der Pleuraraum im Verlauf mehrerer Tage immer wieder gespült wird. Diese Spülungen beugen Komplikationen vor.

Pneumothorax

Häufigkeit: ■■■□□

Pneumothorax *(Lungenkollaps, Pneu)*: Ansammlung von Luft im normalerweise spaltförmig dünnen Raum zwischen Lungenfell und Rippenfell (Pleuraspalt). Dadurch wird der Unterdruck in der Lunge aufgehoben, was zum teilweisen oder kompletten Kollaps einer Lungenhälfte führt. Der Pneumothorax kann spontan bei Gesunden auftreten (v. a. bei jungen Rauchern und Trompetenspielern) oder bei Lungenkranken oder Folge einer Verletzung der Brustwand sein. Ein gering ausgeprägter Pneumothorax kann spontan ausheilen. Ein großer Pneumothorax ist lebensbedrohlich, vor allem wenn er in einen Spannungspneumothorax übergeht (→ S. 939).

Leitbeschwerden

- Plötzlicher einseitiger Brustschmerz (bei einem kleinen Spontanpneumothorax auch fehlend)
- Akut einsetzende Atemnot, erschwertes und beschleunigtes Atmen, asymmetrische Atembewegungen *(„paradoxe Atmung")*
- Hustenreiz
- Selten Luftansammlung unter der Haut von Brust oder Hals **(Hautemphysem):** Haut knistert bei leichtem Druck wie Pergamentpapier (bei Thoraxverletzungen).

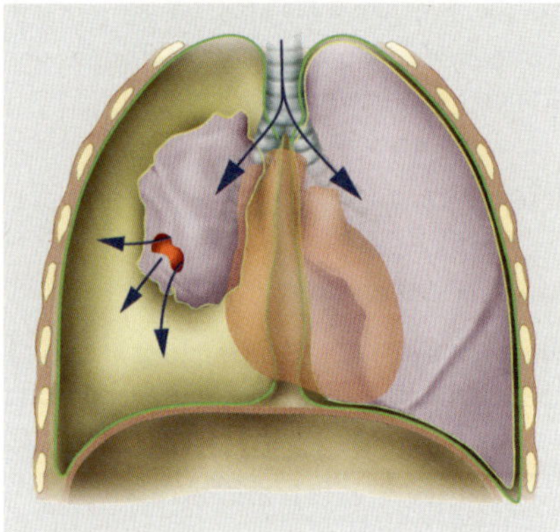

*Beim **Pneumothorax** fällt der verletzte Lungenflügel wie ein Luftballon in sich zusammen (linke Seite). Das passiert deshalb, weil die elastische Lunge nur durch den Unterdruck zwischen den beiden Pleurablättern entfaltet bleibt. Wird dieser Unterdruck aufgehoben, schnurrt der Lungenflügel zusammen – er kollabiert – und trägt nicht mehr zur Atmung bei.* [GTV 1724]

Bei Spannungspneumothorax: Zeichen eines Schocks wie blassgraue Haut, feuchtkalte Hände, Angst, Unruhe oder Apathie.

Wann zum Arzt

Sofort ins Krankenhaus bei plötzlich einsetzenden Brustschmerzen verbunden mit Atemnot.

Notarzt rufen bei

- Akuter Atemnot
- Kaltschweißigkeit, Angst und Herzrasen.

Die Erkrankungen

Spontanpneumothorax

Beim **Spontanpneumothorax** entsteht ohne äußere Gewalteinwirkung ein Riss im Lungenfell, z. B. durch starken lang anhaltenden Husten. Luft dringt in den Pleuraspalt ein und der betroffene Lungenflügel fällt ganz oder teilweise in sich zusammen.

Vom *primären Spontanpneumothorax* sind vor allem große schmale Männer zwischen 20 und 30 Jahren betroffen, die Raucher sind. Das Risiko einer Wiederholung der Erkrankung liegt hier bei ~ 30 %. Sehr oft findet man aber auch vorbestehende winzige Lungenveränderungen in Form kleiner Blasen, von denen eine platzt. Lungenerkrankungen können also Wegbereiter eines *sekundären Pneumothorax* sein, z. B. eine chronisch-obstruktive Atemwegserkrankung, Lungenfibrose, Asthma, Tuberkulose oder Lungenkrebs. Fällt nur ein Teil am Rand der Lunge in sich zusammen, wird dies als *Mantelpneumothorax* bezeichnet, der harmlos ist und oft von selbst heilt.

Verletzungsbedingter Pneumothorax

Der **traumatische Pneumothorax** entwickelt sich aufgrund äußerer Gewalteinwirkung. Besteht keine Verbindung zwischen Pleuraraum und Außenluft, sodass das Leck im Gewebe von Lungen- oder Bronchialsystem liegt, handelt es sich um einen *geschlossenen traumatischen Pneumothorax.* Dies passiert manchmal bei einem Rippenbruch, wenn die Bruchenden das Lungengewebe durchbohren und damit den Unterdruck aufheben. Der *offene traumatische Pneumothorax* hingegen entsteht z. B. bei Stichverletzungen, wenn das Eindringen von Außenluft durch eine Wunde oft zum vollständigen Zusammenfallen des Lungenflügels führt. Beide Formen können auch Folge einer medizinischen Maßnahme sein, z. B. einer Pleurapunktion (→ S. 615), einer Lungenbiopsie (Entnahme von Lungengewebe; zur Biopsietechnik → S. 1270), einer Wiederbelebung oder einer künstlichen Beatmung *(iatrogener Pneumothorax).*

Am gefährlichsten: der Spannungspneumothorax

In 3 % der Fälle entwickelt sich (vor allem nach einem traumatischen Pneumothorax) eine gefährliche Komplikation, der **Spannungspneumothorax.** Das Leck wirkt hier als Ventil, weshalb beim Einatmen zwar Luft einströmt, beim Ausatmen aber nicht entweichen kann. Die Luft im Brustfellraum nimmt rasch an Volumen zu und presst Herz, Gefäße und den zweiten Lungenflügel zusammen. Wird nicht innerhalb weniger Minuten gehandelt, droht der Tod durch Herzversagen.

Das macht der Arzt

Diagnosesicherung. Die Diagnose ergibt sich aus den typischen Symptomen und Ergebnissen der körperlichen Untersuchung. Auf der betroffenen Seite stellt der Arzt bei größeren Luftansammlungen weniger Atembewegungen, abgeschwächte oder aufgehobene Atemgeräusche und sehr lauten Klopfschall fest. Dieser klingt so, als würde eine leere Schachtel beklopft, weshalb ihn der Arzt auch *„Schachtelton"* nennt. Die Diagnose wird durch Röntgenaufnahmen des Brustkorbs (Röntgenthorax) gesichert. Kleine Pneus erfordern zum Nachweis eventuell ein CT. Der Schweregrad der Atemstörung lässt sich durch eine Blutgasanalyse messen (→ S. 591, Werte → S. 1310).

Therapie. Zur Behandlung eines kleinen Spontanpneumothorax reicht mehrtägige Schonung unter ärztlicher Beobachtung und Röntgenkontrollen, denn geringe Luftansammlungen baut der Körper von selbst ab.

Bei einem größeren Pneumothorax wird ein Schlauch durch die Zwischenrippenmuskulatur in den Pleuraspalt gelegt, über den die eingedrungene Luft entweichen kann. Diese Drainage wird, je nachdem, an welcher Stelle des Brustkorbs sie eingelegt wird, als ***Buelau-***, ***Monaldi-*** oder ***Pleuradrainage*** bezeichnet .

Beim Spannungspneumothorax entweicht die Luft anfangs mit Überdruck, wenn der Notarzt mit einer großen Hohlnadel punktiert – ein lebensrettender Eingriff. Anschließend wird die nachströmende Luft über eine Saugdrainage abgeleitet, die mehrere Tage liegen bleibt (Thoraxdrainage → Abb. unten).

Ein Leck, das sich nicht von selbst schließt, oder Verletzungen erfordern eine chirurgische Versorgung.

Rezidive. Die Rückfallrate liegt beim primären Spontanpneumothorax bei 30 %, beim sekundären Pneumothorax bei 40 %. Die erneuten Pneumothoraces treten vor allem in den ersten 3 Monaten nach dem Erstereignis auf. Rückfälle versucht man zu verhindern, indem man die Pleurablätter verklebt (Pleurodese → S. 615) oder Teile des Lungenfells operativ entfernt.

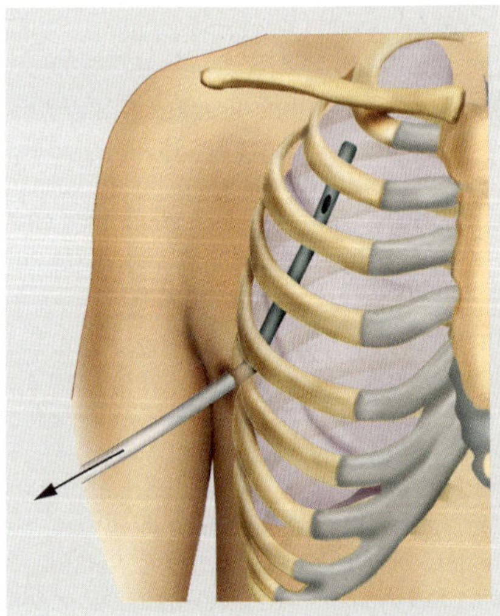

*Bei der **Thoraxdrainage** (Saugdrainage) führt der Arzt einen Drainageschlauch durch die Brustwand in den Pleuraspalt und schließt ihn an eine Saugvorrichtung, die den kollabierten Lungenflügel innerhalb einiger Stunden wieder zur Entfaltung bringt. Die Lage des Schlauchs und die Wiederausdehnung der Lunge werden im Röntgenbild kontrolliert.* [GTV 1725]

Selbsthilfe

Im Vordergrund steht das Vermeiden von Risiken und Auslösesituationen.

Der Verzicht auf das Rauchen ist wichtig, ebenso das Meiden von ausgeprägten Druckschwankungen wie sie beim Tauchsport, Bergsteigen und der Hobbyfliegerei auftreten. Es ist leider unmöglich, jeden Auslöser zu identifizieren und zu umgehen. Denn offenbar kann sogar extrem laute Musik einen Pneumothorax auslösen [H01].

Starke Hustenattacken, die einen Pneumothorax auslösen können, werden mit Hustenstillern (→ S. 595) erfolgreich unterdrückt.

Inwieweit körperliche Belastung möglich ist, sollte mit dem Arzt besprochen werden.

i Aktuell: www.gesundheit-heute.de/17x06

- **www.spontanpneumothorax.de** – Privat betriebenes Forum für Betroffene mit Möglichkeit zum Erfahrungsaustausch.

Lungenödem

Häufigkeit: ■■■■■

Lungenödem: Ansammlung von Flüssigkeit im Lungenzwischengewebe oder in den Lungenbläschen. Die häufigste Ursache sind Herzkrankheiten, allen voran die chronische Herzinsuffizienz (→ S. 702). Aber auch durch Nierenerkrankungen, Lungenembolie, allergischen Schock oder Schadstoffe wie z. B. Reizgase kann ein Lungenödem entstehen. Je nach Ausmaß des Ödems reichen die Beschwerden von erschwerter Atmung über starke Atemnot bis hin zum Schock. Die Prognose hängt von der zugrunde liegenden Erkrankung ab.

Leitbeschwerden

- Schnelles Atmen, Husten
- Rasch zunehmende Atemnot
- Schaumiger Auswurf.

Wann zum Arzt

Am selben Tag, wenn bisher unbekannte Atembeschwerden oder schaumiger Auswurf beim Abhusten auftreten.

Sofort den Notarzt rufen, wenn rasch zunehmende und schwere Atemnot und/oder Schockzeichen (Herzrasen, Kaltschweißigkeit, Angst) auftreten.

Die Erkrankung

Bei intakten Gefäßwänden der Lungenkapillaren tritt fast keine Flüssigkeit in die Umgebung aus. Durch folgende drei Mechanismen kann dieser Normalzustand gestört sein:

- Der Blutdruck in den feinen Lungenkapillargefäßen ist erhöht, weil das Blut aus den Lungenvenen nicht mehr vollständig ins linke Herz zurückfließen kann und sich zurückstaut. Als Folge wird Wasser aus den Blutkapillaren ins Lungenbindegewebe gepresst. Das ist die häufigste Ursache für ein Lungenödem und dahinter steckt fast immer eine Linksherzinsuffizienz (→ S. 703), verursacht durch einen Herzinfarkt, eine Herzmuskelentzündung, eine Bluthochdruckkrise oder einen Herzklappenfehler.
- Der **kolloidosmotische Druck** ist herabgesetzt: Dieser wird von den Eiweißen (Proteinen) im Blut aufrechterhalten: Im Blutgefäß befindet sich normalerweise viel mehr Eiweiß als außerhalb des Gefäßes. Da Wasser immer der höchsten Konzentration an Molekülen folgt, bewirkt die hohe Eiweißkonzentration innerhalb des Blutgefäßes, dass die Flüssigkeit dort gehalten wird. Ist der Eiweißgehalt im Blut nun erniedrigt, sinkt auch der kolloidosmotische Druck und Wasser tritt aus den Gefäßwänden. Dies geschieht z. B. bei Lebererkrankungen und akutem Nierenversagen (→ S. 782).
- Das Lungengewebe „saugt" vermehrt Wasser aus den Lungenkapillargefäßen: Dies geschieht z. B. beim Beinahe-Ertrinken im Salzwasser, denn wenn Salzwasser in die Lungenbläschen gelangt, ist der Salzgehalt dort höher als im Blut. Wasser wandert wieder automatisch dorthin, wo die höhere Konzentration an Teilchen, hier also an Salzkristallen, vorliegt: in die Lungenbläschen – ein Lungenödem entsteht.
- Auch stark allergische Reaktionen, Reizgase, Magensaft, der in die Lunge gelangt ist, oder eine Heroinüberdosis können über Entzündungsprozesse zum Lungenödem führen.

Das Lungenödem beginnt im Lungenbindegewebe, setzt sich aber dann in die Lungenbläschen fort. Im fortgeschrittenen Fall kommt es in den Lungenbläschen durch die Vermischung der eiweißreichen Ödemflüssigkeit mit der Atemluft zur Schaumbildung, was die Atmung stark beeinträchtigt. Schlimmstenfalls kommt es zum Atemstillstand.

Das macht der Arzt

Diagnosesicherung. Bei weniger ausgeprägten Lungenödemen können die körperliche Untersuchung (starke Luftnot im Liegen mit flachem Oberkörper) und apparative Untersuchungen wie Röntgenthorax, Echokardiografie (→ S. 690) und Labortests zunächst Auskunft über die Grunderkrankung geben.

Therapie. Mit lindernd wirkenden Maßnahmen kann schon im häuslichen Umfeld begonnen werden: den Betroffenen sitzend lagern – dies lindert innerhalb von Minuten die Luftnot. Ist der Patient im Krankenhaus angekommen, verordnet der Arzt v. a. Medikamente, die die Harnausscheidung fördern (Diuretika wie z. B. Fusoremid, Lasix® → S. 784). Mit speziellen Medikamenten zur Herzkräftigung und Blutdrucksenkung sowie durch Sauerstoffgabe (eventuell auch durch künstliche Beatmung) wird versucht, die Lebensgefahr abzuwenden. Wurden Reizgase inhaliert, kommen Sprays mit Kortison zum Einsatz.

Selbsthilfe bei Höhenlungenödem

Wer sich im Gebirge auf über 3000 m Höhe aufhält, kann an einem ***Höhenlungenödem*** erkranken. Ab dieser Höhe erhöht sich der Druck im Lungenkreislauf, was für viele Menschen unproblematisch ist – sie merken den leichten Druckanstieg nicht einmal. Vor allem bei sehr raschem Aufstieg in große Höhen ist der Druckanstieg so abrupt, dass Blutplasma in die Lungenbläschen gedrückt wird. Dadurch wird die Sauerstoffaufnahme behindert, es kommt zu Atemnot und Atemgeräuschen und die Leistungsfähigkeit ist stark eingeschränkt.

Hier hilft nur der Abstieg oder Abtransport in Richtung Tal um mindestens 1 000 Höhenmeter nach unten.

Lungenembolie

Häufigkeit: ■■■□□

Lungenembolie *(Lungenarterienembolie)*: Verschluss einer Lungenarterie durch Einschwemmen eines Blutgerinnsels (Thrombus).

Je nach Größe des Blutgerinnsels und der verschlossenen Lungenarterie unterscheidet man vier Schweregrade: von der leichten Lungenembolie (Grad I), die kaum Beschwerden verursacht, bis zur schweren Lungenembolie (Schweregrad IV), die zum Schock und in über 50 % der Fälle zum Tod durch Herz-Kreislauf-Versagen führt.

Die Erkrankung ist eine gefährliche Komplikation nach Operationen, bei Schwangerschaften oder Tumorerkrankungen. Störungen der Blutgerinnung, Änderungen der Blutzusammensetzung, Bettlägerigkeit oder lange Reisen sind weitere Risiken.

Leitbeschwerden

- Atemnot, beschleunigtes Atmen
- Brustschmerzen

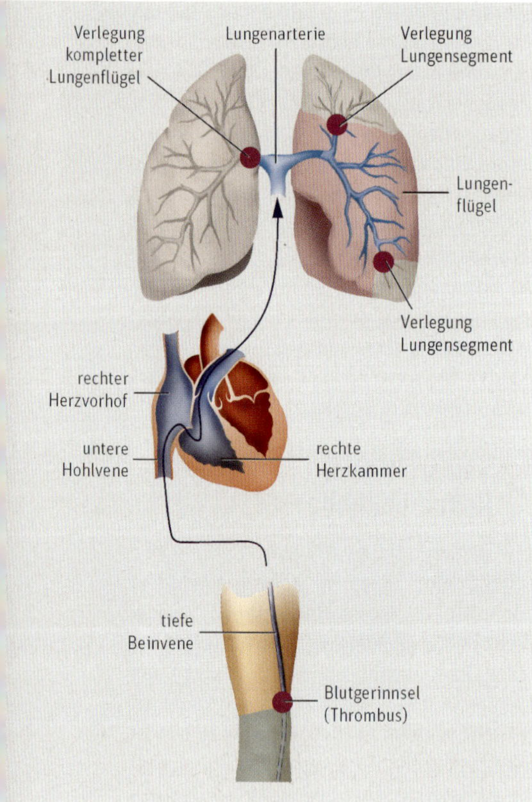

Weg eines Thrombus aus dem Bein über eine Beinvene und die rechte Herzhälfte in die Lunge bei einer ***Lungenembolie****. Je größer der Thrombus ist, desto größer ist auch das Blutgefäß, das er verstopft, und davon abhängig auch der ausgeschaltete Teil der Lunge (im Bild grau dargestellte Bereiche).* [GTV 1726]

- Schockzeichen: Herzrasen, Angst, Unruhe, blassgraue Haut, kaltfeuchte Hände
- Benommenheit bis zur Bewusstlosigkeit.

Die Erkrankung

Auslöser ist fast immer ein Blutgerinnsel (Thrombus → S. 737) aus den Bein- oder Beckenvenen, das sich ablöst (und dann **Embolus** heißt), ins Herz wandert und dann in einer Lungenarterie hängen bleibt. Risikofaktoren für Embolien sind Thrombosen durch Verletzungen oder Operationen an Bein oder Becken, Bettruhe, längere Operationen, Schwangerschaft, Geburt, Herzschwäche, Krampfadern, hohes Lebensalter, Austrocknung, Zigarettenrauchen, Östrogentherapie, Gerinnungsstörungen oder lange Flugreisen.

Die Größe des Embolus bestimmt, an welcher Stelle er das Lungengefäß verschließt. Ist er sehr klein, verschließt er ein sehr kleines Gefäß, das nur einen kleinen Bereich der Lunge versorgt und praktisch keine Beschwerden auslöst.

Ist der Embolus sehr groß, verstopft er eine ganze Lungenarterie und schneidet eine der beiden Lungenhälften vom Lungenkreislauf ab *(fulminante Lungenembolie)*. Dies ist lebensgefährlich, da zum einen das rechte Herz überlastet wird und akut versagen kann und zum anderen ein akuter Sauerstoffmangel mit Kreislaufschock droht. In 50 % der Fälle endet deshalb die fulminante Lungenembolie tödlich.

Das macht der Arzt

Beim Verdacht auf eine Lungenembolie mit unklaren Beschwerden erfolgt die Diagnosesicherung durch Blutgasanalyse, Röntgenthorax, EKG, Echokardiografie, CT und Lungenszintigrafie (Letztere ist oft beweisend → S. 591).

Die Behandlung hängt vom Schweregrad der Lungenembolie ab: Bei schweren Lungenembolien steht die intensivmedizinische Therapie im Vordergrund, bei der Herzkreislauffunktion und Sauerstoffversorgung sichergestellt werden. Die Entlastung des Herzens und die rasche Wiederdurchblutung des verschlossenen Lungenteils erfolgen durch die Auflösung des Embolus mit hoch dosierten Medikamenten *(Thrombolyse)*. Gelingt dies, bleibt in der Regel kein Schaden zurück, die Lunge erholt sich wieder vollständig.

Entscheidend für die Langzeitprognose und damit das weitere Überleben ist die Rezidivprophylaxe, also das Vermeiden einer erneuten Lungenembolie durch gerinnungshemmende Medikamente, zunächst mit Heparin (→ S. 740), dann mit Cumarinen wie z. B. Marcumar® (→ S. 741). Die Rezidivprophylaxe erfolgt über 6–12 Monate, in Fällen mit hohem Risiko länger oder sogar lebenslang.

Selbsthilfe

→ tiefe Venenthrombose ab S. 736.

Lungenhochdruck und Cor pulmonale

Häufigkeit: ■■□□□

Lungenhochdruck *(pulmonale Hypertonie)*: Akute oder chronische Erhöhung des Blutdrucks in den Lungenarterien. Der Lungenhochdruck ist schwer zu behandeln und führt über Symptome des Cor pulmonale nach Jahren zum Tod. Die Herz-Lungen-Transplantation ist manchmal die einzig verbleibende Therapie.

Cor pulmonale: Krankhafte Veränderung der Wand des rechten Herzens durch akute oder chronische Drucksteigerung im Lungenkreislauf. Dabei wird die rechte Herzkammer entweder „ausgeleiert" oder sie verdickt sich bei länger bestehender Überbelastung langsam. In beiden Fällen nimmt die Herzleistung drastisch ab und es kommt zu Atemnot sowie zu Wassereinlagerungen (Ödemen) im ganzen Körper. Unbehandelt droht Herzversagen.

Leitbeschwerden

Akuter Lungenhochdruck und akutes Cor pulmonale:
- Schwerste Atemnot
- Herzrasen, Kaltschweißigkeit und Angst.

Chronischer Lungenhochdruck und chronisches Cor pulmonale:
- Anfänglich kaum Beschwerden
- Müdigkeit mit immer weiter abnehmender Leistungsfähigkeit
- Atemnot bei körperlicher Anstrengung, später auch in Ruhe
- Herzklopfen und Schwindel.

Die Erkrankungen

Ein ***akuter Lungenhochdruck (akute pulmonale Hypertonie)*** entsteht durch eine massive Lungenembolie, einen Spannungspneumothorax oder einen schweren Asthmaanfall. Wird die Ursache beseitigt, verschwindet auch der Hochdruck. Dem ***chronischen Lungenhochdruck (chronische pulmonale Hypertonie)*** liegen diverse Lungenkrankheiten oder Herzfehler zugrunde, die zum Blutrückstau in der Lunge führen.

Zum ***akuten Cor pulmonale*** kommt es durch eine Lungenembolie (→ S. 617) oder einen sehr schweren Asthmaanfall (→ S. 599). Durch den plötzlichen Blutdruckanstieg in der Lunge staut sich das Blut in der rechten Herzkammer, die sich ausweitet. Der Herzmuskel zieht sich nur noch ungenügend zusammen und es droht ein akuter Herztod.

Häufiger ist das ***chronische Cor pulmonale*** als schleichender Krankheitsprozess aufgrund eines Lungenhochdrucks. Das Herz muss gegen den verstärkten Druck arbeiten und reagiert auf die Mehrbelastung mit einer Verdickung oder Ausleierung der Herzmuskulatur, was beides zu einer Verschlechterung der Herzleistung führt.

Das macht der Arzt

Die Diagnostik umfasst die körperliche Untersuchung, Röntgenthorax, Blutgasanalyse, EKG und vor allem eine Echokardiografie, mit der auch der Lungenarteriendruck bestimmt werden kann. Eine genaue, aber eingreifende Methode ist die Rechtsherzkatheterisierung (→ S. 691) zur Messung des Blutdrucks im kleinen Kreislauf. Bestätigt sich der Verdacht eines

Lungenhochdrucks, sind weitere Untersuchungen nötig, wie beispielsweise ein hochauflösendes CT der Lungen zum Ausschluss interstitieller Lungenerkrankungen (→ S. 611).

Die Therapie richtet sich nach der Grunderkrankung:

Ist in der Blutgasanalyse (→ S. 1310) ein kritischer Wert unterschritten, verbessert eine Sauerstoff-Langzeittherapie (→ S. 604) deutlich die Lebensqualität des Patienten und führt zu längerer Überlebenszeit. Verschiedene Medikamente können den Druck im Lungenkreislauf senken. Je nach Grunderkrankung kommen dabei zum Einsatz:

- Kalziumantagonisten wie (Nifedipin oder Amlodipin)
- *Prostazyklin-Analoga* wie (Iloprost oder Beraprost)
- *Endothelin-Rezeptor-Antagonisten* (Bosentan)
- *Phosphodiesterasehemmer* (z. B. Sildenafil, Vardenafil, Tadalafil)
- und *spezifische Signalinhibitoren* (Serotonin, TGF-beta)
- Bei schwerem Cor pulmonale zusätzlich Diuretika (→ S. 784) und Bettruhe mit Thromboseprophylaxe (→ S. 740).

Selbsthilfe

Neben der regelmäßigen Einnahme der verordneten Medikamente ist es wichtig, täglich das Gewicht zu dokumentieren. Eine plötzliche Gewichtszunahme (Wassereinlagerung) zeigt oft eine akute Krankheitsverschlechterung an.

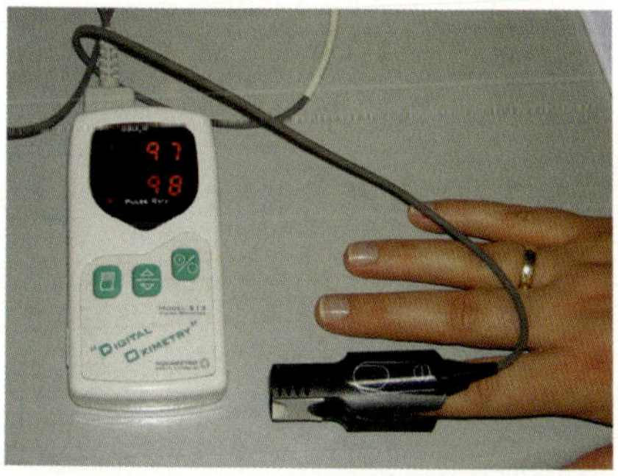

Der **Pulsoxymeter** *vermag mit seinem völlig schmerzlos agierenden Fingerclip im Notfall und auch zu Hause Erstaunliches zu leisten: Er misst per Infrarotlicht die Sauerstoffsättigung des Bluts und die Herzfrequenz. Das ist u. a. wichtig zur Überwachung von Atemstörungen durch schwere Lungenerkrankungen, da das Gehirn leicht Schaden nimmt, wenn es zu wenig Sauerstoff bekommt. Zeigen sich zu niedrige Werte, so benötigt der Patient eine unterstützende Sauerstofftherapie.* [WKY 1728]

Ateminsuffizienz und Lungenversagen

Bei Erkrankungen der Lunge kann es je nach Schweregrad und Verlauf der Erkrankung zu einer plötzlich auftretenden, akuten Ateminsuffizienz, einem akuten Lungenversagen oder einer chronischen Ateminsuffizienz kommen.

Akute Ateminsuffizienz

Häufigkeit:

Akute Ateminsuffizienz *(akute respiratorische Insuffizienz):* Lebensbedrohliche Lungenfunktionsstörung mit Sauerstoffunterversorgung des Körpers. Schwerste Atemnot, Blaufärbung von Haut und Schleimhäuten und evtl. Verwirrtheitszustände kennzeichnen diesen bedrohlichen Zustand.

Die Ateminsuffizienz kann einerseits entstehen, wenn sich chronische Erkrankungen akut verschlechtern, z. B. ein Asthmatiker in den Status asthmaticus (→ S. 599) kommt oder andererseits plötzlich bei akuten Erkrankungen, z. B. bei einem Lungenödem im Rahmen eines Herzinfarkts, einer Pneumothorax oder als massive allergische Reaktion. Sofortige intensivmedizinische Versorgung mit Sauerstoffgabe und spezielle Medikamente sind notwendig. Eventuell muss auch eine künstliche Beatmung erfolgen.

Akutes Lungenversagen

Häufigkeit:

Akutes Lungenversagen *(ARDS, Acute respiratory distress syndrome, Schocklunge):* Wurde die Lunge direkt oder indirekt geschädigt, kann sie ihre Funktion nicht mehr ausreichend erfüllen, und es kommt innerhalb von 6–48 Stunden zu schwerem Sauerstoffmangel im Blut. Die Atemtätigkeit des Betroffenen ist abgeschwächt, und sein Atemminutenvolumen ist vermindert (→ S. 590). Zu einem Lungenversagen führen Schockzustände, Blutvergiftung, schwere Verletzungen, Einatmen von Erbrochenem, Reizgase, Höhenlungenödem, Lungenentzündung oder „Beinahe-Ertrinken". Diese Schädigungen führen zu einer Entzündungsreaktion in den Lungenbläschen, wodurch sich Gewebeflüssigkeit in der Lunge sammelt. Es bildet sich ein Lungenödem (→ S. 617), das den Gasaustausch massiv behindert.

Der Betroffene leidet unter rasch zunehmender Atemnot, Unruhe und Verwirrtheit. Die Erkrankung erfordert eine sofortige Beatmung. Weitere Maßnahmen hängen von der zugrunde liegenden Ursache ab (z. B. Gabe von Antibiotika bei Infektionen, Flüssigkeitsersatz und kreislaufstützende Medikamente beim Schock). ~ 40 % der Patienten sterben am akuten Lungenversagen.

Überlebt der Erkrankte, entwickelt sich anschließend in vielen Fällen eine Lungenfibrose (→ S. 611), die sich meist wieder – über viele Monate – langsam zurückbildet, manchmal aber auch lebenslang die Lungenfunktion einschränkt.

Chronische Ateminsuffizienz

Häufigkeit:

Chronische Ateminsuffizienz *(chronische respiratorische Insuffizienz):* Unheilbares Endstadium chronischer Lungenerkrankungen wie z. B. Lungenfibrose, COPD, Lungenemphysem. Infolge eines gestörten Gasaustauschs kommt es zu mangelhafter Sauerstoffversorgung und unzureichender Ausatmung von Kohlendioxid.

Gekennzeichnet ist die chronische Ateminsuffizienz durch eine erschwerte und beschleunigte Atmung, bläulicher Verfärbung der Haut und der Schleimhäute *(Zyanose)* als Zeichen des Sauerstoffmangels. Bei länger bestehendem Verlauf entwickeln sich Uhrglasnägel und Trommelschlegelfinger. Unruhe und eventuell auch Verwirrtheitszustände treten ebenfalls auf. Da die Erkrankung langsam entsteht, gewöhnt sich der Körper an diesen Zustand.

Die chronische respiratorische Ateminsuffizienz ist nicht heilbar, und die Behandlung richtet sich nach der Grunderkrankung. Abhängig vom Schweregrad erfordert die chronische Ateminsuffizienz meist eine Sauerstoff-Langzeittherapie (→ S. 604).

Nachgewiesen wird die chronische Ateminsuffizienz mit Hilfe der Blutgasanalyse (→ S. 591, Normalwerte → S. 1310).

Je nach gemessenen Werten werden zwei Formen unterschieden:

- *Respiratorische Partialinsuffizienz:* Verminderung des Sauerstoffgehalts im arteriellen Blut unter einen Grenzwert von ~ 70 mmHg bei normalem bis erniedrigten Kohlendioxidgehalt *(arterielle Hypoxämie).*
- *Respiratorische Globalinsuffizienz:* Zusätzlich zur Verminderung des Sauerstoffgehalts ist die Kohlendioxidkonzentration im Blut auf über 45 mmHg erhöht *(Hyperkapnie).*

Buchteil IV – Erkrankungen und ihre Therapie

18

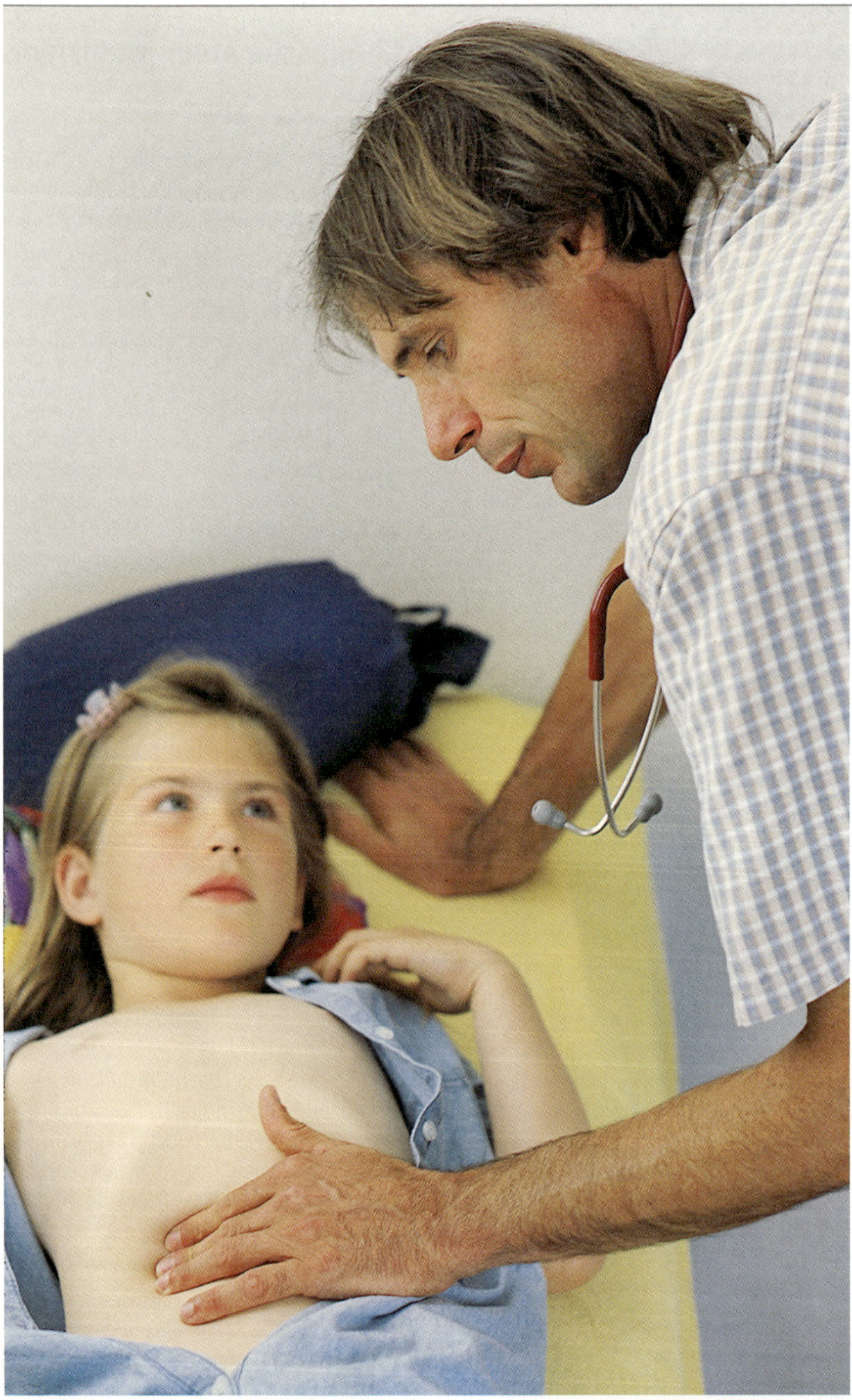

Die körperliche Untersuchung bei Bauchschmerzen verlangt vom Arzt große Erfahrung. Ursache für unklare Bauchschmerzen kann eine Blinddarmreizung, aber auch eine harmlose Nabelkolik sein. Der Kranke selbst oder die Eltern eines betroffenen Kindes können dies nicht beurteilen. In diesem Fall untersuchte der Kinderarzt ein 9-jähriges Mädchen, das mit heftigen Bauchschmerzen um 5 Uhr morgens aufgewacht war. Er konnte zunächst nur die Diagnose „unklares Abdomen" stellen und bat die Mutter, die Tochter sorgfältig zu beobachten. Letztlich ging es dem Mädchen aber dann im Verlauf des Tages besser und es konnte am nächsten Tag wieder in die Schule gehen. Solche Fälle stellen selbst erfahrene Ärzte vor Herausforderungen. Bei vielen anderen Magen-Darm-Beschwerden können Sie sich aber selbst helfen – wie, das erfahren Sie in diesem Kapitel. [ADM 1801]

Erkrankungen des Verdauungstrakts und des Bauchraums

In diesem Kapitel finden Sie

Einführung 622
Die medizinischen Fachgebiete 622
Die Diagnose bei Magen-Darm-Erkrankungen 622

Erkrankungen der Speiseröhre 623
Aufbau und Funktion der Speiseröhre 623
Diagnostik der Speiseröhrenerkrankungen 623
Refluxkrankheit und refluxbedingte Speiseröhrenentzündung 623
Nicht refluxbedingte Speiseröhrenentzündungen 626
Speiseröhren-Beweglichkeitsstörung 626
Speiseröhrendivertikel 627
Schluckauf 628
Zwerchfellbruch 628
Speiseröhren-Krampfadern 629
Speiseröhrenkrebs 630

Erkrankungen des Magens und des Zwölffingerdarms 631
Aufbau und Funktion von Magen und Zwölffingerdarm 631
Diagnostik von Magen- und Zwölffingerdarmerkrankungen 631
Reizmagen 632
Magenschleimhautentzündung 633
Ulkuskrankheit 635
Magenpolypen 637
Magenkrebs 637
Künstliche Ernährung 639

Erkrankungen des Dünn- und Dickdarms 640
Aufbau und Funktion von Dünn- und Dickdarm 640
Diagnostik der Dünn- und Dickdarmerkrankungen 640
Durchfallerkrankungen (Übersicht) .. 642
Infektiöser Durchfall und Lebensmittelvergiftung 642
Wurmerkrankungen 644
Blähungen 646
Verstopfung 646
Reizdarm 648
Chronisch-entzündliche Darmerkrankungen 650
Nahrungsmittelunverträglichkeiten und -allergien 653
Darmdivertikel und Divertikulitis 655
Darmkrebs 656
Künstlicher Darmausgang 659
Blinddarmentzündung 659
Darmverschluss 661

Erkrankungen von Mastdarm und Anus 662
Aufbau und Funktion 662
Diagnostik von Enddarm- und Analproblemen 662
Hämorrhoiden 663
Perianalthrombose 665
Analabszess und Analfisteln 665
After- und Mastdarmvorfall 666

Erkrankungen von Leber, Galle und Bauchspeicheldrüse 667
Aufbau und Funktion 667
Diagnostik bei Leber-, Gallen- und Bauchspeicheldrüsen-Erkrankungen . 667
Gelbsucht 668
Gallensteine 669
Gallenkolik 669
Gallenblasenentzündung 671
Nicht eitrige chronisch-destruierende Cholangitis und primär biliäre Zirrhose 671
Primär sklerosierende Cholangitis ... 672
Virushepatitis 672
Nicht virusbedingte akute Hepatitis . 674
Chronische Leberentzündung 675
Alkoholische Leberschädigung 675
Leberzirrhose 676
Tumoren von Gallenwegen, Gallenblase und Leber 677
Aszites 678
Akute Bauchspeicheldrüsen-Entzündung 679
Chronische Bauchspeicheldrüsen-Entzündung und Pankreasinsuffizienz 679
Bauchspeicheldrüsenkrebs 680

Erkrankungen von Bauchgefäßen, Bauchfell und Bauchwand 682
Darmarterienverschluss und Angina abdominalis 682
Bauchfellentzündung 682
Eingeweidebruch 683

An anderer Stelle im Buch besprochen:

Afterjuckreiz 100
Akuter Durchfall 97
Akutes Abdomen 87
Analprobleme 99
Aphthen 519
[Unklare] Bauchschmerzen (Differenzialdiagnose) 87–90
Bluterbrechen 96
Blutiger Durchfall 87
Blutiger Stuhl 99
Bulimie 1211
[Unklarer] Chronischer Durchfall 98
[Unklares] Erbrechen 92
Essstörungen 1209
Fremdkörper in der Speiseröhre 198
Fremdkörper im Magen 198
Magersucht (Anorexia nervosa) 1209
Mundgeruch 521
Mundgeruch (Differenzialdiagnose) .. 21
Mundhöhlenerkrankungen 519
Mundsoor 520
Schluckbeschwerden 92
Schluckprobleme (Differenzialdiagnose) 59
[Unklare] Übelkeit 92
Unterbauchschmerzen 90
Zahnprobleme .... Kapitel 15

Einführung

Die medizinischen Fachgebiete

Das Teilgebiet der *Inneren Medizin,* das sich mit den Erkrankungen des Verdauungstrakts beschäftigt, ist die **Gastroenterologie.** Das Gebiet reicht von der Speiseröhre bis hin zum Anus und umfasst auch Leber, Gallenwege und Bauchspeicheldrüse sowie deren medikamentöse und endoskopische Therapie.

Die operative Behandlung dieser Erkrankungen ist Aufgabe der **Viszeralchirurgie,** die ein Teilgebiet der Chirurgie ist. Die **Proktologie,** ein weiteres chirurgisches Teilgebiet, befasst sich mit der Diagnose und der operativen Therapie von Erkrankungen des Enddarms.

i Aktuell: www.gesundheit-heute.de/18x14

- H. Kasper: **Magen- und Darmerkrankungen.** Wie Ihnen die natürliche Ernährung bei Magen- und Darmleiden hilft. Schlütersche, 2000. Leichte und verständliche Informationen über den Zusammenhang zwischen Magen-Darm-Gesundheit und Ernährung.
- B. Neumann; H. Scherf: **So heile ich mich selbst.** Magen- und Darmbeschwerden. Knaur, 2005. Sorgfältig verfasster Ratgeber mit einem seiner Schwerpunkte auf der Selbsttherapie leichterer Magen-Darm-Erkrankungen.

Die Diagnose bei Magen-Darm-Erkrankungen

Anamnese und körperliche Untersuchung

Wie in der gesamten Inneren Medizin hat die Krankenvorgeschichte (Anamnese → S. 1264) auch bei Magen-Darm-Beschwerden einen großen diagnostischen Nutzen. Erst nach dem Erfassen der Vorgeschichte beginnt die körperliche Untersuchung. Dazu betrachtet der Arzt den Bauch des Patienten (Inspektion → S. 1265), tastet ihn ab (Palpation → S. 1265) und prüft mit dem Stethoskop die Darmgeräusche (Auskultation → S. 1265). Ein vom Arzt auslösbarer Druckschmerz ist manchmal, z. B. bei einer Blinddarmentzündung, so charakteristisch, dass er den entscheidenden ersten Hinweis darauf gibt, wo das Problem liegt. Eine Tastuntersuchung des Enddarms (→ S. 662) kann Hinweise auf Hämorrhoiden oder eine Tumorerkrankung geben.

Stuhluntersuchungen

Bei möglicherweise infektiösen Durchfällen und bei Wurmerkrankungen ist eine Stuhluntersuchung sinnvoll (Näheres → S. 641), ebenso bei blutigem Stuhl oder im Rahmen der Darmkrebsfrüherkennung (→ S. 657).

Ultraschalldiagnostik

Als schnell durchführbare und schmerzlose Suchmethode bei unklaren Bauchbeschwerden ist der **Bauchultraschall** *(abdominale Sonografie, Abdomen-Sono, Abdominalultraschall)* das Standard-Untersuchungsverfahren. Bei diesem Ultraschall (→ S. 1270) des Bauchraums kann der Arzt Größe und Form von Leber, Gallenwegen, Gallenblase, Milz und Bauchspeicheldrüse beurteilen und Tumoren, Zysten oder Flüssigkeitsansammlungen erkennen. Der Ultraschall wird auch zur Verlaufsbeurteilung bereits diagnostizierter Erkrankungen von Bauchorganen eingesetzt.

Eine verhältnismäßig neue Methode ist die **Endosonografie** (→ auch S. 1270), ein Ultraschall mit Endoskopen, in deren Spitzen Ultraschallsonden integriert sind. Diese Methode ermöglicht auch die Betrachtung der tieferen Wandschichten von Speiseröhre, Magen und (End-)Darm, um Tumoren oder geschwürige Veränderungen mit Schleimhautdefekten und deren Ausdehnung zu erkennen.

Bei Frauen wird zur Klärung von Unterbauchschmerzen ein Vaginalultraschall durchgeführt, mit dessen Hilfe der Beckenraum sehr gut beurteilt werden kann (→ S. 829).

Eine spezielle Form des Ultraschalls, die *Farbduplexsonografie* (→ S. 691), erlaubt die Beurteilung der Gefäßstrukturen und des Blutflusses im Bauchraum, z. B. zum Nachweis oder Ausschluss von Gefäßverengungen.

Röntgenuntersuchungen

Eine **Abdomenleeraufnahme** ist eine Röntgenaufnahme des Bauchraums ohne Kontrastmittel. Sie wird (bei unklarer Diagnose) im Stehen, in Rücken- oder in Linksseitenlage durchgeführt. Bei einem Wanddurchbruch des Magens oder des Darms etwa gelangen Gase aus dem Verdauungsbrei in den Bauchraum; diese Gasansammlungen zeigen sich in der Abdomenleeraufnahme als schwarze sichelförmige Gasansammlungen *(Luftsicheln)* unterhalb des Zwerchfells. Ein Darmverschluss (Ileus → S. 660) lässt sich in der Abdomenleeraufnahme ebenfalls erkennen, da sich hier der Nahrungsbrei als Flüssigkeitsspiegel charakteristisch darstellt.

Bei einer **Röntgenkontrastmittel-Untersuchung** schluckt der Patient vor den Aufnahmen ein Röntgenkontrastmittel (→ S. 1268), das sich im Röntgenbild deutlich als helle Kontur darstellt. So können sonst unsichtbare Strukturen dargestellt werden. Diese Art der Untersuchung eignet sich besonders zur genauen Darstellung von Tumoren, Engstellen, Geschwüren, Fisteln oder Ausstülpungen im Darm. Auch die Beweglichkeit von Magen, Darm oder Speiseröhre lässt sich damit beurteilen: Während das Kontrastmittel durch den Verdauungstrakt wandert, werden zu verschiedenen Zeiten Röntgenaufnahmen gemacht.

Der Arzt unterscheidet den **Ösophagus-Breischluck** *(Ösophagografie)* zur Untersuchung der Speiseröhre von der **Magen-Darm-Passage** *(MDP)* zur Darstellung des Transports des Speisebreis und der Beweglichkeit der verschiedenen Darmabschnitte. Bei beiden Verfahren muss der Patient ab dem Vorabend nüchtern bleiben und kurz vor der Untersuchung das flüssige Kontrastmittel trinken.

Spiegelungen

Spiegelungen (Endoskopien → S. 1270) spielen bei der Diagnostik von Magen-Darm-Erkrankungen eine Schlüsselrolle. Zu ihren Vorteilen gehört, dass der Arzt – unter Videokontrolle – während der Untersuchung Gewebeproben (Biopsien → S. 1270) entnehmen sowie kleinere Eingriffe vornehmen kann, z. B. das Stillen von Blutungsquellen oder das Abtragen von Polypen.

Entsprechend der beiden unterschiedlichen Zugangswege (Mund bzw. Anus) spricht man von Magenspiegelung und Darmspiegelung.

Die einzelnen Verfahren werden bei den Magen- bzw. Dickdarmerkrankungen ausführlich erklärt.

CT und Kernspin

Beide Techniken sind bei der Diagnose sehr bedeutsam, ebenso in der Verlaufsbeurteilung von Magen-Darm-Erkrankungen.

Weiterentwicklungen, wie die *CT-Kolonografie* und die *Kernspin-Kolonografie (virtuelle Koloskopie),* bieten eine Dickdarmdarstellung ähnlich wie bei einer Spiegelung (deshalb auch virtuelle Endoskopie genannt). Die Bilder werden mithilfe eines Computers aus den Daten der „normalen" Computertomografie berechnet.

Erkrankungen der Speiseröhre

Aufbau und Funktion der Speiseröhre

Die **Speiseröhre** *(Ösophagus)* ist die schlauchförmige Verbindung zwischen der Mundhöhle und dem Magen. Sie besteht aus einem Muskelschlauch, der innen mit einer Schleimhaut ausgekleidet ist. An ihrem oberen und unteren Ende wird sie von zwei ringförmigen Schließmuskeln ***(Ösophagussphinkteren)*** verschlossen. Mit jedem Schluckvorgang wird die Nahrung aus dem Mund in die Speiseröhre geschoben. Die wellenförmig – der Arzt sagt ***peristaltisch*** – ablaufende Muskelbewegung der Speiseröhrenwand transportiert die Nahrung in den Magen. Am Ende des Schluckvorgangs öffnet sich der untere Speiseröhrenschließmuskel (Ösophagussphinkter), der üblicherweise den Mageneingang dicht verschlossen hält (→ Abb. S. 623).

Diagnostik der Speiseröhrenerkrankungen

Mit der **Speiseröhrenspiegelung** *(Ösophagoskopie)* lassen sich Veränderungen der Speiseröhrenschleimhaut sehr gut aufspüren.

Die **Speiseröhrendruckmessung** *(Ösophagusmanometrie)* wird bei einigen Speiseröhrenerkrankungen durchgeführt, vor allem, wenn die Endoskopie keinen richtungweisenden Befund liefert. Dabei wird mithilfe einer Sonde der Druck an verschiedenen Stellen in der Speiseröhre und im Mageneingang gemessen, um die Aktivität des unteren Speiseröhrenschließmuskels (→ Abb. S. 623) sowie die Beweglichkeit der Speiseröhre zu messen.

Die Sonde, die über die Nase in Speiseröhre oder Magen geschoben wird, enthält einen Ballon mit Messfühler. Für die Messung wird der Ballon mit Wasser gefüllt und dann Stück für Stück wieder zurückgezogen. Der Patient erhält dabei schluckweise Wasser zu trinken. Bei jedem Schluck entsteht ein Druck auf den Ballon, dessen Messwerte dann im Computer registriert und dokumentiert werden.

Eine Messung des pH-Werts in der Speiseröhre mittels **Langzeit-Säuremessung** *(Langzeit-pH-Metrie, 24-Stunden-pH-Metrie)* erfolgt, wenn der Verdacht auf einen krankhaften Säurerückfluss in die Speiseröhre (Refluxkrankheit → S. 623) besteht. Dem Patienten wird über die Nase eine *pH-Sonde* eingeführt, ein etwa 1,5 mm dünner und mit einem Sensor ausgestatteter Schlauch. Die Sonde misst 24 Stunden lang den Säurerückfluss in die Speiseröhre. Ein Registriergerät, das sich der Patient über die Schulter hängt, zeichnet die Messwerte auf, die dann später vom Arzt mithilfe eines Computers ausgewertet werden. Während der Untersuchung kann sich der Patient frei bewegen sowie normal essen und trinken. Für eine korrekte Katheterplatzierung in der Speiseröhre erfolgt vor der Säuremessung meist eine Speiseröhren-Druckmessung. Man nutzt die Langzeit-Säuremessung hauptsächlich, um den Erfolg einer Therapie einer Ulkuskrankheit (→ S. 635) zu prüfen. Sie kann stationär oder ambulant durchgeführt werden.

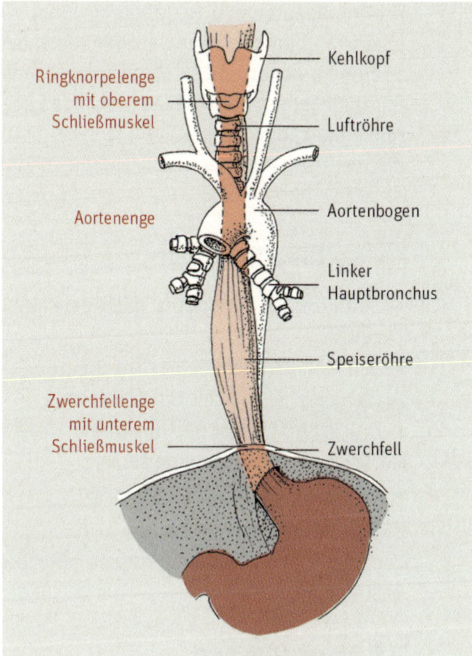

Aufbau der ***Speiseröhre.*** *Die elastische Speiseröhrenwand ist normalerweise ~ 1 cm weit und bis auf 3,5 cm dehnbar, sodass auch größere Bissen geschluckt werden können. Medizinisch bedeutsam sind besonders ihre drei Engstellen, an denen es für die Nahrung auf ihrem Weg durch die Speiseröhre eng wird: Die* ***Ringknorpelenge,*** *wo die Speiseröhre durch den Kehlkopf eingeengt wird, die* ***Aortenenge*** *an der Stelle, wo sie die Aorta kreuzt, und die* ***Zwerchfellenge*** *beim Durchtritt durch das Zwerchfell.* [GRA 1802]

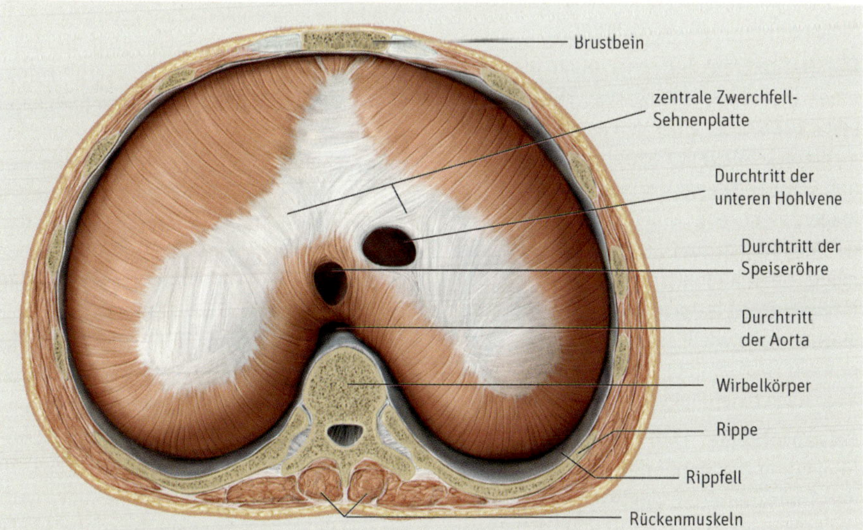

Rechts: Blick von oben auf das ***Zwerchfell,*** *eine Muskelsehnenplatte, die kuppelförmig den Bauchraum überwölbt.* [GTV 1803]

Refluxkrankheit und refluxbedingte Speiseröhrenentzündung

Häufigkeit:

Refluxkrankheit *(Gastroösophageale Refluxkrankheit, gastroesophageal reflux disease, GERD):* Vermehrter **Reflux,** d.h. Rückfluss von saurem Mageninhalt in die Speiseröhre infolge eines gestörten Verschlussmechanismus des unteren Speiseröhrenschließmuskels (Ösophagussphinkter → Abb. S. 623). Beschwerden wie Sodbrennen, Aufstoßen und Schluckbeschwerden sind Folge der Reizung und Schädigung der Speiseröhrenschleimhaut; der Übergang zur **refluxbedingten Speiseröhrenentzündung** *(Refluxösophagitis)* ist fließend.

Die Refluxkrankheit ist eine der häufigsten Erkrankungen des Verdauungstrakts: ~ 10 % der Bevölkerung haben die Beschwerden einer Refluxkrankheit, und etwa ein Viertel der Betroffenen hat die Symptome einer refluxbedingten Speiseröhrenentzündung.

Die medikamentöse Behandlung führt zu einem raschen Abklingen der Symptome; bei zu frühem Absetzen der Medikamente sind Rückfälle jedoch häufig. Eine drohende Langzeitkomplikation ist die Umbildung der chronisch entzündeten Speiseröhrenschleimhaut zu Speiseröhrenkrebs.

Leitbeschwerden

- Sodbrennen, besonders nach den Mahlzeiten
- Saures Aufstoßen
- (Schmerzhafte) Schluckbeschwerden
- Druckgefühl hinter dem Brustbein
- Eventuell Reizhusten, Heiserkeit
- Eventuell Übelkeit und Erbrechen.

Die Beschwerden verstärken sich im Liegen sowie durch Bücken, Pressen oder bei Anstrengung.

Wann zum Arzt

In den nächsten Tagen, wenn

- Mehrmals pro Woche Sodbrennen auftritt
- Das Schlucken Beschwerden verursacht
- Schmerzen in der Brustregion auftreten.

Die Erkrankung

Normalerweise verhindert der Schließmuskel am Übergang der Speiseröhre zum Magen, dass Mageninhalt in die Speiseröhre zurückfließt. Gelegentlich kommt es jedoch vor, dass diese ***Refluxbarriere*** versagt und saurer Mageninhalt in die Speiseröhre zurückfließt. Folgen sind Sodbrennen mit brennenden Schmerzen und Druckgefühl hinter dem Brustbein. Dieser Reflux tritt gelegentlich auf, z. B. nach einer fettreichen Mahlzeit, kann allerdings in eine krankhafte Form übergehen und dann die typischen Refluxbeschwerden auslösen: Das Sodbrennen häuft sich, der Betroffene muss oft aufstoßen, wobei nicht selten Speisebrei in die Speiseröhre zurückströmt. Möglicherweise leidet er auch unter Schluckbeschwerden. Das Druckgefühl hinter dem Brustbein kann so heftig werden, dass zunächst eine Herzerkrankung vermutet wird. Ebenso können Beschwerden wie Reizhusten ***(Refluxhusten)*** und Heiserkeit eine Atemwegserkrankung vortäuschen. Verstärkt werden die Beschwerden durch Bücken, Pressen, Rückenlage und Anstrengung, aber auch durch den Verzehr von fettreichen Speisen, Schokolade und Minze, durch Alkohol- und Nikotinkonsum oder durch die Einnahme von bestimmten Medikamenten, besonders von Schmerzmitteln vom NASR-Typ wie z. B. Acetylsalicylsäure (Aspirin®) oder Diclofenac (Voltaren®) (Näheres → S. 996).

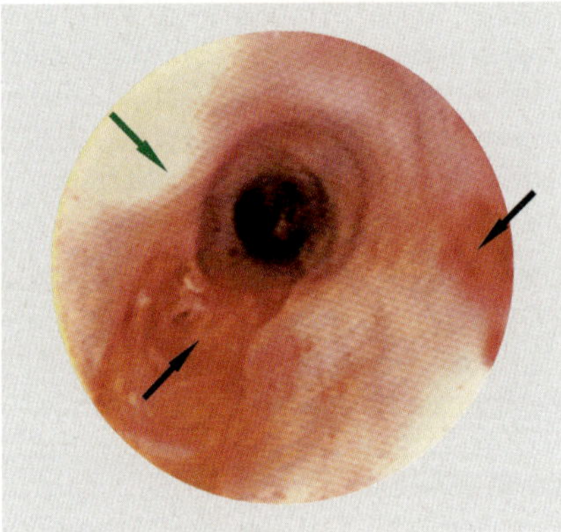

*Der **Blick in die Speiseröhre** zeigt blutig-entzündliche (schwarze Pfeile) und weißlich-narbige Herde (grüner Pfeil) durch zurückfließende Magensäure bei einem Patienten mit schwerer Refluxkrankheit.* [GTV 1804]

Entstehung. Warum die Refluxbarriere versagt, bleibt letztlich oft ungeklärt. Unbestritten ist jedoch ein Zusammenhang zwischen Lebensweise und Krankheitsentstehung, allen voran der häufige Verzehr von fettreichen Speisen, regelmäßiger Nikotin-, Alkohol- und/oder starker Kaffeekonsum. Die Refluxkrankheit scheint demnach eine typische „Wohlstandskrankheit" zu sein, deren Auftreten sich in den letzten 30 Jahren verzehnfacht hat. Weitere begünstigende Faktoren sind Übergewicht oder die Druckbelastung durch die stark vergrößerte Gebärmutter im letzten Drittel einer Schwangerschaft.

In 90 % der Fälle besteht gleichzeitig ein Zwerchfellbruch (Hiatushernie → S. 628): Die Funktion des Speiseröhrenschließmuskels bleibt zwar intakt, der durch den Zwerchfelleinriss in den Brustkorb verlagerte Anteil des Magens fördert jedoch den Rückfluss sauren Mageninhalts in die Speiseröhre.

Die Refluxkrankheit tritt auch als Folge einer Grunderkrankung wie Sklerodermie (→ S. 1008) oder einer Verengung des Magenausgangs (Magenpförtnerenge → S. 405) auf. Hierbei gelangt der Speisebrei aus dem Magen nicht mehr vollständig in den Dünndarm. Dadurch füllt sich der Magen zunehmend, bis schließlich so viel Druck auf dem Mageneingang lastet, dass ein Teil des sauren Mageninhalts wieder zurück in die Speiseröhre fließt. Manchmal tritt die Refluxkrankheit auch nach einer Magenoperation auf.

Folgeprobleme. Durch die fortwährende Benetzung der empfindlichen Schleimhaut der Speiseröhre mit aggressivem, säurehaltigem Magensaft kommt es zunächst zu einzelnen oberflächlichen, örtlich begrenzten Schleimhautschädigungen und später dann zu großflächigen Geschwüren (Gewebedefekten) und narbigen Verengungen. Dadurch wird im unteren Speiseröhrendrittel das dort heimische Plattenepithel zurückgedrängt und durch magenschleimhautähnliches Zylinderepithel ersetzt, das an dieser falschen Stelle zur Bildung von Geschwüren ***(Barrett-Ulkus)*** neigt und schließlich sogar zu einem Speiseröhrenkrebs (→ S. 630) entarten kann. Dieser Verlauf wird als ***Barrett-Syndrom*** bezeichnet und betrifft ~ 15 % der Betroffenen, von denen ein erheblicher Teil später an Speiseröhrenkrebs erkrankt.

Um dies zu verhindern, müssen Refluxbeschwerden frühzeitig und konsequent behandelt und chronische Verläufe engmaschig endoskopisch kontrolliert werden.

Das macht der Arzt

Die Diagnose wird mithilfe der Speiseröhrenspiegelung mit gleichzeitiger Gewebsentnahme gesichert. Bestehen die Beschwerden trotz Medikamenteneinnahme weiter, sind weiterführende Untersuchungen wie die Speiseröhrendruckmessung (→ S. 623) und die Langzeit-Säuremessung (→ S. 623) angezeigt. Sie geben Aufschluss über die Aktivität des Magenschließmuskels bzw. über Menge und Häufigkeit des Säurerückflusses in die Speiseröhre.

Medikamentöse Therapie. Die medikamentöse Behandlung zielt darauf ab, den Reflux zu verringern, seine schädigende Wirkung zu vermindern sowie die Fähigkeit der Speiseröhre zur Selbstreinigung zu verbessern. Dabei richtet sich die Wahl der Medikamente auch nach dem Schweregrad der Erkrankung. Wirkstoffe wie Metoclopramid (z. B. Gastrosil®) oder Domperidon (z. B. Motilium®) beschleunigen die Magenentleerung und Dünndarmpassage, wodurch der Rückfluss des Magensafts in die Speiseröhre deutlich verringert bzw. verhindert werden kann. Bei Anzeichen einer Speiseröhrenentzündung und regelmäßigen Refluxbeschwerden werden Protonenpumpenhemmer wie Omeprazol (z. B. Antra®) oder Pantoprazol (z. B. Pantozol®) eingesetzt, die die Säureproduktion im Magen am stärksten und sichersten blockieren (Details → S. 636). Bereits kurz nach Therapiebeginn werden die Beschwerden gelindert. H2-Rezeptorenblocker wie Ranitidin (z. B. Sostril® oder Zantic®) oder Famotidin (PepdulP®) hemmen die Bildung von Magensäure und gelten als Mittel der zweiten Wahl, wenn Protonenpumpenhemmer nicht eingesetzt werden können. Bei konsequenter Einnahme heilen Entzündungen und kleinere Defekte (Geschwüre) in 90 % der Fälle. Rückfälle nach Absetzen sind jedoch häufig, sodass die Medikamente oft jahre- oder sogar lebenslang eingenommen werden müssen.

Treten nur gelegentlich Refluxbeschwerden ohne Entzündungszeichen der Speiseröhrenschleimhaut auf, wurden früher oft Antazida (→ S. 636) verordnet, die die Magensäure binden (z. B. Maaloxan, Solugastril). Da sie die Ursache des Problems aber nicht behandeln, lehnen viele Ärzte sie inzwischen ab.

Chirurgische Therapie. Wenn die medikamentöse Therapie nicht (mehr) vertragen wird, erfolglos bleibt oder schwerwiegende Komplikationen drohen, ist eine operative Verengung zur dauerhaften Unterbindung des Refluxes zu erwägen. Die Standardoperation ist die **Fundoplikatio,** die meist minimal-invasiv über eine Bauchspiegelung (Laparoskopie → S. 641) erfolgt. Um den unteren Ringmuskel der Speiseröhre zu stärken, näht der Arzt Anteile des Magens manschettenartig, ganz oder teilweise rund um den unteren Abschnitt der Speiseröhre. Die Erfolgsquote ist hoch: ~ 80 % der Patienten sind nach der Operation beschwerdefrei und brauchen keine Medikamente mehr, insbesondere keine Protonenpumpenhemmer. Bei den übrigen verschlimmern sich allerdings nicht selten die Beschwerden ***(Postfundoplikatio-Syndrom)*** oder es kommt zum ***Roemheld-Syndrom,*** das charakterisiert ist von Druckgefühl im Oberbauch und Blähungen aufgrund von Luftansammlungen im Magen. Weil die Luft nach oben drückt, haben die Patienten dadurch manchmal den Eindruck, nun zusätzlich an Herzbeschwerden zu leiden.

Deshalb werden zunehmend endoskopische Antirefluxtherapien angewandt, so:

- Die ***Hochfrequenztherapie nach Stretta:*** Der Chirurg sticht endoskopisch mit Nadeln in den unteren Ringmuskel, um dessen Muskelschicht zu erhitzen. Wenn die so provozierte Verletzung heilt, bilden sich Narben, die den Übergang von der Speiseröhre zum Mageneingang verengen und den Reflux somit verhindern.
- Die ***Einspritzung von Kunststoffen,*** ebenfalls mit dem Ziel, den Übergang von der Speiseröhre zum Magen zu veröden und vernarben zu lassen. Eingesetzte Verfahren sind ***Enteryx®*** und ***Gatekeeper® Reflux Repair.*** Alternativ werden auch Kollagenimplantate vom Rind eingesetzt. Alle drei Verfahren können sehr erfolgreich sein.
- Der ***Endocinch®:*** Der Chirurg rafft die Schleimhaut knapp oberhalb des Mageneingangs und modelliert mit einem Spezialendoskop Schleimhautfalten als Barriere für den Magensaft. Dadurch wird der Mageneingang enger und der Reflux vermindert.

Bei einem Großteil der Betroffenen ist die Erfolgsrate der kleineren Eingriffe mit denen der Fundoplikatio vergleichbar. Jedoch gibt es noch wenige Langzeiterfahrungen für diese neueren Methoden.

Selbsthilfe

Ebenso wichtig wie die medikamentöse Therapie ist eine Änderung der Lebens- und Ernährungsgewohnheiten. Diese Maßnahmen sind daher Teil der Standardbehandlung:

- Nehmen Sie häufige, kleine, eiweißreiche, fettarme Mahlzeiten ein.
- Essen Sie im Sitzen und legen Sie sich zwei Stunden nach den Mahlzeiten nicht hin. Dies gilt besonders für die Abendmahlzeit.
- Nachts hilft es, mit erhöhtem Oberkörper zu schlafen, empfohlen wird eine Anhebung des Kopfendes um 10–12 cm. Wenn Sie trotzdem flach schlafen möchten, dann drehen Sie sich dabei auf die linke Seite.
- Zum Bücken gehen Sie besser in die Hocke, statt den Oberkörper herunterzubeugen.
- Tragen Sie keine einengende Kleidung (z. B. Gürtel, enger Bund von Hose oder Rock).
- Stellen Sie das Rauchen ein.
- Streben Sie Normalgewicht an, wenn Sie übergewichtig sind.
- Vermeiden Sie Alkohol, Kaffee, Pfefferminze, fettreiche Speisen, Fruchtsäfte, Kohlensäure und Tomatensoße, da diese die Magensäureproduktion anregen bzw. den Speiseröhrenschließmuskel entspannen.
- Meiden Sie, wenn möglich, Schmerzmittel.

Komplementärmedizin

Bei leichten Refluxbeschwerden empfiehlt die Naturheilkunde eine 14-tägige Rollkur mit Kamillenblütenextrakt als Tinktur (z. B. Spitzner-Kamille® N Lösung): Lösen Sie 20 Tropfen in einem Glas warmem Wasser auf und trinken Sie ein Viertel davon auf nüchternen Magen. Legen Sie sich nun für zehn Minuten auf den Rücken. Trinken Sie dann das nächste Viertel und nehmen Sie jetzt die Seitenlage ein. Wiederholen Sie die gleiche Prozedur dann noch je einmal in der Bauch- und der rechten Seitenlage. Es dauert also 40 Minuten, bis Sie sich einmal um Ihre eigene Achse „gerollt" haben.

Frischer Kartoffelsaft soll bei Sodbrennen als basischer Puffer wirken. Beim Zubereiten ist darauf zu achten, dass grüne Stellen an den Kartoffeln vor dem Pressen entfernt werden.

Warnhinweis: Bitterstoffhaltige Magentees sind wegen ihrer anregenden Wirkung auf die Magensaftsekretion bei Sodbrennen eher ungünstig.

Die **Homöopathie (→ S. 1251)** empfiehlt bei regelmäßigem Sodbrennen zur Akutbehandlung u. a. die engmaschige Einnahme von Acidum sulfuricum, Capsicum und Robinia pseudacacia in niederen Potenzen oder als individuelle Konstitutionstherapie.

Akupunktur (→ S. 1249) kann als Begleittherapie dienen; sie ist jedoch keine Alternative zur medikamentösen Behandlung.

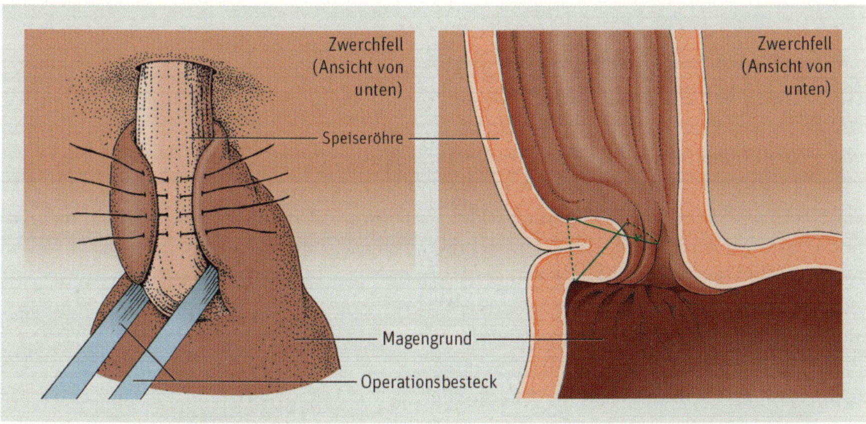

Links: Technik der ***Fundoplikatio:*** *Der Magengrund wird wie eine Manschette um die untere Speiseröhre genäht. Rechts: Technik des* ***Endocinch®:*** *Der Mageneingang wird durch eine künstlich angelegte Schleimhautfalte am Übergang zwischen Speiseröhre und Magen eingeengt.* [GRA 1805]

Aktuell: www.gesundheit-heute.de/18x01

- **www.leitlinien.net** – Stichwortsuche Refluxkrankheit: Ärztliche Leitlinie zur Diagnostik und Therapie der Refluxkrankheit.
- C. Rinzler: **Sodbrennen und Reflux für Dummies.** Erkennen Sie Ihre Symptome und finden Sie Erleichterung. Wiley-VCH, 2006. Ratgeber mit allen Fakten zur Refluxkrankheit
- K. Gruber et al.: **Schluss mit Sodbrennen.** Reflux, Gastritis, Magengeschwüre und Reizmagen. Verlagshaus der Ärzte, 2006. Klar gegliederter Ratgeber, mit Anleitungen zur Selbsthilfe.

Nicht refluxbedingte Speiseröhrenentzündungen

Häufigkeit: ■■□□□

Nicht refluxbedingte Speiseröhrenentzündung: Im Vergleich zur refluxbedingten Speiseröhrenentzündung seltene, durch physikalische oder chemische Reize (z.B. Verätzung durch verschluckte Haushaltsreiniger, Begleiterscheinung einer Strahlentherapie) oder durch Krankheitserreger hervorgerufene akute Entzündung der Speiseröhrenschleimhaut. Von der infektiösen Form, z.B. durch Hefepilze wie Candida albicans sowie Herpes- oder Zytomegalieviren, sind vor allem abwehrgeschwächte Menschen, z.B. Krebskranke, betroffen. Die Behandlung richtet sich nach der Ursache; bei ausgeprägten Schleimhautschädigungen kann ein operativer Eingriff notwendig sein.

Leitbeschwerden

- Schmerzen beim Schlucken
- Brennen hinter dem Brustbein.

Wann zum Arzt

In den nächsten Tagen bei Schluckbeschwerden und Brennen hinter dem Brustbein.

Die Erkrankung

Speiseröhrenentzündungen, die nicht durch einen Rückfluss von Mageninhalt in die Speiseröhre (Reflux → S. 623) verursacht werden, sind vergleichsweise selten.

An erster Stelle ihrer Ursachen stehen Reize durch äußere Einflüsse. Die *physikalisch-chemisch bedingte Speiseröhrenentzündung* entsteht beim Einsatz von Magensonden oder nach einer Strahlentherapie. Sie kann aber auch durch stecken gebliebene Arzneimittel, Verätzungen der Speiseröhre mit Laugen oder Säuren, z.B. bei einem Selbstmordversuch oder einer versehentlichen Einnahme von Haushaltsreinigern bei Kindern, und in seltenen Fällen auch durch sehr heiße Getränke oder Speisen ausgelöst werden.

Von einer *infektiösen Speiseröhrenentzündung* sind meist Personen betroffen, die an einer angeborenen oder erworbenen Immunschwäche wie HIV leiden. Wichtigste Krankheitserreger sind Candida albicans *(Soor-Ösophagitis)* sowie Zytomegalie- oder Herpes-Simplex-Viren. Bei der körperlichen Untersuchung wird in 75 % der Fälle begleitend ein Mundsoor (→ S. 520) festgestellt, unabhängig davon, ob eine Pilz- oder Virusinfektion besteht.

Komplikationen und ihre Therapie. Bei der physikalisch-chemisch bedingten Speiseröhrenentzündung droht durch die Bildung von Narben eine dauerhafte Verengung der Speiseröhre. Im Extremfall wird dadurch das Schlucken unmöglich. In diesen Fällen ist oft eine Bougierung (mechanische Erweiterung der Speiseröhre), eventuell auch eine Ballondilatation (→ S. 627) möglich, um die Engstellen zu dehnen.

Eine *Mediastinitis* (das **Mediastinum,** der Raum zwischen den beiden Lungenflügeln hinter dem Brustbein, ist entzündet) bei Durchätzung der Speisröhre muss intensivmedizinisch behandelt werden.

Das macht der Arzt

Mit einer Speiseröhrenspiegelung (→ S. 623) lässt sich die Ursache im Allgemeinen rasch klären: Eine örtliche Schwellung, Rötung oder Blutung weist auf eine physikalische oder chemische Reizung hin; für die Verätzung sind diffuse weißliche Schleimhautbeläge typisch. Bei der Soor-Ösophagitis finden sich weiß-gelbliche, gut haftende Stippchen auf der Schleimhaut. Zytomegalieviren rufen wenige große, flache, oberflächliche Geschwüre hervor, Herpes-Simplex-Viren viele kleine und tiefe Geschwüre. Zur medikamentösen Behandlung kommen bei den infektiös bedingten Speiseröhrenentzündungen je nach Ursache Antibiotika, Antimykotika oder Virostatika zum Einsatz. Reicht eine lokale Behandlung nicht aus, verabreicht der Arzt die Medikamente intravenös. Bei bereits eingetretener Vernarbung muss das Narbengewebe mittels Laser abgetragen werden.

Speiseröhren-Beweglichkeitsstörung

Häufigkeit: ■■□□□

Speiseröhren-Beweglichkeitsstörung *(Ösophagus-Motilitätsstörung):* Sammelbegriff für selten auftretende Erkrankungen von Muskeln und Nerven der Speiseröhrenwand, die durch Störungen in der Beweglichkeit der Speiseröhre und des Nahrungstransports gekennzeichnet sind. Die Betroffenen leiden unter krampfartigen Brustschmerzen und Schluckbeschwerden. Wichtigste Formen sind die **Achalasie,** bei der die Beweglichkeit der Speiseröhre vermindert ist, sowie der **diffuse Ösophagusspasmus** und die **Nussknacker-Speiseröhre** *(hyperkontraktiler Ösophagus),* für die eine erhöhte Kontraktionsstärke bzw. -häufigkeit der Speiseröhre charakteristisch ist. Krankheitsverlauf und Therapieerfolg variieren abhängig von der ursächlichen Funktionsstörung. Patienten mit einer Achalasie haben ein 15-fach erhöhtes Risiko, an Speiseröhrenkrebs zu erkranken.

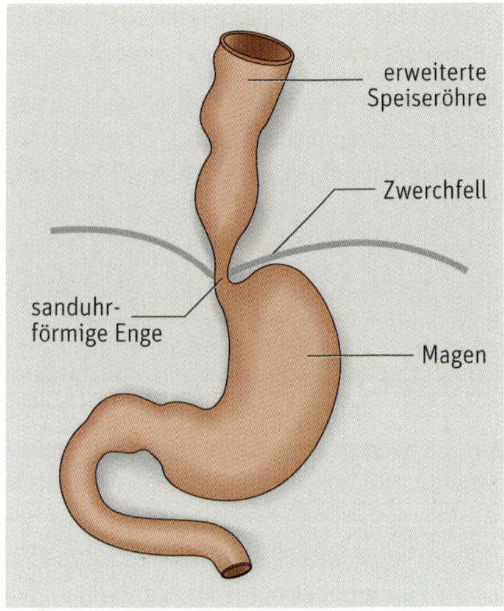

*Die **Achalasie** ist eine Erkrankung, bei der Nervenzellen im letzten Abschnitt der Speiseröhre absterben. Dadurch verengt sich der letzte Speiseröhrenteil, während sich der darüber liegende Teil der Speiseröhre ausweitet.* [ASM 1806]

Abzugrenzen sind die ***sekundären Speiseröhren-Beweglichkeitsstörungen,*** die im Gefolge anderer Erkrankungen auftreten, z.B. bei progressiver Sklerodermie (→ S. 1008), Mischkollagenose (→ S. 1010), Lupus erythomatodes (→ S. 1007), Diabetes (→ S. 758), Parkinson-Krankheit (→ S. 1140) sowie generalisierten Muskelerkrankungen (z.B. Myasthenia gravis → S. 1159). Die Behandlung dieser Störungen richtet sich nach der Ursache; hierauf wird im Folgenden nicht näher eingegangen.

Leitbeschwerden

- Schluckbeschwerden, die im Laufe der Zeit immer ausgeprägter werden
- Starke Schmerzen im Brustbereich, direkt unter dem Brustbein
- Bei der Achalasie vor allem nachts Zurückströmen von Nahrung in die Mundhöhle.

Wann zum Arzt

In den nächsten Tagen, wenn schon seit Tagen starke Schluckbeschwerden bestehen, die nicht von selbst wieder weggehen

Noch heute, wenn krampfartige Brustschmerzen auftreten.

Die Erkrankungen

Achalasie. Der Achalasie liegt eine Schädigung des Nervengeflechts (Plexus myentericus) in der unteren Speiseröhre zugrunde. Dadurch ist die Speiseröhre nur eingeschränkt beweglich, und der untere Ringmuskel (Ösophagussphinkter → Abb. S. 623) kann bei der Nahrungspassage nicht ausreichend erschlaffen, sodass der Speisebrei nicht oder nur unvollständig aus der Speiseröhre in den Magen gelangt. Die Betroffenen empfinden krampfartige Brustschmerzen und haben Schluckbeschwerden. Nachts fließt die unverdaute Nahrung oft wieder in die Mundhöhle zurück. Die Schluckbeschwerden führen dazu, dass die Erkrankten immer weniger essen und an Gewicht verlieren.

Diffuser Ösophagusspasmus. Starke krampfartige Kontraktionen im mittleren und unteren Bereich der Speiseröhre, die keine vorantreibende Wirkung auf die Nahrung haben, sind typisch für den diffusen Ösophagusspasmus. Vor allem ältere Menschen leiden unter der Erkrankung, die mit attackeartigen starken Schmerzen im Brustbereich verbunden ist, die denen einer Angina pectoris (→ S. 693) ähneln, aber anders als diese unregelmäßig und nicht belastungsabhängig auftreten.

Nussknacker-Speiseröhre. Bei der Nussknacker-Speiseröhre zieht sich der untere Bereich der Speiseröhre extrem lange und stark zusammen. Der untere Ringmuskel funktioniert – wie auch beim diffusen Ösophagusspasmus – normal. Oft kommt ein Zurückfließen des Mageninhalts hinzu.

Das macht der Arzt

Diagnosesicherung. Mit einer Röntgenkontrastmittel-Untersuchung (Ösophagus-Breischluck → S. 622) stellt der Arzt fest, welche Form der Speiseröhren-Kontraktionsstörung vorliegt, und mit der Speiseröhrendruckmessung (→ S. 623), wie stark die Beweglichkeit der Speiseröhre gestört ist.

Um eine Krebserkrankung im Mageneingang auszuschließen, führt der Arzt eine Magen- und Speiseröhrenspiegelung (→ S. 623) durch.

Therapie der Achalasie. Um den Transport der Nahrung von der Speiseröhre zum Magen zu verbessern, dehnt der Arzt den unteren Ringmuskel mit einem Ballonkatheter **(Ballondilatation).** Der Eingriff wird endoskopisch durchgeführt und ist meistens erfolgreich, doch nicht ohne Risiko, denn in ~ 3 % der Fälle reißt die Speiseröhre ein. Außerdem muss bei einem Drittel der Patienten die Aufweitung nach 1–5 Jahren wiederholt werden.

Als Alternative hat sich die endoskopische Injektion von Botulinumtoxin (→ S. 894) in den unteren Ringmuskel der Speiseröhre erwiesen. Das Nervengift lähmt den Muskel teilweise, sodass die Öffnung zum Magen erweitert und somit für den Nahrungsbrei wieder besser passierbar wird. Die Behandlung ist gut verträglich, muss aber nach 6–12 Monaten wiederholt werden. Bleiben beide Behandlungsmethoden erfolglos, empfiehlt der Arzt die operative **Kardiamyotomie.** Dabei werden die verdickten Muskeln im Bereich des Mageneingangs (Kardia) und am unteren Ringmuskel der Speiseröhre längs eingeschnitten.

Auch wenn die Therapie die Beschwerden erfolgreich lindert, bleibt das erhöhte Risiko für Speiseröhrenkrebs weiter bestehen. Deshalb sind regelmäßige endoskopische Kontrolluntersuchungen notwendig.

Therapie von Ösophagusspasmus und Nussknacker-Speiseröhre. Kalziumantagonisten (→ S. 697, z. B. Adalat) und Nitropräparate (z. B. Corangin® Nitrospray oder Nitrolingual® Kapseln) helfen die Krämpfe zu lösen. Beim Ösophagusspasmus lindert eine Einspritzung von Botulinumtoxin in die Speiseröhre die Beschwerden für einige Monate; eine dauerhafte Beschwerdefreiheit ist jedoch nicht zu erwarten.

Komplikationen. Als unerwünschte Folge von Ballondilatation und Kardiamyotomie tritt in ~ 15 % der Fälle eine bleibende Funktionsstörung des Ringmuskels auf, der die Refluxkrankheit (→ S. 623) zur Folge hat.

Selbsthilfe

Zu den sinnvollen Maßnahmen gehören langsames Essen und gutes Kauen. Meiden Sie Speisen und Getränke, die Sie schlecht vertragen. Bei Schluckstörungen hilft der Verzehr von flüssigen oder pürierten Speisen. Trinken Sie viel Wasser zu den Mahlzeiten, da auf diese Weise die Speisen besser rutschen. Halten Sie Ihren Oberkörper beim Essen möglichst aufrecht. Wenn Ihnen das Schlucken während einer Mahlzeit besonders große Probleme bereitet, stehen Sie während der Mahlzeit auf und gehen ein paar Schritte umher.

Um die Nachtruhe zu verbessern, nehmen Sie die letzte Mahlzeit des Tages mindestens drei Stunden vor dem Zubettgehen ein und schlafen Sie möglichst mit erhöhtem Oberkörper (→ Refluxkrankheit S. 623).

Speiseröhrendivertikel

Häufigkeit: ■■□□□

Speiseröhrendivertikel *(Ösophagusdivertikel):* Ausbuchtungen der Speiseröhrenwand, bei denen entweder nur die Schleimhaut *(Pulsionsdivertikel, Pseudodivertikel, falsches Speiseröhrendivertikel)* oder sämtliche Wandschichten *(Traktionsdivertikel, Bifurkationsdivertikel, echtes Speiseröhrendivertikel)* ausgestülpt sind; Pulsionsdivertikel sind mit 80 % aller Fälle viel häufiger als Traktionsdivertikel. Mehr als drei Viertel der Patienten sind Männer, von denen wiederum zwei Drittel älter als 70 Jahre sind.

Typisch für Pulsionsdivertikel ist der schleichende Beginn mit zunehmenden Schluckbeschwerden, Fremdkörpergefühl beim Schlucken und Mundgeruch. In diesem Fall ist zur Vermeidung von Komplikationen (z. B. Fistelbildung, Blutungen) eine operative Entfernung des Divertikels notwendig. Traktionsdivertikel machen ~ 20 % der Divertikel aus; da sie keine Beschwerden verursachen, erfordern sie auch keine Therapie. Wenn Speiseröhrendivertikel keine Beschwerden machen bzw. rechtzeitig operiert werden, ist die Prognose gut.

Sackförmige Ausstülpungen der Wandschichten des Verdauungstrakts kommen am häufigsten im Dickdarm vor (→ S. 654).

Leitbeschwerden

- Schluckbeschwerden
- Häufiges Verschlucken
- Fremdkörperfgefühl im Hals
- Chronischer Mundgeruch
- Nächtliches Aufstoßen unverdauter Speisereste.

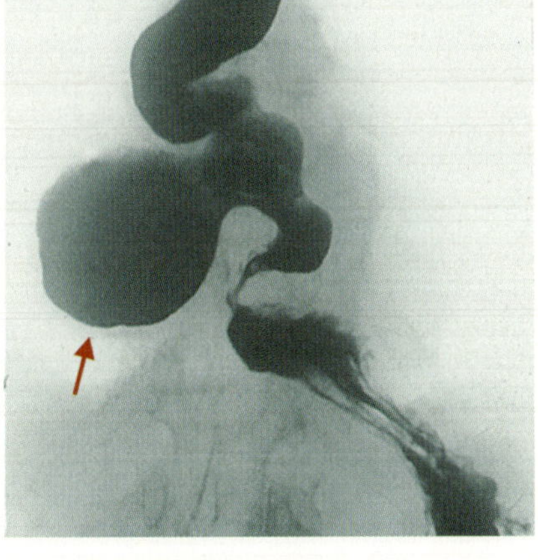

Röntgenmittelkontrast-Untersuchung der Speiseröhre ***(Ösophagus-Breischluck)*** *bei einem Patienten mit einem großen* ***Speiseröhrendivertikel:*** *Die sackförmige Ausstülpung (Pfeil) ist das Divertikel, gefüllt mit Kontrastmittel.* [GTV 1807]

Wann zum Arzt

In den nächsten Tagen

- Bei Schluckbeschwerden
- Wenn der Betroffene sich schon längere Zeit immer wieder verschluckt.

Die Erkrankung

Entstehung der Pulsionsdivertikel. Beim Schluckvorgang ist die Speiseröhrenwand von innen einem hohen Druck ausgesetzt. Vor allem an den natürlichen Engstellen der Speiseröhre (unterhalb des Kehlkopfs, in Höhe des Aortenbogens und oberhalb des Zwerchfells) ist die Belastung hoch. Stülpt sich unter dem Druck an einzelnen Stellen die Speiseröhrenwand nach außen, entstehen Pulsionsdivertikel, meist im oberen Drittel der Speiseröhre.

Im Laufe der Erkrankung wächst das Divertikel und ruft schließlich die typischen Symptome wie Fremdkörpergefühl im Hals, später dann auch Schluckbeschwerden beim Verzehr von fester Nahrung und Mundgeruch als Folge von angesammelten Nahrungsresten im Divertikel hervor.

Einteilung der Pulsionsdivertikel. Häufigste Form der Speiseröhrendivertikel (70 %) ist das *Zenkerdivertikel* im Halsbereich, am Übergang der Muskelschicht des Rachens in die Muskelschicht der Speiseröhre. Das seltene (10 %) *epiphrenische Divertikel* entwickelt sich im unteren Drittel der Speiseröhre, knapp oberhalb des Zwerchfells.

Traktionsdivertikel scheinen nach neueren Erkenntnissen auf eine angeborene Anomalie im mittleren Drittel der Speiseröhre (im Bereich der Aufteilung der Luftröhre in die beiden Hauptbronchien (→ Abb. S. 623) zurückzugehen. Früher vermutete man, dass sie durch Zugkraft (Traktion) von außen, z. B. infolge von Vernarbungen oder Entzündungen der benachbarten Lymphknoten, entstehen.

Das macht der Arzt

Diagnosesicherung. Verursachen Pulsions- oder Traktionsdivertikel keine Symptome, werden sie meist zufällig bei einer Speiseröhrenspiegelung entdeckt. Bei Beschwerden liefert eine Röntgenkontrastmittel-Untersuchung (Ösophagus-Breischluck → S. 622) den entscheidenden Beweis; mitunter wird zusätzlich eine Speiseröhrendruckmessung (→ S. 623) zum Ausschluss einer Speiseröhren-Beweglichkeitsstörung durchgeführt.

Therapie. Um Komplikationen vorzubeugen, werden Pulsionsdivertikel, die Beschwerden verursachen, in der Regel operativ entfernt. Das geschieht – wenn möglich – endoskopisch. Andernfalls muss die Speiseröhre für einen direkten Zugang über einen Schnitt im Halsbereich freigelegt werden.

Schluckauf

Häufigkeit:

Schluckauf *(Singultus)*: Plötzlich auftretende Zwerchfellkontraktionen. Die Kontraktionen wiederholen sich meistens einige Male und verschwinden dann genauso plötzlich, wie sie gekommen sind. Nur selten ist der Schluckauf Zeichen einer anderen Erkrankung, beispielsweise eines Tumors oder einer Entzündung in Zwerchfellnähe.

Die Erkrankung

Der Schluckauf ist eigentlich keine eigenständige Erkrankung, kann aber dennoch sehr quälend sein. Er ist die Folge einer Reizung des *Nervus phrenicus*, der das Zwerchfell versorgt. Das Zwerchfell zieht sich auf den Reiz hin plötzlich zusammen. Manchmal kommt es nach hastigem Essen zum Schluckauf, weil zu viel Luft geschluckt wurde. Eine Luftblase drückt dann im Magen auf den Nerv und reizt ihn. Auch kalte Getränke oder Operationen im Oberbauch lösen Schluckauf aus. Gelegentlich tritt der Schluckauf ganz ohne erkennbaren Grund auf. Wenn er zu sehr quält, helfen krampflösende und beruhigende Medikamente. Hält der Schluckauf über einen langen Zeitraum, also Tage oder Wochen an, so liegt ihm vielleicht ein Magen- oder Zwölffingerdarmgeschwür oder eine Erkrankung des Zentralnervensystems zugrunde. In solchen Fällen suchen Sie am besten einen Arzt auf, der die Ursachen klärt.

Selbsthilfe

Es gibt Dutzende von „absolut" wirksamen Tricks, eine Schluckauf-Episode zu stoppen: Luftanhalten, ein paar Schlucke kaltes Wasser trinken oder ganz einfach an etwas anderes denken. Auch sich kurz und heftig erschrecken lassen soll helfen.

Für den Arzt steht hinter all diesen teils skurrilen Vorschlägen die Beobachtung, dass eine Reizung des Nervus vagus (→ S. 584), der Einfluss auf den Nervus phrenicus (verantwortlich für die Zwerchfellbewegung) nimmt, den Schluckauf verschwinden lassen kann.

Entsprechend zielen alle Tipps darauf ab, den Nervus vagus zu reizen. Tatsächlich beruhigt sich das Zwerchfell in aller Regel von selbst, und der Schluckauf hört wieder auf.

Zwerchfellbruch

Häufigkeit:

Zwerchfellbruch *(Hiatushernie)*: Verlagerung von Magenanteilen durch die natürliche Lücke im Zwerchfell *(Zwerchfellöffnung, Hiatus oesophageus)* nach oben in den Brustraum.

Der Arzt unterscheidet die **Gleithernie** *(axiale Hernie)*, bei der Magenteile zeitweise oder ständig oberhalb des Zwerchfells liegen, von der **paraösophagealen Hernie,** bei der sich der vordere Magenabschnitt, der

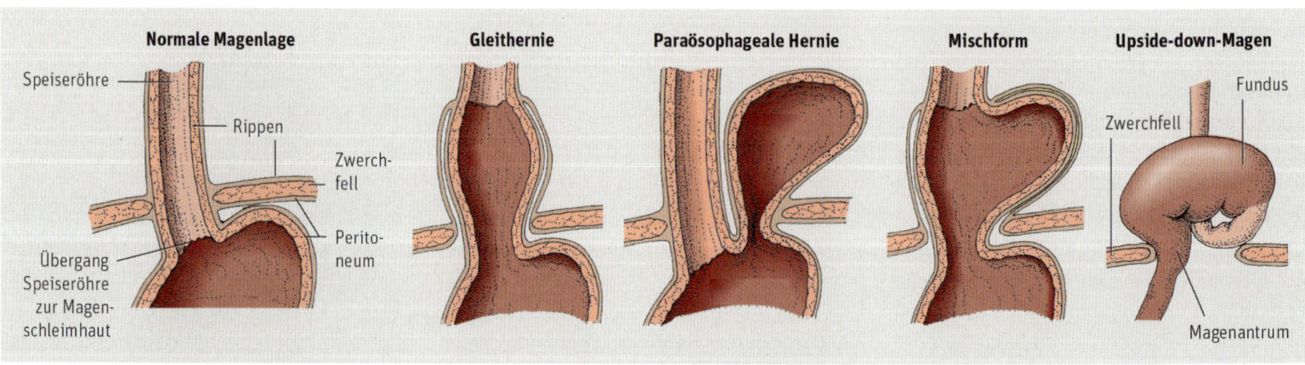

Die linke Abbildung zeigt die normale Lage von Magen, Zwerchfell und Speiseröhre. Bei der ***Gleithernie*** *(zweites Bild von links) gleitet der Mageneingang durch die Zwerchfellöffnung nach oben, bei der* ***paraösophagealen Hernie*** *stülpt sich der Magengrund durch die Zwerchfellöffnung. Beide Hernienformen kommen auch gemischt vor. Beim seltenen* ***Upside-down-Magen*** *(ganz rechts) liegt der gesamte Magen oberhalb des Zwerchfells.* [GRA 1808]

Magengrund, neben der Speiseröhre in den Brustraum drängt. Manchmal kommen Mischformen vor.

In 90 % der Fälle liegt eine Gleithernie vor, die Häufigkeit nimmt mit dem Alter zu: 50 % der Betroffenen sind über 50 Jahre. Gleithernien werden zunächst nicht behandelt, sondern in der Regel erst dann operativ behoben, wenn ausgeprägte Refluxbeschwerden bestehen.

Dagegen drohen bei der seltenen (~ 10 %) paraösophagealen Hernie lebensgefährliche Komplikationen, z. B. eine Einklemmung von Magen oder Speiseröhre. Sie muss daher fast immer operativ behoben werden. Die Operation eines Zwerchfellbruchs zeichnet sich durch eine hohe Erfolgsquote aus (95 %).

Leitbeschwerden

- Gleithernie: Meist keine Beschwerden, eventuell Refluxsymptome (→ S. 623)
- Paraösophageale Hernie: Völlegefühl, Druckgefühl in der Herzgegend, besonders nach dem Essen.

Die Erkrankung

Ein Zwerchfellbruch ist meistens die Folge eines angeborenen oder altersbedingten Elastizitätsverlusts des Bindegewebes, das die natürliche Lücke (Hiatus oesophageus) füllt, durch die die Speiseröhre in den Magen übertritt. Begünstigende Faktoren sind neben fortgeschrittenem Alter und Veranlagung auch Schwangerschaft, Übergewicht, chronischer Husten sowie eine verstärkte Bauchpresse bei chronischer Verstopfung.

Gleithernie. Gleiten nach einem Hustenanfall oder infolge anderer Druckerhöhungen im Bauchraum Eingang und Fundus des Magens durch die Zwerchfelllücke nach oben, handelt es sich um eine Gleithernie. Die Verlagerung der Magenanteile oberhalb des Zwerchfells kann auch zum Dauerzustand werden. Wenn es nicht zu Refluxbeschwerden kommt, spürt der Betroffene jedoch nichts davon.

Paraösophageale Hernie. Komplizierter und gefährlicher wird es, wenn sich ein Teil des Magens neben die Speiseröhre in den Brustraum schiebt; in diesem Fall liegt eine paraösophageale Hernie vor. Im Extremfall wird der nach oben gedrückte Magen ganz umgestülpt und steht auf dem Kopf ***(Upside-down-Magen, upside down stomach).*** Typische Krankheitszeichen sind Aufstoßen und Druckgefühl in der Herzgegend nach einer Mahlzeit. Bleibt die paraösophageale Hernie unbehandelt, können Schädigungen der Magenschleimhaut und versteckte Blutungen im Bereich des verlagerten Magens bis hin zum Durchbruch der Magenwand auftreten. Dies kann auch die Einklemmung von Magen oder Speiseröhre mit Unterbrechung der Blutzufuhr zur Folge haben.

Das macht der Arzt

Die Diagnose stellt der Arzt durch eine Röntgenkontrastmittel-Untersuchung (Ösophagus-Breischluck → S. 622).

Eine Gleithernie bedarf meist keiner Therapie; nur wenn gleichzeitig eine Refluxkrankheit (→ S. 623) besteht, wird diese mit Protonenpumpenhemmern behandelt (→ S. 636). Wenn die medikamentöse Therapie nicht hilft, wird eventuell operiert. Bestehen die Refluxbeschwerden nach der Operation der Gleithernie weiter, wird die medikamentöse Therapie mit Protonenpumpenhemmern fortgesetzt.

Eine paraösophageale Hernie wird operativ behoben – auch wenn noch keine Beschwerden vorliegen. Dabei wird der Magen wieder in den Bauchraum zurückverlagert und entweder an der Unterseite des Zwerchfells oder an der Bauchdecke fixiert **(Gastropexie).** Dieser Eingriff erfolgt heute meist minimal-invasiv (→ S. 1280), d. h. laparoskopisch. Gegebenenfalls verengt man bei der Operation auch den Spalt im Zwerchfell, durch den die Speiseröhre tritt **(Hiatoplastik).**

Selbsthilfe

Nach der Operation einer paraösophagealen Hernie leiden die Betroffenen häufig an Schluckbeschwerden. In den ersten Wochen nach der Operation sind deshalb häufigere kleinere, pürierte oder flüssige Mahlzeiten empfehlenswert. Die Bissen sind sorgfältig zu kauen und auf kohlensäurehaltige Getränke sollte in dieser Zeit ganz verzichtet werden.

Speiseröhren-Krampfadern

Häufigkeit: ■■□□□

Speiseröhren-Krampfadern ***(Ösophagusvarizen):*** Krankhafte Erweiterungen der Venen im unteren Teil der Speiseröhre, die sich bis in den Magengrund ***(Ösophagus-Fundus-Varizen)*** ziehen können. Häufigste Ursache ist eine schwere Lebererkrankung, vor allem Leberzirrhose (→ S. 675) mit Erhöhung des Drucks in der Pfortader (Pfortaderhochdruck → S. 676). Bei einem Drittel der Betroffenen kommt es zu Blutungen mit schwallartigem, massivem Bluterbrechen, die in 30 % der Fälle tödlich verlaufen. Auch nach einer Behandlung drohen weitere Blutungen. Die 5-Jahres-Überlebensrate liegt bei 40 %.

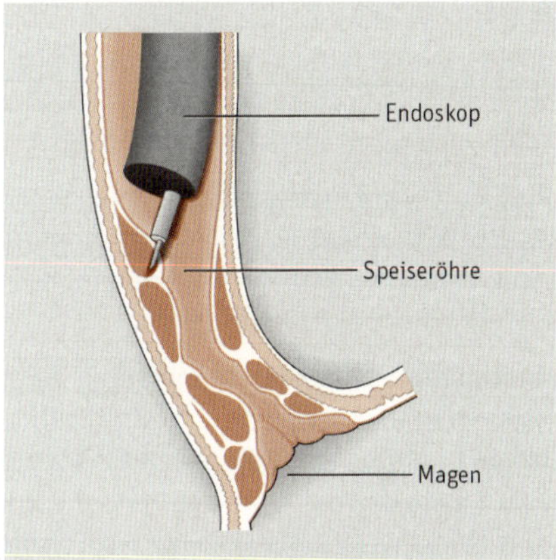

*Gängiges Behandlungsverfahren bei Speiseröhren-Krampfadern ist die **Sklerotherapie:** Dabei wird endoskopisch ein Kunststoff in die Krampfadern gespritzt, der zu einer Verklebung und Vernarbung der blutenden Venen führt.* [ASM 1809]

Leitbeschwerden

- Bluterbrechen und Erbrechen von kaffeesatzartigem Mageninhalt
- Tiefschwarzer Stuhl (Teerstuhl).

Die Erkrankung

Bei fortgeschrittenen Lebererkrankungen, insbesondere bei Leberzirrhose, ist der Blutfluss durch die Leber behindert, sodass sich das Blut in die Pfortader zurückstaut und ein Überdruck (Pfortaderhochdruck → S. 676) entsteht. Infolgedessen sucht sich das Blut andere Wege, wie etwa über die Speiseröhre. Diese erweitern sich unter der zusätzlichen Belastung zu fingerdicken Krampfadern (→ S. 733). Da ihre Wand sehr dünn ist und unter starker Spannung steht, reißen die Speiseröhren-Krampfadern leicht ein und führen dann zu (schwallartigen) Blutungen. Leichtere Blutungen infolge kleinerer Einrisse bleiben oft unbemerkt oder machen sich durch Teerstuhl bemerkbar. Infolge des Blutverlusts entwickelt sich eine Blutarmut (Blutungsanämie → S. 1036).

Weitere seltene Auslöser sind eine Thrombose in Pfortader, Lebervene oder Milz, ein Bauchspeicheldrüsentumor oder eine Blutstauung bei Rechtsherzinsuffizienz (→ S. 703).

Das macht der Arzt

Diagnosesicherung. Bei entsprechenden Beschwerden führt der Arzt eine Speiseröhrenspiegelung durch (→ S. 623), wodurch er die Krampfadern zuverlässig erkennt.

Therapie. Im Vordergrund der Behandlung steht die Vorbeugung von Blutungen. Die Gabe von Betablockern (→ S. 751, z. B. Propranolol®, Nadolol®) oder Nitraten (z. B. Isosorbidmononitrat) zur Senkung des Pfortaderhochdrucks reduziert das Blutungsrisiko um 50 %. Ist eine Blutung sehr wahrscheinlich, werden die Krampfadern wie bei der Akuttherapie vorsorglich endoskopisch verödet.

Für den Therapieerfolg ist entscheidend, ob es dem Arzt gelingt, den Pfortaderhochdruck dauerhaft zu senken, um weitere Blutungen zu verhindern, die ständig drohen.

Akuttherapie blutender Krampfadern. Nachdem – wie meist notwendig – der Kreislauf stabilisiert wurde, werden die blutenden Krampfadern endoskopisch lokalisiert und die Blutungsquelle gestillt. Methode der Wahl ist die **Ligaturbehandlung** ***(Gummibandligatur)***, bei der die blutenden Speiseröhren-Krampfadern zunächst in eine dem Endoskop aufsitzende Kappe (Konus) angesaugt und dann mit Gummibändern abgeschnürt werden. Nach einigen Tagen fällt die abgeschnürte Aussackung ab.

Eine alternative Behandlung ist die **Verödungstherapie** ***(Sklerotherapie, Sklerosierung)***, bei der mit dem Endoskop ein Verödungsmittel (z. B. Polydocanol) oder ein ***Gewebekleber (Histoacrylkleber)*** in die blutende Vene gespritzt wird, um die Vene zu verschließen.

In 10 % der Fälle kommt es bei blutenden Krampfadern zu schwereren Komplikationen, wie z. B. einem Durchbruch der Speiseröhrenwand, weshalb heute, wo immer möglich, die Ligaturbehandlung bevorzugt wird.

Ist die Blutung so stark, dass sie sich auf endoskopischem Weg nicht beheben lässt, legt der Arzt eine **Ösophagus-Kompressionssonde** durch die Nase. Sie enthält Ballons, die sich aufpumpen lassen und die blutenden Krampfadern zusammendrücken. Dadurch kommt die Blutung innerhalb von Stunden zum Stillstand.

Speiseröhrenkrebs

Häufigkeit: ■ □ □ □ □

Speiseröhrenkrebs ***(Ösophaguskarzinom)***: Meist von der Schleimhaut ausgehender bösartiger Tumor, der sich überwiegend an den physiologischen Engstellen der Speiseröhre entwickelt. Der Tumor bildet rasch Metastasen und dringt früh in das umgebende Gewebe ein. Mit einer Erkrankungsrate von 6 pro 100 000 im Jahr gehört der Speiseröhrenkrebs hierzulande zu den seltenen Krebserkrankungen – Tendenz abnehmend. Betroffen sind vor allem Männer zwischen dem 40. und 60. Lebensjahr. Die Prognose ist trotz Behandlung ungünstig, denn weil der Tumor meist sehr spät entdeckt wird, kann er nur bei ~ 10 % der Betroffenen noch operiert werden. Dabei gilt: Je höher der Tumor sitzt, desto schlechter sind die Überlebenschancen. Meist sterben die Betroffenen innerhalb von 12 Monaten nach der Diagnose. Die 5-Jahres-Überlebensrate liegt bei etwa 15 %.

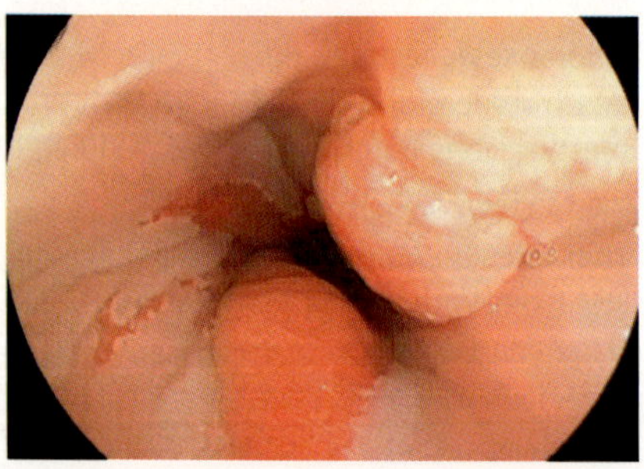

Wulstförmig in die Speiseröhre einwachsender ***Speiseröhrenkrebs*** *bei einem 62-jährigen Mann, der jahrzehntelang unter Refluxbeschwerden litt.* [GTV 1810]

Leitbeschwerden

- Schluckbeschwerden, zunächst nur bei fester, später auch bei flüssiger Nahrung
- Wiederaufstoßen von Speisen in die Mundhöhle
- Fauliges Aufstoßen
- Heiserkeit, Stimmlosigkeit
- Deutlicher Gewichtsverlust
- Bluterbrechen (selten).

Die Erkrankung

Speiseröhrenkrebs entsteht v. a. in den drei physiologischen Engstellen (Ösophagusengen → Abb. S. 623): im Speiseröhreneingang (15 %), im Aortenbogen auf der Höhe des linken Hauptbronchus (50 %) und im unteren Speiseröhrenabschnitt, in der Zwerchfellenge (35 %).

Risikofaktoren für die Entstehung von Speiseröhrenkrebs sind schleimhautschädigende Einflüsse wie langjähriger Konsum hochprozentigen Alkohols, starkes Rauchen und häufiger Genuss von Nitriten und Nitraten (z. B. gepökelte Fleischwaren) sowie von heißen Getränken. Bei der Begünstigung durch Vorerkrankungen steht mit 30 % das Barrett-Syndrom (Komplikation der Refluxkrankheit → S. 624) an erster Stelle vor der Achalasie (Speiseröhren-Bewegtlichkeitsstörung → S. 626), narbigen Verengungen infolge von Verätzungen (nicht refluxbedingte Speiseröhrenentzündung → S. 626) und einer Schleimhautschädigung durch chronischen Eisenmangel ***(Plummer-Vinson-Syndrom)***. Seltener sind ein Befall mit Papillomaviren vom Typ HPV16 oder eine Bestrahlung der Speiseröhrenregion, z. B. im Rahmen einer Brustkrebsbehandlung, der Grund für die Entstehung eines Speiseröhrenkrebses.

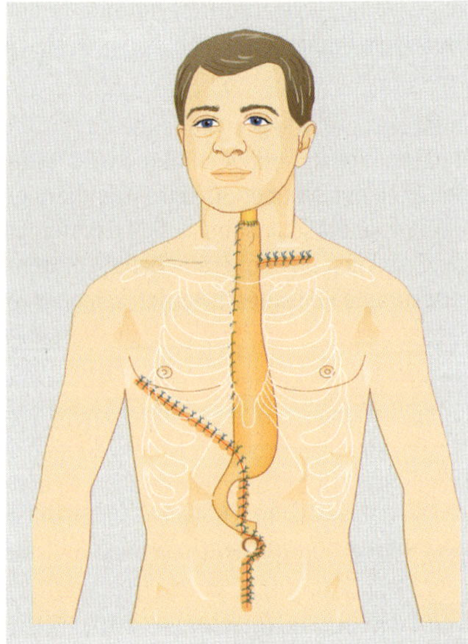

Muss bei einem fortgeschrittenen Speiseröhrenkrebs die Speiseröhre entfernt werden, kann als Ersatz für die Speiseröhre der Magen bis zum Rachen hochgezogen werden, der dann die Funktion der Speiseröhre mitübernimmt ***(Magenhochzug)***. [GTV 1811]

Beschwerden bereitet der Tumor lange Zeit keine. Erst spät kommt es zu Schluckbeschwerden, die zunächst nur bei festen Speisen, später auch bei weicher Nahrung und Flüssigkeit auftreten. In diesem Stadium ist die Speiseröhrenlichtung oft schon so stark verlegt, dass ein Verschluss absehbar ist. Durch die zunehmende Einengung der Speiseröhre gelangt unverdaute Nahrung wieder zurück in die Mundhöhle und führt zu unangenehmem, fauligem Aufstoßen. Schmerzen hinter dem Brustbein, die in den Rücken ausstrahlen, Husten, Heiserkeit bis hin zum Stimmverlust und Atemnot sind Folgen der Tumorausdehnung auf die Nachbarorgane, vor allem auf Stimmbandnerven, Bronchien und Luftröhre. Die letzten Monate sind oft eine Qual für die Betroffenen. Da viel zu wenig Nahrung aufgenommen wird, nehmen sie stark ab.

Das macht der Arzt

Diagnosesicherung. Eine Speiseröhrenspiegelung (→ S. 623) mit Gewebeprobenentnahme zur feingeweblichen Untersuchung sowie eine Röntgenkontrastmittel-Untersuchung (Ösophagus-Breischluck → S. 622) sichern die Diagnose. Die Endosonografie erlaubt, Größe und Ausdehnung des Tumors zu beurteilen. Weitere Verfahren, z. B. CT und Bauchultraschall, ermöglichen die Feststellung eines Lymphknotenbefalls und eventueller Metastasen.

Therapie. Ist der Tumor noch in einem frühen Stadium und sind keine Lymphknoten befallen, ist in vielen Fällen eine endoskopische Abtragung möglich. Bei fortgeschrittenen Tumoren versucht der Arzt mit einer Kombination aus Chemo- und Strahlentherapie, den Tumor vor der Operation zu verkleinern. Bei der Operation, die mit einer Sterblichkeitsrate von 8 % gefährlich ist, wird die Speiseröhre teilweise oder ganz entfernt. Die fehlende Speiseröhre wird ersetzt, indem der Magen nach oben gezogen ***(Magenhochzug)*** oder aus einem Dick- oder Dünndarmanteil eine Ersatzspeiseröhre gebildet wird.

Hat sich der Tumor bereits so weit ausgebreitet, dass eine Operation nicht mehr möglich ist, wird palliativ (also lindernd, nicht heilend) mit endoskopischen Verfahren versucht, die Speiseröhre mechanisch zu weiten (Bougierung), oder der Arzt setzt ein kleines Kunststoffrohr (Stent) ein, um die Speiseröhre offen zu halten. Ist die Speiseröhre vollständig durch den Tumor verschlossen, ermöglicht eine Magensonde, die direkt durch die Bauchdecke zum Magen führt, die Nahrungszufuhr (→ PEG S. 639). Magensonden durch die Nase sind als langfristige Maßnahme für den Patienten unangenehm und werden möglichst vermieden.

i Aktuell: www.gesundheit-heute.de/18x02

- **www.leitlinien.net** – Stichwortsuche Speiseröhrenkrebs: Ärztliche Leitlinie zur Diagnostik und Therapie des Speiseröhrenkrebses.
- **www.krebshilfe.de** – Sehr informative Website der Deutschen Krebshilfe e. V., Bonn (Hrsg.): Unter der Rubrik Informieren finden Sie Broschüren und Infomaterial, so auch den blauen Ratgeber Nr. 13 zum Speiseröhrenkrebs, den Sie hier kostenlos bestellen oder herunterladen können.

Erkrankungen des Magens und des Zwölffingerdarms

Aufbau und Funktion von Magen und Zwölffingerdarm

Anatomisch gesehen kann man sich den **Magen** wie ein schräg im Oberbauch liegendes Croissant vorstellen. Neben dem **Mageneingang** ***(Magenmund, Kardia)*** bildet das obere Ende eine kuppelförmige Wölbung, den **Magengrund** ***(Magenfundus)***. Den größten Anteil macht der **Magenkörper** ***(Korpus)*** aus, der sich nach unten zum **Antrum** ***(Pförtner-Vorraum)*** verengt. Das untere Ende enthält den **Magenpförtner** ***(Magenausgang, Pylorus)***, der den Übergang zum **Zwölffingerdarm** ***(Duodenum)*** bildet und als Schließmuskel wirkt.

Während der Verdauung zieht sich die Magenwand immer wieder zusammen, bewegt den Speisebrei hin und her und schiebt ihn schließlich mittels peristaltischer Wellen weiter Richtung Magenausgang. Die Nahrung wird dabei immer weiter zerkleinert und unter Einwirkung des Magensafts für die chemische Verdauung vorbereitet, die sich im Dünndarm anschließt. Zahlreiche Drüsen und Zellen in der Magenschleimhaut bilden den **Magensaft.** Er enthält *Salzsäure,* die Krankheitserreger abtötet, Enzyme (→ S. 1266) zur Eiweißverdauung **(Pepsin** und seine inaktive Vorstufe **Pepsinogen),** Schleimstoffe, die sich schützend auf die Magenschleimhaut legen sowie den **Intrinsic factor** ***(Intrinsic-Faktor),*** eine Eiweißverbindung, die zur Aufnahme von Vitamin B12 (→ Tab. S. 236) notwendig ist.

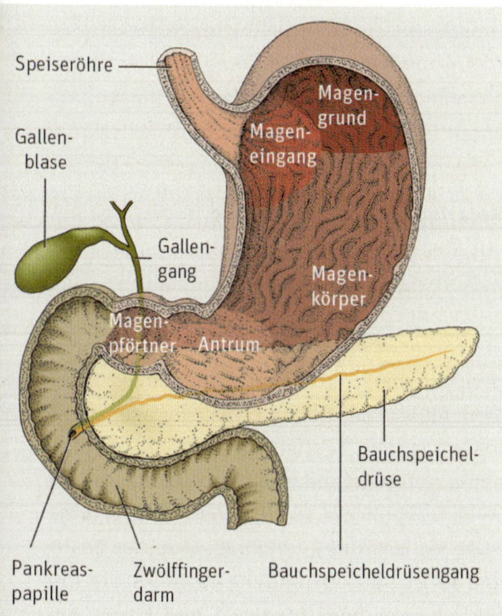

Magen und Zwölffingerdarm in der anatomischen Übersicht. In den Zwölffingerdarm entleert sich über den Gallengang die Galle und über den Bauchspeicheldrüsengang der Pankreassaft (Bauchspeichel). Beide Ausführungsgänge vereinigen sich bei den meisten Menschen unmittelbar vor der Mündung in der Pankreaspapille. [GRA 1812]

Die Nahrung verweilt unterschiedlich lange im Magen. Während Wasser schon nach etwa 20 Minuten den Magen verlassen hat, bleibt feste Nahrung so lange im Magen, bis die einzelnen Teile nur noch einen Durchmesser von weniger als 3 mm haben. Das kann mehrere Stunden dauern. Von den verschiedenen Nahrungsbausteinen bleiben die Fette am längsten, die Kohlenhydrate am kürzesten im Magen.

Diagnostik von Magen- und Zwölffingerdarmerkrankungen

Neben genauer Anamnese, körperlicher Untersuchung und weiteren für den Magen-Darm-Trakt üblichen technischen Untersuchungen, z. B. Bauchultraschall (→ S. 622) und Röntgenuntersuchungen, werden für den Bereich des Magens und des Zwölffingerdarms folgende Methoden eingesetzt:

Bei einer **Magenspiegelung** ***(Gastroskopie)*** begutachtet der Arzt mit einem Gastroskop (→ S. 1270) den Magen, um Veränderungen wie Entzündungen, Geschwüre, Polypen und Tumoren aufzuspüren. Da er dabei in der Regel gleichzeitig Speiseröhre (Ösophagus) und Zwölffingerdarm (Duodenum) untersucht, spricht der Arzt auch von **Ösophago-Gastro-Duodenoskopie** ***(ÖGD).*** Der ~ 1 cm dicke biegsame Schlauch des **Gastroskops** enthält neben dem Video- und Lichtleiterkanal auch Instrumentenkanäle für Miniaturzangen sowie Spül- und Absaugvorrichtungen. Damit kann der Arzt Biopsiematerial (Gewebeproben → S. 1270) zur feingeweblichen Untersuchung entnehmen oder kleine operative Eingriffe durchführen.

Durchführung der Magenspiegelung. Für die Spiegelung muss der Magen leer sein, weshalb der Patient sechs Stunden vorher nichts mehr zu sich nehmen darf. Meist liegt er bei der Untersuchung auf der linken Seite. Wer besonders aufgeregt oder ängstlich ist, erhält eine Beruhigungsspritze. Ein Beißring aus Kunststoff zwischen den Zähnen verhindert, dass der Patient versehentlich zubeißt und dadurch das Untersuchungssystem zerstört. Vor der Untersuchung wird der Rachen mit einem Spray örtlich betäubt, dann führt der Arzt das Gastroskop durch den Beißring in den Mund und schiebt es in Richtung Magen. Das Vorschieben wird erleichtert, indem der Patient kräftige Schluckbewegungen macht. Um die Magenschleimhaut gut betrachten zu können, wird Luft in den Magen geblasen.

Die örtliche Betäubung des Rachens ist nach 1–2 Stunden abgeklungen, anschließend darf der Patient wieder essen. Wenn bei der Untersuchung Gewebe entnommen oder Polypen abgetragen wurden, muss der Patient noch 4–6 Stunden nüchtern bleiben.

Bei der ***Langzeit-Säuremessung*** wird über einen Zeitraum von 24 Stunden die Magensäureausschüttung gemessen. Dazu wird

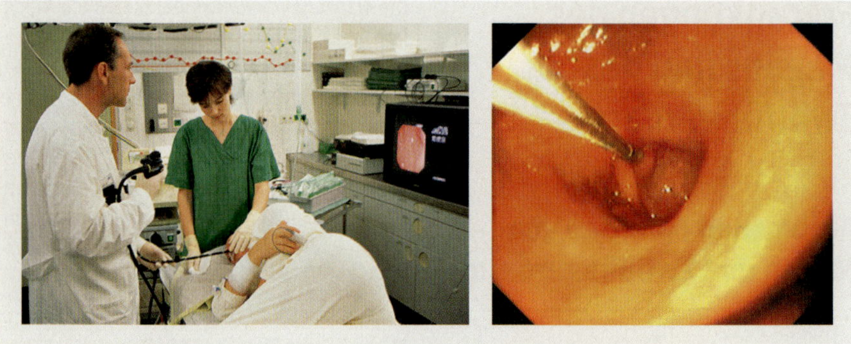

*Links: Bei der **Magenspiegelung** liegt der Patient auf der Seite, der Untersucher schiebt das biegsame Endoskop durch Mund und Speiseröhre zum Magen und Zwölffingerdarm.*
Rechts: Dabei sieht er sich die Organwände an und entnimmt mit einer Biopsiezange, die er durch das Endoskop vor- und zurückbewegen kann, Gewebeproben. [GTV 1813]

ein dünner Schlauch mit einer pH-Sonde über die Nase in den Magen geschoben. Die Sonde ist mit einem Aufzeichnungsgerät verbunden, das der Patient mit sich trägt. Der Patient kann sich während der Untersuchung frei bewegen sowie essen und trinken (Näheres → S. 623).

Mit dem **13C-Harnstoff-Atemtest** wird festgestellt, ob eine Infektion des Magen-Darm-Trakts mit dem Bakterium Helicobacter pylori vorliegt, das häufig die Ulkuskrankheit (→ S. 635) verursacht. Diese Untersuchung ist deshalb möglich, weil das Bakterium ein Enzym besitzt, das Harnstoff in Ammoniak und Kohlendioxid spaltet.

Der nüchterne Patient nimmt in Saft gelösten Harnstoff zu sich, der mit 13C, einem stabilen (und somit nicht radioaktiven) Isotop des Kohlenstoffs markiert ist. Ist das Bakterium vorhanden, so spaltet es das Kohlenstoff-Isotop ab und baut es in Kohlendioxid-Moleküle ein, die dann ausgeatmet werden. Nach etwa einer halben Stunde nimmt der Arzt eine Probe der Ausatemluft, indem der Patient in zwei dicht abgeschlossene Röhrchen pustet. Anschließend wird die darin enthaltene Menge des markierten Kohlendioxids gemessen. Ein erhöhter 13C-Anteil in dieser Probe im Vergleich zum vorher festgestellten Nullwert weist auf eine Infektion mit Helicobacter hin.

Der Test ist nach dem derzeitigen Wissensstand ungefährlich und darf auch bei Kindern zum Nachweis der Infektion mit Helicobacter pylori durchgeführt werden. Bei Erwachsenen dient er eher der Therapiekontrolle nach einer Eradikationstherapie der Ulkuskrankheit (→ S. 636); die Erstdiagnose erfolgt hier in der Regel mithilfe einer Gewebeprobe im Rahmen einer Magenspiegelung.

Reizmagen

Häufigkeit:

Reizmagen ***(Reizmagensyndrom, funktionelle Dyspepsie):*** Oberbegriff für wiederkehrende, individuell stark variierende (Ober-)Bauchbeschwerden (z. B. Völle- und Druckgefühl in der Magengegend, Magenkrämpfe, Aufstoßen), für die sich keine organische Ursache finden lässt; oft besteht ein zeitlicher Zusammenhang mit psychischen Belastungssituationen. 25 % der Deutschen – Frauen doppelt so oft wie Männer – sind betroffen, davon leiden 10 % zusätzlich unter den Symptomen eines Reizdarms (→ S. 648). Die Häufigkeit der Beschwerden nimmt mit dem Alter zu. Sind die auslösenden Faktoren bekannt und können weitgehend vermieden werden, ist eine Besserung, aber nur selten eine Heilung möglich.

Leitbeschwerden

- Brennende, krampfartige oder dumpfe Schmerzen im Oberbauch
- Druckgefühl in der Magengegend, Völlegefühl, vorzeitiges Sättigungsgefühl bei der Nahrungsaufnahme
- Eventuell Aufstoßen und Sodbrennen
- Eventuell Übelkeit.

Wann zum Arzt

In den nächsten Tagen, wenn sich die Beschwerden nicht bessern.

In den nächsten Stunden bzw. sofort, wenn quälende Bauchschmerzen bestehen und Fieber hinzukommt.

Die Erkrankung

Lautet die Diagnose „Reizmagen", so konnte keine Ursache an den Organen festgestellt werden. Das bedeutet jedoch nicht, dass der Betroffene sich seine Beschwerden einbildet. Offenbar spielen neben psychischen Faktoren auch bestimmte Funktionsstörungen eine Rolle, die allerdings bislang nicht mit unseren diagnostischen Mitteln geklärt werden können. Beispielsweise liegt bei einigen Betroffenen eine erhöhte Empfindlichkeit gegenüber Reizen (erniedrigte Schmerzschwelle) vor. In diesem Fall wird z. B. das Vorhandensein von Luft im Magen, das von vielen Menschen gar nicht wahrgenommen wird, als schmerzhaft empfunden. Ebenso können Veränderungen der Motorik, z. B. eine verlangsamte oder beschleunigte Magen-Darm-Passage, vorliegen und/oder die Magenmuskulatur arbeitet zu heftig.

Unklar ist die Rolle der Magensäure beim Reizmagen: Bei 20 % der Betroffenen besteht ein Magensäureüberschuss, bei 30 % lässt sich zudem ein Befall des Magens mit dem Bakterium Helicobacter pylori (Ulkuskrankheit → S. 635) nachweisen. Allerdings bessern sich die Beschwerden nach einer erfolgreichen Eradikationstherapie (→ S. 636) nur bei 8 % der Patienten. Andererseits kann auch eine Unterversorgung mit Magensäure zum Reizmagen führen.

Manchmal werden Reizmagensymptome durch den Verzehr bestimmter Nahrungsmittel oder durch magenschleimhautreizende Substanzen, z. B. Alkohol und Koffein, hervorgerufen bzw. verstärkt.

Unabhängig davon, welche Funktionsstörungen im Einzelfall vermutet oder sicher identifiziert werden – unbestritten ist ein Wechselspiel mit psychischen Faktoren; dabei sind Ursache und Wirkung nicht immer scharf voneinander abzugrenzen. Beispielsweise können sich Schmerzwahrnehmung oder Magen-Darm-Motorik im Zusammenhang mit einer psychovegetativen Reaktion auf Stress oder auf eine seelische Belastung so ändern, dass Symptome des Reizmagens die Folge sind. Umgekehrt verstärken Reizmagenbeschwerden psychische Anspannung und Unausgeglichenheit. Bis zu 10 % der Reizmagenpatienten leiden gleichzeitig unter Angsterkrankungen oder einer Depression (→ S. 1181).

Heterogenes Krankheitsbild. Typisch ist ein unklares Krankheitsbild. Bei einem Großteil der Betroffenen dominieren brennende, krampfartige oder dumpfe Schmerzen im Oberbauch, die vornehmlich im Hungerzustand auftreten bzw. sich durch die Nahrungsaufnahme verbessern. Andere Betroffene klagen vor allem über ein vorzeitiges Sättigungs- oder Völlegefühl, einen aufgetriebenen Bauch und Blähungen (→ S. 645) bis hin zu Übelkeit und Brechreiz nach der Nahrungsaufnahme. Mitunter bestehen gleichzeitig Symptome eines Reizdarms. Ebenso variieren Intensität und Dauer der

Beschwerden; dabei leidet die Mehrzahl unter zeitweise auftretenden, mäßig starken Symptomen. Es kommt jedoch vor, dass andauernde heftige Beschwerden die beruflichen und privaten Aktivitäten erheblich beeinträchtigen.

In Einzelfällen kommen weitere unspezifische Symptome hinzu, z. B. Müdigkeit, Erschöpfung und vermehrtes Schwitzen. Anders als beim Reizdarm sind Veränderungen des Stuhlgangs beim Reizmagen – z. B. Durchfall, Verstopfung – kaum zu beobachten.

Das macht der Arzt

Diagnosesicherung. Reizmagen ist eine Ausschlussdiagnose; d. h., der Arzt stellt diese nach sorgfältigem Ausschluss anderer Erkrankungen. Zum vollständigen Untersuchungsprogramm – das allerdings beim niedergelassenen Internisten oder Hausarzt aus Budgetgründen kaum vollständig durchführbar ist – gehören ein Ultraschall des Bauchraums (→ S. 622), die Magenspiegelung (→ S. 631) sowie eine Laboruntersuchung von Blut und Stuhl. So können andere infrage kommende Erkrankungen, z. B. Magenschleimhautentzündung, Ulkuskrankheit (→ S. 635), Refluxkrankheit (→ S. 623) und Magenkrebs, ausgeschlossen werden. Bei Verdacht auf eine Milchzucker-Unverträglichkeit (→ S. 653) führt der Arzt einen Laktose-Toleranztest (→ S. 653) durch. Sie kann sicher ausgeschlossen werden, wenn sich unter einer milchzucker-(laktose-)armen Kost die Symptome nicht zurückbilden. Bei gleichzeitig bestehenden Reizdarmsymptomen (→ S. 648) ist eine Darmspiegelung notwendig (→ S. 640).

Therapie. Wichtigste Therapie ist eine Änderung der Lebensführung. Da Medikamente allenfalls die Beschwerden lindern, die eigentliche Funktionsstörung aber nicht beseitigen, wird der Arzt nur bei starken, länger anhaltenden Symptomen eine medikamentöse Behandlung vorschlagen. Infrage kommen Protonenpumpenhemmer (→ S. 636) und/oder Antidepressiva (→ S. 1169), die durch eine Erhöhung der Schmerzschwelle schmerzlindernd wirken sollen. Bei leichteren Beschwerden können auch standardisierte Pflanzenkombinationen, wie z. B. Iberogast®, versucht werden. Manchmal helfen auch krampflösende Medikamente wie Mebeverinhydrochlorid (Duspatal®).

Ergeben sich Hinweise, dass die Symptome durch bestimmte Nahrungsmittel ausgelöst werden, sollten diese eingeschränkt oder vermieden werden. Gegebenenfalls kann auch eine Ernährungsberatung zur Analyse und Änderung eines möglicherweise ungünstigen Essverhaltens hilfreich sein.

Prognose

Der Reizmagen ist lästig, aber nicht bedrohlich. Es gibt keinen Anlass zur Sorge, man könnte an einer schweren tödlichen Erkrankung leiden oder der Reizmagen führe zu schweren Folgeerkrankungen.

Selbsthilfe

Sie sollten natürlich alles versuchen, Ihre Beschwerden zu reduzieren. Maßnahme Nummer eins ist dabei die konsequente Selbstbeobachtung, um mögliche Auslöser bzw. zeitliche Zusammenhänge mit (belastenden) Situationen des täglichen Lebens zu erkennen und dann zu vermeiden. Führen Sie deshalb ein Tagebuch, in dem Sie notieren, was und wann Sie essen und wie stark und durch welche Umstände bzw. Situationen Ihre Beschwerden auftreten. Es kann durchaus vorkommen, dass Sie alle Tipps und Therapien versucht haben und Ihre Beschwerden trotzdem unverändert bleiben. Mitunter kann auch Ihr Arzt nichts anderes tun, als Sie in einem solchen Fall zu ermutigen, diese Erkrankung hinzunehmen. Denn manchmal nimmt allein das schon einen Teil des Drucks weg. Darüber hinaus zeigen klinische Erfahrungen, dass sehr viele Beschwerden im Laufe der Zeit (Wochen, Monate oder auch Jahre) von selbst wieder verschwinden.

Unverträgliche Nahrungsmittel meiden. Um herauszufinden, ob und welche Nahrungsmittel Beschwerden hervorrufen, lassen Sie jedes „verdächtige“ Nahrungsmittel einzeln für einige Tage konsequent weg. Bessern sich daraufhin die Beschwerden, sollten Sie dieses in Zukunft meiden.

Verzicht auf Fettes und Süßes. Prinzipiell sind kleine ballaststoffreiche Mahlzeiten, langsames Essen und der Verzicht auf sehr fette und sehr süße Speisen empfehlenswert, um die Beschwerden zu mildern.

Stehen bei Ihnen Blähungen im Vordergrund, verzichten Sie auf den Verzehr von Nahrungsmitteln, die eine verstärkte Gasproduktion bewirken (→ S. 645 Selbsthilfe).

Wärmeanwendungen. Bei leichten Schmerzen helfen oft Wärmeanwendungen wie Wärmewickel, ein warmes Bad oder eine Wärmflasche, die auf den Oberbauch gelegt wird.

Komplementärmedizin

Der Krankheitsverlauf von Reizsyndromen des Verdauungstrakts lässt sich mit komplementärmedizinischen Therapien oft günstig beeinflussen. Am besten wirken sie, wenn gleichzeitig die Ernährungsgewohnheiten umgestellt werden (→ Selbsthilfe). Eine „klassische“ komplementärmedizinische Behandlung des Reizmagens oder Reizdarms gibt es allerdings nicht. Welche Maßnahmen im Einzelnen geeignet sind, muss individuell herausgefunden werden.

Pflanzenheilkunde. Zur Anregung der Verdauung sowie bei Appetitlosigkeit, Völlegefühl und Magendruckschmerz helfen Teezubereitungen mit bitterstoffhaltigen Bestandteilen, wie Enzianwurzel, Benediktenkraut, Tausendgüldenkraut, Angelikawurzel oder Chinarinde. Magenberuhigend wirken Tees mit Kamille, Schafgarbe oder Pfefferminze.

Entspannungsverfahren (→ S. 1257) und Mind-Body-Therapien (→ S. 1257). Zum Abbau bzw. zum besseren Umgang mit Stress haben sich Entspannungsmethoden – wie z. B. Autogenes Training, Yoga oder Muskelrelaxation nach Jacobson – bewährt. Tiefgreifender wirken Mind-Body-Therapien: Beispielsweise bietet ein spezielles Stressbewältigungs- oder Angstbewältigungstraining die Möglichkeit, stressfördernde Verhaltensweisen zu erkennen und diese dann gezielt zu verändern.

Biofeedback (→ S. 1259). Verschiedene Studien haben eine Besserung der Beschwerden durch Biofeedback nachgewiesen. Besonders wirksam ist die Kombination von Biofeedback mit regelmäßigen Entspannungsverfahren [101].

Homöopathie (→ S. 1251). Die Homöopathie kennt eine Reihe von magenwirksamen Homöopathika, z. B. Nux vomica, Pulsatilla oder Sulfur. Zur Behandlung eines Reizmagensyndroms ist eine individuelle Konstitutionstherapie jedoch im Allgemeinen sinnvoller als eine homöopathische Akutbehandlung.

Akupunktur (→ S. 1249). Es liegen Erfahrungsberichte vor, nach denen die Akupunktur Reizmagenbeschwerden tatsächlich lindern kann.

Magenschleimhautentzündung

Häufigkeit: ■■■■■

Magenschleimhautentzündung ***(Gastritis):*** Akut oder chronisch verlaufende, entzündliche Veränderungen der Magenschleimhaut unterschiedlicher Ursache. Die Hälfte der über 50-Jährigen leidet an chronischer Magenschleimhautentzündung. Die akute Form ist seltener, kommt aber bei 60–80 % der Patienten auf der Intensivstation vor.

Das Krankheitsbild reicht von Beschwerdefreiheit bis hin zur lebensgefährlichen Magenblutung mit Bluterbrechen infolge größerer Substanzdefekte. Eine akute Magenschleimhaut-

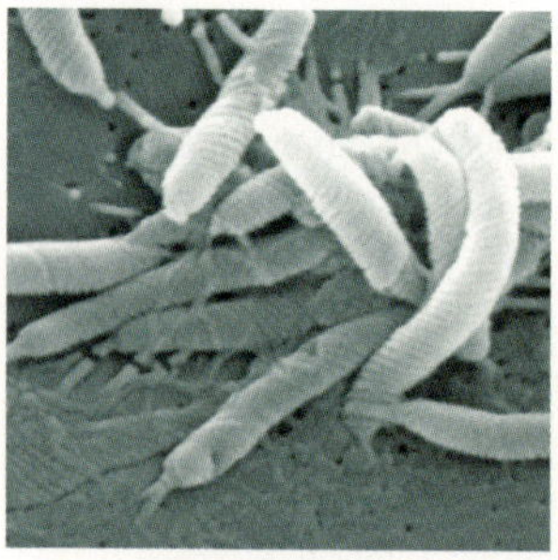

Helicobacter pylori *(HP). Die stäbchenförmigen Bakterien sind der Hauptverursacher von Magenschleimhautentzündungen und -geschwüren.* [CDC 1814]

entzündung klingt von selbst ab, ein *sofortiges* ärztliches Einschreiten ist nur bei Blutungen erforderlich. Günstig ist auch die Prognose bei der bakteriellen Gastritis (→ unten); in 90 % der Fälle kann sie erfolgreich medikamentös behandelt werden.

Leitbeschwerden

Akute Magenschleimhautentzündung:

- Druckgefühl in der Magengegend
- Oft Verstärkung der Beschwerden während des Essens oder unmittelbar danach
- Aufstoßen und Übelkeit bis zum Erbrechen.

Chronische Magenschleimhautentzündung:

- Oft keine Symptome
- Unspezifische Oberbauch-Beschwerden.

Wann zum Arzt

In den nächsten Tagen, wenn eine Besserung der Beschwerden ausbleibt.

Sofort, wenn wegen heftigen Erbrechens keine Nahrungs- und Flüssigkeitsaufnahme mehr möglich ist, und bei Bluterbrechen.

Die Erkrankung

Normalerweise ist das Verhältnis von schleimhautschädigenden und schleimhautschützenden Faktoren im Magen ausgeglichen. Der Schutzfilm des Magens besteht aus Schleim, der von der Magenschleimhaut produziert wird. Eine intakte Durchblutung der Magenwand und die Zellregeneration sorgen dafür, dass die Magenschleimhaut vor der aggressiven Magensäure und anderen mechanischen oder chemischen Einflüssen geschützt wird. Bei der Magenschleimhautentzündung ist dieses Gleichgewicht gestört. Schleimhautschädigende Substanzen, z. B. ein Übermaß an Alkohol oder Nikotin, NSAR-Schmerzmitteln (→ S. 996) wie z. B. Diclofenac (Voltaren®) oder Acetylsalicylsäure (Aspirin®), Kortison oder Zytostatika, Bakteriengifte bei einer Lebensmittelvergiftung (akuter Durchfall → S. 642) oder ein Befall mit Helicobacter-pylori-Bakterien beeinträchtigen die Durchblutung der Schleimhaut und schädigen den Magenschutzfilm. Auch jede schwere Erkrankung, massive Blutungen, Verbrennungen, schwere Verletzungen oder ein größerer operativer Eingriff bedeuten extremen Stress, wodurch sich der Schutzfilm der Magenschleimhaut stark abschwächt. In der Folge kommt die Magenschleimhaut in direkten Kontakt mit der aggressiven Magensäure, was zu Reizungen, Verletzungen und Defekten mit Blutungen führt – dem Bild der *erosiven Gastritis,* das sich bei der Magenspiegelung leicht erkennen lässt.

Bei der Magenschleimhautentzündung bleiben die Veränderungen in der Regel auf die obere Bindegewebeschicht der Magenwand, die *Lamina propria,* beschränkt. Dringen sie tiefer ein, spricht der Arzt von einem Magengeschwür, das an anderer Stelle besprochen wird (Ulkuskrankheit → S. 635).

Akute Magenschleimhautentzündung

Die *akute Magenschleimhautentzündung (akute Gastritis)* ist meist unmittelbare Folge des übermäßigen Genusses von schleimhautreizenden Stoffen oder einer Stressreaktion auf schwere Erkrankungen oder Verletzungen. Dabei entspricht das Beschwerdebild nicht zwangsläufig dem Schweregrad der Schädigung. Meist überwiegen unspezifische Symptome, z. B. ein dumpfes Schmerzgefühl in der Magengegend oder Appetitlosigkeit. Mitunter treten Übelkeit und Erbrechen auf; kleinere Blutungen der Magenschleimhaut bleiben häufig unentdeckt. Erst wenn die Schleimhautschädigungen stark ausgeprägt sind, führen heftige Blutungen zu einem dunkel gefärbten Stuhl (Teerstuhl → S. 99) und zu Bluterbrechen (Kaffeesatzerbrechen). Die schwarze Farbe von Teerstuhl und Erbrochenem rührt daher, dass die Magensäure und die Darmbakterien den roten Blutfarbstoff verändern.

Chronische Magenschleimhautentzündung

Dagegen liegen der *chronischen Magenschleimhautentzündung (chronische Gastritis)* verschiedene Ursachen zugrunde. Sie verläuft häufig über Jahre symptomlos. Nur wenige Patienten leiden unter Oberbauchschmerzen, Völlegefühl, Übelkeit oder Erbrechen. Die Symptome entstehen meist, wenn eine bakterielle Gastritis vorliegt. Ja nach Ursache unterscheidet der Arzt bei der chronischen Magenschleimhautentzündung drei Typen:

- *Typ A (Typ-A-Gastritis,* **Autoimmungastritis):** Ursache ist die Bildung von Antikörpern gegen die salzsäureproduzierenden Zellen und den Intrinsic Factor (→ S. 631). Infolgedessen kommt es zu einem Salzsäuremangel im Magensaft *(Anazidität)* und einem Vitamin-B12-Mangel (Perniziöse Anämie → S. 1035). Mit 5 % ist dies die seltenste Erkrankungsform. Typisch sind Anzeichen einer Unter- oder Mangelernährung trotz ausreichender Nahrungsaufnahme.
- *Typ B (Typ-B-Gastritis,* **bakterielle Gastritis):** Ist mit etwa 80 % die häufigste Form der chronischen Gastritis und wird meist durch eine Besiedelung des Magens mit Helicobacter-pylori-Bakterien hervorgerufen. Sehr selten sind andere Bakterien, Pilze oder Zytomegalieviren, vor allem bei HIV-Kranken, die Ursache.
- *Typ C (Typ-C-Gastritis,* **chemisch-toxische Gastritis):** Verantwortlich ist die Dauerreizung durch schleimhautschädigende chemische Substanzen, allen voran die längerfristige Einnahme von NSAR-Schmerzmitteln (→ S. 996), aber auch langjähriger exzessiver Alkohol- und Nikotinkonsum oder ein Reflux von Gallensaft.

Das macht der Arzt

Wichtigste diagnostische Maßnahme ist die Magenspiegelung (→ S. 631) in Kombination mit einer Gewebeprobeentnahme.

Als Medikamente haben sich Protonenpumpenhemmer und H2-Rezeptorenblocker (→ S. 636) wegen ihrer hohen Wirksamkeit durchgesetzt. Die früher beliebten Antazida (magensäureneutralisierende Medikamente wie z. B. Maaloxan® → S. 636) und Schutzfilmbildner (→ S. 636) wie Sucralfat (z. B. Ulcogant®) werden heute nur noch in leichten Fällen empfohlen und verordnet.

Neben der medikamentösen Behandlung gilt es den Auslöser zu vermeiden und weitere Selbsthilfemaßnahmen (→ S. 636) anzuwenden.

Wichtigste Therapiemaßnahme bei einem Befall mit Helicobacter-pylori-Bakterien ist die Eradikationstherapie, die an anderer Stelle näher besprochen ist (→ S. 636). Ob die Behandlung erfolgreich war, kann 8 Wochen nach Therapieende mit einer erneuten Gewebeprobeentnahme (Magenspiegelung) oder einem 13C-Harnstoff-Atemtest (→ S. 632) festgestellt werden. Mittlerweile ist es sogar möglich, Antikörper gegen Helicobacter-pylori-Bakterien im Blut nachzuweisen.

Die Autoimmungastritis kann nicht ursächlich behandelt werden. Wegen der Gefahr einer perniziösen Anämie erhalten die Betroffenen lebenslang alle drei Monate Spritzen oder Kurzinfusionen mit Vitamin B12. Bei der chemisch-toxische Gastritis steht die Beseitigung der Ursache wie z. B. das Absetzen der NSAR im Vordergrund. Ist dies nicht möglich, wird wie bei der akuten Form symptomatisch mit säurehemmenden Medikamenten behandelt.

Patienten, die regelmäßig NSAR einnehmen, die intensivmedizinisch betreut werden müssen oder vor einem größeren operativen Eingriff stehen, wird die prophylaktische Gabe eines Protonenpumpenhemmers empfohlen. Meist kann damit einer akuten Magenschleimhautentzündung vorgebeugt werden.

Prognose

Eine akute Magenschleimhautentzündung heilt in der Regel folgenlos; Gleiches gilt für Magenblutungen sowie für die chronischen Formen der bakteriellen Gastritis und der chemisch-toxischen Gastritis, wenn rechtzeitig therapiert wird. Allerdings geht die Autoimmungastritis ebenso wie die nicht behandelte bakterielle Gastritis mit einem erhöhten Magenkrebsrisiko einher. Deshalb sollte die bakterielle Gastritis behandelt werden und bei der Autoimmungastritis einmal jährlich eine endoskopische Kontrolle erfolgen.

Eine Beeinträchtigung der Lebensqualität ist auch bei der unheilbaren Autoimmungastritis nicht zu erwarten.

Selbsthilfe, Komplementärmedizin → Ulkuskrankheit, Infobox → S. 637

Ulkuskrankheit

Häufigkeit:

Ulkuskrankheit *(peptisches Ulkus, gastroduodenale Ulkuskrankheit):* Sammelbegriff für durch die Verdauungssäfte entstandenen, bis in die Ringmuskulatur reichenden entzündlichen Defekt (Geschwür) der Magenschleimhaut. Sie gehört zu den häufigsten Magen-Darm-Krankheiten; jeder Zehnte ist mindestens ein Mal im Leben betroffen. Je nachdem, welches Organ erkrankt ist, unterscheidet der Arzt **Magengeschwür** *(Ulcus ventriculi)* und **Zwölffingerdarmgeschwür** *(Ulcus duodeni).* Während vom Magengeschwür vorwiegend ältere Patienten betroffen sind, leiden unter dem häufigeren Zwölffingerdarmgeschwür vornehmlich jüngere Menschen. Beide sind heute mit Medikamenten gut zu behandeln; Rückfälle sind aber möglich. Lebensbedrohliche Komplikationen wie Magendurchbruch (→ S. 635), akute Blutungen und das entzündliche Übergreifen auf Nachbarorgane entwickeln sich heutzutage nur noch, wenn die Ulkuskrankheit nicht behandelt wurde.

Abzugrenzen ist das *Stressulkus,* das bei Schwerkranken als Reaktion auf die psychische und physische Belastung durch die akute Grundkrankheit, z. B. bei intensivmedizinischer Behandlung, auftritt und fast immer ein einmaliges Ereignis bleibt.

Leitbeschwerden

- Schmerzen im Oberbauch, beim Magengeschwür als Nüchternschmerz oder direkt nach dem Essen, beim Zwölffingerdarmgeschwür erst einige Stunden nach der Mahlzeit
- Bei Magengeschwüren oft nächtliche Schmerzen
- Übelkeit bis hin zum Erbrechen, Appetitlosigkeit und Gewichtsverlust
- Bei massiv blutenden Magengeschwüren Bluterbrechen, Teerstuhl und äußerst starke, bohrende Magenschmerzen, die oft linksbetont bis in Rücken und Schulter ziehen.

Wann zum Arzt

In einer Woche, wenn

- Schmerzen im Oberbauch immer wieder auftreten
- Selbstbehandlung und der Verzicht auf alkoholische Getränke, Zigaretten und Kaffee keine Besserung bringen.

Am selben Tag, wenn

- Die Schmerzen nicht nachlassen und bis in die linke Schulter und in den Rücken hinein ziehen
- Schwarzer Stuhl (Teerstuhl) bemerkt oder frisches Blut erbrochen wird.

Die Erkrankung

Der Grundmechanismus der Entstehung von Magengeschwüren wurde bereits bei der Magenschleimhautentzündung erklärt, die die Vorstufe der Ulkuskrankheit ist (→ S. 633).

Im Gegensatz zur Magenschleimhautentzündung ist bei der Ulkuskrankheit die Infektion mit dem Bakterium Helicobacter pylori nicht nur ein Faktor von vielen. Bei 75 % der Magen- und bei 90 % der Zwölffingerdarmgeschwüre ist diese Infektion mit auslösend. Die übrigen Fälle sind meist Folge einer Therapie mit Kortison oder NSAR-Schmerzmitteln (→ S. 996). Bei manchen Menschen scheint zudem eine erbliche Veranlagung zu bestehen. Anders als bei der Magenschleimhautentzündung reicht bei der Ulkuskrankheit die Schädigung bis tief in die Magen- oder Darmwand hinein.

Im Vordergrund stehen unspezifische brennende, bohrende Schmerzen im Oberbauch. Bei einem Drittel der Patienten bleiben die Geschwüre allerdings ohne Symptome. Sie bemerken die Erkrankung daher erst, wenn es zu Bluterbrechen oder Teerstuhl kommt.

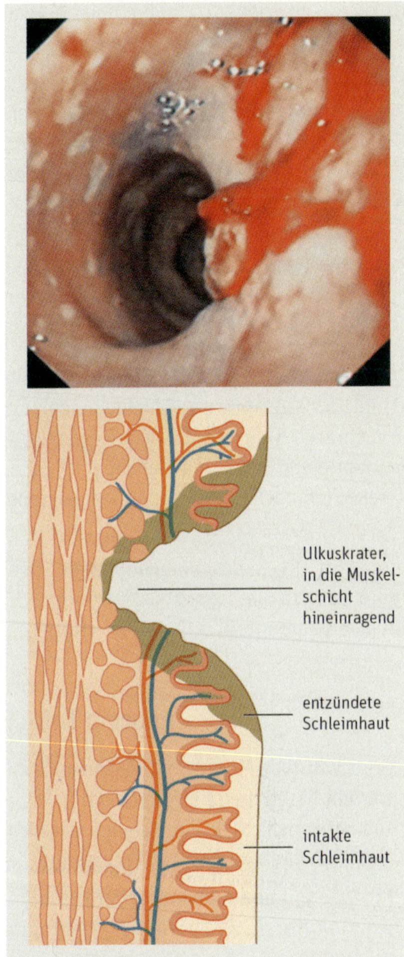

Das endoskopische Bild oben zeigt ein ***blutendes Zwölffingerdarmgeschwür,*** *die Zeichnung unten die anatomischen Verhältnisse bei der* ***Geschwürbildung:*** *Anfänglich ist die Schleimhaut nur entzündet. Im weiteren Verlauf schwindet sie und ein Ulkuskrater entsteht. In schwersten Fällen kann sogar die Muskelschicht komplett durchbrechen.* [GTV 1815]

Komplikationen. Wenn die Wunde größere Blutgefäße der Magendarmwand erfasst, kommt es zu akuten Blutungen; der Patient erbricht Blut *(Hämatemesis)* und hat durch das verdaute Blut dunkel gefärbten Stuhl. Durch den Kontakt mit der Salzsäure im Magen verfärbt sich das Blut dunkel oder sogar pechschwarz, sodass der Arzt auch von Kaffeesatzerbrechen und von Teerstuhl spricht.

Ein **Magendurchbruch** *(Magenwanddurchbruch, Magenperforation)* macht sich durch plötzlich eintretende bohrende Schmerzen bemerkbar, die oft in die linke Schulter strahlen. Gleichzeitig verkrampft sich die Bauchdecke und wird bretthart (akutes Abdomen → S. 87). Ergießt sich nach einem Wanddurchbruch der Inhalt von Magen oder Zwölffingerdarm in die Bauchhöhle, kommt es zu einer lebensbedrohlichen Bauchfellentzündung (→ S. 681). Manchmal lassen die Schmerzen für kurze Zeit wieder nach, um dann erneut aufzutreten (beschwerdefreies Intervall).

Geschwüre in der Nähe des Magenausgangs können nach ihrer Abheilung zu einer narbigen Verengung führen *(Pylorusstenose)*. Die Nahrung gelangt dann nicht mehr leicht in den Darm und staut sich im Magen zurück. Dadurch kann es immer wieder zu Übelkeit und schwallartigem Erbrechen kommen.

Das macht der Arzt

Diagnosesicherung. Bei Ulkusverdacht entnimmt der Arzt bei der Magenspiegelung an mehreren Stellen im Magen Gewebeproben, um einen Befall mit Helicobacter-pylori-Bakterien nachzuweisen und Magenkrebs (→ S. 637) auszuschließen.

Therapie. Ulkuserkrankungen lassen sich heute fast immer rasch und erfolgreich mit Medikamenten behandeln (Näheres → Pharma-Info). Die früher übliche Zweidrittelentfernung des Magens sowie die Durchtrennung von Strängen des Vagusnervs, der die Magensäureproduktion fördert, werden deshalb nicht mehr durchgeführt.

Bei Patienten, die mit schleimhautschädigenden Schmerz- oder Rheumamitteln behandelt werden, wird der Arzt versuchen, diese durch Alternativmedikamente zu ersetzen (→ S. 996 Pharma-Info). Oft heilt die Krankheit dann von alleine aus. Wenn das Absetzen der Medikamente nicht möglich ist, wird die vorbeugende Einnahme von Protonenpumpenhemmern oder H2-Rezeptorenblockern (→ Pharma-Info) verordnet.

Bei akuten Blutungen und anderen Komplikationen wird die Blutung endoskopisch gestillt. Dazu wird der Patient möglichst flach gelagert, und zur Entlastung wird meist eine Magensonde gelegt. Ein Durchbruch des Ulkus in die Bauchhöhle muss sofort operiert werden. Je nachdem, wie schwer der Durchbruch ist, wird das Geschwür entfernt und übernäht; im Extremfall müssen Teile des Magens entfernt werden. Ebenso ist beim Einbrechen des Ulkus in benachbarte Organe sowie bei einer narbigen Magenpförtnerenge (Pylorusstenose → S. 405) eine Operation nötig. Nicht durchgebrochene Geschwüre werden nur noch dann operiert, wenn die Krankheit innerhalb von 3 bis 4 Monaten nicht erfolgreich heilt.

Zur Vermeidung eines Rückfalls wird eine Zeit lang ein Protonenpumpenhemmer verordnet.

Pharma-Info: Ulkustherapeutika

Geschwüre von Magen und Zwölffingerdarm werden heute meist erfolgreich mit Medikamenten behandelt. Dazu stehen folgende Medikamentengruppen zur Verfügung:

Protonenpumpenhemmer *(Protonenpumpeninhibitoren, PPI)* wie z.B. Pantoprazol (Pantozol®), Esomeprazol (Nexium®), Omeprazol (Antra®) oder Lansoprazol (Agopton, Lanzor®), blockieren die *Wasserstoff-Kalium-ATPase (H-K-ATPase)*, ein wichtiges Enzym, das für die Säureproduktion im Magen verantwortlich ist. PPI sind wegen ihrer großen und rasch einsetzenden Wirksamkeit die heute dominierende Medikamentengruppe. Protonenpumpenhemmer werden vor dem Essen eingenommen; meist genügt 1 Dosis pro Tag, bei Langzeitanwendung und zur Prophylaxe (z.B. bei Kortisoneinnahme) auch 2–3 Dosen pro Woche.

H2-Rezeptorenblocker *(H2-Antagonisten)* sind ebenfalls hochwirksam, aber schwächer als die Protonenpumpenhemmer. Zu ihnen gehören z.B. Ranitidin (Ranitic®), Nizatidin (Nizax®) und Roxatidin (Roxit®). Sie blockieren die Histamin-H2-Rezeptoren an den *Belegzellen* (Drüsenzellen der Magenschleimhaut) und verhindern so die Magensäurebildung. Meistens werden sie zur Vorbeugung von Rückfällen eingesetzt. Eine Einzeldosis am Tag (abends vor dem Zubettgehen) ist in der Regel ausreichend.

Schutzfilmbildner wie Sucralfat bestehen aus einem Komplex aus Aluminium und Saccharose (Haushaltszucker). Sie sorgen für einen schützenden Film, der sich über die Magenschleimhaut legt. Dazu werden sie möglichst bei leerem Magen eingenommen, also 1–2 Stunden vor einer Mahlzeit. Sie sind schwächer wirksam und deshalb nur noch Reservemedikamente, wenn Protonenpumpenhemmer und H2-Rezeptorenblocker nicht verwendet werden können.

Ältere und deutlich schwächer wirksame Medikamente sind die **Antazida**, meistens mit Aluminiumoxid und Magnesiumhydroxid (Maaloxan®, Riopan®) und mit Karbonatverbindungen (Rennie®). Sie neutralisieren die Magensäure und werden 1–2 Stunden nach den Mahlzeiten eingenommen. Da sie nur die im Magen befindliche Magensäure neutralisieren, müssen sie hochdosiert und häufig eingenommen werden.

Um eine Helicobacter-pylori-Infektion auszuheilen, werden Protonenpumpenhemmer mit Antibiotika kombiniert, in Form der **Eradikationstherapie:** 1 Woche lang werden zwei Antibiotika (z.B. Clarithromycin und Metronidazol oder Amoxicillin) zusammen mit einem Protonenpumpenhemmer eingenommen. Die Therapie hat sich als hochwirksam erwiesen; bis zur endgültigen Heilung kann es aber 3–4 Monate dauern.

Wie bei jeder Antibiotikatherapie ist es wichtig, die Medikamente lange genug und regelmäßig einzunehmen, um alle Bakterien abzutöten und zu verhindern, dass einige wenige Keime überleben, die gegen die verordneten Antibiotika resistent werden.

Selbsthilfe

Selbsthilfemaßnahmen sind durch die heutigen hochwirksamen Medikamente zwar nicht mehr erforderlich, um rasch beschwerdefrei zu werden; zur Rückfallverhütung sind sie jedoch nach wie vor unumgänglich. Da die Selbsthilfe bei akuter Magenschleimhautentzündung und Ulkuskrankheit das gleiche Ziel verfolgt, wird sie hier zusammengefasst besprochen.

Auslöser meiden. Meiden Sie alle Auslöser nicht nur in der akuten Phase, sondern auch einige Zeit danach, z.B. Alkohol und Nikotin, aber auch zuckerhaltige Nahrungsmittel, Milch sowie diejenigen Gewürze, die wie Pfeffer, Meerrettich oder Senf die Säurebildung anregen. Gleiches gilt für Medikamente, die nicht unbedingt eingenommen werden müssen, vor allem für Acetylsalicylsäure und andere NSAR-Schmerzmittel (→ S. 996).

Diät. Viele Ratgeber empfehlen zur Beruhigung der entzündeten Magenschleimhaut eine *Tee-Zwieback-Diät* für 24–36 Stunden. Anschließend sollten Sie schrittweise zur gewohnten Ernährungsweise zurückkehren, in der Sie aber in den ersten 2 Tagen vornehmlich Kartoffeln und gegartes Gemüse und ab dem 3. Tag wieder (wenig) fettarmes Fleisch essen. Wissenschaftlichen Prüfungen haben diese Diätvorschläge allerdings nicht standhalten können. Betroffene verzichten von sich aus gerne auf fettes Fleisch, Kaffee, Weißwein und Alkoholika. Die meisten Ärzte raten deshalb: Achten Sie beim Essen auf das, was Sie vertragen. Verzichten Sie für eine Weile konsequent auf das, was Sie nicht vertragen.

Leichte Vollwertkost. Eine Ernährungsumstellung auf leichte Vollwertkost bzw. eine fett- und zuckerarme Ernährung kann den Verlauf einer chronischen Magenschleimhautentzündung positiv beeinflussen. Achten Sie zudem darauf, anstelle von drei üppigen Mahlzeiten mehrere kleine Mahlzeiten über den Tag verteilt zu sich zu nehmen.

Wärmeanwendungen. Warme Leibwickel oder ein über Wasserdampf erhitztes Heublumensäckchen, das auf den Oberbauch gelegt wird, wirken beruhigend auf den Magen.

Komplementärmedizin

Pflanzenheilkunde. Begleitend oder im Anschluss an eine Helicobacter-Eradikationstherapie zur Vorbeugung eines Rückfalls kommen Teekuren mit Schleimstoffdrogen wie Leinsamen, Eibisch und Malve, die die Magenschleimhaut vor dem Säureüberschuss schützen, in Betracht. Ebenso haben sich Teezubereitungen mit Kamillenblüten oder Süßholzwurzel bewährt, die sich durch eine beruhigende und entzündungshemmende Wirkung auszeichnen. Alternativ stehen Fertigarzneien zur Verfügung, entweder als Einzelpräparate (z. B. Kamille Spitzner®-Lösung oder Gastronal®-Beutel mit Leinsamen) oder als Kombinationspräparate (z. B. Iberogast®-Tropfen auf der Basis von Kamillenblüten, Kümmelfrüchten, Angelikawurzel, Mariendistelfrüchte, Melissenblätter, Pfefferminzblätter, Schleifenblumenkraut, Schöllkraut und Süßholzwurzel).

(!) Süßholzwurzelhaltige Tees oder Fertigarzneien sollten nicht länger als 6 Wochen eingesetzt werden, da sie den Kaliumspiegel im Blut erniedrigen können.

Manchmal wird eine *Rollkur* zur Beruhigung der Schleimhaut empfohlen. Sie wird 7 Tage lang morgens und abends durchgeführt. Hierfür bereiten Sie eine Thermoskanne mit Kamillentee und legen sich dann ins Bett. Zuerst trinken Sie eine halbe Tasse Kamillentee und legen sich anschließend 10 Minuten lang auf den Rücken; danach trinken Sie wieder eine halbe Tasse Kamillentee und legen sich dann 10 Minuten lang auf die linke Seite. Diese Prozedur wird auf der rechten Seite und schließlich auf dem Bauch liegend wiederholt, sodass Sie nach 40 Minuten einmal um die eigene Achse „gerollt" sind.

Entspannungsverfahren (→ S. 1257). Entspannungsübungen, z. B. Autogenes Training, können zur Vorbeugung von Magenbeschwerden beitragen, bei denen Stress die Ursache ist.

Akupunktur (→ S. 1249). Akupunktur unterstützt die medikamentöse Gastritis-Behandlung, wobei die Betroffenen vermutlich v. a. von ihrem unspezifischen Heileffekt profitieren.

Homöopathie (→ S. 1251). Ggf. kann eine individuell abgestimmte Konstitutionstherapie die Symptome lindern. Häufig eingesetzte homöopathische Mittel sind Acidum muriaticum, Acidum sulfuricum, Argentum metallicum, Belladonna, Ignatia, Nux Vomica oder Rumex.

i Aktuell: www.gesundheit-heute.de/18x03

- **www.leitlinien.net** – Über die Stichwortsuche finden Sie die Ärztliche Leitlinie zur Diagnostik und Therapie der Helicobacter-pylori-Infektion.
- H. R. Koelz et al.: **Ulkusfibel.** Springer, 1998. Knappe Zusammenfassung wichtiger Informationen über die Ulkuskrankheit.

Magenpolypen

Häufigkeit: ■■■□□

Magenpolypen: Ausstülpungen der Magenschleimhaut, die ins Mageninnere hineinragen; meist einzeln oder gehäuft auftretende gutartige, von Schleimhautdrüsenzellen ausgehende *adenomatöse Magenpolypen.* Betroffen sind vor allem Menschen im mittleren und höheren Lebensalter. Magenpolypen bereiten, wenn überhaupt, eher unspezifische Beschwerden. Da sie in 20 % der Fälle zu Magenkrebs entarten, werden Magenpolypen grundsätzlich (endoskopisch) entfernt.

Leitbeschwerden

Nur bei größeren Polypen:

- Unspezifische Beschwerden wie Völlegefühl und Appetitlosigkeit
- Druckgefühl im Oberbauch
- Gelegentlich Bluterbrechen und schwarzer Stuhl (Teerstuhl).

Wann zum Arzt

In den nächsten Tagen bei

- Oberbauchschmerzen über längere Zeit
- Völlegefühl und Appetitlosigkeit.

Noch heute bei schwarzgefärbtem Stuhl.

Die Erkrankung

Magenpolypen haben ihren Ursprung meist im Drüsengewebe der Magenschleimhaut (adenomatöse Polypen). Sie können in Gestalt und Größe stark variieren: gestielt, kugelig, zottig (villös) oder breitbasig aufsitzend, wenige Millimeter klein oder mehr als 1 cm groß sein.

Wie die adenomatösen Dickdarmpolypen (→ S. 655) bergen auch die adenomatösen Magenpolypen ein erhöhtes Krebsrisiko (~ 20 %). Treten Magenpolypen gehäuft auf, dann meist in unmittelbarer Nachbarschaft zueinander *(multiple Magenpolypen).* Treten sie massenhaft auf, spricht der Arzt von einem (oft erblich bedingten) *Polyposis-Syndrom;* dazu gehört z. B. die *familiäre adenomatöse Polyposis* (Dickdarmpolypen → S. 655).

Die Ursache für die Entstehung von Magenpolypen im höheren Lebensalter ist unbekannt; vermutlich spielen Ernährungsgewohnheiten (z. B. fettreiche, ballaststoffarme Nahrung) eine Rolle. Diskutiert wird, ob ein Befall mit Helicobacter-pylori-Bakterien (Magenschleimhautentzündung → S. 633 bzw. Ulkuskrankheit → S. 635) die Entstehung begünstigt.

Das macht der Arzt

Kleinere Magenpolypen machen keine Beschwerden, größere Polypen können unspezifische Druckschmerzen im Oberbauch bis hin zu Blutungen (selten) hervorrufen. Da sie in aller Regel aber nur wenig Beschwerden verursachen, werden sie in der Mehrzahl der Fälle zufällig im Rahmen einer Magenspiegelung (→ S. 631) entdeckt.

Wegen des erhöhten Krebsrisikos werden sie in der Regel oft noch während der Untersuchung endoskopisch abgetragen. Dabei wird der Polyp mit einer durch Hochfrequenzstrom erhitzten Drahtschlinge abgetrennt und die Wunde verschorft. Bei breitbasigen und/oder besonders großen Polypen kann eventuell eine Operation notwendig sein. Da Polypen dazu neigen, wieder aufzutreten, wird in halbjährlichen bis jährlichen Abständen eine Magenspiegelung empfohlen.

Magenkrebs

Häufigkeit: ■■■□□

Magenkrebs *(Magenkarzinom):* Bösartiger Tumor der Magenschleimhaut. Der Tumor geht entweder vom Drüsengewebe *(Adenokarzinom)* oder vom Zylinderepithel (Gewebetyp der Magenschleimhaut, *Zylinderepithelkarzinom)* aus. Besonders häufig sind Männer über 60 Jahre betroffen. Magenkrebs ist hierzulande rückläufig, weltweit aber immer noch die fünfthäufigste Krebserkrankung. Wichtigste Risikofaktoren sind ungünstige Ernährungsgewohnheiten und chronische Entzündungen des Magens. Die Behandlung besteht in der operativen teilweisen (Magenresektion → S. 638) oder vollständigen Entfernung des Magens (Gastrektomie → S. 638). Frühzeitig erkannt und behandelt, liegt die 5-Jahres-Überlebensrate bei 90–95 %.

Leitbeschwerden

- Neu auftretende Abneigung gegen bestimmte Speisen, vor allem Fleisch
- Völlegefühl und Appetitlosigkeit
- Gewichtsabnahme
- Nachlassen der Leistungsfähigkeit
- Oberbauchschmerzen.

Wann zum Arzt

In den nächsten Tagen, wenn die genannten Beschwerden auftreten.

Die Erkrankung

Magenkrebs bereitet lange Zeit keine oder nur sehr unspezifische Beschwerden („empfindlicher Magen"); erst in späteren Stadien leiden die Betroffenen unter Appetitlosigkeit, Übelkeit oder einem Ekelgefühl gegenüber Fleisch oder anderen, bis dahin gern gegessenen Speisen. Befindet sich der Tumor am Mageneingang, können außerdem Schluckstörungen auftreten. Hat er den Magenausgang befallen, tritt Völlegefühl auf. Viele Magentumoren bluten unbemerkt. Durch den schleichenden Blutverlust kann sich eine Blutarmut (Anämie → S. 1034) entwickeln, die dann zur Leistungsminderung führt. Durchbricht der Tumor die Grenze der Magenschleimhaut, breitet er sich rasch auf Nachbarorgane wie Speiseröhre, Milz oder Bauspeicheldrüse aus. Außerdem drohen Metastasen in Lymphknoten, Lunge, Leber, Knochen und Gehirn.

Selbst wenn der Krebs aber rechtzeitig erkannt und operiert wurde, drohen nach der – meist notwendigen – Entfernung des Magens mit Schaffung eines Ersatzmagens Folgeprobleme: Da die Speicherfähigkeit des *Ersatzmagens* sehr gering ist, kann die Nahrung nicht mehr in der bisher üblichen Menge über mehrere Stunden gespeichert und zerkleinert werden, um sie dann als Speisebrei an den Zwölffingerdarm abzugeben. Stattdessen „plumpst" (to dump) die Nahrung oft zu schnell in den Dünndarm.

Das **Frühdumping-Syndrom** tritt 5–30 Minuten nach dem Essen auf. Die große Menge Speisebrei, die plötzlich in den Dünndarm gelangt, dehnt den oberen Dünndarm. Außerdem muss zur Verdauung sofort viel Flüssigkeit mobilisiert werden, sodass vermehrt Wasser aus der Blutbahn in den Dünndarm fließt. Dies verstärkt zum einen die Dehnung, zum anderen nimmt das zirkulierende Blutvolumen rapide bis zu einem Liter ab. Der Patient wird blass, beginnt zu schwitzen und klagt über Übelkeit. Gleichzeitig sinkt der Blutdruck, und es kann zum Kreislaufkollaps kommen.

1 bis 4 Stunden nach der Mahlzeit tritt das **Spätdumping-Syndrom** auf. Ursache ist eine Unterzuckerung als Folge eines zu raschen Übertritts des in der Nahrung enthaltenen Zuckers ins Blut. Der dadurch eintretenden Überzuckerung wird durch Insulinausschüttung ins Blut so stark gegengesteuert, dass es zu einer Unterzuckerung kommt. Eine Unterzuckerung (Hypoglykämie) äußert sich in der Regel durch Schwächegefühl und Schweißausbrüche; in schlimmen Fällen kommt es zur Bewusstlosigkeit.

Risikofaktoren. Erbliche (genetische) Faktoren spielen bei der Entstehung von Magenkrebs eine Rolle: zum einen *populationsgenetische*, die eine gesamte ethnische Gruppe betreffen – so gibt es eine besonders hohe Erkrankungsrate in China, Japan und auch in Finnland –, zum anderen individuelle genetische Faktoren, die jeden Einzelnen betreffen. Dazu zählen hierzulande als Hauptursache ungünstige Ernährungsgewohnheiten, besonders der häufige Verzehr geräucherter oder gepökelter Fleisch- und Wurstwaren wegen des hohen Nitratgehalts. Es wird vermutet, dass Nitrate im Magen durch Bakterien zu Nitriten umgewandelt werden, aus denen sich die krebserregenden *Nitrosamine* bilden. Diese Annahme erklärt auch, warum langjähriger Zigarettenkonsum (hoher Nitritanteil im Tabakrauch) und chronischer Magensäuremangel (z. B. bei Autoimmungastritis → S. 634: Magensäuremangel begünstigt die Besiedelung des Magens mit Bakterien, die Nitrat in Nitrit umwandeln) Faktoren sind, die das Magenkrebsrisiko erhöhen.

Weitere Risikofaktoren sind jahrelanger Alkoholkonsum (v. a. Schnäpse) sowie Vorerkrankungen des Magens, insbesondere chronische Magenschleimhautentzündungen und unbehandelte Magengeschwüre.

Das macht der Arzt

Diagnosesicherung. Der erste diagnostische Schritt ist die genaue Anamnese sowie das sorgfältige Abtasten des gesamten Bauchraums. Oft erhärtet dies bereits den Verdacht. Beweisen lässt sich Magenkrebs durch eine Magenspiegelung (→ S. 631), die dem Arzt eine genaue Inspektion der Magenschleimhaut sowie die Entnahme von Gewebeproben aus krebsverdächtigen Arealen zur feingeweblichen Untersuchung erlaubt. Ist eine Magenspiegelung nicht möglich, kann alternativ eine Röntgenkontrastmittel-Untersuchung (→ S. 622) des oberen Verdauungstrakts durchgeführt werden. Diese hat allerdings den Nachteil, dass keine Gewebeproben entnommen werden können. Hat sich der Verdacht bestätigt, werden mithilfe von Bauchultraschall (→ S. 622), CT (→ S. 1268), Röntgenaufnahme des Brustkorbs und weiteren Spezialuntersuchungen (z. B. Endosonografie → S. 622) Lunge, Leber, Milz, Bauchspeicheldrüse und Lymphknoten auf einen Tumor- und Metastasenbefall hin untersucht. Anhand von Lokalisation, Eindringtiefe und Ausbreitung des Tumors erfolgt die Stadieneinteilung des Tumors (nach dem TNM-System → Tab. S. 1271), aus dem sich die weitere Therapie ableitet.

Therapie. Ist der Tumor noch auf die oberen Schleimhautschichten begrenzt und sind weder Lymphknoten befallen noch Metastasen vorhanden, kann der Krebs unter Umständen endoskopisch entfernt werden. In vielen Fällen ist aber eine Operation notwendig, bei der entweder vier Fünftel **(Magenresektion)** oder der ganze Magen *(Gastrektomie)* entfernt werden. Ziel ist die vollständige Entfernung des Tumors und aller befallenen Lymphknoten *(R0-Resektion)*. In bestimmten Fällen erfolgt vor oder nach der Operation eine Chemotherapie.

Hat sich der Magenkrebs bereits so weit ausgebreitet, dass eine Operation nicht mehr sinnvoll ist, kann eine palliative Chemotherapie die Lebenszeit und -qualität verlängern. Bei starker Behinderung der Nahrungspassage durch den Tumor ist die palliative Bestrahlung (→ S. 1026) eine Möglichkeit.

Zur Wiederherstellung der Verbindung zwischen Speiseröhre und Dünndarm wird in den meisten Fällen schon während der Magenentfernung aus einem Stück Dünndarm ein kleiner *Ersatzmagen* gebildet. Nach der Operation erhält der Patient zunächst eine Magensonde, um in den ersten Tagen Nährstoffe zuzuführen. Sie wird nach 5–7 Tagen wieder entfernt, wenn die normale Darmtätigkeit wieder eingesetzt hat und die Nahtstellen dicht sind. Danach erfolgt über 2–3 Wochen der Ernährungsaufbau bis zur Normalkost.

Zur Nachsorge wird der Patient zunächst in sechsmonatlichen, dann jährlichen Abständen untersucht; auch werden Tumormarker im Blut bestimmt, die ein Tumorrezidiv anzeigen können (Allgemeine Übersicht → S. 1335).

Prognose

Magenkrebs ist nur heilbar, wenn der Krebs im Frühstadium entdeckt und vollständig operativ entfernt wird (R0-Resektion). Gelingt dies nicht, beträgt die mittlere Überlebenszeit 8 Monate. Ist eine Operation nicht möglich, beträgt sie 4 Monate. Die Überlebenszeit ohne Chemotherapie und ohne OP beträgt 4–6, mit Chemotherapie 7–12 Monate.

Selbsthilfe

Die Ernährungsumstellung nach der Magenoperation erfordert Zeit und Geduld. Sie sollten mehrere Monate einplanen, bis die Umstellung erfolgreich durchgeführt ist.

Grundregeln. Essen Sie häufig; bis zu acht kleine Mahlzeiten pro Tag sind ideal. Vermeiden Sie dabei zu Heißes und zu Kaltes. Um den kleinen Ersatzmagen nicht zu überfordern, sollten Sie auf Getränke beim Essen verzichten. Besser ist es, nach dem Essen eine halbe Stunde zu warten und erst dann zu trinken. Damit die Nahrung nicht zurück in die Speiseröhre fließt, sollten Sie sich nach dem Essen nicht sofort hinlegen.

Kauen Sie alles, was Sie essen, immer gut durch. So sorgen Sie dafür, dass die Nahrung vollständig „eingespeichelt" wird und dass die im Speichel enthaltenen Enzyme bereits mit der Verdauung beginnen können.

Günstige und zu meidende Lebensmittel. Vollkornprodukte sind günstig, weil sie vom Ersatzmagen nicht so schnell resorbiert werden. Frischmilch macht manchen Patienten Probleme; Sauermilchprodukte wie Joghurt oder Quark werden hingegen meistens gut vertragen. Auf stark gewürzte, sehr fette und stark gesalzene Speisen sollten Sie zunächst ganz verzichten, ebenso auf stark blähende Speisen wie Hülsenfrüchte, Kohl, Zwiebeln und Knoblauch sowie geräucherte Fleisch- und Wurstwaren. Verzichten Sie auch auf kohlensäurehaltige Getränke.

Zusatzbedarf an Nähr- und Mikronährstoffen. Magenoperierte verwerten die Nahrung schlechter als Gesunde, sodass sie ~ 25 % mehr Kalorien benötigen. Eine Gewichtsabnahme in den ersten Monaten nach der Operation ist normal. Außerdem ist die Verwertung von Vitamin B12 gestört. Um Mangelerscheinungen vorzubeugen, sollten Sie daher alle drei Monate eine Spritze mit dem fehlenden Vitamin erhalten. Viele Magenoperierte leiden zudem an Störungen des Knochenstoffwechsels. Deshalb ist es wichtig, auf ausreichende Versorgung mit Kalzium und Vitamin D zu achten, z. B. durch regelmäßigen Verzehr von Milchprodukten.

Fettreiche Nahrung wird meist nicht gut vertragen. Als Ersatz für herkömmliche Fette bieten sich die *MCT-Fette* (→ S. 255) an. Mit ihrem hohen Gehalt an mittelkettigen Fettsäuren werden sie vom Dünndarm besonders gut aufgenommen. Im Handel sind sie in Form von Margarine oder Speiseöl erhältlich. Drohendem Kalziummangel beugen Sie vor, indem Sie viel gesäuerte Milchprodukte wie Joghurt oder Dickmilch essen. Diese sind meist bekömmlicher als frische Milch. Auch kalziumreiche (stille!) Mineralwässer können sich positiv auf den Knochenstoffwechsel auswirken. Hat sich nach der Operation eine Milchunverträglichkeit entwickelt, müssen Kalzium und Vitamin D in Tablettenform eingenommen werden.

Diätberatung. Wenn Ihnen die Nahrungsumstellung Probleme bereitet, ziehen Sie frühzeitig einen Ernährungsberater zurate.

Weitere Selbsthilfemaßnahmen für Krebspatienten → S. 1030

Ausführliche Übersicht zu alternativen Krebstherapien → S. 1029

i **Aktuell:** www.gesundheit-heute.de/18x04

- **www.leitlinien.net** – Über die Stichwortsuche finden Sie die Ärztliche Leitlinie zur Diagnostik und Therapie des Magenkrebses.
- **www.krebshilfe.de** – Website der Deutschen Krebshilfe e. V., Bonn (Hrsg.): Unter der Rubrik Informieren finden Sie Broschüren und Infomaterial, so auch den blauen Ratgeber Nr. 07 zum Magenkrebs zum Bestellen oder Herunterladen.

Künstliche Ernährung

Oft treten nach Magenoperationen Komplikationen auf, die dem Patienten die normale Nahrungsaufnahme unmöglich machen. Dann wird der Patient vollständig oder ergänzend künstlich ernährt. Hierzu legt der Arzt eine PEG- oder eine PEJ-Sonde (→ unten), über die Nahrung in den Magen und Darm gelangt.

Nur wenn die Ernährungslücke voraussichtlich nur wenige Tage besteht, legt der Arzt eine leichter applizierbare Nasensonde oder führt den Mindestbedarf an Flüssigkeit, Kalorien und Eiweiß über Infusionen zu **(parenterale Ernährung).**

Die ethischen Probleme bei fehlender Einwilligungsmöglichkeit des Betroffenen zur künstlichen Ernährung sind Thema an anderer Stelle → Kapitel 13.

Enterale Ernährung

Jede Form von Nahrung, die über den Verdauungstrakt gegeben wird, hat zunächst den Vorteil, dass – im Gegensatz zur parenteralen Ernährung – kein Zugang über die Venen erforderlich ist, der wegen der drohenden Infektionsgefahr sehr sorgfältig gepflegt werden muss. Genauso wichtig ist, dass die Darmflora erhalten bleibt und der Darm weiterhin aktiv ist. Auch wird die Selbstregulation des Körpers bei der Aufnahme (Resorption) der Nährstoffe in den Darm weiter genutzt, was die enterale Ernährung wesentlich sicherer und risikoärmer macht als die parenterale.

Verwendet werden industriell hergestellte breiförmige Fertigmischungen, deren Zusammensetzung in Abhängigkeit vom individuellen Bedarf und der Grunderkrankung gewählt wird. Ist die Verdauungstätigkeit des Darms nur wenig eingeschränkt, werden Nährstoffgemische gegeben, die noch verdaut werden müssen. Die unter dem Begriff **Astronautenkost** bekannten Diäten enthalten dagegen bereits fertig aufgespaltene Nährstoffe, die ohne weitere Verdauungstätigkeit über die Dünndarmwand aufgenommen werden.

Ernährungssonden. Die **nasale Ernährungssonde** wird über die Nase entweder bis in den Magen *(nasogastrale Sonde)*, bis in den Zwölffingerdarm *(nasoduodenale Sonde)* oder bis in den Dünndarm *(nasojejunale Sonde)* gelegt. Ernährungssonden, die bis in den Zwölffingerdarm oder Dünndarm reichen, legt der Arzt vor allem bei bewusstlosen Patienten. Bei ihnen droht Erstickungsgefahr, wenn die Nahrung aus dem Magen in die Speiseröhre zurückfließt und von dort in die Luftröhre gelangt. Da der Magen als Nahrungsspeicher fehlt, wird

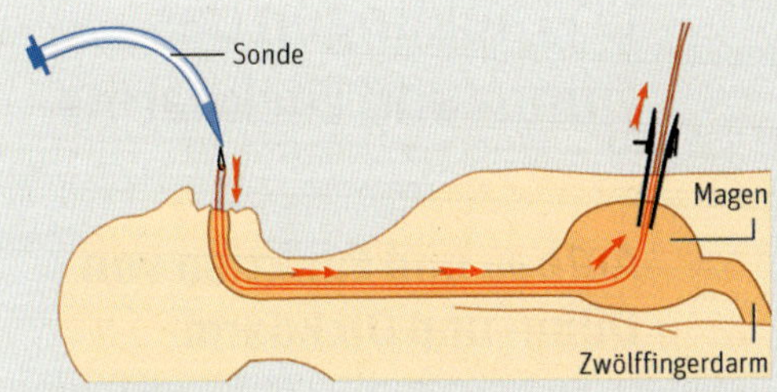

Einführung der Sonde über den Führungsfaden.

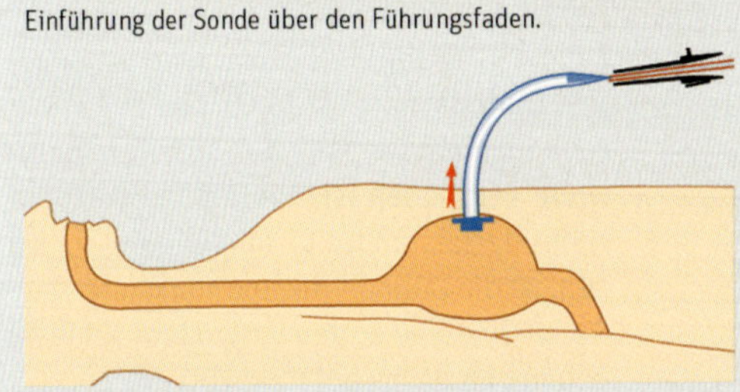
Sonde wird durch die Bauchwand herausgezogen und an der Andruckplatte befestigt.

*Die **PEG-Sonde** wird endoskopisch in den Magen ein- und über die Bauchwand wieder herausgeführt und befestigt. Nach 24 Stunden kann der Kostaufbau beginnen.* [GTV 1816]

die Nahrung kontinuierlich über eine Ernährungspumpe gegeben. Es kommt vor, dass Nase und Rachen gereizt reagieren; manche Patienten entwickeln auch eine Refluxkrankheit (→ S. 623) oder bekommen entzündete Druckstellen. Als Langzeitlösung ist eine nasale Sonde deshalb nicht geeignet.

Die **PEG-Sonde** *(perkutan-endoskopische Gastrostomie)* ist die bevorzugte Lösung, wenn der Patient über einen langen Zeitraum per Sonde ernährt werden soll. Dazu wird bei einer Gastroskopie der Magen von innen nach außen durch die Bauchdecke hindurch punktiert; die Sonde wird mit einer Andruckplatte von innen und außen befestigt. Bei Patienten mit Bewusstseinsstörungen wird die Sonde bis in den Zwölffingerdarm verlängert, damit zurückfließende Nahrungsbestandteile nicht in die Lunge gelangen können.

Bei der **PEJ-Sonde** *(perkutan-endoskopische Jejunostomie)* wird die Sonde direkt von außen in den oberen Dünndarm (Jejunum) eingeführt. 24 Stunden nach dem Legen der Sonde beginnt der Kostaufbau mit Tee und Schonkost.

Die Vor- und Zubereitung der Sondenkost sowie die Festlegung der Portionsgrößen erfordern Übung und Erfahrung, denn nicht immer vertragen die Patienten die Sondenernährung gut. Vor allem, wenn die Kost zu schnell oder zu kalt eingeflösst wird, können Erbrechen, Durchfälle oder Bauchschmerzen auftreten. Auch das Schlucken muss neu gelernt werden, wozu sich kleine Portionsgröße am besten eignen.

Erkrankungen des Dünn- und Dickdarms

Aufbau und Funktion von Dünn- und Dickdarm

Dünndarm. Hauptort für Verdauung und Aufnahme der Nahrungsbestandteile ins Blut ist der **Dünndarm,** der durch bindegewebige Aufhängebänder mit der hinteren Bauchwand verbunden ist. Um die verwertbaren Nahrungsbestandteile aufnehmen zu können, ist die Dünndarmwand stark aufgefaltet. Darmfalten und Zotten vergrößern seine Aufnahmeoberfläche auf rund 200 m^2.

An den ersten Dünndarmabschnitt, den Zwölffingerdarm (→ Abb. S. 631), schließen sich der **Leerdarm** *(Jejunum)* und der **Krummdarm** *(Ileum)* an. Peristaltische Bewegungen der Dünndarmwand schieben den Darminhalt immer weiter in Richtung Dickdarm. Auf dem gesamten Weg durch den Verdauungstrakt wird dem Speisebrei immer wieder Flüssigkeit beigemischt, die ihm dann im Dickdarm wieder entzogen wird.

Dickdarm. Der etwa 1,5 m lange **Dickdarm** besteht aus dem **Blinddarm** *(Caecum, Zökum)* mit **Wurmfortsatz** *(Appendix vermiformis)* und dem **Kolon,** der den Hauptanteil des Dickdarms ausmacht. Das Kolon gliedert sich in *aufsteigendes Kolon (Colon ascendens), quer verlaufendes Kolon (Querkolon, Colon transversum), absteigendes Kolon (Colon descendens)* und s-förmig gebogenes *Sigma-Kolon (Colon sigmoideum* oder *Sigmoid).* Dieses geht ohne deutliche Trennung in den letzten Darmteil, den Mast- oder Enddarm über.

Dünn- und Dickdarm werden im Bereich des Blinddarms durch die **Ileozäkalklappe** *(Bauhinsche Klappe)* voneinander getrennt, die sich zwischen Krummdarm und Blinddarm befindet und wie ein Rückschlagventil verhindert, dass der bakterienhaltige Dickdarminhalt zurück in den Dünndarm fließt. Der Dickdarm verdaut nichts mehr – er entzieht dem verbleibenden Verdauungsbrei Wasser und Salze. Auf diese Weise wird der Darminhalt von anfänglich täglich 1500 ml Speisebrei auf 200 ml Stuhl eingedickt.

Darmflora. Der Darm ist von bis zu 400 verschiedenen Bakterienarten und anderen Mikroorganismen besiedelt, die zusammen die *Darmflora* bilden. Die höchste Bakteriendichte herrscht im Dickdarm und im Mastdarm. Eine gesunde Darmflora schützt die Darmschleimhaut vor der Ansiedelung pathologischer Keime. Sie ist an der Herstellung körpereigener Vitamine, wie z. B. Vitamin K, beteiligt und baut unverdauliche Nahrungsbestandteile (z. B. Ballaststoffe) ab, die von den Verdauungsenzymen nicht gespalten werden können und deshalb unverändert in den Dickdarm gelangen. Darüber hinaus wird das darmspezifische Immunsystem durch den ständigen Kontakt der Darmflora mit den im Darm vorhandenen Immunzellen trainiert, wodurch zugleich die Körperabwehr aktiviert wird.

Die Zusammensetzung der Darmflora ändert sich durch Erkrankungen und Antibiotika (→ S. 1051). Aber auch als Nahrungsergänzung zugeführte probiotische Bakterien (Probiotika → S. 228 und Kasten S. 1052) können vorübergehend Stuhlveränderungen nach sich ziehen.

Bis heute nur teilweise verstanden ist das hoch spezialisierte Abwehrsystem der Darmschleimhaut. Es ist überlebensnotwendig, damit die täglich Milliarden zählenden Erreger und Allergene, die in den Darm gelangen, keinen Schaden anrichten. Deshalb funktioniert es offenbar schon zum Zeitpunkt der Geburt *(Innate Immunity)* und bildet auch eine Art körpereigenes Antibiotikum, die Defensine (→ auch S. 650).

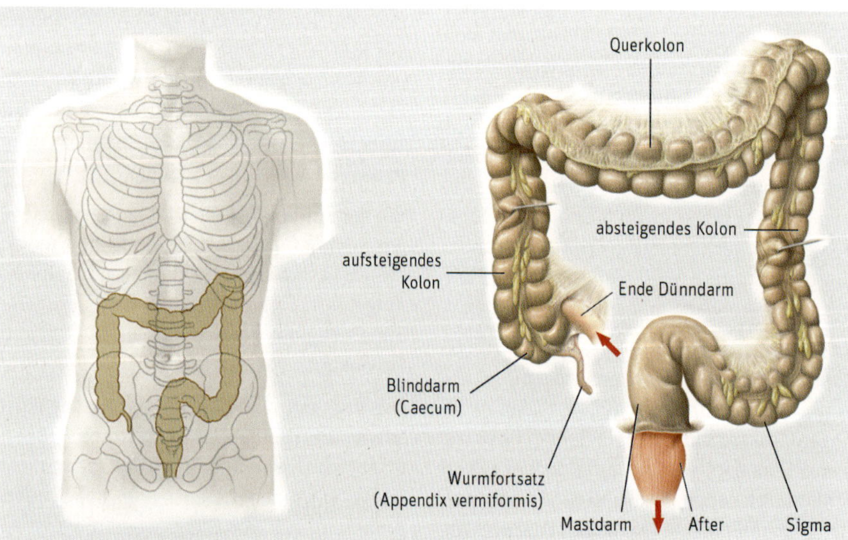

Der ***Dickdarm*** *beginnt im rechten Unterbauch, wo der* ***Dünndarm*** *in den* ***Blinddarm*** *mit dem* ***Wurmfortsatz (Appendix)*** *mündet. Von dort verläuft er rahmenartig an der seitlichen Rumpfwand nach oben, zieht girlandenförmig nach links und an der linken Rumpfwand wieder nach unten. Den Abschluss bildet das s-förmig gebogende* ***Sigma-Kolon,*** *das in den* ***Mastdarm*** *übergeht.* [GTV 1817]

Diagnostik der Dünn- und Dickdarmerkrankungen

Wie bei allen Magen-Darm-Erkrankungen kommt der gründlichen körperlichen Untersuchung einschließlich der Austastung des Enddarms durch den Arzt sowie dem Bauchultraschall große Bedeutung zu (→ S. 622).

Der **Kolon-Doppelkontrast** ist eine aufwendige, aber sehr aussagefähige Kontrastmitteluntersuchung des Dickdarms (→ Abb.).

Spiegelungen

Die **Darmspiegelung** *(Dickdarmspiegelung, Koloskopie)* wird zur Betrachtung des gesamten Dickdarms vom Darmausgang her bis zum Blinddarm (ggf. sogar bis zum Endteil des Dünndarms) mit einem über 1 m langen Endoskop (→ S. 1270) durchgeführt. Das Endoskop ist dicker und vor allem länger als das zur Magenspiegelung verwendete. Die Darmspiegelung dient der Beurteilung der Darmschleimhaut, der Feststellung von Verengungen, z. B. durch einen Darmkrebs, und dem Nachweis von gut- und bösartigen Wucherungen, beispielsweise von Dickdarmpolypen (→ S. 655) oder Ausstülpungen (Divertikel → S. 654).

Die **kleine Darmspiegelung** *(Sigmoidoskopie)* arbeitet mit einem kürzeren, flexiblen Endoskop und erlaubt die Beurteilung der letzten 60 cm des Dickdarms (dem Sigma-Kolon → Abb. S. 640) und des Enddarms.

Muss nur der Enddarm untersucht werden, erhält der Arzt durch die Spiegelung mit einem 30 cm kurzen, starren und etwas breiteren Rektoskop die besten Ergebnisse (Enddarmspiegelung oder Rektoskopie).

Damit der Darm gut betrachtet werden kann, muss er frei von Stuhlresten sein. Deshalb erhält der Patient zur Vorbereitung auf die Darmspiegelung einen Tag vor der Untersuchung ein stark wirkendes Abführmittel.

Danach darf er nur noch Suppe und viel Flüssigkeit (mindestens drei Liter) zu sich nehmen. Am Vorabend wird der Darm mit einem Einlauf gereinigt. Um Nachblutungen bei der Entnahme von Gewebeproben zu vermeiden, werden vor der Untersuchung die Gerinnungswerte im Blut bestimmt; der Quick (ein Gerinnungswert → S. 1330) muss bei Marcumar®-Patienten über 50 % liegen. Stärker gerinnungshemmende Medikamente werden 4–5 Tage vor dem Eingriff abgesetzt.

Vor der Untersuchung erhält der Patient meist ein Beruhigungsmittel. Zu Beginn tastet der Arzt zunächst den Enddarm mit dem Finger aus. Anschließend wird das bewegliche Endoskop über den After in den Darm eingeführt und unter Zuführung kleiner Luftmengen vorsichtig vorwärtsgeschoben.

Als Komplikationen treten bei 2 % der Untersuchungen Nachblutungen auf; Durchstoßungen der Darmwand sind sehr selten. Weiterhin können durch die Beruhigungsmittel, die der Patient erhält, Herzrhythmusstörungen oder ein Blutdruckabfall vorkommen. 2 Stunden nach der Untersuchung darf der Patient in der Regel wieder nach Hause gehen und normal essen.

Neue Verfahren sind die ***CT-Koloskopie*** und die ***Kernspin-Kolonoskopie***, eine spezielle Computer- bzw. Kernspintomografie, bei der der Arzt auf dem Monitor eines Computers ein genaues Bild vom Darm betrachten kann. Da die Notwendigkeit zur Darmreinigung aber bleibt, die diagnostische Wertigkeit umstritten ist und keine Biopsiemöglichkeit besteht, ist der Vorteil für den Patienten bisher eher gering.

Kapselendoskopie des Darms. Sie ermöglicht die Diagnose von gut- und bösartigen Dünndarmtumoren. Der Patient schluckt eine etwa 1 cm große Kapsel, die eine Lichtquelle, eine elektronische Kamera und einen Sender enthält. Die Bilddaten werden an einen Empfänger, den der Patient am Gürtel trägt, gesendet und später im Computer ausgewertet. Vor der Untersuchung muss der Patient kein Abführmittel einnehmen, darf aber nach Schlucken der Kapsel etwa drei Stunden nicht essen und trinken, damit die Aufnahmen nicht zu stark durch Darmbewegungen beeinträchtigt werden. Die Kapsel nimmt den natürlichen Weg durch den Darm und wird am Ende wieder ausgeschieden. Selten bleibt die Kapsel an Engstellen oder in Aussackungen des Darms (Divertikeln → S. 654) stecken und muss dann operativ entfernt werden. Deshalb müssen für diese Untersuchung Dünndarmverengungen (Dünndarmstenosen) ausgeschlossen sein.

Push-Enteroskopie. Mittels eines langen biegsamen Endoskops werden wie bei der Magenspiegelung zunächst der Magen und nachfolgend der Dünndarm bis einschließlich des oberen Dünndarms (Jejunum) untersucht. Dabei ist ein größerer Druck („Push") notwendig, der die Untersuchung unangenehm machen kann.

Doppelballon-Endoskopie. Bei der Doppelballon-Endoskopie kann der gesamte Dünndarm eingesehen und beispielsweise Blutungsquellen können gesucht und verödet werden. Das Endoskop besitzt einen aufblasbaren Ballon und steckt in einer Art Hülle, die ebenfalls einen aufblasbaren Ballon besitzt. Durch abwechselndes Aufblasen der Ballons und die damit verbundene Fixierung an der Darmwand kann das Endoskop Stück für Stück vorgeschoben werden. Für diese Untersuchung sind zwei Ärzte erforderlich.

Mit der **Bauchspiegelung *(Laparoskopie)*** kann der Arzt nicht nur direkt die Organe im Bauchraum betrachten, sondern gleichzeitig auch eine Biopsie (Gewebeprobenentnahme → S. 1270) oder kleinere Eingriffe (z. B. Entfernung der Gallenblase oder des Wurmfortsatzes bei Blinddarmentzündung) durchführen. Dazu ist im Gegensatz zur früheren „offenen" Methode nur ein kleiner Bauchschnitt im Bereich des Nabels notwendig, durch den ein röhrenförmiges Endoskop eingeführt wird. Daneben werden mit einem oder zwei weiteren kleinen Schnitten die Arbeitsinstrumente in den Bauchraum geführt. Diese vergleichsweise kleinen Wunden heilen leichter und sind weniger schmerzhaft als große, offene Bauchwunden. Andererseits ist es dabei schwieriger, sich ein gutes Bild vom Bauchraum zu machen und gegebenenfalls Komplikationen wie Blutungen zu behandeln.

Stuhluntersuchungen

Bei vielen Erkrankungen ist eine **Stuhluntersuchung *(Stuhldiagnostik)*** nötig, bei der eine möglichst frische Stuhlprobe unter einer bestimmten Fragestellung analysiert wird.

Blut im Stuhl. Bei der häufigsten Stuhluntersuchung wird nach verborgenem, mit bloßem Auge nicht sichtbarem Blut im Stuhl gesucht. Dieser Test zum ***Nachweis von okkultem Blut im Stuhl (chemischer Stuhltest auf verborgenes Blut, fäkaler okkulter Bluttest, FOBT,*** z. B. ***Hämoccult®)*** gehört zum Vorsorgeprogramm zur Früherkennung von Darmkrebs (→ S. 657).

Positive Testergebnisse müssen weiter abgeklärt werden, wozu eine endoskopische Magen-Darm-Spiegelung notwendig ist.

Bakterien, Parasiten und Würmer. Vor allem zur Klärung von Durchfallerkrankungen kann Stuhl auf bakterielle Durchfallerreger, z. B. Salmonellen, untersucht werden. Dazu wird eine kleine Stuhlprobe auf speziellen Nährmedien bebrütet ***(Stuhlkultur)***. Nach 1–2 Tagen können so Krankheitserreger nachgewiesen werden. Im Stuhl sind weiterhin Parasiten und Würmer nachweisbar. Würmer und

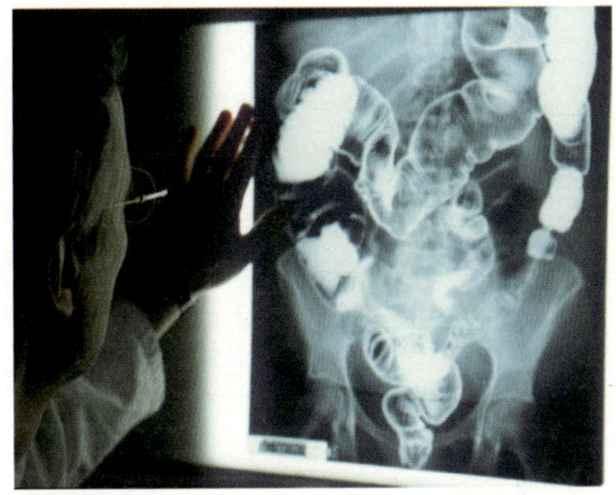

*Beim **Kolon-Doppelkontrast** zur Dickdarmbetrachtung wird flüssiges Kontrastmittel mit einem Einlauf in den Enddarm eingebracht. Gleichzeitig wird zur besseren Kontrastierung ein zweites gasförmiges Kontrastmittel, z. B. Luft, in den Enddarm geblasen. Damit die Untersuchung aussagefähige Ergebnisse liefert, muss allerdings der Darm durch eine Darmreinigung vollständig entleert sein. Deshalb bekommt der Patient am Vortag reichlich Abführmittel und nur flüssige Kost. Oft wird unmittelbar vor der Untersuchung auch noch ein Einlauf durchgeführt.* [AOK 1818]

Wurmeier werden auf Ausstrichpräparaten mikroskopisch beurteilt; ein Untersuchungsergebnis liegt noch am selben Tag vor.

Dysbiose und Pilzbefall. Die im Rahmen einer **Dysbiose** (Ungleichgewicht zwischen den einzelnen Mikroorganismen im Darm → auch Reizdarm S. 648) vor allem als IGeL-Leistung angebotene Untersuchung ist eine **mikrobiologische Keimuntersuchung des Stuhls,** wobei das Keimwachstum im Stuhl weniger auf direkte Krankheitserreger als vielmehr auf ein Ungleichgewicht der Normalflora hin untersucht wird. Diese Untersuchung ist jedoch in den wenigsten Fällen aussagekräftig und kann nicht empfohlen werden. Oft

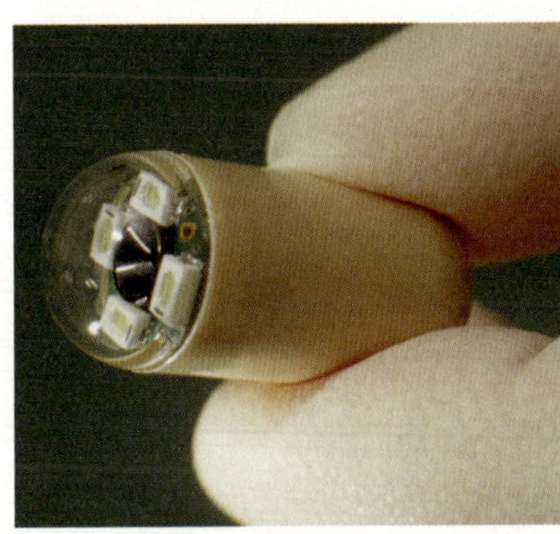

*Bei der **Kapselendoskopie** schluckt der Patient eine kleine Kamera und scheidet sie auf natürlichem Weg wieder aus. Während der Darmpassage sendet das Kapselendoskop laufend Bilder an einen externen Computer.* [GTV 1819]

wird auch nach einem Pilzbefall des Darms geforscht, wobei Pilze (Candida-Arten) zur Normalflora des Darms gehören.

Der Nachweis von Candida im Stuhl ist nicht für die Symptome des Reizdarms verantwortlich zu machen. Nur bei extrem abwehrgeschwächten Patienten, die eine Antibiotikatherapie oder Chemotherapie hinter sich haben, kann eine massive Darmbesiedlung mit Candida zu chronischen Durchfällen führen.

Fettausscheidung. Die **Messung der Fettausscheidung im Stuhl** dient zur Beurteilung der Funktion der Bauchspeicheldrüse. Auch ein Gallensäuremangel kann zur vermehrten Fettausscheidung führen. Allerdings setzt die Messung der Fettausscheidung voraus, dass über drei Tage korrekt die Stuhlmengen gesammelt werden. Der Patient muss während dieser Zeit eine definierte Mindestmenge an Fett zu sich nehmen. Die Messung ist ungenau, aufwendig und für das Laborpersonal unangenehm und wird heutzutage selten durchgeführt.

Die Verdauungsstörung, häufig durch einen Mangel an Pankreasenzymen hervorgerufen, kann frühzeitig durch die Messung der pankreatischen Elastase im Stuhl nachgewiesen werden. Der Sekretin-Pankreozymin-Test (→ S. 667) ist zwar ebenfalls sehr aufwendig, erlaubt aber eine Klassifizierung der Pankreasinsuffizienz (→ S. 679).

Eiweißausscheidung. **Alpha-1-Antitrypsin** wird als Leitprotein aus dem Pankreas für Eiweißverluste im Darm benutzt, da es nicht während der Darmpassage von Proteasen verdaut wird. Vermehrte Eiweißverluste über den Darm finden sich bei entzündlichen Darmerkrankungen (z. B. Morbus Crohn) oder der Zöliakie. Es kann entweder die Konzentration in einer Einzelstuhlprobe gemessen werden oder es wird eine Clearance berechnet, für die dann eine 24-Stunden-Stuhlmenge zusammen mit dem Serumwert des Bluts verrechnet wird.

Durchfallerkrankungen (Übersicht)

Häufigkeit: ■■■■■

Durchfall *(Diarrhoe)*: Täglich mehr als drei ungeformte, weiche bis dünnflüssige Stühle mit vermehrtem Volumen. Bei einer Dauer von weniger als 2 Wochen spricht der Arzt von akutem Durchfall, hält er länger an, von chronischem Durchfall.

Akuter Durchfall *(akute Diarrhoe)*: Klingt in der Regel ohne ärztliches Eingreifen wieder von alleine ab; wird oft begleitet von weiteren Beschwerden wie Bauchschmerzen, Übelkeit und Erbrechen. Häufige Ursache ist eine infektiöse Darmerkrankung mit Viren, seltener mit Bakterien oder Parasiten, oder eine Lebensmittelvergiftung. Akut einsetzender Durchfall mit Blutbeimengungen *(blutige Diarrhoe)* weist auf schwere Magen-Darm-Infektionen hin, z. B. mit Shigellen oder Salmonellen. Weiteres zur Differenzialdiagnose → Tab. S. 97.

Chronischer Durchfall *(chronische Diarrhoe)*: Chronischer Durchfall ist in der Regel nicht infektiös *(nicht infektiöse Durchfallerkrankung, nicht infektiöse Enteritis)* und ruft eigenständige Krankheitsbilder hervor, die an anderer Stelle ausführlich besprochen werden. So ist er meist Zeichen eines Reizdarms (→ S. 648) oder einer chronisch-entzündlichen Darmerkrankung (→ S. 650), tritt aber mitunter auch als eigenständige psychosomatische Reaktion auf psychische Belastungssituationen auf sowie bei Nahrungsmittelunverträglichkeit (Nahrungsmittelallergie → S. 652) oder anderen Erkrankungen, bei denen der Körper Nahrungsmittelbestandteile nicht richtig verwerten kann. Weiteres zur Differenzialdiagnose → Tab. S. 97, S. 98.

Infektiöser Durchfall und Lebensmittelvergiftung

Häufigkeit: ■■■■■

Infektiöse Durchfallerkrankungen *(infektiöse Gastroenteritiden*, umgangssprachlich auch *Magen-Darm-Grippe* oder *Brechdurchfall* genannt): Vorwiegend durch Viren und Bakterien, seltener durch Parasiten verursachte Magen-Darm-Entzündung, die sich in starken Durchfällen, oft auch in Bauchschmerzen, Übelkeit und Erbrechen äußert.

Lebensmittelvergiftung. Durch Giftstoffe bakteriell verdorbener Lebensmittel verursachter Durchfall.

Die Übertragung bzw. Aufnahme erfolgt meist über den Verzehr infizierter Nahrungsmittel sowie durch Kontakt mit infizierten Personen. Die meisten Menschen werden nach einigen Tagen ohne weitere Maßnahmen wieder gesund. Vor allem bei Säuglingen, Kleinkindern und alten Menschen müssen verloren gegangene Flüssigkeit und Mineralstoffe ersetzt werden. Bei schweren Infektionen mit hohem Fieber oder blutigem Durchfall ist meist eine Behandlung mit Antibiotika notwendig.

Leitbeschwerden

- Mehrmals täglich Entleerung von ungeformtem, weichem bis wässrigem Stuhl
- (Krampfartige) Bauchschmerzen
- Eventuell Übelkeit und Erbrechen
- Gelegentlich Fieber
- Eventuell Beimischung von Schleim, Blut oder Eiter zum Stuhl.

Wann zum Arzt

Am nächsten Tag, wenn der Durchfall länger als drei Tage dauert.

Heute noch, wenn

- Ausgeprägte Schwäche oder Schwindel bestehen oder es zu einem Kollaps gekommen ist
- Der Durchfall blutig oder eitrig ist und hohes Fieber hinzukommt (über 39 °C)
- Nach einer Fernreise starker Durchfall auftritt.

Die Erkrankungen

Bei infektiösen Durchfallerkrankungen gelangen krankmachende Viren, Bakterien, Parasiten oder (sehr selten) Pilze in den Darm und reizen, lähmen oder vergiften die Schleimhäute und/oder stören die Resorption, also die Aufnahme der verdauten Nahrungsbestandteile in den Körper.

Virusbedingte Durchfallerkrankung *(Virale Gastroenteritis)*: Die häufigste Ursache von infektiösen Durchfällen, oft begleitet von Bauchschmerzen, Übelkeit und Erbrechen sowie leicht erhöhter Körpertemperatur, sind Viren, z. B. *Rota-* oder *Noroviren*. Rotaviren verursachen 70 % der Durchfälle bei Kindern und sind in Entwicklungsländern eine wesentliche Ursache der Kindersterblichkeit.

Wichtigste Behandlungsmaßnahme ist der Ersatz von Flüssigkeit und Mineralstoffen, was bei Säuglingen und Kleinkindern oft nur in Form einer Infusionstherapie in der Klinik möglich ist.

Bakterielle Durchfallerkrankung *(Bakterielle Gastroenteritis)*: Tritt seltener auf als virusbedingte Durchfälle. Dafür ist das Krankheitsbild oft schwerer:

- **Salmonelleninfektion** *(Salmonellenenteritis, Salmonellose)*: Salmonellen-Bakterien sind in unseren Breitengraden die häufigsten Erreger infektiöser Darmerkrankungen mit Brechdurchfällen, Bauchkrämpfen und Fieber. Meist entwickeln sich die Symptome Stunden bis Tage nach dem Verzehr von infizierten Speisen, z. B. rohen oder nur weich gekochten Eiern und Eierspeisen (z. B. Tiramisu), rohem oder nicht ausreichend erhitztem Geflügel, Muscheln oder Hackfleisch. Auch in tiefgekühlten Nahrungsmitteln können die Erreger überleben, sterben aber bei ausreichend langem Erhitzen bei mindestens 70 °C (50 °C *über 1 Stunde)* ab. Besonders bei Kindern und älteren Menschen besteht die Gefahr der Austrocknung bis hin zum Kreislaufkollaps.
- **EHEC-Infektionen.** Die Infektion mit giftstoffbildenden, **enterohämorrhagischen**

E.-coli-Bakterien *(EHEC)* verläuft bei Erwachsenen oft ohne Symptome, ruft aber vor allem bei Kleinkindern und älteren Menschen (blutig-)wässrige Durchfälle. Sie kann darüber hinaus zu lebensgefährlichem akutem Nierenversagen, zur Auflösung der roten Blutkörperchen und zu schweren Blutungen führen *(Hämolytisch-urämisches Syndrom)*. Diese schwere Komplikation endet in 5 % der Fälle tödlich. Die Infektion erfolgt über den Genuss von infiziertem rohen Fleisch, durch Rohmilchprodukte oder durch (symptomlos) infizierte Personen.

- Relativ häufig bilden die Durchfallerreger Giftstoffe *(Enterotoxine)*. Dazu gehören die **enterotoxinbildenden E.-coli-Bakterien** *(ETEC)*, die für etwa 40 % der Reisedurchfallerkrankungen (→ S. 312) verantwortlich sind.

Parasitäre Durchfallerkrankungen *(parasitäre Gastroenteritiden, PGE)*. In den Tropen wird jedes Kind damit groß – bei uns sind sie glücklicherweise selten. Zu den häufigeren Erregern gehören:

- **Lamblien-Infektion** *(Lamblienenteritis)*: Weltweit vorkommende Infektion mit einem Parasiten, der Kinder etwas häufiger als Erwachsene befällt. Als Übertragungsweg wird verseuchtes Trinkwasser angenommen. Die Beschwerden reichen von geringen Allgemeinerscheinungen wie Übelkeit, Appetitverlust und Blähungen bis hin zu schweren Krankheitszeichen mit Bauchschmerzen, Fieber und Durchfällen. Der Verlauf kann akut und chronisch sein.
- **Amöben-Ruhr.** Durch einen Parasiten ausgelöste Durchfallerkrankung (wie Lamblien eher in warmen Ländern vorkommend), die zu Abszessen in Leber, Lunge und Gehirn führen kann. Leibschmerzen, Durchfälle und Krämpfe können zu Beginn auftreten. Durchfälle treten nicht bei allen Infizierten auf. Als typisch gelten himbeergeleeartige (blutige) Schleimauflagerungen auf dem Stuhl. Die Amöben-Infektion kann akut und chronisch vorkommen.

Lebensmittelvergiftungen. Hier wird der Durchfall *nicht* durch Krankheitserreger ausgelöst, die in den Darm gelangt sind. Er wird vielmehr durch Giftstoffe (Toxine) verursacht, die von Bakterien gebildet und mit verdorbenen Lebensmitteln aufgenommen werden. Die hierbei typischen Bakterien sind vor allem ***Staphylococus aureus, Bacillus cereus*** und ***Clostridium perfringens***. Bei einer Lebensmittelvergiftung erkranken meist mehrere Personen, die eine bestimmte Speise, z. B. einen in der Wärme stehen gelassenen Salat, gegessen haben, nach einigen Stunden (1–16) gleichzeitig an Übelkeit, heftigem Erbrechen, Durchfällen und Bauchkrämpfen, aber meist ohne Fieber. Nach 1 bis 2 Tagen bilden sich die Symptome in der Regel zurück. Ein starker Flüssigkeitsverlust kann jedoch zu Kreislaufstörungen mit Schwäche und Schwindel bis hin zum Kollaps führen.

Sehr selten, aber lebensgefährlich ist die Lebensmittelvergiftung **(Botulismus)** mit dem Gift des Bakteriums *Clostridium botulinum*, dem Botulinumtoxin (→ S. 894). Schon in geringsten Mengen führt es nach anfänglichem Erbrechen und Durchfall zu neurologischen Ausfällen wie Schluck-, Sprach- und Sehstörungen, vor allem Doppeltsehen. In schweren Fällen kann die Vergiftung zu Atemlähmung und zum Tod führen (Botulismus → 24k17).

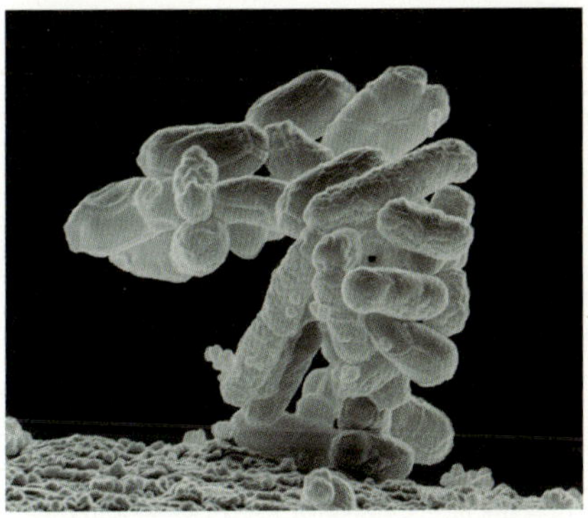

Escherichia coli, *stabförmiges Bakterium, das unseren Dickdarm zu Milliarden bewohnt und zugleich einer der häufigsten Durchfallerreger ist.* [UDA 1820]

Das macht der Arzt

Diagnosesicherung. Zur Feststellung der Ursache einer infektiösen Durchfallerkrankung oder Lebensmittelvergiftung ist meist eine mikrobiologische Diagnostik aus Blut und Stuhl erforderlich, die zeitaufwendig ist. Wenn aber die Beschwerden des Betroffenen erheblich sind, muss der Arzt rasch mit einer Therapie beginnen, ohne dass er die genaue Ursache kennt.

Therapie. Aufgrund der klinischen Untersuchung sowie des Gesamteindrucks entscheidet der Arzt, ob der Kranke sich selbst behandeln kann, ob er (weitere) Hausbesuche benötigt oder ob eine Einweisung in ein Krankenhaus notwendig ist. Bei blutigem oder eitrigem Durchfall, hohem Fieber und schwerer Beeinträchtigung des Allgemeinzustands wird Letzteres der Fall sein; ansonsten ist das klinische Gesamtbild des Patienten entscheidend.

Die stationäre Therapie konzentriert sich wegen der zunächst fehlenden genauen Diagnose auf den notwendigen Ersatz von Flüssigkeit und Mineralstoffen, meist in Form fertiger Salzlösungen (z. B. Elotrans®). Oft wird auch schon vor Erhalt der mikrobiologischen Untersuchungsergebnisse ein Antibiotikum als Infusion gegeben. Sobald die Ergebnisse der mikrobiologischen Blut- und Stuhlproben vorliegen, wird die Therapie ggf. angepasst.

Selbsthilfe

Viel Trinken. Wer Durchfall hat, muss viel trinken, um den Verlust an Wasser und Salzen auszugleichen. Empfehlenswert sind Teezubereitungen aus getrockneten Heidelbeeren, Brombeer- oder Himbeerblättern. Sie enthalten Gerbstoffe, die sich schützend auf die Darmschleimhaut legen. Ebenso eignen sich verdünnter Kamillen- oder Pfefferminztee. Eine Alternative ist zuckerhaltige Limonade, die mit Wasser verdünnt ist. Für schwerere Durchfälle sind Salz-Zucker-Lösungen die bessere Alternative (Rezept → Tab. S. 172).

Medizinische Kohle (Kohle-Compretten®-Tabletten, Kohle-Hevert®-Tabletten). Durch die Einnahme von Kohle werden dem Körper schädliche Substanzen (z. B. Bakterien, Giftstoffe) entzogen und ausgeschieden. Ihre Wirksamkeit wird von der Schulmedizin teilweise angezweifelt, viele Betroffene haben aber gute Erfahrungen damit gemacht.

(!) Bei Einnahme von medizinischer Kohle (Aktivkohle) reduziert sich die Wirkung vieler oral eingenommener Medikamente. Im Zweifelsfall ist der Arzt zu befragen, ob eine Einnahme sinnvoll und vertretbar ist.

Nahrungskarenz. Ob es im akuten Stadium zweckmäßig ist, ganz auf das Essen zu verzichten, ist umstritten. Für eine vorübergehende Nahrungskarenz spricht, dass die geschädigte Schleimhaut nicht zusätzlich gereizt wird. Am besten, Sie richten sich nach Ihrem Appetit: Wenn Ihnen der Gedanke ans Essen Unwohlsein bereitet, essen Sie nicht. Haben Sie jedoch Hunger, wenden Sie die ***BRAT-Diät*** an mit Bananen, Reis, Apfelmus und Toast.

Keine Milchprodukte. Meiden Sie Milchprodukte. Bei Durchfall ist die Wirksamkeit des milchzuckerspaltenden Enzyms oft eingeschränkt, sodass vorübergehend Symptome von Milchunverträglichkeit auftreten können.

Aufbaukost. Verspüren Sie wieder Appetit, ist eine leichte Aufbaukost empfehlenswert. Geeignet sind hierzu z. B. Gemüsebrühe, Reisschleim, aber auch Salzstangen, Kräcker oder Zwieback. Für den Reisschleim kochen Sie zwei Esslöffel Reis in einem Liter leicht gesalzenem Wasser so lange, bis sich ein dünner Schleim gebildet hat. Nun fügen Sie zwei

Esslöffel Haferflocken hinzu und kochen das Ganze weitere 15 Minuten lang. Anschließend lassen Sie den Reisschleim abkühlen und verzehren ihn dann langsam in kleinen Portionen über den Tag verteilt.

Vorsorge

Zu Hause. Um sich vor infektiösen Durchfallerkrankungen zu schützen, sollten Sie bei der Nahrungszubereitung und -lagerung auf Hygiene achten. Fleisch, Geflügel und Eier sollten ausreichend lange und bei hohen Temperaturen gegart werden. Salmonellen überstehen Tiefkühltemperaturen; daher muss Tiefkühlgeflügel und -fleisch vor der Zubereitung sorgfältig gewaschen werden, und alle Gegenstände, die damit in Berührung kommen, müssen gründlich gesäubert werden.

Verzichten Sie weitgehend auf rohes oder halb gegartes Fleisch, auf rohen Fisch und rohe Meeresfrüchte, auf rohe oder nur weich gekochte Eier, auf Speisen, die mit rohen Eiern zubereitet werden (z. B. Tiramisu), sowie auf Konserven mit aufgetriebenem Dosendeckel.

Auf Reisen → S. 312

Komplementärmedizin

Pflanzenheilkunde. Gegen Durchfall helfen getrocknete Heidelbeeren, auch als Teeaufguss. Sie enthalten viele Gerbstoffe, die sich schützend auf die Darmschleimhaut legen. Ähnlich wirkt Tee aus Brombeerblättern.

Die Pflanzenheilkunde empfiehlt standardisierte Trockenextrakte, beispielsweise aus Apfel-Pulver (Aplona®-Apfel-Pulver), Blutwurz (Blutwurz-ratiopharm-® Kapseln) oder Eichenrinde (z. B. Traxaton®-Tabletten).

Wurmerkrankungen

Häufigkeit: ■■□□□

Wurmerkrankungen ***(Helminthosen):*** Durch Wurmbefall verursachte Erkrankungen des Magen-Darm-Trakts, aber auch anderer Organe. Zu den wichtigsten Würmern, die den Menschen befallen können, gehören **Bandwürmer** ***(Cestoden)***, **Fadenwürmer** ***(Nematoden)*** und **Saugwürmer** ***(Trematoden).***

Leitbeschwerden

- Oft nur vage Beschwerden, z. B. Druck im Oberbauch oder leichte Bauchschmerzen
- Juckreiz und Hautveränderungen in der Analgegend
- Sichtbare Ausscheidung von Würmern oder Wurmteilen im Stuhl
- Gewichtsabnahme, Blässe und Schwäche (→ S. 1034).

Wann zum Arzt

In den nächsten Tagen, wenn

- Würmer oder Wurmteile im Stuhl zu sehen sind
- Bisher nicht bekannter Juckreiz in der Analregion auftritt
- Seit Längerem unspezifische Bauchschmerzen bestehen.

Die Erkrankungen

Wurmerkrankungen sind weltweit verbreitet. Meistens erfolgt die Ansteckung über Selbstinfektion durch rohes oder nicht ausreichend gegartes Fleisch oder durch Gemüse, Salat oder Obst, das mit Fäkalien verunreinigt und ungewaschen ist. Die bevorzugt befallenen Organe und die Vermehrungszyklen unterscheiden sich von Wurmart zu Wurmart.

Fadenwürmer (Madenwürmer, Spulwürmer und Trichinen)

Zu den **Fadenwürmern** ***(Nematoden)*** gehören u. a. die **Madenwürmer** ***(Oxyuren, Enterobius vermicularis)***, die auch in unseren Breitengraden weitverbreitet sind. Über verunreinigte Nahrung, Spielzeug oder Wäsche stecken sich besonders Kinder im Kindergarten- oder Grundschulalter an. Die etwa 12 mm langen Würmer siedeln sich im unteren Dünndarmbereich, im Dickdarm und im Wurmfortsatz an. Nachts kriechen die Weibchen aus der Analöffnung heraus und legen ihre Eier ab. Das führt zu starkem Juckreiz am Darmausgang. Der Befallene kratzt sich, fasst mit den verunreinigten Händen Verschiedenes an und verhilft so den Madenwürmern zur Ausbreitung.

Spulwürmer ***(Ascaris lumbricoides)*** werden meistens mit verseuchtem Gemüse aufgenommen. Die Larven des Spulwurms werden aus den Eiern im Dünndarm freigesetzt, gelangen durch die Darmwand ins Blut und mit dem Blut über die Leber in die Lunge. Von dort wandern sie bis zum Kehlkopf, werden geschluckt und erreichen so wieder den Dünndarm, wo sie zu bis zu 40 cm langen reifen Würmern heranwachsen. Die Betroffenen bekommen während der Durchwanderung der Lunge oft leichtes Fieber, Husten und andere grippeähnliche oder auch asthmaartige Beschwerden. Der Wurmbefall des Darms löst Bauchschmerzen aus; die Würmer können regelrechte Knäuel im Darm bilden und so einen mechanischen Darmverschluss verursachen. Wandernde Würmer können auch den Gallengang verschließen.

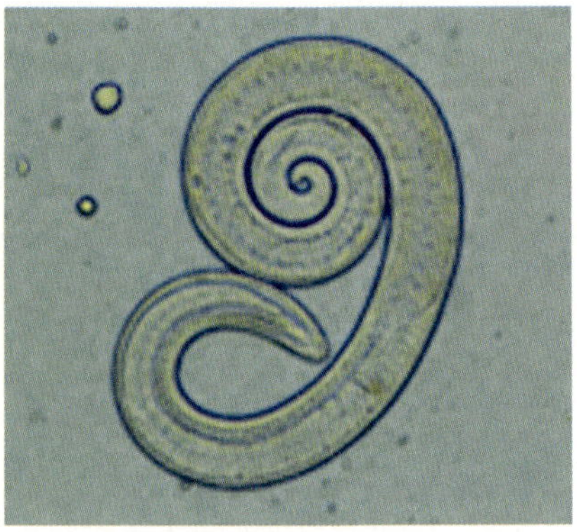

Fadenwurm im Mikroskop [CDC 1821]

Trichinen ***(Trichinella spiralis):*** Trichinen befallen Haus- und Wildschweine und werden durch Verzehr rohen Schweinefleischs vom Menschen aufgenommen. Die von ihnen verursachte ***Trichinose*** ist in Deutschland wegen der gesetzlich vorgeschriebenen Fleischbeschau sehr selten geworden. In Osteuropa und Nordamerika ist sie aber immer noch weitverbreitet. Der Wurmbefall im Darm verursacht wässrige Durchfälle, Übelkeit, Erbrechen und leichtes Fieber. Befallen die Larven die Muskulatur, kommt es zu Muskelschmerzen, Wassereinlagerungen im Gewebe, Herzmuskelentzündung und später eventuell zu anhaltenden rheumatischen Beschwerden.

Rinder- und Schweinebandwurm

Der Mensch infiziert sich vor allem durch rohes oder nicht ausreichend gegartes Fleisch mit den ***Finnen*** (Jungform = Larve des Bandwurms) von **Rinderbandwurm** ***(Taenia saginata)*** und **Schweinebandwurm** ***(Taenia solium).*** Sie wachsen im Darm zum Bandwurm heran, der aus einem Kopf, einem Halsteil und den daraus gebildeten Bandwurmgliedern ***(Proglottiden)*** besteht. Mit dem Stuhl werden einzelne Bandwurmglieder ausgeschieden. Die meisten Menschen haben nur sehr geringe Beschwerden, wenn sie an einer Bandwurmerkrankung leiden. Auffällig sind vor allem Appetitlosigkeit im Wechsel mit Heißhunger und Gewichtsabnahme trotz regelmäßigen Essens. Selten wandern Bandwurmglieder in den Blinddarm oder den Bauchspeicheldrüsengang; sie können dort eine akute Blinddarmentzündung oder eine Bauchspeicheldrüsenentzündung verursachen.

Nimmt ein Mensch die Eier (nicht die Finnen) des Schweinebandwurms auf, was auch durch Selbstinfektion möglich ist, entwickeln sich darüber hinaus im menschlichen Körper Larven ***(Zystizerken).*** Sie wandern vom Darm über die Blutgefäße in Muskeln und Organe und es kommt zu einer ***Zystizerkose,*** die bei Befall der Augen zum Erblinden und bei

Eindringen in das zentrale Nervensystem zu Krampfanfällen führen kann. Bleibt der Befall auf die Muskeln beschränkt, klagen die Betroffenen über Muskelschmerzen. Oberflächlich in Haut oder Muskeln liegende Larven lassen sich oft als kleine Knoten ertasten.

Hunde- und Fuchsbandwurm (Echinokokkosen)

Echinokokkosen gehören zu den gefährlichsten Wurmerkrankungen. Die Infektion erfolgt durch Kontakt mit infizierten Füchsen oder Hunden und möglicherweise auch über ungewaschene Heidel- oder Walderdbeeren, die aufgrund ihres niedrigen Wuchses oft mit Ausscheidungen von Füchsen verunreinigt sind. Aus den aufgenommenen Eiern entwickeln sich im Darm Larven, die über die Blutgefäße vor allem in die Leber und seltener in die Lunge und andere Organe wandern.

Hundebandwurm *(Echinococcus granulosus)*: Bildet eine große Zyste in der Leber, in der sich zahlreiche neue Larven entwickeln. Beschwerden treten oft erst auf, wenn die Zyste sehr groß geworden ist und mechanische Raumverdrängungen im Bauchraum zustande kommen. Drückt die Zyste auf die Gallenwege, droht ein Verschlussikterus (→ S. 668). Platzt die Zyste, können die ausgeschwemmten Larven zu einem eventuell tödlichen allergischen Schock führen. Auch die Lunge ist oft von der Zyste befallen.

Fuchsbandwurm *(Echinococcus multilocularis)*: Bildet in der Leber mehrere kleine Zysten, die tumorartig in umliegende Gewebe und Organe einwachsen und diese zerstören. Auch beim Fuchsbandwurm ist die Leber vergrößert und es kann zum Ikterus kommen.

Das macht der Arzt

Diagnosesicherung. Eine mikroskopische Stuhluntersuchung (→ S. 641) liefert den Beweis für vorhandene Wurmeier. Bei Rinder- und Schweinebandwurm wird die Diagnose durch die Identifikation von Bandwurmgliedern im Stuhl gesichert. Die Eier von Spulwürmern lassen sich oft nachweisen, indem man ein Stück Tesafilm auf den Darmausgang klebt, wieder abzieht, auf einen Objektträger klebt und anschließend unter dem Mikroskop untersucht. Hunde- und Fuchsbandwurmbefall können in ~ 85 % der Fälle im Labor mit Antikörpern nachgewiesen werden. Die Zysten in der Leber sind im Ultraschall oder im CT (→ S. 1268) sichtbar.

Therapie. **Wurmmittel** *(Anthelmintika)* reichen fast immer aus, um Rinder- und Schweinebandwürmer sowie Fadenwürmer zu beseitigen. Sie werden bei kurzer Behandlungsdauer meistens gut vertragen. Häufig eingesetzte Wirkstoffe sind z. B. Pyrantel (z. B. Helmex®, auch als Saft), das auf Wurmarten lähmend wirkt, wodurch die Würmer lebend mit dem Stuhl ausgeschieden werden, oder Albendazol (z. B. Eskazole® in Tablettenform) bzw. Mebendazol (z. B. Vermox® in Tablettenform), die die Nährstoffaufnahme der Würmer blockieren, sodass diese sterben und dann ebenfalls über den Darm ausgeschieden werden. Je länger die Therapie dauert, umso stärker treten allerdings Nebenwirkungen wie Bauchschmerzen, Übelkeit und Durchfall auf (Weiteres → S. 1053).

Schwierig ist die Therapie allerdings bei Hunde- und Fuchsbandwürmern. Beim Hundebandwurm müssen die Zysten unter begleitender Therapie mit Wurmmitteln operativ entfernt oder der Inhalt vorsichtig abgesaugt werden. Die vollständige Entfernung der Zysten beim Fuchsbandwurm gelingt nur in einem Viertel der Fälle. Generell ist hier eine Langzeitbehandlung mit Wurmmitteln erforderlich.

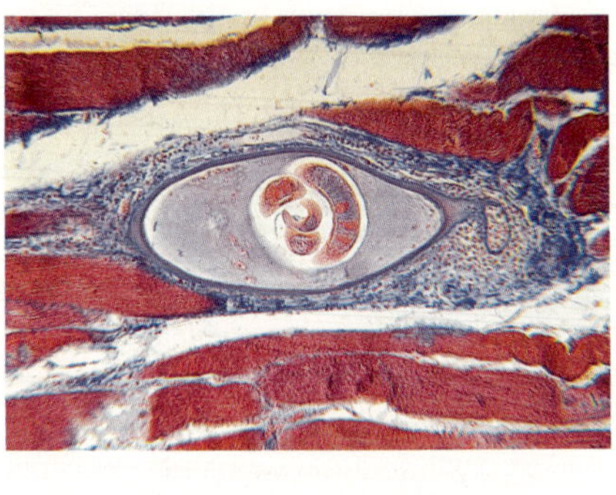

*Feingewebliches Bild von Skelettmuskulatur (rot), in die sich eine **Bandwurmfinne** (blau) eingenistet hat.* [ISP 1822]

Prognose

Fadenwürmer, Rinder- und Schweinebandwürmer lassen sich mit Medikamenten leicht therapieren und die Prognose ist nach der Therapie gut. Hunde- und Fuchsbandwurmzysten dagegen vergleichen manche Ärzte zu Recht mit einem bösartigen Tumor – hier hängt die Prognose ab von der durch die Zysten verursachten Zerstörung von Leber oder Lunge.

Vorsorge

Vor Wurminfektionen können Sie sich schützen, indem Sie sich besonders vor jedem Essen die Hände waschen. Haustiere sollte man regelmäßig beim Tierarzt entwurmen lassen, Hundekot an den Schuhen stets gründlich entfernen und nicht ins Haus tragen. Kinder sollten Sie daran hindern, sich am Po zu kratzen. Häufiges Händewaschen und kurz geschnittene Fingernägel unterstützen diese Basismaßnahmen.

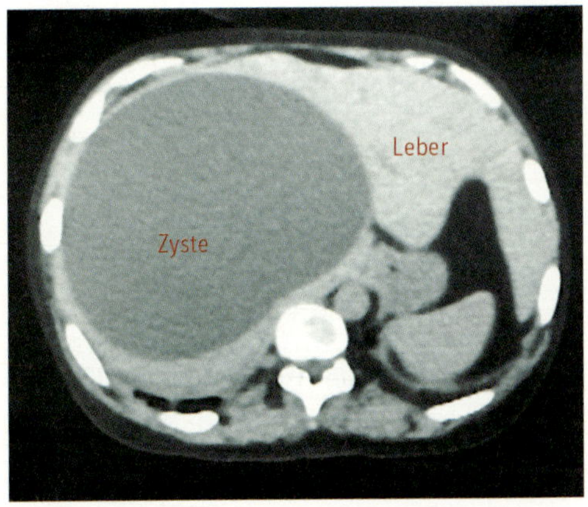

*CT-Bild vom Bauchraum eines 41-jährigen Patienten mit einer riesigen **Echinokokkus-Zyste** im rechten Leberlappen. Die Zyste nimmt über die Hälfte des Leberquerschnitts ein. Trotz zunächst erfolgreicher operativer Entfernung der über 1 kg schweren Zyste gelang keine Ausheilung, der Patient musste weiter Wurmmittel einnehmen und verstarb schließlich an weiteren Komplikationen.* [GTV 1823]

Niedrig wachsende Waldbeeren wie Heidelbeeren oder Walderdbeeren, sollten wegen der Verseuchung mit Fuchsbandwurmeiern gemieden werden. Ab einer Strauchhöhe von 50 cm ist das Abernten jedoch unbedenklich.

Blähungen

Häufigkeit: ▬ ▬ ▬ ▬ ▬

Blähungen *(Meteorismus)*: Übermäßige Füllung von Magen und Darm mit Luft und anderen Gasen, die mit Völlegefühl, Darmgeräuschen und gehäuftem Abgang von Winden einhergeht. Meist haben Blähungen keinen Krankheitswert. Die Ursachen sind vielfältig; oft sind vorübergehende Blähungen eine Reaktion auf den Verzehr von Lebensmitteln, die eine verstärkte Gasproduktion bewirken. Blähungen treten auch bei einem Reizmagen (→ S. 632) oder Reizdarm (→ S. 648) auf; nur selten sind plötzlich auftretende Blähungen Anzeichen einer ernsten Erkrankung.

Zur Behandlung chronischer Blähungen reichen Verhaltensänderungen meist aus. Liegt eine Erkrankung zugrunde, muss diese behandelt werden. Leidet der Betroffene lediglich an stark gehäuften Windabgängen, spricht der Mediziner von **Flatulenz;** dabei gelten immerhin 24 Windabgänge pro Tag noch als normal.

Leitbeschwerden

- Völlegefühl, Aufgeblähtsein
- Vermehrter Abgang von Winden
- Gelegentlich Druck oder Schmerz, vor allem im rechten oder linken Oberbauch
- Rumorende Darmgeräusche.

Die Erkrankung

Blähungen sind weitverbreitetet und verschwinden meist schnell wieder. Es gibt aber auch Menschen, die ständig unter einem geblähten Bauch leiden und sich nicht zuletzt durch die häufigen nicht steuerbaren, oft hörbaren und unangenehm riechenden Windabgänge in ihrem täglichen Leben und in ihren sozialen Kontakten stark beeinträchtigt fühlen. Doch selten liegt den Blähungen eine ernste Krankheit zugrunde.

Ursachen chronischer Blähungen. Das meiste Gas, das sich im Darm sammelt, stammt aus der Luft, die man unbewusst beim Essen und Trinken verschluckt. Bei jedem Schluck gelangen 2–3 ml Luft in den Magen. In Stress- und Angstsituationen, bei hastigem Essen und Trinken, übermäßigem Konsum von kohlensäurehaltigen Getränken, bei trockenem Mund und auch bei vermehrter Speichelbildung (Kaugummikauen) ist der Anteil der verschluckten Luft noch weitaus höher. Auch beim tiefen Einatmen kann Luft in den Magen gelangen, und nicht zuletzt enthalten auch viele Lebensmittel Luft.

Ebenso können die Darmbakterien im Dickdarm große Gasmengen bilden, wenn schwer verdauliche Kohlenhydrate (z. B. Bohnen, Linsen, Erbsen, Zwiebeln oder Kohl) gegessen wurden, die weitgehend unverdaut den Dünndarm passiert haben und in den Dickdarm gelangen. Zudem fördern einige Fertiggerichte und Konservenkost die Neigung zu Blähungen, wenn sie mit blähenden Zutaten zubereitet sind. Bei Krankheiten wie der Zöliakie (→ S. 653) oder einer Milchzuckerunverträglichkeit (→ S. 653) werden bestimmte Kohlenhydrate im Dünndarm nicht verdaut und gelangen in den Dickdarm, wo Darmbakterien sie unter Gasbildung abbauen.

Ein Teil der verschluckten Luft und des im Darm gebildeten Gases wird normalerweise über die Darmschleimhaut aufgenommen und über das Blut abtransportiert. Einige Krankheiten, z. B. ein Pfortaderhochdruck (bei Leberzirrhose → S. 675) oder eine Rechtsherzschwäche, behindern die Gasaufnahme und führen so zu Blähungen.

Die im Darm verbliebenen Gase gelangen schließlich über den Anus als Windabgang nach draußen.

Das macht der Arzt

Bei plötzlich einsetzenden Blähungen setzt der Arzt zur Ursachenklärung verschiedene Untersuchungen wie Bauchultraschall (→ S. 622), Abdomenleeraufnahme (→ S. 622) und CT (→ S. 1268) ein. Chronische Blähungen rufen bei den Betroffenen meist die Angst hervor, sie könnten unter einer schweren Krankheit leiden. Hier ist die Aufgabe des Arztes, eine solche Erkrankung auszuschließen und die Betroffenen über die Harmlosigkeit ihrer Beschwerden zu informieren.

Wenn die Blähungen besonders hartnäckig sind, werden Medikamente wie Simeticon (SAB simplex®, Lefax®) eingesetzt; ihr Nutzen ist aber gering. Bei schmerzhaften „eingeklemmten Winden" können kurzfristig entkrampfende Mittel wie Butylscopolamin (z. B. Buscopan®) helfen, die bei häufigerem Gebrauch jedoch selbst Blähungen hervorrufen.

Selbsthilfe und Vorsorge

Luftschlucken vermeiden. Übermäßiges Verschlucken von Luft lässt sich vermeiden, indem Sie in Ruhe und mit Genuss essen, kleine Bissen zu sich nehmen und gründlich kauen. Hilfreich kann auch sein, viele kleine Mahlzeiten einzunehmen, beim Essen möglichst wenig zu sprechen und nach den Mahlzeiten einen Verdauungsspaziergang zu machen.

Verzicht auf blähende Lebensmittel. Meiden Sie blähende Lebensmittel wie Kohl, Zwiebeln, Knoblauch, Bohnen, Aprikosen, Kirschen, Beeren und kohlensäurehaltige Getränke (z. B. Mineralwasser, Bier, Sekt).

Kein Kaugummi, keine Zigaretten. Verzichten Sie auf Kaugummikauen und hören Sie mit dem Rauchen auf.

Entblähende Kräutertees. Bei akuten Blähungen verschaffen Teeaufgüsse mit Kümmel, Pfefferminze, Fenchel, Anis oder Ingwer Linderung. Ebenso werden Kümmelöl oder Pfefferminzöl (z. B. kombiniert in Enteroplant®-Kapseln) traditionell zur Linderung von Blähungen eingesetzt.

Verstopfung

Häufigkeit: ■■■■■

Verstopfung ***(Obstipation):*** Erschwerte, verzögerte und zu seltene Darmentleerung (weniger als dreimal pro Woche), oft mit Schmerzen und hartem Stuhl verbunden. In Deutschland leidet ein Drittel der Bevölkerung zeitweise unter Verstopfung und ein Viertel der über 60-Jährigen unter *chronischer Verstopfung.* Von chronisch wird gesprochen, wenn die Beschwerden in den letzten 12 Monaten für mindestens 3 Monate aufgetreten sind. Frauen sind häufiger betroffen als Männer. Die Ursachen und dementsprechend auch die Behandlungsstrategien sind vielfältig. Bei ständiger Verstopfung *(chronisch habituelle Obstipation)* steht – nach Ausschluss schwerwiegender Erkrankungen – eine Änderung der Lebensweise im Vordergrund.

Leitbeschwerden

- Weniger als drei Stuhlentleerungen pro Woche
- Harter Stuhlgang
- Pressen bei der Stuhlentleerung
- Gefühl unvollständiger Darmentleerung.

Wann zum Arzt

In den nächsten Tagen, wenn die Beschwerden bereits mehrere Wochen dauern

Die Erkrankung

Viele Menschen reagieren auf Veränderungen im Tagesablauf mit Verstopfung und brauchen z. B. im Urlaub immer erst ein paar Tage, bis sich wieder eine normale Verdauung eingestellt hat. Auch eine Schwangerschaft, fieberhafte Erkrankungen, Bettlägerigkeit und Schichtarbeit gehen häufig mit einer – meist vorübergehenden – Verstopfung *(situative Obstipation)* einher.

Auch eine chronische Verstopfung hat nur selten Krankheitswert, am häufigsten ist sie Folge von Bewegungsmangel, ballaststoffarmer Kost, zu geringer Flüssigkeitszufuhr und Unterdrückung des Reizes zur Stuhlentleerung (chronisch habituelle Obstipation); eine krankhafte Veränderung der Darmfunktion kann meist nicht festgestellt werden. Durch den Mangel an Flüssigkeit, bei älteren Menschen oft als Folge eines mangelnden Durstgefühls, und zu wenig Ballaststoffen in der Ernährung verfestigt sich der Stuhl mehr und mehr und wird von einem träge gewordenen Darm nur langsam vorwärtsbewegt. Begünstigt wird die verzögerte Darmpassage des Stuhls auch durch Bewegungsarmut. Verspürt der Betroffene den Drang zur Toilette, ist der Stuhl oft so hart, dass er nur noch unter Schmerzen aus dem Darm gepresst werden kann. Zwischen den Stuhlentleerungen besteht oft Völlegefühl. Manchmal kommt es bei lang anhaltender Verstopfung zu einer so starken Stuhlverhärtung, dass sich der Stuhl im Darm staut *(Kotstauung, Koprostase)* oder *Kotsteine (Kotballen)* entstehen, die im Darm festsitzen und eventuell die Darmpassage behindern, wodurch der davor gestaute Stuhl sich verflüssigt und es zu „paradoxem Durchfall" kommt.

(!) Dieses Phänomen findet sich jedoch auch bei Dickdarmtumoren, die das Darminnere einengen, weshalb diese ausgeschlossen werden müssen.

Eine weitere relativ häufige Verstopfungsursache ist der Reizdarm (→ S. 648), wobei die Verstopfung in diesem Fall vermutlich auf einer funktionellen Störung der Darmmotorik beruht.

Eine chronische Verstopfung wird nicht selten durch die Dauereinnahme von Abführmitteln hervorgerufen, die über eine vermehrte Ausscheidung von Kalium die Darmträgheit zusätzlich verschlimmern. Auch bei anderen Medikamenten, vor allem bei magensäurebindenden und blutdrucksenkenden Medikamenten, Antidepressiva, Schlaf- und Beruhigungsmitteln, Kodein, Opiaten, Anticholinergika und Colestyramin droht als Nebenwirkung eine Verstopfung.

Eher selten wird eine Verstopfung durch organische Darmerkrankungen verursacht; in diesem Fall setzt die Verstopfung oft plötzlich innerhalb von Stunden oder Tagen ein. Ursache ist meist eine Verengung durch entzündliche Prozesse (z. B. Divertikulitis → S. 654), gut- bzw. bösartige Wucherungen der Darmschleimhaut (z. B. Darmpolypen → S. 655) oder Darmkrebs (→ S. 656). Eine Verstopfung wird auch durch Erkrankungen der Analregion (z. B. Analfissuren → S. 662 oder Hämorrhoiden → S. 662) begünstigt. Weitere Differenzialdiagnosen → Tab. S. 100.

Das macht der Arzt

Diagnosesicherung. Tritt eine Verstopfung plötzlich auf, lassen sich schwerwiegendere Krankheitsursachen wie Divertikulitis, Darmvertikel oder Darmkrebs oft mit bildgebenden Verfahren wie Bauchultraschall und Darmspiegelung klären – vor allem, wenn weitere Symptome wie heftige Bauchschmerzen oder Blut im Stuhl hinzukommen. Ergänzend können eine Tastuntersuchung des Enddarms (→ S. 662) und eine Blutuntersuchung Aufschluss bringen, so z. B. der Nachweis möglicher Entzündungszeichen (erhöhte BSG → S. 1311, CRP → S. 1313, Leukozytenzahl bei Divertikulitis) und/oder der Nachweis von okkultem Blut (Hämoccult® → S. 641). In einigen Fällen ist auch bei chronischer Verstopfung eine Laboruntersuchung sinnvoll, etwa bei Verdacht auf Schilddrüsenunterfunktion (→ S. 751) oder Abführmittelmissbrauch. Ergeben die Untersuchungen keinen Hinweis auf eine organische Erkrankung, handelt es sich mit größter Wahrscheinlichkeit um eine habituelle Obstipation oder einen Reizdarm (→ S. 648).

Therapie. Ziel der Therapie ist, die Darmtätigkeit durch ballaststoffreiche Kost, viel Flüssigkeit und erhöhte körperliche Aktivität wieder zu normalisieren (→ Selbsthilfe). Reichen diese Maßnahmen nicht aus, kann der Betroffene die Nahrung mit weiteren nicht verdaulichen Quellstoffen, z. B. Weizenkleie und/oder Leinsamen anreichern. Wenn diese nicht den gewünschten Erfolg bringen, kann die Nahrung mit Flohsamen und/oder Methylzellulose ergänzt werden. Wichtig ist, diese Mittel grundsätzlich mit viel Flüssigkeit einzunehmen, sonst verstärken sie eher die Verstopfung und führen im Extremfall zu einem Darmverschluss. Quellstoffe sollten ohne ärztliche Rücksprache nicht länger als 2 Wochen eingenommen werden: Bei täglicher Anwendung in hoher Dosierung besteht wie bei allen Abführmitteln die Gefahr, dass dem Körper zu viel Wasser und Mineralsalze entzogen werden.

Versagt auch diese Vorgehensweise, kann der Betroffene als letzte Möglichkeit Lactulose (z. B. Bifiteral®) einnehmen, die dafür sorgt, dass der Stuhl weicher und die Entleerung des Darms einfacher wird. Laktulose hat allerdings den Nachteil, dass sie unangenehme Blähungen verursacht und von Menschen mit Galaktoseintoleranz (angeborene Unverträglichkeit von Galaktose → S. 653) nicht angewendet werden darf. Ansonsten gilt auch für Laktulose, dass eine längerfristige Anwendung nur unter ärztlicher Aufsicht erfolgen soll. Andere Abführmittel sind bei chronischer (habitueller) Verstopfung grundsätzlich nicht angezeigt (siehe unten).

Stärker wirksame Abführmittel. Liegt eine andere Erkrankung zugrunde, wird der Arzt versuchen, durch Behandlung dieser Krankheit die Verstopfung zu lindern, z. B. durch Gabe von Schilddrüsenhormonen bei Schilddrüsenunterfunktion.

Bleibt die Verstopfung trotz Behandlung der Grundkrankheit bestehen, wie dies häufig bei einer Diabetes bedingten Neuropathie (→ S. 766) der Fall ist, oder erhalten Krebspatienten zur Schmerztherapie verstopfende Opioide (→ S. 1219), werden in Einzelfällen auch stärkere Abführmittel verordnet. Dazu zählen Bisacodyl (z. B. Dulcolax®) oder Natriumpicosulfat (z. B. Laxoberal®). Diese Medikamente reizen die Darmwand und bewirken dadurch verstärkte Bewegungen, sodass der Speisebrei schneller befördert wird und die Ausscheidung rascher erfolgt. Wegen ihrer Nebenwirkungen sollten sie nur für kurze Zeit eingenommen werden.

Zur kurzfristigen Darmsäuberung eignen sich auch *Bittersalz (Magnesiumsulfat)* und *Glaubersalz (Natriumsulfat)*, die den Stuhl aufweichen bzw. die Peristaltik (Wandbewegungen des Darms) anregen. Macrogol (Movicol®) ist ein gutes Abführmittel, das von den Betroffenen leicht selbst dosiert werden kann.

Paraffinöl, das die Gleitfähigkeit des Stuhls erhöht, ohne eine pharmakologische Wirkung auf den Darm zu haben, wird wegen seiner Nebenwirkungen, z. B. verminderter Resorption (Nährstoffaufnahme im Darm) fettlöslicher Vitamine, nur noch selten eingesetzt.

Anthranoide sind Wirkstoffe pflanzlichen Ursprungs zur Linderung von Verstopfungen. Ihre stark abführende Wirkung beruht ebenfalls auf einer Reizung der Darmwand. Gleichzeitig wird die Schleimsekretion angeregt und die Rückführung von Wasser und Salzen aus dem Darm vermindert, sodass der Stuhl flüssiger, weicher und gleitfähiger ist. Je nach Wirkungsintensität löst der Wirkstoff 6–10 Stunden nach Einnahme durchfallartige Stühle aus. Anthrachinonhaltige Pflanzen sind Aloe, Cascarinde, Sennesblätter und -früchte, Faulbaumrinde, Rhabarberwurzel und Kreuzdornbeeren, wobei Aloe-Präparate die stärkste und Kreuzdornbeeren die schwächste Wirkung haben.

Zu den Nebenwirkungen zählen Mineralienverlust, insbesondere von Kalium (Folgen → Tab. S. 239), Darmschleimhautentzündungen und kolikartige Unterleibsschmerzen. Auch eine krebserregende Wirkung wird diskutiert. Deshalb werden Anthranoide nur noch für maximal 2 Wochen eingesetzt, wenn andere Maßnahmen keine Linderung bewirkt haben.

Selbsthilfe

Sofern keine behandlungsbedürftige Darmerkrankung besteht, lässt sich die Verdauung auf lange Sicht nur normalisieren, wenn Sie ungünstige Lebens- und Ernährungsgewohnheiten ändern. Die Schwerpunkte sind:

Ernährung umstellen. Vollwertkost (→ Kapitel 04) mit einem hohen Ballaststoffanteil ist zur Beseitigung einer Verstopfung unverzichtbar. Da viele Menschen zunächst mit Unverträglichkeitsreaktionen wie Blähungen und Völlegefühl auf eine ballaststoffreiche Ernährung reagieren, sollten Sie bei der Ernährungsumstellung am besten schrittweise vorgehen, damit der Körper genug Zeit hat, sich umzugewöhnen. Anfangs erhöhen Sie den täglichen Obst- und Gemüseanteil; auch Trockenfeigen, Dörrbirnen und -pflaumen sind hierfür geeignet. Als Nächstes ersetzen Sie Weiß- oder Mischbrot durch Vollkornbrot und Müsli. Essen Sie nichts, was Ihnen nicht bekommt. Wenn Sie z. B. Weißbrot deutlich besser vertragen als Vollkornbrot, hilft vielleicht stattdessen ein täglicher Apfel, Ihre Verdauung anzuregen. Außerdem können Sie den Faseranteil im Essen erhöhen, indem Sie hin und wieder Haferflocken in Milch oder Joghurt einweichen. Sauermilchprodukte wie Joghurt oder Dickmilch sollten ebenfalls regelmäßig auf dem Speiseplan stehen. Sie wirken sich positiv auf die Darmflora aus und helfen damit, die Verdauung zu normalisieren.

Quellstoffe. Leinsamen, Weizenkleie sowie Flohsamenschalen oder indischer Flohsamen (erhältlich in Reformhäusern oder Apotheken) regen die Verdauung an und machen den Stuhl voluminöser, weicher und geschmeidiger. Diese Eigenschaften entfalten sie jedoch nur, wenn sie mit viel Flüssigkeit eingenommen werden. Da sie geschmacksneutral sind, können sie in Joghurt, Müsli oder auch in Orangensaft eingerührt werden.

Ausreichende Flüssigkeitszufuhr. Trinken Sie mindestens 2 l pro Tag und steigern Sie Ihre Trinkmenge eventuell auf 3 l, wenn Sie Ihre Ernähung auf eine überwiegend ballaststoffreiche Kost umstellen. Da Ballaststoffe stark quellen, verstärken sie bei einer zu geringen Flüssigkeitsaufnahme zunächst die Verstopfung.

Regelmäßige Bewegung. Wenn kein regelmäßiger Sport möglich ist, lässt sich bestimmt ein Spaziergang von 20–30 Minuten Dauer in den Tagesablauf einfügen. Fehlt Ihnen auch dafür die Zeit, sollten Sie sich angewöhnen, Treppen zu laufen und konsequent auf Lift und Rolltreppen zu verzichten.

Sanfte Anregung der Darmtätigkeit. Ein Glas lauwarmes Wasser oder Obstsaft als Morgentrunk gleich nach dem Aufstehen regt die Darmtätigkeit ebenso an (gastrocolonischer Reflex) wie eine 10-minütige Morgenmassage, bei der man beide Hände auf den Bauch legt und dann wiederholt mit sanftem Druck im Uhrzeigersinn nach unten streicht. Eine Wärmflasche, feuchtwarme oder trockenwarme Wickel, z. B. mit Schafgarbe oder Heilerde, für den Unterbauch lindern Druckgefühle und steigern ebenfalls die Darmtätigkeit.

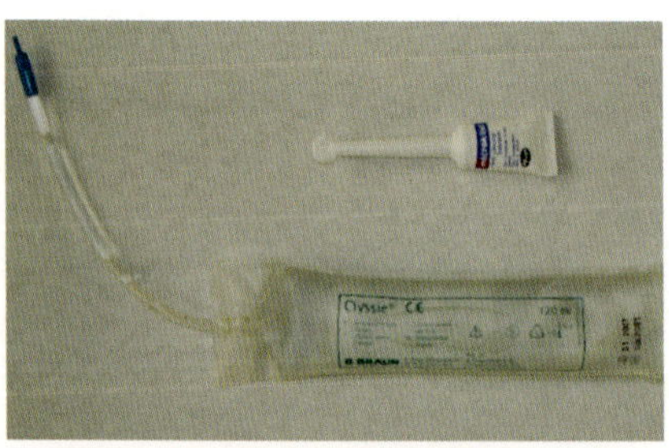

Bei akuter Verstopfung durch harte Kotsteine im Enddarm hilft häufig ein Einlauf. Üblicherweise wird dazu heute ein **Klistier** *verwendet, eine Tube mit einem Applikator aus weichem Kunststoff, mit dem eine salz- und glyzerinhaltige Lösung vorsichtig in den Endarm gedrückt wird. Oft wird so schon Minuten später die Darmentleerung ausgelöst.* [WKY 1824]

Stuhldrang nicht unterdrücken. Achten Sie auf Körpersignale: Suchen Sie bei Stuhldrang stets möglichst rasch die Toilette auf und unterdrücken Sie ihn nicht. Möglicherweise bietet es sich an, den Darm zu „erziehen", indem man sich jeden Tag etwas Zeit nimmt und immer zur gleichen Uhrzeit auf die Toilette geht.

Klistiere. Wenn in akuten Fällen nichts anderes hilft, ist die Anwendung eines Klistiers sinnvoll und ungefährlich. Praktisch sind Fertigprodukte auf Glyzerinbasis wie z.B. Microklist®, die rezeptfrei in der Apotheke erhältlich sind.

Komplementärmedizin

Homöopathie (→ S. 1251). Homöopathische Mittel der Wahl sind bei Verstopfung u. a. Alumina, Bryonia, Calcium carbonicum, Nux vomica und Sulfur. Zudem stehen homöopathische Komplexmittel (z. B. Bryonia Pentarkan®) zur Verfügung.

Kolonhydrotherapie *(Colon-Hydro-Therapie).* Verstopfung ist eine klassische Indikation der Kolonhydrotherapie, einer Weiterentwicklung der Darmspülung. Hierbei wird der Dickdarm mit rund 10 l Wasser (25–41 °C) durchspült. Für den Ein- und Ablauf wird ein spezieller Apparat benutzt. Die Wirksamkeit der Therapie bei Verstopfung erscheint vielen Patienten zwar plausibel, ist aber wissenschaftlich gesehen fraglich, es existiert bisher kein wissenschaftlicher Nachweis darüber. In jedem Fall sollte aber vorher eine andere, behandlungsbedürftige Darmerkrankung sicher ausgeschlossen werden.

Kritiker verweisen zudem auf die Risiken: So werden neben dem mechanischen Spülen und Entleeren des Darms auch die lebensnotwendigen Darmkeime ausgeschwemmt, und abgesehen von Nebenwirkungen wie Darmkrämpfen, Übelkeit und Brechreiz sind Fälle von Darmperforationen oder Darmblutungen bekannt. Auf der anderen Seite profitieren viele Betroffene von der Therapie, was aber für Anwendungen von Klistieren und anderen Darmspülungen gleichermaßen gilt, weshalb viele Autoren diese als risikoärmere und preisgünstigere Alternativen empfehlen.

Warnhinweis: Patienten mit Kreislaufschwäche dürfen die Kolonhydrotherapie nicht anwenden.

Aktuell: www.gesundheit-heute.de/18x16

- K. F. Maier: **Verstopfung.** Kneipp, 2000. Ratgeber, der rasche Hilfe mit Hausmitteln, Tees, Medikamenten und Ernährung verspricht.
- G. Leibold: **Nie mehr verstopft!** Gesunder Magen, aktiver Darm – ohne Rosskur und Tabletten. Oesch Verlag, 2004. Mit reichlich Hintergrundinformationen; beschreibt Vorgänge, die Verstopfungen begünstigen, und zeigt Selbsthilfemaßnahmen auf.

Reizdarm

Häufigkeit: ■■■■■

Reizdarm *(Reizdarmsyndrom, RDS, Irritable Bowel Syndrome, Reizkolon, Colon irritabile* oder früher auch *spastisches Kolon* genannt*):* Häufige funktionelle Darmstörung ohne erkennbare organische Ursache, die sich v. a. bei 20- bis 40-Jährigen bemerkbar macht.

Nach internationalen Richtlinien besteht ein Reizdarm, wenn innerhalb der letzten 12 Monate mindestens 12 Wochen lang, aber nicht unbedingt andauernd, Bauchschmerzen auftraten, die sich mit dem Stuhlgang besserten und/oder wenn der Beginn der Bauchschmerzen mit einer Veränderung der Stuhlkonsistenz und/oder der Stuhlhäufigkeit einherging. In Deutschland sind 15 % der Bevölkerung betroffen; jeder zweite Patient mit Magen-Darm-Beschwerden leidet an einem Reizdarm, Frauen doppelt so häufig wie Männer.

Auch wenn die Erkrankung medizinisch gesehen harmlos ist, können die Beschwerden die Lebensqualität erheblich beeinträchtigen. Sind die auslösenden Faktoren bekannt und können weitgehend vermieden werden, ist eine Besserung möglich; eine Heilung ist aber nicht zu erwarten.

Leitbeschwerden

Differenzialdiagnose des Reizdarms (→ S. 91)

- Diffuse Bauchschmerzen
- Druckgefühl im Unterbauch sowie im rechten oder linken Oberbauch
- Völlegefühl, rumorende Darmgeräusche und Blähbauch
- Gehäufte (mehr als drei pro Tag) oder verminderte Stuhlentleerungen (weniger als drei pro Woche)
- Veränderte Stuhlbeschaffenheit (vor allem harter Stuhl, kleinere harte Kotsteine, Schleimauflagerungen)
- Gefühl der unvollständigen Darmentleerung.

Wann zum Arzt

In den nächsten Tagen, wenn immer wieder Schmerzen im Bauch auftreten.

Sofort, wenn quälende Bauchschmerzen und Fieber auftreten.

Die Erkrankung

Viele Menschen leiden ständig oder in kurzen Abständen unter einer Kombination verschiedener Darmstörungen, die nicht durch organische Veränderungen erklärbar sind und die der Arzt unter dem Begriff „Reizdarm" zusammenfasst. Dabei kommt es zu krampfartigen, ziehenden oder stechenden Schmerzen im gesamten Bauch sowie zu Druckgefühl im Unterbauch, häufig auch im rechten oder linken Oberbauch, die jedoch meist nicht in der Nacht auftreten. Weitere Beschwerden sind Blähungen (→ S. 645), Verstopfung (→ S. 646) oder Durchfall (→ S. 642), auch können sich Verstopfung und Durchfall abwechseln. Der Stuhl ist entweder hart bzw. wird – wie bei Schafen – in kleinen harten Kotsteinen ausgeschieden. Er kann auch breiig bis flüssig sein, manchmal ist heller Schleim beigemengt. Bei einigen Betroffenen lassen die Beschwerden nach dem Stuhlgang nach, andere haben das Gefühl einer unvollständigen Darmentleerung.

Die Ursache der Erkrankung ist nicht bekannt, allerdings können psychische Faktoren wie Stress oder Ärger die Beschwerden verschlimmern. Auch scheinen Depressionen, Überforderung und die Unfähigkeit, Gefühle zu zeigen, bei der Entwicklung der Beschwerden von Bedeutung zu sein. Allerdings sollte beachtet werden, dass psychische Veränderungen vielfach auch Folge der unangenehmen Beschwerden sein können.

IGeL-Hinweis: Mitunter wird auch von Schulmedizinern ein Ungleichgewicht zwischen den einzelnen Mikroorganismen im Darm (Dysbiose → S. 641) für die Entstehung oder Aufrechterhaltung eines Reizdarms verantwortlich gemacht. Diese Theorie und die darauf basierenden Therapievorschläge halten in der Praxis aber nur selten, was sie versprechen, weswegen die Kosten der aufwendigen mikrobiologischen Untersuchung auf eine Dysbiose von den Kassen nicht übernommen werden.

Bei Reizdarmpatienten müssen verschiedene körperlich bedingte funktionelle Veränderungen beachtet werden. So reagieren sie bereits auf eine Dehnung des Darms mit Schmerzen. Als Ursache hierfür vermuten Ärzte eine gestörte Schmerzwahrnehmung und -verarbeitung im Gehirn. Darüber hinaus ist die Beweglichkeit des Darms entweder beschleunigt oder verzögert. In bis zu 25 % der Fälle ging der Entwicklung eines Reizdarms eine Darminfektion mit Durchfällen voraus. Außerdem besteht bei nahezu jedem Reizdarmpatienten eine Unverträglichkeit von Kohlenhydraten, am häufigsten sind Milchzuckerunverträglichkeit (→ S. 653) und Unverträglichkeit von Fruktose. Viele Betroffene vertragen auch andere Nahrungsbestandteile nicht; außerdem werden die Beschwerden durch Genuss von Kaffee, Zigaretten und Alkohol oft verschlimmert. Die Vermutung, dass die Besiedlung des Dickdarms mit Candidapilzen (→ Kasten) eine Ursache der Beschwerden ist, konnte nicht bestätigt werden.

Candida-Pilze: Die Wurzel von allerhand Übel?

„Haben Sie sich schon einmal auf Darmpilze untersuchen lassen?" – Diese Frage wird oft gestellt, wenn ein Betroffener im Bekanntenkreis erzählt, dass er sich müde und abgeschlagen fühlt und Verdauungsprobleme hat. Inzwischen hat sich eine regelrechte Industrie rund um die **Darmpilze** entwickelt, die mit Pilzdiagnoseverfahren und Diätmaßnahmen den Pilz im Darm bekämpfen will und so dem Patienten neues Wohlbefinden verspricht. Beseitigt werden soll das Übel Candida mit einer Diät, die auf Zucker und Weißmehl verzichtet und so den Pilz aushungern soll. Selbst manche ansonsten seriöse Fernsehsendung widmete sich bereits sehr eingehend dieser „Therapie". Die Sorge der Patienten und ihre angstvolle Frage, „ob sie verpilzt seien", treibt zum Teil schlimme Blüten, denn praktisch jeder Mensch ist scheinbar betroffen.

Da sich in der gesunden Darmflora neben Hunderten von verschiedenen Bakterienarten auch einige Pilzarten befinden, zu denen auch der Hefepilz **Candida albicans** gehört, sind Pilze Zaungäste in jedem Darm. Aber sie machen den Menschen genauso wenig krank wie die im Darm lebenden Bakterien – mit einer Ausnahme: Gelangen die Bakterien (oder Pilze) z. B. nach einer Operation oder einem Darmdurchbruch in die Bauchhöhle, können sie lebensbedrohliche Infektionen verursachen, indem sie eine Bauchfellentzündung hervorrufen.

Gefährlich werden Pilze in Einzelfällen auch, wenn das Immunsystem geschwächt ist (z. B. bei HIV oder Leukämie) und sie sich unkontrolliert im Körper ausbreiten können; in diesen Fällen sind lebensbedrohliche Erkrankungen wie Lungenentzündung *(Pilzpneumonie)* oder Blutvergiftung *(Pilzsepsis)* die Folge.

(!) Ansonsten gilt: „Pilzdiäten" sind die Erfindung cleverer Marketingstrategen.

Es ist nicht möglich und auch nicht nötig, Pilze im Darm abzutöten, da sie dort weder Entzündungen hervorrufen können noch für irgendeine der ihnen zugeschriebenen Beschwerden wie chronisches Kopfweh, Müdigkeit, Antriebsarmut, Depressionen oder Infektanfälligkeit verantwortlich sind.

Das macht der Arzt

Manche Ärzte können die Diagnose „Reizdarm" oft schon aufgrund des Beschwerdebilds stellen. In jedem Fall wird der Arzt andere ernste Krankheiten der Verdauungsorgane wie z. B. eine chronisch-entzündliche Darmerkrankung (→ S. 650) oder Darmkrebs durch eine Tastuntersuchung des Enddarms (→ S. 662), Stuhluntersuchungen (→ S. 641), eine Darmspiegelung (→ S. 640) und eventuell mit anderen bildgebenden Verfahren (z. B. Bauchultraschall → S. 622) ausschließen. In Einzelfällen sind weitere spezielle Untersuchungen erforderlich, wie ein Laktosetoleranz-Test bei Verdacht auf Milchzuckerunverträglichkeit (→ S. 653). Wichtig ist, den Patienten, der oft eine schwere Krankheit als Ursache seiner Beschwerden befürchtet, über die Ungefährlichkeit der Symptome aufzuklären.

Bei leichten Schmerzen helfen Selbsthilfemaßnahmen (→ unten), bei starken Schmerzen helfen Antidepressiva, die durch Erhöhung der Schmerzschwelle den Schmerz lindern. Die Wirksamkeit krampflösender Medikamente wie Butylscopolamin (Buscopan®) ist nicht belegt; im Einzelfall können sie aber hilfreich sein. Aufgrund ihrer zahlreichen Nebenwirkungen können sie jedoch nicht auf Dauer eingesetzt werden. Eine weitere Möglichkeit, die bei vielen Betroffenen allerdings keine Wirkung zeigt, ist die Einnahme entblähender Medikamente, wie z. B. Simeticon (SAB simplex®, Lefax®). Starke Abführmittel (→ S. 647) sollten wegen der Gewöhnungsgefahr grundsätzlich nicht eingesetzt werden und stopfende Medikamente, z. B. Loperamid (Imodium®) nur für kurze Dauer.

Selbsthilfe und Komplementärmedizin

Die Grundempfehlung für die Selbsthilfe ist, herauszufinden, welche Lebenssituationen, Nahrungsmittel oder Verhaltensweisen Ihre Beschwerden verstärken, und diese künftig zu meiden.

Pflanzenheilkunde. Da die Stuhlkonsistenz oft wechselt, sollte nur dann ein entsprechendes Arzneimittel eingenommen werden, wenn das Leitsymptom akut über mehrere Tage hinweg besteht. Welche Mittel hier im Einzelnen infrage kommen, wird bei der Verstopfung (→ S. 646) und beim Durchfall (→ S. 642) beschrieben. Bei krampfartigen Schmerzen und Blähungen haben sich Kümmelöl oder Pfefferminzöl (z. B. kombiniert in Enteroplant® -Kapseln) bewährt.

Homöopathie (→ S. 1251). Die Homöopathie empfiehlt eine individuell abgestimmte Konstitutionstherapie.

Akupunktur (→ S. 1249). Es liegt eine Reihe von Erfahrungsberichten vor, nach denen ein Reizdarm mithilfe der Akupunktur gelindert werden konnte; erste Studien scheinen dies zu bestätigen.

Weitere Empfehlungen → Reizmagen S. 632

Aktuell: www.gesundheit-heute.de/18x15

- **www.reizdarmselbsthilfe.de** – Fundierte und ausführliche Internetseite der Deutschen Reizdarmselbsthilfe e. V., Burgdorf.
- T. Schleip; G. Hoffbauer: **Reizdarm.** Was wirklich dahinter steckt. Gräfe & Unzer, 2001. Schulmedizinisch orientierter Ratgeber zum Thema Reizdarm, mit vorbildlicher Beschreibung der Erkrankung.
- W. Kruis; A. Iburg: **Reizdarm – Endlich Ruhe im Bauch durch richtige Ernährung.** Trias, 2004. Praxisorientierter, detaillierter Ratgeber mit vielen differenzierten Vorschlägen zu einer optimal angepassten Ernährung bei Reizdarmbeschwerden.

Chronisch-entzündliche Darmerkrankungen

Häufigkeit: ■■□□□

Chronisch-entzündliche Darmerkrankungen *(CED):* Sammelbegriff für die chronischen Darmerkrankungen **Morbus Crohn** und **Colitis ulcerosa** mit jahrelangen Bauchschmerzen und Durchfällen, oft begleitet von starker Abgeschlagenheit. Sie treten gehäuft zwischen dem 20. und 40. Lebensjahr auf, aber auch Kinder und Jugendliche können schon betroffen sein.

Beide Erkrankungen verlaufen schubweise. Gefürchtet und gefährlich sind die Komplikationen bei diesen Erkrankungen. Bei der Colitis ulcerosa kann es zu einer Überdehnung des Dickdarms *(toxisches Megakolon)* mit der Gefahr des Darmdurchbruchs kommen, zu einer lebensbedrohlichen Bauchfellentzündung sowie zu starken Blutungen. Beim Morbus Crohn besteht die Gefahr eines Darmverschlusses aufgrund von Darmverengungen. Ebenso kommt es zu **Darmfisteln** (offene Verbindungsgänge zwischen verschiedenen Darmabschnitten und anderen inneren Organen oder der Körperoberfläche) und zu Abszessen, u. a. im Analbereich (Analabszess → S. 665). Bei beiden Erkrankungen, besonders bei der Colitis ulcerosa, ist das Darmkrebsrisiko erhöht. Bei beiden Erkrankungen lassen sich die Beschwerden mit Medikamenten und operativen Maßnahmen lindern und Komplikationen zumindest teilweise vermeiden. Der Morbus Crohn ist bisher nicht heilbar; die Colitis ulcerosa könnte durch operative Entfernung des gesamten Dickdarms inklusive des Enddarms geheilt werden.

Leitbeschwerden

Morbus Crohn:

- Regelmäßig auftretende, oft schleimige Durchfälle, meist ohne Blut
- Wiederkehrende Bauchschmerzen, oft im rechten Unterbauch, ähnlich wie bei einer Blinddarmentzündung
- Manchmal Gewichtsverlust und leichtes Fieber.

Colitis ulcerosa:

- Blutige, schleimige Durchfälle
- Bauchschmerzen, oft krampfartig vor der Stuhlentleerung
- Gewichtsverlust
- Eventuell Fieber.

Wann zum Arzt

Am nächsten Tag, wenn der Durchfall mehr als 3 Tage lang anhält, ohne Tendenz zur Besserung.

Am gleichen Tag, wenn

- Die Durchfälle blutig sind
- Starke Bauchschmerzen hinzukommen
- Fieber ohne plausible Ursache auftritt (Differenzialdiagnose → Tab. S. 179–S. 184).

Die Erkrankungen

Morbus Crohn

Beim Morbus Crohn handelt es sich um eine Entzündung, die *alle* Schichten der Darmwand betrifft, wobei entzündete Darmabschnitte sich mit entzündungsfreien Bereichen abwechseln. Die Ursache ist unbekannt. Aktuellen Forschungen zufolge konnte nachgewiesen werden, dass Morbus-Crohn-Patienten einen Defensinmangel in der Darmwand haben. **Defensine** sind körpereigene Antibiotika. Die Forscher vermuten eine Autoimmunerkrankung bzw. eine gestörte Immunreaktion aufgrund einer genetischen Disposition, eventuell ausgelöst durch einen Infekt.

Für die Colitis ulcerosa trifft das nicht zu, hier wird weiter geforscht. Momentan diskutiert man eine veränderte Zusammensetzung des Schleims bzw. der Schleimhaut, die den Defensinen nicht ermöglicht, ihre Wirkung zu entfalten.

Die beim M. Crohn zu wenig gebildeten Defensine führen zu einer geschwächten Immunabwehr der Darmschleimhaut. Diese begünstigt eine Besiedelung der Wandschichten mit Bakterien, die wiederum für die chronische Entzündung verantwortlich gemacht werden.

Meistens sind das letzte Stück des Dünndarms (Ileum) und der sich daran anschließende Dickdarmabschnitt betroffen. In etwas selteneren Fällen ist nur der Dünndarm oder der Dickdarm erkrankt. Prinzipiell kann der Morbus Crohn aber in jedem Abschnitt vom Mund bis zum Anus auftreten. Bei den meisten Patienten treten als erste Symptome der Krankheit wiederkehrende Bauchschmerzen und Durchfälle auf, eventuell begleitet von Fieber. Meist sind die Schmerzen im rechten Unterbauch lokalisiert; dort ist oft auch eine schmerzhafte Verhärtung zu ertasten. Bei einigen Patienten macht sich die Krankheit erst durch eine ihrer Komplikationen bemerkbar, z. B. durch Fistelgänge im Anal- und Vaginalbereich (Analfistel → S. 665). Diese Fisteln oder Verbindungsgänge bilden sich zwischen den entsprechenden Entzündungsherden im Darm und Anus, in den Harnwegen oder der Scheide. Als weitere Komplikation bilden sich oft Vereiterungen im Darm sowie im Analbereich (Analabszess → S. 665).

Wenn die entzündeten Stellen heilen, bleiben Narben zurück, die den Darm verengen können. Eine daraus entstehende Komplikation ist der Darmverschluss (→ S. 660).

Bei ausgeprägtem Befall oder wenn größere Teile des Dünndarms herausoperiert werden mussten, kann es aufgrund der mangelhaften Aufnahme von Nährstoffen zu Gewichtsverlust, Blutarmut und anderen Mangelerscheinungen kommen. Darüber hinaus gibt es Nebenwirkungen durch die Therapie (z. B. Osteoporose → S. 1016 wegen der Kortisonpräparate) und ein mäßig erhöhtes Darmkrebsrisiko.

Colitis ulcerosa

Bei der Colitis ulcerosa sind nur die oberflächlichen Schleimhautschichten der Darmwand von der Entzündung betroffen. Es entstehen Geschwüre, die leicht bluten. Die Erkrankung beginnt meistens im Enddarm und schreitet dann oft über den Dickdarm in Richtung Blinddarm fort. Bei vielen Menschen ist ausschließlich der Enddarm von der Erkrankung betroffen; bei einem Viertel der Erkrankten ist der ganze Dickdarm befallen. Bei den meisten Betroffenen (85 %) verläuft die Erkrankung in Schüben mit beschwerdefreien Perioden, die sich über Jahre erstrecken können. Bei 10 % der Patienten fehlen dagegen beschwerdefreie Abschnitte. In 5 % der Fälle nimmt die Krankheit einen sehr schweren Verlauf mit plötzlichem Beginn, massiven Durchfällen, hohen Temperaturen und Wasserverlust bis hin zum Kreislaufschock; diese schweren Verläufe können tödlich sein.

Während eines Krankheitsschubs leiden die Patienten unter blutigen und schleimigen Durchfällen, die bis zu 30-mal am Tag auftreten können. Hinzu kommen krampfartige Bauchschmerzen und eventuell Fieber. Die Patienten nehmen ab und entwickeln manchmal auch Beschwerden außerhalb des Magen-Darm-Bereichs wie Gelenk-, Augen- und Hautentzündungen sowie primär sklerosierende Cholangitis (→ S. 671). Ist die Erkrankung auf den Enddarm beschränkt, weisen manchmal lediglich Schleimabgänge mit Blutbeimengungen auf die Krankheit hin. Bedrohliche Komplikationen sind Darmblutungen und das toxische Megakolon (→ S. 650). Dabei haben die Entzündungen die Darmwand so stark geschädigt, dass es zu einer Darmlähmung kommt. Die Wandmuskeln erschlaffen; der Darminhalt wird nicht weitertransportiert und der Darm erweitert sich stark. Es kommt zu hohem Fieber und oft Zeichen einer Bauchfellentzündung. Wird nicht rasch operiert, droht ein lebensbedrohlicher Darmdurchbruch. Die Gefahr, an Dickdarmkrebs zu erkranken, ist bei einer lang andauernden Colitis ulcerosa stark erhöht; die Ärzte rechnen mit einer Entartung nach 10 Jahren chronisch aktiver Colitis ulcerosa.

Außerhalb des Darms gelegene Entzündungsherde

Bei 15 bis 20 % der Patienten mit einer chronisch-entzündlichen Darmerkrankung wie Morbus Crohn oder Colitis ulcerosa sind Gelenke betroffen. Es handelt sich um eine entzündliche rheumatische Erkrankung der Wirbelsäule oder asymmetrisch einzelner großer Gelenke der Beine. Der Arzt spricht von einer **Arthritis bei chronisch entzündlicher Darmerkrankung.**

Man unterscheidet zwei Formen: *Typ I* tritt parallel zu akuten Schüben der Darmerkrankung auf. Entsprechend verschwinden die Gelenkentzündungen mit der erfolgreichen Behandlung der Darmentzündung. Gelenkzerstörungen treten praktisch nicht auf.

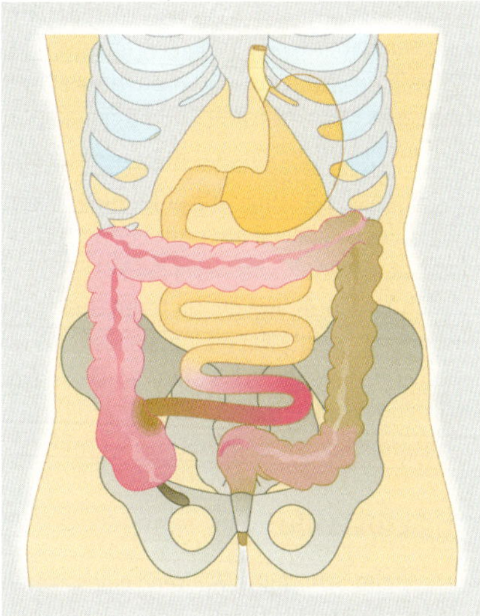

Die ***Entzündungsherde*** *können beim Morbus Crohnvom Mund bis zum Enddarm vorkommen. Am häufigsten betroffen (im Bild rosa eingefärbt) sind der* ***untere Dünndarm (Ileitis terminalis),*** *der aufsteigende und quere Darm sowie das s-förmige Sigma-Kolon.* [GTV 1825]

Beim *Typ II* sind mehr als fünf Gelenke betroffen. Die teilweise über Jahre anhaltenden Symptome treten unabhängig von der Aktivität der Darmentzündung auf. Gelenkzerstörungen sind möglich. Generell können die rheumatischen Symptome den Darmbeschwerden (Bauchschmerzen, Durchfälle und Gewichtsverlust) Monate bis Jahre vorausgehen.

Zur Arthritis können Entzündungen der Augen (Regenbogenhautentzündung → S. 499), der Haut (Erythema nodosum → S. 1114), der Mundschleimhaut und der Gallengänge (primär sklerosierende Cholangitis → S. 671) hinzukommen.

Das macht der Arzt

Diagnosesicherung

Da die Anzeichen einer chronisch-entzündlichen Darmerkrankung zu Beginn oft uncharakteristisch sind, führt der Arzt zunächst Blut- und Stuhluntersuchungen (→ S. 641), eine genaue Untersuchung des Analbereichs, eine Tastuntersuchung des Enddarms (→ S. 662) sowie einen Bauchultraschall (→ S. 622) durch. Für die sichere Diagnose ist aber eine Spiegelung des Darms (→ S. 640) mit Entnahme von Gewebeproben zur feingeweblichen Untersuchung nötig, da nur so die charakteristischen Veränderungen nachgewiesen werden können. Wurde dabei festgestellt, dass ein Morbus Crohn vorliegt, müssen auch der Dünndarm – mithilfe einer speziellen Röntgenkontrastmittel-Untersuchung (→ S. 622) oder einem Kernspin (→ S. 1269) – sowie der Magen und die Speiseröhre mithilfe einer Magenspiegelung (→ S. 631) auf weitere Befallsorte der Krankheit abgesucht werden.

Medikamentöse Therapie

Bei der *Colitis ulcerosa* können leichte und mittelschwere Schübe ambulant behandelt werden. Wenn die Durchfälle jedoch sehr häufig sind und Fieber hinzukommt, lässt sich ein Krankenhausaufenthalt meist nicht vermeiden.

Ziel der in beiden Fällen erfolgenden Therapie ist, die Entzündung mit entzündungshemmenden Medikamenten so weit wie möglich zurückzudrängen. Bei leichteren Schüben wirkt Mesalazin, ein lang wirksamer Abkömmling der 5-Aminosalizylsäure (5-ASA; z. B. Claversal®, Salofalk®), meist ausreichend. Dieses Präparat wird bei leichterem Krankheitsverlauf in niedriger Dosis auch zur Aufrechterhaltung der beschwerdefreien Phase gegeben; diese Dauertherapie verringert darüber hinaus das Darmkrebsrisiko um bis zu 75 %. Ist nur der Enddarm oder der untere Dickdarm befallen, kann diese Substanz in Form von Zäpfchen, Einläufen, am besten aber als Rektalschaum angewendet werden. Bei einem schwereren Schub setzt der Arzt zumindest zeitweise Kortisonpräparate ein, die kurzfristig auch in höherer Dosis recht gut vertragen werden. Auch diese Mittel können bei einer auf den Enddarm oder den unteren Dickdarm beschränkten Entzündung als Einlauf oder Schaum in den Darm eingebracht werden. Bei sehr schwerem Verlauf, hochakutem Schub einer Colitis ulcerosa oder bei fehlendem bzw. nicht ausreichendem Ansprechen eines *Morbus Crohn* auf Kortisonpräparate werden Immunsuppressiva eingesetzt, die über eine Unterdrückung der Abwehrfunktionen die Entzündung hemmen. Beim *Morbus Crohn* werden Azathioprin, 6-Mercaptopurin oder Antikörper gegen Entzündungsfaktoren (Infliximab, z. B. Remicade®), bei der Colitis ulcerosa Ciclosporin A oder Azathioprin gegeben.

Wird 5-ASA als Dauerbehandlung nicht vertragen, gibt der Arzt lebende, nicht pathogene Escherichia-coli-Stämme (z. B. Mutaflor), um eine funktionsfähige Darmflora zu stabilisieren. Zur Aufrechterhaltung der beschwerdefreien Phase nach einem schweren Schub, der nur mit Ciclosporin A gebessert werden konnte, wird als Dauertherapie Azathioprin eingesetzt.

Fisteln und Abszesse bei Morbus Crohn können unter einer Antbiotikabehandlung – meistens gibt der Arzt Metronidazol (z. B. Clont®) oder Ciprofloxacin oder beides – völlig abheilen. In schweren Fällen können eventuell auch hier monoklonale Antikörper gegen den Entzündungsfaktor TNF alpha (Infliximab) helfen.

Mit den Darmentzündungen einhergehende Durchfälle lassen sich mit Loperamid (z. B. Imodium®) oder Colestyramin stoppen.

Operative Therapie

Wenn Medikamente nicht weiterhelfen oder Komplikationen wie Blutungen, Darmverengung mit drohendem Darmverschluss, Fisteln und Eiteransammlungen auftreten, ist bei beiden Erkrankungen eine Operation unumgänglich. Dabei werden die am stärksten betroffenen Darmabschnitte entfernt. Beim *Morbus Crohn* operiert der Arzt so spät und so wenig wie möglich, um zusätzliche Probleme durch den verkürzten Darm zu vermeiden. Wundheilungsstörungen wie nicht heilende Darmnähte und neu auftretende Fisteln und Abszesse sind nicht selten.

Wenn bei der *Colitis ulcerosa* akute Notsituationen wie ein toxisches Megakolon, massive Blutungen oder ein Darmdurchbruch auftreten, werden Enddarm und Dickdarm vollständig entfernt. Die Erkrankung ist sogar heilbar, d. h. der Patient lebt frei von Durchfällen und Bauchschmerzen. Dazu ist die Anlage eines ***ileoanalen Pouches,*** einer künstlichen Verbindung zwischen unterem Dünndarm (Ileum) und Anus notwendig. Meist gelingt es, den Schließapparat zu erhalten, sodass der Patient weiterhin die Kontrolle über seinen Stuhlgang hat. Dabei wird als Stuhlreservoir vor dem Schließmuskel aus Dünndarm eine neue Reservoirzone in Form eines Beutels (Pouch) gebildet.

Komplikationen der Operation. Nach ausgedehnten Dünndarmoperationen drohen Verdauungsstörungen, da nicht genügend Darmschleimhaut zur Verfügung steht, um die Nahrungsbestandteile in den Körper aufzunehmen. Neben Gewichtsverlust treten oft weitere Mangelerscheinungen durch ungenügende Aufnahme von Vitaminen (z. B. Anämie durch Vitamin-B12-, Eisen- und Folsäuremangel) und weitere Beschwerden auf, die jeweils zusätzlich zur Grundkrankheit behandelt werden müssen.

Entzündungen am Reservoir des ileoanalen Pouches ***(Pouchitis)*** treten in 15 % der Fälle nach 1 Jahr und in bis zu 45 % der Fälle innerhalb von 10 Jahren auf; sie können mit Metronidazol® meist gut behandelt werden.

Prognose

Mit dem Entfernen des gesamten End- und Dickdarms ist die *Colitis ulcerosa* geheilt; alle Symptome dieser Krankheit sind verschwunden. Leider ist der *Morbus Crohn* bisher nicht heilbar. Eine gute Therapie kann aber die Beschwerden lindern, sodass der Patient ein weitgehend normales Leben führen kann. Bei manchen Patienten nimmt die Krankheitsaktivität mit zunehmendem Alter ab. Bei der Colitis ulcerosa kommt es oft zu (manchmal jahrelangen) krankheitsfreien Intervallen.

Die Lebenserwartung ist bei beiden Erkrankungen meist normal, dies gilt bei der Colitis ulcerosa insbesondere wenn die Entzündung auf den Enddarm und den unteren Dickdarm beschränkt bleibt. Nach langjährigem Krankheitsverlauf steigt das Risiko, an Dickdarmkrebs zu erkranken; deshalb müssen jährlich Darmspiegelungen durchgeführt werden.

Selbsthilfe

Körperliche Schonung. Während eines akuten Schubs mit anhaltenden Durchfällen, Bauchschmerzen und Abgeschlagenheit ist es wichtig, dass Sie sich körperlich schonen oder Bettruhe einhalten, wenn es Ihnen schlecht geht.

Astronautenkost. Im leichten akuten Schub entlasten Sie den Darm durch ballaststofffreie und/oder flüssige Nahrung (Astronautenkost → S. 639); während eines schweren Schubs ist jedoch eine parenterale Ernährung mittels Infusionen in der Klinik nötig.

Unverträgliches meiden. Eine Milchunverträglichkeit, mitunter auch der gesamte Krankheitsverlauf, bessert sich durch das konsequente Meiden von Milchprodukten und sonstigen Speisen, die Sie nicht vertragen.

Verzicht auf Nikotin. Der Verzicht aufs Rauchen vermindert die Gefahr eines neuen Schubs bei Morbus Crohn.

Ein **CED-Pass** (ein kleines Heft zur Dokumentation Ihrer Erkrankung, der Untersuchungen und Therapien) hilft Ihnen, die Vorsorgeuntersuchungen nicht zu versäumen, und unterstützt auch neu mitbehandelnde Ärzte bei der Übersicht über die Therapien.

Komplementärmedizin

Die Komplementärmedizin ist eine Option im beschwerdefreien Intervall; während eines akuten Schubs ist sie keine Alternative zur medikamentösen Behandlung.

Homöopathie (→ S. 1251) und Akupunktur (→ S. 1249). Verschiedene Erfahrungsberichte bestätigen beiden Verfahren einen positiven Einfluss auf den Krankheitsverlauf.

Pflanzenheilkunde. Die Pflanzenheilkunde empfiehlt z. B. Blutwurz, Pfefferminze oder Schöllkraut bei Durchfall und Bauchkrämpfen (→ Durchfall S. 642). Besteht ein häufiger Wechsel der Stuhlkonsistenz zwischen Durchfällen und Verstopfung, sollte die regelmäßige Einnahme von Flohsamenschalen oder indischem Flohsamen (→ Verstopfung S. 646) erprobt werden. Als Basistherapie zur Stabilisierung der Stuhlkonsistenz steht Trockenhefe (z. B. Hamadin® N-Kapseln) zur Verfügung.

i Aktuell: www.gesundheit-heute.de/18x13

- **www.leitlinien.net** – Stichwortsuche Morbus Crohn: Ärztliche Leitlinie zur Diagnostik und Therapie von Morbus Crohn.
- **www.leitlinien.net** – Stichwortsuche Colitis ulcerosa: Ärztliche Leitlinie zur Diagnostik und Therapie der Colitis ulcerosa.
- **www.dccv.de** – Website der Deutschen Morbus Crohn- und Colitis ulcerosa-Vereinigung e. V. (DCCV, Leverkusen): Bietet gute Links.
- H. Jens; F. Hartmann: **Wirksame Hilfe bei Morbus Crohn und Colitis ulcerosa.** Trias, 2003. Umfassender Ratgeber zu beiden Erkrankungen.

Nahrungsmittelunverträglichkeiten und -allergien

Häufigkeit: ■■■□□

Nahrungsmittelunverträglichkeiten und **Nahrungsmittelallergien:** Überempfindlichkeit gegenüber bestimmten Nahrungsmitteln; teils allergischer Natur oder als Folge pseudoallergischer Reaktionen. Nahrungsmittelallergien treten bei bis zu 5 % der Bevölkerung auf, am häufigsten im Kleinkindalter; Frauen und Mädchen sind doppelt so häufig betroffen wie Männer und Jungen. Nahrungsmittelallergien treten oft zusammen mit Pollenallergien auf (→ S. 1045), die den Nahrungsmittelallergien meist vorausgehen. Die Allergien können sowohl am Magen-Darm-Trakt als auch an der Haut, den Atemwegen und dem Kreislaufsystem Beschwerden auslösen. Wenn es gelingt, das Allergen zu identifizieren und zu meiden, kann die Nahrungsmittelallergie bei Kindern in bis zu 50 % und bei Erwachsenen in bis zu 30 % der Fälle wieder völlig verschwinden.

Leitbeschwerden

Allergien und Pseudoallergien:

- Hautausschlag, mit 50 % am häufigsten
- Juckreiz und pelziges Gefühl an Lippen und Gaumen, seltener Bauchschmerzen, Erbrechen oder Durchfall (20 %)
- Allergischer Schnupfen, Atemnot bei Schwellung des Rachens oder Verengung der Bronchien (20 %)
- Bei schweren akuten Reaktionen: Pulsanstieg und Blutdruckabfall mit Schwäche, Schwindel, kaltschweißiger Haut bis zum allergischen Kreislaufschock (→ S. 191).

Enzymmangel:

- Durchfall
- Bauchkrämpfe
- Blähungen (besonders nach Milchgenuss).

Wann zum Arzt

In den nächsten Wochen, wenn auf bestimmte Nahrungsmittel immer wieder mit einer oder mehreren der oben genannten Beschwerden reagiert wird, z. B. Ausschlag, Erbrechen oder Durchfall.

Sofort den (Not-)Arzt rufen, wenn nach einem Essen Atemnot, Schweißausbruch, Schwäche, Schwindel und/oder Bewusstseinsstörungen auftreten!

Die Erkrankung

Allergien und Pseudoallergien

Nahrungsmittelunverträglichkeiten sind allergische oder nicht allergische Reaktionen auf ein oder mehrere Nahrungsmittel bzw. Nahrungsbestandteile oder -zusätze. Bei einer Nahrungsmittelallergie bildet der Organismus Antikörper gegen Bestandteile der Nahrung. Lagern sich Antigen und Antikörper zu einem Immunkomplex zusammen, dann setzen die Mastzellen, die sich im gesamten Körper befinden, Histamin frei. Histamin ist ein Stoff, der für die typischen allergischen Symptome wie Schwellung, Rötung und Juckreiz verantwortlich ist.

Bei **Pseudoallergien** verursachen unterschiedliche Substanzen ohne Einschaltung des Immunsystems eine direkte Histaminfreisetzung, die zu den gleichen Symptomen führt (→ auch S. 1046).

Auslöser. Die häufigsten Allergene, also Nahrungsmittel oder -bestandteile, die eine echte Nahrungsmittelallergie verursachen, sind Milch, Eier, Fische und Schalentiere, aber auch Soja, Nüsse, Mehle und verschiedene Obst- und Gemüsesorten. Die wichtigsten Auslöser einer pseudoallergischen Reaktion sind in Nahrungsmitteln enthaltenes Histamin (Sauerkraut, Käse, Rotwein), Serotonin (Bananen, Walnüsse), Tyramin (Käse, Fisch, Tomaten, Avocados, Wein, Hefe, Bananen) und Phenyläthylamin (Schokolade) sowie die Lebensmittelzusätze Tartrazin, Benzoesäure und Sulfit, aber auch natürlich vorkommende Sulfite (Bier, Wein), Salycilate (Obst und Kartoffeln) und der z. B. in der chinesischen Küche verwendete Geschmacksverstärker Glutamat.

Weitere Ursachen für Nahrungsmittelunverträglichkeiten

Neben Allergien und Pseudoallergien führt auch ein Mangel an bestimmten Verdauungsenzymen zur Nahrungsmittelunverträglichkeit.

Milchzuckerunverträglichkeit (Laktoseintoleranz). Die Milchzuckerunverträglichkeit ist ein weitverbreitetes Phänomen, das mit zunehmendem Alter häufiger auftritt. So leiden bis zu 10 % der Erwachsenen in Europa an einem angeborenen Mangel des Enzyms *Laktase*, das Milchzucker (Laktose) in seine zwei Zuckerbestandteile aufspaltet, die erst dann vom Dünndarm in den Körper aufgenommen werden können. Eine Milchzuckerunverträglichkeit kann aber auch im Verlauf des Lebens durch eine Erkrankung des Dünndarms, durch Schleimhautschäden bei der Zöliakie und andere Darmerkrankungen entstehen. Als Folge der **Milchzuckerunverträglichkeit** *(Laktasemangel, Laktoseunverträglichkeit* oder *Laktoseintoleranz)* tritt nach dem Verzehr von Milch- und Milchprodukten der nicht aufgespaltene Milchzucker unverdaut in den Dickdarm über, wo er von den Darmbakterien in Milchsäure, Kohlendioxid und Wasserstoff abgebaut wird, was für Beschwerden wie Durchfall, Blähungen und krampfartige Schmerzen sorgt.

Neben der häufigen Milchzuckerunverträglichkeit gibt es noch andere, seltenere Enzymmangelkrankheiten, bei denen die verminderte Verdauung von Galaktose *(Galaktoseunverträglichkeit)*, Fruktose (→ S. 653), Sorbit u. a. zu ähnlichen Beschwerden führt.

Fruchtzuckerunverträglichkeit. Außer der Milchzucker- gibt es auch die **Fruchtzuckerunverträglichkeit** *(Fruktoseintoleranz)*. In diesem Fall ist die Leber nicht in der Lage, durch Früchte und Fruchtsäfte aufgenommenen Fruchtzucker (Fruktose) abzubauen. Es kommt (schon im Säuglingsalter) nach dem Abstillen und den ersten Mahlzeiten mit Früchten oder Fruchtsäften zu schweren Unterzuckerungen, Übelkeit, Erbrechen, Durchfall und zu schweren Nieren- und Leberschäden. Die Betroffenen meiden schon im Kleinkindalter instinktiv alle fruchtzuckerhaltigen Nahrungsmittel.

Zöliakie. Die *[einheimische] Sprue* oder **Zöliakie** (auch *Glutenunverträglichkeit* oder *glutensensitive Enteropathie* genannt) beruht auf einer Unverträglichkeit für das in vielen Getreidesorten vorkommende **Gluten** *(Klebereiweiß)*. Bei den Betroffenen kommt es zu einer schwerwiegenden (im Allgemeinen angeborenen) Schädigung der Dünndarmschleimhaut, bis schließlich keine Nährstoffe mehr aufgenommen werden können, woraufhin die typischen Zeichen für eine Malabsorption (mangelhafte Versorgung mit Nährstoffen) wie Mangelerscheinungen, Durchfälle und Gewichtsabnahme auftreten. Schon ältere Säuglinge können rasch nach dem Abstillen von schweren Gedeihstörungen betroffen sein. Auch Hauterkrankungen kommen bei einer Zöliakie häufig vor, zudem tritt sie oft gemeinsam mit einer Milchzuckerunverträglichkeit auf und erhöht die Gefahr eines späteren Auftretens von Lymphdrüsenkrebs. Durch eine glutenfreie Kost können die Beschwerden völlig verschwinden; auch das Krebsrisiko nimmt damit wieder ab.

Das macht der Arzt

Diagnosesicherung

Um herauszufinden, welche Nahrungsmittel die Beschwerden auslösen, wird etwa 3 Wochen lang ein Ernährungstagebuch geführt. Genügt dies nicht, um das verdächtige Lebensmittel zu identifizieren, wird versucht, dieses durch eine **Eliminationsdiät** zu finden. Der Betroffene nimmt 7 Tage lang eine allergenarme Kost auf der Basis von Reis und Kartoffeln zu sich. Lassen dabei die Beschwerden nach, ist eine Nahrungsmittelallergie bzw. -unverträglichkeit wahrscheinlich. Danach werden schrittweise weitere Nahrungsmittel auf den Speiseplan gesetzt **(Suchdiät)**, bis wieder Beschwerden auftreten. Verringern sich diese nach Weglassen des verdächtigen Lebensmittels und treten nach erneutem Verzehr wiederum auf, ist der Auslöser erkannt. Hauttests auf verschiedene Allergene und Blutuntersuchungen vervollständigen die Diagnose; allerdings fallen sie häufig falsch aus. Deshalb ist das Auslösen der Beschwerden durch das identifizierte Nahrungsmittel die wichtigste diagnostische Methode (Näheres → S. 1062).

Milchzuckerunverträglichkeit. Die Diagnose liegt nahe, wenn nach dem Verzehr von Milch und Milchprodukten immer wieder Blähungen, Bauchschmerzen und Durchfälle auftreten, und diese Beschwerden ausbleiben, sobald der Betroffene auf diese Nahrungsmittel verzichtet. Mit dem **Laktose-Toleranztest** *(Milchzucker-Toleranztest)* wird ein Mangel des für die Milchverdauung notwendigen Enzyms Laktase (→ Milchzuckerunverträglichkeit S. 653) nachgewiesen. Der Test ist billig und einfach durchzuführen: Für die Untersuchung trinkt der Patient morgens 50 g in Wasser gelösten Milchzucker. Nach 30, 60, 90 und 120 Minuten wird Blut entnommen und der Blutzuckerspiegel bestimmt. Wenn ausreichend viel Laktase in der Dünndarmschleimhaut vorhanden ist, wird die aus dem Milchzucker gespaltene Glukose ins Blut aufgenommen und der Arzt kann eine Erhöhung des Blutzuckerwerts messen. Heute wird jedoch zunehmend der direkte Enzymnachweis im Rahmen feingeweblicher Untersuchungen von Dünndarm-Gewebeproben bevorzugt, die durch eine Darmspiegelung gewonnen werden.

Auch der **Wasserstoff-Atemtest** *(H2-Atemtest)* zeigt, wie gut Milchzucker im Dünndarm durch das Enzym Laktase gespalten wird. Dieser Test wird in der Regel mit dem Laktose-Toleranztest kombiniert. Nachdem der Patient eine Milchzuckerlösung getrunken hat, pustet er in ein Gerät. Bei einem Mangel an Laktase wird der aufgenommene Milchzucker im Darm nicht ausreichend in Glukose und Galaktose gespalten, sondern von den Darmbakterien abgebaut, wobei Wasserstoff (H2) entsteht, der in der Atemluft nachgewiesen werden kann.

Fruchtzuckerunverträglichkeit. Die Diagnose erfolgt durch einen *Fruktose-Belastungstest* und durch eine Leberbiopsie. Die Erkrankung ist nicht heilbar; meidet der Betroffene größere Mengen von Fruchtzucker, besteht für ihn aber eine normale Lebenserwartung.

Darüber hinaus muss der Arzt weitere Erkrankungen des Verdauungstrakts ausschließen, wie z. B. Zöliakie (→ S. 653), chronische Bauchspeicheldrüsenentzündung (→ S. 679) und Morbus Crohn (→ S. 650).

Therapie

Die Behandlung besteht darin, die auslösenden Nahrungsmittel zu meiden. Vielfach müssen die Betroffenen sich auch gegen verschiedene Pollen schützen, gegen die oft eine Kreuzallergie (→ S. 1045) besteht. So sind Birkenpollenallergiker oft auch gegen Äpfel, Steinobst und Haselnüsse allergisch; während Latexallergiker auch allergisch auf Avocados, Bananen, Feigen und Pfirsiche reagieren.

Bei Milchzuckerunverträglichkeit ist es ebenfalls wichtig, Milch und Milchprodukte zu meiden oder – in leichteren Fällen – nur in reduzierter Menge zu sich zu nehmen. Außerdem kann der Betroffene auf laktosefreie Milch und Milchprodukte zurückgreifen.

Im Alltag ist es jedoch nicht immer möglich, Nahrungsmittel vollständig zu meiden, in denen z. B. Milch und Eier verarbeitet sind. Dann können Medikamente, die die Mastzellen vor einer Histaminausschüttung bewahren (z. B. Colimune®) oder auch Antihistaminika (→ S. 1046) eingesetzt werden. Sofern nicht mehr als drei Allergien gleichzeitig bestehen, hilft eine Hyposensibilisierung (→ S. 1046).

Selbsthilfe

Nahrungsmittelunverträglichkeiten haben viele Gesichter: Ihr Schweregrad reicht von im Alltag vernachlässigbaren bis hin zu schwersten Beeinträchtigungen. Entsprechend können die folgenden Tipps nur einige allgemeine Maßnahmen beschreiben:

- Meiden Sie Fertigprodukte, deren Verträglichkeit Sie nicht kennen bzw. deren Inhaltsstoffe Sie nicht eindeutig ermitteln können.
- Machen Sie sich mit den verschiedenen Bezeichnungen vertraut, mit denen die allergieauslösende bzw. unverträgliche Substanz auf den Lebensmitteln gekennzeichnet ist, z. B. die E-Nummer bei unverträglichen Konservierungsmitteln.
- Manche Nahrungsmittel verursachen nur im rohen Zustand eine allergische Reaktion. Geben Sie deshalb, wann immer möglich, erhitzten Speisen den Vorzug.
- Viele Betroffene profitieren davon, dass sie grundsätzlich Gewürzmischungen, histaminreiche Lebensmittel sowie Alkohol und Fruchtsäfte meiden.
- Wenn Sie auf Grundnahrungsmittel oder eine Vielzahl von Nahrungsmitteln allergisch reagieren, empfiehlt sich eine Ernährungsberatung. Hier erhalten Sie Auskunft darüber, welche Alternativnahrungsmittel Sie verwenden können, um Ihren täglichen Nährstoffbedarf zu decken.

(!) Besprechen Sie mit Ihrem Hausarzt oder Internisten, ob er Ihnen ein Rezept für Kortison (z. B. zwei Tabletten Dexamethason mit je 8 mg) zur Selbstbehandlung im Notfall ausstellt. Diese Medikamente sollten Sie immer mit sich führen und bei akuten Unverträglichkeitsreaktionen vorsorglich einnehmen, um einen allergischen Schock zu verhindern.

i Aktuell: www.gesundheit-heute.de/18x05

- **www.DZG-online.de** – Website der Deutschen Zöliakie Gesellschaft, Stuttgart: Mit Informationen zur Diät und zu glutenfreien Lebensmitteln.
- A. Hiller: **Zöliakie.** Trias, 2006. Ausführlicher Ratgeber mit allen Informationen zur Erkrankung und mit Kochrezepten.
- S. Fehrmann: **Allergien vom Tisch.** Foitzick Verlag, 2007. Ratgeber mit detaillierten Informationen zur Diagnostik von Nahrungsmittelallergien und zum schul- und alternativmedizinischen Behandlungsspektrum.

Darmdivertikel und Divertikulitis

Häufigkeit:

Darmdivertikel *(Divertikulose):* Ausstülpungen der Dickdarmschleimhaut nach außen – am häufigsten im s-förmigen Dickdarm (Sigma-Kolon → Abb. S. 640) gelegen. Ursache ist meist eine Kombination aus ballaststoffarmer Ernährung mit Neigung zur Verstopfung sowie zunehmende Bindegewebsschwäche im höheren Lebensalter: Mehr als die Hälfte der 80-Jährigen weisen symptomlose Divertikel auf. Bei 20 % der Betroffenen kommt es zur Entzündung eines oder mehrerer Divertikel, der **Divertikulitis** *(Divertikelkrankheit).*

Der Arzt nennt die hier besprochenen Darmdivertikel des höheren Lebensalters auch ***falsche Darmdivertikel,*** weil sich hier nur die Darmschleimhaut ausstülpt, und grenzt sie ab gegenüber den ***echten*** oder ***angeborenen Darmdivertikeln,*** wo die gesamte Darmwand ausgestülpt ist. Letztere sind selten.

Leitbeschwerden

Darmdivertikel:

- Meist keine Symptome (80 %)
- Oft chronische Verstopfung.

Divertikulitis:

- Krampfartige Schmerzen im linken Unterbauch („Linksappendizitis") oder im rechten Unterbauch (Symptome einer Blinddarmentzündung trotz Blinddarmentfernung)

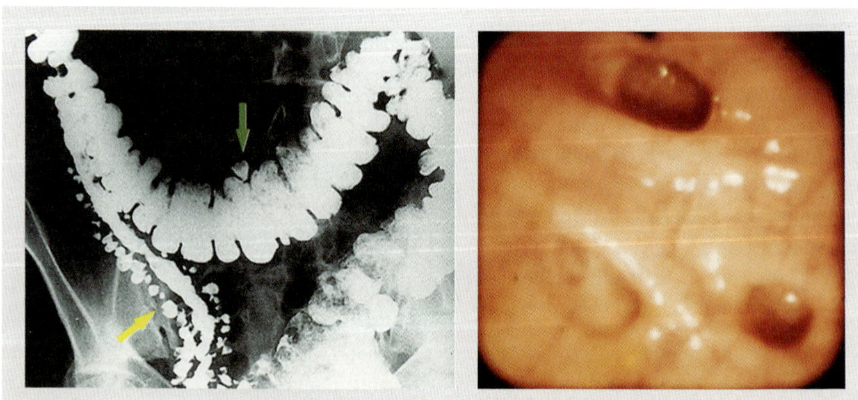

Einen schweren Fall von ***Darmdivertikeln*** *sieht man in der Doppelkontrastaufnahme links. Zahlreiche* ***tropfenförmige Divertikel*** *sind im aufsteigenden Kolon sichtbar (gelber Pfeil), im quer verlaufenden Kolon (grüner Pfeil) und im absteigenden Kolon. Die Entzündungsprozesse haben den Darm hochgradig verengt, was beim betroffenen Patienten zu schweren Verdauungsstörungen führte.*
Das rechte Bild zeigt drei ***napfförmige Divertikel*** *in der Darmspiegelung.* [GTV 1826]

- Gelegentlich Wechsel zwischen Durchfall und Verstopfung, Blähungen
- Leichtes Fieber.

Die Erkrankung

Darmdivertikel entstehen als Folge einer Schwäche des Dickdarmbindegewebes und eines erhöhten Drucks im Innern des Darms. Vor allem dort, wo die Gefäße (Arterien und Venen) durch die Darmwand treten, drückt sich die Darmwand durch die Muskelschicht hindurch nach außen. Besonders häufig sind die beiden letzten Dickdarmabschnitte, das absteigende Kolon und das s-förmige Kolon (Sigma-Kolon → Abb. S. 640) betroffen, weil hier der Druck durch den gesammelten Stuhl am größten ist.

In den Ausstülpungen der Darmwand sammelt sich Stuhl zusammen mit Bakterien; dies führt früher oder später zu einer Entzündung der Darmwand (Divertikulitis). Die Betroffenen klagen über krampfartige Schmerzen im linken Unterbauch, vor allem nach dem Essen. Dies nehmen viele Patienten über Jahre hin – nicht aber die weiteren Komplikationen, die sich daraus entwickeln können.

Entzünden sich in der Nähe des Blinddarms gelegene Divertikel, treten Schmerzen im rechten Unter- oder Mittelbauch auf, die den Beschwerden einer akuten Blinddarmentzündung gleichen können. Manchmal bilden sich auch Fisteln oder es kommt zu Blutungen. Weiter kann ein örtlich begrenzter Wanddurchbruch des Darms mit lokaler Eiteransammlung (Abszess) entstehen oder ein freier Durchbruch mit einer nachfolgenden lebensbedrohlichen Entzündung des Bauchfells (Peritonitis → S. 681).

Schließlich können die entzündeten Divertikel auch den Darm stark einengen und einen Darmverschluss (→ S. 660) auslösen.

Das macht der Arzt

Diagnosesicherung. Treten bei älteren Menschen Schmerzen im linken (oder seltener auch im rechten) Unterbauch auf, kann der Arzt zugrunde liegende entzündete Divertikel eventuell bereits mithilfe eines Bauchultraschalls (→ S. 622) erkennen. Reicht der Ultraschall zur Diagnose nicht aus, ist ein CT (oder Kernspin) nach rektaler Gabe eines wasserlöslichen Kontrastmittels die sicherste Nachweismethode. Nach Behandlung und Abklingen der akuten Entzündung ist jedoch eine Darmspiegelung (→ S. 640) unumgänglich, um weitere krankhafte Darmveränderungen, wie z. B. Polypen (→ S. 655) oder Darmkrebs, auszuschließen. Während der Akutphase ist die Darmspiegelung aufgrund des Risikos eines Darmwanddurchbruchs zu gefährlich.

Therapie. Die Behandlung der Divertikulitis sollte, wenn sie zum ersten Mal auftritt, in der Klinik erfolgen. Bei schweren Formen ist eine stationäre Behandlung mit Antibiotikagabe notwendig. Bei einem Darmwanddurchbruch ***(Darmperforation)*** wird sofort, bei einer Einengung des Dickdarms (siehe Abbildung) sowie bei Fistelbildung eventuell erst nach Abklingen der Entzündung operiert. Auch bei immer wiederkehrender Divertikulitis wird der Arzt eine Operation empfehlen.

Eine leichte Divertikulitis kann auch ambulant mit ballaststoffarmer Kost und der Gabe von Antibiotika mit breitem Wirkungsspektrum behandelt werden. Krampflösende Mittel lindern die Schmerzen. Bei Abführmitteln und Einläufen ist Vorsicht geboten, da es bei schwerer Divertikulitis zu einem Darmwanddurchbruch kommen kann.

Selbsthilfe

Bereits vorhandene Divertikel können nicht rückgängig gemacht werden. Eine ballaststoffreiche Ernährung, viel Flüssigkeit, körperliche Bewegung auch im Alter und die Beachtung des Reizes zur Darmentleerung können jedoch dazu beitragen, dass keine neuen Divertikel entstehen.

Lässt sich eine chronische Verstopfung mit diesen Maßnahmen nicht beheben, kann der Einsatz von Weizenkleie, Leinsamen oder Flohsamen, die mit viel Flüssigkeit verzehrt werden, und gegebenenfalls auch Laktulose zu einem weicheren, gleitfähigeren Stuhl führen und die Darmentleerung erleichtern.

Dickdarmpolypen

Häufigkeit: ■■■■■

Dickdarmpolypen: Vorwölbung der Dickdarmschleimhaut in die Darmlichtung, meist als gutartige, vom Drüsengewebe der Darmschleimhaut ausgehende Tumoren (Adenome), aus denen sich jedoch die Mehrzahl aller Dickdarmkrebse (Kolonkarzinome) entwickelt. Mehr als 50 % der Dickdarmpolypen befinden sich im Mastdarm. Etwa 10 % der Erwachsenen sind betroffen; die Häufigkeit steigt mit zunehmendem Alter. Polypen verursachen nur selten Symptome; sie werden meist zufällig bei einer Darmspiegelung entdeckt und dann grundsätzlich entfernt und feingeweblich untersucht.

Manchmal haben Patienten über 100 Polypen. Der Mediziner spricht dann von einer ***Polyposis intestinalis;*** ist sie erblich bedingt, von einer ***familiären adenomatösen Polyposis (FAP).*** Diesen Patienten wird in der Regel vorsorglich der ganze Dickdarm entfernt, weil sonst unweigerlich im Laufe ihres Lebens Darmkrebs auftritt.

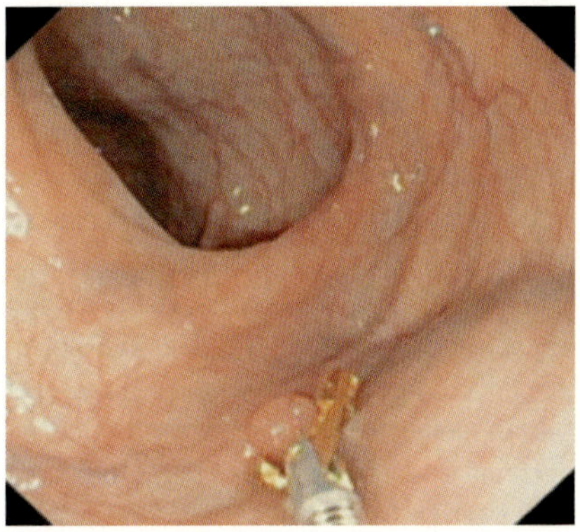

*Kleiner **Dickdarmpolyp,** der zufällig bei einer Vorsorgedarmspiegelung entdeckt und entfernt wurde. Polypen, die nicht bluten, eine kompakte Form und glatte Oberfläche haben, sind meist gutartig – was im konkreten Fall die feingewebliche Untersuchung auch bestätigte.* [GTV 1827]

Leitbeschwerden

- Meist keine Beschwerden
- In seltenen Fällen Blutungen bzw. Blutauflagerungen auf dem Stuhl, Durchfall/Verstopfung, Bauchschmerzen, Darmverschluss.

Die Erkrankung

Polypen der Dickdarm- bzw. Mastdarmschleimhaut können in Gestalt und Größe stark variieren. Sie sind zwar (zunächst) gutartig, doch entarten sie innerhalb von rund 10 Jahren sehr häufig zu einem Darmkrebs. Die Ursache für die Entstehung ist unbekannt; es gilt aber als sehr wahrscheinlich, dass eine fettreiche, ballaststoffarme Ernährung die Entstehung entscheidend begünstigt.

Die meisten Dickdarmpolypen verursachen keine Beschwerden, sondern werden zufällig bei einer Untersuchung des Darms entdeckt. Nur sehr selten kommt es zu Blutungen, die entweder sichtbar dem Stuhl aufgelagert oder so geringfügig sind, dass sie mit dem Auge nicht erkannt werden (okkulte Blutung). Große, breitbasig aufsitzende, zottenreiche (villöse) Adenome können größere Schleimmengen produzieren und dadurch zu Flüssigkeits- und Kaliumverlust führen. Generell können große Polypen die Nahrungspassage beeinträchtigen, zu Bauchschmerzen und selten sogar zum Darmverschluss führen (→ S. 660).

Das macht der Arzt

Findet der Arzt bei einer Darmspiegelung Polypen, trägt er diese in der gleichen Sitzung endoskopisch mithilfe einer Zange oder Schlinge ab und lässt sie feingeweblich untersuchen. Gelingt es nicht, *alle* Polypen in einem Behandlungsschritt zu entfernen, erfolgt ein weiterer Eingriff. Bei größeren Polypen (besonders wenn sie flach und breitbasig der Darmschleimhaut aufliegen) ist unter Umständen eine Operation, gegebenenfalls sogar mit teilweiser Entfernung des Dickdarms nötig.

Da immer wieder neue Polypen entstehen können, wird zur Vorsorge eine endoskopische Kontrolluntersuchung alle 3 Jahre empfohlen.

Darmkrebs

Häufigkeit:

Darmkrebs ***(Kolorektales Karzinom):*** Zweithäufigster bösartiger Tumor in den Industriestaaten. Pro Jahr erkranken in Deutschland 67 000 Menschen; etwa jeder Vierte stirbt daran. Darmkrebs kommt besonders häufig im Alter zwischen 50 und 79 Jahren vor, bei Männern häufiger als bei Frauen. Das Darmkrebsrisiko beträgt für die Normalbevölkerung etwa 6 %, bei Risikogruppen (z. B. mit genetischer Disposition) beträgt es bis zu 15 %.

Darmkrebs verursacht zunächst meist keine bzw. uncharakteristische Symptome und wird deshalb oft erst im fortgeschrittenen Stadium erkannt. Bei frühzeitiger operativer Behandlung und eventuell zusätzlicher Chemo- und Strahlentherapie ist die Prognose gut.

Leitbeschwerden

- Veränderungen beim Stuhlgang (wie Verstopfung oder Durchfälle) ohne erkennbare Ursache, besonders verdächtig ist der Wechsel zwischen beiden *(paradoxe Diarrhoe)*
- Ungewöhnlich viele Winde, typischerweise mit unmerklichem Stuhlabgang („falscher Freund")
- Blut im Stuhl
- Gewichtsabnahme
- Bauchschmerzen.

Wann zum Arzt

In den nächsten beiden Tagen, wenn mehrere der obigen Beschwerden neu auftreten.

Die Erkrankung

Krebsentstehung. In den meisten Fällen entwickelt sich ein Darmkrebs aus einem zunächst gutartigen Dickdarmpolypen (→ S. 655). Bei 10 % der Darmkrebsfälle sind genetische Faktoren beteiligt, die zu Zellveränderungen (Dysplasien) führen und die Entstehung eines Krebses begünstigen. Die größte Rolle bei der Entstehung spielen aber Begleiterkrankungen und Ernährungsgewohnheiten. Während eine ballaststoffarme, an tierischen Fetten und Eiweißen reiche Ernährung, Übergewicht, Bewegungsmangel sowie langjähriger Nikotin- und Alkoholkonsum das Risiko erhöhen, schützt eine fett- und fleischarme, ballaststoffreiche Ernährung vor Darmkrebs (Näheres hierzu → Kapitel 04). Auch lange bestehende entzündliche Darmerkrankungen erhöhen das Risiko, insbesondere die Colitis ulcerosa (→ S. 650), sowie bei der Frau Krebserkrankungen von Brust, Eierstöcken und Gebärmutter.

Lokalisation. Der Arzt unterscheidet beim Darmkrebs zwischen *Kolonkarzinom* **(Dickdarmkrebs,** 40 % der Fälle, je hälftig den s-förmigen Dickdarm und den weiter oben liegenden Dickdarm betreffend) und *Rektumkarzinom* **(Mastdarmkrebs,** 60 % der Fälle). Letzteres liegt vor, wenn der Krebs sich im Anus oder maximal 16 cm aufwärts befindet. 90 % der Darmkrebse gehen von den Drüsenzellen der Schleimhaut aus. Die übrigen 10 % gehen von anderen Zelltypen der Schleimhaut aus (für diese gilt das im Folgenden besprochene therapeutische Vorgehen nur zum Teil).

60 % der Darmkrebsfälle befinden sich im Enddarm, d. h. im etwa 16 cm langen Darmabschnitt oberhalb des Darmausgangs (Rektumkarzinom). 20 % liegen im davor befindlichen s-förmigen Dickdarm ***(Sigmakarzinom)*** und die restlichen 20 % im übrigen Dickdarm.

Komplikationen. Mit zunehmendem Wachstum des Darmkrebses beginnt dieser häufig zu bluten – manchmal kann ein Patient zum Zeitpunkt der Diagnose literweise Blut verloren haben. Weitere Komplikationen sind Darmverschluss (→ Abb. S. 661) und Darmwanddurchbruch (Perforation) mit Gefahr einer Bauchfellentzündung (Perforationsperitonitis → S. 681). Manchmal breitet sich der Krebs durch infiltrierendes Wachstum auch in die Nachbarorgane aus, z. B. in Blase und weibliche Geschlechtsorgane. Oder Tumorzellen werden über Lymph- und Blutgefäße in andere Organe verschleppt und wachsen dort zu Tochtergeschwülsten (Metastasen) heran. Von Metastasen werden vor allem benachbarte Lymphknoten oder die Leber befallen. Oftmals führen erst eingetretene Komplikationen wie massiver Blutabgang im Stuhl, ein Darmverschluss oder die Entdeckung von Metastasen zur Diagnose.

Das macht der Arzt

Diagnosesicherung. Bei Verdacht auf Darmkrebs untersucht der Arzt zunächst den Stuhl auf verborgenes Blut (→ Kasten S. 641) und tastet den Enddarm aus. Auch bei fehlendem Blutnachweis im Stuhltest und normalem Befund der Tastuntersuchung des Enddarms schließt sich bei weiter bestehendem Verdacht in jedem Fall eine Darmspiegelung an. Nur wenn dies nicht möglich ist, wird auf eine indirekte Darmuntersuchung wie Kolon-Doppelkontrast (→ S. 640), CT (→ S. 1268) oder Kernspin (→ S. 1269) zurückgegriffen.

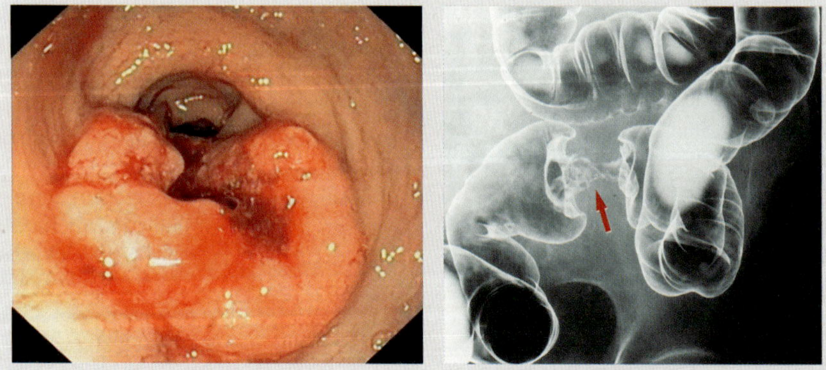

Links: Die 58-jährige Patientin, die den hier abgebildeten **Dickdarmkrebs** *in sich trug, bemerkte schon in den drei Monaten vor Diagnosestellung immer wieder Blut im Stuhl, ging aber nicht zum Arzt. So erfolgte die Darmspiegelung erst sehr spät. Das Bild zeigt einen großen, wulstförmig wachsenden Krebs.*
Rechts: Röntgenologische Darstellung eines noch etwas weiter fortgeschrittenen apfelbutzenartig wachsenden Dickdarmkrebses mit Einschnürung der Darmpassage (Pfeil). Ein Darmverschluss wäre ohne Operation nur eine Frage von Tagen bis wenigen Wochen. [GTV 1828]

Darmkrebs-Früherkennung

Ohne Früherkennung wird Darmkrebs meist spät entdeckt, da er anfänglich nur wenige Beschwerden verursacht.

Die gesetzlichen Leistungen zur **Darmkrebs-Früherkennung** *(Dickdarmkrebs-Früherkennung)* bestehen für 50- bis 55-Jährige im 1-mal jährlich durchzuführenden Austasten des Dickdarms und dem ebenfalls 1-mal jährlichen Stuhltest auf verborgenes Blut. Ab 55 Jahren können entweder zwei Darmspiegelungen in Anspruch genommen werden (die erste ab 55, die zweite 10 Jahre später) oder alle zwei Jahre der chemische Stuhltest auf verborgenes Blut.

Der **Nachweis von okkultem Blut im Stuhl** (auch *chemischer Stuhltest auf verborgenes Blut, fäkaler okkulter Bluttest, FOBT, Hämoccult®-Test* oder nur *Hämoccult®* genannt) weist den roten Blutfarbstoff Hämoglobin (→ S. 1319) und damit verborgenes (okkultes) Blut im Stuhl nach. Der Arzt händigt entweder drei Testbriefchen oder Stuhlröhrchen mit einem kleinen Spatel aus. Zu Hause entnimmt man damit dem Stuhl ein erbsengroßes Stück und füllt es in das Röhrchen oder streicht es auf die vorgesehenen Felder des Testbriefchens. Dies wird bei zwei weiteren Stuhlgängen wiederholt. Ist der Test positiv, so kann das auf einen (blutenden) Tumor im Darm hinweisen. Das Blut kann aber auch aus anderen Quellen stammen, z. B. von einer Magenschleimhautentzündung, von Hämorrhoiden, von Fleischverzehr oder aus Zahnfleischverletzungen, bei Frauen durch Blutspuren während der Menstruation, sodass der Test recht ungenau ist. Bei immerhin 50 von 1000 Teilnehmern ist er positiv, ohne dass bei der nachfolgenden Darmspiegelung ein Darmkrebs gefunden wird. Andererseits werden durch diese Methode ~ 65 % der Krebsgeschwüre übersehen, weil sie nicht bluten. Dennoch ist der Test empfehlenswert: Sein Nutzen ist zwar nur moderat, aber gut belegt; zudem ist er weder gefährlich noch aufwendig.

Hinweise zur Testdurchführung. 3 Tage vor dem Test sollten keine rohen oder halbrohen Fleischwaren mehr verzehrt werden. Auch hoch dosiertes Vitamin C sowie eisenhaltige Arzneimittel verfälschen das Ergebnis. Bei Zahnfleisch- und Nasenbluten oder bei Frauen während der Menstruation wird der Test verschoben.

Der **immunologische Stuhltest auf verborgenes Blut** weist das Blut im Stuhl mit einer immunologischen Methode nach. Der Test ist teurer als der klassische chemische Stuhltest und wird von den gesetzlichen Krankenkassen nicht bezahlt. Er übersieht zwar weniger Karzinome, hat aber eine höhere Rate an Fehlalarmen. Ob dadurch insgesamt die Früherkennung besser wird, ist wissenschaftlich nicht erwiesen.

Weitere Stuhltests. Neuere Tests weisen genetische Veränderungen an Erbgut-Fragmenten im Stuhl *(DNA-Stuhltests)* oder ein Enzym nach, das in entarteten Zellen häufiger vorkommt *(Tumor-M2-Pyruvatkinasetest)*. Überdiagnosen sind bei beiden Verfahren so häufig, dass diese Stuhltests zur Früherkennung als nicht geeignet gelten.

Austasten des Enddarms. Bei dieser klassischen Methode führt der Arzt den von einem Fingerling geschützten Finger durch den After ein und tastet das untere Ende des Dickdarms aus. Zur Früherkennung ist die Tastuntersuchung des Enddarms (→ S. 662) ungenau, weil viele Darmtumore höher sitzen – trotzdem werden mit dieser Methode jährlich viele Tausend Mastdarmkrebsfälle entdeckt.

Darmspiegelung. Die endoskopische Darmspiegelung (Koloskopie, bei der der gesamte Dickdarm gespiegelt wird → S. 640) ist aussagefähiger als die Tastuntersuchung des Enddarms. Häufig stößt der Arzt bei der Untersuchung auf Vorwölbungen der Schleimhaut (Polypen → S. 655). 95 % dieser Polypen erweisen sich bei der späteren feingeweblichen Untersuchung im Labor als gutartig. Bei 5 % befinden sich aber im Zentrum des Polypen entartete Zellen, also ein beginnender Darmkrebs, weshalb Polypen grundsätzlich in ihrer Gesamtheit entfernt werden.

Die Bilanz der Früherkennung durch Darmspiegelung in Zahlen [423]: Bei 270 von 1000 Teilnehmern werden Polypen gefunden und abgetragen; bei 6 von 1000 Teilnehmern der Untersuchung wird ein Darmkrebs entdeckt. Die Treffsicherheit des Verfahrens ist gut; nur etwa 10 % der Polypen und damit auch nur wenige Krebsfälle werden übersehen. Experten nehmen an, dass die Darmspiegelung das Risiko, an Darmkrebs zu sterben, um etwa zwei Drittel verringern kann [423].

Ganz risikofrei ist die Untersuchung aber nicht: Bei einer von 2000 Darmspiegelungen kommt es zu einer Verletzung oder Blutung, die eine Einlieferung ins Krankenhaus oder eine Operation erfordert. Einer von 1000 Teilnehmern leidet an unerwünschten Nebenwirkungen des Beruhigungsmittels [423]. Insgesamt ist die Früherkennungsuntersuchung durch die Darmspiegelung zwar belastend und auch nicht ganz risikolos, wegen der Schwere der möglicherweise verhinderten Erkrankung aber dennoch zu empfehlen.

Kleine Darmspiegelung. Auch die kleine Darmspiegelung (Sigmoidoskopie → S. 640) wird zur Früherkennung eingesetzt. Untersucht werden die letzen 50–60 cm des End- und Dickdarms. Jedoch werden dabei im Vergleich zu der den ganzen Dickdarm spiegelnden Koloskopie (Darmspiegelung → S. 640) ein Drittel der Krebsfälle übersehen, entsprechend niedriger ist die Aussagekraft.

Bestätigt sich der Tumorverdacht, wird die Ausdehnung des Tumors in weiteren Untersuchungen abgeschätzt, so durch Bauchultraschall (zum Ausschluss von Metastasen in der Leber → S. 622) und Ultraschall durch den Enddarm. Zusätzliche Untersuchungen wie Spiral-CT (→ S. 1269), Blasenspiegelung, gynäkologische Untersuchungen sowie eine Röntgenaufnahme des Brustraums zum Ausschluss von Lungenmetastasen können in Einzelfällen notwendig werden und schließen die Diagnostik vor der Operation ab.

Therapie. Wann immer möglich, werden der betroffene Darmabschnitt und die regionalen Lymphknoten operativ entfernt.

Ist der Mastdarm betroffen, kann in 85 % der Fälle der Schließmuskel erhalten werden, wenn der Tumor sich im oberen oder mittleren Drittel des Enddarms befindet oder wenn ein im unteren Drittel befindlicher Tumor nur auf die Darmwand beschränkt ist.

Liegt der Tumor nahe am Darmausgang, wird der gesamte Enddarm einschließlich Schließmuskel entfernt und ein künstlicher Darmausgang (Anus praeter) wird angelegt.

In einigen Fällen wird im Anschluss an die Operation eine Chemo- und/oder eine Strahlenbehandlung durchgeführt.

Sofern keine Metastasen außerhalb der Leber nachweisbar sind und der Primärtumor vollständig entfernt werden konnte, werden Einzelmetastasen ebenfalls operativ entfernt. Liegen viele Metastasen vor oder ist die Leber von Metastasen durchsetzt, wird vom Arzt eine Chemotherapie angeboten. Diese kann jedoch den Krebs nicht mehr heilen, sondern nur noch lebensverlängernd wirken.

Selbsthilfe

Nach einer Darmkrebsoperation sind wochenbis monatelange Bauchschmerzen und Verdauungsprobleme regelmäßige Komplikationen. Meist hilft es, das Essen auf mehrere kleine Mahlzeiten zu verteilen. Achten Sie besonders darauf, was Sie nicht vertragen, und notieren Sie Ihre Beobachtungen in einem ***Ernährungstagebuch.*** Mit der Zeit spielt sich vieles wieder bis zu einem gewissen Grad ein: Die meisten Betroffenen vertragen nicht mehr alles, leben aber trotzdem gut und können auch wieder mit Freude essen.

Bei ***dünnflüssigem Stuhl*** können Sie mit stillen Mineralwässern, Kräuter- und Früchtetees den Flüssigkeitsverlust ausgleichen. Ballaststoffe helfen, die Stuhlbeschaffenheit zu steuern, Weizenkleie bindet überschüssiges Wasser im Darm, getrocknete Heidelbeeren wirken stopfend. Frisches Obst und frische Milch sollten Sie bei Durchfällen nur in kleinen Mengen zu sich nehmen. Joghurt hat dagegen einen ausgleichenden Effekt auf die Verdauung; auch Knäcke- und Knusperbrote oder Reiskräcker werden gut vertragen.

Weitere allgemeine Selbsthilfehinweise für Krebspatienten → S. 1030

Alternative Krebstherapien → S. 1029

Hinweise für Patienten mit einem künstlichen Darmausgang (Anus praeter → S. 658).

Prognose

Die Aussichten sind dann gut, wenn der Tumor im Frühstadium entdeckt und entfernt wird und keine Metastasierung eingetreten ist.

Auch wenn der Tumor bereits auf die tieferen Darmwandschichten übergegriffen hat, besteht bei Operationsfähigkeit im Fall von Dickdarmkrebs eine 5-Jahres-Überlebensrate von 80 %; beim Mastdarmkrebs beträgt sie 45 %. Sie verschlechtert sich aber beim Dickdarmkrebs auf unter 55 %, wenn regionale Lymphknoten befallen sind oder der Tumor in andere Organe eingewachsen ist. Sind bereits Fernmetastasen entstanden, leben nach 5 Jahren noch 10 % der Erkrankten.

Nachsorge

In vielen Fällen folgt nach der Entlassung aus dem Krankenhaus zunächst eine Anschlussheilbehandlung in Rehazentren für 3–4 Wochen, um die notwendige Ernährungsumstellung und den Umgang mit dem künstlichen Darmausgang zu erlernen. Die Betroffenen müssen sich lebenslang in 3- bis 12-monatlichen Abständen untersuchen lassen.

Um ein erneutes Tumorwachstum oder Metastasen frühzeitig zu erkennen, gehört zum regelmäßigen Nachsorgeprogramm die Bestimmung des Tumormarkers *CEA* (→ S. 1312) im Blut, Darmspiegelungen, Bauchultraschall (insbesondere der Leber), Röntgenuntersuchungen des Brustraums und gegebenfalls CTs.

Aktuell: www.gesundheit-heute.de/18x06

- **www.krebshilfe.de** – Informative Website der Deutschen Krebshilfe e. V., Bonn (Hrsg.): Unter der Rubrik Informieren finden Sie Broschüren und Ratgeber zum Thema, so den blauen Ratgeber Nr. 06: **Darmkrebs.** Kostenlos bei der Deutschen Krebshilfe zu bestellen oder herunterzuladen.
- **www.darmkrebs.de** – Website der Felix Burda Stiftung, München: Schöner und übersichtlicher Internetratgeber zum Thema Darmkrebs. Es werden sämtliche Themen wie Diagnose, Behandlung, Nachsorge, Ernährung, soziale Aspekte behandelt.
- **www.krebsgesellschaft.de/darmkrebs4129.htm** – Website der Deutschen Krebsgesellschaft e. V., Frankfurt a. M.: Informiert ausführlich über die Versorgung mit einem künstlichen Darmausgang, bietet viele weitere Links und Adressen.

Künstlicher Darmausgang

Bösartige Darmerkrankungen wie Darmkrebs oder chronisch-entzündliche Darmerkrankungen machen oft die Anlage eines **künstlichen Darmausgangs** ***(Anus praeter, Enterostoma)*** notwendig, vor allem, wenn Darmabschnitte durch die Erkrankung verlegt sind oder operativ entfernt werden müssen und deshalb der Nahrungsbrei nicht mehr seinen natürlichen Weg nehmen kann. Der Arzt unterscheidet das ***Ileostoma,*** das vom Dünndarm nach außen mündet, vom ***Kolostoma,*** das vom Dickdarm nach außen führt. Die Ausscheidungen werden an der Körperoberfläche in Beuteln gesammelt. Es gibt ***Einmalbeutel (Stomabeutel)*** und ***Ausstreifbeutel.*** Da sich das Ileostoma im Dünndarmbereich befindet, muss der Betroffene mit häufigeren und dünnflüssigeren Ausscheidungen im Tagesverlauf rechnen. Hier bietet sich ein Ausstreifbeutel an, der nicht jedes Mal gewechselt werden muss. Bei einem Kolostoma mit Ausgang im Dickdarmbereich ist pro Tag mit maximal drei Ausscheidungen zu rechnen. Daher ist in diesem Fall ein geschlossener Einmal-Beutel geeignet, der nach jeder Ausscheidung gewechselt wird.

Jede operativ geschaffene Verbindung eines Hohlorgans zur Körperoberfläche wird als **Stoma** bezeichnet. Dazu gehören das Stoma zur Ableitung von Harn ***(künstliche Harnableitung, Urostoma),*** das z. B. oft bei Blasenkrebspatienten angelegt werden muss (→ S. 799), oder das ***Tracheostoma,*** das nach der Kehlkopfentfernung die Verbindung zwischen Luftröhre und äußerem Hals darstellt.

Selbsthilfe

Mit einem künstlichen Darmausgang geht für jeden Patienten ein Stück Normalität verloren. Neben der oft unheilbaren Krankheit stellt das Stoma selbst eine große psychische Belastung dar. Es stürzt selbst stabile Charaktere in ein Wechselbad der Gefühle. Oft hilft es daher, sich schon vor der Operation mit anderen Betroffenen auszutauschen.

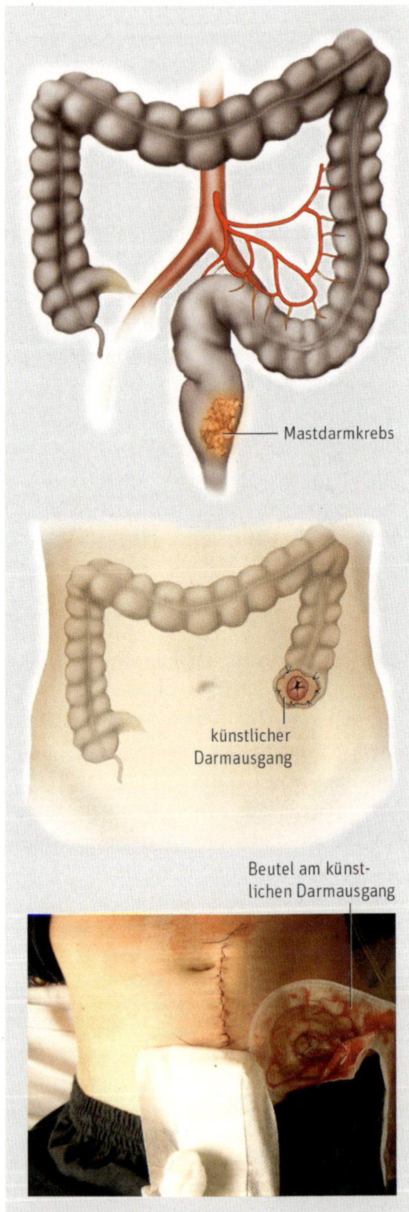

Wenn bei der Entfernung eines tief sitzenden (Anus-nahen) Mastdarmkrebses der natürliche Darmausgang nicht erhalten werden kann, muss ein ***künstlicher Darmausgang (Anus praeter)*** *in die Bauchwand operiert werden. Häufig wird dieser nach einigen Monaten wieder zurückverlegt, sodass für die Betroffenen auf lange Sicht der normale Ausscheideweg wieder hergestellt werden kann.* [GTV, FDI 1829]

In medizinischen Fachgeschäften sind verschiedene Hilfsmittel erhältlich, die das Leben mit einem Stoma erleichtern. Kohlefilter absorbieren Geruchsstoffe, die z. B. durch Darmgase entstehen. Patienten mit Kolostoma und einer regelmäßigen Darmentleerung können das Stoma mit einer Stomakappe abdecken und so tagsüber für längere Zeit auf den Stomabeutel verzichten. Mithilfe einer täglichen Kolonspülung lässt sich die Darmfunktion so regulieren, dass am Tage die Abdeckung des Stomas mit einer Kappe oft möglich ist. Um das Festkleben des Beutels nicht zu beeinträchtigen, ist die Benutzung von Salben oder fetthaltigen Cremes rund um das Stoma ungeeignet. Beim Waschen sollten stets frische Waschlappen verwendet werden, damit keine Keime aus der Stomaumgebung verbreitet werden.

(!) Speziell ausgebildete Fachberater für Stomatherapie (Stomatherapeuten) können bei der Stomaeingewöhnung und bei hartnäckigen Ernährungs- und Pflegeproblemen helfen.

Für Stomapatienten gibt es keine spezielle Diät. Dennoch kommt es vor, dass sie gelegentlich mit Durchfall, Verstopfung und Blähungen konfrontiert sind, die mit ihren gurgelnden Geräuschen vor allem in der Öffentlichkeit äußerst störend sind. Auch hier ist es wichtig, herauszufinden, welche Ernährung günstig ist und auf welche Speisen Sie verzichten sollten. Dabei hilft es, über längere Zeit ein Ernährungstagebuch zu führen und aufzuschreiben, welche Nahrungsmittel Sie gut vertragen und welche zu Blähungen führen. Die modernen Stomasysteme sind mit einem Kohlefilter ausgestattet, der Gerüche neutralisiert, sodass Blähungen sich nur durch ihr Geräusch äußern.

Es ergeben sich meist Einschränkungen im Speiseplan, sodass Sie von einer abwechslungsreichen und vollwertigen Kost häufig Abstriche machen müssen. Gerade die gesunden, faserreichen Nahrungsmittel wie rohes Obst und Gemüse, Salate und Vollkornprodukte können Blähungen, Verstopfung und schlimmstenfalls einen Darmverschluss auslösen.

Ansonsten ist ein Stoma kein Hindernis: Duschen und Baden sind problemlos möglich, da die Systeme im Wasser fest haften und selbst dem Schwimmen und Tauchen steht ein Stoma nicht im Weg. Abgesehen von Kampfsportarten ist jeder Sport erlaubt, und es gibt kaum eine berufliche oder private Tätigkeit, die nicht ausgeübt werden darf. Darüber hinaus gibt es nicht nur eine Reihe von Hilfsmitteln, sondern auch spezielle Kleidung für Stomaträger. Wenn dennoch Probleme auftauchen sollten, stehen jederzeit Stomaberater zur Verfügung. Adressen in der Nähe des Wohnorts finden Sie im Internet.

i Aktuell: www.gesundheit-heute.de/18x07

- **www.stoma-welt.de** – Private Website, Sprendlingen: Portal für Menschen mit einem künstlichen Darmausgang oder einer künstlichen Harnableitung, bietet Informationen, Links, Chat und Forum.
- **www.ilco.de** – Website der Deutschen ILCO e. V., Bonn: Richtet sich an Menschen mit einem künstlichen Darmausgang und an „Stomaträger". Bietet zahlreiche Informationen, Adressen von Beratungsstellen, Veranstaltungstermine und Links.

Blinddarmentzündung

Häufigkeit: ■■■■□

Akute Blinddarmentzündung ***(Appendizitis):*** Akute Entzündung des Wurmfortsatzes (Appendix vermiformis) des Blinddarms, des ersten Dickdarmabschnitts im rechten Unterbauch, der blind endet. Sie tritt besonders häufig im Kindes- und Jugendalter auf. Um einen lebensgefährlichen **Blinddarmdurchbruch** zu vermeiden, muss der Wurmfortsatz rasch entfernt werden. Aus diesem Grund wurden früher, als es noch keinen Bauchultraschall gab, viele vermeintliche Blinddarmentzündungen operiert, die häufig nur harmlose Nabelkoliken (→ S. 423) waren. Die Operation ist heute sicher und risikoarm.

Wenn von Blinddarmentzündung gesprochen wird, ist immer die akute Blinddarmentzündung gemeint. Von dieser abzugrenzen ist die ***chronische Blinddarmentzündung,*** bei der wiederholt leichte, akute Blinddarmentzündungen auftreten, die aber spontan wieder heilen. Trotzdem kann es durch die entzündlichen Sekrete zu Verklebungen und Verwachsungen im rechten Unterbauch und dadurch zu Einengungen und Verwachsungen des Wurmfortsatzes mit der Bauchdecke kommen, was die Gefahr eines späteren mechanischen Darmverschlusses erhöht (→ S. 660).

Leitbeschwerden

- Beginn der Schmerzen typischerweise in der Magengegend oder um den Bauchnabel, erst nach einigen Stunden wandert der Schmerz in den rechten Unterbauch
- Dumpfer lokaler Druckschmerz im rechten Unterbauch
- Appetitlosigkeit
- Übelkeit und Erbrechen
- Leichtes Fieber (~ 38 °C), typischerweise ist das rektale Fieber deutlich stärker als das unter der Achsel gemessene, Temperaturdifferenz mindestens 1 °C.

(!) Bei Säuglingen kann man naturgemäß die typischen Beschwerden nicht feststellen, bei Schwangeren können sie völlig falsch gedeutet werden und bei älteren Menschen sind sie oft nur gering ausgeprägt.

Wann zum Arzt

Heute noch, wenn

- Schmerzen im rechten Unterbauch nicht aufhören, besonders wenn sie in der Magen- oder Bauchnabelregion begonnen haben
- Zusätzlich Appetitlosigkeit, Übelkeit, Erbrechen und Unwohlsein bestehen.

Sofort ins Krankenhaus, wenn

- Die Schmerzen im rechten Unterbauch unerträglich stark werden
- Der Bauch sich hart anfühlt
- Sich der Zustand zunehmend verschlechtert.

Die Erkrankung

Die Bezeichnung „Blinddarmentzündung" ist nicht ganz korrekt, da es sich um eine Entzündung des Wurmfortsatzes des Blinddarms und nicht des Blinddarms selbst handelt (→ Abb. S. 640). Mehr als 5 % aller Menschen werden in Deutschland im Laufe ihres Lebens wegen einer akuten Blinddarmentzündung operiert, meist im Kindesalter. Obwohl sie so häufig vorkommt, ist noch immer nicht ganz geklärt, was zu dieser Entzündung führt. Als Anfangsursache wird eine Verlegung des Wurmfortsatzes vermutet, z. B. durch Abknicken des Blinddarms, durch ein verfestigtes Stück Stuhl, einen Fremdkörper oder den Befall mit Würmern. Die dadurch im verlegten Blinddarm eingeschlossenen Bakterien vermehren sich und lösen eine eitrige Entzündung aus. Schreitet die Entzündung unbemerkt fort, kann der Wurmfortsatz platzen und die Entzündung breitet sich in den Bauchraum aus; es droht eine Bauchfellentzündung (Peritonitis → S. 681). Manchmal bleibt der Durchbruch auch auf die Umgebung des Blinddarms begrenzt und es bildet sich eine Eiteransammlung um den Wurmfortsatz ***(perityphlitischer Abszess)*** oder im tiefsten Abschnitt des Beckens ***(Douglas-Abszess).*** Beide Abszessformen müssen operiert werden.

Es gibt keine eindeutigen Symptome für eine akute Blinddarmentzündung. Charakteristisch ist der Schmerzbeginn in der Magengegend oder um den Bauchnabel, wobei die Schmerzen innerhalb einiger Stunden in den rechten Unterbauch wandern. Bei Kindern ist das wichtigste Symptom oft fehlender Appetit. Das Fieber steigt in der Regel nicht über 39 °C, und in 50 % der Fälle kann eine Temperaturdifferenz von über 1 °C zwischen der Messung in der Achselhöhle und im Enddarm festgestellt werden. Häufig treten Übelkeit und Erbrechen auf, Stuhlunregelmäßigkeiten sind selten.

Bei älteren Menschen sind die Krankheitszeichen oft nur gering ausgeprägt. Bei Schwangeren können die Schmerzen durch Verlagerung des Blinddarms auch im rechten Ober- oder Mittelbauch auftreten.

Das macht der Arzt

Diagnosesicherung. Die Diagnose „akute Blinddarmentzündung“ ist schwierig und erfordert viel ärztliche Erfahrung. Es kommen verschiedene Erkrankungen in Betracht, die ähnliche Beschwerden machen, wie die Blinddarmentzündung. Die Diagnose basiert heute im Wesentlichen auf zwei Elementen:

- Den Schmerzpunkten: Bei unklaren Bauchschmerzen tastet der Arzt den Bauch vorsichtig ab und drückt auf Punkte im rechten Unterbauch, die bei einer Blinddarmentzündung Schmerzen hervorrufen. Besonders charakteristisch ist der Loslassschmerz, der entsteht, wenn die Hand des Untersuchers langsam den rechten Unterbauch eindrückt und dann rasch loslässt. Auch die Austastung des Enddarms ist für den Betroffenen schmerzhaft, ebenso der Druck auf einen Punkt im linken Unterbauch und der anschließende Loslassschmerz, das Ausstreichen des Dickdarms in Richtung Blinddarm sowie das Anheben des rechten Oberschenkels gegen einen Widerstand oder das Hüpfen auf dem rechten Bein.
- Dem Bauchultraschall: Moderne, hochauflösende Geräte erlauben in vielen Fällen die eindeutige Diagnose und können in anderen Fällen zumindest sonstige Erkrankungen als Ursache der Beschwerden ausschließen.

Ist der Blinddarm z. B. durch Darmgasüberlagerung im Ultraschall nicht einzusehen, kann ein CT (→ S. 1268) die Diagnose sichern. Laborwerte, so z. B. die Entzündungszeichen wie CRP (→ S. 1313), ergänzen die Diagnostik.

Therapie. Die operative Entfernung des Wurmfortsatzes ist im Fall einer akuten Entzündung unumgänglich. Sie wird möglichst innerhalb von 48 Stunden nach Schmerzbeginn in Vollnarkose durchgeführt. Neben dem klassischen Bauchschnitt bevorzugen viele Chirurgen mittlerweile das minimal-invasive Verfahren über eine Laparoskopie (Bauchspiegelung). Meist muss der Patient mit einem Krankenhausaufenthalt von einer Woche rechnen. Danach sollte er sich noch für einige Wochen schonen und auf das Tragen schwerer Lasten verzichten. Nur wenn eine sofortige Operation unmöglich ist, wird der Patient mit Bettruhe und Antibiotika vorbehandelt und erst später operiert. Das Risiko für Komplikationen ist dann jedoch erheblich größer.

Therapie des Blinddarmdurchbruchs. Auch beim Blinddarmdurchbruch wird sofort operiert; der Eiter wird abgesaugt und der Bauchraum wird gespült. Zur Verhinderung einer Bauchfellentzündung werden bereits zu Beginn der Operation und anschließend für mehrere Tage über Infusionen hochwirksame Antibiotika gegeben.

Komplikationen. Bei einer frühzeitigen Operation sind Komplikationen selten. Nach der Operation können allerdings bei der Narbenbildung manchmal Darmschlingen miteinander verkleben, oder es bilden sich Narbenstränge, die den Darm einengen ***(Briden, Darmschlingenverwachsungen).*** Im Extremfall kann es zu einem Darmverschluss (Bridenileus → S. 661) kommen, der eine erneute Operation zur Lösung der Verwachsungen notwendig macht.

Darmverschluss

Häufigkeit:

Darmverschluss ***(Ileus):*** Teilweise oder vollständige Unterbrechung der Darmpassage. Der Arzt unterscheidet den ***mechanischen Ileus,*** der auf eine Verlegung des Darmlumens – z. B. infolge von Tumoren, Polypen oder Fremdkörpern zurückgeht – von der ***Darmlähmung (paralytischer Ileus),*** bei der der Darm infolge anderer Erkrankungen (z. B. Bauchfellentzündung, Blinddarmentzündung) in seiner normalen Bewegung gelähmt ist. Ein Darmverschluss, gleich welcher Ursache, ist immer lebensbedrohlich und muss sofort behandelt werden. Die Sterblichkeit beträgt 10–25 %. Jede Zeitverzögerung verschlechtert die Prognose.

Leitbeschwerden

- Akut einsetzende oder langsam zunehmende krampfartige Bauchschmerzen
- Übelkeit und Erbrechen (eventuell sogar Stuhlerbrechen)
- Trommelbauch bei hochgradiger Blähung
- Kein Stuhlgang und keine Blähungen
- Aufstoßen.

Wann zum Arzt

Sofort den (Not-)Arzt rufen, wenn

- Starke bzw. zunehmende kolikartige Schmerzen im Bauchraum auftreten
- Erbrechen hinzukommt
- Der Bauch außerdem gebläht ist, aber keine Winde abgehen
- Zeichen einer weiteren (schweren) Erkrankung bestehen

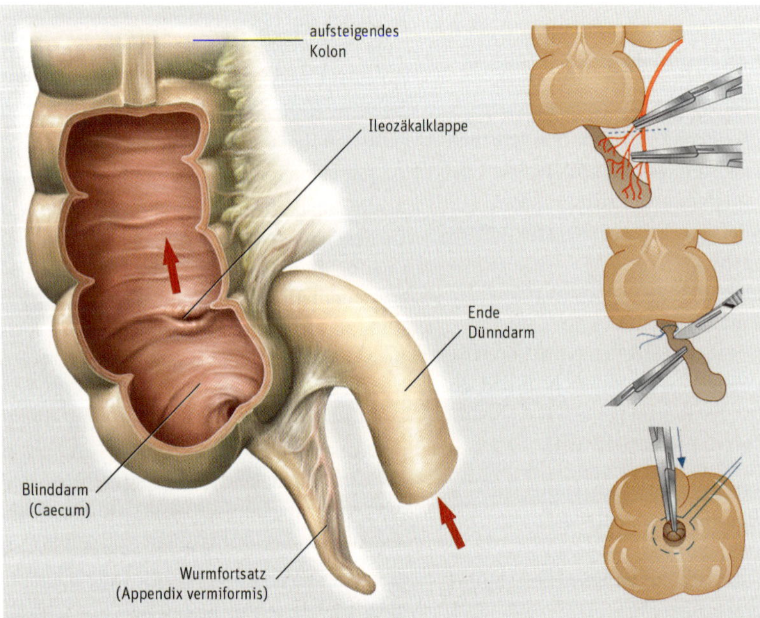

Links: Da der Dünndarm mit einem Versatz in den Dickdarm mündet (rote Pfeile), bildet der Anfang des Dickdarms einen ***Blindsack****, den* ***Blinddarm (Caecum).*** *Dieser besitzt an seinem tiefsten Punkt nochmals eine Aussackung, den* ***Wurmfortsatz (Appendix vermiformis).***
Rechts: **Durchführung der Blinddarmoperation:** *Im ersten Schritt werden die Blutgefäße des Wurmfortsatzes abgetrennt. Sodann wird der Wurmfortsatz an seiner Basis abgetrennt. Schließlich verschließt der Chirurg den Blinddarm sorgfältig.*
[GTV 1830]

- Eine chronische Erkrankung, wie z. B. Magen-Darm-Geschwüre, Colitis ulcerosa, Morbus Crohn, Leistenbruch, Bauchspeicheldrüsenentzündung oder chronisches Nierenversagen, vorliegt.

Die Erkrankung

Mechanischer Ileus. Verschiedene Ursachen können eine Behinderung der Darmpassage und damit einen mechanischen Ileus zur Folge haben. Gut- oder bösartige Tumoren des Dünn- und Dickdarms (→ S. 656), eine schwere Divertikulitis (→ S. 654) oder Morbus Crohn (→ S. 650) versperren die Passage ebenso wie ein Fremdkörper, Würmer oder ein Gallenstein, der aus der Gallenblase in den Dünndarm gelangt ist. Auch ein Tumor, der von außen auf den Darm drückt, kann die Passage des Nahrungsbreis durch den Darm behindern. Narbige Verwachsungen nach Operationen führen zu einem ***Brideneileus*** (z. B. als Komplikation nach der Blinddarmoperation → S. 660). Beim ***Strangulationsileus*** wird der Darm mechanisch durch Einstülpungen von Darmteilen oder Verdrehungen des Darms abgeknickt oder ein Darmabschnitt wird in einer Bruchpforte eingeklemmt. Wird die Blutversorgung dadurch unterbrochen, stirbt der betroffene Darmabschnitt ab.

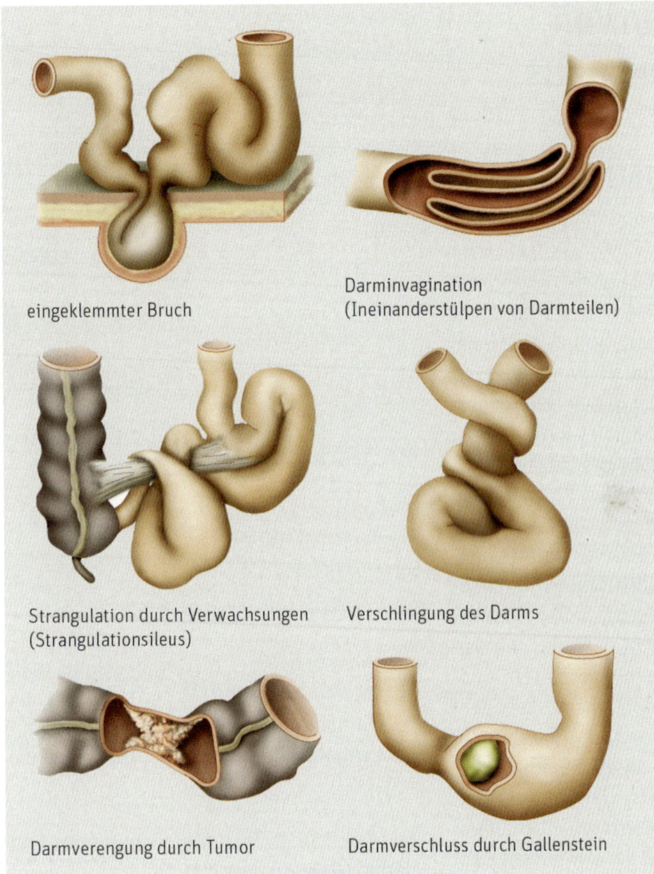

Ursachen des ***mechanischen Ileus*** [GTV 1831]

Eine Darmlähmung (paralytischer Ileus), die zur massiven Verlangsamung der Darmpassage führt, tritt oft begleitend bei schweren entzündlichen Erkrankungen im Bauchraum auf, z. B. bei akuter Bauchspeicheldrüsenentzündung (→ S. 678), Blinddarmentzündung (→ S. 659), Gallenkolik (→ S. 668) oder Nierenkolik (→ S. 787), bei Durchblutungsstörungen des Darms (z. B. durch Verschluss einer Darmarterie → S. 681) sowie bei einer Bauchfellentzündung (→ S. 681) nach Darmdurchbruch, Bauchoperationen oder Verletzungen. Ebenso können ein akutes Nierenversagen (→ S. 782), eine chronische Niereninsuffizienz (→ S. 783) oder eine Behandlung mit Opiaten eine Darmlähmung zur Folge haben. Außerdem geht jeder unbehandelte mechanische Ileus früher oder später in eine Darmlähmung über.

Das macht der Arzt

Diagnosesicherung. Das Abhören des Bauchraums mit dem Stethoskop (Auskultation → S. 1265) gibt Hinweise auf die Art des Darmverschlusses. Bei einer Darmlähmung fehlen die typischen Darmgeräusche, weil keinerlei Darmbewegung vorhanden ist. Die mechanisch bedingte Form des Darmverschlusses verursacht hingegen laute Darmgeräusche, da der Darm versucht, mit kräftigen Bewegungen die Darmverengung zu überwinden. Beim Abtasten (Palpation → S. 1265) des Bauchs achtet der Arzt auf einen Leistenbruch (→ S. 682), der den Verschluss verursacht haben könnte, sowie auf OP-Narben, die möglicherweise Ursache eines Bridenileus sind.

Als Folge einer Reizung oder akuten Entzündung des Bauchfells ist die Bauchwand verhärtet und zeigt auf Druck eine schmerzhafte Abwehrspannung. Bei der Tastuntersuchung des Enddarms (→ S. 662) wird dieser meist leer vorgefunden, da kein Darminhalt mehr transportiert wird.

Im Bauchultraschall erkennt der Arzt erweiterte Darmschlingen und eventuell hin- und herpendelnde Darmbewegungen ***(Pendelperistaltik)***. Die Röntgen-Abdomen-Leeraufnahme (→ S. 622) zeigt aufgeblähte und mit Luft bzw. Verdauungsbrei gefüllte Darmschlingen (Spiegelbildung); die Verteilung dieser Brei-Luft-Spiegel erlaubt die Unterscheidung zwischen Dünn- und Dickdarmverschluss. Ergänzend werden ggf. Röntgenkontrastmittel-Untersuchungen (→ S. 622) und eine CT durchgeführt. Außerdem sind – auch vorbereitend für eine Operation – Blutuntersuchungen notwendig.

Therapie. Jeder mechanische Ileus führt unbehandelt zum Tod; er muss deshalb operativ beseitigt werden. Die Art der Operation hängt von der Ursache ab.

Bei einer Darmlähmung hängt die Therapie von der Art der Ursache ab. So muss bei einem Darmarterienverschluss (→ S. 681) sofort operiert werden. Andere Formen der Darmlähmung sind z. B. die Folge einer Blinddarmentzündung, Gallenkolik oder Nierenkolik. Die Darmlähmung verschwindet von selbst, wenn die Ursache erfolgreich behandelt und damit beseitigt wurde (siehe bei den einzelnen Erkrankungen). Hier dient die Behandlung vor allem dazu, den Kreislauf durch Ausgleich von Wasser- und Elektrolytverlusten zu stabilisieren. Der Arzt versucht zudem, die Darmbewegungen mit Arzneimitteln (z. B. Metoclopramid, Neostigmin) wieder in Gang zu bringen.

Prognose

Die Sterblichkeit bei einem Darmverschluss beträgt ~ 15 %; sie ist umso höher, je später die Behandlung einsetzt. Die Prognose beim mechanischen Ileus ist besonders gut, wenn frühzeitig operiert wird und kein Krebs als Ursache zugrunde liegt. Sind bereits Komplikationen wie Bauchfellentzündung, Blutvergiftung oder akutes Nierenversagen eingetreten, ist die Prognose schlecht.

Erkrankungen von Mastdarm und Anus

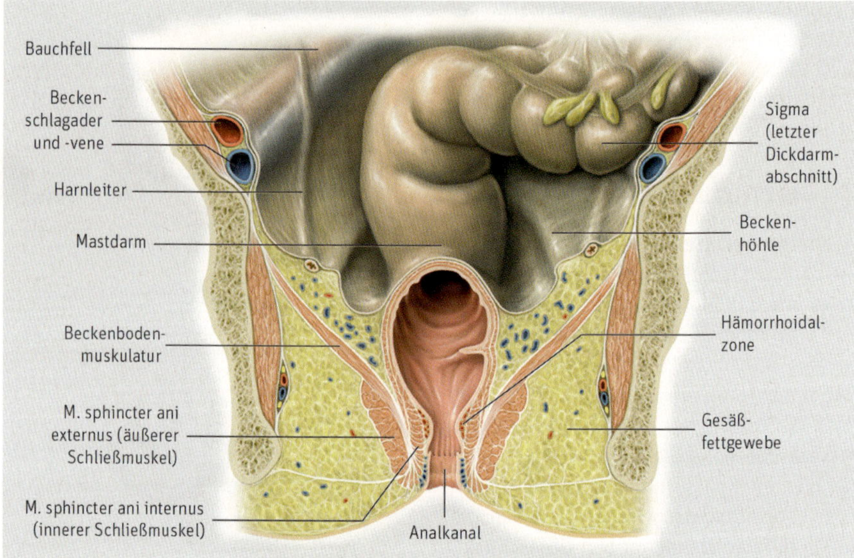

*Senkrechter Schnitt durch das Becken mit Anatomie von **Mastdarm** und **Anus*** [GTV 1832]

Aufbau und Funktion

Im letzten Darmabschnitt, dem 15–20 cm langen **Mastdarm** ***(Rektum)***, sammelt sich der eingedickte Stuhl. Der obere, erweiterte Abschnitt des Mastdarms wird als **Ampulle** *(Ampulla recti)*, der untere, 3–6 cm lange Abschnitt als **Analkanal** *(Canalis analis)* bezeichnet. Dieser bildet den Abschluss des Verdauungstrakts und mündet in den **Anus** ***(After)***, die untere Öffnung des Magen-Darm-Kanals. Der Anus ist durch zwei Ringmuskeln verschlossen. In der Übergangszone zwischen Darmschleimhaut und äußerer Haut *(Linea dentata)* befindet sich die **Hämorrhoidalzone** ***(Plexus hämorrhoidalis)***, in der ein arterio-venöses Gefäßgeflecht liegt, das mit der *Mastdarmarterie* in Verbindung steht und zusammen mit den beiden Ringmuskeln den **Enddarm** abdichtet. Wird von oben durch den Darminhalt Druck ausgeübt, empfindet man **Stuhldrang.** Bei der **Darmentleerung** *(Defäkation, Stuhlentleerung)* erschlaffen die Schließmuskeln und der Darm kann sich entleeren. Die Darmentleerung wird dabei willentlich gestartet, läuft aber dann unwillentlich ab.

Diagnostik von Enddarm- und Analproblemen

■ Anamnese und körperliche Untersuchung

Der Arzt erfragt zuerst die Vorgeschichte (Anamnese → S. 1264) der Beschwerden. Anschließend beginnt er mit der körperlichen Untersuchung des Patienten, indem er zuerst die Analregion des Patienten genau betrachtet. Oft sieht er hier schon Veränderungen, die im Zusammenhang mit der Vorgeschichte für eine Diagnose richtungweisend sein können, z. B. harmlose, aber bisweilen schmerzhaft entzündete **Analfalten** ***(Marisken)*** oder ebenso schmerzhafte Einrisse der Analschleimhaut (**Analfissuren,** beide im Übersichtsbild → S. 662).

Eine vorsichtige **Tastuntersuchung des Enddarms** *(Rektaluntersuchung, Austasten des Enddarms)* mit dem Finger weist, wenn Veränderungen des Analkanals und der Darmwand auffallen, auf von außen nicht sichtbare Hämorrhoiden oder auf eine Tumorerkrankung hin. Bei dieser Untersuchung liegt der Patient auf der linken Seite und hält Hüften und Knie gebeugt. Der Arzt führt seinen behandschuhten Zeigefinger mithilfe von Gleitgel ein und tastet den Darm rundum aus. Sobald der Finger ganz im Analkanal ist, wird der Patient aufgefordert, mit der Analmuskulatur Druck auf den Finger des Arztes auszuüben. Die Untersuchung löst manchmal Stuhldrang aus, ist aber ansonsten schmerzlos. Nach dem Herausziehen des Fingers kontrolliert der Arzt den Handschuh auf eventuelle Auflagerungen von Stuhl, Blut oder Eiter.

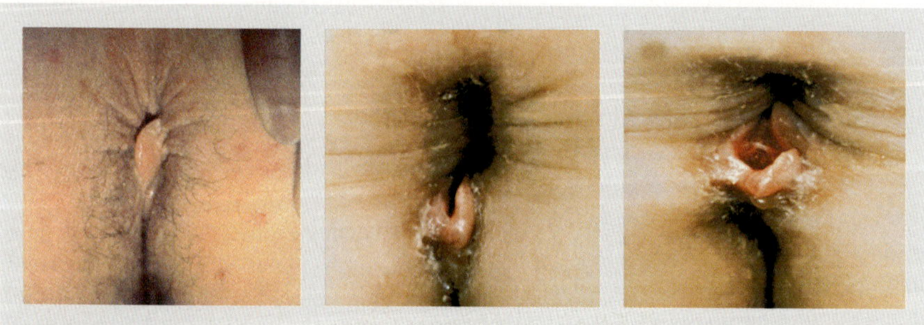

*Links: **Analfalten (Marisken)** entdeckt der Arzt schon bei der Inspektion des Anus. Sie sind harmlos, können sich aber entzünden und dann bei jedem Stuhlgang Schmerzen auslösen. In diesem Fall werden sie unter örtlicher Betäubung entfernt. Daneben: komplikationslose und blutende **Analfissur** (Mitte bzw. rechts).* [GTV 1833]

■ Enddarmspiegelung und Proktoskopie

Bei der **Enddarmspiegelung** *(Mastdarmspiegelung, Rektoskopie)* werden Mastdarm und die untersten Zentimeter des Sigmakolons (→ Abb. S. 640) mit einem 30 cm langen, starren Endoskop untersucht.

Der Patient muss nicht nüchtern sein, denn der Mastdarm wird eine halbe Stunde vor der Untersuchung mithilfe eines Einlaufs von Stuhlresten gereinigt. Das mit einem Gleitmittel bestrichene Rektoskop wird vorsichtig in den Darm eingeführt. Damit sich die Mastdarmschleimhaut besser entfaltet, wird etwas Luft eingeblasen. Während der Untersuchung kann der Arzt Gewebeproben entnehmen, Polypen abtragen und Hämorrhoiden behandeln. Werden nur Analkanal und Ampulle des Mastdarms (z. B. im Rahmen der Hämorrhoidendiagnostik) untersucht, spricht der Arzt von **Proktoskopie.**

Hämorrhoiden

Häufigkeit: ■■■■■

Hämorrhoiden *(Hämorrhoidalleiden)*: Knotige Erweiterungen des im Analkanal gelegenen arterio-venösen Schwellkörpers (Plexus hämorrhoidalis). Häufigste Enddarmerkrankung: ~ 80 % der über 30-Jährigen sind zumindest einmal im Leben betroffen, Männer häufiger als Frauen. Begünstigend wirken neben erblicher Veranlagung und angeborener Bindegewebsschwäche ungünstige Ernährungs-, Stuhl- und Bewegungsgewohnheiten, aber auch eine Schwangerschaft. Es werden vier Schweregrade unterschieden, die von leicht vergrößerten, nicht tastbaren, aber behandlungsbedürftigen Hämorrhoidalknoten (1. Schweregrad) bis hin zu dauerhaft nach außen gestülpten Hämorrhoiden (4. Schweregrad = Aftervorfall → S. 665) reichen und dann operativ beseitigt werden müssen.

Leitbeschwerden

1. Schweregrad. Der Hämorrhoidalknoten bleibt an seinem Ursprungsort. Es gibt beim Pressen meist keine Beschwerden. Manchmal kommt es zu hellroten Blutauflagerungen am Toilettenpapier und Juckreiz am After.

2. Schweregrad. Der Hämorrhoidalknoten sinkt beim Pressen nach außen und verursacht Schmerzen; er ist außerhalb des Afters sichtbar, verschwindet aber nach dem Beenden des Pressens wieder.

3. Schweregrad

- Der Hämorrhoidalknoten zieht sich nach Beenden des Pressens nicht mehr zurück, lässt sich aber wieder zurückschieben.
- Entzündungen, Schwellungen und starke Schmerzen beim Stuhlgang
- Juckreiz und Schleimabsonderungen.

4. Schweregrad (Aftervorfall)

- Der Knoten befindet sich dauerhaft außerhalb des Analkanals und lässt sich nicht mehr zurückdrücken; durch die fortbestehende Einklemmung nimmt die Schwellung infolge eines Staus der Blutzirkulation weiter zu.
- Starke Schmerzen.

Wann zum Arzt

In den nächsten Tagen, wenn

- Knoten über einen längeren Zeitraum immer wieder beim Pressen austreten und starke Schmerzen verursachen
- Blutauflagerungen am Toilettenpapier bemerkt werden und die Analregion juckt.

Die Erkrankung

Im unteren Mastdarm, auf der Höhe der beiden Schließmuskeln, liegt in der Hämorrhoidalzone ein arterio-venöses Gefäßgeflecht, das wesentlich zur Feinabdichtung des Analkanals beiträgt. Verstärkt sich der Druck im Bauchraum, etwa durch Pressen eines sehr harten Stuhls (Verstopfung), durch breiige Stühle als Folge von Abführmitteln, häufiges Sitzen, Übergewicht oder eine Schwangerschaft, staut sich das Blut im Venengeflecht, sodass dieses überdehnt wird und Aussackungen bildet. Diese Aussackungen oder **Hämorrhoidalknoten** treten beim Pressen durch die Darmschleimhaut hindurch und ragen ins Innere des Enddarms. Gefördert wird die Bildung dieser Aussackungen durch erbliche Veranlagung und/oder eine angeborene Bindegewebsschwäche.

Hämorrhoidalknoten können je nach Schweregrad die Abdichtung des Afters stören. Feuchte Gase können nach außen gelangen und Juckreiz, Nässen, Brennen, Entzündungen und Hautausschlag um den After hervorrufen. Weitere Begleiterscheinungen sind ein Druck- bzw. Fremdgefühl im Afterkanal sowie verschmutzte Unterwäsche durch Nachschmieren.

Das macht der Arzt

Der Arzt stellt die Diagnose durch eine Blick- und Tastuntersuchung des Enddarms (→ S. 662) und der Analregion. Dabei fordert er den Patienten auf, wie beim Stuhlgang zu pressen, während er den Enddarm mit dem Finger untersucht und den Pressdruck fühlt. Um eine Krebserkrankung auszuschließen, führt er oft auch eine Enddarmspiegelung (Rektoskopie → S. 662) durch.

Behandlung 1. Schweregrad. In diesem Krankheitsstadium wird der Arzt dem Betroffenen nahelegen, bestimmte Verhaltensänderungen durchzuführen (→ Selbsthilfe). An erster Stelle stehen stuhlregulierende Maßnahmen durch ballaststoffreiche Ernährung, Steigerung der Flüssigkeitszufuhr, gegebenenfalls die Verwendung von mild abführenden Mitteln (Verstopfung → S. 646), eine sorgfältige Analhygiene sowie Sitzbäder mit entzündungshemmenden Zusätzen (z. B. Kamille). Zur Linderung der Schmerzen eignen sich schmerzstillende, entzündungshemmende

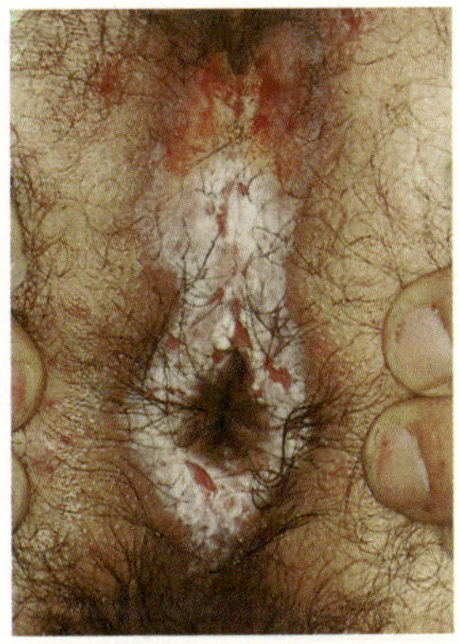

Analschmerzen haben verschiedenste Ursachen. Eine davon ist das hier gezeigte **Analekzem** *mit dicken weißen Auflagerungen um den Anus herum, die die Analschleimhaut durchnässen, sodass kleinste, aber sehr schmerzhafte, Einrisse entstehen.* [GTV 1834]

Salben und Zäpfchen (z. B. Faktu®, Recto-Serol, Anusol®-Supp) zur lokalen Anwendung. Besteht Übergewicht, sollte das Gewicht vordringlich reduziert werden.

Behandlung 2. Schweregrad. Hier sind die Maßnahmen des 1. Schweregrads allein meist nicht mehr ausreichend, sodass der Arzt in der Regel die Hämorrhoidalknoten veröden (sklerosieren) muss. Das Verödungsmittel (z. B. Polidocanol oder Phenolöl) wird in die krankhaften Hämorrhoidalknoten gespritzt, wodurch diese schrumpfen, vernarben und schließlich innerhalb weniger Wochen verschwinden. Ähnliche Methoden sind die ***Infrarotkoagulation***, bei der die Hämorrhoiden über eine lokale Erwärmung mithilfe einer Infrarotsonde verödet werden, oder die ***Kryohämorrhoidektomie***, bei der die Knoten eingefroren werden und nach einiger Zeit von selbst abfallen.

Größere Knoten werden durch eine Ligaturbehandlung (→ S. 630) verödet, entweder unter Sicht oder mithilfe eines Dopplerultraschallgeräts. Durch eine Ligatur wird die Blutversorgung unterbrochen, und der Hämorrhoidalknoten schrumpft. Nach einigen Tagen fällt er ab und wird mit dem Stuhl ausgeschieden. Das Verfahren ist schmerz- und risikoarm; in seltenen Fällen kann es allerdings zu stärkeren Blutungen kommen.

Behandlung 3. und 4. Schweregrad. Diese Schweregrade erfordern die operative Entfernung der Hamorrhoidalknoten, z. B. mittels

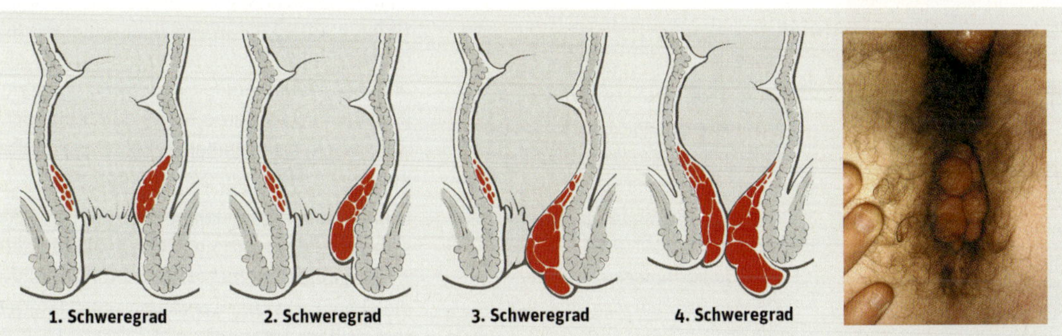

Von Links nach rechts: **Hämorrhoiden** *vom 1. bis 4. Schweregrad. Ganz rechts: Befund bei einem 55-Jährigen mit Hämorrhoiden des 3. Schweregrads.* [GTV 1835]

Hämorrhoidektomie, die unter Vollnarkose oder Rückenmarksanästhesie und stationär erfolgt, wobei ein Krankenhausaufenthalt von 5–7 Tagen erforderlich ist. Haut und Schleimhautabschnitte werden nicht zugenäht, damit das Wundsekret problemlos abfließen kann.

Die Hämorrhoidektomie (nach ihren Erfindern auch ***Milligan-Morgan-OP*** genannt) ist wegen der starken postoperativen Schmerzen unangenehm und außerdem nicht ganz risikolos, weil es zu Verletzungen des Schließmuskels mit nachfolgender Stuhlinkontinenz und/oder narbigen Einengungen des Enddarms kommen kann.

Wenn möglich werden heute schonendere Operationsmethoden bevorzugt. Dazu zählen die ***HAL-Hämorrhoidektomie*** und die **Operation nach Longo** ***(Longo-OP).*** Beides sind neuere Verfahren, die weniger schmerzhaft sind und ambulant durchgeführt werden können.

Bei der Operation nach Longo werden nur überstehende Schleimhautpolster entfernt. Die Hämorrhoidalknoten werden nicht entfernt, sondern werden weit oben im Mastdarm fixiert. Dies macht den Eingriff weniger schmerzhaft und er ist ambulant durchführbar. Die Longo-OP ist allerdings nur bei zurückschiebbaren Hämorrhoiden möglich, also bis zum 3. Schweregrad.

Die ***HAL-Methode*** benutzt Ultraschall zur Lokalisierung und unterbindet den Blutzufluss (durch eine spezielle Nahttechnik) der vergrößerten, vorgefallenen Hämorrhoidalknoten, sodass die Knoten „verhungern".

Eine weitere Alternative ist die ***Stapler-Hämorrhoidektomie.*** Bei ihr werden mit einem Klammernahtapparat durch den Anus hindurch das Hämorrhoidengewebe und eventuell zusätzlich überstehende Schleimhaut abgetrennt. Bei dieser Operationsform ist ein stationärer Aufenthalt von 1–2 Tagen notwendig; auch hier sind die Schmerzen geringer und die Heilungszeit ist kürzer.

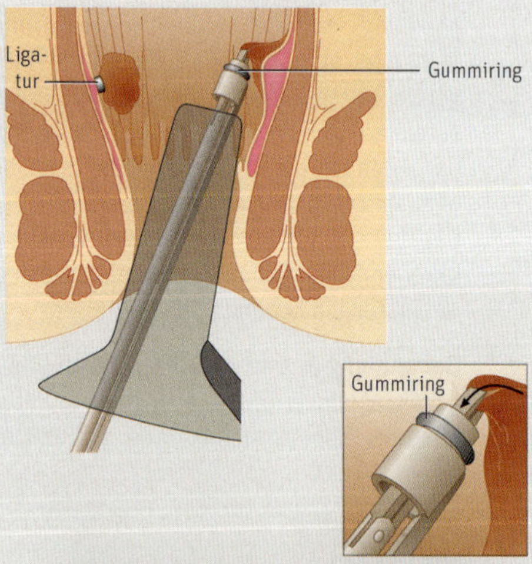

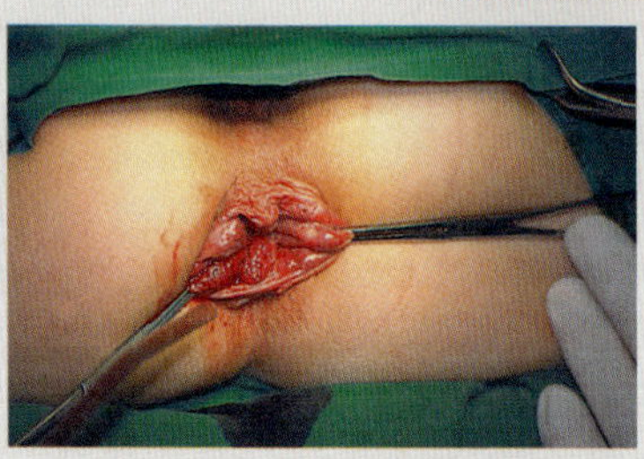

Verschiedene Formen der **Hämorrhoidentherapie.** *Oben* ***Ligaturbehandlung:*** *Nach Fassen und Anheben des Hämorrhoidalknotens wird der Gummiring mit einem Applikator möglichst nah an der Basis des Hämorrhoidalknotens übergestreift.*
Unten ***(Hämorrhoidektomie):*** *Konventionelle operative Entfernung der Hamorrhoidalknoten in offener Operation.* [GTV 1836]

Vorsorge und Selbsthilfe

Zur Linderung einer Verstopfung → ab S. 646

Zum Abbau von Übergewicht → ab S. 254

Unterwäsche. Tragen Sie möglichst Unterwäsche aus reiner Baumwolle und meiden Sie enge Hosen.

Sorgfältige Hygiene. Achten Sie auf eine sorgfältige Analhygiene. Reinigen Sie nach dem Stuhlgang den After sorgfältig mit weichem Papier oder mit einem Einmalwaschlappen und lauwarmem Wasser. Tupfen Sie ihn vorsichtig trocken.

Regelmäßige Bewegung. Sorgen Sie für regelmäßige Bewegung. Ideal sind Sportarten wie Gymnastik, Laufen, Schwimmen oder Radfahren, die den Beckenboden nicht einseitig belasten.

Beckenbodentraining. Trainieren Sie Ihre Beckenbodenmuskulatur durch geeignete Übungen (→ S. 866).

Warme Sitzbäder. Juckreizstillend und heilungsfördernd wirken warme Sitzbäder (38 °C) mit Kamillen- und Eichenrindezusatz.

Komplementärmedizin

Pflanzenheilkunde. Hamamelis in Salbenform (z.B. Haenal® Hamamelis-Zäpfchen) oder Zäpfchenform (z.B. Hametum® mono-Zäpfchen) wirkt dank des hohen Gerbstoffgehalts gefäßverengend, zusammenziehend und entzündungshemmend.

Homöopathie (→ S. 1251). Häufig eingesetzte homöopathische Akutmittel gegen Hämorrhoiden sind Calcarea phosphorica, Kalium carbonicum, Lachesis, Nux vomica und Sulfur. Außerdem stehen homöopathische Komplexmittel (z.B. Aesculus-Heel®-Tropfen) zur Verfügung. Oft bietet sich auch eine homöopathische Konstitutionstherapie an.

i Aktuell: www.gesundheit-heute.de/18x08

- **www.leitlinien.net** – Stichwortsuche Hämorrhoidalleiden: Leitlinie der Deutschen Gesellschaft für Koloproktologie zur Diagnostik und Therapie.
- F. Reinhard; J. J. Kirsch: **Hämorrhoiden und der kranke Enddarm.** Kohlhammer, 2003. Verständlich geschriebener Ratgeber, der die häufigsten Enddarmleiden behandelt. Empfehlenswert.
- G. Speer: **Die Hölle im Hintern.** Ursache und Vermeidung von Hämorrhoiden. Books on Demand, 2002. Flott geschriebener Ratgeber eines Betroffenen.
- F. A. Weiser et al.: **Hämorrhoiden.** Sprechen wir darüber. Verlagshaus der Ärzte, 2006. Kompakter Ratgeber, der sich intensiv mit dem Thema auseinandersetzt.

Perianalthrombose

Häufigkeit: ■■■□□

Perianalthrombose: Verstopfung einer Vene in der Enddarmschleimhaut. Perianalthrombosen sind sehr schmerzhaft, verschwinden aber meist von selbst. Die Heilung kann durch Inzision (Einstechen) beschleunigt werden, was auch den Schmerz sofort lindert.

Perianalthrombosen entstehen meist durch langes Sitzen auf harten Flächen, aber auch scharfe Speisen und Alkohol fördern ihre Entstehung. Durch die Verwechslungsgefahr mit Hämorrhoiden werden sie manchmal auch als ***unechte Hämorrhoiden*** bezeichnet. Erkennbar sind Perianalthrombosen durch bläulichrote, kirsch- bis pflaumengroße, schmerzhafte Knoten am Afterrand. Sie sind harmlos.

Je nach Ausprägung können sie mit Heparinsalbe (z.B. Hepathrombin®-Salbe) behandelt werden, bilden sich aber auch ohne Therapie meist nach ein paar Tagen von selbst wieder zurück. Eine übermäßige mechanische Reizung, beispielsweise durch raues Toilettenpapier, sollte aber vermieden werden. Treten sehr starke Schmerzen auf, hilft ein kleiner Schnitt mit dem Skalpell unter örtlicher Betäubung. Nach dieser Entlastung tritt sofort eine deutliche Schmerzlinderung ein.

Treten Perianalthrombosen gehäuft auf, muss die Thrombose samt dem betroffenen Gefäß operativ entfernt werden.

Analabszess und Analfisteln

Häufigkeit: ■■□□□

Analabszess *(anorektaler Abszess):* Abgekapselte Eiteransammlung als Folge einer eitrigen Entzündung im Bereich des Afters. In 50 % der Fälle entsteht aus dem Analabszess eine Analfistel.

Analfistel: Röhrenförmige Verbindung (→ Erkrankung) zwischen dem Afterkanal und der äußeren Afterregion. Analfisteln entstehen meist als Folge eines Abszesses, der sich spontan geöffnet hat; selten sind sie Folge einer chronisch-entzündlichen Darmerkrankung (→ S. 650). Über den Kanal entleert sich eitriges Sekret, oft mit Stuhl vermischt, nach außen. Heilt nach operativer Entfernung meist folgenlos.

Leitbeschwerden

- Abszess: starke Schmerzen im Analbereich, Rötung und Schwellung, leichtes Fieber
- Analfistel: Juckreiz, Verschmutzungen oder nässende Verfärbungen der Unterwäsche und eventuell Eiterauflage auf dem Stuhl; Schmerzen in der Afterregion nach dem Stuhlgang sind möglich.

Wann zum Arzt

In den nächsten Tagen, wenn die beschriebenen Beschwerden erstmals auftreten.

Die Erkrankung

Ein Analabszess entwickelt sich meist aus einer eitrigen Entzündung der in der Schleimhaut des Analkanals gelegenen *Proktodealdrüsen.* Abszesse sind sehr schmerzhaft, sie gehen oft mit Fieber einher und erzeugen bei den Betroffenen ein allgemeines Krankheitsgefühl. Hat sich aus dem Abszess eine Fistel gebildet, werden die Beschwerden durch die Druckentlastung wieder erträglicher.

Analfistel. Zur Bildung einer Analfistel kommt es, wenn der Druck durch den abgekapselten Eiter so groß wird, dass sich dieser einen Weg nach außen sucht: Es entsteht eine schmale, röhrenförmige Verbindung zwischen der entzündeten Drüse und der äußeren Haut der Afterregion. Mitunter liegt die Fistelöffnung auch verborgen im Inneren des Afters. Durch die Fistelöffnung treten nun Eiter und Sekrete der Proktodealdrüsen aus. Die Absonderung des eitrigen Sekrets verursacht oft Juckreiz und Hautirritationen; sie ist häufig in der Unterwäsche, mitunter auch als Auflage auf dem Stuhl sichtbar.

Das macht der Arzt

Diagnosesicherung. Der Arzt erkennt eine äußere Fistelöffnung schon beim Betrachten der Analregion. Die innere Öffnung lässt sich bei der Tastuntersuchung des Enddarms (→ S. 662) oft als kleines Knötchen fühlen. Ein Kernspin stellt die Fistelgänge und die benachbarten kleineren Abszesse gut dar. Ist diese Untersuchung nicht möglich, wird unter Narkose mit einer Sonde oder durch das Einspritzen einer Farbstofflösung der Verlauf des Fistelkanals nachvollzogen.

Therapie. Um einer Ausdehnung der Entzündung vorzubeugen, werden sowohl ein Analabszess als auch eine Analfistel operativ entfernt. Hierbei wird der Abszess – meist unter Vollnarkose – mit einem Skalpell gespalten. Bei oberflächlichen Fistelgängen genügt meist ebenfalls eine Spaltung; tiefer liegende Fistelgänge werden herausgeschält. Zur Vermeidung von Infektionen muss der Analbereich nach der Operation sehr sauber gehalten werden. Sitzbäder mit Kamille können die Heilung unterstützen. Die Behandlung ist für die Betroffenen zwar langwierig und unangenehm; doch heilen Analfisteln und Analabszesse fast immer in einigen Wochen bis Monaten.

Bei chronisch-entzündlichen Darmerkrankungen ist die operative Fistelentfernung nicht immer möglich. Die Betroffenen müssen mit den Fisteln leben und sie ertragen, was ihre Lebensqualität stark einschränken kann. Die Therapie mit Antibiotika ist für diese Patienten oft erleichternd.

After- und Mastdarmvorfall

Häufigkeit: ■■□□□

Aftervorfall *(Analprolaps)* und **Mastdarmvorfall** *(Rektumprolaps):* Sichtbare Ausstülpung der Afterschleimhaut bzw. der Mastdarmschleimhaut, mitunter auch der gesamten Mastdarmwand durch den Analkanal nach außen. Hierzu kommt es zunächst vornehmlich beim Pressen während des Stuhlgangs; im weiteren Verlauf können die Anteile permanent nach außen gestülpt bleiben. Aufgrund der fortschreitenden Überdehnung verliert der Schließmuskel allmählich seine Verschlusskraft. Ebenso wächst die Gefahr für eine Einklemmung und damit für einen Untergang von Darmgewebe. Betroffen sind vornehmlich Frauen ab dem 60. Lebensjahr. Wichtigste Ursache eines Aftervorfalls ist eine Überdehnung des Bindegewebes des Beckenbodens (wie beim Gebärmuttervorfall → S. 864) oder ausgeprägte Hämorrhoiden (4. Schweregrad → S. 662). Weitere begünstigende Faktoren sind jahrelanges übermäßiges Pressen bei chronischer Verstopfung. Beim Mastdarmvorfall sind die Haltestrukturen des Beckenbodens durch ähnliche Grundursachen wie beim Aftervorfall noch stärker erschlafft.

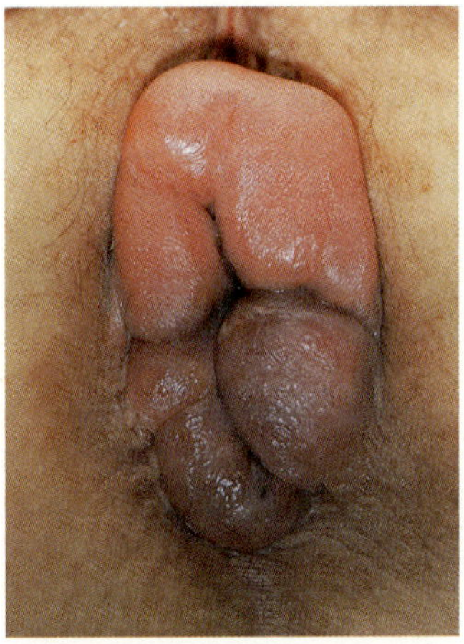

Befund eines 50-jährigen Patienten mit schweren Analschmerzen. Das Foto zeigt oben einen ***Aftervorfall*** *(→ S. 665) und unten eine etwa 3–4 Tage alte* ***Perianalthrombose*** *mit zwei durch Gewebsschwellung (Ödem) aufgedunsenen Bezirken mit geronnenem Venenblut.* [GTV 1837]

Für beide Vorfallformen sind ein Fremdkörpergefühl beim Stuhlgang, Juckreiz im Analbereich, Stuhlinkontinenz (→ S. 457) infolge der Schließmuskelschwäche, mitunter auch Blutauflagerungen auf dem Stuhl charakteristisch. Zunächst gelingt es noch, die Ausstülpung (Vorfall) manuell zurückzuschieben, allerdings meist unter starken Schmerzen und nur für kurze Zeit; später bleibt der Vorfall dauerhaft bestehen.

Die Therapie besteht in beiden Fällen in einer plastischen Operation mit der gleichzeitigen Entfernung bestehender Hämorrhoiden (→ S. 664). Eine Möglichkeit der chirurgischen Korrektur des Mastdarmvorfalls ist, den Mastdarm freizulegen, straff zu ziehen und wieder festzunähen. Trotz erfolgreicher Operation muss mit Rückfällen gerechnet werden, wobei die Rückfallquote bei einem Mastdarmvorfall mit 40 % höher ist als bei einem Aftervorfall mit 25 %.

Erkrankungen von Leber, Galle und Bauchspeicheldrüse

Aufbau und Funktion

Wenn der Speisebrei den Magen verlassen hat, findet die chemische Verdauung statt. Den Großteil der hierfür benötigten chemischen Hilfsstoffe, die Enzyme (→ S. 1266), liefern Leber und Bauchspeicheldrüse.

Leber und Gallenwege

Die **Leber** ist mit 1500 g das schwerste innere Organ des Menschen, und sie erfüllt eine Vielzahl von Aufgaben. In zahlreichen biochemischen Reaktionen wandelt sie die über die Blutbahn (Pfortader) gelieferten Nahrungsbausteine um. So bildet sie z. B. aus dem Einfachzucker Glukose Speicherzucker (Glykogen), den sie für Hungerperioden als Energielieferant zur Verfügung hält. Weiterhin baut sie aus den Eiweißbausteinen (Aminosäuren) der Nahrung verschiedene Eiweiße auf, so z. B. Transporteiweiße des Bluts sowie verschiedene Gerinnungsfaktoren (→ S. 1038). Vom Körper nicht benötigte Eiweiße wandelt sie in Glukose um. Außerdem dient sie als Speicher von Eiweißen und der Vitamine A und B12. Eine weitere wichtige Funktion der Leber besteht in der Entgiftung zahlreicher körpereigener Abbauprodukte sowie fremder Substanzen (z. B. Medikamente und Alkohol) und deren Vorbereitung für die Ausscheidung durch die Gallenflüssigkeit. Diese gelbbraune **Gallenflüssigkeit** *(Galle)*, die für die Fettverdauung wichtig ist, wird ebenfalls von der Leber gebildet. Sie enthält unter anderem ***Bilirubin, Gallensäuren, Cholesterin*** und ***Phospholipide***, die dafür sorgen, dass die Fette im Dünndarm fein verteilt (emulgiert) und von den abbauenden Enzymen ***(Lipasen)*** chemisch weiter zerlegt werden können. Ein Teil der Gallenflüssigkeit wird in der Gallenblase gesammelt und eingedickt; bei Bedarf wird sie über den Gallengang in den Zwölffingerdarm (→ S. 631) abgegeben. Ein großer Teil der Gallenflüssigkeit gelangt im letzten Dünndarmabschnitt wieder über die Darmwand ins Blut zurück und wird über den Pfortaderkreislauf dem Leberstoffwechsel wieder zur Verfügung gestellt.

Die Leber befindet sich im rechten Oberbauch gleich unterhalb des Zwerchfells. An der Unterseite der Leber, dem ***Leberhilus***, mündet die Pfortader in die Leber, über die sie das nährstoffhaltige venöse Blut aus dem Verdauungstrakt erhält. Darüber hinaus gelangt sauerstoffreiches Blut aus dem großen Kreislauf über die Leberarterie in die Leber. Den Leberhilus verlassen nebeneinander die Lebervene und der **Gallengang** ***(Ductus choledochus)***, über den die von der Leber produzierte Gallenflüssigkeit in den Zwölffingerdarm fließt. Bis zur nächsten Nahrungsaufnahme wird die Gallenflüssigkeit in der **Gallenblase** zwischengelagert und eingedickt. Die birnenförmige Gallenblase liegt an der Unterseite der Leber und ist durch einen kleinen Seitengang, den **Gallenblasengang** ***(Ductus cysticus)*** mit dem Gallengang verbunden. Der Gallengang verläuft in seinem letzten Abschnitt durch die Bauchspeicheldrüse und vereinigt sich hier bei vielen Menschen mit dem **Bauchspeicheldrüsengang** ***(Pankreasgang, Ductus pancreaticus)***, bevor er an der **Pankreaspapille** ***(Papilla Vateri, Vater-Papille*** = Ausgang des Pankreaskanals) in den Zwölffingerdarm mündet.

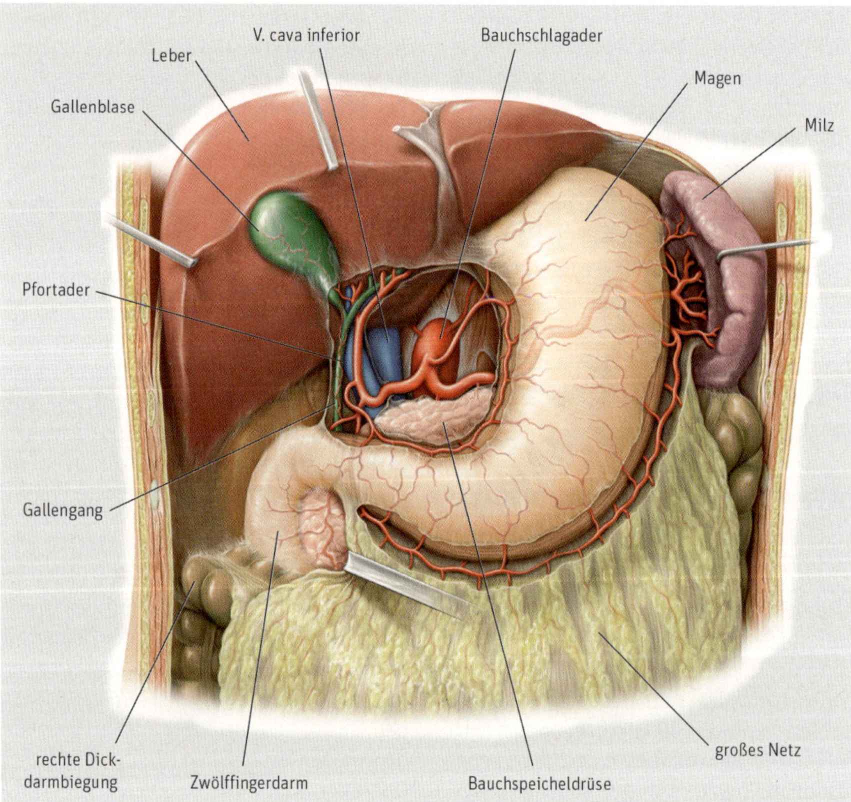

Eröffnete Bauchhöhle mit freipräparierten Organen des Oberbauchs: ***Leber, Gallenblase, Magen, Zwölffingerdarm, Bauchspeicheldrüse*** *und* ***Milz*** *sind optimal zu sehen.* [GTV 1838]

Bauchspeicheldrüse

Die **Bauchspeicheldrüse** *(Pankreas)* besteht aus dem *Pankreaskopf* im rechten Oberbauch, der in den c-förmigen Bogen des Zwölffingerdarms eingebettet ist, dem *Pankreaskörper*, der die Aorta und die Wirbelsäule im Bereich des ersten und zweiten Lendenwirbels überquert, und dem *Pankreasschwanz*, der sich nach links bis zur Milz hinzieht. Der Arzt unterscheidet nach der Funktion das ***exokrine Pankreasgewebe***, in dem Tag für Tag etwa 1,5 l alkalischer **Pankreassaft** mit den wichtigen Verdauungsenzymen **Chymotrypsin** und **Trypsin** (zur Spaltung von Eiweiß) sowie **Alpha-Amylase** *(Pankreasamylase)*, zur Spaltung von Zucker) und **Lipase** (zur Spaltung von Fett) gebildet wird, vom ***endokrinen Pankreasgewebe***, das die den Zuckerstoffwechsel regulierenden Hormone Insulin (→ S. 759) und Glukagon bildet. Der exokrine Pankreassaft sammelt sich im Pankreasgang (→ S. 666) und gelangt – bei 80 % der Menschen zusammen mit dem Gallengang (Ductus choledochus → S. 666) – durch die Pankreaspapille in den Zwölffingerdarm. Die endokrinen Hormone werden dagegen über den Blutkreislauf im Körper verteilt.

Diagnostik bei Leber-, Gallen- und Bauchspeicheldrüsen-Erkrankungen

Die Diagnostik ist – nach der Basisdiagnostik mit Anamnese und körperlicher Untersuchung – heute stark von technischen Untersuchungen geprägt, sowohl von bildgebenden Verfahren als auch von der Labordiagnostik.

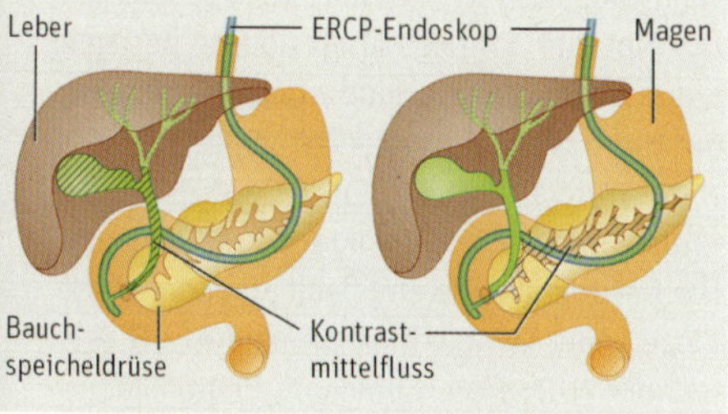

*Die **ERCP** ist eine der technisch aufwendigsten Untersuchungen in der Gastroenterologie: Das Endokoskop enthält neben Lichtleiter- und Instrumentenkanal auch einen weiteren Kanal, durch den Röntgenkontrastmittel appliziert werden kann. Auf den mit diesem Kontrastmittel angefertigten Röntgenbildern lassen sich Gallen- und Bauchspeicheldrüsentumoren und Gallensteine präzise darstellen. Das linke Bild illustriert die **Kontrastmittelgabe in Gallenblase und -wege,** das rechte die **Kontrastmittelgabe in die Bauchspeicheldrüse.*** [GTV 1839]

Abgesehen von den Standardverfahren bei Magen-Darm-Erkrankungen, z. B. Ultraschall, CT, Kernspin des Bauchraums und Bauchspiegelung (Laparoskopie → S. 641), kommen dabei als besondere Verfahren zum Einsatz:

- Die ***endoskopisch retrograde Cholangio-Pankreatikografie* (ERCP).** Diese Methode kombiniert zwei Untersuchungsverfahren, die Endoskopie und die Röntgenkontrastmittel-Untersuchung. Sie dient gleichzeitig der Diagnosestellung und der Therapie. Deshalb ist sie z. B. ideal beim Verschlussikterus (→ S. 668) durch einen Gallenstein, weil so gleichzeitig die Entfernung der Verschlussursache in Form des Gallensteins und die Entnahme von Gewebeproben aus dem Gallengang möglich sind. Auch ein ***Stent*** (Röhrchen zum Offenhalten der verengten Gallenwege) kann mithilfe der ERCP eingeführt werden.
- Weniger bedeutend, weil komplikationsreich, ist die ***Perkutane Transhepatische Cholangiografie* (PTC).** Bei diesem Diagnoseverfahren punktiert der Arzt unter sonografischer Kontrolle das innerhalb der Leber gelegene Gallengangsystem mit einer dünnen Hohlnadel und spritzt direkt Kontrastmittel ein. Auf diesem Weg kann auch eine Drainage eingelegt werden, z. B. bei Patienten mit Bauchspeicheldrüsenkrebs.
- Bei der ***Magnetresonanz-Cholangio-Pankreatikografie* (MRCP)** können das Gallen- und Pankreasgangsystem mithilfe des Kernspins schmerzfrei zwei- und dreidimensional abgebildet werden. Das ermöglicht eine sehr gute räumliche Darstellung der Krankheitsprozesse.
- Die Labordiagnostik, wobei bei Leber-, Gallenblasen- und Bauchspeicheldrüsenerkrankungen die Enzymdiagnostik am wichtigsten ist (ausführlicher Sondertext zum Leberlabor → S. 1324). Die wichtigsten Laborparamter bei Verdacht auf Bauchspeicheldrüsenerkrankungen sind die ***Alpha-Amylase*** (→ S. 1307), ***Lipase*** (→ S. 1325) sowie die ***Pankreas-Elastase 1*** (→ S. 1328) im Blut. Diese drei in der Bauchspeicheldrüse gebildeten Verdauungsenzyme gelangen bei einer Entzündung durch Zerfall von Pankreaszellen vermehrt ins Blut und können labortechnisch gemessen werden.
- Funktionstests sind bei Verdacht auf Funktionseinschränkung der Bauchspeicheldrüse, z. B. im Rahmen einer Bauchspeicheldrüsenentzündung, angezeigt. So lässt sich prüfen, ob die Bauchspeicheldrüse noch normal arbeitet. Zu ihnen gehört der **Sekretin-Pankreozymin-Test.** Hierbei wird eine Sonde in den Zwölffingerdarm gelegt und nach intravenöser Stimulation der Bauchspeicheldrüse mit dem Hormon ***Sekretin*** die Konzentration von alkalischem Bikarbonat im ***Duodenalsaft*** (Sekret, das vom Zwölffingerdarm gebildet wird) bestimmt. Danach wird die Produktion der Verdauungsenzyme durch intravenöse Gabe des Hormons ***Pankreozymin*** angeregt, und die Konzentration dieser Enzyme wird im Duodenalsaft bestimmt. Sind die Konzentrationen von Bikarbonat und Enzymen im Duodenalsaft erniedrigt, belegt dies eine verminderte Bildung dieser Substanzen in der Bauchspeicheldrüse und damit eine verringerte Bauchspeicheldrüsenfunktion.

Gelbsucht

Häufigkeit: ■■■□□

Gelbsucht *(Ikterus)*: Gelbfärbung der Augenlederhaut ***(Sklerenikterus),*** der Körperhaut und der Schleimhäute, die durch Ablagerung von Bilirubin (→ S. 666), einem Abbauprodukt des roten Blutfarbstoffs, verursacht ist. Die Gelbfärbung ist dann sichtbar, wenn der Bilirubingehalt im Blut auf über 34 Mikromol pro Liter (34 µmol/l = 2 mg/dl) angestiegen ist. Normalerweise wird der aus abgestorbenen roten Blutzellen freigesetzte rote Blutfarbstoff (Hämoglobin → S. 1021) zu wasserunlöslichem Bilirubin umgewandelt, das in der Leber an die ***Glukuronsäure*** gebunden und damit wieder wasserlöslich wird und mit der Gallenflüssigkeit in den Darm ausgeschieden werden kann. Ist dieser Vorgang gestört oder fällt übermäßig viel Bilirubin an, sammeln sich größere Mengen von Bilirubin im Körper und sorgen für die Gelbfärbung.

(!) Gelbsucht ist für den Mediziner keine Krankheit, sondern ein Leitsymptom, weil Behandlung und Prognose entscheidend von seiner Ursache abhängen. Entsprechend steht die Ursachenklärung für ihn im Mittelpunkt.

Der Arzt unterscheidet drei verschiedene Formen der Gelbsucht, abhängig vom Ort der Ursache, die zur Gelbsucht geführt hat:

Prähepatischer oder **hämolytischer Ikterus.** Die Ursache befindet sich außerhalb der Leber. Bei einem vermehrten Zerfall von roten Blutkörperchen (Hämolyse) ist auch die gesunde Leber nicht mehr in der Lage, die daraus gebildeten Mengen an Bilirubin weiterzuverarbeiten. So kommt es zu einem Anstieg des wasserunlöslichen Bilirubins im Blut und im Gewebe und damit zur Gelbfärbung.

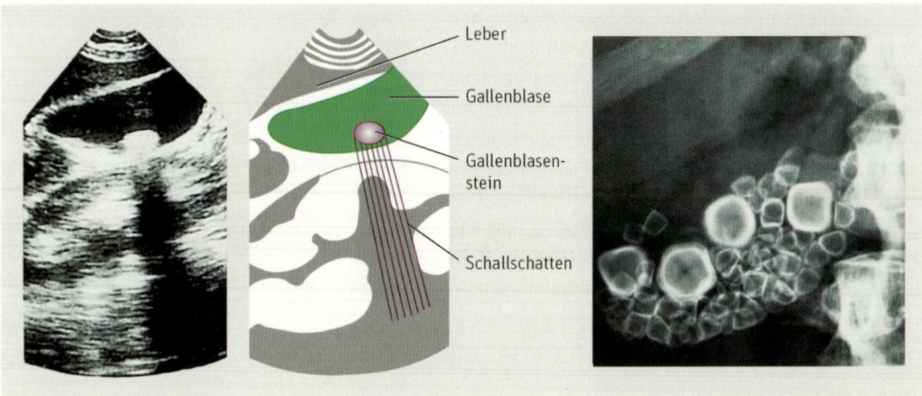

*Links: Im Bauchultraschall werfen **Gallensteine,** wie die Zeichnung veranschaulicht, tiefe Schatten, sodass sie leicht und sicher entdeckt werden. In der Röntgen-Leeraufnahme des Abdomens sind Gallensteine ebenfalls zu erkennen, allerdings nur diejenigen, die durch Kalkanteile schattengebend sind. Dies kann recht eindrucksvoll sein, wie das Röntgenbild rechts mit Gallensteinen unterschiedlicher Größe zeigt.* [GTV 1840]

Intrahepatischer oder **hepatozellulärer Ikterus.** Die Ursache befindet sich im Lebergewebe. Bei Erkrankungen der Leber und bei Rechtsherzinsuffizienz, die zum Rückstau des Bluts in der Leber führt, können die geschädigten Leberzellen das anfallende Bilirubin nicht bzw. nicht ausreichend abbauen, sodass es sich im Blut und in der Haut sammelt und zur Gelbfärbung führt.

Posthepatischer oder *cholestatischer Ikterus* **(Verschlussikterus).** Ursache ist der fehlende Gallenabfluss in den Gallengängen außerhalb der Leber. Verantwortlich dafür können Gallensteine, Tumoren, Parasiten, eine Verengung der Mündungsstelle des Gallengangs (Pankreaspapille) in den Darm oder eine Bauchspeicheldrüsenentzündung sein.

Gallensteine

Häufigkeit: ■■■■□

Gallensteine *(Cholelithiasis):* Versteinerungen von Gallenflüssigkeit in der Gallenblase oder in den Gallengängen. Etwa 15 % der Frauen und 7,5 % der Männer entwickeln im Laufe ihres Lebens Gallensteine, bei Menschen mit Leberzirrhose und entzündlichen Darmerkrankungen kommen sie bei bis zu 30 % der Betroffenen vor.

Gallensteine entstehen, wenn die Zusammensetzung der Gallenflüssigkeit so verändert ist, dass einzelne Bestandteile, z. B. Cholesterin oder Bilirubin, kristallisieren. Zunächst bilden sich kleine Kristalle, die sich im Laufe der Zeit zu größeren Gallensteinen verbinden und weiter wachsen. Den größten Anteil haben mit 80 % ***Cholesterinsteine*** und ***gemischte Gallensteine;*** die restlichen 20 % sind ***Bilirubinsteine.*** Bis zu 20 % aller Gallensteine enthalten aufgrund von entzündlichen Prozessen auch Kalk.

Gallensteine rufen in 75 % der Fälle keine Beschwerden hervor und müssen in diesem Fall nur dann entfernt werden, wenn sie in die Gallengänge wandern. Bei 25 % der Gallensteinträger treten schmerzhafte Gallenkoliken auf (→ S. 668), oft wenn ein Gallenstein in den Gallengängen eingeklemmt ist, meist im kurzen Stück zwischen Gallengang und Gallenblase. Da nach einer Kolik meist weitere Koliken und andere Komplikationen drohen, ist die operative Entfernung der ganzen Gallenblase anzuraten. Komplikationen von Gallensteinen sind Gallenblasenentzündungen (häufig → S. 670), seltener Gallenblasenriss, Bauchspeicheldrüsenentzündung (wenn ein Gallenstein den Ausführungsgang der Bauchspeicheldrüse verlegt → S. 679), Schrumpfgallenblase und Gallenblasenkrebs.

(!) Unspezifische Beschwerden wie leichtes Ziehen oder Schmerzen im rechten Oberbauch sowie Verdauungsbeschwerden können von Gallensteinen ausgelöst werden. Oft sind die Ursache dafür aber andere Störungen, z. B. ein Reizdarm (→ S. 648).

Selbsthilfe und Komplementärmedizin

Naturheilkundliche Maßnahmen können nur dann empfohlen werden, wenn keine Operation notwendig ist.

Meidung von Fetten. Bei Gallenblasenleiden werden fettreiche Speisen bzw. in Fett gebratene oder gebackene Speisen meist nicht gut vertragen. Stellen Sie Ihre Ernährung deshalb nach den Prinzipien der gesunden Vollwertkost um und kochen Sie möglichst fettarm (→ Kapitel 04). Auch Kaffee, Alkohol und regelmäßiger Nikotinkonsum fördern Gallenblasenbeschwerden: Deshalb sollten Sie diese Genussmittel ebenfalls meiden.

Keine Diäten. Heilfasten oder einseitige Diäten erhöhen das Risiko für die Entstehung eines Gallensteins. Außerdem besteht hierbei die Gefahr, dass sich ein bereits vorhandener Gallenstein vergrößert.

Wärmeanwendungen. Bei kolikartigen Beschwerden helfen Wärmeanwendungen, z. B. feuchtwarme Auflagen oder warme Heublumenpackungen (als Heukompressen in der Apotheke erhältlich), die auf den rechten Oberbauch gelegt werden.

Pflanzenheilkunde. Zahlreiche Pflanzenextrakte gelten traditionell als wirksam zur Linderung von Gallenblasenbeschwerden. Die wichtigsten sind Artischockenblätter, Enzianwurzel, Wermutkraut, Curcumawurzelstock, Javanischer Gelbwurz, Pfefferminzblätter, Löwenzahnwurzel und -blätter, aber auch Schöllkraut, Boldoblätter, Erdrauchkraut und Berberitzenkraut. Ihnen wird u. a. eine anregende Wirkung auf die Gallensaftproduktion zugeschrieben; zudem wirken Schöllkraut, Boldoblätter, Erdrauch- und Berberitzenkraut krampflösend. Die Naturheilkunde empfiehlt standardisierte Einzel- oder Kombinationspräparate (z. B. Aristochol® N-Tropfen, Cholosom Phyto® N-Dragees, Horvilan® N-Dragees, Salus Gallexier® Kräuter-Dragees). Die Einnahme sollte allerdings nicht ohne ärztliche Absprache erfolgen: Bei einer akuten Gallenblasenentzündung oder einem (drohenden) Gallenwegsverschluss dürfen die Präparate nicht eingenommen werden; bei einigen Mitteln gehören auch Gallensteine zu den Gegenanzeigen.

Warnhinweis: Spezielle gallensteinauflösende Präparate auf Pflanzenbasis (z. B. Gallith Weichgelatinekapseln®) sollten nur unter ärztlicher Kontrolle eingenommen werden.

Homöopathie (→ S. 1251). Die Homöopathie empfiehlt bei Erkrankungen der Gallenblase und Gallenwege u. a. Belladonna, Bryonia, China, Cimicifuga, Colocynthis, Lachesis, Lycopodium, Natrium sulfuricum und Pulsatilla.

Aktuell: www.gesundheit-heute.de/18x09

- **www.patientenleitlinien.de** – Stichwortsuche Gallensteine: Patientenleitlinie der Universität Witten/Herdecke zur Diagnose und Behandlung von Gallensteinen.

Gallenkolik

Häufigkeit: ■■■□□

Gallenkolik: Durch Einklemmung eines Gallensteins (→ S. 668) in den Gallengängen ausgelöste heftige krampfartige Schmerzen. Meist

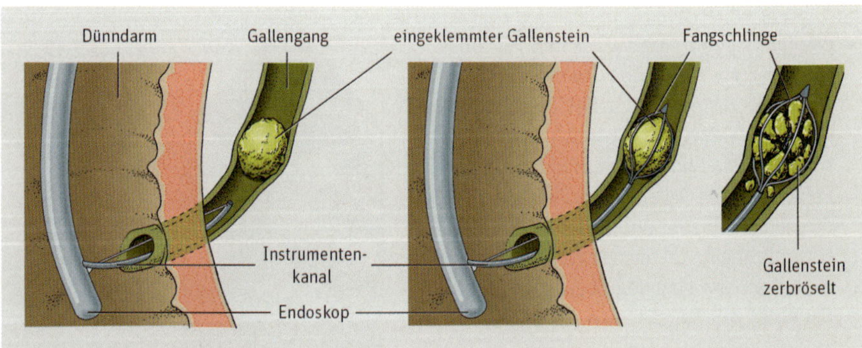

***Gallensteine im Gallengang** müssen umgehend entfernt werden, um die unerträglichen Schmerzen des Patienten zu beseitigen und eine Gelbsucht zu verhindern. Die Standardmethode ist heute die **ERCP.** Dabei wird durch einen Instrumentierkanal die Mündung des Gallengangs in den Zwölffingerdarm aufgeschlitzt **(Papillotomie,** im linken Bild gezeigt), der im Gallengang sitzende Stein mit einem Fangkörbchen oder einem Ballonkatheter gefasst, evtl. zerkleinert (rechtes Bild), und anschließend werden die Trümmer in den Zwölffingerdarm gezogen.* [GRA 1841]

befindet sich der Stein in dem kleinen Verbindungsstück zwischen Gallenblase und Gallengang. Auch ein im Gallengang befindlicher Stein kann eine Kolik auslösen und, sofern er den Gallenfluss völlig behindert, zu einem Rückstau von Bilirubin in Blut und Gewebe und damit zu einer Gelbsucht führen.

Leitbeschwerden

- An- und abschwellende krampfartige Schmerzen (kolikartiger Schmerz → Abb. S. 89) im rechten Ober- und Mittelbauch, oft ausstrahlend in die rechte Schulter
- Eventuell Übelkeit, Brechreiz und Erbrechen
- Eventuell Gelbfärbung der Augenlederhaut (Sklerenikterus).

Wann zum Arzt

In den nächsten Stunden zum Arzt oder ins Krankenhaus, wenn starke kolikartige Schmerzen im rechten Mittel- und Oberbauch auftreten.

Die Erkrankung

In 75 % aller Fälle machen Gallensteine keine Probleme und werden, wenn überhaupt, zufällig im Ultraschall entdeckt. Beschwerden treten erst dann auf, wenn ein kleiner Stein in die Gallengänge gelangt; große Steine können dies nicht. Dann kommt es zur Gallenkolik mit plötzlich auftretenden heftigen Schmerzen im oberen und mittleren Bauchbereich, die bis in die rechte Schulter ausstrahlen können. Je nachdem, wo der Stein stecken bleibt, kommt es zu folgenden Komplikationen:

- Verschließt der Stein den zum Zwölffingerdarm führenden Gallengang (Ductus choledochus → S. 666), hat dies einen Verschlussikterus zur Folge (→ S. 668).
- Verschließt ein Stein den Gallenblasengang (Ductus cysticus → S. 666), der von der Gallenblase zum Gallengang führt, kann die Gallenflüssigkeit nicht abfließen. Dies führt dazu, dass die Gallenblase stark anschwillt ***(Gallenblasenhydrops).*** Die geschwollene Gallenblase ist sehr druckempfindlich; in ihr können sich Bakterien ansiedeln und zur Gallenblasen- bzw. Gallengangsentzündung führen (Cholezystitis → S. 670 bzw. nicht eitrige chronisch-destruierende Cholangitis → S. 671).
- Klemmt sich ein Stein vor die Mündung des Bauchspeicheldrüsengangs, der von der Bauchspeicheldrüse kommend in den Gallengang mündet, ist eine akute Bauchspeicheldrüsenentzündung die Folge (Näheres hierzu → S. 678).
- Selten gelangt ein Stein durch eine geplatzte Gallenblasenwand in die Bauchhöhle ***(Gallenblasenperforation)*** und verursacht eine lebensbedrohliche Bauchfellentzündung (Peritonitis, Näheres → S. 681).
- Selten dringt ein Stein in benachbarte Organe wie Zwölffinger- oder Dickdarm ein und löst dort einen Darmverschluss aus (Näheres → S. 660, Abb. S. 661).

Das macht der Arzt

Diagnosesicherung. Bei typischen Oberbauchschmerzen und bekannten Gallensteinen kann der Arzt die Diagnose oft schon anhand einer körperlichen Untersuchung stellen, die er durch den Nachweis von Gallensteinen im Ultraschall sowie einer Laboruntersuchung bestätigen wird. Um vermutete Steine im Gallengang nachzuweisen (und dann in der gleichen Sitzung auch aus diesem komplikationsreichen Ort zu entfernen), ist eine ERCP (→ S. 667) notwendig.

Konservative Therapie. Bei einer akuten Gallenkolik gibt der Arzt zunächst eine Spritze mit krampflösenden Mitteln, z. B. Butylscopolamin (Buscopan®), und schmerzstillenden Medikamenten wie Metamizol (Novalgin®) und Pethidin (Dolantin®), woraufhin die Beschwerden meist abklingen. Bis 24 Stunden nach einer Gallenkolik sollte der Betroffene nichts essen.

Zur Vorbeugung von weiteren Koliken und den zum Teil lebensbedrohlichen Komplikationen wird der Arzt, sobald die Gallenblasenentzündung auch laborchemisch nicht mehr nachweisbar ist (nach etwa 4–8 Wochen), den Patienten zur operativen ***Entfernung der Gallenblase (Cholezystektomie)*** an den Chirurgen überweisen.

Gallenblasenentfernung. Früher wurde die Gallenblase ausschließlich in einer offenen Operation mit größerem Bauchschnitt entfernt. In den letzten Jahren sind minimal-invasive Verfahren (→ S. 1280) in den Vordergrund getreten. Sie werden von den meisten Patienten zu Recht bevorzugt, da dabei lediglich drei kleine Schnitte zur Einbringung der Instrumente benötigt werden, die Operation schonender und kürzer ist und kaum Wundheilungsstörungen zu befürchten sind. Bei der minimal-invasiven Operation (Laparoskopie) wird zunächst eine spezielle Nadel über den Bauchnabel eingebracht und der gesamte Bauchraum mit Kohlendioxid aufgeblasen. Dies verhindert, dass beim späteren Einbringen der Instrumente innere Organe verletzt werden, und gibt dem Operateur eine bessere Sicht. Ist der Bauchraum aufgeblasen, werden eine kleine Kamera und zwei weitere Instrumentenkanäle eingeführt und die Gallenblase wird freipräpariert. Versorgende Blutgefäße und der Gallenblasengang (Ductus cysticus → S. 666) werden mit einem kleinen Metallclip verschlossen und durchtrennt. Sodann kann die Gallenblase entfernt werden.

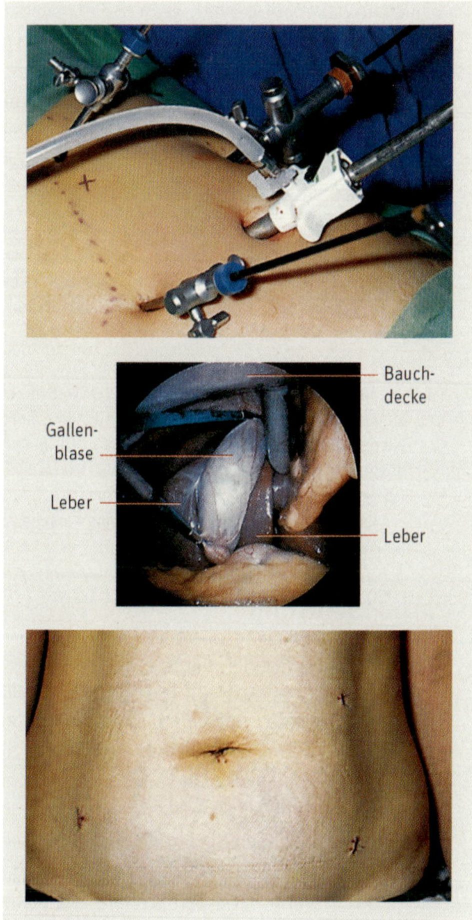

Bei der minimal-invasiven Operation (oberes Bild) genügen vier kleine Schnitte, um das Operationsbesteck in die Bauchhöhle einzuführen. Mithilfe von Gas wird das Operationsgebiet zunächst aufgebläht (mittleres Bild). Dadurch sind die einzelnen Strukturen voneinander abgrenzbar. Die Gallenblase kann problemlos entfernt werden. Nach der OP bleiben kleine vernähte Schnitte, die nach einiger Zeit kaum mehr zu sehen sind. [GTV 1842]

Kommt es während der endoskopischen Operation zu Blutungen oder zum Austritt von Gallenflüssigkeit in die Bauchhöhle, muss zur herkömmlichen Operationsmethode mit einem großen queren Bauchschnitt übergegangen werden. Bei adipösen Patienten ist gegebenenfalls nur die herkömmliche Operationsmethode möglich.

Gallensteinentfernung. Hat die Untersuchung ergeben, dass Steine im Gallengang (Ductus choledochus → S. 666) eingeklemmt sind, müssen sie *sofort* mithilfe einer ERCP (→ S. 667) entfernt werden (→ Abb. S. 668).

Wenn das nicht gelingt, kann der Arzt versuchen, den Stein mit Stoßwellen zu zerkleinern (Stoßwellenlithotripsie ESWL → S. 788) oder – als Methode der letzten Wahl – in einer Notoperation den Gallengang öffnen und von den Steinen befreien, wobei gleichzeitig die Gallenblase entfernt wird.

Die *Litholyse*, d. h. die medikamentöse Auflösung von Gallensteinen, ist nur bei kalkfreien Cholesterinsteinen möglich. Sie ist sehr teuer, sehr langwierig und in höchstens 70 % der Fälle erfolgreich. Bei der Hälfte der Patienten treten zudem nach 5 Jahren erneut Steine auf.

Manche Ärzte kombinieren die medikamentöse Litholyse mit der Stoßwellenlithotrypsie. Die Stoßwellen zerkleinern größere Steine und erleichtern einen eventuellen spontanen Steinabgang. Das Verfahren eignet sich aber nur für Bilirubinsteine, kalkfreie Cholesterinsteine und geringfügig verkalkte Steine, wenn ihr Durchmesser kleiner als 2 cm ist. Beim Steinabgang kann es zu Koliken kommen.

Selbsthilfe

Wer an der Gallenblase operiert wird oder wer seine Gallensteine operativ entfernen lässt, erwartet, nach dem Eingriff wieder beschwerdefrei zu sein und alles essen zu können. Leider wird diese Erwartung nicht erfüllt. Neben Wundheilungsstörungen und Schmerzen können Durchfall oder Schmerzen im rechten Oberbauch auftreten, insbesondere dann, wenn Patienten größere fettreiche Mahlzeiten zu sich nehmen. Die ***Fettunverträglichkeit*** bleibt häufig als Spätfolge einer Gallenblasenentfernung bestehen. Abhilfe schaffen kleinere fettarme Mahlzeiten.

Bei manchen Patienten treten nach der Gallenblasenentfernung wieder die gleichen Beschwerden auf, die ursprünglich zur Operation führten. Dies wird als ***Postcholezystektomie-Syndrom* (PCS)** bezeichnet. Ursache für eine erneute „schlechte Verdauung" kann neben der oben erwähnten Fettunverträglichkeit z. B. eine Magenentleerungsstörung oder eine Magenschleimhautentzündung. Was die PCS letztlich auslöst, ist deshalb umstritten; viele Chirurgen lehnen diesen Begriff daher ab. Denn sie sind der Meinung, dass durch Gallensteine verursachte Beschwerden nach einer korrekt durchgeführten Operation nicht mehr fortbestehen können.

Gallenblasenentzündung

Häufigkeit: ■■■□□

Gallenblasenentzündung *(Cholezystitis)*: Akute oder chronisch wiederkehrende Entzündung der Gallenblase, in 90 % der Fälle zusammen mit Gallensteinen (→ S. 668). Die ***akute Gallenblasenentzündung (akute Cholezystitis)*** geht mit starken rechtsseitigen Schmerzen einher und wird mit Schmerzmitteln und Antibiotika behandelt. Die ***chronisch(-rezidivierende) Gallenblasenentzündung*** tritt oft als Folge der akuten Erkrankung auf und verursacht wechselnde, aber in der Regel weniger ausgeprägte Beschwerden. Die Behandlung erfolgt im akuten Entzündungsstadium mit Schmerzmitteln und Antibiotika und danach operativ durch Entfernung der Gallenblase.

Leitbeschwerden

Akute Gallenblasenentzündung:

- Anhaltende Schmerzen im rechten Oberbauch, in die rechte Schulter ausstrahlend
- Fieber und Schüttelfrost.

Wann zum Arzt

Sofort, wenn starke Schmerzen im Oberbauch, Fieber und Schüttelfrost auftreten.

Die Erkrankung

In den Gallengängen – meist im Verbindungsgang zwischen Gallenblase und Gallengang – eingeklemmte Gallensteine begünstigen die Besiedelung der Gallenblase mit aufsteigenden Darmbakterien. Deshalb tritt eine akute Entzündung der *Gallenblase* meist in der Folge einer Gallenkolik (→ S. 668) auf. Die akute Form verläuft mit starken Schmerzen im rechten Oberbauch, oft mit Übelkeit, Erbrechen sowie Fieber und Schüttelfrost. Siedeln sich Bakterien in einem durch einen Gallenstein verschlossenen Gallengang an, kann es zu einer akuten Entzündung der *Gallengänge* ***(akute eitrige Cholangitis)*** kommen.

Eine seltene Form ist die **Schockgallenblase** *(ischämische Cholezystitis)* als Folge eines Sauerstoffmangels bei fehlender Blutzirkulation; mitunter entwickelt sich auch bei Patienten, die über Infusionen ernährt werden, eine Gallenblasenentzündung.

Wird die akute Entzündung nicht ausreichend behandelt, kann sie in eine chronische Gallenblasenentzündung übergehen. Sie verursacht keine oder wenig ausgeprägte Beschwerden. Sie können mitunter aber wieder heftiger werden und dann als Rückfall einer akuten Gallenblasenentzündung gelten (chronisch-rezidivierende Form). In manchen Fällen wird die chronische Form auch durch symptomlose Gallensteine hervorgerufen.

Die akute Gallenblasenentzündung kann aber auch zu schwerwiegenden Komplikationen wie einem Gallenblasenhydrops (→ S. 669), einem ***Gallenblasenempyem*** (einer mit Eiter gefüllten Gallenblase) sowie einem Durchbruch (Perforation) mit nachfolgender Bauchfellentzündung führen. Diese zwingen zu einer Notoperation, die weitaus gefährlicher ist als eine geplante Operation bei Beschwerdefreiheit.

Hauptgefahr der chronischen Form ist die Schrumpfung der Gallenblase ***(Schrumpfgallenblase)***. Die Gallenblasenwand kann auch Kalk einlagern, dann spricht der Arzt von einer ***Porzellangallenblase***. Diese kann zu Gallenblasenkrebs (→ S. 676) führen.

Das macht der Arzt

Die typischen Beschwerden und der oft typische Befund der körperlichen Untersuchung ermöglichen die Diagnose einer akuten Gallenblasenentzündung oft auch ohne Medizintechnik. Technische Untersuchungen helfen dann, das beste therapeutische Vorgehen zu finden. Dazu gehören der Ultraschall, das Labor und gegebenenfalls die ERCP.

Die Behandlung erfolgt zunächst stationär mit Antibiotika und Schmerzmitteln. Abhängig vom Befinden des Patienten wird die Gallenblase entweder gleich nach Abheilen der akuten Entzündung oder erst nach einer längeren Genesungszeit operativ entfernt (→ S. 669).

Die chronische Gallenblasenentzündung erfordert ebenfalls die operative Entfernung der Gallenblase.

(!) Bei Gallenblasenentzündung sind warme Anwendungen nutzlos oder sogar schädlich.

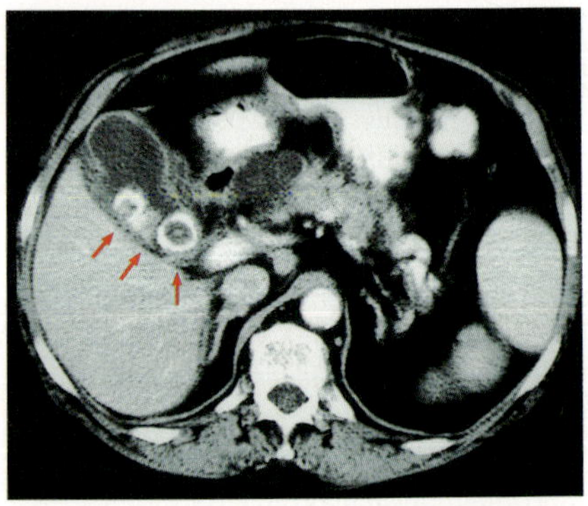

CT einer 58-jährigen Patientin mit ***akuter Gallenblasenentzündung****. Weil die vorangehende Gallenkolik im Urlaub auftrat, wurde sie nur mit Schmerzmitteln behandelt. Der Befund überraschte die Ärzte doppelt: Zum einen war die Gallenblase bereits durchgebrochen (glücklicherweise allerdings nicht in die Bauchhöhle, sondern zur Leberseite hin, sodass die Bauchfellentzündung ausblieb), zum anderen zeigte er nicht die erwarteten Gallensteine, sondern Tumoranteile (Pfeile), die sich als* ***Gallenblasenkrebs*** *herausstellten.* [GTV 1843]

Nicht eitrige chronisch-destruierende Cholangitis und primär biliäre Zirrhose

Häufigkeit: ■■■□□

Nicht eitrige chronisch-destruierende Cholangitis: Autoimmunerkrankung (→ S. 1049) mit fortschreitender Entzündung der kleinen intrahepatischen, also in der Leber gelegenen Gallengänge. Frauen in mittleren Jahren (zwischen 40 und 60 Jahren) sind von der Erkrankung zehnmal häufiger betroffen als Männer. Endstadium ist die **primär biliäre Zirrhose** *(PBC)*, eine seltene und nur durch Lebertransplantation heilbare Form der Leberzirrhose. Die medikamentöse Behandlung dient der Linderung der Symptome. Hat der Patient keine Symptome, beträgt die 5-Jahres-Überlebensrate 90 %, für Patienten mit Beschwerden 50 %. Nach einer Transplantation überleben 75 % der Erkrankten die ersten 5 Jahre.

Leitbeschwerden

- Manchmal keine Beschwerden
- Juckreiz
- Mattigkeit
- Oft erst später Gelbsucht.

Wann zum Arzt

In den nächsten Tagen, wenn sich der Betroffene müde und krank fühlt.

Die Erkrankung

Bei der nicht eitrigen destruierenden Cholangitis werden die kleinen Gallengänge in der Leber durch bindegewebigen Umbau immer stärker geschädigt und zerstört, sodass die Gallenflüssigkeit nicht mehr ausreichend abfließen kann. Später greift die Entzündung auch auf das Lebergewebe über und es entwickelt sich eine Leberzirrhose (→ S. 675) mit den dafür typischen Komplikationen. Die Ursache ist unklar; manches deutet darauf hin, dass es sich um eine Autoimmunerkrankung handelt, bei der sich das Abwehrsystem gegen körpereigenes Gewebe richtet. Dafür spricht auch, dass die Krankheit gelegentlich zusammen mit anderen Autoimmunkrankheiten auftritt, z. B. der rheumatoiden Arthritis (→ S. 999).

Anfangs fällt die Krankheit oft nur durch erhöhte Leberwerte bei einer Blutuntersuchung auf oder der Arzt findet beim Ultraschall eine vergrößerte Leber. Als erstes Symptom zeigt sich ein quälender Juckreiz, oft begleitet von Müdigkeit und einem Abfall der Leistungsfähigkeit. Eine Gelbfärbung der Augenlederhaut sowie von Haut und Schleimhäuten tritt meist erst viel später auf. Weitere gelegentlich auftretende Symptome sind Dunkelfärbung der Haut und lokal begrenzte Fetteinlagerungen in der Haut *(Xanthelasmen* → Abb. S. 769).

Das macht der Arzt

Zeigt bei entsprechenden Leitbeschwerden eine Blutuntersuchung Antikörper wie ANA → S. 1307) und AMA und finden sich im Ultraschall keine Hinweise auf eine andere Lebererkrankung, so spricht dies sehr für die Diagnose einer nicht eitrigen destruierenden Cholangitis, beweisend ist dann die Leberbiopsie. Die Krankheit ist nicht heilbar; lediglich mit Ursodesoxycholsäure (UDCA, z. B. Ursofalk®) lässt sich die Ausscheidung von Gallensäure in die Gallengänge erhöhen und die Lebenszeit verlängern. Colestyramin verringert den unangenehmen Juckreiz. Wichtig ist, dass es um 3 Stunden zeitversetzt zusätzlich zu UDCA eingenommen wird. Da durch die geschädigten und teilweise zerstörten Gallengänge nur noch wenig Gallenflüssigkeit in den Dünndarm gelangt, kommt es zu einer Störung der Fettverdauung mit Fettstühlen und zu einer verringerten Aufnahme der fettlöslichen Vitamine wie A, D, E, K, die deshalb zugeführt werden müssen.

Einziger Ausweg ist oft eine Lebertransplantation, die jedoch nur bei einer Minderheit der Betroffenen realisiert werden kann.

Primär sklerosierende Cholangitis

Häufigkeit: ■■□□□

Primär sklerosierende Cholangitis *(PSC):* Fortschreitende Entzündung und Zerstörung der intra- und extrahepatischen Gallengänge unklarer Ursache, die zu Gelbsucht und Juckreiz führt und meist in eine Leberzirrhose (→ S. 675) mündet. Männer sind dreimal häufiger betroffen als Frauen; die Krankheit beginnt zwischen dem 20. und 50. Lebensjahr. Neben symptomatischer Behandlung des Juckreizes und Aufdehnung stark verengter Gallengänge bleibt meist nur die Lebertransplantation. Die mittlere Überlebenszeit ohne Transplantation beträgt 10–20 Jahre.

Leitbeschwerden

- Allgemeinsymptome: Müdigkeit, Gewichtsabnahme
- Juckreiz auf der Haut
- Manchmal Gelbsucht (gelbe Augen und Haut).

Die Erkrankung

Die Erkrankung, als deren Ursache man einen Autoimmunprozess vermutet, bleibt lange ohne Beschwerden; anfangs werden meist zufällig erhöhte Cholestase- und Leberwerte entdeckt. Sie kommt gehäuft bei Menschen mit einer Colitis ulcerosa (chronisch-entzündliche Darmerkrankung → S. 650) vor. Im weiteren Verlauf treten als Zeichen einer Gallenstauung (Cholestase) Juckreiz und Gelbsucht auf, später kommen die Symptome einer Leberzirrhose (→ S. 675) hinzu. Gelegentlich kommt es zu Episoden einer eitrigen Gallengangsentzündung mit Fieber und Oberbauchschmerzen.

Das macht der Arzt

Beim Verdacht auf eine primär sklerosierende Cholangitis, wenn z. B. bei einem Patienten mit Colitis ulcerosa erhöhte Cholestase- und Leberwerte und eventuell zusätzlich spezielle Antikörper *(antineutrophile cytoplasmatische Antikörper, ANCA)* gemessen werden, muss die Verdachtsdiagnose mithilfe einer ERCP und gegebenenfalls einer Biopsie der Leber (Gewebeprobeentnahme → S. 1270) gesichert werden. Die Behandlung besteht in der Gabe von Ursodesoxycholsäure (UDCA, z. B. Ursofalk®), das die Ausscheidung von Gallensäuren in die Gallengänge verbessert. Infektionen werden mit Antibiotika bekämpft. Hochgradige Engstellen in den Gallengängen lassen sich mit einem Ballonkatheter aufdehnen. In fortgeschrittenen Fällen ist eine Lebertransplantation der letzte Ausweg.

Virushepatitis

Häufigkeit: ■■■□□

Virushepatitis: Durch Viren verursachte akute Leberentzündung, gekennzeichnet durch das Absterben von Leberzellen, Gelbsucht und leichteren bis sehr schweren Allgemeinsymptomen. Die ***akute Virushepatitis*** gehört mit etwa 20 000 Fällen pro Jahr in Deutschland zu den häufigen Infektionskrankheiten.

Je nachdem, welcher Hepatitisvirus die Krankheit verursacht hat, unterscheidet man Hepatitis A–G. Alle Viren erzeugen ähnliche Beschwerden, unterscheiden sich aber in der Art der Ansteckung und den Folgeschäden. Gefürchtet ist vor allem der chronische Verlauf einer Virushepatitis, die in eine Leberzirrhose übergehen kann. Die Hepatitiden B, C und D können chronisch verlaufen.

Leitbeschwerden

Anfangs: Grippeähnliche Beschwerden mit
- Abgeschlagenheit
- Appetitlosigkeit
- Gelenk- und Muskelschmerzen.

Später, aber nicht bei allen Erkrankten:
- Gelbfärbung (Ikterus) der Augenbindehäute und der Haut
- Grau-gelber Stuhl, braun gefärbter Urin
- Juckreiz auf der Haut.

Wann zum Arzt

Heute noch,

- Wenn grippeähnliche Symptome, verbunden mit Gelbfärbung der Haut und/oder der Augenbindehäute auftreten
- Bei starken Durchfälle, auch verbunden mit Gelbfärbung der Haut und Bindehäute, insbesondere nach Auslandsaufenthalten.

Die Erkrankungen

Je nach Erreger unterscheidet man die Hepatitisformen A–G. Sämtliche Hepatitis-Viren können mittels Blutuntersuchungen nachgewiesen werden. Zu Beginn der Erkrankung können aber die Blutwerte noch unauffällig sein.

Die **Hepatitis A** ***(Epidemische Hepatitis)*** ist weltweit verbreitet. Das Virus wird durch Schmierinfektion über mit Fäkalien verunreinigte Gegenstände, verunreinigte Nahrungsmittel (Muscheln) und verseuchtes Trinkwasser übertragen. 2–3 Wochen nach der Infektion scheidet der Virusträger das Virus mit dem Stuhl aus und ist ansteckend. Die ersten Symptome zeigen sich 2–7 Wochen nach der Ansteckung. Meistens heilt die Krankheit nach etwa 4–6 Wochen aus, sie kann aber auch 3–4 Monate dauern (wird aber nie chronisch). Ein Krankenhausaufenthalt ist bei mildem Verlauf oft nicht notwendig. Ab dem 40. Lebensjahr verlaufen 2–6 % der Erkrankungen tödlich, sodass allen Personen bundesweit eine Schutzimpfung empfohlen wird. Nach zwei Injektionen im Abstand von 6–12 Monaten erzielt man einen Langzeitschutz über 10 Jahre. Die Impfung ist mit einer Schutzimpfung gegen Hepatitis B kombinierbar (Twinrix®).

(!) Auf Reisen ist zur Vermeidung einer Ansteckung mit Hepatitis A und E auf ausreichende Lebensmittelhygiene zu achten *(Cook it, peel it, or leave it)*.

Die **Hepatitis B** wird durch Intimkontakt, über Kontakt mit Blut und Bluttransfusionen übertragen (also nicht über die Aufnahme mit dem Mund = ***enteral***, sondern ***parenteral***). Zur Ansteckung reichen kleinste Virusmengen (viel weniger als zur Ansteckung mit dem AIDS-Erreger HIV, weshalb Hepatitis B bis zur Einführung der Schutzimpfung vom medizinischen Personal gefürchtet war). Die Zeit zwischen der Ansteckung und dem Ausbruch beträgt bis zu 1 Jahr.

Zusätzlich zu den typischen Beschwerden der akuten Virushepatitis kommen auch Gelenkschmerzen und Hautveränderungen vor. Bei 10 % der Erwachsenen und 90 % der erkrankten Säuglinge wird die Krankheit chronisch.

Die **Hepatitis C** wird ebenfalls wie die Hepatitis B parenteral übertragen. Zum Nachweis gibt es einen Labortest, dessen Ergebnis aber erst nach frühestens 6 Wochen vorliegt; manchmal dauert es sogar bis zu 6 Monate. Tritt eine Hepatitiserkrankung nach einer Bluttransfusion auf, handelt es sich meistens um Hepatitis C. Deshalb nennen viele Ärzte sie auch ***Posttransfusionshepatitis***. Bei Erwachsenen wird sie in zwei Dritteln der Fälle chronisch, bei Kindern nicht. Ebenso wie bei der Hepatitis B treten bei ihr manchmal Gelenkschmerzen und Hautveränderungen auf.

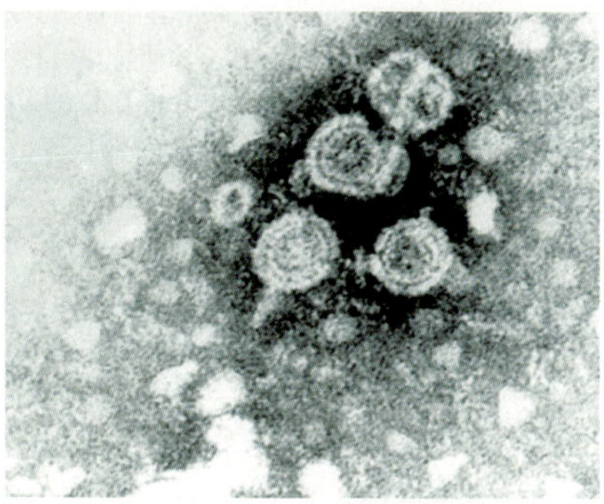

Hepatitis-B-Viren erscheinen im Elektronenmikroskop als runde kugelige Gebilde. [WKY 1844]

Hepatitis D macht sich nur dann bemerkbar, wenn gleichzeitig eine Infektion mit dem Hepatitis-B-Virus vorliegt, d.h., nur Patienten mit einer Hepatitis B können sich mit dem Hepatitis-D-Virus infizieren. Grund dafür ist, dass das Hepatitis-D-Virus ein „defektes" Virus ohne eigene Hülle ist. Es braucht zwingend die Hülle des Hepatitis-B-Virus zur Vermehrung. Hepatitis-D-Infektionen kommen im Mittelmeerraum, im Amazonas und in den arabischen Ländern vor.

Für die Prognose der Erkrankung ist entscheidend, ob es zu einer gleichzeitigen Infektion mit Hepatitis B und D (Simultaninfektion) oder zu einer zusätzlichen Infektion mit Hepatitis D bei bereits bestehender Hepatitis B (Superinfektion) kommt. Der zweite Fall (second hit) verläuft häufiger schwer und geht häufiger in eine chronische Verlaufsform über.

Die **Hepatitis E** kommt ausschließlich in tropischen Ländern vor und wird auf dieselbe Weise wie die Hepatitis A übertragen. Ein chronischer Verlauf tritt nicht auf und eine spezielle Therapie der Erkrankung ist nicht notwendig. Schwangere im letzten Drittel der Schwangerschaft sterben unerklärlich häufig (etwa 10–20 % der Erkrankten) an einer Hepatitis E und sollten deshalb auf eine Tropenreise verzichten. Eine Impfung gegen Hepatitis E ist zwar verfügbar, aber Anwendung und Ergebnisse werden derzeit in Studien überprüft.

Hepatitis F. 1994 wurden im Stuhl von Menschen nach Transfusionen Viruspartikel nachgewiesen, die keiner bekannten infektiösen Viruserkrankung zugeordnet werden konnten. Versuche mit Affen erschufen dann ein **Hepatitis-F-Virus** bzw. *Toga-Virus*. Weitere wissenschaftliche Untersuchungen konnten die Existenz eines solchen Virus nicht stützen und die Hepatitis F verschwand wieder.

Hepatitis G. Das Virus wurde erst 1995 entdeckt. Es ist immer noch unklar, ob und welche Rolle dieses Virus als Krankheitserreger spielt – möglicherweise verlangsamt es sogar das Voranschreiten einer gleichzeitig bestehenden Hepatitis C oder HIV-Infektion.

Krankheitsverlauf. Die akute Phase der Krankheit verläuft bei allen Erregern der Hepatitis in drei Phasen, die sich aber in der Intensität unterscheiden:

- Im Vorstadium ***(Prodromalphase)***, die 2–7 Tage dauert, ähneln die Symptome einer Grippeerkrankung mit Gelenk- und Muskelschmerzen sowie Appetitlosigkeit. Hinzu kommen oft Übelkeit und Brechreiz und zunehmend schlechteres Allgemeinbefinden.
- 50 % der Patienten entwickeln anschließend für etwa 4–8 Wochen eine Gelbsucht ***(ikterische Phase)***. Während der Gelbsucht zeigt sich eine grau-gelbe Stuhlfärbung und braun gefärbter Urin. Die Patienten klagen über Juckreiz und haben eine gelb gefärbte Haut. Der Arzt spricht von einer Gelbsucht, deren Ursache in der Leber liegt ***(intrahepatischer Ikterus)***. Oft geht es den Patienten bei Auftreten der Gelbsucht besser.
- In der dritten Phase beginnt der Patient sich zu erholen ***(Rekonvaleszenzphase)***. Die Krankheitszeichen lassen nach. Müdigkeit und Abgeschlagenheit können aber noch monatelange anhalten.

In manchen Fällen treten bereits im Vorstadium (Prodromalphase) schwerwiegende Komplikationen auf. Am schlimmsten ist die **fulminante Hepatitis,** die von schweren Leberfunktionsstörungen bis hin zum tödlichen Leberausfall (Leberversagen) reicht.

Chronische Hepatitis. Die Hepatitis B, C und D können in eine ***chronische Virushepatitis*** übergehen. Von einem chronischen Verlauf spricht man, wenn die im Blut oder in Lebergewebeproben nachweisbare Entzündung länger als 6 Monate besteht. Die chronische Hepatitis führt ihrerseits wiederum oft zur Leberzirrhose (→ S. 675). Häufig entwickelt sich daraus viele Jahre später ein Leberkrebs (→ S. 676).

Die Leber hat glücklicherweise eine große Selbstheilungstendenz, sodass die akute Hepatitis B in den meisten Fällen ohne Therapie spontan ausheilt. Bei der akuten Hepatitis C ist es schwieriger. Sehr viele der Erkrankten haben keine Beschwerden und trotzdem entwickeln 20–30 % eine Leberzirrhose.

Eine Vorhersage, ob sich aus einer akuten eine chronische Hepatitis entwickelt, ist schwer möglich. Selbst bei einem leichten Verlauf der akuten Hepatitis kann diese später in eine chronische Hepatitis übergehen.

Das macht der Arzt

Diagnosesicherung. Die genaue Diagnose einer Hepatitis ist schwierig. Entscheidend ist die Labordiagnostik und bei dieser besonders der Verlauf einzelner, besonders wichtiger Parameter.

Die Diagnose einer Hepatitis – egal welcher Form – gelingt anhand typischer Veränderungen im Blut, insbesondere von Bilirubin, GOT und GPT, AP und gamma-GT (alle näher erklärt im Laborteil → Kapitel 36). Vor allem für die Prognoseeinschätzung und Therapie ist manchmal eine feingewebliche Untersuchung der Leber (Leberbiopsie) notwendig.

Zur Klärung, um welche Form der Hepatitis es sich handelt, sind teilweise kostspielige Antikörpertests und ein Nachweis von Erbmaterial des Virus (Virus-DNS/RNS) im Blut notwendig.

Therapie der akuten Virushepatitis

Da eine gezielte Therapie der akuten Hepatitis nicht möglich ist, bleiben nur eine symptomatische Behandlung und körperliche Schonung. Bei sehr schweren akuten Verläufen kommen auch antivirale Medikamente (z. B. Alpha-Interferon, Lamivudin) oder eine Lebertransplantation in Betracht.

Therapie der chronischen Virushepatitis

Behandlungsbedürftig sind insbesondere Patienten

- Mit starker Virusvermehrung
- Mit starker Erhöhung der Enzyme GOT, GPT, gamma-GT und AP (Leberlabor → S. 1324)
- Mit ausgeprägter Entzündungsreaktion (evtl. sogar bindegewebigem Umbau der Leber) in der feingeweblichen Untersuchung
- Mit fortgeschrittener Leberzirrhose.

Allgemeinmaßnahmen. Schädigende Einflüsse wie beispielsweise Alkohol müssen vermieden und andere Medikamente (auch die „Pille") zur Schonung der Leber abgesetzt oder auf ein unerlässliches Maß reduziert werden. Manchmal kann auf leberverträglichere Medikamente umgestellt werden. Die Medikamentendosis muss an die Leberfunktion angepasst werden.

Antivirale Therapie. Hepatitis B, C und D drohen chronisch zu verlaufen. Unter Berücksichtigung der persönlichen Prognoseeinschätzung und der zu erwartenden Nebenwirkungen wird der Arzt deshalb eine antivirale Therapie empfehlen, um das Risiko des Übergangs in eine chronische Hepatitis auf ein Minimum zu senken. Manchmal kann das Virus durch die Therapie sogar eliminiert werden.

Die wichtigsten antiviralen Medikamente in der Hepatitistherapie sind:

Interferone. Interferone sind Eiweiße, die zur Gruppe der Zytokine gehören und antivirale Wirkung haben. Zur Behandlung der Hepatitis wird ***Alpha-Interferon*** (Interferon-I) benutzt. Es muss täglich subkutan (unter die Haut) gespritzt werden. Eine Neuentwicklung dieser Wirkstoffgruppe sind ***pegylierte Interferone*** (Pegasys® bzw. PegIntron®), die den Wirkstoff langsamer freisetzen. Deshalb muss eine Injektion nur alle 7 Tage erfolgen.

Virostatika (→ S. 1053). Medikamente, die die Virusvermehrung hemmen, z. B. mit den Wirkstoffen Lamivudin oder Ribavirin.

Chronische Hepatitis B. Hier wird immer therapiert, weil das Risiko des Übergangs in eine Zirrhose bei der Hepatitis B besonders hoch ist. Die Standardbehandlung besteht aus der Gabe von Interferon-I (Roferon-A®) oder Intron®A). Bei alkohol- oder drogenabhängigen Patienten wird Lamivudin (Zeffix®) der Interferontherapie wegen der besseren Verträglichkeit vorgezogen.

Chronische Hepatitis C. Auch bei der Hepatitis C besteht ein hohes Risiko des Übergangs in eine chronische Hepatitis. Aufgrund der zu erwartenden Nebenwirkungen wird aber nur dann mit der medikamentösen Therapie begonnen, wenn eine Punktion der Leber unter örtlicher Betäubung (Leberbiopsie) Erbmaterial des Hepatitis-C-Virus (HCV-RNA) ergeben hat und in der feingeweblichen Untersuchung eine bindegewebige Umwandlung (Fibrosierung) oder eine starke entzündliche Aktivität nachweisbar ist.

Standardbehandlung der chronischen Hepatitis C ist eine Kombinationstherapie mit pegyliertem Interferon (Pegasys®) und Ribavirin (Rebetol®). Die zusätzliche Gabe von Ribavirin zum Interferon verstärkt dessen Wirkung und verbessert den Behandlungserfolg.

Chronische Hepatitis D. Die Standardtherapie der Hepatitis D ist eine Behandlung mit Lamivudin (Zeffix®).

Prognose

Die Prognose hängt insbesondere vom Verlauf der Blutwerte und vom Befund der Lebergewebsprobe (Biopsie) ab.

Vorsorge

Zur Vorbeugung von Infektionen mit Hepatitis A und B stehen Kombinationsimpfstoffe zur Verfügung, die vor diesen Formen der Hepatitis schützen. Eine erfolgreiche Hepatitis-B-Impfung, die für Kinder und Jugendliche, Fernreisende sowie für alle in den Medizinberufen Tätigen empfohlen wird (→ S. 269, S. 301), schützt zudem auch vor Hepatitis D. Zur Vorbeugung der sexuellen Übertragung der Hepatitis-B-Infektion, die weltweit die häufigste Form der Übertragung ist, ist die Verwendung von Kondomen notwendig.

Warnhinweis: Problematisch sind die teilweise unhygienischen Arbeitsverhältnisse beim Stechen von Piercings und Tätowierungen. Selbst das Durchstechen der Ohrläppchen birgt ein gewisses Hepatitisrisiko, wenn unsauber gearbeitet wird.

Selbsthilfe

Die Leber schonen. Auch nach der Entlassung aus dem Krankenhaus müssen Sie alles unterlassen, was die Leber belastet. Dazu gehört der totale Verzicht auf Alkohol und bei Frauen der Verzicht auf die Pille zur Empfängnisverhütung. Da viele Medikamente für Monate, mitunter Jahre nach einer überstandenen Hepatitis verboten sind, ist es wichtig, dass Sie bei jedem (Zahn-)Arztbesuch den Arzt über Ihre Erkrankung informieren.

Ernährung. Eine ausgewogene, vitamin- und ballaststoffreiche Ernährung hilft, wieder zu Kräften zu kommen (→ Kapitel 04).

Geschlechtsverkehr. Um zu vermeiden, dass sich Ihr Partner ansteckt, sollten Sie beim Geschlechtsverkehr so lange Kondome verwenden, bis die Blutuntersuchung wieder normale Werte liefert und Ihr Arzt Entwarnung gibt.

Komplementärmedizin

Pflanzliche Lebertherapeutika können nach Absprache mit dem Arzt eingenommen werden. Das am häufigsten empfohlene Heilkraut ist die Mariendistel, aus deren Früchten standardisierte Trockenextrakte gewonnen werden (z. B. Alepa forte-Kapseln, Durasilymarin®-Filmtabletten, Silibene® 140-Filmtabletten). Eine leberschützende Wirkung der Mariendistel wird von vielen Studienergebnissen gestützt, eine tatsächlich „antivirale" Wirkung ist jedoch eher unwahrscheinlich.

i Aktuell: www.gesundheit-heute.de/18x10

- **www.bag-leber.de** – Website der Bundesarbeitsgemeinschaft Leber e. V., Köln: Mit Informationen zu verschiedenen Lebererkrankungen. In der Arbeitsgemeinschaft sind zahlreiche Verbände und Selbsthilfegruppen zusammengeschlossen, die von der Internetseite aus erreichbar sind.
- M. Peck-Radosavlievic et al.: **Leitfaden der chronischen Infektionskrankheiten der Leber.** Uni-Med, 2006. An den aktuellen Neuentwicklungen orientierter Ratgeber, u. a. zur Hepatitis C.

Nicht virusbedingte akute Hepatitis

Häufigkeit: ■ □ □ □ □

Nicht virusbedingte akute Hepatitis *(nicht infektiöse Leberentzündung):* Schwere Leberentzündung, die sich innerhalb von wenigen Tagen entwickelt. Ursache sind meist versehentlich eingenommene Gifte wie das Gift des Knollenblätterpilzes, in Übermengen eingenommene Arzneimittel (z. B. Paracetamol®), Pflanzenschutzmittel, aber auch schwere Arzneinebenwirkungen. Die Prognose ist schlecht, wenn die eingenommene Giftdosis hoch war und die intensivmedizinischen Maßnahmen nicht ausreichen, um die Zeit zu überbrücken, bis die Selbstheilungskraft der Leber einsetzt.

Die Erkrankung

Die Leberentzündung kann innerhalb weniger Tage zu einem **akuten Leberversagen** führen. Die ersten Anzeichen sind Schwächegefühle und Übelkeit; diese werden aber schon bald von schwerem Krankheitsgefühl und lebertypischen Symptomen wie Gelbfärbung der Haut begleitet. Da die Entgiftungsfunktion der Leber ausfällt, entwickeln sich rasch schwere Kreislaufstörungen und es kommt zu Bewusstseinsstörungen wie Schläfrigkeit und Benommenheit. In der Folge entsteht das überwiegend tödlich verlaufende **Leberausfallkoma.**

Die wichtigste nicht virusbedingte Hepatitis bei Kindern ist das **Reye-Syndrom.** Hier tritt in Kombination mit einer Hepatitis eine akute Gehirnentzündung (Enzephalitis → S. 1134) auf. Die Ursache ist nicht geklärt; es tritt häufig nach Virusinfektionen und der Einnahme von Acetylsalicylsäure auf, vor allem zwischen dem 5. und 9. Lebensjahr. Es beginnt meistens mit grippeartigen Symptomen wie Mattigkeit, Fieber und Erbrechen. Krampfanfälle, Bewusstseinsstörungen und Atemstörungen können hinzukommen. Das Reye-Syndrom erfordert eine sofortige intensivmedizinische Behandlung. Eine Heilung ist möglich, aber die Prognose ist schlecht, wenn das Reye-Syndrom nicht früh genug erkannt wird.

Therapie. Die intensivmedizinische Behandlung kann vor allem Patienten mit leichtem Verlauf retten, z. B. durch Blutwäsche (MARS) und gegebenenfalls durch vorübergehende Übernahme der Leberfunktion.

MARS *(Molecular Adsorbents Recirculating System).* Beim MARS wird, ähnlich wie bei der Dialyse, das Blut gereinigt, indem mithilfe von Pumpen Blut aus dem Körper über verschiedene Filter an großen Eiweißmolekülen (Albumin) vorbeigeleitet wird. An diesen Eiweißmolekülen haften die zu eliminierenden Giftstoffe und werden so aus dem Körper entfernt. Das entnommene Blut wird in einem Kreislauf dann zurück zum Körper gepumpt.

(!) Generell hat die Leber eine sehr hoher Heilungsfähigkeit. Selbst nach schwerem Schock und Leberversagen vermag die Leber, anders als die Nieren, sich vollständig zu erholen.

Chronische Leberentzündung

Häufigkeit: ■ ■ □ □ □

Chronische Leberentzündung *(Chronische Hepatitis):* Mehr als 6 Monate andauernde Leberentzündung. Je nach Ursache unterscheidet der Arzt chronische Virushepatitis (→ S. 673), **Autoimmunhepatitis** (dazu gehören die nicht eitrige chronisch-destruierende Cholangitis → S. 671, die Primär biliäre Zirrhose → S. 671 und die Primär sklerosierende Cholangitis, PSC → S. 671) und Alkoholhepatitis (→ S. 675). Die chronische Hepatitis ist gefürchtet, weil sie oft in eine Leberzirrhose übergeht, die ihrerseits die Gefahr eines Leberkrebses in sich birgt.

Leitbeschwerden

Die chronische Hepatitis macht sich nur durch unspezifische Beschwerden wie Müdigkeit und Leistungsabfall bemerkbar. Die Leberwerte im Blut sind erhöht (→ Leberlabor S. 1324).

Das macht der Arzt

Handelt es sich um eine chronische Virushepatitis, ist genetisches Material des Virus nachweisbar. Behandelt wird mit Interferon.

Bei einer Autoimmunhepatitis werden Antikörper im Blut nachgewiesen. Hier hilft eine Behandlung mit Kortison, um das körpereigene Abwehrsystem zu unterdrücken (→ S. 756).

Alkoholische Leberschädigung

Häufigkeit: ■ ■ ■ ■ □

Alkoholische Leberschädigung *(alkoholtoxische Leberkrankheit):* Fortschreitende Schädigung der Leberzellen als Folge jahrelangen Alkoholkonsums. Typischerweise kommt es zunächst zur ***alkoholischen Fettleber,*** bei weiterem starkem Alkoholkonsum zur ***alkoholbedingten Leberzirrhose.*** Leitbeschwerden sind Druckgefühl im Oberbauch, Mattigkeit, Leistungsschwäche; aber alle Beschwerden können auch fehlen. Besteht bereits eine Fettleber, kann als Folgeerkrankung die Alkoholhepatitis auftreten. Die Schädigungen sind diagnostisch häufig nicht leicht voneinander abgrenzbar.

Wann zum Arzt

In den nächsten Tagen, wenn

- Beim Betroffenen bemerkt wird, dass er sich an den regelmäßigen Alkoholkonsum gewöhnt hat und alleine nicht mehr gegensteuern kann
- Ein Leistungsknick, ständiges Druckgefühl im Oberbauch sowie eine gelbliche Hautverfärbung beobachtet werden
- Der CAGE-Test ergibt, dass beim Betroffenen ein Alkoholproblem vorliegt (→ S. 675).

Die Erkrankung

Bei regelmäßigem Alkoholkonsum kommt es zu Veränderungen im Leberstoffwechsel. Beim Alkoholabbau anfallende Stoffe, wie ***Azetaldehyd,*** schädigen die Leberzellen und führen bei jahrelangem intensiven Alkoholkonsum erst zu einer Leberverfettung (verminderter Fettabbau, gesteigerte Fettsäuresynthese) und dann zu einer bindegewebigen Schrumpfung der Leber (Zirrhose → S. 675). Als Schwellendosis für die Auslösung dieser Schäden gilt für Frauen die Menge von 30 g Alkohol pro Tag, entsprechend 0,3 l Wein oder 0,6 l Bier; für Männer ist sie doppelt so hoch.

Neben Alkohol können Übergewicht, einige Fettstoffwechselstörungen (→ S. 767) und

Diabetes zu einer Fettleber führen bzw. die genannte Schwellendosis deutlich verringern.

Folgeschaden Alkoholhepatitis. Ist jemand bereits an einer Fettleber erkrankt, kann nach Alkoholexzessen eine **Alkoholhepatitis** ***(exogen toxische chronische Hepatitis)*** auftreten. Diese verläuft oft dramatisch und akut mit Bluterbrechen, rascher Entwicklung einer Bewusstlosigkeit durch Leberausfall und Nierenversagen. 30 % der Patienten sterben. Bei anderen Menschen hingegen verläuft die Erkrankung recht unauffällig. Manchmal kommt es zur Gelbsucht. Auch eine Leberzirrhose (→ S. 675), die sich bei fortgesetztem Alkoholmissbrauch entwickelt, verläuft bei vielen Menschen für lange Zeit ohne Beschwerden.

Das macht der Arzt

CAGE-Test. Anhand des **CAGE-Tests** kann man selbst feststellen, ob man ein Alkoholproblem hat. Werden mehr als zwei der folgenden Fragen mit Ja beantwortet, ist eine Alkoholabhängigkeit wahrscheinlich:

- C: Frage nach Reduktion des Konsums *(Cut down)*: Hatten Sie schon einmal das Gefühl, dass Sie Ihren Alkoholkonsum reduzieren sollten?
- A: Frage nach Aufregung *(Annoyed)*: Hat es Sie schon einmal aufgeregt, wenn andere Leute Ihr Trinkverhalten kritisierten?
- G: Frage nach Schuldgefühl *(Guilty)*: Hatten Sie wegen Ihres Alkoholkonsums schon einmal Gewissensbisse?
- E: Frage nach Wachmacher *(Eye-opener)*: Haben Sie morgens nach dem Erwachen schon einmal als Erstes Alkohol getrunken, um Ihre Nerven zu beruhigen oder den Kater loszuwerden?

Die Diagnosesicherung der Alkoholhepatitis erfolgt durch Bluttests, Ultraschall und manchmal auch durch eine Leberbiopsie. Bei der Therapie ist der wichtigste Grundsatz: Meiden des Auslösers. Drogenentzug, Alkoholabstinenz und psychotherapeutische Unterstützung (→ S. 1172) sind manchmal erfolgreich. Die Rückfallquote ist bei Suchtkrankheiten sehr hoch.

Stellt der Arzt eine Leberverfettung fest, wird er zum sofortigen und endgültigen Verzicht auf Alkohol drängen. Ist der Patient bereits alkoholabhängig, hilft meist nur noch eine Entziehungskur mit anschließender Langzeittherapie (Näheres → S. 1203).

Prognose

Die Prognose hängt stark vom Ausmaß der Leberschädigung ab und davon, ob der Patient seine Trinkgewohnheiten ändern kann.

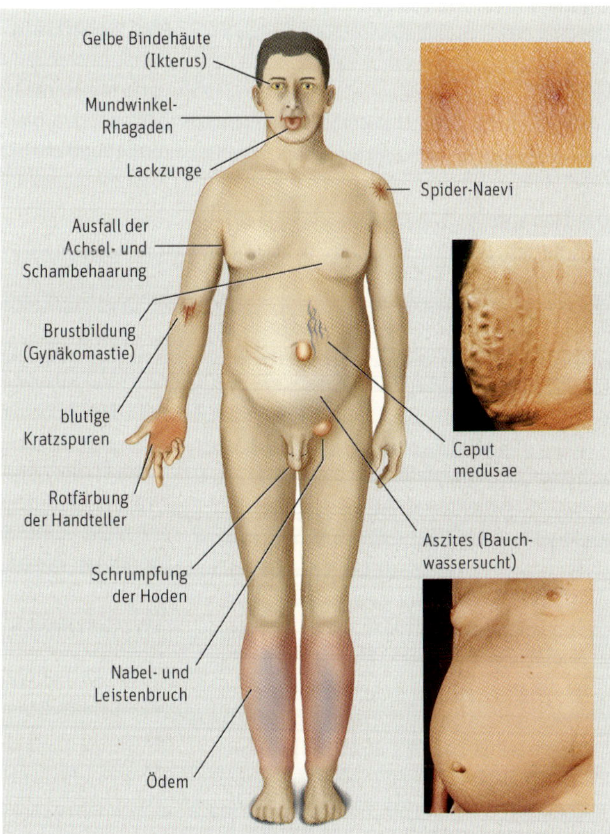

Jede schwere Lebererkrankung wie z. B. einer ***Leberzirrhose*** *macht sich durch typische Zeichen bemerkbar, so gelbe Augen, eingerissene Mundwinkel* ***(Rhagaden)****, Kratzspuren auf der Haut (durch Juckreiz), gerötete Handflächen* ***(Palmarerythem)****, Wachstum von Brustdrüsengewebe* ***(Gynäkomastie)****, sternförmige Gefäßneubildungen* ***(Spider Naevi)****, Bauchwassersucht* ***(Aszites)****, Krampfadern rund um den Bauchnabel* ***(Caput medusae)****,* ***Ödeme*** *in den Beinen, gerötete und glatte Zunge* ***(Lackzunge)****, Ausfall der Schambehaarung und Schrumpfung der Hoden.* [GTV 1845]

Leberzirrhose

Häufigkeit:

Leberzirrhose ***(Schrumpfleber)***: Über Jahre fortschreitende Zerstörung der Leber, verbunden mit knotig-narbigen Veränderungen und einer Schrumpfung der Leber. Die Leberzirrhose ist als Endstadium fast aller Lebererkrankungen gefürchtet. 50 % der Erkrankungen sind auf chronischen Alkoholmissbrauch zurückzuführen, ein Drittel auf Hepatitisfälle und der Rest auf seltene Ursachen, z. B. die Primär biliäre Zirrhose (→ S. 671). 70 % der Erkrankten sind Männer, 30 % Frauen.

Lässt sich die Zerstörung nicht aufhalten, führt die Erkrankung innerhalb von Monaten bis wenigen Jahren zum Tod infolge Leberversagens. Für eine Minderheit der Betroffenen besteht die Hoffnung auf eine Lebertransplantation. Bei den meisten Kranken – insbesondere bei Alkoholabhängigen – ist diese aber wegen ihrer Begleiterkrankungen unmöglich.

Auch erblich bedingte Stoffwechselkrankheiten wie Morbus Wilson (→ S. 773) und Hämochromatose (→ S. 1037) gehören zu den Vorerkrankungen, die zu einer Leberzirrhose führen können. Bei Morbus Wilson ist der Kupferstoffwechsel gestört, verbunden mit einer erhöhten Kupferspeicherung in der Leber; bei der Hämochromatose ist der Eisenstoffwechsel gestört, verbunden mit einer erhöhten Eisenablagerung in der Leber.

Leitbeschwerden

- Mattigkeit, Gewichtsverlust, verminderte Leistungsfähigkeit
- Hautauffälligkeiten wie Gefäßsternchen, gerötete Handinnenflächen, Lackzunge
- Bauchwassersucht (Aszites)
- Erweiterte Venen unter der Bauchhaut infolge eines Umgehungskreislaufs bei Pfortaderhochdruck
- Libidoverlust, Brustbildung beim Mann, Störungen der Regelblutung bei der Frau als Folge hormoneller Störungen
- Ausgeprägte Gelbsucht mit Gelbfärbungen von Bindehäuten und Haut, Juckreiz am ganzen Körper
- Demenzähnliche Symptome wie Gedächtnisausfall, Orientierungsstörungen, Stimmungsschwankungen und nicht angemessenes Verhalten infolge von Hirnschäden.

Die Erkrankung

Alkohol, Hepatitis und einige seltenere Vorerkrankungen führen zum Absterben von Leberzellen. Die Leber kann das absterbende Gewebe nicht ersetzen, es vernarbt und bildet derbes Bindegewebe. Der resultierende knotige Umbau der Leber führt zu vielfachen Folgeproblemen:

Die Leber kann nicht mehr genügend Eiweißstoffe wie z. B. Gerinnungsfaktoren (→ S. 1038) bilden; dadurch kommt es zu einer erhöhten Blutungsneigung (→ S. 1038). Auch die Transporteiweiße für das Blut, vor allem das Albumin (→ S. 1306), werden nicht mehr ausreichend gebildet; es kommt zu Ödemen bis hin zur Bauchwassersucht.

Die Blutgefäße in der Leber verengen sich und das Blut fließt nicht mehr ungehindert durch die Leber zum Herzen, sondern staut sich an der Pfortader. Der daraus resultierende **Pfortaderhochdruck** bewirkt Folgeerkrankungen, z. B. eine Milzschwellung (Splenomegalie → S. 1056), die mit einem vermehrten Abbau von Blutkörperchen verbunden ist, Speiseröhren-Krampfadern (→ S. 629), die leicht platzen und zu lebensbedrohlichen Blutungen führen können, und Hämorrhoiden (→ S. 662).

Komplikationen sind **Hepatische Enzephalopathie** (Konzentrationsstörung, Verwirrtheitszustand bis hin zum Bewusstseinsverlust infolge von Giftstoffen aus der Leber, die ins Gehirn übergehen) und Leberausfallkoma (→ S. 674). Kann die geschädigte Leber ihrer Entgiftungsfunktion nicht mehr nachkommen, kommt es im Blut zu einer Anreicherung von Ammoniak, der beim Eiweißabbau entsteht. Das Stoffwechselgift Ammoniak beeinträchtigt direkt die Funktion des Gehirns, sodass sich bei den Patienten verschiedene neurologische und psychische Auffälligkeiten zeigen. Zunächst finden sich nur Konzentrationsstörungen und Stimmungsschwankungen. Nach einigen Monaten treten Bewusstseinsstörungen bis zur Bewusstlosigkeit hinzu. Mediziner bezeichnen das als tödlich verlaufendes Leberausfallkoma.

Hepatorenales Syndrom. Die mit einer Leberzirrhose einhergehenden Schäden können im Endstadium auch ein Nierenversagen nach sich ziehen. Anzeichen dafür sind Ödeme und eine verringerte Ausscheidung von Urin. Dieses kombinierte Leber- und Nierenversagen führt meist zum Tode.

Das macht der Arzt

Diagnosesicherung. Die Diagnose Leberzirrhose erfolgt aufgrund der eindeutigen Beschwerden und Untersuchungsbefunde. Technische Untersuchungsmethoden wie Labor, Ultraschall und gegebenenfalls eine Bauchspiegelung (Laparoskopie → S. 641) dienen daher vornehmlich der Suche nach Vorerkrankungen und der Festlegung der

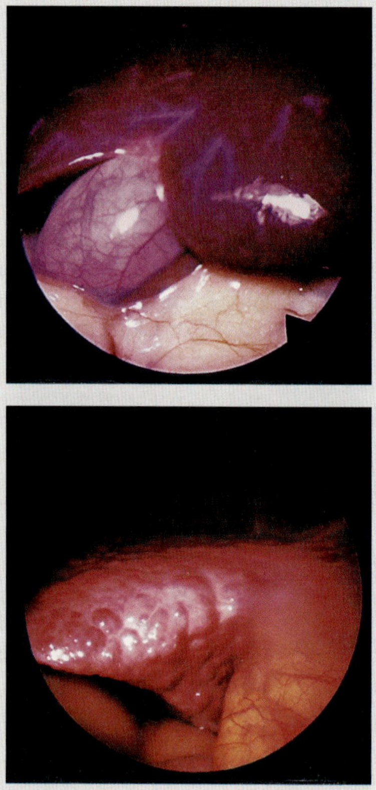

Oben: ***Gesunde Leber*** *in der Laparoskopie (Bauchspiegelung). Die Leberoberfläche ist glatt und intensiv durchblutet. Unten:* ***Zirrhotisch*** *veränderte Leber bei einem Patienten mit mittelgradiger Leberzirrhose. Der knotige Umbau der Leber ist gut zu erkennen; Bindegewebseinlagerungen führen zur Aufhellung der Leberoberfläche.* [GTV 1846]

Therapie. Eine Spiegelung von Magen und Speiseröhre zeigt z. B., ob sich dort bereits Krampfadern (Varizen) gebildet haben.

Die Therapie der Leberzirrhose konzentriert sich darauf, weitere Schäden abzuwenden. Dazu gehören:

- Das Ausschwemmen des Wassers in der Bauchhöhle (Aszites → S. 678) durch harntreibende Medikamente (Diuretika)
- Die Verödung von Krampfadern in Speiseröhre und Magen, um eventuell unstillbare Blutungen zu verhüten
- Für den Patienten striktes Alkoholverbot
- Um die Komplikationen des Pfortaderhochdrucks zu mindern, kann der Arzt eine Kurzschlussverbindung zwischen Pfortader und Hohlvene anbringen, einen **portosystemischen Shunt.** Durch ihn wird das Blut an der geschädigten Leber vorbei ins Hohlvenensystem geleitet. Diese Druckentlastung bewirkt das Absinken des Pfortaderhochdrucks und schützt den Patienten vor Krampfaderblutungen. Allerdings ist mit diesem Eingriff ein erhöhtes Risiko für die hepatische Enzephalopathie verbunden, denn das Blut wird nun nicht mehr ausreichend in der Leber entgiftet. Der Eingriff ist nicht ungefährlich; das Todesrisiko beträgt 5–10 %, bei Notoperationen sogar 50 %.

Eine Hoffnung für viele Patienten stellt die Lebertransplantation dar. Leider kommen viele Patienten aufgrund von Ausschlusskriterien, z. B. Alkoholabhängigkeit, nicht auf die Wartelisten. Selbst wenn diese Hürde genommen ist, sind die Wartezeiten relativ lang.

Die Therapie von hepatischer Enzephalopathie, Leberausfallkoma und hepatorenalem Syndrom beschränkt sich auf die Sicherung der Kreislauffunktionen. Eine Heilung oder ursächliche Behandlung ist nicht möglich.

Tumoren von Gallenwegen, Gallenblase und Leber

Häufigkeit: ■■■□□

Gallenwegs-, Gallenblasen- und **Lebertumoren:** Gutartige und bösartige Neubildungen in den Geweben von Gallenwegen, Gallenblase und Leber. Zu den gutartigen Tumoren gehören ***Hämangiome*** – gutartige Tumoren der Blutgefäße, die mäßig häufig sind – sowie ***Gallengangs-*** und ***Leberzelladenome*** – gutartige Tumoren der Gallengangs- und Leberzellen, die viel seltener auftreten. Zu den bösartigen Tumoren gehören der mäßig häufige **Leberkrebs** ***(primäres Leberzellkarzinom, hepatozelluläres Karzinom, HCC),*** der sich meistens aus einer Leberzirrhose entwickelt, und die seltenen ***Gallengangs-*** und ***Gallenblasenkarzinome*** **(Gallengangs-** und **Gallenblasenkrebs).**

Die häufigsten Tumoren der Leber sind **Lebermetastasen,** bei denen es sich meistens um Tochtergeschwülste eines Darm-, Magen-, Bauchspeicheldrüsen-, Brust- oder Lungenkrebses handelt.

Die Prognose der gutartigen Tumoren ist sehr gut; oft müssen sie nicht entfernt werden. Sowohl bei den genannten Krebsarten als auch bei den Lebermetastasen hängt die Prognose von der Größe des Tumors, vom Stadium der Tumorausbreitung und vom feingeweblichen Typ ab.

Leitbeschwerden

Gutartige Tumoren:

- Meistens keine.

Bösartige Tumoren:

- Abgeschlagenheit
- Schmerzen im rechten Oberbauch mit Appetitlosigkeit und Gewichtsverlust

- Bei großen Lebermetastasen unangenehmes Druckgefühl im Bauch und Schmerzen
- Beim Gallengangskarzinom entfärbter Stuhl und dunkler Urin
- Gelbfärbung der Augenbindehäute und/ oder der Haut.

Wann zum Arzt

In den nächsten Tagen, wenn

- Sich der Betroffene matt und abgeschlagen fühlt
- Bauchschmerzen hinzukommen
- Eine auffällige Hellfärbung des Stuhls und dunkler Urin festgestellt werden.

Die Erkrankungen

Gutartige Lebertumoren

Da die gutartigen Lebertumoren meist keine Beschwerden bereiten, handelt es sich fast immer um Zufallsbefunde, z. B. im Rahmen einer Check-up-Untersuchung durch Ultraschall. Sie werden in ihrer Entstehung durch weibliche Geschlechtshormone begünstigt und treten deshalb gehäuft bei Frauen auf, die die Pille nehmen.

Therapie. Der Arzt rät in diesem Falle, die Pille abzusetzen. Je nach feingeweblichem Typ der Lebertumoren werden sie entweder engmaschig alle 3–6 Monate sonografisch kontrolliert oder – wie die Leberzelladenome – sofort operativ entfernt, weil ein Entartungsrisiko besteht. Hämangiome werden nur entfernt, wenn sie Beschwerden verursachen oder sehr oberflächlich liegen und deshalb ein Aufbrechen und damit einhergehend heftige Blutungen zu befürchten sind.

Leberkrebs

Leberkrebs wird am häufigsten durch eine lange bestehende Leberzirrhose ausgelöst, seltener durch eine in früheren Jahren vorausgegangene Hepatitis B und C. Auch Gifte, z. B. die Aflatoxine des Schimmelpilzes Aspergillus flavus, begünstigen seine Entstehung. Bei den Betroffenen macht er sich mit einer Gelbsucht und unspezifischen Symptomen wie Müdigkeit, Gewichtsabnahme und Schmerzen im Oberbauch bemerkbar.

Therapie. Die chirurgische Entfernung (Leberteilresektion) ist manchmal möglich, scheitert aber, wenn der Krebs an zentraler Stelle liegt oder sich weit ausgebreitet hat. Wenn keine Metastasen außerhalb der Leber vorkommen, ist eine Lebertransplantation möglich. Kleine inoperable Tumoren kann der Arzt mit wiederholten Alkoholinjektionen durch die Haut ***(Perkutane Ethanol-Injektionen, PEI)*** therapieren. Der Alkohol bewirkt, dass viele der Tumorzellen absterben. Alternativ werden zur palliativen Therapie Chemotherapeutika und die transarterielle Embolisation (d. h. die Verklebung der tumorähnlichen Arterien) eingesetzt.

Prognose. Die 5-Jahres-Überlebensrate liegt bei 0–60 %, je nach Tumorart und -stadium.

Lebermetastasen

Lebermetastasen sind mit Abstand die häufigsten Lebertumoren. Ist die Leber mit Tumoren übersät, spricht der Arzt von einer **Metastasenleber.** Die Diagnose ist relativ einfach; bei jedem Krebs wird durch Bauchultraschall geprüft, ob die Leber von Metastasen befallen ist. Die Leber ist aufgrund ihrer Entgiftungs- und Reinigungsfunktion besonders gefährdet, Metastasen zu entwickeln. Die Krebszellen werden über den Pfortaderkreislauf durch die Leber geleitet und finden dort gute Wachstumsbedingungen vor.

Therapie. Oft steht einem großen Aufwand seitens der Medizin und großen anfänglichen Verlusten an Lebensqualität beim Betroffenen nur ein geringer Zuwachs an Überlebenszeit und Lebensqualität gegenüber.

- Handelt es sich um eine einzelne oder um wenige Metastasen und ist der Primärtumor bereits erfolgreich behandelt, kann der Arzt eine Teilentfernung der Leber in Erwägung ziehen. Da die Leber eine enorme Regenerationsfähigkeit besitzt, können bis zu 80 % entfernt werden, allerdings nicht an jeder Stelle. Die Restleber wächst wieder nach, sodass sie den Verlust ausgleichen kann.
- Ist eine Entfernung der Metastasen nicht möglich, wird der Arzt eine Chemotherapie durchführen. Bei der Leber geschieht das gezielt und hochdosiert über eine regionale Chemotherapie (→ S. 1026). Der Arzt durchspült die Lebergefäße über einen in die Leberarterie eingesetzten Katheter mit Zytostatika (→ S. 1026). Alternativ kann eine Chemotherapie mit Tabletten (Capecitabin, Xeloda®) versucht werden.
- Besonders schlecht sind die Therapiemöglichkeiten, wenn der Primärtumor nicht zu finden ist. Manchmal ist dieser noch sehr klein und die Metastasenzellen sind so stark entartet, dass eine feingewebliche Zuordnung scheitert. In diesem Fall lässt sich nicht abschätzen, auf welche Zytostatika die Metastasen und der Primärtumor am ehesten reagieren.

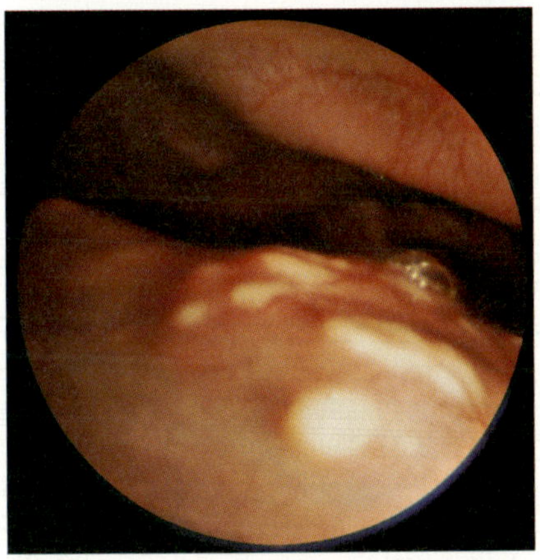

*Bei einer Bauchspiegelung (Laparoskopie) entdeckte **Lebermetastasen;** in diesem Fall war der Primärtumor ein Darmkrebs.* [GTV 1847]

Prognose. Eine vollständige Heilung gelingt nur in wenigen Fällen.

Gallenblasen- und Gallengangskrebs

Tumoren in Gallenblase und Gallengang wachsen lange, ohne Beschwerden zu verursachen. Sie machen deshalb erst spät durch Symptome auf sich aufmerksam, wie zunehmende Gelbfärbung der Haut, Bauchschmerzen, Übelkeit und Erbrechen. Sie werden daher oft erst im fortgeschrittenen Stadium entdeckt. Sie bilden sehr schnell Tochtergeschwülste in der Leber.

Therapie. Häufig ist nur noch eine Linderung der Beschwerden möglich. Diese Palliativtherapie besteht meist im endoskopischen Einsetzen eines Röhrchens (Stent → S. 667) in die Gallenwege, um den Abfluss aus den Gallenwegen in den Zwölffingerdarm zu erhalten bzw. wiederherzustellen.

Prognose. Die 5-Jahres-Überlebensrate liegt bei 5 % und ist damit sehr schlecht. Palliativ versorgte Patienten leben durchschnittlich 6 Monate.

Komplementärmedizin

Eine ausführliche Übersicht zu alternativen Krebstherapien findet sich an anderer Stelle (→ S. 1029).

Aktuell: www.gesundheit-heute.de/18x11

- **www.leilinien.net** – Stichwortsuche Leberkarzinom: Kurz gefasste interdisziplinäre Leitlinie der Deutschen Krebsgesellschaft und der Deutschen Gesellschaft für Chirurge zu primären Leberkarzinomen.
- **www.krebshilfe.de** – Sehr informative Website der Deutschen Krebshilfe e. V., Bonn (Hrsg.): Unter der Rubrik „Informieren“ finden Sie Broschüren und Infomaterial, so auch den blauen Ratgeber Nr. 15 zum Krebs der Leber und Gallenwege, den Sie hier kostenlos bestellen oder herunterladen können.

Aszites

Häufigkeit:

Aszites ***(Bauchwassersucht):*** Flüssigkeitsansammlung in der Bauchhöhle. Der Aszites ist meist das Zeichen für eine fortgeschrittene Erkrankung, vorwiegend der Leber, mit schlechter Prognose. Die Flüssigkeitsmenge des angesammelten Wassers kann enorm sein und weit über 10 l betragen. Der Patient bemerkt als Erstes eine Zunahme des Bauchumfangs; Hose und Gürtel passen nicht mehr. Der Bauch wölbt sich mehr und mehr vor, oft flacht gleichzeitig die Vertiefung des Bauchnabels ab; gelegentlich kommt es zu einem Nabelbruch.

Ursachen können eine Leberzirrhose, aber auch bösartige Tumoren, Metastasen am Bauchfell ***(Peritonealkarzinose),*** Entzündungen im Bauchraum, eine Rechtsherzinsuffizienz (→ S. 703) oder Thrombosen der Milzvene, Pfortader und Lebervenen sein. Bei der Leberzirrhose wird die Flüssigkeitsansammlung in der Bauchhöhle durch einen Anstieg des Drucks in der Pfortader verursacht, der wiederum dadurch zustande kommt, dass die bindegewebig umgewandelte Leber dem Durchfluss des Pfortaderblutes einen immer höheren Widerstand entgegensetzt. Bei bösartigen Tumoren „schwitzen" diese entweder selbst Wasser in den Bauchraum oder aber die Blutzusammensetzung verändert sich so, dass das im Blut enthaltene Wasser nicht mehr gespeichert werden kann und deshalb Wasser in die Bauchhöhle abgegeben wird.

Das macht der Arzt

Diagnosesicherung. Einfach und sicher lässt sich die Diagnose eines Aszites mithilfe eines Bauchultraschalls stellen.

Therapie. Die wichtigste Behandlungsmaßnahme besteht in der Therapie der zugrunde liegenden Krankheit, z. B. das Fortschreiten der Leberzirrhose zu verzögern, einen Tumor operativ zu entfernen oder verkleinern. Um die Symptome durch Ausschwemmen der Flüssigkeitsansammlung zu lindern, verordnet der Arzt zusätzlich harntreibende Mittel (Diuretika). Da in vielen Fällen diese Behandlung nicht erfolgreich ist, wird der Arzt in einer **Aszitespunktion** Flüssigkeit mit einer Kanüle abziehen. Pro Punktion werden so 0,5–1,5 l entfernt, was der Patient sofort als Erleichterung wahrnimmt: z. B. Rückgang von Schmerzen durch Abnahme der Bauchspannung, Besserung der Luftnot. Durch die verminderte Eiweißproduktion der Leber ist das Blut dünnflüssig. Das führt dazu, dass der Aszites ohne weitere Maßnahmen innerhalb kurzer Zeit wieder „nachläuft".

Bei weiter bestehendem Aszites wird der Arzt deshalb einen portosystemischen Shunt (→ S. 676) erwägen, um den Aszites zu verringern.

Akute Bauchspeicheldrüsen-Entzündung

Häufigkeit:

Akute Bauchspeicheldrüsen-Entzündung ***(akute Pankreatitis):*** Plötzlich auftretende, nicht durch eine Infektion bedingte Entzündung der Bauchspeicheldrüse. Wichtigste Ursachen sind im Bauchspeicheldrüsengang eingeklemmte Gallensteine, Alkoholmissbrauch oder eine genetische Veranlagung zu Bauchspeichedrüsen-Entzündungen. Betroffen sind vor allem Menschen im Alter von 30–50 Jahren. Je nach Schweregrad verläuft die Krankheit in 1–15 % der Fälle tödlich. Wichtig ist eine möglichst rasche Behandlung und Überwachung in der Klinik.

Leitbeschwerden

- Plötzlich auftretende heftige und lang anhaltende Schmerzen im Oberbauch, oft gürtelförmig um den Bauch, aber auch in andere Richtungen ausstrahlend
- Übelkeit und Erbrechen
- Schweres Krankheitsgefühl
- Häufig Fieber
- Blutdruckabfall, in schweren Fällen Schock mit Herzrasen, Kaltschweißigkeit und Angst bis hin zum Kreislaufversagen
- Gelegentlich Gelbfärbung der Haut bei Einklemmung eines Gallensteins.

Wann zum Arzt

Sofort den (Not-)Arzt rufen, wenn obige Beschwerden auftreten!

Die Erkrankung

Ursachen. Auslöser einer akuten Bauchspeicheldrüsen-Entzündung sind am häufigsten die Einklemmung eines Gallensteins im Bauchspeicheldrüsengang (45 %) und Alkoholmissbrauch (35 %). In 15 % der Fälle lässt sich keine Ursache finden und die übrigen 5 % verteilen sich auf Folgen einer Medikamenteneinnahme (z. B. Diuretika, Betablocker, ACE-Hemmer, Östrogene, Kortison, Antibiotika, Azathioprin), einer Bauchverletzung, einer Virusinfektion, massiver Fettstoffwechselstörungen (Hypertriglyzeridämie → S. 768) oder eines stark erhöhten Kalziumspiegels, z. B. bei einer Überfunktion der Nebenschilddrüsen.

Der Verlauf der Krankheit lässt sich schwer voraussagen. Schwerste Schäden drohen immer, wenn hochaktive Verdauungsenzyme von der Bauchspeicheldrüse freigesetzt werden, die das Gewebe der Bauchspeicheldrüse teilweise oder sogar vollständig verdauen und so unwiderruflich zerstören. Es kommt dann zur Pankreasinsuffizienz (→ S. 679) und zum Diabetes (→ S. 758). Ein eingeklemmter Gallenstein kann darüber hinaus zum Darmverschluss führen. Weitere Komplikationen sind Pleuraergüsse, Lungenentzündungen, Abszesse und Blutvergiftung bis hin zu Kreislaufversagen und lebensgefährlichen Magen-Darm-Blutungen.

Spätfolgen. Nach Heilung einer akuten Bauchspeicheldrüsen-Entzündung bleiben bei 5 % der Patienten mit Flüssigkeit gefüllte Hohlräume ***(Pankreas-Pseudozysten)*** in der Bauchspeicheldrüse bestehen, die Druckgefühle im Oberbauch und, wenn sie sich entzünden, Fieber verursachen können.

Das macht der Arzt

Diagnosesicherung. Aufgrund der heftigen andauernden Schmerzen im Oberbauch, dem schlechten Allgemeinzustand und einer Erhöhung der Bauchspeicheldrüsenenzyme Lipase, Elastase 1 (wird im Stuhl bestimmt) und Pankreasamylase stellt der Arzt die Diagnose. Im Ultraschall kann er eine durch Flüssigkeitseinlagerung vergrößerte und schlecht gegen andere Organe abgrenzbare Bauchspeicheldrüse sowie eventuell abgestorben Bereiche und gegebenenfalls auch eingeklemmte Gallensteine erkennen. Zur genauen Beurteilung der Schwere der Entzündung wird auch ein CT mit Kontrastmittelgabe durchgeführt.

Liegt eine Steineinklemmung zugrunde, wird der Arzt eine ERCP (→ S. 667) durchführen, bei der er den Ausgang des Pankreaskanals (Pankreaspapille) spaltet, erweitert und den festsitzenden Stein entfernt.

Akuttherapie. Patienten mit einer akuten Bauchspeicheldrüsen-Eentzündung müssen ins Krankenhaus, in schweren Fällen auf die Intensivstation. Eine der wichtigsten Behandlungsmaßnahmen ist die Gabe von Flüssigkeit in Form von Infusionen, da meist ein ausgeprägter Flüssigkeitsmangel besteht. Solange die Schmerzen andauern, darf der Patient weder essen noch trinken, stattdessen wird er über Infusionen ernährt. Die Schmerzen lassen sich mit Procain und/oder Opioiden (→ S. 1219) wie Buprenorphin (Temgesic®) lindern. Zur Vermeidung eines Stressulkus wird die Sekretion des Magensafts mit Protonenpumpenhemmern (→ S. 636) gehemmt.

Eine Magensonde ist bei Erbrechen oder beginnendem Darmverschluss notwendig.

Hat der Patient Fieber, droht eine Blutvergiftung (→ S. 1053). Konnte infiziertes abgestorbenes Gewebe nachgewiesen werden oder wurde die Bauchspeicheldrüsen-Entzündung durch einen eingeklemmten Gallenstein verursacht, erhält er intravenös Antibiotika.

Abszesse und Zysten werden punktiert und abgesaugt; Letztere nur, wenn sie groß sind und Beschwerden verursachen. Infizierte abgestorbene Gewebebereiche (Nekrosen) können – besonders bei Versagen der konservativen Behandlung (v. a. Schmerzmittel, Nulldiät) – operativ entfernt werden. Allerdings ist die Operationssterblichkeit mit 15 % relativ hoch.

Kostaufbau und Nachsorge. Sobald keine Beschwerden wie Schmerzen, Übelkeit und Erbrechen mehr auftreten, kann der Patient mit einem vorsichtigen Kostaufbau, anfangs Tee und Zwieback, beginnen.

Um eine erneute Entzündung der Bauchspeicheldrüse zu vermeiden, werden Gallensteine entfernt und begünstigende Krankheiten (z. B. eine Fettstoffwechselstörung → S. 767) behandelt. Der Patient muss auf Alkohol und potenziell schädliche Medikamente auf Jahre verzichten.

Komplementärmedizin

In Anbetracht der Schwere einer akuten Bauchspeicheldrüsen-Entzündung ist von jedem Versuch abzuraten, die Beschwerden (erst einmal) mit naturheilkundlichen bzw. komplementärmedizinischen Maßnahmen zu behandeln.

Chronische Bauchspeicheldrüsen-Entzündung und Pankreasinsuffizienz

Häufigkeit: ■■■□□

Chronische Bauchspeicheldrüsen-Entzündung *(Chronische Pankreatitis)*: Meist in Schüben verlaufende Bauchspeicheldrüsen-Entzündung mit zunehmendem Verlust aller Bauchspeicheldrüsen-Funktionen (Pankreasinsuffizienz). Unter der schmerzhaften Erkrankung leiden mehr Männer als Frauen, weil Alkoholmissbrauch als häufigste Ursache vor allem Männer betrifft.

Pankreasinsuffizienz *(Bauchspeicheldrüsen-Insuffizienz)*: Wenn 90 % der Bauchspeicheldrüse zerstört sind, erlöschen die Drüsen- und die hormonellen Bauchspeicheldrüsen-Funktionen. Ursache ist eine akute oder chronische Bauchspeicheldrüsen-Entzündung. Lebenslange Folgen sind ***Verdauungsinsuffizienz (Malassimilation)*** aufgrund fehlender Verdauungsenzyme und ein insulinpflichtiger Diabetes (→ S. 758).

Keine der beiden Krankheiten ist heilbar; ihr Verlauf lässt sich aber positiv beeinflussen, vor allem wenn der Patient auf das auslösende Gift, meist Alkohol, verzichtet. Die 10-Jahres-Überlebensrate liegt bei 50 %; sie hängt aber auch von der eventuellen Grundkrankheit ab.

Leitbeschwerden

- Schmerzperioden im Oberbauch, oft einige Stunden nach opulenter Mahlzeit oder größerem Alkoholkonsum einsetzend
- Unverträglichkeit von fettreichen Speisen
- Voluminöse, fettige, glänzende, übel riechende Stühle, Durchfälle
- Symptome eines Diabetes wie Durst, häufiges Wasserlassen, Schwäche, Schwindel.

Wann zum Arzt

In den nächsten Tagen, wenn die genannten Beschwerden auftreten.

Die Erkrankung

Ursache ist in bis zu 80 % der Fälle ein dauerhafter Alkoholmissbrauch (bei manchen Betroffenen reichen dabei auch moderate Mengen). In 20 % der Fälle lässt sich keine Ursache erkennen; selten sind genetische Defekte, eine Überfunktion der Nebenschilddrüsen (Hyperparathyreoidismus → S. 754) oder Abflussbehinderungen des Verdauungssafts verantwortlich.

Leitsymptom ist der wiederkehrende, meist heftige Oberbauchschmerz, der Stunden bis Tage anhält. Mit zunehmender Krankheitsdauer nehmen die Schmerzperioden mehr und mehr ab. Dann aber zeigen sich die Beschwerden aufgrund der nachlassenden Bauchspeicheldrüsen-Funktion. Wenn von der Bauchspeicheldrüse nicht mehr genügend Verdauungsenzyme in den Darm ausgeschüttet werden, werden die Nahrungsbestandteile nicht mehr richtig verdaut, was zu Mangelernährung und damit zu Gewichtsabnahme führt.

Folgeprobleme. Besonders die unzureichende Verdauung der Nahrungsfette ruft Beschwerden wie Blähungen und Durchfälle hervor, die mit voluminösen, fettigen, übel riechenden Stühlen (so genannten *Fettstühlen)* verbunden sind. Weiter kann die unzureichende Aufnahme der fettlöslichen Vitamine A, D, E und K zu Mangelerscheinungen führen, z. B. Osteoporose durch Vitamin-D-Mangel (→ S. 1016). Bei etwa einem Drittel der Patienten kommt es aufgrund verminderter Insulinproduktion zum Diabetes.

Als weitere Komplikationen drohen Steine und Verengungen im Pankreasgangsystem, die neben Schmerzen zu wiederholter Gelbsucht führen. Größere flüssigkeitsgefüllte Hohlräume (Pankreas-Pseudozysten) können Druckbeschwerden und bei Entzündung Fieber hervorrufen. Thrombosen von Milzvene und Pfortader verursachen gelegentlich Symptome eines Pfortaderhochdrucks (→ S. 676), und schließlich ist das Risiko für Bauchspeicheldrüsenkrebs (→ S. 680) erhöht.

Das macht der Arzt

Diagnosesicherung. Die typischen heftigen Schmerzen im Oberbauch zusammen mit einer stark erhöhten Pankreasenzymen Lipase, Elastase 1 (wird im Stuhl bestimmt) und Pankreasamylase sichern die Diagnose. Allerdings kann auch ohne nachweisbaren Enzymanstieg ein Schub einer chronischen Bauchspeicheldrüsen-Entzündung vorliegen.

Ist Alkoholmissbrauch *nicht* die Ursache, muss (spätestens nach dem zweiten Schub) der Grund für die Erkrankung gesucht und bei sehr jungen Patienten durch Labortests auch nach einem genetischen Defekt gefahndet werden. Bildgebende Verfahren – z. B. Röntgenleeraufnahme, Ultraschall, ERCP und MRCP – zeigen krankhafte Veränderungen des Organs.

Fettunverträglichkeit, Durchfälle und fettige Stühle weisen auf eine Pankreasinsuffizienz hin, erst Funktionstests sind beweisend (→ S. 667).

Akuttherapie. Behandelt wird der akute Schub in der Klinik mit den gleichen Maßnahmen wie bei der akuten Bauchspeicheldrüsen-Entzündung (→ S. 678).

Langzeitbehandlung. Erhärten die Untersuchungen den Verdacht auf eine chronische Bauchspeicheldrüsen-Entzündung, muss der Patient lebenslang auf Alkohol verzichten. Wichtig ist außerdem eine kohlenhydrat- und eiweißreiche, aber ballaststoffarme Kost, die auf fünf bis sieben kleine Mahlzeiten pro Tag verteilt wird. Bei Pankreasinsuffizienz müssen die fehlenden Verdauungsenzyme, insbesondere die Lipase, in Form von magensaftresistenten Tabletten (Kreon®) zu den Mahlzeiten in hoher Dosis zugeführt werden.

Viele Patienten schrecken vor der Menge an Medikamenten zurück, die sie einnehmen müssen. Aber nur mit ihrer Hilfe kann die Fettverdauung weitgehend normalisiert werden und eine besonders fettarme Ernährung ist dann nicht mehr nötig. Bei bereits eingetretenen Symptomen eines Vitaminmangels bzw. zu dessen Vorbeugung werden die fettlöslichen Vitamine A, D, E und K regelmäßig injiziert. Hat die Pankreasinsuffizienz eine Diabeteserkrankung zur Folge, muss auch diese lebenslang mit Insulin behandelt werden.

Die Schmerztherapie ist ein weiterer wesentlicher Bestandteil der Behandlung. Dabei werden zunächst leichtere Schmerzmittel wie Paracetamol und Novaminsulfon eingesetzt, bei nicht ausreichender Schmerzlinderung auch Opioide und invasive schmerztherapeutische Verfahren:

So können operativ Verengungen und Steine in den Pankreasgängen aufgedehnt bzw. entfernt werden, Zysten und Abszesse abgesaugt oder ein Teil der Bauchspeicheldrüse operativ entfernt werden. In schweren Fällen kann auch eine Zerstörung der Nerven im Bauchraum eine Schmerzfreiheit bewirken.

Aktuell: www.gesundheit-heute.de/18x12

- **www.leitlinien.net** – Stichwortsuche Pankreatitis: Leitlinie der Deutschen Gesellschaft für Verdauungs- und Stoffwechselkrankheiten zur Therapie der chronischen Pankreatitis.

Bauchspeicheldrüsenkrebs

Häufigkeit:

Bauchspeicheldrüsenkrebs *(Pankreaskarzinom)*: Meist von den Schleimhäuten der kleinen Bauchspeicheldrüsengänge ausgehender Krebs. Er tritt vor allem zwischen dem 60. und 70. Lebensjahr auf; Männer sind häufiger betroffen als Frauen. Das Risiko ist bei Rauchern dreifach höher, ferner bei chronischer, erblich bedingter Bauchspeicheldrüsen-Entzündung und einigen seltenen Erbkrankheiten. Da der Krebs anfangs kaum Beschwerden verursacht, wird die Diagnose häufig erst im fortgeschrittenen Stadium gestellt, in dem eine Operation mit dem Ziel der völligen Tumorentfernung nur selten möglich ist.

Die Prognose ist sehr schlecht: Die durchschnittliche Überlebenszeit liegt bei der Diagnosestellung bei 6 Monaten bis 2 Jahren. Bei sehr kleinen operablen Tumoren (Durchmesser maximal 2 cm), also in einem frühen Stadium entdeckt und ohne Metastasen, liegt die 5-Jahres-Überlebensrate bei 40 %. In späteren Stadien liegt sie nach der Operation bei 15 %. Wird nur palliativ therapiert, liegt die 5-Jahres-Überlebensrate bei 0 %.

Neben dem Bauchspeicheldrüsenkrebs, der keine Hormone produziert, gibt es auch verschiedene gut- und bösartige hormonbildende Tumoren der Bauchspeicheldrüsenzellen (→ Kapitel 20).

Leitbeschwerden

- Oberbauchbeschwerden, Appetitlosigkeit, Übelkeit
- Mattigkeit, Abnahme der Leistungsfähigkeit, Gewichtsverlust
- Schmerzen, die vom Oberbauch gürtelförmig in den Rücken ziehen, Übelkeit und Erbrechen
- Manchmal Gelbsucht, wenn der Krebs sich im Pankreaskopf befindet bzw. die Pankreaspapille (Ausführungsgang in den Dünndarm) verschließt
- Selten Thrombosen unklarer Ursache
- Später oft Diabetes.

Die Erkrankung

Die Ursachen des Bauchspeicheldrüsenkrebses sind vielfältig: genetische Veranlagung, wiederholte Bauchspeicheldrüsen-Entzündungen, Umwelteinflüsse und auch Rauchen sind Risikofaktoren. Die meisten Erkrankten bemerken oft erst spät unspezifische Krankheitszeichen. Dazu gehören Gewichtsverlust, Mattigkeit, eine Abnahme der Leistungsfähigkeit oder leichte Schmerzen im Oberbauch, die mit Verdauungsstörungen einhergehen. Gelbsucht ist meist ein spätes Symptom. Befindet sich der Tumor im Pankreaskopf, tritt häufig schon früh eine Gelbsucht auf. Meistens wird die Krankheit erst entdeckt, wenn die Patienten gelb sind. In seltenen Fällen gehen Patienten zum Arzt, weil sie Oberbauchschmerzen haben. Der Hausarzt bemerkt beim Abtasten des oberen Bauchs einen harten Widerstand und/oder der Routineultraschall erhärtet den Verdacht auf einen Bauchspeicheldrüsenkrebs.

Das macht der Arzt

Diagnosesicherung. Ultraschall, CT und Kernspin (gegebenenfalls zusammen mit MRCP → S. 667 und Magnetresonanz-Angiografie → S. 692) sichern die Diagnose und stellen das Stadium der Erkrankung fest.

Therapie. Ist die Krebserkrankung auf die Bauchspeicheldrüse beschränkt und ist der Tumor klein, versucht der Chirurg, ihn vollständig durch eine Operation zu entfernen.

Die klassische Operation **(Whipple-Operation)** ist sehr eingreifend. Es wird dabei nicht nur die komplette Bauchspeicheldrüse entfernt, sondern auch der Zwölffingerdarm, die

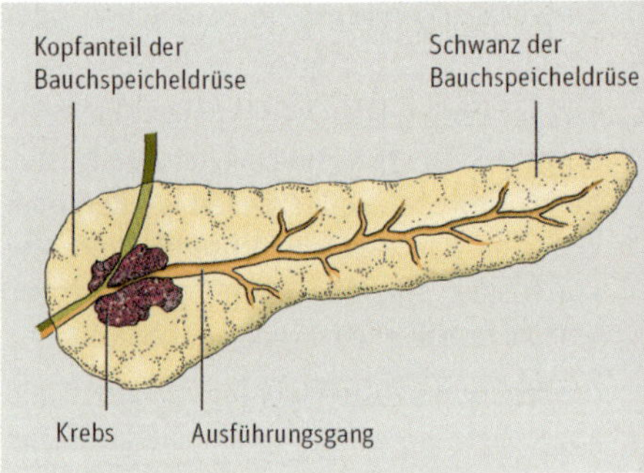

Sitzt der Bauchspeicheldrüsenkrebs im Kopf der Bauchspeicheldrüse, so blockiert der Tumor den Gallenfluss von der Gallenblase zum Dünndarm. So ist zu erklären, warum viele Betroffene an einer Gelbsucht leiden. [GRA 1850]

Gallenblase und ein Teil des Magens. Die Sterblichkeit bei dieser Operation beträgt 15 %. Deshalb werden heute weniger radikale Operationsverfahren bevorzugt, bei denen zumindest der Magen erhalten bleibt. Ist der Pankreaskörper bzw. -schwanz von einem Tumor befallen, können auch nur diese Anteile der Bauchspeicheldrüse einschließlich der Milz entfernt werden.

Ist eine operative Entfernung des Tumors nicht möglich, nutzt der Arzt palliative operative Verfahren, Bestrahlung und Chemotherapie zur Schmerzlinderung und zur Erhaltung der Verdauungsfunktionen. Bei Stau der Gallenflüssigkeit mit Gelbsucht kann der Arzt einen Stent in den verengten Bauchspeicheldrüsen- bzw. -gallengang legen (Näheres → S. 667) oder eine künstliche Verbindung zwischen Gallengang und Darm herstellen. Auch eine Ableitung der Gallenflüssigkeit nach außen ist möglich (PTCD – perkutane transhepatische Cholangiodränage). Wird der Magenausgang durch den Tumor eingeengt, kann der Arzt operativ eine Verbindung zwischen Magen und Darm herstellen, um die Engstelle zu umgehen. Die oft quälend starken Schmerzen, die sich mit Schmerzmitteln nicht ausreichend lindern lassen, erfordern eventuell die Zerstörung sensibler Nerven im Bauchraum.

Nachbehandlung. Besonders die Whipple-Operation erfordert eine intensivmedizinische Überwachung und einen langsamen, sorgfältig geplanten Kostaufbau. Da eine Pankreasinsuffizienz besteht, müssen die von der Bauchspeicheldrüse nicht mehr gebildeten Verdauungsenzyme in Form von magensaftresistenten Mikropellets (s. o. Kreon®) zu jeder Mahlzeit in ausreichender Dosis eingenommen werden. Außerdem ist eine Insulintherapie notwendig (Näheres → S. 762). Insgesamt bleibt die Lebensqualität oft stark eingeschränkt.

Erkrankungen von Bauchgefäßen, Bauchfell und Bauchwand

Darmarterienverschluss und Angina abdominalis

Häufigkeit:

Darmarterienverschluss ***(Mesenterialinfarkt):*** Verschluss einer oder mehrerer Darmarterien (Mesenterialgefäße) durch Blutgerinnsel aufgrund einer starken Gefäßverkalkung oder als Folge im Herzen gebildeter Blutgerinnsel, die sich lösen, in den Blutkreislauf gelangen und dann die Darmarterien verschließen.

Angina abdominalis ***(Angina intestinalis, Claudicatio abdominalis):*** Vorstufe des Darmarterienverschlusses (ähnlich zur Angina pectoris als Vorstufe des Herzinfarkts → S. 699) mit starken, plötzlich einsetzenden Bauchschmerzen nach dem Essen.

Vor allem ältere Menschen sind von diesen Durchblutungsstörungen der Darmarterien betroffen. Werden sie nicht rechtzeitig erkannt und operiert, sterben Darmschlingen ab und es kommt zum Durchbruch von Darminhalt in die Bauchhöhle mit lebensgefährlicher Bauchfellentzündung (Peritonitis → S. 681).

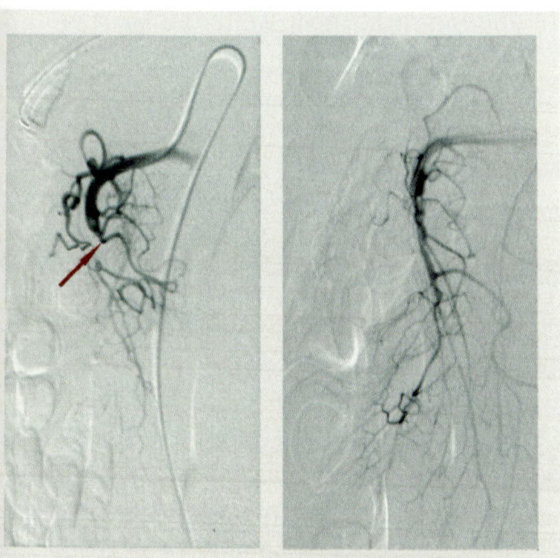

*Erfolgreiche **Auflösung eines Darmarterienverschlusses** mithilfe von blutgerinnselauflösenden Medikamenten (Thrombolyse).*
Links der Angiografiebefund vor der Therapie – der Röntgenkonstrastmittelfluss bricht plötzlich ab; das bedeutet, dass alle Darmabschnitte des Unterbauchs nicht mehr durchblutet werden. Rechts die Kontrolle nach der Thrombolyse; die Darmarterie ist wieder eröffnet und durchgängig. [GTV 1848]

Leitbeschwerden

- Plötzlich auftretende starke Bauchschmerzen, die sich aber schlecht lokalisieren lassen, v. a. nach dem Essen
- Starkes Krankheitsgefühl
- Im späteren Stadium: verhärtete Bauchdecke mit starker Abwehrspannung, Herzrasen und Fieber.

Wann zum Arzt

Sofort zum Arzt oder ins Krankenhaus, wenn die geschilderten Symptome auftreten.

Die Erkrankung

Der Darm wird von den Mesenterialarterien mit Blut versorgt. Sind diese nicht mehr in der Lage, ihrer Aufgabe nachzukommen, da sie durch eine bestehende Arteriosklerose (Gefäßverkalkung → S. 721) verengt sind oder weil ein Thrombus oder eine Embolie sie blockiert, sterben die nicht mehr versorgten Darmbereiche ab. Die plötzliche Unterbrechung der Blutversorgung (akute Ischämie) äußert sich in plötzlich auftretenden starken Bauchschmerzen, die bis zum Schock führen können. Darauf folgt eine etwa 12 Stunden dauernde Phase, die der Arzt auch als stummes Intervall (fauler Friede) bezeichnet, in der die Schmerzen nachlassen. Der Darm erschlafft und die Erkrankung schreitet fort. Erst nach etwa 24 Stunden zeigt sich die Krankheit dann in ihrer vollen Schwere. Es entwickeln sich Anzeichen eines akuten Abdomens, die Darmgeräusche verschwinden, es kommt zu Blutvergiftung, Schock und Darmlähmung. Ganz ähnliche Symptome zeigen sich auch, wenn es zu einer **Mesenterialvenenthrombose** (Verschluss einer Darmvene durch ein Blutgerinnsel) kommt.

Das macht der Arzt

Diagnosesicherung. Der Verdacht einer Angina abdominalis und eines Darmarterienverschlusses lässt sich durch Ultraschall oder eine Röntgenaufnahme des Bauchraums erhärten. Beweisend aber sind Dopplersonografie (→ S. 691) und Angiografie (→ S. 691). Wichtige Indizien sind ein starker Anstieg der weißen Blutkörperchen und des Laktats im Blut. Im EKG kann sich Vorhofflimmern (→ S. 708) als Ursache der Embolie zeigen.

Behandlung. Kann der Arzt die Diagnose aufgrund der Symptome so rechtzeitig stellen, dass schon nach weniger als 6 Stunden die Behandlung beginnen kann, besteht die Hoffnung, dass der Darm noch nicht unwiderruflich geschädigt ist. Ziel der Behandlung ist die Beseitigung der Embolie (Thrombose). Dazu muss der Thrombus entfernt *(Thrombektomie)* oder durch Medikamente aufgelöst werden *(Thrombolyse* → Abb. S. 681). Oft gelingt dies jedoch nicht, sodass die nicht mehr durchbluteten Darmschlingen in einer Operation entfernt werden müssen. Die Sterblichkeit bei Notoperationen liegt bei über 50 %. Die Prognose hängt stark von der Zeitdauer bis zur Operation ab.

Bauchfellentzündung

Häufigkeit:

Bauchfellentzündung ***(Peritonitis):*** Örtlich begrenzte ***(lokale Peritonitis)*** oder das ganze Bauchfell betreffende ***(generalisierte Peritonitis)*** lebensbedrohliche Entzündung des Bauchfells durch das Eindringen von Darminhalt, Verdauungssäften oder Gallenflüssigkeit in die Bauchhöhle.

Bis zu 30 % der Betroffenen sterben an einer Bauchfellentzündung, vor allem durch Komplikationen wie Blutvergiftung, Abszesse oder Darmlähmung.

Leitbeschwerden

Lokale Bauchfellentzündung:
- Starke, bewegungsabhängige Bauchschmerzen, die örtlich eingrenzbar sind
- Appetitlosigkeit
- Kaltschweißigkeit und Herzrasen
- Starkes Krankheitsgefühl
- Mäßiges Fieber.

Generalisierte Bauchfellentzündung:
- Zusätzlich bretttharter Bauch (akutes Abdomen → S. 87).

Wann zum Arzt

Sofort, wenn die obigen Symptome auftreten.

Sofort den Notarzt rufen, bei brettthartem Bauch, Fieber und Kreislaufproblemen!

Die Erkrankung

Die Bauchfellentzündung ist kein einheitliches Krankheitsbild, sondern beschreibt lediglich, dass das Bauchfell (Peritoneum), das den ganzen Bauchraum wie eine Folie auskleidet und jede Darmschlinge umschließt, akut entzündet ist. Bei diesem Krankheitsbild besteht immer Lebensgefahr. Besonders gefährlich ist es, wenn größere Mengen bakterienhaltigen Darminhalts in die Bauchhöhle gelangen, z. B. bei einem Blinddarmdurchbruch. Er ist ein Beispiel für eine ***Perforationsperitonitis,*** weil hierbei Bakterien infolge des Durchbruchs

(Perforation) der Darmwand in die Bauchhöhle gelangen. Aber auch aggressive Verdauungssäfte der Bauchspeicheldrüse, z. B. bei der akuten Bauchspeicheldrüsen-Entzündung (→ S. 678), oder Gallenflüssigkeit führen zu schwersten Entzündungsreaktionen. Zur ***Durchwanderungsperitonitis*** kommt es, wenn Darmschlingen durch Unterbindung der Blutzufuhr (Darmarterienverschluss → S. 681), durch Darmverschluss (Ileus → S. 660) oder durch Einklemmung (durch einen Bruch → S. 682) absterben, wodurch diese für Bakterien durchlässig werden.

Tritt eine Bauchfellentzündung nach einer Bauchoperation auf, wenn z. B. eine Wundnaht aufgegangen ist oder durch die Operation Bakterien in die Bauchhöhle eingeschleppt wurden, spricht der Arzt von einer ***postoperativen Peritonitis.***

Jede Art von Darmverschluss (Ileus) führt früher oder später zur Durchwanderungsperitonitis; umgekehrt führt jede Bauchfellentzündung zumindest zu einer teilweisen Lähmung des Darms (paralytischer Ileus → S. 660). Beide Krankheitsbilder verstärken sich also gegenseitig, was die Notwendigkeit eines raschen ärztlichen Eingreifens unterstreicht.

Das macht der Arzt

Die Heftigkeit der Schmerzen, eine ausgeprägte Druck- und Klopfempfindlichkeit und/oder ein brettharter Bauch sind zusammen mit der Vorgeschichte richtungweisend für den Befund. Treten niedriger Blutdruck, Kaltschweißigkeit und extremes Angstgefühl hinzu, erfolgt die sofortige Krankenhauseinweisung. Dort setzt der Arzt zur Sicherung der Diagnose zusätzlich bildgebende Verfahren wie Ultraschall, eine Röntgen-Abdomenleeraufnahme (→ S. 622) und ein CT des Bauchraums ein (Allgemeines zum CT → S. 1268).

Sobald die Diagnose gesichert ist, wird der Chirurg den Bauchraum in einer Notoperation öffnen ***(Notfall-Laparatomie),*** um die Infektionsquelle bzw. die Durchbruchsstelle zu beseitigen. Die Bauchhöhle wird mit viel steriler Flüssigkeit und gegebenenfalls mit Antibiotika gespült; die Antibiotikatherapie wird nach der Operation durch Infusionen fortgesetzt.

In den Fällen, in denen die Ursache nicht chirurgisch behoben werden kann oder der Patient nicht operationsfähig ist, muss sofort hochdosiert mit Antibiotikainfusionen begonnen werden.

Eingeweidebruch

Häufigkeit: ■■■■□

Eingeweidebruch ***(Hernie):*** Eingeweide- oder Weichteilbruch, meist als sackartige Ausstülpung des Bauchfells ***(Bruchsack)*** durch eine Lücke in der Bauchwand ***(Bruchpforte, Bruchring),*** die die Eingeweide und Organteile umhüllt. Durch diese Bruchpforte treten die Eingeweide oder Organteile hervor. Mit 75 % ist der Leistenbruch (Leistenhernie → S. 682) die häufigste Form der Eingeweidebrüche; betroffen sind vor allem männliche Säuglinge und ältere Männer. Die Schenkelhernie (mit 10 % die zweithäufigste Form → S. 682) hingegen betrifft besonders oft Frauen ab 50 Jahren.

Eingeweidebrüche lassen sich nur operativ beheben. Die Operation ist aber nicht dringend; viele ältere Betroffene leben jahrzehntelang ohne Schmerzen mit einem Bruch. Operiert werden muss nur, wenn sich Organteile (insbesondere Darmschlingen) in der Bruchpforte einklemmen **(Brucheinklemmung,** ***Hernieninkarzeration)*** und ein Darmverschluss und damit ein Absterben von Darmschlingen droht.

Leitbeschwerden

- Äußerlich sichtbares Vorwölben der Bauchdecke, ständig oder nur beim Husten oder beim Pressen während des Stuhlgangs
- Gar keine oder leichte Schmerzen; wenn Schmerzen bestehen, dann oft nur bei Belastung oder beim Pressen
- Bei Einklemmung von Darmwandanteilen über der Vorwölbung stärkste Schmerzen.

Wann zum Arzt

In den nächsten zwei Wochen, wenn eine schmerzlose oder schmerzhafte Vorwölbung im Leisten- oder Nabelbereich bemerkt wird.

In den nächsten Stunden, wenn

- Eine Vorwölbung im Bauchbereich besteht und im vorgewölbten Bauchwandbereich plötzlich starke Schmerzen auftreten
- Plötzliche Verdauungsprobleme hinzutreten.

Beides weist auf eine Einklemmung von Darmschlingen hin.

Die Erkrankungen

Die muskulöse Bauchwand ist normalerweise durch sich überlagernde Muskelschichten vollständig geschlossen, sodass die Eingeweide auch bei erhöhtem Druck im Bauchraum, etwa beim Husten, immer in ihrer Position gehalten werden. Durch schwache Muskulatur, angeborene Bindegewebsschwäche, Übergewicht, chronischen Husten oder Verletzungen hält die Bauchwand aber dem Druck nicht mehr stand, sodass sie an ihren natürlichen Schwachstellen – das sind die Durchtrittsstellen von Blutgefäßen, Nerven oder Muskeln – auseinanderweicht. So entstehen Bruchpforten, durch die beim Niesen, Husten, Heben schwerer Lasten oder starken Pressen während des Stuhlgangs die Eingeweide nach außen treten und dann als Vorwölbung sicht- und tastbar sind.

Oft handelt es sich um ***erworbene Hernien,*** die durch äußere Umstände begünstigt werden, vor allem durch häufiges Heben schwerer Lasten oder häufiges Bauchpressen, z. B. bei chronischer Verstopfung (→ S. 646). Dagegen entstehen die selteneren ***angeborenen Hernien*** durch einen unvollständigen Bauchdeckenschluss in der vorgeburtlichen Entwicklung. Lässt sich die Vorwölbung von Hand beheben oder gleitet sie von selbst wieder zurück, liegt eine ***reponible Hernie*** vor. Verwachsungen zwischen Bruchinhalt und Bruchsack können dazu führen, dass der Eingeweidebruch nicht mehr zurückgeschoben werden kann ***(irreponible Hernien).*** Gefürchtete Komplikation jedes Eingeweidebruchs ist die Einklemmung des Bruchinhalts in der Bruchpforte: Meist handelt es sich um Darmteile, wodurch der Darminhalt teilweise gestaut ***(inkomplette Inkarzeration)*** oder – bei vollständiger Strangulation ***(komplette Inkarzeration)*** – nicht mehr weitertransportiert werden kann. In beiden Fällen droht eine Strangulation des Darms einschließlich einer Unterbrechung der Blutzufuhr, sodass eine Notoperation notwendig ist, um das Absterben von Darmgewebe zu verhindern.

Prinzipiell kann ein Eingeweidebruch überall im Bauchraum auftreten; hier eine Übersicht:

Leistenbruch. Der **Leistenbruch** ***(Leistenhernie, Inguinalhernie)*** tritt meist im Schritt über dem Leistenband in Erscheinung. Neugeborene und Kinder sind überwiegend von einem angeborenen Leistenbruch betroffen, bei dem der Bruchinhalt entlang des Samenstrangs (der Kanal, der den Samenleiter enthält → S. 803) oder des Mutterbands (der analogen Struktur bei Mädchen) austritt. Bei Erwachsenen, insbesondere bei Männern in höherem Lebensalter, tritt der erworbene Leistenbruch auf. In diesem Fall tritt der Bruchinhalt direkt durch die geschwächte Bauchmuskulatur des Leistenkanals aus dem Bauchraum in Richtung Hodensack aus.

Schenkelhernie. Bei der **Schenkelhernie** ***(Femoralhernie, Hernia femoralis)*** liegt die Bruchpforte unterhalb des Leistenbands; die Vorwölbung ist meist auf der Oberschenkelinnenseite zu erkennen; sie kann aber auch fehlen. Betroffen sind fast ausschließlich Frauen im mittleren und höheren Lebensalter. Weil die Bruchpforte sehr eng ist, birgt die Schenkelhernie ein besonders hohes Risiko der Einklemmung und wird – sofern keine anderen Erkrankungen dagegensprechen – rasch operiert.

Nabelhernie. Bei der **Nabelhernie** ***(Hernia umbilicalis)*** zeigt sich die Vorwölbung an der Nabelöffnung; sind Säuglinge betroffen, bildet sich die Nabelhernie oft innerhalb des 1. Lebensjahrs von selbst zurück (Spontanverschluss). Bei Erwachsenen wird wegen der relativ hohen Einklemmungsgefahr wenn möglich operiert.

Narbenhernie. Bei der **Narbenhernie** entsteht der Bruch im Bereich einer Operationsnarbe; sie tritt als Komplikation bei bis zu 10 % aller großen Bauchoperation auf und ist Folge einer gestörten Wundheilung oder einer generalisierten Bindegewebsschwäche.

Wiederholte Eingeweidebrüche. Jeder vierte Eingeweidebruch ist eine ***Rezidivhernie,*** d. h., der Erfolg einer vorangegangenen Operation des Eingeweidebruchs war nicht von Dauer.

Neben diesen sicht- und tastbaren ***äußeren Hernien*** gibt es auch ***innere Hernien***, die von außen nicht sichtbar sind. Die häufigste innere Hernie ist der Zwerchfellbruch (Hiatushernie → S. 628), seltener sind innere Hernien z. B. im Dammbereich ***(perineale Hernien)*** oder im kleinen Becken ***(Hernia obturatoria, Hernia ischiadica)***.

Das macht der Arzt

Der Arzt erkennt einen Bruch meist schon bei der Tastuntersuchung, gegebenenfalls wird er zur Bestätigung den Bauch ultraschallen. Wegen der Einklemmungsgefahr ist jeder Eingeweidebruch eine Indikation zur Operation **(Bruchlückenverschluss, *Hernioplastik*)**, wobei der Arzt zu einem Zeitpunkt operiert, wo der Patient (fast) keine Beschwerden hat. Ziel ist, den Bruchinhalt in den Bauchraum zurückzuverlagern, die Bruchpforte zu schließen und die Bauchwand so zu verstärken, dass sie künftig dem Bauchinnendruck standhalten kann. Infrage kommt dabei entweder die klassische offene Operation oder – immer öfter – die minimal-invasive laparoskopische

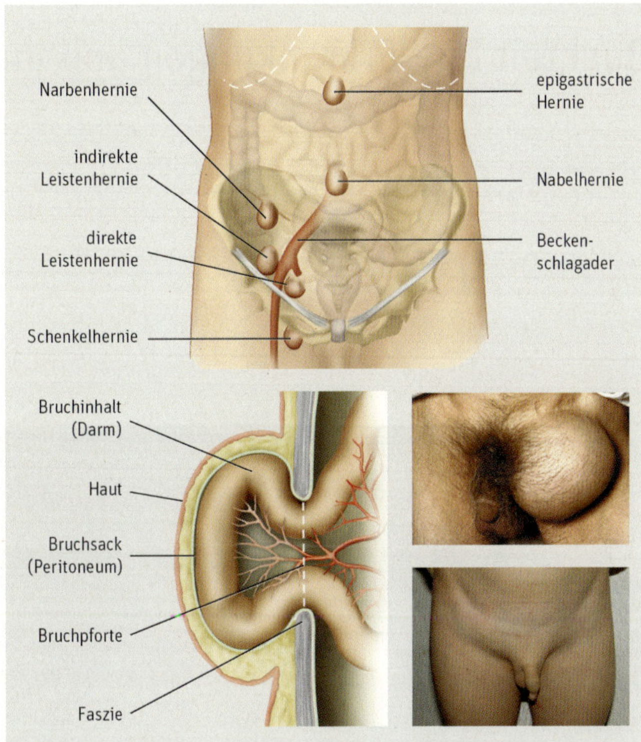

Oben: Lokalisierung der verschiedenen Brüche. Untere Reihe links: Schemazeichnung des Bruchs: Der Darm gleitet zusammen mit seinem ihn umhüllenden ***Bruchsack*** *in eine Lücke der muskulären Bauchwand, die* ***Bruchpforte.*** *Foto Mitte: ungewöhnlich großer* ***Leistenbruch*** *links bei einem 71-jährigen Mann. Foto unten rechts: eher diskreter Leistenbruch rechts bei einem 9-jährigen Jungen. Der Penis weicht zur gesunden Seite ab.* [GTV, RKL 1849]

Technik. Bei der offenen Operation wird der Bruchsack über einen Schnitt freigelegt. Zum Entfernen des Bruchinhalts wird der Bruchsack geöffnet. Anschließend wird die Bruchpforte verschlossen oder mit einer Plastik (Hernioplastik) stark eingeengt. Zur Stabilisierung der Bauchwand werden die Ränder der Bauchwandschichten meist überlappend vernäht ***(Fasziendopplung).*** Bei größeren Brüchen wird die Naht zur Vorbeugung eines wiederholten Eingeweidebruchs (Rezidivhernie) inzwischen oft mithilfe von ***Kunststoffnetzen*** verstärkt.

Beim laparoskopischen Zugang erfolgt der Verschluss von innen durch die Bauchhöhle. Diese Vorgehensweise eignet sich im Prinzip für alle Formen von Eingeweidebrüchen, lediglich die Schenkelhernie wird bislang noch kaum auf diese Weise behandelt.

Ein ***Bruchband,*** das durch mechanischen Druck von außen die Ausstülpung des Bruchsacks vermeiden soll, wird heute nur noch dann verordnet, wenn eine Operation nicht möglich ist oder verweigert wird. Es kann die Ursache nicht beheben und zudem durch den Druck von außen die Haut und das darunterliegende Gewebe schädigen.

Selbsthilfe

Nach der Bruchoperation ist eine starke Belastung der Bauchdecke so lange zu vermeiden, bis die Operationsnaht vollständig geheilt und vernarbt ist. Während der ersten Tage sollten Sie sich auch beim Lachen zurückhalten und Schluckauf, soweit wie möglich, unterdrücken. Nach der Operation sollten Sie 3–4 Wochen auf körperliche Aktivitäten verzichten. Danach sind leichte Tätigkeiten wie Schwimmen und das gelegentliche Heben von Lasten (weniger als 10 kg) erlaubt. Mittelschwere Tätigkeiten wie Joggen und Radfahren sind nach 6 Wochen, schwere Tätigkeiten wie Gewichtheben und Leistungssport nach 12 Wochen wieder erlaubt. Nach Einsetzen von Netzmaterial ist bei komplikationsloser Wundheilung die Belastbarkeit nach etwa 6–8 Wochen wieder möglich. Wichtig ist, dass Sie auf einen weichen Stuhlgang achten. Trinken Sie möglichst viel und fügen Sie Ihrer Nahrung Lein- oder Flohsamen (→ Selbsthilfe bei Verstopfung S. 646) hinzu. Legen Sie beim Husten und Niesen immer eine Hand auf den Bauch – so sorgen Sie für Gegendruck.

Buchteil IV – Erkrankungen und ihre Therapie

19

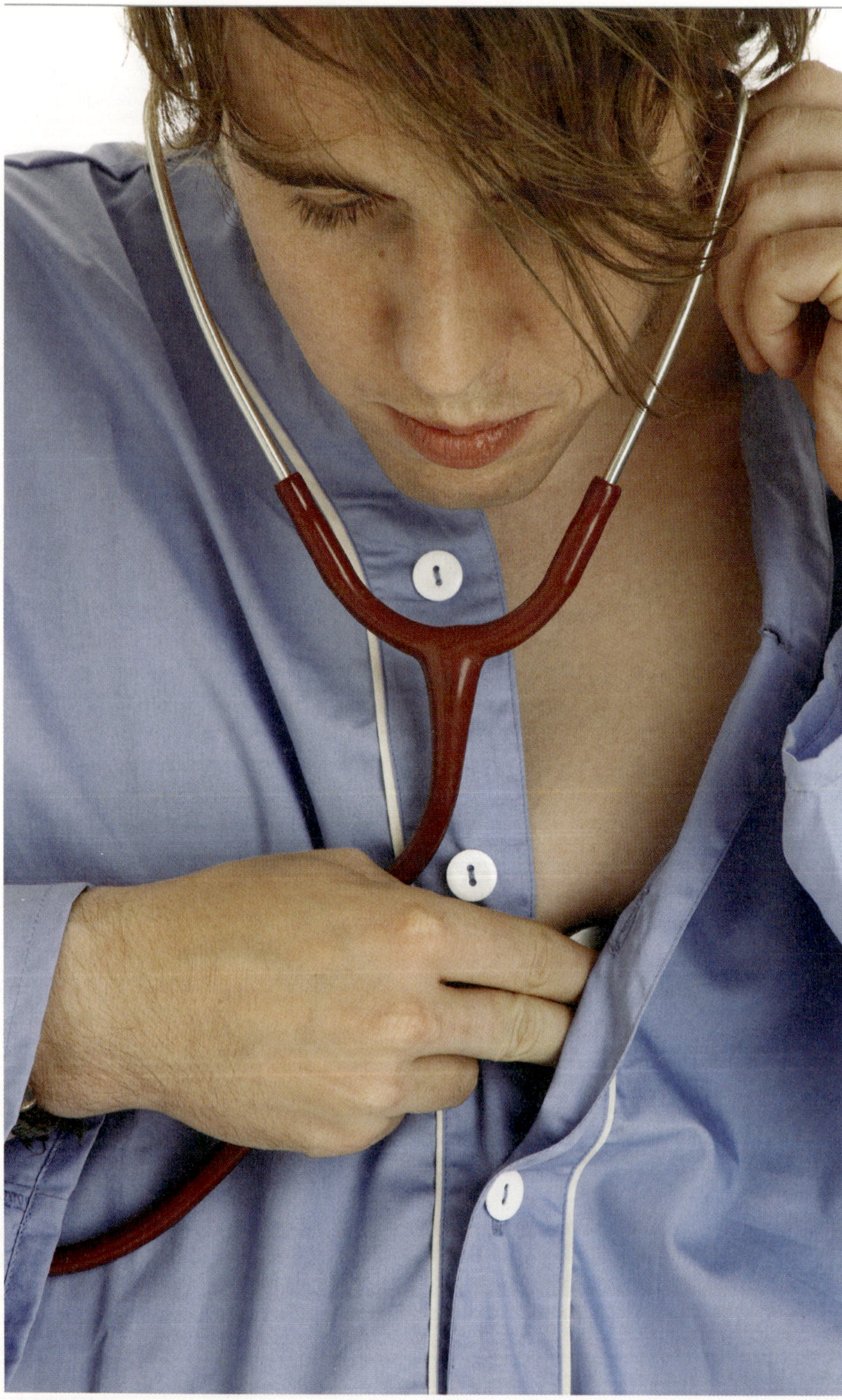

Mit jedem Herzschlag pumpt das Herz eines Erwachsenen ein Blutvolumen von 90 Millilitern, also etwa einer halben Kaffeetasse, durch das Gefäßsystem. Das entspricht sechs Litern Blut pro Minute im Ruhezustand. Unter maximaler Belastung kann sich dieser Wert durch den Anstieg von Herzfrequenz und Schlagvolumen vervierfachen. Im Laufe der Zeit ergibt dies eine enorme Leistung: Schon an einem einzigen Tag pumpt das Herz 7 000 bis 14 000 Liter durch unseren Körper. Auf diese Weise hat es bei einem 75-Jährigen im Schnitt bereits mehr als 250 Millionen Liter Blut befördert. [ISP 1901]

Erkrankungen von Herz, Gefäßen und Kreislauf

In diesem Kapitel finden Sie

Einführung 685
Die medizinischen Fachgebiete 685
So funktionieren Herz und Kreislauf.. 686
Diagnoseverfahren für Herz- und Gefäßerkrankungen............ 687

Herzkrankheiten 693
Koronare Herzkrankheit und stabile Angina pectoris 693
Akutes Koronarsyndrom, instabile Angina pectoris und Herzinfarkt 698
Plötzlicher Herztod................ 702
Chronische Herzinsuffizienz 702
Ödeme 705
Herzrhythmusstörungen 706
Herzmuskelentzündung............ 713
Herzbeutelentzündung............. 714
Endokarditis 714
Erworbene Herzklappenfehler....... 716
Kardiomyopathien 718
Angeborene Herzfehler 719

Erkrankungen des Blutdrucks und der arteriellen Blutgefäße 720
Aufbau des arteriellen Blutgefäßsystems................. 720
Arteriosklerose 721
Bluthochdruck.................... 722
Arterielle Hypotonie und orthostatische Dysregulation 726
Periphere arterielle Verschlusskrankheit............... 727
Arterielle Verschlusskrankheit der Darmgefäße 731
Aortenaneurysma.................. 731
Aortendissektion.................. 732
Angiodysplasien und AV-Fisteln 732

Erkrankungen der Venen 733
Aufbau des venösen Gefäßsystems .. 733
Krampfadern 733
Akute Thrombophlebitis............ 736
Tiefe Venenthrombose............. 736
Chronisch venöse Insuffizienz und offenes Bein.................. 738

Erkrankungen der Lymphgefäße 742
Aufbau und Funktion der Lymphgefäße..................... 742
Lymphangitis..................... 742
Lymphödem 742

An anderer Stelle im Buch besprochen:

Arteriitis temporalis 1010
[Plötzliche] Bewusstseinsstörungen . 24
[Unklare] Brustschmerzen.......... 82
Cor pulmonale 618
Defibrillation.................... 190
Herz-Lungen-Wiederbelebung 188
[Unklare] Herzbeschwerden wie Herzklopfen, -rasen und -stolpern ... 83
Herzdruckmassage................ 188
Kardiogener Schock 191
Ohnmachtsanfälle (Synkopen) 24
Panarteriitis nodosa 1011
Psychosomatische Herzbeschwerden 1212
Schwindel.....................22 und 24
Vaskulitiden (Gefäßentzündungen) .. 1010

Einführung

Die medizinischen Fachgebiete

Die **Kardiologie** ist das Teilgebiet der Inneren Medizin, bei dem die Erkennung, Behandlung und Rehabilitation von Erkrankungen des Herzens, des Herz-Kreislaufs und der herznahen Gefäße im Vordergrund stehen. Neben der medikamentösen Therapie werden Herzkatheteruntersuchungen, spezielle Ultraschalluntersuchungen von Herz und Gefäßen, verschiedene Formen von EKG-Untersuchungen sowie die Implantation und Kontrolle von Herzschrittmachern durchgeführt. Über Herzkatheter nimmt der Kardiologe auch kleinere Eingriffe an Herzkranzgefäßen, Herzklappen, Herzscheidewänden, herznahen Gefäßverläufen und Erregungsleitungsbahnen vor.

Ergibt sich anhand der Untersuchungsbefunde die Notwendigkeit einer Operation, werden die Patienten an die Herzchirurgie weitergeleitet.

Die **Kinderkardiologie** ist ein Teilgebiet der Kinderheilkunde, in dem die Erkennung und Behandlung angeborener und entzündlich bedingter Herzfehler bei Kindern und Jugendlichen im Vordergrund stehen.

Die **Herzchirurgie** (genauer ***Herz-Thorax-Chirurgie***) befasst sich mit allen operativen Eingriffen am Herzen und den herznahen Gefäßen. Darunter fallen Operationen an den Herzkranzgefäßen, den Herzklappen und den großen Gefäßen des Brustraums, die operative Korrektur von angeborenen und erworbenen Herzfehlern bis hin zu Herztransplantationen. Die Herz-Thorax-Chirurgie ist eine eigenständige Facharztweiterbildung.

Die **Angiologie** ist das Teilgebiet der Inneren Medizin, das sich unter Anwendung zahlreicher invasiver und nicht invasiver Untersuchungsmethoden der Erkennung und nicht chirurgischen Behandlung von Krankheiten der Arterien, Venen und Lymphgefäße widmet.

Zur Verbesserung der Durchblutung wenden Angiologen medikamentöse und physikalische Therapieverfahren an, sie versorgen auch durchblutungsbedingte Gewebeschäden. Ein Untergebiet der Angiologie ist die **Lymphologie,** die sich besonders der Behandlung chronischer Lymphödemerkrankungen widmet.

Die **Gefäßchirurgie** ist auf die Erkennung und die operative Behandlung von Erkrankungen, Verletzungen, Infektionen und Fehlbildungen der Gefäße des Bauchraums, der Extremitäten und der hirnversorgenden Gefäße spezialisiert.

So funktionieren Herz und Kreislauf

Blutkreislauf

Ein leistungsfähiger Organismus benötigt ausreichend Sauerstoff und Nährstoffe und muss von Rückständen des Stoffwechsels befreit werden. Im menschlichen Körper geschieht dies ganz überwiegend über den **Blutkreislauf,** der als geschlossenes Röhrensystem den ganzen Körper durchzieht. Die beteiligten Blutgefäße werden in drei Gruppen eingeteilt.

- **Arterien** *(Schlagadern)* transportieren das Blut vom Herzen weg. Sie sind muskelkräftig, weil sie das vom Herzen mit Wucht ausgeworfene Blut aufnehmen müssen und weiterverteilen.
- **Venen** führen das Blut wieder zum Herzen zurück. Es gibt mehr Venen als Arterien und ihr innerer Durchmesser *(Lumen)* ist weiter. Ein Großteil der Blutmenge des Körpers wird in den Venen gespeichert und kann durch deren Engstellung bei Bedarf den Arterien rasch zur Verfügung gestellt werden. Über die Blutfüllung der oberflächlichen Venen reguliert der Körper zudem die Wärmeabgabe.
- Zwischen Venen und Arterien liegen die winzigen **Kapillaren** *(Haargefäße),* die durch ihre sehr dünnen Wände den Stoffaustausch zwischen Blut und Gewebe ermöglichen. Einige Kapillaren sind in Ruhe geschlossen und öffnen sich erst unter Belastung, wenn der Sauerstoffbedarf im Gewebe ansteigt.

Innerhalb dieses Röhrensystems sorgt das **Herz** als Motor für einen steten Blutfluss und einen ausreichenden Blutdruck. Das Herz hat etwa die Größe einer Faust und liegt zwischen den beiden Lungenflügeln dem Zwerchfell auf. Das Herz schlägt nicht nur sprichwörtlich links, der größere Teil des Herzens befindet sich tatsächlich im linken **Brustkorb** *(Thorax).*

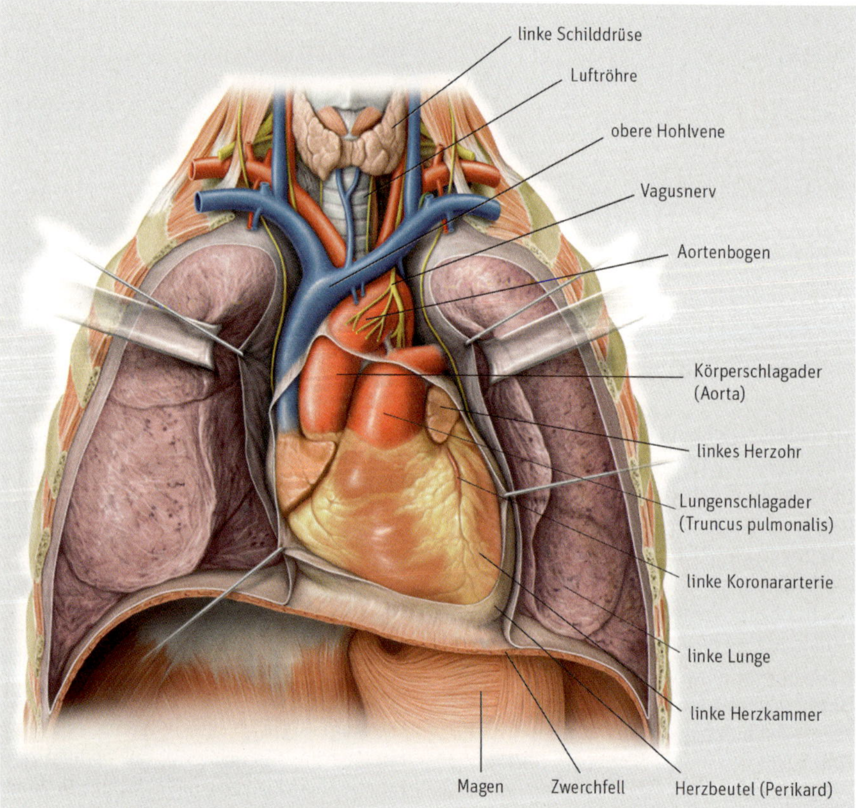

*Das **Herz** wird links und rechts von den beiden Lungenflügeln, unten vom Zwerchfell und oben von großen Blutgefäßen umschlossen.* [GTV 1902]

Rechtes und linkes Herz

Das Herz kann man sich als hohlen Muskelballon vorstellen, der innen zu den blutgefüllten Herzhöhlen hin von einer **Herzinnenhaut** *(Endokard)* ausgekleidet und nach außen von einem **Herzbeutel** *(Perikard)* umgeben ist (→ Abb. unten). Der **Herzmuskel** heißt fachsprachlich *Myokard.*

Das Herz wird durch die Herzscheidewand in eine rechte und eine linke Hälfte getrennt. Jede Herzhälfte besteht aus einem **Vorhof** *(Atrium)* und einer **Kammer** *(Ventrikel).* In den Vorhöfen wird das zum Herzen fließende Blut gesammelt, anschließend portionsweise in die muskelstärkeren Herzkammern abgegeben und von diesen wieder aus dem Herzen gepumpt.

Rechter und linker Herzanteil unterhalten zwei unterschiedliche Blutkreislaufsysteme, die innerhalb des Herzens ineinander übergehen:

- Im rechten Herzen wird das aus dem Körper kommende, *sauerstoffarme* Blut gesammelt und in die Lunge gepumpt, in der es mit Sauerstoff angereichert wird. Anschließend gelangt es über die Lungenvenen erst in den linken Vorhof, von dort in die linke Herzkammer. Dieser kurze Blutkreislauf vom rechten Herzen über die Lunge zum linken Herzen wird ***kleiner Kreislauf*** oder **Lungenkreislauf** genannt.
- Die linke Kammer pumpt das *sauerstoffreiche* Blut in die **Aorta** *(Hauptschlagader).* Von dort aus verteilt es sich in alle Köperregionen, versorgt das Gewebe mit Sauerstoff und Nährstoffen, nimmt Stoffwechselendprodukte auf und fließt schließlich über die Venen wieder zum rechten Herzen zurück. Beim Passieren von Dünndarm, Dickdarm und Leber nimmt das Blut die verdauten Substanzen aus der Nahrung auf. Dieser Teil des Blutkreislaufs wird ***großer Kreislauf*** oder **Körperkreislauf** genannt.

Die Herzaktion

Der **Herzschlag** ist eine *automatische* Aktion der Herzmuskulatur, die ein ständiges Zusammenziehen (Kontraktion) und Erschlaffen des Herzens gewährleistet. Blut wird so in einem gleichmäßigen Rhythmus ungefähr einmal pro Sekunde aus dem Herzen in die angrenzenden großen Gefäße gepumpt. Diesen Teil der Herzaktion nennt der Arzt **Systole.** Im Anschluss daran werden die entleerten, erschlafften Herzkammern wieder neu mit Blut gefüllt **(Diastole).** Dabei schlagen die beiden Vorhöfe gegensinnig zu den beiden Herzkammern: Während der Kammerkontraktion strömt Blut in die leeren Vorhöfe. Sobald die entleerten

Herzkammern erschlaffen, kontrahieren sich die Vorhöfe und geben ihr Blut in die Kammern ab. Während der Kammerkontraktion füllen sich dann die Vorhöfe über einen Unterdruckmechanismus wieder mit Blut.

Innerhalb der Herzhöhlen gewährleisten die **Herzklappen** als Ventile, dass das Blut in die richtige Richtung fließt. Die Herzklappen sind Ausstülpungen der Herzinnenhaut. Im rechten Herzen sind dies die ***Trikuspidalklappe*** zwischen Vorhof und Kammer sowie die ***Pulmonalklappe*** zwischen Kammer und Lungenschlagader. Links trennt die ***Mitralklappe*** Vorhof und Kammer, während die ***Aortenklappe*** den Blutfluss aus der Hauptschlagader zurück in die Herzkammer verhindert.

Durchblutung des Herzens

Der Herzmuskel arbeitet Sekunde für Sekunde 24 Stunden am Tag, verbraucht dabei viel Energie und ist deshalb auch selbst auf eine 100 % zuverlässige Blut- und Sauerstoffversorgung angewiesen. Diese Aufgaben übernehmen die **Herzkranzgefäße** ***(Koronargefäße)***, die direkt im Anschluss an die Aortenklappe als rechte und linke **Herzkranzarterie** ***(Koronararterie)*** aus der Hauptschlagader abgehen und sich anschließend vielfach über den gesamten Herzmuskel verzweigen. Eine große Herzvene, der ***Koronarsinus***, sammelt das Blut der Herzkranzarterien und leitet es in den rechten Vorhof zurück.

Aktuell: www.gesundheit-heute.de/19x01

- **www.herz-info.de/koronare_herzkrankheit/arbeitet.htm** – Auf dieser von der Pharmafirma Pfizer (Karlsruhe) betriebenen Internetseite zeigen zwei Flash-Animationen eindrucksvoll den Ablauf der Herzaktion.

Diagnoseverfahren für Herz- und Gefäßerkrankungen

Herz- und Gefäßkrankheiten sind mit großem Abstand die häufigste Todesursache unserer Zeit. Mehr als die Hälfte der Todesfälle gehen in den Industriestaaten auf ihr Konto, und selbst in den so genannten Entwicklungsländern nehmen sie stark zu. Entsprechend häufig sind Erkrankungen von Herz und Gefäßen – und jeder Arzt nimmt sie aufgrund ihrer Gefährlichkeit ernst.

Bei der Untersuchung kann der Arzt den Zustand des Herz-Kreislauf-Systems nach einem sorgfältigen Patientengespräch (Anamnese → S. 1264) in Verbindung mit einer körperlichen Untersuchung bereits relativ gut einschätzen. Apparative Untersuchungsverfahren verbessern die Diagnosemöglichkeiten nochmals erheblich.

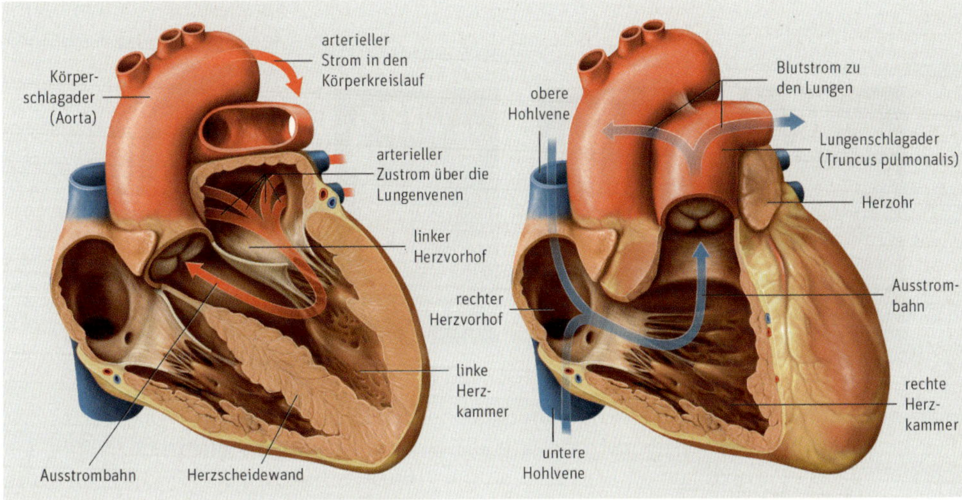

Körperkreislauf *(roter Pfeil im linken Bild) und* ***Lungenkreislauf*** *(blauer Pfeil im rechten Bild)* [GTV 1903]

Klinische Untersuchungen

Abklopfen. Beim *Abklopfen* des vorderen linken Brustkorbs ***(Herz-Perkussion)*** schätzt der Arzt die Herzgröße ab (Details → S. 1265).

Tastuntersuchung. Bei der **Tastuntersuchung von Herz und Gefäßen** ***(Herz-Palpation)*** ertastet der Untersucher die stoßenden Bewegungen des pulsierenden Herzmuskels am linken Brustkorb und die fortgeleiteten Blutdruckwellen in den Arterien. Die Qualität des Herzstoßes und des Pulses (kräftig, schwach oder wechselnd, regelmäßig oder unregelmäßig) sowie die Pulsfrequenz geben Hinweise auf die Herzfunktion und auf die Beschaffenheit der Gefäße.

Ideale Arterien zum Palpieren (Tasten) des Pulses liegen an Hand- und Fußgelenken, an den Ellen-, Leisten- und Kniebeugen sowie seitlich am Hals.

Abhorchen. Jeder Herzzyklus, bei dem Blut aus dem Herzen gepumpt wird, erzeugt zwei hörbare Töne.

Der **erste Herzton** ***(1. HT)*** entsteht durch die plötzliche Anspannung der Herzmuskulatur und durch die Öffnung der Pulmonal- und Aortenklappe. Das Schließen dieser Herzklappen am Ende der Austreibungsphase des Bluts verursacht den **zweiten Herzton** ***(2. HT)***. Zwischen diesen zwei Herztönen hört der Arzt beim **Herz-Abhorchen** ***(Herz-Auskultation)*** normalerweise keine Geräusche oder Töne.

Krankhaft veränderte Herzklappen, eine defekte Herzscheidewand oder eine Entzündung des Herzbeutels führen zu charakteristischen Nebengeräuschen. Bei Herzrhythmusstörungen (→ S. 706) sind die Abstände zwischen den Herztönen unregelmäßig und das Herz ist nicht bei jeder Aktion ausreichend mit Blut gefüllt. Daher führt hier nicht jeder Herzschlag zu einer tastbaren Pulswelle. Die Differenz zwischen tastbarer Pulsfrequenz und abgehorchter Herzfrequenz wird ***Pulsdefizit*** genannt.

Lagerungsversuch nach Ratschow. Beim **Lagerungsversuch nach Ratschow** hebt der Patient die Beine um 45–90° an und führt mit den Füßen zusätzlich kreisende Bewegungen aus, bis sie blass werden und die Waden zu schmerzen beginnen. Bei Gefäßgesunden tritt dies nach etwa 2 Minuten ein. Werden die Beschwerden schon deutlich früher bemerkt oder fällt eine Seitendifferenz auf, so weist dies auf eine Durchblutungsstörung hin. Wenn die Waden schmerzen, setzt sich der Patient auf und stellt seine Füße auf den Boden. Die Zeit bis zum Einschießen des Bluts (in der Regel nur wenige Sekunden) gibt insbesondere bei einer Seitendifferenz Hinweise auf Durchblutungsstörungen des Beins.

Allen-Test. Beim **Allen-Test** wird die Durchblutung der Hand getestet, für die zwei Arterien verantwortlich sind, die an der Innen- und Außenseite des Unterarms durch das Handgelenk in die Hand eintreten. Sie werden beide gleichzeitig am Handgelenk abgedrückt, während der Patient die Faust heftig öffnet und schließt. Damit ist die Blutzufuhr zur Hand unterbrochen, sie wird blass. Nach Freigabe jeweils einer Arterie sollte die Hand nach etwa 5 Sekunden wieder normal durchblutet sein, sonst ist ein Verschluss oder eine Engstelle (Stenose) der Arterie nahe liegend.

Gehtest. Beim **Gehtest** bewegt sich der Patient bei 12 % Steigung und einer Geschwindigkeit von 3 km/h auf einem Laufband. Die entstehenden Beinschmerzen und die Länge der erreichten Strecke erlauben Rückschlüsse auf Durchblutungsstörungen der Beine. Als Alternative zum Laufband ist auch ein schnelles Gehen in der Ebene mit zwei Schritten pro Sekunde möglich.

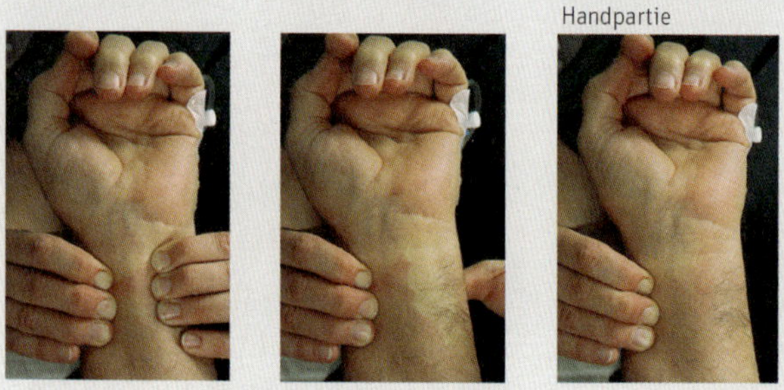

Allen-Test: *Zuerst werden beide Arterien, die für die Versorgung der Hand zuständig sind (Speichen- und Ellenarterie), abgedrückt bis die Hand weiß wird. Anschließend gibt der Arzt sie abwechselnd wieder frei. Nach spätestens 5 Sekunden färbt sich beim Gefäßgesunden die wieder durchblutete Handpartie rosig. Das bleibt hier aus (rechtes Bild), was auf einen Verschluss der Ellenarterie hinweist.* [GTV 1904]

Blutdruckmessung. Bei der **Blutdruckmessung** werden zwei Werte, der systolische und der diastolische Blutdruck ermittelt.

Durch das Aufblasen der Blutdruckmanschette wird der Blutfluss in der Arterie zunächst vollständig unterbunden. Durch langsames Ablassen des Manschettendrucks ermittelt der Arzt mit dem Stethoskop oder durch das Tasten des Pulses am Handgelenk den Druckwert, bei dem die Pulswellen die Manschette gerade wieder passieren. Dieser Wert entspricht dem ersten Wert einer Blutdruckmessung, dem **systolischen Blutdruck.** Er gibt den Druck an, mit dem das Herz das Blut in das Gefäßsystem pumpt. Der plötzliche Druckanstieg im Gefäßsystem führt dazu, dass sich die Hauptschlagader und die großen Arterien aufgrund ihrer Elastizität dehnen und die Druckwelle des Herzens zum Teil auch in Dehnungsenergie umgewandelt wird.

Der niedrigere **diastolische Blutdruckwert** kommt nun dadurch zustande, dass sich in der Zeit, in der sich das Herz erneut mit Blut füllt, die gedehnten Gefäße wieder auf ihren ursprünglichen Durchmesser zusammenziehen und damit den Blutfluss im Gefäßsystem aufrechterhalten. Dieser zweite Wert entspricht dem Manschettendruck, bei dem die stethoskopisch hörbaren Pulswellen in ihrer Intensität plötzlich abnehmen oder gar nicht mehr zu hören sind.

Die Messwerte werden aus historischen Gründen in mmHg (Millimeter Quecksilbersäule) angegeben.

24-Stunden-Blutdruck-Messung. Mit der **24-Stunden-Blutdruck-Messung** werden unter Alltagsbedingungen tagsüber und nachts automatisch Blutdruckwerte in 15- bis 30-minütigen Abständen über eine Oberarmmanschette ermittelt und in einem kleinen Aufnahmegerät gespeichert, das mit einem Gurt am Körper befestigt ist. Während der Messzeit notiert der Patient alle Beschwerden, Aktivitäten, Ruhephasen und Medikamenteneinnahmen. Am Folgetag werden die aufgezeichneten Blutdruckwerte zusammen mit dem zugehörigen Protokoll vom Arzt aus-

Blutdruckselbstmessgeräte

Für Blutdruckselbstmessungen gibt es automatische Messgeräte mit leicht abzulesender digitaler Anzeige der Blutdruckwerte. Neben der klassischen Messung am Oberarm werden auch Messgeräte für das Handgelenk und sogar für Finger angeboten. Für korrekte Blutdruckmessungen ist zu beachten:

- Körperliche Anstrengungen oder innere Anspannung, z. B. die Angst vor der Untersuchung, führen schnell zur vorübergehenden Blutdrucksteigerung (dem „Weißkittelhochdruck"). Darum sollte der Blutdruck erst nach einer Ruhephase von etwa 5 Minuten gemessen werden. Zwischen zwei Blutdruckmessungen sollte ein Abstand von wenigstens 1 Minute eingehalten werden.
- Messen Sie Ihren Blutdruck stets zu gleichen Zeiten, um vergleichbare Werte zu erhalten. Morgens und nachmittags sind Blutdruckwerte eher höher, in der Mittagszeit und nachts sinken sie. Messen Sie den Blutdruck jeweils morgens und abends vor den Mahlzeiten und vor der Einnahme blutdrucksenkender Medikamente. Wegen der natürlichen Blutdruckschwankung sagen einzelne auffällige Messwerte wenig aus. Bei stabilen Messwerten genügt es, den Blutdruck an einem Tag der Woche morgens und abends zu kontrollieren.
- Die am Oberarm ermittelten Blutdruckwerte sind die genauesten. Ein übliches Blutdruckmessgerät ist für einen durchschnittlichen Erwachsenen gedacht – für außergewöhnlich starke Armumfänge müssen breitere und für Kinderarme schmalere Blutdruckmanschetten verwendet werden.
- Blutdruckmessgeräte für das Handgelenk liefern ebenfalls brauchbare Ergebnisse. Sie sind aber störanfälliger und können besonders bei älteren Menschen ungenaue Blutdruckwerte zeigen. Durch Vergleichsmessungen am Oberarm, z. B. beim Arztbesuch, können Sie Ihre Messergebnisse kontrollieren. Für korrekte Messungen ist es sehr wichtig, das Handgelenk mit der Druckmanschette in Herzhöhe zu bringen, z. B. durch entspannte Lagerung auf einer Unterlage auf dem Tisch. Beachten Sie, dass je nach Hersteller das Gerät auf der Innenseite des Handgelenks oder aber wie eine Uhr auf dem Handgelenksrücken liegen muss.
- Blutdruckmessungen am Finger sind ungenau und daher nicht zu empfehlen.
- Bei ständigen Herzrhythmusstörungen wie Vorhofflimmern (→ S. 708) liefern alle automatischen Blutdruckmessgeräte nur stark schwankende Blutdruckwerte. Deshalb müssen Mittelwerte aus mehreren Messungen gebildet werden. Genauere Ergebnisse sind hier mit „altmodischen" Blutdruckmessgeräten zu erreichen, bei denen der Blutdruck mit dem Stethoskop ermittelt wird. Auch solche Blutdruckmessgeräte sind zur Selbstmessung erhältlich.

Suchen Sie sich unter den vielen angebotenen Blutdruckmessgeräten dasjenige heraus, mit dessen Bedienung Sie am besten zurechtkommen. Die Stiftung Warentest, die Deutsche Hochdruckliga (unter www.hochdruckliga.info/gstext.htm) und Fachgeschäfte helfen bei der Qualitätsbeurteilung einzelner Geräte.

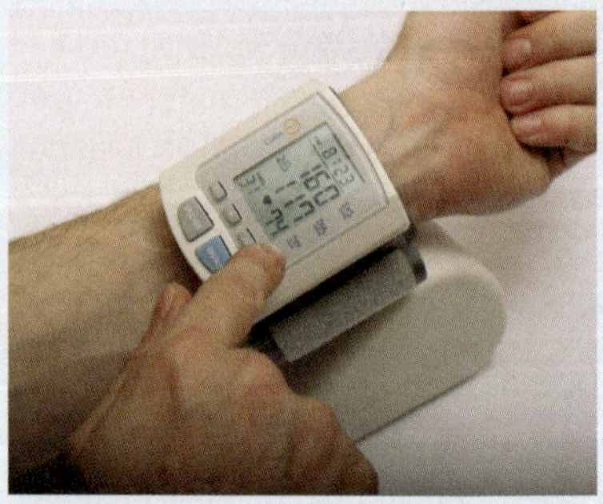

Blutdruckselbstmessgerät *im Einsatz* [FDI 1905]

gewertet. Die vielen, über den Tag verteilten Messwerte erlauben eine umfassende Bewertung der Blutdrucksituation.

Elektrophysiologische Untersuchungen

Ruhe-EKG. Bei der Herzaktion fließen winzige elektrische Ströme in den Herzmuskelzellen. Die Summe der elektrischen Ströme aller Herzmuskelzellen wird im **Elektrokardiogramm** *(EKG)* aufgezeichnet; das typische EKG ist das **Ruhe-EKG** im Liegen. In den Aufzeichnungen dieser elektrischen Herzstromkurven spiegeln sich viele Funktionsstörungen der Herzmuskelzellen wider.

Sehr viele Herzerkrankungen fallen bereits im EKG auf, deshalb eignet es sich gut als Vorsorgeuntersuchung im Rahmen eines Check-ups (→ S. 260) oder zur Beurteilung der Operationsfähigkeit eines Patienten. Aus den EKG-Kurven ergeben sich Hinweise auf den Herzrhythmus, auf die Arbeitsbelastung der einzelnen Herzkammern, auf Herzmuskelentzündungen und auf Durchblutungsstörungen der Herzmuskulatur bis hin zum Herzinfarkt. Selbst die Aktionen eines Schrittmachers lassen sich im EKG von der natürlichen Herzaktion unterscheiden.

Um die verschiedenen Regionen des Herzens voneinander abzugrenzen, zeichnen Elektroden, die an den Extremitäten und auf der Brust angebracht werden, zwölf verschiedene Herzstromkurven auf. Die Wellen und Zacken einer Herzstromkurve (→ Abb.) wurden willkürlich mit den Großbuchstaben P bis T bezeichnet. Dabei repräsentiert die *P-Welle* die Herzvorhöfe und die Abschnitte *Q–T* die beiden Herzkammern. Bei Durchblutungsstörungen der Herzmuskulatur ändert sich vor allem der Streckenverlauf zwischen *S-Zacke* und *T-Welle*.

Belastungsstufe	Korrespondierende Anstrengung im Alltag
25 Watt	Ebenerdiges Spazierengehen
50 Watt	Rasches Gehen oder langsames Treppensteigen
75 Watt	Schnelles Treppensteigen
100 Watt	Schnelles Laufen, zwei Stufen auf einmal beim Treppensteigen
150 Watt	Kontinuierliches steiles Bergwandern, Geländelauf
200 Watt	Endspurt eines Laufs

Die ***Belastungsstufen beim Ergometer*** *mit korrespondierenden alltäglichen Anstrengungen*

Belastungs-EKG. Verengungen der Herzkranzgefäße führen über lange Zeit noch nicht zu Funktionsstörungen der Herzmuskulatur, weil andere Herzkranzgefäße die Blutversorgung mit übernehmen oder die Durchblutung in Ruhe noch ausreicht. Wenn aber unter Belastung der Sauerstoffbedarf steigt, kann der verringerte Blutfluss nicht mehr kompensiert werden. Es entsteht ein Sauerstoffmangel in den betroffenen Herzregionen, der typische EKG-Veränderungen auslöst, nach denen der Arzt im **Belastungs-EKG** ***(Ergometrie)*** sucht.

Auf einem Fahrrad ***(Ergometer)*** sitzend tritt der Patient bei angelegten EKG-Elektroden gegen einen steigenden Widerstand in die Pedale. In regelmäßigen Abständen wird ein EKG geschrieben sowie Blutdruck und Puls kontrolliert. Die Belastung steigert sich so lange, bis die Ausbelastungsfrequenz erreicht ist bzw. EKG-Veränderungen oder Beschwerden auftreten.

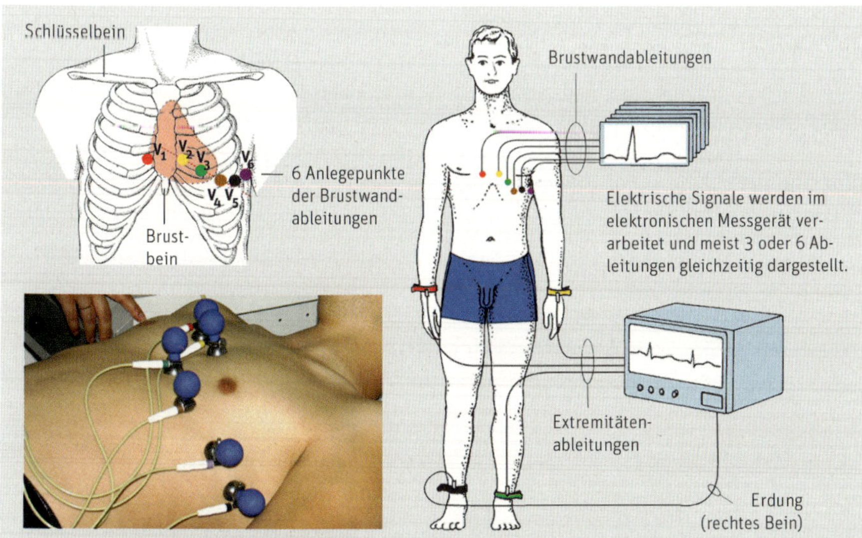

Beim ***Ruhe-EKG*** *werden zwölf verschiedene Herzstromkurven aufgezeichnet. Da auch jede andere Muskelbewegung zu messbaren elektrischen Strömen führt, ist eine gut auswertbare EKG-Kurve am besten im entspannten Liegen anzufertigen. Bei der Platzierung der EKG-Elektroden unterscheidet man die Brustwandableitungen (Bilder links) von den Extremitätenableitungen (Bilder rechts).* [GRA, SHU 1906]

Die **Ausbelastungsfrequenz** entspricht der Anzahl von Herzschlägen pro Minute, bei der Durchblutungsstörungen im EKG mit großer Wahrscheinlichkeit durch typische ST-Senkungen und -Hebungen erkennbar werden. Diese Herzfrequenz errechnet sich nach folgender Formel: Bei Männern 214 – 0,8 x Alter in Jahren und bei Frauen 209 – 0,7 x Alter. (Für ein regelmäßiges Ausdauertraining sollten nur 60–75 % dieser ***maximalen Herzfrequenz*** angestrebt werden.)

Nur wenn diese Ausbelastungsfrequenz tatsächlich erreicht wird, zeigt ein Belastungs-EKG gefährliche Herzkranzgefäßverengungen in bis zu 80 % der Fälle. Wird die Belastung z. B. wegen Begleiterkrankungen (z. B. orthopädische Probleme, Lungenerkrankungen, starker Blutdruckanstieg oder muskuläre Erschöpfung) vorzeitig abgebrochen, so sagt ein unauffälliges Belastungs-EKG wenig. Auch bereits bestehende EKG-Veränderungen oder die Einnahme bestimmter Medikamente (z. B. Digitalis) reduzieren den Aussagewert eines Belastungs-EKGs.

Umgekehrt deutet ein Belastungs-EKG manchmal auf eine Herzkranzgefäßverengung hin, ohne dass sich der Verdacht bei weiterführenden Untersuchungen bestätigt. Frauen sind von diesem so genannten *falsch positiven* Belastungs-EKG häufiger betroffen als Männer. Vorübergehende, hormonbedingte Verkrampfungen der Herzkranzgefäße könnten hierfür verantwortlich sein.

Das Belastungs-EKG dient als Kontrolluntersuchung bei bereits bekannter Herzkrankheit oder als Suchmethode, wenn ausgeprägte Risikofaktoren für Durchblutungsstörungen des Herzens vorliegen. So wird es z. B. beim Herztraining nach einer Bypass- oder einer anderen Herzoperationen zur Kontrolle eingesetzt. Darüber hinaus dient es als Vorsorgeuntersuchung vor schweren Operationen oder bei Berufsgruppen, bei denen ein plötzlicher Herzinfarkt andere Menschen gefährden würde (z. B. Piloten) oder die extremen körperlichen Belastungen ausgesetzt sind (z. B. Feuerwehrleute).

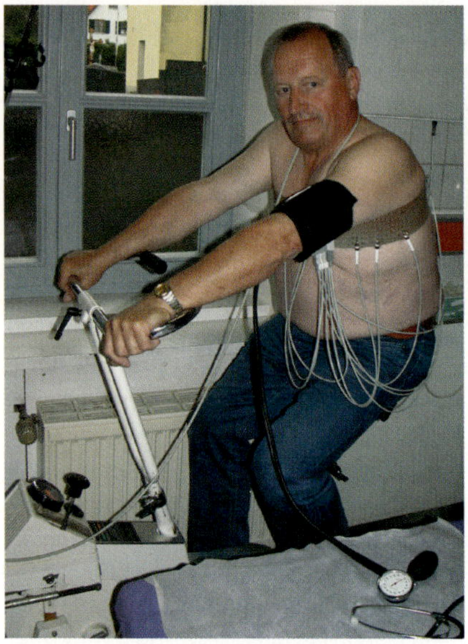

Belastungs-EKG *bei einem 50-jährigen Mann* [RKL 1907]

Obwohl das Belastungs-EKG häufig in deutschen Hausarzt- und Internistenpraxen durchgeführt wird, gilt es bei beschwerdefreien Menschen ohne Risikofaktoren *nicht* als notwendige Routineuntersuchung. Dementsprechend gibt es unterschiedliche Meinungen darüber, ob ein Belastungs-EKG bei beschwerdefreien Männern über 40 bzw. Frauen über 50 Jahre empfohlen werden sollte, wenn sie einen Check-up (→ S. 260) durchführen oder nach längerer Pause wieder mit intensiverem sportlichen Training beginnen wollen.

Langzeit-EKG. Beim **Langzeit-EKG** wird über 24 Stunden ununterbrochen ein EKG aufgezeichnet, um Herzrhythmusstörungen erfassen und beurteilen zu können, die nur zeitweise auftreten. Dazu werden am Brustkorb Klebeelektroden angebracht und mit einem kleinen Aufnahmegerät (ähnlich einem Walkman) verbunden, das mit einem Gurt am Körper befestigt ist. Während der EKG-Aufzeichnung protokolliert der Patient alle Aktivitäten, Medikamenteneinnahmen und Beschwerden wie Schwindel oder Herzklopfen. Bei der Auswertung der EKG-Kurven werden seine Protokollangaben einbezogen.

Eine Sonderform des Langzeit-EKGs stellt ein **Ereignisrekorder** *(event recorder)* dar. Hier startet der Untersuchte selbst die EKG-Aufzeichnung immer dann per Tastendruck, wenn er Beschwerden spürt. Auf diese Weise kann ein ununterbrochener Zeitraum von mehreren Tagen überwacht werden.

Elektrophysiologische Untersuchung (EPU). Bei der **elektrophysiologischen Untersuchung** *(EPU)* werden die EKG-Kurven über mehrere spezielle Elektrodenkatheter direkt im Herzen gemessen. Die Katheter werden über Venen in die rechten Herzhöhlen geschoben und dort platziert. Damit ist die Analyse des elektrischen Erregungsablaufs im Herzen in seiner genauen örtlichen und zeitlichen Abfolge möglich. Bestimmte Formen von Herzrhythmusstörungen sind nur so zu diagnostizieren. Der Arzt schätzt mit der EPU auch ab, ob die Gefahr besteht, dass sich ein lebensbedrohliches Kammerflimmern aus den vorhandenen Herzrhythmusstörungen entwickelt. Solche aufwendigen Untersuchungen sind nur in spezialisierten kardiologischen Zentren möglich.

■ Bildgebende Untersuchungsverfahren

Echokardiografie. **Echokardiografie** *(Herzecho, Herzultraschall)* ist die Ultraschalluntersuchung des Herzens. Sie macht Herzmuskel, Herzhöhlen, Herzklappen und Herzbeutel, die Pumpbewegungen der Herzkammern und die Blutströmungsrichtung innerhalb der Herzhöhlen sichtbar.

Die Echokardiografie gehört zu den wichtigsten Untersuchungsmethoden am Herzen. Sie gibt wertvolle diagnostische Hinweise zu fast allen Herzkrankheiten und kann schnell, unkompliziert und beliebig oft zum Einsatz kommen. Wenn andere Gewebe wie die Lunge oder Fett (Adipositas → S. 254) das Herz zu stark verdecken, ist eine Echokardiografie allerdings nur eingeschränkt durchführbar.

Die Untersuchung findet im Liegen statt. Mit der Ultraschallsonde wird die mit Kontaktgel bestrichene linke Brustkorbhälfte über dem Herzen abgefahren. Die Methode wird daher auch **transthorakale Echokardiografie** *(TTE)* genannt, weil der Ultraschall von außen durch den Brustkorb auf das Herz trifft.

Eine Beurteilung der Herzkranzgefäße ist damit allerdings nicht möglich. Stattdessen können aber mit einer **Stressechokardiografie** *(Belastungsechokardiografie)* die Auswirkungen von Durchblutungsstörungen der Herzkranzgefäße sichtbar gemacht werden. Noch bevor der belastungsbedingte Sauerstoffmangel der Herzmuskulatur zu sichtbaren EKG-Veränderungen führt, treten bereits geringe Bewegungsstörungen der betroffenen Herzmuskelwandabschnitte auf – und diese werden mit der Stressechokardiografie erfasst.

Die Belastung wird bei der Stressechokardiografie entweder mit dem Fahrradergometer oder durch eine Infusion mit herzfrequenzsteigernden Medikamenten *(pharmakologische Belastung)* bis zur Ausbelastungsfrequenz (→ S. 689) erhöht. Vorteil der pharmakologischen Belastung ist, dass der Patient dabei entspannt auf dem Untersuchungsplatz liegt und so leichter zu untersuchen ist.

Bei Patienten, die für eine Ultraschalluntersuchung geeignet sind, können mit der Stressechokardiografie bedeutsame Herzkranzgefäßverengungen in etwa 90 % der Fälle erfasst werden. Sie dient z. B. dazu, unklare Befunde von Herzkatheteruntersuchungen zu prüfen oder nach einem Herzinfarkt abgestorbenes Narbengewebe von dem noch lebensfähigen Herzmuskelgewebe abzugrenzen, da sich beide unter Belastung echokardiografisch verschieden verhalten. Dies ist bedeutsam für die weitere Behandlung verengter Herzkranzgefäße in einem Infarktgebiet.

Eine zusätzliche Form der Echokardiografie ist die **transösophageale Echokardiografie** *(TEE)*. Hier muss der Patient (wie bei einer Magenspiegelung) eine kleine Ultraschallsonde schlucken, mit der das Herz von der Speiseröhre aus untersucht wird. Herzvorhöfe, -klappen und -scheidewände, aber auch die Aorta werden so größer dargestellt, sodass sich z. B. Defekte in der Vorhofscheidewand oder eine entzündete Herzklappe besser beurteilen lassen. Einige Herzareale wie z. B. Aussackungen des Herzvorhofs (die **Herzohren)** sind sogar nur mit dieser Untersuchung einsehbar. Diese Untersuchung ist z. B. bei Vorhofflimmern

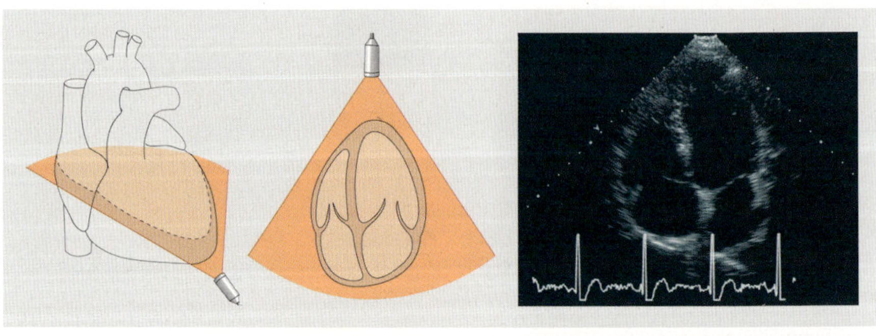

Bei der ***transthorakalen Echokardiografie*** *werden Ultraschall-Schnittbilder des Herzens erzeugt. Die Schnittebene ergibt sich aus der Haltung des Schallkopfs (links). In diesem Beispiel erzeugt sie eine Abbildung des Vierkammerblicks (Mitte); rechts die gleiche Ansicht als Ultraschallbild.* [GTV 1908]

(→ S. 708) wichtig, weil sich gerade in den Herzohren Blutgerinnsel bilden, die aus dem Herzen ausgeschwemmt werden und zu einer Embolie und nachfolgend zu einem Schlaganfall führen können.

Andere Ultraschalluntersuchungen. Auch das fließende Blut selbst reflektiert den Ultraschall. Mit der **Dopplersonografie** können die Fließrichtung und die Fließgeschwindigkeit des Bluts bestimmt werden. Die gleichzeitige Darstellung von Gewebestrukturen und fließendem Blut in einem Monitorbild bezeichnet man als **Duplexsonografie.** Werden zusätzlich die Geschwindigkeit und die Richtung des fließenden Bluts durch unterschiedliche Farben dargestellt, so spricht man von einer *farbkodierten Duplexsonografie* oder **Farbduplexsonografie.** Damit findet der Arzt Engstellen (Stenosen) und Erweiterungen (z. B. Aneurysmen) vor allem in Hals-, Bauch- und Extremitätengefäßen und bestimmt ihren Schweregrad.

Röntgenthorax. Am Anfang der Röntgendiagnostik steht bei Herz-Kreislauf-Erkrankungen eine Aufnahme des Brustkorbs (Thorax) von der Seite und von hinten. Mit dem **Röntgenthorax** ist eine Aussage zu Herzgröße und -form, zum Kaliber der Lungengefäße und der Aorta, zu Gefäßverkalkungen sowie zum Flüssigkeitsgehalt der Lunge und damit indirekt auch zur Herzfunktion möglich.

Angiografie. Als **konventionelle Angiografie** wird das Einspritzen von Röntgenkontrastmittel in Blutgefäße und ihre Darstellung in Röntgenaufnahmen bezeichnet. Die Untersuchungsmethode ist für venöse und arterielle Gefäßverläufe (Abb. → S. 733, S. 720) und für alle Körperregionen anwendbar und macht selbst in kleinsten Gefäßen Engstellen und Verschlüsse sichtbar.

Die **digitale Subtraktionsangiografie** *(DSA)* ist eine Weiterentwicklung dieser Methode, bei der vor und nach der Kontrastmittelgabe aufgenommene Röntgenbilder miteinander verglichen werden. Alle unveränderten Strukturen, z. B. Knochen und Weichteile, werden vom Computer herausgerechnet – übrig bleibt ein Bild, auf dem nur noch die mit Kontrastmittel gefüllten Blutgefäße zu sehen sind.

Die Darstellung des Venenverlaufs nach Einspritzen von Kontrastmittel in eine Fuß- oder Handvene heißt ***Phlebografie.*** Sie zeigt Abflusshindernisse (z. B. Thrombosen → S. 709) und die Beschaffenheit der Venenabflüsse.

Herzkatheter. Für viele Herzerkrankungen ist die **Herzkatheteruntersuchung** sehr aussagekräftig. Dabei sondiert der Arzt das rechte und das linke Herz mit einem millimeterdünnen biegsamen Kunststoffschlauch (dem Katheter). Über diesen spritzt er Kontrastmittel und misst den Blutdruck sowie den Sauerstoffgehalt in den einzelnen Herzkammern. Mit einer kleinen Biopsiezange entnimmt er bei Bedarf Herzmuskelgewebe ***(Herzmuskelbiopsie),*** um es z. B. auf Entzündungszeichen zu untersuchen.

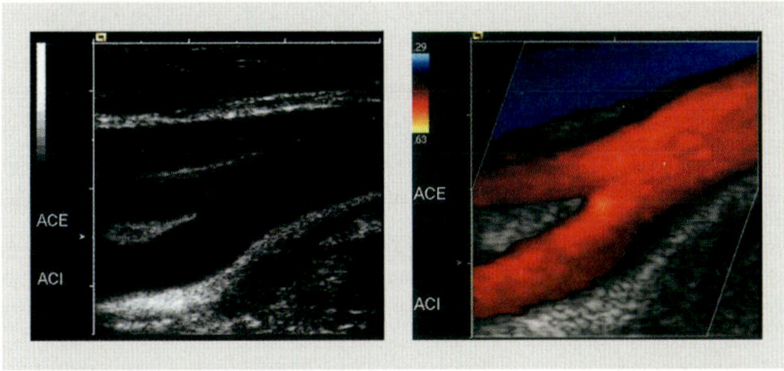

Der Unterschied zwischen ***Duplexsonografie*** *(links) und* ***Farbduplexsonografie*** *(rechts) ist deutlich erkennbar. Beide Male sind die Verzweigung von äußerer und innerer Kopfarterie (rot) und eine Vene (blau) zu sehen.* [GTV 1909]

Bei der **Rechtsherzkatheterisierung** ***(Einschwemmkatheter-Untersuchung)*** wird der Katheter über eine Vene der Ellenbeuge oder der Leiste bis zum rechten Herzen und weiter in die Lungenarterien vorgeschoben. Oft befindet sich an seiner Spitze ein aufblasbarer Ballon, der vom venösen, also Richtung Herz fließenden Blutstrom mitgeschwemmt wird und so das Vorschieben des Katheters erleichtert. Bei der Rechtsherzkatheterisierung stehen Druckmessungen und die Bestimmung des Sauerstoffgehalts in den rechten Herzhöhlen und in den Lungengefäßen im Vordergrund. Eine Rechtsherzkatheterisierung ist heute selten, weil viele Ergebnisse bereits durch eine Echokardiografie erhältlich sind.

Die **Linksherzkatheterisierung** ist dagegen eine wichtige Standarduntersuchung und fast immer mit einer Kontrastmitteldarstellung der Herzhöhlen und der Herzkranzarterien verbunden. Um einen Katheter ins linke Herz vorschieben zu können, muss eine Arterie punktiert werden. Meist benutzt der Arzt dafür Arterien der Leiste oder des Ellbogens, seltener des Handgelenks. In den linken Herzhöhlen und in der Hauptschlagader bestimmt der Arzt zunächst den Blutdruck und den Sauerstoffgehalt des Bluts, bevor er Kontrastmittel einspritzt, um die Pumpfunktion des Herzens und die Herzklappenfunktion am Röntgenschirm zu beurteilen.

Anschließend sondiert er die nach der Aortenklappe aus der Aorta abgehende rechte und linke Herzkranzarterie und füllt sie mit Kontrastmittel. Diese **Koronarangiografie**

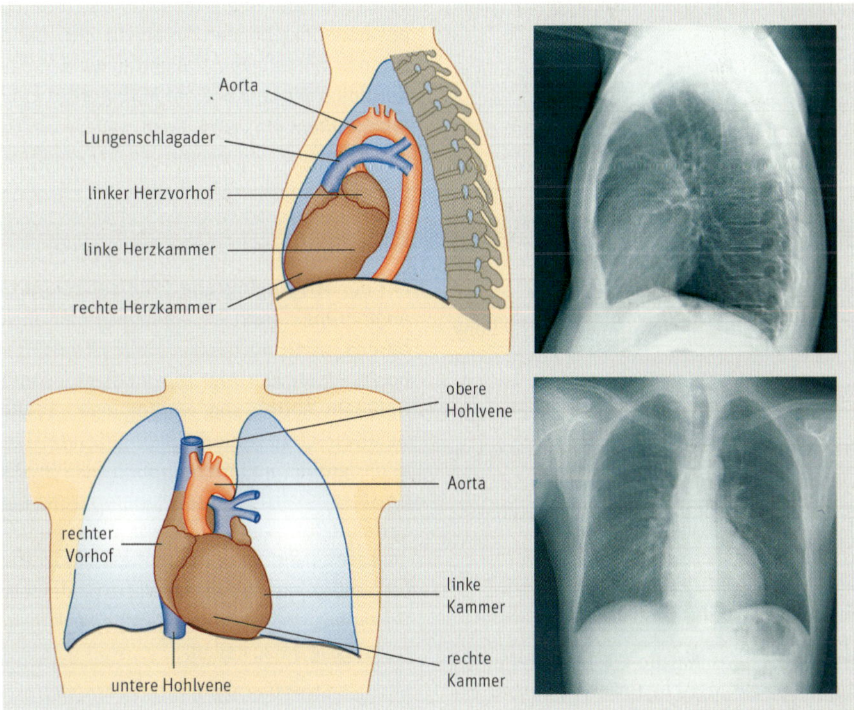

Die ***Röntgenthoraxaufnahme*** *in zwei Ebenen erlaubt die Beurteilung der Herzgröße und Herzkontur, aber auch der Lunge und der Lungenschlagader sowie der Aorta.* [GTV 1910]

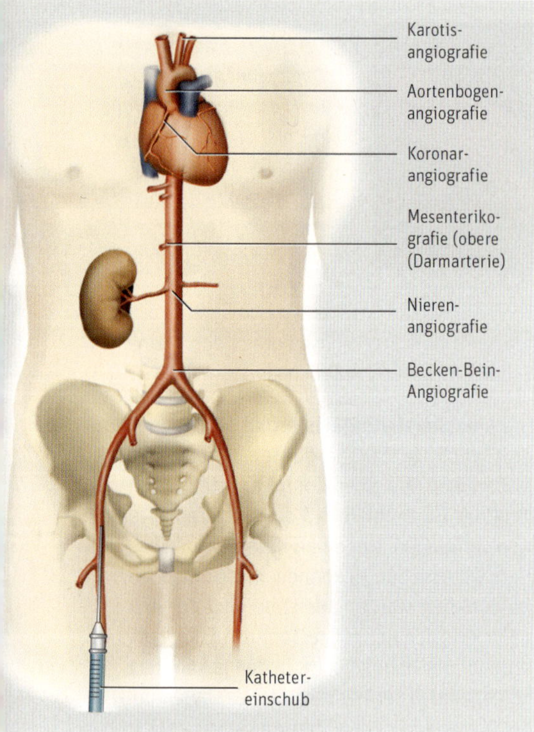

Bei den intraarteriellen ***Angiografien*** *wird das Kontrastmittel über einen von der Leiste kommenden Katheter injiziert. Je nachdem, wie weit die Katheterspitze vorgeschoben wird, erhält man entsprechende Angiogramme.* [GTV 1911]

stellt das weitverzweigte Herzkranzgefäßsystem mit allen Engstellen und Verschlüssen dar. Wenn sich eine Verengung im Herzkranzgefäß zeigt, kann das betroffene Gefäß im gleichen Untersuchungsgang gedehnt und durchgängig gemacht werden (Gefäßaufdehnung → S. 694). Nach einer Linksherzkatheteruntersuchung muss die Blutung der punktierten Arterie über mehrere Stunden mit einem Druckverband gestillt werden. Nach einer Leistenpunktion wird eine mehrstündige Bettruhe verordnet, um das Risiko einer Nachblutung zu verringern.

Bei einer Linksherzkatheteruntersuchung kann es zu kleineren arteriellen Gefäßverletzungen kommen; in weniger als jedem 1 000. Fall ergeben sich daraus schwere Komplikationen wie Herzinfarkt, Schlaganfall oder Tod. Daher wird die Notwendigkeit einer solchen Untersuchung sorgfältig geprüft – häufig gibt es jedoch keine Alternative.

Innovative Untersuchungsverfahren

Kardio-CT. Das **Kardio-CT** *(Mehrzeilen-CT, Multislice-CT, MSCT)* ist ein CT mit sehr vielen, qualitativ hochwertigen Aufnahmen innerhalb kürzester Zeit. Es stellt das Herz in Aktion dar.

Mit dem Kardio-CT prüft der Arzt, ob und wo Herzkranzgefäße verkalkt sind und eine koronare Herzkrankheit (→ S. 693) vorliegt. Nach venöser Kontrastmittelgabe sieht der Arzt die Herzkranzarterien und ihre Engstellen, ohne die Umstände und Risiken einer Koronarangiografie in Kauf zu nehmen. Auch die Durchgängigkeit von Bypass-Gefäßen lässt sich in der Regel beurteilen.

Ein wesentlicher Nachteil der Untersuchungsmethode besteht darin, dass das Ausmaß einer Gefäßengstelle nicht sicher bestimmt werden kann, wenn die Herzkranzgefäße stark verkalkt sind oder eine Gefäßstütze (Stent) eingebracht wurde. Das Kardio-CT wird daher vor allem zur Ausschlussdiagnostik (→ S. 1263) eingesetzt, wenn eine koronare Herzkrankheit eher unwahrscheinlich ist. Wenn der Arzt ein verengtes Herzkranzgefäß vermutet, ist eine Herzkatheteruntersuchung auch deshalb zweckmäßiger, weil diese gleich mit einer Gefäßaufdehnung verbunden werden kann.

Das Kardio-CT hat den Vorteil, dass neben den Blutströmen in den Herzhöhlen und Herzkranzgefäßen auch der Herzbeutel, der Herzmuskel und die das Herz umgebenden Organe und großen Gefäße abgebildet werden, was auch bei der Beurteilung angeborener Herzfehler und der Ergebnisse einer Korrekturoperation hilft.

Kernspin des Herzens. Das Kernspin (generelle Funktionsweise → S. 1269) gibt alle Herzstrukturen, die großen Gefäße und die das Herz umgebenden Organe in jeder beliebigen Schichtebene detailgetreu wieder. Das **Kardiokernspin** *(Kardiale Magnetresonanztomografie, CMR)* wird bevorzugt zur Funktionsdiagnostik des Herzens (z. B. Pumpfunktion, Herzgröße, -masse) und zur Verlaufskontrolle bei angeborenen Herzfehlern von Jugendlichen und Erwachsenen eingesetzt.

Mit der **MR-Angiografie** *(Magnetresonanz-Angiografie)* lässt sich fließendes Blut auch bereits ohne vorherige Kontrastmittelgabe erkennen. Der Arzt diagnostiziert damit Gefäßanomalien und -verengungen sowie Gefäßverschlüsse und Umgehungskreisläufe der großen und mittelgroßen Gefäße des Brust- und Bauchraums, des Gehirns und der Extremitäten. Vielfach ersetzt diese Methode bereits die konventionelle Angiografie (→ S. 691). Kleine Gefäße wie z. B. kleinere Herzkranzarterien, sind so jedoch noch nicht zuverlässig darzustellen.

Mit dem **Stresskernspin** *(Stress-Magnetresonanztomografie)* werden nach einer Infusion von herzfrequenzsteigernden Medikamenten neu entstehende Herzwandbewegungsstörungen erkannt, anhand deren auf hochgradige Herzkranzgefäßverengungen des untersuchten Herzmuskelabschnitts geschlossen werden kann. Ein Stresskernspin ermöglicht auch, einen dauerhaft geschädigten Herzmuskel (z. B. Vernarbung, Herzwandaneurysma → S. 701) von noch funktionsfähigem Muskelgewebe abzugrenzen, das nach einem Herzinfarkt nur vorübergehend Wandbewegungsstörungen zeigt.

Diese Methode liefert ähnliche Ergebnisse wie die Stressechokardiografie (→ S. 689) oder eine Herzszintigrafie, bietet aber bei allen Patienten eine gleich gute Bildqualität.

Warnhinweis: Für Herzschrittmacher-Patienten sind Kernspin-Untersuchungen nicht geeignet, weil die entstehenden Magnetfelder Funktionsstörungen des Schrittmachers verursachen.

Herzszintigrafie. Bei der **Herzszintigrafie** *(Single-Photon-Emissions-CT, SPECT, Myokardszintigrafie)* werden schwach radioaktive Substanzen wie Thallium oder Technetium über eine Armvene in das Gefäßsystem gegeben, um die funktionellen Auswirkungen einer koronaren Herzkrankheit zu erfassen. Eine rotierende Gammakamera nimmt die Verteilung der radioaktiven Substanzen im Herzmuskel auf und stellt sie in Schnittbildern dar.

Wird die Szintigrafie im Anschluss an eine ergometrische Belastung bis zur Ausbelastungsfrequenz (→ S. 689) durchgeführt, reichert sich die radioaktive Substanz zunächst nur in der gut durchbluteten und damit funktionstüchtigen Herzmuskulatur an, jedoch nicht in minderdurchblutetem oder bereits vernarbtem, totem Herzmuskelgewebe. In schlechter durchblutetem, aber noch funktionsfähigem Herzmuskelgewebe reichern sich die radioaktiven Substanzen langsamer an. Wenn sie auch nach 4–5 Stunden in bestimmten Regionen des Herzens nicht sichtbar sind, ist das Gewebe funktionslos. Die Herzszintigrafie erlaubt somit die Abgrenzung von gut durchblutetem, schlechter versorgtem und bereits vernarbtem Herzmuskelgewebe.

Positronenemissionstomografie. Dieses modernste nuklearmedizinische Untersuchungsverfahren stellt den Stoffwechsel der Herzmuskulatur dar und kann dadurch funktionsfähige Herzmuskulatur von funktionsgestörtem Herzmuskelgewebe abgrenzen. Die **Positronenemissionstomografie** *(PET)* bietet jedoch keinen wesentlichen Informationsgewinn gegenüber den bereits etablierten Untersuchungsmethoden, sodass sich daraus selten andere Therapieentscheidungen ableiten lassen.

Herzkrankheiten

Koronare Herzkrankheit und stabile Angina pectoris

Häufigkeit: ■■■■■

Koronare Herzkrankheit *(KHK, Koronare Herzerkrankung)*: Verengung oder Verschluss von Herzkranzarterien durch fortschreitende Arteriosklerose (→ S. 721) mit Verfettung, Verkalkung und Verdickung ihrer Gefäßwände. Dadurch kommt es im Herzmuskel wegen ungenügender Blutversorgung immer wieder zu einer **Mangeldurchblutung** *(Ischämie)* mit Angina-pectoris-Anfällen. Unbehandelt oder unerkannt geht die KHK in das *akute Koronarsyndrom* mit Herzinfarkt und plötzlichem Herztod über (ausführliche Darstellung → S. 699). In allen Industriestaaten ist die KHK die führende Todesursache. In Deutschland erkranken etwa 30 % aller Männer und 15 % aller Frauen im Laufe ihres Lebens daran. Entscheidend für die Verhinderung von Herzinfarkt und Herztod sind Änderungen des Lebensstils und die konsequente Behandlung von Begleiterkrankungen.

Angina pectoris *(Brustenge)*: Enge und Druckgefühl im Brustkorb, die Angst erzeugen und mit Atemnot und Schmerzen verbunden sind. Das sind die typischen Beschwerden bei KHK, die durch ungenügende Blutversorgung des Herzmuskels zunächst nur unter Belastung entstehen. Treten sie auch in Ruhe auf, spricht man von instabiler Angina pectoris (akutes Koronarsyndrom → S. 698).

Häufiger als das rasche Voranschreiten der Angina pectoris zum akuten Koronarsyndrom ist das jahrelange Bestehen der KHK als **chronische koronare Herzkrankheit** *(chronische KHK)*. Bei dieser kommt es erst bei größeren körperlichen Anstrengungen relativ berechenbar zu Herzschmerzen, die in Ruhe oder nach Medikamentengabe wieder verschwinden. Sie ist nicht unmittelbar lebensbedrohend.

Leitbeschwerden

- Anfallsartige brennende Schmerzen oder Druck- und Engegefühl hinter dem Brustbein oder im linken Brustkorb, oft mit Ausstrahlung in Richtung Hals, Unterkiefer, Schulterblätter, Arme oder in den Oberbauch
- In Einzelfällen auch schmerzlos (z. B. bei langjährigen Diabetikern → S. 758) oder durch Schmerzen an anderer Stelle auffallend
- Schmerzauslösung durch körperliche Anstrengung, Aufregung, reichliches Essen oder beim Aufenthalt in großer Kälte.

Wann zum Arzt

Heute noch, wenn

- Angina pectoris jetzt auch bei geringeren Belastungen als bisher oder nachts auftritt
- Es immer häufiger zu Angina-pectoris-Anfällen kommt und mehr Nitrospray gebraucht wird
- Bei körperlicher oder psychischer Belastung oder bei Kälte erstmals kurzzeitig ein Druck- oder Engegefühl in der Herzgegend entsteht

Sofort den Notarzt rufen, wenn

- Erstmals minutenlang anhaltende, brennende Schmerzen, Druck- oder Engegefühl im Brustkorb auftreten
- Bei bekannter koronarer Herzkrankheit eine Ihnen bereits vertraute Angina-pectoris-Symptomatik trotz körperlicher Ruhe (Hinsetzen) länger als 20 Minuten anhält
- Nitrate nicht innerhalb von 5 Minuten zu einer deutlichen Besserung führen.

Die Erkrankung

Durch den Bewegungsmangel im Alltag und durch Alterungsvorgänge beginnen sich die Herzkranzarterien meist schon in jungen Jahren langsam zu verändern. Die ursprünglich glatten, elastischen Herzkranzgefäße werden durch zunehmende Fetteinlagerungen und Verkalkungen der Gefäßwände uneben, starr und verletzlich (Arteriosklerose → S. 721). Dadurch sinkt die Sauerstofftransportleistung der Herzkranzarterien und in Belastungssituationen mit erhöhtem Sauerstoffbedarf kommt es zum Sauerstoffmangel mit den typischen Angina-pectoris-Schmerzen.

Warnhinweis: Einige wenige Patienten, vor allem Diabetiker, verspüren bei Durchblutungsstörungen des Herzens keine oder nur geringe Angina-pectoris-Zeichen. Dies wird dann als *stumme Ischämie* bezeichnet.

Risikofaktoren. Einige Risikofaktoren für koronare Herzkrankheiten können wir nicht beeinflussen. So tritt die KHK häufiger bei Menschen auf, deren Eltern oder Geschwister bereits einen Herzinfarkt oder Schlaganfall erlitten haben. Dies weist auf eine genetische Mitursache hin. Auch mit zunehmendem Lebensalter steigt das KHK-Risiko. Männer sind gefährdeter als Frauen, sie entwickeln eine KHK durchschnittlich 10–15 Jahre früher. Frauen sind bis zu den Wechseljahren für Arteriosklerose weniger anfällig, wenn nicht andere Risikofaktoren hinzukommen. Weil Frauen älter werden, sterben dennoch mehr Frauen als Männer an einem Herzinfarkt (89 000 Frauen gegenüber 79 000 Männern im Jahr 2000).

Die Entwicklung einer KHK hängt jedoch zu über 80 % vom Lebensstil und den Ernährungsgewohnheiten ab und ist in einem hohen Maße *vermeidbar*. Vor allem ***Rauchen***, geringe körperliche Aktivität, fett- und kalorienreiche, aber ballaststoffarme Ernährung, Übergewicht, erhöhter Alkoholkonsum, Stress sowie die damit oft verbundenen Folgekrankheiten (z. B. Bluthochdruck, Diabetes und Fettstoffwechselstörung) beschleunigen die KHK.

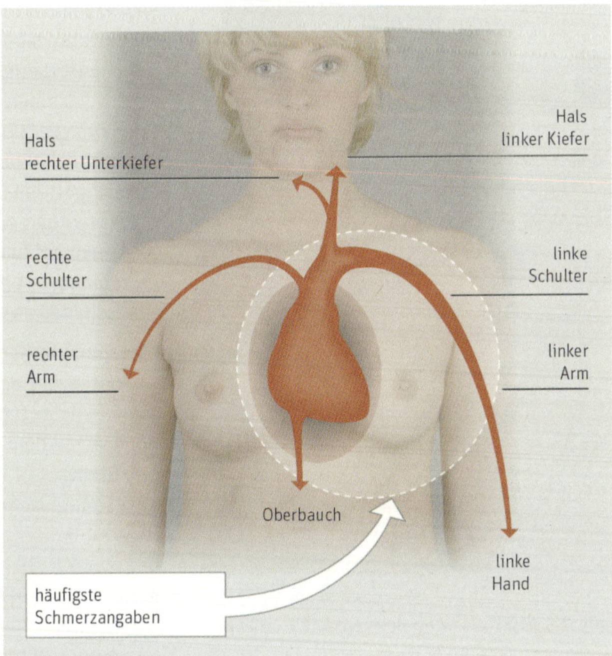

*Ausstrahlung von **Angina-pectoris-Schmerzen***
[ASM 1912]

Schweregrade. Erst wenn Fett- und Kalkablagerungen den ursprünglichen Durchmesser eines Herzkranzgefäßes um mindestens 50 % eingeengt haben, spricht der Kardiologe von einer KHK. Ab einer **Gefäßverengung** ***(Stenose)*** von etwa 70 % nimmt der Blutfluss im betroffenen Gefäß stark ab. Dies wird dann als hochgradige oder kritische **Herzkranzgefäßverengung** ***(Koronarstenose)*** bezeichnet.

Selbst bei hochgradig verengten Herzkranzgefäßen kommt es oft erst unter Belastung zu einer Minderdurchblutung des Herzens, weil erst dann gesunde Nachbargefäße den steigenden Blutbedarf nicht mehr ausgleichen können. Im Herzmuskel entsteht ein Sauerstoffmangel mit charakteristischen Angina-pectoris-Beschwerden. Nach Abbruch der Belastung sinkt der Sauerstoffbedarf des Herzmuskels, sodass die vorhandene Blutversorgung wieder ausreicht und die Angina pectoris abklingt.

Wenn Schmerzen im Brustkorb nur während erhöhter Leistungsanforderungen an das Herz auftreten und nach Einnahme von Nitrospray oder bei körperlicher Schonung immer wieder abklingen, wird dies als **stabile Angina pectoris** bezeichnet. Diese Beschwerdesymptomatik bleibt zunächst oft über Jahre hinweg gleich, ohne dass sich die Durchblutung weiter verschlechtert. Dass sich dieser Zustand einer stabilen Verengung der Herzkranzgefäße nicht zu einem akuten Koronarsyndrom weiterentwickelt, ist Ziel aller im Folgenden beschriebenen medikamentösen, nicht medikamentösen, invasiven oder operativen Maßnahmen.

Die rechte und die linke Koronararterie verzweigen sich mehrfach nach ihrem Abgang aus der Aorta. Abgangsnahe Gefäßeinengungen haben deshalb viel schwerwiegendere Auswirkungen auf die Herzmuskeldurchblutung als Verengungen kleinerer Endgefäße, die durch Nachbargefäße leichter umgangen werden können.

Brustschmerzen, die nur für Sekunden anhalten, sich durch Atemmanöver oder eine Änderung der Körperhaltung beeinflussen lassen oder durch Abtasten des Brustkorbs ausgelöst wurden, sprechen eher gegen eine zugrunde liegende Durchblutungsstörung des Herzens.

Sonderformen. In seltenen Fällen können bei bestehender KHK auch Erkrankungen wie Blutarmut (Anämie), Schilddrüsenüberfunktion oder eine fieberhafte Infektion die Belastung des Herzens so steigern, dass Angina pectoris auftritt.

Zu den Sonderformen zählt die **vasospastische Angina,** nach dem Namen des ersten Beschreibers auch ***Prinzmetal-Angina*** genannt. Hier beruht die Angina pectoris auf einer vorübergehenden ***Verkrampfung der Herzkranzgefäße (Koronarspasmus).*** Typischerweise treten die Beschwerden hier in Ruhe auf und lassen sich durch körperliche Belastung nicht provozieren.

Das macht der Arzt

Diagnosesicherung

Am Anfang bittet der Arzt den Patienten um detaillierte Angaben zur Art der Beschwerden, zu Vorerkrankungen und einer möglichen familiären Neigung für eine KHK. Dem schließen sich eine körperliche Untersuchung, ein Ruhe-EKG und eine Blutabnahme an. Das Belastungs-EKG (→ S. 689) deckt höhergradige Herzkranzgefäßverengungen zu etwa 70–80 % auf. Ist damit keine Klärung möglich und besteht weiter Verdacht auf eine KHK, kommen Stressechokardiografie, Myokardszintigrafie (→ S. 1269) oder Stresskernspin (→ S. 692) infrage. Die Wahl der Untersuchungsmethode hängt dabei auch von den Möglichkeiten vor Ort ab.

Ergeben sich aus den Befunden Hinweise auf eine hochgradige Verengung der Herzkranzgefäße oder besteht eine hohe Wahrscheinlichkeit für eine KHK, ist eine Koronarangiografie (→ S. 692) erforderlich.

Interventionelle Therapie

Wurde eine koronare Herzkrankheit als Ursache der Beschwerden diagnostiziert, dehnt der Kardiologe im Rahmen der **interventionellen Therapie** hochgradige Verengungen der Herzkranzgefäße bereits während der Herzkatheteruntersuchung mit einem Ballon auf. Nur wenn gleichzeitig mehrere Koronargefäße befallen sind oder die Engstelle ungünstig liegt, wird zu einer Bypass-Operation geraten.

Begleitend und als Nachsorge findet immer eine lebenslange medikamentöse Therapie statt.

Gefäßaufdehnung. Bei der **Gefäßaufdehnung** ***(Koronardilatation, Ballondilatation, Ballonangioplastie)*** führt der Arzt einen speziellen Herzkatheter, an dessen Spitze sich ein zusammengefalteter Ballon ***(Ballonkatheter)*** befindet, in die verengte Arterie ein. Wenn er Flüssigkeit in den Ballon spritzt, entfaltet sich dieser und nimmt die Größe des ursprünglichen Gefäßdurchmessers an. Alles Material, das in die Herzkranzarterie ragt und sie verengt, wird dadurch in die Gefäßwand hineingedrückt und verteilt sich dort. Die Verengung ist damit beseitigt. Dieses Verfahren wird beim Herzen als **PCI** ***(Perkutane Coronare Intervention)*** oder auch **PTCA** ***(Perkutane Transluminale Coronare Angioplastie)*** bezeichnet. Die Gefahr tödlicher Komplikationen während der Behandlung hängt in erster Linie vom Allgemeinzustand, von Begleiterkrankungen und von bereits bestehenden Herzschäden ab und liegt unter 1 %.

Manchmal reißen die oberflächlichen Gefäßschichten bei der Aufdehnung ein und verschließen das Gefäß. Dieser Gefahr begegnet der Arzt mit dem Einsetzen von ***Gefäßstützen,*** den **Stents.** Ein Stent ist ein feines röhrenförmiges Metallgeflecht, das den zusammengefalteten Ballon an der Spitze des Katheters umgibt. Mit dem Entfalten des Ballons vergrößert sich auch der Stent und wird in die Gefäßwand hineingedrückt. Während der Ballon wieder zusammengefaltet und entfernt

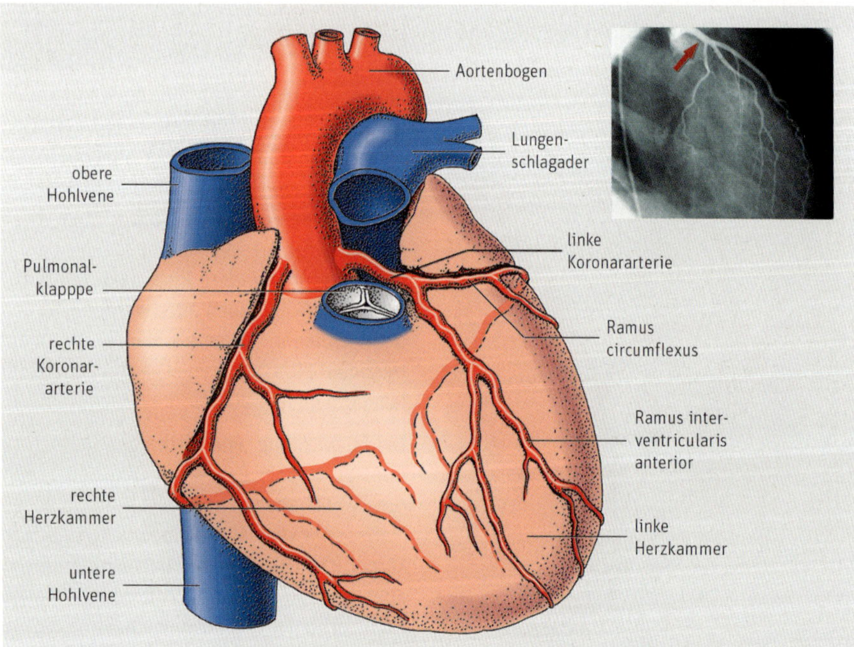

Schematisierte Zeichnung der ***Koronararterienversorgung*** *des Herzens. Rechts oben eingefügt ist eine* ***Angiografie*** *der linken Herzkranzarterie mit ihren Verzweigungen.* [GRA, GTV 1913]

wird, behält der Stent seine Größe dauerhaft bei und bleibt im Herzkranzgefäß zurück. So hält er das Gefäß offen und verhindert in den allermeisten Fällen, dass sich ein Riss in der Herzkranzarterie zu einem Gefäßverschluss weiterentwickelt. Treten weitere Komplikationen auf, wird jedoch eine sofortige Bypassoperation notwendig.

Leider ist durch das Aufdehnen mit dem Ballonkatheter die Verengung nicht dauerhaft beseitigt. Bei etwa einem Drittel bilden sich gerade an den behandelten Stellen erneut Verengungen *(Rezidivstenosen)*, meist schon innerhalb des ersten halben Jahres. Auch der Einsatz von Stents senkte die Anzahl von Rezidivstenosen nur wenig. Deshalb wurden spezielle Stents *(Drug eluting Stents)* (z. B. Cypher®-Stent, Taxus®-Stent) entwickelt, die mit einem wachstumshemmenden Medikament (Zytostatikum → S. 1026) beschichtet sind. Diese Medikamente sollen verhindern, dass sich im Bereich der Engstelle neue Zellen bilden, die zu einer erneuten Stenose führen würden. Ob dadurch die Häufigkeit von Rezidivstenosen wirklich, wie erste Studien behaupteten, auf etwa 20 % herabgesetzt werden kann, ist aber umstritten.

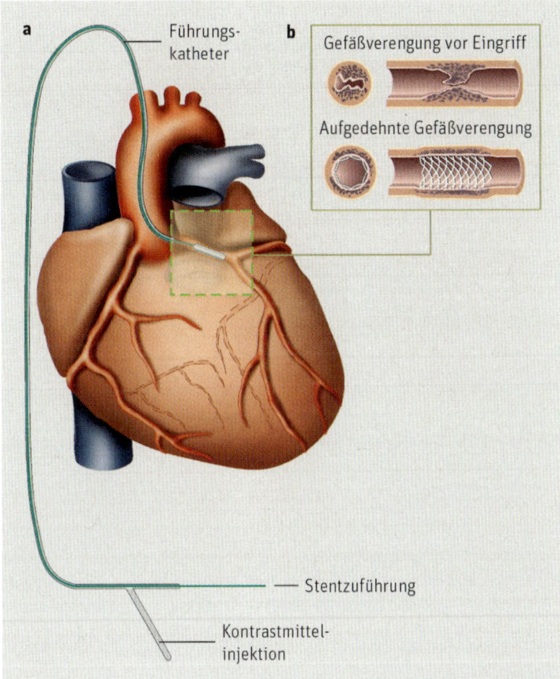

*Hier die **Gefäßaufdehnung** in einer Schemazeichnung: Die gezeigten Arbeitsschritte bestehen im Auffinden der Engstelle (a) und anschließenden Aufdehnen (b). Das rechte Bild beschreibt die Aufdehnung durch Platzierung und Entfalten eines **Stents** an der Engstelle. Einerseits wird dadurch der artherosklerotische Plaque in die Gefäßwand hineingedrückt und andererseits durch den entfalteten Stent das Gefäß weiter und damit durchgängiger gemacht.* [GTV 1914]

Bypass-Operation. Wenn der Kardiologe die Engstelle nicht durch eine Ballonaufdehnung beseitigen kann, findet eine **Bypass-Operation** statt. Dabei leitet der Herzchirurg das Blut durch eine künstlich geschaffene Gefäßverbindung, den Bypass, an der Engstelle vorbei. Diese Umgehungsgefäße werden vorher an anderen Körperstellen entnommen. Als Bypassgefäße bieten sich gesunde oberflächliche Beinvenen an, die ohne großen Aufwand verfügbar sind und zwischen Hauptschlagader und Herzkranzgefäß eingesetzt werden **(aortocoronarer Venenbypass** oder *ACVB)*. Aber auch Arterien des Unterarms können als Bypassgefäße verwendet werden, wenn durch vorherige Untersuchungen gesichert ist, dass die Durchblutung der Hand gewährleistet bleibt **(Arteria-radialis-Bypass)**.

Eine weitere Bypassvariante ist eine Verbindung der stenosierten Herzkranzarterie mit Arterien der Brustwand **Mammaria-interna-Bypass** (abgekürzt: *MCB, Rechter-* und *Linker-Arteria-mammaria-interna-Bypass*, abgekürzt *RIMA-* und *LIMA-Bypass)*. Diese Brustwandarterien bleiben mit ihrem eigentlichen Blutkreislauf weiter verbunden und geben Blut in die Herzkranzgefäße ab.

Welche Möglichkeiten für den einzelnen Patienten infrage kommen, entscheidet der Herzchirurg individuell. Nicht bei jedem Menschen sind alle denkbaren Bypassgefäße gleich gut ausgebildet und verwertbar, oft sind auch mehrere verschiedene Bypässe erforderlich.

Bei einer Bypass-Operation muss der Brustkorb geöffnet werden. Dazu sägt der Operateur das Brustbein der Länge nach mittig durch. Nur selten sind weniger ausgedehnte, minimal-invasive Operationen möglich. In den meisten Fällen übernimmt während der Operation eine Herz-Lungen-Maschine die Arbeit des Herzens, sodass der Chirurg den erforderlichen Eingriff am ruhenden Herzen vornehmen kann. Nach Abschluss der Operation wird das zersägte Brustbein mit Drahtumschlingungen fixiert, sodass es innerhalb von 6–8 Wochen wieder fest zusammenwächst. Nachdem die Herz-Lungen-Maschine abgeschaltet wurde, schlägt das Herz nach einem Elektroschock wieder selbst.

In Deutschland werden jährlich etwa 65 000 Bypass-Operationen durchgeführt. Das Operationsrisiko hängt wesentlich vom Alter, von der aktuellen Pumpleistung des Herzens und von den Begleitumständen (Notoperation, wiederholter Eingriff, zusätzliche Erkrankungen) ab. Bei bis zu 3 % der Operationen muss mit ernsten Komplikationen wie einem Schlaganfall oder Herzinfarkt gerechnet werden, etwa 1–2 % der Patienten überleben die Operation nicht.

■ Nachsorge

Verläuft eine Bypass-Operation ohne Komplikationen, kann der Operierte nach 3 Tagen mit krankengymnastischer Hilfe auf dem Gang herumgeführt werden und seine Gehstrecke danach täglich steigern. In der zweiten Woche nach der OP wird der Patient meist bereits in die REHA-Klinik entlassen. Hier wird die körperliche Leistungsfähigkeit durch zunehmende Belastungen auf dem Fahrradergometer und durch Spaziergänge gesteigert. Abhängig vom Heilungsprozess des zersägten Brustbeins kann nach 5–6 Wochen auch mit einem Schwimmtraining und gymnastischen Übungen begonnen werden. Drei Monate nach der Bypass-Operation

CCS-Stadium	Beschwerden
CCS I	Keine Angina pectoris unter Alltagsbelastungen wie Laufen oder Treppensteigen, jedoch bei sehr hohen oder längeren Anstrengungen wie Schneeräumen oder Dauerlauf
CCS II	Angina pectoris bei stärkeren Anstrengungen wie schnelles Treppensteigen, Bergaufgehen oder bei psychischen Belastungen
CCS III	Angina pectoris bei leichter körperlicher Belastung wie An- und Ausziehen, normalem Gehen oder leichter Hausarbeit
CCS IV	Angina pectoris nach wenigen Schritten oder bereits in Ruhe

*Die Klassifikation der **Canadian Cardiovascular Society (CCS)** teilt die Angina pectoris in vier Schweregrade **(CCS-Stadien)** ein.*

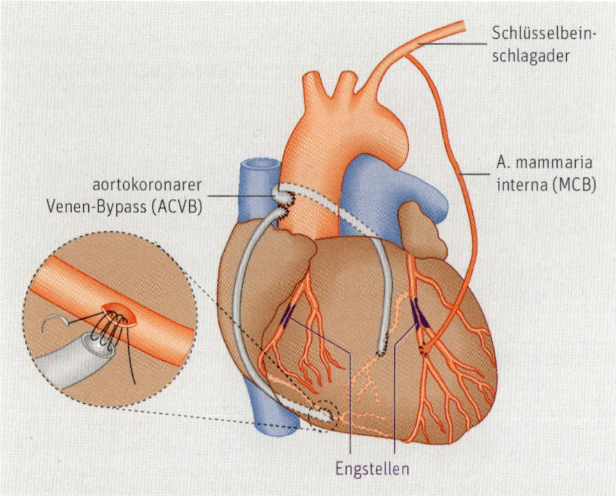

Die zwei wichtigsten ***Bypass-Operationsverfahren.*** *Links: Umgehung der Engstelle (lila) durch eine oder mehrere (vom Bein entnommene) Venen* ***(aortocoronarer Venenbypass, ACVB,*** *grau). Rechts: Umgehung der Engstelle durch eine Arterie* ***(MCB,*** *hier ein* ***LIMA-Bypass*** *rot).* [GTV 1915]

sind die Operationsfolgen meist überwunden und der Patient kann wieder ins Berufsleben zurückkehren oder Urlaubsreisen planen.

Nach einer Bypass-Operation sollte einmal im Jahr ein Belastungs-EKG durchgeführt werden, um möglicherweise erneut entstandene Durchblutungsstörungen des Herzens rechtzeitig zu entdecken. Die Langzeitergebnisse bei arteriellen Bypässen sind grundsätzlich besser als bei venösen. So ist nach 12 Jahren etwa die Hälfte der Venen-Bypässe nicht mehr funktionstüchtig, während ein Großteil der arteriellen Bypässe weiterhin durchgängig ist.

Nicht jeder Bypassverschluss, der sich im Laufe der darauffolgenden Jahre einstellt, muss zwingend mit ernsten gesundheitlichen Problemen einhergehen. Eine erneute Operation muss nur selten erfolgen, häufig reicht eine Gefäßaufdehnung.

Die Haltbarkeit eines Bypasses hängt ganz entscheidend auch davon ab, wie jeder Einzelne seine beeinflussbaren Risikofaktoren anerkennt und verringert. Denn die Ursache der Bypass-Operation, die KHK, ist durch die Operation nicht beseitigt worden.

Selbsthilfe und Vorsorge

Ob Sie einmal an einer lebensbedrohlichen KHK leiden werden, liegt weitgehend in Ihrer Hand: Gesunde Ernährungsgewohnheiten und ein gesunder Lebensstil können die Entwicklung und das Voranschreiten einer KHK zu über 80 % verhindern. Auch wenn Sie die Diagnose KHK bereits erhalten haben, können Sie mit diesen Einzelmaßnahmen wissenschaftlich gesichert den Weg Richtung Herzinfarkt umkehren:

Rauchen. Das Rauchen aufzugeben ist die wichtigste und wirksamste Einzelmaßnahme (Tipps hierzu → S. 1204). Denn: Raucher haben nicht nur vermehrt Fettablagerungen in den Arterien, ihr Blut neigt auch zur Gerinnselbildung (Thrombosen → S. 736). Wer nicht raucht, halbiert sein KHK-Risiko.

Ernährung. Meiden Sie Fette aus tierischen Produkten, die z. B. in fetten Fleisch- und Wurstwaren, nicht fettreduzierten Milchprodukten, Fast-Food- und Fertiggerichten oder frittierten bzw. fetthaltigen Backwaren oder Süßigkeiten vorkommen. In Ländern, in denen überwiegend ungesättigte Fettsäuren und ballaststoffreiche Kost konsumiert werden, ist das KHK-Risiko um 50 % niedriger als bei uns. Bevorzugen Sie deshalb eine kalorienarme, fettarme, ballaststoffreiche Ernährung, die reich an Früchten, Gemüse und komplexen Kohlenhydraten ist und mehr ungesättigte als gesättigte Fettsäuren enthält. Ideal ist z. B. die mediterrane Ernährung (→ S. 232).

! Steter Tropfen höhlt den Stein: Nicht das Festessen an besonderen Tagen, sondern der tagtägliche übermäßige Konsum von tierischen Fetten begünstigt langfristig die Entstehung von Gefäßschäden.

Normalisieren Sie Ihr Gewicht. Vor allem dann, wenn Sie zu einer androiden Fettverteilung („Apfeltyp" → S. 255) neigen, ist Ihr Herz gefährdet. Am Bauchumfang lässt sich abschätzen, ob eine gefährliche Fettverteilung im Körper vorliegt. Bei Frauen beginnt ein erhöhtes Risiko ab einem Bauchumfang von 80 cm, bei Männern ab 94 cm. Ziel sollte ein BMI (Body Mass Index → S. 245) von unter 25 sein. Versuchen Sie diesen Wert langsam, in 6–12 Monaten, zu erreichen und dann zu halten.

Nahrungsergänzungsmittel. Der vermehrten Aufnahme von Omega-3-Fettsäuren (→ S. 227) wird ein günstiger Einfluss auf den weiteren Krankheitsverlauf zugesprochen. Omega-3-Fettsäuren, besonders die Eicosapentaensäure, sind reichlich in (Kaltwasser-)Meeresfischen (z. B. Sardinen, Heringen, Sardellen, Lachsen und Makrelen) vorhanden. Empfohlen werden etwa zwei Fischmahlzeiten pro Woche. Alternativ kann Fischöl in Kapselform eingenommen werden. Alpha-Linolensäure (eine weitere Omega-3-Fettsäure) kommt vor allem in pflanzlichen Nahrungsmitteln wie Walnüssen, Mandeln, grünem Blattgemüse (z. B. Spinat, Ruccola, Portula), Bohnen, Linsen, Petersilie, Leinsamen und pflanzlichen Ölen vor, z. B. in Leinöl, Rapsöl, Walnussöl, Sojaöl, Weizenkeimöl oder Senföl.

Die Gabe von Hormonen, z. B. im Rahmen der Hormonersatztherapie der Frau, hat keinen gesicherten (→ S. 850) positiven Effekt auf die Vermeidung einer koronaren Herzkrankheit.

Alkohol. In Deutschland wird häufig zu viel Alkohol getrunken. Mäßiger Alkoholkonsum (bei Männern unter 30 g, bei Frauen unter 20 g Alkohol täglich) schadet dem Herzen und der Leber nicht. 20 g Alkohol entsprechen etwa 0,5 l Bier oder 0,25 l Wein. Manche Studien sprechen geringen Alkoholmengen sogar eine Senkung des KHK-Risikos zu. Bei höheren Alkoholmengen steigt das Risiko für eine KHK wieder. Darüber hinaus begünstigt Alkohol die Entstehung des „bayerischen Bierherzen", das erstmals bei den biertrinkenden Bayern beschrieben wurde (= dilatative Kardiomyopathie). Bei höhergradig eingeschränkter Pumpfunktion sollte ganz auf Alkohol verzichtet werden.

Bewegung. Bewegen Sie sich im Alltag zu wenig, so nehmen Sie sich die Zeit, an jedem Tag mindestens 30 Minuten körperlich aktiv zu sein. Aber auch dreimal pro Woche 30 Minuten sind schon wesentlich besser als nichts.

- Ideal sind regelmäßige Ausdauerbelastungen wie zügiges Gehen, Joggen, Wandern, Nordic Walking, Radfahren, Skilanglauf, Eislaufen, Inline-Skaten, Schwimmen, Tanzen, Fußball, Tennis, Golf und Ähnliches – alles in einer mittleren Intensität, erkennbar daran, dass Sie sich dabei noch unterhalten können.
- Zu Hause bietet sich ein Heimtrainer, Stepper, Rudergerät oder ein Laufband an, so können Sie sich z. B. auch während des Fernsehens bewegen.
- Im Alltag können Sie sich Bewegung verschaffen, indem Sie auf die Benutzung von Rolltreppen und Aufzügen verzichten, das Auto 10 Minuten vor dem Ziel parken oder entsprechend früher aus öffentlichen Verkehrsmitteln aussteigen oder überhaupt gleich zu Fuß oder mit dem Fahrrad Besorgungen erledigen oder zur Arbeit kommen.

Psychische Faktoren. Auch Lebensumstände, die zu innerer Gelassenheit führen, z. B. Geborgenheit in der Familie oder im Glauben, gute soziale Kontakte und Tagesabläufe ohne viel Hektik, Stress und Termindruck, mindern das Risiko für eine KHK. Prüfen Sie, wie Sie mit Stresssituationen umgehen (→ S. 265), und suchen Sie regelmäßig Entspannung. Es gibt viele gute Entspannungsmethoden (→ S. 1257); entsprechende Kurse werden z. B. an den Volkshochschulen oder durch Krankenkassen angeboten.

Begleiterkrankungen. Legen Sie als Diabetiker oder Bluthochdruckpatient großen Wert auf eine normnahe Einstellung von Blutzucker und Blutdruck.

Cholesterinsenkung. In Ausnahmefällen wird zur Verhinderung einer KHK auch zur vorbeugenden Einnahme von cholesterinsenkenden Medikamenten (Statine → S. 768) geraten. Dieses Vorgehen muss in jedem Einzelfall anhand der individuellen Lebensumstände mit dem behandelnden Arzt besprochen werden.

- Bei fehlenden Risikofaktoren für eine KHK wird Männern ab dem 35. Lebensjahr und Frauen nach den Wechseljahren eine medikamentöse Therapie mit Statinen empfohlen, wenn der LDL-Cholesterinwert trotz nicht medikamentöser Maßnahmen über 190 mg/dl liegt.
- Liegen wenigstens zwei der Risikofaktoren – Bluthochdruck, Diabetes, Rauchen, HDL-Cholesterin unter 35 mg/dl, erhöhtes Lebensalter (Männer älter als 45 Jahre, Frauen älter als 55 Jahre) oder familiäre Neigung für eine KHK – vor, so kann bereits ab einem LDL-Cholesterinwert von 160 mg/dl medikamentös mit Statinen (→ S. 768) behandelt werden, wenn diätetische Maßnahmen keinen Erfolg bringen.

Warnhinweis: Auch nachdem der Lipobay®-Skandal im Sommer 2001 die Risiken einer Therapie mit Cholesterinsenkern (Statine) allgemein publik gemacht hat, werden Statine weiter millionenfach verordnet. Dahinter steht eventuell eine uneingestandene Koalition zwischen Patient und Arzt. Für Patienten ist es eine „Lebensversicherung", etwas Wirksames gegen die KHK zu tun, auch wenn sie sonst nichts an ihrem Lebensstil ändern. Und für Ärzte ist es die Garantie, den Patienten wenigstens alle 3 Monate daraufhin prüfen zu können, ob sich irgendetwas zum Schlechteren geändert hat. Dass dieses Bündnis häufig nicht wirklich hilfreich ist, belegen Studien: Demnach helfen Statine vor allem Patienten mit anderweitig nicht therapierbaren, stark erhöhten Cholesterinwerten (→ S. 1318), aber bei der Masse der KHK-Kranken mit mäßigen Cholesterinerhöhungen würden Änderungen des Lebensstils wesentlich mehr bringen. Anders sieht es nach einem Infarkt aus: Hier profitieren die Betroffenen von der Statintherapie.

Nitrospray. Führen Sie stets ein schnell wirksames Nitrat (z. B. als **Nitrospray,** Nitrolingual®) mit sich und sprühen Sie zwei Hübe unter die Zunge, sobald Angina pectoris auftritt. Wenn Sie Ihre Belastungsgrenzen gut kennen, können Sie Nitrospray auch vorbeugend vor belastenden Tätigkeiten anwenden. Nitrate senken nebenbei auch den Blutdruck. Ist Ihr Blutdruck niedrig, müssen Sie daher mit Schwindel oder Kreislaufschwäche rechnen.

Wenn Sie unter Nitrattherapie Kopfschmerzen bekommen, so wird diese Nebenwirkung bei fortgesetzter Einnahme mit der Zeit oft schwächer. Alternativ kann auf einen Ersatzwirkstoff (Molsidomin) ausgewichen werden.

Infektionen. Nutzen Sie die angebotene Grippeschutzimpfung und als Herzkranker besonders auch die Impfung gegen Lungenentzündung (Pneumovax). Kurieren Sie eine Infektion gründlich aus, bevor Sie sich wieder belasten.

Pharma-Info: Medikamente bei Koronarer Herzkrankheit (KHK)

Plättchenhemmer. In krankhaft veränderten Herzkranzarterien ist die Gerinnungsbereitschaft des Bluts erhöht. Um in den Herzkranzgefäßen die Bildung von Blutgerinnseln (→ S. 737) und damit einen Herzinfarkt zu verhindern, bekommen alle KHK-Patienten im Rahmen der medikamentösen Therapie lebenslang *Plättchenhemmer (Thrombozytenaggregationshemmer),* meist in Form von Acetylsalicylsäure (z. B. Aspirin®). (Näheres zu Plättchenhemmern → S. 740).

Statine. Das zweite Medikament für die meisten Patienten mit KHK und gleichzeitig erhöhten Blutfetten (→ S. 767) ist ein *Statin (CSE-Hemmer)* wie z. B. Atorvastatin, Fluvastatin, Lovastatin, Pravastatin, Simvastatin). Statine hemmen die Bildung von Cholesterin in der Leber. Weil die Leber deshalb ersatzweise vermehrt LDL-Cholesterin aus dem Blut aufnimmt, sinkt der Cholesterinspiegel im Blut. Zusätzlich verhindern oder bremsen Statine das Fortschreiten einer KHK auch unabhängig vom Cholesterinwert.

Medikamente nach OP. Wenn trotz Gefäßaufdehnung oder Bypass-Operation eine stabile Angina pectoris verbleibt, werden Medikamente wie Betablocker, Nitrate und Kalziumantagonisten gegeben, die die Durchblutung des Herzmuskels verbessern und Brustschmerzen verhindern oder zumindest die beschwerdefreie Leistungsfähigkeit steigern. Über die Beschwerdelinderung hinaus ist nur bei Betablockern auch eine günstige Einflussnahme auf die weitere Entwicklung der KHK nachgewiesen.

- **Nitrate** (z. B. Glyceroltrinitrat, Isosorbiddinitrat, Isosorbidmononitrat) verringern den Sauerstoffbedarf des Herzens, indem sie die Blutgefäße erweitern, damit die Belastung des Herzens reduzieren und gleichzeitig die Durchblutung des Herzens durch Erweiterung der Herzkranzgefäße verbessern. Nitrate gibt es nicht nur als Tabletten und Kapseln, sondern auch als Pflaster und Salbe. Bei regelmäßiger Nitrateinnahme in retardierter Form (= mit verzögerter Wirkstofffreisetzung) muss das Medikament so dosiert werden, dass der Nitratspiegel im Blut schwankt (z. B. Nitrat-Pause am Abend), weil sonst ein Gewöhnungseffekt eintritt und die Wirksamkeit nachlässt *(Nitrattoleranz).*
- Werden Nitrate in Form rasch wirksamer Sprays oder Zerbeißkapseln eingenommen, führen sie innerhalb von 1–5 Minuten zur Beschwerdelinderung, auch bei bereits bestehender Nitratlangzeittherapie. Sie sind daher hervorragend zur Behandlung eines Angina-pectoris-Anfalls geeignet. Hier ist kein Gewöhnungseffekt zu befürchten. Kurz wirksame Nitrate können bei stabiler Angina pectoris auch vorbeugend eingenommen werden, um erwartete Beschwerden bei bestimmten Belastungen zu verhüten.
- **Betablocker** (z. B. Metoprolol, Atenolol, Bisoprolol oder Carvedilol) mildern die Wirkung der Stresshormone und senken so Blutdruck, Herzfrequenz und den Sauerstoffbedarf des Herzens.
- **Kalziumantagonisten** (z. B. Nifedipin, Diltiazem oder Verapamil) senken den Blutdruck und bewirken eine Weitstellung der Herzkranzgefäße. Ihnen wird eine besondere Wirksamkeit bei der Behandlung der vasospastischen Angina (→ S. 694) zugesprochen. Einige Wirksubstanzen führen zusätzlich zur Senkung der Herzfrequenz.
- *ACE-Hemmer,* ansonsten Standardmedikamente bei Bluthochdruck (→ S. 722), kommen bei bestimmten Risikopatienten (z. B. beim Metabolischen Syndrom → S. 767) ebenfalls zum Einsatz.

IGeL-Hinweis: Beide Impfungen werden für Herzkranke kostenlos in jeder Hausarztpraxis angeboten und von allen Krankenkassen erstattet.

Reisen und Freizeit. Wie stark Sie sich als KHK-Patient belasten dürfen, hängt vom individuellen Herzbefund ab. Besprechen Sie deshalb vorher mit Ihrem Haus- oder Facharzt, ob Sie sich Aufenthalte im Hochgebirge, Schwimmen im kalten Wasser, Winterurlaub mit Minustemperaturen, Skifahren oder Schneeräumen zumuten können. Als Grundregel gilt: Wenn Sie mehr als 100 Watt über längere Zeit beschwerdefrei auf dem Fahrradergometer absolvieren können, dürfte es für Sie kaum Einschränkungen geben.

Die Sauna können Sie in der Regel besuchen, wenn Sie auf dem Ergometer wenigstens 75 Watt beschwerdefrei treten können und nicht unter Herzrhythmusstörungen leiden. Bleiben Sie aber in einem Temperaturbereich um 80 °C und kühlen Sie sich anschließend langsam ab, da das plötzliche Eintauchen in kaltes Wasser das Herz unnötig stark belastet.

Verhütung. Die *„Pille"* als östrogenhaltige Empfängnisverhütung (→ S. 323) ist bei KHK ungeeignet, weil das Herzinfarktrisiko damit erheblich zunimmt. Erst recht gilt dies für Raucherinnen. Sowohl die Hormone als auch viele Stoffe im Zigarettenrauch führen zu einer Eindickung des Bluts. *Gesundheit heute* nennt Ihnen Alternativen → Übersichtstabelle S. 318.

Komplementärmedizin

Der Verlauf einer stabilen KHK lässt sich mit komplementärmedizinischen Therapien oft günstig beeinflussen. Am besten greifen sie, wenn gleichzeitig auf eine gesündere Lebensführung geachtet wird (→ Selbsthilfe und Vorsorge). Zur Behandlung einer akuten Angina pectoris sind sie dagegen nicht geeignet.

Mind-Body-Therapien (→ S. 1257) zielen darauf ab, über eine neurophysiologische „Umprogrammierung" des Gehirns Stressbelastungen abzubauen und so deren schädliche Einflüsse auf das Herz-Kreislauf-System zu minimieren. Das Spektrum reicht von Einzelverfahren wie Biofeedback (→ S. 1259) oder der Vermittlung von psychotherapeutisch orientierten Stressbewältigungsmaßnahmen (→ S. 265) bis hin zu komplexen Programmen zur Modifikation des Lebensstils (z. B. ***Ornish-Programm*** oder ***SAFE-LIFE-Programm***). Im weiteren Sinn gehören auch Entspannungstherapien, z. B. Meditation (→ S. 1260), Progressive Muskelrelaxation nach Jacobson (→ S. 1259), Autogenes Training (→ S. 1257) und atemorientierte Entspannungsübungen (z. B. Yoga → S. 1259, Tuna-Atemübungen, Qigong → S. 1260) dazu. Allen Verfahren wird zur Behandlung und insbesondere zur Vorbeugung aufgrund zahlreicher Studienergebnisse ein wichtiger therapeutischer Stellenwert eingeräumt – vorausgesetzt, sie werden regelmäßig für täglich mindestens 30 Minuten durchgeführt.

Wer sich einem speziell für Herz-Kreislauf-Patienten entwickelten Programm zur Lebensstiländerung und Stressreduktion anschließen möchte, sollte vorab gut überlegen, ob er bereit ist, seinen Lebensstil wirklich zu ändern, und ob ihm seine täglichen Anforderungen genug zeitlichen Spielraum lassen, um das Gesamtkonzept im Alltag konsequent umzusetzen. So sieht z. B. das Ornish-Programm neben einer strengen fettarmen vegetarischen Kost und einer gruppenunterstützten Umstrukturierung der bisherigen Lebensweise auch Entspannungsübungen, Spaziergänge und andere Bewegungsübungen vor, für die rund zwei Stunden pro Tag eingeplant werden müssen.

Orthomolekularmedizin (→ S. 238). Studien belegen den positiven Effekt von Magnesium bei der Prävention und Therapie von Angina pectoris.

Antioxidanzien (→ S. 229) machen die freien Sauerstoffradikale unschädlich, die Arteriosklerose beschleunigen, und verhindern die Entstehung des besonders schädlichen LDL-Cholesterins. Als Antioxidanzien wirken in erster Linie die Vitamine E und C sowie sekundäre Pflanzenstoffe wie Carotinoide, Coenzym Q10 (Ubichinon) und das Spurenelement Selen. Sie sind z. B. in frischem Obst und Gemüse enthalten. Ihr Wert als Bestandteil der gesunden Ernährung ist unstrittig, ihre isolierte Zufuhr im Rahmen einer Nahrungsergänzung scheint dagegen wenig erfolgreich, möglicherweise sogar schädlich zu sein. Während die regelmäßige Einnahme von Coenzym Q10 (therapeutischer Dosierungsbereich bis 300 mg pro Tag), Vitamin C (therapeutischer Dosierungsbereich ab 1 000 mg pro Tag) und Selen (therapeutischer Dosierungsbereich bis 300 mg pro Tag) noch nicht abschließend beurteilt werden kann, ließ sich eine therapeutische Wirkung von Vitamin E bislang nicht belegen. Abzuraten ist von der Zuführung von Betakarotin – es hat sich gezeigt, dass die regelmäßige Einnahme mit einem erhöhten Krebsrisiko verbunden sein kann.

Pflanzenheilkunde. KHK-Patienten profitieren vor allem von standardisierten Pflanzenextrakten, die auf eine Verringerung der Ursachen ihrer Krankheit abzielen, so etwa durchblutungsfördernde (z. B. Ginkgo) oder gefäßschützende Phytopharmaka (z. B. Knoblauch). Gegebenenfalls kommt auch hier Weißdorn (Crataegus laevigata, z. B. Crataegus® Stada Dragees, Crataegutt® Filmtabletten), infrage, der hauptsächlich bei moderater Herzinsuffizienz angewendet wird (→ S. 702), doch neuere Studien lassen auch auf eine lindernde Wirkung des Weißdorns bei leichten Angina-pectoris-Beschwerden schließen.

Akupunktur (→ S. 1249). Je nach Beschwerdebild werden individuelle Punkte genadelt. Ob die Akupunktur zu einer langfristigen Besserung des Krankheitsverlaufs beiträgt, wird derzeit noch untersucht.

Die Homöopathie (→ S. 1251) empfiehlt u. a. Aconitum, Arnika und Cactus in niedrigen Potenzen zur Konstitutionstherapie sowie einige Komplexhomöopathika (z. B. Cralonin®, Diacard®).

Wechselbäder (Kneippsche Anwendungen → S. 281). Wechselwarme Teilbäder, Dampfbäder, Sitzvollbäder und andere Wasseranwendungen sollten am besten im Rahmen einer Kur (Herzbad oder Kneippkur) unter ärztlicher Aufsicht durchgeführt werden. Einige Studien bescheinigen den Verfahren sowohl bei einer stabilen KHK als auch bei leichten Formen der Herzinsuffizienz eine Linderung der Beschwerden.

Manuelle Therapien (→ S. 1254) haben eher ergänzenden Charakter. Hilfreich sind Massagen, die auf eine Verbesserung der peripheren Durchblutung abzielen, außerdem profitieren KHK-Patienten von deren entspannendem Effekt.

i Aktuell: www.gesundheit-heute.de/19x02

- **www.versorgungsleitlinien.de** (Suchbegriff KHK) – Zusammenstellung von Patientenleitlinien, die von der Bundesärztekammer, medizinischen Fachgesellschaften und der Kassenärztlichen Bundesvereinigung herausgegeben werden.
- J. Gehring; G. Klein: **Leben mit der koronaren Herzkrankheit.** Urban & Vogel, 2004. Umfassende Informationen zur KHK für Patienten und Angehörige.

Akutes Koronarsyndrom, instabile Angina pectoris und Herzinfarkt

Häufigkeit: ■■■■■

Akutes Koronarsyndrom *(ACS, akuter Thoraxschmerz):* Oberbegriff für anhaltende lebensbedrohliche Durchblutungsstörungen des Herzens in Form von instabiler Angina pectoris, akutem Herzinfarkt oder plötzlichem Herztod.

Instabile Angina pectoris: Erstmals auftretende oder anhaltende Angina pectoris (→ S. 693) bereits bei geringer Belastung oder in Ruhe gehört in Deutschland zu den häufigsten Gründen für eine stationäre Aufnahme ins Krankenhaus. Und das zu Recht, denn die instabile Angina pectoris ist der letzte „Warnschuss" vor einem Herzinfarkt und kann bei fehlender Behandlung in diesen übergehen.

Herzinfarkt ***(Myokardinfarkt):*** Absterben von Herzmuskelanteilen aufgrund plötzlicher Minderdurchblutung. Pro Jahr erleiden in Deutschland 300 000 Menschen einen Herzinfarkt, von denen 170 000 tödlich verlaufen. Jeder dritte Mensch mit Herzinfarkt stirbt bereits, bevor er das Krankenhaus erreicht. Etwa die Hälfte aller Betroffenen hat vor dem Herzinfarkt nichts von ihrer koronaren Herzkrankheit gewusst und nie Angina pectoris verspürt. Bis zum 75. Lebensjahr erleiden Männer einen Herzinfarkt dreimal häufiger als Frauen. Zigarettenraucher haben das höchste Herzinfarktrisiko. Rechtzeitig behandelt hat der (erste) Herzinfarkt eine gute Prognose. Auch eine annähernd normale Lebensqualität kann oft wieder erreicht werden, wenn der Lebensstil umgestellt wird.

Leitbeschwerden

- Schwere, länger als 5 Minuten anhaltende dumpfe, brennende oder stechende Schmerzen im Brustkorb, die in Schulterblätter, Arme, Rücken, Hals, Kiefer oder Oberbauch ausstrahlen können
- Zusammenpressendes Druckgefühl im Brustkorb, verbunden mit Atemnot („als wenn der Brustkorb eingeschnürt würde")
- Schwächegefühl, Übelkeit, Erbrechen, fahle Hautfarbe, Ausbruch von kaltem Schweiß
- Todesangst, Vernichtungsgefühl, bei älteren Menschen oft akute Verwirrtheit
- Keine anhaltende Besserung der Beschwerden durch Ruhe oder Nitrate
- Bei Frauen sind Luftnot, Übelkeit, Erbrechen und Oberbauchbeschwerden nicht selten die einzigen Alarmzeichen.

Bei immerhin 15–20 % der Herzinfarkte spürt der Betroffene keine Schmerzen. Vor allem langjährige Diabetiker erleiden so genannte *stumme Herzinfarkte*.

Wann zum Arzt

Sofort den Notarzt rufen, wenn die genannten Leitbeschwerden auftreten. Keine Scheu vor Fehlalarm, eine Viertelstunde kann über Leben oder Tod entscheiden!

Erste Hilfe

Machen Sie selbst gar nichts, warten Sie mit hochgelagertem Oberkörper und Zufuhr von frischer Luft auf die Ankunft des Notarztes.

Wenn es im Haushalt Acetylsalicylsäure (z. B. Aspirin® oder ASS®) gibt (häufig auch Inhaltsstoff von Kopfschmerz- oder Grippetabletten), nehmen Sie zwei Tabletten ein, sie verbessern die Fließeigenschaften Ihres Bluts.

Lassen Sie sich von eng sitzenden Kleidungsstücke (z. B. Hemdkragen) befreien.

Ihre Angehörigen sollten Ihre derzeitige Medikamentenverordnung sowie eventuell verfügbare aktuelle Arztbriefe bereithalten. Dies kann für schnelle Therapieentscheidungen wichtig sein.

Die Erkrankung

Bei der koronaren Herzkrankheit lagert sich durch die arteriosklerotischen Prozesse Fett in den Herzkranzgefäßen ab. An diesen Stellen reißt die Gefäßinnenhaut leicht ein und wird durch die sofortige Blutgerinnselbildung abgedichtet (Plaque-Ruptur → S. 722). Durch diesen „Reparaturmechanismus" kommt es zu einer Verstopfung und Minderdurchblutung im dahinterliegenden Versorgungsgebiet der betroffenen Herzkranzarterie. Die im Blut befindlichen gerinnungshemmenden Faktoren sind manchmal in der Lage, ein solches Blutgerinnsel wieder aufzulösen. Hält die Durchblutungsstörung und damit der Sauerstoffmangel aber an, wird der betroffene Herzmuskelabschnitt zunächst funktionsunfähig und stirbt dann langsam ab. Es kommt zum Herzinfarkt. Je länger der Sauerstoffmangel anhält, umso mehr Herzmuskelgewebe geht unwiederbringlich zugrunde. Deshalb kommt es bei rettenden Behandlungsmaßnahmen auf jede Minute an.

Der Betroffene verspürt plötzliche, in dieser Form bisher nicht gekannte, anhaltende Angina-pectoris-Beschwerden. Der Übergang zwischen instabiler Angina pectoris und Herzinfarkt ist fließend. Daher spricht man zunächst vom akuten Koronarsyndrom. Die instabile Angina pectoris kann sich zur stabilen KHK zurückbilden oder in einen akuten Herzinfarkt mit allen Komplikationen bis hin zum plötzlichen Herztod übergehen. Der Begriff „akutes Koronarsyndrom" macht deutlich, dass während der nächsten Stunden zunächst immer mit dem Schlimmsten gerechnet werden muss.

Das beim Herzinfarkt abgestorbene Gewebe vernarbt und wird funktionslos. Dadurch wird die Pumpfunktion des Herzens eingeschränkt, wodurch manchmal eine Herzinsuffizienz entsteht. Der Arzt erkennt den Übergang von der instabilen Angina pectoris zum Herzinfarkt an charakteristischen Laborwerten und damit meist verbundenen typischen EKG-Veränderungen. Sind im Blut Substanzen aus dem Inneren von Herzmuskelzellen nachweisbar (Troponin, CK-MB → S. 1334, S. 1313), so muss Herzmuskelgewebe zugrunde gegangen sein.

Der Infarkt kann alle Herzmuskelschichten ***(transmuraler Herzinfarkt)*** oder nur Teile davon ***(Innenschichtinfarkt)*** betreffen. Im Nachhinein lässt das EKG eine Unterscheidung zu. Wenn größere Herzmuskelanteile zerstört sind, verläuft die ST-Strecke im EKG mit einer Hebung. Ein Herzinfarkt ohne Hebung der ST-Strecke ist meist Ausdruck eines geringen Herzmuskelschadens durch einen Innenschichtinfarkt.

Daher wird der Herzinfarkt in zwei Gruppen eingeteilt:

- ***Nicht-ST-Hebungsinfarkte (Non-STEMI):*** Meist Ausdruck eines kleineren Herzinfarkts, bei dem nur die inneren Schichten der Herzmuskulatur geschädigt sind. In der Klinik werden auch hier im weiteren Verlauf noch 2–9 % tödliche Komplikationen beobachtet.
- ***ST-Hebungsinfarkte (STEMI):*** Der Herzinfarkt umfasst alle Herzmuskelschichten. Hier muss selbst nach Aufnahme in die Klinik noch mit einer Sterblichkeit von 10–20 % gerechnet werden.

Ein Herzinfarkt kann zu jeder Tages- und Nachtzeit und in jeder Situation auftreten. Besonders häufig ereignet er sich jedoch in den frühen Morgen- und Nachmittagsstunden, in Zusammenhang mit erhöhter Kreislaufaktivität, ungewohnten körperlichen oder psychischen Belastungen sowie fieberhaften Infekten.

Besonders gefährlich sind die ersten Stunden nach Schmerzbeginn, weil lebensbedrohliche Herzrhythmusstörungen (Kammerflimmern → S. 709) bevorzugt in untergehendem Herzmuskelgewebe entstehen.

Bei ausgedehnten Herzinfarkten wird das Pumpvermögen des Herzens herabgesetzt, und es kann zu Lungenödem und Blutdruckabfall bis hin zum Bewusstseinsverlust kommen. Herzklappen können undicht werden, infarzierte Muskelanteile können zerreißen, sodass Blut in den Herzbeutel fließt und die Herzfunktion behindert, oder es entstehen

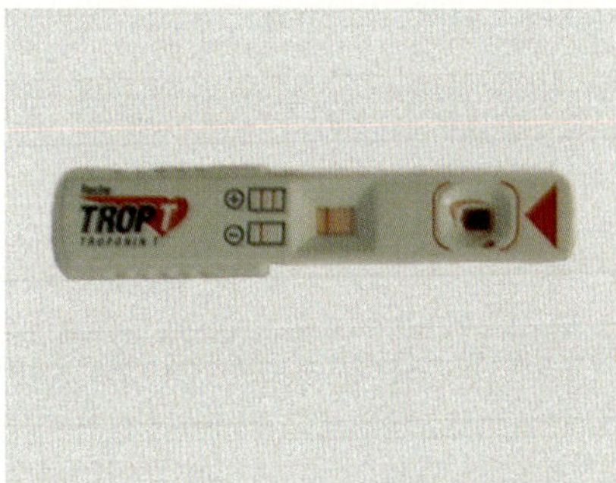

Nach einem Herzinfarkt ergeben sich charakteristische Veränderungen der Blutwerte. Ab etwa 3 Stunden nach dem Beginn des Infarkts zeigt der hier dargestellte ***Troponin-Schnelltest*** *einen erhöhten Troponinspiegel, er erreicht nach etwa 20 Stunden das Maximum und normalisiert sich nach ein bis zwei Wochen wieder.* [RKL 1917]

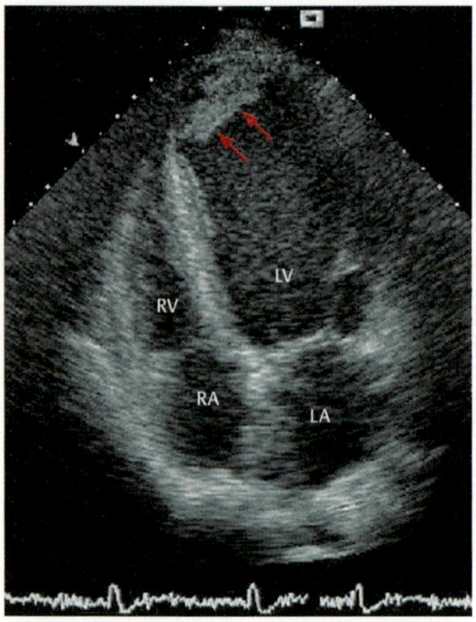

Bild eines Herzens nach überstandenem Vorderwandinfarkt: Die linke Herzkammer (gekennzeichnet als LV) ist vergrößert und am oberen Ende des Herzens hat sich ein ***Aneurysma*** *gebildet. Dadurch ist die Pumpfunktion der linken Herzkammer herabgesetzt. Ein* ***Blutgerinnsel im Aneurysma*** *(rote Pfeile) blockiert zusätzlich den Blutstrom, sodass insgesamt weniger sauerstoffreiches Blut in die Aorta gelangt.* [GTV 1916]

Kurzschlussverbindungen zwischen rechtem und linkem Herzen. Später kann es als Folge des **kardiogenen Schocks** *(Herzschock)* zum Organversagen kommen.

Das macht der Arzt

Diagnosesicherung

Ein akutes Koronarsyndrom führt zur sofortigen Krankenhauseinweisung. Der Notarzt gibt Schmerz- und Beruhigungsmittel, gerinnungshemmende Medikamente sowie Sauerstoff über eine Nasensonde. Ein Ruhe-EKG und wiederholte Blutuntersuchungen innerhalb der nächsten Stunden verschaffen Klarheit darüber, ob eine instabile Angina pectoris oder bereits ein Herzinfarkt vorliegt.

Klingt die Angina pectoris unter der medikamentösen Therapie ab, bleiben EKG und Blutwerte auch bei wiederholten Kontrollen unauffällig, und liegen keine der genannten Risikofaktoren vor, so ist die akute Gefahr zunächst gebannt, und die weitere Diagnostik kann wie bei der koronaren Herzkrankheit (→ S. 693) erfolgen.

Erste herzinfarktspezifische Blutwerte sind frühestens drei Stunden nach Schmerzbeginn zu erwarten. Das EKG hingegen weist bei gravierendem Sauerstoffmangel des Herzmuskels oft sofort typische Veränderungen auf.

Therapie

Ist ein akuter Herzinfarkt bereits durch das EKG und die typischen Beschwerden erkennbar, wird sofort eine Herzkatheteruntersuchung durchgeführt, um eine baldige interventionelle Therapie (→ S. 694) oder eine notfallmäßige Bypass-Operation (→ S. 695) einleiten zu können. Bei anhaltenden Angina-pectoris-Beschwerden, bei zunehmender Beeinträchtigung der Pumpfunktion des Herzens und bei erhöhten Risikofaktoren wie höherem Lebensalter, Diabetes, bereits überstandenem Herzinfarkt oder nach einer Bypass-Operation wird auch ohne akuten Infarkthinweis frühzeitig eine Koronarangiografie (→ S. 692) angestrebt.

Die alternative Behandlungsmöglichkeit zur sofortigen Herzkatheteruntersuchung mit interventioneller Therapie bei akutem Herzinfarkt ist die **Lysetherapie** *(Fibrinolyse)*, wobei die Gerinnungseigenschaft des Bluts durch die Infusion von Medikamenten so verändert wird, dass sich thrombotisch verschlossene oder verengte Herzkranzgefäße in etwa 60 % der Fälle wieder öffnen. Der Erfolg ist sehr zeitabhängig. Je eher die Lysetherapie beginnt (möglichst innerhalb der ersten 6 Stunden), umso erfolgreicher ist sie.

Doch nicht jeder Herzinfarktpatient kann damit behandelt werden. Die Lysetherapie kann durch ihre massive Beeinflussung des Gerinnungssystems auch unbeabsichtigt zu gefährlichen Blutungen führen (Magenblutung, Hirnblutung, Einblutungen in verletzte, geprellte Körperteile oder in Einstichstellen von Spritzen). Daher muss vor einer Lysetherapie geprüft werden, ob Risiken für gefährliche Blutungen vorliegen.

Die Aufdehnung der verengten Herzkranzgefäße mit einem Ballonkatheter (→ S. 694) ist dagegen bei nahezu allen Patienten durchführbar; die möglichen Komplikationen der Lysetherapie entfallen. Eine Aufweitung des Infarktgefäßes gelingt in etwa 90 % der Fälle und ist weniger zeitabhängig. Eine Ballonaufdehnung kann auch noch Tage nach einem Herzinfarkt verbliebene Engstellen beseitigen und damit die Infarktgröße und die Sterblichkeitsrate reduzieren. Sie ist daher der Lysetherapie überlegen.

Einen Herzkatheter-Bereitschaftsdienst über 24 Stunden können jedoch nur ***kardiologische Zentren*** anbieten. Ist es möglich, ein solches Zentrum innerhalb von etwa 90 Minuten zu erreichen, wird der Transport dorthin empfohlen, auch wenn sich der Behandlungsbeginn damit verzögert.

Da die Langzeitprognose nach einem Herzinfarkt besser ist, wenn möglichst viele Herzkranzgefäße durchgängig sind, ist zu empfehlen, an eine Lysetherapie eine Herzkatheteruntersuchung anzuschließen. Wird das Risiko einer Herzkatheteruntersuchung vom Patienten gescheut, so ist dies nur vertretbar, wenn Belastungsuntersuchungen wie das Belastungs-EKG (→ S. 689) völlig unauffällig verlaufen.

Trotz aller Verbesserungen der Notfallmedizin stirbt immer noch etwa die Hälfte der Herzinfarktpatienten innerhalb des ersten Jahres nach dem Infarkt – der größte Anteil davon bereits vor Eintreffen des Arztes.

Nachsorge

Nach einem überstandenen Herzinfarkt ohne größere Komplikationen beginnen meist schon am nächsten Tag unter krankengymnastischer Anleitung die ersten Bewegungsübungen. Diese werden dann innerhalb der nächsten Tage von Übungen an der Bettkante über Gehen im Zimmer und auf dem Flur bis hin zum Treppensteigen ausgedehnt. Die Behandlung im Krankenhaus endet je nach Größe des Infarkts nach etwa 4–14 Tagen, häufig schließt sich dann eine Rehabilitation an.

In der **Rehabilitation** *(Reha-Behandlung)* werden die Herzfunktion unter zunehmender Belastung sowie die Medikamenteneinstel-

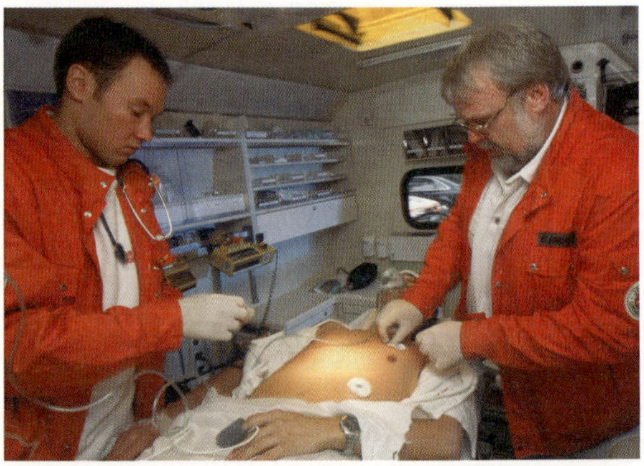

Bei kardialen Notfällen, und ganz besonders bei einem möglichen plötzlichen Herztod, erhält der Patient zur Bestimmung der richtigen Therapie schon im Krankenwagen ein ***Notfall-EKG****. Inzwischen gibt es tragbare und batteriebetriebene Kompaktgeräte, die eine Aufzeichnung sogar schon in der Wohnung oder am Unfallort ermöglichen.* [AOK 1918]

lung geprüft. Zum Fitnessprogramm gehören Krankengymnastik, Ergometertraining, Schwimmen und zunehmend längere Spaziergänge. Ist der Patient nach überstandenem Infarkt anhaltend beschwerdefrei, wird die Höhe der Belastung von der Herzfrequenz abhängig gemacht. Anfänglich soll die Herzfrequenz bei Dauerbelastung 100 Schläge pro Minute nicht überschreiten. Später werden höhere Herzfrequenzen individuell festgelegt (60–75 % der persönlichen Ausbelastungsfrequenz → S. 689). Während einer Reha-Behandlung wird auch eine eventuell notwendige berufliche Veränderung besprochen und auf die Minimierung von Risikofaktoren hingewirkt.

Nach einem Herzinfarkt sollte in etwa halbjährlichen bis jährlichen Abständen bei einem Internisten oder Kardiologen geprüft werden, ob sich Hinweise für erneute Durchblutungsstörungen des Herzens ergeben, ob sich die Pumpfunktion oder die Größe des Herzens verändert, ob eine Ausbeulung der Herzmuskulatur ***(Herzwandaneurysma)*** entsteht oder ob bedeutsame Herzrhythmusstörungen auftreten. Ein besonderes Augenmerk richtet sich auf die Kontrolle der Risikofaktoren für eine KHK.

Wenn es Wochen nach einem gut überstandenen Herzinfarkt plötzlich zu Herzschmerzen in Verbindung mit Fieber und Entzündungszeichen im Blut kommt, besteht der Verdacht auf eine Herzbeutelentzündung (→ S. 714). Die Ursache dieser als ***Dressler-Syndrom*** bezeichneten Entwicklung ist nicht bekannt. Die Erkrankung klingt unter der Gabe entzündungshemmender Medikamente ab.

Prognose

Die langfristige körperliche Belastbarkeit und Prognose nach einem überstandenen Herzinfarkt hängt im Wesentlichen von der Schädigung des Herzmuskels und der zukünftigen Entwicklung der koronaren Herzkrankheit ab.

Betroffene messen der Akuttherapie oft einen zu großen Wert bei und belächeln das strenge Einhalten von vorbeugenden Maßnahmen. Aber beides gehört zusammen. Die Reduzierung der Risikofaktoren, die gesunde Lebensführung bzw. eine Änderung des Lebensstils und die medikamentöse Langzeittherapie sind für den weiteren Verlauf einer KHK ebenso bedeutsam wie die erfolgreiche Akuttherapie. Nur so kann es in vielen Fällen gelingen, eine normale Lebenserwartung und gute altersentsprechende Leistungsfähigkeit zu erreichen.

Selbsthilfe

Damit Sie wirklich etwas in Ihrem Leben ändern können, sollten Sie sich eine mehrmonatige Auszeit von Job oder anderen Belastungen (z. B. in der Familie oder im Verein) verordnen, bevor Sie sich wieder voll in den Alltag stürzen. Lehnen Sie deshalb niemals Angebote für Rehabilitationsmaßnahmen ab.

Alle Selbsthilfeempfehlungen bei einer koronaren Herzerkrankung (→ Selbsthilfe S. 693) gelten auch nach überstandenem Herzinfarkt, sie sind nur noch dringender geworden.

Was Sie dort, aber auch durch Lesen von Ratgebern und in Gesprächen mit Therapeuten und Mitbetroffenen lernen: Es lohnt sich, bewusster zu leben. Viele profitieren zum Beispiel davon, sich täglich einen Zeitplan zu erstellen, der neben den beruflichen Aufgaben auch ausreichende Möglichkeiten für sportliche Aktivitäten, soziale Kontakte, Ruhe, Entspannung und Schlaf berücksichtigt.

Nehmen Sie Ihre Medikamente regelmäßig ein, Sie schützen damit Ihr Herz vor ungünstigen Einflüssen. Schließen Sie sich einer koronaren Herzsportgruppe an; Möglichkeiten in Ihrer Umgebung kennt Ihr behandelnder Arzt.

Komplementärmedizin

In der Akutphase des Herzinfarkts haben komplementärmedizinische Maßnahmen keinen Platz. Der damit verbundene Zeitverlust verschlechtert nur die Aussichten des Patienten.

Im Rahmen der Rehabilitationsbehandlung kommen begleitend die bei der KHK beschriebenen Verfahren in Betracht (→ Komplementärmedizin S. 698).

Aktuell: www.gesundheit-heute.de/19x03

- **www.herzstiftung.de** – Internetseite der Deutschen Herzstiftung, Frankfurt: Bietet Informationen rund um den Herzinfarkt.
- **www.chd-taskforce.de** – Internetseite einer international arbeitenden, gemeinnützigen Stiftung zur besseren Vorbeugung gegen KHK, Münster: Verständliche umfassende Informationen zu KHK, Herzinfarkt, Risikofaktoren, gesunder Ernährung (Tipps zum Einkaufen und Kochen) sowie Hinweise auf Broschüren und Ratgeber.
- **www.dge.de** – Internetseite der Deutschen Gesellschaft für Ernährung, Bonn: Mit Tipps zur Ernährung und Bewertung von Nahrungsmitteln.
- P. Mathes: **Ratgeber Herzinfarkt.** Steinkopff, 2006. Informationen zu Vorbeugung, Früherkennung, Behandlung, Nachsorge und Rehabilitation bei Herzinfarkt. Für Patienten und Angehörige.
- C. Halhuber: **Bypass-Operation und Ballon-Dilatation.** Trias, 2006. Erklärt anschaulich Untersuchungs- und Behandlungsmöglichkeiten bei KHK.

Pharma-Info: Medikamente bei akutem Koronarsyndrom

Ziel der medikamentösen Behandlung nach einem akuten Koronarsyndrom ist, das Fortschreiten der Herzkranzgefäßverengungen und damit einen neuen Infarkt zu verhindern sowie die Leistung des Herzmuskels wieder zu verbessern oder zumindest zu erhalten. Hierzu stehen folgende Medikamente zur Verfügung, die von allen Patienten nach Herzinfarkt eingenommen werden sollten:

- Die regelmäßige Einnahme von ***Plättchenhemmern (Thrombozytenaggregationshemmer)*** wie Acetylsalicylsäure (z. B. Aspirin®) oder Clopidogrel verbessert die Fließeigenschaft des Bluts. Diese Wirkstoffe verhindern das schnelle Verklumpen des Bluts in den Blutgefäßen und beugen damit der Entstehung neuer Blutgerinnsel in bereits geschädigten Herzkranzgefäßen vor.
- Gleiches kann auch mit der Einnahme von Marcumar® erreicht werden. Dies ist allerdings viel aufwendiger und risikoreicher, weil die Dosierung wegen der Blutungsgefahr durch regelmäßige Blutabnahmen geprüft werden muss (Näheres zu Plättchenhemmern → S. 740, zu Marcumar® → S. 741).
- ***Betablocker*** (z. B. Metoprolol, Atenolol, Bisoprolol oder Carvedilol) schützen das Herz vor zu schnellem Herzschlag und verhindern so gefährliche Herzrhythmusstörungen.
- ***Statine (CSE-Hemmer)*** senken den Cholesterinspiegel im Blut und hemmen das Fortschreiten der Arteriosklerose (z. B. Atorvastatin, Fluvastatin, Lovastatin, Pravastatin, Simvastatin). Nach einem Herzinfarkt wird ein LDL-Cholesterin von unter 100 mg/dl angestrebt. Dieser Wert wird durch eine Ernährungsumstellung allein in der Regel nicht erreicht. Unabhängig von der cholesterinsenkenden Wirkung hemmen die Statine offenbar auch neue Fettansammlungen in den Gefäßwänden (Plaques → S. 721).
- ***ACE-Hemmer*** verhindern ungünstige Umbauvorgänge in der infarktgeschädigten Herzmuskulatur und erhalten oder verbessern damit die Pumpfunktion des Herzens (chronische Herzinsuffizienz → S. 702). Zudem wirken sie blutdrucksenkend.

- G. Hoffbauer: **Herzinfarkt bei Frauen.** Trias, 2001. Behandelt werden besondere Beschwerden, Ursachen und Folgen des Herzinfarkts bei Frauen.

Plötzlicher Herztod

Häufigkeit: ■■■■

Plötzlicher Herztod ***(PHT, Sudden Cardiac Death, SCD):*** Plötzlicher ***Kreislaufstillstand,*** dem eine Herzerkrankung zugrunde liegt und der innerhalb 1 Stunde nach Eintreten der ersten Symptome zum Tode führt. In den Minuten zuvor bestanden meist lebensgefährliche Herzrhythmusstörungen (z.B. Kammerflimmern → S. 709).

In etwa 80 % aller Fälle trifft ein plötzlicher Herztod Patienten, die bereits einen Herzinfarkt überlebt haben oder an einer koronaren Herzerkrankung leiden. Rund 20 % aller Betroffenen wussten jedoch vorher nichts von ihrer Erkrankung, d.h., bei ihnen ist der plötzliche Herztod das erste sichtbare Anzeichen einer KHK und trägt, da er so überraschend kommt, trotz aller medizinischen Fortschritte viel zu der hohen Sterblichkeitsrate bei Herzinfarkten (→ S. 699) bei. In Deutschland sterben jährlich mehr als 100000 Menschen am plötzlichen Herztod. Nur bei 10 % kann der Tod durch rechtzeitige Wiederbelebung abgewendet werden; man spricht dann vom ***überlebten plötzlichen Herztod.*** Innerhalb des folgenden Jahres sind die Überlebenden trotzdem stark durch einen erneut möglichen Kreislaufstillstand gefährdet.

Der „kleine Bruder“ des plötzlichen Herztods ist der (nach zwei irischen Ärzten benannte) **Adams-Stokes-Anfall,** ein Zustand kurzer Bewusstlosigkeit, der ebenfalls durch einen anfallsartigen Kreislaufstillstand infolge von vorübergehend ausbleibenden Herzaktionen hervorgerufen wird, aber ohne ärztliches Eingreifen wieder verschwindet. Falls der Herzschlag zu lange aussetzt, bleiben Gehirnschäden zurück.

Die Betroffenen werden oft aus völligem Wohlbefinden heraus ohne Vorboten bewusstlos und verletzen sich durch Sturz. Nach kurzer Zeit, wenn der Rhythmus wieder „anspringt“, wachen sie genauso plötzlich wieder auf und haben nur für den Moment der Bewusstlosigkeit eine Erinnerungslücke. Die Diagnose kann im EKG gestellt werden, nur ist es manchmal sehr mühsam, solche Zustände im EKG zu erfassen, wenn der Patient nicht gerade im Moment des Anfalls z.B. ein Langzeit-EKG-Speichergerät trägt. Zur Behandlung von Adams-Stokes-Anfällen wird in aller Regel ein Herzschrittmacher eingepflanzt, sofern nicht Medikamente wie eine zu hohe Digitalis- oder Betablocker-Dosierung (→ S. 703) für das Auftreten verantwortlich sind.

Leitbeschwerden

- Herzklopfen, Herzrasen und Unwohlsein
- Erst Kreislaufschwäche, später Bewusstlosigkeit, dann Kreislaufstillstand.

Wann zum Arzt

Sofort den Notarzt rufen, wenn die genannten Leitbeschwerden auftreten

(!) Keine Scheu vor Fehlalarm! Wenige Minuten können über Leben oder Tod entscheiden. Gleichzeitig sollte sofort mit der Herz-Lungen-Wiederbelebung (→ S. 188) begonnen werden. Falls verfügbar, sollte eine Defibrillation (→ S. 708) erfolgen, auch durch nicht ausgebildete Laien.

Die Erkrankung

Ein plötzlicher Herztod geht fast immer aus schnellen Herzrhythmusstörungen wie ventrikulären Tachykardien (→ S. 709) hervor. Nur bei jedem Zehnten führt ein zu langsamer Herzschlag (Bradykardie → S. 710) oder ein kompletter Ausfall des Erregungsleitungssystems zum plötzlichen Herztod. Neben einer KHK kommen ein vorangegangener Herzinfarkt, unentdeckte Herzmuskelentzündungen (→ S. 713), Aneurysmen, Vergrößerungen der Herzkammern sowie angeborene und erworbene Herzfehler als Ursache infrage.

Das Risiko eines plötzlichen Herztods steigt mit zunehmendem Alter. In jüngeren Jahren sind Männer häufiger als Frauen betroffen, bei Menschen unter 40 Jahren ist ein plötzlicher Herztod jedoch insgesamt selten.

Durch einige spektakuläre Todesfälle ist der ***plötzliche Herztod bei Sportlern*** in den vergangenen Jahren in den Blickpunkt geraten. Er lässt sich zum Großteil auf vorher nicht diagnostizierte Herzfehler und -erkrankungen zurückführen. In Einzelfällen wurde jedoch auch ein Zusammenhang mit Doping vermutet.

Das macht der Arzt

Die erste und dringendste Maßnahme ist die sofortige Wiederbelebung des Patienten. Sobald ein Rettungssanitäter oder Notarzt erscheint, zeichnet er ein EKG auf, um andere plötzliche Todesursachen (z.B. eine Gehirnblutung) auszuschließen. Durch eine notfallmäßige Defibrillation (→ S. 708) versucht der behandelnde Arzt, wieder eine regelgerechte Herzaktion in Gang zu setzen. Anschließend steht die gezielte medikamentöse Therapie zur Stützung der Herzfunktion im Mittelpunkt.

Nach einem überlebten plötzlichen Herztod behandelt der Arzt die zugrunde liegende Herzerkrankung. Oft pflanzt er dem Patienten einen speziellen Schrittmacher (ICD → S. 709) zur Verhütung weiterer gefährlicher Herzrhythmusstörungen ein.

Chronische Herzinsuffizienz

Häufigkeit: ■■■■

Herzinsuffizienz ***(Herzschwäche):*** Herabgesetzte Herzleistung mit der Folge verminderter Blutversorgung von Lunge, Muskulatur und allen anderen Organen und mehr oder minder limitierter körperlicher Leistungsfähigkeit.

Alle fortgeschrittenen Herzerkrankungen, aber auch Erkrankungen anderer Organe (z.B. der Schilddrüse) können eine Herzinsuffizienz bewirken. Im Gegensatz zur rasch entstehenden ***akuten Herzinsuffizienz*** (z.B. in den ersten Stunden und Tagen nach einem Herzinfarkt → S. 699) entwickelt sich die viel häufigere ***chronische Herzinsuffizienz*** langsam, über Monate bis Jahre hinweg.

Die chronische Herzinsuffizienz ist überwiegend eine Erkrankung des höheren Lebensalters. Mit 65 Jahren leiden etwa 2 % der Bevölkerung an Herzinsuffizienz, bei über 80-Jährigen sind es bereits 10 %. Durch die steigende Lebenserwartung und die besseren Behandlungsmöglichkeiten von früher tödlich verlaufenden Herzerkrankungen nimmt ihre Häufigkeit stetig zu. Von schweren Formen abgesehen sind die Behandlungsmöglichkeiten gut.

Leitbeschwerden

- Müdigkeit, Erschöpfung, Leistungsschwäche
- Zunehmende Atemnot oder Herzstolpern bei körperlicher Belastung wie langen Spaziergängen oder Treppensteigen
- Ödeme (→ S. 705), vor allem sichtbar an den Unterschenkeln
- Häufiges ***nächtliches Wasserlassen (Nykturie:*** eingelagerte Flüssigkeit kann nachts besser ausgeschieden werden, Näheres → unten)
- Auffällig hervortretende Halsvenen.

Im fortgeschrittenen Stadium auch:

- Atemnot oder Husten im Liegen mit Besserung nach dem Aufstehen
- Nächtliches Erwachen wegen Atemnot, asthma-ähnliche Atemgeräusche („Pfeifen“ bei der Ausatmung), blaue Lippen.

Wann zum Arzt

In den nächsten Tagen, wenn

- Die körperliche Leistungsfähigkeit beunruhigend abnimmt
- Bei alltagsüblicher Belastung (wie Treppensteigen über zwei Etagen) eine bisher nicht gekannte Atemnot auftritt
- Sich Ödeme an den Unterschenkeln mit länger anhaltenden Druckdellen im Gewebe zeigen.

Heute noch, wenn

- Es zu anhaltendem Herzstolpern kommt
- Das Atmen im Liegen schwerer fällt als im Sitzen.

Die Erkrankung

Lässt die Herzkraft nach, so wird nicht mehr genug Blut in den Lungen- oder Körperkreislauf gepumpt und zugleich staut sich das Blut vor dem Herzen zurück – je nach Herzkammer *(Rechtsherz- oder Linksherzbelastung)* mit unterschiedlichen Auswirkungen.

Wenn die Pumpleistung der *linken* Herzkammer nachlässt **(Linksherzinsuffizienz),** staut sich das Blut in die Lungengefäße zurück. Durch den Blutstau tritt Flüssigkeit aus den Lungengefäßen ins Lungengewebe aus und es kommt zum Lungenödem („Wasser in der Lunge"). Erkennbar wird dies an Husten und Atembeschwerden, vor allem im Liegen, mit asthma-ähnlichen Atemgeräuschen *(Asthma cardiale).* Die Minderdurchblutung des Körpers beeinträchtigt die Muskulatur mit der Folge von Kurzatmigkeit und Leistungsschwäche bei körperlichen Anstrengungen, in ausgeprägten Fällen färbt der Mangel an Sauerstoff die Lippen blau-violett *(Zyanose).*

Die *rechte* Herzkammer befördert das venöse Blut des Körpers in den Lungenkreislauf. Wenn ihre Pumpkraft nachlässt, staut sich das Blut in den venösen Blutgefäßen des Körperkreislaufs. Bei der **Rechtsherzinsuffizienz** entwickeln sich in erster Linie gestaute Halsvenen, Beinödeme, eine geschwollene Leber, Bauchwassersucht (Aszites → S. 678) oder auch eine Entzündung der Magenschleimhaut (→ S. 633).

Als Ursache für eine chronische Herzinsuffizienz kommt eine Vielzahl an Erkrankungen infrage. Der Arzt unterscheidet zum einen Grunderkrankungen des Herzens, allen voran

- Koronare Herzkrankheit (KHK → S. 693)
- Kardiomyopathien (→ S. 718)
- Herzmuskelentzündungen (→ S. 713)
- Herzklappenerkrankungen (→ S. 716)
- Herzrhythmusstörungen (→ S. 706)

sowie Grunderkrankungen außerhalb des Herzens, die die Herzleistung stark beeinträchtigen, darunter am häufigsten

- Langjährig schlecht eingestellter Bluthochdruck (→ S. 722)
- Blutarmut (→ S. 1034)
- Hormonstörungen der Schilddrüse, Nebenniere oder auf Ebene der Steuerhormone (→ Kapitel 20)
- Medikamentennebenwirkungen (z. B. Antidepressiva, Zytostatika)
- Nierenfunktionsstörungen (→ Kapitel 21)
- Lungenerkrankungen (→ Kapitel 17).

Pharma-Info: Medikamente bei chronischer Herzinsuffizienz

Für die meist lebenslänglich notwendige medikamentöse Therapie chronisch Herzinsuffizienter gibt es vier Gruppen von Medikamenten. Sie werden abhängig von der Grunderkrankung und dem Schweregrad eingesetzt.

- **ACE-Hemmer** oder alternativ **AT1-Blocker** *(Sartane)* erweitern das eng gestellte Gefäßsystem. Sie werden als Basistherapie ab NYHA-Stadium I eingesetzt.

  Die wichtigsten ACE-Hemmer sind: Captopril (z. B. Lopirin®), Enalapril (z. B. Xanef®), Fosinopril (z. B. Dynacil®) und Ramipril (z. B. Delix®). Bei Candesartan (z. B. Atacand®) und Losartan (Lorzaar®) handelt es sich um bekannte AT1-Blocker.
- *Betablocker* wie z. B. Bisoprolol (Concor®), Carvedilol (Dilatrend®), Metoprolol (Beloc®) beeinflussen das vegetative Nervensystem und schützen das Herz vor zu schnellem Herzschlag. Sie werden je nach Bedarf ab NYHA-Stadium II eingesetzt.
- **Digitalis** ist ein pflanzlicher Wirkstoff, der aus dem Roten Fingerhut bzw. anderen Fingerhüten gewonnen wird, z. B. Digoxin (Lanicor®), Digitoxin (Digimerck®). Er steigert die Herzkraft und wird je nach Bedarf ab NYHA-Stadium II empfohlen. Die richtige Dosis ist schwierig zu finden – Unterdosierungen sind wirkungslos und Überdosierungen führen schnell zu Herzrhythmusstörungen und Vergiftungserscheinungen. Digitalis wird daher nicht mehr so häufig verordnet.
- *Diuretika* (Übersicht → S. 784) entwässern den Körper und führen zu einer erhöhten Urinausscheidung. Einfache Diuretika (z. B. Thiazide) werden ab NYHA-Stadium II eingesetzt, ab NYHA-Stadium III greift der Arzt zu speziellen *Aldosteronantagonisten* (→ S. 758), bei denen dem Körper weniger Kalium verloren geht als bei anderen Diuretika.

Umstritten ist, ob bei chronischer Herzinsuffizienz im NYHA-Stadium III–IV auch eine Gerinnungshemmung z. B. mit Marcumar® (→ S. 741) erfolgen soll, um eine Blutgerinnselbildung im Herzen zu vermeiden.

Besonders gefährdet sind Patienten mit sehr schlecht pumpendem Herzen. Bestehen anhaltende gefährliche Herzrhythmusstörungen (ventrikuläre Tachykardien → S. 709), die zu plötzlichem Herztod (→ S. 702) führen können, wird die vorbeugende Versorgung mit einem speziellen Herzschrittmacher (ICD → S. 709) empfohlen, der diese Herzrhythmusstörungen erkennt und automatisch beendet.

Ist die Pumpfunktion des Herzens so schlecht geworden, dass trotz aller Therapiebemühungen die Atemnot weiter zunimmt (entspricht NYHA-Stadium IV), so bieten spezialisierte Zentren folgende Therapiemöglichkeiten an:

- **Biventrikuläre Herzschrittmachertherapie** *(kardiale Resynchronisationstherapie):* Die gleichzeitige elektrische Schrittmacherstimulation von linker und rechter Herzkammer verbessert die Pumpfunktion des Herzens bei bestimmten Formen der Reizleitungsstörung (→ S. 709) und erhaltenem Sinusrhythmus (→ S. 707).
- **Herz-Unterstützungssystem** *(assist device)* oder **Kunstherz-Implantation:** Die Pumpfunktion des Herzens wird durch mechanische Pumpen unterstützt oder ersetzt. Dies erfordert einen hohen Betreuungsaufwand und dient meist nur als Überbrückung bis zur Herztransplantation.
- **Herztransplantation** (→ S. 705)
- **Kardioreduktionsplastik** *(Batista-Operation)* oder **kardiales Unterstützungsnetz** *(Corcap):* Die Pumpfunktion der erweiterten linken Herzkammer soll durch operative Verkleinerung oder Umhüllung mit einem Netz verbessert werden. Von beiden Operationen liegen keine ausreichenden Langzeiterfahrungen vor, um diese Maßnahmen als Standardverfahren empfehlen zu können.

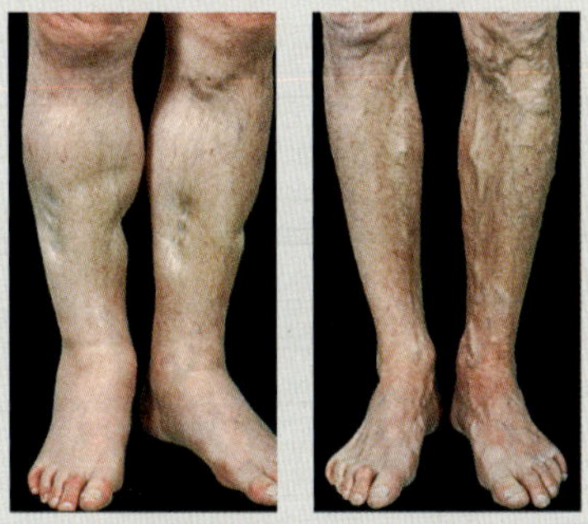

Ausgeprägte Ödeme bei einem 74-Jährigen mit Rechtsherzinsuffizienz (links). Nach der Behandlung mit Digitalis-Präparaten und Diuretika sind die Ödeme verschwunden (rechts). [GTV 1920]

Das macht der Arzt

Diagnosesicherung. Der Arzt muss vor allem die auslösende Ursache für die Herzinsuffizienz finden, da hiervon die Art der Therapie abhängt. Entscheidend ist neben der Anamnese eine sorgfältige körperliche Untersuchung:

- Die Echokardiografie (→ S. 690) zeigt Auffälligkeiten am Herzen und den angrenzenden großen Gefäßen. Die Pumpfunktion, die Blutströme im Herzen und die Herzklappen sind einfach und schnell zu beurteilen. Die Echokardiografie eignet sich auch für Verlaufskontrollen.
- Der Röntgenthorax (→ S. 691) offenbart die Herzgröße und ermöglicht die Suche nach Lungenstauung, Pleuraergüssen, Verkalkungen an Herzklappen, Gefäßen oder am Herzbeutel.
- Das EKG (→ S. 689) hilft bei einer chronischen Herzinsuffizienz oft leider nicht weiter, weil das Ruhe-EKG nur diskrete Veränderungen zeigt und ein Belastungs-EKG unter ausreichender Belastung nicht durchführbar ist; am ehesten zeigt das Langzeit-EKG Herzrhythmusstörungen. Eine Herzkatheteruntersuchung (→ S. 691) ist deshalb oft unvermeidbar, wenn eine KHK als Ursache vermutet wird.
- Bei schwerer Herzinsuffizienz ist die ***Ergospirometrie*** besonders zur Beurteilung des Leistungsvermögens im Verlauf geeignet. Hierzu werden Belastungs-EKG und Messung der Atemarbeit kombiniert.

Therapie. Weil die Herzinsuffizienz zwar gut behandelbar, aber nicht heilbar ist, gilt es, die optimale Medikamentenkombination unter den vielfältigen Therapiemöglichkeiten zu finden (Details → Pharma-Info S. 703).

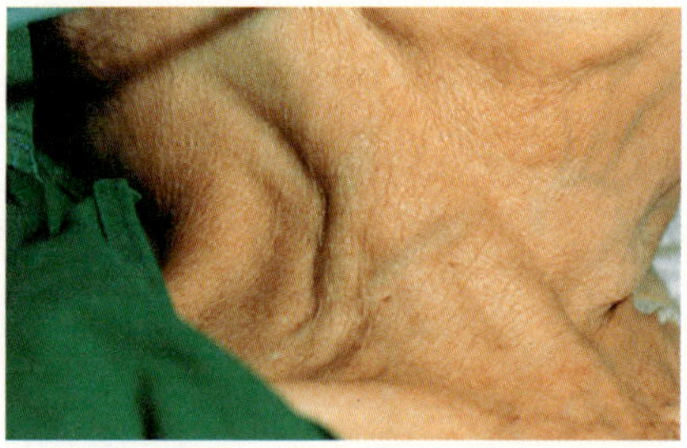

Gestaute Halsvene, *typisch für eine Rechtsherzinsuffizienz oder eine Perikarditis constrictiva* [GTV 1919]

Bevor aber langfristig Medikamente verordnet werden, versucht der Arzt zunächst, die auslösende Grundkrankheit (→ Die Erkrankung) zu behandeln. So kann eine Herzinsuffizienz bereits durch den alleinigen Einsatz eines Herzschrittmachers oder einer künstlichen Herzklappe beseitigt oder durch eine Gefäßaufdehnung (→ S. 694) oder Bypass-Operation (→ S. 695) deutlich gebessert werden. Auch die Entscheidung, welche Substanz(en) der Patient einnehmen soll, hängt neben dem Schweregrad der Herzinsuffizienz entscheidend von den Grund- und Begleiterkrankungen ab.

Prognose

Eine chronische Herzinsuffizienz war noch vor 50 Jahren ein sicheres Todesurteil. Heute beeinflusst eine leichte und mittlere Herzinsuffizienz die Lebensqualität der meisten Patienten dagegen nur wenig. Eine höhergradige Herzinsuffizienz ist aber auch heute noch mit erhöhter Sterblichkeit verbunden. Tritt Atemnot bereits bei alltäglicher leichter Belastung auf (NYHA III), so sterben 15 % der Betroffenen innerhalb eines Jahres, bei Atemnot bereits in Ruhe (NYHA IV) sind es über 40 %.

NYHA-Stadium	Beschwerden	Medikamentöse Therapie[1]
I	Trotz nachweisbarer Herzerkrankung keine Beschwerden; im Alltag uneingeschränkte körperliche Leistungsfähigkeit	ACE-Hemmer oder alternativ AT1-Blocker
II	Leistungseinschränkung und Beschwerden bei starker körperlicher Belastung (Treppensteigen über zwei Etagen, Wandern in unebenem Gelände); in Ruhe oder bei leichter Tätigkeit fühlen sich die Kranken aber wohl	Zusätzlich abgestuft Betablocker, Diuretika und/oder Digitalis
III	Beschwerden schon bei alltäglicher leichter körperlicher Belastung wie Gehen auf ebener Strecke; Beschwerdefreiheit in Ruhe	Zusätzlich Diuretika aus der Gruppe der Aldosteronantagonisten (→ S. 758)
IV	Beschwerden bereits in Ruhe; körperliche Tätigkeiten sind nicht möglich, ohne dass Beschwerden auftreten	

[1] Details siehe Pharma-Info → S. 703. Die Wirkstoffauswahl hängt immer auch von bestehenden Begleiterkrankungen und von der Verträglichkeit der Medikamente ab und kann daher variieren.

Abhängig vom Ausmaß der Beschwerden wird die Herzinsuffizienz nach Vorschlägen der ***New Yorker Herzgesellschaft (New York Heart Association)*** *in vier* **NYHA-Stadien** *eingeteilt* ***(NYHA-Klassifikation).***

Selbsthilfe

Medikamente sind zwar der wesentliche Bestandteil der Herzinsuffizienztherapie – aber nur dann, wenn Sie Ihren Alltag an die Erkrankung anpassen, erreichen Sie eine zufriedenstellende Lebensqualität. Tun Sie alles, um ein Voranschreiten der Herzinsuffizienz in die gefährlichen Stadien NYHA III und IV hinauszuzögern! Folgende Punkte sind besonders wichtig:

Trinkmenge. Zu viel Flüssigkeitszufuhr belastet das Herz und verschlechtert die körperliche Leistung. Legen Sie deshalb zusammen mit Ihrem Hausarzt die geeignete Trinkmenge mithilfe einer Flüssigkeitsbilanz fest. Flüssigkeit wird neben dem Trinken auch in versteckter Form (z. B. mit Suppen, Gemüse, Salaten, Obst, Kompott oder Jogurt) aufgenommen. Durch tägliches Wiegen bemerken Sie rechtzeitig die Einlagerung von Flüssigkeit ins Gewebe. Insbesondere eine rasche Gewichtszunahme (z. B. 1 kg in 24 Stunden) spricht für ein Ungleichgewicht zwischen Flüssigkeitszufuhr und -ausscheidung.

Essen. Wenn Sie an Übergewicht leiden: Normalisieren Sie Ihr Gewicht. Dabei kann Ihnen die Herzinsuffizienz sogar helfen, denn sie führt wegen gestauter Venen im Magendarmtrakt auch zu Appetitlosigkeit. Wenn Sie allerdings zu Untergewicht tendieren, müssen Sie auf eine ausreichende, leicht verdauliche, gesunde Ernährung achten.

Gehen Sie sparsam mit Kochsalz um, meiden Sie stark gesalzene Nahrungsmittel. Beim Essen nicht nachsalzen, auf Fertiggerichte und Konserven verzichten (weil diese stets mit viel Salz zubereitet werden), beim Selbstkochen Gewürzkräuter statt Kochsalz verwenden und natriumarmes Mineralwasser trinken.

Alkohol schädigt direkt den Herzmuskel, der Alkoholkonsum sollte deshalb minimiert werden. Bei alkoholbedingter Herzmuskelschädigung ist absoluter Alkoholverzicht eine Selbstverständlichkeit.

Rauchen. Rauchen schädigt die Herzkranzgefäße akut und auf Dauer, zudem verstärkt es die Atembeschwerden. Sie sollten deshalb möglichst bald aufhören; ärztliche Hilfe kann diesen Schritt erleichtern (→ S. 1205).

Bewegung. Auch wenn die chronische Herzinsuffizienz zu belastungsabhängiger Atemnot führt, ist ein leichtes Bewegungstraining hilfreich. Von wenigen Ausnahmen abgesehen (z. B. akute Herzmuskelentzündungen) wird ein regelmäßiges, individuell angepasstes Training unter ärztlicher Aufsicht empfohlen, weil es die körperliche Leistungsfähigkeit verbessert. Sprechen Sie mit Ihrem Arzt darüber und erkundigen Sie sich, wo sich in Ihrer Nähe ärztlich begleitete Herzsportgruppen treffen. Im Stadium III der Herzinsuffizienz ist ein Bewegungstraining nur in eingeschränkter Form mit ausgiebigen Ruhephasen möglich. In Stadium IV beschränkt sich die Übungstherapie auf Umlagerungsübungen der Arme und Beine zur Thrombosevermeidung.

Herztransplantation

Eine **Herztransplantation** wird bei schwerster Herzinsuffizienz empfohlen, wenn alle anderen Therapiemaßnahmen ausgeschöpft sind und keine sonstigen schweren Begleiterkrankungen wie Tumoren, chronische Infekte, Leber- und Nierenfunktionsstörungen, psychische Störungen oder ausgeprägte Verkalkungen wichtiger Gefäße bestehen.

In Deutschland werden derzeit jährlich etwa 400 Herzen verpflanzt. Etwa 5 % der Herztransplantierten sterben wegen akuter Komplikationen im Zusammenhang mit der Operation. Die Überlebensrate nach 1 Jahr liegt bei etwa 80 %, nach 5 Jahren bei 70 % und nach 10 Jahren bei 50 %. Die Herztransplantation ist damit allen anderen Therapieverfahren bei schwerster Herzinsuffizienz (NYHA IV) überlegen. Die meisten Patienten bewerten die Lebensqualität nach einer Herztransplantation positiv.

Längerfristig ist der Erfolg der Transplantation durch die Folgen der künstlichen Unterdrückung der Körperabwehr *(Immunsuppression* → S. 1281) gefährdet. Trotzdem lassen sich Abstoßungsreaktionen des Transplantats nicht vollständig unterdrücken. Durch die **chronische Abstoßungsreaktion** *(Transplantat-Vaskulopathie)* verändern sich z. B. mit der Zeit die Herzkranzgefäße, deshalb wird neben zwei bis vier ambulanten Kontrolluntersuchungen jährlich eine Herzkatheteruntersuchung in dem betreuenden *Herztransplantationszentrum* durchgeführt.

Eine Immunsuppression ist lebenslang notwendig. Die richtige Medikamentendosis wird durch regelmäßige Messung der Blutspiegel überwacht (Details zu Nebenwirkungen der Immunsuppression → S. 1281). Wahrscheinlich wegen der permanenten Immunsuppression erkranken langfristig etwa 5–10 % der Herztransplantierten an einem Tumor (insbesondere Hauttumoren und Lymphome).

Schlafen. Schlafen mit erhöhtem Oberkörper entlastet das Herz – ab NYHA III sollten Sie es zur Regel machen.

Impfen. Nutzen Sie die Möglichkeit der jährlichen Grippeschutzimpfung (→ S. 294), denn eine Lungenentzündung oder eine andere schwere Infektion kann Sie im wahrsten Sinne des Wortes das Leben kosten.

Reisen. Bedenken Sie bei der Urlaubsplanung, dass ein Aufenthalt in großer Höhe sowie heißes, schwüles Klima die Beschwerden der chronischen Herzinsuffizienz verstärken (→ Kapitel 07). Ab NYHA III sollte auch Ihr Urlaubsort über qualifizierte Ärzte verfügen.

Vorsorge

Sie können einer chronischen Herzinsuffizienz nur durch konsequente Behandlung der auslösenden Grunderkrankungen und durch Minimieren der Risikofaktoren vorbeugen. Viele Herzinsuffizienzen könnten verhindert werden, wenn der Bluthochdruck gut eingestellt wäre und die Risikofaktoren einer KHK (→ S. 693) gemieden würden.

Komplementärmedizin

Pflanzenheilkunde. Eine viel diskutierte Ergänzung zur schulmedizinischen Therapie sind **Crataegus-Extrakte,** die aus den Blüten und Blättern des Weißdorns hergestellt werden. Die Droge enthält als wirksame Bestandteile Flavonoide (sekundärer Pflanzenstoff → S. 241) und Procyanidine. Ihre wichtigste herzwirksame Eigenschaft ist die Verbesserung der Kontraktionskraft und damit der Leistungsfähigkeit des Herzens, da die Flavonoide – ähnlich wie Extrakte aus dem Fingerhut (Digitalis → S. 703), wenn auch in geringerem Maße – die Kalziumkonzentration in den Zellen erhöhen. Außerdem verringern Weißdornextrakte den Widerstand in den Blutgefäßen und verbessern so die Durchblutung in den Herzkranzgefäßen. In klinischen Studien wurden die typischen Symptome der leichten und mittleren Herzinsuffizienz (NYHA-Stadium I und II), z. B. Erschöpfung und Atemnot bei Belastung, damit gelindert. Therapeutische Erfolge sind allerdings nur zu erwarten, wenn standardisierte Fertigarzneimittel und keine Weißdornsäfte oder Ähnliches eingesetzt werden. Sie garantieren die empfohlene Tagesdosis von 160–900 mg nativem Crataegus-Auszug. Ob Crataegus-Extrakte auch die Sterblichkeit bei Herzinsuffizienz senken, wird derzeit in der großen europäischen SPICE-Studie geprüft (Stand Sommer 2007).

Ansonsten kommen die gleichen komplementärmedizinischen Therapien wie bei KHK (→ S. 698) infrage.

i Aktuell: www.gesundheit-heute.de/19x04

- **www.patientenleitlinien.de** – Unter der Rubrik Herzinsuffizienz finden sich umfassende Informationen zur Herzinsuffizienz für Betroffene und Angehörige, erstellt von der Universität Witten/Herdecke.
- **www.herzstiftung.de** – Internetseite der Deutschen Herzstiftung e. V. (Frankfurt), einem von Ärzten gegründeten gemeinnützigen Verein: Angeboten werden verschiedene Zeitschriften, Broschüren, Buchtipps sowie Hinweise auf Selbsthilfegruppen. Auch die Broschüre „Chronische Herzschwäche" kann dort gegen Schutzgebühr bezogen werden (Rubrik Service, Broschüre Nr. 06).

Ödeme

Häufigkeit: ▬ ▬ ▬ ▬ ▬

Ödeme *(Wassereinlagerungen, Wassersucht):* Ansammlungen wässriger Flüssigkeit im Gewebe mit (meist) sichtbaren Schwellungen an der Hautoberfläche, die nicht gerötet und nicht schmerzhaft sind. Sie treten lokal begrenzt oder über den ganzen Körper verteilt (generalisiert) auf. Ödeme sind keine Krankheit an sich, sondern Begleiterscheinung einer zugrunde liegenden, eventuell schweren Erkrankung. Wird diese therapiert, verschwinden die Ödeme meist wieder.

(!) Leichtere *venöse Ödeme* nach langem Stehen, während der Schwangerschaft und kurz vor der Monatsblutung haben keinen Krankheitswert (→ Selbsthilfe).

Eine spezielle Form des Ödems ist das Lymphödem (→ S. 742).

Leitbeschwerden

- Geschwollene Knöchel, Schwellungen an den Schienbeinen oder im Gesicht (je nach Ursache)
- Bei bettlägerigen Patienten: Schwellung der Steißbeinregion
- Rasche Gewichtszunahme
- Manchmal nächtliches Wasserlassen.

Wann zum Arzt

In den nächsten Tagen, wenn sich die Ödeme nicht über Nacht von selbst zurückbilden.

Die Erkrankung

Bei einem ausgeglichenen **Wasserhaushalt** herrscht ein ausgewogenes Verhältnis zwischen dem Flüssigkeitsausstrom aus den Kapillaren und dem Flüssigkeitseinstrom in diese hinein (→ S. 686), d. h., es tritt Flüssigkeit im gleichen Maße in das umliegende Gewebe aus *(Filtration)* wie aus dem Gewebe in die Kapillaren zurückströmt *(Reabsorption).*

Pro Tag gelangen so ~ 20 l Flüssigkeit durch die Kapillarwände in das umgebende Gewebe, 18 l davon fließen über die Venen wieder in das Gefäßsystem zurück und 2 l strömen indirekt durch das Lymphsystem zurück.

Bei Ödemen ist dieses Verhältnis gestört und es tritt zu viel Flüssigkeit aus den Kapillaren aus. Sie kann nicht vollständig zurückströmen und sammelt sich daher als Ödem im Gewebe. Häufigste veränderte Mechanismen aufgrund einer Erkrankung sind hierbei:

- Eine Erhöhung des ***hydrostatischen Drucks*** (nach außen gerichtete Kräfte des Bluts auf die Kapillarwände), z. B. generalisiert bei der Herzinsuffizienz (→ S. 702) oder lokal nach venösen Thrombosen (→ S. 736)
- Eine Erniedrigung des ***kolloidosmotischen Drucks,*** da zu wenig Eiweiß im Blut ist (Hypoproteinämie), z. B. beim nephrotischen Syndrom (→ S. 782) oder der Leberzirrhose (→ S. 675). Beim Gesunden sorgen kleine Eiweißbausteine im Blut für ein ausgeglichenes Druckverhältnis zwischen Kapillaren und angrenzendem Gewebe (→ S. 617).
- Eine Störung des Abflusses der Lymphe (→ S. 742), wenn die Lymphbahnen verlegt sind, z. B. infolge von Tumoren
- Eine erhöhte Durchlässigkeit der Kapillarwände, beispielsweise bei Allergien (→ S. 1044) oder Entzündungen
- Auch Medikamente wie Kortison (→ S. 756), Antidepressiva (→ S. 1169) oder Kalziumantagonisten (→ S. 697) bringen manchmal die Bildung von Ödemen mit sich.

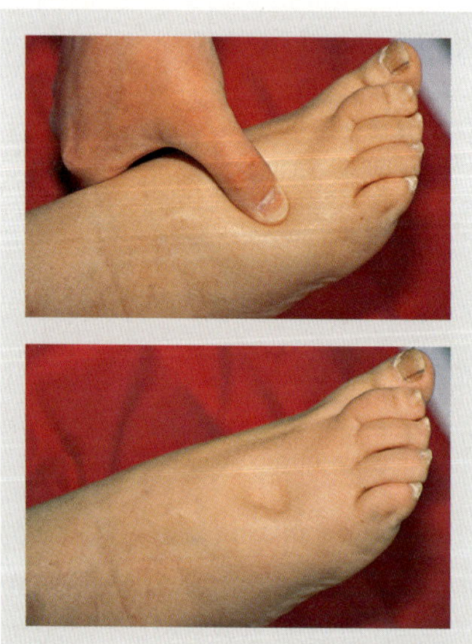

Ödeme, *vor allem an den Unterschenkeln und Füßen, sind häufig Zeichen einer Herzinsuffizienz. Eine eingedrückte Stelle, wie der Daumenabdruck auf dem Fuß, bleibt eine Zeit lang sichtbar und geht nur langsam zurück.* [GTV 1921]

Das macht der Arzt

Diagnose. Ödeme erkennt der Arzt leicht anhand der typischen Schwellungen. Zur Behandlung muss er nach der zugrunde liegenden Erkrankung fahnden und diese entsprechend behandeln. Dazu veranlasst er Bluttuntersuchungen, um eine Nierenschädigung bzw. Störungen im Vitamin- und Mineralstoffhaushalt auszuschließen (Übersicht zu Vitaminen und Mineralstoffen → Tab. S. 237 und S. 240).

Es folgen Urinuntersuchungen, um ein mögliches nephrotisches Syndrom (→ S. 782) zu identifizieren. Eine Flüssigkeitsbilanz (→ Abb. S. 460) ist notwendig, um herauszufinden, ob mehr Flüssigkeit aufgenommen als ausgeschieden wird. In diesem Fall röntgt der Arzt auch den Brustkorb, um das Herz und die Lunge (Pleuraerguss → S. 614) zu prüfen. Per Ultraschall betrachtet er den Bauchraum, um eine Bauchwassersucht (Aszites → S. 678) sowie eine Leberzirrhose (→ S. 675) auszuschließen. Ergänzend prüft er die Herzleistung mit einer Echokardiografie (→ S. 690).

Weitere Untersuchungen hängen davon ab, welche Verdachtsdiagnose (→ S. 1263) der Arzt nach der anfänglichen Untersuchung stellt.

Therapie. Für Patienten mit Ödemen besteht generell ein erhöhtes Risiko für Thrombosen, daher verordnet der Arzt häufig blutgerinnungshemmende Medikamente (→ S. 740). Wenn Ödeme im umgekehrten Fall als Begleiterscheinung von Thrombosen in den Beinvenen (→ S. 736) auftreten, werden sie mit Kompressionsstrümpfen behandelt.

Bei ausgeprägten Ödemen verabreicht der Arzt Medikamente zur Entwässerung (Diuretika → S. 784), um die angestauten Flüssigkeitsansammlungen aus dem Gewebe auszuschwemmen. Diese sind sehr wirksam und auch nebenwirkungsarm, sodass sie oft auf Dauer verordnet werden, und zwar gerade dann, wenn sich die Ödemursachen nicht beseitigen lassen (z. B. bei Herzinsuffizienz → S. 702). Gelegentliche Elektrolytkontrollen (Blutuntersuchung auf Natrium, Kalium und Chlorid) sind jedoch erforderlich.

Ist der Eiweißgehalt an Albumin im Blut sehr gering, verabreicht der Arzt je nach Ursache des Eiweißmangels Infusionen mit Albumin.

Begleitend wird, wenn irgend möglich, die Ursache der Ödeme mitbehandelt (z. B. ein Nierenversagen → S. 783), da die Ödeme sonst schnell wieder „nachlaufen".

Selbsthilfe

Harmlose venöse Ödeme, die auch bei Gesunden auftreten, bilden sich nach längerem Liegen wieder zurück (z. B. über Nacht). Tipps zur Selbsthilfe bei venösen Ödemen (→ S. 736).

Sollte dies nicht eintreten, weist das Ödem auf eine Störung im Wasserhaushalt hin und kann Folge einer ernst zu nehmenden Erkrankung sein.

Herzrhythmusstörungen

Häufigkeit:

Herzrhythmusstörungen ***(Herzstolpern):*** Zu schneller, zu langsamer oder unregelmäßiger Herzschlag aufgrund einer gestörten Erregungsbildung oder -ausbreitung im Herzen, mit oder ohne Beschwerden für den Betroffenen.

Herzrhythmusstörungen können jahrelang unbemerkt bleiben (sehr häufig), mit mäßigen oder an bestimmte Situationen gebundenen Beschwerden einhergehen (häufig) oder aber mit schweren Beeinträchtigungen bis hin zum plötzlichen Herztod (→ S. 702) verbunden sein (sehr selten). Sie treten sowohl bei Herzgesunden als auch bei Herzkranken auf. So kommen Herzrhythmusstörungen häufig in Zusammenhang mit Durchblutungsstörungen der Herzmuskulatur (KHK → S. 693), Herzmuskelentzündung (→ S. 713), fortgeschrittener chronischer Herzinsuffizienz (→ S. 702) oder Kardiomyopathien (→ S. 718) vor.

Herzrhythmusstörungen können auch durch Übermüdung, psychische Erregung, Kaffee-, Nikotin- oder Alkoholgenuss, durch Elektrolytstörungen im Blut (z. B. bei chronischer Nierenfunktionsstörung) oder durch Schilddrüsenfunktionsstörungen ausgelöst werden.

Leitbeschwerden

- Herzklopfen, Herzstolpern, Herzrasen
- Kurze Ohnmachtsanfälle, Schwindelgefühl, Angstgefühl, verminderte körperliche Belastbarkeit
- Selten: Atemnot, Krampfanfälle, Bewusstlosigkeit
- Sehr selten: Herz-Kreislauf-Stillstand.

Wann zum Arzt

In den nächsten Tagen, wenn wiederholt Herzklopfen, Herzstolpern oder Herzrasen auftritt.

Sofort den Notarzt rufen, wenn

- Das Herzklopfen, Herzstolpern oder Herzrasen nicht mehr aufhört oder mit Angstgefühl, Schwindelbeschwerden oder Atemnot verbunden ist
- Bewusstseinsstörungen auftreten, auch wenn diese nur vorübergehend sind.

Die Erkrankung

Herzrhythmusstörungen sind mit die kompliziertesten Krankheiten in der gesamten Medizin. Da die meisten Störungen aber auch ohne Medizinstudium verstehbar sind und die moderne Schulmedizin differenzierte Therapiemöglichkeiten bietet, werden die wichtigsten im Folgenden besprochen. Abweichend vom sonstigen Schema von *Gesundheit heute* folgt die allgemeine Diagnostik erst im Anschluss (Das macht der Arzt → S. 712).

Elektrische Phänomene in unserem Herzen: Stromstöße, Taktgeber und Verteilerstrecken

Winzige Stromstöße entlang der Zellmembran einer Herzmuskelzelle ändern die elektrische Spannung zwischen Zellinnerem und -äußerem und geben der Herzmuskelzelle so den Befehl zum Zusammenziehen der Herzmuskelfaser. Ohne diese Stromstöße der Herzmuskelzellen könnte der Herzmuskel sich nicht kontrahieren und damit kein Blut aus dem Herzen pumpen.

Damit eine geordnete Herzaktion entsteht, werden diese Stromstöße von einem zentralen Taktgeber gesendet: dem **Sinusknoten.** Der Sinusknoten ist ein etwa olivenkerngroßes Areal im rechten Herzvorhof, dessen Zellen regelmäßig elektrische Signale erzeugen, die sie an die anderen Herzmuskelzellen weiterleiten. Der Sinusknoten ist der *natürliche Schrittmacher* des Herzens. Wenn er die Herzaktion bestimmt, spricht man vom **Sinusrhythmus.** Der Takt der Sinusknotenaktivität lässt sich stark vom vegetativen Nervensystem beeinflussen, daher führen z. B. psychische Erregungen zu schnellerem Herzschlag.

Die im Sinusknoten gebildete Erregung wird im Normalfall entlang von Verteilerstrecken, dem *Erregungsleitungssystem* aus speziellen Herzzellen, auf stets gleiche Weise über das gesamte Herz verteilt. Zunächst werden beide Vorhöfe zur Muskelkontraktion angeregt. Sodann passiert die Erregungswelle den **Atrioventrikular-Knoten** *(AV-Knoten),* der innerhalb der Vorhofscheidewand am Übergang vom Vorhof zur Kammer liegt. Danach teilt sich das Erregungsleitungssystem in zwei als *Tawara-Schenkel* bezeichnete Faserstränge, deren kleinste Fasern in die Muskulatur der Herzkammern ziehen.

Sowohl bei der Erregungsbildung als auch bei der Erregungsausbreitung können Störungen auftreten. Die wichtigsten Störungen werden im Folgenden kurz beschrieben.

Extrasystolen

Die Erregungsbildung ist nicht nur auf den Sinusknoten beschränkt, sondern sie kann ebenso in anderen Muskelzellen des Herzens stattfinden und sich von dort über das ganze Herz ausbreiten. Das ist auch gut so, denn diese Ersatz-Taktgeber springen (fast) immer ein, wenn der Sinusknoten ausfällt, was sonst zum sicheren Tod führen würde. Die so außer der Reihe entstehenden Kontraktionen des Herzens werden **Extrasystolen** *(Extraschläge des Herzens)* genannt. Dies wird häufig als Herzstolpern empfunden.

Geht die Erregung von den Herzkammern (Ventrikel → S. 686) aus, so spricht man von einer ventrikulären Extrasystole. Geht sie von den oberhalb der Kammern liegenden Herzvorhöfen aus, heißt sie supraventrikuläre Extrasystole.

Supraventrikuläre Extrasystolen können zwar auf eine Herzkrankheit oder auf eine Medikamentennebenwirkung (z. B. Digitalis-Überdosierung) hinweisen, sind aber meist nicht krankhaft. Sie werden überwiegend gar nicht bemerkt und fallen nur im EKG auf. Bei Herzgesunden sind sie nicht behandlungsbedürftig. Sind sie mit dem Gefühl des Herzstolperns verbunden, kann das Wissen über die Harmlosigkeit bereits beruhigen und helfen. Auch ein Verzicht auf Genussmittel wie Alkohol, Koffein und Nikotin kann Besserung bringen. Wenn dies alles nicht hilft und eine Behandlung gewünscht wird, verordnet der Arzt Betablocker oder auch Kalziumantagonisten (→ S. 697).

Auch **ventrikuläre Extrasystolen** treten bei Patienten mit und ohne Herzerkrankungen auf. Bei Herzgesunden können sie vernachlässigt werden (→ Abb. rechts, Nr. 5). Wenn sie bei fortgeschrittener Herzinsuffizienz oder bei einem Herzinfarkt deutlich zunehmen, steigt die Gefahr eines plötzlichen Herztods (→ S. 702).

Die nebenstehende Abbildung zeigt unter anderem eine ventrikuläre Extrasystole (Nr. 6), die regelmäßig nach jeder normalen Herzaktion auftritt; sie heißt ***Bigeminus,*** zwei zusammenhängende werden als ***Couplet*** bezeichnet (Nr. 7). In Gruppen auftretende ventrikuläre Extrasystolen nennt man ***Salven*** (Nr. 8). Bei gehäuft erscheinenden ventrikulären Extrasystolen muss immer nach einer auslösenden Erkrankung gefahndet werden, die dann zu behandeln ist.

Paroxysmale Tachykardien

Paroxysmale supraventrikuläre Tachykardien sind schnelle Herzschläge der Vorhöfe, die auf die Herzkammern weitergeleitet werden. Der Betroffene verspürt meist anfallartiges Herzrasen, das Minuten bis viele Stunden anhält und dann meist abrupt endet.

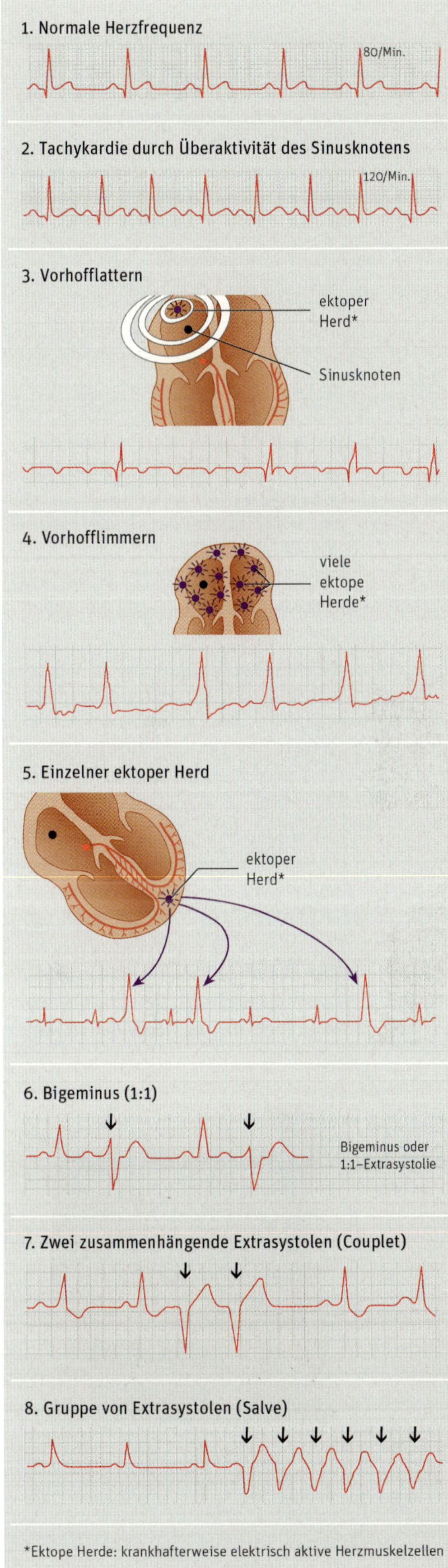

Verschiedene Formen von ***Extrasystolen*** *im EKG, Erklärung siehe Text* [GTV 1922]

Lebensrettende Elektroschocks

Bei lebensbedrohlichen Herzrhythmusstörungen kreisen Erregungswellen chaotisch innerhalb der Herzmuskulatur. Hier kann ein massiver Stromstoß Abhilfe schaffen, der von außen über zwei auf dem Brustkorb aufliegende Plattenelektroden verabreicht wird. Er erregt für einen kurzen Moment alle Herzmuskelzellen gleichzeitig. Damit sind alle elektrischen und auch alle mechanischen Aktionen im Herzen gestoppt. Als erstes Reizbildungszentrum erholt sich der Sinusknoten (→ S. 707), dessen Erregungswellen sich jetzt über das gesamte Herz ausbreiten können und somit den Herzrhythmus wieder bestimmen. Diese Elektroschock-Therapie wird als Defibrillation oder Elektrokardioversion bezeichnet. Ersterer Begriff wird in der Notfallmedizin und letzterer in der Kardiologie bevorzugt, die Technik unterscheidet sich jedoch kaum.

Defibrillation ist die Notfallmaßnahme im Rahmen der Herz-Lungen-Wiederbelebung (→ S. 188), wenn das Herz wegen Kammerflimmerns kein Blut mehr pumpt. Hier erfolgt der Stromstoß unter Notfallbedingungen möglichst sofort.

Sind noch wirksame Aktionen der Herzkammern vorhanden, z. B. wenn Vorhofflattern oder -flimmern in einen regelmäßigen Sinusrhythmus überführt werden soll, so wird der Stromstoß bei der **Elektrokardioversion** für eine optimale Wirkung sorgfältig geplant und über ein Steuergerät mit den EKG-Ableitungen koordiniert.

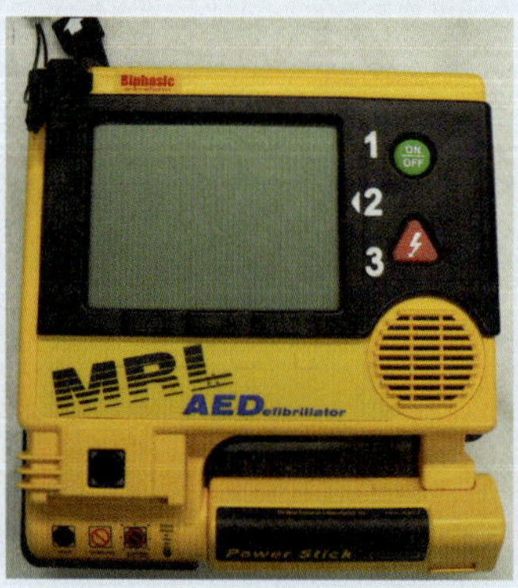

Immer mehr öffentlichen Einrichtungen werden mit **Notfall-Defibrillatoren** *ausgestattet. Sie dürfen und sollen auch von Laien eingesetzt werden – und sie sind einfach und sicher zu bedienen. Bei lebensbedrohlichen Herzrhythmusstörungen kann man nur eins falsch machen, nämlich nichts tun.* [WKY 1923]

Plötzlicher Beginn und abruptes Ende des Herzrasens unterscheiden diese Form der Herzrhythmusstörungen von anderen Tachykardieformen.

Der Anfall kommt dadurch zustande, dass sich eine Erregungswelle nicht nur normal über die Kammern ausbreitet, sondern zugleich wieder in die Vorhöfe „zurückschwappt". Diese zurückkommende Erregungswelle kommt dem neuen Stromstoß des Sinusknotens zuvor und macht ihn unwirksam. Sie breitet sich nach Kontraktion der Vorhöfe sofort wieder zur Herzkammer hin aus und kehrt von dort erneut in die Vorhöfe zurück. Diese kreisende, sich selbst unterhaltende Erregung der Herzmuskelzellen wird ***AV-Knoten-Reentry-Tachykardie*** genannt. Auf diese Weise sind Herzfrequenzen von etwa 200 Schlägen pro Minute und selten auch Kammerflimmern (→ S. 709) möglich. Die häufigste Form ist das ***WPW-Syndrom*** (benannt nach den drei Kardiologen Wolff, Parkinson und White). Hierbei erfolgt die rückläufige Vorhoferregung über eine zusätzliche, bei Gesunden nicht vorhandene Kurzschlussstrecke zwischen Vorhof und Kammer.

Therapie. Supraventrikuläre Tachykardien können mit Medikamenten gestoppt werden, die über eine Vene in den Körper gespritzt werden. Wenn dies nicht gelingt, ist eine Elektrokardioversion (→ S. 708) notwendig. Treten supraventrikuläre Tachykardien häufiger auf, so gibt es die Möglichkeit, im Rahmen einer elektrophysiologischen Untersuchung (→ S. 690) eine **Katheterablation** *(Elektroablation)* durchzuführen. Dazu werden Elektrodenkatheter über eine Vene ins rechte Herz vorgeschoben. Wenn die Leitungsbahn, über die die Erregung fälschlicherweise in den Vorhof zurückkehrt, aufgespürt ist, wird sie über den Katheter mit hochfrequenten Kurzwellen zerstört. Dieser Eingriff gelingt in über 95 % der Fälle, ist aber aufwendig und kardiologischen Zentren vorbehalten.

Selbsthilfe. Bis der Arzt kommt, kann versucht werden, die Herzfrequenz über das unwillkürliche Nervensystem zu beeinflussen: Manchmal beenden tiefes Einatmen und Luftanhalten (Valsalva-Manöver → S. 559), bewusstes Husten, das Trinken von kaltem Sprudel, das Abkühlen von Hals und Gesicht mit kaltem Wasser oder eine Massage des Karotissinus (→ S. 711) die Tachykardie.

Warnhinweis: Bei der Massage des Karotissinus (Stelle an der Halsschlagader → S. 711) ist Vorsicht angebracht. Bei empfindlichen Menschen kann ein Adams-Stokes-Anfall (→ S. 702) ausgelöst werden. In jedem Fall sollte daher ein Angehöriger zugegen sein.

Vorhofflattern und Vorhofflimmern

Innerhalb der Vorhöfe kann es passieren, dass die vom Sinusknoten ausgehende Erregungswelle nur einen Teil der Vorhofmuskulatur erfasst, während andere Teile noch nicht erregt sind. Dies liegt meist an Gewebeveränderungen im Herzen, z. B. infolge langjährigen Bluthochdrucks, KHK, chronischer Herzinsuffizienz, Herzklappenfehler oder Operationsnarben. Die Erregungswelle wandert dann nicht nur über den AV-Knoten in Richtung Herzkammer, sondern verspätet auch zu den noch nicht erregten Vorhofmuskelzellen. Finden sich stets neue Muskelzellen im Vorhof, die schon wieder für einen Erregungsreiz empfänglich sind, so entsteht eine sich selbst unterhaltende, kreisende Erregungswelle innerhalb der Vorhofmuskulatur.

Beim **Vorhofflattern** führt diese kreisende Erregung noch zu Pumpaktionen der Vorhofmuskulatur. Das EKG zeigt typische sägezahnartige Veränderungen der P-Welle. Daraus lassen sich Vorhoffrequenzen von über 250 Schlägen pro Minute errechnen. Der AV-Knoten lässt bei sehr hohen Vorhoffrequenzen nur jede zweite oder dritte Erregungswelle auf die Kammer übergehen und schützt so die Herzkammer vor einer zu hohen Anzahl von Kontraktionen. Daher bleibt der tastbare Puls auf höchstens 150 pro Minute beschränkt. Damit kann der Betroffene leben, aber länger bestehendes Vorhofflattern ist meist nur der Übergang zum Vorhofflimmern.

Beim **Vorhofflimmern** kreisen verschiedene Erregungswellen chaotisch innerhalb des Vorhofs. Folge ist, dass keine verwertbare Vorhofkontraktion mehr stattfindet und die Vorhofmuskulatur daher (wie bei einem Vorhofstillstand) kein Blut mehr weitertransportiert. Stattdessen wird das Blut in den Vorhöfen nur noch passiv durch die Herzkammeraktionen angesaugt und weiterbewegt. Die gesamte Herzleistung sinkt dadurch, was bei einem vorgeschädigten Herzen die körperliche Belastbarkeit weiter beeinträchtigt. Vorhofflimmern gehört zu den häufigsten anhaltenden Herzrhythmusstörungen, vor allem bei älteren Menschen. Etwa 4 % der über 60-Jährigen und 10 % der über 80-Jährigen sind davon betroffen, wobei der Anteil der Männer den der Frauen deutlich übertrifft. Im EKG sind anstelle der P-Wellen ungeordnete Flimmerwellen zwischen den QRS-Komplexen sowie unregelmäßige R-R-Abstände zu sehen, aus denen sich Vorhoffrequenzen von 350 bis 600 Schlägen pro Minute errechnen lassen. Auch hier schützt der AV-Knoten die Kammer vor zu schnellem Herzschlag, indem er die meisten Erregungswellen blockiert und nur unregelmäßig Erregungen aus dem Vorhof

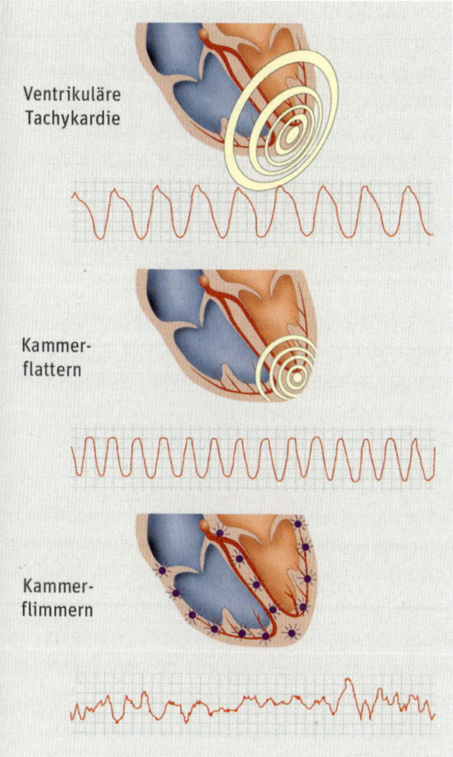

Oben: Elektrische Ableitung einer ***ventrikulären Tachykardie.*** *Im EKG sieht man breite QRS-Komplexe. Diese können übergehen in ein* ***Kammerflattern*** *oder auch ein* ***Kammerflimmen.*** *Das mittlere und das untere Bild entsprechen einem Kreislaufstillstand, weil die elektrische Aktivität ineffektiv ist und das Herz keinen geregelten Blutauswurf mehr bewerkstelligen kann.* [GTV 1924]

weiterleitet. Der dadurch entstehende unregelmäßige Puls wird als ***absolute Arrhythmie bei Vorhofflimmern*** bezeichnet.

Vorhofflattern und -flimmern treten meist in Zusammenhang mit anderen Herzkrankheiten auf, sind aber auch bei anderen Krankheiten wie Lungenerkrankung, Schilddrüsenüberfunktion oder Alkoholmissbrauch zu finden. Daher ist es wichtig, nach der auslösenden Krankheit zu fahnden und diese zu behandeln.

Hält das Vorhofflattern oder -flimmern an, versucht der Arzt durch Medikamente oder durch Elektrokardioversion (→ S. 708) den normalen Sinusrhythmus möglichst rasch wiederherzustellen. Innerhalb der ersten Tage und Wochen sind die Erfolgsaussichten am größten.

Um Rückfällen vorzubeugen, werden Medikamente, z. B. Betablocker oder Amiodaron, gegeben. Langfristig gelingt es aber leider trotz aller Bemühungen in etwa der Hälfte der Fälle nicht, Vorhofflimmer-Rezidive zu verhindern.

Da sich das Blut in einem flimmernden Vorhof wenig bewegt, besteht immer die Gefahr, dass in „toten" Ecken kleinste Blutgerinnsel entstehen. Wenn sie aus dem Herzen ausgeschwemmt werden und in beliebigen Blutgefäßen im Körper hängen bleiben, verstopfen sie diese und lösen so Organschäden, z. B. Schlaganfälle (→ S. 1126) oder Durchblutungsstörungen der Gliedmaßen oder des Darms, aus.

So ist das Schlaganfallrisiko bei Vorhofflimmern etwa vierfach erhöht. Bei verschleppten Blutgerinnseln aus dem rechten Herzen entstehen Lungenembolien (→ S. 617). Nur mit einer transösophagealen Echokardiografie (TEE → S. 690) sind diese kleinen Vorhofthromben erkennbar. Bei chronischem Vorhofflimmern ist zur Verhinderung dieser lebensgefährlichen Embolien daher eine lebenslange Gerinnungshemmung (Antikoagulation → S. 740), z. B. mit Marcumar®, notwendig. Ausgenommen hiervon sind unter bestimmten Umständen jüngere Patienten (unter 65 Jahre) ohne Herzkrankheit (= ***ideopathisches Vorhofflimmern*** oder „lone atrine fibrillation").

Ventrikuläre Tachykardien, Kammerflattern und Kammerflimmern

Auch in Herzkammern können kreisende Erregungen auftreten und unabhängig vom Sinusknoten zu sehr hohen Kammerfrequenzen **(ventrikuläre Tachykardien)** führen. Im EKG sieht man typische Veränderungen des QRS-Komplexes. Ursache ist meist eine Herzerkrankung, z. B. eine Durchblutungsstörung des Herzens. Anders als bei Vorhoftachykardien, bei denen der AV-Knoten die Kammer vor zu schneller Herzfrequenz schützt, wirkt sich jede Kammertachykardie negativ auf die Durchblutung der Organe aus.

Bei Herzfrequenzen bis etwa 200 Schläge pro Minute verspürt man Herzklopfen, Herzrasen und Unwohlsein. Bei höheren Herzfrequenzen nimmt das gepumpte Blutvolumen ab, weil den Herzkammern keine Zeit mehr zur Blutfüllung bleibt. Folge ist eine zunehmende Kreislaufschwäche bis hin zu Bewusstlosigkeit und plötzlichem Herztod (→ S. 702). Lebensbedrohliche ventrikuläre Tachykardien bedürfen einer sofortigen intravenösen Medikamentengabe oder Defibrillation (→ S. 708).

Die Übergänge von der Kammertachykardie zum Kammerflattern und -flimmern sind fließend. Ab einer Kammernfrequenz von etwa 250 Schlägen pro Minute spricht man vom **Kammerflattern.** Beim **Kammerflimmern** entstehen ähnlich wie beim Vorhofflimmern chaotische, ineffektive Zuckungen der Kammermuskulatur, ohne dass dabei Blut weitertransportiert wird. Für den Körper gleicht dies einem Herzstillstand. Im EKG sind nur noch unregelmäßige Zitterbewegungen mit Kammerfrequenzen von mehr als 350 Schlägen pro Minute zu erkennen. Jetzt helfen nur noch sofortige Wiederbelebungsmaßnahmen (→ S. 188).

Kammerflimmern ist die häufigste Ursache des plötzlichen Herztods. Insbesondere die akute Durchblutungsstörung des Herzens bei Herzinfarkt, die fortgeschrittene chronische Herzinsuffizienz und akute Herzmuskelentzündungen führen nicht selten zum Kammerflimmern. Etwa zwei Drittel der Herzinfarktpatienten, die noch vor Erreichen der Klinik sterben, erleiden plötzlich auftretendes Kammerflimmern.

Nach überstandenen Kammertachykardien und Kammerflimmern wird immer die auslösende Ursache gesucht. Lässt sich diese nicht z. B. durch Verbesserung der Herzmuskeldurchblutung oder durch Änderungen der Medikamente beseitigen, kommt die Implantation eines **ICD *(implantierbarer Kardioverter-Defibrillator,*** auch ***AICD)*** in Betracht, der die gefährlichen Herzrhythmusstörungen erkennt und automatisch durch Elektroschocks beendet.

Ein ICD überwacht die Herzschlagabfolge und kann plötzlich auftretende ventrikuläre Tachykardien und Kammerflimmern erkennen und beenden ***(Antitachykardiefunktion),*** indem er die Herzmuskelerregung über hochfrequente Stromstöße in den normalen (Sinus-)Rhythmus zurückzwingt. Damit ist der ICD eine Behandlungsmöglichkeit für Patienten, die einen Herzstillstand wegen Kammerflimmerns überlebt haben oder bei denen trotz medikamentöser Therapie Kammerflimmern droht.

Ein ICD ist zwar etwas größer als ein Herzschrittmacher, wird aber wie dieser im Bereich der Brustmuskulatur implantiert und über eine Schrittmacherelektrode mit dem rechten Herzen verbunden. Neben seiner lebensrettenden Defibrillator-Funktion kann er auch wie ein einfacher Schrittmacher agieren und das Herz takten. Zudem zeichnet er wie ein EKG-Computer die Herzaktionen auf und speichert sie. Damit prüft der Kardiologe bei jeder Kontrolluntersuchung, ob seit der letzten Kontrolle Herzrhythmusstörungen aufgetreten sind und ob der ICD richtig reagiert hat.

Reizleitungsstörungen

Der normale Erregungsablauf vom Sinusknoten über die Vorhöfe zum AV-Knoten und von dort über die beiden Tawara-Schenkel zur Muskulatur der Herzkammer kann an unterschiedlichen Stellen verzögert (Block I. Grades), zeitweise unterbrochen (Block II. Grades) oder vollständig blockiert sein (Block III. Grades). Im Ruhe-EKG (→ S. 689) sind die meisten dieser **Reizleitungsstörungen** erkennbar.

SA-Block. Bei einem **SA-Block *(sinuatrialer Block)*** ist die Reizweiterleitung zwischen Sinusknoten und Vorhof gestört (siehe Abb. oben, 2.). Während ein ***SA-Block I. Grades,*** also die verlängerte Laufzeit der Erregung

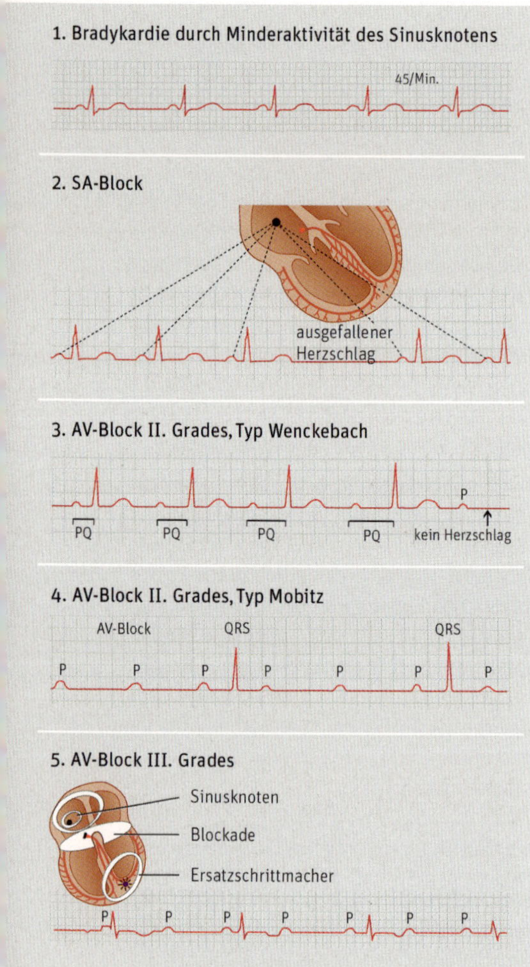

*Verschiedene **Reizleistungsstörungen** im EKG; Erklärung siehe Text* [GTV 1925]

zwischen Sinusknoten und Vorhof, im Ruhe-EKG gar nicht auffällt, sind zeitweise Unterbrechungen der Erregungsweiterleitung ***(SA-Block II. Grades)*** an unregelmäßigen Abständen der P-Wellen (der Vorhofwellen im EKG) erkennbar.

Bei einem ***SA-Block III. Grades*** wird die Reizbildung im Sinusknoten nie zum Vorhof weitergeleitet, d.h., die Vorhoferregung und die nachfolgende Kammererregung fallen aus. Ein dauerhafter SA-Block III. Grades hätte somit einen kompletten Herzstillstand zur Folge, wenn nicht andere Abschnitte des Herzens ersatzweise als Schrittmacher einspringen würden. Diese Ersatzschrittmacher arbeiten jedoch oft nur mit weniger als 40 Schlägen pro Minute und können damit in der Regel keinen leistungsfähigen Blutkreislauf aufrechterhalten. Bei zunehmendem Leistungsmangel oder Schwindelbeschwerden bis hin zur Bewusstlosigkeit wird daher ein Herzschrittmacher notwendig. Eine plötzliche Bewusstlosigkeit wegen solcher Herzrhythmusstörungen nennt man Adams-Stokes-Anfall (→ S. 702).

AV-Block. Die Laufzeit der Erregungswelle im AV-Knoten (gleichbedeutend mit der PQ-Strecke im EKG) beträgt in der Regel weniger als 0,2 Sekunden. Störungen werden als **AV-Block** ***(atrioventikularer Block)*** bezeichnet. Längere Laufzeiten (erkennbar an der längeren PQ-Strecke) werden als ***AV-Block I. Grades*** bezeichnet. Eine solche Verzögerung im AV-Knoten kommt häufiger vor, hat aber keine Beschwerden zur Folge und bedarf keiner Behandlung.

Beim ***AV-Block II. Grades*** ist die Überleitung der Vorhoferregung auf die Kammer zeitweise unterbrochen, d.h., auf eine P-Welle im EKG folgt nicht immer ein QRS-Komplex. Man unterscheidet zwei verschiedene Typen:

- Beim ***Typ Wenckebach*** (siehe Abb. links, 3.) wird die PQ-Zeit allmählich länger. Irgendwann folgt auf eine P-Welle kein QRS-Komplex, d.h., die Kammeraktion fällt aus. Aber bereits die darauf folgende Erregungswelle wird wieder vom Vorhof auf die Kammer übergeleitet und verlängert sich im Laufe der nächsten Herzaktionen wiederum schrittweise, bis sie erneut einmalig ganz blockiert ist. Die resultierenden gelegentlichen Aussetzer machen kaum Probleme, eine Behandlung ist nicht erforderlich.
- Anders verhält es sich beim ***Typ Mobitz*** (siehe Abb. links, 4.), bei dem die Überleitung der Erregungswelle vom Vorhof auf die Kammer ohne vorherige Verlängerung der PQ-Zeit zeitweise ausfällt. Im EKG sieht man eine isolierte P-Welle, ohne dass sich ein QRS-Komplex anschließt. Diese Blockierungen können in regelmäßigen Abständen auftreten, dann wird also nur jede zweite oder dritte Vorhoferregung auf die Kammer weitergeleitet. Man spricht dann von einem 2:1- oder 3:1-Block.

Dieser AV-Block II. Grades vom Typ Mobitz ist gefährlich, da er jederzeit in einen ***AV-Block III. Grades*** übergehen kann, bei dem keine Vorhoferregungen mehr zur Kammer gelangen. In diesem Fall regen nur noch die Ersatzschrittmacher-Zentren von AV-Knoten oder Kammermuskulatur die Herzkammern zur Tätigkeit an. Es kann aber einige Zeit vergehen, bis das Ersatzschrittmacher-Zentrum „merkt", dass vom Sinusknoten keine Erregungswellen mehr ankommen. Und zwischenzeitlich kann der Betroffene aufgrund der Mangeldurchblutung des Gehirns schon bewusstlos sein.

Daher wird bei einem AV-Block II. Grades vom Typ Mobitz und bei einem AV-Block III. Grades (siehe Abb. links, 5.) ein Herzschrittmacher (→ S. 711) implantiert, der die Reizbildung und die zeitgerechte Überleitung der Erregung von den Vorhöfen auf die Kammern übernimmt.

Schenkelblock. Auch jenseits des AV-Knotens, in den Tawara-Schenkeln (→ S. 707), kann die Erregungsleitung blockiert sein **(Schenkelblock).** Ist sie verlangsamt, handelt es sich um einen ***inkompletten Schenkelblock,*** ist sie komplett unterbrochen, um einen ***kompletten Schenkelblock.*** Je nachdem, ob der rechte oder linke Tawara-Schenkel betroffen ist, spricht man von einem ***Rechtsschenkelblock*** oder einem ***Linksschenkelblock.***

Erst wenn beide Schenkel blockiert sind, gleichen die Folgen einem AV-Block III. Grades und der Betroffene bemerkt langsame Herzrhythmusstörungen bis hin zu einem Adams-Stokes-Anfall (→ S. 702) und benötigt ebenfalls einen Herzschrittmacher.

Schenkelblöcke kommen mit zunehmendem Alter häufiger vor. Sie sind bei über 10 % der 60- bis 70-Jährigen zu beobachten. Die Diagnose Schenkelblock ist zunächst nur eine Beschreibung des EKGs und nicht zwingend mit einer Erkrankung gleichzusetzen. Insbesondere der Rechtsschenkelblock tritt häufig auch bei Herzgesunden auf. Ein Schenkelblock kann aber auch Folge von Bluthochdruck oder einer anderen Herzerkrankung, z.B. Herzmuskelentzündung, KHK, Herzinfarkt, Kardiomyopathie oder Lungenembolie sein. Ein neu auftretender Schenkelblock ist daher immer auch ein Grund, um nach einer solchen zugrunde liegenden Herzerkrankung zu fahnden.

Sick-Sinus-Syndrom

Der Begriff **Sick-Sinus-Syndrom** ***(SSS, Syndrom des kranken Sinusknotens, Sinusknotensyndrom)*** fasst *wechselnde* Rhythmusstörungen, bestehend aus Reizbildungs- und Reizleitungsstörungen des Sinusknotens, sowie zeitweises Auftreten von Vorhofflattern (→ S. 708), -flimmern (→ S. 708) und paroxysmale supraventrikulärer Tachykardien (→ S. 707) zusammen.

Die Folgen sind ein **Tachykardie-Bradykardie-Syndrom,** bei dem zu langsamer, unregelmäßiger oder unter Belastung nicht ansteigender Herzschlag ***(Bradykardie)*** sich rasch mit zu hohen Herzfrequenzen ***(Tachykardie)*** abwechselt. Die Betroffenen verspüren eine allgemeine Leistungsminderung, Herzklopfen, Angina pectoris, Herzinsuffizienz bis hin zu Atemnot, Schwindel und Bewusstlosigkeit (Adams-Stokes-Anfall → S. 702). Mögliche Ursachen sind Durchblutungsstörungen, Entzündungen oder degenerative Veränderungen der Sinusknotenregion.

Diagnosesicherung. Erkennbar sind diese wechselnden Herzrhythmen im Ruhe-EKG und vor allem im Langzeit- und Belastungs-EKG. Manchmal ist zur Diagnosesicherung auch die Beobachtung der Herzschlagfrequenz nach Gabe bestimmter Medikamente oder nach Schrittmacherstimulation über einen Rechtsherzkatheter nötig.

Therapie. Das Sick-Sinus-Syndrom ist behandlungsbedürftig, wenn Beschwerden auftreten. Zu schnelle Herzaktionen werden durch Antiarrhythmika (Medikamente zur Normalisierung der Herzfrequenz) gesenkt, bei zu langsamem Herzschlag wird ein Herzschrittmacher implantiert. Meist ist beides erforderlich, weil alle Medikamente, die den zu schnellen Herzschlag bremsen auf der anderen Seite die langsamen Herzrhythmusstörungen verstärken.

■ Karotissinus-Syndrom

Zur optimalen Durchblutung aller Organe prüfen Sinneszellen an vielen Stellen im Körper den Blutdruck. Sie nehmen die Dehnung der Blutgefäße wahr und melden sie an das vegetative Nervensystem. Dadurch können die Herzfrequenz und der Blutdruck flexibel an die Bedürfnisse angepasst werden. Ein solcher Rezeptor befindet sich auch an den Teilungsstellen der Halsschlagader **(Karotissinus)** jeweils seitlich am Hals, in Höhe des Kragens.

Dieser Karotissinus-Rezeptor kann von Geburt an besonders empfindlich sein (selten) oder im Alter empfindlich werden (häufig). Ein Druck von außen auf diese Region wird dann als zu hoher Blutdruck gedeutet und führt zum Abfall der Herzfrequenz bis hin zum vorübergehenden Herzstillstand oder zum plötzlichen Blutdruckabfall. Daraus folgen Schwindel oder plötzliche Bewusstlosigkeit. Meist werden diese Beschwerden durch bestimmte Tätigkeiten wie Rasieren, extreme Drehbewegungen des Halses oder durch das Tragen eines besonders engen Kragens ausgelöst. Eine Überempfindlichkeit des Karotissinus **(Karotissinus-Syndrom)** tritt bevorzugt bei Männern jenseits des 50. Lebensjahrs auf.

Diagnosesicherung. Die Diagnose wird neben der charakteristischen Beschwerdeschilderung durch einen **Karotisdruckversuch** gestellt. Dabei massiert der Arzt den Karotissinus unter gleichzeitiger EKG-Ableitung und Blutdruckmessung und löst einen deutlichen Blutdruckabfall oder gar einen vorübergehenden Herzstillstand aus. Ist der Test positiv, wird ein Herzschrittmacher eingesetzt.

Herzschrittmachertherapie

Pro Jahr werden in Deutschland über 50 000 **Herzschrittmacher *(Pacemaker)*** implantiert. Die Betroffenen sind meist über 70 Jahre alt, nur rund 6 % sind jünger als 60. Am häufigsten machen Fehlfunktionen des Sinusknotens (Sick-Sinus-Syndrom → S. 710) einen Herzschrittmacher nötig.

Seit 1960 können Schrittmacher die Funktion des Sinusknotens ersetzen. Das Gerät ist nur wenig größer als eine Streichholzschachtel. Der Schrittmacher wird in der Regel an der rechten Brustseite unterhalb des Schlüsselbeins in einer Hauttasche über dem Brustmuskel implantiert (→ Abb.) und ist so auch leicht durch die Haut hindurch zu tasten. Die Herzschrittmacher-Implantation wird meist in örtlicher Betäubung vorgenommen.

An den Herzschrittmacher sind Kabel angeschlossen, die ***Schrittmacherelektroden.*** Sie werden bei der Implantation unter der Haut hindurch in eine freigelegte Vene am Schlüsselbein eingebracht und in das rechte Herz vorgeschoben. Diese Elektroden verhaken sich mit ihrer Spitze im Herzmuskel. So erreichen die Impulse des Herzschrittmachers die Herzmuskelzellen und breiten sich von dort über das gesamte Herz aus.

Bei ungestörter Überleitung der Erregungswelle vom Vorhof auf die Kammer reicht bei Sinusknotenstillstand eine alleinige Stimulation im Vorhof aus, ein so genanntes ***Einkammer-Schrittmachersystem.***

Ist zusätzlich der AV-Knoten in seiner Funktion gestört, wird ein ***Zweikammer-Schrittmachersystem*** erforderlich, um neben dem Vorhof im Falle eines Falles über eine zweite Elektrode auch die Herzkammer stimulieren zu können. Auch die alleinige Kammererregung durch den Herzschrittmacher ist möglich, wenn die Erregungswellen der Vorhöfe die Kammern nicht erreichen.

Das Innenleben: ein Mikroprozessor

Ein Herzschrittmacher muss nicht nur Impulse abgeben, sondern auch erkennen, ob das Herz eine Eigenaktion startet, und auf diese dann richtig reagieren. Denn nur dann, wenn die Kontraktionen von Herzvorhof und Herzkammer im richtigen zeitlichen Abstand erfolgen, gelingt ein wirksamer Herzschlag. Dies gewährleistet ein Mikroprozessor, mit dem heute jeder Schrittmacher ausgestattet ist und der individuell an die Bedürfnisse der Herzerkrankung angepasst wird.

Kontrollen. Die vielfältigen Programmiermöglichkeiten eines Herzschrittmachers erfordern eine individuelle Einstellung, die regelmäßig geprüft wird. Schrittmacher werden von außen durch die Haut unkompliziert abgefragt und neu programmiert. Kontrolluntersuchungen mit Prüfung des Batteriezustands und der Tauglichkeit der Schrittmacherelektroden finden alle 6–12 Monate statt. Alle 3–12 Jahre muss das gesamte Schrittmachergehäuse gewechselt werden, weil sich die Schrittmacherbatterie allmählich entleert. Alle Schrittmacherträger erhalten einen Ausweis, der alle wichtigen Daten enthält.

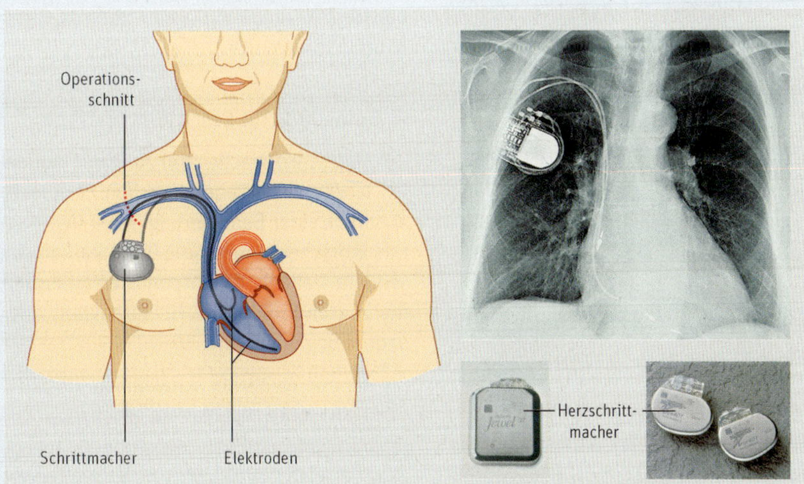

*Ein **Herzschrittmacher** wird in der Regel an der rechten Brustseite in einer Hauttasche über dem Brustmuskel implantiert. Das Bild links zeigt die Lage von Schrittmacher und zweier zum Herzen führender Elektroden, das Bild rechts oben das Gleiche im Röntgenbild.* [GTV 1926]

Das macht der Arzt

Neben der genauen Befragung, wann und wie sich die Beschwerden bemerkbar machen, werden die verschiedenen Herzrhythmusstörungen durch Tasten des Pulses, Abhören des Herzens, Bestimmung eines Pulsdefizits (→ S. 687) und durch das EKG erkannt. Neben dem Ruhe-EKG sind Langzeit-EKGs (→ S. 690) und Ereignisrekorder (→ S. 690) möglich. Manchmal treten Herzrhythmusstörungen vor allem bei körperlicher Anstrengung auf, diese können mit dem Belastungs-EKG (→ S. 689) aufgedeckt werden.

In seltenen Ausnahmefällen wird die Diagnose durch eine EKG-Ableitung über spezielle Elektrodenkatheter (EPU → S. 690) gesichert, teilweise ist damit auch zugleich eine Behandlung (Katheterablation → S. 708) möglich. Eine solche Untersuchung kann nur in einem kardiologischen Zentrum erfolgen.

Weitere Untersuchungs- und sämtliche Therapiemöglichkeiten bei den einzelnen Erkrankungen ab S. 707.

Selbsthilfe und Komplementärmedizin

Falls Sie regelmäßig Medikamente einnehmen, prüfen Sie, ob Herzrhythmusstörungen als mögliche Nebenwirkung genannt sind. Ansonsten ist eine wirksame Selbsthilfe nur bei zeitweise auftretendem Herzrasen (paroxysmale Tachykardien → S. 707) möglich. Natur- und Komplementärmedizin können die verordneten Herzmedikamente nicht ersetzen, sondern allenfalls ergänzen. Die Behandlung von Herzrhythmusstörungen gehört in die Hände von Fachärzten.

Bewegungstherapie (→ S. 1278). Leichte sportliche Betätigung ist in den meisten Fällen hilfreich. Vermeiden Sie jedoch Sportarten, die Ihnen körperliche Höchstleistungen abverlangen. Gegebenenfalls bietet sich auch regelmäßiges Training in einer Herzsportgruppe an.

Ernährung (→ Kapitel 04). Hinweisen zufolge beeinflusst eine Ernährung, die reich an Omega-3-Fettsäuren (→ S. 227 wie Eicosapentaensäure) ist, den weiteren Krankheitsverlauf günstig. Da Blähungen Herzrhythmusstörungen begünstigen können, sollten Sie auf stark blähende Lebensmittel verzichten, wenn Sie zu Blähungen neigen (→ S. 645).

Homöopathie (→ S. 1251). Homöopathische Konstitutionsmittel zu Herzrhythmusstörungen sind u. a. Argentum nitricum, Ferrum metallicum, Natrium muriaticum, Nux vomica und Sulfur. Als Komplexmittel stehen (z. B. Spigelia N® Tropfen Synergon Nr. 161, Arrhythmie-Gastreu® N R66 Tropfen) zur Verfügung.

Entspannungsverfahren (→ S. 1257). Autogenes Training, Progressive Muskelentspannung nach Jacobson, Yoga oder Qigong können helfen, begleitende vegetative Beschwerden wie Nervosität oder Anspannung abzubauen bzw. auslösende Faktoren wie psychische Erregung, z. B. durch Stressbelastung, zu mildern.

Pflanzenheilkunde. Phytopharmaka sind nur bei leichteren Herzrhythmusstörungen eine Option. Keinesfalls sind sie eine Alternative zu den verordneten chemischen Medikamenten, in manchen Fällen kann jedoch eine Kombination sinnvoll sein. Je nach Ursache und Beschwerdebild kommen verschiedene Heilpflanzen in Betracht, so z. B. Wolfstrappkraut bei Herzrhythmusstörungen als Begleiterscheinung einer Schilddrüsenüberfunktion oder Heilkräuter mit beruhigender Wirkung (z. B. Baldrianwurzel, Hopfenzapfen, Melissenblätter → Tab. S. 275), wenn die Herzrhythmusstörungen mit Unruhe- und Spannungszuständen und/oder Schlaflosigkeit verbunden sind.

Dagegen zeichnet sich der Besenginster (Cytisus scoparius, z. B. Spartiol®) durch seine direkte Wirkung auf das Reizleitungssystem aus. Da es bei der Anwendung als Tee durch falsche Dosierung zu Vergiftungserscheinungen kommen kann, werden heute in der Regel Fertigpräparate eingesetzt. Weiter ist Weißdorn für die Behandlung von Herzrhythmusstörungen geeignet. Die Präparate (z. B. Crataegutt Novo 450®) müssen allerdings hoch dosiert sein, um ihre Wirkung zu entfalten.

Warnhinweis: Wegen der Gefahr einer Blutdruckkrise dürfen Besenginster und MAO-Hemmer (→ S. 1170) zur Behandlung einer Depression nicht gleichzeitig eingenommen werden. Ebenso sind Bluthochdruck und Herzrhythmusstörungen wie ein AV-Block Kontraindikationen.

Selbsthilfe für Schrittmacherträger

Der Herzschrittmacher soll zu einem normalen, lebenswerten Leben verhelfen; er ist nicht Ausdruck einer Behinderung. Nicht der Herzschrittmacher schränkt die Belastbarkeit ein, sondern vielmehr die körperliche Verfassung, die zugrunde liegende Herzkrankheit oder andere Begleiterkrankungen.

Sie können weiterhin schwimmen, duschen und baden oder ins Solarium gehen, Auto fahren, mit dem Schiff, der Bahn oder dem Flugzeug verreisen. Am Flughafen weisen Sie vor dem Passieren der Kontrollschleuse wegen der Metalldetektoren auf Ihren Schrittmacher hin und zeigen Ihren Schrittmacherausweis. Sie werden dann gesondert abgetastet, weil der Metalldetektor Alarm geben würde.

Auch Sport ist möglich – ungeeignet sind lediglich Kampfsportarten, bei denen der Schrittmacher durch Schläge beschädigt werden könnte, und Tauchen, weil der erhöhte Wasserdruck die Schrittmacherfunktion stören kann. Bei Sportarten mit weit ausholenden Armbewegungen sollte vorher mit dem Arzt besprochen werden, ob bei der individuellen Lage der Schrittmacherelektroden Probleme zu befürchten sind.

Gefahren drohen aber am Arbeitsplatz und beim Heimwerken:

- Elektrische Ströme von Elektrozäunen oder Steckdosen stören die Herzschrittmachertätigkeit. Auch von (elektro-)magnetischen Feldern größerer Maschinen gehen störende Einflüsse aus. Meiden Sie Umspannungsanlagen und elektrisches Schweißen, Gasschweißen ist unbedenklich. Bohrmaschinen sollten etwa eine Armlänge vom Schrittmacher entfernt gehalten werden. Bei laufendem Motor dürfen sie sich nicht mit dem Oberkörper über die Zündanlage Ihres Autos beugen.
- Korrekt funktionierende Haushaltsgeräte des täglichen Lebens stören die Schrittmacherfunktion dagegen nicht (z. B. Mikrowelle, Herd, Toaster, Rasierapparat, Föhn, Radio, Fernseher, Fernbedienung und schnurloses Telefon). Allerdings sollten Sie den direkten Hautkontakt über dem Schrittmacher auch bei diesen Gerätschaften vermeiden. Achten Sie beim Kauf neuer elektrischer Geräte auf Angaben des Herstellers zu Sicherheitsabständen bei Schrittmacherträgern.
- Diebstahlsicherungen an den Ausgängen von Kaufhäusern sollten Sie rasch passieren und dort nicht stehen bleiben. Das eingeschaltete Handy oder Funksprechgerät soll nicht in der Brusttasche über dem Schrittmacher getragen werden, besser sind 20 cm Abstand. Das E-Netz hat die geringste Störwirkung.
- Vibrationen, z. B. von Rasenmähern, Sägen, Heckenscheren, Fahren über ein Kopfsteinpflaster oder auch von großen Lautsprecheranlagen, führen mitunter bei Schrittmachern mit automatischer Frequenzanpassung zu schnellerem Herzschlag.
- Weisen Sie bei ärztlichen und zahnärztlichen Behandlungen auf Ihren Schrittmacher hin, da einige Untersuchungs- und Behandlungsmaßnahmen besonders überwacht oder gemieden werden müssen. Das trifft z. B. zu auf Nierensteinzertrümmerer (extrakorporale Stoßwellenlithotripsie → S. 788), Kernspin (→ S. 1269), Bestrahlungen von Tumoren, Magnet- und

Reizstromtherapie (→ S. 1260) oder die Elektrokoagulation zur Verödung kleiner Blutgefäße. Unbedenklich sind hingegen Röntgen, CT, Szintigrafien oder auch Radaranlagen oder Gewitterblitze.

! Eine Defibrillation (→ S. 190) ist im Notfall auch bei Schrittmacherträgern möglich.

i Aktuell: www.gesundheit-heute.de/19x05

- M. Manz: **Ärztlicher Ratgeber: Herzrhythmusstörungen.** Wort & Bild, 2004. Klärt über Ursachen, Untersuchungsmethoden und Behandlungsmöglichkeiten bei Herzrhythmusstörungen auf (nur über Apotheken oder den Verlag zu beziehen).
- V. Köllner et al.: **Gut leben mit dem Herzschrittmacher.** Trias, 2002. Informationen zur Operation und Funktionsweise von Schrittmachern und Defibrillatoren. Wissenswertes für den Alltag.

Herzmuskelentzündung

Häufigkeit: ■■■□□

Herzmuskelentzündung ***(Myokarditis):*** Entzündung des Herzmuskels, meist unbemerkt als vorübergehende Begleitreaktion einer Grippe (→ S. 592) oder anderer fieberhafter Erkrankungen. Seltener massiv die Pumpfunktion des Herzens beeinträchtigend oder zu Herzrhythmusstörungen (insbesondere Extrasystolen → S. 707 und AV-Blocks → S. 710) führend. Bleibt sie in den letztgenannten Fällen unbehandelt, droht selten sogar ein plötzlicher Herztod (→ S. 702). Ansonsten heilt die Herzmuskelentzündung meist von selbst aus, eine chronische Herzinsuffizienz kann aber als Dauerfolge bleiben.

Leitbeschwerden

- Leistungsschwäche, Müdigkeit
- Fieberhafter Infekt verbunden mit Herzklopfen, Herzstolpern, Herzrasen in Ruhe oder nach geringer körperlicher Belastung
- Im fortgeschrittenen Stadium: alle Anzeichen der Herzinsuffizienz (→ S. 702) wie Atemnot bei Belastung und Ödeme.

Wann zum Arzt

Am gleichen Tag, wenn ein fieberhafter Infekt verbunden ist mit

- Wiederkehrendem Herzklopfen
- Herzstolpern
- Herzrasen
- Druck- und Wundgefühl im Brustbereich

Sofort den Notarzt rufen, wenn

- Zuvor nicht bekannte Herzrhythmusstörungen auftreten
- Atemnot oder Ohnmacht auftritt.

Die Erkrankung

Prinzipiell können alle Infektionserreger, die den Körper befallen, auch eine Herzmuskelentzündung auslösen. Bei verschleppten und unzureichend behandelten viralen Infekten (z. B. mit kardiotropen Viren wie Coxsackie), insbesondere der oberen Atemwege, kommt dies jedoch häufiger vor.

Die Behandlung besteht zunächst in der körperlichen Schonung, um das Herz nicht zusätzlich zu belasten. Ist der Auslöser bekannt, unterstützt eine gezielte Medikamentengabe den Heilungsprozess. Die Erkrankung dauert im Mittel 6 Wochen, im Einzelfall aber zwischen 2 und über 12 Wochen. Greift die Entzündung auch auf den Herzbeutel (→ S. 686) über, so spricht man von einer **Perimyokarditis.**

Die meisten Herzmuskelentzündungen heilen wieder ab, ohne dass das Herz einen bleibenden Schaden zurückbehält. Bei jedem Sechsten gerät jedoch ein chronischer Prozess in Gang, der zum bindegewebigen Umbau (Fibrosierung) und zur Leistungsminderung der Herzmuskulatur führt. Er kann in einer dilatativen Kardiomyopathie (→ S. 718) mit chronischer Herzinsuffizienz enden.

Das macht der Arzt

Diagnosesicherung. Leistungsschwäche, Müdigkeit und fehlende körperliche Belastbarkeit sind typische Beschwerden bei jeder fieberhaften Infektion. Erst zusätzlich neu auftretende Herzrhythmusstörungen und EKG-Veränderungen machen eine Herzmuskelentzündung wahrscheinlich.

Neben dem Abhören des Herzens und dem Ruhe-EKG deckt ein Langzeit-EKG die Herzrhythmusstörungen auf. In der Echokardiografie (→ S. 690) ist eine Erweiterung der Herzhöhlen, eine gestörte Pumpfunktion oder ein entzündlicher Erguss im Herzbeutel zu erkennen. Im Blut lassen sich Entzündungszeichen oder Antikörper gegen Krankheitserreger nachweisen. Bei einer Pumpschwäche sind das vergrößerte Herz und eine Lungenstauung im Röntgenbild sichtbar. In Zweifelsfällen kann auch das *Kardio-MRT* zur Diagnosestellung beitragen.

Eine Herzkatheteruntersuchung ist in den meisten Fällen nicht erforderlich. Gelegentlich wird sie dennoch durchgeführt, um eine kleine Gewebeprobe zu entnehmen und diese auf Entzündungszellen und Krankheitserreger hin zu untersuchen.

Therapie. Die Behandlung hängt stark von der Schwere der Entzündung ab, basiert aber immer auf drei Säulen:

- Der maximalen Entlastung und Schonung des Herzens. Dazu verordnet der Arzt je nach Schwere „Arbeitsverbot" (auch im Haushalt), häusliche Bettruhe oder eine Krankenhauseinweisung.
- Der medikamentösen Stabilisierung der Herzleistung mit Medikamenten wie ACE-Hemmern (→ S. 703) und/oder Betablockern (→ S. 697), bei bakterieller Myokarditis kommt eine antibiotische Therapie entsprechend dem Erregernachweis hinzu.
- Dem raschen Erkennen von einer sich akut verschlechternden Herzleistung. Eventuell ist dazu eine Verlegung auf die Intensivstation notwendig oder eine Entlastung des Herzens durch temporären mechanischen Herzersatz.

Selbsthilfe

Bei bakteriellen Entzündungen der Haut und der Schleimhäute verhindert eine effektive Antibiotikatherapie die Entstehung einer Herzmuskelentzündung. Brechen Sie daher die Antibiotikabehandlung nicht vorzeitig ab.

Viele Entzündungskrankheiten, insbesondere Virusinfekte, überfallen uns schicksalhaft und sind nicht zu verhindern. Und so ist auch niemand gegen eine Herzmuskelentzündung gefeit. Aber auf die Rahmenbe-

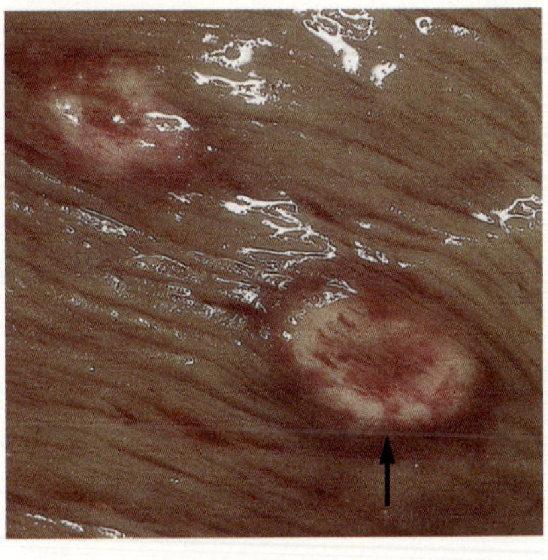

Gewebeprobe bei einer infektiösen Herzmuskelentzündung. Der Pfeil zeigt einen der ***Pilzherde,*** *die für das schwere Krankheitsbild verantwortlich sind.* [GTV 1927]

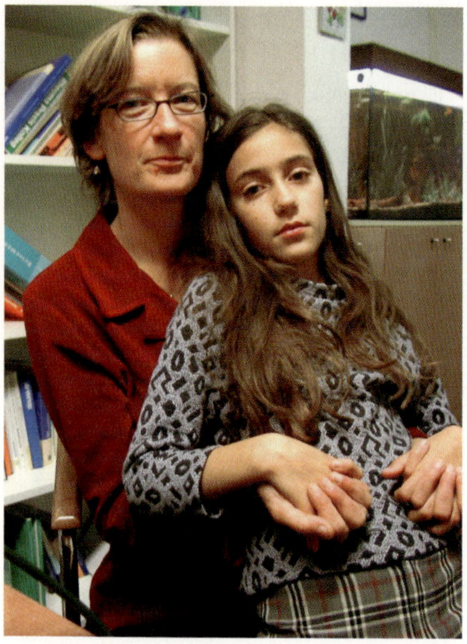

Für viele Wochen schwach und müde fühlte sich dieses 15-jährige Mädchen mit einer Herzmuskelentzündung. [RKL 1928]

dingungen können Sie Einfluss nehmen: So begünstigt besonders die Kombination aus körperlichen Belastungen, Stress oder Alkohol die Entwicklung einer Herzmuskelentzündung. Wenn Sie also Phasen hoher Beanspruchung haben, achten Sie darauf, dass es immer wieder Momente der Erholung und des Seele-Baumeln-Lassens gibt. Und wenn es Sie getroffen hat: Nehmen Sie die Erkrankung ernst. Sie kann Sie im wörtlichen Sinne mitten aus dem Leben reißen.

Besonders wichtig ist ausreichende Rekonvaleszenz: Achten Sie bis mindestens 4 Wochen nach dem vollständigen Abklingen einer Infektion auf ausreichende körperliche Schonung und gesunde Ernährung. Vor Infektionen wie Grippe, Röteln, Mumps, Masern, Windpocken, Hepatitis oder Diphtherie können Sie sich mit Impfungen schützen. Dieses Angebot sollten Sie auch aus der Sicht des Kardiologen annehmen, denn alle diese Krankheiten können auch zur Herzmuskelentzündung führen.

Aktuell: www.gesundheit-heute.de/19x06

- H-J. Trappe: **Herzkrank.** Koronare Herzkrankheit, Herzinfarkt und Herzschwäche. Trias, 2004. In diesem Buch wird neben anderen Herzkrankheiten auch die Herzmuskelentzündung besprochen.

Herzbeutelentzündung

Häufigkeit: ■■□□□

Herzbeutelentzündung *(Perikarditis)*: Entzündung der bindegewebigen Schutzumhüllung des Herzens, meist mit Ergussbildung, die Schmerzen verursacht und die Herzfunktion behindert.

Zahlreiche infektiöse Erreger (überwiegend Viren), Autoimmunerkrankungen, größere Herzinfarkte, Operationen am Herzen, der Anstieg von Substanzen im Blut, die über die Nieren ausgeschieden werden müssen (bei Nierenversagen), ein Tumor oder auch eine Tumorbestrahlung im Brustkorbbereich können Entzündungen des Herzbeutels hervorrufen.

Die Erkrankung ist durch Medikamente kaum beeinflussbar, heilt aber meist folgenlos aus.

Leitbeschwerden

- Im Rahmen eines fieberhaften Infekts plötzliche stechende Schmerzen hinter dem Brustbein
- Schmerzverstärkung durch Atmen, Husten oder Änderung der Körperlage
- Keine Besserung der Beschwerden nach Nitratgabe (Nitrospray → S. 697).

Wann zum Arzt

Am gleichen Tag, wenn bei einem fieberhaften Infekt

- Stechende Schmerzen hinter dem Brustbein auftreten
- Es zu Atemnot kommt.

Die Erkrankung

Das Herz liegt innerhalb des Brustkorbs geschützt im Herzbeutel (Perikard → S. 686). Herzaußenfläche und Herzbeutel sind spiegelglatt und gleiten unterstützt durch einen dünnen Flüssigkeitsfilm bei jeder Pumpbewegung des Herzens reibungslos aneinander vorbei. Entzündungen am Herzbeutel rauhen die Herzaußenflächen und den Herzbeutel auf, was zu stechenden Schmerzen führt. Dieser Schmerz lässt jedoch nach einigen Tagen nach, weil sich durch die Entzündung viel Sekret im Spaltraum zwischen Herzbeutel und Herzaußenwand bildet, das als Gleitmittel wirkt.

Nimmt der Erguss übermäßig zu, verhindert er eine ausreichende Entfaltung und Blutfüllung der Herzkammern. Bei einer solchen **Herzbeuteltamponade** *(Perikardtamponade)* staut sich das Blut vor dem rechten Herzen, erkennbar an hervortretenden Halsvenen. Durch fehlende Füllung des linken Herzens kommt es zu niedrigem Blutdruck, schnellem Herzschlag, Atemnot oder allgemeiner Schwäche.

Eine gefürchtete Komplikation ist die narbige Schrumpfung des Herzbeutel, mit der Folge einer **chronischen konstriktiven Perikarditis** *(Pericarditis constrictiva, Panzerherz)*. Dadurch wird das Herz eingeschnürt und die Herzkammern können sich nicht mehr ausreichend ausdehnen und mit Blut füllen. Gegebenenfalls muss der vernarbte Herzbeutel operativ entfernt werden, um die ausreichende Blutzirkulation im Herz-Kreislauf-System zu gewährleisten.

Das macht der Arzt

Anfangs verursacht die Bewegung des Herzmuskels im entzündeten Herzbeutel – durch das Aneinanderreiben der beiden Herzbeutelblätter – kratzende, reibende Geräusche, das *Perikardreiben*, das der Arzt mit dem Stethoskop hören kann. Es ist meist nur kurze Zeit zu hören, weil sich im Verlauf weniger Tage im Perikardspalt ein Erguss bildet, der die beiden Herzbeutelblätter auseinanderdrängt. Im Röntgenbild ist ein vergrößertes Herz zu sehen. Am einfachsten gelingt der Nachweis oder der Ausschluss eines Perikardergusses mit der Echokardiografie. Mit ihr kann auch die Ergussmenge und die Pumpfunktionseinschränkung gut abgeschätzt werden. Durch Blutuntersuchungen lässt sich zudem die Ursache der Herzbeutelentzündung eingrenzen.

Droht eine lebensbedrohliche Herzbeuteltamponade, punktiert der Arzt den Erguss durch die Brustwand hindurch und zieht die Flüssigkeit ab. Behandlungsmöglichkeiten und der weitere Verlauf hängen von der auslösenden Grunderkrankung ab. Oft liegt eine nicht näher identifizierbare Virusinfektion vor, die mit entzündungshemmenden Medikamenten wie nicht steroidalen Antirheumatika (NSAR → S. 996, z. B. Diclofenac) therapiert wird. Unterstützend sind homöopathische Arzneimittel wie Asclepias Oligoplex® oder die Omega-3-Fettsäure Eicosapentaensäure einsetzbar.

Endokarditis

Häufigkeit: ■■□□□

Endokarditis *(Herzinnenhautentzündung, Herzinnenwandentzündung)*: Entzündung der Herzinnenhaut, meist durch Besiedelung mit Bakterien oder Pilzen *(infektiöse Endokarditis)*, überwiegend an den Herzklappen.

Die infektiöse Endokarditis ist eine gefährliche Erkrankung, die in der Regel mit einem längeren Krankenhausaufenthalt verbunden ist. Für etwa 18 % der Betroffenen verläuft sie tödlich und bei über 30 % ist ein chirurgischer Eingriff an der zerstörten Herzklappe erforderlich.

Eine Sonderform der Endokarditis ist die Schädigung der Herzklappen durch **(akutes) rheumatisches Fieber.** Erreger eitriger Hals- und Mandelentzündungen, also Streptokokken der Gruppe A, können eine Antikörperbildung auslösen, die fälschlicherweise auch mit körpereigenem Gewebe reagiert und es schädigt. Dadurch kommt es etwa 2 Wochen nach der Halsentzündung zur **nicht infektiösen Endokarditis** *(abakterielle Endokarditis).* Sie ist Teil des rheumatischen Fiebers, das außerdem mit Entzündungen der Gelenke und der Haut einhergeht.

Im Vordergrund dieser durch ein Autoimmungeschehen (→ S. 1049) bedingten Entzündung steht der Befall der Mitralklappe (→ S. 687). Häufig schrumpft dadurch im Verlauf der nächsten Jahre und Jahrzehnte die Mitralklappe und verengt sich (Mitralklappenstenose → S. 716). Ein rheumatisches Fieber lässt sich durch eine frühzeitige antibiotische Behandlung der Streptokokken-Angina (→ S. 579) verhindern. Da dies seit vielen Jahren praktiziert wird, ist das akute rheumatische Fieber in den Industrieländern mittlerweile zu einer seltenen Erkrankung geworden.

Leitbeschwerden

- Fieber, Schüttelfrost, nächtliches Schwitzen
- Allgemeine Schwäche, Appetitlosigkeit, Gewichtsverlust
- Gelenk- und Muskelschmerzen, Kopf- und Rückenschmerzen
- Kleinste Hauteinblutungen an Handflächen und Fußsohlen
- In fortgeschritteneren Stadien Zeichen der Herzinsuffizienz (→ S. 702).

Wann zum Arzt

Am gleichen Tag, wenn eine fieberhafte Infektion verbunden ist mit

- Atemnot
- Ödemen
- Hauteinblutungen
- Blut im Urin.

Die Erkrankung

Das Endokard, die innere Auskleidung des Herzens, hat stets Kontakt zum fließenden Blut und damit auch zu den Bakterien und Pilzen, die immer wieder für kurze Zeit im Blut zirkulieren. Schon bei alltäglichen Tätigkeiten wie dem Zähneputzen gelangen Mundkeime ins Blut, erst recht geschieht dies bei ärztlichen oder zahnärztlichen Eingriffen und fieberhaften Infekten. Ein gesunder Organismus macht diese Erreger in nur wenigen Minuten unschädlich. Bei schlechter Abwehrlage kann diese kurze Zeit aber ausreichen, dass sich Erreger an der Herzinnenhaut ansiedeln und dort festsetzen.

Besonders anfällig sind bereits vorgeschädigte Herzklappen, wie dies z. B. bei degenerativ veränderten, verkalkten Klappen oder nach einem akuten rheumatischen Fieber der Fall ist. An infektiöser Endokarditis erkranken daher bevorzugt ältere Menschen. Weitere Risikofaktoren sind intravenöser Drogenkonsum und Fremdkörper im Herzen wie z. B. künstliche Herzklappen. Die Endokarditis kann eine Herzklappe weitgehend zerstören und funktionsunfähig machen.

In Abhängigkeit von der Aggressivität des Erregers unterscheidet man eine akute und eine subakute Form der Endokarditis. Bei einer ***akuten Endokarditis*** kommt es innerhalb kürzester Zeit, oft schon innerhalb von 24 Stunden, zu massivem Fieber, Schwäche und Gelenkbeschwerden. Die ***subakute Endokarditis*** verläuft schleichender und eher schubweise, daher wird die richtige Diagnose oft erst nach Wochen und Monaten gestellt.

Komplikationen. Entzündliche Vorgänge an Herzklappen führen in der Regel zu rasenartigen oder fadenförmigen Auflagerungen auf den Klappen, den ***Klappenvegetationen.*** Wenn sich diese bakterienhaltigen Klappenvegetationen ablösen und fortgeschwemmt werden, führt dies zu Durchblutungsstörungen und Keimverschleppungen in andere Körperteile bzw. Organe. Daneben bringt auch der immunologische Abwehrkampf des Körpers zusätzliche Gefäßschäden in den betroffenen Organen mit sich. Diese Mechanismen sind verantwortlich für Symptome bzw. Komplikationen wie

- Nierenfunktionseinschränkung mit Blut im Urin
- Kleinste punktförmige Hauteinblutungen (Petechien), auch in Auge oder Gaumen
- Bakterielle Einschleppungen (Embolien) mit der Folge von Abszessen, z. B. in Gehirn, Niere oder Milz
- Schmerzhafte rötliche Knötchen an den Fingerbeeren, Handflächen und Fußsohlen ***(Osler-Knötchen).***

Das macht der Arzt

Bei Endokarditisverdacht werden mehrfach Blutkulturen angelegt (→ S. 1311), um den Erreger zu züchten und zu identifizieren, damit der Arzt das wirksamste Antibiotikum auswählen kann. Bei der körperlichen Untersuchung achtet er auf Einblutungen der Haut und Schleimhäute. Beim Abhören des Herzens fallen gelegentlich Herzgeräusche auf. Im Herzecho und vor allem in der transösophagealen Echokardiografie (→ S. 690) sind Klappenvegetationen oder kleine Abszesse der Herzinnenhaut zu erkennen. Das EKG hilft nur dann, wenn der angrenzende Herzmuskel von der Entzündung mit erfasst wird ***(Begleitmyokarditis).***

Die wichtigste Therapie ist eine 4- bis 6-wöchige Antibiotikabehandlung, die schon bei Krankheitsverdacht beginnt und bei Nachweis des Erregers angepasst wird.

Schlägt diese Therapie nicht an, sondern verschlechtert sich die Klappenfunktion, muss der Herzchirurg die infizierte Klappe operativ entfernen und eine Kunstklappe einsetzen. Große Klappenvegetationen mit drohenden Embolien (z. B. bei Gefahr von schlaganfallähnlichen Durchblutungsstörungen im Gehirn) erfordern mitunter sogar eine vorbeugende Klappenoperation.

Vorsorge

Stark endokarditisgefährdet sind Patienten, die schon einmal an einer Endokarditis erkrankt waren, und Patienten mit künstlicher Herzklappe oder schwerem angebo-

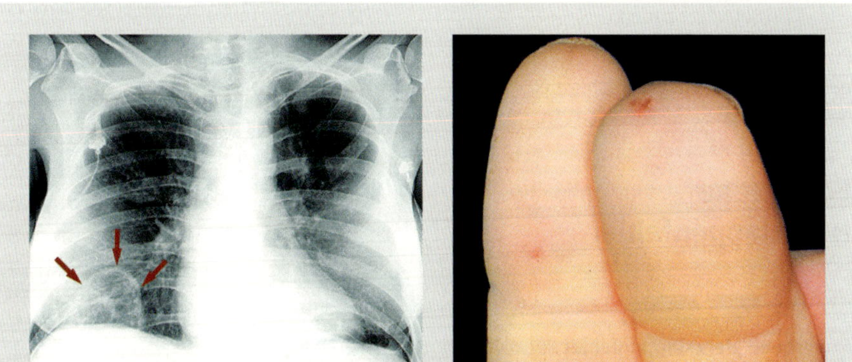

Eine bakterielle Lungenentzündung mit einem Abszess durch Staphylokokken (rote Pfeile) infolge verwendeter verschmutzter Spritzenbestecke führte bei einer 31-jährigen Drogenkonsumentin zu einer ***Endokarditis.*** *Rechts sieht man die Endokarditis-typischen rot-schwärzlichen Mikroembolien in den Fingerspitzen der Patientin.* [GTV 1929]

renen Herzfehler. Hier empfehlen Ärzte vor Untersuchungen und operativen Eingriffen, bei denen bekanntermaßen Bakterien in die Blutbahn gelangen, eine vorbeugende Antibiotikaeinnahme ***(Endokarditisprophylaxe)***, in der Regel eine einmalige Antibiotikagabe kurz vor dem Eingriff. Diese Empfehlung gilt für Maßnahmen wie operative Eingriffe im Nasen-Rachen-Raum, Magen-Darm-Trakt, im Bereich infizierter Harnwege, vor Entbindungen, bei Spiegelungen mit einem starren Endoskop, z. B. Lungen- oder Blasenspiegelungen, bei operativen Behandlungen von Abszessen oder bei zahnärztlicher Behandlung mit Blutungsgefahr (z. B. Zahnextraktion). Nach den neuesten Leitlinien medizinischer Fachgesellschaften in den USA von 2007 soll bei Vorhof- und Kammerseptumdefekt, hypertrophischer obstruktiver Kardiomyopathie, Mitralklappenprolaps, rheumatisch bedingten Herzerkrankungen und bei verkalkter Aortenklappenstenose entgegen bisherigen Empfehlungen auf eine Antibiotikaprophylaxe zukünftig verzichtet werden, weil hier die Endokarditisgefahr durch derartige Eingriffe nicht weiter ansteigt.

Selbsthilfe

Lassen Sie sich einen *Herzpass* ausstellen, den Sie bei allen ärztlichen Eingriffen vorlegen. Darin ist ein Behandlungsvorschlag für die Anitbiotikaprophylaxe vermerkt.

Achten Sie als Risikopatient auf eine gute Zahnhygiene, vermeiden Sie aggressives Zähneputzen (mit Zahnfleischbluten). Manche empfehlen eine elektrische Zahnbürste mit weichen Borsten.

Schrecken Sie bei bakteriellen Infektionen nicht vor einer frühzeitigen und ausreichend langen antibiotischen Therapie nach Absprache mit Ihrem Arzt zurück.

Für Urlaubsreisen lassen Sie sich am besten eine Vorratspackung verschreiben, die Sie dann bei Bedarf einsetzen können.

Erworbene Herzklappenfehler

Häufigkeit: ■■ □□□

Erworbene Herzklappenfehler *(erworbene Vitien)*: Schließunfähigkeit oder Öffnungsbehinderung von Herzklappen als Folge krankheitsbedingter Klappenschädigungen.

Herzklappenfehler gibt es als angeborene Fehlbildung, sie können aber auch in jedem Lebensalter entstehen. Am gefährlichsten sind Klappenfehler an der Aorten- und Mitralklappe. Der häufigste Herzklappenfehler ist die Aortenstenose, gefolgt von der Mitralinsuffizienz. Wenn Herzklappenfehler zur Herzinsuffizienz (→ S. 702) führen, muss operativ eingegriffen werden. In Deutschland werden pro Jahr etwa 19 000 Operationen an Herzklappen durchgeführt.

Leitbeschwerden

Alle Anzeichen der Herzinsuffizienz (→ S. 702). Zusätzlich:

- Herzstolpern, Herzklopfen, Herzrasen
- Druck, Engegefühl und Schmerzen hinter dem Brustbein

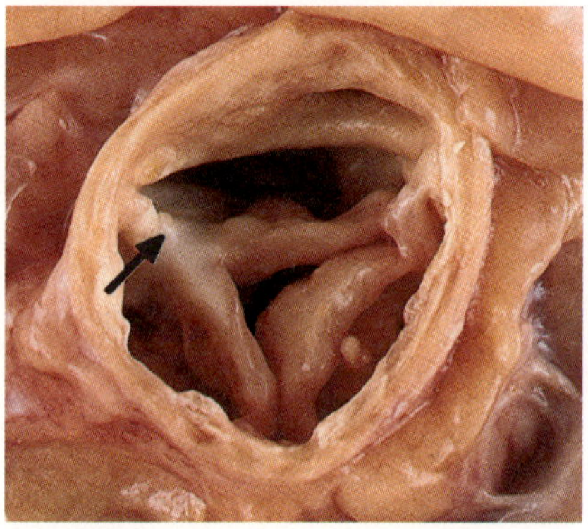

Aortenklappenstenose (Sektionspräparat): Die starke Verengung der Klappenöffnung durch zwei miteinander verwachsene Taschenklappen ist gut sichtbar (Pfeil). [GTV 1930]

- Bei Aortenklappenstenose: Niedriger Blutdruck, Schwindelgefühl, kurze Ohnmachtsanfälle bei Belastung
- Bei Mitralklappenstenose: Rötlich-bläuliche Hautverfärbungen beider Wangen („Mitralbäckchen").

Wann zum Arzt

Am nächsten Tag, wenn

- Die Belastbarkeit fortgesetzt abnimmt
- Herzstolpern, Schwindel und Beinschwellungen auftreten.

Sofort bei Atemnot, Angst und Herzschmerzen.

Die Erkrankungen

Entzündliche und degenerative Vorgänge an den Herzklappen sind die wesentlichen Gründe für erworbene Herzklappenfehler. Sie können jede Klappe betreffen und sehr plötzlich (z. B. bei einer akuten Endokarditis → S. 715) oder langsam im Lauf der Jahre entstehen.

Bei einer **Klappenstenose** ***(Herzklappenverengung)*** öffnet sich die Herzklappe nicht mehr vollständig, sodass das Blut von der Herzmuskulatur nur noch mit großer Mühe hindurchgepresst werden kann. Bei einer **Klappeninsuffizienz** sind die geschlossenen Herzklappen undicht, verlieren ihre Ventilfunktion und lassen einen Blutfluss in beide Richtungen zu. Wenn beide Funktionsstörungen an einer Klappe gleichzeitig auftreten, so spricht man von einem **kombinierten Herzklappenfehler** ***(kombiniertes Klappenvitium)***.

Eine Klappeninsuffizienz kann nicht nur durch Veränderung an den Klappen selbst, sondern auch nach Schädigung des Klappenhalteapparats oder nach Erweiterung der klappentragenden Herzanteile entstehen, z. B. als Folge eines ausgedehnten Herzinfarkts (→ S. 699) oder einer dilatativen Kardiomyopathie (→ S. 718). Jeder fortschreitende, operativ nicht korrigierte Herzklappenfehler führt letztlich auch zur Herzinsuffizienz (→ S. 702).

Mitralklappenfehler

Die **Mitralklappenstenose** ist meist Spätfolge eines vor 10–20 Jahren erlittenen akuten rheumatischen Fiebers (→ S. 715), sie tritt dank besserer Vorbeugung heute nur noch selten auf. Die verengte Mitralklappe behindert den Blutstrom vom linken Vorhof in die linke Herzkammer, sodass das Blut sich im linken Vorhof und damit in die Lunge zurückstaut.

Dadurch vergrößert sich der linke Vorhof und wird oft Ausgangspunkt für Herzrhythmusstörungen und Embolien. Daher wird bei der Therapie einer Mitralstenose häufig langfristig die Blutgerinnung (z. B. mit Marcumar® → S. 741) gehemmt.

Therapie. Bei zunehmender Atemnot wird die verengte Mitralklappe durch eine Klappenprothese ersetzt oder durch einen speziellen Ballonkatheter aufgedehnt. Durch letzteren Eingriff lösen sich die verklebten Mitralsegel und die Klappenöffnungsfläche nimmt wieder zu. Durch diese ***Ballonvalvuloplastie*** kann eine Mitralklappenoperation auf einen späteren Termin verschoben werden und manchmal sogar ganz entfallen.

Bei einer **Mitralklappeninsuffizienz** fließt das Blut beim Pumpvorgang der linken Herzkammer nicht nur in die Hauptschlagader, sondern auch wieder in den linken Vorhof zurück („Pendelblut"). Dadurch gelangt zu wenig Blut in das arterielle Herz-Kreislauf-System, d. h., die effektive Herzleistung und damit die Sauerstoffversorgung des Herzens nehmen ab. Weil die linke Herzkammer zusätzlich zur normalen Blutmenge auch das Pendelblut wieder mit aufnehmen muss, vergrößert sie sich und lässt nach und nach in ihrer Kontraktionskraft nach. Das Blut staut sich in die Lungengefäße zurück. Langfristige Folgen sind zunehmende Atemnot und Vorhofflimmern (→ S. 708).

Therapie. Bei fortgeschrittener Mitralinsuffizienz wird die defekte Mitralklappe durch eine Kunstklappe ersetzt oder durch eine klappenerhaltende Reparaturoperation, eine ***Klappenrekonstruktion,*** wieder funktionstüchtig gemacht. Wenn der Klappenbefund eine Wahl der Operationsmethode zulässt, sollte die Klappenrekonstruktion dem Klappenersatz vorgezogen werden. Hier sind das Operationsrisiko, die Gefahr einer Thrombose oder Embolie und die Endokarditisrate niedriger. Außerdem bleibt nach der Operation die Pumpfunktion des Herzens besser erhalten. Bei normalem Sinusrhythmus kann nach einer Klappenrekonstruktion auch auf eine Gerinnungshemmung verzichtet werden.

Ob eine Klappenrekonstruktion möglich ist, wird nicht von allen Herzchirurgen gleich beurteilt. Daher ist es sinnvoll, einen Herzchirurgen mit großer Erfahrung bei Klappenrekonstruktionen aufzusuchen.

Mitralklappenprolaps. Eine häufige Ursache der Mitralklappeninsuffizienz ist das **Mitralklappenprolapssyndrom** *(Barlow-Syndrom),* bei dem übergroße Klappensegel vorliegen, die sich in den linken Vorhof vorwölben. Dem liegt eine Bindegewebsstörung unklarer Ursache zugrunde, die zu einer Überdehnung und meist auch zu einer Verdickung der Klappen und des Klappenhalteapparats der Mitralklappe führt. Beim Abhören des Herzens fällt manchmal ein charakteristischer zusätzlicher Herzton auf. In der Echokardiografie ist die Vorwölbung der Klappensegel gut zu erkennen.

Der Mitralklappenprolaps tritt relativ häufig auf (bei 3 % der Bevölkerung) und kann sich in jedem Lebensalter entwickeln. Die Klappenveränderungen sind ganz unterschiedlich ausgeprägt. Die allermeisten Betroffenen haben nie Beschwerden. Die Segelklappen können verdickt oder nur vergrößert sein, Prolaps und Insuffizienz fallen leicht- bis schwergradig aus. Im Laufe der Jahre und Jahrzehnte können sich die Mitralklappen immer weiter verändern.

Bei einem Mitralklappenprolaps ohne Mitralinsuffizienz und ohne Verdickung der Mitralsegel genügen kardiologische Kontrolluntersuchungen in 3- bis 5-jährigen Abständen. Weitere Vorsichtsmaßnahmen sind nicht erforderlich. Zeigen sich dagegen verdickte Mitralklappensegel oder eine Mitralklappeninsuffizienz, sind häufigere Kontrolluntersuchungen (etwa alle 1–2 Jahre) nötig. Bei zunehmender Insuffizienz der Mitralklappe ist eine operative Klappenrekonstruktion oder ein Klappenersatz angebracht.

Aortenklappenfehler

Die Aortenklappe schließt die linke Herzkammer zur Hauptschlagader hin ab. Eine Verengung **(Aortenklappenstenose)** verursacht lange Zeit keine Beschwerden. Wenn sie fortschreitet, muss das Blut jedoch mit steigender Kraft durch die Aortenklappe hindurchgepresst werden. Folge ist eine zunehmende Verdickung der Muskulatur der linken Herzkammer, die solche Ausmaße annehmen kann, dass die Blutversorgung der Herzmuskulatur durch die Herzkranzgefäße nicht mehr ausreicht. Unter körperlicher Belastung treten dann Angina pectoris (→ S. 693), Atemnot und Schwindel bis hin zu Ohnmachtsanfällen auf. Dann muss die Aortenklappe operativ ersetzt werden.

Bei einer **Aortenklappeninsuffizienz** fließt Blut nach jeder Systole aus der Hauptschlagader wieder in die linke Herzkammer zurück. Die linke Herzkammer wird fortgesetzt mit einer zu großen Blutmenge überlastet. Betroffene bemerken das ungewöhnlich große Schlagvolumen manchmal an kleinen pulssynchronen unangenehmen Erschütterungen im Kopf oder in den Extremitäten. Nach einer anfänglichen Verdickung der Herzmuskulatur hält die linke Herzkammer dieser Mehrbelastung mit der Zeit nicht mehr stand. Die Pumpleistung lässt nach und die Größe der linken Herzkammer nimmt zu. Betroffene merken dies an einer zunehmenden Atemnot unter Belastung. Eine Herzklappenoperation muss erfolgen, bevor unumkehrbare Schäden an der Kammer entstanden sind. Eine Klappenrekonstruktion ähnlich wie bei der Mitralklappeninsuffizienz ist hier selten möglich.

Das macht der Arzt

Beim Abhören des Herzens fallen Klappenfehler durch charakteristische Herzgeräusche auf. Auch das EKG gibt oft Hinweise auf krankheitsbedingte Mehrbelastungen einzelner Herzhöhlen. Mit dem Belastungs-EKG prüft der Arzt, wie sich der Herzklappenfehler unter steigender körperlicher Aktivität auf das Herz-Kreislauf-System auswirkt. Im Röntgenbild gibt sich ein Herzklappenfehler oft anhand charakteristischer Änderungen der Herzform zu erkennen. Auch verkalkte Herzklappen zeigen sich dort.

Mit der transthorakalen und transösophagealen Echokardiografie (→ S. 690, S. 690) lässt sich die geschädigte Klappe direkt in Aktion beobachten. Anhand der Messung der Fließgeschwindigkeiten des Bluts im Herzen bestimmt

Herzklappenprothesen

Die Entwicklung von mechanischen und biologischen **Herzklappenprothesen** hat die Behandlungsmöglichkeiten erheblich verbessert:

- *Mechanische Herzklappenprothesen* bestehen aus künstlichen Materialien, meist aus Kunststoff. Sie imitieren die Klappenfunktion durch Doppelflügel, Kippscheiben oder Kugelventile. Diese Klappen halten praktisch lebenslang. Sie haben aber den Nachteil, dass dauerhaft eine Gerinnungshemmung (z. B. mit Marcumar®) notwendig ist, weil sich sonst an den künstlichen Materialien Blutgerinnsel bilden. Oft nimmt der Patient die Bewegung der Kunstklappe als klickendes Geräusch wahr.
- *Biologische Herzklappenprothesen* werden aus Schweine- oder Rindergewebe gefertigt. Sehr begrenzt stehen auch gespendete menschliche Herzklappen zur Verfügung. Ihr großer Vorteil ist, dass eine dauerhafte Gerinnungshemmung überflüssig ist. Dafür halten sie nur etwa 10–15 Jahre.

Es gilt also abzuwägen, was vorteilhafter ist: Entweder steht die Vermeidung einer schwerwiegenden Blutung oder die möglichst lange Haltbarkeit der Klappenprothese im Vordergrund. Was der Arzt letztlich empfiehlt, hängt von Begleiterkrankungen, Lebensalter, Lebensqualität, aber auch den Hobbys und beruflichen Interessen der Patienten ab.

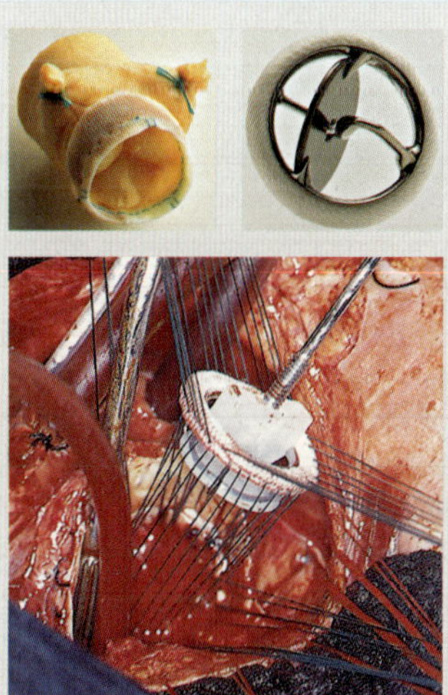

***Biologische** und **künstliche Herzklappe** (oben) und **Einsatz einer Klappenprothese** (unten) während einer Operation.* [GTV 1931]

der Arzt die Ausprägung des Klappenfehlers. Insbesondere wenn eine Klappenoperation ansteht, muss anhand einer Koronarangiografie (→ S. 692) geklärt werden, ob auch Herzkranzgefäßverengungen vorliegen und eine gleichzeitige Bypassoperation zu empfehlen ist.

Wichtig für den Patienten ist, sich nicht zu früh und nicht zu spät zur Operation zu entschließen, da eine Operation am Herzen immer auch mit Risiken verbunden ist. Wenn keine Beschwerden vorliegen und der Funktionszustand des Herzens es zulässt, werden häufig zunächst Kontrolluntersuchungen in 6- bis 12-monatigem Abstand durchgeführt.

Die besten Langzeitergebnisse und die geringsten Operationsrisiken sind gegeben, wenn die Pumpfunktion des Herzens zum Operationszeitpunkt noch nicht wesentlich nachgelassen hat und die entstandenen Schäden am Herzen noch rückbildungsfähig sind. Leider sterben ~ 3 % der Patienten bei der OP – das geringste Risiko besteht bei Klappenersatz wegen Aortenklappenstenose und bei Rekonstruktionen der Mitralklappe. Bei schlechtem Allgemeinzustand und schweren Begleiterkrankungen können die Operationsrisiken für den Einzelnen noch erheblich ansteigen. Deshalb wird der Operationszeitpunkt so weit wie vertretbar hinausgezögert.

Selbsthilfe

Wurden bei Ihnen Schäden an den Herzklappen festgestellt, beachten Sie die Empfehlungen zur Endokarditisprophylaxe (→ S. 716). Sie vermeiden damit schwerwiegende Komplikationen. Sportliche Aktivitäten und schwere körperliche Belastungen müssen Sie mit dem Arzt absprechen.

Achten Sie bei mechanischen Herzklappenprothesen sorgfältig auf eine gut eingestellte Gerinnungshemmung und nehmen Sie die empfohlenen Kontrolluntersuchungen wahr. Besonders bei Mitralklappenprothesen ist die Gefahr einer Gerinnselbildung groß, und die gerinnungshemmende Therapie ist daher besonders ernst zu nehmen.

i Aktuell: www.gesundheit-heute.de/19x07

- **www.die-herzklappe.de** – Wissenswertes über das Leben mit einer künstlichen Herzklappe.
- K. Bauer; J. Ennker: **Herzklappenchirurgie.** Ein Patientenratgeber. Steinkopff, 2004. Informationen zu Herzklappenerkrankungen und den operativen Therapiemöglichkeiten.

Kardiomyopathien

Häufigkeit: ■■□□□

Kardiomyopathien: Gruppe chronischer Erkrankungen des Herzmuskels, die zu einer Herzinsuffizienz führen und in der Regel zwar behandelbar, aber nicht heilbar sind.

Dilatative und hypertrophische Kardiomyopathie sind die häufigsten Formen, hauptsächlich gekennzeichnet von einer Herzinsuffizienz (→ S. 702), und werden dementsprechend behandelt: Von einfachen Entwässerungstabletten (Diuretika → S. 784) über die Unterstützung des Herzens durch einen Herzschrittmacher bis hin zur Herztransplantation, die in schweren Fällen einzig und allein das tödliche Herzversagen abzuwenden vermag.

Ein Teil der Kardiomyopathien ist Folge von Mutationen der Herzmuskelzellen, daher häufen sie sich oft in Familien. Meist sind aber Alkoholmissbrauch („bayerisches Bierherz"), Bluthochdruck, Herzinfarkt, Herzklappenfehler oder bestimmte Medikamente die Ursache. Kardiomyopathien kommen in allen Altersgruppen vor, auch bei Kindern, Schwangeren und (unerkannt) bei Leistungssportlern. Männer sind doppelt so häufig wie Frauen betroffen.

Leitbeschwerden

Zu Beginn:

- Leistungsschwäche und abnorme Müdigkeit
- Belastungsluftnot
- Schwindel
- Herzklopfen, unregelmäßiger Puls
- Vermehrtes nächtliches Wasserlassen
- Geschwollene Beine (Beinödeme)

Im fortgeschrittenen Stadium:

- Schwere Atemnot, auch in Ruhe oder sogar im Liegen
- Brustschmerzen (ähnlich Angina pectoris)
- Luftnot mit Rasseln (Wasser auf der Lunge).

Warnhinweis: Beobachten Sie bei sich Anzeichen, dass die Herzleistung plötzlich nachlässt – zum Beispiel bei einer anstrengenden Reise oder nach einem Training –, dann zögern Sie nicht, sich sofort in ärztliche Behandlung zu begeben, außerhalb der Praxis-Sprechzeiten am besten gleich ins Krankenhaus.

Die Erkrankung

Da der Begriff „Kardiomyopathie" eine Gruppe sehr verschiedener Erkrankungen zusammenfasst, lohnt sich der Blick auf die einzelnen Formen:

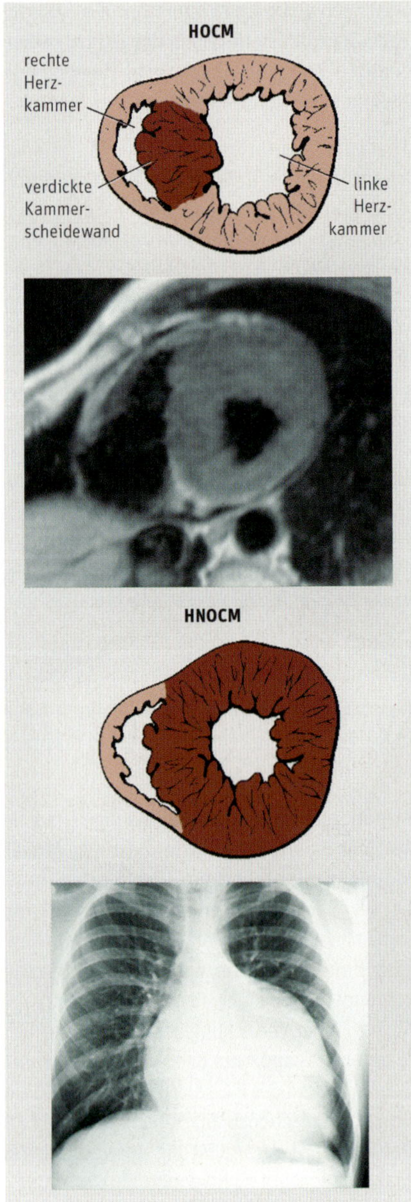

Oben: Querschnitt durch rechte und linke Herzkammer bei den Formen der ***hypertrophen Kardiomyopathie.***
Mitte unten: CT (Ansicht wie in der Schemazeichnung oben) einer hypertrophisch nicht obstruktiven Kardiomyopathie (HNOCM).
Ganz unten: Röntgen-Thorax einer ***dilatativen Kardiomyopathie.*** *Bei diesem Patienten sind bereits alle Herzhöhlen vergrößert.* [GTV 1932]

Der Schlüsselbefund bei der **dilatativen Kardiomyopathie** *(DCM)* ist die *Erweiterung* zunächst der linken Herzkammer, im Endstadium auch aller anderen Herzhöhlen. Das Herz zieht sich nur schwach zusammen, seine Wandstärke ist nur geringfügig größer. Die häufigste Ursache sind vorausgegangene Herzmuskelentzündungen (→ S. 713) oder eine koronare Herzkrankheit (→ S. 693). Die

Prognose der DCM ist schlecht, die 10-Jahres-Überlebensrate beträgt nur 20 %. Nicht selten wird eine Herztransplantation erwogen, wenn der Zustand des Patienten sich durch Medikamente nicht ausreichend bessert.

Für die **hypertrophische Kardiomyopathie** ***(HCM)*** ist eine *Verdickung* der linken Herzkammermuskulatur charakteristisch. Diese Verdickung schränkt den Einstrom des Bluts in die Herzkammer ein. In der Folge dehnen sich die Vorhöfe aus oder die Mitralklappe wird wegen des erhöhten Arbeitsdrucks undicht.

- Ist die Verdickung asymmetrisch und betrifft besonders die Kammerscheidewand (25 % der Fälle), entsteht eine Ausflussbehinderung der linken Herzkammer ***(hypertrophisch obstruktive Kardiomyopathie, HOCM).*** Sie ist die häufigste Todesursache bei jungen Leistungssportlern; die Betroffenen sind häufig beschwerdefrei und die Diagnose erfolgt oft nur als Zufallsbefund.
- Ist die Verdickung gleichmäßig verteilt, fehlt die Ausflussbehinderung ***(hypertrophische nicht obstruktive Kardiomyopathie, HNOCM,*** 75 % der Fälle).

Die seltenere ***restriktive Kardiomyopathie (RCM)*** zeichnet sich durch die verminderte Dehnbarkeit der linken Herzkammer aus (z. B. infolge einer Endokarditis → S. 714). Die Kammerfüllung nimmt ab, dadurch staut sich Blut in die Lungengefäße zurück.

Bei der ebenfalls selteneren ***arrhythmogenen rechtsventrikulären Kardiomyopathie (ARCM)*** lagern sich zunehmend Bindegewebszellen mit Fett in die Herzmuskelschicht der rechten Herzkammer ein. Die rechte Herzkammer erweitert sich und kann das Blut nicht mehr in die Lungen pumpen. Lebensbedrohlich sind in diesem Zusammenhang vor allem Herzrhythmusstörungen (→ S. 706).

Das macht der Arzt

Besondere Bedeutung in der Erkennung und Differenzierung einer Kardiomyopathie hat die Echokardiografie (→ S. 690), mit der sich die Muskelbewegungen, die Funktion der Herzklappen und die Pumpfähigkeit des Herzens beurteilen lässt. Zur weiteren Ursachenabklärung sind manchmal ein Kernspin und eine Herzkatheteruntersuchung (→ S. 691, z. B. zur Herzmuskelbiopsie → S. 691) sinnvoll.

Die Therapie richtet sich nach der Art der Kardiomyopathie sowie nach der Schwere der Beschwerden. Prinzipiell gibt es vier Behandlungsalternativen:

- Ursachenbekämpfung, d. h. Verzicht auf Alkohol oder herzschädigende Medikamente, sowie operative Beseitigung von Engstellen der Herzkranzgefäße oder von Herzklappenfehlern
- Entlastung des Herzens durch körperliche Schonung und Abbau von Übergewicht
- Medikamentöse Behandlung der Herzinsuffizienz (→ S. 702)
- Verhütung von Komplikationen durch gerinnungshemmende Medikamente (z. B. Heparin oder Marcumar® → S. 741) zur Verhinderung der Gerinnselbildung in den vergrößerten Herzräumen
- Die Implantation eines Schrittmachers (ICD → S. 709).

Neuerdings gibt es auch die Möglichkeit, eine schwere Herzinsuffizienz mit einem speziellen biventrikulären Schrittmacher (→ S. 703) zu behandeln. Dieser Zwei-Kammer-Schrittmacher versucht, die zeitlich versetzt schlagenden Herzkammern zu synchronisieren und damit die Herzfunktion zu verbessern. Diese Form der Behandlung wird nur in spezialisierten Herzzentren angeboten.

Scheitern alle diese Bemühungen, bleibt nur eine Herztransplantation (→ S. 705).

Selbsthilfe

Die wichtigste Regel heißt: das richtige Maß finden. Dies bedeutet zum einen, die Balance zu finden zwischen notwendiger körperlicher Schonung und wirksamer Bewegung. Schonen Sie sich nicht mehr, als Sie müssen, und bleiben Sie „mitten im Leben". Am besten ist die Teilnahme an einer Herzsportgruppe in Ihrer Nähe. Zum anderen betrifft das Maßhalten das Thema Essen: Übergewicht und Alkohol sind die Todfeinde des bereits stark geschädigten Herzmuskels. Hier ist Maßhalten ein Muss. Viele Ärzte empfehlen zusätzlich auch eine kochsalzarme Ernährung (Tipps → Kasten S. 725: Das Salz in der Suppe).

Ansonsten gelten dieselben Selbsthilfeempfehlungen wie für die Herzinsuffizienz (→ S. 702).

Vorsorge

Ist in Ihrer Familie ein plötzlicher Herztod bei einem jüngeren Familienmitglied aufgetreten, lohnt es sich, zum Arzt zu gehen, um eine erblich bedingte Kardiomyopathie auszuschließen.

Angeborene Herzfehler

Häufigkeit: ■■□□□

Angeborene Herzfehler: Fehlbildungen des Herzens durch genetische Veranlagungen oder äußere Einflüsse. Knapp 1 % der Neugeborenen kommt mit Herz- und Gefäßfehlbildungen zur Welt. Hierfür spielen neben der Vererbung auch äußere Einflüsse wie Infektionen während der Schwangerschaft eine Rolle. Fehlbildungen treten isoliert und kombiniert auf. Teilweise behindern sie nur den ungestörten Blutfluss im Herz-Kreislauf-System, teilweise führen sie auch zu einer Vermischung von arteriellem und venösem Blut.

Ein angeborener Herzfehler kann bereits bei der ersten kinderärztlichen Untersuchung nach der Geburt entdeckt werden, aber auch erst bei einer späteren Vorsorgeuntersuchung oder kann aufgrund von Beschwerden auffallen. Manche haben erhebliche Auswirkungen auf das Herz-Kreislauf-System, andere sind so gering ausgeprägt, dass keine Eingriffe erforderlich sind. Die Heilungschancen sind – auch dank des heutigen technischen Niveaus in der Herzthoraxchirurgie – oft sehr gut.

Leitbeschwerden

- Einschränkung der körperlichen Leistungsfähigkeit, rasche Ermüdbarkeit, Atemnot bei Belastung
- Bläuliche Verfärbung von Haut und Schleimhaut
- Häufige Infektionen der Bronchien und der Lunge
- Herzklopfen, Herzstolpern, Brustschmerzen
- Wachstums- und Entwicklungsverzögerung

Die Erkrankungen im Einzelnen

Bei der **Aortenisthmusstenose** ***(Koarktation der Aorta)*** ist die Hauptschlagader kurz nach dem Aortenbogen eingeengt, der Blutdruck fällt hinter der Engstelle ab. Da die Arterien der Arme in der Regel vor der Engstelle aus der Hauptschlagader abzweigen, ist an den Armen ein hoher Blutdruck zu messen, während er an den Beinen niedriger oder nicht messbar ist. Dieser Befund ist für die Diagnose wegweisend. Die Therapie besteht in einer Gefäßaufdehnung (→ S. 694) oder in der operativen Beseitigung der Engstelle.

Die **Pulmonalstenose** behindert den venösen Blutfluss von der rechten Herzkammer in die Lunge. In der Folge steigt der Druck im rechten Herzen erheblich an. Normalerweise schließen sich Kurzschlussverbindungen zwischen rechtem und linkem Vorhof nach der Geburt. Die enorme Druckerhöhung im rechten Herzen verhindert dies und venöses und arterielles Blut vermischen sich. Damit nimmt der Sauerstoffgehalt des arteriellen Bluts ab, erkennbar an einer bläulichen Verfärbung der Haut und der Schleimhäute (z. B.

im Gesicht). Eine behindernde Pulmonalstenose wird durch Entfalten eines Ballonkatheters in der Verengung aufgeweitet oder vom Herzchirurgen operativ beseitigt.

Der **Ventrikelseptumdefekt** gehört zu den häufigsten angeborenen Herzfehlern. Hier fließt das Blut durch eine undichte Kammerscheidewand von der linken in die rechte Herzkammer. Kleinere Defekte bedürfen keiner Behandlung. Große Ventrikelseptumdefekte schädigen die Lungengefäße, weil große Blutmengen mit erhöhtem Druck in die Lungengefäße statt in die Aorta fließen. Die Behandlung besteht in dem operativen Verschluss, rechtzeitig vor dem Auftreten bleibender Schäden an den Lungengefäßen.

Beim **Vorhofseptumdefekt** ist die Scheidewand zwischen den beiden Vorhöfen löcherig. Die unterschiedlichen Druckverhältnisse führen zu einem Blutfluss (Shunt) vom linken in den rechten Vorhof. Wenn dieser Blutfluss (Shuntvolumen) solche Ausmaße annimmt, dass eine erhebliche Mehrbelastung des rechten Herzens entsteht, muss die Durchtrittsstelle in der Scheidewand verschlossen werden. Dies geschieht operativ oder über einen speziellen Herzkatheter, mit dem der Kardiologe ein abdichtendes Schirmchen platziert.

Das macht der Arzt

Leitbeschwerden oder auffällige Herzgeräusche geben oft schon im Kindesalter oder unmittelbar nach der Geburt erste Hinweise auf einen Herzfehler. Diesem Verdacht geht der Arzt durch Untersuchungen wie Echokardiografie, EKG, Röntgenuntersuchung, Kardio-Kernspin oder Herzkatheteruntersuchung weiter nach.

Bei einem operationsbedürftigen Herzfehler übernimmt ein kinderkardiologisches Zentrum die notwendige Behandlung, manchmal sind mehrere Eingriffe erforderlich.

i Aktuell: www.gesundheit-heute.de/19x08

- **www.herzstiftung.de** – Internetseite der Deutschen Herzstiftung e. V., Frankfurt a. M.: Von Ärzten gegründeter gemeinnütziger und unabhängiger Verein. Bietet Broschüren und Informationsmaterial zu Selbsthilfegruppen, Kinderkliniken und Veranstaltungen rund um das herzkranke Kind.
- **www.bvhk.de** – Internetseite des Bundesverbands Herzkranker Kinder e. V., Aachen: Zusammenschluss regionaler Elternverbände. Informationen zum Umgang mit angeborenen Herzkrankheiten und zu vorhandenen Hilfsangeboten.
- T. Carrel et al.: **Ein kleines Herz wird stark.** Werd Verlag, 2003. Erfahrungsbericht betroffener Eltern über die Herzoperation eines vierjährigen Mädchens.

Erkrankungen des Blutdrucks und der arteriellen Blutgefäße

Aufbau des arteriellen Blutgefäßsystems

Aufbau der Gefäßwände

Die Wände von Arterien und Venen setzen sich aus drei Schichten zusammen: Die innerste Schicht *(Intima* oder *Gefäßinnenhaut)* besteht aus einem dünnen schützenden *Endothel,* einer Zellschicht also, die die innere Oberfläche der Gefäße auskleidet, zusammen mit einigen Lagen Bindegewebezellen. Die Intima spielt bei der Entstehung der Arteriosklerose eine wichtige Rolle. In der Mitte liegt die *Muskelschicht,* sie ist bei Arterien deutlich stärker als bei Venen. Die äußere Schicht *(Externa)* setzt sich aus Bindegewebe und elastischen Fasern zusammen. Sie verankert das Gefäß in seiner Umgebung und sichert bei größeren Gefäßen auch die Versorgung des Gefäßes selbst.

In herznahen Bereichen sind alle Arterien elastisch. Während das Herz das Blut in sie hineinpumpt, weiten sie sich wie ein schlauchförmiger Luftballon und kappen so die Blutdruckspitzen. Nach dem Ende des Herzschlags ziehen sie sich wieder zusammen und drücken so das Blut weiter. Durch diese ***Windkesselfunktion*** werden die Blutströmung verfestigt und zugleich die druckempfindlichen kleinsten Blutgefäße geschont. Das Nachlassen der Windkesselfunktion ist eine der Ursachen für den Blutdruckanstieg im höheren Lebensalter.

Das weitaus meiste Blut im menschlichen Körper (~ zwei Drittel) befindet sich jedoch nicht im arteriellen System, sondern in den Venen. Es wird nur langsam und mit geringem Druck zum Herzen zurücktransportiert. Venenwände sind deshalb dünner als Arterienwände.

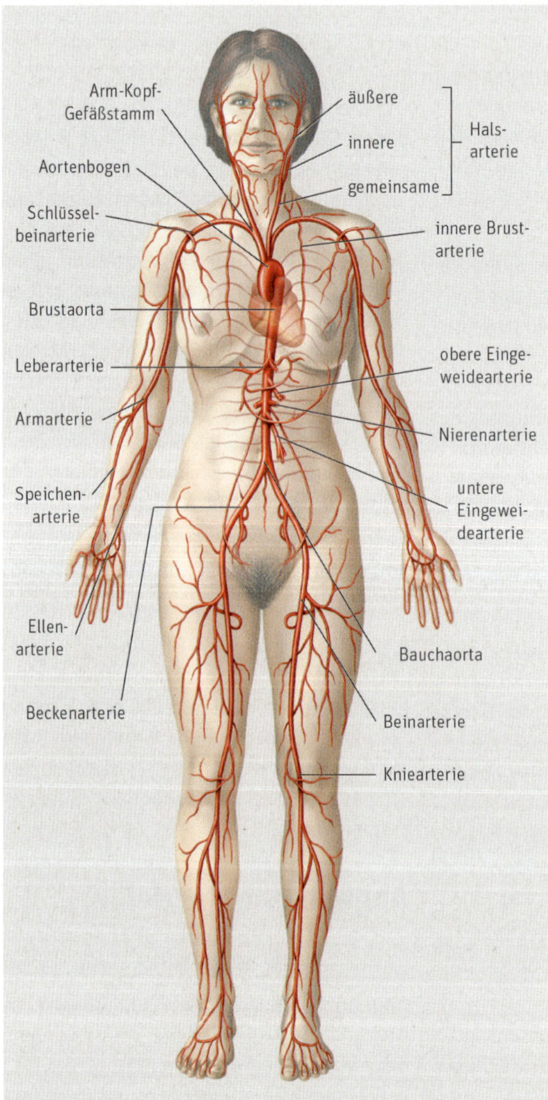

*Die **Aorta** (→ S. 686) verlässt die linke Herzkammer in Richtung Nacken, direkt hinter dem Abgang der Aorta aus dem Herzen zweigen die Herzkranzgefäße ab (nicht sichtbar). Zunächst steigt die Hauptschlagader weiter auf und heißt in diesem Abschnitt **Aorta ascendens.** Sie macht jedoch bald einen Bogen über die Arterie des Lungenkreislaufs und verläuft von dort aus absteigend als **Aorta descendens** an der Innenseite der Wirbelsäule. Am **Aortenbogen** gehen die beiden Halsschlagadern sowie die beiden **Schlüsselbeinschlagadern** ab, die den Kopf, den Halsbereich und die Arme versorgen. Im Bereich der **Brustaorta** zwischen Aortenbogen und Zwerchfell zweigen kleinere Arterien ab, die entlang der Rippen verlaufen und den Brustkorb mit Blut versorgen. Unterhalb des Zwerchfells versorgt eine große Abzweigung der **Bauchaorta** den Magen, die Leber und die Milz. Im weiteren Verlauf gehen zunächst die beiden großen **Eingeweideschlagadern** zur Versorgung des Darms ab und dann die beiden **Nierenarterien.** Kurz über dem Becken teilt sich die Hauptschlagader auf und transportiert das Blut als linke und rechte **Beckenarterie** weiter in Richtung Beine.* [GTV 1933]

Blutdruckregulation

Innerhalb des arteriellen Systems wird das Blut durch Druck rasch im Körper verteilt. Der Druck, mit dem das Blut durch die Blutgefäße fließt, hängt von der Herzleistung, vom Durchmesser der Blutgefäße und ihrer Elastizität ab. Rezeptoren in den Blutgefäßen melden den aktuellen **Blutdruck** an das unwillkürliche Nervensystem ***(autonomes Nervensystem)***. Die Durchmesser der Gefäße und die Herzleistung werden rasch an geänderte Anforderungen anpasst, wie sie z. B. schon bei einem einfachen Lagewechsel vom Liegen ins Stehen auftreten.

Arteriosklerose

Häufigkeit:

Arteriosklerose ***(Atherosklerose, Arterienverkalkung):*** Allmähliche und abgesehen von Frühstadien unumkehrbare Schädigung von Arterien durch Einlagerungen in und Ablagerungen auf der Gefäßwand. Führt zu Gefäßverengungen und -verschlüssen und erhöht das Risiko für viele Herz- und Kreislauferkrankungen.

Arteriosklerose ist keine Krankheit im eigentlichen Sinn, sondern ein natürlicher Abnutzungsprozess, durch den sich die Arterien, die das Blut vom Herzen in den Körper transportieren, langsam verengen. Oft schreiten die arteriosklerotischen Prozesse unbemerkt über Jahre und Jahrzehnte fort, bis die ersten Beschwerden auftreten – diese können jedoch gleich lebensbedrohlich sein, z. B. als Herzinfarkt (→ S. 699) oder Schlaganfall (→ S. 1126).

Wie schnell dieser Alterungsprozess abläuft, haben wir in hohem Maße selbst in der Hand, und zwar durch unsere Ernährung und unseren Lebensstil. Das Risiko für arteriosklerotische Gefäßveränderungen steigt durch einen hohen Cholesterinspiegel (vor allem LDL-Cholesterin → S. 1325 und Lipoprotein [a] → S. 1326), Bewegungsarmut, Rauchen, Bluthochdruck, Übergewicht (besonders beim „Apfeltyp" → S. 255) und Diabetes. Aber auch nicht beeinflussbare Faktoren, z. B. männliches Geschlecht, genetische Veranlagung und Stress, tragen zu ihrer Entstehung bei. Bis zu den Wechseljahren tritt Arteriosklerose bei Frauen seltener auf, da die weiblichen Geschlechtshormone einen gewissen Schutz bieten.

Leitbeschwerden

Oft jahrzehntelang keine.

Die Erkrankung

Arteriosklerotische Gefäßveränderungen entstehen an Stellen, an denen das Endothel, die schützende Membran der Intima, durch eine ungünstige Blutzusammensetzung, lokalen Sauerstoffmangel, Bluthochdruck und/oder Wirbel im Blutstrom beschädigt wurde. Es gibt einige typische Problemstellen im Gefäßsystem mit ungünstigen Strömungsverhältnissen und Wirbelbildungen, z. B. vor und nach den Abzweigungen der das Gehirn versorgenden Kopfarterien.

An den verletzten Stellen haften Blutplättchen an und verklumpen miteinander, ohne den Schaden jedoch vollständig zu verschließen. Das schützende Endothel wird durchlässig und die darunterliegenden Schichten erhalten direkten Kontakt mit dem Blut. Dadurch quillt vor allen Dingen die Intima auf und lagert Stoffe aus dem Blut ein. Cholesterin und andere Blutfette bilden immer dickere Beläge, die ***arteriosklerotische Plaque***. Das Bindegewebe reagiert auf diese Fettablagerungen durch eine vermehrte Zellbildung, sodass die Intima verdickt. Im ungünstigsten Fall stirbt das Gewebe an der betroffenen Stelle ab und verkalkt. Vor allem das LDL-Cholesterin (→ S. 768) gilt als gefährlich. In seiner oxydierten Form wird es besonders stark in die Intima eingelagert. Das günstige

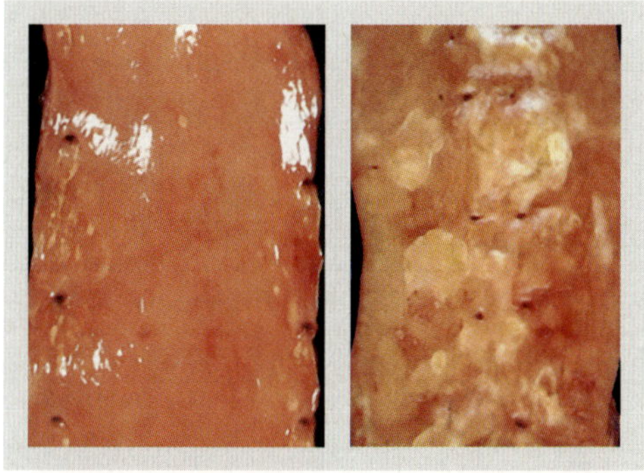

Gesunde (links) und arteriosklerotisch veränderte Aorta (rechts) [GTV 1934]

HDL-Cholesterin (→ S. 689) dagegen kann Cholesterin sogar wieder aus den Ablagerungen herauslösen und abtransportieren. Eine gefäßschützende Wirkung haben auch Antioxidanzien (→ S. 229), die die Oxidation von LDL-Cholesterin durch freie Sauerstoffradikale verhindern.

Die verdickte Intima und die Verkalkung verengen die Arterien, was die Durchblutung der von ihnen versorgten Organe und Körperteile erschwert. Bereits vorhandene Gefäßveränderungen vergrößern zudem die Gefahr für weitere Schäden an anderen Stellen. Steht die geschwächte Gefäßwand darüber hinaus unter starkem Druck, wie z. B. im Bereich der

Homozystein – gelbe Karte für die Arteriosklerose?

Homozystein wird als eines von vielen Dutzend Zwischenprodukten des Eiweißstoffwechsels gebildet. Da der Homozystein-Wert bei Menschen mit fortgeschrittener Arteriosklerose regelmäßig erhöht ist, wird vermutet, dass es an der Schädigung der Blutgefäße beteiligt ist.

Eigentlich wäre diese Feststellung nur eine Randnotiz wert, aber durch die von Nahrungsergänzungs- und Vitaminherstellern angeregte Berichterstattung wurde es über Gebühr ins öffentliche Bewusstsein gerückt. Denn der Wissensstand ist viel weniger spektakulär, als dies viele Presseartikel behaupten:

Das Homozystein scheint selbst keine Schlüsselrolle bei der Entstehung der Arteriosklerose zu spielen, dennoch greift es irgendwo in die artherosklerotischen Prozesse beschleunigend ein, schädigt dabei selbst die Gefäßwand und erhöht die Thromboseneigung. So wundert es nicht, dass für Patienten mit bekannter KHK bereits leicht erhöhte Homozysteinspiegel von über 10 µmol/l ein erhöhtes Risiko für akute Gefäßerkrankungen bedeuten (Normalwert 5–10 µmol/l → S. 1321). Die Datenlage bei gesunden Menschen dagegen ist uneinheitlich: Erst ein Homozysteinspiegel von über 15 µmol/l geht hier nach einhelliger Expertensicht mit einem erhöhten Infarktrisiko einher.

Da zur Regulierung des Homozystein-Pegels im Blut eine ausreichende Versorgung mit den Vitaminen B12 und Folsäure erforderlich ist, gibt es viele Empfehlungen für eine Langzeit-Nahrungsergänzung mit diesen beiden Vitaminen (Vitaminübersicht → Tab. S. 237). Doch obwohl sie den Homozysteinspiegel nachweislich senken, hatten sie in mehreren großen wissenschaftlichen Studien keine Auswirkungen auf das Herzinfarkt- oder Schlaganfallrisiko. Deshalb ist unklar, ob die Senkung erhöhter Homozysteinwerte überhaupt zweckmäßig ist. Wir Autoren sind skeptisch, es spricht aber auch nichts gegen eine Einnahme von Vitamin B12 und Folsäure, da sie keine Gesundheitsrisiken birgt.

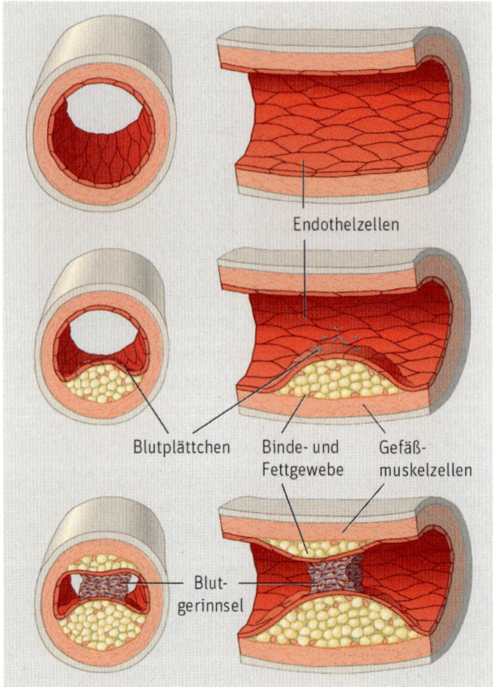

Bild eines Gefäßquerschnitts mit ***arteriosklerotischer Lumeneinengung*** [GRA 1936]

Bauchaorta (→ Abb. S. 720), leiert sie aus und bildet ein Aneurysma (→ S. 731).

Arteriosklerose betrifft in der Regel das gesamte arterielle System, auch wenn sich die Auswirkungen lokal unterschiedlich zeigen. Im fortgeschrittenen Stadium kommt es vor, dass die Plaque aufreißt ***(Plaque-Ruptur)***. An diesen Stellen bilden sich Blutgerinnsel (→ S. 737), die das Gefäß vollständig verschließen können und zu einem akuten Sauerstoffmangel in den normalerweise von dieser Arterie versorgten Gebieten führen. Zum Glück lösen sich solche Verschlüsse oft rasch wieder auf, oder das versorgte Gebiet wird auch noch von einer zweiten Arterie versorgt.

Am Herzen äußern sich Gefäßverengungen zunächst durch Angina pectoris (→ S. 693). Bei einem vollständigen und endgültigen Gefäßverschluss kommt es zu einem Herzinfarkt (→ S. 699). Im Gehirn verursacht Arteriosklerose zuerst eine Minderdurchblutung mit Symtomen wie bei TIA (→ S. 1127); wird ein Gefäß komplett verschlossen, ist ein Schlaganfall (→ S. 1126) die Folge. Auch an anderen Körperteilen führt die Arteriosklerose zu unangenehmen bis lebensgefährlichen Krankheitsbildern. So treiben verengte Nierengefäße (Nierenarterienstenose) den Blutdruck in die Höhe mit der Gefahr des Nierenversagens (→ S. 782). Verkalkte Beckenarterien sind ein häufiger Grund für Potenzstörungen bei älteren Männern. Leichte bis schwere Durchblutungsstörungen in den Beinen sind bedingt durch arteriosklerotisch verengte Arterien (pAVK → S. 727)

Die Weltgesundheitsorganisation WHO unterscheidet drei **Arteriosklerose-Stadien.** Im ersten Stadium sind nur leichte Frühschäden (z. B. Fettstreifen) festzustellen. Im zweiten Stadium haben sich bereits arteriosklerotische Plaques gebildet. Erst im dritten Stadium zeigen sich die gefährlichen arteriosklerosebedingten Folgeerkrankungen.

Vorsorge

Arteriosklerose ist zwar ein natürlicher Abnutzungsprozess, gefährliche Folgeerkrankungen sind jedoch keineswegs Schicksal, sondern ein weitgehend hausgemachtes Problem. Erwiesenermaßen vorbeugend wirken körperliche Aktivität, eine kalorienbilanzierte, fettarme und ballaststoffreiche Ernährung (mediterrane Ernährung → S. 232) sowie der Verzicht auf Nikotin.

Als Suchtest zur Risikoabschätzung einer Arteriosklerose und ihrer Folgekrankheiten dienen die Blutwerte hsCRP (→ S. 1313) und eine erhöhte Fibrinogenkonzentration (→ S. 1317).

Mehr noch als für Gesunde ist die Arteriosklerose-Vorbeugung für chronisch Kranke von Bedeutung. Eine große Rolle spielen die

- Optimale Blutzuckereinstellung bei Patienten mit Diabetes (→ S. 758)
- Optimale Blutdruckeinstellung bei Hypertonikern (→ S. 722)
- Regulierung der Blutfette bei Patienten mit Blutfettstörungen.

Bluthochdruck

Häufigkeit: ▬ ▬ ▬ ▬ ▬

Bluthochdruck ***(arterielle Hypertonie):*** Dauerhaft erhöhte Blutdruckwerte von mindestens 140/90 mmHg.

Etwa 25 % der erwachsenen Bevölkerung und die Hälfte der über 60-Jährigen leiden an Bluthochdruck, wobei knapp ein Drittel der Betroffenen nichts davon wissen.

Jeder langjährige Bluthochdruck belastet das Herz und schädigt die arteriellen Gefäße. Er ist aber einer derjenigen Risikofaktoren für die Entstehung von Arteriosklerose, Herzinsuffizienz, KHK, Schlaganfall, Nierenfunktionsstörung oder Durchblutungsstörungen von Gliedmaßen, die der Patient selbst beeinflussen kann.

Als **Blutdruckentgleisung** *(hypertensive Krise)* bezeichnet man Blutdruckwerte über 230/130 mmHg. Es drohen dann Verwirrtheit, Krampfanfälle oder Komplikationen, z. B. der akute Schlaganfall, die akute Linksherzinsuffizienz mit Lungenödem bis hin zur Aortendissektion. Eine sofortige Blutdrucksenkung durch einen (Not-)Arzt und die Einweisung in eine Klinik sind erforderlich!

Leitbeschwerden

- Kopfschmerzen beim Aufwachen, vor allem im Hinterkopfbereich
- Herzklopfen, stechende Brustschmerzen
- Häufiges Nasenbluten
- Atemnot bei Belastung
- Schwindelanfälle, Ohrensausen, Sehstörungen bis hin zu kurzen Ohnmachtsanfällen, Verwirrtheit.

Bei zugrunde liegenden Hormonstörungen:

- Muskelschwäche, auffällig viel Durst und Wasserlassen, ungewöhnliches Schwitzen, ausgeprägte Gewichtsveränderungen.

Bei Blutdruckentgleisung:

- Möglicherweise Sehstörungen, Schwindel, stärkste Kopfschmerzen, Atemnot, Herzschmerzen oder reißende Schmerzen im Brustkorb oder Bauchbereich, Bewusstseinsstörungen oder Lähmungen.

Wann zum Arzt

In den nächsten Tagen, wenn

- Erstmals hohe Blutdruckwerte gemessen werden
- Sich Beschwerden wie grundloses Nasenbluten (außer bei Jugendlichen während der Pubertät), Blut im Urin oder Kopfschmerzen beim Aufwachen häufen
- Sich Körperform, Gewicht, Durst, Wasserlassen, Schwitzen oder die Belastungsfähigkeit auffällig ändern
- Herzklopfen, Schwindelanfälle oder Sehstörungen auftreten.

Sofort zum Arzt oder ins Krankenhaus, wenn die Blutdruckwerte

- Anhaltend über 230/130 mmHg liegen
- Sich mit eigenen Blutdruckmedikamenten nicht absenken lassen
- Mit Unwohlsein verbunden sind.

Die Erkrankung

Bluthochdruck liegt vor, wenn bei mehrmaligen Messungen an verschiedenen Tagen, zu verschiedenen Zeiten in Ruhe Werte von 140/90 mmHg und mehr ermittelt wurden. Die arterielle Hypertonie tritt oft gemeinsam mit stammbetontem Übergewicht („Apfeltyp" → S. 255), Diabetes oder zeitweise erhöhten Blutzuckerwerten, Fettstoffwechselstörungen oder erhöhten Harnsäurewerten auf (metabolisches Syndrom → S. 767).

Es gibt unterschiedliche Grundformen von hohem Blutdruck:

Bei der **essenziellen Hypertonie** *(primäre Hypertonie, idiopathische Hypertonie,* über 90 % aller Bluthochdruckpatienten) ist die auslösende Ursache unbekannt. Die familiäre Häufung zeigt, dass überwiegend erbliche Faktoren vorliegen. Daneben begünstigen Lebensgewohnheiten ihre Entwicklung, z. B. Rauchen, erhöhter Kaffee-, Alkohol- und Salzkonsum, Bewegungsmangel, Übergewicht und Stress. Bei Frauen ist Bluthochdruck oft mit den hormonellen Veränderungen nach den Wechseljahren verbunden, ohne dass man die genauen Zusammenhänge kennt. Vor den Wechseljahren leiden Frauen seltener an Bluthochdruck als Männer.

In 5–10 % der Fälle stellt der Bluthochdruck eine Folgeerscheinung von Nierenerkrankungen, hormonellen Störungen oder arteriellen Gefäßverengungen dar und wird daher als **sekundäre Hypertonie** bezeichnet. Im Gegensatz zur essenziellen Hypertonie ist die sekundäre Hypertonie heilbar, wenn die auslösende Ursache beseitigt wird:

- Vor allem die Niere kann über die Ausschüttung blutdruckwirksamer Substanzen und über die ausgeschiedene Harnmenge den Blutdruck beeinflussen. Viele chronische Nierenerkrankungen sind daher auch mit hohem Blutdruck verbunden (z. B. → S. 781). Daneben täuscht eine Verengung der für die Nierendurchblutung verantwortlichen Arterie (Nierenarterienstenose) einen zu niedrigen Blutdruck vor, was ebenfalls blutdrucksteigernde Reaktionen in Gang setzt **(renale Hypertonie).** Wenn man zu lange wartet, um die Verengung zu beseitigen, kann es sein, dass der Bluthochdruck „fixiert" wird und trotz einer Operation bestehen bleibt.
- Eine ganze Reihe von Erkrankungen der Hormondrüsen (so z. B. Erkrankungen der Nebenniere, der Schilddrüse, der Nebenschilddrüse und der Hirnanhangsdrüse) kann neben anderen Beschwerden auch den Blutdruck erhöhen, z. B. bei Conn-Syndrom (→ S. 758), Phäochromozytom (→ S. 754), Cushing-Syndrom (→ S. 755), Adrenogenitalem Syndrom (→ S. 773), Akromegalie (→ S. 747), Schilddrüsen-Überfunktion (→ S. 750) oder Nebenschilddrüsen-Überfunktion (→ S. 754).
- Auch unter der Einnahme verschiedener Medikamente, z. B. der „Pille" (→ S. 323) oder Kortison (→ S. 756), kann sich Bluthochdruck entwickeln.
- Sind erhöhte Blutdruckmesswerte nur auf die Arme begrenzt, so weist dies auf die Aortenisthmusstenose (→ S. 719) hin.

Folgen des Bluthochdrucks. Langjährig erhöhter Blutdruck führt zur Verdickung der linken Herzkammermuskulatur als Folge der erhöhten Leistung des linken Herzmuskels gegen den permanent erhöhten Gefäßwiderstand der Körperschlagadern. Der verdickte Herzmuskel braucht aber entsprechend mehr Sauerstoff für seine Mehrleistung. Dieser Mehrbedarf kann so ausgeprägt ausfallen, dass die Herzkranzgefäße keine ausreichende Durchblutung des Herzmuskels mehr gewährleisten und bei Belastung Angina pectoris (→ S. 693) entsteht. Im weiteren Verlauf erschöpft der Herzmuskel und es entwickelt sich eine Herzinsuffizienz (→ S. 702) sowie eine Neigung zu Herzrhythmusstörungen und zu arteriosklerotischen Gefäßveränderungen an anderen Organen

Blutdruck	Systolisch	Diastolisch
Optimal	Unter 120 mmHg	Unter 80 mmHg
Normal	Unter 130 mmHg	Unter 85 mmHg
Noch normal	130–139 mmHg	85–89 mmHg
Leichte Hypertonie (Schweregrad 1)	140–159 mmHg	90–99 mmHg
Mittelschwere Hypertonie (Schweregrad 2)	160–179 mmHg	100–109 mmHg
Schwere Hypertonie (Schweregrad 3)	Über 180 mmHg	Über 110 mmHg
Labile Hypertonie (nur zeitweise erhöhte Blutdruckwerte)	z. T. über 140 mmHg	
Isolierte systolische Hypertonie[1]	Über 140 mmHg	Unter 90 mmHg

[1]Nach dem 65. Lebensjahr nimmt die isolierte systolische Hypertonie an Häufigkeit zu, bei der nur der systolische Wert erhöht ist, während der diastolische gleich bleibt oder sogar noch absinkt. Diese Bluthochdruckform ist unbehandelt ebenso schädlich wie die Erhöhung beider Blutdruckwerte.

Jahrzehntelange Beobachtungen, bei denen die Höhe des Blutdrucks mit Folgeerkrankungen bzw. den Todesursachen verglichen wurde, führten zu folgender **Einteilung der Blutdruckmesswerte.**

(→ S. 721). Die WHO teilt die Bluthochdruckkrankheit anhand der entstandenen Organschäden in die ***Bluthochdruckstadien*** Grad I bis Grad III ein. Bei einem Blutdruck vom WHO-Grad I liegen noch keine Schäden vor, beim WHO-Grad II sind beginnende, beim WHO-Grad III fortgeschrittene hochdruckbedingte Organschäden festzustellen.

Das macht der Arzt

Diagnose. Weil der Blutdruck auch bei Gesunden natürlichen Schwankungen unterliegt und sich von Minute zu Minute ändert, darf einzelnen Messwerten nicht zu viel Bedeutung beigemessen werden. So führt z. B. die innere Anspannung bei Arztbesuchen dazu, dass sich ~ 30 % der dort gemessenen Blutdruckwerte bei weiteren Kontrollen nicht bestätigen *(Weißkittelhochdruck).*

Bei schwankenden Blutdruckwerten ist der Mittelwert aus wenigstens zwölf Messungen über eine Woche verteilt als maßgeblicher Blutdruckwert anzusehen. Auch eine Langzeit-Blutdruckmessung eignet sich bestens, um den tatsächlichen Blutdruck zu ermitteln. Sie hat den Vorteil, dass sie auch die nächtlichen Blutdruckwerte berücksichtigt.

Bei neu entdecktem Bluthochdruck muss zunächst geklärt werden, ob es sich um eine essenzielle oder sekundäre Form handelt und ob bereits Folgeschäden bestehen. Der Arzt prüft daher, ob eine familiäre Veranlagung für Bluthochdruck bekannt ist und ob Risikofaktoren oder Hinweise für Herz- und Gefäßkrankheiten, Nierenerkrankungen oder Hormonstörungen vorliegen. Meist schließen sich Labortests, EKG, Echokardiografie, Ultraschalluntersuchungen des Bauchraums und der Nierengegend und eine Urinuntersuchung an. Bei einem Verdacht auf eine sekundäre Hypertonie werden je nach vermuteter primärer Ursache weitere Untersuchungen notwendig.

Am Augenhintergrund sind die Folgen des Bluthochdrucks schon vergleichsweise früh durch Veränderungen an den kleinen Blutgefäßen sichtbar. Dies kann im Zweifelsfall den Ausschlag zur Behandlung auch bei nur gering erhöhten Bluthochdruckwerten geben. Da die Augen einen Anteil des Gehirns darstellen, ist bei Hypertonikern die Spiegelung der Netzhaut sehr wichtig. Vom Durchblutungszustand des Augenhintergrunds kann ein Rückschluss auf den Durchblutungszustand des Gehirns gezogen werden.

Behandlungsnotwendigkeit. Ob und wie weit der Blutdruck gesenkt werden soll, hängt vom Gesamtrisiko für Herz- und Gefäßkrankheiten, vom Allgemeinzustand und von den Wünschen des Patienten ab.

- Ohne zusätzliche Risikofaktoren kann bei einer leichten Hypertonie ohne erkennbare Organschäden mit Blutdruckwerten bis 159/99 mmHg der weitere Verlauf zunächst beobachtet werden.
- Bestehen zusätzliche Risikofaktoren wie Diabetes (→ S. 758), Fettstoffwechselstörung (→ S. 767), Rauchen, hoher Alkoholkonsum, Übergewicht, körperliche Inaktivität oder Bluthochdruck bei Blutsverwandten oder sind bereits bluthochdruckbedingte Herz- und Nierenschäden oder arteriosklerotische Veränderungen der Blutgefäße nachweisbar, so ist eine Behandlung selbst bei „noch normalen" Blutdruckwerten bis 139/89 mmHg angezeigt.
- Bei der isolierten systolischen Hypertonie wird erst ab systolischen Werten über 160 mmHg mit der Behandlung begonnen.
- Bei älteren Menschen über 65 Jahre werden manchmal Blutdruckwerte bis 160/100 mmHg ohne Behandlung toleriert, wenn eine Neigung zu Schwindel und Stürzen bekannt ist oder frühere Behandlungs-

versuche mit Hochdruckmedikamenten zu Schwindel oder anderen schwer zu ertragenden Nebenwirkungen geführt haben.

Zielwerte. Hat sich der Patient zu einer blutdrucksenkenden Therapie entschlossen, wird die Absenkung des systolischen Blutdruckwerts auf unter 140 mmHg und die Absenkung des diastolischen auf unter 90 mmHg angestrebt.

Eine Verhaltensänderung hin zu einem gesunden Lebensstil (→ Selbsthilfe) senkt den Blutdruck um etwa 10 mmHg. Damit wird eine Reduktion der notwendigen Blutdruckmedikamente erreicht. Bei leichten Hypertonieformen kann eine medikamentöse Therapie überflüssig werden. In der Praxis sind aber leider viel zu wenige Patienten bereit, den anstrengenden Weg einer Änderung des Lebenstils zu gehen, obwohl damit neben dem Bluthochdruck auch andere Risikofaktoren, z. B. die Blutfette und auch die psychische Konstitution, sehr günstig beeinflusst werden – was Tabletten nicht bewirken können.

Ist die Wahrscheinlichkeit für Gefäßschäden wegen zusätzlicher Risikofaktoren hoch oder sind Folgekrankheiten bereits bekannt, so liegen die Zielwerte unter 130/80 mmHg. Bei Nierenerkrankungen mit hoher Eiweißausscheidung sind sogar Blutdruckwerte unter 125/75 mmHg erwünscht, um die Nierenfunktion möglichst lange zu erhalten.

(!) Die Möglichkeit, den Risikofaktor „erhöhter Blutdruck" auszuschalten, sollte unbedingt genutzt werden, da der Blutdruck ohne großen Aufwand zu messen ist und zahlreiche gut verträgliche Medikamente zur Behandlung zur Verfügung stehen!

Vorsorge

Kontrollieren Sie ab dem 30. Lebensjahr einmal jährlich und ab dem 50. Lebensjahr halbjährlich den Blutdruck (in mehreren Einzelmessungen), um rechtzeitig auf die Entwicklung eines Bluthochdrucks aufmerksam zu werden. Dies gilt insbesondere dann, wenn Bluthochdruck bei Eltern oder Geschwistern bekannt ist.

Selbsthilfe

Medikamentöse Therapie. Nebenwirkungen der Hochdruckmedikamente (wie Leistungsknick oder Potenzprobleme) sind leider häufig. Hier ist es auf jeden Fall besser, gemeinsam mit dem Arzt über einen Präparatwechsel nachzudenken, als mit der Medikation aufzuhören. Manchmal ist auch einfach nur Geduld erforderlich. Treten z. B. zu Beginn

Pharma-Info: Medikamente bei Bluthochdruck

Zur medikamentösen Therapie des Bluthochdrucks stehen sieben Wirkstoffgruppen zur Verfügung, die einzeln oder in Kombination eingesetzt werden. Welches Medikament wann zum Einsatz kommt, wird von medizinischen Fachgesellschaften immer wieder an die Ergebnisse aktueller Studien angepasst (und ist leider auch nicht ganz frei vom Einfluss der Pharmafirmen). Daneben richtet sich die Medikamentenauswahl nach den individuellen Begleiterkrankungen und der Verträglichkeit. So ist z. B. ein Betablocker zur Blutdruckbehandlung bei Patienten mit Bronchialasthma ungünstig, nach einem erlittenen Herzinfarkt hingegen sehr zu empfehlen. Am Renin-Angiotensin-Aldosteron-System (u. a. verantwortlich für die körpereigene Blutdruckregulation) greifen viele Medikamente gegen Bluthochdruck an: Renin ist ein in der Niere gebildetes Enzym, das Angiotensinogen in Angiotensin umwandelt. Durch Angiotensin wird Aldosteron ausgeschüttet, das infolge einer Natriumrückresorption und verringerten Wasserausscheidung zu einer Blutdruckerhöhung führt.

Folgende **Antihypertensiva** werden aktuell empfohlen:

- *Diuretika* (ausführliche Übersicht → S. 784) fördern anfänglich die Flüssigkeits- und Kochsalzausscheidung und bewirken dauerhaft eine Erweiterung der Blutgefäße. Sie werden häufig mit anderen Bluthochdruckmitteln kombiniert. Hierzu gehören z. B. Amilorid, Chlortalidon, Clopamid, Furosemid, Hydrochlorothiazid, Indapamid, Mefrusid, Piretanid, Torasemid, Spironolacton, Triamteren, Xipamid.
- *Betablocker* senken den Blutdruck, indem sie das Herz entlasten und die Herzfrequenz reduzieren. Hierzu gehören z. B. Acebutolol, Atenolol, Betaxolol, Bisoprolol, Bupranolol, Carteolol, Carvedilol, Celiprolol, Mepindolol, Metoprolol, Nadolol, Nebivolol, Oxprenolol, Penbutolol, Pindolol, Propranolol, Talinolol.
- *ACE-Hemmer* senken den Blutdruck über eine Erweiterung der Blutgefäße, eine Beeinflussung der Herztätigkeit und eine vermehrte Flüssigkeitsausscheidung der gesunden Niere. Hierzu gehören z. B. Benazepril, Captopril, Cilazapril, Enalapril, Fosinopril, Imidapril, Lisinopril, Moexipril, Perindopril, Quinapril, Ramipril, Spirapril, Trandolapril.
- **AT1-Blocker** *(Sartane)* wirken ähnlich wie ACE-Hemmer und können diese bei Unverträglichkeiten (z. B. bei Reizhusten oder Quincke-Ödem) ersetzen. Hierzu gehören z. B. Candesartan, Eprosartan, Losartan, Irbesartan, Olmesartan, Telmisartan, Valsartan.
- *Kalziumantagonisten* senken den Blutdruck durch Erweiterung der Blutgefäße, einige bremsen zusätzliche die Herzfrequenz. Hierzu gehören z. B. Amlodipin, Diltiazem, Felodipin, Gallopamil, Isradipin, Lacidipin, Lercanidipin, Manidipin, Nicardipin, Nifedipin, Verapamil.

Als Reservemedikamente werden heute angesehen:

- **Alpha 1-Blocker** *(Alpha-Rezeptorenblocker)* und **Antisympathotonika,** sie beeinflussen direkt oder indirekt die Einwirkung des sympathischen Nervensystems auf den Gefäßtonus und erweitern so die Blutgefäße. Sie sind z. B. bei Schwangerschaftshochdruck indiziert. Hierzu gehören z. B. Bunazosin, Clonidin, Doxazosin, Prazosin, Terazosin, Urapidil.
- Direkt gefäßerweiternd wirkende Substanzen **(Vasodilatanzien),** die den Blutdruck durch Senkung des arteriellen Gefäßwiderstands erniedrigen. Hierzu gehören z. B. Dihydralazin, Minoxidil und als kurz wirksame Medikamente die Nitrate.

Begonnen wird zunächst mit einem Medikament in niedriger Dosierung, die schrittweise gesteigert wird. Ist mit einem Medikament der angestrebte Blutdruck nicht zu erreichen, kann zunächst eine andere Substanz oder gleich eine Wirkstoffkombination ausprobiert werden. In den meisten Fällen lassen sich die angestrebten Blutdruckwerte mit ein bis zwei Substanzen erreichen. Selten sind Drei-, Vier- oder Mehrfachkombinationen erforderlich. Die volle Wirkung von Hochdruckmitteln tritt erst nach 2 bis 6 Wochen ein.

Manche Wirkstoffkombinationen werden von der Pharmaindustrie bereits in einer einzelnen Tablette angeboten, sodass sich die Anzahl der täglich einzunehmenden Tabletten reduziert.

einer Blutdruckbehandlung Müdigkeit oder Schwindel auf, so muss dies keine Medikamentenunverträglichkeit sein, sondern kann eine Folge des ungewohnten normalen Blutdrucks darstellen, an den sich der Körper erst wieder gewöhnen muss.

Nehmen Sie Ihre Blutdruckmedikamente regelmäßig und langfristig ein. Nur so ist die Wirksamkeit der Behandlung gewährleistet. Wenn die Blutdruckwerte nach einiger Zeit zu hoch oder zu niedrig sind, besprechen Sie mögliche Therapieänderungen mit Ihrem Arzt.

Leisten Sie sich als Bluthochdruckpatient ein eigenes Blutdruckmessgerät zur Selbstmessung, das erleichtert die Kontrolle der Blutdruckeinstellung. Messen Sie immer zur gleichen Zeit und am gleichen Ort, z. B. sonntags früh vor dem Frühstück.

Ernährung. Am Anfang steht die Normalisierung des Körpergewichts. Der Abbau von 1 kg Übergewicht lässt den Blutdruck um mindestens 1–2 mmHg absinken.

Verwenden Sie möglichst wenig Kochsalz (Kochsalzvermeidung → S. 725).

Auch eine kalium- und ballaststoffreiche Ernährung mit vielen Früchten (Bananen sind der Kaliumlieferant schlechthin, auch Trockenfrüchte bieten viel davon), Vollkornprodukten und Gemüse lässt den Blutdruck sinken. Möglicherweise haben auch Tomaten eine blutdrucksenkende Wirkung.

So genannte Entlastungstage, z. B. ein Obst-, Saft- oder Reistag pro Woche, können über eine Entwässerung und Entsalzung des Körpers zu einer messbaren Blutdrucksenkung führen.

Alkohol. Reduzieren Sie den Alkoholkonsum. Männer sollten maximal 30 g, Frauen 20 g Alkohol pro Tag zu sich nehmen. 20 g Alkohol entsprechen etwa 0,5 l Bier oder 0,25 l Wein – Mengen also, die keine radikalen Einschnitte erfordern.

Bewegung. Regelmäßiges Ausdauertraining ist für Bluthochdruckpatienten eine wichtige Maßnahme zur natürlichen Blutdruckregulierung. Optimal ist ein Training, das Sie zwei- bis dreimal pro Woche für anfänglich 30, später 45 Minuten ausüben. Wichtig ist, während der körperlichen Aktivität auf eine gleichmäßige Belastungsintensität zu achten, sodass es nicht zu gefährlichen Blutdruckspitzen kommt – „Laufen, ohne zu schnaufen" kann dafür als Motto gelten. Vermeiden Sie unbedingt Krafttraining, Pressatmung und Wettkampfsituationen, die Sie dazu animieren könnten, Ihre körperliche Belastbarkeit zu überschreiten. Vielleicht gibt es in Ihrer Nähe auch ambulante sportorientierte Hochdruckgruppen, bei denen die Trainingsprogramme unter ärztlicher Überwachung stattfinden.

Das Salz in der Suppe

Das heute unbegrenzt und billig zur Verfügung stehende Kochsalz hat unser Geschmacksempfinden verändert und den täglichen Salzkonsum von früher 3 g auf heute 10–12 g pro Tag ansteigen lassen.

Die vermehrte Zufuhr von Salz erhöht das Risiko für Bluthochdruck – weniger Kochsalz senkt dagegen den Blutdruck bzw. beugt der Entwicklung eines Bluthochdrucks vor. Nicht alle Menschen reagieren jedoch auf eine Änderung der Kochsalzzufuhr. Die Wahrscheinlichkeit, dass der Blutdruck bei **Kochsalzvermeidung** sinkt, ist jedoch gerade bei Personen mit Bluthochdruck und Übergewicht sowie bei Personen über 65 Jahren hoch. Es gilt daher für Hypertoniker die allgemeine Empfehlung, sparsam mit Kochsalz umzugehen. Empfohlen wird, die Salzzufuhr auf 5–6 g täglich zu beschränken.

80 % des täglich aufgenommenen Kochsalzes sind in vorgefertigten Lebensmitteln wie Brot und Backwaren, Fleisch und Wurstwaren, Käse, Suppen, Fertiggerichten und Konserven versteckt. Nur etwa 20 % kommen beim Zusalzen während des Kochens oder bei Tisch hinzu. Kochsalz lässt sich daher vor allem durch einen Verzicht auf stark gesalzene vorgefertigte Nahrungsmittel wie Fertiggerichte und Salzgebäck einsparen. Greifen Sie stattdessen beim Kochen vermehrt auf unverarbeitete Lebensmittel zurück. Zusätzlich können Sie Gewürzkräuter statt Kochsalz verwenden, beim Essen auf das Nachsalzen verzichten und natriumarmes Wasser trinken.

Kochsalz besteht aus Natrium (→ S. 239) und Chlor, wobei das Natrium für die blutdrucksteigernde Wirkung verantwortlich ist. **Kochsalzersatzstoffe** enthalten Kaliumchlorid, das Natrium wurde hier gegen Kalium (→ S. 239) ausgetauscht. Kaliumchlorid hat den Nachteil eines bitteren Nachgeschmacks. Ungeeignet ist es für Personen mit fortgeschrittener Nierenfunktionsstörung, weil hier die gestörte Kaliumausscheidung die Gefahr einer Kaliumüberlastung erhöht.

Sonstige Belastungen. Meiden Sie (anhaltende) Stresssituationen in Beruf und Familie, suchen Sie Möglichkeiten zur Entspannung und achten Sie auf ausreichende Nachtruhe. Sowohl Schichtdienst als auch Fernreisen mit Jetlags können den Blutdruck steigern.

Kältereize wie Schwimmen im kalten Wasser, kalte Güsse oder eine kalte Dusche nach körperlicher Anstrengung oder einem Saunabesuch können den Blutdruck in die Höhe treiben. Dagegen wirken sich regelmäßige (morgendliche) Wechselduschen, ansteigende Armbäder oder ansteigende Fußbäder mit einem pflanzlichen Badezusatz (z. B. Thymian oder Melisse) am Abend positiv auf mäßig erhöhten Blutdruck aus.

Ist der Blutdruck stark erhöht, sollten Sie auf Saunabesuche verzichten.

Komplementärmedizin

Mind-Body-Therapien und Entspannungsverfahren → KHK S. 698

Pflanzenheilkunde. Viele Studien zeigen, dass mit Heilpflanzen zwar Blutdrucksenkungen um einige mmHg erzielt werden können, aber keine ausgeprägteren blutdrucksenkenden Effekte. Zu den häufig eingesetzten Phytopharmaka gehören hoch dosierte Weißdornextrakte (→ S. 705, z. B. Crataegutt® forte, Regulacor®) und Knoblauchextrakte (z. B. Sapec® Dragees), denen zudem eine gefäßschützende Wirkung zugeschrieben wird. Manche Bluthochdruckpatienten sprechen auch auf Mistelkrautpräparate (z. B. Viscysat® Bürger Tropfen, viscum aar® Dragees) oder pflanzliche Kombinationspräparate wie Antihypertonikum S Schuck Tropfen oder Dragees an.

Stressgeplagte Patienten mit mäßig erhöhtem Blutdruck profitieren oft auch von entspannungsfördernden Heilpflanzen wie Baldrianwurzel, Melisseblätter oder Lavendel als ergänzende Maßnahme etwa zu einer Mind-Body- bzw. Entspannungstherapie.

(!) Wegen möglicher Nebenwirkungen (z. B. depressive Verstimmungen) und Wechselwirkungen mit anderen Medikamenten sowie mit Alkohol raten viele Autoren dagegen von Zubereitungen mit der indischen Schlangenwurzel (Rauwolfia serpentina) ab [J01].

Die Homöopathie (→ S. 1251) kennt Konstitutionsmittel, die bei mildem Bluthochdruck infrage kommen, z. B. Arnica, Belladonna, Kalzium carbonicum, Natrium muriaticum, Nux Vomica und Sulfur. Außerdem sind verschiedene Komplexmittel (z. B. Auro-cyl® Homoeopath. Funkt.-Complex Tropfen, Antihypertonicum-Weliplex®) erhältlich.

Hydrotherapie (→ S. 280). Wer gerne badet und unter mäßig erhöhtem Bluthochdruck leidet, kann versuchen, seinen Blutdruck mit Kohlensäurebädern zu regulieren. Hierfür wird Kohlensäure als Badezusatz (in der Apotheke erhältlich) in warmes Wasser (etwa 30 °C) gegeben, das Bad sollte nicht länger als 20 Minuten dauern.

Physikalische Therapie (→ S. 1277). Mit Massagen kann ein hoher Blutdruck zwar nicht signifikant gesenkt werden, Bluthochdruckpatienten profitieren jedoch vom mentalen und muskelentspannenden Effekt.

Akupunktur (→ S. 1249). Die Nadelung individueller Punkte kann einen leicht erhöhten Blutdruck regulieren, bei stark erhöhtem Blutdruck kann sie aber meist nur wenig ausrichten.

i Aktuell: www.gesundheit-heute.de/19x09

- **www.patientenleitlinien.de** (Rubrik Bluthochdruck) – Umfassende Informationen zum Thema Bluthochdruck für Betroffene und Angehörige, erstellt von der Universität Witten/Herdecke.
- **www.hochdruckliga.de** – Internetseite der Deutschen Hochdruckliga e. V., Heidelberg: Informationen über Ursachen und Therapiemöglichkeiten von Bluthochdruck sowie Selbsthilfegruppen in Ihrer Nähe. Dort gibt ist auch die Broschüre **Bluthochdruck – das lässt sich regeln!** (Rubrik Patienteninformationen, Empfehlungen für Betroffene).
- W. Delius; E. König: **Ärztlicher Ratgeber Bluthochdruck.** Wort & Bild, 2005. Alles über Messung, Beeinflussung, Behandlung und Folgen des Bluthochdrucks (nur über Apotheken oder den Verlag zu beziehen).
- K. Undeutsch: **Schnell informiert bei Bluthochdruck.** Trias, 2002. Alle wichtigen Fragen zum Bluthochdruck werden leicht verständlich beantwortet.

Arterielle Hypotonie und orthostatische Dysregulation

Häufigkeit: ■■■□□

Arterielle Hypotonie ***(Konstitutioneller niedriger Blutdruck):*** Dauerhaft niedrige systolische Blutdruckwerte unter 100 mmHg. Bei jungen Frauen oder schlankwüchsigen Menschen sind dauerhaft niedrige systolische Blutdruckwerte unter 100 mmHg ohne wesentliche Beschwerden nicht selten.

Orthostatische Dysregulation ***(orthostatische Hypotonie, orthostatische Kreislaufregulationsstörung):*** Plötzlicher Blutdruckabfall nach Lagewechseln, insbesondere raschem Aufstehen aus dem Liegen oder Sitzen führt zu Schwindel bis hin zu Bewusstlosigkeit. Betroffen sind bevorzugt ältere Menschen, Diabetiker, Menschen mit ausgeprägten Krampfadern oder solche, die von Haus aus bereits niedrige Blutdruckwerte haben. Bei älteren Menschen gehört die orthostatische Dysregulation zu den häufigsten Ursachen einer plötzlichen Bewusstlosigkeit, die meist aber nur kurz anhält.

Die therapeutischen Möglichkeiten sind bei beiden Erkrankungen leider begrenzt.

Leitbeschwerden

Arterielle Hypotonie:

- Schlappheit, Müdigkeit
- Eingeschränkte Leistungsfähigkeit, morgens lange „keine Energie“
- kalte Hände und Füße

Orthostatische Dysregulation, vor allem nach einem plötzlichen Lagewechsel des Körpers:

- Schwindel, Benommenheit, Schwarzwerden vor den Augen, Bewusstlosigkeit,
- Blässe, Schweißausbruch, Übelkeit, Herzklopfen
- Kopfschmerzen
- Ohrgeräusche.

Wann zum Arzt

In den nächsten Tagen, wenn nach dem Aufstehen oder bei längerem Stehen regelmäßig Schwindel, Schweißausbruch oder Übelkeit auftreten.

Sofort, wenn es erstmals kurzzeitig zu Bewusstlosigkeit kam.

Die Erkrankung

Eine arterielle Hypotonie ist meist anlagebedingt und tritt familiär gehäuft auf. Behandlungsbedürftige Beschwerden sind damit meist nicht verbunden. Niedrige Blutdruckwerte können auch Folge von Herzkrankheiten, von Hormonstörungen (z. B. bei Schilddrüsenunterfunktion), von Flüssigkeitsmangel (z. B. nach großer Hitze und starkem Schwitzen) oder von Medikamentennebenwirkungen (z. B. nach Bluthochdruckmedikamenten oder Psychopharmaka) sein.

Im Gegensatz zur *dauerhaften* arteriellen Hypotonie kommt es bei der orthostatischen Dysregulation *anfallsweise* zu niedrigen Blutdruckwerten. Stehen die Betroffenen schnell auf, so versackt das Blut aufgrund der Schwerkraft in den Beinen, ohne dass das vegetative Nervensystem (→ S. 1118) darauf reagiert und dies durch reflektorisches Zusammenziehen der venösen Blutgefäße verhindert. In der Folge fließt plötzlich zu wenig Blut zum Herzen zurück und der Blutdruck fällt ab. Die entstehende Mangeldurchblutung des Gehirns führt zu Schwindel, Schwarzwerden vor den Augen bis hin zur Bewusstlosigkeit. Ein Kollabieren und Hinstürzen lässt sich verhindern, indem man sich hinlegt oder hinsetzt und die Beine hochlegt, wodurch das Blut zum Herzen zurückfließt. Die Blutverteilungsstörung ist damit behoben, der Blutdruck steigt wieder, das Gehirn wird wieder mit mehr Blut versorgt und die Beschwerden vergehen.

Ob eine Neigung zur orthostatischen Hypotonie besteht, kann mithilfe des **Schellong-Tests** geprüft werden:

Der Patient legt sich für 10 Minuten auf eine Liege, steht anschließend abrupt auf und bleibt 10 Minuten lang stehen. Im Stehen werden in regelmäßigen Abständen Puls und Blutdruck gemessen und es wird nach Beschwerden gefragt. Normalerweise treten keine Beschwerden auf, Blutdruck und Puls ändern sich kaum. Besteht eine orthostatische Dysregulation, provoziert der abrupte Lagewechsel die typischen Beschwerden und zumindest ein Blutdruckwert ist deutlich erniedrigt.

Bei Patienten, die bereits Ohnmachtsanfälle erlitten haben, wird eine vergleichbare Untersuchung mit einem kippbaren Tisch durchgeführt, auf dem sie festgeschnallt werden. Bei tatsächlich auftretender Ohnmacht ist der Patient vor Stürzen geschützt. Die **Kipptischuntersuchung** kann z. B. auch bei der Diagnose von Herzrhythmusstörungen helfen.

Bei Patienten mit starkem Blutdruckabfall und Beschwerden können zwei Formen der orthostatischen Hypotonie unterschieden werden:

- Sackt der systolische Blutdruck nach dem Aufstehen deutlich ab und steigt gleichzeitig der Pulsschlag, so liegt eine ***sympathikotone orthostatische Hypotonie*** vor.
- Bei der ***asympathikotonen orthostatischen Hypotonie*** fallen systolischer und diastolischer Blutdruck nach dem Aufstehen deutlich ab, ohne dass der Pulsschlag ansteigt. Er bleibt vielmehr unverändert oder fällt sogar ab.

Das macht der Arzt

Anhand der geschilderten Beschwerden vermutet der Arzt oft schon eine orthostatische Dysregulation, mit dem Schellong-Test kann er sie oft nachweisen. Anhaltend niedrige systolische Blutdruckwerte unter 100 mmHg fallen meist als Zufallsbefund bei Blutdruckmessungen in der Arztpraxis oder bei einer 24-Stunden-Blutdruck-Messung auf.

Sowohl bei orthostatischer Dysregulation als auch bei Beschwerden wegen arterieller Hypotonie steht zunächst die Selbsthilfe im Vordergrund. Daneben kommt das Tragen von

Kompressionsstrümpfen in Betracht. Medikamente, die den Blutdruck senken, sollten weggelassen werden.

Medikamentöse Therapie. Medikamente sind in den seltensten Fällen erforderlich und werden wegen möglicher Nebenwirkungen auch nur ungern eingenommen und verschrieben. Es gibt auch keinen geeigneten Wirkstoff, der ausschließlich Venen gerade dann verengt, wenn zu wenig Blut zum Herzen zurückfließt.

Wenn der Patient eine Therapie wünscht, kann das sympathische Nervensystem mit Substanzen wie Etilefrin, Coffein, Midodrin, Oxilofrin oder Ameziniummetilsulfat angeregt werden. Nachteil ist, dass diese Stimulation den ganzen Körper erfasst und daher auch Herzrhythmusstörungen ausgelöst werden können.

Mit Dihydroergotamin steht ein Wirkstoff zur Verfügung, der die Spannung der venösen Gefäßmuskulatur erhöht und so dem Versacken des Bluts bei der sympathikotonen orthostatischen Hypotonie entgegenwirkt. Da das Medikament aber auch auf Arterien wirksam ist, muss auf die mögliche Nebenwirkung einer Minderdurchblutung von Gliedmaßen oder Organen geachtet werden.

Durch die Einnahme von Fludrocortison wird die Flüssigkeitsmenge in den Blutgefäßen erhöht und dadurch der Blutdruck angehoben. Auch hier müssen mögliche Nebenwirkungen wie Wassereinlagerungen ins Gewebe beachtet werden.

Selbsthilfe und Komplementärmedizin

Gewöhnen Sie sich an, nach dem Schlafen, nach längerem Sitzen oder einem Bad nicht abrupt, sondern langsam aufzustehen. Im Übrigen ist Duschen für Sie besser geeignet als Baden. Wenn Sie dennoch auf ein Vollbad nicht verzichten möchten, achten Sie darauf, dass das Wasser nicht zu warm ist, und stehen Sie ganz besonders langsam aus der Badewanne auf. Denn aufgrund der warmen Haut und der damit weit gestellten Gefäße sackt das Blut gerne in die Beine. Meiden Sie überwärmte Räume.

Schlafen Sie mit erhöhtem Oberkörper. Die Schrägstellung des Kopfteils auf etwa 20° vermindert die nächtliche Nierenausscheidung und lindert so Blutdruckschwankungen beim morgendlichen Aufstehen.

Viele Betroffene profitieren auch von Kompressionsstrümpfen Klasse I (→ S. 734). Sie sind zwar im Sommer etwas lästig, werden aber in den übrigen Jahreszeiten von sehr vielen Betroffenen getragen.

Hydrotherapie. Trainieren Sie die Reaktionsfähigkeit Ihres unwillkürlichen Nervensystems durch heiß-kalte Wechselduschen. Wenn Sie eher zum Typ der „Warmduscher" gehören, fangen Sie mit 10-sekündigen Kaltduschphasen der Beine an und verlängern Sie diese in den nächsten Wochen langsam auf 30 Sekunden. Kreislaufanregend wirken auch Tautreten, kalte Güsse, kalte Armbäder und Trockenbürsten, z. B. mit einem Luffahandschuh. Achten Sie darauf, dass Sie immer kreisend von außen in Richtung Herz bürsten.

Umstritten ist, ob regelmäßige Saunabesuche bei niedrigem Blutdruck sinnvoll sind. Die durch die Wärme hervorgerufene Gefäßerweiterung kann zu einem Kreislaufkollaps führen. Wenn Sie dennoch nicht darauf verzichten wollen, beginnen Sie am besten mit kurzen Saunaaufenthalten und verlängern Sie diese erst, wenn Sie die Wärme gut vertragen.

Ernährung. Nehmen Sie beim Essen großzügig Kochsalz zu sich, trinken Sie reichlich, vermeiden Sie opulente Mahlzeiten – besser sind viele kleinere Portionen.

Bewegung. Planen Sie in Ihren Tagesablauf viele körperliche Aktivitäten ein. Ignorieren Sie den Aufzug im Gebäude Ihres Arbeitgebers und benutzen Sie die Treppen. Lassen Sie auch bei längeren Gehstrecken das Auto stehen und erledigen Sie Ihre Besorgungen von nun an zu Fuß oder per Fahrrad.

Morgendliche Gymnastikübungen bringen den Kreislauf auf Trab. Legen Sie sich z. B. auf den Rücken, heben Sie die Beine zur Kerze an und fahren Sie dann mit den Beinen in der Luft für 5–10 Minuten Rad. Den gleichen Zweck erfüllen Kniebeugen oder Im-Stand-Joggen, indem Sie einige Minuten auf der Stelle laufen.

Treiben Sie regelmäßig Sport, besonders geeignet sind Sportarten, die einen stark anregenden Effekt auf den Kreislauf haben, z. B. Joggen, Mountainbiking oder Tanzen.

Entspannungsverfahren (→ S. 1257). Yoga übt zwar keinen direkten Einfluss auf den Blutdruck aus, einige Körper- und Atemübungen haben aber einen belebenden Effekt und mindern deshalb die Symptome eines niedrigen Blutdrucks.

Pflanzenheilkunde. Als kreislaufanregende Heilpflanzen gelten Ginsengwurzel (Panax ginseng), Kampfer (Cinnamomum camphora), Weißdorn (→ S. 705) und Rosmarin (Rosmarinum officinalis). Empfehlenswert sind Kombinationspräparate (z. B. Korodin Herz-Kreislauf-Tropfen®), bei nur gelegentlichen Beschwerden können auch Vollbäder mit Badezusätzen (z. B. Rosmarinöl und Kampfer in Kneipp Badeöl Rosmarin®) sinnvoll sein.

Homöopathie (→ S. 1251). Konstitutionsmittel, die einen Bezug zu niedrigem Blutdruck haben, sind u. a. Kalzium carbonicum, Gelsemium oder Sepia; darüber hinaus stehen verschiedene kreislaufanregende Komplexmittel (z. B. Diacard®, Hevert®-Aktivon) zur Verfügung.

Akupunktur (→ S. 1249). Es sind verschiedene Tonisierungspunkte bekannt, z. B. des Blasen-, Herz-Kreislauf- oder Lungenmeridians, deren gezielte Nadelung in manchen Fällen den niedrigen Blutdruck reguliert.

Periphere arterielle Verschlusskrankheit

Häufigkeit: ■■■■□

[Periphere] arterielle Verschlusskrankheit (pAVK, *AVK, Raucherbein*): Ungenügende Durchblutung der Gliedmaßen – fast immer eines oder beider Beine – aufgrund von Verengungen arterieller Blutgefäße. Zugrunde liegt eine fortschreitende Arteriosklerose; sie tritt am häufigsten bei über 50-Jährigen auf. Etwa 5 % der deutschen Bevölkerung sind betroffen, vor allem Raucher und Diabetiker.

Die Therapiemöglichkeiten sind gut, wenn Risikofaktoren wie das Rauchen vermieden werden.

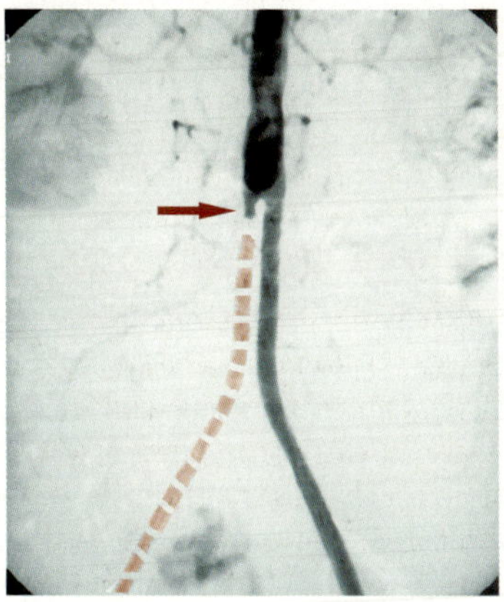

Schwere paVK mit akutem Verschluss der rechten Beckenarterie (in der Angiografie hier links): Das schwarze Kontrastmittel reißt an der Verschlusstelle ab (Pfeil), das rechte Bein erhält fast kein Blut mehr. Der weitere Gefäßverlauf wird nicht mehr kontrastiert (gestrichelte Linie). [GTV 1941]

In der Regel verschlimmert sich die pAVK über Jahre und Jahrzehnte, selten sind akute Verschlüsse einer Beinarterie **(akuter Beinarterienverschluss).**

Leitbeschwerden

- Belastungsabhängige Schmerzen im Bereich von Gesäß, Hüfte, Ober-, Unterschenkel oder Fuß
- Nur noch eine begrenzte Wegstrecke kann schmerzfrei zurückgelegt werden; sofortige Besserung der Beschwerden beim Stehenbleiben
- Der betroffene Fuß oder Unterschenkel ist blass, kühl und taub.
- Fuß- und Wadenschmerzen, die sich bessern, wenn die Beine herabhängen
- Verletzungen an den Füßen heilen zunehmend schlechter.

(!) Charakteristisch sind Muskelschmerzen beim Gehen, die beim Stehenbleiben nachlassen. Weil Betroffene ihre Beschwerden zu verheimlichen suchen, indem sie mit gespieltem Interesse immer wieder vor einem Schaufenster stehen bleiben, ist der Begriff ***Schaufensterkrankheit (Claudicatio intermittens)*** entstanden. Aus der Weglänge bis zum Auftreten von Beschwerden schließt der Arzt auf das Ausmaß der Durchblutungsstörungen.

Wann zum Arzt

In der nächsten Woche, wenn gewohnte Wegstrecken nur noch mit Pausen zurückgelegt werden können, weil Muskelschmerzen immer wieder zum Stehenbleiben zwingen.

Am nächsten Tag, wenn Druckstellen, Verletzungen oder schwarze Stellen an den Füßen oder Zehen auftreten.

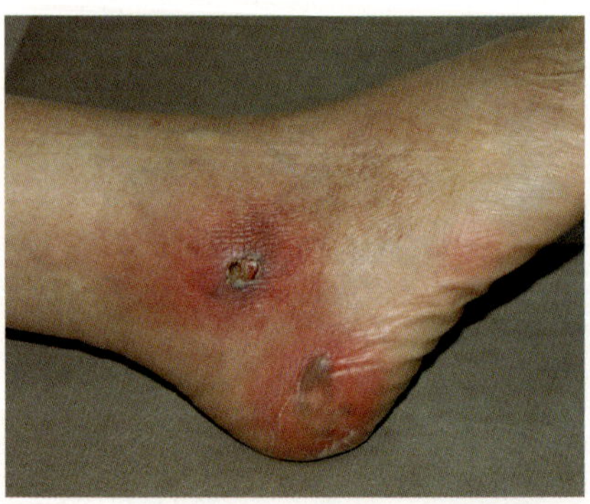

Bei der peripheren arteriellen Verschlusskrankheit heilen Wunden wie diese Verletzung am Knöchel und an der Ferse bei einer 70-jährigen Frau nur noch schlecht ab und erfordern wochen-, wenn nicht monatelange penible Wundpflegemaßnahmen. [RKL 1938]

pAVK-Stadium	Beschwerden	Therapiemöglichkeiten
I	Keine Beschwerden, pAVK nur apparativ nachweisbar	Beeinflussung der Risikofaktoren (Raucherentwöhnung, bessere Diabeteseinstellung, Gewichtsnormalisierung, Bewegung)
IIa	Belastungsabhängige Muskelschmerzen, schmerzfreie Gehstrecke > 200 m	Gehtraining, Medikamente
IIb	Schmerzfreie Gehstrecke < 200 m	Gehtraining, Medikamente, Gefäßchirurgie
III	Muskelschmerzen in Ruhe	Medikamente, Gefäßchirurgie
IV	Gangrän (→ S. 1272): abgestorbene, schwarz verfärbte Hautareale oder Zehen	Lokale Maßnahmen, Medikamente und Gefäßchirurgie zur Verhinderung der Ausbreitung, eventuell Amputation

Die periphere arterielle Verschlusskrankheit der Beine wird (nach Vorgaben des französischen Chirurgen Fontaine) in **Fontaine-Stadien** *eingeteilt.*

Sofort zum Arzt, wenn

- Akute Beinschmerzen mit Blauverfärbung und Kaltwerden des betroffenen Beins auftreten (akuter Beinarterienverschluss)
- Ein vorher tastbarer Puls am Fuß nicht mehr zu spüren ist.

Die Erkrankung

Jede Gliedmaße wird durch eine einzelne, von der Aorta abgehende Arterie mit Blut versorgt, die sich im weiteren Verlauf vielfach aufzweigt (→ Abb. S. 720). Hochgradige Verengungen oder Verschlüsse dieser Gefäße durch arteriosklerotische Prozesse (→ S. 721) führen zum Sauerstoffmangel und zur Anreicherung von Stoffwechselendprodukten. Die Folgen hängen davon ab, wie rasch die Gefäßverengung entsteht und wie groß das dahinterliegende Versorgungsgebiet der betroffenen Arterie ist. Verengt sich eine Arterie allmählich über Jahre, so bleibt dem Körper ausreichend Zeit, Umgehungskreisläufe (Kollateralen) auszubilden. Ein akuter Verschluss dagegen hat schwerwiegende Folgen bis hin zum Absterben der betroffenen Gliedmaßen.

Wenn die in den Beinen noch ankommende Blutmenge den Sauerstoffbedarf nicht mehr deckt, treten zunächst Schmerzen auf. Im fortgeschrittenen Stadium kommt es zu einem allmählichen Absterben des Gewebes, beginnend an den Zehen und sich Richtung Knie ausbreitend. Dies ist nicht nur mit Schmerzen und Funktionsverlust des Beins verbunden – das schlecht durchblutete Gewebe infiziert sich auch leichter und überschwemmt den ganzen Körper mit Krankheitserregern. Daher muss in fortgeschrittenen Stadien manchmal ein Teil der Zehen oder des Fußes und/oder Unterschenkels amputiert werden. Eine rechtzeitig eingeleitete Therapie verhindert oder verzögert dies.

Fortschreitende arteriosklerotische Veränderungen der Beinarterien entstehen bei Rauchern etwa dreimal häufiger als bei Nichtrauchern ***(Raucherbein).*** Weitere beeinflussbare Risikofaktoren sind Diabetes, Bewegungsmangel, Übergewicht, Bluthochdruck und Fettstoffwechselstörungen.

Warnhinweis: Der plötzliche Verschluss einer größeren Extremitätenarterie ist ein Notfall, weil er die Gliedmaßen gefährdet und einen lebensbedrohlichen Kreislaufschock auslösen kann. Auslöser ist meist ein verschlepptes Blutgerinnsel (→ S. 737) aus dem Herzen, das in einer arteriosklerotisch zerklüfteten Arterie hängen bleibt und diese verschließt. Arterien der Arme sind seltener betroffen als die der Beine. Das Bein schmerzt, wird blass, ist im Seitenvergleich deutlich kälter und wird zunehmend bewegungsunfähig. In diesem Fall ist die sofortige Einweisung in eine Klinik erforderlich, in der das Blutgerinnsel mit einem Katheter entfernt oder durch ein Medikament aufgelöst wird.

Das macht der Arzt

Diagnosesicherung. Aus der Beschwerdeschilderung und ärztlichen Untersuchung der Beine (Hautfarbe, Temperatur, Haut- und Gewebeveränderungen) lässt sich meist schon die Verdachtsdiagnose pAVK stellen. Durch Tasten der Pulse in der Leiste, am Knie und am Fuß prüft der Arzt, ob die vom Herzen ausgehende Pulswelle die Füße erreicht. Ein schwacher oder fehlender Puls weist auf Engstellen oder auf einen Verschluss in einem darüberliegenden Gefäßabschnitt hin. Auch der Lagerungsversuch nach Ratschow (→ S. 687) oder Strömungsgeräusche beim Abhorchen der Gefäße liefern weitere Anhaltspunkte. Mit dem Gehtest (→ S. 687) wird gemessen, welche Strecke der Betroffene noch ohne Schmerzen zurücklegen kann.

Das Ausmaß einer pAVK wird mit dem **Knöchel-Arm-Index** abgeschätzt. Der am Bein des liegenden Patienten gemessene systolische Blutdruckwert entspricht üblicherweise dem des Arms oder ist sogar etwas höher. Bei verengten Beinarterien liegt der am Bein gemessene Blutdruck jedoch unter dem des Arms. Der ermittelte Blutdruckwert des Beins wird durch den des Arms geteilt:

$$\frac{\text{systolischer Blutdruck der Beinarterie}}{\text{systolischer Blutdruck der Armarterie}} = \text{Knöchel-Arm-Index}$$

Der Knöchel-Arm-Index ist bei Gefäßgesunden mindestens 1. Bei verengten Beinarterien sinkt er unter 0,9. Bei Werten unter 0,3 ist die Blutversorgung des Beins gefährdet, eine Amputation droht *(kritische Ischämie)*. Bei sehr verkalkten Beinarterien ist diese Untersuchungsmethode wegen fehlerhafter Messwerte allerdings nicht anwendbar.

Eine Farbduplexsonografie (→ S. 691), eine Magnetresonanz-Angiografie (→ S. 692) oder eine digitale Subtraktionsangiografie (DSA → S. 691) zeigt die genaue Lage der Gefäßverengung. Weil eine fortgeschrittene Arteriosklerose meist alle Arterien des Körpers erfasst, schließen sich weitere Untersuchungen des Herzens und der hirnversorgenden Arterien an, um über eine gleichzeitig bestehende koronare Herzkrankheit (→ S. 693) oder einen drohenden Schlaganfall (→ S. 1126) Bescheid zu wissen. Dies ist insbesondere dann zwingend notwendig, wenn eine gefäßchirurgische Therapie ansteht, zu der die volle OP-Fähigkeit gegeben sein muss.

Therapie. Die Behandlungsmaßnahmen der pAVK hängen vom jeweiligen Fontaine-Stadium (→ Tab. S. 728) ab:

Im Stadium I steht die Verringerung der Risikofaktoren für die Entwicklung einer Arteriosklerose im Vordergrund. Vor allem die Nikotinabhängigkeit gilt es zu überwinden (Tipps → S. 1204). Weitere sinnvolle Maßnahmen finden sich im Abschnitt Selbsthilfe.

Im Stadium II wird die schmerzfreie Gehstrecke durch ein möglichst tägliches Gehtraining von etwa 1 Stunde verlängert. Man geht solange, bis die Schmerzen beginnen, pausiert kurz, bis die Schmerzen wieder verschwinden, und setzt anschließend das Gehen erneut fort. So werden neue Umgehungskreisläufe der Blutgefäße gebildet.

Die Einnahme von Plättchenhemmern wie Acetylsalicylsäure beugen einer Blutgerinnselbildung in geschädigten Arterien vor.

Ob die zusätzliche Einnahme von Medikamenten wie Pentoxifyllin (Trental®), Naftidrofuryl (Dusodril®) oder Buflomedil (Bufedil®) die Durchblutungssituation weiter verbessert, ist umstritten. Eine Wirkung ist zwar nachgewiesen, der Nutzen ist aber so gering, dass er nach Ansicht vieler Ärzte gegenüber einem konsequent durchgeführten Gehtraining kaum ins Gewicht fällt. Ein Teil der Substanzen kann auch als Infusion gegeben werden. Die Wirkung wird dadurch verbessert, die Behandlung ist aber nur für kurze Zeit möglich und außerhalb des Krankenhauses aufwendig.

Wichtig ist hingegen, alle Medikamente wegzulassen, die als Nebenwirkung die Durchblutungsstörung der Extremitätenarterien fördern können (z. B. Betablocker).

In den pAVK-Stadien IIb, III und IV wird versucht, die Gefäßengstellen und -verschlüsse mit einem Ballonkatheter aufzudehnen und bei Bedarf auch mit einem Stent zu versehen (Gefäßstütze → S. 694). Eine Gefäßaufdehnung ist vor allem an großen Gefäßen wie den Beckenarterien anhaltend erfolgreich. Im Knie- und Unterschenkelbereich hingegen muss in über 50 % der Fälle mit erneuten Gefäßverschlüssen im Laufe der nächsten Monate und Jahre gerechnet werden.

Gefäßchirurgen können zudem die arteriosklerotischen Ablagerungen aus den Gefäßen herausschälen oder die Engstelle mithilfe einer Vene oder Gefäßprothese überbrücken (Bypass). Sind Blutgerinnsel (→ S. 737) Ursache der verstopften Arterie, gelingt es häufig, sie in den ersten Tagen und Wochen, solange sie noch weich sind, über einen Katheter abzusaugen oder mit gerinnungshemmenden Medikamenten aufzulösen.

Falls weder Kathetereingriff noch Operation die Durchblutung verbessern, bleibt noch die Möglichkeit, durch wiederholte Infusionen von ***Prostanoiden*** (Verwandte der Prostaglandine) vorübergehend eine bessere Blutversorgung der Extremität zu ermöglichen und so die Stoffwechselsituation vor Ort zu verbessern. Hier gibt es unterschiedliche Ansichten darüber, ob der Nutzen die Risiken (u. a. Belastung des Herzens) rechtfertigt.

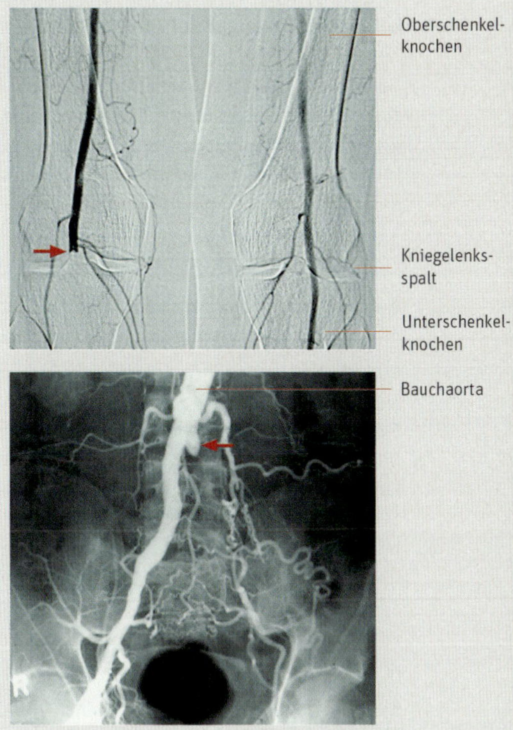

Oben in DSA-Technik aufgenommen: ***Akuter Verschluss der rechten Beinarterie*** *im Bereich des Kniegelenks (das Kontrastmittel erscheint schwarz). Unten in der klassischen Technik aufgenommener Verschluss der linken* ***Beckenarterie*** *(das Kontrastmittel ist weiß).* [GTV 1937]

Wenn trotz aller Maßnahmen die Schmerzen zunehmen oder Gewebe abstirbt, bleibt nur noch die Amputation.

Vorsorge und Selbsthilfe

Wie sich eine pAVK weiterentwickelt, ob eine vernünftige Lebensqualität erhalten bleibt oder der Gang der Dinge Richtung Immobilität, Amputation und schließlich Tod voran-

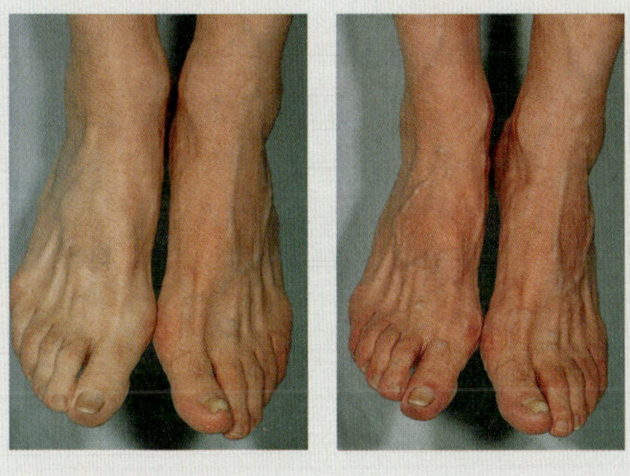

Lagerungsversuch nach Ratschow: *Im Bild links sieht man die Durchblutungssituation beider Beine wenige Sekunden nachdem der Patient die Beine für einige Zeit im Liegen senkrecht nach oben gelagert und mit den Füssen gekreist hatte. Die Asymmetrie fällt sofort ins Auge: Der rechte Fuß ist weißgefleckt (hier kommt weniger arterielles sauerstoffreiches Blut an). Bild rechts: Erst nach einer halben Minute füllt sich auch das rechte Bein mit Blut.* [GTV 1939]

schreitet, hängt davon ab, wie Sie Ihre Risikofaktoren, insbesondere das Rauchen, in den Griff bekommen. Die meisten Todesfälle bei pAVK sind nicht auf die Erkrankung selbst zurückzuführen, sondern sind Folge einer gleichzeitig bestehenden Durchblutungsstörung des Herzens oder des Gehirns. Wenn Sie Ihre Risikofaktoren ausschalten, beeinflussen Sie nicht nur die pAVK, sondern verbessern auch Ihre Herz- und Gehirndurchblutung.

Gehtraining. Training und Fußpflege heißen die Schlüsselwörter für Ihr Leben mit der Erkrankung. In frühen Stadien der Erkrankung schaffen es pAVK-Patienten, ihre maximale Gehstrecke durch regelmäßiges Gehtraining und/oder Gymnastik deutlich zu verlängern. Gehen ist für Sie die beste Medizin! Für Schlechtwetterperioden eignen sich Heimtrainer. Bestehen erhebliches Übergewicht oder Gelenkbeschwerden, z. B. durch Hüft- oder Kniegelenksarthrose (→ S. 953, S. 964), dann ist Fahrradfahren möglicherweise die bessere Wahl.

Schuhwerk. Perfekt passende Schuhe und Strümpfe sind für Sie kein Luxus, sondern überlebenswichtig. Ihr Arzt kann Ihnen orthopädische Einlagen oder Spezialschuhe verschreiben, wenn das nötig ist. Ihre üblichen Schuhe sollten so gut passen, dass sie keine Druckstellen verursachen. Bequeme Sportschuhe passen vielen Menschen am besten, eventuell mit Klettverschlüssen, um das An- und Ausziehen zu erleichtern. Und auf modische Zutaten verzichten Sie möglichst. Ein hoher Absatz belastet den Vorfuß zu stark, besser sind flache Schuhe. Achten Sie auf gute Verarbeitung: Schlecht abgedeckte Innennähte können scheuern, scharfkantige Fußbetten können verletzen.

Gehen Sie möglichst viel zu Fuß, aber laufen Sie wegen der Verletzungsgefahr nicht barfuß. Bereits kleinste Verletzungen oder Druckstellen müssen medizinisch behandelt und rasch zur Abheilung gebracht werden.

Fußpflege. Ganz wichtig ist für Sie, Fußverletzungen vorzubeugen, mindestens aber zu bemerken und sorgfältig zu pflegen. Falls Sie nicht gelenkig genug sind, um Ihre Füße auch von unten genau inspizieren zu können, helfen Spiegel und Lampe. Ideal ist es, wenn Sie einmal wöchentlich zur medizinischen Fußpflege (Podologie → S. 1065) gehen und/oder sich vom Partner oder von Familienangehörigen die Füße nach kleinen Verletzungen, Blasen und Rötungen absuchen lassen – am besten täglich! Wenn Sie eine Verletzung bemerken, gehen Sie unbedingt zum Arzt (insbesondere bei Diabetes)!

Krampfadern und chronisch-venöse Insuffizienz. Wenn Sie gleichzeitig mit der pAVK auch noch ein Venenleiden haben, ist guter Rat teuer, denn Kompressionsstrümpfe und Stützstrumpfhosen verschlechtern die arterielle Beindurchblutung.

Rauchen. Für viele ist das Aufhören ein leidiges Thema. Immerhin: Wenn Sie es jetzt schaffen, ist der Lohn ein doppelter. Nicht nur die Kondition und Ihr Raucherhusten werden besser, auch die Beinschmerzen verschwinden. Wenn Sie wirklich aufhören wollen, planen Sie dies am besten über einen längeren Zeitraum, denn Sie haben der Zigarette „Vorzugsplätze" in Ihrem Alltag eingerichtet. All diese lieb gewonnenen Gewohnheiten müssen Sie nun aus Ihrem Gedächtnis und Ihrem Leben tilgen. Dies ist ein Kampf – aber einer, den Sie gewinnen können. Am leichtesten gelingt es mit professioneller Hilfe (Details → S. 1204). Fragen Sie Ihren Hausarzt nach bewährten Anlaufstellen in Ihrer Nähe.

Alkohol. Viele Raucher mit pAVK haben die Erfahrung gemacht, dass gleichzeitig konsumierter Alkohol die nikotinbedingten Beinschmerzen mildert oder ganz aufhebt. Und in der Tat wirkt der Alkohol auf Blutgefäße erweiternd, während das Nikotin sie verengt. Leider haben viele Raucherbein-Betroffene deshalb zusätzlich zu ihrer Nikotinabhängigkeit eine handfeste Alkoholabhängigkeit entwickelt. Diese ist natürlich schädlich und therapiebedürftig (→ S. 1203). Für pAVK-Patienten mit maßvollem Alkoholkonsum gilt jedoch, und das mag für manche eine gute Nachricht sein, dass sie trotz ihrer Erkrankung auf ihr tägliches Bier oder Glas Wein nicht verzichten müssen.

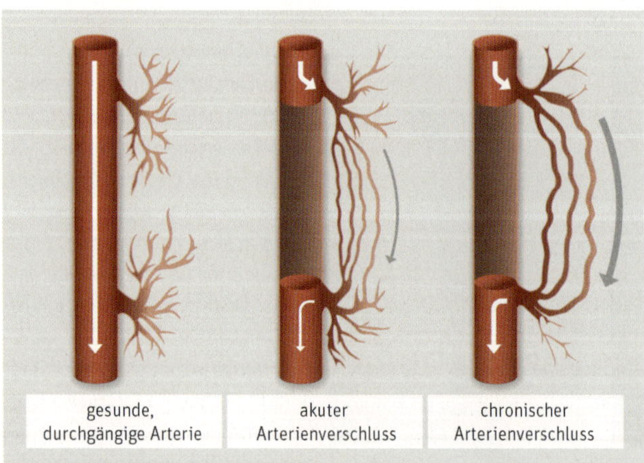

Bei Verschluss einer Arterie (vergleichbar mit einer großen Baustelle auf der Hauptstraße), wird die Bildung von „Umgehungsstraßen" angeregt. Dies führt zur Entwicklung eines ***körpereigenen Bypass-Systems:*** *Sie wachsen durch den hohen Druck des gestauten Bluts und werden schließlich zur funktionsfähigen Umleitung.* [ASM 1940]

Ernährung. Wenn Sie Ihr Leben ändern wollen, sollten Sie primär Ihr Gewicht normalisieren. Haben Sie einen Typ-2-Diabetes, so profitieren Sie auch hier doppelt: Mit jedem Kilo weniger auf der Waage sinkt auch Ihr Bedarf an Diabetesmedikamenten und eventuell verschwindet Ihr Diabetes sogar ganz.

Schlafen. pAVK-Patienten ziehen gerne warme Socken an, wenn Sie ins Bett gehen, und manche legen sich auch ein Heizkissen unter die Waden, wenn es ganz kalt wird. Von Letzterem raten die Ärzte jedoch ab, weil durch lokale Wärmezufuhr die Durchblutung von Unterschenkeln und Füßen nicht verbessert wird. Eine weitere sinnvolle Maßnahme ist, mit erhöhtem Oberkörper und/oder abgesenktem Fußteil zu schlafen, um die Durchblutung der unteren Körperpartien zu verbessern. Der Kauf eines entsprechenden Spezialbetts ist deshalb eine erwägenswerte Investition.

Komplementärmedizin

Gefäßschäden können auch mithilfe der Komplementärmedizin nicht mehr rückgängig gemacht werden. Immerhin versprechen einige Maßnahmen zumindest in den frühen Stadien Linderung, insbesondere dann, wenn sie mit einem konsequenten Gehtraining kombiniert werden.

Sauerstofftherapien. Eine Reihe von Verfahren – z. B. die Sauerstoff-Mehrschritt-Therapie nach Manfred von Ardenne, die Ozontherapie, die hämatogene Oxidationstherapie, die Chelattherapie oder die hyperbare Oxygenation – versprechen Hilfe. Einige Methoden arbeiten auch mit direkten Injektionen von Sauerstoff (mit und ohne Zusatz von Ozon) in die verengte Beinschlagader, und viele Betroffene berichten über eine sofort einsetzende Besserung der Beschwerden. Über den Langzeiteffekt all dieser Maßnahmen sind sich die Experten jedoch nicht einig. Viele Fachärzte weisen darauf hin, dass die Wirksamkeit nicht ausreichend belegt sei und der zu erwartende Nutzen die Behandlungsrisiken und -kosten nicht rechtfertige.

Pflanzenheilkunde. Sanfte Wege zur Besserung der Beschwerden versprechen einige pflanzliche Präparate, vor allem solche, die Ginkgoblätter-Extrakte (z. B. Tebonin®, Rökan®, Craton® oder Kaveri®) enthalten. Aber auch hier sind die Wirkungsnachweise spärlich.

Homöopathie (→ S. 1251). Arnica, Barium carbonicum, Silicea oder Viscum album gehören zu den besonders häufig infrage kommenden Konstitutionsmitteln; verschiedene Komplexmittel, z. B. Aesculus compositum® oder Arteria-cyl®, sollen die Durchblutung fördern.

i **Aktuell:** www.gesundheit-heute.de/19x10

- **www.akdae.de/45/pAVK.pdf** – Informationen zu Ursachen und Behandlungsmöglichkeiten der peripheren arteriellen Verschlusskrankheit für Patienten und Angehörige. Herausgegeben von der Arzneimittelkommission der deutschen Ärzteschaft in Zusammenarbeit mit der Techniker Krankenkasse.

Arterielle Verschlusskrankheit der Darmgefäße

Häufigkeit: ■□□□□

Arterielle Verschlusskrankheit der Darmgefäße ***(AVK der viszeralen Gefäße, AVK der Mesenterialarterie):*** Ungenügende Durchblutung der Eingeweide aufgrund arterieller Gefäßverengungen.

Durchblutungsstörungen der Darmgefäße treten als chronisches Leiden mit immer wieder beklagten Bauchschmerzen oder als plötzliches lebensbedrohliches Ereignis mit Übelkeit, Erbrechen oder Durchfall in Erscheinung. Betroffen sind meist ältere Menschen, bei denen ähnliche Gefäßverengungen bereits von anderen Körperregionen bekannt sind.

Leitbeschwerden

Chronisch:

- Bevorzugt nach dem Essen auftretende Bauchschmerzen
- Verdauungsstörungen, Gewichtsabnahme.

Akut:

- Plötzliche, starke, krampfartige Bauchschmerzen, Übelkeit, Erbrechen mit extrem druckschmerzhaftem Leib und Kreislaufstörungen bis hin zum Schock (akuter Arterienverschluss mit Darminfarkt und Bauchfellentzündung).

Die Erkrankung

Bei unzureichender Durchblutung der Eingeweide kommt es zu krampfartigen Bauchschmerzen. Wenn dies nur vorübergehend im Anschluss an ein Essen geschieht, spricht man von einer ***Angina abdominalis.*** Begleitend treten – zumindest langfristig – Stuhlunregelmäßigkeiten, Verdauungsstörungen, Gewichtsabnahme und zum Teil auch blutige Durchfälle hinzu.

Bei anhaltender Mangeldurchblutung des Darms kommt es zum ***Darminfarkt:*** Durch die geschädigte Darmwand treten Darmbakterien in den freien Bauchraum aus, wodurch sich eine lebensbedrohliche Bauchfellentzündung (Peritonitis → S. 681) entwickelt.

Das macht der Arzt

Die Diagnose ist schwierig und wird oft erst spät gestellt, da der Arzt bei Bauchschmerzen nach dem Essen oder bei Blut im Stuhl zunächst an zahlreiche andere Erkrankungen denkt (Differenzialdiagnose Bauchschmerzen → Tab. S. 87–S. 90). Steht die Diagnose endlich, wird die Durchblutung zunächst medikamentös durch Plättchenhemmer (z. B. Acetylsalicylsäure → S. 740) verbessert. Reicht dies nicht, ist der nächste Schritt eine gefäßchirurgische Operation oder eine Gefäßaufdehnung.

Besonders schwierig ist die Diagnose eines akuten Darminfarkts, da hier ein relativ beschwerdefreies Intervall von mehreren Stunden auftritt. Der Patient hat dabei wenig Schmerzen, aber es entsteht in dieser Zeit eine Bauchfellentzündung. Doch gerade hier ist die Diagnosestellung und sofortige Therapie (Öffnung des Bauchs und der verschlossenen Arterie) besonders wichtig, da der betroffene Darmabschnitt sonst abstirbt und entfernt werden muss.

Aortenaneurysma

Häufigkeit: ■■□□□

Aortenaneurysma: Krankhafte Aussackung der Gefäßwand der Aorta. Aortenaneurymen treten bevorzugt bei älteren Menschen und überwiegend an der Bauchaorta auf. Männer erkranken wesentlich häufiger als Frauen. Jedes größere Aortenaneurysma ist eine Zeitbombe – es kann platzen und verursacht dann meist tödliche innerliche Blutungen. Die rasche gefäßchirurgische Beseitigung ist deshalb die Behandlung der Wahl, wenn das Aortenaneurysma eine kritische Größe entwickelt hat.

Es können auch an jedem anderen arteriellen Gefäß Aneurysmen auftreten z. B. im Rahmen von Autoimmunerkrankungen (→ S. 1049 Vaskulitiden).

Leitbeschwerden

- Selten Rückenschmerzen oder leichter lokaler Druckschmerz
- Pulssynchrones Klopfgefühl im Bauch
- Beim Aufreißen der Aorta: Plötzlich starke Schmerzen, Blutdruckabfall, Kreislaufzusammenbruch.

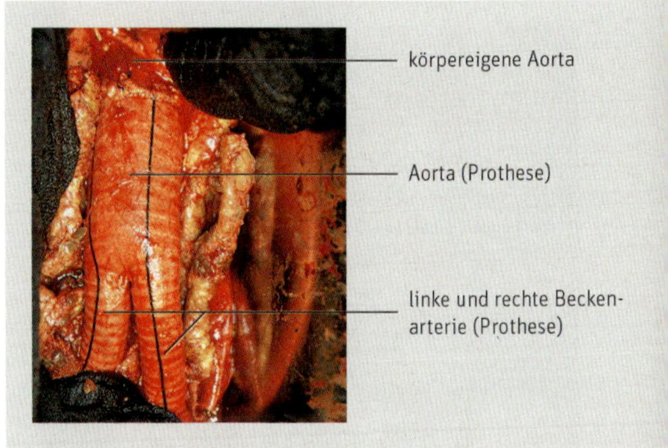

Operation eines Aortenaneurysmas. Der Gefäßchirurg ersetzt die überdehnte Aorta durch eine Y-förmige Gefäßprothese. [GTV 1943]

Wann zum Arzt

Am nächsten Tag, wenn die obigen Beschwerden bemerkt werden.

Sofort den Notarzt rufen, wenn plötzlich starke Schmerzen im Brust- oder Bauchbereich mit Schwindel, Schwäche, Übelkeit und kaltem Schweiß auftreten.

Die Erkrankung

Der Bauchabschnitt der Hauptschlagader wird im höheren Lebensalter besonders häufig durch Arteriosklerose (→ S. 721) und Entzündungen beschädigt. Dauerhaft erhöhter Blutdruck, Gewebsschwäche und Einrisse der Aorteninnenschicht führen zu einer sackartigen Ausweitung, die platzen kann. Gefährdete Stellen sind abzweigende Gefäße zum Darm oder zu den Nieren. Hoher Blutdruck fördert somit die Entstehung eines Aneurysmas.

Die Aufweitung tritt am häufigsten an der Bauchaorta ***(abdominelles Aortenaneurysma)*** auf, seltener auch an der Brustaorta ***(thorakales Aortenaneurysma).*** Der Durchmesser der Aorta kann dabei um das Doppelte und mehr zunehmen.

Die Diagnose wird meist zufällig bei einer Ultraschall- oder Röntgenuntersuchung gestellt oder es fällt dem Patienten oder dem Arzt eine pulsierende Schwellung beim Abtasten des Bauchs auf.

Das macht der Arzt

Der Arzt stellt Größe und Ausdehnung des Aortenaneurysmas mit Ultraschall, Kernspin und/oder CT fest. Meist wird es aber zufällig gefunden, z. B. durch einen Bauchultraschall beim Internisten im Zuge einer Vorsorgeuntersuchung (→ Kapitel 06).

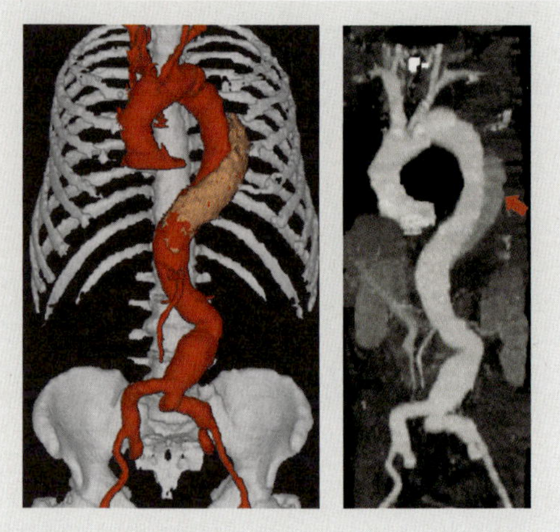

Aortenaneurysma in der Rekonstruktion aus einer Serie von CTs; links in der dreidimensionalen Darstellung (das Aneurysma ist der rosafarbene Bereich) und rechts in der konventionellen CT-Schnittansicht (roter Pfeil) [GTV 1942]

Die entscheidende Frage ist die nach der Dringlichkeit einer Operation. Ein Aortenaneurysma neigt mit zunehmender Größe zum Zerreißen. Die dadurch entstehende ***Massenblutung,*** wie sie der Mediziner nennt, endet selbst bei sofortiger Operation meist tödlich. Leider sind Operationen an Aortenaneurysmen stets schwerwiegende Eingriffe, da abhängig vom Ort des Aneurysmas 5–10 % der Eingriffe tödlich verlaufen. Deshalb haben jahrelange Beobachtungen zu der Empfehlung geführt, ein Aortenaneurysma erst dann zu operieren, wenn es einen Querdurchmesser von 5,5 cm überschreitet. Im Einzelfall beeinflussen auch weitere Kriterien die Entscheidung, z. B. operationstechnische Zugänglichkeit des Aneurysmas und bestehende Begleiterkrankungen. So werden im Bereich des Brustkorbs wegen der besonders schwierigen OP-Gegebenheiten auch größere Durchmesser toleriert.

Bei der Operation ersetzt ein Gefäßchirurg die erweiterte Aorta durch eine Gefäßprothese. Für die Bauchaorta gibt es darüber hinaus noch die neue Möglichkeit, eine entfaltbare Aortenprothese ohne Operation über einen Katheter einzubringen und im Aneurysma als „Rohr im Rohr" zu platzieren. Langzeitergebnisse dieses Eingriffs stehen noch aus.

Solange noch keine Operation ansteht, wird das Aneurysma alle 6 bis 12 Monate kontrolliert, um eine Größenänderung rechtzeitig zu erfassen. Außerdem wird auf eine gute Blutdruckeinstellung geachtet.

Selbsthilfe

Nicht jedes Aneurysma muss operiert werden. Je nach Größe und Form ist die Wahrscheinlichkeit eines Zerreißens unterschiedlich hoch. Wägen Sie die Argumente gemeinsam mit dem Arzt ab. Wenn Sie sich operieren lassen, suchen Sie eine Klinik mit großer Erfahrung im Bereich der Gefäßchirurgie. Die OP kann offen (größerer Schnitt) oder minimal-invasiv als Rohr-im-Rohr-Prothese durchgeführt werden. Der minimal-invasive Eingriff ist für den Patienten weniger belastend. Ob er den gleichen Schutz wie eine konventionelle Gefäßprothese bietet, wird allerdings erst die Zukunft zeigen.

Aktuell: www.gesundheit-heute.de/19x11

- K. & J. Ennker: **Aortenchirurgie.** Steinkopff, 2003. Patientenratgeber zu Aortenaneurysma und Aortendissektion. Überblick über Ursachen, Therapiemöglichkeiten und die Zeit nach der Operation.

Aortendissektion

Häufigkeit: ■□□□□

Aortendissektion: Längsspaltung der mehrschichtigen Aortenwand über eine längere Strecke.

Tritt sie akut auf, ist sie ein lebensbedrohlicher Notfall mit ~ 20 % Sterblichkeit trotz Krankenhausbehandlung und Operation. Eine Aortendissektion entsteht bevorzugt bei älteren Menschen. Männer sind doppelt so häufig betroffen wie Frauen. Gefährdet sind vor allem Patienten mit Bluthochdruck oder angeborenen Bindegewebserkrankungen.

Leitbeschwerden

Betroffene spüren plötzliche, starke reißende und schneidende Schmerzen in Brustkorb oder Rücken, die oft nach körperlichen oder psychischen Belastungen auftreten. Der Notarzt sollte sofort gerufen werden.

Die Erkrankung

Die Aortenwand besteht, wie jedes Blutgefäß, aus mehreren Gewebeschichten (→ S. 720). Wenn die innerste Schicht, die Intima, einreißt, dringt Blut in die Aortenwand ein und wühlt sich zwischen den einzelnen Gewebsschichten innerhalb der Aortenwand vor. Dadurch spaltet sich die Aortenwand auf. Dieser Dissektionsspalt kann sich über weite Strecken der Aorta fortsetzen.

Die zerteilte Gefäßwand wölbt sich in das Gefäßinnere vor und engt es ein oder sie platzt nach außen auf und verursacht große innere Blutungen. Herznahe Aortendissektionen sind Notfälle und werden sofort operiert (= *Typ A nach Stanford*), weil lebensbedrohliche Komplikationen drohen. Liegt die Dissektion in der Bauchaorta oder jenseits des Aortenbogens – *Typ B nach Stanford* –, kann zunächst der Verlauf abgewartet werden.

Das macht der Arzt

Rät der Arzt zunächst abzuwarten, muss auf normale Blutdruckwerte geachtet und schwere körperliche Arbeit gemieden werden. Halbjährliche Befundkontrollen sind erforderlich. Nicht selten erübrigt sich eine OP, wenn das Blut im Dissektionsspalt gerinnt und den Spalt wieder verschließt.

Wird operiert, so wird der eingerissene Abschnitt wie bei einem Aortenaneurysma (→ S. 731) durch eine Prothese ersetzt.

Angiodysplasien und AV-Fisteln

Häufigkeit: ■□□□□

Angiodysplasie ***(vaskuläre Dysplasie):*** Angeborene arterielle, venöse oder auch lymphatische Gefäßfehlbildung, vereinzelt oder mehrfach in verschiedensten Organen auftretend. Unter der Haut liegend sind Angiodysplasien an einer dauerhaften rotblauen Verfärbung der Haut zu erkennen. An der Magen-Darm-Schleimhaut machen sie sich durch zeitweise auftretende Darumblutungen mit entsprechendem Blutabgang mit dem Stuhl bemerkbar. Sie sind manchmal erst durch eine Angiografie oder eine Erythrozytenszintigrafie aufzufinden, bei der die roten Blutkörperchen radioaktiv markiert werden.

Wenn Angiodysplasien in Form eines Gefäßkurzschlusses zwischen arteriellem und venösem Blutgefäßsystem ausgebildet sind, spricht der Arzt von einer **AV-Fistel** ***(Arteriovenöser Fistel).***

AV-Fisteln können durch den Gefäßkurzschluss das Herz belasten, wenn darüber dauerhaft große Blutmengen vom arteriellen ins venöse Gefäßsystem fließen.

Behandlungsbedürftige Angiodysplasien oder AV-Fisteln werden medikamentös verödet oder operativ entfernt.

Bei Dialyse-Patienten (→ S. 747) wird eine AV-Fistel gezielt am Arm (Oberarm, Unterarm) angelegt ***(Cimino-Shunt*** → S. 785). Bei diesem Shunt handelt es sich um eine operative Verbindung einer großen Arterie mit einer großen Vene. Hier bildet sich im Verlauf von Wochen ein kräftiges, gut punktierbares Gefäß, ein ***Dialyse-Shunt,*** aus, über das ausreichende Blutmengen zur Dialysemaschine und wieder zurückfließen können.

Manchmal entstehen AV-Fisteln unabsichtlich nach einer Gefäßverletzung oder einem diagnostischen medizinischen Eingriff (z. B. nach einer Punktion der Leistenarterie zur Koronarangiografie). Solche Fisteln verschließen sich häufig durch langes Abdrücken (z. B. für eine Stunde). Gelingt dies nicht, werden sie durch einen kleinen operativen Eingriff unterbunden.

Erkrankungen der Venen

Aufbau des venösen Gefäßsystems

Venöse Gefäßkrankheiten sind entgegen landläufiger Meinung nicht harmlos. Sie sind sehr häufig für dauernde oder vorübergehende Gefäßerkrankungen der Beine sowie für Arbeitsunfähigkeit verantwortlich. In Mitteleuropa leidet ein Drittel der Bevölkerung an Krampfadern (→ rechts), bei jedem Hundertsten liegt ein offenes Bein (→ S. 738) vor.

Etwa zwei Drittel des Bluts im menschlichen Körper befinden sich nicht im arteriellen System, sondern in den Venen und werden nur langsam und mit geringem Druck zum Herzen zurücktransportiert. Venenwände sind deshalb dünner als Arterienwände (Aufbau der Gefäßwände → S. 720). Die Intima bildet bei ihnen Venenklappen, die als Ventile dafür sorgen, dass das Blut nicht zurücksackt, sondern nur in Richtung Herz fließen kann.

Die großen Venen verlaufen meist parallel zu den großen Arterien des Körpers. An den Beinen gibt es drei Arten von Venen: ***oberflächliche Venen,*** die ein Netzwerk direkt unter der Haut bilden, ***tiefe Beinvenen,*** die tief in der Muskulatur das Blut zum Herzen zurücktransportieren, und ***Perforansvenen,*** die das oberflächliche mit dem tiefen Venensystem verbinden (→ Abb. S. 733).

Der Druck für den Transport des venösen Bluts Richtung Herz entsteht durch die Pulswelle in den Arterien und durch Kontraktionen der umgebenden Muskeln, die die Venen zusammendrücken. Körperliche Bewegung leistet daher einen wesentlichen Beitrag für den Blutrückfluss zum Herzen – dieser Effekt wird auch als **Muskelvenenpumpe** bezeichnet.

Ebenso unterstützt das lymphatische System (→ Abb. S. 742) den von den Venen geleisteten Rücktransport des Bluts zum Herzen und entwässert dadurch zusätzlich Arme und Beine.

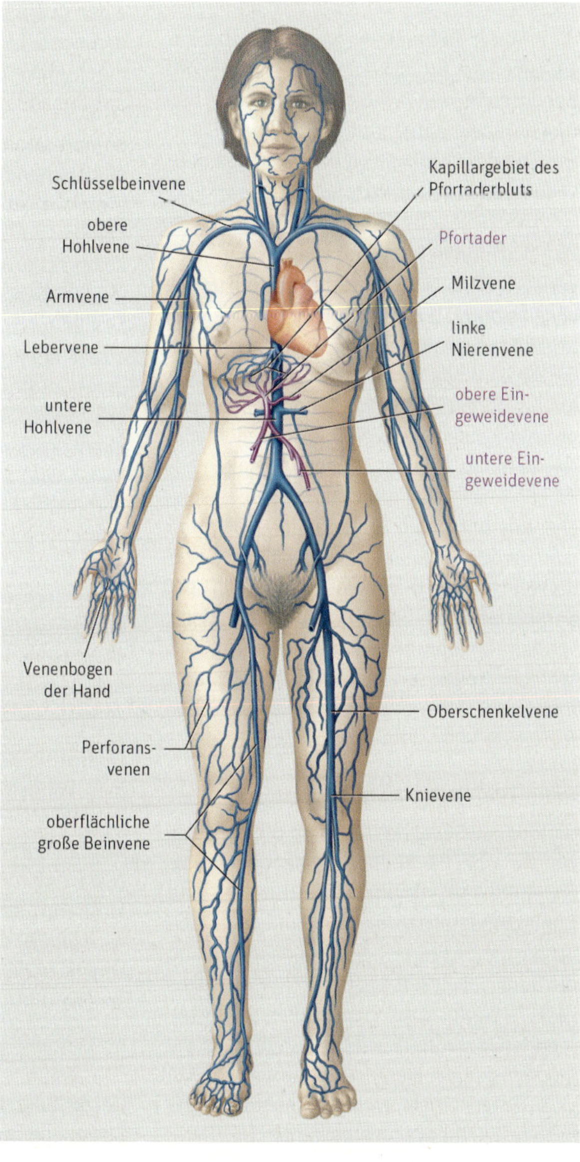

*Der Verlauf des **venösen Gefäßsystems** folgt im Wesentlichen dem der Arterien, hat aber einige Besonderheiten: So existiert im Bauchraum ein zweites venöses Venengeflecht, der **Pfortaderkreislauf** (hier violett). Die Pfortader nimmt das Blut vom Verdauungstrakt auf und führt es der Leber zu, die die Nährstoffe aus dem Darm (obere und untere Eingeweidevene) herausfiltert. Von besonderer Bedeutung sind das oberflächliche und das tiefliegende Venensystem in Armen und Beinen. Das Blut fließt von den oberflächlichen Venen (z. B. oberflächliche große Beinvene) entweder direkt in die tiefliegenden (z. B. Oberschenkel) Venen oder über ein mittleres Venensystem, die Perforansvenen, in die tiefen Venen.* [GTV1944]

Krampfadern

Häufigkeit: ■■■■■

Krampfadern ***(Varikosis, Varikose, Varizen):*** Sichtbare, oberflächlich unter der Haut verlaufende, krankhaft erweiterte Venen, zum Teil geschlängelt mit knotigen Aussackungen.

Krampfadern treten überwiegend an den Beinen auf und werden meist um das 30. Lebensjahr erstmals bemerkt. Frauen sind dreimal so häufig betroffen wie Männer. Krampfadern sind eine Volkskrankheit, von der mehr als 30 % der Erwachsenen betroffen sind.

Leitbeschwerden

- Kosmetisch störende Besenreiser und Krampfadern
- Müde, schwere Beine
- Schwellungsgefühl, Kribbeln, Jucken und Schmerzen in den Beinen
- Beschwerdezunahme nach langem Stehen oder Sitzen und bei Hitze, Besserung der Beschwerden beim Hochlegen der Beine (genau umgekehrt ist es bei der pAVK → S. 727)
- Abendliche Schwellung der Fußknöchel
- Nächtliche Wadenkrämpfe.

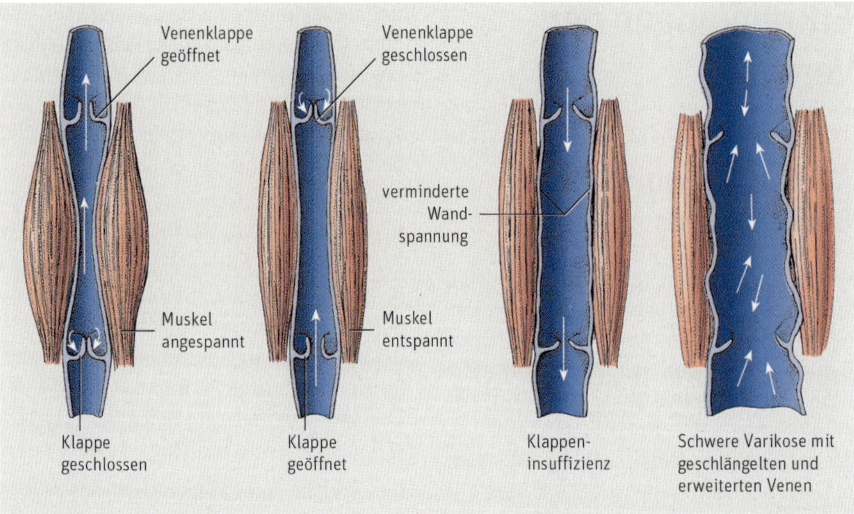

Funktion der Venenklappen: *Im ersten Bild wird das Blut durch Anspannung der Beinmuskulatur durch die geöffnete Venenklappe nach oben in Richtung Herz gepresst. Zeitgleich verhindert die geschlossene untere Klappe einen Rückfluss des Bluts. Bei Entspannung der Muskulatur (zweites Bild) kann Blut von unten nachströmen. Wenn eine Klappenschwäche besteht (drittes Bild), ist der Klappenschluss unvollständig und das Blut sackt zurück in die Beine. Auf die Dauer entstehen Krampfadern (viertes Bild).* [GRA 1945]

Wann zum Arzt

In den nächsten Wochen, wenn zunehmend schwere Beine, Spannungsgefühl und Knöchelschwellungen nach längerem Stehen auffallen.

Die Erkrankung

Wenn sich die oberflächlichen Venen im Alter aufgrund des Elastizitätsverlusts der Gefäßwände erweitern und dadurch die Venenklappen undicht werden, entwickeln sich als Folge des Blutstaus schleichend über Jahre hinweg Krampfadern. Begünstigt wird diese Entwicklung neben einer im Vordergrund stehenden erblichen Veranlagung durch langes Stehen oder Sitzen, Bewegungsmangel, Schwangerschaften und starkes Übergewicht ***(primäre Varikose).***

Daneben können Krampfadern auch Umgehungskreisläufe bei Abflusshindernissen (z. B. beim postthrombotischen Syndrom) im tiefen Venensystem darstellen ***(sekundäre Varikose).***

Die oberflächlichen Venen können sich fingerdick erweitern oder netzartig ausbreiten oder sich als **Besenreiservarizen** spinnwebenartig flächig ausbilden. Sie treten bevorzugt an der Innenseite von Ober- und Unterschenkel sowie an der Rückseite des Unterschenkels auf.

Der gestörte Blutabfluss, der das Gefühl gespannter, schwerer, müder Beine verursacht, ist zunächst nur auf das oberflächliche Venensystem beschränkt. Werden auch die Perforansvenen von den degenerativen Veränderungen erfasst, kann Blut zwischen oberflächlichem und tieferem Venensystem zirkulieren, anstatt Richtung Herz abzufließen. In fortgeschrittenem Stadium führt der gestörte venöse Blutabfluss dazu, dass sich jetzt auch die tiefen Beinvenen erweitern und ihre Klappen undicht werden. Es droht eine chronisch venöse Insuffizienz (→ S. 738), die auch als Endstadium oder Folgeschaden der tiefen Venenthrombose auftritt (→ S. 736).

(!) Ziel der Behandlung von Krampfadern ist, neben der Beschwerdelinderung oder der Beendigung wiederholter Krampfaderblutungen oder -entzündungen, auch die Ausweitung des Krankheitsverlaufs auf das tiefe Venensystem zu verhindern.

Warnhinweis: Wenn eine Krampfader verletzt wird und blutet ***(Varizenruptur, Venenruptur),*** droht erheblicher Blutverlust. Legen Sie deshalb das Bein hoch und drücken Sie die blutende Vene mit einer Wundauflage ab, bis die Blutung zum Stehen kommt. Ein anschließender Druckverband verhindert eine Nachblutung. Er muss bis zum Verheilen der Wunde regelmäßig erneuert werden. Besprechen Sie mit Ihrem Arzt, ob eine Operation oder Verödung der Vene zweckmäßig ist. Wiederholt blutende Krampfadern entziehen dem Körper durch den Blutverlust nicht nur Eisen, sondern können auch zum Ausgangspunkt schlecht heilender Wunden mit schweren Infektionen (offenes Bein → S. 738) werden.

Das macht der Arzt

Die Untersuchung der Beine im Stehen zeigt, welche oberflächlichen Venenabschnitte erweitert sind. Mit Ultraschall (Doppler- und Duplexsonografie) wird der Blutfluss in den Venen, die Dichtigkeit der Venenklappen und die Durchgängigkeit des tiefen Venensystems geprüft. Weiter wird nach Zeichen der fortgeschrittenen chronisch venösen Insuffizienz wie Ödemen und Hautveränderungen gesucht. Auf eine Röntgenuntersuchung mit Kontrastmittel kann fast immer verzichtet werden.

Eine Heilung der Krampfadern ist nicht möglich, da keine wirksamen Medikamente zur Verfügung stehen. Somit bleiben lediglich die Möglichkeiten, die Krampfadern durch einen operativen Eingriff zu beseitigen oder den normalen Blutfluss in den Krampfadern durch einen dauerhaften Druck (Kompression) von außen zu unterstützen.

Kompressionsbehandlung. Für die **Kompressionsbehandlung** gibt es Strümpfe der Kompressionsklassen I (leichte) bis IV (sehr starke Kompression). ***Stützstrümpfe*** entsprechen der Kompressionsklasse I, sie helfen bei schweren, müden Beinen und gering ausgebildeten Krampfadern. Bei fortgeschrittenen Krampfadern mit Schwellungsneigung sind ***Kompressionsstrümpfe*** der Kompressionsklasse II erforderlich, um das Zurückfließen des Bluts durch undichte Venenklappen zu verhindern. Damit wird dem Fortschreiten der Krampfaderbildung sowie Entzündungen, Blutungen und offenen Hautstellen vorgebeugt. Auch nach einer Venenoperation wird der anhaltende Operationserfolg durch das Tragen von Kompressionsstrümpfen unterstützt. Kompressionsstrümpfe der Kompressionsklassen III und IV sind in Ausnahmefällen bei schwerer chronischer venöser Insuffizienz angezeigt.

Operative Behandlung. Operative Maßnahmen können Krampfadern beseitigen oder dauerhaft verschließen. Kleine Krampfadern werden durch Lasertherapie oder **Verödung** ***(Sklerosierung)*** behandelt (zur Entfernung kleinerer Besenreiser → S. 896). Hierbei wird durch Hitze oder in die Vene gespritztes Venenverödungsmittel die Intima zerstört und so eine künstliche Entzündung provoziert. Die Vene verschließt sich dadurch und ein bindegewebiger Umbau folgt.

Bei größeren Venen führt diese Methode zu keinem andauernden Erfolg. Sie ist auch mit der Gefahr verbunden, dass das Verödungsmittel in das tiefe Venensystem fließt und dort eine Thrombose auslöst. In diesem Fall werden die erweiterten Venen besser teilweise oder vollständig operativ entfernt (Stripping → S. 735) und die Perforansvenen unterbunden, sodass kein Blut mehr vom tiefen ins oberflächliche Venensystem gelangen kann. Nach einem operativen Eingriff bilden sich in mindestens 5 % der Fälle in den nächsten Jahren erneut Krampfadern. Dies liegt unter anderem daran, dass die angeborene Veranlagung zur Krampfaderbildung fortbesteht.

IGeL-Hinweis: Sind die Krampfadern nicht nur ein kosmetisches Problem, so werden die Kosten für die Entfernung voll von den Kassen übernommen.

Stripping

Die am häufigsten vorgenommene Operation zur Entfernung von Krampfadern ist das **Stripping,** bei dem der Gefäßchirurg die betroffenen Abschnitte der geschädigten Vene herauszieht. Dieser Eingriff wird meist ambulant und unter örtlicher Betäubung durchgeführt und dauert 30 Minuten bis 1 Stunde. Die Behandlung wird von den gesetzlichen Krankenkassen ohne Einschränkung bezahlt.

Zu Beginn des Eingriffs bindet der Chirurg die Vene oberhalb des geschädigten Bereichs nahe der Verbindungsstelle zwischen oberflächlicher und tiefer Beinvene ab. Am Oberschenkel liegt diese Stelle in der Leiste, am Unterschenkel in der Kniekehle. Anschließend durchtrennt er das Gefäß unterhalb der Krampfader.

Um das Gefäß aus dem Bein zu ziehen, schiebt er nun einen Draht mit einer Sonde von unten durch den gelösten Abschnitt. Oben angekommen, befestigt er beim klassischen Stripping am Ende einen Metallknopf und zieht dann die Sonde mitsamt der Vene aus dem Bein. In den vergangenen Jahren wurde eine Vielzahl schonenderer Verfahren entwickelt, bei denen meistens kleinere Schnitte und verbesserte Sonden eingesetzt werden. Beim ***invaginierenden Venenstripping*** beispielsweise wird der obere Venenabschnitt am Sondenkopf festgeschnürt, sodass sich die Vene beim Herausziehen nach innen stülpt, und beim ***Pin-Stripping*** wird eine besonders feine Sonde benutzt. Ein sehr schonendes Verfahren ist das ***Kryo-Stripping,*** Dabei wird das betroffene Venenstück mit Hilfe einer Kältesonde vereist.

Gesunde Venensegmente werden belassen, damit für eine möglicherweise später erforderliche Bypassoperation noch Material verfügbar ist. Abschließend verknotet der Operateur die nun funktionslosen bzw. ebenfalls betroffenen Perforansvenen (sie werden – medizinisch gesprochen – unterbunden).

Trotz aller Vorsicht beschädigt das Stripping immer kleine Seitenäste der Vene, Lymphgefäße und feine Nervenfasern. Oft bilden sich nach dem Eingriff große Blutergüsse. Bereits am Tag nach dem Eingriff beginnt die Bewegungstherapie, die einen entscheidenden Beitrag zur Heilung leistet. Die ersten 1–2 Wochen nach der Operation bleibt der Patient noch krankgeschrieben. Um die Heilung zu beschleunigen und Blutungen zu verhindern, muss er zudem für etwa 3 Monate Kompressionsstrümpfe der Klasse II (→ S. 734) tragen.

Selbsthilfe und Komplementärmedizin

Schuhwerk. Tragen Sie flache, bequeme Schuhe, die die natürliche Abrollbewegung beim Gehen zulassen und dadurch die Muskelvenenpumpe aktivieren. Tragen Sie bei Senkspreizfüßen Einlagen (→ S. 908). Bevorzugen Sie beim Schuhwerk offene Schuhe und Sandalen, die Luft an Ihre Füße lassen. Gefütterte Winterschuhe sollten Sie am Arbeitsplatz wechseln, denn auch sie fördern die abendlichen schweren Beine.

Training. Neben einer Kompressionsbehandlung (Selbsthilfe-Tipps bei der chronisch venösen Insuffizienz → S. 738) ist viel Bewegung und wenig Sitzen oder Stehen gut für die Venen. Nehmen Sie sich Zeit für eine tägliche Venengymnastik, beispielsweise 10 Minuten die Beine an die Wand hochlegen, Heben, Senken und Krallen der Zehen, Kreisen und Wippen der Fußspitzen, im Stehen abwechselnd Zehen- und Fersenstand. Viele dieser Übungen sind auch tagsüber während der Arbeit oder beim Sitzen am Schreibtisch möglich. Ungünstig sind das Übereinanderschlagen oder Baumelnlassen der Beine sowie große Kraftanstrengungen mit hohem Pressdruck, z.B. beim schweren Heben. Nutzen Sie jede Gelegenheiten, Ihre Beine hochzulegen. Wenn Sie längere Zeit sitzen müssen (Langstreckenflug, weite Autofahrtstrecken usw.), benutzen Sie immer wieder die Muskelpumpe (Zehen zur Nase ziehen, auf den Fersen wippen) oder gehen Sie nach Möglichkeit zwischendurch einige Schritte. Günstig sind Aktivitäten wie Laufen, Wandern, Schwimmen, Radfahren, Tanzen, Skilanglauf. Venen sind auf eine gut trainierte Beinmuskulatur angewiesen.

Kneipp-Anwendungen. Kneipp-Wassertreten und Wechselduschen der Beine mit kaltem und warmem Wasser vom Fuß bis zur Leiste lindern die Beschwerden, wobei kaltes Wasser den Abschluss bilden muss. Reiben Sie danach Füße und Beine mit einer Hautpflegecreme ein.

Hitze ist Gift für die Venen. Meiden Sie daher Solarien, Sonnenbäder, heiße Vollbäder und tropische Hitze. Auf Saunagänge brauchen Sie nicht zu verzichten, wenn Sie bei den Kaltphasen nach dem Saunagang Ihre Beine nicht vergessen – kalte Güsse tun den Venen gut, und viele Betroffene finden auch minutenlange eiskalte Fußbäder erfrischend. Alternativ können Sie Fußwechselbäder probieren. Füllen Sie einen Bottich mit ganz kaltem und einen mit möglichst heißem Wasser. Stellen Sie die

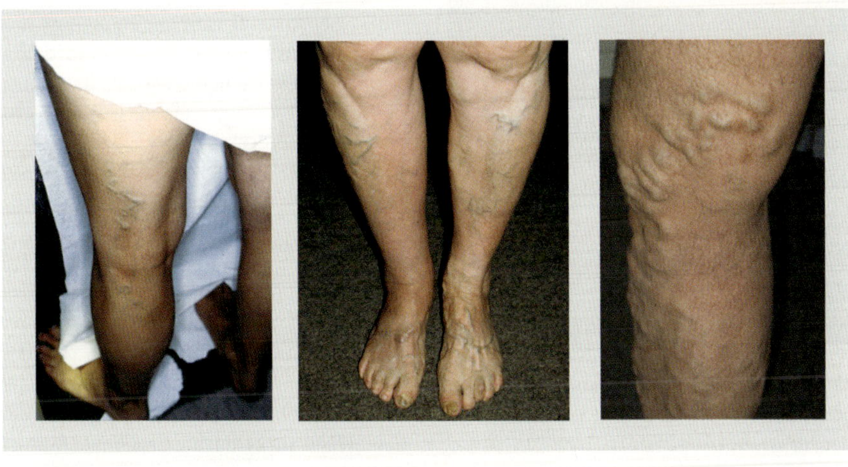

Links: Geringgradig sichtbare ***Krampfadern*** *um den Kniebereich herum bei einer 50-jährigen Frau*
Mitte: Ähnlicher Befund bei einer 61-jährigen Frau im oberen Unterschenkel, aber zusätzlich ausgeprägte Venenerweiterungen auf beiden Fußrücken
Rechts: Mittelschwerer sichtbarer Befund bei einem 58-jährigen Mann mit stark geschlängelten und stark erweiterten Venen auf dem gesamten Ober- und Unterschenkel [RKL, RKL, KAD 1947]

Füße abwechselnd in je einen Bottich. In der Sauna sollten Sie die Füße stets hochlegen.

Schlafen. Bei nächtlichen Wadenkrämpfen wirkt der gezielte Entzug von Wärme oft Wunder. Im Winter reicht manchmal schon das Querlegen der Bettdecken, sodass die Beine offen liegen (frieren die Zehen, so können Socken helfen). Im Hochsommer hilft ein nasses und wieder ausgewrungenes Badetuch, das in Unterschenkelhöhe auf die Matratze gelegt wird. Auch eine kurze kalte Beindusche kann die Wadenkrämpfe stoppen, ebenso wie ein Glas magnesiumhaltiges Mineralwasser.

Pflanzenheilkunde. Frei verkäufliche Venenmittel wie Rosskastaniensamen-Extrakte (z. B. Venalot novo Depot® Retardkapseln oder Venostasin N®-Salbe zur äußerlichen Anwendung) haben insgesamt nur eine geringe Wirkung auf die Schwellungsneigung bei Krampfadern und können deshalb eine Kompressionsbehandlung nur unterstützen, aber nicht ersetzen.

i Aktuell: www.gesundheit-heute.de/19x12

- **www.venenliga.de** – Internetseite der Deutschen Venen-Liga e. V., Bad Bertrich: Umfangreiche Informationen und Hilfen zu Venenleiden.
- M. Stücker et al.: **Venenerkrankungen.** Kohlhammer, 2004. Leitfaden zu Entstehung, Diagnostik, Therapie, Komplikationen und Prophylaxe von Venenleiden.
- H. Höfer: **Venengymnastik.** Blv Verlagsgesellschaft, 2002. Venentraining, Übungsprogramme, Ursachen von Venenproblemen im Alltag erkennen.
- E. Mendoza; H-A. Berger: **Krampfadern.** Arrien, 2003. So werden sie behandelt – so können Sie vorbeugen.
- T. Klyscz: **Venen-Fitness.** Goldmann, 2006. Übungen zur Vorbeugung und Behandlung.

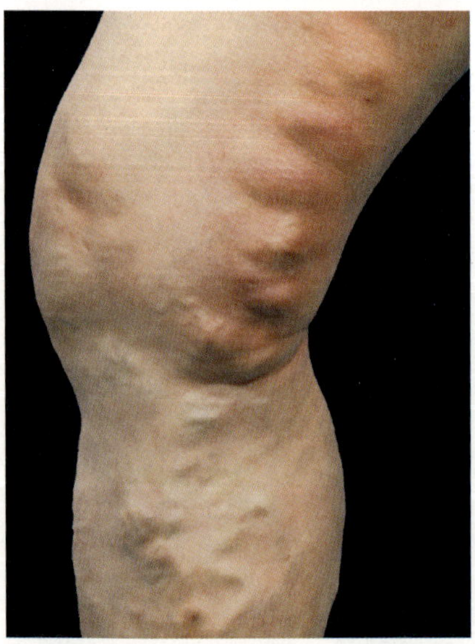

Thrombophlebitis: *In einer großen Krampfader ist das Blut geronnen. Die Entzündung im umliegenden Gewebe verursacht heftige Schmerzen.* [GTV 1948]

Akute Thrombophlebitis

Häufigkeit: ■■■□□

Akute Thrombophlebitis *(oberflächliche Venenentzündung):* Überwiegend die Beine betreffende, umschriebene, nicht infektiöse Entzündung der oberflächlichen Venen mit Blutgerinnselbildung im betroffenen Venenabschnitt.

Eine akute Thrombophlebitis wird durch eine oberflächliche Venenwandreizung ausgelöst. Sie tritt entweder ohne erkennbare Ursache auf, kann Begleiterscheinung einer schweren Grundkrankheit (z. B. an der Bauchspeicheldrüse) sein oder infolge äußerer Verletzungen bzw. an den Armen auch durch die Gefäßwand reizende Infusionen ausgelöst werden. An den Beinen entsteht eine Thrombophlebitis meist in den erweiterten, gestauten Krampfadern.

Leitbeschwerden

Gerötete, überwärmte, oft verhärtete druckschmerzhafte Venen.

Wann zum Arzt

Am nächsten Tag, wenn eine schmerzhafte Rötung einer Vene bemerkt wird.

Die Erkrankung

Bei der Thrombophlebitis bleiben die Entzündung und Blutgerinnselbildung meist auf das oberflächliche Venensystem beschränkt. Der Blutfluss in den tiefgelegenen Venen, über die das Blut zum Herzen zurückströmt, wird nicht beeinflusst. Die Thrombophlebitis ist eine relativ häufige Begleiterscheinung bei Patienten mit fortgeschrittenen Krampfadern. Meist entzündet sich nur ein kurzer Venenabschnitt, der sich dann durch Blutgerinnung verschließt und durch Rötung, Schwellung, Überwärmung und Druckschmerz auffällt. Blutgerinnsel des oberflächlichen Venensystems lösen im Gegensatz zur Thrombose des tiefen Venensystems (tiefe Venenthrombose → S. 736) keine Embolien aus, dafür aber oberflächliche Hautgeschwüre (Ulcus cruris).

Wenn als seltene Komplikation eine bakterielle Besiedelung der Venenentzündung auftritt, kann sie Ausgangspunkt einer Blutvergiftung (Sepsis → S. 1053) werden.

Das macht der Arzt

Wichtig ist zunächst, die oberflächliche Thrombophlebitis von einer Thrombose der tiefen Vene abzugrenzen. Gegebenenfalls ist eine Ultraschalluntersuchung der tiefen Beinvenen (z. B. mit Duplexsonografie) erforderlich.

Das Anlegen eines Kompressionsverbands sowie kühlende und entzündungshemmende Auflagen lindern die Beschwerden und führen zur Heilung. Bei Bedarf können auch vorübergehend Schmerztabletten eingenommen werden. Wenn die Entzündung durch eine Infusion oder einen Katheter ausgelöst wurde, entfernt sie der Arzt.

Bei einer frischen Thrombophlebitis kann der Heilungsverlauf abgekürzt werden, wenn das thrombotische Material in örtlicher Betäubung über einen kleinen Hautschnitt aus dem Gefäß entfernt wird. Wenn sich Hinweise auf eine bakterielle Entzündung ergeben (z. B. Fieber), werden Antibiotika eingesetzt. Begleitend kann eine entzündungshemmende Therapie mit hoch dosierten Enzymen (z. B. Phlogenzym®) zweckmäßig sein.

Bettruhe ist nicht notwendig, sondern sogar schädlich, denn Bewegung verhindert die Ausweitung der Thrombose. Besteht die Gefahr eines Übergreifens der Thrombose auf das tiefe Venensystem, werden vorbeugend Heparin-Spritzen zur Gerinnungshemmung gegeben (→ S. 740).

Manchmal dauert es Wochen, bis die Entzündung ganz abgeklungen ist. Bei wiederholten Entzündungen von Krampfadern ist eine konsequente Kompressionstherapie oder eine operative Beseitigung der Krampfadern ratsam.

Tiefe Venenthrombose

Häufigkeit: ■■□□□

Thrombosen sind Blutgerinnsel in venösen Gefäßen, die zu einem teilweisen oder vollständigen Verschluss der betroffenen Vene führen. Am häufigsten kommt die **tiefe Beinvenenthrombose** *(Phlebothrombose)* vor.

Die tiefe Venenthrombose betrifft vor allem die Beinvenen **(Beinvenenthrombose).** Oft unterscheidet der Arzt auch noch die vergleichsweise harmlose ***Unterschenkelthrombose*** von der gefährlichen ***Oberschenkelthrombose*** und der weniger häufigen ***Beckenvenenthrombose.*** Ganz selten treten Thrombosen in Venen der oberen Extremitäten oder in Organen (z. B. Lebervenenthrombose) auf. Kommt es nicht zur lebensgefährlichen Verschleppung von Blutgerinnseln (Lungenembolie → S. 617), geht die tiefe Venenthrombose oft scheinbar spurlos vorüber, da der Verschluss durch körpereigene Substanzen wieder aufgelöst und/oder das Bein über andere Gefäße entstaut wird. Wenn aber Venenklappen der thrombosierten tiefen Venen zerstört bleiben, droht später ein postthrombotisches Syndrom mit chronisch venöser Insuffizienz bis hin zum offenen Bein.

Selten sind tiefe Venenthrombosen der Schulter **(Paget-von-Schroetter-Syndrom),** die v.a. bei anhaltend ungewohnter Kraftanstrengung oder Einengung eines Arms auftreten. Aus der venösen Abflussstörung entwickelt sich eine schmerzhafte Armschwellung mit bläulicher Hautverfärbung. Die Behandlung besteht in der Gabe von gerinnungshemmenden Medikamenten über mehrere Monate und einer vorübergehenden Hochlagerung und Ruhigstellung des Arms sowie entzündungshemmenden Medikamenten.

Eine dramatische Situation entsteht, wenn sich alle Venen einer Extremität gleichzeitig verschließen und kein Blut mehr abfließt. Bei dieser als **Phlegmasia coerulea dolens** bezeichneten Thromboseform führt die zunehmende Schwellung der Extremität dazu, dass auch die Arterien abgedrückt werden und die Blutversorgung damit vollständig zum Erliegen kommt. Pulse sind nicht mehr tastbar. Hier ist ein sofortiger chirurgischer Eingriff zur Eröffnung der verschlossenen Venen und Muskelhautspaltung notwendig, um die Extremität zu retten.

Leitbeschwerden

- Schweregefühl, Umfangsvermehrung, Schwellung des betroffenen Beins
- Bläulich glänzende Haut
- Leichtes bis mittelstarkes Spannungsgefühl
- Druckschmerz im Verlauf der betroffenen Venen (z.B. Wadendruckschmerz), Schmerzen beim Gehen, Husten und beim Herabhängenlassen des Beins
- In seltenen Fällen kann eine Lungenembolie das Symptom sein.

Wann zum Arzt

Am gleichen Tag, wenn ein Bein an Umfang zunimmt. Kritisch ist eine Differenz von über 2 cm zwischen beiden Beinen, gemessen 10 cm oberhalb der Kniescheibe – wenn nur der untere Beinbereich befallen ist, wird natürlich unterhalb der Kniescheibe gemessen.

Sofort ins Krankenhaus, wenn eine einseitige Beinschwellung mit neu auftretender Atemnot verbunden ist.

Die Erkrankung

Tiefe Beinvenenthrombosen entstehen durch einen verlangsamten Blutfluss, durch eine ungünstige, zur überschießenden Gerinnung neigende Blutzusammensetzung oder – selten – nach Schädigungen der Veneninnenwand. Manchmal kommt es auch durch eine Polyglobulie (zu viele rote Blutkörperchen, „zu dickes" Blut) zur tiefen Beinvenenthrombose.

Eine erhöhte Thromboseneigung besteht:

- Bei jeder Bettlägerigkeit über 3 Tage, nach Operationen, in einem Gipsverband und bei Reisen mit langem, ununterbrochenem Sitzen (Langstreckenflug)
- In der Schwangerschaft und im Wochenbett
- Bei Einnahme der „Pille" (besonders gefährdet sind Raucherinnen über 35 Jahre → S. 323)
- Bei starkem Übergewicht
- Bei Krebs (eher im fortgeschrittenen Stadium, also bei Metastasen)
- Bei ausgeprägten Krampfadern und nach früheren Thrombosen
- Bei familiär gehäuften Thrombosen
- Bei Blutgerinnungsstörungen, Erkrankungen mit Bluteindickung
- Bei zu geringer Flüssigkeitszufuhr über längere Zeit.

(!) Wenn eine familiäre Häufung für tiefe Venenthrombosen bekannt ist oder wenn Sie ohne Risikofaktoren bereits vor dem 40. Lebensjahr eine Thrombose erleiden, muss nach einer genetisch bedingten Thromboseneigung gesucht werden. Blutuntersuchungen können vererbbare Schäden der Gerinnungsfunktion aufdecken. Es gibt angeborene Gerinnungsstörungen, die das Risiko für die Entstehung einer tiefen Beinvenenthrombose um ein Vielfaches erhöhen und daher eine vorbeugende Behandlung notwendig machen.

Bei einer Thrombose setzen sich an der Venenwand **Blutgerinnsel** ***(Thromben)*** fest, die nach und nach an Größe zunehmen und vor allem bei fehlender Bewegung das Veneninnere nach und nach vollständig verschließen. Manchmal schafft es auch das körpereigene Gerinnungssystem, die Vene in den nächsten Tagen und Wochen wieder durchgängig zu machen ***(Rekanalisation).***

Langzeitproblem postthrombotisches Syndrom. Durch die tiefe Beinvenenthrombose werden zumindest einige Venenklappen geschädigt oder ganz zerstört. Je nach Lage der defekten Klappen ist die regelrechte Entstauung des Beins mehr oder minder beeinträchtigt und es drohen eine anhaltende Schwellneigung des Beins und die Entwicklung eines postthrombotischen Syndroms (→ S. 739). Der venöse Abfluss des betroffenen Beins muss in diesem Fall lebenslang durch eine Kompressionsbehandlung unterstützt werden.

Komplikation Lungenembolie. Oft ist das Blutgerinnsel aber nicht mit der Venenwand verbacken, sondern sitzt nur locker auf. Der Blutstrom reißt das Gerinnsel irgendwann ab, transportiert es Richtung (rechtes) Herz und dann weiter über die Arteria pulmonalis direkt in die Lunge ***(Embolie)*** und verursacht eine Durchblutungsstörung der Lunge (Lungenembolie → S. 617). Manchmal macht sogar erst eine Lungenembolie auf die zugrunde liegende tiefe Beinvenenthrombose aufmerksam.

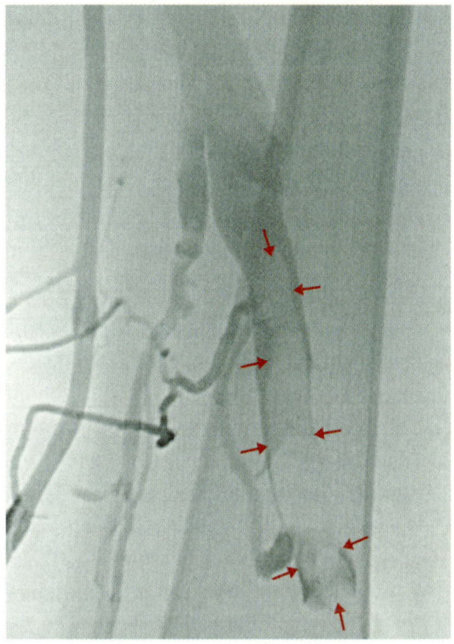

Tiefe Beinvenenthrombose in der Phlebografie einer 36-jährigen Patientin: Auf Höhe des Oberschenkelknochens oberhalb des Kniegelenks zeigt sich eine helle Aussparung in der Vene. [GTV 1950]

Das macht der Arzt

Diagnosesicherung. Die körperliche Untersuchung ist oft nicht sehr aussagefähig, weil die typischen Leitbeschwerden fehlen können. Auch die Beinumfangsdifferenz ist kein sicheres Zeichen. Zum sicheren Nachweis bzw. Ausschluss einer tiefen Beinvenenthrombose muss mit einer Duplexsonografie (→ S. 691) oder einer – leider schmerzhaften – Phlebografie (→ S. 691) gezielt danach gesucht werden.

Bei einer tiefen Beinvenenthrombose wird das Bein anfangs mit straffen elastischen Binden, später mit einem Kompressionsstrumpf (→ S. 734) von außen zusammengedrückt. Dies reduziert die Schwellung und die Schmerzen im Bein und senkt das Risiko für Embolien und ein späteres postthrombotisches Syndrom. Auch erhöht die Kompression die Blutströmungsgeschwindigkeit im tiefen Venensystem und verhindert damit ein weiteres Thrombosewachstum.

Ärzte sind noch unterschiedlicher Auffassung darüber, ob strenge Bettruhe Lungenembolien vermeiden hilft. Die Mehrzahl der Ärzte verzichtet heute darauf.

Antikoagulation. Jede tiefe Beinvenenthrombose wird mit gerinnungshemmenden Medikamenten behandelt (Pharma-Info → S. 740). Diese Therapie ist von höchster Wichtigkeit, um die Blutgerinnsel aufzulösen und Lungenembolien zu verhindern. Da die Risiken einer aggressiven Therapie – vor allem unkontrollierbare innere Blutungen – groß sind, wird in der Regel folgendermaßen vorgegangen:

- Am erfolgsträchtigsten ist die Lysetherapie (→ S. 700). Durch sie wird die Auflösung eines Blutgerinnsels erheblich wahrscheinlicher und das Risiko für ein postthrombotisches Syndrom sinkt. Da es in etwa 1 % der Fälle jedoch zu lebensbedrohlichen Blutungen kommt, wird die Lyse-Therapie nur bei schweren Thrombosen (z. B. der Beckenvenen) junger Patienten durchgeführt.
- Die weniger risikoreiche Wahl ist die hoch dosierte Heparintherapie. Heparin als venöse Infusion oder unter die Haut gespritzt wirkt am schnellsten und steht daher am Anfang der medikamentösen Behandlung.
- Begleitend wird die Langzeit-Gerinnungshemmung mit Cumarinen wie z. B. Marcumar® (→ S. 741) eingeleitet. Da es mehrere Tage dauert, bis das Marcumar wirkt, wird es für 8 Tage zunächst überlappend geschluckt, d. h. zusätzlich zum Heparin.

Nach einer tiefen Beinvenenthrombose muss die orale Gabe von Antikoagulantien für etwa ein halbes Jahr beibehalten werden. Danach wird geprüft, ob die Marcumar®-Behandlung auslaufen kann. Diese Entscheidung ist manchmal schwer zu treffen, da das Risiko von Zweitthrombosen der eingeschränkten Lebensqualität durch Marcumar® gegenübersteht.

Komplementärmedizin

In der Naturheilkunde werden begleitend hoch dosierte in der Natur vor allem in Kaltwasserfischen (wie Makrele und Lachs) vorkommende Omega-3-Fettsäuren (→ S. 227) eingesetzt, z. B. das rezeptpflichtige Zodin 1000®.

Blutgerinnungshemmend wirken auch Blutegel (→ S. 1260), sie werden jedoch nicht zur Dauerbehandlung herangezogen. Auch zur Akuttherapie einer Thrombose haben sie sich schulmedizinisch nicht durchgesetzt.

i Aktuell: www.gesundheit-heute.de/19x13

- **www.asaev.de** – Arbeitsgemeinschaft Selbstkontrolle der Antikoagulation e. V. (Zusammenschluss von Patientenschulungszentren, Sinn): Mit Adressen von Schulungszentren, einem Diskussionsforum und einer Online-Ausgabe der Mitgliederzeitschrift.
- A. Bernardo; C. Halhuber: **Gerinnungs-Selbstbestimmung leicht gemacht.** Trias, 2006. Gerinnungswerte zu Hause selbst bestimmen.
- G. Hiendlmayer: **Gerinnungshemmer.** Kohlhammer, 2006. Ratgeber zum allgemeinen Verständnis der Gerinnung und mit Anleitung zur Selbstkontrolle von Quick- und INR-Wert.

Chronisch venöse Insuffizienz und offenes Bein

Häufigkeit: ■■■□□

Chronisch venöse Insuffizienz *(CVI, chronisch venöses Stauungssyndrom):* Haut- und Bindegewebsveränderungen an den Beinen, vor allem den Unterschenkeln, als Folge einer anhaltenden Blutstauung bei Störung des venösen Blutrückflusses, am häufigsten wegen Funktionsverlusts von Venenklappen im tiefen Venensystem.

Die chronisch venöse Insuffizienz ist entweder Spätfolge einer tiefen Beinvenenthrombose (→ S. 736) und wird dann auch **postthrombotisches Syndrom** *(PTS)* genannt, oder sie beruht auf einer anlagebedingten Krampfaderbildung (primäre Varikose → S. 734). In seltenen Fällen sind Kurzschlussverbindungen zwischen Venen und Arterien (AV-Fisteln → S. 732) Ausgangspunkt einer chronisch venösen Insuffizienz.

Betroffen sind vor allem ältere Menschen. Die chronisch venöse Insuffizienz führt selten zu akuten Komplikationen, bedingt aber oft monatelange Pflege des betroffenen Beins.

Leitbeschwerden

- Besenreiser an den Fußrändern und oberhalb der Fußknöchel in Verbindung mit abendlichen Knöchelödemen
- Dumpfe Schmerzen und unerträgliches Spannungsgefühl im Bein, vor allem nach längerem Stehen
- Im unteren Unterschenkel rotbraune Flecken und weißliche Hautverfärbungen
- Oft gerötete, nässende, schuppende Haut am gestauten Unterschenkel, verbunden mit brennendem Juckreiz
- Extreme Verletzungsanfälligkeit: Selbst kleinste Wunden heilen über viele Tage nicht zu oder entwickeln sich zum chronischen Geschwür
- In fortgeschrittenen Stadien: Haut nicht mehr in Falten abhebbar, umfasst oft gamaschenartig das gesamte untere Unterschenkeldrittel und wird derb, hart und fest.

Wann zum Arzt

In den nächsten Tagen, wenn sich die genannten Beschwerden verschlimmern oder neu auftreten.

Am nächsten Tag, wenn sich am Unterschenkel eine offene Hautstelle bildet.

Die Erkrankung

Eine dauerhaft mangelhafte Entstauung der Beine führt zur Erhöhung des Venendrucks und damit zum Austritt von Flüssigkeit und Blutbestandteilen in das Bindegewebe. Dadurch kommt es dort über Monate und Jahre zu chronischen Entzündungen, die eine Verdickung und Verhärtung der Haut, des Unterhautzellgewebes bis hin zur darunterliegenden Bindegewebshülle der Muskulatur *(Muskelbinde)* zur Folge haben.

Diese Veränderungen behindern den Stoffwechsel zwischen Haut und arterieller Blutversorgung. Entzündliche Vorgänge an der Muskelbinde führen zur bindegewebigen Einschnürung der Muskeln in ihrer Muskelhaut, sodass die darin verlaufenden Arterien abgedrückt werden und die arterielle Blutversorgung weiter behindern. Die Haut nimmt zunehmend Schaden. Sie wird empfindlicher, durchlässiger für schädigende Substanzen und anfälliger für die Entwicklung von allergischen und infektiösen Reaktionen. Die Haut wird derb und verletzungsempfindlich, entwickelt Ekzeme und schließlich offene Stellen, die der Mediziner *Ulcus cruris* **(offenes Bein)** nennt. Sie heilen ohne fachkundige und wochenlange geduldige Pflege nicht mehr ab.

Ein offenes Bein entwickelt sich bevorzugt über Perforansvenen mit undichten Venenklappen und über Krampfadern im unteren Unterschenkeldrittel (meist am Innenknöchel). Der Wundschmerz in dieser Region wird durch die Fußbewegungen noch verstärkt. Dies führt dazu, dass das obere Sprunggelenk geschont wird und so mit der Zeit versteifen kann. Die Bewegungseinschränkung im oberen Sprunggelenk vermindert die Wirksamkeit der Muskelvenenpumpe (→ S. 733) und verstärkt somit die chronisch venöse Insuffizienz.

Der Arzt unterscheidet drei *Schweregrade der chronisch venösen Insuffizienz (CVI):*

- CVI Grad I: Kleine erweiterte Venen an den Fußrändern, verbunden mit abendlichen Knöchelödemen
- CVI Grad II: Zunehmende ödematöse Unterschenkelschwellungen mit fortschreitenden Hautschäden und vermehrtem Juckreiz
- CVI Grad III: Ausbildung eines offenen Beins.

Das macht der Arzt

Die chronisch venöse Insuffizienz wird meist schon per Blickdiagnose erkannt – vor allem dann, wenn gleichzeitig Krampfadern vorliegen oder der Patient bereits eine tiefe Beinvenenthrombose hatte. Die Funktion der Venenklappen und die Durchgängigkeit der tiefen Beinvenen werden durch die Doppler- und die Duplexsonografie geprüft. Diese Ultraschalluntersuchungen haben die früher notwendige Phlebografie weitgehend abgelöst.

Zur Behandlung der chronisch venösen Insuffizienz müssen der venöse Blutstau im Bein beendet und die Drainage so weit wie möglich verbessert werden. Sind ausschließlich Aussackungen und funktionslose Klappen des oberflächlichen Venensystems und der Perforansvenen (→ S. 733) Ursache der Erkrankung, so ist durch konsequentes Tragen von Kompressionsstrümpfen oder durch eine Operation der Krampfadern eine vollständige Normalisierung des venösen Blutflusses zum Herzen möglich.

Kompressionsbehandlung. Liegt der chronisch venösen Insuffizienz ein postthrombotisches Syndrom mit Zerstörung von Venenklappen der tiefen Beinvenen zugrunde, so trägt die Operation oberflächlicher Krampfadern nicht wesentlich zur Entstauung des Beins bei. Hier bleibt nur die lebenslange Kompressionsbehandlung (→ S. 734), um bleibende Hautschäden zu verhindern. Der durch Kompression erreichte höhere Gewebedruck fördert die Aufnahme der Gewebsflüssigkeit in die Venen und drückt die erweiterten tiefen Beinvenen so zusammen, dass auch ihre Venenklappen teilweise wieder funktionstüchtig schließen. Die Wirkung einer Kompressionsbehandlung wird stark verbessert, wenn die Muskelvenenpumpe aktiviert wird. Daher ist die gleichzeitige tägliche Bewegung wichtig, bei der vor allem die maximale Beweglichkeit im Sprunggelenk ausgeschöpft werden muss.

Als Zusatztherapie zum Kompressionsverband gibt es die Möglichkeit einer **pneumatischen Kompressionstherapie** *(intermittierende apparative Kompression),* bei der am liegenden Patienten durch abwechselnd aufgepumpte Luftkammern die Muskelpumpe der Beine nachgeahmt und damit der venöse Abfluss verbessert wird. Eine solche maschinelle Kompression, die im Rahmen eines Verbandswechsels mehrmals pro Woche zusätzlich angewendet werden kann, trägt zur schnelleren Heilung bei. Auch regelmäßige Lymphdrainagemassagen durch Physiotherapeuten fördern die Entstauung des Beins.

Operationen und andere Behandlungsmethoden. Zur lokalen Ulkustherapie hat sich die feuchte Wundbehandlung bewährt, z. B. mit ***Hydrokolloid-*** oder ***Polyurethanverbänden.*** Sie müssen nicht täglich gewechselt werden und beschleunigen den Wundheilungsverlauf verglichen zur trockenen Wundauflage beträchtlich. Oft bringt auch erst die Verödung oder die operative Entfernung von Krampfadern bzw. die Unterbindung der Perforansvenen zum tiefen Venensystem im Ulkusbereich die erwünschte Heilung.

Bei ausgedehnten Beingeschwüren ohne erkennbare Heilungstendenz gibt es zwei weitere chirurgische Eingriffsmöglichkeiten. Bei der ***Shave-Therapie*** wird das Ulkus operativ abgetragen und die Wunde wird anschließend mit einem Hauttransplantat vom eigenen Oberschenkel verschlossen (→ Abb. S. 739). Bei der ***Faszienchirurgie*** werden zusätzlich noch die verdickten Anteile der Muskelbinde, die die Beinmuskulatur und ihre Arterien einschnüren, gespalten oder entfernt. Dadurch wird Druck von den Muskelfasern und den Arterien genommen, eine Zunahme der Durchblutung des Wundgebiets wird erreicht, und die Erfolge der feuchten Wundbehandlung und des Anwachsens von Hauttransplantaten sind größer.

Wenn ein offenes Bein mit erheblichen Schmerzen einhergeht, ist eine abgestufte Schmerztherapie zur Verbesserung der Lebensqualität wichtig. Sie soll aber auch die Bewegung im betroffenen Bein und damit die Heilung fördern. Es wird mit entzündungshemmenden Schmerzmitteln, z. B. Ibuprofen (oder anderen NSAR → S. 996) begonnen und diese werden bei Bedarf mit Opioiden und gegebenenfalls auch mit Antidepressiva ergänzt (→ S. 1220, S. 1221). Einer ergänzenden Therapie mit gerinnungshemmenden Medikamenten (Übersicht → S. 740) sowie der Einnahme von Zinksulfat bei Zinkmangel und Vitamin C wurden ebenfalls günstige Einflüsse auf den Wundheilungsverlauf zugesprochen.

(!) Auch lange bestehende offene Beine sind unter Ausschöpfung aller Möglichkeiten heilbar. Ohne das lebenslange Tragen eines Kompressionsstrumpfes Klasse II lässt sich allerdings das erneute Aufbrechen des Ulkus nicht verhindern.

Selbsthilfe und Komplementärmedizin

Beim Leben mit chronisch venöser Insuffizienz helfen geduldige Selbstbeobachtung und die Bereitschaft, konsequent Situationen zu meiden, die zu geschwollenen Beinen und entsprechenden Schmerzen führen.

Kompressionstherapie. Auch wenn Stützstrümpfe nicht gut für die Eitelkeit sind, im Winter tolerieren sie fast alle Menschen (auch die Männer) und im Sommer sollten sie zumindest bei längerem Stehen nicht fehlen. Quälen sie an heißen Sommertagen, kann man sie zwischendurch nass machen – das kühlt nachhaltig für Stunden und ist in jedem Fall besser, als sie auszuziehen. Auf Maß angefertigte Kompressionsstrümpfe der Kompressionsklassen II und III verbessern die Drainage der Beine gegenüber Stützstrümpfen (Klasse I wird nicht von den Krankenkassen übernommen) erheblich, auch wenn das An- und Ausziehen mühsam ist. Das Anziehen geht einfacher, wenn Sie den Kompressionsstrumpf noch vor dem Aufstehen anlegen, also wenn das Bein noch schlanker ist. Auch das Anpassen der Strümpfe sollte möglichst am Vormittag erfolgen. Neue Schuhe

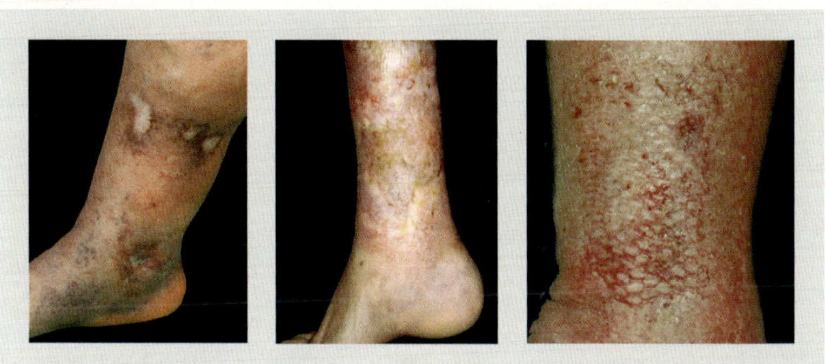

*Ausgeprägte **chronisch venöse Insuffizienz** Grad II: Links der Fuß einer 70-jährigen Frau, der geschwollen ist, bläuliche und weiß verfärbte Bezirke sowie einen besenreiserartigen Kranz kleinster Venen um die Knöchelregion herum zeigt. Die Haut ist sehr empfindlich, bricht bei mechanischen Belastungen (Schürf- oder Kratzwunden) leicht auf und verheilt sehr schlecht. Das mittlere Bild zeigt das voher offene Bein einer 62-jährigen Frau, das mit Verbänden und Kompression geheilt wurde. Das Bild rechts zeigt das zuvor offene Bein eines 79-jährigen Mannes, welches chirurgisch behandelt wurde: Dafür wurde ein oberflächlicher Hautlappen vom Oberschenkel entnommen, gespalten, netzförmig aufgedehnt und damit die offene Fläche verschlossen.* [GTV/RKL 1952]

hingegen probieren Sie besser am Abend an, wenn die Füße schon etwas geschwollen sind. Manchmal ist ein Unterschenkelkompressionsstrumpf bereits ausreichend und vergleichbar effektiv wie ein Oberschenkelkompressionsstrumpf.

Ein Kompressionsstrumpf bleibt bei täglichem Tragen 6 Monate voll funktionsfähig, dann lässt die Wirkung nach. In der Regel zahlen Krankenkassen zwei Paar Kompressionsstrümpfe pro Jahr (mit geringer Zuzahlung), die Anfertigung nach Maß ist kostenlos.

Alltag und Beruf. An welchen Tagen werden die Beine bzw. das Bein besonders dick? Sind es heiße Tage? Oder dann, wenn die Sonne direkt auf die Beine scheint? Oder sind es bestimmte Situationen, z. B. beim Einkaufen?

Schlecht sind stehende Berufstätigkeiten wie der Verkauf im Einzelhandel. In diesem Fall sollte rechtzeitig ein Berufswechsel erwogen werden. Benutzen Sie bei längerem Sitzen in der Freizeit einen Sitzball (z. B. Pezziball®) statt eines Stuhls.

Schlafen. Viele Menschen mit chronischen Venenproblemen haben auch Schlafprobleme. Sie wachen irgendwann in der Nacht mit heißen oder schmerzenden Waden oder Füßen auf. Auch hier bringt Kühlung oft mehr Erleichterung als Salben. Entweder die Beine nachts einfach unbedeckt lassen oder, wenn das nicht reicht, die Beine auf ein feuchtes Handtuch legen. Stellen Sie das Fußende Ihres Bettes etwas hoch, das entlastet die Beine.

Bewegung. Gut ist bewusstes Gehen von täglich einer halben Stunde in bequemem Schuhwerk, dies gilt auch für Patienten mit offenem Bein. Die Kompressionstherapie erfolgt mit Kompressionsbinden oder speziellen *Ulkus-Strumpfsystemen,* mit denen der erhöhte Venendruck vom Ulkus weggenommen wird. Bei gut trainierter Beinmuskulatur mit optimaler Beweglichkeit im oberen Sprunggelenk trägt die Muskelvenenpumpe viel zur Heilung bei. Haben lang anhaltende Wundschmerzen bereits zu einer Einschränkung der Beweglichkeit im oberen Sprunggelenk geführt, ist es daher wichtig, mit krankengymnastischer Unterstützung die optimale Beweglichkeit wieder zu verbessern.

Kleine Hautverletzungen. Auch bei größter Behutsamkeit beim An- und Ausziehen von Strumpf- und Schuhwerk und beim Spazierengehen lassen sich kleinste Kratzverletzungen oder Hautschürfungen nicht vermeiden. In fortgeschrittenen Fällen erfordern selbst kleinste Verletzungen wochenlange Pflegeaktionen, z. B. mit antiseptischen Jodsalben. Moderne Hydrokolloid-Verbände erleichtern

Pharma-Info: Gerinnungshemmende Medikamente

Das absichtliche Herabsetzen der Gerinnungsfähigkeit des Bluts durch Medikamente heißt **medizinische Gerinnungshemmung** ***(Antikoagulation).*** Sie vermindert die Gerinnselbildung *in* den Gefäßen und damit das Risiko von Thrombosen (venöse Gefäßverschlüsse) und Embolien (arterielle Gefäßverschlüsse) Die wichtigsten blutverdünnenden Medikamente, die zur **Verhinderung von Thrombosen und Embolien** *(Thrombembolieprophylaxe)* im arteriellen und venösen Gefäßsystem eingesetzt werden, sind:

Plättchenhemmer

Die Bildung eines Propfes aus Blutplättchen in arteriosklerotisch veränderten Arterien ist einer der Hauptauslöser von Durchblutungsstörungen wie Herzinfarkt oder Schlaganfall. **Plättchenhemmer** *(Thrombozytenaggregationshemmer)* erschweren den Blutplättchen genau dieses Zusammenballen. Plättchenhemmer sorgen dafür, dass das Blut besser durch die verengten Arterien fließen kann. In Venen dagegen ist ihr Effekt minimal und daher ohne therapeutische Bedeutung.

Der wichtigste Plättchenhemmer ist die vielseitige Acetylsalicylsäure (z. B. in ASS® oder Aspirin®) – den meisten eher als Schmerzmittel vom NSAR-Typ bekannt → S. 996). Die zur Plättchenhemmung notwendige Dosis ist aber mit rund 50–100 mg täglich weit geringer als die zur Schmerzbehandlung eingesetzte Dosis (500–4 000 mg täglich). Manche Patienten reagieren auf den Wirkstoff mit Magen-Darm-Beschwerden bis hin zu Magenblutungen, die meisten vertragen die Behandlung in dieser geringen Dosis aber gut. Deshalb schlucken inzwischen viele gesunde ältere Menschen vorbeugend eine Minidosis Acetylsalicylsäure täglich. Der medizinische Sinn wird derzeit aber in Zweifel gezogen (→ Allgemeine Kritik S. 434: Therapie mit Antioxidanzien).

Mit Clopidogrel (z. B. Plavix®) steht ein weiterer Plättchenhemmer zur Verfügung, der Acetylsalicylsäure bei Unverträglichkeit ersetzen kann. Bei akuten Durchblutungsstörungen des Herzens und nach Einsatz einer Gefäßstütze wird es vorübergehend auch zusätzlich zur Acetylsalicylsäure gegeben – allerdings steigt damit das Blutungsrisiko. Nachdem man eine ausreichende Gerinnungshemmung durch eine Einmalgabe von vier oder acht Tabletten von Clopidogrel erreicht hat, wird nur noch eine Tablette dieses Medikaments ein Mal täglich eingenommen.

Während der Einnahme von Plättchenhemmern sind keine besonderen Vorsichtsmaßnahmen im Alltag nötig. Die Medikamente müssen aber 1 Woche vor einer Magen- oder Darmspiegelung wegen der dabei vorhandenen Blutungsgefahr sowie vor einer Operation abgesetzt werden. Auch bei zahnärztlichen Eingriffen ist dies oft nötig, um heftige Blutungen während und nach der Behandlung zu vermeiden. Im Zweifelsfall sollte man den Haus- oder Zahnarzt vorher fragen.

Heparine

Heparin inaktiviert Gerinnungsfaktoren und hemmt so direkt die Gerinnungsfähigkeit des Bluts. Es wird in niedriger Dosierung subkutan (meist in die Bauchhaut) gespritzt und wirkt sehr schnell – viele Menschen kennen es durch die regelmäßigen „Bauchspritzen" im Krankenhaus, die bettlägerige Patienten und Patienten mit Beingips regelmäßig zur Thromboseprophylaxe erhalten.

Niedrig dosierte Heparintherapie. Die früher üblichen *unfraktionierten Heparine* (z. B. Heparin-Natrium, Heparin-Calcium) mussten zwei bis drei Mal am Tag unter die Haut von Bauch oder Oberschenkel gespritzt werden. Heute reicht bei den *niedermolekularen Heparinen* (z. B. Certoparin, Dalteparin, Enoxaparin, Nadroparin, Reviparin, Tinzaparin) eine Injektion pro Tag. Bei Patienten mit einer Nierenschwäche verlängert sich allerdings die Wirkdauer – deshalb sollten diese besser das „alte" unfraktionierte Heparin erhalten.

Eine **niedrig dosierte Heparingabe** ***(Low-dose-Heparinisierung)*** hat gerade bei kurzzeitiger Anwendung kaum Blutungskomplikationen. Sehr selten ist ein immunologisch vermittelter, deutlicher Abfall der Blutplättchen, der mit venösen und/oder arteriellen Thrombosen einhergeht („Heparininduzierte Thrombozytopenie Typ II", „HIT II"). Laborkontrollen zwischen dem 5. und 20. Tag der Heparingabe lassen diese Komplikationen erkennen. Heparinspritzen sind als komfortable Fertigspritzen erhältlich, mit denen auch Laien problemlos zurechtkommen (z. B. Fraxiparin®). Dadurch haben sie große Bedeutung bei der Thrombosevorbeugung nach ambulanten Operationen erlangt.

Hoch dosierte Heparintherapie. Höher dosiert werden Heparine z. B. in der Anfangsbehandlung einer tiefen Beinvenenthrombose gegeben. Hierbei wird die Blutgerinnung wirklich gehemmt, sodass das Blutungsrisiko erhöht ist. Bis vor wenigen Jahren mussten die Heparine für eine solche *Vollheparinisierung* grundsätzlich kontinuierlich per Infusion gegeben und regelmäßige Blutkontrollen der Gerinnung durchgeführt werden. Diese erforderten einen Krankenhausaufenthalt. Es hat sich aber gezeigt, dass nach Körpergewicht dosierte niedermolekulare Heparine, die unter die Haut gespritzt werden und bei denen keine täglichen Gerinnungskontrollen erforderlich sind, bei vielen Erkrankungen genauso effektiv sind. Dies hat mit dazu beigetragen, dass Thrombosepatienten nicht mehr so lang in der Klinik bleiben müssen.

Fondaparinux ist ein dem Heparin ähnlicher Wirkstoff mit vergleichbarer Wirkung. Es wird wegen seiner langen Wirkdauer nur ein Mal täglich subkutan gespritzt.

Cumarine

Für eine längerfristige Thrombembolieprophylaxe werden die **Cumarine** Phenprocoumon und Warfarin eingesetzt, weil sie als Tabletten verabreicht werden können. Man spricht daher auch von der *oralen Antikoagulation.* Cumarine sind Gegenspieler des Vitamins K (einer Sustanz, die z. B. in der Waldmeisterpflanze enthalten ist), das für die Gerinnung gebraucht wird. Cumarine blockieren die Verwendung das Vitamin K bei der Bildung von Gerinnungssubstanzen.

Das Medikament wird individuell dosiert, je nach erforderlicher Gerinnungshemmung. Das aktuell vorhandene Ausmaß der Gerinnungshemmung kann an dem im Blut bestimmbaren Quick-Wert (→ S. 1330) oder INR-Wert (→ S. 1330) ersehen werden. Der Arzt legt dabei in Abhängigkeit von der Grunderkrankung fest, welche Zielwerte erreicht werden sollen. Danach richtet sich dann die Anzahl der täglich einzunehmenden Tabletten. Bei dauerhaft notwendiger Cumarin-Therapie gibt es ähnlich der häuslichen Blutzuckermessung die Möglichkeit, die Gerinnungswerte, z. B. mit dem Coaguchek®-Gerät, selbst zu bestimmen.

Marcumar® (mit Phenprocoumon) ist zwar bequem als Tablette zu schlucken, insgesamt ist die Behandlung aber für den Patienten leider nicht ganz unproblematisch. Trotzdem kommen die meisten Menschen nach einer Eingewöhnungsphase gut mit der Behandlung zurecht.

- Betroffene müssen alle anderen Ärzte und Zahnärzte auf die Marcumar®-Einnahme aufmerksam machen. Zum einen sind bestimmte Eingriffe, darunter auch so einfache wie z. B. Spritzen in den Muskel, dann nicht möglich. Zum anderen gibt es zahlreiche Wechselwirkungen mit – teils frei verkäuflichen – Medikamenten, z. B. Aspirin®, das die Marcumarwirkung verstärkt.
- Sowohl Wirkungsabschwächung als auch -verstärkung sind gefährlich, weil sie entweder das Thromboserisiko oder das Blutungsrisiko verstärken. Deshalb ist es ratsam, sich vom Hausarzt eine kleine Liste unbedenklicher Medikamente für die Hausapotheke erstellen zu lassen.
- Zur optimalen Marcumar®-Einstellung sind häufige Blutgerinnungskontrollen und somit häufige Arztbesuche notwendig.
- Wie stark die Tabletten wirken, ist zudem davon abhängig, wie viel Vitamin K (→ Tab. S. 237) der Betroffene mit dem Essen zu sich nimmt. Um Wirkungsschwankungen zu vermeiden, sollte der Patient deshalb die besonders Vitamin-K-haltigen grünen Gemüse und Salate (einschließlich Kohl) stets in etwa konstanten Portionen verzehren. Eine besondere Diät ist aber nicht notwendig.
- Die Blutungsgefahr ist immer erhöht, und zwar umso mehr, je niedriger der Quick-Wert oder je höher der INR-Wert ist. Deshalb gilt es sich vor Verletzungen schützen (z. B. Handschuhe bei der Gartenarbeit tragen, trocken statt nass rasieren) und immer Verbandsmaterial verfügbar zu haben.
- Hinweise für Fernreisen → S. 309
- Alle Patienten erhalten einen Marcumar®-Pass, den sie immer bei sich tragen sollten.
- Marcumar® führt bei Einnahme während der Schwangerschaft zu Fehlbildungen des Embryos. Frauen müssen deshalb zuverlässig verhüten und bei Kinderwunsch rechtzeitig auf Heparin umsteigen.

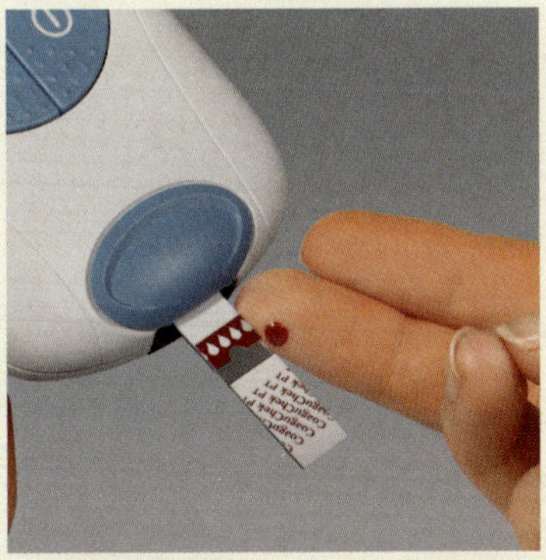

Die Gerinnungsselbstkontrolle ist bei Cumarin-Dauerbehandlung eine echte Alternative zu den Blutentnahmen beim Arzt: Sie gibt Flexibilität, z. B. auf Reisen, erspart Arztbesuche, und die Einstellung ist durch die häufigeren Kontrollen besser. [ROC 1951]

nicht nur die Pflege, sondern beschleunigen auch das Zuheilen. Der geringe Mehrpreis (1–2 € gegenüber einem herkömmlichen Pflaster) kann sich lohnen. Im Zweifelsfall lieber den Hausarzt aufsuchen und um Rat bitten.

Pflanzenheilkunde. Rosskastaniensamen-Extrakte haben allenfalls eine geringe Wirkung bei der Behandlung einer chronischen Veneninsuffizienz und können eine Kompressionsstrumpfbehandlung nicht ersetzen. Verfügbar sind standardisierte Fertigpräparate zur Einnahme (z. B. Aescorinforte® Kapseln, Aescusan® Filmtabletten, Perivar® Rosskastanien Retardtabletten) sowie zur äußerlichen Anwendung (z. B. Venostasin N®-Salbe für einen Salbenverband). Für Patienten, die Rosskastaniensamen nicht vertragen, sind eventuell Fertigarzneien auf der Basis von Mäusedornwurzel (z. B. Phlebodril mono® Kapseln) eine Alternative.

Auch Buchweizen- oder Steinkleekraut wird ein geringer therapeutischer Effekt bei chronischer Veneninsuffizienz zugeschrieben. Wegen der geringeren Wirkstoffkonzentration sind Teezubereitungen mit diesen Heilpflanzen jedoch weniger wirksam.

Zur Behandlung von kleineren lokalen Gewebedefekten stehen ebenfalls einige Phytopharmaka zur Verfügung, z. B. Kamillenblütenextrakt (z. B. Kamillosan® Konzentrat Lösung für Umschläge) und/oder Fertigarzneien aus Hamamelis (z. B. Hametum®-Creme) oder Ringelblumenblüten (z. B. Calendumed®-Creme). Bei nässenden Ekzemen können Umschläge mit Eichenrindenextrakt (z. B. Eichenrinden-Extrakt®) versucht werden.

Die Homöopathie (→ S. 1251) empfiehlt zur Linderung der Beschwerden eine individuell abgestimmte Konstitutionsbehandlung. Homöopathische Mittel mit Bezug zur chronisch venösen Insuffizienz sind z. B. Carbo vegetabilis oder Sulfur.

i Aktuell: www.gesundheit-heute.de/19x14

- **www.phlebology.de** – Internetseite der Deutschen Gesellschaft für Phlebologie e. V. (DGP, Freiburg): Leitlinien zur Diagnostik und Therapie des offenen Beins (Ulcus cruris) und des Krampfaderleidens.

Erkrankungen der Lymphgefäße

Aufbau und Funktion der Lymphgefäße

Als **Lymphe** (wörtlich „klares Wasser") wird die in den **Lymphgefäßen** fließende wässrige hellgelbe Flüssigkeit bezeichnet. Sie transportiert Eiweiße, Fette, Wasser und Immunzellen. Sie passiert dabei die Lymphknoten und fließt über einen zentralen Sammelleiter, den *Ductus thoracicus* in der Nähe des Herzens in das Venensystem. Das **Lymphgefäßsystem** ähnelt dem venösen System und ergänzt dieses. Es hat zwar nur eine geringere Transportkapazität, übernimmt dafür aber in seinen Schaltstellen, den **Lymphknoten,** eine zentrale Rolle in der Abwehr und bei der Beseitigung von Krankheitserregern, lokalen Entzündungsprozessen und entarteten Krebszellen.

Die Lymphknoten haben deshalb eine Schlüsselrolle in der Diagnostik chronischer Entzündungsprozesse, v. a. aber von gut- und bösartigen Tumorerkrankungen (→ Kapitel 27).

Lymphangitis

Häufigkeit: ■■□□□

Lymphangitis: Akute oder chronische Entzündung der Lymphgefäße, die sich bis in die regionären Lymphknoten ausbreiten kann. Die Entzündung von Lymphknoten geht oft mit deren schmerzhafter oder schmerzloser Schwellung einher.

Gelangen aggressive Bakterien im Rahmen eines Abszesses, Furunkels (→ S. 1088) oder bei Infektionen im Bereich der Fingernägel (→ S. 1111) in das Quellgebiet eines Lymphgefäßes bzw. eines Lymphknotens, entzünden sich die befallenen Lymphwege.

Diagnosesicherung. Eine Lymphangitis ist leicht erkennbar an einem roten Streifen über dem Lymphgefäß und der derben, schmerzhaften regionären Lymphknotenschwellung in nächster Nachbarschaft; oft geht sie mit Fieber einher. Sekundär kann sich ein Abszess (→ S. 1273) in den Lymphknoten bilden, der einschmelzen, aufplatzen oder Gänge in angrenzendes Gewebe bilden kann (= Fistelung).

Therapie. In der Regel ist die sofortige Antibiotikagabe ausreichend. Hat sich bereits ein Lymphknotenabszess entwickelt, kann ein chirurgischer Eingriff erforderlich werden. Unterstützend wirkt eine lokale antiseptische Therapie (z. B. mit Betaisodona®). Die betroffene Extremität wird ruhiggestellt, um eine Keimverschleppung und anschließende Blutvergiftung zu vermeiden. Unter antibiotischer Therapie klingt die Infektion meist innerhalb weniger Tage ab. Versagt die Therapie, oder wird sie verschleppt, droht eine Blutvergiftung (→ S. 1053).

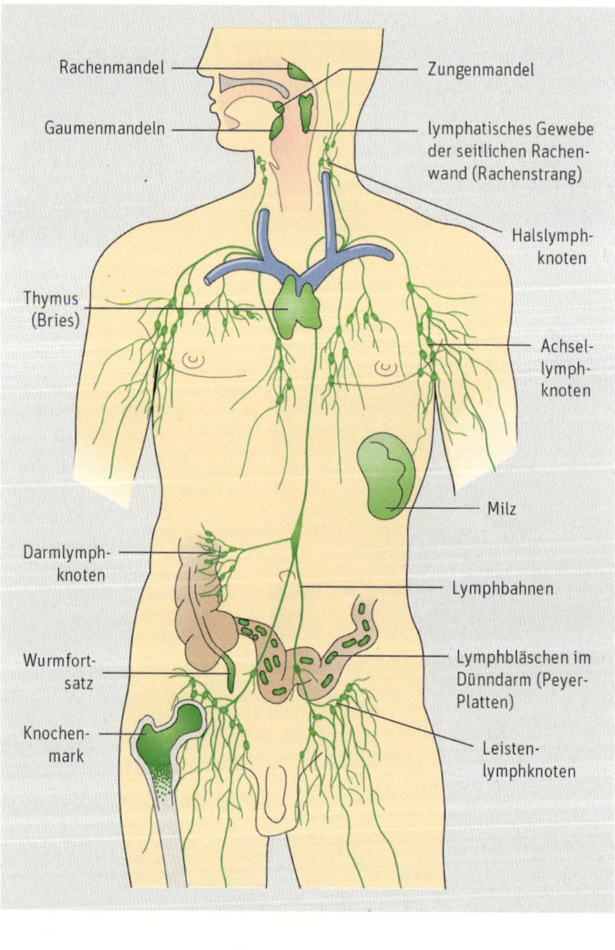

Das **lymphatische System** *leitet die Lymphe von der Körperperipherie zum Zentrum hin. In den Lymphwegen sind immer wieder Lymphknoten als wesentliche Filterstationen dazwischengeschaltet. Dort identifizieren weiße Blutkörperchen Bakterien und andere Krankheitserreger und produzieren genau passende Antikörper, die dann mit dem Lymphabfluss ins Blut abgegeben werden und den Kranheitserreger rasch ausschalten.* [GTV 1953]

Lymphödem

Häufigkeit: ■□□□□

Lymphödem: Schwellung und zunehmende Verhärtung des Bindegewebes infolge einer (selten) angeborenen oder (häufig) erworbenen Lymphabflussbehinderung. Die Behandlung ist langwierig, eine Heilung oft nicht möglich.

Leitbeschwerden

- Blasse, weiche und schmerzlose Schwellung, anfangs noch Druckstellen hinterlassend, verbunden mit Schweregefühl und eingeschränkter Beweglichkeit
- In späteren Stadien derbe, nicht mehr rückbildungsfähige Schwellung mit schmerzhafter Bewegungseinschränkung.

Die Erkrankung

Ist der Lymphabfluss behindert, staut sich die Lymphe vor dem Abflusshindernis und ein Lymphödem entsteht. So beginnt das Lymphödem am Bein typischerweise als langsam zunehmende, schmerzlose Schwellung des Vorfußes und der Zehen. Als typisches Zeichen für ein Lymphödem lässt sich die obere Hautfalte der zweiten Zehe mit zwei Fingern nicht mehr anheben, weil sie prall und derb ist (= *Stemmersches Zeichen* positiv). Die Schwellung schreitet langsam Richtung Abflusshindernis fort. Die Fußknöchel sind nicht mehr abgrenzbar, sodass das Bein wie ein Baumstamm aussieht. Die anfangs teigig eindrückbare, rosafarbene Umfangsvermehrung des Beins wird zunehmend härter und chronifiziert. Die Haut bleibt aber elastischer als bei der chronisch venösen Insuffizienz. Auch wenn die Ausbildung eines offenen Beins (→ S. 738) selten ist, ist die geschwollene Extremität sehr anfällig für Weichteilinfektionen, die dann das Lymphödem weiter verschlimmern.

Beim seltenen *primären Lymphödem* sind Lymphbahnen von Geburt an fehlerhaft angelegt. Oft treten Schwellungen aber erst im späteren Leben auf, z. B. im Rahmen einer

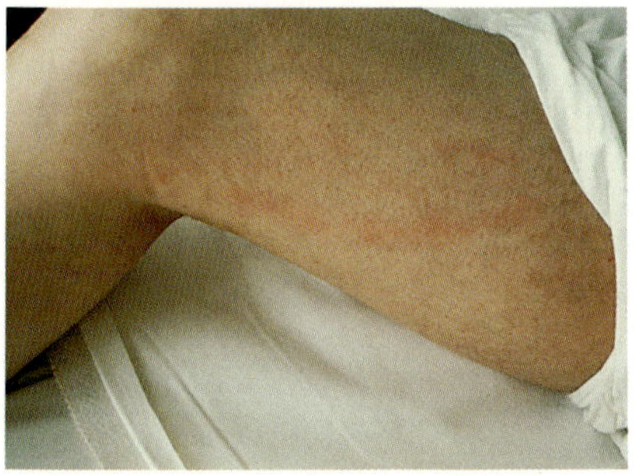

*Typisch für die **Lymphangitis** – hier bei einer ansonsten gesunden 44-jährigen Frau – sind eine oder mehrere rote Streifen, die den akut entzündeten Lymphbahnen entsprechen.* [GTV 1954]

Schwangerschaft oder Fußverletzung. Meist sind die unteren Extremitäten betroffen.

Ein ***sekundäres Lymphödem*** entsteht, wenn gutartige oder bösartige Tumoren den Lymphabfluss behindern oder Lymphbahnen durch Verletzungen, Infektionen, Operationen oder Tumorbestrahlungen zerstört wurden. Es tritt nicht selten an Oberarm und Schulter nach Brustkrebsoperationen auf, wenn die Lymphknoten der Achselhöhle entfernt werden mussten. Auch eine wiederholte Lymphangitis (→ S. 742) oder Wundrose (Erysipel → S. 1089) kann zum sekundären Lymphödem führen. Ein bestehendes Lymphödem wird durch eine Lymphangitis oder eine Wundrose verschlimmert.

In der südlichen Hemisphäre sind Fadenwürmer (→ S. 644, genauer Filarien), die in den Körper eindringen und jahrelang in den Lymphbahnen überleben, die häufigste Ursache für zum Teil groteske Lymphödeme. Wenn sich Körperteile aufgrund einer Lymphstauung massiv vergrößern, wird dies als **Elephantiasis** bezeichnet.

Das macht der Arzt

Der Arzt kann ein Lymphödem meist schon anhand des Aussehens und der dazugehörigen Krankengeschichte (z. B. der Lymphödementwicklung am Arm nach Entfernung der Achsellymphknoten) von anderen Schwellungen abgrenzen. Beim primären Lymphödem ist die Schwellung an beiden Gliedmaßen eventuell gleich ausgeprägt.

Wenn die Ursache eines Lymphödems nicht offensichtlich ist, erfolgen umfangreiche Untersuchungen, weil auch ein Tumor ausgeschlossen werden muss. Eventuell ist es erforderlich, Lymphbahnen durch Einspritzen eines Kontrastmittels ***(Kontrastlymphografie)*** oder radioaktiver Flüssigkeit ***(Lymphszintigrafie)*** darzustellen, um ihren Verlauf und ihr Aussehen beurteilen zu können.

Die optimale Therapie besteht aus fünf Teilen; sie wird unter dem Begriff **komplexe physikalische Entstauungstherapie** ***(KPE)*** zusammengefasst:

- Sorgfältige Haut- und Fußpflege, Vermeidung von Einrissen und Verletzungen zur Vorbeugung von Infektionen.
- **Manuelle Lymphdrainage:** Mit kreisenden Bewegungen der Finger und bestimmten Handgriffen wird die Gewebsflüssigkeit zu den Lymphknoten transportiert (→ S. 1257).
- Soweit praktikabel, wird der betroffene Körperteil in Ruhezeiten hochgelagert.
- Kompressionstherapie: Spezielle Kompressionsverbände mit Kurzzugbinden und langzeitige Versorgung mit Kompressionsstrümpfen der Klassen II, III und in Ausnahmefällen IV (→ S. 734). Im Krankenhaus steht oft auch die pneumatische Kompressionstherapie (→ S. 739) mit mechanischer Auspressung der Gliedmaßen durch wechselnd aufpumpbare Manschetten zur Verfügung.
- Entstauende Bewegungstherapie, z. B. gymnastische Übungen.

Wenn alle bisherigen Therapiemaßnahmen keinen Erfolg zeigen, können in Ausnahmefällen mikrochirurgische Lymphbahnoperationen, die nur in spezialisierten Zentren ausgeführt werden, den Lymphabfluss verbessern.

Selbsthilfe und Komplementärmedizin

Bewegung. Erörtern Sie mit Ihrem Physiotherapeuten, wie Sie mit eigenen Übungen zur Entstauung beitragen können. Das, was Sie täglich zu Hause vollbringen, ist weit wichtiger als das, was 30 Minuten lang ein Mal in der Woche in der Krankengymnastik-Praxis passiert.

Sie können durch gymnastische Übungen dazu beitragen, den Lymphabfluss zu fördern. Gut sind Übungen mit hochgelegten Beinen (bei morgens geschwollenen Beinen lohnt ein Versuch schon vor dem Aufstehen!). Sehr hilfreich ist auch Gehen mit gleichzeitiger Kompression am Bein, z. B. Nordic Walking. Auch Schwimmen und Aqua-Jogging sind günstig. Ein Mannschaftssport ist ungeeignet, weil Verletzungen wie Stauchungen und Prellungen langwierig sind und Lymphödeme verstärken.

Temperatur und Kleidung. Hitze und Wärme verstärken die Durchblutung und verstärken so das Lymphödem. Sie sollten Sauna, Sonnenbäder, Solarium und heiße Wannenbäder meiden. Tragen Sie möglichst weit geschnittene Kleidung, die nicht an der Kompressionsstrumpfhose festklebt. Auch die Schuhe dürfen etwas weicher und weiter ausfallen. Die Unterwäsche darf nicht einschnüren. Bei üblichen BHs ist das schwierig, oft werden Baumwoll-BHs besser vertragen.

Kompressionstherapie. Kompressionsstrümpfe oder Armstrümpfe sollten, um wirklich einen Effekt zu haben, möglichst eng anschließen und zusammendrücken. Bestehen Sie deshalb auf einer Maßanfertigung für die Kompressionsklasse III oder IV.

Hautverletzungen und Hautpflege. Die Haut muss sorgfältig gepflegt und vor Verletzungen und Infektionen geschützt werden, weil Heilungsverläufe im geschwollenen Gewebe langwierig sind. Daher dürfen in der betroffenen Körperregion auch keine Blutentnahmen, Spritzenbehandlung oder Akupunktur erfolgen. Selbst das Anlegen von Blutdruckmanschetten ist gefährlich und sollte vermieden werden (nicht betroffene Seite verwenden!). Verhindern Sie durch lange Kleidung auch Insektenstiche.

Zur Hautpflege sollten Sie keine parfümierten Seifen, Cremes oder Lotionen benutzen. Diese reizen die Haut. Besser sind ph-neutrale Produkte. Wenn Sie Bandagen oder Kompressionsstrümpfe tragen, müssen Sie besonders darauf achten, dass Ihre Haut nicht zu sehr austrocknet.

Achten Sie bei der Nagelpflege darauf, Verletzungen zu vermeiden.

Gehen Sie unbedingt zum Arzt, wenn Sie irgendwelche Hautveränderungen im Bereich des Ödems entdecken. Vor allem eine Wundrose (Erysipel → S. 1089) kann das Lymphödem für Monate verschlimmern.

Homöopathie (→ S. 1251). Ergänzend verordnet werden die homöopathischen Komplexmittel Lymphomyosot® oder Mucedokehl D4®-Kapseln. In Betracht kommt auch eine individuell abgestimmte Konstitutionsbehandlung.

i Aktuell: **www.gesundheit-heute.de/19x15**

- **www.bundesverband-lymphselbsthilfe.de** – Internetseite des Bundesverbands Lymphselbsthilfe e. V., Gießen: Zusammenschluss von Personen, die an lymphostatischen Ödemen erkrankt sind. Bietet z. B. Patientenberichte.
- **www.dglymph.de** – Deutsche Gesellschaft für Lymphologie e. V., Friedenweiler: Internetseite für Ärzte, Lymphtherapeuten und Betroffene, enthält Fachinformationen, Ärztelisten und viele Tipps.
- U. Herpertz: **Ödeme und Lymphdrainage.** Diagnose und Therapie von Ödemkrankheiten. Schattauer, 2003. Hervorragendes Buch über alle Ödemformen.
- M. Földi et al.: **Das Lymphödem.** Urban & Fischer, 2003. Informationen für Patienten und Angehörige mit gezielten Übungen und Verhaltenshinweisen.

Buchteil IV – Erkrankungen und ihre Therapie

20

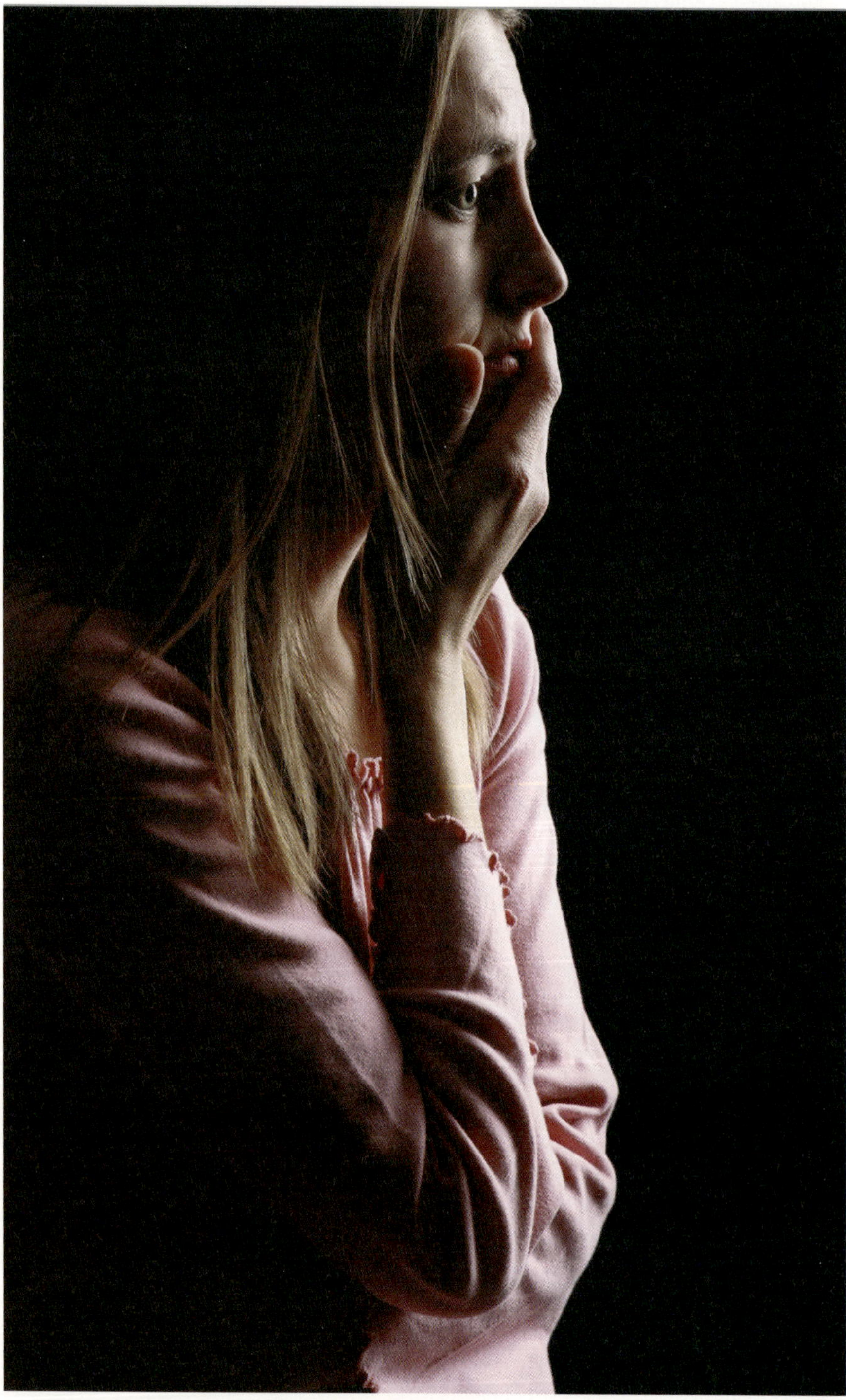

Hormone sind die Gas- und Bremspedale in unserem Körper. Haben wir zuviel von einem oder zu wenig von einem anderen Hormon, sind vielfache, oft selbst von Ärzten schwer zu deutende Beschwerden die Folge. Vieles wird dann auch erst einmal als psychische Störung missgedeutet – oder über Monate ignoriert.
In diesem Kapitel erfahren Sie, wie Hormonerkrankungen richtig erkannt und diagnostiziert werden, und welche Möglichkeiten die moderne Medizin hat, auch bei schwersten Hormonfunktionsstörungen eine fast normale Lebensqualität zu ermöglichen. [ISP 2001]

Hormon- und Stoffwechsel-Erkrankungen

In diesem Kapitel finden Sie

Einführung 745
Das medizinische Fachgebiet 745
Die Hormondrüsen 745
Diagnostische Methoden in der Endokrinologie 746

Erkrankungen der übergeordneten Hormondrüsen 747
Hypophysenvorderlappen-Unterfunktion 747
Hypophysenadenome............. 747
Diabetes insipidus 748

Erkrankung der Schilddrüse und Nebenschilddrüse 748
Aufbau und Funktion der Schilddrüse 748
Schilddrüsendiagnostik 748
Kropf........................... 749
Schilddrüsenüberfunktion.......... 750
Schilddrüsenunterfunktion 751
Hashimoto-Thyreoiditis 752
Subakute Schilddrüsenentzündung .. 753
Schilddrüsenkrebs 753
Multiple endokrine Neoplasie (MEN) . 753
Nebenschilddrüsen-Überfunktion.... 754
Nebenschilddrüsen-Unterfunktion ... 754

Erkrankungen der Nebenniere 755
Cushing-Syndrom 755
Nebennierenrinden-Unterfunktion .. 757
Hyperaldosteronismus 758

Diabetes mellitus und metabolisches Syndrom 758
Diabetes mellitus 758
Stoffwechselentgleisungen bei Diabetes...................... 765
Diabetes-Spätschäden 766
Metabolisches Syndrom............ 767

Erkrankungen des Stoffwechsels der Fette, Eiweiße, Salze und Mikronährstoffe 767
Fettstoffwechselstörungen.......... 767
Hyperurikämie und Gicht........... 769

Weitere Erkrankungen 772
Neuroendokrine Tumoren (NET)..... 772
Phenylketonurie 773
Mukoviszidose.................... 773
Adrenogenitales Syndrom (AGS) 773
Morbus Wilson.................... 773
Amyloidose 773

An anderer Stelle im Buch besprochen:

Adipositas bei Erwachsenen 254
Adipositas bei Kindern 258
Essstörungen 1209
Mineralstoffmangel und -überversorgumg (Übersicht) 240
Ödeme 705
Übergewicht bei Erwachsenen 254
Übergewicht bei Kindern 258
Vitaminmangel und -überversorgung (Übersicht)........ 237

Einführung

Das medizinische Fachgebiet

Das medizinische Fachgebiet, das sich mit Hormon- und Stoffwechselstörungen sowie den hormonproduzierenden Organen und Drüsen beschäftigt, ist die **Endokrinologie.** Sie ist ein Teilgebiet der Inneren Medizin.

Spezielle Hormonstörungen, die z. B. die Geschlechtsorgane betreffen, werden von anderen Disziplinen behandelt: die häufig hormonell mitbedingte ungewollte Kinderlosigkeit beispielsweise von der gynäkologischen Endokrinologie, einem Teilgebiet der Frauenheilkunde (→ Kapitel 23).

Die Hormondrüsen

Hormone sind lebenswichtige Signal- und Botenstoffe. Während Nervensignale wie in einem Mobilfunknetz alle „schnellen" Informationen zwischen den Körperregionen austauschen, sind Hormone für die „langsamen" Regulationsvorgänge im Körper zuständig. Die Hormone werden von spezialisierten Drüsen oder Drüsenzellen gebildet und mit dem Blutstrom im ganzen Körper verteilt, bis sie an ihre Zielzellen andocken und dort ihre Wirkung entfalten.

Da schon kleinste Änderungen der Hormonkonzentration große Änderungen in Stimmung, Stoffwechsel, Appetit und sexuellem Interesse nach sich ziehen, muss diese exakt geregelt werden. Dazu gibt es die übergeordneten Steuerungszentren, und ganz oben in dieser Hierarchie sitzt das Gehirn mit dem **Hypothalamus.** Dieser setzt **Releasing-hormone** frei, die die **Hypophyse** *(Hirnanhangsdrüse)* und darin die Vorderlappen **(Hypophysenvorderlappen** oder *HVL)* veranlassen, **Steuerhormone** für die jeweiligen Organe auszuschütten. Die Steuerhormone gelangen über das Blut zu den Organen und stimulieren diese, damit sie das organspezifische Hormon produzieren (z. B. Schild-

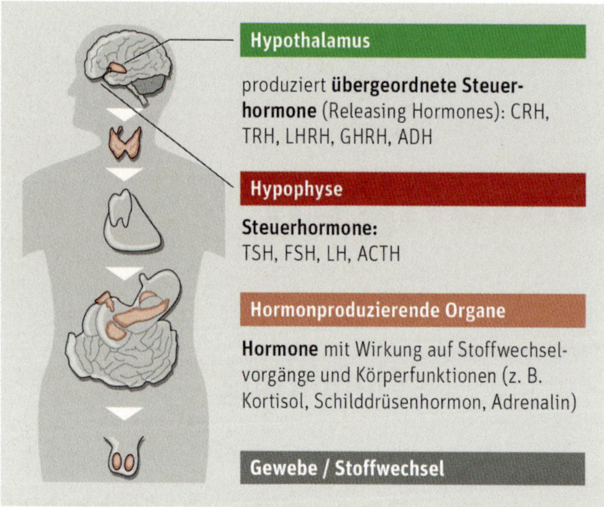

*Schematische Darstellung des **Hormonsystems** des Menschen. Hormonproduzierende Organe sind über Boten- und Steuerhormone hierarchisch hintereinander geschaltet, lösen dadurch unterschiedliche Stoffwechselfunktionen aus und steuern so unterschiedliche Körperfunktionen.* [ASM 2003]

drüsenhormon). Haben die Organe genügend spezifische Hormone gebildet, informieren sie den Hypothalamus darüber: Damit er keine weiteren stimulierenden Releasinghormone ausschüttet, hemmen sie ihn. Daraufhin setzt die Hypophyse weniger Steuerhormone frei, und als Folge reduzieren die Organe die Hormonherstellung. Das Hormonsystem ist also ein System von Regelkreisen mit **negativer Rückkopplung.** Das heißt, dass es die spezifischen Hormone sind, die über ihre Ausschüttung den Regelkreis selbst regulieren. Negative Rückkopplung bedeutet dabei, dass sie selbst die übergeordnete Steuerzentrale hemmen (→ Abb. unten).

In der Technik werden solche Regelkreise ebenfalls an vielen Stellen eingesetzt, z.B. bei der Steuerung einer Zentralheizung mit einem Thermostat.

Der Hypothalamus arbeitet nicht nur innerhalb solcher Regelkreise. Er empfängt auch übergeordnete Steuerimpulse des Gehirns. Deshalb haben z.B. äußere Ereignisse wie eine Prüfungssituation und seelische Erkrankungen (z.B. Depressionen → S. 1181) erhebliche und messbare Wirkungen auf das Hormonsystem.

(!) Die Mehrzahl der Hormonerkrankungen lassen sich darauf zurückführen, dass Hormondrüsen oder übergeordnete Steuerungszentren entweder versagen – und damit kein organspezifisches Hormon bzw. Steuerhormon mehr ausgeschüttet wird – oder aber sich nicht mehr regulieren lassen, da z.B. hormonproduzierende Zellen entartet sind.

Eine Übersicht über die wichtigsten Hormone, Steuerhormone und Releasinghormone mit ihren Bildungsorten zeigt die nebenstehende Abbildung.

Diagnostische Methoden in der Endokrinologie

Die endokrinologische Diagnostik beginnt schon beim Eintreten in das Untersuchungszimmer: Gangbild, Körperhaltung und die äußere Erscheinung geben dem Arzt erste Hinweise auf eine hormonelle Störung. Im Arzt-Patienten-Gespräch erhärten die geschilderten Beschwerden und gezielte Fragen des Arztes den Verdacht einer Erkrankung der Hormondrüsen oder des Stoffwechsels. Der Beweis einer hormonellen Störung wird mit Blutuntersuchungen erbracht, in denen die Hormonspiegel gemessen werden.

Darüber hinaus sind oft **hormonelle Funktionstests** *(hormonelle Stimulations- oder Hemmtests)* notwendig. Sie zeigen, ob sich die Hormonausschüttung steigern lässt, wenn der Patient Steuerhormone gespritzt bekommt. So überprüft der Arzt, ob die hormonellen Regelkreise intakt sind.

Stehen Organe unter Krankheitsverdacht, wird mit Untersuchungsverfahren wie Ultraschall, CT oder Kernspin die Organstruktur untersucht. Hiermit können Gewebeveränderungen oder Vergrößerungen der Organe nachgewiesen werden. Bei Krebsverdacht wird per Biopsie etwas Gewebe entnommen und dann untersucht (→ S. 1270).

Eine solche Biopsie ist zum Beispiel bei Schilddrüsenerkrankungen einfach und so gut wie schmerzfrei durchführbar.

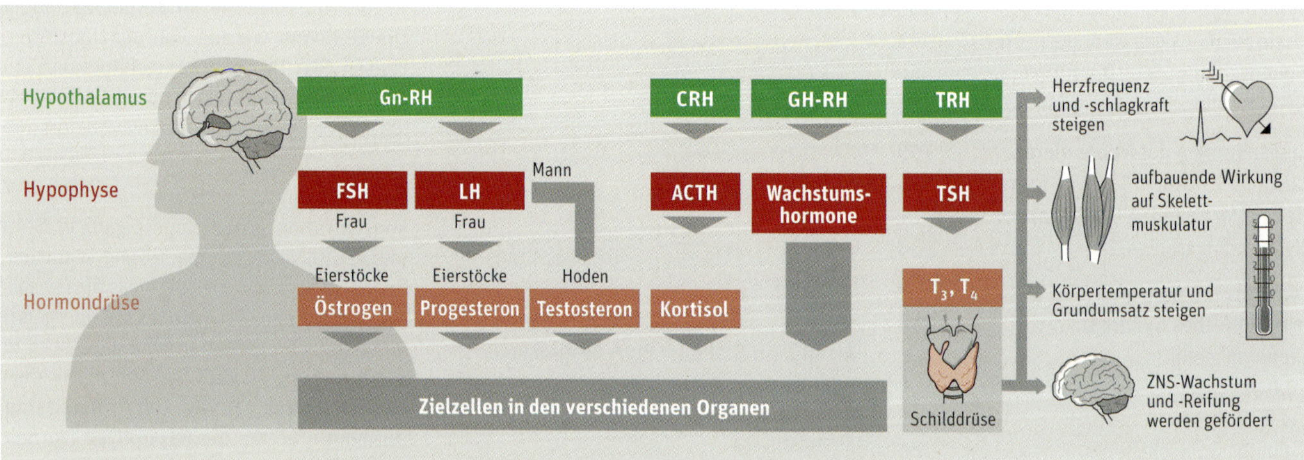

Das Hormonsystem basiert auf Regelkreisen mit negativer Rückkopplung („je mehr vom einen umso weniger vom anderen" und umgekehrt).
Bei Verdacht auf eine Hormonstörung überprüft der Arzt die regelrechte Funktion dieser Regelkreise mit einem ***hormonellen Funktionstest.*** *Bei der Schilddrüse funktioniert dieser z. B. so: Der Arzt spritzt dem Patienten* ***TRH (Thyreotropin Releasinghormon)*** *direkt ins Blut, was die Hypophyse dazu auffordert,* ***TSH (Thyreoidea stimulierendes Hormon)*** *auszuschütten, wobei diese Mehrausschüttung im Blut nachweisbar ist. Bleibt sie aus, muss die Hypophyse geschädigt sein. (Vereinfachte Darstellung, die hier genannten Abkürzungen sind entweder im Text dieses Kapitels erläutert oder in der Übersichtstabelle der Geschlechtshormone → S. 335)* [ASM 2004]

Erkrankungen der übergeordneten Hormondrüsen

Hypophysenvorderlappen-Unterfunktion

Häufigkeit:

Hypophysenvorderlappen-Unterfunktion ***(HVL-Insuffizienz, Hypopituitarismus):*** Teilweises oder völliges Versagen der Ausschüttung der Steuerhormone des Hypophysenvorderlappens (→ S. 745). Diese Unterfunktion tritt bei Tumoren des Hypophysenvorderlappens oder als Folge von Schädel-Hirn-Verletzungen auf (→ ab S. 1151). Die Erkrankung ist durch die Gabe von Hormonen gut behandelbar, unbehandelt aber lebensgefährlich.

Die Erkrankung

Die Beschwerden setzen meist nur schleichend ein. Zuerst bemerkt der Betroffene die Effekte fehlender Sexualhormonfunktionen beispielsweise am Rückgang der Schambehaarung, Kleinerwerden der Brüste (bei Frauen) oder Hoden (bei Männern). Sodann kommt es zu Allgemeinbeschwerden wie Blässe, Müdigkeit und Leistungsminderung sowie bei Kindern zu einem Stopp des Körperwachstums. Ganz zuletzt fallen die Hormone der Nebennierenrinde aus (→ S. 755).

Stellt die Hypophyse die Hormonfreisetzung vollständig ein, kommt es zu einem ***hypophysären Koma*** mit Atem- und Kreislaufstörungen, Unterkühlung, Unterzucker und Bewusstlosigkeit.

Die Prognose ist in der Regel gut, wenn frühzeitig sämtliche fehlenden Hormone ersetzt werden und die Therapie gut überwacht wird.

Das macht der Arzt

Die Diagnose einer Hypophysenvorderlappenunterfunktion wird durch hormonelle Stimulationstests gestellt. Im nächsten Schritt wird nach den Ursachen (z. B. einem Tumor) mittels CT, Kernspin und augenärztlicher Untersuchung gesucht.

Wenn möglich, wird die Ursache beseitigt, z. B. durch operative Tumorentfernung. Die ausgefallenen Hormone müssen lebenslang ersetzt werden ***(Hormonersatztherapie).***

Hypophysenadenome

Häufigkeit:

Hypophysenadenome: Gutartige Tumoren, die zur Mehrausschüttung eines oder mehrerer Hormone des Hypophysenvorderlappens (= vorderer Teil der Hirnanhangsdrüse) führen. Die Beschwerden hängen stark davon ab, welche Hormone übermäßig gebildet werden.

Die Prognose ist günstig. Ist der Tumor abgegrenzt und kann vollständig entfernt werden, ist die Erkrankung sogar heilbar.

Die Erkrankung

Häufigstes Hypophysenadenom ist das ***Prolaktinom,*** das eine vermehrte Ausschüttung von ***Prolaktin*** bewirkt, was bei Frauen zu Zyklusstörungen, Sterilität (Unfruchtbarkeit), Brustwachstum und Milchfluss führen kann (→ Tab. S. 335). Männer sind häufig sexuell desinteressiert (→ S. 345), selten kommt es zur Brustvergrößerung oder zu Brustschmerzen. Drückt der Tumor durch zunehmendes Wachstum auf den benachbarten Sehnerv, kann es zu Sehstörungen (Gesichtsfeldausfälle → Definition S. 478, Differenzialdiagnose → Tab. S. 49) kommen.

Überproduziertes **Wachstumshormon** ***(Somatotropin, somatotropes Hormon, STH)*** bewirkt bei Kindern vor Abschluss des Skelettwachstums Riesenwuchs (Gigantismus), bei Erwachsenen vergrößerte Hände, Füße, Nase, Kinn, Lippen oder Zunge. Diese Erkrankung wird als **Akromegalie** bezeichnet, bei der manchmal auch innere Organe vergrößert sind.

Drückt der Tumor auf gesundes Hypophysengewebe, kommt es manchmal neben der Überfunktion einzelner Hormone auch zur Unterfunktion der Hypophyse (→ S. 747).

Das macht der Arzt

Diagnosesicherung. Die im Verdacht stehenden Hormone werden im Blut bestimmt und die Tumoren mit CT oder Kernspin gesucht. Neben der Hormonbestimmung im Blut müssen bei Verdacht auf Wachstumshormon produzierende Tumoren auch Provokationstests durchgeführt werden (Glukosebelastungstest). Nach der Gabe von Glukose fällt der Blutspiegel des Wachstumshormons. Dieser messbare Abfall bleibt bei einer Überproduktion von Wachstumshormon (z. B. durch einen Tumor) aus.

Behandlung. Ziel ist es, den gutartigen Tumor zu entfernen. Ist der Tumor für eine komplette Entfernung zu groß oder nur schwer vom benachbarten Gewebe abgrenzbar, so versucht der Arzt, Wachstumshormon produzierende Tumoren vor der Operation medikamentös mit Octreotid (Sandostatin®) zu verkleinern. Ist eine Operation nicht durchführbar, wird dieses Medikament zur Behandlung der Akromegalie eingesetzt. Falls auch Octreotid nicht wirksam ist, ist als neues Medikament der Wachstumsrezeptor-Antagonist Pegvisomant (Somavert®) verfügbar, der die Ausschüttung des Wachstumshormons hemmt.

Ähnlich verhält es sich beim Prolaktinom. Hier kommen Bromocriptin (z. B. Pravidel®), Lisurid (z. B. Dopergin®), Quinagolid (z. B. Norprolac®) oder Cabergolin (z. B. Dostinex®) zum Einsatz.

Bei nicht durchführbarer Operation und erfolgloser medikamentöser Therapie kommt eine Strahlentherapie zur Tumorverkleinerung in Betracht.

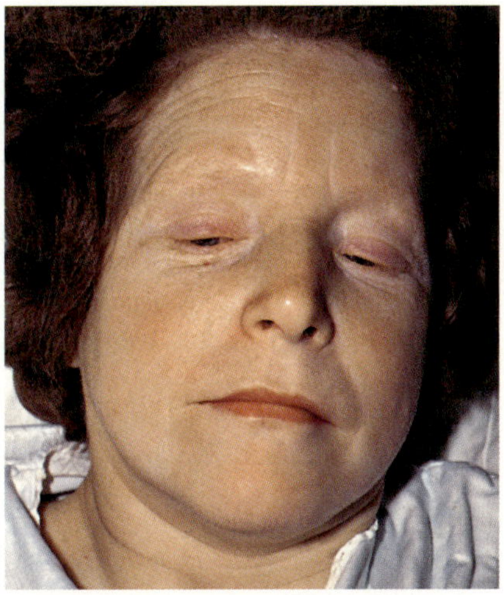

49-jährige Patientin mit kompletter Hypophysenvorderlappen-Unterfunktion. Typisch sind die fahle Gesichtsfarbe und die ausgefallenen Augenbrauen. [GTV 2005]

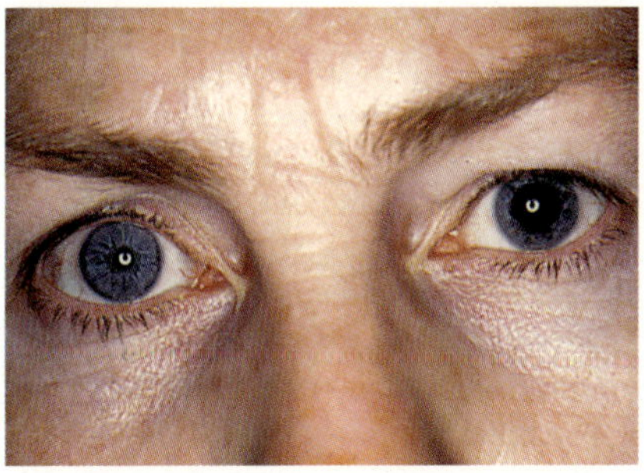

63-jährige Patientin, die wegen ihrer ungleichen Pupillen (Anisokonie) und Sehstörungen zum Augenarzt ging. Bei ihr wurde nach einigen Untersuchungen die Diagnose eines Hypophysenadenoms gestellt. [GTV 2006]

Diabetes insipidus

Häufigkeit:

Diabetes insipidus (wörtlich „geschmackloser Durchfluss", was ihn abgrenzt vom „honigsüßen Durchfluss" des Diabetes mellitus → S. 758): Störung des Wasser-Elektrolyt-Haushalts durch übermäßige Urinausscheidung von bis zu 20 l Urin pro Tag bei Unfähigkeit der Nieren, den Urin zu konzentrieren und Wasser zurückzuhalten.

Folgen sind übermäßiger Harndrang, quälendes Durstgefühl und Trockenheit von Haut und Schleimhäuten.

Ursache ist entweder ein Mangel des Hormons **ADH** ***(Antidiuretisches Hormon)***, das im Hypothalamus gebildet und über den Hypophysenhinterlappen ausgeschieden wird, oder eine fehlende Wirkung von ausreichend gebildetem ADH auf die Niere.

Zur Behandlung des Diabetes insipidus steht als Medikament das synthetische Hormon Desmopressin (Minirin®) zur Verfügung, das in Form von Tabletten oder als Nasenspray gegeben wird, um die Urinausscheidung zu normalisieren. Mit dieser Therapie ist es den Patienten in der Regel möglich, ein ganz normales Leben zu führen.

Desmopressin wird ferner auch beim kindlichen Bettnässen zur Unterdrückung des nächtlichen Harndrangs eingesetzt.

Erkrankung der Schilddrüse und Nebenschilddrüse

Aufbau und Funktion der Schilddrüse

Die Schilddrüse ähnelt in ihrer Form einem Schmetterling. Dicht unterhalb des Kehlkopfs umfasst sie vorn und seitlich die Luftröhre, ist normalerweise von außen weder sicht- noch tastbar und füllt bei Frauen ein Volumen von 18 ml aus, bei Männern sind es 25 ml.

Die Schilddrüse bildet und speichert in speziellen Zellverbänden, den ***Follikeln,*** die Hormone ***Thyroxin*** **(T4** mit 4 Jodatomen) und ***Trijodthyronin*** **(T3** mit 3 Jodatomen). Je nach Bedarf des Körpers gibt sie ihre Hormone an die Blutbahn ab, was durch das **TSH** ***(Thyreoidea stimulierendes Hormon)*** der Hypophyse reguliert wird.

Die lebenswichtigen Schilddrüsenhormone greifen in viele Stoffwechselvorgänge ein. Sie führen zu einer erhöhten Energiebereitstellung für Stoffwechselaktivitäten und beschleunigen die Herzfrequenz, erhöhen den Blutdruck und die Körpertemperatur. Auch für Wachstumsvorgänge sind sie unentbehrlich.

Zwischen den Follikeln liegen die ***C-Zellen,*** die das spezielle Hormon ***Kalzitonin*** produzieren. Dieses Hormon reguliert zusammen mit dem **Parathormon** ***(PTH)*** der Nebenschilddrüse den Kalziumhaushalt. Das Parathormon regt bei Bedarf die Osteoklasten (knochenabbauende Zellen → S. 1016) an, Kalzium aus den Knochen zu lösen und ins Blut abzugeben.

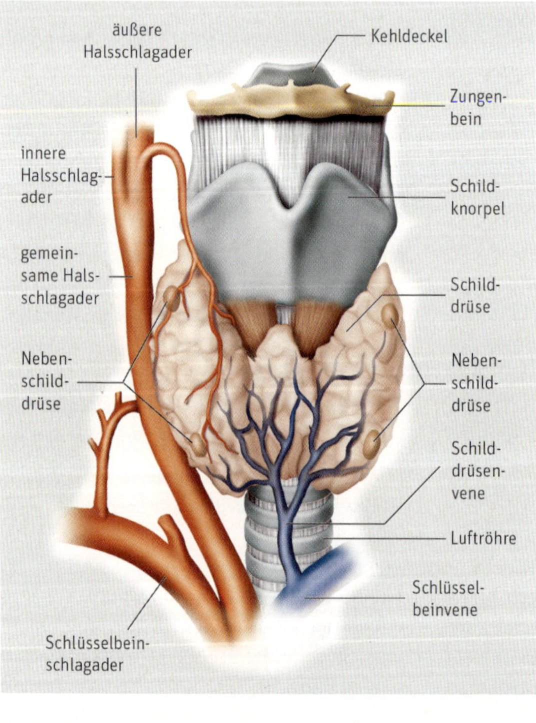

Anatomie der vorderen Halsregion (ohne die Halsmuskeln) mit ***Schilddrüse, Nebenschilddrüsen, Kehlkopf*** *und* ***Luftröhre.*** [GTV 2007]

Schilddrüsendiagnostik

Schilddrüsenultraschall: Die Ultraschalluntersuchung ist aus der Schilddrüsendiagnostik nicht mehr wegzudenken und wird teilweise auch bereits in der Hausarztpraxis durchgeführt. Sie erlaubt eine präzise Größenschätzung der Schilddrüse, aber auch Knoten und Tumoren lassen sich gut erkennen.

Schilddrüsen-Feinnadelbiopsie: Diagnoseverfahren zur Klärung nicht eindeutiger Befunde. Unter Ultraschallkontrolle wird aus der verdächtigen Region mit einer dünnen Hohlnadel eine Probe entnommen und feingeweblich untersucht.

Schilddrüsenszintigrafie: In einer nuklearmedizinischen Abteilung erhält der Patient intravenös eine geringe Dosis einer radioaktiv markierten Substanz ***(Radionuklid,*** hier das ^{99m}**Technetium)**, die von der Schilddrüse wie Jod in die Zellen aufgenommen wird. Aufnahmen der Schilddrüse mit einer speziellen Kamera (Scanner oder Gammakamera) zeigen Gebiete mit erhöhter Radionuklidspeicherung (warme bzw. heiße Knoten) oder fehlender Speicherung (kalte Knoten).

Heiße Knoten bilden deutlich mehr Schilddrüsenhormone als das restliche Gewebe und sind manchmal für eine Schilddrüsenüberfunktion verantwortlich (→ S. 750). Jeder nicht speichernde, ***kalte Knoten*** ist krebsverdächtig und muss mit einer Gewebeentnahme (Feinnadelbiopsie) weiter abgeklärt werden, da er ein hohes Risiko birgt, bösartig zu sein.

(!) Bei der Schilddrüsenszintigrafie werden nur geringe Mengen an radioaktiven Substanzen verwendet, so dass die Strahlenbelastung in der Regel sogar geringer ist als bei einer herkömmlichen Röntgenuntersuchung.

Suppressionsszintigrafie: Sie wird eingesetzt, um den hormonellen Regelkreis der Hypophyse zu prüfen, und schließt sich gegebenenfalls an eine Schilddrüsenszintigrafie an. Durch die Gabe von Schilddrüsenhormonen über einige Tage wird eine kurzfristige künstliche Überfunktion erzeugt. Dies führt über eine verringerte TSH-Ausschüttung zu einer verminderten Radionuklidaufnahme des normalen Schilddrüsengewebes im Szintigramm. Dagegen speichern autonome Bezirke, die sich der Kontrolle durch das übergeordnete TSH entziehen (→ Abb. S. 746), das Radionuklid ebenso stark wie im Ausgangsszintigramm.

Kropf

Häufigkeit:

Kropf ***(Struma):*** Knotige oder gleichmäßige Vergrößerung der Schilddrüse ***(diffuse Struma)*** infolge einer zu geringen Jodzufuhr durch Trinkwasser und Nahrung ***(Jodmangelstruma).*** Hiervon sind je nach Untersuchungsmethode und Definition mindestens 15 % der deutschen Bevölkerung betroffen, Frauen mehr als Männer und Ältere mehr als Jüngere.

Am häufigsten ist der Kropf mit einer normalen Schilddrüsenfunktion ***(euthyreote Struma)*** verbunden, seltener mit einer Überfunktion oder Unterfunktion der Schilddrüse ***(hyper-*** bzw. ***hypothyreote Struma).*** Die Tatsache eines Kropfs hat also zunächst einmal nichts mit der Funktionslage zu tun.

Der Kropf selbst verursacht meist erst ab einer stärkeren Vergrößerung Beschwerden, doch steigt durch ihn das Risiko für behandlungspflichtige Schilddrüsenüberfunktionen. Zudem ist das Risiko, an einem Schilddrüsenkrebs zu erkranken, etwa siebenfach erhöht.

Leitbeschwerden

Einen mäßig ausgeprägten Kropf spürt der Betroffene in der Regel nicht, ein stark vergrößerter Kropf führt zu folgenden Beschwerden:

- Druck- und Engegefühl im Halsbereich
- Missempfinden beim Tragen hochschließender Kleidung
- Sichtbare Schwellung des Halses
- Bei sehr großem Kropf: Einengung der Luftröhre oder der Speiseröhre mit Heiserkeit, Atem- und Schluckbeschwerden.

Wann zum Arzt

In den nächsten Tagen, wenn eine dieser Beschwerden auftritt oder sich die Schilddrüse beim Betasten vergrößert anfühlt.

Die Erkrankung

Leider ist das Ackerland Mitteleuropas, abgesehen von den Küstenregionen, sehr jodarm, weil in der letzten Eiszeit viel **Jod** aus den Böden gewaschen wurde. Daher kann sich nur wenig Jod in Nahrung und Trinkwasser anreichern. Jod ist für die Bildung der Schilddrüsenhormone unerlässlich. Bei einem Jodmangel vermehrt und vergrößert die Schilddrüse ihre hormonbildenden Zellen (Follikel), um möglichst das gesamte von der Nahrung angebotene Jod aufnehmen und verwerten zu können: Die Schilddrüse wird größer, ein Kropf entsteht.

Jodmangel kann neben der gleichmäßigen („diffusen") Vergrößerung des Schilddrüsengewebes auch zu knotigen Veränderungen führen.

Neben dem Wachstum besteht die Gefahr der so genannten **Schilddrüsenautonomie.** Normalerweise produziert jede Schilddrüsenzelle nur eine kleine Menge an Schilddrüsenhormonen, genau so viel, wie der Körper braucht. Dieser Bedarf wird durch die Steuerhormone von Hypothalamus und Hypophyse reguliert (→ Abb. S. 746). Eine gesunde Schilddrüse hat aber auch kleine Zellbezirke, die sich dieser Steuerung entziehen und ungehemmt („autonom") Schilddrüsenhormone produzieren, was aber durch eine Unterdrückung der übrigen Schilddrüsenbezirke wieder ausgeglichen wird. Bei Jodmangel vermehren sich die autonomen Schilddrüsenzellbezirke und geben soviel Schilddrüsenhormon in die Blutbahn ab, dass eine Schilddrüsenüberfunktion entsteht (→ S. 750). Diese autonomen Schilddrüsenzellbezirke können diffus über die Schilddrüse verteilt oder in einem oder mehreren Knoten konzentriert vorliegen.

Warnhinweis: Bei hoher Jodzufuhr, etwa durch Röntgenkontrastmittel oder jodhaltige Medikamente, kann eine bisher nicht bemerkte Schilddrüsenüberfunktion durch diese übermäßige Jodaufnahme eine lebensgefährliche thyreotoxische Krise (→ S. 750) auslösen.

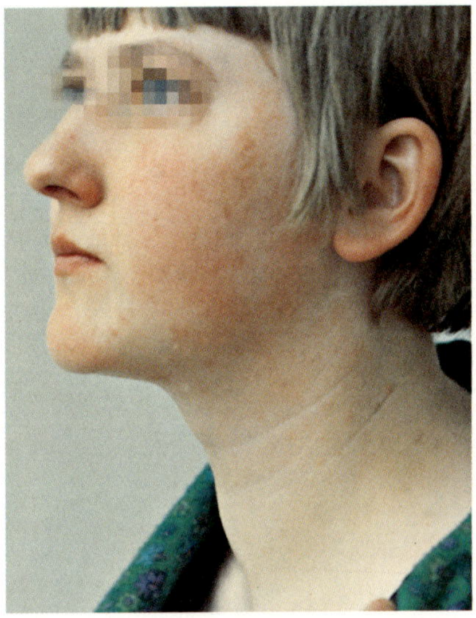

43-jährige Patientin mit einem diffus (verteilt) wachsenden Kropf. Zwar ist der Kropf noch nicht sehr groß, jedoch ist die Schwellung am Hals schon deutlich zu erkennen, wenn der Kopf angehoben wird. [GTV 2010]

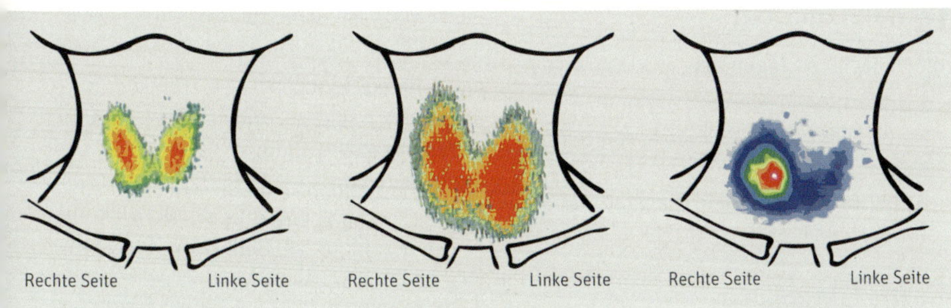

Links normales Schilddrüsenszintigramm bei regelrechter Schilddrüsenfunktion. In der Mitte das Szintigramm einer 34-jährigen Patientin mit einem ***Kropf (diffuse Struma)*** *bei ebenfalls noch regelrechter Schilddrüsenfunktion. Rechts das Szintigramm eines 40-jährigen Mannes mit* ***autonomem Adenom.*** *Der heiße Knoten (rote Farbe) ist leicht zu erkennen, das übrige Schilddrüsengewebe ist „kaltgestellt" (blaue Farbe).* [ASM 2009]

Das macht der Arzt

Diagnosesicherung. Zur Klärung des Funktionszustands der Schilddrüse werden im Blut das Steuerhormon TSH und die Hormone TSH, fT3 und fT4 bestimmt. „f" steht für freies, nicht an Trägersubstanzen gebundenes Hormon (→ S. 1332). Findet sich eine Über- oder Unterfunktion der Schilddrüse, werden per Ultraschall die Größe der Schilddrüse bestimmt und Knoten ausgeschlossen. Ist jedoch ein Knoten nachweisbar, wird eine Schilddrüsenszintigrafie (→ S. 748) durchgeführt und im Anschluss gegebenenfalls eine Feinnadelbiopsie (Entnahme einer Gewebeprobe über einen Stich durch die Haut → S. 748), um einen bösartigen Schilddrüsentumor ausschließen zu können.

Zeigen die Blutwerte eine Fehlfunktion der Schilddrüse an, so wird mit weiteren, speziellen Blutwerten (Antikörper gegen Schilddrüsengewebe) eine Schilddrüsenentzündung (→ S. 752) oder eine Autoimmunerkrankung ausgeschlossen. Im Einzelnen werden untersucht:

- *MAK (Mikrosomale Antikörper* → S. 1331)
- *TAK (Thyreoglobulin Antikörper* → S. 1331)
- *TRAK (TSH-Rezeptor-Antikörper* → S. 1331)
- *TPO-AK (anti-TPO, Thyreoidale Peroxidase-Antikörper* → S. 1331)

Therapie. Die Therapie der Jodmangelstruma bei normaler hormoneller Funktion (euthyreot) richtet sich nach dem Alter des Patienten und der Beschaffenheit des Kropfs. Bei jüngeren Patienten mit diffuser Schilddrüsenvergrößerung ohne Autonomie reicht oft die Einnahme von Jodid oder Schilddrüsenhormonen über mehrere Monate mit anschließender Jodvorsorge.

Ein knotiger Kropf mit Verdacht auf Krebs, mit Autonomie oder in einer Größe, die die Luftwege beeinträchtigt, erfordert eine Operation. Nach Möglichkeit belässt der Arzt etwa 4 ml gesundes Schilddrüsengewebe, das die Hormonproduktion weiterhin übernehmen soll. Alternativ wird bei einem Kropf mit Autonomie eine Radiojodtherapie (→ S. 751) durchgeführt.

Vorsorge

Mehr als 90 % der Kropferkrankungen könnten durch eine ausreichende Jodversorgung verhindert werden. Die Deutsche Gesellschaft für Ernährung empfiehlt Erwachsenen und Jugendlichen 200 µg Jod pro Tag.

- Verwenden Sie jodiertes Speisesalz, am besten eines, das neben Jod auch mit Folsäure angereichert ist, da ein Folsäuremangel auch ernst zu nehmende Erkrankungen nach sich ziehen kann (→ Tab. S. 237).
- Setzen Sie gute Jodlieferanten wie Meeresfische (z. B. Seelachs, 260 µg Jod pro 100 Gramm) und andere Meerestiere regelmäßig auf Ihren Speiseplan.
- Fragen Sie beim Kauf von Lebensmitteln (z. B. beim Bäcker), ob sie Jodsalz enthalten oder achten Sie auf das Jodsiegel. Bei Fertigprodukten wird die Verwendung von Jodsalz auf der Verpackung angegeben.
- Sorgen Sie mit Jodtabletten einem Kropf vor, z. B. in Phasen erhöhten Jodbedarfs (Pubertät, Schwangerschaft und Stillzeit) oder bei unausgewogener Ernährung.

Aktuell: www.gesundheit-heute.de/20x01

- **www.jodmangel.de** – Internetseite vom Arbeitskreis Jodmangel, Groß Gerau: Sehr detailliertes Hintergrundwissen und praxisnahe Informationen, bietet unter der Rubrik Service kostenlos bestellbare Broschüren.
- **www.dge.de** – Internetseite der Deutschen Gesellschaft für Ernährung e. V., Bonn: Über die Stichwortsuche, z. B. Schilddrüse, finden Sie zahlreiche Informationen und Tipps zur jodreichen Ernährung.
- **www.schilddruese.de** – Internetseite der Schilddrüsen-Initiative Papillon, Berlin: Anschaulich beschrieben finden Sie hier alles zum Thema Schilddrüse sowie unter der Rubrik Infomaterial kostenlose Broschüren zum Herunterladen. Sehr empfehlenswert.
- P. Pfannenstiel; L.-A. Hotze: **Wirksame Hilfe für die Schilddrüse.** Trias, 2003. Umfassend aufklärendes Buch, beinhaltet alles, was es rund ums Thema Schilddrüse zu wissen gibt.

Schilddrüsenüberfunktion

Häufigkeit: ■■■□□

Schilddrüsenüberfunktion *(Hyperthyreose)*: Übermäßige Bildung und Ausschüttung der Schilddrüsenhormone T4 (Thyroxin) und T3 (Trijodthyronin) mit der Folge gesteigerter Stoffwechselvorgänge.

80 % der Schilddrüsenüberfunktionen betreffen Frauen. Bei älteren Frauen (meist über 60) ist das autonome Adenom in der Regel die Ursache des Kropfs, bei jüngeren Frauen (meist unter 60) meist ein Morbus Basedow. Einmal entdeckt, sollte die Schilddrüsenüberfunktion in jedem Fall therapiert werden, um die Lebensqualität wieder zu normalisieren, aber auch, um Komplikationen vorzubeugen. Sie drohen Menschen mit Schilddrüsenüberfunktion besonders durch die Einnahme von Jod, das eine thyreotoxische Krise auslösen kann.

Thyreotoxische Krise: Lebensbedrohlich kann die Einnahme von jodhaltigen Medikamenten oder jodhaltigen ***Röntgenkontrastmitteln*** (→ S. 1268) werden: Innerhalb von 1–4 Wochen nach der Jodaufnahme droht eine extreme Schilddrüsenüberfunktion. Die thyreotoxische Krise („Schilddrüsenvergiftung") kann bis zum Koma führen und ist trotz intensivmedizinischer Behandlung in 50 % der Fälle tödlich.

Leitbeschwerden

- Rastlosigkeit, Nervosität, Zittern, Schlaflosigkeit
- Psychische Auffälligkeiten
- Schlechtes Vertragen von Hitze
- Schweißausbrüche, warme und feuchte Haut, erhöhte Temperatur
- Gewichtsverlust (trotz Heißhunger)
- Durchfall
- Erhöhte Pulsfrequenz
- Brüchigkeit von Haaren und Nägeln
- Hervortreten der Augäpfel (bei Morbus Basedow).

Wann zum Arzt

In den nächsten Tagen bei

- Starker innerer Unruhe, verbunden mit Herzklopfen und erhöhter Körpertemperatur
- Nicht besser werdendem Durchfall und Gewichtsverlust.

Die Erkrankung

In ~ 30 % der Fälle wird die Schilddrüsenüberfunktion durch eine ***Schilddrüsenautonomie*** (→ S. 749) vereinzelter Schilddrüsenzellbezirke verursacht, die sich der Hormonregulation entziehen und ungehemmt

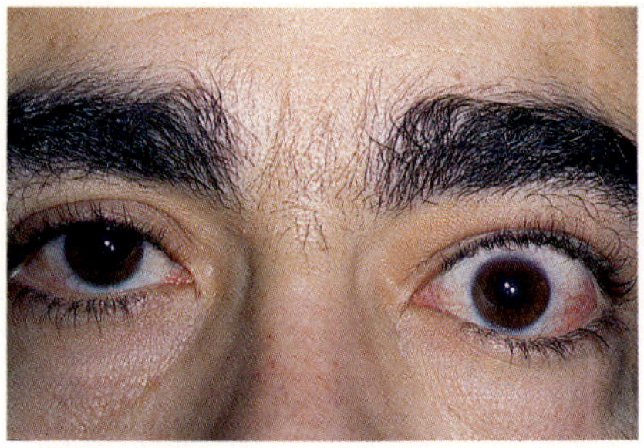

Linksseitig betontes Hervortreten des Augapfels ***(Exophthalmus,*** *im Bild rechts) bei einem 41-jährigen Mann mit* ***Morbus Basedow.*** *Neben dem hervorstehenden Auge besteht beidseits eine Bindehautentzündung, gut erkennbar an den geröteten Außenseiten des Augapfels.* [GTV 2011]

(„autonom") Schilddrüsenhormon produzieren ***(autonomes Schilddrüsenadenom,*** meist nur **Autonomes Adenom** genannt).

Dahinter steckt Jodmangel, der dazu führt, dass die Schilddrüse nicht ausreichend Hormone bilden kann. Sie versucht dies mit vermehrtem Wachstum auszugleichen: ein Kropf entsteht, möglicherweise mit Knotenbildung (→ S. 749).

In ~ 70 % der Fälle wird die Schilddrüsenüberfunktion durch eine Autoimmunerkrankung (→ S. 1049) namens **Morbus Basedow** ***(Basedowsche Krankheit, Basedow-Krankheit)*** verursacht. Das Immunsystem bildet dabei „fälschlicherweise" Antikörper ***(TSH-Rezeptor-Antikörper = TRAK),*** die die Schilddrüsenzellen zur ungehemmten Schilddrüsenhormonproduktion veranlassen. Der Morbus Basedow tritt familiär gehäuft auf, teilweise zusammen mit anderen Autoimmunerkrankungen wie Morbus Addison (→ S. 757) oder Diabetes mellitus (→ S. 758). Bei zwei Drittel der an Morbus Basedow Erkrankten findet sich die ***endokrine Orbitopathie:*** Hier richten sich die „fälschlicherweise" gebildeten Antikörper des Immunsystems auch gegen das Gewebe hinter den Augäpfeln und lassen diese charakteristisch hervortreten, was vom Mediziner als ***Exophthalmus*** bezeichnet wird.

Alle anderen Ursachen für eine Schilddrüsenüberfunktion sind viel seltener: Dazu gehören Schilddrüsenentzündungen wie die Hashimoto-Thyreoiditis (→ S. 752), Schilddrüsenkrebs (→ S. 753), Hypophysenadenome mit erhöhter TSH-Freisetzung (→ S. 747), eine medikamentöse Überdosierung von Schilddrüsenhormonen oder ein starkes Überangebot an Jod, beispielsweise durch jodhaltige Kontrastmittel.

Die Prognose ist gut, Tumoren ausgenommen. Häufig ist jedoch eine lebenslange Medikamenteneinnahme notwendig.

Das macht der Arzt

Diagnosesicherung. Die Untersuchungen entsprechen denen der Abklärung eines Kropfs (→ Das macht der Arzt S. 749). Das TSH (→ S. 1335) ist erniedrigt, T3 und T4 sind erhöht (→ S. 1332). Ultraschall und Szintigrafie zeigen charakteristische Veränderungen und Anreicherungsbezirke. Bei Verdacht auf Morbus Basedow werden die für die Krankheit verantwortlichen TSH-Rezeptor-Antikörper im Blut bestimmt. Eine Augenbeteiligung muss vom Augenarzt geklärt und gegebenenfalls mit Kortison, Strahlentherapie und/oder operativ behandelt werden.

Therapie. Jede Schilddrüsenüberfunktion wird mit Schilddrüsen bremsenden Medikamenten (Thyreostatika → Pharma-Info) behandelt, bis wieder normale Schilddrüsen-Blutwerte erreicht sind. Ein autonomes Adenom kann mit diesen Medikamenten nicht *geheilt* werden, weshalb eine Radiojodtherapie (→ unten) oder eine operative Teilentfernung der Schilddrüse nach einer Vorbehandlung mit Thyreostatika notwendig ist.

Bei der Operation wird das funktionsfähige Schilddrüsengewebe soweit verringert, dass der verbleibende Rest nicht mehr ausreicht, um den Körper mit einem Zuviel an Schilddrüsenhormonen zu überschwemmen. Reicht das restliche Schilddrüsengewebe nach der Operation und der Radiojodtherapie nicht mehr zur normalen Produktion an Hormonen aus, kommt es zur Schilddrüsenunterfunktion, die eine lebenslange Einnahme von Schilddrüsenhormonen erfordert (Hormonersatztherapie). Auch ein Morbus Basedow wird operiert, falls die Schilddrüsenüberfunktion nach Absetzen der Medikamente wieder aufflammt.

Radiojodtherapie. Die **Radiojodtherapie** ist eine sehr gezielte Strahlentherapie mit geringer Strahlenbelastung. Sie wird bei einem autonomen Kropf, bei Schilddrüsenkrebs, Schilddrüsenüberfunktion sowie bei Patienten mit einem erhöhten Operationsrisiko durchgeführt bzw. wenn eine Schilddrüsen-Operation abgelehnt wird.

Verwendet wird radioaktives ^{131}Jod, das wie das normale Jod fast zu hundert Prozent von den Zellen des Schilddrüsengewebes und – im Falle eines Schilddrüsenkrebses – auch von jodspeichernden Metastasen aufgenommen wird. Das radioaktive Jod sendet nun Betastrahlen mit wenigen Millimetern Reichweite aus, was die umliegenden Schilddrüsenzellen zerstört – angrenzende Nachbarorgane aber verschont. Da autonome Bezirke das radioaktive Jod viel mehr speichern als die übrigen Zellen, eignet sich diese Therapie besonders bei verstreut in der Schilddrüse liegenden autonomen Bezirken. Die Radiojodtherapie kann auch bei jüngeren Patientinnen mit Kinderwunsch angewendet werden, zuvor muss eine Schwangerschaft jedoch ausgeschlossen und bis zu sechs Monate nach der Untersuchung sicher verhindert werden.

Die Erfolgsrate der Radiojodtherapie liegt bei ~ 90 %. Allerdings: Als vorübergehende Folgen der Strahlenbehandlung sind Entzündungen der Speicheldrüsen oder des Magens (Gastritis → S. 633) möglich. Als späte Nebenwirkung drohen nach Jahren und Jahrzehnten in 1 % der Fälle Krebserkrankungen, am häufigsten eine akute Leukämie (→ S. 1040) oder ein Schilddrüsenkrebs.

Nachsorge. Jede dieser Therapien erfordert regelmäßige, oft sogar lebenslange, Kontrolluntersuchungen der Schilddrüsen-Hormonspiegel im Blut (Laborwerte in der Übersicht → Kasten: Laborcheck Schilddrüse S. 1330).

Pharma-Info: Thyreostatika (Medikamente gegen Schilddrüsenüberfunktion)

Thyreostatika hemmen entweder die Bildung von Schilddrüsenhormonen oder deren Freisetzung. Sie werden so lange eingenommen, bis sich die Schilddrüsenwerte im Blut wieder normalisiert haben bzw. bis der Patient operiert werden kann. Die wichtigsten Thyreostatika sind:

- *Perchlorat:* Kommt in Verbindungen mit Salzen vor wie dem Natriumperchlorat (z. B. Irenat®) und hemmt die Jodidaufnahme in die Schilddrüse.
- *Thionamide:* Thiamazol (z. B. Favistan®), Carbimazol (z. B. Neo-Thyreostat®) und Propylthiouracil (z. B. Propycil®) hemmen die Bildung von Schilddrüsenhormon, indem sie ein wichtiges Enzym der Schilddrüse hemmen, das Jodid in Jod umwandelt.
- *Lithium* (z. B. Quilonum®): hemmt die Freisetzung von Schilddrüsenhormonen (zu den Nebenwirkungen → S. 1171).

Die Therapie mit Thyreostatika kann Wochen, aber – v. a. beim Morbus Basedow – auch Monate bis zu einem Jahr dauern.

Ziel ist es, die Schilddrüsenproduktion wieder zu normalisieren (Remission), ohne die Schilddrüse zu zerstören, damit diese wieder nachhaltig selbstständig und in normaler Menge Schilddrüsenhormone produziert – was aber nur in ~ 40 % der Fälle gelingt.

Warnhinweis: Während der Therapie besteht absolutes Jodverbot – das gilt für Jodsalz, Jodtabletten, Kontrastmittel oder jodreiche Lebensmittel. Denn Jod setzt die Wirkung der Thyreostatika herab und verstärkt die Bildung von Autoantikörpern (→ S. 1049 und S. 1308), was den Therapieerfolg gefährdet.

Schilddrüsenunterfunktion

Häufigkeit: ■■■■□

Schilddrüsenunterfunktion *(Hypothyreose):* Erniedrigte Schilddrüsenhormone im Blut, was eine Vielzahl von Beschwerden hervorrufen kann. Das Auftreten und die Schwere der Beschwerden hängt davon ab, wie ausgeprägt der Hormonmangel ist. Insgesamt kommt es zu einer verminderten Stoffwechselaktivität *(Hypometabolismus).* Die Schilddrüsenunterfunktion ist nach dem Diabetes (→ S. 758) die häufigste endokrine Erkrankung, 4-mal so viele Frauen wie Männer sind betroffen, vor allem ab dem Alter von 60 Jahren.

Angeborene Hypothyreose: Eines von 4000 Neugeborenen kommt mit einer Schilddrüsenunterfunktion auf die Welt. Gleich nach der Geburt fallen Bewegungsarmut, abgeschwächte Muskelreflexe und später auch Trinkunlust auf. Um die schweren Folgen des Jodmangels (Wachstumsverzögerung, verzögerte geistige Entwicklung und Sprachstörungen) zu vermeiden, wird – per Gesetz – am 5. Lebenstag ein **Hypothyreosescreening** durchgeführt: Hierzu werden 1–2 Tropfen Blut aus der Ferse entnommen, auf ein Filterpapier getropft und daraus das TSH bestimmt.

Leitbeschwerden

- Verlangsamung, Müdigkeit, depressive Verstimmung
- Erniedrigte Pulsfrequenz
- Frieren, kühle und trockene Haut
- Verstopfung, Gewichtszunahme
- Stumpfe, trockene Haare, vermehrter Haarausfall
- Hautschwellungen (teigige, gelbliche Hautverdickungen) und Gesichtsschwellung *(Myxödem)*
- Sehr selten auch Bewusstseinsstörungen bis hin zum Myxödemkoma (→ unten).

Wann zum Arzt

In den nächsten Tagen bei

- Zunehmender Antriebslosigkeit, verbunden mit Frieren

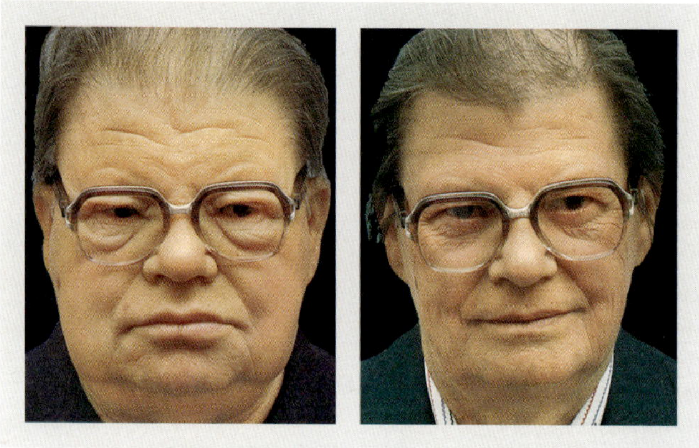

Schwer vorstellbar, dass diese beiden Bilder ein- und denselben 66-jährigen Mann zeigen. Das linke Bild entstand zum Zeitpunkt der Diagnose seiner Schilddrüsenunterfunktion, sein Gesicht ist von Haut- und Gesichtsschwellungen geprägt ***(Myxödeme),*** *die im rechten Bild 6 Monate später gänzlich verschwunden sind.* [GTV 2012]

- Unerklärlicher Gewichtszunahme und Verstopfung

Sofort bei einer Verlangsamung des Pulses.

Die Erkrankung

Ursachen. Bei der *primären Hypothyreose* ist die Ursache eine verminderte Hormonproduktion in der Schilddrüse. Sie tritt am häufigsten nach einer ***Hashimoto-Thyreoiditis*** (→ S. 752) durch eine entzündungsbedingte Schrumpfung des Schilddrüsengewebes auf. An zweiter Stelle verursachen ärztliche Behandlungen wie Operationen, Radiojodtherapie (→ S. 751) oder Thyreostatika (→ S. 751) die Schilddrüsenunterfunktion.

Myxödemkoma *(hypothyreotes Koma):* Krisenhafte Verschlechterung einer unerkannten Schilddrüsenunterfunktion, früher nicht selten durch Operationen oder ärztliche Eingriffe ausgelöst, heute aber durch bessere Labordiagnostik sehr selten geworden. Durch Unterkühlung, schwere Infektionen und Stress kommt es zu Herzfrequenzverlangsamung, erniedrigtem Blutdruck, verlangsamter Atmung, Gesichtsschwellung und teigiger, kühler Haut. Unbehandelt tritt schließlich Bewusstlosigkeit und bei 50 % der Tod ein. Die Behandlung eines Myxödemkomas erfolgt auf der Intensivstation. Neben der Zufuhr von Schilddrüsenhormonen müssen Atmung und Kreislauf unterstützt und stabilisiert werden.

Bei der (seltenen) ***sekundären Hypothyreose*** kommt es durch eine Hypophysenstörung zu einer Fehlregulation des Schilddrüsenhormonspiegels.

Über die manifeste Schilddrüsenunterfunktion hinaus haben weitere 2 bis 5 % der deutschen Bevölkerung – das entspricht einer Zahl von bis zu 4 Millionen Betroffenen – eine ***subklinische Schilddrüsenunterfunktion,*** auch ***latente Schilddrüsenunterfunktion*** genannt: Dabei sind die Schilddrüsenhormon-Konzentrationen noch normal, aber das TSH erhöht, d.h. die Schilddrüse muss überstimuliert werden, um gerade noch ausreichend Schilddrüsenhormone zu produzieren.

Beschwerden. Die Beschwerden entwickeln sich meist allmählich über Jahre und werden oft lange Zeit nicht wahrgenommen oder falsch gedeutet. Vor allem ältere Patienten und ihre Angehörigen halten die Folgen der Schilddrüsenunterfunktion oft für normale Alterserscheinungen. Insbesondere Leistungsminderung, allgemeine Schwäche, Antriebsmangel, Gedächtnisminderung und depressive Verstimmung werden so hingenommen, obwohl sie leicht behandelbar wären.

Das macht der Arzt

Die Bestimmung des TSH- und der Schilddrüsenhormonspiegel geben Auskunft über die Schilddrüsenfunktion. Bei der primären Hypothyreose ist der TSH-Spiegel erhöht, bei der sekundären erniedrigt. Die Therapie besteht darin, die fehlenden Hormone meist über Jahre hinweg zu ersetzen. Die medikamentöse Behandlung wird immer mit niedriger Dosierung begonnen und nach Kontrollen des TSH-Werts gesteigert, bis ein normaler Funktionszustand der Schilddrüse erreicht ist.

Eine wichtige Rolle im menschlichen Immunsystem spielt Selen. Selenmangel kann eine Schilddrüsenunterfunktion zur Folge haben; dem liegt ein Gendefekt zugrunde. Deshalb sollte bei einer Schilddrüsenunterfunktion auch immer der Selenwert im Blut bestimmt und ein Mangel ausgeglichen werden.

Hashimoto-Thyreoiditis

Häufigkeit: ■■■■□

Hashimoto-Thyreoiditis: Häufigste Form der **Schilddrüsenentzündung** ***(Thyreoiditis).*** Diese chronische Schilddrüsenentzündung tritt gehäuft bei Frauen zwischen dem 30. und 50. Lebensjahr auf. Sie verläuft über Jahre hinweg beschwerdearm. Von Autoantikörpern gegen das Schilddrüsengewebe verursacht, führt sie zur teilweisen bis völligen Zerstörung des Schilddrüsengewebes. Wegen dieses Untergangs an gesundem Schilddrüsengewebe kommt es im Laufe der Erkrankung meist zu einer Schilddrüsenunterfunktion. Auch wenn die Hashimoto-Thyreoiditis nicht heilbar ist, so ermöglicht die medikamentöse Therapie dennoch ein beschwerdefreies Leben.

Leitbeschwerden

- Meist beschwerdefrei
- Wenn überhaupt, zu Beginn Beschwerden einer Schilddrüsenüberfunktion (→ Leitbeschwerden S. 750), die allmählich in die einer chronischen Unterfunktion (→ Leitbeschwerden S. 751) übergehen.

Die Erkrankung

Die Hashimoto-Thyreoiditis wird über veränderte Hormonwerte im Blut nachgewiesen, kann also zufällig bei einem Check-Up (→ S. 260) entdeckt werden. Oft wird sie im Rahmen der Diagnostik eines Kropfs (→ Das macht der Arzt S. 749) entdeckt, mit dem sie einhergehen kann. Die Stoffwechsellage ist anfangs typischerweise eine Schilddrüsenüberfunktion (→ S. 750) und geht dann über in eine Schilddrüsenunterfunktion (→ S. 751).

Unterschieden wird zwischen der ***hypertrophen Form,*** bei der die Schilddrüse sich vergrößert (Kropf → S. 749), und der ***atrophischen Form,*** bei der sie immer kleiner wird. Beide Formen unterscheiden sich in Beschwerden, Diagnostik, Therapie und Prognose nicht wesentlich.

Bei etwa einem Viertel tritt die Hashimoto-Thyreoiditis zusammen mit anderen Autoimmunerkrankungen auf wie z. B. Morbus Addison (→ S. 757), Morbus Basedow (→ S. 750) oder Diabetes (→ S. 758).

Das macht der Arzt

Neben der Bestimmung von TSH und den Schilddrüsenhormonen T3 und T4 werden spezielle Antikörper bestimmt (Schilddrüsen-[Auto-]Antikörper → S. 1331): gegen ***Mikrosomen,*** Strukturen im Inneren der Zellen ***(MAK = Mikrosomale Antikörper*** → S. 1331), gegen ein besonderes Schilddrüseneiweiß, das ***Thyreoglobulin (TAK*** → S. 1331) und gegen ein spezielles Schilddrüsenenzym, die ***thyreoidale Peroxidase (TPO-AK***→ S. 1331).

Therapie. Die Behandlung richtet sich nach der Stoffwechsellage der Schilddrüse und besteht in der Gabe von Thyreostatika (→ S. 751) bei einer Schilddrüsenüberfunktion oder der lebenslangen Gabe von Schilddrüsenhormonen bei einer Schilddrüsenunterfunktion (Hormonersatztherapie).

Warnhinweis: Vorsorglich sollten Erkrankte Jod in hohen Dosen meiden, so auch Jodkombinationspräparate (betrifft Schilddrüsenmedikamente, aber auch Nahrungsergänzungsmittel). Denn Jod erhöht die Schilddrüsenaktivität, was eine vermehrte Produktion von Autoantikörpern auslösen kann. „Normale" Jodkonzentrationen in Lebensmitteln und jodiertem Speisesalz verursachen in der Regel keine Probleme.

Subakute Schilddrüsenentzündung

Häufigkeit: ■■■□□

Subakute Schilddrüsenentzündung *(subakute Thyreoiditis de Quervain, Quervain-Thyreoiditis, granulomätöse Thyreoiditis):* Von Medizinern auch heute noch nicht entschlüsselte Entzündung der Schilddrüse, typischerweise zwei Wochen nach einer Virusinfektion auftretend. Betroffen sind vor allem Frauen zwischen 20 und 40 Jahren. Eine Therapie ist meist nicht notwendig, die Entzündung heilt folgenlos.

Leitbeschwerden

- Abgeschlagenheit und Krankheitsgefühl
- Druckschmerzhafte Schilddrüse
- Leichtes Fieber.

Die Erkrankung

Vermutet wird, dass es sich bei der subakuten Schilddrüsenentzündung um einen Autoimmunprozess nach einer Infektion mit Viren wie bei Mumps (→ S. 408), Masern (→ S. 408) oder Pfeifferschem Drüsenfieber (→ S. 581) handelt. Sie tritt daher bevorzugt zwei Wochen nach einer Virusinfektion auf.

Das macht der Arzt

Im Blut findet der Arzt deutlich erhöhte Entzündungswerte (BSG → S. 1311 und CRP → S. 1313). Die Schilddrüsenfunktion ist am Beginn der Entzündung meist hyperthyreot (Überfunktion) und wird später häufig wieder normal, manchmal auch hypothyreot (Unterfunktion). Der Schilddrüsenultraschall zeigt unregelmäßige, fleckige Veränderungen, die mit einer Schilddrüsenszintigrafie (→ S. 748) geklärt werden müssen.

In 80 % der Erkrankungsfälle kommt es zu einer Spontanheilung. Viele Patienten werden aber mit Schmerzmitteln (NSAR → S. 996) und Kortison (→ S. 756) behandelt, weil die Beschwerden dadurch rascher abklingen. Hilft diese Therapie nicht, muss geprüft werden, ob die Diagnose richtig war.

Nach Beschwerdefreiheit kann die Dosis der Medikamente rasch etappenweise reduziert werden, nach spätestens 3 Monaten ist die Erkrankung geheilt.

Schilddrüsenkrebs

Häufigkeit: ■□□□□

Schilddrüsenkrebs *(Schilddrüsenkarzinom):* Relativ seltener, überwiegend bei Frauen auftretender bösartiger Tumor, aber die häufigste Krebserkrankung hormonproduzierender Drüsen. Fast 90 % der Betroffenen haben Tumore, die vom Schilddrüsengewebe ausgehen.

Typischerweise gibt es keine speziellen Frühbeschwerden, da die Schilddrüsenfunktion durch den Krebs meist nicht verändert wird. Ein schmerzlos wachsender, einzelner Knoten gilt besonders bei jüngeren Menschen als Alarmzeichen. Häufig sind diese Knoten hart und gegenüber dem darunter liegenden Gewebe nur schwer verschiebbar.

Größere Karzinome oder solche, die in ihre Umgebung einwachsen, führen zur Einengung der Speise- oder Luftröhre, zu Schluckbeschwerden, Einziehung der Haut oder Heiserkeit, da der Kehlkopfnerv, der hinter der Schilddrüse verläuft, geschädigt wird. Damit einher gehen möglicherweise vergrößerte, schmerzlos verhärtete Halslymphknoten und Allgemeinbeschwerden wie Nachtschweiß, Gewichtsverlust und Fieber.

Als Risikofaktoren werden neben einer erblichen Veranlagung beim medullären Schilddrüsenkarzinom (→ unten) [Röntgen-]Strahlenbelastungen und eine länger anhaltende Erhöhung von TSH diskutiert. Letztere kommt einer andauernden Anregung der Schilddrüse gleich.

Schilddrüsenkrebs wird in verschiedene Karzinome unterteilt, die sehr verschieden in ihrer Prognose sind:

Differenzierte Schilddrüsenkarzinome (85 %). *Differenzierte Schilddrüsenkarzinome* gehen von normalen Schilddrüsenzellen *(Thyreozyten)* aus und werden weiter in papilläre und follikuläre Schilddrüsenkarzinome unterteilt. Die papillären Karzinome sind die häufigsten bösartigen Schilddrüsenkarzinome und haben mit einer 10-Jahres-Überlebensrate von 90 % die günstigste Prognose. Prinzipiell kann jede Altersgruppe betroffen sein, am häufigsten sind es 40- bis 60-Jährige. Beide Karzinome beginnen mit einem langsame Wachstum des Knotens. Mit zunehmendem Alter der Betroffenen vermögen sie mitunter sehr schnell zu wachsen. Im Schilddrüsenszintigramm werden sie als kalter Knoten erkannt (→ S. 748).

Anaplastisches Schilddrüsenkarzinom (10 %). Das *Anaplastische Schilddrüsenkarzinom* ist extrem bösartig, praktisch alle der meist über 60-jährigen Betroffenen sterben nach durchschnittlich 8 Monaten aufgrund der frühen Metastasierung des Tumors z. B. in die Lunge.

Medulläres Schilddrüsenkarzinom (5 %). Das *medulläre Schilddrüsenkarzinom* geht von den kalzitoninbildenden C-Zellen der Schilddrüse aus (→ Abb. S. 754) und wird deshalb auch als *C-Zell-Karzinom* bezeichnet. Oft tritt es gemeinsam mit der multiplen endokrinen Neoplasie II (MEN II → S. 753) auf, teilweise ist es auch erblich bedingt. Die 10-Jahres-Überlebensrate beträgt 50 %.

Das macht der Arzt

15 % der Bevölkerung haben einen Kropf (→ S. 749). Der Arzt hat also die Aufgabe, aus diesen Millionen von Patienten mit knotigen Veränderungen der Schilddrüsen die wenigen mit einem Schilddrüsenkrebs zu identifizieren. Ultraschall (→ S. 748) und Szintigrafie (→ S. 748) geben Hinweise; aus verdächtigen Knoten (insbesondere kalten, keine radioaktiv-markierte Substanzen aufnehmenden Knoten → S. 748) wird mit einer Feinnadelbiopsie (→ S. 748) eine Gewebeprobe entnommen und anschließend mikroskopisch untersucht.

Die Therapie des Karzinoms besteht vor allem in der operativen Entfernung der Schilddrüse und der befallenen Lymphknoten. Bei den differenzierten Karzinomen ist nachfolgend eine Radiojodtherapie sinnvoll, da sie auch jodspeichernde Metastasen erreicht (→ S. 751). Anaplastische und medulläre Karzinome werden oft mit Strahlen- oder Chemotherapie behandelt (→ ab S. 1026).

Wird die Erkrankung überlebt, sind jahrelange Kontrolluntersuchungen und die lebenslange Zufuhr der Schilddrüsenhormone per Hormonersatztherapie notwendig.

Multiple endokrine Neoplasie (MEN)

Häufigkeit: ■□□□□

Multiple endokrine Neoplasie *(MEN):* Oberbegriff für seltene erbliche Erkrankungen (MEN I und MEN II) mit mehreren gleichzeitig existierenden Tumoren in verschiedenen hormonbildenden Organen. MEN können sowohl gut- als auch bösartig sein. MEN sind selten, treten aber familiär gehäuft im Erwachsenenalter zwischen 20 und 60 Jahren auf.

MEN I (Wermer-Syndrom): Tumoren in Nebenschilddrüse, Bauchspeicheldrüse und/oder Hypophyse.

MEN IIa (Sipple-Syndrom): Beim MEN IIa besteht neben Tumoren des Nebennierenmarks ***(Phäochromozytome)*** und Tumoren der Nebenschilddrüse fast immer ein medulläres Schilddrüsenkarzinom (→ S. 753).

MEN IIb (Gorlin-Syndrom): Neben den beschriebenen Tumoren des MEN IIa kommen zusätzlich Veränderungen von Nervenzellanhäufungen und des Körperbaus (schlank, lange Extremitäten, überstreckbare Gelenke) hinzu.

Die Prognose richtet sich nach der Ausdehnung der Erkrankung zum Zeitpunkt der Diagnose. Tendenziell ist die Prognose für die MEN I besser als die für MEN II.

Nebenschilddrüsen-Überfunktion

Häufigkeit:

Nebenschilddrüsen-Überfunktion *(Hyperparathyreoidismus, HPT):* Gesteigerte Bildung von Parathormon (→ S. 748), entweder durch eine Funktionsstörung der Nebenschilddrüse ***(primärer Hyperparathyreoidismus, pHPT)*** oder durch einen Kalziummangel ausgelöste „reaktive" Mehrproduktion von Parathormon ***(sekundärer Hyperparathyreoidismus, sHPT).***

Kommt es im Verlauf eines sekundären Hyperparathyreoidismus zu einer Hyperkalzämie spricht man von einem ***tertiären Hyperparathyreoidismus (tHPT).*** Hier besteht ein Mißverhältnis zwischen Parathormonsekretion und Bedarf.

Die Erkrankung und Das macht der Arzt

Der primäre Hyperparathyreoidismus ist durch eine übermäßige Produktion von Parathormon gekennzeichnet und wird z. B. durch gutartige Tumoren ***(Nebenschilddrüsenadenome)*** ausgelöst. Die Betroffenen leiden unter den Folgen des stark erhöhten Kalziumspiegels im Blut, so unter Nierensteinen („Steinpein" → S. 787), Übelkeit („Magenpein"), Magengeschwüren und psychischen Beschwerden wie depressiver Verstimmung (→ S. 1184). Ferner verlieren die Knochen Kalzium, wodurch es zu Knochenschmerzen („Beinpein", Osteomalazie) kommt, einhergehend mit Muskelschwäche und rascher Ermüdbarkeit. Die Behandlung besteht in der operativen Entfernung der Nebenschilddrüsen. Typischerweise werden drei der vier Nebenschilddrüsen entfernt und von der vierten ein Rest belassen, der an einen leicht zugänglichen Ort verpflanzt wird (bei einem Rückfall ist eine Zweitoperation dann viel einfacher). Die Operation sollte frühzeitig erfolgen, damit bleibende Nierenschäden vermieden werden.

Der sekundäre Hyperparathyreoidismus ist meist eine Begleiterkrankung eines fortgeschrittenen Nierenversagens (→ S. 783). Die Übermenge an Parathormon zieht Kalzium aus den Knochen. Dies führt rasch zu einer Entkalkung der Knochen und längerfristig zum nachweisbaren Verlust von Knochensubstanz, zusätzlich noch verstärkt durch den Mangel an Vitamin D. Es kommt zu einer Mischung aus Osteoporose (→ S. 1016) und Osteomalazie (→ S. 1018), was sich in Knochenschmerzen, „spontanen" Knochenbrüchen und Muskelschwäche äußert – allerdings nur bei 10 % der Betroffenen. Die übrigen Beschwerden der primären Form treten bei der sekundären nicht auf, weil kein Überangebot an Kalzium im Blut besteht. Die Behandlung ist schwierig, wobei die Behandlung der Grunderkrankung bei der Therapie im Vordergrund steht.

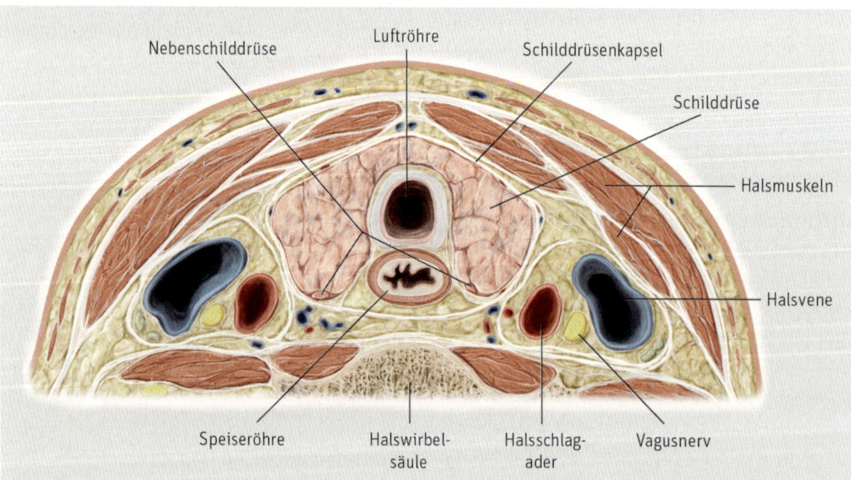

Nebenschilddrüsen im Halsquerschnitt: Gut zu erkennen ist die Luftröhre in der Mitte, die von der Schilddrüse umschlossen wird. Die ganz kleinen Areale an den Ausläufern der Schilddrüse sind die **Nebenschilddrüsen,** *auch* **Epithelkörperchen** *genannt (Ansicht von vorne → S. 748). Es gibt vier Nebenschilddrüsen, jede weizenkorngroß. Sie produzieren Parathormon (PTH). Zusammen mit dem* ***Kalzitonin*** *aus den C-Zellen der Schilddrüse und Vitamin D reguliert das Parathormon den Kalzium- und Phosphathaushalt.* [GTV 2013]

Nebenschilddrüsen-Unterfunktion

Häufigkeit:

Nebenschilddrüsen-Unterfunktion *(Hypoparathyreoidismus):* Mangel an Parathormon (→ S. 748) infolge der durch Schilddrüsen- oder sonstigen Halsoperationen entfernten Nebenschilddrüsen. Sehr selten handelt es sich um eine Autoimmunerkrankung (→ S. 1049) oder um ein völliges Fehlen (Aplasie) der Nebenschilddrüsen von Geburt an. Kennzeichnend sind Missempfindungen (Kribbelgefühl) an Händen und Füßen sowie Muskelkrämpfe. Die Erkrankung ist gut durch Kalziumgaben behandelbar.

Die Erkrankung

Der Mangel an Parathormon verursacht einen Kalziummangel im Blut, dieser führt zu einer Übererregbarkeit von Nerven und Muskulatur und zu gesteigerten Muskelreflexen. Zusätzlich kommt es zu anfallsartigen Muskelkrämpfen, verbunden mit einer für die Krankheit typischen Pfötchenstellung der Hände.

Das macht der Arzt

Durch Beklopfen des Gesichtsnervs im Bereich der Wangen versucht der Arzt, ein charakteristisches Zucken der Mundwinkel zu provozieren ***(Chvostek-Zeichen).*** Auch beim Blutdruckmessen versucht er, das ***Trousseau-Zeichen*** auszulösen: Bei aufgeblasener Blutdruckmanschette kommt es zur Pfötchenstellung der Finger. Im Blut findet er erniedrigte Kalzium- und Parathormon-Spiegel.

Die Therapie ist eine Kalziumeinnahme in Kombination mit Vitamin D. Regelmäßige Kontrollen des Blutkalziumspiegels sind erforderlich.

Vorsorge

Um eine Nebenschilddrüsen-Unterfunktion als Komplikation einer Schilddrüsenoperation zu verhindern, wird heute vorsorglich eine der vier Nebenschilddrüsen während der OP herausgenommen und in einem Muskel wieder eingepflanzt. Diese ***Autotransplantation*** eignet sich auch als vorbeugende Maßnahme, wenn z. B. durch eine Bestrahlung der Schilddrüse die Nebenschilddrüsen zerstört werden könnten.

Erkrankungen der Nebenniere

Die Nebennieren sind paarig angelegte Organe, die den beiden Nieren an deren Oberseite kappenförmig anliegen. Ihre Größe beträgt ungefähr 2,5 x 5 cm. Schneidet man die Nebennieren in der Mitte durch, so kann man von außen nach innen die **Nebennierenrinde** ***(NNR)*** und das **Nebennierenmark** ***(NNM)*** unterscheiden. Letzteres ist insbesondere für die Bildung von Adrenalin, Kortisol und anderen Stresshormonen verantwortlich (Details zu diesen sogenannten Katecholaminen → www.gesundheit-heute.de/36e99).

Die Nebennierenrinde bildet drei Arten von Hormonen:

- Kortisol (körpereigenes Kortison → S. 756)
- Aldosteron
- In geringer Menge Sexualhormone, vor allem die männlichen Androgene (→ Tab. S. 335), die die Produktion der Sexualhormone von Hoden bzw. Eierstöcken ergänzen.

Die Regelung der Nebenniere erfolgt durch Releasinghormone (→ S. 745) des Hypothalamus, der Kommandozentrale aller Hormondrüsen, und durch Steuerhormone (→ S. 745) der Hypophyse.

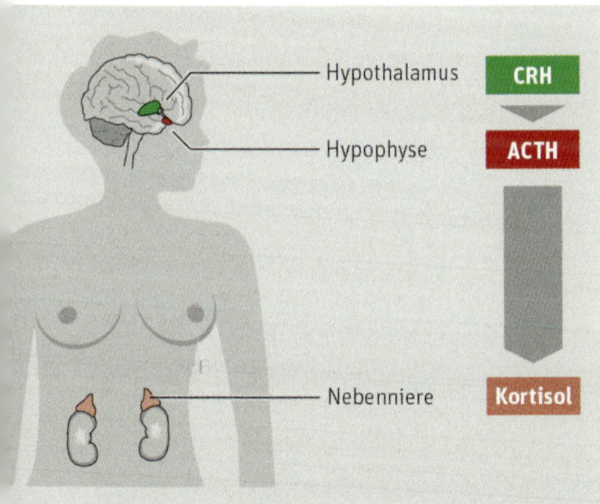

Kortisol-Regelkreis: *Der Hypothalamus schüttet in einem charakteristischen Tag-Nacht-Rhythmus das Releasinghormon* ***CRH (Corticotropin Releasinghormon)*** *aus, das die Hypophyse dazu auffordert,* ***ACTH (Adrenocorticotropes Hormon)*** *auszuschütten. ACTH wiederum bewirkt die Ausschüttung von Kortisol in den hormonproduzierenden Drüsenzellen der Nebennierenrinde. Hypothalamus und Hypophyse sind mit Rezeptoren ausgestattet, die wie Sensoren den Kortisolspiegel im Blut registrieren. Sobald zuviel Kortisol vorhanden ist, wird die Hormonproduktion von CRH und ACTH eingestellt (negative Rückkopplung → Abb. S. 746 unten).* [ASM 2014]

Cushing-Syndrom

Häufigkeit: ■■■□□

Cushing-Syndrom ***(iatrogenes*** *=* ***ärztlich verursachtes Cushing-Syndrom):*** Heutzutage häufigstes Bild einer Nebennierenrinden-Funktionsstörung durch ein Überangebot an Kortisol als Nebenwirkung einer ärztlich verordneten, langfristigen Therapie mit Kortison z. B. bei rheumatologischen Erkrankungen (→ Kapitel 26). Charakteristisch sind die einschneidenden körperlichen und psychischen Veränderungen, die die universelle Rolle des Kortisols im menschlichen Stoffwechsel widerspiegeln. Die Therapie besteht in einer Reduktion der Kortisonbelastung.

Seltener ist der erhöhte Kortisolspiegel als Folge einer ungehemmten Hormonproduktion der Nebenniere durch einen gutartigen Tumor der Hypophyse oder der Nebenniere – dieses Krankheitsbild wird ***Morbus Cushing*** genannt. Ein Cushing-Syndrom als Folge einer übermäßigen ACTH-Bildung (→ Abb. links) hingegen wird als ***paraneoplastisches Cushing-Syndrom*** bezeichnet. Dazu neigen manche Krebse, vor allem Lungenkrebse. Beide seltenen Formen werden im folgenden Text nicht weiter besprochen.

Leitbeschwerden

Fast immer (bei über 80 % der Betroffenen):

- Bluthochdruck
- Psychische Veränderungen wie Leistungsknick und Verlust an Lebensfreude bis hin zu einer ausgewachsenen Depression oder Psychose (→ ab S. 1215)
- Erektionsstörungen (→ S. 345) und sexuelles Desinteresse (→ S. 345)
- Müdigkeit und Leistungsschwäche

Sehr oft (bei über 50 % der Betroffenen):

- Schlafstörungen
- Muskelschwäche (Konditions- und Kraftlosigkeit)
- ***Stammbetonte Fettsucht*** („Stier- oder Büffelnacken" → S. 254), Vollmondgesicht
- Bei Frauen Zyklusunregelmäßigkeiten bis hin zum Ausbleiben der Regelblutung
- Knochen- bzw. Rückenschmerzen durch beschleunigten Knochenabbau (Osteoporose → S. 1016)
- Hautveränderungen wie dünne, gerötete Haut mit Neigung zu blauen Flecken (Kortisonhaut) und Hautrissen ***(Striae,*** vergleichbar mit Schwangerschaftsstreifen).

Nicht selten:

- Augenprobleme
- Starke Magenschmerzen und Beschwerden wie beim Magengeschwür (→ S. 635)
- Neigung zu Infektionen.

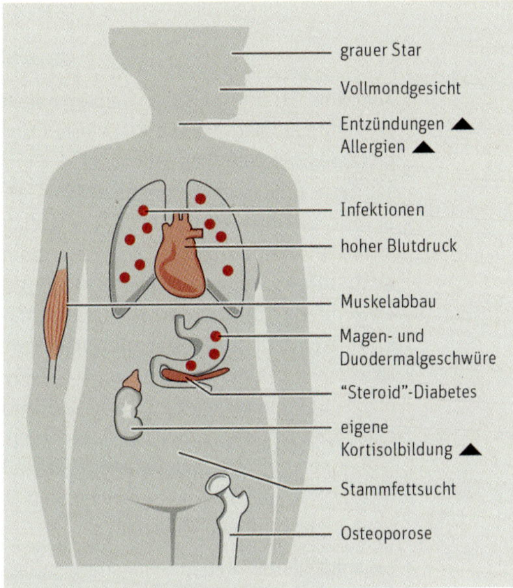

Die Symptome des Cushing-Syndroms betreffen fast jedes Organsystem. [ASM 2033]

Wann zum Arzt

In den nächsten Tagen bei den genannten Beschwerden.

Die Erkrankung

Weil das Kortisol eines der „Schaltstellenhormone" im Stoffwechsel ist, erzeugen sowohl ein Mangel als auch ein Überangebot vielfältige, schwere und charakteristische Beschwerden und Störungen (→ Leitbeschwerden). Werden sie rechtzeitig erkannt und wird die Ursache beseitigt, verschwinden diese auch wieder. Problematisch sind heute vor allem die Fälle, wo auf das Kortison nicht verzichtet werden kann (→ Pharma-Info S. 756).

Das macht der Arzt

Bereits das Erscheinungsbild des Patienten mit den charakteristischen Zeichen (stammbetonte Fettsucht, Stiernacken, Striae) lässt den Arzt an ein Cushing-Syndrom denken. Zur weiteren Diagnosesicherung wird der Kortisolspiegel im Blut frühmorgens und um die Mittagszeit gemessen (Werte → S. 1323). Sinkt bei der zweiten Blutuntersuchung am Mittag der Kortisolspiegel nicht ab, und ist im 24-Stunden-Sammelurin (→ S. 776) der Kortisolwert deutlich erhöht, so ist das Vorliegen eines Cushing-Syndroms gesichert. Zudem wird mit speziellen hormonellen Funktionstests (→ S. 746) wie dem Dexamethason-Hemmtest und dem CRH-Stimulationstest der Kortisol-Regelkreis überprüft (→ Abb. oben). Sie geben Aufschluss über mögliche Ursachen des Cushing-Syndroms.

Pharma-Info: Kortisontherapie

Kortison ist ein Schlüsselmedikament in der heutigen Medizin. Die Ärzte sagen **Glukokortikoide,** denn es gibt nicht nur ein, sondern viele Kortisonpräparate (→ Tab. S. 756). Kortison & Co. sind wirkungsgleich mit dem körpereigenen Kortison, dem **Kortisol** und haben ein weites Feld von Anwendungen: von den rheumatischen Erkrankungen, Allergien, chronisch-entzündlichen Darmerkrankungen (→ S. 650), über Autoimmunerkrankungen (→ S. 1049) bis hin zur Unterdrückung von Abstoßungsreaktionen bei Transplantationen – überall hat die Therapie mit Kortison einen Stammplatz in der heutigen Medizin.

Glukokortikoide haben lebensnotwendige Funktionen, indem sie Stoffwechselabläufe steuern: Beispielsweise die Körpertemperatur, die Blutgefäßweit- und -engstellung und die Konstanthaltung des pH-Werts im Blut (→ S. 1310). Außerdem spielen sie bei der Anpassung des Körpers an den Tag-Nacht-Rhythmus, an Temperaturwechsel, Lärm und Stress eine Schlüsselrolle, weshalb sie auch zu den *Stresshormonen* gezählt werden.

Wirkung. Kortisol und Kortison wirken – erwünscht und unerwünscht – im Einzelnen folgendermaßen:

Sie beeinflussen Entzündungsprozesse in sehr umfangreicher Weise – was das Haupteinsatzgebiet der Kortisontherapie ist. Unter anderem dämpfen sie die Antikörperbildung, wodurch sich aber auch die Gefahr erhöht, an langwierigen Infektionen zu erkranken.

Sie unterstützen die Neubildung von Zucker (Glukose) in der Leber und hemmen gleichzeitig die Aufnahme von Glukose in die Zellen. Dies führt zu einem Anstieg des Blutzuckerspiegels und diabetesähnlichen Beschwerden *(Steroid-Diabetes* → S. 758).

Sie hemmen die Kalziumaufnahme im Darm und in der Niere, wodurch sich der Kalziumgehalt im Blut senkt. Als Gegenmaßnahme schüttet die Nebenschilddrüse vermehrt Parathormon aus (→ S. 748), das nun Kalzium aus den Knochen herauslöst: Es besteht Osteoporosegefahr (→ S. 1016).

Sie greifen in den Stoffwechsel der Geschlechtshormone ein und hemmen das sexuelle Interesse (→ Tab. S. 335).

Sie mobilisieren Fette aus dem Fettgewebe, und schwemmen sie ins Blut *(Hyperlipidämie).* Die so erhöhten Fettwerte sind im Blut messbar und als Stammfettsucht sichtbar. Damit einhergehend steigern sie den Appetit und verursachen Schlaflosigkeit.

Sie intensivieren die Magensaftsekretion: Dadurch steigt die Gefahr, Magengeschwüre zu entwickeln (→ S. 635). Wenn Kortison längere Zeit eingenommen werden muss, ist deshalb eine vorbeugende Behandlung mit einem magensäurehemmenden Medikament, einen sogenannten Protonenpumpenhemmer wie Pantoprazol oder Omeprazol (→ S. 636) notwendig. Sonst droht ein Magengeschwür.

Prinzipien der Kortisontherapie

Die verschiedenen Kortisone unterscheiden sich vor allem hinsichtlich ihrer Wirkungsstärke und Wirkdauer, aber *nicht* in der Art ihrer Wirkung. Verabreicht werden sie oral (Tabletten und Kapseln), lokal (Salbe, Dosieraerosol, Darmeinlauf und Spritzen in Gelenkspalt) sowie als Injektion in eine Vene.

Dosis. Die normale Kortisolproduktion folgt einem deutlichen Tagesrhythmus mit dem höchsten Spiegel morgens um 7 Uhr und einem Tiefpunkt um Mitternacht. Um diesen *zirkadianen Rhythmus* nicht völlig durcheinander zu bringen, werden Kortisontabletten deshalb *grundsätzlich frühmorgens* eingenommen. Nur bei hohen Dosen werden morgens 2/3 der täglichen Dosis eingenommen und mittags 1/3.

Ermittlung der Zieldosis. Die Zieldosis orientiert sich an der einer ausreichenden Beschwerdebesserung, ohne die Nebennierenrindenfunktion zu unterdrücken.

Um den Patienten auf die für ihn geltende Zieldosis einzustellen, orientiert sich der Arzt zunächst an den Grenzwerten der Kortisondosis, die gerade noch nicht zum Cushing-Syndrom führen (→ S. 755). Diese Grenzwerte, auch *Äquivalenzdosen* oder *Cushing-Schwellendosen* genannt, stellen aber nur Richtwerte dar, die auf Erfahrungen beruhen (→ Tabelle). Da jeder Mensch seine eigene Cushing-Schwellendosis hat und diese von Mensch zu Mensch stark schwankt, gibt es leider keine andere Möglichkeit, als sie individuell durch Ausprobieren herauszufinden. Somit stellt das Finden der richtigen Zieldosis das Hauptproblem für die richtige Kortisontherapie dar.

Die *zirkadiane Therapie* (einmalige Gabe täglich) wird von der *alternierenden Therapie* (jeden 2. Tag die doppelte Dosis der üblichen Tagesmenge) unterschieden. Bei der Langzeittherapie ist die alternierende Therapie zu bevorzugen, da so die Nebenniere wenigstens jeden 2. Tag etwas stimuliert wird.

Nebenwirkungen

Bei akuten Erkrankungen kurz und als Stoßtherapie angewandt, ist Kortison praktisch frei von Nebenwirkungen. Wenn Kortison lange und nicht nur lokal begrenzt eingesetzt wird, kommt es zu allen Symptomen des Cushing-Syndroms. Glücklicherweise bilden sich aber die meisten Beschwerden wie Ödeme, Vollmondgesicht, Wangenröte und Stammfettsucht sowie die Diabetesbeschwerden wieder vollständig zurück.

Nicht umkehrbar ist jedoch die durch längerfristige Therapie verursachte Osteoporose (Knochenausdünnung → S. 1016). Patienten, die Kortison länger als 3 Wochen einnehmen, bekommen deshalb vorsorglich gegen unwiderrufliche Knochenschädigungen täglich 2 x 500 mg Kalzium und 2 x 500 Einheiten Vitamin D3 als „Knochenvitamin".

Präparat	Wirkstärke[1]	Äquivalenzdosis (Cushing-Schwellendosis, in mg pro Tag)
Kortisol (Hydrokortison), z. B. Hydrocortison Hoechst®	1	30
Kortison, z. B. Cortison-Ciba®	0,8	40
Prednison, z. B. Decortin® Prednisolon, z. B. Decortin H®	4	7,5
Methylprednisolon, z. B. Urbason® Triamcinolon, z. B. Volon®	5	6
Dexamethason, z. B. Fortecortin®	25	1,0

[1] Die Wirkstärke von Kortisol ist 1, demnach sind Prednison und Prednisolon 4 x so stark wirksam wie Kortisol und Dexamethason 30-mal stärker wirksam als Kortisol. Hieraus ergeben sich ebenso die Äquivalenzdosen.

Übersicht gängiger **(Gluko-)Kortikoidpräparate** *und deren Wirkstärke*

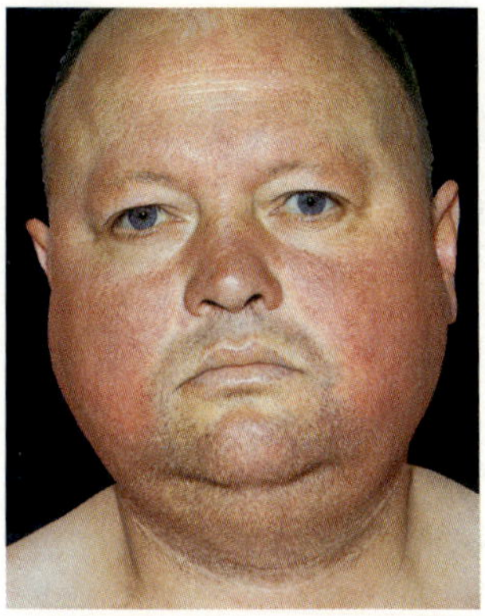

Typisches „Cushing-Gesicht" eines 46-jährigen Mannes nach langjähriger Kortisoneinnahme. Sein Gesicht wirkt aufgedunsen und geschwollen. [GTV 2016]

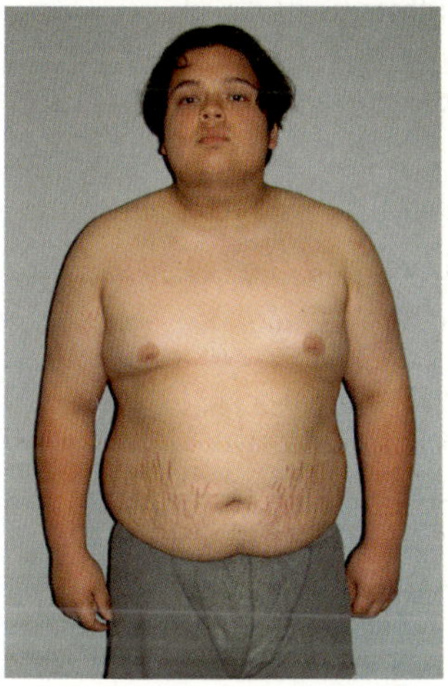

24-jähriger Mann, der sich wegen „Schwangerschaftsstreifen" beim Hausarzt vorstellte. Der Hausarzt erkannte sofort den „Cushing", geleitet von der körperlichen Statur und den ***Striae.*** *Dies sind Risse im Unterhautbindegewebe ähnlich den Schwangerschaftsstreifen (→ S. 356) – die übrigens bei Übergewicht (→ S. 254) nicht auftreten. Ursache war ein gutartiger Hirntumor.* [RKL 2015]

Ultraschall, CT oder Kernspin ergänzen die Diagnostik bei Verdacht auf einen gut- oder bösartigen Tumor, auch die Größe der Nebenniere wird mit diesen Verfahren ermittelt.

Bei der Behandlung steht die Beseitigung der Ursache im Vordergrund.

- Ist das Cushing-Syndrom Folge einer *Langzeit-Kortisontherapie* bei einer Autoimmunerkrankung wie z. B. einer Rheumatoiden Arthritis (→ S. 999), so wird der Arzt zusammen mit dem Patienten und eventuell dem Rheumatologen Strategien besprechen, um die Medikamentendosis herabzusetzen.
- Ist das Cushing-Syndrom Folge einer *übermäßigen Kortisolausschüttung,* so wird die Ursache – in der Regel ein Tumor der Hypophyse oder der Nebenniere – operativ entfernt. Können einzelne Tumoren nicht operiert werden oder handelt es sich um mehrere Tumoren, müssen beide Nebennieren komplett entfernt werden. Manchmal ist eine Strahlentherapie zur Nachbehandlung notwendig (→ S. 1026).

Selbsthilfe

Auch wenn die tägliche Kortisoneinnahme für Sie unerlässlich ist, können Sie eine ganze Menge tun, um die Kortisonnebenwirkungen im Griff zu behalten. Hier die wichtigsten Tipps:

Übergewicht. Während einer längerfristigen Kortisontherapie kommt es häufig zu einer starken Gewichtszunahme aufgrund des auftretenden Heißhungers. Leider ist dies eine tatsächliche Gewichtszunahme und keine vorübergehende Kortisonnebenwirkung. Deshalb sollten Sie dem Hunger nach Süßigkeiten und Süßgetränken widerstehen, die Kalorienzufuhr kontrollieren und das Gewicht regelmäßig auf der Waage überprüfen. Viele Ärzte empfehlen auch eine salzarme Kost, die von Betroffenen aber oft als unpraktikabel empfunden wird. Verzichten sollten Sie in jedem Fall auf Fast Food jeglicher Art wie Pommes oder Chips, da es meist reichlich gesalzen ist.

Haut. Hautveränderungen wie Striae und Kortisonhaut verlangen eine sorgfältige Hautpflege mit fetthaltigen Hautcremes. Vermeiden Sie häufiges Waschen, um die Austrocknung der Haut zu verhindern, und zusätzliche Belastungen durch Pflaster.

Kortison reduzieren? Dieser Wunsch bewegt besonders Patienten mit schweren rheumatischen Erkrankungen. Kortison ist in diesem Fall oft unentbehrlich, um weitere Krankheitsschübe und das Fortschreiten der Erkrankung zu verhindern. Sollten die Nebenwirkungen für Sie unerträglich sein, kann teilweise auf andere immunsuppressive, d.h. das Immunsystem unterdrückende Medikamente ausgewichen werden. Eine ausführliche Übersicht findet sich → Pharma-Info S. 996.

Warnhinweis: Wer Kortison eigenmächtig absetzt, riskiert neue Komplikationen.

Jede mehr als nur wenige Tage dauernde Kortisontherapie oberhalb der (persönlichen) Cushing-Schwelle unterdrückt die Nebennierenrinde und somit die körpereigene Kortisolbildung. Wenn Kortison über Wochen oder Monate eingenommen wird, wird die Nebenniere gewissermaßen in Winterschlaf versetzt. Sie verkümmert, und die zur Kortisonproduktion befähigten Zellen sterben ab. Wird die Kortisontherapie abrupt abgesetzt, springt deshalb die körpereigene Produktion von Kortisol nicht wieder an, und es droht eine lebensgefährliche Addison-Krise (→ S. 757).

Deshalb darf eine Kortisontherapie nicht schlagartig beendet werden, sondern die Dosis muss schrittweise reduziert werden. Zum Beispiel wird Prednisolon mit einer Tagesdosis von über 30 mg in 10 mg-Schritten pro Woche, und bei unter 30 mg in 5 mg-Schritten pro Woche reduziert.

i Aktuell: www.gesundheit-heute.de/20x02

- **www.glandula-online.de** – Netzwerk Hypophysen- und Nebennierenerkrankungen e. V., Erlangen: Diese Internetseite bietet aktuelle Informationen, Links und nützliche Adressen, auch von Regionalgruppen und assoziierten Vereinen, sowie die Mitgliederzeitschrift „Glandula".
- **www.endokrinologie.net** – Deutsche Gesellschaft für Endokrinologie e. V., München: Sehr wissenschaftlich gehaltene Internetseite, bietet aber die Möglichkeit, per Suchmaschine Endokrinologen vor Ort zu finden.

Nebennierenrinden-Unterfunktion

Häufigkeit: ■□□□□

Morbus Addison ***(primäre Nebennierenrinden-Insuffizienz, Hypoaldosteronismus, Addison-Krankheit, Bronzehautkrankheit):*** Häufigste Form der **Nebennierenrinden-Unterfunktion,** gekennzeichnet durch einen Mangel an Aldosteron, dem wichtigsten Mineralokortikoid – und Kortisol, dem körpereigenen Kortison (→ S. 756). Vor allem Frauen sind betroffen. Unbehandelt ist der Morbus Addison lebensbedrohlich.

Häufig zeigt sich ein Morbus Addison als erstes durch eine **Addison-Krise:** Ein zunächst nicht erkanntes, langsam zunehmendes Versagen der Nebennieren verschlimmert sich durch eine Infektion oder Verletzung schlagartig. Die Betroffenen trocknen aufgrund starker Brech-Durchfälle innerlich aus, erleiden oft einen Kreislaufzusammenbruch und Bewusstseinsstörungen. Unbehandelt ist die Addison-Krise tödlich, eine Behandlung auf der Intensivstation mit ausreichender intravenöser Flüssigkeitsgabe und hochdosierter Kortisontherapie wendet die Lebensgefahr jedoch rasch ab.

Die Unterfunktion (Insuffizienz) der Nebennierenrinde ist Folge einer Selbstzerstörung der Nebennierenrinde, wodurch die Hormonbildung nachlässt ***(primäre Nebennieren-Unterfunktion).*** Aber auch eine Langzeittherapie mit Kortison, Infektionen mit Tuberkulosebakterien, Pilzen oder Viren oder eine

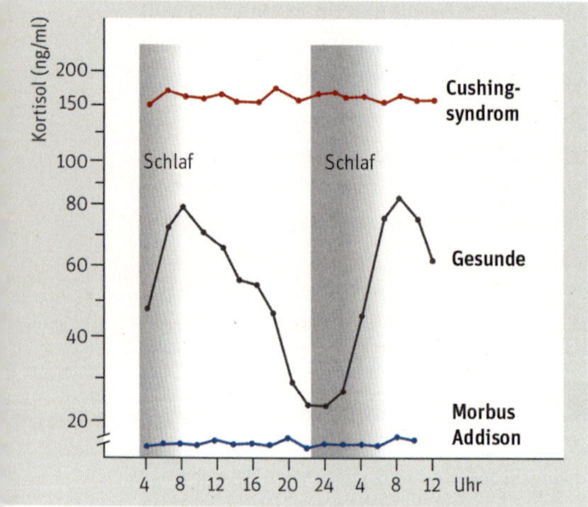

Tag-Nacht-Rhythmus (zirkadianer Rhythmus) der normalen Kortisolproduktion (mittlere Kurve), bei Cushing-Syndrom (obere Kurve) und bei Morbus Addison (untere Kurve). Gut zu erkennen ist das Kortisolmaximum um 7 Uhr morgens. [ASM 2017]

Einblutung in die Nebenniere, etwa wenn blutverdünnende Medikamente wie Marcumar® oder Heparin eingenommen werden, können eine Unterfunktion auslösen ***(sekundäre Nebennierenrinden-Unterfunktion).***

Leitbeschwerden

Immer:

- Abgeschlagenheit, körperliche Schwäche und Müdigkeit
- Braunfärbung der Haut
- Schwindel wegen erniedrigtem Blutdruck

Oft:

- Übelkeit und Erbrechen, Gewichtsabnahme
- Abnorme Lust auf Salz
- Psychische Störungen (Reizbarkeit, Verwirrtheit).

Das macht der Arzt

Der Morbus Addison sowie die anderen Unterfunktionszustände der Nebennierenrinde sind gut behandelbar, erfordern jedoch eine lebenslange, sorgfältig austarierte und regelmäßig kontrollierte Hormonersatztherapie. Dosiserhöhungen sind in Stresssituationen wie z. B. bei Infektionen oder außergewöhnlichen körperlichen Belastungen (auch Urlaube) notwendig. Unbehandelt endet die Nebennieren-Unterfunktion tödlich, unterbehandelt drohen Addison-Krisen.

Hyperaldosteronismus

Häufigkeit: ■□□□□

Hyperaldosteronismus ***(Nebennierenrinden-Überfunktion):*** Vermehrte Bildung von **Aldosteron,** dem wichtigsten körpereigenen Mineralokortikoid. Charakteristisch sind Bluthochdruck, Kopfschmerzen und Muskelschwäche. Meist sind gutartige Tumoren die Ursache, die aber gut behandelbar sind. Jedoch droht als Folgeschaden Bluthochdruck.

Leitbeschwerden

- Müdigkeit, Appetitmangel
- Muskel- und Leistungsschwäche
- Kopfschmerzen und Schwindel (als Folge des Bluthochdrucks)
- Gefühlstörungen und Missempfindungen (als Folge veränderter Blutsalzkonzentrationen).

Die Erkrankung und das macht der Arzt

Mineralokortikoide sind eine Familie von Hormonen zur Regelung des Mineralhaushalts, vor allem des Natriums und Kaliums (→ Tab. S. 240) und des Blutvolumens. Sie beeinflussen dadurch indirekt den Blutdruck (→ S. 721). In ~ 75 % der Fälle liegt dem seltenen Hyperaldosteronismus ein gutartiger Tumor der Nebennierenrinde mit einer Mehrproduktion von Aldosteron zugrunde. Dieser ***primäre Hyperaldosteronismus*** wird auch als **Conn-Syndrom** bezeichnet.

Beim ebenfalls seltenen ***sekundären Hyperaldosteronismus*** wird die übermäßige Aldosteronausschüttung durch harntreibende Medikamente (Diuretika → S. 784) oder durch arteriosklerotische Verengungen der Nierenarterien über das sogenannte Renin-Angiotensin-Aldosteron-System (einem weiteren Hormonregelkreis der Blutdruckregulation) ausgelöst.

Therapie. Ist ein Tumor schuld an der Hormonüberproduktion, so wird die betroffene Nebenniere operativ entfernt. Liegt eine Vergrößerung der Nebennierenrinde vor oder ist eine operative Entfernung eines Tumors nicht möglich, muss die Aldosteronwirkung dauerhaft gehemmt werden. Dies geschieht mit einem **Aldosteronantagonisten** wie z. B. Spironolacton (Aldactone®) oder Eplerenone (Inspra®).

Diabetes mellitus und metabolisches Syndrom

Diabetes mellitus

Häufigkeit: ■■■■□

Diabetes [mellitus] („honigsüßer Durchfluss", ***Zuckerkrankheit):*** Chronische Störung des Blutzuckerstoffwechsels mit eingeschränkter Aufnahme der Körperzellen von Zucker (Glukose) aus dem Blut, wodurch es zu einer Erhöhung des Blutzuckerspiegels **(Überzuckerung,** ***Hyperglykämie)*** kommt.

Die Zahl der Diabetiker steigt weltweit stark an, in Deutschland sind derzeit ~ 7 % der Bevölkerung betroffen, knapp 90 % von ihnen leiden an Typ-2-Diabetes. Er ist eine schwere Erkrankung, da neben akuten Komplikationen viele Langzeitschäden wie Nerven-, Nieren- und Augenschäden (siehe im Folgenden), aber auch Herzinfarkt (→ S. 699) oder Schlaganfall (→ S. 1126) drohen, die Lebenserwartung ist entsprechend verkürzt.

Neben den im Folgenden besprochenen ***primären Diabetes-Formen*** gibt es auch ***sekundäre Diabetes-Formen***, bei denen der Diabetes Folge einer Schwangerschaft ***(Schwangerschaftsdiabetes*** → S. 372), einer Erkrankung oder einer Langzeittherapie mit ***diabetogenen Medikamenten*** (Medikamente, die Diabetes auslösen können) ist, wie z. B. im Fall des Kortisons der ***Steroid-Diabetes*** (→ S. 756). In aller Regel verschwindet der Diabetes wieder, wenn die zugrunde liegende Erkrankung behandelt bzw. das Medikament abgesetzt wird – falls dies möglich ist – bzw. nach der Schwangerschaft. Eine beschwerdefreie (latente) Glukosetoleranzstörung (→ S. 760) bleibt aber bei allen sekundären Diabetes-Formen bestehen, so dass z. B. Frauen mit Schwangerschaftsdiabetes ein Risiko von ~ 45 % haben, zehn Jahre nach der Entbindung an einem manifesten Diabetes zu erkranken. Falls eine Langzeittherapie z. B. mit Kortison unumgänglich ist, werden die Beschwerden des Steroid-Diabetes wie die des Typ-2-Diabetes behandelt (→ Das macht der Arzt: Behandlung des Typ-2-Diabetes).

Typ-1-Diabetes ***(juveniler Diabetes mellitus, Insulin-abhängiger Diabetes, IDDM):*** Autoimmunerkrankung, bei der es infolge einer Fehlsteuerung des Immunsystems zu einer meist rasch fortschreitenden Zerstörung der insulinproduzierenden Betazellen der Bauchspeicheldrüse kommt. Dadurch ist die Bauchspeicheldrüse nicht mehr in der Lage, Insulin zu produzieren *(absoluter Insulinmangel),* was einen stark erhöhten Blutzuckerspiegel zur Folge hat. Um das fehlende körpereigene Insulin zu ersetzen, müssen Typ-1-Diabetiker lebenslang Insulin spritzen (Insulinabhängigkeit). Die Erkrankung beginnt vor dem 40. Lebensjahr, meist schon im Kindes- und

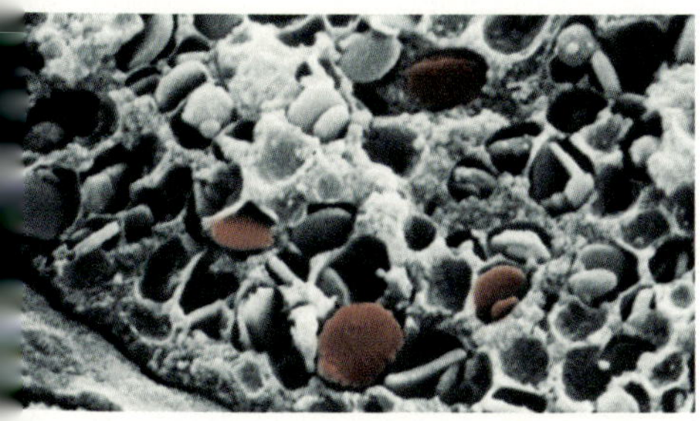

Rasterelektronenmikroskopische Aufnahme, die die Sekretproduktion in einer endokrinen Drüse aus der Bauchspeicheldrüse zeigt. Aus dem Gerüst der hormonproduzierenden Zellen werden ***Sekretgranula*** *(„Hormonkörperchen", im Bild farbig dargestellt) ausgestoßen.* [FUJ 2018]

Jugendalter. Auslöser ist häufig eine Stresssituation wie z. B. eine schwere Infektion oder Operation. Die Veranlagung zum Typ-1-Diabetes ist erblich bedingt, die entsprechenden Gene sind bereits identifiziert.

Typ-1-Diabetes ist nicht heilbar, aber nach intensiver Schulung und unter regelmäßigen Selbstkontrollen kann ein weitgehend normales Leben geführt werden; Spätschäden am Gefäßsystem lassen sich nur hinausschieben, nicht aber verhindern. Haupttodesursache sind Nierenschäden durch chronisches Nierenversagen (→ S. 783).

Typ-2-Diabetes ***(Erwachsenen-, Altersdiabetes, nicht-Insulin-abhängiger Diabetes, NIDDM):*** Verminderte Insulinempfindlichkeit, also Insulinresistenz des Körpers in Kombination mit einer eingeschränkten bzw. zeitlich verzögerten Insulinproduktion, wodurch es zu einem *relativen Insulinmangel* kommt. Dieser realtive Insulinmangel geht langfristig in einen absoluten, d.h. vollständigen Insulinmangel über mit entsprechender Insulinabhangigkeit (der Notwendigkeit also, Insulin zu spritzen). Ursächlich für den Typ-2-Diabetes ist ein Zusammenspiel von erblichen Veranlagungen und ungünstigen Umweltfaktoren, die ein viel größeres Gewicht haben als beim Typ-1-Diabetes. Unter ihnen sind Übergewicht und Bewegungsmangel die wichtigsten und nach Einschätzung der Wissenschaft zu 90 % verantwortlich für die Entstehung des Typ-2-Diabetes.

Auch der Typ-2-Diabetes ist nicht heilbar, auftretende Spätschäden können aber hinauszögert werden. Früher trat Typ-2-Diabetes fast ausschließlich bei über 50-Jährigen auf. Heutzutage bilden die Älteren weiterhin den Hauptanteil der Betroffenen (fast 20 % der über 70-Jährigen sind Typ-2-Diabetiker). Jedoch erkranken auch zunehmend jüngere Menschen und selbst Kinder aufgrund von Überernährung und Bewegungsmangel.

Leitbeschwerden

Typ-1-Diabetes

- Großer Durst verbunden mit häufigen Toilettengängen
- Sehstörungen, Trockenheit von Haut und Zunge
- Wachstumsstörung und Bettnässen bei Kindern
- Gewichtsverlust
- Abgeschlagenheit
- Druckgefühl im Kopf

Typ-2-Diabetes

Lange Zeit beschwerdefrei, allenfalls Allgemeinbeschwerden wie

- Anfälligkeit für Infektionen, v. a. für Blasenentzündungen (→ S. 792) sowie Hautinfektionen mit Bakterien und/oder Pilzen (→ Kapitel 28)
- (Starker) Juckreiz ohne sichtbare Hautveränderung
- Zyklusstörungen, Ausbleiben der Regel, verminderte Fruchtbarkeit bei Frauen, Erektionsstörungen bei Männern (→ S. 345)

Bei Stoffwechselentgleisung (Typ-1- und Typ-2-Diabetes gleichermaßen):

- Bei völlig überhöhtem Blutzuckerspiegel: Übelkeit und Bauchschmerzen, Bewusstseinsstörungen oft mit obstartigem Azetongeruch der Atmung.
- Bei stark erniedrigtem Blutzuckerspiegel, z. B. durch überdosierte Einnahme blutzuckersenkender Medikamente: Heißhunger, v.a. nach Zucker, Unruhe, Kaltschweißigkeit und schneller Herzschlag (Näheres → S. 792).

Wann zum Arzt

In den nächsten Tagen bei den genannten Beschwerden.

Sofort bei Teilnahmslosigkeit (Apathie), Schläfrigkeit oder anderen Zeichen der Stoffwechselentgleisung.

Die Erkrankung

Blutzucker und Glukose. **Glukose** ***([Trauben-]Zucker)*** ist unsere Hauptenergiequelle und wird hauptsächlich durch die Verdauung von Kohlenhydraten aus der Nahrung gewonnen (Näheres dazu → Kapitel 04). Handelt es sich um die kleinste Einheit der Kohlenhydrate, also um Glukosemoleküle, die vom Blut transportiert und z. B. für Stoffwechselvorgänge benötigt werden, so spricht man von **Blutzucker.**

Über das Blut wird Glukose in Form von Blutzucker zu allen Körperzellen transportiert, um sie mit der notwendigen Energie zu versorgen. Steht mehr Blutzucker zur Verfügung als von den Zellen benötigt wird, wird der überschüssige Blutzucker in Form von Glukose vor allem in der Leber (Glykogen) und im Fettgewebe als Energiereserve gespeichert. Bei Bedarf wird der Vorrat dann wieder gleichmäßig ins Blut abgegeben.

Insulin. Damit Blutzucker ins Zellinnere gelangen kann, bedarf es einer Art „Schleusenwärter". Dies ist das Stoffwechselhormon **Insulin,** das den Übertritt des Blutzuckers von der Blutbahn ins Zellinnere ermöglicht. Zugleich hemmt Insulin den Abbau der Glukosespeicher in der Leber. Durch beide Effekte sinkt der Zuckerspiegel im Blut.

Insulin wird von den **Betazellen** ***(B-Zellen, ß-Zellen)*** gebildet, Zellgruppen innerhalb der ***Langerhans-Inseln*** der Bauchspeicheldrüse (Aufbau der Bauchspeicheldrüse → Abb. S. 666). Ausgelöst wird die Insulinausschüt-

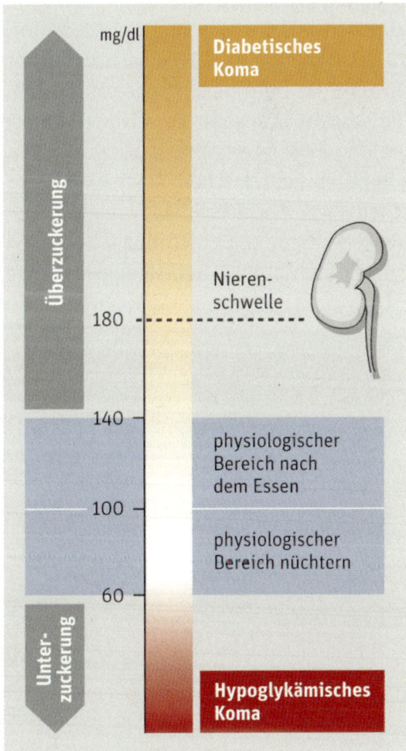

Grenzwerte des Blutzuckerspiegels (alle Angaben in mg/dl): Unterhalb eines Werts von 60 mg/dl liegt eine ***Unterzuckerung (Hypoglykämie)*** *vor, oberhalb von 140 spricht man von* ***Überzuckerung*** *(Hyperglykämie). Ab einer Blutzuckerkonzentration von 180 ist die Nierenschwelle überschritten, das heißt, die Niere schafft es nicht mehr, den in den Primärharn abgegebenen Zucker (Glukose) aufzunehmen und ins Blut zurückzuführen. Folglich findet man Glukose im Urin* ***(Glukosurie),*** *nachweisbar durch einen einfachen Test mit Urin-Teststreifen (→ Abb. S. 107).* [ASM 2019]

tung durch ein Überangebot an Blutzucker (Glukose im Blut) – ein Vorgang, der regelmäßig 30 Minuten nach einer Mahlzeit einsetzt, besonders wenn Kohlenhydrate wie Rohr-, Trauben- und/oder Malzzucker (bestehen alle aus Zuckermolekülen, also Glukose) gegessen wurden.

Funktioniert die Rückkopplung zwischen Insulinausschüttung und Blutzuckerangebot reibungslos, schwankt die Menge an Blutzucker (Glukose im Blut) nur sehr gering. Falls die Betazellen nicht mehr genügend oder gar kein Insulin produzieren, oder wenn das ausgeschüttete Insulin unzureichend wirkt, steigt der Blutzuckerspiegel (Überzuckerung). Gleichzeitig fehlt dann aber die Glukose als Energielieferant in den Körperzellen.

Effekte der Überzuckerung. Bleibt der Blutzuckerspiegel deutlich erhöht (> 180 mg/dl) schafft es die Niere nicht mehr, den Zucker (Glukose) aus dem Primärharn (→ S. 775) wieder ins Blut zurückzuführen. Die Folge ist eine Glukoseausscheidung mit dem Urin **(Glukosurie)**, die auch eine vermehrte Urinmenge *(Polyurie* → S. 776) nach sich zieht. Obwohl die Betroffenen sehr viel trinken *(Polydipsie,* krankhaft gesteigerter Durst), um den Flüssigkeitsverlust auszugleichen, kommt es zu typischen Austrocknungserscheinungen *(Exsikkose)* wie faltiger, kalter, trockener Haut und einer rauen, trockenen Zunge. Auch drohen Sehstörungen infolge des Flüssigkeitsverlusts in Augenlinse und Augapfel. Irgendwann schränkt dann auch das Gehirn seinen Dienst ein – und lebensbedrohliche Bewusstseinstrübungen bis hin zum diabetischen Koma (→ S. 765) sind die Folge.

Viel dramatischer als die kurzfristigen sind jedoch die langfristigen Effekte eines erhöhten Blutzuckerspiegels: Diabetes beschleunigt wie ein Turbolader alle Prozesse der Arteriosklerose (→ S. 721) mit schwerwiegenden Konsequenzen wie Sehstörungen, Erblindung, Nierenversagen (→ S. 783). Diese Schäden drohen allen Diabetikern – besonders gefährdet sind Diabetiker, deren Blutzuckerspiegel schlecht eingestellt ist, die an anderen Stoffwechselerkrankungen leiden oder rauchen.

Absoluter Insulinmangel bei Typ-1-Diabetes. Beim Typ-1-Diabetes liegt eine Zerstörung der Insulin produzierenden Betazellen vor, die rasch zu einem ***absoluten Insulinmangel*** führt. Ursache ist eine Autoimmunreaktion, bei der das Immunsystem Antikörper gegen die fälschlicherweise als „Fremdkörper" erkannten Betazellen bildet. Warum sich das Immunsystem gegen körpereigene Strukturen richtet, ist bislang nicht endgültig geklärt. Höchstwahrscheinlich lösen Umweltfaktoren und hier vermutlich Virusinfektionen – auf Basis einer erblichen Veranlagung – die Erkrankung aus. Wie schnell die Zerstörung der Betazellen das vollständige Erliegen der Insulinproduktion nach sich zieht, ist von Patient zu Patient verschieden: Im Allgemeinen besteht zunächst noch eine Restfunktion, über kurz oder lang gehen jedoch alle Betazellen zugrunde, und das körpereigene Insulin muss lebenslang durch von außen zugeführtes Insulin ersetzt werden. Ein erniedrigter Insulinwert im Stimulationstest (oGTT → S. 762 und S. 1327) kann bereits vor dem Ausbruch eines Typ-1-Diabetes einen ***Typ-1-Prädiabetes*** anzeigen.

Relativer Insulinmangel bei Typ-2-Diabetes. Im Gegensatz zum Typ-1-Diabetes ist beim Typ-2-Diabetes die ***Insulinresistenz*** von Muskulatur, Fettgewebe und Leber der Ausgangspunkt – alle diese Körperstrukturen reagieren nicht mehr empfindlich genug auf Insulin und können dadurch das Blutzuckerangebot nicht mehr ausreichend nutzen ***(gestörte Glukosetoleranz, Glukosetoleranzstörung, Glukoseintoleranz, IGT)***. In der Folge wird der Zucker (Glukose) nicht mehr aus dem Blut in die Zellen transportiert und dadurch bleibt der Blutzuckerspiegel erhöht.

Zusätzlich zur Insulinresistenz besteht eine Störung der Insulinfreisetzung – sie erfolgt vor allem nach einer Mahlzeit zeitlich verzögert – was die Blutzuckerkonzentration weiter erhöht. Zunächst gelingt es dem Organismus, den Blutzuckerspiegel durch eine erhöhte Produktion von Insulin ***(Hyperinsulinämie)***

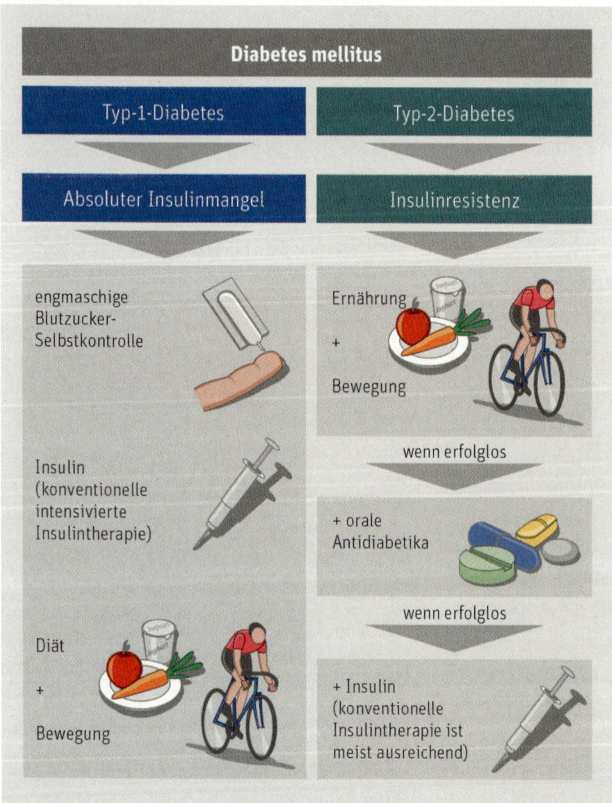

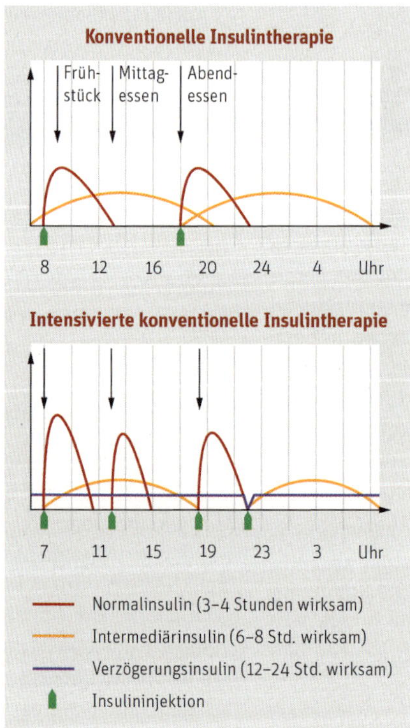

Oben: ***Konventionelle Insulintherapie:*** *Zwei mal täglich – vor dem Frühstück und vor der Abendmahlzeit – wird ein Normal- und ein Intermediärinsulin (rote und gelbe Kurven) gespritzt. Unten: Beispiel für eine* ***intensivierte konventionelle Insulintherapie (ICT):*** *Die Basisversorgung mit Insulin erfolgt mit einer Injektion eines langwirksamen Verzögerungsinsulin vor dem Zubettgehen (lila Kurven), zusätzlich wird vor jeder Mahlzeit der aktuelle Blutzucker gemessen und eine entsprechende Menge kurzwirksames Normalinsulin (rote Kurve) gespritzt.* [ASM 2021]

Links: Grundbausteine der ***Diabetestherapie.*** *Sowohl beim Typ-1- als auch beim Typ-2-Diabetes spielt die diabetesgerechte Ernährung eine entscheidende Rolle.* [ASM 2020]

Pharma-Info: Blutzuckersenkende Medikamente (Orale Antidiabetika und Insuline)

Orale Antidiabetika werden zur Behandlung von Diabetes eingesetzt und haben zum Ziel, den Blutzuckerspiegel zu normalisieren. Alle nachfolgend genannten Medikamente werden in Form von Tabletten eingenommen, weshalb sie auch als ***orale Antidiabetika*** bezeichnet werden – im Gegensatz zum Insulin, das sich der Patient spritzt. Jedes dieser Medikamente wirkt auf eine andere Weise, was für den Arzt für die Diabeteseinstellung seines Patienten hilfreich ist (ähnlich wie bei der Einstellung des Bluthochdrucks → S. 722). Es gibt andererseits kein allgemeingültiges Rezept, welches Medikament für den individuellen Typ-1- oder Typ-2-Diabetiker am besten ist.

- **Sulfonylharnstoffe** sind vor allem für normalgewichtige Typ-2-Diabetiker geeignet. Sie regen die Betazellen zur vermehrten Freisetzung von Insulin an, wodurch der Blutzucker rasch abfällt. Leider oft zu rasch – weshalb Unterzuckerungen nicht selten sind und deshalb Tablette und Mahlzeit im genauen Zeitabstand eingenommen werden müssen. Die Therapie beginnt mit einer niedrigen Dosierung, die dann gesteigert wird. Sulfonylharnstoffe wie Glibenclamid (z. B. Euglucon®, Glibenbeta®) werden morgens und abends in der Regel jeweils 30 Minuten vor dem Essen eingenommen, das neuere und schneller wirkende Glimepirid (z. B. Amaryl®) einmal täglich morgens zum Frühstück.
- **Biguanide** werden bei übergewichtigen Diabetikern unter 65 Jahren eingesetzt, jedoch ist heute nur noch Metformin (z. B. Diabesin®, Diabetase®, glucobon biomo®) zugelassen. Es hemmt die Neubildung von Zucker (Glukose) in der Leber und verbessert die Aufnahme von Blutzucker vor allem in die Muskelzellen. Zudem wirkt es schwach appetithemmend und nimmt positiven Einfluss auf die Blutfette (→ S. 767). Nebenwirkung ist die Entwicklung einer ***Laktatazidose,*** bei der sich im Blut Milchsäure ansammelt; eine Unterzuckerung ist hingegen nicht zu erwarten. Metformin wird *nach* dem Essen eingenommen.
- **Glinide *(prandiale Glukoseregulatoren)*** steigern die Insulinfreisetzung, und zwar abhängig von der Höhe des Blutzuckerspiegels. Glinide wie Nateglinid (z. B. Starlix®) und Repaglinid (z. B. NovoNorm®) werden zu Beginn einer Mahlzeit eingenommen und erreichen innerhalb von etwa 45 Minuten ihre maximale Wirkung. Sinkt der Blutzuckerspiegel, lässt auch die Wirkung der Glinide nach. Im Allgemeinen werden Glinide in Kombination mit Metformin verordnet. Wenn der Blutzuckerspiegel stark erhöht (> 300 mg/dl) oder die Leber geschädigt ist, dürfen Glinide nicht eingenommen werden.
- **Alpha-Glukosidasehemmer,** die zu den Mahlzeiten eingenommen werden, hemmen die Kohlenhydrataufnahme im Darm. Dadurch steigt der Blutzuckerspiegel nach dem Essen weniger stark an. Zu Therapiebeginn wird die tägliche Dosis erst allmählich erhöht, was auch die sonst häufigen Verdauungsbeschwerden vermindert. Vorteil ist, dass Acarbose (z. B. Glucobay®), Miglitol (z. B. Diastabol®) und Guarmehl (z. B. Glucotard®) keine Unterzuckerung hervorrufen.
- **Glitazone *(Insulinsensitizer)*** wie Pioglitazon (z. B. Actos®) und Rosiglitazon (z. B. Avandia®) erhöhen die Empfindlichkeit der Körperzellen gegenüber Insulin. Pioglitazon hemmt zudem die Produktion von Zucker (Glukose) in der Leber. Glitazone kommen meist erst zum Einsatz, wenn mit Sulfonylharnstoffen oder Metformin keine zufriedenstellende Blutzuckereinstellung (mehr) zu erreichen sind. Glitazone haben teils schwerwiegende Nebenwirkungen wie Ödeme in den Beinen (Wassereinlagerungen), Verstärkung einer Herzinsuffizienz (→ S. 702) und Gewichtszunahme.

Insuline. Die Industrie bietet eine große Auswahl an Insulinen, die eine optimal angepasste Insulintherapie an den individuellen Lebensstil ermöglichen. Hauptunterschied zwischen den verschiedenen Insulinzubereitungen ist zunächst die *zeitliche* Wirkcharakteristik – es gibt:

- Kurz wirkende **Normalinsuline *(Altinsuline)*** zum Spritzen kurz vor den Mahlzeiten im Rahmen der intensivierten konventionellen (herkömmlichen) Insulintherapie. Die Wirkung des Normalinsulins setzt nach 30 Minuten ein ***(Spritz-Ess-Abstand)*** und hält 3–4 Stunden an. Normalinsulin ist das einzige Insulin, das neben der Standardgabe als subkutane Spritze (→ S. 1277) auch intravenös oder intramuskulär gespritzt werden kann (und damit für die Notfalltherapie einsetzbar ist). Die seit neuerem verfügbaren **Analoginsuline** benötigen keinen Spritz-Ess-Abstand mehr, weshalb sie auch zum oder nach dem Essen gespritzt werden können.
- Mittellang wirkende **Intermediärinsuline**
- Lang wirkende **Verzögerungsinsuline** ***(Basalinsuline, Depotinsuline).*** Letztere dienen dazu, den ständigen Grundbedarf des Körpers an Insulin zu decken. Sie wirken für 12 bis zu 24 Stunden und müssen deshalb nur ein- bis zweimal täglich gespritzt werden.
- **Mischinsuline** bestehen aus einer festen Mischung aus Normal- und Verzögerungsinsulin, wobei sie in verschiedenen Mischungsverhältnissen der beiden Komponenten erhältlich sind.

Inkretin-Mimetika. Als erstes Medikament dieser neuen Wirkstoffgruppe soll 2007 Exenatide (Byetta®) in Deutschland zugelassen werden. Entdeckt im Speichel der Gila-Echse, hemmt Exenatide den Appetit und soll die Insulinproduktion beim Typ-2-Diabetiker steigern. Es wird zweimal täglich wie Insulin unter die Haut gespritzt.

weitgehend normal zu halten. Ist der Insulinspiegel aber dauernd hoch und wird der Zelle ständig zu viel Glukose angeboten, „erlahmen" die Insulinrezeptoren (Strukturen der Zelle, an die die Insulinmoleküle andocken), wodurch sich die Insulinresistenz verstärkt; ebenso „erlahmen" die Betazellen, wodurch die Insulinproduktion sinkt.

Es entsteht ein ***relativer Insulinmangel*** und der Blutzuckerspiegel ist nun dauerhaft erhöht – der Typ-2-Diabetes macht sich bemerkbar. Aus diesem relativen Insulinmangel entsteht mit der Zeit ein absoluter Insulinmangel.

Dieser Prozess vollzieht sich schleichend über Jahre, ohne dass die Betroffenen etwas bemerken. So erklärt es sich, dass die Diagnose Typ-2-Diabetes meistens im Rahmen einer ärztlichen Vorsorge- oder Blutuntersuchung entdeckt wird.

Das macht der Arzt

Diagnosesicherung

Zur Abklärung eines fraglichen Diabetes dient dem Arzt neben einer körperlichen Untersuchung der morgendliche **Nüchternblutzucker,** ermittelt aus dem Blut der Fingerkuppe (kapillares Vollblut) oder einer Armvene (Grenzwerte → S. 1327).

Während der Nüchternblutzucker beim Typ-1-Diabetiker meist deutlich erhöht und die Diagnose deshalb rasch möglich ist, kann er beim Typ-2-Patienten noch annähernd im Normbereich liegen, und auch eine Wiederholung des Tests keine Klarheit bringen.

Anschließend folgen weitere Untersuchungen zur Abklärung: Im Krankenhaus wird ein **Blutzucker-Tagesprofil** *(BZ-Tagesprofil)* erstellt, für das der Blutzucker nüchtern, kurz vor und zwei Stunden nach jeder Mahlzeit ermittelt wird. Der nach dem Essen gemessene *postprandiale Blutzuckerwert* (postprandial = nach einer Mahlzeit) ist bei einem manifestierten Typ-2-Diabetes infolge der gestörten Insulinausschüttung praktisch immer erhöht.

Auch in der ambulanten Praxis durchführbar ist der **orale Glukosetoleranztest** *(oGTT, [Blut-]Zuckerbelastungstest).* Er weist sicher nach, ob ein Diabetes und/oder eine gestörte Glukosetoleranz – oft eine Vorstufe des Diabetes – besteht. Hierfür wird nach 12-stündigem Nahrungsverzicht morgens zunächst der Nüchternblutzucker bestimmt und danach eine Zuckerlösung aus Glukose und Wasser getrunken. Nach zwei Stunden bestimmt der Arzt erneut die Blutzuckerkonzentration (Werte → S. 1327).

Um Typ-1- von Typ-2-Diabetes zu unterscheiden, misst der Arzt ergänzend die Konzentration von **C-Peptid,** einem Eiweißbruchstück, das bei der Insulinbildung abgespalten wird. (Bei Typ-1-Diabetes ist der C-Peptid-Spiegel infolge des Insulinmangels erniedrigt, bei Typ-2-Diabetes ist er dagegen aufgrund der gesteigerten Insulinproduktion meist erhöht.)

Beim Typ-1-Diabetes lassen sich zudem im Blut oft Autoantikörper als Zeichen des Autoimmunprozesses nachweisen, sowohl gegen Bestandteile der Inselzellen *(GADA, ICA, IA-2)* als auch gegen Insulin *(Insulinautoantikörper, IAA).*

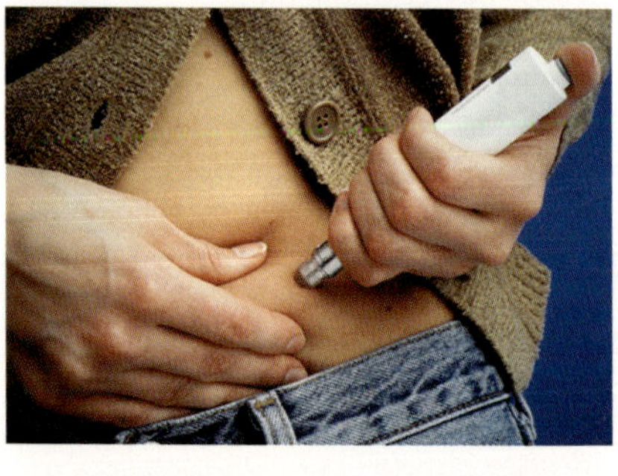

Der **Insulin-Pen** *ist ein kugelschreibergroßer Applikator und erlaubt eine exakte und schnelle Insulingabe, bei der das Aufziehen der Spritze nicht mehr nötig ist. Im Inneren enthält er eine Insulinpatrone mit, je nach Modell, 100–300 Einheiten Insulin. Man stellt die gewünschte Insulinmenge in Einheiten ein, und per Knopfdruck wird diese vorgegebene Insulinmenge gespritzt. Die Nadel kann bedenkenlos mehrfach benutzt werden. Da einfach zu handhaben, sind sie auch für ältere oder sehbehinderte Menschen gut geeignet.* [AVE 2023]

Die früher übliche Messung des *Zuckergehalts im Urin* wird im Rahmen der Erstdiagnostik nicht mehr empfohlen, sie ist zu ungenau.

Labordiagnostik für die Langzeitbetreuung des Diabetikers. Nach der Messung des **HbA1c** *(glykosyliertes Hämoglobin, Glykohämoglobin)* stellt der Arzt fest, ob die *Diabeteseinstellung,* also die Dosis des verabreichten Insulins ausreichend ist. Dieser Wert repräsentiert die Stoffwechseleinstellung innerhalb der letzten 8–10 Wochen und wird deshalb als „Blutzuckergedächtnis“ bezeichnet. Gemessen wird, wie viel Prozent des roten Blutfarbstoffs Hämoglobin (Hb) sich mit dem Blutzucker verbunden haben – je höher die Blutzuckerwerte, desto höher auch die „Verzuckerung“ des Hämoglobins (Werte → S. 1320).

Es wird empfohlen, das HbA1c vierteljährlich, bei stark schwankenden Blutzuckerwerten auch alle zwei Monate bestimmen zu lassen.

Beim *Fruktosamin-Test* wird der Gehalt an Eiweißen ermittelt, v. a. der des Albumins (→ S. 1306), an das die Blutzuckermoleküle gelagert sind. Er erlaubt eine Aussage über die Blutzuckereinstellung der letzten zwei Wochen. Der Test ist gegenüber der HbA1c-Bestimmung aber weniger zuverlässig und daher vernachlässigbar.

Therapie

Übersicht. Ziel der Diabetesbehandlung ist eine möglichst normale Blutzuckereinstellung, um Wohlbefinden und Leistungsfähigkeit wiederherzustellen sowie Langzeitschäden vorzubeugen. Während dies beim Typ-1-Diabetes neben einer angemessenen Ernährung ein lebenslanges Spritzen von Insulin bedeutet, richtet sich die Behandlungsstrategie beim Typ-2-Diabetes danach, inwieweit die Betazellen noch in der Lage sind, selbst ausreichend Insulin zu produzieren. Basis jeder Typ-2-Diabetestherapie bildet daher eine diabetesgerechte Ernährung, regelmäßige Bewegung und der Abbau von Übergewicht.

Behandlung des Typ-1-Diabetes. Bei einem Typ-1-Diabetes ist immer eine Insulintherapie erforderlich. Wenn möglich, wird auf eine intensivierte Insulintherapie (→ S. 762) gesetzt: Zum einen erlaubt sie ein hohes Maß an Flexibilität, was den zeitlichen Ablauf, die Anzahl der Mahlzeiten und die Bestimmung der Kohlenhydratmengen betrifft. Zum anderen verringert sich durch die ICT (→ S. 762) das Risiko diabetesbedingter Spätschäden, denn die häufigen Blutzuckermessungen und die stets den aktuellen Gegebenheiten angepassten Insulindosen ermöglichen es, gegebene Blutzuckerschwankungen zeitnah zu korrigieren.

Behandlung des Typ-2-Diabetes. Die moderne Diabetestherapie hat einen ganzheitlichen Ansatz: Heute sind neben dem Erkrankungsstadium Alter und Körpergewicht des Betroffenen ebenso wichtig wie Risikofaktoren und Vorerkrankungen:

- Bei knapp 20 % der Typ-2-Diabetiker normalisiert sich der Stoffwechsel allein durch eine konsequente Änderung des Lebensstils, so dass der Diabetes nicht mehr nachweisbar ist. Wichtigste Maßnahmen sind Abnehmen, eine langfristig angepasste Ernährung (→ S. 254) sowie regelmäßige Bewegung.
- Reichen diese Maßnahmen nicht (mehr) aus, um die Blutzuckerwerte auf normnahem Niveau zu halten, ist eine medikamentöse Behandlung zur Blutzuckersenkung notwendig – vorausgesetzt, die Betazellen produzieren noch genügend Insulin. Die medikamentöse Therapie zur Blutzuckersenkung erfordert – ebenso wie die Insulintherapie – regelmäßige Blutzucker-Selbstkontrollen (→ S. 763).
- Wird eine zufriedenstellende Blutzuckereinstellung so nicht erreicht bzw. lässt die körpereigene Insulinproduktion weiter nach, ist eine Insulintherapie notwendig.
- Bei Diabetikern über 70 Jahren wird oft auf eine intensive und dadurch manchmal gefährliche Behandlung verzichtet: Die Vermeidung von Spätschäden wird hintangestellt, und die Therapie konzentriert sich darauf, eventuellen Medikamentenüberdosierungen und damit der Gefahr schwerer Unterzuckerungen vorzubeugen.

Therapie-Regimes. Bei der **konventionellen Insulintherapie** wird täglich zweimal Insulin gespritzt, und zwar eine feste Dosis eines individuell angepassten Mischinsulins, immer zur gleichen Zeit und immer eine halbe Stunde vor dem Essen. Zudem dürfen Menge und Kohlenhydratgehalt einer Mahlzeit nur wenig schwanken. Diese Therapieform eignet sich vor allem für ältere Menschen, die nicht mehr im Beruf stehen und sich an einen festen Tagesablauf halten können.

Für einen unregelmäßigen Lebensrhythmus eignet sich hingegen die **intensivierte konventionelle Insulintherapie** *(ICT),* sie setzt aber Eigenverantwortung und Schulung voraus. Vor jeder Mahlzeit muss der Blutzucker gemessen und die benötigte Insulinmenge für die jeweils aktuelle Stoffwechsellage berechnet und gespritzt werden. Zusätzlich wird der

Grundbedarf mit 1(–2) täglichen Injektionen eines lang wirksamen Verzögerungsinsulins gedeckt. So kann viel oder wenig gegessen, eine Zwischenmahlzeit eingeschoben oder eine Mahlzeit ausgelassen werden – ganz so, wie es der Tagesablauf erfordert. Bei richtiger Durchführung ist auch die Blutzuckerführung besser als bei der konventionellen Insulintherapie, der Blutzucker schwankt also weniger.

Richtig angewandt ist die ICT der konventionellen Insulintherapie überlegen, denn der Insulinbedarf des Körpers kann ganz erheblich schwanken: Er steigt zum Beispiel bei Infektionen, aber auch im Urlaub, manchmal sinkt er aber auch aus scheinbar unerklärlichen Gründen – meist kurz nach Einführung der Insulintherapie: Dann scheinen sich die Betazellen nach den ersten Gaben von Insulin vorübergehend zu erholen. Sie schütten wieder vermehrt Insulin aus, so dass sich die Blutzuckerwerte zunächst auch ohne weitere äußere Zufuhr von Insulin normalisieren. Diese ***Honeymoon-Phase (Remissionsphase)*** ist jedoch innerhalb weniger Wochen bis Monate vorbei.

Wenn der Körper selbst noch eine gewisse Menge an Insulin produziert, kann es zunächst ausreichen, wenn nur zu den Mahlzeiten ergänzend ein Normalinsulin gespritzt wird. Häufig werden in der so genannten ***Kombinationstherapie*** Insulin und blutzuckersenkende Tabletten miteinander kombiniert, oft als Einstieg in eine lebenslange Insulintherapie.

Blutzuckerselbstkontrolle – das A und O der Diabetestherapie

Regelmäßig den Blutzuckerspiegel zu bestimmen und zu dokumentieren ist die Basis für die Behandlung von Diabetes und für einen eigenverantwortlichen Umgang mit der Erkrankung. So können Sie am besten herausfinden, wie Ernährung, Sport oder seelische Belastungen sich auf Ihren Blutzuckerspiegel auswirken und rechtzeitig erkennen, wann sich Ihre Stoffwechsellage verschlechtert.

Kontrolle der Blutzuckerwerte. Wenn Sie „spritzender" Diabetiker sind, müssen Sie täglich mehrmals Ihre Blutzuckerwerte selbst kontrollieren, um die Insulindosis an den jeweils aktuellen Blutzuckerwert anzupassen. Wenn Sie hingegen nichtinsulin pflichtiger Typ-2-Diabetiker sind, hängt die Häufigkeit Ihrer Blutzuckerkontrolle davon ab, ob Sie blutzuckersenkende Medikamente einnehmen. Wenn ja, sollten Sie mindestens einmal täglich Ihren Blutzucker bestimmen, wenn nicht, reicht meist zwei- bis fünfmal pro Woche aus. Genaue Vorgaben zur Kontrollhäufigkeit beim Typ-2-Diabetiker gibt es bisher nicht. Akutell wird eine Studie gestartet, die das klären soll (www.diabetes-deutschland.de/4715.htm). Wenn Sie sich bezüglich der Kontrollen unsicher sind, besprechen Sie Ihr Behandlungsziel mit Ihrem Arzt und legen Sie dann gemeinsam die Kontrollabstände fest. Zwingend erforderlich sind intensive Blutzuckerkontrollen jedoch bei allen Behandlungsumstellungen, bei Erkältungen oder anderen akuten Erkrankungen oder wenn ungewöhnliche Umstände auftreten (z. B. Klimawechsel im Urlaub, Zeitverschiebung durch Flüge oder außergewöhnliche körperliche Belastungen).

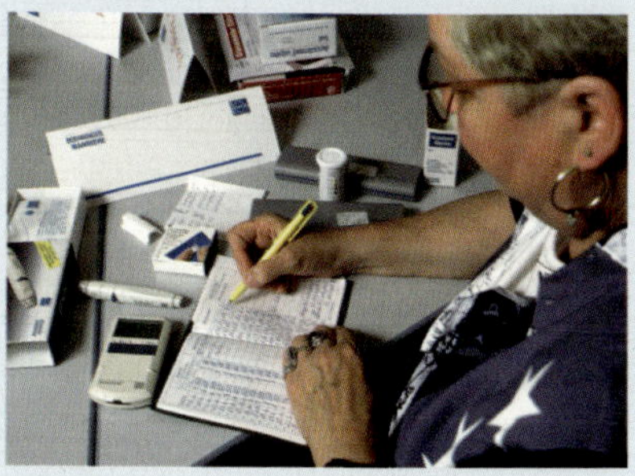

So sollte es aussehen, ein ordentlich geführtes Diabetikertagebuch. [AOK 2025]

Zwei Möglichkeiten gibt es, den Blutzucker zu kontrollieren: Entweder im Urin oder im Blut. Gegen die Bestimmung im Urin spricht, dass sie ziemlich ungenau und daher nur für Diabetiker geeignet ist, die keine blutzuckersenkenden Medikamente einnehmen. Dann wird zusätzlich das Blut vom Arzt wöchentlich kontrolliert. Wer insulinpflichtig ist, muss sich in jedem Fall pieksen, um den Blutwert zu messen.

So messen Sie richtig. Der Blutzucker wird im Kapillarblut bestimmt: Mit einer Lanzette oder einem automatischen „Piekser" wird ein Blutstropfen aus der seitlichen Fingerkuppe oder – seltener – dem Ohrläppchen (also aus kleinen Kapillargefäßen) entnommen und auf einen Teststreifen getropft. Ein elektronisches Messgerät bestimmt anschließend den Blutzuckerwert. Waschen Sie Ihre Hände, insbesondere wenn Sie etwas Zuckerhaltiges angefasst haben, vor jeder Messung mit warmem Wasser und massieren Sie den entsprechenden Finger leicht – das steigert die Durchblutung und erleichtert die Blutentnahme. Die Einstichstelle brauchen Sie nicht zu desinfizieren.

Entnehmen Sie das Blut am besten immer am stark durchbluteten Seitenrand der Fingerbeere, dann ist es weniger schmerzhaft. Wischen Sie nach dem Einstich den ersten Blutstropfen mit einem Tupfer ab und drücken Sie danach die Fingerbeere nochmals leicht zusammen, um einen zweiten, ausreichend großen Blutstropfen zu provozieren. Vermeiden Sie jedoch zu starkes Quetschen – dadurch werden Blutzellen zerdrückt, was den Messwert verfälscht. Wenn zu wenig Blut kommt, halten Sie die Hand tief nach unten oder streichen Sie mit dem Daumen der anderen Hand von der Handinnenfläche zum Finger hin.

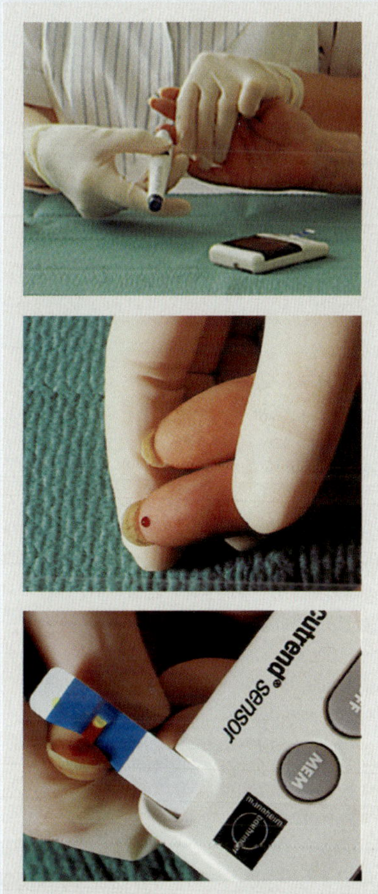

Die intensivierte konventionelle Insulintherapie erfordert die ständige Blutzuckerkontrolle mit handelsüblichen Teststäbchen ***(Blutzuckerschnelltest).*** *Im Bild die Durchführung in der Arztpraxis, die Selbstkontrolle durch den Patienten ist noch einfacher, denn die Hygienemaßnahmen können dann weitgehend entfallen.* [GTV 2024]

Diabetes-Pass. Führen Sie ein Diabetikertagebuch oder lassen Sie sich einen ***Diabetes-Pass*** ausstellen, den Sie stets bei sich tragen, auch bei jedem Arztbesuch (Bezugsquelle → Infobox S. 765). Er unterstützt Sie, aber auch den Arzt bei der Therapieführung und stellt im Notfall die richtige Hilfe sicher.

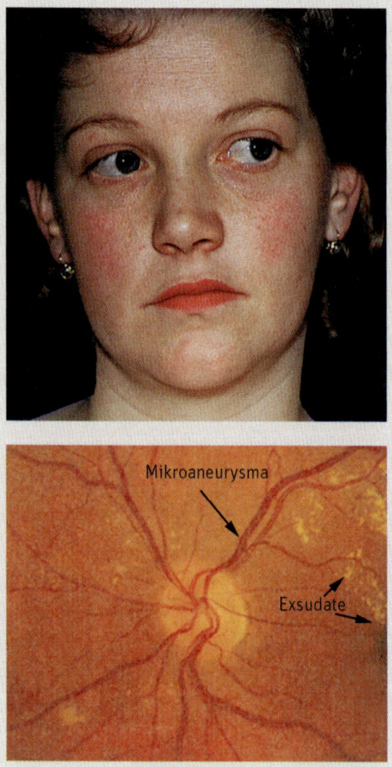

39-jährige Patientin, die wegen vermehrter Sehstörungen ihren Augenarzt aufsuchte. Die ausgeprägte Wangenröte ***(Rubeosis)*** *ließ den Augenarzt sofort an einen Diabetes denken. Dieser Verdacht wurde durch die typischen Netzhautveränderungen* ***(diabetische Retinopathie*** *→ S. 506) erhärtet. Das untere Bild zeigt einen solchen diabetisch veränderten Augenhintergrund. Im Vergleich zu einem gesunden Augenhintergrund sind grau-weiße Ablagerungen (Exsudate) und Aussackungen der Blutgefäße (Mikroaneurysmen) zu erkennen.* [GTV 2027]

Eine kontinuierliche subkutane Insulininfusion von Normal- oder Analoginsulin per **Insulinpumpe** ***(CSII, continous subcutaneous insulin infusion)*** kommt infrage, wenn mit der Injektionstherapie keine zufriedenstellenden Ergebnisse erzielt werden, aber auch bei Schwangerschaft, rasch fortschreitenden Folgeerkrankungen (z. B. stark schmerzhafte diabetische Neuropathien → S. 766) und anderen Situationen, die eine genaue Stoffwechseleinstellung erfordern.

Praxis der Insulingabe. Insulin muss immer gespritzt werden. Dies geschieht am besten subkutan, also unter die Haut ins Fettgewebe, z. B. von Bauch oder Oberschenkel, von wo aus das Insulin langsam in den Blutkreislauf gelangt. In den Bauch gespritztes Insulin wird etwas schneller aufgenommen. Wichtig ist, dass die Einspritzstellen nach einem bestimmten Schema immer gewechselt werden, um Schädigungen am Unterhautfettgewebe zu vermeiden. Durch Wärme, z. B. ein Bad in warmem Wasser, aber auch durch körperliche Anstrengung oder das Reiben der Einspritzstelle tritt die Insulinwirkung rascher ein. Lösungen mit Verzögerungsinsulin müssen vor dem Spritzen durchmischt werden.

Inzwischen haben sich so genannte ***Insulin-Pens*** durchgesetzt, denn sie sind einfach zu handhaben und dosieren sehr exakt. Daneben sind auch ***Insulin-Fertigspritzen*** mit einer voreingestellten Insulinmenge verfügbar, derzeit werden auch ***Insulin-Nasensprays*** erprobt.

Frische Insulinflaschen werden bei 2–8 °C im Kühlschrank gelagert, angebrochene dürfen bei Raumtemperatur nicht länger als 30 Tage aufbewahrt werden. Hitze und Gefrieren (unter 2 °C) führen zu einem Wirkungsverlust des Insulins. Allgemein darf Insulin, das in Farbe oder Beschaffenheit (z. B. Schlierenbildung) verändert ist, nicht mehr verwendet werden.

Seit Mai 2006 gibt es in Deutschland **inhalierbares Insulin** (Exubera®) – geeignet allerdings nur für Diabetiker, die weder rauchen noch an einer Lungenerkrankung leiden. Damit kann bei 10-fach höherer Dosierung eine gleich gute Stoffwechseleinstellung erreicht werden wie mit herkömmlichem Insulin. Dennoch warnen Experten in Anbetracht fehlender Langzeiterfahrungen z.B. vor lokalen Gewebeveränderungen und einem erhöhten Lungenkrebsrisiko. Hinzu kommt, dass die Tagestherapiekosten für inhalierbares Insulin das 3- bis 5-fache der Kosten für Normalinsulin betragen.

IGeL-Hinweis: Die Kosten inhalierbarer Insuline werden in Deutschland nicht von den Kassen übernommen.

Prognose

Die Prognose bei Diabetes hängt generell davon ab, wie gut es gelingt, den Blutzuckerspiegel dauerhaft in möglichst normale Bahnen zu lenken, um so Spätschäden möglichst lange hinauszuzögern. Entsprechend wichtig ist die Mitarbeit des Patienten, denn sie beeinflusst maßgeblich den weiteren Verlauf seiner Erkrankung.

Für den Typ-1-Diabetes ist die Prognose abhängig vom Alter, in dem die Erkrankung auftritt: Ist der Patient ~ 10 Jahre alt, kann dies eine Lebensverkürzung von durchschnittlich ~ 15 Jahren bedeuten, wobei die Haupttodesursache chronische Nierenschädigungen sind (→ S. 783).

Der Verlauf des Typ-2-Diabetes ist hauptsächlich bestimmt von den Folgen der Gefäßschäden: ~ 75 % der Patienten sterben an Gefäßkomplikationen wie Herzinfarkt (→ S. 699) oder Schlaganfall (→ S. 1126). Jedoch verbessert sich die Prognose entscheidend, wenn der Patient sein eventuelles Übergewicht durch eine angepasste Ernährung und körperliches Training abbaut.

Selbsthilfe

Aller Anfang ist schwer. Wenn die Diagnose Diabetes gestellt wurde, bedeutet dies eine enorme Umstellung. Anfangs stehen die Befürchtungen im Vordergrund, vor allem mit dem Spritzen nicht zurecht zu kommen. Es ist zunächst nicht einfach, sich selbst zu spritzen, aber mit der richtigen Technik tut es kaum weh. Im Allgemeinen wird der Einstich sogar weniger gespürt als der bei der Blutzucker-Selbstkontrolle. Immerhin beherrschen die meisten Patienten nach ein paar Monaten das Spritzen besser als ihre Ärzte. Aber: Das Insulinspritzen, das Berechnen der Dosierungen und das richtige Einschätzen der Möglichkeiten und Grenzen der Insulinbehandlung – all dies will gelernt sein. Deshalb ist eine Schulung durch Fachpersonal unerlässlich.

Diabetesschulung – Hilfe zur Selbsthilfe. Eine erfolgreiche Diabetestherapie basiert auf einer umfassenden Schulung, die Ihnen hilft, Ihr Leben trotz Diabetes aktiv und selbstverantwortlich zu gestalten. Ärzte, Ernährungsberater, Fußpfleger und Physiotherapeuten bringen Ihnen bei, wie Sie Blutzucker richtig messen und Insulin spritzen, worauf Sie bei der Medikamenteneinnahme achten müssen, was bei Komplikationen wie Unter- und Überzuckerung zu tun ist, welche Ernährungsweise und welche Sportart für Sie am besten sind, oder auf welche Maßnahmen sich eine gute Haut- und Fußpflege stützt.

Bei kaum einer anderen Krankheit setzt der dauerhafte Erfolg der Therapie ein derart hohes Maß an genauen Kenntnissen, Eigenverantwortlichkeit und Disziplin voraus: Regelmäßig seine Blutzuckerwerte zu kontrollieren und sich selbst – eventuell – mehrmals täglich zu spritzen, sich in Selbstbeobachtung zu üben, um rechtzeitig Anzeichen einer Unter- oder Überzuckerung zu erkennen und konsequent ungünstige Gewohnheiten zu ändern, die vielleicht lange Jahre das tägliche Leben bestimmt haben. Letztlich hängt es von jedem Betroffenen ab, ob Diabetes das Leben beherrscht oder der Patient den Diabetes. Eine gute Basis für die nicht immer einfache Bewältigung der „selbsttherapeutischen" Anforderungen bietet die Diabetesschulung, in der theoretische und praktische Fertigkeiten für den Umgang mit Diabetes erlernt werden.

Ernährung. Eine der Grundsäulen der Diabetestherapie ist die diabetesgerechte Ernährung. Lassen Sie sich bei der Diabetesschulung oder Ernährungsberatung einen individuellen Kostplan erstellen, der Ihren Therapiezielen entspricht, den Genuss aber nicht zu kurz kommen lässt. Außerdem gibt es inzwischen viele gute Kochbücher (Infobox) und Kochkurse für Diabetiker (z. B. bei den Volkshochschulen) mit Anregungen für eine gesunde und gleichzeitig wohlschmeckende Kost.

Kohlenhydrate und Broteinheiten. Kohlenhydrate sind nichts anderes als Zuckermoleküle (Glukose, Fruktose, Galaktose, Stärke) in unterschiedlicher Zusammensetzung. Insulinspritzende Diabetiker müssen die Kohlenhydratmenge einer Mahlzeit genau kennen, um ihre Insulindosis zu berechnen. Die Maßeinheit für die Kohlenhydratmenge ist die **Broteinheit (BE),** die ungefähr der Menge eines Nahrungsmittels entspricht, in der 12 g verdauliche Kohlenhydrate enthalten sind. Austauschtabellen mit Angaben über die Broteinheiten der verschiedenen Lebensmittel erleichtern besonders zu Therapiebeginn das Zusammenstellen der Mahlzeiten. Eine weitere Möglichkeit ist, die Nahrungsmittel mit einer genauen Diätwaage zu wiegen, um dann die Broteinheiten zu berechnen. Nach einer gewissen Zeit geht es auch ohne Wiegen oder mit Hilfe von Küchenmaßen (z. B. Löffel, Tassen, Teller, Kellen) – am besten ist es jedoch, bei der Diabetesschulung Kohlenhydratportionen richtig einschätzen zu lernen.

Bewegung. Regelmäßige körperliche Betätigung nimmt in der Diabetestherapie einen wichtigen Stellenwert ein. Wenn Sie lange keinen Sport mehr getrieben haben, sollten Sie langsam wieder beginnen und die Aktivität stufenweise steigern. Anfangs ist es wichtig, den Blutzucker nicht nur vor und nach dem Training, sondern auch währenddessen zu kontrollieren. Liegt der Wert unter 100 mg/dl, sollten Sie mit dem Sport erstmal aufhören und die Therapie umstellen, denn es drohen Unterzuckerungen. Gleiches gilt, wenn stark schwankende bzw. schlecht einstellbare Zuckerwerte oder eine akute Infektion vorliegen.

Für insulinpflichtige Diabetiker empfiehlt es sich, ein Protokollheft (Diabetiker-Pass, Diabetiker-Tagebuch) zu führen, in dem Blutzuckerwerte, Zeitpunkt der Messung, Dauer und Intensität des sportlichen Trainings sowie Zusatzkohlenhydrate und das Auftreten von Unterzuckerungsbeschwerden notiert werden. Wichtig ist auch, ein Stück Traubenzucker jederzeit griffbereit zu haben, um im Fall einer (drohenden) Unterzuckerung sofort handeln zu können.

Reisen. Ausführliche Übersicht → S. 308

Komplementärmedizin

Pflanzenheilkunde. Derzeit wird darüber diskutiert, ob Zimt neue Möglichkeiten der Diabetesbehandlung eröffnet: Zusätzlich zu ihrer Diabetestherapie nahmen in einer Studie nichtinsulinpflichtige Typ-2-Diabetiker täglich *Kassia-Zimtpulver* über 40 Tage hinweg ein und erreichten damit eine deutliche Senkung des Blutzuckerspiegels. Ob Zimt tatsächlich als Begleittherapie bei Typ-2-Diabetes geeignet ist, soll nun in weiteren Studien geklärt werden. Ein Risiko stellt dar, dass große Mengen Kassia-Zimt wegen des darin enthaltenen Cumarin Leber- und Nierenschäden hervorrufen können. Für eine Empfehlung von Kassia-Zimt ist es deshalb zu früh (Stand Sommer 2007).

Standardisierte Fertigarzneien mit hochdosiertem *Nachtkerzenöl* scheinen die Beschwerden der diabetischen Neuropathie (→ S. 766) zu lindern.

Magnetfeldtherapie. Es gibt Hinweise, dass *Magnetfeldtherapie* Schmerzen infolge einer peripheren diabetischen Neuropathie (→ S. 766) zu lindern vermag. Speziell empfohlen werden Einlegesohlen mit pulsierenden Magnetfeldern bei Beschwerden in den Beinen.

Warnhinweis: Menschen mit Herzschrittmachern dürfen sich keiner Magnetfeldtherapie unterziehen, da es zu Wechselwirkungen mit der Steuerelektronik kommen kann.

i Aktuell: www.gesundheit-heute.de/20x03

- **www.deutsche-diabetes-gesellschaft.de** – Deutsche Diabetes Gesellschaft (DDG, Bochum): Wissenschaftlich gehaltene, sehr umfassend informierende Internetseite – auch über das Metabolische Syndrom (Stichwortsuche).
- **www.diabetikerbund.de** – Website der größten Selbsthilfeorganisation für Diabetiker in Deutschland, Kassel: Bietet nebst zahlreichen Informationen ein Diabetes-Lexikon für alle Fachbegriffe, praktische Tipps und Broschüren sowie den Europäischen Notfallausweis zum Herunterladen.
- **www.diabetes-risiko.de** – Website der Deutschen Diabetes-Stiftung, München: Schwerpunkt ist „Diabetes erkennen – Risiko vermeiden", mit Fachlexikon, diabetikergeeigneten Kochrezepten und hilfreichen Links – bietet auch Informationen zum Metabolischen Syndrom (Stichwortsuche).
- **www.diabetes-verlag.de** – Internetseite mit zahlreichen Informationen zum Thema, der **Diabetes-Pass** kann hier gegen Schutzgebühr bestellt werden: Kirchheim-Verlag, Postfach 2524, 55015 Mainz.
- P. Hien; B. Böhm: **Diabetes-Handbuch.** Eine Anleitung für Praxis und Klinik. Springer, 2007. Faktenreicher fachärztlicher Ratgeber.
- A. Bopp: **Diabetes.** Stiftung Warentest, 2007. Verständlicher Ratgeber über Ursachen, Beschwerden und Behandlung von Diabetes mit zahlreichen Tipps für den täglichen Umgang mit der Erkrankung sowie einem Extrakapitel zum Thema „Schwanger werden trotz Diabetes".
- H. Lauber: **Schlemmen wie ein Diabetiker.** Kirchheim-Verlag, 2005. Kochbuch mit saisonalen Rezepten, das von einem Diabetiker unter Berücksichtigung von 100 diabetesgerechten Lebensmitteln zusammengestellt wurde.

Stoffwechselentgleisungen bei Diabetes

Diabetisches Koma

Diabetisches Koma *(Coma diabeticum, hyperglykämischer Schock):* Lebensgefährliche Komplikation des Diabetes mit extrem hohen Blutzuckerwerten. Es werden zwei Formen unterschieden:

- Das lebensbedrohliche **ketoazidotische Koma** entwickelt sich aufgrund eines ausgeprägten Insulinmangels, deshalb sind vor allem *Typ-1-Diabetiker* betroffen. Da die Blutzuckeraufnahme in die Zellen eingeschränkt ist, versucht der Körper, das Energiedefizit der Zellen durch einen verstärkten Fettabbau auszugleichen. Hierbei fallen vermehrt Ketonkörper an, die ab einer gewissen Konzentration im Blut zur Übersäuerung des Körpers führen *(Azidose* → S. 229). Nur wenn sofort Insulin gespritzt wird, kann diese Stoffwechselentgleisung, die **diabetische Ketoazidose,** therapiert und der Übergang zum ketoazidotischen Koma verhindert werden. Hinweise auf eine ketoazidotische Stoffwechselentgleisung sind Bauchschmerzen, Übelkeit, Erbrechen und Müdigkeit mit zunehmender Bewusstseinstrübung. Später tritt ein charakteristischer Geruch der Ausatemluft **(Azetongeruch** – wie Nagellackentferner oder vergorenes Obst) auf.

Bei jedem vierten Betroffenen wird der (Typ-1-)Diabetes erst im Zustand des ketoazidotischen Komas diagnostiziert, bei bekanntem Diabetes sind die Auslöser ein erhöhter Insulinbedarf – etwa infolge einer Infektion – sowie Hungerzustände oder Dosierungsfehler.

(!) Schon in der frühen Phase einer diabetischen Ketoazidose lassen sich Ketonkörper im Urin mit Urin-Teststreifen nachweisen (→ Abb. S. 107). So können Diabetiker oder ihre Angehörigen die Stoffwechsellage selbst prüfen.

- Das **hyperosmolare Koma** tritt in erster Linie bei unbehandeltem bzw. unerkanntem Typ-2-Diabetes auf. Infolge eines erhöhten Flüssigkeits- und Mineralverlusts leiden die Betroffenen unter massiven Austrocknungserscheinungen bis hin zum Bewusstseinsverlust. Diese werden durch eine extreme Blutzuckererhöhung (> 600 mg/dl) und damit einhergehender starker Ausscheidung von Zucker (Glukose) mit dem Urin hervorgerufen. Die Patienten werden auf der Intensivstation mit Infusionen zum Ausgleich des Flüssigkeitsverlusts sowie mit einer intravenösen Gabe von Insulin therapiert. Dennoch stirbt etwa jeder vierte Patient.

Unterzuckerung und hypoglykämischer Schock

Unterzuckerung *(Hypoglykämie):* Lebensgefährliche Komplikation des Diabetes mit extrem niedrigen Blutzuckerwerten unter 50 mg/dl, unbehandelt droht der **hypoglykämische Schock**. Typische Beschwerden sind Unruhe, Überaktivität, Zittern, weite Pupillen und schneller Herzschlag, Heißhunger – besonders nach Süßem – und Speichelfluss. Ursache ist meist eine Überdosierung von Insulin bzw. blutzuckersenkender Medikamente, seltener schwere körperliche Anstrengung, unzureichende Nahrungsaufnahme oder Alkoholgenuss.

Kurze Episoden mit leichten Unterzuckerungen kommen gerade bei einer intensiven Insulintherapie hin und wieder vor und sagen daher – im Gegensatz zum diabetischen Koma – nur wenig über die Qualität der Blutzuckereinstellung aus. Problematisch wird es, wenn der Zustand anhält und sich ein hypoglykämischer Schock entwickelt.

Unbehandelt kommen innerhalb weniger Minuten zu den charakteristischen Unterzuckerungsbeschwerden Zeichen eines Schocks wie blasse, kaltschweißige Haut und Bewusstseinstrübungen bis hin zum Bewusstseinsverlust. Im Extremfall kommt es zu zerebralen [Krampf-]Anfällen (→ S. 1144) und ausgeprägten Atem- bzw. Kreislaufregulationsstörungen (→ S. 726). Spätestens dann ist die sofortige Einweisung ins Krankenhaus notwendig, wo intravenös eine Zuckerlösung aus Glukose verabreicht wird und die Vitalfunktionen überwacht werden.

Kurzdauernde Unterzuckerungen, auch wenn sie Bewusstlosigkeit zur Folge haben, verlaufen in der Regel ohne weitere Komplikationen.

(!) Diabetiker sollten stets Traubenzucker bei sich tragen, um bei ersten Anzeichen einer Unterzuckerung schnell reagieren zu können. Ersatzweise helfen auch Würfelzucker oder gesüßte Getränke (Orangensaft, Fanta, Cola & Co.). Auch Angehörige oder Fremde können einem bewusstseinsgetrübten Diabetiker helfen: Ein Stück (Trauben-)Zucker unter die Zunge gelegt oder einige Softdrink-Schlucke eingeflößt, retten Leben. Übrigens kann man auch Zucker geben, wenn bei einem bewusstlosen Diabetiker nicht klar ist, ob eine Unter- oder Überzuckerung vorliegt – denn beide lösen Bewusstlosigkeit aus – der wenige Zucker „oben drauf" richtet im Falle der Überzuckerung keinen zusätzlichen Schaden an.

Diabetes-Spätschäden

Diabetes gefährdet den Betroffenen nicht nur durch die akute Stoffwechselentgleisung. Unzureichende Mitarbeit des Diabetikers oder inkonsequente Medikamenteneinnahme und Diät bewirken einen über längere Zeit erhöhten Blutzuckerspiegel, der auf lange Sicht immer Spätfolgen nach sich zieht. Große und kleine arterielle Gefäße sowie Nerven werden geschädigt und in der Folge drohen an so gut wie allen Organsystemen massive Schäden. Diese Spätfolgen reduzieren die Lebensqualität des Diabetikers oft mehr als der Diabetes selbst.

Makroangiopathie

Sind vor allem die großen Blutgefäße geschädigt, liegt eine **Makroangiopathie** vor, sie tritt vor allem bei Typ-2-Diabetiker auf. Sie begünstigt eine Arteriosklerose (→ S. 721) an den Schlagadern von Herz, Gehirn und Beinen und in der Folge drohen Herzinfarkt (→ S. 699), Schlaganfall (→ S. 1126) und die periphere arterielle Verschlusskrankheit (pAVK → S. 727).

Besonders gefährdet sind Diabetiker, die sich zusätzlichen Risiken aussetzen wie Übergewicht oder Rauchen.

Das Schmerzempfinden von Diabetikern ist vermindert, da die sensiblen Nerven geschädigt sind (→ S. 767). Ein Herzinfarkt ist für den Diabetiker deshalb besonders gefährlich, da er oft klinisch „stumm", also ohne die typischen Schmerzen abläuft. Lebensrettende Maßnahmen erfolgen leider oft zu spät.

Mikroangiopathie

Wenn kleine Haargefäße (Kapillaren) geschädigt sind, liegt eine **Mikroangiopathie** vor, von der Typ-1- und Typ-2-Diabetiker gleichermaßen betroffen sind. Eine Mikroangiopathie tritt vor allem in den Augen auf (diabetische Retinopathie → S. 506), was bis zur Erblindung führen kann. Zusätzlich beeinträchtigt sie die Nieren (diabetische Nephropathie → S. 782) bis hin zur Dialysepflicht.

Diabetische Polyneuropathie

Jahre- bis jahrzehntelanges Überangebot an Blutzucker schädigt auch die Nervenbahnen, die alle lebenswichtigen Organe untereinander und mit dem Gehirn verbinden. Eine **diabetische Polyneuropathie** schränkt viele wichtige Körperfunktionen ein:

- Bei der peripheren **diabetischen Neuropathie** sind vermehrt die sensiblen Nervenbahnen der Beine betroffen, was sich in vielfältigen Empfindungsstörungen, Schmerzen und sogar Lähmungen äußert.
- Bei der **autonomen Neuropathie** sind die Nervenbahnen betroffen, die die inneren Organe versorgen. Es drohen Bewegungs- und Entleerungsstörungen von Speiseröhre, Magen und Darm bis hin zu Lähmungen. Aber auch Störungen bei der Bereitstellung von Verdauungsenzymen oder bei der Aufnahme von Nahrungsbestandteilen aus dem Darm (Resorption). Wenn sich der Magenmuskel nicht ausreichend bewegt, verbleibt die Nahrung lange im Magen, wird dennoch nicht richtig verdaut und gelangt relativ spät in den Darm. Folglich verzögert sich die Aufnahme von Zucker (Glukose) und anderen Nährstoffen. Insulinpflichtige Patienten mit einer Magenentleerungsstörung benötigen daher oft weniger Insulin, ebenso verringert sich der Spritz-Ess-Abstand oder er entfällt ganz. Werden diese Besonderheiten in der Diabetestherapie nicht berücksichtigt oder

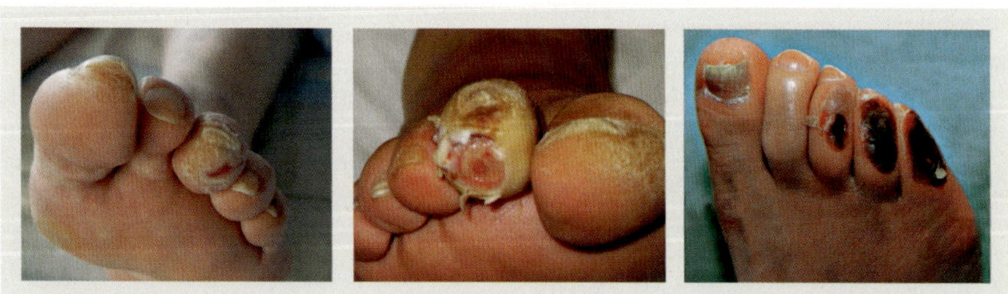

__Diabetischer Fuß__ in verschiedenen Stadien. Das linke Bild zeigt einen beginnenden diabetischen Fuß einer 51-jährigen Patientin, noch ist der Befund scheinbar harmlos, denn zu erkennen ist nur eine kleine Wunde am mittleren Zeh. Die 38-jährige Patientin im mittleren Bild trug trotz ihres Diabetes modische Schuhe und klagte über schmerzende Füße, denn neben kleineren Wunden haben sich bei ihr die Zehengelenke verformt und verkrümmt. An den Spitzen ihres zweiten Zehs hat sich eine __feuchte Gangrän__ gebildet. Rechts im Bild ist eine ausgedehnte __trockene Gangrän__ zu erkennen – zu enges Schuhwerk führte auch hier an den Zehen zu Druckstellen, so dass das Gewebe an den betroffenen Stellen abstarb. Der 55-jährige Patient litt seit 18 Jahren an Typ-2-Diabetes. [PWI, KAD, GTV 2029]

bleibt die Erkrankung unbemerkt, kommt es immer wieder zu erheblichen Unterzuckerungen.

Der diabetische Fuß

Beim **diabetischen Fuß** *(diabetisches Fußsyndrom)* treffen Mikroangiopathie, Makroangiopathie und diabetische Neuropathie (→ alle auf S. 766) zusammen: Druckstellen an Ferse, Zehen oder kleine Wunden werden nicht bemerkt, infizieren sich, und innerhalb weniger Tage bis Wochen entsteht ein Geschwür (Gewebedefekt), oft mit kreisrunder Kraterbildung (→ Abb. S. 766). Die Geschwürbildung verläuft oft lange Zeit unbemerkt, da der Betroffene das Warnsignal „Schmerz" wegen der geschädigten Nervenbahnen nicht wahrnimmt. Bleibt das Geschwür unbehandelt und infiziert sich nicht, mumifiziert es normalerweise und kann in diesem Zustand der ***trockenen Gangrän*** jahrelang ohne nennenswerte Beschwerden verharren. Dringen hingegen Bakterien in die Wunde des Geschwürs, entsteht eine ***feuchte Gangrän,*** die die Tendenz zur entzündlichen Ausbreitung bis hin zur Blutvergiftung (Sepsis → S. 1053) hat. Sie erfordert gegebenenfalls auch die Amputation des gangränösen Zehs bzw. Fußteils.

Therapie. Die Behandlung ist schwierig und erfordert monatelange Geduld. Vielerorts haben sich Fußambulanzen darauf spezialisiert, manchmal ist eine Krankenhauseinweisung aber unvermeidlich. Nebst sorgfältiger Wundpflege ist speziell angepasstes orthopädisches Schuhwerk unerlässlich. Spätstadien erfordern in manchen Fällen gefäßchirurgische Operationen oder sogar Fußamputationen.

Früherkennung

Der Arzt bestimmt im Blut ein- bis zweimal jährlich die Blutfett- und Leberwerte, Harnsäure- und Kreatininwerte (→ S. 1320, S. 1324), um Bluthochdruck oder Fettstoffwechselstörungen frühzeitig zu diagnostizieren, die – unerkannt – Spätschäden auslösen können. Den Urin untersucht er auf das Eiweiß Albumin ***(Mikroalbuminurie*** → S. 778), um eine diabetisch bedingte Nierenschädigung aufzudecken. Außerdem sollten Diabetiker einmal jährlich den Augenarzt und den Neurologen aufsuchen, damit Augen- und Nervenschädigungen frühzeitig geklärt werden können.

Prognose

Wichtigste Maßnahme zur Vorbeugung von Langzeitschäden ist eine konstant gute, möglichst normwertnahe (der Arzt sagt „straffe") Blutzuckereinstellung – auf diese Weise können die Spätschäden um viele Jahre hinausgezögert werden. Bei schlechter Stoffwechselführung treten die ersten Spätfolgen dagegen schon nach 5–10 Jahren auf.

Metabolisches Syndrom

Häufigkeit:

Insulinresistenz und die damit verbundene anfängliche Überproduktion von Insulin (später eingeschränkte Insulinproduktion) sind nicht nur für die Entwicklung eines Typ-2-Diabetes verantwortlich (→ S. 759), sie sind auch wesentlich an einem vielschichtig veränderten Stoffwechselmuster beteiligt, das als **Metabolisches Syndrom** ***(MSY)*** zusammengefasst wird. Nach Definition der WHO liegt ein metabolisches Syndrom vor, wenn mindestens zwei der folgenden Kriterien erfüllt sind:

- Bauchbetontes Übergewicht („Apfelform" → S. 255)
- Erhöhte Triglyzeridwerte (→ S. 1334)
- Vermindertes „gutes" HDL-Cholesterin (→ S. 1320)
- Bluthochdruck (→ S. 722)
- Erhöhter Blutzuckerwert (→ S. 1327).

Jeder dieser Faktoren allein begünstigt das metabolische Syndrom, jedoch treten sie meist gemeinsam auf und verstärken ihre Wirkung untereinander – und zwar in einem solchen Maße, dass Übergewicht, erhöhte Blutfettwerte, Bluthochdruck und erhöhter Blutzucker von den Medizinern als ***tödliches Quartett*** bezeichnet werden.

Hinter dem metabolischen Syndrom verbirgt sich ein vielschichtiges Geschehen, bei dem sich die einzelnen Faktoren gegenseitig bedingen bzw. verstärken und nicht nur zu Diabetes (→ S. 758) führen können, sondern auch zu Arteriosklerose (→ S. 721) sowie zu deren Folgeerkrankungen Herzinfarkt (→ S. 699), Schlaganfall (→ S. 1126) und peripherer arterieller Verschlusskrankheit (pAVK → S. 727).

Therapie. Wichtigste Maßnahme ist es, Risikofaktoren wie das Rauchen auszuschalten, das Körpergewicht dauerhaft zu normalisieren und sich regelmäßig zu bewegen. Reicht dies nicht aus, sind Medikamente indiziert.

Prognose

Menschen mit dem Metabolischen Syndrom sind von Erkrankungen des Herzens und der Gefäße wie Herzinfarkt, Herzschwäche und Schlaganfall betroffen. Diese Krankheiten beeinträchtigen in ganz erheblichem Maße die Lebensqualität und sind bei mehr als der Hälfte der Patienten die Todesursache.

Erkrankungen des Stoffwechsels der Fette, Eiweiße, Salze und Mikronährstoffe

Fettstoffwechselstörungen

Häufigkeit:

Fettstoffwechselstörungen ***(Dyslipoproteinämie, Hyperlipoproteinämie [HLP], Hyperlipidämie):*** Sehr häufige Erkrankung mit Erhöhung der Blutfette (Triglyzeride, Cholesterin) und Ablagerung von Blutfetten in Arterienwänden (Arteriosklerose → S. 721). Bedrohlich durch Folgeerkrankungen wie koronare Herzerkrankung mit Herzinfarkt (→ S. 699), Schlaganfall (→ S. 1126) und periphere arterielle Verschlusskrankheit (pAVK → S. 727).

Leitbeschwerden

keine

Die Erkrankung

Die Hauptvertreter der **Blutfette** ***(Serumlipide)*** sind **Cholesterin** und **Triglyzeride** ***(Neutralfette).*** Beide haben im Körper wichtige Aufgaben: Cholesterin ist Baustein für Gallensäure, Geschlechtshormone, Nebennierenrindenhormone, Vitamin D und sämtliche Zellwände im Organismus. Triglyzeride werden entweder direkt als Energielieferant für Muskelzellen verwendet oder gespeichert, um als Energiereserve zu dienen. Um vom Blut transportiert werden zu können, benötigen die wasserunlöslichen Fette Trägermoleküle in Form bestimmter Eiweiße, **Lipoproteine** genannt.

Differenzierung. Fettstoffwechselstörungen werden in ***primäre*** und ***sekundäre Fettstoffwechselstörungen*** eingeteilt, wobei die sehr seltenen primären genetischen Ursprungs, also vererbt sind. Sekundäre Fettstoffwechselstörungen werden durch Rauchen, erhöhten Blutdruck (→ S. 722), einen niedrigen HDL-Cholsterinspiegel (< 40 mg/dl), familiär gehäufte koronare Herzkrankheiten (→ S. 693) sowie durch falsche Ernährung und Übergewicht (→ S. 254) begünstigt. Auch Diabetes, Nierenerkrankungen sowie Alkoholmissbrauch führen oft zu einer Fettstoffwechselstörung.

Erst Folgeerkrankungen führen zu Beschwerden, unabhängig davon, ob es sich um primäre oder sekundäre Fettstoffwechselstörungen handelt. Nur wenn der Blutfettspiegel sehr hoch ist, kommt es möglicherweise zu rötlichgelben, erhabenen Ablagerungen auf der Haut (Xanthome → S. 1105) – z. B. im Bereich der Augenlider (*Xanthelasmen* → Abb. S. 769), noch bevor sich Spätschäden einstellen.

Hypercholesterinämie. Ein Zuviel an Cholesterin wird als **Hypercholesterinämie** bezeichnet. Dieses Zuviel versucht der Körper loszuwerden, indem er einen Teil in der Leber abbaut und den Rest ablagert. Als Deponie werden Blutgefäßwände der Arterien verwendet. Hierdurch entsteht eine – zunächst kleine – Schädigung der Arterienwand, die im Laufe der Zeit weiter fortschreitet. Wird zu diesem Zeitpunkt der Hypercholesterinämie nicht begegnet, etwa durch Bewegung, Ernährungsumstellung, Rauchen aufgeben, wird die Entstehung einer Arteriosklerose begünstigt (→ S. 721). Lebensbedrohlich wird es, wenn die Arteriosklerose die Herzkranzgefäße schädigt und Angina-pectoris-Anfälle (→ S. 693) oder ein Herzinfarkt (→ S. 699) auftreten.

Wie viel Cholesterin in der Leber abgebaut und wie viel in den Arterien abgelagert wird, hängt mit den Lipoproteinen zusammen. Lipoproteine, die Cholesterin im Blut transportieren, werden als **LDL-Cholesterin** *(low density lipoprotein)* und **HDL-Cholesterin** *(high density lipoprotein)* bezeichnet. LDL-Cholesterin übernimmt die Funktion des „Müllwagens", indem es Cholesterin im Gewebe ablagert – daher wird es „schlechtes" Cholesterin genannt. HDL-Cholesterin transportiert Cholesterin vom Gewebe zur Leber, wo es abgebaut wird. Deshalb wird HDL-Cholesterin auch „Leber-Shuttle" bzw. „gutes" Cholesterin genannt. Aus diesem Grund ist es wichtig, dass der Arzt neben dem Wert des Gesamtcholesterins auch die Lipoproteinfraktionen LDL und HDL bestimmt. Generell gilt: Je mehr HDL-Cholesterin, umso besser und je mehr LDL-Cholesterin, umso schlechter. Der Gesundheitsstatus lässt sich aus dem Verhältnis LDL zu HDL abschätzen: Es sollte etwa 3 : 1 betragen.

(!) Frauen vor den Wechseljahren haben meist ein erhöhtes Gesamtcholesterin, was jedoch auf einen erhöhten HDL-Spiegel zurückzuführen und deshalb nicht bedrohlich ist – eine Behandlung ist nicht erforderlich.

Hypertriglyzeridämie. Ein Zuviel an Triglyzeriden im Blut wird als **Hypertriglyzeridämie** bezeichnet. Sie entsteht meistens durch einen zu hohen Fettanteil in der Nahrung, seltener ist sie vererbt oder die Folge anderer Erkrankungen. Triglyzeride sind selbst nicht schädlich, aber sie schädigen Blutgefäße und innere Organe indirekt, indem sie die Produktion des „schlechten" LDL-Cholesterins steigern.

Dementsprechend ist der Blutfettwert der Triglyzeride nur selten allein erhöht – und wenn – ist dies für den Arzt ein Hinweis auf erbliche Veranlagung, Alkoholmissbrauch oder Diabetes.

Das macht der Arzt

Diagnosesicherung. Zunächst bestimmt der Arzt die Fettwerte im „nüchternen Blut": Neben dem Triglyzeridspiegel und dem Gesamtcholesterin sind vor allem die LDL- und HDL-Cholesterinwerte wichtig. Sollten sich hohe Cholesterin- und Triglyzeridwerte einstellen, wird die Blutentnahme wiederholt, bevor mit einer Therapie begonnen wird. Um eine familiäre Belastung zu klären, werden auch Blutproben der Familienangehörigen untersucht. Zusätzlich kontrolliert der Arzt den Blutdruck und den Nüchternblutzucker und bestimmt Gewicht und Körpergröße (Body-Mass-Index → S. 245) des Patienten, um Risikofaktoren abschätzen zu können und darauf basierend ein ***Risikoprofil*** für den Patienten zu erstellen (→ Tab. S. 769).

Therapie. Ziel ist es, Folgeerkrankungen wie Herz- und Kreislauferkrankungen (→ Kapitel 19) vorzubeugen – nicht jedoch, die erhöhten Blutfettwerte zu normalisieren. Deshalb hängt die Art der Behandlung vom individuellen Risikoprofil ab, nicht nur von den gemessenen Blutfettwerten. Wenn der Patient seine Gewohnheiten umstellt und sich an seinen Therapieplan hält, werden sich die Blutfettwerte mit der Zeit wieder bessern.

Pharma-Info: Cholesterinsenkende Medikamente

Mehrere unterschiedliche Gruppen **cholesterinsenkender Medikamente** gibt es derzeit am Markt:

➤ **Statine** *(Cholesterinsynthese-Enzymhemmer, CSE-Hemmer)* wie Atorvastatin (z. B. Sortis®), Simvastatin (z. B. Zocor®), Lovastatin (z. B. Mevinacor®), Pravastatin (z. B. Pravasin®) oder Fluvastatin (z. B. Locol®) senken den Cholesterinspiegel am stärksten, indem sie ein Enzym der körpereigenen Cholesterinherstellung hemmen (→ S. XXX). Nebenwirkungen wie Leber- und Muskelschäden sowie Gefühlsstörungen an Händen und Füßen sind bekannt, verschwinden aber meist vollständig, wenn die Medikamente abgesetzt werden.

➤ **Fibrate** *(Fibrinsäureabkömmlinge)* wie Bezafibrat (z. B. Cedur®) senken den Triglyzeridspiegel und steigern die Aktivität des Enzyms Lipoproteinlipase, wodurch mehr HDL-Cholesterin gebildet wird. Zugleich verringern sie die körpereigene Cholesterinbildung in der Leber.

➤ Der **Cholesterin-Resorptionshemmer** Ezetimib (Ezetrol®) hemmt die Aufnahme von Cholesterin aus Nahrung und Gallensaft im Dünndarm, so dass weniger Cholesterin zur Leber transportiert wird. Seit kurzem gibt es das Kombinationspräparat Inegy®, das die Wirkstoffe Ezetimib und Simvastatin enthält und das LDL-Cholesterin stärker zu senken vermag, als wenn die Dosis von Simvastatin alleine verdoppelt wird.

➤ Der **Anionenaustauscher** Cholestyramin (Quantalan®) hemmt die Wiederaufnahme von Gallensäuren im Darm, wodurch vermehrt Cholesterin abgebaut wird. Wegen des einhergehenden Bläh- und Völlegefühls werden diese Medikamente häufig abgesetzt.

➤ *Phytosterine* wie das *Sitosterol* sind Pflanzenstoffe (Pflanzensterole → S. 241) und in ihrer Struktur dem Cholesterin sehr ähnlich, ohne jedoch dessen negative Effekte zu haben. Pflanzliche Präparate wie Liposit Merz® und Sito-Lande® binden das Cholesterin, wodurch es aus dem Darm nicht mehr aufgenommen werden kann. Am besten wird es in Kombination mit anderen cholesterinsenkenden Medikamenten eingesetzt. Phytosterine sind neuerdings auch in Trinkjoghurts der Firmen Emmi und Becel enthalten. Neuen Untersuchungen zufolge kann das LDL-Cholesterin durch den Verzehr eines Fläschchens pro Tag gesenkt werden. Eine darüber hinausgehende Steigerung des Konsums bringt keinen Vorteil.

➤ Ein neuer Therapieansatz wird mit Rimonabant (Acomplia®) unternommen. Rimonabant greift in das Endocannabinoid-System ein und ist zur Behandlung von übergewichtigen Patienten zugelassen, die zusätzlich einen oder mehrere Risikofaktoren (z. B. Typ-2-Diabetes, arterielle Hypertonie, Fettstoffwechselstörung) aufweisen. Nachweislich wird der HbA1c-Wert gesenkt, HDL-Cholesterin erhöht, Triglyceride gesenkt und Taillenumfang und Gewicht dauerhaft reduziert. Der gemeinsame Bundeausschuss stufte das Präparat als Lifestyle-Medikament ein, so dass derzeit keine Kosten durch gesetzliche Krankenkassen übernommen werden.

Ernährungsumstellung (wenig Alkohol, viele Ballaststoffe, fettarme Nahrungsmittel ohne gesättigte Fettsäuren → S. 227), Rauchen aufgeben und regelmäßige körperliche Bewegung stehen an erster Stelle.

(!) Diät bzw. Gewichtsabnahme senkt die Blutfettwerte um maximal 40 % des Ausgangswertes.

Erst wenn dies nicht ausreicht, wird medikamentös behandelt, wobei unterschiedliche Medikamente eventuell miteinander kombiniert werden (→ S. 768). Selten und auch nur in sehr schweren Fällen wird eine ***Lipid-Apherese*** (Entfernung von Fetten aus dem Blut) durchgeführt, ähnlich einer Dialysebehandlung (→ S. 785).

Selbsthilfe und Vorsorge

Wenn Sie Ihre Gewohnheiten umstellen, beachten Sie die Tipps der mediterranen (→ S. 232) und der vollwertigen Ernährung (→ S. 232). Insbesondere Hafer[kleie], Flohsamen und andere ballaststoffreiche Nahrungsmittel wirken sich positiv auf den Fettstoffwechsel aus – vorausgesetzt, sie werden regelmäßig verzehrt.

Komplementärmedizin

Pflanzenheilkunde. Es gibt eine Reihe von pflanzlichen Heilmitteln, denen traditionell eine positive Wirkung auf den Fettstoffwechsel zugeschrieben wird. Für einige konnte ein blutfettsenkender Effekt inzwischen belegt werden. Wir empfehlen sie als Maßnahme, um mäßig erhöhte Blutfettwerte zu senken, begleitend zur Änderung der Ernährungsgewohnheiten. Bei hohen Cholesterin- oder Triglyzeridspiegeln stellen die folgenden Wirkstoffe jedoch keine Alternative zu medikamentösen Lipidsenkern (→ Pharma-Info) dar:

- Standardisierte Fertigarzneien auf der Basis von ***Knoblauchpulver*** (z. B. Kwai forte®, Sapec Dragees®) wurden in den letzten Jahren am intensivsten erforscht und gehören heute zu den häufig eingenommenen pflanzlichen Heilmitteln zum Schutz vor Arteriosklerose, aber auch zur Senkung von erhöhtem Gesamt- und LDL-Cholesterin bzw. zur Steigerung des HDL-Cholesterins. Hierfür sind vor allem die schwefelhaltigen Verbindungen Allicin und Ajoene verantwortlich, die die Cholesterinproduktion in den Leberzellen hemmen. Eine ähnliche Wirkung ruft Artischockenblätter-Trockenextrakt (z. B. Hewechol®) hervor; außerdem senken beide Heilpflanzen mäßig erhöhte Triglyzeridspiegel.
- Das aus Soja- oder Maismehl hergestellte Beta-Sitosterin (z. B. Sito-Lande®) vermindert aufgrund seiner cholesterinähnlichen Struktur die Cholesterinaufnahme im Darm und hat deshalb eine leicht senkende Wirkung auf LDL- und Gesamtcholesterin. Im Gegensatz zu Knoblauch oder Artischockenblätter hat es jedoch keinen Einfluss auf den Triglyzeridspiegel.
- Rotes Reismehl (z. B. Monachol forte®) hemmt die Cholesterinproduktion in der Leber. Erste groß angelegte Studien bescheinigen dem roten Reismehl, bekannt aus der Traditionellen Chinesischen Medizin, eine gute Wirksamkeit zur Senkung des Gesamtcholesterins und LDL-Cholesterins sowie der Triglyzeride.
- Ob auch standardisiertes Pulver aus Bockshornklee-Samen den Erwartungen als wirksamer Blutfettsenker gerecht wird, wird derzeit in Studien geprüft.

Orthomolekularmedizin. Es gibt Hinweise, dass die tägliche Einnahme von Coenzym Q10 (→ S. 229) den HDL-Cholesterinspiegel erhöht und erhöhte LDL-Cholesterinwerte leicht senkt; ob sich durch die Substanz auch der Gesamtcholesterinspiegel senken lässt, muss noch geklärt werden.

Prognose

Die Prognose ist in der Praxis oft ungünstig, denn die Behandlung wird meist erst begonnen, wenn bereits Folgekrankheiten vorliegen – dann ist nur noch Schadensbegrenzung möglich. Werden hohe Blutfettwerte hingegen im Zuge einer Routineuntersuchung festgestellt und mit der Behandlung frühzeitig begonnen, ist die Prognose gut.

i **Aktuell:** www.gesundheit-heute.de/20x04

- **www.lipid-liga.de** – Website der Deutschen Gesellschaft zur Bekämpfung von Fettstoffwechselstörungen und ihren Folgeerkrankungen e. V. (DGFF, München): Sehr informativ und umfassend, bietet Hintergrundinformationen, praktische Tipps, Ratgeber (teilweise kostenlos als PDF zum Herunterladen) sowie einen eigenen Internetshop.

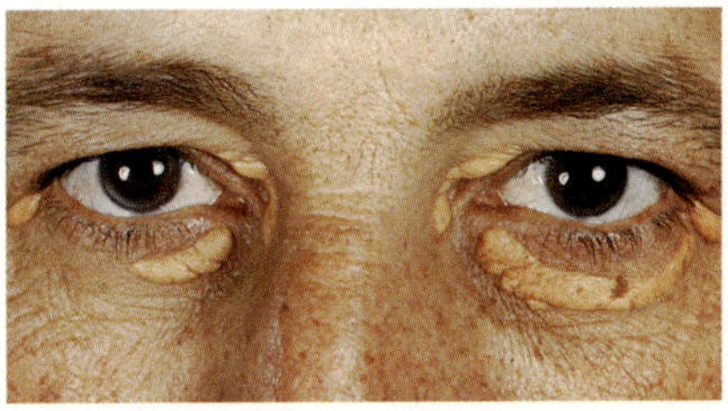

*43-jähriger Patient, der wegen immer weiter sich ausbreitenden Hauterhebungen in der Augenregion zum Augenarzt ging. Diese so genannten **Xanthelasmen** lieferten dem Arzt erste Hinweise auf eine Hypercholesterinämie, per Bluttest wurde die Diagnose anschließend gesichert.* [GTV 2031]

Risiko	Gesamtcholesterin[1]	Risikofaktoren	Zielwert „schlechtes" LDL-Cholesterin[2]	Zielwert Triglyzeride[2]
Niedriges Risiko	< 300 mg/dl	Keine weiteren Risikofaktoren	< 160 mg/dl	< 150 mg/dl
Mittleres Risiko	< 300 mg/dl	Ein weiterer Risikofaktor wie Bluthochdruck (→ S. 722) oder HDL[3] < 35 mg/dl	< 130 mg/dl	< 150 mg/dl
Hohes Risiko	unerheblich	Zwei weitere Risikofaktoren wie Bluthochdruck oder Rauchen oder bestehende Gefäßerkrankung (KHK → S. 693 oder pAVK → S. 728) oder erbliche Hypercholesterinämie	< 100 mg/dl	< 150 mg/dl

[1] Details zu Gesamtcholesterinwerten → S. 1318

[2] Bei den angegebenen Zielwerten handelt es sich um Richtwerte, die durch eine Ernährungsumstellung und/oder durch Medikamente erreicht werden sollen. Normalwerte LDL-Cholesterin → S. 1325, Triglyzeride → S. 1334

[3] HDL-Cholesterin ist das „gute" Cholesterin, dessen Wert möglichst hoch sein sollte (Details → S. 1320)

*Die Eckwerte dieser und vergleichbarer Tabellen helfen Patient und behandelndem Arzt, das persönliche **Risikoprofil** zu erstellen, und Risikofaktoren gezielt behandeln und beseitigen zu können. Die Zielwerte für das „schlechte" LDL-Cholesterin und für Triglyzeride dienen dabei nur als ungefähre Richtwerte.* [2031]

Hyperurikämie und Gicht

Häufigkeit:

Hyperurikämie: Anhäufung von Abbauprodukten des Purinstoffwechsels mit erhöhtem Harnsäurespiegel im Blut als Folge (Grenzwerte → S. 1320); betrifft vor allem Männer zwischen 40 und 60 Jahren. Überernährung, fleischbetonte Kost und eine erbliche Veranlagung fördern die Ausbildung einer Hyperurikämie, aber auch eine Chemotherapie bei Krebs (→ S. 1026) kommt als Auslöser in Frage. Unbehandelt droht der Übergang zur Gicht.

Purinarme Lebensmittel < 0,05 %[1]	Lebensmittel mit mittlerem Puringehalt von 0,08–0,15 %	Purinreiche Lebensmittel mit Puringehalt > 0,2 %
➤ Milch und Eier	➤ Schollenfilet	➤ Forelle und Hering
➤ Joghurt, Quark	➤ Wurst	➤ Ölsardinen
➤ Kürbis und Paprika	➤ Muskelfleisch von Rind, Schwein, Huhn und Wild	➤ Grillhähnchen
➤ Kartoffel	➤ Erdnüsse	➤ Entenbraten mit Haut
➤ Apfel	➤ Krustentiere	➤ Innereien wie Leber, Niere
➤ Vollkorn-, Weißbrot	➤ Erbsen und Bohnen	➤ Fleischbrühe
➤ Hartkäse	➤ Spargel und Spinat	➤ Suppenwürfel
➤ Tomaten	➤ Pilze	➤ Bäckerhefe
➤ Salatgurken		

[1] Harnsäure pro 100 g Lebensmittel

Puringehalt der wichtigsten Lebensmittel

Gicht ***(Urikopathie, Arthritis urica, Arthropathica urica):*** Zunächst akute, sodann chronisch werdende Gelenkentzündung aufgrund von Harnsäurekristallen (Urat), die wegen eines dauerhaft erhöhten Harnsäurespiegels auskristallisieren, von weißen Blutkörperchen aufgenommen werden, und sich in den Gelenkspalten ablagern. Die Gicht beginnt zunächst an einem Gelenk ***(Monoarthritis)*** mit einem akuten Gichtanfall. Dieser ist hochschmerzhaft, aber relativ gut behandelbar. Etwa 3 % der Männer und weniger als 1 % der Frauen erleiden einmal im Leben einen akuten Gichtanfall, beim Mann meist mit ~ 40 Jahren, bei Frauen zwischen 60–70 Jahren. Wird der zugrunde liegende erhöhte Harnsäurespiegel nicht durch eine Änderung der Lebensgewohnheiten und/oder Medikamente beseitigt, droht – auch nach beschwerdefreien Jahren – der Übergang zur chronischen Gicht. Sie ist gekennzeichnet von Gichtanfällen in immer kürzeren Abständen, unwiderruflicher Zerstörung der befallenen Gelenke, Gichtknoten an Knochen und inneren Organen, insbesondere der Ausbildung von Nierensteinen (→ S. 787) oder einer chronischen Gichtniere.

Leitbeschwerden

Akuter Gichtanfall:

- Meist nachts auftretende unerträgliche Schmerzen, Schwellung, Überwärmung und Rötung des Großzehengrundgelenks, seltener auch des Kniegelenks und anderer Gelenke
- Starke Berührungsempfindlichkeit (die Bettdecke ist zu schwer)
- Fieber und allgemeines Krankheitsgefühl (erhöhter Puls, Kopfschmerzen und Erbrechen)

Chronische Gicht:

- Ständige Gelenkschmerzen und Beschwerden an Großzehengrund-, Mittelfuß-, Ellenbogen-, Finger- und Kniegelenken, aber auch an Schulter und Wirbelsäule
- Sichtbare oder tastbare kleine Knötchen an der Haut (Gichtknoten, z. B. Ohrmuschel), aber auch an Sehnenansätzen, Sehnenscheiden und Schleimbeuteln.

Die Erkrankung

Werden **Purine** (Bausteine des Erbmaterials DNS) abgebaut, fällt als Endprodukt ***Harnsäure*** an, die normalerweise hauptsächlich über die Nieren mit dem Urin ausgeschieden wird.

Hyperurikämie. Ist das Gleichgewicht zwischen Harnsäurezufuhr zu Ungunsten der -ausscheidung gestört, erhöht sich der Harnsäurespiegel im Blut, was der Mediziner als Hyperurikämie bezeichnet. Einer ***primären Hyperurikämie*** (mehr als 95 % der Gichtkranken) liegt eine angeborene Störung der Harnsäureausscheidung zu Grunde, seltener eine vermehrte körpereigene Harnsäurebildung aufgrund von Enzymdefekten im Purinstoffwechsel. Eine ***sekundäre Hyperurikämie*** ist ebenfalls Folge vermehrter Harnsäureproduktion, verminderter Harnsäureausscheidung oder einer Kombination aus beidem. Sie kommt z. B. als Folge des verstärkten Zellauf- und Zellabbaus bei Blutkrankheiten oder bei Nierenschäden vor.

Risikofaktoren. Zu einem Überangebot an Harnsäure im Blut kommt es durch sehr purinreiche Nahrung (→ Tab. oben), schwere Muskelarbeit, den Abbau von Muskelmasse oder durch vermehrten Alkoholgenuss (vor allem Bier). Als Auslöser werden auch körperliche Anstrengung, Stress, Wetterwechsel, Operationen und Infektionen diskutiert. Seltener ist ein vermehrter Abbau von Zellen für den erhöhten Harnsäurespiegel verantwortlich, wenn bei einer Krebsbehandlung Tumorgewebe großflächig zerfällt, z. B. durch Strahlen- oder Chemotherapie (→ S. 1026).

Akuter Gichtanfall. Liegt der Harnsäurespiegel über einem kritischen Wert, bilden sich aus dem Zuviel an Harnsäure Kristalle ***(Harnsäuresteine = Urate,*** ausgefällte Harnsäure → S. 787). Sie werden in den Gelenken abgelagert und es kommt langsam aber stetig zur Ausbildung der Gicht. Im akuten Gichtanfall wandern weiße Blutkörperchen in das Gelenk und fressen die Harnsäurekristalle auf. Durch eine Vielzahl von dadurch angelockten Entzündungsstoffen wird eine heftige Entzündungsreaktion in Gang gesetzt. Selbst eine leichte Berührung mit der Bettdecke oder durch Strümpfe wird als unerträglich schmerzhaft empfunden. Ausgelöst wird ein akuter Gichtanfall häufig durch Ess- und Alkoholexzesse, aber auch durch Fasten. Insbesondere dann, wenn Fasten durch den Genuss von eisgekühlten Getränken unterbrochen wird.

Tritt die Erkrankung zum ersten Mal auf, so ist meist eines der beiden Großzehengrundgelenke betroffen, seltener ein Kniegelenk.

Chronische Gicht. Sie ist gekennzeichnet durch einen Wechsel von akuten Gichtanfällen und beschwerdefreien Zeiträumen. Es kommt zur Zerstörung der Gelenke, begleitet von einer Verformung der Gelenke und Fehlstellungen von Zehen und Fingern. Häufig werden zusätzlich **Gichtknoten** ***(Gichttophi)*** sichtbar, die auf eine vermehrte Ablagerung von Harnsäuresteinen – auch in Knochen und Weichteilen – zurückzuführen sind.

Nierenbeteiligung. Die Hyperurikämie kann auch die Nieren schädigen, wenn Harnsäure in den Nieren auskristallisiert. Aus den Harnsäurekristallen bilden sich Harnsäuresteine, eine Form von Nierensteinen (→ S. 787), und schließlich die ***chronische Gichtniere*** mit chronischem Nierenversagen (→ S. 783).

Davon abzugrenzen ist die akute Schädigung der Nieren durch Harnsäure, die **akute Uratnephropathie:** Harnsäure wird massiv im Nierengewebe ausgefällt, und es kommt plötzlich zu einem akuten Nierenversagen (→ S. 782). Gleiches passiert, wenn hochkonzentrierter saurer Urin gebildet wird – rückführbar auf eine zu geringe Trinkmenge.

Das macht der Arzt

Diagnosesicherung

Ein akuter Gichtanfall ist so charakteristisch, dass der Arzt ihn schon beim Anblick des betroffenen Gelenks erkennt (Blickdiagnose). Der Arzt entnimmt Blut, denn ein erhöhter Harnsäurespiegel im Blut bestätigt die Diagnose (Werte → S. 1320). Aus weiteren Blutwerten beurteilt er den Krankheitsverlauf und prüft die Nierenfunktion.

Selten ist eine bakterielle Gelenksentzündung mit Eiteransammlung (Abszess) schwer von einem Gichtanfall abzugrenzen, dann ist zur weiteren Klärung eine Punktion des Gelenks zur Entnahme von Gelenkflüssigkeit (Punktat) notwendig (→ S. 995). Nur beim akuten Gichtanfall finden sich im Gelenkpunktat Harnsäurekristalle, die innerhalb von weißen Blutkörperchen liegen.

Therapie

Ziel der Behandlung ist eine dauerhafte Senkung der Harnsäurewerte auf etwa 5,5 mg/dl.

Therapie der Hyperurikämie. Wenn nur die Harnsäurewerte erhöht sind (zwischen 8,5 und 9 mg/dl), also kein akuter Gichtanfall vorliegt, wird meist auf Medikamente verzichtet. Der Patient ist angehalten, seine Lebensgewohnheiten umzustellen (purinarme Ernährung → Tab. S. 770). Ausnahme ist die Hyperurikämie infolge einer Chemotherapie, denn es besteht die Gefahr des ***Tumor-Lyse-Syndroms:*** Dabei übersteigt die Menge an freigesetzten Zellbestandteilen im Blut durch den Zerfall des Tumors die Ausscheidungskapazität der Nieren. Mineralstoffentgleisungen und metabolische Störungen sind die Folge; da es eine Notfallsituation ist, ist rasches Handeln gefragt. Hier werden meist Medikamente verordnet.

Therapie des Gichtanfalls. Bei Harnsäurewerten über 9 mg/dl und gleichzeitigem Auftreten von Gichtanfällen oder Nierensteinen ist neben der Ernährungsumstellung eine medikamentöse Behandlung erforderlich. Vor allem anderen steht zunächst die Behandlung der sehr starken Schmerzen mit Schmerzmitteln (NSAR → S. 996).

Die Harnsäuresteine der Niere medikamentös zu entfernen gelingt bei zwei Dritteln der Patienten in Form einer ***medikamentösen Steinentfernung*** über mehrere Monate hinweg (Details → S. 788).

Um den Gichtanfall zu behandeln, wird ***Colchizin*** (aus der Herbstzeitlose gewonnenes Zellgift, z. B. Colchicum-Dispert®) eingesetzt. Zwar wirkt es sehr schnell und gut, jedoch drohen starke Nebenwirkungen wie Durchfall, Erbrechen, Haarausfall und Schädigung des Knochenmarks, weshalb Colchizin neuerdings niedrig dosiert wird (nur noch 0,5–1 mg pro Tag statt früher bis 8 mg täglich). Wenn dieses Medikament nicht ausreichend wirkt, wird alternativ Kortison ins Gelenk gespritzt (intraartikuläre Gelenkinjektion → S. 998, Kortison → S. 756). Dabei besteht allerdings eine erhöhte Infektionsgefahr, weshalb diese Maßnahme nur in Ausnahmefällen angewendet wird.

Medikamentöse Vorbeugung. Ist der akute Gichtanfall behandelt, muss weiteren Anfällen vorgebeugt werden. Hierfür stehen zwei Arzneimittelgruppen zur Verfügung:

- ***Urikostatika*** wie beispielsweise Allopurinol (Zyloric®): Sie sorgen dafür, dass weniger Purine im Stoffwechsel anfallen und hemmen damit die Bildung von zu viel Harnsäure; sie sind Mittel der ersten Wahl.
- ***Urikosurika*** wie beispielsweise Benzbromaron und Probenecid (Probenecid Weimer®): Sie fördern die Harnsäureausscheidung über die Niere. Weil Gichtkranke oft geschädigte Nieren haben, sind Urikosurika aber riskant.

Prognose

Für die Gicht ist die Prognose abhängig von Therapie, Krankheitsverlauf und Zeitpunkt der Entdeckung, denn je früher sie diagnostiziert wird, desto besser sind die Aussichten – z. B. im Stadium einer beginnenden Hyperurikämie. Wenn die Erkrankung bereits einen chronischen Verlauf mit Veränderungen an den Gelenken genommen hat, drohen massive Bewegungseinschränkungen (Invalidität), bei Nierenschäden gar Dialysepflicht (→ S. 785).

Selbsthilfe

- Halten Sie das betroffene Gelenk im akuten Anfall ruhig und lindern Sie die Schmerzen mit kühlenden Umschlägen (z. B. mit Alkohol).
- Vermeiden Sie extreme Ernährungssituationen wie Fastenkuren oder Völlerei, denn dadurch erhöht sich der Harnsäurespiegel noch weiter.
- Verzichten Sie auf Alkohol (v. a. Bier) und purinreiche Nahrungsmittel (vorwiegend innere Organe, Leber, Niere), besonders wenn ein erhöhter Harnsäurespiegel bei einer Routineuntersuchung gemessen wurde. Den Puringehalt einiger Nahrungsmittel finden Sie in der Tabelle (oder in der Infobox → S. 772).
- Zu Beginn der purinarmen Diät ist es sinnvoll, Fleisch- oder Fischportionen abzuwiegen, da man die Portionsgröße meist unterschätzt.
- Trinken Sie ausreichend, mindestens zwei Liter pro Tag. So beugen Sie einer Schwächung der Nieren vor, da die Harnsäure besser ausgeschieden wird.

Komplementärmedizin

Im akuten Gichtanfall vermögen komplementärmedizinische Maßnahmen wenig auszurichten.

Kälteanwendungen (→ S. 999). Zusätzlich zur medikamentösen Therapie helfen Kälteanwendungen, die Schmerzen zu lindern. Empfohlen werden z. B. kalte Bäder oder Eisbeutel, die in ein Leintuch gewickelt und auf die betroffene Stelle gelegt werden.

Homöopathie (→ S. 1251). Bei manchen Gichtpatienten hat sich die Einnahme homöopathischer Mittel bewährt, z. B. Bryonia oder Belladonna.

Die physikalische Therapie bei der chronischen Gicht orientiert sich an den Maßnahmen, die auch bei der Rheumatoiden Arthritis angewendet werden (→ Selbsthilfe S. 999).

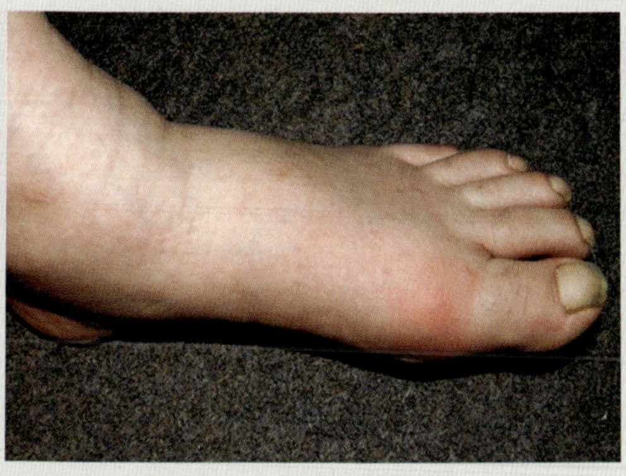

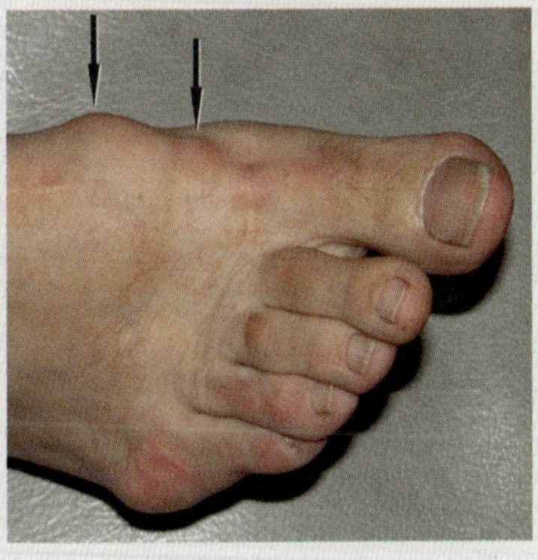

Das linke Bild zeigt den Fuß eines 60-jährigen Patienten, der wegen Fieber und unerträglicher Schmerzen im Fußgelenk zum Arzt ging. Das geschwollene und gerötete Großzehengrundgelenk lieferte dem Arzt einen weiteren Hinweis für die „Blickdiagnose" akuter Gichtanfall. Im rechten Bild ist der Fuß eines 43-jährigen Patienten abgebildet. Die Pfeile markieren ***Gichtknoten (Gichttophi)*** *an der Haut, typisch für die chronische Gicht.* [RKL 2032]

Wärmeanwendungen. Bei chronischer Gicht unterstützen Wärmeanwendungen wie Schwitzkuren, Fangopackungen oder Moorbäder die therapeutischen Standardmaßnahmen (→ Kapitel 05).

i Aktuell: www.gesundheit-heute.de/20x05

- **www.ernaehrung.de** – Internetseite des Instituts für Ernährungsinformation (DEBInet, Freudenstadt): Zum Suchwort Gicht werden Informationen zur Krankheit, zu den Medikamenten sowie zahlreiche Ernährungstipps geboten. Unter **www.ernaehrung.de/tipps/gicht/harnsaeure.pdf** gibt es die Tabelle mit den Harnsäuregehalten zahlreicher Lebensmittel kostenlos zum Herunterladen. Sehr hilfreich und übersichtlich.
- E. Hund-Wissner; G. Wolfram: **Köstlich essen bei Gicht.** Endlich niedrige Harnsäurewerte. Vom Snack bis zum Festtagssmenü: 130 abwechslungsreiche Rezepte. Trias, 2006. Wer Probleme mit einem erhöhten Harnsäurespiegel hat, braucht deswegen keine Spezialdiät oder auf Köstlichkeiten zu verzichten, wie dieser Ratgeber eindrucksvoll beweist.

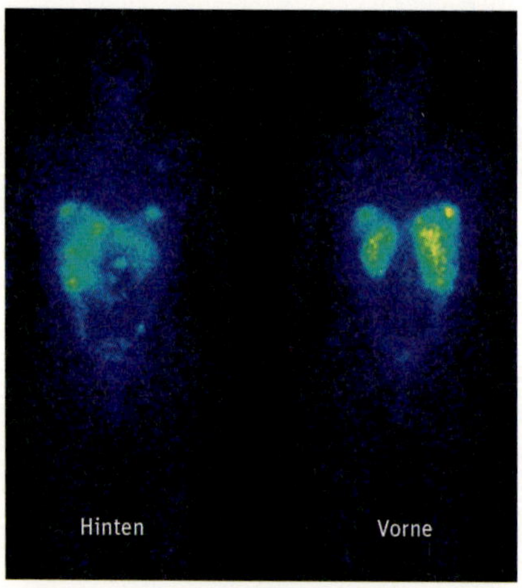

Die Zellen neuroendokriner Tumoren (NET) bilden oft spezielle Rezeptoren, die mit Hilfe der Szintigraphie dargestellt werden können. Dabei injiziert der Arzt eine schwach radioaktive Substanz, die mit einem Marker verknüpft ist, der sich nur an diese Rezeptoren bindet (und ansonsten schnell ausgeschieden wird). Einige Zeit nach der Injektion stellt sich der Betroffene dann vor eine (strahlensensible) Gammakamera. Im hier abgebildeten Fall sind der Magen-Darmtrakt und Teile der Lunge großflächig von NET-Tumorherden befallen. [NPF 2034]

Weitere Erkrankungen

Neuroendokrine Tumoren (NET)

Häufigkeit:

Neuroendokrine Tumoren (NET) *(Karzinoide, diffuse neurokrine Neoplasien,* früher *APUDOMe* genannt): Überwiegend im Magen-Darm-Trakt anzutreffende und hormonell aktive Tumoren äußerst unterschiedlichen Charakters. Gutartige Verläufe überwiegen. Männer und Frauen erkranken gleich häufig.

Leitbeschwerden

- Magenschmerzen, Sodbrennen, häufig begleitet von Übelkeit und Erbrechen
- Durchfälle (Gastrinom) durch Blutungen aus dem Geschwür
- Magenblutung
- Schwindel und Bewusstseinsstörung durch Unterzucker (Insulinom)
- Karzinoid-Syndrom (Durchfall und anfallsartige Hautrötung bzw. Wärmegefühl, manchmal Kreislaufkollaps).

Die Tumoren im Einzelnen

Karzinoide sind mit ~ 200–400 jährlichen Neuerkrankungen in Deutschland die häufigsten neuroendokrinen Tumoren und können gut- oder bösartig sein. 90 % von ihnen sitzen in Magen oder Darm, davon rund die Hälfte im Wurmfortsatz (→ S. 640). Die übrigen 10 % sind häufig in den Atemwegen lokalisiert.

Hormonaktive Karzinoide produzieren *Serotonin* (Botenstoff des Nervensystems, Wirkung → S. 221) sowie mehrere Substanzen, die die Blutgefäße erweitern. Wenn sich der Tumor im Magen-Darm-Trakt befindet, werden diese Substanzen anfangs noch von der Leber abgebaut, bevor sie in fortgeschrittenen Stadien mit dem Blut in den ganzen Körper gelangen. Dann verursachen sie Durchfälle und anfallsartige rote Verfärbung des Gesichts (Flush genannt, breitet sich manchmal auch an Hals und Brust aus), begleitet von schnellem Herzschlag und Schwitzen sowie eventuell Herz- und Atemwegsbeschwerden. Treten Gesichtsröte, Durchfall und Herzbeschwerden gemeinsam auf, handelt es sich um das *Karzinoid-Syndrom,* das aber nur bei 5 % der Betroffenen auftritt und somit vergleichsweise selten ist. Manchmal leidet der Betroffene zusätzlich unter Bauchschmerzen, die die Folgen eines zunehmenden Tumorwachstums oder einer hormonbedingten Durchblutungsstörung des Darms sein können.

Insulinome sind überwiegend gutartige neuroendokrine Tumoren der Bauchspeicheldrüse (→ S. 666). Wie der Name schon sagt, produzieren sie Insulin (→ S. 759). Die Wirkung des Insulins führt zur typischen *Whipple-Trias:* Nach Fasten oder körperlicher Anstrengung kommt es zu anfallsartiger Unterzuckerung mit Zittern, Schweißausbruch, Herzklopfen, Schwindel, Sehstörungen und anderen Ausfällen bis hin zur Bewusstlosigkeit, die sich bessert, wenn etwas gegessen wird. Einige Patienten essen – oft gar nicht bewusst – häufiger und mehr, um die Beschwerden zu vermeiden, so dass Gewichtszunahme vorherrschendes Krankheitszeichen ist.

Gastrinome sind in mehr als zwei Dritteln der Fälle bösartige neuroendokrine Tumoren des Magens. Durch die übermäßige Produktion des Hormons *Gastrin,* das die Absonderung von Magensaft fördert (→ S. 631), wird im Magen zu viel Salzsäure gebildet. Folge ist das *Zollinger-Ellison-Syndrom* mit über Jahre wiederkehrenden Magen- und Dünndarmgeschwüren.

Neben diesen drei häufigeren NET gibt es auch seltenere Varianten:

- Das meist bösartige *Glukagonom* produziert vermehrt das Hormon *Glukagon* (fördert die Erhöhung des Blutzuckerspiegels). Es kommt zu schweren Haut- und Mundschleimhautentzündungen sowie einem (meist leichten) Diabetes (→ S. 758).
- Das *VIPom.* Ebenfalls meist bösartig, führt es durch die Bildung von Eiweißen (vor allem des *vasoaktiven intestinalen Polypeptids, VIP)* mit Wirkung auf die Blutgefäße zum *Verner-Morrison-Syndrom* mit massiven, wässrigen Durchfällen, die einen Flüssigkeitsmangel und eine Entgleisung des Mineralstoffhaushalts nach sich ziehen (Mineralstoffbedarf in der Übersicht → Tab. S. 240).

Therapie. Wenn möglich, wird ein neuroendokriner Tumor vollständig operativ entfernt.

Prognose. Die Prognose ist für den Patienten unterschiedlich. Wird z. B. im Rahmen einer Blinddarmentfernung (→ Abb. S. 660) zufällig ein kleines Karzinoid entdeckt, sind die Aussichten auf Heilung sehr gut; ebenso bei einem gutartigen, vollständig entfernten Insulinom. Die Prognose ist bei bösartigen Tumoren schlechter, insgesamt betrachtet aber meist besser als bei einem anderen Krebs gleicher Größe.

Phenylketonurie

Häufigkeit:

Phenylketonurie *(PKU)*: Angeborene, genetisch vererbte Störung des Eiweißstoffwechsels mit einer Anhäufung der Aminosäure ***Phenylalanin*** im Blut. Das übermäßige Angebot an Phenylalanin und dessen Abbauprodukt Phenylessigsäure führt zu Nervenschädigungen mit schwerer geistiger Behinderung und Krampfanfällen (Epilepsie). Da in den Industrieländern beim Neugeborenen-Screening (→ S. 387) auch der Phenylalaninspiegel im Blut gemessen wird, wird die Erkrankung sehr früh erkannt.

Wird rasch mit einer konsequent phenylalaninarmen Ernährung begonnen, ist eine „normale" Entwicklung möglich. Die Prognose ist ausgesprochen gut, wenn die Diät mindestens bis zur Pubertät eingehalten wird. Ob sie lebenslang eingehalten werden muss, ist strittig.

Mukoviszidose

Häufigkeit:

Mukoviszidose *(Zystische Fibrose, CF)*: Angeborene, (genetisch) vererbte Funktionsstörung der sekretbildenden Drüsen. Charakteristisch für die Erkrankung ist, dass die Drüsensekrete zu zäh- und dickflüssig sind und die betroffenen Organe dadurch geschädigt werden. Im Vordergrund steht – meist schon im ersten Lebensjahr – eine ungenügende Bildung von Verdauungsenzymen in der Bauchspeicheldrüse. Später treten Komplikationen mit der Lunge (wiederkehrende Lungenentzündungen) hinzu. Jedes 2500. Neugeborene ist betroffen, die Lebenserwartung reichte früher nur bis zum Schulalter – heute liegt sie bei etwa 32 Jahren, dank der erheblich verbesserten Therapiemöglichkeiten. Da eine Heilung nicht möglich ist, steht die symptomatische Behandlung im Vordergrund.

Leitbeschwerden. Folgende Beschwerden können auf Mukoviszidose hinweisen:

- Zäher Schleim, der in den Bronchien zu hartnäckigen, wiederholten Infektionen der Atemwege führt.
- Bei etwa jedem zehnten erkrankten Säugling wird direkt nach der Geburt der Darm durch sehr zähes ***Mekonium*** (dunkelgrüner Stuhl des Neugeborenen) verstopft und blockiert; es kommt zum ***Mekoniumileus*** (Darmverschluss).
- Ist die Bauchspeicheldrüse mitbeteiligt (etwa 80 % der Fälle), kann dies zur Pankreasinsuffizienz (→ S. 679) mit starken Fettstühlen führen.
- Sowohl Lungen- als auch Verdauungsprobleme führen im Kindesalter zu Gedeih- und Wachstumsstörungen. Betroffene Kinder sind typischerweise klein und mager.

Diagnosesicherung. Manchmal schmeckt die Haut beim Säugling salzig, das ist aber ein sehr ungenauer „Test". Bei jedem Verdacht ist der ***Schweißtest*** angezeigt, mit dem über den vermehrten Chloridgehalt im Schweiß die Erkrankung nachgewiesen wird. Da ein standardisiertes Neugeborenen-Sreening (→ S. 387) auf Mukoviszidose in Deutschland noch fehlt, wird die Diagnose oft ins Kleinkindesalter verschleppt.

Adrenogenitales Syndrom (AGS)

Häufigkeit:

Adrenogenitales Syndrom *(AGS)*: Gruppe vererbter Stoffwechselkrankheiten, bei dem ein Enzymmangel die ausreichende Bildung des Stresshormons ***Kortisol*** (→ S. 756) und des für den Mineralhaushalt wichtigen ***Aldosterons*** (→ S. 758) verhindert. Die Folgen sind:

- Bei Mädchen und Frauen Vermännlichung (Virilisierung), Verspätung oder Ausbleiben der Pubertät, Unfruchtbarkeit.
- Jungen bleiben zunächst unauffällig, erst später kommt es zu vermehrtem Wachstum von Penis und Schambehaarung bei kleinbleibenden Hoden (Scheinpubertät → S. 424).
- Ist auch die Freisetzung von Aldosteron vermindert, kommt es bei beiden Geschlechtern zum ***Salzverlustsyndrom,*** mit vermehrtem Erbrechen, Müdigkeit und Bewusstseinsstörung.

Zur Behandlung des Adrenogenitalen Syndroms müssen die fehlenden Hormone lebenslang ersetzt werden. Ist diese Hormonersatztherapie gut eingestellt, sind Lebensqualität und insbesondere auch Fruchtbarkeit unbeeinträchtigt.

Morbus Wilson

Häufigkeit:

Morbus Wilson *(Kupferspeicherkrankheit, Wilsonsche Erkrankung)*: Angeborene Störung des Kupferstoffwechsels. Das Transporteiweiß des Kupfers ***(Coeruloplasmin)*** wird vermindert gebildet, sodass Kupfer in Gehirn, Augen, Niere und Leber abgelagert wird. Die Folgen sind Leberschäden mit chronischen Bauchschmerzen, Gelbsucht (Ikterus → S. 667) bis hin zur Leberzirrhose (→ S. 675), braunen Hautflecken sowie Bewegungs- und Sprachstörungen durch Nervenschädigungen. Frühzeitig erkannt und lebenslang therapiert ist Morbus Wilson praktisch harmlos – unbehandelt aber tödlich.

Therapie. Die Behandlung erfolgt mit D-Penicillamin, einem Medikament, das die Ausscheidung von Kupfer mit dem Urin erhöht. Diese Therapie muss konsequent und dauerhaft durchgeführt werden. Daneben sind stark kupferhaltige Nahrungsmittel zu meiden wie z. B. Pilze, Erdnüsse, Schokolade oder Leber. Evtl. ist die Zufuhr von Vitamin B6 notwendig. Zittern wird mit Betablockern behandelt, starke Unruhezustände mit Tiaprid.

Amyloidose

Häufigkeit:

Amyloidose: Gruppe von Proteinspeicherkrankheiten mit Ablagerung von krankhaft gestalteten Eiweißen (Amyloiden) im Bindegewebe bestimmter Organe. Oft im Rahmen einer anderen, z. B. rheumatologischen Grunderkrankung auftretend (→ Kapitel 26). Betroffen sind vorwiegend ältere Patienten. Die Prognose für diese Erkrankung hängt davon ab, welches Organ befallen ist, nach Diagnosestellung beträgt die Überlebensrate etwa 10–15 Jahre.

Auch die Beschwerden hängen von den betroffenen Organen ab: Oft sind die Nieren befallen, was zum chronischen Nierenversagen (→ S. 783) führen kann. Ist das Herz betroffen und vergrößert es sich, drohen Herzinsuffizienz (→ S. 702), Luftnot und geschwollene Beine. Verdauungsstörungen wie Verstopfung und Durchfall treten bei Beteiligung des Verdauungssystems auf. Gefühls- und Bewegungsstörungen kommen vor, wenn das Nervensystem betroffen ist.

Die Diagnose der Amyloidose gelingt oft erst auf Umwegen, nur eine Biopsie (Entnahme einer Gewebeprobe → S. 1270) ist beweisend.

Therapie. Eine Heilung oder ursächliche Therapie ist nur in wenigen Fällen möglich. Bisher gab es diverse, z.T. schweraggressive Mehrfachtherapien mit Medikamenten. Diese werden jedoch neuerdings verlassen, zugunsten neuer Verfahren wie z. B. der ***Plasmapherese,*** bei der das Blut „gewaschen" und zumindest zeitweise von den krankhaften Eiweißen befreit wird (ähnlich der Dialyse → S. 785). Bei chronisch niereninsuffizienten Patienten wird eine Nierentransplantation angestrebt (→ S. 787).

Buchteil IV – Erkrankungen und ihre Therapie

21

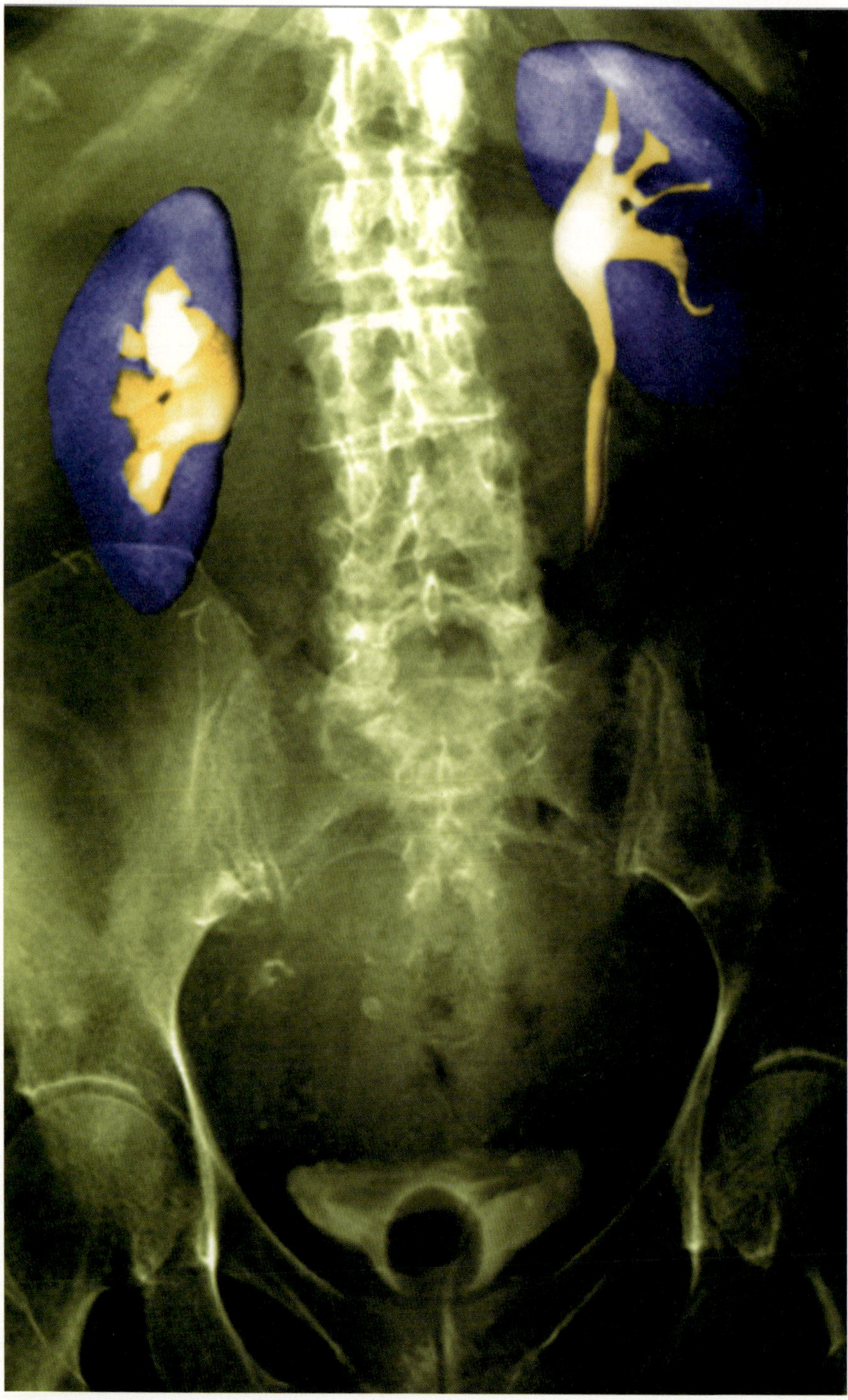

Unscheinbar, bohnenförmig, kaum jemals bemerkt: So wenig Beachtung der Gesunde seinen Nieren schenkt, so lebenswichtig sind sie. Sie arbeiten unermüdlich, um den Körper zu entgiften, den Blutdruck zu regulieren und Hormone zu produzieren. Was die Nieren leisten, wird uns erst bewusst, wenn sie nicht mehr richtig funktionieren. Was geschieht, wenn die Nieren versagen? Ist ein normales Leben auch ohne gesunde Nieren möglich? Wie kann ich meine Nieren schützen? In diesem Kapitel finden Sie Antworten auf diese Fragen. [MAU 2101]

Erkrankungen von Nieren, Harnwegen und Blase

Hier finden Sie

Einführung 775
Die medizinischen Fachgebiete 775
Aufbau und Funktion von Nieren und Harnwegen 775
Diagnoseverfahren 776

Erkrankungen der Nieren und Harnleiter 779
Akute Nierenbeckenentzündung..... 779
Chronische Nierenbeckenentzündung 780
Glomerulonephritis................ 781
Nephrotisches Syndrom............ 782
Akutes Nierenversagen 782
Chronisches Nierenversagen........ 783
Dialyse und andere Nierenersatztherapien 785
Nieren-, Harnleiter- und Blasensteine, Nierenkolik 787
Nierenarterienstenose 789
Nierenkrebs 789
Nephroblastom 789
Nierenverletzungen 789
Nierenfehlbildungen und -fehllagen .. 789

Erkrankungen der Harnblase und der Harnröhre 790
Vesikorenaler Reflux............... 790
Spaltblase 791
Harnröhrenklappen 791
Harnröhrenverengung und -striktur .. 791
Harnblasen- und Harnröhrenverletzungen 792
Harnröhrenentzündung 792
Blasenentzündung 792
Interstitielle Zystitis 795
Reizblase 796
Harninkontinenz 796
Harnblasenkrebs 799

An anderer Stelle im Buch besprochen
Einnässen (Bettnässen) bei Kindern.. 421
Geschlechtskrankheiten beim Mann und bei der Frau .... 824 und 871
Nächtliches Wasserlassen (Nykturie).. 702
Nierenschädigung bei Diabetes 767

Einführung

Die medizinischen Fachgebiete

Die **Nephrologie** ist ein Teilgebiet der Inneren Medizin, und der **Nephrologe** beschäftigt sich mit der Diagnose und der *nicht chirurgischen* Behandlung von Krankheiten der Nieren. Die Mehrzahl der Patienten mit Nierenerkrankungen wird jedoch von ihrem Internisten, Allgemein- oder Hausarzt betreut.

Die **Urologie** gehört zu den chirurgischen Disziplinen. Auch der **Urologe** befasst sich mit Diagnose und Therapie von Krankheiten der Nieren und der ableitenden Harnwege, jedoch stehen für ihn *chirurgische* Therapiemöglichkeiten, die operative Entfernung von Tumoren oder Steinen der ableitenden Harnwege im Vordergrund. Ferner ist der Urologe der Spezialist für Krankheiten der männlichen Geschlechtsorgane. Einige urologische Krankheiten werden, wenn sie Frauen betreffen, auch vom Frauenarzt diagnostiziert und behandelt (insbesondere die Harninkontinenz → S. 796).

Aufbau und Funktion von Nieren und Harnwegen

Nieren

Die **Nieren** sind zwei bohnenförmige Organe, die oberhalb der Taille links und rechts neben der Wirbelsäule liegen. Die Niere eines Erwachsenen ist etwa 10 cm lang, 5 cm breit und wiegt ~ 150 g. Zu ihrem Schutz sind die Nieren in eine dicke Fettschicht eingelagert.

Die Nieren sind Filterstationen, Hormonproduzenten und Blutdruckregulatoren. Ihre Hauptaufgabe ist, Wasser, Mineralien und Stoffwechselabbauprodukte auszuscheiden. Pro Tag filtern die Nieren mit den **Nierenkörperchen** ***(Glomerula)*** ~ 170 l **Primärharn** (→ Abb. S. 776) aus dem Blut, wovon jedoch nur 1–2 l den Körper als **Urin** ***(Endharn)*** verlassen. Die restliche Flüssigkeit wird wieder in den Blutkreislauf zurückgeführt ***(Rückresorption)***, sonst würde man innerhalb von weniger als einer Stunde austrocknen und alle lebensnotwendigen Salze verlieren. Dieses Filtern und Resorbieren findet in einem schleifenförmigen System von winzigen Röhren (Tubuli) statt, an dessen Ende sich der konzentrierte Urin im **Nierenbecken** sammelt.

Die Nieren bilden drei Hormone:

- *Renin*, das den Blutdruck reguliert
- *Erythropoetin (EPO)*, das zur Bildung der roten Blutkörperchen benötigt wird (→ S. 1022)
- *Vitamin D3* als Hormonvorstufe, das für den Kalziumhaushalt und somit für den Knochenstoffwechsel wichtig ist (→ Tab. S. 236).

Die Nieren greifen nicht nur mit dem Hormon Renin in die Regulation des Blutdrucks ein. Indem sie Wasser aus dem Primärharn in den Körper zurückführen, regulieren sie den Flüssigkeitshaushalt und somit auch den Blutdruck.

Im Urin befinden sich viele Stoffe, die ausgeschieden werden müssen. Dazu zählen Endprodukte des Stoffwechsels wie *Kreatinin, Harnstoff* und in kleinsten Beimengungen Ammoniak, der abgestandenem Urin den stechenden Geruch verleiht. Auch viele Abbauprodukte von Medikamenten und Giftstoffe werden über die Nieren ausgeschieden. Zusätzlich sorgen die Nieren für das Gleichgewicht im Säure-Basen-Haushalt (→ S. 229).

Harnwege und Harnblase

Der in den Nieren produzierte Urin sammelt sich in den Nierenbecken und fließt kontinuierlich durch die **Harnleiter** ***(Ureter)*** zur **Harnblase** ***(Vesica urinaria)***, einem Hohlorgan, das von kräftigen Muskeln umgeben ist und in dem der Urin einige Zeit gespeichert wird. Haben sich ~ 250 ml Urin angesammelt, kommt es zum ***Harndrang,*** wobei die **Harnblasenschließmuskeln** ***(Sphinkter)*** weiterhin den Verschluss der Blase gewährleisten und der Gang auf die Toilette somit noch nicht zwingend nötig ist.

Unangenehm wird der Harndrang erst, wenn die Blase mit 350–500 ml Urin gefüllt ist. Entleert wird die Harnblase normalerweise über einen kontrollierbaren Reflex: Der **Harnblasenmuskel** ***(Detrusor)*** zieht sich zusammen, gleichzeitig erschlafft der Schließmuskel und der Urin fließt über die **Harnröhre** ***(Urethra)*** ab. Bei Frauen ist die Harnröhre nur 2,5–4 cm kurz, bei Männern hingegen zieht sie sich 20–25 cm lang durch den ganzen Penis.

Diagnoseverfahren

Zahlreiche Verfahren stehen dem Arzt zur Verfügung, um Erkrankungen der Nieren und Harnwege zu diagnostizieren. Dabei beginnt er meist mit Urinuntersuchungen, denn im Urin finden sich oft erste Hinweise auf eine mögliche Erkrankung. Darüber hinaus steht ihm ein ganzes Spektrum von (weiterführenden) Untersuchungen zur Verfügung, so z. B. Blutuntersuchungen, Ultraschall, aber auch Kernspin und Röntgen-Kontrastmitteluntersuchungen.

Urindiagnostik

Urindiagnostik: Sie liefert dem Arzt Schlüsselinformationen zum Erkennen und zur Verlaufsbeobachtung urologischer oder internistischer Erkrankungen. Konkret beurteilt wird dabei von ihm bzw. dem Fachlabor der Urin nach Menge, Farbe und Inhaltsstoffen. Auch lassen sich die Abbauprodukte vieler Arzneimittel wie Beruhigungsmittel oder Drogen wie Cannabis nachweisen.

Beurteilung der Urinmenge. Im Durchschnitt verliert ein Erwachsener pro Tag 1,5 l Wasser über den Urin. Diese Urinmenge schwankt – je nachdem, wie viel Wasser aufgenommen und über andere Ausscheidungswege wie Schweiß, Atmung oder Stuhl verloren wird. Weicht die tägliche Urinmenge stark vom Durchschnitt ab, weist dies meist schon auf eine Krankheit hin. Um die Urinmenge zu beurteilen, wird der Urin während 24 Stunden in einem Messbehältnis gesammelt **(24-Stunden-Sammelurin)** und gegebenenfalls im Labor untersucht. Beträgt die tägliche Urinmenge mehr als 3 l pro Tag, spricht man von **Polyurie** und bei Urinmengen unter 0,5 l von **Oligurie.** Beträgt sie weniger als 100 ml in 24 Stunden, spricht der Mediziner von **Anurie,** die bei akutem Nierenversagen (→ S. 782) eine der Leitbeschwerden ist.

Beurteilung der Urinfarbe. Der Urin ist je nach Trinkmenge und Konzentration abgebauter ***Gallenfarbstoffe*** (→ S. 1309) hell- bis dunkelgelb.

Befinden sich in größeren Mengen Fremdstoffe im Urin, so ist die Verfärbung mit bloßem Auge erkennbar: Besonders Blutbeimengungen **(Hämaturie)** geben wichtige diagnostische Hinweise. Wenn sie mit bloßem Auge erkennbar ist, spricht man von ***Makrohämaturie.*** Da aber auch größere Mengen Rote Bete und Brombeeren den Urin rötlich färben, reicht die Urinfarbe zur Diagnosesicherung nicht aus – Urin-Teststreifen liefern hier den sicheren Beweis. Mikroskopisch kleine Blutbeimengungen heißen ***Mikrohämaturie.***

Bei Schädigungen von Leber und Gallenblase, die mit einem Gallestau und Gelbsucht (→ S. 667) einhergehen, ist der Urin typischerweise dunkelbraun. Gleichzeitig ist der Stuhl hell, Haut und Schleimhäute sind eventuell gelblich. Ist der Urin trüb und riecht unangenehm, deutet das auf eine Vermischung mit Eiter hin **(Pyurie),** was bei einer bakteriellen Blasenentzündung (→ S. 792) der Fall ist.

Chemische Urinanalyse. Um die Menge und Konzentration ausgeschiedener Substanzen zu bestimmen, wird oft der 24-Stunden-Sammelurin verwendet, denn manche Substanzen

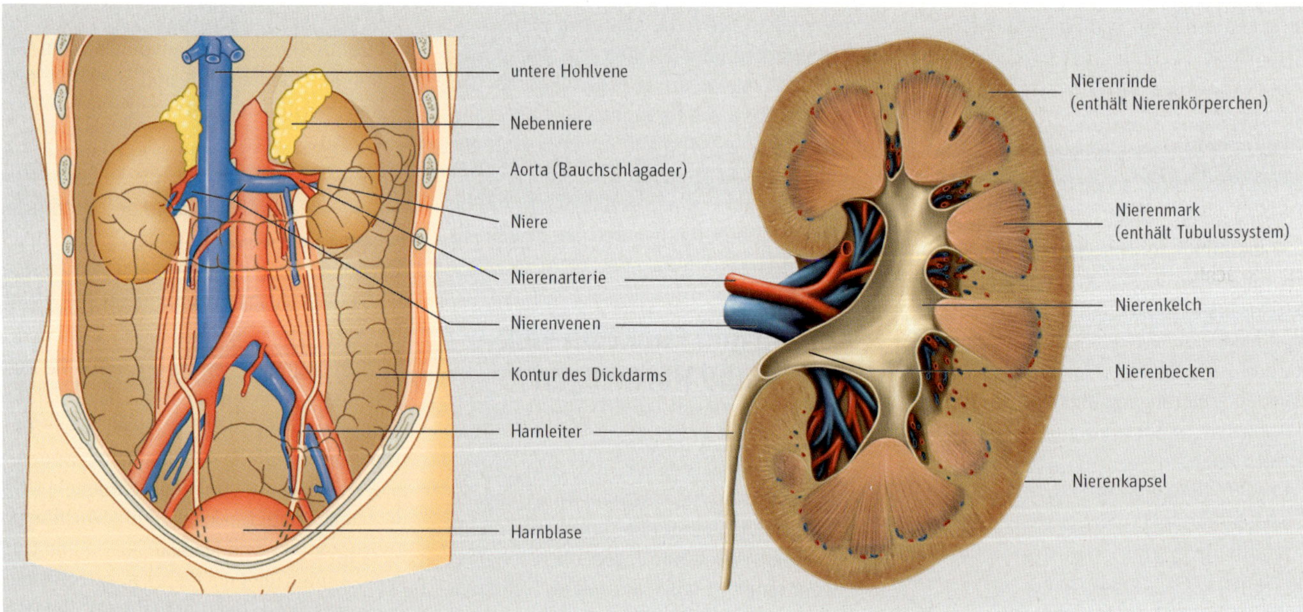

Links: Lage der Niere in der Bauchhöhle nach Entfernung der Verdauungsorgane.
Rechts: Anatomischer Aufbau mit zu- und abfließenden Gefäßen der Niere im Längsschnitt. Die Nieren sind Hochleistungsorgane, täglich durchströmt 300 Mal das gesamte Blut die Nierenkörperchen in der Nierenrinde. Dort staut sich das Blut und wird durch die Kapillaren (Bowman'sche Kapsel) gepresst. Große Moleküle wie Bluteiweiße und natürlich alle Blutkörperchen bleiben aber an der Kapillarwand hängen und gehen dadurch dem Körper nicht verloren. Das so entstehende Filtrat ist der ***Primärharn,*** *der aus Wasser, Blutzucker und gelösten Salzen besteht (das entspricht weitgehend dem Blutserum ohne Eiweiß). Täglich werden ~ 170 l Primärharn in den Nierenkörperchen gebildet. Da er noch jede Menge lebensnotwendige Mineralien und natürlich auch Wasser enthält, muss ihm dieses noch entzogen werden. Dies geschieht im Nierenmark im dort befindlichen Tubulussystem (Tubulus = Röhre) aus Nierenkanälchen und Sammelröhrchen. Der Urin ist danach konzentriert und gelangt als* ***Endharn*** *schließlich in die Harnblase. Rund 2 Liter Endharn werden täglich durch die Blase als* ***Urin*** *ausgeschieden.* [GTV 2102]

werden in schwankenden Mengen in den Urin abgegeben. Für den Arzt ist zudem der Nachweis vieler, meist nicht direkt sichtbarer Substanzen im Urin interessant. Diese lassen sich mit ***Urin-Teststreifen*** (→ Abb. unten) einfach untersuchen. Am häufigsten prüft der Arzt:

- Die ***harnpflichtigen Substanzen*** (müssen über den Urin ausgeschieden werden) wie Kreatinin und Harnstoff
- Beimengungen von Eiweiß **(Proteinurie)**
- Mikroskopisch kleine Mengen Blut (Mikrohämaturie)
- Blutzucker ***(Glukosurie***→ S. 760)
- Weiße Blutkörperchen (Leukozyten), die auf Entzündungen hinweisen
- **Nitrit,** das nur von Bakterien gebildet wird und daher eine bakterielle Blasenentzündung (→ S. 792) anzeigt.

Nachweis von Harnwegsentzündungen. Bei Verdacht auf eine Harnwegsentzündung untersucht der Arzt den ***Mittelstrahlurin.*** Zunächst lässt der Patient etwas Urin abfließen, um möglicherweise außen an der Harnröhrenöffnung anhaftende Keime wegzuspülen. Anschließend leitet er den mittleren Teil des Urins in einen Sammelbecher. Der restliche Urin fließt wiederum in die Toilette. Im Labor wird die Urinprobe auf ein Nährmedium gebracht, auf dem sich im Urin enthaltene Bakterien rasch vermehren **(Urinkultur).** Die Bestimmung der Bakterienmenge, der Bakterienart, das Antibiogramm (→ S. 1051) und damit das Ergebnis der Urinkultur liegen in der Regel nach 24–48 Stunden vor. Ergänzend hierzu wird das **Urinsediment** bestimmt, bei dem die festen Bestandteile des Urins durch Zentrifugieren angereichert werden und das so entstandene Sediment unter dem Mikroskop betrachtet wird.

Lässt sich der Mittelstrahlurin auf natürlichem Weg nicht gewinnen, entnimmt der Arzt den Urin direkt aus der Harnblase, indem er einen dünnen Schlauch (Katheter) durch die Harnröhre in die Harnblase schiebt, um den Urin direkt abzuleiten ***(Katheterurin).***

Dreigläserprobe: Diese spezielle Untersuchung dient dem Arzt dazu, bei männlichen Patienten zwischen bakterieller Entzündung der Harnwege und der Prostata zu unterscheiden. Hierzu untersucht der Arzt drei unterschiedliche Urinportionen: ***Ersturin*** (die ersten 5 ml des Urins für die Harnröhre) und 5 ml Mittelstrahlurin. Anschließend wird die Prostata massiert, bis sich ***Prostatasekret (Prostataexprimat)*** bildet und zusammen mit dem restlichen Urin ***(Exprimaturin)*** abfließt. Meistens ist jedoch die einfache Urinuntersuchung vor und nach Prostatamassage ausreichend.

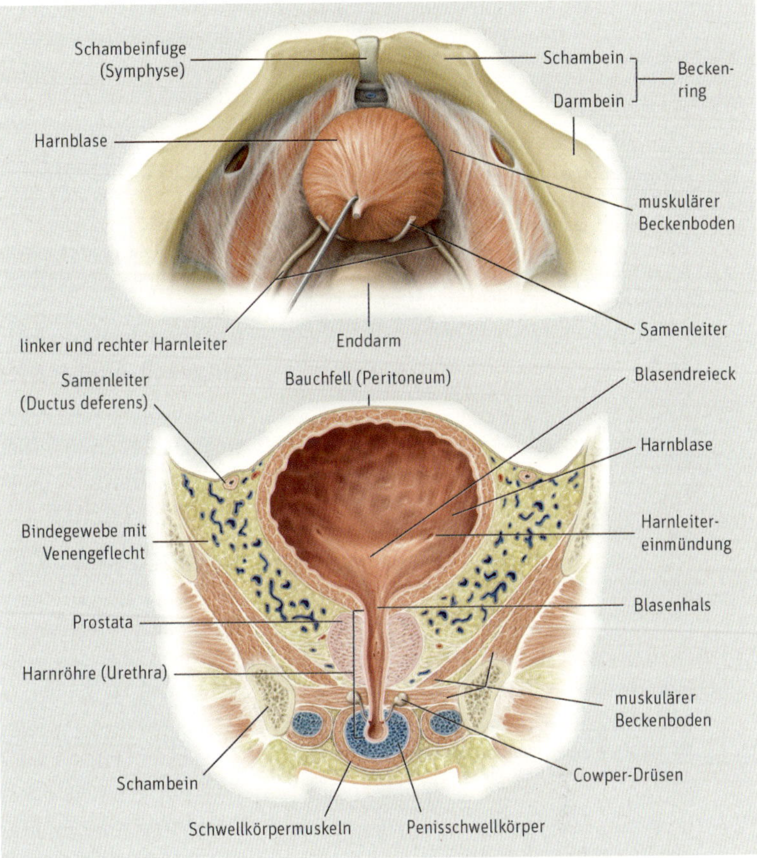

Anatomie der **Harnblase** *beim Mann. Oben: Blick von oben in das Becken mit der Harnblase und den Muskeln, die dem knöchernen Beckenring anliegen und die Blase stützen. Unten: Senkrechter Schnitt durch das Becken mit Harnblase, Harnröhre, umgebender Prostata und erstem Abschnitt des Penis.* [GTV 2130]

Urodynamik

Mit der **Urodynamik** ***(urodynamische Messung)*** untersucht der Arzt die Funktion der ableitenden Harnwege. Zusammengesetzt ist sie aus diesen drei Untersuchungen: Blasendruckmessung, Harnstrahlmessung und Harnröhrendruckprofil.

Aufgezeichnet werden dabei Daten zur Funktion des Harnblasenmuskels (zieht sich zusammen und leitet so das Wasserlassen ein) und der Harnblasenschließmuskeln (schließt die Blase) während der Speicherungs- und der Entleerungsphase der Harnblase.

Unerlässlich ist die Urodynamik im Rahmen der Inkontinenzdiagnostik, um zu klären, an welcher Form der Harninkontinenz (→ S. 796) ein Patient leidet. Aber auch bei vielen anderen urologischen Erkrankungen wie z. B. der Prostatavergrößerung ist die Urodynamik im Hinblick auf die Therapieplanung wertvoll.

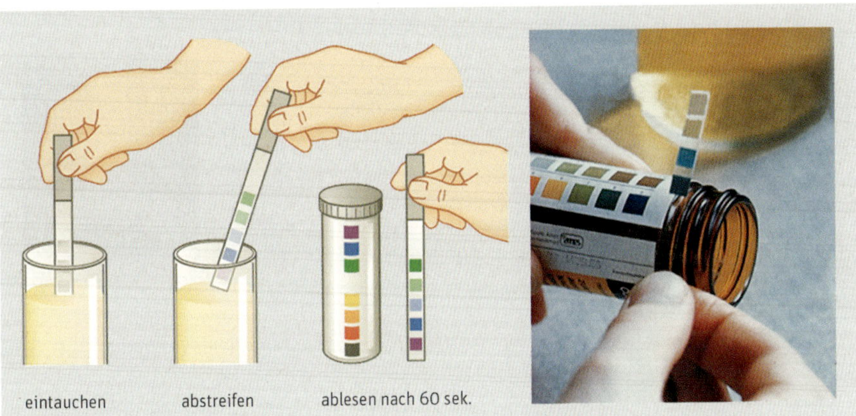

Für die medizinische Erstdiagnostik gibt es ***Urin-Teststreifen,*** *die man einfach in den gesammelten Urin eintaucht. Beurteilt werden bis zu acht Messwerte auf entsprechenden Testfeldern, auf denen chemische Verbindungen haften, die auf Glukose, Blut, Eiweiße und andere Stoffe aus dem Urin reagieren und dies durch einen Farbumschlag anzeigen.* [GTV 2105]

Idealerweise werden die Daten über einen PC-gesteuerten Messplatz aufgezeichnet. Der Druck im Bauchraum wird über eine Enddarmsonde erfasst. Eine gleichzeitige Röntgenuntersuchung von Harnblase und Harnröhre während des Wasserlassens *(Videourodynamik)* kann weitere wertvolle Daten liefern.

Blasendruckmessung. Mit der **Blasendruckmessung** *(Zystometrie, Zystomanometrie)* prüft der Arzt die Funktion des Blasenmuskels (Detrusor), während sich die Harnblase füllt und während sie Urin speichert. Abgeklärt werden Reizzustände der Harnblase, Blasenentleerungsstörungen sowie die verschiedenen Formen einer Harninkontinenz.

Bei der Messung der Blasenfunktion wird eine bestehende unkontrollierte Aktivität des Blasenmuskels aufgezeichnet. Dazu wird die Blase abhängig von den Symptomen über einen Messkatheter mit unterschiedlicher Füllgeschwindigkeit (langsam, mittel, schnell), aufgefüllt.

Der Patient gibt an, ab wann er einen Harndrang verspürt, wodurch der Arzt auch das Füllungsvermögen der Harnblase beurteilen kann. Zwischendurch hustet der Patient mehrfach, um einen eventuellen Urinverlust zu provozieren. Wenn die Blase vollständig gefüllt ist, soll der Patient – falls möglich – bei liegendem Messkatheter wasserlassen.

Harnstrahlmessung. Die **Harnstrahlmessung** *(Uroflowmetrie, Harnflussmessung)* erfolgt hier im Anschluss an die Blasendruckmessung, um jegliche Beschwerden des Wasserlassens abzuklären, z.B. ein schwacher Harnstrahl – sie wird aber auch als separate Untersuchung ohne Blasendruckmessung eingesetzt.

Der Patient kommt mit gefüllter Blase zum Arzt und wird aufgefordert, in den Trichter des Uroflow-Geräts ganz normal Wasser zu lassen, bis er das Gefühl hat, „fertig zu sein" – was jedoch aufgrund der Untersuchungssituation nicht immer auf Anhieb gelingt. Die ermittelten Blasendruckwerte und die vom Gerät aufgezeichnete Kurve (ml Urin pro Sekunde → Abb. S. 778) liefern dem Arzt Hinweise, warum der Urinabfluss behindert ist. Möglicherweise besteht eine Prostatavergrößerung (→ S. 807) oder eine Harnröhrenstriktur (→ S. 791).

Harnröhrendruckprofil. Ein **Harnröhrendruckprofil** *(Urethradruckprofil, Sphinkterometrie)* wird bei Verdacht auf eine Belastungsinkontinenz (→ S. 797) durchgeführt. Dieses Profil zeigt, bis zu welchem Druck die Blase verschlossen bleibt. Die Messung erfolgt in Ruhe und unter Belastung (während der Patient hustet).

Der Patient kommt mit entleerter Blase und setzt sich mit entkleidetem Unterleib auf einen Untersuchungsstuhl. Ein dünner Messkatheter wird durch die Harnröhre in die Blase eingeführt. Über eine mechanische Hebelvorrichtung wird der Katheter mit konstanter Geschwindigkeit mehrmals in die Harnröhre zurückgezogen und wieder in die Blase vorgeschoben. Ist der Verschluss bereits in Ruhe deutlich beeinträchtigt, korrigiert der Arzt operativ die Lage von Blase und Harnröhre.

Untersuchungen bei eingeschränkter Nierenfunktion

Normalerweise scheidet die Niere die Abbauprodukte des Eiweiß- **(Harnstoff,** ***Urea*****)** und Muskelstoffwechsels **(Kreatinin)** im Urin fast vollständig aus. Liegt eine Störung der Nierenleistung vor, vermindert sich die Ausscheidung dieser Substanzen, sodass sich diese im Blut anreichern. Die Konzentration von Harnstoff und Kreatinin im Blut gibt dem Arzt Aufschluss über den Grad der Funktionseinschränkung der Nieren:

- Erhöhte Kreatininwerte *im Blut* finden sich bei einer Einschränkung der Nierenfunktion von mindestens 50 %.
- Erhöhte Harnstoffwerte *im Blut* finden sich erst ab einer Einschränkung von 75 %.
- Beginnende Nierenschäden und Funktionseinschränkungen bei Diabetes mellitus (→ S. 758) lassen sich bereits *im Urin* nachweisen, wenn eine ***Mikroalbuminurie*** (Ausscheidung kleinster Mengen des Bluteiweißes Albumin im Urin → S. 1306) vorliegt, wobei der Suchtest auf Eiweißausscheidung (Proteinurie → S. 777) mit Urin-Teststreifen noch negativ ausfällt.
- Eine gängige Methode zur Beurteilung der Nierenfunktion ist die **Kreatinin-Clearance** (Clearance = Reinigungsfunktion bzw. Ausscheidungsleistung), zu deren Bestimmung Blut und 24-Stunden-Sammelurin benötigt werden. Zusammen mit Körpergewicht und Größe des Patienten lässt sich daraus die Ausscheidungsleistung der Nieren für Kreatinin als Indikator berechnen. Der Wert der Kreatinin-Clearance ist ein Anhaltspunkt für die *glomeruläre Filtrationsrate* **(GFR),** die Auskunft gibt über die Blutmenge, die die Nieren pro Minute reinigen können. Beide Werte sinken bei eingeschränkter Nierenleistung.
- Die Nierenleistung läßt sich analog zur Kreatinin-Clearance mithilfe von *Cystatin C* (→ S. 1324) bestimmen. Dieses Stoffwechseleiweiß wird im Urin ausgeschieden.

Bildgebende Verfahren

Ultraschall. Die Standard-Untersuchungsmethode der Nieren und der ableitenden Harnwege ist der Ultraschall (→ S. 1270), mit dem der Arzt Größe und Form der Nieren beurteilt. Mit dem Ultraschall erkennt er auch größere Eiterherde, einen Tumor oder Steine innerhalb der Nieren. Eine spezielle Form des Ultraschalls, die *Farbduplexsonografie* (→ S. 622), erlaubt ihm die Beurteilung des Blutflusses von und zu den Nieren.

Auch die **Restharnmessung** *(Restharnbestimmung)* erfolgt mit dem Ultraschall. Der *Restharn* ist die Menge an Urin, die nach dem **Wasserlassen** *(Miktion)* in der Blase zurückbleibt (normalerweise < 50 ml).

Röntgen-Kontrastmitteluntersuchungen. Um die Bildung und den Weg des Urins von den Nieren bis zur Blase beurteilen zu können, benötigt der Arzt eine Röntgenaufnahme, das **Ausscheidungsurogramm** *(AUG, Infusionsurogramm, Urogramm, i. v.-Pyelogramm).* Dazu spritzt er dem Patienten ein

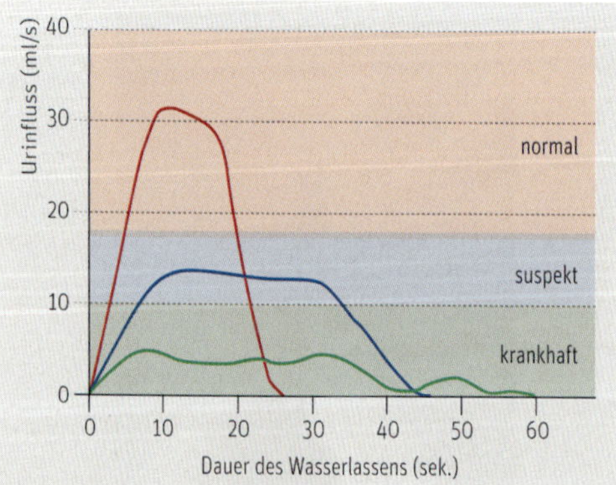

Abgebildet sind ***Uroflowmetrie-Referenzkurven:*** *Mit ihnen vergleicht der Arzt die erhaltene Kurve aus der Untersuchung seines Patienten und kann abschätzen, ob der Befund normal, verdächtig oder krankhaft verändert ist.* [ASM 2107]

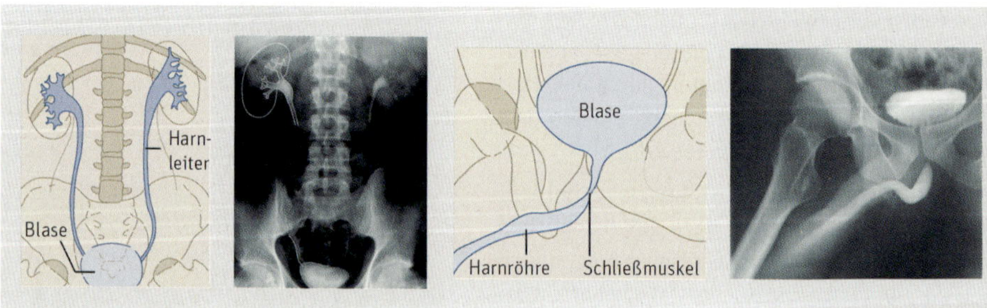

Links: Das ***Ausscheidungsurogramm*** *stellt die ableitenden Harnwege dar – vom Nierenkelchsystem über die beiden Nierenbecken, den Harnleiter bis zur Blase. Die Abbildung zeigt den Befund eines 61-jährigen Mannes mit gesunden Nieren. Das Kontrastmittel reichert sich in den Nierenbecken und am Grund der Harnblase an. Ausscheidungsurogramme mit krankhaften Befunden finden Sie in der Abbildung auf S. 782.*
Rechts: Beim ***Miktionszysto-Urethrogramm*** *wird das Kontrastmittel statt über die Vene über die Harnröhre gegeben. Es eignet sich besonders gut zur Darstellung von Blase und Harnröhre. Im Bild sind die gesunde Blase und Harnröhre eines 55-jährigen Mannes dargestellt.* [GTV 2110]

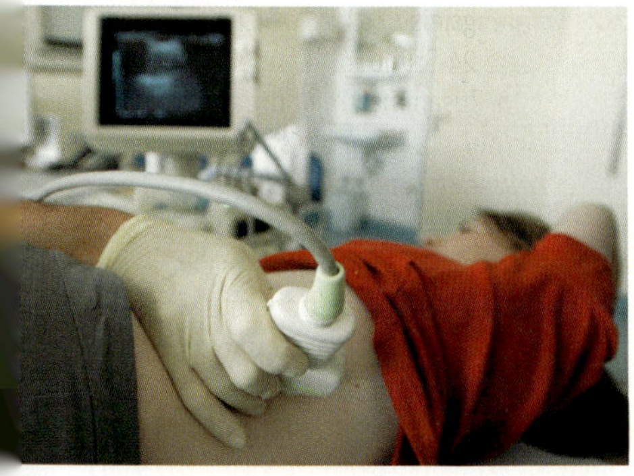

Der ***Nierenultraschall*** *gehört heute zur Basisdiagnostik bei allen Nierenerkrankungen. Er ist schmerzlos, ohne vorbereitende Maßnahmen durchführbar und mit den heutigen Geräten von hoher Aussagekraft.* [GTV 2109]

jodhaltiges Kontrastmittel (→ S. 1268) in eine Vene. Dieses reichert sich in den Nieren an, weil es über die Nierenkanälchen ausgeschieden wird. Somit lassen sich Veränderungen des Nierenbeckens, Abflussbehinderungen und eventuell die Stelle, an der Nierensteine liegen, beurteilen. Harnleiter und Blase werden sichtbar.

Arbeitet eine Niere nicht mehr einwandfrei, ist die Ausscheidung des Kontrastmittels auf der betroffenen Seite reduziert. Genauer lässt sich die Nierenleistung darstellen, wenn schwach radioaktives Kontrastmittel gespritzt wird und eine Gammakamera die **seitengetrennte Clearance,** also die Ausscheidungsleistung der beiden Nieren, aufzeichnet.

Abzugrenzen vom Ausscheidungsurogramm, bei dem das Kontrastmittel in die Vene injiziert wird, sind die retrograden Kontrastdarstellungen: Hier wird das Kontrastmittel vom Ende des Harnleiters oder der Harnröhre („retrograd") nach oben gespritzt. Hierzu gehört die **Ureterpyelografie** (Kontrastmittel wird von der Blase aus direkt in einen der beiden Harnleiter eingebracht), mit der die Abflussverhältnisse von Nieren und Harnleiter beurteilt werden. Das **Urethrozystogramm** *(Cystourethrogramm, CUG)* dient zur Darstellung der Harnröhre. Hier wird Kontrastmittel direkt in die Harnröhre gespritzt, um z. B. Engstellen zu beurteilen. Beim **Miktionszysto-Urethrogramm** *(MCU, Miktionszysto-Urethrografie)* wird das Kontrastmittel über einen Blasenkatheter in die Blase gefüllt. Entleert der Patient nach Entfernung des Katheters die Blase, lässt sich z. B. ein vesikorenaler Reflux (→ S. 790) erkennen. Zusätzlich stellt sich auch die Harnröhre gut dar.

CT und Kernspin dienen vor allem zur Diagnose und Beurteilung von Fehlbildungen (→ S. 789) und Tumoren der Nieren und der Blase. Beide Verfahren können auch mit Kontrastmittel durchgeführt werden.

Die **Harnblasenspiegelung** *(Urethrozystoskopie* oder kurz *Zystoskopie)* ermöglicht dem Arzt die Beurteilung von Form, Größe und Lage der Harnleitermündungen, der Harnröhre sowie der Harnblase. Unterschieden wird zwischen der Untersuchung mit einem starren und einem flexiblen Endoskop (→ S. 1270), wobei letztere für den Patienten angenehmer, aber nicht immer einsetzbar ist. Bei Kindern wird diese unangenehme Untersuchung unter Vollnarkose durchgeführt.

Nierenbiopsie

Manchmal ist es erforderlich, Nierengewebe feingeweblich aufzuarbeiten und unter dem Mikroskop zu betrachten **(Nierenbiopsie),** z. B. bei Verdacht auf eine Glomerulonephritis. Dabei schiebt der Arzt nach einer örtlichen Betäubung unter Ultraschallkontrolle eine spezielle Biopsienadel durch die Haut in die Niere und entnimmt ein kleines Stück Gewebe.

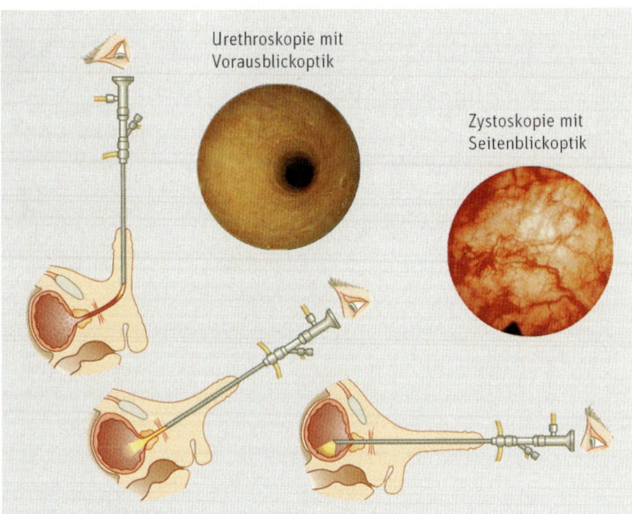

Harnblasenspiegelung *mit einem Endoskop. Mit einem starren Endoskop untersucht der Arzt die Harnröhre und das Zentrum des Blaseninneren mit der Vorausblickoptik (links unten), die äußeren Partien der Blasenwand hingegen mit der Seitenblickoptik, denn diese sind mit der geraden Optik nicht einsehbar (rechts unten).* [GTV 2111]

Erkrankungen der Nieren und Harnleiter

Akute Nierenbeckenentzündung

Häufigkeit:

Akute Nierenbeckenentzündung *(akute Pyelonephritis):* Entzündung des Nierenbeckens, bis ins Nierenkelchgewebe vordringend, meist durch Bakterien verursacht. Die akute Nierenbeckenentzündung ist eine häufige Komplikation der Blasenentzündung (→ S. 792) und kommt bei Frauen zwei- bis dreimal häufiger vor als bei Männern. Sie kann – bleibt sie unerkannt – in die chronische Form der Nierenbeckenentzündung übergehen (→ S. 780).

Leitbeschwerden

- Fieber, eventuell mit Schüttelfrost
- Einseitige Rückenschmerzen in der Nierengegend (Flankenschmerz)
- Stark beeinträchtigtes Allgemeinbefinden, eventuell mit Übelkeit und Erbrechen
- Schmerzhaftes und häufiges Wasserlassen.

Wann zum Arzt

Heute noch bei

- Fieber und brennenden Schmerzen beim Wasserlassen
- Rückenschmerzen oberhalb der Taille.

Die Erkrankung

Die akute Nierenbeckenentzündung entsteht fast immer durch Bakterien, die aus der Blase in Richtung Niere aufsteigen. Deshalb ist der Patient meist schon im Vorfeld an einer Blasenentzündung (→ S. 792) erkrankt. In etwa 90 % der Fälle handelt es sich bei den Bakterien um Escherichia coli, die normalerweise im Dickdarm leben. Sie können auch an den äußeren Geschlechtsorganen vorkommen und die Harnröhre als Eintrittspforte zur Blase nutzen. Von der Blase aus steigen sie durch den Harnleiter zum Nierenbecken hoch. Dies bemerkt der Betroffene aber meist nicht, da er zu diesem Zeitpunkt noch keine Beschwerden hat. In der Regel ist nur eine Niere betroffen. So bleibt dem Erkrankten auch bei schweren Komplikationen noch eine funktionsfähige Niere, die für einen gesunden Menschen ausreicht. Schwangere Frauen und Menschen mit einem vesikorenalen Reflux (→ S. 790) sind besonders gefährdet. Bei Schwangeren erweitern sich die Harnleiter durch die Wirkung der Hormone, wodurch den Bakterien das Hochwandern erleichtert wird.

Vom Nierenbecken aus verteilen sich die Bakterien im Nierengewebe, genauer im **Nierenmark.** Vom Immunsystem erkannt, wandern zur Bekämpfung der Bakterien weiße Blutkörperchen in die Nieren und es kommt zur Bildung von kleinen Eiterherden. Gefürchtet ist der Übertritt der Bakterien in die Blutbahn, besonders bei bereits bestehenden Behinderungen des Harnabflusses wie bei Nierensteinen (→ S. 787), Nierentumoren (→ S. 789) oder einer Prostatavergrößerung (→ S. 807). Dies kann eine lebensbedrohliche Blutvergiftung **(Urosepsis,** wie die *von den Harnwegen ausgehende Blutvergiftung* heißt) auslösen.

Wird die akute Nierenbeckenentzündung früh erkannt und richtig behandelt, heilt sie ohne Komplikationen, wobei oft Narben zurückbleiben, die aber die Nierenfunktion nicht merklich beeinträchtigen. Unterbleibt die rechtzeitige Therapie, drohen Rückfälle, ein Nierenabszess, Narbenbildung (→ S. 780) sowie die allmähliche Zerstörung der Niere.

Das macht der Arzt

Bei Verdacht auf eine akute Nierenbeckenentzündung prüft der Arzt, ob im Urin des Patienten weiße Blutkörperchen vorkommen. Darüber hinaus veranlasst er eine Urinkultur aus dem Mittelstrahlurin (→ S. 777). Vermutet der Arzt eine eingeschränkte Nierenfunktion, so wird die Kreatinin-Konzentration im Blut bestimmt (→ S. 778). Mit dem Ultraschall untersucht der Arzt die Nieren auf Eiterherde und Harnabflussstörungen. Möglicherweise erfolgt hierzu auch ein Urogramm.

Zur Behandlung einer akuten Nierenbeckenentzündung mit nur leichten Beschwerden verschreibt der Arzt für 1–2 Wochen Antibiotika, z. B. einen Gyrasehmmer wie Ofloxacin oder ein Cefalosporin wie beispielsweise Cefuroxim (Zinacef®) oder Cotrimoxazol (Cotrim®).

Eine schwere akute Nierenbeckenentzündung mit hohem Fieber und schlechtem Allgemeinzustand wird im Krankenhaus behandelt. Um die Bakterien sicher abzutöten, werden mehrere hochwirksame Antibiotika gewählt und per Infusion verabreicht. Bessert sich der Zustand des Patienten nach 2–3 fieberfreien Tagen, kann er die Antibiotikatherapie in Form von Tabletten zu Hause fortsetzen.

Warnhinweis: Auch wenn die Beschwerden bereits nach kurzzeitiger Einnahme von Antibiotika verschwinden, muss die Therapie bis zum geplanten Ende eingehalten werden, sonst droht ein Rückfall.

Selbstbehandlung und Komplementärmedizin

Halten Sie strikte Bettruhe ein. Auch nach Abklingen der Symptome sind Ruhe und Erholung geboten: Vermeiden Sie vorerst jede körperliche Anstrengung.

Mindestens ebenso wichtig ist es, wenigstens 3 l täglich zu trinken, und zwar sowohl im Akutstadium als auch während der Phase, in der allmählich eine Besserung der Beschwerden eintritt. Besonders empfehlenswert sind Tees mit Heilkräutern, die eine harnsteigernde Wirkung haben bzw. sich zur Durchspülungstherapie empfehlen (→ Selbsthilfe S. 792).

Als Begleitmaßnahme können gegebenenfalls homöopathische Akutmittel wie Apis, Belladonna, Berberis, Cantharis oder Sulfur eingesetzt werden, keinesfalls sollte jedoch eine homöopathische Behandlung anstelle der Antibiotikatherapie erfolgen.

Zur Vorbeugung kommen die gleichen Maßnahmen in Betracht wie die zur Vermeidung einer (erneuten) Blasenentzündung.

Chronische Nierenbeckenentzündung

Häufigkeit: ■■■□□

Chronische Nierenbeckenentzündung *(chronische Pyelonephritis, chronische interstitielle Nephritis):* Wiederkehrende Entzündung des Nierenbeckens und des Nierenkelchgewebes durch nicht ausgeheilte und wiederkehrende Blasenentzündungen (→ S. 792). Typischerweise bestehen Behinderungen des Harnabflusses durch Nierensteine (→ S. 787), fehlangelegte Klappen (→ S. 791) oder Tumoren. Die Krankheit verläuft schubweise, im Schub ähneln die Beschwerden der akuten Nierenbeckenentzündung (→ S. 779). Für eine Heilung muss die zugrunde liegende Harnabflussstörung beseitigt werden. In 20 % der Fälle, vor allem bei unzureichender Behandlung, erfolgt der Übergang in das chronische Nierenversagen (→ S. 783).

Leitbeschwerden

- Während eines Krankheitsschubs die gleichen Beschwerden wie bei der akuten Nierenbeckenentzündung (→ S. 779); dazwischen kaum Beschwerden
- Gewichtsverlust
- Kopfschmerzen
- Dumpfe Rückenschmerzen
- Abnorme Ermüdbarkeit, Appetitlosigkeit
- Leichte Temperaturerhöhung
- Erhöhter Blutdruck.

Die Erkrankung

Ursache für die chronische Nierenbeckenentzündung ist meist eine Abflussbehinderung des Urins. Dazu zählen vor allem Fehlbildungen der ableitenden Harnwege (→ S. 789) und Nierensteine (→ S. 787). Auch Dauerkatheter (→ Abb. S. 456) führen nicht selten über wiederkehrende Blasenentzündungen zur chronischen Nierenbeckenentzündung.

Während bei einer akuten Nierenbeckenentzündung einmalig Bakterien von der Harnblase über die Harnleiter zu den Nieren aufsteigen, geschieht dies bei der chronischen Nierenbeckenentzündung immer wieder. Dies führt zu Vernarbungen infolge ständig ablaufender Entzündungsprozesse. Beschwerden treten erst dann auf, wenn die Bakterienbesiedlung ein bestimmtes Ausmaß überschritten hat.

In der Folge bilden sich häufig **Nierenabszesse,** Eiteransammlungen also, die sich gegen das gesunde Nierengewebe abkapseln. Patienten mit einem Nierenabszess leiden unter schwerem Krankheitsgefühl mit Fieber, Schüttelfrost und Schmerzen in der Nierengegend. Das Wasserlassen kann schmerzhaft sein und der Urin ist eitrig, manchmal sogar blutig. Nierenabszesse werden in der Klinik mit Antibiotika-Infusionen behandelt. Ferner muss der Abszess operativ entfernt werden,

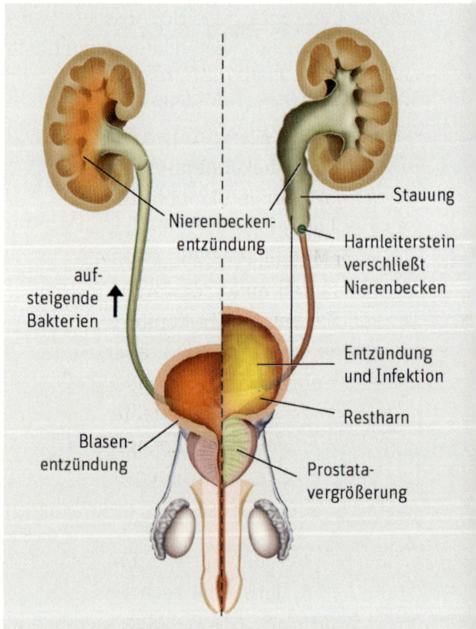

Der Arzt unterscheidet die akute von der chronischen Nierenbeckenentzündung. Während bei der akuten Form (links) meist aufsteigende Bakterien für die Nierenbeckenentzündung verantwortlich sind, ist bei der chronischen Form (rechte Bildhälfte) in der Regel ein Harnstau an einer der Engstellen der Harnwege ursächlich. [GTV 2112]

unter Umständen auch Teile der Niere oder die gesamte Niere.

Weitere Komplikationen sind:

- Ausbreitung der Bakterien von der Niere aus über die Blutbahnen in den gesamten Körper bei ~ 40 % der Patienten mit chronischer Nierenbeckenentzündung
- Als schlimmste Folge entwickelt sich ein chronisches Nierenversagen (→ S. 783).

Das macht der Arzt

Zur Diagnose der chronischen Nierenbeckenentzündung werden dieselben Untersuchungen durchgeführt wie bei der akuten Nierenbeckenentzündung (→ S. 779).

Akute Schübe behandelt der Arzt mit Antibiotika. Entscheidend für den Behandlungserfolg ist die Beseitigung der Abflussbehinderung: Nieren- und Harnleitersteine müssen entfernt und eine Prostatavergrößerung (→ S. 807) behandelt werden.

Aktuell: www.gesundheit-heute.de/21x01

- **www.harnwegsinfekt.de** – Website der Universitätsklinik München: Medizinisch gehalten, bietet aber die Möglichkeit, sich umfassend und aktuell mit dem Krankheitsbild der Nierenbeckenentzündung zu befassen.

Glomerulonephritis

Häufigkeit: ■■□□□

Glomerulonephritis ***(GN, Nierenkörperchenentzündung):*** Schwere, akute oder chronische Entzündung der Nierenkörperchen beider Nieren, oft mit unbekanntem Auslöser. Manchmal ist eine Glomerulonephritis die Spätfolge einer bakteriellen Entzündung wie Scharlach oder Mittelohrentzündung, manchmal ist sie Bestandteil einer schweren rheumatologischen Erkrankung (→ Kapitel 26). Die Glomerulonephritis kann akut, aber auch chronisch auftreten. Betroffene Kinder haben sehr gute Heilungschancen, die Hälfte der erwachsenen Patienten behält hingegen einen Nierenschaden zurück, der lebenslang kontrollbedürftig ist.

(!) Eine Glomerulonephritis betrifft immer beide Nieren. Darin liegt auch die Gefahr bei dieser Erkrankung, denn nicht selten führt die Glomerulonephritis zum chronischen Nierenversagen (→ S. 783).

Leitbeschwerden

Akute Form:

- Ödeme (Wassereinlagerungen), vor allem im Gesicht
- Krankheitsgefühl mit Müdigkeit, Kopfschmerzen und Fieber
- Blut im Urin (Urin sieht aus wie Cola oder Eistee) oder schaumiger Urin
- Schmerzen im Rückenbereich, etwas oberhalb der Taille oder der Lendenregion
- Erhöhter Blutdruck.

Chronische Form:

- Appetitlosigkeit und Mundgeruch
- Übelkeit
- Juckreiz.

Wann zum Arzt

In den nächsten Tagen

- Bei nachlassendem Appetit und häufigerer Übelkeit
- Bei starkem Juckreiz am ganzen Körper.

Heute noch, wenn

- Morgens nach dem Aufwachen das Gesicht geschwollen ist
- Blut im Urin ist
- Kurz nach einer Infektionskrankheit wieder Fieber auftritt
- Starke Schmerzen in der Nierengegend auftreten.

Die Erkrankung

Im Blut patrouillieren ständig Abwehrzellen des Immunsystems, um Krankheitserreger zu identifizieren und die Bildung von Antikörpern (körpereigenen Abwehrstoffen) einzuleiten. Mit dem Blutstrom werden diese Antikörper auch in die Nieren geschwemmt, wo sie sich bei einer Glomerulonephritis in den Nierenkörperchen festsetzen und dadurch eine Entzündung auslösen.

Im Einzelnen kommt es zu einer Glomerulonephritis, wenn

- Sich Bestandteile von Bakterien mit Antikörpern zusammenballen und Antigen-Antikörper-Komplexe bilden *(Immunkomplexnephritis)*
- Das Immunsystem die Antikörper nicht gegen die Antigene von Bakterien und Viren, sondern überschießend gegen Bestandteile der Membranen der Nierenkörperchen (Autoantikörper) produziert, z. B. im Rahmen einer ***Antibasalmembran-Glomerulonephritis, membranösen Glomerulonephritis***
- Sich die Nierenkörperchen aus unbekanntem Grund entzünden *(idiopathische Glomerulonephritis)*.

Abgesehen von diesen drei Formen gibt es viele weitere Unterformen der Glomerulonephritis. In der Praxis hat es sich bewährt, die Einteilung nach den Beschwerden und dem Verlauf vorzunehmen, sodass zwischen akuten und chronischen Formen unterschieden wird.

Akute Glomerulonephritis: Häufig handelt es sich hierbei um eine Immunkomplexnephritis, die im Rahmen einer Infektion mit Bakterien auftritt, genauer gesagt mit ***Streptokokken der Gruppe A,*** die auch Scharlach oder Mittelohrentzündungen auslösen. Nach überstandener Infektion kommt es wenige Wochen später zu einer akuten Glomerulonephritis, weshalb diese Form *Poststreptokokken-Glomerulonephritis* genannt wird.

Eine seltene, jedoch besonders aggressive Form der akuten Glomerulonephritis ist die *rasch progrediente Glomerulonephritis*. Sie betrifft vor allem Menschen mit rheumatologischen Erkrankungen und führt innerhalb weniger Monate zum Nierenversagen.

Chronische Glomerulonephritis: Sie entwickelt sich schleichend über viele Jahre und bleibt deshalb lange unentdeckt, da die Ursachen nur selten offensichtlich sind und auch nur in Ausnahmefällen zuerst ein akutes Stadium auftritt. Die Patienten haben lange nur milde und allgemeine Beschwerden. Wenn überhaupt, wird die Diagnose meist per Zufall gestellt, z. B. wenn der Arzt bei einer Routineuntersuchung geringe Mengen Blut oder Eiweiß im Urin entdeckt. Die chronische Glomerulonephritis ist nicht heilbar und führt im Allgemeinen zur Dialysepflicht (→ S. 785).

Das macht der Arzt

Da die akute Glomerulonephritis relativ typische Beschwerden verursacht, wird die Krankheit oft früh entdeckt. Im Urin der Patienten lassen sich immer Eiweiße und kleine Mengen Blut feststellen. Blutuntersuchungen zeigen eine überwundene Streptokokkeninfektion oder eine rheumatologische Erkrankung an. Unerlässlich ist die Nierenbiopsie (→ S. 779), zumindest bei größeren Eiweißverlusten über 2000 mg pro Tag ***(Makroalbuminurie)*** und hohen Kreatininwerten.

Die chronische Glomerulonephritis wird vielfach bei einer Routinekontrolle des Urins diagnostiziert. Wie bei der akuten Form finden sich auch bei der chronischen Glomerulonephritis Eiweiße und kleine Mengen Blut im Urin. Zusätzlich misst der Arzt den Blutdruck.

Für alle Formen der Glomerulonephritis sind mehr oder weniger die gleichen Behandlungsmaßnahmen angezeigt. Dazu gehören:

- Körperliche Schonung
- Eiweißarme Kost

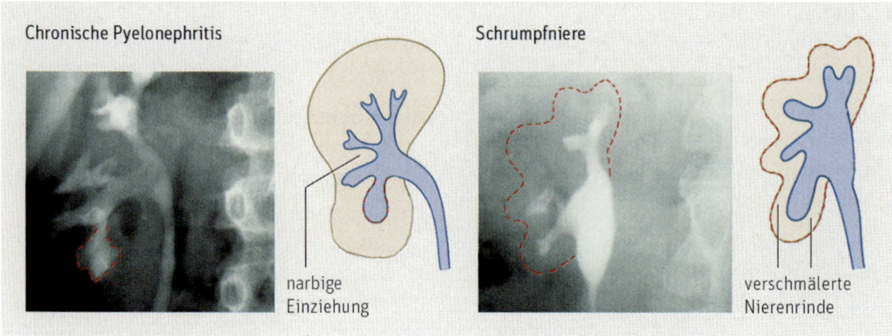

Links: Ausscheidungsurogramm einer 49-jährigen Frau mit ***chronischer Nierenbeckenentzündung****. Deutlich erkennbar ist die Verformung der Nierenkelche mit narbigen Einziehungen.*
Rechts: Ausscheidungsurogramm einer ***Schrumpfniere*** *eines 68-jährigen Patienten. Die Niere hat ein noch stärker ausgeweitetes Nierenkelchsystem mit narbigen Einziehungen, zudem ist die Nierenrinde verschmälert. Wenn nur eine Niere schrumpft, kann die andere gesunde Niere den fast vollständigen Funktionsverlust des Organs übernehmen. Entwickeln sich beidseitig Schrumpfnieren, droht ein chronisches Nierenversagen, was die Dialysepflicht (→ S. 785) nach sich zieht.* [GTV 2113]

- Bei Ödemen: salzarme Diät und eventuell entwässernde Medikamente
- Bei Bluthochdruck: bluthochdrucksenkende Medikamente (→ S. 724).

Je nach Ursache kommen spezielle Therapien hinzu:

- Bei einer Infektion mit Streptokokken: das Antibiotikum Penizillin oder ein Cefalosporin
- Bei einer rheumatischen Erkrankung: Intensivierung der Therapie der rheumatischen Erkrankung, z. B. durch Kortison (→ S. 996) oder durch Medikamente, die das Immunsystem unterdrücken wie z. B. Cyclophosphamid.

Prognose

Gute Aussichten haben Patienten mit einer akuten Poststreptokokken-Glomerulonephritis, da diese Form, rechtzeitig therapiert, bei über 90 % der Kinder und bei 50–75 % der Erwachsenen vollständig ausheilt.

Die Aussichten der rasch progredienten Glomerulonephritis hängen stark vom Zeitpunkt der Diagnose und der Therapie ab. In 40 % der Fälle ist die spätere Dialysepflicht nicht zu verhindern.

Die chronische Glomerulonephritis, z. B. bei rheumatischen Erkrankungen, hat eine schlechte Prognose. Die meisten Patienten müssen sich innerhalb weniger Jahre mit der Dialyse abfinden.

Aktuell: www.gesundheit-heute.de/21x02

- **www.nierenportal.de** – Website der Gesellschaft für Nephrologie, Heidelberg: Kurze, informative Texte für Patienten zu Nierenerkrankungen, speziell zur Glomerulonephritis.

Nephrotisches Syndrom

Häufigkeit: ■□□□□

Nephrotisches Syndrom: Akute oder chronische Nierenschädigung, die mit hohen Eiweißverlusten und typischen Beschwerden, insbesondere Ödemen, einhergeht. Es wird durch verschiedene (Nieren-)Krankheiten ausgelöst. Wird die Ursache beseitigt, verschwindet meist auch das nephrotische Syndrom. Es kann aber auch zum chronischen Nierenversagen (→ S. 783) mit Dialysepflicht führen. Eine besonders gute Prognose haben Kinder, bei denen sich ein nephrotisches Syndrom aus einer Glomerulonephritis entwickelt hat. Schlechtere Aussichten haben Patienten mit einer Antibasalmembran-Glomerulonephritis (→ S. 781) sowie Diabetiker.

Leitbeschwerden

- Ödeme, vor allem in Beinen (Knöchel), Armen und Gesicht (Augenlider)
- Gewichtszunahme, bedingt durch die Wassereinlagerungen
- Schaumiger Urin
- Neigung zu Thrombosen (Blutgerinnseln)
- Erhöhter Blutdruck
- Infektanfälligkeit.

Die Erkrankung

Gesunde Nieren besitzen mit den Nierenkörperchen ein Filtersystem, das große Moleküle wie z. B. Eiweiße zurückhält und Wasser sowie kleinere Stoffe (z. B. Mineralien) durchlässt. Eiweiße verhalten sich in den Blutgefäßen wie ein Schwamm, der Wasser aufsaugt und bindet, und sorgen so dafür, dass der Wasserhaushalt von Blutgefäßen und Körpergewebe im Gleichgewicht bleibt. Beim nephrotischen Syndrom entstehen im Filtersystem der Niere „Lecks". Durch diese Lecks gehen große Mengen an Eiweiß über den Urin verloren. Diese Eiweiße sind es auch, die den Urin schaumig werden lassen. Infolge des starken Eiweißverlusts verlagert sich Flüssigkeit aus den Blutgefäßen ins Körpergewebe, das zu Ödemen an Beinen, Armen und im Gesicht führt.

In ~ 75 % der Fälle entsteht das nephrotische Syndrom infolge einer Glomerulonephritis (→ S. 781), andere Ursachen sind Langzeitschäden des Diabetes (→ S. 766), so die ***diabetische Nephropathie*** und die ***Glomerulopathie***.

Das macht der Arzt

Am einfachsten ist der Nachweis von Eiweiß im Urin mit einem Urin-Teststreifen. Genauer ist die Messung der Eiweißausscheidung im 24-Stunden-Sammelurin, die beim nephrotischen Syndrom über 3 000 mg pro Tag liegt (normal ist ein Wert unter 150 mg). Weitere Urin- und Blutuntersuchungen dienen der genauen Abklärung der Ursache. In den meisten Fällen ist für die genaue Diagnose zudem eine Nierenbiopsie (→ S. 779) notwendig.

Grundsätzlich versucht der Arzt immer sowohl die Beschwerden als auch die zugrunde liegende Ursache des nephrotischen Syndroms zu beseitigen, damit die Nieren nicht dauerhaft geschädigt werden. Beschwerden werden vom Arzt wie folgt behandelt:

- Ödeme werden mit Diuretika (→ S. 784) ausgeschwemmt.
- Eiweißverluste über die Nieren und eventuell erhöhter Blutdruck werden reduziert.
- Die Nieren werden durch eine salz- und eiweißarme Ernährung entlastet.

Zur Behandlung der Ursachen zählen die optimale Einstellung eines Diabetes, die Bekämpfung einer Niereninfektion oder das Absetzen schädlicher Medikamente.

Akutes Nierenversagen

Häufigkeit: ■■□□□

Akutes Nierenversagen ***(akute Niereninsuffizienz, Schockniere, ANV):*** Plötzlicher Funktionsverlust beider Nieren bei vorher Nierengesunden, mit ungenügender Ausscheidung von Wasser und Abfallprodukten.

Wird die Behinderung des Harnflusses sofort beseitigt, erholen sich die Nieren rasch wieder. Bleibt das akute Nierenversagen unbehandelt, droht eine Zerstörung der Nieren mit Dialysepflicht. Gefährlich ist das akute Nierenversagen für Patienten, die bereits schwer krank sind: Von ihnen überlebt nur die Hälfte.

Leitbeschwerden

Frühsymptome:

- Häufig verminderte Harnausscheidung (unter 500 ml Urin pro Tag)
- Selten vermehrte Harnausscheidung (über 2500 ml pro Tag).

Spätsymptome:

- Starke Müdigkeit
- Übelkeit und Erbrechen
- Juckreiz
- Herzstolpern
- Wassereinlagerungen im Körpergewebe
- Atemnot durch Flüssigkeit in den Lungen.

Wann zum Arzt

In den nächsten Tagen, wenn

- Trotz normaler Trinkmengen von Woche zu Woche weniger Urin ausgeschieden wird und
- Sich gleichzeitig Flüssigkeit im Körpergewebe einlagert.

In den nächsten Stunden, wenn

- Trotz genügender Flüssigkeitszufuhr die Urinmenge stark absinkt
- Angstauslösendes Herzstolpern oder Atemnot auftreten.

Die Erkrankung

Alle massiven Störungen der Blutzirkulation führen im Körper immer zum gleichen Ergebnis: Obwohl die Nieren und andere Organe bereits nicht mehr ausreichend durchblutet werden, verengen sie ihre zuführenden Gefäße, um das verbleibende Blut für die wichtigsten Körperorgane zu reservieren, also für Herz, Lunge und Gehirn. Damit dem Körper nicht noch mehr Flüssigkeit entzogen wird, reduzieren die Nieren die Ausscheidung von Urin, was zur Oligurie (→ S. 776) oder Anurie (→ S. 776) und in der Folge zur Überschwemmung des Körpers mit schädlichen Substanzen führt.

Die Urinmenge ändert sich auch im Verlauf des akuten Nierenversagens: Üblicherweise sinkt sie stark ab, eventuell sogar auf Null, und steigt in der Behandlungs- und Heilungsphase wieder auf normale bis erhöhte Mengen an.

Je nachdem, wo die Ursache für die Schädigung der Nieren liegt, wird das akute Nierenversagen unterteilt in prärenal (vor der Niere), renal (in der Niere) oder postrenal (nach der Niere).

Das ***prärenale akute Nierenversagen*** ist die häufigste Form. Starker Blutverlust, mangelnde Flüssigkeitsaufnahme, Blutvergiftung (Sepsis → S. 1053) oder Herzschwäche (Herzinsuffizienz → S. 702) senken die Nierendurchblutung unter den kritischen Blutdruckwert von 80 mmHg. Die Nieren „laufen trocken" und es wird kein Primärharn mehr gebildet. Begünstigt wird diese Form des akuten Nierenversagens durch eine Arteriosklerose der Nierenarterien (→ S. 721, besonders bei älteren Menschen) sowie durch die Einnahme bestimmter Schmerzmittel und Medikamente wie ACE-Hemmer (→ S. 703).

Wird das Nierengewebe direkt geschädigt, liegt ein ***renales akutes Nierenversagen*** vor. Häufige Ursachen sind bereits bestehende Nierenkrankheiten wie akute Nierenentzündungen, Gefäßentzündungen und der Verschluss von Nierenarterien oder -venen. Auch Medikamente und Chemikalien können das Nierengewebe direkt schädigen, so einige Antibiotika (→ S. 1051), Schmerzmittel (NSAR → S. 996), Medikamente zur Krebsbehandlung (Zytostatika → S. 1026) und Röntgenkontrastmittel.

Wird der Abfluss der ableitenden Harnwege auf beiden Seiten plötzlich behindert oder unterbunden, führt das zu einem ***postrenalen akuten Nierenversagen***. Bei chronischer Harnstauung in einem Nierenbecken erweitert sich dieses durch den nicht mehr abfließenden Urin und erdrückt förmlich das umgebende Nierengewebe, das dadurch abstirbt.

Weitere Ursachen eines postrenalen Nierenversagens sind eine Prostatavergrößerung (→ S. 807), Tumoren, die sich im Becken ausbreiten (z. B. beim Eierstockkrebs → S. 858), oder beidseitige Nierensteine (→ S. 787).

Das macht der Arzt

Blut- und Urinuntersuchungen auf Kreatinin und Harnstoff geben dem Arzt erste Hinweise auf die Restleistung der Nieren. Da beim akuten Nierenversagen die Nieren oft vergrößert sind, untersucht sie der Arzt per Ultraschall. Auch Nierensteine und andere Behinderungen des Urinabflusses kann er dabei gut erkennen.

Die Behandlung erfolgt im Krankenhaus. Zuerst wird die Ursache festgestellt und beseitigt, etwa durch das Entfernen von Nierensteinen und das Absetzen verdächtiger Medikamente.

Hoch dosierte Diuretika kurbeln die Urinproduktion an. Solange die Urinausscheidung nicht ausreichend ist, muss die Flüssigkeitszufuhr (Trinkmenge) reduziert werden. Zur Kontrolle wird der Patient täglich gewogen und sein Blutdruck überwacht. Die starke Einschränkung der Trinkmenge führt beim Patienten zu großem Durst – hier bringt eine sorgfältige Mundhygiene mit häufigem Ausspülen Erleichterung. Eine kohlenhydratreiche, eiweiß- und salzarme Ernährung entlastet die Nieren und damit den ganzen Körper von harnpflichtigen Stoffen (Substanzen, die über den Urin ausgeschieden werden). In schweren Fällen des akuten Nierenversagens erfolgt die Ernährung parenteral, also über eine Infusion.

Verschlechtert sich die Nierenfunktion trotz der Behandlung, muss sich der Patient einer Dialyse (→ S. 785) unterziehen.

Chronisches Nierenversagen

Häufigkeit:

Chronisches Nierenversagen *(chronische Niereninsuffizienz, CNI)*: Über Jahre hinweg fortschreitender Verlust der Nierenfunktionen als Folge einer chronischen Grunderkrankung (z. B. Diabetes, Bluthochdruck). Chronisches Nierenversagen führt in den meisten Fällen zum völligen Ausfall der Nieren ***(terminale Niereninsuffizienz)*** und damit zur Nierenersatztherapie wie z. B. der Dialyse (→ S. 785). Das Endstadium eines chronischen Nierenversagens wird auch als ***Urämie*** (Vergiftung des Körpers durch harnpflichtige Stoffe) bezeichnet. In einem frühen Stadium kann die weitere Zerstörung von Nierengewebe verhindert oder zumindest hinausgezögert werden.

Leitbeschwerden

Alle Beschwerden sind stark vom Stadium des Nierenversagens abhängig, die meisten Symptome treten erst spät im Krankheitsverlauf auf.

Im Anfangsstadium:

- Vermehrte Urinausscheidung und nächtliches Wasserlassen (Nykturie → S. 702).

Bei fortgeschrittener Erkrankung:

- Von Monat zu Monat immer weiter absinkende Urinmenge
- Müdigkeit und Leistungsminderung

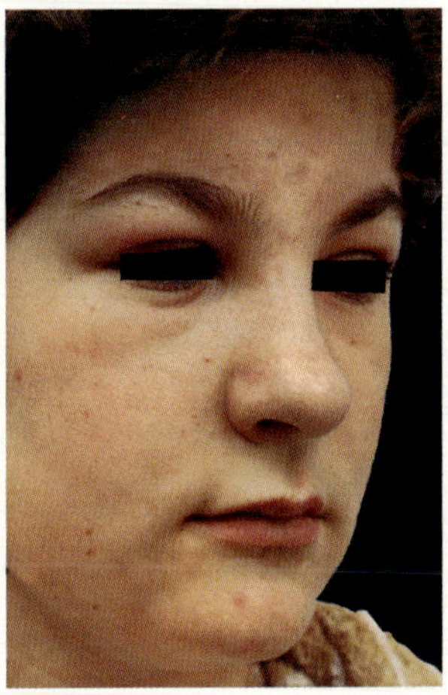

Diese 38-jährige Patientin ging wegen ihres geschwollenen Gesichts zum Arzt. Dieser diagnostizierte – auch aufgrund der ***Gesichtsödeme*** *– ein nephrotisches Syndrom.* [GTV 2114]

- Ödeme in den Beinen, Händen oder im Gesicht
- Kopfschmerzen und Schmerzen in der Nierengegend
- Starker Juckreiz am ganzen Körper
- Blasse oder gelblich braune Hautfarbe
- Übelkeit und Erbrechen, Durchfall, übler Mundgeruch (riecht nach Ammoniak), quälendes Durstgefühl
- Erektionsstörungen trotz sexueller Erregung
- V.a. beim Einschlafen „unruhige Beine" (Restless-Legs-Syndrom → S. 1160), Muskelzuckungen.

Wann zum Arzt

Am nächsten Tag, wenn eine oder mehrere der genannten Beschwerden auftreten.

Die Erkrankung

Mit über 50 % sind die häufigsten Ursachen des chronischen Nierenversagens nicht ausgeheilte oder immer wiederkehrende Entzündungen (seltener auch Fehlbildungen) von Niere und Nierenbecken, allen voran die Glomerulonephritis (→ S. 781) oder die akute Nierenbeckenentzündung (→ S. 779). Sie führen unbehandelt und oft selbst unter optimaler Therapie zum Nierenversagen. In etwa einem Fünftel der Fälle ist Diabetes mellitus (→ S. 758) die Ursache. Auch sind Diabetiker besonders gefährdet, da bei ihnen das Nierenversagen besonders rasch voranschreitet. So erklärt sich auch, weshalb fast die Hälfte aller Dialyse-Patienten Diabetiker sind. Die übrigen Fälle des chronischen Nierenversagens sind weniger eindeutig einzelnen Ursachen zuzuordnen; so spielen Medikamentmissbrauch wie der von Schmerzmitteln (NSAR → S. 996), Bluthochdruck (→ S. 722), aber auch die nachlassende Nierenleistung im hohen Lebensalter eine Rolle.

Das Endstadium der aufgeführten Erkrankungen sind **Schrumpfnieren,** deren Gewicht dann einseitig oder beidseitig nur noch bei einem Bruchteil ihres Normalgewichts liegt. So kennt man eine glomerulonephritische, pyelonephritische und vaskuläre Schrumpfniere. Manchmal ist die zugrunde liegende Ursache wegen des fortgeschrittenen entzündlich-narbigen Umbaus des Nierengewebes nicht mehr eindeutig feststellbar.

Da der Schweregrad des chronischen Nierenversagens von „fast harmlos" bis „unbehandelt in wenigen Tagen tödlich" reicht, hat sich die Einstufung des chronischen Nierenversagens in vier Stadien bewährt, abhängig von der Restleistung der Nieren. Diese wird anhand der GFR (glomeruläre Filtrationsrate → S. 778) bestimmt.

Das macht der Arzt

Hat der Erkrankte Diabetes oder Bluthochdruck, überprüft der Arzt regelmäßig die Nierenfunktion durch Urin- und Blutuntersuchungen. Mithilfe des Ultraschalls beurteilt er die Größe der Nieren (verkleinerte Nieren oder auch Schrumpfnieren sind typisch für das chronische Nierenversagen).

Um das Fortschreiten des chronischen Nierenversagens hinauszuzögern, müssen möglichst alle schädlichen Einflüsse auf die Nieren ausgeschaltet werden, so vor allem der Bluthochdruck mithilfe nierenschützender ACE-Hemmer und Schleifendiuretika (→ unten). Infektionen der Harnwege müssen sorgfältig mit Antibiotika behandelt werden, da sie die Zerstörung der Nieren beschleunigen.

Pharma-Info: Diuretika – Medikamente zur Entwässerung

Diuretika *(harntreibende Mittel, Medikamente zur Entwässerung):* Sammelbegriff für alle Medikamente, die ihre Wirkung in den Nieren entfalten und über verschiedene Mechanismen Salz und Wasser aus dem Körper befördern. Diuretika werden bei Herzkrankheiten, insbesondere Herzinsuffizienz (→ S. 702), Bluthochdruck, Leber- und Nierenkrankheiten eingesetzt.

Diuretika erhöhen zwar die Urinausscheidung, sie können aber nicht die Nierenfunktionen verbessern oder ein fortschreitendes Nierenversagen aufhalten.

Diuretika bringen die körpereigene Feinjustierung der Ausscheidung von Mineralien durcheinander. Deshalb kontrolliert der Arzt je nach Art und Dosierung des verordneten Diuretikums die Mineralkonzentration im Blut täglich, wöchentlich oder monatlich, um frühzeitig einen Mangel oder Überschuss im Blut zu erkennen. Besonderes Augenmerk gilt dabei dem Kalium (→ Tab. S. 239).

Abhängig von ihrer Wirkung werden Diuretika in drei Gruppen eingeordnet:

- **Thiazide** hemmen die Rückresorption von Natrium und Chlor aus dem Primärharn in den Körper, sodass diese in Form von Salzen vermehrt über den Urin ausgeschwemmt werden. Diese Salze „ziehen" Wasser mit sich, sodass sich die Ödeme verringern. Nebenwirkungen sind Übelkeit, Magnesium- und Kaliummangel, Anstieg von Blutzucker, Harnsäure und Blutfetten.

  Beispiele: Hydrochlorothiazid (z. B. Esidrix®, HCT-Hexal®), Xipamid (z. B. Aquaphor®).

- **Schleifendiuretika** wirken ähnlich wie die Thiazide, jedoch viel stärker, sodass sie auch bei fortgeschrittenem Nierenversagen eingesetzt werden. Schleifendiuretika dienen dazu, schnell viel Wasser aus dem Körper zu schwemmen, z. B. beim Lungenödem (→ S. 617). Die Nebenwirkungen ähneln denen der Thiazide. In der Praxis ist vor allem der oft starke Kaliumverlust nachteilig. Zusätzlich sind Kalziummangel und vorübergehende Hörminderungen möglich.

  Beispiele: Furosemid (Furogamma®, Lasix®); Piretanid (z. B. Arelix®); Torasemid (z. B. Torem®, Unat®); Thiazide und Schleifendiuretika werden manchmal gemeinsam eingesetzt.

- **Kaliumsparende Diuretika:** Wie der Name bereits sagt, vermindern diese Diuretika den Kaliumverlust. Bei vielen Patienten kommt es sogar zu einem Kaliumüberschuss. Da sie alleine nur schwach wirken, kombiniert man sie meist mit anderen Diuretika. Nebenwirkungen sind Brustvergrößerung beim Mann (Gynäkomastie → S. 425), Übelkeit, Potenzstörungen und die Anreicherung von Kalium. Deshalb werden sie beim fortgeschrittenen akuten bzw. chronischen Nierenversagen nicht mehr eingesetzt.

  Beispiele: Spironolacton (z. B. Aldactone®, Spirobeta®).

Hinweise für die Einnahme von Diuretika

- Anfangs täglich, später mindestens wöchentlich; Gewicht und Blutdruck überprüfen (zur Kontrolle des Wasserverlusts)
- Die Tabletten am besten morgens einnehmen, um die Nachtruhe so wenig wie möglich zu stören
- Besonders auf Herzstolpern und Muskelkrämpfe achten
- Für Diabetiker: Der Blutzucker ist anfangs sehr oft zu kontrollieren.

Stadium	Glomeruläre Filtrationsrate (GLR)	Beschwerden	Therapie
I	Beginnendes Nierenversagen GFR 60–89 ml/min	Kaum Beschwerden (im hohen Lebensalter sehr häufig)	Behandlung von Risikofaktoren wie Diabetes und Bluthochdruck
II	Mittelschweres Nierenversagen GFR 30–59 ml/min	Allgemeine Beschwerden wie ➤ Müdigkeit ➤ Leistungsminderung ➤ Bluthochdruck	Bei gezielter Behandlung Heilung noch möglich
III	Schweres Nierenversagen GFR 15–29 ml/min	Weitere zusätzliche Beschwerden wie ➤ Ödeme ➤ Übelkeit ➤ Erbrechen ➤ Juckreiz	Vorübergehende Besserung durch gezielte Behandlung Bei unzureichender Behandlung oder Niereninfektion droht rasches Fortschreiten
IV	Terminale Niereninsuffizienz GFR < 15 ml/min		Nierenersatztherapie: Dialyse (→ S. 785) oder Nierentransplantation (→ S. 787)

Die vier Stadien des chronischen Nierenversagens, die dominierenden Beschwerden und die jeweils erforderliche Behandlung

Da die Nieren für die Produktion des Hormons Erythropoetin (→ S. 775) verantwortlich sind, kommt es beim chronischen Nierenversagen auch zur Blutarmut (Anämie → S. 1034). Sie wird mit künstlich hergestelltem Erythropoetin sowie mit Eisentabletten behandelt, um einen Hämatokritwert (Anteil der festen Blutbestandteile am Gesamtblut → S. 1319) von mindestens 30 % zu halten.

Ein Mangel an Vitamin D3 wird durch die Zufuhr von Vitaminpräparaten ausgeglichen, um einem Knochenabbau vorzubeugen.

Ernährung. Der Patient muss seine Nahrung dem Zustand der Nieren anpassen: Dies bedeutet den Verzicht vor allem auf Eiweiß (Fleisch, Milchprodukte) und die Aufnahme von weniger Salz und Phosphaten (Käse, Nüsse, Fleisch). Gleichzeitig müssen aber genug Kalorien (30–35 kcal pro kg Körpergewicht) zugeführt werden. Diese Ernährungsweise ist sehr schwer durchzuhalten, da das Essen als wenig schmackhaft empfunden wird und die Betroffenen meist keinen Appetit haben. Zudem hat diese Diät nur einen schwachen Effekt: Die Erkrankung schreitet dennoch weiter voran. Viele Patienten halten sich nicht an die Diätempfehlung, weil sie sich eine gewisse Lebensqualität erhalten möchten.

Trinkmenge. Der Patient muss seine Trinkmenge an die Flüssigkeitsmenge anpassen, die als Urin wieder ausgeschieden wird: Solange die Urinmenge noch normal ist, gilt es, viel zu trinken; sobald die Urinmenge absinkt, muss weniger getrunken werden, und kurz vor der Dialysepflicht und auch währenddessen ist die Trinkmenge strikt zu beschränken. Möglicherweise sind bei Begleiterkrankungen Abweichungen von dieser Strategie angezeigt.

Therapie- und Ernährungsprogramm werden an die individuellen Lebensgewohnheiten des Erkrankten angepasst. Dies erfordert eine gute Zusammenarbeit zwischen Internist und Patient. Ab dem Stadium III des chronischen Nierenversagens ist es wichtig, dass der Patient seinen „Bewässerungszustand" eigenständig überwacht. Seine Tagesration an benötigter Trinkmenge legt er fest, indem er sich jeden Morgen wiegt. Das hilft, das Fortschreiten des Nierenversagens zu verzögern.

Warnhinweis: Die Dosis aller Medikamente, deren Abbauprodukte über die Nieren ausgeschieden werden, muss dem Zustand der Nieren angepasst werden. Vor jeder Medikamentenverordnung muss der Arzt daher auf ein bestehendes Nierenversagen hingewiesen werden! Dies gilt auch für geplante Röntgenuntersuchungen mit Kontrastmitteln, um die erhöhte Gefahr eines akuten Nierenversagens zu vermeiden.

Aktuell: www.gesundheit-heute.de/21x04

- **www.nierenportal.de** – Website der Gesellschaft für Nephrologie, Heidelberg: Kurze Infotexte zu Nierenkrankheiten und speziell zum akuten und chronischen Nierenversagen.
- **www.mannheim.de/nierenstiftung** – Website der Deutschen Nierenstiftung, Hirschberg: Mit guten Broschüren zur Vorbeugung und Früherkennung chronischer Nierenerkrankungen.

Dialyse und andere Nierenersatztherapien

Dialyse

Dialyse: Reinigung des Bluts außerhalb (Hämodialyse) oder innerhalb (Peritonealdialyse) des Körpers bei völligem Versagen beider Nieren. Rund 60 000 Patienten in Deutschland sind dauerhaft auf die Dialyse angewiesen.

Hämodialyse: Die Aufgabe der Nieren, Schadstoffe aus dem Blut zu filtern, wird ersatzweise von einer Maschine („künstliche Niere") übernommen, an die der Patient mehrmals pro Woche angeschlossen wird. Das Blut wird durch einen externen Filter geleitet, gereinigt und wieder in den Körper zurückgeführt.

Behandlungsort. Normalerweise sucht der Patient für die Dauer der Dialyse eine spezielle Dialysestation im Krankenhaus oder ein ambulantes Dialysezentrum auf. Ist ein Patient gesundheitlich stabil, kann die Hämodialyse unter gewissen Voraussetzungen auch zu Hause durchgeführt werden (Heimdialyse → S. 786).

Wirkprinzip. Zunächst wird dem Patienten in einer kleinen Gefäßoperation am Unterarm ein **(Cimino-)Shunt** gelegt, ein Gefäßkurzschluss zwischen Unterarmarterie und -vene. Über diesen Zugang wird das Blut des Patienten in das Dialysegerät geleitet. In der Maschine strömt das Blut an einer Flüssigkeit ***(Dialysat)*** vorbei, die im Wesentlichen aus Wasser, Salzen und eventuell Blutzucker besteht. Blut und Dialysat fließen in entgegengesetzte Richtungen und sind durch eine halbdurchlässige Membran getrennt. Diese Membran arbeitet wie eine Filterstation („Blutwäscher"): Da die Konzentration von Feststoffen im Dialysat anders ist als im Blut, treten Schadstoffe und Wasser aus dem Blut in das Dialysat über – das Blut wird gereinigt und überschüssiges Wasser aus dem Körper entfernt. Gleichzeitig erhält der Patient aus dem Dialysat lebensnotwendige Salze. Nach einiger Zeit wird das gereinigte Blut in den Blutkreislauf des Patienten zurückgepumpt. Damit sich während der Dialyse keine Blutgerinnsel in den Schläuchen bilden, wird die Gerinnung des Bluts mit Medikamenten verhindert.

Komplikationen

- Der Shunt stellt bei mangelnder Hygiene eine Infektionsgefahr (vor allem durch Hautkeime) für den Patienten dar, denn er stellt eine direkte Verbindung zwischen Außenwelt und Blutkreislauf des Körperinneren dar. Möglich sind die Bildung von Abszessen und Blutvergiftung.

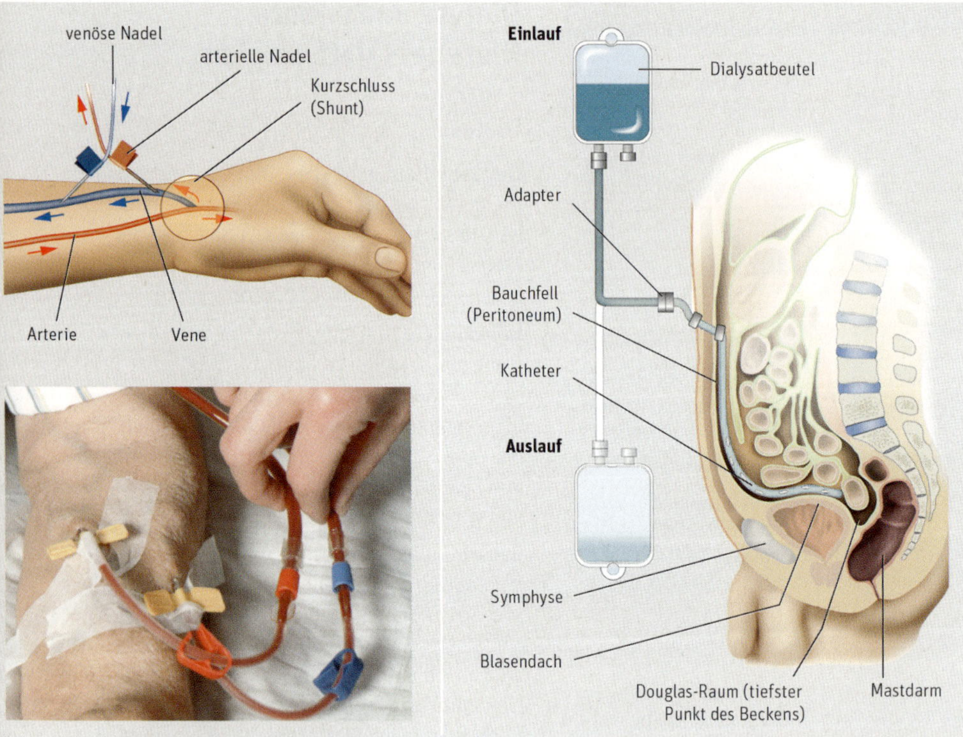

*Links: Prinzip der **Hämodialyse.** Über den stark durchbluteten Kurzschluss **(Cimino-Shunt)** wird kontinuierlich Blut entnommen, durch das Dialysegerät geleitet und über einen zweiten Gefäßzugang dem Körperkreislauf wieder zugeführt.*
*Rechts: Prinzip der **kontinuierlichen ambulanten Peritonealdialyse (CAPD):** Hier abgebildet ist das Einbeutelsystem, bei dem über den gleichen Beutel zuerst die frische Dialyseflüssigkeit in die Bauchhöhle fließt, bevor, nach Absenken unter das Körperniveau, dieser die verbrauchte Dialyseflüssigkeit wieder aufnimmt. Daneben wird auch das Doppelbeutelsystem verwendet.* [GTV 2116]

- Durch den Flüssigkeitsentzug während der Dialyse sinkt der Blutdruck ab. Dadurch leiden manche Patienten unter Kreislaufproblemen.
- In Folge der Blutverdünnung kommt es manchmal an den Einstichstellen zu unstillbaren Blutungen. Umgekehrt kann der Shunt auch durch geronnenes Blut verstopfen.
- Selten treten durch ein zu schnelles Entfernen von Harnstoff aus dem Blut Kopfschmerzen, Übelkeit, Erbrechen, Sehstörungen und Krampfanfälle auf.

Heim-(Hämo-)Dialyse: Blutreinigung außerhalb des Körpers nach dem Prinzip der Hämodialyse, aber an einem speziell eingerichteten häuslichen Behandlungsplatz. Hierfür muss der Patient in einem medizinisch stabilen Zustand sein.

Der große Vorteil für den Patienten liegt darin, dass seine Unabhängigkeit und seine Privatsphäre zu Hause gewahrt bleiben. Da die Heimdialyse nicht alleine durchführbar ist, braucht der Patient einen Partner, der für die Bedienung des Dialysegeräts geschult wurde.

Voraussetzungen. Für eine Heimdialyse benötigt man viel Platz für das Dialysegerät und das zugehörige Material. Manchmal müssen auch einige Umbauten (Wasseranschluss, Klimaanlage) vorgenommen werden. Zur Sicherheit müssen Arzt und Pflegepersonen jederzeit telefonisch erreichbar und in der Nähe sein.

Peritonealdialyse: Blutreinigung ohne Dialysemaschine. Das gut durchblutete Bauchfell dient als Filterstation. Sie wird deshalb auch *Bauchfelldialyse* genannt. Der Patient führt diese zu Hause durch.

Wirkprinzip. Das Dialysat wird aus einem Beutel über einen implantierten Katheter in die Bauchhöhle des Patienten geleitet. Eine blutzuckerhaltige Flüssigkeit im Dialysat entzieht dem Blut Wasser und Schadstoffe, wobei das Bauchfell als Filter zwischen Blut und Dialysat wirkt, ähnlich der halbdurchlässigen Membran bei der Hämodialysemaschine. Während der Filterzeit kann der Patient sich frei bewegen. Darin liegt der Hauptvorteil dieser Dialysemethode. Nach einer gewissen Zeit wird das verbrauchte Dialysat in den externen Beutel abgelassen. Es gibt zwei verschiedene Methoden:

Bei der ***kontinuierlichen ambulanten Peritonealdialyse (CAPD)*** wechselt der Patient vier- bis fünfmal pro Tag das Dialysat (~2 l) in der Bauchhöhle, muss allerdings immer die Flüssigkeit im Bauchraum mit sich herumtragen.

Die ***automatisierte Peritonealdialyse (APD)*** findet überwiegend während der Nacht statt, sodass der Patient dank dieser Methode tagsüber unabhängiger ist. Daher eignet sie sich besonders für Berufstätige. Mit einer automatischen Pumpe, dem Cycler, werden etwa 12–15 l Dialysat in mehreren Durchgängen durch den Bauchraum geleitet und gewechselt.

Komplikationen. Sie drohen vor allem, wenn der implantierte Katheter verunreinigt ist und so Keime in die Bauchhöhle verschleppt werden und auf das Bauchfell übergreifen. Solche Bauchfellentzündungen (→ S. 681) sind lebensbedrohlich, weil sie rasch zur Blutvergiftung führen (→ S. 1053).

Selbsthilfe

Hämodialysepflichtig zu sein bedeutet einen großen Einschnitt in die persönliche Freiheit der Betroffenen. Die Dialyse bedeutet zugleich „Fluch und Segen" für den Patienten: Fluch, da sie etliche Stunden pro Woche in Anspruch nimmt und der Patient seinen Alltag auf die Behandlung abstimmen muss. Segen, da sie lebenserhaltend und -verlängernd ist. Viele Patienten realisieren erst nach und nach, dass die Hämodialyse sie ein Leben lang begleiten wird und ihr Leben von ihr abhängt. Zu Beginn der Therapie sind die Betroffenen froh, dass sie sich viel besser fühlen. Mit der Zeit führt die große Belastung für den Patienten und seine Familie jedoch zu psychischen und sozialen Problemen:

- Sie können nicht mehr frei über ihre Zeit verfügen.
- Die Karriere muss überdacht werden. Eventuell muss auf Teilzeit umgestellt oder die Arbeit ganz aufgegeben werden.
- Trotz Hämodialyse muss eine strenge Diät eingehalten werden, was große Disziplin erfordert.
- Viele Betroffene empfinden die Abhängigkeit von Dialysemaschine, Pflegepersonal und Ärzten als eine Art Entmündigung.
- Da es keine Aussicht auf schnelle Heilung gibt – eine Nierentransplantation bietet den einzigen Ausweg aus der Dialysepflicht –, entwickeln manche Patienten mit der Zeit eine Depression.

Deswegen gibt es für Dialysepatienten professionelle Hilfe zu vielen Problemen, denen sie sich im Alltag stellen müssen (Versicherungs- und Rentenfragen, geeignete Ferienorte, Sport, Ernährung → Infobox S. 787).

Ausweg: Die Transplantation

Nierentransplantation: Ersatz der eigenen, funktionslosen Nieren durch eine Spenderniere. Die eigenen Nieren bleiben normalerweise im Körper und die neue Niere wird in das Becken eingepflanzt. In Deutschland leben rund 20 000 Menschen mit einer Spenderniere und weitere 10 000 stehen auf der Warteliste. Jährlich werden nur 2500 Nieren transplantiert, weshalb die Wartezeit für ein Spenderorgan bei mehreren Jahren liegt. Die 5-Jahres-Überlebensrate liegt für einen Organempfänger bei etwa 90 %, wenn ihm die Niere eines nahen Verwandten transplantiert wird, ansonsten bei etwa 70 %.

Eine funktionierende Spenderniere macht den Empfänger unabhängig von der Dialyse. Er muss auch keine strikte Diät mehr einhalten und kann wieder in das Berufsleben zurückkehren. Die Transplantation birgt jedoch auch zahlreiche Risiken wie Abstoßungsreaktionen und Infektionen. Hinzu kommen schwere Nebenwirkungen wegen der zahlreichen Medikamente, die zur Unterdrückung der Abstoßungsreaktion eingesetzt werden (Immunsuppression → S. 705).

Die Lebensqualität und die Lebenserwartung nach einer Nierentransplantation hängen von vielen Faktoren ab:

- Stammt die transplantierte Niere von einem toten oder einem lebenden Spender?
- Wie verträglich sind die Gewebe von Spender und Empfänger, wie gut passt die Niere zum Patienten?

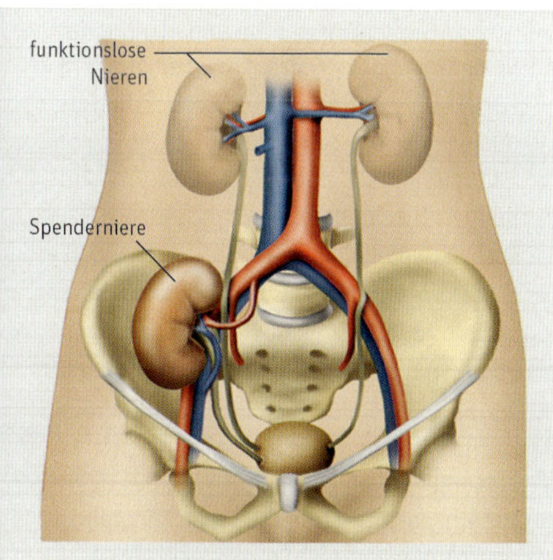

*Lage einer **transplantierten Niere,** die normalerweise auf Höhe der Beckenschaufel eingepflanzt wird. Ihre Gefäße und ihr Harnleiter werden durch entsprechende **Nahtverbindungen** verbunden. Die funktionslos gewordenen Nieren verbleiben im Körper.* [GTV 2118]

- Verträgt der Patient die Medikamente, die die Abstoßung der neuen Niere verhindern sollen?
- Wie lange dauerte die Dialysepflicht des Patienten an, bevor ihm eine Niere transplantiert wurde?
- Wie alt ist der Patient zum Zeitpunkt der Transplantation?

Um wie viele Jahre sich das Leben eines Patienten mit einer transplantierten Niere verlängern lässt, hängt also von vielen Faktoren ab. Den größten Erfolg versprechen Nierenspenden von lebenden nahen Verwandten.

Entschließt sich ein Mensch, einer nahestehenden Person eine Niere zu spenden, ist das oft mit Befürchtungen um die eigene Gesundheit verbunden. Die Risiken für den Spender sind jedoch gering, da er im Vorfeld der Operation sorgfältig untersucht wird. Haben die Ärzte den geringsten Zweifel am Gesundheitszustand und der Motivation des Spenders, wird die Transplantation nicht durchgeführt. Das Risiko, bei der Entnahme einer Niere zu sterben, ist geringer, als bei einem Verkehrsunfall ums Leben zu kommen. In der Regel kann der Spender mit einer gesunden Niere normal weiterleben. Er hat noch die gleiche Lebenserwartung wie vor der Spende, da die Leistung der verbleibenden Niere mehr als ausreicht – auch dann noch, wenn die Nierenfunktion altersbedingt absinkt.

i Aktuell: www.gesundheit-heute.de/21x05

- **www.kfh-dialyse.de** – Website des Kuratoriums für Dialyse und Nierentransplantation, Neu-Isenburg: Viele Informationen zu Nierenversagen, Dialyse und Nierentransplantation.
- **www.dialyse-online.de** – Private Internetseite, betrieben von T. und B. Wörpel, Aachen: Bietet viele Adressen von lokalen Selbsthilfegruppen.
- H. Sperschneider: **Der Dialyse-Ratgeber.** Trias, 2000. Wie Sie sich auf ein verändertes Leben leichter einstellen. Ratgeber mit alltagsnahen Tipps für Betroffene und Angehörige.
- H. Eder: **Bunte Küche für Dialysepatienten.** Kirchheim, 2007. Soll Dialysepatienten die Lust am Essen wieder zurückbringen. Nützlicher Ratgeber für Betroffene und deren Familien.

Nieren-, Harnleiter- und Blasensteine, Nierenkolik

Häufigkeit: ■■■■□

Nierensteine *(Harnsteine, Nephrolithiasis, Urolithiasis):* Auskristallisierte Substanzen, die normalerweise gelöst im Urin vorkommen; behindern als feste Gebilde in den Nieren und den ableitenden Harnwegen den Harnabfluss. Je nachdem, wo sich die Steine befinden, spricht der Arzt von Nierensteinen, ***Nierenbeckensteinen, Harnleitersteinen*** oder ***Blasensteinen.*** Die Steine können mehr als haselnussgroß, aber auch winzig klein sein ***(Harngrieß)*** und verursachen abhängig von ihrer Lage starke bis stärkste wellenförmige Schmerzen. Männer sind doppelt so häufig betroffen wie Frauen, am häufigsten im Alter zwischen 30 und 50 Jahren. Die Mehrzahl der Steine geht spontan mit dem Urin ab, die anderen lassen sich fast immer durch ärztliche Behandlung entfernen.

Nierenkolik: Stärkste wellenförmig bis krampfartige Schmerzen im hinteren seitlichen Unterbauchraum ***(Nierenlager)*** infolge Einklemmung von Nieren- oder Harnleitersteinen, selten auch durch Blutgerinnsel oder abgestorbenes Nierengewebe. Dadurch kann der Urin nicht mehr abfließen.

Leitbeschwerden

- (Äußerst) starke, krampfartige Schmerzen (Koliken) im unteren seitlichen Rückenbereich und/oder im Unterbauch mit Ausstrahlung in Hoden oder Schamlippen
- Übelkeit und Erbrechen
- Blut im Urin.

Wann zum Arzt

Heute noch, wenn Blut im Urin ist.

Sofort den Arzt rufen, wenn Koliken auftreten.

Die Erkrankung

Nieren-, Nierenbecken- und Harnleitersteine (kurz: Nierensteine) können aus ganz verschiedenen Materialien bestehen. Am häufigsten sind ***Kalziumoxalatsteine*** (kalk- und oxalathaltig, ~ 70 %), ***Harnsäuresteine (Uratsteine*** ~ 15 %) und ***Struvitsteine (Magnesium-Ammonium-Phosphat-Steine,*** ~ 10 %). Allen gemeinsam ist der Mechanismus der Steinbildung: Am Anfang steht eine Substanz (Kalzium, Oxalat, Harnsäure), die in hoher Konzentration im Urin vorliegt. Normalerweise sind diese Festsubstanzen im Urin gelöst, so wie Zucker im Tee. Ab einer gewissen Menge wird die Löslichkeit der Substanz jedoch überschritten und sie kristallisiert, wird also fest. An das Kristall lagern sich nun immer mehr gleichartige Moleküle an und der Stein wächst.

Besonders rasch entwickeln sich Nierensteine bei:

- Hohem Eiweißkonsum (Fleisch, Milchprodukte)
- Starkem Kaffee-, Schwarztee- und Alkoholgenuss
- Ungenügender Flüssigkeitszufuhr
- Harnstauung, Harnwegsinfekten

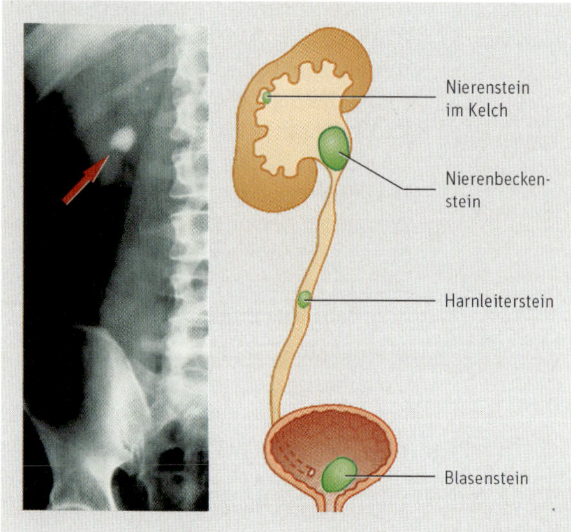

47-jähriger Mann, der mit stärksten rechtsseitigen Unterbauchschmerzen ins Krankenhaus eingeliefert wurde. Der haselnussgroße ***Nierenbeckenstein*** *ist gut im Röntgenbild sichtbar (Pfeil). Der Urin konnte den engen Nierenbeckenausgang nicht überwinden, was zum Harnrückstau führte. In diesem Fall war eine* ***Stoßwellenlithotripsie (ESWL)*** *erforderlich. Die Schemazeichnung rechts zeigt weitere mögliche Lokalisationen von Steinen.* [GTV 2119]

- Blasenentzündungen
- Erhöhter Kalziumkonzentration im Blut.

Nierensteine kommen selten nur ein Mal vor, die Gefahr einer wiederholten (rezidivierenden) Steinbildung ist sehr groß.

Eine Kolik tritt auf, wenn sich ein Nierenstein aus dem Nierenbecken löst und in Richtung Blase wandert. Der Stein bleibt im engen Harnleiter stecken und reizt die Schleimhaut. Die Muskulatur in der Harnleiterwand verkrampft sich und löst so den starken Schmerz aus. Hat sich der Stein bis zur Blase vorgearbeitet, hört der Schmerz schlagartig auf.

Das macht der Arzt

Anhand der charakteristischen Schmerzen der Nierenkolik kann der Arzt meist ohne weitere technische Untersuchung ein Nierensteinleiden diagnostizieren. Per Ultraschall bestimmt er dann die aktuelle Position und Größe der Nierensteine, die ab einer Größe von 0,5 cm im Ultraschall sichtbar sind; oft fertigt er ein Röntgenbild mit oder ohne Kontrastmittel an. Da die meisten Nieren- und Harnleitersteine Kalzium enthalten, erkennt der Arzt sie deutlich als helle Strukturen im Röntgenbild, verkalkte Lymphknoten oder Venen können aber genauso aussehen. Urin- und Blutuntersuchungen geben Aufschluss darüber, ob zusätzlich eine Infektion der ableitenden Harnwege oder eine Nierenschädigung vorliegt. Vor allem bei Patienten, die immer wieder an Nierensteinen leiden, wird nach der Steinentfernung die genaue Zusammensetzung der Steine untersucht. Die Kenntnis der einzelnen Substanzen und die Bestimmung der Kalzium- und Phosphatwerte im Blut erleichtern die Vorbeugung weiterer Rückfälle.

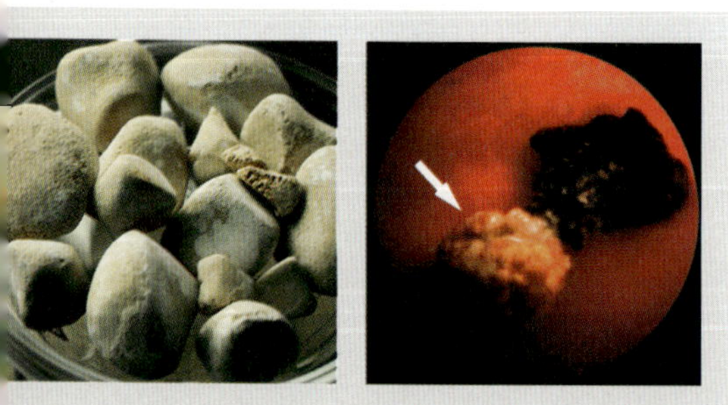

Links: Sieht aus wie eine Schale mit Steinen vom Flussufer – tatsächlich sind es aber ***Blasensteine,*** *die alle von einem Patienten stammen.*
Rechts: Blasenstein, der dem Patienten große Schmerzen bereitete (Pfeil). Als die Ärzte den Stein operativ entfernten, förderten sie zusätzlich einen Granatsplitter aus seiner Blase, der dort offenbar seit über 60 Jahren „schlummerte". [GTV 2120]

Bei Koliken hat die Behandlung der Schmerzen höchste Priorität: Der Arzt verabreicht starke Schmerzmittel, z. B. Opiate (→ S. 1220) wie etwa Pethidin (Dolantin®); gleichzeitig verschreibt er entzündungshemmende Medikamente (z. B. Diclofenac®). Bettruhe ist nicht erforderlich, im Gegenteil: Der Patient soll sich bewegen und so viel wie möglich trinken, um den Steinabgang zu fördern. Die meisten kleineren Nierensteine bis zu 5 mm Größe gehen auf diese Weise spontan ab.

Ist das nicht der Fall, werden sie im Krankenhaus entfernt, wofür verschiedene Methoden zur Verfügung stehen:

- Dominierend mit ~ 90 % der Eingriffe ist die ***extrakorporale Stoßwellenlithotripsie (ESWL).*** Hierbei liegt der Patient auf einem speziellen Behandlungstisch mit einer Aussparung, in der eine Ankopplung des Körpers an die Behandlungseinheit mittels schallleitenden Gels erfolgt. Unter kombinierter Röntgen-Ultraschall-Kontrolle kann der Stein lokalisiert werden. Die Schallwellen werden exakt auf die Körperstelle ausgerichtet, an der sich der Nierenstein befindet, sodass es in mehreren Sitzungen zur Zerkleinerung (Desintegration) des Steins kommt. Die Bruchstücke gehen danach problemlos über den Urin ab.
- Nierensteine über 2 cm Größe, Nierensteine, die das Nierenbecken ausfüllen, und Harnleitersteine müssen, wenn möglich, endoskopisch entfernt werden. Dazu wird das Endoskop über Harnröhre und Harnblase oder alternativ durch einen Schnitt in der Haut zum Stein vorgeschoben. Mit Laser oder Ultraschall zerkleinert der Arzt dann den Stein und entfernt die Bruchstücke mit einer kleinen Schlinge oder Zange aus dem Harnleiter ***(Schlingenextraktion).***

Eine ***medikamentöse Steinentfernung (orale Chemolitholyse)*** gelingt nur bei Harnsäuresteinen mit Kalziumzitrat, z. B. Blemaren, oder Kalium-Natrium-Hydrogencitrat, z. B. Uralyt U in einer langwierigen Therapie über mehrere Monate mit dem Medikament Allopurinol (z. B. Zyloric®), das die Harnsäurebildung im Blut verringert.

Selbsthilfe und Vorsorge

Oft reichen einfache Vorkehrungen, um eine erneute Nierensteinbildung zu verhindern:

- Trinken Sie täglich 2–3 l Flüssigkeit, am besten Wasser, Fruchtsäfte (außer Apfel- und Grapefruitsaft) sowie Kräutertees.
- Sorgen Sie für einen möglichst stark verdünnten (hellen) Urin. Dazu können sie mit einem Urin-Teststreifen (→ S. 777) das spezifische Gewicht (= Konzentration) bestimmen. Es sollte den Wert von 1010 g/l nicht überschreiten.
- Trinken Sie schwarzen Tee und Alkohol nur in Maßen – diese Getränke entziehen dem Körper Wasser (umstritten ist aber der Rat, auch auf Kaffee zu verzichten).
- Reduzieren Sie den Fleischkonsum und meiden Sie Innereien, wenn Sie zu Harnsäuresteinen neigen.
- Meiden Sie Schokolade, Spinat und Rhabarber bei Kalziumoxalatsteinen.

Reichen diese vorbeugenden Maßnahmen nicht aus, gibt es verschiedene Medikamente, die die Neubildung von Nierensteinen erschweren, indem sie den pH-Wert des Urins so ändern, dass die steinbildenden Mineralien gelöst bleiben und nicht auskristallisieren.

i **Aktuell:** www.gesundheit-heute.de/21x06

- **web.mannheim.de/nierenstiftung** – Website der Deutschen Nierenstiftung, Hirschberg: Bietet viele weiterführende Informationen. Unter der Rubrik Infomaterial gibt es zu Nierensteinen eine Broschüre als PDF zum Herunterladen.

Nierenarterienstenose

Häufigkeit:

Nierenarterienstenose ***(Nierenschlagaderverengung):*** Verengung der Nierenarterien, verursacht durch eine Arteriosklerose (80 %, → S. 721) mit oder ohne Thrombose oder eine angeborene Gefäßfehlbildung (20 %, → z.B. S. 732). Alle Störungen führen zu Bluthochdruck und/oder einer Abnahme der Nierenfunktion. Die Leitbeschwerden entsprechen denen anderer Bluthochdruckformen (→ S. 722). Eine Arteriosklerose ist v.a. bei älteren Menschen Ursache der Nierenarterienstenose. Erhöhter Blutdruck bei jüngeren Patienten sollte die Aufmerksamkeit des Arztes auf eine angeborene Fehlbildung der Nierenarterien lenken.

Das macht der Arzt

Wenn die Verengung der Nierenarterien bereits stark fortgeschritten ist, hört der Arzt mit dem Stethoskop ein Strömungsgeräusch in der Gegend des Bauchnabels. Mit dem Farb-Duplex-Ultraschall lassen sich Blutstrom und somit mögliche Gefäßverengungen bildlich darstellen. Um die verengten Nierenarterien zu dehnen, führt der Arzt zuerst eine Röntgenuntersuchung mit Kontrastmittel ***(Nierenarteriografie)*** durch. Unter Röntgenkontrolle schiebt er dann einen Ballonkatheter von der Beinarterie bis in die Nierenarterie, um durch Aufblasen des Ballons die Nierenarterie zu dehnen. Bei Patienten, die schon seit vielen Jahren aufgrund einer Nierenarterienstenose Bluthochdruck haben, wird der Blutdruck meist nur mit Medikamenten (→ S. 724) gesenkt.

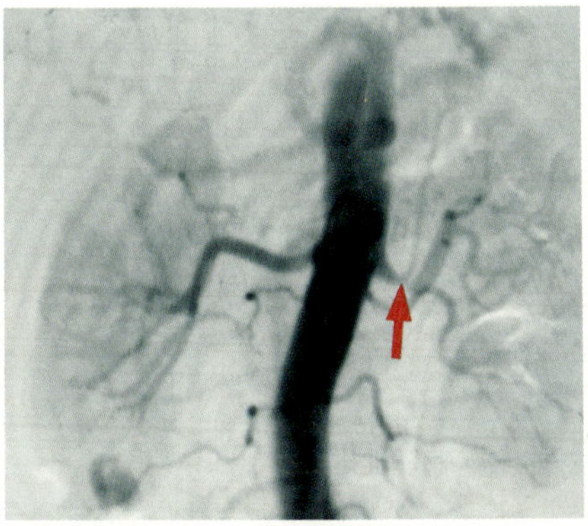

Das Urogramm eines 48-jährigen Mannes, bei dem der Arzt eine ***Nierenarterienstenose*** *feststellte. Während sich die rechte Nierenarterie (im Bild links) normal aufzweigt, vermindert sich der Blutfluss der linken Nierenarterie schon kurz nach dem Abgang von der Bauchschlagader (roter Pfeil).* [GTV 2123]

Nierenkrebs

Häufigkeit:

Nierenkrebs ***(Nierenzellkarzinom, Adenokarzinom der Nieren, Hypernephrom):*** Bösartiger Nierentumor, zunehmend nach dem 50. Lebensjahr auftretend. Männer sind doppelt so häufig betroffen wie Frauen; Rauchen und Gifte wie Kadmium (z.B. in Tabakrauch und Düngemitteln) gelten als Risikofaktor.

Nierenkrebs verursacht lange Zeit keine Beschwerden. Erst spät bemerkt der Patient Blut im Urin (der Tumor ist bereits in die ableitenden Harnwege eingedrungen) und Schmerzen in der Nierengegend. Hat der Tumor zum Zeitpunkt der Diagnose noch keine Metastasen (→ S. 1023) gebildet, ist die Prognose gut und eine Heilung oft möglich (5-Jahres-Überlebensrate 65 %). Ist der Tumor bereits in das Venensystem oder in die Nachbarorgane eingebrochen, ist die Prognose schlecht.

Das macht der Arzt

Nierenkrebs ist mittels Ultraschall oder CT gut zu diagnostizieren. Zuerst wird der Tumor operativ entfernt. Je nach Tumorausbreitung müssen die betroffene Niere, die Nebenniere und die lokalen Lymphknoten entfernt werden.

Nephroblastom

Häufigkeit:

Nephroblastom ***(Wilms-Tumor):*** Bösartiger Tumor der Niere, der im Kleinkindalter auftritt, meist zwischen dem 3. und 4. Lebensjahr. Das Nephroblastom ist einer der häufigeren bösartigen Tumoren im Kindesalter, im Erwachsenenalter tritt er dagegen äußerst selten auf. Kennzeichnend ist eine schmerzlose Vorwölbung der Bauchdecke, durch die der Tumor tastbar ist. Die Heilungschancen sind sehr gut, solange sich noch keine Metastasen gebildet haben. Dann wird eine 5-Jahres-Überlebensrate von über 80 % erreicht.

Nierenverletzungen

Häufigkeit:

Nierenverletzungen: Sie treten besonders nach Einwirken stumpfer Gewalt auf, so bei Unfällen im Straßenverkehr. Kinder und Jugendliche sind besonders gefährdet, da bei ihnen die schützende Fettkapsel um die Nieren noch nicht voll ausgebildet ist.

Der Schweregrad einer Nierenverletzung reicht von einer Prellung bis hin zur völligen Zerstörung der Niere mit Abriss der Gefäße. Muss eine Niere entfernt werden und die andere funktioniert noch einwandfrei, kann der Patient nach der Genesung normal weiterleben.

Leitbeschwerden

- Schmerzen in der Nierengegend
- Blut im Urin (bei 80 % der Betroffenen)
- Schockzeichen (→ S. 191) wie Schwäche und Schwindel bei starker Blutung aus der geschädigten Niere.

Das macht der Arzt

Prellungen müssen nicht operiert, aber sorgfältig überwacht werden. Wenn das Nierengewebe jedoch schwerer geschädigt ist oder die zu- und abführenden Gefäße gerissen sind, wird operiert. Wenn möglich, versucht der Chirurg, die betroffene Niere zu erhalten. Ist das Organ jedoch völlig zerstört (in ~ 15 % der Fälle), muss es entfernt werden.

Nierenfehlbildungen und -fehllagen

Häufigkeit:

Etwa ein Drittel aller angeborenen **Fehlbildungen** betreffen die Urogenitalorgane, also die Nieren, Harnwege und Geschlechtsorgane. Der größte Teil der Fehlbildungen ist ohne medizinische Bedeutung und wird oft zufällig im Erwachsenenalter im Rahmen einer Untersuchung mit Ultraschall, z.B. beim Check-up (→ S. 260), gefunden.

Wachsen während der Embryonalentwicklung beide Nieren an ihrem unteren Ende zusammen, handelt es sich um eine **Hufeisenniere.** Manchmal ist ein Teilbereich der Nieren nicht vollständig ausgebildet. Zwei Drittel der Menschen mit einer Hufeisenniere leben ohne Beschwerden. Allerdings ist die Gefahr

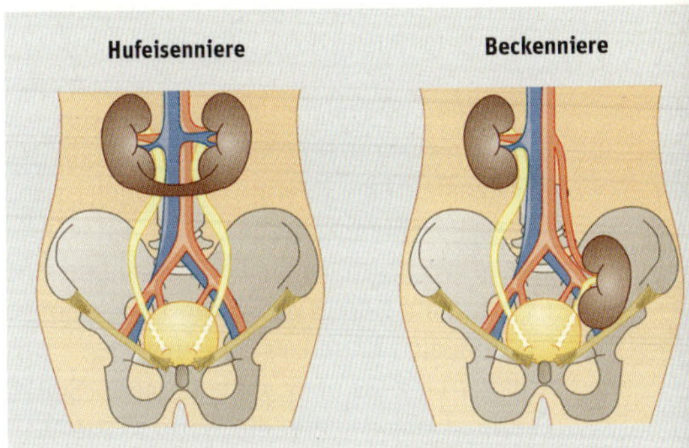

Häufige Fehlbildungen der Niere sind die ***Hufeisenniere*** *und die* ***Beckenniere.*** [GTV 2125]

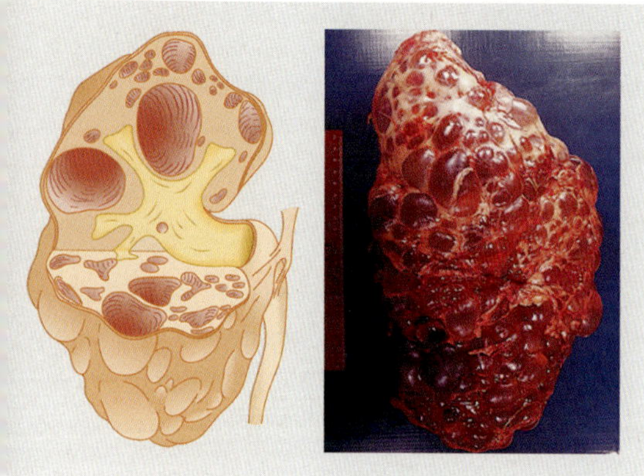

Zystennieren haben große Hohlräume im Inneren, die auch an der Nierenoberfläche in Form zahlreicher Zysten auffallen. Die Erkrankung ist derzeit nicht heilbar. [GTV 2126]

für Nierensteine (→ S. 787) und Blasenentzündungen (→ S. 792) deutlich erhöht. Eine operative Behandlung dieser relativ häufigen Nierenfehlbildung ist nur selten notwendig.

Bei der **Beckenniere** handelt es sich um eine Nierenfehllage, denn eine Niere ist ins Becken abgesenkt. Sie kann zu einer Behinderung des Harnflusses führen.

Die **einseitig fehlende Niere** ***(unilaterale Nierenagenesie)*** ist eine seltene Fehlbildung, bei der nur eine Niere angelegt ist. Funktioniert diese meist vergrößerte Niere, kann der Patient damit sehr gut leben.

Zystennieren sind dagegen je nach Ausprägung manchmal eine folgenschwere und auch häufig vorkommende, genetisch bedingte Fehlbildung, bei der die Nieren mit Zysten übersät sind. Zysten sind unterschiedlich große Hohlräume, die mit Flüssigkeit gefüllt sind (→ S. 1273). Die Krankheit macht sich erst zwischen dem 30. und 50. Lebensjahr bemerkbar. Leitbeschwerden sind Blut im Urin (Hämaturie), häufige Blasenentzündungen (→ S. 792) und Nierensteine (→ S. 787). Nach einigen Jahren ist die Dialyse (→ S. 785) unumgänglich, denn bisher ist eine Behandlung nicht möglich.

Von den Zystennieren abzugrenzen sind die noch häufigeren **Nierenzysten:** Während die Zystenniere eine vererbte Fehlbildung ist und das ganze Nierengewebe betrifft, entwickeln sich Nierenzysten im höheren Alter und sind vielfach nur einzeln vorhanden. Unbekannt ist, warum sich Nierenzysten entwickeln – fast immer sind sie aber völlig harmlos. Selten verbirgt sich dahinter ein zystisch umgewandelter Nierenkrebs (→ S. 789). Im Zweifelsfall und bei Beschwerden können die Zysten operativ entfernt werden.

Erkrankungen der Harnblase und der Harnröhre

Vesikorenaler Reflux

Häufigkeit: ■■■□□

Vesikorenaler Reflux *(VRR, vesikoureteraler Reflux = VUR, Uretero-Ostiuminsuffizienz):* Rückfluss von Urin in die Harnleiter, zum Teil auch bis in das Nierenbecken. Ursache ist das Versagen des Ventilmechanismus zwischen einem oder beiden Harnleitern und der Harnblase, wobei dieser Defekt meist angeboren ist. Eine nicht normal ausgebildete Harnleitermündung in die Harnblase ist die häufigste Fehlbildung der ableitenden Harnwege (→ S. 789) und tritt etwa bei 1 von 200 Neugeborenen auf. Mädchen sind viermal häufiger betroffen als Jungen. Beschwerden entstehen vorrangig durch ständige Blasenentzündungen. Da ein geringgradiger vesikorenaler Reflux bei Kindern häufig von selbst ausheilt, wird im günstigen Fall eine operative Korrektur aufgeschoben. Häufig wird bakteriellen Infektionen mit Antibiotika (→ S. 1051) vorgebeugt.

Leitbeschwerden

Bei Säuglingen und Kleinkindern:

- Schlechtes Gedeihen mit Untergewicht und Blässe
- Fieber
- Wiedereinnässen
- Erbrechen, Durchfall, Bauchschmerzen.

Bei größeren Kindern und Erwachsenen:

- Brennen beim Wasserlassen, Harndrang
- Übelriechender Urin
- Schmerzen in der Nierengegend
- Flankenschmerz, besonders bei voller Blase oder während des Wasserlassens
- Gelegentlich auch Wasserlassen in zwei Etappen, oft mit krampfhaften Schmerzen (zweizeitige Miktion).

Wann zum Arzt

In den nächsten Tagen bei den genannten Beschwerden ohne Fieber.

Heute noch bei Flankenschmerzen oder Fieber.

Die Erkrankung

Die Mündungsstellen der beiden Harnleiter in die Harnblase sind so geformt, dass ein Ventil entsteht, durch das der in den Nieren produzierte Urin problemlos in die Harnblase abfließt und daran gehindert wird, wieder in die Harnleiter zurückzufließen. Das Ventil funktioniert dadurch, dass jeder Harnleiter wie ein Tunnel längs innerhalb der Harnblasenwand verläuft. Bei einer Fehlentwicklung mit kurzem senkrechtem Verlauf der Harnleiter durch die Blasenwand ist die Ventilfunktion unzureichend.

Aber nicht nur Fehlbildungen, auch eine starke Druckerhöhung in der Blase führt zum vesikorenalen Reflux. Mögliche Ursachen sind neurologische Störungen der Blasenentleerung oder ein Abflusshindernis in der Harnröhre durch Harnröhrenklappen (→ S. 791) oder Harnröhrenverengungen (→ S. 791), wodurch es zum Stau des Urins in der Blase kommt. Auch eine chronische Blasenentzündung (→ S. 793) kann den Ventilmechanismus beeinträchtigen.

Da beim Reflux das regelmäßige Ausspülen der Harnwege mit dem Urinfluss beeinträchtigt ist und Urin im Harnleiter zwischen Blase und Niere „pendelt", haben Bakterien ideale Voraussetzungen, um Blasenentzündungen (→ S. 792) zu verursachen. Führen diese zu wiederholten Nierenbeckenentzündungen (→ S. 779), werden die Nieren stark geschädigt.

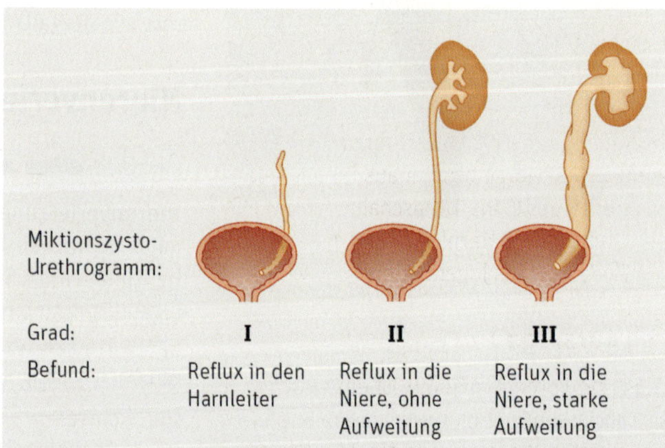

Schematische Darstellung eines leichten (Grad I, nur in den Harnleiter reichend), eines mittelschweren (Grad II, in das Nierenbecken reichend) und eines schweren Refluxes (Grad III, starke Aufweitung von Nierenbecken und Harnleiter, fortschreitende Nierenzerstörung). [GTV 2127]

Langfristig kann die Nierenfunktion so massiv beeinträchtigt werden, dass die Dialyse (→ S. 785) unumgänglich ist. Zudem droht eine überschießende Freisetzung der blutdrucksteigernden Hormone Renin und Angiotensin und dadurch ein unbeherrschbarer Bluthochdruck (→ S. 722).

Ohne Ausweitung der Harnleiter heilt ein vesikorenaler Reflux bei Kindern im Verlauf des Körperwachstums bis zum 10. Lebensjahr häufig spontan aus. Sind die Harnwege oder die Harnleitermündung erweitert, ist die selbstständige Ausheilung nur noch in 30 % der Fälle zu beobachten.

Das macht der Arzt

Der Verdacht auf einen vesikorenalen Reflux erhärtet sich meist bei der Untersuchung mit Ultraschall, die bei der Blasenentzündung im Kindesalter angezeigt ist. Zum Nachweis des Reflux und der Bestimmung des Schweregrads dient das Miktionszysto-Urethrogramm (→ S. 779). Abschließend erfolgt eine Harnblasenspiegelung (→ S. 779) zur Beurteilung von Form, Größe und Lage der Harnleitermündungen und zur Festlegung der weiteren Therapie.

Besteht ein nur mäßiger Reflux, sodass der Urin nicht bis in die Niere zurückstaut, empfiehlt der Arzt zur Vorbeugung von Blasenentzündungen die dauerhafte Einnahme eines niedrig dosierten Antibiotikums. Vierteljährlich wird mit einem Urintest überprüft, ob sich neue Bakterien angesiedelt haben (darüber hinaus immer dann, wenn Beschwerden einer Blasenentzündung auftreten). Entwickelt sich trotz der Antibiotikatherapie immer wieder eine Blasenentzündung, wird operiert.

Bei einem höhergradigen Reflux mit völlig unzureichendem Ventilmechanismus der Harnleitermündung wird sofort operiert. Dabei wird der Harnleiter an seinem unteren Ende von der Blase abgetrennt und mit einem verbesserten Verschlussmechanismus wieder in die Blase „eingepflanzt" *(antirefluxive Harnleiter-Neuimplantation)*. Die Erfolgsrate liegt bei 95 %. Bis der Reflux vollständig ausgeheilt ist, wird das betroffene Kind vorsorglich mit einem niedrig dosierten Antibiotikum behandelt, um Infektionen vorzubeugen. Die weitere Nachsorge besteht aus regelmäßigen Kontrollen des Urins, Ultraschalluntersuchung von Nieren und Harnleitern und Blutdruckkontrollen bis ins Jugendalter.

Vorsorge

Beim vesikorenalen Reflux ist ein zweifaches Wasserlassen kurz hintereinander ratsam, da beim ersten Wasserlassen ein Teil des Urins beim Anspannen des Blasenmuskels in Richtung Niere zurückfließt. Um sich dieser Restmenge – zumindest zum großen Teil – zu entledigen, wird eine Minute später nochmals wassergelassen. Das beugt Blasenentzündungen vor.

Für Geschwister betroffener Kinder wird eine Ultraschalluntersuchung der Nieren und ableitenden Harnwegen empfohlen, da ~ 30 % ebenfalls einen Reflux aufweisen.

Spaltblase

Häufigkeit:

Spaltblase ***(Blasenekstrophie):*** Mangelhafter Verschluss der Bauchdecke unterhalb des Nabels sowie der Vorderwand von Harnblase und Harnröhre während der embryonalen Entwicklung. Sie wird per Ultraschall bereits während der Schwangerschaft erkannt.

Die erste Operation wird innerhalb der ersten 24–72 Lebensstunden durchgeführt, um die Blase zu verschließen. Damit das Kind später trocken werden kann, ist nach 2–5 Jahren mindestens eine weitere Operation notwendig, um Harnblase, Harnröhre und Harnleitermündungen zu rekonstruieren. Falls dies nicht möglich ist, werden die Harnleiter alternativ in den Darm eingepflanzt: So wird beim Betroffenen der After als kontrollierbares Kontinenzorgan genutzt. Hier droht seltener eine Harninkontinenz (→ S. 796) als in den Fällen, in denen die Harnblase rekonstruiert wurde, doch treten insgesamt häufiger Komplikationen auf. Im Einzelfall sind also Vor- und Nachteile der Operationsmethoden gut abzuwägen.

Harnröhrenklappen

Häufigkeit:

Harnröhrenklappen ***(Urethralklappen):*** Angeborene Schleimhautfalten im oberen Anteil der Harnröhre, die den Harnabfluss aus der Harnblase behindern. Sie treten ausschließlich bei Jungen auf. Die Anzeichen sind oft uncharakteristisch (abgeschwächter Harnstrahl, Nachtröpfeln, Einnässen, Erbrechen, Bauchschmerzen, Gedeihstörung, Minderwuchs), sodass die Diagnose oft erst spät gestellt wird. Hingegen wird bei ausgeprägten Formen mit Rückstau des Urins bis in die Nieren dies bereits im Rahmen der vorgeburtlichen Ultraschalluntersuchungen (→ S. 362) festgestellt, und unmittelbar nach der Geburt des Kindes wird mit der Therapie begonnen.

Die operative Entfernung der Harnröhrenklappen ist immer erforderlich, um weitere Schädigungen der Nieren zu verhindern. Bei ausgeprägten Formen sollte der Eingriff möglichst innerhalb des 4.–6. Lebensmonats erfolgen.

Je stärker sich der Harn staut, umso mehr werden Nieren und ableitende Harnwege durch Ausweitung des Gewebes und aufsteigende Bakterien geschädigt. Wird die Diagnose erst spät gestellt, haben ~ 40 % der Patienten bereits bleibende Schäden am Harntrakt. Höher ist die Wahrscheinlichkeit, dass bereits eine Nierenfunktionsstörung besteht (chronisches Nierenversagen → S. 783). Liegt die Nierenfunktion zum Zeitpunkt der Diagnose unter 30 %, kommt es meist nach 5–10 Jahren zum endgültigen Nierenversagen.

Harnröhrenverengung und -striktur

Häufigkeit:

Harnröhrenverengung ***(Harnröhrenenge, Urethrastenose):*** Angeborene Verengung der Harnröhre; tritt bei Mädchen vor allem im unteren Harnröhrendrittel auf ***(Meatusstenose)***, bei Jungen meist in den oberen Abschnitten der Harnröhre. Eine erworbene Verengung der Harnröhre durch Entzündung oder Verletzung wird als **Harnröhrenstriktur** bezeichnet. Die Anzeichen sind uncharakteristisch: häufiger Handrang, Brennen beim Wasserlassen, abgeschwächter Harnstrahl, Einnässen.

Ist die Blasenentleerung deutlich gestört, wird endoskopisch operiert: Dazu kerbt der Arzt mit einem winzigen Messer die Harnröhrenschleimhaut ein. Danach legt er für 1–2 Tage einen Katheter in die Harnröhre, um den aufgeweiteten Zustand zu erhalten. Problematisch sind nach der Operation sich bildende Narben, die – je nach vorherigem Grad der Enge und Anzahl der Operationen – bei 30–60 % der Betroffenen eine erneute Verengung begünstigen. Um dies zu verhindern, wird oft nach der Operation vorsorglich die Harnröhre in regelmäßigen Abständen „bougiert", d. h., sie wird durch einen Katheter oder einen Metallstift (Bougie) aufgeweitet.

Bei einer sehr ausgeprägten Harnröhrenverengung ist oft eine aufwendigere Operation notwendig, bei der die Harnröhre freigelegt und manchmal der Gewebedefekt zusätzlich mit z. B. körpereigenen Hautlappen bedeckt wird.

Harnblasen- und Harnröhrenverletzungen

Häufigkeit:

Harnblasen- und Harnröhrenverletzungen: Kommen fast nur im Rahmen von Mehrfachverletzungen (z. B. bei Verkehrsunfällen) vor, oft kombiniert mit einem Beckenbruch. Ausnahmen sind Harnröhrenverletzungen nach einem Sturz aus größerer Höhe oder Verletzungen von Harnröhre und Harnblase infolge operativer Eingriffe. Eine Verletzung der weiblichen Harnröhre ist sehr selten. Das Ausmaß der Verletzungen reicht von kleinen Einrissen in Harnblase oder Harnröhre über größere Blasenverletzungen bis hin zum vollständigen Abriss der Harnröhre.

Leitbeschwerden

- Blutung aus der Harnröhre
- Blutiger Urin
- Bauchschmerzen
- Schmerzen beim Wasserlassen
- Harnverhalt (spontanes Wasserlassen ist nicht mehr möglich).

Das macht der Arzt

Harnröhrenverletzungen. Bei Verdacht auf eine Verletzung der Harnröhre wird zunächst Kontrastmittel in die äußere Harnröhrenöffnung gespritzt und ein Röntgenbild angefertigt (Urethrozystogramm → S. 779), um anschließend einen Blasenkatheter zu legen. Diese Reihenfolge ist sehr wichtig, denn wenn der Arzt das Ausmaß der Verletzung noch nicht kennt und/oder der Katheter unachtsam gelegt wird, droht aus einem Einriss der Harnröhre ein kompletter Abriss zu werden.

Wenn das Urethro-Cystogramm ergibt, dass die Harnröhre intakt oder nur wenig eingerissen ist, legt der Arzt nun vorsichtig einen Katheter über die Harnröhre in die Blase. Ist sie hingegen stärker eingerissen, wird ein suprapubischer Blasenkatheter (→ S. 456) durch die Bauchdecke gelegt, um den Urin zur Entlastung der Harnröhre nach außen abzuleiten. Sehr häufig heilt die Verletzung so ohne weitere operative Maßnahmen ab. Handelt es sich um einen Harnröhrenabriss, wird für 3–4 Monate ebenfalls ein suprapubischer Blasenkatheter gelegt. Nachdem die Wunde verheilt ist, wird operiert, ansonsten drohen Harnröhrenverengungen (→ S. 791).

Blasenverletzungen. Einrisse der Harnblase werden möglichst bald operativ verschlossen. Bis zur Heilung ist ein Dauerkatheter zur Ableitung des Urins (→ S. 456) notwendig.

Harnröhrenentzündung

Häufigkeit:

Harnröhrenentzündung ***(Urethritis):*** Entzündung der Harnröhrenschleimhaut. Die Erreger, meist Bakterien, geraten manchmal vom Enddarm in die Harnröhre. Sie können aber auch von außerhalb des Körpers stammen. Meistens werden sie beim Geschlechtsverkehr übertragen, nur selten über Handtücher oder in Schwimmbädern und Whirlpools.

Bei Frauen werden Harnröhrenentzündungen häufig durch mechanische Reize ausgelöst (z. B. bei wiederholtem Geschlechtsverkehr, ähnlich der Honeymoon-Zystitis → S. 793). Auch der Abgang von Harngrieß – kleinen Harnsteinchen – über die Harnröhre kann eine Entzündung auslösen. Häufig sind bei Frauen gleichzeitig die Geschlechtsorgane oder die Blase entzündet. Dies ist beim Mann selten. Rechtzeitig behandelt, klingt die Harnröhrenentzündung rasch ab.

Beim Mann sind die Beschwerden meist ausgeprägter als bei der Frau; sie können auch chronisch werden. Bei einer ***chronischen Harnröhrenentzündung*** droht eine Harnröhrenverengung; sie kann aber umgekehrt auch durch sie ausgelöst werden.

Leitbeschwerden

- Brennen und Jucken in der Harnröhre
- Schmerzen und Brennen beim (meist gehäuften) Wasserlassen
- Bei Männern meist deutlicher Ausfluss, morgens am stärksten.

Wann zum Arzt

Heute noch, wenn es zu eitrigem Ausfluss aus der Harnröhre kommt.

Die Erkrankung

Oft wird die Harnröhrenentzündung durch sexuell übertragbare Erreger wie Neisseria gonorrhoeae (Gonokokken → S. 874), Chlamydien (→ S. 873), Trichomonaden (→ S. 872) oder Mykoplasmen (→ S. 825) ausgelöst. Die Entzündung führt zu Jucken und Brennen beim Wasserlassen und es kommt zum Ausfluss aus der Harnröhre.

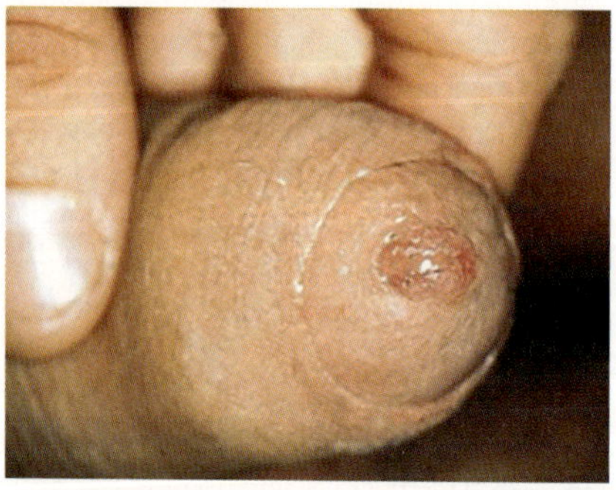

Befund einer unspezifischen Harnröhrenentzündung bei einem 31-jährigen Mann. [WKY 2129]

Das macht der Arzt

Der Ausfluss aus der Harnröhre liefert dem Arzt erste Hinweise auf den möglichen Krankheitserreger. Um eine sichere Diagnose zu stellen, muss mit einem Tupfer ein Harnröhrenabstrich vorgenommen und im mikrobiologischen Labor untersucht werden. Dieser Abstrich ist für Männer unangenehmer als für Frauen und dient dazu, die Erreger zu identifizieren. Die Behandlung erfolgt mit einem entsprechenden Antibiotikum. Auch wenn der Partner oder die Partnerin keine Beschwerden hat, wird er oder sie bei sexuell übertragbaren Erregern mitbehandelt. Auch eine separate Untersuchung des Partners ist empfehlenswert, um zusätzliche Infektionen mit weiteren Bakterien oder Pilzen auszuschließen, da Mischinfektionen mit verschiedenen Erregern nicht selten sind.

Blasenentzündung

Häufigkeit:

Blasenentzündung ***(Zystitis, Blasenkatarrh, untere Harnwegsinfektion,*** etwas verallgemeinernd auch **Harnwegsinfektion,** ***HWI):*** Meist bakterielle Entzündung der Blasenschleimhaut, häufig auch der Harnröhre und des Nierenbeckens, daher der verallgemeinernde Begriff „Harnwegsinfekt". Die Blasenentzündung ist vor allem bei Mädchen und Frauen eine der häufigsten bakteriellen Infektionen. Die Wahrscheinlichkeit einer Erkrankung steigt mit zunehmendem Alter. Männer und Frauen über 60 Jahre sind mit dem hohen Erkrankungsrisiko von 20 % gleich stark betroffen. Bedrohlich wird die Blasenentzündung, wenn sie immer wieder auftritt (chronisch-rezidivierende Blasenentzündung → Die Erkrankung).

Leitbeschwerden

- Schmerzen, Brennen beim Wasserlassen
- Häufigeres Wasserlassen, auch nachts
- Manchmal zusätzlich Blut im Urin
- Krampfartige Schmerzen oberhalb des Schambeins.

Bei Kleinkindern:

- Wiedereinnässen, nachdem sie bereits trocken waren
- Erbrechen, Durchfall.

Fieber, Flankenschmerz und ein stärkeres Krankheitsgefühl weisen auf die Mitbeteiligung der oberen Harnwege hin (Nierenbeckenentzündung → S. 779).

Wann zum Arzt

Am nächsten Tag, wenn viel Trinken und Wärme keine Besserung bringen.

Heute noch, wenn zusätzlich Fieber oder Flankenschmerzen bestehen.

Die Erkrankung

Krankheitsentstehung. Die verursachenden Keime besiedeln von Natur aus den Darm. So ist das Bakterium ***Escherichia coli,*** das natürlicherweise im Dickdarm eines jeden Menschen zu Milliarden vorhanden ist, in ~ 70 % der Fälle Auslöser einer Blasenentzündung. Vor allem bei Frauen dringt es wegen der relativ kurzen Harnröhre und der engen Nachbarschaft zu Scheide und Darm leicht in die empfindliche Blase ein. Das wird durch Geschlechtsverkehr noch begünstigt. Schrumpft nach den Wechseljahren durch den Östrogenmangel das Gewebepolster um die Harnröhre, wird die Barriere für die Krankheitserreger noch geringer.

Auch ein Dauerkatheter (→ S. 456) verschafft den Bakterien ein permanentes Eintrittstor in die Blase, da zwischen Harnröhrenwand und Katheter oft eine Art „schleimiger Film" entsteht. Bei Kindern dagegen sind Fehlbildungen der Harnröhre wie Harnröhrenklappen (→ S. 791) oft die eigentliche Ursache von Blasenentzündungen. Manchmal verursachen Nierensteine zwar keine Abflussbehinderung, an ihnen setzen sich aber Bakterien fest, die immer wieder ausgeschwemmt werden und zu wiederkehrenden Blasenentzündungen (→ S. 792) führen. Seltene Ursachen der Blasenentzündung sind die Bestrahlung oder die Chemotherapie bei Krebspatienten.

Eine Sonderform der Blasenentzündung ist die **Honeymoon-Zystitis.** Durch den Geschlechtsverkehr kommt es zu einer Übertragung von E.-coli-Bakterien. Zusätzlich wird die Harnröhrenmündung mechanisch gereizt. Dadurch haben die normal vorkommenden Keime wie Kolibakterien Gelegenheit, die Harnröhre und die Blase zu infizieren. Die (kurzzeitige) Therapie mit einem Antibiotikum entspricht der bei der „normalen" Blasenentzündung.

Abgrenzung zu anderen Blasenerkrankungen. Nicht selten ist die **asymptomatische Bakteriurie,** die bei Patienten mit Blasendauerkatheter, aber auch bei 5 % der gesunden Frauen vorkommt: Hier entdeckt der Arzt auf dem Urin-Teststäbchen Bakterien, die aber keinerlei Beschwerden verursachen. Ist der Allgemeinzustand des Patienten gut, besteht keine Notwendigkeit zur (Antibiotika-)Therapie. Nur in der Schwangerschaft sollte auch eine asymptomatische Bakteriurie behandelt werden.

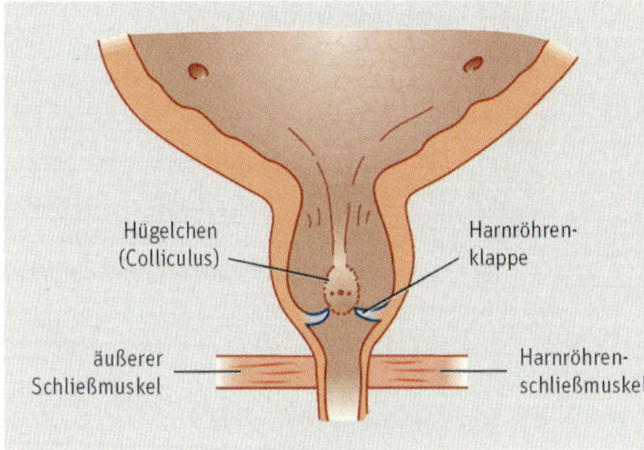

Sehen aus wie Widerhaken und beeinträchtigen dementsprechend den Urinfluss: ***Harnröhrenklappen,*** *die ausschließlich bei Jungen auftreten.* [GTV 2128]

Häufig ist auch das Gegenteil der Fall: Die Reizblase (→ S. 796), eine „irritierte" Blase, und die interstitielle Zystitis (→ S. 795) sind beides Erkrankungen, die dieselben Beschwerden wie bei einer Blasenentzündung verursachen – dennoch sind weder Blase noch Harnwege mit Keimen besiedelt.

Selten sind schließlich auch (chronische) Blasenentzündungen aufgrund von Chemotherapie oder als Spätfolge von Bestrahlungen ***(strahleninduzierte Zystitis,*** in diesem Buch nicht behandelt).

Bei diesen ausgeprägten Entzündungen ist der Übergang in eine ***Schrumpfblase*** mit faserig-bindegewebigem Umbau der Harnblasenmuskulatur und -wand möglich. Hier wird die Blasenwand immer starrer und die Blase kann kaum noch vollständig entleert werden. Die Therapie ist hier sehr schwierig.

Verlauf und Komplikationen. Unbehandelt kann sich jede Blasenentzündung zur Nierenbeckenentzündung (→ S. 779) ausweiten. Besonders droht dies bei einem Hindernis in den Harnwegen **(komplizierte Harnwegsinfektion, *obstruktive Harnwegsinfektion),*** z. B. durch Harnleitersteine (→ S. 787), Prostatavergößerung (→ S. 807) oder Tumoren.

Häufig und zugleich sehr belastend für die Betroffenen ist die Entwicklung einer **chronisch-rezidivierenden Blasenentzündung,** bei der sich die Blasenentzündungen alle paar Wochen oder Monate einstellen. Dazwischen gibt es immer wieder weitgehend beschwerdefreie Perioden. Die Therapie eines Rückfalls unterscheidet sich nicht von der einer akuten Blasenentzündung, oft empfiehlt der Arzt aber die Dauervorsorge mit einem Antibiotikum wie z. B. Nitrofurantoin (Uro-Tablinen®, 1–2 Tabletten täglich) oder Sulfamethoxazol/Trimethoprim (Cotrim®, 1 Tablette täglich). Dabei wird mindestens eine Tablette abends eingenommen, um den Wirkstoff über Nacht im Urin anzureichern. Auch die Entwicklung einer **chronischen Blasenentzündung** ist möglich, die dann schwächere Beschwerden verursacht, die aber nicht mehr verschwinden und nur schwer zu unterscheiden sind von einer Reizblase (Therapie → S. 796).

Selten verbirgt sich hinter chronischen Harnwegsentzündungen auch eine Tuberkulose (→ S. 607).

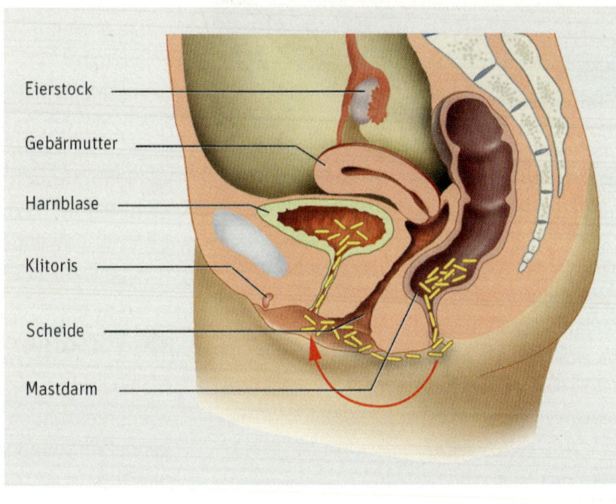

Ausbreitungswege der Bakterien bei der Blasenentzündung: Darmkeime (im Bild als gelbe Stäbchen angedeutet) wandern über den Damm in Richtung Harnröhre. [GTV 2130]

Das macht der Arzt

Die Blasenentzündung zeigt typische Beschwerden. Bei der Untersuchung identifiziert der Arzt einen deutlichen Druckschmerz oberhalb des Schambeins und bei Beteiligung der Nieren auch einen Klopfschmerz in der Nierengegend ***(Nierenlagerklopfschmerz).*** Ergänzt wird die Diagnose durch Urin-Teststreifen (→ S. 777), mit denen weiße und rote Blutkörperchen sowie Nitrit (→ S. 777) im Urin nachgewiesen werden. Da Teststreifen oft kein eindeutiges Ergebnis liefern und um Urinbestandteile wie z. B. Harnsäurekristalle (Urate) oder Blutkörperchen zu erkennen, wird anschließend ein Urinsediment (→ S. 777) durchgeführt. Wenn bei einer Blasenentzündung Blutbeimengungen im Urin auftreten ***(hämorrhagische Zystitis),*** ist das Ergebnis des Teststreifens ebenfalls verfälscht.

Durch Bakterien verursachte Infektionen werden mit Antibiotika behandelt. Vor Therapiebeginn wird eine Urinkultur (→ S. 777) angelegt, um die Bakterien zu identifizieren und das entsprechende Antibiotikum zu wählen (Antibiogramm → S. 1051). Da dies mehrere Tage dauert, verordnet der Arzt zuerst ein Breitspektrum-Antibiotikum, das die wahrscheinlichsten Bakterien (meist Escherichia coli) bekämpft. Nach Vorliegen des Antibiogramms wechselt er gegebenenfalls das Medikament. Bleiben die Beschwerden trotzdem bestehen oder weist die Kontrolle des Urins weiter auf eine Blasenentzündung hin, sind vermutlich die Nieren beteiligt oder es liegt eine Behinderung des Harnabflusses vor. Dies weist der Arzt per Ultraschall nach und prüft auch, wie gut sich die Blase entleert (Restharnbestimmung → S. 778).

Bei Blut im Urin wird der Arzt eine Blasenspiegelung (→ S. 779) vorschlagen, um die Ursache zu klären (→ Tab. S. 103, Hämaturie). Diese wird aber erst nach Abklingen der Beschwerden durchgeführt.

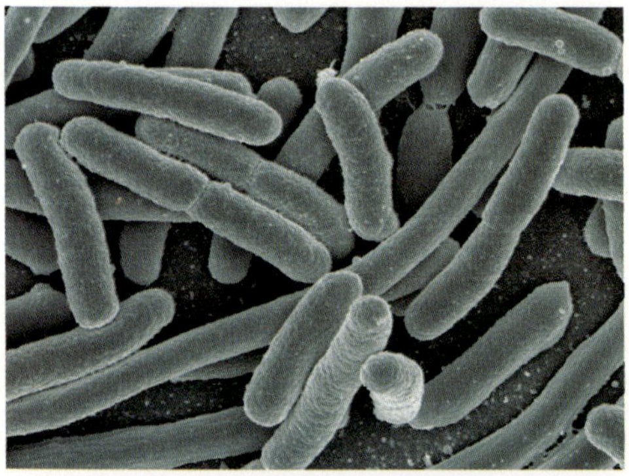

Mit hochwirksamen Antibiotika lassen sich Krankheitserreger wie z. B. das abgebildete Bakterium ***Escherichia coli*** *zumeist vernichten. Problematisch ist jedoch, dass diese Keime im Körper zwar Krankheiten auslösen, aber gleichzeitig als Bestandteil der normalen Darmflora eine wichtige Rolle für den Körper spielen. Werden sie nun durch Antibiotika mit vernichtet, so breiten sich unerwünschte Keime aus und eine Fehlbesiedlung durch z. B. Pilze (→ Kasten S. 868) kann die Folge sein, was weitere Entzündungen und Infektionen nach sich ziehen kann.* [NIA 2131]

(!) Da ***Schwangere*** immer erweiterte Harnwege haben und besonders zu Blasenentzündungen neigen (die nicht selten Auslöser einer Frühgeburt sind → S. 388), wird bei ihnen der Urin regelmäßig auf Zeichen einer Infektion kontrolliert. Besonders sorgfältig müssen auch ***Diabetiker*** betreut werden, denn sie sind für alle bakteriellen Infektionen anfälliger.

Selbsthilfe

- Trinken Sie sofort bei Beginn der Beschwerden regelmäßig und viel (3–4 l pro Tag), das schwemmt die Erreger aus. Geeignet sind Wasser, verdünnte Säfte oder ungesüßte Kräutertees.
- Vermeiden Sie Alkohol, Kaffee, schwarzen Tee.
- Spezielle Blasentees (aus der Apotheke) – meist mit Bärentrauben, Brennnessel, Goldrute, Schachtelhalm oder Birke – wirken harntreibend und leicht desinfizierend. 3–4 Tassen Blasentee pro Tag reichen aus.
- Entleeren Sie die Blase regelmäßig und vollständig. Gehen Sie aber nicht ständig auf die Toilette – bei manchen Menschen entwickelt sich sonst ein Automatismus, schon bei leichter Blasenfüllung einen starken Harndrang zu verspüren.
- Wärme wirkt schmerz- und krampflindernd: Legen Sie Wärmeflaschen, Kirschkernsäckchen oder Heublumenauflagen (Apotheke) auf Unterbauch und Rücken oder setzen Sie sich darauf. Decken Sie sich dann mit einer Wolldecke zu, damit die Wärme länger hält.
- Hilfreich kann auch ein warmes Voll- oder Sitzbad mit Kamille (Kamillosan ®) sein.

Warnhinweis: Blasentees mit Bärentraubenblättern maximal fünfmal im Jahr für je 1 Woche anwenden, da Abbauprodukte des Tees Leberschäden verursachen können.

Vorsorge

Insbesondere Frauen leiden unter häufig wiederkehrenden Blasenentzündungen. Folgende Vorbeugungsmaßnahmen haben sich bewährt:

- Wischen Sie nach dem Toilettengang und bei der äußeren Reinigung des Intimbereichs stets von vorn nach hinten (Richtung After) – so vermeiden sie eine Verschleppung der Kolibakterien aus der Analregion in die Harnröhre.
- Halten Sie Unterleib und Füße warm – Auskühlung schwächt das Immunsystem und bereits vorhandene Erreger vermehren sich schneller.
- Bevorzugen Sie Wäsche aus luftdurchlässiger Baumwolle, die Schweiß und Feuchtigkeit ableitet. Synthetikstoffe und zu enge Kleidung fördern die Bildung eines feuchten Milieus, in dem sich Bakterien rasch vermehren.
- Verwenden Sie Tampons statt Binden und Slipeinlagen, denn letztere schaffen ebenfalls ein feuchtes Milieu, wenn sie nicht mehr trocken sind (wechseln Sie sie gegebenenfalls öfters).
- Lassen Sie so viel Luft wie möglich an Ihr äußeres Genital, z. B., indem Sie nachts ohne Unterhose und im Nachthemd schlafen.
- Wechseln Sie beim Baden im Sommer Ihre nasse Badekleidung sofort nach dem Schwimmen, wenn Sie sich noch sonnen wollen.
- Manchmal begünstigt Sexualkontakt das Einwandern körpereigener Bakterien in die Blase (nur selten handelt es sich um eine direkte Ansteckung). Deshalb empfiehlt es sich, nach dem Sex Wasser zu lassen – das schwemmt angeschleppte Bakterien wieder aus, bevor sie sich vermehren können. Die Genitalregion sollte am besten in einem Bidet gewaschen werden. Reicht das nicht, empfehlen viele Ärzte die vorsorgliche Einnahme einer Tablette eines Antibiotikums direkt nach dem Sex. Wenn Sie dies erwägen, fragen Sie Ihren Arzt nach einem entsprechenden Vorratsrezept.
- Spermizide Gels und mechanische Verhütungsmittel wie Portiokappe oder Diaphragma (→ S. 321) fördern Blasenentzündungen – wenn Sie diesen Verdacht haben, probieren Sie andere Verhütungsmethoden.
- Falls Sie bisher Intimsprays verwendet haben: in den Müll damit! Auch sie fördern Blasenentzündungen.
- Benutzen Sie für die tägliche Reinigung des äußeren Intimbereichs am besten nur Wasser: Wenn Sie milde ph-neutrale Waschlotion bevorzugen, verwenden Sie diese lediglich in geringen Mengen.
- Genügen alle diese Maßnahmen nicht, ist eine dauerhafte Vorbeugung mit einem

Antibiotikum das einzige effektive Mittel, um Nierenschäden und ständige Erkrankungen des Harntrakts zu vermeiden (→ S. 793).

Komplementärmedizin

- Die Pflanzenheilkunde empfiehlt **amerikanische Cranberries** *(Vaccinium macrocarpon, Kranichbeere, großfrüchtige Moosbeere)* als Saft (je ein Glas morgens und abends). Die Beeren enthalten Substanzen, die bei regelmäßiger Einnahme offenbar das Anhaften der Bakterien in der Blase verhindern [L01]. Ob die heimischen, mit den Cranberries verwandten Preiselbeeren genauso gut wirken, ist nicht bekannt, die Vermutung liegt aber nahe.
- Um rezidivierenden Blasenentzündungen vorzubeugen, sind Präparate mit Methionin (z. B. Acimethin®, Methio TAD®) eine gute Wahl. Sie säuern den Urin an und hemmen so die Bakterienvermehrung. Häufig passen sich die Bakterien jedoch nach einer gewissen Zeit an die saure Umgebung an, sodass erneut Blasenentzündungen entstehen.

Aktuell: www.gesundheit-heute.de/21x07

- **www.cranberries.de** – Kommerzielle Internetseite des Frankfurter Cranberry Information Center. Bietet neben viel Literatur über die Kranichbeere umfangreiche Daten und Rezepte.
- **web.mannheim.de/nierenstiftung** – Internetseite der Deutschen Nierenstiftung, Hirschberg: Unter der Rubrik Infomaterial kann man eine Broschüre über Harnwegs- und Blasenentzündungen als PDF herunterladen oder über ein Formular per Post bestellen.
- I. Ehmer: **Blasenentzündungen, Blasenschmerzen** ... damit müssen Sie nicht leben. Zuckschwerdt, 2008. Fachlich sehr kompetenter Ratgeber einer Allgemeinärztin.
- A. Kilmartin: **Blasenentzündung.** Anleitung zur Selbsthilfe. Trias, 2004. Informativer und leicht verständlicher Ratgeber, der viele Fragen beantwortet; mit praxisnahen Tipps und Selbsthilfeprogramm.
- S. Knöpfel: **Endlich Schluss mit Blasen-Entzündungen.** Trias, 2003. Ratgeber mit vielen Tipps zur Selbsthilfe aus der Komplementärmedizin und einem umfangreichen Vorbeugungsprogramm.

Interstitielle Zystitis

Häufigkeit: ■■□□□

(Chronische) Interstitielle Zystitis *(IC, nicht bakterielle Blasenentzündung, Syndrom der schmerzenden Blase)*: Chronische Entzündung der tieferen Blasenwandschichten ohne bakterielle Beteiligung, geprägt von sehr häufigem, nicht beherrschbarem Harndrang. Zu

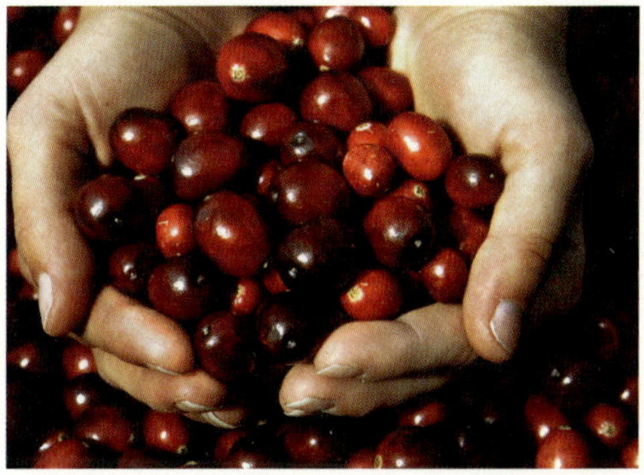

Sehen aus wie etwas groß geratene Preiselbeeren: Die in Amerika heimischen **Cranberries.** *Mittlerweile haben sie sich nicht nur einen festen Platz in Müsliriegeln, Schokoflocken und Säften erobert, sondern sie sind auch die meistverwendete Heilpflanze bei der Behandlung der akuten Blasenentzündung.* [CRA 2132]

90 % sind Frauen im Alter zwischen 40 und 60 Jahren betroffen. Die Ursache ist unklar, die Therapie schwierig.

Leitbeschwerden

- Der Zwang, auf die Toilette zu gehen – bis zu 50-mal täglich –, beherrscht den Alltag.
- Schlafmangel durch nächtliche Toilettengänge.
- Blasenschmerzen bzw. Schmerzen im Unterbauch bessern sich nach der Blasenentleerung nur für kurze Zeit.
- Häufig gleichzeitig Schmerzbeschwerden an anderer Stelle wie migräneartige Kopfschmerzen, rheumaartige Gelenkschmerzen, Magen- oder Darmschmerzen.
- Diese oft als unerträglich erlebten Schmerzen können monatelang andauern, aber in Art und Häufigkeit wechseln (fluktuieren).

Die Erkrankung

Der Begriff „interstitielle Zystitis" weist darauf hin, dass hier nicht die Blasenschleimhaut, sondern vielmehr die tieferen Zwischenräume in der Blasenwand entzündet sind. Als Ursache dieser Erkrankung werden frühere Blasenentzündungen, eine unzureichende Schutzfunktion der Blasenschleimhaut als Barriere gegen Bakterien, äußere Schadstoffe und neurologische, hormonelle, gefäßbedingte Störungen sowie allergische oder rheumatologische Erkrankungen vermutet. In jedem Fall aber ist die interstitielle Zystitis keine psychosomatische Erkrankung (im Gegensatz zur Reizblase → S. 796). Die psychischen Veränderungen, die die Betroffenen an sich und die Ärzte an ihnen feststellen, bedeuten eine erhebliche Einschränkung der Lebensqualität und -führung und sind *Folge* der Erkrankung – nicht umgekehrt.

Das macht der Arzt

In der Regel vermutet der Urologe zunächst anhand der Beschwerden, dass es sich um eine akute oder chronische Blasenentzündung handelt. Wenn aber keine Bakterien oder weißen Blutkörperchen im Urin nachweisbar sind, steht die Verdachtsdiagnose „interstitielle Zystitis" im Raum; beweisend ist eine Harnblasenspiegelung (→ S. 779), die unter Vollnarkose durchgeführt wird. Liegt tatsächlich eine interstitielle Zystitis vor, zeigen sich bei Blasenfüllung punktförmige Einblutungen in der Blasenwand, manchmal auch kleine Geschwüre. Mit einer Blasenbiopsie (Entnahme von Blasengewebe → S. 1270) kann eine Vermehrung von weißen Blutkörperchen und Bindegewebsfasern in den tieferen Blasenwandschichten nachgewiesen werden.

Es gibt verschiedene therapeutische Ansätze, die aber allesamt nur einem Teil der Betroffenen helfen:

- Das Dehnen der Blase mit Wasser unter Vollnarkose
- Das Einspritzen von Medikamenten über einen Katheter in die Blase, so z. B. DMSO (Dimethylsulfoxid), um die Entzündung zu hemmen.
- Die Verabreichung von Pentosanpolysulfat oder von Heparin als Spritzen subkutan, um die Schutzschicht der Blase wiederherzusellen.
- Die Einnahme verschiedener Medikamente, z. B. speziell auf die Blase einwirkende Psychopharmaka (→ S. 1167) oder Schmerzmittel (NSAR → S. 996), die aber nicht immer die erhoffte Wirkung erzielen
- Die operative Entfernung von Teilen der Blase und Vergrößerung des Fassungsvermögens durch Darmteile, wenn alle anderen Therapien erfolglos bleiben.

Auch die psychische Begleitung, etwa durch einen verständnisvollen Hausarzt, ist wichtig, obwohl eine Notwendigkeit zur Psychotherapie nicht generell besteht.

Aktuell: www.gesundheit-heute.de/21x08

- **www.ica-ev.de** – Deutsche Internetseite der Internationalen Interstitiel Cystitis Association, Euskirchen: Bietet zahlreiche aktuelle Informationen, Wegweiser zur Therapie sowie Broschüren zum Herunterladen.

Reizblase

Häufigkeit: ■■■■■

Reizblase ***(vegetative Reizblase, [psychosomatisches] Urethralsyndrom):*** Krankheitsbild mit Beschwerden der Dranginkontinenz (→ S. 797) und/oder der Blasenentzündung (→ S. 792), jedoch ohne krankhaften Befund. Die Ursache ist unklar, ein chronischer Reizzustand gilt als der Boden der Erkrankung. Es können seelische (psychosomatische) Probleme hinzutreten, damit die Reizblase entsteht – „die Blase schafft es nicht mehr". Es sind nahezu ausschließlich Frauen betroffen, sodass wahrscheinlich auch hormonelle Veränderungen eine Rolle spielen. Die Therapie ist schwierig und umfasst sowohl eine psychotherapeutische Behandlung (→ S. 1172) als auch Elemente der Dranginkontinenz-Therapie (→ S. 798).

Ob die Reizblase ein eigenes Krankheitsbild darstellt, ist umstritten. Für einige Wissenschaftler ist es identisch mit der Dranginkontinenz, andere sprechen von der Reizblase als „Verlegenheitsdiagnose" [L02].

Leitbeschwerden

- Häufiger und starker, plötzlicher Drang zum Wasserlassen – auch nachts – mit nur kleinen Urinmengen
- Keine (oder nur leichte) Schmerzen beim Wasserlassen
- Eventuell krampfartige Blasenschmerzen
- Gelegentlich unkontrollierter Abgang von kleinen Urinmengen, meist jedoch beherrschbar.

Die Beschwerden nehmen meist über viele Wochen zu oder sie bleiben als „Restzustand" nach einer Blasenentzündung. Sie schwanken in ihrer Intensität und sind vom übrigen Wohlbefinden abhängig.

Die Erkrankung

Nach Meinung vieler Experten ist die Erkrankung Folge eines chronischen Reizzustands der Blase, die durch vorangegangene Entzündungen, chronischen Berufs- oder Beziehungsstress oder gelegentlich auch nach medizinischen Eingriffen, wie z. B. nach der Bestrahlung eines gynäkologischen Tumors, das komplizierte Zusammenspiel von Blasenfüllung und -entleerung „verlernt" hat. Aktuellere Forschungsergebnisse deuten einen psychoimmunologischen Prozess an, was bedeutet, dass die psychische Grundproblematik (etwa Stress) sich auf das vegetative Nervensystem auswirkt und zu einer Schwächung der Abwehrkräfte führt – aber nur in der Blasenwand. Hinzu kommt eine Fehlsteuerung der Blasenmuskeln, die sowohl Blasenentzündungen als auch der Inkontinenzproblematik den Boden bereitet. Da das vegetative Nervensystem beteiligt ist, wird die Reizblase als *funktionelle* Störung angesehen und nicht als organische, denn das Organ Blase ist nicht krankhaft verändert.

Das macht der Arzt

Zunächst klärt der Arzt in einem Gespräch mit der Patientin die Beschwerden. Da sich die Beschwerden aber nicht ohne Weiteres vom Krankheitsbild der Blasenentzündung oder Harninkontinenz abgrenzen lassen, untersucht der Arzt den Urin auf Bakterien (Urinkultur → S. 781 und/oder Urinsediment → S. 777), um eine Blasenentzündung auszuschließen.

Als Nächstes führt der Arzt eine Harnblasenspiegelung (→ S. 779) durch, um eventuell andere organische Ursachen, also Erkrankungen wie z. B. die interstitielle Zystitis (→ S. 795) oder einen Blasentumor (→ S. 799), als Verursacher der Beschwerden zu identifizieren.

Findet der Arzt keine eindeutigen Krankheitsbefunde, so spricht man von einer Reizblase. Sie ist in der gynäkologischen und urologischen Praxis eine Ausschlussdiagnose (→ S. 1263) – sie bleibt also übrig, wenn sich bei den Untersuchungen keine greifbare Erkrankung (mit organischem Befund) ergeben hat.

Die Reizblase von der Blasenentzündung und der Harninkontinenz klar abzugrenzen ist besonders schwierig, wenn die Patientin zwar gelegentlich an Blasenentzündungen erkrankt, dies aber nicht ihre Beschwerden erklärt und ein Therapieversuch gegen Blasenentzündung die Beschwerden auch nicht beseitigt.

Die Behandlung ist langwierig und ohne aktive Mitwirkung der betroffenen Patientin fast immer erfolglos. Im Zentrum steht die psychosomatische Therapie, etwa in Form einer Gesprächspsychotherapie (Näheres → S. 1174), um der Patientin die meist bestehenden ungelösten Konflikte bewusst zu machen und ihr zu helfen, Lösungen zu entwickeln und ihre Konfliktfähigkeit zu verbessern. Durch ein Blasentraining (→ S. 798) lässt sich der Harndrang abschwächen und der Zeitraum zwischen zwei Toilettengängen erheblich verlängern.

Auch anticholinerge Medikamente, die ebenfalls bei der Dranginkontinenz eingesetzt werden, können die Beschwerden lindern.

Selbsthilfe

Dranginkontinenz → S. 797.

Harninkontinenz

Häufigkeit: ■■■■■

Harninkontinenz ***(Blasenschwäche):*** Unwillkürlicher Urinabgang, je nach bestehender Ursache Unterscheidung von fünf verschiedenen Formen. Betrifft vor allem ältere Menschen; sind jüngere Menschen betroffen, dann z. B. Frauen nach schweren Geburten oder Männer nach einer radikalen Prostataentfernung (→ S. 811).

Wird die richtige Diagnose gestellt und die Inkontinenz von einem spezialisierten Arzt behandelt, ist die Therapie meist erfolgreich, zumindest erziehlt sie eine Besserung.

Leitbeschwerden

- Unwillkürlicher Urinverlust, z. B. beim Husten, Laufen, Pressen oder bei starkem Harndrang
- Brennen beim Wasserlassen und häufiger Harndrang infolge einer Blasenentzündung, da hier oft zeitweise eine Inkontinenz besteht
- Urinabgang, wobei die Blase sich weiterhin voll anfühlt und schmerzt (bei Überlaufinkontinenz)
- Bei zu geringer Trinkmenge: dunkler, konzentrierter und unangenehm riechender Urin.

Wann zum Arzt

In den nächsten Tagen, wenn die genannten Beschwerden neu auftreten oder sich verschlimmern.

Heute noch, wenn

- Es zu unwillkürlichem Urinabgang kommt, verbunden mit dem Gefühl der weiterhin vollen Blase (Überlaufinkontinenz)
- Fieber besteht.

Die Erkrankung

Drei Muskeln bzw. Muskelgruppen wirken bei der Speicher- und Entleerungsfunktion der Harnblase mit: der Blasenmuskel (→ S. 776), der Harnblasenschließmuskel (→ S. 776) und der ***Harnröhrenschließmuskel.*** Der Blasenmuskel wird über das vegetative Nervensystem gesteuert. Erst wenn der vom Gehirn gesteuerte willentliche Entschluss zum Wasserlassen gegeben ist, zieht sich der Blasenmuskel zusammen. Gleichzeitig öffnet zu Beginn des Wasserlassens über einen

Reflex der Harnblasenschließmuskel den Blasenauslass, so dass der Urin in die Harnröhre und schließlich in die Toilette fließt. Nur der Harnröhrenschließmuskel als Bestandteil der Beckenbodenmuskulatur (→ S. 853) kann willkürlich angespannt werden.

Differenzierung. Bei Harninkontinenz liegt eine Störung von mindestens einer der drei Muskelgruppen vor. Zusätzlich wirkt das vegetative Nervensystem vielfältig auf das Zusammenspiel der Muskelgruppen ein: So haben viele Betroffene erfahren, dass psychische Belastungen wie Stress und Konflikte die Inkontinenz verstärken, ebenso wie eine falsche Selbsttherapie, vor allem eine zu geringe Trinkmenge. Häufig treten auch zwei Inkontinenzformen kombiniert auf, allen voran die Dranginkontinenz zusammen mit der Belastungsinkontinenz, was die Diagnose für den Arzt erschwert. Jedoch ist die Festlegung auf eine der fünf Inkontinenzformen unerlässlich, weil sie sich in der Therapie stark unterscheiden.

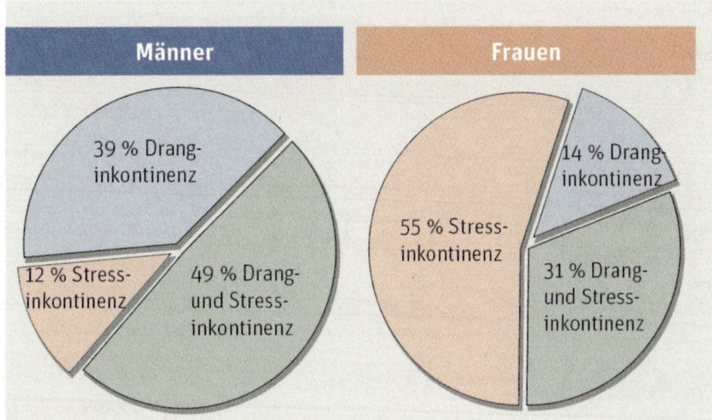

Die Ursachen der Inkontinenz verteilen sich bei Mann und Frau unterschiedlich. [ASM 2134]

Belastungsinkontinenz ***(Stressinkontinenz):*** Urinverlust, sobald der Druck im Bauchraum den Harnröhrendruck übersteigt, so z. B. beim Husten, Springen, Gehen, Pressen. Vorwiegend sind Frauen betroffen. Bei der Belastungsinkontinenz kommt es meist durch eine Senkung von Blase und/oder Enddarm zu einer Störung des Blasenverschlusses. Da der Blasenverschluss nun nicht mehr im Bereich der Beckenbodenmuskulatur liegt, kann er folglich nicht mehr von der Beckenbodenmuskulatur kontrolliert werden. Ursache ist entweder eine Beckenbodenschwäche nach Geburten, oder das Gewebe um die Harnröhre kann dem ausgeübten Druck nicht mehr standhalten (z. B. aufgrund eines Östrogenmangels während oder nach den Wechseljahren).

In manchen Fällen, wenn sich die Blase zu stark senkt und sich daher der Eintrittswinkel zur Harnröhre zu stark ändert, ist eine gestörte Blasenentleerung die Folge: Dabei handelt es sich also nicht um eine Inkontinenz, sondern um eine vermehrte Restharnmenge (→ S. 778). Hier ist vor allem die genaue Diagnose beim Spezialisten entscheidend. Bei Männern tritt eine Belastungsinkontinenz praktisch nur nach Unfällen, einer radikalen Prostataentfernung oder einer kompletten Harnblasenentfernung mit Bildung einer Ersatzblase mit Darmanteilen auf.

Dranginkontinenz ***(Urge-Inkontinenz):*** Sehr starker und manchmal schmerzhafter Harndrang, gefolgt von Urinverlust. Die Dranginkontinenz ist meist durch einen überaktiven Blasenmuskel, eine verringerte Blasenkapazität oder einen akuten oder chronischen Reizzustand der Harnblase (Blasenentzündung → S. 792) bedingt. Manchmal sind Harnblasenkrebs (→ S. 799) oder Harnblasensteine (→ S. 787) die Ursache, was der Urologe durch eine Harnblasenspiegelung (→ S. 779) abklärt. Drang- und Belastungsinkontinenz treten teilweise auch gemeinsam auf, auch der Übergang zur Reizblase (→ S. 796) ist fließend.

Überlaufinkontinenz ***(Überlaufblase):*** Urinverlust bei maximal gedehnter Blase infolge einer Abflussbehinderung – stellt daher eigentlich einen Harnverhalt dar –, am häufigsten bei einer Prostatavergrößerung (→ S. 807). Mit zunehmender Blasenfüllung steigt der Druck in der Blase so sehr, dass Urin unwillkürlich in kleinen Portionen abgeht. Bleibt die Abflussbehinderung unbehandelt, führt die Störung der Blasenentleerung zu einer zunehmenden Überdehnung und Trägheit des Blasenmuskels und in der Folge zu einem kompletten Harnverhalt mit Schädigung der Blasenmuskulatur. Zudem steigt das Risiko für Blasenentzündungen (→ S. 792) und – durch die chronische Stauung des Urins bis zurück in die Nieren – ein Nierenversagen (→ S. 783).

Reflexinkontinenz ***(Reflexblase):*** Reflexartige Blasenentleerung bei neurologischen Grunderkrankungen, wie z. B. Rückenmarksverletzungen (→ Kapitel 29), bei denen die Nervenverbindung zwischen Rückenmark und Gehirn geschädigt bzw. unterbrochen ist. Sind die Nervenbahnen komplett unterbrochen, fehlt der Harndrang völlig, der Blasenmuskel zieht sich reflexartig von selbst zusammen und die Harnröhre öffnet sich, ohne dass die Betroffenen darauf Einfluss nehmen können. Es gibt jedoch auch abgeschwächte Formen, bei denen z. B. das Harndranggefühl erhalten ist.

Extraurethrale Inkontinenz: Urinverlust außerhalb der Harnröhre (oder besser des Harnröhrenschließmuskels) infolge angeborener Störungen wie etwa bei einem Harnleiter, der direkt in die Harnröhre unterhalb des Schließmuskels mündet, oder bei einer ***Blasen-Scheiden-Fistel*** (Verletzung der trennenden Schicht zwischen Blase und Scheide nach Unfällen oder Operationen). Bei dieser Form des Urinverlusts kann die Kontinenz nur durch eine Operation wiederhergestellt werden.

Das macht der Arzt

Die Diagnose gehört in die Hand eines Urologen oder Gynäkologen. Eine ausführliche Befragung des Patienten liefert dem Arzt meist schon entscheidende Hinweise auf die Art und das Ausmaß der Harninkontinenz.

Es folgt eine Untersuchung von Nieren und Harnblase per Ultraschall, um z. B. Steine oder eine erhöhte Restharnmenge (→ S. 778) auszuschließen. Eine verdickte Blasenwand weist auf eine chronische Abflussbehinderung (z. B. bei einer Prostatavergrößerung → S. 807) oder eine neurologische Grunderkrankung hin.

Da eine Blasenentzündung eine Harninkontinenz verstärken oder vorübergehend auslösen kann, wird der Urin untersucht (Urinkultur → S. 777) und die Nierenwerte im Blut (Kreatinin → S. 775, Harnstoff → S. 775) werden bestimmt. Bei Frauen ab etwa 45 Jahren ist auch eine Kontrolle des Östrogenspiegels sinnvoll.

Das Ausscheidungsurogramm (→ S. 778) und die Harnblasenspiegelung (→ S. 779) ermöglichen den Ausschluss angeborener Fehlbildungen (→ S. 789) sowie den Nachweis von Steinen und Tumoren. Bei der Blasenspiegelung führt der Arzt zusätzlich einen **Stresstest** durch: Nach Auffüllen der Harnblase mit Wasser wird die Patientin zum Husten aufgefordert, um die Verschlussfunktion der Harnröhre beurteilen zu können. Manchmal fällt dabei auch eine Senkung oder ein Vorfall der Gebärmutter auf.

Mit der Urodynamik (→ S. 777) findet der Arzt heraus, um welche Form der Harninkontinenz

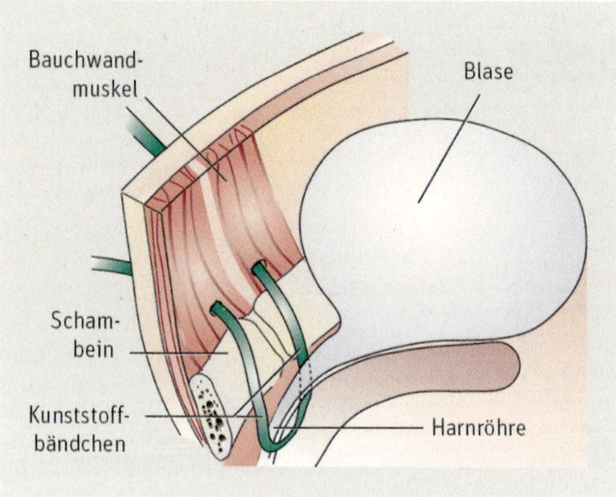

*Ein neueres **Operationsverfahren bei Belastungsinkontinenz** ist die Schlingenplastik (auch TVT-Operation = tension free vaginal tape genannt): Hier wird ein Kunsttoffband unter die Harnröhre geschlungen und an der Bauchdecke fixiert, um die Lage der Harnröhre zu stabilisieren. Dadurch wird dem Druck bei voller Blase besser standgehalten.* [GTV 2135]

es sich handelt, und empfiehlt aufgrund der Messwerte, abgestimmt auf die Angaben aus dem Patientengespräch, die optimale Therapie. Das Harnröhrendruckprofil (→ S. 778) wird bei Verdacht auf eine Belastungsinkontinenz durchgeführt (dies betrifft vor allem Frauen, bei denen sich die Organe im Becken gesenkt haben).

Behandlung der Belastungsinkontinenz

Der Arzt empfiehlt in jedem Fall – auch wenn eine Operation geplant ist – ein intensives Beckenbodentraining (→ S. 866). Außerdem verschreibt er der Patientin eine östrogenhaltige Salbe (z. B. Linoladiol®, OeKolp®) zur Verbesserung der Gewebebeschaffenheit von Scheide, Harnröhrenausgang und Harnröhrenverschluss, die gleichzeitig auch Harnwegsinfektionen vorbeugt.

Ein Medikament mit dem Wirkstoff Duloxetin (Yentreve®) kann bei Belastungsinkontinenz verschrieben werden, insbesondere dann, wenn durch das Beckenbodentraining keine Besserung erreicht wurde. Anfangs treten häufig Nebenwirkungen wie z. B. Übelkeit auf, die sich jedoch meist nach etwa 2 Wochen verlieren.

Wenn die Senkung der Beckenorgane stark ausgeprägt ist oder der Verschluss der Harnröhre schon geringem Druck nicht mehr standhält, reichen konservative Methoden allein nicht aus, um die Harninkontinenz in den Griff zu bekommen, sodass der Arzt zu einer Operation rät. Welches Verfahren er empfiehlt, hängt vom Einzelfall ab . Die erst 1996 eingeführte ***Schlingenplastik*** (→ Abb. oben) weist bei richtiger Indikation und Technik eine Erfolgsquote von ~ 85 % auf. Ziel aller Operationen ist, das Zusammenspiel von Beckenboden und Harnröhre bei der Kontinenzfunktion wiederherzustellen. Der Eingriff wird im Krankenhaus vorgenommen; die Patientin muss danach einige Tage im Krankenhaus bleiben, damit die Blasenfunktion über einen suprapubischen Blasenkatheter (→ S. 456) kontrolliert werden kann, der bei der Operation gelegt werden muss.

Behandlung der Dranginkontinenz

Ist die Dranginkontinenz nicht sehr ausgeprägt, empfiehlt der Arzt das ***Blasen-*** und/oder ***Toilettentraining.*** Dabei hält sich der Patient an regelmäßige Zeiten, zu denen er die Toilette aufsucht, um schließlich die Zeitabstände zwischen den Toilettengängen schrittweise zu verlängern (Näheres → S. 456).

Mit Medikamenten **(Anticholinergika)** wie Darifenacin (Emselex®), Tolterodin (Detrusitol®), Oxybutynin (Dridase®, Lyrinel®), Trospiumchlorid (Spasmex®) oder Solifenacin (Vesikur®) zur Dämpfung des Blasenmuskels oder des Harndrangs kann die Dranginkontinenz meist gut behandelt werden. Prinzipiell wirken diese Medikamente trotz unterschiedlicher Zusammensetzung ungefähr gleich. Dennoch gibt es Unterschiede zwischen den einzelnen Präparaten hinsichtlich Wirkung und Verträglichkeit. Nebenwirkungen wie Mundtrockenheit und Verstopfung empfinden die Betroffenen in unterschiedlichem Maße als belastend. Deshalb kann eine Therapie in Absprache mit dem Arzt auch wieder abgebrochen werden.

Warnhinweis: Bei bestimmten Formen des Grünen Stars (→ S. 501) und erhöhtem Augendruck sollten diese Medikamente nicht oder nur unter regelmäßiger augenärztlicher Kontrolle eingenommen werden.

Mit dem Beginn der Wechseljahre ist es für Frauen oft zweckmäßig, ***Östrogenpräparate*** in Form von Cremes oder Scheidenzäpfchen im Bereich von Scheide und äußerer Harnröhrenöffnung anzuwenden. Dadurch verbessert sich das „Gewebepolster" um die Harnröhre, die Harnröhre ist nicht mehr so beweglich und ein dadurch ausgelöster Harndrang wird vermindert.

Jedoch ist es nicht möglich, mit einer Hormonersatztherapie in den Wechseljahren der Frau (→ S. 850) vorsorglich einer Harninkontinenz entgegenzusteuern. Neuere Studien ergaben sogar, dass wiederum das Risiko um mindestens ein Drittel ansteigt, in späteren Jahren eine Harninkontinenz zu entwickeln [L03].

Ist trotz Blasentraining und Einnahme von Medikamenten keine Besserung in Sicht, sollte eine komplementärmedizinische Therapie wie Akupunktur, Homöopathie oder die Neuraltherapie in Erwägung gezogen werden.

Behandlung der Überlaufinkontinenz

Ziel ist, zunächst die vollständige Blasenentleerung zu ermöglichen, sei es über einen Dauerkatheter oder den mehrmals täglichen ***Einmalkatheterismus*** (einmaliges Ablassen des Urins über einen Katheter). Anschließend muss der Arzt die Ursache für die Überlaufinkontinenz abklären und diese – falls möglich – beseitigen, z. B. im Rahmen einer Operation zur Beseitigung einer Prostatavergrößerung (→ S. 807).

Behandlung der Reflexinkontinenz

Bei Reflexinkontinenz ist der Einmalkatheterismus die Therapie der Wahl, durchgeführt vom Patienten selbst oder von einer Pflegekraft – eventuell kombiniert mit einer medikamentösen Blasendämpfung. Das Risiko einer Schädigung der Nieren ist oft durch einen enorm erhöhten Blasendruck und den dadurch ausgelösten vesikorenalen Reflux (→ S. 790) erhöht. Deshalb sind regelmäßige urodynamische Messungen zwingend erforderlich. Ein Katheter zur Dauerableitung (Dauerkatheter → S. 456) des Urins sollte nur in Ausnahmefällen und auch nur vorübergehend gelegt werden, denn es besteht eine erhöhte Gefahr für die Entwicklung einer Schrumpfblase (→ S. 793) oder einer Infektion.

Da in den Zeitabschnitten zwischen den Blasenentleerungen mittels Katheter wegen des überaktiven Blasenmuskels häufig noch ein geringer Urinverlust auftritt, bietet sich für Männer ein ***Kondomurinal*** als Lösung an. Ähnlich einem normalen Kondom wird es über den Penis gestreift und über einen Schlauch mit einem Ablaufbeutel verbunden, der am Oberschenkel befestigt ist (Beinbeutel). Die für Frauen angebotenen Auffangsysteme sind leider weniger ausgereift.

Selbsthilfe

- Auch wenn es Ihnen peinlich ist – reden Sie über Ihre Inkontinenzbeschwerden: mit Angehörigen, Freunden und natürlich mit

Ihrem Arzt. Meist sind Freizeitaktivitäten oder ein Urlaub mit etwas Unterstützung und guter Planung weiterhin möglich.

- Verbieten Sie es sich, Kontakte zu anderen Menschen wegen Ihrer Inkontinenzprobleme abzubrechen, und versuchen Sie Ihre Hobbys weiter zu pflegen.
- Trinken Sie ausreichend (2–2,5 l pro Tag) – zu wenig Flüssigkeit reduziert zwar die lästigen Toilettenbesuche, fördert jedoch Infektionen der Nieren und der Blase, weil Bakterien, die immer in kleinsten Mengen in die Harnwege eindringen, nicht mehr ausgespült werden.
- Entleeren Sie Ihre Blase vor dem Schlafengehen vollständig. Viele Betroffene kommen gut damit zurecht, sich den Wecker zu stellen, um einmal nachts zur Toilette zu gehen. Andere bevorzugen in der Nacht dicke Slipeinlagen, Inkontinenzeinlagen oder *Inkontinenzslips,* die es in allen Größen und Stärken in Apotheken und im Sanitätsfachhandel gibt.
- Hat der Arzt bei Ihnen eine Beckenbodenschwäche festgestellt, dann führen Sie regelmäßig spezielle Übungen durch. Die Beschwerden lassen sich dadurch bei vielen Betroffenen deutlich bessern. Das Beckenbodentraining ist ausführlich in Kapitel 23 beschrieben (→ S. 866). Achten Sie auf Ihr Gewicht und Ihre Verdauung: Ernähren Sie sich ausgewogen (→ Kapitel 04), denn Übergewicht und Verstopfung können eine Beckenbodenschwäche verstärken.
- Bewegung stärkt Körper und Geist und mildert oft leichtere Inkontinenzbeschwerden. Ihr Arzt kann mit Ihnen besprechen, welche Sportart am besten geeignet ist.

Mehr zur Unterstützung und Dauerversorgung von Inkontinenzpatienten durch Angehörige → S. 455.

i **Aktuell:** www.gesundheit-heute.de/21x10

- **www.inkontinenz-selbsthilfe.com** – Internetseite des bundesweit tätigen Inkontinenz Selbsthilfe e. V., Pohlheim: Zahlreiche Infos und (Literatur-)Tipps, z. B. zu Hilfsmitteln, bietet auch weiterführende Links.
- **www.kontinenz-gesellschaft.de** – Internetseite der Deutschen Kontinenz-Gesellschaft e. V., Kassel: Bietet Facharztinformationen, verständlich aufbereitetes Wissen für Betroffene und Pflegende sowie ein Miktionstagebuch zum Bestellen oder Herunterladen. Mit Adressen von Selbsthilfegruppen, ärztlichen Beratungsstellen, Literatur und Links.
- M. Goepel: **Patientenratgeber Blasenstörungen bei Erwachsenen und Kindern.** Springer, 2001. Bietet viele Informationen zum Umgang mit Harninkontinenz sowie Tipps zu sozialen und rechtlichen Fragen.
- H. Höfler: **Beckenbodengymnastik.** BLV, 2007. Mit bebilderten Trainingsanleitungen für Mann und Frau.
- H. Gotved: **Erfolgreiche Hilfen gegen Harninkontinenz.** Trias, 2003. Sehr guter und ausführlicher Ratgeber, der viele alltagstaugliche Tipps gibt und ein Beckenboden-Trainingsprogramm bietet.
- B. Sachsenmaier: **Inkontinenz.** Hilfen, Versorgung und Pflege. Schlütersche, 1991. Fachlich fundierter Ratgeber, der alle Pflegeaspekte bei Harn- und Stuhlinkontinenz abdeckt und eine ausführliche Auflistung der Hilfsmittel bietet.

Harnblasenkrebs

Häufigkeit: ■■□□□

Harnblasenkrebs *(Harnblasenkarzinom, Blasentumor, Urothelkarzinom):* Bösartige Wucherung der Harnblasenschleimhaut, die durch Giftstoffe begünstigt wird. Männer – vor allem zwischen 60 und 70 Jahren – sind etwa dreimal häufiger betroffen als Frauen. Wird der Harnblasenkrebs früh entdeckt und hat er die Harnblasenwand noch nicht durchbrochen, bestehen gute Heilungschancen; die 5-Jahres-Überlebensrate beträgt dann ~ 90 %. In fortgeschrittenen Stadien ist oft die operative Entfernung der Harnblase erforderlich, was einen deutlichen Einschnitt in den Alltag bedeutet und meist zur Erwerbsunfähigkeit führt.

Leitbeschwerden

Frühstadium: In 80 % der Fälle sichtbare Beimengungen von Blut im Urin, typischerweise schmerzlos und ohne sonstige Beschwerden.

In späteren Stadien:

- Manchmal häufiger oder verstärkter Harndrang
- Schmerzen in der Nierengegend durch Harnaufstauung in den Nieren
- Gewichtsverlust.

Wann zum Arzt

In den nächsten zwei Tagen, wenn Blut im Urin ist.

Sofort, wenn kein Wasserlassen mehr möglich ist.

Die Erkrankung

Harnblasentumoren sind bösartige Wucherungen der Blasenschleimhaut und stellen den häufigsten Krebs des Harntrakts dar. Sie entstehen nachweislich durch den schädlichen Einfluss krebsauslösender Giftstoffe, sodass *Raucher* ein stark erhöhtes Risiko für Harnblasenkrebs haben. Als Auslöser sind jedoch auch Substanzen aus der Industrie bekannt, die z. B. in bestimmten Haarfärbemitteln vorkommen oder in der Textil- und Lederindustrie verwendet werden. Harnblasenkrebs ist als Berufskrankheit anerkannt, wenn der Zusammenhang zwischen Schadstoffbelastung am Arbeitsplatz und der Erkrankung bewiesen werden kann.

Die Tumoren wachsen meist in Form kleiner Ausstülpungen (Polypen) direkt aus der Harnblasenschleimhaut und sind in 95 % der Fälle bösartig. Bei ~ 75 % der Erkrankungen handelt es sich um relativ gutartige *papilläre* (knospenartig wachsende) Krebsformen, die nur die innerste Schicht der Blasenwand betreffen und noch nicht in die Blasenmuskulatur eingewachsen sind. Eine Sonderform stellt das *Karzinoma in situ, Blasen-CIS,* dar: Es ist auf die oberflächlichen Schichten beschränkt und eigentlich ein sehr frühes Krebsstadium, dennoch ist es in der Blase wegen der raschen Ausbreitung in der gesamten Blasenwand prognostisch ungünstig. Liegt ein flächenhaft *infiltrierender* Harnblasenkrebs vor, so ist er bereits meist in die Muskulatur der Harnblase eingewachsen und breitet sich rasch in die angrenzenden Nachbarorgane (z. B. Prostata oder Gebärmutter) aus. Dies bedeutet eine deutlich schlechtere Prognose.

Ist der Urin stark blutig, besteht die Gefahr, dass Blutgerinnsel in der Blase zurückbleiben und schließlich den Blasenausgang verstopfen *(Blasentamponade).* Ein Wasserlassen ist dann nicht mehr möglich, es kommt zum Harnverhalt. Die Blutgerinnsel werden über einen Katheter oder endoskopisch entfernt.

Das macht der Arzt

Mit Urin-Teststreifen (→ S. 777) identifiziert der Arzt Spuren von Blut im Urin. Auch eine Urinkultur (→ S. 777) wird angelegt, da häufig eine begleitende Harnwegsinfektion besteht. Bei einer bereits mit bloßem Auge erkennbaren Blutbeimengung im Urin (Makrohämaturie → S. 776) ist eine Abklärung umso dringender. Einen ersten orientierenden Hinweis kann ein Urin-Schnelltest (Bestimmung von NMP 22 → Tab. S. 1334) geben, der jedoch auch häufig positiv ist, wenn kein Tumor vorliegt.

Per Ultraschall erkennt der Arzt eine bereits bestehende Harnstauung in den Nieren oder Ursachen für die Blutung wie Nieren- und Harnleitersteine (→ S. 787). Tumoren sind erst ab einer gewissen Größe im Ultraschall sichtbar. Daher nimmt der Arzt schon bei einer einmaligen Mikrohämaturie eine Kontrastmitteluntersuchung des Harntrakts (Ausscheidungsurogramm → S. 778) und eine Harnblasenspiegelung (→ S. 779) vor. Gegebenenfalls entnimmt er Urin direkt aus der Blase *(Blasenspülzytologie),* um Krebszellen nachzuweisen.

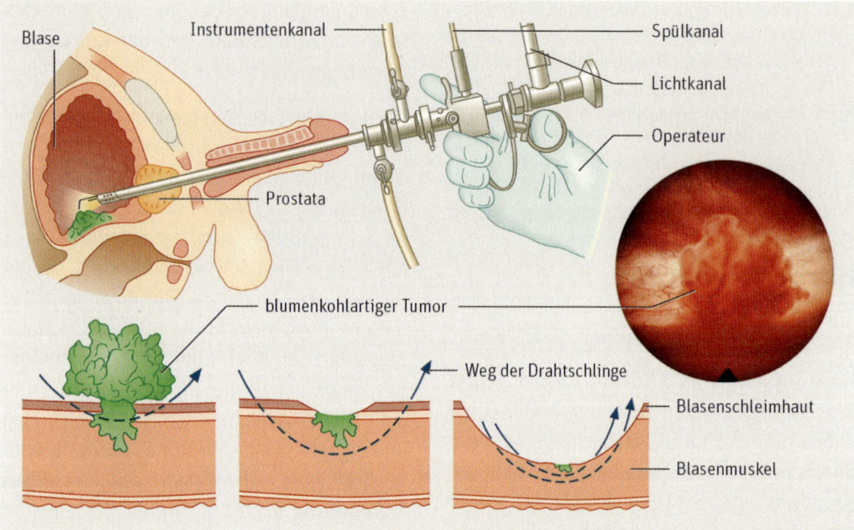

Durch die transurethrale Resektion der Blase (TUR-B) entfernt der Urologe einen Blasentumor: Dazu verwendet er eine Hochfrequenzstrom führende Drahtschlinge, mit der er den Tumor entfernt (im Teilbild links oben dargestellt). Die unteren Teilbilder zeigen, wie er den Tumor Schicht um Schicht abträgt. [GTV 2136]

Mit den bildgebenden Verfahren CT, Kernspin und Knochenszintigrafie (→ S. 905) entdeckt der Arzt möglicherweise bereits vorhandene Metastasen.

Therapie

Die Therapie des Harnblasenkarzinoms hängt maßgeblich von der Art, dem Sitz und dem Stadium des Tumors ab. Problematisch ist, dass die Tumoren oft wiederkehren – in ~ 60 % der Fälle auch nach ihrer vollständigen Entfernung. Da die Gewebestruktur in Harnblase, Harnleiter und im Nierenbecken identisch ist, können die Tumoren gleichzeitig an verschiedenen Stellen auftreten. Die Therapie fortgeschrittener oder großflächiger Tumoren erweist sich als schwierig.

Operative Tumorentfernung (TUR-B). Handelt es sich noch um die papilläre Krebsvorstufe oder um einen oberflächlichen Krebs, genügt eine relativ kleine Operation über die Harnblasenspiegelung (→ S. 779), die **Transurethrale Resektion der Blase** *(TUR-B, TUR-Blase,* verallgemeinernd auch *Elektroresektion).* Dazu wird unter Vollnarkose ein starres Rohr über die Harnröhre in Richtung Harnblase geführt, durch das sich zusätzliche Operationsinstrumente wie z. B. eine Hochfrequenzstrom führende Drahtschlinge einbringen lassen. Mit deren Hilfe wird ein oberflächlicher Tumor dann vollständig entfernt.

Die nachträgliche feingewebliche Untersuchung des entfernten Gewebes im Labor zeigt, wie weit der Tumor in die tieferen Schleimhautschichten eingewachsen ist. Wurde der Tumor durch die Biopsie bereits komplett entfernt, erübrigt sich oft auch jede weitere Therapie.

Wichtig sind in den ersten Jahren regelmäßige Harnblasenspiegelungen (→ S. 849) zur Kontrolle, denn in bis zu zwei Dritteln der Fälle kommt es zu einem Wiederauftreten. Je nach Stadium und Differenzierungsgrad der Tumorzellen werden diese meist wieder durch die TUR-B entfernt.

Seit einigen Jahren gibt es die **Photodynamische Diagnostik** *(PDD),* mit der auch kleinste Tumoren erkannt werden können. Vor der Operation wird die Blase mit einer fluoreszierenden Substanz gefüllt, die sich in den Tumorzellen anreichert. Wird der Tumor nun mit Licht einer bestimmten Wellenlänge bestrahlt, leuchten die Fluoreszenzmoleküle, sodass sich die Tumorzellen nun von den gesunden Gewebezellen deutlich unterscheiden und gezielter entfernt werden können.

Radikale Zystektomie. Ist ein Tumor bereits in tiefe Muskelschichten der Blase eingewachsen (infiltrierend wachsender Harnblasenkrebs), ist eine *komplette Entfernung der Harnblase* **(radikale Zystektomie)** nötig – vorausgesetzt, die umgebenden Lymphknoten und Organe sind noch nicht von Krebs befallen. Vorsorglich werden die Lymphknoten des Beckens bei der Operation mit entfernt, beim Mann zusätzlich zur Harnblase auch die Prostata (radikale Prostataektomie → S. 811), bei der Frau die Gebärmutter, die Eileiter und die Eierstöcke sowie ein Teil der Scheidenwand.

Ohne Harnblase muss der Urin umgeleitet werden: Aus Teilen des Darms schafft der Operateur einen *Harnblasenersatz (Neoblase),* in den die Harnleiter eingepflanzt werden. Diese Eingriffe sind aufwendig und für den Patienten vorübergehend sehr belastend. Inzwischen werden sie in allen größeren urologischen Kliniken durchgeführt.

Folgen der kompletten Harnblasenentfernung. Trotz moderner Operationstechniken kommt es nach einer vollständigen Entfernung der Harnblase und anschließendem Ersatz zu unerwünschten Nebenwirkungen an der Ersatzblase und den Nachbarorganen.

Meist besteht zumindest am Anfang eine Harninkontinenz (→ S. 796), denn das Halten und kontrollierte Entleeren des Urins muss erst wieder erlernt werden. Sehr hilfreich ist hierbei das Beckenbodentraining (→ S. 866). Manchmal sind die Patienten jedoch nicht mehr in der Lage, die Ersatzblase vollständig zu entleeren, dann muss die Blase gegebenenfalls mehrmals täglich über einen Katheter entleert werden.

Männer verlieren durch den Eingriff ihre Erektionsfähigkeit, denn auch Prostata und Samenblasen müssen bei der Entfernung der Harnblase komplett entfernt werden. Dabei können die für die Erektion zuständigen Nervenstränge oft nicht geschont werden – die Libido aber bleibt erhalten.

Bei Frauen werden häufig die Eierstöcke mit entfernt, was im Alter unter 50 zu vorzeitigen Wechseljahrsbeschwerden (→ S. 849) führt.

Vorbehandlung und weitere Behandlungsmöglichkeiten. Generell lassen sich Blasentumoren mit Bestrahlung oder Chemotherapie schlecht behandeln.

Die Bestrahlung allein ist leider nur wenig wirksam und stellt deshalb keine Alternative zur operativen radikalen Blasenentfernung dar. Nur wenn der Patient nicht operiert werden kann oder es sein ausdrücklicher Wunsch ist, wird eine Bestrahlung vorgenommen. Die 5-Jahres-Überlebensrate liegt dann aber nur bei maximal 40 %.

Radiochemotherapie. Die Kombination aus Strahlen- und Chemotherapie, die *Radiochemotherapie,* erzielt etwas höhere Erfolge als die alleinige Anwendung eines der beiden Verfahren. Zuvor sollte der Blasentumor möglichst per TUR-B komplett entfernt worden sein.

Lokale Chemotherapie. Mit einem Immunmodulator (Wirkstoff, der das Immunsystem beeinflusst) wie BCG® aus abgeschwächten Tuberkuloseerregern lässt sich im frühen Tumorstadium oft das Tumorwachstum stoppen. Damit diese Chemotherapie nur im Blaseninneren wirkt, werden die Substanzen nach einem bestimmten Therapieschema (anfangs meist einmal wöchentlich, dann monatlich) über einen Katheter direkt in die Blase eingefüllt und dort für etwa 2 Stunden belassen – danach entsorgt sie der Patient wieder „auf natürlichem Wege" **(Instillationstherapie).** Mögliche Nebenwirkungen sind Blasenentzündung (→ S. 792) und ein starker Reizzustand der Blase und gelegentlich Auslösung oder Aktivierung einer Tuberkulose.

Systemische Chemotherapie. Ist das Tumorwachstum bereits so weit fortgeschritten, dass der Tumor in die Muskulatur der Blasenwand eingewachsen ist, wird in Einzelfällen vor der operativen Entfernung der Harnblase eine systemische Chemotherapie eingesetzt, um den Tumor zu verkleinern. Hierbei werden die Medikamente durch eine Infusion verabreicht. Gelingt so eine Verkleinerung des Tumors, vereinfacht diese die Operation oder macht sie manchmal auch erst möglich.

Als alleinige Therapie wird die systemische Chemotherapie nur empfohlen, wenn bereits Fernmetastasen z. B. in Knochen, Leber oder Lunge vorliegen, der Tumor also bereits in andere Gewebe gestreut hat (→ S. 1023). Manchmal stellt sie jedoch die einzige Möglichkeit dar, die Überlebenszeit zu verlängern. Die Wirksamkeit ist aber begrenzt: Noch am besten hat sich eine Form der Chemotherapie bewährt, in der vier verschiedene Wirkstoffe nach einem bestimmten Schema eingesetzt werden (z. B. nach MVAC-Schema mit den Substanzen Methotrexat, Vinblastin, Adriamycin und Cisplatin). Nur in ~ 20 % der Fälle geht der Tumor vollständig zurück, und bei noch weniger Patienten hält der Erfolg langfristig an. Daher sind neue Schemata in Erprobung, die zum Teil auch verträglicher sind (zu den generellen Nebenwirkungen der Chemotherapie → S. 1026).

Prognose

Die 5-Jahres-Überlebensrate hängt davon ab, ob es sich um einen oberflächlich wachsenden Tumor handelt (5-Jahres-Überlebensrate ~ 85 %) oder um einen Tumor, der bereits in tiefere Gewebeschichten eingewachsen ist (5-Jahres-Überlebensrate maximal 60 %). Auch der Differenzierungsgrad der Tumorzellen und die Frage, ob bereits Metastasen vorliegen, haben Einfluss auf die Prognose.

Selbsthilfe

Wie bei allen Krebsarten ist auch die Diagnose „Blasenkrebs" begleitet von dem Gefühl, „in ein tiefes Loch zu fallen". Zudem muss sich der Patient häufig mit einer Blasenentfernung abfinden und die Nebenwirkungen und Folgen der Behandlung ertragen. Dazu gehören Beschwerden beim Wasserlassen, Potenzstörungen (→ S. 345) und (vorübergehende) Harninkontinenz (→ S. 796) nach der Operation. Daher ist nach überwundener Blasenkrebserkrankung eine Rehabilitation in einer Spezialklinik oder eine ambulante Nachsorge, abgestimmt auf die individuellen Bedürfnisse des Patienten, sehr wichtig.

Sprechen Sie auf jeden Fall mit Ihrem Arzt über Ihre Ängste und Beschwerden. Inwieweit die folgenden Ratschläge in Ihrer ganz persönlichen Situation nützlich sind, können letztlich nur Sie selbst entscheiden:

- Körperliche Aktivität setzt neue Energie frei: Machen Sie regelmäßig ein Ihrer körperlichen Verfassung angemessenes Ausdauertraining, etwa Wandern, Walking oder Schwimmen.
- Achten Sie auf eine ausgewogene Ernährung (→ Kapitel 04) – so fühlen Sie sich wohler und stärken Ihr Immunsystem.
- Mobilisieren Sie Ihre inneren Kräfte: Entspannungsverfahren (→ S. 1257), kreative Tätigkeiten mit Musik und Literatur oder ein Hobby helfen Ihnen bei der Bewältigung der Krankheit.
- Tauschen Sie sich mit anderen Betroffenen aus: Selbsthilfegruppen bieten Möglichkeiten, offen über Sorgen und Probleme zu sprechen.

Vorsorge

Ist der Blasenkrebs in einem Frühstadium per TUR-B entfernt worden, wird einem erneuten Wachstum sowie einer weiteren Ausbreitung von Tumorzellen in tiefere Gewebeschichten durch eine lokale Chemotherapie mit Zytostatika (z. B. Mitomycin C, Epirubicin oder Doxorubicin → S. 1026) oder dem Immunmodulator BCG® per Instillationstherapie vorgebeugt. BCG® wirkt zwar stärker als die anderen Medikamente, ist aber auch schlechter verträglich. Abgesehen von dem zusätzlichen immunmodulierenden BCG® beugen die Medikamente lediglich einem erneuten Auftreten von Tumoren vor.

Wenn das Tumorwachstum bereits fortgeschritten war, wird nach der radikalen Blasenentfernung häufig eine systemische Chemotherapie durchgeführt, um das Fortschreiten der Erkrankung zu reduzieren. Diese Chemotherapie beginnt in der Regel innerhalb der ersten 12 Wochen nach der Operation.

Besonders wichtig ist bei Blasenkrebs das Einhalten der empfohlenen Nachsorgeuntersuchungen – auch nach erfolgreicher Therapie.

Komplementärmedizin

Ausführliche Übersicht zu alternativen Krebstherapien → S. 1029.

Aktuell: www.gesundheit-heute.de/21x09

- **www.krebshilfe.de** – Internetseite der Deutschen Krebshilfe, Bonn: In der Rubrik Infoangebot gibt es eine ausführliche Übersicht zum Blasenkarzinom.
- **www.selbsthilfe-bund-blasenkrebs.de** – Internetseite des Selbsthilfe-Bundes Blasenkrebs e. V., Mülheim/Ruhr: Bietet vielfältige Informationen für Betroffene und Angehörige sowie Erfahrungsberichte.

Buchteil IV – Erkrankungen und ihre Therapie

22

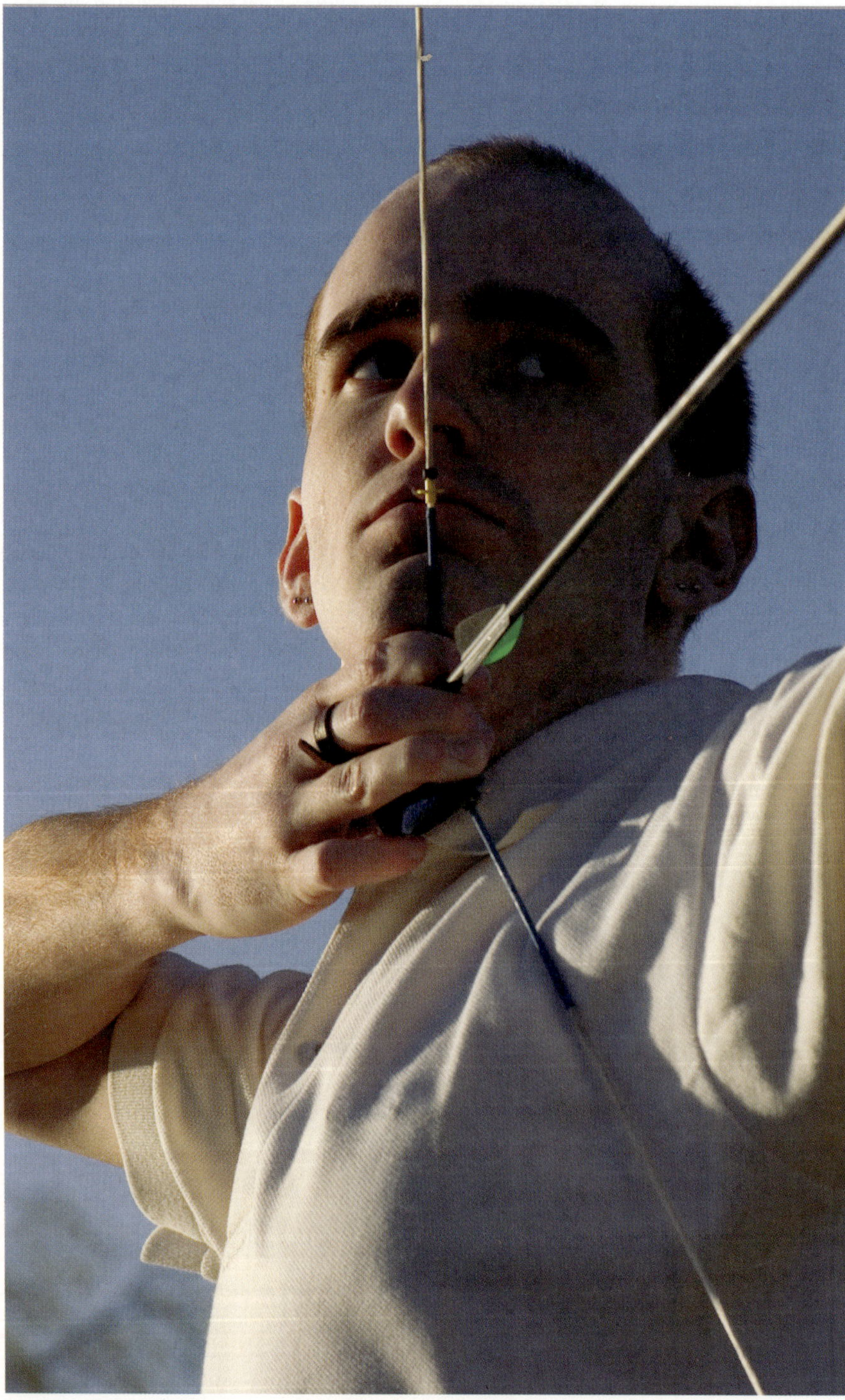

Konzentriert und kraftvoll leben, mit Energie an die Aufgaben herangehen und die beruflichen wie privaten Ziele immer im Auge behalten – das ist das Bild, das viele Männer von sich haben. Aber jeder weiß auch – das Leben ist nicht immer so.

Über Männerkrankheiten wird viel weniger gesprochen als über Frauenleiden. Dass liegt auch daran, dass sich Männer manchmal schwer tun, über Beschwerden und Krankheiten überhaupt zu reden. Erst recht dann, wenn es um ihre „Männlichkeit" geht. Das ist unnötig – die Urologie hat große Fortschritte gemacht, und etliche, früher unheilbare Erkrankungen sind heute gezielt und nebenwirkungsarm therapierbar. Und selbst wenn es „nur" um die Lebensqualität bei den sexuellen Funktionen geht, bietet die Medizin heute viel mehr als obskure Pulver und drakonische Therapien mit dem Skalpell. [ISP 2201]

Männerkrankheiten

Inhalt

Einführung 803
Die medizinischen Fachgebiete...... 803
Aufbau und Funktion der männlichen Geschlechtsorgane 803
Diagnoseverfahren urologischer Erkrankungen..................... 804

Erkrankungen der Prostata 805
Akute Prostataentzündung 805
Chronische Prostataentzündung und Beckenbodenmyalgie 805
Gutartige Prostatavergrößerung..... 807
Prostatakrebs 810

Erkrankungen von Hoden und Nebenhoden 813
Hodenfehllagen.................. 813
Hodenentzündung und Nebenhodenentzündung 814
Hodentorsion..................... 815
Varikozele 816
Hydrozele und Spermatozele........ 816
Hodenkrebs 817
Androgeninsuffizienz und PADAM.... 818

Erkrankungen des Penis, sexuell übertragbare Krankheiten 820
Hypospadie, Epispadie und andere Harnröhrenfehlbildungen........... 820
Phimose 820
Paraphimose 821
Priapismus....................... 822
Balanitis......................... 822
Peniskrebs 823
Induratio penis plastica 823
Penisverletzungen................. 824
Geschlechtskrankheiten des Mannes . 824

An anderer Stelle im Buch besprochen
Brustbildung beim Mann 425
Erektile Dysfunktion (Impotenz)..... 345
Harnwegs-Erkrankungen 775
Harninkontinenz 796
Sexuelle Funktionsstörungen 341
Unfruchtbarkeit des Mannes 331

Einführung

Die medizinischen Fachgebiete

Männerkrankheiten berühren viele medizinische Fachgebiete. Wenn es um die männlichen Geschlechtsorgane geht, ist der **Urologe** *(Facharzt für Urologie)* der Ansprechpartner der Wahl. Er behandelt aber nicht nur Männer, sondern auch die Harnwegs- und Blasenerkrankungen (→ Kapitel 21) von Frauen. Der eigentliche Arzt für Geschlechtskrankheiten ist der **Facharzt für Haut- und Geschlechtskrankheiten,** wie der *Hautarzt (Dermatologe)* im vollen Wortlaut heißt. Aber auch Urologen (und bei Frauen Gynäkologen) sind hierfür zuständig. Handelt es sich um Männerkrankheiten, die durch Hormonstörungen verursacht sind wie z. B. das PADAM (→ S. 818), übernehmen am häufigsten Internisten Diagnostik und Therapie.

Männer sehen sich also mit einer eher unübersichtlichen medizinischen Versorgungsstruktur konfrontiert, was sich auf der Suche nach dem Arzt der Wahl für ein bestimmtes Gesundheitsproblem zum Problem entwickeln kann. Kompliziert wird es insbesondere, wenn es sich um Erkrankungen mit psychischer Mitbeteiligung wie z. B. der Beckenbodenmyalgie (→ S. 806) handelt, und es verwundert nicht, dass die Mehrzahl der Männer nach wie vor mit ihrer ärztlichen Betreuung unzufrieden ist. Viele Verlage haben bereits reagiert und erste Fachbücher zur *Männermedizin* herausgegeben. Die Einrichtung von *Männersprechstunden* für die Gesundheitsprobleme des „ganzen" Mannes wäre ein weiterer Lösungsansatz, um die unübersichtlichen Verhältnisse zu überwinden.

i Aktuell: www.gesundheit-heute.de/22x01

- Gerade im Bereich der Männererkrankungen finden sich fast ausschließlich interessengeleitete Internetangebote, zu denen auch scheinbar unabhängige wie z. B. **www.urologenportal.de,** spannende wie **www.hommage.de** oder seriös erscheinende wie die urologischen Seiten von **www.onmeda.de** zählen. Sie bieten keinen Rat auf der Grundlage der evidenzbasierten Medizin (→ S. 1297) und kein ausgewogenes Meinungsbild. Wir konnten uns deshalb zu keiner Empfehlung entschließen. Hilfreicher sind Fachbücher wie:
- M. Böhm et al.: **Männersprechstunde.** Das Praxishandbuch zu Beratung, Prävention und Therapie. Springer, 2004. Erster, leider nicht immer geglückter Versuch, das Thema Männergesundheit in einem Fachbuch zu bündeln.
- W.-B. Schill et al.: **MännerMedizin in der allgemeinmedizinischen und internistischen Praxis.** Urban & Fischer, 2005. Empfehlenswertes Lehrbuch für Interessierte, die mehr über dieses neue Fachgebiet wissen wollen.

Aufbau und Funktion der männlichen Geschlechtsorgane

Zu den **inneren Geschlechtsorganen** gehören **Hoden** *(Testis),* **Nebenhoden** *(Epididymis),* **Samenleiter** (*Ductus deferens)* und die Geschlechtsdrüsen: Mit ~ 20 Gramm ist die kastaniengroße **Prostata** *(Vorsteherdrüse)* die größte und bekannteste; dann gibt es noch die **Samenbläschen** *(Vesiculae seminales)* und die **Cowper-Drüsen** *(Glandulae bulbourethrales).* Alle drei produzieren die Samenflüssigkeit, die zusammen mit den vom Hoden gebildeten Samenzellen das **Ejakulat** ergibt. Das Ejakulat ist dünnflüssig, milchig und hat einen charakteristischen Geruch nach Kastanienblüten. Um das saure Milieu der Scheide mit einem pH-Wert von 5,5 zu neutralisieren, hat es einen leicht alkalischen pH-Wert von 7,3 – und es enthält Enzyme, um die Spermien zu aktivieren. Für die Samenproduktion, die Bildung und Entwicklung der männlichen Geschlechtsorgane und -merkmale ist das männliche Sexualhormon **Testosteron** verantwortlich. Es wird von spezialisierten Zellen, den *Leydig-Zwischenzellen,* produziert, die zwischen den Hodenkanälchen und den Blutgefäßen liegen.

Zu den **äußeren Geschlechtsorganen** zählen **Penis** *(Glied)* und **Hodensack** *(Skrotum)*. Der Penis besteht aus **Penisschaft** und **Eichel** *(Glans penis)*. Er ist von einer dehnbaren Haut überzogen, die in Form einer Falte, der **Vorhaut** *(Präputium)*, die Eichel bedeckt. Zwei Formen von Schwellkörpern sind zu unterscheiden, die beide von einer Bindegewebskapsel umschlossen sind: Der paarige **Penisschwellkörper** *(Corpus cavernosum penis)*, der die Erektion ermöglicht, und der **Harnröhrenschwellkörper** *(Corpus spongiosum penis)*, der sich an der Penisunterseite befindet und mit der Eichel endet. Im Harnröhrenschwellkörper verläuft die **Harnröhre** *(Urethra)*.

Diagnoseverfahren urologischer Erkrankungen

Auch wenn beim Urologen viel Technik Einzug gehalten hat, so bilden auch hier die sorgfältige Anamnese (→ S. 1264) und Untersuchung des Patienten das Fundament der Diagnostik. Besondere Bedeutung hat für den Urologen die **Prostata-Tastuntersuchung** *([Digitale] rektale Untersuchung DRU, transrektale Palpation)*: Sie liefert dem Arzt vor allem bei Erkrankungen der Prostata wertvolle Anhaltspunkte. Der Urologe tastet bei dieser Untersuchung durch den Enddarm die Prostata und beurteilt ihre Größe und Gewebebeschaffenheit; Gleiches gilt für Samenbläschen, Mastdarm und Analkanal. Tastet der Arzt einzelne Gewebeverhärtungen oder eine Knotenbildung, handelt es sich um einen krebsverdächtigen Befund, der weiter geklärt werden muss. Auch Entzündungen rufen eine veränderte Gewebebeschaffenheit hervor, die der Arzt ertasten kann.

Die rektale Untersuchung ist schmerzlos, sofern die untersuchte Region nicht entzündet ist, wird aber von vielen Männern als unangenehm oder peinlich empfunden – ein wenig Abhilfe schafft das ausgiebige Einfetten von Analöffnung und Untersuchungsfinger. Der Patient sollte möglichst entspannt sein, denn ein Zusammenkneifen erschwert die Beurteilung des Tastbefunds.

Urinuntersuchungen (Urindiagnostik → S. 776)

Transrektaler Ultraschall *(TRUS,* auch *transrektale Sonografie, Prostatasonografie, TPS):* Diese Untersuchung der Prostata erfolgt bei gefüllter Blase. Der Arzt führt eine Ultraschallsonde über den Enddarm in den Mastdarm (Rektum) ein, um Größe und Lage der Prostata zu bestimmen. Da die Prostata im Bauchraum direkt vor dem Mastdarm liegt, liefert der Ultraschall durch die Mastdarmwand, also *transrektal*, besonders gute Ergebnisse. Größe und gegebenenfalls Strukturveränderungen der Prostata kann der Arzt mit den heutigen Geräten genau bestimmen. Die Untersuchung selbst ist schmerzlos, für einige Männer aber unangenehm.

Prostatabiopsie: Die Gewebsentnahme aus der Prostata dient der Klärung auffälliger Befunde wie, z. B. bei einem tastbaren Knoten den Verdacht auf Krebs zu bestätigen. Ein Standardverfahren ist die transrektal, also über den Enddarm vorgenommene **Prostatastanzbiopsie,** die ohne Narkose ambulant vom Urologen durchgeführt wird. Unter Transrektaler Ultraschallkontrolle (TRUS → S. 804) werden vom Enddarm aus durch eine Hohlnadel mehrere dünne Gewebezylinder aus beiden Prostataseitenlappen „ausgestanzt". Um zu verhindern, dass Bakterien durch den Eingriff aus dem Darm in die Prostata gelangen, nimmt der Patient vorbeugend einige Tage lang ein Antibiotikum sowie am Abend vor dem Eingriff ein rektales Abführmittel (Mikruklist®).

Relativ unwahrscheinlich ist es hingegen, dass über den Stichkanal eventuell vorhandene Krebszellen in andere Körperregionen verschleppt werden – laut statistischer Auswertungen passiert dies weniger als einmal bei 4000 Biopsien. Die Gewebeproben werden dann daraufhin untersucht, ob Krebs vorliegt und wie aggressiv der Tumor ist. Dabei gibt die Anzahl der befallenen Proben einen Hinweis auf die Tumorgröße.

Hodenbiopsien werden zur Tumorsuche, zur Beurteilung der Spermienreifung und auch therapeutisch zur Spermiengewinnung bei ansonsten zu spärlicher Spermamenge und/oder -qualität durchgeführt (TESE → S. 337).

Bildgebende Diagnoseverfahren wie CT und Kernspin spielen vor allem in der weiterführenden Diagnostik von Tumoren eine Rolle.

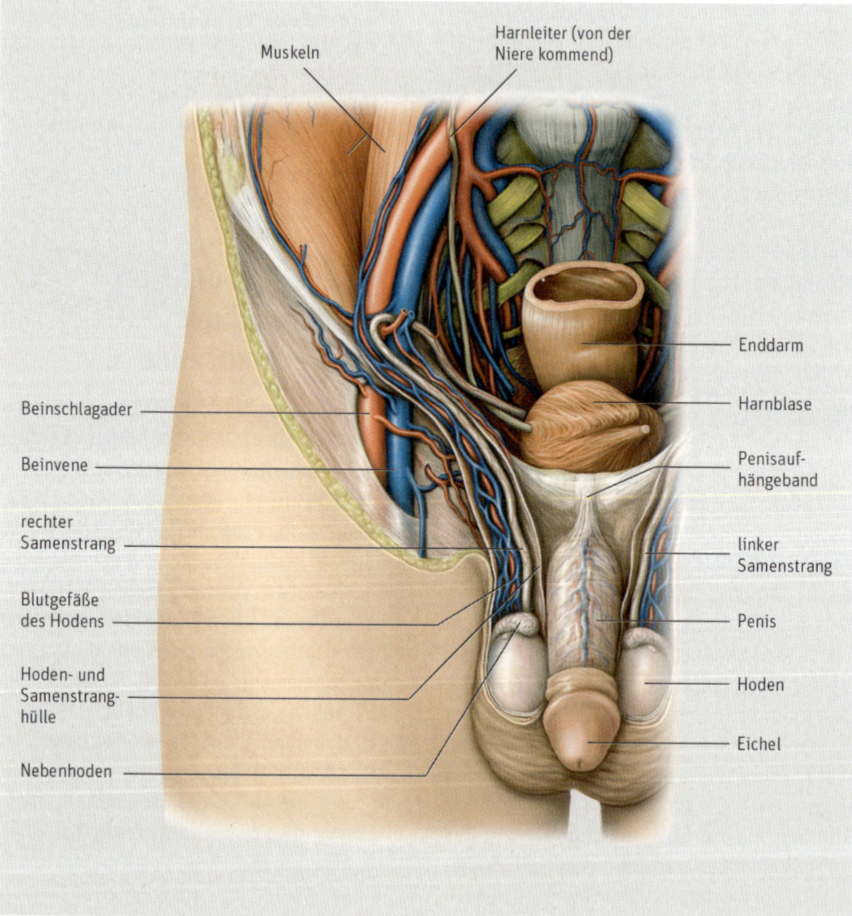

Ansicht der Geschlechtsorgane des Mannes von vorne. Ungewöhnlich ist der Verlauf des **Samenstrangs (Funiculus spermaticus),** *der die Samen aus dem Hoden zur Harnröhre transportiert: Er beschreibt, wie hier in der Abbildung zu sehen, einen weiten Bogen zur Bauchwand (links seitlich im Bild), um dann im Leistenkanal wieder in die Bauch- und Beckenhöhle einzutreten und die Prostata (→ Abb. S. 806 unten) zu erreichen. Dieser Umweg ist entwicklungsgeschichtlich bedingt, weil die Hoden zunächst in der Bauchhöhle angelegt sind, und erst um die Geburt herum nach außen in den Hodensack wandern.* [GTV 2202]

Erkrankungen der Prostata

Akute Prostataentzündung

Häufigkeit:

Akute Prostataentzündung *(Akute [bakterielle] Prostatitis)*: Durch Bakterien wie Escherichia coli und andere ausgelöste, akute, hochschmerzhafte Entzündung der Prostata. Tritt häufig bei älteren Männern zusätzlich zu einer Prostatavergrößerung auf (→ S. 807), da sie durch Harnabflussstörungen begünstigt wird. Besonders bei Einwirkung von Nässe oder Kälte erkranken auch jüngere Männer, vor allem bei zusätzlich vorliegenden Harnröhrenverengungen (→ S. 791). Die Erkrankung lässt sich gut mit Antibiotika behandeln. Rückfälle und ein Übergang zur chronischen Prostataentzündung (→ S. 805) sind jedoch nicht selten, wenn die Entzündung nicht ausreichend therapiert wird.

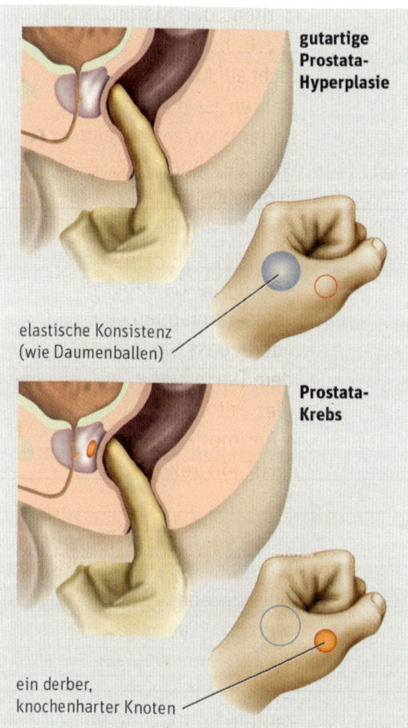

Untersuchung von Prostata, Samenblasen und Rektum durch den Urologen. Weil sich die Prostata unterhalb der Harnblase und vor dem Mastdarm befindet, ist sie für eine ***Tastuntersuchung*** *vom Anus aus am besten zugänglich. Der Urologe beurteilt das ertastete Prostatagewebe: Fühlt es sich „weich" und elastisch an wie die Hautfalte zwischen Daumen und Zeigefinger (oder der Daumenballen), handelt es sich um eine vergrößerte Prostata (→ S. 807). Ist es eher derb und hart wie der Daumengelenkknochen, wird der Arzt die Verdachtsdiagnose Prostatakrebs (→ S. 810) stellen und weiter abklären.* [GTV 2203]

Leitbeschwerden

- Starke Schmerzen in der Damm- und Analregion
- Häufiger Harndrang, Abschwächung des Harnstrahls, evtl. Brennen beim Wasserlassen
- Schlechter Allgemeinzustand
- Hohes Fieber.

Wann zum Arzt

In den nächsten Tagen bei erstmaligem Auftreten der Leitbeschwerden

Sofort in die Klinik bei hohem Fieber und/oder schlechtem Allgemeinzustand.

Die Erkrankung

Die akute Prostataentzündung wird meistens im Rahmen einer normalen Blasenentzündung (→ S. 792) ausgelöst, wenn Bakterien über die Harnröhre aufsteigen und in die Prostata gelangen. Besteht ein erhöhter Widerstand beim Wasserlassen, so können Bakterien regelrecht aus der Harnröhre in die dort mündenden Prostataausführungsgänge gepresst werden. Hinzu kommt oft auch Ausfluss aus der Harnröhre (Harnröhrenentzündung → S. 792). Die Prostata kann aber auch als Folge einer Entzündung der Nebenhoden oder Samenblasen über die Samenleiter mitinfiziert werden.

Das macht der Arzt

Diagnosesicherung. Wegweisend ist die Prostata-Tastuntersuchung (→ S. 804), die als Befund eine druckschmerzhafte, angeschwollene Prostata ergibt. Der Nachweis einer bakteriellen Entzündung erfolgt mit dem Mittelstrahlurin. Bei bestehendem Ausfluss über die Harnröhre entnimmt der Arzt auch hier Abstriche, um seine Diagnose zu sichern.

Im akuten Stadium wird der Arzt keinen Transrektalen Ultraschall (TRUS → S. 804) der Prostata durchführen, da hierdurch Keime in die Blutbahn gelangen können, was im schlimmsten Fall zu einer Blutvergiftung führt *(Urosepsis,* wie die von den Harnwegen ausgehende Blutvergiftung heißt). Zudem ist jeder Druck auf die Prostata bei einer akuten Prostataentzündung extrem schmerzhaft, sodass der Arzt bis zum Abklingen der Entzündung wartet.

Das *Prostataspezifische Antigen (PSA)* ist bei einer akuten Prostataentzündung je nach Ausprägung im Blut mäßig bis deutlich erhöht. Kontrolliert man den Wert einige Wochen später, so ist er im Gegensatz zum Prostatakrebs meist wieder im Normbereich. Falls nicht, erfolgen weitere Kontrollen. Gegebenenfalls wird nach erneuter ausreichender Antibiotikagabe und rektaler Schallkontrolle eine Gewebeprobe (Biopsie → S. 1270) entnommen, um Prostatakrebs auszuschließen.

Therapie. Der Arzt verordnet Antibiotika, für zwei bis vier Wochen meist Gyrasehemmer wie z. B. Ciprofloxacin (Ciprofloxacin Uropharm®). Unterstützend erhält der Patient entzündungshemmende Medikamente (NSAR → S. 996). Bei schwerem Verlauf ist in manchen Fällen eine Einweisung in die Klinik notwendig, um die Antibiotika hochdosiert per Infusion zu verabreichen und bei einer sich abzeichnenden Abszessbildung sofort chirurgisch eingreifen zu können.

Bei erhöhter Restharnmenge kann vorübergehend ein suprapubischer Katheter (→ S. 456) gelegt werden, um die Entzündung nicht durch das erschwerte Wasserlassen noch weiter zu verstärken.

Ultraschall-Verlaufskontrollen sind wichtig, um einen **Prostataabszess,** also eine „Abkapselung" des Infektionsherds, begleitet von einer Eiteransammlung in der Prostata, rechtzeitig zu erkennen. Bei ausgeprägter Abszessbildung hilft oft nur noch eine operative Eröffnung und Entfernung des Abszesses, um eine lebensbedrohliche Blutvergiftung zu verhindern. Bei weniger ausgeprägtem Befund kann auch mit Antibiotika weiter behandelt werden.

Komplementärmedizin

Wärmeanwendungen, wie z. B. ansteigende Fußbäder oder Sitzbäder mit Kamille oder Heublumen ersetzen zwar nicht die Behandlung mit Antibiotika, wirken aber schmerzlindernd auf Prostata und Blase und können deshalb begleitend eingesetzt werden. Anschließend sollte der Patient Ruhe halten oder am besten gleich zu Bett gehen.

Chronische Prostataentzündung und Beckenbodenmyalgie

Häufigkeit:

Chronische Prostataentzündung *(chronische Prostatitis)*: Sammelbegriff für Beschwerden im Bereich der Prostata und des benachbarten kleinen Beckens. Häufigste urologische Diagnose bei Männern unter 50 Jahren, stellt jedoch – trotz ähnlicher Beschwerden – kein einheitliches Krankheits-

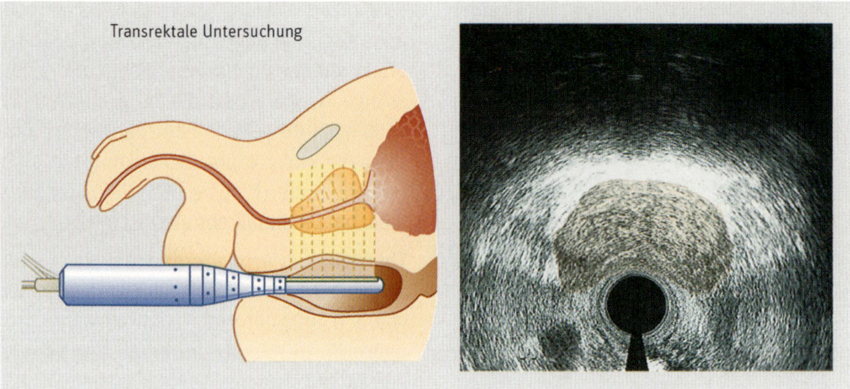

Untersuchung der Prostata mit dem ***transrektalen Ultraschall.*** *Im rechten Bild ist die Ultraschallabbildung einer Prostatavergrößerung (→ S. 807) dargestellt, mit gut abgrenzbarem inneren Drüsenanteil. In einer anschließenden Operation wurde sie größtenteils entfernt und wog 30 g.* [GTV 2204]

bild dar. Unterschieden wird zwischen der ***chronisch bakteriellen*** (10 %) und ***chronisch abakteriellen Prostataentzündung*** (90 %), wobei Letztere immer häufiger als **(abakterielles) chronisches Beckenschmerzsyndrom** bezeichnet wird. Aber die Ursachen für die Schmerzen können möglicherweise auch außerhalb der Prostata liegen. Und, um die Verwirrung komplett zu machen, unterscheiden die Mediziner beim (abakteriellen) chronischen Beckenschmerzsyndrom wiederum zwischen einer Form mit nachweisbaren entzündlichen Veränderungen der Prostata – jedoch ohne eindeutigen Bakteriennachweis – und einer nichtentzündlichen Form, der so genannten **Beckenbodenmyalgie** *(Beckenbodenschmerzsyndrom, [vegetatives] Urogenitalsyndrom, Prostatadynie, Prostatapathie, anogenitales Syndrom).* Wie häufig die Beckenbodenmyalgie vorkommt, ist umstritten, für viele Autoren stellt sie die häufigste Einzelursache der chronischen Prostataentzündung dar.

Leitbeschwerden

- Wechselnd starke (fluktuierende) Schmerzen in der Genital-, Damm- und Analregion
- Manchmal gestörtes Wasserlassen, z. B. schwächerer Harnstrahl
- Abnahme des sexuellen Interesses und Störungen von Erektion und Ejakulation
- Unfruchtbarkeit (→ S. 331).

Die Erkrankung

Chronische Prostataentzündung. Die chronisch bakterielle Prostataentzündung ist oft Folge einer nicht vollständig ausgeheilten akuten Prostataentzündung (→ S. 805). Infiziertes Prostatasekret sammelt sich in den Prostatagängen, und es bilden sich **Prostatasteine,** an denen Bakterien haften. Wahrscheinlich werden diese Bakterien nicht ausreichend von Antibiotika erreicht und werden deshalb zur Ursache für den chronischen Zustand der Entzündung.

(Abakterielles) chronisches Beckenschmerzsyndrom. Die Ursachen des (abakteriellen) chronischen Beckenschmerzsyndroms sind bisher nicht eindeutig geklärt. Bei der entzündlichen Form vermutet man als Auslöser entweder eine Reizung der Prostata durch den sauren und aggressiven Urin, z. B. durch eine zeitweise vermehrte Ausscheidung von Harnsäurekristallen (→ S. 787), oder durch spezielle Bakterien, die mit den herkömmlichen Methoden aber nicht *nachweisbar* sind – diese Unsicherheit zeigt das in Klammern stehende „abakteriell" auf.

Beckenbodenmyalgie. Bei dieser Form der chronischen abakteriellen Prostataentzündung gehen neuere Theorien davon aus, dass sie – zumindest teilweise – durch Muskelverspannungen (Tender Points → S. 1014) im Beckenbereich entsteht oder durch ein Schmerzsyndrom in der Nähe der Wirbelsäule. Dazu passt, dass sich kein krankhafter Befund an der Prostata ausmachen lässt. Auch psychische Veränderungen spielen bei diesem Krankheitsbild eine Rolle – ob sie aber die Ursache der oft sehr belastenden Beschwerden sind oder nicht vielmehr die Folge, lässt sich derzeit nicht eindeutig klären. Stress scheint immerhin zur Ausprägung einer Beckenbodenmyalgie beizutragen, denn die Beschwerden bessern sich, wenn der Patient Entspannungsverfahren praktiziert wie Yoga, Autogenes Training (→ S. 1257) oder die progressive Muskelrelaxation nach Jacobson (→ S. 1259).

Das macht der Arzt

Diagnosesicherung

Das diagnostische Programm bei einer vermuteten chronischen Prostataentzündung ist umfangreich:

- Am Anfang stehen neben Anamnese (→ S. 1264) und Prostata-Tastuntersuchung (→ S. 804) die Dreigläserprobe (→ S. 777), um eine bakterielle Entzündung der Prostata ausschließen zu können, sowie der Bauchultraschall mit Restharnmessung und der transrektale Ultraschall (→ S. 804).
- Im zweiten Schritt folgen Harnstrahlmessung (→ S. 778), Urodynamik (→ S. 777) und eine Röntgenaufnahme der Harnwege (Ausscheidungsurogramm).
- In manchen Fällen, insbesondere wenn diese Untersuchungen unklare Ergebnisse liefern, rät der Arzt gegebenenfalls zu Blasenspiegelung (→ S. 779) oder Enddarmspiegelung (→ S. 662).

Analog zur Reizblase bei der Frau (→ S. 796) ist die Diagnose der Beckenbodenmyalgie eine Ausschlussdiagnose. Der Arzt prüft zunächst, ob die Beschwerden des Patienten eine organische Ursache haben, ob also ein messbarer krankhafter Befund vorliegt wie

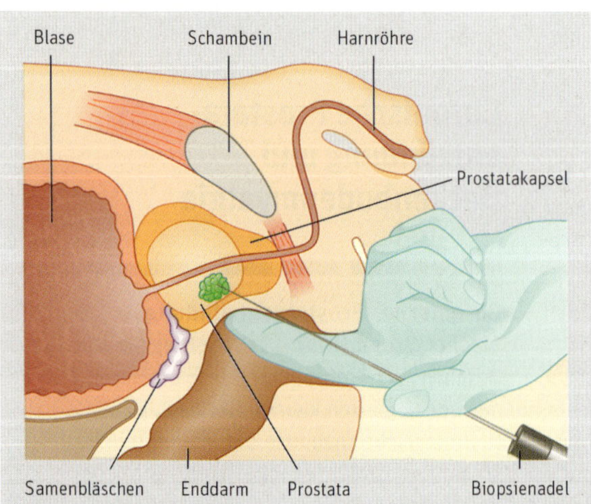

Durchführung der ***transrektalen Prostatastanzbiopsie:*** *Unter Ultraschallkontrolle (hier nicht abgebildet) werden über den Enddarm (TRUS → S. 804) durch eine am Schallkopf befindliche Führungshilfe mit einer Biopsienadel zwischen 8 und 15 Gewebeproben aus verschiedenen Regionen der Prostata entnommen. Um die Proben relativ schnell und schmerzarm zu entnehmen, befindet sich die Biopsienadel in einer Art „Schussvorrichtung".* [GTV 2205]

z. B. Veränderungen im Enddarm. Erst wenn dies eindeutig nicht gegeben ist, wird er die Diagnose „Beckenbodenmyalgie" stellen.

Therapie

Chronisch bakterielle Prostataentzündung. Entsprechend dem Befund an Bakterien verschreibt der Arzt ein Antibiotikum, das über 4 bis 6 Wochen eingenommen werden muss, um die chronische Entzündung zu heilen.

Entzündliche Form des chronischen Beckenschmerzsyndroms. Sie steht zwischen der chronisch bakteriellen Prostataentzündung und der Beckenbodenmyalgie. Zumindest zu Beginn der Erkrankung kann der Arzt eine bakterielle Beteiligung nicht sicher ausschließen, weshalb auch hier ein Behandlungsversuch mit einem Antibiotikum über zwei Wochen gerechtfertigt ist. Sollte dies die Beschwerden des Patienten mindern, wird die Antibiotikatherapie für weitere vier bis sechs Wochen fortgesetzt. Wenn gesichert ist, dass die Beschwerden durch Harnsäurekristalle im Urin ausgelöst werden, wird der Arzt Allopurinol (Zyloric®) über mehrere Monate verschreiben: Es verringert die Anhäufung von Harnsäure im Blut und damit die Bildung der Kristalle. Wenn alle möglichen Therapieansätze nicht helfen, kann bei starken Beschwerden und nachgewiesener Entzündung eine transurethrale Mikrowellenbehandlung der Prostata (TUMT), in einigen Fällen die Transurethrale Resektion der Prostata (TUR-P → S. 800) zur Beschwerdefreiheit führen.

Beckenbodenmyalgie. Die Behandlung ist insgesamt langwierig, da jeder Patient unterschiedlich schnell und gut auf die Therapie anspricht. Wichtig ist deshalb, dass Arzt und Patient ausreichend Geduld aufbringen. Da gesicherte Erkenntnisse und einheitliche Behandlungsstandards fehlen, geht jeder Arzt das Problem auf seine Art an. Allen gemeinsam ist jedoch, dass verschiedene Therapieansätze erprobt werden – in der Hoffnung, dass irgendwann eine der Therapiemöglichkeiten die erhoffte Linderung der Beschwerden bringt. Die folgende Zusammenstellung ist deshalb weder vollständig noch allgemein verbindlich:

- Ist der Urinstrahl abgeschwächt oder muss der Patient häufig Wasser lassen, kann der Arzt ähnliche Medikamente verordnen wie bei der Prostatavergrößerung (→ S. 807): Zunächst pflanzliche Mittel wie z. B. Prostagutt®, falls diese keine Besserung bringen, verschreibt er Alpharezeptorenblocker wie Alna® oder Omnic® – vor allem, wenn ein verengter Blasenauslass *(Blasenhalsenge)* gegeben ist.
- Steht der Harndrang im Vordergrund, so wird der Arzt ein anticholinerges Medikament wie z. B. Mictonorm® oder Spasmex® empfehlen (→ S. 798).
- Blasenbeschwerden werden bei manchen Patienten durch Antidepressiva wegen ihrer Wirkung auf den Blasenschließmuskel gelindert (→ S. 1169).
- Beckenschmerzen können durch entzündungshemmende NSAR (→ S. 996) oder ein Muskelrelaxans (z. B. Lioresal®) zur Entspannung der Muskeln gelindert werden.
- Die Beschwerden bessern sich oft auch nach wiederholten Prostatamassagen, vermutlich über einen dadurch verbesserten „Abfluss" von z. B. entzündungsauslösenden Substanzen.
- Steht die psychische Problematik im Vordergrund, empfiehlt sich grundsätzlich eine Psychotherapie (→ S. 1172).

Selbsthilfe und Vorbeugung

Um ein erneutes Aufflammen der Beschwerden zu vermeiden, gilt es, einige Regeln zu beachten:

Kältereize vermeiden. Jede Auskühlung im Beckenbereich ist ein starker neuer Entzündungsreiz: Tauschen Sie deshalb z. B. sofort nach dem Schwimmen eine nasse gegen eine trockene Badehose aus, vermeiden Sie kalte Sitzgelegenheiten und Zugluft und sorgen Sie dafür, dass Sie keine kalten Füße bekommen. Oft hilft Wärme, z. B. ein warmes Bad.

Mechanische Reize minimieren. Auch starke mechanische Belastungen des Beckenbodens provozieren neue Entzündungen. Besonders ungünstig sind Radfahren und Reiten. Sie sollten zumindest in Zeiten von Beschwerden vollständig gemieden und auch nach Abklingen der Beschwerden nicht exzessiv betrieben werden. Bei immer wieder auftretenden Beschwerden sollten Sie ganz darauf verzichten.

Sexualtoilette. Häufige Masturbationen sind sinnvoll, um einen die Entzündung aufrechterhaltenden Sekretstau in den Samenleitern und der Samenblase zu verhindern. Beim Geschlechtsverkehr sind Kondome zu verwenden, um die Partnerin zu schützen.

Komplementärmedizin

Entsprechend der Vielfalt ärztlicher Behandlungsansätze bietet auch die Komplementärmedizin eine reiche Auswahl an Therapiemöglichkeiten. Alle hier genannten Behandlungen haben sich bei Betroffenen bewährt. Trotzdem sollten Sie in Ihren Erwartungen realistisch bleiben: Je länger Ihre Beschwerden bereits bestehen, desto weniger Erfolg versprechend werden die Behandlungsergebnisse sein. Im Einzelnen werden in der Fachliteratur empfohlen:

- Biofeedback (→ S. 1259) über eine Rektalsonde hilft, Ihr Gespür für Ihren Beckenboden zu verbessern. Über Lichtsignale kontrollieren Sie, ob Sie Ihren Beckenboden ausreichend anspannen bzw. entspannen, um ihn so schrittweise zu stärken.
- Eine Akupunkturbehandlung, die auf die Punkte des Konzeptionsgefäßes am Unterbauch abgestimmt ist, lindert oft die Beschwerden (→ S. 1249).
- Heiße Sitzbäder, eventuell mit Moorzusatz, bringen oft Besserung.
- Weitere Therapien wie die manuelle Lockerung schmerzhafter Triggerpunkte sind Erfolg versprechend.
- Verschiedene Homöopathika beeinflussen einzelne Beschwerden, so Pulsatilla den häufigen Harndrang oder Clematis stechende Schmerzen in der Prostata.
- Vor allem bei der entzündlichen Form wirken Enzyme wie Wobenzym® oder Phlogenzym®, wenn sie über mehrere Wochen eingenommen werden.

Aktuell: www.gesundheit-heute.de/22x02

- W. Merkle: **Der chronische Beckenbodenschmerz.** Steinkopff, 2007. Beleuchtet das Krankheitsbild interdisziplinär aus Sicht des Urologen, des Schmerztherapeuten, der Psychosomatik, der Proktologie (beschäftigt sich mit Erkrankungen des Enddarms) und der Gynäkologie. Für Ärzte geschrieben, für Betroffene dennoch sehr nützlich.

Gutartige Prostatavergrößerung

Häufigkeit: ■■■■■

(Gutartige) Prostatavergrößerung *(BPS = Benignes Prostatasyndrom, BPH = Benigne Prostatahyperplasie, Prostataadenom):* Bereits ab etwa dem 30. Lebensjahr beginnende, über Jahre langsam fortschreitende Vergrößerung der Drüsen der inneren Prostataanteile (die der Harnröhre anliegen), infolge hormoneller Veränderungen, die sich mit zunehmendem Alter einstellen. Eine der häufigsten Erkrankungen im höheren Alter; etwa 50 % der Männer über 50, 70 % der Siebzigjährigen sowie 90 % der Achtzigjährigen sind betroffen. Zunächst helfen Medikamente, oft aber ist früher oder später ein operativer Eingriff erforderlich, um die Blasenentleerung wieder zu gewährleisten.

Leitbeschwerden

- Erste Beschwerden: Startverzögerung beim Wasserlassen, schwächerer Harnstrahl sowie Nachträufeln des Harns
- Häufiges nächtliches Wasserlassen, dann auch tagsüber häufigerer Harndrang, mit gelegentlichem unwillkürlichem Urinabgang (→ S. 797)
- Gefühl der unvollständigen Blasenentleerung (Anstieg des Restharns, eventuell Beschwerden wie bei einer Blasenentzündung (→ S. 792).

Wann zum Arzt

In den nächsten Wochen bei häufigerem Wasserlassen und Harnstrahlabschwächung

Am nächsten Tag bei schmerzhaftem Wasserlassen oder bei blutigem Urin (oft Blutung aus Prostatavenen)

Sofort bei

- Harnverhalt (Unmöglichkeit des Wasserlassens) oder bei andauerndem, unkontrollierbarem Verlust kleinerer Urinmengen („Überlaufblase")
- Nierenschmerzen (Infektion oder Rückstau von Urin bis in die Nieren).

Die Erkrankung

Die etwa kastaniengroße Prostata liegt unterhalb der Blase auf dem Beckenboden und produziert die Hauptmenge des Ejakulats. Mehrere Faktoren führen mit zunehmendem Alter zu einer Vergrößerung der Prostata. Bei der Mehrzahl der Männer ab dem 50. Lebensjahr geraten die Sexualhormone aus dem Gleichgewicht: Hierfür scheint eine vermehrte Umwandlung von Testosteron in das Abbauprodukt ***Dihydrotestosteron (DHT)*** innerhalb der Prostata verantwortlich zu sein.

Aufgrund dieses hormonellen Ungleichgewichts vermehrt sich das Prostatagewebe, wodurch die Harnröhre zunehmend eingeengt wird. Deswegen entleert sich die Blase schlechter – es verbleibt ein Urinrest in der Blase (Restharn → S. 778) – und der Druck beim Wasserlassen steigt. Um den vermehrten Kraftaufwand leisten zu können, wachsen und verdicken sich die Muskelzüge in der Blase, und es entsteht eine so genannte **Balkenblase.** Diese verursacht nun eine Einengung der Harnleitermündungen, wodurch sich der Urin bis in die Nieren zurückstauen kann. Erhöhte Restharnmengen erhöhen die Gefahr für Infektionen, und schließlich öffnet sich der Blasenauslass überhaupt nicht mehr, sodass ein schmerzhafter Harnverhalt entsteht. Bildet sich der Harnverhalt hingegen langsam, so gehen unkontrolliert immer wieder kleine Urinmengen ab, die das Fassungsvermögen der bereits vollen Blase übersteigen – der Mediziner nennt dies eine Überlaufinkontinenz (→ S. 797).

Alle diese Beschwerden erzwingen bei der Mehrzahl der Männer früher oder später eine invasive Therapie in Form einer Operation. Selbst wenn diese erfolgreich verläuft, treten in manchen Fällen die gleichen charakteristischen Beschwerden einige Jahre später erneut auf, wenn die restlichen verbliebenen Prostatazellverbände weiterhin wachsen.

Das macht der Arzt

Diagnosesicherung. Zunächst fragt der Arzt den Patienten nach der durchschnittlichen Häufigkeit des Wasserlassens tagsüber und nachts und nach den Beschwerden, wozu viele Ärzte einen standardisierten Fragebogen wie z. B. den ***IPSS (Internationaler Prostata-Symptomen-Score-Test*** → www.gesundheit-heute.de/2250) nutzen. Da viele Medikamente wie z. B. Antidepressiva (→ S. 1169) das Wasserlassen beeinträchtigen, sollte der Patient eingenommene Medikamente mit dem Arzt besprechen.

Als nächstes folgt eine Prostata-Tastuntersuchung (→ S. 776), um mögliche Verhärtungen und die ungefähre Größe der Prostata (normalerweise ~ 20 Gramm = 20 Milliliter) festzustellen. Für eine genauere Beurteilung des Prostatagewebes verwendet der Arzt den TRUS (→ S. 804). Zusätzlich wird ein „normaler" Ultraschall durchgeführt, um eine Stauung von Urin in den Nieren auszuschließen und die Restharnmenge (→ S. 778) zu bestimmen, die 50 Milliliter nicht übersteigen darf.

Mit einer Urinuntersuchung prüft der Arzt, ob eine Harnwegsinfektion vorliegt; die Kontrolle des Kreatininwerts im Blut (→ S. 778) gibt Aufschluss darüber, ob schon eine Nierenschädigung besteht.

IGeL-Hinweis: Um einen eventuell gleichzeitig bestehenden Prostatakrebs (→ S. 810) mit einer gewissen Wahrscheinlichkeit ausschließen zu können, wird die Konzentration des prostataspezifischen Antigens *(PSA)* im Blut bestimmt.

Eine Blasenspiegelung (→ S. 779) ermöglicht es dem Arzt, weitere Erkrankungen – beispielsweise der Blase – auszuschließen und einen Blick auf die Prostata von der Harnröhre aus zu werfen. Sie wird meist eingesetzt, wenn eine medikamentöse Therapie versagt oder wenn Harnverhalt oder Blut im Urin (Hämaturie → S. 1309) auftreten. Mit einem Ausscheidungsurogramm (→ S. 778) werden der Verlauf des oberen Harntrakts sowie gegebenenfalls Harnleitersteine sichtbar gemacht. In unklaren Fällen, wenn z. B. zusätzliche Störungen des Blasenmuskels wie bei Diabetes vorliegen, sollte vor einer geplanten Operation auch eine komplette Urodynamik (→ S. 777) durchgeführt werden.

Wichtig für die Therapieplanung ist die isolierte Harnstrahlmessung (→ S. 778). Hierfür erscheint der Patient mit gut gefüllter Blase in der Praxis und lässt dann beim Auftreten von Harndrang durch eine Art Trichter Wasser. Die aufgezeichnete Kurve liefert zusammen mit der Restharnmenge und den Beschwerden des Patienten die Entscheidungsgrundlage für die Art der Behandlung:

Medikamentöse Therapie. Bei noch weitgehend normalen Werten von maximalem Harnstrahl und Restharn kann auf eine Therapie zunächst verzichtet werden ***(kompensiertes Prostataadenom).*** Viele Ärzte empfehlen jedoch in der Regel schon jetzt die Einnahme von pflanzlichen Mitteln (Phytotherapeutika), um das Fortschreiten der Prostatavergrößerung zu verlangsamen. Sie enthalten ***Phytosterine,*** die hormonähnliche Wirkungen haben. Am häufigsten werden folgende Substanzen verordnet– einzeln oder in Kombinationspräparaten –, wobei keine der Substanzen eine eindeutige Überlegenheit gegenüber den anderen nachweist, und evidenzbasierte Untersuchungen ihre Wirksamkeit generell in Frage stellen [M01].

- Sägepalmenfrüchte (Zwergpalmenfrüchte, Sabal z. B. Prostagutt®)
- Kürbiskerne und Kürbiskernsamen (z. B. Granu Fink®)
- Brennnesselwurzel (z. B. Prostaforton®)
- Roggenpollen (z. B. Cernilton®)

Neueste Studien stellen sogar den wachstumshemmenden Effekt auf die Prostata insgesamt in Frage. Die Frage ist, ob nicht ein anderer Wirkmechanismus, nämlich die Reduzierung der Schwellung der Prostata, für die von vielen Patienten und Ärzten beobachteten Wirkerfolg verantwortlich sind. Dadurch beugen sie auch Prostataentzündungen vor.

In den Anfangsstadien vermindern diese Substanzen die Häufigkeit des Wasserlassens tagsüber und nachts, der Harnstrahl verbessert sich, und die Restharnmenge wird geringer. Zwar sind alle diese Effekte nicht so stark wie bei den Alphablockern, dafür gibt es bei diesen pflanzlichen Mitteln aber abgesehen von leichten Magen-Darm-Beschwerden keinerlei Nebenwirkungen.

Die Kosten für pflanzliche Arzneimittel werden von den gesetzlichen Krankenkassen nicht mehr getragen.

Wenn hingegen der Urinstrahl deutlich eingeschränkt ist, wird der Arzt **Alphablocker** (z. B. Tamsulosin: Omnic®, Alna® und Prostadil®) empfehlen, die den Blasenauslass öffnen. Sie sind jedoch nicht frei von Nebenwirkungen, am häufigsten treten Blutdruckabfall und Schwindel auf.

Ist die Prostata auf über 40 ml vergrößert, verschreibt der Arzt alternativ die enzymhemmenden **5-Alpha-Reduktase-Hemmer** wie z. B. Finasterid (Proscar®) oder Dutasterid (Avodart®). Sie wirken auf den Testosteronstoffwechsel ein (→ Tab. S. 335) und verringern dadurch das Prostatavolumen, haben aber einige Nebenwirkungen: Hauptsächlich verfälschen sie den PSA-Wert (→ S. 1329) und können zu Impotenz führen (→ S. 345).

Dennoch sind diese beiden Medikamentengruppen gut wirksam und dabei relativ nebenwirkungsarm.

Akuttherapie. Bei Restharnmengen ab ~ 100 ml, einer Überlaufblase und als Sofortmaßnahme beim kompletten Harnverhalt muss die Blase über einen Katheter vollständig entleert werden. Die Katheterisierung führt der Urologe durch, notfalls auch jeder Hausarzt. Am einfachsten ist der natürliche Zugang durch den Penis (transurethraler Katheter → S. 456). Wenn der Patient operiert werden kann, schließt sich in den Folgetagen die operative Therapie an – ist dies zunächst nicht möglich, muss der Katheter als Dauerkatheter in der Blase belassen werden. Vor allem beim transurethralen Katheter besteht die Gefahr risikoreicher Infektionen. Da inzwischen mehrere minimal-invasive OP-Techniken zur Verfügung stehen, die auch hochbetagten und nicht narkosefähigen Patienten zumutbar sind, sollte die Dauerkatheterisierung keine Dauerlösung sein. Muss der Katheter dennoch längere Zeit verbleiben, wird die Blase von der Bauchwand oberhalb des Schambeins aus punktiert (suprapubischer Katheter → S. 456).

Operative Therapie. Medikamente können eine Operation jahrelang hinauszögern, manchmal aber nicht verhindern. Unerlässlich ist eine Operation, wenn Harnverhalte oder Harnwegsinfektionen immer wiederkehren, wenn eine Hämaturie (Blut im Urin) länger besteht und/oder zusätzlich Blasensteine (→ S. 787) vorliegen oder wenn sich eine durch eine Prostatavergrößerung ausgelöste Nierenschädigung abzeichnet.

Der Urologe operiert in der Regel in Narkose endoskopisch zumeist mit Hilfe einer Hochfrequenzstrom führenden Metallschlinge, die durch die Harnröhre eingeführt wird **(Transurethrale Resektion der Prostata, TUR-P, *TUR-Prostata, Elektroresektion*).** Unter Vollnarkose „hobelt" er mit der Metallschlinge die vorstehenden Anteile der Prostata ab (ähnlich der TUR-B → S. 800).

Nach dieser Operation ist die Ejakulation nach außen oft vermindert oder fehlend, da der Hauptanteil des Ejakulats in die Blase gelangt ***(rückläufige Ejakulation*** → S. 817), was gerade für jüngere Patienten ungewohnt ist. Deshalb wird, wenn die Prostata nur gering vergrößert ist, nur eine Minimalvariante der TUR-P vorgenommen, die **TUIP *(Transurethrale Inzision der Prostata).*** Bei ihr wird nur eine kleine Kerbe in die Prostata geschnitten (Prostatakerbung). Leider ist das Resultat der TUIP manchmal ungenügend, und das Wasserlassen verbessert sich nicht ausreichend.

Ähnliches gilt für die **TUNA *(Transurethrale Nadelablation der Prostata),*** bei der Nadeln über die Harnröhre in die Prostata platziert werden. Diese Operationstechniken sind nur Patienten zu empfehlen, bei denen ein TUR-P nicht in Frage kommt. Nach der Operation treten häufig Harnverhalte auf, da sich das zerstörte Prostatagewebe nur langsam abstößt. Da mit dieser Methode oft nur unzureichende Ergebnisse erzielt werden, sind Zweiteingriffe notwendig.

Von den Ergebnissen mit denen der TUR-P vergleichbar ist der Eingriff mit dem ***Holmium-Laser,*** durch den das Prostatagewebe wie mit einem Schnitt entfernt werden kann – vorteilhafter ist die niedrigere Komplikationsrate. In letzter Zeit wird auch der ***Greenlight-Laser*** vermehrt eingesetzt, der zusätzlich Prostatagewebe „verdampft" und damit ebenfalls Vorteile gegenüber anderen Laserverfahren bietet.

Die früher häufig eingesetzte **TUMT *(= Transurethrale Mikrowellentherapie der Prostata)*** mit Erwärmung der Prostata auf über 55 °C wird heute kaum noch durchgeführt.

Nur bei einem Gewicht von mindestens 80 Gramm wird die vergrößerte Prostata in einer offenen Operation über einen Bauchschnitt entfernt, da sich so die Operationszeit verkürzen lässt.

Im Unterschied zur Operation des Prostatakrebses (→ S. 810) werden bei der Operation der gutartigen Prostatavergrößerung Prostatakapsel und Samenblasen nicht entfernt; deshalb sind mögliche Komplikationen der Operationen völlig unterschiedlich.

Neben den üblichen Operationsrisiken tritt bei der Operation der Prostatavergrößerung wegen der kräftigen Prostatavenen manchmal eine stärkere Nachblutung auf. Deshalb muss in den ersten 12–24 Stunden nach der OP ein Katheter in der Blase verbleiben, über den die Blase aus großen Beuteln mit Spüllösungen ständig gespült wird, um eventuell entstandene Blutgerinnsel in der Blase sofort abzuleiten.

Selbsthilfe

Maßnahmen zur Verringerung von mechanischen Reizungen können die ursächlich verantwortlichen Wachstumsfaktoren zwar nicht beeinflussen, doch tragen sie bei einer mäßig vergrößerten Prostata zur Linderung der Beschwerden bei:

- Vermeiden Sie langes Sitzen: Stehen Sie z. B. bei überwiegend sitzenden Tätigkeiten immer mal wieder auf und gehen Sie einige Minuten auf und ab.
- Ihre Unterwäsche sollte bequem, d. h. nicht zu eng sein.
- Unterdrücken Sie den Harndrang nicht: Je häufiger die Blase entleert wird, desto geringer ist die Gefahr, dass die Blase überfüllt bzw. überdehnt wird.
- Sorgen Sie für regelmäßigen Stuhlgang (→ Selbsthilfe bei Verstopfung S. 646), damit nicht zusätzlich Druck auf Blase und Harnwege entsteht.

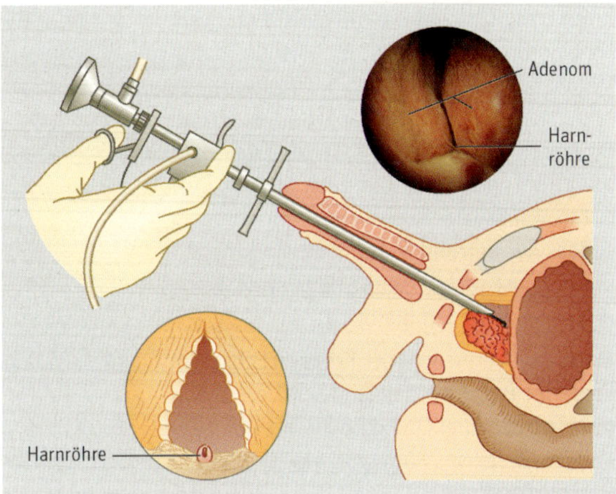

*Technik der **Elektroresektion bei Prostatahyperplasie.** Das endoskopische Bild rechts oben zeigt das Prostataadenom vor dem Eingriff, welches die Harnröhre hochgradig einengt. Das Bild links unten zeigt den Zustand nach dem Eingriff. Die Harnröhre liegt wieder frei.*
[GTV 2206]

Komplementärmedizin

Der Stellenwert alternativmedizinischer Verfahren ist bei diesem Krankheitsbild gering, da bei leichten Beschwerden sowieso meist gut verträgliche pflanzliche Mittel eingenommen werden. Zusätzlich zu diesen empfehlen Naturheilärzte am ehesten noch homöopathische Substanzen wie Conium bei nächtlichem Wasserlassen oder Sabal serrulata bei abgeschwächtem Harnstrahl.

Vorsorge

Eine ausgewogene Ernährung mit ausreichend sekundären Pflanzenstoffen (→ S. 241) schützt vermutlich – nach den bisher vorliegenden Daten – durch die vorhandenen Phytophenole auch vor einer Prostatavergrößerung. Einem Teil von ihnen, den ***Phytoöstrogenen*** (schwach östrogenartig wirkende Pflanzenbestandteile etwa in Sojabohnen, Spinat und Brokkoli) wird eine vorbeugende Wirkung gegen Prostatakrebs (→ S. 810) nachgesagt, indem sie die Ausprägung der hormonellen Veränderungen im Alter mindern.

Aktuell: www.gesundheit-heute.de/22x03

- T. Ebert; B.J. Schmitz-Dräger: **Prostata – Diagnose und Therapie.** Kilian-Verlag, 2000. Sehr guter, hilfreicher Ratgeber.
- G. Leibold: **Prostata.** Oesch-Verlag, 2005. Dieser Ratgeber geht detailliert auf die Prostata ein und hilft, naturheilkundlich Beschwerden vorzubeugen, Leiden zu erkennen und zu behandeln. Auch die Chancen und Risiken operativer Behandlungen bleiben nicht außer Acht.

Prostatakrebs

Häufigkeit:

Prostatakrebs ***(Prostatakarzinom, PCA):*** Bösartiger Tumor der Prostata (Vorsteherdrüse); inzwischen die häufigste Krebserkrankung beim Mann – bei jedem zehnten Mann wird im Laufe seines Lebens Prostatakrebs diagnostiziert – und die dritthäufigste Krebstodesursache. Die zunehmende Häufigkeit ist Folge der alternden Bevölkerung – es erkranken vor allem Männer zwischen 60 und 80 Jahren – und der verbesserten Früherkennung. Bei vielen vornehmlich älteren Patienten wächst der Krebs aber sehr langsam, sodass der Betroffene gar nicht am Prostatakrebs selbst stirbt – selbst dann nicht, wenn dieser unbehandelt bleibt.

Manchmal verursacht der Krebs zu Lebzeiten keinerlei Beschwerden und wird erst nach dem Tod bei einer Obduktion festgestellt; der Mediziner spricht dann von einem ***latenten Prostatakarzinom.***

Leitbeschwerden

- Häufigeres Wasserlassen
- Abschwächung des Urinstrahls bis hin zum Harnverhalt (Unmöglichkeit des Wasserlassens)
- Blutbeimengungen zum Sperma oder Urin
- In fortgeschrittenen Stadien Rückenschmerzen, Knochenschmerzen, Müdigkeit und Gewichtsverlust.

Wann zum Arzt

Sofort bei Harnverhalt, stark blutigem Urin und Nierenschmerzen in Verbindung mit Fieber

In den nächsten Tagen, wenn die genannten Beschwerden weniger stark ausgeprägt sind.

Die Erkrankung

Prostatakrebs kann familiär gehäuft auftreten, sodass für die männlichen Verwandten eines betroffenen Familienmitglieds ein zwei- bis dreifach erhöhtes Risiko besteht. Zu den Risikofaktoren zählen wahrscheinlich sexuelle Enthaltsamkeit (genauer gesagt, eher seltene Ejakulationen), eine Schwermetallbelastung z. B. mit Cadmium und eine Behandlung mit Testosteron (→ S. 819). Letztere kann zwar keinen neuen Krebs auslösen, doch werden dadurch auch kleinste, bereits vorhandene Krebszellen zum Wachstum angeregt. Insgesamt haben jüngere Männer eher aggressive Tumorformen (kann nach der Gewebeentnahme vom Pathologen beurteilt werden), ältere im Schnitt eher langsam wachsende Tumoren.

Der Krebs entsteht zu etwa 80 % in den äußeren Anteilen der Prostatadrüsen. Beim Krebs tastet der erfahrene Arzt verhärtete Anteile und kann abschätzen, ob bereits ein Wachstum über die Prostatakapsel hinaus vorliegt.

Schreitet das Krebswachstum weiter voran, kommt es zur Metastasierung (→ S. 1023): Zuerst in den Lymphknoten des Beckens, dann entlang der Bauchschlagader, später – wenn die Krebszellen bereits in den Blutkreislauf eingebrochen sind – in den Knochen vor allem von Wirbelsäule und Becken und schließlich auch in Organen wie Lunge oder Leber.

Das macht der Arzt

Diagnosesicherung

Der Prostatakrebs wird idealerweise im Rahmen der „Vorsorgeuntersuchung" in frühen Stadien getastet. Da diese Untersuchung nur von etwa einem Fünftel der Männer wahrgenommen wird (→ S. 812), wird die Diagnose nicht selten verschleppt. Der Arzt tastet die Prostata auf verhärtete Anteile ab, bei Verhärtungen auch, um festzustellen, ob der Krebs bereits über die Prostatakapsel hinausgewachsen ist. Ergänzend führt er einen Transrektalen Ultraschall (TRUS → S. 804) durch. Erkennbar ist hierbei, ob der Prostatakrebs bereits über die Vorsteherdrüse hinausgewachsen ist. Zusätzlich kann der PSA-Wert (Prostataspezifisches Antigen → S. 1329) im Blut bestimmt werden – wenn ein erhöhter

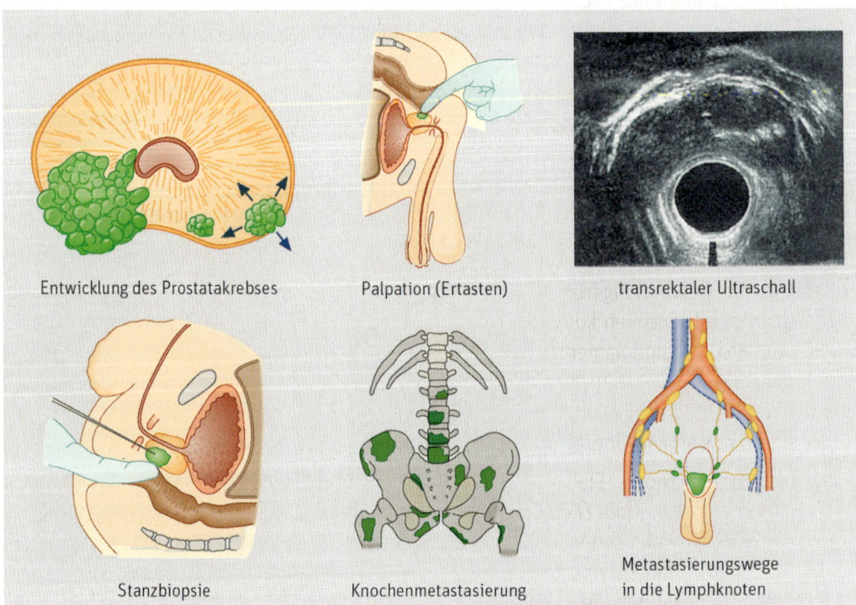

Ausbreitung und Diagnostik des ***Prostatakrebses.*** *Im Bild links oben ist die Entwicklung des Prostatakarzinoms dargestellt, das in der Mitte und rechts noch auf die Prostata begrenzt, in der unteren Bildreihe jedoch bereits über die Prostatakapsel hinaus fortgeschritten ist.* [GTV 2207]

PSA-Wert vorliegt, werden weitere Kontrolluntersuchungen durchgeführt.

Beweisend ist in aller Regel die Prostatastanzbiopsie (→ S. 804). Sie gibt Aufschluss darüber, ob Krebs vorliegt und wie aggressiv und ausgedehnt er ist.

IGeL-Hinweis: Liegt nach der Prostata-Tastuntersuchung der Verdacht auf Krebs vor, werden die Kosten für die PSA-Bestimmung von den Krankenkassen übernommen (auch bei der Kontrolle erhöhter Werte und bei der Nachsorge). Nur die PSA-Bestimmung ohne Krebs-Verdacht ist eine IGeL-Leistung – zu Recht, weil sie in ihrer Sinnhaftigkeit wissenschaftlich umstritten ist (Begründung dazu → Kasten S. 811).

Steht die Diagnose „Prostatakrebs" fest, wird die Ausdehnung des Tumors ermittelt. Dies geschieht unter anderem durch eine Blasenspiegelung (→ S. 779). Ein Ausscheidungsurogramm (→ S. 778) wird durchgeführt, um den Harnleiterverlauf vor der Operation zu kennen. Um Knochenmetastasen ausschließen zu können, wird eine Skelettszintigrafie durchgeführt, d. h. es wird eine schwach radioaktive Substanz in eine Armvene gespritzt, die sich bei Metastasen im Knochen anreichert → S. 1269).

Problematisch beim Prostatakrebs ist, dass erst nach einer radikalen Prostatektomie anhand des entfernten Gewebes die genaue Ausdehnung des Krebses ermittelt werden kann. Sämtliche diagnostischen Verfahren erlauben nur eine ungefähre Abschätzung der Tumorgröße und somit des Krebsstadiums.

Weitergehende Untersuchungen wie ein CT des Beckens (Allgemeines zum CT → S. 1268) oder Kernspin (→ S. 1269) bleiben speziellen Fragestellungen vorbehalten, beispielsweise um zu beurteilen, wie weit die Metastasierung bereits fortgeschritten ist.

Therapie

Die traditionelle Behandlung früher Tumorstadien liegt in der operativen kompletten Entfernung von Prostata und Samenblasen **(radikale Prostatektomie,** ***radikale Prostataentfernung)*** oder in der Bestrahlung (→ S. 1026) bei Patienten mit hohem Operationsrisiko.

Radikale Prostatektomie. Sie erfolgt meist über einen Unterbauchschnitt ***(Radikale retropubische Prostatektomie),*** seltener über einen Schnitt am Damm ***(Radikale perineale Prostatektomie).*** Zuerst werden die Lymphknoten entlang der Blutgefäße des Beckens entfernt. Der Pathologe untersucht die entnommenen Lymphknoten noch während der Operation (Schnellschnittuntersuchung → S. 837).

- Sind die Lymphknoten krebsfrei oder nur von wenigen Krebszellen befallen, wird die Operation planmäßig durchgeführt, das heißt die Prostata sowie ein Teil der Harnröhre und beide Samenblasen werden entfernt und die Samenleiter auf beiden Seiten unterbunden. Anschließend wird die Harnblase wieder verschlossen und mit der restlichen Harnröhre vernäht. Um die Naht zu stabilisieren, wird für etwa 5–10 Tage ein transurethraler Katheter in die Blase eingelegt (→ S. 456).
- Sind die Lymphknoten ausgedehnt von Krebszellen befallen, wird die Operation abgebrochen oder bei im CT erhobenen Befund gar nicht erst durchgeführt, da der Krebs durch die Operation nicht zu heilen ist. In diesem Fall schließt sich die Hormonentzugstherapie an (→ S. 812).

Wurde die Prostata komplett entfernt, liegt das endgültige Ergebnis der Gewebeuntersuchung wenige Tage nach dem Eingriff vor. In einigen Fällen stellt der Pathologe erst jetzt fest, dass die Krebszellen nicht mehr nur auf die Prostata begrenzt waren, sondern bereits über die Prostatakapsel hinaus gewachsen sind ***(lokal fortgeschrittenes Prostatakarzinom).*** In diesem Fall wird zur Sicherheit einige Wochen nach der Operation eine zusätzliche Bestrahlung durchgeführt. Alternativ wird abgewartet und erst mit einer zusätzlichen Therapie begonnen, wenn der PSA-Wert wieder ansteigt, nachdem er nach der Radikalen Prostatektomie auf nahezu Null abgefallen ist.

Komplikationen. Die Heilungsraten nach der Radikalen Prostatektomie sind gut, doch drohen Spätfolgen, so bei ~ 70 % Impotenz (→ S. 345) und bei ~ 7 % eine Harninkontinenz (→ S. 796). Versucht der Chirurg bei der Operation, die sehr nah an der Prostata liegenden „Erektionsnerven" zumindest auf einer Seite zu schonen, so bleibt die Potenz des Patienten zwar häufiger erhalten – jedoch können dadurch Tumorreste im Körper verbleiben, und es droht ein erneutes Krebswachstum.

Die mögliche Harninkontinenz ergibt sich aus der Operationsmethode, bei der der innere Blasenschließmuskel mitentfernt wird, der beim Mann normalerweise zusammen mit dem äußeren Blasenschließmuskel den Urin zurückhält. Um der Inkontinenz entgegenzusteuern, muss nun der äußere Schließmuskel gezielt durch Beckenbodengymnastik gekräftigt werden. Dennoch bleibt manchmal ein leichter Urinverlust dauerhaft bestehen. Umso wichtiger ist es, dass unmittelbar nachdem der transurethrale Katheter entfernt wurde, mit dem Beckenbodentraining

Die PSA-Debatte

Das ***prostataspezifische Antigen*** **(PSA)** ist eine nur im Prostatagewebe gebildete Eiweißstruktur, die in minimalen Spuren auch im Blut vorkommt. Problematisch ist, dass das PSA nicht nur bei Prostatakrebs erhöht ist: Der PSA-Wert kann auch durch eine gutartige Prostatavergrößerung (→ S. 807), Prostataentzündung (→ S. 805), durch Fahrradfahren, nach dem Geschlechtsverkehr oder durch die Prostata-Tastuntersuchung (→ S. 804) des Arztes ansteigen. Und die Werte können trotz Prostatakrebs niedrig sein. Zudem sind die Normalwerte altersabhängig, und der PSA-Wert steigt mit zunehmender Größe der Prostata an. Es gibt also keinen eindeutigen Grenzwert, der zwischen „gesund" und „krank" unterscheidet: Von 1000 Untersuchten wird der Krebs bei 40 von ihnen „richtig" entdeckt, bei 10 übersehen und bei 150 kommt es zu einer falsch-positiven Fehldiagnose. [M06]

Der (willkürliche) Grenzwert, ab dem die meisten Ärzte derzeit eine weitere Diagnostik einleiten, liegt bei 4 Nanogramm Gesamt-PSA pro 1 ml Blut. Manche Urologen gehen auch von altersabhängigen Werten aus oder benutzen rechnerische Verfahren, um die Aussagekraft des PSA-Werts zu verbessern (etwa die Anstiegsgeschwindigkeit des PSA-Werts).

Das Hauptproblem des PSA-Tests ist aber Folgendes: Wissenschaftlich ist nicht erwiesen, dass die frühe Entdeckung des Protatakrebses das Leben verlängert. Die unerwünschten Wirkungen des Tests sind dagegen gut bekannt: Ein erhöhter PSA-Wert zieht weitere, zum Teil auch gefährliche, diagnostische Eingriffe nach sich, wie eine Gewebeentnahme aus der Prostata. Und wird hierbei etwas Verdächtiges gefunden, empfiehlt der Arzt oft eine Operation oder Bestrahlung. Ob diese dem Betroffenen wirklich nutzt, lässt sich im Einzelfall nicht sagen, da es derzeit keine sichere Methode gibt, um abzuschätzen, wie schnell Prostatakrebs weiter wächst. Durch Zahlen hingegen gut belegt ist: Ein Drittel derer, die sich operieren lassen, leiden danach langfristig an Inkontinenz (→ S. 796) oder Impotenz (→ S. 345).

Die überwiegende Zahl der Experten hält den PSA-Test daher nur für sinnvoll, um einen entsprechenden Verdacht weiter einzugrenzen. Als Mittel zur Früherkennung ist er nicht geeignet.

unter ausführlicher Anleitung begonnen wird. Diese Aufgabe übernehmen meist Physiotherapeuten noch während des stationären Krankenhausaufenthalts. Danach ist in jedem Fall eine Anschlussheilbehandlung („Kur") empfehlenswert: Hier hat der Patient bewusst Zeit zum Üben und ist unter der professionellen Anleitung auch konsequenter und motivierter (Details und Übungen → Kasten: Beckenbodentraining S. 866).

Da die radikale Prostatektomie häufig die Lebensqualität der Patienten deutlich einschränkt, wurden in den letzten Jahren verstärkt andere Therapiemöglichkeiten entwickelt:

Brachytherapie. Bei wenig aggressiven Tumoren wird zunehmend eine schonende Form der Bestrahlung, die so genannte **Brachytherapie** *(interstitielle Strahlentherapie)* eingesetzt. Unter Narkose und meist ambulant wird dabei die Prostata mit radioaktiven Nadeln gespickt. Vorteile dieser Methode sind, dass die Bestrahlung gezielt von innen erfolgt, das umliegende Gewebe geschont wird und nur bei etwa 40 % der behandelten Patienten eine Impotenz auftritt.

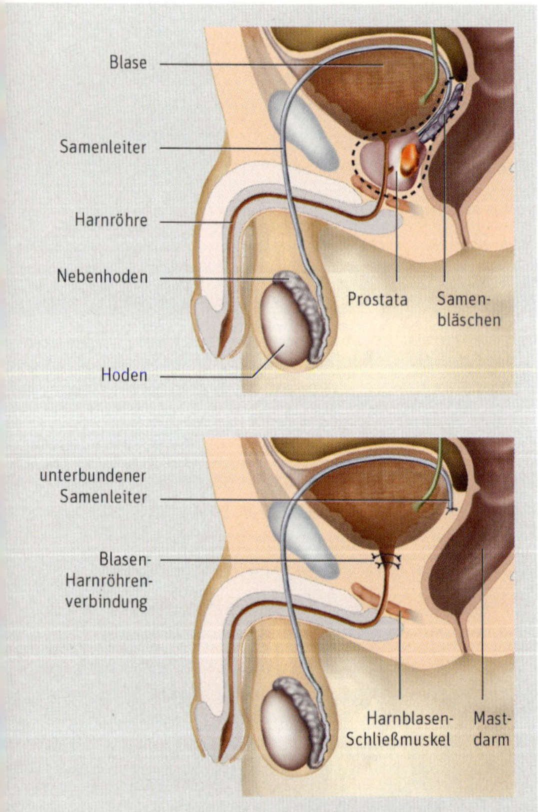

Ist eine Radikale Entfernung der Prostata unumgänglich, werden bei der ***radikalen Prostatektomie*** *nicht nur die Prostata, sondern auch die Samenbläschen (im oberen Bild noch zu sehen) entfernt.* [GTV 2208]

Konventionelle Bestrahlung (Radiatio). Die Bestrahlung von außen (perkutan = durch die Haut) bietet eine ähnlich niedrige Impotenz-Rate, doch schützt sie nur bei höherer Strahlendosis vor einem Wiederauftreten des Krebses. Dann häufen sich jedoch Nebenwirkungen wie chronische Darmentzündungen (→ S. 650) mit schmerzhaften Durchfällen oder schmerzhafte abakterielle Blasenentzündungen (Strahlenblase → S. 792).

Hormonentzugstherapie. In fortgeschrittenen Krebsstadien, wenn Metastasen bereits in Lymphknoten, Knochen oder inneren Organen vorliegen, wird die **Hormonentzugstherapie** *(Antiandrogene Therapie, chemische Kastration)* eingesetzt. Dabei wird die Ausschüttung des männlichen Geschlechtshormons Testosteron blockiert, um die Rückbildung des Prostatakrebses zu erreichen. Entweder durch Antihormone, sogenannte **GnRH-Analoga** *(LHRH-Analoga):* sie wirken auf das Gehirn und unterdrücken das für die Testosteronausschüttung zuständige Hormon GnRH (→ Tab. S. 335), und werden dem Patienten alle drei Monate ins Bauchfettgewebe gespritzt. Oder das Hodengewebe, das für die Testosteronproduktion zuständig ist, wird operativ aus dem Hodensack geschält.

Als Nebenwirkungen treten oft – ähnlich den Wechseljahrbeschwerden der Frau (→ S. 849) – Hitzewallungen, Stimmungsschwankungen und Müdigkeit auf. Leider passen sich die Krebszellen meist nach einigen Jahren an die veränderte Hormonsituation an und wachsen wieder – der Tumor wird „hormontaub". Schreitet die Erkrankung noch weiter voran, bleibt nur noch die Chemotherapie oder die Bestrahlung, um den Verlauf zu verlangsamen.

Palliative (lindernde) Therapieverfahren. Erschwert der unheilbare und fortschreitend wachsende Prostatakrebs das Wasserlassen, können wie bei der Prostatavergrößerung (→ S. 807) die störenden Prostataanteile durch die Harnröhre entfernt werden *(palliative TUR-P).* Palliativ können auch Chemotherapie und Bestrahlung angewandt werden, z. B. wenn Metastasen das Skelett überziehen, wodurch das Tumorwachstum so weit wie möglich gestoppt wird. Zusätzlich eingenommene Biphosphonate (→ S. 1032) helfen, die Knochen zu stabilisieren.

Prognose

Ist der Tumor nur auf die Prostata begrenzt, gelingt meist die Heilung. Sind zusätzlich die Samenblasen befallen, beträgt die 10-Jahres-Überlebensrate immerhin noch 85 %, bei Lymphknotenbefall 55 %. Liegen bereits Metastasen außerhalb der Lymphknoten vor, beträgt sie nur noch ~ 5 %.

Komplementärmedizin

Naturheilkundliche Behandlungsalternativen für Krebs sind ausführlich an anderer Stelle beschrieben (→ S. 1029). Die dort gegebene Empfehlung, dass die (schulmedizinische) Diagnose und Ersttherapie des Krebses auf keinen Fall verschleppt werden und naturheilkundliche Therapien nur ergänzend (komplementär) erfolgen sollen, gilt ohne Einschränkung auch für den Prostatakrebs.

Vorsorge

Aufgrund vieler Studien (z. B. von Moyad oder Deprimos) wird verschiedenen pflanzlichen Stoffen eine schützende Rolle vor Prostatakrebs zugeschrieben. Demnach ist die beste Vorbeugung vor Krebs eine ausgewogene Ernährung mit wenig Fleisch, dafür reichlich Sojaprodukten und pflanzlichen Fetten (die überwiegend z. B. Olivenöl statt Butter verwendet), viel Obst und Gemüse. Auch ein Glas Rotwein pro Tag soll durch die enthaltenen Antioxidanzien vor Prostatakrebs schützen. Hinweisen zufolge setzen auch die Spurenelemente Zink und Selen das Krebssrisiko herab.

Früherkennung. Aufgrund der Häufigkeit des Prostatakrebses sollte die Prostata vorsorglich im Rahmen der gesetzlichen Vorsorgeprogramme ab dem 45. Lebensjahr einmal jährlich per Tastuntersuchung gecheckt werden (→ S. 804), um Gewebeveränderungen möglichst früh zu erkennen – leider nehmen bisher nur 20 % der Männer diese Möglichkeit der Krebsfrüherkennung wahr.

i Aktuell: www.gesundheit-heute.de/22x04

- **www.prostatakrebs-bps.de** – Internetseite des Bundesverbands Prostatakrebs Selbsthilfe e. V. (BPS, Gehrden): Bietet ausführliche Hintergrundinformationen, Forum und Patientenratgeber wie **Ich habe Prostatakrebs, was nun?** und den blauen Ratgeber Nr. 17 **Prostatakrebs** der Deutschen Krebshilfe. Zum Bestellen bzw. Herunterladen (Suchbegriff Broschüren).
- **www.prostatakrebs-ratgeber.de** – Ebenfalls vom BPS unterhalten, bietet diese Internetseite zahlreiche Tipps und verständlich aufbereitete Informationen, beispielsweise unter der Rubrik Lexikon der Fachausdrücke.
- L. Weißbach; E.A. Boedefeld: **Diagnose: Prostatakrebs.** Zuckschwerdt, 2007. Ein Ratgeber – nicht nur für Männer.
- H.G. Delbrück: **Prostatakrebs.** Rat und Hilfe für Betroffene und Angehörige. Kohlhammer, 2004. Beschreibt anschaulich den Krankheitsverlauf, unterschiedliche Therapieformen und Vorsorgemöglichkeiten, und widmet sich insbesondere dem Problem der Harninkontinenz.

Erkrankungen von Hoden und Nebenhoden

Hodenfehllagen

Häufigkeit:

Hodenfehllagen ***(Lageanomalien des Hodens):*** Lage eines oder beider Hoden außerhalb des Hodensacks. Hodenfehllagen entstehen schon vor der Geburt, wenn die Hoden während der vorgeburtlichen Entwicklung aus der embryonalen Lage etwa auf Nierenhöhe nicht abwärts wandern (Descensus), um dann durch den Leistenkanal in den Hodensack (Skrotum) zu treten. Der Hoden bleibt also oberhalb des Hodensacks hängen **(Hodenhochstand, *Maldescensus testis*)**. Mediziner unterscheiden beim Hodenhochstand, der möglichst rasch nach der Geburt diagnostiziert werden sollte, die Unterformen Leistenhoden, Bauchhoden und Gleithoden. Bei der Hälfte der betroffenen Kleinkinder wandert der Hoden im ersten Lebensjahr jedoch noch spontan, also ohne Behandlung an die richtige Stelle, weshalb erst im zweiten Lebensjahr – falls erforderlich – operiert wird. Bei 4 % der termingerecht geborenen Jungen und 9 % der Frühgeburten liegen zum Zeitpunkt der Geburt ein oder beide Hoden nicht im Hodensack.

Leistenhoden: Mit 70 % häufigste Form des Hodenhochstands, bei der sich der Hoden im Leistenkanal befindet. Sie tritt häufig in Kombination mit angeborenen Leistenbrüchen auf (→ S. 682).

Bauchhoden: Einer oder beide Hoden bleiben im Bauchraum, man spricht auch von *Kryptorchismus*, d. h., dass ein Hoden weder sichtbar noch tastbar ist. Eine *Anorchie* (= völliges Fehlen eines oder beider Hoden) muss hier ausgeschlossen werden.

Gleithoden: Lage des Hodens knapp oberhalb des Hodensacks, zusätzlich ist der Samenstrang im Leistenkanal zu kurz. Der Hoden kann zwar in den Hodensack gezogen werden, gleitet aber nach dem Loslassen sofort wieder zurück.

Hodenektopie: Fehllage eines oder beider Hoden an ungewöhnlichen Körperstellen, z. B. unter der Bauchhaut oder im Oberschenkel.

Von den Hodenfehllagen abzugrenzen ist der **Pendelhoden**, bei dem sich die Hoden überwiegend im Hodensack befinden und nur zeitweilig hoch rutschen. Ursache ist ein überaktiver Reflex des Hodenmuskels, der z. B. durch Kälte ausgelöst wird. Pendelhoden sind grundsätzlich harmlos, müssen jedoch kontrolliert werden, um den Übergang in einen Gleithoden auszuschließen.

Leitbeschwerden

Einseitig oder beidseitig leerer oder verkleinerter Hodensack ohne Falten.

Wann zum Arzt

In den nächsten Wochen, wenn der Hoden auch in der warmen Badewanne nicht im Hodensack zu tasten ist.

Die Erkrankung

Die normale Hodenlage ist wichtig, weil es nur im Hodensack kühl genug ist für die „Stammzellen", aus denen sich im Erwachsenenalter befruchtungsfähige Spermien bilden. So droht 50 % der von Hodenfehllagen Betroffenen unbehandelt eine gestörte Spermienbildung bis hin zur Unfruchtbarkeit durch Schädigung dieser Stammzellen.

Ein weiteres Problem ist das Risiko für Leistenbrüche (→ S. 682), Hodentorsionen (→ S. 815) und die Entwicklung eines Hodenkrebses, das um ein Vielfaches erhöht ist.

Durch die rechtzeitige Operation mit Verlagerung des Hodens in den Hodensack bis *zum 2. Geburtstag* werden Schäden in der Spermienreifung meistens vermieden. Dennoch bleibt das Tumorrisiko lebenslang erhöht.

Das macht der Arzt

Diagnosesicherung. Der Arzt versucht, den Hoden innerhalb des Hodensacks oder in der Leiste zu ertasten oder per Ultraschall zu finden. Ist auch dies nicht möglich, erfolgt ein Kernspin.

Wenn der Arzt nach diesen beiden Untersuchungen die Hoden nicht aufgefunden hat, hilft eine Bauchspiegelung (Laparoskopie → S. 641) bei der Entscheidung, ob die Hoden entfernt oder operativ verlagert werden müssen.

Befinden sich beide Hoden im Bauchraum, stellt der Arzt noch vor einer Operation durch einen Bluttest fest, ob überhaupt Hodengewebe vorhanden ist, um das für die Entwicklung zum Mann wichtige Hormon Testosteron zu produzieren. Dazu spritzt er dem Kleinkind das Schwangerschaftshormon Beta-HCG (→ S. 357) ins Muskelgewebe, wodurch normalerweise die Hormonproduktion des Hodens angeregt wird. Nach 1–2 Tagen kommt es zu einem deutlichen Anstieg des Testosteronwerts im Blut – bleibt dieser aus, so geht der Arzt davon aus, dass die Hoden komplett fehlen (Anorchie).

Hormonbehandlung. Alle Formen des Hodenhochstands werden bei Kleinkindern ab dem 10. Lebensmonat meist versuchsweise mit Hormonen behandelt, um das Herabwandern der Hoden anzustoßen. Die Hormone gibt es als Nasenspray ***(LHRH = Luteinisierendes Hormon Releasing Hormon:*** 3 x täglich für ca. 4 Wochen) oder sie werden direkt ins Muskelgewebe gespritzt ***(Beta-HCG = Humanes Choriongonadotropin:*** 2 x wöchentlich für 5 Wochen). Sinnvoll ist die Kombination beider Verfahren: Auf die Therapie mit Nasenspray (2-4 Wochen) folgt die weitere Behandlung mit Spritzen (3 Wochen). Die Erfolgsrate beträgt immerhin ~ 50 %, bei Gleithoden sogar über 90 %. Zeigt die erste Behandlung eine deutliche, aber nicht vollständige Wirkung, führt manchmal ein zweiter Versuch zum Erfolg. Das gilt auch für den Fall, dass sich ein bereits herabgestiegener Hoden einige Zeit nach der Hormongabe wieder zurückzieht.

Operation. Wandern die Hoden durch die Hormonbehandlung nicht oder nicht vollständig in den Hodensack, muss operiert werden. Eine Operation ohne vorherige Hor-

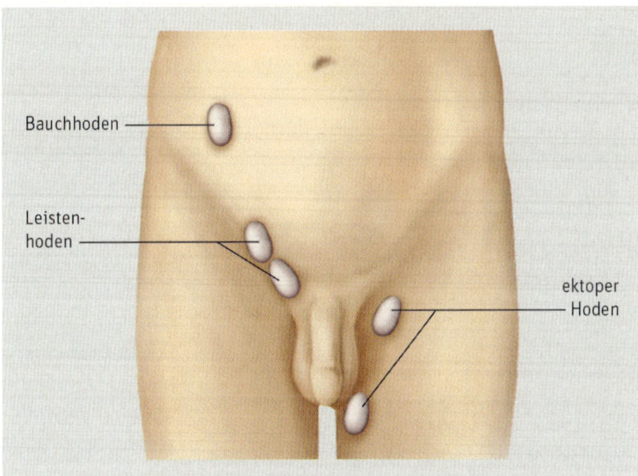

*Hat der Patient eine **Hodenfehllage,** wird unterschieden zwischen **Bauchhoden, Leistenhoden** und **ektopen Hoden (Hodenektopie)** – je nachdem, an welcher Stelle sich der Hoden befindet.* [GTV 2209]

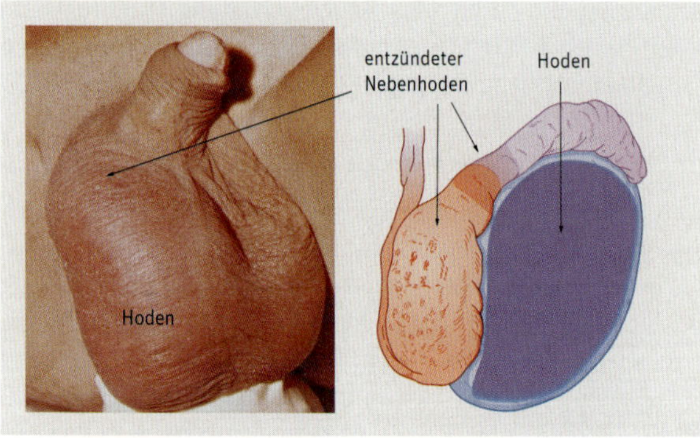

Nebenhodenentzündung bei einem 29-jährigen Patienten. Die betroffene Seite des Hodensacks ist deutlich vergrößert, schmerzhaft geschwollen und äußerst druckempfindlich, die Haut erscheint hochrot glänzend und überwärmt. [GTV 2210]

monbehandlung ist angezeigt, wenn zusätzlich ein Leistenbruch vorliegt, die Leiste nach einer Leistenbruchoperation vernarbt ist, bei älteren Kindern ab Beginn der Vorpubertät oder wenn sich beide Hoden im Bauchraum befinden.

Bei der Operation legt der Arzt den Samenstrang frei, an dem Nebenhoden und Hoden hängen ***(Funikulolyse)***. Anschließend zieht er den Hoden nach unten und näht ihn im Hodensack fest **(Orchidopexie).**

Der Eingriff wird unter Vollnarkose vorgenommen, denn der Patient muss unbedingt still liegen, weil die zu operierenden Strukturen sehr klein sind. Um eine Nachblutung in der operierten Körperregion zu vermeiden, sollte sich das Kind in den ersten Tagen körperlich schonen. Bei Infektionsanzeichen (Rötung, Schwellung des Hodens) oder starken Schmerzen ist unbedingt der Arzt aufzusuchen. Weitere Kontrollen werden ambulant durchgeführt, und auch nach erfolgreicher Operation sollten die Eltern bei Ihrem Kind regelmäßig die Lage der Hoden prüfen.

Sollten die Hoden nur sehr klein sein (häufig bei Bauchhoden), sind sowohl die Hormonbildung als auch die Spermienbildung stark gestört. Da „funktionsuntüchtig", sollten sie wegen des Tumorrisikos entfernt werden.

i Aktuell: www.gesundheit-heute.de/22x05

- **www.leitlinien.net** – Ärztliche Leitlinie der Deutschen Gesellschaft für Kinderchirurgie (DGKCH, Berlin): Die Stichwortsuche Hodenhochstand ergibt eine detaillierte Übersicht zu Diagnostik und Therapiemöglichkeiten.
- **www.kinderaerzteimnetz.de** – Internetseite des Berufsverbands der Kinder- und Jugendärzte, Köln: Der Suchbegriff Hodenhochstand liefert eine gute und ausführliche Beschreibung der Erkrankung.
- **www.operieren.de** – Internetseite des Berufsverbands für Ambulantes Operieren e. V. (BAO, Bonn): Zum Stichwort Hodenhochstand werden verständlich formulierte Informationen rund um die Operation bereitgestellt.

Hodenentzündung und Nebenhodenentzündung

Häufigkeit:

Die beiden Krankheitsbilder der (selteneren) **Hodenentzündung *(Orchitis)*** und der (häufigeren) **Nebenhodenentzündung *(Epididymitis)*** verursachen ähnliche Beschwerden und können auch ineinander übergehen ***(Epididymo-Orchitis)***. Während die meist bakteriell verursachte Nebenhodenentzündung häufig auftritt, ist eine alleinige Hodenentzündung (ausgelöst durch Infektionen mit Bakterien oder Viren wie Salmonellen oder Erregern des Mumps) selten. Die Therapie der Beschwerden ist bei beiden ähnlich, weshalb sie im Folgenden gemeinsam beschrieben wird. Während die Hodenentzündung ab der Pubertät und im Erwachsenenalter auftritt, betrifft die Nebenhodenentzündung vor allem ältere Männer mit gestörter Blasenentleerung, bei sexuell übertragenen Keimen aber auch jüngere Männer.

Leitbeschwerden

- Stark schmerzhafte Schwellung von Hoden und/oder Nebenhoden, gerötete Haut des Hodensacks
- Meist mäßiges, selten hohes Fieber
- Bei der Hodenentzündung: zusätzlich Beschwerden der verursachenden Virusinfektion (z. B. Schwellung der Ohrspeicheldrüse bei Mumps)
- Bei der Nebenhodenentzündung: zusätzlich Beschwerden einer Harnwegsinfektion wie Schmerzen beim Wasserlassen und häufiger Harndrang.

(!) Hodenschmerzen bei Kindern sind nur selten durch eine Hoden- oder Nebenhodenentzündung bedingt; insbesondere bei plötzlich auftretenden Schmerzen zumeist in den Morgenstunden besteht immer der Verdacht auf eine Verdrehung der Hoden (Hodentorsion → S. 815), eine sofortige operative Klärung ist notwendig.

Wann zum Arzt

Am nächsten Tag bei den genannten Beschwerden, wenn diese allmählich schlimmer werden

Sofort bei plötzlichem Einsetzen oder schlagartiger Verschlimmerung der Schmerzen und *immer* bei Kindern und jungen Erwachsenen. Es liegt möglicherweise eine Hodenverdrehung (Hodentorsion) vor, die sofort operiert werden muss (→ S. 815).

Die Erkrankung

Eine Entzündung des Hodens entsteht am häufigsten, wenn Krankheitserreger über das Blut in die Hoden gelangen, sei es im Rahmen einer Infektion mit Viren wie bei Mumps (→ S. 408), Windpocken (→ S. 411) oder dem Pfeifferschen Drüsenfieber (→ S. 581) oder einer Infektion mit Bakterien wie Salmonellen (→ S. 642). Gefürchtet ist die Hodenentzündung bei Mumps **(Mumpsorchitis):** Sie tritt typischerweise etwa 5 Tage nach Beginn der Erkrankung auf, betrifft aber praktisch nur Jungen bzw. Männer ab der Pubertät, jeden Vierten beidseitig und jeden Zehnten einseitig.

Zur Nebenhodenentzündung kommt es, wenn Bakterien aus dem Harntrakt, der Prostata oder vom benachbarten Hoden auf den Nebenhoden übergreifen. Bei jüngeren Männern lösen oft sexuell übertragene Keime wie Chlamydien (→ S. 824) oder Erreger der Gonorrhoe (Tripper → S. 824) eine Nebenhodenentzündung aus. Bei älteren Männern geht die Nebenhodenentzündung meist einher mit einer gestörten Blasenentleerung und der Bildung von Restharn (→ S. 778), in dem sich Bakterien leicht vermehren – am häufigsten aufgrund einer Prostatavergrößerung (→ S. 807). In der Folge lassen die Betroffenen mit höherem Druck Wasser – es entsteht ein Überdruck, wodurch die im Urin enthaltenen Bakterien aus der Harnröhre über den Samenleiter zurück in die Nebenhoden gelangen können.

Das macht der Arzt

Diagnosesicherung. Zunächst tastet der Arzt Hoden und Nebenhoden ab und untersucht den Hoden anschließend per Ultraschall, um andere Erkrankungen auszuschließen. Auch testet er den Mittelstrahlurin auf Bakterien, um eine begleitende oder ursächliche Harnwegsinfektion auszuschließen (→ S. 792). Da die genaue Diagnose oft schwierig ist, bestimmt der Arzt zusätzlich Entzündungswerte im Blut wie z. B. CRP (→ S. 1313). Ist die Entzündung stark ausgeprägt, sind Hoden bzw.

Nebenhoden also hochrot, stark geschwollen und schmerzhaft, und ist der Zustand des Patienten schlecht, erfolgt die Behandlung eventuell in der Klinik.

Therapie. Wenn die Entzündung durch Bakterien verursacht wird, überprüft der Urologe per Ultraschall, inwieweit der Patient die Blase noch entleeren kann (Restharnbestimmung, → S. 778). Ist der Restharn erheblich, wird dem Patienten unter örtlicher Betäubung ein suprapubischer Katheter durch die Bauchdecke in die Blase gelegt (Details → S. 456), um den Abfluss des Urins wiederherzustellen. Dies betrifft meist ältere Patienten.

Antibiotika stoppen das Bakterienwachstum, und entzündungshemmende Schmerzmittel (NSAR → S. 996) dämpfen die oft erheblichen Schmerzen und wirken abschwellend. Zusätzlich werden Bettruhe, Hochlagerung des Hodens (→ Selbsthilfe) und Kühlung empfohlen. Bei sehr starken Schmerzen spritzt der Arzt ein örtliches Betäubungsmittel in die Umgebung des Samenstrangs.

Bei schlechtem Allgemeinzustand wird der Erkrankte stationär eingewiesen, denn in der Klinik ist die Gabe von Antibiotika per Infusion und eine intensivere Überwachung möglich.

Liegt eine virusbedingte Hodenentzündung vor, gelten dieselben Ratschläge; bei Hodenentzündungen durch Mumps oder Windpocken helfen keine Antibiotika, sondern Virostatika (→ S. 1053). Die Gabe von Interferon, einer Substanz mit Wirkung auf das Immunsystem (→ S. 1030), hat in mehreren Studien keinen eindeutigen Vorteil gezeigt.

Verlaufskontrolle. Wichtig ist, dass der Urologe den Hoden in regelmäßigen Intervallen abtastet und per Ultraschall beurteilt, um eine Abszessbildung rechtzeitig zu erkennen. Zeichen für einen unkomplizierten Verlauf der Hoden- oder Nebenhodenentzündung ist ein rascher Rückgang von Temperatur, Schmerzen und Schwellung.

Prognose

Nach den meisten Virusinfektionen mit Hodenentzündung kommt es vorübergehend für einige Monate nur zu einer eingeschränkten Spermienbildung. Wenn die Hodenzellen geschädigt sind – was 2–3 % der Betroffenen einer Mumpsorchitis betrifft –, werden jedoch dauerhaft zu wenige oder zu langsame Spermien gebildet, sodass Unfruchtbarkeit die Folge ist. Gleiches gilt für die Nebenhodenentzündung. Unzureichend behandelt, droht oft eine chronische Nebenhodenentzündung, manchmal auch ein Verschluss der Samenwege, was den Ausstoß der Spermien vehindert.

Selbsthilfe

Die Hochlagerung des erkrankten Hodens (→ Abb.), z. B. mittels eines speziellen Tragebeutels (Suspensorium), dient der Entlastung des geschwollenen Hodensacks vom Eigengewicht. Aus diesem Grund sollten Sie in der akuten Phase enger anliegenden Unterhosen (anstelle von z. B. Boxershorts) den Vorzug geben.

Schmerzlindernd wirken kühlende Umschläge, wie z. B. ein mit kaltem (nicht eiskaltem!) Wasser getränkter Waschlappen.

Vorsorge

Eine Mumpsorchitis kann durch die rechtzeitige Impfung mit dem Kombinationsimpfstoff gegen Masern, Mumps und Röteln im Kindesalter sicher vermieden werden (→ Tab. S. 297).

Hodentorsion

Häufigkeit: ■■□□□

Hodentorsion *(Hodenverdrehung):* Plötzlich auftretende, schmerzhafte Drehung des Hodens um seine eigene Achse innerhalb des Hodensacks, sodass die Blutzirkulation unterbrochen ist. Ohne rasche Operation besteht die Gefahr, dass der Hoden abstirbt. Eine Hodentorsion tritt am häufigsten bei Säuglingen bis zum 2. Lebensjahr und bei Jugendlichen zwischen 15 und 20 Jahren auf. Sie muss baldmöglichst operiert werden.

Leitbeschwerden

- Bei Säuglingen oft uncharakteristisch, Hodenschwellung, anhaltendes Schreien
- Plötzlich auftretende Schmerzen in Hoden und Leiste; oft im Schlaf, aber auch nach sportlicher oder sexueller Aktivität
- Zunehmender Schmerz bereits bei leichter Berührung des Hodens
- Oft zusätzlich Bauchschmerzen und Übelkeit.

Wann zum Arzt

Sofort, da bereits nach wenigen Stunden der betroffene Hoden dauerhaft geschädigt ist. Am Wochenende in die Klinik fahren (lassen).

Die Erkrankung

Bei einer Hodentorsion dreht sich der Hoden um die eigene Achse, sodass zunächst der Blutrückfluss blockiert ist, später auch der Blutzufluss über den Samenstrang. Wird dieser Zustand nicht innerhalb von 4–6 Stunden behoben, so stirbt das Hodengewebe ab. Die Veranlagung für eine Hodentorsion ist meist angeboren, so z. B. durch relativ weite Hodenhüllen. Sie kommt nach der Pubertät nicht mehr vor. Außer dem Hoden selbst können sich auch verschiedene „Anhängsel“ des Hodens, die so genannten **Hydatiden,** verdrehen. Die Beschwerden sind ähnlich, wenn auch weniger ausgeprägt. In diesen Fällen ist keine Operation erforderlich. In Zweifelsfällen muss auch hier der Hoden operativ freigelegt werden, um eine echte Hodentorsion auszuschließen.

Warnhinweis: Wenn Kinder oder Jugendliche über Hodenschmerzen klagen, besteht immer der Verdacht auf eine Verdrehung der Hoden. Dann ist eine sofortige Untersuchung, am besten in der Klinik, notwendig.

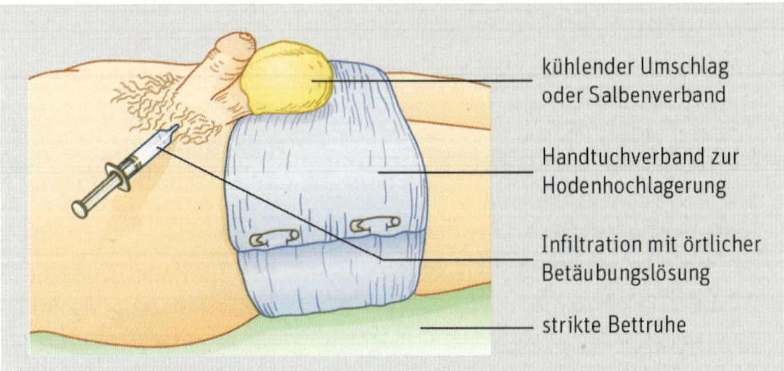

*Behandlung der **Nebenhodenentzündung:** Um die Beschwerden rasch zu lindern, verordnet der Arzt strikte Bettruhe und Hochlagerung des Hodens durch Mullkissen oder einen Handtuchverband, wie es hier dargestellt ist. Bei sehr starken Schmerzen spritzt der Arzt zusätzlich ein örtliches Betäubungsmittel. Kühlende Umschläge und Salbenverbände z. B. mit Hirudoid® helfen beim Abschwellen der Entzündung. Ist die schlimmste Phase vorüber und kann das Bett wieder verlassen werden, sollte der Betroffene enge Unterhosen tragen, denn ein Herabhängen des erkrankten Hodens schmerzt und behindert den Lymphabfluss. Zur „ambulanten“ Kühlung empfehlen sich in Tücher eingeschlagene Eiskompressen (z. B. Coolpack®).* [GTV 2211]

Das macht der Arzt

Bei Verdacht auf Hodentorsion muss rasch operiert werden. Während die Operation des Hodens organisiert wird, macht der Arzt noch einen Ultraschall vom Hoden, um andere Hodenerkrankungen wie z. B. einen Tumor auszuschließen. Eventuell kombiniert er den Ultraschall mit einer Messung der Hodendurchblutung (Dopplersonografie → S. 1270). Aber die Ergebnisse beider Untersuchungen sind oft nicht eindeutig und ausreichend verlässlich, sodass im Zweifelsfall immer der Hoden operativ freigelegt wird. Dann wird der Samenstrang „ausgedreht", und der operierende Arzt wartet ab, ob sich die Hodendurchblutung wieder erholt (erkennbar an der Färbung). Ist dies der Fall, wird der Hoden mit wenigen Nähten an den Hodenhüllen fixiert, damit er sich nicht nochmals drehen kann ***(Orchidopexie)***. Bleibt der Hoden blauschwarz verfärbt, muss er wegen des sicheren Funktionsverlusts entfernt werden.

Es besteht die Möglichkeit, später aus kosmetischen Gründen ein Silikonimplantat ***(Hodenprothese)*** in entsprechender Größe in den Hodensack einzubringen. Da die Veranlagung für eine Verdrehung der Hoden meist auf beiden Seiten besteht, wird auch der zweite Hoden als Vorsichtsmaßnahme operativ „befestigt".

Varikozele

Häufigkeit: ■■■□□

Varikozele ***(Krampfaderbruch):*** Krampfaderbildung im Bereich des Venengeflechts des Hodens. Meistens tritt die Varikozele bei jungen Männern zwischen 15–25 Jahren und überwiegend nur linksseitig auf. Die Ursache dafür ist die ungünstige Einstrombahn der linken Hodenvene in die linke Nierenvene. Diese Art von Varikozelen ist nicht therapiebedürftig, außer wenn die Zeugungsfähigkeit eingeschränkt ist oder dauerhaft Beschwerden bestehen. Selten ist eine Varikozele Folge einer Einklemmung der Abstrombahn der Hodenvene durch einen Nierentumor.

Leitbeschwerden

- Meistens keine, zufällige Entdeckung etwa im Rahmen der Diagnostik bei unerfülltem Kinderwunsch (Sterilitätsdiagnostik → S. 334) oder bei der Musterung
- Eventuell Beschwerden nach längerem Stehen (ziehende Schmerzen oder Schweregefühl im Hodensack)

Wann zum Arzt

In den nächsten Tagen, um andere Hodenerkrankungen auszuschließen.

Die Erkrankung

Ursache für die Varikozele sind meist fehlende oder defekte Venenklappen, die normalerweise ein „Versacken" des Bluts verhindern. Seltener sind die sogenannten ***symptomatischen Varikozelen:*** Sie entstehen dadurch, dass ein Tumor (meist Nierentumor) auf die Nierenvene oder die Hohlvene der betroffenen Seite drückt und so einen „Blutrückstau" bis in den Hoden verursacht. Verdächtig hierfür ist das Auftreten der Varikozele erst im späteren Lebensalter oder wenn der rechte Hoden betroffen ist.

Bei etwa 50 % der Männer mit Varikozele ist die Zeugungsfähigkeit eingeschränkt, vermutlich durch die zu hohe Hodentemperatur in Folge der Blutstauung. In diesem Fall stehen verschiedene Verödungs- und Operationsverfahren zur Beseitigung der Varikozele zur Verfügung.

Das macht der Arzt

Zunächst untersucht der Arzt den Hoden im Liegen und Stehen. Per Ultraschall und durch eine Darstellung der Hodendurchblutung (Dopplersonografie → S. 1270) stuft er die Ausprägung der Varikozele noch genauer ein und prüft den Hoden auf sonstige Veränderungen. Außerdem beurteilt er auch die Nieren im Ultraschall, um einen Tumor auszuschließen.

Üblicherweise werden mindestens zwei ***Spermiogramme*** (Untersuchung der Spermien auf Anzahl und Qualität → S. 334) durchgeführt, um festzustellen, ob durch die Varikozele die Fruchtbarkeit bereits eingeschränkt ist. Ist dies der Fall oder bestehen dauerhafte Beschwerden, so wird der Arzt – abhängig von den Gegebenheiten der jeweiligen Klinik – entweder eine Verödung vom Hodensack aus oder eine laparoskopische Operation (also über eine Bauchspiegelung → S. 641) empfehlen. Dazu gehört eine ausführliche Beratung über die möglichen Komplikationen der verschiedenen Verfahren sowie darüber, wie häufig eine Varikozele wieder auftritt.

Die Studienergebnisse bezüglich einer verbesserten Zeugungsfähigkeit nach der Operation einer Varikozele sind weiterhin widersprüchlich.

Hydrozele und Spermatozele

Häufigkeit: ■■■□□

Hydrozele ***(Wasserbruch):*** Wässrige Flüssigkeitsansammlung im Hodensack, genauer innerhalb der inneren Hodenhüllen. Eine Hydrozele kann angeboren oder später erworben sein. Tritt oft bei Säuglingen auf – oft zusammen mit einem Leistenbruch (→ S. 682) – und bildet sich meistens während des ersten Lebensjahrs zurück. Bei Erwachsenen entstehen Hydrozelen infolge von Entzündungen und selten auch begleitend zu einem Tumor.

Spermatozele: Mit eiweißreicher und spermienhaltiger Flüssigkeit gefüllte Zyste (Hohlraum) im Bereich des Nebenhodens, befindet sich in der Regel am oberen Hodenende und ist von außen als kleines Knötchen oder größere weiche Schwellung tastbar. Meistens Folge eines Traumas oder einer Nebenhodenentzündung (→ S. 814), kann jedoch auch angeboren sein.

Leitbeschwerden

- Weiche, meist schmerzlose Vergrößerung des Hodensacks
- Selten Beschwerden nach langem Stehen.

Wann zum Arzt

In den nächsten Tagen, um andere Ursachen für die Hodenvergrößerung wie z. B. einen Hodentumor auszuschließen.

Das macht der Arzt

Der Arzt erkennt im Ultraschall eine Hydrozele und kann somit andere Ursachen für die Vergrößerung des Hodensacks wie Tumoren ausschließen.

Bei der Operation werden die Hodenhüllen von Flüssigkeit entleert und anschließend vernäht, damit sich keine Flüssigkeit mehr darin ansammeln kann. Die früher übliche Punktion (Absaugen der Flüssigkeit mit einer Kanüle → S. 1270) wird wegen der Infektionsgefahr und der meist nur vorübergehenden Besserung nur noch in Ausnahmefällen (z. B. bei sehr alten Patienten) durchgeführt. Spermatozelen können sehr klein sein und werden dann vom Arzt im Ultraschall nur schwer entdeckt. Sie können auch größere Ausmaße annehmen und sind manchmal nicht von Hydrozelen zu unterscheiden. Bei einer Operation werden sie erst unterbunden und danach sorgfältig vom Nebenhoden abgelöst.

Eine Operation ist für beide Erkrankungen nur dann notwendig, wenn ausgeprägte Beschwerden bestehen.

Hodenkrebs

Häufigkeit: ■■□□□

Hodenkrebs *(Hodenkarzinom):* Krebs der Samenzellen des Hodens, seltener des Hodengewebes. Insgesamt für 1–2 % der bösartigen Tumoren beim Mann verantwortlich, jedoch häufigster Krebs zwischen dem 20. und 40. Lebensjahr. Mediziner unterscheiden zwischen Seminomen (40 %) und weiteren unterschiedlichen Tumortypen, die als *Nicht-Seminome* (60 %) zusammengefasst werden. Gutartige Hodentumoren sind sehr selten.

Leitbeschwerden

- Meist *schmerzlose* Vergrößerung und Verhärtung des gesamten Hodens, alternativ kleiner lokalisierter Knoten
- Manchmal Schweregefühl, Ziehen an Hoden und/oder Leiste
- In fortgeschrittenen Stadien eventuell Rückenschmerzen, Bauch- und Flankenschmerzen, Gewichtsverlust, Müdigkeit.

Wann zum Arzt

In den nächsten beiden Tagen bei den genannten Beschwerden.

Die Erkrankung

Unter der Bezeichnung „Hodenkrebs" fasst der Mediziner viele höchst verschiedene Tumoren zusammen, die von den Geweben des Hodens – den Keimzellen, dem Bindegewebe und dem hormonell aktiven Gewebe – ausgehen. Die bösartigen Hodentumoren unterscheiden sich stark hinsichtlich des Lebensabschnitts, in dem sie auftreten, der nötigen Therapie und ihrer Prognose.

- Die größte Gruppe mit 40 % der Hodentumoren sind die *Seminome*. Sie haben die beste Prognose, ~ 85 % lassen sich allein durch die operative Hodenentfernung heilen.
- Die *Teratokarzinome* (30 %) metastasieren rasch über die Lymphwege (lymphogen).
- Das *embryonale Karzinom* (20 %) entsteht aus Keimzellen und metastasiert ebenfalls lymphogen.
- Das *Chorionkarzinom* (5 % → S. 366) wächst aggressiv und metastasiert frühzeitig lymphogen und über das Blut, lässt sich aber gut über einen Tumormarker wie das Schwangerschaftshormon Beta-HCG (→ S. 357) erkennen und effektiv therapieren. Tritt häufig kombiniert mit anderen Hodentumoren auf.
- Das *Teratom* (5 %) enthält Muskel-, Knorpel- und Knochengewebszellen. Es zeigt nur bei Kindern einen gutartigen Verlauf, bei Erwachsenen ist es bösartig und metastasiert.

Bei jungen Männern besteht ein deutlich erhöhtes Risiko für Hodentumoren bei Hodenfehllagen wie Hodenhochstand oder Hodenektopie (→ S. 813). Ein weiterer Risikofaktor ist möglicherweise der Kontakt mit Chemikalien wie Benzolen oder Lösungsmitteln.

Das macht der Arzt

Diagnosesicherung. Durch Abtasten und Ultraschall kann der Arzt einen Hodentumor mit hoher Wahrscheinlichkeit erkennen. Die Messung von Tumormarkern (→ Tab. S. 1334) wie Beta-HCG (Humanes Choriongonadotropin) und AFP (Alpha-Fetoprotein) stützt die Diagnose. Sie ermöglicht dem Arzt aber vor allem, spätere Rückfälle und den Verlauf der Therapie zu beurteilen.

Prinzipien der Therapie und Verlaufskontrolle. Erster Behandlungsschritt ist immer und bei allen Tumortypen die komplette operative Entfernung des betroffenen Hodens, Nebenhodens und Samenstranganteils, wobei der Urologe von der Leiste aus operiert. So kann er den Samenstrang noch oberhalb der Tumorregion abklemmen.

Nach der Operation wird der entnommene Hoden feingeweblich untersucht und der Tumortyp bestimmt. Anschließend erfolgt ein CT des Bauchraums und der Brustorgane, um eine eventuell bestehende Metastasierung zu erkennen.

IGeL-Hinweis: Da sich die Spermienqualität beim Patienten durch die Tumortherapie stark verschlechtert, wird der Arzt auf die Möglichkeit einer Sperma-Kryokonservierung (→ S. 337) hinweisen, falls noch ein Kinderwunsch besteht. Die Kosten liegen bei 150–200 € pro Jahr. Laut aktueller Studienergebnisse sind die Chancen für eine Befruchtung mit tiefgefrorenem Sperma nur minimal geringer als mit frischem Ejakulat.

Therapie von Seminomen. Wenn noch keine Metastasen vorliegen, werden nach der Hodenentfernung Bestrahlung und Chemotherapie mit Carboplatin nur eingesetzt, um den Rückfällen entgegenzuwirken. Alternativ kann man auch bei regelmäßigen Kontrollen abwarten; dies setzt jedoch eine gute Mitarbeit und psychische Belastbarkeit des Patienten voraus.

Sollten sich jedoch bereits Metastasen im Körper ausgebreitet haben, wird eine Chemotherapie mit mehreren Medikamenten (Zytostatika → S. 1026) und/oder eine Strahlentherapie mit höherer Dosis durchgeführt. Hier sind Nebenwirkungen wie Übelkeit und Langzeitschädigungen z. B. der Nieren stärker ausgeprägt als bei der Chemotherapie mit Carboplatin.

Therapie von Nicht-Seminomen. Auch wenn keine Metastasen vorliegen, werden nach der Hodenentfernung vorsorglich die Lymphknoten aus der Region hinter dem Bauchraum entlang der großen Bauchgefäße entfernt (Retroperitoneallymphknoten). Dies erfolgt möglichst mit einer ***intraoperativen Schnellschnittuntersuchung*** einiger Lymphknotenstationen (zur Technik → S. 837). So können die für die Ejakulation zuständigen Nervenbahnen oft geschont werden. Alternativ kann auch hier unter Kontrolle abgewartet werden, jedoch werden vergrößerte Lymphknoten unter Umständen erst spät entdeckt.

Finden sich bereits kleinere Metastasen (unter 5 cm) in den Lymphknoten, werden sämtliche Lymphknoten aus der Region hinter dem Bauchraum radikal entfernt ***(Radikale retroperitoneale Lymphknotenentfernung*** oder ***Lymphadenektomie);*** anschließend folgt eine verkürzte Chemotherapie.

Finden sich große Metastasen in den Lymphknoten oder Metastasen in anderen Organen, wird zuerst eine Chemotherapie durchgeführt, und anschließend werden eventuell noch verbliebene Tumoranteile operativ entfernt.

Komplikationen der Therapien. Da bei der radikalen retroperitonealen Lymphknotenentfernung Nervenfasern des vegetativen Nervensystems entfernt werden, tritt als Folge sehr oft eine **rückläufige Ejakulation** *(retrograde Ejakulation)* auf, d. h. der Samenerguss erfolgt zunächst in die Blase, da der innere Blasenschließmuskel durch die OP defekt ist, und erst beim Wasserlassen nach außen. Ein Antidepressivum mit Imipramin (z. B. Tofranil®) schafft hier Abhilfe, indem es den Verschluss der Blase verbessert.

Hormonersatz und Nachsorge. Ein gesunder Hoden reicht für die Produktion von Testosteron völlig aus. Muss auch der zweite Hoden wegen eines Tumors entfernt werden oder ist er stark geschädigt, so wird Testosteron dauerhaft von außen zugeführt (Testosteron-Ersatztherapie → S. 819). Auch nach erfolgreicher Heilung folgen lebenslang regelmäßige Nachsorgeuntersuchungen.

Prognose

Wenn noch keine Metastasen vorliegen, beträgt die 5-Jahres-Überlebensrate für Patienten mit einem Seminom ~ 99 %, für alle Nicht-Seminome zusammengefasst 89 %. Wenn sich bereits Metastasen im Körper ausgebreitet haben, beträgt die 5-Jahres-Überlebensrate für Seminome 68 % und für Nicht-Seminome ~ 60 %, wobei Letztere sehr stark vom Ort der Metastasierung abhängt: 75 % bei Lungenmetastasen und ~ 40 % in anderen Organen.

Selbsthilfe und Früherkennung

Männer zwischen 15 und 40 Jahren sollten monatlich ihre Hoden auf Verhärtungen abtasten, möglichst in entspannter Stellung unter der Dusche oder in der Badewanne. Besonders wichtig ist die Selbstuntersuchung, wenn in der Familie bereits Hodenkrebs aufgetreten ist.

Wenn ein Hodentumor erfolgreich therapiert wurde, muss auch der verbliebene Hoden überwacht werden. Am besten durch regelmäßige Selbstuntersuchung und ärztliche Nachsorgeuntersuchungen, da in diesem Hoden im weiteren Leben in ~ 3 % der Fälle Hodenkrebs neu entsteht.

Komplementärmedizin

Komplementärmedizinische Krebstherapien sind ausführlich an anderer Stelle im Buch besprochen → S. 1029.

i Aktuell: www.gesundheit-heute.de/22x06

- **www.hodenkrebs.tzb.de** – Internetseite des Tumor Zentrums Berlin e. V.: Informativ und detailliert, gut verständlich sowie Leitlinien zum Herunterladen.
- **www.onkologie.de** – Kommerzielle Internetseite der AMGEN GmbH, München: Bietet einen guten Überblick über die Therapiemöglichkeiten verschiedener Tumortypen. Bietet kostenlose Broschüren zum Online-Bestellen (Rubrik Service).
- L. Armstrong; S. Jenkins: **Tour des Lebens.** Lübbe, 2004. Wie ich den Krebs besiegte und die Tour de France gewann. Persönliche Erfahrungen des an einem Hodentumor erkrankten Weltklasseradlers, der die Krankheit überwand.

Androgeninsuffizienz und PADAM

Häufigkeit: ■■■□□

Androgeninsuffizienz *(Testosteronmangel, Hodeninsuffizienz)*: Rückgang der Wirkung männlicher Sexualhormone, insbesondere des Testosterons. Der Mangel an ***Testosteron*** und seinen Abkömmlingen Androstendion und DHEA, die zusammen die ***Androgene*** bilden (→ Tab. S. 335), kann unterschiedliche Ursachen haben: ein altersbedingtes Nachlassen der Testosteronproduktion der Hoden (das PADAM → Die Erkrankung), einen Mangel an Steuerhormonen, die die Testosteronausschüttung ankurbeln, z. B. durch Tumoren der Hypophyse (Hirnanhangdrüse → S. 745), oder eine angeborene Störung mit fehlenden Androgenrezeptoren, wodurch die Zellen der Zielorgane (→ Abb. S. 818) das Testosteron nicht erkennen.

Letztere führt dazu, dass das männliche Geschlecht nicht oder nicht 100%-ig ausgebildet wird und die Jungen dann durch fehlende Hoden (Anorchie) oder einen Hodenhochstand (→ S. 813) auffallen oder im Extremfall sogar als Mädchen zur Welt kommen, obwohl sie erblich ein Junge sind (der Kinderarzt spricht von ***Testikulärer Feminisierung***).

Entgegen früherer Ansicht sind die Auswirkungen eines Testosteronmangels eher unklar, jedenfalls ist die früher verbreitete Hypothese widerlegt, dass ein niedriger Testosteronspiegel zu verminderter Libido führt. [M02]

Auch Frauen erhalten gelegentlich die Diagnose einer ***(weiblichen) Androgeninsuffizienz***, z. B. im Rahmen einer Anti-Aging- oder Wechseljahres-Diagnostik.

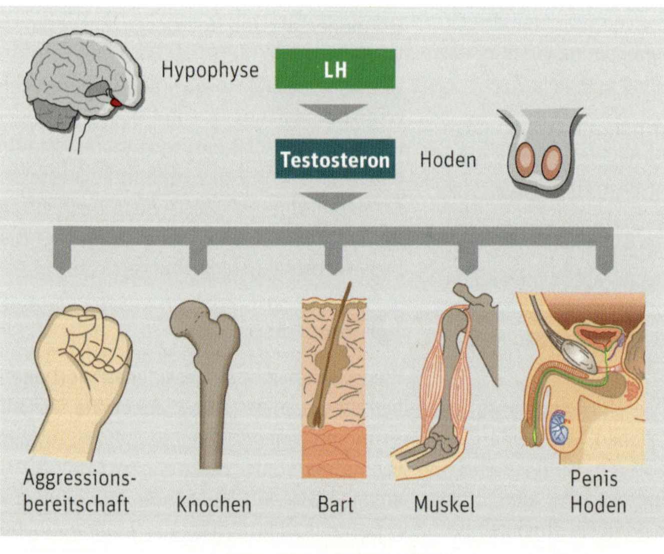

Wirkungen des Testosterons. *Die Bildung von Testosteron erfolgt über das im Zwischenhirn gebildete Steuerhormon LH. Testosteron beeinflusst viele Zielorgane und auch das Verhalten.* [ASM 2212]

Leitbeschwerden beim älteren Mann

- Sexuelle Funktionsstörungen – insbesondere eine erektile Dysfunktion (Impotenz → S. 345)
- Nachlassen der Libido
- Unfruchtbarkeit
- Rückbildung der Muskulatur
- Anstieg des Körperfettanteils, vor allem in der Bauchregion
- Psychische Beschwerden wie Müdigkeit, Unwohlsein oder depressive Verstimmungen
- Haut- und Haarveränderungen
- Im Extremfall scheinbar spontane Knochenbrüche durch Osteoporose (→ S. 1016).

Die Erkrankung

Populär geworden ist die Androgeninsuffizienz durch die Anti-Aging-Medizin (→ Kapitel 12). Millionen von Männern leiden an Müdigkeit, Unwohlsein, Impotenz und all den anderen Leitbeschwerden. Viele Ärzte greifen das Thema als IGeL-Leistung auf und führen umfangreiche Hormontests durch (→ Laborcheck: Sexualhormonstatus beim Mann S. 1331). Meist wird nur ein teilweiser Mangel an Testosteron festgestellt, weshalb Anti-Aging-Mediziner dann auch vom **PADAM**, dem ***partiellen Androgendefizit des alternden Mannes (Testosteronmangel-Syndrom)*** sprechen. Über dessen Häufigkeit wird gestritten, bis zu 10 Millionen deutsche Männer sollen nach Ansicht von Anti-Aging-Experten betroffen sein [M03].

(!) Begriffe wie **männliche Wechseljahre**, ***Klimakterium virile, ADAM (Androgen Decline in the Aging Male), Testopause*** oder ***Andropause*** wurden von manchen Autoren eingeführt, um den hormonellen Veränderungen des alternden Mannes analog zu den Wechseljahren der Frau Rechnung zu tragen. Die Blutspiegel der Hormone Testosteron, DHEA (Vorstufe des Testosterons) und das Wachstumshormon (Somatotropin → S. 747) sinken zwar zwischen dem 45. und 65. Lebensjahr ab, jedoch nicht sprunghaft wie bei der Frau. Es findet also kein „Wechsel" in der hormonellen Gesamtsituation statt wie bei der Frau – deshalb ist der Begriff der männlichen Wechseljahre medizinisch nicht haltbar.

Ein Testosteronmangel kommt aber auch bei vielen Erkrankungen vor, die mit den „männlichen Wechseljahren" nichts zu tun haben, so bei Fettstoffwechselstörungen, bei schweren Leber-, Nieren-, Herz- und Kreislauferkrankungen. Er kann aber auch psychisch bedingt bei chronischer Stressbelastung und bei Alkoholmissbrauch auftreten (was erklärt, warum Betroffene dieser beiden Gesundheitsstörungen meist unter deutlichem Libidoverlust leiden).

Das macht der Arzt

Diagnosesicherung. Die Diagnostik umfasst die Messung des Gesamttestosterons (→ S. 1333), des Sexualhormon bindenden Globulins (SHBG → S. 1333) und der Steuerhormone FSH und LH (→ Tab. S. 335) in zwei jeweils voneinander unabhängig am Morgen gewonnenen Blutproben.

Aus SHBG und Gesamttestosteron wird die Menge an freiem Testosteron berechnet. Das SHBG steigt mit zunehmendem Alter an, und in der Folge fällt der Anteil des freien, hormonell aktiven Testosterons ab.

Sinnvoll ist auch ein Stimulationstest mit Beta-HCG (→ S. 357), der die Testosteronausschüttung um 50–150 % steigern sollte.

Die bequeme Testosteronbestimmung im Speichel empfehlen wir nicht – sie ist nicht zuverlässig [M04].

Die Testosteron-Ersatztherapie

Prinzipien der Testosteron-Ersatztherapie. Selbst wenn organische Erkrankungen wie ein Tumor der Hirnanhangdrüse als Ursache einer Androgeninsuffizienz ausgeschlossen werden, kann ein Ausgleich des Testosteronmangels durch korrekt dosierte Testosterongaben nur eingeschränkt empfohlen werden. Die **Testosteron-Ersatztherapie** ist nur in den seltenen Fällen einer deutlichen Androgeninsuffizienz unproblematisch – *nicht* aber beim PADAM, denn:

- *Alle* Androgeninsuffizienz-Beschwerden kommen auch bei Männern mit normalen Testosteronspiegeln vor, z. B. bei falscher Ernährung, psychischer Belastung und zu wenig Bewegung. Kein Arzt kann also mit Sicherheit sagen, ob der Androgenmangel *wirklich* die Ursache der PADAM-Beschwerden ist.
- Die Gabe von Androgenen birgt die Gefahr, das Wachstum eines Prostatakrebses (→ S. 810) zu beschleunigen, den eine große Zahl von Männern unerkannt in sich trägt. Deshalb rät die Mehrzahl der Ärzte bei altersentsprechend normalen oder nur geringfügig erniedrigten Testosteronwerten von der Testosterongabe ab.
- Aber auch die erwünschten Effekte auf Stimmung und sexuelle Funktionsstörung stellen sich nicht sicher ein: Eine Depression etwa kann durch Testosteroneinnahmen auch verstärkt werden.

Erwünschte Effekte einer Testosteron-Ersatztherapie	Risiken und Nebenwirkungen der Testosteron-Ersatztherapie
Steigerung von Muskelmasse und Muskelkraft	Vermehrtes Wachstum der Prostata, Wachstum auch eines (unentdeckten) Prostatakrebses
Weniger Müdigkeit und Leistungsschwäche	Ödeme (→ S. 705)
Gesteigerte Libido, Besserung von Impotenz-Beschwerden (und besseres Ansprechen auf z. B. Viagra® → S. 345)	Bluthochdruck
Verbesserung der Körperkoordination, Reduzierung der Fallneigung	Herzinsuffizienz (Herzschwäche → S. 702) und Blutverdickung (Polyglobulie → S. 1037)
Verbesserung der Abwehr, weniger Infektionen	Verschlechterung der Blutfettwerte, Anstieg der Leberwerte im Blut (→ Laborcheck S. 1324)
Rückgang von Gelenkbeschwerden	Akne (oft aber nur am Anfang der Therapie)

Erwünschte und unerwünschte **Wirkungen der Testosteron-Ersatztherapie.** *Besteht eines der als Nebenwirkung genannten Probleme bereits als Begleiterkrankung, sollte von der Testosteron-Ersatztherapie Abstand genommen werden.* [Verändert nach M05].

- Es gibt keine gesicherten Daten über die Effekte einer mehr als 3-jährigen Testosteroneinnahme (Stand Ende 2006).

Anders sieht es, wie gesagt, nur bei Patienten mit deutlich erniedrigten Testosteronwerten aus, denn sie profitieren meist erheblich von der Testosteron-Ersatztherapie.

Verabreichungsformen des Testosterons. Wenn man sich trotz der genannten Risiken zu einer Test-Testosteroneinnahme entschließt, so erfolgt die Gabe täglich über Testosteron-Hautgels oder in Form von intramuskulären Testosteron-Spritzen (konservativ alle 2–3 Wochen). Zwar haben die Hautgels geringere Nebenwirkungen, sind aber umständlich zu handhaben (tägliches Auftragen, anfangs Hautkontakt mit der Partnerin vermeiden), weshalb sie die Spritzen nicht abgelöst haben. Mittlerweile gibt es neue Medikamente (Nebido®), die nur alle drei Monate gespritzt werden müssen. Seit kurzem gibt es auch so genannte **Bukkal-Tabletten** (Striant®), die zweimal täglich am Zahnfleisch fixiert werden. Ob diese Lösung patientenfreundlicher als das Spritzen ist, scheint jedoch noch fraglich, da diese Tabletten anscheinend (noch) oft abfallen.

Die Einnahme sollte zunächst auf 3–6 Monate beschränkt bleiben. Nur wenn sich mindestens drei erwünschte Effekte (→ Tab.) und keine wesentlichen Nebenwirkungen, wie z. B. Blutbildveränderungen oder ein Anstieg der Leberwerte (Laborkontrollen!) eingestellt haben, ist die Fortsetzung der Therapie zu vertreten. Auch sollte der PSA-Wert (→ S. 811) als Indikator für das beschleunigte Wachstum eines Prostatakrebses regelmäßig überwacht werden, er darf um maximal 1 ng/ml pro Halbjahr ansteigen und den Grenzwert von 4 ng/ml nicht überschreiten (Details → S. 1329), sonst sollte die Testosteron-Ersatztherapie abgebrochen werden. Auch die regelmäßige Prostata-Tastuntersuchung (→ S. 804) ist aus diesem Grund bei einer Testosteron-Ersatztherapie sehr wichtig. Über die maximal mögliche Therapiedauer einer Testosteron-Ersatztherapie herrscht keinerlei Einigkeit bei den Experten.

Selbsthilfe

Inwieweit Sie sich von den vermeintlichen oder tatsächlichen PADAM-bedingten Begleiterscheinungen in ihrer Lebensqualität beeinträchtigen lassen, ist – vergleichbar mit den Wechseljahrbeschwerden der Frau (→ S. 849) – zweifellos auch eine Frage der inneren Einstellung. Die nicht unerheblichen Risiken einer Testosteron-Ersatztherapie legen nahe, erst einmal auf andere Weise zu versuchen, die Folgeerscheinungen eines nachgewiesenen Testosteronmangels in den Griff zu bekommen. Ergänzende Hinweise finden Sie z. B.:

Linderung depressiver Verstimmungen → S. 1184

Therapie von Erektionsstörungen → S. 345

Vorbeugung einer Osteoporose → S. 1016

Aktuell: www.gesundheit-heute.de/22x07

- Die an anderer Stelle begründete Skepsis gegenüber urologischen Internetseiten (→ S. 803) besteht in besonderem Maße gegenüber urologischen Anti-Aging-Internet-Angeboten. Man sollte genau prüfen, was die von Google & Co. genannten Informationsquellen behaupten.
- R.-D. Hesch; G. Bosch: **Absolut Mann.** Fit bleiben und gut aussehen – die besten Strategien. Droemer Knaur, 2003. Obwohl der Testosteron-Ersatztherapie das Wort geredet wird, ist das Buch ein sinnvoller ärztlicher Ratgeber des Urologen und Anti-Aging-Experten Hesch, der die Selbstverantwortung des Mannes betont.
- Weiteres zum Thema Anti-Aging → S. 430

Erkrankungen des Penis, sexuell übertragbare Krankheiten

Hypospadie, Epispadie und andere Harnröhrenfehlbildungen

Häufigkeit:

Hypospadie: Endung der Harnröhre an der Penisunterseite, häufigste Fehlbildungen der Harnröhre. Bei der selteneren **Epispadie** findet man eine offene Harnröhren-Rinne an der Penisoberseite. Weitere Fehlbildungen wie die **Harnröhrenduplikatur** (doppelt angelegte Harnröhre) oder die bis zur Blase reichende Spaltbildung **(Blasenekstrophie)** sind noch seltener. Rechtzeitig operiert, ist eine Heilung fast immer möglich.

Vor allem die Epispadie geht häufig mit zusätzlichen anderen Fehlbildungen einher wie Hodenhochstand (→ S. 813), angeborenem Leistenbruch sowie Harninkontinenz (→ S. 796).

Leitbeschwerden

- Ästhetisch störende Erscheinung der Eichel und des Penis
- Ablenkung des Urinstrahls
- Psychische Probleme in der Pubertät

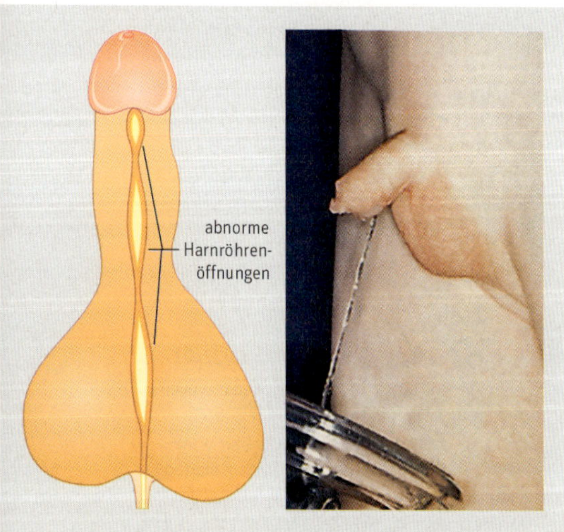

Hypospadie: *Je nach Schweregrad mündet die Harnröhre mehr oder minder weit vor der Eichelspitze. Bei der hier gezeigten Hypospadie tritt der Urin an der Unterseite des Penis aus, bei der selteneren Epispadie dagegen an der Oberseite.* [GTV 2213]

- Schmerzhafte bis unmögliche Erektion bei der Epispadie, da hier auch eine Penisverkrümmung besteht
- Beeinträchtigung des Wasserlassens und des Samenergusses
- Nur bei ausgeprägter Epispadie: Unfähigkeit, das Wasser zu halten.

Das macht der Arzt

Therapie der Wahl ist die frühzeitige Operation mit dem Ziel einer ausreichend weiten Mündung der Harnöhre, die auf der Eichel liegen soll. Ferner wird der Penis so gut wie möglich gerade gestellt und es wird für „normale", faltenfreie Hautverhältnisse auf dem Penis gesorgt.

Bei nur wenig verlagerter Harnröhrenmündung (vordere Hypospadien) besteht die Operation aus einem verhältnismäßig unkomplizierten plastischen Eingriff. Bei den hinteren Hypospadien ist die Operation aufwendiger; gelegentlich sind Eigentransplantate aus Vorhaut oder Wangenschleimhaut erforderlich. Bei der Epispadie steht die Herstellung des Wasserhaltens im Vordergrund, um eine spätere Harninkontinenz zu vermeiden. Ausgeprägte Epi- und Hypospadien müssen in zwei Eingriffen operiert werden, um ein einwandfreies Ergebnis zu erreichen.

Bei den Operationen treten häufig Komplikationen (10 %) auf, so Verbindungen zwischen der neuen Harnröhre und der Haut *(Fistelbildungen)* sowie Verengungen der Harnröhre (Harnröhrenstrikturen → S. 791). Bei Hauttransplantaten kann es zum Untergang *(Nekrose)* des Transplantats kommen. Alle diese Komplikationen erfordern eine neue Operation.

Phimose

Häufigkeit:

Phimose ***(Vorhautverengung):*** Angeborene oder erworbene Unmöglichkeit, die Vorhaut zurückzustreifen. Beim Neugeborenen ist sie noch die Regel, denn üblicherweise trennt sich die Vorhaut von der Eichel erst später – etwa ab dem dritten Geburtstag sollte das Zurückstreifen möglich sein. Wenn nicht, so bei 10 % aller dreijährigen Knaben, oder wenn die Vorhaut zu eng ist, handelt es sich um eine ***angeborene Vorhautverengung.*** In den meisten Fällen gibt sich das Problem spätestens mit Beginn der Pubertät. Wenn nicht, muss häufig ärztlich eingegriffen werden, denn unbehandelt drohen immer wiederkehrende Entzündungen von Eichel und/oder Vorhaut (Balanitiden → S. 822). Im Erwachsenenalter hingegen *entsteht* eine ***erworbene Vorhautverengung*** vor allem durch wiederkehrende (chronische) Balanitiden, Diabetes (→ S. 758) oder einige Hauterkrankungen wie Morbus Reiter (→ S. 1005).

Leitbeschwerden

- Schwellung, Schmerzen
- Wiederkehrende Balanitiden
- Erschwertes Wasserlassen, in seltenen Fällen bis zum Harnverhalt (Unmöglichkeit des Wasserlassens)
- Schmerzen bei der Erektion und beim Geschlechtsverkehr
- Paraphimose: Eichel ist unterhalb des Schnürrings blaurot verfärbt.

Wann zum Arzt

In den nächsten Wochen bei

- Mechanischen Schwierigkeiten beim Geschlechtsverkehr
- Gehäuften Balanitiden

Am nächsten Tag bei

- Schmerzen
- Schwierigkeiten beim Wasserlassen.

Die Erkrankung

Kindesalter. Beim Neugeborenen sind Vorhaut und Eichel noch miteinander verbunden. Dadurch ist die empfindliche Eichel während der „Windelphase" vor dem recht aggressiven Urin geschützt. So ist im Alter von sechs Monaten die Vorhaut nur bei 20 % der Jungen zurückstreifbar, dann löst sich die Verklebung langsam, und bei 90 % der Dreijährigen gelingt das Zurückstreifen.

Warnhinweis: Auf keinen Fall sollte man bei einem kleinen Jungen die Vorhaut mit Kraft zurückschieben, um den Lösungsprozess zu beschleunigen oder die Eichel zu waschen (was bei Kindern nicht nötig ist). Dies provoziert nur Einrisse und in der Folge narbige Verengungen der Vorhaut.

Ist die Phimose besonders ausgeprägt, ist auch das Wasserlassen häufig erschwert, da sich der Urin zunächst unter der Vorhaut staut – wodurch sich die Vorhaut ballonförmig aufbläht –, um sich anschließend durch die verengte Vorhautöffnung zu „zwängen". (Nur) in diesen Fällen empfiehlt sich die Vorstellung beim Kinderarzt oder Urologen.

Rund 2 % der Jungen können erst zu Beginn der Pubertät die Vorhaut ohne Probleme hinter die Eichel zurückschieben, wenn die ersten Geschlechtshormone die Vorhaut auflockern und nächtliche Erektionen ihre Wirkung entfalten.

Beschneidung – aus medizinischer Sicht

In vielen Kulturkreisen ist die routinemäßige (radikale) Beschneidung von Jungen üblich. Vor allem aus rituellen Gründen beschneidet der Mohel bei den Juden, ein eigens dafür zuständiger Kultusbeamter oder ein Arzt bereits am achten Tag nach der Geburt den Säugling. Dieses Ritual soll an den heiligen Bund erinnern, den Gott mit dem Stammvater Abraham geschlossen hat (Mos 17,7ff.). Durch die Beschneidung wird das Kind in diesen Bund aufgenommen und erhält dabei seinen jüdischen Namen.

Begründet wird die Beschneidung aber auch mit „Hygienevorteilen" im späteren Leben. Und in der Tat: Bei beschnittenen Männern entwickelt sich kein **Smegma,** die weißlich-gelbe Flüssigkeit zwischen Vorhaut und Eichel, die sich ab der Pubertät bildet und das Aneinandergleiten von Eichel und Vorhaut erleichtert. Jedoch bietet es mit seiner feuchtwarmen Umgebung eine Brutstätte für Mikroorganismen (z.B. sexuell übertragbare Keime) und ist deshalb eine Quelle für Penisinfektionen. Wird es nicht regelmäßig weggewaschen, entwickelt es einen starken Geruch, rückführbar auf die zersetzten Abbauprodukte, von denen auch die Krebsgefahr ausgeht (zwar sorgt die Reibung beim Geschlechtsverkehr auch dafür, dass sich das Smegma abträgt – dies stellt aber keine Alternative zum Waschen dar).

Die Statistik bestätigt die medizinischen Vorteile der Beschneidung, denn beschnittene Jungen leiden seltener unter Harnwegsinfektionen und ihr Risiko für die Entwicklung eines Peniskrebs (→ S. 823) im späteren Leben ist nahezu gleich Null. Auch für die Partnerin wirkt sich eine „nicht vorhandene Vorhaut" des Geschlechtspartners vorteilhaft aus: Studien belegen, dass Frauen in einer Partnerschaft mit einem beschnittenen Mann seltener Gebärmutterhalskrebs (→ S. 862) entwickeln als Frauen aus Kulturkreisen, in denen die Beschneidung nicht üblich ist.

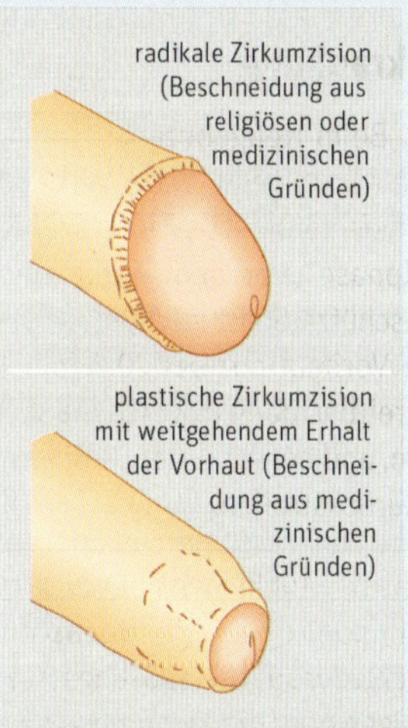

*Bei der **Beschneidung** wird entweder die gesamte Vorhaut (radikal) oder nur der verengte Anteil (plastisch) entfernt. Bei Kindern wird die Operation in Vollnarkose durchgeführt, beim Erwachsenen ist sie auch unter örtlicher Betäubung möglich.* [GTV 2214]

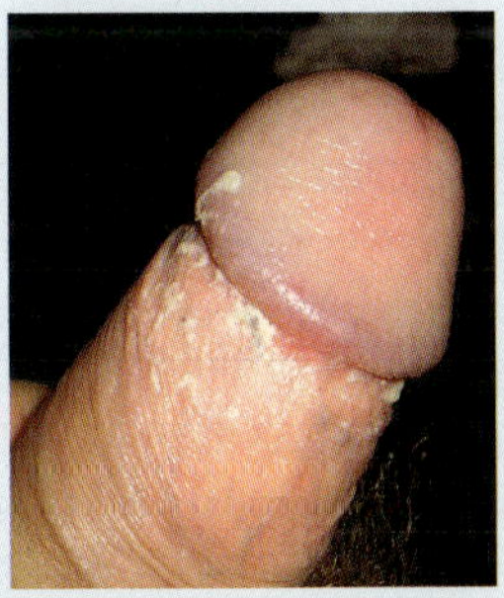

*Bei zurückgestreifter Vorhaut ist es nach ein paar Tagen Wasch-Abstinenz deutlich zu erkennen: weißlich-gelbes **Smegma.*** [PWI 2215]

Phimose nach der Pubertät. Bleibt die „physiologische" Phimose des Kindesalters bestehen, sammelt sich ab der Pubertät das Smegma (→ S. 821) unter der verengten Vorhaut an, was Hygieneprobleme mit sich bringt und das Wachstum von Bakterien begünstigt. So kommt es zu häufigen und immer wiederkehrenden ***Entzündungen von Eichel*** und/oder Vorhaut (Balanitiden → S. 822). Sie sind problematisch, weil sie nach dem Abheilen häufig straffes Narbengewebe hinterlassen und damit die Phimose noch verstärken. Phimosen können beim älteren Mann durch die dauernde Einwirkung des Smegmas zum Peniskrebs an der Eichel führen.

Das macht der Arzt

Diagnosesicherung. Der Arzt sieht bei der Untersuchung des Penis, ob die Vorhaut nicht oder nur teilweise zurückgezogen werden kann oder ob lediglich eine Vorhautverklebung vorliegt. Die einzuleitenden Therapieschritte hängen davon ab, wie stark die Verengung und wie alt der Patient ist, und ob der Patient Begleiterkrankungen hat.

Therapie. Handelt es sich um eine Phimose ohne wesentliche Verengung und ohne Begleiterkrankungen, kann eine lokale Behandlung mit niedrig dosierter Kortisonsalbe durchgeführt werden, wobei ihre Wirksamkeit umstritten ist.

Bei einer Phimose mit wiederkehrenden Balanitiden (→ S. 822) und erheblicher Beeinträchtigung beim Wasserlassen wird der Arzt zur **Beschneidung *(Zirkumzision)*** raten, wobei zwischen der kompletten Entfernung der Vorhaut und der vorhauterhaltenden Erweiterung unterschieden wird.

Aktuell: www.gesundheit-heute.de/22x08

- **www.leitlinien.net** – Die Stichwortsuche Phimose liefert verschiedene Leitlinien zum Therapiestandard aus Sicht der Deutschen Fachgesellschaften für Kinderchirurgie und Urologie.

Paraphimose

Häufigkeit:

Paraphimose ***(spanischer Kragen):*** Einklemmung der zurückgezogenen Vorhaut im Eichelkranz als Folge einer Phimose, während oder nach dem Geschlechtsverkehr oder seltener infolge eines unsachgemäß gelegten Dauerkatheters (→ Abb. S. 456), wenn die Vorhaut nicht wieder zurückgestreift wurde. Hoch schmerzhafte Schwellung der Eichel, unter Ausbildung eines Schnürrings bei gleichzeitiger Unterbrechung der Blutversorgung.

Wann zum Arzt

Sofort (nachts und am Wochenende in die Klinik), wenn die Vorhaut unter der Kranzfurche der Eichel schmerzhaft eingeklemmt ist und sich nicht mehr zurückstreifen lässt.

Warnhinweis: Die Paraphimose ist ein Notfall, unbehandelt droht das Absterben (Nekrose) der Eichel.

Die Erkrankung

Die Paraphimose entsteht, wenn die zu enge Vorhaut gewaltsam zurückgezogen wird und sich in der Eichelfurche einklemmt, was einen gestörten Blutabfluss nach sich zieht. Die Eichel und die eingeklemmte Vorhaut schwellen stark an, und es bildet sich ein Ödem (Wassereinlagerungen im Gewebe), das äußerst schmerzhaft ist und ein Zurückstreifen der Vorhaut zunehmend unmöglich macht. Unbehandelt droht die Paraphimose die Blutversorgung der Eichel abzuschnüren, was zum Absterben der Eichel führt. Rechtzeitig behandelt besteht eine günstige Prognose.

Das macht der Arzt

Der Arzt erkennt die Paraphimose an dem Schnürring in der Eichelfurche, der durch die eingeklemmte Vorhaut zustande kommt.

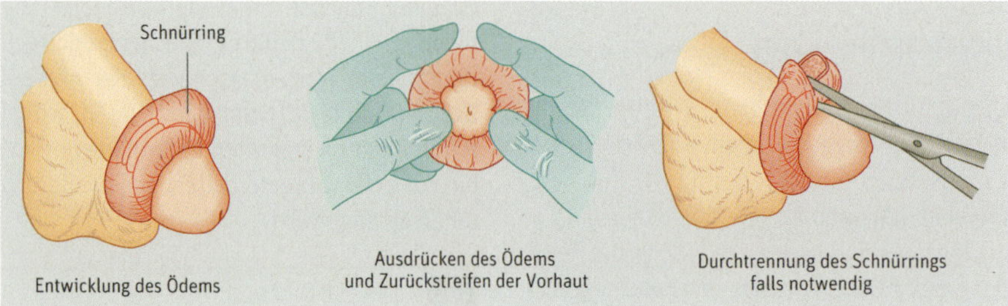

*Eine **Paraphimose,** dessen Schnürring tatsächlich an einen spanischen Kragen erinnert, kann erhebliche Dimensionen einnehmen (Bild links). Meist gelingt es dem Arzt, das Ödem auszudrücken, um anschließend die Vorhaut wieder über die Eichel zurückzustreifen. Nur selten, wenn der Schnürring bereits zu lange besteht und die Eichel abzusterben droht, durchtrennt ihn der Arzt.* [GTV 2216]

Schwellung, Rötung und Schmerzen sichern die Diagnose.

Der Arzt wird das Ödem der Vorhaut für einige Minuten „ausdrücken", anschließend die Eichel zurückdrücken und die Vorhaut nach vorne bewegen. Fast immer gelingt es ihm, nach einigen Minuten die Vorhaut langsam wieder über die Eichel zu schieben. Falls die Behandlung zu schmerzhaft ist, betäubt er den Nerv an der Peniswurzel.

i **Aktuell:** www.gesundheit-heute.de/22x09

- **www.leitlinien.net** – Die Stichwortsuche Paraphimose die Therapiestandards aus Sicht der deutschen Fachgesellschaften für Kinderchirurgie und Urologie.

Priapismus

Häufigkeit: ■■□□□

Priapismus: Sehr schmerzhafte Dauererektion über zwei Stunden (nur zu Beginn lustvoll). Zwei Drittel der Fälle geschehen ohne herausfindbare Ursache, ein Viertel ist durch eine Leukämie bedingt, der Rest verteilt sich auf eine überschießende Wirkung einer SKAT-Therapie (→ S. 346), andere Tumoren oder auch Thrombosen in der Beckenregion. Seltene Ursachen sind Schädigungen vom Rückenmark bei multipler Sklerose (→ S. 1135) oder von Nerven (z. B. Spätfolge eines Diabetes. Drogen, Alkohol und Medikamente können ebenfalls einen Priapismus auslösen.

Das macht der Arzt

Nach örtlicher Betäubung sticht der Urologe mit einer Kanüle in die Penis-Schwellkörper hinein. Anschließend saugt er das geronnene Blut ab und spült die Schwellkörper mit Kochsalzlösung. Wird nicht rechtzeitig behandelt, droht eine dauerhafte Unfähigkeit zur Erektion, da das Gewebe unwiderruflich geschädigt wird und die Schwellkörper vernarben.

Balanitis

Häufigkeit: ■■■■□

Balanitis *(Eichelentzündung, Vorhautentzündung,* Mehrzahl: Balanitiden): Entzündung von Eichel und/oder Vorhaut mit charakteristischen Leitbeschwerden. Meist ist eine akute Infektion die Ursache ***(akute infektiöse Balanitis),*** entsprechend verschwinden die Beschwerden nach einer lokalen Therapie mit Salben, die ein Antibiotikum oder ein Mittel gegen Pilze enthalten. Seltener ist die ***nicht infektiöse Balanitis,*** mechanisch oder durch Autoimmunprozesse ausgelöst; sie kann auch chronisch werden.

Leitbeschwerden

- Jucken und Brennen am Penis
- Rötung des Penis, fleckiger Ausschlag
- Schmerzen an Eichel und Vorhaut
- Manchmal Nässen und Ausfluss.

Wann zum Arzt

Am gleichen oder nächsten Tag bei den genannten Beschwerden.

Die Erkrankung

Akute infektiöse Balanitis. In der Regel entsteht sie infolge einer unzureichenden Genitalhygiene, begünstigt wird sie noch von einer Phimose (→ S. 820) oder von gleichzeitig bestehendem Diabetes (→ S. 758). Sie kann auch durch Keime, die durch sexuelle Aktivitäten oder Krankheitsprozesse vom Enddarm in die Vorhaut gelangen, verursacht werden. Smegma (→ S. 821), das sich unter der Vorhaut sammelt, bietet einen idealen Nährboden für infektiöse Erreger aller Art, so z. B. für Bakterien wie Staphylokokken, Mykobakterien und Gardnerella vaginalis, aber auch für Pilze (Candida), die zum Teil sexuell weiterübertragen werden können. Besonders gefährdet sind Diabetiker.

Nicht infektiöse (chronische) Balanitis. Sie kann mehrere Ursachen haben, z. B. entsteht sie infolge übertriebener Reinigung ***(Reinlichkeitsbalanitis),*** wenn der Penis täglich ein- oder mehrmals mit Seife gewaschen wird, wodurch die Eichelhaut stark entfettet und geschädigt wird. Möglicherweise verhärtet sich die Vorhaut, was die Entstehung einer Phimose (erworbene Vorhautverengung → S. 820) begünstigt.

Auch Chemikalien wie die in spermienabtötenden Kondomen oder Gels (Spermizide → S. 322) können eine Entzündung der Eichel auslösen, die so genannte ***Kontaktbalanitis.***

Ist die Vorhaut weißlich und narbig, handelt es sich um **Lichen sclerosus,** eine chronische Form der Balanitis, die durch Autoimmunprozesse ausgelöst wird. Es bilden sich Narben, die Vorhaut schrumpft, wird dünner und verengt sich, und auch die Harnröhre kann sich verengen. Die Therapie besteht in einer Beschneidung (→ S. 821). Falls die Harnröhre verengt ist, muss auch dies operativ behandelt werden.

Ist die Eichel kreisförmig gerötet und entzündet, gilt dies als charakteristisches Bild des ***Morbus Reiter*** (→ S. 1005), einer Autoimmunerkrankung (→ S. 1049), bei der Entzündungen an verschiedenen Stellen des Körpers auftreten: So bestehen neben der Balanitis gleichzeitig Entzündungen von Harnröhre, Gelenken und der Bindehaut. Entzündete dunkle Rötungen ohne Schmerzen oder Juckreiz können auch Vorstufen von Peniskrebs sein ***(Erythroplakie)*** und müssen sorgfältig beobachtet werden. Bei Unklarheit wird eine Probe in lokaler Betäubung entnommen.

Das macht der Arzt

Der Arzt stellt die Diagnose anhand der Anamnese (→ S. 1264), der körperlichen Untersuchung und weiterführender – vor allem mikrobiologischer – Untersuchungen zum Nachweis von infektiösen Erregern. Dazu nimmt er von der Eichel einen Abstrich und untersucht den Urin (→ S. 776). Treten Balanitiden wiederkehrend auf, misst der Arzt den Blutzucker, um Diabetes auszuschließen (→ S. 758).

Die Therapie richtet sich nach der zugrunde liegenden Ursache. Bei einer Infektion verordnet der Arzt Antibiotika (→ S. 1051) oder pilztötende Cremes zur Behandlung der betroffenen Stellen (→ S. 1064). Gegebenenfalls wird auch der Partner in die Therapie einbezogen.

Liegt keine Infektion vor, werden zur kurzzeitigen Behandlung der Entzündung bzw. des Ausschlags kortisonhaltige Salben (z. B. 1 % Hydrokortison) verordnet. Bei immer wiederkehrenden Balanitiden ist eine Beschneidung (→ S. 821) empfehlenswert – auch, um Vorhautverengungen zu verhindern, bei denen häufig Narben entstehen.

Selbsthilfe

Während einer akuten Balanitis sollten Sie auf Geschlechtsverkehr verzichten. Wollen Sie dies nicht, sollten Sie bis zur Abheilung in jedem Fall ein Kondom benutzen: Das schont Eichel und Vorhaut vor der mechanischen Reizung und schützt den Partner vor Ansteckung.

Die Therapie unterstützen Sitzbäder mit Kamille (z. B. Kamillosan®) oder Spülungen mit Kochsalzlösung.

Vorsorge

Tägliches Waschen des Penis mit lauwarmem Wasser beugt der Balanitis vor. Männer sollten sich bei zurückgestreifter Vorhaut regelmäßig Penis, Eichel und Vorhaut mit Wasser reinigen, um das Smegma abzuwaschen. Da Bidets eher für Frauen konstruiert sind, geht das am bequemsten unter der Dusche.

Peniskrebs

Häufigkeit: ■□□□□

Peniskrebs ***(Peniskarzinom):*** Bösartiger Tumor von Haut und Schleimhaut des Penis (Plattenepithelkarzinom), Vorstufen (Carcinoma in situ) kommen vor. Eher seltener Krebs des Mannes, weniger als 1 % der Krebserkrankungen entfallen auf den Peniskrebs. Vorwiegend tritt er bei Männern ab dem 60. Lebensjahr auf, nur 20 % der Patienten sind jünger. Ursache bzw. Risikofaktoren sind chronische Reizzustände, insbesondere nicht behandelte Vorhautverengungen (Phimosen), unzureichende Genitalhygiene und Veränderungen der Schleimhäute der Eichel. Die Therapie sieht meist eine Teilamputation des Penis vor. Die Prognose ist nur im Frühstadium gut, da der Krebs früh in die Lymphknoten metastasiert.

Leitbeschwerden

- Flache, wenig erhabene, sichtbar wachsende Rötung
- Vorhaut lässt sich nicht mehr zurückziehen (Phimose → S. 820)
- Tastbare, schmerzlose, derbe Verhärtung unter der Vorhaut *(Induration)*
- Blutungen am Penis
- Schwellung der Leistenlymphknoten.

Wann zum Arzt

In den nächsten beiden Tagen bei den genannten Beschwerden

Die Erkrankung

Der Peniskrebs geht zu 50 % von der Eichel aus, zu 30 % von den Schwellkörpern und zu 20 % von der Vorhaut. Der Tumor ist häufig sichtbar wachsend und an der Oberfläche schmierig belegt oder geschwürartig verändert. Häufig geht der Betroffene schon mit einer Krebsvorstufe (Carcinoma in situ → S. 1023) zum Arzt, wenn er rötlich-braune, samtene Schleimhautveränderungen an der Eichel ***(Erythroplasie de Queyrat),*** weißliche Beläge ***(Penisplaques)*** oder sehr groß werdende, blumenkohlartige Hautveränderungen ***(Buschke-Löwenstein-Papillom)*** beobachtet.

Im weiteren Verlauf breitet sich der Tumor aus und dringt in Schwellkörper und Harnröhre sowie die regionalen Lymphknoten ein: Bei 60 % der Patienten sind die Lymphknoten der Leistengegend tastbar vergrößert. Eher selten sind dagegen Metastasen in Leber, Lunge und Knochen.

Auffällig ist, dass beschnittene Männer, bei denen sich kein Smegma bildet (→ S. 821), praktisch nie Peniskrebs bekommen. Interessant ist auch der Einfluss des Klimas: In feucht-warmen Ländern wie Südostasien und Mittelamerika tritt Peniskrebs 20mal öfter auf als in Mitteleuropa.

Im Tumorgewebe lassen sich sehr oft menschliche ***Papillomaviren (HPV)*** nachweisen, ähnlich wie auch beim Gebärmutterhalskrebs der Frau (Zervixkarzinom → S. 862).

Das macht der Arzt

Diagnosesicherung. Sie ist durch die äußere Untersuchung des Penis möglich, wenn der Arzt eine derbe Verhärtung tastet oder typische Hautveränderungen erkennt.

Endgültige Klarheit bringt eine Biopsie (Gewebeprobenentnahme → S. 1270). Die Frage, wie weit sich der Tumor bereits ausgebreitet hat, lässt sich per Ultraschall, Kernspin und Laboruntersuchungen klären.

Therapie. In einem frühen Stadium – z. B. bei einem Carcinoma in situ – wird der Tumor lokal z. B. mit dem Laser entfernt. Ist der Peniskrebs bereits fortgeschritten, wird der Penis ganz oder teilweise amputiert ***(Penektomie),*** die Harnröhrenöffnung in den Darmbereich verlagert und die Lymphknoten in der Leiste entfernt. Nicht selten fließt dann die Lymphe nicht mehr richtig ab, und es entstehen Lymphödeme (Einlagerung von Lymphflüssigkeit im Gewebe → S. 742). In der Folge schwellen die Beine an, was z. B. durch die komplexe physikalische Entstauungstherapie behandelt werden kann (→ S. 743).

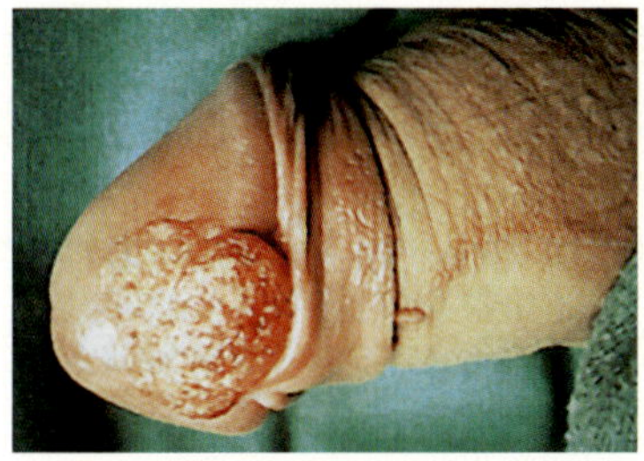

Dieser 52-jährige Patient war zwar wegen der Verhärtung unter der Vorhaut ***(Induration)*** *beunruhigt, ging aber erst zum Arzt, als er die Vorhaut überhaupt nicht mehr zurückstreifen konnte. Der Arzt hatte bereits bei der Inspektion den Verdacht auf* ***Peniskrebs,*** *durch eine Biopsie wurde er bestätigt.* [GTV 2217]

Strahlen- und Chemotherapie helfen nicht viel und werden nur selten eingesetzt. Bei auf die Vorhaut begrenzte Tumoren genügt eine Beschneidung.

Prognose

Sind die Lymphknoten nicht befallen, beträgt die 5-Jahres-Überlebensrate ~ 60 %, wenn sie befallen sind, liegt sie unter 30 %.

Selbsthilfe

Beim Peniskrebs ist bzw. wird durch die Therapie die sexuelle Aktivität eingeschränkt. Auch wenn eine schonende OP möglich war, sind Libido und Erektionsfähigkeit fast immer über Monate hinweg beeinträchtigt. Darum ist eine begleitende Psychotherapie zu erwägen.

Komplementärmedizin

Eine ausführliche Übersicht zu komplementärmedizinischen Krebstherapien findet sich an anderer Stelle → S. 1029

Induratio penis plastica

Häufigkeit: ■■■□□

Induratio penis plastica ***(IPP, Morbus Peyronie):*** Mit zunehmendem Alter häufiger auftretende Verhärtungen der Hüllen der Penisschwellkörper mit Abknickung des Penis bei der Erektion. Diese „Plaques", die meist am Penisrücken, also an der Oberseite auftreten, bewirken das Abknicken. Daneben treten auch

Einziehungen, sanduhrförmige Einschnürungen und flaschenhalsförmige Verjüngungen des Penis auf. Oft besteht bei Betroffenen auch eine Verkrümmung der Hände durch Verdickung und Verkürzung der Sehnen in der Handinnenfläche (Morbus Dupuytren → S. 946). Die Ursachen der Erkrankung sind noch nicht vollständig geklärt, denkbar sind kleinste Verletzungen oder Nebenwirkungen von Medikamenten – auch ist eine familiäre Häufung bekannt. Der Verlauf der Erkrankung ist schwer vorhersehbar, Spontanheilungen gibt es zwar in ~ 30 % der Fälle, der Rest spricht jedoch oft nicht auf Medikamente an.

Leitbeschwerden

- Schmerzhafte Verkrümmung bei der Erektion (vor allem zu Beginn der Erkrankung, später wieder nachlassend)
- Tastbare Verhärtungen im Penisschaft und am Übergang zwischen Penisschaft und Eichel
- Erektionsstörung (Impotenz) und/oder Unmöglichkeit, in die Scheide einzudringen.

Das macht der Arzt

Bestehen keine oder nur geringe Schmerzen beim Geschlechtsverkehr, so ist nach Ansicht der Mehrzahl der Experten keine Therapie erforderlich.Bei deutlichen Schmerzen und Behinderung des Geschlechtsverkehrs stehen mehrere Medikamente wie z. B. Aminobenzoat (Potaba®), lokale Injektionen von Kortison (z. B. Dexamethason) in den Schwellkörper und plastisch-chirurgische Therapieverfahren zur Verfügung. Die Meinungen, welche Verfahren wann wirksam sind, sind jedoch sehr uneinheitlich. Die Mehrzahl der Experten empfiehlt eine operative Korrektur nur als letzte Möglichkeit nach dem Versagen der konservativen Behandlung, weil der OP-Erfolg nicht sicher ist und es danach zur vollständigen Impotenz kommen kann. Daher wird – wenn überhaupt – erst operiert, wenn die Erkrankung über mindestens ein Jahr stabil ist, also keine neuen Verhärtungen hinzugekommen sind. Andernfalls droht nach der OP der korrigierte Penis wieder abzuknicken.

Penisverletzungen

Häufigkeit: ■□□□□

Äußere Penisverletzungen: Ausgelöst durch stumpfe Gewalteinwirkung wie Sturz oder Tritt ins Genital. Eine Sonderform sind **Penisablederungen,** bei denen die Haut am Penis durch Stich oder Schnitt abgeschert wird. Schwerste Formen sind **Penisamputation** durch Unfälle oder anderweitige Gewalteinwirkung sowie **Penisbruch** *(Penisfraktur),* der eigentlich ein Einriss der Penisschwellkörper ist, bei ausgeprägter Abknickung des Penis beim Sex. Der Penisbruch ist begleitet von einem knackenden Geräusch sowie einem heftigen Schmerz. Die Erektion lässt sofort nach, der Penis verfärbt sich blau und schwillt an, manchmal kommt es zur Blutung aus der Harnröhre.

Innere Penisverletzungen: Entstehen durch das Einführen von Gegenständen in die Harnröhre, sodass diese durchbohrt wird.

Das macht der Arzt

Eine Penisverletzung erfordert eine sofortige chirurgische Behandlung mit Wundreinigung, -deckung und anschließendem Nähen. Bei Verunreinigungen wird die Wunde offen gehalten und erst danach endgültig versorgt.

Sind Penis und Harnröhre (Urethra) verletzt, wird der Harn vorübergehend durch einen über dem Schambein liegenden suprapubischen Blasenkatheter abgeleitet (→ S. 456).

Bei einem Penisbruch mit nur geringem Bluterguss (Hämatom) reicht Bettruhe und ein Kompressionsverband. Liegt eine stärkere Verletzung vor, wird diese nach einer Punktion und Darstellung der Schwellkörper mit Kontrastmittel genäht. Der Arzt verordnet ein Antibiotikum, um Infektionen vorzubeugen.

Geschlechtskrankheiten des Mannes

Häufigkeit: ■■■■□

Geschlechtskrankheiten *(venerische Infektionen):* In der Regel auf sexuellem Weg übertragene Gruppe von Erkrankungen. International ist der Begriff der **sexuell übertragbaren Erkrankungen,** englisch *sexually transmitted diseases* oder kurz *STDs,* üblich. Früher waren all diese klassischen Geschlechtskrankheiten meldepflichtig; aufgrund des Infektionsschutzgesetzes von 2001 gilt dies nur noch für Syphilis und HIV. Naturgemäß betreffen Geschlechtskrankheiten sexuell aktive Jugendliche und Erwachsene, einige können aber auch schon während oder vor der Geburt sowie im höheren Lebensalter z. B. durch Bluttransfusionen übertragen werden.

Zu beachten ist, dass bei allen sexuell übertragbaren Infektionskrankheiten der Eintrittsort für die Erreger von den jeweiligen Sexualpraktiken abhängt. Deshalb kann neben den Geschlechtsorganen gleichzeitig oder allein der Enddarm bei Analverkehr oder die Mund- und Rachenschleimhaut bei Oralverkehr befallen sein.

Die Heilungschancen hängen vom Krankheitserreger und vom Zeitpunkt des Therapiebeginns ab.

Überblick

Geschlechtskrankheiten sind eine große Gruppe von Infektionen, die von Kleinstlebewesen, Bakterien oder Viren verursacht werden. Zu den schon seit Jahrhunderten bekannten und früher vorherrschenden Geschlechtskrankheiten zählen diese vier:

- Gonorrhoe (nach wie vor häufig)
- Syphilis (derzeit wieder häufiger)
  In den westlichen Ländern treten Gonorrhoe und Syphilis mittlerweile nicht mehr so häufig auf, die Infektionsschwerpunkte haben sich nach Ostasien und Afrika verlagert.
- Ulcus molle (Weicher Schanker, selten; Näheres → S. 875)
- Lymphogranuloma inguinale (ebenfalls selten, zumindest in den westlichen Industrieländern; Näheres → S. 875)

Da alle vier charakteristische Beschwerdebilder haben, werden sie von den Ärzten oft als **spezifische Geschlechtskrankheiten** bezeichnet.

Seit den 1950er Jahren stehen allerdings zunehmend andere Erkrankungen im Vordergrund, die leider schwieriger zu erkennen sind und deshalb von Medizinern auch **unspezifische Geschlechtskrankheiten** genannt werden. Sie werden weiter unten im Einzelnen besprochen. Sie sind auch nicht alle akut gefährlich, einige können Männer ein Leben lang begleiten.

Die häufigeren Geschlechtskrankheiten im Einzelnen

Gonorrhoe. Bei der *Gonorrhoe (Tripper)* ist die vordere Harnröhrenschleimhaut (Urethritis anterior) entzündet, typischerweise verbunden mit gelblich-eitrigem Ausfluss aus dem Penis. Diese Entzündung kann zum Brennen in der Harnröhre führen (Näheres → S. 874).

Syphilis. Bei der *Syphilis (Lues)* entsteht am Infektionsort nach ~ 3 Wochen ein so genannter Primäraffekt, beim Mann typischerweise ein schmerzfreies Geschwür mit derber Schwellung an der Eichel, später folgen verschiedene Krankheitsstadien, z. B. nicht juckender Hautausschlag am ganzen Körper (Näheres → S. 875).

Chlamydien. Zu den häufigen Geschlechtskrankheiten gehören Infektionen mit *Chlamydien* (→ S. 873): Es sind kugelförmige Bakterien, die nur in Wirtszellen überleben können und Entzündungen an Harnröhre (→ S. 792) und Nebenhoden (→ S. 814) verursachen.

Die Beschwerden sind meistens nur schwach ausgeprägt, vor allem Patientinnen bemerken meist nichts. In der Folge wird die Ansteckung nur selten erkannt, und es besteht die Gefahr, dass die Erkrankung chronisch wird, wodurch vor allem Frauen Folgeschäden wie Unfruchtbarkeit und chronische Adnexitis (→ S. 874) drohen. Auch wird der Keim unbemerkt weiter übertragen.

Die Infektion wird also vom Betroffenen leicht übersehen. Immerhin gibt es neuerdings Laboruntersuchungen zum Erregernachweis, z. B. aus dem Urin (→ S. 874). Eine Therapie der betroffenen Sexualpartner gelingt fast immer durch die Gabe von Antibiotika (z. B. Doxycyclin), da Resistenzen selten sind. Der Arzt wird nach der Therapie einen Abstrich vornehmen, um den Therapieerfolg zu kontrollieren.

Mykoplasmen. Infektionen mit ***Mykoplasmen*** führen zu oft nur schwachen Entzündungen von Harnröhre (Urethritis → S. 792) und Prostata (Prostatitis → S. 805). Diagnostik und Therapie sind identisch mit der von Chlamydieninfektionen.

Feigwarzen. Häufig sind ***Feigwarzen (Condylomata accuminata, Genitalwarzen),*** die von menschlichen Papillomaviren (HPV) verursacht werden; von ihnen sind Frauen häufiger als Männer betroffen. Die Feigwarzen kommen beim Mann am Penis vor, bei der Frau am äußeren Genitale und am Gebärmutterhals – seltener aber auch am Enddarm sowie im Mund- und Rachenraum (Näheres → S. 871).

Der Arzt entfernt die Feigwarzen durch Elektrokoagulation (elektronische Verkochung) oder durch Laserstrahlen in lokaler Betäubung. Die früher durchgeführte Einpinselung mit Podophyllotosin-Lösung (Condylox®) wird nur noch selten angewendet, da inzwischen eine besser verträgliche Creme mit Imiquimod (Aldara®) zur Verfügung steht. Rückfälle können auftreten.

Herpes genitalis. Ebenfalls häufig sind Infektionen mit dem ***Herpes-Virus-2,*** dem Erreger des ***Herpes genitalis.*** Äußeres und inneres Genitale zeigen Herpesläsionen (Gewebeveränderungen bis hin zu Gewebeschäden). Auch können diese im Bereich des Anus und in der Mundhöhle auftreten. An Eichel und Vorhaut entstehen kleine Bläschen mit klarem Inhalt, die befallenen Stellen brennen, sind gerötet und geschwollen. Näheres → S. 872.

Bei der ärztlichen Untersuchung sind die Bläschen meist bereits verkrustet. Erst die Laboruntersuchung des Bläscheninhalts zeigt dem Arzt, ob seine Verdachtsdiagnose stimmt. Herpes genitalis ist nicht heilbar (wie auch der Lippenherpes → S. 1085), allenfalls sind die Beschwerden therapierbar. Virostatika wie z. B. Aciclovir (Zovirax®) als Salbe oder Tablette, alternativ auch Valaciclovir oder Famciclovir lindern die Beschwerden, verringern die Ausbreitung der Bläschen und beschleunigen die Heilung. Unmittelbar bei Auftreten der ersten Symptome angewendeter Reizstrom durch einen kleinen Stift (Herpifix®), der den Säurewert des betreffenden Hautareals ändert, verhindert zuverlässig den Ausbruch der Erkrankung. Dennoch überleben die Viren in Nervenknoten und reaktivieren sich, wenn das Immunsystem geschwächt ist; daher sind Rückfälle häufig.

Hepatitis B (→ S. 672) und HIV (→ S. 1054). Eine Sonderstellung nehmen die Hepatitis-Viren (relevant ist v. a. der Typ B) und HI-Viren (AIDS) ein, die weltweit ebenfalls am häufigsten sexuell übertragen werden. Beide Viren sind in allen Körperflüssigkeiten enthalten und in besonders hoher Konzentration auch im Sperma, sodass sie durch immer auftretende kleinste Verletzungen beim Geschlechtsverkehr besonders leicht übertragen werden.

Besteht die Möglichkeit, sich mit HIV infiziert zu haben, so ist eine ***Postexpositionsprophylaxe*** innerhalb von 72 Stunden nach der möglichen Ansteckung dringend zu empfehlen, um den Ausbruch der HIV-Infektion noch zu unterbinden.

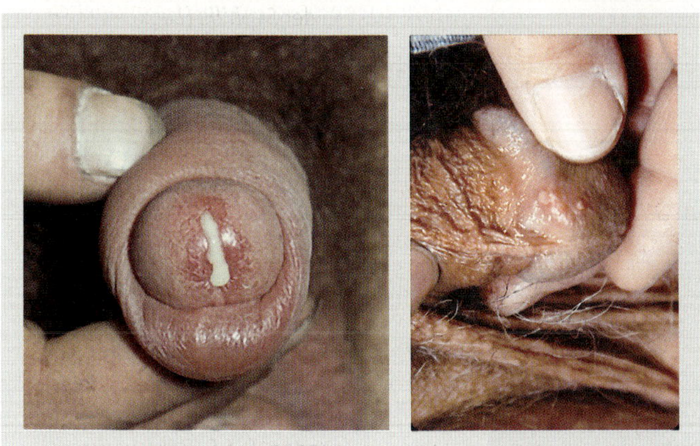

Links: gelb-eitriger Ausfluss und Vorhautschwellung bei einer ***Gonorrhoe.*** *Rechts: Herpesbläschen und -läsionen auf der Eichel.* [GTV 2219]

Das macht der Arzt

Der Arzt erkundigt sich zuerst nach dem Beschwerdebild, nach Sexualpartnern und Sexualpraktiken. Bei der Untersuchung achtet er auf Rötung, Schwellung, Ausfluss, Bläschen-, Knoten-, Geschwür- oder Warzenbildung an Penis und Anus. Entsprechend den Angaben des Patienten und dem Befund veranlasst er eine Blut- und Harnuntersuchung und macht einen Abstrich; gegebenenfalls lässt er weitergehende Laboruntersuchungen durchführen. Auf den Untersuchungsergebnissen basierend stimmt der Arzt die Therapie ab (bei den einzelnen Erkrankungen erklärt).

Warnhinweis: Verzichten Sie auf Selbstbehandlung. Selbst wenn dadurch die Beschwerden zurückgehen sollten, ist die Erkrankung keinesfalls geheilt und kann chronisch werden. Spätschäden sind meist nur schlecht zu behandeln und häufig schwerwiegend.

Die Untersuchung und Mitbehandlung der Partner ist bei den meisten Geschlechtskrankheiten notwendig, um **Ping-Pong-Infektionen** (zwischen den Partnern hin- und herspringende Infektionen) zu verhindern – auch wenn der Partner keine Beschwerden hat. Verweigert das Ihr Partner, sollten Sie dies nicht akzeptieren: Er gefährdet Ihre Gesundheit.

Bis zur völligen Heilung der Infektion müssen Sie auf Geschlechtsverkehr verzichten. *Wann* das der Fall ist, besprechen Sie am besten mit Ihrem Arzt.

Vorsorge

Forschung und Statistik haben zahlreiche Risikofaktoren und -situationen benannt, die ein erhöhtes Risiko für die Ansteckung an einer sexuell übertragbaren Erkrankung bilden. Folgerung aus diesen Erkenntnissen ist, dass

- definitiv nur Kondome und etwas weniger effektiv das Femidom (→ S. 321) (oder *no sex at all)* Schutz vor Geschlechtskrankheiten bieten
- besondere Risiken bei häufig wechselnden Sexualpartnern sowie schleimhautverletzenden Sexualpraktiken wie z. B. bei Analverkehr bestehen
- statistisch gesehen auch junge Männer unter 20 Jahren, Homo- sowie Bisexuelle, Dunkelhäutige und Männer, die aufgrund (chronischer) Erkrankungen immungeschwächt sind, oder Drogenabhängige besonders von Geschlechtskrankheiten betroffen sind

Zur Vorbeugung einer Ansteckung durch Hepatitis-B-Viren existiert eine wirksame Schutzimpfung (→ S. 269). Diese wird Männern mit Kontakt zu Prostituierten dringend empfohlen.

Buchteil IV – Erkrankungen und ihre Therapie

23

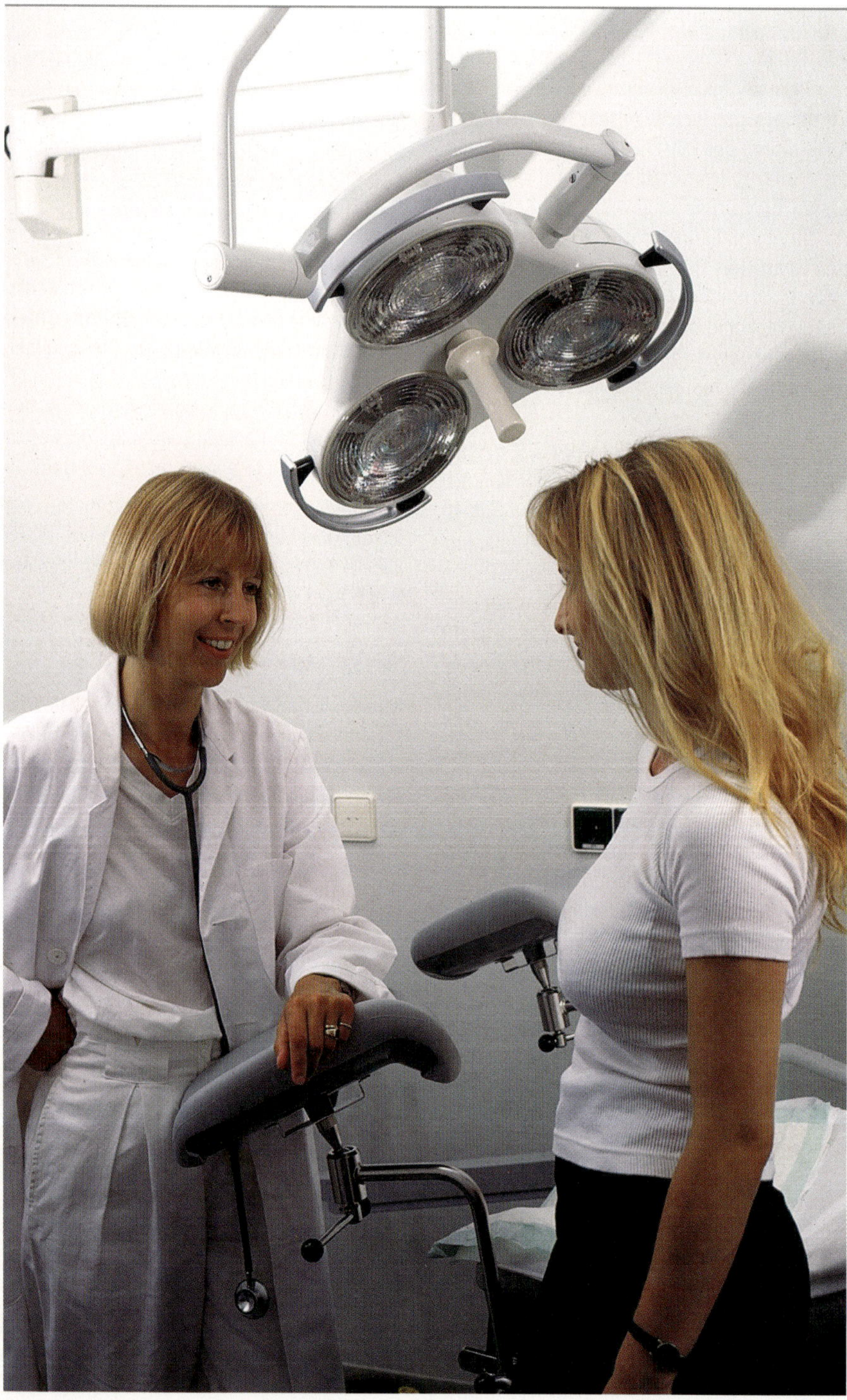

Der weibliche Organismus ist von der Natur dazu bestimmt, in der fruchtbaren Lebensphase der Frau neues Leben zu ermöglichen – von der Reifung der Eizellen, dem Wachstum der Frucht in der Gebärmutter, der Geburt bis zur Ernährung des Neugeborenen in den ersten Monaten. Die damit betrauten Organe – von den Eierstöcken bis zu den Brüsten – definieren aber nicht nur die „reproduktive Gesundheit", wie die Mediziner es nennen, sondern auch das Selbstgefühl einer Frau insgesamt. Bei Frauenkrankheiten sind deshalb die psychischen Folgen oft besonders groß. Umgekehrt können psychische Faktoren Störungen rund um die Geschlechtsorgane und die Sexualität auslösen. Ein intaktes Vertrauensverhältnis zum Frauenarzt oder zur Frauenärztin ist besonders wichtig, um alle Fragen offen besprechen zu können, die sich stellen, wenn Frauenleiden die Lebensqualität beeinträchtigen. [MAU 2301].

Frauenkrankheiten

In diesem Kapitel finden Sie

Einführung 827
Das medizinische Fachgebiet 827
Der Besuch beim Frauenarzt 828
Diagnoseverfahren in der Gynäkologie 829

Die weibliche Brust 830
Aufbau und Funktion der Brust 830
Die Bedeutung der Brust für die Frau . 831
Brustentzündung außerhalb des Wochenbetts 832
Mastopathie 832
Fibroadenome, Brustzysten und -lipome 834
Milchgangpapillom 834
Brustkrebs 834

Menstruationszyklus und Wechseljahre 842
Der Menstruationszyklus 842
Menstruationsschmerzen 843
Prämenstruelles Syndrom 845
Zyklus- und Monatsblutungsstörungen 846
Toxinschocksyndrom 848
Die Wechseljahre 849
Wechseljahrsbeschwerden 849
Östrogenmangelkolpitis 852

Weibliche Geschlechtsorgane 852
Aufbau und Funktion der Geschlechtsorgane 852
Akute Adnexitis 854
Chronische Adnexitis 855
Endometriose 856
Funktionelle Eierstockzysten 857
Gutartige Eierstocktumoren 858
Eierstockkrebs 858
Myome 860
Gebärmutterpolypen 861
Gebärmutterkrebs 862
Gebärmutterhalskrebs 862
Gebärmuttersenkung und Gebärmuttervorfall 864
Krankhafter Ausfluss 867
Pilzinfektion der Scheide 867
Haarbalgentzündung der Vulva 869
Vulvodynie 869
Bartholinitis 870
Sexuell übertragbare Krankheiten ... 871
Feigwarzen 871
Trichomonadeninfektion der Scheide 872
Herpes genitalis 872
Unspezifische bakterielle Scheideninfektion 873
Genitale Chlamydieninfektion 873
Gonorrhoe 874
Syphilis 875
Ulcus molle und Lymphogranuloma inguinale 875

An anderer Stelle im Buch besprochen:

Belastungsinkontinenz (Stressinkontinenz)............... 797
Brustentzündung im Wochenbett 397
[Ästhetisch-medizinische] Brustvergrößerung 883
Brustverkleinerung 884
Brustrekonstruktion 895
Dranginkontinenz 797
Eileiterschwangerschaft 365
Empfängnisverhütung (Übersicht) ... 318
Fehlgeburt 375
Totgeburt 376
Frühgeburt 388
Geburt 379
Wochenbett 391
Hämorrhoiden 662
Harninkontinenz 455, 796
In-vitro-Fertilisation (künstliche Befruchtung) 336
Schwangerschaft 349
Schwangerschaftsabbruch (Abtreibung) 373
Schwangerschaftstest 350
Sexuelle Störungen 341
Stuhlinkontinenz 457
Unfruchtbarkeit 331

Einführung

Das medizinische Fachgebiet

Über Jahrhunderte lag die Behandlung von Frauenleiden in den Händen heilkundiger Frauen und Hebammen, die ihr Wissen untereinander austauschten und von Generation zu Generation weitergaben. Dies änderte sich erst vor 125 Jahren, als die moderne Medizin die Bedeutung der Frauenerkrankungen für die Volksgesundheit im Allgemeinen und die Arbeitsfähigkeit der Frauen im Besonderen erkannte. So kam es, dass die Ärzteschaft das alleinige Behandlungsrecht für Frauenerkrankungen beanspruchte, was die Politik unterstützte, v.a. um den Zugang zu Verhütungsmitteln zu beschränken. Speziell in Deutschland ist diese Entwicklung noch einen Schritt weitergegangen: Hier diagnostizieren und behandeln fast nur noch **Frauenärzte** und **-ärztinnen** *(Gynäkologen)* gynäkologische Erkrankungen.

i Aktuell: www.gesundheit-heute.de/23x01

- **www.dggg.de** – Internetseite der Deutschen Gesellschaft für Gynäkologie und Geburtshilfe e. V., Berlin: Mit ärztlichen Leitlinien aller Fachbereiche und weiterführenden Links.
- **Artemis.bzga.de/frauen** – Internetseite der Bundeszentrale für gesundheitliche Aufklärung (BZgA, Köln): Datenbank, die sich speziell der Frauengesundheit widmet. Deckt alle Frauenkrankheiten in den unterschiedlichen Lebensphasen ab, übersichtlich und informativ.
- C. Northrup: **Frauenkörper, Frauenweisheit.** Zabert Sandmann, 2002. Hervorragendes Buch aus dem Genre der „ganzheitlichen" Frauenheilkunde. Die medizinische Sichtweise der Autorin ist feministisch, oft unorthodox, ermutigt aber immer die Leserin, ihren Selbstheilungskräften und der Intuition zu vertrauen.
- G. Hoffbauer: **Gerne Frau! Mein Körper – meine Gesundheit.** Springer, 2005. Das „medizinischste" – auch medizinisch korrekteste – und im guten Sinne schnörkelloseste Frauengesundheitsbuch.
- I. Ehmer: **Probleme im Intimbereich ... damit müssen Sie nicht leben!** DocDurchblick, 2004. Fundierter und informativer Ratgeber zu den häufigsten Krankheiten und ihren Therapieverfahren, mit praxisnahen (Selbsthilfe-)Tipps.

Der Besuch beim Frauenarzt

Gynäkologische Anamnese

Vor der gynäkologischen Untersuchung befragt der Frauenarzt die Patientin zu den momentanen Beschwerden, nach Häufigkeit und Dauer der Periode, praktizierter Verhütung, Schwangerschaften, Krebserkrankungen in der Familie (vor allem Brust-, Gebärmutter- und Darmkrebs) und früheren gynäkologischen Eingriffen. Nach dieser **gynäkologischen Anamnese** und Messung des Blutdrucks erfolgt die gynäkologische Untersuchung und die der Brust.

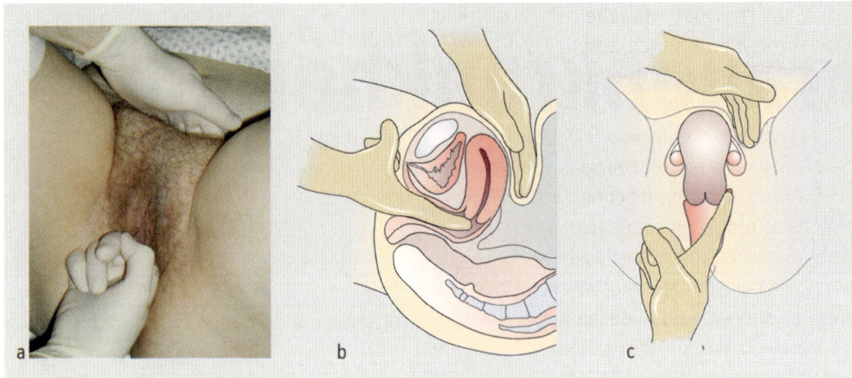

Durchführung der ***bimanuellen Tastuntersuchung:*** *Nach der Inspektion der äußeren Geschlechtsorgane zieht der Frauenarzt die kleinen Schamlippen etwas auseinander, um Zeige- und/oder Mittelfinger korrekt und schmerzfrei einführen zu können (a). Die Fingerspitzen erfühlen die Oberfläche und Größe des Muttermunds (ist er rau oder höckerig, ist dies verdächtig, ist er vergrößert, ist die Patientin eventuell schwanger). Die Lage und Beweglichkeit der Gebärmutter kontrolliert der Frauenarzt, indem er die Gebärmutter anhebt und gleichzeitig mit der anderen Hand die Bauchdecke der Frau eindrückt (b). Bei der Untersuchung der Eileiter und Eierstöcke gleitet der untersuchende Finger seitlich in das Scheidengewölbe, während die andere Hand auch hier von außen gegentastet (c).* [GTV 2302]

Gynäkologische Untersuchung

Für die **gynäkologische Untersuchung** setzt sich die Patientin mit freiem Unterkörper auf den gynäkologischen Stuhl. Die Beine werden dabei etwas angewinkelt nach beiden Seiten weit geöffnet und durch eine schalenförmige Halterung für die Knie gehalten. Für viele Frauen ist diese Situation unangenehm, da sie intimste Körperbereiche einem Fremden zeigen müssen. Um keine Zweifel aufkommen zu lassen, ist bei den meisten Frauenärzten und auch -ärztinnen eine Arzthelferin während der Untersuchung zugegen.

Der Arzt beginnt mit der Inspektion und Untersuchung des äußeren Geschlechtsorgans: Er achtet auf Veränderungen wie Entzündungen, Wucherungen, Fehlbildungen oder krankhaften (pathologischen) Ausfluss. Anschließend folgt die **bimanuelle Tastuntersuchung** (→ Abb. und Beschreibung oben). Zur Beurteilung der Gebärmutterrückseite sowie des Raums zwischen Gebärmutter und Mastdarm **(Douglas-Raum)** tastet der Frauenarzt mit einem Finger auch den Enddarm aus **(rektale Untersuchung).** Eine Beckenbodenschwäche mit Senkung von Blase, Enddarm oder der Gebärmutter in den Scheidenbereich kann der Frauenarzt feststellen, indem er die Frau husten lässt.

Untersuchung mit dem Spekulum und Abstrichentnahme

Für die Untersuchung der Scheide führt der Arzt ein angewärmtes **Spekulum** (Spiegel) ein, um den Scheideneingang, die Innenwand der Scheide, den Gebärmutterhals und den Muttermund beurteilen zu können.

Mit einem **Scheidenabstrich** untersucht der Arzt oder das von ihm beauftragte Labor, ob eine Infektion mit Pilzen oder Bakterien vorliegt. Dazu wird die mit einem Wattetupfer entnommene Probe auf einem Objektträger abgerollt und unter dem Mikroskop betrachtet. Zum Nachweis von Chlamydien macht der Arzt bei Frauen unter 25 zusätzlich einen Muttermundabstrich (→ S. 873) bzw. ab 2009 eine Urinuntersuchung.

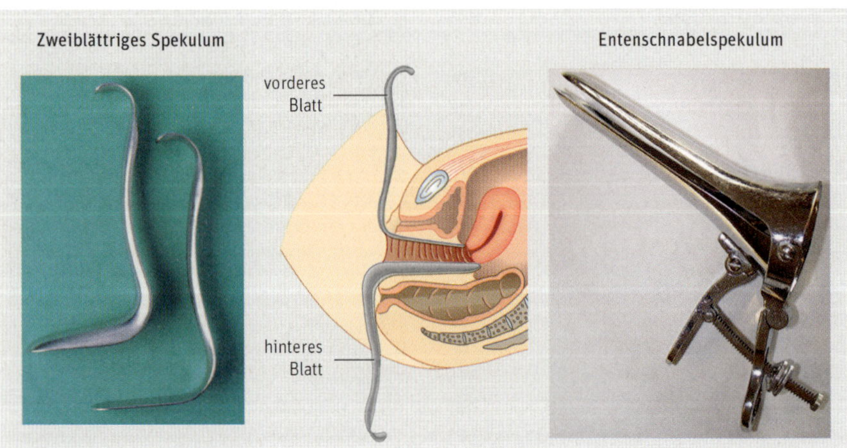

Beim **zweiblättrigen Spekulum** *wird zuerst das hintere rinnenförmige Blatt, dann das vordere flache Blatt in die Scheide eingeführt. Das zweiblättrige Spekulum bietet eine bessere Sicht, erfordert aber einen Helfer, weshalb niedergelassene Frauenärzte meist das* **Entenschnabelspekulum** *einsetzen (rechts).* [GTV, WKY 2303]

Um bösartige Entartungen der Schleimhaut am Muttermund frühzeitig zu erkennen, wird bei jeder Krebsfrüherkennung sowie bei verdächtigen Veränderungen ein Abstrich mit Zellen vom äußeren Muttermund und aus dem Gebärmutterhalskanal entnommen **(Gebärmutterhalsabstrich).** Die gewonnenen Zellen werden auf eine kleine Glasplatte (Objektträger) aufgetragen, in einem Labor eingefärbt und unter dem Mikroskop auf abnorme Veränderungen und Krebszellen untersucht (zytologische Untersuchung → S. 1268). Die nach dem griechischen Anatom und Pathologen ***George Nicolas Papanicolaou*** benannte Färbung gab dem Test auch seinen zweiten Namen: ***Papanicolaou-*** oder ***Pap-Test.*** Je nach Grad der Zellveränderung wird das Ergebnis in die Klassen I bis V eingeteilt:

- Pap I: Unverdächtiger Befund
- Pap II: Mäßig entzündliche Veränderungen; nächster Abstrich nach einem Jahr
- Pap III: Stärkere entzündliche oder degenerative Veränderungen; Wiederholung des Pap-Tests nach drei Monaten
- Pap III D (für Dysplasie): kann die Vorstufe eines bösartigen Tumors sein; engmaschige Wiederholung alle drei Monate. Besteht der Befund über zwölf Monate fort, wird eine Biopsie (→ S. 871) gemacht.
- Pap IV A, Pap IV B: Krebserkrankung möglich, evtl. Konisation (→ S. 863) und engmaschige Kontrollen notwendig
- Pap V: Krebserkrankung wahrscheinlich.

IGeL-Hinweis: Manche Frauenärzte raten ihren Patientinnen zu einer anderen Methode: Der Gebärmutterhalsabstrich wird nicht wie sonst üblich auf einem Objektträger fixiert, sondern in eine spezielle Flüssigkeit eingetaucht und im Reagenzglas zum Labor transportiert. Die Überlegenheit dieser **Flüssigkeitszytologie** gegenüber dem fixierten Gebärmutterhalsabstrich ist wissenschaftlich nicht gesichert, die Mehrkosten werden von den gesetzlichen Kassen deshalb auch nicht übernommen. Wir Autoren halten diese IGeL-Leistung für überflüssig.

Seit Beginn der Früherkennung durch den Gebärmutterhalsabstrich im Jahr 1971 ist die Sterblichkeit von Frauen mit Gebärmutterhalskrebs um über zwei Drittel zurückgegangen. (Seit 2007 wird eine Impfung gegen Humane Papillomaviren empfohlen, die verantwortlich sind für die Entstehung von Gebärmutterhalskrebs.) Der zytologische Test ist allerdings mit erheblichen Problemen verbunden:

- Wie jeder andere Früherkennungstest ist auch die Diagnose aus einem Gebärmutterhalsabstrich nicht 100%ig zuverlässig: Der Übergang zwischen normalen Zellen und Krebszellen ist fließend. Deshalb werden Befunde manchmal entweder übersehen oder überdiagnostiziert.
- In Deutschland wird dieses Problem durch mangelnde Qualitätskontrolle verschärft, denn die Diagnosen schwanken von Labor zu Labor erheblich.

Die diagnostische Unsicherheit hat Folgen: Nach einem auffälligen Gebärmutterhalsabstrich folgt zunächst eine Scheidenspiegelung (Kolposkopie → S. 836), eventuell mit Entnahme von Gewebeproben oder einer Ausschabung des Gebärmutterkanals. Sind auch diese Proben auffällig, wird das veränderte Gewebe durch Laser oder Skalpell entfernt (Konisation → S. 863). Mit einer Konisation ist aber nicht nur ein Operationsrisiko verbunden; bei jüngeren Frauen steigt nach dieser Behandlung auch das Risiko einer Frühgeburt [425]. Bei Frauen, deren Familienplanung abgeschlossen ist, wird manchmal zur Entfernung der Gebärmutter geraten. Pro Jahr werden in Deutschland wegen Krebsvorstufen 150 000 operative Eingriffe durchgeführt, von denen einige vermutlich nicht notwendig wären – im internationalen Vergleich nimmt Deutschland daher eine Spitzenstellung ein. [424]

Untersuchung der Brust

Nach der Untersuchung der inneren und äußeren Geschlechtsorgane folgt die **Brustuntersuchung.** Das Abtasten der Brüste gehört ab dem 30. Lebensjahr zur jährlichen Krebsfrüherkennung. Der Arzt sieht sich die Brüste auf Form- und Größenunterschiede hin an, sucht nach Entzündungen, Schwellungen und Einziehungen der Haut. Veränderungen wie bei einer Zellulite („Orangenhaut" → S. 1071) können auch Anzeichen eines bösartigen Tumors in der Brust sein. Der Arzt tastet die Brust anschließend mit kreisenden und streichenden Bewegungen ab und prüft durch leichten Druck auf die Brustwarze, ob Sekret austritt. Die Untersuchung der Achselhöhlen ist notwendig, um vergrößerte Lymphknoten zu entdecken.

*Beim **Gebärmutterhalsabstrich (Pap-Test)** entnimmt der Frauenarzt mit einem Bürstchen Zellmaterial von Muttermund und Gebärmutterhals. Das Material wird sofort auf den Objektträger abgerollt und mithilfe eines Alkoholsprays fixiert, was das Abschwemmen der Zellen bei der Färbung verhindert.* [GTV 2304]

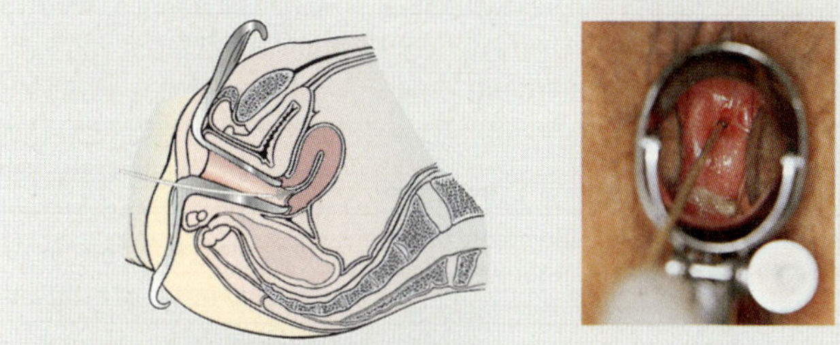

Abstrich aus dem Gebärmutterhalskanal mit einem Bürstchen

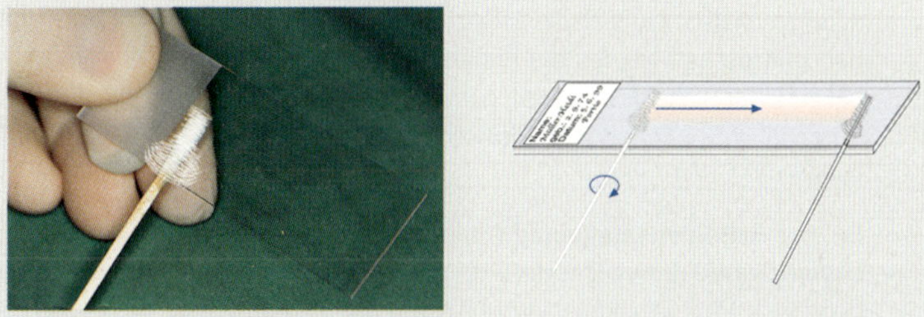

Das Abstrichmaterial wird auf dem Objektträger abgerollt und anschließend sofort fixiert.

Unterschiede zwischen den Brüsten werden vom Arzt registriert; sie sind im Allgemeinen nicht krankhaft: Viele Frauen haben seit ihrer Jugend ungleich große Brüste, andere haben beim Stillen auf einer Seite eine Brustentzündung (→ S. 397) bekommen, die die Brustform verändert hat. Ein Warnhinweis ist jedoch, wenn sich eine Brust prall anfühlt, die andere aber nicht.

Untersuchung zur Krebsfrüherkennung

Jede Frau ab dem 20. Lebensjahr ist in Deutschland aufgefordert, jährlich eine Untersuchung zur ***Krebsfrüherkennung*** durchführen zu lassen (große Krebsfrüherkennung für Frauen → S. 290). Die gesetzlichen Krankenkassen übernehmen die Kosten. Zu den gynäkologischen Früherkennungsuntersuchungen gehören:

- Die gynäkologische Untersuchung des äußeren und inneren Geschlechtsorgans einschließlich Scheidenspiegelung und Abstrichentnahme
- Ab dem 30. Lebensjahr die Tastuntersuchung der Brust mit Anleitung zur Selbstuntersuchung (→ S. 840)
- Zwischen dem 50. und 69. Lebensjahr die Mammografie, bei Frauen mit Risikofaktoren für Brustkrebs sogar in jedem Lebensalter. Näheres dazu → S. 836.

Diagnoseverfahren in der Gynäkologie

Der **Vaginalultraschall** *(Vaginalsonografie, Scheidenultraschall)* gehört zu den Standarduntersuchungen der Gynäkologie. Ein stabförmiger Schallkopf wird aus hygienischen Gründen mit einem Kondom überzogen, mit etwas Gleitgel bestrichen und vorsichtig in die Scheide eingeführt. Veränderungen der Organe, z. B. Tumoren oder entzündliche Verdickungen, sind so besser sichtbar als bei einem Ultraschall von außen. Bei Kindern

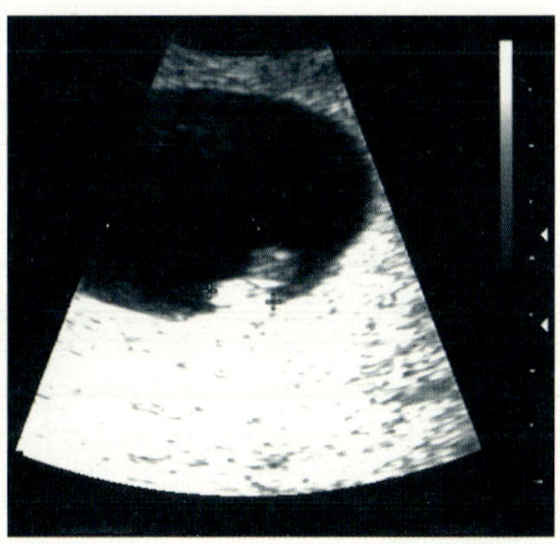

*Der **Vaginalultraschall** eignet sich außer zur Erkennung krankhafter Prozesse in der Gebärmutter auch zum Nachweis (oder Ausschluss) einer Schwangerschaft. Auf dem Bild sieht man einen ~6 mm großen Embryo in der 6. Schwangerschaftswoche.* [ASL 2305]

und Jugendlichen, deren Jungfernhäutchen (Hymen) noch verschlossen ist, wird der Vaginalultraschall nicht durchgeführt, um Verletzungen zu vermeiden.

Bei Schwangeren nach der 17. Schwangerschaftswoche kann mit dem Vaginalultraschall das Kind nicht mehr richtig untersucht werden. Deshalb wird die Untersuchung von der Bauchdecke aus durchgeführt *(Bauchultraschall, abdominale Sonografie)*. Beim Vaginalultraschall soll die Blase geleert sein, im Bauchultraschall werden die Bilder dagegen bei gefüllter Blase besser. Mehr zum Bauchultraschall → S. 622 und zum Ultraschall allgemein → S. 1270).

Bei der **Scheidenspiegelung** *(Kolposkopie, Vaginoskopie)* untersucht der Arzt mit einer Lupe in 10- bis 40-facher Vergrößerung die Scheideninnenwand, den Muttermund und die Oberfläche des Gebärmutterhalses. Er achtet auf Entzündungen, Polypen (→ S. 861), Warzen (→ S. 871) oder veränderte Zellbereiche. Letzteres ist für den Bereich rund um den Muttermund wichtig, da hier das robuste Plattenepithel des Muttermunds in das empfindlichere Zylinderepithel des Gebärmutterhalskanals übergeht. Diese Umwandlungszone (Transformationszone) ist anfällig für Zellentartungen und kann zum Ausgangspunkt für Gebärmutterhalskrebs werden. Zur besseren Darstellung atypischer Zellareale betupft der Arzt die Gebärmutterhalsoberfläche mit Essigsäure und einer Jodlösung.

Bei der **Gebärmutterspiegelung** *(Hysteroskopie)* wird das **Hysteroskop** – üblicherweise in Kurznarkose – durch die Scheide in den Gebärmutterhals eingeführt. Um die nach vorn geknickte Gebärmutter besser einsehen zu können, wird sie aufgerichtet und durch Einblasen von Kohlendioxid entfaltet. Mit einer kleinen Drahtschlinge kann der Arzt während der Untersuchung Gewebeproben aus der Gebärmutterschleimhaut entnehmen. Die Gebärmutterspiegelung zeigt Verklebungen, Polypen (→ S. 861), Tumoren wie z. B. Myome (→ S. 860) und Fehlbildungen der Gebärmutter.

Bei Verdacht auf eine Zellveränderung im oberen Gebärmutterhals oder in der Schleimhaut des Gebärmutterkörpers wird mit einer **Ausschabung** *(Abrasio, Kürettage, Curettage)* die oberste Schicht der Schleimhaut der Gebärmutter entfernt und feingeweblich untersucht. Dazu weitet der Arzt schrittweise den Muttermund mit Metallstiften unterschiedlicher Dicke. Er schabt zuerst die Schleimhaut des Gebärmutterhalses aus, anschließend die der Gebärmutterhöhle. Die Schleimhaut wird in zwei getrennten Gefäßen gesammelt, um die Zellveränderungen nach der feingeweblichen Untersuchung richtig zuzuordnen *(fraktionierte Abrasio, Cervix-Corpus-Curettage, CCC)*.

Eine Ausschabung wird nicht nur diagnostisch, sondern auch therapeutisch durchgeführt, z. B. um sicherzugehen, dass die Gebärmutter nach einer Fehlgeburt keine Mutterkuchenreste mehr enthält oder um Polypen abzutragen. Ausschabungen werden meist ambulant durchgeführt. Trotzdem ist es ratsam, die Behandlung im Krankenhaus vornehmen zu lassen, da es auch bei sachgerechter Durchführung zu heftigen Nachblutungen kommen kann. Die Schleimhaut baut sich nach dem Eingriff beim nächsten Monatszyklus wieder ganz normal auf und die Fruchtbarkeit ist nicht beeinträchtigt.

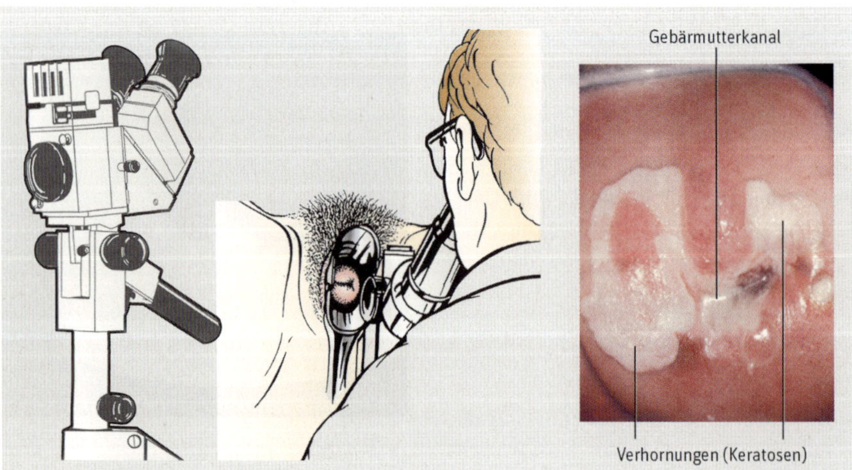

Links: Mit dem **Kolposkop** *betrachtet der Arzt in 10- bis 40-facher Vergrößerung die Oberfläche des Gebärmutterhalses, den äußeren Muttermund und die Scheideninnenwand. Rechts: Vergrößerter Muttermund in der* **Scheidenspiegelung.** *Der Frauenarzt untersucht vor allem die Transformationszone zwischen dem Plattenepithel des Muttermunds und dem Zylinderepithel des Gebärmutterkanals.* [GTV 2306]

Die weibliche Brust

Aufbau und Funktion der Brust

Die **weibliche Brust** *(Mamma)* besteht vorwiegend aus Fettgewebe, darin eingebettet sind **Milchdrüsen** und ein System von **Milchgängen,** die in der **Brustwarze** *(Mamille)* münden. Stützendes straffes Bindegewebe (Kollagen) gibt der Brust ihre äußere Form und ihren Halt. Die Brustgröße hängt – zumindest außerhalb der Stillzeit – allein von der Menge des Fettgewebes ab. In den 15–24 Drüsen wird nach einer Geburt Milch gebildet, die durch die Milchgänge zur Brustwarze gelangt.

Die weibliche Brust beginnt sich zwischen dem 10. und 12. Lebensjahr unter der Einwirkung von Geschlechtshormonen zu entwickeln, die im Vorfeld der Pubertät erstmalig ausgeschüttet werden. Ein fühlbares Knötchen **(Brustknospe)** unter der Brustwarze ist hierfür das erste Zeichen. Dieser Beginn des Brustwachstums wird als **Thelarche** bezeichnet. Die Thelarche ist das erste Pubertätszeichen und erscheint 1–2 Jahre vor der ersten Monatsblutung.

Mit dem Ende der Pubertät, also etwa mit 15–17 Jahren, ist auch die Brustentwicklung abgeschlossen. Die Milchdrüsen sind zu diesem Zeitpunkt vollständig angelegt, wachsen jedoch bei einer Schwangerschaft und der nachfolgenden Stillzeit noch weiter.

Während der gesamten geschlechtsreifen Zeit im Leben einer Frau sind Veränderungen an der Brust spürbar, die im Wesentlichen durch die Geschlechtshormone ausgelöst werden:

- In der zweiten Hälfte des Monatszyklus kann die Brust größer werden und ein Spannungsgefühl erzeugen.
- Auch bei Einnahme der „Pille" (→ S. 323) spüren viele Frauen, dass ihre Brüste größer werden und eventuell etwas spannen.
- Bei sexueller Erregung kann eine trübe, milchige Flüssigkeit *(Kolostrum)* aus den Brustwarzen austreten.
- Bei vielen Frauen ändert sich die Größe der Brüste auch parallel zu ihrem Körpergewicht: Nimmt das Körpergewicht insgesamt zu, werden auch die Brüste größer – und umgekehrt.
- Etwa ab dem 40. Lebensjahr bildet sich das stützende Bindegewebe zurück und wird vor allem durch Fett ersetzt, sodass die Brust an Spannkraft und Fülle verliert.
- Auch die Brustwarzen werden ab 40 wieder kleiner und flacher.

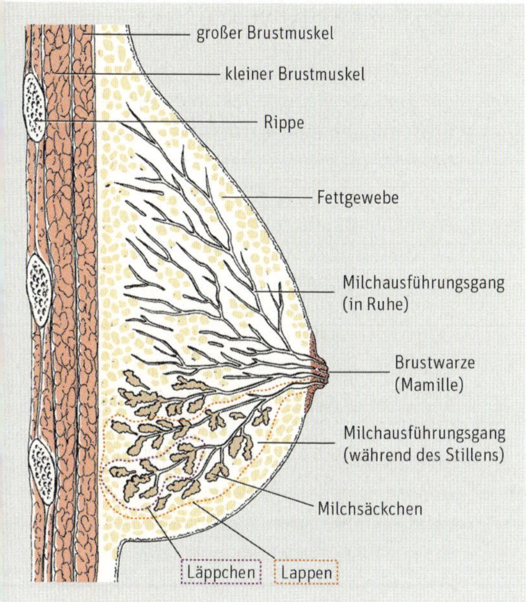

*Wie dieser **Brustlängsschnitt** zeigt, besteht die weibliche Brust zum größten Teil aus Fettgewebe und dem darin eingelagerten Gewebe der Milchdrüsen. Das Verhältnis zwischen Fett- und Drüsengewebe der Brust liegt bei nicht schwangeren oder stillenden Frauen bei 3:1. Während der Schwangerschaft und der Stillzeit vergrößern sich die Milchläppchen und -lappen. Dann kehrt sich das Verhältnis zwischen Fett- und Drüsengewebe auf 1:3 um (→ S. 355).* [GRA 2307]

Die Bedeutung der Brust für die Frau

Die wachsende Brust signalisiert für Mädchen häufig den Eintritt ins Erwachsenen- oder besser gesagt ins Frauenleben. Mehr als jedes andere Körperteil sind die Brüste in den westlichen Industrieländern, vor allem in Werbung, Mode-, Fernseh- und Filmindustrie, Zeichen erotischer Attraktivität. Gemeinhin gilt es heute nicht mehr als anstößig, wenn sich gesunde Frauen einer plastischen Operation unterziehen, um ihre Brüste verändern zu lassen. In anderen Kulturen hingegen verbergen Frauen ihre Brüste konsequent (z. B. in vielen islamisch geprägten Ländern) oder aber gehen sehr gelassen mit ihnen um (wie in den meisten Kulturen Afrikas).

Auch in unserem Kulturraum waren (große) Brüste nicht zu allen Zeiten Symbol weiblicher Sexualität und Anziehungskraft. Im 17. Jahrhundert etwa galt ein großer Busen als unschön, und an den Höfen versuchten die modischen Frauen sein Wachstum sogar durch aufgeschnallte Bleiplatten zu verhindern. Ein Jahrhundert später das Gegenteil: Der Busen wurde durch geschnürte Mieder zu einem offenherzig gezeigten Ausstellungsstück.

Die Brüste bedeuten für die meisten Frauen ein Stück Identität und Quelle des Lustempfindens – einige Frauen empfinden sogar beim Stillen Glücksgefühle. Anderen ist die Berührung ihrer Brüste unangenehm, egal ob sie von Neugeborenen oder Partnern ausgeht. Auch Form und Größe der Brüste variieren, sogar die Größe zwischen linker und rechter Brust ist oft nicht gleich.

Die Sehnsucht nach der perfekten Brust

Viele Frauen fühlen sich minderwertig, wenn ihre Brust nicht der gängigen Vorstellung eines – vermeintlich – „perfekten Busens" entspricht.

Eine steigende Zahl von Medizinern versucht, dieser Unzufriedenheit abzuhelfen: ***Brustvergrößerungen*** (→ S. 883) sind – trotz der Schwierigkeiten und hohen Kosten der Operation – ein häufiger ästhetisch-medizinischer Eingriff. Wie Untersuchungen gezeigt haben, wird das Problem für eine bestimmte Gruppe von Frauen damit jedoch nicht gelöst: So zeigte eine schwedische Untersuchung, dass Frauen nach einer Brustvergrößerung nicht glücklicher waren als vorher. Im Gegenteil: Die Rate an Selbsttötungen war dreimal so hoch wie die in der Kontrollgruppe [N01]. Als Ursache wird vermutet, dass die bereits vor dem Eingriff bestehende Unzufriedenheit mit dem eigenen Körper auf einer verzerrten Körperwahrnehmung beruht. Eine solche ***Körperschemastörung (Körperwahrnehmungsstörung,*** auch bekannt als ***körperdysmorphe Störung, Körperbildstörung, Body Dysmorphic Disorder*** oder ***Syndrom der empfundenen Hässlichkeit)*** besteht auch nach einer Operation fort (Näheres dazu → S. 1210).

Das gilt jedoch nicht für Frauen mit unterentwickelten Brüsten ***(Mikromastie),*** zumal wenn dies einseitig auftritt. Der teils schwerwiegende psychische Leidensdruck rechtfertigt die operative Brustvergrößerung (Details → S. 883) und die Kosten werden von den gesetzlichen Kassen übernommen.

Auf der anderen Seite profitieren bestimmte Frauen von plastisch-chirurgischen Eingriffen an der Brust. Das betrifft insbesondere Brustverkleinerungen (→ S. 884), die bei zu großen Brüsten ***(Makromastie)*** jahrelange Rückenschmerzen und Fehlhaltungen beseitigen können, sowie Brustrekonstruktionen nach Brustkrebsoperationen (→ S. 895).

So wie kein Mensch ein symmetrisches Gesicht hat, unterscheiden sich auch linke und rechte Brust fast immer voneinander. Von Frau zu Frau unterscheiden sich die Brustwarzen, die groß oder kompakt, stark ausgeprägt oder flach sein und einen großzügigen oder kleinen Warzenvorhof haben können. Unsere Zeit hat dagegen das Bild von der perfekten Brust geprägt – ein Ideal, das dazu geführt hat, dass Umfragen zufolge über zwei Drittel der Frauen mit ihren Brüsten unzufrieden sind, übrigens relativ unabhängig von ihrem Lebensalter. [JAN 2308]

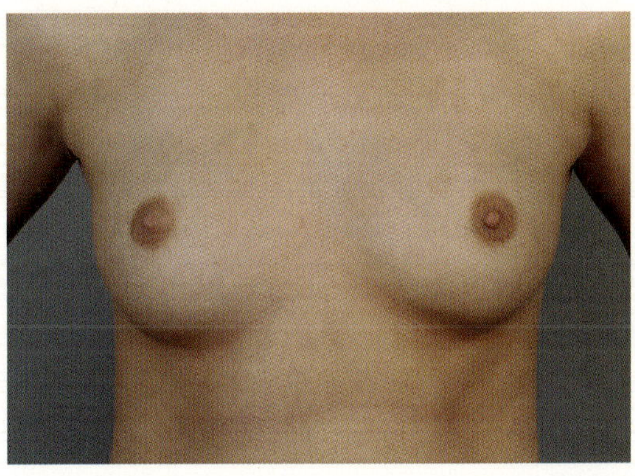

Lebenskrise Knoten in der Brust

Brustkrebs ist die häufigste bösartige Erkrankung der Frau. Deshalb erzeugen jede Brusterkrankung und jeder noch so kleine Knoten in der Brust Angst. Angst vor der zerstörerischen Kraft von Brustkrebs (→ S. 834). Aber auch Angst davor, Attraktivität und Selbstwertgefühl zu verlieren und „danach" nicht mehr als „richtige" Frau akzeptiert zu werden. Zudem bleiben nach Brustkrebsoperationen neben mehr oder minder ausgedehnten Narben oft auch Empfindungsstörungen der Brustwarze und der Brustoberfläche zurück.

Frauen verdrängen häufig das Problem, wenn sie einen Knoten selbst tasten und schieben den notwendigen Arztbesuch wochenlang vor sich her. Deshalb unser Vorschlag: Geben Sie sich einen Tag Schonfrist – sorgen Sie dann zügig für Klarheit. Sie verlieren wertvolle Zeit, wenn Sie warten, denn je kleiner der Tumor bei der operativen Entfernung ist, desto besser ist Ihre Prognose!

Näheres zur Selbstuntersuchung der Brust → S. 840

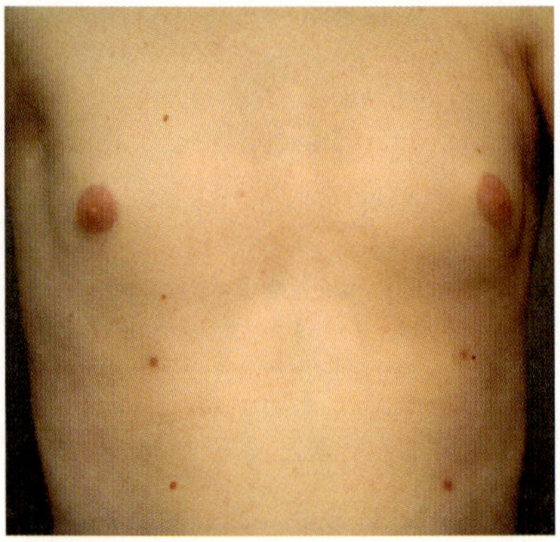

Überzählige Brustwarzen *(akzessorische Mammae) entsprechen nicht dem perfekten Schönheitsideal, sind aber absolut harmlos und so häufig vorkommend, dass sie für die meisten Frauen (und Männer, die ebenfalls, wie dieses Bild zeigt, betroffen sein können) meist kein Grund sind, den Chirurgen aufzusuchen: Sie sind ein Überbleibsel der Evolution – unsere Vorfahren hatten mehr als eine Brustwarze auf jeder Seite des Körpers. Nur wenn sie erhaben sind, also auch noch überzähliges Brustdrüsengewebe enthalten, oder noch wesentlich größer als auf dem Foto hier sind, werden sie am besten in einem kleineren plastisch-chirurgischen Eingriff entfernt. Dieser kann schon in der Kindheit vorgenommen werden.* [WKY 2309]

Brustentzündung außerhalb des Wochenbetts

Häufigkeit: ■■□□□

Brustentzündung (außerhalb des Wochenbetts) ***(Mastitis non-puerperalis, MNP):*** Akute Entzündung der Brustdrüse, meist Folge anderer Brusterkrankungen wie Mastopathie (→ S. 832) oder Makromastie (→ S. 831), auch nach Einnahme bestimmter Medikamente (Tranquilizer, Psychopharmaka, Östrogenpräparate) auftretend, die die Milchsekretion in Gang setzen. Zu etwa 90 % tritt sie bei Frauen im geschlechtsreifen Alter auf, etwa 10 % der Fälle betreffen Frauen nach den Wechseljahren. Die Therapie erfolgt mit milchproduktionshemmenden Medikamenten und/oder Antibiotika.

Diese Form der Brustentzündung ist seltener als die Brustentzündung im Wochenbett (Mastitis puerperalis → S. 397).

Brustdrüsenabszess: Abgekapselte Eiteransammlung in einem Hohlraum der Brust, der sich durch Einschmelzung von entzündetem Brustdrüsengewebe entwickelt hat. Ein Abszess entsteht in knapp 40 % aller Brustentzündungen außerhalb der Stillzeit und muss in der Regel operativ behandelt werden.

Leitbeschwerden

- Schmerzhaft gerötete und überwärmte Brust
- Fieber
- Ausgeprägtes Krankheitsgefühl mit Kopf- und Gliederschmerzen
- Vergrößerte Lymphknoten in der Achselhöhle
- Milchabsonderung.

Wann zum Frauenarzt

Am nächsten Tag, wenn

- Sich an der Brust eine beginnende Rötung und Überwärmung zeigt
- Kühlende Umschläge keine Besserung bringen.

Sofort, wenn

- Die Brust schmerzhaft gerötet, geschwollen und überwärmt ist
- Hohes Fieber und Schüttelfrost auftreten.

Die Erkrankung

Auch außerhalb der Stillzeit können Hormonstörungen und Stress dazu führen, dass Milch produziert und nach außen abgesondert wird ***(Galaktorrhoe).*** Entsprechend kann ein Milchstau Nährboden für die Vermehrung von Keimen und die Entwicklung einer Brustentzündung sein. Die Einnahme bestimmter Medikamente erhöht ebenfalls das Risiko. Die Heilungschancen einer Brustentzündung außerhalb des Wochenbetts sind etwas geringer als bei der Brustentzündung im Wochenbett (→ S. 397), sie kann ebenfalls chronisch werden. In knapp 30 % aller Fälle tritt die Entzündung nach der Behandlung erneut auf.

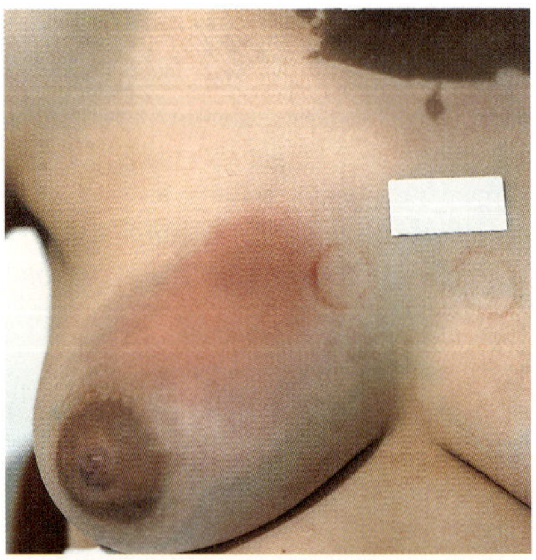

Brustentzündung *bei einer 35-jährigen Frau, die sechs Monate Psychopharmaka eingenommen hatte. Die rechte Brust ist schmerzhaft gerötet und überwärmt. Hier musste der Frauenarzt die Abszessreifung abwarten und dann den Abszess eröffnen, damit der Eiter abfließen konnte.* [GTV 2311]

Das macht der Arzt

Die Diagnose lässt sich anhand der Beschwerden und vorsichtiger Tastuntersuchung der Brust stellen; eine Abszessbildung schließt der Arzt mit einem Ultraschall aus. Da auch bei der Brustentzündung außerhalb des Wochenbetts eine Milchabsonderung aus der Brust auftritt, wird in diesen Fällen frühzeitig mit ***Prolaktinhemmern*** behandelt, die die Milchsekretion blockieren (z. B. Bromocriptin-ct®). Wichtig ist eine ausreichend lange Behandlungsdauer, da sonst die Beschwerden schnell wiederkehren oder das entzündete Gewebe zu einem Abszess einschmilzt. Sind als Auslöser der Brustentzündung Bakterien nachgewiesen, wird antibiotisch behandelt. Besteht bereits ein Abszess, wird dieser mit Wärmeanwendungen (z. B. Rotlicht, Kurzwelle) zur Reifung gebracht. Anschließend schneidet der Arzt den Abszess in Kurznarkose ein und leitet die eitrige Flüssigkeit über eine Drainage ab. Dieser Eingriff ist ambulant möglich. Da auch bösartige Brusterkrankungen wie eine Entzündung aussehen können, sollte im Anschluss an eine Brustentzündung eine Mammografie (→ S. 836) durchgeführt werden.

Komplementärmedizin

Homöopathie (→ S. 1251). Neben individuell abgestimmten Akutmitteln empfiehlt die Homöopathie Arnika sowie Komplexmittel (z. B. Naranotox plus®), die eine entzündungshemmende Wirkung haben sollen. Bessern sich die Symptome nicht innerhalb von zwölf Stunden, sollte ein Arzt aufgesucht werden.

Mastopathie

Häufigkeit: ■■■■■

Mastopathie ***(fibrös-zystische Mastopathie, Zystenbrust):*** Häufigste gutartige, nicht entzündliche Brustdrüsenveränderung bei Frauen im geschlechtsreifen Alter. Eine Mastopathie betrifft 40 % der Frauen, besonders die 35- bis 50-Jährigen, wird aber in der Mehrzahl der Fälle nicht als störend empfunden. Das Erscheinungsbild reicht von der vorübergehenden schmerzhaften Volumenzunahme beider Brüste in den Tagen vor der Menstruation über knotige Verdickungen bis hin zum Wachstum atypischen Gewebes. Das kann eine Vorstufe zum Brustkrebs sein. Deshalb ist die genaue frauenärztliche Diagnostik unerlässlich. Die Behandlung der Beschwerden der Mastopathie ist schwierig.

Leitbeschwerden

Nur bei höhergradiger Mastopathie:

- Starke Berührungsempfindlichkeit der gesamten Brust, insbesondere in der zweiten Zyklushälfte
- Knoten oder tastbare Verhärtungen in der Brust
- Schmerzen bei Druck auf die veränderten Brustbereiche
- Gelegentlich: Sekretion aus der Brustwarze.

Wann zum Frauenarzt

In den nächsten Wochen, wenn schmerzhafte Veränderungen der Brust regelmäßig vor der Menstruation auftreten

Innerhalb der nächsten zwei Tage, wenn

- Einseitig aus der Brustwarze Sekret austritt
- Neue Knoten oder Verhärtungen in der Brust entdeckt werden.

Die Erkrankung

Vor allem ein Ungleichgewicht der Geschlechtshormone mit einem Mangel an Progesteron und einem Überschuss an Östrogen stimuliert das Wachstum des Drüsengewebes sowie des stützenden Bindegewebes. Mit der Zeit kann es zu Milchgangserweiterungen und Bildung von Zysten sowie zur Ausbildung von Ödemen (Gewebeschwellung der ganzen Brust) kommen. Je nach Ausprägung unterscheidet man drei Schweregrade der Mastopathie, die für die Prognose bedeutend sind:

- Mastopathie Grad I: kein Wachstum der Drüsenzellen, kein erhöhtes Tumorrisiko
- Mastopathie Grad II: Wachstum der Drüsenzellen ohne Atypien, etwa zweifach erhöhtes Brustkrebsrisiko
- Mastopathie Grad III: Wachstum der Drüsen mit Atypien, etwa fünffach erhöhtes Brustkrebsrisiko [N03].

Das macht der Arzt

Der Arzt klärt durch eine Ultraschalluntersuchung, ob es sich bei den Veränderungen um Bindegewebeknoten oder Zysten handelt und ob Hinweise auf ein Wachstum von atypischem Gewebe zu finden sind. Sind einzelne Zysten so groß, dass sie starke Beschwerden verursachen, können sie unter Ultraschallkontrolle punktiert und geleert werden. Handelt es sich um eine höhergradige Mastopathie oder finden sich im Ultraschall tumorverdächtige Herde, veranlasst der Arzt eine Mammografie (→ S. 836). Knoten können operativ entfernt und feingeweblich untersucht werden.

Die Mammografie ist für Patientinnen mit Mastopathie oft sehr schmerzhaft, da die Brüste für eine optimale Röntgenbildqualität flach zusammengedrückt werden müssen. Ein Schmerzmittel (z. B. Diclofenac 100 mg als Zäpfchen eine Stunde vorab) macht die Untersuchung erträglicher.

Die Behandlung der Mastopathie ist nicht einfach, und Arzt und Patientin sollten bereit sein, verschiedene Behandlungen auszuprobieren. Zu Beginn verordnet der Arzt meist hormonfreie, pflanzliche Präparate aus Mönchspfeffer (→ Komplementärmedizin). Bei stärkeren Symptomen werden (gestagenbetonte) Hormonpräparate sowohl äußerlich auf die Brust aufgetragen (z. B. Progestogel®) als auch in Form von Tabletten (z. B. Duphaston®) eingenommen. Ein weiteres Medikament (Danazol Ratiopharm®) greift ebenfalls in den Hormonhaushalt ein, indem es als Antiöstrogen wirkt. Noch stärker antiöstrogen wirkt Tamoxifen. Viele Frauen profitieren außerdem von Prolaktinhemmern, die die Milchsekretion hemmen (z. B. Bromocriptin-ct®), und bei sehr starken Beschwerden in den Tagen vor der Menstruation von entwässernden Präparaten (Diuretika → Pharma-Info S. 784).

In Einzelfällen kann auch eine Entfernung der Brust notwendig sein. Das gilt für Frauen, die durch eine Gewebeentnahme wissen, dass sie eine gesicherte Mastopathie Grad III haben. Verständlicherweise haben sie große Sorge wegen des stark erhöhten Risikos, an Brustkrebs zu erkranken.

Selbsthilfe

Die Mastopathie ist leider nicht heilbar. Selbsthilfemaßnahmen sind zwar effektiv, um die aktuellen Beschwerden zu lindern – spätestens beim nächsten Monatszyklus sind sie jedoch wieder da. Trotzdem können die nachfolgenden Maßnahmen helfen, die schlimmsten Tage zu überbrücken:

- Legen Sie kühlende Umschläge auf die schmerzenden Brüste.
- Tragen Sie einen gut sitzenden BH, der die Brüste stützt.
- Kräutertees, z. B. mit Hibiskus (Hibiscus sabdariffa) oder Salbei (Salvia officinalis, haben eine entwässernde Wirkung und lindern das Spannungsgefühl in den Brüsten (zur Herstellung → Tab. S. 275).
- Für manche Frauen ist ein Saunabesuch wohltuend – die entwässernde Wirkung gleicht der Körper aber rasch wieder aus.
- Meiden Sie versuchsweise in den schlimmen Tagen Kaffee, schwarzen Tee, Colagetränke und Schokolade, da deren Inhaltsstoffe Koffein, Teein und Kakao bei vielen Frauen die Beschwerden verstärken.
- Probieren Sie aus, ob sich der Verzehr von salzarmer Kost positiv auf Ihre Beschwerden auswirkt. Dahinter steht die Idee, dass Kochsalz zusätzlich Flüssigkeit im Gewebe bindet und die Schmerzen dadurch verstärkt werden.
- Bei stärkeren Schmerzen helfen Schmerztabletten vom NSAR-Typ (→ S. 996) wie z. B. Acetylsalicylsäure (Aspirin®) und Ibuprofen (z. B. Ibu-Hexal®).

Komplementärmedizin

Pflanzenheilkunde. Mönchspfefferpräparate hemmen die Wirkung des Hormons Prolaktin im Gehirn und sind dann besonders wirksam, wenn erhöhte Prolaktinspiegel Ursache für Spannungsgefühle in den Brüsten sind. Aber auch, wenn dies nicht sicher der Fall ist, sind Mönchspfefferpräparate einen Versuch wert.

Akupunktur (→ S. 1249). Einige Frauen profitieren von einer Akupunkturbehandlung, bislang ist jedoch nicht sicher geklärt, ob das

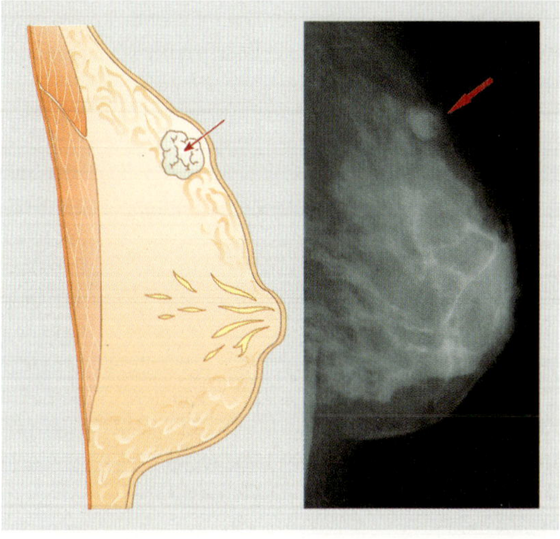

Fibroadenome sind derbe, runde, begrenzte und – im Gegensatz zum Brustkrebs – 100%ig verschiebbare Tumoren. Liegen sie oberflächlich, können sie durch die Veränderung der Brustkontur einen Brustkrebs vortäuschen. Klarheit bringt meist die Mammografie (Bild rechts).
[GTV 2313]

Verfahren direkten Einfluss auf das Hormonungleichgewicht nimmt oder andere Effekte für die Linderung der Beschwerden verantwortlich sind.

Die Homöopathie (→ S. 1251) nennt z. B. Aristolochia, Conium und Sabal serrulata als wirksame Akutmittel.

Fibroadenome, Brustzysten und -lipome

Häufigkeit: ■■■■■

Fibroadenome: Häufigster gutartiger Tumor der Brust. Er entsteht unter dem Einfluss der Geschlechtshormone. Etwa ein Drittel aller Frauen ist davon betroffen, insbesondere jüngere Frauen unter 40 Jahren. Sie können sowohl einzeln als auch in größerer Anzahl auftreten. Fibroadenome sind harmlos und bedürfen keiner Therapie. In etwa 20 % der Fälle bilden sie sich während der fruchtbaren Jahre von selbst wieder zurück, in den übrigen Fällen erst nach den Wechseljahren. Wenn sie allerdings zum weiteren Wachstum neigen oder die Brustkontur beeinträchtigen, werden sie operativ entfernt.

Brustzysten (Zysten → S. 1273) entstehen durch den Verschluss von Drüsenausführungsgängen und verursachen, wenn sie prall gefüllt sind, häufig Beschwerden. Beim Tastbefund kann eine Zyste von Brustkrebs nicht sicher unterschieden werden. Die ultraschallgestützte Sondierung, Absaugung und feingewebliche Untersuchung des Zysteninhalts ist meist ausreichend, um eine sichere Diagnose zu stellen.

Brustlipome ***(Brustfettgeschwulste):*** Abgekapselte, gutartige Tumore des Fettgewebes der weiblichen Brust. Da der Anteil des Fettgewebes in der Brust im Alter zunimmt, treten Lipome meist bei älteren Frauen auf. Sie wachsen sehr langsam, sind harmlos und werden nur entfernt, wenn sie Beschwerden verursachen.

Leitbeschwerden

- Ein oder mehrere tastbare kleine Knoten, die nicht schmerzhaft sind
- Knoten fühlt sich derb, rund, gummiartig, manchmal auch prall-elastisch an und ist verschiebbar.

Wann zum Frauenarzt

Innerhalb der nächsten zwei Tage, wenn Sie einen Knoten in der Brust entdecken, egal wie er sich anfühlt

Das macht der Arzt

Der Arzt tastet zuerst die Brüste ab, danach führt er einen Ultraschall sowie eine Mammografie (→ S. 836) durch. Ist die Abgrenzung zu anderen Brusterkrankungen wie einem Brustkrebs nicht 100%ig möglich, wird eine Stanzbiopsie (→ Abb. S. 838) empfohlen und das Material anschließend im Labor feingeweblich untersucht. Handelt es sich um eine Brustzyste, wird mit einer Feinnadelpunktion der flüssige Inhalt über eine sehr dünne Nadel abgesaugt und ebenfalls im Labor untersucht. Beide Untersuchungen werden unter örtlicher Betäubung durchgeführt und erfordern keinen Krankenhausaufenthalt.

Soll ein Fibroadenom aus kosmetischen Gründen entfernt werden, so ist dies meist mit einer einfachen plastischen Operation möglich, indem der Arzt das oder die Fibroadenom(e) aus ihrer Verankerung im Bindgewebe schält.

Milchgangpapillom

Häufigkeit: ■■□□□

Milchgangpapillom ***(intraduktales Papillom):*** Gutartige, warzenähnliche Wucherung in den Milchgängen nahe der Brustwarze. Typisch sind spontane, einseitige, oft blutige Absonderungen aus der Brustwarze. Milchgangpapillome treten typischerweise zwischen dem 40. und 50. Lebensjahr auf und sind harmlos. Da sie sich jedoch häufig nur schlecht von bösartigen Tumoren abgrenzen lassen, werden sie grundsätzlich operativ entfernt.

Die Erkrankung

Milchgangpapillome kommen sowohl einzeln als auch in größerer Anzahl vor. Die Wucherungen gehen von der Innenwand des Milchgangs aus, und häufig produzieren sie eine Flüssigkeit, die sich dann als blutige oder trübe Absonderung aus der Brustwarze bemerkbar macht.

Das macht der Arzt

Tritt Sekret aus der Brustdrüse aus, macht der Arzt einen Abstrich und untersucht ihn auf entartete Zellen. Um die genaue Lage der Papillome festzustellen, wird ein Ultraschall mit speziellen Schallköpfen (Duktussonografie) sowie eine Röntgenkontrastdarstellung der Milchgänge (Galaktografie) durchgeführt. Dafür injiziert der Arzt ein Kontrastmittel über eine feine Sonde in die Milchausführungsgänge in der Brustwarze. Dies kann ambulant durchgeführt werden und ist in der Regel nicht schmerzhaft, da die Mündungen durch die Sekretabsonderung bereits geweitet sind. Bei der anschließenden Röntgenuntersuchung der Brust werden Veränderungen in den mit Kontrastmittel gefüllten Milchgängen sichtbar und können lokalisiert werden. Die Behandlung besteht *immer* in einer operativen Entfernung und anschließenden feingeweblichen Untersuchung der betroffenen Milchgangbereiche.

Brustkrebs

Häufigkeit: ■■■■■

Brustkrebs ***(Mammakarzinom):*** Bösartiger Tumor der Brust. In Deutschland erkrankt jede 8.–10. Frau im Lauf ihres Lebens daran; mit 25 % aller bösartigen Tumoren ist Brustkrebs die häufigste Krebserkrankung bei Frauen. Frauen unter 30 Jahren erkranken mit 0,1 % aller Brustkrebsfälle sehr selten, danach steigt die Häufigkeit an, 75 % aller Neuerkrankungen betreffen Frauen nach dem 50. Lebensjahr.

Zwei von fünf Frauen sterben in Deutschland infolge ihrer Brustkrebserkrankung. Die Prognose ist davon abhängig, ob und wie viele Lymphknoten in der Achselhöhle befallen sind, und wie früh oder spät der Tumor entdeckt wurde. Sind die Lymphknoten nicht befallen, liegt die 5-Jahres-Überlebensrate bei etwa 95 %.

Auch Männer können Brustkrebs bekommen, dies macht aber weniger als 1 % aller Fälle aus.

Leitbeschwerden

Frühsymptome gibt es bei Brustkrebs nicht. Der Tumor kann in frühen Stadien nur durch bildgebende Diagnoseverfahren, insbesondere Mammografie und Kernspin, entdeckt werden.

Das erste Warnsignal ist bei etwa 80 % aller Brustkrebsfälle der von der Frau selbst getastete Knoten, am häufigsten im oberen, achselnahen Bereich.

Mögliche Beschwerden:

- Tastbarer derber Knoten, verschiebbar oder unverschiebbar mit dem umgebenden Gewebe oder der Haut verwachsen
- Der Knoten ist typischerweise nicht druckschmerzhaft.
- Einziehung der Haut (Delle) oder Wölbungen an einer oder mehreren Stellen der Brust
- Verstärkung der Einziehung beim Zusammenschieben der Haut mit zwei Fingern
- Vorwölbung der Haut über einer Bruststelle

- Einseitige, insbesondere blutige Absonderungen aus der Brustwarze
- Neu entstandene Einziehung der Brustwarze
- Entzündliche, juckende Hautveränderung an Brustwarze und Warzenhof
- Ein- oder beidseitige Veränderung der Brustform und -größe.

Wann zum Frauenarzt

In den nächsten beiden Tagen, wenn

- Ein Knoten in der Brust getastet wird
- Blutiges Sekret aus der Brustwarze austritt
- Veränderungen der Brust wie Einziehungen, Vorwölbungen und Entzündungen entdeckt werden.

Die Erkrankung

Brustkrebs entwickelt sich aus einem Zusammenspiel mehrerer Faktoren. Etwas vereinfacht sind etwa 10 % aller bösartigen Brusttumoren auf eine erbliche Veranlagung zurückzuführen (Näheres → Gentest S. 836) und etwa 90 % Folge von Risikofaktoren. Zu den Risikofaktoren, die den nicht erblichen Brustkrebs begünstigen, ist viel geforscht worden, und es gilt weltweit als gesichert, dass die Gefahr an Brustkrebs zu erkranken sich erhöht durch:

- Die Einnahme von Östrogen nach den Wechseljahren (dazu zählt tendenziell auch die langjährige Hormonersatztherapie → S. 850)
- Kinderlosigkeit oder erste Schwangerschaft nach dem 30. Lebensjahr
- Eine fleisch- und fettreiche Ernährung
- Starkes Übergewicht (besonders nach den Wechseljahren)
- Konsum von mehr als 20 g Alkohol pro Tag (entspricht ~ 0,4 l Bier oder 0,2 l Wein)
- Rauchen
- Mastopathie Grad II oder III (→ S. 832)
- Krebserkrankung von Gebärmutter, Eierstöcken oder Darm (etwa dreifaches Risiko)
- Krebserkrankung der anderen Brust (etwa zehnfaches Risiko)
- Brustkrebs bei der Mutter oder Schwester (etwa fünffaches Risiko).

Tumortyp und Ausbreitung. Beginnt der Tumor zu wachsen und durchdringt er den befallenen Milchgang oder das befallene Brustdrüsenläppchen, spricht man von invasivem Tumorwachstum. Ohne Behandlung breitet er sich über die Lymphbahnen in die benachbarten Lymphknoten aus (lymphogene Metastasierung) oder über die Blutbahn in den ganzen Körper (hämatogene Metastasierung). Es folgen Metastasen (Tochtergeschwülste) in Lunge, Gehirn, Leber oder Wirbelsäulen- und Beckenknochen. Zu dieser Metastasierung kommt es beim Brustkrebs relativ früh: Schon bei einem nur 20 mm großen Tumor besteht eine 50%ige Wahrscheinlichkeit, dass bereits Metastasen vorliegen.

Solange der Brustkrebs sich noch innerhalb eines Milchgangs befindet und nicht in das umliegende Gewebe einwächst, spricht man von einem Vorstadium, dem **DCIS** ***(Duktales Carcinoma in situ)***. Bei Tumoren der Drüsenläppchen heißt dieses Vorstadium **CLIS** ***(Carcinoma lobulare in situ)*** oder **LCIS** ***(Lobular Carcinoma in situ)***.

Die Tumorart lässt sich in der feingeweblichen Analyse feststellen: Etwa 75 % der Mammakarzinome gehören zum ***invasiv duktalen Typ***, der von den Milchgängen ausgeht. Etwa 17 % gehören zum ***invasiv lobulären Typ***, der aus den Drüsenläppchen stammt. Studien sprechen allerdings dafür, dass der Ursprung von Brustkrebs nicht allein in den Milchgängen oder in den Drüsenläppchen liegt. Die Mehrzahl der Brustkrebse scheint dem Übergang der Gewebsbereiche zu entstammen, der ***duktulo-lobulären Einheit (TDLE)***. Die Zellen in dieser Region teilen sich sehr schnell und sind anfälliger für genetische Veränderungen, die zu Krebswachstum führen können.

Zu den selteneren Formen mit überwiegend guter Prognose gehören das ***tubuläre*** und das ***papilläre Mammakarzinom***, zu denen mit schlechter Prognose das ***medulläre*** und das ***muzinöse Karzinom***.

Die unterschiedlichen Tumortypen zeigen unter dem Mikroskop charakteristische Muster: Das invasiv lobuläre Mammakarzinom zeichnet sich z. B. durch einzelne, hintereinanderliegende Tumorzellen aus – dafür wird häufig der Begriff „Gänsemarschmuster“ benutzt.

Eine Sonderform des Brustkrebses ist das **Paget-Karzinom.** Hier liegt der Tumor in der Nähe der Brustwarze, sodass einzelne Tumorzellen bis in die Gewebeschichten der Brustwarze und des Warzenhofs gelangen und dort eine entzündliche, juckende Hautveränderung (Ekzem) auslösen. Bei dieser Tumorform kann nicht brusterhaltend operiert werden. Eine Amputation ist notwendig.

Eine andere Sonderform ist das **inflammatorische Mammakarzinom,** das sich vom Erscheinungsbild her (gerötete, überwärmte und schmerzende Brustregion) nur schwer von einer Brustentzündung (→ S. 832) unterscheiden lässt.

Der Tumortyp bestimmt zusammen mit seiner Größe, Ausbreitung und dem Vorliegen von Lymph- oder Fernmetastasen das **Brustkrebsstadium.** Die Stadieneinteilung des Brustkrebses ist leider kompliziert, aktuelle Informationen → www.gesundheit-heute.de/23x02.

Das macht der Arzt

Diagnosesicherung

In vielen Fällen findet der Arzt schon bei der Tastuntersuchung und beim Ultraschall Hinweise darauf, ob ein getasteter Knoten

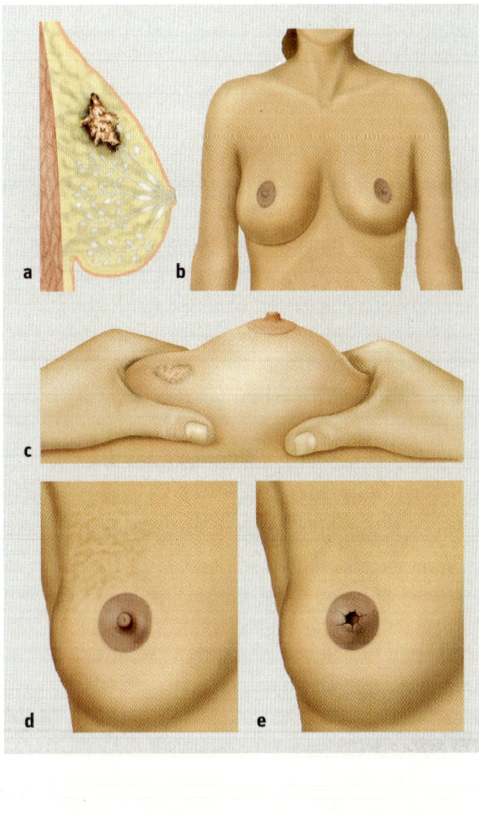

Mögliche Symptome und Befunde beim Brustkrebs: Tastbarer, unscharf begrenzter Tumor (a), neu auftretende Asymmetrie der Brüste (b), Plateauphänomen, d. h. die Haut zieht sich beim Zusammenschieben über dem getasteten Tumor ein (c), Orangenhaut, d. h. schrumpelige Haut über dem Tumor (d), eingezogene Brustwarzen (e). [GTV 2314]

krebsverdächtig ist oder nicht. Der nächste Schritt ist grundsätzlich die Mammografie (→ Kasten).

Alternativen zur Mammografie

Brustultraschall. Ergänzend oder alternativ zur Mammografie empfehlen viele Frauenärzte eine Untersuchung der Brüste per Ultraschall. Sie wird manchmal auch als „sanfte" und risikolose Alternative vor allem für jüngere Frauen bezeichnet. Nach vorherrschender Meinung ist der Brustultraschall aber nur zusammen mit der Mammografie von ausreichendem Aussagewert – er kann in keinem Lebensabschnitt die Mammografie ersetzen.

Kernspin. Ein Kernspin (→ S. 1269) der Brust ist sehr aussagefähig, aber kostspielig. Deshalb übernimmt die Kasse die Kosten nur (auf Antrag) bei unklarem Mammografiebefund oder bei Hochrisikofällen (Brustkrebs in der Familie). Nachteil des Kernspins ist aber, dass Mikrokalk dabei nicht entdeckt werden kann.

Frauen zwischen 24 und 49 Jahren, deren Mutter oder Schwester an Brustkrebs erkrankt ist, wird von ärztlichen Fachgesellschaften empfohlen, jedes Jahr ein Kernspin der Brust durchführen zu lassen, unter anderem um die Strahlenbelastung der ansonsten sehr häufig notwendigen Mammografie zu vermeiden. Die Mehrkosten sind aber erheblich.

Gentest. Frauen, deren Schwester(n) oder Mütter an Brustkrebs erkrankt sind, haben ein doppelt so hohes Brustkrebsrisiko. Das Risiko ist vor allem dann groß, wenn der Brustkrebs bei den Verwandten vor dem 35. Lebensjahr auftritt, denn bei diesen frühen Fällen sind rund ein Drittel der Brustkrebserkrankungen erblich bedingt.

Für die Hälfte der erblichen Brustkrebserkrankungen sind zwei Gene zuständig: BRCA-1 und BRCA-2. Wer das BRCA-1-Gen in seinem Erbgut trägt, hat ein 60%iges Risiko bis zum 50. Lebensjahr und ein 80%iges Risiko bis zum 70. Lebensjahr an Brustkrebs zu erkranken. Für die andere Hälfte sind wohl weitere „Brustkrebsgene" verantwortlich, die aber noch nicht identifiziert worden sind.

Deswegen empfiehlt das Deutsche Konsortium der Krebshilfe folgenden Risikogruppen einen **BRCA-Gentest:**

- Betroffenen und nicht erkrankten Verwandten ersten (Kinder, Geschwister) und zweiten Grades (Enkel, Cousinen) aus einer Familie mit zwei oder mehr an Brustkrebs Erkrankten, davon mindestens zwei vor dem 50. Lebensjahr
- Betroffenen und nicht erkrankten Verwandten ersten und zweiten Grades aus einer

Röntgenuntersuchung der Brust: die Mammografie

Die **Mammografie** ist die Röntgenuntersuchung der Brust – und die wichtigste Untersuchung zur frühzeitigen Entdeckung von Brustkrebs. Die Mammografie wird sowohl diagnostisch bei konkretem Verdacht auf eine Brustdrüsenerkrankung durchgeführt als auch vorbeugend im Rahmen des *Mammografie-Screenings* (→ Tab. S. 288).

Der beste Zeitpunkt für die Mammografie sind die Tage nach der Monatsblutung, weil sich das Brustgewebe dann am besten beurteilen lässt. Bei der Untersuchung werden beide Brüste nacheinander zwischen jeweils zwei Platten gepresst, um auch die im Inneren der Brust liegenden Strukturen genau darzustellen. Das Zusammenpressen ist nicht schmerzhaft, aber unangenehm. Der Arzt benötigt von jeder Brust jeweils eine Aufnahme von oben und eine von der Seite. Je nach Befund können noch weitere Aufnahmen notwendig werden. Mit der Mammografie erkennt der Arzt besonders gut kleine Kalkansammlungen **(Mikrokalk),** die schon in frühen Stadien einer Brustkrebserkrankung auftreten und nicht zu ertasten sind. Daneben lässt sich die Form von Gewebeveränderungen sowie deren Ausdehnung in benachbarte Gewebe beurteilen.

Bei der Mammografie kommen zwei Techniken zum Einsatz. Bei der ***analogen Mammografie*** wird das Bild auf einer Filmfolie festgehalten, bei der ***digitalen Mammografie*** werden die Bilddaten elektronisch gespeichert und auf dem Computerbildschirm begutachtet. Der Unterschied besteht weniger in der Bildqualität als vor allem in der Strahlenbelastung, die bei der digitalen Mammografie um die Hälfte niedriger ist.

Aber auch die digitale Mammografie ist mit einer Strahlenbelastung verbunden, und so stellt sich die Frage, ab und in welchem Alter diese Untersuchung vertretbar und sinnvoll ist. Zurzeit wird im gesamten deutschen Bundesgebiet ein flächendeckendes und kostenloses, alle zwei Jahre stattfindendes Mammografie-Screening zur Früherkennung von Brustkrebs für alle Frauen zwischen 50 und 69 Jahren aufgebaut.

Ältere Frauen über 70 – so jedenfalls die herrschende Meinung der Kassen – sollen aber nur noch selten von einer mammografisch gestellten Tumordiagnose profitieren. Diese Ansicht teilen aber viele Experten nicht: Selbst 80-jährige Frauen erkranken an Brustkrebs – und profitieren von einer rechtzeitigen Mammografie. Wieder andere Experten stellen hingegen den Nutzen des deutschen Mammographie-Screenings wegen nicht eingehaltener Qualitätsstandards und ungelöster methodischer Probleme ganz in Frage [N19; N20]. So wird die relativ niedrige Treffsicherheit bemängelt. Die Sicherheit, mit der brustkrebsverdächtige Befunde durch eine Mammografie entdeckt werden (Sensitivität) beträgt (nur) etwa 80 %. Vor allem bei großen Brüsten, bei Brustimplantaten und bei Mastopathie (→ S. 832) ist die Beurteilbarkeit eingeschränkt. Deshalb muss der Arzt auch vorher informiert werden, wenn Brustimplantate vorhanden sind. Aber auch „falsch positive Ergebnisse" sind häufiger als vermutet, d. h. Frauen werden auf Brustkrebs behandelt, obwohl sie diesen gar nicht haben.

IGeL-Hinweis: Die Mammografie wird von vielen Frauenärzten auch außerhalb des (deutschen) gesetzlichen Mammografie-Screenings als Vorsorgemaßnahme empfohlen. Die Kosten betragen etwa 70 €. Diese Empfehlung sollte jede Frau kritisch überdenken: Bei jüngeren Frauen ist zum einen das Strahlenrisiko vergleichsweise größer, zum anderen ist bei ihnen das Brustgewebe dichter und damit auf der Mammografieaufnahme meist schlechter zu beurteilen. Empfehlenswert ist aber eine einmalige Basis-Mammografie zwischen 30 und 40 Jahren als Referenz für spätere Untersuchungen. Darüber hinaus kann der Gynäkologe jederzeit eine Mammografie veranlassen, etwa wenn ein Knoten in der Brust tastbar ist. In diesem Fall werden die Kosten von der Krankenkasse übernommen.

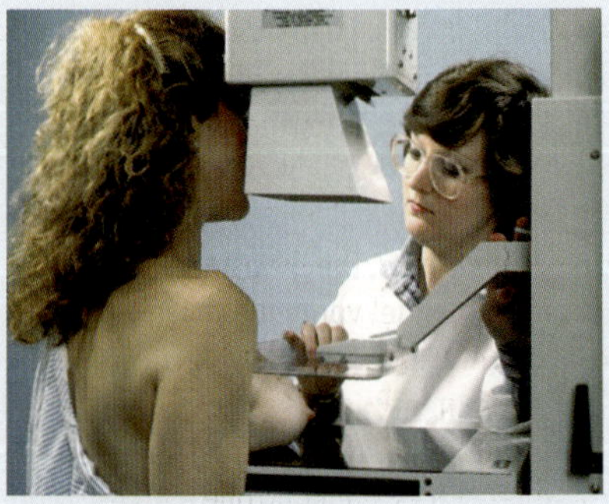

Mammografiegerät: Bei der Röntgenuntersuchung werden die Brüste nacheinander zwischen zwei Glasplatten gepresst. [NCI 2315]

Familie, in der mindestens einmal Brustkrebs und einmal Eierstockkrebs aufgetreten sind

- Betroffenen und nicht erkrankten Verwandten ersten Grades aus einer Familie mit drei oder mehr an Brustkrebs erkrankten Familienmitgliedern unabhängig davon, in welchem Alter die Erkrankung aufgetreten ist.

Die Gentests haben aber auch eine Kehrseite. Viele Ärzte und Psychologen sehen sie kritisch, denn abgesehen von den hohen Kosten (über 1500 €) bedeutet ein negatives Ergebnis keineswegs Entwarnung. Und bei einem positiven Ergebnis wird den betroffenen Frauen genau das empfohlen, was Frauen mit familiärer Vorbelastung ohnehin empfohlen wird: Alle Chancen zur Früherkennung zu nutzen und Risikofaktoren so weit wie möglich zu reduzieren.

Galaktografie. Sondert einer der Milchgänge blutiges oder bräunliches Sekret ab, macht der Arzt diese sehr feinen Gänge während der Mammografie sichtbar. Dazu spritzt er über eine Sonde Kontrastmittel in den Milchgang und seine Verästelungen **(Galaktografie).** Trifft die helle Flüssigkeit auf ein Hindernis, zum Beispiel einen Tumor, strömt sie seitlich vorbei; verschließt der Tumor den ganzen Milchgang, ist die Kontrastmittelströmung „unterbrochen". Der Arzt sieht, wo sich der Knoten oder Tumor befindet und kann ihn später operativ entfernen.

Duktoskopie. Bei der Milchgangspiegelung **(Duktuskopie)** schiebt der Arzt ein dünnes Endoskop von maximal einem Millimeter Durchmesser mit Lichtquelle und einer Kochsalzlösung in den Milchgang. Während die Salzlösung diesen durchspült, verfolgt der Arzt auf einem Bildschirm den Verlauf des Gangs und seiner Abzweigungen. Sieht er dabei etwas Auffälliges, führt er ein dünnes Drähtchen ein. Damit lässt sich ein sehr kleiner Tumor markieren (Näheres → unten bei Drahtmarkierung). Die Patientin erhält während der Untersuchung eine Kurznarkose.

Biopsie. Erhärtet sich der Verdacht auf Brustkrebs, wird eine Gewebeprobe (Biopsie) aus der verdächtigen Brustregion entnommen. Dies erfolgt unter örtlicher Betäubung, die meist durch eine auf die Haut aufgetragene Creme erzielt wird. Die Biopsie wird mit einer dünnen Hohlnadel vorgenommen. Die Nadel füllt sich entweder beim Einstoßen mit Gewebe (Stanzbiopsie), oder eine Gewebeprobe wird durch Vakuum angesaugt (Vakuumbiopsie). Unter Ultraschallkontrolle wird die Biopsienadel zum verdächten Herd geschoben, den die Patientin oder der Arzt ertastet hat. Ist die Veränderung nur in der Mammografie erkennbar, können zur weiteren Klärung mehrere Gewebeproben mittels der Vakuumbiopsie unter einem speziellen Mammografiegerät (*Mammotom* → Abb. S. 838) entnommen und untersucht werden.

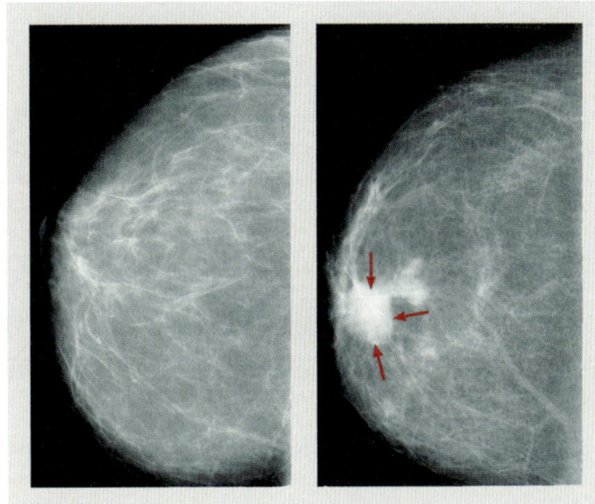

Links: Unauffälliger ***Mammografiebefund.*** *Rechts: Brustkrebs* [GTV 2350]

Ist durch die Biopsie keine ausreichende Beurteilung möglich, wird der verdächtige Knoten in Vollnarkose komplett entfernt. Die feingewebliche Untersuchung des Knotens erfolgt meist während der Operation als **Schnellschnittuntersuchung.** Wird dabei Brustkrebs nachgewiesen, kann noch in gleicher Narkose die Operation ausgedehnt werden. Dieses Verfahren war früher auch für die Biopsie weit verbreitet, um der Patientin die Belastung zweier Eingriffe – einer für die Biopsie und einer für die Operation – zu ersparen. Es wird inzwischen aber seltener eingesetzt, weil die Treffsicherheit der Schnellschnittuntersuchung begrenzt und die psychische Belastung zumindest für manche Patientinnen schwer erträglich ist.

Drahtmarkierung. In manchen Fällen ist ein Krebsherd in der Brust nicht tastbar. Damit der Chirurg trotzdem an der richtigen Stelle operiert, muss diese durch eine **Drahtmarkierung** vorher gekennzeichnet werden. Dies geschieht mit ein oder zwei dünnen, weichen Drähten, die mithilfe einer Hohlnadel platziert werden. Um den Knoten richtig zu treffen, wird das Brustgewebe während der Nadelmarkierung per Mammografie oder Ultraschall sichtbar gemacht. Die Patientin erhält für diese fünf- bis zehnminütige Prozedur eine örtliche Betäubung.

Operative Therapien

Am Beginn der Brustkrebstherapie steht – außer in unheilbaren Fällen – immer die vollständige operative Entfernung des Krebses. Außerdem müssen zur Erfassung der Tumorausbreitung und zur weiteren Therapieplanung Achsellymphknoten entfernt und auf einen Krebsbefall hin untersucht werden.

Brusterhaltende Operation. In etwa 70 % aller Brustkrebsfälle ist eine **brusterhaltende Operation** möglich, wenn der Tumor im Verhältnis zur Brustgröße nur klein ist, an einer günstigen Stelle sitzt und weder in die Haut noch in die Muskulatur eingewachsen ist. In der Operation wird der Tumor mitsamt der darüberliegenden Haut und einem Sicherheitsabstand von mindestens 5 mm zu allen Seiten herausgenommen. Im Einzelnen unterscheidet man:

- **Tumorektomie** (reine Tumorentfernung mit Sicherheitsabstand)
- **Segmentektomie** (ein ganzes Brustsegment wird entfernt)
- **Quadrantektomie** (Entfernung eines Viertels des Brustdrüsenkörpers).

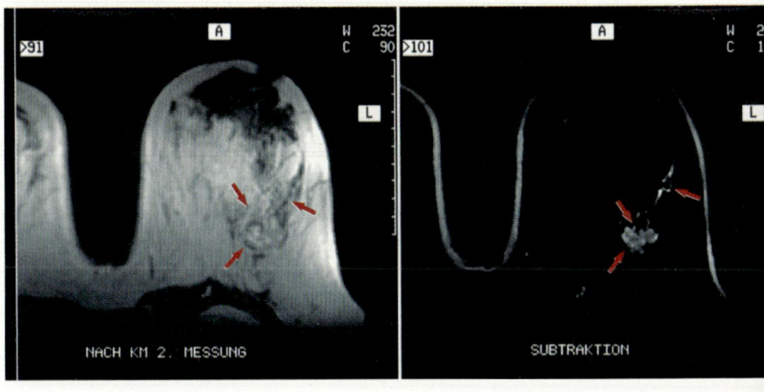

Brustkrebs im Kernspin. *Der Befund im linken Bild legt den Verdacht auf einen bösartigen Tumor nahe (Pfeil). Im rechten Bild hebt sich der Kontrastmittel anreichernde Tumor eindeutig vom restlichen Brustdrüsengewebe ab und bestätigt den Verdacht auf Brustkrebs.* [GTV 2316]

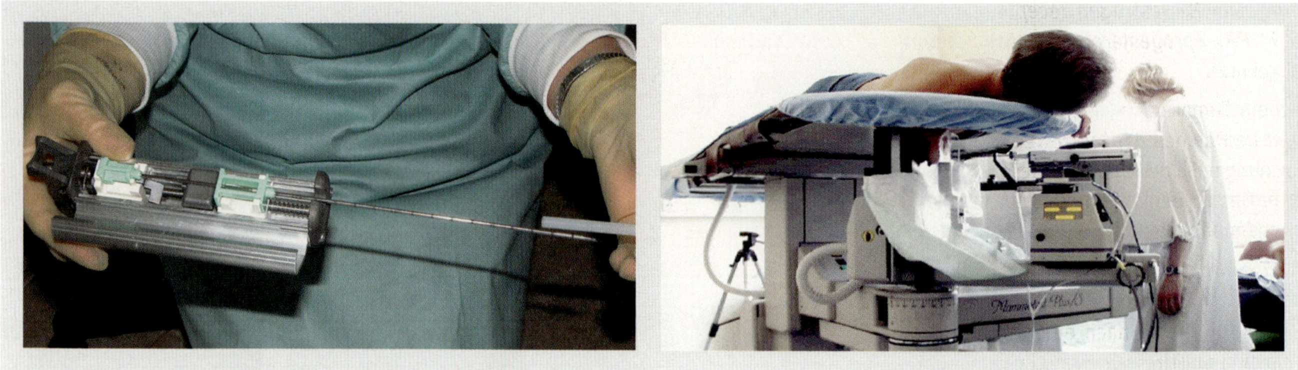

Links: Hochgeschwindigkeits-Stanzgerät zur Gewinnung von ***Stanzbiopsien der Brust.*** *Das Gerät bringt bei verhältnismäßig geringen Komplikationen die besten Gewebezylinder, was für eine korrekte Diagnose wesentlich ist. Die Biopsie nimmt der Arzt unter Ultraschallkontrolle vor. Rechts:* ***Mammotom****; die Patientin liegt dabei auf dem Bauch auf einem Untersuchungstisch.* [GTV, LBW 2317]

Brusterhaltend kann aber durchaus bedeuten, dass die Brust optisch verändert aussieht. Wenn große Gewebedefekte zu erwarten sind, wird deshalb ein plastischer Chirurg an der Operation beteiligt, um ein bestmögliches Ergebnis zu erzielen.

Radikale Operation. Früher war die radikale Entfernung der Brust **(Mastektomie, *Brustamputation*)** zusammen mit den Achsellymphknoten die Regel, heute ist sie beschränkt auf Fälle, wo der Krebs im Verhältnis zur Brust sehr groß ist, mehrere Knoten umfasst oder die Patientin dies wünscht.

Lymphknotenentfernung. Für die Weiterbehandlung und zur Beurteilung der Prognose werden auf der betroffenen Seite mehrere Achsellymphknoten entfernt und feingeweblich untersucht. Um hierbei unnötige Lymphknotenentfernungen zu vermeiden, kann – sofern der Krebs eine bestimmte Größe nicht überschreitet – zunächst nur ein einzelner *(Sentinel-* oder *Wächterlymphknoten)* entfernt und untersucht werden. Dazu wird um den Tumor herum Farbstoff und/oder ein Radionuklid injiziert und so der Lymphabfluss und damit auch die erste Lymphknotenstation des Krebsausbreitungsgebiets dargestellt. Damit kann gezielt diese erste Station des Lymphabflusses aus dem Tumor entfernt werden. Sollte diese von Krebszellen befallen sein, werden erst dann – in einer zweiten Operation – die übrigen Lymphknoten entfernt.

Enthalten diese Lymphknoten Krebszellen, weist dies darauf hin, dass der Krebs nicht mehr nur auf die Brust begrenzt ist. Dieser ***nodalpositive Befund*** ist ein schlechtes Zeichen und veranlasst die Ärzte meist, eine möglichst aggressive nachfolgende Chemo-, Hormon- oder Immuntherapie zu empfehlen. Umgekehrt bedeutet ein ***nodalnegativer Befund,*** dass die untersuchten Lymphknoten keine bösartigen Zellen enthalten.

Als Spätfolge der Lymphknotenentfernung drohen Lymphabflussstörungen (Lymphödeme → S. 742), Sensibilitätsstörungen und Bewegungseinschränkungen im Armbereich.

Chemotherapie

Gegenwärtig ist bei über 90 % aller Patientinnen eine Chemotherapie notwendig. Dabei handelt es sich oft um eine Behandlung mit einer Dreierkombination nach dem so genannten FEC- oder dem TEC-Schema. Die Behandlung wird in mehreren Zyklen durchgeführt. Chemotherapien sind ambulant in onkologischen Schwerpunktpraxen oder Tageskliniken durchführbar, außer wenn sich schwere Nebenwirkungen zeigen.

In bestimmten Fällen ist es sinnvoll, bereits *vor* der Operation eine Chemotherapie (→ ab S. 1026) durchzuführen, die primäre oder **neoadjuvante Chemotherapie:** Sie kommt infrage, wenn der Tumor so groß ist, dass die gesamte Brust entfernt werden müsste. Ärzte versuchen auf diese Weise, den Tumor zu verkleinern, um brusterhaltend operieren zu können.

Bestrahlungstherapie

Postoperative Bestrahlung. Nach jeder brusterhaltenden Operation, häufig auch nach der Brustamputation, wird eine Bestrahlung (Radiotherapie) des betroffenen Gebiets durchgeführt, um möglicherweise noch vorhandene Krebszellen abzutöten und das Risiko eines erneuten Tumorwachstums zu vermindern.

Präoperative Bestrahlung. Die Bestrahlung vor der Operation ist nur bei ausgedehnten Tumoren gerechtfertigt, die mit einer primären Operation – also ohne Vorbehandlung – nicht vollständig zu entfernen sind. Sie soll das Gelingen der nachfolgenden Brust- und Tumorentfernung wahrscheinlicher machen. Die Operation findet normalerweise 3–4 Wochen nach Abschluss der Bestrahlung statt.

Palliative (lindernde) Bestrahlung. Ist der Tumor bereits so groß oder stark mit der Umgebung verwachsen, dass er nicht mehr operiert werden kann, wird die Brust sofort bestrahlt. Auch bei Tumorrezidiven, d. h. dem Wiederauftreten eines Tumors, oder Metastasen in der Brustregion kann eine Bestrahlung der Metastasen die Schmerzen und das Tumorwachstum in diesen Bereichen für einige Wochen bis Monate lindern.

Die Bestrahlungen erstrecken sich über sechs Wochen und können ambulant durchgeführt werden. Nebenwirkungen sind – je nach Strahlendosis – sonnenbrandähnliche Rötungen der Haut sowie eine vorübergehende erhöhte Infektanfälligkeit durch Verminderung der weißen Blutkörperchen.

Hormontherapie

Der Begriff „Hormontherapie" ist irreführend, denn es handelt sich eigentlich um eine „Antihormontherapie". Die Behandlung besteht darin, durch Verabreichung von ***Antiöstrogenen*** (z. B. Tamoxifen, Raloxifen, Fulvestrant) das Tumorwachstum zu stoppen.

Junge Frauen bekommen je nach Risikofaktoren und Tumorstadium über mehrere Jahre ein ***GnRH-Analogon*** (z. B. Enantone Gyn®, Trenantone®, Zoladex®), um die Hormonproduktion der Eierstöcke zu unterdrücken. Damit werden allerdings die Wechseljahre ausgelöst (→ S. 860).

Neuerdings werden statt Antiöstrogenen zunehmend ***Aromatasehemmer*** wie z. B. Exemestan, Anastrozol oder Letrozol verabreicht, die bessere Überlebensraten bringen, allerdings sehr teuer sind. Voraussetzung ist, dass der Tumor auf das Vorhandensein der weiblichen Geschlechtshormone Östrogen und Progesteron mit vermehrtem Wachstum reagiert.

Hinweis: Im Arztbrief werden **hormonempfindliche Tumoren** ***(hormonsensible Tumo-***

ren) mit *ER+ (estrogen receptor positive)* bzw. *PR+ (progesteron receptor positive)* abgekürzt.

Ob ein Tumor hormonempfindlich ist, kann erst im Rahmen der feingeweblichen Untersuchung nach der Operation festgestellt werden. Das Ergebnis wird über ein Punktesystem *(Immune Reactive Score, IRS)* bewertet.

Brustrekonstruktion

Üblicherweise ist nach einer Brustamputation eine plastisch-chirurgische Brustrekonstruktion (Brustwiederaufbau) mit Eigengewebe oder Implantaten möglich. Sie erfolgt entweder gleichzeitig mit dem Entfernen der Brust **(simultane radikal-modifizierte Mastektomie)** oder nach 3–6 Monaten Abstand (Näheres → S. 895).

Eine andere Möglichkeit sind lose **Brustprothesen,** die in Kombination mit einem speziellen BH getragen werden und in Sanitätshäusern erhältlich sind.

IGeL-Hinweis: Die Kosten für alle Maßnahmen werden in der Regel von den Krankenkassen übernommen.

Verhütung von Rezidiven und Metastasen

Brustkrebsrezidive, also das erneute Auftreten des Krebses oder von Brustkrebsmetastasen (Tochtergeschwülste → ab S. 1023) sind beim Brustkrebs häufig. Während Rezidive nach ähnlichen Regeln wie der Ersttumor behandelt werden und gut therapierbar sind, kommt es bei Metastasen meist zu keiner Heilung.

Besondere Bedeutung bei der Therapie des metastasierenden Brustkrebses hat der *monoklonale Antikörper* Trastuzumab (Herceptin®). Dieser Antikörper bindet an den Rezeptor *HER-2* und verhindert damit das Wachstum von Brustkrebszellen, die genau diesen Rezeptor tragen. HER-2 ist bei jeder vierten Brustkrebspatientin nachweisbar. Das Ergebnis dieser **targeted therapy** („gezielte Behandlung"): Krebszellen mit HER-2 auf ihrer Oberfläche teilen sich nicht weiter, sondern gehen zugrunde. Das Risiko eines Rückfalls kann so nach Studienergebnissen um bis zu 45 % gemindert werden. In etwa 1 % der Fälle tritt durch Herceptin® allerdings eine schwere Schädigung des Herzmuskels auf.

Aufgrund seiner rezidivverhütenden Wirkung ist Herceptin® seit 2006 in der EU auch für die Behandlung beim frühen Brustkrebs zur *Verhütung* eines Brustkrebsrezidivs zugelassen. Diese Entscheidung wird von vielen Experten infrage gestellt. Streitpunkt ist der tatsächliche Nutzen angesichts der Nebenwirkungen sowie die hohen Kosten – für die empfohlene zwölfmonatige Therapie fallen über 33 000 € an. Weitere monoklonale Antikörper gegen Brustkrebs[-Rezidive] sind in der Entwicklung. [N04].

Nachsorge

Mitentscheidend für den Behandlungserfolg bei Brustkrebs sind die Nachsorgeuntersuchungen, insbesondere innerhalb der ersten fünf Jahre nach Diagnosestellung. Tritt ein Tumor erneut auf (Rezidiv), kann er durch die Nachsorge früh erkannt und behandelt werden. Kontrolltermine finden auch ohne Beschwerden in den ersten beiden Jahren etwa alle drei Monate, in den nächsten beiden Jahren alle sechs Monate und anschließend einmal jährlich statt. Untersucht werden die Brust einschließlich der Operationsnarben, die Achselhöhlen und die Arme. Zur frühzeitigen Erkennung von Rezidiven oder Metastasen sind eine körperliche Untersuchung, Mammografie und Ultraschall notwendig. Auch Lymphödeme (→ S. 742), die häufig als Folge der Achsellymphknotenentfernung auftreten, werden im Rahmen der Nachsorge untersucht und behandelt.

Nicht alle Ärzte finden dies ausreichend, sondern empfehlen zusätzlich einen regelmäßigen Ultraschall der Leber und Röntgenaufnahmen der Lunge. Wir Autoren schließen uns dem an: Leber-, Lungenfell- oder Lungenmetastasen machen sehr lange keine Beschwerden. Behandlungsmöglichkeiten bestehen aber, weswegen es sich lohnt, alle Möglichkeiten der frühzeitigen Diagnose zu nutzen.

Selbsthilfe

Die ersten Tage. Die Diagnose Brustkrebs ist ein tiefer Einschnitt im Leben einer Frau. Auch für Angehörige, Freunde und Bekannte ist die Diagnose meist ein Schock, der verarbeitet werden muss. Die Frage „Warum gerade ich?" wird Ihnen der beste Arzt nicht beantworten können, und Sie müssen versuchen, mit der schwierigen Situation umzugehen und sich auf sie einzustellen.

Gefühle sollten Sie nicht unterdrücken – Verzweiflung, Wut, Trauer und die Angst vor einem Rückfall gehören zur Auseinandersetzung mit einer solchen Krankheit. Diese Gefühle treten phasenweise auf und später auch wieder in den Hintergrund. Allerdings nicht für jede Betroffene – viele Frauen berichten davon, dass sie die Angst nie wieder ganz verlassen hat, selbst bei erfolgreicher Therapie. Versuchen Sie herauszufinden, was für Ihr seelisches Gleichgewicht wesentlich ist und vermeiden Sie alles, was Sie aus dem Gleichgewicht bringt. Jede Frau wird hierfür ihren eigenen Weg finden.

Wahl des Therapiezentrums. Wohl jede Brustkrebspatientin wünscht sich, den Tumor möglichst schnell loszuwerden. Nur in seltenen Fällen ist es jedoch medizinisch notwendig, dass sofort operiert werden muss. Nehmen Sie sich nach der Diagnose etwa zwei

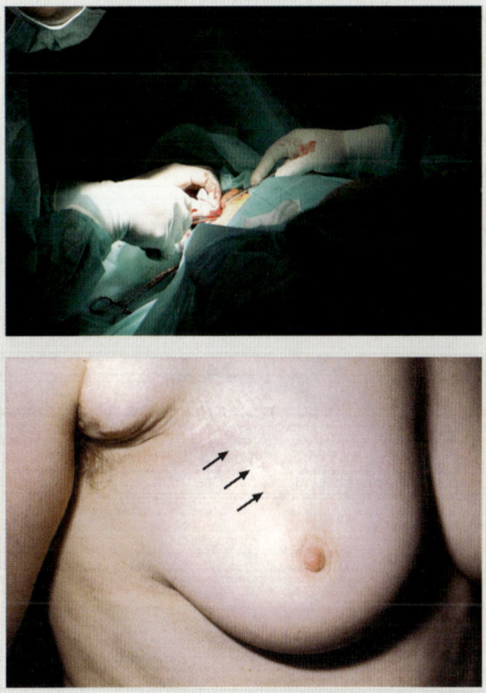

*Bei einem noch kleinen Brustkrebs ist eine brusterhaltende **Tumorektomie** möglich. Dabei wird nur der Knoten entfernt, die Achsellymphknoten werden durch einen zweiten Schnitt entnommen. Das obere Bild zeigt die Operateure beim Eingriff an einer 45-jährigen Frau mit Brustkrebs und das untere Bild die kaum noch sichtbare Narbe acht Wochen nach der Tumorektomie. Ob die Patientin die Operation und die nachfolgende Therapie in einem Krankenhaus oder lieber in einem der in vielen im Aufbau befindlichen Brustzentren durchführen lassen will, muss sie selbst entscheiden. Der Trend geht – wie bei vielen Tumorbehandlungen völlig zurecht – zur hoch spezialisierten Versorgungsstruktur, d. h. zum Brustzentrum.* [ISP; GTV 2318]

Wochen Zeit für die Entscheidung, ob Sie die Behandlung und die nachfolgende Therapie in einem Krankenhaus oder lieber in einem Brustzentrum durchführen lassen wollen. Ihre spätere Lebensqualität hängt unter Umständen stark davon ab, welche Einrichtung und welchen Operateur Sie wählen.

Die Deutsche Krebsgesellschaft will mit der Vergabe des Qualitätssiegels „Zertifiziertes Brustzentrum" dafür sorgen, dass Patienten sicher sein können, in dem zertifizierten Zentrum nach dem aktuellen Stand der Wissenschaft behandelt zu werden. Ziel ist, die Versorgungssituation für Patienten, die an Brustkrebs erkrankt sind, deutlich zu verbessern. Allerdings: Der Begriff „Brustzentrum" ist nicht geschützt und jede Klinik kann ihn verwenden, ohne dass er Aufschluss über die Qualität des Angebots gibt. Im Zweifelsfall lohnt es sich also nachzufragen, ob diese Bezeichnung von der Deutschen Krebsgesellschaft verliehen worden ist.

Ernährung. Eine ausgewogene Ernährung ist vor allem während der Chemotherapie wichtig. So genannte *Krebsdiäten* haben jedoch keinen nachgewiesenen Erfolg (Näheres → S. 1029). Essen Sie, worauf Sie Lust haben. Und wenn die Lust ganz fehlt: Tragen Sie es mit Fassung, die Lust am Essen kommt wieder! Wer unter Übelkeit leidet und keinen Appetit hat, sollte versuchen, kleine Mahlzeiten zu essen und unbedingt zu trinken; am besten werden kleine Schlucke Tee oder stilles Wasser vertragen.

Erschöpfung und Bewegung. Grundsätzlich steigert Sport und jede aktive Lebensgestaltung das Wohlbefinden. Bewegung, ohne Überforderung praktiziert, verbessert die Stimmung, stärkt das Selbstwert- und Körpergefühl und kann die Immunabwehr und Therapiever-

Sinnvoll, aber umstritten: die Selbstuntersuchung der Brust

Ab einem Alter von 20 Jahren sollte jede Frau einmal monatlich ihre Brüste untersuchen. Veränderungen wie Knoten oder Entzündungen können so meist frühzeitig entdeckt werden. Der beste Zeitpunkt für die **Selbstuntersuchung der Brust** ist kurz nach der Menstruation. Dann ist das Brustgewebe etwas lockerer als sonst und lässt sich besser beurteilen. Vor der Menstruation dagegen sind die Brüste häufig druckempfindlich und durch Wassereinlagerung gespannt, sodass Knoten manchmal vorgetäuscht oder maskiert werden.

Die Untersuchungsschritte im Einzelnen

Betrachten Sie zuerst vor einem Spiegel Ihre Brüste mit hinter dem Kopf verschränkten Armen (1. Foto) nach den folgenden Kriterien:

- Gibt es Abweichungen bzw. Unterschiede zwischen den Brüsten?
- Haben sich Warzenhöfe und Brustwarzen verändert?
- Ist die Haut an irgendeiner Stelle eingezogen, vorgewölbt oder entzündet?
- Kommt es auch ohne Druck zu Absonderungen aus der Brustwarze?

Nehmen Sie die Arme dann wieder herunter und heben Sie sie erneut über die Seite nach oben (2. Foto). Dabei beobachten Sie, ob es Regionen gibt, die die Bewegung nicht mitmachen. Die anschließende Tastuntersuchung erfolgt am besten systematisch im Stehen (3. und 4. Foto) und im Liegen (5. und 6. Foto). Drücken Sie dann die Brustwarzen zusammen und prüfen, ob aus der Brustwarze Sekret austritt. Ist es klar oder milchig, ist es harmlos, ist es jedoch blutig oder unangenehm riechend, sollten Sie Ihren Frauenarzt aufsuchen. Zum Schluss tasten Sie die Achselhöhlen auf vergrößerte Lymphknoten ab.

Die Kritik an der Tastuntersuchung

Obwohl die Selbstuntersuchung seit Jahrzehnten propagiert wird, ist sie neuerdings umstritten: Statistische Untersuchungen ergaben, dass die Selbstuntersuchung die Brustkrebssterblichkeit *nicht* verändert. Im Gegenteil, durch viele unnötige diagnostische Eingriffe drohen zusätzlich medizinische Risiken [N02].

Dies hat die Mehrzahl der Frauenärzte überrascht – sie verweisen darauf, dass die Daten für diese Untersuchungen vor allem von Frauen außerhalb Mitteleuropas gewonnen wurden. Sie empfehlen deshalb weiterhin die Selbstuntersuchung der Brust. Dieser Empfehlung schließen wir uns an: Es ist sinnvoll, ein differenziertes Gefühl für die Beschaffenheit der Brüste zu bekommen. Dann ist es möglich, auch nicht schmerzhafte Veränderungen zu bemerken und darauf zu reagieren. Trotzdem kann die Selbstuntersuchung das wichtigste Instrument zur Brustkrebsfrüherkennung nicht ersetzen: In der Mammografie zeigt sich ein bösartiger Tumor lange bevor er getastet werden kann.

Aber nicht nur die Selbstuntersuchung, auch die ärztliche Tastuntersuchung der Brust bekommt in wissenschaftlichen Studien keine guten Noten: Ärzte tun sich schwer, krankhafte Veränderungen von lange bestehenden harmlosen Knoten der Brust zu unterscheiden. Sie finden zwar viele Knoten, aber oft sind es solche, die schon lange bestehen und gutartig sind. „Überdiagnosen", also falsch positive Befunde, sind deshalb die häufige Folge. So wundert es nicht, dass derzeit 75 % aller Tumoren durch die Patientin entdeckt werden und nur 25 % durch Ärzte und mithilfe der Mammografie.

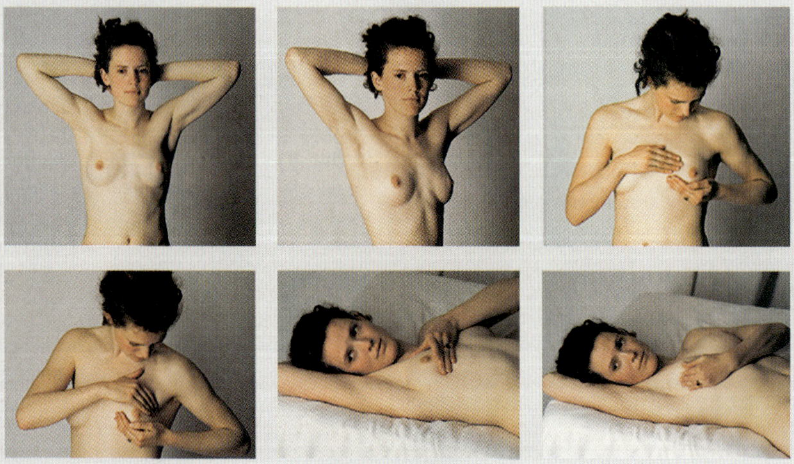

Selbstuntersuchung der Brust (ausführliche Anleitung im Text) [ADM 2310]

träglichkeit verbessern. Für tiefe körperliche und seelische Entspannung sorgen z. B. Verfahren wie Autogenes Training, Yoga, Tai Chi oder Qigong, Progressive Muskelentspannung nach Jacobson sowie Meditation (→ S. 1260). Neben (teuren) Sportstudios bieten auch viele Volkshochschulen solche Kurse an.

Bei Erschöpfung und Müdigkeit sollten Sie aber auf Ihren Körper hören, sich nicht überfordern und notfalls auf Sport verzichten. Legen Sie im Alltag häufige Ruhepausen ein, und üben Sie anstrengende Tätigkeiten lieber im Sitzen als im Stehen aus.

Haut, Haare, Körperpflege. Ihre Haut verträgt die Bestrahlung besser, wenn Sie bequeme Kleidung tragen, die weder reibt noch drückt. Gut vertragen werden Kleidungsstücke aus Baumwolle oder Seide. Während der Bestrahlungstherapie dürfen Sie die bestrahlte Region nicht in Kontakt mit Wasser bringen (also auch nicht waschen!), denn das erhöht die lokal schädigende Wirkung der radioaktiven Strahlen. Als Schutz gegen Sonnenbestrahlung muss die sehr lichtempfindliche Haut im Bereich des Bestrahlungsfelds anfangs durch lichtundurchlässige Kleidung abgedeckt werden. Später können Sie Sonnenschutzpräparate mit hohem Lichtschutzfaktor verwenden.

Der Haarausfall während und nach der Chemotherapie ist für viele Frauen ein schwer zu ertragendes Symbol der Krankheit. Manche Frauen schneiden sich ihre Haare schon vor der Chemotherapie kurz oder kommen mit selbstbewusst getragenen Baseballkappen oder Tüchern zurecht. Andere kümmern sich möglichst früh um eine passende Perücke. Tatsächlich sollte man den Perückenkauf in die Zeit legen, in der man noch das eigene Haar hat. Dann ist es leichter, eine unauffällige, farblich zum Hauttyp passende Perücke zu finden. Manche Frauen bevorzugen aber auch eine Perücke, die aus ihnen einen ganz anderen Typ macht und mit ihrem Naturton nichts zu tun hat. In der Zeit des stärksten Haarausfalls schlafen manche Frauen mit Stretchturbanen (in Drogerien erhältlich), damit die ausgefallenen Haare nicht mühsam vom Kopfkissen aufgelesen werden müssen. Manche rasieren sich das Haar auch von vornherein ab, um den langsamen Haarverlust nicht erleben zu müssen. Etwa drei Monate nach Beendigung der Chemotherapie ist eine Perücke meist nicht mehr nötig, die Haare sind dann wieder hübsch nachgewachsen, nach etwa sechs Monaten kann man von einer flotten Kurzhaarfrisur sprechen.

Während der Chemotherapie nimmt für viele Frauen die Körperpflege einen großen Stellenwert ein. Nehmen Sie die Bedürfnisse, die Ihnen Ihr Körper signalisiert, ernst und sich auch die Zeit, ihnen nachzugehen. Versuchen Sie – den Umständen entsprechend – gut zu Ihrem Körper zu sein. Gönnen Sie sich den längeren Aufenthalt im Badezimmer, den Gebrauch von Körpercremes, Kosmetik und Wellnessbehandlungen.

Selbstwertgefühl erhalten. Eine Brustkrebsoperation bedeutet für viele Frauen auch eine Minderung des weiblichen Selbstwertgefühls. Denn viele Frauen fürchten, mit ihrer Brust auch einen Teil ihrer Weiblichkeit und sexuellen Anziehungskraft verloren zu haben. Sprechen Sie mit Ihrem Partner über diese Ängste und ziehen Sie gegebenenfalls auch eine Trennung in Erwägung, wenn Ihr Partner Sie nicht in angemessener Weise unterstützen kann.

Umgang mit Sexualität. Oft wird die Befürchtung, nach einer Brustamputation sexuell nicht mehr interessant zu sein, auf den Partner übertragen. Viele Frauen reden sich sogar ein, ihre Männer könnten sich vor ihnen ekeln. Häufig haben allerdings die Männer Angst, ihren Partnerinnen weh zu tun. Auch hier kann ein offenes – auch professionell begleitetes – Gespräch Missverständnisse ausräumen.

Die Einstellung zum Leben erneuern. Brustkrebs zu haben und die Brustkrebsbehandlung durchgestanden zu haben bedeutet auch, das eigene Leben neu zu betrachten. Wer weiß schon, wie lange das Leben noch dauert? Es kann sein, dass Sie in manchen Momenten zu der Überzeugung kommen, Ihr Leben „umkrempeln" zu müssen. In anderen Momenten sind Sie dagegen einfach nur dankbar dafür, überlebt zu haben. Erfahrungsgemäß lassen sich diese Gefühle gar nicht so einfach sortieren, und sie ändern sich schnell und unberechenbar. Ärzte sprechen dann von *Affektinkontinenz,* wenn die Betroffenen unkontrollierbar weinen, lachen oder wütend sind. Aber all diese extremen Gefühle verlieren im Lauf der Zeit wieder an Brisanz. Hören Sie in sich hinein, seien Sie nachsichtig mit sich selbst und auch mit Ihren Mitmenschen. Vertrauen Sie darauf, dass sich Wege auftun, die Ihnen bei allen Veränderungen und Einschränkungen auch neue Möglichkeiten eröffnen.

Komplementärmedizin

Alternativmedizinische Heilverfahren sollten bei Brustkrebs ausschließlich ergänzend (= komplementär) zu den anerkannten schulmedizinischen Therapien eingesetzt werden. Mistelpräparate (→ S. 1031) werden häufig von Brustkrebspatientinnen komplementär eingesetzt, können aber auch Nebenwirkungen auslösen. Eine ausführliche Beschreibung der Misteltherapie und aller weiteren alternativen Heilverfahren finden sich bei Krebs → S. 1029.

Prognose

Die Prognose bei Brustkrebs hängt im Wesentlichen vom Stadium des Tumors (Stadieneinteilung siehe Website zum Buch) zum Zeitpunkt der Diagnose ab. Im Durchschnitt überleben etwa 75 % der Frauen mit Brustkrebs die nächsten fünf Jahre und etwa 60 % die nächsten zehn Jahre. Von einer endgültigen Heilung kann man bei Brustkrebs nie sprechen: Auch wenn dies sehr selten ist, treten Spätrezidive noch 30 Jahre nach der Ersttherapie auf. Fast die Hälfte aller betroffenen Frauen erreichen diese 30 Jahre, bei nodalnegativem Befund (d. h. nicht von Brustkrebszellen befallenen Lymphknoten → Lymphknotenentfernung S. 838) sogar 85 %.

i Aktuell: www.gesundheit-heute.de/23x02

- **www.brustkrebs.de** – Internetseite des Vereins Brustkrebs e. V., Berlin: Fundierte und übersichtliche Informationen von Fachärzten mit weiterführenden Links zu Selbsthilfegruppen und Beratungsstellen und guten Buchtipps.
- **www.krebsinformationsdienst.de/Krebsarten/brustkrebs.html** – Internetseite des Deutschen Krebsforschungszentrum, Heidelberg: Sehr hilfreiche Informationen für Patienten und Angehörige, mit zahlreichen Praxistipps zu Nebenwirkungen, Begleitsymptomen und Kostenübernahme, weiterführenden Links, Broschüren zum Herunterladen, Telefonhotline, Klinikadressen.
- **www.frauenselbsthilfe.de** – Internetseite der Frauenselbsthilfe nach Krebs e. V., Bonn: Weniger Fachinformationen, dafür sehr gute und praxisorientierte Selbsthilfebroschüre zum Bestellen und Herunterladen (Rubrik Infos) sowie Kontaktadressen der Landesverbände.
- V. Barth; A. Barth: **Brustkrebs: schnell verstehen – richtig behandeln.** Trias, 2003. Praxisnaher Ratgeber im Frage-und-Antwort-Stil. Mit Übersichtsplänen zu Diagnostik und Behandlung.
- H. Delbrück: **Brustkrebs. Rat und Hilfe für Betroffene und Angehörige.** Kohlhammer, 2006. Neu aufgelegtes, verständliches, aktuelles Nachschlagebuch. Bietet neben medizinischem Wissen auch Informationen zu Themen wie Partnerschaft, Sexualität, Beruf und sozialen Leistungen.
- L. Berg: **Brustkrebs. Wissen gegen Angst.** Goldmann, 2007. Aktuelle, überarbeitete Auflage des Klassikers. Kritische Darstellung der traditionellen und alternativen Diagnose- und Therapieverfahren sowie einfühlsame Besprechung der psychischen Problematik. Mit vielen Praxistipps, Adressen und Hinweisen für Frauen in Österreich und der Schweiz.
- O. Camara; J. Sehouli: **Brustkrebs: 100 Fragen – 100 Antworten.** akademos, 2006. Beantwortet anschaulich und verständlich Fragen, die an Brustkrebs erkrankte Frauen formuliert haben. Auch Themen wie Ernährung und Sexualität finden Platz.

Menstruationszyklus und Wechseljahre

Der Menstruationszyklus

Zwischen etwa 12 und 55 Jahren ist eine Frau geschlechtsreif, d. h. sie kann schwanger werden. Die Geschlechtsreife zeigt sich durch den regelmäßigen **Eisprung** ***(Ovulation)*** und der damit verbundenen **Menstruation(sblutung)** ***(Monatsblutung, Regelblutung, Abbruchblutung, Periode, Menses, „Tage“).*** Da die Blutung monatlich immer wiederkehrt, spricht man auch vom **Menstruationszyklus** (mensis = Monat). Die erste Menstruationsblutung beim jungen Mädchen wird als **Menarche** bezeichnet und setzt in der Regel zwischen dem 11. und 13. Lebensjahr ein. Die letzte Periodenblutung der Frau heißt **Menopause** und bedeutet das Ende der Fortpflanzungsfähigkeit. Grundlage des Menstruationszyklus ist ein ausgeklügeltes Zusammenspiel der weiblichen Geschlechtshormone ***Östrogen*** und ***Progesteron,*** deren Konzentrationen zyklisch ansteigen und wieder abfallen. Unter dem Einfluss von Östrogen, das zum einen in den Eierstöcken, zum anderen aber auch vom heranreifenden **Eibläschen** ***(Follikel)*** gebildet wird, bereitet sich die Schleimhaut in der Gebärmutter darauf vor, dass ein befruchtetes Ei sich einnisten kann. Die Schleimhaut verdichtet sich, indem ihre Zellen sich stark vermehren, und lagert Nährstoffe ein. Sie wird aufgebaut und wächst von etwa 2 mm bis auf eine Stärke von 10–12 mm. Hat die Östrogenkonzentration eine bestimmte Höhe erreicht, bewirkt sie die Ausschüttung des ***luteinisierenden Hormons (LH).*** Dieses wiederum sorgt dafür, dass der Eisprung stattfindet. Die Eizelle wird von der trichterförmigen Öffnung des Eileiters aufgenommen und beginnt ihre Wanderung durch den Eileiter zur Gebärmutter hin. Der im Eierstock zurückgebliebene Rest des Eibläschens wird zum **Gelbkörper.** Er produziert das Hormon **Progesteron**, auch ***Gelbkörperhormon*** genannt. Unter dessen Einfluss bleibt die aufgebaute Gebärmutterschleimhaut erhalten. Wird die Eizelle jedoch nicht befruchtet, bildet sich der Gelbkörper zurück, gleichzeitig vermindert sich damit die Ausschüttung von Progesteron. Sinkt die Progesteronkonzentration im Blut unter einen bestimmten Wert, kann die aufgebaute Schleimhaut nicht erhalten werden. Ungefähr zwei Wochen nach dem Eisprung lösen sich die oberen Schichten der Gebärmutterschleimhaut ab und es kommt zur Blutung. Da die verminderte Hormonkonzentration die Blutung auslöst, wird sie häufig auch als ***Entzugsblutung*** bezeichnet. Der erste Tag der Blutung ist definiert als erster Zyklustag.

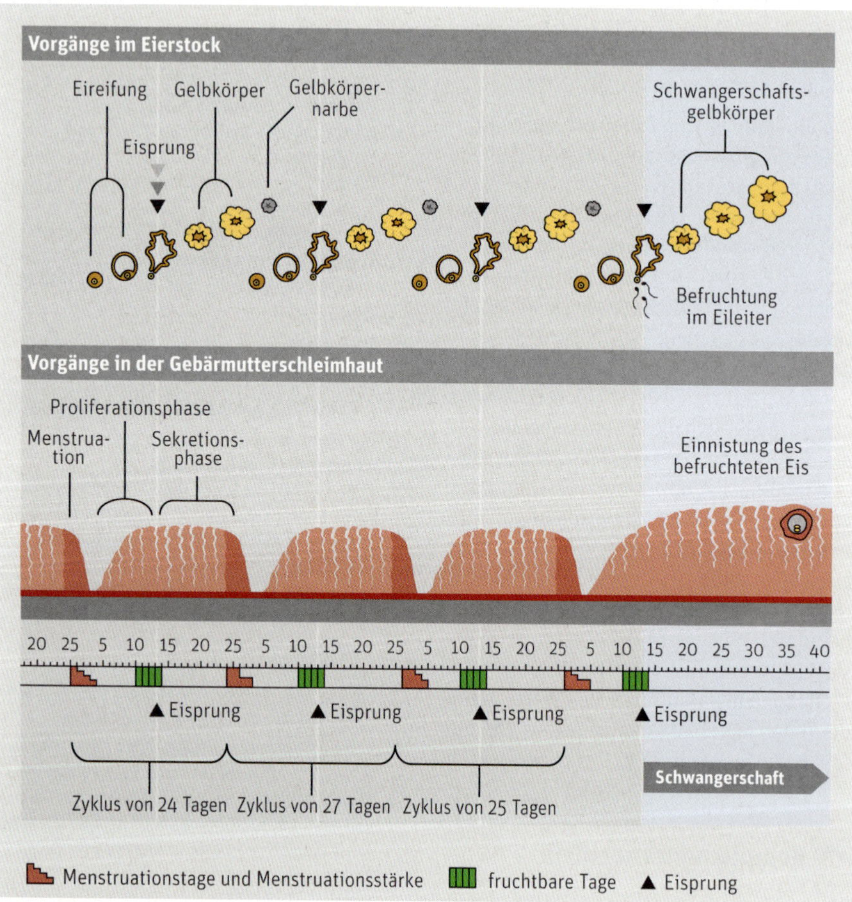

Die wichtigsten ***hormonellen Veränderungen im Menstruationszyklus.*** *Kommt es zur Befruchtung und zur Einnistung des Eis, stirbt der Gelbkörper nicht ab, sondern wächst bei steigender Progesteronbildung weiter. Das Beta-HCG (Human Chorion Gonadotropin)-Hormon wird beim Eintritt einer Schwangerschaft (→ S. 357) von den Zellen des Mutterkuchens (Plazenta) gebildet. Beim Schwangerschaftstest (→ S. 350) wird das HCG-Hormon im Urin nachgewiesen.* [ASM 2319]

Verlauf und Dauer des Zyklus

Die Menstruationsblutung dauert in der Regel 3–7 Tage. Dauer, Stärke und Verlauf der Menstruation können bei jeder Frau unterschiedlich sein. Während einer Menstruation werden durchschnittlich 65 ml Menstruationsflüssigkeit ausgeschieden, der größte Teil davon in den ersten beiden Tagen. Um das Ablösen der Gebärmutterschleimhäute zu erleichtern, zieht sich die Gebärmutter zu Beginn der Menstruation häufig zusammen. Dies kann sich für die Frau als leichtes Ziehen bis hin zu starken, krampfartigen Unterleibsschmerzen bemerkbar machen (→ S. 843). Zusammen mit dem Blut werden auch kleinste Gewebestückchen ausgeschieden, die zur Gebärmutterschleimhaut gehören und kein Grund zur Beunruhigung sind. Auch kleinere Blutgerinnsel sind an den ersten Tagen der Monatsblutung normal.

Gleichzeitig mit der Blutung reift im Eierstock ein neues Eibläschen, die Östrogenkonzentration steigt Tag für Tag, und die Gebärmutterschleimhaut bereitet sich erneut auf die Einnistung eines befruchteten Eis vor. Diese Phase im Menstruationszyklus nennt man **Aufbauphase** ***(Proliferationsphase).*** Sie endet zwischen dem 12. und 15. Zyklustag **(Zyklusmitte)** mit dem Eisprung. Zu diesem Zeitpunkt ist die Schleimhaut wieder maximal aufgebaut und wird erhalten, solange der Gelbkörper noch Progesteron produziert. Diese **Sekretionsphase** endet nach dem 28. Zyklustag mit Beginn der nächsten Blutung. Die Sekretionsphase nach dem Eisprung, in der sich der Gelbkörper bei ausbleibender Befruchtung zurückbildet, dauert immer 14 Tage. Dagegen kann die erste Zyklushälfte – also die Zeit der Monatsblutung und des erneuten Schleimhautaufbaus – unterschiedlich lang sein und variiert zwischen 11 und 21 Tagen. Dementsprechend dauert ein ganzer Menstruationszyklus zwischen 25 und 35 Tagen, im Durchschnitt 28 Tage.

Spürbare Veränderungen im Zyklus

Das regelmäßige Ansteigen und Absinken der Hormonspiegel im Blut macht sich natürlich auch in anderer Weise als nur in der Monatsblutung für die Frau bemerkbar. So kann es sein, dass zum Zeitpunkt des Eisprungs und in der zweiten Zyklushälfte durch den Einfluss von Östrogen vermehrt Wasser eingelagert wird und die Brust spannt. Durch die Wirkung des Progesterons steigt die Körpertemperatur 1–2 Tage nach dem Eisprung um etwa 0,5 °C an und bleibt während der ganzen zweiten Zyklushälfte erhöht. Stimmungsschwankungen aufgrund der plötzlich abfallenden Hormonspiegel sind in den Tagen vor der Menstruation genauso häufig wie Heißhungerattacken oder glanzloses Haar.

Eine weitere zyklische Veränderung betrifft den **Gebärmutterhalsschleim** *(Zervixschleim)*. Der Schleimpfropf, der normalerweise den Gebärmutterhals verschließt und damit sowohl Keime als auch Spermien am Eindringen in die Gebärmutter hindert, verflüssigt sich kurz vor dem Eisprung und wird durch die Scheide ausgeschieden. Gleichzeitig öffnet sich der Muttermund ein wenig und erleichtert damit den Spermien den Weg in die Gebärmutter. Die Frau bemerkt den aus der Scheide austretenden Schleim bereits ab dem 10. oder 11. Tag, das Maximum ist am 15. Tag erreicht. Zu diesem Zeitpunkt verändert der Schleim auch Farbe und Konsistenz. Er wird durchsichtig und lässt sich zwischen zwei Fingern mehrere Zentimeter auseinanderziehen („Spinnbarkeit" → S. 318).

Feststellung der aktuellen Zyklusphase

Die Veränderungen der Geschlechtshormone Östrogen und Progesteron innerhalb der verschiedenen Zyklusphasen sind für die Frau zum einen selbst spürbar, zum anderen lassen sie sich beim Arzt mithilfe der **hormonellen Funktionsdiagnostik** *(Vaginalzytologie)* kontrollieren und dokumentieren. Die Funktion von Progesteron z. B. zeigt sich in veränderten Zellen der Scheidenwand.

Zur Untersuchung fährt der Arzt mit einem Watteträger an der Wand des Scheidengewölbes entlang. Das Abstrichmaterial rollt er auf einem Objektträger ab und betrachtet es unter dem Mikroskop. Durch die Vaginalzytologie kann relativ genau bestimmt werden, in welcher Zyklusphase die Frau sich gerade befindet. Auch die Messung der morgendlichen Körpertemperatur (Basaltemperaturmethode → S. 318) sowie die Begutachtung des Gebärmutterhalsschleims (Zervixschleimmethode → S. 318) tragen zur Feststellung der Zyklusphase und damit der Hormonfunktion bei.

Menstruationsschmerzen

Häufigkeit: ■■■■■

Menstruationsschmerzen *(Periodenschmerzen, Dysmenorrhoe)*: Schmerzen im Unterbauch während der Monatsblutung. Etwa 20 % aller Frauen leiden darunter; bei jungen Mädchen in der Pubertät ist sogar jedes zweite betroffen. Menstruationsschmerzen können in der Regel mit einfachen Mitteln bekämpft werden.

Leitbeschwerden

- Ziehende, krampfartige Schmerzen im Unterbauch meist an den ersten beiden Blutungstagen
- Leichte Schmerzen bereits kurz vor der Monatsblutung.

Wann zum Frauenarzt

In den nächsten Wochen, wenn

- Die Schmerzen bei jeder Monatsblutung auftreten und so stark sind, dass der normale Tagesablauf beeinträchtigt wird
- Gleichzeitig Störungen der Monatsblutung (→ S. 846) bestehen
- Die Schmerzen plötzlich auftreten und die Monatsblutung bis dahin immer schmerzlos war.

Die Erkrankung

Bestehen die Menstruationsschmerzen schon seit der ersten Monatsblutung, spricht der Arzt von *primärer Dysmenorrhoe*. Die Schmerzen werden in diesem Fall durch krampfartiges Zusammenziehen (Kontraktion) der Gebärmutter verursacht, für das körpereigene Substanzen, die Prostaglandine, verantwortlich sind. Prostaglandine kommen außer in der Gebärmutterwand in fast allen Organen vor und können neben den Muskelkontraktionen auch Schmerzen auslösen. Im Normalfall verschwinden die Schmerzen bei primärer Dysmenorrhoe in den folgenden Zyklen.

Bei der *sekundären Dysmenorrhoe* treten die Schmerzen erst nach einigen Jahren auf, wenn vorher die Monatsblutung immer schmerzarm oder schmerzlos war. Hier können die Ursachen vielfältig sein und müssen ärztlich abgeklärt werden. Gutartige Gebärmuttertumoren wie Myome (→ S. 860) oder auch eine Endometriose (→ S. 856) können in diesen Fällen die Ursache sein.

Prinzipiell spielt auch die Psyche eine große Rolle bei der Schmerzentstehung. Stress, Sorgen oder das automatische Erwarten von Schmerzen, wenn auch die Freundin oder die Mutter daran leidet, können diese hervorrufen. Manchmal fühlen sich junge Mädchen noch unwohl und unsicher, was die Veränderungen in ihrem Körper angeht. Menstruationsschmerzen sind unter Umständen Ausdruck einer unbewussten Ablehnungshaltung gegenüber dem Erwachsenwerden.

Das macht der Arzt

Mit einer gynäkologischen Untersuchung und einem Ultraschall des Unterbauchs schließt der Arzt organische Ursachen wie Fehlbildungen, Myome der Gebärmutter oder eine Endometriose aus. Erhärtet sich der Verdacht auf Endometriose, ist eine Bauchspiegelung (→ S. 862) notwendig.

Sind organische Ursachen ausgeschlossen, verordnet der Arzt kurzfristig schmerzlindernde oder krampflösende Medikamente. Häufig lassen sich die Beschwerden aber auch mit Selbstbehandlungsmaßnahmen lindern. Auch die Einnahme der „Pille" (→ S. 323) führt bei vielen Frauen zu einer leichteren und kürzeren Blutung und lässt die Schmerzen verschwinden.

Medikamente bei Menstruationsschmerzen. Acetylsalicylsäure (z. B. Acesal®, Aspirin®) hemmt die Prostaglandinproduktion und wirkt auf diese Weise schmerzlindernd. Diese Präparate dürfen bei Geschwüren im Magen-Darm-Trakt nicht eingenommen werden. Patientinnen mit empfindlichem Magen oder Magenschleimhautentzündung sollten ebenfalls darauf verzichten und besser Medikamente mit dem Wirkstoff Ibuprofen verwenden: Ibuprofen (z. B. Dismenol®, Gyno-Neuralgin®, MENSOTON®, Urem®) zählt auch zu den Prostaglandinhemmern, wird aber oft besser vertragen als Acetylsalicylsäure. Naproxen (z. B. Dysmenalgit®, Naproxen gyn®) ist ein weiterer Vertreter der Prostaglandinhemmer, der gut verträglich ist. Butylscopolamin (Buscopan®) ist ein krampflösender Wirkstoff, der bei Menstruationsschmerzen ebenfalls hilft.

Selbsthilfe

- Wärmeanwendungen (Wärmflasche, erhitztes Dinkel- oder Kirschkernsäckchen, warme Umschläge) auf dem Unterbauch oder ein warmes Vollbad (z. B. mit Melisse, Kamille oder Bergamotte als Badezusatz) lösen Krämpfe und lindern Schmerzen.
- Regelmäßige sportliche Bewegung fördert die Durchblutung, löst Verkrampfungen der Muskulatur und sorgt zudem für seelische Ausgeglichenheit. Darüber hinaus tragen spezielle gymnastische Übungen dazu bei, dass Menstruationsschmerzen weniger heftig auftreten.

➤ Sex kann die Schmerzen dämpfen, zumindest wenn ein Orgasmus gelingt. Denn dann werden körpereigene Endorphine (→ S. 1217) ausgeschüttet, opiatähnliche Stoffe, die zumindest für einen kurzen Zeitraum Schmerzlinderung bringen.

Komplementärmedizin

Die Pflanzenheilkunde empfiehlt Mönchspfeffer (Vitex agnus-castus, z. B. Agnolyt®, Femicur®) zur längerfristigen Einnahme (4–6 Monate) sowie Traubensilberkerze (Cimicifuga racemosa) und Gänsefingerkraut (Potentilla anserina) zur Stabilisierung des Hormonhaushalts. Die Präparate sind zwar rezeptfrei erhältlich, sollten jedoch besser erst nach Rücksprache mit dem Frauenarzt eingenommen werden.

Teemischungen aus Kamillenblüten (Matricaria recutita), Schneeballbaumrinde (Viburnum prunifolium) und Gänsefingerkraut (Potentilla anserina) wirken krampflösend; es wird empfohlen, einige Tage vor dem erwarteten Blutungsbeginn eine Teekur (bis zu drei Tassen täglich) zu beginnen.

Orthomolekularmedizin (→ S. 238). Manche Frauen sprechen auf die Einnahme von Magnesium an. Die Orthomolekularmedizin schreibt dem Spurenelement einen entspannenden Effekt auf die Gebärmutterschleimhaut und eine hemmende Wirkung auf die schmerzauslösende Prostaglandinproduktion zu. Welche Dosierung im Einzelfall geeignet ist, sollte mit dem behandelnden Gynäkologen abgestimmt werden. Gleiches gilt für Vitamin B1 – in einer Studie erwies sich die regelmäßige Einnahme von 100 mg täglich in einigen Fällen als erfolgreich. Dennoch sollten auch in diesem Fall Dosierung und Einnahme mit dem Arzt geklärt werden [N05].

Entspannungsverfahren wie Autogenes Training (→ S. 1257) können krampfartige Schmerzen lindern und das eigene Schmerzempfinden ändern.

TENS-Therapie (→ S. 1279). Die transkutane elektrische Nervenstimulation hat sich zur Behandlung von Menstruationsschmerzen bewährt. Wichtig ist, dass die elektrischen Impulse, die dem Körper zugeführt werden, eine ausreichend hohe Frequenz haben [N06].

Akupunktur (→ S. 1249). Gegen Menstruationsschmerzen eingesetzt, ist die Akupunktur ebenfalls wirksam, schneidet im direkten Vergleich mit der TENS-Therapie aber etwas schlechter ab. [N07]

Homöopathie (→ S. 1251). Häufig eingesetzte homöopathische Mittel sind Belladonna, Cimicifuga, Crocus, Ignatia, Lachesis, Pulsatilla, Sepia, Uzara und Zincum metallicum.

Verschieben der Menstruation

Manchmal möchten Frauen ihre Monatsblutung um einige Tage nach vorne oder hinten verschieben, wenn eine wichtige Prüfung, ein Kurzurlaub oder Sportwettkampf ansteht. In Ausnahmefällen ist dies auch in Ordnung. Wer es allerdings häufiger tut, riskiert, seine hormonelle Situation völlig durcheinanderzubringen.

Vorverlegen der Menstruation: Einmalige Verkürzung des Menstruationszyklus durch Einnahme von Medikamenten. Zur Vorverlegung der Blutung verordnet der Frauenarzt die „Pille“. Die Einnahme der „Pille“ wird dann drei Tage vor dem gewünschten Blutungsbeginn abgesetzt. Frauen, die die „Pille“ bereits länger einnehmen, können sich diesen Zeitpunkt selbst ausrechnen.

Hinauszögern des Menstruationsbeginns: Einmalige Verlängerung des Menstruationszyklus durch Einnahme von Medikamenten. Verhütet die Frau nicht bereits mit der „Pille“, verordnet der Frauenarzt zur Verlängerung des Zyklus ein Gestagenpräparat (Progesteron). Bei einem 28-tägigen Zyklus wird das Präparat ab dem 22. Zyklustag täglich eingenommen und drei Tage vor dem gewünschten Blutungsbeginn wieder abgesetzt. Verhütet die Frau schon länger mit der „Pille“, muss sie die Einnahmephase um die entsprechende Zeit verlängern. Da die einzelnen „Pillen“ sehr unterschiedlich zusammengesetzt sind, sollte das Verschieben der Menstruation vorher mit dem Frauenarzt besprochen werden.

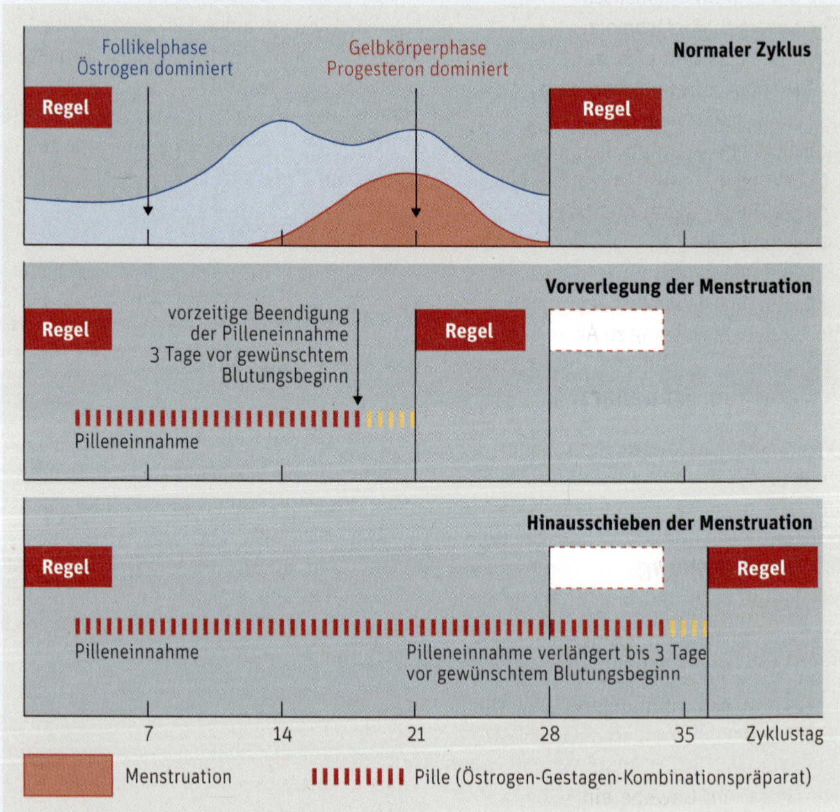

Oben: Normaler Zyklusverlauf. Der Abstand vom ersten Tag der Menstruation bis zum nächsten Menstruationsbeginn beträgt etwa 28 Tage.
*Mitte: **Vorverlegen der Menstruation.** Die Einnahme der „Pille“ beginnt wie üblich zu Menstruationsbeginn und wird drei Tage vor dem nachfolgend gewünschten Menstruationsbeginn abgesetzt.*
*Unten: **Hinauszögern des Menstruationsbeginns.** Ab dem etwa 22. Zyklustag erfolgt die Einnahme eines Gestagen- oder Östrogen-Gestagen-Präparats so lange, bis die nächste Menstruation erfolgen soll.* [ASM 2320]

Prämenstruelles Syndrom

Häufigkeit:

Prämenstruelles Syndrom ***(PMS, prämenstruelle dysphorische Störung):*** Regelmäßig in den Tagen vor der Monatsblutung auftretende, das tägliche Leben beeinträchtigende körperliche und psychische Beschwerden, die mit Einsetzen der Blutung nachlassen. Da die Symptome vielfältig sind und unterschiedlich stark empfunden werden, schwanken die Angaben zur Häufigkeit des PMS. Etwa 35 % aller Frauen sind davon betroffen, Therapiebedürftigkeit besteht, wenn mindestens neun von zwölf Zyklen starke Beschwerden verursachen, was bei etwa 5 % der Frauen der Fall ist. Frauen über 30 leiden häufiger darunter als jüngere.

Leitbeschwerden

- Brustspannen *(Mastodynie)*
- Wassereinlagerungen, geschwollene Hände und Füße
- Rücken- und Unterbauchschmerzen
- Migräneartige Kopfschmerzen
- Psychische Labilität: Stimmungsschwankungen, Reizbarkeit, Lethargie, Depression mit unkontrollierbarem Weinen, Nervosität, Angstgefühle
- Schlaflosigkeit
- Völlegefühl, Verdauungsstörungen, Heißhunger auf Süßes
- Gewichtszunahme
- Hitzewallungen, Schweißausbrüche
- Unreine Haut, Neigung zu Akne.

Wann zum Frauenarzt

In den nächsten Wochen, wenn einige der genannten Beschwerden regelmäßig auftreten

Die Erkrankung

Dem PMS liegt ein hormonelles Ungleichgewicht in der zweiten Zyklushälfte zugrunde. Vor allem in den letzten 3–7 Tagen vor der neuen Menstruation überwiegt der Einfluss von Gestagen (Progesteron) gegenüber dem des Östrogens (→ Tab. S. 335); es wird mehr Wasser im Gewebe eingelagert, was die schmerzhaften Schwellungen an Brüsten, Händen und Füßen erklärt. Aber auch andere Hormone wie Aldosteron (→ S. 758), Prolaktin (→ Tab. S. 335) und Botenstoffe im Gehirn, wie das Glückshormon Serotonin (→ S. 221), scheinen dabei eine Rolle zu spielen. So haben viele Frauen während der Tage vor ihrer Monatsblutung Heißhunger auf etwas Süßes. Dies kann ein Signal dafür sein, dass der Serotoninstoffwechsel im Gehirn gestört ist. In der zweiten Zyklushälfte wird das Gelbkörperhormon Progesteron gebildet, während gleichzeitig die Östrogenausschüttung abfällt. Damit steigt die Neigung, ein prämenstruelles Syndrom zu entwickeln. Dafür spricht auch, dass bei den betroffenen Frauen die Beschwerden während einer Schwangerschaft ausbleiben, und dass sie spätestens nach den Wechseljahren verschwinden.

Obwohl das PMS hormonell bedingt ist und deshalb nicht zu den psychosomatischen Störungen (→ S. 1213) zählt, beeinflussen psychische Probleme die PMS-Beschwerden stark, allen voran Partnerschaftskonflikte, sexuelle Probleme in der Beziehung oder chronische Überforderung im Beruf oder in der Mutterrolle.

Das macht der Arzt

Der Arzt schließt mit der gynäkologischen Untersuchung sowie einem Ultraschall des Unterbauchs organische Ursachen der Beschwerden aus. Eine Bestimmung der Hormonkonzentrationen im Blut deckt nur in wenigen Fällen ein Ungleichgewicht auf. Das schulmedizinische Therapieangebot ist zwar reichhaltig, aber nicht immer effektiv; deshalb gehen die Empfehlungen der Frauenärzte weit auseinander. Immerhin profitieren viele Frauen von den folgenden Empfehlungen:

- Veränderungen im Lebensstil stehen an erster Stelle (→ Selbsthilfe).
- Zusätzlich empfehlen viele Frauenärzte Kalzium oder Magnesium als Nahrungsergänzung.
- Bei nur vorübergehenden, aber starken (Kopf-)Schmerzen werden Schmerzmittel vom NSAR-Typ wie Indometacin empfohlen (z. B. IndoHexal®, Übersicht → S. 996).
- Soll gleichzeitig einer Schwangerschaft vorgebeugt werden, lindert die Einnahme der „Pille" (→ S. 323) das PMS oft erstaunlich wirksam, weil die „Pille" die körpereigene Hormonproduktion teilweise unterdrückt.
- Stehen die Wassereinlagerungen im Vordergrund, lassen sich diese für jeweils ein paar Tage mit entwässernden Medikamenten (Diuretika → S. 784) behandeln.
- Wenn dies alles nicht hilft, verordnen viele Frauenärzte ein Antidepressivum vom Typ der Serotonin-Wiederaufnahmehemmer (SSRI → S. 1170). Die Therapie sollte mindestens drei Monate dauern.
- Wirksam, wenn auch bei Patientinnen meist wenig beliebt, ist oft die Behandlung mit Hormonen. Hier haben der Frauenarzt und seine Patientin die Qual der Wahl: Eine klassische Empfehlung ist die Behandlung mit Gestagenpräparaten (Progesteron) während der zweiten Zyklushälfte, z. B. täglich 30 mg Medroxyprogesteronacetat. Alternativ werden auch Östrogene verordnet. Wirksam sind auch die Anwendung von Danazol Ratiopharm® und von GnRH-Agonisten (sie werden alle auch bei der Endometriose eingesetzt und dort einschließlich ihrer Nebenwirkungen ausführlich beschrieben → S. 860).

Selbsthilfe

Die folgende Aufstellung nennt die erfahrungsgemäß wirkungsvollsten Tipps:

Bewegung. Den größten therapeutischen Nutzen während der kritischen Tage bringt sportliche Aktivität. Regelmäßige körperliche Bewegung beugt dem PMS vor.

Ernährung. Die Reduktion von Salz, Zucker, Alkohol, Koffein und die Erhöhung der Kohlenhydratzufuhr sind in einer kontrollierten Studie untersucht worden. Ergebnis: Es wurde damit definitiv eine Verbesserung der Symptomatik erreicht. Eine kohlenhydratreiche und proteinarme Kost während der zweiten Zyklushälfte verbessert die Stimmung.

- Viele Frauen empfinden Schokolade in den Tagen vor der Regel als hilfreich, dies ist verständlich, weil Kakao die Serotoninausschüttung stimuliert und Schokolade die Serotoninvorstufe Tryptophan enthält.
- Manche Frauen profitieren auch vom „Nervenvitamin" B6, das z. B. in Avocados, Bananen, Haferflocken, Nüssen und Vitamin-B-Kombinationspräparaten enthalten ist.
- Möglicherweise hilft die Einnahme des muskelentspannenden Magnesiums (hoch dosiert z. B. 350 mg täglich) und des Kalziums, das in Milchprodukten sowie in speziellen Kalzium-Brausetabletten enthalten ist.
- Versuchen Sie, in der zweiten Zyklushälfte vollständig auf Koffein zu verzichten und Ihren Nikotin- und Alkoholkonsum zu verringern.

Schlaf. Versuchen Sie, möglichst ausreichend zu schlafen. Wenn Sie Nachtdienst leisten müssen, versuchen Sie, Ihre Dienstpläne so zu beeinflussen, dass die Nachtschichten *nach* und nicht *vor* Ihren Tagen liegen.

Wärme. Gegen Krämpfe im Unterleib hilft feuchte Wärme (z. B. eine in ein feuchtwarmes Tuch gewickelte Wärmflasche); ein warmes Vollbad wirkt entspannend.

Seelische Konflikte und Stress. Haben Sie ungelöste Konflikte, scheuen Sie sich nicht, professionelle Hilfe in Anspruch zu nehmen – je weniger seelische „Lasten" Sie zu tragen haben, desto leichter werden Sie auch Ihre PMS-Beschwerden ertragen.

Und wenn Sie leicht zu Stress z. B. im Job neigen, kann eine Entspannungstechnik wie Yoga oder Autogenes Training (→ S. 1257) sehr wirksam sein. Sie sollten aber mit 2–3 Monaten rechnen, bis eine solche Entspannungstechnik wirkt.

Zykluskalender. Führen Sie als Vorbereitung zum nächsten Arztbesuch über mehrere Monate einen Zykluskalender. Tragen Sie dort sämtliche Beschwerden ein. Dies kann Ihnen selbst Aufschlüsse geben, es erleichtert das Gespräch mit Ihrem Arzt und die Suche nach einer bestmöglichen Behandlungsstrategie.

Komplementärmedizin

Pflanzenheilkunde. Zum Ausgleich des hormonellen Ungleichgewichts empfiehlt man dieselben Heilpflanzen wie zur Behandlung von Menstruationsschmerzen (→ S. 843), wobei standardisiertem Mönchspfefferextrakt (Vitex agnus-castus, z. B. Agnolyt®, Femicur®) der größte therapeutische Stellenwert eingeräumt wird [N08].

Kräutertees. Je nach vorherrschenden Symptomen können helfen:

- Aufgegossene Birkenblätter (Betula pendula) oder Schachtelhalm zur Entwässerung bei Wassereinlagerungen und gegen Spannungsgefühle (z. B. in den Brüsten)
- Johanniskraut (Hypericum perforatorum) zur Stimmungsaufhellung
- Hopfenblüten (Humulus lupulus), Baldrian (Valeriana officinalis) und Melisse (Melissa officinalis) gegen Schlafstörungen oder Salbei (Salvia officinalis) bei hormonell bedingten Schweißausbrüchen
- Ein bewährtes Mittel gegen Kopfschmerzen ist Pfefferminzöl (Menthae piperitae aetheroleum) zur Einreibung der Schläfen oder der Stirn.

Keinen Nachweis gibt es bislang, dass die ebenfalls häufig empfohlenen pflanzlichen Mittel Nachtkerzenöl (Oenothera biennis) und Ginkgo (Ginkgo biloba) PMS-Beschwerden lindern [N09].

Die Orthomolekularmedizin (→ S. 238) empfiehlt Kombinationstherapien, z. B. von hoch dosiertem Magnesium, Vitamin B6 und Omega-3-Fettsäuren. Ein wissenschaftlicher Wirkungsnachweis steht jedoch aus, eine Alternative ist die Monotherapie mit einem der genannten Nährstoffe [N15].

Massage. Auch sie wirkt sich positiv auf Häufigkeit und Verlauf des PMS aus, wobei der Effekt unmittelbar nach einer Massagesitzung am größten ist. Für eine dauerhafte Besserung ist es deshalb ratsam, eine Behandlungseinheit mit mehreren Massagen in regelmäßigen Abständen zu wiederholen.

Akupunktur (→ S. 1249). PMS ist ein häufiges Einsatzgebiet der Akupunktur, und es liegen zahlreiche Erfahrungsberichte vor, die dem Verfahren eine therapeutische Wirksamkeit bescheinigen. So gesehen spricht nichts gegen einen Versuch, die Beschwerden mittels Akupunktur zu lindern – auch wenn die Studienergebnisse in Bezug auf den therapeutischen Nutzen eher widersprüchlich sind [N16].

Reflexzonenmassage (→ S. 1256). Es gibt Hinweise, dass die Fußreflexzonenmassage, bei der manueller Druck auf bestimmte Punkte oder Zonen der Füße ausgeübt wird, zur Behandlung von PMS geeignet ist. Die Behandlung sollte allerdings von einem erfahrenen Therapeuten durchgeführt werden [N17].

Zyklus- und Monatsblutungsstörungen

Häufigkeit:

Zyklusstörungen *(dysfunktionelle Blutungen):* Vom Normalverlauf abweichender Monatszyklus, dazu zählen Ausbleiben der Monatsblutung, verlängerter Menstruationszyklus, verkürzter Menstruationszyklus, Schmierblutungen und Zwischenblutungen; bzw. vom Normalverlauf abweichende Monatsblutung, dazu zählen die verstärkte, die abgeschwächte und die verlängerte Monatsblutung. Letztere werden von Frauenärzten in Abgrenzung zu den Zyklusstörungen auch als **Störungen der Monatsblutung** *(Menstruationsstörungen)* bezeichnet.

Die überwiegende Zahl der Frauen ist in (mindestens) einer Lebensphase davon betroffen. Der Behandlungsbedarf ergibt sich aus den Beschwerden oder einer mit der Zyklusstörung verbundenen Unfruchtbarkeit (→ S. 331).

Die Erkrankungen

Im Einzelnen unterscheidet der Mediziner folgende Störungen:

Ausbleiben der Monatsblutung *(Amenorrhoe):* Fehlen der Monatsblutung über drei Monate, ohne dass eine Schwangerschaft besteht. Kommt die Blutung während der Pubertät und nach dem 16. Geburtstag nicht in Gang, spricht man von **primärer Amenorrhoe.** Bleibt sie dagegen aus, nachdem schon ein normaler Zyklus bestanden hat, ist dies eine **sekundäre Amenorrhoe.** Die häufigsten Gründe für die sekundäre Amenorrhoe sind Schwangerschaft, Stillzeit und die Zeit nach den Wechseljahren. Daneben können seelische oder körperliche Stresssituationen und Krankheiten, z. B. Diäten, Leistungssport, Magersucht oder Depressionen, Ursachen einer ausbleibenden Monatsblutung sein. Der Körper der Frau „schützt" sich damit vor einer möglichen Schwangerschaft, die er zurzeit nicht verkraften könnte. Eine primäre Amenorrhoe tritt infolge einer verzögerten Pubertät, genitaler Fehlbildungen und körperlicher oder seelischer Stresssituationen auf.

Verlängerter Menstruationszyklus *(Oligomenorrhoe):* Länger als 35 Tage dauernder Menstruationszyklus. Die Blutung kommt seltener, Stärke und Dauer sind aber normal. Verlängerte Menstruationszyklen kommen beispielsweise häufig nach dem Absetzen der „Pille" vor. Darüber hinaus kann eine unzureichende Follikelreifung dazu führen, dass der Eisprung verspätet oder gar nicht stattfindet und sich die Blutung entsprechend verzögert. Behandlungsbedürftig ist der verlängerte Menstruationszyklus normalerweise nur bei bestehendem Kinderwunsch.

Verkürzter Menstruationszyklus *(Polymenorrhoe):* Weniger als 25 Tage dauernder Menstruationszyklus. Die Blutung kommt zu häufig, ist aber von normaler Stärke und Dauer. Verkürzte Menstruationszyklen treten vorwiegend bei Frauen über 35 Jahren auf. Ursache ist meist ein hormonelles Ungleichgewicht. Die Zyklusstörung wird dann behandelt, wenn die häufigen Blutungen für die Frau belastend sind oder der Blutverlust zu hoch ist. Da insbesondere bei älteren Frauen häufige Blutungen auch auf einen Tumor hinweisen, sollte ein plötzlich auftretender verkürzter Menstruationszyklus immer vom Arzt abgeklärt werden.

Schmierblutung *(Spotting, Zusatzblutungen):* Zusätzlich zur regelmäßigen Monatsblutung auftretende leichte Zwischenblutung. Schmierblutungen dauern 1–2 Tage und können direkt vor der Monatsblutung *(prämenstruelle Blutung)* oder danach *(postmenstruelle Blutung)* auftreten. Schmierblutungen in der Zyklusmitte kurz vor dem Eisprung werden auch als **Mittelblutung** *(mittelzyklische Blutung)* bezeichnet. Die Zusatzblutungen sind harmlos, solange sie regelmäßig und zyklusabhängig erscheinen. Eine Behandlung ist dann nicht erforderlich.

Zwischenblutungen *(Metrorrhagie, dysfunktionelle Dauerblutung, azyklische Dauerblutung):* Unregelmäßige Dauerblutung länger als sieben Tage, die keinen Zyklus mehr erkennen lässt. Starke Zwischenblutungen sind häufig organisch bedingt und bedürfen daher immer einer fachärztlichen Abklärung. Auslöser können eine Entzündung der Gebärmutterschleimhaut und verschiedene Tumoren sein. Seltener treten Zwischenblutungen als Nebenwirkung einer Spirale (→ S. 322) auf.

Verstärkte Monatsblutung *(Hypermenorrhoe):* Starke Blutung, bei der mehr als fünf Vorlagen oder Tampons täglich über mehrere Tage hinweg benötigt werden. Neben hormonellen Ursachen führen chronische Entzündungen und Tumoren der Gebärmutter sowie Gerinnungsstörungen zu einer verstärkten Monatsblutung. Häufig gehen mit dem Menstruationsblut auch größere Gerinnsel (Koagel) ab. Einmalig verstärkte Blutungen sind normalerweise harmlos. Bleiben sie jedoch über mehrere Zyklen sehr stark, ist die fachärztliche Abklärung notwendig.

Abgeschwächte Monatsblutung *(Hypomenorrhoe):* Verminderte Blutung, bei der weniger als zwei Vorlagen oder Tampons täglich benötigt werden. Die abgeschwächte Monatsblutung ist zu leicht und von (zu) kurzer Dauer. Meist ist sie Zeichen einer nachlassenden Funktion der Eierstöcke zur Zeit der Wechseljahre: Die Eierstöcke produzieren geringere Mengen an Östrogen. Folglich wird die Gebärmutterschleimhaut weniger stark aufgebaut, sodass in der Blutungsphase auch nur wenig abbluten kann. Bei jüngeren Frauen kann es nach einer Entzündung der Gebärmutterschleimhaut dazu kommen, dass die Schleimhaut nur gering aufgebaut wird und die folgende Blutung abgeschwächt ist.

Verlängerte Monatsblutung *(Menorrhagie):* Länger als sechs Tage dauernde Monatsblutung bei normaler Zykluslänge. Dies kann Zeichen einer bestehenden Gerinnungsstörung sein oder auf Gebärmuttertumoren hinweisen, die das Zusammenziehen der Gebärmutter behindern. Eine verlängerte Monatsblutung muss vom Arzt abgeklärt werden.

Warnhinweis: Bei Zyklusstörungen sind natürliche Verhütungsmethoden nicht sicher.

Wann zum Frauenarzt

In den nächsten Wochen, wenn

- Die Monatsblutung plötzlich ohne erkennbare Ursache ausbleibt und ein selbst durchgeführter Schwangerschaftstest negativ ausgefallen ist
- Erstmals Schmierblutungen auftreten
- Die Monatsblutung so häufig und unregelmäßig kommt, dass kein Rhythmus mehr erkennbar ist
- Unregelmäßige Zwischenblutungen auftreten
- Zu schwache Blutungen auftreten und ein unerfüllter Kinderwunsch besteht.

In den nächsten Tagen, wenn die Blutung wiederholt übermäßig stark ist oder länger dauert als normalerweise.

Das macht der Arzt

Primäre Amenorrhoe. Bei der gynäkologischen Untersuchung und einem Kontrastmittelultraschall sieht der Arzt, ob Fehlbildungen im weiblichen Genitaltrakt ein Abfließen des Menstruationsbluts verhindern. Zur Aufdeckung hormoneller Fehlregulationen werden durch eine Blutuntersuchung die Spiegel der Geschlechtshormone sowie des Steuerhormons GnRH bestimmt.

Eine Heilung und damit auch die Herstellung der Fruchtbarkeit ist nicht immer möglich, gelingt aber oft durch die Gabe von Hormonen oder Steuerhormonen.

Sekundäre Amenorrhoe. Ist eine Schwangerschaft ausgeschlossen, liegen die Ursachen meist außerhalb des gynäkologischen Bereichs – nicht selten sind z. B. schwere psychische Erkrankungen die Ursache. Vermutet der Arzt hormonelle Störungen, so versucht er mit Blutuntersuchungen und Stimulationstests herauszufinden, von welcher Ebene sie ausgehen, ob die Eierstöcke z. B. zu wenig Östrogen produzieren oder ob die übergeordneten Regulationszentren im Gehirn nicht richtig steuern. Diese Untersuchungen ziehen sich meist über mehrere Wochen hin und erfordern Geduld.

Die Behandlung richtet sich nach der Grundkrankheit. Bei einer Depression oder einer Magersucht zeigt das Wiedereinsetzen der Menstruation z. B. an, dass es der Betroffenen wieder besser geht. Viele Frauen erleben dies als sehr positiv; deshalb schlagen manche Ärzte den Patientinnen vor, Hormone einzunehmen, um das Wiedereinsetzen der Periode und damit den Therapieprozess zu beschleunigen.

Verlängerter oder verkürzter Menstruationszyklus. Anhand von Blut- und Urinuntersuchungen bestimmt der Arzt, ob ein hormonelles Ungleichgewicht besteht und ob ein Eisprung stattfindet. Nur dann, wenn die Frau sich durch den unregelmäßigen Zyklus beeinträchtigt fühlt, oder wenn über längere Zeit eine gewünschte Schwangerschaft nicht

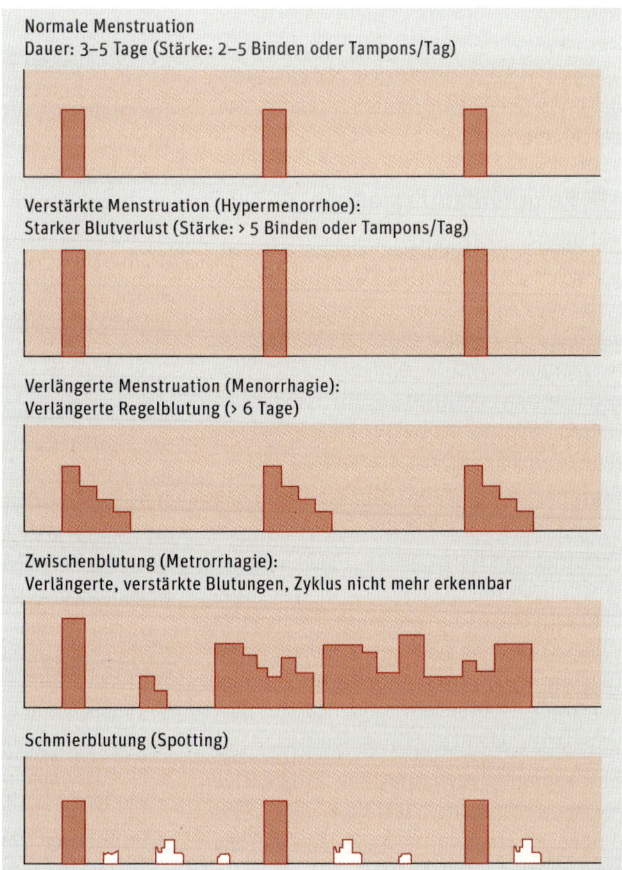

Störungen der Monatsblutung und Zyklusstörungen werden nach Stärke, Dauer und dem Zeitpunkt der Blutung eingeteilt. [ASM 2321]

eintritt, werden zu lang dauernde Zyklen behandelt. Am einfachsten geschieht dies durch Einnahme der „Pille", die durch den 21-tägigen Einnahmezyklus und die anschließende siebentägige Pause dem Körper einen Rhythmus aufzwingt. Treten die Blutungen zu häufig oder unregelmäßig auf, ist der Ausschluss von Polypen und anderen Tumoren in der Gebärmutter sehr wichtig. Dazu kann auch eine Ausschabung (→ S. 830) notwendig sein. Ergibt die Hormondiagnostik, dass der Eisprung ausbleibt (der Arzt spricht von anovulatorischen Zyklen), so muss dies nur bei Kinderwunsch behandelt werden (Details dazu → Kapitel 08).

Abgeschwächte Monatsblutung. Prinzipiell ist sie nur behandlungsbedürftig, wenn ein (unerfüllter) Kinderwunsch besteht. Mit dem Vaginalultraschall (→ S. 829) misst der Arzt den zyklusabhängigen Aufbau der Gebärmutterschleimhaut und stellt fest, ob sie ausreichend ist, damit ein befruchtetes Ei sich einnisten kann. Lässt die Monatsblutung kurz vor den Wechseljahren deutlich nach, ist dies durch die physiologische Verminderung der Hormonproduktion in den Eierstöcken bedingt und muss nicht behandelt werden.

Verstärkte Monatsblutung. Der Arzt sucht per Ultraschall und Gebärmutterspiegelung (→ S. 830) nach Myomen (→ S. 860), Polypen (→ S. 861) oder Tumoren in der Gebärmutter und nach anderen Blutungsquellen. Der beste Zeitpunkt für diese Untersuchung ist in der ersten Zyklushälfte. Die Kombination der Gebärmutterspiegelung mit einer Ausschabung (→ S. 830) ermöglicht es, in der Spiegelung entdeckte Polypen oder Myome gleich zu entfernen. Zur Diagnostik von Gerinnungsstörungen dienen Bluttests (→ S. 1039).

Selbsthilfe

Die wenigsten Frauen haben immer einen exakt gleichen Menstruationszyklus. Wenn Ihre Regelblutung mal nach 25 oder mal nach 31 Tagen kommt, besteht kein Anlass zur Sorge. Der heutige Lebensstil mit unregelmäßigen Arbeitszeiten und häufigen, anstrengenden (Flug-)Reisen stört den Rhythmus vieler Frauen. Auch Zeitverschiebungen, Schicht- und Nachtarbeit, überstandene akute Erkrankungen (z. B. Grippe) wirken sich negativ auf den Rhythmus aus. Ein weniger bekannter Störfaktor tritt dann auf, wenn nach monatelanger Pause die sexuelle Aktivität wieder aufgenommen wird; manchmal kann dadurch sogar ein Eisprung ausgelöst werden. Viele Frauen sind so während des letzten Kriegs in den kurzen Fronturlauben ihrer Männer unerwartet schwanger geworden. Aber auch stark kalorienreduzierte Diäten bringen das Zusammenspiel der Hormone durcheinander, sodass der Menstruationszyklus stark schwankt.

Die beste Medizin für einen gleichmäßigen Rhythmus ist ein geregeltes Leben. Doch ob der Rhythmus immer gleich ist, ist weniger wichtig. Wichtig ist, dass Sie ihn kennen und möglichst auch die Faktoren, die ihn beeinflussen. Bei einem unregelmäßigen Rhythmus, aber beschwerdefreier Menstruation ist lediglich die Anwendung natürlicher Verhütungsmethoden (Übersicht → Tab. S. 318) problematisch. Wenn Ihre Regel jedoch plötzlich ohne erkennbare Ursache nicht mehr periodisch ist, oder wenn Zwischenblutungen auftreten, sollten Sie umgehend einen Arzt aufsuchen.

(!) Führen Sie einen Zyklus- und Menstruationskalender. Dazu reicht ein scheckkartengroßer Jahreskalender. In vielen Arztpraxen liegen solche kleinen Zykluskalender zum Mitnehmen aus.

Bei abgeschwächten Menstruationsblutungen hilft oft ein ansteigendes Fußbad. Stellen Sie hierfür beide Füße in eine mit warmem Wasser (etwa 33 °C) gefüllte Wanne und gießen Sie in den nächsten 15 Minuten immer wieder heißes Wasser nach – die Temperatur sollte 40 °C nicht übersteigen. Um eine größtmögliche Wirkung zu erzielen, sollten Sie das Fußbad in der Woche vor der erwarteten Menstruation täglich einmal durchführen.

Komplementärmedizin

Die Pflanzenheilkunde empfiehlt die Einnahme von standardisiertem Mönchspfefferextrakt (Vitex agnus-castus, z. B. Agnolyt®, Femicur®) über 4–6 Monate zur Stabilisierung des Hormonhaushalts. Verschiedene Studienergebnisse unterstreichen den therapeutischen Nutzen insbesondere bei sekundärer Amenorrhoe sowie bei Gelbkörperschwäche [N10].

Teezubereitungen mit Taubnessel (Lamium album) sollen vor allem bei unregelmäßigen Menstruationszyklen helfen. Ihnen und Teemischungen mit Johanniskraut (Hypericum perforatorum) und Frauenmantel (Alchemilla vulgaris) wird ein blutungsfördernder Effekt zugeschrieben. Schafgarbe (Achillea millefolia) soll insbesondere bei verstärkter oder verlängerter Menstruation helfen.

Entspannungsverfahren wie Progressive Muskelrelaxation nach Jacobson (→ S. 1259), Autogenes Training (→ S. 1257) oder Yoga (→ S. 1259) sind nicht nur zum Abbau von Stress geeignet, sondern wirken auch positiv auf das Hormonsystem. Wichtig ist, die Entspannungsübungen regelmäßig durchzuführen.

Akupunktur (→ S. 1249). Sie hat sich in einigen Fällen bewährt, vor allem bei einem verkürzten oder verlängerten Menstruationszyklus.

Homöopathie (→ S. 1251). Gleiches gilt für die Homöopathie, die eine individuell abgestimmte Konstitutionsbehandlung empfiehlt.

i **Aktuell:** www.gesundheit-heute.de/23x03

- Im Internet sind brauchbare und ausgewogene Informationen zu Menstruation, Zyklus- und Menstruationsbeschwerden leider rar. Wir konnten uns zu keiner Empfehlung entschließen.
- Für Buchtipps vgl. auch die allgemeinen Frauengesundheitsbücher → Infobox S. 827
- T. Kreitman et al.: **Problemlos durch die Tage.** Was Mädchen über die Periode wissen möchten. Ueberreuther, 2002. Jugendratgeber mit vielen Selbsthilfetipps bei Menstruationsbeschwerden. Nicht nur für Jugendliche.
- J. Becket (Hrsg.): **Rubinrote Zeit – Beginn der Menstruation.** Diametric, 2006. Frauen aus vier Generationen erzählen über den Beginn ihrer Monatsblutung. Keine medizinische Fachinformation, dafür aber Einblicke in ein sich stark wandelndes Selbstverständnis.

Toxinschocksyndrom

Häufigkeit: ■□□□□

Toxinschocksyndrom *(Toxisches Schocksyndrom, menstruelles TSS):* Lebensbedrohliches Krankheitsbild, ausgelöst durch giftige Stoffwechselprodukte (Toxine) des Bakteriums Staphylococcus aureus. Das Toxinschocksyndrom ist eine seltene Erkrankung vor allem junger Frauen. Etwa drei von 100 000 Frauen sind während der Monatsblutung betroffen. Da das Toxinschocksyndrom mit der Verwendung von Tampons in Zusammenhang gebracht wird, wird dafür oft der Begriff *Tamponkrankheit* verwendet. Der Krankheitsverlauf ist ernst und endet für mindestens jede 30. Erkrankte tödlich. Wird ein Toxinschocksyndrom frühzeitig erkannt, bestehen bei intensivmedizinischer Behandlung aber gute Heilungschancen.

Leitbeschwerden

- Plötzliches hohes Fieber
- Blutdruckabfall, Schwindel
- Fleckiger, sonnenbrandähnlicher Ausschlag mit späterem Ablösen der Haut
- Erbrechen, Durchfall, eventuell Muskelschmerzen.

Warnhinweis: Bei Anzeichen eines Toxinschocksyndroms müssen Sie sofort den Tampon entfernen und schnellstmöglich eine Klinik aufsuchen!

Die Erkrankung

Das Bakterium Staphylococcus aureus befindet sich auf Haut und Schleimhäuten vieler Menschen, ohne direkt Krankheitszeichen auszulösen. Bei jüngeren Frauen kann es jedoch zu einer starken Vermehrung der Bakterien in der Scheide kommen, wenn sie während der Monatsblutung Tampons benutzen. Diese bleiben mitunter aufgrund ihrer Saugfähigkeit sehr lange in der Scheide und verändern das Scheidenmilieu, sodass die Keime sich ungehindert vermehren und Bakteriengifte (Toxine) bilden können. Auch Verhütungsmittel (z. B. ein in die Scheide eingeführtes Diaphragma → S. 321) oder Infektionen im Wochenbett (→ S. 391) können eine derartige Infektion verursachen. Bei Männern und Kindern kann ein Toxinschocksyndrom durch eine Infektion nach einer Operation oder als Folge von Verletzungen auftreten. Die Toxine verbreiten sich sehr schnell im ganzen Körper und führen zur Blutvergiftung (Sepsis → S. 1053).

Das macht der Arzt

Der Arzt stabilisiert unter intensivmedizinischen Bedingungen mit der Infusion von Flüssigkeit und entsprechenden Medikamenten den Kreislauf und versucht, ein Versagen der Organe zu verhindern. Gleichzeitig erfolgt eine intravenöse Antibiotikabehandlung.

Vorsorge

Wechseln Sie Tampons grundsätzlich (auch im Flugzeug oder auf Reisen) mindestens viermal täglich, das heißt spätestens nach 6–8 Stunden.

Die Wechseljahre

Mit den **Wechseljahren** *(Klimakterium)* wird der Übergang von der Geschlechtsreife in das höhere Alter (Senium) bezeichnet, d. h. die Zeitspanne zwischen dem 45. und 55. Lebensjahr. Nach dem 55. Lebensjahr sprechen die Mediziner vom **Senium.** In den Wechseljahren nimmt die Funktion der Eierstöcke und die damit verbundene Ausschüttung der Geschlechtshormone stetig ab. Die sinkende Konzentration von Östrogen und Progesteron bewirkt, dass die Menstruationszyklen unregelmäßig und seltener werden **(Prämenopause** oder *Präklimakterium).* Sobald kein Eisprung mehr stattfindet, kann die Frau nicht mehr schwanger werden. Zwischen dem 50. und 55. Lebensjahr hören die Monatsblutungen auf **(Menopause).** Die Zeit nach der letzten Monatsblutung wird **Postmenopause** genannt.

Die Wechseljahre erleben Frauen sowohl körperlich als auch psychisch sehr unterschiedlich. Manche leiden unter den Hormonmangelerscheinungen (Wechseljahrsbeschwerden → unten) und dem sich anbahnenden Übertritt in eine neue Lebensphase, andere werden aktiver denn je. Frauen sind in dieser Lebensphase häufig mit Änderungen in der Familie konfrontiert, die eine depressive Krise auslösen können. Die Kinder sind erwachsen und verlassen das Haus; sie selbst verlieren ihre oft wichtigste und tagesfüllende Aufgabe *(Empty-Nest-Syndrom).* Wie eine Frau mit diesen Veränderungen umgeht, ist häufig entscheidend für den Verlauf der Wechseljahre. Viele Frauen sehen in dieser Phase auch eine Chance zur Umorientierung und zum Neuanfang.

Wechseljahrsbeschwerden

Häufigkeit: ■■■■■

Wechseljahrsbeschwerden *(Östrogenmangelsyndrom, klimakterisches Syndrom):* Körperliche und psychische Beschwerden während der Wechseljahre (Klimakterium), die aber nur bei einem Drittel der Frauen behandlungsbedürftig sind. Die Wechseljahrsbeschwerden können zwischen sechs Monaten und drei Jahren dauern, d. h. so lange, bis sich der Körper der betroffenen Frau an die neue Hormonlage gewöhnt hat. Die Behandlung der Beschwerden ist schwierig. Zur Linderung stehen die vorübergehende Gabe von Hormonpräparaten (Hormonersatztherapie → S. 850) und verschiedene Methoden der Selbsthilfe und Naturheilkunde zur Verfügung.

Männer haben keine Wechseljahre – auch wenn das immer wieder behauptet wird –, weil der Rückgang der Geschlechtshormone sehr allmählich über 30 Jahre erfolgt, und auch die Zeugungsfähigkeit zumindest prinzipiell lebenslang besteht. Ein vorschnelles Nachlassen der Testosteronproduktion kommt aber vor (→ S. 818).

Vorzeitige Wechseljahre *(Climacterium praecox):* Verlust der Eierstockfunktion und damit Beginn des Klimakteriums vor dem 40. Lebensjahr. Die Beschwerden und die Behandlungsmöglichkeiten sind die gleichen wie bei „regulären" Wechseljahrsbeschwerden.

Leitbeschwerden

Folgende Beschwerden können während der Wechseljahre auftreten, müssen aber nicht:
Prämenopause:
- Zunehmend unregelmäßige und seltenere Menstruationen
- Stärker oder schwächer werdende Blutungen
- Schmierblutungen kurz vor der Monatsblutung.

Wechseljahre bis Menopause:
- Hitzewallungen, Schweißausbrüche
- Schwindel und Herzrasen
- Trockenheit und Jucken im Genitalbereich
- Depressive Stimmungslage
- Nachlassende Libido
- Reizbarkeit, Nervosität, Schlaflosigkeit.

Postmenopause:
- Trockenheit im Genitalbereich und fehlendes Feuchtwerden trotz sexueller Erregung bleiben oft bestehen.
- Rücken- und Gelenkbeschwerden.
- Eventuell Haarwuchs im Gesicht („Damenbart").

Wann zum Frauenarzt

In den nächsten Wochen, wenn die genannten Beschwerden
- Vor dem 40. Lebensjahr auftreten
- Eine Belastung sind.

Die Erkrankung

Ab dem 45. Lebensjahr reifen in den Eierstöcken immer weniger Eibläschen, und häufig verlaufen die Menstruationszyklen ohne Eisprung *(anovulatorische Zyklen).* Wenn die Eisprünge ausbleiben, wird auch kein Gelbkörper gebildet; dadurch reduziert sich der Spiegel des Gelbkörperhormons (Progesteron). Da jedoch zu diesem Zeitpunkt noch ausreichend Östrogene gebildet werden, wächst trotzdem die Gebärmutterschleimhaut und Monatsblutungen finden statt. Durch das Ungleichgewicht von Östrogen und Progesteron wird die Schleimhaut zum Teil zu hoch aufgebaut; dies ist der Grund für die stärkeren Blutungen in dieser Phase.

In den folgenden Jahren vermindert sich auch die Östrogenproduktion. Die Folgen des **Östrogenmangels** sind vielfältig. Es kommt zu unregelmäßigeren Blutungen sowie plötzlich auftretenden Hitzewallungen und Schweißausbrüchen. Die Scheidenschleimhaut wird trockener und schmerzt unter Umständen beim Geschlechtsverkehr. Außerdem juckt sie häufiger und wird anfälliger für Entzündungen. Die verminderte Östrogenkonzentration bewirkt weiter, dass mehr Stresshormone produziert werden. Mögliche Folgen sind Herzrhythmusstörungen und Schwindel sowie vermehrte Nervosität.

Während die meisten Beschwerden nach einiger Zeit wieder verschwinden, beschleunigt das Ausbleiben der Geschlechtshormone die Arteriosklerose (→ S. 721) und den Abbau von Knochengewebe (Osteoporose → S. 1016). Dadurch kommt es im Alter leichter zu Knochenbrüchen, am häufigsten in den Wirbeln, gleichzeitig nimmt die Körpergröße ab und die normale Krümmung der Wirbelsäule ändert sich. In Extremfällen spricht man vom ***Witwenbuckel*** (→ Abb. S. 928).

Das macht der Arzt

Durch die Untersuchung von Zellmaterial aus einem Scheidenabstrich erkennt der Arzt, ob bereits ein Östrogenmangel vorliegt. Messungen der Hormonkonzentrationen im Blut sind nicht unbedingt notwendig, wenn die Beschwerden im entsprechenden Alter auftreten. Treten außerhalb der Monatsblutung zusätzliche Blutungen auf, wird eine Gebärmutterspiegelung (→ S. 830) durchgeführt, um Tumoren in der Gebärmutter auszuschließen. Herzrhythmusstörungen sind immer auch vom Kardiologen oder Internisten fachärztlich abzuklären. Bei ausgeprägten psychischen Beschwerden wird der Arzt zu einer begleitenden psychotherapeutischen Untersuchung und Behandlung raten.

Der Streit um die Hormonersatztherapie

Die Therapie von Wechseljahrsbeschwerden verfolgt zwei Ziele: Zum einen will sie akute Beschwerden lindern, zum anderen den langfristigen negativen Auswirkungen auf Knochen und Gefäße vorbeugen. Da die Symptome vorwiegend auf einen Hormonmangel zurückzuführen sind, war die **Hormonersatztherapie** *(HET)* jahrelang die quasinatürliche Antwort auf den Hormonentzug während der Wechseljahre. Durch die in der Fachwelt völlig unerwarteten Ergebnisse der *Women's Health Initiative* Studie (2002) ist der Einsatz der Hormonersatztherapie inzwischen aber zurückgegangen (→ Kasten). So wird die Hormonbehandlung oft nur noch bei Frauen mit starken Wechseljahrsbeschwerden sowie bei Frauen, die vorzeitig in die Wechseljahre (→ S. 849) kommen, empfohlen – und auch hier nur für wenige Jahre. Ein weiteres Problem besteht in der Wahl der Präparate. Zur Behandlung der Symptome würde der Ersatz von Östrogenen reichen. Da allerdings unter reiner Östrogenbehandlung vermehrt Krebserkrankungen der Gebärmutterschleimhaut auftreten, werden Östrogene und Gestagene kombiniert. Mit einer Ausnahme: Bei Frauen, deren Gebärmutter entfernt wurde, ist eine alleinige Östrogenbehandlung möglich.

Als Darreichungsformen stehen Tabletten, Spritzen, Vaginalzäpfchen und Pflaster zur Verfügung. Frauen, die an Bluthochdruck, Gerinnungsstörungen, starkem Übergewicht, ausgeprägten Krampfadern oder Lebererkrankungen leiden, werden ebenso wie Raucherinnen *nicht* mit Hormonen behandelt. Hatte oder hat eine Frau bereits eine Krebserkrankung, die auf Hormone empfindlich reagiert hat, wie z. B. Brust- oder Gebärmutterkörperkrebs, dürfen auch ihre Wechseljahrsbeschwerden nicht mit Hormonen behandelt werden.

Selbsthilfe

Versuchen Sie diesen Abschnitt Ihres Lebens möglichst positiv und aktiv zu gestalten. Lassen Sie es sich nicht nehmen, dieser wichtigen Lebensetappe Ihre eigene Prägung zu verleihen, die Sie mit Zufriedenheit erfüllt. Dazu gehört auch, die körperlichen Veränderungen anzunehmen und eventuellen Beschwerden möglichst keinen Krankheitswert zuzuweisen. Im Übrigen verlaufen die Wechseljahre bei jeder Frau anders und das Spektrum reicht von völliger Beschwerdefreiheit bis hin zu schweren körperlichen und seelischen Beeinträchtigungen. Die Erfahrung hat aber gezeigt, dass folgende Tipps vielen Frauen bei leichten bis mittelstarken Beschwerden helfen:

- Leiden Sie unter Hitzewallungen, kleiden Sie sich nach dem Zwiebelschalenprinzip und tragen Sie Unterwäsche aus natürlichen Materialien (z. B. Baumwolle, Seide), die auch in feuchtem Zustand noch warm halten. Die Kleidung sollte bequem und eher weit geschnitten sein.
- Setzen Sie Soja und andere Hülsenfrüchte (z. B. Erbsen, Bohnen), aber auch Leinsamen, Haferflocken, Roggen und Weizen auf den Speiseplan, ihnen wird eine phytoöstrogene Wirkung zugeschrieben (→ Komplementärmedizin). Zudem gibt es Hinweise, dass durch den regelmäßigen Verzehr dieser Nahrungsmittel Hitzewallungen reduziert werden können.
- Sportliche Aktivität mildert Hitzewallungen, lässt Sie besser schlafen, baut Stress ab, stärkt Herz und Kreislauf, beugt Übergewicht vor, baut überschüssige Pfunde ab und vermindert das Osteoporoserisiko (→ S. 1016). Am besten sind Ausdauersportarten (z. B. Walken, Radfahren, Joggen, Schwimmen). Aber oft ist schon viel gewonnen, wenn Sie im Alltag für mehr Bewegung sorgen, z. B. wenn möglich *immer* auf den Fahrstuhl verzichten, stattdessen die Treppe nehmen und/oder Besorgungen zu Fuß oder per Rad erledigen.
- Zur Minderung des Osteoporoserisikos sollten Sie häufig kalziumreiche Lebensmittel, d. h. Frischmilch, Käse und andere Milchprodukte zu sich nehmen.

Wirkungen der Östrogene	Folgen des Östrogenmangels
Haare: • Beeinflussen Dichte und Fülle • Wirken den Androgenen entgegen	• Verstärkter Haarausfall • Evtl. "Damenbart" durch Androgenüberschuss
Nervensystem: • Fördern Leistungs- und Merkfähigkeit • Heben die Stimmung	• Nervosität, Schlafstörungen, Reizbarkeit • Beeinträchtigung von Leistungs- und Merkfähigkeit
Brust: • Fördern die Brustentwicklung	• Verlust der Brustelastizität
Herz- und Blutgefäße:	• Herzjagen und -klopfen, Schweißausbrüche, Hitzewallungen, Schwindel
Stoffwechsel: • Halten Cholesterin niedrig = Schutz vor Arteriosklerose und Herzinfarkt	• Anstieg des Cholesterinspiegels • Erhöhtes Arteriosklerose- und Herzinfarktrisiko
Scheide: • Saurer pH-Wert • Durchblutungsfördernd	• Trockenheit der Scheidenschleimhaut
Beckenbodenmuskulatur:	• Senkung der Gebärmutter
Haut und Bindegewebe: • Elastizität durch Kollagenbildung	• Faltenbildung und Trockenheit durch Abnahme der Kollagenbildung
Knochen und Muskeln: • Förderung von Muskel- und Knochenaufbau	• Sinkender Knochenmineralgehalt • Abbau der Knochenmasse • Evtl. Osteoporoseentwicklung

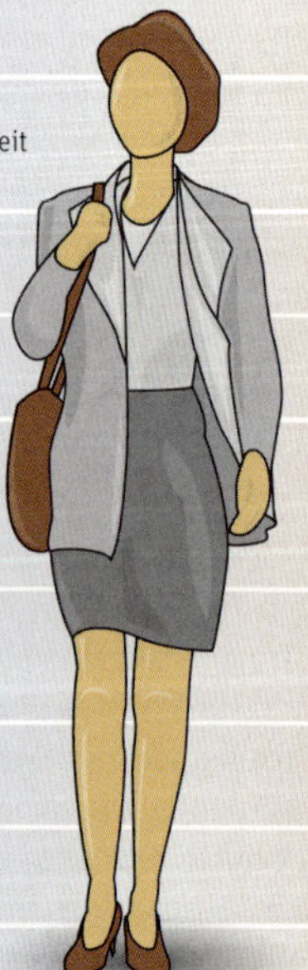

Östrogene haben vielfältige Wirkungen auf die Organsysteme des weiblichen Körpers. Durch die ***hormonellen Veränderungen in den Wechseljahren*** *lassen diese Wirkungen mit der Zeit nach.* [ASM 2322]

- Reduzieren Sie Ihren Nikotin-, Kaffee- und Alkoholkonsum oder hören Sie ganz damit auf – aber verbieten Sie sich nichts! In Maßen ist alles erlaubt.
- Je nach Beschwerdebild helfen auch physikalische Maßnahmen, die Sie ohne großen Aufwand zu Hause durchführen können. Bewährt haben sich z. B. kühle Abwaschungen oder lauwarme Halbbäder als Mittel zur schnellen Selbsthilfe bei Hitzewallungen oder erhöhter Schweißneigung, morgendliche Wechselduschen und regelmäßige Bürstenmassagen auf feuchter Haut (z. B. während des Duschens) zur Anregung des Kreislaufs oder abendliche Wechselfußbäder bei Schlafstörungen. Moorsitzbäder verbessern die Durchblutung im Genitalbereich und lindern Juckreiz. Ebenso empfehlen sich regelmäßige Saunabesuche.
- Selbsthilfe Scheidentrockenheit → S. 343.

Komplementärmedizin

Die Pflanzenheilkunde bietet eine Reihe von Heilmitteln, deren therapeutischer Nutzen bei Wechseljahrsbeschwerden inzwischen wissenschaftlich belegt ist. Dazu gehören Traubensilberkerze (Cimicifuga racemosa, z. B. Remifemin®) und Johanniskrautextrakt (Hypericum perforatum, z. B. Aristo®, Hyperforat®, Jarsin®), der insbesondere depressive Verstimmungen lindert. Mönchspfefferextrakt (Vitex agnus-castus, z. B. Agnolyt®) eignet sich vor allem zur Linderung der Beschwerden am Anfang der Wechseljahre. Für eine optimale Wirkung wird die längerfristige Einnahme von standardisierten Fertigextrakten empfohlen [N11].

Bislang nicht sicher wissenschaftlich belegt ist dagegen die Wirksamkeit von Nachtkerzenöl (Oenothera biennis) und Ginseng (Panax ginseng), denen ein lindernder Effekt bei Hitzewallungen zugeschrieben wird [N12].

Phytoöstrogene gelten derzeit als „sanfte" Alternative zur Hormonersatztherapie (→ S. 850). Den höchsten Gehalt an Phytoöstrogenen haben Sojabohne und Rotklee (Trifolium pratense), gefolgt von Linsen und anderen Hülsenfrüchten, Vollkornprodukten, Knoblauch und Spargel. Die Mehrzahl der standardisierten Phytoöstrogenpräparate enthalten Soja- und Rotklee-Isoflavone (z. B. Menoflavon®). Bislang ist ihre Effizienz zur Behandlung bei Wechseljahrsbeschwerden jedoch nicht ausreichend gesichert, Nebenwirkungen sind nicht auszuschließen. Daher sollten ohne Absprache mit dem Arzt keine Präparate eingenommen werden, die Phytoöstrogene in großen Mengen enthalten.

Hormonersatztherapie: Pro und Kontra

Argumente dafür

- In über 70 % der Fälle kommt es durch eine Hormonersatztherapie zu einer raschen und wirkungsvollen Linderung sämtlicher Wechseljahrsbeschwerden, die auf den Hormonmangel zurückzuführen sind.
- Es kommt zu einem Anti-Aging-Effekt durch Verdrängung der (sichtbaren) Alterungserscheinungen der Haut (Alterungsvorgänge der Haut → S. 1060).
- Das Wohlbefinden und das Leistungsvermögen steigen.
- Die Knochensubstanz wird stabilisiert und somit das Osteoporoserisiko (→ S. 1016) verringert – dieser Effekt entsteht aber nur bei langfristiger Einnahme über viele Jahre.
- Das Risiko für Gebärmutterhalskrebs sinkt.
- Eine kombinierte Östrogen- und Gestagengabe führt zu einem verminderten Darmkrebsrisiko.

Argumente dagegen

Im Mai 2002 wurden die Ergebnisse einer groß angelegten US-Studie der ***Women's Health Initiative (WHI)*** zur Hormonersatztherapie mit einer Östrogen-Gestagen-Kombination an über 16 000 Frauen publiziert. Seitdem werden die oben beschriebenen Effekte wesentlich kritischer gesehen. Die Gründe im Einzelnen:

- Das Risiko, eine ***Thrombembolie*** (Einschwemmen eines Blutgerinnsels) zu erleiden, insbesondere im ersten Jahr der Anwendung, wird größer (Näheres → Phama-Info S. 940).
- Unter einer Hormonersatztherapie kommt es häufiger zu ***Gallenblasenentzündungen*** (→ S. 670).
- Das ***Brustkrebsrisiko*** (→ S. 834) ist erhöht – mäßig erhöht bei alleiniger Östrogengabe und stark erhöht bei kombinierter Östrogen- und Gestagengabe.
- Bei alleiniger Östrogengabe steigt das Risiko für ***Gebärmutterkörperkrebs*** (→ S. 862) stark an.

Das ***Herzinfarktrisiko*** (→ S. 699) wird entgegen früheren Annahmen durch eine Hormonersatztherapie nicht gesenkt.

Fazit

Insgesamt überwiegen die Risiken der Hormonersatztherapie in und nach den Wechseljahren. Gegen die Einnahme über einige Monate bei starken Beschwerden spricht aber wenig. Darüber hinaus gibt es für die Hormonersatztherapie eigentlich keinen Platz mehr, zudem risikoärmere Behandlungsmöglichkeiten im Rahmen der Komplementärmedizin für die Wechseljahrsbeschwerden zur Verfügung stehen.

Diese Schlussfolgerung gilt übrigens nicht für die lokale Anwendung von Hormonen: Bestehen also Beschwerden wie eine juckende und trockene Scheide, ist – in Absprache mit dem Arzt – die Anwendung einer hormonhaltigen Creme (z. B. Linoladiol®, OeKolp®) im Scheidenbereich wegen der geringen Hormondosis und dem dadurch zu erwartenden Nutzen nach Ansicht der meisten Experten sinnvoll.

Seit kurzem steht mit einem Trockenextrakt aus den Wurzeln des Rhapontikrhabarbers (Rheum rhaponticum z. B. Phytoestrol® N), ein weiteres pflanzliches Mittel zur Verfügung, das die gleichen Hormonwirkungen wie künstlich hergestellte (synthetische) Östrogene haben soll. Abgesehen davon, dass seine Wirksamkeit derzeit noch nicht ausreichend belegt ist, sind Nebenwirkungen vergleichbar der konventionellen Hormonersatztherapie zum gegenwärtigen Zeitpunkt nicht auszuschließen und das Präparat kann deshalb (noch) nicht empfohlen werden. [N13]

Tees. Zur Linderung von Wechseljahrsbeschwerden haben sich verschiedene Teemischungen, z. B. Frauenmantel (Alchemilla vulgaris), Schafgarbe (Achillea millefolium) und Salbei (Salvia officinalis), sowie Tees zur gezielten Milderung von einzelnen Symptomen bewährt, z. B. mit Johanniskraut (Hypericum perforatorum) zur Stimmungsaufhellung, Hopfenblüten (Humulus lupulus), Baldrian (Valeriana officinalis) und Melisse (Melissa officinalis) gegen Schlafstörungen, Salbei (Salvia officinalis) bei vermehrter Schweißneigung und Weißdorn (Crataegus) bei nervös bedingten Herzbeschwerden.

Orthomolekularmedizin (→ S. 238). Sie nennt Vitamin E zur Verringerung von Hitzewallungen, ein wissenschaftlicher Nachweis steht aber noch aus. Gesichert ist dagegen der vorbeugende Effekt einer regelmäßigen ausreichenden Kalziumzufuhr (z. B. Kalziumkarbonat) gegen Osteoporose.

Die Homöopathie (→ **S. 1251**) empfiehlt z.B. Pulsatilla, Sepia, Belladonna und Cimicifuga. Daneben bietet sie fertig zubereitete Komplexmittel (z.B. Cimicifuga Pentarkan®).

Entspannungsverfahren wie Progressive Muskelrelaxation nach Jacobson (→ S. 1259), Yoga (→ S. 1259) und Autogenes Training (→ S. 1257) sowie Massagen (→ S. 1257) helfen – regelmäßig angewendet – Spannungen und nervöse Unruhezustände abzubauen, verbessern das Körpergefühl und fördern psychische Ausgeglichenheit. Darüber hinaus wirken sich Entspannungsübungen offenbar positiv auf Hitzewallungen aus [N18]. Bei Blasenschwäche und Inkontinenz hat sich regelmäßiges Beckenbodentraining bewährt (→ S. 866).

Akupunktur (→ **S. 1249**) **und Elektroakupunktur** (→ **S. 1250**) lindern Hitzewallungen und andere Wechseljahrsbeschwerden; eine zumindest vorübergehende Verbesserung ist inzwischen wissenschaftlich nachgewiesen. [N14]

i Aktuell: www.gesundheit-heute.de/23x04

- **www.gut-durch-die-wechseljahre.de** – Kommerzielle, aber sehr informative Internetseite aus Berlin: Mit Diskussionsforum, vielen Selbsthilfetipps und kostenloser Broschüre zum Herunterladen (Rubrik Broschüren).
- M. Kiechle: **Wechseljahre als Chance.** Droemer Knaur, 2003. Fachärztlicher Ratgeber mit ausführlichen Informationen und praxisnahen Tipps zu alternativen Medikamenten und Therapien.
- Verbraucher Zentrale NRW (Hrsg., 2003): **Wechseljahre. Was Frauen wissen sollten.** Neben allen medizinischen Informationen und Alternativtherapien gibt es Tipps zu Ernährung und Lebensstil sowie einen Blick in andere Kulturen.

Östrogenmangel-Kolpitis

Häufigkeit:

Östrogenmangel-Kolpitis *(Kolpitis senilis, atrophische Kolpitis)*: Scheidenentzündung bei Frauen in und nach den Wechseljahren aufgrund des nicht mehr vollständigen Aufbaus der Scheidenschleimhaut, und dadurch reduzierte Abwehrkraft.

Die Östrogenmangel-Kolpitis beginnt als nicht infektiöse Scheidenentzündung, Bakterien oder Pilze sind zunächst nicht die Ursache, besiedeln aber oft im weiteren Verlauf die entzündete Scheidenschleimhaut.

Die Therapie gelingt bei korrekter Diagnostik zuverlässig mit Maßnahmen zur Verbesserung des Scheidenmilieus sowie mit Antibiotika bzw. Antimykotika.

Leitbeschwerden

- Starker Juckreiz
- Vermehrter Ausfluss, bei bakterieller Mitbeteiligung je nach Erreger mit verändertem Geruch oder veränderter Konsistenz
- Brennender, wundartiger Schmerz im Scheideninneren
- Rötung und Schwellung der Schamlippen
- Fehlendes Feuchtwerden der Scheide bei sexueller Erregung sowie Schmerzen beim Geschlechtsverkehr.

Wann zum Frauenarzt

In der nächsten Woche, wenn die genannten Beschwerden auftreten

Das macht der Arzt

Farbe, Geruch und Beschaffenheit des Ausflusses sowie die mikroskopische Untersuchung des Scheidensekrets liefern dem Arzt Hinweise auf Vorhandensein und Art eines Erregers (Näheres → S. 873). Mit antimykotischen (gegen Pilze) oder antibiotischen Salben (gegen Bakterien) oder Vaginaltabletten sind die Entzündungen in der Regel schnell und effektiv zu behandeln. Bei sehr hartnäckigen Infektionen ist eine orale Einnahme von Antimykotika oder Antibiotika in Tablettenform notwendig. Um eine Ausweitung der Entzündung auf Gebärmutter, Eileiter und Eierstöcke zu verhindern, sollte die Therapie so rasch wie möglich begonnen werden.

Wichtig ist, neben der Infektion auch die Grunderkrankung zu behandeln und das Scheidenmilieu wieder zu verbessern. Dazu stehen Präparate mit Döderlein-Bakterien (z.B Vagiflor®) zur Verfügung. Außerdem kann eine äußerlich anzuwendende östrogenhaltige Salbe (z.B. Linoladiol®, OeKolp®) die Scheidenschleimhaut wieder aufbauen und den Juckreiz lindern.

Selbsthilfe

Eine Selbsthilfe sollte die ärztliche Behandlung nicht ersetzen, sondern begleiten und weiterführen. Als Maßnahmen werden empfohlen:

- Moorsitzbäder, die die Durchblutung und Widerstandsfähigkeit der Scheide fördern
- Unterwäsche aus Baumwolle, die bei 90 °C waschbar ist, damit Erreger abgetötet werden und eine erneute Infektion verhindert wird.

Warnhinweis: Übertriebene Genitalhygiene wie z.B. der Gebrauch von Intimlotionen oder -sprays schadet mehr als sie nützt, denn sie kann die Scheidenflora zerstören.

Weibliche Geschlechtsorgane

Aufbau und Funktion der Geschlechtsorgane

Zu den **äußeren Geschlechtsorganen** *(äußere Genitalien, Vulva)* gehören **Scheidenvorhof, Schamlippen** und **Klitoris** *(Kitzler)*. Der Scheidenvorhof, in den neben der Scheide auch die Harnröhre mündet, wird von den *kleinen Schamlippen* umschlossen. Die kleinen Schamlippen gehen vorne in die Klitoris über und werden von den *großen Schamlippen* umschlossen. Die Klitoris entspricht von der Entwicklung her dem männlichen Penis und besitzt Schwellkörper. Sie ist mit vielen Nerven versorgt und spielt eine große Rolle für das sexuelle Lustempfinden.

In den Scheidenvorhof münden außerdem die Ausführungsgänge der **Bartholin-Drüsen,** deren Sekret für eine Befeuchtung der Scheide sorgt. Die Grenze zwischen den äußeren und inneren Geschlechtsorganen bildet das **Jungfernhäutchen** *(Hymen)*, das auch bei Kindern nicht ganz verschlossen ist. Es reißt meist unbemerkt beim ersten Geschlechtsverkehr vollständig ein *(Defloration)*, sodass der Scheideneingang danach weiter ist. Häufig geschieht dies auch schon früher durch die Benutzung von Tampons zur Monatshygiene.

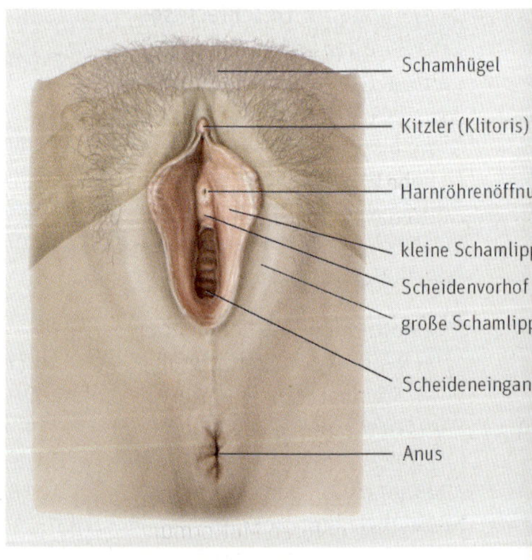

*Die **äußeren Geschlechtsorgane** werden durch den Schamhügel und die großen Schamlippen begrenzt, zwischen denen die kleinen Schamlippen liegen. Diese gehen vorne in die Klitoris über. Die Region zwischen hinterem Scheideneingang und Anus wird als Damm bezeichnet. Er ist bei der Geburt durch Überdehnung und Rissbildung gefährdet (Dammriss* *→ S. 389**).* [GTV 2325]

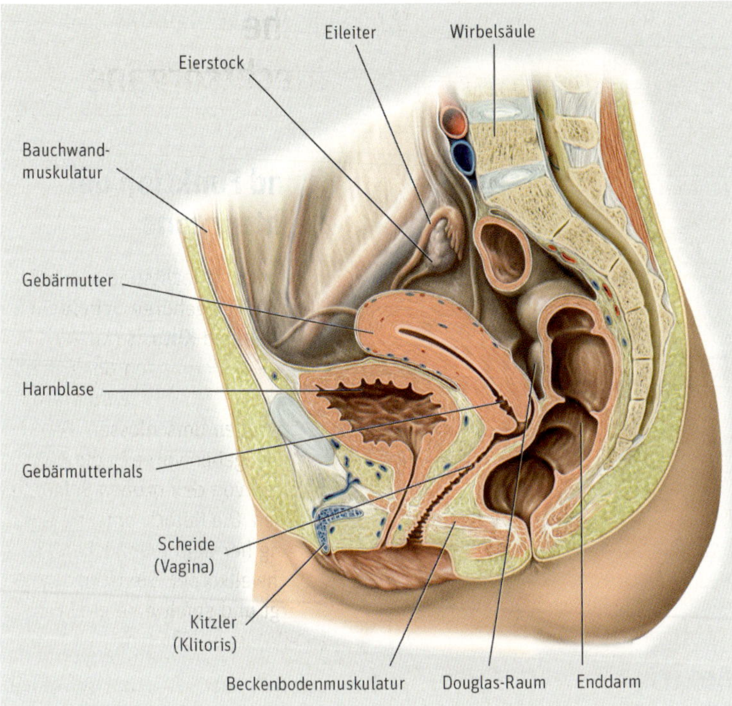

Anatomie des weiblichen Beckens im Längsschnitt [GTV 2323]

Manchmal ist das Jungfernhäutchen komplett verschlossen **(Hymenalatresie).** Es kommt dann während der Pubertät zum Zeitpunkt der ersten Monatsblutungen zu krampfartigen Schmerzen, da das Menstruationsblut nicht abfließen kann. Die Therapie erfolgt durch einen kleinen operativen Schnitt.

Im weiteren Sinn zählt man auch den mit Schamhaaren bedeckten **Schamhügel** ***(Venushügel)*** zu den äußeren Geschlechtsorganen.

Zu den **inneren Geschlechtsorganen** ***(innere Genitalien)*** gehören **Scheide** ***(Vagina),*** **Gebärmutter** ***(Uterus),*** **Eileiter** ***(Tuben)*** und **Eierstöcke** ***(Ovarien).*** Die Scheide führt als 8–10 cm langer Schlauch aus Muskel- und Bindegewebe von den äußeren Geschlechtsorganen zur Gebärmutter. Ihr oberer Rand umschließt den **Muttermund** ***(Portio)*** des **Gebärmutterhalses** ***(Cervix uteri,*** kurz ***Zervix).***

Der Muttermund ist bei einer Frau, die noch keine Kinder geboren hat, grübchenförmig. In der Schwangerschaft lockert er sich zunehmend und weitet sich bei der Geburt auf. Als Folge davon bildet er nach der Geburt einen horizontal verlaufenden Spalt, der die vordere von der hinteren Muttermundlippe trennt.

In den Eierstöcken sind bereits zum Zeitpunkt der Geburt einer Frau bzw. eines Mädchens alle Eizellen vorhanden, genauer gesagt rund 400 000, von denen aber nur ein Tausendstel in den fruchtbaren Jahren der Frau heranreift.

In der **Scheidenwand** (oft auch *Scheidenschleimhaut* genannt) produzieren Döderlein-Bakterien (→ S. 868) Milchsäure und sorgen so für das saure Scheidenmilieu mit einem pH-Wert von 3,8–4,5, sodass sich von außen eindringende Keime in der Scheide nicht vermehren können. Die Gebärmutter ist etwa 7 cm lang und hat die Form einer Birne. Sie ist nach vorn geneigt, zusätzlich nach vorn abgeknickt und liegt über dem Dach der Harnblase (→ Abb.).

Während der Wechseljahre verdünnt sich auch die Scheidenwand. Eine schlechtere Durchblutung hat zur Folge, dass die Drüsen weniger Sekret produzieren und die Scheide insgesamt trockener wird, häufig juckt und anfälliger für Entzündungen ist (Wechseljahrsbeschwerden → S. 849).

Die Gebärmutter besteht aus Gebärmutterhals und **Gebärmutterkörper** ***(Corpus uteri).*** Der Gebärmutterkörper ist ein Muskelgeflecht, das *Myometrium* genannt wird, und sich bei der Geburt, aber auch bei der Menstruation zusammenzieht. Innen formt das Myometrium die **Gebärmutterhöhle,** deren Wand von der **Gebärmutterschleimhaut** ***(Endometrium)*** ausgekleidet ist. Indem sie ihre Schleimhaut aufbaut, bereitet sich die Gebärmutter jeden Monat auf die Einnistung eines befruchteten Eis vor. Vom Gebärmutterkörper aus verlaufen die Eileiter auf beiden Seiten zu den etwa pflaumengroßen Eierstöcken, die sie mit jeweils einem Trichter umgeben. In den Eierstöcken reifen im monatlichen Rhythmus die Eizellen heran, die beim Eisprung vom Trichter der Eileiter aufgefangen und in die Gebärmutter transportiert werden.

Im Verlauf einer Schwangerschaft vergrößert sich die normalerweise 50 g leichte Gebärmutter auf rund 1 000 g. Nach der Geburt kehrt sie aber innerhalb weniger Wochen wieder zu ihrer normalen Größe zurück. Nochmals verkleinert sich die Gebärmutter in den Wechseljahren.

Kräftige bindegewebige Bandstrukturen, die **Parametrien,** verlaufen zwischen der Gebärmutter und der seitlichen Beckenwand und halten die Gebärmutter in ihrer richtigen Position im kleinen Becken. Weitere Bänder ziehen von der Gebärmutterrückseite zum Steißbein sowie von der Gebärmutter durch die Leistengegend in das Bindegewebe der großen Schamlippen. Auch die Eierstöcke sind mit Bändern fixiert, die zur Gebärmutter und zu den anderen Bandstrukturen verlaufen. Eileiter und Eierstöcke werden zusammen mit den dazugehörigen Bändern auch als **Adnexe** (Anhängsel) bezeichnet. Die Muskeln des Beckenbodens stützen die Organe im Becken von unten her.

Beckenboden

Der **Beckenboden** ist der bindegewebig-muskulöse Boden der Bauch- und Beckenhöhle. Er wird hinten unter anderem durch den großen Darmschließmuskel, den Musculus levator ani, gebildet und ist durchbrochen vom Mastdarm. Dieser hintere Anteil heißt ***Diaphragma pelvis.*** Den vorderen Anteil, ***Diaphragma urogenitale*** genannt, bildet ein kompliziertes Geflecht von Muskelzügen und Bindegewebefasern, das bei der Frau leichter erschlaffen kann, weil

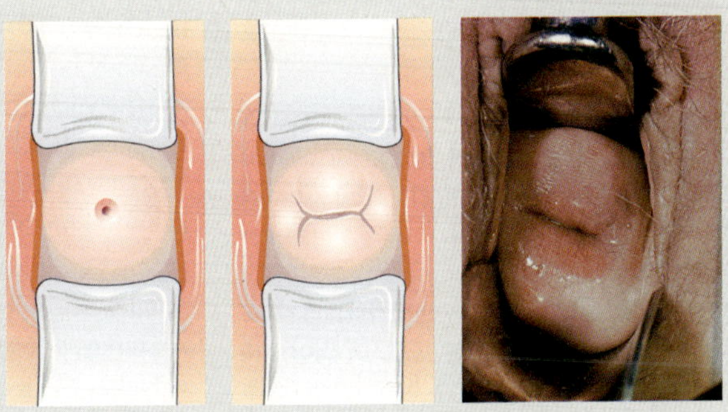

Veränderung des ***Muttermunds.*** *Vor der ersten Geburt ist der Muttermund grübchenförmig (Bild links). Das mittlere und rechte Bild zeigen den schlitzförmigen Muttermund nach der ersten Geburt.* [GTV 2326]

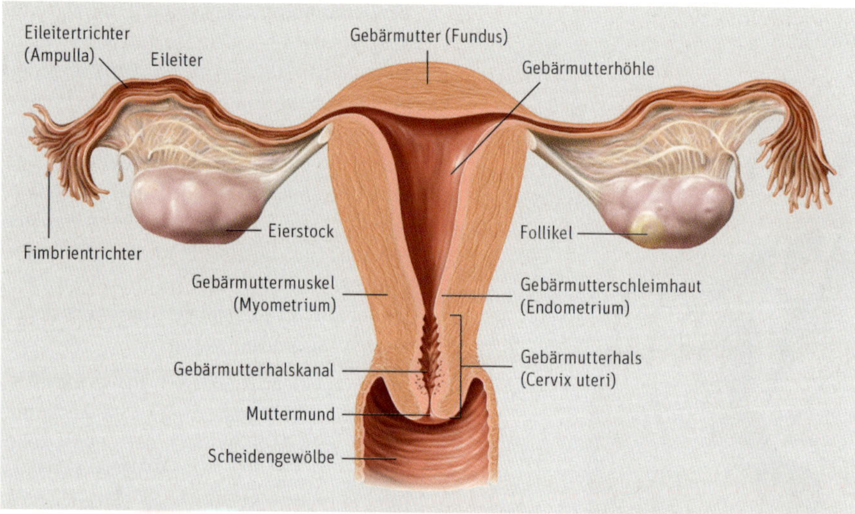

*Die 8–10 cm lange **Scheide** grenzt vorne an die Harnblase bzw. Harnröhre, hinten an den Mastdarm. Das Scheidengewölbe umfasst auch den Muttermund. Gut zu erkennen sind die typischen Querfalten der Scheidenhaut.* [GTV 2324]

hier Scheide und Harnröhre durchtreten müssen. Auch wird das Diaphragma urogenitale bei einer Geburt leicht durch Dammrisse oder -schnitte verletzt (→ S. 389).

Der Beckenboden hat drei Aufgaben: sich anzuspannen, sich zu entspannen und bei Druckerhöhungen im Bauchraum, wie z. B. beim Niesen, einen Gegendruck aufzubauen:

- Die erste Funktion, das Anspannen, ist unerlässlich, um den Urin zu halten (der Mediziner sagt, die Kontinenz zu sichern). Dabei stützt die Beckenbodenmuskulatur maßgeblich die Harnröhre und den Schließmuskel der Harnblase (Näheres → S. 796).
- Der Beckenboden entspannt sich beim Wasserlassen, beim Stuhlgang, bei der Frau beim Geschlechtsverkehr sowie beim Mann bei einer Erektion. Beim Orgasmus pulsiert der Beckenboden, Anspannung und Entspannung wechseln sich also ab.
- Einen erheblichen Gegendruck muss der Beckenboden u. a. beim Tragen schwerer Lasten, beim Husten, Niesen, Lachen oder Hüpfen aufbauen; sonst käme es auch hier zum Urinverlust, genauer gesagt zur Dranginkontinenz (→ S. 797).

Bei der Frau kann die Beckenbodenmuskulatur durch komplizierte Geburten geschwächt werden. Wird sie nicht nach jeder Geburt ausreichend trainiert (z. B. mit regelmäßiger Beckenbodengymnastik → S. 866), droht die Senkung der Organe ins kleine Becken, was sich dann als Harninkontinenz (→ S. 796) und als Gebärmuttervorfall (→ S. 864) bemerkbar macht.

Akute Adnexitis

Häufigkeit: ▬ ▬ ▬ ▬ ▭

Akute Adnexitis ***(Eileiter- und Eierstockentzündung, Salpingoophoritis, [acute] pelvic inflammatory disease, PID):*** Akute Entzündung von Eileiter ***(Salpingitis),*** Eierstock ***(Oophoritis)*** und der dazugehörigen Bindegewebsstrukturen ***(Parametritis),*** was meist nicht genau auseinanderzuhalten ist, weshalb sich der Sammelbegriff Adnexitis eingebürgert hat. Eine Adnexitis trifft jede 8. sexuell aktive Frau, bevorzugt in den ersten sexuell aktiven Jahren. Die Entzündung wird in aller Regel durch aufsteigende Keime aus dem unteren Genitalbereich verursacht. Früh begonnener Geschlechtsverkehr und Spiralen sind Risikofaktoren. Bei schweren Verläufen und fehlender Therapie muss mit einem Übergang zur chronischen Adnexitis (→ S. 855), Spätfolgen wie Unfruchtbarkeit (→ S. 331) und Eileiterschwangerschaften (→ S. 365) gerechnet werden.

Leitbeschwerden

Die Beschwerden erinnern den Arzt oft an ein akutes Abdomen (brettharter schmerzhafter Bauch → S. 87), vor allem dann, wenn kein Ausfluss besteht. Fehldiagnosen sind deshalb möglich. Falls in den Tagen oder Wochen zuvor ungeschützter Geschlechtsverkehr bestand, sollte dies deshalb dem Arzt unaufgefordert mitgeteilt werden.

- Stechende Unterbauchschmerzen, ein- oder beidseitig
- Starkes Krankheitsgefühl
- Fieber
- Gelblich-grüner, übel riechender Ausfluss.

Wann zum Frauenarzt

In den nächsten Tagen, wenn

- Immer wiederkehrende, dumpfe Schmerzen im Unterbauch auftreten
- Verfärbter und übel riechender Ausfluss bemerkt wird.

Heute noch, wenn

- Plötzlich stechende, starke Schmerzen im Unterbauch mit gleichzeitiger Übelkeit auftreten
- Anhaltende, wechselnd starke Schmerzen im Unterbauch und unregelmäßige Fieberschübe auftreten
- Stuhlgang oder Wasserlassen stark schmerzen.

Die Erkrankung

In den Genitalbereich eindringende Keime werden normalerweise durch das saure Scheidenmilieu (pH-Wert 4,5 – zum Vergleich: der pH-Wert des Bluts beträgt 7,4) an der Vermehrung gehindert. Dieses wird von den Milchsäure produzierenden Döderlein-Bakterien aufrechterhalten (→ S. 868). Zusätzlich sorgt ein Schleimpfropf im Gebärmutterhals dafür, dass möglichst wenig Keime in die Gebärmutter eindringen. Während der Monatsblutung und in geringerem Umfang während der fruchtbaren Tage verflüssigt sich der Schleim, und der Schleimpfropf wird durchlässig, sodass dieser Schutzmechanismus außer Kraft gesetzt ist.

Krankheitserreger wie Chlamydien (→ S. 873) und Gonokokken (Gonorrhoe → S. 874) können dann leicht durch Sexualkontakte in die Gebärmutter eindringen und dort eine Entzündung auslösen. Von hier aus steigen die Keime weiter auf in die Eileiter, die mit einer entzündlichen Schwellung reagieren. Eitriges oder entzündliches Sekret kann die Eileiter vollständig verschließen. Häufig greift in diesem Stadium die Entzündung auch auf die Eierstöcke über, von dort aus kommt es manchmal auch zu einer Bauchfellentzündung (→ S. 681).

Von diesem typischen Krankheitsmechanismus abzugrenzen sind seltene Fälle einer Adnexitis, die durch Keimverschleppung im Blut verursacht wird, z. B. bei einer fortgeschrittenen Tuberkulose (→ S. 607), sowie die lebensgefährliche Adnexitis in den Tagen nach der Geburt. Hier bieten der weit geöffnete Muttermund und der klaffende Gebärmutterhals zusammen mit dem Wochenfluss einen gefährlichen Nährboden für Bakterien. Diese Art der Adnexitis heißt Kindbettfieber (→ S. 391). Kommt es zur lebensbedrohlichen Blutvergiftung, spricht man von Puerperalsepsis (→ S. 394), früher die Hauptursache für die hohe Müttersterblichkeit.

Komplikationen und Spätfolgen

Wenn bei einer Adnexitis sehr viel entzündliches Sekret produziert wird, können die Eileiter so stark verkleben, dass kein Eitransport mehr möglich ist. Oft nistet sich das befruchtete Ei dann im Eileiter ein (Eileiterschwangerschaft → S. 365). Hat eine Patientin einmal eine Adnexitis durchgemacht, steigt das Risiko für eine Eileiterschwangerschaft, da die Beweglichkeit der Flimmerhärchen in den Eileitern vermindert ist. Der Übergang in eine chronische Adnexitis (→ S. 855) führt durch Verwachsungen oft zum Eileiterverschluss und damit meist zur Unfruchtbarkeit (→ S. 331).

Breitet sich die Entzündung weiter aus, kommt es zwischen Eileiter und Eierstock häufig zu Verschmelzungen von Gewebe und zur Bildung eines Abszesses **(Tuboovarialabszess).** Dabei entstehen ausgedehnte Verwachsungen zwischen Gebärmutter, Darm, Bändern und Beckenwand, die die Eileiterfunktionen (Eiaufnahme und -weiterleitung) dauerhaft beeinträchtigen und Ursache einer späteren Unfruchtbarkeit sein können. Ein Abszess kann sich auch im Douglas-Raum, dem tiefsten Punkt des kleinen Beckens zwischen Gebärmutterrückseite und Mastdarm, bilden ***(Douglas-Abszess)*** und Auslöser starker Schmerzen beim Stuhlgang sein.

Das macht der Arzt

Diagnosesicherung. Vermutet der Arzt eine Adnexitis, macht er einen Scheidenabstrich, mit dem er die Erreger identifiziert. Mit einem Vaginalultraschall sieht er die verdickten Eileiter und entzündlich vergrößerten Eierstöcke und im fortgeschrittenen Stadium die Ansammlung von Flüssigkeit in den Eileitern oder die Entwicklung eines Abszesses. Zudem schließt er so andere Ursachen der Unterbauchschmerzen wie z. B. eine geplatzte Eierstockzyste (→ S. 857) aus. Eine Blutuntersuchung dient zur Feststellung der Entzündungszeichen sowie zum Ausschluss einer Schwangerschaft. Letzteres ist wichtig, da die Beschwerden bei einer Adnexitis denen einer Eileiterschwangerschaft (→ S. 365) ähneln. Die Symptomatik kann auch durch eine Entzündung der Harnwege, Harnblase oder Nieren verursacht sein, weswegen der Arzt den Urin und die Nieren per Ultraschall untersucht. In schwierigen Fällen ist eine Bauch- oder Beckenspiegelung (Laparoskopie) erforderlich, mit der eine Blinddarmentzündung (→ S. 659) ausgeschlossen wird und zugleich eine Abstrichentnahme von den Eileitern möglich ist.

Therapie. Eine Adnexitis wird mit Antibiotika in Form einer Antibiotikakombination behandelt. Sie ist gegen die häufigsten Erreger der Erkrankung, Chlamydien und Gonokokken, wirksam, z. B. ein Cefalosporin wie Cefadroxil und ein Tetrazyklin wie Doxycyclin (→ S. 1051), als Tablette oder bei schlechtem Allgemeinzustand auch als Infusion. Bei Erfolglosigkeit wird auf andere Substanzgruppen wie Gyrasehemmer (z. B. Ofloxazin, Tarivid®) und Metronidazol (z. B. Clont®) gewechselt. Die Behandlung dauert mindestens zehn Tage.

Gegen die starken Schmerzen helfen Schmerzmittel mit antientzündlicher Wirkung (NSAR → S. 996) wie Diclofenac (Voltaren® 3 x täglich 50 mg als Tablette oder Zäpfchen). In der akuten Krankheitsphase helfen zusätzlich stündliche Kältepackungen oder kühlende Umschläge.

Hat sich ein Douglas-Abszess gebildet, wird er während der Bauchspiegelung punktiert und entleert. Während dieser Operation versucht der Arzt auch Verklebungen zu lösen, um die Durchgängigkeit der Eileiter wiederherzustellen.

Selbsthilfe und Komplementärmedizin

Selbsthilfe- und komplementärmedizinische Maßnahmen sollten nicht statt der Behandlung mit Antibiotika eingesetzt werden, sondern ergänzend.

- Strikte Bettruhe für ein, besser zwei Wochen ist unumgänglich, damit die Adnexitis vollständig ausheilt.
- Kälteanwendungen (→ S. 999) im akuten Stadium: Kalte Umschläge auf den Unterbauch lindern den Schmerz und sollen verhindern, dass sich die Entzündung weiter ausbreitet.
- Wärmeanwendungen (→ S. 999) nach Abklingen der akuten Symptome: Greift die Antibiotikabehandlung und sind die Schmerzen weitgehend abgeklungen, unterstützen feuchtwarme Umschläge die Regeneration des entzündlich veränderten Gewebes.
- Warme Sitzbäder (→ S. 281) mit Kamille oder jeweils gleichen Anteilen an Frauenmantelkraut, weißen Taubnesselblüten und Schafgarbenkraut, aber auch Bäder mit Moor-Schwefel-Pulver (z. B. Leucona Moor®) lindern Schmerzen und wirken entspannend.
- Eine begleitende Enzymtherapie mit dem Ananasenzym Bromelain in hoher Dosierung (z. B. Bromelain-Pos®) wirkt schmerzlindernd und vor allem entzündungshemmend.
- Aufbau der Darmflora: Ist die Antibiotikatherapie beendet, kann die Darmflora durch probiotische Joghurts oder probiotische Fertigarzneien (z. B. Mutaflor® Darmtherapeutikum) wieder aufgebaut werden.

Vorsorge

Bei Frauen unter 25 zahlt die Kasse seit 2008 als Suchtest einen Abstrich aus dem Muttermund. Ab 2009 wird der Urin kostenfrei auf Chlamydien untersucht.

Chronische Adnexitis

Häufigkeit:

Chronische Adnexitis *(Chronic pelvic inflammatory disease):* Jahrelang anhaltende Entzündungen der Eileiter und Eierstöcke und der dazugehörigen Bindegewebestrukturen, meist infolge einer nicht ausreichend behandelten akuten Adnexitis (→ S. 854) oder von narbigen Veränderungen nach einer akuten Adnexitis. Die Therapie ist schwierig.

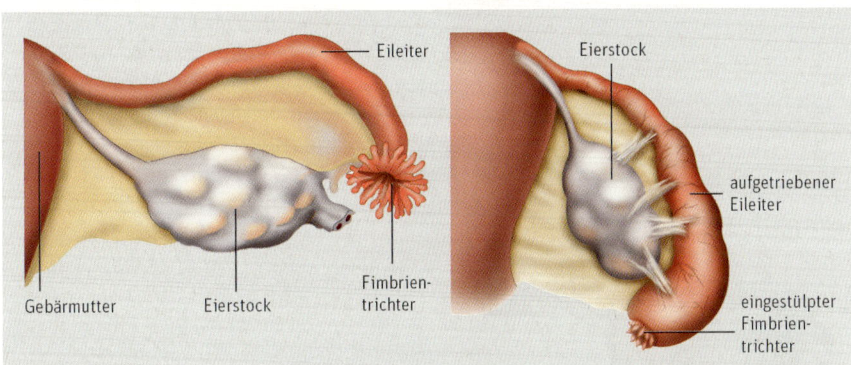

*Eierstock und Eileiter: Links reguläre Verhältnisse bei der gesunden Frau in den fruchtbaren Jahren; rechts Verhältnisse bei einer **akuten Adnexitis:** Der Trichter des Eileiters ist eingestülpt und der Eileiter ist verdickt und aufgetrieben.* [GTV 2328]

Warnhinweis: Im Fall einer Schwangerschaft droht eine Fehlgeburt, wenn sich das befruchtete Ei im Eileiter einnistet (Eileiterschwangerschaft → S. 365).

Leitbeschwerden

- Dumpfe Unterbauchschmerzen, von Tag zu Tag fluktuierend, ein- oder beidseitig
- Wechselnd starke Schmerzen oder Verspannungen z. B. im Rücken oder Beckenboden
- Beim Hinsetzen oder bei körperlicher Tätigkeit verstärkte Schmerzen
- Schmerzen beim Geschlechtsverkehr
- Müdigkeit, Neigung zu depressiven Stimmungen

Seltener:

- Verstopfung, Blähungen, unregelmäßiger Zyklus und Schmerzen bei der Regelblutung
- Unfruchtbarkeit.

Das macht der Arzt

Die Therapie ist ausgesprochen schwierig, viel hat die (Schul-)Medizin nicht zu bieten. Feuchtwarme Umschläge, Moorpackungen oder Bestrahlungen, um die Durchblutung zu steigern und so Verklebungen und Flüssigkeitsansammlungen aufzulösen, können die Symptome jedoch nur lindern. Manchmal ist auch ein stationärer Kuraufenthalt mit Moorbädern und Fangopackungen nützlich.

Bleiben die Beschwerden bestehen, ist manchmal die Operation die letzte Möglichkeit. Die Operation kann allerdings die Entfernung der Eileiter, der Eierstöcke und der Gebärmutter bedeuten.

Endometriose

Häufigkeit: ■■■■□

Endometriose *(Endometriosis):* Gewebeinseln von Gebärmutterschleimhaut, die sich außerhalb der Gebärmutterhöhle angesiedelt haben und sich genauso wie die „echte" Gebärmutterschleimhaut (Endometrium) auf- und wieder abbauen. Etwa 10 % aller Frauen entwickeln im gebärfähigen Alter eine Endometriose, wobei das Risiko mit zunehmendem Alter steigt. Die Endometriose ist eine häufige Ursache für Unfruchtbarkeit.

Leitbeschwerden

Die Beschwerden können stark variieren:

- Besonders schmerzhafte Monatsblutung
- Schmerzmaximum typischerweise 1–2 Tage vor Beginn der Monatsblutung
- Schmerzen beim Geschlechtsverkehr (Endometrioseherde im Gebärmutterhals)
- Schmerzen beim Stuhlgang
- Zyklisch blutiger Urin (Endometrioseherde in der Harnblase)
- Zyklisch Blutbeimengung im Stuhl (Endometrioseherde im Darm)
- Zyklisches Bluthusten (Endometrioseherde in der Lunge)
- Unfruchtbarkeit.

Wann zum Frauenarzt

In den nächsten Wochen, wenn die Beschwerden regelmäßig mit der Monatsblutung auftreten

In den nächsten Tagen, wenn plötzlich blutiger Urin oder blutiger Stuhl auftritt.

Die Erkrankung

Die Entstehung der Endometriose ist bis heute noch nicht vollständig geklärt. Die am meisten akzeptierte Theorie geht von einer Art „Transplantation" aus, indem während der Monatsblutung Schleimhautstücke aus der Gebärmutter durch die Eileiter in den Bauchraum gelangen und an anderer Stelle wieder anwachsen. Die versprengten Schleimhautinseln reagieren dann genauso wie die Schleimhaut in der Gebärmutter während des Zyklus, d. h. mit Aufbau und Abstoßung des Gewebes, also auch mit einer Blutung. Durch den Aufbau des Gewebes an dafür nicht vorgesehenen Stellen kann es dann zu starken Schmerzen kommen. In anderen Fällen (z. B. bei Schleimhautherden in den Eierstöcken) kann das Blut nicht abfließen und staut sich, was ebenfalls Schmerzen verursacht. Auf diese Weise bilden sich an den Eierstöcken große Zysten **(Endometriosezysten),** die man wegen ihres dunkelbraunen Blutinhalts auch als ***Schokoladen-*** oder ***Teerzysten*** bezeichnet. Befinden sich Schleimhautinseln in der Harnblase oder im Darm, kommt es zu Blut im Urin oder Stuhl.

Die Beschwerden hängen davon ab, an welchen Stellen sich innerhalb oder außerhalb des kleinen Beckens die Schleimhautinseln ***(Endometrioseherde)*** befinden und erreichen kurz vor oder während der Menstruation ihr Maximum. Die Behandlung ist schwierig: Nur teilweise ist es möglich, die Endometrioseherde operativ zu entfernen. Andernfalls wird versucht, mit Medikamenten die Symptome erträglich zu machen, bis sie spätestens mit den Wechseljahren von selbst verschwinden. Auch nach Schwangerschaften verschwinden die Symptome oft völlig.

Die Blutungen können eine Vernarbung des betroffenen Gewebes mit Verklebungen und Verwachsungen zur Folge haben und damit unfruchtbar machen. Außerhalb des Beckens kommt eine Endometriose selten vor; es wurden jedoch schon Herde in der Lunge (mit der Folge von Bluthusten während der Menstruation), an den Extremitäten und – nach Operationen im Beckenraum – in den Hautnarben gefunden.

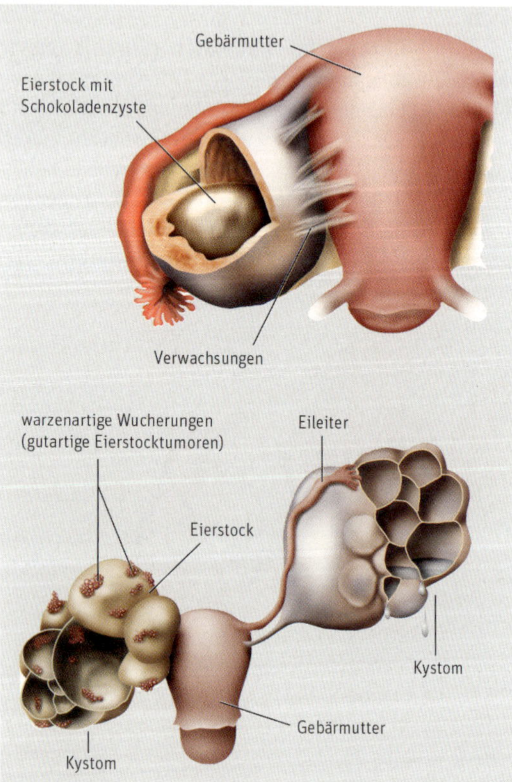

Oben: Bei ***Endometriosezysten (Schokoladen-*** *oder* ***Teerzysten)*** *verhärten sich die Reste von Einblutungen in den Eierstock, wie sie z. B. bei Endometrioseherden im Eierstock (→ S. 856) vorkommen, und verbacken zu einem soliden „Tumor". Diese Art von Eierstocktumoren ist gutartig und harmlos, sie können aber trotzdem – wie hier im Bild – den Eileiter der betreffenden Seite abdrängen und so eine natürliche Befruchtung unmöglich machen. Sie werden deshalb, wenn sie im Rahmen einer Untersuchung wegen ungewollter Kinderlosigkeit entdeckt werden (→ Kapitel 08), mikrochirurgisch entfernt.*
Unten: Mit wässriger Flüssigkeit gefülltes und aus vielen einzelnen Kammern bestehendes ***seröses mittelgroßes Kystom.*** *Im Extremfall können solche Kystome die Größe eines Volleyballs erreichen.* [GTV 2330]

Das macht der Arzt

Je nach Lokalisation ertastet oder sieht der Arzt die Endometrioseherde bereits bei der gynäkologischen Untersuchung. Auch der Ultraschall zeigt vorhandene Endometriosezysten an den Eierstöcken. Eine sichere Diagnose wird allerdings erst per Bauchspiegelung (Laparoskopie → S. 862) gestellt. Mit diesem Eingriff sucht der Arzt den Bauchraum nach weiteren Herden ab und beurteilt deren Ausmaß und Aktivität. Wenn möglich, werden die Herde auch gleich entfernt und anschließend feingeweblich untersucht, um bösartige Erkrankungen auszuschließen.

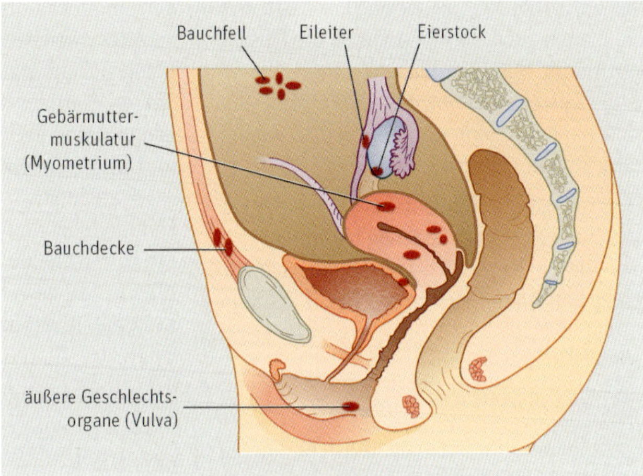

Lokalisation und Häufigkeiten von Gebärmutterschleimhautinseln ***(Endometrioseherde)*** *im inneren Genital- und Bauchbereich. Der größte Herd ist hier im Bauchfell dargestellt.* [GTV 2329]

Operation oder Medikamente?

Die Behandlung der Endometriose richtet sich prinzipiell nach dem Ausmaß der Beschwerden und dem Alter der Patientin. Folgende Maßnahmen kommen dabei, einzeln oder nacheinander, in Betracht:

- Die „Pille" bewirkt, dass die Hormonproduktion in den Eierstöcken gesenkt und der Anreiz zum Aufbau der Schleimhaut vermindert wird. Besonders geeignet sind Präparate mit hohem Gestagenanteil (z. B. Marvelon®) oder über 3–6 Monate eingenommene reine Gestagenpräparate (z. B. Dihydrogesteron, Duphaston®). Diese sind insbesondere für Frauen ohne Kinderwunsch geeignet.
- Andere Medikamente wie Danazol Ratiopharm® oder GnRH-Agonisten (GnRH-Analoga, z. B. Enantone-Gyn®) vermindern den Einfluss der weiblichen Geschlechtshormone (und heißen deshalb auch Antiöstrogene), dürfen aber nur für eine begrenzte Zeit eingenommen werden. Es treten Nebenwirkungen auf, die den Beschwerden in den Wechseljahren ähneln; bei Danazol Ratiopharm® kommt noch die männliche Hormonwirkung dazu (tiefer werdende Stimme, Bartwuchs, Akne).
- Bei älteren Frauen und geringen Symptomen werden Medikamente zur Schmerzlinderung eingesetzt und das Nachlassen der Beschwerden mit Beginn der Wechseljahre abgewartet.
- Jungen Patientinnen mit bestehendem Kinderwunsch und starken Beschwerden rät der Arzt zu einer operativen Verödung oder Entfernung der Herde. Dabei muss der Arzt schonend vorgehen, um keine Organe zu schädigen.

Prognose

Solange die Eierstöcke noch Hormone produzieren, ist das Risiko eines Wiederauftretens von Endometriose relativ hoch. Besonders nach dem Absetzen einer medikamentösen Behandlung entstehen oft neue Herde. Die besten Heilungschancen hat eine leichtgradige Endometriose, die operativ entfernt wurde. Mit den Wechseljahren verschwinden die Beschwerden in der Regel von selbst.

Selbsthilfe

Endometrioseschmerzen können sehr heftig und quälend sein. Die meisten Frauen begeben sich deshalb über kurz oder lang in Behandlung. Entspannungstechniken haben nur begrenzten Wert, können aber genauso wie regelmäßige körperliche Bewegung die Schmerzwahrnehmung senken. Treiben Sie daher viel Sport, am besten ein Ausdauertraining wie Schwimmen, Radfahren, Joggen oder Walking.

Komplementärmedizin

Die komplementärmedizinischen Behandlungsmöglichkeiten entsprechen denen bei Menstruationsschmerzen (→ S. 843).

i Aktuell: www.gesundheit-heute.de/23x05

- **www.endometriose.de** – Internetseite des Europäischen Endometriose Informations-Centers (EEIC, Aachen): Fundierte Fachinformationen mit Informationsbroschüre zum Herunterladen (Rubrik Info-Materialien).
- **www.endometriose-vereinigung.de** – Internetseite der Endometriose-Vereinigung Deutschland e. V., Leipzig: Fachinformationen mit Beratungsmöglichkeit, Links zu Selbsthilfegruppen und Veranstaltungskalender.
- M. Sillem: **Endometriose: gutartig, aber gemein.** Trias, 2003. Informativer Ratgeber zur Endometriose, der auf alle Fragen eingeht.
- E. Becherer; A. Schindler (Hrsg.): **Endometriose. Rat und Hilfe für Betroffene und Angehörige.** Kohlhammer, 2002. Verständlich geschriebener Ratgeber, der auch die psychologischen Aspekte der Erkrankung berücksichtigt, mit vielen praktischen Tipps für ein Leben mit Endometriose.

Funktionelle Eierstockzysten

Häufigkeit: ■■■■□

Funktionelle Eierstockzysten *(Funktionelle Ovarialzysten):* Hormonell beeinflusste, flüssigkeits- oder blutgefüllte kleine Hohlräume in den Eierstöcken. Ursache sind meist nicht gesprungene Eibläschen **(Follikelzyste,** auch *Bläschenzyste* genannt) oder Gelbkörper **(Gelbkörperzyste** oder *Corpus luteum-Zyste).*

Abzugrenzen sind die Zysten der *Polyzystischen Ovarien (PCO),* die an anderer Stelle besprochen werden (→ S. 333).

Leitbeschwerden

- Follikelzysten: Meist keine Beschwerden, selten periodenähnliche Unterbauchschmerzen, die sich bei körperlicher Aktivität verstärken und nach 1–2 Tagen von selbst abklingen
- Gelbkörperzysten: Häufig plötzliche, einseitige Unterbauchschmerzen, eventuell auch Schmierblutungen oder Ausbleiben der Monatsblutung.

Die Erkrankung

Eierstockzysten sind immer gutartig und werden vor den Wechseljahren nur dann behandelt, wenn sie Beschwerden verursachen. Häufig bilden sie sich von selbst zurück. Zysten in oder nach den Wechseljahren können mit Eierstockkrebs (→ S. 858) verwechselt werden und werden daher operativ entfernt.

Follikelzysten entwickeln sich häufig in Zeiten hormoneller Umstellung, wie in der Pubertät oder den Wechseljahren. Reift während des monatlichen Zyklus ein Ei heran, das dann aber nicht durch den Eisprung freigegeben wird, bleibt der Follikel (Eibläschen) bestehen und produziert weiterhin Flüssigkeit und manchmal auch Hormone. Durch die Flüssigkeit bildet sich eine Blase (= Zyste), die so lange bestehen bleibt, bis die Follikelzyste sich nach 1–2 Monaten von selbst wieder zurückbildet oder platzt.

Eine Gelbkörperzyste entsteht, wenn der Follikel nach erfolgtem Eisprung blutet und sich das Blut in einer Blase sammelt. Gelbkörperzysten bilden sich in der Regel spontan zurück.

Das macht der Arzt

Entscheidend für die Diagnosesicherung ist der sorgfältige Vaginalultraschall zur Klärung von Anzahl, Größe und Beschaffenheit der Eierstockzysten. Damit schließt der Arzt sowohl einen bösartigen Tumor als auch eine Eileiterschwangerschaft aus. Bestehen nur leichte Beschwerden, wird die Rückbildung der Zyste abgewartet, eventuell verschreibt der Arzt ein Gestagenpräparat. Dreht sich die Eierstockzyste um ihren Stiel oder wird sie eingeklemmt, kommt es zu starken Beschwerden. Der Arzt führt dann in der Klinik eine Bauchspiegelung (→ S. 862) durch und entfernt die Zyste.

Selbsthilfe und Komplementärmedizin

Körperliche Schonung. Achten Sie auf körperliche Schonung und lindern Sie leichte Schmerzen mit Wärme (z. B. Wärmflasche, heißes Kirschkern- oder Dinkelsäckchen auflegen) oder Schmerzmitteln vom NSAR-Typ (→ S. 996).

Homöopathie (→ S. 1251). Homöopathisch kann Apis in niedriger Potenz versucht werden, bei einer Neigung zu Zysten ist eine individuell abgestimmte homöopathische Konstitutionstherapie empfehlenswert.

Auflagen mit Heilerde. 2–3 Esslöffel Heilerde in warmem Wasser angerührt ergibt einen Heilerdebrei, der direkt auf den Unterbauch gestrichen wird. Anschließend wird ein Baumwolltuch darübergelegt. Die Heilerdeauflage sollte eine halbe Stunde einwirken. Empfohlen wird, die Anwendung täglich über vier Wochen durchzuführen.

Gutartige Eierstocktumoren

Häufigkeit: ■■□□□

Kystom *(Zystadenom)*: Primär gutartiger Tumor der Eierstöcke. Kystome bilden blasenförmige Kammern aus der inneren Wand der Eierstöcke oder aus dem Bindegewebe der Eierstöcke und treten meist bei Frauen im Alter zwischen 40 und 50 Jahren auf. Sie füllen sich mit wässrigem oder dickflüssigem Sekret *(seröses* bzw. *muzinöses Kystom)*, können eine beträchtliche Größe erreichen und unter Umständen den ganzen Bauchraum ausfüllen. Häufig sammelt sich Flüssigkeit im Bauchraum an (Aszites → S. 678). Da die Unterscheidung zu bösartigen Tumoren oft nur feingeweblich möglich ist, werden Kystome immer operiert.

Daneben gibt es etwa 20 weitere Typen von gutartigen Eierstocktumoren, die vom Drüsengewebe des Eierstocks, aber auch von Eizellen oder Eizellenresten oder vom Eierstockbindegewebe ausgehen. Eine häufige Sonderform stellen die Endometriosezysten (Schokoladen- oder Teerzysten) dar, mit Blut gefüllte Zysten aus Endometrioseherden (→ S. 856).

Leitbeschwerden

Kystome bereiten in der Regel erst Beschwerden, wenn sie größer werden.

- Zunahme des Leibesumfangs und Gewichtszunahme
- Fremdkörpergefühl im Unterleib
- Verdauungsbeschwerden (z. B. Blähungen)
- Völlegefühl
- Schmerzen beim Stuhlgang und Wasserlassen.

Das macht der Arzt

Der Befund wird zunächst durch einen Scheiden- und Bauchultraschall weiter abgeklärt. Da etwa 20 % aller Kystome und anderer gutartiger Eierstocktumoren entarten, sollten sie immer operativ entfernt und untersucht werden. Je nach Größe geschieht dies durch eine Bauchspiegelung oder einen Bauchschnitt. Ob der gesamte Eierstock mitentfernt werden muss, hängt von der Größe des Befunds und vom Alter der Patientin ab.

Eierstockkrebs

Häufigkeit: ■■□□□

Eierstockkrebs *(Ovarialkarzinom)*: Bösartiger Tumor der Eierstöcke. Diese Krebsart kann in jedem Alter auftreten, meist betrifft sie aber Frauen über 50 Jahre. Da der Eierstockkrebs keine Frühsymptome zeigt, wird er in 75 % der Fälle erst erkannt, wenn der Krebs bereits Metastasen innerhalb oder außerhalb des Beckens gebildet hat. Eine Heilung ist in diesen Fällen meist nicht möglich.

Leitbeschwerden

- Scheidenblutung nach den Wechseljahren
- Schmerzen im Unterbauch
- Fremdkörpergefühl
- Verdauungsbeschwerden wie Blähungen, Völlegefühl, Schmerzen beim Stuhlgang
- Probleme beim Wasserlassen
- Zunahme des Leibesumfangs durch Wassereinlagerung in der Bauchhöhle (Aszites → S. 678)
- Verschlechterung des Allgemeinzustands, Gewichtsverlust.

Wann zum Frauenarzt

In den nächsten zwei Tagen, wenn Sie einen schnell wachsenden Unterbauch bemerken

Die Erkrankung

Eierstockkrebs macht etwa 4 % aller Krebserkrankungen der Frau aus. Das Risiko an Eierstockkrebs zu erkranken, geht mit der Zahl der Eisprünge im Leben einher. Entsprechend haben kinderlose Frauen ein höheres Risiko, ebenso Frauen, die schon früh geschlechtsreif wurden und erst spät in die Wechseljahre kommen. Auch wenn bereits eine Krebserkrankung an Brust, Gebärmutter oder Darm besteht, ist das Risiko erhöht. Die Vererbung spielt ebenfalls eine Rolle, mehrere den Krebs fördernde Gene sind entdeckt worden. Umgekehrt senken mehrfache Schwangerschaften und die langjährige Einnahme der „Pille" das Erkrankungsrisiko, da beides die Eierstöcke „ruhig stellt".

Da der Eierstock aus vielen verschiedenen Geweben besteht, gibt es vergleichbar mit der sehr großen Zahl gutartiger Eierstocktumoren auch eine sehr unübersichtliche Vielzahl feingeweblich unterschiedlicher Eierstockkrebs-Typen. Am häufigsten ist das **seröse Zystadenokarzinom,** die bösartige Variante des serösen Kystoms → S. 858. Weiter gibt es auch halb bösartige (semimaligne) Formen zwischen diesen beiden, die *LMP-* oder *Borderline-Eierstockkrebs* genannt werden.

Weitere Informationen und Stadieneinteilung → www.gesundheit-heute.de/23x06

Das macht der Arzt

Diagnosesicherung. Zur Feststellung der Größe des Tumors und seiner Beschaffenheit tastet der Arzt von der Scheide und der äußeren Bauchdecke her den Bereich um die Eierstöcke ab. Ebenso gibt eine Austastung des Enddarms Hinweise auf die Ausdehnung des Tumors. Mit dem Vaginalultraschall ist meist eine Vorentscheidung möglich, ob ein vermuteter Eierstocktumor tatsächlich vorliegt.

Zudem erkennt der Arzt, ob Metastasen oder vergrößerte Lymphknoten vorhanden sind.

Das CT zeigt die Ausdehnung des Tumors sowie eventuell befallene Lymphknoten und Metastasen. Vom CT-Befund (bei Metastasen unter Umständen auch von einem zusätzlichen Kernspin) hängt ab, wie umfangreich und in welcher Art operiert werden muss. Zusätzliche Untersuchungen wie Blasen- und Darmspiegelung, eventuell auch ein Ausscheidungsurogramm (AUG → S. 778) liefern weitere Hinweise zur Ausdehnung des Tumors.

Eine Blutuntersuchung weist erhöhte Tumormarker (→ Tab. S. 1334) nach. Ihr Aussagewert ist im Rahmen der Diagnostik *nicht* verlässlich, sie unterstützen aber wesentlich die Kontrolle der Therapie.

Therapie. Bei unklarer Diagnose sind zunächst Biopsien der verdächtigen Region mit feingeweblicher Untersuchung notwendig, meist wird das Gewebe noch während der Operation untersucht (Schnellschnitt). Bei jeder Operation eines Ovarialkarzinoms wird angestrebt, den gesamten Tumor und gegebenenfalls auch alle weiteren Tumorherde zu entfernen. Auch müssen bei entsprechender Tumorausdehnung eventuell Darmabschnitte, der Blinddarm, Teile des Bauchfells sowie (häufig) Gebärmutter und Eierstöcke entfernt werden. Bei ausgedehnten Tumoren ist die Prognose sehr schlecht, sie wird aber ganz wesentlich von der Erstoperation bestimmt.

Je nach Tumorart und -stadium ist im Anschluss eine Chemotherapie mit Zytostatika (→ S. 1026) notwendig, z. B. sechs Zyklen im Dreiwochenabstand mit den Substanzen Carboplatin und Paclitaxel (Taxol®)

Bestrahlungen sowie auch die beim Brustkrebs häufig wirksame Hormontherapie (→ S. 838) haben beim Eierstockkrebs keinen Effekt.

Folgeprobleme. Patientinnen mit Eierstockkrebs sind durch viele Komplikationen gefährdet, so durch:

- Die Ausschwemmung von Krebszellen in die Bauchhöhle, was einen bösartigen (malignen) Aszites (Bauchwassersucht → S. 678) hervorbringt, der den Krebs rasch im Körper verteilt. Tritt ein maligner Aszites auf, wird er vom Arzt abpunktiert. Darüber hinaus ist ein Einspritzen von Zytostatika in die Bauchhöhle möglich, um die Zellen an einer weiteren Ausbreitung zu hindern.
- Einen malignen Pleuraerguss (→ S. 614), ebenfalls ausgelöst durch Krebszellen. Auch der Pleuraerguss wird vom Arzt abpunktiert, außerdem können die Pleurablätter durch Einspritzung eines Medikaments in den Pleurazwischenraum verklebt werden, sodass der Erguss nicht „nachlaufen" kann.
- Magen-Darm-Beschwerden vielfältigster Art.
- Einengung der Harnleiter durch die Tumormassen im Becken, was zu nierenkolikartigen Schmerzen bis hin zu Nierenversagen (→ S. 782) führen kann.
- Die Nebenwirkungen der Chemotherapie (→ S. 1027).
- Die künstlich ausgelösten Wechseljahre (die aber durch eine Hormonersatztherapie erträglicher gemacht werden können → S. 850). Dies betrifft nur jüngere Patientinnen.
- Krebsrezidive, die in der Regel erneut operiert werden.

Nachsorge. Rezidive rechtzeitig aufzuspüren ist auch das Hauptziel der Nachsorge. Die Kontrolluntersuchungen erfolgen alle 3–6 Monate und umfassen ein umfangreiches Programm aus körperlichen Untersuchungen, bildgebender und Labordiagnostik.

Prognose

Die Prognose ist insgesamt schlecht, hängt aber im konkreten Fall stark vom feingeweblichen Typ und von der Ausdehnung des Tumors zum Zeitpunkt der Diagnose ab. Ist er auf den Eierstock begrenzt, überleben etwa 70 % der Betroffenen die nächsten fünf Jahre. Gibt es bereits Metastasen, so sinkt die 5-Jahres-Überlebensrate auf unter 15 %. Seröses Zystadenokarzinom, LMP- und Borderline-Eierstockkrebs haben im Vergleich zu den anderen Eierstockkrebsen eine sehr gute Prognose.

Vorsorge

Da es beim Eierstockkrebs keine Frühsymptome gibt, besteht die einzige vorsorgende Maßnahme in der jährlichen Krebsfrüherkennung (→ S. 290) einschließlich eines Vaginalultraschalls, der allerdings von den Kassen nicht gezahlt wird.

Komplementärmedizin

Eine ausführliche Übersicht zu komplementärmedizinschen Krebstherapien findet sich an anderer Stelle → S. 1029.

i Aktuell: www.gesundheit-heute.de/23x06

- **www.noggo.de** – Internetseite der Nord-Ostdeutschen Gesellschaft für Gynäkologische Onkologie e. V., Berlin: Fachinformation und Selbsthilfetipps zu allen Krebsarten der Frau, die Broschüre Eierstockkrebs ist kostenlos bestellbar.
- **www.eierstockkrebs-forum.de** – Internetangebot der Nord-Ostdeutschen Gesellschaft für Gynäkologische Onkologie, Berlin: Informationsportal und Forum für Patientinnen und Angehörige.
- H. Delbrück: **Eierstockkrebs.** Rat und Hilfe für Betroffene und Angehörige. Kohlhammer, 2004. Patientenratgeber mit aktuellen Informationen zu Therapiemöglichkeiten und ihren Folgewirkungen.
- J.Sehouli; W. Lichtenegger: **Eierstockkrebs: 100 Fragen – 100 Antworten.** akademos, 2003. Beantwortet anschaulich und verständlich Fragen, die an Brustkrebs erkrankte Frauen formuliert haben. Auch Themen wie Ernährung und Sexualität finden ihren Platz. Für Patienten und Angehörige.

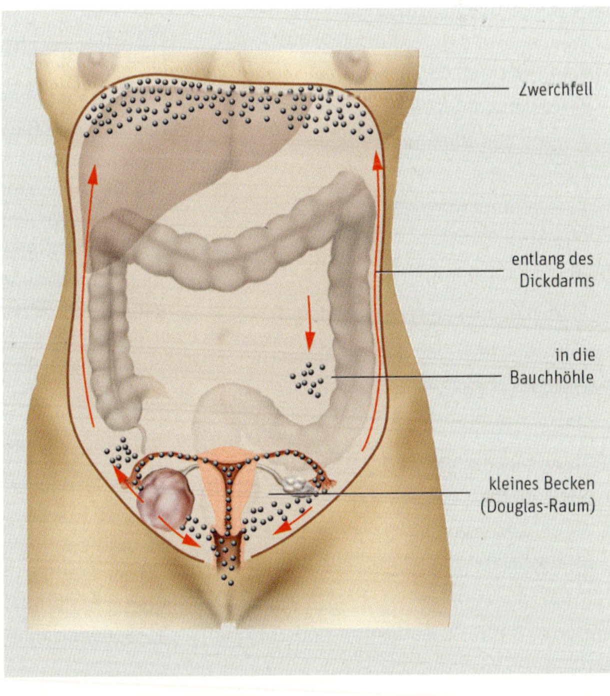

Ausbreitungsrichtungen des ***Eierstockkrebses.*** *Der häufigste Typ des Eierstockkrebses ist das seröse Zystadenokarzinom. Bei ihm hat sich der Krebs zum Zeitpunkt der Diagnosestellung schon in der Hälfte der Fälle auf die jeweils andere Körperseite oder auf die Bauchhöhle ausgebreitet.* [GTV 2331]

Myome

Häufigkeit: ■■■■■

Myom ***(Uterusmyom, Leiomyom):*** Gutartige Geschwulst der Gebärmuttermuskulatur. Je nach Sitz unterscheidet man Myome, die sich in Richtung Gebärmutterhöhle vorwölben ***(submuköse Myome),*** in der Gebärmutterwand gelegene Myome ***(intramurale Myome)*** und Myome, die in Richtung Bauchraum hervorstehen ***(subseröse Myome).*** Myome können sehr groß und in extremen Fällen bis zu mehreren Kilogramm schwer werden.

Uterus myomatosus: Meist zahlreiche gutartige Muskelgeschwulste der Gebärmutter (Uterus) mit unterschiedlicher Ausprägung in Größe, Anzahl, Form und Lokalisation. Der Uterus myomatosus ist der häufigste gutartige Tumor bei Frauen: Vermutlich sind 30 % der Frauen über 30 Jahre betroffen, doch drei Viertel der Frauen merken davon nichts. Nur falls starke Beschwerden auftreten, erfordern sie hormonelle oder chirurgische Therapiemaßnahmen. Mit den Wechseljahren verschwinden die Myome von selbst wieder. In seltenen Fällen kommt es zu einer Entartung des Myoms **(Uterussarkom** oder ***Myosarkom),*** einer seltenen und aggressiven Tumorart, die zwar in der Gebärmutter lokalisiert, aber ansonsten nicht mit dem Gebärmutterkrebs verwandt ist. Wenn es nicht frühzeitig operativ entfernt wird, ist es fast immer tödlich.

Leitbeschwerden

Im Rahmen der Menstruation:

- Verlängerte und ungewohnt schmerzhafte Blutung (mehr als fünf Tage), eventuell Zwischenblutungen
- Abgang von ***Blutkoageln*** (Klumpen geronnenen Bluts)
- Verschlimmerung der Beschwerden von Monat zu Monat.

Beschwerden aufgrund des Blutverlusts:

- Müdigkeit und Leistungsabfall
- Infektneigung.

Beschwerden benachbarter Organe:

- Rückenschmerzen
- Unterbauchschmerzen
- Verstopfung
- Blasenbeschwerden mit vermehrtem Harndrang bis hin zu ungewolltem Urinverlust.

Die Beschwerden schwanken in Abhängigkeit von Größe, Lokalisation und Zahl der Myome.

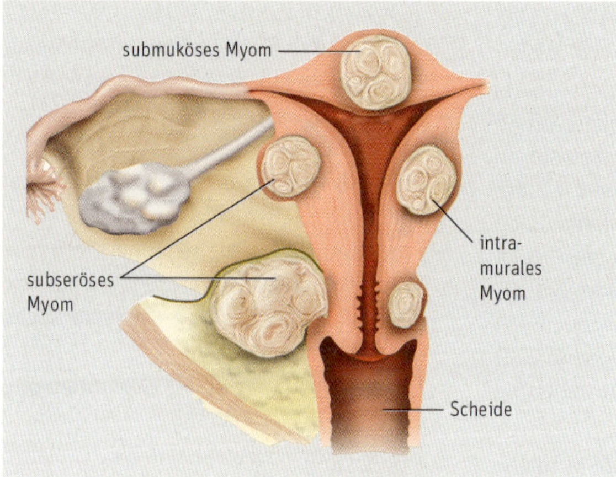

Myome *können sich an allen denkbaren Stellen in und an der Gebärmuttermuskulatur bilden. Manche erreichen eine imposante Größe, andere fallen kaum auf.* [GTV 2332]

Wann zum Frauenarzt

In den nächsten Wochen, wenn die genannten Beschwerden auftreten

Die Erkrankung

Die Ursache dafür, dass bei so vielen Frauen das Geschlechtshormon Östrogen zu einem stellenweise überschießenden Wachstum der Muskelschicht in der Gebärmutter führt, ist unbekannt. Man weiß nur, dass Östrogene als Auslöser eine Schlüsselrolle spielen, denn in den Lebensphasen ohne Östrogenproduktion (also vor der Pubertät und nach der Menopause) kommen Myome so gut wie nie vor oder bilden sich zurück.

Die vielfältigen Beschwerden lassen sich vor allem „mechanisch" durch die Vergrößerung und Raumforderung der monatlich wachsenden Gebärmutter infolge der Myome erklären.

Das macht der Arzt

Zur Diagnosesicherung dienen vor allem der Vaginal- und Bauchultraschall. Ein Bluttest klärt außerdem, ob eine Blutarmut (Anämie → S. 1034) und ein Eisenmangel (→ S. 1034) vorliegen. Wenn notwendig, wird ergänzend auch eine Gebärmutterspiegelung, eine Bauchspiegelung oder ein Kernspin durchgeführt, um Myome räumlich exakt zu lokalisieren.

So vielschichtig wie die Beschwerden, so vielseitig sind auch die Therapiemöglichkeiten bei Myomen:

Kleine Myome erfordern keine Behandlung, solange die Beschwerden gering sind. Die Myome sollten allerdings regelmäßig per Ultraschall kontrolliert werden, um ein überschießendes Größenwachstum und eine eventuelle Entartung frühzeitig zu erkennen.

Myome können generell mit der „Pille" hormonell „ruhig gestellt" werden. Dies ist vor allem dann sinnvoll, wenn sowieso eine Verhütung gewünscht ist und keine Ausschlusskriterien vorliegen (→ S. 323). Sobald die „Pille" dann allerdings abgesetzt wird, verschlimmern sich die Beschwerden rasch wieder.

GnRH-Analoga (z. B. Enantone-Gyn®) wirken auf das Gehirn, das daraufhin kein GnRH (→ Tab. S. 335) mehr ausschüttet. Damit werden die Eierstöcke ruhig gestellt, es kommt sozusagen zu künstlichen Wechseljahren. GnRH-Analoga werden einmal im Monat in den Oberarm injiziert. Ihre Effektivität ist hoch, denn sie stoppen nicht nur das Myomwachstum, sondern bringen die Myome sogar zum Schrumpfen. GnRH-Analoga führen allerdings zu Nebenwirkungen der Wechseljahre (→ S. 849) wie Hitzewallungen, Schweißausbrüche, Depressionen und Osteoporose.

Deswegen ist diese Therapie nur dann eine Lösung, wenn die Beschwerden „in Sichtweite" der Wechseljahre beginnen. Manchen Patientinnen bleibt letztlich die operative Entfernung der Myome nicht erspart. Um diese möglichst risikoarm durchführen zu können, kommen die GnRH-Analoga oft für die Monate vor der Operation zum Einsatz. Dies bewirkt zum einen, dass sich die Myome zurückbilden, zum anderen führt es dazu, dass die Patientin während der Menstruation nicht mehr so viel Blut verliert. Dadurch wird die Operation schonender und der Blutverlust durch die Operation wirkt sich nicht so schwer aus.

■ Operative Therapieverfahren

Myom-Operation. Der Umfang der Operation hängt entscheidend von Größe, Lokalisation und Zahl der Myome ab. Für die Patientin wenig belastend sind die minimal-invasiven Verfahren. Bevorzugt kommt die Ausschälung

(Myomenukleation) zur Anwendung. Dabei versucht der Arzt, die Myome mit GnRH-Analoga zu verkleinern, um sie anschließend mit einer Bauchspiegelung leichter aus der Gebärmutterwand herausschälen und die Gebärmutter dadurch erhalten zu können. Der Nachteil dieser Methode ist allerdings die Rückfallgefahr.

Gebärmutterentfernung. Bei sehr großen, ungünstig gelegenen oder besonders zahlreich vorhandenen Myomen empfiehlt der Arzt – vor allem, wenn die Familienplanung bereits abgeschlossen ist – die **Gebärmutterentfernung** *(Totaloperation, Hysterektomie).* Sie erfolgt entweder vaginal (von der Scheide aus, wenig invasiv) oder abdominal (vom Bauch aus, größerer Eingriff, aber bessere Übersicht für den Operateur). Die Gebärmutterentfernung ist dann gerechtfertigt, wenn die Gebärmutter insgesamt stark vergrößert ist oder andere krankhafte Veränderungen die Folge sind (z. B. Gebärmuttersenkung, Harn- oder Stuhlinkontinenz). Eine operative Therapie hat den Vorteil, dass die Produktion der weiblichen Geschlechtshormone im Gegensatz zur Therapie mit GnRH-Analoga nicht beeinträchtigt wird.

Die Komplikationsrate bei der Gebärmutterentfernung ist erstaunlicherweise kleiner als bei der Ausschälung, die in der Regel große Wundflächen hinterlässt. Aus diesem Grund ziehen vor allem ältere Frauen manchmal die Gebärmutterentfernung vor.

Embolisation. Bei der **Embolisation** verödet (embolisiert) der Arzt mit einem Katheter, den er über die Leistenbeuge in ein Beckengefäß vorschiebt, ein zur Gebärmutter führendes Blutgefäß. Durch die gedrosselte Blutzufuhr kommt es in der Folgezeit zu einer Schrumpfung des Myoms und Abschwächung der Monatsblutung. Dieses Verfahren ist technisch aufwendig und mit einer erheblichen Strahlenbelastung wegen der notwendigen Durchleuchtungskontrollen verbunden. Deshalb wird die Embolisation derzeit nur von wenigen Kliniken angeboten. Zudem sind nicht alle Myome für eine Embolisation geeignet.

Andere Verfahren finden sich in der Erprobung, so die *[Mikrowellen-]Thermotherapie,* mit der das Myom durch gebündelte Ultraschallwellen überhitzt und verkocht wird.

Selbsthilfe

Es gibt leider keine Tees, Entspannungsverfahren, Gymnastiktechniken oder Ernährungsempfehlungen, die Myome zur Rückbildung bringen. Allenfalls kann die Wahrnehmung der Beschwerden positiv beeinflusst werden. Aufgrund des Voranschreitens der Beschwerden von Monat zu Monat ist dies aber meist keine Lösung. Trotzdem ist Schwarzsehen nicht angesagt: Heutzutage bedeutet die Therapie von Myomen – anders als noch vor 30 Jahren – keinesfalls immer die Gebärmutterentfernung, vor der viele Frauen Angst haben.

Komplementärmedizin

Pflanzenheilkunde. Eine Behandlungsalternative bei kleinen Myomen sind Präparate mit Heilpflanzen wie Mönchspfeffer (z. B. Agnolyt®, Femicur®), deren Wirkstoffe den Östrogenspiegel senken. Teezubereitungen aus Schafgarbe (Achillea millefolium) können Blutungsstärke und -dauer regulieren sowie krampfartige Schmerzen lindern. Sie sind z. B. eine gute Lösung, wenn eine Schwangerschaft besteht.

Nicht hormonelle, „natürliche" Medikamente oder Therapiemethoden werden von vielen Frauen anfangs gewünscht oder sogar verlangt. Die frauenärztliche Praxis zeigt aber, dass die Patientinnen allenfalls vorübergehend eine positive Wirkung berichten, wie z. B. eine Reduktion der Blutungsstärke oder -dauer. Fast alle Patientinnen wenden sich deshalb früher oder später mit den gleichen Menstruationsbeschwerden/-störungen erneut an den Frauenarzt.

Gebärmutterpolypen

Häufigkeit: ■■■□□

Gebärmutterpolypen *(Zervixpolypen* bei Befall des Gebärmutterhalses, *Corpuspolypen* bei Befall des Gebärmutterköpers): Gutartige Wucherungen der Gebärmutterschleimhaut. Sie können in jedem Alter, bevorzugt aber zwischen dem 45. und 60. Lebensjahr, auftreten. Wenn sie entdeckt werden, werden sie auch entfernt, schon um eine Verwechslung mit einem polypförmig wachsenden Krebs auszuschließen.

Leitbeschwerden

- Schmierblutungen außerhalb der normalen Monatsblutungen, nach dem Geschlechtsverkehr oder nach den Wechseljahren
- Die Monatsblutung ist plötzlich sehr schmerzhaft, nachdem sie jahrelang keine Beschwerden verursacht hat.
- Kolikartige Unterbauchschmerzen
- Druckgefühl und geschwollener Unterbauch
- Vermehrter Ausfluss.

Wann zum Frauenarzt

In den nächsten Tagen, wenn die oben genannten Beschwerden auftreten

Die Erkrankung

Gebärmutterpolypen können sich an vielen Stellen entwickeln und sowohl fest in der Gebärmutterwand sitzen als auch mit einem unterschiedlich langen Stiel in das Innere der Gebärmutter hinein- oder sogar aus dem Muttermund herausragen. In letzterem Fall kommt es zu vermehrtem Ausfluss oder Blutungen aus der Scheide nach dem Geschlechtsverkehr.

Das macht der Arzt

Je nach Lokalisation ertastet der Arzt die Gebärmutterpolypen bei der gynäkologischen Untersuchung oder sieht sie im Ultraschall. Sitzen sie sehr weit oben in der Gebärmutter, führt der Arzt eine Gebärmutterspiegelung (→ S. 830) durch, die ihm eine gute Beurteilung der Schleimhaut und gegebenenfalls eine sofortige Entfernung der Gebärmutterpolypen erlaubt. Da Polypen nicht immer leicht vom Gebärmutterkrebs (→ S. 862) zu unterscheiden sind, kombiniert man die Gebärmutterspiegelung mit einer Ausschabung (→ S. 830). Dabei wird nach langsamer und vorsichtiger Dehnung des Muttermunds die Schleimhaut

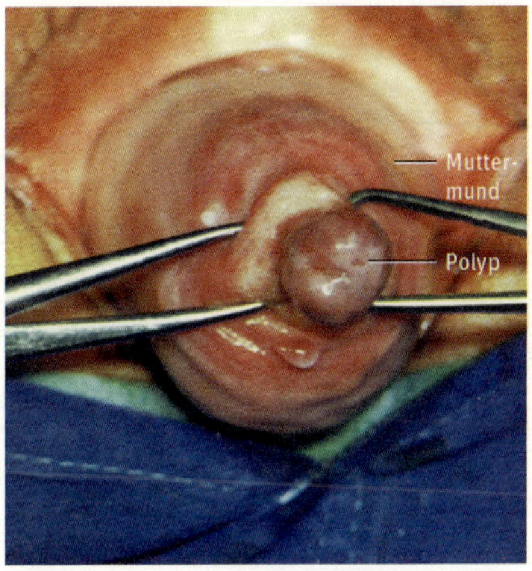

***Gebärmutterpolypen** sind gutartig. Sie fallen der Patientin durch vermehrten Ausfluss oder Blutungsstörungen auf, machen aber oft auch überhaupt keine Beschwerden.* [GTV 2335]

der Gebärmutter abgeschabt und anschließend feingeweblich untersucht. Vor allem bei Frauen über 50 besteht bei den im Ultraschall diagnostizierten Korpuspolypen Verwechslungsgefahr mit Gebärmutterkrebs.

Gebärmutterkrebs

Häufigkeit: ■■■□□

Gebärmutterkrebs *(Gebärmutterkörperkrebs, Gebärmutterhöhlenkrebs, Uteruskarzinom, Endometriumkarzinom, Corpuskarzinom, Gebärmutterschleimhautkrebs):* Bösartiger Tumor des Gebärmutterkörpers, an dem in Deutschland etwa jede 80. Frau erkrankt. Meist tritt er im Alter zwischen 50 und 70 Jahren auf. Die Prognose hängt stark von der Ausdehnung und vom feingeweblichen Typ ab, die durchschnittliche 5-Jahres-Überlebensrate beträgt etwa 85 %; hat der Krebs bereits den Gebärmutterhals erreicht, sinkt sie auf etwa 50 %.

Leitbeschwerden

- Blutung aus der Scheide nach den Wechseljahren
- Zwischenblutungen oder Dauerblutungen bei Frauen über 35 Jahren
- Blutig-eitriger oder fleischfarbener und übel riechender Ausfluss
- Blut im Urin
- Gewichtsverlust.

Wann zum Frauenarzt

In den nächsten zwei Tagen, wenn die genannten Beschwerden auftreten

Die Erkrankung

Der Gebärmutterkrebs entwickelt sich zu 80 % aus Zellveränderungen in der Gebärmutterschleimhaut. Warum er entsteht, ist bislang ungeklärt, mehrere Risikofaktoren sind jedoch bekannt:

- Wenn Frauen bereits an Brust- oder Darmkrebs erkrankt oder bei Verwandten ersten Grades Fälle von Brust- oder Darmkrebs vorgekommen sind.
- Bei Frauen mit Bluthochdruck, erhöhten Blutzuckerwerten oder Übergewicht.
- Ebenfalls betroffen sind Frauen, die während der Wechseljahre reine Östrogenpräparate (ohne Gestagen) über Jahre eingenommen haben. Dafür ist folgender Mechanismus verantwortlich: Normalerweise sorgt Gestagen für eine Auflockerung der Schleimhaut, damit sich das Ei besser einnisten kann. Bleibt dieser „Gegenspieler" weg, wird die Schleimhaut ständig stimuliert, und es droht eine Entartung der Zellen.

Bauchspiegelung und Bauchschnitt

Die **Bauchspiegelung** *(Laparoskopie)* wird in Vollnarkose durchgeführt. Über eine dicke Hohlnadel wird die Bauchhöhle mit Kohlensäuregas aufgeblasen, damit sich die inneren Organe etwas voneinander abheben und gut beurteilen lassen. Durch einen kleinen Bauchschnitt in Nabelnähe wird ein beleuchtetes, etwa bleistiftdünnes Rohr (Glasfaseroptik) in die Bauchhöhle eingeführt, mit dem die Organe und eventuelle Veränderungen inspiziert werden. Zur Entnahme von Gewebeproben (Biopsien) oder kleinen Myomen wird ein zangenartiges Instrument über einen zweiten Bauchschnitt eingeführt. Die Bauchspiegelung erfordert bei ansonsten gesunden Frauen in der Regel nur einen sehr kurzen Krankenhausaufenthalt.

Der **Bauchschnitt** *(Laparotomie),* das Öffnen der Bauchhöhle, wird ebenfalls unter Vollnarkose durchgeführt, erfordert aber einen fünf- bis siebentägigen Krankenhausaufenthalt. Je nachdem, was operiert werden soll, wird der Schnitt durch die Bauchdecke längs, quer oder entlang des Rippenbogens geführt. Ein Bauchschnitt ist immer dann notwendig, wenn wahrscheinlich ist, dass größere Wucherungen oder ganze Organe entfernt werden müssen oder weitere Organe wie Darm, Nieren oder Blase betroffen sind.

Das macht der Arzt

Mit dem Vaginalultraschall (→ S. 829) stellt der Arzt Veränderungen der Gebärmutterschleimhaut oder das Einwachsen eines Tumors in die Gebärmuttermuskulatur fest. Wenn die Patientin unter unregelmäßigen und abnormen Blutungen leidet oder verdächtige Schleimhautbereiche festzustellen sind, führt der Arzt eine Ausschabung (→ S. 830) durch, um Schleimhautgewebe für die feingewebliche und damit definitive Diagnose zu gewinnen. Größere Tumoren der Gebärmutter lassen sich manchmal auch durch den Enddarm ertasten.

Die Behandlung des Gebärmutterkrebses besteht in erster Linie in einer Operation. Über einen Bauchschnitt werden Gebärmutter, Eileiter, Eierstöcke, die oberen Teile der Scheide sowie die Lymphknoten im kleinen Becken entfernt. Um Erkrankungsrückfälle am verbleibenden Scheidenrest zu verhindern, wird häufig eine Bestrahlung an die Operation angeschlossen. Liegen bereits Metastasen in anderen Organen vor, wird untersucht, ob diese empfindlich auf Hormone reagieren. Wenn ja, kann vor den Wechseljahren eine medikamentöse Behandlung mit GnRH-Analoga (→ S. 860) die Metastasen bekämpfen. Eine Chemotherapie hat beim Gebärmutterkörperkrebs nur selten Erfolg.

Nachsorge und Selbsthilfe → Gebärmutterhalskrebs, Infobox S. 864

Komplementärmedizin

Eine ausführliche Übersicht zu komplementärmedizinschen Krebstherapien findet sich an anderer Stelle → S. 1029.

Gebärmutterhalskrebs

Häufigkeit: ■■■■□

Gebärmutterhalskrebs *(Zervixkarzinom, Kollumkarzinom):* Bösartiger Tumor des Gebärmutterhalses; wird heute dank verbesserter Früherkennungsmaßnahmen oft in noch gutartigen Vorstufen entfernt, sodass in Deutschland „nur" noch etwa jede 50. Frau an Gebärmutterhalskrebs erkrankt. Der Altersgipfel für diese Krebsform liegt zwischen dem 45. und 55. Lebensjahr, die meist bei der Früherkennung entdeckte Vorstufe des Gebärmutterhalskrebses (Carcinoma in situ) tritt am häufigsten zwischen dem 25. und dem 40. Lebensjahr auf. Die Prognose ist im Vergleich zu anderen Krebsarten gut, die 5-Jahres-Überlebensrate beträgt etwa 90 %.

Leitbeschwerden

- Blutung unmittelbar nach dem Geschlechtsverkehr
- Scheidenblutung außerhalb der Menstruation
- Blutig-eitriger oder fleischfarbener Ausfluss.

Wann zum Frauenarzt

In den nächsten Tagen, wenn die genannten Beschwerden auftreten

Die Erkrankung

Der Gebärmutterhalskrebs ist gut erforscht und gilt als einer der bösartigen Tumoren, die infolge von früheren Infektionen entstehen. Als Hauptverdächtiger gilt der **Humane Papillom Virus** ***(HPV)*** Typ 16 und 18. Diese Annahme wird durch die Erfahrung bestätigt, dass lebenslang sexuell inaktive Frauen, wie z. B. Nonnen, seltener an Gebärmutterhalskrebs erkranken. Weitere Risikofaktoren sind früher Geschlechtsverkehr, häufig wechselnde Geschlechtspartner, schlechte Sexualhygiene und Rauchen.

Der Gebärmutterhalskrebs wächst im unteren Abschnitt der Gebärmutter, typischerweise in der Nähe des Muttermunds. Er entwickelt sich über mehrere Vorstufen, die dank der jährlichen Untersuchungen zur Krebsfrüherkennung (Gebärmutterhalsabstrich → S. 828) leicht erkannt werden können.

Das macht der Arzt

Diagnosesicherung. Ein Gebärmutterhalskrebs mit Sitz weit unten am Muttermund ist möglicherweise bereits in der gynäkologischen Untersuchung sichtbar, sehr häufig jedoch tastbar. Häufiger erbringt jedoch der Zellabstrich im Rahmen der regelmäßigen Vorsorgeuntersuchung den Befund von Krebszellen (Pap-Stadium IV oder V).

Zur Sicherung der Diagnose entnimmt der Arzt unter örtlicher Betäubung aus dem betroffenen Areal mit einer feinen Zange eine Gewebeprobe (Biopsie) und lässt diese feingeweblich im Labor untersuchen. Eine Alternative ist die **Konisation,** bei der ein kegelförmiges Stück des Muttermunds in Vollnarkose ausgeschnitten wird. Dabei sollte möglichst gleich das gesamte befallene Areal entfernt werden. Somit dient die Konisation bei kleinen Tumoren nicht nur der Diagnose, sondern bereits der Behandlung. In der Regel folgt im Anschluss an die Konisation eine Ausschabung, um auch weiter oben im Gebärmutterhals sitzende Krebszellen mit zu entfernen. Eine Konisation ist normalerweise komplikationslos; es kann jedoch zwischen dem 6. und 10. Tag nach dem Eingriff zu Nachblutungen durch Ablösen der Wundkruste kommen.

Therapie. Wurde bei der Konisation nicht der ganze Krebs entfernt, werden Gebärmutterkörper und Gebärmutterhals komplett entfernt (Gebärmutterentfernung → S. 861), es sei denn, es besteht noch ein Kinderwunsch.

Manche Autoren empfehlen Frauen nach Abschluss der Familienplanung in jedem Fall die Gebärmutterentfernung, auch wenn durch die Konisation der Krebs vollständig entfernt wurde.

Auch wenn die Gebärmutterentfernung durch die Scheide (vaginale Operation) möglich ist, erfolgt sie beim Gebärmutterhalskrebs über

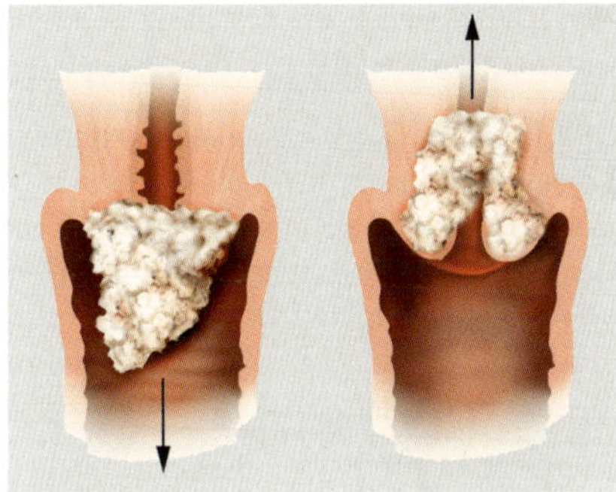

Der ***Gebärmutterhalskrebs*** *kann sehr schnell wachsen, häufiger aber wächst er langsam über viele Jahre hinweg und breitet sich entweder zur Scheide hin (und wird dann manchmal von der Betroffenen selbst entdeckt) oder in Richtung Gebärmutterkörper aus und bleibt dann oft lange unbemerkt.* [GTV 2336]

einen Bauchschnitt (Laparotomie), da so das OP-Gebiet besser eingesehen wird. Bei der **erweiterten Gebärmutterentfernung** ***(Radikaloperation nach Wertheim-Meigs)*** werden in einer offenen Operation neben der kompletten Gebärmutter auch das umliegende Bindegewebe, das obere Drittel der Scheide sowie die zum Abflussgebiet gehörenden Lymphknoten entfernt.

Hat sich der Tumor so weit ausgedehnt, dass in der Operation nicht das gesamte bösartige Gewebe entfernt werden kann, ist eine anschließende Strahlentherapie (→ S. 1026) nötig. Diese erfolgt – je nachdem, wo das restliche Tumorgewebe sitzt – durch die Haut oder die Scheide hindurch als Kontaktbestrahlung. Dabei wird ein z. B. mit radioaktivem Iridium gefülltes Röhrchen in den Scheidenstumpf eingelegt, sodass weniger gesundes Gewebe den Strahlen ausgesetzt ist. Für eine Kontaktbestrahlung ist ein kurzer Krankenhausaufenthalt von wenigen Tagen erforderlich. Sie kann allerdings nicht durchgeführt werden, wenn das umliegende Gewebe durch die Krebserkrankung oder durch frühere Operationen schon stark beschädigt ist.

Nachsorge

Die Nachsorgeuntersuchungen finden in den ersten 3–5 Jahren vierteljährlich statt und umfassen die komplette gynäkologische Vorsorge (Tastuntersuchung → S. 828) sowie die Gewichtskontrolle.

Früherkennung und Vorsorge

Die gesetzlichen Leistungen zur **Gebärmutter[hals]krebsfrüherkennung** bestehen im jährlichen Gebärmutterhalsabstrich ab einem Alter von 20 Jahren.

HPV-Test. Manche Frauenärzte empfehlen zusätzlich einen Test auf krebsauslösende Humane Papilloma-Viren ***(HPV-Test),*** da diese die zentrale Rolle bei der Entstehung des Gebärmutterhalskrebses spielen. Die Kassen erstatten die Kosten im Rahmen der Früherkennung (noch) nicht, zur weiteren Abklärung eines Gebärmutterhalsabstrichs mit erhöhter Pap-Klasse (→ S. 828) werden sie allerdings übernommen.

Der Test unterscheidet nicht, ob „nur" eine Infektion vorliegt, die vielleicht sogar von selbst wieder verschwindet, oder ob das Virus sich chronisch festgesetzt und schon Zellveränderungen ausgelöst hat (um diese festzustellen, ist ein Gebärmutterhalsabstrich notwendig). Ein positiver Test muss deshalb nach einem Jahr wiederholt werden – eine lange Wartezeit für die Betroffenen. Und selbst nach einem Jahr bleiben viele Befunde positiv, aber es kommt nie zu Zellveränderungen (Dysplasien) oder einem Krebs.

Der Test hat aber auch Vorteile: Ist er negativ, so gibt das eine große Sicherheit. Nach einer Studie haben Frauen, bei denen sowohl der Gebärmutterhalsabstrich als auch der HPV-Test negativ sind, ein Risiko von weniger als 1 %, innerhalb von fünf Jahren eine schwerwiegende Dysplasie zu entwickeln [424].

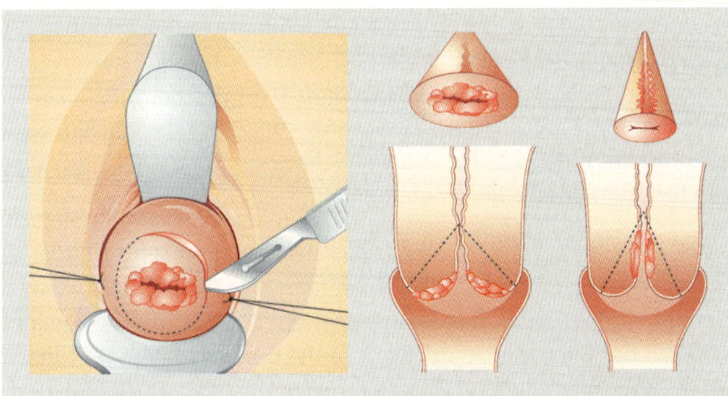

Konisation. *Je nach Lage des Krebses wird ein flacher oder tiefer Gewebekegel (Konus) herausgeschnitten. Auch danach ist eine Schwangerschaft noch möglich. Eine Wartefrist von etwa zwei Jahren sollte jedoch eingeplant*

IGeL-Hinweis: Die Kosten für den HPV-Test betragen 30–80 €.

HPV-Impfung. Vielversprechend und inzwischen verfügbar ist die Impfung gegen HPV. Die Impfung wird allen jungen Mädchen vor dem ersten Geschlechtsverkehr empfohlen. Wenn die Impfung zwischen dem 13. und 26. Lebensjahr erfolgt, übernehmen die Krankenkassen die Kosten.

Es gibt Hinweise darauf, dass auch Frauen (jeden Alters) nach dem ersten Geschlechtsverkehr von der Impfung profitieren. Aufgrund der spärlichen Daten gibt es aber derzeit noch keine allgemeinen Empfehlungen.

Die Impfung bietet aber keinen 100%igen Schutz, denn der Impfstoff schützt nur vor den zwei HPV-Typen, die 80 % aller Gebärmutterhalskrebse ausmachen (gegen die übrigen 20 % wirkt er nicht).

In sehr seltenen Fällen tritt Gebärmutterhalskrebs auch unabhängig von einer HPV-Infektion auf. Außerdem weiß man bislang nicht, wie lange der Impfschutz anhält, wann und ob eine Auffrischimpfung notwendig ist.

Selbsthilfe

Keine andere Erkrankung berührt so sehr die Intimität, das Selbstverständnis und das Körpergefühl der Frau wie eine Krebserkrankung der Gebärmutter oder der Verlust von Gebärmutter und Eierstöcken. Häufige Folge sind Probleme und Befangenheit im Umgang mit Sexualität, über Angst vor Berührungen des Partners bis zur dauerhaften Abneigung gegen Geschlechtsverkehr. Dies alles wiederum verschlechtert das Selbstwertgefühl, was das entspannte, lustvolle Erleben von Sexualität erneut blockiert: ein Teufelskreis. Und ein heikles Thema, über das mit dem Partner oft nicht gesprochen und das auch von den Ärzten zu selten angesprochen wird. Versuchen Sie Ihre Probleme mit der „neuen" Sexualität nicht zu verschweigen und nehmen Sie professionelle Hilfe in Anspruch. Die Schwierigkeiten haben nämlich keineswegs nur psychische Ursachen. Typische Folgen der Operation, Bestrahlungsbehandlung und Lymphknotenentfernung in der Beckenregion sind die Verengung und Vernarbung des Scheideneingangs und eine nur noch eingeschränkte Befeuchtung (Lubrikation). Dies kann vor allem in der Anfangszeit zu starken Schmerzen beim Geschlechtsverkehr führen.

Folgende Tipps helfen Ihnen vielleicht, die Beschwerden zumindest etwas zu lindern:

Scheideninfektionen. Das Scheidengewebe ist nach der Bestrahlung anfällig für Infektionen. Waschen Sie das *äußere* Geschlechtsorgan deswegen vorbeugend mit milder Seife oder speziellen Waschlotionen, aber übertreiben Sie es nicht mit der Intimhygiene. Scheidenspülungen werden von den meisten Experten nicht mehr empfohlen, können im Einzelfall aber sinnvoll sein und gut tun. Von Intimdeos ist generell abzuraten, da sie in der Regel Alkohol enthalten und die Schleimhäute strapazieren. Kalte Kompressen und kühle Sitzbäder lindern eventuell noch vorhandenes Wundgefühl. Tragen Sie lockere, kochfeste und saugfähige Unterwäsche aus Baumwolle.

Scheidentrockenheit. Gleitcremes und Östrogensalben verbessern Geschmeidigkeit und Feuchtigkeit der Scheide. Vaginaldehner *(Dilatoren)* sind speziell dazu entwickelt worden, die Scheide nach gynäkologischen Operationen oder Bestrahlungen schonend zu dehnen. Es gibt sie in verschiedenen Formen, Durchmessern und Längen und sogar als Maßanfertigung. Sie werden wie ein Tampon eingeführt, wobei das Einführen mit Gleitcreme erleichtert werden kann. Auch durch vorsichtig praktizierten Geschlechtsverkehr sollte versucht werden, die Dehnbarkeit der Scheide nach und nach zu verbessern. Anfängliche Beschwerden und leichte Blutungen sind in der Regel normal.

Chronische Beinschwellungen (Lymphödeme). Gegen Wassereinlagerungen in den Beinen helfen Lymphdrainage (→ S. 743), Kompressionsstrümpfe und -strumpfhosen. Gehen Sie viel schwimmen. Dies wirkt wie eine Art Lymphdrainage und ist eine optimale Vorbeugung gegen Ödeme. Versuchen Sie das Tragen von schweren Lasten zu vermeiden und sehen Sie von zu heißen und langen Fuß- und Vollbädern sowie zu langen Sonnenaufenthalten ab. Eine Faustregel: Lieber laufen und liegen statt sitzen und stehen.

Entzündungen der Harnblase und des Darms, Harninkontinenz. Als Folge der Strahlenbehandlung auftretende Entzündungen der Harnblase und des Darms klingen ärztlich behandelt meist innerhalb weniger Wochen wieder ab. Die nach ausgedehnten Operationen im Beckenbereich häufig vorkommende Harninkontinenz (→ S. 796) sollte vom Urologen abgeklärt und behandelt werden. Zur Vorbeugung einer Harninkontinenz hat sich regelmäßig durchgeführtes Beckenbodentraining (→ S. 866) als sehr effektiv erwiesen.

Wechseljahrsbeschwerden. Bei einer Eierstockentfernung oder dem dauerhaften Ausfall der Eierstockfunktion als Folge der Bestrahlung kommt es zu typischen Wechseljahrsbeschwerden, die entsprechend behandelt werden können (→ S. 849).

Komplementärmedizin

Eine ausführliche Übersicht zu komplementärmedizinschen Krebstherapien findet sich an anderer Stelle → S. 1029.

Aktuell: www.gesundheit-heute.de/23x07

- **www.leitlinien.net** – Interdisziplinäre Leitlinie zur Diagnostik und Therapie des Gebärmutterhalskrebses der Deutschen Krebsgesellschaft e. V. und der Deutschen Gesellschaft für Gynäkologie und Geburtshilfe.
- **www.krebsinformation.de** – Internetseite des Deutschen Krebsforschungszentrums, Heidelberg: Ausführliche Fachinformationen zum Gebärmutter- und Gebärmutterhalskrebs, Beratungsmöglichkeit und weiterführende Links.
- Deutsche Krebshilfe e. V. (Hrsg.): **Gebärmutter- und Eierstockkrebs.** Ein Ratgeber für Betroffene, Angehörige und Interessierte. Die blauen Ratgeber, 2005. Broschüre zum Bestellen und Herunterladen **(www.krebshilfe.de).** Sehr kompakt und verständlich aufbereitetes Fachwissen.

Gebärmuttersenkung und Gebärmuttervorfall

Häufigkeit: ■■■■□

Gebärmuttersenkung *(Descensus uteri, Uterusprolaps, Genitalprolaps)* und **Scheidensenkung** *(Descensus vaginae)*: Absinken der Gebärmutter durch nachlassende Spannung des Beckenbodens. Sie geht in der Regel mit einer Scheidensenkung sowie einer Lageveränderung von Harnblase und Mastdarm einher.

Die Senkung betrifft zumeist Frauen nach den Wechseljahren mit Übergewicht und kann in verschiedenen Ausprägungen vorliegen; die schwerste Form ist der komplette **Gebärmuttervorfall** *(Totalprolaps, Prolaps uteri et vaginae)* durch die umgestülpte Scheide nach außen. Eine erfolgreiche Behandlung ist fast immer möglich, auch im hohen Lebensalter.

Leitbeschwerden

- Stärker werdendes Druckgefühl nach unten
- Schmerzen im Bereich von Kreuzbein und Steißbein
- Schmerzen beim Geschlechtsverkehr
- Unwillkürlicher Urinabgang („Harntröpfeln")
- Ständiger Harndrang
- Verstopfung
- Vermehrter Ausfluss
- (Leichte) Blutungen durch Druckgeschwüre in der Scheide
- Im Spätstadium: sicht- und fühlbarer Vorfall von Organen.

Wann zum Frauenarzt

In den nächsten Tagen oder Wochen je nach Ausmaß der Beschwerden

Die Erkrankung

Der Beckenboden (→ S. 853) stützt die inneren Geschlechts- und Harnorgane von unten (→ Abb. S. 865). Er besteht aus drei übereinanderliegenden Muskelschichten, die in verschiedenen Richtungen verlaufen. Gleichzeitig werden die Organe mit Bändern aus Bindegewebe untereinander und an der seitlichen Beckenwand gehalten. Schwangerschaft und Geburt, häufiges Tragen schwerer Gewichte und Übergewicht belasten das Bindegewebe und die Muskulatur des Beckenbodens. Hinzu kommen bei vielen Frauen eine angeborene Bindegewebeschwäche und Haltungsfehler.

Spätestens nach den Wechseljahren führt dann der nachlassende Einfluss der Geschlechtshormone, was die Elastizität des Bindegewebes weiter vermindert, zur Senkung von Gebärmutter, Scheide, Blase (Zystozele) und/oder Mastdarm (Rektozele). Je nach Schwere der Absenkung kommt der unwillkürliche Harnabgang als sehr belastendes Symptom dazu.

Die Senkung läuft unbehandelt in mehreren Stadien von einer leichten Senkung über den teilweisen bis zum totalen Vorfall ab (→ Abb. oben) und entsprechend verstärken sich die Beschwerden: Aufgrund der Verformung der Harnblase wird diese möglicherweise nicht richtig entleert. Der zurückbleibende Restharn (→ S. 778) stellt ein Reservoir für Bakterien dar, die sich vermehren und Harnwegsinfektionen auslösen.

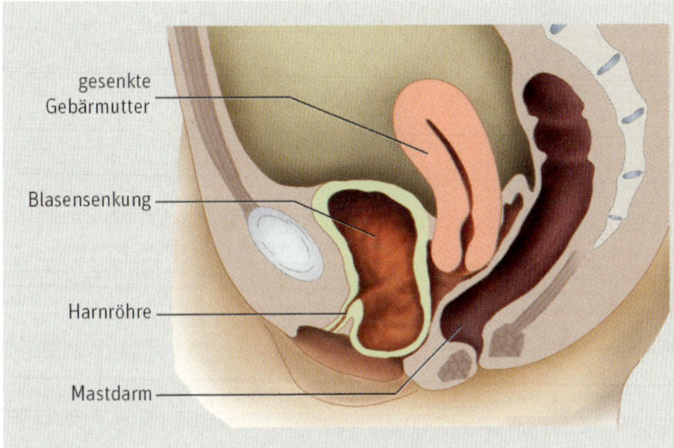

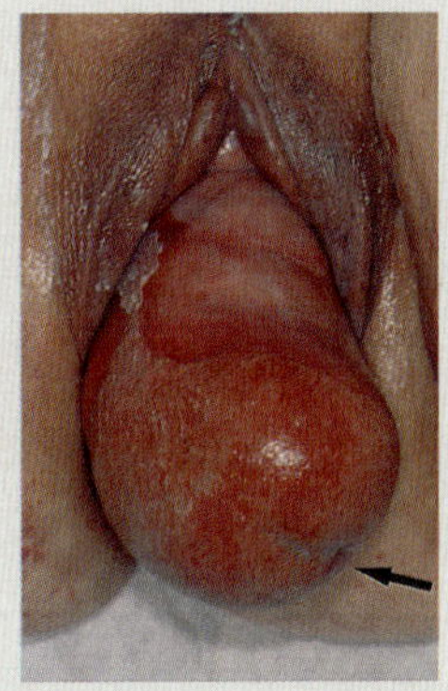

Links: Sehr häufig ist das gleichzeitige Auftreten einer ***Gebärmuttersenkung*** *in Verbindung mit einer* ***Zystozele*** *(Absenkung der Blase).*
Rechts das Vollbild eines ***Gebärmuttervorfalls,*** *die Gebärmutter „fällt" aus der Scheide heraus. Der Muttermund ist völlig nach außen gekehrt und als grübchenförmige Struktur zu erkennen (Pfeil).* [GTV 2338]

Da die Scheidenwand durch den Gebärmutterdruck ständig gereizt wird, kommt es zu vermehrtem Ausfluss und Entzündungen. Der teilweise oder vollständige Vorfall der Gebärmutter behindert beim Gehen und Sitzen und führt schnell zu Entzündungen und Geschwüren am Muttermund.

Das macht der Arzt

Diagnose. Je nach Ausprägung der Gebärmuttersenkung sieht der Arzt bereits bei der gynäkologischen Untersuchung die zu tief liegenden Organe. Nach der Aufforderung, wie zum Stuhlgang zu pressen, wird auch eine leichte Senkung sichtbar. Eine Vorwölbung des Mastdarms in die Scheide ***(Rektozele)*** ist in der rektalen Untersuchung tastbar. Stehen Blasenbeschwerden im Vordergrund, sind eine Blasenspiegelung (→ S. 779) und weitere urologische Untersuchungen zur Funktion von Füllung und Entleerung der Harnblase notwendig: Harnstrahlmessung, Restharnbestimmung, Blasendruckmessung (→ alle auf S. 778).

Therapie. Die beginnende Gebärmuttersenkung kann mit einfachen gymnastischen Übungen gut behandelt werden (→ S. 866). Bei stärkeren Senkungsbeschwerden kann die Gebärmutter mit speziellen **Pessaren** (→ Abb. S. 866) aus Hartgummi oder Silikon angehoben werden. Fortgeschrittene Verläufe sind hingegen nur durch operative Eingriffe in den Griff zu bekommen. Bei Patientinnen kurz vor oder in den Wechseljahren wird gleichzeitig eine östrogenhaltige Salbe (z. B. Linoladiol®, OeKolp®) verschrieben, die der Schrumpfung und Austrocknung der Scheide entgegenwirkt.

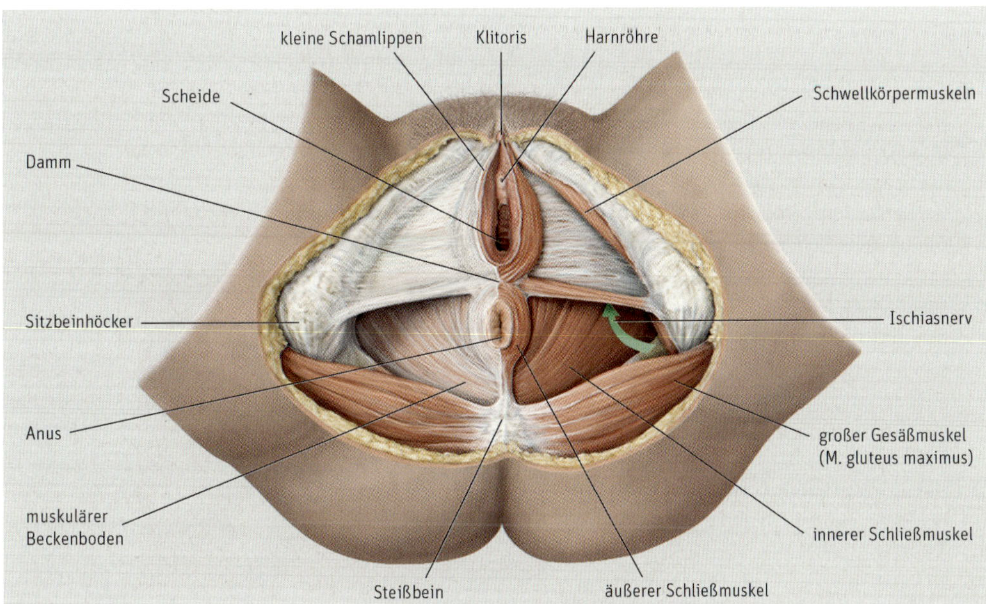

Die verschiedenen Muskelschichten des ***Beckenbodens*** *sorgen normalerweise dafür, dass Blase, Gebärmutter und Enddarm (Rektum) trotz der Schwerkraft und den Druckspitzen im Bauchraum – etwa beim Lachen, Niesen und Pressen – an ihrem Platz gehalten werden. Nach mehreren schweren Geburten sowie im höheren Lebensalter lässt die Spannkraft der Beckenbodenmuskeln leider oft nach, es kommt dann zum Vorfall von Organen und zu Inkontinenzbeschwerden.* [GTV 2327]

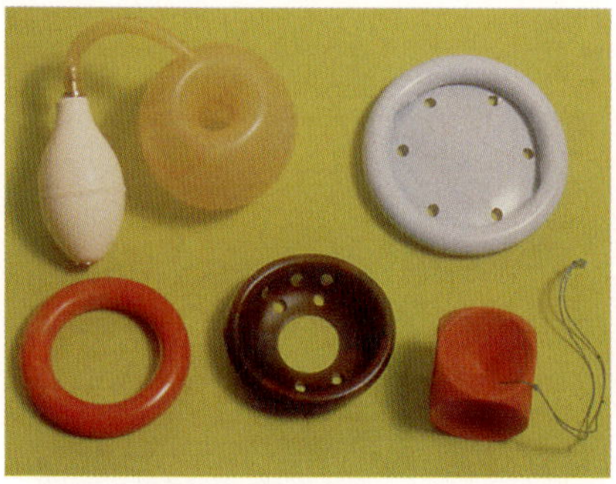

Schalen-, Würfel- und Ringpessare: Die Pessare werden durch die Scheide eingeführt und am Muttermund so festgesetzt, dass sie die vorgefallene Gebärmutter anheben. Bei einer Langzeitbehandlung besteht allerdings die Gefahr von Druckgeschwüren, weshalb viele Frauenärzte sie nicht mehr vorbehaltlos empfehlen. [GTV 2340]

Als weitere Medikamente sind vor allem Östrogene effektiv (die straffend auf das Bindegewebe wirken), wegen des Krebsrisikos sollen sie aber mit Gestagenen kombiniert werden. Außerdem stehen alle weiteren Medikamente zur Belastungsinkontinenz-Therapie zur Verfügung (→ S. 797). Bei ausgeprägten Beschwerden versucht man, Gebärmutter und Scheide operativ anzuheben und zu stabilisieren. Früher wurde häufig auch die Gebär-

Beckenbodentraining: das A und O bei Senkungs- und Inkontinenzbeschwerden

Der Beckenboden (→ S. 853) ist ein kompliziertes Geflecht aus verschiedenen Muskelgruppen, das von Harnröhre, Scheide und Enddarm durchzogen wird. Wird die Muskulatur schwächer, ist ein konsequentes Training des Beckenbodens entscheidend. Zudem hat es gleich drei positive Effekte: Es mindert oder beseitigt Belastungsinkontinenzbeschwerden, lindert die Beschwerden einer Gebärmuttersenkung (→ S. 864) und steigert bei vielen Frauen das sexuelle Empfinden und die Orgasmusfähigkeit.

Bei entsprechenden Beschwerden gibt es einige Stunden Beckenbodentraining häufig sogar auf Rezept, das bei einem Physiotherapeuten gegen geringe Selbstbeteiligung eingelöst werden kann. Aber auch viele Volkshochschulen oder Sportstudios bieten Beckenbodentraining in (kostengünstigen) Kursen an. Trotzdem sollte das Beckenbodentraining nicht auf die wenigen Übungsstunden unter fachlicher Anleitung beschränkt bleiben, sondern auch *regelmäßig* zu Hause durchgeführt und ein fester Bestandteil des Tagesablaufs werden.

Übungen für zu Hause

- Unterbrechen Sie beim Wasserlassen bewusst für einige Sekunden den Harnstrahl, indem Sie die entsprechenden Muskeln anspannen – dies sind die Muskeln des Beckenbodens. Wiederholen Sie diese Übung mehrmals täglich.
- Führen Sie dieses Anspannen der Beckenbodenmuskulatur auch im Sitzen am Schreibtisch, in der Bahn oder im Auto durch. Halten Sie die Spannung zehn Sekunden lang, dann lassen Sie wieder locker – mehrmals pro Tag und mindestens zehnmal. Stellen Sie sich dabei vor, Sie ziehen einen Lift über mehrere Etagen Ihres Beckenbodens hoch und lassen ihn dann langsam wieder absinken.
- Legen Sie sich auf den Rücken und stellen Sie die Füße bei stark gebeugten Knien auf. Atmen Sie ein und spannen Sie dabei die Beckenbodenmuskulatur an. Bewegen Sie dann die geschlossenen Knie langsam zur rechten Seite. Atmen Sie aus. Mit dem nächsten Einatmen spannen Sie erneut die Beckenbodenmuskulatur an und heben die Knie wieder an. Ausatmen. Anschließend das Gleiche nach links ausführen. Wiederholen Sie die Übung dreimal zu jeder Seite.
- Legen Sie sich auf den Rücken und stellen Sie die Füße bei leicht gebeugten Knien auf. Atmen Sie ein, spannen Sie Ihre Bauch- und Beckenbodenmuskeln an und heben Sie ganz langsam das Gesäß an, bis Oberschenkel und Bauch eine Linie bilden. Die Schultern und der Kopf bleiben dabei locker am Boden liegen. Halten Sie die Spannung zehn Sekunden lang, atmen Sie aus und senken Sie dabei das Gesäß wieder ganz langsam. Wiederholen Sie die Übung fünfmal.
- Steigerung: Klemmen Sie sich ein kleines Kissen zwischen die Knie und führen Sie dann die vorherige Übung wie beschrieben aus, nur pressen Sie dabei noch das Kissen zusammen. Das verstärkt die Anspannung der Beckenbodenmuskulatur.
- Setzen Sie sich auf einen Gymnastikball und rollen Sie das Becken vor und zurück, um die vorderen und hinteren Anteile der Beckenbodenmuskulatur zu erspüren.

Beckenbodentraining mittels Elektrostimulation

Die **Elektrostimulation** des Beckenbodens eignet sich für Frauen, die zu Beginn des Beckenbodentrainings ihren Beckenboden weder fühlen noch bewusst anspannen können. Da in diesem Fall meistens die Nervenfunktionen zwischen Rückenmark und Beckenbodenmuskel gestört sind, versucht man diese mittels Elektrostimulation anzuregen. Durch die geringen Stromimpulse bewegen sich die Beckenbodenmuskeln. Das beugt einem weiteren Muskelabbau vor und fördert im Idealfall auch die Orgasmusfähigkeit. Dieses Verfahren ist vergleichbar mit aktivem Muskeltraining. Dafür wird eine tampongroße Elektrode in die Scheide eingeführt, die in regelmäßigen Abständen Stromimpulse an die Beckenbodenmuskulatur und ihrer zuführenden Nerven abgibt. Erste Erfolge zeigen sich normalerweise nach etwa vier Wochen. Die Kosten werden im Krankheitsfall von den gesetzlichen Krankenkassen (bei privaten Krankenkassen auf Anfrage) getragen. Elektrostimulationsgeräte sollten nicht während der Menstruation, in der Schwangerschaft oder im Wochenbett benutzt werden. Nebenwirkungen sind nicht bekannt.

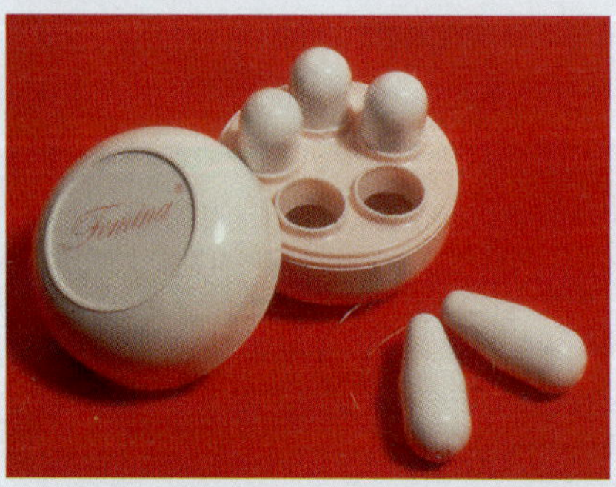

Zur Unterstützung des Beckenbodentrainings dienen verschieden schwere Kunststoffkegel, **Vaginalkonen** *genannt, die wie ein Tampon in die Scheide eingelegt und mit der aktiv angespannten Beckenbodenmuskulatur mindestens 20 Minuten gehalten werden müssen. Im Fortlauf des Trainings wird das Gewicht dann schrittweise gesteigert.* [GTV 2342]

mutterentfernung (→ S. 861) empfohlen, heutzutage kommen aber immer mehr plastisch-chirurgische Operationsverfahren zum Einsatz, die die Stützfunktion des Beckens z. B. mit Kunststoffnetzen *(Biomesh)* oder -schlingen verbessern. Eine Besserung der Beschwerden gelingt durch eine Operation fast immer, in etwa 20 % ist aber der Erfolg nur vorübergehend, sodass ein zweites Mal operiert werden muss.

Selbsthilfe

- Leichte Senkungsbeschwerden werden mit dem Beckenbodentraining (→ Kasten, gymnastische Übungen zur Stärkung der Beckenbodenmuskulatur) behandelt. Regelmäßig und richtig durchgeführt verhindert es ein weiteres Fortschreiten der Senkung.
- Einen ähnlichen Effekt hat die Elektrostimulation der Beckenbodenmuskulatur. Durch elektrische Impulse wird die Beckenbodenmuskulatur zum Zusammenziehen gereizt und dabei gestärkt.
- Seien Sie vorsichtig mit Bauchmuskeltraining, denn dies verstärkt den Druck auf den Beckenboden.
- Vermeiden Sie langes Stehen und das Tragen schwerer Lasten.
- Wenn Sie übergewichtig sind, versuchen Sie, durch ausgewogene Ernährung und viel Bewegung Ihr Gewicht zu reduzieren (→ Kapitel 04).

Vorsorge

- Wenn Sie schwanger sind, heben Sie insbesondere im letzten Drittel der Schwangerschaft und im Wochenbett keine schweren Lasten.
- Führen Sie nach jeder Geburt konsequent die Rückbildungsgymnastik (→ S. 392) durch.
- Und, so schwer es fällt, versuchen Sie bei Übergewicht langsam und dauerhaft abzunehmen (Näheres zu einer gesunden Ernährung → Kapitel 04).

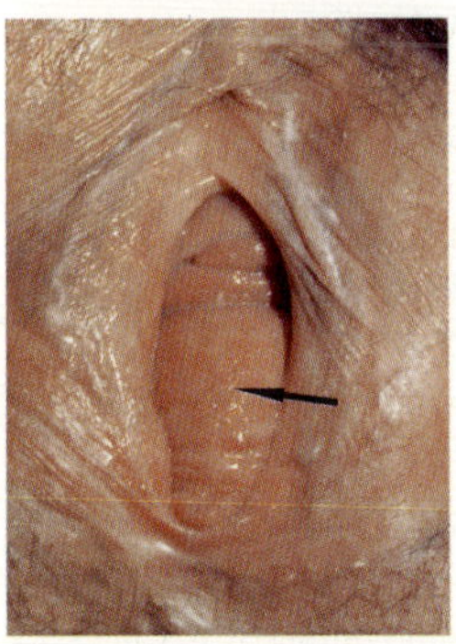

Foto einer 80-jährigen Patientin mit Fremdkörpergefühl in der Scheide. Die Einsenkung des Enddarms ***(Rektozele)*** *in die hintere Scheidenwand ist deutlich sichtbar. Eine konservative Therapie war nicht mehr möglich – die Patientin musste sich einer plastischen Operation unterziehen.* [GTV 2339]

i Aktuell: www.gesundheit-heute.de/23x08

- **www.ag-beckenboden.de** – Arbeitsgemeinschaft Beckenboden im Deutschen Grünen Kreuz e. V., Marburg: Patienteninformation über Aufbau und Funktion des Beckenbodens mit Fokus auf den verschiedenen Formen der Harninkontinenz und ihren Therapien.
- H. Höfler: **Beckenbodengymnastik.** 140 Übungen für Sie und Ihn. Blv, 2005. Elf verständlich geschriebene Übungsprogramme mit dazugehörigen Fotos und anatomischen Abbildungen zum Beckenboden.
- A. E. Röcker: **Beckenboden-Training.** 50 Übungskarten zur Stärkung und Entspannung. Hugendubel, 2006. Kartenset mit Illustrationen und Übungsbeschreibungen, die man problemlos überallhin mitnehmen kann.

Krankhafter Ausfluss

Häufigkeit: ■■■■■

Krankhafter Ausfluss *(pathologischer Fluor genitalis):* Vermehrter Sekretabfluss aus der Scheide. Dies ist keine Krankheit an sich, sondern ein Symptom, für das es viele Ursachen gibt. Etwa 25 % aller Frauen leiden im Lauf ihres Lebens einmal an krankhaftem Ausfluss. Ist die Ursache gefunden und eine Behandlung eingeleitet, verschwindet der Ausfluss in den meisten Fällen nach kurzer Zeit.

Leitbeschwerden

- Vermehrter Ausfluss, eventuell unangenehm („fischig" oder faulig) riechend oder verfärbt
- Jucken in der Scheide.

Wann zum Frauenarzt

In den nächsten Wochen bei vermehrtem, aber normal riechendem und nicht verfärbtem Ausfluss

Am nächsten Tag, wenn der Ausfluss unangenehm riecht oder blutig ist.

Die Erkrankung

Ausfluss ist normal, solange er farb- und geruchlos und von der Beschaffenheit her glasig-schleimig ist. Kurz vor dem Eisprung wird er für einige Tage dünnflüssiger. Verfärbter, übel riechender oder trocken-krümeliger Ausfluss ist immer Zeichen einer Erkrankung.

So ist z. B. bei einer ***Trichomonadeninfektion der Scheide*** (→ S. 872) der Ausfluss grünlich-gelb, schaumig und riecht streng; bei einer ***Pilzinfektion der Scheide*** (→ S. 867) ist er weiß und krümelig. ***Bakterielle Infektionen der Scheide*** (→ S. 873) lassen den Ausfluss eitrig werden; Blutbeimischungen aus einem bösartigen Tumor der Scheide oder der Gebärmutter verfärben ihn fleischfarben oder braunrot. Darüber hinaus kann auch der Gebrauch von Intimsprays oder Scheidenspülungen den Ausfluss verändern und Juckreiz im Genitalbereich hervorrufen. Bei Frauen in oder nach den Wechseljahren verursacht der Mangel an Östrogen häufig eine Austrocknung und Reizung der Scheide, die auch mit vermehrtem Ausfluss einhergeht. Selten rufen Fisteln (röhrenförmige Verbindungen) zwischen Scheide und Blase oder Scheide und Mastdarm den Ausfluss hervor.

Das macht der Arzt

Als Ursache kommen bei jüngeren und sexuell aktiven Frauen Infektionen und bei älteren Frauen Entzündungen z. B. durch Scheidentrockenheit und Tumoren vor. Bei Verdacht auf eine Infektion entnimmt der Arzt einen Abstrich des Scheidensekrets; oft liefert schon eine kurze Begutachtung des Materials unter dem Mikroskop erste Hinweise auf die Erreger. Zum Ausschluss eines Tumors nimmt der Arzt einen Abstrich vom Muttermund (Gebärmutterhalsabstrich → S. 828) und führt eventuell eine Scheidenspiegelung (→ S. 836) durch. Ein Vaginalultraschall schließt sich an. Kann durch all diese Untersuchungen keine Ursache gefunden werden und bestehen die Beschwerden auch nach einem Behandlungsversuch weiter, so wird der Arzt eine Ausschabung unter Kurznarkose empfehlen.

Die Behandlung des krankhaften Ausflusses hängt von der zugrunde liegenden Krankheit ab. So werden Infektionen entsprechend mit Antimykotika (gegen Pilze) oder Antibiotika (gegen Bakterien) behandelt. Beschwerden durch Hormonmangel nach den Wechseljahren können mit einer östrogenhaltigen Salbe (z. B. Linoladiol®, OeKolp®) gelindert werden.

Pilzinfektion der Scheide

Häufigkeit: ■■■■■

Pilzinfektion der Scheide *(Soorkolpitis, Vaginalcandidose, Scheidenmykose, Candidiasis, Vulvovaginitis mycotica, Moniliasis):* Infektion der Scheide mit dem Hefepilz **Candida albicans.** Diese Pilzinfektion ist die häufigste

Störung des Scheidenmilieus

Die bei geschlechtsreifen Frauen in der Scheide vorhandenen **Döderlein-Bakterien** *(Laktobazillen, Normalflora)* produzieren Milchsäure aus Glykogen, der Speicherform der Glukose, also des Zuckers. Das so entstehende saure Milieu sorgt dafür, dass von außen in die Scheide eindringende Keime wie Bakterien und Pilze sich nicht vermehren können. Da eine Infektion nur zustande kommt, wenn krankmachende (pathogene) Keime in größerer Anzahl vorliegen, stellen die Döderlein-Bakterien somit einen wirksamen, natürlichen Infektionsschutz dar.

Dieser Schutz besteht jedoch nicht bei Kindern vor der Pubertät und älteren Frauen nach den Wechseljahren, wenn durch die verminderte Konzentration des Geschlechtshormons Östrogen die Zellschicht in der Scheide nur sehr dünn ist. Es wird kein Glykogen bereitgestellt, sodass den Döderlein-Bakterien die Nahrung fehlt und sie entsprechend wenig Milchsäure produzieren. Bei älteren Frauen ist zudem die Scheide durch den Hormonmangel sehr trocken und leichter verletzbar. Die Folge ist eine höhere Anfälligkeit für Scheideninfektionen, insbesondere für Pilzinfektionen.

Auch übertriebene Hygienemaßnahmen wie zu häufiges Waschen und Scheidenspülungen sowie hautreizende Substanzen in Seifen oder Intimsprays zerstören den natürlichen Säureschutz in der Scheide.

Darüber hinaus kann das Scheidenmilieu auch durch Medikamente gestört werden, z. B. während und nach der Einnahme von Antibiotika, die – je nach Substanz – nicht nur krankmachende Keime, sondern auch die Döderlein-Bakerien abtöten.

Bakterielle Fehlbesiedelung von Darm und Scheide

Viele Frauen bekommen vor allem Probleme, nachdem eine Blasenentzündung mit einem Breitspektrum-Antibiotikum behandelt wurde. Da dieses wahllos viele verschiedene Keime abtötet, betrifft dies auch die natürliche Darm- und Scheidenflora, sodass es zu einer bakteriellen Fehlbesiedelung der Schleimhäute von Scheide, Enddarm und Damm kommt. Diese „falschen" Bakterien bewirken eine Veränderung des pH-Werts in den Schleimhäuten, weshalb deren natürliche Schutzfunktion vor Krankheitserregern geschwächt ist. Im ungünstigsten Fall wechseln sich nun Entzündungen von Scheide und Darm ab. Durch einen Abstrich von Harnröhre und Scheide wird die bakterielle Fehlbesiedlung festgestellt.

In manchen Fällen wird die bakterielle Fehlbesiedelung auch vom Mann zur Frau übertragen. Wenn der männliche Partner Beschwerden hat, die bei einer Harnröhreninfektion oder Prostataentzündung auftreten (→ S. 805), sollte er deshalb zum Urologen gehen – und kann im günstigen Fall das eigene Problem und das der Partnerin lösen.

Als Therapie empfiehlt sich, die Scheidenflora mit Milchsäurepräparaten (z. B. Eubiolac Verla® Vaginaltabletten) oder Döderlein-Bakterien (z. B. Vagiflor® Vaginalzäpfen) zu verbessern. Dies kann auch vorbeugend geschehen, indem z. B. Vagiflor®-Zäpfchen schon vor oder während der Antibiotikabehandlung angewendet werden. Die durch die Einnahme von Antibiotika geschädigte Darmflora kann z. B. durch probiotische Joghurts wieder aufgebaut werden.

Anwendung von Vaginaltherapeutika

Als **Vaginaltherapeutika** bezeichnet man Cremes, Salben, Tabletten und Zäpfchen, die direkt in die Scheide eingebracht werden. Vaginaltabletten und -zäpfchen lösen sich in der Scheide von selbst auf oder schmelzen bei Körpertemperatur. Daher ist es wichtig, sie vor dem Einführen nicht zu lange in der Hand zu halten. Der Vorteil von Vaginaltherapeutika ist die direkte Wirkung der Substanzen an Ort und Stelle, ohne dass starke Nebenwirkungen auftreten. Sie dienen meist der Behandlung von Scheideninfektionen durch Pilze oder Bakterien oder der Wiederherstellung eines physiologischen Scheidenmilieus. Auch Hormone stehen als Scheidencreme und -zäpfchen zur Verfügung.

Da Vaginaltherapeutika beim Gehen aus der Scheide herausfließen können, sollten sie am besten abends vor dem Schlafengehen im Liegen angewendet werden. Die optimale Wirkung entfaltet sich, wenn das Medikament mit einem Applikator vorsichtig in das hintere Scheidengewölbe eingeführt wird. Je nach Präparat kann es während der Anwendung zu gefärbtem Ausfluss aus der Scheide kommen. Slipeinlagen schützen in dieser Zeit die Wäsche vor Verfärbungen.

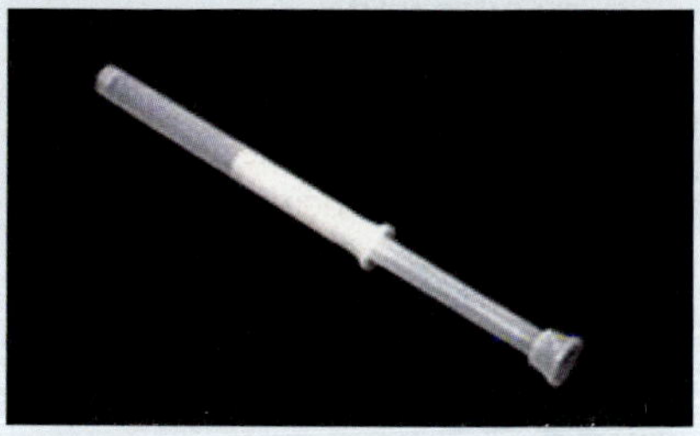

Applikator, mit dem Vaginaltherapeutika eingeführt werden [INT 2343]

Infektion von Vagina und Vulva; fast jede Frau erkrankt im Lauf ihres Lebens mindestens einmal daran. Mit entsprechender Behandlung verschwinden die Beschwerden schnell und folgenlos; Rückfälle sind aber häufig.

Leitbeschwerden

- Starker Juckreiz der Scheide und im äußeren Genitalbereich
- Grauweißer, krümeliger Ausfluss aus der Scheide (wie Hüttenkäse)
- Rötung und Reizung des äußeren Genitalbereichs.

Wann zum Frauenarzt

In den nächsten Tagen, wenn

- Grauweißer, krümeliger Ausfluss und starker Juckreiz auftreten
- Die Haut im Genitalbereich brennt und gerötet ist
- Die Beschwerden nach mehrtägiger Behandlung nicht verschwinden
- Zusätzlich Unterbauchschmerzen und Fieber bestehen.

Heute noch, wenn Schmerzen beim Wasserlassen auftreten.

Die Erkrankung

Hefepilze wie Candida albicans gehören zur normalen Flora der Scheide und sind nur krankmachend (pathogen), wenn sie ein Milieu vorfinden, in dem sie sich überproportional vermehren können. Das kann eine durch die Einnahme von Antibiotika gestörte Scheidenflora sein, aber auch das Tragen nicht atmungsaktiver Unterwäsche (z. B. aus Nylon). Fettleibigkeit begünstigt vermehrtes Pilzwachstum, ebenso wie Diabetes, Immunschwächen oder der in der Schwangerschaft veränderte Hormonhaushalt.

Neben der Scheide sind in der Regel auch das äußere Geschlechtsorgan und manchmal die Harnröhre betroffen, sodass neben den charakteristischen Symptomen Juckreiz und veränderter Ausfluss auch ein vermehrter und schmerzhafter Harndrang auftreten kann.

Das macht der Arzt

Die Diagnose „Pilzinfektion“ lässt sich häufig schon aufgrund der Beschwerden und der entzündlich geröteten Scheidenwand stellen. Zur Sicherheit nimmt der Arzt jedoch einen Abstrich und untersucht ihn unter dem Mikroskop. Bei nicht eindeutigem Ergebnis wird eine Kultur angelegt, d. h. der Arzt streicht das Sekret auf einen speziellen Nährboden und prüft nach 48 Stunden, ob Hefepilzkulturen gewachsen sind. Mit der Behandlung beginnt er normalerweise aber sofort. Antimykotische Cremes oder Vaginalzäpfchen (mit Clotrimazol, Miconazol oder Nystatin, z. B. Canesten, Daktar, Adiclair®) sind einfach anzuwenden und beseitigen den Juckreiz schnell. Wichtig ist, dass die Behandlung ausreichend lange (je nach Präparat 3–7 Tage) und konsequent durchgeführt wird, auch wenn keine Beschwerden mehr bestehen; andernfalls kommt es leicht zu Rückfällen. Reicht die Behandlung mit Creme oder Vaginalzäpfchen nicht aus, verschreibt der Arzt Antimykotika in Tablettenform.

Selbsthilfe und Komplementärmedizin

- Verwenden Sie zur Intimpflege eine milchsäurehaltige Waschlotion, die einen niedrigen bis neutralen pH-Wert hat.
- Tragen Sie kochfeste, luftdurchlässige Baumwollwäsche.
- Einschränkung des Zuckerkonsums: Meiden Sie Zucker, Süßigkeiten und süßes Obst, das entzieht den Hefepilzen die Nahrung.
- Milchsäure zur Stärkung des Scheidenmilieus: Benutzen Sie Vaginalpräparate mit Milchsäure oder Döderlein-Bakterien (z. B. Eubiolac Verla® oder Vagiflor®).

Pflanzenheilkunde. Sind die äußeren Schamlippen stark gerötet, tragen Sie auf diese bei jedem Toilettengang sanft Johanniskrautöl auf.

Orthomolekularmedizin (→ S. 238). Möglicherweise kann der Krankheitsverlauf durch die Einnahme von Vitamin C in Tablettenform günstig beeinflusst werden. Von einer hoch dosierten Einnahme von Vitamin A, wie es die Orthomolekularmedizin empfiehlt, ist jedoch abzuraten – hier überwiegen die Risiken gegenüber dem Nutzen.

Homöopathie (→ S. 1251). Es empfiehlt sich eine individuell abgestimmte Konstitutionstherapie, insbesondere wenn die Pilzinfektionen häufig auftreten.

Haarbalgentzündung der Vulva

Häufigkeit:

Haarbalgentzündung der Vulva *(Haarbalgentzündung am äußeren Genital, Folliculitis vulvae, Follikulitis):* Entzündung der bindegewebigen Haarwurzelscheide am äußeren Geschlechtsorgan (Vulva), meist bakteriell bedingt. Einfache Haarbalgentzündungen lassen sich in der Regel auch einfach behandeln und heilen narbenlos ab. Bei größeren Herden ist häufig das Eröffnen und Entleeren des Herdes unter örtlicher Betäubung notwendig.

Furunkel: Tief reichende Haarbalgentzündung mit Einschmelzung zum Abszess.

Karbunkel: Verschmelzung mehrerer Furunkel zu einem großen Herd.

Leitbeschwerden

- Stecknadelkopfgroße, eitrige Pusteln im behaarten Bereich des äußeren Geschlechtsorgans
- Rötung der umgebenden Haut.

Furunkel:

- Schmerzhafter, bohnen- bis walnussgroßer Knoten mit Eiterpropf und gleichzeitig schmerzhafte Schwellung in der Leiste.

Die Erkrankung

Haarbalgentzündungen beruhen meist auf Infektionen mit Bakterien wie Staphylococcus aureus und kommen in allen behaarten Regionen des Körpers vor. Sie treten häufiger auf, wenn die Haut um die Haarfollikel herum bereits geschädigt ist. So besitzt z. B. eine zu trockene oder gereizte Haut keinen ausreichenden Schutz gegen Infektionen.

Das macht der Arzt

Bevor der Arzt mit der Behandlung beginnt, entnimmt er einen Abstrich des eitrigen Sekrets, um den Krankheitserreger sicher zu bestimmen. Daher ist es wichtig, dass die Patientin nicht schon vor dem Arztbesuch antibiotische Cremes angewendet hat.

Zur Behandlung der Haarbalgentzündung reichen oft desinfizierende Lösungen oder desinfizierende Sitzbäder und Waschsyndets (Seifen mit dem natürlichen pH-Wert der Haut) aus. Ist die Entzündung bereits fortgeschritten und ein Abszess nicht zu verhindern, wird mit Zugsalbe (z. B. Ichtholan®) dessen Reifung gefördert und der Abszess anschließend unter örtlicher Betäubung eröffnet und entleert.

Vulvodynie

Häufigkeit:

Vulvodynie: Bezeichnung für chronische Schmerzzustände im Bereich des äußeren Geschlechtsorgans der Frau, für die keine erkennbaren Ursachen gefunden werden können. Betroffen sind in der Regel junge Frauen. Behandlungsstrategien, die auch Linderung verschaffen, gibt es mehrere, eine Heilung ist jedoch derzeit nicht möglich.

Leitbeschwerden

- Juckreiz und brennende Schmerzen oft über die gesamte Haut vom Schamhügel bis zum After, manchmal auch die Scheide mit einschließend.
- Druck- und Zugbelastung sowie Berührung am äußeren Geschlechtsorgan sind so unangenehm, dass auf Unterwäsche verzichtet wird und eventuell schon das Gehen als Belastung empfunden wird.
- Geschlechtsverkehr ist häufig unmöglich, wird er praktiziert, erreichen die Beschwerden danach ein Maximum.
- Unmöglichkeit, Tampons einzuführen.
- Schmerzen beim Wasserlassen und Blut im Urin.

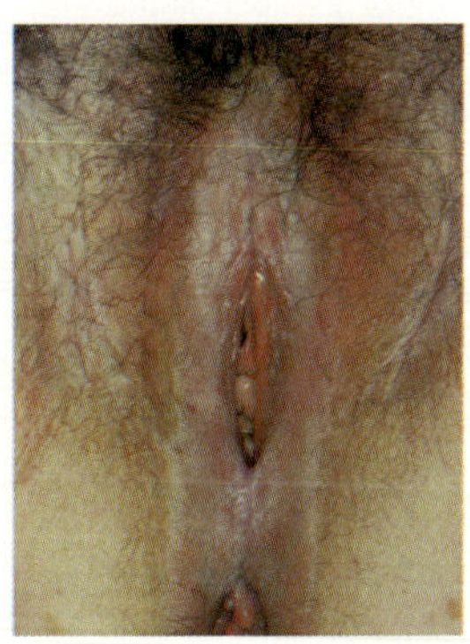

***Lichen sclerosus**, früherer Name **Lichen sclerosus et atrophicus** bei einer 39-jährigen Patientin: Die kleinen Schamlippen sind stark abgeflacht und die großen Schamlippen fast verschwunden. Es handelt sich um eine seltene Autoimmunerkrankung, die vor allem Frauen betrifft und mit chronisch-entzündlichen Herden und narbigen Schrumpfungen des äußeren Geschlechtsorgans einhergeht. Krankheiten wie diese müssen durch sorgfältige Untersuchungen ausgeschlossen sein, bevor eine Vulvodynie diagnostiziert werden darf.*
[GTV 2344]

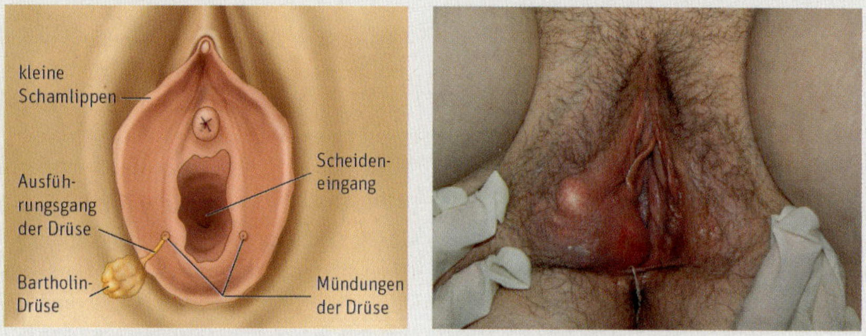

Links: Lage der **Bartholin-Drüsen** *links und rechts vom hinteren Scheideneingang.*
Rechts: Rechtsseitige **Bartholinitis** *bei einer 30-jährigen Frau. Die Schamlippe und Bartholin-Drüse sind stark gerötet und geschwollen. Man sieht deutlich den verklebten Ausführungsgang der Drüse.* [GTV, RKL 2345]

Die Erkrankung

Die Vulvodynie betrifft nach Studienergebnissen über 5 % der Frauen mindestens einmal im Leben, wobei die Schmerzen individuell sehr unterschiedlich sein können. Ob es sich um eine Krankheit handelt oder nicht vielmehr um ein komplexes Beschwerdebild, ist umstritten. Tendenziell wird es aber inzwischen als eigene Erkrankung im Schnittpunkt zwischen Gynäkologie, Dermatologie und Psychosomatik anerkannt [N15].

Trotzdem wissen viele Haus-, Haut- und Frauenärzte nichts von dieser Erkrankung – und so wundert es nicht, dass Betroffene oft viele Arztbesuche brauchen, bis ihr Beschwerdebild richtig gedeutet wird.

Unstrittig ist die häufige Verbindung der Vulvodynie mit anderen funktionellen Erkrankungen wie der ***Fibromyalgie*** (→ S. 1014) oder – am häufigsten – der ***interstitiellen Zystitis*** (IC → S. 795).

Das macht der Arzt

Die Vulvodynie ist eine Ausschlussdiagnose – d. h. der Arzt muss zuerst alle anderen infrage kommenden Erkrankungen ausschließen. Dies sind in erster Linie eine chronische Adnexitis (→ S. 855), Hauterkrankungen des äußeren Geschlechtsorgans, z. B. durch eine Weißfleckenkrankheit (→ Abb. S. 869) oder Pilze, aber auch psychische Erkrankungen wie eine Depression.

Für die Therapie gibt es noch keine allgemein anerkannten Grundsätze. Positive Erfahrungen werden berichtet mit:

- Kortison für einige Wochen
- Biofeedback-Übungen (→ S. 1259) zur Entspannung der Beckenbodenmuskulatur
- Niedrig dosierten Antidepressiva vom SSRI-Typ (→ S. 1170)
- Entspannungstherapien wie Autogenes Training (→ S. 1257), Yoga (→ S. 1259) oder Muskelrelaxation nach Jacobson (→ S. 1259)
- Behandlung des Reizdarms (→ S. 652)
- Nichtmedikamentöse Schmerztherapie (Massagen, Wärme-, Kälteanwendungen)
- Beckenbodentraining (→ S. 866)
- Psychotherapie (→ S. 1172) und/oder Sexualtherapie (→ S. 347).

Selbsthilfe

Die Therapie der Vulvodynie ist anstrengend. Als erstes sollten Sie einen Arzt suchen, der nicht nur Sie versteht, sondern auch die Krankheit (und es muss auch kein Gynäkologe sein). Als zweites sollten Sie selbst die Erkrankung verstehen lernen, und drittens den verschiedenen Therapiemethoden Zeit lassen, zu wirken:

Beckenboden. Der Wert eines guten und über viele Monate praktizierten Beckenbodentrainings kann gar nicht überschätzt werden (Details → S. 866). Lassen Sie sich aber mindestens drei Monate Zeit, bis Sie eine Wirkung erwarten.

Sex. Oft ist Geschlechtsverkehr ein besonderer Brennpunkt – ihn zu praktizieren bedeutet heftigste Qualen, ihn aber dauerhaft zu vermeiden stürzt die Betroffenen ebenso ins Unglück. Hier ist Fantasie gefragt: Manchmal helfen Gleitcremes, manchmal (Partner-) Masturbation ohne Vaginalverkehr, manchmal auch nur viel Geduld, manchmal dann auch wieder eine längere Pause. Gelingt es, den Teufelskreis aus Verzicht und Schmerz zu durchbrechen, können wieder praktizierter Sex und Zärtlichkeit nicht nur die Beziehung, sondern auch die Erkrankung sehr positiv beeinflussen, wie Betroffene berichten.

Bartholinitis

Häufigkeit:

Bartholinitis: Entzündung des Ausführungsgangs der Bartholin-Drüsen (→ Abb. S. 870), meist durch Bakterieninfektion. Die Bartholinitis ist der häufigste Grund für eine Schwellung im äußeren Genitalbereich und kommt in jedem Lebensalter vor. Durch die Infektion schwillt der Ausführungsgang der Drüse an und die Öffnung nach außen verklebt, sodass das Drüsensekret nicht mehr abgegeben wird und sich staut **(Bartholin-Empyem).**

Bartholin-Zyste: Entsteht nach immer wiederkehrender (rezidivierender) Entzündung und Sekretstau in einer abgekapselten Bartholin-Drüse. Um Rezidive zu vermeiden, wird in späteren Krankheitsstadien meist operiert.

Leitbeschwerden

- Einseitige, äußerst schmerzhafte, hühnerei- bis tennisballgroße Schwellung und Rötung im Bereich der großen Schamlippe
- Schmerzen beim Sitzen und Gehen
- Bartholin-Zyste: Schwellung ohne Schmerzen.

Wann zum Frauenarzt

In den nächsten Tagen, wenn eine pralle und kugelig tastbare Schwellung im Bereich der großen Schamlippe auftritt, die kaum oder nicht schmerzt

Heute noch oder am nächsten Tag, wenn starker Schmerz, Schwellung und Rötung der großen Schamlippe auf einer Seite auftritt.

Die Erkrankung

Die Bartholin-Drüsen sitzen im hinteren Teil der großen Schamlippen und befeuchten die Scheide mit ihrem Sekret. Ihre Ausführungsgänge münden in den Scheidenvorhof. Dort sind auch bei gesunden Frauen verschiedene Bakterien vorhanden, die in die Ausführungsgänge eindringen und dort eine Entzündung hervorrufen können. In der Folge staut sich das Sekret und wird eitrig. In seltenen Fällen heilt eine Bartholinitis von selbst, tritt danach allerdings auch häufig wieder auf und kann chronisch werden. Die Behandlung der Bartholinitis erfolgt stadienabhängig.

Das macht der Arzt

Anhand des typischen klinischen Bilds erkennt der Arzt eine Bartholinitis in der Regel auch ohne weitergehende Untersuchungen. Tritt eitriges Sekret aus, entnimmt er zur Identifizierung der Erreger einen Abstrich. Im frühen Krankheitsstadium reicht häufig eine äußerliche Behandlung mit schmerz- und entzündungshemmenden Lösungen. Manchmal lindern kühlende Umschläge und Sitzbäder eine beginnende Entzündung. Hat sich bereits ein Bartholin-Empyem gebildet, wird durch Sitzbäder und Wärmezufuhr dessen Reifung und Abkapselung beschleunigt. Bleibt die spontane Entleerung aus, wird das Empyem in einer Operation eröffnet und entleert. Dabei vernäht der Arzt den nach außen umgeschlagenen Rand der Wundhöhle mit der äußeren Haut **(Marsupialisation),** sodass eine kleine Öffnung bestehen bleibt, die ein Verkleben der Wundränder miteinander verhindert und die Funktion der Bartholin-Drüse weiterhin gewährleistet. Auch Bartholin-Zysten werden auf diese Weise operiert. Bei der chronischen Bartholinitis wird in der Regel die ganze Drüse operativ entfernt.

Je nach auslösendem Erreger wird auch mit Antibiotika behandelt. Um die gegenseitige Ansteckung zu verhindern, wird der Partner mitbehandelt.

Sexuell übertragbare Krankheiten

Alle nachfolgend beschriebenen Erkrankungen sind durch ungeschützten Geschlechtsverkehr übertragbar. Zu den klassischen, der Arzt sagt spezifischen Geschlechtskrankheiten gehören aber nur die Gonorrhoe, die Syphilis, das Ulcus molle sowie das Lymphogranuloma inguinale. Vor allem diese vier Erkrankungen werden ausschließlich durch Geschlechtsverkehr übertragen. In der frauenärztlichen Praxis viel häufiger sind aber heute die unspezifischen Geschlechtskrankheiten. Entsprechend werden diese hier besonders ausführlich besprochen.

Übersicht zu den sexuell übertragbaren Krankheiten (Sexually Transmitted Diseases, STD) → S. 824

i Aktuell: www.gesundheit-heute.de/23x09

- **www.bzga.de** – Internetseite der Bundeszentrale für gesundheitliche Aufklärung, Köln: Themenschwerpunkte sind u. a. Aidsprävention und Sexualaufklärung, unter der Rubrik Infomaterialien/ Bestellung gibt es hierzu zahlreiche Broschüren zum Bestellen und Herunterladen.
- E. Christophers; M. Ständer: **Haut- und Geschlechtskrankheiten.** Urban & Fischer, 2003. Fachbuch, das gut strukturiert auch für den Laien verständlich ist und handlungsorientierte Hilfe bietet.

Feigwarzen

Häufigkeit:

Feigwarzen *(Condylomata acuminata, spitze Kondylome, Genitalwarzen, HPV-Infektion):* Spitze, hahnenkammartige Wucherungen nach Infektion mit dem humanen Papilloma-Virus (HPV → S. 862). Feigwarzen kommen zunehmend häufig vor; in den westlichen Ländern sind 0,1–1,0 % der Bevölkerung betroffen. Die 15- bis 30-Jährigen stecken sich am häufigsten an, doch viele davon erkranken nicht sichtbar. Da die Viren hauptsächlich durch Haut- und Schleimhautkontakte beim Geschlechtsverkehr übertragen werden, zählen Feigwarzen zu den sexuell übertragbaren Krankheiten. Eine Behandlung ist nur symptomatisch möglich, d. h. die Warzen können entfernt werden, nicht aber die Viren als deren Ursache. Rückfälle (Rezidive) sind daher häufig.

Leitbeschwerden

- Hahnenkammartige, weißlich-graue, spitze Warzen im äußeren Geschlechtsorgan- und Analbereich
- Nässegefühl
- Juckreiz oder Brennen.

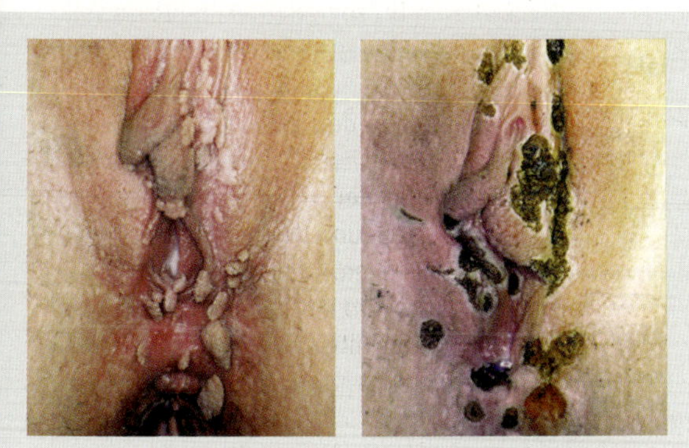

Feigwarzen bei einer 31-jährigen Frau. Auf dem linken Bild sieht man, wie sie sich vom Scheidenvorhof, den Schamlippen und der Klitoris zum Anus ausgedehnt haben. Das rechte Bild zeigt die äußeren Geschlechtsorgane unmittelbar nach dem Abtragen der Feigwarzen mit einem Laser. Die hier noch sehr unschöne Wundfläche war übrigens in der Kontrolluntersuchung vier Wochen später vollständig verheilt. [KGO 2346]

Wann zum Frauenarzt

In den nächsten Tagen, wenn

- Fühl- oder sichtbare Warzen im Geschlechtsorgan- oder Analbereich auftreten
- Es im Geschlechtsorgan- oder Analbereich juckt oder brennt
- Es zu Blutungen unmittelbar nach dem Geschlechtsverkehr kommt
- Feigwarzen beim Partner diagnostiziert wurden.

Die Erkrankung

HPV ist ein Virus, von dem man etwa 90 verschiedene Typen kennt. Die Typen HPV 6 und 11 verursachen im äußeren Genitalbereich (Schamlippen und Scheideneingang) und Analbereich Feigwarzen. Infektionen sind auch an den inneren Genitalorganen bekannt, sehen dann aber anders aus: Insbesondere am Muttermund werden nach HPV-Infektion *flache Kondylome* beobachtet.

Die Viren werden von Mensch zu Mensch, vorwiegend beim Geschlechtsverkehr, übertragen. Selten wird das Virus auch als Schmierinfektion über infizierte Handtücher weitergegeben. Anschließend dauert es Wochen bis Monate, bis es zu Krankheitsanzeichen kommt. In vielen Fällen bleiben sie ganz aus oder treten nur bei verminderter Immunabwehr auf. Feigwarzen an sich sind gutartig, kommen aber häufig zusammen mit Zellveränderungen vor, die Vorstufen zu bösartigen Tumoren der Geschlechtsorgane, insbesondere für Gebärmutterhalskrebs (→ S. 862), sein können.

Das macht der Arzt

Aufgrund ihres typischen Aussehens sind Feigwarzen leicht zu erkennen, kleine Herde im Scheideninneren entdeckt der Arzt durch die Scheidenspiegelung (→ S. 836). Flache Kondylome sind nach Betupfen mit niedrig konzentrierter Essigsäure besser sichtbar. Die sicherste Diagnose ist der Nachweis von Virus-DNS im Labor, für den unter örtlicher Betäubung eine kleine Gewebeprobe mit einer speziellen Zange entnommen wird **(Knipsbiopsie).** Am Muttermund erfolgt die Knipsbiopsie in der Regel sogar ohne Betäubung.

Einzelne kleine Feigwarzen werden durch einmal wöchentliches Auftupfen einer Lösung (Podophyllin) vom Arzt behandelt, bis sie verschwinden. Da die Substanz aufgrund ihrer Nebenwirkungen nur begrenzt verwendet werden darf, eignet sie sich nicht zur Langzeitbehandlung oder für ausgedehnt befallene Flächen. Auch sind bei etwa 60 % der Patientinnen Rückfälle zu beobachten. Ein neuer Therapieansatz ist der Immunmodulator Imiquimod (Aldara®), der das Immunsystem stärkt, sodass der Körper selbst den Virus eindämmt. Aldara® wird ebenfall lokal aufgetragen.

Wirksamer und für stärkeren Befall besser geeignet ist ein operativer Eingriff, bei dem die Feigwarzen unter örtlicher Betäubung mit Elektrokoagulation (elektrische Verkochung) oder mittels Laser abgetragen werden. Um Rückfälle frühzeitig zu entdecken, sollten Betroffene noch mehrere Jahre nach der Behandlung regelmäßig zur Kontrolle gehen.

Der Partner muss mituntersucht und gegebenenfalls mitbehandelt werden (→ S. 825), um Ping-Pong-Ansteckungen zu vermeiden.

Vorsorge

- Für junge Frauen steht die HPV-Schutzimpfung zur Verfügung (→ S. 864).
- Verwenden Sie Kondome, sie bieten allerdings keinen 100%igen Schutz, da Feigwarzen extrem ansteckend sind.
- Benutzen Sie keine gemeinsamen Handtücher und Waschlappen.

Trichomonadeninfektion der Scheide

Häufigkeit: ■■■□□

Trichomonadeninfektion der Scheide *(Trichomoniasis, Trichomonadenkolpitis):* Infektion der Scheide mit dem Erreger **Trichomonas vaginalis.** Trichomonaden sind bei 8–12 % aller gesunden Frauen im geschlechtsreifen Alter nachzuweisen. Etwa ein Drittel aller Scheidenentzündungen beruhen auf einer Infektion mit diesen Geißeltierchen. Häufig verursachen sie keine Beschwerden und nach adäquater Behandlung heilt eine Trichomonadeninfektion fast immer schnell aus.

Leitbeschwerden

- Jucken und Brennen der Scheide und des äußeren Geschlechtsorgans, verstärkt nach Geschlechtsverkehr
- Schaumiger, grünlich-gelber bis bräunlicher, manchmal übel riechender Ausfluss
- Vermehrter Harndrang, Schmerzen beim Wasserlassen.

Wann zum Frauenarzt

In den nächsten Tagen, wenn

- Dünnflüssiger, grünlich-gelb verfärbter Ausfluss auftritt
- Es zu Jucken und Brennen in der Scheide kommt
- Schmerzen nach dem Geschlechtsverkehr auftreten.

Heute noch, wenn Schmerzen beim Wasserlassen auftreten.

Die Erkrankung

Trichomonaden sind kleinste Geißeltierchen (Flagellaten), die in den Schleimhäuten der Harnwege und des Genitaltrakts bei Männern und Frauen vorkommen. Sie sind fakultativ pathogen, d. h., sie rufen nicht in jedem Fall eine Infektion hervor. Trichomonaden werden durch Geschlechtsverkehr, seltener auch durch infizierte Badekleidung oder Handtücher übertragen. Die akute Entzündung zeigt sich durch starkes Jucken und Brennen im Genitalbereich, insbesondere nach dem Geschlechtsverkehr. Da häufig auch die Harnröhre befallen ist, können die Symptome denen einer (chronischen) Blasenentzündung ähneln (→ S. 793).

Das macht der Arzt

Auf eine Trichomonadeninfektion weisen bereits der charakteristische Ausfluss und eine gerötete und eventuell geschwollene Scheidenwand hin. Der Arzt sichert die Diagnose durch eine Untersuchung des Scheidenabstrichs unter dem Mikroskop, wo die Bewegungen der Geißeltierchen gut erkennbar sind. Leichte Infektionen werden mit einer einmaligen Einnahme des Antibiotikums Metronidazol (z. B. Clont®) behandelt, bei chronischen Infektionen kann eine Behandlung von 5–10 Tagen notwendig sein, eventuell verschreibt der Arzt zusätzlich Vaginalzäpfchen mit dem gleichen Wirkstoff. Da es sich um eine sexuell übertragbare Krankheit handelt, wird der Partner in der Regel mitbehandelt. Auf Geschlechtsverkehr ist während der Infektion zu verzichten.

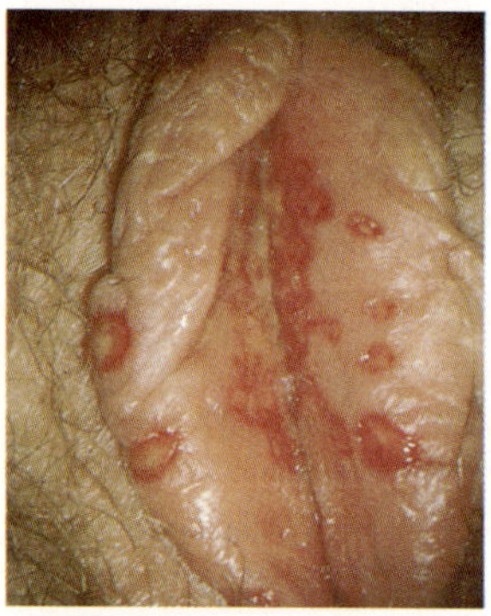

Aufgeplatzte ***Herpesbläschen,*** *etwa acht Tage nach der Infektion* [GTV 2347]

Vorsorge

Wenn Sie zu Trichomonadeninfekten neigen:

- Verwenden Sie beim Geschlechtsverkehr Kondome
- Verzichten Sie auf Sauna- und Schwimmbadbesuche.

Herpes genitalis

Häufigkeit: ■■■□□

Herpes genitalis *(Herpes-simplex-Virus-Infektion, Genitalherpes):* Entzündung im Genitalbereich durch Infektion mit dem **Herpes-simplex-Virus Typ 2** *(HSV-II).* Herpes genitalis ist eine weit verbreitete Erkrankung; in Europa sind etwa 30 % der Bevölkerung Träger des HSV-II. Das Virus bleibt lebenslang im Körper und kann so auch immer wieder eine Entzündung hervorrufen. HSV-II wird durch Geschlechtsverkehr übertragen.

Leitbeschwerden

- Juckreiz und brennende Schmerzen im äußeren Geschlechtsorganbereich und in der Scheide
- In Gruppen auftretende, schmerzhafte Bläschen, die aufplatzen und verkrusten
- Schmerzen beim Geschlechtsverkehr und beim Wasserlassen
- Allgemeines Krankheitsgefühl, Abgeschlagenheit, eventuell Fieber.

Wann zum Frauenarzt

Am nächsten Tag, wenn die genannten Beschwerden auftreten

Die Erkrankung

Eine Infektion mit HSV-II, in selteneren Fällen auch mit HSV-I, löst nach wenigen Tagen eine Entzündung im Geschlechtsorganbereich aus, die das äußere Geschlechtsorgan, die Schamlippen, die Scheide und auch den Gebärmutterhals betreffen kann. Es kommt zu den charakteristischen schmerzhaften **Herpesbläschen,** die einige Tage später aufplatzen und kleinen Geschwüren ähneln. Sie trocknen unter Krustenbildung ein und heilen nach 7–10 Tagen narbenlos ab. Da die Viren auch mit Behandlung lebenslang im Körper verbleiben, kann es immer wieder zu lokal begrenzten Rückfällen kommen, insbesondere in Zeiten mit geschwächter Immunlage. Sowohl die Erstinfektion als auch die Rückfälle laufen häufig unbemerkt ab und werden oft nur zufällig diagnostiziert.

Das macht der Arzt

Die Diagnose stellt der Arzt häufig schon aufgrund der typischen gruppiert stehenden, teilweise aufgeplatzten und verkrusteten Bläschen. Die Viren werden später im Labor anhand eines Abstrichs aus dem Bläscheninhalt isoliert. Im Blut lassen sich Antikörper gegen HSV-II nachweisen.

Vereinzelte, kleine Herpesherde mit frischen Bläschen können häufig noch allein mit einer virenhemmenden (virostatischen) Creme (Aciclovir, z. B. Zovirax®) behandelt werden. Bei älteren Infektionen oder ausgedehnten Bereichen verschreibt der Arzt Aciclovir als Tabletten. Dabei beträgt die durchschnittliche Anwendung bei einer Erstinfektion 5–10, bei einem Rückfall 1–2 Tage.

Vorsorge

Verwenden Sie beim Geschlechtsverkehr Kondome, um sich und den Partner vor einer Infektion zu schützen. Achten Sie auch auf leichte Beschwerden und gehen Sie frühzeitig zum Arzt, wenn Sie den Eindruck haben, dass etwas nicht stimmt.

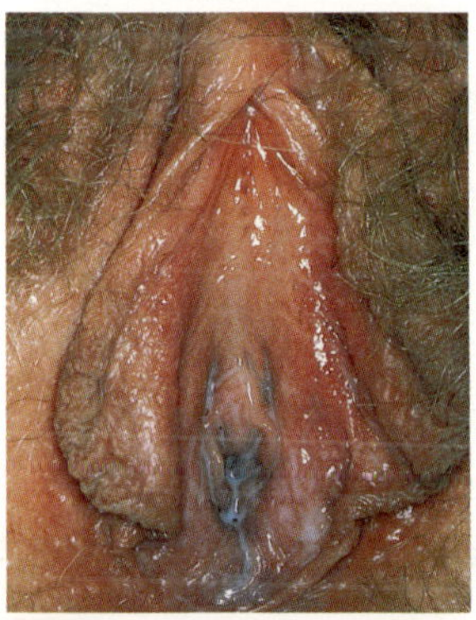

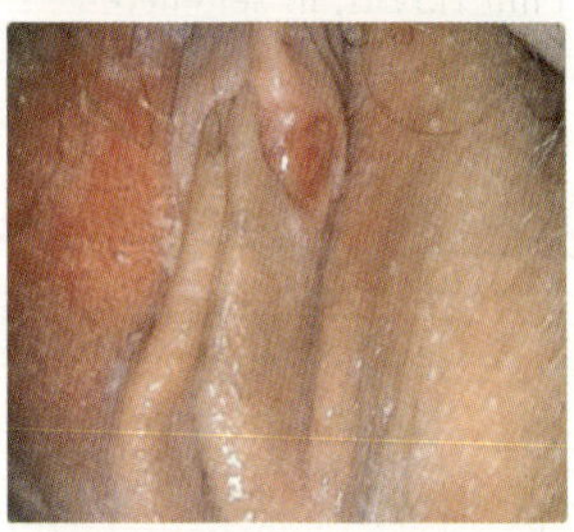

Oben: ***Scheideninfektion*** *mit dünnflüssigem Ausfluss. Der Geruch ist fischartig und etwas unangenehm.* [GTV 2348]
Unten: Unspezifische bakterielle Scheideninfektionen bieten dem Arzt wenig Anhaltspunkte für die korrekte Diagnose. Im abgebildeten Beispiel einer 34-jährigen Patientin sind lediglich Rötungen an den Schamlippen zu erkennen. [ASL 2349]

Unspezifische bakterielle Scheideninfektion

Häufigkeit:

Unspezifische bakterielle Scheideninfektion *(bakterielle Vaginose, Aminkolpitis, Gardnerella-Vaginose, unspezifische Kolpitis):* Häufige Infektion und Entzündung der Scheide durch eine Kombination verschiedener Bakterien (Mischinfektion), meist Folge eines ungünstigen Scheidenmilieus, aber auch durch Geschlechtsverkehr übertragbar. Hiervon abzugrenzen sind die spezifischen bakteriellen Infektionen von Scheide, Gebärmutterhals und Harnröhre, bei denen jeweils *ein* Bakterium für das Krankheitsgeschehen verantwortlich ist. Hierzu zählen vor allem die genitale Chlamydieninfektion (→ S. 873) und Gonorrhoe (→ S. 874).

Leitbeschwerden

- Missempfinden und verstärktes Nässegefühl in der Scheide
- Dünnflüssiger, grauer, unangenehm fischartig riechender Ausfluss, verstärkt nach Geschlechtsverkehr (wegen des alkalischen Prostatasekrets)
- Juckreiz und Schmerzen beim Geschlechtsverkehr.

Wann zum Frauenarzt

In den nächsten Tagen, wenn fischartig riechender Ausfluss auftritt, auch wenn sonst keine Beschwerden bestehen

Die Erkrankung

Der Keim **Gardnerella vaginalis** wurde früher als *Haemophilus vaginalis* bezeichnet und kommt bei etwa 40 % aller Frauen in der Scheide vor. Eine Infektion verursacht er nur, wenn gleichzeitig anaerobe (ohne Luft vermehrungsfähige) Bakterien in hoher Anzahl vorliegen. Die Erreger produzieren ammoniakhaltige Amine, die die Scheidenwand reizen und den fischartigen Geruch des Ausflusses verursachen. Juckreiz und Rötung des Scheideneingangs treten nur selten auf, häufig werden überhaupt keine Symptome bemerkt. Da die Keime an den inneren Geschlechtsorganen wie Gebärmutter, Eileiter und Eierstöcken sehr schwere Infektionen auslösen sowie eine bestehende Schwangerschaft gefährden können, ist eine Behandlung unbedingt notwendig, wenn ein fischartig riechender Ausfluss bemerkt wird. Rückfälle sind allerdings häufig.

Das macht der Arzt

Sind die Beschwerden nicht ganz eindeutig, lässt sich der charakteristische Fischgeruch verstärken, indem der Arzt eine kleine Menge Kalilauge auf den Ausfluss träufelt. Die mikroskopische Untersuchung des Sekrets zeigt die für die Infektion typischen Zellen (Schlüsselzellen). Der Arzt legt gleichzeitig eine Kultur an, um weitere Begleitinfektionen auszuschließen oder zu diagnostizieren.

Die Behandlung erfolgt hauptsächlich mit den Antibiotika Metronidazol (z. B. Clont® Vaginaltabletten) oder Clindamycin (z. B. Sobelin® Vaginalcreme). Eine lokale Behandlung ist also möglich, erfolgreicher ist jedoch die innerliche Einnahme. Die Mitbehandlung des Partners empfiehlt man heute nicht mehr, da in diesem Fall die Rückfallrate durch eine Partnerbehandlung nur kurzfristig gesenkt wird.

Selbsthilfe und Vorsorge

- Tragen Sie kochfeste, luftdurchlässige Baumwollwäsche
- Verwenden Sie – am besten in Absprache mit dem Arzt – Vaginalpräparate mit Milchsäure (z. B. Eubiolac Verla®), Döderlein-Bakterien (z. B. Vagiflor®) oder Vitamin C (Vagi-C®).
- Verwenden Sie beim Geschlechtsverkehr Kondome.

Komplementärmedizin

Die Homöopathie (→ S. 1251) empfiehlt u. a. Kreosotum, Pulsatilla und Sepia zur Akutbehandlung, besser ist eine individuell abgestimmte Konstitutionstherapie nach einer ausführlichen Anamnese.

Weitere Maßnahmen → S. 854

Genitale Chlamydieninfektion

Häufigkeit:

Genitale Chlamydieninfektion *(nicht-gonorrhoische Zervizitis, Chlamydien-Vaginitis oder -Zervizitis):* Eitrige Infektion von Scheide, Harnröhre und Gebärmutter im Rahmen einer akuten Adnexitis (→ S. 854), ausgelöst durch das Bakterium *Chlamydia trachomatis Typ D-K;* Tendenz zur Chronifizierung als chronische Adnexitis mit Befall von Eierstöcken und Eileitern.

Derzeit die häufigste Geschlechtskrankheit der westlichen Welt, 5 % aller Frauen und 3 % der Schwangeren sind infiziert, sexuell früh aktive Frauen und Frauen mit häufig wechselnden Geschlechtspartnern sogar bis zu 20 %.

Unbehandelt sind nicht selten chronische Unterleibsbeschwerden (Differenzialdiagnose → Tab. S. 124) und Unfruchtbarkeit (→ S. 331) die Folge.

Leitbeschwerden

Akute Infektion:

- Schleimig-eitriger Ausfluss
- Evtl. Schmerzen beim Wasserlassen.

Chronische Infektion:

- Ziehen im Unterbauch
- Schmerzen im Rücken
- Verlängerte Regelblutung, eventuell auch Zwischenblutungen
- Unfruchtbarkeit.

Die Erkrankung

Chlamydien sind eine besondere Art von Bakterien, da sie – ähnlich den Viren – nur in Wirtszellen überleben. Sie sind für eine Vielzahl von Infektionen verantwortlich, so für Bindehautentzündungen der Augen (→ S. 495), Lungenentzündungen (→ S. 605), das Lymphogranuloma inguinale (→ S. 875) und eben auch für die heute häufigste Geschlechtskrankheit, die genitale Chlamydieninfektion. Sie macht sich als ***akute Adnexitis*** bemerkbar (→ S. 854); da die Leitbeschwerden aber besonders bei Frauen nicht sehr stark sind, unterbleibt oft die Behandlung.

Der Preis dafür ist hoch: Die Chlamydien breiten sich über Wochen und Monate im Becken aus und besiedeln die Eileiter und die Eierstöcke – oft sind jahre- bis jahrzehntelange chronische Unterleibsbeschwerden im Rahmen einer ***chronischen Adnexitis*** (→ S. 855) die Folge. Kommt eine Schwangerschaft zustande, sind Komplikationen wie eine Eileiterschwangerschaft (→ S. 365) und Frühgeburten häufig, und selbst bei einer „normalen" Schwangerschaft sind in 30 % der Fälle Augen und die Lungen des Neugeborenen durch Keimübertragung in der Scheide infiziert (→ S. 366).

Das macht der Arzt

Der Nachweis einer Chlamydieninfektion ist aufwendig und gelingt auch nicht immer. Als Schnelltest steht ein immunologischer Bluttest (Antigentest) zur Verfügung. Bestätigt dieser den Verdacht, stehen zum definitiven Nachweis immunologische Untersuchungen (z. B. die *Immunfluoreszenz)* zur Verfügung. Benötigt wird dazu Abstrichmaterial vom Geschlechtsorgan, aus dem im Labor Erreger-DNS isoliert und mit gentechnischen Verfahren wie der PCR (→ S. 1267) vermehrt wird. Die Anzucht des Erregers selbst kann in speziellen Zellkulturen von Abstrichmaterial (auch aus Urin) versucht werden. Der Nachweis von Antikörpern gegen Chlamydia trachomatis im Blut ist ebenfalls möglich. Der Test kann allerdings nicht zwischen aktueller und bereits ausgeheilter Infektion unterscheiden und ist daher in der Regel von begrenztem Wert.

Als Suchtest auf Chlamydien führt der Arzt bei Frauen unter 25 einen Abstrich aus dem Muttermund bzw. ab 2009 eine Urinuntersuchung durch.

Die Therapie erfolgt mit Antibiotika über 10–14 Tage z. B. mit Tetrazyklin oder Doxycyclin. Der Partner muss mitbehandelt werden.

Vorsorge

Da Chlamydien außerordentlich ansteckend sind, bieten auch Kondome nur begrenzten Schutz. Trotzdem sind sie wesentlich besser als ungeschützter Verkehr. Die Therapie kann nur erfolgreich sein, wenn alle Sexualpartner des Patienten mitbehandelt werden. Nach Abschluss der Therapie sollte der Behandlungserfolg durch erneute Testung aller Patienten nachgewiesen werden.

Schwangere werden routinemäßig zu Beginn der Schwangerschaft auf Chlamydien untersucht und im Fall einer Infektion ab der 14. Schwangerschaftswoche antibiotisch behandelt.

Gonorrhoe

Häufigkeit: ■■□□□

Gonorrhoe *(Gonorrhö, Tripper, Morbus Neisser, GO):* Häufige Geschlechtskrankheit in Europa mit Entzündung von Muttermund, Scheide und Harnröhre. Etwa 0,5 % aller Frauen sind mit dem Bakterium **Neisseria gonorrhoeae** *(Gonokokken)* infiziert. Die Erkrankung bleibt bei jeder zweiten Frau unbemerkt.

Leitbeschwerden

- Eitriger Ausfluss aus der Scheide
- Schmerzen beim Wasserlassen.

Wann zum Frauenarzt

Am nächsten Tag, wenn

- Eitriger, gelblich-grüner Ausfluss aus der Scheide austritt
- Es zu ungeschütztem Geschlechtsverkehr mit einem Partner mit bekannter Infektion kam.

Die Erkrankung

Die Ansteckung erfolgt beim Geschlechtsverkehr durch das gonokokkenhaltige Sperma des Mannes oder seltener als Schmierinfektion durch indirekten Kontakt mit infektiösen Körpersekreten wie Stuhl oder Urin, über die Hände oder Waschlappen. Die Übertragung ist auch bei der Geburt von der infizierten Mutter auf das Neugeborene möglich (→ S. 874). Unbehandelt kann sich die Infektion auch außerhalb des Genitaltrakts auf andere Organe wie Gelenke, Hirnhäute und Herz ausweiten.

Gonokokken verursachen wenige Stunden bis zu zehn Tage nach der Ansteckung eine Entzündung meist des Gebärmutterhalses. Diese breitet sich auf die Harnröhre, manchmal auch auf den Enddarm aus. Im Scheideneingang werden vorwiegend die Bartholin-Drüsen befallen, die anschwellen und schmerzen. Bleibt die Infektion unbehandelt, dehnt sie sich oberhalb des Gebärmutterhalses auf den Gebärmutterkörper, die Eileiter und den Beckenraum aus ***(obere Gonorrhoe).*** Die Spätfolgen können Verklebungen und Verwachsungen und dadurch bedingte chronische Unterbauchschmerzen, Eileiterschwangerschaften und Unfruchtbarkeit sein. Die Wahrscheinlichkeit einer Übertragung von Gonokokken vom Mann zur Frau bei ungeschütztem Geschlechtsverkehr liegt bei etwa 85 %; andersherum geben nur etwa 30 % der erkrankten Frauen den Erreger an den Partner weiter. Werden Neugeborene während der Geburt infiziert, erkranken sie an einer eitrigen Bindehautentzündung ***(Blenorrhoe).***

Das macht der Arzt

Der Arzt erkundigt sich nach Dauer und Beschaffenheit des Ausflusses, nach dem Zeitpunkt des letzten Geschlechtsverkehrs sowie nach den Sexualpraktiken. Letzteres ist wichtig, da bei Oralverkehr die Gonorrhoe auch den Rachen befallen kann. Mit Abstrichen aus der Harnröhrenöffnung und aus dem Gebärmutterhals, bei Darmbefall auch aus dem Mastdarm, werden Bakterienkulturen zum Nachweis der Gonokokken angelegt. Da häufig gleichzeitig eine Doppelinfektion vorliegt, gehören auch Tests auf Syphilis und eine Chlamydieninfektion zur Diagnostik.

Um die weitere Ausdehnung der Infektion und mögliche Spätfolgen zu verhindern, wird sofort antibiotisch behandelt, auch ohne den Erregernachweis abzuwarten. Dazu reicht bei einer unkomplizierten, unteren Gonorrhoe meist eine einmalige Gabe (als intramuskuläre Spritze oder Tablette) eines Antibiotikums. Je nach Präparat werden Chlamydien direkt miterfasst oder durch eine zusätzliche einwöchige Einnahme eines entsprechenden Antibiotikums behandelt. Sexualpartner (auch wenn die Sexualkontakte bis zu 30 Tage zurückliegen) bekommen ebenfalls diese Antibiotika. Ist es bereits zu einer ***gonorrhoeischen Eileiterentzündung*** gekommen, wird ein Krankenhausaufenthalt über mindestens eine Woche notwendig. Die Antibiotikabehandlung erfolgt in solchen Fällen in höherer Dosierung und längerer Dauer.

Vorsorge

Verwenden Sie beim Geschlechtsverkehr Kondome, um sich vor einer Ansteckung mit Gonokokken zu schützen.

Syphilis

Häufigkeit: ■□□□□

Syphilis *(Lues, harter Schanker):* Chronische, in mehreren, klinisch sehr unterschiedlichen, Stadien ablaufende Krankheit, hervorgerufen durch das Bakterium **Treponema pallidum** *(Treponemen)*. Die Übertragung erfolgt in den meisten Fällen während des Geschlechtsverkehrs, aber auch während der Schwangerschaft von der erkrankten Mutter auf das Kind sowie durch Blut und Blutprodukte. Insgesamt nimmt die Verbreitung der Syphilis wieder zu, insbesondere homosexuelle Männer sind betroffen. Bei ausreichender Behandlung ist die Syphilis im Primär- und Sekundärstadium heilbar, im Tertiärstadium kann mit Medikamenten zumindest das weitere Fortschreiten der Krankheit gestoppt werden.

Leitbeschwerden

- Primärstadium: Münzgroßes, nicht schmerzhaftes Geschwür mit hartem, knorpelartigem Rand im Geschlechtsorganbereich oder an anderer Stelle, geschwollene schmerzlose Leistenlymphknoten
- Sekundärstadium: Kopf- und Gliederschmerzen, geschwollene Lymphknoten, Haarausfall, plötzliche Heiserkeit, fleckförmiger, nicht juckender Hautausschlag, Fieber, nässende Wärzchen im äußeren Geschlechtsorgan- oder Analbereich
- Tertiärstadium: Befall innerer Organe, heute nur noch sehr selten vorkommend.

Die Erkrankung

Es dauert durchschnittlich drei Wochen, bis das Primärstadium einsetzt mit einem (seltener mehreren) harten, schmerzlosen und in der Mitte oft nässenden Geschwür meist in der Geschlechtsorganregion. Dieses kann prinzipiell auch an anderen Körperstellen lokalisiert sein und wird als ***Primäraffekt*** (harter Schanker) bezeichnet. Kurz darauf schwellen die in der Nähe liegenden (Leisten-)Lymphknoten an. Auch ohne Behandlung verschwindet das Geschwür nach 4–6 Wochen.

Die Bakterien breiten sich nun über die Blutgefäße im ganzen Körper aus und rufen das Sekundärstadium mit allgemeinem Krankheitsgefühl, Fieber und Lymphknotenschwellungen am ganzen Körper hervor. Typisch für dieses Stadium ist ein Hautausschlag – vor allem am Körperstamm –, der später knötchenartig wird und insbesondere an Handflächen und Fußsohlen durch seine Schuppung einer Schuppenflechte (→ S. 1076) ähneln kann. Das Sekundärstadium kann lange anhalten und vielfältigste Beschwerden auslösen, wie z. B. Haarausfall, Halsentzündungen und Veränderungen der Mundschleimhaut. Im Geschlechtsorgan- und Analbereich können nässende, juckende Wärzchen ***(breite Kondylome, Condylomata lata)*** auftreten, die aber nicht mit den Feigwarzen (→ S. 871) zu verwechseln sind.

Ohne Behandlung geht die Erkrankung nach etwa fünf Jahren in das Tertiärstadium mit Befall von Herz und Gefäßen und nach 10–20 Jahren in das tödliche Quartärstadium mit Befall des Zentralen Nervensystems über.

Das macht der Arzt

Zum direkten Erregernachweis entnimmt der Arzt einen Abstrich aus dem Geschwür. Zur Sicherung der Diagnose werden Bluttests durchgeführt.

Syphilis wird mit Penizillin behandelt. Da die Erreger einen sehr langsamen Vermehrungszyklus haben, muss das Antibiotikum über drei Wochen eingenommen werden. Alternativ stehen mit den Depotpenizillinen Präparate zur Verfügung, die mehrere Wochen wirken. Bis zur Ausheilung darf kein Geschlechtsverkehr stattfinden und auch nicht gestillt werden. Der Behandlungserfolg wird im ersten Jahr alle drei Monate, dann jährlich kontrolliert.

Ulcus molle und Lymphogranuloma inguinale

Häufigkeit: ■□□□□

Ulcus molle *(weicher Schanker):* In Mitteleuropa selten, in warmen Ländern häufiger vorkommende, „klassische" Geschlechtskrankheit, die durch Infektion mit dem Bakterium **Haemophilus Ducreyi** ausgelöst wird. Charakteristisch sind ein oder mehrere rundlich-ovale, weiche Geschwüre mit ausgefransten Rändern im Geschlechtsorganbereich, die druckschmerzhaft sind und leicht bluten. Die Erkrankung wird ausschließlich durch Geschlechtsverkehr übertragen und heilt nach richtiger antibiotischer Behandlung vollständig aus.

Lymphogranuloma inguinale *(Lymphogranuloma venereum, venerische Lymphknotenentzündung, Nicolas-Favre-Krankheit, Chlamydiose, vierte Geschlechtskrankheit):* In Mitteleuropa sehr seltene, in Ostafrika, Lateinamerika und Ostasien häufige Geschlechtskrankheit durch Infektion mit dem Bakterium *Chlamydia trachomatis Typ L.* Typisch sind kleine, schmerzlose Geschwüre oder Bläschen in der Geschlechtsorganregion mit strangartigen und schmerzhaften Schwellungen in der Leiste. In manchen Fällen entwickelt sich daraus ein ebenfalls nicht schmerzhaftes kleines Geschwür. Etwas später schwellen die in der Nähe gelegenen, entzündeten Lymphknoten (in der Leiste, im Dammbereich oder an der Innenseite der Beckenschaufel) massiv an.

Die Erkrankung heilt nach antibiotischer Behandlung über 2–3 Wochen vollständig aus. Ohne oder nach unzureichender Therapie kann es zu schwerwiegenden Lymphabflussstörungen im Geschlechtsorgan und Analbereich sowie bei Frauen zur Unfruchtbarkeit kommen.

Buchteil IV – Erkrankungen und ihre Therapie

24

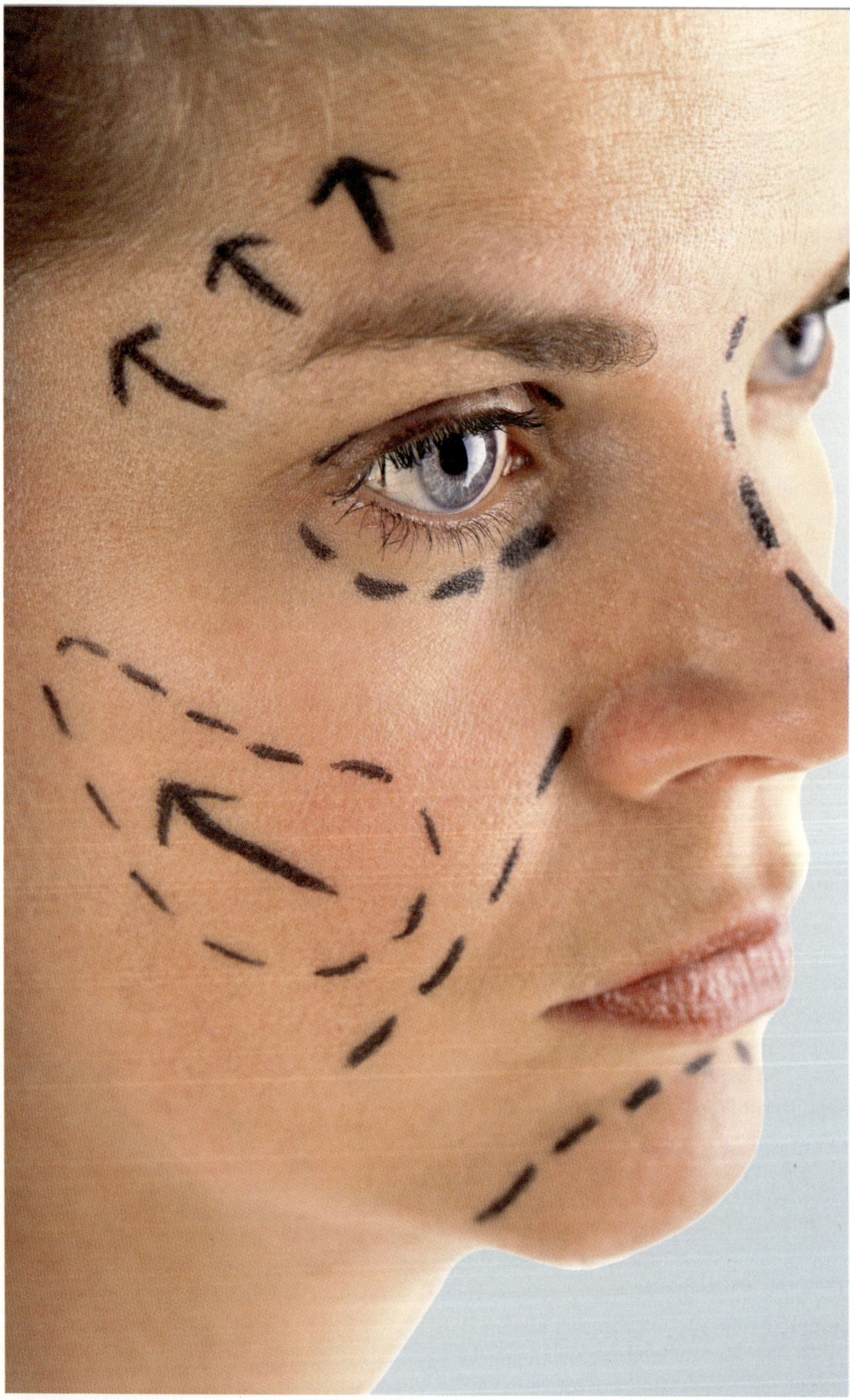

Spieglein, Spieglein an der Wand ... Gleich, wer die Schönste im ganzen Land ist: Der erste Eindruck zählt bei jedem sozialen Miteinander. Schönheit dient dabei dem Streben nach sozialer Akzeptanz, aber auch nach positiver Unterscheidung. Es geht um den Wunsch, entsprechend seines Selbstbilds beachtet und angenommen, anstatt abgewertet oder gar ausgestoßen zu werden. Schönheit ist eine Frage der individuellen Lebensqualität. Doch wie sich Schönheit definiert, ändert sich mit dem Umfeld und der Kultur, in der man lebt: der Zeit, dem Land, dem Freundeskreis – und nicht zuletzt der Mode. [ISP 2401]

Ästhetische und Plastische Chirurgie

Hier finden Sie

Einführung 877
Abgeschlagene Nasen – oder wie alles begann ... 877
Das medizinische Fachgebiet ... 879

Ästhetische Chirurgie 881
Augenlidstraffung ... 881
Bauchstraffung ... 882
Brustvergrößerung ... 883
Brustverkleinerung und Bruststraffung ... 884
Facelifting ... 885
Fettabsaugung ... 887
Haarentfernung mit dem Laser ... 888
Schweißdrüsenabsaugung ... 888
Haartransplantation ... 889
Kinnkorrektur ... 889
Lippenmodellierung ... 890
Nasenkorrektur ... 891
Oberarm- und Oberschenkelstraffung 892
Ohrenkorrektur ... 892

Faltenbehandlung 893
Peelings ... 893
Faltenunterspritzungen ... 894
Botoxbehandlung ... 894

Rekonstruktive Chirurgie 895
Brustrekonstruktion nach Krebs ... 895
Hautgefäßfehl- und -neubildungen ... 896
Pigmentveränderungen und Tätowierungen ... 897
Narbenkorrektur ... 898
Verbrennungen ... 898
Gesichts- und Schädelfehlbildungen . 899

An anderer Stelle im Buch besprochen:
Anti-Aging-Medizin ... 428
Haarausfall ... 1107
Hautpflege aus medizinischer Sicht .. 1064
Krampfadern ... 733
Muttermale ... 1102
Überzählige Brustwarzen ... 832
Zellulite ... 1071

Einführung

Abgeschlagene Nasen – oder wie alles begann

Als Heilkundige im Indien des 6. oder 7. Jahrhunderts vor Christus darangingen, eine verloren gegangene Nase durch eine Hautverschiebeplastik zu ersetzen, war von Schönheitsoperation oder ästhetischer Medizin noch nicht die Rede.

Warum unterzog sich in vorchristlicher Zeit ein Patient ohne Narkose und ohne sichere Operationsmethode einem solch schmerzhaften und nicht ungefährlichen Eingriff? Das Motiv war der Wunsch nach gesellschaftlicher Anerkennung. Denn es war üblich, Verbrechern die Nase abzuschlagen, um sie zeitlebens der gesellschaftlichen Ächtung auszusetzen. Zwar konnte man seine Nase auch im Kampf oder durch eine Krankheit wie Lepra verlieren, das Ergebnis aber war dasselbe: die Verstoßung aus der Gesellschaft. Zu verhindern war dies nur, indem das Äußere so wiederhergestellt wurde, wie es die Gesellschaft akzeptierte.

„Wir bauen auf und stellen wieder her und machen ganze Teile des Gesichts, die die Natur gegeben und das Schicksal fortgenommen hat – nicht nur zur Freude des Auges, sondern um den Geist aufzurichten und der Seele des Betroffenen zu helfen." Mit diesen Worten beschrieb der Urvater der modernen Plastischen Chirurgie, *Gaspare Tagliacozzi*, 1597 sein Handwerk. Damit hat der Bologneser Chirurg und Anatom wohl als Erster erkannt und formuliert, dass der Mensch für sein Wohlbefinden nicht nur einen organisch funktionierenden, sondern auch ästhetisch intakten Körper braucht. Erstmals wurde damit der Zusammenhang zwischen Körperbild und Psyche hergestellt – ein bis heute zentraler Gedanke der Plastischen Chirurgie.

Tagliacozzi wurde 1599 zum Tode verurteilt, weil er mit einem neuen, geradezu revolutionären Verfahren durch Syphilis (→ S. 824) oder Verletzungen zerstörte Nasen wieder aufbaute. Damit pfuschte er nach herrschender Lehrmeinung dem Allmächtigen ins Handwerk, denn Verstümmelungen wurden als Strafe Gottes angesehen und waren dementsprechend demütig zu erdulden.

Schönheitsvorstellungen im Kontext der Gesellschaft

Was damals noch zum Ausschluss aus der Gesellschaft führte, ist im 21. Jahrhundert durchaus üblich und allgemein akzeptiert. Dafür sprechen Zahlen: Eine repräsentative Umfrage des Allensbacher Instituts für Demoskopie (Meinungsforschung) im Herbst 2000 ergab, dass 92 % der Befragten Verständnis für eine Schönheitsoperation hatten, „wenn jemand nach einem schweren Unfall entstellt ist".

Bei der Motivation, dass „eine Frau für ihren Mann schön bleiben möchte", zeigten in derselben Umfrage nur noch 16 % Verständnis für eine Schönheitsoperation. Die gesellschaftliche Akzeptanz für chirurgische Korrekturen am Aussehen eines Menschen hängt offenbar stark von den Beweggründen ab. Der Wunsch nach Annäherung an das gängige Erscheinungsbild wird gutgeheißen, der nach Schönheit eher weniger.

Was gängig ist, ist allerdings hinterfragbar: Beispielsweise unterlag die Vorstellung, wie groß der Busen zu sein hat, in den letzten 400 Jahren großen Schwankungen (→ Kapitel 23: Die Rolle der Brust für die Frau), und auch beim idealen Körpergewicht herrschten noch vor wenigen Generationen ganz andere Vorstellungen als heute. Ähnliches lässt sich auch für den Teint sagen – erst in den letzten 30 Jahren wurde das Ideal vornehmer Blässe überholt von dem der entspannten Urlaubsbräune.

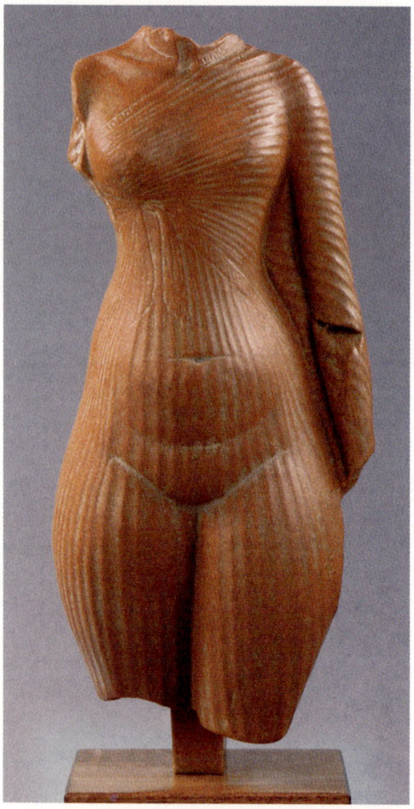

Diese Büste der Nofretete zeigt eindrucksvoll, wie Schönheit dem Wandel der Zeit unterliegt: Schielten die alten Ägypter noch auf ausgeprägte Hüften bei der Frau, so ist es heute eher der prominente Busen, der verzaubert. [SCH 2402]

Auch wenn in der heutigen Zeit die Beweggründe für Schönheitsoperationen unterschiedlich sein mögen, so gibt es dennoch einen harten Kern übereinstimmender Ansichten, was wünschenswert ist. Ein

- Jugendliches Erscheinungsbild, wozu z.B. eine glatte und ebenmäßige Haut ohne Falten und Grübchen zählt
- Symmetrisches Erscheinungsbild, was nicht nur bei Nasenverletzten manchmal zu fehlen scheint
- Mäßiger Fettgehalt des Körpers (allenfalls an Po und Busen sind Ausnahmen erlaubt).

Mit der Lebensqualität des Patienten werden alle Eingriffe begründet, die nicht allein aus organmedizinisch notwendigen Gründen erfolgen. Sei es nun die Korrektur einer unfallverursachten Entstellung oder eine Gesichtsstraffung wegen Altersfalten, das Motiv bleibt in Grundzügen dasselbe: Die individuelle Lebensqualität soll sich verbessern, indem chirurgisch verändert wird, was den Patienten an seinem Äußeren stört oder was er gar als entstellend wahrnimmt.

Es liegt im eigenen Interesse des Operationswilligen, sich im intensiven ärztlichen Gespräch über seine Motivationen und Erwartungen klar zu werden. Der Operateur hat seinerseits die Pflicht zu ergründen, wie stark der Leidensdruck ist, den der vermeintliche oder tatsächliche körperliche Makel verursacht. Die eingangs zitierte Umfrage spricht dabei ein Grundproblem an. Der Wunsch, dem Partner zu gefallen, ist zweifelsohne ein schlechter Grund, sich einer Operation – gleich welcher – zu unterziehen. Ein so geäußerter Operationswunsch stellt eigentlich schon ein Ausschlusskriterium dar. Wenn, dann sollte der Betroffene selbst die Operation wollen – und nicht sein Partner.

Der Arzt muss daher klären, ob eine chirurgische Behandlung tatsächlich helfen könnte, oder ob nicht ganz andere Probleme hinter dem Operationswunsch stecken. Dabei müssen objektiver Befund und subjektives Erleben nicht immer übereinstimmen. Der eine hat seine Segelohren noch nie richtig wahrgenommen. Der andere erfüllt sich mit 45 Jahren – nachdem er, wie er sagt, alles erreicht hat – seinen Kindheitstraum und lässt sich die Segelohren, unter denen er seit jeher litt, endlich anlegen.

Unter Berücksichtigung der Wünsche des Patienten sowie medizinischer Aspekte rät der Operateur zu einer bestimmten Operation – oder eben nicht. Ein seriöser Operateur muss und wird ablehnen, wenn jemand unrealistische Operationsergebnisse erwartet, oder wenn gar eine Verschlechterung droht.

Kritik an der Ästhetischen Chirurgie

Das Zusammenspiel von medizinischem Befund, Leidensdruck und Lebensumständen ist für jeden Menschen höchst unterschiedlich. So selbstverständlich und erstrebenswert uns eine hohe Lebensqualität für jedermann erscheint, so zwiespältig wurde und wird ihre medizinische Umsetzung gesehen. Ein lebenserhaltender Eingriff in den Körper bedarf keiner zusätzlichen Rechtfertigung, ein Eingriff zur Verbesserung der Lebensqualität dagegen sehr wohl. Letzterer wird nur in Abstufungen akzeptiert. Nur: Wie viel Körper der Mensch nun braucht – wer will das bestimmen? Wer ist berechtigt, eine Grenze zu ziehen?

Fakt aber ist, dass in Deutschland weniger als 30 % der jährlich 800 000 plastisch-chirurgischen Eingriffe ästhetischer Natur sind. Und die in der Ästhetischen Chirurgie tatsächlich operierenden „schwarzen Schafe" sind keinerlei Beweis für die moralische Fragwürdigkeit der gesamten Ästhetischen Chirurgie. Denn inzwischen begrüßen die meisten Ästhetisch-Plastischen Chirurgen die in Deutschland beschlossenen Beschränkungen von Marketing und Werbung für Schönheitsoperationen. Diese Limitierungen haben geholfen, das persönliche Gespräch mit dem Arzt wieder ins Zentrum der Entscheidungsfindung zu rücken.

Obwohl die meiste ***Kritik an der Ästhetischen Chirurgie*** auf Vorurteilen beruht, so berühren doch einige Argumente wunde Punkte:

- Die Ästhetische Chirurgie ist eine *Zweiklassenmedizin.* Wenn es für Frauen Gewohnheit wird, hängende Tränensäcke heben und den schlaffen Busen straffen zu lassen, können viele aufatmen – denn ihr Makel ist beseitigt. Aber um den Preis, dass der Makel derjenigen, die sich diese Operation nicht leisten können, umso mehr ins Auge fällt.
- Der Zwang altern zu müssen, galt als eines der wenigen Gesetze des Lebens, denen sich Arm und Reich gleichermaßen beugen mussten – auch hier schafft die Ästhetische Chirurgie den Wohlhabenderen zumindest eine Armlänge Vorsprung, auch wenn dieser natürlich nicht von Dauer ist.
- Die Ästhetische Chirurgie hat versäumt, Regeln und Qualitätsstandards zu definieren und durchzusetzen. Unseriöse Werbepraktiken sind genauso Realität wie unseriöse Geschäftspraktiken. Erfolgreiche Fernsehserien zeigten vor laufender Kamera, wie hässliche Entlein in schöne Schwäne oder Teenager in Abbilder ihrer Lieblingsstars verwandelt wurden. So wurden falsche

und sogar gefährliche Hoffnungen geweckt. Immerhin: Inzwischen hat sich einiges geändert, und der Gesetzgeber ist aktiv geworden.

Mitte 2005 beschloss der Deutsche Bundestag eine Änderung des ***Heilmittelwerbegesetzes***. Verboten ist seither eine vergleichende, verharmlosende oder irreführende Werbung für ästhetische Eingriffe, wie z. B. mit Vorher-Nachher-Fotos. Eine Verharmlosung stellt in diesem Zusammenhang auch die Werbung mit niedrigen Preisen dar, weil sie suggeriert, dass der Erfolg der Operation erkauft werden kann und eine Risikoabwägung nicht notwendig ist.

Schönheitsinstitute oder Organisationen, die mit Niedrigpreisen werben, ohne die Identität und Qualifikation der operierenden Ärzte darzulegen, befürchteten zunächst Umsatzeinbußen. Inzwischen wissen sie sich jedoch zu wehren und greifen z. B. verstärkt auf PR-Maßnahmen wie gekaufte Illustriertenartikel oder Tageszeitungs-Zweispalter zurück, um das Thema in den Köpfen zu halten und Aufmerksamkeit für (gesetzeskonforme) Anzeigen zu schaffen.

Ob diese Maßnahmen ausreichen, um weniger qualifizierte oder sogar unseriöse Institute und Ärzte auszubremsen, darf bezweifelt werden. Denn die wirkliche Konkurrenz für die an hohe Einkommen gewöhnte Chirurgenzunft sitzt gar nicht in den Großstädten Deutschlands, sondern eine Flugstunde entfernt in Karlsbad, Prag oder Budapest. Das macht es umso schwieriger, Regeln für die Werbung und Qualitätsstandards für Operationen durchzusetzen.

Das medizinische Fachgebiet

Plastische Chirurgie, also *formende Chirurgie*, ist ein vollwertiges medizinisches Fachgebiet mit eigener Facharztausbildung. Es erstreckt sich über den ganzen Körper, von Ästhetischer Chirurgie über Rekonstruktive Chirurgie nach Krebsoperationen oder Brandverletzungen bis hin zur Handchirurgie und Verbrennungsmedizin.

Ästhetische Chirurgie wird zwar weithin praktiziert und angeboten, doch in Deutschland hat nur der **Facharzt für Plastische und Ästhetische Chirurgie** tatsächlich auch eine professionelle, klar definierte Ausbildung durchlaufen und die Anwendung spezieller plastisch-chirurgischer Techniken gelernt. Wer diesen Facharzttitel anstrebt, muss nach der Approbation eine mindestens sechsjährige Weiterbildung absolvieren und über 600 Operationen selbstständig durchführen.

(!) Im Gegensatz dazu sind Bezeichnungen wie ***Schönheitschirurg*** oder ***Kosmetischer Chirurg*** nicht geschützt – d. h. jeder Mediziner kann sie verwenden, ohne auch nur über die geringste Qualifikation für die Durchführung ästhetischer Operationen zu verfügen.

Ästhetische Chirurgie in Deutschland

In Deutschland werden jährlich 800 000 Eingriffe vorgenommen, von denen nicht ganz 30 % rein ästhetischer Natur sind – Tendenz stark steigend, weil die verstärkte Berichterstattung die gesellschaftliche Akzeptanz der Schönheitschirurgie hat steigen lassen. Der Anteil plastischer Eingriffe bei Kindern und Jugendlichen liegt unter 10 %, am häufigsten werden ihnen abstehende Ohren angelegt. Entgegen anders lautender Trendmeldungen verharrt zumindest in Deutschland der Anteil ästhetischer Eingriffe bei Männern bei etwa 12 %. Der Großteil der Eingriffe entfällt entsprechend auf Frauen, die altersbedingte Veränderungen beseitigt wissen wollen, die sie als Makel empfinden. Innerhalb der Anti-Aging-Medizin hat die Ästhetische Chirurgie deshalb einen festen Platz (→ Kapitel 12).

Wie den richtigen Chirurgen finden?

Der wichtigste Ratschlag vorweg: Ihr Hausarzt, Hautarzt oder Frauenarzt hat viele Patienten *nach* **Schönheitsoperationen** gesehen, sowohl erfolgreich wie (zunächst) erfolglos operierte. Fragen Sie ihn nach einer Empfehlung! Dabei können Sie auch gleich klären, ob ein bestimmter Eingriff überhaupt Sinn macht, etwa bei bestimmten Vorerkrankungen. Diabetiker sollten auf plastisch-ästhetische Eingriffe verzichten; bei ihnen sind Wundheilungsstörungen so gut wie vorprogrammiert.

Deutschland. Speziell für Schönheitsoperationen ausgebildet sind nur die Fachärzte für Plastische und Ästhetische Chirurgie. Ästhetische Eingriffe werden außerdem von ***Fachärzten der Hals-Nasen-Ohren-Heilkunde*** sowie ***Fachärzten der Mund-Kiefer-Gesichtschirurgie*** mit der Zusatzbezeichnung „Plastische Operationen" für ihren Fachbereich angeboten. Fast alle seriösen Ärzte gehören einem Dachverband wie der ***Deutschen Gesellschaft der Plastischen, Rekonstruktiven und Ästhetischen Chirurgen (DGPRÄC)*** oder der ***Vereinigung der Deutschen Ästhetisch-Plastischen Chirurgen (VDÄPC)*** an.

Wenn Sie eine Auswahl getroffen haben, vereinbaren Sie mit zwei bis drei Ärzten einen Beratungstermin. Fragen Sie, wie oft der Arzt den Eingriff schon durchgeführt hat, und welche Komplikationen dabei aufgetreten sind. Lassen Sie sich Vorher-Nachher-Fotos zeigen. Versuchen Sie nicht, den Arzt auf eine bestimmte Operationsmethode festzulegen – nennen Sie ihm Ihre Wünsche, aber seien Sie offen für den Weg dorthin.

Verschaffen Sie sich einen Eindruck von den Räumlichkeiten und der Ausstattung. Überlegen Sie sich, ob die Chemie zwischen Ihnen und dem Arzt stimmt.

Ästhetische Chirurgie im Ausland

Osteuropäisches Ausland. Die Kosten für Schönheitsoperationen in Polen, Tschechien und Ungarn liegen deutlich unter denen in Deutschland, und der Service ist besser geworden. Deutschsprachige Betreuung ist schon länger Standard, neu sind (angeblich) in Deutschland ausgebildete Ärzte mit deutschem Facharztzeugnis. Auch Rechtssicherheit wird versprochen, was aber eher nach Theorie klingt. Da sich Regressforderungen bei ärztlichen Kunstfehlern in Deutschland schon schwer durchsetzen lassen (→ Kapitel 35), werden sie in Russland nahezu aussichtslos sein. Deswegen ist gerade von schwerwiegenden Eingriffen wie z. B. Fettabsaugungen im Ausland abzuraten.

Darüber hinaus sind die hygienischen Vorschriften und Überwachungen durch kassenärztliche Vereinigungen, Gewerbeaufsichtsämter und Gesundheitsämter in Deutschland sicherlich strenger als im östlichen Ausland.

Grundregel Nr. 1 für ***Schönheitsoperationen im Ausland:*** Verzichten Sie auf Vermittlungsagenturen und Veranstalter, suchen Sie selbst einen Arzt und planen Sie Ihre Reise selbst. Nehmen Sie sich genügend Zeit und schauen Sie mehrere Kliniken an, lassen Sie sich alles zeigen. Vereinbaren Sie Termine für persönliche Beratungsgespräche. Für die Arztsuche gelten die gleichen Tipps wie für Deutschland.

Unterschreiben Sie den Behandlungsvertrag grundsätzlich zu Hause und nicht sofort vor Ort (seriöse Anbieter bieten das von sich aus an). Das Mehr an Sicherheit und das bessere Gefühl, das Sie nach einer sorgfältigen Entscheidungsfindung haben werden, machen die Zusatzkosten für die zweite Reise wett.

Warnhinweis: Bei Vorerkrankungen wie stärkerem Bluthochdruck oder koronarer Herzkrankheit sollten Sie sich, wenn überhaupt, grundsätzlich nur in Ihrer näheren Umgebung behandeln lassen.

Südamerika, Asien und andere Regionen. Selbstverständlich gibt es auch in Brasilien Dutzende Schönheitschirurgen von Weltruf und in Indien Tausende hervorragend ausgebildete Ärzte, die die polnischen und ungarischen Preise nochmals unterbieten. Wer aber keine ausgeprägte Erfahrung mit Fernreisen hat, weder Englisch noch die Landessprache *routiniert* beherrscht oder sich von einer entsprechend versierten Person begleiten lassen kann, sollte die Finger von solchen Angeboten lassen. Denn eines ist sicher: Wenn beim Eingriff etwas schiefgeht, wird Ihnen niemand helfen, und schon die Organisation eines vorzeitigen Rückflugs kann zum Alptraum und im Fall verminderter Transportfähigkeit zum finanziellen Fiasko werden.

Das zeichnet einen guten ästhetischen Chirurgen aus

Rund 5000 Schönheitschirurgen bieten in Deutschland ihre Dienste an, und wie in allen anderen Berufsgruppen arbeiten die meisten, aber nicht alle, seriös. Fachliche Qualifikation und gute Referenzen sind daher wichtige Entscheidungskriterien. Der Arzt Ihrer Wahl sollte aber darüber hinaus die folgenden Eigenschaften besitzen. Er:

- Verfügt neben chirurgischem Können auch über ein ausgeprägtes Gespür für Ästhetik. Er kann sich vorstellen bzw. mit technischen Hilfsmitteln demonstrieren, welche Nase in welches Gesicht, welche Brust zu welchem Körper passt
- Besitzt Einfühlungsvermögen und erkennt, wenn ein Patient für eine Schönheitsoperation ungeeignet ist – sei es, dass dieser sich von dem Eingriff die Lösung privater oder beruflicher Probleme erhofft oder unter einem gestörten Körpergefühl leidet ***(Körperschemastörung,*** übrigens auch eine Ursache der Magersucht → S. 1209)
- Nimmt sich Zeit für das Vorgespräch und geht ausführlich auf die Beweggründe des Patienten, seine Vorgeschichte mit eventuellen Vorerkrankungen und seine Lebenssituation ein
- Ermuntert den Patienten, Fragen zu stellen, und gibt ihm die Möglichkeit, später auftretende Fragen per Telefon oder in einem weiteren Gespräch zu klären
- Klärt den Patienten umfassend über Technik und Ablauf, Risiken und mögliche Komplikationen des Eingriffs auf. Für die Zeit danach erstellt er einen genauen Nachbehandlungsplan
- Macht keine falschen Versprechungen und schildert das Ergebnis des Eingriffs realistisch
- Setzt nur Techniken und/oder Materialien ein, die auch von anderen Ärzten verwendet werden und hinreichend erprobt sind
- Bietet einen Operationstermin an, der dem Patienten genügend Bedenkzeit lässt, und verlangt keine größeren Anzahlungen vor dem Eingriff
- Versucht nicht, den Patienten durch Sonderangebote, Rabatte oder Vermittlung eines Kredits zu einer raschen Entscheidung zu bewegen.

Klinik oder Praxis? Die meisten kleineren ästhetisch-plastischen Eingriffe können ambulant in Praxen oder Privatkliniken vorgenommen werden. Fast alle niedergelassenen Plastischen Chirurgen verfügen auch über Belegbetten in privaten oder öffentlichen Krankenhäusern. Ob die medizinischen, hygienischen und organisatorischen Voraussetzungen erfüllt sind, prüfen in Deutschland die Kassenärztlichen Vereinigungen und andere Institutionen zur Qualitätssicherung.

Trotz aller Vorsicht ist jeder chirurgische Eingriff mit gewissen allgemeinen Operationsrisiken verbunden (→ S. 1280). Daher ist es wichtig, dass Operateur, Anästhesist und im Notfall das OP-Personal (z.B. bei Nachblutungen) rund um die Uhr erreichbar sind. In öffentlichen Krankenhäusern ist eine Notfallbetreuung immer gewährleistet.

Kosten

Selbstverständlich sollte sein, dass Sie ein Angebot erhalten, das *alle* Kosten für den Eingriff enthält. Dazu zählen:

- Vorherige Beratung und Untersuchung (das Einzige, was Ihnen auch berechnet werden darf, wenn Sie sich anschließend nicht zum geplanten Eingriff entschließen)
- Operationskosten: Sie richten sich vor allem nach der (geschätzten) Dauer der Operation. Pro Operationsstunde fallen inklusive der Narkose 500 bis deutlich über 1000 € an, wobei die erste OP-Stunde doppelt zu rechnen ist wegen der OP-Rüst- und Reinigungszeit.
- Kosten für den Klinikaufenthalt: Sie werden in Tagen (Tagessatz 200 bis über 400 €) oder in Pauschalen abgerechnet; teilweise zum Festpreis (d.h. Sie können gehen, wann Sie wollen bzw. wann der Operateur es für richtig hält), teilweise werden nachträglich die tatsächlichen Liegetage abgerechnet.
- Materialkosten: Sie können bei Implantaten mit vierstelligen Beträgen zu Buche schlagen.
- Kosten der Nachbetreuung (v.a. die Nachuntersuchungen): Interessant ist, wer die Kosten einer eventuellen Zweitoperation trägt, falls die erste nicht zum gewünschten Erfolg führt.

Maßstab: die GOÄ

Für die Rechnungsstellung gilt die (privatärztliche) **Gebührenordnung für Ärzte *(GOÄ*** → S. 1305) als Basis. Da sie für Ästhetische Chirurgen jedoch eher ungeeignet ist, wird sie oft umgangen und durch andere Vertragskonstrukte ersetzt. Dagegen ist nichts zu sagen, solange die Haftung nicht zwischen mehreren Vertragspartnern aufgesplittet wird, sondern eindeutig beim Operateur bleibt.

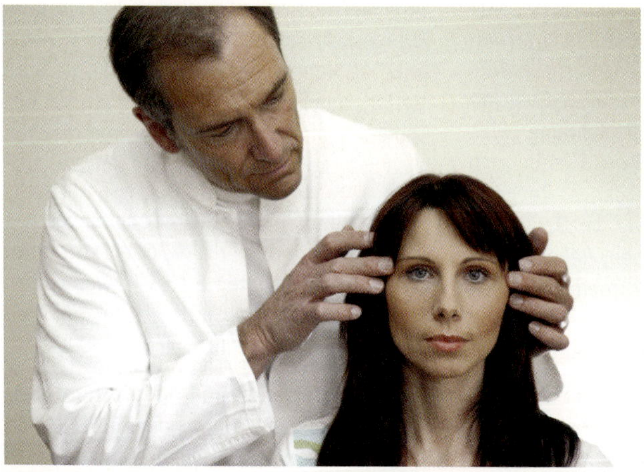

Wer nach einer Schönheitsoperation nicht alt aussehen will, sollte einen erfahrenen Facharzt wählen, denn je weniger Operationspraxis ein Operateur hat, desto höher ist die Komplikationsrate. Lassen Sie sich Zeit bei der Suche nach dem passenden Mediziner und fragen Sie bei Bedarf auch zwei oder drei Ärzte um Rat. Die Beratung kostet zwar oft eine kleine Gebühr, das muss aber kein Nachteil sein: So ist sichergestellt, dass die Beratung unverbindlich bleibt und dass der Arzt Ihnen nichts „verkaufen muss", weil sich sonst die Zeit nicht für ihn lohnt. [MAU 2404]

Operationen werden auch von den gesetzlichen Kassen finanziert, vor allem bei Kindern. Vorausgesetzt, es besteht ein eindeutiger medizinischer Nutzen wie z. B. die Befreiung von jahrelangen Rückenschmerzen durch eine Brustverkleinerung (→ S. 884). Bei den privaten Krankenkassen gelten noch eingeschränktere Regelungen als bei den gesetzlichen Kassen. Wenn Sie hier eine Kostenübernahme erwarten, klären Sie unbedingt das Gesamtangebot mit Ihrer Rechnungsstelle ab, denn häufig werden zwar nicht der Eingriff, aber viele Einzelpositionen von der Übernahme ausgeschlossen, und das sollten Sie vorher wissen.

Allgemeine Operationsrisiken und Patiententipps zur OP-Vorbereitung → S. 1280

Wenn das Ergebnis missfällt

Auch bei bester Behandlung sind Enttäuschungen und Misserfolge nicht immer vermeidbar. Wenn Sie mit dem Ergebnis des Eingriffs unzufrieden sind, sollten Sie zunächst mit Ihrem Operateur darüber sprechen. In der Regel wird eine Lösung gefunden. Wenn Ihr Operateur kein Verständnis für Ihre Beschwerde hat, prüft die Schlichtungsstelle der Landesärztekammer für Sie, ob ein Behandlungsfehler vorliegt oder ob der Arzt seiner Aufklärungspflicht (→ S. 1290) nicht oder nur unzureichend nachkam. Diese Gutachten sind gebührenfrei. Es schadet nicht, sich bei Patientenvereinigungen oder -selbsthilfegruppen zusätzliche Unterstützung zu holen.

i Aktuell: www.gesundheit-heute.de/24x01

- **www.vdaepc.de** – Vereinigung der Deutschen Ästhetisch-Plastischen Chirurgen, Berlin: Mit hilfreichen Informationen zu ästhetischen Operationen. Unter der Rubrik Service & Informationen gibt es eine Liste aller in Deutschland registrierten Chirurgen mit Schwerpunkt auf Ästhetischer Chirurgie. Für Auskünfte und die Anforderung von Informationsmaterial schicken Sie eine E-Mail an **info@vdaepc.de.**
- **www.plastische-chirurgie.de** – Website der Deutschen Gesellschaft der Plastischen, Rekonstruktiven und Ästhetischen Chirurgen, Berlin: Liefert einen guten Überblick über die vier Säulen der Plastischen Chirurgie, Operationsmethoden und Ärzte aus Ihrer Umgebung. Empfehlenswert.
- A. Taschen: **Schönheitschirurgie.** Taschen, 2005. Opulenter Bildband mit hunderten Vorher-Nachher-Fotos und starkem Fokus auf den Berühmtheiten der Schönheitschirurgie. Trotzdem viele seriöse Informationen, auch die Texte sind interessant.
- U. Renz: **Schönheit.** Eine Wissenschaft für sich. Berlin Verlag, 2006. Der Frage „Was ist eigentlich schön?" kommt der Autor wissenschaftlich, aber unterhaltsam auf die Spur.
- W. Kümpel: **Ratgeber Schönheitsoperationen.** Foitzick, 2003. Sehr umfassend, empfehlenswert.

Ästhetische Chirurgie

Augenlidstraffung

Augenlidstraffung ***(Augenlidplastik, Blepharoplastik):*** Operative Korrektur alterungsbedingter Augenfältchen, Tränensäcke und erschlaffter Augenlider (Schlupflider). Einer der am häufigsten durchgeführten ästhetischen Eingriffe, wobei der Anteil männlicher Patienten steigt.

Die Haut im Augenbereich ist sehr dünn und verliert mit der Zeit daher besonders an Elastizität. Die Haut wölbt sich über die Oberlider und verdeckt die Lidfalte. Die Unterlider beginnen herabzuhängen, und kleine Polster des Fettgewebes, in das die Augen eingebettet sind, treten durch die schlaffer werdende Haut hervor. Durch zu viel Sonne und Stress wird der Alterungsprozess noch beschleunigt, aber auch durch Alkohol- und Medikamentenmissbrauch. Erschlaffte Augenlider und Tränensäcke lassen den Blick manchmal müde und traurig wirken. Erwünschtes Ergebnis einer Lidstraffung ist daher, dass der Blick wieder frisch und strahlend wird.

Der Eingriff

Vor der Operation misst der Chirurg den Hautüberschuss und zeichnet die Schnittführung an. Bei der **Oberlidstraffung** wird durch einen feinen Schnitt in der natürlichen Lidfalte überschüssige Haut, ein schmaler Muskelstreifen und gegebenenfalls Fettgewebe entfernt. Wenn das Augenlid herabhängt (Ptosis → S. 494), ist eine zusätzliche Straffung des Lidhebermuskels nötig. Sollte eine Gewebeerschlaffung im Stirnbereich zu Schlupflidern führen, können diese über ein Stirn- (→ S. 885) bzw. Augenbrauenlifting (→ S. 885) korrigiert werden.

Bei der **Unterlidstraffung** verläuft der Schnitt knapp unterhalb des Wimpernrands. Die Haut wird bis zum unteren Rand der Augenhöhle präpariert, dann wird der Hautüberschuss durch Überlappung der Wundränder bestimmt und entfernt. Die Beseitigung von **Tränensäcken** erfolgt meist über die Innenseite des Unterlids, so werden sichtbare Narben vermieden. Die Operation dauert 1–2 Stunden und wird in der Regel unter lokaler Betäubung durchgeführt, damit der Patient mitarbeiten kann – z. B. durch gezielte Bewegungen des Auges. Nach dem Eingriff wird die Wunde mit einem hauchdünnen Faden in der Haut vernäht ***(Intrakutannaht).***

Nachbehandlung

Schwellungen und Blutergüsse dauern nach der Operation noch 1–2 Tage an und werden mit kühlenden Kompressen behandelt. Bereits nach fünf Tagen werden die Fäden gezogen; innerhalb von 1–2 Wochen gehen die Schwellungen und Blutergüsse vollständig zurück und der Patient kann seine normale Tätigkeit wieder aufnehmen. Da die Naht bei geöffneten Augen genau in den Lidfalten liegt, ist sie in der Regel nach einer weiteren Woche kaum mehr zu sehen. Bei einem Schnitt über die äußere Begrenzung der Augenhöhle hinaus können die zusätzlichen 1–2 cm langen Narben noch einige Wochen gerötet sein.

Körperliche Anstrengung ist für 2–3 Wochen zu meiden, ebenso Kosmetika und Make-up. Beim Schlafen sollte der Kopf erhöht liegen. Bis zur endgültigen Wundheilung nach etwa drei Monaten sollte man das Haus nur mit Sonnenbrille verlassen. Erst nach dieser Zeit kann das Operationsergebnis beurteilt werden. Die Wirkung einer Lidstraffung kann bis zu zehn Jahre anhalten.

Risiken und Gegenanzeigen

Lidkorrekturen gelten als risikoarme, unkomplizierte Eingriffe. Vor dem Eingriff muss aber ein Augenarzt Schädigungen der Netzhaut und

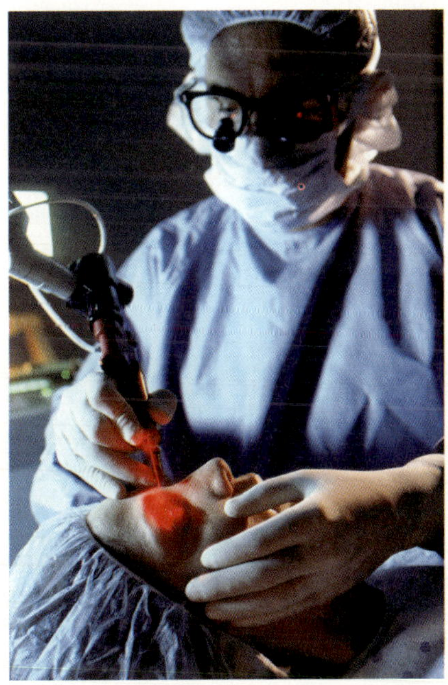

*Anstelle des Skalpells benutzen Plastische Chirurgen heute zunehmend **CO_2-Laser** als Schneideinstrument. Straffungen am Ober- und Unterlid gelingen so praktisch blutlos, da der Laser beim Schneiden zugleich die kleineren Blutgefäße verschweißt. Da es auch zu weniger Schwellungen und Blutergüssen kommt als beim Skalpell, ist der Patient schneller wieder fit.* [MAU 2405]

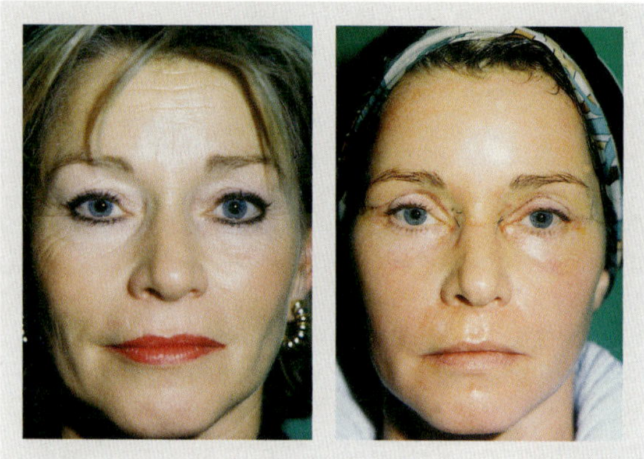

48-jährige Patientin vor und fünf Tage nach **Oberlidstraffung** und Laserbehandlung, genauer einem **Skin-Resurfacing** (→ S. 893). [GTV 2406]

des Augenhintergrunds ausschließen, ein entsprechender Nachweis ist vor der Operation vorzulegen. Äußerst selten treten in den ersten beiden Tagen nach der Operation Nachblutungen auf. Nach einer Unterlidstraffung kann es je nach Ausdehnung des Blutergusses und der Narbenbildung zu einer leichten Auswärtskehrung des Unterlids (Ektropium → S. 493) und zu einem vermehrten Tränenträufeln kommen. Bilden sich diese Erscheinungen nicht innerhalb von sechs Wochen selbstständig wieder zurück, kann ein weiterer Eingriff erforderlich werden. Eine leichte Trockenheit der Augen nach der Operation ist normal – bei stärkeren Reizungen von Binde- und Hornhaut empfiehlt sich ein Besuch beim Augenarzt.

Entnimmt ein ungeübter Operateur zu viel Haut oder Fett, kann es zu ästhetisch unbefriedigenden Ergebnissen kommen. So kann eine Überkorrektur am Oberlid die Schließfunktion des Auges beeinträchtigen, beim Unterlid entsteht ein Triefauge – in beiden Fällen ist eine Nachkorrektur nötig. In sehr seltenen Fällen kommt es zu Verletzungen des Augapfels und schlimmstenfalls zur Erblindung.

Kosten-Hinweis: Eine Oberlidstraffung kostet 1000–2500 €, eine Unterlidstraffung 1500–3000 €. Wenn hängende Lider das Gesichtsfeld deutlich einschränken, liegt eine medizinische Indikation vor und die Krankenkasse übernimmt die Kosten.

Bauchstraffung

Bauchstraffung ***(Bauchdeckenplastik, Abdominoplastik):*** Operation der Bauchdecke, um das Gewebe und die Muskulatur zu straffen. Häufig nach Schwangerschaft oder starker Gewichtsreduktion gewünscht. Es können auch große Fettschürzen und Hautfalten beseitigt werden, für die es sonst keine Korrekturmöglichkeiten gibt. Bei einer Bauchstraffung bleiben immer Narben zurück. Figurprobleme am Bauch sind bei manchen Menschen weder durch Diät noch durch Sport oder Fettabsaugung (→ S. 887) zu beheben. Die Haut hat an Elastizität verloren und zieht sich nicht mehr ausreichend zusammen, was manchmal erblich bedingt ist. Oft führen große Gewichtsreduktionen oder Schwangerschaften zu erschlafftem Bindegewebe und einem Hängebauch (häufig kombiniert mit unschönen Schwangerschaftsstreifen). In extremen Fällen scheuert die überlappende Haut, entzündet sich oder bildet Ekzeme („Juckflechte“, eine nicht ansteckende Hautentzündung).

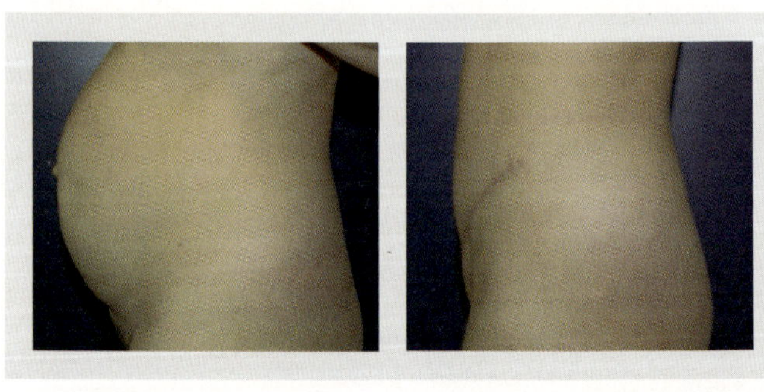

Die ***Bauchstraffung*** *erzielt die besten Ergebnisse, wenn der Patient kein Übergewicht (mehr) hat, aber das Bindegewebe durch Schwangerschaften oder früheres Übergewicht überdehnt wurde.* [BEL 2407]

Der Eingriff

Vor dem Eingriff erfolgt eine exakte Vermessung und Markierung des überschüssigen Fettgewebes. In der Bikinizone werden zwei große bogenförmige Schnitte gesetzt, die von Beckenkamm zu Beckenkamm reichen. Anschließend werden Haut und Unterhautfettgewebe nach oben bis zu den Rippenbögen freipräpariert, wobei der Nabel umschnitten wird. Der Operateur prüft die Bauchdecke und korrigiert gegebenenfalls Eingeweidebrüche (Hernien → S. 682). Anschließend zieht er die Bauchhaut nach unten und entfernt überschüssiges Gewebe, gelegentlich durch eine Fettabsaugung (→ S. 887) unterstützt. Zum Schluss schließt er die Wundränder und näht den Nabel durch einen Schnitt in der Haut ähnlich wie durch ein Knopfloch in seiner neuen Position ein. Damit sich kein Wundsekret staut, werden für ein bis mehrere Tage Drainagen gelegt. Eine Bauchstraffung dauert 2–3 Stunden und wird unter Vollnarkose durchgeführt. Wenn nur eine geringe Hautstraffung erforderlich ist, genügt mitunter auch eine Tumeszenz-Anästhesie (→ S. 887).

Nachbehandlung

Für etwa 2–5 Tage ist mit leichten bis mittleren Schmerzen zu rechnen, empfohlen wird ein Klinikaufenthalt von 2–7 Tagen. In den ersten Tagen schützt ein Kompressionsmieder vor Thrombosen (→ S. 736); zusätzlich werden gerinnungshemmende Mittel gespritzt. Die Wundheilung der Haut und das Abklingen der Schwellung dauern 10–14 Tage, danach ist der Patient wieder fit. Nach zwei Wochen werden die oberflächlichen Fäden gezogen, die tieferen lösen sich von selbst auf. Dehn- und Anspannungsübungen zur Muskelstärkung und kalte Duschen regen die Durchblutung und Sauerstoffversorgung an. Die Heilung wird durch Hautpflege (z. B. mit Panthenol-Salben) unterstützt. Sauna, Solarium und intensive Sonne sollte man für mindestens zwei Monate nach der Operation meiden. Viel Bewegung (z. B. Spazierengehen) ist zur Thrombosevorbeugung ratsam, mit sportlichen Aktivitäten sollte man jedoch drei Monate aussetzen. Das endgültige Ergebnis der Operation zeigt sich frühestens nach einem halben Jahr und ist dann bei gesunder Lebensweise dauerhaft.

Risiken und Gegenanzeigen

Vor der Operation sollten Familienplanung sowie größere Gewichtsabnahmen abgeschlossen sein, da sie das Ergebnis des Eingriffs wieder hinfällig machen würden. Eine Bauchstraffung ist ein belastender operativer Eingriff mit zum Teil erheblichen Blutverlusten. Bei extremen Fettgewebemengen kann daher eine Eigenblutspende 3–6 Wochen vor dem Eingriff sinnvoll sein. Da es sich um größere Wundflächen handelt, können Blutergüsse und Sekrete oder bakterielle Entzündungen die Heilung stören. Letztere hatten in Einzelfällen tödliche Folgen. Hautgefühl und Lymphabfluss regenerieren sich erst langsam im Verlauf von mehreren Monaten und können in der Narbenregion vermindert bleiben. Auffällige Narben nach gestörter Wundheilung können meistens durch kleine Korrekturoperationen verbessert werden (→ S. 898). Strafft der Operateur die Haut zu stark, drohen Durchblutungsstörungen und im schlimmsten Fall das Absterben von Gewebe (Nekrose). Überdehnte Narben können sich verbreitern, gelegentlich auch dick und wulstig werden. Bei unerfahrenen Chirurgen kommen Bauchasymmetrien und eine zu hohe, zu tiefe oder seitlich verschobene Nabelpositionierung vor.

Kosten-Hinweis: Die Kosten liegen bei etwa 5000 €.

Brustvergrößerung

Brustvergrößerung *(Mamma-Augmentationsplastik, Mamma-Augmentation):* Abgesehen von seltenen Fällen stark unterschiedlich großer Brüste wird eine Vergrößerung des Busens durch Einlage doppelwandiger Silikonkissen fast immer aus ästhetischen Gründen gewünscht. Ein Implantat kann 10–15 Jahre, je nach Hersteller sogar lebenslang, im Körper bleiben. In Deutschland ist dies eine der am häufigsten vorgenommenen ästhetisch-chirurgischen Operationen.

Manche Frauen empfinden ihre kleinen Brüste als psychische Belastung. Hier kann das Einsetzen eines gewebeverträglichen Implantats in vielen Fällen helfen. Ein seriöser Operateur achtet dabei auf ein natürliches Ergebnis, das zum Körper der Patientin passt, und lehnt Wünsche nach einer Vergrößerung um mehr als zwei Körbchengrößen ab.

Der Eingriff

Vor dem Eingriff wird die Brust fotografiert und vermessen und die Stellen markiert, an denen geschnitten werden soll. In der Operation setzt der Operateur einen etwa 4–5 cm langen Hautschnitt, entweder in der Achselhöhle, am unteren Rand des Warzenhofs oder in der Brustumschlagfalte. Durch diese Öffnung schafft er einen Hohlraum ***(Implantatlager)*** entweder hinter der Brustdrüse oder zwischen dem Brustmuskel und den Rippen, um dort das Implantat einzusetzen. Für welche Technik er sich entscheidet, hängt von den anatomischen Gegebenheiten, der gewünschten Brustform und der Größe des Implantats ab.

Als Implantate werden Silikonkissen mit unterschiedlichen Füllungen eingesetzt. Es sollten nur hochwertige, zertifizierte Produkte verwendet werden – erkennbar am CE-Zeichen. Sie sind heute in einer Vielzahl von Formen und Größen erhältlich und haben mehrwandige Hüllen, wodurch sie vor Verletzungen geschützt sind. Die Oberfläche des Silikonkissens ist texturiert, um die Gefahr einer Kapselfibrose zu reduzieren (→ S. 883). Als Füllmaterial wird ***physiologische Kochsalzlösung*** (mit ähnlicher Salzkonzentration wie im Körper) oder ***festes Silikongel (kohäsives Silikongel)*** verwendet. Zum Einbringen des Implantats genügt ein kleinerer Schnitt, da die Kissen erst nach dem Einsetzen gefüllt werden. Sterile Kochsalzlösung löst keine Unverträglichkeitsreaktionen im Körper aus. Silikongel fühlt sich jedoch natürlicher an und erzielt auch optisch die besseren Ergebnisse.

Nach Beendigung des Eingriffs werden die Schnitte durch versenkte Nähte geschlossen und mit sterilem Pflaster abgeklebt. Meist wird eine Drainage gelegt, damit die Wundflüssigkeit abfließt. Die etwa einstündige Operation wird in der Regel stationär in Vollnarkose durchgeführt.

Silikongefüllte Implantate waren lange Zeit umstritten. In den USA wurde ihre Verwendung bei ästhetischen Operationen 1992 verboten, nachdem die Gerichte mit einer Flut von Klagen konfrontiert wurden. Es hieß, dass **Silikonimplantate** *(Silikoneinlagen)* vermehrt zu Rheuma und anderen Autoimmunerkrankungen sowie zu Krebs führen. Weil keine wissenschaftlichen Belege dafür erbracht werden konnten, blieben Silikonimplantate in Deutschland erlaubt. Allerdings erarbeiteten die zuständigen Behörden strenge Richtlinien für ihre Herstellung und Verwendung. Heute gelten die Implantate als relativ sicher, Langzeitnebenwirkungen sind nach derzeitigem Kenntnisstand nicht zu erwarten. Seit Ende 2006 ist Silikon auch in den USA wieder für Brustimplantate zugelassen [001].

Nachbehandlung

Nach dem Eingriff bleibt die Patientin 1–3 Tage zur Kontrolle in der Klinik. Anfangs sorgt ein Stützverband dafür, dass die Implantate nicht verrutschen, er wird nach etwa sieben Tagen durch einen Spezial-BH ersetzt, der sechs Wochen lang Tag und Nacht getragen werden muss.

In den ersten Tagen treten Spannungsschmerzen im Brustbereich auf, die mit einfachen Schmerzmitteln behandelt werden. Die Bewegungsfreiheit im Bereich des Oberkörpers ist eingeschränkt. Nach 10–14 Tagen werden die Fäden gezogen und die Patientin ist wieder fit. Nach der Operation sollte man Sport und körperliche Anstrengung für etwa zwei Monate meiden, auch Sauna und Solarium sind tabu.

Das endgültige Ergebnis des Eingriffs steht erst nach sechs Monaten fest, wenn die Bildung der ***Implantatkapsel*** aus Narben- und Bindegewebe abgeschlossen ist.

Manche Hersteller garantieren inzwischen eine lebenslange Haltbarkeit, sodass Implantate nicht mehr wie früher routinemäßig alle 10–15 Jahre ausgetauscht werden müssen. Jährliche Kontrollen sind aber in jedem Fall empfehlenswert.

Risiken und Gegenanzeigen

Wundheilungsstörungen, Blutergüsse, Infektionen und Serombildung (nach einer Operation bildet sich eine mit Gewebeflüssigkeit gefüllte Höhle) können dazu führen, dass das Implantat vorübergehend entfernt werden muss. Die häufigste Komplikation ist

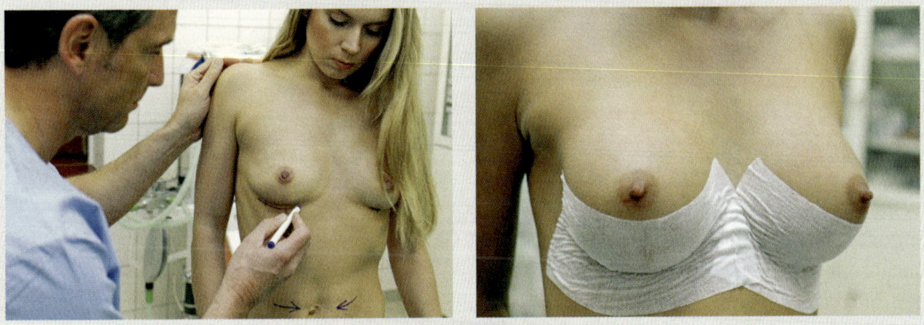

Links: Vor der Operation zeichnet der Arzt die geplante Schnittführung in der Unterbrustfalte ein; diese 30-jährige Patientin wollte eine ***Brustvergrößerung*** *um zwei Körbchengrößen. Rechts: Nach der Operation hält zunächst ein Stützverband die Brüste in Form und entlastet die Nähte.* [MAU 2408]

die **Kapselfibrose** ***(Kapselverhärtung)***, eine schmerzhafte Verdickung und Verhärtung des Gewebes um das Implantat herum (zur Entstehung einer Fibrose → S. 1272). Auch hier ist im schlimmsten Fall eine Zweitoperation erforderlich, bei der das Implantatlager erweitert oder das Implantat ersetzt wird.

Implantate können auch verrutschen oder durch starke mechanische Belastung (z. B. bei Unfällen) oder Materialermüdung Füllmaterial in das umgebende Gewebe abgeben. Bei Kochsalzlösung ist dies harmlos, bei Silikongel entstehen durch Abwehrreaktionen des Gewebes ***Silikonome*** (kleine, manchmal tastbare Verhärtungen).

Brustvergrößerungen erfordern vom Operateur viel Können. Kosmetisch riskant sind vor allem große Implantate – von denen seriöse Operateure ohnehin abraten. Auf dem Muskel platziert, können sie sich nach außen abzeichnen. Das Operationsergebnis kann asymmetrisch sein.

Da Silikonfüllungen keine Strahlung durchlassen, sind Mammografien kaum noch möglich – der Untersucher kann aber auf CT oder Kernspin ausweichen. In jedem Fall ist vor der Operation eine Basis-Mammografie (→ Kasten S. 836) sinnvoll, um eventuelle Gewebeveränderungen vor dem Eingriff festzustellen und für spätere Zeiten eine Referenzaufnahme zu haben.

Kosten-Hinweis: Die Kosten für eine Brustvergrößerung liegen bei 5000–10000 €, die Materialkosten für die Implantate ab 1200 € pro Paar.

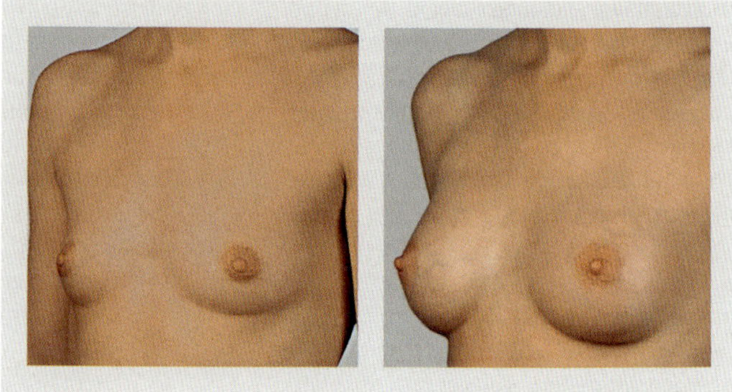

Ergebnis einer Brustvergrößerung bei einer 23-jährigen Patientin mit Mammahypoplasie (Unterentwicklung der Brüste). [HHW 2409]

Brustverkleinerung und Bruststraffung

Brustverkleinerung ***(Mamma-Reduktionsplastik):*** Operativer Eingriff zur Verkleinerung der Brüste, meist aus kosmetischen Gründen. Medizinisch bei einer außerhalb der Norm liegenden Vergrößerung der Brustdrüse ***(Makromastie*** → S. 831), z. B. wenn durch das Gewicht der Brüste Rückenschmerzen entstehen.

Bruststraffung ***(Mastopexie):*** Rein ästhetischer Eingriff zur Anhebung und Formverschönerung von Brüsten, die nach Schwangerschaften oder Gewichtsabnahme an Fülle, Elastizität und Spannkraft verloren haben. Wird in manchen Fällen mit einem Brustimplantat (Brustvergrößerung → S. 883) kombiniert.

Ein großer Brustumfang ist ererbt oder hormonell bedingt, durch eine Schwangerschaft oder die Wechseljahre. Das Gewicht der Brüste birgt gesundheitliche Probleme wie Rücken-, Kopf- und Nackenschmerzen bis hin zu Wirbelsäulenschäden. Viele Frauen leiden auch unter den Blicken anderer, die ihre großen Brüste auf sich ziehen. Eine Brustverkleinerung soll von dieser Last befreien.

Aber auch normal dimensionierte Brüste können zum Problem werden, wenn sie übermäßig hängen. Ein schwaches Bindegewebe beschleunigt diesen Prozess.

Der Eingriff

Vor dem Eingriff wird der zu entfernende Hautüberschuss bemessen und die zukünftige Position der Brustwarze markiert. Anschließend setzt der Operateur die Schnitte. Sie verlaufen meist kreisrund um den Brustwarzenhof, vom untersten Punkt senkrecht nach unten und dann horizontal in der Brustfalte ***(T- oder Anker-Schnitt).*** Daneben gibt es noch den I-, L-, O- und ***Pilzschnitt*** – die Schnittführung hängt von der Form des Brustkorbs und von der angestrebten Verkleinerung bzw. Straffung ab. Alle Schnitte hinterlassen unauffällige, aber doch sichtbare Narben.

Für eine kleinere, leichtere und festere Brust wird überflüssiges Haut- und Brustgewebe im unteren Brustbereich entfernt. Der Operateur verlagert das verbliebene Gewebe nach oben und modelliert die Brust neu, dabei versetzt er die Brustwarze und fixiert sie in ihrer neuen Position. Während des Eingriffs kann der Operateur auch Knoten und andere Veränderungen entfernen und histologisch untersuchen lassen. Zum Schluss legt er Drainagen zur Ableitung der durch die Wunde entstehenden Gewebeflüssigkeit und vernäht die Schnitte. Der Eingriff wird meist in Vollnarkose durchgeführt und dauert 2–4 Stunden.

Nachbehandlung

Nach dem Eingriff trägt die Patientin zunächst einen festen Kompressionsverband, der später durch einen stützenden BH ersetzt wird. Leichte Wundschmerzen sind normal und lassen sich mit den üblichen Schmerzmitteln behandeln. Während der ersten 1–3 Tage bleibt die Patientin zur Beobachtung am besten in der Klinik. Nach zehn Tagen werden die Fäden gezogen, frühestens nach zwei Wochen ist sie wieder fit. Duschen ist nach einigen Tagen erlaubt, auf Vollbäder und Sauna sollte man für vier Wochen verzichten. Sport und körperliche Anstrengung sollten für drei Monate gemieden werden, ebenso Sonnenbäder. Zur Unterstützung der Wundheilung sollte man in den ersten Monaten auf der Seite oder auf dem Rücken schlafen. Das endgültige Operationsergebnis wird erst nach 4–6 Monaten sichtbar, hält dann aber zehn oder mehr Jahre an, bis sich der natürliche Alterungsprozess (→ Kapitel 12) erneut bemerkbar macht.

Risiken und Gegenanzeigen

Diäten sollten vor der Operation abgeschlossen sein, denn größere Gewichtsverluste nach dem Eingriff gefährden das Operationsergebnis. Umgekehrt können sich die Brüste auch bei späterer Gewichtszunahme wieder vergrößern und an Form verlieren. Daher sollte man eine Brustverkleinerung erst vornehmen lassen, wenn die Familienplanung abgeschlossen

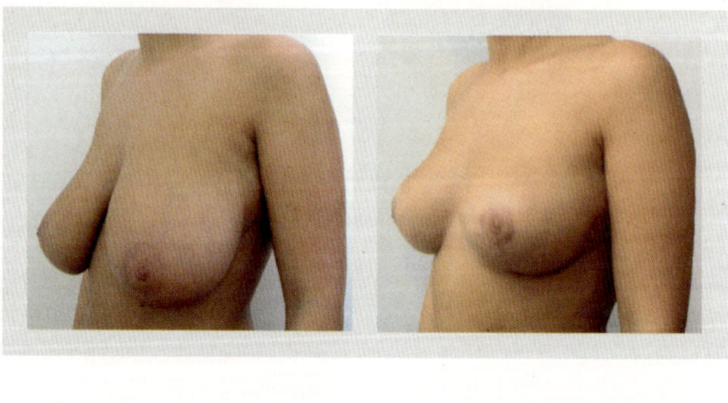

42-jährige Patientin vor und nach kombinierter ***Brustverkleinerung*** *und* ***-straffung.*** *Frauen mit großen Brüsten leiden mit zunehmendem Alter bedingt durch das Gewicht der Brüste oft an Rückenschmerzen, und wünschen dann eine deutliche Reduzierung ihres Brustvolumens.* [HHW 2410]

ist. Treten Nachblutungen oder Entzündungen auf, droht Gewebe in der Brust abzusterben ***(Fettgewebenekrosen).*** Unter Umständen muss dann nachoperiert werden, und das kosmetische Ergebnis kann sich verschlechtern. Auch Wundheilungsstörungen und Narbenwucherungen sind möglich.

Am häufigsten sind aber die Brustwarzen von Komplikationen betroffen, denn selbst der beste Operateur kann nicht garantieren, dass ihre Durchblutung und Sensibilität erhalten bleiben. Empfindungsstörungen sind meist vorübergehend, im schlimmsten, aber sehr seltenen Fall stirbt eine Brustwarze jedoch komplett ab.

Die Ergebnisse hängen stark vom Können des Operateurs ab, da die Operationstechniken zum Teil sehr kompliziert sind. Als extrem schwierig gelten starke Brustverkleinerungen (über 400 g Reduktionsgewicht), bei ihnen ist ein optimales Ergebnis nicht die Regel. Es kommt vor, dass die beiden neu modellierten Brüste nicht gleich groß sind, oder dass die Brustwarze kosmetisch ungünstig positioniert ist.

Kosten-Hinweis: Die Kosten für eine Bruststraffung bzw. -verkleinerung liegen zwischen 3000 und 10000 €. Eine Bruststraffung ist für die Krankenkassen rein ästhetisch indiziert und muss daher vom Patienten selbst bezahlt werden. Bei einer Brustverkleinerung hingegen, die als medizinisch notwendig eingestuft wird, übernimmt die Kasse die Kosten. Bei der Entscheidung des begutachtenden Arztes spielen folgende Kriterien eine wichtige Rolle:

- Das Volumen der Brüste und das voraussichtliche Reduktionsvolumen (ab 400 g gilt eine medizinische Indikation als wahrscheinlich) in Abhängigkeit vom übrigen Körperbau (Body Mass Index → S. 245)
- Schmerzen in Hals- und/oder oberer Brustwirbelsäule
- Druckbeschwerden auf das Armnervengeflecht infolge von BH-Einschnürungen
- Kosmetisch-ästhetische Befindensstörung
- Behinderung sportlicher Aktivitäten.

Modellierung des Gesichts

Die Begriffe Repositionierung und Augmentation bezeichnen die modernen Operationsverfahren zur **Modellierung des Gesichts:**

- Unter **Repositionierung** versteht man das Wiederanheben von Weichteilstrukturen, die durch den Alterungsprozess oder Abmagerungskuren abgesunken sind, so z.B. das Stirn- und Brauenlifting. Hierbei werden die Augenbrauen, die den Gesichtausdruck wesentlich prägen, angehoben, und die Kopfschwarte wieder am Schädel verankert. Zudem werden die Stirn- und Zornesfalten an der Nasenwurzel geglättet. Der Eingriff erfolgt endoskopisch (→ S. 1280), sodass die winzigen Schnitte hinter dem Haaransatz verschwinden. Auch das Mittelgesicht, in dem sich der Großteil der Mimik abspielt, wird heute endoskopisch oder durch kleine Schnitte wie bei einer Unterlidstraffung angehoben. Der Ausdruck wird dadurch dynamischer, ohne an Natürlichkeit zu verlieren. An der Haut wird nicht mehr gezogen; stattdessen werden Unterhautgewebe, Muskulatur und verbliebenes Fettgewebe modelliert, eventuell ergänzt und neu positioniert. Für den Patienten bedeutet das ein Minimum an Risiko, nahezu keine Schmerzen, unauffällige Narben und wenig Schwellungen. So sind diese minimal-invasiven Eingriffe mit den Techniken der Endoskopie eine brauchbare Alternative zu einem vollen Facelifting, gerade für Patientinnen im vierten und fünften Lebensjahrzehnt.
- **Augmentation** bezeichnet das Wiederauffüllen verlorengegangenen Volumens im Gesicht, besonders rund um die Augen, an den Wangen und in den Nasolabialfalten. In den letzten Jahren hat sich in der Plastischen Chirurgie die Tendenz entwickelt, nichts mehr aus dem Gesicht wegzunehmen, sondern nur hinzuzufügen. Man entnimmt Fettgewebe und Lederhaut als körpereigenes Gewebe aus anderen Körperregionen und ersetzt damit die verlorene Fülle im Gesicht. Diese Eingriffe erfolgen von innen und hinterlassen keine äußerlich sichtbaren Narben.

Facelifting

Facelifting *(Rhytidektomie)*: Operativer Eingriff zur Straffung erschlaffter Gesichtspartien, um ein verjüngtes Aussehen zu erzielen. Meist entscheiden sich Menschen mit starken Alterungserscheinungen für ein Facelifting, die mit den Ergebnissen weniger invasiver Verfahren wie Skin-Resurfacing (→ S. 893), Faltenunterspritzung (→ S. 894) oder Botoxinjektionen (→ S. 894) nicht zufrieden sind.

Die natürliche Alterung der Haut (→ S. 1060) führt im Gesicht und am Hals zu mehr oder weniger ausgeprägten Falten. Die Haut verliert an Elastizität und die Muskulatur des Unterhautgewebes erschlafft. In der Folge rutscht die Gesichtshaut langsam ab: die Wangen beginnen zu hängen, die Konturen wirken eingefallen, und die **Nasolabialfalte** ***(Nasenlippenfurche),*** die sich von oberhalb der Nasenflügel bis neben die Mundwinkel zieht, wird immer tiefer. Eine ungesunde Lebensweise beschleunigt diesen Prozess noch. Werden diese Spuren der Zeit als störend empfunden, kann ein Facelifting sie ein Stück weit ausbügeln und das Gesicht jünger wirken lassen. Dabei sind die Ärzte heute darauf bedacht, ein paar kleine Fältchen altersentsprechend zurückzulassen, um den natürlichen Gesichtsausdruck zu erhalten.

Der Eingriff

Die Art des Faceliftings richtet sich stets danach, welche Änderungen vom Patienten gewünscht werden. Beim **Stirn-** und **Augenbrauenlifting** werden Stirnfalten geglättet und gleichzeitig die Augenbrauen angehoben, um den Blick zu öffnen. Beim **Schläfenlifting** glättet der Operateur über Schnitte im behaarten Schläfenbereich die äußere Augen-

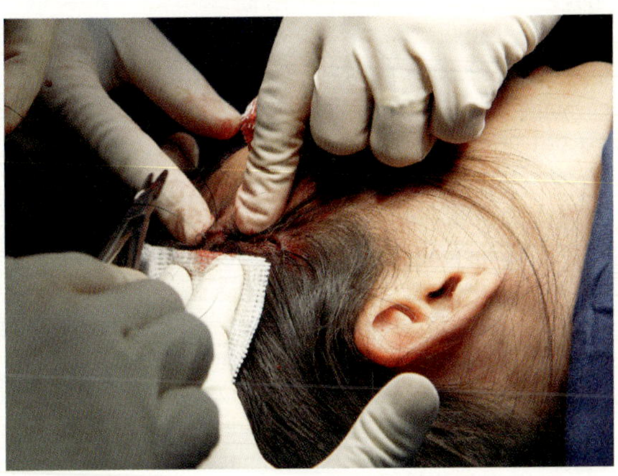

Beim Augenbrauen-, Stirn-, oder ***Schläfenlifting*** *setzt der Chirurg die Schnitte im behaarten Teil der Schläfe. Dadurch sind die Schnitte später so gut wie unsichtbar.* [SHU 2411]

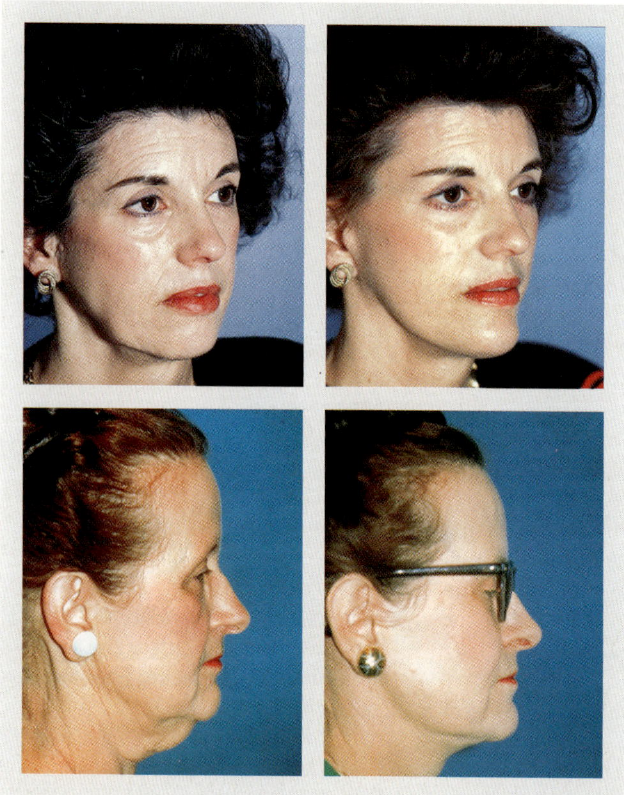

Oben: 39-jährige Patientin, deren Gesichtshaut deutlich älter wirkt; links vor und rechts drei Monate nach ***Compositlifting.*** *Unten: 51-jährige Patientin mit sie störenden Hautfalten vor allem im Kinnbereich. Links vor und rechts vier Monate nach einem* ***Midfacelifting,*** *kombiniert mit einer* ***Halsstraffung.*** [GTV 2412]

partie und hebt gleichzeitig die Wangenpartie an. Beim **Wangenlifting** werden Falten in dieser Region geglättet, und abgerutschtes Fettgewebe wieder in Position gebracht. Bei der **Halsstraffung** werden durch einen kleinen Hautschnitt unter dem Kinn die erschlafften Halsmuskelbänder korrigiert, und überschüssiges Fett wird entfernt.

Als **Minilifting** bezeichnet man eine oberflächliche Gesichtsstraffung, bei der nur ein kleiner Streifen Haut vor dem Ohr entfernt wird. Es wird vor allem bei Patienten bis 40 durchgeführt und beschränkt sich auf die Partie zwischen Augen und Mund. Das **Midfacelifting** zielt auf eine Anhebung der Wangenpartie und eine Glättung der Nasolabialfalte. Bei diesem Eingriff wird die Haut vom Unterlid aus nach oben gestrafft. Beim **Compositlifting** werden gleichzeitig Stirn, Wangenpartie und Hals gestrafft.

Ein Facelifting dauert 3–5 Stunden und wird normalerweise in Vollnarkose durchgeführt, die beschriebenen Teilliftings dauern zwei Stunden und es genügt eine örtliche Betäubung.

Für eine umfassende Gesichtshebung hat sich das **SMAS-Lifting** als Standard durchgesetzt. Dieses Verfahren zielt nicht nur auf eine Straffung der Oberhaut ab, sondern bezieht auch die ***SMAS-Schicht (superfizielles muskuloaponeurotisches System),*** die unter der Haut liegende Schicht aus Muskel-, Binde- und Fettgewebe, mit ein. Dieser Eingriff ergibt ein deutlich besseres Operationsergebnis.

Zu Beginn des Eingriffs setzt der Chirurg die Schnitte an, meist mit dem Laserskalpell. Der normale Schnittverlauf beginnt in Höhe der Schläfen, führt am Haaransatz entlang, geht dann vor dem Ohr vorbei und endet hinter den Ohren im behaarten Nackenbereich. Der Chirurg löst die Haut entlang der Schnittführung vom darunterliegenden Gewebe und legt das SMAS-Gewebe frei. Überschüssiges Gewebe wird entfernt, und das abgesunkene Bindegewebe und die erschlaffte Muskulatur werden mit hauchdünnen Fäden an ihrem ursprünglichen Platz fixiert. Dann wird die Oberhaut glatt gestrichen, der Hautüberschuss entfernt und die Wunde mit versenkten, auflösbaren Fäden und in der Haut verlaufenden Nähten verschlossen. Abschließend werden Drainagen gelegt, und der Kopf verbunden.

Nachbehandlung

Nach der Operation ist die Haut gespannt und geschwollen. Auch Blutergüsse im Wangen-, Hals- und Mundwinkelbereich, Taubheitsgefühle und Schmerzen treten vorübergehend auf. Diese Beschwerden bilden sich meist innerhalb der folgenden 2–3 Wochen zurück, können aber bis zu drei Monate andauern. In den Wochen nach der Operation sollte der Patient ausschließlich auf dem Rücken liegen. Der Verband und gegebenenfalls die Drainagen werden bereits nach zwei Tagen entfernt. Bis dahin empfiehlt sich ein Klinikaufenthalt.

Nach der Operation sollte man sich auf jeden Fall für 5–7 Tage völlige Ruhe gönnen, und während dieser Zeit die Haut nicht mit Cremes oder Salben belasten. Bereits nach acht Tagen kann man aber wieder duschen und Make-up auflegen. Nach zehn Tagen werden in der Regel die Fäden entfernt. Die Zeitspanne bis zur völligen Regeneration fällt je nach Ausmaß des Eingriffs sehr unterschiedlich aus, die meisten Patienten sind nach drei Wochen wieder fit. Sportliche Aktivitäten sind für mindestens vier Wochen nach dem Eingriff tabu. Direkte UV-Bestrahlung sollte man für drei Monate konsequent meiden oder einen Sonnenschutz mit hohem Lichtschutzfaktor benutzen. Das endgültige Ergebnis kann je nach Ausmaß des Eingriffs erst nach einigen Monaten beurteilt werden. Wie lange es vorhält, ist von den individuellen Anlagen und der Gewebebeschaffenheit abhängig. Normalerweise kann die Operation nach 8–10 Jahren wiederholt werden.

Risiken und Gegenanzeigen

Ein Facelifting gehört zu den schwierigsten Eingriffen in der ästhetischen Chirurgie und stellt hohe Anforderungen an den Operateur. Das Risiko für den Patienten ist mittel bis hoch.

Ein großes Face- oder Stirnlifting kann die Hautsensibilität vor den Ohren oder an der Stirn langfristig beeinträchtigen. Manchmal sind die Blutergüsse so stark, dass sie operativ entfernt werden müssen. Durch die starke Spannung der Gesichtshaut kommt es vereinzelt zu Haarausfall im Schläfenbereich. Die Haare wachsen jedoch innerhalb der nächsten Monate wieder nach – es sei denn, der Operateur hat die Haarwurzeln verletzt. Durchblutungsstörungen der Haut können zu Wundrandnekrosen (Allgemeines zur Nekrose → S. 1272) und auffälligen Narben führen. Sie treten vor allem bei starken Rauchern auf und müssen gegebenenfalls nachbehandelt werden. Zu Narbenwucherungen kommt es auch, wenn zu viel Spannung auf den Wundrändern lastet. Auch bakterielle Infektionen nach der Operation können durch eine verzögerte Heilung der Wunde zu breiteren Narben führen. Auch Schädigungen der Gesichtsnerven können auftreten – ein schiefes oder bewegungsunfähiges Gesicht ist die Folge. Im schlimmsten Fall ist diese Gesichtslähmung bleibend. Strafft der Operateur die Haut zu sehr, bekommt das Gesicht maskenhafte Züge.

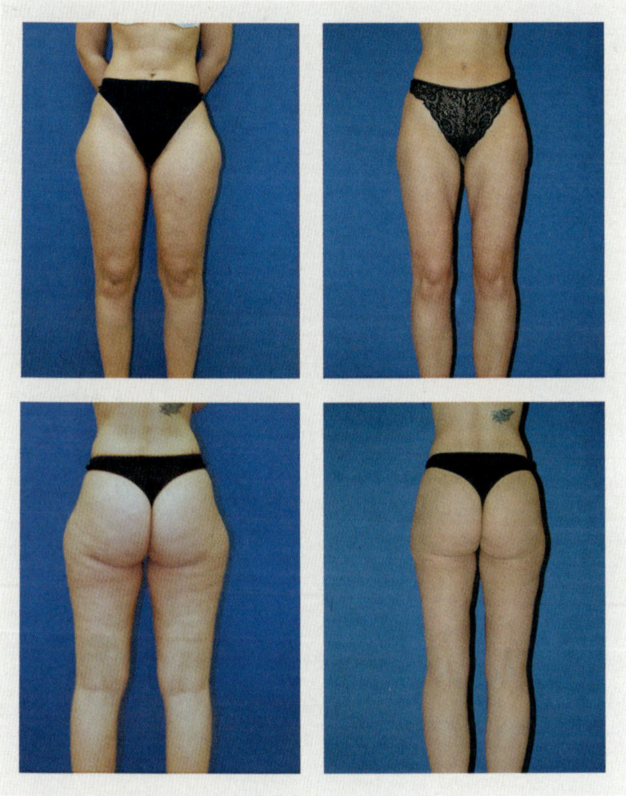

Oben: 34-jährige Frau mit ausgeprägten ***Reithosen*** *bei ansonsten normaler Körperkontur und normalem Gewicht, linke Bilder vor und rechte Bilder nach der Fettabsaugung.* [GTV 2413]

Kosten-Hinweis:

- Großes Facelifting 4 000–10 000 €
- Kleines Facelifting 3 500–6 000 €
- Mini- oder Stirnlifting 2 500–4 500 €
- Augenbrauenlifting 1 500–2 500 €
- Halsstraffung 3 000–4 500 €.

Fettabsaugung

Fettabsaugung ***(Liposuktion, Aspirationslipektomie):*** Gezielte Entfernung hartnäckiger überschüssiger Fettdepots und Korrektur einer gestörten Fettverteilung mit einer Saugkanüle. In Deutschland die am häufigsten durchgeführte schönheitschirurgische Behandlung.

Fettpolster lassen sich zuweilen selbst mit strengen Diäten, Sport, Massage und speziellen Zellulitebehandlungen nicht bekämpfen. Meist sitzen sie dort, wo sie besonders stören. Beeinträchtigen sie den ästhetischen Eindruck der Körperproportionen, drückt dies bei manchen Menschen auf das Selbstbewusstsein. Eine Fettabsaugung kann das Körperbild dauerhaft korrigieren – insbesondere bei örtlichen Fettdepots an Bauch, Brust, Hüften, Gesäß und Oberschenkeln. Nicht geeignet ist eine Fettabsaugung zur Gewichtsreduzierung oder zur Beseitigung einer ausgeprägten Fettleibigkeit – hier hilft nur eine dauerhafte Umstellung der Ernährungs- und Lebensgewohnheiten (→ Kapitel 04).

Der Eingriff

Die sicherste und gewebeschonendste Methode zur Entfernung störender Fettdepots ist derzeit die Absaugung unter **Tumeszenzlokalanästhesie.** Dabei wird durch winzige Hautschnitte an versteckter Stelle (damit man die Narben später nicht sieht) zunächst eine Mischung aus physiologischer Kochsalzlösung (mit gleicher Konzentration an Salzen wie im Körper), lokal wirkenden Betäubungsmitteln und Adrenalin (zur Vermeidung von Blutungen) gespritzt. Während der Einwirkzeit von einer Stunde quellen die Fettzellen auf und lösen sich aus dem umgebenden Gewebe, anschließend werden sie mit einer dünnen Kanüle abgesaugt.

Eine Verfeinerung des Tumeszenzverfahrens ist die ***Vibrationslipolyse:*** Dabei wird eine elektronisch gesteuerte Spezialkanüle verwendet, die sich bis zu 80 Mal pro Sekunde in axialer Richtung hin- und her bewegt und die Fettzellen so noch schneller und schonender aus dem Bindegewebe „rüttelt". Die abgesaugten Fettzellen werden in einem Behälter aufgefangen und während des Eingriffs immer wieder gewogen. So behält der Arzt die Kontrolle darüber, wie viel Fett bereits entfernt wurde.

Das Tumeszenzverfahren eignet sich allerdings nur zum Absaugen kleinerer Fettmengen (bis zu drei Liter), bei größeren Eingriffen sind mehrere Behandlungen oder eine Vollnarkose erforderlich. Eine Fettabsaugung dauert je nach Areal und Ausmaß zwischen 30 Minuten und zwei Stunden.

Nachbehandlung

Kleinere Eingriffe sind ambulant möglich, bei größeren ist mit einem Klinikaufenthalt von bis zu acht Tagen zu rechnen. In den ersten 24 Stunden nach dem Eingriff nässen Reste der Betäubungsflüssigkeit aus den Einstichstellen, dies ist aber ungefährlich. Später können leichte Schmerzen, Blutergüsse und Schwel-

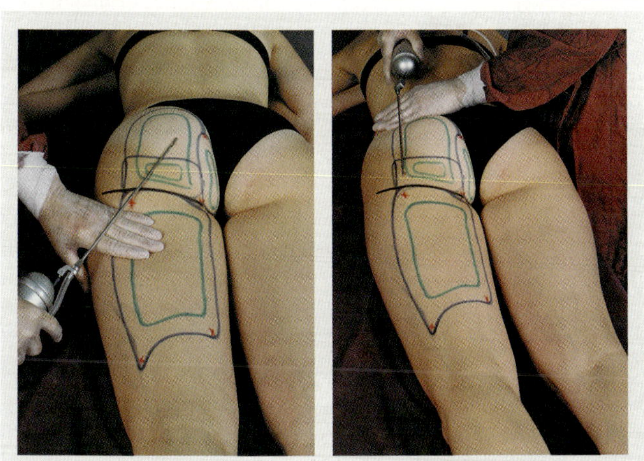

Beim ***Fettabsaugen*** *führt der Arzt über Schnitte (im Bild als rote Kreuze zu sehen) eine große Kanüle ein, um das unter der Haut liegende Fettgewebe zu entnehmen. Um die Fettzellen zu lösen, wird die Kanüle tief in das Fettgewebe vorgeschoben und dann langsam zurückgezogen. Gleichzeitig saugt eine Vakuumpumpe mit Unterdruck die Fettzellen ab. Die grünen Linien markieren das Kerngebiet der abzusaugenden Fettpolster, in den blau eingezeichneten Arealen schafft der Arzt einen optimalen Übergang zum umliegenden Gewebe.* [GTV 2414]

lungen auftreten, die aber meist innerhalb von zwei Wochen wieder abklingen. Lymphdrainagen helfen, die Schwellungen zu lindern. Zuweilen stellen sich vorübergehende Taubheitsgefühle ein. Noch auf dem OP-Tisch wird dem Patienten ein Mieder, Stützstrümpfe oder ein Kompressionsverband angelegt. Diese muss er vier Wochen lang tragen, um das entfettete Gewebe zusammenzuhalten. Die behandelten Hautpartien sollten regelmäßig mit Öl oder einem Bodygel massiert werden. Für 4–6 Wochen sollte auf körperliche Anstrengung verzichtet werden. Um Thrombosen zu vermeiden, ist umgekehrt jedoch auch längeres Sitzen (mehr als zwei Stunden) tabu. Das Ergebnis ist im Prinzip dauerhaft, denn der Körper kann zwar neue Fettzellen bilden, dies aber nur schwer.

Risiken und Gegenanzeigen

Eine Fettabsaugung erfolgt immer aus ästhetischen Gründen. Wenn man sich für diesen Eingriff entscheidet, sollte die Haut noch straff und elastisch sein. Bei zu schlaffer Haut kann nur noch eine chirurgische Entfernung der überschüssigen Haut mitsamt des Fettgewebes helfen. Eine Fettabsaugung ist mit den heutigen feinen Kanülen und dem Tumeszenzverfahren relativ risikoarm. Dellen- und Wellenbildung oder Hautunregelmäßigkeiten kommen nur noch selten vor.

Das bedeutet aber nicht, dass der Eingriff ganz ungefährlich ist. Das Operationsgebiet kann sich infizieren, oder es bleiben dauerhafte Blutergüsse oder Ödeme zurück, die nachbehandelt werden müssen. Bei der Tumeszenzanästhesie bekommt der Patient hohe Dosen eines Betäubungsmittels (meist Lidocain) verabreicht, die den Kreislauf belasten und schlimmstenfalls zu Vergiftungserscheinungen führen. Herzprobleme oder Störungen im Gehirn sind seltene, aber mögliche Folgen.

In ungeübten Händen kommen auch heute noch Nerven- und Gefäßverletzungen vor, in seltenen Fällen Verletzungen innerer Organe sogar mit Todesfolge.

Kosten-Hinweis: 1500 € (Kinn) bis 6000 € (Bauchbereich)

Haarentfernung mit dem Laser

Laserenthaarung *(Laserepilation):* Dauerhafte Entfernung unerwünschter Körperbehaarung mittels Lichtimpulsen.

Sichtbare Körperbehaarung an den falschen Stellen gilt als unästhetisch. Entsprechend zahlreich sind die Angebote zur Haarentfernung – die Palette reicht von der Rasur über die Behandlung mit Wachs oder Enthaarungscremes bis hin zur Epilation. All diese Methoden haben jedoch einen Haken: Sie sind mehr oder weniger schmerzhaft und stellen nur eine kurzfristige Lösung dar. Eine Laserbehandlung entfernt die unerwünschten Haare dauerhaft und bereitet kaum Schmerzen, auch bei Männern erfreut sie sich wachsender Beliebtheit.

Der Eingriff

Bei der Laserenthaarung trifft ein gebündelter Lichtstrahl auf das Haar, das die Energie zur Wurzel weiterleitet. Dort zerstört die Hitze das Versorgungsgefäß, sodass das Haar nicht mehr nachwächst. Der Laserstrahl trifft sein Ziel nur bei dunklem Haar und heller Haut, da das Melanin (dunkler Farbstoff im Haar) verantwortlich ist für die Aufnahme der Lichtenergie. Für die Entfernung blonder oder weißer Haare ist das Verfahren deshalb nicht geeignet. Allerdings lassen sich auf diese Weise nur Haare in der Wachstumsphase entfernen. Im Gesicht sind dies etwa 60 %, an den Beinen nur 20 % der Haare. Die übrigen kommen nach 6–10 Wochen wieder zum Vorschein, und die Behandlung wird dann (mehrfach) wiederholt.

Eine Laserepilation dauert pro Sitzung 5–30 Minuten, je nach Größe der zu behandelnden Fläche. Die Laserschüsse schmerzen nicht mehr als Insektenstiche, eine örtliche Betäubung ist daher nicht erforderlich.

Nachbehandlung

Im Anschluss an die Laserbehandlung wird das Areal mit Kühlpacks gekühlt. Unmittelbar nach der Behandlung treten häufig Hautreizungen auf, ähnlich einem Sonnenbrand. Diese bilden sich aber innerhalb kurzer Zeit zurück. Spezialsalben können den Heilungsprozess beschleunigen. In den ersten Tagen ist bei der Hautpflege (Waschen, Duschen) Vorsicht geboten. Der Patient sollte für einige Wochen starke Sonnenbestrahlung, mechanische Reizungen und thermische Irritationen wie zu kaltes oder zu heißes Duschen meiden. In der Regel kann man sich gleich nach der Behandlung wieder der Öffentlichkeit präsentieren. Manche Patienten sprechen auf die Behandlung gar nicht an, andere müssen sie ein- bis zweimal jährlich wiederholen. Häufig hält das Ergebnis jedoch über mehrere Jahre.

Risiken und Gegenanzeigen

Patienten, die lichtsensibilisierende Medikamente wie z. B. bestimmte Neuroleptika einnehmen, sowie Patienten mit Sonnenallergie sollten von einer Laserepilation absehen. Wer zu Herpesbläschen neigt, sollte sich zunächst einer medikamentösen Therapie unterziehen, da das Virus durch Lichtenergie angeregt wird.

Die Laserepilation ist bei korrekter Durchführung ein sehr sicheres Verfahren. In seltenen Fällen bildet sich Schorf, auch treten Pigmentverschiebungen im gelaserten Areal auf. Manchmal kommt es nach der Laserbehandlung zu einer leichten Entzündung der Haarbälge (→ S. 1088), die aber auf das Auftragen einer geeigneten Creme gut anspricht.

Kosten-Hinweis:

- Enthaarung der Oberlippe 70 €
- Achselhöhle 150 €
- Bikinizone 175 €
- Unterschenkel 350 €.

Schweißdrüsenabsaugung

Schweißdrüsenabsaugung *(Suktionskürrettage):* Dauerhafte Entfernung der Schweißdrüsen im Achselbereich durch minimalinvasives Absaugen, wodurch die Schweißproduktion dort gekappt wird. Bisher nur im Bereich der Achselhöhle durchführbar, und das erst seit einigen Jahren in einzelnen Zentren. Die Erfolgsrate liegt bei 70–80 %, doch läßt die Wirkung manchmal nach einigen Jahren nach.

Viele Menschen neigen dazu, übermäßig zu schwitzen. Wenn vor allem der Achselbereich betroffen ist, liegt eine ***axilläre Hyperhidrose*** (übermäßiges Schwitzen → S. 1069) vor. Vor allem Frauen fühlen sich von den Nässeflecken im Achselbereich gestört. Fehlen die Schweißdrüsen der Achseln, ist dies für den Körper kein Nachteil, da sie nur einen Teil der gesamten Schweißdrüsentätigkeit übernehmen.

Der Eingriff

Unter örtlicher Betäubung vorgenommen, handelt es sich um eine ambulante Operation. Über ~ 3 mm breite Schnitte unter- und oberhalb der Achselhöhle führt der Chirurg dünne Kanülen in die Unterhaut ein und saugt die Schweißdrüsen ab. Die kleinen Schnitte verschließt er anschließend mit Klammerpflaster und legt einen Druckverband an. Die Achselhöhle ist ab dem Zeitpunkt der Operation trocken.

Davon abzugrenzen ist die ***radikale Exzision,*** bei der die Achselhaut komplett herausgeschnitten wird (inklusive der Schweißdrüsen). Sie ist nicht zu empfehlen, da nach dem Eingriff eine große Narbe zurückbleibt. Auch eine Therapie mit Botox® (Botulinumtoxin → S. 894) bringt nicht den gleichen Effekt, da die Wirkung nur etwa acht Monate anhält.

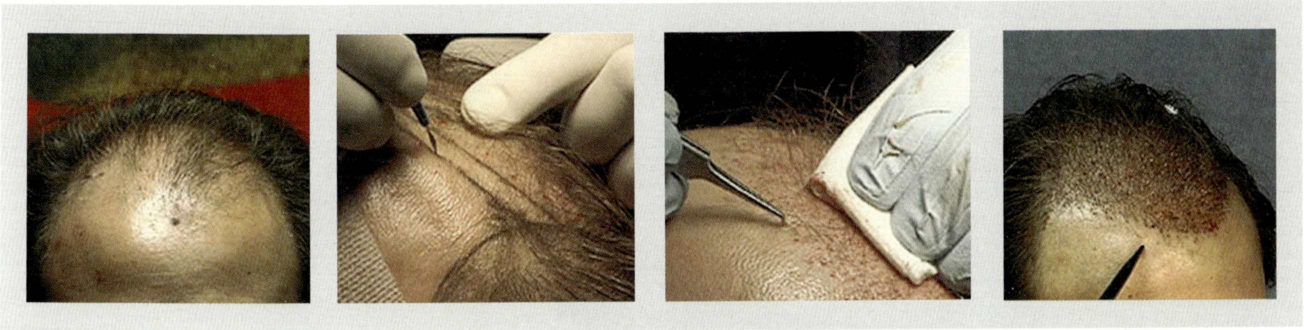

Haarwurzelverpflanzungen erfordern große Geduld vom Operateur. Links die Ausgangssituation bei einem 44-jährigen Mann mit fortgeschrittenem Haarausfall und rechts das Ergebnis zwei Monate nach dem Eingriff. [HNE 2415]

■ **Nachbehandlung**

Zur Vorbeugung von Infektionen verschreibt der Arzt ein Antibiotikum, das etwa drei Tage eingenommen werden muss. Normalerweise können Alltagstätigkeiten sofort nach dem Eingriff wieder aufgenommen werden. Empfehlenswert ist es jedoch, sich 1–2 Tage zu schonen.

■ **Risiken und Gegenanzeigen**

Geringe Beschwerden sind zu erwarten, so z. B. kleine Blutergüsse und Verhärtungen im Achselbereich, die jedoch wieder verschwinden. Ernstere Komplikationen umfassen Blutungen, Infektionen, Wundheilungsstörungen, Narbenbildungen, Dellen- und Zystenbildung, Unregelmäßigkeiten im Hautrelief oder Pigmentverschiebungen der Haut.

Kosten-Hinweis: 1400 €

Haartransplantation

Haartransplantation ***(Haarwurzelverpflanzung):*** Umverteilung gesunder und von Haarausfall nicht bedrohter Haarwurzeln in ehemals behaarte Gebiete mittels Mikrochirurgie. Beliebteste Methode des Haarersatzes, einer der häufigsten schönheitschirurgischen Eingriffe bei Männern. Die wirksamste Methode, um kahle Stellen am Kopf zu reduzieren, ist die Eigenhaartransplantation.

Fortschreitender Haarausfall bis hin zur Glatze ist ein Problem, das vorwiegend Männer betrifft ***(androgener Haarausfall*** → S. 1107). Daneben gibt es den ***kreisrunden Haarausfall*** (→ 1109), an dem auch Frauen erkranken können.

■ **Der Eingriff**

Vom hormon-genetisch bedingten Haarausfall sind die Haare am Hinterkopf *nicht* betroffen – diese Tatsache kommt der **Eigenhaartransplantation** zugute. Aus diesem Bereich entnommene Haarwurzeln nehmen ihre genetische Programmierung auf lebenslanges Wachstum mit – unabhängig davon, wo sie eingesetzt werden. Bei der Operation wird aus dem Haarkranz am Hinterkopf zunächst ein behaarter Hautstreifen von 10–12 cm Länge und 2–5 cm Breite entnommen, und die Wunde dann ohne Spannung wieder vernäht. Anschließend wird das Transplantat in kleine Einheiten mit 1–2 ***(Mikrografts)*** oder 3–4 ***(Minigrafts)*** Haarwurzeln zerlegt. Neuerdings beginnt sich daneben die ***FUT-Methode (Follicular Unit)*** durchzusetzen, bei der Haarfollikel individuell transplantiert werden. An der Empfängerstelle werden mit winzigen Hohlmessern kleine Kanälchen in die Kopfhaut gestanzt (Stanztechnik). Um die Blutung zu minimieren und eine genaue Platzierung der Haarinseln zu ermöglichen, wird der Hautbereich zuvor ballonartig aufgespritzt. Dann setzt der Operateur die Haarinselchen mit einer Pinzette ins Unterhautfettgewebe ein. Bei der ***Slit-Technik*** werden die Transplantate nicht mittels Stanztechnik, sondern in winzig kleine Schlitze (Mikroschlitze) in der Kopfhaut eingesetzt.

Ein erfahrenes Team verarbeitet bei einer Sitzung rund 1000 Haarinseln. Nach Abschluss der Transplantation werden die verpflanzten Haare mit Gewebekleber an ihrem neuen Standort fixiert. Eine Eigenhaartransplantation dauert 3–5 Stunden und wird unter lokaler Betäubung durchgeführt.

■ **Nachbehandlung**

Nach der Operation bildet sich auf der Kopfhaut Schorf, der nach 15–20 Tagen zusammen mit einigen verpflanzten Haaren wieder abfällt. Nicht selten treten Schwellungen und Spannungsgefühle im Stirnbereich auf. Der Patient kann jedoch in der Regel gleich nach dem Eingriff wieder nach Hause gehen. Nach 2–5 Monaten fangen die nicht ausgefallenen Haarwurzeln wieder an zu wachsen. Das neue Haar ist anfangs noch flaumig, gewinnt aber bald an Festigkeit und wandelt sich zu „normalem Haar". Erst jetzt kann das Resultat des Eingriffs beurteilt werden, und bei Bedarf eine Auffüllung verbliebener Lücken durch weitere Haarverpflanzungen erfolgen. Um den Heilungsprozess nicht zu verzögern, sollte man für etwa vier Wochen auf Sport, Sauna und direkte Sonnenbestrahlung verzichten. Mechanische Reizungen durch Bürsten und Kämmen gilt es zunächst zu meiden, das Haarewaschen mit einem milden Shampoo ist ab dem dritten Tag wieder erlaubt. Beim Schlafen ist für einige Zeit ein angehobenes Kopfteil Pflicht.

■ **Risiken und Gegenanzeigen**

Die Eigenhaartransplantation ist ein oberflächlicher und daher risikoarmer Eingriff im Gegensatz zur ***Transplantation von Fremd- oder Kunsthaar,*** die unkalkulierbare Risiken birgt und häufig eine vernarbte Haut hinterlässt. Das größte Risiko bei der Eigenhaartransplantation besteht darin, dass die verpflanzten Haare aufgrund von Nachblutungen oder Infektionen nicht anwachsen. Meistens sind mehrere Sitzungen erforderlich, bis das gewünschte Ergebnis erzielt ist.

Werden die Transplantate zu tief eingebracht, kann es zur Ausbildung von Zysten kommen, die durch eingerollte Haare entstehen. Talgdrüsen, die keinen Anschluss an die Hautoberfläche finden, können Retentionszysten (abgeschlossene Hohlräume, in denen sich Talg sammelt) verursachen.

Kosten-Hinweis: 2000–6000 €, je nach Menge der Transplantate. Trotz der eventuell höheren Kosten sollte hier ein erfahrener Operateur aufgesucht werden (in Deutschland gibt es bisher nur wenige Spezialisten), nur so sind ästhetisch befriedigende Ergebnisse zu erwarten.

Kinnkorrektur

Kinnkorrektur ***(Kinnplastik):*** Operativer Eingriff zur Korrektur der Kinnpartie.

Ein stark **fliehendes Kinn** ***(Hypognathie)*** lässt die Nase größer erscheinen, als sie in

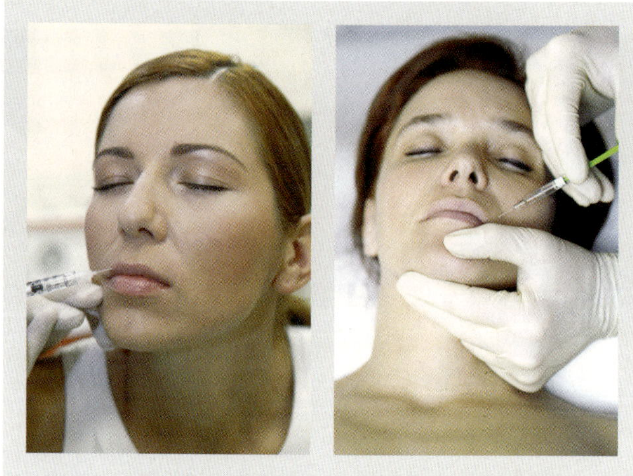

Eine Methode die Lippen zu vergrößern ist die Unterspritzung mit Materialien wie Kollagen oder Eigenfett. Die Lippen werden vorher mit einer Betäubungscreme behandelt, trotzdem ist das Spritzen schmerzhaft. [MAU 2416]

Wirklichkeit ist. Ein **übergroßes Kinn** *(Hypergnathie)* verlängert das Gesicht und wird vor allem von betroffenen Frauen als unvorteilhaft empfunden, weil es dem Gesicht eine männliche Note verleiht. Auch kann ein übergroßes Kinn einen gestörten Lippenschluss bedingen. Diese Erscheinungen lassen sich durch eine Kinnkorrektur wesentlich verbessern, wodurch auch eine Harmonisierung des Gesichts insgesamt erreicht wird.

Der Eingriff

Ein zu kleines Kinn wird meist durch ein Implantat aus eigenem Knochen, Knorpel oder Silikon vergrößert. Körpereigene Substanzen heilen besser ein und werden seltener abgestoßen, machen aber im Vorfeld einen zweiten Eingriff zur Knorpel- oder Knochengewinnung notwendig. Mit Kunststoffimplantaten erzielt man ein besseres ästhetisches Ergebnis, sie sind jedoch ein Fremdkörper und werden eher abgestoßen.

Um sichtbare Narben zu vermeiden, wird der Schnitt häufig im Mundinneren gesetzt. Wird das Implantat von außen eingebracht, setzt der Operateur den Schnitt unter der Unterkiefermitte im Kinnschatten. Der Vorteil der letztgenannten Methode besteht in einem geringeren Infektions- und Abstoßungsrisiko. Kunststoffimplantate werden mit Nähten an der Knochenhaut fixiert, Knorpel- und Knochenimplantate verschraubt. In besonders ausgeprägten Fällen wird der Kieferknochen horizontal durchtrennt, nach vorne verlagert und abschließend mit einer Metallplatte verschraubt **(Osteotomie).**

Bei einem übergroßen Kinn wird der Knochen abgefeilt oder operativ verkürzt. Zur Verkürzung durchtrennt der Arzt den Kieferknochen, entnimmt ein keilförmiges Stück und fixiert die Kinnspitze mit einer Metallplatte. Nach dem Eingriff wird die Kinnpartie mit Heftpflaster versorgt. Der Eingriff wird meist unter örtlicher Betäubung durchgeführt und dauert 30–60 Minuten. Nach einem Jahr wird in einem zweiten Eingriff die Metallplatte entfernt.

Nachbehandlung

Kinnkorrekturen erfordern einen Klinikaufenthalt von 1–3 Tagen. Die Pflasterfixierung wird nach 1–2 Wochen entfernt, dann ist der Patient wieder fit. In der ersten Zeit sollte man den Kopf hoch lagern und möglichst wenig kauen, lachen oder sprechen. Wenn vom Mundinneren aus operiert wurde, sollte man zwei Wochen lang auf säurehaltige oder alkoholische Getränke, Tee, Kaffee und Milch verzichten. Direkte Sonnenbestrahlung gilt es etwa drei Monate lang zu meiden. Das Ergebnis des Eingriffs kann erst nach einem halben Jahr beurteilt werden, ist dann aber dauerhaft. Die Implantate können eigentlich immer lebenslang verbleiben.

Risiken und Gegenanzeigen

Kinnkorrekturen bergen das Risiko einer Verletzung des Unterkiefernervs mit vorübergehenden oder dauerhaften Sensibilitätsstörungen im Unterlippenbereich. Wird körpereigenes Material implantiert, kann es passieren, dass es teilweise vom Körper abgebaut (resorbiert) wird. Solange das Implantat nicht fest verwachsen ist, kann es verrutschen. In diesem Fall ist eine Nachoperation erforderlich. Bei Knochenverlagerungen können in manchen Fällen Stufen und Kanten tastbar sein, ohne sich dabei aber sichtbar abzuzeichnen.

Kosten-Hinweis:

- Kinnkorrektur mit Implantat ab 1500 €
- Verlagerung des Kinnknochens ab 2000 €.

Lippenmodellierung

Lippenmodellierung *(Lippenplastik)*: Vergrößerung der Lippen durch Unterspritzung mit verschiedenen Füllmaterialien oder durch Gewebeverpflanzung; gelegentlich auch angewandt, um unsymmetrische Lippenformen auszugleichen.

Der Eingriff

- **Lippenunterspritzung** *(Unterpolsterung)* mit *Kollagen, Hyaluronsäure* oder *Eigenfett* (→ S. 894): Mit einer feinen Injektionsnadel bringt der Arzt den Füllstoff Punkt für Punkt in die Lippe ein. Der Eingriff wird unter lokaler Betäubung durchgeführt und dauert 10–20 Minuten.
- **Gewebeverpflanzung:** Durch einen Schnitt im Mundvorhof wird Schleimhaut aus dem Mund nach außen verlagert. Alternativ wird an einer anderen Stelle des Körpers Lederhaut (→ S. 1060) entnommen und in präparierter Form durch kleine Schnitte in den Mundwinkeln in die Lippe eingeführt. In beiden Fällen vergrößert sich die sichtbare Oberfläche der Lippe. Die Operation wird in Lokalanästhesie durchgeführt und dauert 1–2 Stunden.

Warnhinweis: Von einer Unterspritzung mit Flüssigsilikon ist dringend abzuraten, da sie zu schweren Komplikationen führen kann.

Nachbehandlung

Der Patient kann kurz nach einer Lippenunterspritzung nach Hause gehen und ist in der Regel innerhalb weniger Tage wieder fit, bei Gewebeverpflanzungen hingegen häufig erst nach 1–2 Wochen. Kalte Kompressen helfen in den ersten 48 Stunden, Schwellungen zu lindern. In der ersten Zeit sollte man extreme Mimik vermeiden, weiche Speisen zu sich nehmen und mit einem Strohhalm trinken. Die Wirkung der Behandlung ist sofort sichtbar. Ihre Haltbarkeit variiert je nach Art des verwendeten Füllstoffs: Bei Hyaluronsäure und Kollagen beträgt sie 3–8 Monate, bei Eigenfett ein Jahr und länger.

Risiken und Gegenanzeigen

Lippenkorrekturen sind komplikationsarm. In den ersten Tagen nach dem Eingriff ist eine leichte Beeinträchtigung der Sensibilität der Lippen zu erwarten. Bei Gewebeverpflanzungen kann es dem Patienten vorübergehend Probleme bereiten, den Speichel im Mund zu behalten. Arbeitet der Operateur unpräzise, wirkt das Lippenvolumen nach dem Eingriff ungleichmäßig. Verwendet er zu viel Füllmaterial, wirken die Lippen aufgeblasen.

Kosten-Hinweis:

- Unterspritzung ab 400 € (Kollagen, Hyaluronsäure) bis 1000 € (Eigenfett)
- Gewebeverpflanzung ab 1 500 €.

Nasenkorrektur

Nasenkorrektur *(Nasenplastik, Rhinoplastik):* Operative Korrektur der äußeren Nasenform, um die Nase zu verkleinern, vergrößern, verschmälern, verbreitern und/oder zu begradigen. Eine der technisch schwierigsten ästhetisch-medizinischen Operationen.

Der Eingriff

Zunächst stellt der Arzt mithilfe eines Porträtfotos eine Computersimulation der gewünschten Nase her, an der er sich orientiert. Entscheidend ist, dass sie mit Kinn und Stirn in einem „optischen Gleichgewicht" steht und harmonisch ins Gesicht passt. Zu Beginn der Operation werden die Schleimhäute durch unsichtbare Schnitte im Naseninneren gelöst und das Knorpel- und Knochengerüst freigelegt. Mit speziell für Nasenplastiken entwickelten Instrumenten wird anschließend eine Höckernase abgetragen, das Knochengerüst verschmälert, eine Sattelnase mit Knochen und Knorpel modelliert oder eine Nasenspitze neu geformt. Bei einer schiefen Nase, die häufig durch eine Verletzung entstanden ist, müssen alle Fehlstellungen des Knochen- und Knorpelgerüsts zunächst gelöst und dann in eine korrekte Stellung gebracht werden. Bei 80 % der Nasenoperationen ist eine Korrektur der Nasenscheidewand erforderlich, um das ästhetische Ergebnis noch zu verbessern oder einer behinderten Nasenatmung entgegenzuwirken. Wenn die Nase geformt ist, legt der Arzt die Schleimhäute wieder exakt an und vernäht sie mit feinen, sich selbst auflösenden Fäden. Die inneren Nasengänge schient er mit weichen Röhrchen oder Salbengaze (Mullgewebe, das mit Salbe getränkt ist). Der Patient kann dann nur noch durch den Mund atmen, was viele Menschen als unangenehm empfinden. Zum Schluss modelliert der Operateur die Nasenhaut mit feinen Pflasterstreifen und passt eine individuell geformte Kunststoffschiene an, die den Knochen stabilisiert. Eine Nasenkorrektur dauert 1–2 Stunden und wird meist unter Vollnarkose durchgeführt.

Nachbehandlung

Unmittelbar nach dem Eingriff ist mit nur leichten Schmerzen, jedoch mit sichtbaren Schwellungen und Blutergüssen besonders im Wangen- und Unterlidbereich zu rechnen. Diese Beschwerden verschwinden aber innerhalb weniger Tage. Die innere Schienung der Nasengänge wird nach einer Woche schmerzlos entfernt, und der Patient kann wieder durch die Nase atmen. Je nach Eingriff ist mit einem Klinikaufenthalt von 1–7 Tagen zu rechnen; nach zwei Wochen ist der Patient wieder fit. Die Kunststoffschiene sollte jedoch für weitere zwei Wochen möglichst häufig getragen werden, damit die neue Form der Nase endgültig heilen kann. Eine pflegende Nasensalbe hilft den Schleimhäuten, sich schneller zu regenerieren.

In der ersten Zeit nach der Operation sollte der Patient wenig sprechen und lachen, nur flüssige oder breiige Nahrung zu sich nehmen und den Kopf im Bett hoch lagern. Bis die neue Nasenform stabil genug ist (4–6 Wochen), sollte er auf sportliche Aktivitäten verzichten – vor allem Kampf- und Ballsportarten sind tabu. Frühestens nach drei Monaten darf die Nase wieder der direkten Sonne ausgesetzt werden. Sollten Schwellungen durch Wassereinlagerung oder Narbenbildung auftreten, kann eine leichte Lymphdrainage helfen. Brillenträger können die Heilung durch die Anbringung eines speziellen Aufrichtbügels erleichtern. Das endgültige Resultat der Nasenkorrektur wird erst nach einem halben Jahr sichtbar; erst dann sieht man, ob Nachkorrekturen nötig sind.

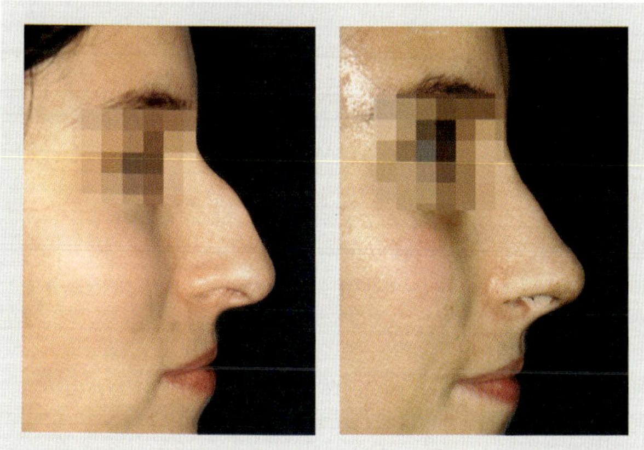

27-jährige Patientin mit ***Höckernase,*** *vor und nach der Operation. Neben der äußeren Form wurde auch die Nasenscheidewand begradigt (im Bild nicht sichtbar).* [GTV 2417]

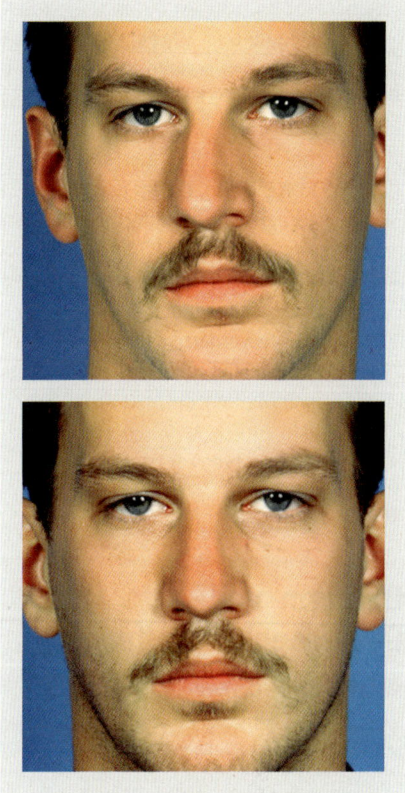

21-jähriger Patient mit ***Schiefnase,*** *vor und nach der Operation. Im Vorfeld der Operation wird die Luftdurchgängigkeit der Nase mit der Nasendurchflussmessung untersucht (→ S. 568). Bei einer behinderten Nasenatmung (bei Schiefnasen ist dies oft der Fall) übernimmt die Krankenkasse die anfallenden Kosten. Handelt es sich jedoch um ein rein kosmetisches Problem, muss der Patient den Eingriff bezahlen.* [GRE 2418]

Risiken und Gegenanzeigen

Bei der Voruntersuchung prüft der Arzt die Atemfunktion und den Zustand der Nasenschleimhäute. Bei empfindlicher Schleimhaut empfiehlt es sich, 2–3 Wochen vor dem Operationstermin eine pflegende Nasensalbe wie Bepanthen® zu verwenden. Chronische Entzündungen im Bereich von Nase, Rachen und Ohren sollten im Vorfeld behandelt werden.

Eine korrekt ausgeführte Nasenkorrektur ist relativ risikoarm. Ernsthafte Komplikationen wie eitrige Wundinfekte, Verletzungen des Tränenkanals oder der Stirnhöhle, Embolien und Thrombosen sind sehr selten. Nach dem Eingriff können die Nase und umliegende Hautbereiche der Wangen und Oberlippe für mehrere Wochen weniger berührungsempfindlich sein.

Ein Risiko des Eingriffs ist, dass die gewünschte Nasenform nicht erreicht wird. Und selbst bei gelungenen Operationen kann es später noch Überraschungen geben: Während des

Heilungsprozesses treten mitunter Knochenverschiebungen und Bindegewebeneubildungen auf, die das erzielte Ergebnis verändern. Bei aufwendigen Korrekturen, besonders an der Nasenscheidewand, können Narben und Durchblutungsstörungen der inneren Schleimhäute bleiben, die im ungünstigsten Fall zu Knorpelschäden führen. Diese sehr seltenen Komplikationen können die Form und die Funktion der Nase beeinträchtigen. Häufiger sind Formveränderungen, die durch ungleichmäßige Vernarbungen am Knochen- und Knorpelgerüst entstehen. Bilden sich solche Unebenheiten auch nach mehreren Wochen nicht zurück, kann ein weiterer kleiner Eingriff erforderlich sein.

Kosten-Hinweis: Ab 3000 €

Oberarm- und Oberschenkelstraffung

Hautstraffung *(Dermolipektomie):* Hautstraffung durch operative Entfernung von überschüssiger Haut und Fettpolstern.

Mit zunehmendem Alter und infolge von Gewichtsschwankungen verliert die Haut an Elastizität und bildet in gestreckter Haltung an den Oberarmen kleinere oder größere Hängetaschen. Auch die Innenseite der Oberschenkel wird schlaff und faltig, besonders bei Menschen mit schwachem Bindegewebe. Mit einer Hautstraffung kann dies beseitigt werden. Der Eingriff ist jedoch problematisch, weil bleibende Narben in Kauf genommen werden müssen.

Der Eingriff

Bei einer **Oberarmstraffung** wird der Schnitt immer innenseitig von der Achselhöhle bis zum Ellenbogen geführt. Dann entfernt der Arzt überschüssiges Haut- und Fettgewebe und vernäht die Wundränder. Die Hautschnitte zur **Oberschenkelstraffung** setzt der Arzt entweder in der Leistenbeuge („kleine" *horizontale Straffung)* oder an der Oberschenkelinnenseite („große" *vertikale Straffung).* Nach dem Eingriff werden Drainagen gelegt und ein Kompressionsverband angepasst. Eine Oberarmstraffung dauert 1–2 Stunden, eine Oberschenkelstraffung 2–3 Stunden. Beide Eingriffe werden in Vollnarkose durchgeführt.

Nachbehandlung

Nach Straffungsoperationen an den Gliedmaßen wird ein Klinikaufenthalt von 2–4 Tagen empfohlen. Für 6–8 Wochen ist das Tragen spezieller Kompressionskleidung erforderlich. Die Wundheilung und das Abklingen der Schwellung dauern 10–14 Tage. Nach drei Wochen werden die Fäden gezogen. Die Heilung ist durch Hautpflege (z.B. mit Panthenol-Salben) zu unterstützen. Sauna, Solarium und intensive Sonne sollte man für mindestens zwei Monate nach der Operation meiden. Mit sportlichen Aktivitäten sollte erst nach drei Monaten begonnen werden – Bewegung (z.B. Spazierengehen) ist zur Thrombosevorbeugung jedoch ratsam.

Das endgültige Ergebnis zeigt sich frühestens nach einem halben Jahr und ist dann bei gesunder Lebensweise dauerhaft.

Risiken und Gegenanzeigen

Da es sich um größere Wundflächen handelt, können Blutergüsse, Sekrete und bakterielle Entzündungen die Heilung stören. Hautgefühl und Lymphabfluss regenerieren sich im Verlauf mehrerer Monate und können in der Narbenregion vermindert bleiben. Thrombosen und Embolien sind extrem selten. Das größte Risiko ist eine unschöne Narbenbildung. Überdehnte Narben können sich verbreitern, gelegentlich auch dick und wulstig werden. Strafft der Operateur die Haut zu stark, kann es zu Durchblutungsstörungen kommen und im schlimmsten Fall Gewebe absterben. Bei unerfahrenen Chirurgen kommen Asymmetrien vor.

Kosten-Hinweis:

- Oberarmstraffung ab 1500 €
- Oberschenkelstraffung ab 2500 €.

Ohrenkorrektur

Ohrenkorrektur *(Ohrplastik, Otoplastik):* Operative Korrektur von übermäßig großen, ungleichen oder **abstehenden Ohren.** Einziger ästhetischer Eingriff, der vorwiegend bei Kindern zwischen 5 und 14 Jahren vorgenommen wird.

Der Eingriff

Bei abstehenden Ohren ist meist die Hauptfältelung der Ohrmuschel *(Antihelix)* zu schwach ausgebildet oder fehlt ganz. Gelegentlich handelt es sich um eine kombinierte Fehlbildung, die auch andere Teile des Ohrs betrifft.

Die Haare müssen vor dem Eingriff nicht rasiert, aber mit einem desinfizierenden Shampoo gewaschen werden. Der Schnitt wird an der Rückseite des Ohrs oder weitgehend verdeckt innerhalb des Ohrmuschelrands gesetzt. Dann legt der Arzt den Knorpel frei und dünnt ihn mit einem Diamantschleifkopf aus, bis er die gewünschte Form erreicht. Mit 3–4 feinen Nähten fixiert er ihn in der neuen Position. Anschließend verschließt er die Haut mit einer fortlaufenden Naht. Nach dem Eingriff werden die Ohren mit Pflasterzügeln fixiert und durch einen Mützenverband (oder bei Erwachsenen durch ein Stirnband) geschützt.

Eine Ohrenkorrektur dauert 1–2 Stunden und wird unter örtlicher Betäubung durchgeführt, bei kleinen Kindern zuweilen in oberflächlicher Vollnarkose.

Nachbehandlung

Nach der Operation ist mit leichten Schmerzen, Schwellungen und einer bläulichen Verfärbung zu rechnen, die innerhalb von einigen Tagen abklingen. Wird der Eingriff ambulant durchgeführt, kann das Reaktionsvermögen durch Beruhigungs-, Schmerz- oder Betäubungsmittel vorübergehend beeinträchtigt sein. Der Patient sollte daher in den ersten 24 Stunden

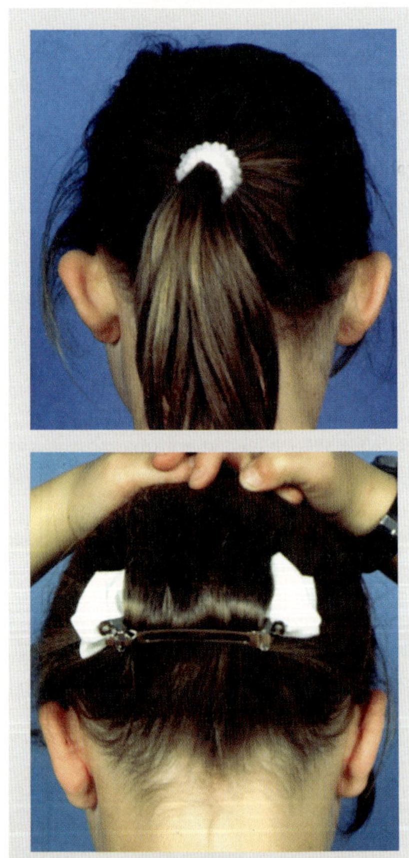

Eine operative Anlegung abstehender Ohren wird häufig vor dem Eintritt des Kindes in die Schule vorgenommen. Zum einen können so psychische Belastungen wie Hänseleien durch die neuen Klassenkameraden vermieden werden, zum anderen können Kinder in diesem Alter schon (mit-)entscheiden, ob sie den Eingriff wünschen. Prinzipiell ist die Operation aber in jedem Alter möglich. [GRE 2420]

nach der Operation ständig unter Aufsicht sein – am besten in der Klinik. Die Pflaster und die Fäden werden nach zehn Tagen in der Arztpraxis entfernt, was in der Regel auch Kindern nicht wehtut. Beim Schlafen und Liegen sollte man in den ersten drei Wochen einen Mützenverband oder ein weiches Stirnband tragen, damit die Ohrmuschel nicht abknickt. Auf das Haarewaschen und das Tragen einer Brille sollte für etwa zwei Wochen verzichtet werden. Von Sport, Schwimmen und Sauna ist für etwa einen Monat nach der Operation dringend abzuraten.

Danach gelten keine wesentlichen Einschränkungen mehr – wenngleich die Sonne noch eine Weile gemieden werden sollte. Die endgültige Ohrform ist wegen der noch bestehenden Restschwellung erst nach 2–3 Monaten erreicht, hält dann aber lebenslang. Die Narbe verblasst im Laufe der Zeit und ist später kaum noch erkennbar.

Risiken und Gegenanzeigen

Trotz größter Sorgfalt kann es nach dem Eingriff zu Blutergüssen kommen. Massive Nachblutungen müssen schnellstmöglich behandelt werden. Starke Schmerzen nach der Operation weisen auf einen zu engen Verband hin, dieser muss dann vom Arzt kontrolliert werden. Eine vorübergehende Störung der Berührungsempfindung ist normal und verschwindet nach einiger Zeit. Sehr selten entsteht bei entsprechender Veranlagung eine **Narbenwucherung,** ein so genanntes **Keloid** ***(Keloidnarbe*** → S. 898). Hier helfen Kortisonspritzen und Druckverbände, in manchen Fällen kann eine Nachkorrektur erforderlich sein.

Auch eine Infektion der Wunde oder des Ohrknorpels ist möglich, sehr selten ist die Schädigung von Haut oder Knorpel wegen Durchblutungsstörungen.

Ohrenkorrekturen sind risikoarm, aber schwierig – die Zahl der Nachkorrekturen ist erheblich. Auch nach einem gelungenen Eingriff kann sich das Ergebnis durch Narbenbildung oder durch die Rückstellkräfte des Knorpels noch ändern, sodass sich die Ohrmuschel erneut verformt. In solchen Fällen korrigiert der Arzt das Ergebnis in einem zweiten Eingriff.

Kosten-Hinweis: Einseitige Ohrenkorrektur ab 1 000 €, beidseitige Korrektur ab 2 000 €. Bei kleinen Kindern werden die Kosten für die Operation relativ häufig von den Krankenkassen übernommen.

Faltenbehandlung

Die Maßnahmen der **ästhetischen Dermatologie** konzentrieren sich weit überwiegend auf das Gesicht.

Um die Haut insbesondere im Gesichtsbereich ohne chirurgischen Eingriff optisch zu verjüngen, stehen Peelings (Schälkuren), Unterspritzungen mit biologischen Füllmaterialien und Botulinumtoxin-Injektionen (Botox®, Dysport®) zur Verfügung. Bei den Peelings werden unterschieden:

- **Chemische Peelings** mit Fruchtsäuren, Trichloressigsäure, Phenolverbindungen oder Retinoid-(Vitamin-A-)Säuren
- **Mechanische Peelings** wie Mikrodermabrasion, Behandlungen mit Partikeln wie Salz- oder Zuckerkristallen, Sand oder Tonerde
- **Laserpeelings,** also unterschiedliche Laserbehandlungen.

Allgemein gilt: Je wirksamer die Therapie, desto nebenwirkungs- und potenziell komplikationsreicher ist sie auch. Bei medizinischen Eingriffen gibt es selbst beim besten Arzt keine 100%ige Garantie auf Erfolg. Jedem Patienten sollte klar sein, dass er für das jüngere Aussehen ein Risiko in Kauf nimmt. Die Komplikationsrate ist vor allem von der Qualifikation und Sorgfalt des Behandelnden, der Methode und der Sorgfalt der Nachbehandlung abhängig.

Peelings

Peelings ***(Schälkuren):*** Wenig invasive Methoden zur Verbesserung des Erscheinungsbilds der Haut wie chemisches Peeling, Mikrodermabrasion oder Laserbehandlung. Häufig angewandt bei leichten Altersfalten und Pigmentveränderungen. Die hautverjüngende Wirkung hält mehrere Jahre, in manchen Fällen bis zu zehn Jahren. Bei allen Behandlungsmethoden wird die obere Hautschicht abgetragen und so gleichzeitig die Neubildung der Haut angeregt.

Der Eingriff

Beim **chemischen Peeling** *(Chemical Peeling)* werden die oberen Hautschichten z. B. durch Fruchtsäuren (Fruchtsäurepeeling) oder Kräuter chemisch entfernt. Dies begünstigt das Nachwachsen einer neuen Hautschicht, die gesünder und weniger fleckig wirkt. Falten und Altersflecke werden gleichzeitig reduziert.

Je nach verwendeter Substanz unterscheidet man oberflächliche Peelings mit Fruchtsäure (Neostrata®, ASA-Peeling®), mitteltiefe und tiefe Peelings (z. B. *Phenolpeeling,* Exoderm®). Die Behandlung beginnt zunächst mit einer niedrigen Säurekonzentration, die im Lauf der Zeit gesteigert wird: Bei jeder Sitzung bleibt die Säure 20–60 Minuten auf der Haut – je nach angestrebter Tiefenwirkung.

Das Peeling wird 14-tägig wiederholt, im Durchschnitt 6–10 Mal. Bei Tiefenpeelings ist eine lokale Betäubung nötig. Da sie tief sitzende Schäden anrichten können, wurden sie in den vergangenen Jahren zunehmend durch Laserbehandlungen wie das Laser-Resurfacing ersetzt.

Bei der **Mikrodermabrasion** ***(Hautabschleifen, Dermabrasion)*** werden wie beim chemischen Peeling die oberen Hautschichten entfernt, allerdings *mechanisch,* durch „Beschuss" mit kleinsten Partikeln (Sandkörnern oder Kristallen). Hierdurch wird die Haut sanft gereinigt, Schmutzpartikel werden aus der Haut gelöst und abtransportiert – jedoch ohne sichtbare Hautschuppung.

Die Mikrodermabrasion stellt eine mitteltiefe Abtragung dar und gilt daher als sichere Alternative zum oberflächlichen Fruchtsäurepeeling oder zum tiefen Phenolpeeling bei deutlich geringerem Zeitaufwand. Angewandt wird sie bei unregelmäßiger Gesichtspigmentierung und kleineren Hautunebenheiten, um die Falten im Gesicht zu glätten und sonnengeschädigte Haut wieder gesund aussehen zu lassen. Da keine Fremdstoffe in die Haut eindringen, ist sie sehr gut für Allergiker geeignet.

Bei **Laserbehandlungen** ***(Laser-Resurfacing, Skin-Resurfacing,*** nur oberflächlich arbeitende Verfahren heißen auch ***[Laser] Skin-Rejuvenation*** oder ***Photo-Rejuvenation)*** werden die oberen Hautschichten mit Laserstrahlen verdampft. Je nach Art des Lasers und Ausführung gibt es aggressive und weniger aggressive „Ergebnisse". Durch die Hitzeeinwirkung ziehen sich die Kollagenfasern in den tieferen Hautschichten zusammen ***(Collagen-Shrinking)*** – die Haut wird spürbar glatter.

Nachbehandlung

Die Rötung des Gesichts klingt normalerweise nach einigen Tagen ab. Nur bei wenigen Patienten mit empfindlicher Haut kann sie bis zu einem Dreivierteljahr anhalten. Alle Peelings bergen ein geringes Risiko für Pigmentstörungen und Hautverfärbungen. Auch entzündet sich nach der Behandlung in manchen Fällen die Haut, was eine Wundheilungsstörung sowie Narbenbildung nach sich ziehen kann. Weil die neue Haut extrem sonnenempfindlich ist, darf sie für 2–6 Monate keiner direkten Sonne ausgesetzt werden, außer sie wird mit Sunblocker (ab LSF 40 → S. 1068) geschützt.

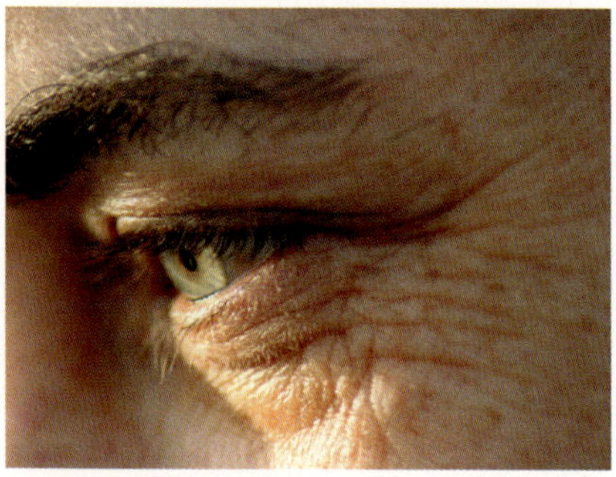

Ausgeprägte ***„Krähenfüße"*** *sind ein häufiger Anlass für ästhetisch-medizinische Behandlungen, z. B. mit Botox oder Hyaluronsäure.* [DIG 2428]

Jedoch sieht die Haut auch noch einige Zeit nach der Behandlung aus wie nach einer schweren Verbrühung oder einem Sonnenbrand. Laserbehandlungen können gezielt zur Entfernung von Altersfalten wie etwa den Knitterfältchen im ganzen Gesicht, von Krähenfüßen seitlich der Augen und den Hautfältchen rings um den Mund herum eingesetzt werden. Auch unerwünschte Pigmentflecken wie Altersflecken und Muttermale können mit dem Laser entfernt werden.

Kosten-Hinweis: Ein chemisches Peeling kostet 500–2500 €, eine Mikrodermabrasion 150–250 € pro Sitzung. Die Lasertherapie zur Faltenbehandlung gibt es ab 1000 €, die Lasertherapie von Pigmentflecken kostet 150–250 € pro Sitzung.

Faltenunterspritzungen

Biologische Füllmaterialien *(Filler)* werden zur Behandlung von Falten und Narben unter die Haut gespritzt, um einzelne, tiefe Falten aufzufüllen **(Faltenunterspritzung).** Zu diesen zählen tiefe Nasolabialfalten (Falten in der Nasenlippenfurche), Falten von den Mundwinkeln zum Kinn, Oberlippenfalten, Stirnfalten und Krähenfüße um die Augen. Die Faltenunterspritzung hält leider nicht lange an, da Kollagen und Hyaluronsäure nach einigen Monaten vom Körper wieder abgebaut werden. Lediglich Eigenfett bringt in manchen Fällen ein dauerhafteres Ergebnis. Zu den am häufigsten verwendeten biologischen Füllmaterialien gehören:

- **Kollagen** *(Collagen)*, ein Eiweiß, das bei Menschen und Tieren im Bindegewebe vorkommt, genauer in Knochen, Zähnen, Sehnen, Bändern und der Haut. Gewonnen wird es aus Rinderhaut und -sehnen. Weil etwa 3 % der Patienten auf die körperfremden Proteine allergisch reagieren, wird etwa vier Wochen vor der Behandlung die Verträglichkeit getestet, indem eine kleine Probe Kollagen in den Unterarm eingespritzt wird.
- **Hyaluronsäure,** ein Feuchtigkeit bindendes Zuckermolekül, das auch ein wichtiger Bestandteil des Bindegewebes ist. Gewonnen wird es aus Hahnenkämmen oder Bakterienkulturen. Allergische Reaktionen treten hier praktisch nie auf, sodass die Verträglichkeit nicht getestet werden muss.
- **Eigenfett,** das aus Oberschenkel, Gesäß oder Bauch entnommen wird. Als körpereigene Substanz ist es optimal verträglich, hat allerdings den Nachteil, dass es erst einmal in einem relativ aufwendigen Verfahren gewonnen werden muss.

Für künstliche Füllstoffe fehlen bisher wissenschaftliche Langzeitstudien, viele seriöse Ärzte lehnen ihre Verwendung daher ab. So ist Silikon in Deutschland zur Faltenunterspritzung nicht zugelassen.

Der Eingriff

Nachdem der Arzt die Haut desinfiziert hat, spritzt er das Füllmaterial mit einer sehr feinen Kanüle an mehreren Punkten in die Hautfalte, die dadurch angehoben wird. Die kleinen Erhebungen, die sich auf der Haut bilden, streicht der Arzt mit den Fingern glatt.

Eine Faltenunterspritzung dauert je nach verwendeter Substanz 15–60 Minuten. Eine Betäubung ist nicht notwendig. Die Entnahme des Eigenfetts wird während der gleichen Sitzung unter örtlicher Betäubung durchgeführt.

Nachbehandlung

Im Anschluss an die Behandlung werden für 15–20 Minuten Kühlpads aufgelegt, um Schwellungen und Rötungen zu lindern. In den Folgetagen ist auf Sport und ähnliche Anstrengungen zu verzichten, da sie eine verstärkte Durchblutung der Haut anregen. Auch darf man sich für etwa drei Wochen nicht der Sonne aussetzen.

Risiken und Gegenanzeigen

Auch bei medizinisch einwandfreier Einspritzung kommt es häufig zu Schwellungen, blauen Flecken und Rötungen, die aber nach spätestens einer Woche abklingen. Mögliche Komplikationen sind Hautunebenheiten, Knötchenbildung und allergische Reaktionen. Letztere und die falsche Spritztechnik können schmerzhafte und unästhetische Folgen haben: Wird die Spritze zu tief gesetzt, können Blutgefäße und Nervenbahnen gestreift werden – mögliche Folgen sind Gewebeschädigungen und vorübergehende Lähmungserscheinungen der betroffenen Region. Wird die Unterspritzung zu oberflächlich vorgenommen, sind Durchblutungsstörungen der behandelten Hautpartie eine mögliche Folge. Bei Verwendung von Eigenfett kommt es in seltenen Fällen zu einem unschönen verplumpten oder asymmetrischen Erscheinungsbild. Wenn das Fett in Blutgefäße eindringt, kann es eine lebensgefährliche Fettembolie auslösen (der Embolus besteht hier aus Fett; Allgemeines zur Embolie am Beispiel der Lungenembolie → S. 618).

Kosten-Hinweis: Behandlungen mit Kollagen oder Hyaluronsäure kosten ab 300 €. Wenn Eigenfett verwendet wird, kostet die Erstbehandlung ab 1000 €, Nachbehandlungen je 100 €.

Botoxbehandlung

Botox® *(Botulinumtoxin)* ist eine Substanz, die Muskeln lähmt und vom Bakterium ***Clostridium botulinum*** produziert wird. In abgeschwächter, hoch verdünnter Form wird es dazu eingesetzt, die Reizübertragung vom Nerv auf die Mimikmuskeln zu unterbrechen. Diese gezielte Muskellähmung führt zu einem entspannten Gesichtsausdruck, die Falten vom Lachen und Stirnrunzeln werden gezielt vermindert und die Haut wirkt deutlich glatter. Der Name „Botox" ist eigentlich der Markenname des bekanntesten Präparats, hat sich aber ähnlich wie „Viagra" als Bezeichnung für die ganze Wirkstoffklasse eingebürgert.

Der Eingriff

Mit einer sehr dünnen Nadel wird Botox® oder Dysport® direkt in die Muskeln gespritzt, die Mimikfalten auslösen, wobei häufig mehrere Muskeln gleichzeitig gelähmt werden. Der Wirkstoff ist gut geeignet für Falten im oberen Gesichtsbereich wie horizontale Stirnfalten, vertikale Falten zwischen den Augenbrauen und Krähenfüße. Für den Stirnbereich benötigt ein Arzt in der Regel etwa fünf Einstiche, für die Augenpartie zwei bis drei. Die genaue Dosierung bestimmt das natürlich wirkende Ergebnis: Tiefe Falten sollen gemildert werden, kleine Lachfältchen aber weiterhin zu sehen sein. Die Behandlung dauert etwa zehn Minuten und eine lokale Betäubung ist in der Regel nicht notwendig. Die Wirkung setzt nach 2–7 Tagen ein, ist aber auf maximal 4–6 Monate begrenzt.

Nachbehandlung

Nach der Behandlung wird die Einstichstelle gekühlt. Für vier Stunden sollte man sich weder bücken noch hinlegen und heftige Gesichtsbewegungen vermeiden. Die behandelte Region sollte für 24 Stunden nicht berührt werden, damit sich das Botox®

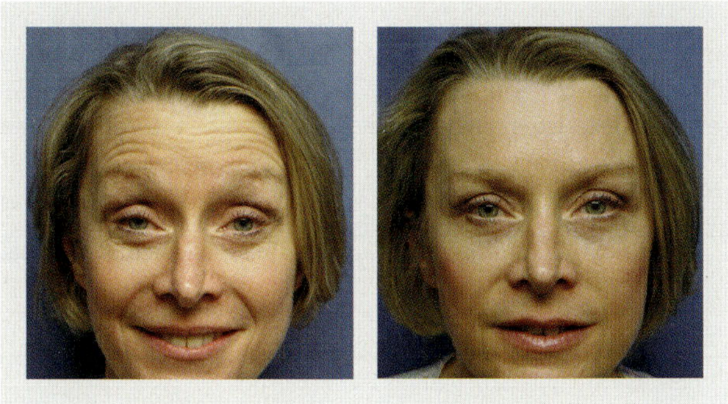

*44-jährige Frau vor und nach ihrer ersten Behandlung mit **Botox®**. Deutlich ist der Verlust der Stirn-, aber auch der übrigen Gesichtsfalten zu sehen, verstärkt durch die Aufforderung des Fotografen, die Stirn zu runzeln. Im Effekt erscheint das Gesicht jünger und „natürlicher". Die Wirkung hält 4–6 Monate an.* [DRM 2429]

nicht ungewollt ausbreitet. Der glättende Effekt wird nach 2–4 Tagen sichtbar. Auch in den Tagen danach sind körperliche Anstrengung, Sauna und Sonnenbäder zu meiden. Die Wirkung hält nach der Erstbehandlung 4–6 Monate an. Leider gewöhnt sich der Körper an das Botox®, weshalb die Wirkung bei Wiederholungsbehandlungen schon nach 2–3 Monaten nachlässt.

Risiken und Gegenanzeigen

Die Gesichtsmimik kann durch die Behandlung maskenhaft wirken, was aber von der Umgebung mitunter auch als „entspannter" Gesichtsausdruck wahrgenommen wird. Auch können allergische Reaktionen auftreten, und manche Patienten empfinden das Gefühl als befremdlich, bestimmte mimische Bewegungen nicht mehr ausführen zu können.

Zu hoch dosierte oder unsachgemäß gesetzte Botox®-Injektionen können zu unbeabsichtigten Lähmungen der angrenzenden Muskeln, zu Hängelidern und verrutschten Augenbrauen führen, in schlimmeren Fällen sogar zu Sprechstörungen und zum Sehen von Doppelbildern. Diese Nebenwirkungen verschwinden meist schnell wieder, ansonsten in gleichem Maße, wie die erwünschte glättende Wirkung nachlässt – sie können also über Monate anhalten und bilden sich dann wieder zurück.

Botox®-Injektionen sind risikoarm, es kann jedoch an den Einstichstellen zu kleinen Blutergüssen und Schwellungen kommen.

Kosten-Hinweis: Eine Botox®-Behandlung kostet zwischen 300 und 450 €.

i **Aktuell:** www.gesundheit-heute.de/24x04

- N. Lowe: **Weg mit den Falten.** Alles was Sie wissen müssen, um jünger auszusehen. Südwest, 2005. Überblick über nicht operative Anti-Aging-Therapien im Gesicht. Empfehlenswert.
- B. Sommer; G. Sattler: **Botulinumtoxin in der ästhetischen Medizin.** Thieme, 2006. Anschauliches, sehr ausführliches Buch für Mediziner, aber auch laientauglich. Liefert viele interessante Einblicke und Aspekte zur Botoxanwendung.

Rekonstruktive Chirurgie

Das weite Gebiet der rekonstruktiven plastischen Chirurgie soll in diesem Buch nur anhand von einigen Beispielen erläutert werden. Plastische Operationen dienen der Wiederherstellung nach Tumoroperationen, Druckgeschwüren, Verbrennungen oder Unfällen. Bei angeborenen Fehlbildungen z. B. im Schädel- und Gesichtsbereich erreichen sie eine Verbesserung von Form und Funktion. Ein eigener, komplexer Bereich ist die Handchirurgie.

Brustrekonstruktion nach Krebs

Brustrekonstruktion *(Mamma-Rekonstruktionsplastik):* Operativer Eingriff zum Wiederaufbau einer infolge von Krebserkrankung amputierten Brust.

Brustkrebs ist die häufigste Tumorerkrankung bei Frauen (→ S. 834). Durch die vielfältigen Maßnahmen zur Früherkennung und die verfeinerten Operationstechniken bleibt die Brust heute in 70 % der Fälle erhalten. Bei 30 % der Patientinnen ist es jedoch notwendig, die ganze Brust abzunehmen, um den bösartigen Tumor gänzlich zu entfernen. Für die betroffenen Frauen ist diese Operation nicht nur körperlich belastend, bei den meisten hinterlässt sie auch erhebliche seelische Schäden. Denn viele Patientinnen haben das Gefühl, mit der Brust auch ihre Weiblichkeit zu verlieren. Mit modernen Verfahren lässt sich die Brust heute erfolgreich wieder aufbauen – häufig schon während der Krebsoperation.

Der Eingriff

Die Brustrekonstruktion kann sofort mit dem Entfernen der kranken Brust oder zu einem späteren Zeitpunkt erfolgen. Der richtige Zeitpunkt und das Verfahren hängen vom Gesundheitszustand der Patientin (z. B. Übergewicht, hoher Blutdruck, Nikotinkonsum) und den übrigen Behandlungen ab. Eine Chemotherapie oder Bestrahlung sollte zu Beginn des Brustaufbaus abgeschlossen sein. Bei der Brustrekonstruktion können Implantate oder körpereigenes Gewebe eingesetzt werden. Am häufigsten sind folgende Verfahren:

- **Brustrekonstruktion durch ein Silikonimplantat,** eingesetzt mit Hilfe der **Expandertechnik:** Hierbei wird unter den Brustmuskel ein Kunststoffbeutel platziert und allmählich mit physiologischer Kochsalzlösung gefüllt. Der sich vergrößernde Ballon dehnt die Hautdecke über dem entfernten Brustgewebe und schafft Raum für das Implantat, das nach 4–6 Monaten in einem zweiten Eingriff unter Vollnarkose eingesetzt wird. Für ein Implantat spricht, dass in der Regel keine zusätzlichen Narben entstehen, die bei der Verwendung von Eigengewebe unvermeidlich sind. Auch ist der Eingriff kürzer (1–2 Stunden) und weniger belastend.
- **Brustrekonstruktion aus körpereigenem Gewebe:** Beim **TRAM-Flap** *(Transversus-rectus-abdominus-Muskellappenplastik)* wird am Unterbauch ein spindelförmiges Haut- und Fettgewebestück inklusive eines kleinen Muskelanteils abgelöst und im Bereich der Brust eingesetzt. Gleichzeitig wird bei diesem Verfahren der Bauch gestrafft. Die Haut-Muskel-Plastik bleibt entweder mit ihren versorgenden Blutgefäßen verbunden ***(gestielter TRAM)*** und wird durch einen Tunnel unter der Haut von der Entnahme- zur Empfängerstelle geführt. Alternativ wird sie abgelöst ***(freier TRAM)*** und an der Empfängerstelle mikrochirurgisch wieder an das Blutgefäßsystem angeschlossen. Solche Eingriffe sind anspruchsvoll und dauern lang: 4–6 Stunden liegt die Patientin im Narkoseschlaf. Ihr Vorteil besteht im natürlichen Körpergefühl und in der guten Brustform, die sich so erreichen lässt.
- Das zweite Standardverfahren mit Eigengewebe ist der **DIEP-Flap** *(Deep-Inferior-Epigastric-Perforator-Lappenplastik).* Auch hier wird Unterbauchfettgewebe verlagert, das aber im Unterschied zum TRAM-Lappen keinen Muskelanteil hat. Die Bauchwand bleibt in ihrer Struktur intakt und stabil. Dieses Operationsverfahren erfordert jedoch mehr Geschick des Operateurs. Besteht kein Bauchhautüberschuss, kann auch Gewebe aus dem Rückenmuskel verwendet werden **(Latissimus-dorsi-Lappenplastik).** Es wird einseitig abgehoben, unter der Achsel durchgeführt und vorn zum Brustaufbau verwendet. Die Blutver-

sorgung bleibt dabei gestielt erhalten. Bei manchen Frauen ist das Volumen der Muskellappenplastik allein nicht ausreichend, sodass zusätzlich ein Implantat eingesetzt oder die andere Brust entsprechend verkleinert werden muss.

Die Brustwarze wird nach Abschluss des Heilungsprozesses (wieder-)hergestellt. Zur **Rekonstruktion der Brustwarze** verwendet der Operateur Anteile der gesunden Brustwarze oder der Oberschenkelinnenhaut (sie ähnelt der natürlichen Pigmentierung der Brusthaut am ehesten). Eine Alternative ist die Verwendung örtlicher Lappenplastiken; die Farbe der Brustwarze und des Warzenhofs wird hier durch Tätowierung der Gegenseite angepasst. Der Eingriff erfolgt unter örtlicher Betäubung.

Nachbehandlung

Für die Zeit unmittelbar nach der Brustrekonstruktion gelten im Wesentlichen die gleichen Verhaltensregeln wie nach einer Brustvergrößerung (→ S. 883). Da die rekonstruierte Brust gelegentlich kleiner und straffer ausfällt als die gesunde, kann zu einem späteren Zeitpunkt eine angleichende operative Korrektur der gesunden Brust nötig werden. Die Behandlung besteht aus bis zu drei Operationen und erstreckt sich meist über ein Jahr. Abschließend wird die Brustwarze rekonstruiert. Unmittelbar nach der Operation sind Nachkontrollen in meist wöchentlichen Abständen zur Beurteilung des Heilungsverlaufs notwendig. Normalerweise wird die Patientin 2–3 Wochen nach dem Eingriff an einen Onkologen überwiesen. Dieser entscheidet nach Vorliegen aller Tumorinformationen, welche unterstützenden Therapien auf medikamentöser Basis erforderlich sind. Auch nach Beendigung der onkologischen Therapie werden regelmäßig, aber in immer größeren Abständen, gründliche Nachsorgeuntersuchungen vorgenommen.

Risiken und Gegenanzeigen

Zu den häufigsten Komplikationen nach Brustrekonstruktionen gehören Infektionen, Blutergüsse, Serome (nach einer Operation bildet sich eine mit Gewebeflüssigkeit gefüllte Höhle), Hautperforationen (die Haut bekommt kleine Löcher oder Risse) und Sensibilitätsstörungen, vor allem an der Brustwarze. Viele Patientinnen leiden unter Spannungsgefühlen. Bei Verwendung von Implantaten besteht das Risiko einer Kapselfibrose (→ S. 883), die im Extremfall mit schmerzhaften Formveränderungen einhergeht. Ein asymmetrisches Operationsergebnis oder eine Verlagerung des Implantats können eine Nachoperation erforderlich machen.

Auch körpereigenes Gewebe kann bei Durchblutungsstörungen abgestoßen werden. Bei Verwendung einer TRAM-Lappenplastik kann es zu einer Schwächung der Bauchwand bis hin zu Eingeweidebrüchen (Hernien → S. 682) kommen. Bei Verwendung eines Latissimus-dorsi-Lappens kommt es vor, dass sich das Brustvolumen durch Muskelschwund nachträglich verringert. Der Verlust des Latissimus kann sich auf manche Bewegungsabläufe störend auswirken, viele Patientinnen leiden zudem unter beträchtlichen Narbenschmerzen am Rücken.

Kosten-Hinweis: Die Kosten für eine Brustrekonstruktion werden von der Krankenkasse übernommen.

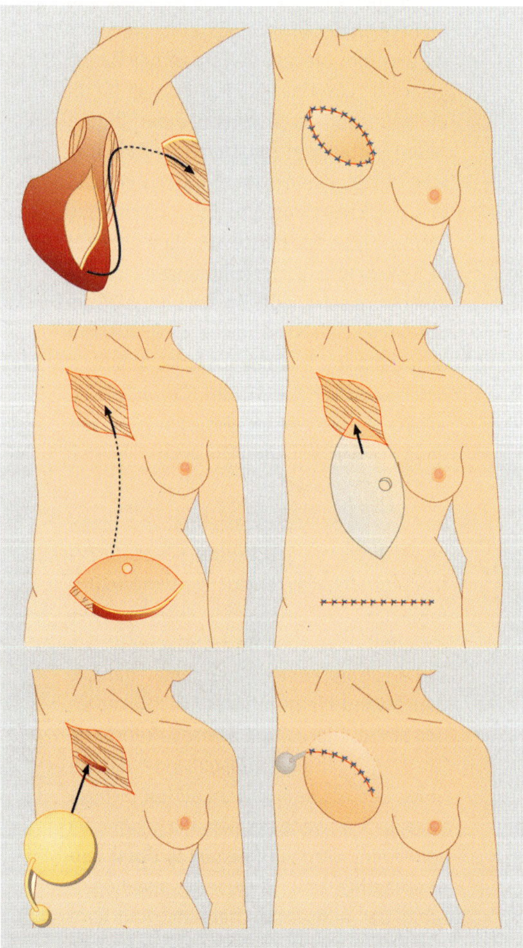

*Verschiedene Möglichkeiten der **Brustrekonstruktion** nach Brustkrebsoperation. Obere Reihe: **Latissimus-dorsi-Lappenplastik.** Der Rückenmuskel wird mit dem darüberliegenden Hautareal mobilisiert, über einen Gefäßstiel bleibt die Durchblutung des Muskels erhalten. Sodann wird die alte Operationsnarbe eröffnet und der Rückenmuskel von seinem ursprünglichen Bett unter dem Arm und unter der Haut hindurch nach vorne gezogen. Nachdem er zu einer Brust geformt wurde, näht ihn der Arzt mitsamt der Haut ein.*
*Mittlere Reihe: **TRAM-Lappen.** Ein Muskellappen mit darüberliegender Haut wird vom Bauch unter der Haut nach oben zur Brustregion gezogen und als geformte Brust eingenäht.*
*Untere Reihe: **Expandertechnik.** Hier wird ein mit Kochsalzlösung füllbares Plastikkissen unter die Haut und den Brustmuskel genäht. Anschliessend wird der Expander über Wochen bis Monate mit kleinen Mengen Kochsalzlösung gefüllt. Dadurch wird das Brustvolumen nach und nach vergrößert. Ist das gewünschte Brustvolumen erreicht, ersetzt der Arzt den Expander durch eine Silikonprothese.* [GTV 2421]

Hautgefäßfehl- und -neubildungen

Viele Menschen leiden unter kleinen Äderchen, die rot oder blau durch die Haut schimmern, und besonders im Sommer nur schwer zu kaschieren sind. Diese **Besenreiser** treten besonders häufig an der Oberschenkelrückseite oder in den Kniekehlen auf. Ist das Gesicht betroffen, spricht man von **Couperose.** (Krampfadern werden an anderer Stelle im Buch besprochen → S. 733.)

Feuermale sind fleckige Hautveränderungen, die eine dunkelrote bis rötlich-violette Färbung annehmen. Ursache ist immer eine nachlassende Spannung der Gefäßwände: Die Äderchen weiten sich, Blut fließt verstärkt durch und wird als Röte sichtbar. Bei **Blutschwämmchen** handelt es sich um gutartige Gefäßneubildungen, deren Ursache bislang nicht eindeutig geklärt ist. Durch Verödung oder Lasertherapie können diese Gefäßveränderungen sicher und wirkungsvoll behandelt werden. (Hautveränderungen wie Feuermale → S. 1102 und Blutschwämmchen → S. 1103 sind ausführlich in Kapitel 28 erklärt.)

Der Eingriff

Größere Besenreiser werden meist verödet (→ S. 734), indem der Arzt einen Wirkstoff in die betroffene Vene injiziert. So wird eine lokale Entzündungsreaktion auslöst, wodurch die Gefäßwände miteinander verkleben. Unterstützt wird dieser Vorgang durch Kompressionsstrümpfe, die zusätzlichen Druck auf

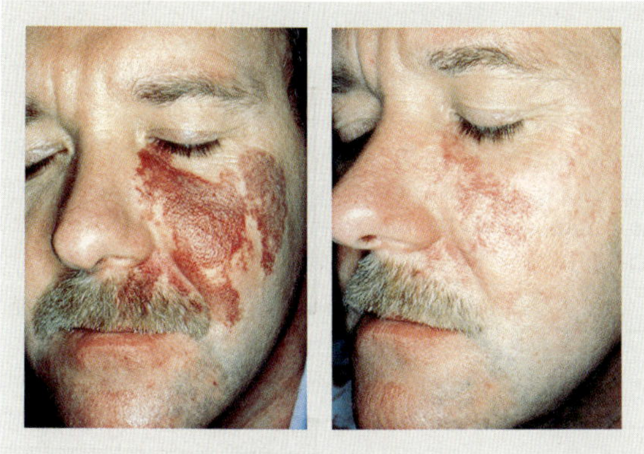

Feuermal bei einem 30-jährigen Patienten, links vor und rechts nach der plastisch-chirurgischen Korrektur. [GTV 2423]

das Gefäß ausüben. Kleinere Besenreiser und erweiterte Äderchen im Gesicht (Couperose) verdampft der Arzt mit einem gepulsten Farbstofflaser **(Lasertherapie).** Der gebündelte Lichtstrahl zielt dabei ausschließlich auf den roten Blutfarbstoff in den Gefäßen und verschweißt die Äderchen, ohne das umliegende Gewebe in Mitleidenschaft zu ziehen. Beide Behandlungen dauern 10–20 Minuten und sind so gut wie schmerzfrei, bei der Laserbehandlung werden zuweilen betäubende Salben eingesetzt. Unter Umständen sind mehrere Sitzungen nötig, um ein gutes Ergebnis zu erzielen.

Nachbehandlung

Einen Tag nach einer Verödungsbehandlung ist der Patient wieder fit, muss aber für mindestens fünf Tage einen Kompressionsstrumpf tragen. Das Ergebnis des Eingriffs wird erst nach einiger Zeit sichtbar, weil der Körper die nun nicht mehr passierbaren Gefäße noch abbauen muss. Eine Laserbehandlung verbessert das Hautbild sofort. Allerdings können Schwellungen, Rötungen und Blaufärbungen auftreten und bis zu zwei Wochen anhalten. In manchen Fällen bilden sich auch Krusten. Spezielle Pflegesalben wie z. B. Bepanthen® unterstützen den Heilungsprozess. Nach einer Couperosebehandlung darf man sich am nächsten Tag wieder Schminken, Saunabesuche sind erst nach einem Monat wieder erlaubt. Für mindestens sechs Wochen sollte die Haut nicht der Sonne ausgesetzt werden, danach empfiehlt es sich, einen Sunblocker aufzutragen.

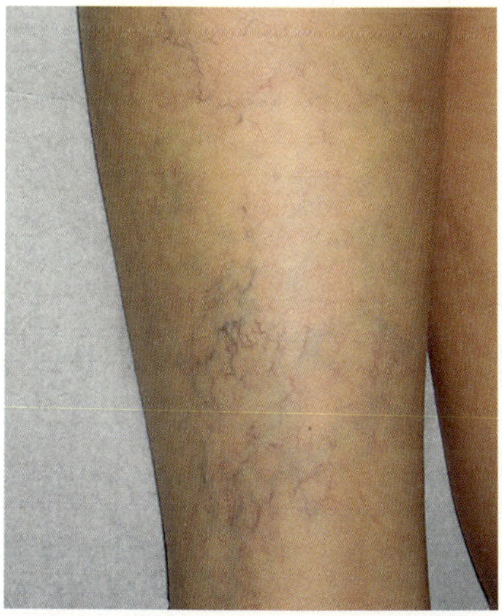

*Kleinere **Besenreiser** am Oberschenkel, hier bei einer 29-jährigen Frau, lassen sich problemlos entfernen.* [KAD 2424]

Risiken und Gegenanzeigen

Vor einer Besenreiserbehandlung sollte der Arzt Krampfadern ausschließen, diese werden gesondert behandelt (→ ab S. 733). Die Verödung gilt als risikoarm, bei manchen Patienten treten Hautverfärbungen und Unverträglichkeitsreaktionen gegen den injizierten Wirkstoff auf. In seltenen Fällen kommt es zu einer Thrombose. Wird statt der zu behandelnden Vene das umliegende Gewebe getroffen, stirbt dieses ab. Es entsteht ein brauner Fleck, der aber mit der Zeit wieder verschwindet.

Nach einer Laserbehandlung besteht die Möglichkeit einer Hyperpigmentierung des behandelten Hautbezirks. Diese Nachdunkelung ist meist vorübergehend und bildet sich nach einer gewissen Zeit zurück. Bei unsachgemäß durchgeführten Laserbehandlungen kann es jedoch zu bleibenden Pigmentflecken und zur Narbenbildung kommen.

Kosten-Hinweis: 100–150 € pro Sitzung

Pigmentveränderungen und Tätowierungen

Natürliche **Pigmentveränderungen** wie Muttermale, Altersflecken und -warzen sind teils angeboren, teils werden sie durch zu häufige und zu intensive Sonnenbestrahlung begünstigt, auf die die Haut mit einer Überproduktion des braunen Hautfarbstoffs Melanin reagiert. Pigmentveränderungen künstlichen Ursprungs sind z. B. Tätowierungen: In der Jugend Ausdruck des Lebensgefühls, werden sie mit zunehmendem Alter oft als lästig, manchmal auch als Karrierehindernis empfunden. Störende Male oder Hautverzierungen können heute durch eine Laserbehandlung entfernt oder zumindest deutlich aufgehellt werden.

Der Eingriff

Zur Entfernung von Pigmentveränderungen wird heute meist ein ***Rubin-Laser*** eingesetzt. Sein rotes Licht wird von pigmentreichen, braunen Strukturen absorbiert und in Hitze umgewandelt. So können braune Farbpigmente enthaltende Hautzellen gezielt zersprengt werden. An den geschädigten Hautstellen bildet sich eine Entzündung, die körpereigene Fresszellen des Immunsystems (→ S. 1022) anzieht. Diese nehmen die Farbpartikel auf und transportieren sie ab. Bei der **Tatoo-Entfernung** müssen je nach Art der Pigmente mehrere Lasersysteme verwendet werden – so sprechen z. B. rote Farbstoffe auf den ***Neodym-YAG-Laser*** an. Am besten lassen sich schwarze, blaue und rote Pigmente entfernen, am schwierigsten gelbe und violette. Die Behandlung dauert 5–15 Minuten, häufig sind mehrere Sitzungen erforderlich. Der Eingriff ist nur mit leichten Schmerzen verbunden, auf Wunsch wird eine Anästhesiesalbe aufgetragen.

Nachbehandlung

Durch die Laserbehandlung entstehen oberflächliche kleine Blutungen, die eintrocknen und verkrusten. Die Krusten fallen nach zwei Wochen ab, die behandelten Hautstellen bleiben anschließend noch einige Wochen gerötet. Viele Patienten klagen über Juckreiz sowie eine erhöhte Hautempfindlichkeit. Nach der Behandlung müssen die behandelten Stellen für sechs Wochen vor der Sonne geschützt werden.

Risiken und Gegenanzeigen

Wie bei jeder Laserbehandlung kann es nach dem Eingriff vorübergehend zu Schwellungen und Rötungen kommen. Im behandelten Hautgebiet drohen Infektionen, ein schlummerndes Herpesvirus wird möglicherweise aktiviert (Herpes zoster → S. 1087). Pigmentstörungen kommen vor allem dann vor, wenn der Patient sich nicht an das Sonnenverbot hält. Bei der Entfernung von Tätowierungen kann der Körper in seltenen Fällen allergisch auf die durch den Laserbeschuss freigesetzten Farbstoffe reagieren. In manchen Fällen bleiben Restpigmente in der Haut zurück. Wird die Laserbehandlung unsachgemäß durchgeführt, sind bleibende Hyperpigmentierungen (ein Zuviel des dunklen Hautfarbstoffs Melanin) und Narbenbildung mögliche Folgen.

Kosten-Hinweis:

- Tattoo-Entfernung ab 50 € pro Sitzung (3–10 Sitzungen)
- Entfernung von Pigmentveränderungen 150–250 € pro Sitzung.

Narbenkorrekturen

Narbenkorrekturen ***(Narbenplastik):*** Operativer Eingriff zur Verbesserung des Erscheinungsbilds einer Narbe. Unschöne Narben entstehen meist durch Unfälle, Verbrennungen, Verletzungen mit einem Messer oder durch eine schlecht ausgeführte Operation (Sekundärheilung → S. 1274). Sie können eine erhebliche kosmetische Beeinträchtigung und in manchen Fällen sogar eine funktionelle Behinderung darstellen. Heute gibt es Behandlungsmethoden, die störende unschöne Narben zwar nicht vollständig entfernen, aber so gut wie unsichtbar machen.

Der Eingriff

Kleine Narben werden durch Peelingmethoden wie Laserbehandlung (→ S. 893), Hautabschleifen (Mikrodermabrasion) oder chemisches Peeling (→ S. 893) korrigiert. Größere Narben können eine Operation erforderlich machen.

Bei **eingezogenen Narben** ***(atrophen Narben)*** unterspritzt der Arzt die Narbe oder unterfüttert sie mit Gewebe der unmittelbaren Umgebung. Dabei entsteht zwar eine neue Narbe, sie liegt aber auf der gleichen Höhe wie die restliche Haut. Wenn feste Bindegewebestränge die Narbe nach unten ziehen, hilft auch eine operative Trennung dieser Verbindungen ***(Subzision).***

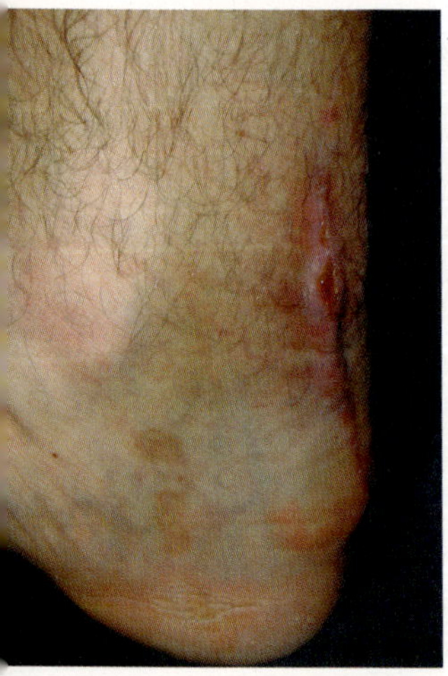

Eine Operation an der Achillessehne hat bei diesem 52-jährigen Mann zu einer ***Narbenwucherung*** *geführt. Da das* ***Keloid*** *ihn auch bei der Bewegung störte, übernahm die Krankenkasse die Kosten für die Korrektur.* [KAD 2426]

Bei **erhabenen Narben** ***(hypertrophen Narben)*** wird das Narbengewebe zunächst weggeschnitten. Durch eine besonders feine Nahttechnik wird die neue Narbe dann mehrschichtig wieder verschlossen. In manchen Fällen ist eine kleine Hautverpflanzung erforderlich, um den entstehenden Hautdefekt zu schließen.

Bei einem ungünstigen Narbenverlauf oder **Narbenkontrakturen** (bewegungseinschränkende Stränge; entstehen, wenn Narbengewebe deutlich schrumpft und sich die Narbe dadurch verhärtet und zusammenzieht) mit Funktionseinschränkungen verändert der Arzt die Verlaufsrichtung der Narbe durch Z- oder W-förmige Schnitte (Z-Plastik → S. 899). Außerdem werden Techniken wie die Hautdehnung mit einem implantierbaren Expander (von außen befüllbarer Plastiksack, der über viele Wochen hinweg mit Kochsalzlösung aufgefüllt wird) eingesetzt. Die Behandlung dauert je nach Ausmaß 1–3 Stunden.

Bei ausgeprägten Kontrakturen können mehrere Eingriffe nötig sein. Narbenkorrekturen werden in den meisten Fällen unter örtlicher Betäubung vorgenommen.

Nachbehandlung

Nach einer ambulanten Narbenkorrektur kann der Patient in der Regel sofort nach Hause gehen. Die Fäden werden nach einer Woche entfernt, danach folgt die Nachbehandlung. Heilungsfördernd sind Narbensalben (mit Heparin), Silikongel-Folien und Narbenmassagen. In manchen Fällen hilft auch eine Druckbehandlung mit Gelkissen oder elastischen Verbänden ***(Kompressionsbehandlung),*** damit die Narbe nicht mehr so wulstig wird. Abhängig von Art, Größe und Verlauf der Narbe kann es bis zu einem Jahr dauern, bis die Narbe so weit „gereift" ist, dass das endgültige Ergebnis feststeht.

Risiken und Gegenanzeigen

Narbenkorrekturen unter örtlicher Betäubung sind risikoarm. Mögliche Komplikationen sind Nachblutungen, Infektionen oder Wundheilungsstörungen. In seltenen Fällen kommt es nach der Korrektur zu einer überschießenden Bildung von Narbengewebe, die dann eine weitere Behandlung erfordert.

Kosten-Hinweis: Ab 800 €. Wenn Störungen des Selbstwertgefühls, Schmerzen oder Missempfindungen (→ Tab. S. 162) den Eingriff erforderlich machen, werden die Kosten meist von der Krankenkasse übernommen.

Verbrennungen

Verbrennungsverletzung: Gewebeschädigung unter Hitzeeinwirkung von mehr als 50° C Hauttemperatur. In Deutschland werden jährlich 15 000–18 000 Verbrennungen behandelt, darunter etwa 1600 dritten Grades (→ S. 203).

Verbrennungen werden nicht nur durch Feuer und heiße Flüssigkeiten verursacht. Ähnliche Defekte der Körperoberfläche entstehen durch Strom, Blitzschlag, Verätzungen oder Strahlenschäden, und auch Erfrierungen provozieren ein ähnliches Krankheitsbild. Je nach Dauer der Einwirkung kommt es zu vorübergehenden oder bleibenden Schäden, die plastisch-chirurgisch behoben werden müssen. Das Therapiespektrum reicht von der ambulanten Behandlung durch den Hausarzt bis zu intensivmedizinischen Maßnahmen in speziellen Verbrennungszentren.

Für die Prognose einer Verbrennungsverletzung ist die Bestimmung des Volumens an zerstörtem Gewebe ausschlaggebend, das sich aus der Tiefe der Verbrennungswunden und dem Ausmaß der verbrannten Körperoberfläche zusammensetzt (Tiefen- und Oberflächenbestimmung → S. 203).

Der Eingriff

Schwere Verbrennungen müssen operativ versorgt werden, da keine Möglichkeit der Spontanheilung besteht. Zunächst wird die Haut bis in nicht geschädigte Tiefen entfernt.

- Bei einer großflächigen Schädigung der Haut ist eine **Spalthauttransplantation** erforderlich. Dabei wird an einer gesunden Stelle des Körpers (meist an Gesäß, Oberschenkel, Bauch oder Oberarm) eine 0,2–0,5 mm dicke Hautschicht abgehobelt, vom Mediziner *Spalthaut* genannt, und verpflanzt. Reicht die Spalthaut nicht aus, um die betroffene Fläche abzudecken, wird sie eingeschnitten und wie ein Netz auseinandergezogen ***(Meshgraft-Technik, Meek-Technik).*** So wird sie bis auf das Dreifache gedehnt; dabei entstandene Löcher schließen sich, sobald die transplantierte Haut auf der verbrannten Fläche „normal" wächst. Je nach Größe der verbrannten Fläche sind meist mehrere Operationen notwendig.
- Kleinere, tiefe Hautdefekte werden durch **Vollhauttransplantate** abgedeckt. Diese Transplantate umfassen alle drei Hautschichten, wenn nötig sogar darunter liegende Muskulatur, und sind entsprechend dick. Wenn in der direkten Nachbarschaft der Wunde gesunde Haut zur Verfügung steht, wird dort ein Hautlappen an drei Sei-

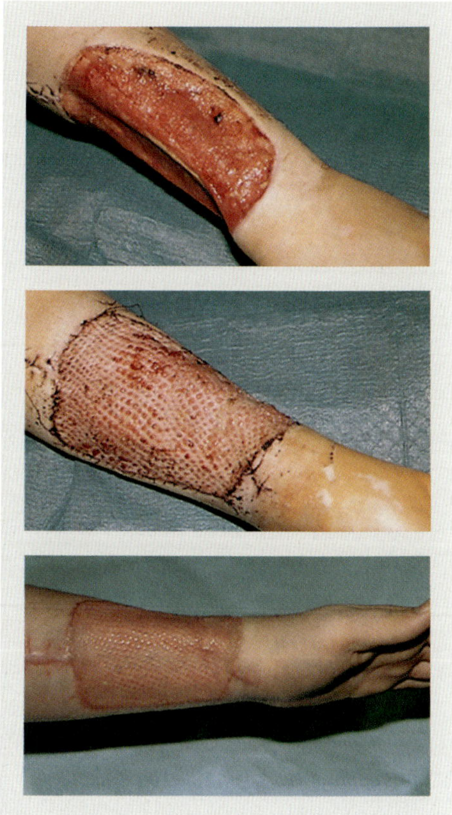

*Bei der **Meshgraft-Technik** wird ein Hautlappen an vielen Stellen fein eingeschnitten und wie ein Maschendraht auseinandergezogen, um größere Hautdefekte mit relativ wenig gesunder Haut zu bedecken. Das Beispiel zeigt einen großen Hautdefekt infolge eines schweren Arbeitsunfalls, oben vor, in der Mitte zehn Tage und unten drei Monate, nachdem er mit einem **Spalthauttransplantat** bedeckt wurde.* [GTV 2427]

ten ausgeschnitten und in das Wundgebiet „eingeschwenkt" ***(Verschiebelappen).*** Die intakte Blutversorgung an der vor Ort verbliebenen vierten Seite des Hautlappens erleichtert das Einheilen. Auch von weiter entfernten Stellen des Körpers kann mit einer ähnlichen Technik Haut übertragen werden. Entweder als freies ***Vollhauttransplantat,*** bei dem die Spenderhaut ganz herausgeschnitten wird, oder als ***Stiellappen,*** bei dem zunächst an einer Stelle die Blutversorgung bestehen bleibt. Voraussetzung dafür ist, dass Wunde und Spenderareal eng benachbart sind.

- Eine neue Methode der Hautgewinnung ist die **Keratinozytentransplantation.** Entnommene Hautzellen (Keratinozyten) werden dabei in künstlichen Nährmedien zur Teilung angeregt. Dann werden die gezüchteten Zellen auf eine Trägermembran gebracht und anschließend auf den Hautdefekt transplantiert. Nach etwa zehn Tagen löst sich die Trägermembran auf, sodass nur die neue gezüchtete Haut zurückbleibt. Da die Keratinozyten ungefähr 2–3 Wochen zum Wachsen brauchen, wird die Wunde zwischenzeitlich provisorisch bedeckt. Zu diesem Zweck wird künstlich hergestellte, synthetische Haut (Epigard®, Geliperm®) oder ***Fremdhaut*** (meist von Leichen gewonnen) verwendet.

Das Hauptproblem nach Verbrennungen ist die Bildung von Narben. Diese entstellenden Hautveränderungen sind vor allem dann eine psychische Belastung für den Betroffenen, wenn sie in Gesicht, Hals, der behaarten Kopfhaut oder im Bereich der weiblichen Brüste auftreten. Geht es um die Korrektur größerer **Verbrennungsnarben,** sind es mehr die funktionellen als die ästhetischen Aspekte, die vom Mediziner beachtet werden, z.B. in Gelenksnähe gelegene, schrumpfende Narbenstränge, die den Bewegungsumfang drastisch einschränken (Narbenkontrakturen → S. 898).

Nachdem die Hauttransplantate eingeheilt sind, helfen Kompressionsbandagen, die erhabene Narbenbildung (→ S. 898) zu minimieren. Wenn dennoch Narbenkontrakturen entstehen, kann eine **Z-Plastik** Abhilfe schaffen, die die Narbe in einer Art Zieharmonikaeffekt verlängert. Bei einer Z-Plastik werden dreieckige Hautlappen in einem Winkel von 45° zum Narbenverlauf angelegt. Durch Verlagerung der Lappenspitzen entsteht eine Z-förmige Narbenlinie, die mit feinen Nähten verschlossen wird. Der Verlauf der Narbe wird dabei so geplant, dass ein Teil der Einschnitte in den natürlichen Hautspannungslinien liegt.

Gesichts- und Schädelfehlbildungen

Angeborene Fehlbildungen (Anomalien) können erblich bedingt oder durch Umwelteinflüsse verursacht sein. Auch ungenügend getestete Medikamente haben in der Vergangenheit zu massenhaft auftretenden Fehlbildungen geführt – zu trauriger Berühmtheit gelangte in diesem Zusammenhang die Contergan®-Affäre. Kommt ein Kind mit einer Fehlbildung zur Welt, so ist dies für die Angehörigen zunächst ein schwerer Schock. Für den Plastischen Chirurgen hingegen gilt es, die Fehlbildungen so früh und so perfekt wie möglich zu korrigieren. Besonders bei der operativen Behandlung schwerer **Gesichts-** und **Schädelfehlbildungen** ***(kraniofaziale Anomalien)*** hat die Plastische Chirurgie in den letzten Jahren große Fortschritte gemacht. Ausgereifte und standardisierte Operationsverfahren ermöglichen es, die wichtigsten Korrekturen bereits im ersten Lebensjahr vorzunehmen.

Zu den häufigsten Anomalien gehört die **Lippen-Kiefer-Gaumen-Spalte** ***(LKG-Spalte),*** die einseitig oder beidseitig, vollständig oder unvollständig ausgebildet sein kann (eine von 500 Geburten). Ist nur die Oberlippe betroffen, handelt es sich um eine **Lippenspalte,** umgangssprachlich als ***Hasenscharte*** bekannt, ein **gespaltener Gaumen** wird umgangssprachlich als ***Wolfsrachen*** bezeichnet. Unbehandelt können derartige Spalten schwere körperliche Probleme zur Folge haben. Die Atemfunktion ist behindert, die Nahrungsaufnahme erschwert, Hals-Nasen-Ohren-Erkrankungen kommen gehäuft vor.

Ist zusätzlich die Nase fehlgebildet, steigt der seelische Leidensdruck. Die operativen Möglichkeiten sind auf diesem Gebiet so weit fortgeschritten, dass das Aussehen der Kinder, die Sprache, das Hörvermögen und die Kiefer- und Zahnentwicklung kaum mehr beeinträchtigt sind. Die wesentlichen Operationen beginnen so frühzeitig, dass sie spätestens zum Ende des ersten Lebensjahres abgeschlossen sind. Aber auch bei älteren Kindern und Jugendlichen können noch notwendige Korrekturen zur Verbesserung des Aussehens und der Funktion in spezialisierten Zentren vorgenommen werden.

Stark deformiert sind Gesicht und Schädel bei Fehlbildungen wie dem ***Apert-, Crouzon-, Pfeiffer-*** und ***Carpenter-Syndrom.*** Sie sind sehr selten und treten bei einem von etwa 90 000 Säuglingen auf. Typische Symptome sind Turm- oder Spitzschädel, zurückliegendes Mittelgesicht und unterentwickelter Oberkiefer. Sie bedingen Beeinträchtigungen des Seh-, Hör- und Sprachvermögens sowie Atmungsschwierigkeiten. Häufig bestehen zusätzlich Verwachsungen der Zehen und Finger sowie Bewegungseinschränkungen im Schultergürtelbereich und in den Gelenken. Auch diese Anomalien werden an interdisziplinären Zentren von Plastischen Chirurgen, Neurochirurgen und Kinderchirurgen frühzeitig behandelt. Hierfür werden auch moderne Operationstechniken wie **Gewebeexpansion** und **Knochenverlängerung** ***(Knochendistraktion)*** eingesetzt. Hierbei wird die Haut durch einen implantierten Ballon nach und nach gedehnt bzw. an natürlichen Wachstumsfugen über Monate gestreckt.

i **Aktuell:** www.gesundheit-heute.de/24x06

- **www.lkg-selbsthilfe.de** – Selbsthilfevereinigung für Lippen-Gaumen-Fehlbildungen e. V., Hüttenberg: Enthält umfangreiche Informationen, Beratungsadressen, ein Forum und Galerien.
- **www.lkgs.net** – Privates Diskussionsforum für von Lippen-Kiefer-Gaumenspalten Betroffene und Eltern.
- **www.apert-syndrom.de** – Elterninitiative Apert-Syndrom und verwandte Fehlbildungen e. V., Kierspe: Mit Informationen und Austauschmöglichkeiten.

Buchteil IV – Erkrankungen und ihre Therapie

25

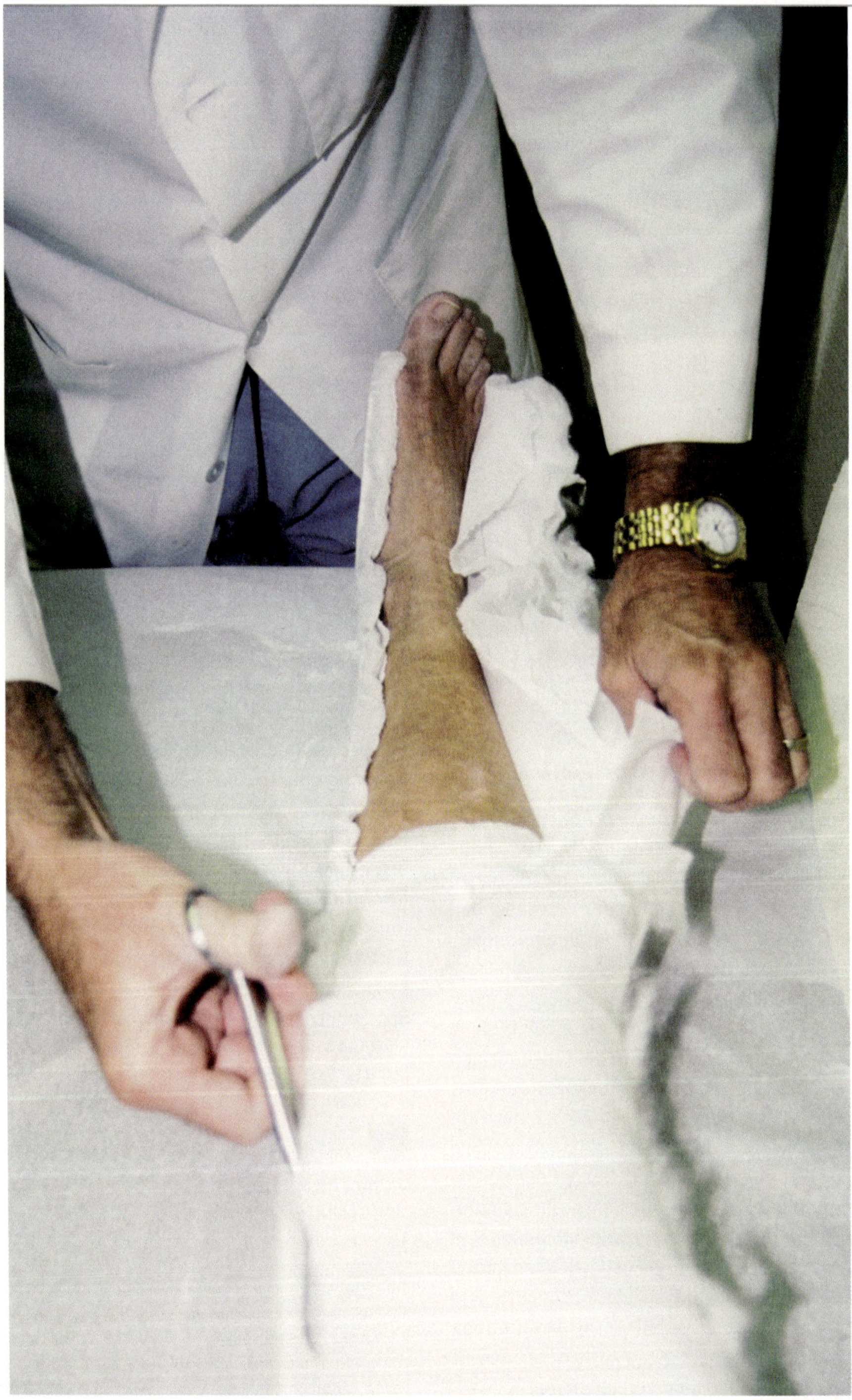

„Gerade erziehen" lautet die wörtliche Übersetzung von Orthopädie, und etwas gerade zu richten ist tatsächlich Aufgabe des Orthopäden: sei es ein krummer Rücken, ein ausgekugeltes Ellenbogengelenk oder eine verkrümmte Hammerzehe. Damit gebrochene Knochen gerade zusammenwachsen, schient der Chirurg oder Orthopäde die verletzte Gliedmaße häufig mit einem Gipsverband. Die Methode hat Tradition: In prähistorischer Zeit verwendete man bereits Schienen im Verbund mit aushärtendem Lehm oder Ton. Den Gipsverband – so, wie wir ihn heute kennen – entwickelte ein Armeearzt im 19. Jahrhundert. Mehr als 150 Jahre lang blieb er im Wesentlichen unverändert, bis ihm in den letzten Jahrzehnten mit den modernen Kunststoffgipsen eine Konkurrenz erwuchs. [MAU 2501]

Orthopädische Erkrankungen und Verletzungen

In diesem Kapitel finden Sie

Einführung 902
Die medizinischen Fachgebiete 902
Aufbau und Funktion von Knochen und Gelenken 902
Häufige Erkrankungs- und Verletzungsarten 903
Diagnoseverfahren 904
Therapie von Verletzungen und orthopädischen Erkrankungen 905
Knochenbrüche 908

Sportverletzungen 909
Prävention von Sportverletzungen ... 909
Akute und chronische Sportverletzungen 909
Akutmanagement von Sportverletzungen 911
Rehabilitation von Sportverletzungen 911

Wirbelsäule, Brustkorb und Bauch 912
Aufbau und Funktion 912
Fehlhaltung, Haltungsschwäche und Fehlstellung 913
Rücken-, Nacken- und Kreuzschmerzen 914
Bandscheibenschäden 920
Spinalstenose 922
Halswirbelsäulensyndrom und Schleudertrauma 922
Skoliose 924
Morbus Scheuermann 925
Spondylolisthese 926
Wirbelsäuleninfektionen 927
Trichterbrust 927
Wirbelbrüche 928
Brustkorbverletzungen 929
Stumpfes Bauchtrauma 930

Schulter und Oberarm 931
Aufbau und Funktion 931
Schlüsselbeinbruch 931
Schultereckgelenkverrenkung 932
Rotatorenmanschettensyndrom 933
Schultergelenkarthrose 935
Oberarmkopfbruch 935
Schulterverrenkung 936
Bizepssehnenriss 937
Brüche des Oberarms 938

Ellenbogen und Unterarm 939
Aufbau und Funktion 939
Tennis- und Golferellenbogen 939
Ellenbogenschleimbeutelentzündung 940
Ellenbogenverrenkung und Chassaignac-Lähmung 941
Ellenhakenbruch 942
Speichenköpfchenbruch 942
Unterarmbruch 943

Hand 944
Aufbau und Funktion 944
Karpaltunnelsyndrom 944
Morbus Dupuytren 946
Ganglien 947
Sehnenscheidenentzündung am Handgelenk 947
Schnellende Finger 948
Arthrosen des Handgelenks und der Fingergelenke 949
Handwurzelbrüche und Kahnbeinbrüche 950
Mittelhand- und Fingerbruch 950
Kapsel- und Sehnenverletzungen an Hand und Fingern 951

Hüfte und Oberschenkel 952
Aufbau und Funktion 952
Hüftgelenksarthrose 953
Coxitis 956
Sehnen- und Schleimbeutelentzündung an der Hüfte, schnellende Hüfte 957
Hüftluxation und Hüftdysplasie 958
Coxa vara und Coxa valga 959
Hüftkopfgleiten 959
Hüftkopfnekrose und Morbus Perthes 960
Sehnenentzündung am Innenschenkel 961
[Ober-]Schenkelhalsbruch 961
Oberschenkelbruch 963

Knie und Unterschenkel 964
Aufbau und Funktion 964
Kniegelenksarthrose 964
X-Bein und O-Bein 966
Vorderer Knieschmerz 967
Schleimbeutelentzündung am Knie .. 969
Bakerzyste 970
Osteochondrosis dissecans 971
Morbus Osgood-Schlatter 971
Meniskusverletzung 972
Kreuzbandverletzung 973
Quadrizepssehnenriss und Patellasehnenriss 975
Kniescheibenbruch 975
Kniescheibenverrenkung 976
Muskelfaserriss in der Wade 976
Unterschenkelbruch 978

Sprunggelenk und Fuß 979
Aufbau und Funktion 979
Sprunggelenksverletzungen 979
Achillessehnenriss und Achillodynie . 981
Fersensporn 983
Fußdeformitäten 983
Ballen-, Hammer- und Krallenzehe ... 986
Sprungbein- und Fersenbeinbruch ... 987
Mittelfuß- und Zehenbrüche 987

Knochenmarkentzündung, Knochenkrebs, Knochenmetastasen 988
Osteomyelitis 988
Knochentumoren 989
Knochenmetastasen 991

An anderer Stelle im Buch besprochen:
Gicht 769
Medizinische Fußpflege 1065
Osteoporose 1016
Osteomalazie (Knochenerweichung) . 1018
Schädel-Hirn-Verletzungen 1152
Stromunfälle 202
Verbrennungen, Verbrühungen 203, 204
Verätzungen 203

Die medizinischen Fachgebiete

Die **Orthopädie** ist das medizinische Gebiet, das die Erkrankungen des Stütz- und Bewegungsapparats behandelt, also die Krankheiten der Knochen, Gelenke, Bänder, Muskeln und Sehnen. Die **Traumatologie** oder *Unfallchirurgie* beschäftigt sich dagegen ganz allgemein mit Verletzungen und deren Folgen. Da diese sehr oft ebenfalls den Bewegungsapparat betreffen, gibt es viele Überschneidungen zwischen beiden Fachgebieten. Deswegen werden sie auf den folgenden Seiten auch gemeinsam behandelt.

Die Fachgebiete Orthopädie und Unfallchirurgie werden aber nicht nur im Rahmen dieses Buchs zusammengefasst. Auch künftige Fachärzte werden in Deutschland nicht mehr *Orthopäde* oder *Unfallchirurg*, sondern **Facharzt für Orthopädie und Unfallchirurgie** genannt.

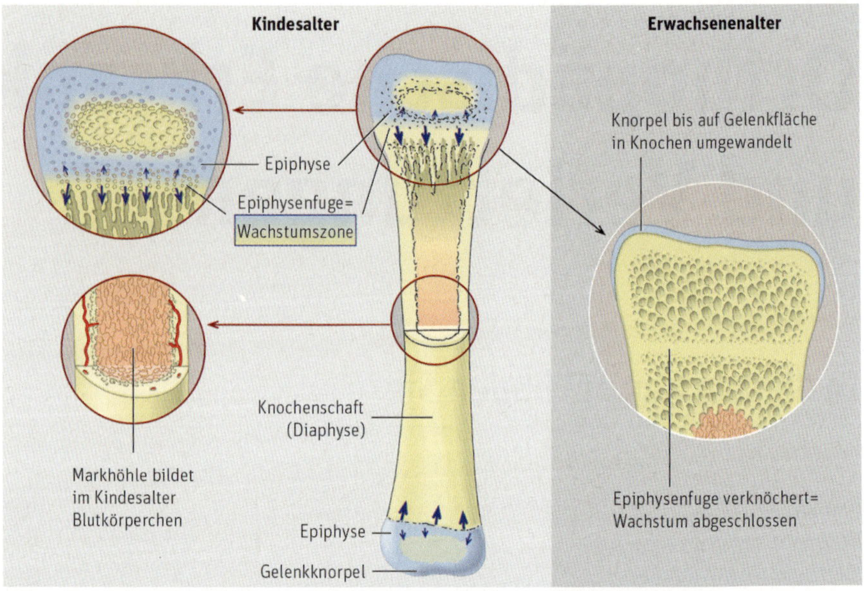

Knochenaufbau *und* **Knochenbildung.** *Beim* **wachsenden Kind** *bestehen die* **Knochenenden (Epiphysen)** *noch aus Knorpelgewebe (in der Abbildung blau). Von einem Knochenkern ausgehend verknöchert der Knorpel zunehmend, bis nur noch ein knorpeliger Überzug und eine Knorpelzone im Grenzbereich von Knochenende und -schaft übrig bleiben. Von dieser Knorpelzone,* **Wachstumsfuge** *genannt, geht das weitere Längenwachstum aus. Es ist abgeschlossen, wenn die Wachstumsfuge gegen Ende der Pubertät vollkommen verknöchert ist. Von der ursprünglichen Knorpelmasse bleibt nur eine Schicht auf den Gelenkflächen des Knochenendes, der Gelenkknorpel. Innerhalb des Knochenschafts der Röhrenknochen befindet sich bei Kindern rotes, blutbildendes Knochenmark, das sich mit zunehmendem Alter in gelbes, fetthaltiges Knochenmark umwandelt.* [GRA 2502]

Aufbau und Funktion von Knochen und Gelenken

Knochen

Das menschliche **Skelett** besteht aus 208 bis 214 **Knochen.** Die Anzahl variiert zwischen einzelnen Individuen, da insbesondere Hand, Fuß und Wirbelsäule unterschiedlich viele Knochen enthalten können. Das Stützgerüst der Gliedmaßen bilden die langen **Röhrenknochen,** zu denen z. B. Oberarmknochen, Elle und Speiche, Oberschenkelknochen, Schienbein und Wadenbein zählen. Sie bestehen jeweils aus den beiden **Knochenenden** ***(Epiphysen)*** und dem dazwischen liegenden **Knochenschaft** ***(Diaphyse).*** Neben den Röhrenknochen sind am Skelettaufbau verschiedene andere Knochenarten beteiligt: die **platten Knochen,** die z. B. Schädel, Becken und Rippen bilden, die **kurzen Knochen,** die sich v. a. in der Handwurzel befinden, sowie **unregelmäßige Knochen,** z. B. Wirbel oder Unterkiefer. Als **Sesambeine** werden kleine rundliche Knochen bezeichnet, deren Anzahl und Größe individuell verschieden ausgeprägt ist; ihr größter und bekanntester Vertreter ist die Kniescheibe.

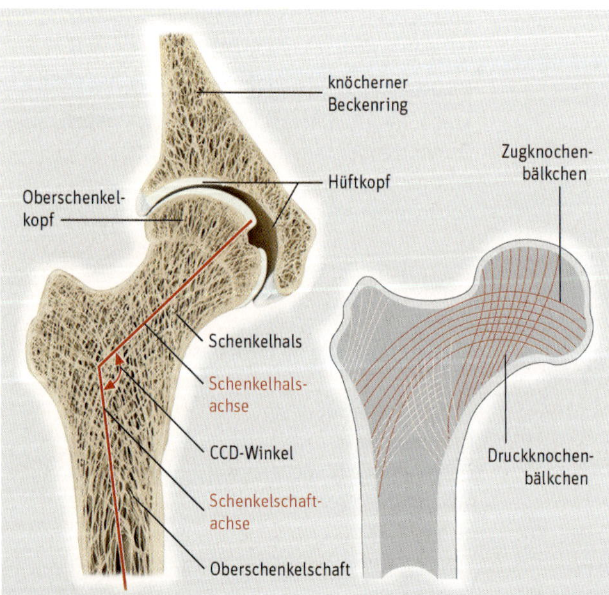

Die **Knochenbälkchen** *übernehmen die gleiche Funktion wie Stahlstützen und tragende Mauern eines Gebäudes. Sie nehmen die Last von „oben" auf, verteilen sie und verleihen dem Knochen Festigkeit. Dünnen die Knochenbälkchen aus – dies ist z. B. bei der Osteoporose der Fall – kommt es schon bei geringen Fehlbelastungen zum Bruch des Knochens. Der Oberschenkelhals ist dafür sehr anfällig, weil er durch die Achse, die der Schenkelhals mit dem Hüftkopf bildet, eine erhebliche statische Last zu tragen hat.* [GTV 2503]

Knochenaufbau. Knochenanteile, die innerhalb eines Gelenks liegen, sind von einer Knorpelschicht bedeckt, die auftretende Reibungskräfte reduziert. Außerhalb von Gelenken überzieht eine gut durchblutete **Knochenhaut** ***(Periost)*** die Oberfläche. Sie schützt und ernährt die äußere Knochenschicht und dient dem Ansatz von Bändern und Sehnen. Ihre extreme Schmerzempfindlichkeit ist jedem vertraut, der sich schon einmal das Schienbein angestoßen hat.

Unterhalb der Knochenhaut liegt eine unterschiedlich dicke Schicht aus dichtem Knochengewebe. Im Bereich des Knochenschafts heißt diese Schicht **Kompakta,** an den Knochenenden **Kortikalis.** Letztere wird im Knocheninneren abgelöst von der **Spongiosa,** einem schwammartig aufgebauten Gerüstwerk aus feinen **Knochenbälkchen.** Diese Konstruktion sorgt für eine große Stabilität des Knochens bei relativ geringem Gewicht. In den Zwischenräumen der Knochenbälkchen befindet sich bei Erwachsenen v. a. Fettgewebe, in den platten Knochen auch rotes, blutbildendes **Knochenmark.** Die Knochensubstanz besteht aus verschiedenartigen **Knochenzellen** ***(Osteozyten),*** die in eine **Knochenmatrix** aus kalziumhaltigem **Hydroxylapatit,** Eiweißstoffen (z. B. Kollagen), Wasser und anderen Substanzen eingebettet sind.

Knochenbildung. Der Vorgang der **Knochenbildung,** *Osteogenese* oder *Ossifikation* genannt, verläuft beim kindlichen Knochenwachstum und bei der Verknöcherung von Knochenbrüchen im Wesentlichen gleich. Zwei Formen werden unterschieden: Bei der *direkten Ossifikation* produzieren **Osteoblasten,** knochenbildende Zellen, die Knochenmatrix direkt an Ort und Stelle. Dagegen entsteht bei der *chondralen Ossifikation* zunächst Knorpelgewebe, das schrittweise durch Knochengewebe ersetzt wird. Während des kindlichen Knochenwachstums bilden sich im Mutterleib in den noch knorpelig angelegten Knochen **Knochenkerne.** Diese verknöcherten Bereiche werden größer und verschmelzen schließlich, sodass nur noch schmale Knorpelzonen zwischen Knochenende und Knochenschaft verbleiben, die als **Wachstumsfugen** oder *Epiphysenfugen* bezeichnet werden. Von ihnen geht so lange das weitere Längenwachstum des Knochens aus, bis sie gegen Ende des zweiten Lebensjahrzehnts schließlich verknöchern und damit die pubertäre Wachstumsphase abschließen.

Auch nach dieser Wachstumsphase ist der Knochen nicht fertig, sondern baut sich ständig auf, ab und um. An diesem Prozess sind verschiedene Hormone in komplizierten Regelkreisen beteiligt, insbesondere die Sexualhormone Östrogen und Testosteron, das knochenaufbauende Kalzitonin (→ S. 1017) aus der Schilddrüse und das knochenabbauende Parathormon (→ S. 748) aus der Nebenschilddrüse. Zur Verarbeitung von Kalzium

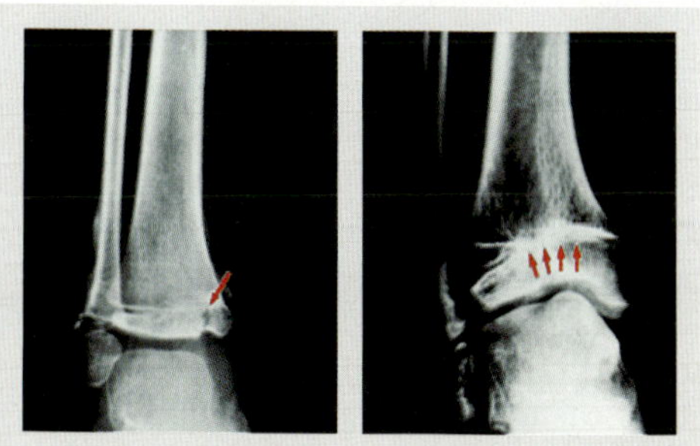

Die **Wachstumsfuge** *ist bei Knochenbrüchen gefährdet. Wird sie verletzt, wie hier bei einem 5-jährigen Mädchen mit einem Bruch am Innenknöchel, droht eine Störung des Knochenwachstums. Der Pfeil (linkes Bild) zeigt auf die Knochenbruchlinie, die die untere Wachstumsfuge des Schienbeins durchtrennt. Als Folge können ein Beinlängenunterschied oder eine Achsabweichung entstehen (rechtes Bild). Die Wachstumsfugenverletzungen werden in Schweregrade unterteilt. Während beim Schweregrad 1 eine konservative Therapie erfolgreich ist, müssen Verletzungen ab dem Schweregrad 2 operativ versorgt werden.* [GTV 2504]

(→ Abb. S. 239), einem wichtigen Bestandteil der Knochenmatrix, ist außerdem Vitamin D (→ Abb. S. 236) erforderlich. Bis zum 35. Lebensjahr überwiegen die Aufbauprozesse und die Knochenmasse nimmt ständig zu. Danach vermindert sich die Knochenmasse normalerweise jährlich um etwa 1,5 %.

Gelenke

Wenn sich Knochen zu einem **Gelenk** zusammenfügen, bestimmt v. a. die Form der beteiligten Knochenoberflächen, welche Bewegungen in diesem Bereich möglich sind. Bei den **Kugelgelenken** in Hüfte und Schulter liegt ein kugelförmiger *Gelenkkopf* in einer *Gelenkpfanne* und erlaubt dort Bewegungen in sämtliche Richtungen. Ein **Scharniergelenk,** wie es sich im oberen Sprunggelenk befindet, lässt dagegen lediglich Bewegungen um eine Achse zu, da seine Gelenkflächen als Walze und Rinne gestaltet sind. Bei **Sattelgelenken** wie dem Daumensattelgelenk greifen zwei Y-förmige Gelenkflächen ineinander und ermöglichen dort Bewegungen um zwei senkrecht zueinander stehende Richtungen. Als weitere Formvarianten gibt es **Eigelenke** (zwischen Schädel und oberstem Wirbel), **ebene Gelenke** (z. B. zwischen Wirbelfortsätzen) und **Zapfengelenke,** die reine Drehbewegungen erlauben, z. B. zwischen den beiden oberen Halswirbeln oder zwischen Elle und Speiche.

Jedes Gelenk ist von einer straffen **Gelenkkapsel** umschlossen, die es führt und vor Verrenkungen schützt. Die als **Gelenkschleimhaut** *(Synovialis)* ausgebildete, innere Schicht der Kapsel sondert in die **Gelenkhöhle** eine zähe Flüssigkeit ab, die **Gelenkschmiere** oder *Synovia.* Diese erfüllt zwei wichtige Aufgaben: Sie ernährt den gefäßlosen **Gelenkknorpel,** der die Gelenkflächen überzieht, und erhöht gleichzeitig dessen Gleitfähigkeit.

Häufige Erkrankungs- und Verletzungsarten

Arthrose: Bei dieser Volkskrankheit handelt es sich um eine typische Verschleißerscheinung. Sie hat ihre Ursache in einem Missverhältnis zwischen belastungsbedingtem Knorpelabrieb und körpereigenen Reparaturmaßnahmen. Deshalb zeigt sich der Zerstörungsprozess zunächst v. a. am Gelenkknorpel und anderen knorpeligen Gelenkstrukturen, z. B. den Menisken (→ S. 964). Später greifen die Veränderungen auch auf den Knochen über, der direkt unterhalb der Knorpelschicht liegt. Als Folge entstehen Symptome wie Gelenkschmerzen, Bewegungseinschränkungen und Verformungen des betroffenen

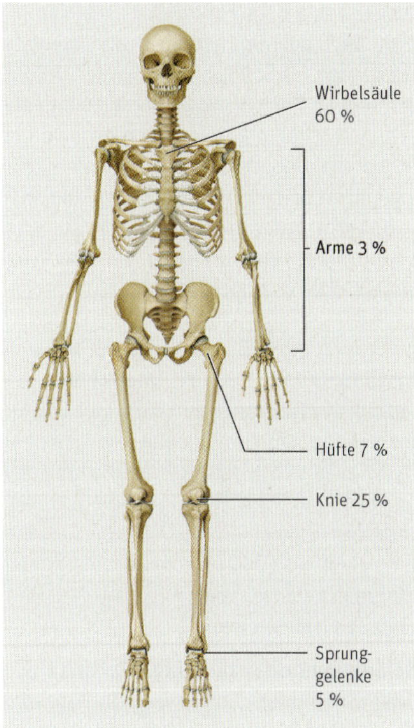

Die **Arthroseschäden** *des Menschen konzentrieren sich besonders auf die durch den aufrechten Gang belasteten Gelenke von Wirbelsäule, Hüfte und Knien.* [GTV 2505]

Gelenks. Wenn sich auf den kontinuierlichen Prozess der Knorpel- und Knochenzerstörung entzündliche Reaktionen aufpfropfen, z. B. aufgrund einer Überlastung des Gelenks, nehmen die Beschwerden zeitweilig zu. Man spricht in diesem Fall von einer ***aktivierten Arthrose.*** Anfällig für Arthrosen sind insbesondere die Gelenke in Schulter, Hand, Hüfte, Knie und Fuß.

Arthritis *(Gelenkentzündung):* Beispielsweise bei einer Arthrose, aber auch im Rahmen entzündlich-rheumatischer Erkrankungen (→ S. 993) oder einer bakteriellen Gelenkinfektion *(septische Arthritis).*

Aseptische Knochennekrose: Dieser Begriff bezeichnet krankhafte Umbauvorgänge und Veränderungen am Knochen, die bei Kindern im Bereich der Wachstumsfugen (→ Abb. S. 902) auftreten. Sie betreffen v. a. Knochen, die starken mechanischen Belastungen ausgesetzt sind: Wirbelsäule (Morbus Scheuermann → S. 925), Hüftkopf (Morbus Perthes → S. 960), oberes Schienbein (Morbus Osgood-Schlatter → S. 971) und Fuß ***(Morbus Köhler*** → S. 144). Ursächlich spielen vermutlich lokale Durchblutungsstörungen eine wichtige Rolle.

Fehlstellung *(Deformation):* Abweichungen von der normalen Knochen- oder Gelenkachse kommen gelegentlich als angeborene Störungen vor, z. B. im Fußbereich als Klumpfuß (→ S. 985) oder im Hüftgelenk als Coxa vara oder valga (→ S. 959). Eine X- oder O-Beinstellung im Kniegelenk ist im Kleinkindalter sehr verbreitet, meist vorübergehend und in aller Regel unbedenklich. Die meisten Fehlstellungen entstehen im späteren Alter, z. B. verursacht durch ungünstig verheilte Knochenbrüche, entzündliche Gelenkerkrankungen oder Osteoporose (→ S. 1016).

→ auch Knochenbruch (Fraktur) S. 908

Prellung ***(Kontusion)*** und **Quetschung.** Verletzung der Weichteile durch stumpfe Gewalteinwirkung, z. B. Stoß, Schlag oder Einklemmung, zeigt sich in den typischen Symptomen Schmerz und Schwellung. Letztere hat zwei Ursachen: Zum einen tritt vermehrt Gewebeflüssigkeit aus (Ödem), zum anderen führen Blutungen aus zerrissenen Gefäßen zu Blutergüssen (Hämatomen).

Schleimbeutelentzündung ***(Bursitis).*** Als Gleit- und Pufferschicht zwischen Haut und Knochen befinden sich die Schleimbeutel über zahlreichen Gelenken, z. B. der Kniescheibe und dem Ellenbogen. Zu einer Entzündung kommt es bei häufig wiederkehrenden oder lang anhaltenden, mechanischen Reizen, z. B. beim gewohnheitsmäßigen Aufstützen der Ellenbogen oder beim ständigen Knien im typischen „Risikoberuf" Fliesenleger. Auch Verletzungen oder rheumatische Gelenkerkrankungen lösen gelegentlich eine Schleimbeutelentzündung aus.

Sehnenansatzentzündung ***(Insertionstendopathie, Ansatztendinose, Ansatztendinitis, Myotendinose).*** Wo Sehnen an Knochen ansetzen, haben sie besonders starke, mechanische Belastungen auszuhalten. Bei anhaltender Über- oder Fehlbeanspruchung kommt es an diesen Stellen oft zu entzündlichen Reaktionen, die sich durch Schmerzen bei Belastung der betroffenen Sehne bemerkbar machen. Bestehen solche Veränderungen über längere Zeit, bilden sich dort oft kalkhaltige Ablagerungen. Die Erkrankung betrifft bevorzugt Sehnenansätze an der Schulter (z. B. Kalkschulter, Supraspinatussehnensyndrom → S. 933), am Ellenbogen (Tennis- oder Golferarm → S. 939, → S. 939), an der Hüfte (z. B. Trochantertendinose → S. 957), am Knie (z. B. Springerknie → S. 967) und am Fuß (z. B. oberer Fersensporn → S. 983). Bei jüngeren Menschen entsteht eine Sehnenansatzentzündung meist als Folge von arbeits- oder sportbedingten Überlastungen, bei älteren Menschen typischerweise als Begleiterscheinung von Arthrosen. Seltener sind rheumatische Erkrankungen, wie z. B. Morbus Bechterew (→ S. 1002) Ursache für eine Sehnenansatzentzündung.

Sehnenentzündung ***(Tendinose, Tendinitis)*** und **Sehnenriss** ***(Sehnenruptur).*** Ursache, Beschwerden und Behandlung der Sehnenentzündung gleichen im Wesentlichen denen der Sehnenansatzentzündung. Anfällig für verschleißbedingte Erkrankungen sind insbesondere die Achillessehne an der Ferse und die Bizepssehne am Oberarm. Die vorgeschädigten Sehnen neigen dazu, bei starken, abrupten Belastungen (z. B. durch Sport) teilweise oder vollständig zu reißen (Achillessehnenriss → S. 981, Bizepssehnenriss → S. 937).

Sehnenscheidenentzündung ***(Tendovaginitis).*** Sehnenscheiden sind Bindegewebeschläuche, die mit Schmierflüssigkeit gefüllt sind und wie ein Tunnel die Sehnen umschließen. Eine Entzündung dieses ***Sehnengleitgewebes*** entwickelt sich meist durch Fehl- und Überbelastung (z. B. beim Tastaturschreiben oder bei Schlägersportarten), manchmal auch als Begleiterscheinung von Infektionskrankheiten oder rheumatischen Erkrankungen. Sie betrifft oft das Handgelenk (→ S. 947).

Muskelverletzungen geschehen dann, wenn Muskeln abrupt oder übermäßig beansprucht oder gedehnt werden und/oder nicht aufgewärmt sind. Oft handelt es sich um Sportverletzungen. Die Übergänge zwischen einer **Muskelzerrung** mit Schädigung kleiner Muskelstrukturen und einem – oft schon äußerlich als Delle erkennbarem – ***Muskelfaserriss*** sind fließend. Die Maximalform stellt der komplette ***Muskelriss*** dar, die harmloseste Variante der **Muskelkater,** bei dem sich mikrofeine Risse in der Zellstruktur der Muskelzellen bilden.

Verstauchung ***(Distorsion)*** und **Bänderzerrung.** Beim Überschreiten des normalen Bewegungsausmaßes werden Gelenkkapsel und -bänder überdehnt. Als Folge schwillt das Gelenk sofort an und lässt sich nur noch eingeschränkt und unter Schmerzen bewegen. Bei starker Überdehnung des Gelenks treten **Kapselrisse** und **Bänderrisse** auf; bei einem noch stärkeren Aushebeln entsteht oft eine Verrenkung.

Verrenkung ***(Ausrenkung, Luxation).*** Bei dieser oft extrem schmerzhaften Gelenkverletzung werden die Gelenkflächen verschoben oder getrennt ***(Auskugeln),*** und zwar meist durch Heraushebeln, z. B. des Oberarmkopfs aus der Schultergelenkpfanne. Dabei entstehen fast immer Risse der jeweiligen Gelenkkapsel und der benachbarten Bänder. Treten bei der Ausrenkung zusätzlich Knochenbrüche auf, spricht der Arzt von einem **Verrenkungsbruch** ***(Luxationsfraktur).*** In jedem Fall ist eine schnellstmögliche Einrenkung erforderlich, um eine Quetschung oder Überdehnung der benachbarten Nerven und Blutgefäße mit dauerhaften Folgeschäden zu vermeiden.

Diagnoseverfahren

Anamnese und klinische Untersuchung

Bei vielen Verletzungen und Erkrankungen sind keine besonders aufwendigen Untersuchungsmethoden erforderlich, um die richtige Diagnose zu stellen. Als ersten und oft wichtigsten diagnostischen Schritt erfragt der Arzt den Unfallhergang oder den bisherigen Verlauf der Erkrankung (Anamnese → S. 1264). Bestimmte Unfallmechanismen und Formen von Gewalteinwirkung führen oft zu typischen Verletzungen, bestimmte Sportarten zu speziellen Sportschäden, die ihre Ursache manchmal schon durch Namen wie Golferellenbogen (→ S. 939) oder Skidaumen (→ S. 951) verraten. Bei orthopädischen Erkrankungen fragt der Arzt, wo und wann die Beschwerden am heftigsten auftreten, ob sie sich durch bestimmte Bewegungen und Belastungen auslösen oder verstärken lassen. Degenerative Erkrankungen, z. B. eine Arthrose, äußern sich typischerweise durch Schmerzen zu Beginn einer Aktivität (Anlaufschmerz) sowie nach längerer Belastung (Belastungsschmerz), entzündliche Erkrankungen wie eine Arthritis eher durch einen Ruheschmerz, der sich oft sogar durch Bewegung bessert (→ S. 994). Gelegentlich spielen auch Beschwerden und Erkrankungen außerhalb des Bewegungsapparats eine wichtige Rolle für die Diagnostik orthopädischer Probleme. So lassen sich z. B. Fußbeschwerden manchmal auf Diabetes zurückführen.

Eine sofortige Blickdiagnose ist dann möglich, wenn der Arzt sichere Zeichen eines Knochenbruchs (→ S. 908) sieht. Entscheidende diagnostische Hinweise gibt oft die Beobachtung von Körperhaltung und Bewegungsabläufen in Form einer **Ganganalyse** bei Bein- oder Rückenbeschwerden. Der **Finger-Boden-Abstand** beim Bücken ist ein gutes Beispiel dafür, wie sich die Beweglichkeit, bezogen auf die Wirbelsäule, messen und damit objektivieren lässt. Durch neurologische Untersuchungen, z. B. durch die Prüfung der Muskeleigenreflexe (→ S. 1119) oder der Berührungsempfindung, fahndet der Arzt nach neurologischen Erkrankungen, die orthopädische Störungen auslösen, begleiten oder vortäuschen können. Das Abtasten und Durchbewegen schmerzhafter Körperteile, die Suche nach speziellen Schmerzpunkten und verschiedene Funktionstests komplettieren die orthopädisch-unfallchirurgische Basisuntersuchung.

Bei einem **Funktionstest** führt der Arzt eine standardisierte Untersuchung durch, um gezielt die Funktion bestimmter Muskeln oder Muskelgruppen, Sehnen oder Gelenke zu prü-

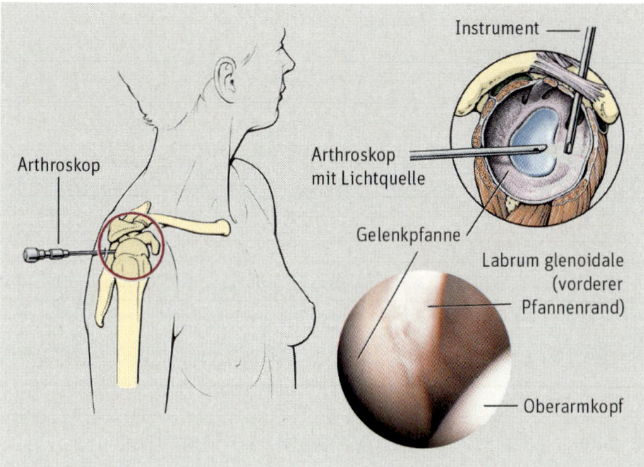

*Die **Gelenkspiegelung** ist das Verfahren der Wahl zur weitergehenden Diagnostik und operativen Behandlung von Erkrankungen des Schultergelenks. Die abgebildeten, arthroskopischen Bilder zeigen einen normalen Befund; zur Orientierung sind die dargestellten Strukturen auf den Schemazeichnungen markiert.* [GTV 2508]

fen. Die Tests helfen, eine zunächst diffuse, schmerzhafte Bewegungseinschränkung einzugrenzen und die verletzte oder erkrankte Struktur zu erkennen. Oft versucht der Arzt, typische Schmerzen zu provozieren, indem er die (vermutlich) betroffene Struktur gezielt beansprucht. Ein typisches Beispiel ist der ***Palm-up-Test*** (Handfläche hoch): Dabei wird der Untersuchte aufgefordert, seinen horizontal ausgestreckten Arm mit oben liegender Handfläche schräg nach vorne zu halten und nicht nachzugeben, während der Untersucher den Arm Richtung Boden drückt. Eine einseitige Kraftminderung sowie Schmerzen an der Schultervorderseite sprechen für eine Erkrankung der langen Bizepssehne.

Bildgebende Diagnostik

Röntgen. Durch die körperliche Untersuchung der Stütz- und Bewegungsorgane lassen sich Erkrankungen, z. B. Sehnenverletzungen, Knochenbrüche oder Entzündungen, oft mit großer Sicherheit feststellen. Trotzdem ist zur Bestätigung der Diagnose häufig der Einsatz technischer Geräte notwendig. So erfordert die Untersuchung von Knochen und Gelenken auch heute noch meist das Röntgen (→ S. 1268).

Dass hierbei potenziell schädliche Röntgenstrahlung auftritt, ist ein notwendiges Übel. Da moderne Anlagen das Röntgenbild elektronisch erfassen und bearbeiten, wird die notwendige Strahlungsintensität stark reduziert. Dadurch sind auch häufige Röntgenuntersuchungen ohne wesentliche Belastung.

Die Darstellung von Knochenbrüchen verlangt in der Regel Röntgenaufnahmen in mindestens zwei verschiedenen Ebenen, von vorne und von der Seite, eventuell auch in schräger Richtung. Sie geben Informationen über den Ort des Bruchs, die Zahl der Bruchstücke, eine mögliche Verschiebung der Bruchflächen und gegebenenfalls die Beteiligung einer Gelenkfläche.

Kernspin und CT. Bei unklaren Befunden und zur Planung komplizierter Operationen sind Kernspin (→ S. 1269) und CT (→ S. 1268) die Untersuchungsmethoden der Wahl, ebenso bei Verletzungen und Erkrankungen von Brustkorb und Wirbelsäule. Als besondere Stärke des Kernspins gilt die Darstellung von Weichteilen, speziell von Gelenken, Muskeln, Sehnen und Schleimbeuteln, aber auch von Bandscheiben, Rückenmark und Rückenmarknerven.

Ultraschall. Weniger aufwendig, aber oft ebenso aufschlussreich lassen sich Weichteile mit Ultraschall untersuchen, z. B. die Bauchorgane, wenn nach einer Gewalteinwirkung (stumpfes Bauchtrauma → S. 930) innere Verletzungen auszuschließen sind. Auch zur Diagnostik von Verletzungen und Erkrankungen der Bänder, Muskeln und Sehnen sind Ultraschalluntersuchungen gut geeignet. Bei Gelenkerkrankungen und Knochenverletzungen ergänzen sie oft andere Diagnoseverfahren, reichen jedoch selten als alleinige Untersuchungsmethode aus.

Knochenszintigrafie. Eine spezielle, radiologische Untersuchungsmethode ist die **Knochenszintigrafie *(Skelettszintigrafie)*,** bei der die Anreicherung eines zuvor injizierten, radioaktiven Stoffs im Knochen gemessen wird. Verteilungsmuster und gespeicherte Menge des Stoffs erlauben Rückschlüsse auf einen gesteigerten Knochenstoffwechsel, wie er unter anderem bei entzündlichen Veränderungen oder Tumoren auftritt.

Gelenkspiegelung. Manche Gelenkverletzungen und -erkrankungen erlauben eine sichere Diagnose nur mithilfe einer **Gelenkspiegelung *(Arthroskopie)*,** einer speziellen Form der Endoskopie (→ S. 1270). Dabei führt der Arzt über einen kleinen Schnitt einen schmalen hohlen Stab ***(Arthroskop)*** ein, der mit einem optischen System von Linsen, einer Lichtquelle und meist einer Spül- und Absaugvorrichtung ausgestattet ist. Die Optik ist über eine Kamera mit einem Monitor verbunden. Außerdem besitzen manche Arthroskope Arbeitskanäle, durch die der Arzt chirurgische Instrumente im Miniaturformat (z. B. Scheren, Haken, Fräsen) einschieben kann, die sich von außen präzise steuern lassen. Dieses Verfahren ermöglicht es nicht nur, direkt in das Gelenk hineinzuschauen, sondern auch gleichzeitig eine minimal-invasive Operation durchzuführen. Gegenüber offenen chirurgischen Verfahren hat diese Methode verschiedene Vorteile: eine geringere Belastung des Organismus, weniger Schmerzen und kürzere Heilungsdauer.

Die Arthroskopie dient v. a. der Untersuchung von Verletzungen im Knie-, Schulter-, Hand- und Sprunggelenk, aber auch zur Beurteilung und Therapie entzündlicher oder verschleißbedingter Gelenkerkrankungen und unklarer Gelenkbeschwerden. Typische Einsatzgebiete am Knie sind z. B. die Naht von Meniskusverletzungen (→ S. 972), der Ersatz gerissener Kreuzbänder durch Transplantate (→ S. 973), die Entfernung von Gelenkmäusen (z. B. bei Osteochondrosis dissecans → S. 971) und das Ausschälen entzündeter Gelenkinnenhaut (Synovektomie → S. 998) bei schwerer rheumatischer Arthritis.

Laboruntersuchungen

Laboruntersuchungen (→ Kapitel 36) spielen in der Orthopädie eine untergeordnete Rolle. Bei unklaren Gelenkentzündungen untersucht der Arzt das Blut auf Entzündungswerte, Rheumafaktoren (→ S. 1330), spezielle Antikörper oder den Harnsäurespiegel (Verdacht auf Gicht → S. 769). Auch Gelenkflüssigkeit, mittels einer Spritze im Rahmen einer Gelenkpunktion (→ S. 995) entnommen, eignet sich zur Untersuchung im Labor. Dabei interessiert den Arzt insbesondere der Gehalt an Zellen, Kristallen oder Bakterien.

Therapie von Verletzungen und orthopädischen Erkrankungen

Operativ oder konservativ?

Bei der Therapie von Verletzungen und orthopädischen Erkrankungen stellt sich immer wieder die grundsätzliche Frage: Bedarf es einer operativen Behandlung oder ist eine nichtoperative, konservative Behandlung ausreichend oder sogar Erfolg versprechender?

Im Allgemeinen rät der Arzt immer dann zur Operation, wenn diese die Lebensqualität erfahrungsgemäß deutlicher verbessert als eine konservative Therapie, sich also z. B.

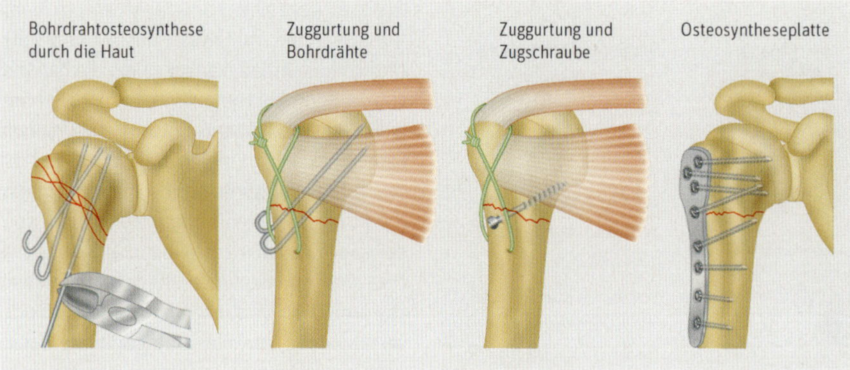

*Die **Osteosynthese** ist bei vielen Brüchen Therapie der Wahl. Zum Einsatz kommt sie auch bei manchen Knochenerkrankungen (z. B. Hüftkopfgleiten), bei künstlicher Gelenkversteifung, operativer Umstellung des Knochens und mangelhafter Heilung konservativ behandelter Brüche. Verschiedene Osteosyntheseverfahren bieten sich an, wenn es, wie hier gezeigt, um die Versorgung von Oberarmbrüchen geht.* [GTV 2509]

günstiger auf Schmerzen und Bewegungseinschränkungen auswirkt.

Die Entscheidung für und wider eine Operation ist im Einzelfall oft schwierig und hängt stark von den individuellen Erwartungen jedes Patienten ab. Für einen jungen Sportler mag ein bestimmter Zustand eine untragbare Verletzungsfolge darstellen, für deren Verbesserung er ein gewisses Operationsrisiko in Kauf nimmt. Ein älterer Mann ohne sportliche Ambitionen empfindet den gleichen Zustand möglicherweise als annehmbar und fühlt sich im täglichen Leben kaum behindert; deshalb vermeidet er lieber das für ihn meist höhere Operationsrisiko.

Die Empfehlungen der Ärzte ändern sich im Lauf der Zeit mit zunehmenden technischen Möglichkeiten und wissenschaftlichen Erkenntnissen. So war früher z. B. bei den meisten Rissen des Außenbands am Sprunggelenk (→ S. 979) oder der Achillessehne (→ S. 981) die operative Naht Therapie der Wahl. Heute jedoch behandeln die Ärzte einen großen Teil dieser Verletzungen ohne Operation, nachdem wissenschaftliche Studien ergaben, dass die konservative Therapie meist genauso gut wirkt wie die operative. Umgekehrt haben manche modernen Operationsmethoden aufgrund ihrer guten Ergebnisse die konservative Behandlung verdrängt. So beseitigen heutzutage die Ärzte in manchen Fällen eine subakromiale Enge beim Impingement-Syndrom der Schulter (→ S. 933) durch minimal-invasive Operationen, statt langsame und oft unzuverlässig wirkende konservative Maßnahmen anzuwenden.

Operative Behandlung

Eine Operation hat im Idealfall das Ziel, verletzte oder erkrankte Strukturen so zu reparieren, dass keine Langzeitfolgen zurückbleiben. Zu den wiederherstellenden Operationen zählen z. B. die Naht durchtrennter Sehnen und Bänder oder die Verschraubung gebrochener Knochen. Ein selteneres Operationsziel ist die Korrektur von schweren, behandlungsbedürftigen Fehlstellungen. Hier ist eine gängige Operation z. B. die **Umstellungsosteotomie** bei X- oder O-förmigen Fehlstellungen im Kniegelenk, die häufig als Folge anhaltender Fehlbelastungen des Beins bei Hüftbeschwerden entstehen. Dabei sägt der Operateur aus dem gelenknahen Oberschenkel- oder Schienbeinknochen einen Keil heraus und fügt den Knochen anschließend so zusammen, dass ein günstigerer Winkel entsteht.

Das operative Zusammenfügen und Stabilisieren von Knochenteilen wird als **Osteosynthese** bezeichnet. Hierzu verwendet der Arzt verschiedene Metallimplantate, z. B. Schrauben, mit Schrauben befestigte Metallplatten *(Schraubenosteosynthese, Plattenosteosynthese),* Drähte und Nägel. Bei der *Marknagelosteosynthese* **(Marknagelung)** wird ein starker Nagel *(Marknagel)* der Länge nach in die Markhöhle eines Knochens eingeschlagen und meist mit quer eingebrachten Schrauben befestigt *(Verriegelungsnagel).* Manche dieser Implantate verbleiben im Körper; die meisten werden jedoch nach Abschluss der Knochenbruchheilung wieder entfernt. Bei bestimmten Bruchformen und offenen Brüchen mit schweren Weichteilschäden bietet sich die Schienung des Bruchs durch eine Metallkonstruktion außerhalb des Körpers an, die über kleine Hautschnitte durch Schrauben mit den Knochenbruchstücken verbunden wird. Diese Konstruktion heißt **äußerer Spanner** oder *Fixateur externe.*

Sind Strukturen derart zerstört, dass eine Reparatur nicht mehr möglich ist, bleibt oft nur der operative Ersatz. Ein typisches Beispiel ist der Einbau von **künstlichen Gelenken** *(Endoprothesen).* Sie werden am häufigsten an Hüft- und Kniegelenk eingesetzt, stehen aber auch für viele kleinere Gelenke zur Verfügung. Die Haltbarkeit ist durch Verbesserungen der Materialeigenschaften und verfeinerte Operationstechniken an Knie und Hüfte auf inzwischen über 20 Jahre gesteigert worden. So versorgen Ärzte heutzutage auch jüngere Patienten mit einem künstlichen Gelenk.

Medikamentöse Therapie

Lokal. Eine differenzierte medikamentöse Therapie erfolgt häufig lokal, also direkt im Bereich der Verletzung oder Erkrankung, z. B. durch Injektionen an Sehnenansätzen, Nervenwurzeln oder Nerven *(Nervenblockade),* in Schleimbeutel oder Gelenke. Eine verbreitete lokale Therapie, v. a. bei Prellungen und Verstauchungen, sind Einreibungen mit entzündungshemmenden Sportsalben (z. B. Diclofenac-ratiopharm® Gel) und Gels (z. B. Etrat® Sport Gel). Es ist allerdings umstritten, ob die Wirkstoffe auf diese Weise ausreichend ins Gewebe eindringen.

Systemisch. Oft hilft deshalb nur eine systemische Therapie, die im ganzen Körper wirkt, z. B. in Form von Tabletten, Dragees, Tropfen, Saft oder Zäpfchen, oder durch Injektionen in Muskel oder Vene. Dabei kommen an erster Stelle nichtsteroidale Antirheumatika (NSAR → S. 996), z. B. Diclofenac (Voltaren®) oder Ibuprofen (Ibuflam ®) zum Einsatz, die nicht nur entzündungshemmend, sondern auch abschwellend und schmerzlindernd wirken. Vorwiegend als Schmerzmittel fungieren Medikamente wie Metamizol (Novalgin®) oder Paracetamol (Benuron®).

Eine Linderung starker Schmerzen lässt sich durch Opiate (→ S. 1207), wie z. B. Tramadolhydrochlorid (Tramal®) erzielen.

Warnhinweis: Acetylsalicylsäure (ASS, z. B. Aspirin®) ist bei akuten Verletzungen nicht zu empfehlen, da sie die Blutgerinnung hemmt, Blutungen und Blutergüsse verstärkt und eventuell anstehende Operationen erschwert.

Physiotherapie

Physiotherapieverfahren werden sowohl eigenständig als auch begleitend zu anderen Behandlungsstrategien eingesetzt.

Krankengymnastik. Kernpunkt ist bei vielen, v. a. bei nicht akuten Erkrankungen, die Krankengymnastik. Sie hat zum Ziel, Kraft, Beweglichkeit und/oder Belastbarkeit erkrankter oder verletzter Teile des Bewegungsapparats zu erhalten oder wiederherzustellen. Manche Übungen trainieren außerdem Koordination und Gleichgewicht, um z. B. ungünstige Bewegungsmuster zu korrigieren oder das Risiko von Stürzen (z. B. bei Osteoporose) zu verringern.

Während und nach längerer Ruhigstellung hilft gezielte Krankengymnastik, negative Auswirkungen wie Muskelabbau und Gelenkversteifung zu bekämpfen. Geeignet sind dafür insbesondere **isometrische Übungen.** Sie trainieren vom Abbau gefährdete Muskulatur durch wiederholte aktive Anspannung gegen Widerstand, ohne dabei die zugehörigen Gliedmaßenabschnitte zu bewegen. Außerdem ist es wichtig, Gelenke, die für längere Zeit ruhig gestellt waren, aktiv und passiv durchzubewegen **(Mobilisation),** um einer Versteifung entgegenzuwirken und bestehende Bewegungseinschränkungen durch Dehnung verkürzter Muskeln, Sehnen, Gelenkkapseln und Bänder zu überwinden.

Physikalische Therapien. Neben der Krankengymnastik bietet sich zur Behandlung orthopädischer Erkrankungen und Verletzungen das gesamte Spektrum physikalischer Verfahren an: Massagen, Lymphdrainagen (→ S. 743), Bäder (Balneotherapie), Anwendung von Wärme (Rotlicht, Heißluft oder Fangopackungen) oder Kälte (Kryotherapie), elektrischer Strom (Elektrotherapie, z. B. Reizstrom) und Ultraschall (Ultraschalltherapie). Die verschiedenen Verfahren der physikalischen Therapie haben das Ziel, die Durchblutung und damit die Nährstoffversorgung zu verbessern, das betroffene Gewebe abzuschwellen, Verspannungen zu lockern und Schmerzen zu lindern. Insbesondere bei älteren Menschen hat sich auch die Ergotherapie (→ S. 998) bewährt, eine Beschäftigungs- und Arbeitstherapie zum Training von Beweglichkeit, Geschicklichkeit und Kraft.

Als weiteres physikalisches Verfahren hat sich die **extrakorporale Stoßwellentherapie** *(EKST)* etabliert, die mit gebündelten, rhythmischen Schalldruckwellen arbeitet. Ursprünglich für die Zertrümmerung von Blasen- und Gallensteinen entwickelt, zeigt sie oft auch gute Erfolge bei der Behandlung von Tennisellenbogen (→ S. 939), Fersensporn (→ S. 983), Verkalkungen in der Schulter (PHS → S. 933) und Störungen der Knochenbruchheilung (Falschgelenk → S. 909). Für diese Erkrankungen übernehmen die gesetzlichen Kassen meist die Behandlungskosten.

Bei anderen Einsatzgebieten, z. B. Sehnenscheidenentzündungen am Handgelenk (→ S. 947), Springerknie (→ S. 967), Achillodynie (→ S. 981) oder Hüftkopfnekrose (→ S. 960) muss der Behandelte die Kosten selbst tragen.

Trotz intensiver Forschung ist jedoch bis heute unklar, warum die Wirkung der Therapie nie sicher vorauszusagen ist. Was den einen in wenigen Sitzungen dauerhaft von Schmerzen befreit, führt bei dem anderen sogar zur Verstärkung der Beschwerden.

Gips, Verbände und orthopädische Hilfsmittel

Ob operiert wird oder nicht: Ein allgemeines Behandlungsprinzip in Unfallchirurgie und Orthopädie lautet, dass erkrankte oder verletzte Teile des Bewegungsapparats – v. a. in der Akutphase – Ruhe und Entlastung brauchen, um heilen zu können. Manchmal reicht es aus, den entsprechenden Körperteil für begrenzte Zeit zu schonen und schmerzhafte Bewegungen oder Belastungen zu vermeiden. Oft sind jedoch verschiedene Hilfsmittel erforderlich, um den betroffenen Skelettabschnitt ruhig zu stellen. Neben dem traditionellen Gipsverband und seinen modernen Nachfahren aus Kunststoff gibt es zu diesem Zweck eine Vielzahl ausgeklügelter Spezialverbände, sowie eine große Auswahl vorgefertigter Schienen und Apparate.

Gipsverbände. Beim **echten Gips** oder *Weißgips* handelt es sich um pulverisiertes Gipsmineral, das auf Mullbinden aufgetragen ist und bei der Verarbeitung mit Wasser unter Wärmeentwicklung zum festen Gips abbindet. Es eignet sich für alle festen Stützverbände und zur Ruhigstellung nach Brüchen, Operationen oder bei Entzündungen.

Der **Kunststoffgips** oder *Castverband* besteht dagegen aus einem Netz von Kunstfasern, z. B. Glasfasern, das mit Kunstharz, z. B. Polyurethan, getränkt ist und unter Wassereinwirkung aushärtet. Vorteile gegenüber dem Weißgips sind schnelleres Aushärten, geringeres Gewicht und bessere Widerstandsfähigkeit gegenüber Nässe. Nachteilig sind die zehnfach höheren Kosten.

Ein **geschlossener Gips** *(zirkulärer Gips, Rundgips)* umschließt den gesamten Körperteil. Er eignet sich zur langfristigen Behandlung vieler Knochenbrüche. Als hülsenförmigen **Gipstutor** setzt ihn der Arzt auch ein, um Erkrankungen, z. B. Kapsel-, Band- und Meniskusverletzungen oder Entzündungen, zu behandeln. Ein **Spaltgips** ist ein geschlossener Gips, der unmittelbar nach dem Aushärten der Länge nach aufgesägt wird; eine **Gipsschiene** ist dagegen primär so angelegt, dass sie die erkrankte Gliedmaße nur teilweise umschließt. Spaltgips und Gipsschiene fixiert der Arzt mit elastischen Binden am betreffenden Körperteil.

Spaltgips und Gipsschiene eignen sich besonders für frische Verletzungen, bei denen mit einer zunehmenden Weichteilschwellung zu rechnen ist. Ein geschlossener Gips ist nicht zulässig, da bei einer Schwellung eine Druckerhöhung und eine Durchblutungsstörung im umschlossenen Gewebe droht. Gefürchtete Folge ist das **Kompartmentsyndrom,** das unbehandelt zum Absterben von Muskelgewebe und zu Nervenschädigungen mit dauerhaften Lähmungsfolgen führt. Es tritt v. a. an Unterschenkel und Unterarm auf und äußert sich in erheblichen Schmerzen und einem starken Spannungsgefühl in der Muskulatur. In diesem Fall lassen sich nur durch eine sofortige Operation mit Spaltung der betroffenen Muskulatur Dauerschäden vermeiden.

Unabhängig von der Behandlungsursache ist eine längerfristige Gipsbehandlung mit typischen Folgen und Risiken verbunden: Sie reichen von einem Muskelabbau *(Muskelatrophie,* Abb. → S. 912) über eine Versteifung der ruhig gestellten Gelenke bis hin zur Möglichkeit von Thrombosen und Embolien (→ S. 618). Bei engen oder unzureichend gepolsterten, zirkulären Gipsverbänden drohen außerdem, neben dem oben erwähnten

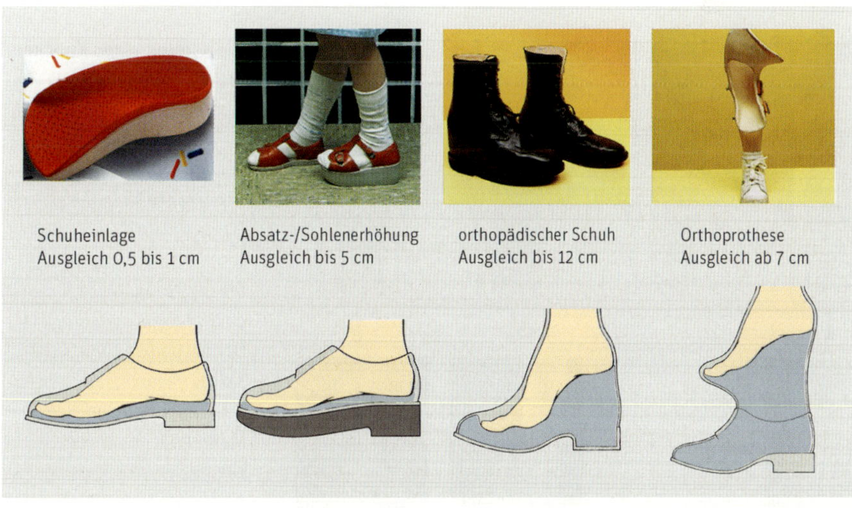

Zu den meistverschriebenen **orthopädischen Hilfsmitteln (Orthesen)** *zählen* **Schuheinlagen, Absatz- und Sohlenerhöhungen zur Beinlängenkorrektur** *sowie maßgefertigte* **orthopädische Spezialschuhe.** *Sowohl Fußdeformitäten als auch Beinlängenunterschiede lassen sich damit ausgleichen. Die Korrektur dient nicht nur der Verbesserung von Bewegungsabläufen, sondern verzögert auch das Auftreten von Verschleißerscheinungen an Beingelenken und Wirbelsäule.* [GTV 2510]

Kompartmentsyndrom, Hautverletzungen und direkte Druckschädigungen von Nerven.

Funktionelle Verbände stellen ein Gelenk oder eine Extremität nicht völlig ruhig, sondern erlauben bestimmte Bewegungen (Funktionen), während sie andere selektiv blockieren. Bekanntestes Beispiel sind **Tapeverbände:** Mehrere Streifen eines stark haftenden Klebebands werden im Gelenkbereich so auf die Haut geklebt, dass unerwünschte Bewegungen verhindert werden. Tapeverbände eignen sich zur Behandlung bei Zerrungen und Verstauchungen, chronischer Gelenküberlastung und Schwäche des Kapsel-Band-Apparats.

Funktionelle Schienen schützen in ähnlicher Weise vor extremen Bewegungen. Besonders bei Sprunggelenkverletzungen mit Überdehnungen und Rissen des Außenbands (→ S. 979) verordnen Ärzte häufig Schienen (z. B. die Aircast-Schiene), die das Umknicken des Fußes verhindern, das Abrollen des Fußes aber zulassen.

Orthopädische Hilfsmittel. Eine wichtige Rolle bei der Behandlung von Unfallfolgen wie auch von orthopädischen Erkrankungen spielen verschiedenartige technische Hilfsmittel in Form von **Orthesen.** Hierzu zählen z. B. Schienen, Bandagen, Stützapparate, Schuherhöhungen zur Beinlängenkorrektur (→ Abb. S. 907), Einlagen oder spezielle orthopädische Maßschuhe bei Verformungen und mangelnder Stabilität des Fußes (→ S. 983). Nicht zuletzt stehen als Hilfsmittel auch verschiedenste **Prothesen** zur Verfügung, die fehlende Gliedmaßenabschnitte ersetzen.

Knochenbrüche

Häufigkeit:

Knochenbruch ***(Fraktur):*** Obwohl der Aufbau der Knochen bei normaler Belastung eine große Stabilität gewährleistet (→ Abb. S. 902), sind Knochen bei Unfällen erheblich durch Verletzungen gefährdet. Weitaus am häufigsten ist die Speiche nahe dem Handgelenk betroffen (→ S. 943), gleich gefolgt vom Schlüsselbein (→ S. 931). Starke Gewalteinwirkung führt oft zu *dislozierten,* also **verschobenen Brüchen** mit zum Teil erheblichem Auseinanderklaffen der Bruchflächen. Wo der Knochen nur von einer dünnen Hautschicht bedeckt ist, wie z. B. am Schienbein, treten die scharfen Bruchkanten häufig nach außen durch die Haut und machen die Verletzung zu einem **offenen Bruch.** Für eine starke Gewalteinwirkung spricht auch, wenn der Knochen in mehr als zwei Teile zerbricht. Bei 3–6 Bruchstücken (Fragmenten) liegt eine **Mehrfragmentfraktur** vor, bei mehr als sechs eine **Trümmerfraktur.**

Manchmal entsteht ein Knochenbruch auch ohne Unfall. Von einer **pathologischen Fraktur** spricht der Arzt, wenn ein Knochen schon bei einer relativ geringen Belastung bricht, z. B. bei einem leichten Anschlagen an ein Hindernis, bei einer heftigen Bewegung oder beim Aufstehen aus dem Sitzen. Ursache ist hier oft eine Osteoporose, die zu einer Ausdünnung und Schwächung der Knochenstruktur führt (→ S. 1016). In anderen Fällen befinden sich pathologische Frakturen an Schwachstellen des Knochens, die durch krankhafte Veränderungen, z. B. eine Zyste oder einen Tumor, entstehen. Ein **Ermüdungsbruch** entwickelt sich dagegen bei einer Dauerüberlastung des Knochens. Ein bekanntes Beispiel ist die Marschfraktur (→ S. 987) eines Mittelfußknochens, eine typische „Nebenwirkung" militärischer Gewaltmärsche.

Besondere Bruchformen treten im Kindes- und Jugendalter auf. Bei **Wulstfrakturen** und **Grünholzbrüchen** ***(Grünholzfrakturen)*** bricht der noch weiche, biegsame Knochen nicht ganz durch, sondern ist eingestaucht oder nur auf einer Seite (an)gebrochen – wie bei einem biegsamen, grünen Ast.

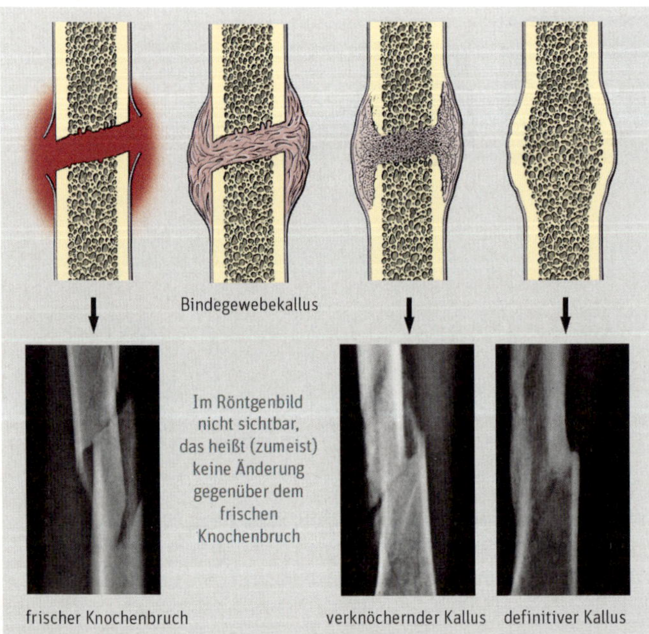

Die ***Heilung eines Knochenbruchs*** *dauert zwischen vier Wochen bei Fingerbrüchen bis zu dreieinhalb Monaten bei Schenkelhalsbrüchen. Zuerst entsteht ein Bluterguss, in den Bindegewebezellen aussprossen. Sie bilden eine zunächst bindegewebige Narbe, die sich anschließend in Knorpelgewebe umwandelt. Diese Narbe,* ***Kallus*** *genannt, überbrückt den Bruchspalt und stellt die Kontinuität des Knochens wieder her. Voll belastbar ist der Knochen jedoch erst dann, wenn der Kallus in den folgenden Monaten mithilfe von speziellen Knochenzellen durchmineralisiert und verknöchert.* [GTV 2507]

Leitbeschwerden

Ob ein Knochen gebrochen ist, lässt sich oft auch ohne Röntgenbild feststellen. So liegt sicher ein Knochenbruch vor, wenn

- Der betroffene Knochen abnorm beweglich ist, also an einer Stelle eine Bewegung möglich ist, an der sich kein Gelenk befindet
- Durch die Verschiebung der *Knochenbruchstücke (Fragmente)* ein Knirschen, Kratzen oder Reiben zu hören oder zu fühlen ist *(Knochenreiben, Krepitation)*
- Ein sichtbarer „Knick", also eine *Achsfehlstellung* des Knochens besteht
- Herausstehende Knochen oder in einer Wunde Knochenbruchstücke sichtbar sind **(offener Knochenbruch,** ***offene Fraktur).***

Gegenüber diesen **sicheren Knochenbruchzeichen** *(sichere Frakturzeichen)* gelten Schmerzen, Schwellung, Blutergüsse und Bewegungseinschränkung im Bruchbereich sowie Schonhaltung des betroffenen Körperteils als **unsichere Knochenbruchzeichen** *(unsichere Frakturzeichen).* Sie sind zwar in der Regel bei einem Knochenbruch vorhanden, finden sich aber oft auch bei einer einfachen Prellung oder Verstauchung.

Erste-Hilfe-Maßnahmen

(!) Die Versorgung von Knochenbrüchen hat hinter lebensrettenden Sofortmaßnahmen zurückzustehen.

Zeigt der Verletzte Knochenbruchzeichen (auch wenn es unsichere sind), darf man die Bruchstelle nicht mehr als unbedingt erforderlich bewegen. Sonst drohen eine Ausdehnung des Weichteilschadens und Gefäßverletzungen durch Knochenteile. Besonders gefährdet sind Wirbelsäulenverletzte. Ist ein rascher Transport, z. B. zur Rettung aus der Gefahrenzone, unvermeidbar, sollte die Körperhaltung des Verletzten möglichst unverändert bleiben, indem er z. B. von möglichst vielen Helfern hochgehoben und getragen wird.

Nur wenn Wirbelsäulenverletzungen ausgeschlossen sind, ist der Verletzte bequem zu lagern (bei Schockgefahr in Schocklage → Abb. S. 192, bei Bewusstlosigkeit in stabiler Seitenlage → Abb. S. 189). Ist der Notarzt schon auf dem Weg zur Unfallstelle, sollte in jedem Fall besser sein Eintreffen abgewartet werden.

Ist kein Notarzt verfügbar, können Arm- und Handbrüche behelfsmäßig mit einem Dreiecktuch versorgt werden. Es wird um den Hals geknotet, sodass eine Schlinge entsteht, in der der Arm ruhig gestellt ist. Bei Beinbrüchen ist es zweckmäßig, den Bruch mit fest gerollten Kleidungsstücken, Decken, Kissen oder ähnlichem zu umpolstern, bis eine medizinische Versorgung erfolgt.

Das macht der Arzt

Bei verschobenen Knochenbrüchen beginnt die Therapie damit, die Knochenbruchstücke in die normale Stellung zu bringen. Die **Einrichtung** *(Reposition)* erreicht der Arzt durch dosierten Zug und Druck, manchmal aber auch nur im Rahmen einer Operation.

Anschließend ist eine **Ruhigstellung** *(Fixation)* der betroffenen Region erforderlich. Je nach Bruchform erfolgt sie konservativ, meist unter Verwendung eines (Kunststoff-)Gipses, oder operativ durch Osteosynthese (→ S. 906). Mangelhafte Einrichtung, ungenügende Ruhigstellung, schlechte Knochendurchblutung oder Infektionen haben oft zur Folge, dass die Heilung stark verzögert abläuft oder ganz ausbleibt. Zwischen den Knochenbruchstücken bildet sich dann eine Bindegewebenarbe, ein **Falschgelenk** *(Pseudarthrose)*. Da dieser Zustand schmerzhaft ist, erfordert er meist eine (erneute) Operation.

Komplementärmedizin

Auch die Komplementärmedizin unterstützt den Heilungsprozess von Knochenbrüchen. Dazu gehören insbesondere die Magnettherapie (→ S. 917), die inzwischen auch in der Schulmedizin immer häufiger v. a. bei schlecht heilenden Knochenbrüchen zum Einsatz kommt, Akupunktur (→ S. 1249) sowie Homöopathie (→ S. 1251), die eine individuell abgestimmte Konstitutionstherapie empfiehlt. Während die positiven Effekte der Magnettherapie etwa auf den Stoffwechsel der Knochenzellen und das Knochenwachstum gut erforscht und inzwischen auch belegt sind, berufen sich Akupunktur und Homöopathie v. a. auf zahlreiche positive Erfahrungsberichte – hier stehen Studienergebnisse noch aus.

Sportverletzungen

Jedes Jahr ziehen sich 4 % aller Sportler akute, behandlungsbedürftige Verletzungen zu, Tendenz steigend. Die Therapie liegt vornehmlich in den Händen von Orthopäden, Unfallchirurgen und Sportmedizinern. In Deutschland ist die Sportmedizin kein eigenes, fachärztliches Gebiet, sondern eine Zusatzbezeichnung, die als ergänzende Qualifikation prinzipiell Ärzten aller Fachrichtungen offen steht. Sie beschäftigt sich sowohl mit akuten Sportverletzungen als auch mit chronischen Sportschäden.

Prävention von Sportverletzungen

Exzessives oder einseitiges Training, falsche Techniken, eine ungenügende Vorbereitung und eine falsche Selbsteinschätzung steigern das Risiko von Sportverletzungen. Mit einfachen Präventionsmaßnahmen lässt sich dieses jedoch verringern:

Vorbereitung. An erster Stelle steht die qualitativ hochwertige Ausrüstung wie optimales Schuhwerk oder individuell angepasste Einlagen für Laufsportarten, individuell angepasste Schlägerbespannungen (Tennis, Squash, Badminton), aber auch Helme und Protektoren, etwa bei Kontaktsportarten, beim Skilaufen oder Inlineskaten.

Ebenso wichtig ist das Erlernen der richtigen Technik. Auch bei scheinbar einfachen Sportarten, z. B. Walking, setzt dies in der Regel die Einweisung durch einen qualifizierten Trainer voraus. Er ist auch der richtige Ansprechpartner für die Anpassung von Trainingsintensität und -dauer an das aktuelle Leistungsvermögen.

Wer sich zuviel zumutet, riskiert nicht nur akute Verletzungen, sondern auch langfristige Schäden am gesamten Bewegungsapparat. Außerdem drohen bei Überschreitung der körperlichen Belastbarkeit sogar Herz-Kreislauf-Probleme bis hin zum Kollaps (→ S. 191). Eine langsame Steigerung der Trainingsintensität hilft, diese Risiken zu begrenzen.

(!) Sporteinsteiger über 35 Jahren und Personen mit Risikofaktoren (hoher Blutdruck, Übergewicht) oder chronischen Erkrankungen (Diabetes → S. 758, koronare Herzkrankheit → S. 693) sollten sich *ärztlich* beraten lassen, bevor sie ein intensives Training aufnehmen. So steht zum Beispiel ein Vorsorgecheck zur Verfügung, der die Herz-Kreislauf-Situation unter Belastung (Belastungs-EKG → S. 689) prüft. Für Sportwillige mit koronarer Herzkrankheit bieten viele Vereine und Physiotherapeuten Kurse mit ärztlicher Betreuung an, z. B. *Koronarsportgruppen*.

(!) Bei akuten Erkrankungen ist sportliche Aktivität tabu, auch wenn es sich nur um einen banalen Atemwegsinfekt handelt. Es ist schon vorgekommen, dass gut trainierte Sportler mit einem nicht ausgeheilten Virusinfekt bei normaler Trainingsbelastung einen plötzlichen Herztod erlitten haben.

Aufwärmen. Eine angemessene Aufwärmphase *(Warm-up)* von mindestens 15 Minuten bereitet den Körper auf die bevorstehende Anstrengung vor. Geeignet sind Dehn- und Lockerungstechniken, z. B. Stretching, sowie spezielle sportartspezifische Übungen, die gezielt die Durchblutung belasteter Muskelgruppen steigern, z. B. der Beinmuskulatur bei Laufsportarten oder der Schultergürtelmuskulatur bei Wurfsportarten. Eine gut strukturierte Aufwärmphase aktiviert das Herz-Kreislauf-System und den Energiestoffwechsel, verbessert das Zusammenspiel von Muskeln, Sehnen und Bändern und vermindert auf diese Weise das Risiko für Verletzungen und Herz-Kreislauf-Zwischenfälle.

Abwärmen. Beendet wird das Training durch eine 10- bis 15-minütige Abwärmphase *(Cold-up)*. Dabei reduziert der Sportler allmählich die Belastung (Auslaufen, Ausschwimmen) und schließt sie mit lockeren Abwärm- und Dehnübungen ab. Ein Bad oder eine warme Dusche, ein Saunagang oder eine Massage unterstützen die Regeneration.

Bei hoher Ozon- oder Schadstoffbelastung legt man das Training in die Morgen- oder Abendstunden. Hohe Außentemperaturen schließlich erfordern eine Verringerung des Trainingspensums und eine zusätzliche Flüssigkeitszufuhr.

Akute und chronische Sportverletzungen

Akute Sportverletzungen

Meist kommt es zu Sportverletzungen, wenn Teile des Bewegungsapparats plötzlich fehlbelastet oder -beansprucht werden. Dies etwa ist der Fall bei einer Umknickverletzung (→ S. 979), die als häufigste akute Sportverletzung gilt: Durch einen Fehltritt knickt das Sprunggelenk um; Zerrungen oder Risse der Bänder, eventuell auch Knochenbrüche sind die Folge.

Äußere Einwirkungen, z. B. Stürze oder Zusammenstöße, führen dagegen seltener zu einer akuten Sportverletzung. Typische Beispiele

Ort der Verletzung	Art der Verletzung	Wichtigste Risikosportarten	Näheres siehe
Kopf	Schädel-Hirn-Verletzung	Inlineskaten, Skilaufen, Rodeln, Judo	S. 1151
Wirbelsäule	Wirbelbruch	Snowboarden	S. 928
Schultergürtel	Schlüsselbeinbruch Schulterprellung	Reiten, Ballsport, Radsport, Skilaufen, Eishockey, Ringen	S. 931
	Schulterverrenkung, Schultereckgelenkverrenkung	Handball, Wasserball, Turnen, Hochspringen	S. 936 S. 932
Oberarm	Bizepssehnenriss	Ringen, Gewichtheben, Stoßen, Werfen	S. 937
Hand	Handwurzel-, Kahnbeinbruch	Radsport, Skateboard, Inlineskaten	S. 950
	Fingerverstauchung, -verrenkung Sehnenverletzungen Skidaumen	Volleyball, Basketball, Eishockey, Skilaufen, Snowboard	S. 951
Hüfte, Oberschenkel	Leisten-, Adduktorenzerrung Oberschenkelprellung („Pferdekuss")	Fußball, Reiten	
Knie	Meniskusverletzung Kreuzbandverletzung	Skifahren, Ballsport, Tennis, Badminton	S. 972 S. 973
Unterschenkel	Muskel[faser]riss	Laufsport, Springen, Fußball	S. 976
	Bruch	Skilaufen	S. 978
Fuß	Achillessehnenriss	Laufsport, Springen, Tennis	S. 981
	Zerrung oder Riss der Außenbänder	Ballsport	S. 979

Überblick über die häufigsten **akuten Sportverletzungen**

Ort der Verletzung	Art der Verletzung, Beschwerden	Wichtigste Risikosportarten	Näheres siehe
Wirbelsäule	Ermüdungsbruch in Wirbelbögen	Fußball, Turnen	S. 908
	Spondylolisthese (Wirbelgleiten)	Trampolinspringen, Judo, Ringen, Speerwerfen, Schwimmen	S. 926
Schulter	Schultergelenkarthrose	Ringen, Snowboarden	S. 935
	Rotatorenmanschettensyndrom Sportlerschulter	Handball, Volleyball, Schwimmen, Tennis, Squash, Badminton	S. 933
Ellenbogen	Sehnen[ansatz]entzündung (Tennis-, Golferellenbogen)	Tennis, Squash, Golf, Wurfsport	S. 939
Hand	Chronische Reizung der Langfingergelenke	Volleyball, Basketball	
Hüfte (Außenseite)	Sehnen[ansatz]entzündung	Walken	S. 904
Knie	Instabilität, Arthrose	Fußball, Skilaufen	S. 964
	Springerknie	Volleyball, Basketball, Springen	S. 967
	Läuferknie	Laufen, Radfahren	S. 968
Unterschenkel	Knochenhautentzündung (Vorderer Schienbeinschmerz)	Joggen, Eishockey	
Fuß	Instabilität des Sprunggelenks	Fußball, Volleyball, Tennis	
	Bruch eines Mittelfußknochens (Marschfraktur)	Joggen	S. 987

Überblick über die häufigsten **chronischen Sportverletzungen**

sind der Schlüsselbeinbruch beim Fahrradsturz oder der ***„Pferdekuss"***, eine ***Oberschenkelprellung***, die durch einen (gegnerischen) Tritt beim Fußball entsteht.

Chronische Sportverletzungen

Chronische Sportschäden entwickeln sich als Folge von mangelhaft geheilten, akuten Verletzungen oder Überbeanspruchung des Gewebes (Sehnen, Knochen, Gelenke).

So führen Schädigungen von Gelenkstrukturen häufig zum vorzeitigen Verschleiß des betroffenen Gelenks. Ein typisches Beispiel ist die Kniegelenkarthrose (→ S. 964) nach Kreuzband- oder Meniskusverletzungen. Vorgeschädigte Sehnen, Kapseln, Bänder und Muskelfasern sind Schwachstellen, die zu einer erhöhten Anfälligkeit für erneute Sportverletzungen führen. Manchmal sind die Dauerfolgen von akuten Sportverletzungen auch relativ diskret; so äußert sich z. B. eine Schädigung der Außenbänder am Sprunggelenk typischerweise in einem Unsicherheitsgefühl, insbesondere beim Gehen auf unebenem Gelände. Häufigste Ursache von chronischen Sportverletzungen sind jedoch nicht Sportunfälle, sondern anhaltende Fehl- oder Überbelastungen des Bewegungsapparats, z. B. durch falsche Technik oder übersteigertes Training. Ist die Fähigkeit des Körpers überschritten, die Fehlbelastung auszugleichen, kommt es zu wiederholten, kleinsten Verletzungen ***(Mikrotraumen)*** und zunehmenden Entzündungsreaktionen. An Sehnen und Sehnenansätzen entstehen auf diese Weise chronische, stark schmerzhafte Reizzustände, an Gelenken frühzeitige Verschleißerscheinungen. Überbeanspruchte Knochen reagieren zunächst mit – nicht spürbaren – Umbauvorgängen, die bei fortdauernder Belastung eventuell zu Brüchen führen.

(!) Wiederkehrende Schmerzen und Bewegungseinschränkungen sind Alarmsignale, die anzeigen, dass die erwünschte Belastung zur krankmachenden *Über*-Belastung geworden ist. In diesem Fall ist es wichtig, Trainingsablauf und persönlichen Anspruch kritisch zu analysieren, möglichst mithilfe eines Trainers oder Sportmediziners. Oft reichen eine Sportpause, die Reduktion der Trainingsintensität und/oder die Verbesserung der Technik aus, um das Problem in den Griff zu bekommen; gelegentlich bleibt jedoch nur der Wechsel in eine andere Sportart, die eher der individuellen Leistungsfähigkeit entspricht.

Auch außerhalb des Bewegungsapparats treten gelegentlich chronische Sportverletzungen auf. Ein typisches Beispiel ist das **Blumenkohlohr** des Boxers, eine bleibende Entstellung der Ohrmuschel durch wiederholte Einblutungen und Knorpelverletzungen. Beim **Surferohr** führen Wind und Kälte zu gutartigen Knochenwucherungen im Gehörgang.

Akutmanagement von Sportverletzungen

Die Behandlung einer Sportverletzung beginnt möglichst unmittelbar nach dem auslösenden Ereignis, also noch bevor ein Arzt die Therapie übernimmt. Sie folgt den Schritten des P.E.C.H.-Schemas (→ Kasten).

Die Maßnahmen nach dem P.E.C.H.-Schema leiten die Akuttherapie ein. Die Diagnose durch den Arzt entscheidet dann über die weitere Behandlungsstrategie. Um Komplikationen zu vermeiden, ist es wichtig, dass die ärztliche Versorgung möglichst zeitnah beginnt.

Konservative Therapie. Sofern keine operativen Maßnahmen erforderlich und größere Komplikationen unwahrscheinlich sind, stützt sie sich auf:

- Sportpause so lange, bis die Beschwerden im Alltag verschwunden sind
- (Teil-)Ruhigstellung und Entlastung, z. B. mittels Bandage, Tapeverband oder Schiene
- Medikamentöse Therapie (→ Pharma-Info S. 912)
- Physikalische Therapie, z. B. Elektrotherapie (→ S. 1279), Ultraschalltherapie (→ S. 1280), pulsierende Signaltherapie oder Lasertherapie (→ S. 1279) zur Beschleunigung der körpereigenen Regeneration durch Stoffwechselaktivierung; gegebenenfalls zusätzlich passive Bewegungsübungen im Rahmen der Physiotherapie (→ S. 906)
- Ärztliche Kontrolle des Heilungsverlaufs.

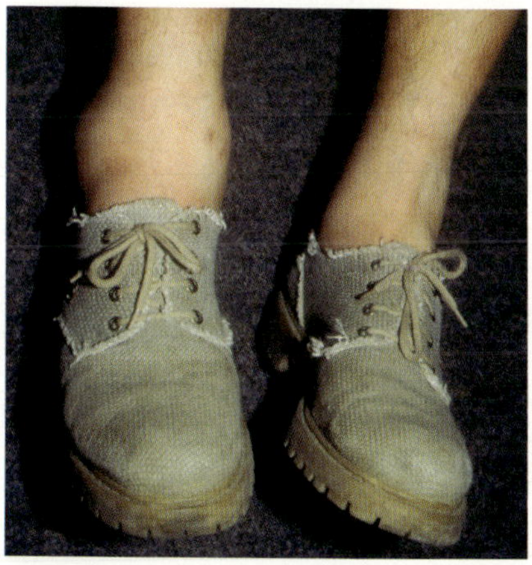

Leitsymptome sämtlicher Sportverletzungen *sind Schmerz, Schwellung, Rötung und Funktionseinschränkung. Sie kennzeichnen die Entzündungsphase, die den ersten Schritt des Heilungsprozesses darstellt. Das abgebildete* ***Sprunggelenk*** *(links) lässt die ausgeprägte Schwellung deutlich erkennen. Ob sie mit einer Prellung, einer Verstauchung, einem Bänderriss oder gar einer Knochenverletzung verbunden ist, darüber gibt das äußere Erscheinungsbild keinen Hinweis.* [RKL 2511]

Rehabilitation von Sportverletzungen

Nach Abklingen der akuten Beschwerden geht es darum, die Leistungsfähigkeit des betroffenen Körperteils durch eine maßvolle Steigerung der Belastungsintensität wiederherzustellen. Welche Maßnahmen hierzu erforderlich sind, hängt von Art und Schweregrad der Verletzung ab. Bei leichteren Verletzungen, z. B. einer Verstauchung oder Zerrung, reicht es nach einer kurzen Ruhigstellungsphase in der Regel aus, die Intensität und Dauer des wieder aufgenommenen Trainings zunächst deutlich unterhalb des gewohnten Pensums anzusetzen und mit zunehmender Belastbarkeit allmählich zu steigern. Das Tragen einer Stützbandage oder eines Tapeverbands entlastet und bietet Schutz. Bis der Sportler sein Training wieder voll aufnehmen kann, dauert es meist einige Wochen. Diese Schonzeit ist wichtig, um eine Zunahme der Beschwerden, erneute Verletzung oder dauerhafte, funktionelle Instabilität zu vermeiden.

Eine **rehabilitative Trainingstherapie** unter fachkundiger Anleitung ist bei all den Sportverletzungen unerlässlich, die eine wochenlange Teilruhigstellung und Entlastung erfordern, z. B. Knochenbrüche, schwere Muskelverletzungen oder (operativ behandelte) Verletzungen im Sehnen-Band-Apparat eines Gelenks. Die Ärzte achten darauf, die Ruhigstellungsphase so kurz wie möglich zu halten, um die Folgen der Immobilität, z. B. steife Gelenke, Muskelschwund oder Konditionsverlust, zu begrenzen. Physikalische Therapien (→ S. 1277) und eine vorsichtige Mobilisierung durch krankengymnastische Übungen beginnen so früh wie möglich, ergänzt durch akuttherapeutische Maßnahmen (Hochlagern, Kühlen, Schmerzmedikamente). Zu den unverzichtbaren Elementen des **Rehabilitationskonzepts** zählen auch orthopädische Hilfsmittel, z. B. funktionelle Schienen, Bandagen, Stützapparate und Spezialschuhe zur Entlastung von verletzten Gelenken, gereizten oder gerissenen Sehnen und Bändern. Neben einer Schmerzminderung haben sie die wichtige Aufgabe, ungünstige Bewegungen zu verhindern oder in die richtigen Bahnen zu lenken; sie beugen damit einer **Retraumatisierung** vor, also einem erneuten Auftreten der Verletzung.

Das P.E.C.H.-Schema – Soforthilfe am Unfallort

P steht für Pause – das Training wird sofort abgebrochen, der verletzte oder schmerzende Körperteil wird ruhig gestellt.

E steht für Eis – sofern keine offene Wunde besteht, wird die betroffene Stelle umgehend gekühlt. Geeignet sind kalte Umschläge (z. B. Kühlpackungen, ein in kaltem Wasser getränktes Tuch) oder eine mit Eisstücken gefüllte Plastiktüte. Eissprays sind weniger empfehlenswert, da sie manchmal zu lokalen Erfrierungen führen. Aus dem gleichen Grund ist es wichtig, die Kältepackung nicht direkt auf die Haut zu legen, sondern die Stelle erst mit einem Tuch abzudecken. Die Kälteanwendung zielt darauf ab, die lokale Blutzirkulation zu verringern, die Entzündungsreaktion zu mindern und der Bildung eines Blutergusses entgegenzuwirken. Außerdem lindert sie Schmerzen und reduziert Schwellungen. Die Kühlung wirkt am besten, wenn sie innerhalb der ersten 15 Minuten nach der Verletzung beginnt und mindestens 20 Minuten andauert.

C steht für Compression (Kompression): Um große Blutergüsse zu vermeiden, empfiehlt sich die Anlage eines elastischen Druckverbands (Kompressionsverband), möglichst mit leichter Spannung unter Einschluss des kalten Umschlags. Bei Verwendung eines prall gefüllten Kältebeutels ist es allerdings oft zweckmäßiger, den Druckverband darunter anzulegen. Der Kältebeutel wird dann mit einem weiteren Verband fixiert.

H steht für Hochlagerung – diese Maßnahme dient vor allem dazu, Schwellung und Einblutungen zu verringern.

Sobald das Gewebe wieder stabiler ist, stehen eine spezifische Bewegungstherapie und eine **Trainingstherapie** im Vordergrund. Sie haben das Ziel, lokale Funktionsstörungen zu beheben und die allgemeine Leistungsfähigkeit wiederherzustellen. Dehnungs- und Lockerungsübungen und spezielle Sportarten, z. B. Schwimmen oder Wassergymnastik, erlauben ein Koordinations- und Kraftausdauertraining auf einer leichten Belastungsstufe. Auch Radfahren (Hometrainer) oder Tai Chi (→ S. 1260) sind oft für diesen Zweck geeignet. In der modernen medizinischen Trainingstherapie (z. B. bei Leistungssportlern) erfolgt der

Pharma-Info: Medikamente bei Sportverletzungen

Für Sportverletzungen sind Medikamente gefordert, die einerseits Schmerzen lindern und andererseits darauf abzielen, die Gewebereaktionen nach der Verletzung zu begrenzen.

➤ Paracetamol (z.B Benuron®) und Acetylsalicylsäure (ASS, z.B. Aspirin®) helfen bei mäßigen Schmerzen.

Warnhinweis: Acetylsalicylsäure ist jedoch wegen ihrer gerinnungshemmenden Wirkung ungeeignet, wenn Verletzungen mit äußeren oder inneren Blutungen einhergehen oder wenn eventuell noch operiert werden muss.

➤ NSAR-Schmerzmittel (nichtsteroidale Antirheumatika → S. 996) wie z.B. Diclofenac, Ibuprofen kommen in Salbenform zur Anwendung (Diclofenac-ratiopharm® Gel), bei stärkeren Schmerzen zusätzlich oder ausschließlich als Tabletten (Diclofenac-ratiopharm®, Ibuprofen Stada®). Ungünstig ist die stark magenreizende Wirkung vieler NSAR-Schmerzmittel.

➤ **Sportgele,** z.B. mit Menthol und Salicylaten (z.B. Etrat® Sport Gel), kühlen und reduzieren gleichzeitig die Schwellung. Präparate mit Heparin (Heparin ratiopharm® Sport Gel) beschleunigen die Auflösung eines Blutergusses; sie werden aber erst einige Tage nach der Verletzung aufgetragen.

➤ *Pflanzliche Präparate,* z.B. mit Beinwellwurzelextrakt (z.B. Kytta® Salbe f), Arnika (z.B. Kneipp Arnika Salbe® S) oder Kampfer (z.B. Camphoderm® N) sind in Gel- und Salbenform erhältlich, aber auch als Tinktur für Einreibungen und Umschläge. Sie wirken schmerzlindernd, abschwellend und entzündungshemmend und kommen v.a. bei mäßig schmerzenden Verstauchungen (z.B. des Sprunggelenks) zum Einsatz. Viele Sportler schwören auf ein Präparat, das als *Pferdesalbe* verkauft wird und ebenfalls Pflanzenextrakte wie Arnika, Rosmarin, Kampfer und Menthol enthält.

➤ Auch *Enzympräparate,* z.B. mit dem Ananasenzym Bromelain, einzeln (Bromelain-Pos®) oder in Kombination mit anderen Enzymen (z.B. mit Pankreasenzymen in Wobenzym® N), sollen angeblich eine abschwellende und entzündungshemmende Wirkung besitzen.

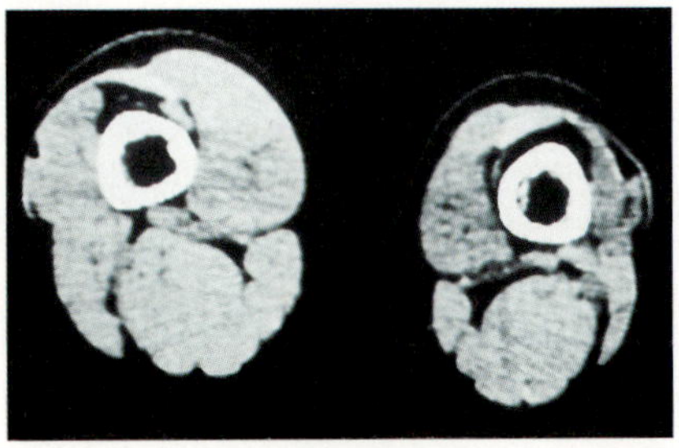

Jede längere Ruhigstellung im Gips führt zu ***Muskelschwund;*** *dies ist insbesondere für Sportler sehr belastend. Das CT zeigt den* ***Abbau der Oberschenkelmuskulatur (Oberschenkelatrophie)*** *eines Leichtathleten nach sechswöchiger Gipsbehandlung. Der Vergleich mit dem gesunden Bein links zeigt, in welchem Ausmaß die Muskelmasse (rechts) geschwunden ist.* [GTV 2512]

gezielte Muskelaufbau inzwischen meist mittels computergesteuerter Geräte, die vor jeder Trainingseinheit den individuellen Leistungslevel berechnen.

Ziel aller Rehabilitationsmaßnahmen ist es, den Betroffenen durch ein dosiertes Training wieder zu den schmerzfreien, körperlichen Bewegungsabläufen hinzuführen, die er im Alltag wie auch im Sport benötigt. Eine solche Trainingstherapie dauert oft Wochen bis Monate und verlangt dem Betroffenen viel Disziplin und Geduld ab. Eine positive Einstellung und aktive Mitarbeit sind jedoch für den Behandlungserfolg ebenso unerlässlich wie eine individuell angemessene Balance zwischen Aktivität und Ruhe. Ein Zuviel führt auf Dauer ebenso wenig zum Ziel wie ein Zuwenig.

Komplementärmedizin

Komplementärmedizinische Verfahren wie Akupunktur (→ S. 1249), Magnettherapie (→ S. 917) und Homöopathie (→ S. 1251) berichten von Behandlungserfolgen sowohl bei akuten als auch bei langwierigen Sportverletzungen. Als wichtigste Effekte werden die Linderung von Schmerzen und Bewegungsbeeinträchtigungen, die Eindämmung von Entzündungen sowie eine Förderung des Heilungsprozesses genannt.

Durch die aktuelle Studienlage, die insbesondere Akupunktur und Magnettherapie einen therapeutischen Nutzen bescheinigt, wenden immer häufiger auch schulmedizinisch orientierte Orthopäden diese Methoden als Begleitmaßnahmen zur konservativen Therapie an.

Wirbelsäule, Brustkorb und Bauch

Aufbau und Funktion

Die **Wirbelsäule** ist die Achse unseres Körpers. Sie stützt ihn und sorgt gleichzeitig für seine Beweglichkeit. Diese „Quadratur des Kreises" gelingt mit Hilfe dreier Prinzipien:

Segmentaler Aufbau. Die Wirbelsäule ist keine starre Säule, sondern eine Kette aus einzelnen, knöchernen Segmenten **(Wirbeln).** Diese Wirbel werden über dazwischen liegende Polster (Bandscheiben → S. 920) abgefedert und sind über jeweils zwei seitliche Gelenke **(Zwischenwirbelgelenke)** zusätzlich miteinander verbunden. Die knöcherne Wirbelkette ist zusammengesetzt aus sieben ***Halswirbeln,*** zwölf ***Brustwirbeln,*** fünf ***Lendenwirbeln*** sowie ***Kreuzbein*** und ***Steißbein,*** die beide aus jeweils fünf zusammengewachsenen, „falschen" Wirbeln bestehen. Die Lendenwirbel sind wesentlich größer als die Halswirbel, weil sie mehr Gewicht zu tragen haben.

Krümmung. Die Brustwirbelsäule ist nach hinten gerundet ***(Kyphose);*** die Halswirbelsäule und die Lendenwirbelsäule sind dagegen nach vorne gebogen ***(Lordose).*** Dieser Aufbau ermöglicht dem Menschen einen elastischen Gang. Er federt Stöße beim Gehen, Laufen und Springen ab und verhindert eine direkte Übertragung der Impulse von den Beinen auf den Kopf und auf das empfindliche Gehirn. An den Scheitelpunkten der Krümmungen ist die Wirbelsäule besonders gut beweglich – und damit besonders anfällig für Störungen.

Muskuläre Stabilisierung. Die einzelnen Wirbel sind über verschiedene Bänder und kurze Muskeln miteinander verbunden. Längere Muskeln verspannen zudem die einzelnen „Etagen" der Wirbelsäule. Auch andere Teile des Skeletts, z.B. die Schultern und das Becken, sind einbezogen in dieses Verspannungssystem, das wesentlich zur Stabilität der Wirbelsäule beiträgt.

Eine Sonderstellung nehmen Kreuzbein und Steißbein ein. Das Kreuzbein verbindet in den Kreuzbein-Darmbein-Gelenken die Wirbelsäule mit dem Becken und trägt einen großen Teil des Körpergewichts. Das Steißbein ist der beim Menschen verkümmerte und weitgehend funktionslose Schwanzfortsatz der Wirbelsäule.

Der Aufbau der Wirbel ist immer gleich: Als Lastträger fungiert ein zylinderförmiger **Wirbelkörper,** der allseitig, insbesondere an seiner Deck- und Grundplatte, von einer harten Knochenschicht umgeben ist, im Inneren dagegen aus weichem, schwammartigen **Knochengewebe** *(Spongiosa)* besteht. An seiner

Rückseite setzt der **Wirbelbogen** an, der das Rückenmark (→ S. 1118) umschließt und schützt. Alle Wirbelbögen zusammen formen den **Wirbelkanal.** Zwischen zwei Wirbelbögen verlassen die Rückenmarknerven (Spinalnerven → S. 1117) über je zwei **Zwischenwirbellöcher** das Rückenmark und die Wirbelsäule. Jeder Wirbelbogen besitzt drei knöcherne Fortsätze, die dem Ansatz von Muskeln und Bändern dienen: Hinten entspringt der nach unten gerichtete, auch von außen tastbare **Dornfortsatz,** an beiden Seiten befindet sich jeweils ein **Querfortsatz.** Dazu kommen noch je vier **Gelenkfortsätze,** die benachbarte Wirbel durch Zwischenwirbelgelenke verbinden. Einen besonderen Aufbau besitzt der oberste Halswirbel, der den Namen **Atlas** trägt, in der griechischen Mythologie der Träger des Himmelsgewölbes. Er bildet einen knöchernen Ring, auf dem die Unterseite des Schädels aufliegt, und der in seiner in der Mitte liegenden Öffnung neben dem Rückenmark den großen, dornartigen Fortsatz des darunterliegenden, zweiten Halswirbels beherbergt. Beide Wirbel zusammen bilden ein Zapfengelenk (→ S. 903).

Aufbau des Brustkorbs. Die Wirbelsäule ist der hintere Abschluss des **Brustkorbs,** der seinerseits aus insgesamt etwa 70 Einzelteilen besteht. Die zwölf **Rippenpaare** sind hinten über **Rippenwirbelgelenke** mit den Querfortsätzen der Brustwirbel verbunden. Vorne setzen die oberen zehn Rippen über knorpeliges Gewebe am **Brustbein** an, das wiederum über eine beidseitige Gelenkverbindung zum Schlüsselbein einen Anschluss zum Schultergürtel besitzt. Die beiden unteren Rippenpaare enden frei und haben keinerlei Verbindung zum Brustbein. Sie werden deshalb auch als falsche Rippen bezeichnet. Zahlreiche Muskeln und Bänder, die an den Rippen ansetzen, sorgen für Elastizität und Stabilität des Brustkorbs.

Der Brustkorb erfüllt zwei Funktionen: Durch seine Stabilität bietet er einen lebenswichtigen Schutz für Herz, Lunge und Oberbauchorgane, die sich in seinem Inneren befinden. Außerdem fungiert er als knöchernes Widerlager für das Zwerchfell, das an seinem unteren Rand ansetzt, und schafft damit eine wesentliche Voraussetzung für die Atmung. Auch die Rippen spielen eine wichtige Rolle bei der Atemtätigkeit, da sie mit ihren Auf- und Abwärtsbewegungen ebenfalls das periodische Ausdehnen und Zusammenziehen der Lunge ermöglichen.

Fehlhaltung, Haltungsschwäche und Fehlstellung

Ausgleichbare Fehlhaltungen

Kaum jemand nimmt ständig eine gute und gesunde Körperhaltung ein. Langes, unbewegliches Sitzen auf ungeeigneten Sitzmöbeln, mangelnde Bewegung und eine schwache Rumpfmuskulatur verstärken die Neigung, sich gelegentlich „hängen" zu lassen, einen Buckel oder ein Hohlkreuz zu machen. Werden solche **Fehlhaltungen** zur Gewohnheit, z. B. bei sitzenden Berufstätigen, führen sie längerfristig häufig zu Verspannungen, Rücken- oder Kopfschmerzen. Kinder leiden seltener unter derartigen Beschwerden, selbst wenn sie sich häufiger schlecht halten als Erwachsene.

Ständigen Fehlhaltungen liegt oft eine **echte Haltungsschwäche** zugrunde. Dieser Begriff ist genau definiert: Er bezeichnet die Unfähigkeit, die Wirbelsäule im Stand und mit horizontal vorgestreckten Armen länger als 30 Sekunden aufzurichten. Haltungsschwächen sind besonders während der Pubertät weit verbreitet, da das Längenwachstum und der Aufbau von Muskelmasse in dieser Lebensphase häufig zeitlich versetzt ablaufen. Zudem büßt die Hüft- und Brustmuskulatur bei vielen Jugendlichen einen Teil ihrer Kraft ein, weil sie sich durch häufiges Sitzen vor dem PC oder dem Fernsehgerät verkürzt. Eine kräftige und dehnbare Rumpfmuskulatur ist jedoch unabdingbar für eine ausreichende Stabilisierung der Wirbelsäule. Mit zunehmender Muskelmasse verschwindet die Haltungsschwäche der Jugendlichen in der Regel folgenlos.

Vorsorge gegen Fehlhaltungen

Was aber können Eltern tun, wenn sie bei ihren Kindern eine dauerhaft schlechte Haltung beobachten, wenn diese zu Beschwer-

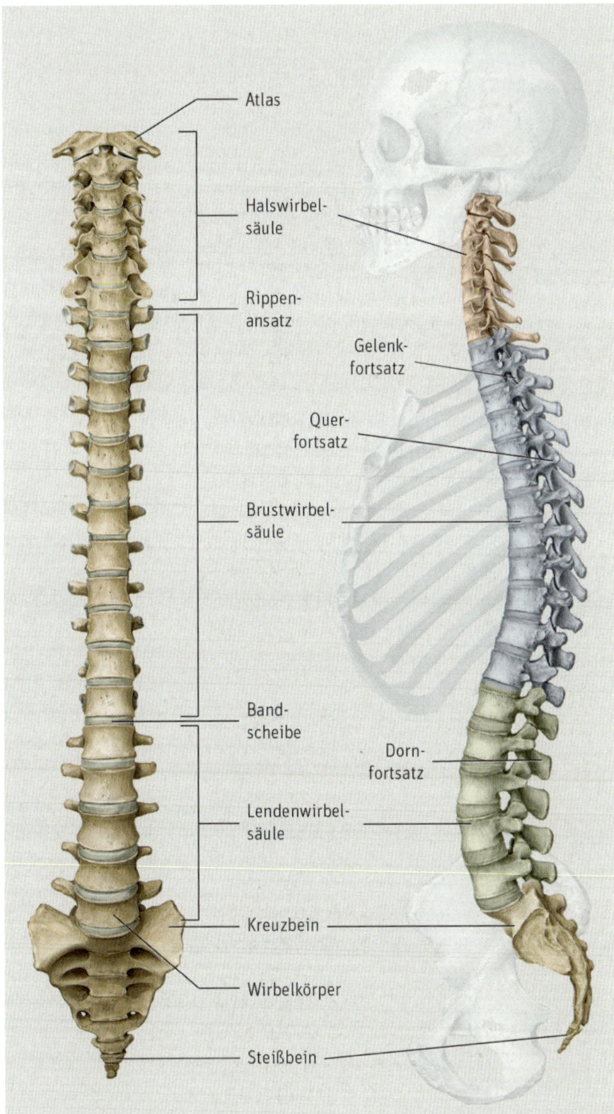

*Die einzelnen Abschnitte der **Wirbelsäule,** in der rechten Abbildung durch verschiedene Farben gekennzeichnet, haben für die Beweglichkeit des Rumpfs unterschiedliche Bedeutung. Der flexibelste Teil ist die **Halswirbelsäule.** Die beiden obersten Wirbel bilden ein **Zapfengelenk,** das ausgeprägte Drehbewegungen erlaubt, während der untere Abschnitt der Halswirbelsäule für Beugung, Streckung und Seitneigung zuständig ist. Die **Brustwirbelsäule** ist starrer, besitzt jedoch Gelenkverbindungen zu den Rippen und trägt damit entscheidend zur Beweglichkeit des Brustkorbs bei. In der **Lendenwirbelsäule** ist Strecken und insbesondere Beugen möglich, in geringerem Maß auch Seitneigung und Drehen.* [GTV 2513]

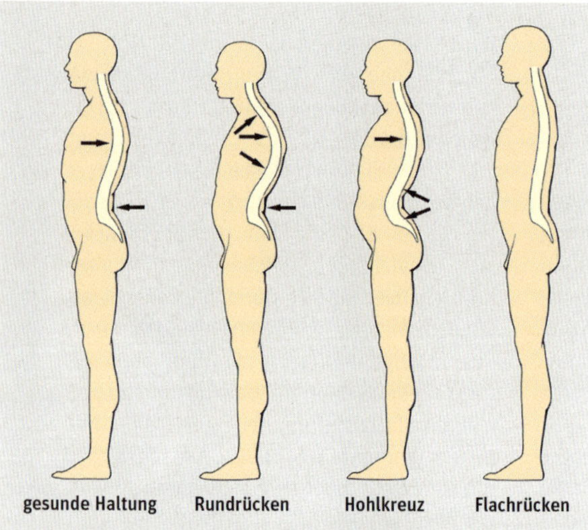

Mit ihrem doppelt S-förmigen Aufbau verleiht die Wirbelsäule dem Körper mehr als nur die notwendige Stützkraft für den aufrechten Gang. Jede Abweichung, sei es als verstärkte Krümmung oder Abflachung, stört deshalb sowohl die Statik als auch die Pufferfunktion der knöchernen Körperachse. Hier abgebildet sind ***Rundrücken, Hohlkreuz*** *und* ***Flachrücken*** *im Vergleich zur* ***gesunden Körperhaltung.*** *Bestehen solche Störungen über längere Zeit, führen sie zu schmerzhaften Verspannungen, Einschränkungen der Beweglichkeit und vorzeitigen Verschleißerscheinungen.* [GTV 2514]

den führt, z.B. Kopfweh, Rücken- oder Nackenschmerzen, oder wenn eine echte Haltungsschwäche besteht? Der erste Schritt heißt: gelassen bleiben und sich klarmachen, dass dieses Problem ebenso harmlos wie häufig ist. Der zweite Schritt besteht darin, die betroffenen Kinder oder Jugendlichen zu mehr körperlicher Aktivität und Sport anzuhalten. Die Art des Sports ist dabei weniger entscheidend als der damit verbundene Spaßfaktor, der die Kinder bei der Stange hält – die wenig beliebte Krankengymnastik bleibt deshalb den schweren Fällen vorbehalten. Zu beachten ist weiter auch eine gute Ergonomie der Sitz- und Schreibmöbel (→ S. 919).

Nicht ausgleichbare Fehlhaltungen

Von den ausgleichbaren Fehlhaltungen abzugrenzen sind **fixierte Fehlstellungen,** die sich als Folge mancher Wirbelsäulenerkrankung entwickeln. Sie sind charakterisiert durch eine nicht korrigierbare Einschränkung in der Beweglichkeit einzelner Wirbelsäulenabschnitte. Jeder Versuch, eine normale Haltung einzunehmen, ist schmerzhaft und zum Scheitern verurteilt. Man unterscheidet verschiedene Formen von Fehlstellungen:

- Der **Flachrücken** entspricht einer unterdurchschnittlich ausgeprägten Krümmung der Wirbelsäule, meist im Lendenbereich. Er wirkt oft wie eine besonders gerade Haltung. Durch die Fehlstellung nimmt jedoch die Elastizität der Wirbelsäule ab; die Anfälligkeit für Rückenschmerzen nimmt zu. Ursache ist gelegentlich ein Morbus Scheuermann der Lendenwirbelsäule (→ S. 925).
- Ist die Krümmung der Brustwirbelsäule zu stark ausgeprägt, nennt der Arzt dies einen **Rundrücken** oder *Buckel;* ist die Lendenwirbelsäule zu stark gekrümmt, spricht er vom **Hohlkreuz,** in Kombination von beidem auch vom **Hohlrundrücken.** Unter der Belastung des Körpers entstehen dabei starke Biegekräfte, die einen vorzeitigen Verschleiß der zugehörigen Abschnitte begünstigen und dadurch langfristig oft Rückenschmerzen verursachen. Morbus Scheuermann (→ S. 925), Morbus Bechterew (→ S. 1002) und eine starke Osteoporose (→ S. 1016) sind Erkrankungen, die oft zu einem fixierten Rundrücken führen. Die Spondylolisthese (→ S. 926) an der Lendenwirbelsäule ist eine typische Ursache für ein fixiertes Hohlkreuz.

Die wirksamste Behandlung besteht im konsequenten Training des Muskel-Band-Apparats, üblicherweise durch dauerhafte Krankengymnastik. Nur so ist es möglich, ein Fortschreiten zu verlangsamen und Rückenschmerzen zu vermeiden oder zu lindern.

Rücken-, Nacken- und Kreuzschmerzen

Häufigkeit:

Jeder zehnte Besuch beim Hausarzt und jeder zweite Besuch beim Orthopäden hat seinen Grund in ***Rückenproblemen.*** Da sie häufig von Schmerzen begleitet sind, spricht der Betroffene im Allgemeinen von **Rückenschmerzen,** die sich noch genauer in **Nacken-** oder **Kreuzschmerzen** unterteilen lassen. So häufig Rückenschmerzen sind, sie führen nur in 2 % zu schwerwiegenden, dauerhaften Beschwerden.

Die Häufigkeit von Rückenbeschwerden verwundert nicht angesichts der Tatsache, dass jede Wirbelsäule spätestens ab dem sechsten Lebensjahrzehnt deutliche Verschleißerscheinungen zeigt. Sie äußern sich z.B. in Schäden von Bandscheiben (→ S. 920) und Wirbelkörperknochen ***(Osteochondrosen),*** in Arthrosen der Zwischenwirbelgelenke ***(Spondylarthrose)*** und in Knochenanbauten an den Wirbelkörperkanten ***(Spondylophyten).*** Einerseits sind auch erhebliche Schäden oft mit erstaunlich wenig Beschwerden verbunden, andererseits können auch geringfügige Veränderungen manchmal zu starken Schmerzen führen.

Wenn Rückenschmerzen länger als sechs Wochen andauern, werden sie zu **chronischen Rückenschmerzen.** Sie führen zu starken Einschränkungen im Alltag und machen oft langfristige Krankschreibungen erforderlich. Mit zunehmender Dauer der Schmerzen fühlen sich die Betroffenen deshalb zermürbt und psychisch stark belastet.

(!) Umgekehrt gilt: Psychische Belastungen sind auch eine häufige Ursache chronischer Rückenschmerzen.

Leitbeschwerden

Schmerzen im Rücken, speziell im Nacken- oder Kreuzbereich, bei Bewegung oder in Ruhe. Diese strahlen oftmals aus in benachbarte Körperregionen, so von der Halswirbelsäule in Kopf, Schultern und Arme, von der Brustwirbelsäule in den Brustkorb und von der Lendenwirbelsäule in Bauch, Hüfte und Beine.

Manchmal werden die Schmerzen begleitet von Gefühlsstörungen oder Muskelschwächen bis hin zu Lähmungserscheinungen.

Die Erkrankung

Dilemma Rückenschmerz

Für den Arzt ist es im Einzelfall schwierig, die Ursache von Rückenschmerzen herauszufinden. Hochgradig verspannte Partien der die Wirbelsäule stützenden bzw. bewegenden Rückenmuskulatur kommen als Auslöser ebenso in Frage wie Einengungen oder Reizungen von Teilen des Rückenmarks oder von Nerven, die in der Wirbelsäule das Rückenmark verlassen. Das Gleiche gilt für viele Begleitstrukturen wie Bandscheiben, Knochen, die Gelenke und selbst die Beckenorgane.

Trotz eingehender Untersuchungen findet der Arzt oft keine klare Ursache für die Beschwerden. Denn das komplizierte *System Wirbelsäule* reagiert auf ganz verschiedene Störungen recht gleichartig. Wer oder was auch immer den Schmerz ausgelöst hat, immer führt der Schmerzreiz zunächst zu einer reflexartigen Muskelanspannung. Wenn der Reiz weiter anhält, verkrampfen sich die Muskeln, eine ***Verspannung*** entsteht. Sie sorgt dafür, dass auch die benachbarten Abschnitte der Wirbelsäule in das Schmerzgeschehen einbezogen werden. Auf diese Art entsteht ein Teufelskreis, der sich unabhängig vom auslösenden Reiz verstärkt und unterhält.

Ähnliche Teufelskreise werden auch im Rückenmark und im Gehirn ausgelöst, wo der Rückenschmerz verarbeitet wird.

Diese Mechanismen schaukeln sich so auf, dass der Schmerz sich irgendwann verselbstständigt. Unabhängig vom ursprünglichen Auslöser stehen die Schmerzen dann ganz im Vordergrund. Die Therapie solcher chronischen Rückenschmerzprobleme gehört in diesem Fall in die Hand speziell geschulter Schmerztherapeuten (→ S. 1217). Diese ergänzen die Behandlung durch Entspannungstechniken, z. B. Autogenes Training (→ S. 1257) oder Progressive Muskelrelaxation nach Jacobson (→ S. 1259) sowie psychotherapeutische Verfahren (→ ab S. 1172).

Rücken- und Nackenschmerzsyndrome

Ischias und Lumboischialgie. Der **Ischiasnerv** *(Nervus ischiadicus)* verlässt das Rückenmark auf Höhe der unteren Lendenwirbel und des Kreuzbeins und zieht zum Bein. Über das Gesäß verläuft er auf die Rückseite des Oberschenkels und verzweigt sich oberhalb der Kniekehle in zwei Äste, die am hinteren und seitlichen Unterschenkel bis zur Fußsohle und Fußaußenkante ziehen. Als **Ischias** bezeichnet der Volksmund einen Schmerz, der dem Verlauf der Nervenbahn folgt. Er entsteht durch eine Reizung des Ischiasnervs beim Austritt der Nervenwurzeln aus dem Wirbelkanal. Ursache sind häufig Bandscheibenvorfälle (→ S. 920) oder Verschleißerscheinungen der Zwischenwirbelgelenke (→ S. 914). Wenn typische Ischiasbeschwerden mit Kreuzschmerzen verbunden sind, sprechen Ärzte auch von einer **Lumboischialgie.**

Blockierung. Dies ist ein Begriff aus der manuellen Medizin (→ S. 1256), den allerdings der allgemeine Sprachgebrauch viel ungenauer verwendet. Das Bild einer sich verhakenden „blockierten" Schublade beschreibt den mechanischen Aspekt des Begriffs: Ein Gelenk verhakt sich z. B. nach einer ungewöhnlichen Bewegung. Der ausgelöste Schmerzreiz führt zu einem Muskelreflex, die Muskeln spannen sich an. Dadurch wird das Gelenk in der Verhakung fixiert und kann sich nicht mehr lösen. Obwohl **Blockierungen** meist an der Wirbelsäule auftreten, ist kein Gelenk des Körpers dagegen gefeit. Die betroffenen Gelenke sind dabei weder krank noch abgenutzt; sie funktionieren wieder problemlos, sobald sich die Blockierung gelöst hat. Dies geschieht oft nach einigen Stunden oder Tagen spontan, lässt sich jedoch auch durch manualmedizinische Handgriffe herbeiführen.

Hexenschuss. Dieser Begriff bezeichnet einen akut auftretenden, einschießenden Schmerz in der Lendenwirbelgegend, mit oder ohne Ausstrahlung ins Gesäß und in die Oberschenkel. **Hexenschuss** ***(Lumbalgie)*** tritt oft nach Anheben einer Last auf, gelegentlich auch nach einer falschen Bewegung oder auch ohne ersichtlichen Grund. Normalerweise steht der Begriff für unkomplizierte Kreuzschmerzen, die nach einigen Tagen wieder abklingen. Als häufige Ursache findet sich eine akute Blockierung (→ oben) entweder eines Zwischenwirbelgelenks der Lendenwirbelsäule oder des Kreuzbein-Darmbein-Gelenks.

Interkostalneuralgie. Am Unterrand jeder Rippe verläuft ein Nerv von der Wirbelsäule nach vorne bis in die Brustbeinregion. Einen akuten Schmerz entlang eines dieser Nerven, also mit Ausstrahlung vom Rücken nach vorne in die Brust, bezeichnet der Arzt als **Interkostalneuralgie** (wörtlich: schmerzender Nerv zwischen den Rippen). Der Schmerz ist atem- und bewegungsabhängig und verringert sich meist im Liegen. Der Erkrankung liegt, ähnlich wie bei dem verwandten Hexenschuss, häufig eine akute Blockierung zugrunde; sie betrifft entweder ein Rippenwirbelgelenk oder ein Zwischenwirbelgelenk der Brustwirbelsäule. Da die Interkostalneuralgie typischerweise ähnliche Schmerzen verursacht wie ein Herzinfarkt (→ S. 699), muss der Arzt die Schmerzursache sehr sorgfältig prüfen, damit keine schwerwiegende Erkrankung übersehen wird.

HWS-Syndrom. Der Sammelbegriff kennzeichnet uncharakteristische Beschwerden im Bereich von Halswirbelsäule und Nacken. Von einem Schulter-Arm-Syndrom ist die Rede, wenn die Schmerzen in Schulter und Arm ausstrahlen (→ S. 922).

BWS-Syndrom. Mit diesem Begriff bezeichnet man Schmerzen in und neben der Brustwirbelsäule, die oft in den vorderen Brustkorb ausstrahlen. Obwohl zahlreiche Wirbelsäulenschäden als Ursache infrage kommen, tritt das BWS-Syndrom meist als Folge von Fehlhaltungen auf, z. B. bei mangelhafter Ergonomie am Arbeitsplatz (→ S. 919) oder Morbus Scheuermann (→ S. 925).

LWS-Syndrom. Die unscharfe Bezeichnung für Beschwerden im unteren Rücken ist am ehesten den Begriffen Kreuzschmerzen oder Hexenschuss zuzuordnen. Die wichtigsten Ursachen, z. B. Bandscheibenschäden (→ S. 920), Spinalstenose (→ S. 922) und Spondylolisthese (Wirbelgleiten → S. 926), werden in eigenen Krankheitsabschnitten besprochen.

Das macht der Arzt

Diagnosesicherung

Wegen der Häufigkeit von Rückenschmerzen im Praxisalltag verzichtet der Arzt häufig zunächst darauf, die genaue Ursache der Rückenschmerzen zu ermitteln. Er klärt vielmehr zuerst ab, ob eine gefährliche oder eine ungefährliche Situation vorliegt. Gefährlich sind v. a. drohende Nervenschädigungen oder Lähmungen durch Einengung des Wirbelkanals und der Nervenaustrittslöcher. Solche Notfallsituationen lassen sich meist schon durch die körperliche Untersuchung erkennen und durch Röntgen, CT oder Kernspin bestätigen, im Zweifelsfall auch durch Spezialuntersuchungen wie die Messung der Nervenleitgeschwindigkeit (→ S. 1160). Gelegentlich können Rückenschmerzen aber schwere Erkrankungen innerer Organe zugrunde liegen, etwa Herzinfarkt (→ S. 699), Rippenfellentzündung (→ S. 614), Risse und Aussackungen in der Hauptschlagader (→ S. 731), Bauchspeicheldrüsenentzündung (→ ab S. 678) oder Nierensteine (→ S. 787). Bei Frauen können Kreuzschmerzen ihre Ursache auch in gynäkologischen Erkrankungen haben.

(!) Am Ausmaß chronischer Rückenschmerzen ist die Psyche immer mit beteiligt, entweder als Dämpfer, als Verstärker oder sogar als Auslöser. So zählen Rückenbeschwerden zu den häufigsten somatoformen Störungen (→ S. 1212).

Sind gefährliche Ursachen ausgeschlossen, erübrigen sich zunächst weiterführende Untersuchungen an der Wirbelsäule, weil Röntgen-, CT- und Kernspinbefunde häufig keine Übereinstimmung mit den Beschwerden zeigen.

(!) Auch wenn es dem Arzt gelingt, auf diese Weise die Ursache von Rückenschmerzen aufzudecken, ändert diese Erkenntnis selten etwas an der Behandlung.

Handelt es sich um unkomplizierte akute Rückenschmerzen, klingen sie meist mit Medikamenten und/oder den bekanntesten Therapieverfahren (→ ab S. 916) innerhalb weniger Wochen ab.

Tritt keine Besserung ein, wird eine Ursachenforschung notwendig. Jetzt kommen technische Untersuchungsverfahren zum Einsatz, z. B. CT oder Kernspin, in Einzelfällen auch spezielle, radiologische Methoden wie Szintigrafie (→ S. 1269) oder neurologische Untersuchungsverfahren, z. B. Elektromyografie (→ S. 1159) und Messung der Nervenleitgeschwindigkeit (→ S. 1160). Auch die Behandlung wird nun intensiver, z. B. durch eine Kombination mehrerer Behandlungsverfahren.

Therapie

Bei akuten Rückenschmerzen müssen zunächst die Schmerzen gelindert werden:

- Direkt schmerzlindernd wirken Schmerzmittel, Massage, Wärme oder Kälte (je nach individuellem Bedürfnis) sowie verschiedene elektrische Ströme. Hier haben auch komplementärmedizinische Maßnahmen wie Akupunktur und manuelle Therapie (→ S. 916) ihren Platz.
- Auch wenn viele Betroffene ruhiges Liegen auf dem Sofa spontan bevorzugen, rät der Arzt normalerweise dazu, allenfalls kurzzeitig zu liegen und ansonsten in Bewegung zu bleiben. Denn nur so lässt sich verhindern, dass sich die Muskeln wieder festziehen und der Teufelskreis von vorne beginnt.

Medikamente

Schmerzmittel. Sind Rückenschmerzen so stark und anhaltend, dass sie den Tagesablauf stören, empfiehlt sich eine regelmäßige, mehrtägige Einnahme von Schmerzmitteln (NSAR → S. 996), z. B. Ibuprofen 400–600 mg 3x täglich, Diclofenac 75 mg 2x täglich oder Etoricoxib (z.B. Arcoxia®) 90 mg 1x täglich. Wegen der zahlreichen Nebenwirkungen empfiehlt es sich, diese Schmerzmittel nicht länger als drei Tage ohne ärztliche Verordnung und Kontrolle einzunehmen.

Reicht dies nicht, verordnet der Arzt oft eine Kombination mit stärkeren Schmerzmitteln. Hier kommen z. B. Metamizol oder Flupirtin zum Einsatz, aber auch schwache Opioide (→ S. 1220), z. B. Tilidin, oder starke Opioide (→ S. 1220), z. B. Fentanyl. Sind die Rückenschmerzen chronisch, verordnet der Arzt manchmal auch Antidepressiva (→ S. 1169), z. B. Amitriptylin oder Antiepileptika (→ S. 1146), z. B. Gabapentin.

Sind die Rückenschmerzen mit starken Muskelverspannungen verbunden, helfen ***Muskelrelaxanzien,*** z. B. Tetrazepam oder Tolperison. Die meisten Mittel dieser Medikamentengruppe machen als Nebenwirkung müde und beeinträchtigen dadurch die Fahrtüchtigkeit. Bei abendlicher Einnahme lässt sich diese Nebenwirkung als Einschlafhilfe nutzen.

Spritzen oder Tabletten? Nach verbreiteter Meinung wirken Medikamente besser, wenn sie gespritzt werden. Diese Einschätzung ist jedoch falsch – gespritzte Medikamente wirken lediglich schneller als Tabletten oder Zäpfchen. Eine Ausnahme sind örtliche Betäubungsmittel ***(Lokalanästhetika)***, die sich ausschließlich spritzen lassen, und bestimmte Kortisonpräparate, die v. a. am Ort der Injektion wirken, ohne starke Nebenwirkungen im ganzen Körper zu verursachen. Alle anderen (Schmerz-)Medikamente sind als Tablette oder Zäpfchen ebenso effektiv wie Spritzen an die Wirbelsäule oder ins Gesäß. Außerdem treten bei Spritzen gelegentlich Komplikationen auf, wenn die Injektionsnadel wichtige Strukturen, z. B. Nerven und Gefäße, schädigt oder Bakterien einschleppt, die eine Infektion verursachen.

Orthopädische Injektionsbehandlung. Meist kommen örtliche Betäubungsmittel und Kortisonpräparate zum Einsatz, die der Arzt entweder oberflächlich (Quaddeln, Neuraltherapie → S. 1261) oder tief ins Gewebe spritzt. Unter Ultraschall-, Röntgen- oder CT-Kontrolle lassen sich Injektionen auch direkt an die Nervenwurzeln neben der Wirbelsäule setzen **(periradikuläre Therapie).** Eine aufwendigere Behandlung ist die Injektion von örtlichen Betäubungsmitteln, Kortisonpräparaten und anderen Substanzen in den Raum zwischen der Wirbelsäule und dem Rückenmark **(peridurale Infiltration),** möglichst zielgenau an die schmerzende Stelle. Sie erfolgt über einen dünnen Schlauch (Katheter), den der Arzt unter Röntgenkontrolle einführt und dort über mehrere Tage für wiederholte Injektionen belässt. Letztgenannte Verfahren sind in ihrer Langzeitwirkung umstritten.

Allgemein anerkannte, nicht-medikamentöse Therapieverfahren

Nur wenige Rückentherapieverfahren stützen sich auf einen wissenschaftlich untermauerten Wirkungsnachweis; dies gilt auch für einige schulmedizinische Therapien.

(!) Allgemein gilt, dass passive Therapien, z. B. Massagen oder Fangopackungen, in der Regel nicht langfristig wirken, auch wenn sie kurzfristig die Schmerzen lindern. Sie sind aktiven Therapien wie z. B. der Physiotherapie unterlegen, die den Muskelapparat aufbauen und dadurch das Skelett stützen. Bei diesen ist der Erfolg jedoch mit Mühen und aktiver Mitarbeit verbunden und tritt langsamer ein.

Häufig verordnete Therapien sind:

Krankengymnastik. Gezielte Übungen helfen beim Aufbau stützender Muskelgruppen, die die Wirbelsäule stabilisieren. Sie dehnen verspannte und verkürzte Muskeln und verbessern damit die Rückenbeweglichkeit. Außerdem schulen sie Koordination und Körpergefühl, was langfristig zu rückenfreundlicheren und gesünderen Bewegungsmustern führt.

(!) Die Wirksamkeit von Krankengymnastik ist bei Rückenschmerzen wissenschaftlich erwiesen, jedoch nur bei konsequenter (täglicher) Fortführung der Übungen zu Hause.

Krankengymnastik an Geräten (Bewegungstherapie → S. 1278). Durch Training an Fitnessgeräten wird der gezielte Muskelaufbau unterstützt. Unter kompetenter Anleitung durch eine Fachkraft ist sie bei Rückenschmerzen ein wichtiges Behandlungsverfahren mit nachhaltiger Wirkung.

Physikalische Verfahren (→ S. 1277). Wärme (Rotlicht, Fango, heiße Rolle), Kälte (Eis, Wechselduschen) und Strom (Gleichstrom, verschiedene Wechselströme, TENS-Therapie) lindern Rückenschmerzen, verbessern die Durchblutung, entspannen oder aktivieren die Muskulatur. Die Effekte sind kurzfristig messbar; eine langfristige Wirksamkeit besteht aber nicht.

Sanfte Bewegungstherapien. Yoga (→ S. 1259), Tai Chi (→ S. 1260) und Qigong (→ S. 1260), Feldenkrais (→ S. 1259) oder Progressive Muskelrelaxation nach Jacobson (→ S. 1259) schulen mit unterschiedlichen Schwerpunkten das Körperbewusstsein, ändern Bewegungsmuster und verbessern die Koordination der Bewegungen. Obwohl ursprünglich nicht als Rückentherapie entwickelt, haben sich diese übenden Mind-Body-Verfahren in der Praxis gut zur Behandlung von chronischen, teils auch akuten Rückenschmerzen bewährt. Insbesondere für Yoga liegen auch wissenschaftliche Wirknachweise vor.

Rückenschule. Die Anleitung zur Selbsthilfe will neben gymnastischen Übungen zur Stärkung der Muskulatur und der Beweglichkeit auch Wissen zu rückenschonendem Verhalten vermitteln. Krankenkassen, Krankengymnasten und Rehabilitationskliniken bieten hierzu Kurse an, deren Kosten häufig die Krankenkasse übernimmt. Die Rückenschule ist bei chronischen Rückenproblemen dann hilfreich, wenn der Betroffene die erlernten Techniken in Eigenregie in seinem Alltag einsetzt.

Umstrittene nicht-medikamentöse Therapieverfahren

Rückenmassage nach Breuß (→ S. 1255). Spezielle Streich-, Knet-, Klopf-, Reibe- und Vibrationstechniken verbessern die Durchblutung und lösen Verspannungen oder Bindegewebeverhärtungen am Rücken. Ein langfristiger Wirkungsnachweis fehlt allerdings.

Chiropraktik (→ S. 1255). Sie zählt zu den alternativmedizinischen manuellen Verfahren (→ S. 1254) und ist verwandt mit der Osteopathie (→ unten). Hierbei setzt der Therapeut gezielte Handgriffe ein, um Gelenkblockaden (im Volksmund „herausgesprungene Wirbel") zu lösen und dadurch verursachte Schmerzen zu beheben.

Warnhinweis: Da unsachgemäße Griffe mehr schaden als nützen, gehört die Chirotherapie in die Hände von ausgebildeten Therapeuten. Auch wenn das Prinzip der „klemmenden Schublade" einleuchtend erscheint, handelt es sich um eine passive Methode, für die nur bei akuten Symptomen ein Wirkungsnachweis besteht. Häufigeres Einrenken ist als Dauertherapie nicht empfehlenswert.

Wirbelsäulentherapie nach Dorn (→ S. 1255). Die von dem Deutschen Dieter Dorn begründete Wirbeltherapie zielt – wie die Chirotherapie – darauf ab, Gelenkblockaden durch „verschobene" Wirbel und Gelenke wieder einzurichten und dadurch Funktionsstörungen der Wirbelsäule zu beheben. Doch setzt dieses komplementärmedizinische Verfahren hierbei nicht auf Dehnen und Strecken, sondern auf sanften Druck auf den Dornfortsatz und Querfortsatz eines Wirbels, bis dieser an die richtige Stelle zurückgleitet. Befürworter führen an, dass auf diese Weise Bänder, Muskeln und Sehnen der Wirbelsäule geschont werden und das Risiko für Verletzungen und unerwünschte Wirkungen minimiert wird. Ob die Methode nach Dorn langfristig wirksam ist, ist derzeit noch offen; es liegen jedoch viele Erfahrungsberichte vor, wonach das Verfahren insbesondere bei Hüft- und Rückenschmerzen hilfreich ist.

Osteopathie (→ S. 1254). Hierbei handelt es sich um ein aus den USA kommendes Verfahren, nach dem Bindegewebe und Muskelhüllen sich gegenseitig beeinflussen. Mit den Fingern erspürt der Therapeut Gewebeveränderungen und behandelt sie durch sanfte Druck-, Griff- und Dehntechniken, um ein verlorenes Gleichgewicht wiederherzustellen.

Die Osteopathie ist ein passives, wissenschaftlich bei Rückenschmerzen nicht abgesichertes Verfahren, das in Deutschland der Komplementärmedizin zugeordnet wird. In den USA sowie in einigen europäischen Ländern, insbesondere England, Belgien und Frankreich, gilt die Osteopathie als anerkanntes Verfahren, das sogar im Rahmen eines eigenen Universitätsstudiums gelehrt wird.

Kraniosakraltherapie (→ S. 1255). Dieses Teilgebiet der Osteopathie stützt sich auf die These, dass im menschlichen Organismus ein in sich geschlossenes System, das Kraniosakralsystem, existiert. Dieses besteht zum einen aus den knöchernen Strukturen des Schädels, der Wirbelsäule und des Kreuzbeins und zum anderen aus den Hirn- und Rückenmarkhäuten, die von der Hirnflüssigkeit umspült werden. Die Hirnflüssigkeit befindet sich in einem regelmäßig pulsierenden Rhythmus (Liquorrhythmus). Ist dieser Rhythmus, etwa durch eine Fehlhaltung, gestört, kommt es zu verschiedenen Erkrankungen wie Kopf- oder Rückenschmerzen. Durch feine Manipulationen (z. B. sanfter Druck) an den Schädelknochen soll der gestörte Liquorrhythmus und damit das gesamte Kraniosakralsystem wieder harmonisiert werden.

Die Kraniosakraltherapie wird hierzulande wie die Osteopathie als komplementärmedizinische Maßnahme eingestuft. In den USA wird sie oft im Anschluss an die schulmedizinische Behandlung von orthopädischen Erkrankungen, wie z. B. Rückenschmerzen, empfohlen.

Alexander-Technik (→ S. 1258). Davon ausgehend, dass Körperfehlhaltungen nicht nur Rücken- und andere Schmerzen des Bewegungsapparats, sondern auch psychische Befindlichkeitsstörungen auslösen können, steht die Wahrnehmung und Veränderung von Haltungsstörungen bzw. -schäden unter Anleitung eines Trainers im Vordergrund des Verfahrens. Nach Erlernen der Methode können die Übungen, die meist vor dem Spiegel zur Selbstkontrolle ausgeübt werden, auch zu Hause durchgeführt werden. Es liegen positive Erfahrungsberichte vor, wonach sich Rückenschmerzen, die primär durch Verspannungen ausgelöst werden bzw. mit Verspannungen einhergehen, durch regelmäßige Übungen der Alexander-Technik bessern lassen.

Magnettherapie ***(Magnetfeldtherapie).*** Lange Zeit waren schlecht heilende Knochenbrüche das Haupteinsatzgebiet der Magnettherapie – hierfür ist der therapeutische Effekt des mit pulsierenden Magnetfeldern arbeitenden Verfahrens inzwischen wissenschaftlich belegt. Viele Orthopäden setzen die Magnettherapie auch zur Linderung chronischer Rückenschmerzen ein. Der therapeutische Nutzen ist aber umstritten. Die Befürworter führen insbesondere den muskelentspannenden und schmerzlindernden Effekt an, der der Magnettherapie zugeschrieben wird. Zur Anwendung kommen entweder eine Ganzkörpermatte oder ein Applikator, mit dem gezielt lokal begrenzte Rückenschmerzen behandelt werden. Welche Vorgehensweise im Einzelfall geeignet ist bzw. wie viele Anwendungen in welcher Dosierung Erfolg versprechend sind, sollte vorab von einem erfahrenen Therapeuten festgelegt werden. Ansonsten eignet sich das Verfahren auch zur Heimanwendung.

Operationen an der Wirbelsäule

Hartnäckige und chronische Rückenschmerzen alleine sind kein Grund für eine Operation. Die Missachtung dieser Tatsache hat in der Vergangenheit zu so vielen Fehlschlägen von Operationen geführt, dass sich dafür sogar ein medizinischer Begriff eingebürgert hat: die **Failed Back Surgery,** die fehlgeschlagene Rückenoperation.

Operationen sind nur dann notwendig und Erfolg versprechend, wenn

- Schwere Symptome auf nicht operative Behandlungen unzureichend ansprechen
- Die Beschwerden sich auf klar identifizierbare Ursachen zurückführen lassen
- Diese operativ zu beheben sind.

Die Ursachenforschung erfordert meist einen großen diagnostischen Aufwand. Die Befunde von bildgebenden Verfahren, z. B. Röntgen, CT und Kernspin, sind zudem nur dann aussagekräftig, wenn sie zu den Symptomen und den Ergebnissen der körperlichen Untersuchung passen. Glücklicherweise sind Arzt und Patient mit der Entscheidung für eine operative Therapie selten unter Zeitdruck; eine Ausnahme bilden die wenigen Situationen, in denen eine drohende Nervenschädigung (z. B. bei einem Bandscheibenvorfall → S. 920) eine sofortige Operation erzwingt.

Entlastungsoperationen. Ziel ist die Entlastung eingeengter Nerven, z. B. bei Bandscheibenschäden (→ S. 920) oder Einengung des Wirbelkanals (Spinalstenose → S. 922). Zu diesem Zweck entfernt der Operateur Teile von Bändern und Wirbelbögen, gegebenenfalls auch krankhafte Knochenanbauten ***(Spondylophyten).*** Die Operation beeinträchtigt die Stabilität der Wirbelsäule nur geringgradig; das Gesamtgefüge bleibt erhalten.

Versteifungsoperationen. Sie dienen meist dazu, einen instabilen Wirbelsäulenabschnitt zu stabilisieren, z. B. bei Spondylolisthese (Wirbelgleiten → S. 926), Wirbelbrüchen (→ S. 928) oder Knochenmetastasen (→ S. 990). Ein weiteres Einsatzgebiet von **Versteifungsoperationen** ***(Spondylodesen)*** ist die Korrektur von Wirbelsäulenverkrümmungen, z. B. bei Skoliose (→ S. 924) oder schwerem Morbus Scheuermann (→ S. 925). Dabei bringt der Operateur in die Wirbelkörper der betroffenen Region Schrauben ein und verbindet sie über Stäbe in Längs- und eventuell Querrichtung miteinander. Oft

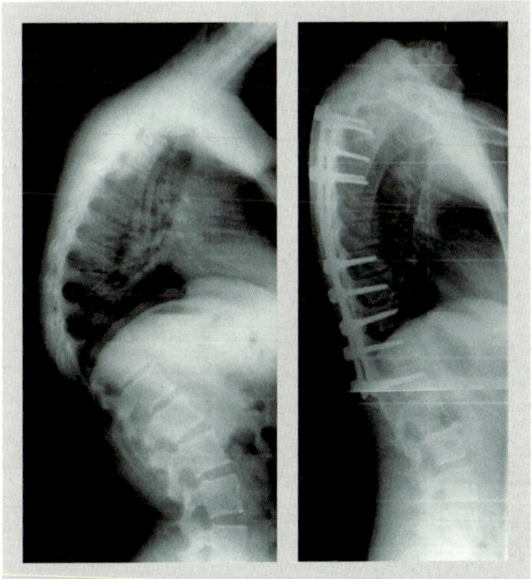

*Selten ist ein **Morbus Scheuermann** so ausgeprägt, dass eine Operation notwendig ist. Im Beispiel zeigt die linke Röntgenaufnahme eine **starke Buckelbildung (Kyphose)** im Bereich der Brustwirbelsäule, die durch eine aufrichtende **Versteifungsoperation** (rechts) korrigiert wurde. Erkennbar sind die Schrauben in den Wirbelkörpern und die Stäbe, die sie verbinden.* [GTV 2515]

ersetzt er zusätzlich mehrere Bandscheiben durch Knochenblöcke oder Titanimplantate. Die eigentliche Versteifung ist Aufgabe des Körpers und findet in den folgenden Monaten statt, indem die stabilisierten Wirbelsäulenabschnitte miteinander verwachsen. Da sich die versteiften Segmente nicht mehr gegeneinander bewegen, sind die benachbarten Segmente vermehrter Belastung ausgesetzt; daher nützen sich diese häufig vorzeitig ab und verursachen dann ihrerseits Schmerzen.

Vertebroplastik und Kyphoplastik. Diese Techniken dienen der Behandlung von Wirbelkörperbrüchen durch Osteoporose (→ S. 1016); sie kommen aber auch bei starken Schmerzen durch Wirbelsäulenmetastasen zum Einsatz. Bei der **Vertebroplastik** ***(Vertebroplastie)*** spritzt der Arzt Knochenzement in den Wirbel und versucht damit, die Knochensubstanz zu stabilisieren und weitere Verformungen zu verhindern. Die **Kyphoplastik** ***(Kyphoplastie)*** beinhaltet die gleichen Operationsschritte, jedoch bläst der Operateur vor dem Einspritzen des Zements den Wirbel mit einem Ballon auf seine ursprüngliche Höhe auf.

Denervierung. Bei schmerzhaften Verschleißerkrankungen der Zwischenwirbelgelenke (Facettensyndrom → S. 920) bietet sich das Verfahren der **Denervierung** an. Durch gezielte Stromimpulse schaltet der Arzt diejenigen Nervenfasern aus, die Schmerzreize aus den erkrankten Gelenken weiterleiten. Dazu verwendet er eine Thermosonde, die er unter lokaler Betäubung oder kurzer Narkose über eine Nadel an die Nerven heranführt. Das Verfahren beseitigt zwar die Schmerzen, nicht jedoch deren Ursache. Zudem ist es schwierig und aufwendig, die schmerzhaften Zwischenwirbelgelenke alle korrekt zu identifizieren.

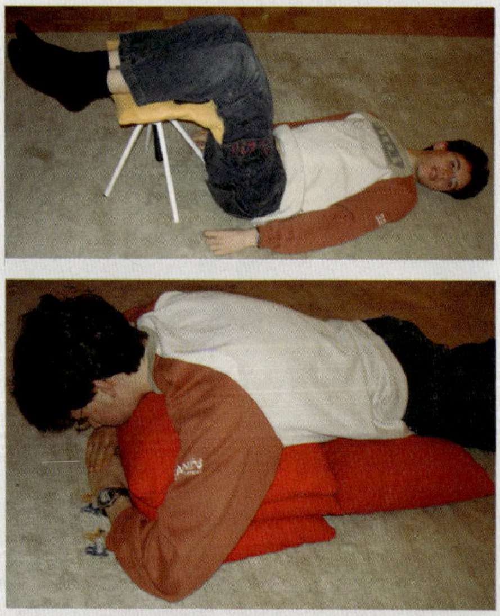

Für die Behandlung von Rückenschmerzen steht eine Vielzahl von Verfahren zur Verfügung: Von der dargestellten ***Stufenlagerung*** *in Rückenlage über die* ***Bauchlagerung*** *mit Liegekeil, Wärmeanwendungen, passive Dehnungen (Traktionen) und isometrische Übungen bis hin zu Schmerzmitteln und muskelentspannenden Medikamenten.*
Am besten wirkt häufig eine Kombination verschiedener Therapieverfahren. Was dabei dem Einzelnen am besten hilft, lässt sich meist nur durch Ausprobieren herausfinden. [BSV 2516]

Selbsthilfe

Die **Selbsthilfe bei Rückenschmerzen** beruht auf drei Prinzipien: Bewegung, Bewegung und Bewegung – soweit sie nicht schmerzt. Dabei spielt das Engagement des Betroffenen im Rahmen der Selbsthilfe eine ebenso wichtige Rolle wie die Behandlung durch den Arzt. Dies gilt neben der Behandlung von Rückenschmerzen umso mehr für deren Vorbeugung: Auch nach der wirkungsvollsten Behandlung kehren Rückenschmerzen wieder, wenn der Betroffene im Alltag nicht weiterhin auf seinen Rücken achtet.

Linderung akuter Schmerzen

Ohne Linderung der akuten Schmerzen schafft es kaum ein Betroffener, überhaupt wieder in Bewegung zu kommen. Hier bieten sich folgende Möglichkeiten der Selbsthilfe an:

- Suchen Sie eine Haltung, in der Ihre Schmerzen möglichst gering sind. Erfahrungsgemäß wird Liegen und Gehen als angenehmer empfunden als Stehen und Sitzen. Viele Therapeuten empfehlen die Rückenlage mit um 90° gebeugten Hüft- und Kniegelenken **(Stufenlagerung,** ***Stufenbettlagerung*)**. Für manche Rückenschmerzgeplagte ist auch die Bauchlage mit erhöhtem Oberkörper oder die Seitenlage mit angezogenen Beinen schmerzlindernd.
- Versuchen Sie, sich bewusst zu entspannen, wenn Sie eine schmerzarme Haltung gefunden haben: Atmen Sie bewusst und tief, hören Sie intensiv Musik, lesen Sie ein interessantes Buch ...
- Gehen Sie spazieren, sobald es die Schmerzen zulassen. Langsames Gehen bewegt die Rückenmuskulatur schonend und entspannt sie zugleich.
- Zögern Sie nicht, bei akuten Rückenschmerzen Schmerzmittel einzunehmen. Wenn Sie sonst gesund sind, spricht nichts gegen eine kurzzeitige, maximal dreitägige Anwendung von rezeptfreien Schmerzmitteln, z. B. Ibuprofen, Diclofenac oder Paracetamol. Sie helfen, den Teufelskreis von Schmerz und Verspannung zu durchbrechen.
- Wärme beruhigt und entspannt die Muskulatur und hilft dadurch, den Schmerz zu lindern. Bewährt haben sich warme Vollbäder (beruhigend: Melisse, Lavendel; anregend und durchblutungsfördernd: Rosmarin), warme Wickel (Heublume, Fango → S. 280), Wärmflasche oder Wärmekissen im Bett, durchblutungsfördernde Pflaster (z. B. ABC-Wärmepflaster), Einreibungen (z. B. mit Pferdesalbe → S. 912), wärmende Unterwäsche aus Angorawolle, Wollschals oder auch ein Saunabesuch. Herzkranke Menschen müssen wegen der Kreislaufbelastung erst Rücksprache mit ihrem Arzt halten, bevor sie sich mit Vollbädern, Wickeln oder Saunabesuchen behandeln.
- Besonders wirksam ist die **heiße Rolle:** Falten Sie ein Küchenhandtuch und zwei Frotteehandtücher der Länge nach. Wickeln Sie das Küchenhandtuch der Breite nach zu einer festen Rolle zusammen. Die beiden anderen Tücher werden schräg darum herumgewickelt, sodass das Ganze aussieht wie ein Trichter bzw. wie ein nur an einer Seite geöffnetes Bonbon. Gießen Sie nun etwa einen Dreiviertel Liter brühheißes Wasser in die Rolle (Vorsicht Verbrennung!) und wickeln Sie die Frotteehandtücher vollends um die jetzt nasse Innenrolle. Prüfen Sie die Wärme. Ist die Rolle zu heiß, so wickeln Sie ein weiteres Frotteetuch darum herum. Mit dieser heißen Rolle rollen, tupfen und massieren Sie über den Rücken. Wenn die Rolle kühler wird, nehmen Sie eine Frotteeschicht ab.
- Bei akuten Reizzuständen wirkt Kälte manchmal besser als Wärme. Bewährt haben sich Kühlpacks aus der Apotheke oder zerstoßene, in einem Waschlappen verpackte Eiswürfel, mehrmals täglich 1–5 Minuten lang auf die schmerzende Stelle aufgelegt. Um Erfrierungen vorzubeugen, empfiehlt es sich, die Auflagen in ein Tuch einzuschlagen und direkten Kontakt mit der Haut zu vermeiden.

Rückenschonendes Verhalten im Alltag

Eine Garantie für einen schmerzfreien Rücken gibt es nicht. Wem es jedoch gelingt, die Wirbelsäule beweglich und die Muskelstütze funktionsfähig zu halten, hat schon halb gewonnen.

Bewegung. Wie bei der Therapie der Rückenschmerzen heißt deshalb das Motto: mehr Bewegung. Allerdings führen die meisten Menschen längerfristig nur solche Bewegungsarten aus, die ihnen entweder Spaß machen oder sich leicht in ihren Alltag integrieren lassen.

- Gehen Sie möglichst zu Fuß oder benutzen Sie das Fahrrad. Ziehen Sie die Treppe dem Lift oder der Rolltreppe vor.
- Machen Sie Sport. Rückenschonende und die Rumpfmuskulatur trainierende Sportarten sind Schwimmen, Aquajogging, Radfahren, Nordic Walking, Skilanglauf. Achten Sie dabei auf eine gute Ausrüstung (Laufschuhe).
- Beginnen Sie ein Krafttraining im Fitnessstudio, wenn Ihnen diese Art Sport liegt. Unter kompetenter Betreuung lässt sich damit gezielt Muskulatur aufbauen, die den Rücken stärkt.
- Wenn Sie beruflich viel im Auto sitzen, leisten Sie sich einen guten Autositz und nutzen Sie die Pausen zum Umhergehen, zum Recken und Strecken.
- Wenn Sie im Büro tätig sind, erledigen Sie möglichst viel im Stehen oder Gehen. Insbesondere bei Stress sind solche Bewegungspausen wichtig, um eine Anspannung der Nacken- und Rückenmuskulatur zu verhindern. Ändern Sie beim Sitzen regelmäßig Ihre Position, abwechselnd leicht vorgeneigt, aufrecht und zurückgelehnt.

Arbeitsplatzergonomie. Arbeitsstühle mit der Funktion „dynamisches Sitzen" sind sinnvoll. Sie verfügen über eine Rückenlehne, die sich mitbewegt und gleichzeitig den Rücken stützt. Wenn Ihnen eine häufige Änderung der Sitzhaltung schwerfällt, wählen Sie eine dauerhafte Sitzposition, die zwischen Rücken und Oberschenkel einen Winkel von etwa 120° einschließt. Was früher als schlampige Haltung empfunden wurde, hat sich in neueren, wissenschaftlichen Studien als deutlich rückenfreundlicher erwiesen als eine „gerade" Sitzhaltung mit einem rechten Winkel in der Hüfte. Wichtig für die **Arbeitsplatzergonomie** ist auch die richtige Höhe von Tisch und Stuhl. Idealerweise bilden Ober- und Unterarme sowie Ober- und Unterschenkel mindestens einen rechten Winkel. Wenn die Arme locker auf den Armlehnen aufliegen, entlastet diese Position den Schulterbereich. Handballenauflagen vor der Tastatur entspannen beim Tippen ebenfalls die Schultern, tun aber auch dem Nacken gut.

Wenn Sie körperlich arbeiten, vermeiden Sie möglichst Tätigkeiten, die den Rücken belasten. Gelingt dies nicht, führen Sie die erforderlichen Arbeiten rückenschonend aus. Heben und tragen Sie Gegenstände mit geradem Rücken und gleichmäßiger Verteilung auf beide Arme. Tragen Sie schwere Lasten dicht am Körper und vermeiden Sie dabei unbedingt, den Oberkörper im Stand zu drehen. Besser: In die Hocke gehen statt sich zu bücken, soweit es Ihre Kniegelenke erlauben.

Gewichtsnormalisierung. Bauen Sie vorhandenes Übergewicht ab (→ ab S. 254). Sie entlasten damit nicht nur Ihren Rücken, sondern steigern zugleich auch die Bewegungs- und Lebensfreude.

Komplementärmedizin

Pflanzenheilkunde. Bei starken akuten Rückenschmerzen sind standardisierte Pflanzenextrakte kaum eine Alternative zu den im Allgemeinen gut wirksamen synthetisch hergestellten Schmerzmitteln (→ Pharma-Info S. 912). Dementsprechend sind schmerzlindernde Kombinationspräparate wie z. B. Eschenrinde in Verbindung mit Zitterpappel (enthalten z. B. in Phytodolor® Tinktur) allenfalls dann empfehlenswert, wenn es sich um leichtere bzw. abklingende Rückenschmerzen handelt.

Sind Muskelverspannungen die Ursache für Rückenschmerzen, können Einreibungen mit ätherischen Ölen wie Arnikaöl, Johanniskrautöl, Rosmarinöl oder Eukalyptusöl (enthalten z. B. in Dolocyl® Muskel- und Gelenköl) die Beschwerden lindern.

Homöopathie (→ S. 1251). Die Homöopathie empfiehlt ein individuell abgestimmtes Konstitutionsmittel als Begleittherapie, z. B. zu physiotherapeutischen Maßnahmen. Hier kommen u. a. Aconitum, Bryonia, Nux Vomica, Rhus toxicodendron und Sulfur infrage.

Akupunktur (→ S. 1249). Das Einstechen feiner Nadeln in standardisierte Akupunkturpunkte hat zum Ziel, einen gestörten „Energiefluss" zu normalisieren. Die Wirksamkeit ist bei chronischen Rückenschmerzen wissenschaftlich nachgewiesen. In den entsprechenden Studien war ein Therapieerfolg auch dann zu sehen, wenn die Nadeln außerhalb der vorgesehenen Punkte gesetzt wurden. Manche Kritiker gehen deshalb von einer unspezifischen Wirkung aus.

Biofeedback (→ S. 1259). Das in chronischen Fällen sinnvolle Verfahren visualisiert Anspannungs- und Entspannungszustände und versetzt so den Rückenschmerzpatienten in die Lage, mit stress- bzw. schmerzauslösenden Situationen besser umzugehen.

Weitere komplementärmedizinische Maßnahmen → S. 916

Aktuell: www.gesundheit-heute.de/25x01

- **www.patientenleitlinien.de** – Unter der Rubrik Rückenschmerz finden Sie detaillierte Informationen zu deren Ursache und Therapie, im Rahmen des Wissensnetzwerks **www.evidence.de** der Universität Witten/Herdecke.
- **www.qualimedic.de/ruecken.html** – Internetseite der Qualimedic AG, einer „Arzt-Aktiengesellschaft" aus Köln: Unter der Rubrik Orthopäden finden Sie ausführliche Selbsthilfemaßnahmen zur Vorbeugung und Behandlung von Rückenproblemen.
- **www.forum-schmerz.de** –Internetseite des Deutschen Grünen Kreuzes, Marburg: Gut besuchtes Patientenforum. Unter dem Suchbegriff Rückenschmerzen finden Sie umfassende Informationen.
- J. Weingart et al.: **Endlich ein gesunder Rücken.** Mit gezielten Übungen schmerzfrei und entspannt. Urania, 2006. Den ärztlichen Ratgeber zeichnet eine Vielzahl reich bebilderter Übungen aus.
- M. Schwarz: **Schmerzfrei mit der Dorn-Methode.** Foitzick, 2007. Nützlicher Ratgeber, der die Prinzipien der Dorn-Methode (→ Text) in alltagstaugliche Rückenübungen umsetzt.

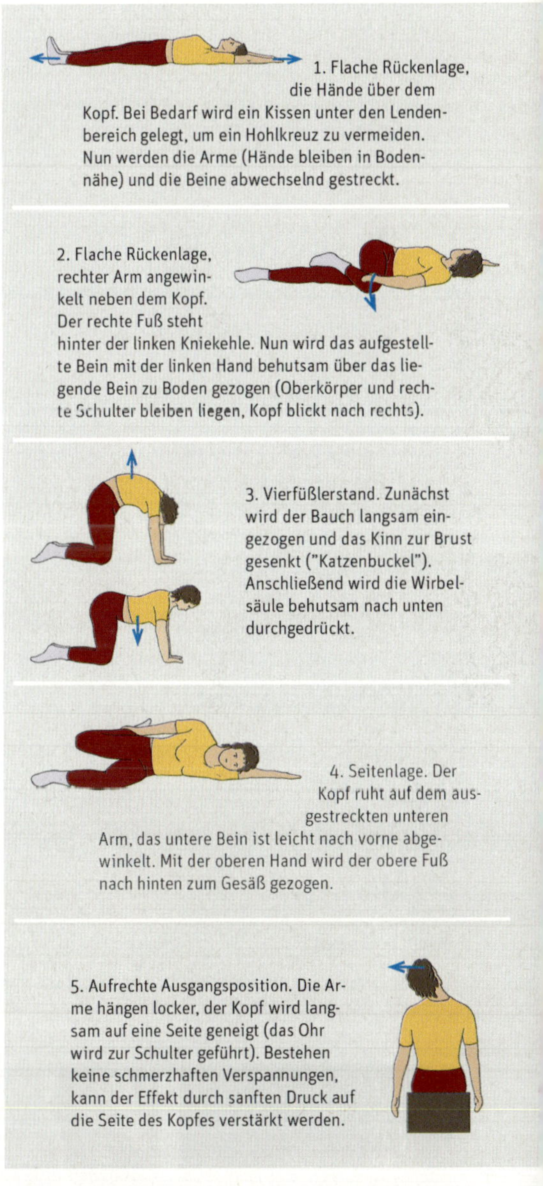

Regelmäßige Übungen der Rumpf- und Oberschenkelmuskulatur tragen dazu bei, Rückenschmerzen vorzubeugen. Fünf Minuten pro Tag der hier gezeigten Übungen reichen dabei schon aus. Um Wirbelsäule und Gelenke zu schonen, sollten die Übungen ruhig und gleichmäßig ausgeführt werden. [GRA 2517]

Bandscheibenschäden

Häufigkeit:

Bandscheibenschäden: Oberbegriff für Schäden an den Zwischenwirbelscheiben, unterteilbar in ***Bandscheibenvorwölbung (Protrusio), Bandscheibenvorfall (Prolaps)*** und ***Bandscheibendegeneration (Chondrose).*** Als Folge normaler Alterungsprozesse sind Bandscheibenschäden sehr häufig und verursachen oft keine Beschwerden.

Treten Schmerzen auf, lassen sie sich meist durch Schmerzmittel und Krankengymnastik beherrschen. Nur wenn Nerven eingeengt werden, werden Bandscheibenschäden zum medizinischen Notfall und erfordern eine operative Behandlung. Diese reicht von der Entfernung des störenden Bandscheibengewebes (durch Operation, Laserabtragung, chemische Auflösung) über Versteifungsoperationen bis hin zum Einsatz von Bandscheibenprothesen.

Leitbeschwerden

- Lokale Rückenschmerzen ohne Ausstrahlung (bei leichteren Bandscheibenschäden)
- Lokale Rückenschmerzen mit – meist einseitigen – Ausstrahlungen in Arm oder Bein
- Taubheit und Lähmungen in Arm oder Bein (beim Bandscheibenvorfall)
- Kontrollverlust für Wasserlassen und Stuhlgang ***(Kaudasyndrom)*** und/oder Gefühlsstörungen (Kribbeln oder Taubheit) an der Oberschenkelinnenseite und um den After ***(Reithosenanästhesie).***

Wann zum Arzt

Nach 1–2 Wochen bei lokalen Schmerzen ohne Ausstrahlungen

Innerhalb weniger Tage bei leichter, anhaltender Taubheit in Arm oder Bein

Innerhalb eines Tages bei Lähmungen oder ausgedehnter Taubheit in Arm oder Bein

Sofort bei zusätzlichen Blasen- oder Stuhlgangsproblemen.

Die Erkrankungen

Bandscheiben bestehen aus einem derben Faserknorpelring ***(Anulus fibrosus)*** und einem zentral eingelagerten Gallertkern ***(Nucleus pulposus).*** Durch Alterungsprozesse entstehen Risse im Faserknorpelring. Wenn Teile des Gallertkerns in die Risse eindringen, führt dies zu einer Vorwölbung (Protrusion) oder Aussackung (Vorfall, Prolaps) des Faserknorpelrings in den Wirbelkanal.

Bandscheibendegeneration. Im Unterschied dazu beschreibt die Bandscheibendegeneration eine alterungsbedingte Höhenminderung der Bandscheibe. Diese entsteht durch den verminderten Wassergehalt des Gallertkerns und die bereits beschriebenen Risse im Faserknorpelring. Die Höhenminderung stört die fein aufeinander abgestimmten Bewegungen zwischen zwei Wirbeln und führt im weiteren Verlauf oft zu zunehmenden Schädigungen an den angrenzenden Wirbelkörpern (Osteochondrose → S. 914) und Zwischenwirbelgelenken (Spondylarthrose → S. 914, unechte Spondylolisthese → S. 926). Letztere verursachen gelegentlich hartnäckige Rückenschmerzen, die der Arzt als ***Facettensyndrom*** bezeichnet.

Bandscheibenschäden können, müssen aber nicht Ursache von Beschwerden sein. Ein normaler, altersentsprechender Verschleiß ist nicht notwendigerweise als krankhaft einzustufen. Entscheidend ist die Frage, ob und in welchem Maße die veränderte Bandscheibe benachbarte Nerven einquetscht. Eine solche Einengung (Nervenkompression) äußert sich in neurologischen Symptomen, entweder als Gefühlsstörung oder als Lähmung (Muskelschwäche) in Armen oder Beinen. Aus den betroffenen Körperarealen lässt sich schließen, auf welcher Höhe der verantwortliche Bandscheibenvorfall liegt.

Warnhinweis: Symptome einer Nerveneinengung machen einen Bandscheibenvorfall zum Notfall. Unbehandelt drohen dauerhafte Nervenschäden, die später chronische Schmerzen sowie bleibende Gefühlsstörungen und Lähmungen verursachen. Deshalb ist es erforderlich, rasch einen Arzt aufzusuchen und mit der Behandlung zu beginnen. Leicht geschädigte Nerven erholen sich eventuell wieder im Verlauf mehrerer Monate.

Auch wenn Rückenschmerzen darauf hinzudeuten scheinen, sind Lähmungen und Gefühlsstörungen nicht in jedem Fall Folgen von Bandscheibenvorfällen. Auch wenn Nerven woanders eingeengt werden, entstehen ähnliche Symptome, z. B. beim Karpaltunnelsyndrom (→ S. 944) oder Sulcus-ulnaris-Syndrom (→ S. 945). Zu Verwechslungen führen manchmal auch Nervenschädigungen (Polyneuropathien → S. 1160), z. B. durch Diabetes, sowie Hirn- und Rückenmarkerkrankungen wie Multiple Sklerose (→ S. 1135) oder amyotrophe Lateralsklerose (→ S. 1144).

Das macht der Arzt

Diagnosesicherung

Durch Befragung und körperliche Untersuchung stellt der Arzt fest, ob Nerven eingeengt sind. Bei einem entsprechenden Verdacht folgen weitergehende Untersuchungen, meist ein Kernspin oder CT. Gelegentlich ist auch eine elektrische Untersuchung der Nervenfunktion (Messung der Nervenleitgeschwindigkeit → S. 1160) erforderlich, um bei unklaren Beschwerden Nervenschäden nachzuweisen.

(!) Zahlreiche Forscher beschäftigten sich in den 1980er und 1990er Jahren mit Kernspinuntersuchungen von Lendenwirbelsäulen bei gesunden Menschen. Ungeachtet der Unterschiede im Detail zeigten alle Studien einen hohen Prozentsatz von (beschwerdelosen) Bandscheibenschäden aller Art. Entdeckt also der Arzt im CT oder Kernspin einen Bandscheibenvorfall, wird er den Zusammenhang mit bestehenden Beschwerden kritisch prüfen. Was bei dem einen Patienten einen irrelevanten Befund darstellt, bedeutet bei einem anderen möglicherweise einen medizinischen Notfall. Umgekehrt findet der Arzt häufig auch bei stärksten Rückenschmerzen keine Entsprechung im CT oder Kernspin.

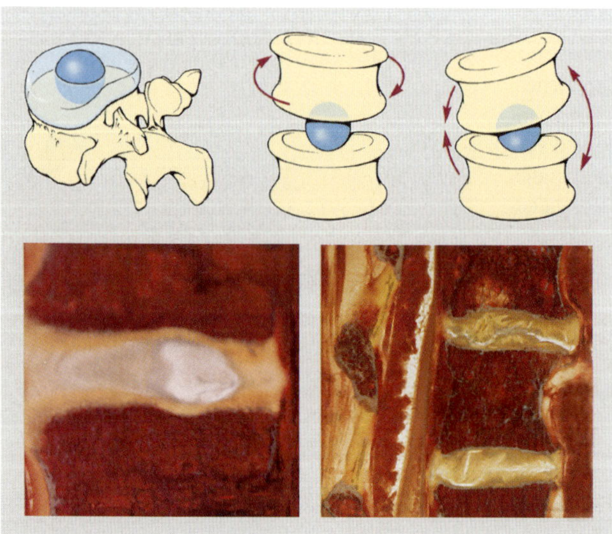

*Die **Bandscheiben** federn nicht nur die gesamte Wirbelsäule, sondern ermöglichen auch Dreh-, Beuge- und Streckbewegungen. Entscheidend für ihre Funktion ist dabei der **Bandscheibenkern** (blaue Kugeln). Dieser büßt mit dem Älterwerden viel von seiner Form ein, wie die untere Bildreihe zeigt: Links die Bandscheibe eines Jugendlichen, der Bandscheibenkern ist deutlich als abgegrenzte weiße Struktur sichtbar. Rechts dagegen die Bandscheiben eines 70-jährigen mit ausgezogenen, abgeplatteten Bandscheibenkernen und zahlreichen Rissen, die als weiße Linien erkennbar sind.* [GTV 2518]

Konservative Therapie

Schmerzen sind meist gut mit Medikamenten zu behandeln (→ S. 916), je nach Intensität der Beschwerden in unterschiedlicher Kombination. In hartnäckigen Fällen helfen kurzfristig oft Injektionen von örtlichen Betäubungsmitteln und Kortisonpräparaten neben die eingeengte Nervenwurzel (periradikuläre Therapie → S. 916) oder neben das Rückenmark (peridurale Infiltration → S. 916). Eine gute, schmerzlindernde Wirkung zeigen auch physiotherapeutische Verfahren; dabei sind Massagen auf Dauer weniger effektiv als aktive Krankengymnastik (auch an Geräten); und auch der langfristige Nutzen von Wärmebehandlungen (z. B. Fangopackungen), Elektrotherapie (→ S. 1279) oder manueller Therapie (→ S. 916) ist begrenzt. Leider bezahlen die gesetzlichen Krankenkassen solche aktiven physiotherapeutischen Maßnahmen nur in beschränktem Umfang, sodass der Arzt nach Beendigung einer Behandlungsserie (18 Termine) mit der nächsten Verschreibung mindestens drei Monate warten muss.

Nerveneinengungen erfordern eine sofortige, üblicherweise stationäre Behandlung mit Infusionen, bestehend aus Kortison zur Entzündungshemmung und Abschwellung, Schmerzmitteln und häufig einem Vitaminpräparat. Zusätzlich erfolgen oft peridurale Infiltrationen, meist über einen dünnen Schlauch (Katheter), der mehrere Tage liegen bleibt. Führen diese Maßnahmen zur Besserung, beginnen die Betroffenen nach einigen Tagen mit Krankengymnastik und kehren dann schrittweise in ihren Alltag zurück.

Operative Therapie

Lassen sich starke Nervenschmerzen oder Lähmungen so nicht beherrschen, ist eine operative Behandlung erforderlich. Als dringender Notfall gilt insbesondere das Kaudasyndrom (→ Leitbeschwerden), das auf ausgedehnte Bandscheibenvorfälle mit Einengung des gesamten Wirbelkanals hinweist. Ziel der Operation ist es, das störende Gewebe durch verschiedene Verfahren zu entfernen. Neben konventionellen, offenen Operationen (→ S. 1280) kommen dabei v. a. minimalinvasive Operationen zum Einsatz, entweder endoskopisch *(perkutane Nukleotomie)* oder als mikrochirurgischer Eingriff unter Verwendung eines Mikroskops. Nur ausgedehnte und ältere Bandscheibenvorfälle erfordern eine offene Operation im Krankenhaus.

Umstrittene alternative Behandlungsmethoden, die zwischen konservativer und operativer Therapie stehen, verwenden Laserstrahlen *(Laserabtragung)* oder Injektionen von chemischen Substanzen wie Chymopapain, Kortison oder Ozon, um Bandscheibengewebe

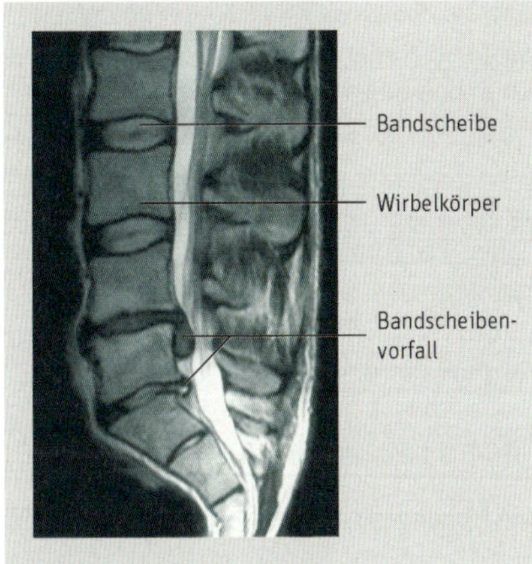

Größere Bandscheibenvorfälle drücken auf das Rückenmark im benachbarten Wirbelkanal. Die Kernspinaufnahme zeigt einen hell erscheinenden ***Rückenmarkkanal,*** *der zwischen dem 4. und 5. Lendenwirbel eingeengt ist. Ein zweiter* ***kleinerer Bandscheibenschaden*** *findet sich im darunterliegenden Zwischenwirbelbereich. Hier treten Bandscheibenvorfälle am häufigsten auf.* [GTV 2519]

aufzulösen *(Chemonukleolyse)*. Welche dieser alternativen Therapien welchen Patienten nutzt, ist aus wissenschaftlicher Sicht nicht klar, viele Autoren betonen jedoch die Risiken z. B. schwerer allergischer Reaktionen. [P02]

Nach der Entlastung erholen sich die Nerven umso besser, je kürzer sie eingeengt waren. Da die Erholungszeit manchmal bis zu einem Jahr dauert, ist viel Geduld gefordert. Abhängig von der Behandlungsmethode und den vorbestehenden Schäden sind in 60–80 % der Fälle deutliche Besserungen zu erwarten.

Bandscheibenprothesen. Der Ersatz von Bandscheiben durch Imitate aus Metall und Hartkunststoff ist ein neues Operationsverfahren. Die Lebensdauer der **Bandscheibenprothesen** und die möglichen langfristigen Komplikationen sind aber noch nicht genügend erforscht, um das Verfahren zur Standardoperation zu erklären.

Warnhinweis: Forschungsergebnisse haben allerdings gezeigt, dass der längerfristige Erfolg von Bandscheibenoperationen, die wegen Schmerzen erfolgen, der konservativen Behandlung nicht überlegen ist. Bereits drei Jahre nach der Operation ist kein Unterschied mehr in Bezug auf den Rückgang der Beschwerden festzustellen.

Zudem verschlechtern sich bei ~ 12 % der (konventionell) Operierten die Beschwerden, da wucherndes Narbengewebe zu einem erneuten Druck auf die Nerven führt. Diese Komplikation, **Postnukleotomiesyndrom** genannt, führt zu äußerst hartnäckigen Schmerzen und lässt sich nur in Ausnahmefällen erneut chirurgisch behandeln. Als weitere Komplikation haben Bandscheibenoperationen manchmal zur Folge, dass der betroffene Wirbelsäulenabschnitt instabil wird. In diesem Fall ist oft eine Versteifungsoperation (→ S. 917) erforderlich.

Selbsthilfe und Vorsorge

Bei akuten Beschwerden ist es entscheidend, rasch wieder in Bewegung zu kommen und den Teufelskreis von Schmerz – Verspannung – mehr Schmerz zu durchbrechen. Zur Vorbeugung sind sämtliche Varianten rückenschonenden Verhaltens zu empfehlen. Detaillierte Information zu diesen Themen → Selbsthilfe bei Rückenschmerzen S. 918.

Komplementärmedizin

Bei lokal begrenzten Beschwerden ohne ausstrahlende Schmerzen in die Extremitäten kommen die gleichen komplementärmedizinischen Methoden in Betracht wie die im Kapitel Rückenschmerzen beschriebenen Maßnahmen.

Manuelle Therapien (→ S. 1254). Insbesondere die Osteopathie (→ S. 1254) und die Wirbelsäulentherapie nach Dorn (→ S. 1255) geben Behandlungserfolge an, ebenso liegen Berichte vor, wonach Akupunktur (→ S. 1249) und Magnettherapie (→ S. 917) in vielen Fällen die Beschwerden lindern. Die Homöopathie bietet eine Konstitutionstherapie z. B. mit Hedera helix oder Viscum album an. Sanfte Bewegungstherapien wie Yoga (→ S. 1259), Tai Chi (→ S. 1260), Qigong (→ S. 1260) und Feldenkrais (→ S. 1259) sind bei wiederkehrenden Beschwerden empfehlenswert. Lässt das Krankheitsbild auf eine Nerveneinengung schließen, können komplementärmedizinische Maßnahmen jedoch nicht (mehr) viel ausrichten – geht dadurch z. B. wertvolle Zeit für die dringend notwendige Infusionsbehandlung bzw. eine peridurale Infiltration verloren, kann sogar Schaden entstehen.

i Aktuell: www.gesundheit-heute.de/25x02

- **www.leitlinien.net** – Hier finden Sie per Stichwortsuche für die drei Begriffe Ischialgie, Radikulopathie und Rehabilitation Bandscheibenvorfall die ausführlichen Ärztlichen Leitlinien zu Diagnostik und Therapie der Erkrankungen.
- **www.dr-gumpert.de/html/bandscheibenvorfall.html** – Sehr detaillierte und gut bebilderte Beschreibung des Bandscheibenvorfalls, vom Orthopäden N. Gumpert, Taunusstein.
- P. Oldenkott et al: **Bandscheiben-Leiden: Was tun?** Trias, 2005. Wissenschaftlich fundierter und gut verständlicher Ratgeber mit umfangreichem Selbsthilfeteil.

Spinalstenose

Häufigkeit: ▬ ▬ ▬ ▬ ▭

Spinalstenose *(Spinalkanalstenose)*: Verengung des Wirbelkanals, meist durch verschleißbedingte Veränderungen an Wirbelgelenken, Bändern und Bandscheiben. Die Erkrankung ist im höheren Lebensalter sehr häufig. Sie betrifft meist die Lendenwirbelsäule und beeinträchtigt dort die Funktion der Rückenmarknerven. Wenn die konservative Behandlung versagt, helfen Entlastungsoperationen, die den Wirbelkanal erweitern. Bei über 60-Jährigen ist die Spinalstenose der häufigste Grund für eine Wirbelsäulenoperation.

Leitbeschwerden

- Schweregefühl, Schmerzen und Schwäche in den Beinen, besonders beim Gehen und Stehen
- Rückenschmerzen
- Oft Taubheitsgefühl im Gesäß und/oder in den Beinen
- Verstärkung der Beschwerden bei aufrechter Haltung, Verbesserung durch gebeugte Haltung, deshalb häufig Buckel beim Gehen.

Wann zum Arzt

Nach 1–2 Wochen bei anhaltenden Rückenschmerzen, belastungsabhängigem Schweregefühl oder Schmerzen in den Beinen

Innerhalb weniger Tage bei anhaltender Taubheit in Gesäß oder Bein.

Die Erkrankung

Von seltenen, angeborenen Formen abgesehen, handelt es sich bei der Spinalstenose um eine typische Alterungserscheinung der Wirbelsäule. Beteiligt sind verschiedene anatomische Strukturen, die zusammen die Wand des Wirbelkanals bilden: Bandscheiben, Zwischenwirbelgelenke und das ***Ligamentum flavum***, ein kräftiges, in Längsrichtung verlaufendes Band. Eine direkte Einengung entsteht, wenn sich eine geschädigte Bandscheibe nach hinten vorwölbt oder vorfällt. Arthrosen der Zwischenwirbelgelenke wirken sich dagegen indirekt auf die Weite des Wirbelkanals aus, indem sie zur Bildung von knöchernen Ausziehungen (Spondylophyten) führen, die ihrerseits sowohl den Wirbelkanal als auch die Nervenaustrittslöcher einengen. Eine weitere Ursache ist eine Verdickung des Ligamentum flavum, das den Wirbelkanal nach hinten abschließt. Die Form dieses Bands ändert sich mit der Körperposition. Ist die Wirbelsäule leicht nach vorne gekrümmt, z. B. beim Sitzen, wird es gedehnt und verdünnt sich. Hierdurch öffnet sich der Wirbelkanal und bietet mehr Raum für das Rückenmark und die Nervenwurzeln. Ist die Wirbelsäule dagegen gestreckt, wie beim Stehen, verkürzt und verdickt sich das Band. Daher haben Patienten mit Spinalstenose Schmerzen beim Stehen oder Laufen, die nahezu sofort verschwinden, wenn sie sich hinsetzen oder bücken.

Das macht der Arzt

Die Abhängigkeit der Beschwerden von Körperhaltung und Belastungssituation ist so typisch, dass der Arzt meist sofort die richtige Diagnose stellt. Die sichere Abgrenzung von ähnlichen Krankheitsbildern (→ oben) gelingt durch Röntgen, CT und Kernspin, gegebenenfalls mit Kontrastmitteln.

Bei leichteren Beschwerden helfen meist konservative Behandlungsmaßnahmen, im Wesentlichen die gleichen wie bei Bandscheibenschäden (→ S. 920). Speziell für die Therapie der Spinalstenose werden Mieder und Korsette angeboten, die den betroffenen Wirbelsäulenabschnitt in eine günstigere Krümmung bringen. Starke Beschwerden lassen sich jedoch manchmal nur durch eine Operation beheben. Üblich sind Entlastungsoperationen, bei denen der Arzt Teile des Wirbelbogens und des verdickten Ligamentum flavum sowie knöcherne Ausziehungen entfernt. Die Entnahme größerer Knochenmassen macht oft eine anschließende Versteifungsoperation (→ S. 917) erforderlich, um die Stabilität des operierten Wirbelsäulenbereichs zu erhalten. Ein neues, ambulant durchführbares Operationsverfahren verwendet Implantate, die zwischen die Dornfortsätze (→ S. 913) der betroffenen Wirbel gespannt werden. Diese **Spreizer** haben die Aufgabe, die Wirbel auseinanderzudrücken und damit den verengten Kanal aufzuweiten. Die Operation führt in 70–80 % der Fälle zu einer deutlichen Linderung der Beschwerden; Untersuchungen zur langfristigen Wirksamkeit stehen jedoch noch aus.

i Aktuell: www.gesundheit-heute.de/25x03

- **www.leitlinien.net** – Stichwortsuche Spinalstenose: Ärztliche Leitlinie zu Diagnostik und Therapie der Erkrankung.
- **www.orthopaedie-aukamm.de/documents/ws_spinalstenose.pdf** – Orthopädische Gemeinschaftspraxis an der Aukammklinik, Wiesbaden: Gut verständliche Beschreibung, v. a. der Entwicklung von Spinalstenosen.
- **www.zdf.de/ZDFmediathek** – Service des ZDF: Unter dem Suchbegriff Spinalstenose können Sie sich ein sehr informatives und empfehlenswertes Video herunterladen, in dem auch Betroffene zu Wort kommen.

Halswirbelsäulensyndrom und Schleudertrauma

Häufigkeit: ▬ ▬ ▬ ▬ ▬

Halswirbelsäulensyndrom *(HWS-Syndrom, Zervikalsyndrom)*: Sammelbezeichnung für uncharakteristische Beschwerden im Bereich von Halswirbelsäule und Nacken durch verschleißbedingte Erkrankungen oder andere Ursachen. Betroffen sind oft 30- bis 60-Jährige, die berufstätig sind. Strahlen die Schmerzen in Schulter und Arm aus, liegt ein **Schulter-Arm-Syndrom** *(Cervicobrachialgie)* vor. Heftige, akute Schmerzzustände mit Muskelhartspann und dadurch erzwungener Fehlhaltung werden als **akuter Schiefhals** bezeichnet. Im Zentrum der Behandlung stehen physiotherapeutische Maßnahmen. Lässt sich die Ursache nicht beseitigen, kehren die Beschwerden oft wieder.

Schleudertrauma *(Beschleunigungsverletzung, HWS-Distorsion, Peitschenschlagverletzung)*: Zerrungen der Muskeln und Bänder an der Halswirbelsäule, verbunden mit schmerzhaften Verspannungen der Nacken- und Halsmuskulatur. Ursache ist definitionsgemäß eine unvorhergesehene Beschleunigung, meist von hinten, die eine plötzliche Kopfbewegung gegenüber dem fixierten Rumpf verursacht, z. B. bei Auffahrunfällen. Die Beschwerden halten in der Regel wenige Wochen an, werden aber in 2–3 % der Fälle auch chronisch.

Leitbeschwerden

HWS-Syndrom:

- Steifigkeitsgefühl („steifer Hals") und/oder Nackenschmerzen, oft mit Ausstrahlung in (Hinter-)Kopf, Schultern und Arme
- Meist tastbare Verhärtung der Nackenmuskulatur, häufig mit einer schmerzhaft eingeschränkten Kopfbeweglichkeit
- Gelegentlich Schwindel, Ohrgeräusche oder Sehstörungen
- Selten Gefühlsstörungen oder Lähmungserscheinungen an Schultern oder Armen.

Schleudertrauma:
Gleiche Beschwerden wie beim HWS-Syndrom, jedoch im Anschluss an einen (Auffahr-)Unfall; oft auch erst Stunden bis Tage später einsetzend.

Wann zum Arzt

Nach 1–2 Wochen bei anhaltenden Schmerzen ohne vorangegangenen Unfall

Innerhalb einiger Tage bei anhaltenden Gefühlsstörungen an Schulter oder Arm, Schwindel, Ohrgeräuschen

Innerhalb eines Tages bei Lähmungserscheinungen, Sehstörungen oder nach einem Unfall.

Die Erkrankung

An der Entstehung von akuten wie chronischen Nackenbeschwerden sind zahlreiche Faktoren beteiligt, einzeln oder in Kombination:

- Verschleißbedingte Erkrankungen der Halswirbelsäule, z. B. Bandscheibenschäden (→ S. 920), Spinalstenose (→ S. 922) oder Arthrosen der Zwischenwirbelgelenke (Facettensyndrom → S. 920)
- Blockierungen (→ S. 915) an der Halswirbelsäule
- Muskelverspannungen aufgrund der oben genannten Erkrankungen, psychischer Anspannung oder „falscher" Bewegungen
- Rheumatische Erkrankungen, z. B. Morbus Bechterew (→ S. 1002) oder Fibromyalgie (→ S. 1014).

Ein akuter Schiefhals macht sich oft nach dem morgendlichen Aufwachen bemerkbar, möglicherweise als Folge einer ungünstigen Kopflage im Schlaf („Verliegen"). Je nach Höhe des betroffenen Wirbelsäulenabschnitts strahlen die Schmerzen in unterschiedliche Körperregionen aus, so von den ersten zwei Halswirbeln in den Kopf, vom 3. bis 5. Halswirbel in die Schulter, von den unteren Halswirbeln in Schulter und Arm bis zum Kleinfinger. In diesen Regionen, in die die Schmerzen ausstrahlen, kann es zudem zu Gefühlsstörungen, Lähmungserscheinungen oder Sehstörungen kommen. Dies sind Beschwerden, die eine rasche ärztliche Behandlung erfordern. Ein einfacher, akuter Schiefhals ohne Begleitbeschwerden heilt meist von selbst nach drei Tagen aus. Langsam zunehmende Beschwerden werden dagegen ohne Behandlung oft chronisch, insbesondere dann, wenn ihre Ursache bestehen bleibt.

Häufige Ursache eines akut auftretenden HWS-Syndroms sind Beschleunigungsverletzungen. Führt eine Beschleunigung, v. a. von hinten, zu einer ruckartigen und unerwarteten Beugung und Überstreckung der Halswirbelsäule, z. B. bei einem Autounfall, beim Kampfsport oder Autoscooterfahren, verursacht sie häufig eine Zerrung der dortigen Bänder und Muskeln. Fast im gleichen Augenblick ist zu spüren, wie sich die Nacken- und Halsmuskulatur blitzartig verspannt. Dieser schmerzhafte Vorgang wird durch einen Reflex ausgelöst, der dem lebenswichtigen Schutz der Halswirbelsäule dient; er sorgt dafür, dass nur selten Verletzungen an den Bandscheiben oder gar am Rückenmark auftreten. Meist klingen die Beschwerden – mit oder ohne Behandlung – innerhalb einiger Tage wieder ab. Gelegentlich gehen sie jedoch in langwierige Nackenschmerzen über, oft mit Ausstrahlung in Kopf und Arme. Solche Beschwerden sind schwer zu fassen und nachzuweisen, da sie meist eine starke psychische Komponente enthalten. Diese erschwert die Beurteilung von Schmerzensgeldklagen, die oft in diesem Zusammenhang erhoben werden.

Das macht der Arzt

Je nach Ursache und Ausmaß der Beschwerden zeigt die körperliche Untersuchung eine verminderte oder (selten) erhöhte Beweglichkeit der Halswirbelsäule, neurologische Störungen, Klopfschmerz über den Dornfortsätzen und/oder Druckschmerzpunkte, die von Muskelverspannungen herrühren. Bei Beschleunigungsverletzungen sind zusätzlich Röntgen und gelegentlich auch CT oder Kernspin erforderlich, um gefährliche Verletzungen mit drohender Querschnittlähmung (z. B. Wirbelbruch → S. 928) auszuschließen und Vorschäden zu dokumentieren. Dies dient auch der Klärung versicherungsrechtlicher Fragen.

Starke Schmerzen erfordern anfangs oft eine Behandlung mit Schmerzmitteln (z. B. NSAR → S. 996), eventuell auch mit muskelentspannenden Medikamenten (z. B. Musaril®). Bei Muskelverspannungen helfen außerdem physiotherapeutische Dehnungsgriffe, Kälte- oder Wärmeanwendungen (z. B. Fango). Massagen sind allenfalls kurzfristig wirksam. Blockierungen lassen sich meist durch Griffe der manuellen Therapie (→ S. 916) lösen. Das Tragen spezieller Halsbandagen (**Zervikalstütze**, *Cervicalstütze, „Halskrause")* empfiehlt sich allenfalls für wenige Tage, um den akuten Schmerz zu lindern. Es hat sich gezeigt, dass eine längere Tragedauer den Heilungsverlauf nach Beschleunigungsverletzungen eher verzögert. Wenn die Beschwerden nicht innerhalb von 1–2 Wochen nach einem Unfall abklingen, wiederholt der Arzt die anfänglichen Untersuchungen oder ergänzt sie in Zweifelsfällen, um bisher nicht diagnostizierte Begleitverletzungen zu erkennen.

Bei chronischen Beschwerden werden verschiedene Therapiemaßnahmen eingesetzt: TENS-Geräte (Transkutane Elektrische Nervenstimulation → S. 1279), Krankengymnastik, Injektion von lokalen Betäubungsmitteln in die verspannte Muskulatur oder neben Nerven (Nervenblockade). Gelegentlich empfiehlt der Arzt eine psychotherapeutische Behandlung, wenn er psychische Ursachen (z. B. verdrängte Konflikte) vermutet. Sind für chronische Beschwerden verschleißbedingte Erkrankungen der Halswirbelsäule verantwortlich, helfen manchmal Operationen, wenn konservative Therapiemaßnahmen versagen.

Selbsthilfe und Vorsorge

Bei akuten Schmerzen hilft anfänglich oft Kühlung, z. B. mit feuchtkalten Tüchern oder Quarkwickeln (Herstellung → S. 278), um den Schmerz zu lindern. Manche Betroffene profitieren eher von Wärme; sie empfinden es als angenehmer, den schmerzenden Nacken z. B. durch Schals, Rollkragenpullover, Kirschkernkissen oder Kartoffelwickel (Herstellung → S. 279) warmzuhalten. Besonders wirksam ist die heiße Rolle (→ S. 918). Auch bei chronischen Schmerzen sind Wärmebehandlungen hilfreich, bei Bedarf täglich.

Starke Verspannungen der Nackenmuskulatur reagieren oft gut auf eine Übung, die nach dem Prinzip der **Druckpunktbehandlung** arbeitet. Legen Sie sich dazu in Rückenlage auf den Boden, den schmerzenden Nacken auf Tennisbälle gebettet. Der entstehende Druck ist zu Beginn ungewohnt und oft unangenehm, führt jedoch nach einiger Zeit zu einer deutlichen Entspannung der Muskulatur.

Für die Vorbeugung chronischer Nackenbeschwerden hat insbesondere die Arbeitsplatzergonomie große Bedeutung. Aber auch andere Aspekte eines rückenschonenden Verhaltens sind zu beachten (→ S. 919).

Komplementärmedizin

Akupunktur (→ S. 1249). Das Schulter-Arm-Syndrom gehört zu den Krankheitsbildern, für die die Weltgesundheitsorganisation (WHO) explizit die Behandlung mit Akupunktur empfiehlt; positive Erfahrungsberichte liegen aber auch für alle anderen Beschwerdenkomplexe des HWS-Syndroms vor.

Entspannungsverfahren. Ist es (auch) der Alltagsstress, der buchstäblich im Nacken sitzt, können Entspannungsübungen zum Abbau von permanenter Anspannung wertvolle Dienste leisten. Vor allem die Progressive Muskelrelaxation nach Jacobson hilft, den Wechsel von Anspannung und Entspannung bewusst zu erleben und das Erlernte dann bei Bedarf im stressbelasteten Alltag umzusetzen (→ S. 1259). Ebenso sind Yoga (→ S. 1259), andere fernöstliche Entspannungsmethoden (→ S. 1260) oder Autogenes Training (→ S. 1257) besonders empfehlenswert.

Kraniosakraltherapie (→ S. 1255). Ein chronisches Beschwerdebild, das vom Nacken- bzw. Halswirbelsäulenbereich ausgeht, ist die

Domäne der Kraniosakraltherapie (→ S. 917). Auch wenn bislang nicht endgültig geklärt ist, welcher Wirkmechanismus ursächlich für eine Linderung der Beschwerden verantwortlich ist, profitieren viele Patienten zweifellos schon allein vom tief greifenden entspannenden Effekt, den die feinen Manipulationen an Kopf bzw. Schädelknochen in der Regel bewirken.

Siehe auch unter Biofeedback → S. 1259, Magnettherapie → S. 917 und Homöopathie → Bandscheibenschäden S. 920

i Aktuell: www.gesundheit-heute.de/25x04

- **www.leitlinien.net** – Stichwortsuche Beschleunigungstrauma: Ärztliche Leitlinie zu Diagnostik und Therapie des Beschleunigungstraumas der Halswirbelsäule.
- **www.hws-syndrom.de** – Ausführliche Beschreibung des Krankheitsbilds von der Schmerzklinik Bad Mergentheim.

Skoliose

Häufigkeit: ■■■□□

Skoliose *(idiopathische Skoliose)*: Fixierte Seitverbiegung der Wirbelsäule, meist kombiniert mit einer Verdrehung um die Längsachse. In knapp 90 % der Fälle ist die Ursache unbekannt (idiopathisch), 10 % sind Folgen von Lähmungen, Muskel- und Nervenerkrankungen, unterschiedlich langen Beinen und Unfällen. Skoliosen treten bei Mädchen viermal häufiger auf als bei Jungen. Die Therapieempfehlungen sind abhängig vom Ausmaß der Verbiegung und der Geschwindigkeit der Zunahme; sie reichen von bloßer Beobachtung über Korsettbehandlung bis zur Operation. Wenn die Verbiegung nach dem Wachstumsabschluss zum Stillstand kommt, ist der Langzeitverlauf meist sehr gut. Nimmt die Verbiegung weiter zu, entwickeln sich eventuell schwere Verformungen von Wirbelsäule und Brustkorb, im Extremfall mit Beeinträchtigung innerer Organe.

Leitbeschwerden

- Anfangs oft keine Beschwerden, selten Rückenschmerzen
- Veränderung der Körperformen wie Höherstehen einer Schulter, einseitiges Vorstehen des Beckens, selten sichtbare Rückenkrümmung; meist zufällig von Beobachtern bemerkt (z. B. beim Umziehen oder Duschen)
- Einseitiges Vorspringen des Brustkorbs *(Rippenbuckel)* oder der Lendenmuskulatur *(Lendenwulst)* beim Vornüberbeugen.

Wann zum Arzt

In den nächsten Wochen, wenn eine Veränderung der Körpersymmetrie auffällt

Die Erkrankung

Skoliosen entstehen während des Wachstums. Es gibt angeborene und frühkindliche Formen, die meisten Fälle werden aber im Alter von 10–14 Jahren auffällig. Dass in bestimmten Familien Skoliosen gehäuft vorkommen, spricht für eine erbliche Komponente. Oft finden sich die Krümmungsscheitel bei verwandten Betroffenen an den gleichen Stellen der Wirbelsäule. Die Verbiegung und Verdrehung der Wirbelsäule entsteht durch Wachstumsstörungen einzelner Wirbelabschnitte. Während des Wachstums nimmt die Fehlstellung deshalb meist zu, später verlangsamt sich die Zunahme oder kommt sogar zum Stillstand. Beträgt allerdings der Verbiegungswinkel mehr als 40°, ist auch im höheren Lebensalter mit einem Fortschreiten der Skoliose zu rechnen, im Einzelfall bis zu 3° pro Jahr. In unbehandelten Fällen entwickeln sich dadurch im Erwachsenenalter manchmal schwere Verformungen von Wirbelsäule und Brustkorb, die zunehmend Nerven und Wirbelkanal einengen und in extremen Fällen sogar die Funktion von Herz und Lunge stören.

Während des Wachstums kommen Rückenschmerzen bei Skoliosepatienten nicht häufiger vor als in der Allgemeinbevölkerung. Die betroffenen Kinder leiden unter der veränderten Körpersymmetrie, die besonders in der sensiblen Phase der Pubertät als Entstellung wahrgenommen wird. Wenn zusätzlich eine Korsettbehandlung nötig ist, nimmt die psychische Belastung zu, weil das Korsett die Bewegungsfreiheit einschränkt und sich meist nicht durch Kleidung kaschieren lässt.

Das macht der Arzt

Im Gespräch fragt der Arzt nach Skoliosen in der Familie, bestimmten Entwicklungsschritten (erste Periode, Wachstum) und eventuellen Beschwerden. Danach untersucht er Nervensystem und Wirbelsäule. Korrigierbare Verbiegungen, z. B. durch eine unterschiedliche Beinlänge, werden nicht als Skoliose bezeichnet; sie sind meist harmlos und leicht durch eine orthopädische Schuhzurichtung korrigierbar.

Durch das Röntgen der Wirbelsäule lässt sich die Verbiegung genau messen *(Verfahren nach Cobb)*. Neben diesem Messwert fließen in die Therapieentscheidung noch weitere Kriterien ein, insbesondere die Geschwindigkeit der Skoliosezunahme und das noch zu erwartende Wachstum. Für die Behandlung gelten folgende Richtlinien:

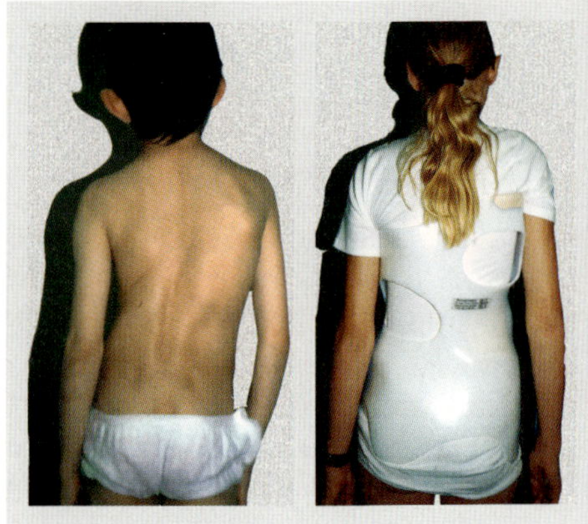

So deutlich wie bei dem linksseitig abgebildeten Jungen ist eine ***Skoliose*** *nicht immer zu erkennen. Oft wird sie erst sichtbar, wenn sich das Kind nach vorne beugt und dabei die Wirbelsäule auf einer Seite vorspringt.*
Schwere Skoliosen erfordern häufig eine ***Korsettbehandlung,*** *wie sie auf dem rechten Bild dargestellt ist. Auch wenn die meisten Kinder und Jugendlichen diese wirksame Therapie anfangs als störend und entstellend empfinden, gewöhnen sie sich in der Regel schnell daran.* [UHD 2520]

- Bei Skoliosen mit einer Verbiegung von weniger als 20° genügen regelmäßige Kontrollen, konsequenter Sport und eine spezielle Rückengymnastik.
- Skoliosen mit einer Verbiegung von mehr als 20° erfordern das Tragen eines Korsetts; zusätzlich verordnet der Arzt Krankengymnastik. Die **Korsettbehandlung** ist Erfolg versprechend, bedeutet aber für junge Menschen in der Pubertät eine starke psychische Belastung und körperliche Einschränkung. Die Jugendlichen benötigen deshalb eine einfühlsame Motivation durch Familie und Freunde, um die erforderliche Tragedauer von 16–23 Stunden pro Tag einzuhalten.
- Bei Skoliosen mit einer Verbiegung von mehr als 45–50° empfiehlt sich eine operative Behandlung. Sie hat zum Ziel, die Wirbelsäule möglichst gerade aufzurichten und in einer günstigen Stellung mit Stäben zu versteifen. Die postoperative Rehabilitation nimmt etwa ein halbes Jahr in Anspruch.
- Als Verlaufskontrolle dienen wiederholte Röntgenuntersuchungen während des Wachstums in Abständen von 8–12 Monaten, später in deutlich größeren Zeitintervallen.

Prognose

Die nicht-operative Behandlung verlangsamt oder verhindert ein Fortschreiten der Skoliose. Entscheidend für den Therapieerfolg sind ein frühzeitiger Beginn und eine konsequente Durchführung, weil bestehende Verbiegungen ohne Operation kaum mehr rückgängig zu machen sind. Je kleiner die Verbiegung zum Wachstumsabschluss ist, umso wahrscheinlicher kommt die Skoliose im Erwachsenenalter dauerhaft zum Stillstand. Menschen mit leichter Skoliose leiden genauso häufig an Rückenschmerzen wie normal gewachsene Menschen.

Große Verbiegungen schreiten meist auch nach Wachstumsabschluss weiter fort und erfordern deshalb eine rechtzeitige Operation. Eine dauerhaft verbesserte Stellung und Statik ist dann aber mit einer bleibend eingeschränkten Beweglichkeit der Wirbelsäule verbunden. Wird ein günstiger Operationszeitpunkt verpasst, führt die zunehmende Skoliose manchmal zu schweren Störungen der Herz- und Lungenfunktion.

Selbsthilfe und Vorsorge

Sport und körperliche Aktivität, wie sie generell zur Selbsthilfe und Vorsorge bei Rückenschmerzen dienen (→ S. 919), stärken die Rückenmuskulatur. Die Asymmetrie der Skoliose erfordert oft zusätzlich krankengymnastische Spezialübungen, deren Erfolg von einer konsequenten Durchführung abhängt. Die Motivation durch die Eltern ist hierfür genauso wichtig wie das regelmäßige Tragen eines Korsetts (→ Abb.). Familie und Freunde haben die Aufgabe, die unter den Einschränkungen leidenden Kinder und Jugendlichen zu ermutigen und in ihrem Selbstwertgefühl zu stärken.

i **Aktuell:** www.gesundheit-heute.de/25x05

- **www.leitlinien.net** – Stichwortsuche Skoliose: Ärztliche Leitlinie zu Diagnostik und Therapie der idiopathischen Skoliose im Wachstumsalter.
- **www.leitlinien.net** – Stichwortsuche Wirbelsäulendeformitäten: Ärztliche Leitlinie zum Rehabilitationskonzept für Wirbelsäulendeformitäten.
- **www.skoliose.com** – Informative Internetseite der Katharina Schroth Klinik, Bad Sobernheim, die auf die Behandlung von Skoliose spezialisiert ist.
- **www.skoliose-info-forum.de** – Privat geführte Internetseite, Waxweiler: Informativ, interaktiv und mit Forum. Richtet sich an Patienten und Interessierte von Wirbelsäulendeformitäten (v. a. Skoliosen und Morbus Scheuermann).
- **www.bundesverband-skoliose.de** – Internetseite des Bundesverbands Skoliose-Selbsthilfe e. V., Limbach: Seit 1971 bestehende Selbsthilfevereinigung mit rund 1700 Mitgliedern, mit Selbsthilfegruppen in allen Bundesländern.
- **www.skoliose-aktiv.de** – Internetseite der Skoliose Aktiv e. V., Stuttgart: 1996 gegründete Selbsthilfevereinigung, mit hilfreichen Informationen.
- H. R. Weiß: **Ich habe Skoliose.** Pflaum, 2007. Praktischer Leitfaden für Betroffene, Angehörige und Therapeuten.

Morbus Scheuermann

Häufigkeit:

Morbus Scheuermann *(Adoleszentenkyphose):* Verformung der Wirbelkörper, die durch einseitige Abflachung keilförmig werden und zur Buckelbildung führen; am häufigsten an der Brustwirbelsäule. Häufige Erkrankung, besonders bei männlichen Jugendlichen. In den meisten Fällen genügen Krankengymnastik und Haltungstraining als Therapie, nur sehr selten sind Korsettbehandlungen oder gar korrigierende Operationen notwendig. Die Erkrankung verläuft meist gutartig und ohne bleibende Einschränkungen.

Leitbeschwerden

- Meist leichter Buckel im Hals-Brust-Bereich, typischerweise als „schlechte Haltung" interpretiert
- Verminderte Drehfähigkeit der Wirbelsäule im Brustbereich
- Gelegentlich Rückenschmerzen, v. a. im Erwachsenenalter.

Wann zum Arzt

In den nächsten Wochen bei schlechter Haltung oder Buckelbildung bei Jugendlichen

Die Erkrankung

Die Ursache des Morbus Scheuermann ist nicht geklärt. Während des Wachstums entstehen Schwachstellen an den knorpeligen Deckplatten, die den Wirbelkörper an der Ober- und Unterseite begrenzen. Wenn durch die Schwachstellen Bandscheibenmaterial eindringt, verliert der Wirbelkörper an Knochenfestigkeit und verformt sich unter dem Körpergewicht allmählich zu einem Keil. Sind viele Brustwirbel von dieser Veränderung betroffen, summieren sich die Verformungen zum Rundrücken. Im Unterschied zum Buckel bei bloßer Haltungsschwäche, der sich aktiv ausgleichen lässt, ist der Rundrücken beim Morbus Scheuermann fixiert. Tritt die Erkrankung in seltenen Fällen an der Lendenwirbelsäule auf, führt sie dort zu einer Abflachung der normalen, nach vorne gerichteten Krümmung.

Die Krankheit kommt mit Abschluss des Wachstums zum Stillstand. Mit Ausnahme der wenigen schweren Fälle ist die Fehlstellung gering und äußerlich kaum sichtbar. Je stärker die Statik der Wirbelsäule gestört ist, desto größer ist die Anfälligkeit für einen vorzeitigen Verschleiß, für muskuläre Verspannungen und Rückenschmerzen. Diese Beschwerden treten meistens in den unteren Wirbelsäulenabschnitten auf, da diese die Buckelbildung der Brustwirbelsäule auszugleichen versuchen (Hohlrundrücken → S. 914).

Das macht der Arzt

Bei den meisten Jugendlichen, die wegen schlechter Haltung in der Sprechstunde erscheinen, wird der Arzt nach der körperlichen Untersuchung eine alterstypische, harmlose Haltungsschwäche diagnostizieren. Den Verdacht auf einen Morbus Scheuermann wird er v. a. dann äußern, wenn er einen fixierten, also nicht ausgleichbaren Rundrücken findet. In diesem Fall zeigt das Röntgenbild der Wirbelsäule in den betroffenen Wirbelkörpern typische Löcher ***(Schmorlsche Knötchen)***, die dem eingedrungenen Bandscheibenmaterial entsprechen.

Eine ursächliche Behandlung ist nicht möglich. Früher wurden Betroffene in Korsette eingeschnürt, zur Schonung angehalten, in ihrer Berufswahl eingeschränkt, also krank gemacht. Heute hat sich die Haltung der Ärzte geändert; sie empfehlen den betroffenen Jugendlichen, ihr Leben mit möglichst wenigen Einschränkungen zu leben und körperlich aktiv zu sein. Krankengymnastische Behandlungen erübrigen sich, wenn regelmäßig geeigneter Sport betrieben wird. Erwachsene mit abgelaufenem („ausgebranntem") Morbus Scheuermann und Rückenschmerzen profitieren oft von einer Krankengymnastik an Geräten (Bewegungstherapie → S. 1278). Bei extremer Buckelbildung ist – ähnlich wie bei der Skoliose (→ S. 924) – eine Korsettbehandlung oder eine Versteifungsoperation (→ S. 917) möglich, aber nur in Ausnahmefällen notwendig und empfehlenswert.

Selbsthilfe

Wer bei Morbus Scheuermann seine Oberkörpermuskulatur durch regelmäßigen Sport trainiert, beugt Rückenschmerzen vor. Am besten geeignet sind Sportarten mit fließenden, symmetrischen Bewegungen des Oberkörpers, z. B. Schwimmen. Weniger empfehlenswert sind sportliche Aktivitäten, die zu wiederholter Stauchung der Wirbelsäule führen, wie Fußball oder Laufen. Sportarten wie Squash, Tennis oder Mannschaftsballdisziplinen sind in Maßen sinnvoll, doch raten die meisten Ärzte von intensivem Training ab, da die abrupten Richtungswechsel zu starken Beschleunigungs- und Bremskräften auf die geschädigte Wirbelsäule führen. Neben Sport empfiehlt sich als Selbsthilfemaßnahme das Erlernen eines rückenfreundlichen Verhaltens, z. B. im Rahmen einer Rückenschule (→ S. 916).

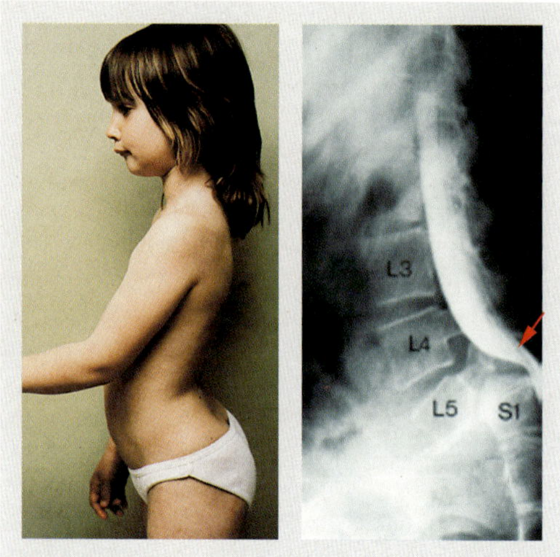

*Nur bei einer schweren **Spondylolisthese** ist ein so deutlicher Knick in der Wirbelsäule zu sehen, wie ihn das linke Foto zeigt. Bei einem derart ausgeprägten Befund ist zu erwarten, dass im Bereich der Knickstelle der untere, nach hinten verschobene Wirbelkörper auf das unmittelbar benachbarte Rückenmark drückt. Die zugehörige Röntgenaufnahme der Wirbelsäule zeigt entsprechend eine starke Einengung des Rückenmarks zwischen dem 5. Lenden- und dem 1. Kreuzbeinwirbel. Der Rückenmarkkanal ist auf dem Bild als helles Band zu sehen; die Färbung entsteht durch ein Kontrastmittel.* [GTV 2521]

i Aktuell: www.gesundheit-heute.de/25x06

- **www.leitlinien.net** – Stichwortsuche Scheuermann: Ärztliche Leitlinie zu Diagnostik und Therapie der Erkrankung.
- **www.skoliose-info-forum.de** – Privat geführte Internetseite, Waxweiler: Informativ, interaktiv und mit Forum. Richtet sich an Patienten und Interessierte von Wirbelsäulendeformitäten (v. a. Skoliosen und Morbus Scheuermann).

Spondylolisthese

Häufigkeit:

Spondylolisthese ***(Spondylolisthesis, Wirbelgleiten, Gleitwirbel):*** Verschiebung zweier Nachbarwirbel gegeneinander, wobei der obere nach vorn rutscht; in 80 % der Fälle am 5. Lendenwirbel. Bei der ***echten Spondylolisthese*** tritt das Gleiten durch eine angeborene oder überlastungsbedingte Spaltbildung des Wirbelbogens (Spondylolyse) auf. Jungen sind hiervon zwei- bis dreimal häufiger betroffen als Mädchen. Bei der ***unechten Spondylolisthese (Pseudospondylolisthese)*** ist das Wirbelgleiten Zeichen einer verschleißbedingten Gefügelockerung der Wirbelverbindungen. 5–10 % aller Menschen über 60 Jahre sind von der Erkrankung betroffen, oft ohne Beschwerden zu entwickeln. Zur Behandlung leichterer Beschwerden reicht Krankengymnastik, bei Symptomen einer starken Nerveneinengung ist manchmal eine Versteifungsoperation erforderlich.

Leitbeschwerden

- Rückenschmerzen, zum Teil mit Ausstrahlung ins Gesäß und in die Beine
- Beinschmerzen nach einer längeren Gehstrecke, die sich durch eine Pause oder kurzes Hinsetzen bessern
- Gefühl der Instabilität im Rückenbereich
- Manchmal Gefühlsstörungen (Kribbeln oder Taubheit) oder Teillähmungen eines Beins.

Wann zum Arzt

Nach 1–2 Wochen bei anhaltenden, lokalen Rückenschmerzen

Innerhalb einiger Tage bei anhaltenden Gefühlsstörungen im Bein

Innerhalb eines Tages bei Lähmungserscheinungen in einem Bein

Sofort bei Kontrollverlust über Blase und Mastdarm (sehr selten).

Die Erkrankung

Spondylolisthese. Die Ursache der echten Spondylolisthese liegt in einem Defekt der Wirbelbogenwurzel zwischen oberem und unterem Gelenkfortsatz. Da meistens beide Seiten eines Wirbelbogens betroffen sind, geht die feste Verbindung von Wirbelbogen und Wirbelkörper verloren. Die Entstehung des Defekts ist sowohl anlage- als auch überlastungsbedingt. Betroffen sind häufig Sportler, die beim Ausüben ihres Sports ihren Rumpf wiederholt rückwärts beugen, z. B. beim Turnen, Trampolinspringen, Speerwerfen, Judo, Ringen, Delphinschwimmen. Die Erkrankung beginnt meist im Kindes- und Jugendalter. Gelegentlich führt sie zu einer Instabilität der Wirbelsäule, die der Körper jedoch zunächst durch vermehrte Muskelarbeit auszugleichen versucht. In diesem Stadium spürt der Betroffene nichts von seiner Erkrankung. Auf Dauer macht sich jedoch die ständige Überlastung von Bändern und Muskeln in Form von Rückenschmerzen bemerkbar. Bei stärkeren Verschiebungen der Wirbel treten Überlastungsbeschwerden der Zwischenwirbelgelenke auf. Führt die Spondylolisthese zur Einengung von Nervenwurzeln, strahlen die Schmerzen typischerweise in die Beine aus.

Die unechte Spondylolisthese tritt dagegen v. a. bei älteren Menschen auf. Sie beruht auf verschleißbedingten Schädigungen an der Bandscheibe und den Zwischenwirbelgelenken. Insbesondere der 4. und 5. Lendenwirbel lösen sich bei mangelhafter Fixierung aus dem Verbund und rutschen oder kippen nach vorne.

Warnhinweis: Dauerhafte Nervenschäden drohen, wenn in den Beinen Gefühlsstörungen, Muskelschwächen oder Lähmungen auftreten, wenn z. B. Teile des Fußes „einschlafen" oder die Fußspitze beim Gehen am Boden schleift.

Das macht der Arzt

Diagnosesicherung. Die Spondylolisthese wird häufig zufällig beim Röntgen, CT oder Kernspin entdeckt. Anhand einer Röntgenaufnahme beurteilt der Arzt das Vorliegen und gegebenenfalls das Ausmaß einer Spondylolisthese. Findet er bei der körperlichen Untersuchung Hinweise auf eine Nerveneinklemmung, benötigt er zur Planung der Therapie zusätzlich ein Kernspin.

Therapie. Die Behandlungsgrundsätze sind dieselben wie bei Bandscheibenschäden (→ S. 920). Symptome einer schweren Nerveneinengung machen eine Operation erforderlich, in der Regel eine Versteifung des betroffenen Wirbelsäulenabschnitts (Spondylodese → S. 917). Die Operation beseitigt sowohl die Beschwerden durch die Nerveneinengung als auch die Schmerzen, die durch die Instabilität der Wirbelsäule entstehen. Die Gesamtbeweglichkeit des Rückens leidet kaum unter der Versteifung einzelner Wirbelsegmente; allerdings steigt die Belastung der benachbarten Segmente und begünstigt dort frühzeitige Verschleißerscheinungen.

Selbsthilfe

Entscheidend ist ein guter Trainingszustand von Muskulatur und Bändern. Sämtliche Maßnahmen zum Vorbeugen von Rückenschmerzen (→ S. 919) sind empfehlenswert.

Komplementärmedizin

Empfohlen werden die gleichen Therapieverfahren wie bei Rückenschmerzen → S. 919 und Bandscheibenvorfällen → S. 920.

i Aktuell: www.gesundheit-heute.de/25x07

- **www.leitlinien.net** – Stichwortsuche Spondylolisthese: Ärztliche Leitlinie zu Diagnostik und Therapie der Erkrankung.
- **www.orthopaede.com/klinik/versteifung-links.html** – Interessantes Patientenforum der Praxisklinik Dr. Schneiderhan, München.

Wirbelsäuleninfektionen

Häufigkeit:

Wirbelsäuleninfektionen: Entzündungen der Wirbelkörper ***(Spondylitis)*** und der Bandscheiben ***(Spondylodiszitis),*** meist durch Bakterien ausgelöst. Je nach Ausdehnung der Infektion reicht die Therapie von mehrwöchiger, antibiotischer Behandlung im Krankenhaus bis zur Operation. Bei rechtzeitiger Behandlung ist die Prognose gut, insbesondere bei Kindern.

Die Erkrankung

In Entwicklungsländern hat eine Infektion der Wirbelsäule meist eine Tuberkulose zur Ursache. Dagegen entsteht sie in Industrienationen typischerweise als Folge einer unbemerkten Blutvergiftung (→ S. 1053), seltener auch nach Verletzungen oder Eingriffen an der Wirbelsäule. Besonders gefährdet sind Menschen mit Diabetes (→ S. 758), Alkoholabhängigkeit (→ S. 1201), Mangelernährung und langfristiger Behandlung mit Kortisonpräparaten (→ S. 756) oder Zytostatika (→ S. 1026). Die Entzündung zerstört die Bandscheibe und/oder den Wirbel und greift oft auf benachbarte Weichteilgewebe über. Sie führt zu nächtlichen Ruheschmerzen, die sich durch Liegen nicht bessern. Oft leiden die Patienten unter Fieber, Schüttelfrost und einem allgemeinen Krankheitsgefühl, längerfristig unter deutlichem Gewichtsverlust. Ohne Behandlung führt die lokale Zerstörung der Wirbelsäule häufig zu Knickbildungen in der Wirbelsäule und langfristig zu Lähmungen. Bei weit fortgeschrittener Erkrankung breitet sich die Infektion gelegentlich in den Brust- oder Bauchraum oder das Rückenmark aus.

Weisen die Beschwerden auf eine Infektion der Wirbelsäule hin, sucht der Arzt zunächst im Blut nach Entzündungszeichen, bei Fieber zusätzlich nach Bakterien. Kernspin (→ S. 1269) und Knochenszintigrafie (→ S. 905) machen die Entzündungs- und Zerstörungsprozesse im Knochen und den Weichteilen sichtbar. Selten ist zur Diagnosesicherung eine Gewebeentnahme (Biopsie → S. 1270) erforderlich.

Die Therapie beginnt in der Klinik. Dort erhält der Patient während einer zwei- bis vierwöchigen Bettruhe eine Infusionsbehandlung mit hoch dosierten Antibiotika. Eine anschließende ambulante Behandlung mit Tabletten ist so lange erforderlich, bis die Entzündungswerte im Blut wieder normal sind – in der Regel dauert dies mehrere Monate. Meist heilt die Infektion ohne bleibende Schäden aus. Wenn die antibiotische Therapie jedoch keine ausreichende Wirkung zeigt, Abszesse in benachbarten Weichteilen entstehen oder die Wirbelsäule ihre Stabilität verliert, wird die Infektion operativ behandelt. Dabei entfernt der Arzt das kranke Gewebe, spült den Eiter aus und versteift im Bedarfsfall die zerstörten Wirbelsäulenabschnitte (Spondylodese → S. 917).

Trichterbrust

Häufigkeit:

Trichterbrust: Verformung des vorderen Brustkorbs mit einer trichterförmigen Eindellung des Brustbeins, bedingt durch eine Wachstumsstörung der Knorpelverbindungen zwischen Brustbein und Rippen. Eines von 300 Kindern ist von der angeborenen Störung betroffen, Jungen dreimal häufiger als Mädchen. Körperliche Beeinträchtigungen sind sehr selten, im Vordergrund steht die psychische Belastung. Die Behandlung erfolgt operativ und führt zu guten, dauerhaften Ergebnissen.

Leitbeschwerden

- Typischerweise keine körperlichen Beschwerden
- Symmetrische oder asymmetrische Verformung des Brustkorbs mit eingesunkenem Brustbein
- Häufig Fehlhaltung mit Rundrücken, nach vorne geneigten Schultern, Hohlkreuz mit ballonartig hervortretendem Bauch.

Wann zum Arzt

Beim Kleinkind, wenn eine Fehlstellung des Brustbeins auffällt

Vor der Pubertät, wenn der kosmetische Aspekt zum Problem wird.

Die Erkrankung

Die ungewöhnliche Form des Brustkorbs entsteht durch ein Fehlwachstum der Rippenknorpel am Übergang zum Brustbein. Die Ursache ist unklar, erbliche Faktoren spielen in 30 % der Fälle eine Rolle. Gelegentlich tritt eine Trichterbrust in Kombination mit einem ***Marfan-Syndrom*** auf, einer genetisch bedingten Anomalie des Bindegewebes. Meist fällt die Trichterbrust bereits im Säuglingsalter auf, doch nimmt die Verformung bis zum Abschluss des Wachstums zu. Körperliche Beschwerden finden sich dabei nur selten, auch starke Einengungen des Brustraums haben in der Regel keine Funktionsstörung von Herz oder Lunge zur Folge. Inwieweit das veränderte Aussehen zu psychischen Problemen führt, hängt sowohl von der Stärke der Fehlstellung als auch von der Persönlichkeit des Betroffenen ab.

Das macht der Arzt

Diagnosesicherung. Eine Trichterbrust wird durch eine Blickdiagnose sofort erkannt. Der Arzt dokumentiert und objektiviert sie durch seitliche und frontale Fotografien, Röntgenbilder und Messungen des Brustumfangs an verschiedenen Stellen. Ebenso wichtig ist es für den Arzt, den Leidensdruck des Betroffenen zu erfassen. Von den Ergebnissen dieser Untersuchungen hängt die Entscheidung für oder gegen eine operative Behandlung ab. Ist eine Operation geplant, ergänzt der Arzt die Diagnose durch eine dreidimensionale CT-Darstellung des Brustkorbs und durch Untersuchungen der Herz- und Lungenfunktion.

Konservative Therapie. Eine neue, nicht operative Behandlungsmethode benutzt **Saugglocken,** um durch leichten Unterdruck das Brustbein langsam zu heben. Bei regelmäßiger Anwendung beträgt die Behandlungsdauer einige Monate bis Jahre. Den Berichten nach profitieren Kinder ebenso wie Erwachsene im mittleren Lebensalter von dieser Methode; Langzeitergebnisse stehen aber noch aus.

Unabhängig von der sonstigen Behandlung empfiehlt es sich, begleitende Fehlhaltungen, z. B. Rundrücken, hängende Schultern oder Hohlkreuz, durch Krankengymnastik zu korrigieren. Der Aufbau einer natürlichen Haltung

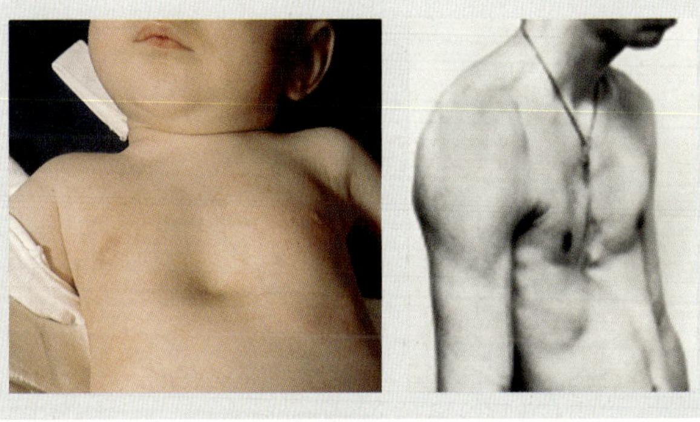

*So erschreckend es für Eltern sein mag, wenn ihr Baby mit einer **Trichterbrust** zur Welt kommt: Der Gesundheit schadet die Fehlbildung nicht (links). Mit zunehmendem Alter tritt jedoch der kosmetische Aspekt in den Vordergrund. Wenn Jugendliche ihre Trichterbrust (rechts) als stigmatisierend empfinden, entschließen sie sich oft zu einer operativen Korrektur.* [GTV 2522]

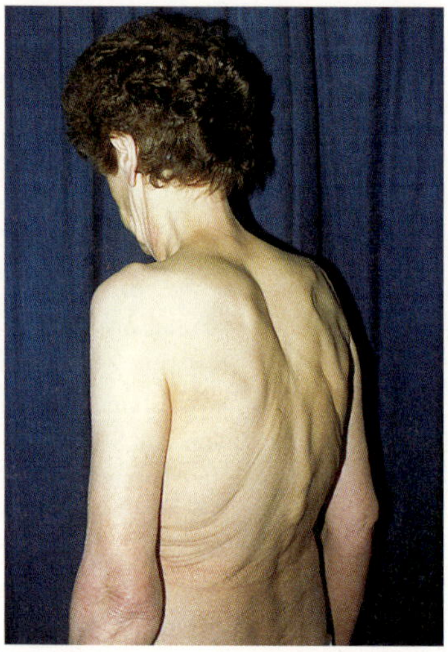

Osteoporose kann im fortgeschrittenen Stadium zu mehrfachen ***Wirbelbrüchen*** *führen, oft im Bereich der unteren Brustwirbelsäule. Der Oberkörper wird dadurch kürzer, die Haut schiebt sich zusammen und bildet Falten, die wie die Äste einer Tanne von der Wirbelsäule aus nach beiden Seiten ziehen. Ärzte sprechen deshalb von einem* ***„Tannenbaumphänomen"****. Die typische Keilform der gebrochenen Wirbel führt dazu, dass sich der betroffene Wirbelsäulenabschnitt nach hinten wölbt und ein Rundrücken entsteht. Auf einem solchen* ***„Witwenbuckel"*** *zeichnen sich die Dornfortsätze der erkrankten Wirbel verstärkt ab, wie hier zu sehen.* [GTV 2523]

nimmt der Trichterbrust viel Belastendes und stärkt das Selbstvertrauen des Betroffenen.

Operative Therapie. Beim **Verfahren nach Nuss,** der Regenschirmmethode, führt der Operateur über kleine Schnitte einen Metallbügel ein und hebt damit das Brustbein an. Nach 2–4 Jahren entfernt er den Bügel über Schnitte an der gleichen Stelle. Obwohl der ideale Operationszeitpunkt vor der Pubertät liegt, lassen sich mit dieser Methode bei Patienten unter 30 Jahren gute kosmetische Ergebnisse erzielen. Stark asymmetrische Fehlstellungen erfordern meist eine offene Operation, am häufigsten nach dem **Verfahren von Savitch.** Dabei durchtrennt der Operateur Brustbein und Rippenknorpel und vernäht sie anschließend in korrigierter Stellung. Auch dieses Verfahren führt zu guten Resultaten.

i Aktuell: www.gesundheit-heute.de/25x08

- **www.leitlinien.net** – Stichwortsuche Trichterbrust: Ärztliche Leitlinie zur Diagnostik und Therapie der Erkrankung.
- **www.trichterbrustinfo.de** – Private Internetseite eines Betroffenen aus Herdwangen-Schönach: Mit nützlichen und übersichtlichen Informationen.

Wirbelbrüche

Häufigkeit: ■■■□□

Wirbelbrüche ***(Wirbelfrakturen):*** Bruch eines Wirbelteils (Wirbelkörper, Dornfortsatz, Wirbelbogen), häufig als pathologische Fraktur (→ S. 908), nach Bagatellunfällen oder spontan, bei starker Osteoporose oder Krebsmetastasen in der Wirbelsäule. Seltener als unfallbedingte Verletzung durch starke, direkte (z. B. Sturz, Anprall) oder indirekte Gewalteinwirkung (z. B. Stauchung, Überstreckung). Stabile Brüche, wie sie oft bei Osteoporose auftreten, heilen meist unter konservativer Therapie innerhalb von 2–3 Monaten, eventuell unterstützt durch eine Korsettbehandlung. Instabile Brüche gefährden das Rückenmark und erfordern deshalb eine rasche Operation, häufig mit Versteifung des betroffenen Wirbelsegments.

Leitbeschwerden

- Mäßige bis stärkste Schmerzen auf Höhe des Bruchs, eventuell mit Ausstrahlung in die Rippen oder die Lendengegend
- Gefühlsstörungen und/oder Teillähmungen als Hinweis auf eine Rückenmarkverletzung
- Rascher Verlust der Körpergröße um mehrere Zentimeter als Hinweis auf Osteoporosebrüche.

Wann zum Arzt

Innerhalb weniger Tage bei

- Neu aufgetretenen Rückenschmerzen im höheren Alter, v. a. bei bekannter Osteoporose
- Anhaltender Taubheit in Arm oder Bein.

Sofort bei starken Rückenschmerzen nach einem Unfall, stärkerem Taubheitsgefühl oder Lähmungserscheinungen, im Zweifel liegend mit Krankentransport.

Die Erkrankung

Symptome, Therapie und Prognose von Wirbelbrüchen hängen davon ab, ob es sich um stabile oder instabile Formen handelt.

Stabile Wirbelbrüche. Bei *stabilen Wirbelbrüchen* sind die Wirbel zwar manchmal an der Vorderkante zusammengepresst (komprimiert), die Hinterkanten jedoch intakt, und damit das Gesamtgefüge stabil. Der Wirbelkanal mit dem darin verlaufenden Rückenmark ist nicht eingeengt und auch nicht von einer Einengung bedroht. In diese Gruppe gehören meist Osteoporosebrüche, die spontan oder nach kleinen Unfällen und Belastungen auftreten. Längerfristig führen die einwirkenden Kräfte (z. B. aufgrund des Körpergewichts) oft zu einer keilartigen Verformung des betroffenen Wirbelkörpers, der dadurch an seiner Vorderseite deutlich an Höhe verliert. Sind mehrere Wirbel betroffen, entwickelt sich ein Rundrücken (→ S. 914), bei stärkerer Ausprägung ein sichtbarer „Witwenbuckel", der oft mit starken Schmerzen verbunden ist. Typischerweise verursachen die ersten Wirbeleinbrüche meist wenige Beschwerden und bleiben deshalb häufig unerkannt. Dass dadurch die erforderlichen therapeutischen und v. a. vorbeugenden Maßnahmen ausbleiben, bedeutet eine große Gefahr, da das Risiko für weitere Wirbeleinbrüche bereits nach dem ersten Ereignis um das vier- bis fünffache steigt.

Instabile Wirbelbrüche. Bei *instabilen Wirbelbrüchen* ist auch die Wirbelhinterkante zerstört. Häufig entstehen bewegliche Bruchstücke, die das Rückenmark bedrängen oder verletzen. Ursache ist meist ein Unfall mit starker Gewalteinwirkung, z. B. ein Treppensturz, ein Sturz vom Pferd oder ein Sprung in seichtes Wasser; dabei sind die Lenden- und Brustwirbelsäule mit je 45 % häufiger betroffen als die Halswirbelsäule mit 10 %. Je nach Ausmaß und Höhe der Schädigung drohen unterschiedliche Formen der Querschnittlähmung (→ S. 1154). Drohende Lähmungen lassen sich durch eine Operation verhindern; bereits eingetretene Lähmungen können jedoch kaum rückgängig gemacht werden, da der Schaden an den Nerven meist irreparabel ist.

Das macht der Arzt

Diagnosesicherung. Nach Unfällen untersucht der Arzt die Wirbelsäule und sucht nach Gefühlsstörungen oder Lähmungen an Armen und Beinen. Röntgenaufnahmen beweisen einen vermuteten Bruch; zur weiteren Beurteilung ist meistens ein CT oder Kernspin erforderlich.

Konservative Therapie. Hierzu gehört eine weitgehende Bettruhe von einigen Tagen, die bei Bedarf durch die Gabe von Schmerzmitteln (z. B. NSAR → S. 996) oder von Kalzitonin (z. B. Osteos® → S. 754) erleichtert wird. Bereits während dieser Zeit stehen die Patienten mit Unterstützung durch Krankengymnasten und Brustkorsette kurzzeitig auf. Für das notwendige Training der Rückenmuskulatur sorgen Anspannungsübungen im Liegen (isometrische Übungen → S. 907). In den folgenden Tagen und Wochen lernen die Betroffenen rückengerechte Verhaltensweisen, ähnlich einer Rückenschule (→ S. 916). Dies geschieht zunächst im Krankenhaus, nach 2–4 Wochen ambulant. Bei Brüchen am Übergang von der

Brust- zur Lendenwirbelsäule empfiehlt sich das Tragen eines Korsetts für 6–8 Wochen, um eine Fehlstellung zu verhindern. Patienten mit Halswirbelbrüchen erhalten meist für 6–12 Wochen eine Zervikalstütze („Halskrause").

Operative Therapie. Stabile Brüche erfordern nur dann eine operative Behandlung, wenn sie mit hartnäckigen Schmerzen verbunden sind – ein häufiges Problem bei osteoporotischen Brüchen mit Verformung des Wirbelkörpers. Bei instabilen Wirbelbrüchen ist dagegen immer eine sofortige Operation erforderlich, auch wenn (noch) keine Zeichen einer Rückenmarkverletzung bestehen. Dabei überbrückt der Operateur die instabilen Segmente mit Metallstangen, Schrauben oder Metallkäfigen und korrigiert so bestehende Einengungen des Wirbelkanals. Nach der Operation ist nur für wenige Tage Bettruhe erforderlich, da die Implantate während der Heilungsphase genügend Stabilität für Alltagsbelastungen geben. Deshalb wird auch, zumindest im Bereich der Brust- und Lendenwirbelsäule, meist auf eine zusätzliche Korsettbehandlung verzichtet. Bei operierten Halswirbelbrüchen dagegen verordnet der Arzt oft für einige Wochen eine Zervikalstütze. An den Klinikaufenthalt von etwa einer Woche Dauer schließt sich eine mehrwöchige Rehabilitation in einem spezialisierten Zentrum an. Die versteiften Segmente heilen innerhalb von 6–9 Monaten. Die Metallimplantate verbleiben in der Regel ein Jahr im Körper, in Einzelfällen auch lebenslang.

Als Alternative zur Versteifungsoperation bieten sich, insbesondere bei frischen oder stabilen Wirbelbrüchen, die minimal-invasiven Verfahren der Vertebroplastik (→ S. 918) und Kyphoplastik an (→ S. 918). Sie haben zum Ziel, den erweichten und zusammengesackten Wirbelkörper durch Einspritzen von flüssigem Knochenzement zu stabilisieren und damit ein Fortschreiten der Wirbelverformung zu verhindern. Bei der Kyphoplastik bläst der Operateur den Wirbel zusätzlich vor dem Einspritzen des Zements mit einem Ballon auf seine ursprüngliche Höhe auf. Der Knochenzement härtet rasch und macht die Wirbelsäule sofort nach Abschluss der Operation belastbar. Der Patient bleibt nur wenige Tage in der Klinik und benötigt anschließend keine spezielle Rehabilitation. Meist führt die Stabilisierung zu einer deutlichen Verringerung der Schmerzen.

Selbsthilfe und Vorsorge

Konsequent auf rückengerechte Verhaltensweisen zu achten, ist eine wichtige Voraussetzung für die Ausheilung von – operierten wie konservativ behandelten – Wirbelbrüchen. Anregungen hierzu finden Sie im Einleitungstext. Vorsorge ist besser als Nachsorge: Osteoporosebedingte Wirbelbrüche lassen sich am ehesten durch eine frühzeitige Vorbeugung und Behandlung von Osteoporose verhindern (→ S. 1016).

Komplementärmedizin

Zur Linderung der Schmerzen sowie zur Unterstützung des Heilungsprozesses kommen bei Wirbelbrüchen als komplementärmedizinische Maßnahmen v. a. Magnettherapie (→ S. 917), Homöopathie (→ S. 1251) und Akupunktur (→ S. 1249) in Betracht.

Komplementärmedizinische Maßnahmen zur Vorbeugung von Osteoporose → S. 1016

Brustkorbverletzungen

Häufigkeit: ▬ ▬ ▬ ▬ ▬

Brustkorbverletzungen: Verletzungen des Brustkorbs und der Brustorgane durch stumpfe Gewalt, meist im Rahmen von Verkehrs- und Sportunfällen, oder durch Stich- und Pfählungsverletzungen, z. B. bei Gewalttaten. Leichte Verletzungen, z. B. **Rippenprellungen** und einfache **Rippenbrüche** *(Rippenfrakturen)* kommen häufig vor und heilen mit Schmerzbehandlung und Schonung folgenlos. *Brustbeinbrüche* kommen ebenso vor, wenn auch deutlich seltener. Potenziell lebensgefährlich sind dagegen Brüche an mehr als zwei benachbarten Rippen *(Rippenserienbruch)* sowie Verletzungen von Lungen- und/oder Rippenfell, wenn sie zu Atemstörungen führen. Verletzungen von Lunge, Herz, Schlagader oder Oberbauchorganen führen manchmal innerhalb kürzester Zeit zum inneren Verbluten, wenn nicht sofort eine Operation erfolgt.

Leitbeschwerden

- Schmerzen (v. a.) beim Atmen, Atemnot
- Schwindel, Herzrasen, Unwohlsein
- Angst und innere Unruhe.

Wann zum Arzt

Sofort bei Brustschmerzen nach einer Verletzung

Sofort den Notarzt rufen bei Atemnot oder Schockzeichen (→ S. 192).

Die Erkrankung

Der knöcherne Brustkorb schützt sowohl die Organe des Brustraums (Lunge, Herz) als auch die Organe des Oberbauchs (Leber, Milz, Magen). Er ist die erste Verteidigungszone des Körpers gegen Gewalteinwirkung von außen. Entsprechend sind Rippenprellungen und Rippenbrüche häufige Verletzungen nach allen Arten von Unfällen, z. B. durch Stürze, Schläge oder Sicherheitsgurte bei Verkehrsunfällen. Gelegentlich entstehen Rippenbrüche ohne äußere Gewalteinwirkung, wenn Knochen durch Osteoporose (→ S. 1016) geschwächt sind. In diesem Fall verursachen manchmal schon kräftige Hustenstöße einen Bruch.

Prellungen und Brüche sind sehr schmerzhaft, in der Regel aber harmlos, solange die inneren Organe, Lungen- und Rippenfell unverletzt bleiben. Die Schmerzen sind so stark, weil der Brustkorb durch die Atemtätigkeit in ständiger Bewegung ist. Trotzdem heilen gebrochene und geprellte Rippen meist problemlos innerhalb von 3–6 Wochen. Als Komplikation tritt gelegentlich eine Lungenentzündung auf, da die Schmerzen zu einer oberflächlichen Atmung führen und die mangelhafte Belüftung der Lunge das Festsetzen von Krankheitserregern begünstigt. Bei älteren Menschen, die oft bereits durch Alterungsvorgänge an Lunge und Brustkorb verminderte Atemreserven haben, droht zudem eine Unterversorgung mit Sauerstoff.

Gefährlich werden Brustkorbverletzungen dann, wenn mehrere Rippen gleichzeitig gebrochen sind. Ein Rippenserienbruch führt nämlich oft zur ineffektiven, **paradoxen Atmung,** bei der sich der Brustkorb – entgegen der natürlichen Bewegung – während der Einatmung einzieht und während der Ausatmung ausbeult. Diese Patienten müssen maschinell beatmet werden.

Verletzungen von Lungen- und/oder Rippenfell bergen dagegen die Gefahr, dass Luft oder Blut in den Spalt zwischen Lungen- und Rippenfell (Pleuraspalt) eindringt und die Lunge zum Zusammenfallen bringt (Pneumothorax, Hämatothorax → S. 615). Auch diese Verletzung erschwert oder verhindert eine ausreichende Atmung und stellt damit einen lebensbedrohlichen Notfall dar. Ebenso gefährlich sind begleitende Verletzungen der Hauptschlagader (Aorta) und der Brust- und Oberbauchorgane. Je nach betroffenem Organ (Herz, Lunge, Leber, Milz, Schlagader), drohen innere Blutungen, die manchmal innerhalb weniger Minuten zum Tode führen, oder akute Funktionsstörungen, z. B. von Herz oder Lunge.

Das macht der Arzt

Das Abhören der Lunge – bei Bedarf ergänzt durch Röntgen, CT, Kernspin oder Ultraschall von Brustkorb und eventuell Oberbauch – zeigt den Schweregrad der Verletzung. Bei Rippenserienbrüchen und möglichen Verletzungen am Herzen ist zusätzlich ein EKG erforderlich.

Prellungen oder einfache Brüche einzelner Rippen lassen sich ambulant behandeln. Die Atembewegungen verhindern eine klassische Bruchtherapie mit Ruhigstellung und Schonung. Wichtig ist jedoch die Einnahme von Schmerzmitteln (z. B. NSAR → S. 996), um eine schmerzarme Atmung zu ermöglichen und dadurch Lungeninfektionen und Sauerstoffmangel vorzubeugen. Eine ausreichende Schmerztherapie gilt auch als wichtige Voraussetzung für ein erfolgreiches Atemtraining. Dieses ist insbesondere bei älteren Patienten erforderlich, um eine Minderbelüftung von Lungenanteilen und ein nachfolgendes Zusammenfallen von kleinen Lungenabschnitten (Atelektase → S. 609) zu verhindern.

Führen Verletzungen des Lungen- oder Brustfells zu einem Pneumothorax (oder Hämatothorax), reicht bei kleineren Luft- oder Blutansammlungen meist eine Überwachung des Heilungsverlaufs durch regelmäßige Röntgenkontrollen. Bei drohendem oder bereits eingetretenem Lungenkollaps ist dagegen eine Pleuradrainage (→ S. 616) unerlässlich. Verletzungen von Organen oder der Hauptschlagader erfordern eine rasche Operation.

Erste Hilfe

Wenn der Verletzte ansprechbar ist, lagern Sie ihn mit erhöhtem Oberkörper, bei erträglichen Schmerzen möglichst auf die verletzte Seite. Diese Position stabilisiert die geschädigte Seite des Brustkorbs und erleichtert die Atmung auf der unverletzten Seite.

(!) Bei offenen Brustkorbverletzungen muss sofort gehandelt werden. Sie erkennen diese Notfallsituation an schlürfenden bis blubbernden Geräuschen im Wundbereich. Um einen zunehmenden Pneumothorax zu verhindern, ist es äußerst wichtig, die Wunde möglichst schnell luftdicht zu verschließen.

Im Notfall reicht dazu die eigene Handfläche; besser eignet sich jedoch ein Stück Plastikfolie (z. B. von einer Einkaufstüte), möglichst über einer sauberen Wundauflage, die ihrerseits mit Heftpflaster abgedichtet ist. Eine Bandage fixiert den gesamten Verband am Körper. Diese Maßnahme ist am wirksamsten, wenn der Patient vor Abdecken der Wunde kraftvoll ausatmet, um bereits eingedrungene Luft aus dem Pleuraspalt zu entfernen.

Stumpfes Bauchtrauma

Häufigkeit: ■■■■□

Stumpfes Bauchtrauma: Verletzung des Bauchraums durch stumpfe Gewalt, häufig verursacht durch Autolenkräder oder Fahrradlenker. Leichte Verletzungen sind häufig und heilen meistens ohne Behandlung. Bei stärkerer Gewalteinwirkung entstehen eventuell Milzrisse (→ S. 1057), ***Leberrisse (Leberrupturen)*** oder ***Bauchspeicheldrüsenrisse (Pankreasrupturen),*** die meist zu lebensbedrohlichen inneren Blutungen führen und deshalb in der Regel eine rasche Operation erfordern. Verletzungen von Magen, Darm, Blase und Nieren werden ebenfalls operiert, da sie ohne Therapie meist eine gefährliche Bauchfellentzündung (→ S. 681) und/oder Blutvergiftung (→ S. 1053) verursachen.

Leitbeschwerden

- Bauchschmerzen nach Schlag oder Tritt in den Bauch
- Häufig Schockzeichen wie kalter Schweiß, Schwindel, Herzrasen, Unwohlsein, Angst und innere Unruhe.

Wann zum Arzt

Am gleichen Tag nach einem Unfall mit Schlag oder Tritt gegen den Bauch oder den Brustkorb mit anschließenden Schmerzen

Sofort mit dem Notarzt ins Krankenhaus bei Schockzeichen wie Herzrasen, Kaltschweißigkeit und Angst.

Die Erkrankung

Der Begriff „stumpfes Bauchtrauma" deckt ein weites Spektrum von Verletzungen ab: vom harmlosen Bluterguss in der Bauchwandmuskulatur bis zum Milz- (→ S. 1057) und Leberriss mit akut lebensbedrohlichen Blutungen. Gefährlich sind auch Verletzungen von Magen, Darm, Bauchspeicheldrüse, Nieren und Harnwegen; sie führen oft innerhalb mehrerer Tage bis Wochen zu Blutvergiftungen oder Bauchfellentzündungen. Viele lebensbedrohliche Folgen innerhalb des Bauchraums gehören zum Krankheitsbild des akuten Abdomens (→ S. 87).

(!) Da selbst harmlos scheinende Unfälle gelegentlich zu gefährlichen Verletzungen der Bauchorgane führen, ist es wichtig, nach stumpfer Gewalt gegen den Bauch auch bei geringfügigen Beschwerden frühzeitig einen Arzt aufzusuchen – im Zweifelsfall lieber zu häufig als zu selten. Die Chance, schwere Bauchverletzungen ohne bleibenden Schaden zu überstehen, ist am höchsten, wenn die Operation innerhalb der ersten acht Stunden erfolgt.

Das macht der Arzt

Die erste Aufgabe des Arztes besteht darin, möglichst rasch gefährliche von unbedenklichen Situationen zu unterscheiden. Zu diesem Zweck misst er Blutdruck und Puls, tastet und hört Bauch und Brust ab. Eine Ultraschalluntersuchung zeigt eventuelle Blutungen sowie mögliche Milz- und Leberverletzungen, Röntgen- oder CT-Aufnahmen von Bauch und Brustkorb geben einen Hinweis auf schwere Magen- und Darmverletzungen. Durch mehrfache Blutuntersuchungen lässt sich ein (eventuell zunehmender) Blutverlust erfassen.

Früher wurde, um eine Blutung auszuschließen, eine **Bauchhöhlenspülung** ***(Peritoneallavage)*** mithilfe eines dünnen Schlauchs (Katheter) durchgeführt, den der Arzt über einen kleinen Schnitt in die Bauchhöhle einführte. Dieser diagnostische Eingriff erübrigt sich aber heute durch die moderne, hochauflösende bildgebende Diagnostik.

Eine starke Blutung erfordert eine sofortige Operation, bei der jede Minute zählt. Auch ein Loch in Magen oder Darm macht eine rasche Operation notwendig, allerdings mit etwas geringerem Zeitdruck. Bei einer leichten Blutung oder einem Bluterguss in Leber und Milz ist dagegen eine abwartende Haltung möglich, solange Blutdruck und Puls stabil sind. Die Betroffenen bleiben auf der Intensivstation und werden regelmäßig daraufhin untersucht, ob die Blutung von selbst zum Stillstand kommt. Gelingt es rechtzeitig, Blutungen zu stillen und die Folgen des Blutverlusts für den gesamten Organismus zu beherrschen, heilen die Verletzungen meist ohne bleibende Folgen.

Bei schweren Verletzungen der Milz ist es gelegentlich erforderlich, das gesamte Organ zu entfernen, wenn die – meist lebensbedrohliche – Blutung anders nicht zu stillen ist. Aus dem gleichen Grund ist der Chirurg manchmal gezwungen, Teile der Leber zu entfernen. Der Verlust der Milz führt zu einer gewissen Abwehrschwäche, deren Folgen sich jedoch durch verschiedene Impfungen, besonders gegen Pneumokokken (→ Tab. S. 269), weitgehend auffangen lassen. Ansonsten hat die Entfernung der Milz oder eines Teils der Leber in der Regel keine einschneidenden Folgen für das spätere Leben.

Erste Hilfe

Der Bauchverletzte sollte immer liegen. Eine Rolle aus Decken oder Kleidung unter den Knien und eine Kopfunterlage entspannen die Bauchdecke und reduzieren auf diese Weise den Schmerz.

Der elterliche Reflex, Kinder bei Bauchschmerzen aller Art mit einer Wärmeflasche zu versorgen, ist bei einem stumpfen Bauchtrauma fehl am Platz. Wärme fördert nämlich die Durchblutung und verstärkt damit einen eventuellen Blutverlust.

i **Aktuell:** www.gesundheit-heute.de/25x09

- **www.erste-hilfe-fuer-kinder.de** – Private Internetseite eines Vaters aus Berlin: Steuern Sie unter der Rubrik Erste Hilfe das Thema Verletzungen an zu Ursache, Beschwerdebild und Behandlung von Bauchverletzungen.

Schulter und Oberarm

Aufbau und Funktion

Der menschliche Arm ist über den **Schultergürtel,** der aus **Schlüsselbein** *(Clavicula)* und **Schulterblatt** *(Scapula)* besteht, am Brustkorb aufgehängt. Vorne ist der Schultergürtel über ein Gelenk zwischen Schlüsselbein und **Brustbein** *(Sternum),* dem **Sternoclaviculargelenk,** mit dem Brustkorb verbunden. Hinten befestigen starke Muskeln das Schulterblatt am Rumpf. Das Gelenk zwischen einem äußeren Fortsatz des Schulterblatts, der die **Schulterhöhe** *(Schulterecke, Acromion)* bildet, und dem Schlüsselbein heißt **Schultereckgelenk** oder *Acromioclaviculargelenk (ACG).*

Das **Schultergelenk** ist ein typisches Kugelgelenk (→ S. 903); es befindet sich zwischen **Oberarmkopf** und **Schultergelenkpfanne** *(Glenoid).* Letztere ist sehr flach, wird aber durch einen Faserknorpelring, die Schultergelenklippe, vergrößert und vertieft. Zusätzlich halten die Gelenkkapsel und mehrere Bänder den Oberarmkopf in der Gelenkpfanne, unterstützt durch einen kräftigen Mantel aus Muskeln und Sehnen. Er trägt den Namen **Rotatorenmanschette,** weil die beteiligten Muskeln es ermöglichen, dass der Arm im Schultergelenk rotieren kann. Dieser Weichteilmantel spielt eine wichtige Rolle für die Beweglichkeit und Stabilität von Schulter und Oberarm. Aus diesem Grund gehören zur Diagnostik von Erkrankungen und Verletzungen in diesem Bereich neben Röntgen meist auch Ultraschall oder Kernspin, weil sich nur mit diesen Verfahren auch die Weichteile darstellen lassen.

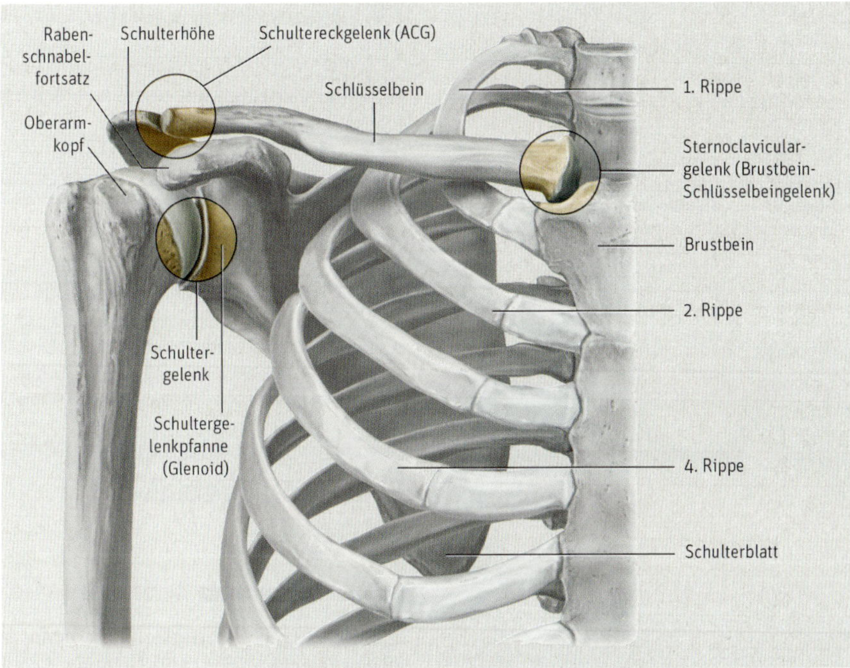

Das komplizierte Gefüge, in dem ***Brustbein, Schlüsselbein, Oberarmkopf, Schulterblatt*** *und* ***Brustkorb*** *über mehrere Gelenke verbunden und mit zahlreichen Bändern, Muskeln und Sehnen elastisch verspannt sind, ermöglicht die ungewöhnlich große Beweglichkeit von Schulter und Arm. Umgekehrt führen fast alle Erkrankungen und Verletzungen dieser Strukturen zu einer Bewegungseinschränkung im* ***Schultergelenk.*** [GTV 2524]

Schlüsselbeinbruch

Häufigkeit: ■■■■□

Schlüsselbeinbruch *(Claviculafraktur):* Bruch des Schlüsselbeins, das Rumpf- und Armskelett verbindet. Es handelt sich um den zweithäufigsten Knochenbruch nach dem Speichenbruch. Meist entsteht die Verletzung durch direkte Gewalteinwirkung oder durch Sturz auf den ausgestreckten Arm, typischerweise bei Verkehrs- und Sportunfällen. Unter konservativer Behandlung mit einem Rucksackverband für 10–30 Tage heilt der Bruch in der Regel folgenlos. Nur selten ist eine Operation erforderlich.

Leitbeschwerden

- Schmerzhafte Schwellung, Druck- und Bewegungsschmerz am Schlüsselbein
- Oft sichtbare und tastbare Stufe am Schlüsselbein
- Schmerzhafte Bewegungseinschränkung der Schulter und des Arms
- Manchmal sichtbares Absinken der verletzten Schulter.

Wann zum Arzt

Sofort, wenn der Verdacht auf einen Schlüsselbeinbruch besteht

Die Erkrankung

Das Schlüsselbein bricht in 80 % der Fälle im mittleren Drittel, wo es (am Übergang zum äußeren Drittel) am dünnsten ist. Manchmal entsteht nur ein Knick, meistens aber eine mehr oder weniger starke Verschiebung der Fragmente. Das Gewicht des Arms und die Brustmuskulatur ziehen die Schulter samt dem äußeren Bruchstück nach unten und vorne, während das innere Bruchstück durch den Zug der Halsmuskulatur nach oben und hinten abweicht. In seltenen Fällen verletzen die scharfkantigen Bruchenden die Haut, die dicht unter dem Schlüsselbein verlaufende **Schlüsselbeinvene** *(Vena subclavia),* die **Schlüsselbeinarterie** *(Arteria subclavia),* die Lunge oder die Nerven, die von der Halswirbelsäule zum Arm ziehen.

Das macht der Arzt

Der Arzt stellt die Diagnose meist schon anhand der Symptome. Röntgenaufnahmen des Schlüsselbeins erhärten den Verdacht.

In den meisten Fällen lässt sich der Schlüsselbeinbruch konservativ behandeln, also ohne Operation. Das gilt insbesondere für Kinder. Um den Bruch einzurichten und ruhig zu stellen, ist es üblich, für 3–4 Wochen (bei Kindern für zehn Tage) einen **Rucksackverband** anzulegen, der die Schulter(n) nach hinten zieht.

(!) Mehrfaches, anfangs tägliches Nachspannen des Verbands ist erforderlich, um eine Verkürzung des Schlüsselbeins und eine Achsenfehlstellung zu verhindern. Andernfalls droht eine Fehlstellung des Schulterblatts, das sich wie ein Segel nach außen drehen würde (Scapula alata).

Ob die Anlage eines Rucksackverbands tatsächlich zu einer wesentlichen Ruhigstellung des Schlüsselbeins führt, ist allerdings umstritten angesichts der ständigen Schulter- und Atembewegungen und der starken Muskelkräfte, die in diesem Bereich wirken.

Eine operative Einrichtung und Stabilisierung des Schlüsselbeins empfiehlt sich bei stark verschobenen Brüchen mit kosmetisch störender Stufe in der Schlüsselbeinkontur, bei (drohender) Durchspießung der Haut

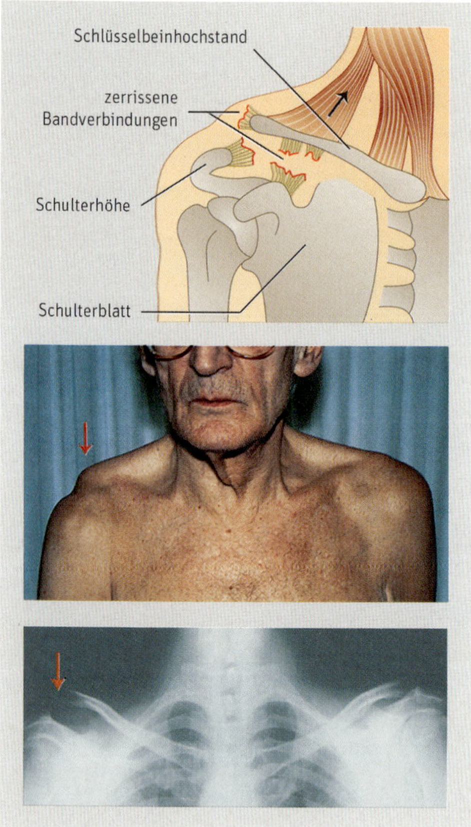

Wenn bei einem Sturz auf die Schulter sämtliche ***Verbindungsbänder zwischen Schlüsselbein und Schulterblatt*** *reißen, lässt sich diese Verletzung meist an einer auffälligen Veränderung der Schulterkontur erkennen: Das nunmehr freie Ende des Schlüsselbeins folgt dem Zug der Halsmuskeln, weicht nach oben aus und bildet eine sichtbare Stufe. Gleichzeitig sinkt das Schulterdach nach unten, gezogen von der Brustmuskulatur und dem Eigengewicht des Arms. Das zugehörige Röntgenbild macht das* ***Auseinanderweichen von Schlüsselbein und oberer Ecke (Akromion) des Schulterblatts*** *deutlich, gut erkennbar im Vergleich mit der gesunden Gegenseite.* [GTV 2525]

oder bei Verletzung von Blutgefäßen, Nerven oder Lunge. Die stabilisierende Funktion übernehmen meist Platten und Schrauben, alternativ ein elastischer Nagel ***(Prevot-Nagel),*** der in die Markhöhle des Knochens eingebracht wird. Bei Brüchen, die an den äußersten Enden des Schlüsselbeins liegen, kommen auch Drahtschlingen zum Einsatz. Nach der Operation darf der Betroffene den Arm rasch bewegen, aber erst nach 8–12 Wochen voll belasten. Dieselbe Schonzeit gilt auch für die konservative Behandlung. Bei Kindern schreitet die Heilung schneller voran. Sobald sie beide Arme nach etwa vier Wochen seitengleich und schmerzfrei bewegen können, ist wieder eine volle Belastung erlaubt.

Komplementärmedizin

Zur Linderung der Schmerzen sowie zur Unterstützung des Heilungsprozesses kommen bei einem Schlüsselbeinbruch als komplementärmedizinische Maßnahmen v. a. Magnettherapie (→ S. 917), Homöopathie (→ S. 1251) und Akupunktur (→ S. 1249) infrage.

Aktuell: www.gesundheit-heute.de/25x36

- **www.leitlinien.net** – Stichwortsuche Klavikulafraktur: Ärztliche Leitlinie der Dt. Gesellschaft für Kinderchirurgie zum Schlüsselbeinbruch. Detaillierte Informationen zu Diagnostik und Therapie.

Schultereckgelenkverrenkung

Häufigkeit: ■■□□□

Schultereckgelenkverrenkung *(Acromioclaviculargelenkluxation, ACG-Luxation, Schultereckgelenksprengung):* Auskugeln des Gelenks zwischen der Schulterhöhe und dem Schlüsselbein infolge von Zerreißen sämtlicher Bandverbindungen zwischen Schlüsselbeinende und Schulterhöhe (Acromion). Das passiert meist beim Sturz auf die Schulter. Die Behandlung ist in der Regel konservativ, nur in schweren Fällen werden Schulterhöhe und Schlüsselbein operativ zusammengefügt. Die Verletzung hinterlässt normalerweise keine bleibenden Beschwerden oder Funktionseinbußen.

Leitbeschwerden

- Schmerzhafte Schwellung, Druck- und Bewegungsschmerz über dem Schultereckgelenk (am seitlichen Ende des Schlüsselbeins)
- Schmerzhafte Bewegungseinschränkung der Schulter und des Arms
- Sichtbarer Hochstand des Schlüsselbeins am äußeren Ende.

Wann zum Arzt

In den nächsten Tagen, wenn sich leichtere Beschwerden im Bereich des Schultereckgelenks nicht zusehends bessern

Noch am selben Tag, wenn eine ausgeprägte Schwellung, starke Schmerzen oder ein sichtbarer Hochstand des Schlüsselbeins am Schultereckgelenk bestehen.

Die Erkrankung

Die Schulterhöhe (Acromion) an der oberen, äußeren Spitze des Schulterblatts und das äußere Ende des Schlüsselbeins (Clavicula) sind durch das Schultereckgelenk verbunden. Kräftige Bänder verstärken die Gelenkkapsel. Zusätzlich ziehen noch zwei weitere Bänder vom *Rabenschnabelfortsatz* des Schulterblatts zum Schlüsselbein. Je nach Schwere der Gewalteinwirkung sind Kapsel und Bänder nur gezerrt oder aber – teilweise oder vollständig – gerissen. Als Folge der Verletzung zieht die Halsmuskulatur das Schlüsselbein nach oben und verursacht das typische Symptom des **Claviculahochstands.** Schulterblatt und Arm verschieben sich dagegen unter dem Zug der Brustmuskulatur und dem Gewicht des Arms nach unten und vorne. Da bei nahezu jeder Bewegung des Arms auch Bewegungen im Schultereckgelenk stattfinden, führt die Verletzung zu einer schmerzhaften Bewegungseinschränkung des Arms.

Das macht der Arzt

Diagnosesicherung. Der Arzt stellt die Diagnose anhand der Beschwerden und des gegebenenfalls sicht- und tastbaren Claviculahochstands. Beim typischen **Klaviertastenphänomen** lässt sich das hochstehende Schlüsselbein herunterdrücken und schnellt anschließend durch den Zug der Halsmuskulatur wieder nach oben. Röntgen und Ultraschall sichern die Diagnose; sie machen den Claviculahochstand insbesondere dann sichtbar, wenn der Zug des Arms durch Gewichte verstärkt wird. Entscheidend für die Therapieplanung ist der Grad des Claviculahochstands. Bei einer Zerrung von Kapsel und Bändern beträgt er nur wenige Millimeter, bei einem teilweisen Bandriss etwa 0,5–1 cm (halbe Schlüsselbeinbreite). Ein Abstand von über 1 cm (~ ganze Schlüsselbeinbreite) spricht für eine vollständige Zerreißung aller Bandstrukturen und rechtfertigt die Diagnose einer Schultereckgelenkverrenkung.

Konservative Therapie. Eine Zerrung wird konservativ, also ohne Operation behandelt – mit körperlicher Schonung, Kühlen und entzündungshemmenden Medikamenten wie Diclofenac. Starke Beschwerden bessern sich oft durch eine mehrtägige Ruhigstellung in einem Schulter-Arm-Verband (z. B. Gilchrist-Verband, vgl. z. B. → S. 936 bei Oberarmkopfbruch). Bei einem Teilriss der Bänder behandeln die Ärzte ebenfalls konservativ. Eine ein- bis zweiwöchige Ruhigstellung lindert die Schmerzen und fördert die Heilung.

Operative Therapie. Sind die Bänder vollständig zerrissen, ist eine operative Behandlung notwendig, insbesondere bei körperlich aktiven Menschen und Patienten, die oft Überkopfarbeiten wie z. B. Elektroinstallationen ausführen. Ziel der Operation ist die

Rekonstruktion einer normalen Gelenkstellung, um einen späteren Gelenkverschleiß zu vermeiden. Als Nachteil gilt die kosmetisch oft störende Narbenbildung.

Bei der Operation reicht es nicht aus, die gerissenen Kapsel- und Bandstrukturen zu nähen. Die frischen Nahtverbindungen würden die großen Kräfte nicht aushalten, die Schulterblatt und Schlüsselbein auseinanderziehen. Bis die Bänder fest verheilt und belastbar sind, ist deshalb eine kräftige Verbindung zwischen Schulterblatt und Schlüsselbein erforderlich. Am häufigsten verwenden die Operateure dazu ein sich selbst auflösendes Band oder eine entsprechende Kordel, die sie um Rabenschnabelfortsatz und Schlüsselbein schlingen. Alternativ werden die beiden Knochen vorübergehend verdrahtet, verschraubt oder über eine Platte verbunden. Die eingebrachten Metallstücke verbleiben etwa ein halbes Jahr im Körper.

Nach der Operation ist es nur für einige Tage erforderlich, die betroffene Schulter ruhig zu stellen. Anschließend sind Bewegungen erlaubt, jedoch in den ersten sechs Wochen noch nicht oberhalb der Horizontalen. Das funktionelle Ergebnis ist in der Regel gut.

Rotatorenmanschetten-syndrom

Häufigkeit: ■■■■□

Rotatorenmanschettensyndrom *(PHS, Periarthropathia humeroscapularis, Subacromialsyndrom, SAS, Engpasssyndrom der Schulter* und *Supraspinatussehnensyndrom, SSPS):* Sammelbegriff für degenerative (verschleißbedingte) Veränderungen im Schulterbereich, die nicht das Schultergelenk selbst, sondern die umgebenden Weichteile betreffen. Die Erkrankung äußert sich in schmerzhaften Reizzuständen, Entzündungen und Einrissen. Sie betrifft v. a. den Muskelmantel (Rotatorenmanschette), den darunter liegenden Schleimbeutel und die lange Bizepssehne. Die PHS ist jenseits des 40. Lebensjahrs ein häufiger Befund und verläuft meist chronisch oder in wiederkehrenden Schüben. Die Behandlung erfolgt zunächst konservativ, bei anhaltenden Beschwerden auch operativ, z. B. durch Naht von Rissen in der Rotatorenmanschette.

Leitbeschwerden

- Diffuse Schulterschmerzen bei bestimmten Bewegungen, meist bei Anheben, Abspreizen und Einwärtsdrehen des Arms
- Nächtliche Schulterschmerzen, besonders beim Liegen auf der betroffenen Schulter
- Schmerzausstrahlung in den Arm
- Schmerzhafte Bewegungseinschränkung, v. a. beim Abspreizen des Arms zwischen 60–120° *(schmerzhafter Bogen)*
- Bei Bizepssehnenreizung Schmerzverstärkung bei Beugung und Auswärtsdrehung des Unterarms
- Bei akutem Riss in der Rotatorenmanschette plötzlicher, heftiger Schulterschmerz, etwa beim Heben einer Last oder beim Sport; anschließend schmerzhafte Bewegungseinschränkung.

Wann zum Arzt

Innerhalb der nächsten Wochen, wenn mäßige, aber hartnäckige Beschwerden im Schulterbereich bestehen

Innerhalb der nächsten Tage, wenn

- Die Beschwerden plötzlich beim Heben einer Last oder beim Sport begonnen haben
- Die Schulterschmerzen sehr stark sind und/oder eine ausgeprägte Bewegungseinschränkung besteht.

Die Erkrankung

PHS umfasst mehrere Krankheitsbilder, die sich sehr ähneln, wobei die Ursache in vielen Fällen ungeklärt bleibt. Gelegentlich tritt sie nach einer längeren Ruhigstellung des Schultergelenks auf, etwa bei Verletzungen oder schweren Entzündungen. Eine auffallende Häufung findet sich auch nach schweren Belastungen des Schultergelenks, z. B. nach jahrelangem Umgang mit Presslufthämmern oder berufsbedingtem Heben schwerer Lasten.

Das Schultergelenk ist eingebettet in die Rotatorenmanschette, einen kräftigen Mantel aus vier Muskeln und Sehnen, die den Arm im Gelenk drehen. Unter der Rotatorenmanschette liegt an der Vorderseite der Schulter die lange Bizepssehne; durch sie ist der Bizepsmuskel oberhalb der Schultergelenkspfanne am Schulterblatt befestigt. Teile der Rotatorenmanschette und die lange Bizepssehne ziehen durch eine anatomische Engstelle, die **subacromiale Enge.** Sie liegt zwischen dem Oberarmkopf und dem Schulterdach, bestehend aus der Schulterhöhe (Acromion), dem Rabenschnabelfortsatz des Schulterblatts und einem beide verbindenden Band. Außer den Sehnen liegt im subacromialen Raum als Puffer noch ein Schleimbeutel, die *Bursa subacromialis.* Bei manchen Menschen ist die Enge besonders schmal, weil die Spitze der Schulterhöhe relativ stark bogen- oder hakenförmig nach unten zeigt. Mit zunehmendem Alter geschieht es häufig, dass sich die Sehnen in der Engstelle des subacromialen Raums allmählich aufreiben. Gelegentlich klemmen sie sich sogar zwischen Oberarmkopf und Schulterdach ein, insbesondere beim Anheben und Abspreizen des Arms. Ärzte sprechen dann von einem **Impingement-Syndrom** *(subacromiales Impingement).*

Zum Krankheitsbild der PHS gehören auch Schwellungen und Entzündungen der Sehnen und des Sehnengleitgewebes, Schleimbeutelentzündungen *(Bursitis subacromialis)* sowie Reizzustände und Risse der Rotatorenmanschette **(Rotatorenmanschettenruptur).** Besonders häufig ist die Sehne des Supraspinatusmuskels betroffen, der das Dach der Rotatorenmanschette bildet. Sind die Sehnen stark geschädigt, reißen sie manchmal schon bei kleineren Belastungen, z. B. Hebearbeiten oder beim Sport.

Bei längerem Krankheitsverlauf mit wiederholten, entzündlichen Reaktionen bilden sich oft Verkalkungen **(Kalkschulter,** ***Bursitis calcarea, Tendinitis calcarea)*** und bindegewebige Verklebungen oder Verwachsungen der Schulterweichteile *(Schulterfibrose).* Sie schränken die Beweglichkeit der Schulter, die ohnehin durch die Schmerzen vermindert ist, zusätzlich ein. Am Ende steht manchmal die völlige *Schultersteife.*

Ein weiteres Krankheitsbild mit Versteifung der Schulter, das im engeren Sinn nicht zur PHS zählt, ist die **adhäsive Kapsulitis** oder *frozen shoulder,* bei der aus ungeklärter Ursache eine heftige Schultergelenkentzündung mit Beteiligung der Gelenkschleimhaut, der Gelenkkapsel und oft auch der langen Bizepssehne besteht. Die adhäsive Kapsulitis verläuft akuter als die vorgenannten Formen der PHS, ist jedoch weniger hartnäckig und heilt meist spontan nach einigen Monaten bis maximal zwei Jahren wieder aus.

Eine Sonderform der PHS stellt die **Sportlerschulter** *(Werferschulter, Schwimmerschulter)* dar. An ihr leiden in erster Linie Sportler, die wiederholten und vermehrten Überkopfbelastungen ausgesetzt sind. Das betrifft alle Wurfsportarten wie Volleyball und Handball, den Schwimmsport, aber auch Tennis, Badminton und Squash. Die einseitige Überkopfbeanspruchung der Schulter führt zu einem Ungleichgewicht der verschiedenen Muskelgruppen und zu Weichteilschäden. Der vordere und obere Kapselbandapparat wird überdehnt; der hintere Kapselbandapparat und die hintere Schultermuskulatur verkürzen sich. Dadurch kommt es häufig zu Abrissen der oberen Anteile der Schultergelenklippe, den *SLAP-Läsionen.* Diese Verletzungen führen wiederum zu einem Höhertreten des Oberarmkopfs. Das führt zu einer Einengung des Raums zwischen Schulterhöhe und Oberarmkopf und es kommt zum Impingement-Syndrom. Manchmal wird dabei der Schleimbeutel gereizt und entzündet sich (Bursitis subacromialis → oben). Auch (Teil-)Rupturen der Rotatorenmanschette kommen vor.

Für viele Betroffene erschreckend, jedoch harmlos ist das **Schulter[blatt]krachen.** Die bewegungsabhängigen, knirschenden oder krachenden Geräusche entstehen durch ein Reiben zwischen Schulterblatt und Brustkorbmuskulatur. Eine seltene Ursache solcher

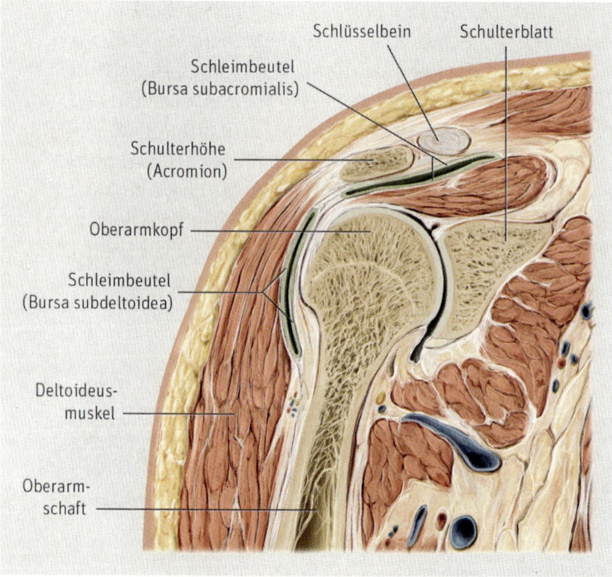

Die Schemazeichnung des ***rechten Schultergelenks*** *zeigt, wie viele einzelne anatomische Strukturen an der Bildung des Gelenks beteiligt sind und wie eng sie miteinander in Kontakt stehen. Zwischen* ***Oberarmkopf*** *und* ***Schulterhöhe (Acromion)*** *ist eine anatomische Engstelle erkennbar, die als* ***subacromiale Enge*** *bezeichnet wird. Durch sie zieht u. a. die Sehne des Bizeps. Reibt sie sich an der Engstelle auf, entstehen Beschwerden einer Periarthritis humeroscapularis.* [GTV 2526]

Geräuschphänomene sind knöcherne Ausbuchtungen an der Unterseite des Schulterblatts. Bei häufigem Schulterkrachen entsteht unter dem Schulterblatt manchmal ein chronisch entzündeter Schleimbeutel, der eventuell Schmerzen verursacht. In diesem Fall helfen meist Wärmeanwendungen oder Reizstrom, in hartnäckigen Fällen auch Injektionen mit lokalen Betäubungsmitteln und Kortisonpräparaten. Treten keine Schmerzen auf, erübrigt sich eine Therapie.

Das macht der Arzt

Diagnosesicherung. Das Ertasten der Hauptschmerzpunkte, v. a. rund um die Schulterhöhe, bei Reizung der langen Bizepssehne manchmal auch an der Vorderseite des Schultergelenks, gibt dem Arzt erste Hinweise darauf, welche Strukturen der Schulter gereizt oder verletzt sind. Funktionstests (→ S. 904) zeigen meist eine Schmerzverstärkung beim Auswärts- oder Einwärtsdrehen und beim Heben und Abspreizen des Arms gegen Widerstand. Durch einen Ultraschall erkennt der Arzt krankhafte Veränderungen der Schulterweichteile wie Sehnenentzündungen oder Defekte der Rotatorenmanschette. Röntgenaufnahmen dienen dem Ausschluss knöcherner Verletzungen; außerdem machen sie mögliche Verkalkungen im Bereich der Sehnen oder der Schleimbeutel (Bursa subacromialis) sichtbar. Ein Hochstand des Oberarmkopfs im Röntgenbild gilt als indirektes Zeichen einer Schädigung der Rotatorenmanschette. Manchmal erfordert die genaue Abklärung der Beschwerden ein CT oder Kernspin der Schulter, bei Bedarf mit Injektion von Luft oder Kontrastmittel in das Schultergelenk als **Arthro-CT** bzw. *Arthro-MRT;* beide machen durch den Luft- oder Kontrastmittelaustritt ins umgebende Gewebe Risse und Verletzungen von Kapsel und Rotatorenmanschette sichtbar.

Konservative Behandlung. Basis der Behandlung ist bei der PHS ein regelmäßiges, behutsames Bewegen der Schulter unterhalb der Schmerzgrenze, wie es z. B. im Rahmen einer ***Schulterschule*** gelehrt wird. Forcierte Krankengymnastik und Massagen verstärken die Beschwerden eher als sie zu lindern.

Begleitend verordnet der Arzt meist Schmerzmittel mit entzündungshemmender Wirkung (NSAR → S. 996). Zu einer raschen Schmerzlinderung führen auch Injektionen mit Lokalanästhetika (z. B. Lidocain) oder Kortisonpräparaten in den Schleimbeutel oder in das Sehnengleitgewebe. Als physikalische Therapiemaßnahmen haben sich bei akuten Schmerzen Kälteanwendungen bewährt, bei chronischen Beschwerden Anwendungen mit Wärme (Rotlicht, Fangopackungen, warme Bäder), darüber hinaus Reizstrom- und Ultraschallbehandlungen sowie TENS-Therapie (Nervenstimulation → S. 1222). Eine extrakorporale Stoßwellentherapie (→ S. 907) bringt etwa 60 % der kleinen Kalkablagerungen zum Verschwinden.

Operative Behandlung. Bei Versagen der konservativen Therapie besteht die Möglichkeit, die subacromiale Enge operativ zu beseitigen ***(Acromioplastik).*** Dabei entfernt der Arzt teilweise das Band zwischen Schulterhöhe und Rabenschnabelfortsatz sowie die Vorder- und Unterfläche der Schulterhöhe, meist im Rahmen einer Gelenkspiegelung. Bei einer alleinigen Acromioplastik erlaubt der Arzt bereits nach einigen Tagen aktive Bewegungen und Belastungen der operierten Schulter.

Ein weiterer arthroskopischer Eingriff ist die Naht von kleineren Rissen der Rotatorenmanschette. Sinnvoll ist diese Maßnahme allerdings nur bei relativ frischen Rissen und bei jüngeren, körperlich aktiven Menschen. Nach einer Naht der Rotatorenmanschette lagert der Arzt die operierte Schulter auf einem Abspreizpolster. Gleichzeitig beginnen passive (geführte) Bewegungsübungen, um eine Versteifung der Schulter zu verhindern. 4–6 Wochen später sind erste aktive Bewegungen möglich; voll belastbar ist die Naht nach 10–12 Wochen.

Wenn der Sehnenmantel bei älteren Menschen insgesamt verschlissen und ausgedünnt ist, hat sich die Naht eines Risses nicht bewährt. Hier ist es sinnvoller, den betroffenen Teil der Rotatorenmanschette durch einen Muskelstreifen zu ersetzen, der aus einem Rückenmuskel freigelegt wird. Als weiteres operatives Verfahren kommt bei Verklebungen und Verwachsungen eine **Gelenkmobilisation** in Betracht, um dem erkrankten Schultergelenk zumindest einen Teil seiner Beweglichkeit zurückzugeben – was jedoch nach längerem Krankheitsverlauf manchmal an der Verkümmerung der Schultermuskulatur scheitert.

Große Kalkablagerungen, die als langfristige Folge chronischer Reizungen entstehen, machen in seltenen Fällen eine Spülung erforderlich. Meistens lösen sie sich jedoch im Lauf einiger Monate von selbst auf, wenn der Betroffene konsequent schmerzauslösende Bewegungen vermeidet.

Behandlung der Sportlerschulter. Bei noch erträglichen Schmerzen helfen Dehnungsübungen im hinteren Schulterbereich sowie krankengymnastische Übungsbehandlungen. In schweren Fällen empfiehlt der Arzt eine Operation, z. B. eine Wiederherstellung der oberen Gelenklippe, eine Naht von Rotatorenmanschettenrissen und/oder eine Raffung von überdehnten Kapselbandanteilen.

Selbsthilfe und Vorsorge

Regelmäßige Bewegungsübungen der Schulter (Schulterschule) tragen dazu bei, wiederkehrende Schübe einer PHS hinauszuzögern oder zu verhindern. Als Prophylaxe der Sportlerschulter raten Sportmediziner beim Training zu einem bewussten, gleichmäßigen Aufbau der Schultermuskulatur sowie zu Dehnungsübungen der hinteren Kapselbandanteile und Muskelgruppen.

Wenn Beschwerden einer PHS akut auftreten oder sich plötzlich verschlechtern, hilft oft Kälte. Versuchen Sie es in diesem Fall z. B. mit Kühlpackungen oder feuchtkühlen Umschlägen. Chronische Beschwerden reagieren dagegen besser auf Wärme. Legen Sie sich im Bett z. B. ein Wärmekissen unter die Schulter, um die besonders quälenden, nächtlichen Schmerzen zu lindern.

Komplementärmedizin

Akupunktur (→ S. 1249), Homöopathie (→ S. 1251), Magnettherapie (→ S. 917) und Biofeedback (→ S. 1259) sind häufig eingesetzte komplementärmedizinische Verfahren zur Behandlung von chronischen Schulterschmerzen; oft empfiehlt sich auch eine Kombination der Verfahren – welche am besten hilft, muss individuell ausprobiert werden.

Entspannungsverfahren wie Autogenes Training (→ S. 1257), Progressive Muskelrelaxation nach Jacobson (→ S. 1259) oder Yoga (→ S. 1259) helfen erwiesenermaßen, besser mit chronischen Schmerzen umzugehen; gegebenenfalls bietet es sich an, mit einem Trainer spezielle Übungen zu erlernen, die die Schulter nicht belasten.

i Aktuell: www.gesundheit-heute.de/25x10

- **www.leitlinien.net** – Stichwortsuche Rotatorenmanschettenruptur: Ärztliche Leitlinie zu Diagnostik und Therapie der Erkrankung.
- **www.periarthropathia-humeroscapularis.de** – Internetseite des Schmerztherapiezentrums, Bad Mergentheim: Differenzierte und laienverständliche Darstellung der konservativen Behandlung der Periarthritis humeroscapularis.
- **www.schmerznetz.at/view.php?name=indikationenPHS** – Informativer Überblick zur Periarthropathia humeroscapularis vom Oberarzt des Orthopädischen Spitals Wien-Speising.
- **www.sportklinik-stuttgart.de/sites/patienteninformationen/aspx** – Internetseite der Sportklinik Stuttgart: Mit Informationen u. a. zum Impingement-Syndrom und zur Rotatorenmanschettenruptur.
- J. Jerosch; J. Heisel: **Meine Schulter schmerzt.** Ratgeber für Patienten. Schülling, 2001. Guter Überblick von zwei ausgewiesenen Schulterexperten.
- J. Grifka: **Die Schulterschule.** Selbsthilfe bei Schulterbeschwerden, Diagnose und Therapie und die besten Übungen. Rowohlt Taschenbuch, 2004. Guter Patientenratgeber mit Anleitungen zur Selbsthilfe.

Schultergelenkarthrose

Häufigkeit: ■■□□□

Schultergelenkarthrose *(Omarthrose, Humeroscapulargelenkarthrose):* Verschleiß des Schultergelenks zwischen Oberarmkopf und Schulterblattpfanne, meist als Alterserscheinung oder als Folge übermäßiger Beanspruchung. Seltenere Ursachen sind chronische Gelenkentzündungen (z. B. Rheumatoide Arthritis → S. 999) und Verletzungen, die zu einer Verformung der Gelenkflächen führen (z. B. Oberarmkopfbruch → S. 935). Die Behandlung zielt auf Linderung der Symptome ab, kann aber ein Fortschreiten der Arthrose nicht aufhalten. In schweren Fällen empfiehlt sich manchmal ein operativer Gelenkersatz.

Leitbeschwerden

- Bewegungsabhängige Schmerzen
- Schmerzhafte Bewegungseinschränkung im Schultergelenk, zunächst bei Außendrehung und Abspreizen des Arms über die Schulterhöhe
- Oft Reiben und Knarren bei Schulterbewegungen.

Wann zum Arzt

In den nächsten Wochen, wenn ohne vorausgegangene Verletzung eine schmerzhafte Einschränkung der Schulterbeweglichkeit besteht

Die Erkrankung

Die Schultergelenkarthrose zeigt die allgemeinen Kennzeichen und Beschwerden einer Arthrose (→ S. 903). Altersbedingte Abnutzung, arbeits- oder sportbedingte Überbeanspruchung, chronische Gelenkentzündungen und Unfallfolgen sind die wesentlichen Faktoren, die zu Schäden des Gelenkknorpels und später auch zu Verformungen des Knochens führen. Das Schultergelenk läuft nicht mehr „rund", Schmerzen und eine zunehmende Einschränkung der Beweglichkeit bis hin zur Schultersteife sind die Folge.

Das macht der Arzt

Ultraschall und Röntgen der Schulter – bei zweifelhaften Befunden auch ein CT – verschaffen dem Arzt Klarheit darüber, ob die Beschwerden durch eine Arthrose bedingt sind. Andere Schultererkrankungen verursachen oft ähnliche Beschwerden, insbesondere Verschleißerscheinungen im Bereich der Rotatorenmanschette (→ S. 933).

Behandelt wird die Schultergelenkarthrose mit entzündungshemmenden und schmerzlindernden Medikamenten (NSAR → S. 996) wie Diclofenac oder Kortisonpräparaten, meist in Form von Tabletten oder Spritzen (z. B. in den Gesäßmuskel), gelegentlich auch als Injektion direkt in das Schultergelenk. Meist verordnet der Arzt zusätzlich Krankengymnastik, um die Beweglichkeit des Schultergelenks zu verbessern. Auch Physiotherapie (→ S. 906) ist wirkungsvoll, etwa in Form von Wärmeanwendungen (z. B. Fangopackungen) oder von Dehnungsbehandlungen bei schmerzhaft verspannter oder verkürzter Schultermuskulatur.

Alle diese Behandlungsformen zielen darauf ab, die Symptome zu lindern und das Fortschreiten der Arthrose zu verlangsamen. Sie können den Gelenkverschleiß jedoch nicht rückgängig machen. Wenn nichts mehr hilft, bleibt bei schwerer Arthrose der Einbau eines **künstlichen Schultergelenks** *(Schultergelenksendoprothese; Oberarmkopfprothese* oder aber *Schulter-Totalendoprothese,* kurz: *Schulter-TEP).* Die Haltbarkeit von künstlichen Schultergelenken unterscheidet sich kaum von künstlichen Hüft- und Kniegelenken: 95 % haben zehn Jahre nach der Implantation noch eine ausreichend gute Funktion, 80 % sogar noch nach 15 Jahren.

Selbsthilfe

Auch wenn es schmerzt – halten Sie die von Arthrose geplagte Schulter in Bewegung. Sie riskieren sonst, dass das in seiner Beweglichkeit ohnehin eingeschränkte Schultergelenk zunehmend steifer wird. In Ruhephasen tut es vielen Patienten gut, die schmerzende Schulter zu wärmen, z. B. mit Hilfe von Wärmekissen oder Rotlicht.

Komplementärmedizin → links

Oberarmkopfbruch

Häufigkeit: ■■■■□

Oberarmkopfbruch *(Humeruskopffraktur):* Knochenbruch im Bereich des Oberarmkopfs, meist infolge eines Sturzes. Im weiteren Sinn gehören dazu auch Brüche direkt unterhalb des Oberarmkopfs *(subkapitale Humerusfrakturen).* Unverschobene Brüche werden mit kurzfristiger Ruhigstellung konservativ behandelt, verschobene oft operiert. Die Verletzung heilt in der Regel problemlos; verbliebene Fehlstellungen im Bereich der Gelenkfläche führen jedoch manchmal zur Arthrose des Schultergelenks.

Leitbeschwerden

Nach Sturz oder Unfall:

- Schwellung, starker Druckschmerz, oft auch Blaufärbung der Haut durch Bluterguss im Bereich des oberen Oberarmdrittels
- Stark schmerzhafte Bewegungseinschränkung von Schulter und Oberarm
- Der verletzte Arm wird meist instinktiv mit dem gesunden Arm am Brustkorb (fest-)gehalten.

Die Erkrankung

Ein Oberarmkopfbruch ereignet sich in den meisten Fällen bei einem Sturz auf die Schulter oder den ausgestreckten Arm. Er tritt am häufigsten bei älteren Frauen mit Osteoporose (→ S. 1016) auf. Jüngere Menschen mit gesunder Knochenstruktur trifft die Verlet-

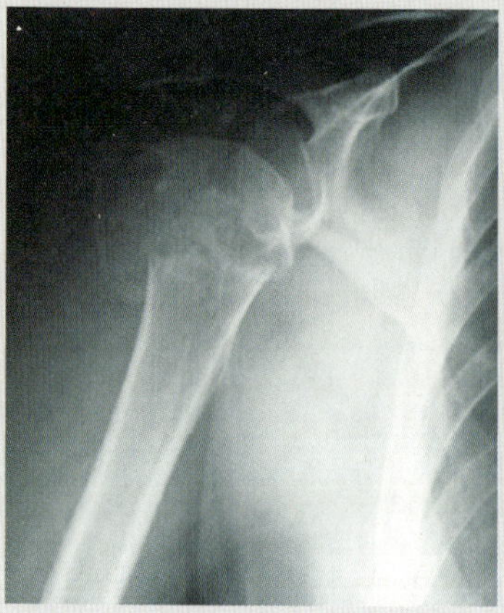

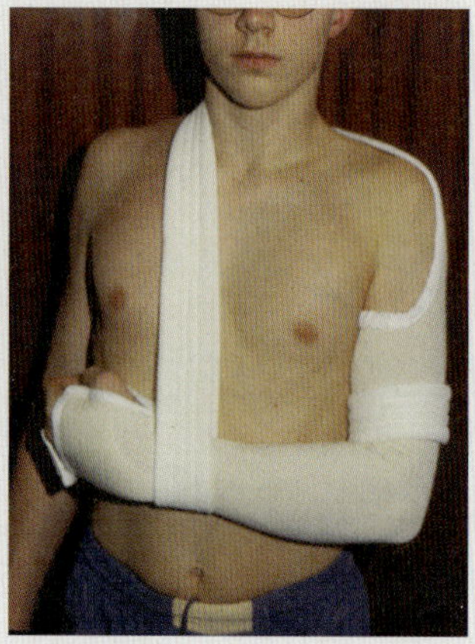

Links: Röntgenbild eines ***verschobenen und eingestauchten Bruchs des Oberarmkopfs.*** *Rechts: Zur Ruhigstellung unverschobener Oberarmkopfbrüche dient der* ***Gilchrist-Verband.*** *Er kommt auch bei Schultereckgelenkverletzungen (→ S. 932) und Rissen der Bizepssehne (→ S. 937) zum Einsatz.* [BED, RKL 2528]

zung nur bei größerer Krafteinwirkung, etwa beim Sturz aus großer Höhe oder bei Reit- und Motorradunfällen.

Das macht der Arzt

Um den genauen Verlauf des Bruchs zu beurteilen, röntgt der Arzt den Oberarm, wobei er v.a. darauf achtet, ob der Bruch verschoben und die Gelenkfläche des Oberarmkopfs betroffen ist.

Unverschobene Brüche lassen sich meist konservativ behandeln: An eine maximal einwöchige Ruhigstellung im *Schulter-Arm-Verband* (z.B. **Gilchrist-Verband)** schließt sich eine krankengymnastische Übungsbehandlung an, um eine Versteifung des Schultergelenks zu vermeiden.

Bei verschobenen Brüchen rät der Arzt häufig zu einer Operation. Dabei richtet der Arzt den Bruch ein und stabilisiert ihn mithilfe von Drähten, Schrauben, Platten oder speziellen Nägeln. Anschließend ist es in der Regel rasch wieder erlaubt, den operierten Arm zu bewegen. Eine Materialentfernung empfiehlt sich frühestens nach sechs Monaten. Sie entfällt manchmal ganz, wenn die Implantate nicht stören.

Komplikationen. Eine unbehandelte, starke Fehlstellung führt oft zu bleibenden Bewegungseinschränkungen und einem schnellen Verschleiß des Schultergelenks *(posttraumatische Arthrose),* weil Kopf und Pfanne nicht mehr zusammenpassen. Außerdem besteht die Gefahr, dass der Oberarmkopf infolge einer gestörten Blutversorgung (zumindest teilweise) abstirbt **(Humeruskopfnekrose).** Auch hier sind als langfristige Folge Bewegungseinschränkungen und Arthrose zu erwarten.

Gelegentlich lässt sich die Gelenkfläche des Oberarmkopfs nicht wiederherstellen, insbesondere dann, wenn ein Trümmerbruch besteht oder die Gelenkfläche so flach abgesprengt ist, dass darin keine Drähte oder Schrauben Halt finden. In diesem Fall, wie auch beim Auftreten einer Humeruskopfnekrose (Absterben des Oberarmkopfs, ähnlich der Hüftkopfnekrose → S. 960), bleibt oft nur die Möglichkeit, den Oberarmkopf ganz zu entfernen und durch eine Prothese (→ S. 935) zu ersetzen.

i **Aktuell:** www.gesundheit-heute.de/25x11

- **www.schulterchirurgie.de** – Internetseite der ATOS Praxisklinik, Heidelberg: Unter der Rubrik Schwerpunkte finden Sie einen guten Überblick zu den Therapiemöglichen der verschiedenen Schultererkrankungen.

Schulterverrenkung

Häufigkeit: ■■■□□

Schulterverrenkung *(Schulterausrenkung, Schulterluxation):* Auskugeln des Schultergelenks zwischen Schultergelenkpfanne und Oberarmkopf, oft beim Sturz auf den nach hinten ausgestreckten Arm. Kein Gelenk ist häufiger von einer Verrenkung betroffen als das Schultergelenk. Zur Verhinderung von Folgeschäden ist es wichtig, das ausgekugelte Gelenk schnellstmöglich wieder einzurichten und anschließend ruhig zu stellen. Eine erstmalige Schulterverrenkung ohne wesentliche Begleitverletzungen heilt meist ohne bleibende Folgen. War eine Schulter schon mehrfach ausgerenkt, führen Überdehnung und Risse der Kapsel dagegen oft zu anhaltenden Beschwerden und zur *Schulterinstabilität,* bei der immer wieder erneute Verrenkungen auftreten. Ab dem dritten Ereignis innerhalb kurzer Zeit spricht der Arzt von einer „gewohnheitsmäßigen", also *habituellen Schulterverrenkung.* Sie kommt auch gelegentlich ohne vorangehende Verletzung als Folge einer anlagebedingten Schulterinstabilität vor.

Leitbeschwerden

- Starke Schmerzen beim Versuch, den betroffenen Arm im Schultergelenk zu bewegen
- Haltung des Oberarms in leicht abgespreizter, nach vorn geführter und nach außen gedrehter Stellung
- **Federnde Fixation:** Der Arm wird nach jeder Bewegung sofort in eine halbwegs erträgliche Stellung zurückgeführt
- Sicht- und tastbare Delle in der Schulterkontur, seitlich und unterhalb der Schulterhöhe.

Die Erkrankung

In 95 % der Fälle ist der Oberarmkopf, die Kugel des Schultergelenks, nach vorne oder nach vorne unten ausgekugelt. Ursache ist oft ein Sturz auf den nach hinten ausgestreckten Arm, manchmal auch ein starker Schlag auf die Schulterrückseite oder eine übermäßige Hebelwirkung auf den angehobenen und nach außen oder hinten geführten Arm, z.B. im Rahmen einer Rempelei oder eines Sturzes beim (Fußball-)Sport. Nur in 5 % der Fälle renkt sich der Oberarm nach hinten aus, meist durch einen direkten Schlag von vorn gegen die Schulter.

Zu einer Schulterverrenkung kommt es relativ häufig, weil die Schultergelenkpfanne klein und flach ist und dadurch nur eine geringe Kontaktfläche zum Oberarmkopf besitzt. Dieser ist nur wenig in seiner Position gesichert, v.a. durch relativ nachgiebige Strukturen wie Gelenkkapsel und Bänder, sowie durch die Sehnen und Muskeln der Rotatorenmanschette (→ S. 931).

Beim Auskugeln des Oberarmkopfs entstehen oft weitere Verletzungen des Schultergelenks, insbesondere Risse in der Gelenkkapsel und der Rotatorenmanschette. Häufig kommt es zusätzlich zu Abrissen der knorpeligen Gelenklippe, die am vorderen unteren Rand der Schultergelenkpfanne als *Bankart-Läsion* bekannt sind. Manchmal treten als Begleitverletzung auch Knochenabrisse und -brüche am Oberarmkopf oder – sehr selten – an der Schultergelenkpfanne auf. Verletzungen an Gelenkkapsel, Rotatorenmanschette und insbesondere Gelenklippe vermindern die Gelenkstabilität und begünstigen damit das Auftreten späterer, wiederholter Verrenkungen. Um solche habituellen Schulterverrenkungen auszulösen, reichen dann bereits ausladende Bewegungen, wie z.B. gleichzeitiges Heben und Außendrehen des Arms.

Das macht der Arzt

Anhand des typischen Beschwerdebilds stellt der Arzt eine erste Diagnose. Röntgenaufnahmen der Schulter sichern den Verdacht und klären, ob knöcherne Begleitverletzungen vorliegen. Durch Ultraschall, CT oder Kernspin lassen sich Verletzungen der Weichteile (Kapsel, Rotatorenmanschette) nachweisen.

(!) Eine Verrenkung des Schultergelenks muss so schnell wie möglich eingerichtet werden. Bei verzögerter Behandlung drohen Schädigungen von Teilen der Gelenkkapsel und Rota-

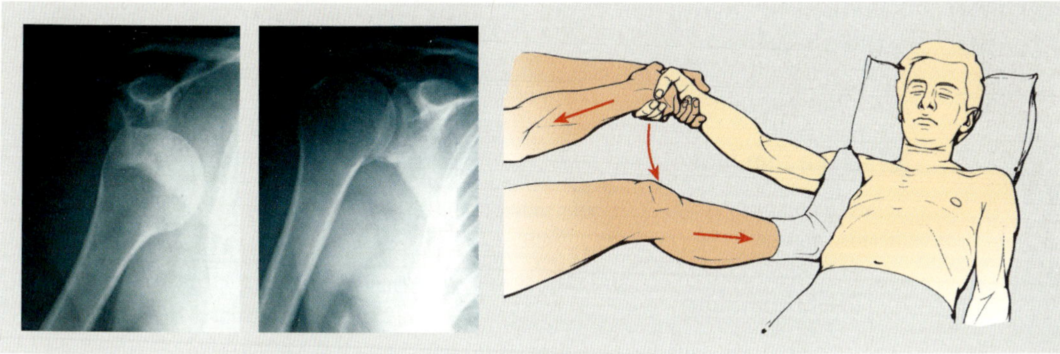

Die linke Röntgenaufnahme zeigt eine ***Schulterverrenkung.*** *Wie weit dabei der Oberarmkopf aus seiner Gelenkpfanne gerutscht ist, wird deutlich beim Vergleich mit der rechten Aufnahme, auf der die gleiche Schulter nach erfolgter Einrenkung zu sehen ist. Die Zeichnung rechts zeigt die bewährte* ***Einrenkung nach Hippokrates.*** [BED, GTV 2529]

torenmanschette sowie von Nerven und Blutgefäßen, die durch den verschobenen Oberarmkopf überdehnt und gequetscht werden.

Zum Einrichten spritzt der Arzt bei Bedarf muskelentspannende und schmerzlindernde Medikamente *(Analgosedierung).* Als Alternative bietet sich eine kurze Vollnarkose an. Bei der Einrichtung kommt meist die bewährte **Einrenkung nach Hippokrates** zum Einsatz. Der Verletzte liegt auf dem Rücken, der Arzt steht neben ihm, zieht am verrenkten Arm und stemmt als Widerlager seinen Fuß in die Achselhöhle des Verletzten. Der Fuß des Arztes hebelt dabei den Oberarmkopf nach außen, wodurch dieser wieder in die Gelenkpfanne hineingleitet. Alternativ wird auch die *Einrenkung nach Arlt* angewendet, bei der der Patient seitlich auf einem Stuhl sitzt und die mit einem Kissen gepolsterte Stuhllehne als Widerlager in der Achselhöhle dient. Nach dem Einrichten stellt der Arzt die verletzte Schulter für 1–3 Wochen in einem Schulter-Arm-Verband ruhig. Noch während der Ruhigstellungsphase beginnt eine vorsichtige krankengymnastische Übungsbehandlung; nach 8–12 Wochen ist eine normale (sportliche) Belastung des betroffenen Gelenks erlaubt.

Eine operative Behandlung empfiehlt sich vornehmlich bei begleitenden Knochen- oder Weichteilverletzungen, etwa einem Bruch oder Abriss des Gelenkpfannenrands, einem Riss in der Gelenkkapsel oder in der Rotatorenmanschette. Sie umfasst z. B. eine Raffung der Gelenkkapsel oder eine Naht der Rotatorenmanschette, meist durchgeführt im Rahmen einer Gelenkspiegelung (Arthroskopie → S. 905). Habituelle Schulterverrenkungen erfordern ebenfalls eine Operation, wenn sie mindestens dreimal in einem Jahr ohne vorangegangenen Unfall auftreten.

i **Aktuell:** www.gesundheit-heute.de/25x12

- **www.leitlinien.net** – Stichwortsuche Schulterluxation: Ärztliche Leitlinie zu Diagnostik und Therapie der rezidivierenden und habituellen Schulterluxation.

Bizepssehnenriss

Häufigkeit:

Bizepssehnenriss *(Bizepssehnenruptur):* Riss einer Sehne des Bizepsmuskels. In über 95 % der Fälle ist die lange Bizepssehne betroffen, die den Muskel am Oberrand der Schultergelenkpfanne befestigt. Die Verletzung ist verschleißbedingt und betrifft meist körperlich schwer arbeitende Menschen über 40 Jahre. In der Regel reicht eine konservative Behandlung mit kurzfristiger Ruhigstellung, gefolgt von Bewegungsübungen, aus. Bei jüngeren und schwer arbeitenden Menschen wird die abgerissene Sehne operativ wieder am Knochen befestigt. Meist hinterlässt die Erkrankung keine bleibenden Beschwerden oder Funktionseinbußen.

Leitbeschwerden

- Anfangs meist ein akuter, stechender Schmerz
- Anfangs Schwäche bei der Beugung des Arms und Umwendbewegung des Unterarms (Handflächen nach oben)
- Im Seitenvergleich sicht- und tastbare Vorwölbung des unter der Haut heruntergerutschten Bizepsmuskel an der Vorderseite des rechten Oberarms.

Die Erkrankung

Die lange Bizepssehne weist nach Jahren schwerer, körperlicher Arbeit häufig Abnutzungserscheinungen auf. Insbesondere Überkopfarbeiten wie z. B. Elektroinstallationen haben zur Folge, dass sich die Sehne unter dem Schulterdach aufreibt (→ auch PHS S. 933). Oft führen dann bereits kleine Belastungen zum Riss.

Nur 5 % der Bizepssehnenrisse betreffen die untere Bizepssehne, die den Muskelzug am Unterarm auf die Speiche überträgt. Mit 1 % noch seltener ist ein Riss der kurzen Bizepssehne, die den Muskel am Rabenschnabelfortsatz des Schulterblatts fixiert.

Versucht der Betroffene, den Bizeps bei der Armbeugung einzusetzen, spürt er neben Schmerzen eine mehr oder weniger deutliche Schwäche, da der abgerissene Muskel keine Kraft mehr überträgt. Nach einigen Wochen bis Monaten nimmt die Kraft allmählich wieder zu, weil der gerissene Muskelbauch einen Teil seiner ursprünglichen Funktion wieder aufnimmt und zudem andere Muskeln die Aufgaben des verletzten Bizeps mitübernehmen.

Das macht der Arzt

Der Arzt stellt die Diagnose anhand des Schmerzberichts, der typischen Kraftminderung und des abgesackten Muskelbauchs. Zur Diagnosesicherung eignet sich Ultraschall, in Zweifelsfällen auch Kernspin. Röntgenbilder helfen, die Frage nach weiteren Abnutzungserscheinungen an der betroffenen Schulter zu klären.

Zur Behandlung reichen häufig konservative Maßnahmen, insbesondere bei älteren Patienten, die sich durch den Sehnenriss oft kaum beeinträchtigt fühlen. Nach zwei- bis viertägiger Ruhigstellung im Schulter-Arm-Verband (z. B. Gilchrist-Verband → S. 936) folgt eine Therapie mit Bewegungsübungen. Kälteanwendungen und die Einnahme abschwellender, entzündungshemmender Medikamente wie Diclofenac tragen zum Rückgang der Beschwerden bei.

Bei jüngeren Betroffenen oder Personen, die körperlich schwer zu arbeiten haben, tendieren die meisten Chirurgen und Orthopäden zur Operation. Dabei befestigen sie die abgerissene Bizepssehne knapp unterhalb des Schultergelenks am Oberarmknochen oder am Rabenschnabelfortsatz des Schulterblatts (→ S. 932). Im Anschluss an die Operation sind schon nach einer kurzen Ruhigstellungsphase aktive Bewegungen erlaubt. Für starke Belastungen ist der operierte Arm jedoch erst nach 2–4 Wochen einsetzbar.

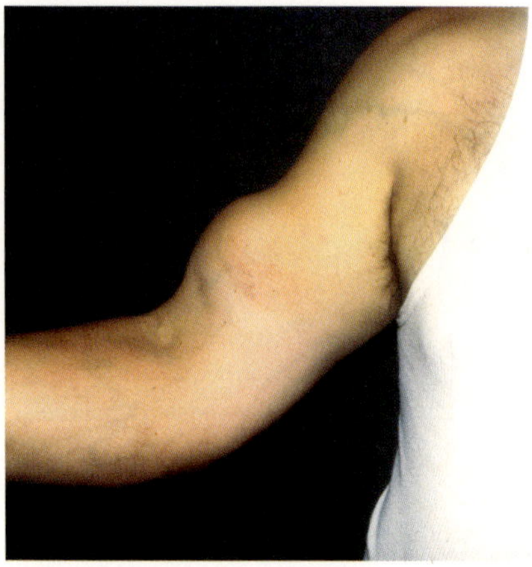

*Wenn die lange **Bizepssehne gerissen** ist, verliert der Bizepsmuskel einen Teil seiner oberen Verankerung und zieht sich zusammen. Es entsteht ein sichtbarer „Muskelbauch" im unteren Drittel des Oberarms. Im Verlauf der Heilung schwindet der Muskelbauch und verwächst mit der restlichen Oberarmmuskulatur. Die Kontur des Oberarms gleicht sich dann wieder weitgehend der gesunden Seite an.* [RKL 2530]

Brüche des Oberarms

Häufigkeit: ■■□□□

Oberarmschaftbruch ***(Humerusschaftfraktur):*** Bruch des Oberarmknochens im mittleren, röhrenförmigen Anteil, typischerweise infolge eines Sturzes oder bei direkter Krafteinwirkung auf den Oberarm, etwa bei Verkehrsunfällen. Der Bruch wird fast immer operiert. Begleitende Verletzungen des Speichennervs kommen vor und führen zu manchmal anhaltenden Gefühlsstörungen und Lähmungen an Unterarm und Hand.

Bruch des unteren Oberarmendes ***(distale Humerusfraktur, supracondyläre*** **bzw.** ***epicondyläre Humerusfraktur):*** Bruch des Oberarmknochens knapp oberhalb des Ellenbogengelenks, meist bei Sturz auf den Ellenbogen. Bei verschobenen Brüchen, v.a. solchen mit Gelenkbeteiligung, wird in der Regel operiert, unverschobene behandelt der Arzt meist konservativ mit Ruhigstellung im Gips. Bei Kindern reicht oft ein spezieller Verband.

Leitbeschwerden

Nach Sturz oder Unfall:

- Schwellung, starker Druckschmerz
- Schmerzhafte Einschränkung der Beweglichkeit in Schulter- und Ellenbogengelenk
- Manchmal Knickbildung und abnorme Beweglichkeit
- Knochenreiben bei Bewegungen
- Gefühlsstörungen an der Streckseite von Daumen und Zeigefinger
- Schwäche bis Lähmung beim Versuch die Finger zu strecken
- Der verletzte Arm wird mit dem gesunden am Brustkorb (fest-)gehalten.

Wann zum Arzt

Sofort, wenn nach einem Sturz oder Unfall die oben genannten Beschwerden auftreten

Die Erkrankung

Oberarmbrüche sind dafür bekannt, dass sie in 10–20 % der Fälle zu Schädigungen der grossen Armnerven führen. Insbesondere der Speichennerv (→ S. 939) wird bei Brüchen häufig überdehnt, eingeklemmt oder gar durch Bruchenden angespießt. Auch bei Operationen ist der Nerv gefährdet. Oberarmbrüche knapp oberhalb des Ellenbogengelenks schädigen dagegen eher den Ellennerv (→ S. 939).

Das macht der Arzt

Meist lassen bereits die klinischen Zeichen (sichere Zeichen eines Knochenbruchs → S. 908) auf einen Oberarmbruch schließen; Röntgenaufnahmen sichern die Diagnose. Die Behandlung ist bei verschobenen Brüchen fast immer operativ. Der Arzt richtet den Bruch ein und stabilisiert ihn anschließend mit Platten und Schrauben oder einem Nagel, den er in die Markhöhle des Knochens einführt (Marknagel → S. 906). Schwere Weichteilverletzungen erfordern gelegentlich die Anlage eines äußeren Spanners (Fixateur externe → S. 861).

Im Kindesalter kommen bei stärker verschobenen Oberarmschaftbrüchen oft elastische Marknägel zum Einsatz. Bei kleineren Kindern unter zehn Jahren lassen sich allerdings auch Brüche mit größeren Verschiebungen oder Achsenknicken bis zu 20° konservativ behandeln, wenn es die Schmerzintensität erlaubt. Fehlstellungen gleichen sich in diesem Alter noch mit dem späteren Knochenwachstum aus. Bei der konservativen Therapie ist eine vier- bis sechswöchige Ruhigstellung notwendig.

Erheblich häufiger als Oberarmschaftbrüche sind im Kindesalter Brüche des unteren Oberarmendes. Bei unverschobenen Brüchen reicht oft eine vierwöchige Ruhigstellung durch einen Oberarmgips oder eine Schlinge, die das Handgelenk am Hals fixiert ***(Blount-Schlinge).*** Verschobene Brüche und Verletzungen der Wachstumsfuge verlangen dagegen eine operative Versorgung mit Drähten, elastischen Nägeln oder äußeren Spannern.

Im Anschluss an eine Operation verordnet der Arzt Bewegungsübungen. Frühestens ein halbes Jahr später ist es möglich, das implantierte Material in einem kleinen Eingriff zu entfernen. Platten und Schrauben im mittleren Oberarmdrittel verbleiben meist im Körper, da eine Entfernung die benachbarten Nerven gefährdet.

Erste Hilfe

Die schmerzende Stelle sofort mit Umschlägen, Eisbeuteln oder Kühlpacks (P.E.C.H.-Schema → S. 911) zu kühlen, bringt oft Schmerzerleichterung. Beim Transport zum Arzt ist es empfehlenswert, den verletzten Arm in angewinkelter Stellung vorsichtig mit einem Tuch oder Kleidungsstück am Körper zu fixieren.

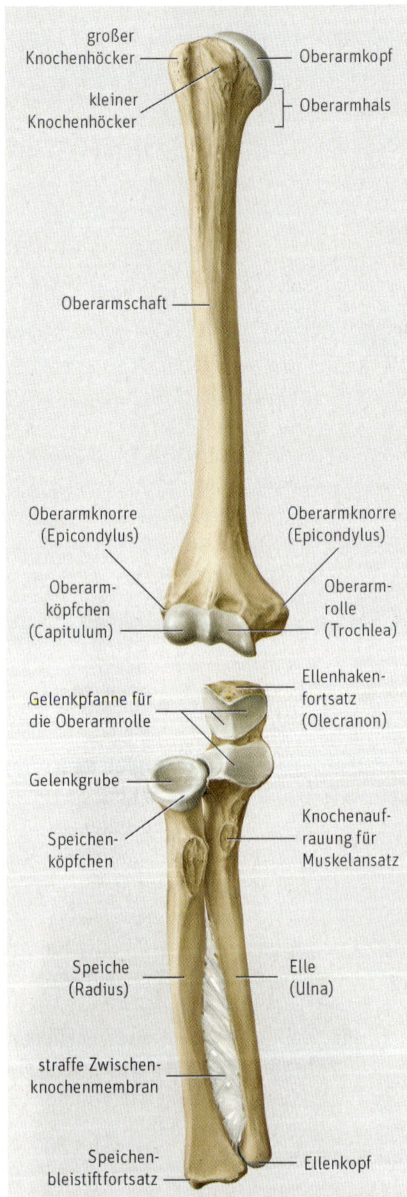

*Anatomie von **Oberarm-** und **Unterarmknochen** mit **Elle, Speiche,** dem **Ellenbogengelenk** und **Speichenköpfchen*** [GTV 2531a]

Ellenbogen und Unterarm

Aufbau und Funktion

Das **Ellenbogengelenk** wird von drei Armknochen gebildet: Hier treffen sich der Oberarmknochen und die beiden Unterarmknochen, **Elle** *(Ulna)* und **Speiche** *(Radius)*. Zwischen Ober- und Unterarmknochen findet bei Beugung und Streckung des Ellenbogens eine scharnierartige Bewegung statt. Zusätzlich dreht sich bei der Umwendbewegung der Hand das **Speichenköpfchen** im Ellenbogengelenk um seine Längsachse, und die Speiche klappt samt Handgelenk und Hand um die Elle herum. Zeigt die Handfläche nach vorn/oben, stehen beide Unterarmknochen parallel, zeigt die Handfläche nach hinten/unten, überkreuzen sie sich. Bei der Drehbewegung wird das Speichenköpfchen vom **Ringband** *(Ligamentum anulare)* gehalten, das einen Teil der Gelenkkapsel darstellt. Es besitzt eine überknorpelte Innenfläche und ermöglicht damit eine reibungslose Drehung des Speichenköpfchens.

Der Muskelmantel des Unterarms wird von den Streck- und Beugemuskeln für das Handgelenk und die Finger gebildet. Erkrankungen und Verletzungen von Ellenbogen und Unterarm haben deshalb oft Auswirkungen auf die Beweglichkeit der Hand. Die Steuerung der Muskulatur erfolgt über die drei Hauptnerven des Arms, den **Speichennerv** ***(Radialisnerv, Nervus radialis)***, der dem Oberarmknochen im Schaftbereich eng anliegt, den Mittelnerv ***(Medianusnerv, Nervus medianus*** → S. 939) und den **Ellennerv** ***(Ulnarisnerv, Nervus ulnaris)***, der an der Streckseite des Ellenbogens in einer Rinne des Oberarmknochens verläuft.

Sie passieren auf ihrem Weg vom Oberarm zu Hand und Fingern mehrere anatomische Engstellen. Geraten sie an diesen Engstellen infolge von entzündlichen Schwellungen unter Druck, sind Funktionsstörungen mit Schmerzen, Gefühlsstörungen und manchmal sogar Lähmungserscheinungen die Folge. Sie werden von Ärzten als ***Nervenkompressions-*** oder **Nervenengpasssyndrome** bezeichnet.

Tennis- und Golferellenbogen

Häufigkeit:

Tennisellenbogen ***(Tennisarm, Epicondylitis humeri radialis)***: Überlastungsbedingte Reizung des Sehnenansatzes der langen Hand- und Fingerstreckmuskeln an der *Außenseite* des Ellenbogens.

Golferellenbogen ***(Werferellenbogen, Epicondylitis humeri ulnaris)***: Überlastungsbedingte Reizung des Sehnenansatzes der langen Hand- und Fingerbeugemuskeln an der *Innenseite* des Ellenbogens.

Der Tennisellenbogen ist zehn- bis zwanzigmal häufiger als der Golferellenbogen. Die Therapie besteht in erster Linie aus Schonung und Ruhigstellung sowie Verordnung von entzündungshemmenden Medikamenten. In hartnäckigen Fällen verspricht eine Operation Erfolg. Die Erkrankungen heilen in der Regel vollständig.

Leitbeschwerden

Tennisellenbogen:

- Schmerzen an der Außenseite des Ellenbogens, in die Streckseite des Unterarms ausstrahlend
- Druckschmerz an der Außenseite des Ellenbogens, oft auch im Verlauf der Streckmuskulatur am Unterarm
- Schmerzen beim Ballen der Faust und beim Festhalten eines Gegenstands mit durchgestrecktem Arm
- Zunehmende Schmerzen bei Überstreckung des Handgelenks und der Finger gegen Widerstand
- Zunehmende Schmerzen bei passiver Beugung von Handgelenk und Fingern.

Golferellenbogen:

- Schmerzen an der Innenseite des Ellenbogens, in die Beugeseite des Unterarms ausstrahlend
- Druckschmerz an der Innenseite des Ellenbogens, oft auch im Verlauf der Beugemuskulatur am Unterarm
- Schmerzen beim Ballen der Faust und beim Festhalten eines Gegenstands mit durchgestrecktem Arm
- Zunehmende Schmerzen bei Beugung des Handgelenks und der Finger gegen Widerstand
- Zunehmende Schmerzen bei passiver Überstreckung von Handgelenk und Fingern.

Wann zum Arzt

Bei Gelegenheit, wenn sich die Beschwerden durch Schonung des betroffenen Arms nicht innerhalb einiger Wochen bessern

Die Erkrankung

Bei Tennis- und Golferellenbogen handelt es sich um **Sehnenansatzentzündungen** ***(Insertionstendopathien, Myotendinosen)***; die Fachausdrücke bezeichnen schmerzhafte Reizzustände im Bereich eines Sehnenansatzes (also am Übergang Muskel-Sehne-Knochen), die infolge von Fehl- oder Überbeanspruchung auftreten. Dabei entstehen kleinste Einrisse in den Sehnenansätzen, die sich bei fortbestehender Reizung zunehmend entzünden. Dies geschieht v. a. bei längerer, ungewohnter Beanspruchung und untrainierter Muskulatur, bei anhaltender, einseitiger Belastung im Beruf (z. B. Schreiben auf einer Tastatur oder Klavierspielen) oder beim Sport. Falsche Technik oder ungeeignetes Sportgerät (z. B. ein schlechter Tennisschläger) sind häufige Ursachen von Sehnenansatzentzündungen.

Woher stammt die Bezeichnung Tennis- bzw. Golferellenbogen? Beim Tennis, v. a. beim Rückhandschlag, ist die Streckmuskulatur von Hand und Fingern sehr stark beansprucht, während beim Golf und beim Werfen besonders die Hand- und Fingerbeuger betroffen sind. Die Sehnen dieser Muskeln setzen jeweils an Knochenvorsprüngen an, die sich an der Außen- beziehungsweise Innenseite des Ellenbogens befinden.

Das macht der Arzt

Der Arzt stellt die Diagnose anhand der typischen Beschwerden. Nur in Zweifelsfällen sind manchmal zusätzliche Untersuchungen

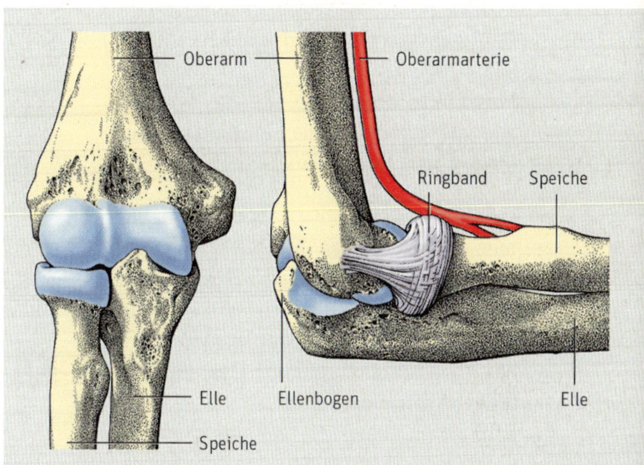

Das ***Ellenbogengelenk*** *ist ein besonders kompliziertes Gelenk, weil drei Knochen daran beteiligt sind. Der* ***Oberarm*** *steht über seine beiden Gelenkrollen* ***(Epikondylen)*** *mit den Gelenkflächen von Elle und Speiche in Verbindung und bildet mit diesen ein* ***Scharniergelenk***. *Der* ***Ellenhaken (Olecranon ulnae)***, *fühlbarer Teil des Ellenbogens, hat dabei die Aufgabe, eine Überstreckung im Ellenbogengelenk zu verhindern. Elle und Speiche bilden zusammen ein* ***Zapfen-*** *oder* ***Radgelenk***, *das Drehbewegungen im* ***Unterarm*** *ermöglicht.* [GTV 2532]

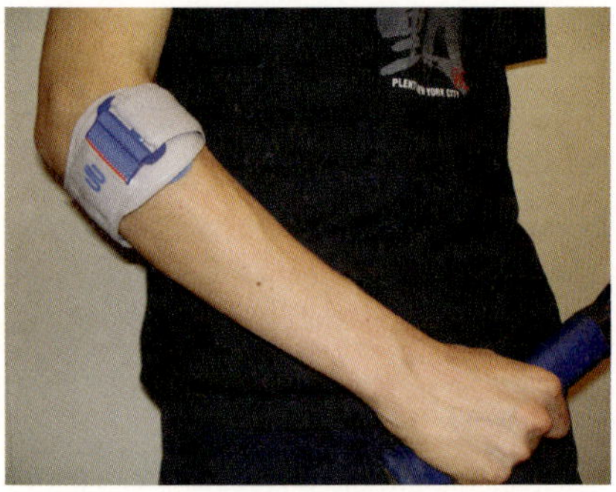

Manche Patienten mit Tennis- oder Golferellenbogen profitieren von ***Epicondylitisbandagen,*** *die durch gezielten Druck und punktuelle Massage den Schmerz reduzieren.* [BSV 2533]

nötig, etwa um ein Nervenengpasssyndrom (→ S. 939) des Speichennervs oder einen Bandscheibenvorfall (→ S. 920) im Bereich der Halswirbelsäule als Ursache der Schmerzen auszuschließen.

Ⓘ Die wichtigste Therapie besteht darin, den betroffenen Arm konsequent zu schonen und Schmerzen strikt zu meiden. Das bedeutet bei Sportlern: Sportpause.

In schweren Fällen veranlasst der Arzt eine zusätzliche Ruhigstellung, indem er eine Unterarmschiene mit Einschluss von Handgelenk und Fingern anlegt. Als Alternative bietet sich eine vorgefertigte *Epicondylitisbandage* an; dabei handelt es sich um eine Manschette, die den ellenbogennahen Unterarm umfasst.

Zusätzlich verordnet der Arzt meist entzündungshemmende Medikamente, üblicherweise in Form von Salben (NSAR → S. 996, z. B. Diclofenac in Voltaren®). Eine sehr gute Wirkung zeigt auch das Einspritzen von Kortisonpräparaten, bei Bedarf gemischt mit lokalen Betäubungsmitteln (z. B. Lidocain) direkt in den Bereich des betroffenen Sehnenansatzes. Als weitere Behandlungsmöglichkeiten empfehlen sich physikalische Verfahren wie Iontophorese (→ S. 1279), Ultraschall (→ S. 1280), Quermassage der Handgelenksmuskulatur (Querfriktion) oder Dehnung der betroffenen Muskeln. Gute Therapieerfolge bringt oft auch die extrakorporale Stoßwellentherapie (→ S. 907).

Falls die Beschwerden trotz dieser Maßnahmen nicht abklingen oder nach kurzer Zeit wiederkehren, ist eine Operation in Betracht zu ziehen, jedoch frühestens nach einem Jahr konsequenter, konservativer Therapie. Bei der am häufigsten durchgeführten **Operation nach Wilhelm** kerbt der Arzt die betroffenen Sehnen nahe ihrem Ansatz ein und unterbricht oder verödet die schmerzleitenden Nervenfasern rund um den Sehnenansatz. Eine Variante stellt die *minimal-invasive Tenomyotomie* dar.

Die Erkrankung heilt fast immer folgenlos. Bis zum vollständigen Abklingen der Beschwerden vergehen aber manchmal mehrere Monate.

Selbsthilfe

Testen Sie aus, ob Ihrem schmerzenden Ellenbogen eher Kälte oder Wärme guttut. Oft zeigt bei akuten Schmerzen Kälte eine bessere Wirkung, bei chronischen Beschwerden dagegen Wärme (Überblick → S. 999, einzelne Anwendungen → Kapitel 05).

Komplementärmedizin

Pflanzenheilkunde. Bei starken Schmerzzuständen von Sehnen-, Bändern- und Muskelansätzen soll die Einnahme von Johanniskraut (z. B. Helarium® 425) helfen, das normalerweise bei vorübergehenden depressiven Verstimmungen verordnet wird. Weitere häufig eingesetzte Phytopharmaka sind Präparate mit Arnika (z. B. arnica-loges® Gel oder Hyzum N® Tinktur) oder Kombinationspräparate aus ätherischen Ölen wie Bergamotte-, Lavendel-, Orangen- und Zitronenöl zum Einreiben (z. B. enthalten in Pin-Alcol® Lösung); ihre Wirkung ist jedoch schwächer als die der synthetischen Schmerzmittel.

Akupunktur (→ S. 1249). Der Tennisellenbogen gehört zu den Indikationen, für die die Weltgesundheitsorganisation (WHO) eine Behandlung mit Akupunktur empfiehlt.

Die Homöopathie (→ S. 1251) empfiehlt u. a. Acidum fluoricum oder Bryonia zur Linderung der Beschwerden.

Enzymtherapie → Pharma-Info S. 912

Vorsorge

Wer zu Tennis- oder Golferellenbogen neigt tut gut daran, sich eine Epicondylitisbandage (→ Abb. oben) zuzulegen. Prophylaktisch in Arbeit und Sport bei riskanten Bewegungsabläufen getragen, schützt sie in begrenztem Umfang oft vor einem erneuten Auftreten der Erkrankung. Bei Risikosportarten wie Tennis, Squash, Golf oder Wurfsport sind neben einer korrekten Technik insbesondere ein langsamer Trainingsaufbau und eine ausreichende Aufwärmphase vorbeugend wirksam. Tennisspieler profitieren manchmal davon, ihren gewohnten Schläger gegen einen flexibleren und weniger kopflastigen auszutauschen.

i Aktuell: www.gesundheit-heute.de/25x13

- **www.1-klinik-am-homberg.de/tennisarm** – Internetseite der Fachklinik am Homberg, Bad Wildungen: Gute Zusammenstellung zum Tennisarm.
- **www.kdo-mg.medical-guide.net/deutsch/S/Sportmedizin/TennisarmGolferellenbogenEpicondylitis/index_1.html** – Internetseite des Krankenhauses Dritter Orden, München: Übersichtliche Darstellung von Tennisarm und Golferellenbogen.

Ellenbogenschleimbeutelentzündung

Häufigkeit: ■■■□□

Ellenbogenschleimbeutelentzündung ***(Bursitis olecrani, Studentenellenbogen):*** Überlastungs-, verletzungs- oder infektionsbedingte Entzündung des Schleimbeutels an der vom Ellenhaken gebildeten Ellenbogenspitze, oft als Folge häufiger Schreibtischarbeiten. Die Behandlung beinhaltet Ruhigstellung und entzündungshemmende Medikamente, bei bakterieller Entzündung Antibiotika. In hartnäckigen Fällen wird der Schleimbeutel operativ entfernt. Bleibende Folgen sind bei sachgerechter Therapie nicht zu erwarten.

Leitbeschwerden

- Schwellung, oft auch Hautrötung und Überwärmung über der Ellenbogenspitze
- Starke Druckschmerzhaftigkeit, v. a. das Aufstützen auf den Ellenbogen ist schmerzhaft
- Spannungsgefühl und Schmerzen bei starker Beugung des Arms im Ellenbogengelenk
- In akuten Fällen manchmal innerhalb des geröteten Bereichs sichtbarer Eiterherd, der nach außen durchbrechen und ein Loch in der Haut hinterlassen kann
- Nach Verletzung gegebenenfalls anhaltende wässrige Absonderung aus einer Riss- oder Platzwunde an der Ellenbogenspitze.

Wann zum Arzt

Innerhalb der nächsten Tage, wenn Rötung, Schwellung und Schmerzen über der Ellenbogenspitze trotz Schonung und Kühlung fortbestehen

Am gleichen Tag

- Wenn ein Eiterherd durchgebrochen ist
- Bei einer Riss- oder Platzwunde an der Ellenbogenspitze.

Sofort bei Fieber und Schüttelfrost.

Die Erkrankung

An verschiedenen Stellen des Körpers liegen **Schleimbeutel** *(Bursae)* zwischen Knochenvorsprüngen und Haut, die als Stoßdämpfer fungieren. Einer dieser Schleimbeutel befindet sich direkt an der Ellenbogenspitze. Wird er überbeansprucht, etwa bei ständigem Aufstützen auf den Ellenbogen (Studentenellenbogen), bei einem Sturz verletzt oder durch Harnsäurekristalle bei Gicht (→ S. 769) gereizt, kann er sich entzünden. Die Schleimhaut, die den Ellenbogenschleimbeutel auskleidet, produziert dann vermehrt Flüssigkeit, der Beutel schwillt an. Nach einer Verletzung blutet es gelegentlich hinein, was die Schwellung noch verstärkt. Selten dringen über offene Wunden Staphylokokken oder andere Bakterien in den Schleimbeutel ein und führen dort zu einer hoch schmerzhaften, eitrigen Infektion. Infolge vermehrter Wassereinlagerung (Ödem) wird dabei oft der Ellenbogen dick.

Unbehandelt führt eine eitrige Entzündung des Ellenbogenschleimbeutels manchmal zu schweren Allgemeininfektionen (Sepsis → S. 1053). Nicht-eitrige Entzündungen verlaufen oft äußerst langwierig, wenn die auslösenden Umstände bestehen bleiben.

Das macht der Arzt

Die körperliche Untersuchung zeigt eine deutliche Schwellung am Ellenbogen mit Druckschmerz und eventuell Überwärmung. Bei akuten Erkrankungen punktiert der Arzt gelegentlich den Schleimbeutel, um eine Infektion oder Gicht als Ursache auszuschließen.

Den betroffenen Ellenbogen zu schonen, ist die erste, manchmal auch einzig erforderliche Behandlungsmaßnahme. In manchen Fällen ist es dazu sinnvoll, den Ellenbogen in einer Oberarmschiene ruhig zu stellen. Eine bakterielle, eitrige Infektion erfordert außerdem eine Behandlung mit Antibiotika.

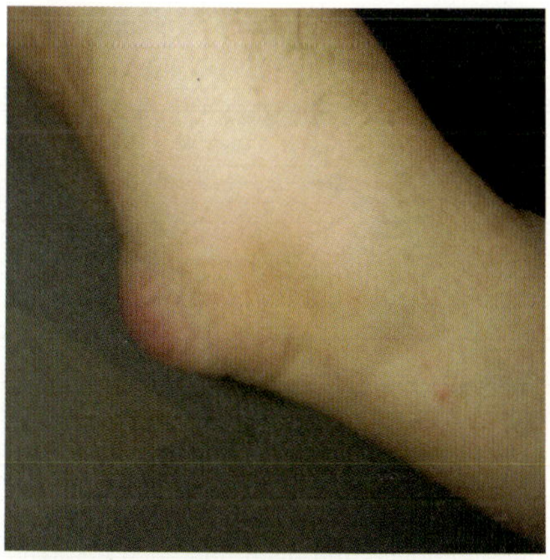

Entzündeter Ellenbogenschleimbeutel eines Jugendlichen. *Die Ellenbogenspitze ist glänzend-gespannt, gerötet und stark schmerzhaft. Manchmal lässt sich eine kleine Verletzung ausfindig machen. Zu tasten ist eine prall-elastische, oft heiße Schwellung.* [WKY 2534]

Bei den sehr viel häufigeren, nicht-eitrigen Entzündungen unterstützen entzündungshemmende Medikamente (NSAR → S. 996, z. B. Diclofenac) in Salben- oder Tablettenform die Heilung. Reichen diese Behandlungsmaßnahmen nicht aus, entschließen sich manche Ärzte dazu, den Schleimbeutel anzustechen und mit einer Spritze Flüssigkeit abzuziehen. Zusätzliches Einspritzen von Kortisonpräparaten hilft, ein rasches Nachlaufen des Schleimbeutelinhalts zu verhindern. Wenn dies nicht gelingt, bleibt oft nur die operative Entfernung des Schleimbeutels. Bis zur sicheren Wundheilung stellt der Arzt den operierten Ellenbogen weiterhin in einer Oberarmschiene ruhig.

Eine frische Verletzung im Bereich des Schleimbeutels heilt bei rechtzeitiger Säuberung und Wundversorgung oft folgenlos. Bei veralteten Wunden ist der Schleimbeutel meist so entzündet, dass ihn der Arzt entfernen muss.

i **Aktuell:** www.gesundheit-heute.de/25x14

- **www.bursitis-olecrani.de** – Internetseite der Schmerzklinik am Arkauwald, Bad Mergentheim: Informationen zur Schleimbeutelentzündung am Ellenbogen.

Ellenbogenverrenkung und Chassaignac-Lähmung

Häufigkeit: ■■■□□

Ellenbogenverrenkung *(Ellenbogenluxation, humeroulnare Luxation):* Auskugeln des Ellenbogengelenks zwischen Oberarmknochen und Elle, meist beim Sturz auf den ausgestreckten Arm. Um Dauerschäden an Nerven und Gefäßen zu vermeiden, ist eine schnellstmögliche Einrenkung erforderlich, gefolgt von einer mehrwöchigen Ruhigstellung. Begleitverletzungen an Knochen, Nerven oder Blutgefäßen benötigen – ebenso wie eine ausgeprägte Instabilität des Ellenbogengelenks – eine operative Behandlung,

Chassaignac-Lähmung *(Pronation douloureuse, Radiusköpfchen-Subluxation):* Herausrutschen des Speichenköpfchens (Radiusköpfchen) aus dem Ringband, in dem es gefasst ist. Es handelt sich dabei um eine Teilausrenkung (Subluxation). Ursache dieser häufigen Verletzung im Kleinkindalter ist ein starker Zug am gestreckten Arm. Mit einem einfachen Griff erreicht der Arzt, dass das Speichenköpfchen wieder in seine normale Position zurückrutscht.

Leitbeschwerden

- Deformiertes, weitgehend bewegungsunfähiges Ellenbogengelenk
- Schmerzen und zunehmende Schwellung
- Eventuell Kribbeln oder Taubheitsgefühl in Unterarm und Hand
- Bei Chassaignac-Lähmung gestreckter, einwärts gedrehter Arm.

Wann zum Arzt

Sofort bei Bewegungsunfähigkeit des Ellenbogens und/oder Taubheitsgefühlen des Unterarms und der Haut

Die Erkrankung

Der Ellenbogen ist nach der Schulter am zweithäufigsten von einer Verrenkung betroffen. Typischerweise schlägt oder hebelt ein Sturz auf den gestreckten Arm den Unterarm aus dem Ellenbogengelenk heraus, in den meisten Fällen nach hinten (zur Streckseite des Ellenbogens), nur selten nach vorne oder zur Seite.

Chassaignac-Lähmung. Einen anderen Entstehungsmechanismus hat die Chassaignac-Lähmung, eine ebenso harmlose wie schmerzhafte Verletzung, die ausschließlich bei Kindern vorkommt. Hier ist es ein heftiger Zug oder Ruck am gestreckten Arm, der das Speichenköpfchen aus seiner Position unter dem Ringband (→ Abb. S. 939) rutschen lässt. Beim Nachlassen des Zugs klemmt sich das Band schmerzhaft zwischen Oberarmknochen und Speichenköpfchen ein. Da diese Verletzung häufig eintritt, wenn das Kind am Arm (zurück-)gezerrt wird, trägt sie auch den englischen Namen *Nurse Elbow* (Kindermädchen-Ellenbogen). Der Verlauf ist typisch: Das Kind beginnt plötzlich zu weinen, hält einen Arm gestreckt und benutzt ihn nicht mehr. Der Arm wirkt dadurch oft wie gelähmt.

Das macht der Arzt

Meist ist die Ellenbogenverrenkung als typische Blickdiagnose für den Arzt sofort erkennbar. Röntgenaufnahmen dienen dazu, begleitende Knochenbrüche auszuschließen. Nach der Diagnose richtet der Arzt die Verrenkung schnellstmöglich ein, um eine anhaltende Quetschung oder Überdehnung der benachbarten Nerven und Blutgefäße mit dauerhaften Folgeschäden zu vermeiden. Vor dem Einrichten spritzt er in der Regel starke Schmerz- und Beruhigungsmittel, damit der Patient nicht durch Muskelanspannung die Manipulation erschwert. Bei einer Krankenhausbehandlung kommen auch Kurznarkosen zum Einsatz.

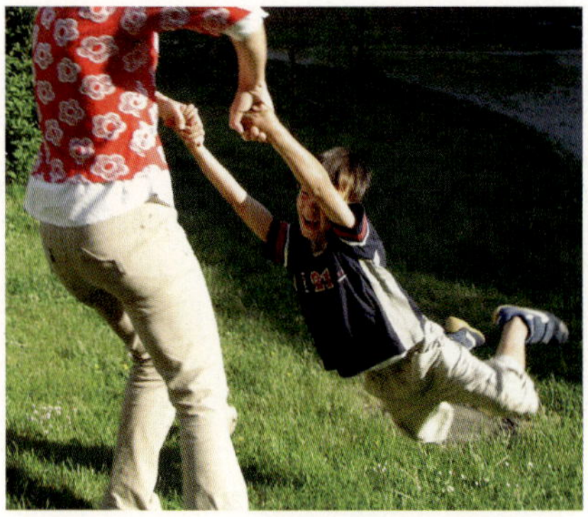

Was kleinen Leuten großes Vergnügen bereitet, endet nicht selten mit dem Gang zum Arzt. Starke Zugkräfte am gestreckten Arm, wie sie beim Herumwirbeln eines Kindes auftreten, führen leicht zu einer Verrenkung im Ellenbogenbereich. Die Ärzte sprechen von einer Chassaignac-Lähmung, wenn die Kinder den schmerzenden Arm nicht mehr bewegen und er daher wie gelähmt erscheint. Zum Glück lässt sich die Verletzung ebenso schnell kurieren, wie sie entstanden ist: Ein professioneller Einrenkungsgriff reicht, um die Verrenkung wieder folgenlos rückgängig zu machen. [BSV 2535]

Nach der Einrichtung wird der Arm daraufhin untersucht, ob

- Das Ellenbogengelenk ausreichend stabil ist. Da bei der Verrenkung meist Teile der Gelenkkapsel und -bänder zerreißen, besteht die Gefahr, dass sich das Gelenk nach dem Einrichten rasch wieder ausrenkt.
- Anhaltende Durchblutungs- oder Gefühlsstörungen in Unterarm und Hand bestehen, die auf eine Verletzung von Hauptadern oder -nerven im Ellenbogenbereich hinweisen.

Bei Knochenbrüchen, aber auch bei starker Instabilität, Blutgefäß- und Nervenverletzungen ist eine Operation meist unumgänglich. In jedem Fall stellt der Arzt den verletzten Ellenbogen in einer (Gips-)Schiene für 2–3 Wochen ruhig. Nach Abklingen der akuten Schmerzen verordnet der Arzt meist Bewegungsübungen unter krankengymnastischer Anleitung.

Bei einer Chassaignac-Lähmung ist die Behandlung einfacher und kürzer: Durch einen (erneuten) Längszug am Arm ermöglicht der Arzt dem eingequetschten Ringband, sich aus der Einklemmung zu lösen. Das Speichenköpfchen gleitet anschließend unter sanftem Druck wieder in seine normale Position im Ringband. Nach diesem Manöver kann das Kind den betroffenen Arm schnell wieder normal bewegen, doch traut es sich meist nicht gleich. Mit ein wenig Ablenkung wird es in der Regel dann doch nach einem begehrten Objekt (Schnuller, Lieblingskuscheltier) greifen, was den Erfolg des Manövers beweist.

Ellenhakenbruch

Häufigkeit: ■■■□□

Ellenhakenbruch *(Olekranonfraktur):* Bruchverletzung des Ellenhakens. Ursache ist meist ein Sturz nach hinten oder zur Seite mit direktem Aufprall auf den angewinkelten Ellenbogen. Die Verletzung verlangt in der Regel eine operative Therapie. Die Prognose ist gut; bei verbleibenden Fehlstellungen der Gelenkfläche zwischen Ellenhaken und Oberarmknochen entsteht jedoch manchmal langfristig eine Arthrose des Ellenbogengelenks.

Leitbeschwerden

- Schmerzen und zunehmende Schwellung an der Ellenbogenspitze
- Schmerzhafte Bewegungseinschränkung im Ellenbogengelenk.

Wann zum Arzt

Noch am selben Tag, wenn nach einem Sturz die oben genannten Beschwerden auftreten

Die Erkrankung

Beim Sturz auf den gebeugten Ellenbogen, mit dem der Fallende sich abzufangen versucht, kommt es nicht selten zu einer Verletzung des – exponiert gelegenen – **Ellenhakens** *(Olecranon ulnae),* der die Ellenbogenspitze bildet. Der Bruch ist meist instabil, weil am Ellenhaken die untere Sehne des **Trizepsmuskels** *(dreiköpfiger Oberarmmuskel)* ansetzt, der normalerweise beim Zusammenziehen den Ellenbogen streckt. Wenn der Ellenhaken gebrochen ist, zieht der Muskelzug das Bruchstück von der übrigen Elle weg und bringt damit den Bruchspalt zum Klaffen.

Das macht der Arzt

Beim Abtasten des Ellenbogens findet der Arzt den Hauptschmerzpunkt direkt über dem Ellenhaken. Röntgenaufnahmen sichern die Diagnose. Wegen der Instabilität des Bruchs erfordert die Verletzung fast immer eine Operation. Die am häufigsten verwendete Operationsmethode ist die Zuggurtung mit kleinen Drahtnägeln und einer Drahtschlaufe. Eine anschließende Ruhigstellung in einer Oberarm(gips-)schiene empfiehlt sich allenfalls bis zur Heilung der Wunde. Schon nach einigen Tagen beginnen Bewegungsübungen, um die Beweglichkeit im Gelenk zu erhalten. Das eingebrachte Metall verbleibt 6–12 Monate im Körper.

Speichenköpfchenbruch

Häufigkeit: ■□□□□

Speichenköpfchenbruch *(Radiusköpfchenfraktur):* Bruchverletzung am oberen Ende der Speiche (Speichen- oder Radiusköpfchen) neben dem Ellenbogengelenk, meist beim Sturz auf den ausgestreckten Arm. Das kleine Speichenköpfchen prallt dabei gegen das massivere, untere Ende des Oberarmknochens und zerschlägt sich dabei. Unverschobene Brüche werden zwei Wochen im Gips ruhig gestellt, verschobene operiert. Meist heilt die Verletzung folgenlos.

Leitbeschwerden

- Schmerzen im Ellenbogen, meist auch im Unterarm und Handrücken
- Zunehmende Schwellung der Streck- und Außenseite des Ellenbogens
- Schmerzhafte Bewegungseinschränkung im Ellenbogengelenk, v. a. bei der Umwendbewegung der Hand und Streckung.

Das macht der Arzt

Die Schmerzsymptomatik ist wenig hilfreich für die Diagnose, da der Unterarm und die Hand beim Bruch des Speichenköpfchens manchmal stärker schmerzen als der Ellenbogen; dies beruht auf dem Verlauf des Speichennervs, der am Speichenköpfchen vorbei über die Streckseite des Unterarms zum Handrücken zieht. Befindet sich der Hauptdruckschmerz über dem Speichenköpfchen und nimmt er beim Drehen des Unterarms deutlich zu, besteht der Verdacht auf einen Speichenköpfchenbruch, es werden dann entsprechende Röntgenaufnahmen angeordnet. In Zweifelsfällen klärt ein CT die Diagnose.

Bei Brüchen, die nicht oder nur wenig verschoben sind, ist eine Oberarm(gips-)schiene für 1–3 Wochen ausreichend. Nach Abklingen der akuten Schmerzen verordnet der Arzt krankengymnastische Bewegungsübungen. Stärker verschobene Brüche erfordern eine operative Therapie. Abhängig vom Grad der Zertrümmerung setzt der Arzt das Speichenköpfchen mit kleinen Schrauben wieder zusammen oder entfernt es vollständig.

Nach Entfernung des Speichenköpfchens entwickeln sich manchmal Fehlstellungen im Ellenbogen und eventuell auch im Handgelenk. Trotzdem sind die Patienten meist beschwerdefrei und empfinden keine Einschränkung der Gelenkbeweglichkeit. Eine Alternative zur ersatzlosen Entfernung stellt das Einsetzen einer **Speichenköpfchenprothese** *(Radiusköpfchenprothese)* dar.

Unterarmbruch

Häufigkeit: ■■■■□

Unterarmbruch: Isolierter Bruch von einem der beiden Unterarmknochen – als **Ellenbruch** ***(Ulnafraktur)*** oder **Speichenbruch** ***(Radiusfraktur)*** – oder beider Unterarmknochen zugleich als **kompletter Unterarmbruch.** Am häufigsten ist die Speiche betroffen, etwas seltener beide Unterarmknochen, in Ausnahmefällen nur die Elle. Als Ursache findet sich meist ein Sturz auf den ausgestreckten Arm. Brüche im Schaftbereich des Unterarms werden bei Erwachsenen fast immer operiert, Brüche am Handgelenk dagegen nur bei stärkerer Verschiebung. Wenn keine nennenswerte Fehlstellung verbleibt, heilen Unterarmbrüche in der Regel ohne bleibende Beschwerden oder Funktionseinbußen.

Leitbeschwerden

- Starke, bewegungsabhängige Schmerzen in Unterarm und/oder Handgelenk mit schmerzhafter Bewegungseinschränkung
- Zunehmende Schwellung an Unterarm oder Handgelenk
- Häufig sichtbare Fehlstellung (Abknickung des Unterarms in ***Gabelstellung*** oder ***Bajonettstellung*** des Handgelenks).

Wann zum Arzt

Noch am selben Tag, wenn nach einem Sturz die oben genannten Beschwerden auftreten

Die Erkrankung

(!) Bei Brüchen, die sehr nah am Handgelenk liegen, spricht der Arzt oft von „gebrochenem Handgelenk“, was jedoch medizinisch nicht korrekt ist. Meist handelt es sich dabei um einen körperfernen, also ***distalen Speichenbruch (distale Radiusfraktur),*** den häufigsten Knochenbruch des gesamten Körpers.

Typische Ursachen von Unterarmbrüchen sind – neben dem Sturz auf den ausgestreckten Arm – gewaltsame Verbiegungen, Stauchungen oder Verdrehungen des Unterarms bei Verkehrsunfällen. Seltener führt ein direkter Anprall zu der Verletzung, etwa bei der Abwehr eines Schlags ***(Parierfraktur).*** Eine seltene, aber gefürchtete Komplikation bei allen Unterarm- und Handgelenkbrüchen ist die Sudeck-Erkrankung.

Bei der **Sudeck-Erkrankung** ***(Morbus Sudeck, komplexes regionales Schmerzsyndrom Typ I)*** handelt es sich um eine chronische Schmerzkrankheit, die in seltenen Fällen nach (eventuell geringfügigen) Verletzungen und Operationen auftritt. Der gesamte Heilungsverlauf ist dabei gestört; es entsteht eine fortschreitende Ernährungsstörung (Dystrophie), die im Endstadium zum Funktionsverlust des erkrankten Körperteils führt. Die genauen Ursachen sind nicht bekannt; neuerdings diskutieren Wissenschaftler eine Störung der Schmerzweiterleitung in Rückenmark und Gehirn. Als Risikofaktoren gelten eine ungenügende Ruhigstellung und andauernde Schmerzen besonders nach Brüchen des Handgelenks oder der Handwurzel.

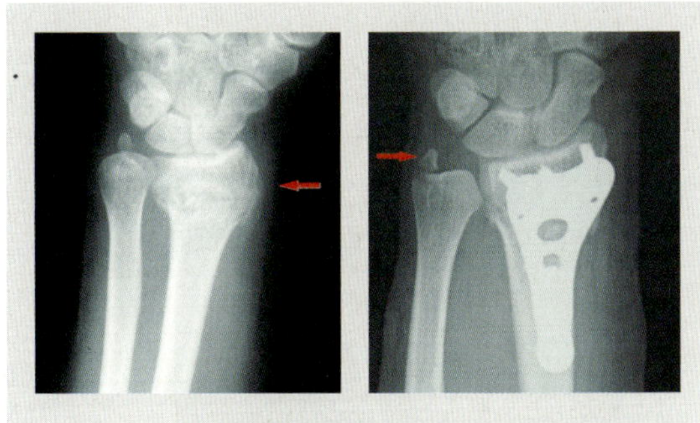

Er ist der häufigste Knochenbruch – der ***Speichenbruch*** *an typischer Stelle („loco typico“) unterhalb des Handgelenks. Ein* ***Trümmerbruch*** *(linkes Röntgenbild) erfordert meist eine Operation: Gängig ist die* ***Verschraubung mit einer Platte*** *(rechtes Röntgenbild). Die kleine rundliche Struktur zwischen der Gelenkfläche der Elle und den Handwurzelknochen ist ein* ***abgesprengter Griffelfortsatz der Elle.*** [BED 2536]

Typisch ist ein stadienhafter Verlauf: Im Stadium I tritt eine akute Entzündung mit brennenden Ruhe- und Bewegungsschmerzen, Berührungsempfindlichkeit, Schwitzen, teigiger Schwellung und Überwärmung der Hand auf, meist 6–8 Wochen nach dem Unfall oder der Operation. Im Stadium II, nach etwa 2–3 Monaten, schwillt die Hand ab; die Ruheschmerzen bessern sich. Es zeigt sich jedoch zunehmend eine Durchblutungs- und Ernährungsstörung mit kühler, blasser Haut und Steifwerden der Gelenke. Im Stadium III, nach 3–16 Monaten, ist ein deutlicher Muskelabbau mit Kraftminderung und Muskelverkürzung feststellbar. Hand und Fingergelenke lassen sich nur noch eingeschränkt bewegen. Die Übergänge zwischen den Stadien sind fließend. In den ersten beiden Stadien kann die Sudeck-Erkrankung heilen; im Stadium III sind die Veränderungen nicht mehr rückgängig zu machen. Die Therapie besteht im Stadium I v.a. in Ruhigstellung, in Stadium II und III vorwiegend in aktiven Bewegungsübungen. Je nach Krankheitsverlauf erfolgt daneben eine Behandlung mit Schmerzmitteln (z.B. NSAR → S. 996), Kortisonpräparaten, Nervenblockaden (→ S. 906) und physikalischer Therapie (z.B. Lymphdrainage, Reizstrom → S. 1279). Die besten Chancen für eine Heilung sind dann gegeben, wenn die Therapie möglichst frühzeitig beginnt.

Das macht der Arzt

Den Unterarmbruch erkennt der Arzt meist sofort an der typischen Schonhaltung, bei der die gesunde Hand den verletzten und schmerzenden Arm abstützt. Ein Druckschmerz an typischer Stelle des Unterarms bestätigt die Diagnose. Als sicheres Knochenbruchzeichen (→ S. 908) gilt eine sichtbare Fehlstellung des Unterarms oder Handgelenks. Röntgenaufnahmen sichern die Diagnose und helfen dem Arzt bei der Therapieentscheidung.

Brüche im Schaftbereich der Unterarmknochen werden heute bei Erwachsenen fast immer mit einer Platte verschraubt. Bei Verzicht auf eine Operation drohen bleibende Fehlstellungen, die in Kombination mit der erforderlichen, langen Ruhigstellung häufig die spätere Beweglichkeit des Arms mindern. Betroffen ist dabei insbesondere die Umwendbewegung des Unterarms, die im Alltag eine wichtige Rolle spielt. Nach der Operation erübrigt sich eine Ruhigstellung im Gips. Jedoch sind erst nach vier Monaten stärkere Belastungen erlaubt, etwa das Heben schwerer Lasten oder das Abstützen auf dem operierten Arm. Wenn die eingebrachten Metallteile keine Beschwerden verursachen, bleiben sie im Knochen. Ansonsten werden sie 1,5–2 Jahre nach der Operation entfernt.

Für eine konservative Behandlung eignen sich unverschobene, isolierte Ellen- oder Speichenschaftbrüche sowie Unterarmschaftbrüche bei Kindern und bei Patienten mit stark erhöhtem Operationsrisiko. Je nach Fortschreiten der Bruchheilung sind 4–10 Wochen Ruhigstellung erforderlich, zunächst in einer Oberarmgipsschiene, dann im geschlossenen Oberarmgips.

Ellen- und Speichenbrüche in Nähe des Handgelenks wird der Arzt operativ stabilisieren, wenn sie stärker verschoben sind. Das gilt insbesondere dann, wenn sie die Gelenkfläche einbeziehen. Bei wenig verschobenen Brüchen ist oft eine konservative Behandlung ausreichend. Dabei richtet der Arzt zunächst den Bruch in örtlicher Betäubung oder einer kurzen Narkose ein. Anschließend legt er, je nach Lage des Bruchs, eine Ober- oder Unterarmschiene aus Gips an. Wenn die Weichteile nach einigen Tagen abgeschwollen sind, ersetzt er die offene Schiene durch einen rundum geschlossenen Gipsverband, der weitere 4–6 Wochen verbleibt. Röntgenkontrollen helfen dem Arzt gegebenenfalls, den Heilungsfortschritt zu überwachen. Stellt er trotz Gipsruhigstellung ein Verrutschen der Bruchstücke fest, wird er doch noch zur Operation raten.

Zur operativen Stabilisierung verwendet der Chirurg je nach Bruchform Drähte, Schrauben und Metallplatten, bei Weichteilverletzungen oder ausgeprägter Knochenzertrümmerung auch einen äußeren Spanner (→ S. 861). Auf eine zusätzliche Gipsruhigstellung wird häufig verzichtet. Drähte und Spanner entfernt der Arzt bereits nach 4–6

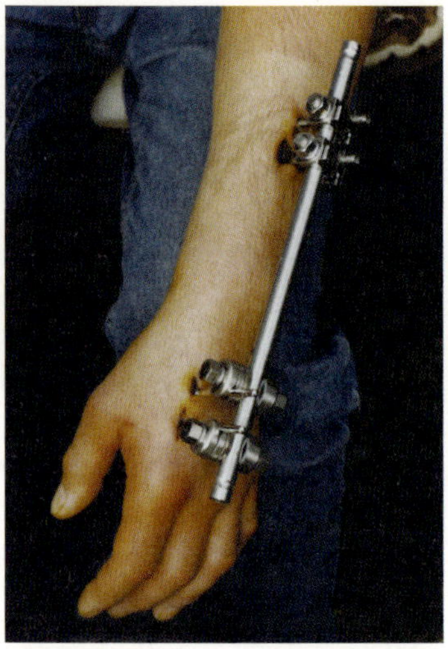

Das Anlegen eines ***äußeren Spanners*** *(Fixateur externe) ist bei Unterarmbrüchen nur selten erforderlich. Über kleine Hautschnitte wird die Metallkonstruktion mit den Knochen verschraubt und presst die Bruchstücke zusammen. Auch wenn der Anblick gewöhnungsbedürftig ist – die meisten Betroffenen kommen gut mit ihrem äußeren Spanner zurecht.* [RMA 2537]

Wochen, Schrauben und Platten meist erst nach sechs bis zwölf Monaten.

Bei Kindern führt ein Sturz auf den ausgestreckten Arm oft zu einer Wulstfraktur (→ S. 908) oder einem Grünholzbruch (→ S. 908) des Unterarms. Ähnlich wie bei einem grünen Ast sind dabei die Bruchstücke nicht vollständig voneinander getrennt, sondern noch von Teilen der äußeren Knochenhaut (in Analogie zur Baumrinde) zusammengehalten. Bei den häufigen Brüchen am körperfernen Speichenende reicht eine Ruhigstellung von 2–3 Wochen Dauer, da sie stabil sind und sehr rasch verheilen.

Generell wird bei **kindlichen Knochenbrüchen** eine mäßige Abknickung oder Verschiebung eher toleriert als bei Erwachsenen, da sich eine Fehlstellung durch das weitere Knochenwachstum meist wieder ausgleicht. Ist dennoch eine Operation notwendig, bieten sich je nach Verletzungsform zwei Techniken an: Brüche im Schaftbereich stabilisiert der Chirurg meist mit einem elastischen Nagel, den er in die Markhöhle einbringt. Bei Brüchen in Gelenknähe verwendet er dagegen dünne, den Knochen kreuzende Drähte.

Selbsthilfe

Eine sofortige Kühlung mit Eisbeuteln oder Kühlpacks (P.E.C.H.-Schema → S. 911) lindert die Schmerzen und verringert die Schwellung. Beim Transport zum Arzt schmerzt der verletzte Arm oft weniger, wenn er angewinkelt und mit einem Tuch oder Kleidungsstück vor der Brust gehalten wird.

Komplementärmedizin

Zur Linderung der Schmerzen sowie zur Unterstützung des Heilungsprozesses kommen bei Handgelenk- und Unterarmbrüchen als komplementärmedizinische Maßnahmen v. a. Magnettherapie (→ S. 917), Homöopathie (→ S. 1251) und Akupunktur (→ S. 1249) in Betracht.

Aktuell: www.gesundheit-heute.de/25x15

- **www.leitlinien.net** – Stichwortsuche Unterarmfraktur: Ärztliche Leitlinie zu Diagnostik und Therapie der Erkrankung.
- **www.handerkrankungen.de/radiusfraktur** – Internetseite des leitenden Arztes der Klinik für Handchirurgie, Essen: Übersichtliche Darstellung des Speichenbruchs.

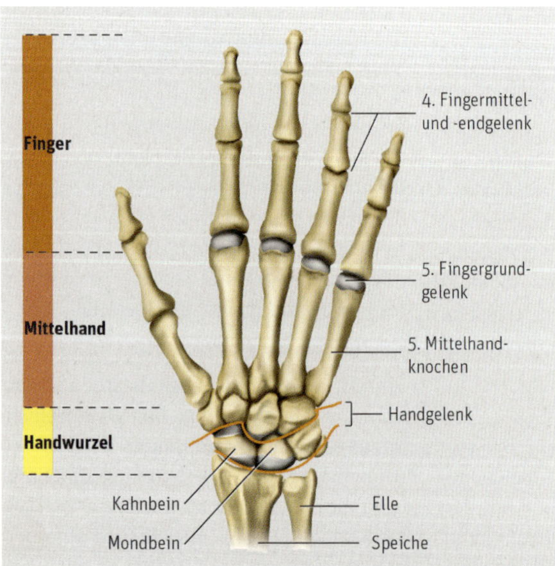

Die ***Hand*** *besteht aus 27 Knochen. Anatomisch wie funktionell lässt sie sich in drei Abschnitte gliedern:* **Handwurzel, Mittelhand** *und* **Finger.** *Jede Einheit von Mittelhand- und Fingerknochen wird als* ***Strahl*** *bezeichnet und vom Daumen bis zum Kleinfinger mit den Zahlen 1–5 fortlaufend nummeriert. Wichtig für die Greiffunktion ist neben der Beugung der Finger 2–5 die Fähigkeit des Daumens, sich den anderen Fingern gegenüberzustellen.* [GTV 2531b]

Hand

Aufbau und Funktion

Die menschliche **Hand** ist ein kompliziertes Gebilde (→ Abb. unten): Acht **Handwurzelknochen,** fünf **Mittelhandknochen** und 14 **Fingerknochen** sind durch Gelenke mit ihren Kapseln und Bändern flexibel verbunden. Die Muskeln, die die Hand bewegen, liegen zum Großteil am Unterarm. Die zugehörigen **Strecksehnen** verlaufen über Handgelenk und Handrücken bis zu den Fingerendgliedern; die **Beugesehnen** verlaufen dagegen über Handgelenk und Handfläche (Hohlhand) zu den Fingern, wobei jeweils eine oberflächliche Beugesehne bis zum Mittelglied und eine tiefe Beugesehne bis zum Endglied reicht. Die Sehnen sind teilweise von schützenden Sehnenscheiden umgeben. Zu den langen Unterarmmuskeln kommen noch kurze Handmuskeln zwischen den Mittelhandknochen und im Daumen- und Kleinfingerballen.

Zwei **Hauptschlagadern** *(Arteria radialis* und *Arteria ulnaris)* mit ihren Begleitvenen und drei **Hauptnerven** *(Speichennerv* → S. 939, *Mittelnerv* → S. 939 und *Ellennerv* → S. 939) verzweigen sich in der Hand, sodass jeder Finger von vier Gefäßnervenbündeln versorgt wird.

Die Feingliedrigkeit der Hand ist Voraussetzung für ihre große Bewegungsvielfalt und Präzision. Damit verbunden ist aber auch eine große Verletzlichkeit: Sehnen, Nerven und Blutgefäße sowie die relativ dünnen Knochen liegen, von nur wenig schützendem Muskel- und Fettgewebe bedeckt, direkt unter der Haut. Außerdem befinden sich unsere Hände ständig in gefährlicher Nähe zu Messern und Maschinen und werden täglich sehr stark beansprucht. Handverletzungen und verschleißbedingte Beschwerden im Bereich der Hände sind daher sehr häufig.

Karpaltunnelsyndrom

Häufigkeit: ■■■■□

Karpaltunnelsyndrom *(KTS, CTS):* Häufigstes Nervenengpasssyndrom (→ S. 939) mit Schmerzen und Empfindungsstörungen an Daumeninnenseite, Zeige-, Mittel- und anteilig am Ringfinger. Die Symptome entstehen durch Einengung des vom Unterarm zu Hand und Fingern ziehenden Mittelnervs (Medianusnerv); Engstelle ist der Karpaltunnel an der Beugeseite des Handgelenks. Etwa 10 % aller Menschen über 40 Jahre leiden an der Erkrankung, Frauen doppelt so oft wie Männer. In

80 % der Fälle sind beide Hände betroffen. Die Behandlung besteht in der operativen Spaltung des Karpaltunnels. Die Beschwerden verschwinden anschließend in den meisten Fällen.

Leitbeschwerden

- Dumpfe Schmerzen, Brennen, Kribbeln oder Pelzigkeitsgefühl (wie „eingeschlafen"), Steifigkeits- und Schwellungsgefühl, v. a. an den Endgliedern des Zeige- und Mittelfingers, manchmal auch an Daumen und Ringfinger
- Gelegentlich Beschwerden an der gesamten Beugeseite der Hand, auch mit Ausstrahlung bis in den Oberarm oder die Schulter
- Vor allem nachts Beschwerden; Aufwachen mit eingeschlafener Hand
- Besserung der Beschwerden durch Schütteln und Massieren der Hand
- Verschlimmerung der Beschwerden durch extreme Beugung oder Überstreckung im Handgelenk.

Wann zum Arzt

In den nächsten Tagen, wenn Gefühlsstörungen oder Schmerzen in Hand oder Fingern länger als nur einige Tage anhalten.

Die Erkrankung

Der **Mittelnerv** *(Medianusnerv, Nervus medianus)* ist einer der drei Hauptnerven des Arms, dick wie eine Kugelschreibermine: Vom Rückenmark im Halsbereich kommend zieht er über die Ellenbeuge und die Beugeseite des Unterarms bis in die Hand. Er steuert verschiedene Muskeln, die für die Beugung von Hand und Fingern zuständig sind. Außerdem leitet er Empfindungen von den Endgliedern des Zeige- und Mittelfingers, teilweise auch von Daumen und Ringfinger, zum Gehirn.

Am Handgelenk verläuft der Mittelnerv zusammen mit den Sehnen der fingerbeugenden Muskeln durch eine anatomische Engstelle, den **Karpaltunnel.** Er befindet sich zwischen den Handwurzelknochen und einem straffen Band, dem ***Retinaculum flexorum,*** das den Knochen wie eine Brücke überspannt. Normalerweise hat der Nerv in diesem Bereich ausreichend Platz. Schwillt das Band oder das Gewebe im Karpaltunnel jedoch an, etwa durch eine chronische Entzündung (z. B. eine rheumatoide Arthritis → S. 999), im letzten Drittel der Schwangerschaft durch vermehrte Wassereinlagerung oder nach einem Knochenbruch, wird es zu eng. Der Nerv gerät dann unter Druck und quittiert dies mit einer Funktionsstörung. Zuerst kommt es zu Empfindungsstörungen und Schmerzen, später auch zu einer Schwäche der Fingermuskeln. Nach längerer Krankheitsdauer entstehen Schwierigkeiten beim Abspreizen des Daumens, später oft auch bei der Beugung des Zeige- und Mittelfingers. Gleichzeitig fällt auf, dass der Daumenballen dünner wird.

In 90 % der Fälle lässt sich keine direkte Ursache für die Erkrankung ermitteln. Bei Grunderkrankungen wie Diabetes (→ S. 753), Schilddrüsenüberfunktion (→ S. 750) oder Rheumatoider Arthritis (→ S. 999) tritt ein Karpaltunnelsyndrom auffallend häufig auf. Gelegentlich finden sich auch lokale Ursachen, z. B. ein Ganglion (→ S. 947), ein fehlverheilter Bruch im Bereich des Handgelenks (→ S. 950) oder eine Verrenkung der Handwurzelknochen.

Ähnlich wie beim Karpaltunnelsyndrom gibt es auch an Ober- und Unterarm Nervenkompressions- oder Nervenengpasssyndrome (→ S. 939). Auch hier entstehen Beschwerden, weil ein Nerv an einer anatomischen Engstelle infolge zusätzlicher Faktoren (z. B. einer entzündlichen oder verletzungsbedingten Schwellung) unter Druck gerät. Diese Erkrankungen sind allerdings wesentlich seltener als das Karpaltunnelsyndrom.

Beim **Incisura-scapulae-Syndrom** ist der Nervus suprascapularis in einem Einschnitt am Oberrand des Schulterblatts (der Incisura scapulae) eingeengt; als typische Symptome zeigen sich eine Schwäche bei der Außendrehung und Hebung des Arms sowie Schulterschmerzen bei Überkopfarbeiten oder Bewegen der Schulter nach vorne. Dem **Sulcus-ulnaris-Syndrom** liegt eine Einengung des Ellennerven an der Innenseite des Ellenbogens zugrunde, wo der Nerv streckseitig durch eine schmale Knochenrinne läuft. Langes und häufiges Aufstützen auf den Ellenbogen oder wiederholte monotone Bewegungen des Ellenbogens führen hier zu einer Nervenreizung mit Taubheitsgefühl und Kribbeln im Bereich des vierten und fünften Fingers, eventuell sogar zu Lähmungserscheinungen der Finger mit Entwicklung einer krallenartigen Fehlstellung ***(Krallenhand).*** Ähnliche Symptome treten beim ***Guyon-Logen-Syndrom*** auf, bei dem der Ellennerv im Bereich der Handwurzel unter einem Band, dem ***Ligamentum carpi transversum,*** eingeengt ist. Beim **Supinatorlogensyndrom** ist der tiefe Ast des Speichennervs beim Durchtritt durch den Supinatormuskel betroffen. Eine Schwäche der Streckmuskulatur von Hand und Fingern ist die Folge.

Eine Druckschädigung ohne vorbestehende anatomische Enge ist für die **Parkbanklähmung** verantwortlich. Längeres Herabhängen des Arms über eine harte Kante quetscht dabei den Speichennerv zwischen dem Oberarmknochen und der Kante ein. Typischerweise geschieht dies durch rauschbedingten Tiefschlaf infolge Alkohol- oder Drogenmissbrauchs. Es kommt zu einer (meist rasch vorübergehenden) Lähmung der Streckmuskulatur von Hand und Fingern, die man als *Fallhand* bezeichnet.

Das macht der Arzt

Die oben beschriebenen Symptome und ein auslösbarer Druckschmerz über der Beugeseite des Handgelenks lassen ein Karpaltunnelsyndrom vermuten. Einige einfache Tests wie das Auslösen von Schmerzen oder elektrisierenden Missempfindungen in den betroffenen Fingern durch Beklopfen des Karpaltunnels ***(Hoffmann-Tinel-Zeichen)*** erhärten rasch den Verdacht. Für den endgültigen Beweis ist der Neurologe zuständig. Um andere Nervenschädigungen, etwa im Bereich der Halswir-

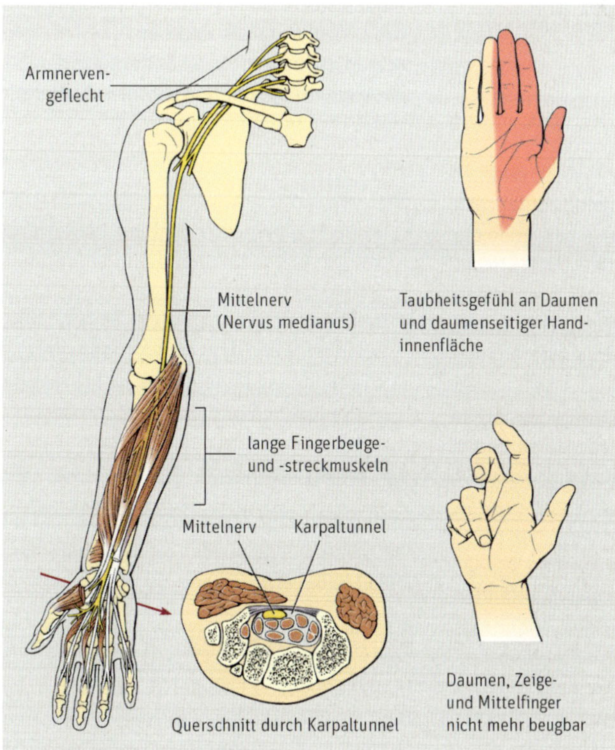

Der ***Mittelnerv*** *verläuft zusammen mit den Sehnen der Unterarmmuskeln durch den* ***Karpaltunnel.*** *Ist der Karpaltunnel verengt, z. B. durch eine entzündungsbedingte Schwellung, gerät der Nerv unter Druck und büßt zunehmend seine Funktion ein. Betroffene bemerken als erstes ein Taubheitsgefühl am daumenseitigen Bereich der Handinnenseite, in der Zeichnung rot markiert. Später kommt es auch zu Lähmungen der Muskeln, die vom Mittelnerv gesteuert werden. Daumen, Zeige- und Mittelfinger lassen sich nicht mehr beugen, was beim Versuch eine Faust zu machen zur* ***„Schwurhand"*** *führt.*
[GTV 2538]

belsäule, auszuschließen, misst er die Nervenleitgeschwindigkeit (→ S. 1119) des Mittelnervs. Ein Kernspin ist nur notwendig, wenn es Anhaltspunkte für (extrem rare) Tumoren in diesem Bereich gibt.

Die Therapie umfasst in leichteren Fällen verschiedene konservative Maßnahmen:

- Einnahme von Vitamin-B6-Präparaten (z. B. Hexobion®)
- Nächtliche Schonung des Handgelenks mit einer gepolsterten Schiene
- Tagsüber Tragen der Schiene, wenn sie bei der Arbeit nicht hinderlich ist
- Entzündungshemmende Medikamente in Tablettenform, in der Regel NSAR (→ S. 996) oder Kortisonpräparate
- Injektion von örtlichen Betäubungsmitteln und/oder Kortisonpräparaten (z. B. Methylprednisolon) in den Karpaltunnel.

Schwere Fälle erfordern eine (zumeist ambulante) Operation, die **Karpaltunnelspaltung.** Dabei durchtrennt der Arzt das Retinaculum entweder offen (über einen Längsschnitt an der Beugeseite der Hand) oder im Rahmen einer Spiegelung (→ S. 905). Die endoskopische Operation führt zu geringeren Narbenbeschwerden, lässt aber manchmal nicht die vollständige Spaltung des Retinaculums zu. Zudem ist das Risiko für Verletzungen von Sehnen, Nerven und Gefäßen etwas höher. Nach der Operation lassen die Beschwerden rasch nach. Eine anschließende Ruhigstellung ist nicht zwingend notwendig. Die Normalisierung der Handfunktion lässt sich durch gezielte physiotherapeutische Übungen beschleunigen.

Selbsthilfe

Meiden Sie, wann immer möglich, übermäßige Anstrengungen der Hände. Gefährlich sind insbesondere Tätigkeiten, bei denen die Hände längere Zeit im Handgelenk gestreckt oder gebeugt sind, z. B. Fahrradfahren. Wenn Sie beruflich viel an einer Tastatur arbeiten, achten Sie unbedingt auf eine gute Auflage der Arme und einen ergonomisch gestalteten Arbeitsplatz (→ S. 919). Gönnen Sie außerdem Ihren Händen eine regelmäßige Pause, um sich zu erholen. Es reicht aus, kurz aufzustehen und die Hände locker zu bewegen. Nach Tätigkeiten, die das Handgelenk belasten, helfen kurze kalte bis lauwarme Wassergüsse, die mit einer Brause von den Händen zum Unterarm geführt werden. Wenn Sie nachts mit eingeschlafener Hand aufwachen, lassen sich die Beschwerden meist mit kräftigem „Ausschütteln“ in den Griff bekommen.

Komplementärmedizin

Bei mäßigen Beschwerden bzw. im Anfangsstadium können Magnettherapie (→ S. 917), Akupunktur (→ S. 1249) und Homöopathie (→ S. 1251) einen Versuch wert sein, verlangt das Krankheitsbild nach einer Operation, sind sie jedoch keine Alternative.

i Aktuell: www.gesundheit-heute.de/25x16

- **www.leitlinien.net** – Stichwortsuche Karpaltunnelsyndrom: Ärztliche Leitlinie der Deutschen Gesellschaften für Handchirurgie, Neurochirurgie, Neurologie, Orthopädie und Orthopädische Chirurgie zu Diagnostik und Therapie der Erkrankung.
- **www.dgn.org/47.0.html** – Ärztliche Leitlinie der Deutschen Gesellschaft für Neurologie zum Karpaltunnelsyndrom (KTS).
- **www.neuro24.de/karpaltunnelsyndrom.htm** – Private Internetseite des Neurologen K. C. Mayer, Heidelberg: Informativ und gut beschrieben, mit weiterführenden Links.

Morbus Dupuytren

Häufigkeit: ■■■□□

Morbus Dupuytren *(Dupuytren-Kontraktur, Dupuytrensche Krankheit)*: Strangförmige Verdickung und Verkürzung einer Bindegewebeplatte (Palmaraponeurose) unter der Haut der Handfläche, mit der Folge einer zunehmenden Einwärtskrümmung der Finger. Die schmerzlos fortschreitende Erkrankung betrifft zu 85 % Männer (meist über 50 Jahre), überwiegend an beiden Händen. Bekannt ist eine familiäre Veranlagung ebenso wie eine Häufung bei Personen mit Diabetes, Epilepsie, Alkoholismus und bei Rauchern. Die Therapie besteht in der operativen Entfernung der Palmaraponeurose. Bei rechtzeitiger Operation ist das Ergebnis meist gut.

Leitbeschwerden

- Tastbare, später auch sichtbare Knoten und Stränge in der Hohlhand und an der Beugeseite der Finger
- Zunehmende Krümmung der Finger, meist beginnend an Ring- und Kleinfinger; v. a. im Grund- und Mittelgelenk ist keine volle Streckung mehr möglich.

Wann zum Arzt

In den nächsten Wochen, wenn Knoten an der Handinnenseite oder Streckhemmungen Finger auffallen.

Die Erkrankung

In der Innenhand befindet sich zwischen der Haut, den Beugesehnen und den Nerven eine fächerförmig angeordnete Gewebsschicht,

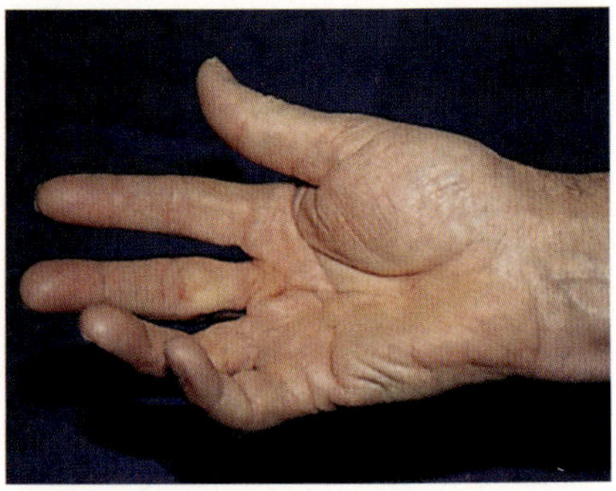

*Der **Morbus Dupuytren** führt dazu, dass sich insbesondere Ringfinger und Kleinfinger nicht mehr vollständig strecken lassen **(Beugekontraktur)**. Häufig macht dies eine Operation erforderlich, bei der das verdickte Sehnengewebe in der Handfläche herausgeschnitten wird.* [GTV 2539]

die **Palmaraponeurose.** Sie hat die Aufgabe, die Sehnen und Nerven der Hand vor Verletzungen zu schützen. Beim Morbus Dupuytren produzieren die Bindegewebszellen der Palmaraponeurose aus unbekannten Gründen vermehrt das Struktureiweiß Kollagen. Folge ist eine schmerzlose, fortschreitende Verdickung und Verkürzung der Bindegewebsplatte. Sie führt dazu, dass die Finger insbesondere im Grund- und Mittelgelenk zunehmend einwärts gezogen werden und sich nicht mehr vollständig strecken lassen *(Beugekontraktur)*. Ring- und Kleinfinger sind meistens als Erste betroffen, später greift die Erkrankung manchmal auf die Hohlhand und den Mittelfinger über, in seltenen Fällen auch auf den Daumen und den Zeigefinger.

Ähnliche Krankheitsbilder mit gutartigen Wucherungen und Verhärtungen von Bindegewebsplatten finden sich manchmal auch an anderen Körperstellen, oft begleitend zum Morbus Dupuytren. Sie betreffen vornehmlich die Fußsohle *(Morbus Ledderhose)* und den Penis (Induratio penis plastica → S. 823), selten auch die Bauchwand.

Das macht der Arzt

Die Diagnose ergibt sich aus dem sicht- und tastbaren Befund und der Prüfung der Fingerbeweglichkeit. Solange noch keine Beugekontrakturen bestehen, erfolgen nur Verlaufskontrollen.

(!) Wenn es dem Betroffenen nicht mehr gelingt, die erkrankte Hand flach auf den Tisch zu legen (Streckdefizit von mehr als 20° in Fingergrundgelenken), ist die Zeit für eine operative Entfernung der Palmaraponeurose gekommen. Der Eingriff lässt sich meist ambulant durchführen. Er wird umso schwieriger und risikoreicher, je länger die Krankheit besteht, da dann die narbigen Verwachsungen im Bereich der Sehnen(scheiden), Nerven und Blutgefäße zunehmen.

Wenn auch die Haut der Handfläche stark geschrumpft ist, führt der Operateur meist eine **Z-Plastik** durch. Er schneidet die Haut zickzackförmig ein und vernäht sie wieder in auseinandergezogener Form. Alternativ verschließt er offene Stellen mit einer Hauttransplantation (→ S. 898) oder lässt sie langsam von selbst zuheilen.

Zur Nachbehandlung gehören intensive Bewegungsübungen und Eisanwendungen; nach Hautverpflanzungen ist anfangs eine Ruhigstellung, bei verbliebenen Streckhemmungen eine Schienenbehandlung angezeigt. Zur Behandlung anhaltender Schwellungen verschreibt der Arzt Lymphdrainagen (→ S. 1257) und einen Kompressionsfingerling oder -handschuh, der auf die betroffenen Finger sanften, aber stetigen Druck ausübt und damit die angestaute Gewebsflüssigkeit herausdrückt.

Bei rechtzeitiger Operation sind die Chancen gut, dass die Finger wieder frei beweglich werden. Lässt sich die Palmaraponeurose nur teilweise entfernen, droht allerdings in mindestens 15 % der Fälle ein Rückfall. Bei vollständiger Entfernung ist dieses Risiko geringer, allerdings treten dafür häufiger Komplikationen wie Nerven- und Gefäßverletzungen auf.

i Aktuell: www.gesundheit-heute.de/25x17

- **www.dupuytren-patienteninfo.de** – Informative und gut bebilderte Internetseite des leitenden Arztes der Klinik für Handchirurgie, Essen: Übersichtliche Darstellung des Morbus Dupuytren.

Ganglien

Häufigkeit: ■■■■□

Ganglien (Einzahl: Ganglion, ***Überbein***): Mit gallertartiger Flüssigkeit gefüllte, unter der Haut gelegene Hohlräume, die mit benachbarten Gelenken, Knorpelscheiben (Menisken) oder Sehnen(-scheiden) verbunden sind. Von der harmlosen Erkrankung sind überwiegend Frauen zwischen 20 und 30 Jahren betroffen. Bilden sich Ganglien nicht spontan zurück, lassen sie sich problemlos mit einem kleinen Eingriff entfernen.

Leitbeschwerden

- Prall-elastischer, erbsen- bis kirschgroßer Knoten oder eiförmige Schwellung unter der Haut, meist am Handgelenk, seltener an Fingern, Ellenbogen, Kniekehle, Außenseite des Knies oder Fußrücken
- Manchmal bewegungsabhängige Beschwerden, dumpfe Dauerschmerzen, Druckgefühl oder -empfindlichkeit, Kribbeln oder Taubheitsgefühl.

Wann zum Arzt

Bei Gelegenheit, wenn ein Ganglion über mehrere Monate Beschwerden verursacht oder kosmetisch stört.

Die Erkrankung

Als Krankheitsursache werden überlastungsbedingte Reizzustände angenommen, die an der betreffenden Stelle die Gelenkkapsel oder Sehnenscheide schwächen und zu einer überschießenden Produktion von Gelenkschmiere führen. Diese bricht schließlich in das umliegende Weichteilgewebe ein und bildet dort einen flüssigkeitsgefüllten, meist in mehrere Kammern unterteilten Hohlraum. 30–50 % der Ganglien bilden sich innerhalb einiger Wochen oder Monate von selbst zurück.

Wenn ein länger bestehendes Ganglion Beschwerden verursacht oder aufgrund seiner Größe stört, lässt es sich mit einer ambulanten Operation entfernen. Das Risiko von Rückfällen liegt bei 5–10 %.

Alternativ empfehlen manche Ärzte als erste Behandlungsmaßnahme, das Ganglion mit einer Hohlnadel anzustechen und den Inhalt abzusaugen. Bei einem Rückfall, der in 30 % der Fälle zu erwarten ist, lässt sich eine dauerhafte Heilung manchmal noch durch Einspritzen von Kortisonpräparaten erreichen. Nach dem dritten bis vierten Rückfall ist jedoch in jedem Fall eine Operation erforderlich.

i Aktuell: www.gesundheit-heute.de/25x18

- **www.beckers-dres.de/index.php?section=521&desc=Ganglion** – Internetseite dreier Orthopäden, Wassenberg: Bietet gute Übersicht zu Ganglien.
- **www.hand-fusschirurgie.de/patienteninfo/ganglion.pdf** – Internetseite der ATOS Praxisklinik Heidelberg: Detaillierte Informationen zu Handgelenksganglien.

Sehnenscheidenentzündung am Handgelenk

Häufigkeit: ■■■■■

Sehnenscheidenentzündung ***(Tendovaginitis)***: Akute oder chronische Entzündung des Sehnengleitgewebes, häufig zusammen mit einer Entzündung der Sehnen (Tendinitis → S. 904) auftretend. Betroffen sind meist Unterarm und Handgelenk. Die Ursache liegt oft in Über- und Fehlbelastungen, z. B. durch monotone Bewegungen, falsche Sporttechnik oder unzureichende Ergonomie am Arbeitsplatz. Entsteht die Erkrankung durch Arbeiten mit der Computermaus, spricht der Arzt von einem **Mausarm.** Für einige Risikogruppen gilt er als Berufskrankheit. Mit konservativer Therapie (z. B. Schonung, Kühlung, Schmerzmitteln, Antibiotika) lässt sich eine Sehnenscheidenentzündung gut behandeln; sie kehrt jedoch wieder, wenn die Auslöser unberücksichtigt bleiben.

Leitbeschwerden

- Ziehende oder stechende Schmerzen bei Unterarm- und Handbewegungen
- Tastbares schmerzhaftes Knirschen und Reiben der betroffenen Sehne
- In ausgeprägten Fällen auch Ruheschmerz, wenig Besserung nach Ruhigstellung über Nacht
- Oft Rötung und Schwellung über den betroffenen Sehnen
- Bei der chronischen Form oft knotige Verdickungen der betroffenen Sehne, eventuell mit Phänomen des schnellenden Fingers (→ S. 948).

Die Erkrankung

An keinem anderen Ort des Körpers kommen Sehnenscheidenentzündungen (→ S. 904) so häufig vor wie an Unterarm und Handgelenk. Ursache ist meist eine monotone mechanische Beanspruchung in Arbeit oder Sport, eventuell in Verbindung mit schlechter Arbeitsplatzergonomie oder falscher Sporttechnik. Typische Auslöser sind:

- Intensive Arbeit am Computer, insbesondere an zu hohen oder niedrigen Computertischen oder mit ergonomisch schlechten Mäusen
- Andere berufliche Überlastungen, z. B. bei Krankengymnasten und Monteuren
- Sportliche Aktivitäten, z. B. Hantelübungen, Bodenturnen, Klettern, Radfahren, Badminton und Tischtennis
- Intensives Üben mit Musikinstrumenten wie Gitarre, Schlagzeug, Geige und Klavier
- Selten entzündlich-rheumatische Krankheitsprozesse oder eine Verletzung der Sehnenscheide.

Unzureichend behandelt geht die akute Sehnenscheidenentzündung in eine schwelende, chronische Krankheitsphase über, die sich oft über viele Monate hinzieht. Der Krankheitsprozess verstärkt sich dabei selbst. Die Entzündung führt zum oft äußerlich sichtbaren Anschwellen der Sehnenscheide und zu Aufrauungen und kleinen Verletzungen der inneren Sehnenscheidenwand, die daraufhin entzündliche Sekrete absondert. Die zugehörige Sehne gleitet nicht mehr ungehindert, sondern reibt sich bei jeder Bewegung mit fühlbarem schmerzhaften Knarren an dem entzündeten Gewebe. Nach neueren Forschungsergebnissen sind an chronischen Verläufen manchmal auch Bakterien wie Chlamydien, Mykoplasmen oder verschiedene Durchfallerreger beteiligt. Im Gefolge eines Darm- oder Atemweginfekts führen sie zu einer Immunreaktion, die sich manchmal als Sehnenscheidenentzündung bemerkbar macht.

Das macht der Arzt und Selbstbehandlung

Diagnosesicherung. Der Arzt stellt die Diagnose aufgrund der typischen Beschwerden und des klinischen Befundes, z. B. Schmerzen bei Druck auf die betroffene Stelle oder bei Überstreckung der Hand. Technische Untersuchungen oder Röntgenbilder erübrigen sich.

Therapie. Kurzzeitige Kühlung des entzündeten Areals sowie eine Ruhigstellung (Schiene, evtl. sogar Gips) des Gelenks dämpfen den akuten Schmerz. Schmerzmittel (NSAR → S. 996 wie Diclofenac, z. B. Voltaren®) lindern ebenfalls die Beschwerden und hemmen die Entzündung. Sie finden auch in Salbenform Verwendung (z. B. Diclac® Schmerzgel). Bei starken Schmerzen hilft oft eine (einmalige) Injektion von Kortisonpräparaten in den Bereich der Sehnenscheide. Für die Behandlung ist mit einer mehrwöchigen Ruhigstellung zu rechnen. Um anschließend keinen Rückfall zu provozieren, ist es entscheidend, die ursächliche Belastung entweder auf Dauer zu vermeiden oder nur schrittweise über einen Zeitraum von 3–4 Wochen wieder aufzubauen. Es empfiehlt sich auch, auf die Schlafstellung der betroffenen Hand zu achten – eine ungünstige Stellung in starker Beugehaltung macht manchmal eine Erholung der Sehnenscheiden unmöglich.

Ist die Erkrankung bereits chronisch geworden, hilft Wärme meist besser als Kälte. In diesem Fall sind oft auch spezielle Massagen wirksam. Versuche mit der Extrakorporalen Stoßwellentherapie (→ S. 907) zeigen ebenfalls ermutigende Ergebnisse; sie ist aber nur an wenigen Orten verfügbar. Wegen der möglichen Beteiligung von Bakterien am Entzündungsgeschehen empfehlen manche Ärzte eine antibiotische Therapie. Hierfür ist allerdings eine Behandlungsdauer von ein bis drei Monaten erforderlich. In besonders schweren Fällen lässt sich eine chronische Sehnenscheidenentzündung auch operativ behandeln. Dabei spaltet der Arzt die verengte Stelle der Sehnenscheide und schafft damit Entlastung.

Jede dieser Maßnahmen bringt langfristig nur Besserung, wenn gleichzeitig die Ursache der Erkrankung beseitigt wird. Dies lässt sich bei PC-Arbeit z. B. durch andere Arbeitsgeräte oder längere Pausen, durch ein Polster vor der Tastatur, eine größere PC-Maus oder durch einen Wechsel der „Maushand" erreichen. Bei Musikern und Sportlern helfen oft bessere Techniken, lockeres Warmspielen und längere Aufwärmübungen der Hände vor dem eigentlichen Spiel. Gezielte Übungen zur Stärkung der Arm- und Rückenmuskulatur tragen ebenfalls dazu bei, ein Wiederauftreten der Beschwerden zu verhindern. Was im Einzelfall angebracht ist, sollte mit der Physiotherapeutin oder dem Orthopäden gründlich diskutiert und ausprobiert werden.

(!) Es ist wichtig, die Therapie weniger auf die meist problemlose Beseitigung der Schmerzen als vielmehr auf die Verhinderung von Rückfällen zu konzentrieren. Letzteres ist schwierig, erfordert Ideen, Geduld zum Ausprobieren von Strategien und sorgfältige Selbstbeobachtung. Aber dieser Weg lohnt sich, weil sonst im Extremfall, z. B. bei Schreibkräften oder Berufsmusikern, Berufsunfähigkeit droht.

Komplementärmedizin

Es kommen die gleichen komplementärmedizinischen Maßnahmen wie die zur Behandlung eines Tennisellenbogens infrage.

i Aktuell: www.gesundheit-heute.de/25x19

- **kdo-mg.medical-guide.net** – Stichwort Sehnenscheidenentzündung: Ausführliche und gut verständliche Patienteninformation des Krankenhauses Dritter Orden, München.

Schnellende Finger

Häufigkeit: ■■■■□

Schnellende Finger ***(Digitus saltans, Tendovaginitis stenosans, Schnappfinger, Triggerfinger):*** Blockierung in einem Fingergrundgelenk aufgrund einer knötchenartigen Verdickung der Beugesehne und des darüberverlaufenden Ringbands, die das Gleiten der Sehne behindert. Dadurch kann der betroffene Finger nur noch ruckartig gebeugt und gestreckt werden. Betroffen sind häufig Frauen mittleren Alters. Wenn konservative Therapiemaßnahmen wie Kortisoninjektionen nicht ausreichen, wird das Ringband operativ durchtrennt ***(Ringbandspaltung)***.

Leitbeschwerden

- Druck- und Bewegungsschmerz, oft auch tastbarer Knoten auf der Beugeseite des zugehörigen Fingergrundgelenks.
- Beuge- und Streckhemmung eines Fingers, der sich ab einer bestimmten Stellung nur mühsam und dann mit plötzlichem Schnellen oder Schnappen weiterbewegen lässt
- Beschwerden vornehmlich nach längerer Ruhe.

Wann zum Arzt

Bei Gelegenheit, wenn die genannte Symptomatik länger bestehen bleibt.

Die Erkrankung

An der Beugeseite der Finger verlaufen die Beugesehnen durch mehrere Ringbänder. Diese führen die Sehnen und verhindern, dass sie sich bei der Fingerbeugung wie die Sehne eines Bogens vom Fingerknochen entfernen. Überlastung oder Entzündungen führen manchmal dazu, dass die Ringbänder anschwellen und gleichzeitig Auftreibungen von Beugesehnen und Sehnengleitgewebe entstehen (Sehnenscheidenentzündung → S. 947). Als Folge verhakt sich die verdickte Sehne beim Beugen des zugehörigen Fingers vor dem angeschwollenen Ringband, meist im Bereich des Fingergrundgelenks. Es kommt zu einer Blockierung, die sich nur durch stärkere Anstrengung überwinden lässt. Die Sehne rutscht plötzlich durch das Ringband, der Finger schnellt oder schnappt ruckartig (klappmesserartig) in die Beugestellung. Dasselbe geschieht auf dem Rückweg bei der Streckung des Fingers.

Das macht der Arzt

Erster Behandlungsschritt ist das Vermeiden von Tätigkeiten, die den betroffenen Finger belasten. Dies kann z. B. beinhalten, die Ergonomie des Arbeitsplatzes zu verbessern (wie unter Sehnenscheidenentzündung besprochen, → S. 947) oder die berufliche Tätigkeit zeitweilig zu unterbrechen. Kälteanwendungen, z. B. mit Eisbeutel oder Kühlpacks, entzündungshemmende Medikamente (NSAR → S. 996) und Kortison-Injektionen in den Bereich des Ringbands tragen dazu bei, die Beschwerden zu lindern. Reichen diese Maßnahmen nicht aus, hilft nur eine operative Behandlung. Dabei spaltet der Arzt in örtlicher Betäubung das verdickte Ringband, gegebenenfalls auch das darunterliegende Sehnengleitgewebe. Nach dem Eingriff lässt sich die Beugesehne sofort wieder frei bewegen, 2 bis 3 Wochen später ist die Hand normal belastbar.

i Aktuell: www.gesundheit-heute.de/25x20

- **www.lowka-haende.de/krankheitbilder_finger.html** – Informative Internetseite einer handchirurgischen Praxis aus Freiburg: Mit Diagnostik und Therapiemöglichkeiten schnellender Finger.

Arthrosen des Handgelenks und der Fingergelenke

Häufigkeit: ■■■■□

Grundsätzlich können alle Gelenke der Hand von Arthrosen (→ S. 903) betroffen sein. Für einige haben sich jedoch spezielle Krankheitsnamen eingebürgert:

Bouchard-Arthrose. Arthrose der Fingermittelgelenke mit vornehmlicher Anschwellung an der Streckseite *(Bouchard-Knoten)*.

Heberden-Arthrose. Arthrose der Fingerendgelenke mit zweihöckriger Anschwellung an der Streckseite *(Heberden-Knoten)*. Tritt bevorzugt bei Frauen nach den Wechseljahren auf.

Rhizarthrose. Arthrose des Daumensattelgelenks zwischen Handwurzel und erstem Mittelhandknochen.

Von *Fingergelenksarthrosen* sind typischerweise ältere Frauen betroffen, oft ohne erkennbare Ursache.

Handgelenksarthrosen treten erheblich seltener auf und stellen meist Verletzungsfolgen dar. Unabhängig von der Lokalisation schreitet die Erkrankung unaufhaltsam fort. Wenn eine konservative Behandlung, z. B. mit Knetübungen, Wärme oder Schmerzmitteln, nicht mehr ausreichend hilft, sind operative Maßnahmen in Erwägung zu ziehen.

Leitbeschwerden

Im Bereich der betroffenen Gelenke:

- Bewegungsschmerz, später schmerzhafte Bewegungseinschränkung, v. a. nach längerer Ruhe (Morgensteifigkeit)
- Druckschmerz
- Schwellung, knotige Auftreibung
- In fortgeschrittenen Stadien Gelenkfehlstellungen und Gelenkversteifungen.

Wann zum Arzt

Bei Gelegenheit, wenn über längere Zeit Schmerzen oder Auftreibungen des Handgelenks oder der Fingergelenke bestehen

Die Erkrankung

In Entstehung und Verlauf gleichen die Hand- und Fingergelenksarthrosen den Arthrosen im Allgemeinen (→ S. 903). Sie sind oft Folge einer langfristigen mechanischen Überlastung oder Fehlbelastung (z. B. durch handwerkliche Arbeit, Sport, intensive PC-Arbeit), eines in Fehlstellung verheilten Knochenbruchs oder einer Verrenkung. Manchmal entstehen sie nach einer Gelenkentzündung oder als Begleiterscheinung eines Ganglions (Überbeins) am Handgelenk (→ S. 947), häufig im Rahmen einer Rheumatoiden Arthritis (→ S. 999). Genetische und hormonelle Faktoren spielen ebenfalls eine Rolle und erklären, warum Arthrosen der Finger- und Handgelenke in manchen Familien gehäuft und bevorzugt nach den Wechseljahren auftreten.

Im Lauf der allmählich fortschreitenden Erkrankung entstehen zunehmende Knorpelschäden – später auch Knochenschäden –, schmerzhafte Verformungen und Versteifungen an Hand- oder Fingergelenken.

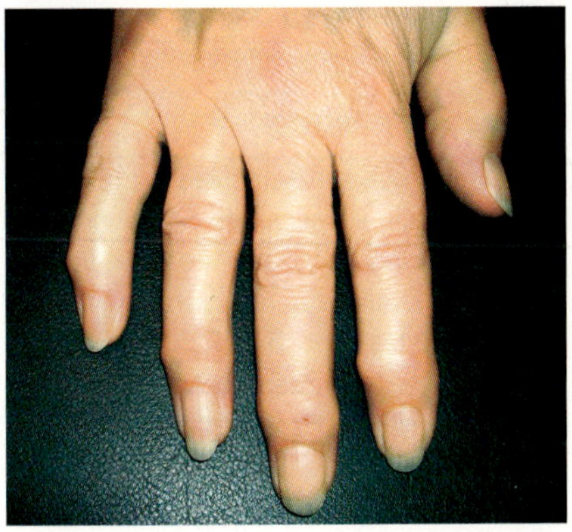

Diese Aufnahme zeigt die Hand einer Patientin, die seit vielen Jahren an ***Arthrosen aller Fingerendgelenke*** *leidet. Die typische zweihöckrige Anschwellung, als* ***Heberden-Knoten*** *bezeichnet, ist deutlich zu erkennen. Die Erkrankung ist fortschreitend, lässt sich jedoch durch geeignete Behandlungsmaßnahmen verzögern. Die Finger mit Knetübungen in Bewegung zu halten, zählt zu den wichtigsten Maßnahmen der Selbsthilfe.* [BSV 2540]

Bei Handgelenksarthrosen kommt als Ursache auch eine **Lunatummalazie *(Morbus Kienböck)*** in Betracht. Diese Erkrankung ist charakterisiert durch ein teilweises oder vollständiges Absterben des ***Mondbeins,*** eines kleinen Handwurzelknochens, der eine wichtige Rolle für die Beweglichkeit und Stabilität des Handgelenks spielt → Abb. S. 944. Als Ursache findet sich häufig eine anlagebedingte Verkürzung der Elle im Vergleich zur Speiche, gelegentlich auch ein Unfall oder eine dauerhafte Belastung des Handgelenks durch Vibrationen, z. B. bei mehrjähriger Arbeit an Pressluftwerkzeugen. Letzteres rechtfertigt sogar die Anerkennung der Lunatummalazie als Berufskrankheit. In jedem Fall ist die Erkrankung mit starken Schmerzen im Bereich des Handgelenks verbunden und verläuft ohne Behandlung über mehrere Stadien fortschreitend bis zur völligen Auflösung des Mondbeins. Die betroffene Hand zeigt einen deutlichen Kraftverlust und eine zunehmende Einschränkung der Beweglichkeit. Im Stadium I, das in seinem Beschwerdebild den Sehnenscheidenentzündungen → S. 947 ähnelt, lassen sich die Veränderungen manchmal durch eine 6- bis 12-monatige Ruhigstellung aufhalten. Dagegen erfordern die Stadien II–IV eine operative Behandlung, z. B. eine Verkürzung der Speiche oder eine Transplantation von gesunden Knochenstückchen in das erkrankte Mondbein.

Das macht der Arzt

Röntgenaufnahmen zeigen typische Arthrosezeichen wie Gelenkspaltverschmälerung, raue Gelenkflächen und Verdichtung des gelenknahen Knochens. Bei plötzlicher Verschlechterung lässt sich mit Blutuntersuchungen klären, ob ein akuter Arthroseschub oder eine rheumatische Erkrankung wie die Rheumatoide Arthritis vorliegt.

Zur Behandlung sind Medikamente wichtig, v. a. entzündungshemmende Schmerzmittel (NSAR → S. 996) in Tablettenform oder als Injektion in die erkrankten Regionen. Handgelenks- oder Daumenschienen entlasten die betroffenen Gelenke und lindern die Schmerzen. Viele Patienten profitieren auch von Krankengymnastik, physikalischer Therapie (z. B. in Form von Reizstrom-, Wärme- oder Kälteanwendungen) oder Ergotherapie (→ S. 998). In schweren Fällen bieten sich verschiedene Operationsverfahren an: Entfernung der erkrankten Gelenkschleimhaut (Synovektomie → S. 998) und der knöchernen Auftreibungen, Transplantation von Muskelgewebe als Gelenkknorpelersatz bei Handgelenksarthrosen, Kappung schmerzleitender Nervenbahnen, Versteifung des betroffenen Gelenks (Arthrodese → S. 998) oder Ersatz durch ein künstliches Hand- oder Fingergelenk. Manche der Operationen lassen sich im Rahmen einer Gelenkspiegelung durchführen.

Selbsthilfe

Bei Fingergelenksarthrosen ist es sehr wichtig, die Beweglichkeit der Finger zu erhalten. Machen Sie zu diesem Zweck Knetübungen mit Sand, den sie vorher (z. B. in der Mikrowelle) erwärmt haben, mit einem Küchenschwamm oder mit einem Squashball in lauwarmem Wasser, am besten zweimal täglich. Auch bei Handgelenksarthrosen empfehlen sich regelmäßige Übungen, z. B. Handgelenk in beide Richtungen kreisen, Faust machen, jeden Finger zum Daumen führen. 5 Minuten täglich reichen aus, um ein Steifwerden des Gelenks zu verzögern.

Kommt es im Rahmen eines Arthroseschubs zu akuten Schmerzen, sind statt Bewegungsübungen Kälteanwendungen angebracht, z. B. mit Kühlpacks oder kühlenden Quarkumschlägen. Bei chronischen Beschwerden bevorzugen die meisten Patienten Wärme, z. B. in Form von Gelenkwickeln mit Heilerde, Schwedenbitter oder Kamillentee.

Komplementärmedizin

→ Hüftgelenksarthrose S. 953

Aktuell: www.gesundheit-heute.de/25x21

- **www.fingerarthrose.de** – Schmerzklinik am Arkauwald, Bad Mergentheim: Informationen zur Fingerarthrose.

Handwurzelbrüche und Kahnbeinbrüche

Häufigkeit: ■■□□□

Handwurzelbrüche *(Handwurzelfrakturen, Karpalfrakturen)*: Brüche eines, selten mehrerer der acht Handwurzelknochen, in der Regel durch einen Sturz auf die im Handgelenk überstreckte Hand. 75 % der Fälle sind **Kahnbeinbrüche** *(Skaphoidfrakturen)* an der Daumenseite der Handwurzel. Kahnbeinbrüche werden meist operiert; Brüche der übrigen Handwurzelknochen werden in der Regel konservativ behandelt.

Leitbeschwerden

Druck- und Bewegungsschmerz sowie Schwellung im Bereich des Handgelenks oder der Handwurzel nach einem Sturz oder Unfall.

Wann zum Arzt

Noch am gleichen Tag, wenn nach einem Unfall schmerzhafte Schwellungen an der Hand bestehen

Die Erkrankung

Bei Brüchen der Handwurzelknochen ist meist das Kahnbein betroffen. Es hat eine besonders spärliche und verletzungsanfällige Blutversorgung. Insbesondere bei verschobenen Kahnbeinbrüchen besteht deshalb die Gefahr, dass ein Bruchstück von der Blutversorgung abgeschnitten wird, der Bruch nicht heilt *(Kahnbeinpseudarthrose)* und der betroffene Kahnbeinanteil abstirbt. Chronische Schmerzen und eine Arthrose von Handwurzel und Handgelenk (→ S. 949) sind die typischen Folgen.

Als weitere Komplikation tritt gelegentlich eine Sudeck-Erkrankung (→ S. 943) auf. Oft wird der Kahnbeinbruch anfangs nicht erkannt, weil die Patienten der Meinung sind, unter einer simplen Verstauchung der Hand zu leiden, und deshalb nicht zum Arzt gehen. Manchmal wird der Bruch auch übersehen, weil er auf einer ersten Röntgenaufnahme nicht so deutlich zu erkennen ist. Eventuell ist eine CT- oder Kernspin-Aufnahme notwendig, um den Bruch sichtbar zu machen.

Das macht der Arzt

Die oben genannten Symptome weisen den Arzt auf einen möglichen Handwurzelbruch hin. Starke Indizien für eine Kahnbeinfraktur sind ein räumlich begrenzter Druckschmerz in der *Tabatière (Foveola Radialis,* auch *anatomical snuff box,* also *Schnupftabakdose,* genannt) – eine sichtbare Vertiefung zwischen Daumen, Daumenstrecksehne und Handgelenk bei Überstreckung des Daumens – und Schmerzen in der Handwurzel bei Stauchung von Daumen und Zeigefinger. Der Arzt sichert die Diagnose durch Röntgen, im Zweifelsfall auch durch ein CT oder Kernspin.

Brüche des Kahnbeins werden meist operiert, um das Risiko von späteren Kahnbeinpseudarthrosen zu minimieren. Dabei richtet der Arzt den Bruch ein und presst die Bruchstücke mit einer speziellen Schraube *(Herbert-Schraube)* möglichst eng zusammen. Zur Nachbehandlung empfehlen manche Ärzte eine 2 bis 4-wöchige Ruhigstellung im Gips, andere verzichten darauf. Nach 6 bis 8 Wochen ist die Handwurzel wieder voll belastbar, der Patient ist uneingeschränkt arbeitsfähig. Die Herbert-Schraube verbleibt normalerweise im Kahnbein.

Nur völlig unverschobene Kahnbeinbrüche werden konservativ durch Ruhigstellung im Unterarmgips mit Daumeneinschluss behandelt; in diesem Fall für 12 Wochen.

Alle übrigen Handwurzelbrüche stellt der Arzt für 6 bis 12 Wochen im Unterarmgips ruhig. Nur wenn sie verschoben oder von Verrenkungen begleitet sind, erfordern diese Verletzungen eine operative Therapie. Je nach Verletzungsart besteht sie in einer Verdrahtung oder Verschraubung der Bruchstücke, gegebenenfalls zusätzlich in einer Rekonstruktion von gerissenen Bandstrukturen.

Mittelhand- und Fingerbruch

Häufigkeit: ■■■□□

Mittelhandbruch *(Metakarpalfraktur)*: Bruch eines der fünf Mittelhandknochen, meist durch Sturz auf die Hand oder starken Anprall.

Fingerbruch: Bruch eines der 14 Fingerknochen infolge von Sturz, starkem Anprall oder Stauchung in der Längsachse, Letzteres häufig beim Ballsport.

Zur Behandlung reicht meist eine mehrwöchige Ruhigstellung. Wenn der Bruch verdreht, verschoben oder in Gelenknähe ist, ist eine Operation erforderlich, um Fehlstellungen zu vermeiden.

Leitbeschwerden

- Druck- und Bewegungsschmerz
- Meist ausgeprägte Schwellung
- Starke Bewegungseinschränkung.

Wann zum Arzt

Noch am gleichen Tag, wenn nach einem Unfall schmerzhafte Schwellungen an der Hand bestehen.

Die Erkrankung

Allgemeines zum Thema Knochenbrüche → S. 908. Im Vergleich zu Brüchen an größeren Knochen haben Mittelhand- und Fingerbrüche die Besonderheit, dass sie öfter schräg oder spiralförmig verlaufen. Die Bruchflächen verschieben sich dadurch besonders häufig gegeneinander oder verkippen sogar.

Das macht der Arzt

Die oben genannten Symptome lenken sofort den Verdacht auf einen möglichen Mittelhand- oder Fingerbruch. Oft lassen sich die Schmerzen verstärken, wenn der Arzt den betroffenen Finger in seiner Längsachse staucht – ein einfacher, aber nicht ganz sicherer Test. Zur Diagnosesicherung sind Röntgenaufnahmen erforderlich. Häufig ist eine konservative Behandlung ausreichend. Der Arzt richtet den Bruch bei Bedarf in lokaler Betäubung ein und stellt ihn anschließend für 4 Wochen ruhig. Dazu verwendet er einen Unterarm(kunststoff-)gips oder eine individuell angepasste Gipsschiene mit Fingereinschluss. Bei unverschobenen Brüchen kommen oft vorgefertigte Schienen zum Einsatz, z. B. *Mittelhandschienen* aus Kunststoff oder *Fingerschienen* aus Aluminium.

Eine leichte Abknickung des Bruchs hat insbesondere in der Mittelhand keine schwerwiegenden Folgen. Problematischer ist eine Verdrehung im Bruchbereich *(Drehfehler, Rotationsfehler)*, die beim Faustschluss häufig zu einem Überkreuzen der Finger führt. Brüche mit Drehfehler werden deshalb meist operativ eingerichtet und mit Schrauben, Platten oder Drähten stabilisiert. Das Gleiche gilt für Brüche mit starker Verschiebung oder in Gelenknähe. Auch Brüche des ersten Mittelhandknochens, der den Daumen trägt, eignen sich aufgrund der großen Beweglichkeit schlecht für eine konservative Behandlung. Im Anschluss an die Operation ist eine Gipsruhigstellung für 1 bis 3 Wochen erforderlich.

Aktuell: www.gesundheit-heute.de/25x22

- **www.gelenkzentrum-wiesbaden.de/d/wiesbaden/a-bis-z/Frakturen+und+Pseudarthrosen** – Internetseite des Gelenkzentrums Wiesbaden: Gute Zusammenstellung verschiedener Handverletzungen mit vielen anschaulichen Bildern.

Kapsel- und Sehnenverletzungen an Hand und Fingern

Häufigkeit:

Gelenkkapselverletzungen: Überdehnungen ([Bänder-]Zerrungen, Kapselrisse → S. 904) und knöcherne Kapselausrisse bei **Fingerverstauchungen.** Sie entstehen meist durch gewaltsame Überstreckung eines Fingergelenks, häufig beim Ballsport. Bei starker Krafteinwirkung und weitgehender Zerreißung der Gelenkkapsel tritt oft zusätzlich eine **Fingerverrenkung** ***(Fingerluxation)*** auf. Zur Therapie reicht meist eine Ruhigstellung; gelegentlich ist eine Operation erforderlich.

Sehnenverletzungen: Risse oder Durchtrennungen von Streck- oder Beugesehnen. ***Strecksehnenverletzungen*** sind wegen der geringeren Weichteilbedeckung viel häufiger als ***Beugesehnenverletzungen.*** Bei Ersteren dominieren Risse und knöcherne Ausrisse nach plötzlicher Überdehnung, bei Letzteren Durchtrennungen im Rahmen von Schnittwunden und Sägeverletzungen. Die Behandlung ist meist operativ.

Leitbeschwerden

- Schmerzhafte Schwellung und Bewegungseinschränkung eines Fingergelenks bei einer Kapselverletzung
- Schmerzhafte Fehlstellung im Gelenkbereich und Bewegungsunfähigkeit bei einer Verrenkung
- Hängender Finger bei einer Strecksehnenverletzung
- Sowohl bei Beuge- als auch bei Strecksehnenverletzungen ist es unmöglich, einen Finger aktiv und mit normaler Kraftentfaltung vollständig zu beugen oder zu strecken, jedoch besteht weitgehend normale und schmerzfreie passive Beweglichkeit, z. B. beim Bewegen des Fingers mithilfe der anderen Hand.

Wann zum Arzt

Sofort, wenn eine klaffende (Schnitt-)Verletzung an Hand oder Fingern mit Bewegungseinschränkung oder eine Fehlstellung im Bereich eines Fingergelenks vorliegt.

In den nächsten Tagen, wenn Schmerzen, Schwellung und Bewegungseinschränkung im Bereich eines Fingergelenks nicht rasch wieder abnehmen.

Die Erkrankung

Die gewaltsame Überstreckung eines Fingergelenks, z. B. durch Sturz auf einen ausgestreckten Finger oder durch das Auftreffen eines Balls, führt auf der Beugeseite zur Überdehnung und oftmals auch zum Einriss der Gelenkkapsel und einer Faserknorpelplatte, die das Gelenk an dieser Stelle verstärkt. Bei seitlicher Abknickung eines Fingergelenks, z. B. des Daumengrundgelenks beim Hangenbleiben in der Skistockschlaufe **(Skidaumen,** ***ulnare Kollateralbandruptur),*** sind die seitliche Gelenkkapsel und die sie verstärkenden Seitenbänder betroffen. Manchmal reißen Kapsel oder Bänder mitsamt einem kleinen Knochenstück aus ihrer Verankerung am Knochen aus ***(knöcherner Kapselausriss*** bzw. ***knöcherner Bandausriss).*** Bei vollständiger Zerreißung von Kapsel und Bändern wird das Gelenk nicht mehr ausreichend zusammengehalten; es kommt zu einer Verrenkung.

Die dicht unter der Haut liegenden Beuge- oder Strecksehnen sind v. a. durch Schnittwunden gefährdet. Bei Sehnen, die durch Verschleiß vorgeschädigt sind, reichen manchmal schon heftige Fingerbewegungen, um einen Riss ***(Sehnenruptur)*** oder einen Ausriss von kleinen Knochenstücken ***(knöcherner Sehnenausriss)*** zu provozieren. Betroffen ist dabei häufig die Strecksehne des Fingerendglieds, etwa im Rahmen einer typischen Hausfrauenverletzung, die beim Einstopfen des Betttuchs zwischen Matratze und Bettrahmen entsteht.

(!) Verletzungen von Fingernagel und Nagelbett bei Quetschungen (Hammerschlag, Autotür), Schnitt- und Sägeverletzungen zählen zu den häufigsten Handverletzungen. Auch wenn sie zunächst nach einer Kleinigkeit aussehen, erfordern solche Verletzungen immer einen Arztbesuch. Nicht korrekt behandelte **Nagel[bett]verletzungen** führen häufig zu Wachstumsstörungen und Verformungen des Nagels, die kosmetisch unschön und funktionell hinderlich sind. Der Arzt lässt schmerzhafte Blutansammlungen unter dem Nagel abfließen, indem er schmerzlos kleine Löcher in den Nagel bohrt. Er näht die Wunden von Nagelwall oder Nagelbett und fixiert mit der Naht bei Bedarf auch abgelöste Nagelanteile zum Schutz und zur Schienung des Nagelbetts.

Das macht der Arzt

Diagnosesicherung. Eine erste Diagnose stellt der Arzt, indem er den verletzten Finger abtastet und bewegt. Zum Nachweis einer möglichen Gelenkinstabilität bei Kapsel- und Bänderrissen versucht der Arzt, das betroffene Fingergelenk seitlich aufzuklappen und die benachbarten Knochen gegeneinander zu

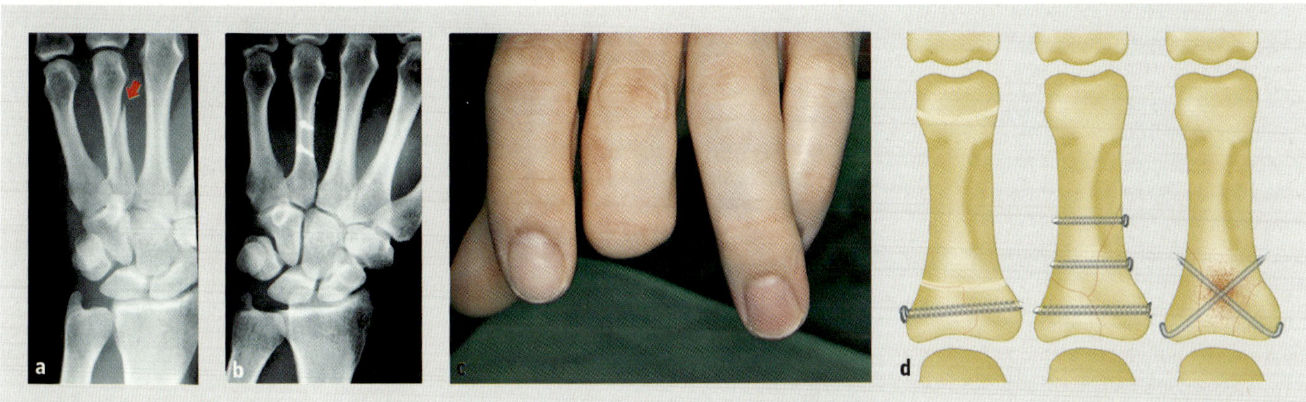

Mittelhandbrüche *heilen meist ohne Operation. Stark abgeschrägte Brüche, wie auf dem linken Röntgenbild (Bild a) dargestellt, machen jedoch oft eine Operation erforderlich. Schrauben, Platten oder Drähte dienen dazu, den Bruch zu stabilisieren (Bild d). Bild b zeigt die Röntgenaufnahme eines* ***Spiralbruchs,*** *der mit zwei Schrauben fixiert wurde. Unterbleibt in diesem Fall eine operative Behandlung, entsteht eventuell die in Bild c dargestellte Situation: Der verletzte Fingerstrahl verheilt in Fehlstellung und überkreuzt den Nachbarfinger – eine ungünstige Ausgangsstellung für präzise Handbewegungen. Dass der Mittelfinger auf der Abbildung teilweise amputiert ist, weist auf die Schwere der Handverletzung hin, die zum Fingerbruch führte.* [GTV 2541]

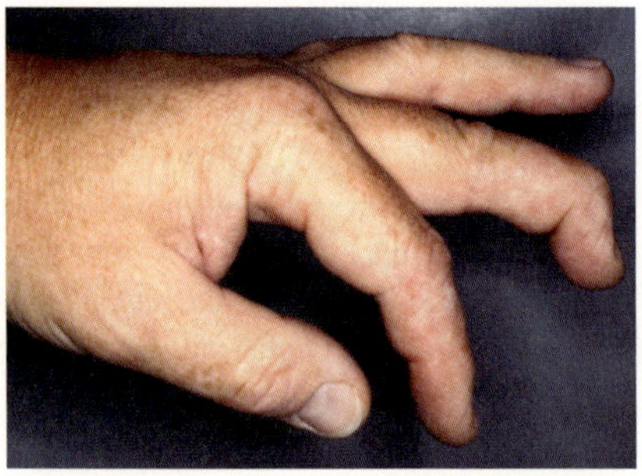

Oft passiert es bei banalen Anlässen wie dem Anprall eines Balls gegen den Finger, dass die ***Strecksehne des Fingerendglieds*** *reißt. Wie auf dem Foto am Mittelfinger zu erkennen ist, lässt sich in diesem Fall das betroffene Endglied nicht mehr aktiv strecken. Eine passive Streckung ist dagegen noch möglich.* [RKL 2542]

verschieben. Außerdem prüft er, ob eine Stauchung des betroffenen Fingers in seiner Längsachse die Schmerzen verstärkt, was eher für einen Knochenbruch als für eine ausschließliche Weichteilverletzung spricht. Röntgenaufnahmen des verletzten Fingergelenks dienen dazu, einen Knochenbruch sicher auszuschließen und einen eventuellen knöchernen Kapsel- oder Bandausriss festzustellen.

Therapie. Verrenkungen richtet der Arzt umgehend durch dosierten Zug und Druck ein, meist in Lokalbetäubung. Anschließend legt er eine Fingerschiene aus Gips, Kunststoff oder Aluminium an, die 2 bis 3 Wochen verbleibt. Auch andere Kapsel- oder Bänderrisse und kleinere knöcherne Ausrisse erfordern eine Ruhigstellung für 2 bis 3 Wochen.

Eine operative Therapie empfiehlt sich bei starker Gelenkinstabilität, z. B. bei einem Riss des kleinfingerseitigen Seitenbands am Daumengrundgelenk (Skidaumen), sowie bei größeren verschobenen knöchernen Kapselbandausrissen, die nach konservativer Therapie oftmals zur frühzeitigen Arthrose führen (→ S. 903). Je nach Verletzung richtet der Operateur Verrenkungen offen ein, näht zerrissene Kapselanteile oder befestigt ausgerissene Knochenstücke mit Draht oder kleinen Schrauben. Manchmal blockiert er das Gelenk vorübergehend mit einem Draht, um es ruhigzustellen.

Eine durchtrennte Beugesehne näht der Arzt möglichst innerhalb der ersten 24 Stunden, weil frische Verletzungen die besten Heilungschancen haben. Da Sehnen nur langsam heilen, ist die volle Arbeitsfähigkeit erst nach 12 Wochen erreicht. Die Nachbehandlung erfolgt meist in einer speziellen Schiene *(Kleinert-Schiene),* in der sich der betroffene Finger aktiv strecken, aber nur passiv beugen lässt. Damit der Beugemuskel nicht an der frisch genähten Sehne zieht, übernimmt ein Gummizügel die Beugebewegung. Krankengymnastische Übungen erhalten die Beweglichkeit.

Auch verletzte Strecksehnen erfordern meist eine Naht und anschließende Nachbehandlung mit einer Schiene. Sehnenrisse am Fingerendglied heilen üblicherweise gut unter alleiniger konservativer Therapie mit mehrwöchiger Schienung in Streckstellung. Bei größeren, knöchernen Sehnenausrissen empfiehlt sich dagegen meist eine Wiederbefestigung mit Drahtnähten oder kleinen Schrauben.

Prognose

Gelenkkapselverletzungen heilen meist folgenlos. Nur bei Beugesehnenverletzungen verbleibt in ~ 20 % der Fälle eine verminderte Fingerbeweglichkeit. Ursache sind erneute Sehnenrisse unter Belastung oder Verwachsungen und Verkürzungen im Rissbereich. Manchmal ist eine erneute Operation unumgänglich, um die Sehne zu rekonstruieren oder Verwachsungen zu lösen. Auch bei Strecksehnenverletzungen bleibt manchmal eine Bewegungseinschränkung zurück.

Aktuell: www.gesundheit-heute.de/25x23

- **www.handchirurgie-ravensburg.de** – Internetseite des Zentrums für Handchirurgie, Ravensburg: Unter der Rubrik Krankheitsbilder in der Handchirurgie finden sich verschiedene Handverletzungen, z. B. Beuge- und Strecksehnenverletzungen. Sehr informativ.

Hüfte und Oberschenkel

Aufbau und Funktion

Der Oberschenkel beherbergt sowohl den größten Knochen des Menschen, den **Oberschenkelknochen** *(Femur),* als auch den größten Muskel, den **Quadrizepsmuskel** *(vierköpfiger Oberschenkelmuskel, Kniestrecker).* An seinem oberen Ende liegt die tischtennisballgroße Kugel des **Hüftkopfs,** die sich in der Pfanne des Beckenknochens frei bewegt. Als Kugelgelenk (→ S. 903) bietet die Hüfte eine große Mobilität; das Bein lässt sich beugen, strecken, abspreizen, anziehen und drehen. Gegen ein Auskugeln ist das Hüftgelenk durch einen Mantel aus kräftigen Bändern gesichert, den stärksten des gesamten Körpers.

An die Kugel schließt sich der 10–15 cm lange, schräg gestellte **Schenkelhals** an. Durch seine Stellung wird er nicht nur durch Druck von oben, sondern auch stark auf Biegung beansprucht. Das Knochenmaterial ist jedoch, ähnlich wie Beton, gegen Biegebelastung wenig widerstandsfähig. Hinzu kommt in höherem Alter der Abbau der Knochenmasse (Osteoporose → S. 1016). Die Osteoporose ist der Grund dafür, dass Brüche des Schenkelhalses und des körpernahen Oberschenkels im Alter so häufig sind. Am **großen Rollhügel** *(Trochanter major),* einem Knochenvorsprung, der an der Außenseite der Hüfte gut zu fühlen ist, mündet der Schenkelhals in den langen geraden Anteil des Oberschenkelknochens, den **Schaft.** Dieser verläuft leicht schräg im

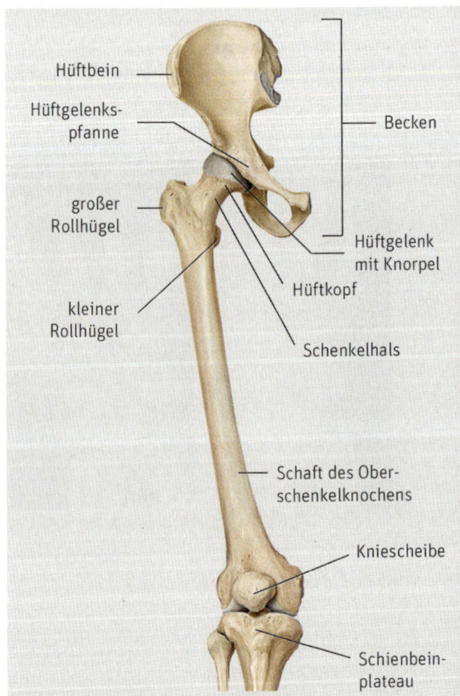

Die Beine stehen mit dem Rumpfskelett über das Becken in Verbindung. Dieses wird gebildet aus den symmetrischen Hüftbeinen, Scham- und Sitzbeinen und dem Kreuzbein (nicht im Bild), das die Rückwand darstellt. Die Schambeine sind an ihrem vorderen Ende in der Schambeinfuge (Symphyse) knorpelig miteinander verwachsen, die Hüftbeine an ihrer hinteren Kante durch einen festen Bandapparat mit dem Kreuzbein verbunden. In seiner Gelenkpfanne nimmt das Becken das obere Ende des Oberschenkelknochens, den ***Hüftkopf,*** *auf und bildet mit ihm ein gut bewegliches Kugelgelenk. Der* ***Schenkelhals*** *verbindet den Hüftkopf mit dem Schaft des Oberschenkelknochens. Am Übergang finden sich zwei Knochenvorsprünge, die als Sehnenansätze dienen: der kleine und der* ***große Rollhügel.*** *An seinem unteren Ende steht der Oberschenkelknochen über das Kniegelenk mit dem Schienbein in Verbindung.* [GTV 2543]

Oberschenkel, sodass sich insgesamt eine senkrechte Linie und damit eine axiale Belastung vom Zentrum des Hüftgelenks zum Zentrum des Kniegelenks ergibt. Dieses bildet den unteren Abschluss des Oberschenkels.

Zahlreiche Muskelgruppen sind an der Bewegung des Oberschenkels beteiligt, insbesondere Teile der Gesäßmuskulatur, der Quadrizepsmuskel an der Vorderseite, der **Beinbizeps** an der Rückseite und die (für das Anziehen des Oberschenkels zuständigen) **Adduktoren** an der Schenkelinnenseite, eine Muskelgruppe, die das Bein an den Körper heranzieht. Sie entspringen großteils am Becken, teilweise auch an der Wirbelsäule.

Hüftgelenksarthrose

Häufigkeit:

Hüftgelenksarthrose *(Koxarthrose, Coxarthrose):* Überlastungsbedingter Verschleiß des Hüftgelenks durch jahrzehntelange Abnutzung des Knorpels. Sie entsteht entweder aus unbekannter Ursache, wenn auch begünstigt durch Sport- oder Arbeits-Überlastung des Gelenks *(primäre Koxarthrose)*, durch andere Erkrankungen *(sekundäre Koxarthrose)*, z. B. angeborene oder erworbene Fehlstellungen (Coxa valga → S. 959), oder infolge Knorpelverletzungen. Da der Verschleiß schleichend über Jahrzehnte zunimmt, sind meist über 60 Jährige betroffen. Bei bereits bestehender Arthrose ist eine Heilung nicht möglich, bei starken Schmerzen bleibt nur die **künstliche Hüfte** *(Hüftgelenksendoprothese)*.

Leitbeschwerden

- Anfangs Steifigkeitsgefühl im Hüftgelenk
- Schmerzen in der Leiste, oft auch im Gesäß oder Oberschenkel, bis zum Knie ziehend
- Nächtliche Schmerzen
- Anlaufschmerzen nach Bewegungsruhe, z. B. morgens nach dem Aufstehen
- Ermüdungsschmerzen nach längerem Laufen, Stehen oder Arbeiten
- Einschränkung der Hüftbeweglichkeit, z. B. spürbar als Schwierigkeiten beim Sockenanziehen.

Wann zum Arzt

In den nächsten Wochen, wenn Schmerzen in der Leiste länger als 3 Tage anhalten

Die Erkrankung

Der Hüftgelenksarthrose liegt eine Schädigung des Gelenkknorpels zugrunde. Der Knorpel trägt dazu bei, die Reibung zwischen dem Hüftkopf des Oberschenkelknochens und der Hüftpfanne des Beckens zu vermindern. Durch den aufrechten Gang des Menschen ist er v. a. im oberen und mittleren Anteil des Hüftgelenks stark belastet. Wenn dieses reine Lastmodell aber die ganze Wahrheit wäre, müsste es einen eindeutigen Zusammenhang zwischen Körpergewicht und Auftreten einer Hüftarthrose geben. Dies ist aber – im Gegensatz zur Situation am Knie – nicht so. Neuere Modelle erklären deshalb einen Teil der bisherigen „primären" Koxarthrosen durch kleine *Passungenauigkeiten* **(Inkongruenzen)** zwischen Hüftpfanne und Hüftkopf. Diese Inkongruenzen führen bei bestimmten Bewegungen zu einem Ein"rammen" des Hüftkopfes in die Gelenkpfanne und damit über Jahrzehnte zu einer langsam fortschreitenden Abnützung des Gelenks *(Impingement)*.

Ausgehend vom Konzept des Impingements gibt es seit etwa 15 Jahren Operationsmöglichkeiten, die die Inkongruenzen beseitigen und die Gelenkmechanik verbessern. Diese Operationen sind aber nur in den Anfangsstadien der Erkrankung, d. h. bei jungen Patienten zwischen 20 und 40 Jahren sinnvoll, bereits eingetretene Knorpelschäden lassen sich dadurch nicht beheben. Ob sich damit wie erhofft die Entwicklung einer Hüftgelenksarthrose verhindern lässt, werden die nächsten Jahre und Jahrzehnte zeigen.

Sekundäre Arthrosen sind vor allem Folge von angeborenen (z. B. Hüftdysplasie → S. 9), in der Kindheit nach Hüfterkrankungen erworbenen (Hüftkopfgleiten und Morbus Perthes) oder unfallbedingten (z. B. nach Brüchen der Hüftpfanne) Inkongruenzen von Hüftkopf und Hüftpfanne. Außerdem gehören im weiteren Sinn in diese Gruppe die Hüftkopfnekrosen nach medialer Schenkelhalsfraktur sowie nach unfallbedingter Hüftausrenkung.

Die Hüftgelenksarthrose beginnt mit unspezifischen Beschwerden – oft nur einem Gefühl mangelnder Lockerheit im Hüftgelenk oder einem gelegentlichen Ziehen in der Leiste. In diesem Stadium ist der Gelenkknorpel leicht angegriffen, die Hüftmuskulatur verspannt. Im weiteren Verlauf wechseln Phasen mäßiger Beschwerden mit Zeiten, in denen die Schmerzen akut zunehmen. Für Letztere ist eine aktivierte Arthrose verantwortlich (→ S. 903), verursacht durch Entzündungsreaktionen, die sich z. B. als Folge einer zeitweilig verstärkten Belastung entwickeln. Wird der Knorpel weiterhin mechanisch abgerieben und verbraucht, kommt es schließlich zur Berührung der knöchernen rauen Gelenkanteile. Dies führt oft zu zunehmenden massiven Schmerzen und einem Verlust der Beweglichkeit bis hin zur **steifen Hüfte** *(Ankylose)*.

Mehrere Ursachen beschleunigen diesen Prozess: Die chronische Entzündung zerstört die Elastizität der Gelenkkapsel; diese vermindert wiederum das Bewegungsausmaß des Gelenks. Ist der Knorpel durch Verschleiß und die chronische Entzündung ausgedünnt, kommt es schließlich zum direkten Kontakt der darunterliegenden Knochen. Wie bei der Heilung eines Bruchs führt dies langfristig zur harten knöchernen Verbindung der beiden Gelenkpartner und damit zur völligen Versteifung des Gelenks.

Das macht der Arzt

Diagnosesicherung. Hinken oder typische schmerzhafte Bewegungseinschränkungen geben erste Hinweise. Bewegungseinschränkungen lassen sich leicht im Liegen prüfen: Schmerzen bei Drehung des Beins nach außen oder bei Schütteln des Hüftgelenks erhärten den Verdacht auf eine Arthrose. Eine Beinverkürzung lässt sich durch Messen der Beinlängen feststellen.

(!) Röntgenaufnahmen der Hüfte sichern die Diagnose. Oft stimmt aber die Heftigkeit der Beschwerden nicht mit dem Schweregrad der Röntgenbefunde überein.

Nur in seltenen Fällen ist zur Bestätigung der Diagnose und insbesondere zur Therapieplanung ein CT oder Kernspin erforderlich.

Konservative Therapie. In leichten Fällen hilft Krankengymnastik, die Beweglichkeit zu verbessern und beteiligte Muskeln zu kräftigen. Physikalische Maßnahmen wie Wärme- oder Kälteanwendungen, Massagen, Elektrotherapie und Bäder ergänzen das Therapiespektrum. Gehhilfen, z. B. ein Stock, Unterarmstützen oder ein fahrbarer Gehwagen *(Rollator)* erhalten die Mobilität. Oft erleichtern auch orthopädische Einlagen oder Schuhzurichtungen die Fortbewegung, z. B. *Ballenrollen* (zur Entlastung des Zehengrundgelenks), gummigepufferte Absätze, Erhöhungen des Schuhaußenrands oder Erhöhungen der Ferse zum Beinlängenausgleich. Orthopädische Stützapparate (Orthesen) können das Gelenk führen und entlasten. Im Alltag bringen Keilkissen, Sitzerhöhungen (Toilette), Strumpfanzieher und andere Hilfsmittel oftmals große Erleichterung.

Bei Schmerzen wird meist gut auf entzündungshemmende Medikamente (NSAR → S. 996) reagiert. Injektionen mit Kortisonpräparaten direkt in das Gelenk vermindern die Nebenwirkung von NSAR auf den Organismus, da sich so die Dosis deutlich senken lässt. Allerdings bergen Kortisonspritzen das Risiko von Nekrosen, wenn nicht der freie Gelenkraum, sondern der Knorpel getroffen wird. Der Nutzen von Medikamenten zum Knorpelaufbau ist fraglich; allenfalls können Spritzen

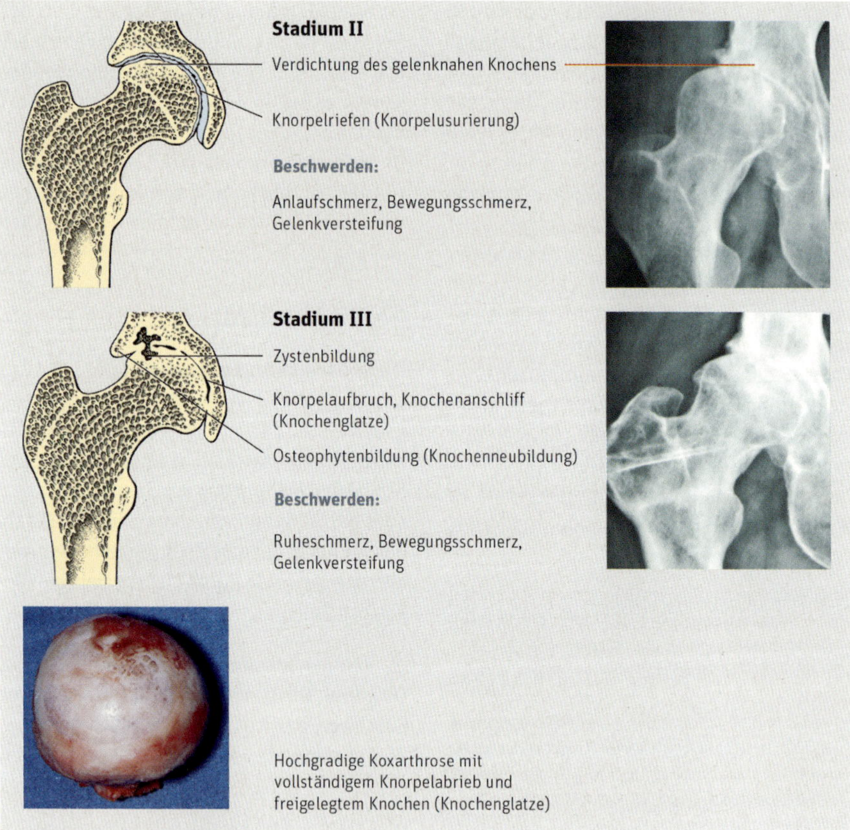

*Bis eine **Hüftgelenksarthrose** voll ausgeprägt ist, durchläuft sie verschiedene, röntgenologisch gut unterscheidbare Stadien. Zunächst zeigt das Röntgenbild lediglich eine Verschmälerung des Gelenkspalts zwischen Hüftkopf und Gelenkpfanne, verursacht durch einen Verschleiß der Knorpelschicht auf den Gelenkflächen. Der Patient leidet unter Muskelverspannungen und belastungsabhängigen Schmerzen im Hüftbereich, die oft als rheumatische Beschwerden fehlinterpretiert werden (**Stadium I**, nicht abgebildet). Im **Stadium II** ändert sich der Knochen unterhalb der Knorpelschicht, erkennbar an verdichteten Strukturen auf dem mittleren Röntgenbild. Jetzt spürt der Betroffene typischerweise einen Anlaufschmerz, der bei Laufbeginn einsetzt und beim Weiterlaufen allmählich wieder abnimmt. **Stadium III** ist schließlich durch eine vollständige Gelenkzerstörung gekennzeichnet. Auf der unteren Röntgenaufnahme sind kaum mehr die Strukturen des Gelenks erkennbar. Für den Patienten ist dieses Stadium mit starken bis unerträglichen Ruheschmerzen verbunden, eine baldige Operation ist notwendig.* [GTV 2544]

direkt in das Gelenk die Gleiteigenschaften des erkrankten Gelenks etwas verbessern, so etwa eine Substanz, die natürlicherweise im Knorpel vorkommt, die ***Hyaluronsäure***.

Operative Therapie. Im Frühstadium der Hüftgelenksarthrose können Operationen die Inkongruenzen im Hüftgelenk beseitigen und so das Fortschreiten der Arthrose aufhalten. Zu diesen Operationen gehören ***intertrochantäre Osteotomien am Oberschenkelknochen*** zur Verbesserung der Hüftkopfposition, Becken-Osteotomien zur Korrektur der Hüftpfannenposition, chirurgische Hüftluxationen zur Rundung des Hüftkopfes oder zur Korrektur des Hüftpfannenrandes und arthroskopische Operationen (→ S. 9) am Hüftgelenk. Diese Operationen werden in der Regel bei Kindern und jungen Erwachsenen durchgeführt. Arzt und Patient müssen die schwierige Frage abwägen, ob eine größere Operation in einem frühen Stadium der Hüftgelenksarthrose Sinn macht, in dem zwar nur wenige oder keine Beschwerden bestehen, aber die Entstehung einer Arthrose womöglich noch verhindert werden kann. Auch aus diesem Grund sollten solche Operationen nur in Krankenhäusern mit großer Erfahrung durchgeführt werden.

In der Regel aber sind Hüftgelenksarthrosepatienten über 60 Jahre alt und der Verschleiß ist bereits weit fortgeschritten. Da sich verbrauchter Knorpel trotz intensiver Forschung bisher nicht ersetzen lässt, kommt nur der Einsatz einer künstlichen Hüfte infrage. In der Regel handelt es sich dabei um eine **Hüft-Totalendoprothese** ***(Hüft-TEP)***, die aus Pfanne und Schaft mit aufsitzendem Kopf besteht. Nach Schenkelhalsfrakturen ersetzt der Arzt unter bestimmten Umständen lediglich den Schenkelkopf und verzichtet auf den Ersatz der nicht beschädigten Hüftpfanne. Weil aber der ersetzte künstliche (und harte) Hüftkopf über Jahre die Hüftpfanne schädigt und ins Becken durchwandern kann, kommt diese **Hemiendoprothese** ***(HEP)*** nur bei alten Patienten mit einer Lebenserwartung von höchstens zehn Jahren infrage.

Eine neuere Entwicklung ist die **Oberflächenersatzprothese** ***(Birmingham Hip Resurfacing, BHR, McMinn-Prothese)***, bei der ebenfalls die Pfanne und der Kopf ersetzt werden. Im Gegensatz zur konventionellen Hüft-TEP wird aber der Schenkelhals nicht abgesägt, sondern nur der eigentliche Hüftkopf zurecht gefräst und durch eine aufzementierte Metallkappe gleichsam überkront. Dieses Verfahren verbreitet sich zunehmend, weil weniger eigener Knochen entfernt werden muss. Sinnvoll ist es für jüngere Patienten, die ansonsten eine gute Knochensubstanz haben. Ob die Langzeitergebnisse dieses Prothesentyps aber gleich gut sind wie diejenigen der konventionellen Hüft-TEPs, steht heute noch nicht fest.

Der Arzt kann die Operation über einen Schnitt von vorne, von hinten oder von der Seite durchführen. In der konventionellen Technik ist der Schnitt 15–20 cm lang, bei minimalinvasiven Verfahren fällt der Hautschnitt mit 6–10 cm wesentlich kleiner aus. Um das künstliche Gelenk im Knochen zu verankern, stehen zwei grundsätzliche Verfahren zur Auswahl: Die ***zementfreie Implantation*** mit präziser Einpassung und gegebenenfalls Verschraubung der künstlichen Gelenkanteile und die ***zementierte Implantation*** mit Verwendung einer Kittsubstanz ***(Knochenzement)***. Bei älteren Patienten kommen häufiger zementierte Systeme zum Einsatz. Wie zementfreie künstliche Gelenke halten diese bis zu 20 Jahre. Die Prothesen bestehen aus mehreren verschiedenen Metalllegierungen, speziellen Kunststoffen und Hightech-Keramiken.

Ob die Belastung schon wenige Tage nach der Operation möglich ist oder ob eine Teilbelastung von mehreren Wochen unter krankengymnastischer Anleitung notwendig ist, hängt von der Einstellung und Einschätzung des Chirurgen, der Art der Fixierung (zementiert bzw. nicht-zementiert, bei zementierten Prothesen darf früher mobilisiert werden) und der Art des Schnitts ab. Langfristiges Ziel der Operation ist in jedem Fall eine schmerzfreie Beweglichkeit und Belastbarkeit der Hüfte, die es erlaubt, den Alltag zu meistern.

Grundsätzlich ist auch mit einer künstlichen Hüfte Sport erlaubt und sinnvoll. Ungünstig sind allerdings sportliche Aktivitäten, die mit abrupten Drehbewegungen, häufigem Kreuzen der Beine und wiederholten Belastungsspitzen verbunden sind – sie erhöhen nämlich die Gefahr einer Luxation (→ unten) oder Lockerung des künstlichen Gelenks. Deshalb sind Sportarten wie Tennis, Ballspiele, Reiten oder alpiner Skilauf für Träger einer künstlichen Hüfte weniger geeignet. Dagegen gehören Radfahren, Wandern, Schwimmen (Kraulen), Skilanglauf, Gymnastik und Rudern zu den empfehlenswerten Aktivitäten.

Komplikationen. Obwohl der Einbau einer künstlichen Hüfte eine Standardoperation ist, lassen sich Komplikationen nicht ganz ausschließen, so die am meisten gefürchtete **TEP-Luxation.** Trotz optimaler Operationstechnik rutscht manchmal der Hüftkopf aus der Pfanne und es kommt zur Verrenkung (Luxation). Die Muskulatur ist dabei durch den Eingriff so stark geschwächt, dass sie den Kopf nicht fest genug in der Pfanne halten kann, insbesondere bei Überkreuzen und Außendrehung der Beine. Plötzliche starke Schmerzen in der Leiste und eine Beinverkürzung wecken den Verdacht auf eine TEP-Luxation; ein Röntgenbild sichert die Diagnose. Um weitere Komplikationen zu vermeiden, ist eine sofortige Einrenkung erforderlich, meist in Narkose. Bei wiederholten Luxationen hilft oft nur eine erneute Operation mit Austausch der Gleitflächen von künstlicher Pfanne und Gelenkkopf.

Eine weitere schwerwiegende Komplikation ist die Prothesen-Infektion. Sie heilt nicht ohne Therapie, da die Prothese den Infektionsprozess unterstützt. Nur durch eine aufwendige und viele Wochen dauernde Behandlung kann die Infektion bekämpft werden. Zum Therapiekonzept gehören eine operative Ausräumung des Infektionsherds, Spülungen über Drainagen und eine lang dauernde Antibiotikatherapie (→ S. 1051). Häufig lässt es sich trotzdem nicht vermeiden, die Prothese zu entfernen. In diesem Fall ist es erforderlich, die entstandene Lücke mit einem Platzhalter aus Kunststoff zu überbrücken. Der Platzhalter verhindert eine Verkürzung des Beins durch den Muskelzug so lange, bis der Patient nach Ausheilen des Infekts einen neuen Gelenkersatz erhält.

Selbsthilfe und Vorsorge

Regelmäßige Bewegung. Bei primären Koxarthrosen, die weitaus am häufigsten vorkommen, ist die Ursache unbekannt. Insofern lässt sich eine Hüftgelenksarthrose in dieser Gruppe nicht gezielt verhindern, wohl aber in ihrem Fortschreiten verzögern. Im Vordergrund steht dabei eine regelmäßige sportliche Betätigung nach dem Motto: Bewegen ist gut, Belasten ist schlecht. Hervorragend geeignete Sportarten sind z. B. Radfahren, Schwimmen und Wandern. Weniger anzuraten sind dagegen Joggen oder Fußballspielen, da hierbei stoßartige Bewegungen das Hüftgelenk belasten.

Ernährung und Abbau von Übergewicht. Der Nutzen einer Gewichtsnormalisierung (→ S. 254) zur Linderung von Beschwerden bei Hüftgelenk- und Kniearthrose ist wissenschaftlich belegt. Was eine angemessene Ernährung betrifft, so profitieren Arthrosepatienten besonders von einer ausgewogenen fleischarmen Kost. Nützlich soll ein hoher Anteil an Fisch sein, da den Omega-3-Fettsäuren (→ S. 227) eine entzündungshemmende Wirkung zugeschrieben wird; außerdem sollen sie den degenerativen Prozessen an den Gelenken entgegenwirken.

Vorsorgeuntersuchungen wahrnehmen. Um anlagebedingte Fehlstellungen der Hüfte, die zu Arthrose führen (z. B. die angeborene Hüftdysplasie → S. 958), möglichst früh entdecken und behandeln zu können, wird routinemäßig das Hüftgelenk bei Säuglingen im Rahmen der dritten Vorsorgeuntersuchung (U3 → S. 261) mit Ultraschall untersucht.

Komplementärmedizin

Physikalische Therapie (→ S. 1277). Wärmeanwendungen wie feucht-kalte Umschläge oder erwärmte Heublumensäckchen lindern die Beschwerden im chronischen Stadium. Wegen ihrer muskelentspannenden und durchblutungsfördernden Wirkungen sind auch Vollbäder mit Badezusätzen wie Schwefel, Sole oder Fichtennadeln empfehlenswert.

Bei einer aktivierten Arthrose stehen dagegen Kälteanwendungen wie kalte Umschläge oder Kältepackungen in Form von eis- oder kühlschrankgelagerten Quark- bzw. Moorpackungen im Vordergrund, die mehrmals täglich direkt auf die Hüfte gelegt werden.

Warnhinweis: Besteht eine aktivierte Arthrose, dürfen keine warmen Vollbäder durchgeführt werden.

Pflanzenheilkunde. Häufig eingesetzte standardisierte Pflanzenextrakte basieren auf Heilpflanzen, die sich v. a. durch stoffwechsel- oder durchblutungsfördernde sowie schmerzlindernde Wirkungen auszeichnen, allen voran Brennnesselblätter, Ackerschachtelhalmkraut und Löwenzahn. In vielen Fällen bietet sich eine längerfristige Anwendung an, z. B. in Form einer Teekur (z. B. Gerner® Rheumatee). Ansonsten kommen zur Linderung abnutzungsbedingter Gelenkschmerzen die gleichen Phytotherapeutika in Betracht wie zur Behandlung einer rheumatoiden Arthritis (→ S. 999).

Enzymtherapie. Sie ist v. a. eine Option, wenn die Neigung zu häufigen Entzündungen (aktivierte Arthrosen) besteht. Zur Eindämmung der Entzündung wird das Ananasenzym Bromelain in hoher Dosierung einzeln (z. B. Bromelain-Pos®) oder in Kombination mit anderen Enzymen (z. B. mit dem Pankreasenzym in Wobenzym® N) in Tabletten- oder Pulverform eingenommen (→ Pharma-Info S. 912).

Dass **Akupunktur (→ S. 1249)** Gelenkabnutzungsbeschwerden positiv beeinflusst, gilt inzwischen als gesichert. Ob mit dem Verfahren eine langfristige Besserung erreicht werden kann, wird derzeit untersucht.

Die Homöopathie (→ S. 1251) nennt neben einer individuell abgestimmten Konstitutionsbehandlung u. a. Causticum, Calcarea phosphorica, Mercurius solubilis, Phosphorus und Sulfur sowie einige standardisierte Komplexmittel (z. B. Arthrose-Echtroplex® zur Injektion) als hilfreich zur Linderung von Gelenkabnutzungsbeschwerden. Bei fortgeschrittenem Gelenkverschleiß und den damit verbundenen Schmerzen und Bewegungsbeeinträchtigungen ist eine Kombination mit anderen Therapieformen angezeigt.

Nahrungsergänzungsmittel (→ S. 241). Der Markt bietet vielerlei Nahrungsergänzungsmittel, denen knorpelschützende bzw. die Knorpelregeneration anregende Wirkungen zugeschrieben werden. Sie werden meist in Form von Kapseln eingenommen. Nach einigen Studien sollen Avocado-Soja-Öle, die sich durch einen besonders hohen Gehalt an Omega-3-Fettsäuren auszeichnen, sowie Grünlippmuschelextrakte das Voranschreiten einer Arthrose (im Frühstadium) aufhalten, wenn die Präparate mindestens 3 Monate im Jahr eingenommen werden. In anderen wissenschaftlichen Studien war dieser Effekt allerdings nicht nachweisbar. Der vorgeblich knorpelregenerierende Effekt des Grünlippmuschelextrakts wird v. a. dem Gehalt an Mangan, Methylsulfonylmethan, Chondroitinsulfat und Glucosaminsulfat zugeschrieben. Wie alle Therapieansätze, die direkt auf den Gelenkknorpel selbst Einfluss nehmen (sollen), haben sie sicher keinen Effekt mehr, wenn der Knorpel bereits stark geschädigt bzw. kaum oder gar nicht mehr vorhanden ist – in diesem Fall ist die Einnahme wirkungslos.

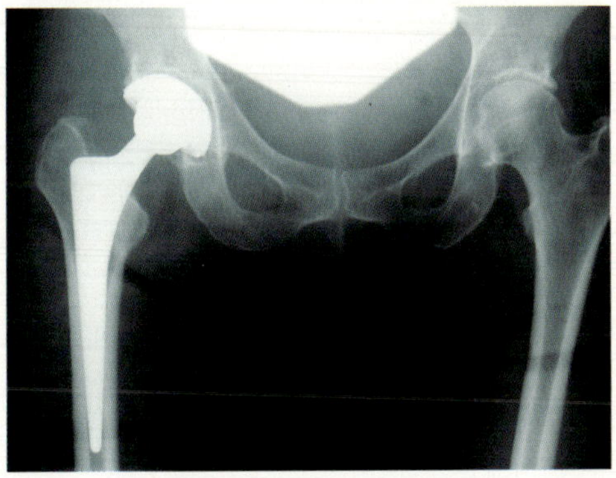

*Der Einsatz eines **künstlichen Hüftgelenks** stellt für die schmerzgeplagten und stark in ihrer Fortbewegung eingeschränkten Patienten eine Erlösung dar. Das Röntgenbild zeigt eine moderne **Hüft-Totalendoprothese (Hüft-TEP)** an einem Hüftgelenk. Auch auf der anderen Seite sind bereits gelenkabgenutzte Veränderungen zu erkennen, die einem Stadium II (→ S. 954) entsprechen. Einige Jahre später wird vermutlich auch dieses Hüftgelenk durch eine TEP zu ersetzen sein. Die modernen künstlichen Gelenke haben eine Haltbarkeitsdauer von mindestens 15 bis 20 Jahren.* [UHD 2545]

Gelenkersatz für Hüfte und Knie

Verschlissene Gelenke oder gebrochene Knochen durch künstliche Gelenke oder Glieder zu ersetzen ist eine alte Idee. Dem stehen jedoch Probleme entgegen: Trotz intensiver Forschung auf diesem Gebiet ließ sich bisher kein Material finden, das dem Knochen in Festigkeit, Elastizität und Dauerhaftigkeit gleicht. Außerdem liegen die Knochen ja nicht völlig frei im Körper, sondern sind über komplizierte Strukturen mit dem umgebenden Gewebe verbunden: Muskeln, Bänder, Sehnen und nicht zuletzt die knorpeligen Gelenkanteile setzen am Skelett an. Verglichen mit dem eigenen Gelenk sind alle Gelenkprothesen deshalb bis heute weniger lang haltbar, sie verschleißen schneller und sind oft auch weniger gut beweglich.

Trotzdem wird seit etwa 1960 mit großem Erfolg das Hüftgelenk ersetzt, besonders bei Hüftgelenksarthrose (→ S. 903) oder Brüchen des Schenkelhalses (→ S. 961). Hier ist es durch neuartige Metalllegierungen gelungen, die Festigkeit und Elastizität des Knochens nachzuahmen. Die Beweglichkeit und Abriebfestigkeit eines gesunden Hüftgelenks erreicht ein künstliches jedoch nicht.

Auch die dauerhafte und feste Verankerung der Prothese im Schaft des Oberschenkelknochens ist trotz moderner Materialentwicklungen und Oberflächengestaltungen ein ungelöstes Problem. Hier ist die Entwicklung längst noch nicht abgeschlossen; moderne metallurgische und werkstofftechnische Forschungen lassen Fortschritte auf diesem Gebiet erwarten.

In den letzten Jahren hat auch der Ersatz des Kniegelenks große Fortschritte gemacht. Ähnlich wie bei der Hüfte ist auch hier die Indikation der fortgeschrittene Gelenkverschleiß (Arthrose). Aufgrund der nahezu ausschließlichen Belastung in der Achse (d.h. von oben) einer Knieprothese spielt hier die Verankerung im Schaft und eine dem Knochen ähnliche Elastizität des Prothesenmaterials nicht die Rolle wie bei der Hüftprothese. Entscheidend ist hier vielmehr die Form der Prothese, um die komplizierte Bewegung des Kniegelenks weitestgehend zu ermöglichen. Weitere Fortschritte bei der Herstellung komplizierter dreidimensionaler Werkstücke und abriebfester Materialien werden auch hier die Standzeiten der Implantate in Zukunft deutlich erhöhen.

Für andere Extrakte, etwa aus Mikroalgen, Haifischknorpel oder Perilla-Öl, steht ein wissenschaftlicher Nachweis ihrer therapeutischen Wirksamkeit bislang vollständig aus.

Neuraltherapie (→ S. 1261). Lokale Injektionen oder Quaddelungen, z.B. mit Misteln, rund um die betroffene Hüfte, sollen helfen, Schmerzen zu lindern und die Beweglichkeit zu verbessern.

Magnettherapie (→ S. 917). Es gibt Hinweise, dass die Magnettherapie den Knorpelaufbau stimuliert bzw. einen knorpelregenierenden Effekt hat. Es kann deshalb einen Versuch wert sein, das Verfahren bereits in einem frühen Stadium in einem mehrwöchigen Therapieintervall einzusetzen, also dann, wenn noch genug Gelenkknorpel vorhanden ist.

Entspannungstherapien. Yoga (→ S. 1259), Autogenes Training (→ S. 1257) oder die Progressive Muskelrelaxation nach Jacobson (→ S. 1259) haben sich – wie bei allen chronischen Schmerzen des Bewegungsapparats – auch zur Linderung von Arthrosebeschwerden bewährt.

Keinen wissenschaftlichen Beleg gibt es bislang für den therapeutischen Nutzen von Ausleitungs- oder Umstimmungsverfahren wie Cantharidenpflaster oder Eigenbluttherapie.

i **Aktuell:** www.gesundheit-heute.de/25x24

- **www.leitlinien.net** – Stichwortsuche Koxarthrose: Ärztliche Leitlinie zu Diagnostik und Therapie.
- **www.deutsches-arthrose-forum.de** – Nicht kommerzielle, von der Deutschen Arthrose Stiftung unterstützte private Internetseite, Pforzheim: Sehr umfassend und informativ, bietet auch eine Arthrose-Datenbank („Zugang zum Arthrose Forum"). Wählen Sie über die Rubrik Arthrose Archiv die Coxarthrose.
- **www.orthinform.de** – Patienteninformationsportal des Berufsverbands der Fachärzte für Orthopädie e.V., Berlin: Bietet u.a. eine überregionale Klinik- und Arztsuche sowie Buchempfehlungen.
- Verband der Orthopäden (Hrsg.): **Gelenkschmerz stoppen.** Informationsbroschüre zum Thema Hüftgelenkersatz. Herunterzuladen über **(www.orthinform.de/new/fachartikel/artikel.php?id=304)**.
- J. Jerosch; J. Heisel: **Die Endoprothesenschule.** Schüling, 2006. Ratgeber zweier Orthopädiechefärzte, bietet guten Überblick.

Coxitis

Häufigkeit: ■■□□□

Coxitis ***(Arthritis des Hüftgelenks):*** Entzündung des Hüftgelenks durch eine Infektion mit Bakterien ***(septische Coxitis, eitrige Coxitis)***, als Rheumatoide Arthritis (→ S. 999), aktivierte Arthrose (entzündlicher Schub einer Hüftgelenksarthrose → S. 903) oder Begleitreaktion von hüftgelenksnahen Erkrankungen (z.B. Tumoren). Bei Kindern tritt als häufige Sonderform der **Hüftschnupfen** ***(Coxitis fugax)*** auf, eine vorübergehende Reizung des Hüftgelenks mit unbekannter Ursache. Eine septische Coxitis erfordert eine sofortige Therapie mit Antibiotika und gegebenenfalls operativer Säuberung und Spülung; die anderen Formen lassen sich medikamentös und physikalisch behandeln.

Leitbeschwerden

- Dauerschmerzen in der Leiste, oft bis zum Knie ziehend
- Hinken, Schonhaltung mit leichter Beugung und Drehung der Hüfte nach außen, eingeschränkte Beweglichkeit
- Selten Fieber.

Wann zum Arzt

In den nächsten Wochen, wenn Schmerzen in der Leiste länger als drei Tage anhalten.

Sofort, wenn Leistenschmerzen bei Kindern auftreten oder mit Fieber verbunden sind.

Die Erkrankung

Eine septische Coxitis ist bei Erwachsenen fast immer die Folge von Injektionen in das Gelenk, Operationen oder Verletzungen an der Hüfte (z.B. nach einem Bruch oder einem Gelenksersatz). Dabei gelangen die Bakterien auf direktem Wege in das Gelenk. Vor allem bei kleinen Kindern setzen sich Krankheitskeime jedoch auch über den Blutweg (hämatogen) im Hüftgelenk fest. Unbehandelt führt eine septische Coxitis in jedem Alter innerhalb weniger Wochen zur Zerstörung des Gelenks und letztendlich zur Versteifung. Ähnliche Folgen hat ein Befall der Hüftgelenke im Rahmen einer Rheumatoiden Arthritis (→ S. 999), einer Juvenilen Arthritis (Kindlichen → S. 1002) oder Reaktiven Arthritis (→ S. 1005). Wenn das zerstörte Gelenk nicht versteift, wird es oft instabil (Hüftluxation → S. 958). Auch ein Vordringen des Hüftkopfs in das Becken ***(Protrusion)*** ist nicht selten.

Hüftschnupfen. Die harmloseste und gleichzeitig häufigste Variante einer Coxitis ist der Hüftschnupfen, eine typische Erkrankung im Kleinkindalter. Die Kinder fallen durch plötzliches Hinken auf oder verweigern sogar vollständig das Gehen. Bereits nach wenigen Tagen ist die Erkrankung ohne Behandlung verschwunden.

Weitere Coxitisformen. Weniger gefährlich ist eine ***rheumatische Coxitis,*** die oft bei Morbus Bechterew (→ S. 1002) oder reaktiver Arthritis (→ S. 1005) auftritt. Sie wird nur selten chronisch und heilt meist folgenlos. Ebenfalls nicht akut gefährlich, jedoch äußerst schmerzhaft ist die Coxitis als Folge einer aktivierten Arthrose (→ S. 903); sie stellt eine akute, entzündliche Zuspitzung der verschleißbedingten Erkrankung dar und tritt oft in wiederholten Schüben auf.

Das macht der Arzt

Diagnosesicherung. Die klinische Diagnose ist oft schwierig, da sich die Beschwerden – Leistenschmerz, Hinken, Einschränkung der Beweglichkeit, Schonhaltung – nicht von anderen Hüfterkrankungen unterscheiden. Wichtige Hinweise ergeben sich manchmal aus Begleitsymptomen wie Fieber bei septischer Coxitis, Rückenschmerzen bei Morbus Bechterew oder Befall weiterer Gelenke bei Rheumatoider, Juveniler und Reaktiver Arthritis. In den ersten Tagen nach Beschwerdebeginn helfen oft Ultraschalluntersuchungen, die Ursache zu klären. Einige Zeit später sind auch auf Röntgen- oder CT-Bildern Veränderungen zu finden. Kernspinbilder zeigen v. a. die entzündliche Reaktion der Weichteile. Die Laborbefunde geben oft Hinweise auf eine Infektion oder einen rheumatischen Prozess. Punktiert der Arzt das Gelenk, lassen sich in der Gelenkflüssigkeit gegebenenfalls Bakterien und verschiedene Entzündungszellen nachweisen.

Therapie. Die septische Coxitis bedarf einer sofortigen, durchgreifenden Behandlung. Reichen antibiotische Therapie und Ruhigstellung nicht aus, öffnet der Arzt das Gelenk und entfernt das infizierte Gewebe, gegebenenfalls wird ein Gelenkersatz nötig (→ S. 953). Letzteres ist oft auch die Therapie der Wahl bei einer rheumatischen Coxitis, wenn andere Behandlungsmaßnahmen wie Medikamente (NSAR → S. 996), Krankengymnastik, physikalische Therapie und kleinere operative Eingriffe (z. B. Entfernung der Gelenkinnenhaut, Synovektomie → S. 998) versagen. Ähnliches gilt für die Behandlung der aktivierten Hüftgelenksarthrose, die oft mit konservativer Therapie, z. B. mit Antirheumatika (NSAR → S. 996), nicht erfolgreich durchzuführen ist.

Selbsthilfe

Bei Hüftschnupfen hilft eine spezielle Lagerung, die Schmerzen zu erleichtern: Beugen Sie dazu das betroffene Bein leicht im Kniegelenk und drehen Sie es leicht nach außen.

i Aktuell: www.gesundheit-heute.de/25x25

- **www.aerztekammer-bw.de/25/10praxis/90allgemeinmedizin/0403.pdf** – Ausführliche und verständliche Darstellung des Hüftschnupfens von der Landesärztekammer Baden-Württemberg.
- **www.leitlinien.net** – Stichwortsuche Hüftschnupfen bzw. infiziertes Gelenk: Ärztliche Leitlinie.

Sehnen- und Schleimbeutelentzündung an der Hüfte, schnellende Hüfte

Häufigkeit: ■■■□□

Sehnenentzündung an der Hüfte ***(Trochantertendinose):*** Schmerzhafte Erkrankung der Sehnen im Bereich des großen Rollhügels (Trochanter major → S. 952, Abb. S. 952) an der Außenseite des körpernahen Oberschenkels. Tritt oft auf in Verbindung mit einer Entzündung des über dem Rollhügel liegenden Schleimbeutels ***(Bursitis trochanterica)*** oder dem Schnappen eines Sehnenzügels über den Rollhügel ***(schnellende Hüfte, Schnapphüfte, Coxa saltans).*** Ursache ist eine mechanische Reizung, z. B. bei (meist sportlicher) Überbelastung, unterschiedlicher Beinlänge oder künstlicher Hüfte. Die Erkrankung lässt sich mit Medikamenten, Krankengymnastik und physikalischen Maßnahmen sowie operativ behandeln, verläuft aber oft hartnäckig.

Leitbeschwerden

- Schmerzen an der Außenseite des körpernahen Oberschenkels im Bereich des dort tastbaren Knochenvorsprungs, besonders beim Gehen
- Druckschmerz in diesem Bereich
- Gelegentlich Schnappen in diesem Bereich.

Wann zum Arzt

In den nächsten Wochen, wenn die oben genannten Beschwerden länger als einige Tage anhalten.

Die Erkrankung

An der Übergangsstelle zwischen schrägem Schenkelhals und geradem Schaft des Oberschenkelknochens befindet sich der große Rollhügel (Trochanter major). An ihm sind mehrere Muskelgruppen mit ihren Sehnen verankert. Um die Biegekräfte des Oberschenkels abzufangen, verläuft an der Außenseite über den großen Rollhügel hinweg ein straffes breites Sehnenband, der **Tractus iliotibialis.** Die am großen Rollhügel auftretenden Druckkräfte werden von einem Schleimbeutel, der *Bursa trochanterica,* abgepuffert.

In diesem mechanisch stark belasteten Bereich kommt es oft zu Reizzuständen. Sie äußern sich als schmerzhafte Sehnen[ansatz]-entzündung (Insertionstendopathie → S. 904) oder Schleimbeutelentzündung (Bursitis → S. 904). Beide Erkrankungen treten meist gemeinsam auf und verursachen die gleichen Beschwerden. Wenn entzündungsbedingte Schwellungen den normalen Gleitvorgang zwischen großem Rollhügel, Tractus iliotibialis und Schleimbeutel stören, resultiert daraus manchmal ein spürbares, eventuell schmerzhaftes Schnappen des Sehnenbands über den großen Rollhügel. Man spricht dann von einer schnellenden Hüfte (Schnapphüfte).

Ursache all dieser Symptome ist eine Fehlbelastung des betroffenen Beins, z. B. durch ein asymmetrisches Gangbild, unterschiedliche Beinlänge, Hüftoperationen oder Überbelastung bei Sport und Arbeit.

Das macht der Arzt

Eine Befragung klärt Art, Ort und Umfang der Beschwerden und grenzt sie gegen andere Hüftsymptome ab, z. B. Leistenschmerz bei Erkrankungen des Hüftgelenks. Durch Abtasten findet der Arzt die typischen druckschmerzhaften Stellen über dem großen Rollhügel, manchmal auch begleitende Schwellungen. Schmerzen bei seitlichem Abspreizen des gestreckten Beins sind ein weiterer, häufiger Befund. Die Diagnose lässt sich durch Ultraschalluntersuchungen sichern, die eine Verdickung von Schleimbeutel und Tractus ileotibialis sowie eventuell Verkalkungen zeigen. Im Kernspin sind die entzündlichen Veränderungen oft ebenfalls zu erkennen, doch bleibt diese Untersuchung unklaren Fällen vorbehalten.

Die Behandlung umfasst die Einnahme von Schmerzmitteln (NSAR → S. 996), Krankengymnastik, Gehschule, Elektrotherapie, Kälte- oder Wärmeanwendung, Entlastung und Schonung bis zur Beschwerdefreiheit. Neuerdings wird über gute Ergebnisse mit einer Stoßwellentherapie berichtet (→ S. 907). Sehr wirksam sind auch Injektionen von örtlichen Betäubungsmitteln oder Kortison in das schmerzende Gewebe.

Ein chronisch entzündeter Schleimbeutel wird chirurgisch entfernt. Bei schnellender Hüfte bringt manchmal nur eine operative Verlängerung des Tractus ileotibialis oder seine Befestigung am großen Rollhügel eine durchgreifende Besserung.

Selbsthilfe und Vorsorge

Schmerzhafte Belastungen zu vermeiden ist das A und O der Selbsthilfe. Bei neu aufgetretenen, akuten Beschwerden bringen oft Kälteanwendungen Erleichterung, z. B. in Form von Kühlpacks oder Eisbeuteln. Bei länger anhaltenden Schmerzen helfen dagegen meist Wärmeanwendungen besser, etwa mit einem Heizkissen oder einem Infrarotstrahler.

Zur Vorsorge tun Sportanfänger gut daran, ihre Sehnen durch langsamen Trainingsaufbau schonend an die neue Belastung zu gewöhnen. Gerade beim Walking, das bei Sport-(wieder-)einsteigern sehr beliebt ist, kommt es anfangs häufig zu Sehnenentzündungen an der Hüfte. Lohnend ist außerdem immer die Fahndung nach einer Beinlängendifferenz als mögliche Ursache, da diese problemlos durch eine Absatzerhöhung auszugleichen ist.

Komplementärmedizin

→ Schleimbeutelentzündung am Knie S. 969

Hüftluxation und Hüftdysplasie

Häufigkeit: ■■□□□

Hüftluxation *(Ausrenkung* bzw. *Verrenkung des Hüftgelenks):* Fehlstellung des Hüftgelenks, bei der sich der Gelenkkopf außerhalb der Pfanne befindet. Die häufigere, angeborene Form führt im Erwachsenenalter zu Arthrose, wenn sie im Kindesalter nicht erkannt und adäquat behandelt wird. Ihr liegt eine **Hüftdysplasie** zugrunde, eine erblich bedingte Fehlanlage der Hüftgelenkpfanne. Die seltenere traumatische Hüftluxation tritt bei hüftgesunden Menschen im mittleren Lebensalter nach Unfällen mit erheblicher Krafteinwirkung auf. Unter konservativer oder operativer Therapie heilt sie meist gut aus. Eine dritte, seltene Form ist die lähmungsbedingte Hüftdysplasie. Davon abzugrenzen ist die Hüftluxation bei bestehender Hüft-Totalendoprothese (TEP-Luxation → S. 955).

Leitbeschwerden

Angeborene Luxation:
- Deutlich sichtbares Hinken
- Meist wenig Schmerzen.

Traumatische Luxation:
- Stärkste Schmerzen im Gesäß oder in der Leiste
- Betroffenes Bein meist in der Hüfte gebeugt und bewegungsunfähig.

Wann zum Arzt

In den nächsten Wochen, wenn
- Schmerzen in der Leiste länger als 3 Tage anhalten
- Hinken auffällt.

Sofort, wenn
- Nach einem Unfall starke Schmerzen in Gesäß oder Leiste bestehen
- Bei Kindern Schmerzen in Gesäß oder Leiste auftreten.

Die Erkrankung

Ursache der ***angeborenen Hüftluxation*** ist die Hüftdysplasie, eine erblich bedingte Fehlanlage der Hüftgelenkpfanne. Sie betrifft in Mitteleuropa zwei bis drei Kinder auf 100 Geburten, Mädchen viermal häufiger als Jungen. Eine regionale Häufung besteht in Tschechien, Sachsen und Thüringen. Da die Gelenkpfanne zu steil oder klein angelegt ist und den Hüftkopf unzureichend überdeckt, gleitet dieser bei schweren Dysplasien teilweise ***(Subluxation)*** oder vollständig ***(Luxation)*** aus dem Gelenkbett. Als Folge kommt es im weiteren Verlauf zu einem Fehlwachstum und/oder zu einem vorzeitigen Verschleiß des Hüftgelenks (Hüftgelenksarthrose → S. 953). Auffällig werden die Kinder manchmal erst, wenn sie bei ihren ersten Gehversuchen hinken – dann ist jedoch die optimale Zeitspanne für eine Erfolg versprechende Frühbehandlung bereits verpasst. Deshalb werden heute möglichst alle Säuglingshüften routinemäßig mit Ultraschall im Rahmen der Vorsorgeuntersuchungen (U3 im Alter von 4–6 Wochen → S. 261) kontrolliert. Findet sich dabei eine Hüftdysplasie oder -luxation, lässt sich die Fehlbildung durch frühzeitige Therapie meist innerhalb weniger Monate vollständig heilen. Bleibt die Erkrankung jedoch unerkannt, sind die Spätfolgen oft nur durch eine komplizierte Operation oder einen Gelenkersatz zu behandeln.

Die ***traumatische*** (verletzungsbedingte) ***Hüftluxation*** ist eine Erkrankung im mittleren Lebensalter, in dem der Knochen noch stabil ist. Im höheren Lebensalter bricht bei Verletzungen eher der Schenkelhals. Als Ursache kommen ausschließlich schwere Krafteinwirkungen infrage, z. B. ein Anprall des Knies am Armaturenbrett bei einem Autounfall. Stärkste Schmerzen schon bei kleinsten Bewegungen und eine sichtbare Fehlstellung sind die typischen Symptome. Bei angemessener Behandlung bestehen gute Heilungsaussichten; nur in 10 % der Fälle entwickeln sich Spätfolgen wie ein Absterben des Hüftkopfs (Hüftkopfnekrose → S. 960) oder eine Arthrose. Als vorübergehende Komplikation kommt es gelegentlich zur Schädigung des Ischiasnervs mit entsprechenden Lähmungserscheinungen.

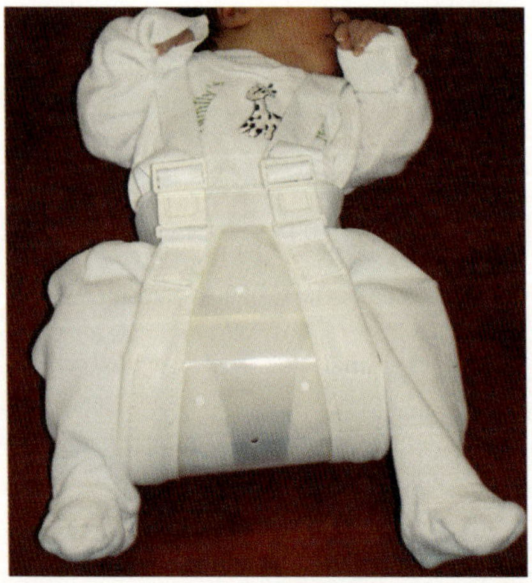

Etwa 2 % der Babys kommen mit einer Hüftdysplasie zur Welt. Die Früherkennung mittels Ultraschalluntersuchung ermöglicht eine rechtzeitige Therapie und erhöht damit die Heilungschancen. Die meisten ***Kinder mit Hüftdysplasie*** *erhalten eine* ***Spreizhose,*** *die den Hüftkopf in der richtigen Position hält und so eine korrekte Entwicklung der Hüfte fördert. In regelmäßigen Abständen untersucht der Arzt das Kind, kontrolliert den Sitz der Spreizhose und verordnet gegebenenfalls ein größeres Exemplar. Ist die Behandlung nach einigen Wochen bis Monaten abgeschlossen und erfolgreich, ist kein Rückfall mehr zu erwarten.* [BSV 2547]

Das macht der Arzt

Diagnosesicherung. Bei Säuglingen gibt es keine verlässlichen Zeichen einer angeborenen Hüftdysplasie; verdächtig ist allenfalls eine Abspreizhemmung, d. h. eine Hemmung beim Auseinanderfalten der in Knie und Hüfte gebeugten Oberschenkel. Eine rasche und sichere Diagnose ist mit Ultraschall möglich, in seltenen Fällen ergänzt durch eine Röntgenaufnahme, die aber erst nach dem 3. Lebensmonat Veränderungen zeigt.

Therapie beim Säugling. Die Therapie der leichten Hüftdysplasie ist beim kleinen Säugling gleichermaßen einfach wie effektiv: Durch mehrmonatiges Tragen einer **Spreizhose** wird der Hüftkopf in die Pfanne gedrückt, und das Gelenk wird dadurch zum vollständigen Nachreifen gebracht. Bei älteren Kindern, schweren Hüftfehlbildungen (Dysplasien) und beginnend verrenkten (subluxierten) Hüftgelenken reicht jedoch eine alleinige Abspreizbehandlung nicht aus. In diesen Fällen wird das Gelenk erst eingerenkt, entweder rasch in Kurznarkose oder über 3 Wochen in einem Streckverband (Overheadextension → Abb. S. 963) und anschließend mit Gipsverband, Schienen oder Bandagen ruhig gestellt. Eine völlige Heilung ist dabei nicht gewährleistet. Besteht die Erkrankung unbehandelt bis in das Erwachsenenalter, sind umfangreiche operative Maßnahmen erforderlich. Alle Verfahren haben das Ziel, die Überdeckung des Hüftkopfs zu verbessern. Nur bei völligem

Verschleiß ist ein Gelenkersatz (künstliche Hüfte → S. 953) erforderlich.

Therapie beim Erwachsenen. Die traumatische Luxation beim Erwachsenen verlangt wegen der starken Schmerzen und der Gefahr einer Hüftkopfnekrose (Absterben des Hüftkopfs → S. 960) eine schnellstmögliche Behandlung. Zu den Erstmaßnahmen zählen Schmerztherapie, schmerzarme Lagerung und provisorische Schienung der verletzten Hüfte. Röntgen und eventuell CT machen die Verrenkung der Hüfte und möglicherweise begleitende Brüche sichtbar. Eine anschließende Einrichtung (Reposition) ist nur in Narkose möglich, da die schmerzbedingte Muskelanspannung jeden Einrichtungsversuch vereitelt. Brüche im Bereich der Gelenkpfanne erfordern meist eine Operation, um Folgeschäden wie verfrühten Gelenkverschleiß zu vermeiden. War die Hüfte lediglich verrenkt, ist nach der Einrenkung ein längerer Krankenhausaufenthalt nicht erforderlich, doch empfiehlt sich eine mehrwöchige Schonung der Hüfte.

Vorsorge

Der einzig sinnvolle Weg, die Zahl der Krankheitsfälle zu reduzieren, ist die konsequente Untersuchung der Neugeborenen, wie es in der U3 in der 4. bis 6. Woche vorgeschrieben ist (→ S. 261). Viele Ärzte propagieren eine Vorverlegung der Untersuchung in die ersten Lebenstage, da die Behandlungszeit umso kürzer und die Heilungschancen umso höher sind, je früher die Therapie beginnt. Inzwischen wird mitunter bei Säuglingen bereits im Rahmen der U2 innerhalb der 1. Lebenswoche noch in der Entbindungsklinik eine Hüftsonografie durchgeführt.

Coxa vara und Coxa valga

Häufigkeit: ■■□□□

Coxa vara und **Coxa valga:** Angeborene oder erworbene Fehlstellung des Schenkelhalses zum Schaft des Oberschenkelknochens (veränderter *Schenkelhalswinkel).* Bei der Coxa vara liegt der Winkel unter 120°, bei der Coxa valga über 140°. Dazwischen liegt die normale Variationsbreite. Nur extreme Varianten sind krankhaft, sie entstehen meist im Kindesalter, z. B. als Folge von Fehlbildungen (wie Hüftdysplasie → S. 958), Vitamin-D-Mangel (Rachitis → S. 1018), Lähmungen oder Hüftkopfgleiten (→ S. 959). Die Störung bleibt oft unbemerkt, führt jedoch manchmal langfristig zu vorzeitigem Gelenkverschleiß. Eine operative Korrektur ist möglich, aber selten erforderlich.

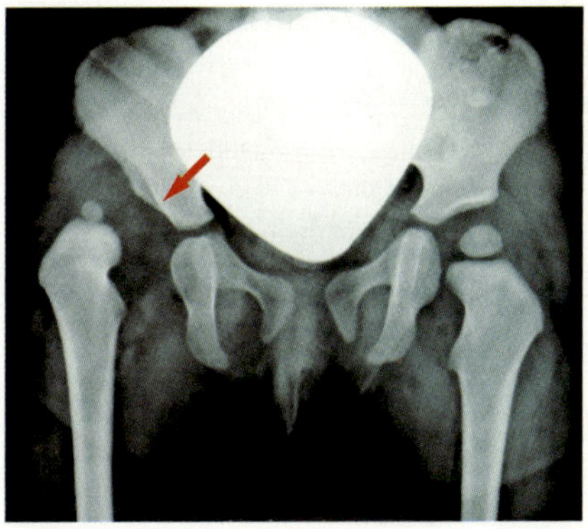

*Angeborene Hüftgelenksluxation (auf dem Röntgenbild links zu sehen) bei einem 10 Monate alten Mädchen. Im Vergleich zum **gesunden Hüftgelenk** auf der anderen Seite ist deutlich zu sehen, dass der Hüftkopf seine Gelenkpfanne verlassen hat und nach oben gerutscht ist. Im weiteren Verlauf wird er sich in seiner falschen Position eine neue, weiter oben gelegene Gelenkpfanne schaffen, wie auf dem Bild bereits andeutungsweise zu erkennen ist (Pfeil).* [GTV 2546]

Leitbeschwerden

- Meist keine
- Eventuell Hinken oder watschelnder Gang, rasche Ermüdbarkeit beim Gehen
- Selten Schmerzen in der Leiste oder an der Außenseite der Hüfte bei Belastung.

Die Erkrankung

Häufigste Ursache einer Coxa vara oder Coxa valga ist die unbehandelte Hüftdysplasie. Bei älteren Kindern stehen Erkrankungen wie Morbus Perthes (→ S. 960) oder Hüftkopfgleiten (→ S. 959) als Ursache im Vordergrund, nach Abschluss des Wachstums und im höheren Alter Osteoporose (→ S. 1016), Schenkelhalsbrüche (→ S. 961) und Hüftkopfnekrosen (→ S. 960). Der veränderte Schenkelhalswinkel führt zu einer falschen Belastung von Hüftgelenk und/oder Schenkelhals. Stärkere Abweichungen stören darüber hinaus häufig das Gleichgewicht der Hüftmuskulatur, was seinerseits wiederum oft die Fehlbelastung der Knochen verstärkt. So entsteht manchmal ein Teufelskreis, der nur durch eine Operation zu unterbrechen ist.

Zum Glück sind solche Verlaufsformen selten. Meist spüren die Betroffenen nichts von ihrer Coxa valga oder Coxa vara. Nur manchmal kommt es zu Beschwerden wie Hinken oder Schmerzen bei Belastung. Nehmen die Beschwerden zu, weisen sie möglicherweise auf eine beginnende Hüftgelenksarthrose hin, die häufigste Komplikation einer Schenkelhalsfehlstellung.

Das macht der Arzt

Klinische Hinweise auf eine Coxa valga oder vara und eine eventuell damit verbundene Störung des muskulären Gleichgewichts erhält der Arzt, indem er das Gangbild beurteilt und den Bewegungsumfang des Hüftgelenks prüft. Röntgenaufnahmen sind mit großen Messfehlern behaftet und nur vor geplanten Operationen sinnvoll. Doch ist man in den letzten Jahren mit Korrekturoperationen (→ S. 906) sehr zurückhaltend geworden. Angezeigt sind sie insbesondere bei einer ausgeprägten Coxa vara; hier lässt sich die drohende Gefahr eines Bruchs abwenden, indem der Schenkelhals durchtrennt, aufgerichtet und fixiert wird *(valgisierende Osteotomie).* Noch seltener und nur bei ausgeprägten Beschwerden ist eine *varisierende Osteotomie* erforderlich, die den Schenkelhalswinkel bei einer Coxa valga abflacht.

Bei stärkerem Hinken hilft es oft, die wichtigen Po- und Beckenmuskeln durch Krankengymnastik zu stärken.

Hüftkopfgleiten

Häufigkeit: ■□□□□

Hüftkopfgleiten *(Epiphyseolysis capitis femoris):* Abgleiten der Hüftkopfkappe vom Hals des Oberschenkelknochens im Bereich der Wachstumsfuge ohne Einwirkung von Gewalt. Einer von 10 000 Heranwachsenden ist betroffen, meist in der Frühpubertät, Jungen dreimal so häufig wie Mädchen. In bis zu 80 % der Fälle erkranken beide Hüftgelenke. Eine Operation ist unumgänglich.

Die Erkrankung

Bei Jugendlichen sind die Knochen noch nicht ausgereift, das Längenwachstum findet ausschließlich an den Wachstumsfugen (→ S. 903) statt. Eine davon befindet sich zwischen Hüftkopf und Schenkelhals. Das Fehlen harten Knochengewebes macht diese Zone zu einem Ort verminderter Belastbarkeit. So kommt es hier manchmal, v. a. zu Beginn eines pubertären Wachstumsschubs, zum Abgleiten des Hüftkopfs vom übrigen Knochen. Als Risikofaktoren gelten hormonelle Einflüsse und insbesondere Scherkräfte auf die Wachstumsfuge, wie sie bei Übergewicht oder im Rahmen von Verletzungen auftreten.

Das Abgleiten kann plötzlich oder, was wesentlich häufiger ist, langsam geschehen. Die akute Form führt zu plötzlichen, starken Schmerzen, Bewegungseinschränkungen im Hüftgelenk und meist vollständiger Belastungsunfähigkeit des Beins, während die langsame Form lange Zeit kaum Beschwerden macht. Oft spüren die betroffenen Jugendlichen nur ein gelegentliches Ziehen in Leiste, Oberschenkel und Knie oder eine rasche Ermüdbarkeit des erkrankten Beins. Häufige Langzeitfolge ist eine vorzeitige Hüftgelenksarthrose (→ S. 953).

Das macht der Arzt

Zunächst wird der Arzt das schmerzende Bein untersuchen, um die Erkrankung einzugrenzen und um festzustellen, ob die Hüfte betroffen ist. Wegen der schweren Folgen eines übersehenen Hüftkopfgleitens ist es wichtig, bei allen unklaren Beschwerden im Bereich der Hüfte, des Oberschenkels, aber auch des Knies im betroffenen Alter ein Hüftkopfgleiten auszuschließen. Mit einer Ultraschalluntersuchung ist oft schon ein Abrutschen des Hüftkopfs sichtbar. Lässt sich hier keine Sicherheit gewinnen, klärt Röntgen, im Zweifelsfall auch Kernspin die Diagnose.

Die Behandlung ist wegen der drohenden Arthrose immer operativ. Die akute Form erfordert eine notfallmäßige Operation innerhalb weniger Stunden, um die Durchblutung zu erhalten. Der abgerutschte Hüftkopf wird wieder eingerichtet (reponiert) und dann verschraubt oder mit Drähten gesichert. Da das Leiden oft beidseitig auftritt, ist es meist ratsam, auch die gesunde, d. h. noch beschwerdefreie Hüfte zu operieren. Nach dem Eingriff benutzen die Heranwachsenden für 6–12 Wochen Gehstützen. Bei rechtzeitiger Operation sind die Heilungsaussichten auch bei weit abgerutschten Hüftköpfen sehr gut. Dennoch lassen sich Spätschäden wie eine Arthrose nicht sicher ausschließen.

Hüftkopfnekrose und Morbus Perthes

Häufigkeit:

Hüftkopfnekrose *(Femurkopfnekrose)*: (Teilweises) Absterben des Hüftkopfs mit der Folge einer Arthrose. Weder mit konservativer noch operativer Therapie lässt sich die Erkrankung vollständig ausheilen. Eine Ausnahme ist die Sonderform des **Morbus Perthes** *(juvenile Hüftkopfnekrose, idiopathische kindliche Hüftkopfnekrose)* bei Kindern von 3–12 Jahren mit sehr guten Heilungschancen.

Leitbeschwerden

- Wechselnde Schmerzen in Leiste, eventuell Oberschenkel und Knie
- Bei Kindern anfangs oft nur gelegentliches Hinken
- Oft schleichender Beginn.

Wann zum Arzt

In den nächsten Wochen, wenn leichtere Beschwerden länger als 3 Tage anhalten.

Innerhalb von 3 Tagen bei allen akuten Schmerzen in Leiste, Oberschenkel oder Knie sowie bei Beschwerden im Kindesalter.

Die Erkrankung

Die Durchblutung des Hüftkopfs ist oft problematisch. So führen manchmal bereits kleinere Störungen der Blutversorgung, die im Detail nicht geklärt sind, zum teilweisen oder sogar kompletten Absterben des Hüftkopfs *(idiopathische Hüftkopfnekrose)*. Nachgewiesen ist ein erhöhtes Risiko nach Schenkelhalsbrüchen (→ S. 961) und Hüftluxation (→ S. 958), bei Nierenschäden (→ S. 783) und rheumatischen Erkrankungen wie dem Lupus erythematodes (→ S. 1007). Alkohol- und Nikotinmissbrauch fördern die Erkrankung ebenso wie eine längere Einnahme von Kortisonpräparaten. Da die Beschwerden unspezifisch sind, bleibt die Hüftkopfnekrose oft lange unerkannt. Sowohl mit als auch ohne Behandlung ist der Verlauf schwer vorauszusagen, da die Krankheit manchmal vollständig zum Stillstand kommt; sie kann aber auch wieder ohne erkennbaren Anlass fortschreiten. Der Endzustand ist häufig eine Hüftgelenksarthrose (→ S. 953).

Morbus Perthes. Eine Sonderform der Hüftkopfnekrose ist der Morbus Perthes. Er betrifft Kinder von 3–12 Jahren, meist Jungen, und macht sich anfangs oft lediglich in zeitweiligem Hinken bemerkbar. Schmerzen in Leiste oder Knie folgen meist erst später. Ursache ist wahrscheinlich eine zeitweise ungenügende Blutversorgung während stärkeren Knochenwachstums. Rechtzeitig behandelt, heilt der Morbus Perthes oft folgenlos aus, weil beim Kind abgestorbenes Knochengewebe abgebaut und durch neuen Knochen ersetzt wird. Manchmal verbleibt jedoch eine Deformierung des Hüftkopfs mit der Spätfolge einer Arthrose.

Das macht der Arzt

Diagnosesicherung. Zunächst wird der Arzt das betroffene Bein untersuchen, um die Erkrankung einzugrenzen. Hinken oder Bewegungseinschränkungen lenken den Verdacht auf die Hüfte. Im Röntgenbild zeigen sich typische Veränderungen anfangs oft nur sehr unscheinbar und kaum sichtbar. In diesem Stadium ist eine Verlaufsbeobachtung angezeigt. Ein Kernspin bringt durch weitere Informationen gerade bei unklaren oder fraglichen Befunden Sicherheit bei der Diagnose.

Therapie. Die Behandlung richtet sich nach dem Fortschritt der Erkrankung und den Beschwerden. Bei leichteren Fällen bringen Gehen an Gehstützen, Schmerzmittel (z. B.

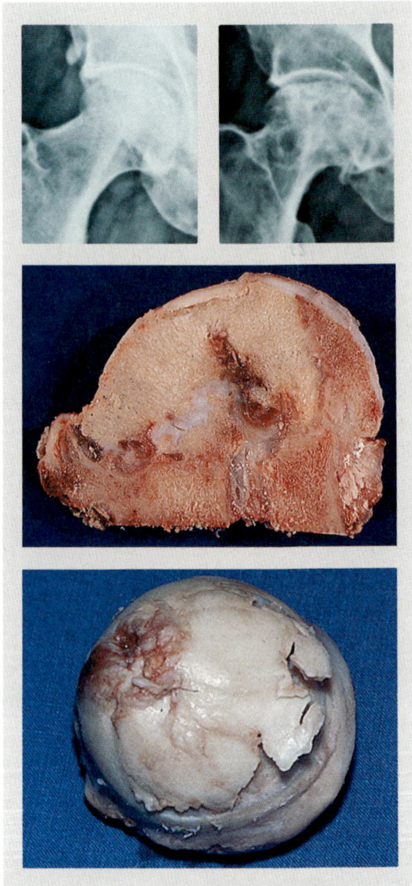

*Die Entwicklung einer **Hüftkopfnekrose** wird in einzelne Stadien unterteilt, die auf Röntgenbildern klar zu unterscheiden sind. Im **Stadium I** ist auf der Röntgenaufnahme des Hüftkopfs eines Erwachsenen mit unfallbedingter Erkrankung noch nichts zu erkennen. Eine konservative Therapie ist in diesem Fall ausreichend. Im **Stadium II** ändert sich die Struktur des Knochens, bis schließlich im **Stadium III** die Gelenkfläche einbricht. Diese Veränderungen erfordern eine Operation, wobei sich das Gelenk manchmal noch erhalten lässt. Eine ausgeprägte Arthrose mit weitgehender Zerstörung des Gelenks ist kennzeichnend für das **Stadium IV**. Sie ist nur noch mit einem vollständigen Gelenkersatz (TEP) zu behandeln.* [GTV 2548]

NSAR → S. 996) und physikalische Therapiemaßnahmen schon eine deutliche Besserung. Im fortgeschrittenen Stadium kommen gelenkerhaltende Operationen zum Einsatz mit dem Ziel, die Durchblutung des Hüftkopfs zu verbessern. Bei schweren Fällen mit Zerstörung des Gelenks bleibt als letzte Behandlungsmöglichkeit nur eine künstliche Hüfte (→ S. 953). Vollständig heilen wird eine Hüftkopfnekrose im Erwachsenenalter nie.

Bei Kindern mit Morbus Perthes genügt oft eine Entlastung mit Orthesen (→ S. 908), großen Schienen, die das Bein in leichter Abspreizung halten. Vor allem älteren Kindern hilft jedoch nur eine Operation.

Sehnenentzündung am Innenschenkel

Häufigkeit: ■■■■□

Sehnenentzündung am Innenschenkel *(Adduktoren-Tendopathie)*: Schmerzhafte Entzündung der Sehnenansätze an der Innenseite des Oberschenkels, meist in der Leiste. Es handelt sich um ein häufiges, oft hartnäckiges Problem bei Fußballern. Entzündungshemmende Medikamente und physiotherapeutische Maßnahmen beschleunigen die Heilung.

Leitbeschwerden

- Schmerzen an der Innenseite des Oberschenkels zur Leiste hin, oft auch am Sitzbeinknochen
- Beschwerden besonders während sportlicher Belastung.

Wann zum Arzt

In den nächsten Wochen, wenn die oben genannten Beschwerden länger als einige Tage anhalten.

Die Erkrankung

Im Bereich des Innenschenkels befinden sich die Adduktoren (→ S. 953). Besonders beim Fußball, aber auch bei anderen (Ball-)Sportarten sind diese Muskeln hohen Belastungen ausgesetzt, die bei entsprechender Veranlagung zu einer Entzündung der Sehnenansätze führen. Die Erkrankung äußert sich in belastungsabhängigen Leistenschmerzen, wie sie allerdings in ähnlicher Form auch bei nicht muskulären Ursachen auftreten, z. B. bei Wirbelsäulenproblemen oder Hüftgelenksarthrose (→ S. 953). Vor allem beginnende Leistenbrüche *(weiche Leiste, Sportlerleiste)* verursachen oft die gleichen Symptome wie Sehnenansatzentzündungen, da ein Teil der Bauchmuskulatur direkt mit dem Leistenband in Verbindung steht.

Das macht der Arzt

Diagnosesicherung. Durch Betasten der Muskulatur in Ruhe und unter Anspannung ermittelt der Arzt die betroffenen Muskeln oder Sehnen. Oft besteht auch ein tast- und sichtbares Ungleichgewicht zwischen den kräftigen Quadrizepsmuskeln und den Adduktoren. Eine weiche Leiste ist ebenfalls schnell durch Abtasten des Leistenrings und durch eine Schmerzauslösung an der betreffenden Stelle nachzuweisen. Ultraschalluntersuchungen lassen manchmal verdickte Sehnenansätze erkennen. Im Zweifelsfall helfen Röntgenbilder bei der Abgrenzung gegen andere Erkrankungen mit ähnlichen Beschwerden.

Therapie. Die Behandlung umfasst v. a. physiotherapeutische Maßnahmen, insbesondere in Form von lokalen Behandlungen, z. B. manueller Therapie (→ S. 916), Elektrotherapie und Kälteauflagen sowie von gezieltem Muskeltraining zum Ausgleich des muskulären Ungleichgewichts. Medikamentös sind Schmerzmittel (z. B. NSAR → S. 996) angezeigt. Die lokale Injektion von Kortisonpräparaten zeigt zwar kurzfristig Wirkung, verstärkt jedoch langfristig die Probleme, da sie die ohnehin geschädigten Sehnenansätze zusätzlich schwächt. Bei chronischem Verlauf ist eine Operation möglich, allerdings mit unsicheren Erfolgsaussichten. Findet sich als Ursache der Beschwerden eine weiche Leiste, also die Vorstufe eines Leistenbruchs, ist dagegen eine Operation das Mittel der Wahl. Gerade Fußballer oder Leichtathleten erreichen damit oft eine vollständige Beschwerdefreiheit.

Selbsthilfe

Schmerzhafte Belastungen zu vermeiden ist eine wichtige Voraussetzung, um die Entzündung zum Abklingen zu bringen. Treten akute Schmerzen auf, lassen sie sich meist gut durch Kühlung (z. B. mit Eisbeuteln oder Kühlpacks) in den Griff bekommen.

i Aktuell: www.gesundheit-heute.de/25x26

- **www.zeitschrift-sportmedizin.de/inh4_2004.htm** – Zeitschrift der Deutschen Gesellschaft für Sportmedizin und Prävention e. V. (DGSP): Der Artikel „Der chronische Leistenschmerz des Sportlers" von H. Hess behandelt ausführlich dessen Ursachen und Therapiemöglichkeiten.

[Ober-]Schenkelhalsbruch

Häufigkeit: ■■■■□

[Ober-]Schenkelhalsbruch *(Schenkelhalsfraktur, collare Femurfraktur)*: Bruch des Schenkelhalses, der Verbindung zwischen Hüftkopf und Schaft des Oberschenkelknochens. Zu den körpernahen Oberschenkelbrüchen zählen außerdem Brüche in Höhe der Rollhügel *(pertrochantäre Femurfrakturen)* und knapp unterhalb der Rollhügel *(subtrochantäre Femurfrakturen)*.

Es ist der häufigste Knochenbruch bei älteren Menschen, in Deutschland trifft es jedes Jahr 1 % der über 65-Jährigen. Die eigentlichen Ursachen der Brüche sind meistens Stürze zu Hause, fast immer ist eine Osteoporose der wichtigste Begleitfaktor. In seltenen Fällen kann ein Bruch auch schleichend, d. h. ganz ohne Sturz, oder im Rahmen einer Krebsmetastase im Knochen auftreten. Behandelt wird fast immer operativ, die Ergebnisse reichen von weitgehender Beschwerdefreiheit bis zur Gehunfähigkeit. Jüngere Menschen erleiden Schenkelhalsbrüche dagegen fast ausschließlich im Rahmen von schweren Unfällen, meist mit sehr guten Heilungsaussichten.

Leitbeschwerden

- Starke Schmerzen in Leistengegend, Hüfte und/oder oberem Oberschenkel nach einem Sturz, selten auch ohne jede erkennbare Ursache

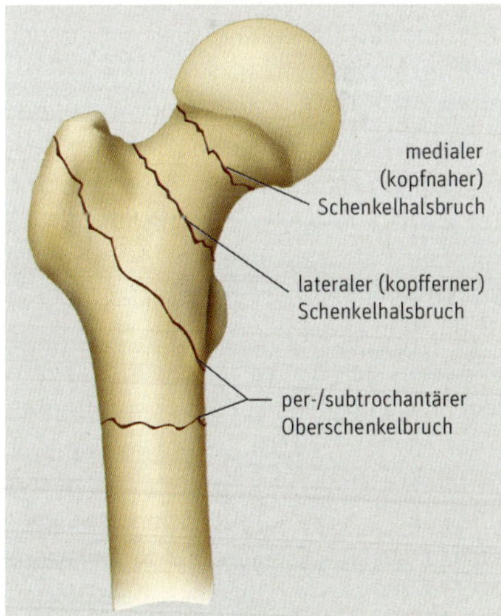

Körpernahe Oberschenkelbrüche werden meist operativ behandelt. Es stehen, je nach Abnutzungsgrad der Hüftgelenke und der Stelle des Bruchs, verschiedene Verfahren zur Wahl – vom künstlichen Hüftgelenk über die Fixierung mit langen Schrauben bis zur Schienung mit einem kurzen ***Marknagel*** *und darin verankerter Schraube zum Hüftkopf.* [GTV 2549]

- Gehen oder Stehen meist nicht möglich
- Beinanheben im Liegen schmerzhaft
- Verkürzung und Drehung des Beins nach außen (sichtbar im Liegen)
- Selten Blutergüsse und Schwellungen über dem Hüftgelenk.

Wann zum Arzt

Sofort den hausärztlichen Notdienst oder Hausarzt rufen bei starken Schmerzen in Leiste und Oberschenkel, die Gehen oder Stehen unmöglich machen.

Die Erkrankung

Der Verletzungsmechanismus ist fast immer eine direkte Gewalteinwirkung am körpernahen Oberschenkel. Bei jungen Menschen ist der Knochen sehr stabil. Bei ihnen ist, damit es zum Bruch kommt, eine große Kraft notwendig, z.B. im Zusammenhang mit einem Unfall. Bei älteren Menschen dagegen ist der Knochen durch den altersbedingten Knochenschwund *(Osteopenie)* geschwächt, so dass banale Stürze auf die Hüfte schwere Brüche zur Folge haben können. Vor allem bei älteren Frauen ist dieser Knochenschwund krankhaft ausgeprägt (= Osteoporose → S. 1016), deshalb sind sie viel häufiger als Männer von derartigen Brüchen betroffen. Selten führt eine krebsbedingte Knochenzerstörung zu einem Bruch am körpernahen Oberschenkel (pathologische Fraktur → S. 908).

Die Einteilung der Schenkelhalsbrüche erfolgt einerseits nach dem Ort des Bruchs in kopfnahe, *mediale Brüche* und kopfferne, *laterale Brüche,* andererseits nach dem Verlauf der Bruchlinie (steil/flach). Bei pertrochantären Frakturen liegt der Bruch im Bereich der Rollhügel, bei subtrochantären knapp unterhalb derselben. Eine weitere, für die Behandlung wichtige Einteilung unterscheidet *instabile Brüche* von *stabilen, eingestauchten Brüchen.* Stabile Brüche verursachen zwar Schmerzen in Leiste, Oberschenkel oder Knie, die betroffenen Patienten können das Bein aber noch belasten und bewegen. Instabile Brüche verursachen so starke Beschwerden, dass bereits Drehungen im Bett stärkste Schmerzen verursachen und an Aufstehen oder gar Belastung nicht zu denken ist. Ohne operative Behandlung bleibt nur die Bettlägerigkeit.

Doch auch mit Operation ist ein körpernaher Oberschenkelbruch eine schwere Verletzung. Das liegt daran, dass die betroffenen Menschen meistens älter und oft schon vor der Verletzung geschwächt sind. Operationskomplikationen sind Infektionen, Nerven- und Gefäßverletzungen, Nicht-Heilen des Bruches und – bei hüftnahen Operationen gefürchtet – die Thrombosen (→ S. 736) und Lungenembolien (→ S. 617). Hüftkopfnekrosen drohen insbesondere bei medialen Schenkelhalsfrakturen.

Das macht der Arzt

Diagnosesicherung. Die Diagnose ergibt sich aus der klinischen Untersuchung und wird durch Röntgenaufnahmen gesichert. Nur in seltenen Fällen ist ein CT oder Kernspin erforderlich.

Konservative Therapie. Eine konservative Behandlung kommt für die eher seltenen stabilen Brüchen in Frage. Dabei dürfen die Patienten von Beginn an mit Gehstützen aufstehen, erhalten bei Bedarf Schmerzmittel und dürfen je nach Einschätzung der Ärzte teilweise oder voll belasten. Die Bruchheilung benötigt 2–3 Monate. Manchmal kommt es vor, dass ein anfangs stabiler Bruch in einen instabilen übergeht, etwa wenn eingestauchte Knochen-Fragmente voneinander abrutschen. Der Betroffene spürt stärkere Schmerzen und kann das Bein plötzlich nicht mehr belasten. Dann ist wie bei allen instabilen Frakturen eine Operation nötig.

Operative Therapie. Die Operation hat immer zwei Ziele: Zum einen, dem Patienten das sofortige Wiederaufstehen zu ermöglichen, das Bein mindestens teilweise belastbar zu machen und damit die Bettlägerigkeit abzukürzen. Zum anderen, soweit sinnvoll, das eigene Hüftgelenk zu erhalten. Widersprechen sich beide Ziele, dann ist abzuwägen, welches der beiden Vorrang hat. Bei Patienten unter 65 Jahren hat die Erhaltung des Hüftgelenks eher Priorität – hier lohnt eine aufwendige Nachbehandlung mit länger dauernder Stockentlastung.

Umgekehrt können alte und kranke Patienten häufig nicht konsequent an Stöcken, Gehböcken oder Gehwagen entlasten, weil ihnen die nötige Kraft in den Armen, die Koordination oder – z. B. bei einer Demenz – die Einsicht dazu fehlt. Dann hat eine intensive Nachbehandlung mit wochenlangen Einschränkungen keinen Sinn, und die Ärzte empfehlen einen sofortigen (Teil-)Ersatz des Hüftgelenks. Damit ist meistens eine Belastung schon wenige Tage nach der Operation möglich. Nur in besonders komplizierten Fällen kommt es vor, dass eine Belastungsstabilität auch durch eine Operation nicht erreicht wird. Dann ist eine längere Zeit im Bett und im Rollstuhl mit der Gefahr verbunden, dass der Betroffene währenddessen so viel Muskel- und Lebenskraft einbüßt, dass er auch nach Ausheilen des Bruches nicht mehr selbstständig gehen kann (→ S. 461).

Mediale Schenkelhalsfrakturen sind ein Sonderfall: Hier reißen manchmal die Blutgefässe, die den Hüftkopf ernähren. Der Kopf stirbt daraufhin ab. Auch wenn die Blutgefäße den Bruch unbeschadet überstehen, bildet sich mitunter ein Bluterguss im Gelenk, der die Blutversorgung des Hüftkopfes abdrückt. Um das Hüftgelenk zu retten, muss der Arzt in so einem Fall notfallmäßig innerhalb von 6 Stunden operieren. Wird der Kopf anschließend normal durchblutet, kann der Bruch heilen und das Hüftgelenk bleibt erhalten. Stirbt der Kopf ab, heilt der Bruch nicht und der Arzt muss 6–24 Monate nach der ersten OP ein künstliches Hüftgelenk einsetzen – auch bei jungen Betroffenen.

Als Operationstechniken sind gebräuchlich:

- Verschrauben des Bruchs mit drei Schrauben; nur möglich bei – in der Regel jüngeren – Patienten mit festem Knochen, deren Gelenk zudem erhalten bleiben soll
- Verplatten und Verschrauben des Bruchs mit einer speziellen Kombination aus Platte und Schrauben *(DHS, dynamische Hüftschraube)* bei lateralen Schenkelhalsbrüchen und pertrochantären Frakturen
- Einbringen eines speziellen Nagels in den Markraum des Oberschenkelschafts und einer zugehörigen kräftigen Verbindungsschraube in Oberschenkelhals und -kopf *(PFN, proximaler Femurnagel, Gamma-Nagel)* bei lateralen Schenkelhalsbrüchen sowie per- und subtrochantären Frakturen
- Ersatz des Schenkelhalses durch eine Hüft-Totalendoprothese (→ S. 954) oder durch eine Hemiendoprothese (→ S. 954), dies ist bei fast allen Brucharten möglich.

Patienten ab 75 Jahren erhalten meist eine Endoprothese, da das Hüftgelenk in der Regel bereits Verschleißerscheinungen zeigt und ein Erhalt deshalb keine Vorteile bringt.

Nachbehandlung. Nach der Operation gewährleistet oft ein kurzer Aufenthalt auf der Intensivstation eine gute Überwachung von betagten Patienten und somit einen möglichst komplikationslosen Verlauf. Sehr bald beginnt Krankengymnastik, um die durch die Operation geschwächte Muskulatur zu kräftigen und die Gelenke zu bewegen. Auch ***elektrische Motorschienen*** leisten hier gute Dienste. In der Regel ist es dem Patienten bereits am 2. Tag nach der Operation erlaubt, aufzustehen und erste Gehversuche zu unternehmen. Bei Verschraubungen und zementfreiem Gelenkersatz (→ S. 954) ist hierbei zunächst nur eine Teilbelastung der operierten Hüfte erlaubt.

Meist schließt sich nach der Entlassung aus dem Krankenhaus eine Anschlussheilbehandlung (AHB → S. 293) oder eine intensive, *erweiterte ambulante Physiotherapie* an. Unterschiedliche Übungen, zum Teil an Geräten, trainieren die Muskulatur und die Koordination der Bewegungen. Diese Nachbehandlung ist erfolgsentscheidend.

Trotz all dieser Maßnahmen bleibt bei ~ 25 % der älteren Patienten die Gehfähigkeit so stark eingeschränkt, dass ihnen auch mit einer Gehhilfe, z. B. einem Rollator (fahrbares

Gehgestell), ein eigenständiges Leben nicht mehr möglich ist. Der überwiegende Teil der Patienten erreicht jedoch eine Mobilität, die zumindest ausreichend ist, um den Alltag zu bewältigen. Jüngere Verletzte werden wieder ohne Einschränkungen beruflich und sportlich voll belastbar.

Vorsorge

Die entscheidenden Vorsorgemaßnahmen gelten dem wichtigsten Risikofaktor – der Osteoporose (→ S. 1016). Ältere Menschen mit Osteoporose ziehen sich Schenkelhalsbrüche oft schon bei häuslichen Stürzen zu. Um die Verletzungsgefahr abzumildern, stehen spezielle Hüftprotektoren (→ Abb. S. 461) zur Verfügung – der Körperform angepasste Polster, die sich in spezielle Hosen einschieben lassen. Sie senken bei sturzgefährdeten Patienten das Risiko eines Bruchs um bis zu 50 %. Um die Unfallgefahr zu minimieren, ist es außerdem wichtig, möglichst alle Stolperfallen zu beseitigen und notwendige Sehhilfen anzupassen.

Komplementärmedizin

Zur Linderung der Schmerzen sowie zur Unterstützung des Heilungsprozesses kommen bei Schenkelhals- bzw. Oberschenkelbrüchen als komplementärmedizinische Maßnahmen v. a. Magnettherapie (→ S. 917), Homöopathie (→ S. 1251) und Akupunktur (→ S. 1249) infrage.

i Aktuell: www.gesundheit-heute.de/25x27

- **www.leitlinien.net** – Stichwortsuche Schenkelhalsfraktur: Ärztliche Leitlinien.
- C. Koesling; U. Stiegler: **Hüftgelenkersatz.** Selbstständigkeit und Sicherheit im Alltag. Schulz-Kirchner, 2007. Mit Tipps für das Leben nach der OP.

Oberschenkelbruch

Häufigkeit: ■■□□□

Oberschenkelbruch *(Femurfraktur)*: Bruch des Oberschenkelknochens, im engeren Sinn des Oberschenkelschafts *(Femurschaftfraktur)*. Die Verletzung entsteht hauptsächlich bei Einwirkung großer Kräfte, z. B. infolge eines Verkehrsunfalls oder Sturzes aus großer Höhe. Bei sofortiger Operation heilt sie meist folgenlos.

Leitbeschwerden

- Stärkste Schmerzen am Oberschenkel
- Belastung des Beins nicht möglich
- Schwellung des Oberschenkels, manchmal auch des Kniegelenks
- Fast immer von außen sichtbare Fehlstellung des Oberschenkels, oft Verkürzung und Außendrehung des Beins
- Oft Bewusstlosigkeit oder Schock.

Wann zum Arzt

Sofort den Notarzt rufen bei starken Schmerzen oder Fehlstellungen im Oberschenkel nach einem Unfall.

Die Erkrankung

Der Schaft des Oberschenkels ist sehr kräftig ausgebildet und stabil, er bricht daher nur bei großer Krafteinwirkung. Da er gut in die Muskulatur des Oberschenkels eingebettet ist, sind offene Brüche selten; Trümmerbrüche kommen dagegen häufig vor. Meist bestehen zusätzlich schwere bis lebensbedrohliche Begleitverletzungen, insbesondere an Schädel, Bauch und Brust; sie entscheiden über das Schicksal des Patienten. Jedoch sind auch isolierte Oberschenkelbrüche schwere Verletzungen, die zu einem starken Blutverlust und zu gefährlichen Thrombosen führen können.

Nach Überstehen der ersten Tage ist die Prognose recht gut. Langfristig heilen Oberschenkelbrüche meist folgenlos, insbesondere bei jungen Menschen. Ist bei Brüchen am unteren Ende des Oberschenkels *(distale Femurfrakturen)* die Gelenkfläche des Kniegelenks mit betroffen, bleiben allerdings in 20 % der Fälle Bewegungseinschränkungen zurück. Zudem besteht – wie bei allen Knochenbrüchen mit Gelenkbeteiligung – in etwa gleicher Häufigkeit das Risiko einer frühzeitigen Arthrose.

Das macht der Arzt

Die klinischen Zeichen lenken in Verbindung mit der Vorgeschichte meist schnell den Verdacht auf einen Oberschenkelbruch. Röntgenaufnahmen sichern die Diagnose, manchmal unterstützt durch ein CT.

Als Behandlung ist in der Regel eine sofortige Notfalloperation erforderlich. Stehen allerdings bei lebensbedrohlichen Mehrfachverletzungen dringlichere Eingriffe im Vordergrund, wird der Oberschenkelbruch zunächst nur provisorisch versorgt und erst später definitiv operiert. Diese provisorische Stabilisierung erfolgt meist mit einer äußeren Spannvorrichtung (Fixateur externe → S. 861); auch offene Brüche werden damit häufig versorgt.

Ansonsten werden Oberschenkelbrüche in der Regel mit einem langen Marknagel stabilisiert, der den Markraum des Schafts über die gesamte Länge ausfüllt und mit Querschrauben gegen Verdrehen und Verschieben gesichert ist. Bei gelenknahen Brüchen und Begleitverletzungen bietet sich als alternative Operationsmethode an, die Knochenfragmente mit einer langen Platte und Schrauben zu verbinden.

Ist der Bruch nicht stark zertrümmert, beginnt schon wenige Tage nach der Operation ein Gehtraining an Unterarmgehstützen mit allmählich zunehmender Belastung. Ein Gipsverband ist überflüssig, da die Implantate den Knochen ausreichend stabilisieren. Bei einer Marknagelung ist es üblich, einen Teil der Querschrauben bereits nach 6 bis 12 Wochen zu entfernen. So lässt sich das Körpergewicht nutzen, um die Knochenfragmente einzustauchen und damit die Bruchheilung zu beschleunigen. Der Nagel selbst verbleibt wenigstens 1,5–2 Jahre im Knochen, wird aber oft auch belassen, wenn er keine Beschwerden verursacht. Auch eine Plattenentfernung erfolgt frühestens nach 1,5–2 Jahren.

Bei Kleinkindern wird ein Oberschenkelbruch in der Regel nicht operiert, sondern in einer ***Overheadextension (Streckverband)*** behandelt (→ Abb. unten). Ab dem 5. Lebensjahr ist jedoch eine operative Stabilisierung erforderlich, entweder mit elastischen Nägeln, die der Chirurg in den Markraum des Knochens einschiebt, oder mittels eines äußeren Spanners (Fixateur externe → S. 861). Die Kinder können rasch wieder laufen, je nach Bruchform mit Teil- oder sogar Vollbelastung des betroffenen Beins.

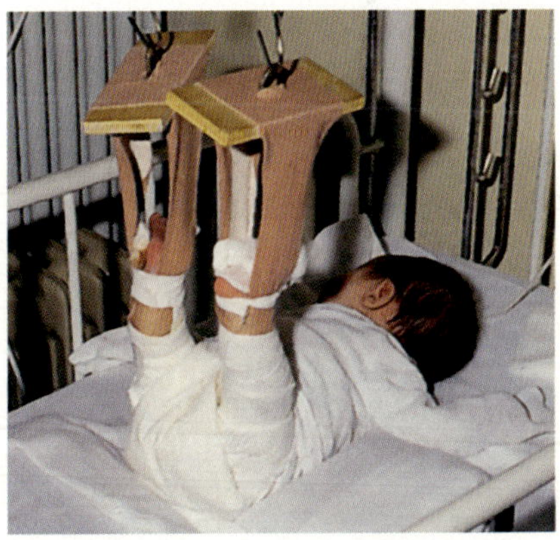

*Kleine Kinder mit **Oberschenkelbruch** werden oft mit einem Streckverband **(Overheadextension)** behandelt. Dabei werden beide Beine, das gebrochene und das unverletzte, um 90° gebeugt und mit Heftpflaster unter leichtem Zug an einer Aufhängevorrichtung befestigt. Overheadextensionen werden auch bei angeborenen Hüftluxationen eingesetzt (→ S. 958), zur schonenden Einrenkung des Hüftgelenks.* [GTV 2550]

Knie und Unterschenkel

Aufbau und Funktion

Das **Kniegelenk** ist hauptsächlich ein Beuge- und Streckgelenk, nur in geringem Umfang sind Drehungen möglich – man spricht von einem [Dreh-]Scharniergelenk (→ S. 903). Die knöchernen Anteile des Gelenks bilden das **Schienbein** *(Tibia),* der Oberschenkelknochen (Femur → S. 952) mit seinen zwei walzenförmigen Erhebungen, den **Kondylen,** und die **Kniescheibe** *(Patella).* Das knienahe Ende des Schienbeins *(Schienbeinplateau,* **Tibiaplateau)** ist nahezu eben.

Die Kniescheibe ist das größte Sesambein des Körpers und liegt an der Vorderseite des Kniegelenks. Allgemein ist ein **Sesambein** *(Os sesamoideum)* ein kleiner Knochen, der in eine Sehne eingewachsen ist und für zusätzlichen Abstand zum Knochen sorgt. Dadurch werden Druckbelastungen minimiert, denen Sehnen in ihrem Verlauf über Gelenke ausgesetzt sind. Die Kniescheibe ist an ihrer Rückseite von Knorpel bedeckt, um in der Gelenkrinne des Oberschenkels zu gleiten. Sie fungiert als knöcherne Umlenkrolle der Quadrizepssehne (→ unten). Das Knie besteht somit aus drei Gelenkanteilen, dem inneren zwischen innerer Kondyle und innerem Tibiaplateau, dem äußeren zwischen äußerer Femurkondyle und äußerem Tibiaplateau sowie dem femoro-patellaren Gelenkanteil zwischen Kniescheibenrückfläche und Gelenkrinne des Oberschenkels (→ Abb. S. 965). Die scheinbar einfache Scharnierbewegung zwischen den Oberschenkelkondylen auf dem Schienbeinkopf ist so in Wirklichkeit eine komplexe Roll-Gleit-Bewegung.

Am inneren und äußeren Rand des Tibiaplateaus befinden sich zwei halbmondförmige knorpelige Gebilde, die **Menisken.** Sie verbessern den Kontakt zwischen den abgerundeten Kondylen und dem flachen Plateau und dämpfen durch ihre Elastizität harte Stöße. Zusammengehalten wird das Gelenk durch einen komplexen Kapsel-Band-Apparat. Besonders wichtig für die Stabilisierung sind zwei direkt im Gelenk verlaufende Bänder, die **Kreuzbänder.** Von der Mitte des Tibiaplateaus ausgehend verlaufen sie, einander überkreuzend, in der Rinne zwischen den beiden Kondylen. Die Kreuzbänder sorgen für den steten engen Kontakt des Oberschenkelknochens mit dem Schienbein und verhindern ein Abgleiten der Kondylen nach vorne oder hinten. An beiden Seiten wird das Knie durch das **innere** und **äußere Seitenband** stabilisiert. Diese Verstärkungszüge der Gelenkkapsel schützen gegen ein seitliches Wegknicken des Gelenks. Daneben stabilisieren auch viele Muskeln mit ihren Sehnen das Kniegelenk. Die stärkste Sehne ist die des vierköpfigen Oberschenkelmuskels (Quadrizepsmuskel), die an der Vorderseite des Knies zum Schienbeinkopf zieht und in die die knöcherne Kniescheibe eingearbeitet ist. Der Sehnenanteil oberhalb der Kniescheibe heißt **Quadrizepssehne,** der unterhalb **Patellarsehne** *(Ligamentum patellae).*

Im Gegensatz zum Oberschenkel besteht der Unterschenkel aus zwei Knochen: dem Schienbein und dem **Wadenbein** *(Fibula).* Während das an der Vorderseite des Unterschenkels gut tastbare Schienbein 5 cm im Durchmesser misst und daher die Hauptlast des Körpergewichts trägt, ist das Wadenbein mit 1 cm Durchmesser relativ dünn und nicht direkt am Kniegelenk beteiligt. Zwischen beiden Knochen befindet sich eine feste Faserschicht, die *Membrana interossea.* Schien- und Wadenbein bilden gemeinsam den oberen Teil des oberen Sprunggelenks (→ S. 979).

Die Streckung des Kniegelenks wird von der Oberschenkelmuskulatur, die Beugung von Ober- und Unterschenkelmuskeln bewerkstelligt. Die Muskulatur des Unterschenkels ist außerdem für die Beugung und Streckung im Sprunggelenk zuständig, teilweise auch für die Hebung und Senkung der Zehen. Der größte Muskel des Unterschenkels ist der *Musculus gastrocnemius* an der Rückseite der Wade, allgemein als **Wadenmuskel** bekannt.

Kniegelenksarthrose

Häufigkeit: ■■■■■

Kniegelenksarthrose *(Gonarthrose):* Verschleiß des Kniegelenkknorpels mit sekundären Veränderungen der kniegelenkbildenden Knochen. Tritt auf im Rahmen der normalen Alterung, im Rahmen chronischer Über- und Fehlbelastungen oder nach Unfällen. Betroffen sind meist ältere Menschen, gelegentlich auch jüngere Sportler nach Knieverletzungen. Durch nicht-operative Behandlungsmaßnahmen, z.B. medikamentöse Schmerztherapie, physikalische Therapie oder spezielle Schuhzurichtungen, lassen sich die Beschwerden lindern, jedoch nicht die Veränderungen aufhalten. Schwere Arthrosen erfordern dann eine operative Behandlung, wenn nicht-operative Maßnahmen die Schmerzen nicht mehr beherrschen können. In diesen Fällen kommen arthroskopische Verfahren, Umstellungs-Operationen oder eine Knieendoprothese als Gelenkersatzoperation infrage.

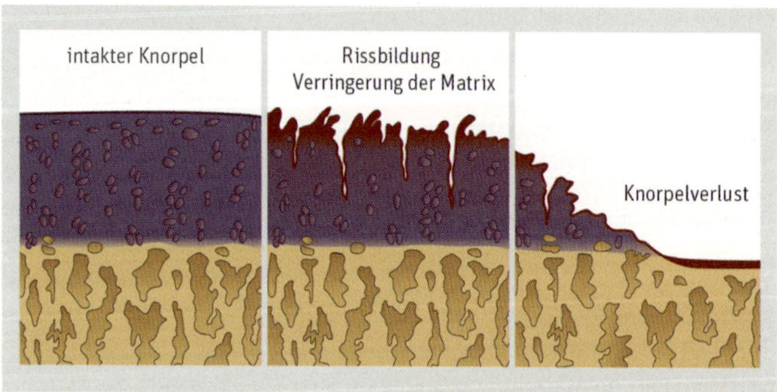

Links: gesunder ***Gelenkknorpel*** *mit darunterliegendem Knochen. Mitte:* ***beginnende Arthrose*** *mit Rissbildung und Auffaserung des Knorpels, der im weiteren Verlauf an Höhe verliert, bis er vollständig aufgebraucht ist. Rechts: Endzustand mit blankem Knochen* ***(Gelenkknorpelverlust).*** [ASM 2552]

Leitbeschwerden

- Schmerzen im Kniegelenk, besonders morgens nach dem Aufstehen (Anlaufschmerz)
- Gangunsicherheit auf unebenem Boden
- Schwellungen des Kniegelenks, besonders nach Belastungen
- Zunehmende Schmerzen bei Belastung wie Treppensteigen, besonders treppab
- Verkürzung der Gehstrecke und Einschränkung der Beweglichkeit als Spätsymptom.

Wann zum Arzt

In den nächsten Tagen bei Schmerzen im Knie, die länger als 3 Tage dauern.

In den nächsten Wochen bei allen schleichenden Verkürzungen der Gehstrecke.

Die Erkrankung

Die Kniegelenksarthrose beginnt mit Schäden an der Knorpelschicht, die sämtliche Gelenkflächen überzieht.

Später greifen die Zerstörungsprozesse auf die Knochenschicht unterhalb des Knorpels über. Im normalen Alterungsprozess entstehen die Schädigungen auch ohne besondere Belastung in Beruf oder Sport. Ein wesentlicher Risikofaktor für die Kniegelenksarthrose ist das Übergewicht. Bewegungsmangel verschärft das Problem zusätzlich, da der Gelenkknorpel im Ruhezustand schlechter mit Nährstoffen versorgt wird als in Bewegung. Manche Erkrankungen des Kniegelenks begünstigen ebenfalls das Auftreten einer Arthrose *(sekundäre Arthrose),* da sie den Gelenkknorpel an manchen Stellen übermäßig belasten. Zu diesen Risikofaktoren zählen angeborene oder erworbene Fehlstellungen, chronische Schäden des Bandapparats, besonders des vorderen Kreuzbands (→ S. 973), Schädigungen des Knorpels durch Verletzungen

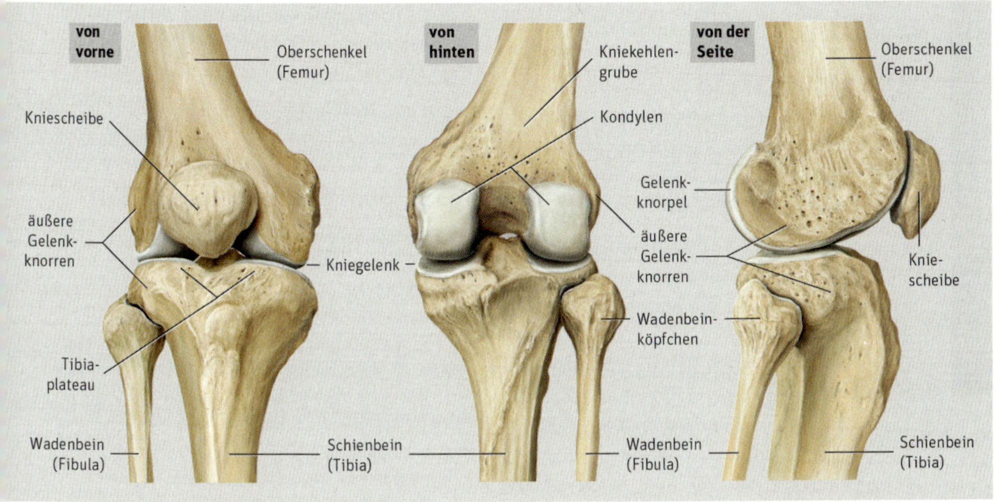

Obwohl im **Kniebereich** *vier Knochen aufeinandertreffen, sind an der Gelenkbildung direkt nur der* ***Oberschenkelknochen*** *und das* ***Schienbein*** *beteiligt. Mit seinen zwei knorpelig überzogenen Gelenkrollen, den* ***Kondylen,*** *gleitet das untere Ende des Oberschenkelknochens auf der flachen Gelenkfläche des Schienbeinkopfs, dem* ***Tibiaplateau.*** *An der Vorderseite des Knies befindet sich die* ***Kniescheibe.*** *Sie ist an ihrem oberen Pol über eine Sehne mit der Oberschenkelmuskulatur verbunden, an ihrem unteren Pol über ein kräftiges Band mit einem Knochenvorsprung des Schienbeinkopfs* ***(Tuberositas tibiae).*** *Unterhalb des Kniegelenks liegt der Kopf des* ***Wadenbeins.*** [GTV 2551]

und Meniskuserkrankungen (→ S. 972). Tritt z. B. nach einer Verletzung des Innenmeniskus im inneren Bereich des Kniegelenks eine Arthrose auf, spricht der Arzt von einer ***medialen Gonarthrose,*** entsprechend von einer ***lateralen Gonarthrose*** bei Verschleiß im äußeren Anteil des Gelenks. Sehr häufig ist auch der femoro-patellare Gelenkanteil vom Arthroseprozess mit betroffen. Eine isolierte ***femoro-patellare Arthrose (Chondromalazia patellae, retropatellare Arthrose),*** bei der die Knorpelschicht lediglich an der Rückseite der Kniescheibe geschädigt ist, ist dagegen selten. Sie tritt meist im mittleren Lebensalter auf.

Ist der Knorpel abgenutzt, reiben die knöchernen Gelenkanteile aufeinander. Dies führt zu Schmerzen, Entzündungen und schwindender Knie-Beweglichkeit. Sowohl mit als auch ohne Behandlung schreitet dieser Prozess unaufhaltsam fort. Manchmal spitzen sich die Beschwerden krisenartig zu, wenn zur Arthrose eine entzündliche Reaktion hinzukommt. Solche Schübe einer **aktivierten Arthrose** treten meist als Folge von Überlastungen wie langem Gehen oder Stehen auf. Etwas ungenau werden sie als **Reizknie** bezeichnet.

Das macht der Arzt

Diagnosesicherung. Meist vermutet der Arzt schon aufgrund der Schmerzbeschreibung und des typischen Alters der Betroffenen die Diagnose. Dazu fällt neben einem hinkenden Gang auch eine X- oder O-Beinstellung, eine Verdickung des Kniegelenks und/oder ein Schwund der Oberschenkelmuskulatur auf. Im Liegen prüft der Arzt die Beweglichkeit des Kniegelenks; typischerweise treten dabei Schmerzen, Reiben und Knirschen auf. Ist das Gelenk entzündet, kommt es manchmal durch die produzierte entzündliche Gelenkflüssigkeit zu einem ***Kniegelenkserguss,*** den der Arzt als prallen Ballon tastet, auf dem die Kniescheibe schwimmt oder tanzt.

Röntgenaufnahmen des Knies sichern die Diagnose. Insbesondere bei jüngeren Patienten und Sportlern ist manchmal auch ein Kernspin erforderlich, da sich nur hierdurch mögliche Arthroseursachen wie Kreuzbandverletzungen oder Meniskuseinrisse erkennen lassen.

Konservative Therapie. In leichten Fällen lohnt sich ein Versuch, durch Krankengymnastik die Muskulatur zu stärken, die das Kniegelenk stabilisiert. Maßnahmen der physikalischen Therapie, z. B. Wärme- und Kälteanwendungen oder Elektrotherapie, lindern bei vielen Patienten die Beschwerden. In manchen Fällen helfen Einlagen oder Erhöhungen des Schuhaußen- oder -innenrands, die angegriffenen Gelenkabschnitte zu entlasten und dadurch das Gehen zu erleichtern. Reichen diese Maßnahmen nicht aus, lässt sich die Gehfähigkeit meist durch Hilfsmittel wie einen Handstock oder Rollator erhalten. Da (schmerzarme) Bewegung einen positiven Einfluss auf die Kniegelenksarthrose hat, steht die Förderung der Beweglichkeit ganz im Vordergrund der Therapie.

Dies gilt jedoch nicht für die femoro-patellare Arthrose (Abnutzung des knorpeligen Anteils der Kniescheibe). Hier hilft nicht Bewegung, sondern Schonung des betroffenen Knies. Vor allem Lauftraining und zu häufiges Treppensteigen sind ungünstig.

Schmerzen und eine begleitende Entzündung sprechen gut auf Medikamente (z. B. NSAR → S. 996) an. Der Nutzen von Präparaten zum Knorpelaufbau ist umstritten. Direkt in das erkrankte Gelenk gespritzt scheinen Substanzen wie die (natürlicherweise im Knorpel vorkommende) Hyaluronsäure die Gleiteigenschaften des Gelenkknorpels zumindest vorübergehend zu verbessern. Wirksam sind Injektionen von Kortisonpräparaten, die sofort die Entzündung dämpfen und auf diese Weise rasch die Beschwerden lindern. Langfristig schädigen sie aber den Knorpel und sind daher allenfalls dann gerechtfertigt, wenn akute Schübe einer Entzündung nicht auf andere Therapiemaßnahmen ansprechen.

Operative Therapie. Ziel einer jeden Behandlung der Kniegelenksarthrose ist eine schmerzfreie Bewältigung des Alltags. Um diesem Ziel möglichst nahezukommen, ist die individuelle Auswahl des Operationszeitpunkts und -verfahrens entscheidend. Es ist sinnvoll, gelenkerhaltende von gelenkersetzenden Verfahren zu unterscheiden.

Die gelenkerhaltenden Verfahren beseitigen die Arthrose nicht, sondern lindern ihre Auswirkungen. Zu diesen Verfahren gehören:

- Die Umstellungs-Osteotomien (→ S. 906): Durch das Einsetzen oder die Entnahme eines Keiles aus dem knienahen Schienbein oder dem knienahen Oberschenkelknochen wird die Beinachse verändert. Dadurch kann die Hauptbelastung von der Innenseite zur Außenseite des Kniegelenks verlagert (häufig) oder von außen nach innen (eher selten) werden. Voraussetzung ist, dass der Gelenkanteil, auf den die Lastübertragung erfolgen soll, nicht oder nur minimal vorgeschädigt ist. Der Vorteil dieses Verfahrens ist die Erhaltung des eigenen Kniegelenks. Nachteilig ist, dass bisher nicht oder wenig geschädigte Anteile des Gelenks zu Gunsten der stark geschädigten Gelenkanteile vermehrt belastet werden. Geeignet sind für dieses Verfahren jüngere Patienten mit guter Knochensubstanz, die beruflich oder in der Freizeit hohe Ansprüche an das Kniegelenk haben, die nicht wesentlich übergewichtig sind und zu einer aufwendigen Nachbehandlung bereit sind.

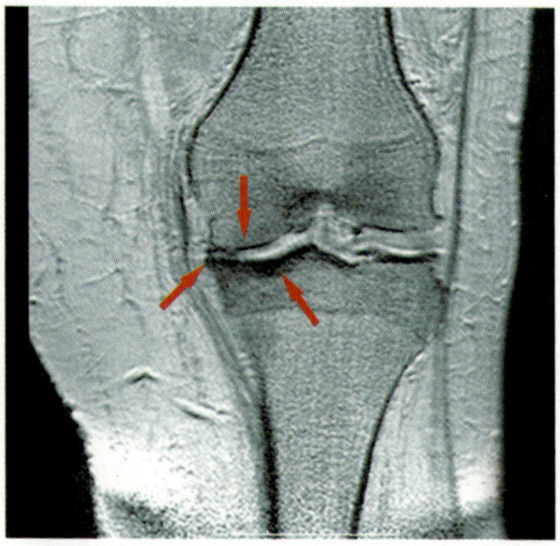

Kernspin eines ***Kniegelenks mit fortgeschrittener Arthrose,*** *von vorne gesehen. In der rechten Bildhälfte sind (weitgehend) intakt der* ***Gelenkknorpel*** *und* ***Meniskus*** *als gleichmäßig helle Linie zu erkennen. Der* ***Gelenkspalt*** *auf der linken Bildseite ist deutlich verschmälert, v. a. am Rand des Gelenks. Das knöchern verdickte* ***Schienbeinplateau*** *zeigt einen kleinen* ***Osteophyten*** *(überschießende Knochenbildung), der aufgrund einer Fehlbelastung gewachsen ist.* [WKY 2553]

- Die arthroskopischen Verfahren: Mit der Gelenkspiegelung lässt sich eine so genannte ***Kniegelenkstoilette*** durchführen. Dabei werden mit Minifräsen instabile Knorpelfetzen entfernt, die Gelenkflächen geglättet und Gewebetrümmer und entzündliche Gelenksflüssigkeit ausgespült. Manche Operateure bohren auch mit feinen Nägeln oder Bohrern freiliegende Knochenflächen an in der Hoffnung, so eine gewisse Ersatzknorpelbildung anzuregen.
- Die Synovektomien: Sie haben in der Arthrosebehandlung nur geringe Bedeutung. Häufig werden sie dagegen bei rheumatisch-entzündlichen Gelenkserkrankungen (→ Kapitel 26) eingesetzt, bei denen die Gelenksinnenhaut der eigentliche Krankheitsherd ist. Die Entfernung der Gelenksinnenhaut (= Synovektomie) führt der Arzt entweder offen über einen Schnitt oder arthroskopisch mit Minifräsern durch.

Gelenkersetzende Verfahren beseitigen die Kniegelenksarthrose, die Betroffenen nehmen aber mit dem **künstliche Kniegelenk** *(Kniegelenksendoprothese)* einen dauerhaften Fremdkörper in Kauf. Die Rehabilitation ist sehr wichtig, aber sie ist weniger kompliziert und weniger langwierig als nach einer Umstellungs-Osteotomie. Die Schmerzen im Alltag nehmen mit einer Prothese zuverlässig ab; was bleibt, ist eine reduzierte Beugefähigkeit gegenüber dem eigenen Gelenk. Im normalen Alltag bemerken die Patienten davon aber nur selten etwas: So gelingt es zumeist, wieder Fahrrad zu fahren, dabei genügt eine Beugefähigkeit von 115–120°.

Knieendoprothesen halten heute 15–20 Jahre, eine nach einer Wechseloperation eingebaute zweite Prothese aber viel kürzer. Daraus folgt, dass sich Knieprothesen nur für Patienten über 60 Jahren uneingeschränkt eignen.

Es gibt Prothesen zum Ersatz nur eines Gelenkteils **(Schlittenprothesen,** ***unicondyläre Prothesen)*** oder so genannte **Oberflächenersatzprothesen,** die den äußeren und inneren Gelenkanteil ersetzen. Bei diesen **Knie-Totalendoprothesen** ***(Knie-TEP)*** gibt es zusätzlich die Möglichkeit, die Kniescheibenrückfläche zu ersetzen. Letzteres ist aber komplikationsträchtig, so dass der Operateur, wenn möglich, zunächst versucht, darauf zu verzichten.

Selbsthilfe

Halten Sie Ihr Knie in Bewegung, ohne es dabei mehr als nötig zu belasten. Überflüssige Pfunde loszuwerden, entlastet das Kniegelenk und verstärkt den Spaß an sportlicher Aktivität. Als besonders knieschonende Sportarten gelten Radfahren ohne Steigung, Schwimmen (besonders Kraulen) und Skilanglauf. Auch Wandern mit Handstock ist für Patienten mit Kniegelenksarthrose empfehlenswert, solange das Gelände eben und der Boden weich ist. Joggen, alpines Skifahren, Tennis oder Ballsportarten sind dagegen weniger geeignet, da die abrupten Belastungen dem geschädigten Knorpel weiterhin zusetzen.

Auch im Alltag empfiehlt es sich, unebenes Gelände und Steigungen zu vermeiden. Benutzen Sie z. B. anstelle von Treppen den Aufzug oder die Rolltreppe. Wo Steigungen und Treppenaufgänge unvermeidlich sind, nehmen Sie sich ausreichend Zeit und stützen Sie sich am Treppengeländer ab. Beim Sitzen ist es gut, die Beine öfters kurz auszustrecken. Achten Sie darauf, dass sich Knie- und Hüftgelenk auf gleicher Höhe befinden, wenn Ihr Knie im rechten Winkel gebeugt ist. Eventuell ist ein Sitzkeil erforderlich, um die richtige Sitzhöhe zu erreichen.

Bei akuten Beschwerden, etwa nach Überlastung, hilft oft Kälte, z. B. in Form von Kühlpacks. Chronische Schmerzen reagieren meist besser auf Wärme, etwa durch Gelenkwärmer oder Heizkissen. Teufelskralle (z. B. Teufelskralle dura®) und Weihrauch können als pflanzliche Schmerzmittel die Beschwerden lindern.

Komplementärmedizin

Akupunktur (→ S. 1249). Speziell zur Kniegelenksarthrose liegen inzwischen Ergebnisse von groß angelegten Studien (GERAC- und ART-Studie) vor, die dem Verfahren bei dieser Erkrankung eine signifikante wissenschaftliche Wirksamkeit bescheinigen.

→ auch Hüftgelenksarthrose S. 953

i **Aktuell: www.gesundheit-heute.de/25x28**

- **www.leitlinien.net** – Stichwortsuche Gonarthrose: Ärztliche Leitlinie zu Diagnostik und Therapie der Erkrankung.
- **www.deutsches-arthrose-forum.de** – Internetseite der Deutschen Arthrose-Hilfe e. V., Frankfurt a. M.: Unter der Rubrik Arthrose Archiv finden Sie hilfreiche Informationen zur Gonarthose sowie Foren zum Ehrfahrungsaustausch und viele Tipps.
- **www.medizinforum.de** – Ärztlich geleitete, kommerzielle Internetseite der Medizin Forum AG, Bad Nauheim: Zum Suchwort Gonarthrose werden ihnen zahlreiche Foren angezeigt.
- G. Leibold: **Arthritis und Arthrose.** Ursachen, Symptome, ganzheitliche Behandlung. Oesch Verlag, 2005. Nicht speziell auf Kniearthrose zugeschnitten, aber sehr informativ.

X-Bein und O-Bein

Häufigkeit: ■■■□□

X-Bein ***(Genu valgus, Knickbein):*** Verkleinerung des Außenwinkels zwischen Oberschenkelknochen und Schienbein am Kniegelenk von normalerweise 174° auf weniger als 168°. Die Achsenfehlstellung ist entweder angeboren oder erworben, z. B. durch Verletzungen und Operationen am Außenmeniskus (→ S. 972) oder an außen gelegenen Knochenbereichen. Die häufige Langzeitfolge einer Kniegelenksarthrose (→ S. 964) lässt sich durch eine frühzeitige operative Korrektur der Fehlstellung ***(Umstellungsosteotomie)*** verhindern oder zumindest verzögern.

O-Bein ***(Genu varus, Reiterbein):*** Krankhafte Vergrößerung des oben beschriebenen Winkels. Häufige Ursachen sind eine innen gelegene Kniegelenksarthrose, Rachitis (→ S. 1018), Beinverkürzung der Gegenseite sowie Operationen und Verletzungen am Innenmeniskus (→ S. 972) oder an innen gelegenen Knochenbereichen. Wenn konservative Maßnahmen wie eine Schuhranderhöhung nicht ausreichen, ist in ausgeprägten Fällen eine Korrektur der Achsenabweichung erforderlich.

Leitbeschwerden

- Verstärkte Abknickung der Unterschenkel im Kniegelenk nach außen (X-Bein) bzw. innen (O-Bein)
- Bei X-Bein Aneinanderreiben der Knie, oft Unsicherheitsgefühl beim Gehen auf unebenem Gelände

- Bei O-Bein deutlicher Abstand zwischen den Kniegelenken, wenn die Füße geschlossen sind
- Watschelnder Gang, rasches Ermüden beim Gehen
- Bei einseitiger Achsenabweichung eventuell sichtbarer Schiefstand des Beckens.

Wann zum Arzt

In den nächsten Wochen bei O-Beinen jenseits des Säuglingsalters und X-Beinen jenseits des 6. Lebensjahrs.

Die Erkrankung

Normalerweise treffen im Kniegelenk Oberschenkel und Schienbein so aufeinander, dass sie einen nach außen offenen Winkel von 174° einschließen. Diese Stellung entspricht einer leichten X-Bein-Stellung. Die Mitte des Kniegelenks liegt dabei etwas innerhalb einer gedachten Linie (Traglinie), die zwischen der Mitte des Hüftgelenks und der Mitte des oberen Sprunggelenks verläuft und die Last des Rumpfs auf den Fuß überträgt. Rückt das Kniegelenk aus dieser Position weiter nach innen, entsteht eine krankhafte X-Bein-Stellung – umgekehrt eine (stets krankhafte) O-Bein-Stellung, wenn sich der Mittelpunkt des Knies nach außen verschiebt. Die Ursachen für beide Achsenabweichungen sind ähnlich und reichen von (seltenen) angeborenen Fehlbildungen über Operationen und Verletzungen am Kniegelenk bis hin zu Kniegelenksarthrosen (→ S. 964) und -entzündungen, z. B. im Rahmen einer Septischen Arthritis (→ S. 903) oder Rheumatoiden Arthritis (→ S. 999). Für O-Beine können auch allgemeine Erkrankungen wie eine Rachitis (→ S. 1018) oder Gicht (→ S. 769) verantwortlich sein.

Im Volksmund sind O-Beine auch als ***Fußballerbeine*** bekannt, da sie bei diesem Sport gehäuft auftreten. Die Ursache liegt wahrscheinlich in einer asymmetrischen Krafteinwirkung auf die Kniegelenke, bedingt durch eine überstarke Entwicklung der inneren Beinmuskulatur.

Unabhängig von der Ursache führt eine Achsenabweichung im Knie zu einer asymmetrischen Belastung des Kniegelenks und längerfristig zu Schäden am überstrapazierten Bereich des Gelenkknorpels. Die Entwicklung einer Kniegelenksarthrose (→ S. 964) ist damit programmiert, bei O-Beinen an der Innenseite des Gelenks (mediale Gonarthrose → S. 965), bei X-Beinen an der Außenseite (laterale Gonarthrose → S. 965). Als Folge verstärkt sich die Achsenfehlstellung und beschleunigt die Abnutzung des geschädigten Knorpels – ein Teufelskreis entsteht.

In der orthopädischen Praxis tauchen häufig besorgte Eltern auf, die ihr Kind mit X- oder O-Beinen vorstellen. Im Säuglingsalter ist eine O-Bein-Stellung jedoch normal und gleicht sich mit dem Längenwachstum aus. Oft entwickeln sich im Kindergartenalter sogar deutlich sichtbare X-Beine, die ebenfalls keine krankhafte Bedeutung haben und spätestens um die Zeit des Schuleintritts einer normalen, leichten X-Bein-Stellung weichen.

Das macht der Arzt

Die Blickdiagnose einer Achsenfehlstellung am Kniegelenk bestätigt der Arzt durch Röntgenuntersuchungen, die gleichzeitig wichtige Informationen für eine spätere Operation liefern. Diese ist erforderlich, wenn Arthrose droht oder bereits eingetreten ist und konservative Maßnahmen wie eine äußere oder innere Schuhranderhöhung zum Ausgleich nicht ausreichen. Bei leichten Fehlstellungen genügt es eventuell, den Kniegelenkknorpel im Rahmen einer Gelenkspiegelung (Arthroskopie, → S. 905) zu glätten. Meistens ist jedoch eine Umstellungsoperation (Umstellungsosteotomie → S. 906) erforderlich, die eine (Über-) Korrektur der Achsenabweichung zum Ziel hat und die übermäßige Last vom kranken Gelenkanteil zum gesunden Gelenkanteil verlagert. Zu diesem Zweck durchtrennt der Operateur den Schienbeinknochen unterhalb des Kniegelenks ***(Tibiakopfosteotomie)***, seltener und nur bei X-Beinen den Oberschenkelknochen oberhalb des Kniegelenks, und entfernt einen äußeren oder inneren Knochenkeil. Anschließend verbindet er die beiden Knochenstücke in der neuen Position mittels Platten, Schrauben oder Klammern. Als Alternative steht seit einigen Jahren ein Implantat zur Verfügung, mit dem der Operateur den durchgesägten Schienbeinkopf in aufgeklappter Stellung stabilisiert, ohne einen Knochenkeil zu entnehmen. Die entstandene Lücke füllt der Körper im Lauf eines Jahrs mit Knochenmaterial auf.

Nach jeder Operation steht der Patient bereits am 1. Tag mit Gehstützen auf und beginnt mit Bewegungsübungen. Für etwa 6 Wochen erhält das operierte Knie eine Gipshülse oder Orthese (→ S. 908) und wird nur mit einem Teil des Körpergewichts belastet. Eine volle Belastung ist ab dem 3. bis 4. Monat nach der Operation erlaubt. Das eingebrachte Metall verbleibt 18 Monate im Körper. Bei genauer Planung und Durchführung führen Korrekturoperationen zu einer deutlichen Besserung arthrosebedingter Beschwerden. Sie hält im Durchschnitt mehrere Jahre an und erlaubt es dem Patienten meist, Alltagsaktivitäten und Sport wieder aufzunehmen. Da die Operation jedoch bereits entstandene Knorpelschäden nicht rückgängig macht, ist eine frühzeitige Planung der Operation wichtig, um das Gelenk in einem möglichst guten Zustand zu erhalten.

Bei fortgeschrittener Arthrose bleibt nur der Kniegelenksersatz (→ S. 966).

Vorderer Knieschmerz

Häufigkeit: ■■■■■

Vorderer Knieschmerz: Sammelbegriff verschiedener Erkrankungen, die Beschwerden im vorderen Gelenkanteil des Kniegelenks verursachen. Betroffen sind oft sportliche Menschen unter 60 Jahren. Zu dem häufigen Krankheitsbild zählen viele entzündliche und überlastungsbedingte Erkrankungen im Bereich Kapsel, Sehnen, Bänder und anderer Weichteile des Kniegelenks.

Leitbeschwerden

- Schmerzen hinter, neben oder unterhalb der Kniescheibe
- Belastungsschmerzen insbesondere beim Trepp- oder Bergabgehen und beim Aufstehen aus der Hocke, eventuell auch generell beim Gehen
- Beschwerden oft am schlimmsten zu Beginn (Anlaufschmerz) und/oder nach Abschluss einer Belastung
- Schwellungen in Höhe oder unterhalb der Kniescheibe
- Bewegungseinschränkungen durch Schmerzen oder Spannungsgefühl.

Wann zum Arzt

In den nächsten Tagen bei Schmerzen im Knie, die länger als 3 Tage dauern.

Die Erkrankung

Der vordere Knieschmerz ist ein sehr häufiges Krankheitsbild bei jüngeren, sportlich aktiven Menschen. Seine Ursache liegt meist in einer Fehl- oder Überlastung von Teilen des Kniegelenks oder seines Sehnen- und Bandapparats, besonders häufig in einer Sehnenansatzentzündung (→ S. 904). Seltener ist er Ausdruck einer verschleißbedingten Erkrankung des Kniescheibenknorpels oder des Kniegelenks (Kniegelenksarthrose → S. 964). Welche Erkrankung einen vorderen Knieschmerz auslöst, ist oft schwer zu erkennen, zumal die Krankheitsbegriffe sich teilweise überlappen. Typische Diagnosen sind:

Springerknie ***(Jumper's Knee, Patellaspitzensyndrom):*** Diese häufigste Sehnenansatzentzündung des Kniegelenks tritt v. a. bei Basket-

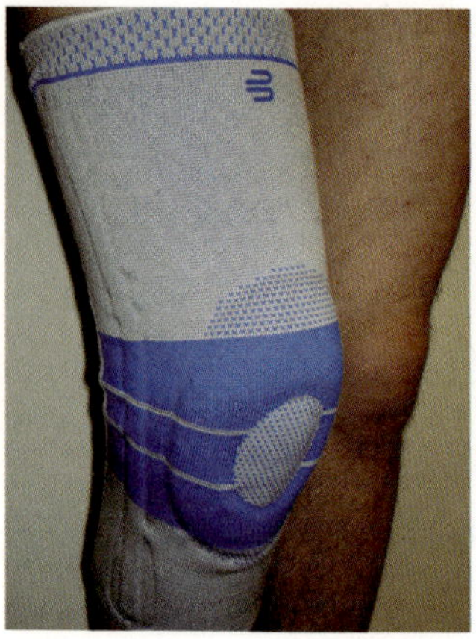

Es gibt verschiedene ***Bandagen.*** *um das Knie zu stabilisieren und durch eingearbeitete Ringe oder Druckpolster evtl. die Schmerzen zu lindern, allerdings auf Kosten der Bewegungsfreiheit.* [BSV 2554]

ball- und Volleyballspielern auf, gelegentlich auch bei Gewichthebern, Radfahrern, Hoch- und Weitspringern. Anlagebedingte Veränderungen wie ein Hochstand der Kniescheibe oder eine angeborene Bandschwäche begünstigen die Erkrankung, ebenso ein zurückliegender Morbus Osgood-Schlatter (→ S. 971). Die schmerzhaften Veränderungen finden sich am unteren Pol der Kniescheibe (Patella) und an der Vorderkante des Schienbeins, wo das Kniescheibenband (Ligamentum patellae) am Knochen ansetzt und extreme Zugbelastungen auszuhalten hat. In 20–30 % der Fälle tritt das Springerknie beidseitig auf. Häufig entwickelt es sich zu einem chronischen, über viele Monate bis Jahre anhaltenden Krankheitsbild mit beschwerdearmen Phasen, aber häufig wiederkehrenden Schmerzen nach Belastungsspitzen.

Läuferknie ***(Entzündung des Tractus iliotibialis):*** Wenn nach längerem Laufen oder Radfahren Beschwerden an der äußeren Seite der Kniescheibe auftreten, ist dafür oft eine Entzündung des Tractus iliotibialis verantwortlich. Diese Sehnenplatte verläuft von der äußeren Hüfte über Oberschenkel und Knie bis zur Außenseite des Schienbeinkopfs. Beim Beugen und Strecken des Beins gleitet sie über die Gelenkrolle an der Außenseite des Kniegelenks (→ Abb. S. 965). An dieser Stelle kommt es zu Reibungen, wenn die Sehnenplatte durch ein muskuläres Ungleichgewicht unter erhöhter Spannung steht. Die verstärkte Reibung führt längerfristig zu Reizerscheinungen und Entzündungen am knienahen Teil der Sehnenplatte. O-Beine und Fußdeformitäten wie Spreiz- oder Hohlfüße (→ S. 984, S. 984) fördern die Erkrankung.

Ansatztendinose des Pes anserinus: Neben dem inneren Rand der Kniescheibe setzen mehrere Oberschenkelmuskeln in einer gemeinsamen Sehnenplatte, dem Pes anserinus (wörtlich „Gänsefuß"), am Schienbeinkopf an. Zu schmerzhaften Entzündungen kommt es insbesondere bei Joggern und älteren Menschen mit einem künstlichen Kniegelenk (→ S. 966). Oft führen starke Belastungen erst am nächsten Tag zu Beschwerden.

Erkrankungen des Hoffaschen Fettkörpers: Hinter und unterhalb der Kniescheibe befindet sich Fettgewebe, das als ***Hoffascher Fettkörper*** bezeichnet wird. Dieser ist schmerzhaft zu spüren, wenn er durch Gewalteinwirkung (z. B. Sturz auf das Knie) einreißt oder sich bei (sportlicher) Überlastung des Knies entzündet. Im ersten Fall tritt der stechende vordere Knieschmerz plötzlich auf, im zweiten nimmt er langsam zu.

Paratatellares Schmerzsyndrom ***(Chondropathia patellae):*** Diese häufig gestellte Diagnose beschreibt belastungsabhängige Schmerzen hinter der Kniescheibe, die besonders beim Bergab- oder Treppabgehen und beim Aufstehen nach längeren Sitzpausen auftreten. Die Schmerzen entstehen nicht durch Schäden am Kniescheibenknorpel, wie früher angenommen wurde, sondern im Wesentlichen durch überlastungsbedingte Reizzustände von Sehnen und Bändern, die an der Kniescheibe ansetzen oder seitlich davon verlaufen. Auch das Springerknie gehört zum parapatellaren Schmerzsyndrom, ebenso die Ansatzentzündung der Quadrizepssehne, die in den oberen Pol der Kniescheibe einstrahlt. Als Ursache vermuten die Ärzte einen Fehllauf der Kniescheibe in ihrem Gleitlager, das von den beiden Gelenkrollen des Oberschenkelknochens gebildet wird (→ Abb. S. 965). Betroffen sind oft sportlich aktive Jugendliche während des pubertären Wachstumsschubs oder Menschen, die viel in Kniebeugung arbeiten. Da keine Strukturen geschädigt sind, heilt die Erkrankung folgenlos. Die Chondromalazia patellae wird wegen der Ähnlichkeit der Begriffe, Ursachen und Symptomatik oft mit dem paratatellaren Schmerzsyndrom verwechselt oder gleichgestellt. Sie ist aber eine Form der Kniegelenksarthrose (→ S. 965).

Zu einem vorderen Knieschmerz führen im weiteren Sinn auch die Osteochondrosis dissecans (→ S. 971) und die Schleimbeutelentzündung am Knie (→ S. 969), die beide in einem eigenen Abschnitt besprochen sind.

Das macht der Arzt und Selbsthilfe

Diagnosesicherung. Durch eine klinische Untersuchung erfasst der Arzt, wann die Beschwerden auftreten, wo der Schmerzpunkt liegt, ob eine Schwellung vorliegt, ob die Sehnen verdickt sind und ob Kniescheibe oder Sehnen sich im Gleitlager reiben. Mit Ultraschall lassen sich Verdickungen und Entzündungszeichen an Sehnen und Sehnenansätzen erkennen. Vermutet der Arzt Schädigungen am Kniescheibenknorpel, weil er z. B. bei einem Patienten im mittleren Lebensalter ein deutliches Reiben der Kniescheibe ***(Krepitation)*** festgestellt, ordnet er spezielles Röntgen oder Kernspin an, um die Verdachtsdiagnose zu bestätigen. Auf Röntgenbildern werden auch manchmal Verkalkungen sichtbar, die als mögliches Spätsymptom bei chronischen Sehnenansatzentzündungen auftreten.

Schonung. Da die meisten Ursachen des vorderen Knieschmerzes auf momentaner Überlastung der beteiligten Strukturen beruhen, ist Schonung die Grundmaßnahme jeder Therapie. Nur selten ist dazu eine kurzfristige Ruhigstellung erforderlich, z. B. durch einen Tapeverband (→ S. 908) oder durch Schienen. Für Sportler reicht es meist, das Training so lange zu unterbrechen, bis Alltagsaktivitäten wieder schmerzfrei möglich sind – in der Regel etwa 8 Wochen. Oft genügt sogar eine 50%ige Reduktion der Trainingsintensität und gleichzeitige Umstellung auf schmerzfreie Aktivitäten, z. B. Schwimmen oder Radfahren mit hochgestelltem Sitz. Dabei ist es hilfreich, den erkrankten Kniebereich nach jedem Training zu kühlen, z. B. mit Kühlpackungen.

(!) Was jedem Sportler klar sein sollte: Je länger er unter Schmerzen trainiert, desto länger wird es dauern, bis sich sein geschädigtes Knie wieder vollständig erholt.

Sonstige Therapien. Verschiedene physiotherapeutische Verfahren, z. B. Ultraschall (→ S. 1280), Elektrotherapie (→ S. 1279), manuelle Therapie (→ S. 916), Anwendung von Kälte, Sehnenmassage und gezielte Dehnübungen ergänzen die Therapie. Bei Bedarf ergänzen Schmerzmittel (NSAR → S. 996) und Sportsalben (z. B. Diclofenac-ratiopharm® Gel) die Therapie. Bei Sehnenansatzentzündungen bringen oft lokale Injektionen mit einem Betäubungsmittel eine sofortige, wenn auch nicht anhaltende Schmerzerleichterung.

Bei anhaltenden Beschwerden stehen Bewegungsübungen im Vordergrund. Besonders für Sportler entwickeln Physiotherapeuten und Sportlehrer ein geeignetes Trainingsprogramm, um durch spezielle Übungen und Anleitungen zur korrekten Technik künftige Überlastungen zu vermeiden. Manche Sportler profitieren von Bandagen (→ Abb. S. 968), die auf eine stabilisierende und schmerzlindernde Wirkung ausgelegt sind. Allerdings ist umstritten, ob die Wirkung über einen psychologischen Effekt hinausgeht.

Bei chronischen Beschwerden wird auch zunehmend die extrakorporale Stoßwellentherapie (→ S. 907) eingesetzt; allerdings übernehmen die gesetzlichen Krankenkassen nicht die Kosten, da ein wissenschaftlicher Beweis der Wirksamkeit bei dieser Anwendung noch aussteht. Ebenfalls umstritten ist der Nutzen von Knorpelschutzmitteln (z. B. Hyaluronsäure) bei Schädigung des Kniescheibenknorpels: Hinter die Kniescheibe gespritzt sollen sie längerfristig Schmerzen lindern.

Operationen spielen bei der Behandlung des vorderen Knieschmerzes erst dann eine Rolle, wenn die konservative Therapie dauerhaft versagt. Bei starkem Fehllauf der Kniescheibe bietet sich eine operative Versetzung an. Der Engriff erfolgt meist im Rahmen einer Gelenkspiegelung (Arthroskopie → S. 905), die in gleicher Sitzung eine Glättung von aufgerautem Knorpel ermöglicht. Auch ein schmerzhaft erkrankter Hoffascher Fettkörper lässt sich arthroskopisch behandeln.

Komplementärmedizin

Komplementärmedizinische Verfahren wie Akupunktur (→ S. 1249), Magnettherapie (→ S. 917) und Homöopathie (→ S. 1251) berichten von Behandlungserfolgen, wenn die Therapie auf das individuelle Beschwerdebild abgestimmt ist. Entspannungstherapien wie Autogenes Training (→ S. 1257), Yoga (→ S. 1259) oder Progressive Muskelrelaxation nach Jacobson (→ S. 1259) können helfen, mit schmerzverstärkenden Anspannungen des Alltags besser umzugehen und sich auch dann entspannen zu können, wenn sich die Schmerzen besonders stark bemerkbar machen.

Vorsorge

Vorsorge beim vorderen Knieschmerz bedeutet im Wesentlichen, sportartspezifische Überlastungen zu vermeiden. Gezielte Dehnübungen und eine dosierte Steigerung der Trainingsintensität bereiten die betroffenen Sehnen und Bänder auf die Belastung vor. Sportartgerechtes Schuhwerk sorgt für die Vermeidung von Belastungsspitzen. Ersetzen Sie Laufschuhe nach spätestens 600 km, da die Dämpfungswirkung und Führung durch die Sohle dann zunehmend nachlassen. Achten Sie außerdem darauf, Laufstrecke und Tempo häufig zu wechseln, um einer einförmigen Belastung vorzubeugen.

Im Alltag empfiehlt sich für Frauen mit vorderem Knieschmerz das Tragen von flachen Schuhen. Gegebenenfalls sind auch „Roots-Schuhe" mit negativem Absatz sinnvoll, da auf diese Weise der Bandapparat des Kniegelenks entlastet wird. Wichtig ist auch, wann immer möglich Knien, Hocken und Sitzen mit überschlagenen Beinen zu vermeiden – diese Körperpositionen sind nämlich Gift für die Kniescheiben.

Aktuell: www.gesundheit-heute.de/25x29

- **www.aerztezeitung.de/docs/2004/09/27/173a0203.asp?cat=/medizin/gelenke_knochen** – Onlinebericht von T. Meißner zum Thema vorderer Knieschmerz, mit Informationen und praktischen Ratschlägen, v. a. für Sportler.
- **www.dr-gumpert.de** – Privat unterhaltenes Informationsportal von P. Gumpert, Taunusstein: Für das Suchwort Knieschmerz erhalten Sie ausführliche Darstellungen verschiedener Ursachen von Knieschmerzen, unter der Rubrik Knie hilfreiche Hintergrundinformationen.
- **www.rheuma-online.de** – Rheumatologische Informationsplattform, Neuss: Bietet umfangreiches, ärztlich geleitetes Forum sowie zum Suchwort Knieschmerz zahlreiche Informationen. Verständliche Darstellung mit vielen Details.
- U. Wegner: **Sportverletzungen.** Symptome, Ursachen, Therapien. Schlütersche, 2002. Kurze verständliche Beschreibung der gängigsten Sportverletzungen mit vielen Bildern.
- M. Marquardt et al: **Die Laufbibel.** Spomedis, 2007. Standardwerk zu Lauftechnik, Ernährung, Trainingsplänen, Schuhwerk und Verletzungsprophylaxe.

Schleimbeutelentzündung am Knie

Häufigkeit: ■■■□□

Schleimbeutelentzündung am Knie *(Bursitis präpatellaris)*: Entzündung des Schleimbeutels auf der Vorderseite der Kniescheibe. Oft handelt es sich um eine chronische Entzündung durch dauerhafte Druckbelastung, zum Beispiel als Berufskrankheit bei Fliesenlegern. Eine akute Entzündung tritt nach einer schweren Prellung oder (selten) einer Verletzung des Schleimbeutels mit nachfolgender Infektion auf. Die Erkrankung führt oft zu hartnäckigen Beschwerden, jedoch meist zu keinen bleibenden Schäden.

Leitbeschwerden

- Schwellung und Rötung im Bereich der Kniescheibe, bei Druck stark schmerzhaft
- Schmerzen bei Beugung des Kniegelenks
- Evtl. offene Wunde bei einer Verletzung.

Wann zum Arzt

Sofort bei einer größeren, offenen Wunde vorne am Knie.

In den nächsten Tagen bei jeder schmerzhaften Schwellung am Kniegelenk, die in diesem Zeitraum nicht besser wird.

Die Erkrankung

Vor und unterhalb der Kniescheibe befindet sich ein Schleimbeutel, ein bindegewebig ummantelter Hohlraum, der das Kniegelenk gegen Stöße und Druck abfedert. Führt eine Prellung oder ein lang andauernder Reiz (z. B. häufiges Knien) zu einer Entzündung, sondert die Innenhaut des Schleimbeutels vermehrt Flüssigkeit (Synovia) ab. Als Folge entsteht eine Schwellung, die sich wie ein schwabbeliger oder prall gespannter Flüssigkeitssack anfühlt. Platzt ein praller Schleimbeutel, z. B. durch einen (erneuten) Sturz oder Tritt, kommt es meist zu einer großflächigen Blutung unter der Haut. Wenn durch eine offene Wunde Bakterien in den Schleimbeutel eindringen, entsteht eine eitrige Entzündung mit starken Schmerzen und deutlicher Rötung.

Meist finden sich in der Umgebung des Kniegelenks noch mehrere weitere Schleimbeutel, die sich ebenfalls entzünden können. Bei der **Bursitis infrapatellaris** ist z. B. ein Schleimbeutel unterhalb der Kniescheibe betroffen.

Das macht der Arzt und Selbsthilfe

Diagnosesicherung. Der Tastbefund ist so typisch, dass der Arzt die Ursache der Schwellung meist rasch erkennt. Im Ultraschall zeigt sich der entzündete Schleimbeutel als flüssigkeitsgefüllte Höhle, bei längerem Verlauf meist mit verdickten Wänden. Röntgenbilder bringen nur dann zusätzliche Informationen, wenn ein Unfall vorliegt oder eingedrungene Steinchen vermutet werden.

Therapie. Im Vordergrund steht die Schonung des betroffenen Knies. Neben einer Sportpause kann dies auch bedeuten, die berufliche Tätigkeit vorübergehend zu unterbrechen und

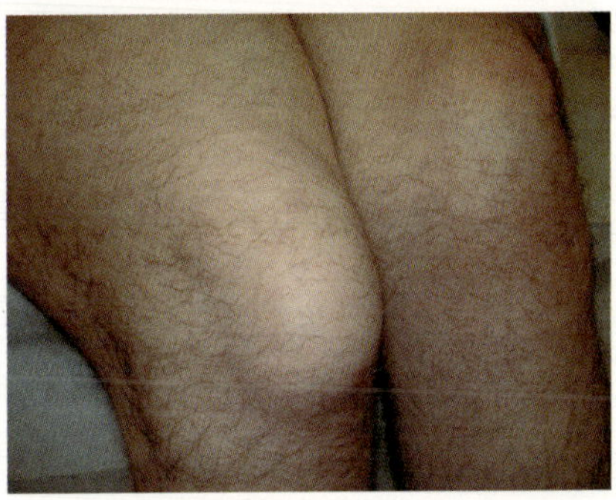

*Nicht immer führt eine **Schleimbeutelentzündung** zu einer Rötung der darüberliegenden Haut, fast immer äußert sie sich jedoch in einer massiven Schwellung, wie bei dem hier abgebildeten Befund eines 18-jährigen Fußballspielers, der sich innerhalb weniger Stunden nach einem Sturz auf das Knie entwickelte.* [BSV 2555]

das Knie durch eine Schiene ruhig zu stellen. Kühlung (z. B. durch Kühlpacks) und Schmerzmittel (NSAR → S. 996) dämpfen die Entzündung und lindern die Schmerzen.

Eine Ausnahme bilden eitrige, d. h. durch Bakterien entzündete Schleimbeutel. Hier muss der Eiter abgelassen werden, um eine mögliche Ausbreitung der Bakterien im Körper (Sepsis → S. 1053) zu vermeiden. Dies erfordert eine dringliche Operation in (Teil-)Narkose, bei der meistens der Schleimbeutel gleich mit entfernt wird *(Bursektomie)*. Alternativ schafft der Arzt in einem ersten kleinen Schnitt einen Abfluss für den Eiter und die eigentliche Schleimbeutelentfernung folgt erst, wenn die starke Entzündung abgeklungen ist. Zusätzlich sind bei eitrigen Schleimbeuteln meistens Antibiotika notwendig; eine alleinige Therapie mit Antibiotika genügt aber nur in Ausnahmefällen.

Chronische Beschwerden reagieren oft gut auf Wärme, z. B. Rotlicht. Bei ausgeprägten, hartnäckigen Schwellungen lässt sich der Schleimbeutelinhalt mit einer Spritze abziehen; er läuft allerdings oft wieder nach. Haben diese Maßnahmen keinen dauerhaften Erfolg, bleibt ebenfalls nur die operative Entfernung des Schleimbeutels (Bursektomie). Im Gegensatz zur akuten Bursitis ist der Eingriff aber kleiner und oft ambulant durchführbar, je nach Größe sogar nur in örtlicher Betäubung.

Komplementärmedizin

Physikalische Therapie (→ S. 1277). In der Akutphase können Umschläge mit essigsaurer Tonerde Linderung verschaffen, der man eine entzündungshemmende Wirkung zuschreibt.

Homöopathie (→ S. 1251). Die Homöopathie empfiehlt als Akutmittel z. B. Arnica, Apis mellifica oder Rhus toxicodendron bzw. eine individuell abgestimmte Konstitutionsbehandlung bei wiederkehrenden Beschwerden.

Akupunktur (→ S. 1249) und Magnettherapie (→ S. 917). Wie bei allen überlastungsbedingten Erkrankungen des Bewegungsapparats liegen auch für Schleimbeutelentzündungen positive Erfahrungsberichte über den Einsatz der Akupunktur vor. Gleiches gilt für die Magnettherapie.

Vorsorge

Vorsorge ist nur gegen eine chronische Schleimbeutelentzündung möglich. Besonders Berufstätige, die oft kniend arbeiten, z. B. Fliesen- und Parkettleger oder Gärtner, sollten unbedingt gepolsterte Knieschoner tragen.

Bakerzyste

Häufigkeit: ■■□□□

Bakerzyste *(Poplitealcyste, Kniegelenksganglion)*: Gutartige, gallertig oder flüssig gefüllte Zyste (Hohlraum) an der Rückseite des Kniegelenks. Es handelt sich um eine sackartige Ausbuchtung der Kniegelenkskapsel, die bei Kindern oft spontan, bei Erwachsenen meist bei Kniegelenksergüssen im Rahmen verschleißbedingter Erkrankungen entsteht. Wenn sich große Bakerzysten nicht von selbst zurückbilden, erfordern sie manchmal eine Operation.

Leitbeschwerden

- Meist schmerzlose walnuss- bis faustgroße Schwellung an der Rückseite des Kniegelenks mit prall-elastischer Konsistenz
- Druckgefühl und Bewegungseinschränkung bei großen Zysten
- Gelegentlich Ödeme (Schwellung durch Wassereinlagerung) am Unterschenkel.

Die Erkrankung

An Schwachstellen oder nach Einrissen der Gelenkkapsel entwickelt sich manchmal eine Aussackung (Zyste, Ganglion → S. 947), die mit Gelenkflüssigkeit gefüllt ist. Sie schiebt sich an den großen Nerven und Gefäßen in der Kniekehle vorbei und zwischen den Ansätzen der Wadenmuskulatur hindurch, wo sie als Schwellung sichtbar wird. Oft treten Bakerzysten im Rahmen von Kniegelenkserkrankungen auf, die eine Reizung der Gelenkinnenhaut und damit eine vermehrte Produktion von Gelenkflüssigkeit verursachen. Typische Ursachen einer solchen *symptomatischen Bakerzyste* sind z. B. Kniegelenksarthrosen (→ S. 964) oder Meniskusverletzungen (→ S. 972). Manchmal nimmt der Druck innerhalb der Zyste so zu, dass die Zystenwand an einer Stelle reißt und die Gelenkflüssigkeit in die Unterschenkelmuskulatur fließt *(rupturierte Bakerzyste)*. Dieses Ereignis verursacht heftige Schmerzen und eine starke Entzündungsreaktion mit Schwellung und Rötung des gesamten Unterschenkels. Die Symptome ähneln denen einer tiefen Beinvenenthrombose (→ S. 736) und führen daher oft zu Verwechslungen.

In der Regel bereiten Bakerzysten jedoch keine oder wenig Beschwerden. Sie bilden sich oft ohne Behandlung zurück, sobald die zugrunde liegende Erkrankung (z. B. ein akut entzündlicher Schub einer Kniegelenksarthrose) wieder abklingt. Besonders bei Kindern verschwinden die Zysten meist so schnell, wie sie aufgetreten sind.

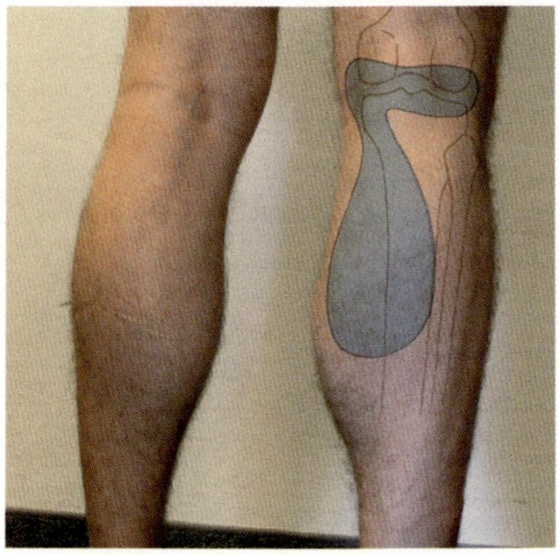

So auffallend wie auf dieser Schemazeichnung ist eine ***Bakerzyste*** *nur selten. Große Zysten behindern nicht nur die Beweglichkeit, sondern drücken oft auch auf Nerven und Gefäße.* [ASL, GRA 2556]

Das macht der Arzt

Der Befund ist meist eindeutig und lässt sich durch Ultraschall sichern. Um eine gerissene Bakerzyste von einer tiefen Beinvenenthrombose abzugrenzen, ist zusätzlich eine Darstellung des Blutflusses in den benachbarten Gefäßen durch eine [Farb-]Duplexsonografie (→ S. 1270) erforderlich.

Eine Therapie ist nur notwendig, wenn die Zyste zu platzen droht oder benachbarte Gefäße und Nerven unter Druck geraten. Weil die Zyste Folge einer Schädigung im Kniegelenk ist, bildet sie sich oft zurück, wenn die Ursache behoben wird. Insofern untersucht der Arzt zuerst das Knie. Bei einem Meniskusschaden folgt daraufhin eine Kniespiegelung, um den Schaden endoskopisch zu beseitigen. Bei einer Arthrose ist die Situation schwieriger, weil die Arthrose selbst nicht behoben werden kann. Je nach Begleitumständen kann eine Kortisoninjektion oder eine Arthroskopie mit Gelenktoilette die beste Lösung sein. Bei fortgeschrittener Arthrose wird der Arzt erwägen, eine Knieendoprothese zu implantieren. Nur selten, in Fällen, in denen die Knieschädigung nicht behandelt werden kann und die Beschwerden von der Zyste selber herrühren, entfernt der Arzt die Zyste über einen Schnitt in der Kniekehle. Wird der Reizzustand im Knie nicht gestoppt, droht allerdings, dass die Zyste über kurz oder lang wieder auftritt.

i **Aktuell:** www.gesundheit-heute.de/25x37

- **www.rheuma-online.de** – Rheumatologische Informationsplattform, Neuss: Bietet umfangreiches, ärztlich geleitetes Forum sowie zum Suchwort Bakerzyste zahlreiche Informationen.
- **www.deutsches-arthrose-forum.de** – Nicht-kommerzielle, private Internetseite, Pforzheim: Wählen Sie über die Rubrik Arthrose im Archiv die Bakerzyste für Erfahrungsberichte und Foren.

Osteochondrosis dissecans

Häufigkeit:

Osteochondrosis dissecans *(O. D.)*: Absterben kleiner Knorpel-Knochen-Teile, bevorzugt im Knie-, Sprung- oder Ellenbogengelenk. Wenn sich diese Teile aus dem Knochenverbund lösen, wandern sie als **Gelenkmäuse** (Gelenkkörper) frei im Gelenk umher und führen dort zu Schmerzen und Einklemmungserscheinungen. Betroffen sind meist jüngere Erwachsene. Bei jungen Patienten und kleinen Herden kommen Spontanheilungen vor, ansonsten sind meist Operationen erforderlich.

Leitbeschwerden

- Schmerzen im Kniegelenk
- Wiederkehrende Schwellungen (Gelenkergüsse)
- Plötzliche Gelenkblockaden durch Einklemmung der Gelenkmaus (Blockierung), nach Schütteln oft wieder gelöst.

Wann zum Arzt

In den nächsten Tagen bei Schmerzen im Knie, die länger als 3 Tage dauern.

Sofort bei schmerzhaften Bewegungseinschränkungen des Knies, die mit einem Blockierungsgefühl verbunden sind.

Die Erkrankung

Ein Absterben kleiner oberflächennaher Knorpel-/Knochenanteile kommt relativ häufig im Kniegelenk an der inneren Rolle des Oberschenkelknochens vor (→ Abb. S. 965). Die Ursache ist nicht geklärt. Es wird vermutet, dass Impulsbelastungen des Kniegelenks eine Rolle spielen. Solche Impulse treten besonders bei wiederholten Abstopp- oder Stoßbewegungen auf (z. B. bei Fußball, Tennis).

Das meist linsengroße abgestorbene Knochenstück löst sich mit der Zeit aus dem Verbund und wandert als Gelenkmaus im Gelenk umher. Dieser Prozess verursacht anfangs wenig Beschwerden. Erst wenn sich die Maus verkeilt und eine Blockierung des Gelenks verursacht, fällt die Erkrankung auf. Meist gelingt es, durch Schütteln oder vorsichtiges Beugen und Strecken des Knies die Maus wieder aus der Einklemmung zu befreien und die Beschwerden damit aufzuheben. Wenn die Gelenkmaus jedoch längere Zeit unbehandelt bleibt, hinterlässt sie häufig Schäden am übrigen Knorpel. Liegt das ***Mausbett,*** also der Ursprung des abgelösten Knochenstücks ***(Dissekat),*** in der Hauptbelastungszone, entstehen mit der Zeit verschleißbedingte Veränderungen, die schließlich zu einer Kniegelenksarthose (→ S. 964) führen können. Gerade bei jüngeren Patienten oder kleinen Mäusen kommt die Erkrankung oft in einem frühen Stadium zum Stillstand oder heilt sogar vollständig.

Das macht der Arzt

Der Nachweis der Gelenkmaus gelingt nur dann mit einem Röntgenbild, wenn sie knöcherne Anteile enthält. Rein knorpelige Mäuse lassen sich im Kernspin darstellen.

Bei einer akuten Einklemmung versucht der Arzt durch vorsichtiges Ziehen am Unterschenkel oder Schütteln die Maus zu befreien. Die langfristige Behandlung richtet sich nach dem Stadium der Erkrankung. Hat sich das abgestorbene Knochenstück noch nicht abgelöst, reicht manchmal eine 3-monatige Entlastung des betroffenen Beins zur Heilung aus. Alle anderen Fälle verlangen eine Operation im Rahmen einer Kniespiegelung (Arthroskopie → S. 905). Bei frischen Ablösungen gelingt oft eine Wiederbefestigung (Refixation) der Maus, bei älteren Gelenkmäusen bleibt dagegen nur die Entfernung. Eine Anbohrung des Mausbetts dient im zweiten Fall dazu, die Bildung von Ersatzknorpel anzuregen und so langfristig das entstandene Loch zu füllen. Eine Alternative ist die Auffüllung des Defekts mit einer Knorpeltransplantation. Auch in frühen Krankheitsstadien setzt der Operateur oft Bohrungen, um abgestorbenes, aber noch nicht abgelöstes Knochengewebe wieder an die Blutversorgung anzubinden.

In Erprobung befindet sich die **Mosaikplastik** ***(OATS = Osteo-chondral autograft transplant system),*** bei der der Operateur Knorpel-Knochen-Zylinder aus wenig genutzten Gelenksregionen entnimmt und in die verschlissenen Gelenkpartien einsetzt. Dort heilen die Zylinder ein und ersetzen die fehlenden Knorpelpartien.

Die Prognose hängt im Wesentlichen ab vom Stadium der Erkrankung bei Therapiebeginn. Sie reicht von der vollständigen Ausheilung bis zum dauerhaften Defekt mit drohender Arthrose.

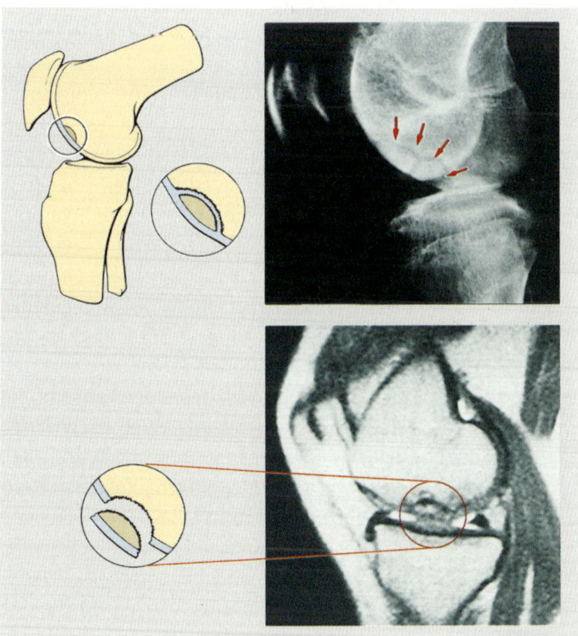

Die ***Osteochondrosis dissecans*** *nimmt ihren Anfang, indem ein Knochenstück an der Gelenkfläche abstirbt, typischerweise im Bereich der Gelenkrolle am Oberschenkel. Das sich lösende Knochenstück* ***(Dissekat)*** *ist auf dem oberen Röntgenbild mit roten Pfeilen markiert. Im Verlauf der Erkrankung löst sich das Dissekat aus dem Knochenverband; dies zeigt die untere Kernspinaufnahme.* [GTV 2557]

Morbus Osgood-Schlatter

Häufigkeit:

Morbus Osgood-Schlatter *(rugby knee)*: Wachstumsstörung an der Tuberositas tibiae, einem Knochenvorsprung an der Vorderseite des oberen Schienbeins, wo die Patellarsehne (→ S. 964) ansetzt. Ursächlich spielen vermutlich trainingsbedingte Mikroverletzungen und anhaltende Überlastungen des Kniegelenks eine wichtige Rolle. Betroffen sind v. a. übergewichtige oder sportlich aktive Jugendliche in der frühen Pubertät, Jungen zehnmal häufiger als Mädchen. Unter konservativer Behandlung mit Schonung, Kühlung und eventuell Stoßwellentherapie heilt die Erkrankung meist folgenlos aus. Nur sehr selten ist eine Operation erforderlich.

Leitbeschwerden

- Bewegungsabhängige Schmerzen unterhalb des Kniegelenks, verstärkt bei oder nach körperlicher Belastung
- Druckschmerz und eventuell Schwellung am Schienbeinrand unterhalb der Kniescheibe.

Wann zum Arzt

In den nächsten Tagen bei Schmerzen im Knie, die länger als 3 Tage dauern.

Die Erkrankung

Wo die Patellasehne, vom unteren Kniescheibenrand kommend, an der Schienbeinvorderkante ansetzt, befindet sich ein kleiner Vorsprung, die **Tuberositas tibiae** (→ S. 965). Ursprünglich als Knorpel angelegt, verknöchert sie im Lauf des Wachstums zunehmend. Eine Störung dieses Vorgangs, z. B. durch wiederholte oder anhaltende Überbelastung des Sehnenansatzes, führt zum Morbus Osgood-Schlatter. Die Erkrankung zählt zu den aseptischen Knochennekrosen (→ S. 903), häufigen Krankheiten aus dem Bereich der Kinderorthopädie, die zur Ablösung und zum Absterben kleiner Knochenteile führen können. Sie verlaufen in mehreren Stadien, mit Abbau erkrankten und Aufbau neuen, gesunden Knochengewebes. Diese Vorgänge lassen sich röntgenologisch nachweisen, wobei jedoch keine sichere Übereinstimmung zwischen Röntgenbefund und Beschwerden besteht. So wird ein Morbus Osgood-Schlatter manchmal nur zufällig auf einem Röntgenbild entdeckt, ohne dass die betroffenen Kinder oder Jugendlichen unter entsprechenden Beschwerden leiden. Die Erkrankung verläuft über viele Jahre, führt jedoch in der Regel nicht zu bleibenden Schäden. Als einzige Erinnerung bleibt oft eine tastbare Verdickung der Tuberositas tibiae.

Das macht der Arzt und Selbsthilfe

Die Beschwerden und der typische Druckschmerz unterhalb der Kniescheibe verraten meist bereits die Diagnose. Röntgen oder Kernspin bestätigen sie.

Die Behandlung hat zum Ziel, die betroffenen Kinder und Jugendlichen möglichst schmerzfrei durch die Zeit der Umbauvorgänge zu führen. Dazu reicht es häufig aus, sportliche Betätigungen einzuschränken, zeitweise auszusetzen oder auf weniger belastende Aktivitäten (z. B. Radfahren, Schwimmen) umzustellen. Zusätzlich empfiehlt es sich, die Oberschenkelmuskulatur durch eine krankengymnastische Übungsbehandlung zu stärken. Übergewichtige Kinder profitieren oft von einer Normalisierung ihres Gewichts.

Bei akuten Beschwerden helfen Kühlung (z. B. mit Kühlpacks, Eisbeuteln) oder kurzfristig eingenommene Schmerzmittel (NSAR → S. 996). Neuerdings kommt auch die extrakorporale Stoßwellentherapie (→ S. 907) zum Einsatz, um die Heilung zu beschleunigen. Eine Operation ist nur dann erforderlich, wenn bei den Umbauvorgängen freie Knochenanteile oder Knochenausziehungen entstehen, die Beschwerden verursachen. Die Operation wird in der Regel erst nach Abschluss des Wachstums durchgeführt.

Meniskusverletzung

Häufigkeit:

Meniskusverletzung ***(Meniskusriss):*** Einriss einer der beiden halbmondförmigen Knorpelscheiben im Knie, meist des Innenmeniskus. Häufige Verletzung bei jungen Sportlern, bei älteren Patienten auch aufgrund verschleißbedingter Vorschäden nach Bagatellverletzungen, wie z. B. Verdrehen des Knies beim Aussteigen aus dem Auto. Die meisten Risse werden im Rahmen einer Gelenkspiegelung operiert, um Spätschäden wie eine Arthrose zu vermeiden. Die Operation führt fast immer zu besten Ergebnissen mit Wiederherstellung der vollen Leistungsfähigkeit.

Leitbeschwerden

- Schmerzen an der Innen-, seltener an der Außenseite des Kniegelenks, besonders nach einem Sturz oder Verdrehen des Knies
- Manchmal Streck- oder Beugehemmung (Blockierung), „als ob etwas klemmt"
- Schwellung des betroffenen Knies, oft nur gering ausgeprägt
- Gehen und Stehen oft noch möglich, jedoch Gefühl der Instabilität
- Blitzartig einschießende Schmerzen innen oder außen am Knie.

Wann zum Arzt

In den nächsten Tagen bei neu aufgetretenen Belastungsschmerzen oder einem ungewohnten Gefühl der Knieinstabilität.

Sofort bei starken Schmerzen nach einem Sturz oder nach Verdrehen des Knies, die Gehen oder Stehen unmöglich machen.

Die Erkrankung

Die Menisken sind zwei halbmondförmige, elastische Gebilde aus Knorpel, die innen und außen zwischen dem Oberschenkel- und dem Unterschenkelknochen innerhalb des Kniegelenks liegen. Sie sind als Puffer, Lastverteiler und Stoßdämpfer an der Führung des Gelenks beteiligt. Der Querschnitt eines Meniskus ist dreieckig, die Spitze ragt frei in das Gelenk. An der Basis ist der Meniskus an der Gelenkkapsel befestigt; in diesem Bereich ist er auch durchblutet. Durch einen Sturz oder durch übermäßiges Verdrehen des Knies wird der Meniskus manchmal zwischen den beiden Knochen eingequetscht und reißt ein. Bei jüngeren Menschen geschieht dies häufig beim Sport, besonders beim Skifahren, Ballsport oder Badminton. Ist der Meniskus im Alter durch Verschleiß vorgeschädigt, reißt er gelegentlich auch bei alltäglichen Belastungen, z. B. bei leichtem Drehen im Knie oder bei bloßem Aufstehen aus der Hocke.

Schmerzen an der Innenseite des Kniegelenks, die plötzlich nach einer Drehbewegung einschießen, entstehen manchmal auch durch ***Schleimhautfalten im Kniegelenksinneren.*** Eine solche **Plica** macht besonders dann Beschwerden, wenn sie sich stark anspannt oder zwischen Gelenkstrukturen einklemmt. Man bezeichnet dieses Krankheitsbild als **Shelf-Syndrom.** Typisch, wenn auch selten auftretend, ist ein schmerzhaftes „Schnappen" der Schleimhautfalte, wenn diese beim Aufstehen aus dem Sitzen über die Gelenkrolle des Oberschenkelknochens gleitet. Eine schmerzhafte Plica lässt sich im Rahmen einer Kniespiegelung (Arthroskopie → S. 905) meist problemlos durchtrennen oder auch entfernen.

Die Einteilung von Meniskusverletzungen erfolgt nach der Lokalisation (Innen-, Außenmeniskus, Vorder- oder Hinterhorn) und nach der Form des Risses (→ Abb. S. 973). Sie ist entscheidend für Prognose und Therapie. Jede Meniskusverletzung muss behandelt werden, auch wenn die Beschwerden oft nach wenigen Wochen nachlassen. Gerade Korbhenkelrisse (→ Abb.) klappen sonst oft in das Gelenk hinein und fügen dem Gelenkknorpel erheblichen Schaden zu, der dann zu einer Kniegelenksarthrose (→ S. 964) führen kann.

Das macht der Arzt

Diagnosesicherung. Ist es dem Patienten nicht möglich, das Knie durchzustrecken (Streckhemmung), so ist ein Meniskusschaden sehr wahrscheinlich. Der Arzt untersucht das Knie in mehreren manuellen Tests ***(Meniskuszeichen),*** um eine Meniskusverletzung gegen andere Knieverletzungen abzugrenzen, die oft ähnliche Beschwerden verursachen (z. B. Kreuzbandverletzung, Zerrung). Die Meniskuszeichen zeigen, ob sich durch Druck- und Zugbelastung des Kniegelenks (Streckung, Beugung, Verdrehung) in verschiedenen Positionen Schmerzen auslösen lassen. Erhärtet sich dabei der Verdacht auf eine Meniskusverletzung, folgt – soweit verfügbar – ein Kernspin. In besonderen Fällen dienen zusätzliche Röntgenaufnahmen dazu, z. B. nach einem Unfall, Begleitverletzungen an gelenknahen Knochen auszuschließen oder bei einer verschleißbedingten Meniskusverletzung nach Zeichen einer beginnenden Kniegelenksarthrose zu suchen.

Bei einer nachgewiesenen Meniskusverletzung besteht der nächste Schritt meist in einer Gelenkspiegelung (Arthroskopie → S. 905). Dabei beurteilt der Arzt das Ausmaß und die Lage der Verletzung und schließt, falls erforderlich, in gleicher Sitzung eine arthroskopische Operation an. Mit speziellen Miniaturinstrumenten wird der Meniskus geglättet, genäht, getackert oder zum Teil entfernt – je nachdem, wo und wie er eingerissen ist (→ Abb. rechts). Diese Entscheidung fällt der Operateur erst während des Eingriffs, da selbst Kernspinbilder nicht immer eindeutig sind. Der Eingriff erfolgt meist ambulant und bereitet im Anschluss kaum Schmerzen. Bei Meniskusglättungen und -teilentfernungen lässt sich das Knie bereits nach 1 Woche wieder voll belasten. Dagegen ist nach einer Meniskusnaht für 6 Wochen nur eine Teilbelastung erlaubt. Zur Nachbehandlung ist bei starken Verschleißschäden und nach langer Entlastung (Meniskusnaht) manchmal Krankengymnastik erforderlich, ansonsten reicht ein Muskeltraining zur Stabilisierung des Kniegelenks.

Eine konservative Therapie ist nur bei speziellen Meniskusverletzungen möglich – z. B. bei frischen kleinen Längsrissen in der Nähe der gut durchbluteten Basis. Dazu erhält der Patient für 3–4 Wochen eine Schiene und entlastet das betroffene Bein durch eine Gehstütze.

Prognose

Längerfristig erreicht das Kniegelenk meist wieder seine alte Stabilität, sodass selbst Leistungssport beschwerdefrei möglich ist. Nur in ~ 10 % der Fälle bleiben kleinere Restbeschwerden wie eine leichte Schwellneigung oder geringe stechende Schmerzen, v. a. bei Belastungen wie Treppensteigen und Aufstehen aus der Hocke. Ist der Meniskus allerdings durch Verschleiß vorgeschädigt, kommt es häufiger zu erneuten Schäden. Durch eine Erhöhung des Schuhaußenrands bei Innenmeniskusschäden (bzw. des Schuhinnenrands bei Außenmeniskusschäden) lässt sich in Einzelfällen die Belastung mindern und so das Fortschreiten des Verschleißes verlangsamen.

Vorsorge

Auch spezielle Knieschienen können das Kniegelenk nicht derart stabilisieren, dass es zu keinen Meniskusverletzungen kommt, so besteht bei Sportarten wie dem alpinen Skifahren, Fußballspielen und Tennisspielen immer ein erhebliches Meniskus-Verletzungsrisiko. Allgemein ist sportliche Aktivität jedoch zu empfehlen, da das Kniegelenk durch allgemeine Muskelkräftigung und Bewegung besser geführt wird und Verletzungen insgesamt seltener sind. Fahrradfahren und Kraulschwimmen sind die knieschonendsten und wirksamsten Sportarten.

Komplementärmedizinische Maßnahmen wie Homöopathie (→ S. 1251), Akupunktur (→ S. 1249) und Magnettherapie (→ S. 917) sind keine Alternative zur operativen Intervention, sondern allenfalls in der Phase der Rekonvaleszenz zur Unterstützung des Heilungsprozesses eine Option.

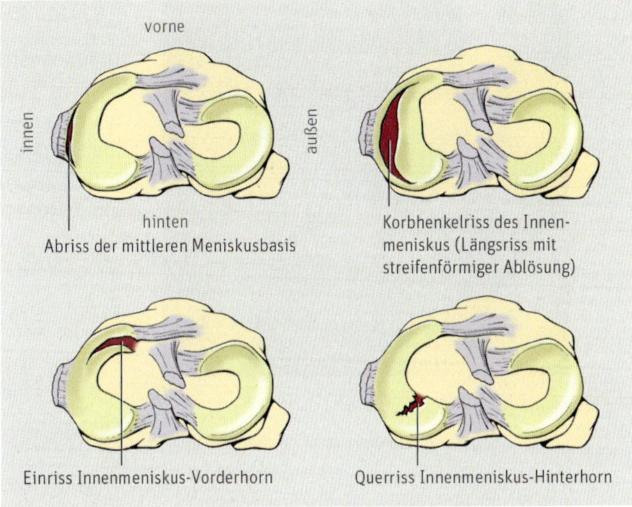

Die Unterscheidung der verschiedenen ***Meniskusverletzungen*** *entscheidet über die richtige Behandlung. Einen* ***basisnahen Abriss,*** *wie er auf dem oberen linken Bild als roter Saum dargestellt ist, wird der Arzt annähen oder mit kleinen Nägeln fixieren. Findet er aber einen* ***Korbhenkelriss*** *(oben rechts), einen* ***großen Längsriss*** *wie auf dem unteren linken Bild oder einen* ***basisfernen Querriss*** *(unten rechts), entfernt er den verletzten Meniskusanteil und glättet den Rand.* [GTV 2558]

Aktuell: www.gesundheit-heute.de/25x30

- **www.leitlinien.net** – Stichwortsuche Meniskuserkrankungen: Ärztliche Leitlinie zu Diagnostik und Therapie dieser Erkrankungen.
- **www.dr-gumpert.de** – Privat unterhaltenes Informationsportal von P. Gumpert, Taunusstein: Für das Suchwort Meniskus erhalten Sie ausführliche Informationen sowie detaillierte Beschreibungen der Operationstechniken.
- D. Engel-Korus: **Die neue Knieschule.** Selbsthilfe und Übungsprogramme. BLV, 2004. Ausführliche Darstellung der Erkrankungen des Knies mit gut umsetzbaren Anleitungen zu Übungen.

Kreuzbandverletzung

Häufigkeit: ■■■■□

Kreuzbandverletzung *(Kreuzbandriss):* Teilweiser oder vollständiger Riss von vorderem und/oder hinterem Kreuzband, die im Kniegelenk den Oberschenkelknochen mit dem Schienbein verbinden. Die Verletzung entsteht typischerweise durch Verdrehen des Kniegelenks bei feststehendem Unterschenkel. Ursache sind meist Sportunfälle, z. B. beim Fußball, Alpinskisport oder Tennis; seltener Verkehrsunfälle mit Anprallen des Unterschenkels am Armaturenbrett. Kreuzbandverletzungen treten häufig in Kombination mit Meniskusverletzungen, Seitenbandrissen und/oder Verletzungen der Kniegelenkskapsel auf. Unbehandelt führen sie zur Instabilität des verletzten Knies, langfristig eventuell zu Meniskusschäden oder Arthrose. Bei jüngeren oder sportlich aktiven Menschen wird deshalb ein gerissenes (insbesondere vorderes) Kreuzband meist ersetzt.

Leitbeschwerden

- Anfangs oft heftige Schmerzen, die rasch nachlassen
- Schwellung des Knies, sowohl direkt nach dem Unfall als auch eventuell später nach Belastungen
- Gefühl der Instabilität, besonders beim Gehen auf unebenem Gelände oder Treppabgehen: Das Knie „gibt nach" *(giving way).*

Wann zum Arzt

In den nächsten Tagen bei allen unklaren Kniebeschwerden, besonders bei Instabilität.

Sofort bei allen schmerzhaften Knieerkrankungen nach einer Verletzung.

Die Erkrankung

Die beiden Kreuzbänder verlaufen zwischen den Gelenkrollen des Oberschenkelknochens zur Mitte des Tibiaplateaus (→ S. 964). Von oben nach unten betrachtet hat das ***vordere Kreuzband*** die Richtung von außen-hinten nach innen-vorne, das seltener verletzte ***hintere Kreuzband*** von innen-vorne nach außen-hinten. Die Kreuzbänder sind zusammen mit den Menisken und den seitlich verlaufenden Innen- und Außenbändern (Seitenbändern) wesentlich an der Führung des Kniegelenks beteiligt. Dabei verhindert das vordere Kreuzband ein Abgleiten des Schienbeinkopfs nach vorne, das hintere Kreuzband ein Abgleiten nach hinten.

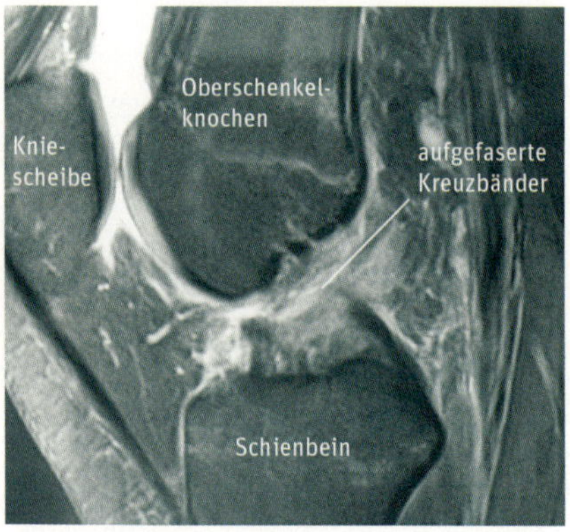

Kreuzbänder lassen sich am besten durch Gelenkspiegelung oder Kernspin darstellen. Das Kernspinbild zeigt eine erhebliche ***Schädigung des Kreuzbands:*** *Während sich ein unversehrtes Band als glatter und durchgängiger Streifen darstellt, erscheint das verletzte Bandgewebe auf der Aufnahme als inhomogene, aufgefaserte Struktur.* [BSV 2559]

Besonders bei Drehbewegungen mit gebeugtem Knie geraten die Bänder unter Zug; eine zusätzliche Kippbewegung führt dann möglicherweise zum Riss. Ein klassisches Verletzungsmuster ist etwa der Sturz eines Fußballers über das „stehen gebliebene" Bein eines Kontrahenten oder das „Einfädeln" einer Slalomstange beim Skirennlauf. Meist schießt sofort ein heftiger Schmerz ein, der rasch nachlässt, aber bei erneuter Belastung wiederkehrt. Unbehandelt entwickelt sich bei vielen Patienten eine chronische Instabilität des Kniegelenks, da die Oberschenkelmuskulatur die fehlende Funktion des verletzten Kreuzbands nicht vollständig kompensiert. Vor allem beim Gehen auf unebenem Gelände empfinden die Betroffenen ein unangenehmes „Nachgeben" des geschädigten Kniegelenks. Zu den chronischen Beschwerden zählen auch wiederkehrende Schwellungen, oft nach geringfügigen Belastungen. Manchmal sind die Beschwerden so geringfügig, dass eine Kreuzbandverletzung über viele Jahre unerkannt bleibt. Langfristig führt die ungleichmäßige Belastung der Gelenkflächen jedoch oft zu einer frühzeitigen Kniegelenksarthrose (→ S. 964) oder verschleißbedingten Meniskusverletzungen (→ S. 972), v. a. bei sportlich aktiven Menschen.

Eine Kreuzbandverletzung kommt selten allein – meistens ist eines der Seitenbänder ebenfalls verletzt, oft auch ein Meniskus (→ S. 964) und die Gelenkkapsel. Besonders häufig ist die ***Unhappy Triad:*** Ein Riss des vorderen Kreuzbands und des Innenbands, kombiniert mit einer Innenmeniskusverletzung. Nur sehr selten kommt es zu einem isolierten ***Seitenbandriss.***

Das macht der Arzt

Diagnosesicherung. Weder die Unfallsituation noch die akuten Symptome weisen eindeutig auf eine frische Kreuzbandverletzung hin; sie finden sich ebenso bei anderen Knieverletzungen wie einer Verstauchung oder einer Meniskusverletzung. Eine spezifische Untersuchungsmethode stellen Stabilitätstests dar, die die Funktion der Kreuzbänder prüfen: Das vordere Kreuzband verhindert die so genannte **vordere Schublade:** Bei einem vollständigen Riss des Vorderbands lässt sich der gebeugte Unterschenkel wie eine Schublade gegenüber dem Oberschenkel von hinten nach vorne verschieben. Bei einem Abriss des Hinterbands lässt sich der gebeugte Unterschenkel dagegen von hinten nach vorne verschieben. Entsprechend verhindert das hintere Kreuzband die so genannte **hintere Schublade.** Da Kreuzbandverletzungen oft in Verbindung mit Meniskusverletzungen auftreten, schließt sich eine Suche nach Meniskuszeichen an (→ S. 972). Die Untersuchungen sind jedoch bei akuten Verletzungen nur so weit aussagekräftig, wie der Verletzte diese trotz Schmerzen zulassen kann.

Ein Röntgenbild gibt Aufschluss über eventuelle knöcherne Begleitverletzungen, während die Kreuzbandverletzung am besten (aber nicht immer) im Kernspin nachweisbar ist.

Einen größeren Gelenkerguss saugt der Arzt mit einer Spritze ab, um den Knorpel und die restlichen Weichteile zu entlasten. Dabei erhärtet ein blutiger Erguss den Verdacht auf eine Kreuzbandverletzung, beweist ihn aber nicht.

Konservative Therapie. Der Verzicht auf eine Operation ist gerechtfertigt, wenn der Verletzte älter und sportlich wenig aktiv oder aus medizinischen Gründen nicht operationsfähig ist. Nach Abklingen der akuten Beschwerden erhält der Patient eine Kunststoffschiene und intensive Krankengymnastik, unterstützt durch physikalische Maßnahmen wie Kälteanwendungen, Reizstrom- und Ultraschalltherapie (→ S. 1279, S. 1280).

Für den langfristigen Erfolg ist wichtig, dass ein lebenslanges, konsequent und selbstständig durchgeführtes Muskeltraining erfolgt. Nur so lässt sich erreichen, dass die Oberschenkelmuskulatur die Aufgabe des gerissenen Kreuzbands übernimmt und das Kniegelenk ausreichend stabilisiert. Erfahrungsgemäß erlangt ein Drittel der Patienten (zumindest vorübergehend) seine sportliche Leistungsfähigkeit wieder, ein weiteres Drittel kommt mit Einschränkungen gut im Alltag zurecht. Das letzte Drittel benötigt wegen einer starken Instabilität des Kniegelenks später doch noch eine Operation.

Operative Therapie. Der optimale Zeitpunkt für eine Operation liegt 6–12 Wochen nach der Verletzung, wenn die akuten Symptome abgeklungen sind. Der weitaus überwiegende Teil sind Ersatzoperationen des vorderen Kreuzbands, da dieses häufiger verletzt ist und auch wesentlich mehr zur Stabilität des Knies beiträgt als das hintere. Bei Jugendlichen wartet man mit der Operation meist ab, bis das Wachstum abgeschlossen ist. Da eine Naht des gerissenen Kreuzbands wenig Erfolg verspricht, ersetzt der Operateur das Band durch eine Sehne. Hierfür eignet sich ein Teil der Sehne zwischen Kniescheibe und Schienbein (Ligamentum patellae) oder eine gut entbehrliche Oberschenkelsehne (Semitendinosus-Sehne). Im Rahmen einer Gelenkspiegelung (Arthroskopie → S. 905) oder über einen Schnitt unterhalb der Kniescheibe führt der Operateur das Sehnenmaterial durch vorher gebohrte Knochenkanäle und befestigt es so an Oberschenkelknochen und Schienbein, dass es dem normalen Verlauf des Kreuzbands folgt.

Während der Nachbehandlungsphase erhält der Patient Gehstützen und spezielle Schienen, die den Bewegungsumfang des Kniegelenks stufenweise freigeben. Im Rahmen einer Krankengymnastik ist nach 3 Wochen wieder eine volle Belastung des operierten Beins erlaubt, 2 Monate später ein vorsichtiger Aufbau des sportartspezifischen Trainings. Nach frühestens 6 Monaten ist das verletzte Knie sportlich wieder voll einsatzfähig. Die vollständige Einheilung des Sehnenersatzes ist jedoch erst nach 1 Jahr abgeschlossen. Trotz der Operation kommt es langfristig bei 35 % der Patienten zu Meniskusschäden und einer späteren Kniegelenksarthrose – ohne Operation liegt der Anteil allerdings bei 65 %.

Vorsorge, Selbsthilfe und Komplementärmedizin

Wenden Sie als Erste Hilfe die Schritte des P.E.C.H.-Schemas an: P-ause, E-is, C-ompression und H-ochlagerung (→ S. 911). Die vorbeugenden Maßnahmen entsprechen denjenigen bei Meniskusverletzungen (→ S. 972).

In manchen Fällen unterstützen komplementärmedizinische Methoden wie Homöopathie (→ S. 1251), Akupunktur (→ S. 1249) und Magnettherapie (→ S. 917) die konservative Behandlung bzw. den Heilungsprozess nach einer Operation – empfehlenswert sind sie allerdings nur als begleitende Maßnahmen.

i Aktuell: www.gesundheit-heute.de/25x31

- **www.leitlinien.net** – Stichwortsuche Kreuzbandruptur: Ärztliche Leitlinie.
- **www.deutsches-arthrose-forum.de** – Nicht kommerzielle, von der Deutschen Arthrose Stiftung unterstützte private Internetseite, Pforzheim: Sehr umfassend und informativ, bietet auch Regionalgruppen und eine Arthrose-Datenbank („Zugang zum Arthrose Forum"). Mit Erfahrungsberichten und Disskussionsforen.
- J. Jerosch; J. Heisel: **Das Kniegelenk.** Rehabilitation nach Verletzungen und operativen Eingriffen. Pflaum, 2004. Ausführliche und professionelle Darstellung verschiedener Übungen und Techniken.

Quadrizepssehnenriss und Patellasehnenriss

Häufigkeit: ■■□□□

Quadrizepssehnenriss *(Quadrizepsruptur)* oder **Patellasehnenriss** *(Patellasehnenruptur):* Riss der Sehne oberhalb der Kniescheibe (Quadrizepssehne) oder des Bands unterhalb der Kniescheibe zum Unterschenkelknochen (Patellasehne oder Ligamentum patellae). Die Verletzung unterbricht den Streckapparat des Beins. Kleinere Einrisse lassen sich ohne Operation in einer speziellen Schiene behandeln, während vollständige Risse immer eine Naht erfordern. Bleibende Folgen sind nicht zu erwarten.

Leitbeschwerden

- Oft spürbarer Riss
- Anschließend mäßige Schmerzen ober- oder unterhalb der Kniescheibe
- Anfangs oft tastbare Delle ober- oder unterhalb der Kniescheibe, später eher Schwellung
- Gehen ist meist noch möglich, jedoch deutlicher Kraftverlust beim Kniestrecken (z. B. beim Treppensteigen) und beim Anheben des Unterschenkels im Sitzen oder Liegen.

Wann zum Arzt

Sofort bei allen Schmerzen im Bereich der Kniescheibe, die einem spürbaren Riss folgen.

Die Erkrankung

Aus dem unteren Ende der kräftigen vorderen Oberschenkelmuskulatur (Quadrizepsmuskel) entspringt die Quadrizepssehne. Sie setzt am oberen Pol der Kniescheibe an, verläuft als dicker Strang über deren Vorderseite und geht schließlich in die Patellasehne über, die den unteren Pol der Kniescheibe mit der Vorderseite des Schienbeins verbindet. Quadrizeps- und Patellasehne sind, wie auch die Kniescheibe, Teil des Streckapparats, der die Kräfte des Quadrizepsmuskels auf den Unterschenkel überträgt. Obwohl sie starke Zugkräfte auszuhalten haben, sind sie im normalen Zustand durch ihre feste Struktur vor Rissen geschützt. Diese treten nur an Sehnen auf, die bereits vorgeschädigt sind, etwa infolge von Stoffwechselerkankungen (z. B. Diabetes → S. 758, Gicht → S. 769), wiederholten Kortisoninjektionen (z. B. zur Behandlung eines Läuferknies → S. 968), Transplantatentnahmen (z. B. bei Operationen einer Kreuzbandverletzung → S. 973) oder wiederholten, kleineren Verletzungen, die eventuell unbemerkt blieben. Betroffen sind daher vorwiegend ältere oder sportlich aktive Menschen. Direkter Anlass ist immer eine direkte oder indirekte Krafteinwirkung, die oft banal scheint. Beim Joggen kann etwa schon ein Tritt in eine Vertiefung zu einer plötzlichen Belastungsspitze führen und dadurch einen Riss verursachen.

Das macht der Arzt

Der Arzt wird meist schon durch Abtasten der Sehnen, insbesondere im Vergleich zur Gegenseite, den Riss erkennen. Einen wichtigen Hinweis gibt die Stellung der Kniescheibe: Bei gerissener Quadrizepssehne steht sie tiefer, bei gerissener Patellasehne höher als auf der unverletzten Seite. Ein Ultraschall oder Kernspin macht die Unterbrechung der Sehne sichtbar. Röntgenuntersuchungen sind nur notwendig, um einen begleitenden Kniescheibenbruch (→ S. 975) oder einen knöchernen Ausriss am Sehnenansatz auszuschließen.

Bei kleineren Rissen an nicht oder wenig vorgeschädigten Sehnen erhält der Patient eine Schiene, die er so lange trägt, bis Schmerzen und Schwellung abgeklungen sind. Mit anschließender Krankengymnastik ist die Verletzung innerhalb von 3 Monaten meist so weit geheilt, dass sie wieder normale sportliche Belastungen erlaubt.

Vollständige Sehnenrisse erfordern immer eine Operation, da die Sehnenstümpfe auseinanderweichen und deshalb keine Heilung ermöglichen, die zu einer ausreichenden Stabilität und Funktion des Streckapparats führt. Die Operation sollte schnellstmöglich durchgeführt werden, da der zunehmende Rückzug der gerissenen Sehnenteile die Operation erschwert und das erreichbare Endergebnis verschlechtert. Nachdem der Riss mit einer speziellen Technik *(Durchflechtungsnaht)* vernäht ist, beginnt eine Nachbehandlungsphase mit Krankengymnastik und Schienen. Nach 3 Monaten ist das Kniegelenk in der Regel wieder (sportlich) voll belastbar.

Kniescheibenbruch

Häufigkeit: ■■□□□

Kniescheibenbruch *(Patellafraktur):* Bruch der Kniescheibe in zwei oder mehrere Teilstücke, meist durch einen Sturz auf das gebeugte Knie oder einen Unfall *(Dashboardverletzung:* Anschlagen des Knies am Armaturenbrett), selten durch plötzliche Beugung des mit Muskelkraft maximal gestreckten Kniegelenks. Die Verletzung führt zu starken Schmerzen und einer rasch zunehmenden Schwellung auf der Vorderseite des Knies, oft auch zu einem sichtbaren Bluterguss. Meist lässt sich das verletzte Kniegelenk nicht mehr aktiv strecken oder in Streckstellung halten.

Das macht der Arzt

Bei offenen, verschobenen oder klaffenden Kniescheibenbrüchen und wenig ausgeprägter Schwellung gelingt es dem Arzt manchmal, die Verletzung zu ertasten. Die sichere Diagnose und Einteilung der Bruchform erfordert jedoch immer eine Röntgenaufnahme. Zeigt diese einen einfachen, unverschobenen Bruch in Längsrichtung, ist bei erhaltener Streckfähigkeit des Kniegelenks eine konservative Behandlung möglich. Das verletzte Bein erhält eine Schiene und wird 6 Wochen lang unter krankengymnastischer Therapie teilweise entlastet.

Verschobene, klaffende oder mehrfache Brüche operiert der Arzt, indem er die Bruchstücke mit Bohrdrähten verbindet und zusätzlich mit einer Drahtschlinge stabilisiert. Seltener fixiert er die Bruchstücke mit Schrauben aneinander. Kleine abgesprengte Knochenstücke entfernt er. Bei Trümmerbrüchen muss der Arzt sogar manchmal die gesamte verletzte Kniescheibe entfernen. Die Funktion des Knies bleibt dann dauerhaft eingeschränkt.

Im Anschluss an die Operation beginnt nach kurzer Ruhigstellung frühzeitig eine krankengymnastische Behandlung. Dabei liegt der Schwerpunkt auf dem Training der Oberschenkelmuskulatur, der Muskelkoordination und des Gangs. Nach etwa 3–6 Wochen ist wieder eine volle Belastung des operierten Beins erlaubt. In 70 % der Fälle erholt sich das Kniegelenk vollständig, beim Rest verbleiben Beschwerden wie belastungsabhängige Schmerzen, chronische Reizzustände oder eine Verminderung von Kraft und/oder Beweglichkeit im Kniegelenk. Manchmal wachsen die Knochenbruchstücke verschoben zusammen, sodass in der Oberfläche der Kniescheibe eine Stufe entsteht. Dann droht längerfristig eine Kniegelenksarthrose.

Kniescheibenverrenkung

Häufigkeit:

Kniescheibenverrenkung *(Patellaluxation):* Seitliches Herausspringen der Kniescheibe aus der vorgesehenen Gleitbahn, meist nach außen. Bei der seltenen ***traumatischen Kniescheibenverrenkung*** ereignet sich die Verletzung im Rahmen eines Unfalls (z. B. Sturz oder starkes Verdrehen des Knies). Dabei entstehen meist begleitende Verletzungen an Bändern, Knorpel und Knochen. Davon zu unterscheiden ist die ***habituelle Kniescheibenverrenkung,*** die ohne vorangehenden Unfall auftritt und ungünstige anatomische Verhältnisse voraussetzt. Bei den meist jugendlichen Betroffenen springt die Kniescheibe häufig und ohne größere Beschwerden aus ihrem Gleitlager heraus und wieder spontan hinein.

Um Knorpelschäden gering zu halten, ist bei traumatischer Kniescheibenverrenkung eine sofortige Einrenkung erforderlich, bei posttraumatischer und habitueller Verrenkung eine operative Korrektur des Kniescheibenverlaufs. Trotzdem lässt sich eine spätere Arthrose nicht immer vermeiden.

Leitbeschwerden

- Plötzliches „Wegsacken“ des Kniegelenks, das sich anschließend nicht mehr strecken lässt
- Pralle Schwellung, Schmerzen und starke Druckempfindlichkeit an der Vorderseite des Kniegelenks
- Eventuell sichtbare Verlagerung der Kniescheibe nach außen (im Vergleich mit dem unverletzten Knie gut zu erkennen)
- Bei habitueller Kniescheibenverrenkung wiederholte schmerzlose Seitverschiebung der Kniescheibe während leichter Kniebeugung.

Wann zum Arzt

In den nächsten Tagen bei sichtbarer Verlagerung der Kniescheibe in leichter Beugestellung.

Sofort bei plötzlichem „Wegsacken“, Streckhemmung und starken Schmerzen im Kniegelenk sowie bei sichtbarer Verlagerung der Kniescheibe.

Die Erkrankung

Die Kniescheibe stellt das Zentrum des Streckapparats am Knie dar. Wenn man sich das Kniegelenk als Flaschenzug vorstellt, entspricht die Kniescheibe einer Umlenkrolle, die bei gebeugtem Knie für eine günstige Kraftübertragung von der vorderen Oberschenkelmuskulatur auf den Unterschenkel sorgt. Mit beiden Teilen des Streckapparats ist sie über kräftige Sehnen verbunden, die obere Quadrizepssehne (→ S. 964) und die untere Patellasehne (→ S. 964). Bei jeder Bewegung im Kniegelenk gleitet die Kniescheibe bis zu 10 cm in einer knöchernen, von Knorpel überzogenen Rinne zwischen den beiden Oberschenkelkondylen. Sie wird dabei durch zwei seitlich verlaufende Bänder sowie eine v-förmige Ausgestaltung ihrer Rückseite gesichert.

Eine normal geformte, von intakten Bändern stabilisierte Kniescheibe entfernt sich nur dann aus ihrer Gleitbahn, wenn massive Gewalt einwirkt. In den meisten Fällen von traumatischer und posttraumatischer Kniescheibenverrenkung sowie bei allen habituellen Verrenkungen finden sich jedoch ungünstige anatomische Verhältnisse, die ein Herausspringen begünstigen: eine fehlerhaft angelegte oder ungewöhnlich hochstehende Kniescheibe, ein zu flach ausgeformtes Gleitlager, ein anlagebedingt lockerer Bandapparat oder schwache Oberschenkelmuskeln, die das Knie nicht richtig zu führen vermögen. Häufig sind beide Seiten von diesen Veränderungen betroffen. Während des Wachstums verstärken sich die Risikofaktoren oft gegenseitig und führen dabei zu einer so ausgeprägten Instabilität der Kniescheibe, dass sich diese bei jeder Kniebeugung kurzfristig verlagert. Obwohl meist schmerzfrei, erfordert diese Anomalität unbedingt eine Behandlung, da sie sonst längerfristig zu Knorpelschäden und nachfolgender Arthrose (→ S. 964) führt.

Das macht der Arzt

Diagnosesicherung. Eine verrenkte Kniescheibe erkennt der Arzt auf den ersten Blick. Die Diagnose wird jedoch schwierig, wenn sich die Kniescheibe bereits spontan zurückverlagert hat – dann zeugen nur noch die Beschreibungen des Patienten und unspezifische Symptome wie Schmerz und Gelenkerguss von der abgelaufenen Verletzung. Anatomische Besonderheiten, die eine Verrenkung begünstigen, entdeckt der Arzt manchmal durch Funktionstests (z. B. Verschiebefähigkeit der Kniescheibe). Sicher nachweisen lassen sie sich durch Röntgenaufnahmen, die außerdem knöcherne Begleitverletzungen erkennbar machen. Besteht ein Verdacht auf Muskel-, Kapsel-, Bänder- und Knorpelschäden, kommt Ultraschall und/oder Kernspin zum Einsatz, eventuell auch eine Gelenkspiegelung (→ S. 905).

Konservative Therapie. Finden sich keine Knochen- oder Knorpelverletzungen und handelt es sich um eine erstmalige Verrenkung, lässt sie sich meist konservativ behandeln. Dabei renkt der Arzt – wenn nötig unter Narkose – die Kniescheibe schnellstmöglich ein, indem er das Knie überstreckt und die Kniescheibe mit Druck in ihre Gleitbahn zurückschiebt. Schmerzmittel (NSAR → S. 996) und Kälteanwendungen reduzieren die anfänglichen Beschwerden und fördern den Heilungsverlauf. Einen größeren Gelenkerguss zieht der Arzt mit einer Spritze ab. Anschließend stellt er das verletzte Knie meist durch einen Gips oder eine bewegliche Schiene für 3 bis 6 Wochen ruhig.

Operative Therapie. Eine Operation ist immer dann angezeigt, wenn größere Begleitverletzungen bestehen oder wenn eine anatomische Fehlstellung zur habituellen oder posttraumatischen Kniescheibenverrenkung führt. Da mit jeder Verrenkung wertvolle Knorpelmasse unwiederbringlich verloren geht, hat jedes der über 100 möglichen Operationsverfahren zum Ziel, die Kniescheibe dauerhaft zu stabilisieren. Dies lässt sich z. B. erreichen durch Straffung und Naht von Bändern oder Versetzung des Patellasehnenansatzes am Unterschenkel. Abgesprengte Knorpel- oder Knochenanteile fixiert der Arzt, falls möglich, wieder am ursprünglichen Ort. Manche kleinere Operationen lassen sich minimal-invasiv im Rahmen einer Gelenkspiegelung (→ S. 905) durchführen. In der Nachbehandlungsphase steht eine krankengymnastische Übungsbehandlung im Vordergrund. Oft verordnet der Arzt für 3 bis 6 Wochen eine bewegliche Schiene, die stärkere Beugebewegungen verhindert. Auch bei idealer Therapie und Nachbehandlung lassen sich jedoch Schäden an der Knorpelgleitfläche von Kniescheibe und Oberschenkel nicht sicher verhindern.

Vorsorge

Durch Muskelaufbautraining, ausreichendes Aufwärmen der Muskulatur vor dem Sport und defensive Sportausübung gelingt es eventuell, einer wiederholten Kniescheibenverrenkung bei wenig ausgeprägten anatomischen Fehlstellungen vorzubeugen. Manchen Betroffenen hilft auch das Tragen einer speziellen Kniescheibenbandage.

Muskelfaserriss in der Wade

Häufigkeit:

Muskelfaserriss in der Wade: Riss eines oder mehrerer Muskelfaserbündel in der Wade. Es handelt sich um eine häufige Sportverletzung, verursacht durch direkte Gewalteinwirkung (z. B. Tritt in die Wade) oder Überlastung

(z. B. Zerrung beim Abspringen). Eine sofortige Behandlung mit Eis und elastischen Binden lindert die Beschwerden. Bei frühzeitiger Therapie und vorsichtigem Aufbau der Belastung heilen Muskelfaserrisse fast immer folgenlos.

Leitbeschwerden

- Meist einschießender Wadenschmerz, oft als fühlbares Reißen
- Manchmal Schmerzen erst nach einigen Stunden
- Anfangs oft spürbare Delle, später eher Schwellung der Wade
- Gehen und besonders Zehenstand sehr schmerzhaft, oft sogar unmöglich.

Wann zum Arzt

In den nächsten Tagen bei Schmerzen oder Schwellungen im Bereich der Wade nach Sport oder Unfall, die nicht innerhalb kurzer Zeit wieder verschwinden.

Am gleichen Tag bei Wadenschmerzen, die einem spürbaren Riss folgen.

Die Erkrankung

Muskelfasern reißen entweder durch direkte Einwirkung (z. B. Tritt eines Gegenspielers beim Fußball) oder durch eine plötzliche Überlastung. Die Muskulatur der Wade ist hoch belastet, da sie bei jedem Schritt das Abrollen über den Vorfuß und die Zehen ermöglicht. Besonders stark ist die Beanspruchung bei plötzlichen Beschleunigungen, also z. B. beim Ansprinten oder Abspringen.

Eine weitere Erkrankung, die ebenfalls auf einer Überlastung der Unterschenkelmuskulatur beruht, kennen insbesondere Läufer: Schienbeinschmerzen **(shin splints)**, die sich meistens an der inneren Schienbeinkante entlang bis hinunter zum Innenknöchel ziehen. Gehäuft treten sie bei Laufanfängern oder nach einer Steigerung des Trainingspensums auf. Sie werden oft chronisch, wenn der Betroffene nicht Trainingsumfang und -belastung reduziert. Eisauflagen und Schmerzmittel (z. B. NSAR → S. 996) lindern die Beschwerden, während Massagen der schmerzhaften Stellen das Gewebe lockern. Richtiges Schuhwerk mit passenden Einlegesohlen ermöglicht korrektes Abrollen des Fußes und senkt die Belastung der betroffenen Muskeln. Die Wirkung eines Stoßdämpfers lässt bei Laufschuhen allerdings mit der Zeit nach; es empfiehlt sich daher, bei einem Laufpensum von dreimal 10 km in der Woche alle 4–5 Monate neue Schuhe zu kaufen.

Bei einem Riss von weniger als 5 % der Muskelfasern entsteht eine Zerrung (Muskelfaserriss ersten Grades). Sie schränkt die Funktion des verletzten Muskels nicht wesentlich ein, verursacht jedoch häufig krampfartige Schmerzen bei aktiver Bewegung und passiven Drehbewegungen. Stärkere Krafteinwirkungen führen zum Muskelfaserriss zweiten Grades oder sogar zur vollständigen Muskeldurchtrennung (Muskelfaserriss dritten Grades). Diese Verletzungen haben einen teilweisen oder vollständigen Funktionsverlust des betroffenen Muskels zur Folge. Bei größeren Rissen kommt es außerdem zu einer (oft massiven) Einblutung. Die straffen Muskelhäute, die den Wadenmuskel umschließen, verhindern eine flächige Ausbreitung des Blutergusses, der Druck in den Muskelhäuten steigt. Dies verursacht zum Teil heftige Schmerzen und führt unter Umständen sogar zu einem Kompartmentsyndrom (→ S. 907).

Als späte Komplikation entwickeln sich manchmal Kalkeinlagerungen und Verknöcherungen innerhalb der Muskulatur. Die **Myositis ossificans** ist Folge eines chronisch-entzündlichen Prozesses und kommt nicht nur bei Muskel(faser)rissen vor, sondern auch bei anderen Muskelverletzungen, z. B. Prellungen und Quetschungen. Das Risiko erhöht sich durch unzureichende Erstbehandlung, vorzeitigen Trainingsaufbau oder verfrühte Massagetherapie. Als weitere Komplikation treten gelegentlich Zysten auf. Sie entstehen immer dann, wenn sich ein Bluterguss im Muskel nicht auflöst, sondern mit einer bindegewebigen Kapsel umwachsen wird. Zysten wie Verknöcherungen werden operativ entfernt, wenn sie sich störend auswirken.

Das macht der Arzt und Selbsthilfe

Diagnosesicherung. Oft ist die Schmerzangabe nur diffus und ein Bluterguss nicht zu sehen. Beim Abtasten der Wade findet der Arzt manchmal eine 1–2 cm breite Delle in der Wadenmuskulatur, an der sich der hauptsächliche Schmerzpunkt befindet. Die Ultraschalluntersuchung zeigt meist den Bluterguss, gelegentlich auch die Muskellücke. Wichtig ist die Abgrenzung zu einer Thrombose der Unterschenkelvenen (→ S. 736) und zu einem Kompartmentsyndrom (→ S. 907), beides Erkrankungen, die ebenfalls eine schmerzhafte, allerdings meist härtere Schwellung des Beins verursachen. Besteht ein entsprechender Verdacht, sichert der Arzt die Diagnose durch spezielle Ultraschalluntersuchungen (Duplexsonografie → S. 691).

Konservative Therapie. Die Erstbehandlung kann auch ein Laie durchführen; sie richtet sich nach dem P.E.C.H.-Schema: P-ause, E-is, C-ompression und Hochlagerung (→ S. 911). Entscheidend ist der sofortige Beginn der Therapie, möglichst noch am Unfallort. Der Arzt wird dann – je nach Befund und Beschwerden – für kurze Zeit einen Tape-Verband (→ S. 908) anbringen oder die Kompressionstherapie fortführen. Abschwellende Salbenverbände (→ Pharma-Info S. 912), Schmerzmittel (NSAR → S. 996), gerinnungshemmende Medikamente, muskelentspannende Mittel (z. B. Musaril®), Elektro- und Ultraschalltherapie lindern die akuten Beschwerden und beschleunigen die Heilungsprozesse.

Für eine optimale Heilung ist es wichtig, den verletzten Muskel möglichst bald wieder zu benutzen – nach dem Motto: Erlaubt ist, was keine Schmerzen verursacht. Anfangs eignen sich für diesen Zweck v. a. krankengymnastische Übungen. Passive Dehnungen oder Massagen sind bei frischen Muskelverletzungen gefährlich, da sie Verknöcherungen (Myositis ossificans → links) bewirken können. Bei einer Zerrung sollten die Übungen frühestens nach 3 Wochen, bei einem Muskelfaserriss je nach Ausdehnung ab der 6.–12. Woche ausgeführt werden.

Operative Therapie. Da bei einer Operation ein erheblicher Funktionsverlust des betroffenen Muskels droht, kommt eine operative Naht von Muskelrissen nur dann in Betracht, wenn der Riss länger als 2/3 des Muskeldurchmessers ist, die Enden weit auseinanderklaffen oder ein großer Bluterguss besteht.

Die Nachbehandlung umfasst mehrwöchige Ruhigstellung, Krankengymnastik und anschließend schrittweise zunehmende Belastung. Nach 3 Monaten ist der operierte Muskel wieder voll einsatzfähig.

Rehabilitation und Prognose. Auch schwere Muskelfaserrisse heilen innerhalb weniger Monate. Das entstehende Narbengewebe ist jedoch kürzer und weniger dehnbar als normales Muskelgewebe. Große Narben führen deshalb zunächst zu einem Funktionsverlust des verletzten Muskels. Da der vernarbte Muskel Anteile mit unterschiedlichen Dehnungseigenschaften besitzt, ist er zudem anfällig für erneute Faserrisse.

Dies lässt sich jedoch durch eine individuell angepasste Rehabilitation überwinden. Diese beginnt mit isometrischen Übungen, fährt mit Bewegungs- und Koordinationstraining fort und führt schließlich über zunehmende Muskelbelastung (z. B. durch Radfahren oder Schwimmen) zurück zum sportartspezifischen Training.

Warnhinweis: Um Komplikationen zu vermeiden, ist es entscheidend, jeder Muskelverletzung genügend Zeit zum Heilen zu geben.

Vorsorge

Ausreichendes Aufwärmen vor dem Sport schützt in begrenztem Umfang vor Zerrungen und damit vor Muskelfaserrissen. Da die meisten derartigen Verletzungen 30–60 Minuten nach Trainingsbeginn auftreten, ist es empfehlenswert, in diesem Zeitraum starke Belastungen der Wadenmuskulatur wie Sprinten oder Springen möglichst zu vermeiden.

Komplementärmedizin

Um die Schmerzen zu lindern und den Heilungsprozess zu beschleunigen, bieten sich als komplementärmedizinische Maßnahmen zur ergänzenden Behandlung an: Magnettherapie (→ S. 917), Akupunktur (→ S. 1249) und Homöopathie (→ S. 1251).

Aktuell: www.gesundheit-heute.de/25x32

- **www.dr-gumpert.de** – Privat unterhaltenes Informationsportal von P. Gumpert, Taunusstein: Für das Suchwort Muskelfaserriss erhalten Sie ausführliche Informationen sowie detaillierte Beschreibungen der Operationstechniken.

Unterschenkelbruch

Häufigkeit: ■■□□□

Unterschenkelbruch *(Unterschenkelfraktur):* Gemeinsamer Bruch des Schienbeins (Tibia) und des Wadenbeins (Fibula). Beide Knochen können auch isoliert brechen, dann handelt es sich um einen Schienbein- bzw. Wadenbeinbruch.

Die Verletzung tritt meist nach starker Gewalteinwirkung auf, im Schaftbereich sind offene Brüche häufig. Bei knienahen Schienbeinbrüchen verläuft der Bruch oft durch das Schienbeinplateau ins Kniegelenk. Eher selten treten bei Laufsportlern Ermüdungsbrüche des Schienbeinschaftes auf. In der Mehrzahl der Fälle werden diese Brüche heute operiert, obwohl bei unverschobenen und geschlossenen Brüchen auch ohne Operation gute Ergebnisse erzielt werden können.

Leitbeschwerden

- Stärkste Schmerzen im Unterschenkel, Stehen und Gehen unmöglich
- Oft sichtbare Fehlstellung
- Bei Schienbeinkopfbrüchen Knieschwellung, eventuell Knieschmerzen.

Wann zum Arzt

Sofort zum Arzt bei starken Schmerzen, die Gehen oder Stehen unmöglich machen.

Den Notarzt rufen bei stärksten Schmerzen am Unterschenkel oder Fehlstellungen des Beins.

Die Erkrankung

Das Schienbein bildet zusammen mit dem Wadenbein die knöcherne Basis des Unterschenkels. An der Vorderkante ist es nicht von Muskulatur, sondern lediglich von einer Hautschicht bedeckt. Kommt es zu einer Knochenverletzung, durchbohren die scharfen Bruchkanten häufig die Haut und verursachen damit einen offenen Knochenbruch (→ S. 908). Bei großer Krafteinwirkung bricht das Schienbein meist mitten im Schaftbereich. Das nur fingerdünne Wadenbein ist in der Regel mit betroffen; der Arzt spricht dann von einem ***kompletten Unterschenkelbruch*** im Unterschied zum alleinigen Schienbeinbruch.

Isolierte Wadenbeinbrüche kommen am Unterschenkelschaft nur selten vor, in der Regel nach einem direkten Anprall gegen die Außenseite des Unterschenkels. Brüche im oberen oder unteren Anteil des Wadenbeins sind dagegen häufig im Rahmen von Sprunggelenksverletzungen (→ S. 979) zu finden.

Durch die große Krafteinwirkung splittert der Knochen oft in mehrere Bruchstücke und bildet eine Trümmerzone. Auch ohne Unfall kommt es gelegentlich zu Unterschenkelbrüchen, wenn ein Sportler die Belastbarkeit des Schienbeinknochens überfordert. Ein solcher Ermüdungsbruch (→ S. 908) kommt v. a. bei Joggern vor, die ihr Trainingspensum zu rasch steigern. Auch bei älteren Menschen mit Osteoporose finden sich gelegentlich Unterschenkelbrüche ohne vorangehende stärkere Gewalteinwirkung, typischerweise am kniegelenksnahen Teil des Schienbeins **(Schienbeinkopfbruch, *Tibiakopffraktur*)**. Banale Stürze auf das Knie reichen, um eine solche pathologische Fraktur (→ S. 908) auszulösen.

Das macht der Arzt

Das Beschwerdebild eines Unterschenkelbruchs ist meist eindeutig. Röntgen- und/oder CT-/Kernspinbilder bestätigen die Diagnose.

Nur geschlossene wenig verschobene Brüche (z. B. die meisten **Schuhrandbrüche** bei Ski- oder Motorradunfällen) lassen sich konservativ behandeln, üblicherweise durch eine mehrwöchige Ruhigstellung im Gips. Die ersten 4–6 Wochen ist meistens ein Oberschenkelgips erforderlich, für die folgenden 2–4 Wochen genügt dann ein Unterschenkelgips. Vor allem der Oberschenkelgips behindert sehr stark. Viele Patienten entscheiden sich aus diesen Überlegungen heraus für die Operation, denn nach einer Operation kann man auf einen Gips oft ganz verzichten. Bereits wenige Tage nach der Operation können die Patienten aufstehen und mindestens teilweise belasten.

Verschobene Brüche müssen operiert werden, das Schienbein wird im Schaftbereich meistens genagelt, zu den Gelenken hin kommen auch Platten in Frage. Nur manchmal muss auch das Wadenbein operiert werden, in der Regel wird es in diesen Fällen durch eine Platte stabilisiert.

Schwieriger ist die Behandlung von offenen Brüchen. Um die Gefahr von Knocheninfektionen (Osteomyelitis → S. 988) zu minimieren, erfolgt die Fixierung des Knochens mit möglichst wenig eingebrachtem Material – Drähten, Schrauben, einem Marknagel oder einem äußeren Spanner (Fixateur externe → Bild links bzw. S. 861).

Eine häufige Komplikation von geschlossenen Unterschenkelfrakturen ist ein Kompartmentsyndrom (→ S. 907). Das ist ein Notfall, der nur durch eine sofortige Operation behoben werden kann.

Ungünstig sind auch Schienbeinkopfbrüche, die das Tibiaplateau (→ S. 964) einbeziehen: Da dieses die Gelenkfläche des Kniegelenks bildet, führen bleibende Unebenheiten oder Stufen unvermeidlich zur vorzeitigen Kniegelenksarthrose (→ S. 964). Um die Gelenkfläche möglichst originalgetreu zu rekonstruieren, hebt der Operateur den abgesunkenen Teil des Tibiaplateaus an und unterfüttert ihn mit Knochensubstanz aus dem Beckenkamm. Schrauben oder spezielle Abstützplatten bewahren den Knochen vor erneutem Abrutschen.

Auch bei optimaler Operationstechnik gelingt nicht immer eine befriedigende Heilung. Bleibende Fehlstellungen oder Kniearthrosen gehören zu den häufigsten Folgen.

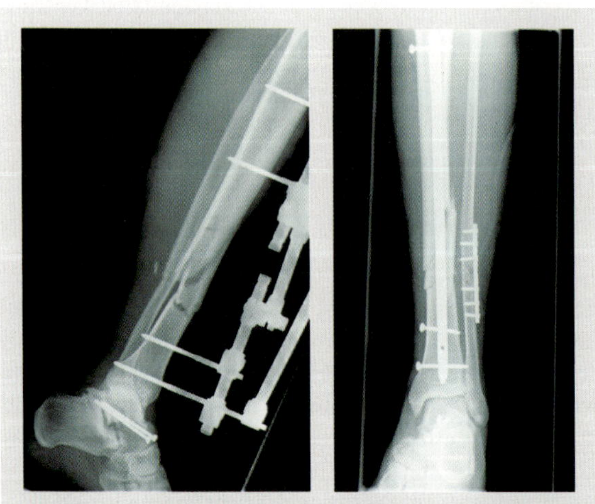

Zwei Röntgenbilder mit einem ***kompletten Unterschenkelbruch,*** *also von Schien- und Wadenbein. Links: Seitliche Aufnahme mit* ***äußerem Spanner (Fixateur externe).*** *Duch ihn werden die Bruchstücke wieder in die richtige Position gebracht und gehalten. Im Fußbereich stabilisieren zwei Schrauben einen Sprungbeinbruch. Rechts: Aufnahme von vorne nach der zweiten OP, in der die Bruchstücke mit Marknagel, Platten und Schrauben in der endgültigen Stellung fixiert wurden.* [GTV 2561]

Sprunggelenk und Fuß

Aufbau und Funktion

Das **Sprunggelenk** verbindet Unterschenkel und Fuß in einer komplizierten zweiteiligen Gelenkkonstruktion, an der fünf verschiedene Knochen beteiligt sind. Anatomisch wie funktionell gliedert es sich in

- **Oberes Sprunggelenk,** gebildet von Schienbein (dessen unteres Ende den *Innenknöchel* bildet), Wadenbeinspitze *(Außenknöchel)* und **Sprungbein** *(Talus)*
- **Unteres Sprunggelenk,** das sich zwischen Sprungbein, **Fersenbein** *(Kalkaneus, Calcaneus)* und **Kahnbein** *(Naviculare)* befindet.

Die beiden Unterschenkelknochen sind am oberen Sprunggelenk durch zwei feste Bindegewebestränge (Syndesmosen) verbunden und bilden zusammen die *Knöchelgabel,* die das darunterliegende Sprungbein u-förmig umfasst. Ein straffer Kapsel-Band-Apparat führt und stabilisiert das stark beanspruchte Gelenk, insbesondere durch drei kräftige Bänder am Außenknöchel **(Außenbänder)** und ein deltaförmiges Innenband. Der zangenartige Aufbau macht das obere Sprunggelenk zu einem Scharniergelenk, mit dem überwiegend Beuge- und Streckbewegungen möglich sind. Umwendbewegungen des Fußes finden dagegen im unteren Sprunggelenk statt; sie erlauben in geringem Umfang das Heben der **inneren** *(Supination)* und **äußeren Fußkante** *(Pronation).* Jeder kann an sich selbst beobachten, wie die Abrollbewegung des Fußes beim Gehen nicht nur zum Heben und Senken der Fußspitze führt, sondern zugleich zur Verkantung des ganzen Fußes.

Der **Fuß** ist anatomisch ähnlich aufgebaut wie die Hand; er gliedert sich in drei Abschnitte: **Fußwurzel, Mittelfuß** und **Vorfuß.** Unter funktionellen Gesichtspunkten bezeichnen die Ärzte die Fußwurzel auch als *Rückfuß,* Mittel- und Vorfuß gemeinsam als Vorfuß. Zu den **Fußwurzelknochen** gehören neben den Knochenpartnern des unteren Sprunggelenks, dem Sprung-, Fersen- und Kahnbein, noch das **Würfelbein** und die drei kleineren **Keilbeine.** Über straffe Gelenke ist die Fußwurzel mit der Basis der fünf **Mittelfußknochen** verbunden. Diese werden von innen (medial) nach außen (lateral) mit den Zahlen I bis V durchnummeriert. Sie lassen sich geringfügig gegeneinander bewegen und ermöglichen dadurch eine Anpassung an unebene Untergründe. Mit ihrem körperfernen Köpfchen grenzen die Mittelfußknochen an die Grundglieder der – analog nummerierten – **Zehen.** Die *große Zehe* besitzt nur zwei Glieder; alle anderen sind dreigliedrig.

Für die Bewegungen des Fußes sind zwei Gruppen von Muskeln zuständig: Die kurzen Fußmuskeln, die ihren Ursprung und Ansatz direkt am Fußskelett haben, und die langen Fußmuskeln, die sich in der Wade befinden und deren Sehnen im Fuß enden. Unterstützt durch straffe Bänder stabilisieren sie das Fußskelett und verspannen es zu einem **Längs-** und **Quergewölbe.** Das Längsgewölbe zeigt am Innenrand die stärkste Ausprägung; das Quergewölbe umfasst v. a. den Mittelfuß und die angrenzenden Keilbeine. Bei einem normal geformten Fuß wird dadurch der größte Teil des Körpergewichts über die Ferse auf den Boden geleitet, kleinere Teile auch über den **Großzehenballen** und den **Kleinzehenballen** im Vorfuß.

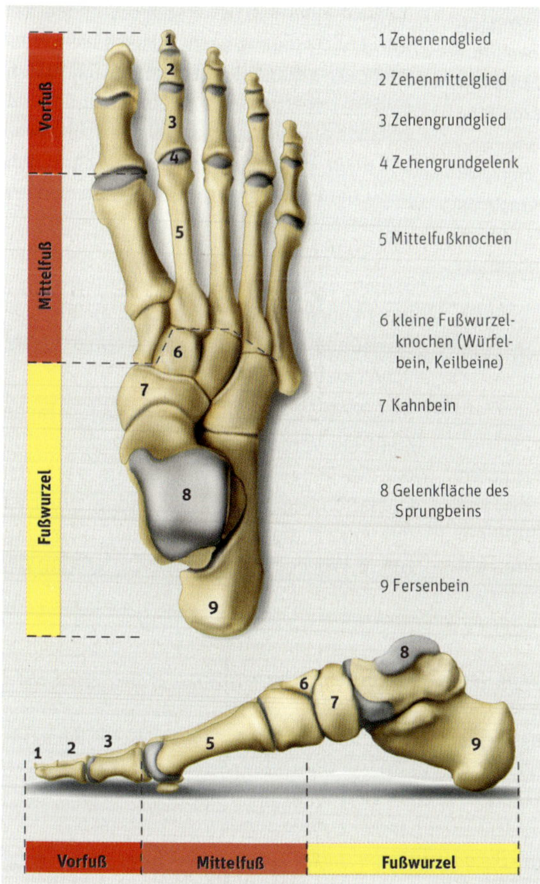

26 Knochen bilden das **Fußskelett;** *sie sind durch zahlreiche Muskeln, Bänder und Sehnenplatten miteinander verbunden. Der* **Rückfuß** *trägt als unterer Teil des Sprunggelenks die Hauptlast des Körpergewichts. Mit seiner mehrdimensionalen Wölbung federt der* **Mittelfuß** *Erschütterungen ab und leitet einen Teil des Körpergewichts auf den Vorfuß. Die* **Zehen,** *während der Evolution als Greifinstrumente gebildet, besitzen beim Menschen v. a. die Funktion von Hebeln, mit deren Hilfe sich der Fuß beim Gehen vom Boden abstößt.* [GTV 2562]

Sprunggelenksverletzungen

Häufigkeit: ■■■■■

Außenbandriss *(Außenbandruptur):* Teilweiser oder vollständiger Riss eines oder mehrerer der drei Bänder, die den Außenknöchel mit dem Sprungbein und dem Fersenbein verbinden. Eine Vorform ist die **Außenbänderzerrung** *(Distorsion der fibulo-talaren Bänder),* bei der mikroskopisch kleine Risse in der Bandstruktur entstehen. Ursache dieser häufigsten Band- und Sportverletzung des Menschen ist eine Sprunggelenksüberdehnung durch Übertreten (Umknicken) nach außen **(Umknickverletzung,** *Supinationstrauma).* Die Therapie besteht in mehrwöchiger Schienung, nur ausnahmsweise auch in einer operativen Behandlung durch eine Naht; beide zeigen gute Langzeitergebnisse.

Außenknöchelbruch *(Außenknöchelfraktur, Fraktur der distalen Fibula):* Bruch des Wadenbeins (Fibula) an seinem körperfernen Ende, das den Außenknöchel bildet. Zweithäufigster Bruch beim Menschen, meist verursacht durch eine Umknickverletzung (→ unten), selten durch direkte Gewalteinwirkung. Tritt gelegentlich auch als zweifacher Bruch *(bimalleoläre Fraktur)* in Kombination mit einem **Innenknöchelbruch** *(Fraktur des malleolus medialis)* auf, seltener als dreifacher Bruch *(trimalleoläre Fraktur)* mit einer zusätzlichen Absprengung an der hinteren Schienbeinkante. Bei unverschobenen Wadenbeinbrüchen unterhalb der Verbindungsbänder zum Schienbein *(Syndesmosen)* reicht zur Behandlung eine 6-wöchige Schienung und Entlastung, bei allen anderen Bruchformen ist eine operative Therapie erforderlich. In beiden Fällen lässt sich die Belastbarkeit des Gelenks vollständig wiederherstellen.

Leitbeschwerden

- Schwellung und Bluterguss über dem Außenknöchel oder im gesamten Knöchelbereich
- Starke Schmerzen am Außen- oder Innenknöchel, die Gehen oder Stehen unmöglich machen
- Oft das Gefühl, dass etwas „kaputtgegangen" ist
- Manchmal Gelenkfehlstellung bei einem Bruch.

Wann zum Arzt

Sofort bei allen Beschwerden, die Stehen oder Gehen unmöglich machen.

In den nächsten Tagen bei allen Beschwerden am Knöchel, die innerhalb von 3 Tagen nicht verschwunden sind.

Die Erkrankung

Im Sprunggelenk bilden die unteren Enden von Schien- und Wadenbein eine knöcherne Gabel, die das Sprungbein als obersten Knochen der Fußwurzel umspannt (→ S. 979). Das Gelenk wird durch drei Außenbänder verstärkt, die vom Außenknöchel zum Sprung- und Fersenbein verlaufen. Weitere Bandstrukturen, die Syndesmosen, schaffen im Sprunggelenk eine straffe Verbindung zwischen Schien- und Wadenbein. Trotz dieser Stabilisierung ist das Sprunggelenk stark verletzungsgefährdet, insbesondere durch Übertreten nach außen. Eine solche *Umknickverletzung* ereignet sich häufig bei sportlichen Aktivitäten, die schnell wechselnde Bewegungsabläufe enthalten, z. B. Fußball, Volleyball oder Tennis. Besonders gefährdet sind auch Jogger, v. a. bei beginnender Ermüdung nach längeren Laufstrecken. Im Alltag sind es häufig Unachtsamkeiten beim Treten auf Bordsteine, Stufen oder Bodenvertiefungen, die zu Umknickverletzungen führen. Art und Umfang der Verletzung hängen dabei nicht nur vom Unfallmechanismus ab, sondern auch von der Beschaffenheit des Bindegewebes und der Knochensubstanz. Eine anlagebedingte Bindegewebsschwäche stellt, entgegen verbreiteter Meinung, einen relativen Schutz vor Bänderrissen dar.

Wenn sich der Fuß beim Übertreten über das normale Bewegungsausmaß hinaus nach innen dreht, überdehnt er die Außenbänder und übt einen starken Zug auf die Spitze des Außenknöchels aus. Die entstehenden Verletzungen reichen von einer einfachen Zerrung über einen teilweisen oder vollständigen Riss des vorderen oder mehrerer Außenbänder bis hin zum vollständigen Abriss der Außenknöchelspitze.

Zerrungen und Risse des *Innenbands* am Sprunggelenk oder isolierte Brüche der Innenknöchelspitze entstehen durch ein Übertreten nach innen mit Umknicken des Fußes nach außen ***(Pronationstrauma)***. Diese Verletzungen treten jedoch nur selten auf.

Bei stärkerer Gewalteinwirkung kommt es manchmal auch zu einer Durchtrennung der Syndesmose, einem Bruch des Innenknöchels oder einer Knochenabsprengung an der gelenkbildenden Schienbeinkante. Von einer **Luxationsfraktur** sprechen die Ärzte, wenn das gebrochene Gelenk zusätzlich ausgerenkt ist. Heilt ein Außenknöchelbruch nicht in anatomisch korrekter Stellung, verursacht er chronische Belastungsschmerzen und/oder eine mangelhafte Stabilität des Sprunggelenks, die letztlich oft zu einer Arthrose führt. Eine unerkannte oder unzureichend behandelte Verletzung der Bänder mündet meist in eine **chronische Bandinstabilität.** Wer von dieser Langzeitfolge betroffen ist, fühlt sich beim Gehen auf unebenem Gelände unsicher und neigt zu wiederholten Umknickverletzungen. Zudem droht längerfristig ebenfalls eine Arthrose im Sprunggelenk.

Das macht der Arzt

Diagnosesicherung

Eine übermäßige Verschieblichkeit des Fußes nach vorne (vordere Schublade → S. 974) und eine verstärkte seitliche Aufklappbarkeit weisen auf einen Bänderriss hin; eine Fehlstellung oder ein Knirschen beweisen einen Bruch. Nahe dem Sprunggelenk liegt das körpernahe Ende des fünften Mittelfußknochens, das bei einem Bruch oft ähnliche Beschwerden verursacht wie das Sprunggelenk. Ein kurzer Druck auf diesen Knochen klärt, ob er verletzt ist.

Den Verdacht auf einen Knöchelbruch bestätigen Röntgenaufnahmen, im Zweifelsfall (oder zur Therapieplanung) ergänzt durch CT oder Kernspin. Verletzungen der Bänder lassen sich meist gut im Ultraschall und gegebenenfalls im Kernspin nachweisen.

Behandlung des Außenknöchelbruchs

Bei einem unverschobenen, stabilen Bruch (meist Weber-A-Fraktur) besteht die Therapie in einem ***Unterschenkelgehgips*** über 6 Wochen. Bereits nach 2 Wochen ist eine zunehmende kontrollierte Belastung des verletzten Fußes erlaubt. Kleinere Knochenabsprengungen lassen sich manchmal auch mit einer speziellen Schiene ***(Sprunggelenksorthese)*** behandeln, die von Anfang an eine teilweise Belastung und geführte Bewegung des verletzten Gelenks erlaubt (funktionelle Behandlung).

Ein verschobener oder instabiler Außenknöchelbruch vom Schweregrad Weber B oder C erfordert immer eine Operation, wenn möglich innerhalb der ersten 6 Stunden, bei starker Schwellung nach 3 bis 5 Tagen. Über einen etwa 10 cm langen Schnitt am Außenknöchel richtet der Arzt den Bruch unter Röntgenkontrolle ein und fixiert ihn anschließend mit einer Platte und mehreren Schrauben. Nach dem Nähen einer gerissenen Syndesmose sichert eine zusätzliche lange Schraube ***(Stellschraube)*** den Abstand zwischen Schien- und Wadenbein. Einen mitverletzten Innenknöchel fixiert der Arzt mit ein bis zwei Schrauben oder Drähten über einen zusätzlichen kleinen Schnitt.

Bis zur Wundheilung nach etwa 10 Tagen stellt ein Verband aus Gips oder Kunststoff das Sprunggelenk ruhig. Sofort nach der Operation beginnt ein Gehtraining, zunächst mit vollständiger Entlastung durch Gehstützen, 6 Wochen später nach Entfernung der

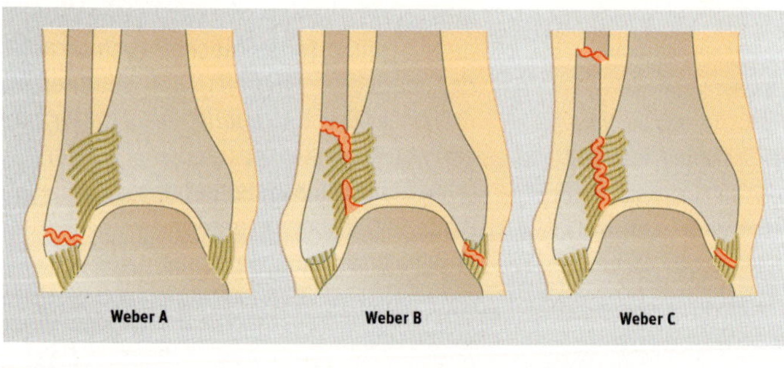

Die ***Einteilung der Außenknöchelbrüche*** *nach ihrem Schweregrad ist wichtig für die Therapieplanung. Das am meisten gebräuchliche Schema, nach seinem Begründer Weber benannt, unterscheidet zwischen* ***Weber-A-Fraktur:*** *nur Abriss der äußersten Spitze des Knöchels;* ***Weber-B-Fraktur:*** *Bruch des Knöchels in Höhe der Syndesmose (Bandverbindung zwischen Schien- und Wadenbein);* ***Weber-C-Fraktur:*** *Bruch des Wadenbeins oberhalb des Bandapparats mit starker Verletzung der Syndesmose. Bei der Weber-B und -C-Fraktur kann das Knöchelinnenband reißen.* [GTV 2564]

Stellschraube mit stufenweise zunehmender Belastung des Sprunggelenks. In der Regel heilt der Außenknöchelbruch folgenlos und führt zu keinerlei bleibenden sportlichen Einschränkungen. Manchmal bestehen jedoch über mehrere Monate leichte Restbeschwerden wie Schwellneigung, Taubheitsgefühl oder Wetterfühligkeit.

Bereits 6 Wochen nach der Operation entfernt der Arzt die Stellschraube in örtlicher Betäubung, da zu diesem Zeitpunkt die Syndesmose bereits eine ausreichende Festigkeit erreicht hat und die Schraube unter der nun erlaubten Belastung brechen könnte. Platten, Drähte und übrige Schrauben verbleiben mindestens 6 Monate im Fuß.

Behandlung von Außenbandrissen

Einen Außenbandriss behandelt der Arzt in der Regel ohne Operation, selbst dann, wenn alle drei Bandteile betroffen sind. Die Therapie besteht in einer 6-wöchigen Sicherung und Teilentlastung in einem Stützverband, einer Orthese oder einer speziellen Schiene. Entlastende Spezialschuhe (z. B. Vacuped) kommen für diesen Zweck ebenfalls infrage; sie werden jedoch von den Krankenkassen nur für andere Indikationen (Achillessehnenriss → S. 981) bezahlt. Selbstständig durchgeführte Gymnastikübungen kräftigen die Bein- und Fußmuskeln, die zur Gelenkstabilisierung beitragen. Sie verbessern außerdem die Bewegungskoordination und trainieren die Eigenreflexe, um das Risiko wiederholter Umknickverletzungen zu reduzieren. Nach 8 bis 12 Wochen Sportpause sind wieder die gewohnten sportlichen Aktivitäten erlaubt, in den ersten 4 bis 6 Monaten allerdings möglichst mit einem geeigneten Gelenkschutz, z. B. einem Tape-Verband. In seltenen Fällen verbleibt eine Bänderschwäche, die bei deutlicher Instabilität des Sprunggelenks eventuell eine spätere Operation erforderlich macht, meist in Form einer **Bandplastik,** die das geschädigte Gewebe durch körpereigene Strukturen (z. B. Bänder, Sehnen) verstärkt oder ersetzt.

Auch bei einem frischen Außenbandriss ist eine Operation möglich, allerdings nur selten empfehlenswert. Im Normalfall sind mit einer funktionellen Behandlung ähnlich gute Langzeitergebnisse zu erreichen wie mit einer Operation.

Eine Zerrung lässt sich wie ein Bänderriss behandeln, allerdings reicht zur Stabilisierung meist ein Tapeverband (→ S. 908) aus. Zudem ist der Heilungsprozess – je nach Schweregrad und Schmerzen – deutlich kürzer als beim Bänderriss. Als Maßstab zählt die Beschwerdefreiheit: Erlaubt ist, was keine Schmerzen bereitet. Die Verletzung heilt immer folgenlos.

Selbsthilfe

Als Erste Hilfe dienen bei Sprunggelenksverletzungen die Maßnahmen des P.E.C.H.-Schemas (→ S. 911). Die Erstbehandlung von offenen Brüchen (→ S. 908) und Verletzungen mit Fehlstellung gehört allerdings in die Hand des Arztes.

Komplementärmedizin

Magnettherapie (→ S. 917), Homöopathie (→ S. 1251) und Akupunktur (→ S. 1249) bieten individuell abgestimmte Behandlungen an, um Schmerzen, Schwellungen und Entzündungen zu lindern sowie den Heilungsprozess zu unterstützen bzw. zu beschleunigen.

Vorsorge

Insbesondere bei den Risikosportarten ist das Tragen von richtigem Schuhwerk sehr wichtig. So verwenden Basketballer Stiefel, deren Schaft deutlich über das Sprunggelenk hinausreicht, um sich vor Verletzungen zu schützen. Viele Sportler legen Stützverbände an, wenn sie zum Umknicken im Sprunggelenk neigen. Letztlich ist aber eine äußere Stabilisierung durch Schienen oder Spezialschuhe nie so wirkungsvoll wie eine gut trainierte Muskulatur. Auch Koordinationsübungen und Reflextraining senken das Risiko einer Umknickverletzung.

i Aktuell: www.gesundheit-heute.de/25x33

- **www.leitlinien.net** – Stichwortsuche Außenknöchelbruch: Ärztliche Leitlinie zu Diagnostik und Therapie eines Bruchs des Außenknöchels.
- **www.leitlinien.net** – Stichwortsuche Außenbandruptur: Ärztliche Leitlinie zu Diagnostik und Therapie eines frischen Außenbandrisses des oberen Sprunggelenks.
- **www.leitlinien.net** – Stichwortsuche Sprunggelenksverletzung: Ärztliche Leitlinie zu Diagnostik und Therapie der Erkrankung.
- **www.bsnmedical.de** – Stichwort Tape: Kommerzielle Internetseite der BSN medical, einem Verbandsmaterialhersteller aus Hamburg: Ausführliche Anleitung verschiedener Tape-Verbände.
- **www.brooksrunning.de** – Suchwort Außenbandläsion: Kommerzielle Internetseite der Brooks Sports GmbH, einem Laufschuhhersteller aus Münster: Sehr ausführliche Darstellung der Erkrankung, besonders unter dem Aspekt des Laufens.

Achillessehnenriss und Achillodynie

Häufigkeit: ■■■□□

Achillessehnenriss *(Achillessehnenruptur):* Durchtrennung der Achillessehne, die Wadenmuskulatur und Fuß verbindet. Ursache ist eine verschleißbedingte Schwächung des Sehnengewebes, oft bei Sporttreibenden (z. B. Fußball, Laufen, Tennis) im mittleren Lebensalter. Unmittelbarer Auslöser ist meist eine Belastungsspitze, z. B. beim Sprint oder Absprung. Operative und konservative Therapie stellen die Funktionsfähigkeit der Sehne innerhalb von 3 bis 4 Monaten wieder her.

Achillodynie: Schmerzen im Bereich der Achillessehne, entweder aufgrund von Verschleißerscheinungen im Sehnengewebe oder aufgrund einer Entzündung des Sehnengleitgewebes, der darunterliegenden Schleimbeutel

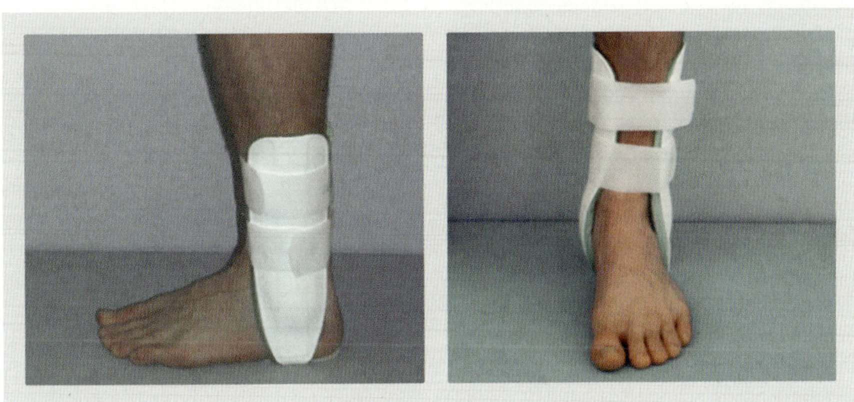

Findet sich ein Außenbandriss, leitet der Arzt meist eine funktionelle Behandlung mit einer ***Sprunggelenksorthese*** *ein, wie sie auf den Fotos zu sehen ist.* [GTV 2563]

und/oder des Sehnenansatzes am Fersenbein. Sie tritt oft nach ungewohnten sportlichen Belastungen auf und heilt nach Behandlung durch Schonung, (Teil-)Entlastung und physikalische Maßnahmen innerhalb von mehreren Wochen bis Monaten. Die Beschwerden können aber wiederkehren.

Leitbeschwerden

Achillessehnenriss:

- Gefühl eines Risses oder Tritts, oft verbunden mit einem peitschenhiebartigen Knall
- Kurzer stechender Schmerz, meist jedoch nur wenig Schmerzen
- Schwellung der Wade, im Bereich der Achillessehne
- Gehen und Zehenstand unmöglich.

Achillodynie:

- Schmerzen im Bereich der Achillessehne, anfangs v.a. bei Beginn und nach Beendigung einer Belastung (Laufen, Treppensteigen)
- Verschlechterung der Beschwerden durch Barfußlaufen, Verbesserung durch Tragen von Schuhen mit Absatz
- Oft druckschmerzhafte Verdickung und Rötung über der Achillessehne.

Wann zum Arzt

Sofort bei Anzeichen eines Achillessehnenrisses.

In den nächsten Wochen bei Schmerzen oder druckschmerzhaften Schwellungen an der Achillessehne.

Die Erkrankung

Die **Achillessehne,** die kräftigste Sehne des Körpers, verbindet die Wadenmuskulatur mit dem Fersenbein. Sie ist von einer reibungsarmen Gleitschicht, dem Sehnengleitgewebe, umgeben; sie wird durch zwei Schleimbeutel im oberen Fersenbeinbereich vor mechanischen Belastungen geschützt. Zieht sich die Wadenmuskulatur während der Abrollbewegung des Fußes zusammen, überträgt die Achillessehne die Kraft auf die Ferse und hebt sie vom Boden ab. Da das Fersenbein für diese Bewegung nur einen kurzen Hebelarm bietet, ist die Sehne dabei Zugkräften bis zu 400 kp (Kilopond; 400kp = 4 000 Kilonewton [kN]])ausgesetzt. Insbesondere bei Sportlern, die viel laufen und sprinten, führt die wiederkehrende Belastung manchmal zu einer schleichenden Schwächung (Degeneration) und nachfolgenden Verdickung des Sehnengewebes, typischerweise 3 cm oberhalb des Ansatzes am Fersenbein. Da diese Entwicklung häufig schmerzlos verläuft, bleibt sie meist unbemerkt. Ist der Verschleiß weit fortgeschritten, reicht jedoch eine kurze Belastungsspitze (z.B. beim Sprint oder einem Sprung), um die Sehne zum Reißen zu bringen. Gelegentlich tritt die Verletzung auch außerhalb sportlicher Aktivitäten auf, häufig in Zusammenhang mit Diabetes (→ S. 758), rheumatischen Erkrankungen oder einer langfristigen Einnahme von Kortisonpräparaten.

Ein Warnzeichen, das manchmal frühzeitig auf Überlastungen der Achillessehne hinweist, ist die Achillodynie (schmerzhafte Achillessehne). Die Beschwerden beruhen auf Entzündungsvorgängen innerhalb der Sehne (mit Teilrissen von Faserbündeln), am Sehnengleitgewebe, an den Schleimbeuteln und/oder am Sehnenansatz des Fersenbeins (hinterer Fersensporn → S. 979). Meist entstehen sie als Folge von sportlicher Über- und Fehlbelastung, z.B. durch Trainingsfehler, unzweckmäßiges Schuhwerk oder ungünstigen Untergrund (Unebenheiten, starkes Gefälle, harter Boden). Besonders häufig tritt eine Achillodynie bei Sportlern mit Fußfehlstellungen (Senkfuß, Plattfuß → ab S. 984), instabilem Sprunggelenk (z.B. nach Außenbandriss → S. 979), X-Bein-Stellung und größeren Beinlängendifferenzen auf. Ohne konsequente Behandlung werden die anfangs belastungsabhängigen Beschwerden oft dauerhaft.

Das macht der Arzt

Achillessehnenriss

Die Diagnose ist schnell gestellt: Nach einem Riss der Achillessehne ist der Zehenstand nicht mehr möglich, zudem lässt sich meist eine Delle tasten. Der Ultraschall macht die Einblutung und die Unterbrechung der Sehne eindeutig sichtbar. Manchmal ist zur Therapieplanung ein Röntgenbild erforderlich, um einen knöchernen Ausriss der Achillessehne am Fersenbein auszuschließen.

Sieht der Arzt im Ultraschall, dass die Rissenden der Sehne zu stark auseinanderklaffen, um gut verheilen zu können, entscheidet er sich meist für eine Naht. Stark geschädigtes Sehnengewebe verstärkt der Operateur manchmal durch Teile der sehnigen Wadenmuskelhülle, die er zu diesem Zweck nach unten umklappt und aufnäht **(Umkippplastik).** Nach der Operation ist es erforderlich, die Sehne mindestens 6 Wochen lang bis zu ihrer Heilung teilweise zu entlasten. Dies geschieht entweder durch einen mehrfach gewechselten Unterschenkelgehgips oder durch einen Spezialschuh mit schrittweise reduzierter Fersenerhöhung *(Pneumatic Walker, Vacuped),* der frühzeitig ein volles Auftreten auf den operierten Fuß ermöglicht (funktionelle Behandlung). Krankengymnastik unterstützt den schrittweisen Aufbau der normalen Belastung. Meist stellt die Therapie die Funktionsfähigkeit und sportliche Belastbarkeit der Sehne wieder vollständig her.

Der beschriebene Spezialschuh kommt auch dann zum Einsatz, wenn die Therapieentscheidung zugunsten einer konservativen Therapie fällt. Der Verzicht auf eine Operation ist sinnvoll, wenn die Ultraschalluntersuchung einen ausreichenden Kontakt der Rissenden zeigt. In diesem Fall ist zu erwarten, dass die Verletzung von selbst heilt. Während der 6- bis 10-wöchigen Behandlungszeit kontrolliert der Arzt regelmäßig den Heilungsverlauf.

Achillodynie

Meist zeigt die körperliche Untersuchung eine druckschmerzhafte Verdickung an der Achillessehne. Ultraschalluntersuchungen bestätigen die Diagnose. Im Zweifelsfall ist es notwendig, andere Ursachen von Fersenschmerzen auszuschließen, z.B. Nervenschmerzen bei Bandscheibenschäden (→ S. 920).

Zur Therapie wird der Arzt – neben einem Vermeiden von schmerzauslösenden Belastungen (siehe Selbsthilfe) – eventuell Bandagen oder ein beidseitiges Fersenpolster empfehlen, das die Spannung der Achillessehne verringert. Eine kurzfristige Ruhigstellung im Gipsverband bleibt schweren Fällen vorbehalten, ebenso eine Injektion von kortisonhaltigen Präparaten neben die Achillessehne. Bei starken Schmerzen werden entzündungs- und schmerzhemmende Medikamente (NSAR → S. 996) verordnet. Auch eine Absatzerhöhung um etwa 1 cm entlastet die schmerzende Sehne. Krankengymnastik ist erst dann angesagt, wenn die akute Entzündung abgeklungen ist. Im Rahmen der physikalischen Therapie gelingt es manchmal, entzündungsbedingte Verklebungen der Achillessehne durch Bürstenmassagen oder Ultraschallbehandlung zu lösen.

Bei konsequenter Anwendung der beschriebenen Maßnahmen werden die meisten Betroffenen beschwerdefrei, jedoch erst innerhalb von einigen Wochen bis sogar Monaten. Nur sehr selten ist bei anhaltenden starken Schmerzen und bei Schwellungen nach erwiesenen Teilrissen eine Operation erforderlich.

Selbsthilfe und Vorsorge

Bei einem Riss der Achillessehne sind als Erstbehandlung die Maßnahmen des P.E.C.H.-Schemas (→ S. 911) zu empfehlen. Wenn Sie als Sportler unter einer Achillodynie leiden, können Sie die Beschwerden nur dann verringern, wenn Sie die sportliche Aktivität vorübergehend einschränken, unterbrechen oder durch eine weniger belastende Sportart (z. B. Aquajogging) ersetzen. Sie sollten alles vermeiden, was Schmerzen auslöst. Einreibungen mit Sportsalbe (z. B. Diclofenac-ratiopharm® Gel), Eisanwendungen (v. a. nach dem Training) und Dehnübungen der Wadenmuskulatur unterstützen den Heilungsverlauf.

Ausreichendes Aufwärmen vor der sportlichen Betätigung schützt vor Verletzungen der Achillessehne. Gutes Schuhwerk mit einer dämpfenden Sohle verhindert Belastungsspitzen beim Springen und beim Wiederauftreffen auf den Boden. Bei wiederkehrenden Schmerzen hilft oft ein Fersenkissen, eine Absatzerhöhung oder eine Versorgung mit orthopädischen Einlagen zum Ausgleich von Fußdeformitäten (→ S. 983). Wichtig ist auch eine feste, ausreichend gepolsterte Fersenkappe, die am oberen Rand nicht einschneidet.

Komplementärmedizin

Vor allem bei hartnäckigen Beschwerden sind Magnettherapie (→ S. 917), Homöopathie (→ S. 1251) und Akupunktur (→ S. 1249) mögliche alternative Methoden.

Fersensporn

Häufigkeit: ■■■□□

Fersensporn *(Kalkaneussporn, Exostose des Calcaneus):* Schmerzhafte Entzündung einer kräftigen Fußsohlensehne (Plantaraponeurose) oder der Achillessehne an ihrem jeweiligen Ansatz am Fersenbein. Radiologisch lassen sich an diesen Stellen oft spitze Knochenausziehungen *(Knochendorne, Sporne, Exostosen)* nachweisen. Der *echte* oder *untere Fersensporn* ist zur Fußsohle gerichtet; der seltenere *(hintere) obere Fersensporn* (auch *Haglund-Exostose* genannt) tritt am Achillessehnenansatz an der hinteren Ferse auf. Ursache ist eine erhöhte Druck- und Zugbelastung der Sehnenansätze, z. B. durch berufsbedingte Überlastung (häufiges Stehen), Übergewicht oder Fußdeformitäten. Fast immer ist eine konservative Therapie erfolgreich.

Leitbeschwerden

- Unterer Fersensporn: Stechende oder brennende Schmerzen am rückwärtigen Teil der Fußsohle, v. a. bei Beginn (Anlaufschmerz) und nach Beendigung einer Belastung; meist auch durch Druck auslösbar
- Oberer Fersensporn: Oft Zufallsbefund; manchmal schmerzhafte Schwellung an der Ferse, oft dort, wo der Schuh endet.

Wann zum Arzt

In den nächsten Wochen bei allen schmerzhaften Schwellungen am Fuß oder der Ferse.

Die Erkrankung

Fersensporne entstehen dort, wo Sehnen am Fersenbein ansetzen. Besonders gefährdet ist die Verbindungsstelle zwischen dem Fersenbein und der **Plantaraponeurose,** einer kräftigen Sehnenplatte, die das Fußgewölbe aufspannt. Gerät ein derartiger Sehnenansatz unter häufige übermäßige Druck- oder Zugbelastung, entzündet er sich schmerzhaft.

In länger bestehende Entzündungsherde lagert der Körper häufig Kalk ein und bildet damit langfristig eine knöcherne „Ausziehung", einen Sporn. Es ist jedoch nicht der Sporn, der zu Schmerzen führt, sondern die begleitende Entzündung der Weichteile. So leiden viele Betroffene unter typischen Fersenspornbeschwerden, ohne dass radiologisch eine Knochenausziehung nachweisbar ist.

Umgekehrt finden sich bei 50 % der älteren Menschen auf dem Röntgenbild (meist untere) Fersensporne, die oft schmerzlos und damit unerkannt bleiben. Ein unterer Fersensporn an der Fußsohle findet sich häufig bei Personen, die einen stehenden Beruf ausüben, z. B. im Verkauf; ein oberer Fersensporn entsteht typischerweise bei häufigem Tragen unpassender Schuhe, die an der Oberkante drücken.

Das macht der Arzt

Beim unteren Fersensporn gibt der Betroffene durch seine Schmerzschilderung die richtungsweisende Information zur Diagnose. Oft lässt sich der beschriebene Schmerz auf Druck hin auslösen. Der obere Fersensporn gehört aufgrund seines Beschwerde- und Erscheinungsbilds zur Achillodynie (→ S. 981). Die typische, wenn auch nicht regelmäßig vorhandene Schwellung am Ansatz der Achillessehne ist meist sofort erkennbar. Ein seitliches Röntgenbild des Fersenbeins zeigt in beiden Fällen, ob ein Knochensporn vorliegt.

Der Fersensporn wird vorzugsweise konservativ behandelt. Das Ziel sind im Wesentlichen die Entlastung und Entzündungshemmung. Als entlastende Maßnahmen dienen v. a. Einlagen, Fersenpolster mit Loch- oder Geleinlagen, feste Fersenkeile oder Absatzerhöhungen (bei oberen Fersenspornen), kurzfristig auch Gehstützen. Der Arzt wird dringend zu einer Reduktion von Belastungssituationen (z. B. langes Stehen) raten.

Eine entzündungshemmende Wirkung haben Kälte- und Wärmeanwendungen, Ultraschalltherapien (→ S. 1280), Schmerztabletten

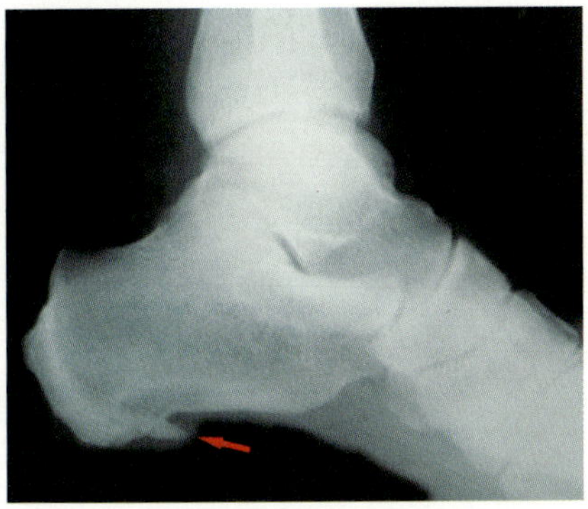

Diese Röntgenseitenaufnahme vom Fuß einer 49-jährigen Frau zeigt an der Unterseite des Fersenbeins die knöcherne Ausziehung eines unteren **Fersensporns.** *Der* **Knochendorn** *kann, muss aber nicht mit Schmerzen verbunden sein. Häufig ist er ein Zufallsbefund bei Patienten, die unter anderen Beschwerden leiden.* [RKL 2565]

(NSAR → S. 996, z. B. Ibuprofen®) sowie – bei hartnäckigen Beschwerden – lokale Injektionen von Lokalanästhetika und Kortisonpräparaten. Viele Ärzte setzen auch erfolgreich eine extrakorporale Stoßwellentherapie ein (→ S. 907). Nach zwei bis drei Sitzungen in wöchentlichem Abstand verspüren 70–80 % der Behandelten eine deutliche Besserung.

Haben diese Maßnahmen keinen längeren Erfolg und sind die Schmerzen sehr stark, kommt in seltenen Fällen eine operative Behandlung in Betracht. Der Chirurg trägt den Fersensporn ab oder spaltet die Plantaraponeurose und unterbricht die schmerzleitenden Nervenverbindungen. Die Erfolgsrate der Operation beträgt 80–90 %.

Vorsorge

Beschwerden bei Fersenspornen kehren oft wieder, wenn die auslösenden Bedingungen unverandert bleiben. Eine wirksame Vorsorge beruht v. a. auf Verhaltensänderungen. Dazu zählen nicht nur eine Normalisierung des Körpergewichts und ein Verzicht auf drückende Schuhe, sondern eine Vermeidung von (fuß-) belastenden Situationen. Letzteres scheitert allerdings oft am beruflichen Alltag.

Fußdeformitäten

Häufigkeit: ■■■□□

Fußdeformität: Anlagebedingte Verformung der Füße mit Fehlstellung der Knochen und typischer Veränderung der Fußgewölbe.

Häufigste erworbene Deformität ist der Spreizfuß mit Absenkung des Quergewölbes, begünstigt durch Fehlbelastung des Fußes. Beim Plattfuß ist das Längsgewölbe abge-

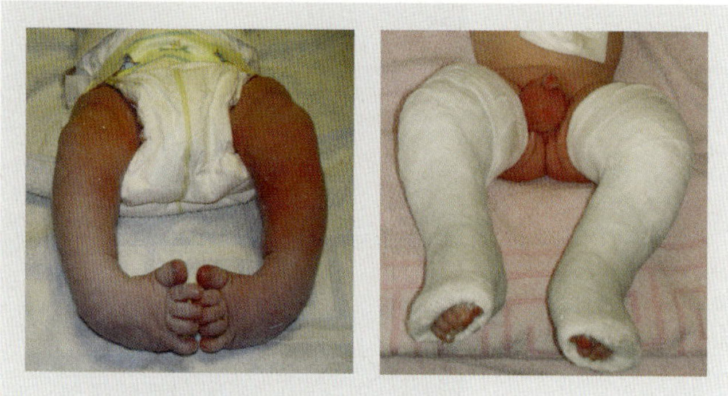

Wenn ein Kind mit ***Klumpfüßen*** *zur Welt kommt, erhält es möglichst noch in den ersten Lebensstunden einen* ***Beingips.*** *Er hat die Aufgabe, die verschiedenen Komponenten dieser komplexen Fußfehlstellung schonend zu korrigieren. Dazu ist es erforderlich, den Gips anfangs zweimal pro Woche, später wöchentlich zu wechseln und anzupassen. Nach einigen Monaten ersetzt der Arzt den Gipsverband durch eine Schiene. Oft gelingt es mit dieser Behandlungsstrategie, eine Operation zu vermeiden.* [BSV 2566]

flacht. Er ist entweder angeboren oder erworben, manchmal als Restzustand eines normalen kindlichen Knick-Senkfußes. Der Hohlfuß zeigt eine Überhöhung des Längsgewölbes, in schwerer Form als Folge von Lähmungen der Fußmuskeln. Sichelfuß und Klumpfuß sind meist angeborene Fehlbildungen.

Leitbeschwerden

- Sichtbare Fehlstellung des Fußes, besonders bei angeborenen Deformitäten
- Belastungsabhängige Fußschmerzen
- Druckschmerzhafte Schwielen und Hühneraugen, Druckgeschwüre und Zehenverformungen bei Spreiz,- Platt- und Hohlfüßen
- Verstärkte X-Bein-Stellung bei Knick-Senkfüßen
- Einwärtsgerichteter Gang bei Sichelfüßen
- Vermehrtes Ablaufen des äußeren Schuhrands bei Spreizfüßen.

Wann zum Arzt

In den nächsten Wochen bei allen unklaren Schmerzen am Fuß.

Die Erkrankung

Der gesunde Fuß ist einem Dreibein-Stativ sehr ähnlich. Die Ferse und die Ballen der äußeren Zehen bilden die drei Beine, zwischen die das Fußgewölbe gespannt ist. Im Vorfuß liegt zwischen den Ballen von großem und kleinem Zeh das Quergewölbe. Zwischen Vor- und Rückfuß befindet sich das Längsgewölbe, das maximal am inneren Fußrand zwischen Ferse und Großzehenballen ausgeprägt ist. Bänder und Sehnenplatten halten die Spannung in den Fußgewölben aufrecht. Für eine normale Fußform ist außerdem eine korrekte Stellung der Fußwurzelknochen erforderlich. In diesem komplizierten Lastenverteilungssystem ergeben sich mehrere Möglichkeiten einer Störung:

- **Spreizfuß** ***(Pes transverso planus):*** Bei dieser am häufigsten erworbenen Fußdeformität senkt sich das Quergewölbe ab. Das Körpergewicht ruht dadurch nicht mehr auf den äußeren Zehenballen, sondern auf den körperfernen Enden der zweiten bis vierten Mittelfußknochen, die bei einem gesunden Fuß den Boden nicht berühren. Die Anlage zum Spreizfuß ist erblich, kommt jedoch oft erst durch äußere Einflüsse zum Tragen, z. B. durch übermäßiges Stehen im Beruf, rasche Gewichtszunahme (z. B. in der Schwangerschaft), Heben schwerer Lasten oder durch modische Schuhe mit hohen Absätzen und schmaler Spitze. Oft macht auch ein ausgeprägter Spreizfuß keinerlei Beschwerden. Wird er jedoch schmerzhaft, ist manchmal von einem entzündlichen Spreizfuß die Rede – eine irreführende Bezeichnung, da den Beschwerden keine Entzündung zugrunde liegt. Eine typische Komplikation des Spreizfußes ist die ***Metatarsalgie,*** eine ebenso häufige wie unangenehme Erkrankung, die durch mechanische Reizung kleiner Nervenäste entsteht. Sie äußert sich in attackenartigen, brennenden oder elektrisierenden Schmerzen und/oder Kribbeln am Vorfuß, meist zwischen dem dritten und vierten Zeh.
- **Senkfuß, Knickfuß** *(Pes valgus):* Diese Fußvarianten sind im Kleinkindalter sehr verbreitet und treten meist gemeinsam als Knick-Senkfuß auf. Sie werden bei Gehbeginn auffällig und zeigen sich in einer verstärkten X-Stellung der Ferse (Knickfuß) und einer Abflachung des inneren Fußgewölbes bei Belastung des Fußes (Senkfuß). Im unbelasteten Zustand zeigt der Fuß eine normale Form. Ein Knick-Senkfuß findet sich gehäuft bei Kindern mit Sehnen- und Bänderinstabilität, O-Beinen oder X-Beinen und Übergewicht. Er macht in der Regel keine Beschwerden und wächst sich meist folgenlos aus. Nur selten entwickelt er sich zu einem Plattfuß.
- **Plattfuß** *(Pes planus):* Auch diese Deformität zeichnet sich durch eine Abflachung des Längsgewölbes aus, die jedoch auch im unbelasteten Zustand bestehen bleibt, also fixiert ist. Die seltene angeborene Form ist auch unter dem Namen ***Tintenlöscherfuß*** bekannt. Der hochschmerzhafte ***Lehrlingsplattfuß*** entwickelt sich gelegentlich aus einem kindlichen Senkfuß, tritt aber meist erst in der Pubertät auf. Unbehandelt geht er oft in einen ***Erwachsenenplattfuß*** über, wobei typischerweise die belastungsabhängigen Fußschmerzen wieder abnehmen.

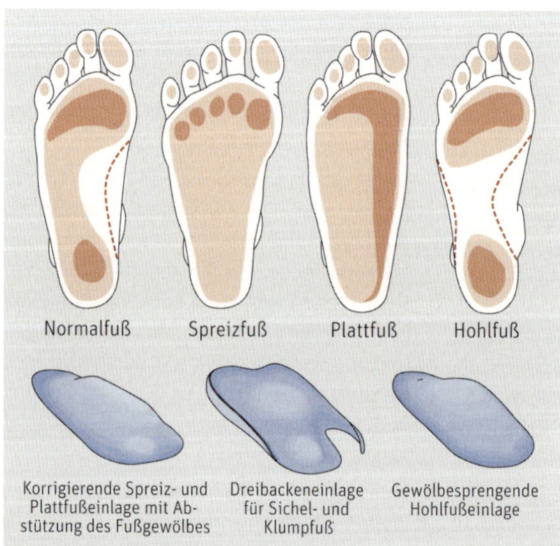

Fußdeformitäten *verändern die Belastungszonen an der Fußsohle, in der Abbildung rot gekennzeichnet. An diesen Stellen entstehen leicht Hornhautschwielen und Hühneraugen; sie bilden dabei ein Muster, das für die jeweilige Deformität typisch ist. Durch Verschreibung individuell angepasster* ***Schuheinlagen*** *versucht der Arzt, eine günstigere Verteilung der Belastungszonen zu erreichen, so z. B. gegen* ***Spreiz-, Platt-*** *und* ***Hohlfuß.*** [ASM 2567]

- **Hohlfuß** *(Pes excavatus):* Hier ist das innere Längsgewölbe zwischen Ferse und Großzehenballen überhöht; dadurch nimmt die Ferse meist eine nach innen gerichtete Stellung (O-Stellung) ein. Neben einer leichten anlagebedingten Variante gibt es eine schwere Form, die sich über mehrere Jahre als Folge von Bein- und Fußmuskellähmungen entwickelt, z. B. bei erblicher Polyneuropathie (→ S. 1160), amyotropher Lateralsklerose (→ S. 1144), schweren Schädel-Hirn-Verletzungen (→ S. 1152) oder Rückenmarktumoren (→ S. 1150).
- **Sichelfuß** *(Pes adductus):* Mittelfuß und Zehen sind bei dieser Deformität verstärkt nach innen gewölbt. Die angeborene Form des Sichelfußes wird oft über beide Elternteile vererbt und ist gelegentlich fixiert, also nicht aktiv zu korrigieren. Die erworbene Sichelstellung entwickelt sich im Lauf des 1. Lebensjahrs, oft bei Säuglingen, die sich überwiegend in Bauchlage befinden. Wird der äußere Fußrand immer wieder mit einem Finger bestrichen, verliert der Fuß die Sichelhaltung und richtet sich gerade ein.
- **Klumpfuß** *(Pes equinovarus adductus):* Diese schwere Deformität, die bei einem von 1000 Neugeborenen auftritt, besteht aus einer Kombination von Hohlfuß, Sichelfuß, Spitzfußstellung und extremer O-Stellung im Sprunggelenk. Die Fußsohle ist nach innen gekehrt, in schweren Fällen sogar nach oben gerichtet. Es handelt sich dabei um eine komplizierte Fehlbildung des gesamten Fußes, die insbesondere die knöchernen Fußwurzeln, Bänder und Sehnen betrifft. Auch die Wadenmuskulatur ist deutlich unterentwickelt. Im Gegensatz zu einer der Form nach ähnlichen, jedoch unbedenklichen Gewohnheitshaltung von Säuglingen ist der Klumpfuß weitestgehend versteift und lässt sich nur durch starken Druck korrigieren. Selten entsteht ein Klumpfuß auch im späteren Alter als Folge schwerer Verletzungen oder neurologischer Erkrankungen (z. B. Verletzung von Beinnerven).

Spreiz-, Platt- und Hohlfüße führen unbehandelt gelegentlich zu zunehmenden belastungsabhängigen Schmerzen, langfristig auch zu Zehenverformungen wie Ballen- oder Hammerzehen (→ ab S. 986) und zu frühzeitigen Arthrosen in der Fußwurzel. Durch die unnormale Lastenverteilung und die veränderte Oberflächenform entstehen Schwielen, Hühneraugen (→ S. 1068) und Druckstellen.

Das macht der Arzt

Diagnosesicherung. Die genaue Untersuchung des Fußes (stehend, gehend und liegend) ergibt die wichtigsten Hinweise auf die Erkrankung. Im Stehen beurteilt der Arzt die Form des Fußes unter Belastung, beim Gehen erkennt er dynamische Störungen, etwa beim Aufsetzen des Fußes oder während des Abrollvorgangs. Im Liegen lässt sich der Fuß ohne Belastung untersuchen, z. B. auf die Beweglichkeit der Fußgelenke oder die Hautdicke und Schwielenbildung an der Fußsohle. Viele Deformitäten haben ein charakteristisches Verschwielungsmuster, das sie eindeutig erkennbar macht. Ebenso aufschlussreich ist es für den Arzt, wenn Schuhe schief gelaufen oder Absätze einseitig abgetragen sind.

Fußform und Belastungszonen lassen sich am einfachsten durch Abdrücke auf speziellem Blaupapier dokumentieren. Dem gleichen Zweck dienen Spezialuntersuchungen wie die **Podografie,** die elektronische Fußabdrücke auf dem Monitor erstellt, oder die **Podoskopie,** die mit einer Glasplatte und Spiegeln arbeitet. Röntgen und CT zeigen die Fußknochen und deren Stellung zueinander. Insbesondere bei schweren und operationspflichtigen Fehlstellungen sind sie unerlässlich.

Therapie. Die Behandlung der Fußdeformitäten ist ebenso unterschiedlich wie ihre Ursache. Knick-Senkfüße bei Kindern erfordern meist keine spezifische Therapie; nur sehr ausgeprägte Fehlstellungen profitieren von **Schuheinlagen.** Die dazu verwendeten Schaleneinlagen richten das Fußgewölbe mit einem hochgezogenen seitlichen Rand und einem Fersenkeil auf. Im späteren Alter helfen Einlagen, Fußbeschwerden bei Spreiz-, Platt- und Hohlfüßen zu lindern. Durch Wulste im Mittelfußbereich unterstützen sie das Quergewölbe (Spreizfuß) oder Längsgewölbe (Plattfuß). Bei schmerzhaften Hohlfüßen kommen Stufeneinlagen zum Einsatz. Lassen sich die Beschwerden trotz konsequenter Benutzung der Einlagen nicht reduzieren, ist zusätzlich eine Therapie mit Schmerzmitteln (NSAR → S. 996) indiziert.

Schwere Fehlstellungen, deren Ursache neurologische Erkrankungen sind, lassen sich ebenso wie angeborene Klump- oder Sichelfüße nicht ausreichend durch Einlagen behandeln. In diesen Fällen gelingt es nur durch **orthopädische Spezialschuhe,** den deformierten Fuß weich zu betten und dabei doch so straff zu führen, dass ein beschwerdefreies Gehen möglich ist. Entscheidend für den Erfolg ist die individuelle Anfertigung nach Maß durch einen Orthopädieschuhtechniker.

Bevor angeborene Klumpfüße mit orthopädischen Schuhen versorgt werden, haben sie bereits eine langwierige Behandlung hinter sich. Diese beginnt wenige Stunden bis Tage nach der Geburt mit einer Gipsbehandlung, die sich unter mehrfachem Gipswechsel über mehrere Wochen hinzieht. Anschließend erhalten die Kinder Lagerungsschalen, um den Korrekturerfolg aufrechtzuerhalten.

Ein ähnliches Behandlungsschema gilt für den angeborenen fixierten Sichelfuß. Bei einer nicht fixierten oder erworbenen Sichelstellung reicht es dagegen meist aus, den Fuß wiederholt in eine Normalstellung zu drücken. Auch regelmäßiges leichtes Bestreichen des äußeren Fußrands fördert die normale Ausrichtung des Fußes. Schaumstoffringe für die Unterschenkel helfen in der Bauchlage, eine Sichelhaltung durch Aufliegen der Füße auf dem Außenrand zu verhindern.

In seltenen Fällen ist bei angeborenen oder erworbenen Fußdeformitäten auch eine operative Behandlung erforderlich, z. B. bei angeborenen Klump-, Sichel- und Plattfüßen, schweren Hohlfüßen oder Plattfüßen aufgrund von Arthrosen.

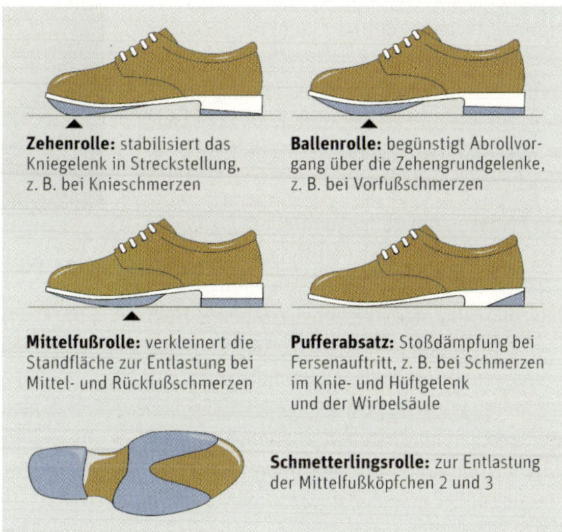

Sorgfältig angepasste ***Schuhzurichtungen*** *wie* ***Zehen-, Mittelfuß-, Ballen-*** *und* ***Schmetterlingsrolle*** *oder der* ***Pufferabsatz*** *ermöglichen die individuelle Korrektur leichterer Fußdeformitäten.* [ASM 2568]

Vorsorge, Selbsthilfe und Komplementärmedizin

Die wichtigste Maßnahme ist eine Kräftigung der Sehnen, Bänder und Muskeln von Kindesbeinen an, z. B. durch häufiges Barfußlaufen und spielerisches Gehen auf Zehenspitzen oder Ferse. Um Fehlbelastungen zu vermeiden, ist bei Schuhen auf eine ausreichend weite Zehenkappe zu achten. Wer nicht auf hohe Absätze verzichten will, wählt möglichst eine Sohlenform mit waagrechter Stellung im Absatzbereich; je steiler nämlich der Neigungswinkel im Fersenteil des Schuhs ist, desto höher ist die Belastung für den Vorfuß.

Auch wenn sie keinen Einfluss auf die Fußfehlstellung selbst haben, scheinen begleitend eingesetzte komplementärmedizinische Methoden wie Magnettherapie (→ S. 917), Akupunktur (→ S. 1249) und Homöopathie (→ S. 1251) in einigen Fällen die durch die Fehlbelastung hervorgerufenen Schmerzen zu lindern.

Ballen-, Hammer- und Krallenzehe

Häufigkeit:

Ballenzehe ***(Hallux valgus):*** Heraustreten des Großzehengrundgelenks zur Seite, oft mit Druckstellen und Schmerzen verbunden. Betroffen sind v. a. ältere Frauen mit Spreizfuß (→ S. 984). Zu den Ursachen zählen erbliche Anlagen und ungeeignetes Schuhwerk. Als Spätfolge entsteht oft eine Arthrose im Großzehengrundgelenk ***(Hallux rigidus).*** Bei ungenügender Wirkung entlastender Maßnahmen ist manchmal eine Operation erforderlich.

Hammerzehe und **Krallenzehe:** Schmerzhafte Fehlstellung der Zehen II bis V zum Fußrücken hin mit gleicher Ursache wie beim Ballenzeh. Der Hammerzeh ist charakterisiert durch eine fixierte Beugung des Zehenendgelenks, der Krallenzeh durch eine Überstreckung des Grundgelenks mit gebeugtem Mittelgelenk. Wenn entlastende Therapiemaßnahmen nicht ausreichen, hilft eine operative Verkürzung der betroffenen Zehen.

Leitbeschwerden

Ballenzehe:

- Fehlstellung der großen Zehe
- Schmerzen besonders beim Gehen
- Rötung des Großzehengrundgelenks.

Hammer- und Krallenzehen:

- Herausstehen der kleinen Zehengelenke nach oben
- Schmerzen und Hautverdickung an der Oberseite der Zehen.

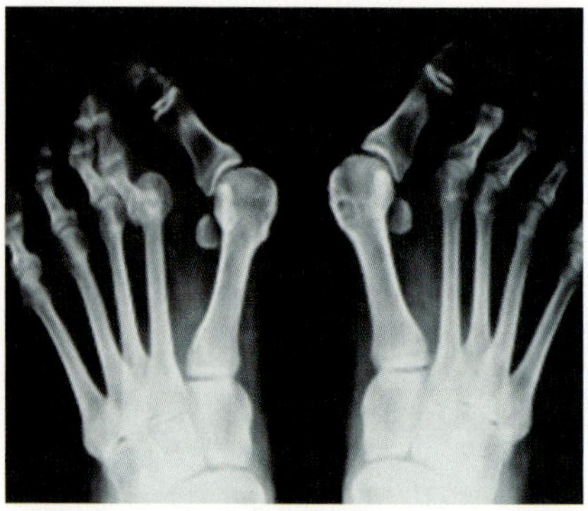

Großer und zweiter Zeh lassen auf der Röntgenaufnahme starke Abweichungen im Grundgelenk erkennen. Wenn die Zehenverformungen ***(Ballenzehen)*** *ein derartiges Ausmaß erreicht haben, hat die konservative Therapie ausgedient: Dann bleibt nur noch die Korrektur durch eine Operation.* [GTV 2570]

Wann zum Arzt

In den nächsten Tagen bei allen schmerzhaften Fehlstellungen der Zehen.

Die Erkrankung

Ursache der Ballenzehe ist ein Absinken des Fußquergewölbes (Spreizfuß → S. 984), bedingt durch erbliche Veranlagung und äußere Faktoren, z. B. häufiges Stehen oder falsches Schuhwerk mit hohem Absatz und engem Zehenbereich. Die Spreizung der Mittelfußknochen führt zum seitlichen Heraustreten des Großzehengrundgelenks. Ein Ballenzeh macht zunächst nur geringe Beschwerden. Die Fehlstellung belastet jedoch das Gelenk und verursacht häufig eine Arthrose (→ S. 903) mit nachfolgender Versteifung, den Hallux rigidus. Außerdem kommt es längerfristig oft zu knöchernen Anbauten ***(Exophyten)*** am Köpfchen des ersten Mittelfußknochens und begleitend zur Bildung von Hornhautschwielen und häufig entzündeten Schleimbeuteln. Da das Abrollen des Fußes beim Gehen über das Großzehengrundgelenk erfolgt, sind diese Umbauvorgänge stets schmerzhaft und mit einer Einschränkung der Gehstrecke verbunden.

Ein Absinken des Längs- und/oder Quergewölbes beim Spreiz- oder Plattfuß (→ ab S. 984) verkürzt die Beugesehnen der zweiten bis fünften Zehe. Als Folge weichen die Zehen in Hammer- oder Krallenstellung nach oben aus. Im Frühstadium lassen sie sich häufig noch passiv in ihre normale Position zurückführen; im weiteren Verlauf versteifen sie zunehmend und wirken schließlich oft verkrüppelt. Die Fehlstellung führt manchmal dazu, dass benachbarte Zehen übereinanderliegen. In Einzelfällen rutschen die Zehen sogar vollständig aus dem Grundgelenk heraus. Die Fehlstellungen bereiten oft keine Schmerzen, sie verursachen jedoch in ungeeigneten, zu engen Schuhen schmerzhafte Druckstellen und Schwielen, typischerweise an der Oberseite der Mittelgelenke und an den Zehenbeeren (Unterseite der Zehenspitzen).

Das macht der Arzt

Diagnosesicherung. Die Diagnose stellt der Arzt mit einem Blick auf den Fuß. Vor geplanten Operationen sind Röntgenaufnahmen beider Füße im Stehen erforderlich, um die Verhältnisse bei Belastung wiederzugeben. Besonders bei Ballenzehen ist der Winkel der Abweichung ausschlaggebend für die Wahl des Operationsverfahrens. Die veränderten Belastungsverhältnisse bei begleitenden Fußdeformitäten (→ S. 983) lassen sich durch Fußabdrücke auf Blaupapier, Podografie (→ S. 985) oder Podoskopie (→ S. 985) nachweisen.

Therapie. Bei mäßig schmerzenden Ballenzehen helfen oft weite Schuhe mit einer **vorderen Abrollhilfe,** einer Verstärkung der Sohle im Vorfußbereich. Auch Einlagen und druckentlastende Schaumstoffpolster bringen manchmal Erleichterung. Gelegentlich verordnet der Arzt sogar auf Maß gefertigte orthopädische Schuhe. Sind diese Maßnahmen nicht ausreichend, um Schmerzen und wiederkehrende Ballenentzündungen zu verhindern, bleibt nur eine operative Behandlung. Sie hat zum Ziel, das Köpfchen des Gelenks wieder in eine gerade Linie zwischen Mittelfuß und Großzehe zu bringen. Hierzu durchtrennt der Operateur den ersten Mittelfußknochen, stellt ihn um und ver-

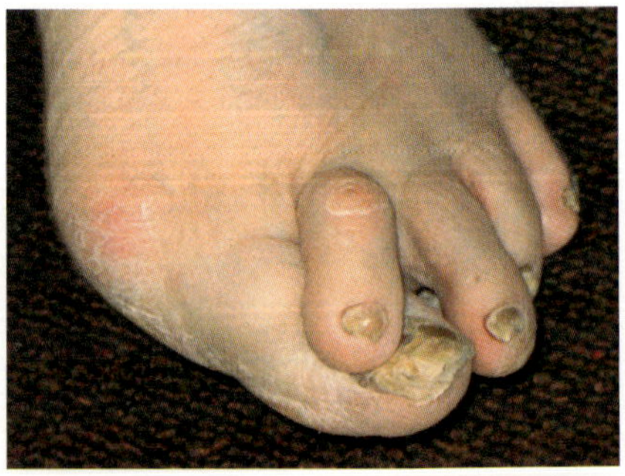

Bei diesem Fuß ist der große Zeh im Grundgelenk so stark verbogen, dass er unterhalb des Nachbarzehen zu liegen kommt. Dieser ist dadurch einem vermehrten Druck durch das Schuhwerk ausgesetzt und bekommt schmerzhafte Schwielen. Eine weitere Schwiele ist am Grundgelenk des großen Zehen zu sehen, wo ebenfalls „der Schuh drückt". Das veränderte Aussehen der Nägel ist Folge eines Nagelpilzes und hat nichts mit der Verformung der Zehen zu tun. [GTV 2569]

schraubt oder verplattet ihn anschließend wieder. Besteht bereits eine Arthrose, sind andere Operationsmethoden erforderlich, z. B. eine Versteifung oder der Einsatz eines künstlichen Gelenks (Endoprothese → S. 906).

Hammer- und Krallenzehen behandelt der Arzt mit konservativen Maßnahmen, solange die Fehlstellung noch passiv ausgleichbar ist. Zum Therapierepertoire gehören *Spreizfußeinlagen, Nachtschienen* und *Zügelverbände;* Letztere haben geringe Erfolgsaussichten. Fixierte Fehlstellungen, die starke Beschwerden verursachen, erfordern eine Operation. Bei der gängigsten *Methode nach Hohmann* entnimmt der Operateur einen kleinen Knochenanteil aus dem Zehengrundglied und verkürzt dadurch die betroffene Zehe. Diese Maßnahme bewirkt eine relative Verlängerung der Beugesehne und erlaubt damit wieder eine normale Streckung in den Zehengelenken. Der Eingriff ist meist ambulant in örtlicher Betäubung durchführbar.

Nach den meisten Vorfußoperationen verordnet der Arzt für mehrere Wochen einen *Entlastungsschuh.* Anschließend empfiehlt er das dauerhafte Tragen von Einlagen, die das abgesunkene Längs- und Quergewölbe des Fußes unterstützen. Nur auf diese Weise lässt sich das Operationsergebnis langfristig sichern.

Selbsthilfe und Komplementärmedizin

Das Tragen von bequemen, weichen Schuhen oder Sandalen hilft, schmerzhafte Druckstellen, Schwielen und Hühneraugen zu vermeiden oder zumindest abzumildern. Stark druckbelastete Stellen können oft durch eine zusätzliche Polsterung mit Filzringen oder Gummikissen geschützt werden. Sind bereits Schwielen oder Hühneraugen entstanden, können diese nach vorherigem Einweichen schrittweise abgetragen werden (Fußpflege → Kasten S. 1065).

Komplementärmedizin

→ Fußdeformitäten ab S. 983

Sprungbein- und Fersenbeinbruch

Häufigkeit: ■□□□□

Sprungbeinbruch *(Talusfraktur)* und **Fersenbeinbruch** *(Kalkaneusfraktur, Calcaneusfraktur):* Bruchverletzung der größten Fußwurzelknochen, des Sprungbeins (Talus) bzw. Fersenbeins (Kalkaneus). Ursache ist immer eine schwere Gewalteinwirkung, z. B. ein Sturz aus großer Höhe. Je nach Verletzungsform erfolgt die Behandlung konservativ oder operativ. Auch bei optimaler Therapie treten manchmal Spätfolgen wie Fehlstellungen und Arthrosen im Sprunggelenk auf.

Die Erkrankung

Sprung- und Fersenbein sind Teil des Sprunggelenks (→ S. 979) und spielen eine zentrale Rolle für die Beweglichkeit und Belastbarkeit des Fußes. Entsprechend ihrer Funktion besitzen sie eine besonders stabile Struktur, die kaum für Verletzungen anfällig ist. Kommt es trotzdem zu einem Bruch, führt dieser im Fersenbereich zu einer ausgeprägten Schwellung, oft auch zu einer sichtbaren Verformung bis zum verletzungsbedingten *(traumatischen) Plattfuß,* einer typischen Folge schwerer Fersenbeinbrüche. Die Schmerzen sind meist so stark, dass der Verletzte nicht mehr auftreten kann.

Das macht der Arzt und Selbsthilfe

Durch Röntgen und CT lassen sich die Verletzungen nachweisen. Die Erstbehandlung ist auch von Laien durchführbar und folgt dem P.E.C.H.-Schema (→ S. 911): Der betroffene Fuß wird hochgelagert, gekühlt und mit einer elastischen Binde straff umwickelt, falls möglich. Die anschließende Therapie ist abhängig von der Lage und Ausdehnung der Verletzung. Für eine konservative Behandlung eignen sich unverschobene Fersenbeinbrüche und Sprungbeinbrüche. Der Patient erhält einen Unterschenkelgips für mindestens 6 Wochen, bei Fersenbeinbrüchen für 10–12 Wochen (anfangs als Liegegips, später als Gehgips).

Eine operative Therapie ist erforderlich bei verschobenen Sprungbeinbrüchen, bei Beteiligung einer Gelenkfläche sowie bei Abriss eines Knochenstücks, z. B. am Ansatz der Achillessehne. Zur Stabilisierung verwendet der Chirurg Drähte, Schrauben, Platten oder einen äußeren Spanner (Fixateur externe → S. 861, S. 978). Kleine Knochenbruchstücke lassen sich bei entsprechender Lage folgenlos entfernen, größere am Sprungbeinkörper mit Stiften befestigen oder ankleben. Bei starker Zertrümmerung des Sprungbeins entfernt der Chirurg in extremen Fällen den gesamten Knochen und verbindet anschließend das Fersenbein fest mit dem unteren Ende des Schienbeins (Arthrodese → S. 998).

Nach konservativer wie operativer Behandlung besteht die Gefahr, dass als Spätfolge Fehlstellungen oder Sprunggelenksarthrosen entstehen. Schmerzhafte posttraumatische Arthrosen werden mit Einlagen und Schuhzurichtungen behandelt. Wenn diese Maßnahme keinen Erfolg hat, kann eine (Teil-)Versteifung der Fußwurzel, meistens des unteren Sprunggelenks nötig werden. Brüche ohne Verschiebung oder Gelenkbeteiligung haben jedoch in über 90 % der Fälle eine gute Langzeitprognose.

Mittelfuß- und Zehenbrüche

Häufigkeit: ■■■■□

Mittelfußbruch *(Metatarsalfraktur)* und **Zehenbruch** *(Zehenfraktur):* Bruch der Mittelfuß- oder Zehenknochen. Mittelfußknochen brechen häufig bei einer indirekten Krafteinwirkung wie heftigem Auftreten oder Umknicken. Zehen brechen eher bei einer direkten Krafteinwirkung, wie Anstoßen des nackten Fußes an ein Stuhlbein. Während Zehenbrüche meist auch ohne Behandlung problemlos verheilen, erfordern Brüche der Mittelfußknochen manchmal eine Operation.

Leitbeschwerden

- Schmerzen im Bereich des Mittelfußes und der Zehen
- Schwellung und Bluterguss
- Abrollen des Fußes besonders bei Mittelfußbrüchen oft nicht mehr möglich.

Wann zum Arzt

Am gleichen Tag bei allen Schmerzen im Mittelfuß oder Zehenbereich nach einer Verletzung.

Die Erkrankung

Die fünf Mittelfußknochen verlaufen leicht fächerförmig von den Fußwurzelknochen nach vorne zu den Zehen, zusammengehalten durch kräftige Bänder. Bei starker direkter Gewalteinwirkung oder Umknicken im Fuß brechen oft ein oder mehrere Mittelfußknochen. Die Verletzung verursacht sofort heftige Schmerzen, oft sogar ein spürbares Krachen. Nach ungewöhnlichen Belastungen wie größeren Gehstrecken brechen Mittelfußknochen manchmal auch ohne Unfall **(Marschfraktur).** Diese *Mittelfußstressfrakturen* sind ein typisches Beispiel für einen Ermüdungsbruch (→ S. 908). Die Verletzung fällt nicht durch plötzliche starke Schmerzen auf, sondern durch zunehmende uncharakteristische Beschwerden bei Belastung, z. B. beim Gehen.

Das macht der Arzt

Diagnosesicherung. Der Unfallhergang und die Lokalisation der Schmerzen geben erste Hinweise und meist findet der Arzt schnell einen schmerzhaften Druckpunkt. Röntgenbilder sichern die Diagnose. Zeigen sie trotz starker Schmerzen keinen auffälligen Befund, was besonders bei Ermüdungsbrüchen oft der Fall ist, hilft ein Kernspin zur Diagnosesicherung.

Therapie. Brüche der großen Zehe versorgt der Arzt mit einer Gipsplatte, die den verletzten Bereich für einige Wochen ruhig stellt. Dagegen heilen Brüche an den restlichen Zehen auch ohne spezielle Behandlung innerhalb von 3 bis 4 Wochen, weitere Kontrollen sind nicht erforderlich.

Bei Mittelfußbrüchen, die wenig verschoben sind und die drei mittleren Knochen betreffen, ist meist eine etwa 4-wöchige Ruhigstellung im Gipsschuh oder Unterschenkelgehgips ausreichend. In der Regel ist dabei eine rasche Belastungssteigerung bis zur Vollbelastung erlaubt. Diese Knochen sind so gut im Bandapparat des Fußes fixiert, dass eine weitere Verschiebung der Bruchstücke nicht zu erwarten ist. Brüche der randständigen Mittelfußknochen verschieben sich dagegen häufig. Sie erfordern deshalb oft eine operative Behandlung, entweder mit Platten und Schrauben oder mit Drähten. Das Gleiche gilt für stärker verschobene Brüche an den übrigen Mittelfußknochen, insbesondere den körperfernen Mittelfußköpfchen, die an die Zehen angrenzen. Nach einer solchen Operation ist es häufig erforderlich, eine Gipsschiene anzulegen und den Fuß mit Gehstützen zu entlasten. Erst nach 4 bis 6 Wochen ist eine zunehmende Belastung des Fußes erlaubt. Die kleinen Schrauben, Platten oder Drähte verbleiben im Fuß, solange sie keine Beschwerden bereiten. Bei zügiger Behandlung heilen die Brüche meist folgenlos aus. Gelegentlich bleiben jedoch leichte belastungsabhängige Schmerzen.

Mittelfußstressfrakturen heilen immer ohne Operation. Eine mehrwöchige Entlastung, eventuell durch eine Gipssohle, und anschließendes Tragen von orthopädischen Schuheinlagen genügen. Selten dauert die (immer vollständige) Heilung länger als 2 Monate.

Vorsorge

Gute Schuhe mit fester Sohle bieten einen begrenzten Schutz vor Mittelfußbrüchen, besonders beim Gehen auf unebenem Untergrund. Vor Marschfrakturen schützt eine langsame Steigerung der Laufbelastung.

Aktuell: www.gesundheit-heute.de/25x35

- **www.jerosch.de** – Internetseite von J. Jerosch, Neuss: Stichwortartige Zusammenfassungen, u. a. zu Mittelfuß- und Zehenfrakturen.

Knochenmarkentzündung, Knochenkrebs, Knochenmetastasen

Osteomyelitis

Häufigkeit: ■■□□□

Osteomyelitis (*Knochenmarkinfektion*): Akute oder chronische Infektion des Knochenmarks, meist auch des Knochens *(Osteitis)*, oft durch Staphylokokken. Eine Sonderform ist die Infektion eines Wirbelkörpers (Spondylitis → S. 927). Die Keime gelangen meist durch Unfälle (offene Brüche) oder Operationen in den Knochen, seltener durch Einschwemmung über den Blutweg oder Fortleitung eines benachbarten Infektionsherds. Die Behandlung ist bei Erwachsenen fast immer operativ, bei Kindern meist konservativ mit hoch dosierten Antibiotika und Ruhigstellung. Bei unzureichender Therapie wird die anfangs akute Osteomyelitis oft chronisch, damit langwierig und schwer behandelbar.

Leitbeschwerden

- Akute Osteomyelitis bei Kindern: meist hohes Fieber, starke Schmerzen mit Schonhaltung, oft begrenzte Rötung und Schwellung
- Akute Osteomyelitis bei Erwachsenen: leichtes Fieber, mäßige Schmerzen mit Schonhaltung, eventuell leichte Rötung
- Chronische Osteomyelitis: nicht verheilende, oft schmerzlose Wunden in der Nähe des infizierten Knochens, eventuell mit wiederholter Ausscheidung von Eiter.

Wann zum Arzt

Sofort bei allen schmerzhaften Erkrankungen der Knochen mit Fieber.

Die Erkrankung

Der Knochen ist durch seinen hohen Anteil an anorganischem Material vergleichsweise schlecht durchblutet. Gelangen Bakterien bis zum Knochen vor, erschwert die geringe Durchblutung manchmal eine effektive Abwehr durch das Immunsystem – eine Infektion entsteht. Infektionserreger sind häufig Staphylokokken, die als Keime der normalen Hautflora fast allgegenwärtig sind. Im Kindesalter gelangen die Bakterien meist auf dem Blutweg (hämatogen) in das Knochenmark, oft ausgehend von einem Infekt, z. B. einer Mittelohr- oder Mandelentzündung. Betroffen sind häufig Oberschenkel- oder Schienbeinknochen. Bei Erwachsenen ist die direkte Infektion weitaus häufiger. Offene Brüche, besonders am Unterschenkel, oder Operationen am Skelett öffnen den Bakterien den Zugang. Die Krankheitskeime setzen sich dabei weniger im Knochenmark als vielmehr am Knochen fest. Besonders gefährdet sind Patienten mit einer verminderten Immunabwehr, z. B. nach immunsuppressiver Therapie (→ S. 705), oder mit verminderter Knochendurchblutung, z. B. bei Arteriosklerose (→ S. 721) oder Diabetes.

Ohne rechtzeitige Therapie breitet sich der Infekt oftmals rasch aus, bricht in benachbarte Gelenke ein (Septische Arthritis → S. 903) oder führt zu einer Blutvergiftung (Sepsis → S. 1053). Längerfristig kommt es – auch bei regelgerechter Behandlung – häufig zum Absterben und zur Abstoßung von Knochenanteilen **(Sequestern)**, verursacht durch infektionsbedingte Blutgefäßverschlüsse und nachfolgende Knocheninfarkte. Dieser Vorgang markiert den Übergang von der akuten zur chronischen Osteomyelitis, die meist ein Leben lang bestehen bleibt. Dabei stehen weniger akute Entzündungserscheinungen oder Schmerzen im Vordergrund, sondern wiederkehrende, meist schmerzlose *Fisteln* – kleine Gänge von der Haut zum erkrankten Knochen, aus denen ständig Sekret und Eiter läuft. Darüber hinaus tritt häufig eine reaktive Bindegewebebildung ein *(Osteosklerose)*; dadurch nimmt die Elastizität des Knochens ab und das Risiko von Knochenbrüchen nimmt zu.

Im Kindesalter kommt es bei frühzeitiger Behandlung nur sehr selten zu einer chronischen Osteomyelitis. Auch bei Erwachsenen heilt eine akute Osteomyelitis manchmal folgenlos. Doch bleibt immer ein Restrisiko, dass die Erkrankung wieder auftritt.

Das macht der Arzt

Diagnosesicherung. Wegen der starken Schmerzen wird der Arzt bei der akuten Osteomyelitis auf eine umfangreiche Funktionsprüfung verzichten. Die Blutanalyse zeigt stark erhöhte Entzündungswerte. Durch eine gleichzeitig angelegte Blutkultur lässt sich oft nach wenigen Tagen der verantwortliche Erreger bestimmen. Dies ist eine wichtige Voraussetzung für eine gezielte Antibiotikatherapie. Auf Röntgenbildern finden sich in den ersten 2 Wochen im betroffenen Knochen noch keine Veränderungen, später dann typische Zeichen wie Verkalkungen und Knochenhautablösungen. Letztere lassen sich manchmal schon frühzeitig durch Ultraschall darstellen.

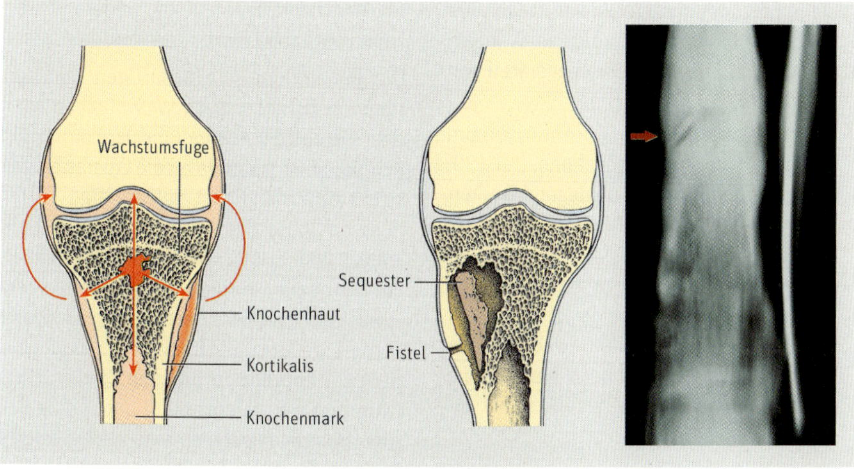

Das linke Bild zeigt den Verlauf der ***Osteomyelitis.*** *Ausgehend von einem Herd im Knocheninneren breiten sich die Bakterien in das nächstliegende Gelenk, in die Knochenhaut (Periost) und in das Knochenmark aus. Das mittlere Bild zeigt die Folgen, wenn nicht rechtzeitig behandelt wird. Die Knochenkontur wird aufgelöst; im Inneren trennen sich abgestorbene Knochenstücke* ***(Sequester)*** *ab und Gänge* ***(Fisteln)*** *entstehen zwischen Knocheninnerem und Hautoberfläche. Rechts ein zugehöriges Röntgenbild, das eine Osteomyelitis des unteren Schienbeins zeigt. Der Pfeil kennzeichnet einen Sequester.* [GTV 2572]

Konservative Therapie. Bereits beim bloßen Verdacht einer akuten Osteomyelitis ist eine antibiotische Therapie angezeigt. Bei Kindern in einem frühen Erkrankungsstadium ist diese oft die einzige notwendige Behandlungsmaßnahme. Schiene oder Gipsverband stellen den betroffenen Körperteil für einige Wochen ruhig. Bei Erwachsenen und Kindern in einem späteren Stadium ist es zusätzlich erforderlich, die erkrankten Knochenanteile großzügig auszuräumen und größere Defekte durch Verpflanzung gesunder Knochensubstanz **(Spongiosaplastik)** aufzufüllen. Eine anschließend eingelegte Drainage spült das Operationsgebiet über mehrere Tage mit Kochsalzlösung. Säuglinge mit fortgeschrittener Osteomyelitis erhalten manchmal eine Spülung auch ohne vorangehende Operation, entweder über eine Drainage oder über ein Anstechen (Punktion) des Infektionsherds. Ist der Infekt behoben, regeneriert sich der Knochen auch bei großen Defekten meist sehr gut.

Operative Therapie. Wenn die Keime über einen offenen Bruch an den Knochen gelangt sind, legt der Arzt einen äußeren Spanner (Fixateur externe→ S. 861) an oder schient den Bruch mit einem Marknagel (→ S. 906). Besonders schwierig ist die Therapie einer chronischen Osteomyelitis, bei der sich immer wieder Fisteln bilden. Wenn sich eine Fistel von außen verschließt, sammelt sich in ihr Eiter und verursacht einen Abszess, der eine operative Therapie erfordert. Auch eine Entfernung des infizierten Knochens, häufige Ausschneidungen der Fisteln oder antibiotische Langzeitbehandlungen sichern keine langfristige Heilung. Darüber hinaus kann man versuchen, das infizierte Knochenareal komplett zu entfernen. Entsteht dabei ein größerer Deffekt, wird er mit Spänen aus körpereigenem gesunden Knochenmaterial aufgefüllt. Eine vielversprechende, wenn auch (noch) umstrittene Therapieform ist die hyperbare Sauerstofftherapie (→ S. 565).

Knochentumoren

Häufigkeit: ■■□□□

Knochentumoren: Gut- oder bösartige Neubildungen im Knochen, die vom Knochen-, Knorpel- oder Knochenmarksgewebe ausgehen und vornehmlich im Wachstumsalter auftreten. Gutartige Tumoren bleiben meist unbehandelt und werden nur entfernt, wenn sie zu lokalen Problemen, z. B. Brüchen oder Schmerzen, führen. Bösartige Knochentumoren erfordern je nach Typ und Ausbreitung eine Behandlung durch Operation, Chemotherapie und/oder Bestrahlung. Damit überleben mehr als 50 % der Betroffenen die ersten 5 Jahre nach der Diagnosestellung.

Leitbeschwerden

- Lokalisierte Schmerzen über längere Zeit
- Sichtbare oder tastbare Verdickungen des Knochens
- Schwellungen und Funktionseinschränkungen an Gliedmaßen
- Knochenbrüche ohne wesentliche Gewalteinwirkung
- Allgemeine Schwäche, Leistungsknick bei bösartigen Tumoren.

Wann zum Arzt

In den nächsten Tagen bei allen unklaren Schwellungen, neu auftretenden Funktionseinschränkungen und Schmerzen am Bewegungsapparat, die länger als 3 Tage dauern.

Die Erkrankung

Gutartige Knochenveränderungen. Neben gutartigen (benignen) Knochentumoren gibt es verschiedene, tumorähnliche Knochenerkrankungen von ebenfalls gutartigem Charakter. Die einzelnen Erkrankungen haben typische „Altersgipfel", die oft im ersten und zweiten Lebensjahrzehnt liegen. Die häufigsten gutartigen Knochenveränderungen sind:

- **Juvenile Knochenzyste:** Dabei handelt es sich um flüssigkeitsgefüllte, von einer Membran umgebene Zysten. Besonders häufig findet sich der Tumor bei Kindern im 13. Lebensjahr, meist nahe der Wachstumsfuge (→ S. 903) im schulternahen Oberarmknochen oder im hüftnahen Oberschenkel. Oft verraten sie sich durch spontane Brüche des befallenen Knochens, da sie das Knochengewebe zunehmend verdrängen und auf diese Weise zu Sollbruchstellen führen.
- **Fibröser Kortikalisdefekt:** Dies ist eine recht häufige Wachstumsstörung der äußeren Knochenschicht (Kortikalis) im Bereich langer Röhrenknochen, meist im Ober- und Unterschenkel oder Oberarm. Die Veränderung macht nur selten Beschwerden und wächst sich meist folgenlos aus.
- **Kartilaginäre Exostose** ***(Osteochondrom):*** Fast 50 % aller gutartigen Knochentumoren gehören zu dieser Gruppe. An Knie, Ellenbogen, Handgelenk, aber auch an Hüftgelenk und Schulterblatt treten die von Knorpel überzogenen tropfen- oder blumenkohlartigen Knochenauswüchse auf. Sie erreichen manchmal Faustgröße und führen dann oft zu erheblichen Behinderungen. Schmerzen, Verformungen der Knochen und Störungen des Längenwachstums sind weitere mögliche Folgen. Die Exostosen entstehen meist im zweiten Lebensjahrzehnt und beenden ihr Wachstum mit dem Abschluss des Knochenwachstums. Treten sie mehrfach auf, ist die Ursache oft eine erbliche Erkrankung ***(hereditäre multiple Exostosen, HME).*** In diesem Fall ist auch mit – allerdings seltenen – Entartungen zu rechnen.
- **Enchondrom:** Der Begriff bezeichnet Neubildungen aus Knorpelgewebe, die im Knocheninneren lokalisiert sind und hauptsächlich Hände und Füße befallen.

Die meist schmerzlosen Tumoren treten häufig im jüngeren Erwachsenenalter auf, bei mehrfachem Auftreten auch schon im Kleinkindalter. In 20 % der Fälle werden die Tumoren bösartig, insbesondere dann, wenn sie in der Nähe des Körperstamms liegen.

- **Osteoidosteom:** Hierbei handelt es sich um einen meist winzigen Tumor in der äußeren Schicht von Röhrenknochen, manchmal auch in Wirbeln. Typisch ist ein nächtlicher Schmerz, der nach der Einnahme von Acetylsalicylsäure (Aspirin®) rasch nachlässt.
- **Osteoklastom:** Dies ist ein halb bösartiger, also semimaligner Tumor (→ S. 1023). Im Gegensatz zu gutartigen Neubildungen wächst er nicht verdrängend, sondern zerstört bei seiner Ausbreitung benachbartes Gewebe. Er führt nur selten zu Metastasen, was ihn von bösartigen Tumoren unterscheidet. Meist tritt er nach Abschluss des Wachstums auf, v. a. an den Enden der langen Röhrenknochen.

Bösartige Knochentumoren sind selten. Im Kindesalter machen sie 3–4 % aller bösartigen Erkrankungen aus. Die wichtigsten Beispiele sind:

- **Osteosarkom:** Der häufigste maligne Knochentumor betrifft meist die Altersgruppe zwischen 10 und 25 Jahren. Er tritt in der Hälfte der Fälle knienah in Oberschenkelknochen oder im Schienbein auf. Trotz frühzeitiger Streuung von Metastasen überleben mehr als 60 % der Betroffenen mindestens 5 Jahre. Selbst nach Entfernung von Lungenmetastasen liegt die 5-Jahres-Überlebensrate bei nahezu 50 %.
- **Ewing-Sarkom:** Auch der bösartigste aller Knochentumoren befällt meistens Kinder. Betroffen sind vorwiegend die langen Röhrenknochen, seltener Becken und Rippen. Da die Erkrankung oft zu Schmerzen und Schwellungen, manchmal auch zu Fieber führt, lässt sie sich leicht mit einer Osteomyelitis (→ S. 988) verwechseln, die ähnliche Entzündungszeichen verursacht. Mit einer Kombinationstherapie (siehe unten) lassen sich 5-Jahres-Überlebensraten von mindestens 50 % erreichen.
- **Chondrosarkom:** Das Chrondrosarkom entsteht erst im Erwachsenenalter (30–50 Jahre) und befällt vorwiegend Becken, Oberschenkelknochen und Schultern. Da es fließende Übergänge von gutartigen Tumoren (Enchondrome) zu den bösartigen Chondrosarkomen gibt, ist eine Klassifizierung auch durch eine Gewebeuntersuchung oft schwierig. Je nach Typ liegt die 10-Jahres-Überlebensrate zwischen 15 % und 80 %.

Das macht der Arzt

Diagnosesicherung. Es gilt zu bedenken, dass die Ursache für uncharakteristische Leitbeschwerden auch ein Knochentumor sein kann. Hartnäckige, v. a. einseitige Wachstumsschmerzen erfordern deshalb immer eine weiterführende Diagnostik. Diese besteht zuallererst in einer Röntgenaufnahme, die oft schon charakteristische Veränderungen zeigt. Besteht der Verdacht auf einen bösartigen Tumor, bringt ein Kernspin weitere Informationen. Eine Angiografie (→ S. 691) klärt die Blutversorgung, eine Skelettszintigrafie (→ S. 905) die Lokalisation von – unter Umständen mehrfach auftretenden – Herden. Letztendliche Sicherheit bringt nur eine Biopsie, also die Entnahme eines kleinen Knochenstücks. Sie ist auch wichtig für die Therapieplanung, die unter anderem von der feingeweblichen Einstufung des Tumors abhängt.

Therapie. Gutartige Knochentumoren benötigen meist keine Behandlung – solange sie nicht stören und die Tragefunktion des Knochens unbehelligt lassen. Bei Brüchen des geschwächten Knochens oder bei Beteiligung von Wachstumsfugen oder Gelenken ist oft eine Operation erforderlich, ebenso bei lokalen Beschwerden wie Schmerzen oder Funktionsstörungen. Dabei räumt der Operateur den Tumor aus und füllt größere Defekte mit Knochenspänen auf, die er dem Beckenkamm entnimmt.

Die Behandlung von bösartigen Knochentumoren richtet sich im Wesentlichen nach dem Typ und der Ausbreitung der Erkrankung. Kernpunkt ist in der Regel die Operation. Sie strebt eine möglichst vollständige Entfernung des bösartigen Gewebes an, versucht jedoch gleichzeitig, die Funktionsfähigkeit des betroffenen Körperteils zu erhalten. Nicht vermeidbare größere Defekte lassen sich mit körpereigenem Knochengewebe oder speziellen **Tumorendoprothesen** überbrücken. Patienten mit Osteosarkom und Ewing-Sarkom erhalten zusätzlich eine hoch dosierte Chemotherapie (→ S. 1026) vor und gelegentlich auch nach der Operation. Eine Bestrahlung (→ S. 1026) ist als Begleittherapie – selten auch als alleinige Behandlung, insbesondere bei Ewing-Sarkomen – wirksam.

Komplementärmedizin

Eine ausführliche Übersicht zu alternativen Krebstherapien findet sich an anderer Stelle (→ S. 1029).

Knochenmetastasen

Häufigkeit: ■■■□□

Knochenmetastasen *(Skelettmetastasen):* Absiedlungen (Metastasen → S. 1023) von bösartigen Tumoren anderer Organe im Knochen. Metastasen sind mit Abstand die häufigsten Knochentumoren, v. a. bei älteren Menschen. In über 80 % der Fälle befindet sich der streuende Tumor (Primärtumor) in der weiblichen Brust, in der Prostata, Lunge, Niere oder Schilddrüse. Abhängig von den Beschwerden ist die Therapie konservativ (z. B. mit Medikamenten, Bestrahlung) oder operativ. Ziel ist meist nicht die Heilung, sondern die Verbesserung der Lebensqualität.

Leitbeschwerden

- Lokalisierte Schmerzen über längere Zeit
- Manchmal sichtbare oder tastbare Verdickungen des Knochens
- Knochenbrüche ohne Unfall bzw. ohne wesentliche Gewalteinwirkung
- Manchmal Funktionseinschränkungen
- Schwäche, Kraftlosigkeit, Nachtschweiß.

Wann zum Arzt

In den nächsten Tagen bei allen unklaren Schwellungen, nach einer früheren Krebserkrankung und neu auftretenden Funktionseinschränkungen und Schmerzen am Bewegungsapparat, die länger als 3 Tage dauern.

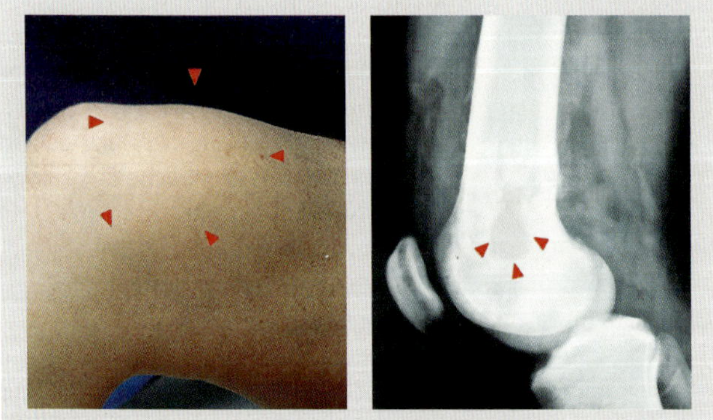

Osteosarkom im unteren Drittel des Oberschenkels eines 18-jährigen Patienten. Der junge Mann klagte über einen zwar nicht sehr starken, aber doch „komischen" Dauerschmerz. Äußerlich war nur eine leichte Erhabenheit zu sehen (Pfeile). Das Röntgenbild zeigt jedoch, wie stark sich der Tumor schon ausgebreitet hat. [GTV 2573]

Die Erkrankung

Knochenmetastasen kommen 25-mal häufiger vor als bösartige Tumoren, die direkt vom Knochengewebe abstammen (→ S. 989). Sie sind ein ausgesprochenes Spätsymptom und Zeichen einer Generalisierung der Tumorerkrankung. Die Wahrscheinlichkeit einer Metastasierung hängt davon ab, in welchem Organ und in welchem Stadium sich der Primärtumor befindet. Die Abbildung fasst Häufigkeitsangaben aus der Fachliteratur zusammen.

Metastasen befallen meistens das Achsenskelett, also Wirbelsäule, Becken und Rippen, manchmal den Schädelknochen, jedoch nur selten die Röhrenknochen der Gliedmaßen. Sie führen dort zur Neubildung von knochenähnlichem Gewebe ***(osteoblastische Metastasen)*** und/oder zur Zerstörung gesunder Knochenstrukturen ***(osteoklastische Metastasen)***. Die befallenen Knochen verlieren zunehmend ihre Festigkeit und werden schließlich oft so instabil, dass sie auch bei kleinen Belastungen oder sogar ohne äußeren Anlass brechen. Solche pathologischen Frakturen betreffen besonders häufig die Wirbel. Metastasen in der Wirbelsäule üben auch häufig Druck auf das Rückenmark aus und führen dann zu neurologischen Beschwerden von Nervenschmerzen, Gefühlsstörungen oder Lähmungen bis hin zur vollständigen Querschnittlähmung.

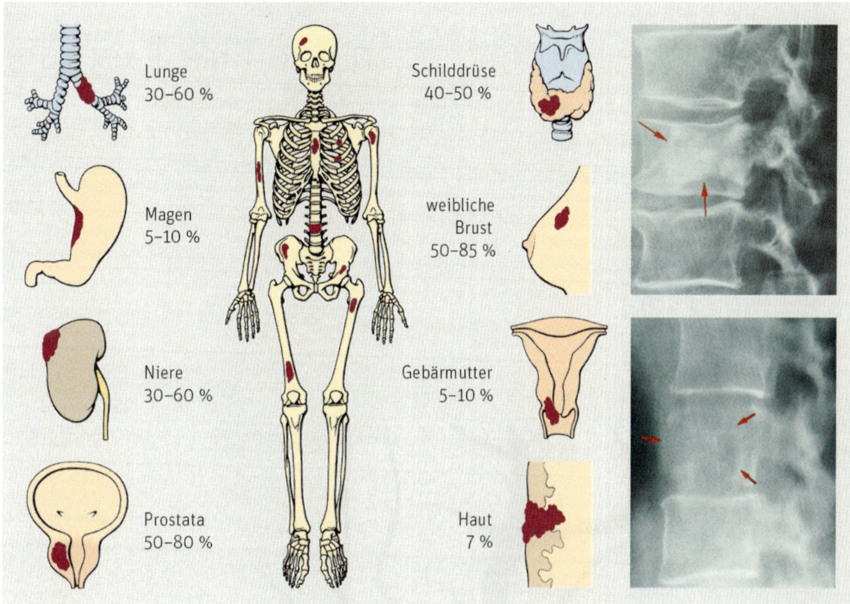

Wie häufig ein Krebs Knochenmetastasen bildet, ist davon abhängig, von welchem Organ er ausgeht. Die Abbildung zeigt die Häufigkeiten für die wichtigsten Krebserkrankungen. Die rechte Seite zeigt zwei typische Röntgenbefunde von **Knochenmetastasen in der Lendenwirbelsäule:** *oben eine* **osteoblastische Metastase,** *die im Röntgenbild als knollenförmige Verdichtung der Knochenstruktur erscheint; unten mehrere kleine* **osteoklastische Metastasen,** *die den Knochen auflösen und zu sichtbaren Löchern im Wirbelkörper führen.* [GTV 2574]

Das macht der Arzt

Diagnosesicherung. Treten bei einer bekannten Tumorerkrankung orthopädische oder neurologische Beschwerden auf, klärt der Arzt durch radiologische Untersuchungen, ob Knochenmetastasen dafür verantwortlich sind. Oft zeigen bereits Röntgenaufnahmen die charakteristischen Veränderungen; bei Beschwerden an Wirbelsäule und Becken und auch in unklaren Situationen bringen CT oder Kernspin weitere Informationen. Eine Knochenszintigrafie (→ S. 905) macht Knochenmetastasen sichtbar, die (noch) keine Beschwerden verursachen. Bei Primärtumoren, die zu Metastasen im Skelettsystem neigen, gehört diese Untersuchung deshalb zum Standardprogramm, sowohl bei neu entdeckten Erkrankungen als auch eventuell bei Nachsorgeterminen, z. B. um einen erneuten Anstieg von Tumormarkern (→ S. 1335) abzuklären. Gelegentlich sind Knochenmetastasen der erste Hinweis auf eine unentdeckte Tumorerkrankung. In diesem Fall hilft eine Gewebeentnahme (Biopsie → S. 1270) aus dem Knochenherd, um den Typ und das Organ des Primärtumors zu ermitteln.

Therapie. Knochenmetastasen sind ein Spätsymptom von Tumorerkrankungen in einem meist nicht mehr heilbaren Stadium. Die Therapie ist deshalb vorwiegend palliativ, dient also der Linderung von Beschwerden, Verbesserung der Lebensqualität und Verhütung von Komplikationen (z. B. palliative Bestrahlung → S. 1026). Bei einzelnen Knochenmetastasen von Schilddrüsen- oder Nierentumoren ist es allerdings manchmal möglich, durch Entfernung des Knochenherds die Heilungschancen zu verbessern, wenn der Primärtumor besiegt ist.

Zur palliativen Therapie gehört eine differenzierte Behandlung mit Schmerzmitteln (→ S. 1219), im Bedarfsfall und abhängig vom Primärtumor ergänzt durch Bestrahlungen (→ S. 1026), Chemo- und Hormontherapie. Gelegentlich entscheiden sich Ärzte für einen künstlichen Verschluss ***(Embolisation)*** von Tumorgefäßen, um die Knochenmetastasen „auszuhungern“. Diese Maßnahme ist manchmal auch zur Vorbereitung einer Operation angebracht. Eine operative Behandlung ist erforderlich, wenn Schmerzen und neurologische Beschwerden mit konservativen Maßnahmen nicht erfolgreich zu behandeln sind, wenn Knochenbrüche (pathologische Frakturen) drohen oder wenn diese bereits eingetreten sind. An Hüfte und Knie setzen die Ärzte nach der Ausräumung von Metastasen oft spezielle Implantate (Tumorendoprothesen → S. 990) ein, um den entstandenen Defekt zu überbrücken und die Mobilität des Patienten zu erhalten. Bei Befall von Wirbelkörpern kommen verschiedene Operationsmethoden in Betracht, um die Wirbelsäule zu stabilisieren; oft reicht es aus, den Defekt mit Knochenzement aufzufüllen. Auch bereits eingetretene Lähmungen lassen sich eventuell rückgängig machen, wenn eine Operation innerhalb von sechs Stunden das bedrängte Rückenmark entlastet.

Buchteil IV – Erkrankungen und ihre Therapie

26

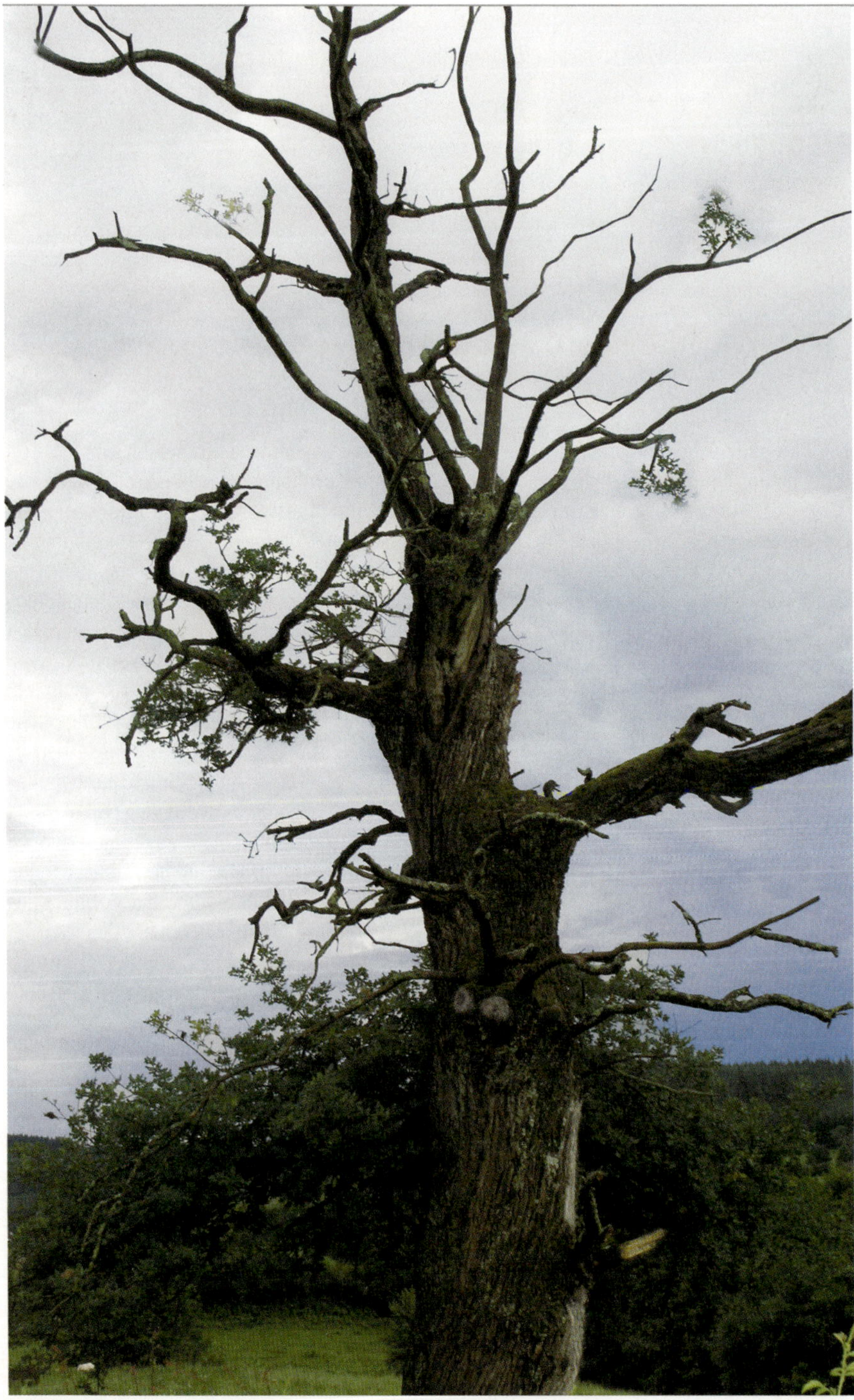

Der Begriff Rheuma stammt aus dem Griechischen und bedeutet „Fließen" und „Strömen". Er beruht auf einer 2000 Jahre alten Vorstellung, dass aus dem Gehirn in den Körper herabfließende krankmachende Säfte die rheumatischen Erkrankungen verursachen.
Dieser Begriff hat sich erhalten, obwohl wir heute wissen, dass rheumatische Erkrankungen kaum jemals ihren Ausgang im Kopf nehmen – und auch nicht immer den Bewegungsapparat betreffen. Was sie aber alle verbindet, sind ihre nicht-verletzungsbedingten Ursachen bzw. die Tatsache, dass krankhafte Abwehrreaktionen des Körpers sehr oft mit von der Partie sind. [ASL 2601]

Rheumatologische Erkrankungen

Hier finden Sie

Einführung 993
Die medizinischen Fachgebiete 993
Was sind rheumatische Erkrankungen? 993
Die rheumatologische Diagnostik.... 994
Behandlungsstrategien in der Rheumatologie 995

Entzündlich-rheumatische Gelenkerkrankungen 999
Rheumatoide Arthritis 999
Juvenile Arthritis.................. 1002
Morbus Bechterew 1002
Psoriasis-Arthritis................. 1004
Reaktive Arthritis 1005

Kollagenosen 1005
Sjögren-Syndrom.................. 1005
Systemischer Lupus erythematodes.. 1007
Sklerodermie..................... 1008
Polymyositis und Dermatomyositis .. 1009
Mischkollagenose 1010
Antiphospholipid-Syndrom 1010

Vaskulitiden (Gefäßentzündungen) 1010
Polymyalgia rheumatica und Arteriitis temporalis 1010
Panarteriitis nodosa............... 1011
Wegener-Granulomatose 1011
Raynaud-Syndrom.................. 1012
Thrombangiitis obliterans 1013

Weitere Erkrankungen 1014
Fibromyalgie 1014
Pseudogicht...................... 1015
Osteoporose...................... 1016
Osteomalazie 1018

An anderer Stelle im Buch besprochen:
Arthritis bei Morbus Crohn und Colitis ulcerosa 651
Autoimmunerkrankungen 1049
Gicht und Hyperurikämie 769
Hüftgelenksarthrose 953
Hüftschmerzen (Differenzialdiagnose) 135
Kniegelenksarthrose 964
Knieschmerzen (Differenzialdiagnose) 137
Sehnenentzündungen (Tendopathien) 904

Einführung

Die medizinischen Fachgebiete

Spezialist für die Diagnose und Behandlung rheumatischer Erkrankungen ist der **Rheumatologe.** Die **Rheumatologie** ist dabei in Deutschland keine eigene medizinische Fachrichtung („Facharzt"), sondern ein Teilgebiet der Inneren Medizin oder der Orthopädie. Entsprechend ist jeder Rheumatologe entweder Internist (Schwerpunkt konservative Therapie) oder Orthopäde (Schwerpunkt operative Therapie).

Derzeit ist nur jeder 10. Betroffene in Deutschland bei einem Rheumatologen in Behandlung. Dies ist für die Langzeitbetreuung am Wohnort in Ordnung – auf der anderen Seite ließen sich bei rechtzeitiger rheumatologischer Behandlung bei vielen Patienten irreversible Gelenkschäden verhindern. Zur Behandlung schwerer Fälle, für aufwendigere Operationen oder spezielle Untersuchungen überweist der niedergelassene Arzt Patienten an Kliniken mit speziellen **Rheumatologie-Abteilungen.**

Auf kaum einem anderen Gebiet der Medizin ist die Zusammenarbeit der medizinischen Professionen so wichtig wie in der Rheumatologie. Nur wenn Ärzte, Physio- und Ergotherapeuten, Orthopädiemechaniker, Sozialarbeiter und Psychologen Hand in Hand arbeiten, sind Therapieerfolg, Beweglichkeit und Selbstständigkeit des Betroffenen gesichert. Dies findet in Rheumafachabteilungen der Akutkrankenhäuser, rheumatologischen Reha-Kliniken, vor allem aber in den mittlerweile über 25 deutschen *Rheumazentren,* besondere Beachtung.

Was sind rheumatische Erkrankungen?

Umgangssprachlich werden alle schmerzhaften Erkrankungen an Rücken, Gelenken und Knochen sowie Muskeln, Sehnen und Bändern als **Rheuma** bezeichnet. Rheuma ist jedoch nicht gleich Rheuma – hinter dem Begriff verbergen sich 300 voneinander abgrenzbare Krankheitsbilder mit unterschiedlichen Krankheitsursachen und Verläufen. Sie lassen sich nach Art und Lokalisation grob einteilen in:

- **Entzündlich-rheumatische Erkrankungen** sind häufig Autoimmunerkrankungen (→ S. 1049), die nach ihrem Einsetzen die Betroffenen meist ein Leben lang begleiten. Charakteristisch ist die (primäre) Gelenkentzündung, die Arthritis. Entzündlich-rheumatische Erkrankungen beschränken sich aber nicht auf den Bewegungsapparat, sondern können nahezu alle Organsysteme in Mitleidenschaft ziehen. Am häufigsten ist die Rheumatoide Arthritis (→ S. 999), die allmählich die Gelenke zerstört (1 % der Bevölkerung leidet daran). Fast ebenso häufig ist der Morbus Bechterew (→ S. 1002). Seltener sind Kollagenosen und Vaskulitiden: schwere Multiorgankrankheiten, bei denen vor allem das Bindegewebe bzw. die Blutgefäße befallen sind.
- **Stoffwechselerkrankungen** mit rheumatischen Beschwerden wie z. B. die Gicht (→ S. 769).
- **Degenerative Gelenkerkrankungen** aufgrund von Überlastungs- und Verschleißerscheinungen (manchmal ***„Verschleißerkrankungen"*** genannt, korrekt ist aber der Begriff *Arthrose*). Sie betreffen vor allem die Wirbelsäule, die Hüft- und Kniegelenke und werden an anderer Stelle besprochen, z. B. → S. 914, S. 953 bzw. S. 964.

Dreh- und Angelpunkte der Rheumatologie: die Gelenke

Jedes **Gelenk** wird durch eine zweischichtige **Gelenkkapsel** umgeben. Ihre äußere Schicht, die **Membrana fibrosa,** hat eine feste Struktur und verleiht dem Gelenk die Stabilität. Die innere Schicht, die **Gelenkinnenhaut** *(Synovialmembran)*, sondert **Gelenkflüssigkeit** *(Gelenkschmiere, Synovialflüssigkeit, Synovia)* ab, die sich über die Gelenkenden und im Gelenkspalt verteilt. Dadurch wird die Reibung von Knorpel überzogenen Gelenkflächen bei der Bewegung verringert.

Bei der rheumatoiden Arthritis z. B. greifen Autoantikörper die Gelenkinnenhaut an. Die einsetzende Entzündungsreaktion führt dazu, dass Abwehrzellen in das betroffene Gelenk einwandern. Die Immunzellen produzieren Botenstoffe, die **Zytokine.** Hierzu gehören als wichtigste Vertreter der **Tumornekrosefaktor-alpha** *(TNF-α)* und **Interleukin-1** *(IL-1):* Beide Zytokine setzen in den Zellen eine Reaktionskette in Gang, wodurch Knorpel und Knochen weiter angegriffen werden.

Durch die entzündlichen Prozesse verdickt und entzündet sich die Gelenkinnenhaut *(Synovitis)* und bildet vermehrt Gelenkflüssigkeit. Es entsteht eine schmerzhafte Gelenkschwellung, durch die Gelenkkapseln und der Bandapparat der Gelenke überdehnt und die Gelenke instabil werden. Die Gelenkinnenhaut beginnt zu wuchern und wächst wie ein Keil in das Gelenk hinein **(Pannusbildung).** Nach und nach greift sie auf den Knorpel über. Die freigesetzten aggressiven Enzyme zerstören im Laufe der Zeit den Gelenkknorpel. Im fortgeschrittenen Stadium geht die Entzündung von den Gelenkrändern her auf den Knochen über und zerstört bzw. deformiert schließlich das gesamte Gelenk.

Bei allen Gelenkbeschwerden ist die Unterscheidung zwischen verschleißbedingten Abnutzungserscheinungen **(Arthrose)** und primär entzündlichen Prozessen an den Gelenken **(Arthritis)** wichtig (→ Tabelle) – denn die Therapien sind grundverschieden.

	Arthrose (degenerativ)	Arthritis (entzündlich)
Ursache	Abnutzung der Gelenke durch Fehl- oder Überlastung, gehäuft bei Übergewicht und im Alter ab 70	Entzündung der Gelenkinnenhaut (Synovitis) durch rheumatologische Erkrankung oder Infektion
Leitbeschwerden	Ermüdungs- und Belastungsschmerz	Ruheschmerz, Überwärmung und Schwellung
Entwicklung	Entwickelt sich über Jahre	Entwickelt sich innerhalb von Stunden oder Tagen
Lokalisation	Betrifft meist große Gelenke, am häufigsten Hüften und Knie	Betrifft große und kleine Gelenke
Art des Gelenkschmerzes	➤ Kurzer Anlaufschmerz nach jeder Ruhephase ➤ Im Laufe des Tages zunehmender Belastungsschmerz ➤ Kaum Ruheschmerz ➤ Kein Nachtschmerz (außer Schulter) ➤ Dauerschmerz erst in Spätfällen	➤ Lang dauernder Morgenschmerz, im Laufe des Tages abklingend ➤ Ruheschmerz ➤ Häufig Nachtschmerz ➤ Dauerschmerz
Schwellung	Nur nach erheblicher Belastung	Fast immer (ohne vorherige Belastung)
Fieber	Nie	Manchmal
Verlauf	Langsam fortschreitend	Oft schubweise
Schema der Gelenkveränderung	Verdichtung gelenknaher Knochenzone, örtliche Bildung von *Osteophyten (Knochennasen)*	Gelenkspalt verschmälert, Umbau gelenknaher Knochenpartien, generalisierte Schäden

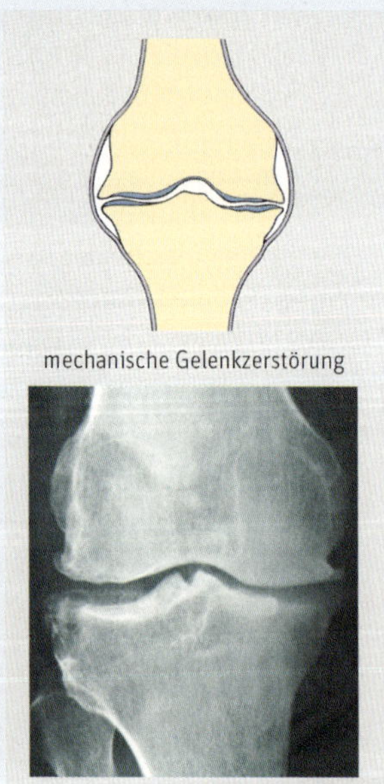

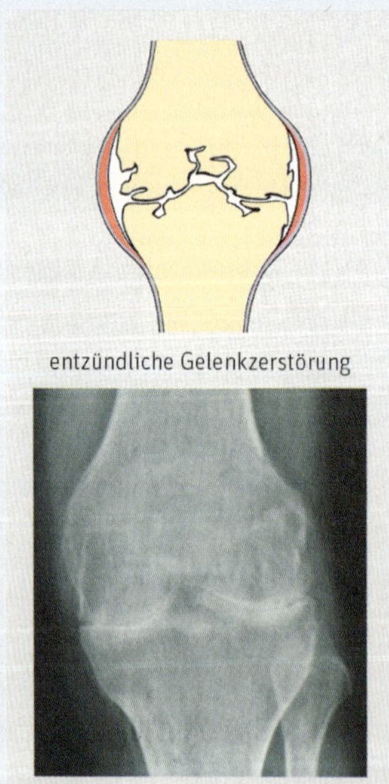

Gelenkschäden entstehen einerseits durch jahrelange Überbeanspruchung und Abnutzung, zum anderen durch entzündliche Prozesse im Rahmen einer Autoimmunreaktion (der Körper bekämpft also seine eigenen Strukturen). Die Abgrenzung zwischen beiden ist deshalb schwierig, weil jede lang dauernde **Arthritis** *zur* **Arthrose** *führt, andererseits jede nicht nur leichte Arthrose zumindest vorübergehend eine Entzündung eines Gelenks, also eine Arthritis, nach sich zieht. Trotzdem ist die Unterscheidung unerhört wichtig, weil der Therapieansatz jeweils ein völlig anderer ist.* [GTV 2602]

Die rheumatologische Diagnostik

Anamnese

Die Befragung oder Anamnese des Patienten ist in der Rheumatologie besonders wichtig. Sie ermöglicht dem Arzt meist eine Ersteinschätzung der vorliegenden Krankheit. Konkret stehen folgende Fragen im Vordergrund:

- Welche Schmerzsymptome treten auf? Wo sitzt der Schmerz, wann und wie oft tritt er auf? Welcher Art ist der Schmerz (Nachtschmerz, Anlaufschmerz, Morgenschmerz und -steifigkeit)? Strahlt er aus?
- Gibt es Funktionseinschränkungen, z. B. bei Alltagsaktivitäten wie Strümpfe anziehen, Kämmen oder Aufstehen.
- Gibt es zusätzliche Symptome? „Nebenbeschwerden" wie Hautschuppen, -verfärbungen, -verdickungen, Schluckstörungen, trockene Augen und Mund, weiße Finger, Entzündungen der Augen oder der Harnröhre sind für die Diagnose oft wegweisend. Sie werden bei der Anamnese deshalb besonders genau erfragt.

Körperliche Untersuchung

Der Arzt sucht nach sichtbaren Schwellungen, Hautveränderungen (Rötungen, Verfärbungen), Fehlstellungen und Muskelschwund sowie Rheumaknoten.

Die Tastuntersuchung (Palpation → S. 1265) gibt Auskunft über Hauttemperatur, Weichteilschwellungen, Gelenkergüsse, Sehnenansatzschmerzen, Druckschmerzen und knöcherne Veränderungen (Fersensporn → S. 983).

Die Funktionsprüfung beinhaltet in der Rheumatologie besonders die Prüfung der Beweglichkeit der Gelenke, der Kraft (z. B. Tasche tragen, stehende Flasche vom Tisch heben, Hammer von Tischoberfläche abheben) und der Präzision (Daumen gegen Fingerkuppen anderer Finger drücken).

Labor

Häufig sind Laboruntersuchungen unerlässlich für die Erkennung einer entzündlich rheumatischen Erkrankung. Hilfreich sind die Entzündungsparameter Blutsenkungsgeschwindigkeit (BSG → S. 1311) und CRP (→ S. 1313). Entscheidende Hinweise geben häufig **Autoantikörpernachweise** (z. B. Rheumafaktoren), die Bestimmung immungenetischer Faktoren (z. B. HLA-B27) und die Untersuchung von Gelenkflüssigkeit. Manche Autoantikörper treten nur oder gehäuft in Verbindung mit bestimmten Erkrankungen auf, so dass ihr Nachweis zusammen mit typischen Symptomen die Diagnose absichert.

Bei Verdacht auf bestimmte Erkrankungen erfolgen weitere Untersuchungen, so bei:

- Rheumatoider Arthritis auf Rheuma-Faktor, CCP-Antikörper (→ S. 1308)
- Kollagenosen (z. B. SLE, Sklerodermie, Mischkollagenose) auf ANA, ds-DNS-Antikörper, ENA, Histonantikörper, Phospholipidantikörper
- Vaskulitiden (Wegener-Granulomatose, Panarteriitis nodosa, mikroskopische Polyangitis) auf Granulozyten-Zytoplasma-Antikörper (pANCA, cANCA)
- Spondylarthritiden (z. B. Morbus Bechterew, reaktive Arthritis, Morbus Reiter) auf HLA-B27.

Gelenkpunktion

Bei unklaren Gelenkergüssen wird durch eine **Gelenkpunktion** Gelenkflüssigkeit (→ S. 1118) durch eine Nadelpunktion aus dem Gelenk angesaugt. Details siehe Abbildungen.

Bildgebende Diagnostik

Im Röntgenbild (→ S. 1268) lassen sich je nach Stadium der Erkrankung bestimmte Knochen- und Gelenkveränderungen erkennen, besonders an Händen und Füßen.

Computertomographie und Kernspin.

Das CT (→ S. 1268) spielt nur in Ausnahmefällen eine Rolle. Anders das Kernspin (→ S. 1269): Hier sind rheumatische Gelenkveränderungen nicht selten schon in einem frühen Stadium zu erkennen, wo der Röntgenbefund als auch das CT noch unauffällig sind.

Der **Gelenkultraschall** ***(Gelenksonografie, Arthrosonografie)*** ist neben dem Röntgen fester Bestandteil der bildgebenden rheumatologischen Diagnostik. Er eignet sich besonders zum Nachweis von Flüssigkeiten z. B. bei Schleimbeutelentzündungen oder um zwischen einem Gelenkerguss und einer Verdickung der Gelenkinnenhaut zu differenzieren.

Die **Skelettszintigrafie** weist entzündlich bedingte Gelenkveränderungen nach und lässt damit das Verteilungsmuster der befallenen Gelenke erkennen. Hierzu wird dem Patienten eine radioaktive Substanz in die Armvene injiziert, die sich bevorzugt in Knochengewebe einlagert. Unmittelbar im Anschluss werden sowohl Ganzkörper- als auch Einzelaufnahmen der Gelenke gemacht. Da entzündete Gelenke deutlich stärker durchblutet werden, reichert sich die radioaktive Substanz schon wenige Minuten nach der Injektion in entzündeten Gelenkbereichen an und wird so auf den frühen Aufnahmen erkennbar. Die Spätaufnahmen nach 2–3 Stunden zeigen die Anreicherung der radioaktiven Substanz an geschädigten Knochenbereichen, an denen gerade Reparationsvorgänge oder Knochenneubildungen erfolgen. Der Wert der Szintigrafie in der rheumatologischen Diagnostik ist dennoch begrenzt.

Behandlungsstrategien in der Rheumatologie

Bei den vielfältigen Ursachen und Verläufen rheumatischer Erkrankungen gibt es nicht *eine* Therapie. Vielmehr passen Arzt und Patient die therapeutischen Maßnahmen an die jeweilige Krankheitssituation an. Zwei Therapieziele stehen im Vordergrund:

- Die Entzündungsaktivität zu unterdrücken, um irreversible Schäden an Bewegungsapparat oder Organen zu verhindern und
- die Beweglichkeit zu erhalten bzw. zu verbessern, so dass der Rheumapatient trotz der chronischen Erkrankung ein möglichst normales Leben führen kann.

Zum Therapieangebot gehören nicht nur Medikamente, sondern auch Krankengymnastik, Ergotherapie, physikalische Therapien (z. B. Wärme, Kälte, Massagen oder Elektrotherapie), lokale Maßnahmen und operative Eingriffe.

Systemisch-medikamentöse Therapie

Medikamente sind das A und O der Rheumatherapie. Leider ist ihr Nutzen teilweise erst nach Monaten spürbar oder muss mit starken Nebenwirkungen erkauft werden. Deshalb müssen Rheumatologe, Hausarzt und Patient gut zusammen arbeiten, um unnötige Komplikationen oder Therapieabbrüche zu vermeiden. Eine Dokumentation über die verbrauchten Medikamente oder die auftretenden Beschwerden (z. B. ein ***Rheumatagebuch)*** hilft dem Arzt, den Therapieerfolg zu beurteilen und Auswahl und Dosierung der Medikamente schnell an Veränderungen anzupassen. Eine ausführliche Übersicht gibt die Pharma-Info auf der nächsten Seite.

Immunadsorption

Bei der **Immunadsorption** ***(IMAD)*** werden Autoantikörper aus dem Blut gefiltert, ähnlich einer Dialyse (→ S. 785). Bei dieser relativ neuen Technik wird das entnommene Blut in seine zellulären und flüssigen Bestandteile aufgetrennt. Aus dem zellfreien Plasma werden die Antikörper „herausgefischt", bevor es wieder mit den Blutzellen vermischt und dem Patienten zurückgegeben wird.

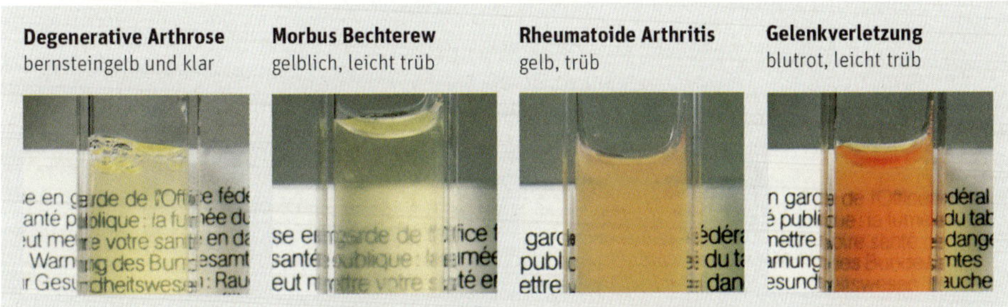

Beim Gesunden ergibt die **Gelenkpunktion** *nur wenig Flüssigkeit, die zudem klar und allenfalls leicht gelblich gefärbt ist. Lässt sich viel klare Flüssigkeit punktieren, spricht das für eine* **Arthrose.** *Eine Trübung des Gelenkergusses rührt von weißen Blutkörperchen her, die vor allem bei infektiösen und hochentzündlichen Prozessen in den Gelenkspalt einwandern, so z. B. bei einer* **Arthritis.** *Sind Knochenteile oder Bänder innerhalb eines Gelenks ausgerissen, zeigt sich ein blutiger Erguss.* [GTV 2603]

Pharma-Info: Schmerzmittel (Analgetika) in der Rheumatologie

Reine Schmerzmittel (Analgetika → S. 1219) wie Paracetamol lindern den akuten Schmerz, sie haben aber keinerlei Einfluss auf die Entzündung selbst. Sie werden deshalb in der Rheumatologie selten alleine eingesetzt, sondern meistens in Kombination mit entzündungshemmenden Wirkstoffen.

Nichtsteroidale Antirheumatika *(NSAR, Kortisonfreie Antiphlogistika, NSAID)* hemmen die Synthese der **Prostaglandine.** Diese steigern die Empfindsamkeit der Schmerzrezeptoren und sind bei der Entstehung von Fieber und praktisch allen Entzündungsprozessen beteiligt. Wirkstoffe, die die Synthese der Prostaglandine hemmen, wirken daher schmerzlindernd *(analgetisch)*, entzündungshemmend *(antiphlogistisch)* und fiebersenkend *(antipyretisch)*. Die häufigsten Nebenwirkungen sind Magen- und Darmprobleme wie Übelkeit, Erbrechen, Durchfall und Bauchschmerzen sowie Magenschleimhautentzündungen bis hin zu blutenden Magen-Darm-Geschwüren. Deshalb werden häufig zusätzlich zu den NSAR Protonenpumpenhemmer (PPI → S. 636) verordnet, die die Magensäuresekretion hemmen.

Eine wichtige Rolle bei der Synthese der Prostaglandine spielt die **Cyclooxygenase** *(COX)*. Sie existiert in mindestens zwei Formen: *COX-1* gehört zur normalen Enzymausstattung des Körpers und deckt den normalen Bedarf an Prostaglandinen. Bei entzündlichen Prozessen wird zusätzlich die Bildung von *COX-2* angeregt. Während die herkömmlichen NSAR die COX-1 hemmen, blockieren die seit 1999 auf dem Markt befindlichen **COX-2-Hemmer** *(Coxibe)* selektiv die COX-2, wodurch weniger Magen-Darm-Beschwerden auftreten. Dafür drohen aber alle COX-2-Hemmer v. a. bei langfristigem Gebrauch das Herz zu schädigen, so dass 2004 Rofecoxib (Vioxx®) und 2005 Valdecoxib (Bextra®) vom Markt genommen wurden.

NSAR beeinflussen lokale Entzündungssymptome wie Gelenkschwellung, Überwärmung und Steifigkeit und mindern den entzündlich bedingten Schmerz. Sie haben aber keinen Einfluss auf den Krankheitsverlauf oder die Gelenkzerstörung.

NSAR wirken schnell, im Durchschnitt schon innerhalb 1 Stunde nach der Einnahme. Ihre Wirkung hält aber nicht lange vor, so dass die Tabletten in regelmäßigen Abständen eingenommen werden müssen, um die Schmerzen erträglich zu halten. Bei einigen Präparaten ist der Wirkstoff an Substanzen

Wirkstoff, Beispiel	Nebenwirkungen	Besonderheiten
Reine Schmerzmittel (Analgetika)		
Paracetamol, Benu-ron®	Lebensbedrohliche Leberschäden und Nierenschäden bei Überdosierung ab 10 g	Bei mittelstarken Schmerzen. Auch fiebersenkend. Medikament der Wahl für Schwangere und in der Stillzeit
Metamizol, Novalgin®	Schwere Blutbildungsstörungen (sehr selten)	Stärker wirkend als Paracetamol, auch fiebersenkend
Opioide (Abkömmlinge des Opiums)		
Tramadol, Tramal®, Tramadolor®	Schwindel, Blutdrucksenkung, Übelkeit	Bei starken Schmerzen
Morphin, Capros®, MST®, Sevredol®	Verstopfung, Übelkeit	Bei starken Schmerzen. Individuelle Dosiseinstellung
Fentanyl, Durogesic®	Verstopfung, Übelkeit	Bei starken und stärksten Schmerzen. Auch als Pflaster verfügbar
Nichtsteroidale Antirheumatika (NSAR)		
Acetylsalicylsäure, Aspirin®100N oder 300N, Aspirin®protect 100 oder 300, Acesal®, Togal®, ASS®	Verengung der Bronchien (für Asthmatiker deshalb ungeeignet), Hemmung der Blutgerinnung (Näheres hierzu und zum Einsatz von ASS zur Blutverdünnung → S. 740). Magenbeschwerden bis hin zu Magengeschwüren	Bei mittelstarken Schmerzen. Wirkdauer etwa 4 Stunden. Für Spätschwangerschaft und Stillzeit sowie in der frühen Kindheit nicht geeignet. Auch geeignet zur Fiebersenkung
Diclofenac, Voltaren®, Diclac®, Diclophlogont®	Magenbeschwerden bis hin zu Magengeschwüren	Wirkdauer etwa 3–6 Stunden, in Retardform etwa 12 Stunden. Auch geeignet zur Fiebersenkung
Indometacin, Amuno®	Magenbeschwerden bis hin zu Magengeschwüren, häufiger auch Kopfschmerzen und Schwindel	Auch in Retardform, starke antiphlogistische (entzündungshemmende) Wirkung. Auch geeignet zur Fiebersenkung
Ibuprofen, Brufen®, Ibuphlogont®, Ibuhexal®, Ibufug®	Magenbeschwerden , Magengeschwüre, aber häufiger Bauchschmerzen, Durchfall. Ketoprofen häufiger Kopfschmerzen und Schwindel	Wirkdauer 3–6 Stunden. Verträglichkeit und Wirkstärke unterscheiden sich graduell, aber nicht grundsätzlich
Piroxicam, Felden®		
Ketoprofen, Alrheumun®, Orudis®, Spondylon®, Gabrilen®		
Naproxen, Proxen®, Malexin®		Wirkdauer etwa 12 Stunden
Meloxicam, Mobec®	Alle drei Substanzen sind COX-2-Hemmer. Geringeres Risiko für Magen-Nebenwirkungen; Gerinnungshemmung. Dafür erhöhtes Risiko für Herzinfarkte	Wirkdauer etwa 24 Stunden
Celecoxib, Celebrex®		Wirkdauer 12–20 Stunden
Etoricoxib, Arcoxia®		Wirkdauer etwa 24 Stunden
Kortison (Glukokortikoide) separate Übersicht → S. 756		
Prednisolon Decortin H®, Prednihexal®	Kortison unterscheidet sich bezüglich der Wirkstärke pro Milligramm und der Darreichungsform, aber nicht bezüglich des Spektrums von Wirkung und Nebenwirkungen, die alle dem körpereigenen Kortisol entsprechen	Bei lang dauernder Kortisontherapie Kontrolle des Blutdrucks und des Augeninnendrucks erforderlich sowie eine Osteoporoseprophylaxe mit Kalzium und Vitamin D (Dosierung → auch Pharma-Info: Kortisontherapie S. 756)

Wirkstoff, Beispiel	Nebenwirkungen	Besonderheiten
Triamcinolon, Volon®, Delphicort®	Kortison unterscheidet sich bezüglich der Wirkstärke pro Milligramm und der Darreichungsform, aber nicht bezüglich des Spektrums von Wirkung und Nebenwirkungen, die alle dem körpereigenen Kortisol entsprechen (→ S. 756)	Als Kristallaufschwemmung geeignet zur Gelenkinjektion
Betamethason, Celestamine®, Celestan®		Zur kurzzeitigen hoch dosierten Therapie
Basistherapeutika		
Sulfasalazin, Azulfidine®	Übelkeit, Bauchschmerzen, Kopfschmerzen, Haut- und Schleimhautveränderungen, Folsäuremangel, Blutbildungsstörungen	Dosierung einschleichend 2- bis 4-wöchentliche Kontrolle von Blutbild, Kreatinin, Leberenzymen und Urin
Methotrexat, Metex®, Lantarel® (diese Substanzen werden auch in der Krebstherapie als Zytostatikum verwendet)	Übelkeit, Haarausfall, Schleimhautentzündungen, Blutbildungsstörungen, erhöhtes Infektionsrisiko	2 bis 4-wöchentliche Kontrolle von Blutbild, Kreatinin, Leberenzymen und Urin sichere Verhütung notwendig
Leflunomid, Arava®	Gewichtsabnahme von 10 %, Kopfschmerzen, Schwindel, Haarausfall, Juckreiz, Übelkeit, Blutdruckerhöhung, Leberwerterhöhungen, Blutbildungsstörungen	Blutdruckkontrollen, 2- bis 4-wöchentliche Kontrolle von Blutbild, Kreatinin, Leberenzymen und Urin sichere Verhütung notwendig
Chloroquin, Resochin®, Weimerquin®; Hydroxychloroquin, Quensyl® (diese Substanzen sind zugleich Antimalariamittel)	Veränderung des Augenhintergrunds, augenärztliche Kontrollen vor Therapiebeginn und dann alle 3 Monate, nicht während der Stillzeit	Dosierung abhängig vom Körpergewicht sichere Verhütung notwendig
Auranofin, Ridaura® (diese Substanzen enthalten Gold als wirksame Komponente)	Hautausschlag, Übelkeit, Durchfall, nicht während der Schwangerschaft	Zu den Mahlzeiten mit viel Wasser einnehmen, sorgfältige Zahnpflege, keine Sonnenbäder sichere Verhütung notwendig
Monoklonale Antikörper (Biologika, Biologics)		
Infliximab, Remicade® Etanercept, Enbrel® Adalimumab, Humira® (alle drei Substanzen sind sogenannte TNF-α-Inhibitoren)	Erhöhtes Infektionsrisiko, allergischer Hautausschlag, Rötung an der Injektionsstelle, Übelkeit, Empfängnisschutz durch Medikamente eingeschränkt Wiederaufflammen einer Tuberkulose	Infliximab: intravenöse Gabe alle 4–8 Wochen Etanercept: subkutane Injektion zweimal pro Woche Adalimumab: subkutane Injektion alle 1–2 Wochen
Anakinra, Kineret® (beide Substanzen sind sogenannte IL-1- Blocker)	Erhöhtes Infektionsrisiko, Rötung an der Injektionsstelle, Kopfschmerzen, Empfängnisschutz durch Medikamente eingeschränkt	Subkutane Injektion einmal täglich

Überblick über die **gebräuchlichsten Medikamente in der Rheumatologie:** *Viele Wirkstoffe sind nebenwirkungsreich, vor allem bei längerer und hoch dosierter Anwendung. Gerade bei chronisch-entzündlichen Gelenkerkrankungen erfordert deshalb die richtige Auswahl viel Fingerspitzengefühl und eine gute Zusammenarbeit zwischen dem Betroffenen und seinem Arzt.*
Leider können in dieser Pharma-Info lange nicht alle Substanzen dargestellt werden: Inzwischen sind so viele Substanzen und Darreichungsformen auf dem Markt, dass nur Platz für einen Ausschnitt besteht.

gebunden, die sich nur langsam in Magen und Darm auflösen, und wird so erst allmählich frei gesetzt (Retardtabletten).

Kortison (Glukokortikoide → S. 756) ist eine hochwirksame antiphlogistische, also entzündungshemmende Substanz. Da sich Kortison und Glukokortikoide nur in der Stärke, jedoch nicht in der Wirkungsweise unterscheiden, bleiben wir im Folgenden beim Begriff Kortison.

Fast alle entzündlichen rheumatischen Erkrankungen sprechen auf die Behandlung mit Kortison an, wobei nicht nur die Entzündung vor Ort und damit auch die entzündungsbedingten Schmerzen zurückgehen, sondern auch die Allgemeinsymptome verbessert werden. Kortison wirkt im Gegensatz zu den Basistherapeutika aber rein symptomatisch, es hat keine anhaltende Wirkung und kann wegen der längerfristigen schweren Nebenwirkungen nicht dauerhaft in den benötigten Mengen gegeben werden. Kortison sollte daher so niedrig wie möglich dosiert werden (Details → S. 756).

Basistherapeutika ***(lang wirksame Antirheumatika, Basismedikamente)*** sind eine Reihe von chemisch unterschiedlichen Substanzen. Im Gegensatz zu den bisher genannten Wirkstoffen beeinflussen sie den Krankheitsprozess, halten die zerstörenden Prozesse der chronischen Entzündung auf oder verringern sie zumindest. In einigen Fällen leiten sie sogar einen Heilungsprozess bereits eingetretener Gelenkschäden ein. Die Wirkung setzt erst nach 4–6 Wochen ein und kann erst nach einem halben Jahr endgültig beurteilt werden. Die Nebenwirkungen unterscheiden sich von Substanz zu Substanz, sind aber manchmal schwerwiegend. Bei Schwangerschaft und Kinderwunsch muss meist auf Basistherapeutika verzichtet werden.

Monoklonale Antikörper ***(Biologika, Biologics)*** sind eine neue Medikamentenklasse, die an Schlüsselstellen in den Krankheitsprozess eingreifen und ihn im günstigsten Falle kontrollieren. So wird die entzündlich bedingte Zerstörung von Knorpeln und Knochen an den Gelenken verlangsamt und bei einem Teil der Patienten komplett gestoppt. Die Verträglichkeit der monoklonalen Antikörper ist vergleichsweise gut. Langzeitbeobachtungen fehlen noch weitgehend. Die extremen Kosten (hohe fünfstellige Eurobeträge in der Mehrmonats- und Jahresanwendung) machen diese Medikamente jedoch für viele Betroffene bis dato unerreichbar.

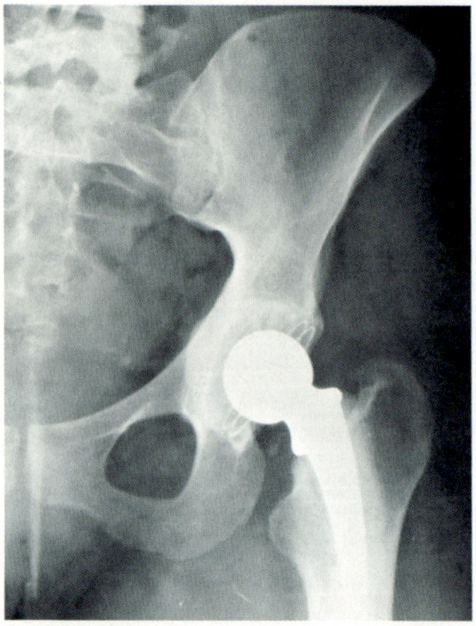

Künstliche Gelenke (Endoprothesen) haben sich vor allem an Hüfte und Knie millionenfach bewährt. Im Bild eine implantierte Hüftendoprothese. Bei der Patientin wurde wegen ausgeprägter Gelenkschäden nicht nur der Gelenkkopf, sondern auch die Hüftgelenkspfanne durch eine Prothese ersetzt. [GTV 2604]

IGeL-Hinweis: Seit 2003 übernehmen Krankenkassen die Kosten für die ambulante Immunadsorption bei Versagen zweier Basistherapien und eines monoklonalen Antikörpers bei der *Rheumatoiden Arthritis*. Bei den meisten anderen Krankheiten gibt es keine Belege für die Wirksamkeit dieser Therapie.

Lokaltherapie

Medikamentöse Lokaltherapie. Die örtliche Behandlung **(Lokaltherapie)** ist im Hinblick auf den Wirkungseintritt und auf das Risiko von Nebenwirkungen eindeutig der systemisch-medikamentösen Therapie überlegen. Bei vielen Präparaten ist jedoch umstritten, ob die Wirksubstanzen in die betroffenen Strukturen eindringen können. Das Einreiben der Gelenke mit kühlenden Gelen oder durchblutungsfördernden Salben (z. B. Rubriment®, Finalgon®) empfinden viele Patienten als wohltuend. Die Wirksamkeit einer Lokaltherapie mit nichtsteroidhaltigen Antirheumatika (z. B. Amuno® Gel, Kytta-Gel®) muss im Einzelfall getestet werden. Die Schwachstromtherapie (Iontophorese → S. 1070) verbessert das Eindringen der entzündungshemmenden Substanzen durch die Haut.

Gelenkinjektion. Bei der **intraartikulären Gelenkinjektion** werden Medikamente, insbesondere Kortison direkt ins Gelenk gespritzt. Grundsätzlich ist eine Gelenkinjektion an allen Gelenken der Extremitäten möglich. Geeignet ist diese Behandlung, wenn nur eines oder einige wenige Gelenke betroffen sind, wenn eine systemische Behandlung nicht anschlägt oder die Nebenwirkungen der systemischen Therapie umgangen werden sollen. Wegen des Risikos einer Gelenkinfektion sowie von Knorpel- und Knochennekrosen darf nur zwei- bis dreimal innerhalb eines Jahres in dasselbe Gelenk injiziert werden.

Synoviorthese. Unter **Synoviorthese** versteht man die Injektion eines Medikaments oder einer radioaktiven Substanz in den Gelenkinnenraum, um die entzündlich wuchernde Gelenkinnenhaut zu veröden. Bei der *chemischen Synoviorthese* wird ein chemisches Mittel (z. B. Morrhuate oder Osmiumsäure) in den Gelenkinnenraum gespritzt, bei der *Radiosynoviorthese* entsprechend ein radioaktives Mittel (z. B. Yttrium^{90}, Rhenium^{186}). Die Reichweite der Strahlung ist jedoch minimal und bleibt auf die Gelenkinnenhaut beschränkt.

Nach der Injektion sollte das behandelte Gelenk für mindestens 48 Stunden ruhig gestellt werden. Selten bildet sich eine schmerzende Entzündung im Gelenk, die sich mit Schmerzmitteln und Kühlung behandeln lässt. Sehr selten, aber gefürchtet, sind eitrige Gelenkinfektionen durch verschleppte Bakterien bei der Gelenkinjektion.

Operative Eingriffe

Operative Therapien sollen die Gelenkbeweglichkeit wiederherstellen, die Schmerzen möglichst beseitigen und Gelenkzerstörungen aufhalten. Die Erfolgsbilanz der Rheumachirurgie ist – von einigen Endoprothesen einmal abgesehen – eher gemischt, wie viele Therapieüberprüfungen im Rahmen der evidenzbasierten Medizin (→ S. 1297) ergeben haben. Viele früher übliche Operationen werden deshalb heute überwiegend abgelehnt.

Wiederherstellende Operationen. Zu den häufigsten Eingriffen zählen die **rekonstruktiven Operationen.** Dazu gehören *gelenkflächenkorrigierende Eingriffe,* durch die die ursprünglichen Belastungsflächen wiederhergestellt werden, und *gelenkresezierende Eingriffe,* bei denen zerstörte Gelenkanteile möglichst durch körpereigenes Material ersetzt oder Knochenoberflächen neu geformt werden. Sind die Gelenke zerstört, werden *gelenkersetzende Eingriffe* bevorzugt. Pro Jahr werden in Deutschland etwa 200 000 Menschen mit einem Gelenkersatz **(Endoprothese,** ***Arthroplastik)*** versorgt – angefangen von künstlichen Hüft- und Kniegelenken bis hin zu Finger-, Hand-, Ellbogen-, Schulter- und Sprunggelenken. Die funktionale Qualität und damit die Zufriedenheit der Betroffenen ist aber nicht bei allen Endoprothesen gleich gut, viel hängt auch von der Erfahrung des Operateurs ab.

Gelenkversteifungen *(Arthrodesen)* werden durchgeführt, wenn ein Gelenkersatz nicht möglich ist oder bei instabilen Situationen, z. B. im Halswirbelsäulenbereich. Zehen-, Finger-, Hand- und Sprunggelenk werden durch die Versteifung in eine stabile Position gebracht und können danach wieder belastet werden.

Vorbeugende Operationen. Zu den präventiven Operationen zählt die **Synovektomie,** d. h. die radikale Entfernung der entzündlich veränderten Gelenkinnenhaut. Mit dem Eingriff wird die zerstörerische Pannusbildung (→ S. 994) gestoppt, wenn eine Gelenkentzündung trotz konsequenter systemischer Therapie länger als ein halbes Jahr andauert. Dem operativen Eingriff geht oft der Versuch einer für den Patienten weniger belastenden chemischen oder Radiosynoviorthese (→ S. 998) voraus.

Krankengymnastik (Physiotherapie)

Bewegung ist essentiell bei rheumatischen Erkrankungen, um langfristig die Beweglichkeit zu erhalten. Gezielte **Krankengymnastik** verfolgt in erster Linie folgende Ziele:

- Vorbeugung von Versteifungen, Fehlhaltungen und Fehlstellungen, Vermeidung ungünstiger Schonhaltungen
- Einüben von kompensierenden Bewegungsabläufen bei nicht mehr vollständig zu korrigierenden Veränderungen
- Steigerung der Muskelkraft zur Gelenkstabilisierung.

Ergotherapie

Die **Ergotherapie** hat bei der Behandlung fortgeschrittener rheumatologischer Erkrankungen einen zentralen Stellenwert. Hierzu zählen:

- Patientenschulungen über richtiges Verhalten und Hilfsmittel zum Schutz der Gelenke **(Gelenkschutzberatung)**
- Ausgleichsübungen bei dauerhaft eingetretenen Bewegungseinschränkungen
- Versorgung und Training mit Hilfsmitteln für Haushalt, Freizeit oder Beruf.

Physikalische Therapie

Physikalische Therapien lindern Gelenkschmerzen und sollen auch entzündungshemmend wirken. Einige elektrotherapeutische Methoden wie Nerven- oder Muskelstimulation dienen der Wiedergewinnung verlorener Funktionen bei Nervenschädigungen als Folge abgelaufener Entzündungsprozesse (z. B. bei Vaskulitiden → S. 1010).

Kälte- und Wärmeanwendungen. Am beliebtesten sind *Wärme-* und *Kälteanwendungen (Kryotherapie).* Letztere sind bei akuten Gelenkentzündungen indiziert und werden in Form von Eis, gekühlten Gelbeuteln, in spezialisierten Praxen auch durch das Aufblasen von gekühlter Luft oder flüssigem Stickstoff an die schmerzenden Hautpartien durchgeführt. Auch gibt es spezielle Kältekammern, in denen sich der Patient mehrmals täglich für kurze Zeit aufhält. Die Kälte blockiert die Schmerzrezeptoren in der Haut und verringert die Schmerzweiterleitung in den Nervenfasern.

IGeL-Hinweis: Einige physikalische Therapien (→ S. 1277) gehören zu den Naturheilverfahren, ihre Wirksamkeit ist leider (noch) nicht ausreichend belegt, weshalb die Krankenkassen die Kostenübernahme oft ablehnen. Im Zweifelsfall lohnt sich ein einmaliger Therapieversuch, bevor man sich endgültig entscheidet.

Selbsthilfe

Nicht nur Mediziner und andere Therapeuten, auch der Betroffene kann entscheidend dazu beitragen, die Lebensqualität bei einer rheumatischen Erkrankung wiederherzustellen:

Klima

Inwieweit Temperatur und Luftfeuchtigkeit die Beschwerden von Rheumapatienten beeinflussen, wurde in einer Studie an Patienten mit Rheumatoider Arthritis untersucht. Dabei zeigte sich, dass das Mikroklima der Haut entscheidend ist: Es sollte so trocken wie möglich sein. Ideales Wetter für Rheumatiker sind also warme trockene Sommertage, an denen entsprechend wenig Kleidung getragen wird. Manche Rheumatiker entfliehen deshalb regelmäßig im Winter dem mitteleuropäisch-feuchten Klima und lassen sich als Langzeiturlauber in südlichen Regionen nieder.

Ernährung

Fasten. Bei der Vielzahl an unterschiedlichen Krankheitsbildern kann es *die* Rheuma-Diät nicht geben. Allerdings zeigt sich ein kurzzeitiger Rückgang der Entzündungsprozesse während einer **Kurzzeit-Fastentherapie.** Nach Wiederaufnahme der normalen Ernährung kehren die Beschwerden jedoch zurück. Den Effekt erklären Ärzte so, dass das Fasten den Magen-Darm-Trakt ruhig stellt und dass so eine große Belastung für das Immunsystem wegfällt.

Fleischlose Kost. Vegetarischer Kost wird eine geringe entzündungshemmende Wirkung zugesprochen, sie enthält im Gegensatz zu fleischreicher Kost nur wenig Arachidonsäure. **Arachidonsäure** ist ein Vorläufermolekül bei der Synthese der Prostaglandine, die bei entzündlichen rheumatischen Prozessen eine Schlüsselrolle einnehmen. Bei rheumatischen Erkrankungen liegt allerdings ein erhöhter Eiweißbedarf vor, daher kann eine vegane Ernährung mit eiweißarmem Gemüse, Obst und Getreideprodukten nicht empfohlen werden, sie soll immer Milch, Milchprodukte und möglichst auch Fisch enthalten. Die ungesättigten Fettsäuren im Fischöl hemmen ähnlich wie nichtsteroidhaltige Antirheumatika die Synthese der Prostaglandine, allerdings erst in höheren Dosierungen.

Vitamine. Sinnvoll ist die tägliche Einnahme von Vitamin D und Kalzium, um einer krankheits- und medikamentenbedingten sekundären Osteoporose (→ S. 1016) vorzubeugen.

Komplementärmedizin

Viele Patienten sind mit ihrer schulmedizinischen Behandlung unzufrieden und versprechen sich Hilfe von alternativmedizinischen Methoden: Dazu zählen das Tragen von Kupferarmbändern, eine Magnettherapie oder die Zufuhr hochdosierter Spurenelemente und Vitamine. Für die Mehrzahl dieser alternativen Behandlungsmethoden – schulmedizinische wie alternativmedizinische – fehlen wissenschaftliche Wirksamkeitsnachweise. Auf der anderen Seite profitieren viele Betroffene von diesen Therapien. Nachhaltig wirksam sind, soweit dies verallgemeinerbar ist, vor allem übende Verfahren wie Yoga und Mind-Body-Therapien (→ S. 1257) bis hin zum Biofeedback (→ S. 1259). Auch von einer gesünderen und bewußteren Ernährung profitieren viele Betroffene auf Dauer. Moderne schmerztherapeutische Verfahren schließlich helfen, den Dauerschmerz erträglich zu machen (→ S. 1221). Alle diese Methoden halten deshalb immer mehr Einzug in schulmedizinische Behandlungseinrichtungen, etwa in Reha-Kliniken, zudem sie nicht mit schulmedizinischen Medikamenten oder Physiotherapien interferieren.

Warnhinweis: Andere alternativmedizinische Verfahren wie etwa die klassische Homöopathie verlangen dagegen, dass schulmedizinische Medikamente abgesetzt werden. Dies kommt vielen Betroffenen entgegen, die unter Nebenwirkungen leiden. Zu bedenken ist aber: Das eigenmächtige Absetzen von Medikamenten kann bei rheumatischen Erkrankungen Krankheitsschübe und, über längere Zeit durchgeführt, irreversible Gelenkschäden provozieren. Es sollte deshalb immer schrittweise erfolgen (insbesondere beim Kortison → S. 996) und mit einem qualifizierten Arzt abgestimmt werden.

Entzündlich-rheumatische Gelenkerkrankungen

Rheumatoide Arthritis

Häufigkeit: ■■■■□

Rheumatoide Arthritis *(RA, [primär] chronische Polyarthritis, cP, PCP):* Schwere chronisch-entzündliche Autoimmunerkrankung der Gelenke, aber auch der Schleimbeutel, Sehnenscheiden, Gefäße, Augen, Haut und inneren Organe. 1 % der Bevölkerung ist betroffen, Frauen zwei- bis dreimal häufiger als Männer. Die Erkrankung kann in jedem Alter beginnen, am häufigsten zwischen dem 35. und 45. Lebensjahr sowie jenseits des 60. Lebensjahres. Die Rheumatoide Arthritis verringert spürbar die Lebenserwartung (bei Männern um bis zu 5 Jahre, bei Frauen um bis zu 15 Jahre). Die Prognose ist abhängig von einer *frühzeitigen* adäquaten Therapie, sie sollte spätestens 4 Monate nach Krankheitsbeginn einsetzen.

Leitbeschwerden

Bei Krankheitsbeginn:

- Vorübergehende Gelenkschmerzen und Gelenkschwellungen insbesondere der Fingergrundgelenke, fast immer symmetrisch
- Morgensteifigkeit der Gelenke
- Allgemeines Krankheitsgefühl: Müdigkeit, Gewichtsverlust, leichtes Fieber
- Druckschmerz aller Fingergrundgelenke beim Händedruck ***(Begrüßungsschmerz)***
- Diffuse Schmerzen der Sehnenscheiden.

In den folgenden Wochen/Monaten zusätzlich:

- Morgensteifigkeit über 1 Stunde anhaltend
- Kraftlosigkeit der Hände
- Gelenkschmerzen und Schwellungen typischerweise symmetrisch in den Fingergrund- und den Fingermittelgelenken
- Ausgeprägter Begrüßungsschmerz.

Im Vollbild zusätzlich:

- Verschiedene Handdeformitäten durch Gelenkzerstörungen
- gummiartige Knoten an den Streckseiten der Gelenke (selten)
- Kurzatmigkeit durch Rippenfellentzündung und Herzbeutelentzündung
- Hautdefekte vor allem an Unterschenkeln und Fußrücken
- Augenschmerzen durch Lederhautentzündung
- Trockenheit von Mund und Augen (Sicca-Symptome → S. 496).

Die Erkrankung

Bei der Rheumatoiden Arthritis handelt es sich um eine chronische Autoimmunerkrankung. Meistens beginnt die Entzündung gleichzeitig an den Fingergrundgelenken beider Seiten. Später springt die Entzündung symmetrisch auf andere Gelenke über. Innerhalb von Monaten werden mehr und mehr Gelenke befallen, so Knie-, Hand-, Sprung-, Schulter-, Zehengrund-, Ellenbogen-, Hüftgelenke und die Halswirbelsäule. Eine ungebremste Entzündung verursacht starke Schmerzen und greift Gelenkknorpel und Knochen an. Die Gelenke verformen sich, versteifen und verlieren ihre Funktion. Bei wenigen Patienten bilden sich gummiartige Knoten ***(Rheumaknoten)*** an den Gelenken, aber auch in inneren Organen wie Lunge, Herz, Stimmbändern, der Aorta und selbst in der harten Hirnhaut.

40 % der Patienten erleiden bereits in den ersten 6 Monaten irreversible Schäden an den Gelenkknochen. Nach 10 Jahren müssen 18 % der Patienten mit künstlichen Hüft- oder Kniegelenken versorgt werden und 10 % sind schwerstbehindert.

Das macht der Arzt

Diagnosesicherung. Die Diagnose Rheumatoide Arthritis wird anhand der Krankheitssymptome und der rheumatologischen Untersuchung gestellt. Das Blutlabor zeigt eine erhöhte BSG (→ S. 1311), erhöhtes CRP (→ S. 1313) und eine entzündungsbedingte Blutarmut. Rheumafaktoren (→ S. 1330) sind bei etwa 70 % und ANA (antinukleäre Antikörper → S. 1307) bei etwa 20 % der Patienten nachweisbar, aber erst nach langjährigem Verlauf. Bei ebenfalls 70 % der Betroffenen sind ***CCP-Antikörper*** (→ S. 1308) nachweisbar, was mit hoher Wahrscheinlichkeit eine rheumatoide Arthritis vermuten lässt. Sie dienen neben Rheumafaktoren auch der Verlaufskontrolle. Ultraschalluntersuchungen geben zusätzliche Informationen über eine Beteiligung der Gelenkweichteile.

Üblicherweise wird die Diagnose Rheumatoide Arthritis dann als definitiv bezeichnet, wenn vier der folgenden sieben ***ACR-Kriterien*** (vom ***American College of Rheumatology*** festgelegt) erfüllt sind:

- Morgensteife der Gelenke von mindestens 1 Stunde Dauer
- Entzündung in drei und mehr Gelenkregionen
- Arthritis der Hand
- symmetrische Arthritis: Beteiligung der gleichen Gelenkregionen auf beiden Körperhälften
- Rheumaknoten: subkutane Knoten über Knochenvorsprüngen oder in Gelenknähe
- Nachweis von Rheumafaktoren im Blut
- Röntgenologische Veränderungen.

Zur Dokumentation (und auch zur Verlaufskontrolle) setzen sich zunehmend standardisierte Fragebögen wie der **DAS-28** ***(disease activity score)*** oder der **RADAI-Fragebogen** ***(Rheumatoid Arthritis Disease Activity Index)*** durch.

Therapie. Die Therapie zielt darauf ab, die Schmerzen zu lindern, die Entzündungsreaktionen und damit die Schäden an den Gelenken zu stoppen und ihre Beweglichkeit zu erhalten. Der Rheumatologe muss dabei für jeden Patienten die richtige Balance finden zwischen ausreichend intensiver Therapie und einer möglichst geringen Belastung durch Arzneimittelnebenwirkungen und andere Einschränkungen. Gerade in der Anfangszeit sollte aber eher früh und intensiv therapiert werden, vor allem mit den Basistherapeutika (→ S. 997), da besonders in den ersten 2 Jahren der Erkrankung die schlimmsten Gelenkzerstörungen drohen.

Die Betroffenen werden frühzeitig mit einer Kombination aus nichtsteroidalen Antirheumatika (NSAR → S. 996) und Basistherapeutika (Methotrexat, Sulfasalazin, Chloroquin, Leflunomid, die Goldsalzpräparate Auranofin und Natriumaurothiomalat) therapiert. Um die Zeit bis zum Wirkungseintritt zu überbrücken, kann zumindest vorübergehend eine Kortisontherapie erfolgen. Bei einer Besserung kann das Kortison schrittweise reduziert oder beendet werden. Die Basistherapie jedoch wird (gegebenenfalls niedriger dosiert) als Dauermedikation weitergeführt.

Kommt die Erkrankung trotz intensiver Therapie nicht zum Stillstand, richtet sich das weitere Vorgehen nach den klinischen Zeichen: Sind nur wenige Gelenke entzündet, kommen lokale Therapien wie eine intraartikuläre Kortisontherapie, eine Synoviorthese oder eine Synovektomie zum Einsatz. Ansonsten kann die Dosierung der Basistherapie erhöht, eine hochdosierte Kortisontherapie auch intravenös eingesetzt oder mehrere Basistherapeutika kombiniert werden. Kommt es auch dadurch nicht zu einer Besserung, verordnet der Arzt monoklonale Antikörper (→ S. 997).

Krankengymnastische Übungen sind unerlässlich zum Erhalt der Gelenkfunktion, am besten werden sie im Rahmen einer Patientenschulung (→ S. 998) erlernt. Physikalische Therapien wie Massage, Wärme- und Kältetherapien nutzen ebenfalls, dürfen jedoch die aktive (Kranken-)Gymnastik nie ersetzen. In Einzelfällen wird der Rheumatologe invasive Therapiemaßnahmen wie die Synoviorthese, die Synovektomie oder eine Gelenkversteifung bzw. Gelenkersatz in Betracht ziehen.

Selbsthilfe

Vielen Patienten fällt es schwer, die richtige Balance zu finden zwischen dem notwendigen Engagement für Krankengymnastik und anderen Behandlungen und dem Wunsch, weiterhin ein normales Leben zu führen und sich von der Krankheit nicht vereinnahmen zu lassen. Neben den Schmerzen belasten vor allem die geringe Greifkraft und die eingeschränkte Beweglichkeit im Alltag. Jeder Betroffene muss seinen eigenen Weg finden, der Austausch in Selbsthilfegruppen kann dabei helfen.

Ernährung. Am meisten profitieren Rheumakranke von einer ausgewogenen, aber fleischarmen bis fleischlosen Kost. Nützlich soll ein hoher Anteil an Fisch sein, da den Omega-3-Fettsäuren (→ S. 227) eine entzündungshemmende Wirkung zugeschrieben wird.

Kälte. Eisbeutel oder Kühlpacks aus dem Gefrierfach mehrmals täglich für einige Minuten auf akut betroffene Gelenke gelegt, lindern Schmerzen und Schwellungen im akuten Stadium. Die Beutel sollten dazu immer in ein Tuch eingeschlagen werden, damit die Haut keine Erfrierungsschäden davonträgt.

Gymnastik und Handmotorik. Krankengymnastik muss sein, denn nur so lassen sich Kontrakturen verhindern und Muskeln erhalten und kräftigen. Das verlangt starke Selbstdisziplin und ist leider auch zeitintensiv.

Viele Arthritis-Patienten finden krankengymnastische Übungen im Wasser angenehm – probieren Sie aus, welche Übungen aus Ihrem Bewegungsprogramm Ihnen im Wasser mehr Spaß machen oder leichter fallen. Für die meisten ist „Aqua-Fitness" übrigens besser als Schwimmen: Vor allem Brustschwimmen belastet den Rücken und die Gelenke.

Tägliches Üben mit ***Qigong-Kugeln*** kann die Handmotorik und -durchblutung verbessern und entspannen helfen: Nehmen Sie die beiden Kugeln in eine Handfläche und lassen Sie die Kugeln mit leichten Bewegungen der Finger umeinander kreisen: erst zehnmal im Uhrzeigersinn, dann zehnmal gegen den Uhrzeigersinn. Wiederholen Sie die Übung mit der anderen Hand.

Hobbies. Hobbies und Sport sollten Sie auf keinen Fall aufgeben. Selbst gelenkbelastende Sportarten sollten Sie ausüben, solange die Schmerzen und Beschwerden nicht zunehmen. Auch gibt es spezielle Reiseangebote für Rheumatiker, z. B. um dem feucht-kalten Winterklima für eine Weile zu entfliehen.

Waschen und Ankleiden. Gerade morgens, wenn Waschen, Anziehen, Zähneputzen und Frisur anstehen und es außerdem schnell gehen soll, sind Steifigkeit und Schmerzen am stärksten. Soweit möglich, sollten Sie deshalb morgens keine Termine wahrnehmen. Wenn Sie Medikamente – besonders das Kortison – schon vor dem Aufstehen einnehmen, wirkt es schon beim „Morgenritual".

Sturzprophylaxe (→ S. 461). Stürze sind für Rheumatiker besonders gefährlich, weil Knochenbrüche nur schlecht heilen. Sie passieren zudem viel leichter, weil Fallreflexe und Abwehrbewegungen, die das Schlimmste verhindern, verlangsamt ablaufen. Die Wohnung sturzsicher zu machen (bzw. in eine solche umzuziehen), sollte deshalb frühzeitig in Angriff genommen werden. Dazu gehören rutschfeste und griffige Böden, sicher verlegte Kabel, keine Stolperkanten und ausreichend Haltegriffe an den Wänden, vor allem im Bad und im Treppenhaus. Gehstöcke sollten immer an festen Plätzen in sinnvollen Haltevorrichtungen griffbereit sein.

Beruf. Rheumapatienten werden häufig zu Frührentnern (gemacht) und die Verrentung, egal ob vom Arbeitgeber angetragen oder selbst angestrengt, ist immer eine einschneidende Lebensumstellung. Bevor Sie jedoch den Job an den Nagel hängen, sollten Sie sich intensiv bezüglich Umschulungsmöglichkeiten und einen Wechsel innerhalb des Betriebs beraten lassen.

Schlafen. Nachts ist es wichtig, die entzündeten Gelenke in einer funktionsgerechten Haltung zu lagern und eventuell leicht zu fixieren. Sind Hüft-, Knie- oder Sprunggelenke betroffen, sollten Sie keinesfalls mit überkreuzten Beinen liegen.

Komplementärmedizin

Einmal zerstörte Gelenkstrukturen können auch mit komplementärmedizinischen Maßnahmen nicht mehr geheilt werden. Einigen Verfahren wird jedoch ein positiver Einfluss auf die Entzündungsprozesse sowie ein schmerzlindernder Effekt zugeschrieben. Oberstes Gebot sollte es jedoch sein, diese nicht anstelle, sondern in Kombination mit der konventionellen Therapie einzusetzen.

Pflanzenheilkunde. Häufig eingesetzte standardisierte Pflanzenextrakte zur Einnahme sind die Teufelskrallenwurzel (z. B. Rheuma-Sern®-Kapseln) und die Weidenrinde (z. B. Assalix®-Dragees) zur Schmerzlinderung und Entzündungshemmung. Da sie selten Magen-Darm-Probleme verursachen, eignen sie sich auch zur längerfristigen Anwendung, jedoch vermögen sie Schmerzen nicht so gut zu lindern wie synthetisch hergestellte Schmerzmittel . Weitere bewährte Phytopharmaka mit entzündungshemmenden Eigenschaften sind aus schwarzem Johannisbeer- und Borretschsamen sowie aus der Nachtkerze gewonnene Öle zur Einnahme (z. B. Glandol-forte®-Kapseln, Epogam®-Kapseln), die aufgrund ihres hohen Gehalts an Gamma-Linolensäure traditionell bei Hauterkrankungen wie z. B. Neurodermitis (→ S. 1072) eingesetzt werden. Studien haben gezeigt, dass einige RA-Patienten bei regelmäßiger Einnahme ihren Verbrauch an nichtsteroidalen Entzündungshemmern reduzieren konnten. Auch für die längerfristige Anwendung von standardisierten Knoblauch- und Ingwerextrakten hat eine Studie positive Hinweise auf eine Linderung von Schmerzen sowie einen Rückgang der Schwellungen festgestellt. Von den verschiedenen standardisierten Heilpflanzenkombinationen schnitt in Vergleichsstudien eine Kombination aus Zitterpappel, Esche und Goldrute (Phytodolor®) am besten ab; je nach Schmerzintensität werden von der Tinktur mehrmals täglich 20–40 Tropfen in etwas Flüssigkeit eingenommen.

In Salben- oder Pflasterform bzw. als Badezusatz stehen Präparate mit Cayennepfeffer (z. B. Kneipp® Rheumasalbe, Rheumaplast

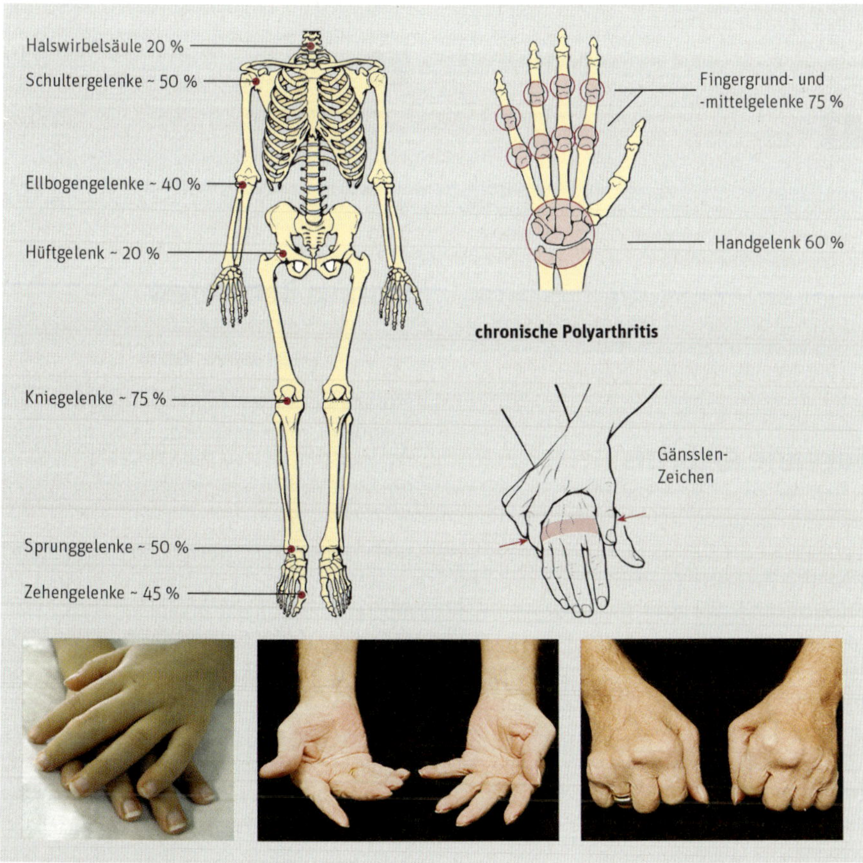

Oben: Manifestationsorte der ***Rheumatoiden Arthritis.*** *Am häufigsten betroffen sind die Hände in den Grundgelenken sowie die Fingermittel- und -endgelenke aller Finger außer dem Daumen sowie die Kniegelenke. Fast immer ist deshalb das* ***Gänsslen-Zeichen*** *positiv, d. h. das Zusammendrücken der Grundgelenke der Finger erzeugt einen starken Schmerz.*
Unten links die Hände einer 19-jährigen Patientin, die (erst) seit 2 Wochen unter schweren Schmerzen in den Händen litt.
Unten Mitte die Hände einer 55-jährigen Patientin mit 10-jährigem Verlauf einer Rheumatoiden Arthritis. Im Einzelnen kann man beidseits eine schwere Abknickung des Daumens im Daumengrundgelenk sowie eine Abknickung aller Finger zur Ellenseite (kleinfingerwärts) erkennen.
Unten rechts eine 68-jährige Patientin mit ausgeprägten Schwellungen der Fingergrundgelenkkapseln. Diese Patientin war schon 15 Jahre in Behandlung. [GTV, SXC, GTV, GTV 2605]

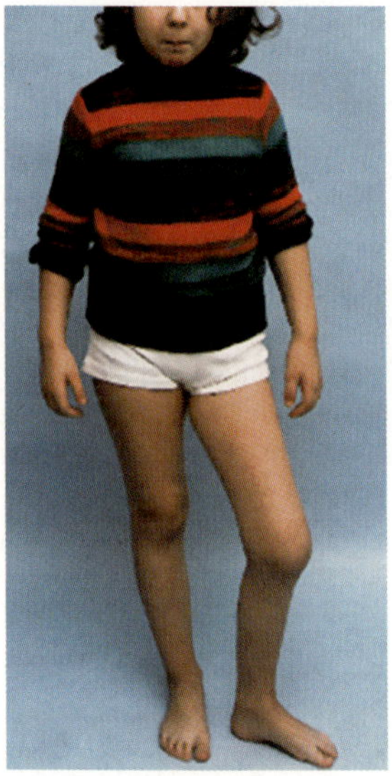

Gelenkschwellung, scheinbare Beinlängenzunahme und Versteifung des betroffenen Gelenks sind sichtbare Zeichen einer schweren ***juvenilen Arthritis.*** [GTV 2606]

N®), Beinwell (z. B. Kytta-Plasma® Umschlagpaste) oder mit verschiedenen Aromaölen (z. B. Kneipp® Rheumabad, Leukona®-Rheumasalbe) zur äußerlichen Anwendung zur Verfügung.

Enzymtherapie. Zur Eindämmung der Entzündung wird das Ananasenzym Bromelain in hoher Dosierung einzeln (z. B. Bromelain-POS®) oder in Kombination mit anderen Enzymen (z. B. mit dem Pankreasenzym in Wobenzym® N) in Tabletten- oder Pulverform eingesetzt.

Akupunktur (→ S. 1249). Obwohl sie häufig zur Linderung einer Rheumatoiden Arthritis empfohlen wird, liegen bislang noch keine gesicherten Erkenntnisse über den therapeutischen Nutzen vor; positive Erfahrungsberichte legen aber eine schmerzlindernde Wirkung nahe.

Entspannungsverfahren (→ S. 1257). Unbestritten ist dagegen die positive Wirkung von regelmäßig ausgeübten Entspannungstechniken. Besonders bewährt haben sich Autogenes Training, Yoga oder die Progressive Muskelrelaxation nach Jacobson. Viele Betroffene berichten von einer größeren Akzeptanz und einem gelasseneren Umgang mit den Schmerzen, zudem scheinen die Übungen einen positiven Einfluss auf die Gelenkfunktion zu haben.

Biofeedback (→ S. 1259). Verschiedene Studienergebnisse lassen auf eine Besserung der Beschwerden durch Biofeedback schließen.

Die Homöopathie (→ S. 1251) empfiehlt eine individuell abgestimmte Konstitutionstherapie, häufig eingesetzte Homöopathika sind z. B. Acidum nitricum, China, Cimicifuga, Colchicum, Pulsatilla, Sulfur, Thuja und Viscum album; zudem sind Kombinationspräparate (z. B. Röwo®-778 Symphytum Rö-Plex®-T-Tropfen) erhältlich.

Magnettherapie (→ S. 917). Lange Zeit waren vor allem Knochenbrüche die Domäne der Magnettherapie. Mittlerweile gibt es Studien, die besagen, dass die Methode auch den Krankheitsverlauf von chronisch-entzündlichen Gelenkerkrankungen positiv beeinflusst. Bei dem Verfahren werden pulsierende elektromagnetische Felder von elektronisch geregelten Steuergeräten in bestimmten Taktfrequenzen erzeugt, die entweder in Form eines Stabes, Kissens auf einzelne Körperregionen oder als Ganzkörpermatte dem gesamten Organismus zugeführt werden. Bei der Behandlung einer Rheumatoiden Arthritis und anderer chronischer Autoimmunerkrankungen des Bewegungsapparats aktivieren diese Magnetfelder u.a. den Zellstoffwechselprozess und verbessern so Durchblutung und Regeneration des (entzündeten) Gewebes. So erklärt man sich die entzündungshemmende, schmerzlindernde, abschwellende und bis zu einem gewissen Grad auch regenerierende Wirkung auf die betroffenen Knorpel und Gelenkstrukturen. Voraussetzung ist die regelmäßige Anwendung über mehrere Wochen und Monate – nach einer Einweisung durch einen versierten Therapeuten ist die Weiterführung der Therapie auch zu Hause möglich.

i Aktuell: www.gesundheit-heute.de/26x01

- **www.rheuma-online.de** Suchbegriff Polyarthritis – Sehr informative Internetseite aus Meerbusch, die wissenschaftlich betreut wird. Gute Darstellung des Krankheitsbilds.
- **www.rheumatoide-arthritis.de** – Gute, allerdings nicht unabhängige Internetseite aus München, mit Erklärungen zur Krankheitsentstehung, Diagnose und Therapie und vielen praktischen Tipps.

Juvenile Arthritis

Häufigkeit: ■ □ □ □ □

Juvenile Arthritis *(juvenile idiopathische Polyarthritis):* Vor dem 16. Lebensjahr auftretende, länger als sechs Wochen andauernde, Arthritis. Die juvenile Arthritis ist die häufigste chronisch-rheumatische Erkrankung im Kindesalter. Der Arzt unterscheidet verschiedene Unterformen, die sich anhand der betroffenen Gelenke sowie der Beteiligung anderer Organe wie Auge, Herz oder Lunge voneinander abgrenzen lassen.

Leitbeschwerden

- Schonhaltung bei bestimmten Bewegungen
- Auffälligkeiten beim Krabbeln, Gehen und Laufen
- Asymmetrische Gelenkschwellungen (auch Wurstfinger oder Wurstzehen) und Schmerzen an mehreren Gelenken
- Rückenschmerzen
- Morgensteifigkeit
- Allgemeinsymptome wie Fieber und Kopfschmerzen.

Das macht der Arzt

Die Diagnosesicherung erfolgt aufgrund der Anamnese, des körperlichen Befunds, Röntgen und Ultraschall sowie der Laborbefunde. Im Akutstadium wird die Erkrankung vor allem mit folgenden Medikamenten behandelt: Nichtsteroidale Antirheumatika, besonders Naproxen, Diclofenac und Indometacin. Bei Beteiligung innerer Organe verschreibt der Arzt Kortison oder Basistherapeutika wie Methotrexat.

Zusätzlich sind Krankengymnastik, Ergotherapie und physikalische Therapie geeignet, sie werden an die jeweilige Krankheitsaktivität und an das Alter angepasst. Für die längerfristige Betreuung der jungen Patienten sollten sich die Eltern einen erfahrenen Kinderrheumatologen (→ Infobox) suchen.

i Aktuell: www.gesundheit-heute.de/26x02

- **www.versorgungslandkarte.de** – Internetseite des Deutschen Rheuma-Liga Bundesverbands e. V., Bonn: Hier finden Sie Adressen von kinderrheumatologischen Zentren und Kliniken mit speziellen Abteilungen für pädiatrische Rheumatologie.

Morbus Bechterew

Häufigkeit: ■ ■ ■ □ □

Morbus Bechterew *(Spondylitis ankylosans, Spondylitis ancylopoetica, SA):* Chronische rheumatische Erkrankung, bei der entzündliche Prozesse im Endstadium zu einer knöchernen Versteifung der Wirbelsäule führen. Betroffen sind manchmal auch andere Gelenke, seltener andere Organe. Die Erkrankung beginnt im Alter zwischen 15 und 40 Jahren. Etwa 1 Million Deutsche leiden an Morbus Bechterew, die Erkrankung ist jedoch nur bei jedem 10. von ihnen diagnostiziert. Männer sind viermal häufiger betroffen als Frauen. Der Verlauf variiert, M. Bechterew kann jederzeit zum Stillstand kommen oder aber langsam über Jahrzehnte bis zur völligen Versteifung der Wirbelsäule voranschreiten. 80 % der Patienten bleiben bei eingeschränkter Beweglichkeit voll erwerbsfähig und sind in Lebensführung und Lebensdauer kaum beeinträchtigt.

Abzugrenzen ist die **undifferenzierte Spondylarthritis,** eine entzündliche rheumatische Erkrankung der Wirbelsäule oder einzelner großer Gelenke der unteren Extremität, im Sinne einer Spondylarthritis (→ Die Erkrankung), ohne dass aber eine Zuordnung zu einem Morbus Bechterew, einer Psoriasis-Arthritis oder reaktiven Arthritis erfolgen kann. Die undifferenzierte Spondylarthritis stellt die häufigste Diagnose unter den Spondylarthritiden dar.

Leitbeschwerden

- Langsame, über Wochen zunehmende, tief sitzende Rückenschmerzen mit Ausstrahlung in die Oberschenkel und zunehmende Steifigkeit in der Lendenwirbelsäule
- Steifigkeit und Schmerzen vor allem in den frühen Morgenstunden
- Besserung bei Bewegung und Verschlimmerung bei Ruhe, so dass es den Patienten aus dem Bett treibt
- Wechselnde Schmerzen und Schwellungen einzelner großer Gelenke (Knie, Hüften, Schultern, Ellbogen), an der Ferse oder an anderen Sehnenansätzen
- Augenschmerzen, erhöhte Lichtempfindlichkeit (Differenzialdiagnose → Tab. S. 46)
- Schmerzen beim Niesen oder Husten über dem Brustbein, Beschwerden beim Einatmen.

Wann zum Arzt

In den nächsten Tagen oder Wochen, wenn

- Rückenschmerzen in Ruhe auftreten und über Wochen anhalten
- Große Gelenke schmerzhaft geschwollen sind.

Die Erkrankung

Die Ursache der Erkrankung ist ungeklärt. Als Auslöser wird vermutet, dass eine Infektion der Verdauungs- oder Harnwege mit verschiedenen Bakterien mit einer erblichen Veranlagung zusammentreffen muss. Über 90 % der Patienten tragen auf der Oberfläche ihrer Gewebezellen das genetische Merkmal (Antigen) HLA-B27; auf den weißen Blutkörperchen wird es nachgewiesen (Details zum HLA-System → S. 1321).

Die Erkrankung beginnt langsam und schleichend, sie ist gekennzeichnet durch eine Entzündung der Kreuzbeingelenke (Iliosakralgelenke), der Wirbelsäulengelenke und selten der Bandscheiben. Die chronische Entzündung führt zu einer knöchernen **Versteifung der Wirbelsäule** ***(Ankylosierung).*** Ist die Wirbelsäule erst einmal steif, schmerzt sie nicht mehr, aber die Patienten können sich nicht mehr bücken oder den Kopf zur Seite drehen. Im Röntgenbild sieht man, dass die einzelnen Wirbelkörper verschmolzen sind. Die Wirbelsäule gleicht einem großen Bambusstab. Bei fast der Hälfte aller Erkrankten kommt es im Verlauf zum asymmetrischen (nur eine Seite betreffenden) Befall anderer Gelenke, vor allem von Knie und Sprunggelenk. Die Veränderungen an den Wirbelgelenken schränken auch die Beweglichkeit des Brustkorbs ein. Dadurch wird die Atmung erschwert.

Morbus Bechterew gehört zur Gruppe der **Spondyloarthritiden** ***(Spondylarthropathie, Spondylarthritis, Spondarthritis).*** 40 % aller Patienten, die zum Hausarzt gehen, leiden unter Rückenschmerzen – natürlich haben nicht alle diese Patienten eine Erkrankung aus der Gruppe der Spondyloarthritiden. Aber immerhin 1,5 Millionen Deutsche leiden an einer solchen Erkrankung, bei der primär die Wirbelsäulengelenke betroffen sind. Oft sind periphere Gelenke an Händen, Füßen, Ellenbogen, Knien, Schultern oder Hüften einbezogen. Zusätzlich findet man Entzündungen der Sehnenansätze ***(Enthesiopathie),*** Haut-, Nagel- und Schleimhautveränderungen, aber auch die Augen, der Urogenitaltrakt, das Herz, die Lungen und die Nieren können beteiligt sein. Spondyloarthritiden sind mit dem genetischen Merkmal (Antigen) HLA-B27 assoziiert, der auf den weißen Blutkörperchen nachweisbar ist. Zu dieser Erkrankungsgruppe gehören neben Morbus Bechterew reaktive Arthritis, Psoriasis-Arthritis, Arthritis bei entzündlichen Darmerkrankungen und undifferenzierte Spondylarthritis.

Das macht der Arzt

Die Diagnose beruht meist auf dem Patientengespräch (Anamnese → S. 1264) und der klinischen Untersuchung. Charakteristisch für Morbus Bechterew sind eine eingeschränkte Beweglichkeit der Wirbelsäule und häufig eine **Sakroiliitis.** Das ist eine Entzündung zwischen Kreuzbein und den beiden Darmbeinknochen, die mit dem Kreuzbein den Beckenring bilden. Eine Blutuntersuchung weist HLA-B27 nach, während die üblichen Entzündungszeichen wie BSG (→ S. 1311) und CRP (→ S. 1313) in vielen Fällen negativ ausfallen. Im Frühstadium kann ein Kernspin der Kreuzbeingelenke die Diagnose stützen, während Röntgenbilder die entzündlichen Veränderungen noch nicht zeigen.

Die Schmerzen lassen sich gut mit nichtsteroidalen Antirheumatika (→ S. 996) bekämpfen. Die Auswahl und die Dosis richten sich nach der Intensität der Beschwerden und der Verträglichkeit der Medikamente. Sie können bei Beschwerdefreiheit abgesetzt werden.

Die allmähliche Versteifung der Wirbelsäule lässt sich medikamentös kaum aufhalten. Damit sie jedoch möglichst langsam und in einigermaßen aufrechter Haltung versteift, ist die tägliche, konsequente Krankengymnastik sehr wichtig. Hierzu gibt es dem jeweiligen Erkrankungsstadium angepasste Übungsprogramme, die in Gruppen oder in der physiotherapeutischen Praxis durchgeführt und erlernt werden. Tägliche morgendliche Übungen helfen gleichzeitig gegen die Morgensteifigkeit und die damit zusammenhängenden Schmerzen. So erreichen viele Patienten eine deutliche Besserung.

Bei einer Entzündung der Sehnen sind Ultraschallbehandlungen und Schwachstromtherapie (Iontophorese → S. 1279) zu empfehlen. Therapien mit Gleichstrom (hydrogalvanische Vollbäder → S. 1279) lindern die Beschwerden der Sakroiliitis. Bei schweren Formen hilft vermutlich das radioaktive Edelgas Radon, das (z. T. in Kombination mit Überwärmung) in einigen Kurorten angeboten wird.

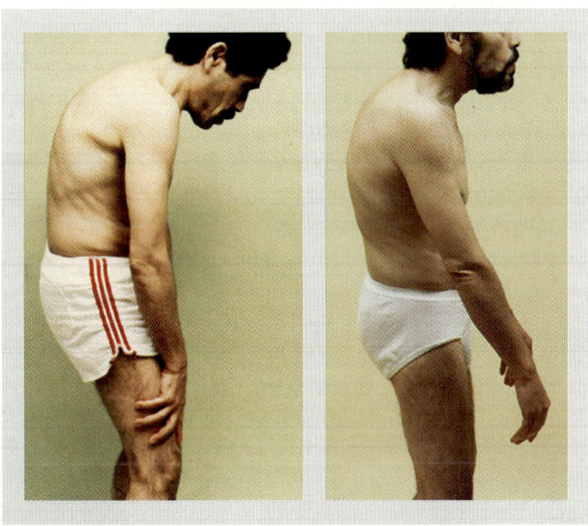

Kaum noch beweglicher ***Rundrücken*** *eines 40-jährigen Morbus Bechterew-Patienten. Oft lässt sich die nach vorne gekrümmte Versteifung durch gezielte Übungen aufhalten – dies allerdings nur dann, wenn diese Übungen konsequent in einem Krankheitsstadium durchgeführt werden, in dem die Versteifung noch nicht eingesetzt hat. Danach lässt sich die Verfestigung der Wirbelsäule nicht mehr vermeiden, immerhin aber die Haltung verbessern, in der die Wirbel einsteifen.* [GTV 2607]

Selbsthilfe

Durch den Morbus Bechterew krümmt sich die Wirbelsäule tendenziell nach vorne. Um dies zu verhindern, müssen Sie alles unternehmen, um langfristig Ihre aufrechte Haltung zu bewahren. Die regelmäßigen Bewegungsübungen sind ein ganz wesentlicher Teil der Therapie, aber auch im Alltag gilt es, Einiges zu beachten:

Beruf. Ideal ist eine berufliche Tätigkeit, die Ihnen abwechselnd Sitzen, Stehen und Gehen ermöglicht und Ihnen erlaubt, sich mittags 10–20 Minuten lang ganz flach hinzulegen, damit sich die Wirbelsäule wieder gerade richtet. Achten Sie beim Sitzen darauf, dass das Becken nicht nach hinten kippt, suchen Sie sich Ihren geeigneten Stuhl, probieren Sie einen Sitzkeil (eventuell auch beim Autofahren). Ein Zeichenbrett, eine schräge Tischplatte oder ein verstellbarer Pultaufsatz helfen, damit Sie sich nicht ständig nach vorne beugen müssen. Falls Sie Schwierigkeiten haben, diese für Sie notwendigen Maßnahmen an Ihrem Arbeitsplatz einzuführen oder auf Unverständnis stoßen, sprechen Sie mit Ihrem Arzt oder Arbeitgeber oder versuchen Sie z. B. mithilfe eines Ratgebers Ihre Lage zu erklären.

Schlaf. Schlafen Sie auf einer festen Matratze, sie darf auf keinen Fall durchhängen. Auf Reisen legen Sie die Matratze im Notfall auf den Fußboden. Benutzen Sie ein kleines Kopfkissen, so dass der Kopf gerade liegt und nicht in den Nacken kippt. Keilkissen und große Kopfkissen, die bis unter die Schultern reichen, tragen zur Krümmung der Brustwirbelsäule bei. Schlafen in der Bauchlage ist günstig, in der Seitenlage mit gekrümmtem Rücken dagegen eher ungünstig.

Sport. Die Diagnose Morbus Bechterew bedeutet kein Sportverbot. Im Gegenteil: Jede körperliche Aktivität ist gut und falls Sie eine Sportart beherrschen, bleiben Sie ruhig dabei und passen Sie sie, falls nötig, an Ihr Krankheitsstadium an. Bedenken Sie aber, dass der Sport nicht die Krankengymnastik ersetzt. Besonders geeignet sind Sportarten, bei denen Sie sich strecken müssen und keine großen Erschütterungen auftreten, aber dennoch alle Muskeln und Gelenke beansprucht werden. Empfehlenswert sind Schwimmen (um den Hals nicht zu überstrecken, schwimmen Sie eher auf dem Rücken), Skilanglauf, Wandern (mit Teleskopstöcken) und Radfahren (mit hohem Lenker und nach vorn gekipptem, weich gefederten Sattel) sowie Volleyball.

Komplementärmedizin

Zur Linderung von Schmerzen und zur Eindämmung der Entzündung eignen sich die gleichen komplementärmedizinischen Maßnahmen wie die bei der Rheumatoiden Arthritis (→ S. 999).

Aktuell: www.gesundheit-heute.de/26x03

- **www.bechterew.de** – Gute Internetseite der Deutschen Vereinigung Morbus Bechterew e. V., Schweinfurt: Mit Erklärungen zur Krankheitsentstehung, Diagnose und Therapie, besonders der Bewegungstherapie, Ratschlägen zur Alltagsbewältigung und Literaturtipps.
- U. Wolf; L. Hammel: **Der Morbus-Bechterew-Gymnastik-Kalender.** Haug, 1999. Heimprogramm mit den wichtigsten Übungen für 4 Wochen.

Psoriasis-Arthritis

Häufigkeit: ■■□□□

Psoriasis-Arthritis *(Arthritis psoriatica):* Entzündliche, rheumatische Erkrankung aus der Gruppe der Spondyloarthritiden, die bei ~ 15 % der Patienten mit einer Schuppenflechte (Psoriasis → S. 1076) auftritt. Betroffen sind periphere Gelenke und die Wirbelsäule, aber auch Sehnen und Sehnenansätze. Die Hauterkrankung geht in 60 % der Fälle der Arthritis um Jahre voraus, so dass bei Ausbruch der Arthritis typische Hautveränderungen vorhanden sind. Frauen und Männer sind gleich häufig betroffen.

Leitbeschwerden

- Beschwerden der Schuppenflechte wie gerötete schuppige Hautstellen und gelblich fleckige oder zerbröckelnde Fingernägel
- Gelenkschmerzen vor allem in Ruhe und in den frühen Morgenstunden, ausgeprägte Morgensteifigkeit
- Tief sitzende Rückenschmerzen oder Nackenschmerzen
- Besserung der Schmerzen und der Steifigkeit durch Bewegung.

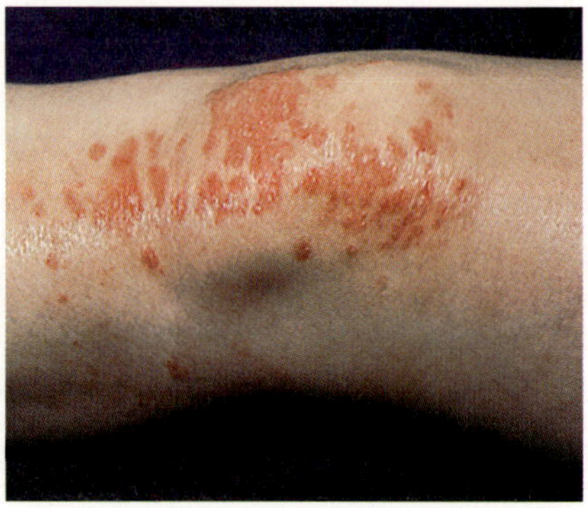

Die Erkrankung

Die Schuppenflechte ist eine der häufigsten chronischen Hautkrankheiten, unter ihr leiden 2–3 % der Bevölkerung. Warum bei einem Teil der Patienten begleitend eine Psoriasis-Arthritis auftritt, ist unbekannt. Man nimmt eine Kombination aus genetischen, immunologischen und Umwelt-Faktoren an. Bei 40 % der Patienten mit Psoriasis-Arthritis leiden Familienmitglieder ebenfalls an der Erkrankung. Genetische Risikomarker für eine Psoriasis-Arthritis sind die Antigene des HLA-Systems (HLAs → S. 1321).

Typisch für die Psoriasis-Arthritis ist der asymmetrische Gelenkbefall in Form eines Strahl- oder eines Transversalbefalls. Beim ***Strahlbefall*** sind alle drei Gelenke eines Fingers oder einer Zehe betroffen. Sind zusätzlich die Gewebe zwischen den Gelenken entzündet und verdickt, spricht man von ***Wurstfingern*** oder ***Wurstzehen.*** Beim ***Transversalbefall*** ist eines der drei Gelenke an allen Fingern einer Hand oder Zehen eines Fußes betroffen. Charakteristischerweise sind auch Sehnen und Sehnenansätze betroffen, z. B. Achillessehnen.

Das macht der Arzt

Die Diagnose ergibt sich meistens aus dem klinischen Bild: Gelenkschmerzen- und -schwellungen, tiefe Kreuzschmerzen und -steifigkeit besonders in Ruhe und am Morgen, die sich unter Bewegung bessern, sprechen in Verbindung mit dem Vorliegen einer Schuppenflechte für eine Psoriasis-Arthritis.

Die Therapie erfolgt in enger Zusammenarbeit mit dem Hautarzt (Dermatologen). In vielen Fällen genügen nichtsteroidale Antirheumatika (NSAR → S. 996) wie Ibuprofen.

Sollte das nicht ausreichen, verordnet der Arzt Methotrexat. In ganz schweren Fällen wird auch Cyclosporin A eingesetzt. Monoklonale Antikörper wie Remicade® sind sehr teuer und werden nur dann verordnet, wenn keines der vorher genannten Medikamente

Das geschwollene Kniegelenk einer 38-jährigen Psoriasis-Patientin zeigt frische ***Psoriasis-Plaques.*** *Anfangs bestanden die Psoriasis-Herde nur aus kleinen, scharf begrenzten, entzündlich geröteten Flecken. Innerhalb weniger Tage nahmen sie an Größe zu, wurden erhaben und entwickelten die silbrig-weißen Schuppen, die typisch und nahezu beweisend für die Schuppenflechte (Psoriasis) sind.* [GTV 2608]

wirkt oder sie unerträgliche Nebenwirkungen verursachen. Die letzten drei Medikamente (Methotrexat, Cyclosporin A und Remicade®) unterdrücken auch die Hautbefunde der Schuppenflechte.

Regelmäßige Krankengymnastik ist unverzichtbar.

Reaktive Arthritis

Häufigkeit: ■■□□□

Reaktive Arthritis: Akute Entzündung eines oder mehrerer Gelenke infolge einer bakteriellen Infektion von Harnwegen, Darm oder Atemwegen. Betroffen sind meist einzelne große Gelenke der unteren Extremität auf nur einer Körperseite.

Eine Reaktive Arthritis heilt normalerweise innerhalb eines Jahres aus und verursacht keine dauerhaften Gelenkschäden, am häufigsten betroffen sind junge Männer.

Leitbeschwerden

- Einseitig schmerzhafte, geschwollene große Gelenke
- Geschwollene einzelne Finger oder Zehen (Wurstzehe, Wurstfinger)
- Schmerzen der Sehnen oder Sehnenscheiden (z. B. Achillessehne)
- Schmerzen beim Wasserlassen
- Schmerzen und Fremdkörpergefühl in den Augen, erhöhte Lichtempfindlichkeit
- Schleimhautveränderungen an der Eichel.

Die Erkrankung

Es wird eine überschießende Immunreaktion nach bestimmten Bakterieninfekten angenommen. Die Neigung zu dieser überschießenden Reaktion ist genetisch bedingt. Etwa die Hälfte aller Patienten mit einer Reaktiven Arthritis trägt das HLA-B27-Antigen. Trotzdem erkranken diese Patienten nur selten an Spondylarthritiden.

Normalerweise entwickelt der Organismus nach einer Bakterieninfektion eine natürliche Immunität. Anscheinend bleibt jedoch bei vielen HLA-B-27-Trägern ein Reservoir im Körper bestehen, aus dem schubweise Erreger über das Blut in die Gelenke gelangen und diese reaktive Arthritiden erneut auslösen.

Im Allgemeinen sind mehrere Gelenke betroffen, häufig Knie-, Sprung-, Zehen- oder Handgelenk. Manchmal wandert die Entzündung auch von einem Gelenk zum anderen.

Eine seltene Sonderform der Reaktiven Arthritis ist der **Morbus Reiter** *(Reitersche Krankheit, Reiter-Krankheit)* mit den drei typischen Symptomen Harnröhrenentzündung (→ S. 792), Gelenkentzündung und Bindehautentzündung (→ S. 495). Bei Patienten mit Morbus Reiter kommt es in ~ 25 % zu chronischen Gelenkentzündungen, Sehnenproblemen oder Rückfällen.

Das macht der Arzt

Vorausgegangene Infektionen geben erste Hinweise auf eine Reaktive Arthritis. Zum Nachweis des Erregers wird z. B. ein Harnröhrenabstrich vorgenommen, eine Stuhlkultur angelegt oder der Arzt findet entsprechende Antikörper. Die Blutuntersuchung ergibt Hinweise auf eine akute Entzündung (BSG und CRP erhöht, Leukozytose → S. 1316). Bildgebende Verfahren wie Ultraschall, Röntgen oder CT (→ S. 1268) können im chronischen Stadium dazu beitragen, Veränderungen im Gelenk zu beurteilen.

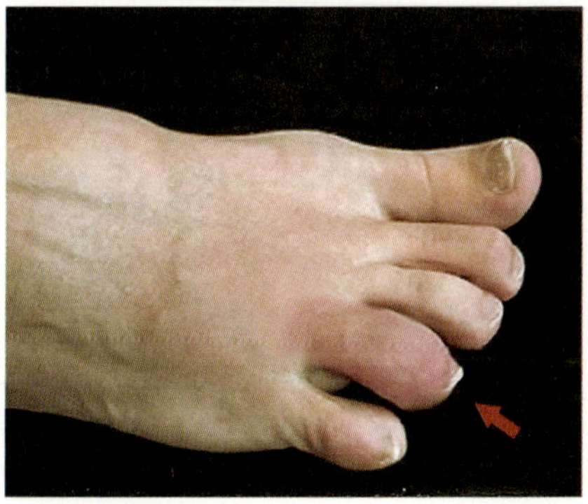

Typisch für die Entzündung der kleinen Gelenke bei der ***Psoriasis-Arthritis*** *oder* ***Reaktiven Arthritis*** *ist der Strahlbefall einzelner Finger oder Zehen, was der Mediziner „Wurstzehe" nennt.* [TIZ 2609]

Im akuten Stadium besteht die Behandlung aus physikalischen Maßnahmen wie Kältetherapie (Kaltluft, Kühlpacks), Ultraschall oder kurzzeitiger Ruhigstellung. Für die medikamentöse Therapie kommen in erster Linie nichtsteroidale Antirheumatika (→ S. 996) wie Ibuprofen in Frage. Kommt es zu keiner Besserung, kann eine Kortisontherapie nötig werden. Nach Ausschluss einer bakteriellen Gelenkinfektion kann Kortison auch direkt in das entzündete Gelenk gespritzt werden.

Bei chronischem Verlauf der Arthritis ist eine Therapie mit Basistherapeutika wie Sulfasalazin oder Infliximab erforderlich. Interessanterweise haben Antibiotika keinen Effekt auf den Verlauf. Bei Chlamydien (→ S. 873) muss auch der Partner prophylaktisch behandelt werden, um eine erneute Infektion durch Sexualkontakte zu vermeiden. Liegt eine Augenbeteiligung, insbesondere eine Regenbogenhautentzündung vor, wird der Augenarzt hinzugezogen.

Kollagenosen

Als **Kollagenosen** bezeichnet man in der Medizin entzündliche rheumatologische Erkrankungen, bei denen der Befall des Bindegewebes das auffälligste Kennzeichen ist.

Zur Gruppe der Kollagenosen im engeren Sinne gehören das Sjögren-Syndrom, die systemische Sklerodermie, die Poly-/Dermatomyositis, die Mischkollagenose, der systemische Lupus erythematodes und das Antiphospholipid-Syndrom. Die Ausprägungen und Verläufe der Krankheiten sind unterschiedlich, teilweise treten auch Mischformen auf. Im Blut lassen sich häufig antinukleäre Antikörper nachweisen (Leitbefunde: ANA → S. 1307 und ENA, extrahierbare nukleäre Antikörper).

Sjögren-Syndrom

Häufigkeit: ■■■■□

Sjögren-Syndrom *(Sjögren-Erkrankung, primäres Sicca-Syndrom):* Chronisch voranschreitende Autoimmunerkrankung aus der Gruppe der Kollagenosen. Sie stört die Funktion der exokrinen Drüsen, insbesondere der Tränen- und Speicheldrüsen, teilweise sind weitere Organe beteiligt. Mit einer Erkrankungshäufigkeit von ~ 2 % ist das Sjögren-Syndrom die zweithäufigste entzündliche rheumatische Systemerkrankung. 90 % der Betroffenen sind Frauen im Alter von 30–50 Jahren. Das *primäre Sjögren-Syndrom* (70 % der Fälle) ist zwar nicht heilbar, schreitet aber nur langsam fort.

Bei 30 % der Patienten tritt die Erkrankung im Zusammenhang mit anderen Autoimmunerkrankungen auf *(sekundäres Sjögren-Syndrom)*, häufig bei Rheumatoider Arthritis (40 %), systemischem Lupus erythematodes (20 %), systemischer Sklerodermie (30 %), aber auch bei primär biliärer Zirrhose (50 % → S. 671), Multipler Sklerose (→ S. 1135) und Hashimoto-Thyreoiditis (→ S. 752). Hier dominieren die Beschwerden der Grunderkrankung.

Leitbeschwerden

- Trockene, tränende und juckende Augen, Fremdkörpergefühl im Auge
- Trockener Mund, Schwierigkeiten beim Schlucken, Kekse essen unmöglich
- Unerklärliches Fieber, starke Müdigkeit, Abgeschlagenheit
- Speicheldrüsenschwellung
- Trockene Nase mit Borkenbildung, trockener Husten
- Schwellung der Halslymphknoten
- Gelenk- und Muskelschmerzen.

Wann zum Arzt

In den nächsten Tagen zum Augenarzt oder Internisten, wenn die Augen sich ohne plausible Ursache (z. B. starker Wind) trocken und rau anfühlen, gerötet sind oder tränen.

In den nächsten Wochen, wenn der Mund ungewöhnlich trocken ist.

Die Erkrankung

Die genaue Ursache des Sjögren-Syndroms ist unbekannt. Man weiß jedoch, dass hormonelle Faktoren, genetische Veranlagung, Umwelteinflüsse und verschiedene Immunmechanismen eine Rolle bei der Krankheitsentstehung spielen. Im Lauf der Erkrankung wandern durch die fehlgerichtete Immunreaktion Lymphozyten in die Drüsen ein und verdrängen das gesunde Gewebe, so dass die Sekretproduktion allmählich erlöscht.

Bei der primären Krankheitsform sind anfänglich vor allem die Tränen- und Speicheldrüsen beeinträchtigt. Dadurch kommt es zu chronischen Bindehautentzündungen (Sicca-Syndrom → S. 496), Karies und Parodontitis (→ S. 524), Mundgeruch sowie Schwierigkeiten beim Kauen und Schlucken. Die trockene Nasenschleimhaut mindert den Geruchs- und Geschmackssinn, zudem drohen häufige Infektionen im gesamten Rachenraum. Selten sind später auch die Schweißdrüsen betroffen. Dann wird die Haut schuppig und trocknet aus, eine trockene Vagina führt zu Schmerzen beim Geschlechtsverkehr und ist anfällig für Pilzinfektionen. In seltenen Fällen greift das Sjögren-Syndrom auch auf den Magen-Darm-Trakt oder das Nervensystem über, die Folge sind chronische Magenschleimhautentzündungen bzw. Gefühls- und Bewegungsstörungen (→ S. 1160).

Die Krankheit ist zwar belastend, schreitet aber nur selten weiter fort. Die meisten Patienten haben eine normale Lebenserwartung (außer beim sekundären Sjögren-Syndrom, bei dem die Grunderkrankung die Lebenserwartung bestimmt). Jeder 10. Sjögren-Patient leidet allerdings unter einer anhaltenden Vergrößerung der Lymphknoten ***(Lymphadenopathie)***, die nach Jahren in Lymphknotenkrebs (Non-Hodgkin-Lymphom → S. 1043) übergehen kann.

Das macht der Arzt

Meist führen die typischen Augen- und Mundsymptome den Arzt bei der Diagnose auf die richtige Spur. Der Augenarzt oder Rheumatologe misst die Tränenmenge durch den Schirmer-Test (→ S. 479). Auch die Menge des Speichels wird bestimmt **(Sialometrie)**, als krankhaft gilt ein unstimulierter Speichelfluss von weniger als 1,5 ml pro 15 Minuten. Bei Bedarf zeigt eine Gewebeprobe aus der Mundspeicheldrüse **(Unterlippenbiopsie)**, wie schwer die Speicheldrüsen erkrankt sind. Charakteristisch für die Diagnose des Sjögren-Syndroms ist der Nachweis von SS-A- und SS-B-Antikörpern (früher als Ro- und La-Antikörper bezeichnet).

Die langsame Zerstörung der Drüsen lässt sich nicht aufhalten, auch nicht mit Therapien, die das Immunsystem unterdrücken. Beim Sjögren-Syndrom ist daher nur eine symptomatische Therapie (→ S. 1274) möglich. Gegen die Trockenheit der Augen helfen künstliche Tränen (→ S. 497). Bei Hornhautschäden sollten nächtliche Augenverbände und Salben (z. B. Borsalbe) aufgelegt werden. Speichel lässt sich weniger gut ersetzen: Hier hilft nur häufiges Trinken in kleinen Schlucken, bei manchen Patienten wirkt das künstliche Speichelpräparat Artisal®. In schweren Fällen versucht der Arzt, mit Pilocarpin die Drüsenfunktion anzuregen. Weitere allgemeine Maßnahmen → Selbsthilfe.

Die häufig als Begleiterscheinung vorliegenden Pilzinfektionen der Mundhöhle werden mit Nystatin behandelt (Details → S. 520). Wenn Gelenkschmerzen auftreten, geben die meisten Rheumatologen Chloroquin (Resochin®) oder andere Basistherapeutika (→ S. 997). Bei schwerwiegenden systemischen Beteiligungen kommt Kortison zum Einsatz.

Beim sekundären Sjögren-Syndrom richtet sich die Behandlung nach der Grunderkrankung.

Selbsthilfe und Komplementärmedizin

Befeuchtung der Schleimhäute. Am wichtigsten ist ausreichend zu trinken, mindestens 2 Liter pro Tag! Versuchen Sie es mit kleinen Schlucken Zitronenwasser, (zuckerfreien) Kaugummis oder auch Lutschern – das hilft, die Speichelproduktion am Laufen zu halten. Kauen Sie Ihre Mahlzeiten gut durch. In Innenräumen ist die Zimmerluft ausreichend zu befeuchten, besonders während der Heizperiode. Vermeiden Sie Wind, Wärmestrahlung und Klimaanlagen, sie trocknen die Augen aus. Verwenden Sie nachts Augensalben anstatt künstlicher Tränen, sie wirken deutlich länger und sorgen für einen ruhigeren Schlaf. Bei einer trockenen Scheide helfen Scheidengele oder nach der Menopause östrogenhaltige Salben.

Besondere Pflege und Vorsorge. Unerlässlich ist eine regelmäßige und gründliche Zahnpflege: sie fördert zum einen den Speichelfluss und schützt zum anderen vor Karies und Mundpilzinfektionen, die bei verminderter Speichelproduktion umso schneller auftreten. Gehen Sie alle 3–6 Monate zum Augenarzt und besprechen Sie mit ihm die Augenprobleme (Selbsthilfe beim Sicca-Syndrom → S. 496). Schützen Sie die Haut mit fetthaltigen Lotionen. Wegen der allgemein erhöhten Infektionsgefahr sollten Sie im Zweifelsfall lieber einmal mehr zum Arzt gehen und auch nicht zögern, Antibiotika einzusetzen.

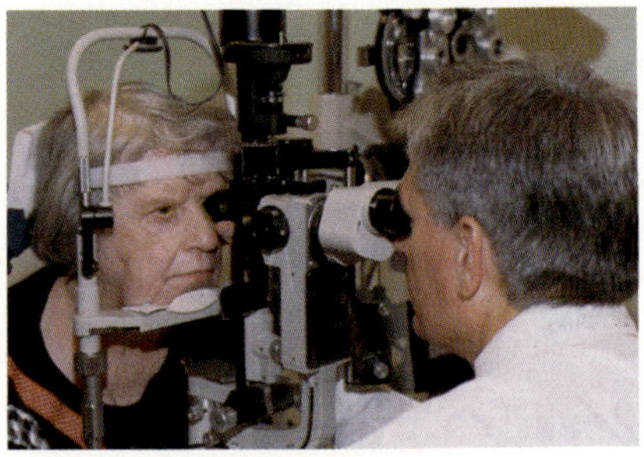

Alle Sjögren-Betroffenen leiden unter Augensymptomen und viele sind von Augenschäden insbesondere an der Hornhaut bedroht. Der regelmäßige Besuch beim Augenarzt hilft diese zu verhüten oder, im Falle eines Falles, rechtzeitig die richtige Behandlung einzuleiten. [FEC 2610]

Medikamente. Wenn Sie Medikamente einnehmen, bringen Sie diese zu jedem Arztbesuch mit, auch zum Augenarzt, denn viele Arzneimittel (vor allem Psychopharmaka → S. 1167) haben als Nebenwirkung ganz ähnliche Beschwerden.

Ruhepausen. Typisch für alle Kollagenosen ist eine bleierne Müdigkeit – gönnen Sie sich den Mittagsschlaf und kleine Ruhepausen zwischendurch.

Ernährung. Manche Patienten profitieren von einer ausgewogenen Ernährung sowie dem Verzicht auf Kaffee und schwarzen oder grünen Tee.

Die Homöopathie (→ S. 1251) empfiehlt eine individuell abgestimmte Konstitutionstherapie.

Akupunktur (→ S. 1249). Es liegen Erfahrungsberichte vor, wonach mit Akupunktur eine Linderung der Beschwerden erzielt werden kann.

Aktuell: www.gesundheit-heute.de/26x04

- **www.sjoegren-syndrom.de** – Überregionale Internetseite mit fachärztlicher Unterstützung. Mit zahlreichen Informationen, Dialog mit Ärzten, Forum und Veranstaltungskalender.
- R. I. Fox: **Das Sjögren Syndrom – Ein Ratgeber für Patienten.** Hilft, Diagnose und Behandlung des Sjögren-Syndroms besser zu verstehen. Internetfassung, als PDF herunterzuladen unter **www.sjoegren-erkrankung.de/content/view/23/59.**

Systemischer Lupus erythematodes

Häufigkeit: ■□□□□

Systemischer Lupus erythematodes *(SLE, Schmetterlingsflechte, Lupus visceralis, Lupus disseminatus)*: Chronische Autoimmunkrankheit mit Befall zahlreicher Organe und unterschiedlichsten Verlaufsformen. Die häufigsten Symptome sind unklare Fieberschübe, Gelenkbeschwerden und Hautveränderungen. Die ~ 35 000 Betroffenen in Deutschland sind zu 90 % weiblich, das bevorzugte Erkrankungsalter liegt um die 30 Jahre.

Da sowohl die Schwere des Befalls einzelner Organe als auch der Verlauf stark variieren, sprechen manche Ärzte davon, dass die Krankheit „würfelt“: chronisch schubförmige, seltener auch kontinuierlich fortschreitende Verläufe, der Wechsel der betroffenen Organe – alles ist möglich. Manchmal heilt der SLE sogar aus.

Medikamentös induzierter Lupus erythematodes: Durch Medikamente ausgelöste Sonderform, z. B. durch bestimmte Antibiotika, Antiepileptika, Antirheumatika, Psychopharmaka, Thyreostatika und Antihypertensiva. Die Symptome verschwinden nach Absetzen der Medikamente. Viele dieser Medikamente sind mittlerweile nicht mehr gebräuchlich, daher ist der medikamentös induzierte Lupus selten geworden.

Die Erkrankung

Beim Lupus erythematodes ist die Immunregulation gestört. Die Erkrankung bricht oft während oder nach einer Schwangerschaft aus, die Einnahme der Pille kann die Erkrankung fördern und nicht selten verschwindet sie nach der Menopause wieder. Äußere Faktoren wie UV-Strahlen (Sonnenbäder) sorgen nicht nur für Hautveränderungen, sondern können auch Schübe auslösen. Für eine genetische Veranlagung spricht die Häufung in unterschiedlichen Bevölkerungsgruppen, in Asien tritt die Erkrankung doppelt, in Afrika sieben- bis achtmal so häufig auf wie in Europa.

Fast immer fühlen sich die Patienten müde, krank und abgeschlagen oder haben Fieber. Dazu kommen weitere organspezifische Beschwerden und Befunde:

- Hauterscheinungen (insgesamt 90 %): an sonnenlichtexponierten Stellen Rötungen, Hornhautverdickungen und Pigmentstörungen. Bei 50 % der Patienten zeigt sich die typische schmetterlingsförmige Hautrötung im Gesicht *(Schmetterlingserythem)*. 20 % haben ein sekundäres Raynaud-Syndrom (→ S. 1012). Aber auch Symptome wie kreisrunder, meist bestehen bleibender Haarausfall oder Mundschleimhautentzündungen treten auf. Manchmal befällt der Lupus erythematodes ausschließlich die Haut. Häufig sind dann nicht einmal im Blut die sonst typischen Autoantikörper zu finden *(diskoider Lupus erythematodes,* auch bekannt als ***Hautlupus*** und ***kutaner Lupus erythematodes)***.
- Gelenkprobleme (90 %): Meist morgens schmerzhafte, geschwollene Gelenke v. a. im Knie- und Handbereich, häufig sind die Sehnenscheiden mitbefallen. Die Gelenke werden nicht zerstört.
- Blutbildveränderungen mit Blutarmut (also Mangel an roten Blutkörperchen), aber auch Leuko- und/oder Thrombozytopenie (Mangel an weißen Blutkörperchen bzw. Blutplättchen).
- Rippenfellentzündungen (50 %) mit wiederkehrenden starken Schmerzen beim Atmen (→ S. 614).
- Eine Glomerulonephritis (45 % → S. 781) oder andere Entzündung der Niere (45 %).
- Herzbeutel- (→ S. 714), gelegentlich auch Herzmuskel- oder Herzinnenhautentzündungen (40 %).
- Verschiedene Störungen des zentralen Nervensystems (30 %): Dazu zählen Krampfanfälle und Psychosen, starke Kopfschmerzen, die häufig auch einen neuen Schub ankündigen, Depressionen, Störungen von Merkfähigkeit und logischem Denken.

Das macht der Arzt

Diagnosesicherung. Da die Symptome stark variieren, ist eine sichere Diagnose in frühen Stadien nur zusammen mit Laborbefunden möglich. Im Blut nachgewiesen werden gering erhöhte Entzündungswerte sowie antinukleäre Antikörper (ANA → S. 1307) und deren Untergruppen (ds-DNS-AK). Um eine Nierenentzündung zu erkennen, wird der Urin auf Eiweiß untersucht (Proteinurie → S. 777). Bei nachgewiesener Proteinurie hilft eine Nierenbiopsie (→ S. 779), das Ausmaß der Schädigung zu beurteilen.

Behandlung. Eine Heilung ist grundsätzlich nicht möglich, Ziel der Behandlung ist vielmehr, die Schübe zu verhindern oder wenigstens abzukürzen, die Beschwerden zu lindern sowie dauerhafte Organschäden zu vermeiden. Besonderes Augenmerk gilt dem Erhalt der Nierenfunktion. Aufgrund des kaum vorhersehbaren Verlaufs ist die Kontinuität der ärztlichen Betreuung und das Vertrauensverhältnis zwischen Rheumatologen und Patient besonders wichtig.

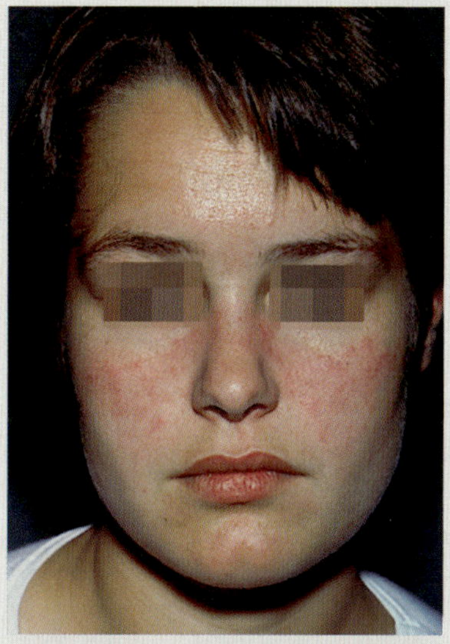

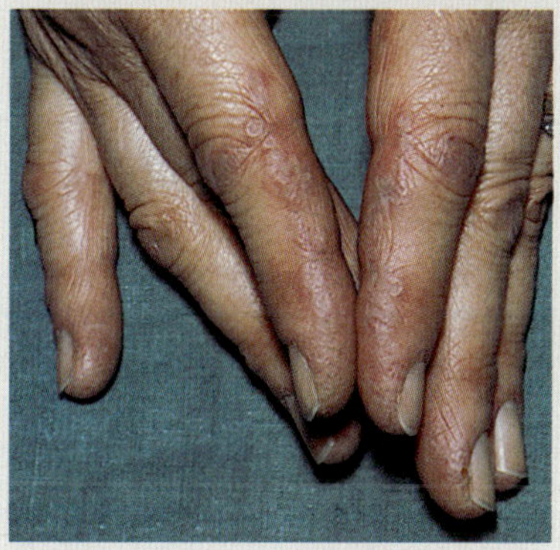

Hauterscheinungen beim ***Lupus erythematodes****. Oben das typische* ***Schmetterlingserythem*** *bei einer 29-jährigen Patientin. Unten die Hauterscheinungen an der Hand.* [GTV 2611]

Die medikamentöse Therapie folgt dem Grundsatz, „so wenig wie möglich, aber so viel wie nötig“:

- Bei geringer Krankheitsaktivität (ohne Organbeteiligung) kommen viele Patienten lange Zeit mit nichtsteroidalen Antirheumatika (→ S. 996) wie Diclofenac (z. B. Voltaren®) aus. Die Antimalariamittel Chloroquin (Resochin®) oder Hydroxychloroquin (Quensyl®) und/oder Kortison sind bei ausgeprägten Hautveränderungen und Gelenkbeschwerden notwendig.
- Bei mittlerer Krankheitsaktivität (ohne Beteiligung von Herz, zentralem Nervensystem oder Nieren) wird der immunsuppressive Wirkstoff Azathioprin (Imurek®) eingesetzt.
- Wenn lebenswichtige Organe wie Nieren, Lunge, Gehirn oder Rückenmark bedroht sind, wird hoch dosiert Kortison sowie Cyclophosphamid (Endoxan®, ein relativ gut verträgliches Zytostatikum → S. 1026), eingesetzt, Letzteres häufig als Infusion.

Reichen auch diese Medikamente nicht aus oder werden nicht vertragen, stehen weitere Zytostatika wie Methotrexat (Lantarel®), Cyclosporin (Sandimmun®), Mycophenolat oder hoch dosierte Immunglobuline zur Verfügung.

Selbsthilfe

Die Konsequenzen der Krankheit für die Betroffenen sind unterschiedlich. Die meisten Patienten sind im täglichen Leben wenig beeinträchtigt, für andere ist der Lupus so einschneidend, dass volle Berufstätigkeit nicht mehr möglich ist und im Haushalt Hilfe benötigt wird.

Um Verzweiflung und Resignation keine Chance zu geben, sind drei Dinge wichtig:

- Lernen Sie Ihre Krankheit verstehen. Ratgeber (→ Infobox S. 1008) können helfen. Wenn eine Selbsthilfegruppe in der Nähe ist, nehmen Sie Kontakt auf.
- Finden Sie den Arzt Ihres Vertrauens und arbeiten Sie konsequent mit ihm zusammen. Das heißt vor allem, dass Sie die vereinbarten Medikamente einnehmen. Wenn Sie das nicht mehr in der bisherigen Dosierung wollen, besprechen Sie es vorher offen mit Ihrem Arzt. Nehmen Sie die Kontrolltermine wahr, gerade Nierenprobleme merken Sie selbst nicht. Sie riskieren sonst bleibende Schäden bis hin zu Organzerstörungen. Gehen Sie bei Verschlimmerungen, aber auch bei Beschwerden, die Sie nicht mit Ihrem Lupus in Verbindung bringen, zum Arzt. Die Symptome beim Lupus sind so vielgestaltig, dass es besser ist, den Rheumatologen einmal zu viel als zu wenig um Rat zu fragen.
- Machen Sie die Sonne zu Ihrem Feind: Schübe werden leicht von Sonnenstrahlen ausgelöst. Und wenn es nicht anders geht, verwenden Sie Sunblocker (→ S. 1061) mit Lichtschutzfaktor 60 (sie werden nicht mehr von den Krankenkassen übernommen). Weitere Schubauslöser sind die Pille sowie psychische und physische Belastungen. Viele Patienten reagieren auch empfindlich auf Medikamente, z. B. auf Lokalanästhetika beim Zahnarzt.

i Aktuell: www.gesundheit-heute.de/26x05

- **www.dgkl.de** Suchbegriff Lupus – Ärztliche Leitlinie zur Diagnostik und Therapie des Systemischen Lupus erythematodes.
- **www.lupus-rheumanet.org** – Lupus Erythematodes Selbsthilfegemeinschaft e. V., Wuppertal: Informative und sorgfältig verfasste Internetseite.
- M. Schneider: **Lupus erythematodes.** Steinkopff, 2004. Ausführlicher und aktueller fachärztlicher Ratgeber.

Sklerodermie

Häufigkeit: ■□□□□

Sklerodermie *(systemische [System-] Sklerose, SS, progressive Systemsklerose PSS):* Chronische Autoimmunerkrankung und Kollagenose mit Verdickung und Verhärtung der Haut, mit oder ohne Beteiligung innerer Organe (z. B. Speiseröhre, Lunge, Nieren oder Herz). Frauen erkranken etwa sechsmal häufiger als Männer. Der Erkrankung beginnt meist zwischen dem 30. und 50. Lebensjahr.

Über 90 % der Sklerodermie-Patienten leiden unter dem sekundären Raynaud-Syndrom (→ S. 1012) an allen Fingern außer dem Daumen, selten auch an Zehen, Ohren, Nase oder im Mundbereich.

Leitbeschwerden

- Bei Kälte oder Stress plötzliches Weißwerden einzelner oder mehrerer Finger (Raynaud-Syndrom → Abb. S. 1013)
- Allgemeine Müdigkeit und unerklärliche Mattigkeit, Fieber, Gewichtsabnahme
- Schluckbeschwerden, Sodbrennen
- Atemnot.

Hautveränderungen:

- Verhärtungen der Haut am Körperstamm oder an den Extremitäten
- Schmerzlose Wasseransammlungen an Händen und Füßen
- Engegefühl der Haut, Gefühl als sei der Körper „eingemauert"
- Gesichtsveränderungen, Mund wird kleiner
- Stippchenförmige, durch die Haut hindurch schimmernde Kalkspritzer.

Die Erkrankung

Bei der Sklerodermie gehen Störungen des Gefäßsystems, des Immunsystems und des Bindegewebsstoffwechsels einher mit einer gesteigerten Sekretion und Einlagerung von Bindegewebefasern (Kollagen) in die Haut. Die Ursache ist unklar, eine genetische Veranlagung wird angenommen. Diskutiert werden als Krankheitsauslöser sowohl Chemikalien (wie organische Lösungsmittel, Benzin, Quarzstaub oder Formaldehyd) als auch bestimmte Medikamente (Bleomycin, Pentazocin).

Der Arzt unterscheidet zwei Formen, die systemische und die kutane (hautbetonte) Form:

- Die *systemische Sklerodermie* breitet sich über den gesamten Körper und das Gesicht aus, innere Organe sind früh und ausgeprägt beteiligt. Die Hautveränderungen führen im Gesicht zu einer maskenhaften Starre und Verkleinerung der Mundöffnung *(Mikrostomie)*. Die Haut ist gequollen, aber zugleich straff und verhärtet. Besonders an den Fingern kommt es zu Kontrakturen (→ S. 453), zur *Sklerodaktylie*, einer durch die Bindegewebe- und Hautveränderungen bedingten verfestigten Gelenkstellung. Relativ früh und bei der Hälfte der Patienten ist die Speiseröhre betroffen: Ihre Wand wird zunehmend starr, Schluckbeschwerden, Sodbrennen und Speiseröhrenentzündungen durch Zurücklaufen von Magensaft sind die Folge. Als zweithäufigstes Organ ist die Lunge betroffen, in Form einer Lungenfibrose (→ S. 611) mit trockenem Husten und Atemnot. Das zunehmende Bindegewebe versteift die Lunge und behindert das Einatmen. Außerdem wird die rechte Herzkammer überlastet und geschwächt. Je nach Beteiligung von Herz und Lunge kann die Lebenserwartung verkürzt sein.
- Bei der milderen *kutanen Sklerodermie* beschränken sich die Hautveränderungen im Wesentlichen auf Hände und Füße bis zu den Grundgelenken, innere Organe sind kaum beteiligt. Typisch sind narbenartige, gutartige Bindegewebeneubildungen, die auf die Haut und das unter der Haut liegende Gewebe begrenzt sind *(Morphea)*. Die Prognose ist gut.

Das macht der Arzt

Diagnosesicherung. Typische Verhärtungen an Fingern und Zehen sowie das Raynaud-Syndrom sprechen für eine Sklerodermie. Weitere Untersuchungen sichern die Diagnose: Dazu zählen der Nachweis von antinukleären Antikörpern (ANA → S. 1307), Hautbiopsie (→ S. 1062), Begutachtung der Kapillaren am Nagelbett, Ösophagus-Breischluck (→ S. 622), Speiseröhrendruckmessung (→ S. 623) bei vermuteter Beteiligung der Speiseröhre und ein Röntgenbild der Lunge. Die Nierenbeteiligung zeigt sich durch Bluthochdruck, einen erhöhten Kreatininwert im Blut (→ S. 1324) und Eiweiß im Urin.

Behandlung. Die Therapie der systemischen Sklerodermie ist schwierig und versucht vor allem die Zerstörung von Lunge und Nieren zu unterbinden. Oft verlangsamen Kortison und Cyclophosphamid (Endoxan®) das Fortschreiten der Lungenschäden bei einer Lungenfibrose. Gegen Gelenkschmerzen werden nichtsteroidale Antirheumatika eingesetzt (z. B. Diclofenac in Voltaren®). Bei starken Gelenkschmerzen und -schwellungen hilft niedrig dosiertes Kortison.

Die Therapie des Raynaud-Syndroms bei Sklerodermie ist oft schwierig. Kalziumantagonisten (z. B. Nifedipin) oder nitrathaltige Salben

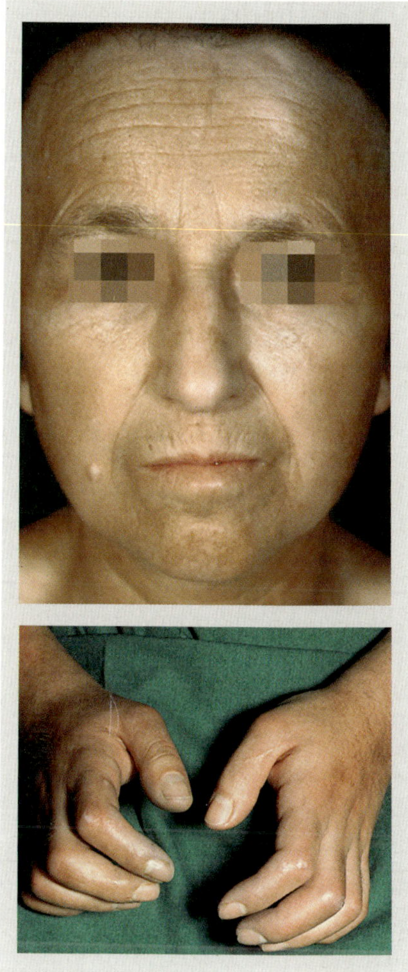

Oben: Hauterscheinungen bei der ***systemischen Sklerodermie*** *mit typisch maskenhaft starrem Gesichtsausdruck und verkleinertem Mund. Unten: Hautveränderungen bei der* ***kutanen Sklerodermie*** *mit in Beugeposition erstarrten Fingern; der Betroffene empfindet dies, als steckten seine Finger in zu engen Handschuhen.* [GTV 2612]

können helfen, die Durchblutung zu steigern. Bei drohenden Nekrosen verordnet der Arzt Infusionen mit Prostaglandinanaloga.

Durchblutungsfördernde Maßnahmen (Thermalbäder) und entstauende Lymphdrainagen (→ S. 743) helfen. Besonders wichtig sind krankengymnastische Dehnungsübungen, um Bewegungseinschränkungen der Gelenke durch die schrumpfende Haut vorzubeugen.

Selbsthilfe

Einige einfache Maßnahmen helfen Betroffenen, mit den Symptomen besser zurecht zu kommen:

Hautpflege und Kleidung. Das zunehmende Spannen der Haut lässt sich durch ölhaltige Bäder, Duschcremes und regelmäßiges Eincremen der Haut mit fetthaltigen Lotionen etwas mildern. Beim Raynaud-Syndrom sollten Sie die Hände in jeder Alltagssituation möglichst warm halten. Gut passende, weiche Schuhe (hinten eng und vorne weit) und weite Kleidung helfen, schlecht heilende Druckstellen zu vermeiden.

Essen und Trinken. Bei Schluckstörungen zum Essen viel trinken, gut kauen und vor allem bei Refluxkrankheit (→ S. 623) nicht direkt nach dem Essen hinlegen, da dies vermehrt Magensäure in die Speiseröhre zurückfließen lässt. Verteilen Sie das Essen auf viele kleine Mahlzeiten und vermeiden Sie fettes Essen am Abend. Verzichten Sie möglichst auf Genussmittel wie Kaffee, schwarzen Tee, Alkohol und Schokolade.

Gymnastik. Zur Erhaltung der Beweglichkeit tragen gymnastische Übungen bei, z. B. Dehnen nach dem Aufstehen und nach Wärmeanwendungen oder auch Gymnastik im warmen Wasser.

Zahnpflege. Bei trockenem Mund oder erschwerter Mundöffnung auf intensive Zahnpflege achten, da hier vermehrt Karies auftritt, zwischendurch helfen zuckerfreie Kaugummis oder kleine Schlucke Wasser, am besten mit Zitronensaft.

i Aktuell: www.gesundheit-heute.de/26x06

- **www.sklerodermie-selbsthilfe.de** – Sklerodermie Selbsthilfe e. V., Heilbronn: Mit Kontaktadressen, Fachinformationen und einem Selbsthilfe-Forum. Unter der Rubrik Informationsmaterial kann die Broschüre **„Sklerodermie: was ist das?“** für 1 € Schutzgebühr bestellt werden.
- **www.scleroliga.de** – Scleroderma Liga e. V., Karlsruhe: Umfangreiche Informationen, Forum, anmeldepflichtiger Mitgliederbereich.

Polymyositis und Dermatomyositis

Häufigkeit: ■ □ □ □ □

Polymyositis ***(PM):*** Entzündliche Autoimmunerkrankung der Muskulatur mit symmetrisch auftretenden Muskelentzündungen, betrifft vor allem die Oberschenkel- und Oberarmmuskeln.

Dermatomyositis ***(DM):*** Polymyositis mit Beteiligung der Haut an lichtexponierten Körperstellen.

Beide Erkrankungen treten bevorzugt im Alter zwischen 45 und 60 Jahren auf und betreffen zu 70 % Frauen. Die Krankheit verläuft unterschiedlich, meist schreitet sie aber langsam und schubweise voran. Durch eine mehrjährige Kortisontherapie kann etwa die Hälfte der Patienten geheilt werden.

Leitbeschwerden

- Muskelkaterartige Schmerzen
- Müdigkeit, Abgeschlagenheit, Fieber, Gewichtsverlust
- Schwierigkeiten beim Aufstehen, Hinsetzen und beim Treppensteigen
- Probleme beim Armheben, Kämmen, Zähneputzen
- Schwierigkeiten beim Schlucken.

Bei Dermatomyositis zusätzlich:

- Schwellung der Oberlider, weinerlicher Gesichtsausdruck
- Schuppende, entzündliche Hautrötungen, typischerweise von violetter Farbe, in Gesicht oder Ausschnitt
- Schuppende Hautrötungen über den Streckseiten der Fingergrund- und Mittelgelenke, an Ellenbogen, Knie und Knöchel
- Hautverhärtungen, Pigmentstörungen und Schleimhautentzündungen.

Die Erkrankung

Bei beiden Erkrankungen kommt es zur großflächigen Entzündung und dann zum Zerfall von Muskelfasern. Die Ursache dieser Autoimmunkrankheiten ist unbekannt. Diskutiert werden eine genetische Veranlagung und verschiedene Viren. Bei 20 % der Betroffenen löst ein völlig anderer Mechanismus, nämlich Krebs (als paraneoplastische Symptome → S. 1025) die Krankheit aus. Kann er vollständig entfernt werden, verschwindet auch die Myositis.

Das macht der Arzt

Bei einer symmetrischen Schwäche der Schulter- und Beckenmuskulatur denkt ein erfahrener Arzt sofort an die richtige Diagnose. Ergeben sich bei Laboruntersuchungen typische Befunde einer Muskelentzündung (erhöhte CK → S. 1313), wird der Verdacht bestätigt. Manchmal ist ein **EMG** ***(Elektromyografie)*** oder eine Biopsie (→ S. 1270) zur Diagnosesicherung sinnvoll. In jedem Fall muss der Arzt nach einem bösartigen Tumor suchen.

In der Regel spricht die Krankheit gut auf eine Behandlung mit Kortison (z. B. Prednisolon) an. Bessern sich die Beschwerden, wird die Kortisondosis unter Kontrolle der Laborwerte schrittweise reduziert. Die Beschwerden bilden sich aber auch unter optimaler Therapie nur langsam zurück.

Bei schweren klinischen Symptomen empfiehlt sich ein Basistherapeutikum wie Azathioprin. Wirksam sind auch hochdosierte Immunglobuline (IVIG). Die Schäden an der Muskulatur können durch regelmäßige Krankengymnastik gemildert werden.

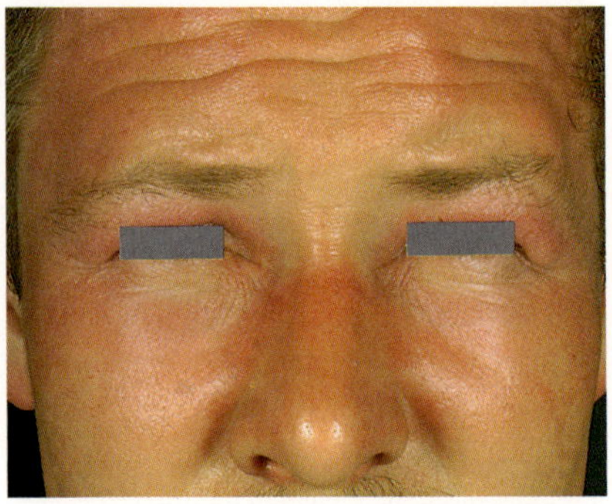

33-jähriger männlicher ***Dermatomyositis****-Patient mit typischen Hautrötungen v. a. um die Augen herum. Manchmal sind die rötlich-blauen Hautveränderungen auch von Ödemen rund um die Augen begleitet.* [GTV 2613]

Mischkollagenose

Häufigkeit:

Mischkollagenose ***(MCTD, mixed connective tissue disease, Sharp-Syndrom, Überlappungs-Syndrom, overlap syndrome, undifferenzierte Kollagenose):*** Entzündliche Autoimmunerkrankung mit Merkmalen und Beschwerden eines systemischen Lupus erythematodes (→ S. 1007), einer Sklerodermie (→ S. 1008), einer Poly- (→ S. 1009) bzw. Dermatomyositis (→ S. 1009) und eines Sjögren-Syndroms (→ S. 1005). Ein Teil der Patienten entwickelt im Verlauf das Vollbild einer der genannten Kollagenosen, meist einer Sklerodermie. Bei anderen Patienten bleibt langfristig das gemischte Beschwerdebild bestehen.

Antiphospholipid-Syndrom

Häufigkeit:

Antiphospholipid-Syndrom ***(APS, Antiphospholipid-Antikörper-Syndrom):*** Erkrankung mit wiederkehrenden Thrombosen und Embolien, häufigen Fehlgeburten und neurologischen Komplikationen bei nachweislich vorhandenen Antiphospholipid-Antikörpern im Blut. Die Krankheit kann isoliert auftreten ***(primäres APS)*** oder im Zusammenhang mit anderen Autoimmunkrankheiten ***(sekundäres APS),*** am häufigsten mit dem systemischen Lupus erythematodes.

Der Verlauf der Erkrankung ist variabel, angefangen von einer einmaligen geringfügigen Venenthrombose bis hin zu tödlichen Lungenembolien oder Schlaganfällen.

Frauen erkranken fünfmal häufiger als Männer, oft im mittleren Lebensalter. Das Antiphospholipid-Syndrom ist eine der häufigsten Ursachen für Schlaganfälle bei jungen Menschen. Die Prognose orientiert sich an der Lage und der Häufigkeit der Gefäßverschlüsse.

Leitbeschwerden

Die Beschwerden hängen davon ab, welches Gefäß verschlossen ist:

- Schwellung eines Beins mit ziehendem Schmerz (tiefe Beinvenenthrombose → S. 736)
- Plötzliche Atemnot mit stechendem atemabhängigen Schmerz in der Brust (Lungenembolie → S. 617)
- Plötzliche Lähmung einer Körperseite oder Sprachstörungen bei jungen Menschen (Schlaganfall → S. 1126)
- Krampfanfall, Migräne
- Baumartig verzweigte bläuliche Hautzeichnung, kleine Einblutungen unter den Finger- oder Zehennägeln
- Wiederholte Fehlgeburten in den letzten beiden Dritteln der Schwangerschaft.

Die Erkrankung

Namensgebend für das APS sind die **Antiphospholipid-Antikörper,** sie reagieren mit einem Eiweiß, das an der Blutgerinnung beteiligt ist. Dadurch kommt es zu Blutgerinnseln, die die Adern verschließen und zu einer Unterversorgung oder Infarkten im betroffenen Gewebe führen. Manchmal tritt auch ein Mangel an Blutplättchen auf (Thrombozytopenie → S. 1038).

Thrombosen können sowohl in Venen als auch in Arterien auftreten. Am häufigsten sind Beinvenenthrombosen und Lungenembolien, seltener kommen Thrombosen in Armen, Nieren, Leber und den Augenvenen vor. Arterielle Thrombosen entstehen am häufigsten in den Arterien des Gehirns und führen zu Schlaganfällen (→ S. 1126), selten auch zu Krampfanfällen, Migräne oder Demenz.

Das macht der Arzt

Die Therapie bei thrombotischen Komplikationen orientiert sich am jeweiligen Symptom: Nach Beinvenenthrombosen, Schlaganfällen oder Herzinfarkten muss die Blutgerinnung herabgesetzt werden. Häufig wird Phenprocoumon (Marcumar®) eingesetzt – ein Medikament, das die Bildung von Gerinnungsfaktoren in der Leber unterdrückt und so die Häufigkeit weiterer Thrombosen vermindert (Details zur Marcumar®-Behandlung → S. 741).

Vaskulitiden (Gefäßentzündungen)

Vaskulitiden sind Autoimmunerkrankungen der Blutgefäße, die durch Gewebeproben nachgewiesen werden können. Es gibt unterschiedlichste Krankheitsbilder mit oft schweren Verläufen. Man unterscheidet ***primäre Vaskulitiden*** und ***sekundäre Vaskulitiden,*** die in Assoziation mit einer anderen rheumatischen Erkrankung (z. B. SLE, rheumatische Arthritis) auftreten. Bei der Diagnose ist eine Gruppe von Autoantikörpern gegen Bestandteile weißer Blutkörperchen (genauer: neutrophiler Granulozyten), genannt **ANCA,** oft wegweisend.

Polymyalgia rheumatica und Arteriitis temporalis

Häufigkeit:

Polymyalgia rheumatica ***(PMR):*** Systemische Entzündung mit symmetrischen Muskelschmerzen und Kraftlosigkeit in den Oberarmen und Oberschenkeln.

Arteriitis temporalis ***(Arteriitis cranialis, Riesenzellarteriitis, Temporalarteriitis, Schläfenarterienentzündung):*** Systemische Entzündung mit starken Kopfschmerzen, seltener plötzlichen Sehstörungen.

Beide Erkrankungen sind mit einem ausgeprägten Krankheitsgefühl und allgemeiner Schwäche verbunden. Bei 20 % der Patienten überlappen sich beide Formen, weshalb die Erkrankungen als eine Einheit gesehen werden. In Deutschland sind ~ 30 000 Menschen an Arteriitis temporalis erkrankt, meist trifft es über 60-Jährige. Frauen erkranken drei- bis viermal häufiger. In Europa besteht ein starkes Nord-Süd-Gefälle: In Skandinavien treten beide Erkrankungen ungefähr zehnmal häufiger auf als in Südeuropa. Die Prognose ist gut. Wenn die Krankheit ausgeheilt ist, sind Rückfälle selten und die Lebensqualität ist wieder normal.

Leitbeschwerden

Relativ plötzlich innerhalb von 2 Wochen beginnend:

- Schmerzen in den Schultern, in Nacken und Oberarmen sowie in Gesäß und Oberschenkeln, frühmorgens am heftigsten
- Schwierigkeiten, die Arme über die Schultern zu heben
- Gelenkschmerzen.

- Müdigkeit, Abgeschlagenheit, Gewichtsverlust, Fieber

Und/oder:

- Pulsierende, über Wochen zunehmende Kopfschmerzen, besonders im Bereich der Schläfe
- Knötchenförmig verdickte, druckempfindliche Schläfenarterie
- Augenschmerzen und Sehstörungen (schwarze Balken, Gesichtsfeldausfälle, Doppelbilder) bis hin zur plötzlichen Erblindung
- Kieferschmerzen beim Reden, Kauen oder Schlucken.

Wann zum Arzt?

Sofort zum Augenarzt, wenn Sehstörungen auftreten, auch nachts oder am Wochenende.

In den nächsten Tagen zum Internisten oder Hausarzt, bei symmetrischen Muskelschmerzen und Kraftlosigkeit bzw. pulsierenden, über Wochen zunehmenden Kopfschmerzen im Schläfenbereich.

Die Erkrankungen

Als Auslöser der Autoimmunerkrankungen werden Infekte vermutet. Bei den Erkrankten finden sich vermehrt T-Lymphozyten (→ S. 1023) in den Schlagaderwänden, daher geht man davon aus, dass eine Immunreaktion gegen die elastischen Fasern in den Gefäßwänden zugrunde liegt. Die entzündeten Arterien können sich verengen und sogar verschließen.

Charakteristisch und namensgebend für die Arteriitis temporalis sind die häufig in der Nachbarschaft der T-Lymphozyten zu findenden Riesenzellen.

Das macht der Arzt

Die Diagnose basiert auf der Schilderung der Beschwerden durch den Betroffenen sowie auf dem Eindruck ausgeprägter Schwäche. Bei der Polymyalgia rheumatica kann der Kranke die Arme nur mühsam über Schulterhöhe heben (dadurch fallen Alltagshandlungen wie Kämmen oder Zähneputzen schwer). In weniger als 10 % der Fälle lässt sich eine verdickte, verhärtete und druckschmerzhafte Schläfenarterie tasten. Im Blutlabor sind die Blutsenkungsgeschwindigkeit und das CRP (→ S. 1313) stark erhöht. Beweisend ist eine Gewebeprobe (Biopsie → S. 1270) der Schläfenarterie.

In der Praxis ist es nicht immer möglich, die Diagnose Arteriitis temporalis sicher zu stellen. Andere rheumatologische Krankheiten bis hin zu Tumoren gehen mit ähnlichen Beschwerden einher. Für umfangreiche Untersuchungen bleibt aber oft nicht die Zeit, da der Arzt bei Augenbeschwerden sofort handeln muss, um das Augenlicht zu erhalten. Effektiv ist hochdosiertes Kortison (über drei Tage, auch als intravenöse Stoßtherapie). Wenn die Diagnose richtig war, bemerkt der Patient spätestens nach 2 Tagen eine deutliche Besserung.

Auch die Polymyalgia rheumatica spricht gewöhnlich schnell auf eine Therapie mit Kortison an: die Beschwerden sind dann wie weggeblasen, viele Patienten fühlen sich wie neu geboren. Ohne Beschwerden im Kopfbereich reichen 25–35 mg Prednisolon pro Tag aus, die bei gutem Ansprechen und Rückgang der BSG- und CRP-Werte nach 2–4 Wochen auf 20 mg täglich abgesenkt werden können. Bei gleichzeitigem Vorliegen von Beschwerden im Kopfbereich ist anfänglich eine höhere Kortisondosis (70–100 mg Prednisolon pro Tag) erforderlich. Je nach Beschwerden und Entwicklung der BSG- und CRP-Werte wird die Kortisondosis langsam und schrittweise auf eine dauerhafte Erhaltungsdosis verringert.

Die Therapie muss zur Verhütung von Rückfällen für mindestens 1 Jahr beibehalten werden. Um einer Osteoporose (→ S. 1016) durch die lange Kortisonbehandlung vorzubeugen, empfiehlt sich die Einnahme von Kalzium und Vitamin D. Als Alternative zu Kortison kommen auch Basistherapeutika (→ S. 997) in Betracht.

Aktuell: www.gesundheit-heute.de/26x07

- **www.dgn.org** – Suchbegriff Polymyalgia bzw. Arteriitis – Ärztliche Leitlinien der Deutschen Gesellschaft für Neurologie zur Diagnostik und Therapie.

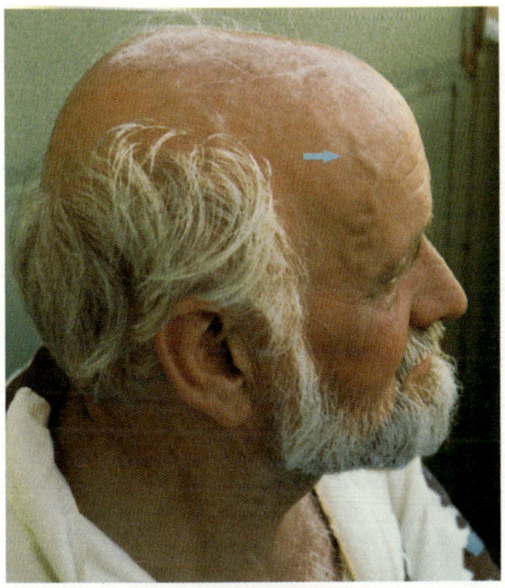

Arteriitis temporalis bei einem 69-jährigen Patienten. Die verdickte Schläfenarterie springt deutlich hervor und ist in ihrem geschlängelten Verlauf schon aus größerem Abstand zu sehen. [GTV 2614]

- **www.rheuma-online.de** – Suchbegriff Polymyalgia bzw. Arteriitis – Sehr informative Internetseite aus Meerbusch, die wissenschaftlich betreut wird. Kompaktere Darstellung der beiden Erkrankungen.

Panarteriitis nodosa

Häufigkeit: ■□□□□

Klassische Panarteriitis nodosa *(klassische PAN, Periarteriitis nodosa, cPAN)*: Systemische nekrotisierende Entzündung aller Wandschichten der kleinen und mittleren Arterien. Das Krankheitsbild variiert stark mit oft schweren Allgemeinsymptomen und Befall vieler innerer Organe. Männer sind dreimal häufiger betroffen und meist zwischen 40 und 50 Jahre alt.

Leitbeschwerden

- Fieber, Schwäche, Nachtschweiß, Gewichtsverlust (über 4 kg)
- Gelenk- und Muskelschmerzen, Kopfschmerzen
- Übelkeit, Erbrechen, Koliken
- Hodenschmerzen
- Hautveränderungen: Rötungen, Hautgeschwüre, baum- und rankenförmige Streifung infolge der Entzündung der kleinen Unterhautgefäße.

Das macht der Arzt

Für die Diagnose der klassischen Panarteriitis nodosa sind neben dem klinischen Bild und den Laborbefunden vor allem Gewebeproben (Biopsie → S. 1270) der befallenen Organe ausschlaggebend. Da die Erkrankung unbehandelt zu 90 % tödlich ist, gestaltet sich die Therapie entsprechend aggressiv. Hoch dosiertes Kortison und Cyclophosphamid gelten als geeignet, um die Nieren- und Herzfunktion zu erhalten.

Wegener-Granulomatose

Häufigkeit: ■□□□□

Wegener-Granulomatose *(Morbus Wegener)*: Systemische Entzündung der kleinen Blutgefäße mit Ausbildung von Gewebeknötchen *(Granulomen)*, befällt vorwiegend Ohren und Atemwege, Lunge und Niere. Die Prognose ist für die meisten Patienten gut. Bei gut 90 % der Patienten wird eine deutliche Verbesserung erreicht, Rückfälle sind aber häufig. Bleibende Schäden kommen vor, z. B. Hörminderung, Sattelnase, eingeschränkte Nierenfunktion sowie einseitige Erblindung.

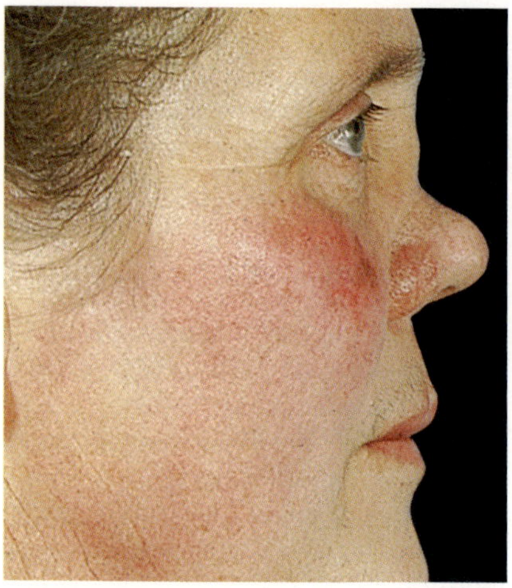

Charakteristische ***Sattelnase*** *bei einer 43-jährigen Frau mit Wegener-Granulomatose* [GTV 2615]

Leitbeschwerden

- Chronisch verstopfte Nase mit Borkenbildung, blutiger Schnupfen, Nasenbluten
- Nebenhöhlenentzündungen
- Ohrenschmerzen, Taubheit, Schwindel
- Heiserkeit, trockener Husten
- Gelenk- und Muskelschmerzen
- Augenschmerzen oder Sehstörungen
- Hautveränderungen: Hauteinblutungen, Knötchen, nicht wegdrückbare rote Flecken.

Das macht der Arzt

Da die Krankheit so vielgestaltig ist und die anfänglichen Symptome wie eine Erkältung erscheinen, ist die Diagnose schwierig. Spezifische Autoantikörper wie cANCA und eine Biopsie (Gewebeprobenentnahme → S. 1270) bestätigen meist die Diagnose.

Im Anfangsstadium wird das Antibiotikum Cotrimoxazol (z. B. Cotrim®) empfohlen, wobei die Wirkungsweise unklar ist. Eine weiter fortgeschrittene Erkrankung behandelt der Arzt mit Cyclophosphamid (Endoxan®, auch als Stoßtherapie) in Verbindung mit einem Kortison (z. B. Prednisolon).

Selbsthilfe

Wichtig ist eine gute Selbstbeobachtung. Erfahrene Patienten bemerken ein erneutes Aufflammen der Krankheit frühzeitig und können sofort dagegen angehen. So werden die Ausprägung des einzelnen Schubs und die Spätfolgen gemildert. Krankengymnastik und Wärme- oder Kälteanwendungen helfen, die Gelenkschmerzen zu mildern.

i Aktuell: www.gesundheit-heute.de/26x08

- **www.vaskulitis.org** – Internetseite des Zusammenschlusses der Deutschen Vaskulitis-Selbsthilfegruppen mit Erfahrungsberichten, Kontaktadressen und medizinischen Informationen.
- **www.rheuma-liga.de/uploads/3/merkblatt_1.10.pdf** – Merkblatt des Deutschen Rheuma-Liga Bundesverbands e. V. (Bonn) zur Wegner-Granulomatose.
- E. Reinhold-Keller; W. L. Gross: **Vaskulitis.** Was sie ist, wie man sie erkennt, was man dagegen tun kann. Steinkopff, 2004. Übersicht über die verschiedenen Formen der Vaskulitis von zwei ausgewiesenen Fachleuten.

Raynaud-Syndrom

Häufigkeit: ■■■■□

Raynaud-Syndrom *(Raynaud-Phänomen, Morbus Raynaud, Raynaud-Krankheit):* Gefäßerkrankung mit anfallsartigen Gefäßkrämpfen *(Vasospasmen)* in den Fingern, seltener auch in den Zehen. Oft sind Kälte oder emotionaler Stress der Auslöser.

Als **primäres Raynaud-Syndrom** *(primäres Raynaud-Phänomen, vasospastisches Raynaud-Syndrom)* treten diese Fehlregulationen der Gefäße auf, ohne dass an den Gefäßen selbst krankhafte Veränderungen festzustellen sind. Betroffen sind vor allem junge Frauen (mit dem Beginn der Wechseljahre lassen die Beschwerden nach) oder Menschen, die viel mit den Fingern oder mit stark vibrierenden Maschinen (z. B. Presslufthammer) arbeiten. Typischerweise sind hier alle Finger außer dem Daumen gleichmäßig betroffen. Das primäre Raynaud-Syndrom ist eine unangenehme, aber nicht gefährliche Erkrankung. Etwa 7 % der Bevölkerung leiden an dieser Erkrankung.

Das **sekundäre Raynaud-Syndrom** *(sekundäres Raynaud-Phänomen)* tritt begleitend bei 40 unterschiedlichen Erkrankungen auf, am häufigsten bei Sklerodermie und Lupus erythematodes. Seltene Ursachen sind der Gebrauch eines Presslufthammers *(Vibrationstrauma)*, Nervenschäden, das Karpaltunnelsyndrom (→ S. 944) und andere Engpass-Syndrome im Hals-Arm-Bereich, die periphere arterielle Verschlusskrankheit (→ S. 727) und die Einnahme bestimmter gefäßverengender Medikamente wie Betablocker oder das Migränemittel Ergotamin. Dauerschäden sind häufig.

Leitbeschwerden

- Anfallartiges Abblassen, Weißwerden und anschließende Blaufärbung, manchmal noch überschießende schmerzhafte Rötung der Finger
- Betroffen sind einzelne oder mehrere Finger (fast nie der Daumen) beider Hände, seltener Zehen, selten Ohrmuscheln, Nase, Gesicht, Knie oder Brustwarzen
- Schmerzen, Taubheitsgefühl und Kribbeln begleiten die Attacken.

Wann zum Arzt

In den nächsten Tagen, wenn die Beschwerden erstmalig auftreten.

Die Erkrankung

Es ist normal, dass sich bei Kälte die kleinen Gefäße der Finger, Zehen und Haut verengen. Damit wird die Durchblutung gedrosselt und der Körper verliert weniger Wärme. Beim Raynaud-Syndrom reagieren die Arterien krampfartig, die Durchblutung wird zu stark und zu lange gedrosselt. Als Ursache wird eine neuronale Fehlregulation diskutiert.

Durch den Gefäßkrampf kommt es zu einer Mangeldurchblutung: Die Haut wird weiß, Missempfindungen und Taubheitsgefühl sind möglich. Die Anfälle dauern gewöhnlich wenige Minuten, selten mehrere Stunden. Bei langen oder bei häufigen Attacken wird insbesondere an den Fingerkuppen das Gewebe geschädigt *(Rattenbissnekrosen)*. In schweren Fällen sterben die Fingerkuppen, Endglieder oder gar ganze Finger ab, so dass amputiert werden muss. Dies betrifft jedoch fast ausschließlich das sekundäre Raynaud-Syndrom.

Das macht der Arzt

Diagnosesicherung. Meistens genügt dem Arzt eine ausführliche Beschreibung der Beschwerden zur Diagnose eines Raynaud-Syndroms. In zweifelhaften Fällen provoziert der Arzt einen Anfall durch Eintauchen der Hand in Eiswasser. Wichtig ist, ein sekundäres Raynaud-Syndrom auszuschließen. Dazu reicht manchmal schon eine Blutuntersuchung. Oft sind jedoch umfangreiche Untersuchungen erforderlich, um alle möglichen Grunderkrankungen auszuschließen. Beim sekundären Raynaud-Syndrom können sich typische Veränderungen in den Blutgefäßen des Nagelfalzes zeigen, sie werden in Spezialabteilungen für Rheumatologie oder Gefäßheilkunde unter der Lupe oder dem Mikroskop gesucht.

Therapie. Zunächst sollten die Patienten versuchen, die Anfälle ohne Medikamente (Näheres → Selbsthilfe) in den Griff zu bekommen. Insbesondere beim primären Raynaud-Syndrom reicht das oft aus.

Genügen diese Maßnahmen nicht, verschreibt der Arzt Kalziumantagonisten (→ S. 697, z. B. Nifedipin in Adalat®) oder Nitrate (z. B. Isosorbid-Dinitrat in Isoket®, Prazosin in Minipress®, Losartan in Lorzaar®, Sildenafil in Viagra®, Pentoxyfyllin in Trental® oder Bosentan in Tracleer®). Nur in Ausnahmefällen werden gefäßerweiternde Medikamente (Prostaglandine) wiederholt per Infusion gegeben oder die gefäßverengenden Nervenbahnen operativ ausgeschaltet **(Sympathektomie).**

Beim sekundären Raynaud-Syndrom stehen die Behandlung der auslösenden Grunderkrankung oder das Weglassen gefäßverengender Substanzen im Vordergrund.

Selbsthilfe, Komplementärmedizin und Vorsorge

Bei einem Anfall gehen Sie in die Wärme, lassen Sie warmes (nicht heißes) Wasser über die Hände fließen, massieren oder bewegen Sie die Hände oder stecken Sie sie unter die Achseln.

Die Vorsorge besteht im Wesentlichen darin, die typischen Auslöser Kälte und Stress zu vermeiden.

Kälteschutz. Schützen Sie den Körper vor Kälte, z. B. durch warme Kleidung. Zu empfehlen sind Handwärmer, die in jeder Jackentasche Platz finden. Solche Taschenwärmer gibt es in unterschiedlichen Ausführungen: Bei Gelkissen wird durch Druck auf eine Metallscheibe im Kissen ein Kristallisationsprozess in Gang gesetzt, der über mehrere Stunden hinweg Wärme freisetzt. Sie werden durch Kochen im Wasserbad wieder „aufgeladen". Taschenöfen aus Edelstahl werden mit Feuerzeugbenzin betrieben, sie haben eine Brenndauer von bis zu 15 Stunden. Andere Handwärmer sind luftdicht einzeln verpackt, sie enthalten eine Mischung natürlicher Mineralien, die beim Kontakt mit Sauerstoff bis zu 6 Stunden lang Wärme abgeben.

Stress. Lernen Sie Entspannungsübungen wie Autogenes Training, Muskelrelaxation oder Biofeedback (→ S. 1259), um besser mit dem Stress umzugehen. Mit diesen Methoden lernen Sie auch, die Durchblutung Ihrer Hand bis zu einem gewissen Grad bewusst zu kontrollieren.

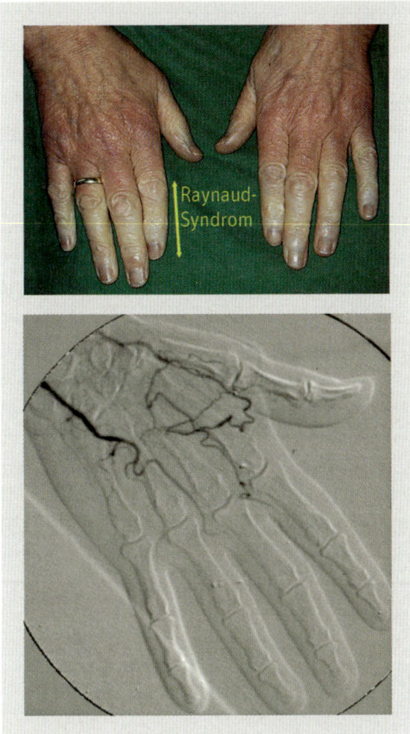

Oben: So sehen die Finger und die Hand während eines Gefäßkrampfes beim ***Raynaud-Syndrom*** *aus: Die betroffenen Fingerendglieder wechseln plötzlich die Farbe und erscheinen in den bleichen Arealen wie „abgeklemmt" von jeder Blutversorgung* ***(Rattenbissnekrosen).***
Unten: In der Angiografie der betroffenen Hand reißt die Gefäßdarstellung bereits im Mittelhandbereich ab, d. h. die Fingerglieder sind nicht mehr (nennenswert) durchblutet. [GTV 2617]

Rauchen. Da Rauchen weitere Durchblutungsstörungen verursacht, sollten Sie Rauchen unbedingt unterlassen.

Wechselbäder (Kneippsche Güsse → S. 281) zielen auf eine Verbesserung des Blutflusses in den Gefäßen. Infrage kommen z. B. Anwendungen wie ansteigende Fußbäder, heiß-kalte Wechselduschen und warme Teilbäder mit Kohlensäure oder Pflanzenzusätzen (z. B. Rosmarin, Wacholder).

Die Homöopathie (→ S. 1251) nennt Behandlungserfolge, wenn die jeweilige Therapie individuell auf die Konstitution abgestimmt ist.

Thrombangiitis obliterans

Häufigkeit: ■□□□□

Thrombangiitis obliterans ***(Buerger-Syndrom, Morbus Winiwarter-Buerger):*** Schubweise verlaufende örtliche Entzündung der mittleren und kleinen Arterien und Venen der Extremitäten. Betroffen sind meist Männer unter 40, zu 98 % starke Raucher.

Die Erkrankung

Die Entzündung beschränkt sich streng auf einzelne Arterienabschnitte und verursacht dort Blutgerinnsel, die das Gefäß komplett verschließen. Als Ursache wird eine Immunreaktion aufgrund einer erblichen Vorbelastung diskutiert, die durch im Tabak enthaltene Fremdstoffe (Antigene) ausgelöst wird. Auffällig sind die regionalen Unterschiede: In Europa haben bis zu 5 %, in Japan etwa 30 % der Patienten mit peripherer arterieller Verschlusskrankheit (→ S. 727) eine Thrombangiitis obliterans.

Betroffen sind die Blutgefäße an Händen und Füßen, innere Organe werden nicht befallen. Da die Erkrankung auf Arme und Beine beschränkt bleibt, führt sie nicht zum Tode, aber es werden häufig Amputationen erforderlich.

Die rasch entstehenden Durchblutungsstörungen verursachen bereits nach kurzer Zeit Ruheschmerzen, die betroffene Extremität wird kühl, verfärbt sich bläulich und weist oft schon nach Monaten Gewebeschäden auf. Zusätzlich entwickeln sich oft oberflächliche Venenentzündungen. Das rasche Auftreten der Beschwerden unterscheidet diese Erkrankung von der langsam entstehenden peripheren arteriellen Verschlusskrankheit.

Das macht der Arzt

Erkennbar werden die typischen abschnittsweisen Gefäßverschlüsse in der Farbduplexsonografie (→ S. 691), der MR-Angiografie (→ S. 692) oder der digitalen Subtraktionsangiografie (→ S. 691).

Mit dem ***Rauchen*** sofort und komplett aufzuhören ist die einzige wirksame Maßnahme, die die Erkrankung zum Stillstand bringen kann. Daneben wird die Durchblutung der Extremitäten medikamentös, überwiegend durch Prostaglandin-Infusionen (Prostaglandin E1, Iloprost) oder durch das operative Ausschalten gefäßverengender Nervenbahnen unterstützt. Gefäßchirurgische Maßnahmen oder Eingriffe mit dem Ballonkatheter (→ S. 694) können die Durchblutung in der Regel nicht anhaltend verbessern.

Weitere Erkrankungen

Fibromyalgie

Häufigkeit:

Fibromyalgie *(Fibromyalgie-Syndrom, somatoforme Schmerzstörung):* Erkrankung mit Schmerzen in allen Gliedern und Gelenken, meist verbunden mit vegetativen Beschwerden wie Schlafstörungen oder Magen-Darm-Probleme. In Industrieländern sind 2–4 % der Bevölkerung betroffen, zu etwa 90 % Frauen, meist ab dem 4. Lebensjahrzehnt. Die starken Schmerzen diktieren vielen Patientinnen das Leben. Die Behandlung ist schwierig, 4 Jahre nach Diagnosestellung haben 97 % immer noch Beschwerden.

Leitbeschwerden

- Auf alle Körperregionen verteilte Schmerzen der Muskeln, Sehnen und Gelenke (oft als schwerer Muskelkater erlebt), meist in Ruhe schlimmer als bei Aktivität
- Taubheitsgefühle in Händen, Füßen, Gesicht oder an anderen Körperstellen
- Schwellungsgefühl, v. a. der Hände
- Erschöpfung, ständige Müdigkeit mit Schlaf- und Konzentrationsstörungen (chronisches Erschöpfungssyndrom → S. 1048)
- Schluckbeschwerden, Schweißneigung.

Die Erkrankung

Zur Krankheitsentstehung gibt es zahlreiche Hypothesen. Diskutiert werden die Auslösung durch einen Infekt, eine Fehlregulation des Immunsystems, genetische Ursachen, Muskelverspannung und Depressionen. Keine dieser Hypothesen konnte die Fachwelt überzeugen und keine spielt in der Praxis eine große Rolle – weder für den Rheumatologen noch für den Patienten.

Es ist leichter zu beschreiben, was eine Fibromyalgie *nicht* ist: Sie ist keine entzündliche Erkrankung, keine degenerative Erkrankung und keine Stoffwechselkrankheit. Auch bei langer Krankheitsdauer werden weder Gelenke noch Muskeln oder Sehnen geschädigt. Viele Rheumatologen verwenden deshalb den Begriff Fibromyalgie nicht mehr, sondern sprechen von einer somatoformen Schmerzstörung.

Die Fibromyalgie wird von einigen Autoren zu den so genannten **weichteilrheumatischen Erkrankungen** *(extraartikulärer Rheumatismus)* gerechnet. Dies lehnt die Mehrzahl der Experten ab, denn es gibt keine der Fibromyalgie verwandte rheumatologische Erkrankung. Muskelverspannungen, Sehnenscheidenentzündungen, Frostbeulen (Kälteschäden am Fettgewebe), Überbeine (Aussackungen einer Sehnenscheide oder Gelenkkapsel) – mehr oder weniger jeder Mensch macht im Laufe seines Lebens Erfahrungen mit Erkrankungen der Weichteile. Zu den betroffenen **Weichteilgeweben** zählen Muskeln, Sehnen, Sehnenscheiden, Schleimbeutel, Bänder, Binde- und Fettgewebe. Schmerzhafte Entzündungsreaktionen der Sehnenansätze werden als Insertionstendopathien bezeichnet (→ S. 904). Ist neben den Sehnen auch die Muskulatur betroffen, spricht man von einer **Tendomyopathie.** Als Folgen von Erkrankungen der Weichteile können auch Nerveirritationen auftreten. Am bekanntesten ist das Karpaltunnelsyndrom (→ S. 944), bei dem ein Nerv im Handgelenkskanal durch Ausdehnung anderer Gewebe, z. B. bei Überlastung, gequetscht wird.

Das macht der Arzt

Für den Arzt steht bei der Diagnose das Patientengespräch im Vordergrund. Wegweisend ist für ihn nicht nur der Inhalt, sondern auch die Art der Schilderung. Fibromyalgie-Patienten leiden stark unter ihrer Krankheit, was in der angespannten oder gedrückten Art zum Ausdruck kommt, mit der sie ihre Beschwerden schildern. Sie empfinden die Schmerzen viel eher als unerträglich als die meisten Patienten mit z. B. Rheumatoider Arthritis. Der Ausschluss anderer Erkrankungen ist für erfahrene Rheumatologen in aller Regel nicht schwierig.

Als Diagnosekriterien gelten nach den Empfehlungen der US-Gesellschaft für Rheumatologie:

- Diffuse Schmerzen der Muskeln, Sehnen und Gelenke
- Mindestens 11 von 18 Tender points (Druckpunkte) sind schmerzhaft (→ Abb. S. 1015).

Die Anwendung der Kriterien und insbesondere der **Tender points** *(Druckpunkte)* ist problematisch, weil die Druckstärke schwer zu objektivieren ist und der Arzt sich auf Patientenangaben über die Schmerzstärke verlassen muss. Die Schmerzen sind nicht auf diese Druckpunkte beschränkt, sie spiegeln lediglich eine allgemein erhöhte Druckschmerzempfindlichkeit am *ganzen* Körper wider.

Darüberhinaus ergeben weder Laboruntersuchungen noch Ultraschall oder Röntgen richtung weisende Befunde. Deshalb nützen weitere umfangreiche Untersuchungen kaum.

Die Therapie besteht aus:

- Maßnahmen zur Entspannung der Muskulatur: Wärmeanwendungen, krankengymnastische Dehnübungen, Anleitung für Übungsprogramme zu Hause
- Dem Erlernen von Entspannungstechniken wie Autogenem Training (→ S. 1257) oder Progressiver Muskelrelaxation nach Jacobson (→ S. 1259)
- Medikamenten, wobei sich Schmerzmittel nicht bewährt haben, wohl aber niedrig dosierte Antidepressiva (→ S. 1221), womit häufig eine Schmerzdistanzierung erreicht wird
- Der Bereitschaft, jede Therapiemaßnahme jederzeit zu überprüfen. Denn Fibromyalgie-Patienten sprechen sehr unterschiedlich auf einzelne Maßnahmen an – manche sagen, dass ihnen Kälteanwendungen viel besser bekommen als Wärme. Andere profitieren von der Pille oder der Hormonersatztherapie.

Wichtig ist es vor allem, dass die Betroffenen die Krankheit mit ihren Schmerzen akzeptieren und nicht, wie häufig praktiziert, von Arzt zu Arzt wechseln und auf den Durchbruch in Diagnostik oder Therapie hoffen.

Selbsthilfe

Es gibt keine andere rheumatologische Krankheit, die als so belastend und einschneidend erlebt wird, aber auch nach jahrelangem Verlauf keinerlei fassbare Schäden an Gelenken oder Muskeln hinterlässt. Daher ist der Betroffene im Umgang mit seiner Erkrankung ganz besonders gefordert. Auf diesem Grundgedanken aufbauend haben sich die folgenden Regeln zur Selbsthilfe und Lebensführung bewährt:

Die Krankheit anerkennen. Die wichtigste Erkenntnis lautet: Sie selbst sind Ihr bester Therapeut. Ärzte, Heilpraktiker und Medikamente können Sie unterstützen, aber den Schlüssel zu einem möglichst schmerzfreien Leben haben Sie selbst in der Hand.

Seien Sie realistisch in Ihren Erwartungen an Schul- oder Komplementärmedizin. Fibromyalgie-Patienten neigen nicht selten zum *„Doctorshopping“,* also einem häufigen, oft kostspieligen Arzt- und Therapiewechsel, profitieren aber fast nie davon.

Richten Sie sich darauf ein, dass die Fibromyalgie Sie zwar über viele Jahre begleitet, aber nicht „auffrisst“. Betrachten Sie die Erkrankung z. B. wie ein lästiges Tier, das Sie zwar auf Schritt und Tritt begleitet, welches aber keine Macht über Sie besitzt.

Lernen Sie sich zu beobachten: Was verstärkt die Schmerzen (z. B. Schlafmangel oder zuviel Schlaf), was lindert mehr (z. B. ein Glas Wein am Abend), wie wirken Medikamente oder eine Fastenkur?

Distanz gewinnen. Distanz zu den eigenen Schmerzen zu gewinnen ist der Schlüssel zu einem besseren Leben. Dabei hilft es, gezielte Entspannungsverfahren zu erlernen (→ S. 1257), um im Alltag immer wieder Inseln der Ruhe und Entspannung einzurichten, aber auch dem eigenen Leben wieder neue Impulse und Ziele zu geben.

Reden Sie über Ihre Erkrankung, z. B. mit Ihrem Partner oder in einer Selbsthilfegruppe, aber ziehen Sie auch hier Grenzen. Wenn Sie von Ihrem Partner oder Ihren Kindern jeden Morgen die Frage erwarten, wie es Ihnen geht, machen Sie etwas falsch.

Lassen Sie sich helfen (z. B. im Haushalt), aber lassen Sie sich nicht bedienen – ein möglichst aktives Leben ist letztlich besser für Sie. Dazu gehört auch Sport. Dabei ist nicht wichtig, ob Sie das Fitness-Studio bevorzugen oder Nordic Walking – Bewegung tut Ihnen gut, nicht nur den Gelenken, sondern auch dem ganzen Körper.

Negativfaktoren abstellen. Trotzdem sollten Sie Negativfaktoren in Ihrem Leben abstellen. Überlegen Sie, was dazu zählt, und was Sie mit Ihrer Energie und Lebenskraft tun können, um unguten Stress aus Ihrem Leben zu verbannen.

Wenn Sie Ihren Beruf nur noch als Last empfinden und an einen Rentenantrag denken, überlegen Sie, ob Sie das wirklich zufriedener machen würde. Viele Ärzte haben erlebt, dass Fibromyalgie-Patienten nach der Frühverrentung erst recht Probleme haben, da sie sich nur noch auf ihre Beschwerden konzentrieren.

Komplementärmedizin

Entspannungsverfahren (→ S. 1257). Zur besseren Krankheitsbewältigung wird Entspannungstherapien wie Autogenem Training, Progressiver Muskelrelaxation nach Jacobson, Yoga und der Feldenkrais-Therapie ein hoher Stellenwert eingeräumt, zumal auch wichtige Begleitsymptome wie Schlafstörungen, seelische Anspannung oder depressive Verstimmungen gut durch regelmäßige Übungen gelindert werden können.

Meditation. Anspannung und Leidensdruck abzubauen, aber auch Schmerzen und Beeinträchtigungen besser anzunehmen, ist das Ziel verschiedener Meditationstechniken. Es liegen eine Reihe positiver Erfahrungsberichte von Fibromyalgie-Patienten vor, wonach regelmäßig ausgeübte Meditation langfristig zu einer Linderung der Beschwerden und damit zu einer Steigerung der Lebensqualität führt – dies wird inzwischen auch durch verschiedene Studien belegt.

Bewegungstherapie (→ S. 1278). Regelmäßige sportliche Betätigung spielt ebenfalls eine wichtige Rolle bei der Linderung der Fibromyalgie-Symptome. Empfohlen wird ein regelmäßiges Ausdauertraining, z. B. Walking, Schwimmen oder Radfahren – die positiven Effekte lassen allerdings rasch wieder nach, wenn das Training nicht kontinuierlich fortgesetzt wird. Wichtig ist auch, die Intensität realistisch zu bemessen, so dass es auch in Phasen, in denen die Schmerzen stärker sind, nicht für längere Zeit unterbrochen werden muss.

Mind-Body-Therapien (→ S. 1257) zielen darauf ab, mit einem breit gefächerten Spektrum an verschiedenen Einzelverfahren den Lebensstil so zu verändern, dass krankheitsfördernde Aspekte wie z. B. andauernde Stressbelastung zunehmend in den Hintergrund treten, wohingegen Strategien zur Krankheitsbewältigung zu einem festen Bestandteil des täglichen Lebens werden. Dieser ursprünglich für Herz-Kreislauf-Kranke konzipierte Ansatz hat sich auch für Fibromyalgie-Patienten bewährt. Näheres → Koronare Herzkrankheit S. 693.

Akupunktur (→ S. 1249). Ob sie langfristig eine Verbesserung der Symptome bewirkt, wird derzeit in verschiedenen Studien geprüft. Da es sich bei der Fibromyalgie um ein komplexes Krankheitsbild handelt, befürworten die meisten Therapeuten ein individuell abgestimmtes Vorgehen, bei dem die zu nadelnden Punkte erst nach eingehender Anamnese festgelegt werden.

Homöopathie (→ S. 1251). In einigen Fällen scheint eine individuell abgestimmte homöopathische Konstitutionstherapie eine Linderung der Beschwerden zu bewirken.

Magnettherapie (→ S. 917). Positive Erfahrungsberichte liegen auch zur Behandlung mit pulsierenden Magnetfeldern vor (→ S. 999 bei Rheumatoider Arthritis).

Aktuell: www.gesundheit-heute.de/26x09

- S. Tempelhof: **Fibromyalgie.** Gräfe & Unzer, 2004. Guter und leicht zu lesender Ratgeber.

Pseudogicht

Häufigkeit:

Pseudogicht *(Chondrokalzinose):* Durch Ablagerung von Kalziumsalzkristallen ausgelöste Gelenkerkrankung. Die Erkrankung verläuft häufig klinisch stumm, kann aber in eine akute Form mit einmaligen oder wiederholten Gelenkentzündungen übergehen, die einem Gichtanfall zum Verwechseln ähneln. Die einzelnen Anfälle klingen nach wenigen Tagen wieder ab und hinterlassen keine Schäden an den Gelenken.

Die häufigere chronische Form kann gleichzeitig bestehen: Hierbei wird der Gelenkknorpel durch die allmähliche Verkalkung zunehmend angegriffen, es kommt zu arthrotischen Beschwerden und unbehandelt zur vollständigen Zerstörung der Gelenke. Pseudogicht kommt bei rund 1 % der Bevölkerung vor, wobei die Häufigkeit mit dem Alter stark zunimmt: 6 % der 60- bis 70-Jährigen und 30 % der über 80-Jährigen sind betroffen.

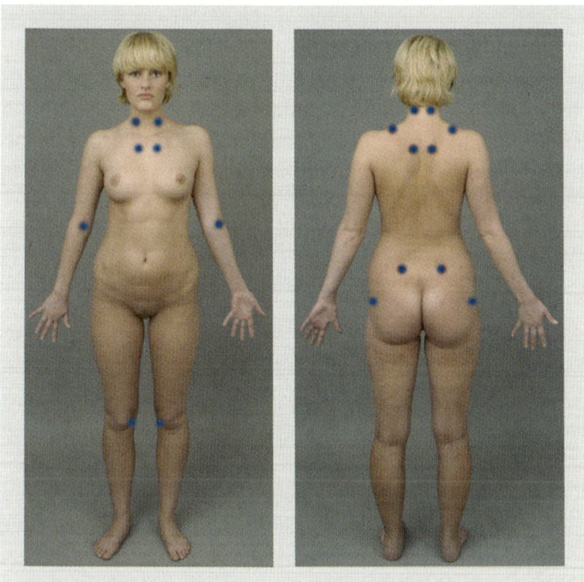

Heftige Druckschmerzen an den hier blau gekennzeichneten ***Tender points*** *sind charakteristisch für die* ***Fibromyalgie.*** *Sind mindestens 11 der 18 Druckpunkte schmerzhaft, spricht dies für den Arzt für das Vorliegen dieser Erkrankung.* [JAN, ASL 2618]

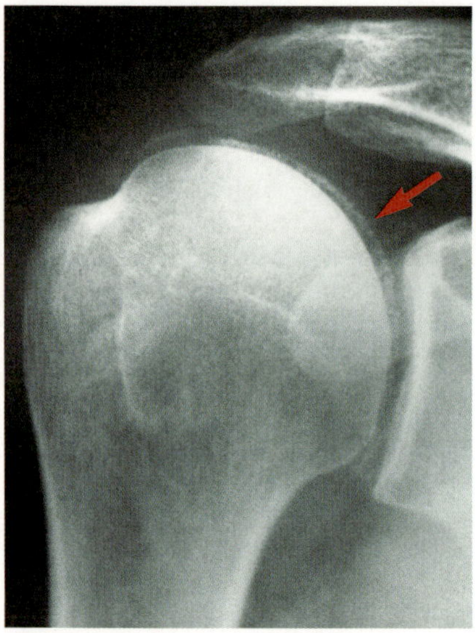

Schultergelenk einer 70-jährigen Patientin mit ***Pseudogicht.*** *Die Kalkeinlagerungen im Gelenkknorpel des Oberarmkopfes sind als durchgehender Saum gut zu erkennen (Pfeil).* [GTV 2620]

Leitbeschwerden

- Beim akuten Anfall: plötzlich einsetzende Schmerzen mit deutlicher Schwellung in großen Gelenken
- Beim chronischen Verlauf: Gelenkbeschwerden mit Anlauf-, Bewegungs- und Ruheschmerz.

Die Erkrankung

Hydroxylapatit, eine Verbindung aus Kalzium und Phosphaten, macht etwa 40 % der Hartsubstanz aller Knochen aus und verleiht ihnen Stabilität und Festigkeit. Bei der Pseudogicht wird ein Teil als kristallines Kalziumsalz ***(Kalziumpyrophosphatdihydrat, CAPPD)*** in der Oberfläche des Gelenkknorpels großer Gelenke abgelagert. Häufig betroffen ist das Kniegelenk, seltener Hand-, Ellenbogen-, Sprung-, Hüft- und Schultergelenk sowie Wirbelsäule. Der Spiegel von Kalziumpyrophosphatdihydrat im Blut ist bei den Betroffenen nicht erhöht, die vermehrte Synthese bzw. ein verminderter Abbau bestimmter Knorpel- und Knochenzellen führt *nur in den Gelenken* zu einer Anreicherung und ab einer bestimmten Sättigung zur Ausfällung der Kristalle.

Als Auslöser für einen akuten Anfall, bei dem es wie bei der Gicht zu einer Entzündungsreaktion auf die Kristalle kommt, kommen Gelenktraumata, Operationen und Infektionen in Betracht.

Einer ***primären Pseudogicht*** liegt ein Enzymdefekt zugrunde, die ***sekundäre Pseudogicht*** steht im Zusammenhang mit anderen Erkrankungen wie einer Überfunktion der Nebenschilddrüse (Nebenschilddrüsen-Überfunktion → S. 754), Gicht oder Hämochromatose (Eisenspeicherkrankheit → S. 1037).

Das macht der Arzt

Die Diagnose der Pseudogicht erfolgt in erster Linie durch Röntgen und eine Gelenkpunktion. Im Punktat finden sich unter dem Mikroskop die typischen Kalziumpyrophosphatdihydrat-Kristalle. Im Röntgenbild sind Kalkeinlagerungen im Gelenkknorpel zu sehen, seltener auch in Bändern und Sehnen.

Im akuten Anfall werden NSAR-Schmerzmittel (→ S. 996) verordnet und bei besonders starken Schmerzen Kortison in das betroffene Gelenk gespritzt. Kühlende Umschläge oder Kühlpacks lindern die Schmerzen.

Bei chronischen Verlaufsformen werden mitunter Operationen notwendig, z. B. das Entfernen der entzündeten Gelenkinnenhaut am Knie (Synovektomie → S. 998).

Osteoporose

Häufigkeit: ■■■■■

Osteoporose ***(Knochenschwund):*** Systemische Knochenerkrankung, bei der die Knochenmasse abnimmt und sich die Knochenstruktur verändert, so dass die Knochen schon bei kleinen Unfällen, Belastungen oder auch ohne erkennbare Ursachen brechen können. Darüber hinaus treten schmerzhafte Minibrüche ***(Knochenrisse)*** auf, die zu schwer lokalisierbaren Schmerzen am gesamten Rumpf führen können. Die Osteoporose stellt als Volkskrankheit ein großes gesundheitspolitisches Problem dar, in Deutschland sind schätzungsweise 7 Millionen Menschen betroffen (rund 80 % davon sind Frauen).

Außer als eigenständige Erkrankung kann sich eine Osteoporose auch als Folgeerkrankung ***(sekundäre Osteoporose)*** bei Schilddrüsenerkrankungen, einem Diabetes, einer rheumatischen Erkrankung oder der Langzeiteinnahme von Kortison (→ S. 756) entwickeln.

Leitbeschwerden

- Knochenbrüche im höheren Lebensalter ohne passendes Trauma, v. a. von Wirbelkörpern, Oberschenkelhals und Elle
- Schwer lokalisierbare Schmerzen im Bewegungsapparat (v. a. Rücken und Brustkorb)
- Zunehmende Verkrümmung des Oberkörpers ***(Witwenbuckel)***
- Abnahme der Körpergröße um mehr als 3 cm. In ausgeprägten Fällen sitzen die unteren Rippen auf den Beckenkämmen auf.

Die Erkrankung

Mit dem 25. Lebensjahr ist die Wachstumsphase beendet und die maximale Knochenmasse erreicht. Knochen werden aber auch später ständig umgebaut und erneuert. Bis etwa zum 45. Lebensjahr besteht ein Gleichgewicht zwischen der Aktivität knochenaufbauender Zellen **(Osteoblasten)** und knochenabbauender Zellen **(Osteoklasten).** Mit zunehmendem Alter überwiegt jedoch der Knochenabbau. Von den Osteoklasten gebildete Hohlräume werden nicht mehr vollständig aufgefüllt und es kommt zu einem kontinuierlichen Verlust an Knochensubstanz – bei Frauen etwa 1–2 % im Jahr, bei Männern 0,5–1 %. Mit zunehmendem Lebensalter wächst daher die Wahrscheinlichkeit, eine ***senile Osteoporose*** zu entwickeln. Mit der steigenden Lebenserwartung gewinnt die Osteoporose zunehmend an sozioökonomischer Bedeutung. In Westeuropa haben etwa ein Viertel aller 70-Jährigen und etwa die Hälfte der über 80-Jährigen osteoporotisch bedingte Wirbelbrüche und jeder 3. bzw. fast jede 5. 90-Jährige erleidet einen Oberschenkelhalsbruch, der häufig lange Krankenhausaufenthalte und den Verlust der Selbstständigkeit nach sich zieht.

Zusätzlich zu den altersabhängigen Faktoren spielen die weiblichen Geschlechtshormone eine wichtige Rolle für Aufbau und Erhalt des Skeletts. Häufig entwickelt sich daher durch den Hormonmangel nach der Menopause eine ***postmenopausale Osteoporose.*** Allerdings erkranken 70 % der Frauen nicht, d. h. neben dem Hormonmangel spielen noch weitere Faktoren eine Rolle.

Zu den Risikofaktoren, die eine Osteoporose verstärken oder beschleunigen, zählen: Geringe körperliche Aktivität, langfristige Bettruhe, Kalzium- und Vitamin-D-Mangel, phosphat- und proteinreiche Ernährung, Koffein, Rauchen, Alkohol, Osteoporose in der Familie, niedriges Körpergewicht (unter 55 kg), bei Frauen zusätzlich eine frühe Menopause, das Ausbleiben der Monatsblutung für mehr als 6 Monate unabhängig von einer Schwangerschaft sowie die Entfernung der Eierstöcke.

Das macht der Arzt

Diagnosesicherung

Die Diagnose Osteoporose basiert zunächst auf dem klinischen Untersuchungsbefund und auf einer Befragung des Patienten nach Faktoren wie vorangegangenen Knochenbrüchen, familiärer Belastung, Ernährung, Bewegung und der Einnahme bestimmter Medikamente (z. B. Kortison). Laboruntersuchungen dienen dem Ausschluss sekundärer Formen (Kalzium- und Phosphatspiegel, AP → S. 1308; Kalzium und Phosphat im 24-Stunden-Sammelurin, Blutbild und Entzündungszeichen). Im Röntgenbild zeigen sich ab einem Verlust von mehr als 30 % der Knochendichte osteoporotische Veränderungen.

Der Übergang zwischen natürlichem Knochenabbau und Osteoporose ist fließend – zur Beurteilung misst der Arzt die Knochendichte **(Knochendichtemessung,** ***Osteodensitometrie*****)**. Die am häufigsten verwendete Methode hierfür ist die **Doppel-Energie-Röntgenabsorptiometrie** ***(DEXA, DXA)***, bei der an der Lendenwirbelsäule und an der Hüfte mit geringer Röntgenstrahlung gemessen wird. Das Ergebnis wird als ***T-Wert (T-Score)*** angegeben. Er ist ein Maß für die Abweichung der gemessenen Knochendichte vom Normalwert junger Männer bzw. Frauen, der **durchschnittlichen maximalen Knochendichte** ***(peak bone mass, PBM)***. Eine Abweichung ins Negative bedeutet eine geringere Knochendichte. Im Einzelnen wurde festgelegt:

- T-Werte zwischen -1 und -2,4: leicht erhöhtes Knochenbruchrisiko *(präklinische Osteoporose)*
- T-Werte unter -2,5 (entspricht einem Knochenverlust von ~30 %): stark erhöhtes Knochenbruchrisiko, besonders an den Wirbeln (Osteoporose).

Therapie

Osteoporose wird (oft bereits im präklinischen Stadium) medikamentös behandelt. Bei akuten und chronischen Rückenschmerzen werden bedarfsorientiert NSAR-Schmerzmittel (→ S. 996, z. B. Diclofenac) verordnet. Langfristiges Ziel der medikamentösen Therapie ist die Mineralisation der Knochen, ein verminderter Knochenabbau und ein vermehrter Knochenaufbau:

- **Bisphosphonate** gelten heute als die wirksamste Behandlungsmöglichkeit bei bestehender Osteoporose, sie hemmen die Aktivität knochenabbauender Zellen. Sie werden täglich oder einmal wöchentlich nüchtern eine halbe Stunde vor dem Frühstück eingenommen, da sie so besser aufgenommen werden (z. B. Alendronat in Fosamax®).
- Kalzium: Bei den meisten Patienten ist eine Richtdosis von 1 000 mg täglich in Form einer Kalzium-Brausetablette (z. B. Calcium Sandoz fortissimum®) zu empfehlen.
- Vitamin D3: Der Einbau des Kalziums in das Knochengewebe erfolgt mit Hilfe von Vitamin D, empfohlen werden 500–1000 I.E. täglich, z. B. Vigantoletten®.
- **Kalzitonin** ist als körpereigenes Hormon am Kalziumstoffwechsel beteiligt, hemmt die Aktivität knochenabbauender Zellen und lindert Knochenschmerzen. Als Medikament wird es deshalb vor allem bei akut schmerzhaften Wirbelbrüchen eingesetzt.
- Bei der postmenopausalen Osteoporose vermag eine Hormonersatzbehandlung den Knochensubstanzverlust aufzuhalten und das Risiko von Brüchen zu mindern. Bei einer Langzeithormonersatzbehandlung gilt es aber, das Nutzen-Risiko-Verhältnis abzuschätzen – so steigt z. B. die Anfälligkeit für Brustkrebs oder Herz-Kreislauf-Erkrankungen. Eine Alternative zur konventionellen Hormonersatztherapie bieten **selektive Östrogenrezeptormodulatoren** ***(SERMs***, z. B. Raloxifen). Sie beeinflussen ähnlich wie die Östrogene den Knochenstoffwechsel, haben aber keinen Einfluss auf z. B. die Brust.

Die Bewegungstherapie ist bei Osteoporose besonders wichtig: Intensive Bewegung und Sport regen den Knochenstoffwechsel an. Besonders wirkungsvoll sind ein dosiertes und gezieltes Krafttraining und kraftbetonte Gymnastik. Kostengünstig und effektiv ist die Teilnahme an einer Osteoporose-Gruppe unter Aufsicht eines geschulten Sporttherapeuten oder Physiotherapeuten. Um die Muskelfunktion zu verbessern und den Stoffwechsel anzuregen, ist eine wöchentliche Teilnahme (besser zweimal pro Woche) notwendig. Zusätzlich müssen die erlernten Übungen selbstständig zu Hause durchgeführt werden.

Vorsorge

Die bereits im jüngeren Erwachsenenalter beginnende Osteoporoseprophylaxe hat größte individuelle, aber auch gesamtgesellschaftliche Bedeutung. Echte Anstrengungen in Bezug auf die Vorbeugung sind deshalb angesagt. Dazu gehört der Aufbau maximaler Knochenmasse im jungen Erwachsenenalter und die Verlangsamung des physiologischen Knochenabbaus nach der Menopause und im Alter.

Bewegung. Es ist nie zu spät, mit Sport anzufangen! Nur durch intensive mechanische Belastung wird der Knochenaufbau angeregt. Es gibt Untersuchungen, die zeigen, dass viel Bewegung in jugendlichen Jahren dazu beiträgt, eine höhere maximale Knochenmasse zu erreichen. Aber auch

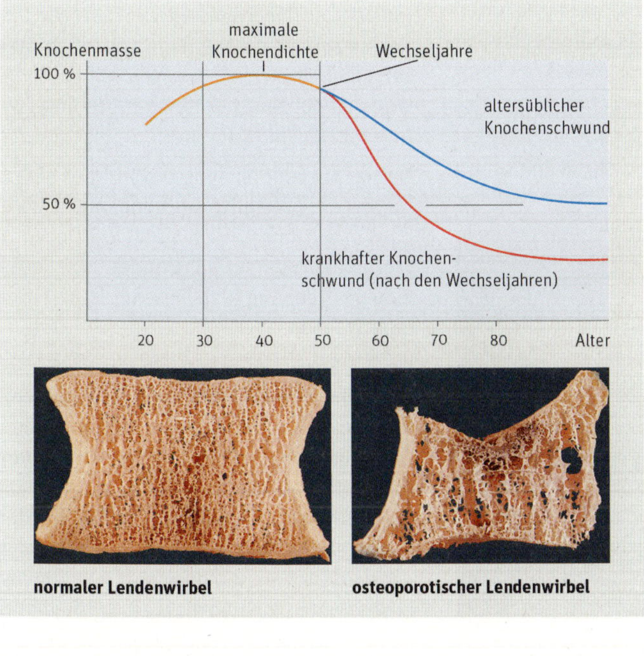

Grundphänomen der ***Osteoporose*** *ist der krankhafte Abbau von Knochenmasse im Alter. Aus der Grafik wird aber auch klar, dass es außerhalb dieses krankhaften Knochenabbaus auch einen physiologischen, also sozusagen normalen, Knochenabbau gibt: So hat jeder Hochbetagte über 80 Jahre die Hälfte seiner Knochenmasse gegenüber der jungen Erwachsenenperiode verloren.*
Besonders vom krankhaften Knochenabbau sind Menschen betroffen, die schon als 30-Jährige durch mangelhafte Ernährung und Bewegungsarmut wenig Knochenmasse gebildet haben – sie haben im Alter einen besonders starken Knochenabbau zu erwarten.
Das größte Problem ist in den beiden unteren Bildern dargestellt: durch die Osteoporose ist vor allem die Wirbelsäule bedroht: besonders die horizontal verlaufenden Knochenbälkchen verschwinden, es kommt zum Einbruch der Wirbeldeckplatte und der gesamte Wirbel wird zusammengedrückt. [GTV 2621]

im fortgeschrittenen Alter sorgt sportliche Betätigung nicht nur für eine verbesserte Kondition, sondern senkt das Sturzrisiko und vermindert bei gleichzeitiger ausreichender Kalzium- und Vitamin-D-Versorgung den Knochensubstanzverlust.

Ernährung. Achten Sie auf eine kalziumreiche Ernährung (~ 1500 mg täglich) mit viel Joghurt, Milch, Käse, Gemüse, Nüssen und Mineralwasser. Meiden Sie Alkohol, Coca-Cola, Wurst, Schweinefleisch, Spinat und Rhabarber. Am Knochenstoffwechsel sind neben Vitamin D und Kalzium auch Vitamin C und E, Zink, Silizium, Mangan und andere Nährstoffe beteiligt.

Osteoporosegefahr durch Medikamente. Besteht eine chronisch-entzündliche Erkrankung oder eine längerfristige Medikamenteneinnahme von z. B. Kortison oder Heparin, werden vorbeugend begleitend Vitamin D, Kalzium und Bisphosphonate verordnet.

Früherkennung. Ultraschalluntersuchungen des Fersenbeins und der Fingerknochen sowie die Knochendichtebestimmung an Handgelenk und Fingern werden zunehmend zur Früherkennung angewendet.

Stürze vermeiden. Falls Sie bereits Osteoporose haben, machen Sie ihre Umgebung sturzsicher. Achten Sie in der Wohnung auf 100 % rutschfeste Böden und eine ausreichende Beleuchtung, beseitigen Sie herumliegende lose Kabel und Stolperkanten. Um bei einer ausgeprägten Osteoporose Oberschenkelhalsbrüchen vorzubeugen, gibt es Spezialhosen mit **Hüftprotektoren.**

Komplementärmedizin

Magnettherapie. Pulsierende Magnetfelder (→ S. 999 bei Rheumatoider Arthritis) regen nachweislich den Knochenstoffwechsel an und stimulieren das Knochenwachstum, daher wird das Verfahren bei der Osteoporose positiv bewertet.

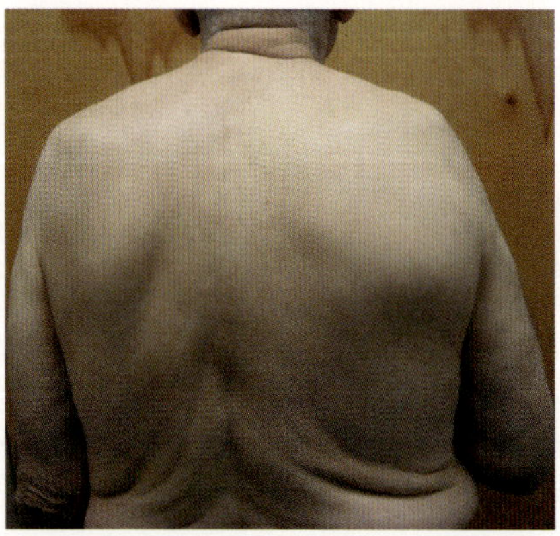

Die Knochenabbauprozesse im Rahmen der Osteoporose betreffen besonders stark die Wirbel. Dadurch kommt es zu einem messbaren, in besonders drastischen Fällen wie hier sogar von außen unverkennbaren Zusammensinken der Wirbelsäule. Die Verkürzung der Wirbelsäule kann verstärkt werden durch osteoporotisch bedingte Wirbelbrüche, die der Betroffene oft gar nicht bemerkt. Im vorliegenden Fall zeigte das Röntgenbild, dass drei Wirbel gebrochen waren. [BNT 2622]

Homöopathie (→ S. 1251). Häufig eingesetzte homöopathische Mittel sind z. B. Calcium carbonicum, Phosphorus, Pulsatilla, Sepia und Sulfur. Außerdem stehen verschiedene Komplexmittel (z. B. Calcium-Gastreu® NR 34) zur Verfügung. Wissenschaftliche Wirknachweise der homöopathischen Arzneimittel gibt es aber (derzeit) nicht.

Orthomolekularmedizin (→ S. 238). Ob, abgesehen von Vitamin D3 (→ rechts), hochdosierte Mineralstoffe, andere Vitamine und/oder Spurenelemente das Osteoporoserisiko verringern bzw. eine bereits bestehende Osteoporose günstig beeinflussen, ist umstritten. Derzeit lautet die allgemeine Empfehlung, nur dann eine Substitution durchzuführen, wenn ein Nährstoffmangel nachgewiesen wurde.

i Aktuell: www.gesundheit-heute.de/26x11

- **www.svgo.ch/broschuere/index.htm** – Empfehlungen zu Prävention, Diagnostik und Therapie der Osteoporose. Herausgegeben von der Schweizerischen Vereinigung gegen die Osteoporose (SVGO, auch unter Beteiligung von Pharmafirmen).
- **www.dgk.de** – Suchbegriff Osteoporose – Unabhängige und fundierte Informationen vom Deutschen Grünen Kreuz e. V., Marburg.
- **www.osteoporose-deutschland.de** – Bundesverband für Osteoporose e. V., Düsseldorf: Dachverband der Selbsthilfegruppen.

Osteomalazie

Häufigkeit: ■■■■□

Osteomalazie ***(Knochenerweichung):*** Systemische Knochenerkrankung infolge einer Mineralisationsstörung, durch die der Knochen seine Stabilität verliert und sich verformt. Meistens geht die Erkrankung auf einen Vitamin D-Mangel, seltener auf eine Störung des Phosphatstoffwechsels, zurück.

Die durch Vitamin-D-Mangel bedingte Knochenerweichung im Kindesalter ***Rachitis*** hat besonders schwere Folgen. Die Rachitis führt zu Fehlbildungen, Verformungen der Wirbelsäule und Beinknochen, geringer Muskelkraft und unzureichender Zahnbildung. Sie ist dank der routinemäßigen Vitamin-D-Prophylaxe im 1. Lebensjahr selten geworden.

Beim Erwachsenen äußert sich eine Osteomalazie vergleichsweise uncharakteristisch durch undefinierbare Knochenschmerzen, Muskelschwäche sowie Knochenerweichungen und -verformungen, besonders im Brustbereich, Hüftbereich und Kniegelenk. Sie tritt in Deutschland vor allem bei älteren Menschen auf (etwa die Hälfte der Senioren hat einen latenten Vitamin-D-Mangel) als Folge von chronischen Nierenfunktionsstörungen, chronisch-entzündlichen Darmerkrankungen (wie z. B. Colitis ulcerosa), bei Leberzirrhose oder der Einnahme bestimmter Medikamente wie z. B. Antiepileptika.

Abzugrenzen ist die **renale Osteopathie,** bei der chronisches Nierenversagen zu einem Kalziummangel im Blut und zu einer verminderten Produktion von aktivem Vitamin D führt. Um den Kalziummangel auszugleichen, schütten die Nebenschilddrüsen vermehrt Parathormon aus, was zu einem sekundären Hyperparathyreoidismus führt (→ S. 754).

Leitbeschwerden

- Unspezifische Knochenschmerzen im Brustbereich und Rücken
- Muskelschwäche
- Zunehmende Verkrümmung des Oberkörpers.

Die Erkrankung

Für den Knochenstoffwechsel spielt ***Vitamin D (Kalziferol)*** eine Schlüsselrolle. Es fördert die Kalziumaufnahme aus Darm und Niere und sorgt für dessen Einlagerung in den Knochen, wodurch der Knochen seine Härte und Festigkeit bekommt.

Der Körper kann Vitamin D prinzipiell selbst herstellen. Mit Hilfe von Sonnenlicht wird dazu in der Haut aus der Vorstufe 7-Dehydrocholesterol Vitamin D3 gebildet und dieses dann in Leber und Niere in seine aktive Form umgewandelt.

Ob die Bereitstellung durch die Haut aber ausreicht, hängt von der Sonneneinstrahlung und der Hautfarbe ab. So wird bei weißen Einwohnern in Australien der tägliche Bedarf schon gedeckt, wenn nur ein Achtel der Körperoberfläche 10 Minuten pro Tag an der Sonne ist. In nördlichen Breitengraden dagegen wird auch bei stundenlanger Bestrahlung in den Wintermonaten nicht genug Vitamin D in der Haut erzeugt, und die Menschen sind auf die Zufuhr von Vitamin D durch die Nahrung angewiesen.

Auch wenn wir normalerweise 80 % des Bedarfs an Vitamin D über die Haut decken können, ist die ausreichende Selbstversorgung in nördlichen Breitegraden nicht garantiert, da die Sonneneinstrahlung abhängig von den Jahreszeiten mitunter zu gering ist, der Aufenthalt im Freien in den Wintermonaten und besonders im Alter zu kurz ist, oder enge Straßen oder die Dunstglocken der Großstädte die Sonnenstrahlung gar nicht erst durchlassen. Das benötigte Vitamin D muss dann über die Nahrung aufgenommen werden (Näheres dazu → Tab. S. 236).

Daher werden in Deutschland, anders als in südlichen Ländern, eine Vitamin-D-reiche Nahrung und eventuell zusätzliche Ergänzungen empfohlen.

Das macht der Arzt

Die Diagnostik bei Verdacht auf eine Osteomalazie beginnt immer mit einer Blutuntersuchung. Dabei zeigt sich, dass bei der Erkrankung die **alkalische Phosphatase,** ein am Knochenaufbau beteiligtes Enzym, erhöht und der Vitamin-D3- und Phosphat-Blutspiegel erniedrigt sind. In 50 % der Fälle ist auch das Kalzium im Blut erniedrigt. Im Röntgenbild zeigen sich frühzeitig typische Veränderungen. Um die Diagnose zu sichern, entnimmt der Arzt manchmal eine Probe aus dem Knochengewebe (Biopsie → S. 1270).

Die Osteomalazie wird durch Gabe von Vitamin D3 (z. B. Vigantol®, eventuell hochdosiert) bis zum Erreichen der normalen Blutwerte für Kalzium und alkalische Phosphatase behandelt. Während der Therapie muss auf eine kalziumreiche Ernährung und regelmäßige Spaziergänge im Sonnen- oder auch nur im Tageslicht geachtet werden.

Vorsorge

Vitamin-D-Mengen werden in Mikrogramm (µg) oder in Internationalen Einheiten (I.E.) angegeben: 1 µg D3 = 40 I.E. Für unsere Breitengrade empfiehlt die Deutsche Gesellschaft für Ernährung eine tägliche Zufuhr von 5 µg Vitamin D (entsprechend 200 I.E.) für alle Altersgruppen ab dem 1. Lebensjahr bzw. 10 µg für Säuglinge in den ersten 12 Monaten sowie ältere Menschen ab 65 Jahren. Ältere Menschen sollen deswegen mehr Vitamin D einnehmen, weil die körpereigene Bildung dieses Vitamins im Alter abnimmt. Aber auch Vegetarier und besonders Veganer, die mit der Nahrung 20–50 % weniger Vitamin D aufnehmen sowie dunkelhäutige Menschen, deren Hautfarbe bei hoher Sonneneinstrahlung ein natürlicher Schutz vor zu hoher Eigensynthese an Vitamin D ist, müssen entsprechend mehr Vitamin D über die Nahrung zuführen (→ Tab. S. 236).

Buchteil IV – Erkrankungen und ihre Therapie

27

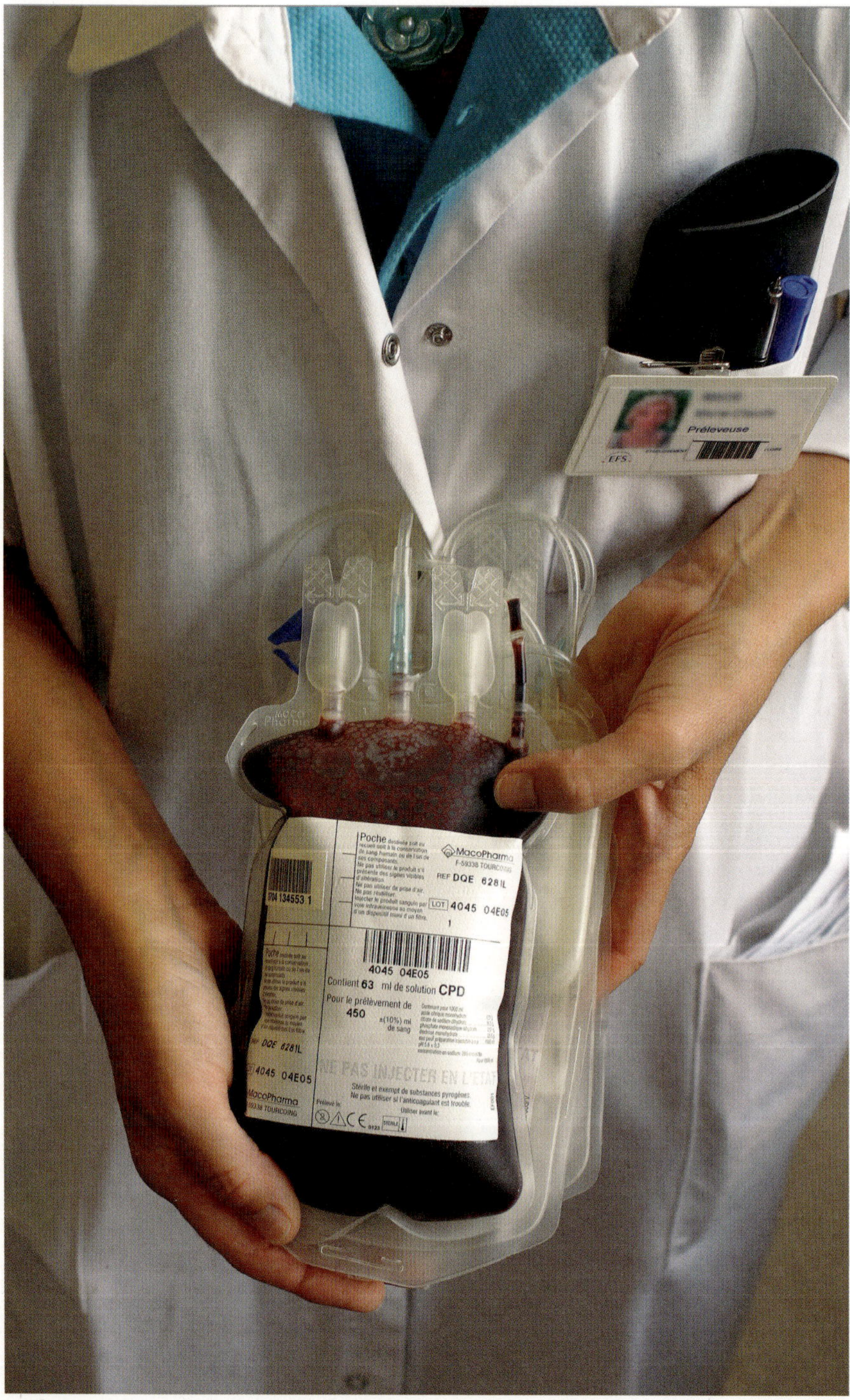

Blut ist unser „Lebenssaft" – ihm kommt seit der Antike besondere Bedeutung zu. Neueren Datums sind die Erkenntnisse über das körpereigene System zur Krankheitsabwehr mit seinen hoch spezialisierten Zellen und Botenstoffen. Entsprechend den zahlreichen Aufgaben von Blut und Immunsystem und ihren Wechselbeziehungen zu allen Organen des Körpers können die verschiedensten Beschwerden auf Infektionen sowie gut- oder bösartige Erkrankungen von Blut oder Immunsystem hinweisen – hier ist dann der Arzt gefordert, die richtige Diagnose zu stellen. Zur Therapie hält die heutige Medizin weit mehr bereit als nur Antibiotika und Zytostatika – in kaum einem medizinischen Gebiet hat die Molekularmedizin so breiten Einzug in die Krankenhäuser gefunden wie etwa bei den Leukämien. [MAU 2701]

Blut, Immunsystem, Krebs und Infektionen

Hier finden Sie

Einführung 1021
Die medizinischen Fachgebiete 1021
Das Blut 1021
Das Immunsystem.................. 1022
Krebserkrankungen im Überblick 1023
Einführung....................... 1023
Leitbeschwerden bösartiger Erkrankungen 1025
Tumordiagnostik.............. 1025
Behandlungsverfahren bei Krebs 1025
Besonders belastende Beschwerden bei Krebs 1032
Erkrankungen des Bluts 1034
Diagnoseverfahren bei Bluterkrankungen 1034
Blutarmut........................ 1034
Polyglobulie und Polyzythämie...... 1037
Hämochromatose 1037
Porphyrie........................ 1037
Blutgerinnung 1038
Blutungsneigung und Blutgerinnungsstörungen........................ 1038
Leukämien 1040
Maligne Lymphome............... 1043
Erkrankungen des Immunsystems 1044
Allergien......................... 1044
MCS-Syndrom 1048
Chronisches Erschöpfungssyndrom .. 1048
Autoimmunerkrankungen 1049
Infektionskrankheiten 1050
Einführung....................... 1050
Diagnostik bei Infektionen.......... 1050
Behandlungsverfahren bei Infektionen 1051
Blutvergiftung 1053
Reaktive Lymphadenitis 1054
HIV-Infektion und AIDS 1054
Malaria.......................... 1056
Milzerkrankungen 1056
Splenomegalie.................... 1056
Hypersplenismus.................. 1057
Milzriss.......................... 1057

Einführung

Die medizinischen Fachgebiete

Die Lehre von den Erkrankungen des Bluts ist die **Hämatologie.** Hierzu gehören Erkrankungen der Blutkörperchen ebenso wie Störungen der Blutgerinnung. **Onkologie** bezeichnet die Lehre von den Tumoren, von ihrer Entstehung bis zu ihrer Behandlung.

Im medizinischen Alltag ist die Sache komplizierter: Diagnostik und Erstbehandlung bösartiger Organtumoren liegen in der Hand des jeweiligen Facharztes, z. B. des Gynäkologen beim Brustkrebs. Der **Hämato-Onkologe,** ein Facharzt für Innere Medizin mit Spezialisierung in Hämatologie und Onkologie, ist zuständig für alle Bluterkrankungen sowie die internistische Behandlung von Krebs (z. B. Behandlung mit Zytostatika → S. 1026) und die Knochenmarktransplantation (→ S. 1042).

Immunologie ist die Lehre vom Immunsystem (Abwehrsystem), einen Facharzt für Immunologie gibt es aber nicht. Erkrankungen des Immunsystems werden meist vom Internisten behandelt.

Fachärzte mit besonderen Kenntnissen auf dem Gebiet der Allergien nennen sich **Allergologen.** Mit allergisch bedingten Hauterkrankungen ist man also beim Facharzt für Dermatologie mit Zusatzbezeichnung „Allergologie“ gut aufgehoben, mit allergischem Asthma besser bei einem entsprechend weitergebildeten Internisten.

Das Blut

Blut ist tatsächlich ein ganz besonderer Saft. Die rote Flüssigkeit entpuppt sich bei genauerer Betrachtung als ein Gemisch Hunderter Substanzen mit mannigfaltigen Aufgaben.

Die normale *Blutmenge* beträgt beim Erwachsenen knapp 1/13 des Körpergewichts, also 5–7 Liter. Davon sind etwa 55 % flüssiges Blutplasma und 45 % feste Blutkörperchen.

■ Blutplasma

Das flüssige, gelbliche **Blutplasma** besteht zu 90 % aus Wasser. Darin sind rund 100 verschiedene Eiweiße gelöst:

- Haupteiweiß ist das **Albumin.** Es ist das mengenmäßig wichtigste Transporteiweiß und hält zudem das Wasser in den Blutgefäßen fest (Näheres → S. 1306).
- An zweiter Stelle stehen die **Globuline** (→ S. 1315): *Alpha-* und *Betaglobuline* haben vor allem Transportfunktion, *Gammaglobuline* hingegen sind **Antikörper,** im Blut und in den Geweben zirkulierende lösliche Abwehrstoffe, die Krankheitserreger erkennen und unschädlich machen können. Weil die Gammaglobuline eine zentrale Aufgabe im Rahmen der Immunabwehr erfüllen, werden sie auch *Immunglobuline* genannt. Zu ihrer Bestimmung im Labor und zur Differenzialdiagnostik findet sich Näheres → S. 1322.
- Mengenmäßig gering, aber für die Blutgerinnung unverzichtbar, ist **Fibrinogen** *(Faktor I,* Details zur Blutgerinnung → S. 1038). Blutplasma ohne Fibrinogen heißt **Blutserum.**

Außerdem enthält das Blutplasma noch Blutzucker (genauer Glukose), Fette sowie weitere Nährstoffe, Salze, Vitamine, Hormone und Stoffwechselprodukte.

■ Blutkörperchen

Die festen Bestandteile des Bluts werden als **Blutkörperchen** oder *Blutzellen* bezeichnet.

- Die scheibchenförmigen **roten Blutkörperchen** *(Erythrozyten)* transportieren mit Hilfe ihres **roten Blutfarbstoffs** *(Hämoglobin)* den lebensnotwendigen Sauerstoff von der Lunge in den ganzen Körper.

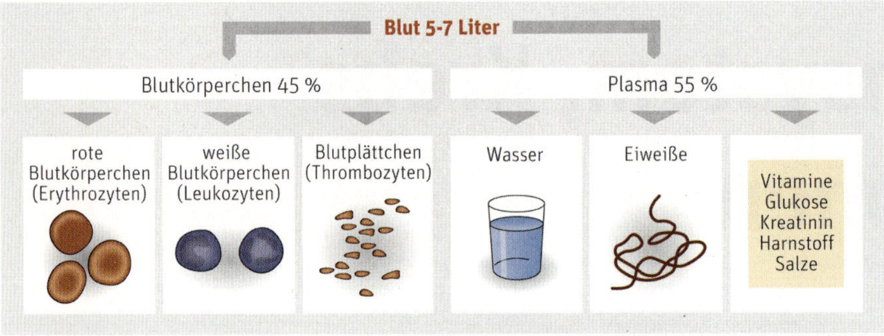

Die verschiedenen ***Bestandteile des Bluts,*** *also die* ***Blutkörperchen,*** *bestehend aus* ***roten Blutkörperchen, weißen Blutkörperchen*** *und* ***Blutplättchen,*** *sowie das* ***Blutplasma,*** *bestehend aus Wasser,* ***Bluteiweißen*** *und weiteren Substanzen wie Vitaminen, Blutzucker (Glukose), Kreatinin, Harnstoff und Elektrolyten (gelösten Salzen).* [ASM 2702]

- Die **weißen Blutkörperchen** ***(Leukozyten)*** nehmen Schlüsselfunktionen in der Abwehr von Krankheitserregern wahr. Sie werden in ***Monozyten, Lymphozyten*** und verschiedene ***Granulozyten*** unterteilt (Näheres → Tab. S. 1314).
- Die **Blutplättchen,** auch *Thrombozyten* genannt, sind ein wichtiger Bestandteil der Blutgerinnung (→ S. 1038). Eine überschießende Verklumpung von Blutplättchen kann zu einer Thrombose führen (→ S. 736).

Alle Blutkörperchen werden im Knochenmark gebildet. Dort befinden sich **Blutstammzellen *(hämatopoetische Stammzellen),*** die sich zeitlebens teilen und sich zu den verschiedenen Blutkörperchen weiterentwickeln. Diese Entwicklung der Blutkörperchen wird durch verschiedene **Wachstumsfaktoren der Blutbildung** angeregt, die zum Teil auch industriell hergestellt werden können.

Eingesetzt werden derzeit vor allem **Erythropoetin** (z.B. ERYPO®) bei bestimmten Formen der Blutarmut (→ S. 1034) und **G-CSF *(Granulozyten-Kolonie-stimulierender-Faktor,*** z.B. Neupogen®, Granocyte®) bei Granulozytenmangel (Agranulozytose → S. 1041).

Erythropoetin wird normalerweise in der Niere gebildet und regt im Knochenmark die Produktion der roten Blutkörperchen an. Sauerstoffmangel ist ein wichtiger Reiz, vermehrt Erythropoetin zu bilden. Bei einer eingeschränkten Nierenfunktion nimmt die Erythropoetinbildung ab, sodass sich eine Blutarmut entwickelt ***(renale Anämie*** → auch S. 1035). Bei chronisch Nierenkranken kann durch subkutane oder intravenöse Gabe von künstlich hergestelltem Erythropoetin einer Blutarmut vorgebeugt werden, dadurch können häufige Bluttransfusionen vermieden werden.

G-CSF. Bei einem ausgeprägten krankheits- oder chemotherapiebedingten Mangel an Leukozyten ist die Gefahr lebensbedrohlicher Infektionen groß. G-CSF (subkutan gegeben) verkürzt die Zeit, bis das Knochenmark wieder selbst ausreichend Granulozyten herstellen kann. Auf die Bildung von roten Blutkörperchen hat es keinen Einfluss.

Nachdem sie ausgereift sind, werden die Blutkörperchen aus dem Knochenmark in den Blutstrom geschwemmt, mit dem sie durch den Körper kreisen. Alle Blutkörperchen haben nur eine begrenzte Lebensdauer, die der roten Blutkörperchen beispielsweise liegt bei ungefähr 120 Tagen. Danach sind sie „verschlissen" (können sich nicht mehr durch die kleinsten Gefäße hindurchzwängen) und bleiben in der Milz stecken, wo sie dann abgebaut werden.

Die Blutgruppen

Schon vor mehreren hundert Jahren versuchten Mediziner, Menschen durch Übertragung von Blut zu retten. Doch immer wieder kam es zu heftigen und oft tödlichen Krankheitserscheinungen durch das fremde Blut, die jede Übertragung zu einer Art „Roulette" werden ließen. Die roten Blutkörperchen verschiedener Menschen sind nämlich nicht 100%ig gleich, sondern unterscheiden sich durch Zucker- und Eiweißstrukturen auf ihrer Oberfläche, die antigen wirksam sind (also Abwehrprozesse in Gang setzen können) und als **Blutgruppensysteme** bezeichnet werden. Am bedeutsamsten sind das **ABO-System** und das Rhesussystem:

ABO-System. Bei den **ABO-Blutgruppen** (oft nur kurz als *Blutgruppen* bezeichnet) werden die ***Antigene A*** und ***B*** unterschieden. Ob ein Mensch A, B, beide oder keines davon besitzt, wird vererbt und bleibt zeitlebens gleich. Zusätzlich finden sich Antikörper (Abwehrstoffe) gegen die (und nur die) Antigene A und B im Plasma, die der Betreffende *nicht* besitzt. Trägt ein Mensch also das Antigen A auf seinen Blutkörperchen, so hat er ***Blutgruppe A.*** In seinem Plasma finden sich entsprechend ***Antikörper gegen Antigen B,*** kurz ***Anti-B.*** Erhält der Betroffene bei einer Transfusion Blut der Blutgruppe A, so gibt es keine Probleme. Erhält er aber Blut der Blutgruppe B, greifen seine Anti-B die transfundierten Blutkörperchen an und führen zu den oben erwähnten Unverträglichkeitsreaktionen.

In Mitteleuropa sind die Blutgruppen A und 0 mit jeweils 40 % oder mehr am häufigsten.

Rhesussystem. Am zweitwichtigsten ist das **Rhesussystem** mit dem ***(Haupt-)Antigen D.*** Wer es besitzt, und das sind etwa 85 % der Mitteleuropäer, ist ***Rh-positiv,*** wer es nicht hat, wird als ***Rh-negativ*** bezeichnet. Im Gegensatz zum ABO-System bilden rhesus-negative Menschen das ***Anti-D (Antikörper gegen Antigen D)*** aber erst nach Kontakt mit rhesus-positivem Blut. Wichtig für rhesus-negative Frauen: Bei jeder Fehlgeburt oder Geburt können kleine Blutmengen des Kindes in den Blutkreislauf der Frau übertreten. Eine Schwangerschaft mit einem rhesus-positiven Kind „zählt" also wie eine „falsche" Blutübertragung! Deshalb wird bei jeder Schwangerschaft die Blutgruppe der Mutter bestimmt und gegebenenfalls eine Rhesus-Prophylaxe durchgeführt. Dabei werden Anti-D gespritzt, welche die kindlichen Blutkörperchen abfangen und die Antikörperbildung bei der Mutter verhindern.

Das Immunsystem

Ständig laufen unbemerkt in unserem Körper Abwehrvorgänge ab: Im Hals werden z.B. Viren daran gehindert, die Schleimhaut zu durchdringen, am Finger sind durch eine kleine Schnittwunde Bakterien ins Gewebe gelangt und müssen abgetötet werden, in der Brust sind bösartige Zellen entstanden, die vernichtet werden müssen. Dies alles und noch zahlreiche andere Leistungen wie z.B. den Abbau alter Blutkörperchen in der Milz vollbringt unser **Immunsystem** oder ***Abwehrsystem.*** Alle Strukturen, die Abwehrreaktionen hervorrufen, werden **Antigene** genannt. Dem Immunsystem stehen folgende Zellen und Substanzen zur Verfügung:

- Monozyten und Granulozyten (→ Tab. S. 1314) können als **Fresszellen** Krankheitserreger *auffressen und verdauen* **(phagozytieren)** und dadurch unschädlich machen; eine weitere, kleine Untergruppe der Lymphozyten, die **natürlichen Killerzellen,** vernichtet virusinfizierte Zellen und Tumorzellen. Dieser Teil des Immunsystems arbeitet recht schnell (und von Geburt an), aber eher *ungerichtet.* Deshalb spricht man auch von der **unspezifischen [Immun-]Abwehr.**

- Die meisten *Lymphozyten* (Untergruppe der weißen Blutkörperchen, Näheres → Tab. S. 1314) erkennen ganz bestimmte (mutmaßlich gefährliche), fremde oder körpereigene Strukturen und vernichten diese zusammen mit der „daranhängenden" Zelle bzw. dem Krankheitserreger. Die Gesamtheit dieser *zielgerichteten* Abwehrreaktionen wird **spezifische [Immun-]Abwehr** genannt. Nachteilig ist jedoch, dass diese präzise Arbeitsweise Zeit braucht, um in Gang zu kommen. **T-Lymphozyten** greifen insbesondere virusinfizierte oder bösartige Zellen an. **B-Lymphozyten** produzieren lösliche Abwehrstoffe, die *Antikörper* oder *Immunglobuline* (→ S. 1021). Haben die Lymphozyten einmal einen Feind erkannt, erinnern sie sich lang an ihn. Dieses **immunologische Gedächtnis** ist die Grundlage dafür, dass wir z. B. Windpocken nur einmal im Leben und nicht alle Jahre wieder bekommen. Auch Impfungen wären ohne immunologisches Gedächtnis nicht möglich.
- Damit das Ganze koordiniert abläuft, stehen die verschiedenen Abwehrzellen in komplizierten Wechselbeziehungen zueinander, sie können sich z. B. gegenseitig hemmen oder aktivieren. Diese Beeinflussung erfolgt teils direkt, teils durch von den Abwehrzellen abgegebene Botenstoffe. Die bekanntesten **Botenstoffe des Immunsystems,** die auch für Behandlungen genutzt werden, sind **Interleukine** und **Interferone** *(IFN)* wie beispielsweise das *Alpha-Interferon (IFN-alpha).*

(!) Mit zunehmendem Lebensalter lässt die Abwehr nach. Dies gilt als eine Mitursache sowohl für die Zunahme von Krebs- und Autoimmunerkrankungen im Alter als auch dafür, dass Infektionskrankheiten bei älteren Menschen gehäuft auftreten und sich anders äußern.

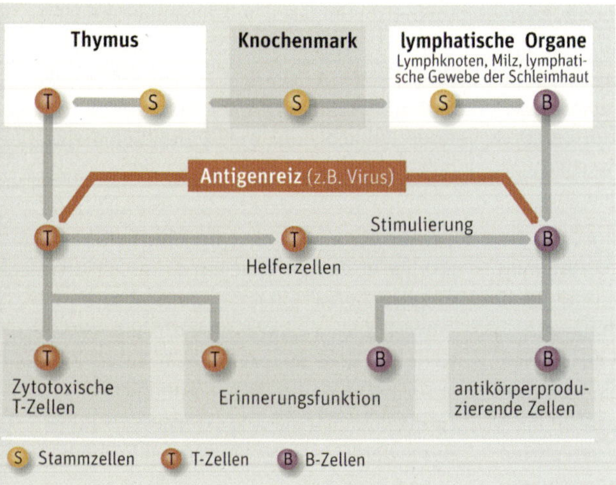

Organe, Zellen und Funktionsweise des ***spezifischen Immunsystems*** *in der (vereinfachten) Schemazeichnung. Eine Schlüsselposition nimmt bis zur Pubertät der* **Thymus** *(Thymusdrüse) ein. Er liegt hinter dem oberen Teil des Brustbeins im Brustkorb, in ihm reifen die T-Lymphozyten zu funktionsfähigen Abwehrzellen. Mit Beginn des Erwachsenenalters bildet sich der Thymus zurück, und Knochenmark und Lymphknoten übernehmen seine Funktion.* [ASM 2703]

Krebserkrankungen im Überblick

Einführung

In Deutschland erkranken jährlich ungefähr 400 000 Menschen an Krebs, die Hälfte davon stirbt an den Folgen der Erkrankung. Krebs tritt in jedem Lebensalter auf, mit zunehmendem Alter steigt jedoch das Risiko: Erkranken von den unter 45-Jährigen pro Jahr ungefähr 70 von 100 000 an Krebs, sind es bei den über 75-Jährigen über 200.

Diese Zahlen mögen den Eindruck erwecken, Krebs sei heute häufiger als früher. Aber: Betrachtet man die Angaben für jede Altersgruppe gesondert, so ist *kein* Anstieg der Krebserkrankungen zu erkennen, die altersstandardisierte Krebssterblichkeit ist sogar rückläufig. Durch die Alterung der Gesellschaft trifft aber immer mehr Menschen ein bösartiger Tumor.

Erfreulicherweise führen bessere Früherkennungs- und Therapiemethoden dazu, dass Krebs kein unbedingtes Todesurteil ist, sondern zu einer behandelbaren Erkrankung wird: Kam beispielsweise die Diagnose „Leukämie" bei Kindern vor rund 50 Jahren noch einem Todesurteil gleich, überleben heute rund 80 % der Betroffenen. Diese erfreuliche Grundtendenz trifft allerdings lange nicht auf alle Krebsarten zu. Die Medizin muss den Sieg über jede Krebsart einzeln erringen – und viele wie etwa der Lungenkrebs (→ S. 608) erscheinen noch völlig unbesiegt. Denn: Es gibt nicht *den* Krebs, sondern *zahlreiche verschiedene* Krebsarten.

(!) Obwohl die Aussichten bei einer Krebserkrankung oft nicht schlechter sind als bei mancher chronischen Herz- oder Lebererkrankung, haben die meisten Menschen weniger Angst vor einem Herzinfarkt als vor der Diagnose „Krebs", die sie viel unmittelbarer mit Schmerzen, Hilflosigkeit und Tod in Verbindung bringen.

Gut- und bösartige Tumoren

Tumoren *(Geschwülste, entartete Gewebe)* entstehen, wenn sich körpereigenes Gewebe überschießend und ungehemmt vermehrt. Je nach Wachstumsverhalten werden unterschieden:

- **Gutartige Tumoren** *(benigne Tumoren).* Sie wachsen in der Regel langsam und *verdrängen* dabei das umliegende Gewebe, wandern aber nicht in das Gewebe ein *(nicht-invasives Wachstum).* Gutartige Tumoren bedrohen das Leben des Patienten nur, wenn sie an kritischen Stellen wachsen (z. B. im Gehirn).
- **Präkanzerosen.** Dies sind Krankheiten oder Gewebeveränderungen, die mit einem erhöhten Risiko für eine bösartige Entartung einhergehen, z. B. papillöse Wucherungen der Harnblasenschleimhaut (papillärer Blasentumor → S. 799).
- **Bösartige Tumoren** *(maligne Tumoren).* Sie bestehen aus bösartigen Zellen (→ S. 1024), wachsen oft schnell, dringen in benachbarte Gewebe ein *(invasives, infiltrierendes Wachstum)* und bilden **Metastasen** *(Tochtergeschwülste).* Unbehandelt verlaufen sie in der Regel tödlich. Nur bösartige Tumoren werden als **Krebs** bezeichnet.
- **Semimaligne Tumoren** („halb bösartige" Tumoren). Diese wachsen wie die bösartigen Tumoren an ihrem Entstehungsort invasiv und *destruierend* (zerstörend), bilden aber im Gegensatz zu diesen in der Regel *keine* Metastasen und nehmen daher eine Zwischenposition ein. Häufig ist hier das Basaliom der Haut (→ S. 1099).
- **Carcinoma in situ.** Hier sind die Zellen bereits stark verändert (hochgradig atypisch) und weisen somit die Merkmale der Bösartigkeit auf; der Tumor zeigt jedoch noch kein invasives Wachstum in angrenzende Gewebe und hat somit auch noch keine Metastasen gesetzt.

Entstehung von Krebs

Ständig sterben in unserem Körper Zellen ab und werden durch neue ersetzt. Zelltod und Zellwachstum werden wie alle anderen Prozesse im Körper vom Erbgut im Zellkern gesteuert. Manchmal kommt es zu spontanen Änderungen im Erbgut (Mutationen).

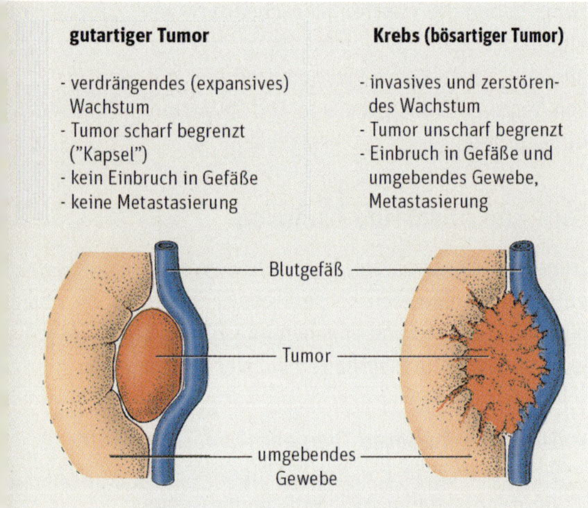

Gut- und ***bösartige Tumoren,*** *letztere im Allgemeinen als Krebs bezeichnet, unterscheiden sich in wesentlichen Merkmalen voneinander.* [GRA 2704]

Betreffen diese ***Mutationen*** Abschnitte (Gene), die an der Regulation des Zellwachstums beteiligt sind, können unkontrolliert wuchernde, **bösartige Zellen** ***(Krebszellen)*** entstehen, die sich ohne Rücksicht auf den Gesamtorganismus teilen und teilen und teilen. Ein bösartiger (maligner) Tumor entsteht (→ S. 1023).

Man nimmt an, dass ein bösartiger Tumor in mehreren Stufen entsteht. Zunächst wird der eigentliche Tumor angelegt (Geschwulstanlage), eine Körperzelle wandelt sich also unwiderruflich in eine Krebszelle um, indem die Erbinformation innerhalb des Zellkerns verändert wird ***(Initiierungsphase).*** Die Zelle ist aber selbst bei mikroskopischer Untersuchung noch unauffällig. Erst nach längerer Zeit (bis zu Jahrzehnten) teilen sich die bösartige Zelle bzw. ihre Nachkommen ungehemmt und schneller als gesunde Zellen ***(Promotionsphase).*** Werden die bösartigen Zellen nicht rechtzeitig vom Abwehrsystem abgefangen, nehmen sie immer mehr überhand und wachsen zu einem Tumor heran. Durch weitere Mutationen erlangen die bösartigen Zellen die Fähigkeit, in Nachbargewebe und Gefäße einzubrechen. Sie wachsen also invasiv (infiltrierend) und destruierend (zerstörend). Über die Lymph- und Blutbahn streuen sie in den gesamten Körper und können in anderen Organen Metastasen (Tochtergeschwülste) bilden, sodass auch dort bösartige Tumoren wachsen.

Das Problem der Prognosen

Was den Umgang mit dem Thema „Krebs" erschwert, ist die Tatsache, dass er wiederkommen kann. Zwar treten die meisten Rückfälle **(Tumorrezidive)** in den ersten Jahren nach der Erstbehandlung auf, je nach Erkrankung sind aber auch noch nach zehn und mehr Jahren Rückfälle möglich. Deshalb sollten alle Betroffenen auf jeden Fall die regelmäßigen Nachsorgetermine über Jahre einhalten, selbst wenn sie keine Beschwerden haben, denn auch bei Rückfällen sind die Chancen bei einer frühzeitigen Behandlung am besten. Treten zwischen zwei Nachsorgeterminen unklare Beschwerden auf, sollten Sie sicherheitshalber Ihren Arzt darauf ansprechen. Deshalb ist es aber auch so schwer, bei Krebs von Heilung zu sprechen. Ehrlicher ist der Begriff ***Langzeitüberleben.***

Es ist bis heute unmöglich, den Krankheitsverlauf im Einzelfall vorauszusagen, z. B. ob die Behandlung „anschlagen" wird. Es können nur aufgrund großer Statistiken *Wahrscheinlichkeiten* angegeben werden. Eine **10-Jahres-Überlebensrate** von 90 % heißt, dass von 100 Patienten mit dem gleichen Tumor in 10 Jahren noch 90 leben. Für einen einzelnen Betroffenen bedeutet sie, dass seine Aussichten gut sind, aber eben keine Garantie. Mit dem „Restrisiko" von 10 % muss er leben. Diese Aussage gilt aber nicht nur für Krebs, sondern auch für unzählige andere Erkrankungen. Statistiken und Überlebenswahrscheinlichkeiten sind dort aber nicht so gebräuchlich und machen daher weniger Angst.

Wer ist krebsgefährdet?

Prinzipiell kann jeder Mensch an Krebs erkranken – gefährdet ist also jeder. Bösartige Tumoren entstehen in einem komplexen Wechselspiel innerer und äußerer Faktoren, das die Wissenschaftler trotz aller Fortschritte bislang nur in Ansätzen durchschauen. Es sind zwar verschiedenste Risikofaktoren bekannt, die das Auftreten von Krebs begünstigen, bei vielen Betroffenen sind aber keinerlei Risikofaktoren feststellbar.

Alle Substanzen, die Krebs hervorrufen können, heißen ***Kanzerogene*** **(Krebs erzeugende Stoffe).**

Umwelteinflüsse. Der wohl wichtigste und unstrittigste Umweltrisikofaktor für Krebs ist das ***Rauchen.*** Es ist nicht nur für knapp 90 % aller Lungenkrebsfälle verantwortlich, sondern erhöht auch das Risiko für eine ganze Reihe weiterer Krebsarten, darunter z. B. Mundhöhlen- und Kehlkopfkrebs, sodass sein Anteil an der Krebsentstehung *insgesamt* auf enorme 25–30 % geschätzt wird. Entsprechend ist der Verzicht auf Tabakrauchen eine wesentliche Säule der Krebsvorbeugung.

Als zweitwichtigster Risikofaktor gilt die ***Ernährung.*** Ihr Einfluss wird zusammen mit dem des ***Übergewichts*** auf rund 30 % geschätzt. Allerdings verteilt sich dieser Einfluss auf eine unüberschaubare Zahl von Nahrungsbestandteilen, deren Gewicht im Einzelnen kaum zu beziffern ist; z. B. spielen auch Zubereitungsart und die weiter verzehrten Substanzen eine Rolle. ***Bewegungsmangel*** ist hier ebenfalls von Bedeutung. Umgekehrt ergaben sich zwar Hinweise auf die Schutzwirkung bestimmter Substanzen, einzeln als Kapsel geschluckt haben sie aber bislang enttäuscht. Einfache (wenn auch einprägsame) Slogans wie etwa, dass dieses oder jene Nahrungsmittel Krebs verursache oder im Gegenteil davor schütze, sind somit falsch. Richtig ist aber, dass eine ausgewogene Ernährung mit nicht zu viel Fleisch und reichlich pflanzlichen Nahrungsmitteln (vollwertige Ernährung, mehr dazu → S. 232) sowie insgesamt geringer Alkoholgenuss das individuelle Risiko mindern.

Es gibt noch zahlreiche weitere Umwelteinflüsse, die Krebs begünstigen können und deren Aufzählung den hier möglichen Rahmen sprengen würde. Erwähnt werden sollen aber noch die ***UV-Strahlung*** (und damit das Sonnenlicht), die alle Formen des Hautkrebses fördert (z. B. das maligne Melanom → S. 1097), Chemikalien und die so genannten ***onkogenen Viren,*** etwa bestimmte Humane Papillomaviren (HPV), die an der Entstehung des Gebärmutterhalskrebses beteiligt sind (→ S. 862).

Lebensalter. Auch wenn Krebs in jedem Lebensalter auftreten kann, so ist nicht dran zu rütteln – das Krebsrisiko steigt mit dem Alter: Rund 80 % der neu an Krebs Erkrankten sind 60 Jahre alt oder älter. Dies wird sowohl auf eine Summation von Umwelteinflüssen als auch auf den letztlich unvermeidlichen Alterungsprozess zurückgeführt. Somit ist die Zunahme der Krebserkrankungen in Europa auch auf eine immer älter werdende Bevölkerung zurückzuführen und das Ausrotten von Krebs eine Illusion.

Vererbung. Schätzungsweise 5–10 % der Krebserkrankungen werden auf eine erbliche Veranlagung zurückgeführt. Am bekanntesten sind dabei der familiär bedingte Brustkrebs (→ S. 836: Gentests) und die familiäre adenomatöse Polyposis (die sich unweigerlich zum Darmkrebs entwickelt → S. 655). Lassen Sie sich also von einem Arzt beraten, wenn von ihren leiblichen Verwandten auffällig viele auffällig früh an Krebs erkrankt sind.

(!) Aus dem Gesagten wird klar: Eine zuverlässige Vorbeugung gegen Krebs ist nicht möglich. Jeder Einzelne kann aber durch einigermaßen „vernünftige" Lebensweise sein Risiko mindern sowie durch Inanspruchnahme von Früherkennungsuntersuchungen und Abklärung „krebsverdächtiger" Beschwerden seine Chancen auf Früherkennung erhöhen.

Leitbeschwerden bösartiger Erkrankungen

Das Wichtigste vorab: Echte Leitbeschwerden im Sinne *krebstypischer* Beschwerden gibt es kaum. Fast alle bei Krebs auftretenden Beschwerden können auch bei harmlosen Erkrankungen auftreten. Und: *Früh*zeichen sind selten. Das ist ein wesentlicher Grund für die nach wie vor in der Regel (zu) späte Diagnose von Krebserkrankungen.

Tumoren beeinträchtigen durch ihr Wachstum umgebende Strukturen und können dadurch zu Beschwerden führen. So kann z.B. ein Bauchspeicheldrüsenkrebs die Gallenwege zusammendrücken und durch den Gallenstau mit nachfolgendem Gallenübertritt ins Blut die Haut gelb werden lassen. Ein Darmtumor kann in die Darmlichtung hinein bluten und so zu sichtbaren Blutbeimengungen im Stuhl führen. Tumoren können auch durch Produktion von Hormonen oder anderen Botenstoffen, Veränderungen der Blutgerinnung oder Immunvorgänge „Fernwirkungen" haben, die als **paraneoplastische Symptome** *(Paraneoplasien)* bezeichnet werden. Beispiel ist ein Cushing-Syndrom (→ S. 755) bei Lungenkrebs (→ S. 608), auch Muskelbeschwerden, Hautveränderungen und Nervenstörungen sind relativ häufig. Im weiteren Sinne werden auch die Allgemeinerscheinungen bei fortgeschrittenen Krebsleiden wie z.B. allgemeine Erschöpfung oder Gewichtsverlust dazu gerechnet.

Trotzdem können Warnzeichen formuliert werden, die sicherheitshalber vom Arzt abgeklärt werden sollten:

- Neu aufgetretene Hautveränderungen oder Veränderungen an bereits bestehenden Muttermalen, kleine Hautwunden oder schorfige Stellen, die nicht weggehen wollen (→ Melanom S. 1097)
- Tastbare Knoten oder Schwellungen (einschließlich länger dauernde Lymphknotenvergrößerungen → z.B. Tab. S. 57)
- Anhaltende Schluckbeschwerden, Übelkeit oder Völlegefühl
- Länger als drei Wochen bestehender Husten oder Heiserkeit
- Blut in Stuhl oder Urin, bei Frauen auch Blutungen aus der Brust und unklare Scheidenblutungen außerhalb der Regelblutung
- Veränderungen beim Wasserlassen oder Änderung der Stuhlgewohnheiten (z.B. neu aufgetretene Verstopfung)
- Unerklärbare, länger dauernde Müdigkeit und Leistungsminderung
- Gewichtsverlust ohne Diätanstrengung
- Schmerzen ohne erkennbare Ursache.

Tumordiagnostik

Krebsvorsorgeuntersuchungen → Kapitel 06

Egal, ob der Krebsverdacht aufgrund von Beschwerden des Betroffenen oder einer Früherkennungsmaßnahme entstanden ist, die ersten „Beweise" für das Vorhandensein eines Tumors liefern in der Regel die bildgebenden Verfahren und die Endoskopie (→ S. 1270). Letztere ermöglicht gleichzeitig die Entnahme einer kleinen Gewebeprobe für die feingewebliche Untersuchung. Ist dann sicher, dass es sich um einen bösartigen Tumor handelt, folgen weitere Untersuchungen, um dessen genaue Ausbreitung zu erfassen, die zur exakten Therapieplanung erforderlich ist (TNM-System → Tab. S. 1271).

Bildgebende Verfahren

Röntgenuntersuchungen, Ultraschall, CT und Kernspin sind wichtige Untersuchungen zur Diagnose und Erfassung der Ausdehnung eines Tumors. Für nahezu jeden Tumor gibt es von Fachgesellschaften erarbeitete Leitlinien, die vorgeben, welche Untersuchungen vor Beginn der Therapie notwendig sind. Neben diesen Leitlinien bestimmen aber auch die Beschwerden Betroffener, welche Untersuchungen notwendig sind. Bei Knochenschmerzen sollten z.B. die schmerzenden Knochen mittels Röntgenaufnahmen und eventuell Knochenszintigraphie dargestellt werden, um Knochenmetastasen auszuschließen.

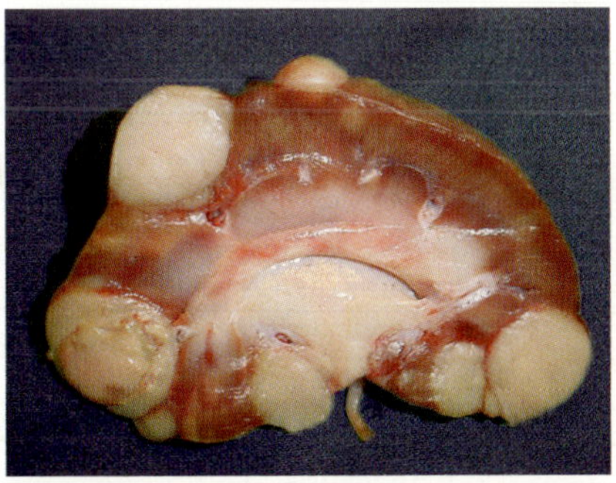

Schlüsselmerkmal ***bösartiger Tumoren*** *ist das Potenzial zur Bildung von* ***Metastasen (Tochtergeschwülsten).*** *Besonders häufig ist die Streuung in Lungen, Leber, Knochen und Gehirn. Hier eine Niere aus einer Autopsie, die voll von Metastasen eines Lungenkrebses ist. Da das Vorhandensein von Metastasen für den Patienten immer eine schlechte(re) Prognose bedeutet und eine aggressivere Behandlung nach sich zieht (oder gar keine mehr), richtet sich ein besonderes Augenmerk bei der Krebsdiagnostik immer auf das Aufspüren eventueller Metastasen im Körper.* [WKY 2705]

Tumormarker

Tumormarker sind Substanzen i[...] oder Körperflüssigkeiten, die be[...] Konzentration auf einen Tumor *hi*nweisen, ihn jedoch nicht *be*weisen. Ihre *Spezifität* ist also niedrig (→ S. 1316). So sind etwa die Marker CEA (Tumormarker für Darmkrebs) und CA 19–9 (erhöht u.a. beim Bauchspeicheldrüsenkrebs) auch bei einer schweren Leberschädigung erhöht und deshalb nicht für einen bösartigen Tumor beweisend.

Umgekehrt gibt es für die häufigsten bösartigen Tumoren keine Tumormarker, die regelmäßig erhöht sind, wenn der Krebs im Körper wächst – auch die *Sensitivität* (→ S. 1335) der derzeit verfügbaren Tumormarker ist also niedrig.

Die wichtigsten Tumormarker sind ***AFP (Alpha-Fetoprotein), Beta-HCG,*** die verschiedenen ***Carbohydrat-Antigene* (CA)*, Kalzitonin, CEA, CYFRA 21-1, NSE (Neuronenspezifische Enolase), PSA (Prostataspezifisches Antigen*** → S. 1329, zur Diskussion → Kasten S. 811), ***SCC (Squamous cell carcinoma Antigen)*** und ***Thyreoglobulin*** (→ S. 1333). Einzelheiten zu Tumormarkern → Tab. S. 1334 und bei den einzelnen Tumorerkrankungen.

Aus diesen Gründen kann von den zahlreichen Tumormarkern nur einer als Suchtest im Blut (zum Screening) verwendet werden, und das auch nur mit so großen Einschränkungen, dass er nicht von den Kassen gezahlt wird: das Prostataspezifische Antigen (PSA) bei der Suche nach einem Prostatakarzinom (Näheres hierzu → S. 811). Ihren größten Wert haben die Tumormarker in der Verlaufsbeurteilung und Nachsorge – ist etwa ein Tumormarker zum Zeitpunkt der Krebsdiagnose erhöht gewesen, sodann unter der Behandlung stark abgefallen, um vier Jahre später wieder steil anzusteigen, besteht dringender Verdacht auf ein Tumorrezidiv (→ S. 1024).

(!) Bis heute gibt es kein „Krebsscreening", das prüfen könnte, ob irgendwo im Körper ein unentdeckter Tumor schlummert.

Behandlungsverfahren bei Krebs

Ziel der Krebsbehandlung ist meist die Heilung oder das Langzeitüberleben des Patienten (kurative Behandlung → S. 1274). Erklärtes Prinzip dabei ist *hit hard and early* (hart und frühzeitig zuschlagen). Dies ist zwar für den Patienten zunächst belastend, zeigt aber langfristig bessere Ergebnisse als ein weniger aggressives Vorgehen.

Dies bedeutet aber nicht, dass die Belastungen des Patienten durch die Behandlung nicht berücksichtigt werden. Im Gegenteil: In den letzten Jahren rückt die Lebensqualität des

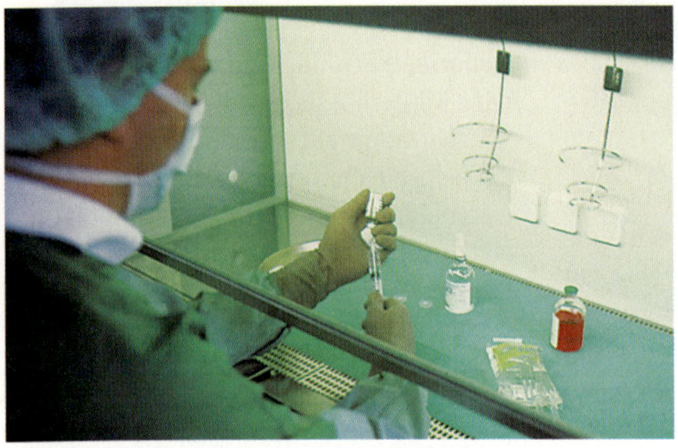

Zytostatika hemmen das Wachstum aller stoffwechselaktiven und teilungsbereiten Zellen. Sie machen dabei keinen Unterschied zwischen „gesund" und „krank". Wegen ihrer vielfältigen und ernsten Nebenwirkungen müssen sich im Gesundheitswesen Tätige bei Zubereitung wie Verabreichung von Zytostatika vor dem Kontakt mit ihnen schützen. [GTV 2706]

Patienten immer mehr in den Vordergrund. Um die Nebenwirkungen möglichst gering zu halten, werden zum einen in *multimodalen Behandlungskonzepten* mehrere Therapieformen angewendet, die sich in ihrer Wirkung ergänzen. Zum anderen wird ständig in Studien geprüft, wer wirklich von welcher Behandlung profitieren kann, um möglichst auch nur diese Patienten den Risiken der jeweiligen Therapie auszusetzen. Und nicht zuletzt stehen heute gegen besonders belastende Nebenwirkungen, allen voran Schmerzen und Übelkeit, wirksame Medikamente zur Verfügung.

Überhaupt ist die moderne Krebsbehandlung nicht ohne ein Paket begleitender Maßnahmen möglich, die unter dem Begriff **supportive,** also *unterstützende Behandlung* zusammengefasst werden. Hierzu zählen, neben der erwähnten Bekämpfung von Übelkeit und Schmerzen, z. B. die Gabe von Blutprodukten oder Wachstumsfaktoren der Blutbildung bei Mangel an Blutkörperchen, Maßnahmen zum Schutz vor Infektionen oder Blutungen sowie die Ergänzung der Ernährung durch flüssige Zusatzkost bis hin zur vollständigen künstlichen Ernährung.

Teilweise stellt sich aber heraus, dass sich die bösartigen Zellen schon weiter ausgebreitet haben als zunächst vermutet. Seltener steht schon zum Zeitpunkt der Diagnosestellung fest, dass keine Heilung möglich sein wird. Auch dann lässt sich die Erkrankung aber oft längere Zeit, manchmal über viele Jahre, in Schach halten und die Lebensqualität des Patienten verbessern (palliative Behandlung → Kapitel 13).

(!) In allen Stadien der Erkrankung wird heute der Lebensqualität und der individuellen Situation des Betroffenen mehr Beachtung geschenkt als früher. Entscheidungen werden *mit* dem Patienten, nicht *über* ihn getroffen.

Vor- und Nachbehandlung eines Tumors. Um einen Tumor komplett entfernen zu können, muss er manchmal vor einer Operation mittels Strahlen- oder Chemotherapie verkleinert werden. Dies wird als **neoadjuvante Therapie** bezeichnet. Noch häufiger soll eine Nachbehandlung **(adjuvante Therapie)** kleine Nester von Resttumorzellen zerstören.

Operation

Besteht die Möglichkeit, den Tumor operativ komplett zu entfernen, so erfolgt eine möglichst frühzeitige Operation. Soweit erforderlich und möglich werden dabei ein Sicherheitsrandsaum von einigen Zentimetern und benachbarte Lymphknoten mit entfernt.

Aber selbst wenn der Tumor nicht komplett entfernt werden kann, verbessert seine Verkleinerung *(Debulking)* die Chancen weiterer Behandlungsformen. Zudem verhindert die Operation oft Komplikationen durch den wachsenden Tumor, z. B. einen Darmverschluss, und wirkt dadurch trotz der anfänglichen Belastung durch den Eingriff insgesamt lindernd auf die Beschwerden.

Strahlentherapie

Auch die Strahlentherapie hat im Behandlungskonzept vieler Tumoren einen festen Platz. Ziel einer Bestrahlung ist, die Tumorzellen zum Absterben zu bringen. Allerdings werden auch gesunde Zellen geschädigt, woraus sich die Nebenwirkungen der Strahlentherapie ableiten.

Meist soll die Strahlentherapie (adjuvante Therapie → S. 1026) nach einer Operation das Risiko ausschalten, dass sich in der Nähe des Operationsgebiets verbliebene Tumorzellen erneut zu einem Tumor auswachsen und zu einem **Lokalrezidiv** führen. Bei einigen Tumoren ist die Strahlentherapie alleinige Behandlungsform. Man arbeitet dann mit höheren Dosierungen, etwa bei Gehirntumoren, die so ungünstig sitzen, dass sie nicht entfernt werden können. Insbesondere bei Knochen- oder Gehirnmetastasen wird die Strahlenbehandlung zur Beschwerdenlinderung eingesetzt *(palliative Bestrahlung)*.

Chemotherapie

Dritte große Säule der ärztlichen Krebsbehandlung ist die **Chemotherapie** mit Zytostatika.

Zytostatika sind Zellgifte, die Zellwachstum und -vermehrung hemmen. Ihr Hauptanwendungsgebiet ist die Krebsbehandlung, bei der sie die unkontrolliert wachsenden Tumorzellen abtöten sollen. Zytostatika werden außerdem bei Autoimmunerkrankungen eingesetzt, um die „fehlgeprägten" Abwehrzellen zu vermindern (→ S. 1049).

Einsatz von Zytostatika. Meist sind Zytostatika bei der Krebsbehandlung eine von mehreren Behandlungsformen: Bei der *neoadjuvanten Chemotherapie* sollen sie den Tumor vor einer Operation verkleinern, bei der *adjuvanten Chemotherapie* nach einer Operation möglicherweise noch vorhandene winzige Tumorzellnester *(Mikrometastasen)* im Körper vernichten, die mit herkömmlichen Diagnoseverfahren nicht nachweisbar sind, aber später häufig zu Metastasen führen. Nur in etwa 10 % der Krebsfälle sind Zytostatika die hauptsächliche oder einzige Behandlungsform.

Darreichungsform von Zytostatika. Überwiegend werden die Zytostatika als Infusion oder Tablette gegeben. Sie wirken also im ganzen Körper, entfalten aber auch überall Nebenwirkungen. Seltener werden Zytostatika in Körperhöhlen eingebracht, z. B. in die Harnblase bei einem Blasentumor oder in den Liquorraum (→ S. 1118). Dann sind die Nebenwirkungen auf den Gesamtorganismus viel geringer.

Meist werden Zytostatika in mehrtägigen *Chemotherapiezyklen* gegeben, die etwa alle drei Wochen wiederholt werden. Gesunde Zellen erholen sich zwischen zwei Zyklen rascher als Tumorzellen, sodass Zytostatika stärker auf Tumorzellen als auf gesunde Zellen wirken. Seltener werden die Zytostatika als *Dauerbehandlung* (z. B. Hydroxyurea, Litalir® bei chronischen Leukämien) in niedriger Dosierung verabreicht.

Bei der **Hochdosis-Chemotherapie** werden Zytostatika 3- bis 30-fach höher dosiert als bei einem „normalen" Chemotherapiezyklus, um möglichst *alle* bösartigen Zellen im Körper abzutöten. Aufgrund der hohen Dosierung ist diese Therapieform aber riskant. Wegen der Schädigung der Schleimhautzellen muss der Patient in aller Regel künstlich ernährt werden, bis sich die Zellen des Magen-Darm-Trakts erholt haben. Die blutbildenden Zellen im Knochenmark werden sogar irreparabel geschädigt, was ohne Blutstammzelltransplantation zum Tode des Patienten führen

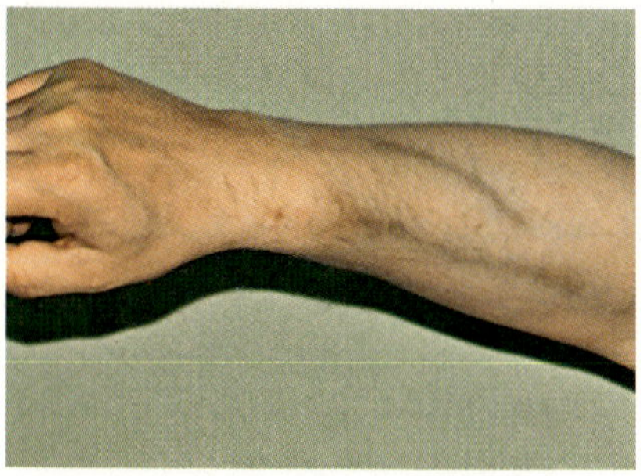

*Zu den häufigen Zytostatika-Nebenwirkungen gehören schmerzhafte **Reizungen** und **Entzündungen** der Venen, über die Zytostatika infundiert (per Infusion eingebracht) wurden. Liegen die entzündeten Venenabschnitte direkt unter der Haut, sind sie als rotviolette Stränge sichtbar.* [GTV 2708]

würde (→ Kasten S. 1042). Etabliert ist die Hochdosis-Chemotherapie bei Leukämien und Lymphomen (→ S. 1043). Bei ***soliden Tumoren*** („knotig wachsenden“) haben sich die Hoffnungen insgesamt nicht erfüllt.

Wirkung der Zytostatika. Zytostatika machen prinzipiell keinen Unterschied zwischen gesunden und bösartigen Zellen. Je schneller Zellen wachsen und sich vermehren, desto stärker werden sie geschädigt. Es gibt auch gesunde Zellen im Körper, die sich schnell teilen und entsprechend durch eine Zytostatikabehandlung in Mitleidenschaft gezogen werden. Dies sind vor allem die blutbildenden Zellen im Knochenmark, die Schleimhautzellen im Magen-Darm-Trakt und die Haarwurzelzellen. Diese Nebenwirkungen begrenzen die Dosis des Zytostatikums.

Zytostatika werden in mehrere Wirkstoffgruppen eingeteilt, z. B.:

- **Alkylanzien** wie Cisplatin (z. B. Platinex®), Cyclophosphamid (z. B. Endoxan®), Ifosfamid (z. B. Holoxan®), Oxaliplatin (z. B. Eloxatin®)
- **Antimetabolite** wie Cladribin (z. B. Leustatin®), Cytarabin (z. B. Alexan®), Fluorouracil (z. B. 5-FU Hexal®), Gemcitabin (z. B. Gemzar®), Methotrexat (z. B. Methotrexat Lederle®)
- **Alkaloide** wie Etoposid (z. B. Vepesid®), Paclitaxel (z. B. Taxol®), Vinblastin (z. B. Vinblastinsulfat GRY®), Vincristin (z. B. Onkocristin®)
- **Zytostatische Antibiotika** wie Bleomycin (z. B. Bleomedac®), Daunorubicin (z. B. Daunoblastin®), Doxorubicin (z. B. Adriblastin®), Mitomycin (z. B. Mitomycin medac®)
- **Andere Zytostatika** wie Asparaginase (z. B. Asparaginase medac®), Hydroxyharnstoff (z. B. Litalir®), Irinotecan (z. B. Campto®).

Frühe Nebenwirkungen

Kaum eine medikamentöse Behandlung macht Patienten so viel Angst wie die Chemotherapie mit Zytostatika. Nicht zu Unrecht: Nebenwirkungen treten zu 100 % auf, sie sind unangenehm und teils auch gefährlich. Aber: Mittlerweile ist es möglich, die schlimmsten Nebenwirkungen deutlich zu reduzieren.

Übelkeit, Erbrechen. Zu den am meisten gefürchteten Nebenwirkungen gehören ***Übelkeit*** und ***Erbrechen.*** Heute werden schon beim ersten Therapiezyklus vorbeugend Medikamente gegeben, deren Auswahl sowohl von den verabreichten Zytostatika als auch vom individuellen Risiko des Patienten abhängt. Durch eine Wirkstoffkombination gelingt es fast immer, Übelkeit zu minimieren und Erbrechen zu verhindern. Sehr wirksam sind die **Setrone** (wie Ondansetron, z. B. Zofran®, Granisetron, z.B. Kevatril®, Tropisetron, z. B. Navoban®) zusammen mit Kortison (vor allem Dexamethason, z. B. Fortecortin®).

Schleimhautentzündung. Bei bestimmten Chemotherapeutika kann es zu einer ***Schleimhautentzündung (Mucositis)*** kommen, vor allem der Mundschleimhaut (→ S. 519). Daneben kann auch die Darmschleimhaut betroffen sein, was sich in Form von Durchfällen bemerkbar macht.

Je nach Ausprägung der Entzündung reichen die Beschwerden bei einer Mundschleimhautentzündung von leichtem Brennen über starke Schmerzen bis hin zur Störung der Nahrungsaufnahme. Ein Zahnarztbesuch vor Beginn der Chemotherapie ist sinnvoll, um „Schwachstellen“ an Zähnen, Zahnfleisch und gegebenenfalls Prothesen sanieren zu lassen und das Entzündungsrisiko zu vermindern. Während der Chemotherapie soll die Mundpflege sorgfältig, aber gleichzeitig schonend sein, da Mundschleimhautgeschwüre z. B. durch eine zu harte Zahnbürste leicht bluten und durch die gleichzeitige Verminderung der Abwehrzellen zum Infektionsherd werden können. Also nach jedem Essen die Zähne mit einer weichen Zahnbürste putzen, wenn diese immer noch zu hart ist, auf eine Munddusche (→ S. 515) wechseln, gegebenenfalls Zahnpflegekaugummi benutzen. Medikamentös steht zwar Amifostin® als Schleimhautschutz zur Verfügung, wegen des Risikos von schweren Hauterscheinungen, Blutdruckabfall und Übelkeit ist sein Einsatz aber sehr begrenzt.

Zur Behandlung empfiehlt sich, viel Flüssigkeit zu trinken, Speisen nur leicht zu würzen, Essig oder andere scharfe Ergänzungen zu vermeiden und mehrmals täglich Mundspülungen mit Chlorhexidin und Salbei durchzuführen. Harte, scharfkantige und säurehaltige Lebensmittel sind zu meiden. Reicht dies nicht, verordnet der Arzt „weiche“ Kost mit Toastbrot, Nudeln, Reis (kein Vollkornreis) und Pudding oder sogar passierte Speisen wie Suppen oder Brei (z. B. püriertes Gemüse). Salbei-, Kamillen- und Ringelblumentee können sowohl für Mundspülungen als auch zur Herstellung von Eiswürfeln oder -lutschern verwendet werden. Lutschen von Eiswürfeln lindert die Schmerzen. Schlimmstenfalls muss zeitweilig über eine Magensonde oder Vene künstlich ernährt werden.

Rauchen und Alkohol sind zwei der wenigen Tabus. Während einer Chemotherapie ist der Körper ohnehin schon stark belastet, und weitere Gifte (Alkohol, Nikotin) sollten unbedingt vermieden werden. Darüber hinaus können bei einigen Chemotherapeutika Unverträglichkeitserscheinungen bei gleichzeitigem Alkoholkonsum auftreten.

Venenreizung. Im Verlauf der Behandlung nehmen ***Venenreizungen*** und ***-entzündungen*** bis hin zum Venenverschluss ***(Venenverödung)*** durch die Zytostatikainfusionen zu, sodass es immer schwieriger wird, eine geeignete Vene für Blutentnahmen oder Infusionen zu finden.

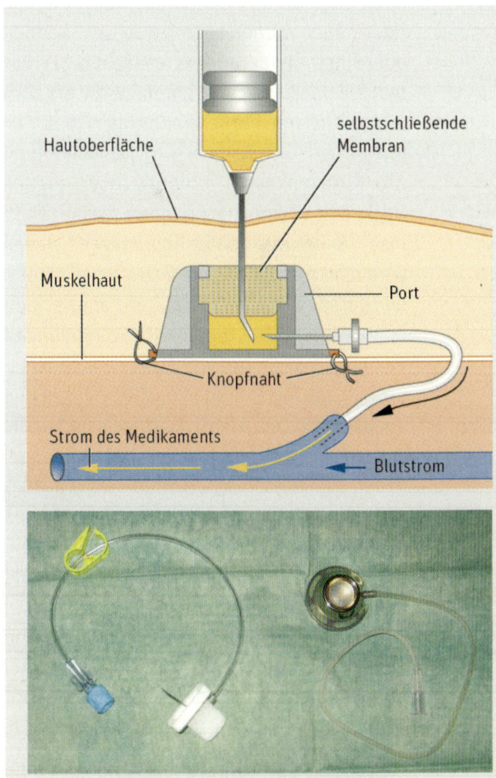

***Portsysteme** erleichtern sowohl Patient als auch Arzt die Gabe von Medikamenten. Die obere Schemazeichnung erklärt die Funktionsweise eines modernen Portsystems. Das untere Foto zeigt rechts einen Port vor der Implantation und links die dazugehörige Punktionsnadel.* [GTV, ESC 2707]

Daher bietet man Patienten mit voraussichtlich mehreren Chemotherapiezyklen meist das Einpflanzen eines **Portsystems** an. Ein kleines Kästchen mit einer Flüssigkeitskammer (von der Größe her vergleichbar mit einem Herzschrittmacher) wird in einer kleinen Operation in der Schlüsselbeingegend unter die Haut gepflanzt und mithilfe eines dünnen Schlauchs mit einer großen Vene im Brustkorb verbunden. Vor Beginn des Therapiezyklus wird nun nur noch die Kammer durch die Haut punktiert (die problemlos zu treffen ist) und ein spezielles Besteck angeschlossen, über das dann alle Infusionen gegeben werden können. Nach Beendigung des Zyklus wird das Besteck entfernt, sodass der Betroffene z. B. problemlos duschen kann. Richtige Handhabung vorausgesetzt, hält ein Port länger als ein Jahr und erspart den Betroffenen die zunehmend schwierigere Prozedur der Venensuche.

Haarausfall. Häufig nicht zu vermeiden ist der *Haarausfall,* der durch die Schädigung der Haarwurzelzellen bedingt ist. Je nach Art der verwendeten Zytostatika, aber auch individuell unterschiedlich, betrifft er nicht nur die Kopfhaare, sondern auch Augenbrauen, Wimpern und Schamhaare. Wenige Wochen nach Ende der Chemotherapie beginnen die Haare aber wieder nachzuwachsen, können allerdings etwas anders aussehen als vorher, z. B. lockiger. Es ist empfehlenswert, sich rechtzeitig eine Perücke anfertigen zu lassen (die Kosten für Kunsthaarperücken übernimmt die Krankenkasse), solange noch eigene Haare als „Muster" vorhanden sind, egal ob man die Perücke später überwiegend tragen wird oder nicht. Denn die Betroffenen empfinden gerade den Haarausfall ganz unterschiedlich: Während die einen zum Wohlbefinden ein möglichst „normales" Aussehen brauchen, deshalb die Augenbrauen nachschminken und auch im Haus eine Perücke tragen, finden die anderen ein weiches Kopftuch bequemer oder gehen am liebsten „oben ohne", weil sie alles andere als „nicht zu sich gehörig" empfinden. Glücklicherweise ist der Umgang mit dem behandlungsbedingten Haarausfall heute viel offener als früher. Richten Sie sich in der Frage „Perücke, Kopftuch oder gar nichts" in erster Linie nach sich selbst! Nur bei starker Sonneneinstrahlung oder Kälte ist eine Kopfbedeckung zum Schutz wirklich erforderlich.

Mangel an Blutkörperchen. Vom Patienten zunächst nicht bemerkt, aber medizinisch relevant sind die Nebenwirkungen der Chemotherapie auf die Blutkörperchen. Am bedeutsamsten ist der Abfall der weißen Blutkörperchen (Leukozyten → S. 1311), der zu einer erhöhten Infektionsgefährdung führt. Wie stark er ist, hängt vom Zytostatikum und von der verabreichten Dosis ab. Bei einem leichten Abfall, **Leukozytopenie** (kurz *Leukopenie)* genannt, reicht es meist aus, sich von Personen mit einer sichtbaren Infektionskrankheit fernzuhalten und Menschenmengen zu meiden. Zudem kann das Wachstum der weißen Blutkörperchen heute bei Bedarf medikamentös mit G-CSF (Neupogen®, Granocyte® → S. 1022) angeregt werden. Ein starker Abfall *(Agranulozytose* → S. 1041) hingegen ist lebensbedrohlich, bei einer normal dosierten Chemotherapie aber eher selten. Auch die Zahl der für die Blutgerinnung zuständigen Blutplättchen sinkt – mit ein Grund für vorsichtige Mundpflege, um starke Zahnfleischblutungen zu vermeiden. Die durch die Zytostatikabehandlung entstehende Blutarmut (Anämie) stellt meist das geringste Problem dar und ist mit Transfusion von Erythrozytenkonzentraten zu beherrschen.

Psyche. Auch das psychische Befinden des Kranken leidet unter der Chemotherapie: Wer lässt sich schon gerne konzentrierte Zellgifte als Infusion verpassen! Andererseits: Wer seinen Ärzten und Pflegekräften vertrauen kann, seine Angehörigen um sich weiß und bewusst „Ja" sagt zum Leben nach der Chemotherapie, verträgt auch die Infusionen besser und hat nachgewiesenermaßen weniger Nebenwirkungen. Wissen und Verständnis über den Krebs und seine Behandlung, eine positive Einstellung zur Therapie sowie eine gute Begleitung durch professionelle Helfer und Angehörige wirken sich definitiv günstig aus.

Um die Chemotherapie gut durchzustehen, hilft es, sich möglichst oft eine angenehme Atmosphäre zu schaffen (z. B. Musik hören, Bücher lesen) und zu entspannen, z. B. mithilfe von Entspannungsverfahren (→ S. 1257). Zusätzlich ist es sinnvoll, viele kleine Mahlzeiten einzunehmen und die Speisen nach Appetit und Verträglichkeit auszuwählen. Auch Kaugummikauen, Bonbonlutschen oder Aromen einatmen sind einen Versuch wert.

■ Späte Nebenwirkungen und Dauerfolgen

Fruchtbarkeit. Grundsätzlich beeinträchtigen Zytostatika die *Fruchtbarkeit* bis hin zur völligen Unfruchtbarkeit. Ob diese Veränderungen zeitweilig sind oder bleibend, hängt von Art, Dosis und Dauer der Chemotherapie ab. Jungen Männern wird daher die Tiefkühllagerung einer Samenspende empfohlen (Kryokonservierung → S. 337). Bei Frauen können die Eierstöcke für die Dauer der Chemotherapie medikamentös „stillgelegt" und dadurch geschont werden. Die Tiefkühllagerung von Eierstockgewebe oder Eizellen befindet sich (noch) im Versuchsstadium. Dauerhafte Hormonmangelbeschwerden im Sinne künstlich eingeleiteter Wechseljahre (→ S. 849) treten vor allem bei Frauen auf und können eine Hormongabe erforderlich machen. Zytostatika schädigen darüber hinaus das noch ungeborene Kind. Frauen wie Männer müssen daher während und in den ersten zwei Jahren nach einer Chemotherapie nach einer sicheren Methode verhüten.

Organschäden. Wie alle Medikamente können auch Zytostatika bestimmte Organe wie zum Beispiel das Herz schädigen. Um diese Schädigungen möglichst zu vermeiden, werden die gefährdeten Organe vor und während der Behandlung regelmäßig untersucht, wenn nötig wird das Zytostatikum gewechselt oder die Dosis reduziert.

Zweittumoren. Durch ihre mögliche, das Erbgut verändernde Wirkung erhöhen Zytostatika außerdem die Gefahr der Entstehung von Zweittumoren, vor allem von akuten Leukämien. Das Risiko steigt weiter, wenn Chemo- und Strahlentherapie kombiniert werden.

Hormonbehandlung

Insbesondere Tumoren der Geschlechtsorgane und der weiblichen Brust werden durch Hormone in ihrem Wachstum stimuliert oder gehemmt. Hier kann eine vergleichsweise gut verträgliche **Hormonbehandlung** sinnvoll sein. Die einzelnen Substanzen und ihre Nebenwirkungen werden bei den jeweiligen Tumoren dargestellt (für die bei Brustkrebs üblichen Hormonbehandlungen → S. 838).

Lokaltherapien

Lokaltherapien werden ausschließlich in spezialisierten Krankenhäusern eingesetzt. Ziel ist es auch hier, den Tumor zu zerstören und dabei den übrigen Körper möglichst zu schonen. Alle Lokaltherapien sind nur sinnvoll, wenn der Tumor auf ein umschriebenes Areal beschränkt ist und eine Operation nicht möglich oder nicht erwünscht ist. Durch eine erfolgreiche Lokaltherapie kann der Tumor auch so weit verkleinert werden, dass eine nachfolgende Operation möglich wird.

Bei *lokalen Chemotherapien* wird versucht, die Zytostatika möglichst nah an den Tumor zu bringen und ihre Konzentration im übrigen Körper gering zu halten, z. B. werden die Zytostatika bei Lebermetastasen direkt in die durch die Leber führende Pfortader gegeben. Eine *lokale Strahlentherapie* ist beispielsweise durch Einbringen radioaktiver, nur über eine geringe Entfernung strahlender Kügelchen in den Tumor möglich. Bei der *Kryothermie* wird der Tumor „vereist", bei lokoregionalen Hyperthermien über 40 °C erwärmt, da

Tumorzellen besonders hitzeempfindlich sind (Näheres → S. 1031). *Lasertherapien* können z. B. bei Hautkrebs (Melanom → S. 1097) angewandt werden. Moderne, schonende und oft ambulant mögliche Verfahren sind die *Laser-induzierte Thermotherapie* und die thermische **Radiofrequenzablation,** bei der durch Licht- bzw. elektrische Energie Hitze erzeugt und damit der Tumor zerstört wird. Beide werden derzeit vor allem zur Behandlung von Lebermetastasen eingesetzt.

Komplementärmedizinische Krebstherapien

Mehr als 50 % aller Krebspatienten wenden irgendwann im Krankheitsverlauf *alternativ-* bzw. **komplementärmedizinische Krebstherapien** an, obwohl sie von den Krankenkassen bis auf wenige Ausnahmen nicht bezahlt werden.

Weder die schulmedizinischen noch die komplementärmedizinischen/alternativen Verfahren sollten pauschal verdammt oder in den Himmel gehoben werden – beide sollten ihre Erfolge nach nachvollziehbaren Kriterien messen lassen.

Selbst Ärzten ist es nicht immer möglich zu beurteilen, ob die Theorie hinter einer Behandlung logisch ist oder nicht. Wie soll ein Betroffener sich da ein Urteil bilden? Misstrauen ist immer dann angebracht, wenn unrealistische Versprechungen gemacht werden (Heilung auf jeden Fall, bei den verschiedensten Tumoren und/oder ohne Nebenwirkungen), wenn dem (bisher) behandelnden Arzt nichts erzählt werden soll, schulmedizinische Therapien abgebrochen oder unter Zeitdruck entschieden werden soll. Skepsis sollte ferner dann walten, wenn Vorleistungen erwartet werden – sei es der Glaube an den Heiler oder das Öffnen der Geldbörse. Auch bei einer schweren Krankheit wie Krebs können Sie es sich leisten, einige Tage abzuwarten und eine zweite Meinung einzuholen. Das gilt besonders für teure Therapien, denn gerade dort besteht die Gefahr, dass die Gesundung des Patienten nicht im Vordergrund steht.

Es gibt über 100 komplementärmedizinische Krebstherapien. Einige haben einen „Alleinstellungsanspruch", andere verstehen sich ausschließlich als Ergänzung zur Schulmedizin. Der folgende Überblick erklärt die häufigsten und bekanntesten.

Grundlegende Ernährungskonzepte

Ernährungsumstellung. Eine *Ernährungsumstellung* wird von fast allen alternativen Therapeuten empfohlen, zum einen weil Fehlernährung ein Risikofaktor für die Krebsentstehung ist (→ S. 1023), zum anderen weil eine ausgewogene Nährstoffversorgung auch die Widerstandskraft und damit die Selbstheilungskraft des Körpers steigert. Oft wird unter Ernährungsumstellung aber nicht nur die Beachtung der Regeln der ausgewogenen, mediterranen Ernährung (→ S. 232) verstanden, sondern mehr:

Krebsdiäten etwa behaupten, den Krebs „auszuhungern". *Kuren nach Breuss* (42 Tage nur Gemüsesaft und Kräutertee), die *Grape Cure nach Brandt* (zwei Wochen nur Weintrauben und Wasser, dann langsamer Kostaufbau), die *Instinkt-Diät nach Burger* (nur rohe Nahrung), *Makrobiotik* (erlaubt nur Getreide und etwas Gemüse und Obst) und die *Stoffwechseltherapie nach Krebs* (vegane Kost plus blausäurehaltiges *Amygdalin)* sind solche Krebsdiäten. Sie sind nach allem, was man weiß, nutzlos und aufgrund ihrer Nebenwirkungen sogar lebensgefährlich.

Eine gesunde Lebensmittelauswahl findet sich dagegen z. B. bei der *Öl-Eiweiß-Kost nach Budwig* (reich an mehrfach ungesättigten Fettsäuren, beugt Gewichtsverlust vor), der *Stoffwechselaktiven Kost nach Anemueller und Ries* (gesunde Mischkost, wenig Fleisch, keine Süßigkeiten) oder der *Milchsäure-Therapie nach Kuhl* (gemäßigt vegetarische Ernährung mit einem hohen Anteil an rechtsdrehender Milchsäure). Leider liegen zu keiner der genannten Therapien wissenschaftliche Studien über die Wirksamkeit vor. Insofern ist ungeklärt, ob sie einen zusätzlichen Nutzen bringen.

Nahrungsergänzungsmittel in Form von Spurenelementen, Vitaminen und Mineralstoffen (Mikronährstoffen) werden oft empfohlen. Normal dosierte, z. B. in Drogerien und Apotheken erhältliche Multivitaminpräparate sind als *Nahrungsergänzungsmittel* prinzipiell sinnvoll. Denn der Bedarf an diesen Nährstoffen steigt während einer Chemotherapie, die Aufnahme sinkt jedoch eher bedingt durch den Appetitmangel und die oft monotone Krankenhauskost. Jede erhöhte Dosierung oder spezielle Zufuhr einzelner Mikronährstoffe sollte aber immer mit dem Arzt abgestimmt werden, da einige Substanzen wie *Folsäure* und *B-Vitamine* die Zellteilung fördern und möglicherweise den Erfolg einer Chemotherapie gefährden. Auch werden von manchen Naturheilärzten teilweise gefährlich hohe Dosen empfohlen. Als Richtwert kann gelten, dass auch kurzzeitig nie mehr als die zwei- bis dreifache Menge der von der Deutschen Gesellschaft für Ernährung e. V. empfohlenen Dosis genommen werden sollte (→ Tab. S. 237).

- Günstig scheint die niedrigdosierte Gabe von *Selen* zu sein. In mehreren Studien zeigte sich, dass Selen vorbeugend gegen Krebs hilft, und es gibt Hinweise, dass Selen die Nebenwirkungen von Chemotherapie und Bestrahlung mindern kann.
- *Zink* scheint weder vorbeugend noch therapeutisch gegen Krebs zu wirken, minderte aber in zwei Studien die Nebenwirkungen einer Bestrahlung.

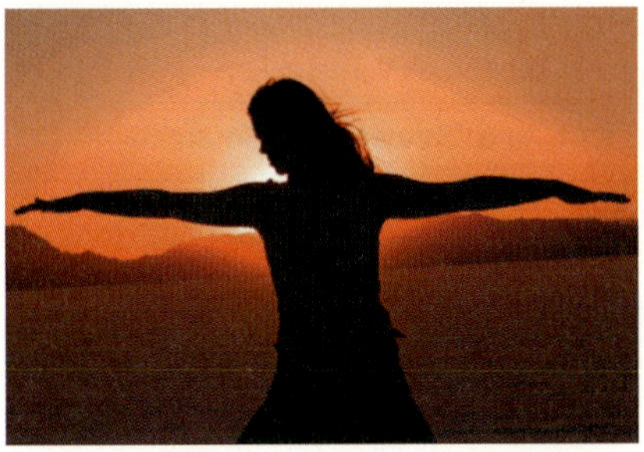

Fast alle Krebspatienten suchen früher oder später nach Alternativen in der Krebstherapie. Sie stoßen dabei schnell auf eine junge Industrie, die aus der Not der Betroffenen Geschäftsmodelle entwickelt hat: Sie ködert Krebskranke mit – aus Sicht des Schulmediziners – absurden Heilungsversprechen. Ausgangspunkt ist immer das „Versagen" der Schulmedizin bei ~ 45 % aller Krebskranken. Und diesen wird nun oft nicht nur Genesung, sondern gleich ein komplett neues Leben versprochen. Trotz dieser irrealen Versprechen wäre es falsch, die Komplementärmedizin pauschal zu verurteilen, denn einige komplementärmedizinische Therapien sind nützlich und erhöhen die (Über-)Lebensqualität tatsächlich. Deshalb ist mehr als alles andere sorgfältige Information gefragt, um die Spreu vom Weizen zu trennen. [ISP 2722]

- Die Einnahme von ***Vitamin A, C, D*** und ***E*** wird allgemein als therapeutisch wenig wirksam angesehen, insbesondere zeigte eine neuere Doppelblindstudie keinen Nutzen für hochdosiertes Vitamin C im Vergleich mit Placebo [R01]. Vitamin E verringert aber die Nebenwirkungen einer Chemotherapie mit Cisplatin.
- Die zusätzliche Einnahme von ***Kalzium*** senkt möglicherweise die Rückfallrate nach Darmkrebs [R02].
- Die Einnahme von ***Magnesium*** ist unter Umständen sinnvoll, um einen chemotherapiebedingten Mangel auszugleichen [R03].
- ***Coenzym Q10 (Ubichinon)*** ist ein Nahrungsergänzungsmittel. Einige Studien zeigen einen gewissen Schutz des Herzens während einer anthracyclinhaltigen Chemotherapie bei gleichzeitiger Einnahme von Coenzym Q10. Nebenwirkungen sind Übelkeit, Magen-Darm-Symptome, erhöhte Leberwerte und leichte Schlaflosigkeit.

Weitere grundlegende Konzepte

Entgiftung. Es ist unbestritten, dass Gifte – allen voran das Rauchen – zur Entstehung zahlreicher Tumoren beitragen. Das Rauchen aufzugeben ist daher sehr wichtig.

Die Wirkung anderer Entgiftungsmaßnahmen wie basische Bäder, Herdsanierung und „Leberkuren" ist unbewiesen. Die von ***Max Gerson*** empfohlenen ***Kaffee-Einläufe*** können

Dickdarmentzündungen oder einen Kreislaufzusammenbruch verursachen.

Licht und Bewegung. Sonnenlicht (mit entsprechender Sonnenschutzcreme) und Bewegung werden oft zur Verbesserung der Lebensqualität nahegelegt. Zwar lassen Spaziergänge im Sonnenschein keinen Tumor verschwinden, aber sie erhöhen das eigene Wohlbefinden. Lebensfreude ist nicht auf gesunde Menschen beschränkt. Viele Alternativmediziner betonen, dass Spaß, Lachen und Sex ihren Platz im Leben behalten sollten, denn sie fördern die Ausschüttung von Glückshormonen, was die Stimmung hebt und die Abwehrkräfte stärkt. Das Gleiche gilt für angepasste körperliche Aktivität. Wurde Krebspatienten früher zu Schonung geraten, so hat sich mittlerweile gezeigt, dass mäßige, aber regelmäßige sportliche Aktivität die Lebensqualität steigert, die Erholungsphase nach anstrengenden Therapien verkürzt und über eine Stärkung der Abwehrkräfte möglicherweise den Langzeitverlauf günstig beeinflusst. Diese **Sportonkologie** ist von der Schulmedizin akzeptiert, immer mehr Kliniken bieten Beratung und entsprechende Angebote begleitend an.

Innere Einstellung. Es gibt viele Hinweise, dass die richtige innere Einstellung hilft, den Krebs besser zu bewältigen, die Lebensqualität erhöht und sogar das Leben verlängert. Überlegen Sie, wie Sie bislang mit Belastungen und Krisen umgegangen sind und ob Ihnen frühere Bewältigungsmechanismen helfen können. Entspannungsverfahren (→ S. 1257), Yoga (→ S. 1259) und Psychotherapie (→ S. 1172) werden schon lange zur Förderung des Wohlbefindens und zur Schmerzreduktion eingesetzt, auch Selbsthilfegruppen können beitragen, das innere Gleichgewicht (wieder) zu finden. ***Psychologische Betreuung,*** auch in Form einer Krisenintervention oder kurzzeitigen Psychotherapie (→ S. 1173), leistet ebenfalls einen wichtigen Beitrag, die innere Einstellung zum Krebs zu reflektieren und den eigenen Lebenswillen zu festigen. Insbesondere wenn das Umfeld problematisch ist, etwa durch Scheidung oder Todesfälle, oder wenn durch den Auszug der Kinder lieb gewonnene Angehörige ausfallen, sollte man alles tun, um hier rasch professionelle Unterstützung zu bekommen, denn die Wartezeiten sind zum Teil lang.

(!) Versuchen Sie, das für Sie richtige Maß zwischen Über-die-Krankheit-Nachdenken und Entspannung zu finden, denn beides ist nötig, um die Krankheit bewältigen zu können. Lassen Sie sich dabei nicht in ein „Bewältigungsstrategie-Schema" pressen! Es gibt sicher Wechselbeziehungen zwischen Seele und Körper und, hier besonders interessant, zwischen Seele, Nerven- und Immunsystem ***(Psychoneuroimmunologie).*** Ob man aber „kämpferisch" gegen den Krebs angeht, eher zu den ruhigen Typen zählt oder irgendwann ganz bewusst dem Nachdenken über den Krebs ein Ende setzt, ist nach heutigem Wissen nicht entscheidend für den weiteren Verlauf.

Manche Autoren gehen noch einen Schritt weiter und empfehlen die gezielte Veränderung eigener Glaubenssätze, so genannte ***Tumorverträge.*** Die Rolle der Religion oder, konkreter, des praktizierten Glaubens für die Bewältigung eines Krebsleidens ist inzwischen gut untersucht. Ein positiver Einfluss des Glaubens an Gott und/oder praktischer Spiritualität auf den Umgang mit der Krankheit (Coping) und auf das subjektive Befinden wird inzwischen wissenschaftlich bejaht [R04]. Darauf aufbauend werden spirituelle Mittel wie Gebet um Heilung auch als eigenständige Krebstherapien genannt. Deren Nutzen einzuschätzen ist allerdings schwierig, denn aus der Tatsache, dass gläubige Menschen besser mit einer Krebserkrankung zurechtkommen (indem sie zum Beispiel, wie Forschungen gezeigt haben, ein stärkeres Immunsystem haben) darf man noch nicht folgern, dass bisher Nicht-Gläubige, wenn sie sich in christlichen oder fernöstlichen Heilslehren üben, in analoger Weise profitieren.

i **Aktuell:** www.gesundheit-heute.de/27x01

- **www.krebsgesellschaft.de/ernaehrung_gesund_und_lecker,1042.html** – Internetseite der Deutschen Krebsgesellschaft e. V. Frankfurt a. M.: Bietet eine gute Übersicht zur Ernährung bei Krebs.
- **www.krebshilfe.de** – Internetseite der Deutschen Krebshilfe e. V., Bonn: Unter der Rubrik Informieren können Sie Broschüren und Infomaterial kostenlos bestellen.
- L. Hirneise: **Chemotherapie heilt Krebs und die Erde ist eine Scheibe.** Enzyklopädie der unkonventionellen Krebstherapien. Sensei, 2005. Gut lesbar und leicht verständlich, aber einseitig – konventionelle Therapien sind prinzipiell schlecht, unkonventionelle gut. Daher kritisch lesen.

Immuntherapien

Immuntherapien nutzen das körpereigene Immunsystem, um den Krebs zu bekämpfen. Schon vor über 100 Jahren wurde die erste Immuntherapie gegen Krebs gefunden. Dennoch haben wir erst in Anfängen die Komplexität der Immunreaktion auf Tumoren verstanden. In den nächsten Absätzen wird sowohl auf Immuntherapien der konventionellen Medizin als auch auf die bekanntesten alternativen Therapieansätze näher eingegangen.

Botenstoffe des Immunsystems (→ S. 1023) sollen das Immunsystem durch Aktivierung natürlicher Killerzellen stärken. Bekannte Vertreter sind Interleukine oder Alpha-Interferon. Einige Interferone besitzen auch eine antitumorale Wirkung, die man sich bei der Behandlung der so genannten Haarzell-Leukämie oder der T-Zell-Lymphome zunutze macht. Alpha-Interferon wird außerdem bei bestimmten Formen der Leberentzündung (akute Virushepatitis → S. 671, chronische Leberentzündung → S. 674), Beta-Interferon bei der Multiplen Sklerose (→ S. 1135) eingesetzt. Hauptnebenwirkung sind grippeähnliche Beschwerden, die in aller Regel aber durch Paracetamol (z. B. ben-u-ron®) gut in den Griff zu bekommen sind.

Monoklonale Antikörper gegen den Tumor: Bestimmte Tumoren tragen an ihrer Oberfläche Strukturen, die an gesunden Zellen weit seltener vorkommen. Im Labor werden **monoklonale Antikörper** (also genau gleiche) gegen genau diese Struktur hergestellt und dann dem Patienten gegeben. Die Antikörper heften sich (fast nur) an die Tumorzellen und schädigen diese direkt oder indirekt über eine Antwort des Immunsystems. Beispiel ist der gegen Brustkrebs eingesetzte Antikörper Trastuzumab (Herceptin®) oder der CD20-Antikörper Rituximab (MabThera®) bei der Behandlung von Non-Hodgkin-Lymphomen. Andere Antikörper wie Cetuximab (Erbitux®) oder Bevacizumab (Avastin®) hemmen die Gefäßneubildung innerhalb des Tumors, der dadurch von der Blut- und Nährstoffzufuhr abgeschnitten und in seinem Wachstum gehemmt wird. Übrigens: Alle Präparate enthalten die Silbe „mab" (für ***monoclonal antibody;*** die Präparate werden meist als **MABs** bezeichnet). Manchmal werden Gifte oder radioaktive Stoffe an die Antikörper gebunden, um ganz gezielt die Tumorzellen zu schädigen ***(Radioimmuntherapie).*** Beispiele hierfür sind Mylotarg® bzw. Bexxar®. Die Kosten für monoklonale Antikörper sind sehr hoch (über 10 000 €), werden aber häufig von den Kassen übernommen.

Molekulare Tumortherapien sollen auf molekularer Ebene (Moleküle sind Zusammenschlüsse von Atomen, den kleinsten Bausteinen aller Materie) gezielt in Tumorwachstum, Tumorzellausbreitung und Tumorzelltod eingreifen. Derzeit wichtigster Ansatzpunkt dabei ist eine Gruppe von Eiweißen, die **Tyrosinkinasen,** die an der Wachstumssteuerung von Zellen beteiligt sind und deren Aktivität letztlich das Tumorwachstum fördert. Eine Möglichkeit, die Tyrosinkinasen zu beeinflussen, sind die monoklonalen Antikörper (→ S. 1030), die gegen Rezeptoren (Ankoppelungsstellen) auf der Oberfläche der Krebszellen gerichtet sind. Ein anderer Weg besteht im Einsatz

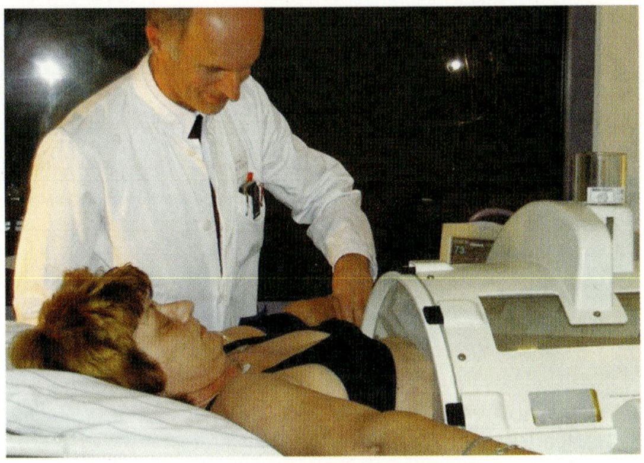

*Die **Ganzkörperhyperthermie** wie auch die hier abgebildete **regionale Hyperthermie** sollen die Tumorzellen für die Wirkung von Chemo- oder Strahlentherapie empfindlicher machen und die körpereigene Abwehr aktivieren. Die Hyperthermie bewegt sich an der Grenze von schul- und komplementärmedizinischer Therapie und wird derzeit in Studien untersucht.* [WEB 2709]

künstlich hergestellter chemischer Substanzen, welche die Wirkung der Tyrosinkinasen in der Tumorzelle blockieren. Zu diesen **Tyrosinkinasehemmern** gehören Imatinib (Glivec®), Erlotinib (Tarceva®), Sunitinib (Sutent®) und Sorafenib (Nexavar®). Ihr Einsatzgebiet umfasst zurzeit bestimmte fortgeschrittene Krebserkrankungen, die auf Zytostatika nicht (mehr) ansprechen, vor allem Lungen-, Bauchspeicheldrüsen- und Nierenzellkrebs sowie die chronische myeloische Leukämie.

Tumorimpfungen werden dem Patienten als besonders aufbereitete Tumorzellstrukturen oder diesen ähnliche Strukturen gegeben. Das Immunsystem soll gegen diese künstlichen Zellstrukturen Antikörper bilden, die auch zu den Tumorzellen passen und diese angreifen. Studien zeigten einen leichten Überlebensvorteil für verschiedene Krebsarten, u. a. Darmkrebs und Nierenzellkrebs. Letzteres ist aber aufgrund methodischer Mängel der Studie umstritten [R05]. Nebenwirkungen sind Fieber und Schüttelfrost. Die Kosten betragen ~ 20 000 € und werden meist nicht übernommen.

Mistelpräparate. Es gibt verschiedene **Mistelpräparate *(Mistelextrakte)*,** die sich durch die Art der Mistel (welche Unterart von welchem Baum) und das Herstellungsverfahren (Auspressen, wässriger Auszug, Fermentation) unterscheiden. Bisher hat sich noch kein Präparat den übrigen überlegen gezeigt. Mehrere (teils methodisch kritisierte) Studien ergaben eine verbesserte Lebensqualität und eine Verlängerung der Überlebenszeit, andere Studien konnten keinen Effekt nachweisen. Außer der entzündlichen Reaktion der Einstichstelle – die Medikamente werden normalerweise gespritzt – treten Fieber, vorübergehende Lymphknotenschwellung, Aktivierung von Entzündungsherden und allergische Reaktionen als Hauptnebenwirkungen auf. Ob Mistelpräparate in Einzelfällen auch zu einer Stimulation von Tumorzellen führen können, ist nicht sicher bekannt. Ihr Einsatz bei akuten Leukämien kommt daher nicht infrage. Die Behandlung von chronischen Leukämien und Lymphomen mit Mistelextrakten sollte nur von erfahrenen Therapeuten durchgeführt werden. Unsicherheiten bestehen ferner über die optimale Anwendung (wie oft, wie lange, wohin spritzen). Mistelpräparate sind verhältnismäßig preiswert (25 Ampullen, z. B. Lektinol®, ~ 200 €), wobei die Kosten bei fortgeschrittener Erkrankung üblicherweise von der Krankenkasse übernommen werden. Sie sind daher als Zusatztherapie weit verbreitet. Eine gleichzeitige Therapie während einer Strahlenbehandlung oder einer Chemotherapie sollte aber nicht ohne Rücksprache mit dem betreuenden Arzt durchgeführt werden.

Fiebertherapien werden mit verschiedenen bakteriellen Produkten durchgeführt. Studien zeigten eine gute Wirksamkeit der als **Coley-Toxine** bekannt gewordenen *Mixed Bacterial Vaccine (MBV)* bei Sarkomen (bösartige Tumoren des Binde- und Stützgewebes). Auch sind Spontanremissionen nach hohem Fieber bekannt. Später wurde vor allem auf die passive Erwärmung des Körpers **(Ganzkörper-** oder **regionale Hyperthermie)** gesetzt. Allerdings scheint eine Hyperthermie nicht so starke Effekte auf das Immunsystem zu haben wie eine aktive **Fiebertherapie.** Leider fehlen moderne, unabhängige Studien zur Wirksamkeit von Fiebertherapien. Die Nebenwirkungen sind Schüttelfrost, Fieber und Entzündungsreaktion an der Einstichstelle sowie gelegentlich Übelkeit, Kopf- und Gliederschmerzen.

BCG *(Bacille Calmette Guerin,* das Tuberkulose-Impfbakterium) wurde vielfach als unterstützender Faktor (Immunmodulator) zur Immunstimulation getestet. Letztlich bewährt hat sich lediglich die lokale Therapie von oberflächlichem Harnblasenkrebs mit BCG (als Instillationstherapie → S. 801). Vor Therapiebeginn muss eine aktive Tuberkulose ausgeschlossen werden.

Thymusextrakte ***(Thymuspeptide)*** gibt es schon seit 70 Jahren. Sie beeinflussen das Immunsystem und aktivieren unter anderem Abwehrzellen. Nebenwirkungen sind Durchfall, lokale entzündliche Reaktionen, Fieber, Schüttelfrost, Hemmung bestimmter weißer Blutkörperchen und möglicherweise die Übertragung von Infektionskrankheiten. Einzelne Studien deuten darauf hin, dass Thymusextrakte die Wirkung konventioneller Therapien verbessern oder Nebenwirkungen mildern können. Die einzelnen Präparate sind sehr unterschiedlich bezüglich der Herstellung und des Preises (Kosten pro Jahr etwa 1000–1600 €).

Die **Issels Therapie** nimmt für sich in Anspruch, ein ganzheitliches Behandlungskonzept mit Zahnsanierung, Entgiftung, Ernährungsumstellung, Sanierung der Darmflora und Sorge für das seelische Wohlbefinden des Patienten zu sein. Dazu werden die verschiedensten alternativen Therapien wie Fiebertherapie, Sauerstofftherapie, Enzympräparate, selbst hergestellte bakterienhaltige ***Impfstoffe (Vakzine, Vaccine)*** und andere kombiniert. Als Nebenwirkungen der Impfstoffe werden vor allem Temperaturerhöhung und Schmerzempfindlichkeit im Tumorbereich genannt.

Human-Eigenbluttherapien gibt es in vielen Varianten. Im Prinzip wird dem Patienten Blut entnommen, auf verschiedene Weise aufbereitet (z. B. mit Sauerstoff versetzt oder UV-bestrahlt) und wieder unter die Haut gespritzt. Die Wirksamkeit ist nicht in kontrollierten klinischen Studien überprüft worden. Dafür sind als Nebenwirkungen unter anderem Kreislaufreaktionen und bei chemotherapierten Patienten große Blutergüsse und Eiterherde beschrieben worden [R06].

Transfer-Factor nennt sich ein immunmodulierender Kuhmilchextrakt. Beim nicht-kleinzelligen Lungenkrebs konnte in Studien eine Lebensverlängerung durch dieses Präparat gezeigt werden. Nach Angabe der Hersteller sind keine Nebenwirkungen zu erwarten [R07].

Galavit® ist in der Sowjetunion entwickelt worden. Es soll an 50 000 Krebspatienten erfolgreich getestet worden sein. Die Tatsache, dass die Wirksamkeit und Sicherheit der Substanz nicht einmal im Tierversuch belegt ist, spricht gegen eine Verwendung am Menschen.

Sonstige alternative Therapien

Homöopathie (→ S. 1251), Traditionelle Chinesische Medizin (→ S. 1248), Ayurveda (→ S. 1251) und Anthroposophie (→ S. 1253) haben jeweils eigene Konzepte zur Tumortherapie. Die Homöopathie zeigte in kontrollierten Studien keine Wirksamkeit in der Krebstherapie. Ayurveda hilft möglicherweise vorbeugend gegen einige Krebsarten, ist aber therapeutisch ziemlich unerforscht und auch nicht frei von Nebenwirkungen. Von der Akupunktur kann eine Linderung unangenehmer Symptome erwartet werden, ohne dass der Krankheitsverlauf beeinflusst würde.

Shiitake-Pilze und einige andere asiatische Pilzarten haben in verschiedenen Studien zu einer Lebensverlängerung bei Krebspatienten beigetragen [R08]. Die anthroposophische Medizin ist vor allem durch die Verwendung von Mistelpräparaten bekannt geworden (→ S. 1031).

Sauerstoff (O_2) und ***Ozon (O_3).*** In Einzelfällen ist die Gabe von Sauerstoff sicher sinnvoll, zum Beispiel um Atemnot bei Lungenkrebs zu lindern, eine spezifisch krebsheilende Wirkung ist jedoch bislang nicht nachgewiesen. Darüber hinaus kann reiner Sauerstoff auch schädlich sein. Für Ozon gibt es ebenfalls keinen Wirkungsnachweis. Beim Spritzen von Ozon in die Vene gab es tödliche Zwischenfälle. Außerdem treten an Nebenwirkungen unter anderem Kreislaufzusammenbruch, Herzschäden, bleibende Lähmungen und Blindheit auf.

Hormonell wirksame Substanzen. *Melatonin*, ein Hormon, das zur Behandlung von Schlafstörungen angewendet wird, soll angeblich in hoher Dosierung die Überlebenszeit verlängern, jedoch wurden inzwischen den zugrunde liegenden Studien schwerwiegende Mängel nachgewiesen (Details → Tab. S. 436). Daher ist die Wirkung mehr als fraglich. Es sollte aufgrund von Wechselwirkungen prinzipiell nicht während einer Chemotherapie eingesetzt werden. Nebenwirkungen sind Schwindel, Gereiztheit, Albträume, Magenkrämpfe, verringerte Spermienzahl, geringere Libido sowie Brustentwicklung beim Mann. Vorsicht ist bei psychiatrischen Erkrankungen geboten, da sie durch Melatonin verschlimmert werden können.

Indol-3-Carbinol ist ein Broccolibestandteil, der als Ergänzungstherapie bei hormonabhängigem Brustkrebs eingesetzt wird. Studien zur Wirksamkeit liegen nicht vor.

Haifischknorpelpräparate sollen die Neubildung von Gefäßen im Tumor hemmen und so das weitere Wachstum verhindern. Diese Wirkung konnte in einer kontrollierten Studie nicht bestätigt werden [R09]. Etwa 10 % der Patienten haben eine Unverträglichkeit gegen Haifischknorpelpulver und reagieren darauf mit Magen-Darm-Beschwerden oder allergischen Reaktionen. Der aus Knorpel gewonnene Wirkstoff Nevostat sieht erfolgversprechender aus und wird derzeit in verschiedenen Studien untersucht [R10].

Krebs-Stoffwechseltherapien *(Zellatmungstherapie)*. Laut dieser Theorie ist Krebs eine Folge von Stoffwechselstörungen und mangelnder Sauerstoffversorgung der Zellen. Die meisten sind kaum empfehlenswert, bis auf das Medikament Ukrain®, eine Mischung aus Schöllkrautalkaloiden und dem Chemotherapeutikum Thiotepa®, für das eine Studie beim Bauchspeicheldrüsenkrebs einen Überlebensvorteil von einigen Monaten gezeigt hat [R11]. Das Mittel ist in Deutschland aber nicht zugelassen, es existieren zu wenig Daten über Wirksamkeit und Sicherheit, und die Therapiekosten sind mit ~ 6000 € pro Woche extrem hoch.

Frequenz- und Enzymtherapien. *Frequenztherapien* sollen ein gesundes Energiefeld aufbauen und zum Absterben der Krebszellen führen. Zur Wirkung existieren keine Studien, elektromagnetische Felder sollen sogar bei lang dauernder Einwirkung ihrerseits Krebs verursachen können.

Enzyme mit der Fähigkeit, bestimmte Tumoreiweiße abzubauen, sollen Entzündungsprozesse günstig beeinflussen und erhöhen möglicherweise auch die Wirkung einer Chemotherapie bei gleichzeitig geringeren Nebenwirkungen, insbesondere die ***Enzymkombination nach Wolf und Ransberger*** [R08].

i Aktuell: www.gesundheit-heute.de/27x02

- **www.krebstherapien.ch** – Internetseite des Vereins für integrative Krebstherapien in der Schweiz, Kilchberg: Bietet sehr guten, regelmäßig aktualisierten Überblick sowohl über konventionelle als auch alternative Verfahren zur Krebstherapie.
- K. Münstedt: **Ratgeber Unkonventionelle Krebstherapien.** ecomed, 2005. Für Ärzte geschrieben, daher mit vielen Fachwörtern. Trotzdem empfehlenswert, da sachlich sorgfältig recherchiert, umfassend und gut auf den Punkt gebracht.
- L. Hirneise: **Chemotherapie heilt Krebs und die Erde ist eine Scheibe.** Enzyklopädie der unkonventionellen Krebstherapien. Sensei, 2005. Gut lesbar und leicht verständlich, aber ziemlich einseitig – konventionelle Therapien sind prinzipiell schlecht, unkonventionelle gut. Daher kritisch lesen.

Besonders belastende Beschwerden bei Krebs

Übelkeit, Erbrechen, Mundschleimhautentzündungen und Haarausfall bei Krebs sind am häufigsten durch eine Chemotherapie mit Zytostatika verursacht und werden daher dort behandelt (→ S. 1027).

Tumorbedingte Schmerzen

Schmerzen, genauer lang anhaltende, chronische Schmerzen (→ S. 1218), gehören zu den am meisten belastenden Beschwerden überhaupt. Im Zusammenhang mit Krebs erlangen sie eine besondere Dimension: Schmerzen gelten hier als Verkünder der Unheilbarkeit.

Wahr ist: Schätzungsweise 50–70 % der Krebskranken leiden im Krankheitsverlauf unter chronischen Schmerzen. Wahr ist aber auch: Die Schmerzen können sowohl durch die Erkrankung selbst als auch durch deren Behandlung bedingt sein – entsprechend künden Schmerzen nicht immer den nahenden Tod an. Und: Schmerzen bei Krebs können gut behandelt werden.

Bei Schmerzen im Rahmen einer Krebserkrankung stehen wie bei anderen Erkrankungen auch die Ursachensuche und -beseitigung an erster Stelle. Typische Schmerzursachen bei Tumorpatienten sind die Nervenkompression oder Nervenverletzung durch den Tumor selbst oder bei Knochenmetastasen durch die sich auflösende Knochensubstanz. Schlimmstenfalls kann es zu schmerzhaften Knochenbrüchen kommen, die bei Fehlen einer äußeren Gewalteinwirkung (z. B. Sturz) als ***pathologische Frakturen*** bezeichnet werden.

Therapie der Schmerzen. Die Behandlung tumorbedingter Schmerzen folgt den üblichen Richtlinien (WHO-Schema der Schmerzbehandlung → S. 1220, für einen bestimmten Tumor typische Schmerzen und Schmerztherapien werden bei der jeweiligen Erkrankung erklärt). Bei sehr starken Schmerzen sind fast immer Opium-Abkömmlinge wie z. B. Morphin (z. B. MST®) notwendig (Details → S. 1220). Je nach Schmerzursache und Nebenwirkungen der Opiate werden Begleitmedikamente zur Wirkungsverstärkung eingesetzt. Beispiele sind Antiepileptika (Gabapentin, Neurontin®) und Antidepressiva (Amitriptylin, Saroten®) zur Schmerzbehandlung ***neuropathischer Schmerzen***, d. h. durch Nervenkompression oder -verletzung bedingte Schmerzen. Bei Knochenmetastasen oder gar pathologischen Frakturen kann durch eine gezielte ***Strahlentherapie*** eine gute Schmerzlinderung erzielt werden. Prophylaktisch können bei bekannten Knochenmetastasen ***Biphosphonate*** (Pamidronat, Aredia® oder Clodronat, Ostac®) verabreicht werden, um den Knochen zu festigen, seinen Abbau zu bremsen und Komplikationen wie Schmerzen, Hyperkalzämie und Knochenbrüche zu vermeiden.

(!) Bei über 90 % der Betroffenen lassen sich die Schmerzen durch konsequente Anwendung heute verfügbarer Behandlungsmöglichkeiten auf ein erträgliches Maß reduzieren oder sogar ganz beseitigen.

Fatigue

Viele Krebspatienten fühlen sich ständig müde und erschöpft. Sie können sich „zu nichts aufraffen“, und schon kleinste Belastungen wie Einkaufen oder Bügeln erscheinen schier unüberwindbar. Auch Schlaf bringt keine Besserung – sofern Schlaf überhaupt möglich ist, denn viele Betroffene schlafen trotz ihrer Müdigkeit nur schlecht. Alle diese Beschwerden werden unter der Bezeichnung ***krebsassoziierte Fatigue (cancer fatigue)*** oder kurz **Fatigue** zusammengefasst.

Von der (krebsassoziierten) Fatigue ist das chronische Erschöpfungssyndrom (chronic fatigue syndrome) zu unterscheiden, das an anderer Stelle besprochen wird → S. 1048.

Wie häufig die Fatigue ist, kann nicht genau gesagt werden, Schätzungen schwanken zwischen 15 und 95 %! Erscheint Erschöpfung während der Krebsbehandlung dem Patienten wie den Angehörigen „verständlich“, wird eine Fatigue, die noch Monate nach der Behandlung andauert, als Problem empfunden und stößt oft in der Umgebung auf Unverständnis.

Lernen, füreinander da zu sein: Krebs in der Familie

„Krebs" – mit diesen fünf Buchstaben bricht nicht selten auch für die Angehörigen eines Krebskranken erst mal die Welt zusammen. 1000 Gedanken schwirren gleichzeitig durch den Kopf, von „Wie kann ich konkret helfen?" bis „Wie ist das jemals alles zu schaffen?".

Sie als Angehöriger können dem Patienten zwar seine existenzielle Bedrohung nicht abnehmen, sind aber trotzdem eine seiner wichtigsten Stützen dabei, sich der neuen Lebenssituation zu stellen:

- Am allerwichtigsten ist es, überhaupt da zu sein und zu bleiben. Auch wenn die Angst lähmen kann, irgendetwas Falsches zu sagen oder falsch zu machen: Bleiben Sie präsent und wenn Sie sich unsicher fühlen, teilen Sie dies mit Ihrem Angehörigen, sagen Sie ihm ruhig, dass es für Sie schwer ist, die richtigen Worte zu finden, ihm zu helfen und Ihren Gefühlen Ausdruck zu verleihen. Das ist nicht selten der Beginn eines offenen Gesprächs über die Erkrankung und die damit verbundenen Ängste sowie der erste Schritt nicht nur zur Bewältigung der Krise Krebs, sondern auch zu einer neuen Stufe der Vertrautheit in der Familie oder Partnerschaft.
- Viele Betroffene belasten selbst z. B. während sehr anstrengender Behandlungen nicht so sehr die Probleme der Gegenwart, sondern elementare Ängste: die Angst vor dem, was noch kommt, die Angst vor Schmerzen, die Angst, nicht mehr selbstbestimmt leben zu können, sondern den Entscheidungen anderer ausgeliefert zu sein. Die emotionale Sicherheit, dass Sie, egal was kommt, zu ihm stehen und im Fall eines ungünstigen Verlaufs seine Interessen so vertreten, wie er selbst es tun würde, ist für den Kranken von unschätzbarem Wert.
- Unterstützung heißt dabei nicht immer, den Betroffenen von allen Alltagsproblemen fernzuhalten. Je nach Zustand des Kranken, seiner Persönlichkeit und der gesamten familiären Situation können Sie den Kranken ruhig bei Problemen fragen, was er dazu meint – das bedeutet eben auch, dass man ihn zu Hause vermisst.

Mitbetroffen bedeutet auch, selbst belastet zu sein: Die Auseinandersetzung mit dem Kranken und mit der eigenen Einstellung zu Krankheit und Tod, die Besuche im Krankenhaus oder die unzähligen Handreichungen zu Hause und die Übernahme von Pflichten gehen auch an den Angehörigen nicht spurlos vorüber. Mögliche aggressive Äußerungen des Patienten beispielsweise tun weh, auch wenn man weiß, dass sie eigentlich nicht persönlich gemeint, sondern Ausdruck des Haderns mit dem eigenen Schicksal sind.

Oft werden von der Umwelt unzählige Erwartungen an die Angehörigen herangetragen, kaum einer fragt sich aber, wie das denn überhaupt zu bewerkstelligen sei. In Familien werden zusätzlich die Kinder aus der Bahn geworfen, bei älteren Leuten hat der gesunde Partner oft mit Problemen im Alltag zu kämpfen. Und das in aller Regel nicht über Wochen, sondern zumindest Monate, bei einigen Erkrankungen auch bei günstigem Verlauf über mehr als ein Jahr. Um das durchzuhalten, müssen Sie als Angehöriger auch auf sich selbst achten. Versuchen Sie z. B., weniger wichtige Arbeiten zu delegieren, oder schaffen Sie sich alle ein oder zwei Wochen einige Stunden Freiraum und machen Sie dann ohne schlechtes Gewissen das, wozu Sie Lust haben. Denn wenn Sie schlapp machen, nützt das keinem.

Aufrichtigkeit im Umgang und gegenseitiges Füreinander-da-Sein (jeder nach seinen Fähigkeiten) entlasten sowohl den Patienten als auch die Angehörigen und sind wahrscheinlich der beste Ratschlag, den man geben kann. Bei günstigem Krankheitsverlauf profitieren alle Beteiligten von einer Intensivierung der Beziehung. Bei ungünstigem Verlauf ist eine ehrliche Begleitung eine der wichtigsten Voraussetzungen für ein selbstbestimmtes Leben bis zum Schluss.

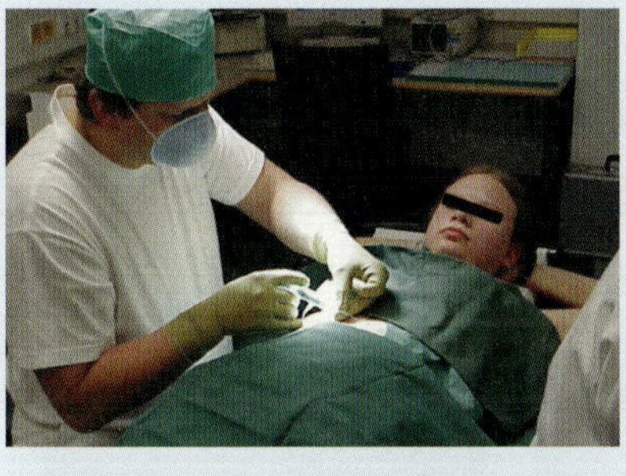

Die Reihe ärztlicher Eingriffe und schmerzhafter Maßnahmen scheint bei Krebspatienten manchmal nicht aufzuhören. Auch hier ist Füreinander-da-Sein überlebenswichtig, damit der Betroffene durchhält. [FDB 2723]

Woher Fatigue kommt, ist unklar. Mit Sicherheit spielt die Erkrankung ebenso eine Rolle wie ihre Behandlung, auch die Persönlichkeit des Betroffenen scheint von Bedeutung zu sein.

Vielen Patienten hilft es schon zu wissen, dass Fatigue ein zwar ungeklärtes, aber bekanntes und häufiges Phänomen bei Krebs ist, das in aller Regel wieder verschwindet, wenn auch manchmal erst nach längerer Zeit. Fassbare Ursachen einer allgemeinen Schwäche wie Blutarmut, Infektionen, erheblicher Gewichtsverlust oder Hormonstörungen werden immer behandelt, auch Depressionen sollten je nach Schweregrad mit pflanzlichen Präparaten wie etwa Johanniskraut (→ Tab. S. 274) oder mit Antidepressiva (→ S. 1169) gelindert werden.

Der Patient kann selbst zur Behandlung beitragen, indem er sich fragt

- Was ihn am meisten belastet und wie er diese Probleme gezielt angehen kann.
- Wann er eher viel und wann besonders wenig Energie hat und wie er seinen Tagesrhythmus entsprechend anpassen kann.
- Wie er früher mit Belastungen und Erkrankungen umgegangen ist und ob eine dieser Strategien eventuell auch in der aktuellen Situation helfen könnte.

Schonung allein als Strategie gegen Fatigue sollte es allerdings nicht sein, da eine verminderte Aktivität die Belastbarkeit des Patienten durch Abbauvorgänge weiter verringert und so ein Teufelskreis entsteht. Körperliche Aktivität, die langsam gesteigert wird, aber nicht überfordert, baut körperlich wie seelisch wieder auf.

i **Aktuell:** www.gesundheit-heute.de/27x03

- **www.krebsinformation.de** – Krebsinformationsdienst (KID) Deutsches Krebsforschungszentrum Heidelberg: Gute Informationen nicht nur zu den häufigsten Krebsformen, auch zu Alltagsproblemen wie etwa Haarausfall und Mundpflege. Bietet zudem telefonische Beratung.
- **www.ksid.de** – Informationsdienst Krebsschmerz (KSID, Heidelberg): Mit Beratungstelefon für Patienten, Adressenliste und Broschüren zum Runterladen (Rubrik Infomaterial).
- **www.hilfe-fuer-kinder-krebskranker.de** – Internetseite des Vereins für Kinder krebskranker Eltern e. V., Frankfurt: Familienzentrierte Betrachtung mit Kontaktstellen und Literatur für Familien, in denen ein Elternteil an Krebs erkrankt ist.
- **www.krebshilfe.de** – Internetseite der Deutschen Krebshilfe e. V., Bonn: Bietet Informations- und Beratungsdienst für Patienten und Angehörige sowie viele Broschüren zum Runterladen (Rubrik Informieren).
- H. Stamatiadis-Smidt; H. zur Hausen (Hrsg.): **Thema Krebs.** Springer, 2006. Lexikonartig aufgezogenes Buch des KID des Deutschen Krebsforschungszentrums Heidelberg, das die häufigsten Fragen von Krebspatienten beantwortet.

Erkrankungen des Bluts

Diagnoseverfahren bei Bluterkrankungen

Wichtigster „Richtungsgeber" bei Verdacht auf eine Bluterkrankung ist ein (Differenzial-)Blutbild (→ S. 1314), an das sich – je nach Ergebnis – gezielte weitere Untersuchungen anschließen.

Knochenmarkuntersuchung

Zu den weiterführenden Untersuchungen gehört die **Knochenmarkuntersuchung,** die vor allem zur Diagnose oder zum Ausschluss bösartiger Bluterkrankungen herangezogen wird. Bei anderen Krebserkrankungen dient eine Knochenmarkuntersuchung zur Klärung, ob sich bereits Tumorzellen ins Knochenmark ausgebreitet haben.

Durchführung. Bei Erwachsenen wird meist der hintere Beckenkamm punktiert **(Beckenkammpunktion),** da die ***Knochenmarkgewinnung (Knochenmarkaspiration)*** hier schmerz- und risikoärmer ist als am Brustbein und der Arzt sowohl einzelne Zellen als auch ein kleines Gewebestückchen entnehmen kann (Knochenmarkpunktion → Abb. S. 1042, zur Punktion allgemein und zur Biopsie → S. 1270). Eine Beckenkammpunktion wird ambulant durchgeführt. Ein paar Tage vorher wird Blut für die Gerinnungsuntersuchungen Quick (→ S. 1330), PTT (→ S. 1329) und PTZ (→ S. 1329) entnommen, besondere Vorsichtsmaßnahmen vor der Untersuchung sind nicht nötig.

Zur Beckenkammpunktion liegt der Patient auf der Seite oder auf dem Bauch. Die Punktionsstelle wird bis zum Knochen örtlich betäubt, steril abgedeckt und desinfiziert. Dann setzt der Arzt einen kleinen Hautschnitt und dreht eine Spezialnadel ***(Yamshidi-Nadel)*** in den Knochen ein. Dieses Eindrehen der Nadel tut nicht weh, erfordert aber Kraft, sodass man diesen Druck spürt. Das anschließende Ansaugen des Knochenmarks gibt allerdings einen kurzen, scharfen Schmerz und ist der Grund dafür, dass einige Kliniken für die Prozedur eine „Schlafspritze" anbieten. Manche Kliniken führen die Gewinnung von Knochenmark aber auch mit einer so genannten Spinalnadel (zur Liquorpunktion) durch. Dies ist wesentlich weniger schmerzhaft. Zur Gewinnung eines kleinen Knochenzylinders (Biopsie) muss allerdings die Yamshidi-Nadel verwendet werden.

Nach der Untersuchung reicht ein kleiner Pflasterverband. Um Nachblutungen zu vermeiden, wird für 1–2 Stunden ein Sandsack aufgelegt, und dann ist bis auf einen leichten Wundschmerz alles vorbei. Komplikationen sind bei sorgfältigem Arbeiten sehr selten. Das Knochenmark wird zur Untersuchung ins Labor geschickt, wobei es je nach den angeforderten Untersuchungen mehrere Wochen dauern kann, bis alle Befunde vorliegen.

Blutarmut

Häufigkeit:

Blutarmut *(Anämie):* Mangel an rotem Blutfarbstoff (dem Hämoglobin; Normwerte → S. 1319) und meist auch an roten Blutkörperchen im Blut. Die Blutarmut ist die häufigste Bluterkrankung überhaupt, wobei Frauen häufiger betroffen sind als Männer. Bedingt ist sie durch verminderte Bildung oder gesteigerten Abbau von roten Blutkörperchen sowie durch Blutverlust. Therapie und Prognose sind abhängig von der Ursache der Blutarmut.

Leitbeschwerden

Keine oder nur minimale Beschwerden bei langsamer Entwicklung

Ansonsten:

- Müdigkeit, Leistungsknick, Schwindel
- Blässe der Haut und Schleimhäute, wobei die Beurteilung der Schleimhäute zuverlässiger ist (zu große Spannbreite der „normalen" Hautfarbe)
- Bei Eisenmangel als Ursache außerdem trockene Haut (Mundwinkeleinrisse), Zungenbrennen und brüchige Nägel
- Herzklopfen und Atemnot bei Anstrengung
- Zusätzliche Begleiterscheinungen je nach Grunderkrankung, z. B. starke und/oder häufige Regelblutungen oder schwarzer Stuhlgang

Wann zum Arzt

In den nächsten zwei Wochen bei uncharakteristischen Beschwerden, die zur Blutarmut passen

In den nächsten Tagen, wenn zusätzlich schon bei leichter körperlicher Anstrengung Herzklopfen, Atemnot oder sehr häufiges Schwindelgefühl auftreten

Die Erkrankungen

Abhängig von der Grunderkrankung wird die Blutarmut in drei Gruppen unterteilt:

Verminderte Bildung funktionstüchtiger roter Blutkörperchen

Diese Gruppe macht den Löwenanteil aus. Normalerweise werden die roten Blutkörperchen im Knochenmark gebildet, vorausgesetzt, alle notwendigen Baustoffe sind in ausreichender Menge vorhanden. Wenn es an einem dieser Ausgangsstoffe (z. B. Eisen, Vitamin B12) mangelt, werden nicht genügend oder funktionsgestörte Blutkörperchen gebildet **(Anämie durch Erythropoesestörung):**

Mangel an Eisen. Meist liegt der Engpass beim Eisen, das für die Bildung des roten Blutfarbstoffs (Hämoglobin) unverzichtbar ist. Diese **Eisenmangelanämie** macht allein 80 % aller Fälle von Blutarmut aus. Der Eisenmangel ist im Erwachsenenalter oft Folge von ***chronischen Blutverlusten,*** etwa durch zu starke Regelblutungen bei Frauen oder ständige Sickerblutungen aus Magen oder Darm bei Magen- oder Darmgeschwüren bzw. -tumoren (→ Kapitel 18). Auch eine ***unzureichende Eisenzufuhr*** mit der Nahrung fördert eine Eisenmangelanämie. Frauen sind dabei besonders gefährdet, denn sie haben wegen der Regelblutung einen erhöhten Eisenbedarf. Während der Schwangerschaft steigt der Eisenbedarf sogar auf das Doppelte an, was die Schwangere bei ihrer Ernährung beachten muss. Auch Blutspender benötigen mehr

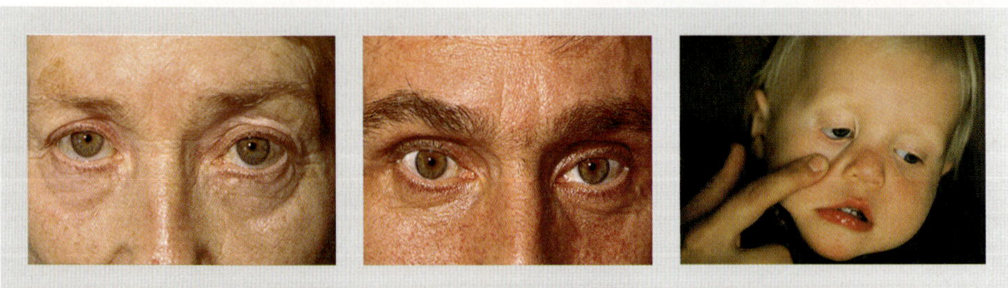

*Ob jemand eine **Blutarmut** hat, lässt sich oft schon mit bloßem Auge erkennen: Ganz links ein Patient mit Blutarmut, zum Vergleich in der Mitte ein Mann ohne Blutarmut. Rechts eine Methode, eine mögliche Blutarmut zu erkennen: Zieht man das Augenlid nach unten, werden die vielen kleinen Blutgefäße auf der Innenseite des Lids sichtbar. Sind diese kräftig rot, so liegt höchstwahrscheinlich keine Blutarmut vor.* [GTV, ADM 2710]

Eisen. Seltener führen Darmerkrankungen oder -operationen zu einer ***ungenügenden Eisenaufnahme*** aus dem Darm trotz normaler Eisenzufuhr. Die meisten Betroffenen mit Eisenmangelanämie weisen nur die oben dargestellten uncharakteristischen Beschwerden der Blutarmut auf.

Eisen und Eisenbedarf → Tab. S. 240, S. 1315

(!) Eisenmangel ist keine Diagnose, mit der man sich zufrieden geben darf, sondern ein Symptom, dessen Ursache geklärt werden muss.

Mangel an Vitamin B12 und Folsäure. Bei einem Vitamin-B12- und/oder Folsäuremangel (→ Tab. S. 236 bzw. S. 237) reifen die Vorstufen der roten Blutkörperchen im Knochenmark nicht richtig heran, in der Folge gibt es zu wenige funktionsfähige rote Blutkörperchen. Aufgrund der abnormen Größe der gebildeten Blutkörperchen werden diese Formen der Blutarmut auch als ***megaloblastäre Anämien*** zusammengefasst (mega = groß; Blast = Vorstufe einer Zelle).

Eine **Folsäuremangelanämie** kommt verhältnismäßig häufig vor, da die Versorgung mit Folsäure auch normalerweise schon schlecht ist und das Vitamin zudem vom Körper nicht gespeichert wird, sodass bereits eine leichte Fehlernährung zu einem relevanten Mangel führen kann.

Die **Vitamin-B12-Mangelanämie** ist am häufigsten durch eine autoimmunbedingte Magenschleimhautentzündung verursacht (→ S. 626), die zu einer Aufnahmestörung von Vitamin B12 führt. Dadurch kommt es zu einer Blutarmut, kombiniert mit Missempfindungen (z. B. Kribbeln) und Gangstörungen, da auch das Nervensystem unter dem Vitaminmangel leidet. Diese Form der Vitamin-B12-Mangelanämie heißt auch ***perniziöse Anämie.*** Darmerkrankungen (z. B. chronische Darmentzündungen → S. 650) können durch eine verminderte Vitaminaufnahme aus dem Darm sowohl zu einem Vitamin-B12- als auch zu einem Folsäuremangel führen. Seltenere Ursachen sind Magenoperationen oder Fehlernährung.

Folsäure und Folsäurebedarf → Tab. S. 237, S. 1317, in der Schwangerschaft → S. 353

Vitamin B12 und Vitamin-B12-Bedarf → Tab. S. 236, S. 1335

Weitere Ursachen. Auch bei vielen lang anhaltenden Entzündungen oder Tumoren ist der Eisenhaushalt gestört. Bei dieser ***Anämie der chronischen Erkrankung*** besteht allerdings kein Eisenmangel, sondern das ausreichend vorhandene Eisen wird nicht richtig in die roten Blutkörperchen eingebaut ***(Eisenverwertungsstörung).***

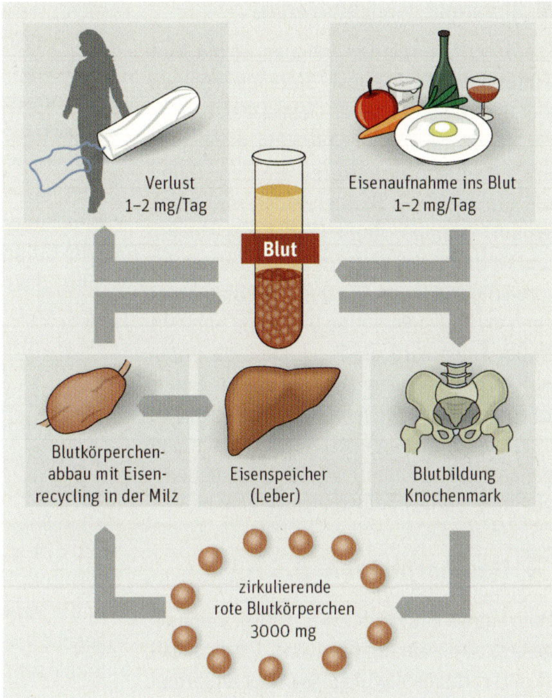

Wie die Abbildung zeigt, entspricht die tägliche Eisenaufnahme in etwa der täglichen Eisenausscheidung – eine allzu große Reserve gibt es im ***Eisenhaushalt*** *also nicht. Daher führt bereits eine verhältnismäßig geringe Steigerung des Eisenverlusts oder des Eisenbedarfs bei längerem Bestehen zu einer* ***Eisenmangelanämie.*** [ASM 2711]

Die Bildung der roten Blutkörperchen wird normalerweise durch das in den Nieren gebildete Hormon Erythropoetin stimuliert. Bei fortgeschrittenen Nierenfunktionsstörungen (chronisches Nierenversagen → S. 783) ist zu wenig des Hormons vorhanden, und eine ***renale Anämie (nierenbedingte Blutarmut)*** ist die Folge.

Selten, aber ernst ist eine Blutarmut durch eine Schädigung der Blutstammzellen im Knochenmark, die ***aplastische Anämie.*** Nur manchmal lässt sich eine Ursache finden wie etwa bestimmte Medikamente, Gifte, Strahlen oder Viren. Häufig sind rote und weiße Blutkörperchen sowie Blutplättchen vermindert, was von den Medizinern dann als **Panzytopenie** bezeichnet wird.

Blutarmut durch gesteigerten Abbau roter Blutkörperchen

Ist der ***Abbau der roten Blutkörperchen (Hämolyse)*** nur mäßig bis leicht beschleunigt, kann das Knochenmark den Verlust durch eine gesteigerte Bildung noch ausgleichen. Wenn aber massenweise rote Blutkörperchen vorzeitig zugrunde gehen und dieser Verlust höher ist als die Nachproduktion im Knochenmark, bildet sich eine **hämolytische Anämie** aus. In schweren Fällen hat der Betroffene eine gelbliche Hautfarbe, da sich durch den gesteigerten Abbau der roten Blutkörperchen der gelbliche Gallenfarbstoff Bilirubin anhäuft. Zusätzlich besteht eine Milzvergrößerung.

Angeborene hämolytische Anämien. Am häufigsten sind hämolytische Anämien angeboren und zeigen sich dann bereits im Kindesalter: Kennzeichnend für den **Favismus** durch ***Glukose-6-Phosphat-Dehydrogenase-Mangel*** – einen ererbten Enzymdefekt – ist eine *schubweise* Blutarmut, wobei die Schübe durch den Verzehr von Saubohnen (Favabohnen, daher der Name), bestimmte Arzneimittel oder Infektionen ausgelöst werden. Bei der **Kugelzell[en]anämie *(Sphärozytose)*** führen Fehler in der äußeren „Umhüllung" (Zellmembran) zu einer Kugelform der sonst eher platten roten Blutkörperchen und damit zu einem beschleunigten Abbau. Bei der **Sichelzell[en]anämie** und den **Thalassämien** werden „falsche" rote Blutfarbstoffe gebildet. Bei der Sichelzellenanämie neigen die roten Blutkörperchen dadurch zu einer Sichelform mit daraus resultierenden Durchblutungsstörungen. Die Thalassämie ruft je nach Form und Ausprägung sehr unterschiedlich starke Beschwerden hervor, darunter eine schwere Blutarmut und Knochenveränderungen. Sichelzellenanämie und Thalassämie sind in Mitteleuropa selten, sie betreffen vor allem Asiaten, Afrikaner und Bewohner der Mittelmeerländer.

Erworbene hämolytische Anämien. Entstehen hämolytische Anämien erst im Erwachsenenalter, sind meist Autoimmunerkrankungen die Ursache (das Immunsystem zerstört die eigenen Blutkörperchen → S. 1049), Medikamente, Infektionen oder Krebs (vor allem Lymphome → S. 1043).

Blutarmut durch Blutverlust

Die dritte Gruppe der Anämien ist die **Blutarmut durch Blutverlust** *(Blutungsanämien)*, z. B. nach einer schweren Geburt, nach einem Unfall oder nach einer Operation, wenn mehr als 1–2 Liter Blut verloren wurden. Damit die Blutgefäße, z. B. nach einer Verletzung, „gefüllt" bleiben, fließt Gewebewasser ein und verdünnt das Blut, sodass der Gehalt des roten Blutfarbstoffs und der roten Blutkörperchen im Blut sinkt – eine Blutarmut entsteht. In der Folge wird die Produktion der roten Blutkörperchen angekurbelt, um für Ersatz zu sorgen. Bildet sich im Rahmen dieser Produktionssteigerung ein (relativer) Eisenmangel aus, spricht man – etwas inkonsequent – ebenfalls von einer Eisenmangelanämie.

Das macht der Arzt

Das kleine Blutbild (→ S. 1309), genauer gesagt der Hämoglobinwert (→ S. 1319), sichert nicht nur die Diagnose einer Blutarmut, sondern gibt auch durch Angaben zu Größe und Blutfarbstoffbeladung der roten Blutkörperchen erste Hinweise auf die Ursache.

Die weitere Eingrenzung der Ursache erfolgt zunächst durch Blutuntersuchungen, z. B. durch Bestimmung der Retikulozyten (ganz junge rote Blutkörperchen, Normalwerte → S. 1330) zur Einschätzung der Bildungsrate der roten Blutkörperchen, durch Ferritin- (→ S. 1316) und Transferrinbestimmung (→ S. 1315; Transferrinsättigung → S. 1333) zur Einschätzung des Eisenhaushalts, durch Vitaminspiegelbestimmung (Folsäure → Tab. S. 237, S. 1317; Vitamin B12 → Tab. S. 236, S. 1335) oder Antikörpersuche. Im weiteren Verlauf können zusätzliche Untersuchungen erforderlich werden, etwa eine Magen- und/oder Darmspiegelung zum Aufspüren einer Blutungsquelle bei einer Eisenmangelanämie, eine Magenspiegelung bei Vitamin-B12-Mangelanämie zur Sicherung der Magenschleimhautentzündung oder eine Knochenmarkpunktion bei Verdacht auf eine Blutbildungsstörung im Rahmen einer Knochenmarkerkrankung.

Diese Untersuchungen sind nötig, da die Behandlung der Blutarmut je nach Ursache völlig unterschiedlich ist:

- Bei einer *Eisenmangelanämie* wird eine ursächliche Magen- oder Darmerkrankung behandelt (gegebenenfalls Beseitigung einer Blutungsquelle) und das fehlende Eisen durch Tabletten (z. B. Ferro sanol®, Lösferron®) zugeführt.

(!) **Eisentabletten** wirken am besten, wenn sie morgens auf nüchternen Magen geschluckt werden. Viele Patienten vertragen dies aber nicht, sie sollten die Tabletten dann besser zum Frühstück einnehmen. Die Eisentabletten unbedingt mit viel Flüssigkeit und möglichst mit aufrechtem Oberkörper einnehmen, damit sie sich nicht an Engstellen der Speiseröhre festsetzen und dort zu Geschwüren führen. Alternative sind Brausetabletten. Zu anderen Medikamenten ist ein zeitlicher Abstand von zwei Stunden einzuhalten, weil Eisen dazu führt, dass andere Medikamente nicht richtig vom Darm aufgenommen werden.

Um die Eisenspeicher wieder aufzufüllen, muss die Behandlung mehrere Monate lang durchgeführt werden (Faustregel: nach Normalisierung des Blutbilds noch einmal die gleiche Zeit). Nicht erschrecken, wenn der Stuhlgang schwarz wird – das kommt von den Eisentabletten. Bei einer Unverträglichkeit trotz Präparatwechsel kann Eisen auch in die Vene gespritzt oder als Kurzinfusion gegeben werden, was in der Hausarztpraxis problemlos durchführbar ist.

- Auch *Vitamin B12* und *Folsäure* können medikamentös ersetzt werden, wobei bei einer perniziösen Anämie Spritzen erforderlich sind, da Vitamin B12 aus Tabletten nicht aufgenommen wird. Die ursächliche Magenschleimhautentzündung bedarf wegen des erhöhten Magenkrebsrisikos jährlicher Kontrollen durch eine Magenspiegelung (→ S. 631).
- Bei der Anämie der chronischen Erkrankung ist die Behandlung der Grundkrankheit vorrangig. Wird z. B. die Entzündung besser, verschwindet die Blutarmut von selbst. Eine Eisengabe ist zwecklos, da das Eisen nicht verwertet wird.
- Die renale Anämie ist heute durch gentechnisch hergestelltes Erythropoetin (z. B. ERYPO®), das unter die Haut gespritzt wird, gut behandelbar.
- Bei den hämolytischen Anämien hängt die Behandlung von der Ursache ab. Bei vielen angeborenen Formen bessert eine Milzentfernung die Beschwerden – sie ändert zwar nichts an dem „Webfehler" in den roten Blutkörperchen, verlängert aber deren Überlebenszeit und bessert so die Symptome der Blutarmut. Bei einigen hämolytischen Anämien des Erwachsenen und der aplastischen Anämie kann die Behandlung sehr schwierig sein und eine Immunsuppression (Unterdrückung des Immunsystems → S. 705), in Extremfällen sogar eine Blutstammzelltransplantation (→ S. 1042) notwendig machen.
- Bluttransfusionen sind nur bei sehr ausgeprägter Blutarmut erforderlich.

Komplementärmedizin

Die Pflanzenheilkunde bietet viele Saft- oder Teekuren, gebraut aus **eisenhaltigen Pflanzen** wie Brennnessel, Löwenzahn, Tausendgüldenkraut, Quecke, Brombeere (Blätter) oder Ackerschachtelhalmkraut. Diese können einen Eisenmangel jedoch nicht ausgleichen. Es spricht aber nichts dagegen, sie unterstützend zur medikamentösen Behandlung einzusetzen.

Eisen. Eine wichtige Eisenquelle ist (rotes) Fleisch, aber auch Eier, Geflügel und Fisch liefern den wichtigen Mineralstoff. In puncto Eisen allzu einseitig auf Fleisch zu bauen ist wegen des hohen Fettgehalts von Fleisch (bei gleichzeitig ungesundem Fettsäureprofil) jedoch nicht gesund. Vollkornprodukte, Hülsenfrüchte und grüne Gemüse enthalten ebenfalls viel Eisen. Um die Eisenaufnahme aus der Nahrung zu verbessern, sollten pflanzliche Eisenträger zusammen mit Vitamin C gegessen werden (z. B. Erbsen mit Kartoffeln oder Vollkornprodukte mit frischem Orangensaft oder Paprika). Damit erreichen Sie zweierlei: Die Eisenaufnahme wird gesteigert und einem Vitamin-C-Mangel wird vorgebeugt, der ebenfalls zu einer Blutarmut führen kann (auch wenn dies hierzulande sehr selten ist).

(!) In Bezug auf die Eisenversorgung ist also eine ausgewogene Ernährung mit Fleisch am besten. Ein Verzicht auf Fleisch muss aber nicht zu einem Eisenmangel führen, falls die Nahrung sorgfältig zusammengestellt wird. Schwangere hingegen müssen fast immer Eisentabletten einnehmen – da das Ungeborene vorgeht, kommt die Mutter praktisch immer zu kurz.

Folsäure. Eine ausreichende Versorgung mit Folsäure ist schon bei normaler Ernährung schwierig. Grüne Gemüse, Hülsenfrüchte, Kartoffeln, Vollkornprodukte, Milch, Hefe, Innereien wie Leber und Niere, Ei und Soja enthalten zwar viel Folsäure, doch geht beim Kochen einiges davon verloren, denn Folsäure ist hitze- und lichtempfindlich.

Ein Folsäuremangel steigert das Risiko einer Rückenmarkfehlbildung (Spina bifida) beim Ungeborenen. Frauen mit Kinderwunsch sollten möglichst schon vor der Empfängnis, spätestens aber vom Erkennen der Schwangerschaft bis zum Ende des dritten Monats Folsäuretabletten einnehmen, da diese das Fehlbildungsrisiko erwiesenermaßen senken.

Folsäure spielt auch eine Rolle bei der Prävention von Herz-Kreislauf-Erkrankungen. Die zusätzliche Gabe von Folsäure senkt nämlich das Homozystein im Blut, einen unabhängigen Risikofaktor für die Entstehung von kardiovaskulären Erkrankungen.

Vitamin B12 kommt in Fleisch, Fisch, Eiern, Milch sowie in geringen Mengen in Sauerkraut, Hülsenfrüchten und Wurzelgemüsen vor. Aufgrund des niedrigen Bedarfs, einer hohen Speicherfähigkeit des Organismus und wahrscheinlich auch durch „Nebenquellen" wie ungeschältes Obst ist eine zu geringe Zufuhr des Vitamins aber selten.

Polyglobulie und Polyzythämie

Häufigkeit: ■■■□□

Polyglobulie *(Blutverdickung):* Überschießende Bildung roter Blutkörperchen, entweder als primäre, eigenständige Erkrankung **(Polyzythämie,** ***Polycythaemia vera;*** selten) oder als Folge einer anderen Krankheit *(sekundäre Polyglobulie;* häufig).

Leitbeschwerden

- Gesichtsröte („blühende" Hautfarbe)
- Möglicherweise Kopfschmerzen, Schwindel, Ohrensausen
- Juckreiz

Die Erkrankung

Die häufigste Ursache eines Zuviels an roten Blutkörperchen ist das Rauchen, gefolgt von Lungen- oder Herzerkrankungen, die einen Sauerstoffmangel in den Geweben auslösen. Um mehr Sauerstoff bereitzustellen, werden verstärkt rote Blutkörperchen gebildet, in der Folge dickt das Blut ein. Seltener kurbeln Nierentumoren durch Abgabe des Hormons Erythropoetin die Bildung roter Blutkörperchen zu stark an. Manche Sportler missbrauchen das Hormon als Dopingmittel.

Von diesen (sekundären) Polyglobulien mit feststellbarer Ursache abzugrenzen ist die Polyzythämie, bei der sich die Blutstammzellen im Knochenmark langsam, aber unkontrolliert vermehren. Die Polyzythämie gehört zu den myeloproliferativen Erkrankungen (→ S. 1040), sie betrifft v. a. Ältere.

Das macht der Arzt

Die Unterscheidung zwischen den beiden Polyglobulieformen fußt vor allem auf Blutuntersuchungen (z. B. sind bei einer Polyzythämie weiße Blutkörperchen und Blutplättchen ebenfalls erhöht) und Lungenfunktionsprüfungen (bei Polyzythämie normal). Die Diagnosesicherung erfordert bei der Polyzythämie eine Knochenmarkuntersuchung. Im Zweifel kann heute eine molekulargenetische

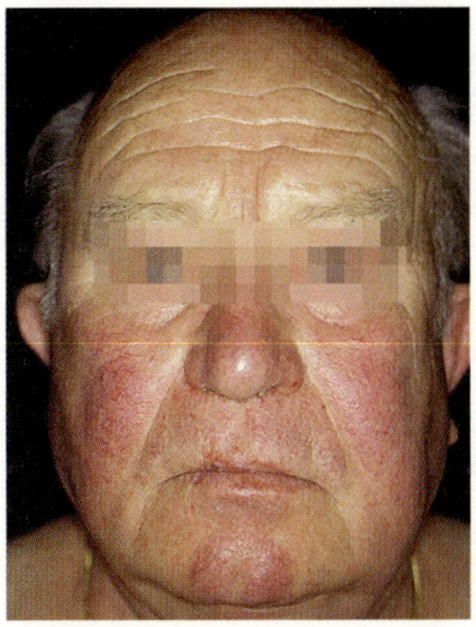

Patienten mit ***Polyzythämie*** *haben oft eine auffallende Gesichtsröte, die nicht selten als Zeichen von Gesundheit fehlgedeutet wird.* [GTV 2712]

Blutuntersuchung bei fast allen Polyzythämie-Patienten die ***JAK2-Mutation*** nachweisen.

Gefährlich werden alle Polyglobulien dadurch, dass die zu große Menge an roten Blutkörperchen das Blut zäh werden lässt, sodass es zu Durchblutungsstörungen wie Schlaganfall und Herzinfarkt oder zu Thrombosen (Blutgerinnsel, die ein Gefäß verstopfen) kommen kann. Zur Blutverdünnung wird dem Patienten deshalb als „Erstmaßnahme" bei einem Aderlass Blut entnommen und durch Flüssigkeit ersetzt. Bei sekundären Polyglobulien wird außerdem die Ursache des Sauerstoffmangels beseitigt. Bei der Polyzythämie vermögen Aderlässe und eine Behandlung mit Alpha-Interferon und/oder Hydroxyharnstoff (z. B. Litalir®) die Anzahl der Zellen meist über Jahre gut zu senken. Obwohl es sich bei Letzterem um ein Zytostatikum handelt, ist die Behandlung in der Regel sehr gut verträglich. Litalir® erhöht aber langfristig das Leukämierisiko. Steigen insbesondere die Blutplättchen und damit die Thrombosegefahr bedrohlich an, können die Blutplättchen mit Anagrelid (Xagrid®) gesenkt werden.

Juckreiz kann mit Antihistaminika oder UV-Licht behandelt werden. Bei erhöhtem Harnsäurespiegel durch gesteigerten Zellumsatz wird Allopurinol (Zyloric®) eingesetzt.

Hämochromatose

Häufigkeit: ■■■□□

Hämochromatose *(primäre Siderose, Hämosiderose, Eisenspeicherkrankheit):* Erbliche Eisenstoffwechselstörung mit übermäßiger Eisenaufnahme aus dem Darm, die zu einer massiven Eisenüberladung zahlreicher Organe und zu deren Schädigung führt.

Leitbeschwerden

- Müdigkeit
- Bronzefarbene Haut
- Hormonstörungen mit Impotenz bei Männern und Störungen der Regelblutung bei Frauen
- Gelenkschmerzen
- Oberbauchbeschwerden (infolge einer Beteiligung der Leber)
- Durst, vermehrte Urinmenge (durch Diabetes → S. 758, infolge einer Beteiligung der Bauchspeicheldrüse)

Die Erkrankung

Bei der erblichen Hämochromatose wird ständig zu viel Eisen aus dem Darm aufgenommen, das sich in zahlreichen Organen ablagert und vor allem Bauchspeicheldrüse, Leber, Herz und Hormondrüsen schädigt. Die Beschwerden beginnen bei Männern meist im mittleren Lebensalter, bei Frauen erst nach den Wechseljahren (davor wird der Eisenüberschuss durch die Regelblutung „natürlich" entsorgt).

Die Diagnose ist heute meistens durch verschiedene Blutuntersuchungen (Nachweis bestimmter Genmutationen) möglich, eine Leberbiopsie wird daher nur noch selten nötig. Die Hauptsäulen der Behandlung sind Aderlässe zur Entfernung des überschüssigen Eisens sowie eine eisenarme Kost. Schwarzer Tee, zu den Mahlzeiten getrunken, vermindert die Eisenaufnahme im Darm. Wird die Erkrankung behandelt, bevor sich eine Leberzirrhose (→ S. 675) oder Herzinsuffizienz (Herzschwäche → S. 702) entwickelt hat, ist die Lebenserwartung normal.

i **Aktuell:** www.gesundheit-heute.de/27x04

- **www.haemochromatose.org** – Internetseite der Hämochromatose-Vereinigung Deutschland e. V., Köln: Selbsthilfegruppe mit medizinischen Informationen und (noch etwas lückenhaften) Kontaktstellen.

Porphyrie

Häufigkeit: ■□□□□

Porphyrie: Seltene Stoffwechselstörung mit verschiedenen, meist angeborenen Bildungsstörungen der Häm-Komponente des roten Blutfarbstoffs. Hauptformen sind die akute intermittierende Porphyrie und die chronisch-hepatische Porphyrie.

Das Eisen des roten Blutfarbstoffs ist an **Porphyrin** (ein ringförmiges Molekül) gebunden, beide zusammen werden als **Häm** bezeichnet. Ist nun durch einen Enzymdefekt die Porphyrinbildung gestört, so wird dessen Produktion stark angekurbelt, da nur so ausreichend roter

Blutfarbstoff hergestellt werden kann. Die dadurch im Überschuss produzierten atypischen und inkompletten Porphyrine werden nicht nur mit dem Urin ausgeschieden, sondern reichern sich auch vor allem in Haut, Knochen, Knorpel, Leber und Nervengewebe an und wirken dort toxisch.

Akute intermittierende Porphyrie. Bei der angeborenen ***akuten intermittierenden Porphyrie*** kommt es, ausgelöst durch Medikamente, Infektionen, Alkohol oder Fasten, zu Bauchbeschwerden und Herzrhythmusstörungen sowie möglicherweise zu Bewusstseinsstörungen, Lähmungen und anderen Ausfällen. Das Krankheitsbild ist oft so schwer, dass der Patient auf einer Intensivstation mit Infusionen behandelt werden muss.

(!) Die Aussichten bei der akuten intermittierenden Porphyrie sind gut, falls die Auslöser gemieden werden. Urin, der sich beim Stehenlassen rot verfärbt, tritt in der Hälfte der Fälle auf und sollte auch bei Beschwerdefreiheit durch Blut-, Urin- und Stuhluntersuchungen abgeklärt werden. Die Betroffenen erhalten dann einen Notfallausweis, aus dem auch die „sicheren" und die „gefährlichen" Medikamente hervorgehen.

Chronisch-hepatische Porphyrie. Bei der ursächlich noch nicht ganz geklärten ***chronisch-hepatischen Porphyrie*** wird die Haut ab dem mittleren Erwachsenenalter sehr lichtempfindlich, wobei vor allem die Hautveränderungen der Hände auffällig sind. Zusätzlich zu Blutuntersuchungen ist eine Leberbiopsie nötig. Können die Auslöser gemieden werden (allen voran Alkohol und die Einnahme einer Antibabypille), sind die Aussichten für die meisten Betroffenen gut.

Blutgerinnung

Die **Blutgerinnung** *(Blutstillung, Hämostase)* ist ein lebenswichtiger Vorgang, damit nicht kleinste (und erst recht nicht größere) Gefäßverletzungen zum Verbluten führen. Die Blutgerinnung verläuft in mehreren Schritten:

Die Gefäßreaktion. Bei jeder Gefäßverletzung, sei es an der Körperoberfläche oder im -inneren, zieht sich als erstes das verletzte Gefäß zusammen, um den Blutverlust so gering wie möglich zu halten *(Gefäßreaktion* → Abb.).

Die Blutpfropfbildung. Unmittelbar danach lagern sich Blutplättchen an die Gefäßränder und „verkleben" zu einem **Blutplättchenpfropf,** um das Gefäß provisorisch zu verschließen.

Die Gerinnungskaskade. Gefäß- und/oder Gewebeverletzung setzen zugleich die so genannte **Gerinnungskaskade** in Gang: Nacheinander werden zunächst mehrere Eiweiße im Blut, die **Gerinnungsfaktoren,** aktiviert. Am Ende dieser Kette wird aus der löslichen Substanz **Fibrinogen** das feste, klebrige **Fibrin** gebildet, das ein Netz um den Plättchenpfropf spinnt und die Gefäßverletzung endgültig verschließt. Schließlich wandern noch Bindegewebszellen in den **Thrombus** *(Blutgerinnsel)* ein und verweben ihn mit den Gefäßwänden *(organisierter Thrombus).*

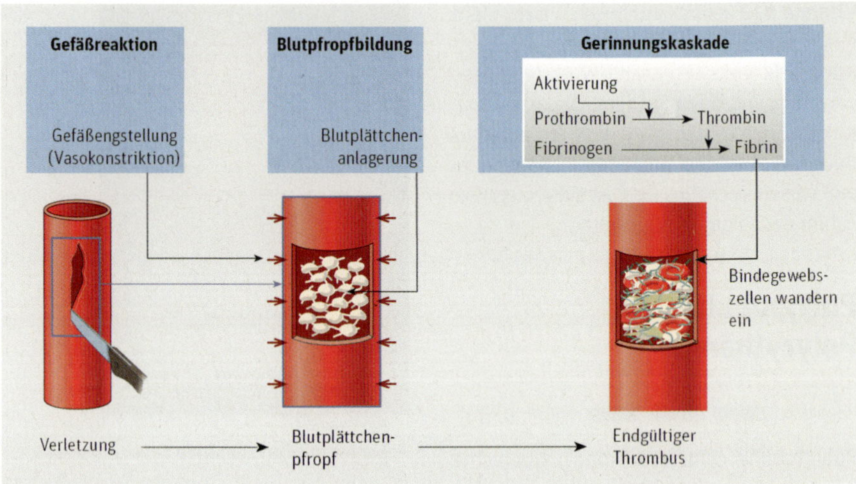

Das Stillen einer ***Blutung*** *läuft in drei Teilprozessen ab: als erstes die Gefäßreaktion, als zweites Bildung des Blutpfropfs und als dritter Schritt die eigentliche Gerinnung in Form einer Kettenreaktion.* [GRA 2713]

Die Fibrinolyse. Eine Reihe von Hemmstoffen verhindert normalerweise, dass das Gerinnungssystem ohne Anlass tätig wird. Ein weiteres körpereigenes System, die **Fibrinolyse,** hemmt nach einiger Zeit die Blutgerinnung und sorgt auch dafür, dass sich ein Thrombus wieder auflöst und sich somit das verschlossene Gefäß wieder öffnet. Dies kann therapeutisch nutzbar gemacht werden, um einen (unerwünschten) Thrombus, der etwa einen Herzinfarkt oder Schlaganfall ausgelöst hat, wieder aufzulösen (Thrombolyse, Näheres z. B. → S. 618).

Blutungsneigung und Blutgerinnungsstörungen

Häufigkeit: ■■□□□

Krankhafte Blutungsneigung *(hämorrhagische Diathese):* Im Vergleich zur vorliegenden Verletzung zu starke oder zu lang anhaltende Blutung oder eine Spontanblutung ohne erkennbaren Anlass. Milde Formen sind relativ häufig und werden oft erst durch routinemäßige Blutuntersuchungen erkannt, schwere Formen sind insgesamt selten. Behandlung und Aussichten sind von Ursache und Ausprägung der Störung abhängig.

Leitbeschwerden

- Gehäuft blaue Flecke „ohne Grund"
- Nach Verletzungen oder einer Zahnentfernung zu starke oder zu lang anhaltende Blutungen oder erneut auftretende Blutungen nach bereits erfolgtem Stillstand
- **Haut(ein)blutungen** verschiedener Größe: stecknadelkopfgroße **(Petechien),** viele kleine wie ein Hautausschlag **(Purpura),** ungefähr münzgroße **(Sugillationen)** oder flächenhafte **(Suffusionen)**

Wann zum Arzt

In den nächsten 2 Wochen, wenn im Vergleich zu früher mehr blaue Flecke oder Hautblutungen (ohne vorherige Verletzung) auftreten

Heute oder am nächsten Tag, wenn

- Plötzlich auffällig viele blaue Flecke oder kleine Blutungen bei der Behandlung mit Marcumar® (→ S. 741) auftreten
- Sich auf einmal stecknadelkopfgroße Flecke auf der Haut bilden

Sofort bei jeder Blutung, die sich nicht stillen lässt (Erste Hilfe bei Blutungen → S. 192)

Die Erkrankungen

Plättchenbedingte Blutungsneigungen

Überwiegend sind die Blutplättchen (Thrombozyten) für eine krankhafte Blutungsneigung verantwortlich **(plättchenbedingte Blutungsneigung).** Typisch sind hierbei viele stecknadelkopfgroße Blutungen der Haut und der Schleimhäute (z. B. der Mundschleimhaut).

Am häufigsten sind *zu wenige Blutplättchen* vorhanden **(Thrombozytopenie).** Meist ist ihre Verminderung Folge einer immunologischen Reaktion gegen Medikamente (z. B. Schmerzmittel, Entzündungshemmer, Antibiotika) oder einer Autoimmunreaktion (→ ab S. 1049) gegen die Blutplättchen selbst, was zu ihrem erhöhten Abbau führt. Ist für die Verminderung der Blutplättchen keine Ursache feststellbar, spricht der Arzt von *idiopathischer thrombozytopenischer Purpura* (also ursächlich unklar) oder *Morbus Werlhof.* Seltener werden im Knochenmark zu wenige Blutplättchen gebildet, z. B. nach Zytostatikabehandlung oder bei Leukämie.

Die zweite Möglichkeit der plättchenbedingten Blutungsneigung ist eine *Funktionsstörung der Blutplättchen* **(Thrombozytopathie),** die ebenfalls meist durch Medikamente bedingt ist (häufig durch Acetylsalicylsäure, z. B. Aspirin®). Die Zahl der Blutplättchen ist dabei normal.

Gerinnungsstörungen

Fehlen ein oder mehrere Gerinnungsfaktoren, so spricht der Mediziner von einer **Gerinnungsstörung** oder *Koagulopathie.* Für Gerinnungsstörungen typisch sind gehäufte blaue Flecke bis hin zu ausgedehnten Muskel- und Weichteilblutungen.

Auch wenn genaue Zahlen fehlen, sind die erworbenen Formen wahrscheinlich häufiger als die angeborenen. Mehrere Gerinnungsfaktoren werden in der Leber gebildet, weshalb jede ausgeprägte Leberfunktionsstörung zu Gerinnungsstörungen führt. Da die Leber hierzu Vitamin K benötigt, zieht auch ein Vitamin-K-Mangel (→ Tab. S. 237) Gerinnungsstörungen nach sich, wobei bei Erwachsenen der „künstliche" Vitamin-K-Mangel durch eine Behandlung mit Marcumar® (hemmt die Blutgerinnung) am häufigsten ist. Eine rasch einsetzende Gerinnungsstörung ist die **Verbrauchskoagulopathie,** bei der im Rahmen lebensbedrohlicher Erkrankungen die Gerinnung zunächst krankhaft gesteigert ist und dann durch den erhöhten Verbrauch zusammenbricht. Gerinnungsfaktoren stehen dann praktisch nicht mehr zur Verfügung.

Bei den **angeborenen Gerinnungsstörungen** kommt das **[von-] Willebrand-Jürgens-Syndrom** am häufigsten vor, bei dem nicht ein Gerinnungsfaktor selbst, sondern ein unterstützendes Eiweiß fehlt. Schwere Formen sind selten. Weniger häufig, aber bekannter ist die **Bluterkrankheit** oder *Hämophilie,* bei der aufgrund eines genetischen Defekts der Gerinnungsfaktor VIII oder IX nicht gebildet werden kann *(Hämophilie A* bzw. *Hämophilie B).* Aufgrund des x-chromosomalen Erbgangs erkranken fast nur Jungen, beschwerdefreie Frauen können aber Überträgerinnen (Konduktorinnen) sein. Schwere Formen angeborener Gerinnungsstörungen treten meist schon im Kindesalter zutage. Leichte Ausbildungen bleiben oft ohne Beschwerden im Alltag und werden erst bei Zahnentfernungen oder Blutgerinnungstests vor Operationen entdeckt.

Gefäßbedingte Blutungsneigungen

Des Weiteren kann die Ursache einer Blutungsneigung auch in „undichten" Gefäßen liegen **(gefäßbedingte Blutungsneigung).** Sie zeigt sich meist durch Hautblutungen unterschiedlicher Größe. Ernsthafte Blutungen sind selten.

Zu dieser Gruppe zählt z. B. der angeborene **Morbus Osler,** der zur Bildung winziger, mit dem bloßen Auge gerade noch erkennbarer, rötlicher Gefäßerweiterungen v. a. in Haut und Schleimhäuten, aber auch in Leber und Nieren führt. Diese Gefäßerweiterungen neigen zu Blutungen; nur leichtes Berühren, etwa beim Rasieren, genügt, um eine Blutung auszulösen. Schleimhaut- und Nasenblutungen sowie Blut in Urin oder Stuhl sind weitere Symptome.

Bei älteren Menschen tritt häufig die harmlose **senile Purpura** auf. Infolge der normalen Hautalterung werden die kleinsten Gefäße in der Haut brüchig und lassen Blut hindurch, sodass sich vor allem an Handrücken, Unterarmen und Unterschenkelstreckseiten kleine Hautunterblutungen bilden, die von selbst wieder vergehen, aber möglicherweise dunkler pigmentierte Stellen hinterlassen. Ähnlich sehen die gefäßbedingten Blutungen bei Langzeitbehandlung mit Kortisonen (→ S. 756) aus, bei denen die Haut ebenfalls dünner und verletzlicher wird.

Auch immunologische Reaktionen auf Medikamente sowie autoimmune Gefäßentzündungen (z. B. die klassische Panarteriitis nodosa → S. 1011) können zu gefäßbedingten Blutungen führen. Seltener sind infektiös-allergische Gefäßentzündungen nach dem Kindesalter **(Purpura Schoenlein-Henoch).**

Das macht der Arzt

Diagnosesicherung. Ein einfacher Test für Gerinnungsstörungen durch Gefäßschäden ist das Aufblasen einer Blutdruckmanschette am Arm etwas über den unteren Blutdruckwert: Zeigen sich nach fünf Minuten stecknadelkopfgroße Hautflecke, ist dies ein Zeichen für eine erhöhte Gefäßbrüchigkeit. Die *Plättchenzählung* aus dem Blutbild (wird bei jeder Blutbilduntersuchung durchgeführt) sowie die Gerinnungstests Quick (→ S. 1330), PTT (→ S. 1329) und PTZ (→ S. 1329) sind in jedem Labor problemlos möglich und können meist zeigen, ob eine Gerinnungsstörung vorliegt. Insbesondere bei Funktionsstörungen der Blutplättchen oder einem Mangel einzelner Gerinnungsfaktoren sind aber Blutuntersuchungen in speziellen Gerinnungslabors nötig. Zudem können weitere Untersuchungen erforderlich sein, um die Ursache der Störung herauszufinden, etwa eine Knochenmarkuntersuchung bei Verdacht auf eine Blutplättchenbildungsstörung.

Therapie. Ist eine Ursache der Blutungsneigung feststellbar, wird diese beseitigt, also z. B. das auslösende Medikament abgesetzt oder die Autoimmunerkrankung behandelt. Milde Formen der idiopathischen thrombozytopenischen Purpura sind nur kontrollbedürftig, sie verschwinden meist von selbst.

Weitergehende Maßnahmen sind nur bei bedrohlichen Blutungen, vor geplanten Operationen oder bei sehr niedriger Blutplättchenzahl bzw. sehr niedrigen Spiegeln der Gerinnungsfaktoren erforderlich. Blutplättchen können heute durch *Blutplättchenkonzentrate* ersetzt werden, für die verschiedenen Gerinnungsfaktormangelzustände stehen sowohl Einzelfaktorpräparate als auch Präparate mit mehreren Gerinnungsfaktoren zur Verfügung. Viele davon werden mittlerweile gentechnisch hergestellt, sodass ein Infektionsrisiko (z. B. mit Hepatitis C) nicht mehr besteht.

Selbsthilfe

Die meisten Blutungsneigungen bestehen nur zeitweilig. Die Betroffenen sollten sich bis zur Besserung vor Verletzungen schützen und auf Warnzeichen einer bedrohlichen Blutung achten (Weiteres → Pharma-Info S. 740).

Auch die meisten Patienten mit einem Willebrand-Jürgens-Syndrom sind im Alltag nicht beeinträchtigt. Sie müssen nur vor Operationen auf ihre Erkrankung hinweisen, damit vorbeugend Medikamente gegeben werden.

Anders verhält es sich bei der Bluterkrankheit: Hier ist die Blutungsneigung meist so hoch, dass schon bei kleineren Verletzungen

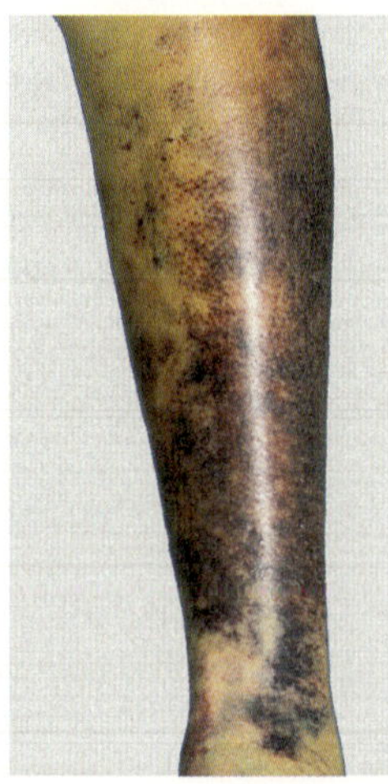

Einblutungen in die Haut des gesamten Unterschenkels bei einem 39-jährigen Patienten mit angeborenem Mangel an Gerinnungsfaktoren.
[GTV 2714]

oder sogar vorbeugend Gerinnungsfaktoren gespritzt werden müssen und lebenslang Rücksicht auf die Erkrankung genommen werden muss (z. B. Meiden bestimmter Sportarten). Die meisten Betroffenen haben sich seit ihrer Kindheit einen angepassten Lebensstil angewöhnt und schon früh das Spritzen erlernt. Zu den empfohlenen Maßnahmen im Umgang mit der Krankheit zählt die sorgfältige Zahnpflege, um z. B. umfangreichere Zahnsanierungen zu verhindern. Ein spezielles Geschicklichkeitstraining hilft oft, Verletzungen vorzubeugen. Rat und Hilfe bezüglich der vielen praktischen Fragen erhalten Sie z. B. bei Selbsthilfegruppen.

Aktuell: www.gesundheit-heute.de/27x05

- **www.dhg.de** – Deutsche Hämophilie-Gesellschaft, Hamburg und
- **www.igh.info** – Interessengemeinschaft Hämophiler e. V., Bonn:
  Beides sind Selbsthilfeorganisationen, vor allem für Menschen mit Bluterkrankheit und (ausgeprägtem) Willebrand-Jürgens-Syndrom. Wenig medizinische Texte auf den Internetseiten, aber Bestellmöglichkeiten für Broschüren, Bluterausweis und Dokumentationskalender.

Leukämien

Häufigkeit:

Leukämie *(Blutkrebs,* „weißes Blut"): Bösartige Bluterkrankung mit unkontrollierter Vermehrung abnormer weißer Blutkörperchen. Dadurch kommt es zu einem Mangel an gesunden roten und weißen Blutkörperchen und Blutplättchen mit uncharakteristischen Allgemeinbeschwerden, Infekt- und Blutungsneigung. Leukämien können in jedem Lebensalter auftreten und betreffen Männer etwa gleich häufig wie Frauen. Behandlung und Aussichten hängen von der Leukämieform ab, wobei die Aussichten für Kinder (rund 80 % Langzeitüberlebende) besser sind als für Erwachsene.

Leitbeschwerden

- Müdigkeit, Abgeschlagenheit, Fieberschübe, Nachtschweiß
- Verminderte körperliche Belastbarkeit mit schnellem Puls und Atemnot, Blässe, Kollapsneigung (durch Mangel an roten Blutkörperchen)
- Gehäuft blaue Flecke, Hautblutungen, z. B. kleine stecknadelkopfgroße rote Hautflecke an den Beinen nach längerem Stehen oder mäßiger körperlicher Aktivität, Schleimhautblutungen im Mund, z. B. bis dahin nicht gekanntes, häufiges Zahnfleischbluten
- Infektneigung
- Möglicherweise Druckgefühl im linken Oberbauch und Knochenschmerzen
- Bei akuten Leukämien rasche Entwicklung der Beschwerden oft innerhalb weniger Wochen, bei chronischen Leukämien schleichender Beginn

Je nach Leukämieform möglicherweise:

- Geschwollene Lymphknoten, vor allem bei lymphatischen Leukämien
- Hautjucken, vor allem bei chronischer lymphatischer Leukämie

Wann zum Arzt

In den nächsten Tagen, wenn über einen längeren Zeitraum einzelne der oben genannten Beschwerden auftreten

Die Erkrankung

Wie alle teilungsfähigen Zellen im Körper können auch die Blutstammzellen im Knochenmark entarten. Die Frage nach dem „Warum" bleibt dabei in aller Regel unbeantwortet. Mittlerweile ist zwar bekannt, dass bestimmte Viren, Chemikalien, Strahlen und auch genetische Faktoren (z. B. deutliche Risikoerhöhung beim Down-Syndrom) mit eine Rolle spielen, jedoch liegt beim Großteil der Betroffenen keiner der bekannten Risikofaktoren vor.

Die entarteten, bösartigen Zellen nehmen an Zahl zu und werden schließlich ins Blut ausgeschwemmt. Ihre Vermehrung geht auf Kosten der gesunden Blutkörperchen im Knochenmark, sodass diese verdrängt werden. Da aber die bösartigen Zellen gleichzeitig ihre „normalen" Aufgaben nicht mehr erfüllen – sie verlieren ihre Fähigkeiten, im Rahmen der Immunabwehr aktiv zu werden – fehlen schließlich *funktionsfähige* rote und weiße Blutkörperchen sowie Blutplättchen. Die bösartigen Zellen breiten sich ungehindert im Körper weiter aus und befallen z. B. Leber, Milz, Gehirn und Haut.

Einteilung der Leukämien

Die Einteilung von Leukämien (und Lymphomen) ist hoch kompliziert und derzeit im Umbruch. Am gebräuchlichsten ist nach wie vor die historisch gewachsene Einteilung:

- *Nach dem Verlauf* wird zwischen den rasch verlaufenden ***akuten Leukämien*** und den schleichend beginnenden ***chronischen Leukämien*** unterschieden.
- Ganz frühe Blutstammzellen können sich in Richtung *aller* Blutkörperchen weiterentwickeln. Der Stammbaum gabelt sich jedoch schon bald in eine Reihe für die Lymphozyten und eine für die Granulozyten und Monozyten. Je nachdem, zu welcher Reihe die bösartigen weißen Zellen gehören, werden ***lymphatische Leukämien*** und ***myeloische Leukämien*** differenziert. Ganz selten kommen ***undifferenzierte Leukämien*** vor, bei denen eine Einordnung der Zellen trotz modernster Methoden nicht gelingt.

Somit ergeben sich vier verschiedene Leukämieformen: ***akute lymphatische Leukämie (ALL)***, ***akute myeloische Leukämie (AML)***, ***chronische lymphatische Leukämie (CLL)*** und ***chronische myeloische Leukämie (CML)***. 80 % der akuten Leukämien bei Erwachsenen sind myeloische, 20 % lymphatische.

Verwandt: myeloproliferative Erkrankungen. Mit den Leukämien verwandt sind die **myeloproliferativen Erkrankungen,** bei denen *alle* Blutzellarten im Knochenmark außer den Lymphozyten wuchern, jeweils eine davon aber ganz besonders. Zu den myeloproliferativen Erkrankungen zählen:

- *Polyzythämie* (→ S. 1037)
- **Essenzielle Thrombozythämie** mit Wuchern der Blutplättchen und hoher Thrombosegefahr, aber guter Behandelbarkeit
- **Osteomyelofibrose** mit bindegewebigem Knochenmarkumbau, der aber die Folge von Botenstoffen wuchernder Blutplättchenvorläufer ist.

Die Erkrankungen verlaufen auch ohne Behandlung relativ langsam über Jahre und können ineinander übergehen.

Uneinheitliche Gruppe: Myelodysplasien. Myelodysplasien sind Erkrankungen der Blutstammzellen mit Wachstums- und Reifungsstörungen der Blutzellen. Das Knochenmark enthält viele (abnorme) Blutzellvorstufen, da diese sich jedoch nicht mehr zu funktionsfähigen Blutzellen weiterentwickeln können, finden sich im Blut meist zu wenige rote und weiße Blutkörperchen sowie Blutplättchen. Die Myelodysplasien treten vor allem jenseits des 50. Lebensjahrs auf. Leitbeschwerden sind Blutarmut, Infektionsneigung und Blutungen. Myelodysplasien nehmen meist einen langsamen Verlauf, können aber in eine akute (myeloische) Leukämie übergehen.

Das macht der Arzt

Diagnosesicherung. Eine Verdachtsdiagnose ist meist schon aufgrund des Blutbilds möglich, das bei den akuten Leukämien Vorstufen der weißen Blutkörperchen **(Blasten)** und bei den chronischen Leukämien viel zu viele weiße Blutkörperchen enthält. Eine Knochenmarkuntersuchung ist trotzdem immer erforderlich, um die Leukämie exakt klassifizieren und die Behandlung planen zu können. Außerdem wird durch Ultraschalluntersuchungen, CT, Kernspin und bei der akuten lymphatischen Leukämie auch durch eine Liquoruntersuchung (→ S. 1119) geklärt, welche Organe außer dem Knochenmark befallen sind. Weitere Untersuchungen können je nach geplanter Behandlung erforderlich sein, da bei einigen Behandlungsformen bestimmte Vorerkrankungen ausgeschlossen oder zumindest behandelt sein müssen.

Therapie der akuten Leukämie (AML und ALL). Ziel bei Patienten unter etwa 60 Jahren ist fast immer die Heilung – entsprechend aggressiv muss die Behandlung sein. Wegen der hierdurch und durch die Grunderkrankung bedingten Risiken darf die Behandlung nur an speziellen Zentren erfolgen, die den Patienten z. B. sicher durch ein „Zelltief" (Aplasie) mit äußerster Infektionsgefahr bringen können.

Kleines Lexikon der Leukämietherapie

Agranulozytose: Absinken der Granulozyten (→ Tab. S. 1314) unter 500 pro µl Blut. Dadurch extreme Infektionsgefahr und Notwendigkeit weit reichender Vorsichtsmaßnahmen (Knochenmarktransplantation → S. 1042)

Klassifizierung des Therapieerfolgs

- **Remission:** Tumorrückbildung
- **Teilremission:** Deutliche Tumorrückbildung (über die Hälfte). Bei Leukämie weniger als 25 % Leukämiezellen im Blut, weniger als 5 % im Knochenmark
- **Vollremission:** Kein Tumor mehr nachweisbar. Bei Leukämie Normalisierung des Blutbilds, weniger als 5 % Leukämiezellen im Knochenmark
- **Minimale Resterkrankung** *(minimal residual disease):* Nachweis von Leukämiezellen mit molekulargenetischen Methoden, nicht aber mit konventionellen Diagnoseverfahren wie etwa der Mikroskopie. Zunehmende Bedeutung in der Prognoseabschätzung und der Behandlungsplanung nach erreichter Vollremission

Immunphänotypisierung und Monoklonale Antikörper

CD-Moleküle. Wie alle Körperzellen sind auch die weißen Blutkörperchen von einer Zellmembran umschlossen. Auf ihrer Oberfläche befinden sich verschiedene Eiweiße, die **CD-Moleküle,** die wahrscheinlich für die Kommunikation der Abwehrzellen eine Rolle spielen. Sie werden auch für die exakte Klassifikation einer Leukämie herangezogen, denn welche der über 200 CD-Moleküle ein weißes Blutkörperchen auf seiner Oberfläche trägt, hängt von seiner genauen Art und seiner Entwicklungsstufe ab. So trägt etwa ein B-Lymphozyt die Moleküle CD19–CD21 auf seiner Zellmembran, ein T-Lymphozyt hingegen die Moleküle CD2, CD3, CD5, CD7 und je nach Untergruppe CD4 (T-Helferzelle) oder CD8 (zytotoxische T-Zelle).

Monoklonale Antikörper. Mithilfe gentechnisch hergestellter *monoklonaler Antikörper,* die alle genau gleich sind und ganz exakt jeweils nur zu einem CD-Molekül passen, können Leukämien heute viel genauer differenziert und eingeteilt werden als noch vor wenigen Jahren. Richtig interessant wird diese *Immunzytologie* oder **Immunphänotypisierung** aber erst durch ihre Konsequenzen für die Behandlung:

Zum einen können Leukämien, deren Zellen unter dem Mikroskop gleich aussehen, sich aber durch die CD-Moleküle auf den Membranen unterscheiden, ganz unterschiedlich auf die „konventionelle" Leukämiebehandlung ansprechen.

Zum anderen können auch die monoklonalen Antikörper selbst zur Behandlung genutzt werden. Sie entfalten ihre Wirkung entweder, indem sie die normale Signalwirkung des Moleküls blockieren, oder es werden im Vorfeld Gifte oder radioaktive Substanzen labortechnisch an sie gebunden, wodurch die kranken Zellen genauer getroffen werden als bei den bislang gängigen Therapien.

Beispiele für heute schon genutzte monoklonale Antikörperpräparate (MABs) sind Alemtuzumab (MabCampath®, gegen CD52), Rituximab (MabThera®, gegen CD20) oder Gemtuzumab (gegen CD33, in Mylotarg® gekoppelt an ein Zellgift). Selbst wenn die Therapieergebnisse mit den monoklonalen Antikörpern alles in allem ermutigend sind – insgesamt steckt diese Behandlungsform der Leukämie noch in den Kinderschuhen, und manch neue Therapieform konnte die in sie gesetzten Hoffnungen letztendlich nicht erfüllen.

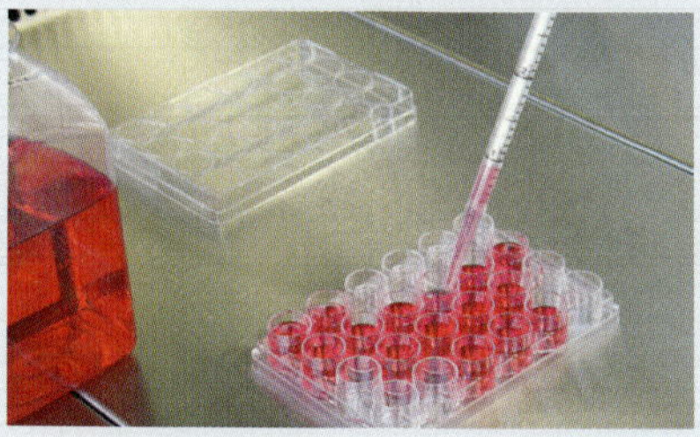

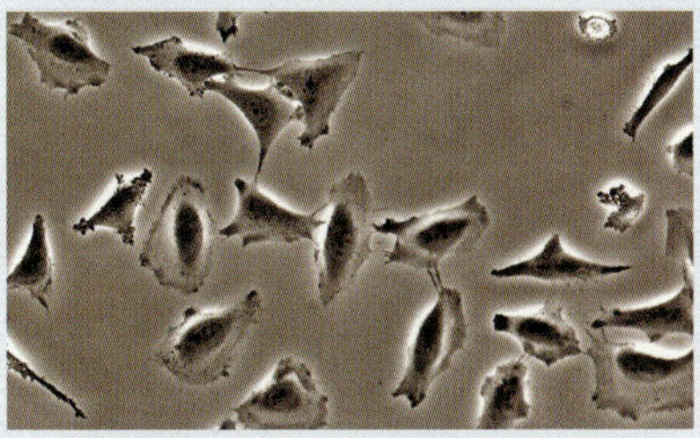

Zur Entwicklung und Wirkungsprüfung neuer Medikamente werden Krebszellen routinemäßig gezüchtet. Links Vorbereitung von Nährmedien, rechts Krebszellen im Lichtmikroskop. [ISP 2725]

In der ersten Behandlungsphase (Induktionsbehandlung) wird versucht, den Patienten durch eine aggressive Chemotherapie in eine Vollremission (→ Kasten) zu bringen. Danach schließt die Konsolidierungsbehandlung an, in der versucht wird, die eingetretene Besserung zu stabilisieren. Sodann folgt klassischerweise eine weniger belastende Erhaltungstherapie (die Chemotherapie wird in niedriger Dosierung fortgesetzt). Welche Patienten von einer Blutstammzelltransplantation (→ S. 1042) profitieren (und, falls ja, von einem anderen Spender oder sich selbst) oder ob gerade bei einem Rückfall Antikörperbehandlungen eine Verbesserung bringen, ist Gegenstand von Forschungen und ständig im Fluss. Bei akuter lymphatischer Leukämie werden außerdem Zytostatika durch eine Lumbalpunktion in den Liquorraum gegeben, und das Gehirn wird bestrahlt, da sonst von den Hirnhäuten nicht selten ein Rückfall ausgeht.

Bei Patienten über 60 Jahren hängt es sowohl von der Leukämieform und ihrer Ausbreitung als auch vom Gesamtzustand des Patienten ab, ob eine aggressive Behandlung sinnvoll oder ein Bremsen des Zellwucherns durch mildere Zytostatika besser ist.

Therapie der chronischen myeloischen Leukämie (CML). Unbehandelt zeigt die chronische myeloische Leukämie zwar einen Verlauf über mehrere Jahre, geht dann aber immer in eine kaum behandelbare *Blastenkrise* über, die einer akuten Leukämie ähnelt (massenhaft unreife weiße Blutkörperchen werden produziert, die keine Funktion erfüllen können).

Derzeit wird Patienten unter etwa 55 Jahren nach einer Verminderung der Zellen mit Hydroxyharnstoff (z. B. Litalir®) zumeist eine frühe Knochen- bzw. Blutstammzelltransplantation angeraten, die nach wie vor die einzige Chance auf Heilung, aber mit einer erheblichen Rate teils tödlicher Komplikationen verbunden ist. Bei älteren Patienten ist der Tyrosinkinasehemmer Imatinib (Glivec® → S. 1031) mittlerweile erste Wahl. Er ist so gut wirksam, dass die Frage, für welche Patienten sich eine Knochenmarktransplantation lohnt, wieder offen ist. Schlägt die Behandlung nicht (mehr) an, kann heute auf Dasatinib (Sprycel®) und Nilotinib (Tasigna®) ausgewichen werden.

Therapie der chronischen lymphatischen Leukämie (CLL). Die chronische lymphatische Leukämie betrifft vor allem ältere Menschen über 60 Jahre. Sie verläuft ganz langsam und schränkt die Erkrankten oft viele Jahre kaum ein. Deshalb wird sie nur bei zunehmenden Beschwerden mit einer schonenden Chemotherapie oder einer Antikörperbehandlung (mit Alemtuzumab, Mabcampath®) behandelt.

Knochenmark- und periphere Blutstammzelltransplantation

Bei der **Blutstammzelltransplantation** werden fehlende oder kranke Blutstammzellen des Patienten durch gesunde ersetzt. Bei der **Knochenmarktransplantation** werden die Stammzellen aus Knochenmark gewonnen, bei der **peripheren Blutstammzelltransplantation** aus Venenblut (daher peripher = am Rande des Körpers liegend). Einige wenige Blutstammzellen können auch aus Nabelschnurblut (→ S. 360) gewonnen werden, sie reichen aber mengenmäßig für einen Erwachsenen (derzeit) nicht aus.

In allen Fällen können die Blutstammzellen vom Patienten selbst *(autologe Transplantation)* oder von einem verwandten oder fremden Spender *(allogene Transplantation)* stammen. Was besser ist, hängt von der Grunderkrankung ab:

- Bei Leukämien und malignen Lymphomen (→ S. 1043) sind die Chancen nach Transplantation von Zellen eines verwandten Spenders am besten und bei Fremdspendern am zweitbesten. Steht kein Spender zur Verfügung, kann teilweise auf eigene Blutstammzellen ausgewichen werden, die zuvor im Labor von bösartigen Zellen „gereinigt" wurden *(Purging)*.
- Bei manchen Formen krankhafter Abwehrschwäche (angeborene Immundefekte → S. 1044) oder Blutarmut (→ S. 1034) können die Betroffenen keine normalen weißen oder roten Blutkörperchen bilden. Hier kommt entsprechend nur die Transplantation von Zellen eines verwandten oder fremden Spenders infrage.

Für die Gewinnung der Blutstammzellen gibt es zwei Möglichkeiten:

- Bei einer **Knochenmarkspende** werden die Blutstammzellen in Narkose durch vielfache Beckenkammpunktion gewonnen (→ S. 1034). Der Eingriff ist risikoarm.
- Bei einer peripheren Blutstammzellspende werden die Stammzellen durch **Stammzellapherese** gewonnen. Der Spender spritzt sich mehrere Tage einen Wachstumsfaktor der Blutzellbildung unter die Haut, da sonst nicht genug Stammzellen im Blut vorhanden sind. Danach wird der Spender – ähnlich wie bei einer Dialyse („Blutwäsche") – an eine Maschine angeschlossen, die vier Stunden lang die Stammzellen aus dem Blut filtert.

Der Ablauf für den Patienten. Ist ein geeigneter Spender gefunden, beginnt die Vorbereitung des Patienten, die **Konditionierung,** z. B. aus Hochdosis-Chemotherapie (→ S. 1026) und Ganzkörperbestrahlung, um so viele Leukämiezellen wie irgend möglich zu vernichten.

Die Transplantation. Am „Tag 0" verläuft die Transplantation selbst ganz unspektakulär, denn die Stammzellen werden durch eine einfache Transfusion übertragen. Sie finden dann allein den Weg vom Blut ins Knochenmark, siedeln sich dort an und beginnen, (gesunde) Blutkörperchen zu produzieren.

Nach der Transplantation beginnt die am stärksten belastende Phase der ersten 100 Tage. In den ersten 2–3 Wochen nach der Transplantation, der **Aplasiephase,** werden praktisch keine Blutkörperchen produziert, da die eigenen Stammzellen schon irreparabel geschädigt und die fremden noch nicht richtig „angegangen" sind. Während rote Blutkörperchen und Blutplättchen durch Transfusionen ersetzt werden können, ist dies bei den weißen Blutkörperchen nicht der Fall. Deshalb würde jede Infektion das Leben bedrohen, weshalb vorbeugend die Isolierung des Patienten in einem keimarmen Einzelzimmer, penibelste Hygienemaßnahmen und vorbeugende Medikamentengaben nötig sind.

Das zweite große Risiko ist die *Graft-versus-Host-Reaktion (Transplantat-gegen-Wirt-Reaktion),* bei der Abwehrzellen des Spenders zu **Abstoßungsreaktionen gegen den Empfänger** führen. Und zum dritten kann es sein, dass das Transplantat nicht angenommen wird, was eine erneute Transplantation notwendig macht.

Geht alles glatt, kann der Patient nach rund sechs Wochen aus dem Krankenhaus entlassen werden. Er muss aber noch im gesamten ersten Jahr nach der Transplantation zahlreiche Vorsichtsmaßnahmen einhalten, da das Immunsystem noch lange nicht wieder stabil ist.

Chancen und Risiken Die Frühkomplikationen der Stammzelltransplantation sind vor allem durch die Konditionierung bedingt und teils lebensbedrohlich – sie sind gewissermaßen der Preis, den der Betroffene für seine verbesserten Überlebenschancen bezahlt.

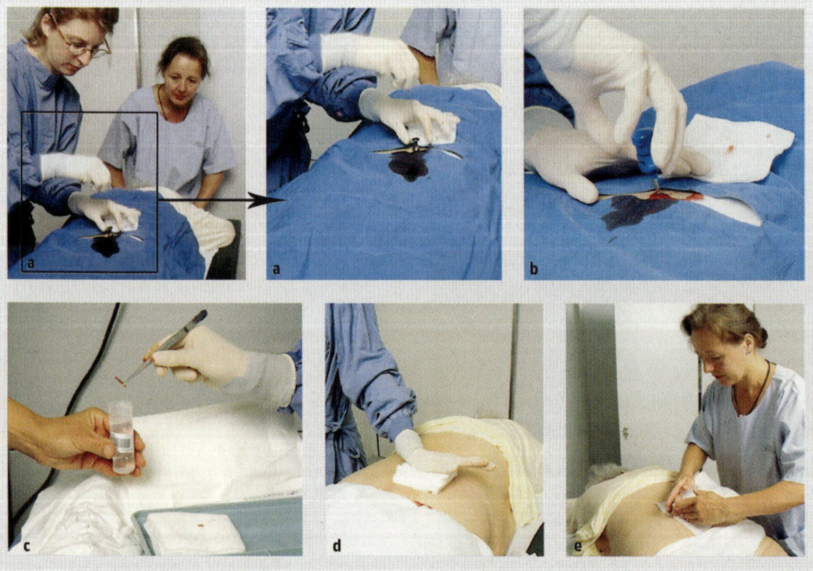

Knochenmarkpunktionen *sind notwendig zur definitiven Diagnose einer Leukämie, zur Erfolgskontrolle einer Leukämiebehandlung und zur Spende von Knochenmark bei der Knochenmarktransplantation. Im Bild sticht die Ärztin zunächst in den Beckenkamm, wo sich besonders viel Knochenmark befindet, saugt das Mark durch die Hohlnadel an (a) und sticht nochmals mit einer dicken Stanznadel in den Beckenknochen (b), um einen kleinen Knochenzylinder zu gewinnen. Dieser wird in Fixierlösung gelegt (c) und zur feingeweblichen Untersuchung verschickt. Abschließend wird die Einstichstelle zur Blutstillung abgedrückt (d) und verbunden (e).* [GTV 2715]

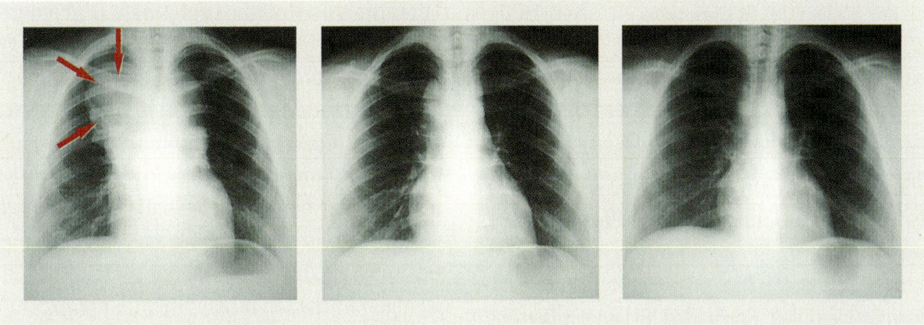

***Hodgkin-Lymphome** sprechen oft sehr gut auf eine Chemotherapie mit Zytostatika an, die somit eine Standardbehandlung ist. Im Röntgenbild sind in der rechten Brustkorbhälfte große „Verschattungen" infolge eines Hodgkin-Lymphoms zu erkennen (Pfeil im Bild links). Bereits nach einem Chemotherapiezyklus sieht die Röntgenaufnahme fast normal aus (Mitte). Auch drei Jahre später ist der Röntgenbefund normal und die Patientin beschwerdefrei (rechtes Bild).* [GTV 2716]

Prognose

Durch die neuen Therapieformen wie z. B. die Blutstammzelltransplantation haben sich die Prognosen spürbar verbessert. So war bis vor kurzem für über 60-Jährige eine AML unheilbar und tödlich. Durch die Möglichkeit einer Blutstammzelltransplantation mit reduzierter Konditionierung ändert sich dies möglicherweise, die Therapieform ist aber so neu, dass es noch keine Zahlen über das Langzeitüberleben gibt. Ansonsten hängt die Prognose stark vom Subtyp ab und ist bei der AML generell schlechter als bei der ALL.

Hilfe durch Angehörige

Sowohl die Erkrankung als auch die Behandlung vermindern die Zahl der gesunden weißen Blutkörperchen. Häufiger als andere Krebskranke müssen Patienten mit einer Leukämie zum Schutz vor Infektionen für eine gewisse Zeit in einem keimarmen Zimmer untergebracht werden. Die Betroffenen dürfen das Zimmer nicht verlassen und nur wenige Besucher empfangen. Leidet der Kranke sehr unter der Isolierung, kann man als Angehöriger ruhig Verwandte und Bekannte zu Anrufen oder Briefen motivieren und diese auch zeitlich etwas verteilen.

Bei vielen Patienten stellt sich die Frage nach einer Knochenmarktransplantation. Sowohl die Entscheidungsfindung als auch das Warten auf eine geeignete Spende erhöhen die psychische Belastung des Kranken. Hier sind die Angehörigen stark als Gesprächspartner und als „Spiegel der Gedanken" gefordert.

i **Aktuell:** www.gesundheit-heute.de/27x06

- **www.dgho.de** – Internetseite der Deutschen Gesellschaft für Hämatologie und Onkologie, Rostock: Primär an Mediziner gerichtet, aber wegen exzellenter Link-Sammlung interessant.
- **www.bergundtal-ev.de** – Internetseite des Berg und Tal e. V., Essen: Von der Klinik und Poliklinik für Knochenmarktransplantation des Universitätsklinikums Essen unterstützte Selbsthilfegruppe.
- **www.leukaemie-hilfe.de** – Internetseite der Deutschen Leukämie- und Lymphom-Hilfe e. V. (DLH, Bonn): Selbsthilfeorganisation für Erwachsene mit Leukämien und Lymphomen, mit umfangreichem Literaturverzeichnis und Adressen regionaler Gruppen.
- H. Delbrück: **Knochenmark- und Stammzelltransplantation nach Krebs.** Kohlhammer, 2005. Für Laien verständliches Buch, das auch die Zeit nach der Transplantation behandelt.

Maligne Lymphome

Häufigkeit:

[Maligne] Lymphome *(bösartige Lymphome,* oft nicht ganz korrekt auch ***Lymphknotenkrebs*** genannt): Sammelbezeichnung für verschiedene bösartige Erkrankungen der Lymphozyten (→ S. 1023, Tab. S. 1314), die oft in den Lymphknoten beginnen. Die malignen Lymphome werden unterteilt in Hodgkin- und Non-Hodgkin-Lymphome. Hodgkin-Lymphome (so genannt nach ihrem Erstbeschreiber ***Thomas Hodgkin)*** betreffen eher Jugendliche und junge Erwachsene, Non-Hodgkin-Lymphome treten bevorzugt im mittleren und höheren Lebensalter auf. Behandlung und Aussichten sind von der genauen Art des Lymphoms abhängig und sehr unterschiedlich.

Leitbeschwerden

- Schmerzlose Lymphknotenvergrößerung (tastbare „Knoten") am Hals, in der Achsel oder der Leiste
- Möglicherweise uncharakteristische Allgemeinbeschwerden wie etwa Müdigkeit oder verminderte Leistungsfähigkeit. Besonders charakteristisch sind dabei die sogenannten ***B-Symptome:*** Gewichtsverlust von über 10 % im letzten halben Jahr, Nachtschweiß und unklares Fieber über 38 °C (zur Differenzialdiagnose → Tab. S. 179–S. 184)
- Möglicherweise Hautjucken
- Selten, aber ebenfalls charakteristisch: Schmerzen in den vergrößerten Lymphknoten nach Alkoholgenuss ***(Alkoholschmerz)***

Wann zum Arzt

In der nächsten Woche, wenn eine Lymphknotenschwellung länger als drei Wochen besteht. Die kritische Größe ist ~ 1,5 cm, da Lymphknoten nach Entzündungen nicht selten auf Dauer etwas größer sind als vorher.

Die Erkrankung

Die Bezeichnung maligne Lymphome umfasst Krebse durch entartete Zellen des lymphatischen Immunsystems. Die durch Metastasen (Tochtergeschwülste → S. 1023) verursachten, ebenfalls bösartigen Lymphknotenvergrößerungen zählen nicht dazu.

Die Ursache maligner Lymphome ist, von Ausnahmen abgesehen, bis heute unklar und mit Sicherheit bei den verschiedenen Untergruppen nicht einheitlich. Bei einigen Formen spielen Viren eine Rolle, vor allem das ***Epstein-Barr-Virus,*** bei anderen wird der sich im Lauf des Lebens summierenden Schadstoffbelastung ein Einfluss zugeschrieben, die sich in den als „Sondermüllsammelstellen" arbeitenden Lymphknoten anreichert.

- **Hodgkin-Lymphome** gehen von entarteten (B-)Lymphozyten der Lymphknoten aus. Sie heißen nach ihren Erstbeschreibern ***Hodgkin-*** und ***Reed-Sternberg-Zellen.*** Hodgkin-Lymphome sind sehr gut behandelbar – lange Zeit war sogar unklar, ob die Erkrankung überhaupt bösartig ist.
- Alle anderen bösartigen Lymphome heißen **Non-Hodgkin-Lymphome.** Ihre Einteilung ist durch die neuen zyto- und molekulargenetischen Untersuchungen noch komplizierter geworden, denn zu den Non-Hodgkin-Lymphomen gehören nun auch die lymphatischen Leukämien. Und durch die Tatsache, dass derzeit mehrere Einteilungen nebeneinander in Gebrauch sind, wird das Ganze noch unübersichtlicher. Non-Hodgkin-Lymphome können von B- oder T-Lymphozyten ausgehen. Die ***indolenten Non-Hodgkin-Lymphome*** zeigen einen langsamen Verlauf (z. B. chronische lymphatische Leukämie → S. 1040), die ***sehr aggressiven Non-Hodgkin-Lymphome*** verlaufen ohne Behandlung rasch tödlich (z. B. bestimmte akute Leukämien → S. 1040). Die ***aggressiven Non-Hodgkin-Lymphome*** (z. B. Plasmozytom → S. 1044) liegen irgendwo dazwischen. Als Faustre-

gel kann aber gelten, dass sich Non-Hodgkin-Lymphome viel schneller als Hodgkin-Lymphome im Körper ausbreiten, v. a. ins Knochenmark, wo sie zu einer Störung der Blutbildung führen.

Plasmozytom. Ein verhältnismäßig häufiges Non-Hodgkin-Lymphom ist das **Plasmozytom,** das vor allem bei älteren Menschen über 60 Jahren auftritt. Die entarteten Plasmazellen (augereifte Form der B-Lymphozyten) produzieren ein einziges Immunglobulin (→ S. 1322), oder Bruchstücke davon, das auch als **Paraprotein** bezeichnet wird. Das Plasmozytom bereitet erst spät Beschwerden, vor allem Knochenschmerzen und Knochenbrüche, da Knochensubstanz an vielen Stellen aufgelöst wird (wie ausgestanzt).

Das macht der Arzt

Zur Diagnosesicherung wird ein Lymphknoten entfernt und unter dem Mikroskop untersucht. Dies ist für den Patienten kaum belastend, da in aller Regel ein Lymphknoten direkt unter der Haut herausgenommen werden kann. Ergibt die feingewebliche Untersuchung des Lymphknotens ein Lymphom, folgt die Ausbreitungsdiagnostik, ohne die keine Behandlungsplanung möglich ist. Neben verschiedenen Ultraschalluntersuchungen, CT und Kernspin umfasst sie fast immer eine Knochenmarkuntersuchung (→ S. 1034).

Therapie von Hodkin-Lyphomen. Durch eine Chemotherapie mit nachfolgender Strahlenbehandlung werden bei den Hodgkin-Lymphomen Langzeitüberlebensraten von 70–95 % erreicht. Mediziner bemühen sich derzeit, die Behandlung noch individueller zu gestalten, z. B. Patienten mit besonders guten Aussichten herauszufinden, um ihnen eventuell die Bestrahlung zu ersparen, oder umgekehrt die wenigen Patienten möglichst früh herauszufiltern, die bislang nicht geheilt werden können, da sie möglicherweise von anderen Behandlungen profitieren (z. B. einer monoklonalen Antikörpertherapie mit MABs → S. 1030).

Therapie von Non-Hodgkin-Lymphomen. Bei Non-Hodgkin-Lymphomen gibt es kein einheitliches Vorgehen. Generell werden indolente Lymphome eher spät, aggressive Non-Hodgkin-Lymphome hingegen ähnlich wie akute Leukämien behandelt. Die Aussichten für den Patienten sind von Tumor zu Tumor sehr unterschiedlich, aber insgesamt schlechter als bei Hodgkin-Lymphomen.

i Aktuell: www.gesundheit-heute.de/27x08

- **www.leukaemie-hilfe.de** – Internetseite der Deutschen Leukämie- und Lymphom-Hilfe e. V. (DLH, Bonn): Selbsthilfeorganisation für Erwachsene mit Leukämien und Lymphomen.
- **www.lymphome.de** – Kompetenznetz Maligne Lymphome, Köln: Internetseite mit Informationen zu den Erkrankungen und Behandlungsstudien.

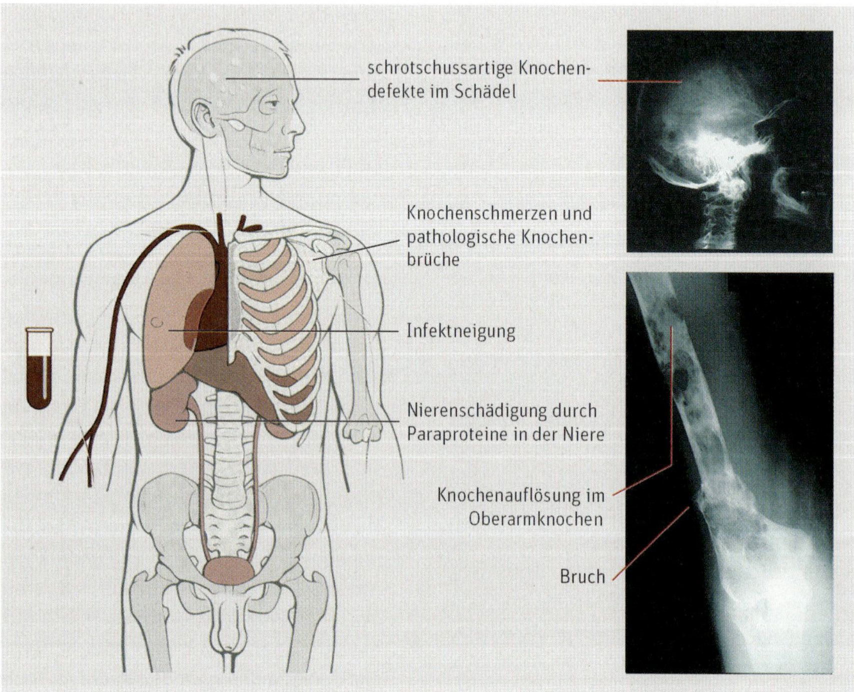

*Patienten mit **Plasmozytom** sind durch viele Folgeprobleme gefährdet. Die beiden Röntgenbilder rechts zeigen schrotschussartige Knochendefekte im Schädel sowie Knochendefekte im Oberarmknochen, die bereits zu einem Bruch geführt haben.* [GTV 2717]

Erkrankungen des Immunsystems

Wie alle Organsysteme, so kann auch das Immunsystem erkranken: Zum einen ist es möglich, dass es Abwehrreaktionen gegen Substanzen zeigt, die es eigentlich ignorieren sollte. Dies ist bei Allergien und Autoimmunerkrankungen der Fall, deren grundsätzliche Aspekte in diesem Kapitel dargestellt werden. Die einzelnen allergisch oder autoimmun (mit) bedingten Erkrankungen finden Sie dann in den entsprechenden Organkapiteln.

Umgekehrtes passiert bei den **Immundefekten:** Hier zeigt das Immunsystem keine Abwehrreaktion, obwohl es dies eigentlich tun sollte. ***Angeborene Immundefekte*** sind selten und machen sich bereits im Kindesalter bemerkbar. Im Erwachsenenalter bedeutsam sind ***behandlungsbedingte Immun[abwehr]schwächen,*** etwa bei der Behandlung mit Zytostatika oder Immunsuppressiva (→ S. 705), sowie die HIV-Infektion mit dem Vollbild AIDS, bei der die Viren vor allem die Abwehrzellen befallen (→ S. 1054). Aber Vorsicht: „Ständige Infekte" sind in aller Regel keine Immunschwäche. Normal ist außerdem ein gewisses Nachlassen und „Fehlfunktionieren" des Immunsystems mit zunehmendem Alter, was aber nicht zwangsläufig Krankheiten zur Folge hat.

Allergien

Häufigkeit: ■■■■■

Allergie: Sich oft schon in der Kindheit entwickelnde Überempfindlichkeit gegenüber bestimmten, an sich ungefährlichen Substanzen in der Umwelt, die durch überschießende entzündliche Abwehrreaktionen von Haut und/oder Schleimhäuten zu vielfältigen Beschwerden führt. In den letzten Jahrzehnten haben Allergien in Deutschland und anderen Industriestaaten erheblich an Häufigkeit zugenommen – betroffen sind mindestens 10 %, manche Statistiken sprechen sogar von 33 % der Gesamtbevölkerung.

Leitbeschwerden

- Juckende Hautauschläge bei Hautallergien (→ Kapitel 28)
- Verstopfte Nase, Schnupfen, Niesen bei allergischem Schnupfen (→ S. 574)
- Husten- und Atemnotanfälle bei allergischem Asthma (→ S. 598)
- Augenjucken, Augentränen bei allergischer Augenbindehautentzündung (→ S. 495)

- Bauchschmerzen, Blähungen, Übelkeit, Durchfälle bei Beteiligung der Magen-Darm-Schleimhäute (→ S. 642)
- Plötzliche, sich schnell steigernde Unruhe, Hautrötung, Hautjucken, Übelkeit, Herz-Kreislauf-Beschwerden und Atemnot bei allergischem Schock (Erste Hilfe → S. 193)
- Typischerweise Auftreten der Beschwerden in zeitlichem Zusammenhang mit dem Kontakt zu einer bestimmten Substanz, jedoch Kaschierung dieser Zusammenhänge bei häufigem oder ständigem Kontakt zum auslösenden Stoff.

Wann zum Arzt

In den nächsten 2 Wochen, wenn Beschwerden auftreten, die zu einer Allergie passen, die aber nicht sonderlich belasten

Heute noch, wenn

- Starker Juckreiz besteht, den Sie selbst nicht in den Griff bekommen (ist auf Dauer kaum auszuhalten)
- Erstmals ein Atemnotanfall auftritt, auch wenn er sich von selbst wieder gebessert hat – hier sollte ein Arzt die Ursache klären und damit das Wiederholungsrisiko und die Gefährdung einschätzen

Sofort den Notarzt rufen, wenn schwere Atemnot, Kreislaufbeschwerden oder ein Kollaps auftritt (Warnzeichen des lebensbedrohlichen allergischen Schocks → S. 193)

Die Erkrankung

Trotz schwankender und unzuverlässiger Zahlen: Sicher ist, dass Allergien in den letzten Jahrzehnten rapide zugenommen haben – aber wieso? Weshalb kommt es zu einer Allergie gegen einen Stoff und nicht gegen einen anderen? Und warum trifft es bestimmte Familien so häufig?

Allergien entstehen durch ein Zusammenspiel mehrerer innerer und äußerer Faktoren, d. h. sie sind *multifaktoriell* bedingt:

- Zweifellos spielt die erbliche Veranlagung eine Rolle – Kinder allergischer Eltern haben ein deutlich erhöhtes Allergierisiko im Vergleich zur Normalbevölkerung. Ungefähr 10–20 % aller Menschen haben die Veranlagung zur allergischen Sofortreaktion, einer von mehreren allergischen Reaktionsformen (→ S. 1045). Diese Menschen, auch **Atopiker** genannt, haben ein besonders hohes Risiko für die vier **atopischen Erkrankungen** Neurodermitis (→ S. 1072), allergischer Schnupfen (→ S. 574), allergisches Asthma (→ S. 598) und allergische Augenbindehautentzündung (→ S. 495).
- Die erbliche Veranlagung mag zwar erklären, dass Allergien in einigen Familien häufiger auftreten als in anderen, jedoch nicht, warum in den 1980er Jahren Allergien in der DDR deutlich seltener waren als im damaligen Westdeutschland – für eine wesentliche Änderung der Erbanlagen war die Zeit der Trennung Deutschlands viel zu kurz. Zur erblichen Veranlagung müssen also noch andere Faktoren hinzukommen.
- Nach der **Umwelthypothese** der 1980er Jahre handelte es sich bei diesen zusätzlichen Faktoren in erster Linie um Umweltschadstoffe, die die allergieauslösenden Substanzen entweder „scharf machen" oder z. B. in die empfindlichen Atemwege hineintragen. Zum Teil ist dies sicherlich richtig: Rauchen, insbesondere Passivrauchen, erhöht sowohl bei Kindern als auch bei Erwachsenen das Risiko einer Allergie. Auch für Ozon und Schwefeldioxid konnte ein Zusammenhang festgestellt werden, für viele andere Schadstoffe oder z. B. die Innenraumbelastung mit Allergenen aber nicht. Hausstaub, Milbe & Co. sind definitiv nicht die Ursachen steigender Allergien! Und da in der DDR die Luft noch schmutziger war als in Westdeutschland, blieb auch die Umwelthypothese manche Erklärung schuldig.
- Hier kam in den 1990er Jahren die *Schmuddel-* oder, feiner ausgedrückt, **Hygienehypothese** ins Spiel: Untersuchungen hatten gezeigt, dass Kinder, die von klein auf in einer sauberen, eher keimarmen Umgebung leben, häufiger an Allergien erkranken als Kinder, die auf einem Bauernhof aufwachsen, ältere Geschwister haben oder früh in eine Kinderkrippe gehen. Wissenschaftler gehen heute davon aus, dass das kindliche Immunsystem bei seiner Entwicklung den vielfachen frühen Kontakt mit Viren und Bakterien bzw. bestimmten Bestandteilen dieser Keime (den Endotoxinen ihrer äußeren Zellhülle) braucht, um später nicht wahllos und überschießend zu reagieren. Auch eine „gesunde" bakterielle Besiedelung von Magen und Darm scheint vorbeugend zu wirken (oder umgekehrt: der häufige Einsatz von Antibiotika wie auch ein Kaiserschnitt, bei dem das Kind nicht die bakteriell besiedelte Scheide passiert, sind nachteilig und fördern spätere Allergien).

Was bei einer Allergie passiert. Das die Allergie auslösende Antigen, hier **Allergen** genannt, führt zur Bildung spezifischer Antikörper oder Abwehrzellen. Dieser Prozess wird als **Sensibilisierung** bezeichnet. Er unterscheidet sich von „normalen" Abwehrvorgängen nur dadurch, dass gegen das an sich ungefährliche Antigen gar keine Abwehrreaktion nötig wäre. Bei einem erneuten Kontakt trifft das Allergen dann auf die „lauernden" Antikörper oder Abwehrzellen, und es werden entzündungsfördernde und gewebeschädigende Botenstoffe freigesetzt. Meist (so z. B. beim allergischen Schnupfen) bleibt die Reaktion auf das Gewebe der Antigen-Antikörper-Reaktion beschränkt – die Beschwerden sind dann Folge dieser Gewebeschädigung. Manchmal ist jedoch der ganze Körper in Mitleidenschaft gezogen, etwa bei der lebensbedrohlichen Schwerstform der Allergie, dem ***allergischen*** oder ***anaphylaktischen Schock*** (→ S. 193).

Die Allergene können dabei auf ganz unterschiedliche Art und Weise an oder in den Körper gelangen: ***Kontaktallergene*** wie z. B. Nickel haben Berührungskontakt zu Haut oder Schleimhaut, ***Inhalationsallergene*** wie etwa Pollen werden eingeatmet, ***Ingestions-*** oder ***Nahrungsmittelallergene*** wie z. B. Ei werden gegessen, ***Injektionsallergene*** werden z. B. bei einem Insektenstich in den Körper gespritzt.

Eine andere Einteilung bezeichnet nicht die Art der Allergenaufnahme, sondern das Allergen: Die **Pollenallergie** ist gegen Pollen, die **Medikamentenallergie** gegen Arzneimittel gerichtet, egal wie sie in den Körper kommen.

Manche Allergiker trifft es besonders hart: Sie entwickeln eine **Kreuzallergie,** bei der die gegen ein bestimmtes Allergen gebildeten Antikörper aufgrund struktureller Antigen-Ähnlichkeiten auch auf ganz andere Substanzen „passen". Besonders häufig sind die **pollenassoziierten Nahrungsmittelallergien:** So kann beispielsweise ein Birkenpollenallergiker auch auf Äpfel oder Birnen reagieren – aber auch auf eine Litschi, obwohl er noch nie zuvor eine gegessen hat.

Allergische Reaktionsformen. Die häufigste allergische Reaktionsform ist die **allergische Sofortreaktion** ***(Typ-I-Reaktion*** bzw. ***-Allergie, allergische Reaktion vom Soforttyp).*** Im Rahmen der Sensibilisierung (→ S. 1045) werden bestimmte Antikörper gebildet, die Immunglobuline E (IgE → S. 1322). Bei erneutem Kontakt mit dem Allergen veranlassen sie die Mastzellen (eine Gruppe der Abwehrzellen), ***Histamin*** freizusetzen. Dieser Botenstoff ruft innerhalb kürzester Zeit eine ausgeprägte Schleimhautschwellung und -entzündung hervor. Zu den allergischen Sofortreaktionen zählen der allergische Schnupfen (z. B. Heuschnupfen → S. 575), Asthma (→ S. 598), Bienengiftallergie, Nesselsucht (→ S. 1078) und der allergische Schock (→ S. 191).

Ebenfalls häufig sind die **Allergien vom verzögerten Typ** ***(Typ-IV-Reaktion*** bzw. ***-Allergie),*** die durch T-Lymphozyten (→ S. 1023) vermittelt werden. Bei ihnen dauert es 1–2 Tage, bis die Entzündungsreaktion einsetzt. Wichtige Vertreter sind die Kontaktallergien der Haut (→ S. 1080), etwa die ***Nickelallergie.***

Demgegenüber seltener sind die beiden übrigen allergischen Reaktionsformen: Bei der *Typ-II-Reaktion* binden Antikörper an Antigene auf Zellen (z. B. Blutzellen), wodurch die Zelle letztlich abstirbt. Bei der *Typ-III-Reaktion* verbinden sich Antigen und Antikörper, dieser *Immunkomplex* führt dann zu den Gewebeschäden (z. B. bei einigen Glomerulonephritiden → S. 781).

Was alles keine Allergie ist. Als allererstes: Ein positiver Allergietest allein ist keine Allergie. Albanische Kinder zeigen genauso oft positive Allergietests wie deutsche, aber weit weniger Allergien. Erst die Entzündung und Gewebeschädigung sowie die „passenden" Beschwerden machen einen positiven Allergietest bedeutend.

Manche Substanzen können die an der Allergie beteiligten Botenstoffe direkt ohne „Zwischenschaltung" einer Antigen-Antikörper-Reaktion freisetzen und somit zu den gleichen Symptomen wie bei einer Allergie führen. Ein Beispiel für eine solche **Pseudoallergie** sind die Beschwerden, die manche Menschen nach Genuss von Rotwein oder Käse haben und die auf die Ausschüttung des Botenstoffs Histamin zurückzuführen sind.

Auch **Unverträglichkeitsreaktionen** (meist von Nahrungsmitteln oder Medikamenten), die auf einen beeinträchtigten Abbau dieser Substanzen oder auf noch unbekannte Mechanismen zurückzuführen sind, sind keine Allergie.

Das macht der Arzt

Diagnosesicherung

Manchmal ist die Sache klar: Tritt z. B. *immer* und *nur* nach dem Verzehr von Erdbeeren eine Allergie auf, so ist eine Erdbeerallergie höchstwahrscheinlich. Oft sind die Zusammenhänge aber nicht so offensichtlich. Gerade bei unangenehmen, aber nicht gefährlichen Beschwerden kann dann ein **Beschwerdetagebuch** helfen, Zusammenhänge aufzudecken.

Nächster Schritt sind die verschiedenen **Allergietests.** Am häufigsten angewendet werden Hauttests (z. B. der Pricktest → S. 1063), bei denen das mutmaßliche Allergen auf oder in die Haut gebracht und dann die Reaktion beobachtet wird. Bei **Provokationstests** wird das Allergen dem (beschwerdefreien) Patienten verabreicht – das Auftreten von Beschwerden spricht für eine Allergie. Allerdings sind Provokationstests nicht ungefährlich: Im schlimmsten Fall können sie einen allergischen Schock auslösen. Deshalb werden sie nur unter ärztlicher Überwachung, nicht selten sogar im Krankenhaus durchgeführt. Umgekehrt funktioniert die *Eliminations-* oder **Suchdiät** bei Verdacht auf Nahrungsmittelallergie: Hier wird zunächst eine „Minimalkost" gegeben, bis alle Beschwerden verschwunden sind. Dann fügt man ganz langsam Nahrungsmittel für Nahrungsmittel hinzu, bis Beschwerden auftreten und so der Übeltäter entlarvt ist.

Bluttests sind teuer und bringen meist nicht viel. Zwar können die *IgE* (→ S. 1322) bestimmt werden, die bei Allergien häufig erhöht sind. Aber weder schließen normale Werte eine Allergie aus noch sind erhöhte ein Beweis.

Die Säulen der Therapie

Wichtig ist zu unterscheiden zwischen einem positiven Allergietest und einer Allergie, die Beschwerden macht und je nach Ausprägung gefährlich werden kann, denn:

(!) Behandelt wird nur die Allergie, nicht das Ergebnis des Allergietests.

Allergenkarenz. Erster und wichtigster Schritt ist das Meiden des Allergens, die **Allergenkarenz.** Dies kann ganz einfach sein, etwa bei einer Nahrungsmittelallergie gegen ein oder zwei Obstsorten, aber auch unmöglich, etwa bei einer Hausstaubmilbenallergie.

Medikamentöse Therapie. Nur wenn eine Allergenkarenz nicht möglich ist, werden Medikamente gegeben:

- Am häufigsten verordnet der Arzt Antihistaminika (→ S. 1046).
- Insbesondere bei häufigem Allergenkontakt sinnvoll sind **Mastzellstabilisatoren** wie z. B. Cromoglicinsäure (DNCG, z. B. Cromohexal®) oder Nedocromil (z. B. Tilade®). Sie verhindern, dass der Botenstoff Histamin ausgeschüttet wird, der die meisten allergischen Beschwerden vermittelt, und hemmen darüber hinaus Entzündungsreaktionen. Allerdings wirken Mastzellstabilisatoren nur, wenn sie vorbeugend und regelmäßig eingenommen werden. Am gebräuchlichsten sind Nasensprays bei allergischem Schnupfen, Dosieraerosole bei allergischem Asthma (→ S. 598) und Augentropfen gegen eine allergische Bindehautentzündung, seltener Kapseln oder Granulat zum Schlucken bei Nahrungsmittelallergien.
- Als „Kreuzung" zwischen Antihistaminika und Mastzellstabilisatoren kann Ketotifen (z. B. Zaditen®) betrachtet werden, das es als Tablette, Kapsel oder Lösung gibt.
- *Kortison* (→ Übersicht S. 756) wird wegen seiner Nebenwirkungen möglichst selten gegeben. Zwei Ausnahmen bestätigen allerdings die Regel: Bei allergischem Asthma ist Kortison zum Inhalieren erste Wahl (→ S. 602), auch bei einem allergischen Schock muss rasch Kortison gegeben werden, es ist hier oft lebensrettend (→ S. 193).

Hyposensibilisierung. Aussichtsreich, insbesondere bei jungen Menschen mit einer Pollen- oder Insektengiftallergie, ist eine *spezifische Immuntherapie (SIT),* besser bekannt unter dem Namen **Hyposensibilisierung** (→ S. 575). Die Zufuhr kleinster Allergenmengen soll zur Bildung von IgG (→ S. 1322) führen, die dann bei „richtigem" Allergenkontakt das Allergen abfangen, bevor sich die Beschwerden auslösenden IgE daran binden können. Die Behandlung, die zu den ältesten und wirksamsten heute noch praktizierten Immuntherapien gehört (→ S. 1030), zielt darauf ab, exklusiv nur die Funktion jener Immunzellen (T- und B-Lymphozyten) zu beeinflussen, die spezifisch für ein Antigen verantwortlich sind. In aller

Pharma-Info: Antihistaminika

Viele Beschwerden bei Allergien werden durch den Botenstoff Histamin vermittelt. **Antihistaminika** besetzen die gleichen „Andockstellen" (Rezeptoren) an der Zelle wie Histamin, sodass der Botenstoff „seinen Platz" besetzt findet und seine Wirkung nicht mehr entfalten kann.

Der Einsatz von Antihistaminika kann auch bei nicht-allergischem Juckreiz helfen.

Nebenwirkungen treten vor allem dann auf, wenn Antihistaminika geschluckt, gespritzt oder als Zäpfchen gegeben werden. Hauptnebenwirkungen insbesondere der älteren Antihistaminika wie etwa Clemastin (z. B. Tavegil®) oder Dimetinden (z. B. Fenistil®) sind Müdigkeit und Schwindel. Für neuere Antihistaminika wie etwa Cetirizin (z. B. Zyrtec®) oder Loratadin (z. B. Lisino®) gilt dies nicht mehr in dem Ausmaß, weshalb sie heute bevorzugt werden. Auch hier sollte man sich aber nur ans Steuer setzen, wenn man das Medikament schon kennt und weiß, dass man trotzdem fahrtüchtig ist. Außerdem sollte kein Alkohol getrunken werden, da sich beide in ihrer Wirkung auf das Gehirn und damit das Reaktionsvermögen unkalkulierbar verstärken können. Alle genannten Präparate sind in Apotheken frei erhältlich. Die Dosierungen von Cetirizin und Loratadin liegen für Erwachsene bei einmal täglich 10 mg, vorzugsweise abends (bei Kindern Dosis entsprechend dem Beipackzettel vermindern). In der Schwangerschaft sollten Sie keines dieser Medikamente (eigenmächtig) einnehmen.

Antihistaminika gibt es außerdem als Salben, Augen- und Nasentropfen sowie als Nasenspray. Da diese Medikamente nur örtlich begrenzt wirken, sind Nebenwirkungen kaum zu erwarten.

Regel wird das Allergen wiederholt unter die Haut gespritzt, wobei die Behandlungsdauer zwischen wenigen Monaten und mehreren Jahren liegt. Da die Allergenzufuhr teils gefährliche Allergiebeschwerden provozieren kann, wird die Behandlung immer in der Arztpraxis, manchmal sogar im Krankenhaus durchgeführt. Erst 30 Minuten nach der Spritze kann der Patient wieder nach Hause gehen.

Möglicherweise ist zumindest einem Teil der Betroffenen auch ohne Spritzen und häufige Arzttermine zu helfen: Nach ersten Langzeitstudien scheint eine **sublinguale spezifische Immuntherapie** *(SLIT)*, bei der eine Allergenlösung unter die Zunge gegeben wird, dauerhaft wirksam zu sein. Notwendige Allergendosis und genaue Behandlungsdauer sind jedoch noch offen, und bislang stehen nur Lösungen mit Inhalationsallergenen zur Verfügung. Diese Therapie ist nicht nur bequemer für den Patienten, sondern es sind bisher auch keine schweren Nebenwirkungen aufgetreten, insbesondere kein allergischer Schock.

Die *orale spezifische Immuntherapie,* bei der das Allergen als Tablette geschluckt wird, kann dagegen zumindest derzeit nicht empfohlen werden.

Selbsthilfe

Das A und O der Selbsthilfe bei einer Allergie ist es, die Beschwerden auslösenden Allergene zu meiden (Allergenkarenz). Welche Einschränkungen dies im Alltag mit sich bringt, hängt naturgemäß von Anzahl und Art der Allergene ab. Bei einer **Haustierallergie** muss das Tier in aller Regel abgeschafft werden – die Katze nur außerhalb des Hauses oder den Wellensittich nur in einem Zimmer zu halten reicht meist nicht, da sich Haare bzw. Federn durch den normalen Luftzug doch überall verbreiten. Bei berufsbedingten Allergien ist ein Arbeitsplatzwechsel oder notfalls eine Umschulung erforderlich.

Manche Allergiker werden über die Jahre gegen immer mehr Substanzen allergisch. Ob eine solche Ausweitung der Allergie verhindert werden kann, indem der Betroffene häufige Allergieauslöser meidet, gegen die er (noch) nicht allergisch ist, ist umstritten.

Maßnahmen gegen Hausstaubmilben. Große Bedeutung hat die Wohnungshygiene bei der **Hausstaubmilbenallergie:**

- Wichtigstes Milbenreservoir ist das Bett mit seinem feuchtwarmen Klima und den vorhandenen Hautschuppen; daher sollten Sie Schaumstoff- oder Latexmatratzen mit speziellen „allergendichten" Überzügen, waschbare Kopfkissen und Bettdecken, ebenfalls mit speziellen Bezügen zum „Einschließen" *(Encasing)* der Milben, verwenden. Unerlässlich ist, dass Sie das Bettzeug morgens so weit wie möglich zurückschlagen, damit die Matratze über Tag austrocknen kann, denn sie nimmt pro Nacht rund 500 ml Wasser auf. Entsprechend gehören Tagesdecken für Allergiker in die Altkleidersammlung.
- Möglichst wenige Staub-Lagerplätze in der Wohnung (z. B. Gardinen oder große Pflanzen mit vielen kleinen Blättern).
- Niedrige Luftfeuchtigkeit in der Wohnung (unter 50 %, am besten ca. 40 %), regelmäßiges Stoßlüften mehrfach täglich vor allem in Neubauwohnungen.

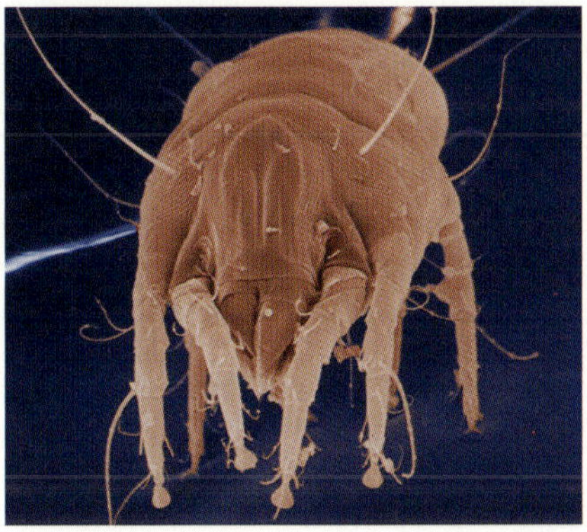

Überall in unseren Breitengraden präsent und daher kaum zu eliminieren: die ***Hausstaubmilbe.*** [HEX 2718]

- Staubsauger mit Mikrofilter.
- Bei Kindern: Waschen von Stofftieren einmal monatlich in der Waschmaschine (möglichst bei 60 °C), Trocknen im Trockner; alternativ einen Tag lang in die Tiefkühltruhe.
- Umstritten ist der Ersatz des Teppichbodens durch glatte Böden. Diese Maßnahme ist populär und folgt dem Trend in der Inneneinrichtung, hat aber wissenschaftlich gesehen keine Priorität: So haben Untersuchungen gezeigt, dass Allergene in den Teppichbodenschlingen fest hängen (bis der Staubsauger sie schluckt), während sie auf Steinböden oder Parkett durch Zugluft immer wieder aufgewirbelt werden. Diese Maßnahme ist also nur sinnvoll, wenn der neue Boden häufig gewischt wird, da Staub und Milbenkot sonst eher mehr aufgewirbelt werden.
- Wer Eigenheimbesitzer ist, profitiert unter Umständen von einer modernen *Zwangslüftungsanlage,* die die Innenraumluft regelmäßig austauscht, je nach Gerät auch die Außenluft reinigt und zudem durch ihren Wärmetauscher Energie spart. Es gibt neben den zentralen Anlagen, die aber fast nur im Neubau in Frage kommen, auch Kompaktgeräte, die sich in den wichtigsten Zimmern einbauen lassen.

! Lassen Sie sich als Betroffener einen **Allergiepass** ausstellen. Besonders wichtig ist er bei Medikamenten- oder Insektengiftallergien sowie für alle, bei denen die Gefahr eines allergischen Schocks besteht. Für sie empfiehlt sich auch ein **Notfallkit,** das ein Antihistaminikum und Kortisontabletten sowie ein Adrenalinpräparat zum Inhalieren oder als Fertigspritze enthält.

Komplementärmedizin

Folgende naturheilkundliche Verfahren stehen zur Verfügung:

- Therapien zur Regulierung des Immunsystems wie die Sanierung der Darmflora, vielfältig abgewandelte Formen der Eigenbluttherapie z. B. nach Theurer mit dem Ziel einer Gegensensibilisierung, oder nach Reckeweg die Auto-Sanguis-Stufenkur, die Eigenbluttherapie mit Sauerstoff bzw. Ozon (O_2/O_3), aber auch Organotherapien wie Injektionen mit Thymusextrakten oder Ribonukleinsäuren (Bausteine der RNS).
- Kalziumeinnahmen, um die Histaminwirkung abzuschwächen.
- Akupunktur (→ S. 1249), Moxibustion (→ S. 1250), Schröpfen (→ S. 1260) und Sole-Inhalationen, besonders bei allergischen Atemwegserkrankungen, zur Therapieergänzung.

Vorsorge

Eine zuverlässige Vorsorge vor Allergien ist nicht möglich, allenfalls eine Risikoverminderung, und selbst hierfür schließt sich das Zeitfenster schon um den 1. Geburtstag. Während Wissenschaftler bis vor wenigen Jahren vor allem auf eine allergenarme Umgebung setzten, wird derzeit der frühe Kontakt mit (ungefährlichen) Keimen für vorteilhaft gehalten – also keine Angst vor Nachbarskindern, einer Katze und ein wenig Dreck.

Stillen ist immer sinnvoll; bei Allergien in der Familie sollte ein Kind möglichst 6 Monate lang voll gestillt werden. Verzichten Sie im ganzen 1. Lebensjahr auf besonders „allergiegefährliche" Lebensmittel in der Beikost.

Möglicherweise ist auch die vorbeugende Einnahme von Milchsäurebakterien (Probiotika → S. 1052) sinnvoll – in den letzten 4 Wochen vor der Geburt nimmt sie die Mutter ein, danach das Baby (bis zum Alter von etwa 6 Monaten).

Aktuell: www.gesundheit-heute.de/27x09

- www.daab.de – Internetseite des Deutschen Allergie- und Asthmabunds e. V. (DAAB, Mönchengladbach): Informiert über die wichtigsten Allergien, mit Adressen regionaler Gruppen.

MCS-Syndrom

Häufigkeit:

MCS-Syndrom *(Multiple chemical sensitivity, Multiple Chemikalienunverträglichkeit, multiple Chemikalienüberempfindlichkeit, idiopathische Umwelt-Unverträglichkeit):* Nur unzureichend definiertes, ursächlich unklares Bild mit vielfältigen Beschwerden, die von den Betroffenen auf schädigende Substanzen in der Umwelt zurückgeführt werden. Frauen sind deutlich häufiger betroffen als Männer.

Leitbeschwerden

- Müdigkeit, Erschöpfung, Schwäche
- Schlaf-, Konzentrationsstörungen
- Kopf-, Gliederschmerzen
- Kreislaufbeschwerden, z. B. Schwindel
- Übelkeit
- Hohe Geruchsempfindlichkeit

Die Erkrankung

Die Betroffenen leiden über längere Zeit unter vielfältigen, überwiegend uncharakteristischen Beschwerden, die sie (und/oder ihre Ärzte) auf allgegenwärtige Umweltchemikalien, Amalgamfüllungen, seltener auch Nahrungsmittel, Candidabesiedlung des Darms oder elektromagnetische Felder zurückführen. Rund ein Fünftel der Betroffenen gibt mehr als zehn beschwerdeauslösende Stoffe an. Der Leidensdruck ist hoch und führt nicht selten zur dauernden Arbeitsunfähigkeit.

Gesicherte Erkenntnisse über die Ursachen des MCS-Syndroms gibt es trotz mehrerer Studien und zunehmenden öffentlichen Interesses wenig. Die Theorien zur Krankheitsentstehung ranken sich um zwei Grundhypothesen, die sich kontrovers gegenüberstehen:

- Die eine Hypothese sieht das Beschwerdebild als (organisch bedingte) Überempfindlichkeit gegenüber den verschiedensten Substanzen in der Umwelt an.
- Die andere Hypothese sieht die Erkrankung als psychisch verursacht.

Erhöhte Schadstoffspiegel konnten im Blut der Betroffenen ebenso wenig gesichert werden wie typische Symptomkombinationen oder Zusammenhänge zwischen Beschwerden und angeschuldigter Chemikalie. Auch Störungen des Geruchssystems sind nicht belegt. Die Betroffenen geben vermehrt frühere Erkrankungen an und zeigen häufiger psychische Auffälligkeiten als Gesunde. Da die psychischen Auffälligkeiten bei der Mehrzahl der Patienten dem MCS vorausgehen, ist eher unwahrscheinlich, dass sie eine Folge der Erkrankung sind. Wahrscheinlich überlappt sich das MCS mit dem chronischen Erschöpfungssyndrom (→ S. 1048), außerdem zeigt es Ähnlichkeiten zu den somatoformen Störungen (→ S. 1212).

Das macht der Arzt

Diagnostisch steht der Ausschluss anderer Erkrankungen an erster Stelle, etwa von Allergien oder Nasennebenhöhlenentzündungen. Welche Untersuchungen sinnvoll sind, hängt von den Beschwerden des Betroffenen ab.

Sind keine behandelbaren anderen Erkrankungen feststellbar, so scheint eine Verhaltenstherapie derzeit am sinnvollsten. Sie wird von den Betroffenen nicht selten abgelehnt, da sie sich nicht ernst genommen fühlen. Dabei wird übersehen, dass ein besserer Umgang mit der Erkrankung unabhängig von deren Ursache entscheidend helfen kann und die Alternativvorschläge zudem oft sehr aufwendig und risikobehaftet sind sowie die Lebensqualität des Betroffenen erheblich einschränken (ohne dabei nachweisbar höheren Erfolg zu bieten).

Chronisches Erschöpfungssyndrom

Häufigkeit:

Chronisches Erschöpfungssyndrom *(chronisches Ermüdungssyndrom, chronique fatigue syndrome, CFS):* Erst in den 1980er Jahren (an)erkanntes, wahrscheinlich nicht einheitliches Krankheitsbild, gekennzeichnet durch lang andauernde, abnorm starke geistige und körperliche Erschöpfbarkeit sowie durch eine typische Kombination weiterer Beschwerden wie Schlaf-, Konzentrations- und Gedächtnisstörungen, Hals-, Kopf-, Gelenk- und Muskelschmerzen sowie eine Verschlechterung des Zustands nach jeder Art von Anstrengung. Am häufigsten erkranken Frauen zwischen 30 und 45 Jahren, insgesamt soll es in Deutschland 300 000 Betroffene geben [R13].

Vom chronischen Erschöpfungssyndrom ist die (krebsassoziierte) Fatigue abzugrenzen, die zwar ähnliche Beschwerden bereitet, aber eine klare Ursache und einen besseren Verlauf hat (→ S. 1032).

Leitbeschwerden

- Erschöpfungszustand, der länger als sechs Monate andauert und die Lebensqualität stark einschränkt
- Schlafstörungen
- Vermindertes Kurzzeitgedächtnis, Konzentrationsschwierigkeiten
- (Früher nicht oder nicht so gekannte) Kopfschmerzen, Halsschmerzen
- Muskel- und Gelenkschmerzen
- Empfindliche Lymphknoten an Achseln und Hals
- Zustandsverschlechterung nach Anstrengung, keine Besserung nach Schonung oder Ruhe
- In 40 % psychiatrische Folgeerkrankungen, meist eine Depression oder Angsterkrankung (Leitbeschwerden → S. 1181 bzw. S. 1194)
- Überzufällig häufig Lebensumstände, die als aussichtslos erlebt werden (z. B. chronische Konflikte)
- Überzufällig häufig gleichzeitig Fibromyalgie (Leitbeschwerden → S. 1014) oder MCS-Syndrom (Leitbeschwerden → S. 1048)

Die Erkrankung

Die Ursachen des chronischen Erschöpfungssyndroms liegen im Dunkeln. Am ehesten handelt es sich nach heutigem Verständnis um eine Erkrankungsgruppe mit verschiedenen Auslösern, relativ einheitlichem akutem Krankheitsbild und wiederum unterschiedlichen Krankheitsverläufen (siehe unten). Als (Teil-)Ursachen werden vermutet:

- Eine Schwächung oder Fehlsteuerung des Immunsystems in dem Sinne, dass das Zusammenspiel zwischen Immunsystem, Nervensystem und Hormonsystem sowie elementaren Biorhythmen von Schlaf- und Wachphasen, Leistungs- und Erholungsphasen aus dem Tritt geraten ist. Dafür spricht, dass die Symptome häufig nach einer akuten Infektionskrankheit einsetzen
- Traumatische Erlebnisse in der Kindheit (wobei Kinder und Jugendliche selbst praktisch nie an einem chronischen Erschöpfungssyndrom erkranken)
- Negativer Stress (→ S. 263)
- Umweltgifte (→ S. 1048)
- Eine genetische, also vererbte Bereitschaft, an einem chronischen Erschöpfungssyndrom zu erkranken.

Die klassische Erkrankungsform beginnt plötzlich – wie erwähnt oft in der Folge eines Infekts, von dem sich der Betroffene über viele Wochen nicht zu erholen scheint. Die Leistungseinschränkung kann so ausgeprägt sein, dass das Haus nicht verlassen werden kann und sogar weitgehende Bettlägerigkeit besteht. Nach Monaten bis wenigen Jahren kommt es zur Besserung, wobei häufig nicht zu entscheiden ist, ob diese durch eine bestimmte Behandlung erreicht wurde oder spontan erfolgte. Die Rückfallrate ist hoch, besonders nach Infekten, physischer Belastung und Stressperioden. 20 % der Kranken sollen auf Dauer eingeschränkt bleiben bis hin zur Invalidität. Besonders diese Gruppe ist selbstmordgefährdet. Eine andere Verlaufsform beginnt schleichend und verschlechtert sich über die Zeit, die Chancen auf Erholung sind hier wesentlich niedriger.

Das macht der Arzt

Die Diagnose eines chronischen Erschöpfungssyndroms ist eine Ausschlussdiagnose, das heißt, alle anderen Krankheiten (wie Schlafstörungen oder Depression), die ähnliche Beschwerden hervorrufen können, müssen sicher ausgeschlossen sein. Typische Labor- oder Untersuchungsbefunde, die ein chronisches Erschöpfungssyndrom belegen würden, gibt es nicht.

Wissenschaftlich gesicherte oder auch nur allgemein anerkannte Therapieempfehlungen liegen nicht vor. Es besteht nur insoweit Einigkeit, als dass sich die Therapie an den für den Erkrankten am meisten belastenden Beschwerden orientieren sollte: So profitieren viele Patienten mit Gelenk- oder Kopfschmerzen von NSAR-Schmerzmitteln (→ S. 996) und auch von Antidepressiva oder anderen, das Aktivitätsniveau stimulierenden Psychopharmaka. Vielen Patienten wird eine Gesprächspsychotherapie vorgeschlagen, wobei der Nutzen für den Einzelnen aber sehr unterschiedlich ist. Gesichert ist aber die Wirksamkeit einer ausreichend langen und speziell auf Patienten mit chronischem Erschöpfungssyndrom zugeschnittenen Verhaltenstherapie.

Beim Gesunden halten sich ***Immuntoleranz*** *(→ S. 1049) und* ***Immunabwehr*** *die Waage. Je nachdem, in welche Richtung das Gleichgewicht verloren geht, entstehen* ***Allergien*** *oder* ***Autoimmunerkrankungen*** *einerseits oder* ***Immundefekte*** *andererseits. Schwächen des Immunsystems gelten auch als eine Mitursache bösartiger Tumoren.* [ASM 2719]

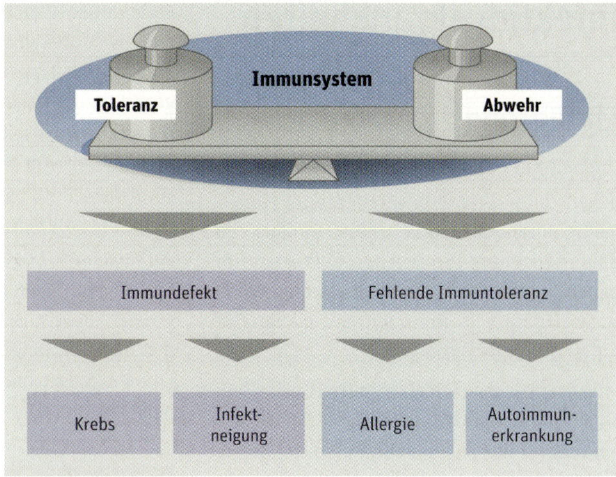

Autoimmunerkrankungen

Häufigkeit: ■■■■□

Autoimmunerkrankungen *(Autoaggressionskrankheiten):* Sammelbegriff für alle Krankheiten, die dadurch zustande kommen, dass sich das Immunsystem gegen körpereigene gesunde Strukturen richtet. Es können alle Organe bzw. Organsysteme betroffen sein. Frauen erkranken häufiger als Männer und ältere Menschen häufiger als jüngere. Autoimmunerkrankungen nehmen in den Industrieländern seit Jahren zu. In *Gesundheit heute* sind ausführlich besprochen:

- *Nichteitrige chronisch-destruierende Cholangitis* (→ S. 671)
- *Autoimmunhepatitis* (Form der chronischen Leberentzündung → S. 672)
- Blutungsneigung, bestimmte Formen, z. B. *Purpura Schoenlein-Henoch* (→ S. 1039)
- *Colitis ulcerosa* (chronisch-entzündliche Darmerkrankung → S. 650)
- *Glomerulonephritis* (Nieren[körperchen]-entzündung → S. 781)
- *Hashimoto-Thyreoiditis* (bestimmte Form der Schilddrüsenentzündung → S. 752)
- Rheumatische Erkrankungen wie z. B. *Rheumatoide Arthritis* (→ S. 999), Gefäßentzündungen wie z. B. *Vaskulitiden* (z. B. *Klassische Panarteriitis nodosa* → S. 1011) und Kollagenosen wie z. B. *Systemischer Lupus erythematodes* (→ S. 1007)
- Hormonerkrankungen wie *Typ-1-Diabetes* („Jugendform" der Zuckerkrankheit → S. 758), *Morbus Addison* (Nebennierenrindenunterfunktion → S. 757) und *Morbus Basedow* (Schilddrüsenüberfunktion → S. 750)
- *Autoimmungastritis* (→ S. 634)
- *Multiple Sklerose* (→ S. 1135)
- *Myasthenia gravis* (→ S. 1159)
- *[Akutes] rheumatisches Fieber* (→ S. 714), einhergehend mit einer Gelenk- und Herzinnenhautentzündung wie z. B. einer Endokarditis (→ S. 714).

Die Erkrankungen

Beim Gesunden sind nur solche Antikörper und Abwehrzellen „auf Patrouille" im Blut und in den Geweben, die sich gegen fremde Zellen bzw. Substanzen sowie gegen kranke körpereigene Zellen richten. Dieses noch nicht in allen Einzelheiten geklärte Phänomen, körpereigene gesunde Strukturen unbehelligt zu lassen, heißt **Immuntoleranz.**

Wie überall, so können auch bei der Immuntoleranz Fehler passieren: Der Körper bildet dann Antikörper oder Abwehrzellen gegen körpereigene Strukturen, die **Autoantikörper.** Die Ursache bleibt dabei in aller Regel unklar. Manchmal hatte der Betroffene vorher eine Infektion mit einem Erreger, der der angegriffenen körpereigenen Struktur ähnelt, manchmal wurden Strukturen ihrer „Schutzhülle" beraubt und dadurch für Abwehrzellen zugänglich, und auch die erbliche Veranlagung spielt eine Rolle. Dass Autoimmunerkrankungen immer öfter auftreten, erklären sich Mediziner (ähnlich wie bei den Allergien) damit, dass die keimarme Umgebung das Immunsystem durch mangelndes „Training" anfälliger für Fehlprägungen macht.

Manche Autoimmunerkrankungen betreffen nur ein *einziges* Organ, etwa bei Typ-1-Diabetes (→ S. 758) die Insulin produzierenden Zellen der Bauchspeicheldrüse.

Andere Erkrankungen hingegen betreffen Gewebe, die *überall* im Köper vorkommen, z. B. die Bindegewebe der Blutgefäße.

Das macht der Arzt

Bei manchen klar definierten Organerkrankungen wie etwa dem Typ-1-Diabetes ist kein Nachweis der Autoantikörper zur Diagnose nötig. Ansonsten können die krank machenden Autoantikörper häufig in Blutproben nachgewiesen werden. Ist dies nicht möglich und hat der Antikörpernachweis Konsequenzen für die Behandlung, kann die Entnahme einer Gewebeprobe nötig sein.

Die Behandlung hängt vom befallenen Organ ab. Bei einigen Erkrankungen kann z. B. das fehlende Hormon problemlos ersetzt werden.

Je mehr Organe aber betroffen sind und je schwerer deren Funktion zu ersetzen ist, desto eher ist eine medikamentöse Unterdrückung der Abwehr durch Immunsuppressiva angezeigt (Übersicht → S. 705).

Die Einzelheiten der Diagnosefindung und Behandlung werden bei den jeweiligen Erkrankungen dargestellt.

Infektionskrankheiten

Einführung

Unglaublich, aber wahr: Nicht die menschlichen Zellen sind in unserem Körper zahlenmäßig am häufigsten vertreten, sondern die Bakterienzellen! Die meisten Bakterien tun dem Menschen auch gar nichts, sondern sind sogar nützlich für ihn – so etwa der größte Teil der Darmbakterien.

Mikroskopisch kleine Lebewesen heißen auch **Mikroorganismen** ***(Klein[st]lebewesen, Mikroben)***; nur ein Teil von ihnen ruft Krankheiten hervor. Unterschieden werden:

- **Bakterien.** Sie sind „richtige" Zellen, aber im Vergleich zu menschlichen Zellen eine „Sparausgabe", z. B. ohne Zellkern. Bakterien sind beispielsweise für die klassische eitrige Angina und die überwiegende Mehrzahl der Harnwegsinfekte verantwortlich.
- **Protozoen** (auch *Urtierchen* genannt). Sie sind ebenfalls Einzeller, aber komplizierter gebaut als Bakterien. Zu ihnen zählen beispielsweise die Malariaerreger (→ S. 1056).
- **Pilze.** Sie sind pflanzenähnlich. Die im deutschsprachigen Raum heimischen Pilze befallen bei ansonsten Gesunden nur Haut, Nägel, Haare und Schleimhaut. Erkrankungen innerer Organe ***(Systemmykosen)*** rufen sie nur bei Abwehrschwäche hervor.
- **Viren.** Die winzigen Viren bestehen nur aus Erbsubstanz in einer Hülle und müssen zu ihrer Vermehrung in andere Zellen eindringen. Erkältungskrankheiten oder Windpocken sind z. B. Virusinfektionen.

Hinzu kommen noch Infektionserreger, die nicht zu den Mikroorganismen zählen: Bei den **Prionen** handelt es sich um infektiöse Eiweiße (Erreger der Creutzfeldt-Jakob-Krankheit → S. 1157), bei den **Würmern** um parasitisch lebende vielzellige Tiere (Wurmerkrankungen → S. 644).

(!) **Infektionskrankheiten** sind nach wie vor weltweit die häufigste Todesursache. In Westeuropa sind tödliche Infektionen zwar selten, Infektionskrankheiten gewinnen aber seit rund 30 Jahren auch hier wieder an Bedeutung. Dies liegt zum einen an ***neu auftretenden Infektionskrankheiten (emerging infectious diseases)*** wie etwa der Immunschwäche AIDS oder der Lungenkrankheit SARS, die durch die erhöhte Mobilität der Menschen in kürzester Zeit um die ganze Welt „reisen" können. Zum anderen sind auch altbekannte Infektionen wieder im Kommen ***(wieder auftretende Infektionskrankheiten*** oder ***re-emerging infectious diseases)***, z. B. die Tuberkulose. Hier ist die zunehmende Widerstandsfähigkeit **(Resistenz)** der Erreger gegenüber Medikamenten bedeutsame Mitursache, die wesentlich durch die großzügige Anwendung von Antibiotika in Medizin und Landwirtschaft bedingt ist. Somit heißt es: wachsam bleiben! Hauptsäulen der Infektionsvorbeugung für den Einzelnen sind Impfungen und den Kontakt mit (gefährlichen) Krankheitserregern möglichst zu meiden. Einzelheiten zu den Regelimpfungen → Tab. S. 297, zu Tropenkrankheiten → Tab. S. 314 und bei den einzelnen Erkrankungen.

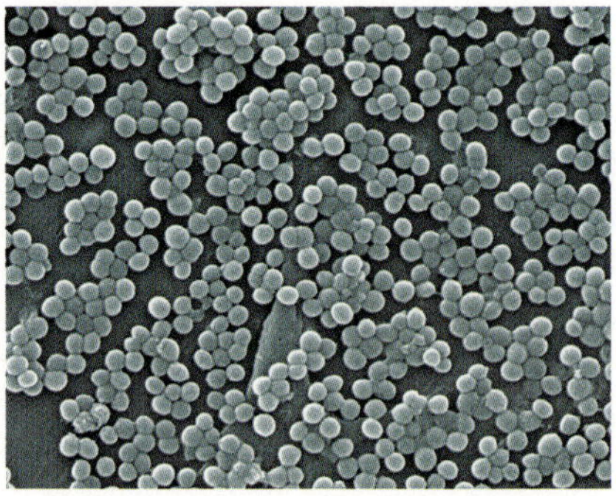

*Die kugelförmigen **Staphylokokken** bereiten vor allem im Krankenhaus große Probleme durch Resistenzbildungen. In manchen Fällen sind nur noch ganz wenige – nebenwirkungsreiche – Antibiotika gegen mehrfachresistente Stämme wirksam.* [CDC 2720]

Diagnostik bei Infektionen

In Deutschland überwiegen zahlenmäßig die „banalen" Infektionskrankheiten, allen voran Atemwegsinfekte aller Art und kurzzeitige Magen-Darm-Infekte. Eine weitergehende Diagnostik ist hier bei ansonsten Gesunden nicht nötig. Diese Erkrankungen gehen in aller Regel rasch vorbei – und den lateinischen Namen des Erregers zu kennen ist für die Gesundheit des Patienten absolut belanglos.

Bei einer weiteren großen Gruppe wie etwa den akuten Harnwegsinfektionen, aber auch bei den infektiösen Leberentzündungen (Hepatitiden → S. 671), ist zwar eine genauere Diagnostik zur Behandlungsplanung nötig, aber in aller Regel unproblematisch und mit nur geringen Belastungen für den Patienten verbunden.

Schwierig wird es vor allem dann, wenn eine Infektionsdiagnostik ganz schnell erfolgen muss, sehr viele Erreger möglich sind (und dies gleichzeitig Konsequenzen für die Behandlung hat) oder überhaupt keine sicheren Methoden zur Feststellung oder zum Ausschluss zur Verfügung stehen.

Blutuntersuchungen

Blutuntersuchungen sind für den Patienten, von Ausnahmen abgesehen, wenig belastend. Bei Verdacht auf Infektionskrankheiten geben sie oft Hinweise, ob und in welche Richtung sich eine weitere Suche lohnt:

Bestimmung der weißen Blutkörperchen. Dadurch, dass Infektionen die „Abwehrmaschinerie" in Gang setzen, steigt die Zahl der weißen Blutkörperchen im Blut an – feststellbar durch ein einfaches Blutbild, das oft sogar in der Praxis des Hausarztes möglich ist. Bei den meisten bakteriellen Infektionen ist die Zahl der weißen Blutkörperchen erhöht **(Leukozytose),** bei Virusinfektionen hingegen normal oder sogar erniedrigt (Normalwerte → S. 1311).

CRP-Bestimmung. Es gibt Eiweiße im Blut, deren Konzentration bei akuten (rasch einsetzenden) Entzündungen ansteigt. Wichtigstes dieser **Akute-Phase-Proteine** ist das *C-reaktive-Protein,* kurz **CRP,** das bei Entzündungen das 1000-fache seines Normalwerts erreichen kann (→ S. 1313). Es ist mit einer „Reaktionszeit" von unter zwölf Stunden nicht nur sehr schnell, sondern zudem sehr empfindlich und ermöglicht außerdem gewisse Rückschlüsse auf den Erreger: Bei einem Normwert ist eine schwere Infektion sehr unwahrscheinlich, leicht erhöhte Werte weisen auf eine Virus- oder Pilzinfektion hin, und je höher der CRP-Wert steigt, desto eher liegt eine bakterielle Infektion vor.

Durch die gute Verfügbarkeit der **CRP-Bestimmung** wurde die Bestimmung der ***Blut(körperchen)senkungsgeschwindigkeit,*** kurz **BSG,** weitgehend verdrängt – sie ist weniger empfindlich und hinkt bis zu einer Woche nach (→ S. 1311).

Antikörper-Bestimmung. Außerdem können im Blut die im Rahmen einer Infektion produzierten ***Antikörper (Immunglobuline,*** kurz ***Ig)*** nachgewiesen werden. Diese **serologischen Blutuntersuchungen** spielen aber aus zwei Gründen für die Entscheidung über die Behandlungsweise eher selten eine Rolle: Zum einen braucht die Produktion der Antikörper Zeit, d. h. sie können oft erst nachgewiesen werden, wenn die Erkrankung schon vorbei ist. Zum anderen gibt es nicht „den Antikörper gegen Virusinfektionen", sondern immer nur Antikörper gegen ein ganz bestimmtes Virus, z. B. gegen das Hepatitis-B-Virus. Dies bedeutet, dass der Arzt ganz genau wissen muss, wonach er sucht – was oft nicht der Fall ist.

Mikroskopie, Erregerkultur und Antibiogramm

Bakterien und Pilze sind so groß, dass sie unter dem Mikroskop sichtbar sind. Die direkte mikroskopische Untersuchung von Blut oder Urin bleibt aber oft erfolglos, weil die Zahl der Erreger selbst bei schweren Infektionen so niedrig ist, dass sie in dem einen Probetropfen nicht gefunden werden. Deshalb werden die Erreger zuerst in **Erregerkulturen** vermehrt und dann durch verschiedene Untersuchungen, darunter auch die Mikroskopie, identifiziert.

Generell können *Bakterien-* und *Pilzkulturen* aus allen Körperflüssigkeiten und -geweben angefertigt werden. Am häufigsten sind aber Urinkulturen bei Verdacht auf Harnwegsinfekte (→ S. 777), gefolgt von Sputum- (Auswurf-) und Stuhlkulturen (→ S. 641), Blut- und Liquorkulturen (→ S. 1119).

Erregerkulturen eignen sich am besten zur Diagnostik bakterieller Infektionen, denn viele Bakterien sind problemlos zu halten und vermehren sich schnell. Pilzkulturen sind seltener, denn sie dauern oft Wochen. *Viruskulturen* werden ganz selten angelegt, da sich Viren nur in lebenden Zellen vermehren und ihre Anzucht daher sehr aufwendig ist.

Bakterienkulturen haben noch einen Vorteil: Durch Zugabe von Antibiotika kann mit vertretbarem Zeitaufwand ausgetestet werden, welches Antibiotikum am ehesten zur Behandlung der jeweiligen Infektion geeignet ist. Diese *Medikamententestung* heißt **Antibiogramm.**

Immunologische und molekulargenetische Verfahren

Hochmoderne Methoden in der Infektionsdiagnostik sind der direkte immunologische Erregernachweis sowie molekulargenetische Verfahren.

Beim **direkten immunologischen Erregernachweis** werden bestimmte Merkmale (Antigene) des Erregers ohne vorherige Anzucht durch Antikörper nachgewiesen. Die Antikörper setzen sich auf die Antigene des Erregers und werden durch spezielle Farbstoffe oder andere Markierungen sichtbar gemacht. Diese Tests sind schneller als das Anlegen einer Erregerkultur (so gibt es z. B. Schnelltests für häufige Erreger bei Hirnhautentzündung), aber nicht so zuverlässig wie die Kultur.

Durch **molekulargenetische Verfahren** wie die *Polymerase-Kettenreaktion (PCR)* wird die Erbsubstanz des Erregers nachgewiesen, ggf. nach vorheriger Vermehrung (Details → S. 1267). Generell gibt es sie für Bakterien und Viren, bei Letzteren haben sie aber praktisch die größere Bedeutung, da konventionelle Verfahren hier oft versagen.

(!) Die Anwesenheit von Infektionserregern ist nicht gleichbedeutend mit einer Infektionskrankheit! Nicht wenige Menschen beherbergen zumindest zeitweise prinzipiell krank machende Erreger auf ihrer Haut oder ihren Schleimhäuten, und in aller Regel verschwinden die Erreger unbemerkt von allein. Selbst ein positiver Erregernachweis bei einem Kranken heißt nicht zwangsläufig, dass dieser Erreger auch verantwortlich für die Beschwerden ist. Im Urin nachweisbare Bakterien können z. B. auch von der Haut um die Harnröhrenöffnung stammen (und das Fieber eine ganz andere Ursache haben).

Behandlungsverfahren bei Infektionen

Wie bei anderen Erkrankungen gibt es auch bei Infektionskrankheiten zwei grundsätzliche Therapieansätze: die symptomatische Behandlung zur Linderung der Beschwerden und die kausale, die das Übel an der Wurzel packen soll. Bei Letzterer handelt es sich überwiegend um den Einsatz von **Antiinfektiva** genannten Medikamenten. Manchmal muss die medikamentöse Behandlung durch eine Operation ergänzt werden, etwa wenn sich Bakterien im Körper in einem größeren Entzündungsherd eingekapselt haben und daher über das Blut nicht mehr erreicht werden können.

Gegen Bakterien: Antibiotika

Medikamente gegen Bakterien heißen **Antibiotika.** Sie sind die am häufigsten eingesetzten Antiinfektiva (→ S. 1051). Antibiotika hemmen die Bakterienvermehrung *(bakteriostatische Antibiotika)* oder töten die Bakterien ab *(bakterizide Antibiotika). Engspektrumantibiotika* wirken dabei nur gegen wenige Bakterienarten, *Breitspektrumantibiotika* gegen viele. Da sich Bakterien- und menschliche Zellen doch erheblich unterscheiden, leiden die menschlichen Zellen verhältnismäßig wenig – im Vergleich etwa zu den Medikamenten gegen Viren oder gegen Tumorzellen sind die meisten Antibiotika eher nebenwirkungsarm.

Steckbriefe der wichtigsten Antibiotikagruppen

- **Penizilline** *(Penicilline)* hemmen den Aufbau der bakteriellen Zellwand, einer stabilen Hülle noch außerhalb der Zellmembran. *Engspektrumpenizilline* wie Penizillin V (z. B. Isocillin®, Megacillin®) wirken vor allem auf *Streptokokken* (Erreger der klassischen eitrigen Angina und der Wund- oder Gesichtsrose), *Meningokokken* (häufige Erreger einer eitrigen Hirnhautentzündung) und *Pneumokokken* (Erreger von Hirnhaut- und Lungenentzündungen). *Breitspektrumpenizilline* wie Ampicillin (z. B. Ampicillin ratiopharm®) oder Amoxicillin (z. B. Amoxypen®) werden in der Praxis häufig bei Mittelohr- oder Nasennebenhöhlenentzündungen, eitriger Bronchitis oder Harnwegsinfekten gegeben.

  Penizilline, vor allem die mit engem Spektrum, zählen zu den am besten verträglichen Antibiotika überhaupt und können auch in der Schwangerschaft eingenommen werden. Mit ~ 0,8 % verhältnismäßig häufig ist allerdings die *Penizillinallergie,* die sich meist als Hautausschlag zeigt.
- **Cefalosporine** *(Cephalosporine)* wirken ähnlich wie Penizilline und sind ebenfalls meist gut verträglich. Im ambulanten Bereich werden sie vor allem gegeben, wenn Breitspektrumpenizilline wegen einer Allergie nicht infrage kommen (Cefaclor, z. B. Panoral®, Cefixim, z. B. Cephoral®).
- **Makrolide** wie Erythromycin (z. B. Erythromycin-Wolff®) greifen in den bakteriellen Eiweißstoffwechsel ein. Erythromycin ist ein weiteres wichtiges Ersatzpräparat bei Penizillinallergie (vor allem als Ersatz für Engspektrumpenizilline). Seine neueren Verwandten, wie Azithromycin (z. B. Zithromax®) und Roxithromycin (z. B. Roxibeta®), sind teilweise etwas breiter wirksam. Clarithromycin (z. B. Klacid®) wird außerdem bei Magenschleimhautentzündungen und -geschwüren durch *Helicobacter-Bakterien* eingesetzt.
- **Gyrasehemmer** oder *Chinolone* stören den Bakterienstoffwechsel über einen Angriff an der bakteriellen Erbsubstanz und zeigen ein breites Spektrum, d. h. wirken gegen verschiedene Keime. Ciprofloxacin (z. B. Ciprofloxacin AL®), Levofloxacin (z. B. Tavanic®), Moxifloxacin (z. B. Avalox®), Ofloxacin (z. B. Ofloxacin Stada®) & Co werden v. a. bei Atem- und Harnwegsinfekten verordnet.
- Seltener als früher und vornehmlich bei Atemwegsinfektionen sowie bei bestimmten Problemen wie etwa Akne werden **Tetrazykline** wie Doxycyclin (z. B. Doxycyclin Abz®) verschrieben, die in den bakteriellen Eiweißstoffwechsel eingreifen.
- Noch weiter auf dem Rückzug sind die **Sulfonamide** – mit einer Ausnahme: Cotrimoxazol (z. B. Cotrimoxazol AL®). Die Kombination aus einem Sulfonamid und Trimethoprim ist zwar alt, aber vor allem

bei unkomplizierten Blasenentzündungen (→ S. 792) sowie Salmonelleninfektionen nach wie vor Mittel der Wahl.

- Weitere Antibiotika wie beispielsweise **Aminoglykoside** (Gentamycin, z. B. Refobacin®), **Carbapeneme** (Imipenem, z. B. Zienam®) oder **Glykopeptide** (Vancomycin, z. B. Vancomycin-Hexal®, Teicoplanin, Targocid®) werden vor allem im Krankenhaus bei schwersten Infektionen eingesetzt.
- Antibiotika gegen Tuberkulose (Tuberkulostatika → S. 608).

Bei leichteren Infektionen bieten sich Antibiotika in Tablettenform an, bei schweren Erkrankungen wird die Behandlung oft im Krankenhaus mit Infusionen begonnen und eventuell später auf Tabletten umgestellt. Dann ist häufig auch die Kombination mehrerer Antibiotika notwendig.

Nebenwirkungen

Antibiotika wirken auf alle Bakterien im menschlichen Körper, die in ihrem Wirkspektrum liegen, ohne Rücksicht darauf, ob diese krankheitsverursachend sind oder nicht. Somit „erwischen" sie nicht nur die Übeltäter z. B. in den Harnwegen, sondern auch die Nützlinge im Darm und in der Scheide, wodurch das normale Bakteriengleichgewicht dort gestört wird. Häufige Folgen sind daher Durchfälle, die wenige Tage nach der Behandlung beginnen, sowie bei Frauen Pilzinfektionen der Scheide (→ S. 867), die sich oft erst nach 10–14 Tagen zeigen. Bei blutigen oder mit heftigen Bauchschmerzen einhergehenden Durchfällen sollten Sie schnellstmöglich zum Arzt gehen, da unter Antibiotikabehandlung selten einmal eine gefährliche Dickdarmentzündung auftreten kann *(pseudomembranöse Kolitis)*.

Auch Allergien gegen Antibiotika sind relativ häufig, zeigen sich aber oft „nur" durch Hautausschläge.

Vorbeugung vor Durchfall. Studien weisen darauf hin, dass die Durchfälle durch begleitende Einnahme von Probiotika, vor allem bestimmten Hefen (z. B. Perenterol®) und Milchsäure produzierenden Laktobazillen (z. B. Lacteol®, Paidoflor®), gelindert werden können. Probiotika bestehen aus lebensfähigen Mikroorganismen, welche einen günstigen Einfluss auf den Konsumenten haben. Zur Vorbeugung des antibiotikabedingten Durchfalls sind sie in jedem Fall einen Versuch wert.

Das Problem der Resistenzen

Ist ein Bakterium unempfindlich gegenüber dem Antibiotikum, spricht man von **Resistenz.** Antibiotikaresistenzen sind heute, nicht zuletzt dank allzu großzügiger Anwendung von Antibiotika bei Mensch und Tier, ein ernstes Problem in der Medizin. Das Risiko besteht darin, dass Antibiotika dann, wenn sie wirklich einmal bei einer schweren Infektion wirken *müssen,* nicht mehr wirken: So sind einige Erreger inzwischen sogar gegen mehrere oder fast alle verfügbaren Antibiotika resistent. **Methicillin-resistente Staphylokokken** *(MRSA,* auch *multiresistente Staphylokokken* genannt), gegen die nur noch zwei oder drei Antibiotika helfen, haben vor allem in Krankenhäusern rapide zugenommen, und man kann ihnen dort oft nur durch strenge Hygiene- und Isolierungsmaßnahmen wieder Herr werden.

Um bei einer Erkrankung das verantwortliche Bakterium auf jeden Fall zu „erwischen", verordnen manche Ärzte gerne Breitbandantibiotika. Das mag im Einzelfall seine Berechtigung haben, ist jedoch auf breiter Front der falsche Weg: Nach Möglichkeit sollten Engspektrumantibiotika eingesetzt werden, am besten nach Antibiogramm (→ S. 1051). Die ungezielte Anwendung von Breitbandantibiotika fördert die weitere Ausbreitung von Resistenzen. Bei gleicher Wirksamkeit sollten ältere Antibiotika gegenüber neueren bevorzugt werden, um letztere nicht „zu verschleißen" – zudem ist das neueste (und teuerste) Präparat längst nicht immer das beste und schon gar nicht das nebenwirkungsärmste, denn Engspektrumantibiotika ziehen die physiologische Bakterienflora weniger in Mitleidenschaft und ältere Antibiotika sind vom Nebenwirkungsprofil meist gut bekannt.

Probiotika – Helfer oder Konsumfalle?

In der Werbung propagiert und von Wissenschaftlern kritisch untersucht: was ist dran an dem Mythos „Probiotika"?

Zunächst die Fakten: **Probiotika** sind Lebensmittel, die jeweils bestimmte Arten von Mikroorganismen (v. a. *Milchsäurebakterien,* auch *Laktobazillen* bzw. *Lactobacillen* genannt) enthalten. Diese Bakterienstämme sollen die Darmflora unterstützen und deren Aufgaben bei der Abwehr, der Bildung von Vitaminen oder der Vorbeugung von Darmkrebs verbessern. Mittlerweile gibt es wissenschaftliche Beweise, dass Probiotika wirken. Es ist erwiesen, dass durch Viren oder Antibiotika verursachte Durchfallerkrankungen kürzer dauern und seltener auftreten. Bei Milchzuckerunverträglichkeit (→ S. 224) wird die Laktoseverdauung verbessert. Aber: Die Ergebnisse dieser Studien gelten natürlich nur für die dort getesteten Probiotika. Es gibt Hinweise darauf, dass Probiotika auch das Risiko, an Darmkrebs zu erkranken, reduzieren, indem sie Enzyme im Darm hemmen, die toxische (giftige) Einflüsse haben und Zellkernveränderungen hervorrufen können. Eine japanische Studie konnte zeigen, dass Versuchspersonen, die täglich ein Gramm eines Probiotikums einnehmen, das 10^{10} Keime des Stammes *Lactobacillus casei Shirota* enthält, seltener an Darmkrebs erkranken als Menschen, die dieses Probiotikum nicht essen.

Probiotika mit dem Bakterienstamm *E. coli Nissle* zeigen einen günstigen Einfluss auf die Entzündungsneigung der Darmwand. Dies legt die Vermutung nahe, dass Probiotika die normale Abwehrfunktion (Barriere) der Darmwand unterstützen können und sich auch dämpfend bzw. vorbeugend auf entzündliche Darmerkrankungen (vor allem Morbus Crohn → S. 650) auswirken [R12]. E. coli Nissle wird nicht nur zur Rezidivprophylaxe der Colitis ulcerosa erfolgreich eingesetzt, sondern auch zur Behandlung von Durchfallerkrankungen bei Säuglingen und Kleinkindern.

In Probiotika verwendet werden auch noch andere Milchsäurebakterien (z. B. *Lactobacillus acidophilus LA-5),* Bifidobakterien (z. B. *Bifidobacterium bifidum BB-12)* und Hefepilze (z. B. *Saccharomyces boulardii).* Als Wirkmechanismus wird angenommen, dass die probiotischen Mikroorganismen auf das Immunsystem der Darmwand Einfluss nehmen und dieses stimulieren. Dadurch werden vermehrt Immunglobuline gebildet und ins Darmlumen abgegeben, was die Abwehr krankmachender Bakterien erleichtert. Darüber hinaus können manche Probiotika selbst antibiotisch wirkende Substanzen herstellen – so bilden E. coli-Bakterien *Colicine* und Milchsäurebakterien *Nisin.*

Der große Wermutstropfen bei Probiotika darf aber nicht verschwiegen werden: Es scheint, dass Probiotika nämlich bestimmte Krankheiten verschlimmern können. Auf einige chronisch entzündliche Erkrankungen (z. B. Morbus Bechterew) oder Autoimmunerkrankungen (→ S. 1049) haben sie eventuell einen ungünstigen Einfluss. Wissenschaftliche Beweise hierzu fehlen allerdings noch.

Gegen Viren: Virostatika

Virostatika sind, wie ihr Name schon sagt, gegen Viren gerichtet. Es gibt weit weniger Virostatika als Antibiotika, und sie sind insgesamt problematischer in der Anwendung. Das liegt zum einen daran, dass es bei den Virostatika keine „Allround-Talente" gibt: Die heute verfügbaren Virostatika wirken immer nur gegen einige wenige Viren. Zum anderen können sich Viren nur innerhalb von Zellen vermehren und bedienen sich hierbei vieler Bestandteile der menschlichen Zelle – Medikamente, die die Virusvermehrung hemmen, treffen also meist auch den Menschen. Ausnahme ist die örtlich begrenzte Anwendung von Virostatika auf der Haut, etwa bei Herpesbläschen („Lippenbläschen"). Hier treten praktisch keine Nebenwirkungen auf (die Bläschen verschwinden aber auch von selbst wieder).

- Gegen die Viren der Herpes-Familie (z. B. schwere Gürtelrosen, Gehirnhautentzündungen durch das ***Herpes-simplex-Virus***, ***Zytomegalie***-Infektionen bei schwerer Abwehrschwäche) werden vor allem Aciclovir (z. B. Zovirax®), Famciclovir (z. B. Famvir®) und Valaciclovir (z. B. Valtrex®) eingesetzt.
- **Neuraminidasehemmer** (Oseltamivir, z. B. Tamiflu®, und Zanamivir, z. B. Relenza®) können eine Virusgrippe verkürzen – aber nur eine durch die Influenza-Typen A und B (→ S. 592) verursachte, und nur bei Einnahme innerhalb der ersten 1–2 Tage nach Beschwerdebeginn. Ähnliches gilt für Amantadin (Amantadin Hexal®), das sonst bei der Parkinson-Krankheit gegeben wird.
- Mittel der Wahl gegen bestimmte infektiöse Leberentzündungen sind Ribavirin (z. B. Rebetol®, Copegus®) und Lamivudin (z. B. Zeffix®), eventuell in Kombination mit Interferonen. Letztere wirken als körpereigene Botenstoffe ebenfalls antiviral.
- Medikamente gegen die HIV-Infektion bzw. AIDS (→ S. 1054).

Gegen Pilze: Antimykotika

Mit den *Pilzmitteln*, den **Antimykotika**, verhält es sich im klinischen Alltag ähnlich wie mit den Virostatika (wenn auch aus anderem Grund):

- Örtlich begrenzt auf Haut oder Schleimhäute aufgetragen, werden Antimykotika sehr gut vertragen, weil praktisch nichts von der Substanz ins Blut gelangt. Zu den lokal wirksamen Antimykotika zählen einerseits die (freiverkäuflichen) Cremes gegen Hautpilze (wie z. B. Canesten® oder Clotrimazol-Stada®), die Cremes gegen Scheidenpilze (→ S. 867), die antimykotischen Nagellacke (→ ab S. 1111: Selbstbehandlung), andererseits die antimykotischen Lösungen zum Gurgeln und Schlucken bei Pilzinfektionen von Mundbereich, Speiseröhre oder Darm (z. B. Nystatin). Hier wird das Präparat nicht aus dem Darm aufgenommen, sondern wirkt streng lokal an der Schleimhaut von Mund und Magen-Darm-Trakt.
- Antimykotika, die geschluckt und ins Blut aufgenommen oder in die Vene gespritzt werden, sind oft nebenwirkungsreich. Erschwerend kommt hinzu, dass die Medikamente häufig über Wochen oder Monate gegeben werden müssen, damit die Pilze wirklich vernichtet werden. Beispiele für solche Antimykotika sind Amphotericin B (z. B. Ampho-Moronal®), Fluconazol (z. B. Diflucan®), Itraconazol (z. B. Sempera®) oder Voriconazol (z. B. Vfend®).

Gegen Würmer: Wurmmittel

Wurmmittel *(Anthelminthika)* sollen Würmern den Garaus machen. Auch ihre Liste ist nicht lang, wobei im deutschsprachigen Raum v. a. Mebendazol (z. B. Vermox® oder Vermox® forte, je nach Dosierung), Niclosamid (Yomesan®), Praziquantel (z. B. Cesol®) und Pyrantel (z. B. Helmex®) eingesetzt werden. Bei der hierzulande häufig ausreichenden Einmalgabe ist die Behandlung gut verträglich – Bauchschmerzen sind meist nicht auf das Medikament, sondern auf das Absterben und Abgehen der im Darm lebenden Würmer zurückzuführen.

Blutvergiftung

Häufigkeit:

Blutvergiftung ***(Sepsis)***: Lebensbedrohliche Infektion des ganzen Körpers durch Bakterien oder Pilze. Die Blutvergiftung ist wahrscheinlich häufiger als bislang angenommen – neuere Schätzungen gehen von rund 150 000 Erkrankten pro Jahr in Deutschland aus, von denen ~ 35 % sterben. Besonders gefährdet sind abwehrgeschwächte Patienten, eine Blutvergiftung kann sich aber auch bei vorher Gesunden entwickeln.

Leitbeschwerden und -befunde

Der Arzt spricht von Blutvergiftung, wenn eine Infektion plus mindestens zwei der folgenden Kriterien vorhanden sind:

- Fieber über 38 °C oder Untertemperatur unter 36 °C. Typisch sind Fieberzacken mit schnellem Fieberanstieg, oft mit Schüttelfrost, dann Fieberabfall innerhalb eines Tages, gefolgt von erneutem Fieberanstieg
- Puls über 90 Schläge/Minute
- Über 20 Atemzüge pro Minute (oder Nachweis einer Lungenfunktionsstörung)
- Deutlich zu wenige oder zu viele weiße Blutkörperchen im Blut

(!) Das Problem: Diese Beschwerden sind zwar Leitbeschwerden der Blutvergiftung, sie können aber auch bei vielen anderen Erkrankungen auftreten.

Wann zum Arzt

Heute noch, wenn bei einer Infektion der Eindruck besteht, sie würde eher schlechter als besser.

Sofort den Notarzt rufen, wenn

- Der Kranke im Rahmen einer Infektion zunehmend unruhig, schläfrig oder verwirrt wird
- Sich die Haut bläulich verfärbt (Zeichen für einen Sauerstoffmangel) oder rote Hautflecke auftreten (Zeichen von Gerinnungsstörungen)
- Der Betroffene bei einer Infektion kaum oder keinen Urin mehr lässt („Grenze" bei Erwachsenen etwa 500 ml oder 2–3 Toilettengänge täglich).

Die Erkrankung

Häufigste Ursache einer Blutvergiftung ist eine schwere bakterielle Infektion, bei der immer wieder Bakterien den Organismus überschwemmen. Ausgangspunkte sind besonders oft Infektionen der Atem- oder Harnwege.

Das Immunsystem versucht zwar noch, der Lage Herr zu werden, dies gelingt ihm aber nicht. Schließlich schaden nicht nur die Bakterien selbst, sondern auch die eigentlich sinnvollen und zur Infektionsbekämpfung gedachten Abwehrreaktionen und Botenstoffe dem Organismus. Kreislauf und Blutgerinnung brechen zusammen, Herz, Lunge und Nieren werden zunehmend in Mitleidenschaft gezogen.

Im Gegensatz zu tropischen Ländern sind in Mitteleuropa Pilze selten, die für einen gesunden Organismus ernsthaft gefährlich werden können. Bei Menschen mit erheblich geschwächtem Immunsystem lösen allerdings auch eher harmlose Pilze wie *Candida albicans* schwerste Erkrankungen bis hin zur Blutvergiftung aus. Gefährdet sind z. B. Frühgeborene, Leukämiekranke und Menschen mit angeborener oder erworbener Immunschwäche.

Variables Bild. Eine *bakterielle Sepsis* entwickelt sich meist rasch, manchmal innerhalb weniger Stunden, aus einer anfangs nicht selten harmlos aussehenden Infektion. Dass hohes Fieber zwingend erforderlich ist, ist ein Irrglaube – gerade bei älteren Menschen fehlt es häufig. Auch das Aussehen des Kranken ist kein zuverlässiger Anhaltspunkt: Zwar sehen viele Betroffene „schlecht" aus und zunehmender Verfall ist immer ein Alarmzeichen, doch gerade zu Beginn einer Blutvergiftung sieht der Patient nicht selten „gut" aus, denn Herz und Kreislauf laufen auf Hochtouren.

(!) Rote Streifen, die von einer Verletzung an Hand oder Fuß in Richtung Rumpf ziehen, sind hingegen kein Zeichen einer Blutvergiftung, sondern einer Entzündung der Lymphgefäße (Lymphangitis → S. 742) unter der Haut durch eine Wundinfektion. Diese ist nicht akut bedrohlich, erfordert aber auch eine ärztliche Behandlung.

Eine ***Pilzsepsis*** beginnt meist ganz langsam: Der Patient fühlt sich abgeschlagen, müde und schwitzt nachts. Die Beschwerden gehen aber im Gegensatz zu vorübergehenden leichteren Infektionen nicht weg, sondern werden immer schlimmer.

Schwere Blutvergiftung und septischer Schock. Gelingt es nicht, die Blutvergiftung schnell zu kontrollieren, kommt es zur Kreislaufbeeinträchtigung (zu niedriger Blutdruck) und zu Organschädigungen, vor allem der Lunge (Warnzeichen: bläuliche Hautverfärbung), des Gehirns (Warnzeichen: Unruhe, Schläfrigkeit, Verwirrtheit), der Nieren (Warnzeichen: verminderte Urinproduktion) und der Gerinnung (erkennbar z. B. an roten Hautflecken). Eine schwere Blutvergiftung hat sich entwickelt. Es droht dann unmittelbar der lebensbedrohliche *septische Schock* mit Kreislaufkollaps (→ S. 191).

Nicht selten kommt es zum **Multiorganversagen.** Hier versagen mindestens zwei lebenswichtige Organe, z. B. Lunge und Niere oder Leber und Gehirn.

Ein Multiorganversagen kommt nicht nur bei der Blutvergiftung vor, sondern auch im Verlauf von Mehrfachverletzungen z. B. bei Verkehrsunfällen oder beim Leberversagen als Endstadium einer Leberzirrhose (→ S. 675).

Das macht der Arzt

Bei Verdacht auf Blutvergiftung wird der Kranke sofort in eine Intensivstation eingewiesen. Blut-, Urin-, Ultraschall- und Röntgenuntersuchungen und gegebenenfalls eine Liquoruntersuchung (Untersuchung von Hirnwasser → S. 1119) sollen schnellstmöglich Art und Schwere der Infektion klären, denn wenige Stunden können über das Überleben entscheiden. Unmittelbar nach Abnahme der verschiedenen Proben beginnt die antiinfektive (meist antibiotische) Behandlung. Oft ist der Zustand des Betroffenen so ernst, dass er auf der Intensivstation künstlich ernährt und eventuell sogar beatmet werden muss.

Trotzdem bleibt die Behandlung oft erfolglos, was auch daran liegt, dass eine Blutvergiftung häufig ältere und abwehrgeschwächte Patienten betrifft, die dem Erreger nicht mehr so viel „entgegenzusetzen" haben.

i Aktuell: www.gesundheit-heute.de/27x10

- **www.sepsis-gesellschaft.de** – Deutsche Sepsis-Gesellschaft e. V., Jena: Unter der Rubrik Was ist Sepsis finden sich gute Informationen für Laien sowie für Personen mit Vorkenntnissen.

Reaktive Lymphadenitis

Häufigkeit: ■■■■■

Reaktive Lymphadenitis *(Entzündung des Lymphknotens)*: Durch Infektionen ausgelöste, meist schmerzhafte Schwellung der Lymphknoten. Diese ist in der Regel regional begrenzt und geht nach überwundenem Infekt wieder zurück.

Leitbeschwerden

- Meist schmerzhafte Schwellung regionaler Lymphknoten

Symptome der zugrunde liegenden Infektionskrankheit:

- Schnupfen, Husten, Halsschmerzen
- Hautausschläge (oft bei Kinderkrankheiten und Herpes → S. 1085)
- Schmerzen und/oder Jucken, Ausfluss der Genitalregion
- Gerötete Schwellungen nach Insektenstichen, entzündete Wunden.

Wann zum Arzt

In den nächsten Tagen, wenn eine Lymphknotenschwellung über mehr als drei Wochen besteht.

Die Erkrankung

Bei nahezu jeder Infektionskrankheit lassen sich geschwollene Lymphknoten tasten. Als Erreger kommen sämtliche Bakterien, Viren, Pilze und Parasiten in Betracht. Die Erreger gelangen mit der Lymphe in den Lymphknoten, wo sie eine Abwehrreaktion und damit eine Lymphknotenvergrößerung auslösen. Man spricht von reaktiver Lymphadenitis, weil sich die Lymphknoten als Reaktion (=reaktiv) auf den Eindringling hin entzünden. Ist der Eindringling erfolgreich abgewehrt, verschwindet auch die Lymphknotenschwellung.

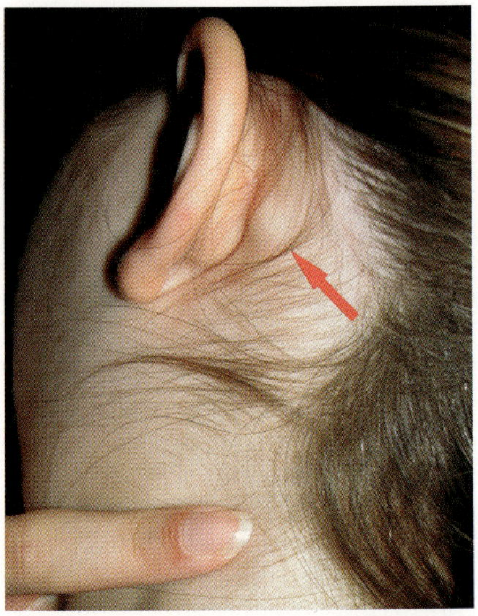

Entzündete Lymphknoten hinter dem Ohr (retroaurikuläre Lymphadenitis) – hier bei einem 14-jährigen Mädchen – sind häufige Begleiter von Virusinfekten der Kopf- und Halsregion. [RKL 2724]

Das macht der Arzt

Bis zu einer Dauer von etwa drei Wochen wartet der Arzt erst einmal ab. Die meisten Lymphadenitiden gehen in diesem Zeitraum von selbst zurück. Ist eine (behandelbare) Infektion sichtbar, verordnet der Arzt schmerzlindernde oder antimikrobielle Medikamente.

Bleibt die Lymphadenitis dennoch bestehen, muss nach der Ursache gefahndet werden. Dazu werden einige Blutuntersuchungen und gegebenenfalls eine Lymphknotenbiopsie durchgeführt. Je nach Befund wird die zugrunde liegende Erkrankung behandelt.

Prognose

Die Prognose einer infektionsbedingten reaktiven Lymphadenitis ist in der Regel sehr gut.

HIV-Infektion und AIDS

Häufigkeit: ■□□□□

AIDS *(Acquired Immune Deficiency Syndrome, erworbenes Immunschwächesyndrom)*: Durch das **HIV** *(Humanes-Immundefizienz-Virus, HI-Virus)* hervorgerufene, bislang unheilbare Infektionskrankheit mit vorwiegendem Befall der Abwehrzellen. Durch die zunehmende Abwehrschwäche kommt es zu immer häufigeren und immer schwereren Infektionen, auch durch ansonsten harmlose Erreger. In Deutschland infizieren sich ca. 2500 Menschen jährlich (in Österreich unter 500), vor allem durch (ungeschützten) Geschlechtsverkehr. Weltweit zählt man rund 6000 AIDS-Tote pro Tag, in armen

Regionen vor allem Afrikas ist AIDS mittlerweile die häufigste Todesursache der unter 50-Jährigen (Zahlen Stand Ende 2007).

Leitbeschwerden

- Meist über Jahre keine Beschwerden (trotz Ansteckungsfähigkeit)
- Möglicherweise kurzzeitige „grippeartige" Symptome kurze Zeit nach der Ansteckung
- Erst nach Jahren langsam zunehmende Beschwerden, anfangs v. a. Pilzinfektionen (vorwiegend von Mund, Rachen und Genitalien), Fieber und länger anhaltende Durchfälle.

Die Erkrankung

Die Anfang der 1980er Jahre erstmals beschriebene, erworbene Immunschwächekrankheit AIDS wird durch eine Infektion mit dem HI-Virus verursacht. Das Virus wird prinzipiell mit allen Körperflüssigkeiten ausgeschieden, vor allem aber mit Blut, Sperma, Scheidensekret und Muttermilch (Hauptübertragungswege → unten). Durch kleinste Haut- und Schleimhautverletzungen dringt das Virus in den Körper ein und zerstört vor allem Abwehrzellen, die das CD4-Molekül auf ihrer Oberfläche tragen (→ S. 1041). Hierzu gehören besonders die T-Helferzellen (→ S. 1321), eine Untergruppe der T-Lymphozyten (→ S. 1023), die andere Abwehrzellen aktiviert.

Die Viren vermehren sich schon bald nach der Infektion kräftig, die meisten Infizierten merken aber oft lange überhaupt nichts. In dieser Phase spricht man von **HIV-Infektion.** Nur bei ungefähr der Hälfte der Infizierten zeigen sich 1–6 Wochen nach der Infektion kurzzeitige Beschwerden, die denen einer Grippe, einer Halsentzündung oder eines Pfeifferschen Drüsenfiebers ähneln *(akute HIV-Infektion).*

Als Erstes bemerkt der Betroffene meist länger dauernde Lymphknotenschwellungen. Es folgen uncharakteristische Beschwerden wie allgemeine Schwäche, wiederholtes Fieber oder häufige und länger anhaltende Durchfälle. Schließlich kommt es immer öfter zu immer schwereren Infektionen. Da auch die Abwehr von Tumorzellen beeinträchtigt ist, treten Tumoren gehäuft auf, vor allem maligne Lymphome (→ S. 1043) und **Kaposi-Sarkome,** die sich meist als rotbraune Flecke und Knoten auf der Haut und den Schleimhäuten zeigen. Viele Kranke magern immer mehr ab **(Wasting-Syndrom).** Last not least kann das HIV auch das Gehirn befallen. Erst wenn solche typischen Erkrankungen vorliegen, spricht man von AIDS.

Besondere Infektionen. Infolge der hochgradigen Abwehrschwäche können bei AIDS-Patienten Infektionserreger „angehen", die für Abwehrgesunde keine Gefahr darstellen. Eine der *AIDS-definierenden Infektionen* ist eine Lungenentzündung durch *Pneumocystis jiroveci* (früher *Pneumocystis carnii),* einen weit verbreiteten Einzeller, der zu den Pilzen gehört. Auch eine Gehirnentzündung durch *Toxoplasmen* und schwerste *Zytomegalie*-Erkrankungen mit Augen- und Gehirnbeteiligung sind kennzeichnend für AIDS.

Hauptübertragungswege der **Toxoplasmose-Infektion** sind Katzenkot (Katzentoilette!) und rohes Fleisch. Menschen mit einem gesunden Immunsystem merken in aller Regel von der Infektion nichts. Infiziert sich aber eine HIV-positive Person, kommt es je nach Abwehrlage zu Beschwerden bis hin zur gefährlichen Hirnhaut- und Gehirnentzündung. Auch in der Schwangerschaft ist eine Toxoplasmose-Infektion gefährlich: für das ungeborene Kind, bei dem die parasitischen Einzeller vor allem Auge und Gehirn schädigen (→ S. 366).

Ähnlich verhält es sich mit der **Zytomegalie-Infektion** *(CMV-Infektion).* Nur bei Abwehrschwäche treten teils schwere Lungen- und Leberentzündungen sowie nach Transplantationen Abstoßungsreaktionen auf. Schwerste Verläufe mit Augen- und Gehirnbeteiligung drohen vor allem AIDS-Kranken. Auch bei der Zytomegalie ist bei einer frischen Infektion der Schwangeren das Ungeborene gefährdet: Es besteht das Risiko vor allem bleibender Seh-, Hör- und Gehirnschäden.

Das macht der Arzt

Ab 3 Wochen bis 3 Monate nach der Infektion bildet der Organismus Antikörper gegen das HI-Virus, auf deren Nachweis alle gängigen **AIDS-Tests** basieren. Dies erklärt auch, weshalb nach einem möglicherweise „gefährlichen" Kontakt erst nach einem Vierteljahr Sicherheit möglich ist. Zum Nachweis einer HIV-Infektion wird ein Suchtest (ELISA-Test) durchgeführt, bei positivem Ausfall ein Bestätigungstest angeschlossen. Der direkte Nachweis viralen Erbguts ist möglich, wird aber nur für spezielle Fragestellungen durchgeführt.

(!) AIDS-Tests dürfen in Deutschland nur mit Einverständnis des Betroffenen durchgeführt und nicht „heimlich" vom Arzt angeordnet werden. Bei der Frage der Anonymität ist die Sachlage unterschiedlich: In Praxen und Krankenhäusern bzw. ihren Ambulanzen sind anonyme Tests nicht möglich (das Personal unterliegt aber der ärztlichen Schweigepflicht), dafür gibt es Test, Beratung und Behandlung „aus einer Hand". In Gesundheitsämtern können AIDS-Tests tatsächlich anonym durchgeführt werden.

In den Industrieländern stehen heute eine Reihe **antiretroviraler Medikamente** zur Verfügung, die das HI-Virus viele Jahre in Schach halten, bislang aber nicht ausrotten können. Die Behandlung, ihre Kontrollen und ihre Steuerung sind hochkompliziert und ändern sich schneller, als ein Buch gedruckt, geschweige denn neu bearbeitet werden kann. Topaktuell findet sich alles zum Beispiel unter www.hiv.net (mehr dazu → Infobox S. 1056).

Vorsorge

Einer der Hauptübertragungswege des HI-Virus sind sexuelle Kontakte. Entsprechend ist eine der wichtigsten Vorsorgemöglichkeiten das Kondom, das zudem vor Hepatitis B und C sowie den „klassischen" Geschlechtskrankheiten schützt.

Zweiter Hauptübertragungsweg ist Blut. 1500–2000 Bluterkranke haben sich beispielsweise in Deutschland in den 1980er Jahren durch Blutprodukte wie Bluttransfusionen mit dem HIV infiziert. Das Risiko durch Blutprodukte hierzulande ist mittlerweile minimal, in ärmeren Ländern ist es nach wie vor real (weshalb man z. B. bei Reisen in entsprechende Länder Einmalspritzen mitnehmen sollte).

Wo man sich nicht mit HIV ansteckt

Dass von Türklinken, Lichtschaltern, Händeschütteln, Umarmen und öffentlichen Schwimmbädern keine Gefahr ausgeht, ist mittlerweile wohl den meisten bekannt. Bei der Frage nach der gemeinsamen Benutzung von Besteck, Geschirr, Wäsche und Toiletten fühlen sich viele Laien schon unsicherer. Auch hier droht aber definitiv keine Infektion. Und wenn der Nachbar in der S-Bahn hustet und niest, fängt man sich vielleicht eine Grippe ein, aber nicht AIDS.

Eine Infektion ist selbst bei Hautkontakt zu den „theoretisch virushaltigen" Körperflüssigkeiten Speichel, Schweiß und Tränen ausgeschlossen. Ob Schweißtropfen in der Sauna oder im Fitnessstudio oder Tränen im Kindergarten – panikartiges Zur-Seite-Springen oder der Griff nach einem Desinfektionsmittel sind überflüssig. Und ob man Freundschaftsküsse auf die Wange mag oder nicht, ist Ansichtssache – eine Frage des AIDS-Schutzes sind sie nicht. Küsse auf den geschlossenen Mund sind ebenfalls ungefährlich. Ab hier wird es dann allerdings langsam gefährlich: Denn obwohl erst eine (!) Übertragung durch Zungenkuss gesichert ist, raten Mediziner wie Selbsthilfegruppen bei einem HIV-infizierten Partner davon ab, da kleine Verletzungen im Mund nie auszuschließen sind.

i Aktuell: www.gesundheit-heute.de/27x11

- **www.hiv.net** – Private Internetseite mit kommerzieller Unterstützung, die sich primär an Mediziner richtet, aber über weite Teile auch für Laien verständliche Informationen zur HIV-Infektion und zu AIDS bietet, u. a. mit einem kompletten, jährlich aktualisierten Lehrbuch und monatlich neuen Informationen zu AIDS-Medikamenten.
- **www.aidshilfe.de** – Internetseite der Deutschen AIDS-Hilfe e. V., Berlin: Umfangreich, mit seriösen Informationen und Broschüren zum Bestellen (Rubrik Materialien) und zum Herunterladen (Suchbegriff Download).

Malaria

Häufigkeit:

Malaria ***(Wechselfieber, Sumpffieber):*** Teils lebensbedrohliche parasitäre Infektionskrankheit mit wiederholten Fieberschüben. Die Malaria ist in vielen Feucht- und Halbtrockengebieten Südamerikas, Asiens und vor allem Afrikas heimisch.

Weltweit ist Malaria die häufigste schwere Infektionskrankheit mit rund 400 Millionen Erkrankten und rund 2 Millionen Todesfällen jährlich. Die Erkrankung ist aber auch hier bedeutsam, denn Fernreisende schleppen jährlich über 1000 Erkrankungen nach Deutschland ein. Todesursache hierzulande ist oft eine zu spät einsetzende Behandlung, wenn die Diagnose nicht rechtzeitig gestellt wurde.

Malariaprophylaxe und Hinweise für Fernreisende → S. 303

Leitbeschwerden

- Schwere grippeartige Allgemeinbeschwerden mit Kopf- und Gliederschmerzen
- Wiederkehrend heftige Fieberschübe mit Temperaturen bis 40 °C
- Auftreten der Beschwerden meist während des Tropenaufenthalts (frühestens eine Woche nach Ankunft) oder in den ersten sechs Wochen, selten auch etliche Monate nach der Rückkehr.

Wann zum Arzt

Heute noch, wenn Fieber nach einem Tropenaufenthalt auftritt.

Sofort den Notarzt rufen, wenn es zusätzlich zum Fieber zu Bewusstseinsstörungen oder Krämpfen kommt, kleine rote Hautflecke auftreten oder sich der Urin verändert (z. B. rot, zu wenig).

Die Erkrankung

Die Malaria wird durch **Plasmodien** hervorgerufen. Sie zählen zu den Protozoen (→ S. 1050) und werden durch den Stich der **Anopheles-Mücke** auf den Menschen übertragen. Dort halten sich die Plasmodien zunächst in der Leber auf und vermehren sich dann in den roten Blutkörperchen.

(!) Da die Anopheles-Mücke nur in warmen Regionen überleben kann, sind Malariafälle hierzulande immer „importiert". Fast immer erfolgt die Übertragung durch Mücken im Urlaubsland, sehr selten durch Mücken, die im Flugzeug oder Gepäck „mitgereist" sind ***(Airport-*** bzw. ***Baggage-Malaria*** ohne Fernreise!). Angehörige brauchen keine Angst zu haben, sich durch Kontakt zum Malariakranken anzustecken.

Lebensgefährliche Komplikationen. Gefährlich ist in aller Regel nicht das Fieber selbst, sondern ein Befall des Gehirns sowie Nieren- und Lungenschäden, Gerinnungsstörungen oder eine massenhafte Auflösung der roten Blutkörperchen durch die Parasiten.

Das macht der Arzt

Bei Verdacht auf Malaria muss der Betroffene sofort ins Krankenhaus, wo eine Blutprobe unter dem Mikroskop untersucht wird. Eventuell gelingt der Nachweis nicht sofort, und die Untersuchung muss mehrfach wiederholt werden, da kleinere Blutmengen (wie die der Blutprobe) trotz einer Infektion frei von Plasmodien sein können.

Die Malaria wird mit Medikamenten gegen die Plasmodien behandelt. Da diese zunehmend resistent (unempfindlich) gegen die Wirkstoffe sind, sollte die Auswahl immer mit einem Tropeninstitut abgestimmt werden. Am gebräuchlichsten sind Chloroquin (z. B. Resochin®), Doxycyclin (z. B. Doxycyclin ratiopharm®), Mefloquin (z. B. Lariam®), Proguanil (z. B. Paludrine®), die Kombination aus Atovaquon und Proguanil (z. B. Malarone®) sowie die Kombination aus Artemether und Lumefantrin (z. B. Riamet®). Zusätzlich werden die Organkomplikationen behandelt.

Stand-by-(Selbst-)Therapie → S. 304

Milzerkrankungen

Die **Milz** liegt direkt unter dem Zwerchfell im linken Oberbrauch. Sie ist von einer derben Hülle, der **Milzkapsel**, umgeben. Ebenso wie der Thymus (→ Abb. S. 1023) und die Lymphknoten gehört sie zum lymphatischen System und ist an der Immunabwehr beteiligt. So vermehren sich B- (→ S. 1023) und T-Lymphozyten (→ S. 1023) zur Abwehr von Krankheitserregern in ihr. Die Milz filtert das Blut und sorgt dafür, dass alternde Blutzellen und Mikroorganismen entfernt werden.

Während die Milz für den Säugling und das Kleinkind ein lebenswichtiges Organ ist, kann der Erwachsene sie ohne große Komplikationen entbehren. Der Grund liegt darin, dass nach einer mehrmonatigen Übergangszeit die Funktionen der Milz von anderen Organen, beispielsweise dem Knochenmark, übernommen werden können.

Die Thymusdrüse spielt ihre Hauptrolle ebenfalls in der Zeit von der vorgeburtlichen Entwicklung bis zum Kleinkindalter. Nach der Pubertät schrumpft sie auf einen wenige Gramm schweren Rest zusammen und ist für Erwachsene entbehrlich.

Splenomegalie

Häufigkeit:

Splenomegalie ***(Milzschwellung, Milztumor):*** Vergrößerung der Milz. Meist ist eine Milzvergrößerung Folge anderer Organerkrankungen oder Infektionen und nur selten Folge einer Erkrankung der Milz. Beschwerden bestehen

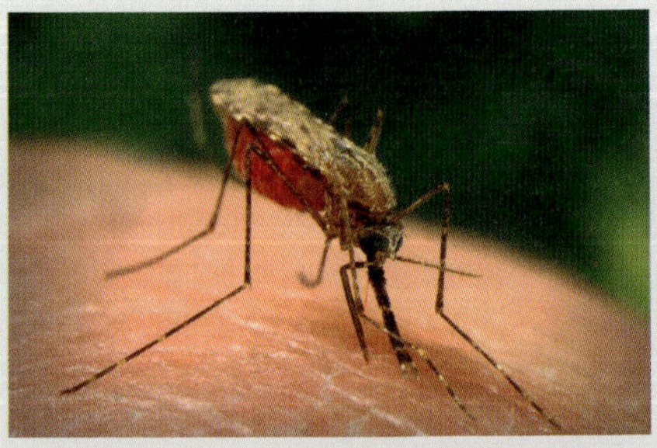

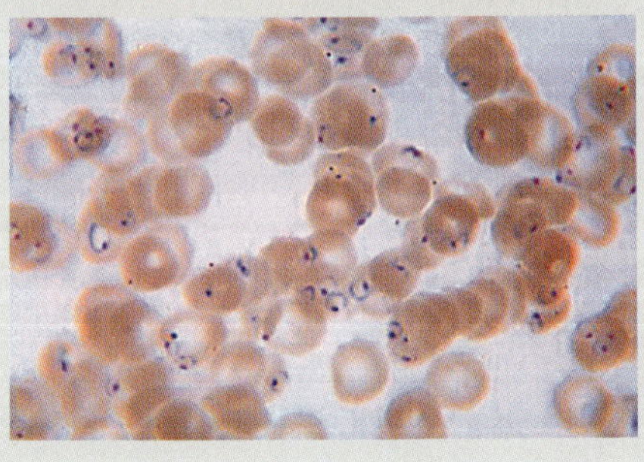

Vier verschiedene Arten von Plasmodien, ansonsten für den Menschen harmlose Einzeller, rufen die Malaria hervor – und alle werden von der in tropischen Regionen heimischen Anopheles-Mücke übertragen.
Unten: Zur Diagnose dient ein gefärbter Blutausstrich, der im Mikroskop – wie hier gezeigt – die Plasmodien inmitten von roten Blutkörperchen als dunkelviolette Körner mit umgebender ringförmiger Struktur zeigt. [CDC 2726]

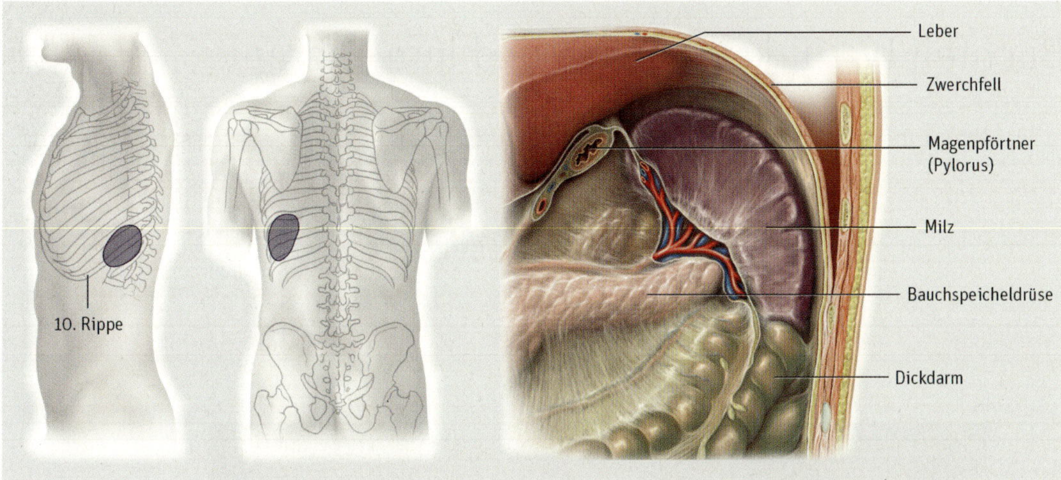

*Die **Milz** liegt im linken Oberbauch parallel zur zehnten Rippe. Zur Mitte hin stößt die Milz an den Magen (der rechts im Bild entfernt wurde, damit man die Milz sehen kann) und den Bauchspeicheldrüsenschwanz. Die untere Milzspitze berührt den Dickdarm, die obere Milzspitze ragt bis zur Leber.* [GTV 2721]

meist nicht, allenfalls führt die Splenomegalie zu Druckgefühl und mäßigen Schmerzen im linken Oberbauch. Ursachen für die Vergrößerung der Milz sind u. a. Infektionen wie z. B. Pfeiffersches Drüsenfieber (→ S. 581), Malaria (→ S. 1056, Tab. S. 314), gut- und bösartige Tumoren oder Blutarmut (Anämie → S. 1034). Aber auch ein Pfortaderstau bei Leberzirrhose, rheumatische Erkrankungen, Leukämien und Lymphdrüsenkrebs können eine Milzschwellung zur Folge haben.

Das macht der Arzt

Bei Verdacht auf Splenomegalie führt der Arzt eine Ultraschalluntersuchung des Bauches durch, die eine schmerzlose Bestimmung der Milzgröße binnen weniger Minuten ermöglicht. Bestätigt sich der Verdacht, folgen weitere Untersuchungen (z. B. Bluttests, CT) zur Ursachensuche.

Die Behandlung hängt von der Ursache ab. Kann die ursächliche Erkrankung nicht behoben werden (z. B. bestimmte Formveränderungen der roten Blutkörperchen), so ist möglicherweise eine ***Milzentfernung (Splenektomie)*** sinnvoll. Die zu erwartende Beschwerdelinderung und die möglichen Komplikationen durch die Milzentfernung müssen dabei sorgfältig abgewogen werden.

Vorsichtsmaßnahmen bei Milzentfernung

Das Immunsystem benötigt nach der Entfernung der Milz viel Zeit, sich an die neue Situation anzupassen. Deshalb wird der Patient möglichst schon vor der Operation vor möglichen Infektionen durch ein Maximum an Impfungen geschützt, so gegen Grippe, Pneumokokken, Hämophilus B und Meningokokken (→ Tab. S. 297). Außerdem sollte der Patient auch selbst alles tun, um Infektionen zu vermeiden, denn einige Patienten erleiden noch Jahre nach ihrer Milzentfernung schwere Infektionen mit möglicherweise tödlichem Ausgang ***(overwhelming post-splenectomy** infections* oder kurz ***OPSI)***. Wenn absehbare Gefahren drohen, z. B. bei einer Zahnsanierung, sollte der Betroffene vorsorglich Antibiotika einnehmen.

Zusätzlich drohen in den ersten Wochen nach dem Eingriff Thrombosen (→ S. 736). Deshalb erhält der Patient vorbeugend Medikamente, soll lange Autofahrten und Flüge vermeiden und gegebenenfalls Kompressionsstrümpfe tragen.

Hypersplenismus

Häufigkeit: ■□□□□

Hypersplenismus: Überaktivität der Milz mit der Folge eines Mangels an roten und weißen Blutkörperchen und Blutplättchen.

Arbeitet die Milz ungehemmt, so entfernt sie zu viele Blutzellen aus dem Kreislauf. Kann das Knochenmark nicht (mehr) ausreichend Blutzellen „nachproduzieren", so kommt es zu einem Mangel an Blutkörperchen im Blut. Die Ursachen des Hypersplenismus entsprechen denen der Splenomegalie.

Das macht der Arzt

Der Hypersplenismus wird nachgewiesen durch eine nuklearmedizinische Untersuchung mit radioaktiven Substanzen, mit denen der Arzt die Lebensdauer der Blutzellen bestimmen kann. Die Behandlung entspricht der der Splenomegalie.

Milzriss

Häufigkeit: ■□□□□

Milzriss *(Milzruptur)*: Traumatische Schädigung der Milz und/oder der Milzkapsel, meist durch einen Unfall.

Die weiche Konsistenz der Milz und ihre Blutfülle machen sie besonders empfindlich für Verletzungen. Daher kann jede Verletzung des linken Bauchraums, insbesondere wenn sie stumpf ist (z. B. durch Fußtritte mit schwerem Schuhwerk) und/oder Rippenbrüche nach sich zieht, mit einer Milzverletzung verbunden sein.

Meistens blutet es dann in den Bauchraum hinein. Das Blut kann sich aber zunächst auch innerhalb der Milzkapsel sammeln. Nach einigen Tagen oder Wochen reißt die Kapsel dann auf ***(zweizeitige Milzruptur)***, und es kommt zu einer starken Blutung in den Bauchraum. Als Folge kann ein Volumenmangelschock auftreten (→ S. 191), der sofort behandelt werden muss. Der Betroffene hat abgesehen von einer Schwellung im Oberbauch starke Schmerzen im Oberbauch, eventuell auch auf der ganzen linken Seite und/oder in der linken Schulter.

Das macht der Arzt

Ein Milzriss lässt sich im Ultraschall nachweisen. Meistens ist dann eine Laparoskopie angesagt. Sie erlaubt dem Arzt nicht nur einen genauen Überblick mit dem Endoskop, sondern er kann kleinere Milzrisse sofort mit einem Gewebekleber behandeln. Bei größeren Milzrissen entfernt der Arzt bei Erwachsenen das komplette Organ. Bei Kindern versucht er immer, die Milz (teilweise) zu erhalten, weil sie für diese noch lebenswichtig ist. Hierzu verklebt er die Milzteile mit einem Gewebekleber und umhüllt sie mit einem Netz, das zunächst die Milzteile zusammenhält und später vom Körper verdaut (resorbiert) wird.

Nach der Operation muss der Betroffene die gleichen Vorsichtsmaßnahmen beachten, die auch bei einer Milzentfernung gelten (→ S. 1057).

Buchteil IV – Erkrankungen und ihre Therapie

28

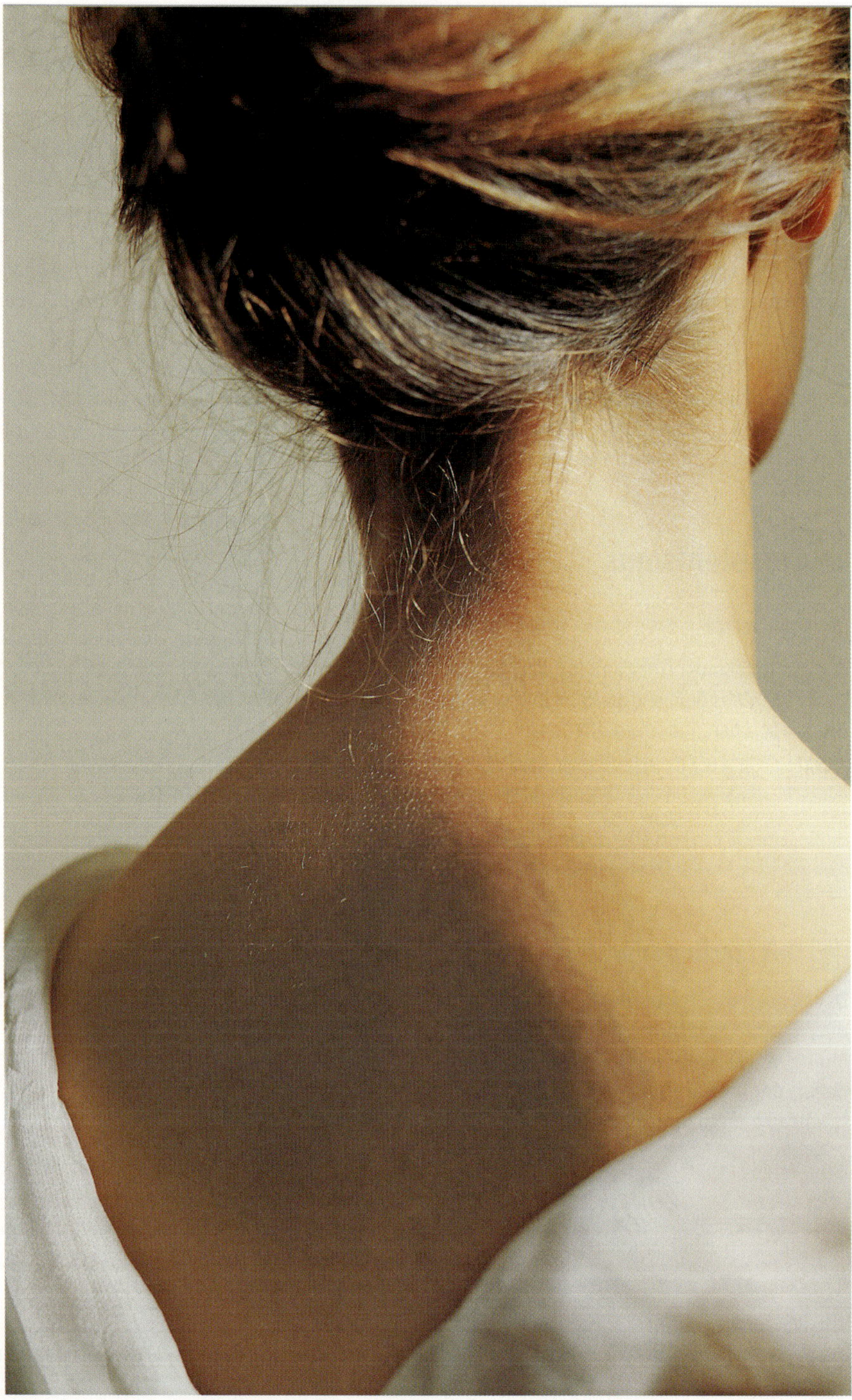

Die Haut ist mit einer Fläche von zwei Quadratmetern unser größtes Sinnesorgan. Sie dient der Wahrnehmung von Temperatur, Schmerz und Druck sowie der Abwehr von Krankheitserregern und ist nicht zuletzt ein Zeichen für Gesundheit, Schönheit und Attraktivität. Wir kennen alle den besorgten Blick in den Spiegel, weil ein kleiner Pickel die Nase verunziert. Nun ist nicht jedes Hautproblem so vorübergehend und meist harmlos wie ein Pickel. Umso verständlicher, dass Menschen mit einer chronischen Hautkrankheit unter den medizinischen Folgen und der kosmetischen Beeinträchtigung sehr leiden. [ADM 2801]

Erkrankungen von Haut, Haaren und Nägeln

In diesem Kapitel finden Sie

Einführung 1059
Die medizinischen Berufe 1059
Aufbau und Funktionen der Haut 1059
Aufbau und Funktionen der Hautdrüsen 1061
Der Weg zur Diagnose 1062
Behandlungsstrategien 1062
Tägliche Haut- und Fußpflege 1064
Hautpflege bei chronischen Hauterkrankungen 1065

Hautprobleme im Alltag 1066
Sonnenbrand und Sonnenallergie 1066
Hühnerauge 1068
Übermäßiges Schwitzen 1069
Zellulite 1071

Hauterkrankungen mit Ekzem- und Schuppenbildung 1072
Neurodermitis 1072
Seborrhoisches Ekzem 1075
Schuppenflechte 1076

Allergisch und toxisch bedingte Hauterkrankungen 1078
Nesselsucht 1078
Kontaktallergie 1080
Toxisches Kontaktekzem 1081
Arznei[mittel]exanthem 1082
Berufsbedingte Hauterkrankungen 1083

Infektionen und Parasitenerkrankungen der Haut 1083
Warzen 1083
Herpes 1085
Gürtelrose 1087
Haarbalgentzündung und Furunkel 1088
Wundrose 1089
Phlegmone 1090
Akne 1091
Pilzbedingte Hauterkrankungen 1092
Borreliose 1094
Krätze 1095
Flohbisse und Wanzenbefall 1096

Tumoren der Haut 1097
Malignes Melanom 1097
Basaliom 1099
Spinaliom 1100
Aktinische Keratose 1101
Andere Tumoren der Haut 1101

Pigmentveränderungen und gutartige Tumoren der Haut 1102
Muttermal und Feuermal 1102
Blutschwamm 1103
Weißfleckenkrankheit 1103
Grützbeutel 1104
Alterswarze 1105
Fettgewebsgeschwulst 1105
Xanthelasmen und Xanthome 1105

Erkrankungen der Haare 1105
Anatomie und Funktion 1105
Hypertrichose 1106
Kopfschuppen 1106
Androgener und diffuser Haarausfall 1107
Kreisrunder Haarausfall 1109
Hirsutismus 1110

Erkrankungen der Nägel 1110
Anatomie und Funktion 1110
Nagelpflege 1110
Nagelveränderungen und Nagelpilz 1111
Eitrige Finger- und Zehenentzündung 1111
Eingewachsener Nagel 1112

Weitere Hauterkrankungen 1112
Periorale Dermatitis 1112
Ichthyosen 1113
Albinismus 1113
Röschen- und Kleienflechte 1113
Milien 1114
Rosazea und Knötchenflechte 1114
Granuloma anulare 1114
Erythema nodosum 1115
Lyell-Syndrom 1115
Phemphigus und Pemphigoid 1115

An anderer Stelle im Buch besprochen:
Aphthen 519
Ästhetische Dermatologie 893
Faltenunterspritzung 894
Impetigo (Grindflechte) 412
Kopfläuse 413

Einführung

Die medizinischen Berufe

Die **Dermatologie** befasst sich mit krankhaften Veränderungen von Haut, Haaren, Finger- und Fußnägeln. Pathologische Hautveränderungen treten dabei entweder als eigenständiges Krankheitsbild auf oder als Begleiterscheinung innerer Erkrankungen, insbesondere bei Infektionen (wie z. B. Masern), Allergien (z. B. Nesselsucht → S. 1078) und rheumatologischen Krankheitsbildern.

Der **Hautarzt** *(Dermatologe)* ist Facharzt für Haut- und Geschlechtskrankheiten. Letztere gehören zu seinem Fachgebiet, da sich viele sexuell übertragbare Krankheiten zuerst durch Hautveränderungen zeigen.

Medizinische Fußpfleger *(Podologen)* beugen mit ihren Pflegeleistungen Erkrankungen an den Füßen vor und helfen bei ihrer Behandlung. Vor allem Diabetiker (→ S. 758) und Menschen mit orthopädischen Fußproblemen sind auf ihre Hilfe angewiesen.

Professionelle Behandlung zur Körper- und Schönheitspflege bieten spezialisierte Kosmetikerinnen in manchen Arztpraxen, Kliniken, Kosmetikstudios oder in eigener Praxis an.

Aufbau und Funktionen der Haut

Im Durchschnitt wiegt die Haut insgesamt etwa 14 kg und macht damit ungefähr 20 % des Gesamtkörpergewichts aus. Täglich wächst sie um 0,002 mm.

Sie enthält ein Viertel des im Körper gespeicherten Wassers, und das ist eine ganze Menge Feuchtigkeit, denn der Mensch besteht zu 70 % aus Wasser. In 1 cm^2 Haut befinden sich etwa 600 000 Zellen, 5 000 Sinneszellen, 4 m Nervenbahnen, 100 Schweißdrüsen, 1 m Blutgefäße, 15 Talgdrüsen, 5 Haare und 150 000 Pigmentzellen.

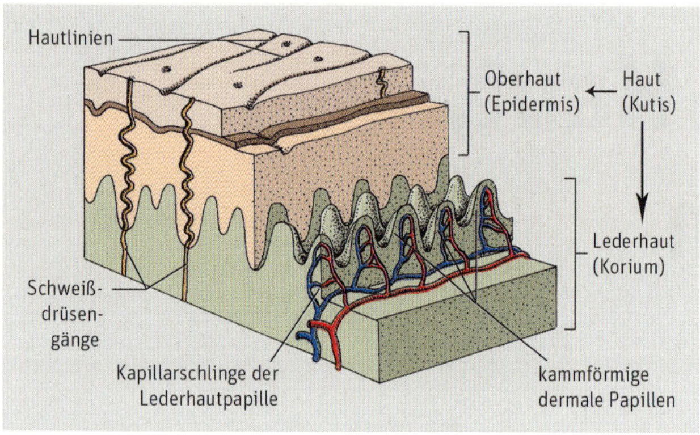

Die Haut besteht aus ***Ober- und Lederhaut.*** *Elastisch miteinander „verzahnt" sind die beiden Hautschichten durch die kapillarführenden Lederhautpapillen. Sowohl geknäuelte Schweißdrüsen als auch Haarwurzeln mit Talgdrüsen sind in der Lederhaut verankert und führen an die Körperoberfläche.* [GRA 2802]

Hautschichten

Die **Haut** ***(Kutis)*** besteht aus drei übereinanderliegenden Schichten, die untereinander eine feste Verbindung besitzen: Oberhaut, Lederhaut und Unterhaut.

■ Oberhaut

Die **Oberhaut** ***(Epidermis)*** ist die äußerste der drei Hautschichten und besitzt keine eigene Durchblutung. Sie besteht ihrerseits aus mehreren ineinandergreifenden Schichten, die sich ständig erneuern. In der untersten Zellschicht, der **Keimschicht** ***(Basalschicht),*** entstehen durch Teilung ständig neue ***Basalzellen,*** die innerhalb einiger Wochen an die sichtbare Hautoberfläche gelangen. Auf ihrer Wanderung lagern sie zunehmend **Hornsubstanz** ***(Keratin)*** ein und werden dabei zu schuppenförmigen ***Hornzellen (Korneozyten),*** die im Endstadium die für uns sichtbare **Hornschicht** ***(Stratum corneum)*** bilden. Dieser Erneuerungsvorgang nimmt durchschnittlich 28 Tage in Anspruch, bei älteren Menschen etwas länger als bei jüngeren, und führt täglich zur Abstoßung von bis zu 14 g verbrauchter Hornzellen.

Vom Zustand und vom Feuchtigkeitsgehalt der Hornschicht hängt ab, ob sich die Haut glatt und geschmeidig oder rau und rissig anfühlt. Die Dicke der Hornschicht entscheidet dagegen darüber, in welchem Maße die Blutgefäße durchschimmern und den Teint rosig oder blass erscheinen lassen. An besonders beanspruchten Körperstellen wie der Ferse und den Handflächen entwickelt sich oft eine besonders dicke **Hornhaut.**

In der Keimschicht produzieren spezialisierte pigmentbildende Zellen ***(Melanozyten)*** den Farbstoff **Melanin,** ein schwarzblaues Pigment, das in die Hornzellen von Haut und Haar eingelagert wird und so den Grad der Hautbräunung und die Haarfarbe bestimmt. Dabei hängen Haut- und Haarfarbe sowohl von den Erbanlagen als auch von der aufgenommenen UV-Strahlung ab. Ist die UV-Strahlung erhöht, wird mehr Melanin produziert und eingelagert, die Haut wird brauner. Dadurch schützt Melanin die tieferen Hautschichten vor den Folgen der UV-Strahlung, die die genetische Information in den Zellen (DNS) schädigt.

Neben den Melanozyten und den künftigen Hornzellen enthält die Keimschicht spezielle Hautnervenzellen sowie Zellen des Abwehrsystems, die über die Haut eindringende Fremdkörper, z. B. Krankheitserreger, sofort erkennen und Abwehrreaktionen einleiten.

■ Lederhaut

Das unter der Oberhaut gelegene Bindegewebe, das die Reißfestigkeit und Dehnbarkeit der Haut bestimmt, nennt man **Lederhaut** ***(Korium, Dermis).*** Es besteht aus einem faserigen Netzwerk, das hauptsächlich ***Kollagen*** enthält. Die Dicke der Lederhaut orientiert sich an der mechanischen Belastung: So ist sie an den Fußsohlen mit 2,4 mm am stärksten, an den Augenlidern dagegen mit nur 0,3 mm besonders dünn. In der Lederhaut befinden sich die **Berührungsrezeptoren** der Haut ***(Meissner-Tastkörperchen)*** sowie zahlreiche Blutgefäße, Fettgewebe, Haarbälge, Nerven sowie Talg- und Schweißdrüsen. Die Lederhaut schützt den Körper vor Temperaturschwankungen und mechanischen Verletzungen. Sie versorgt zudem die gefäßlose Oberhaut mit Sauerstoff und Nährstoffen.

Unterhaut. Unter der Lederhaut befindet sich die überwiegend aus lockerem Bindegewebe bestehende, stark dehnbare **Unterhaut** ***(Unterhautfettgewebe, Subkutis).*** Sie wird von Ausläufern der festen Lederhautfasern durchzogen, die ihrerseits mit dem darunterliegenden Gewebe verbunden sind. Je nach Ernährungsgewohnheiten, Geschlecht und Körperregion sind in das Bindegewebe unterschiedlich viele, kissenartig angeordnete ***Fettzellen*** eingebettet, die als Stoßdämpfer, Kälteschutz und Energiespeicher dienen.

Die Unterhaut beherbergt außerdem die unteren Bereiche der Haarbälge (→ S. 1105) sowie spezielle ***Vibrations-*** und **Drucktastkörperchen** ***(Vater-Pacini-Lamellenkörperchen).*** Darüber hinaus sorgt sie für die Verschiebbarkeit der Haut auf darunterliegenden Geweben wie Muskelschichten oder Knochenhaut.

Hautbarriere

Die Haut bietet mechanischen Schutz gegen schädliche Stoffe und Krankheitserreger sowie gegen Austrocknung. V. a. die Hornschicht ist wichtig für die Funktion dieser **Hautbarriere.** Sie besteht aus etwa zehn bis 20 Lagen Hornzellen, die wie Ziegelsteine einer Hausmauer übereinander liegen. Zwischen den Hornzellen befinden sich als „Mörtel" Feuchthaltefaktoren wie Harnstoff, ***Hyaluronsäure*** und Aminosäuren.

Glatte, geschmeidige Haut weist einen Wassergehalt von 10–20 % auf. Sinkt er ab, beispielsweise bei starker Beanspruchung oder im höheren Lebensalter, wird die Oberfläche rau und rissig. Diese Hautrisse führen zu einem zusätzlichen Feuchtigkeitsverlust und bilden die Eintrittspforte für Krankheitserreger, Allergene und andere Schadstoffe.

(!) Somit ist trockene Haut keinesfalls nur ein kosmetisches Problem.

Hautalterung

Im Laufe des Lebens unterliegt die Haut wie die übrigen Organe einem natürlichen Alterungsprozess. Die ersten Anzeichen der **Hautalterung** machen sich bereits ab dem 30. Lebensjahr bemerkbar, wenn die Haut allmählich trockener wird, an Spannkraft verliert und erste Knitterfältchen zeigt. In höherem Alter entwickelt sich eine regelrechte **Altershaut,** die nicht nur trocken und faltig, sondern auch schuppig und rissig ist, im Extremfall ist sie dünn und zart wie Pergamentpapier. Die Anfälligkeit für Verletzungen steigt, Wunden brauchen länger zur Heilung und infizieren sich leichter. An Armen und Beinen bilden sich gelegentlich hartnäckige, ekzemartige Veränderungen, begünstigt durch kaltes Winterklima und trockene Heizungsluft, häufiges und heißes Baden oder Duschen sowie übermäßigen Gebrauch von Reinigungsprodukten. Sie sind meist mit quälendem Juckreiz verbunden. Allerdings tritt Juckreiz als typisches Symptom der Altershaut auch ohne äußerlich sichtbare krankhafte Hautveränderungen auf.

Da die Blutgefäße in der Altershaut brüchig werden, kommt es häufig zu flächigen Blutungen, die lange Zeit als blaurote Flecken sichtbar bleiben. An Gesicht und Händen bilden sich hellbraune Altersflecken, verursacht durch Abfallprodukte des Zellstoffwechsels (Lipofuszin → S. 434).

Altershaut ist das Ergebnis von Abbauprozessen in allen Hautschichten: Die Lederhaut wird dünner, Unterhaut und Lederhaut verlieren an Elastizität, da ihre Fähigkeit zur Wasserbindung nachlässt und das Bindegewebe seine Struktur verändert. Durch diese Umbauvorgänge bildet die Haut nicht nur Falten, sondern oftmals auch tiefe, grobe Furchen, v. a. in Gesicht und Nacken. Da der Anteil an Fettgewebe in der Unterhaut abnimmt, fehlt die Unterpolsterung, die für eine glatte Hautoberfläche notwendig ist. Die Verbindung zwischen Unterhaut und darunterliegendem Gewebe wird lockerer, sodass sich die Haut in Falten abheben lässt.

Im Laufe der Zeit nimmt auch die Produktivität der Talg- und Schweißdrüsen ab, mit verschiedenen nachteiligen Folgen: Die Oberhaut wird trocken, da der Gehalt an Fett und natürlichen Feuchthaltefaktoren in der Hornschicht absinkt. Der Säureschutzmantel lässt nach und verliert seine Fähigkeit, alkalische Stoffe zu neutralisieren. So reagiert die Altershaut zunehmend empfindlich auf Seifen und andere Reinigungs- oder Pflegemittel mit alkalischem pH-Wert (also größer als 7 → S. 1310). Auch die schützende Funktion der Hautbarriere leidet unter der absinkenden Talg- und Schweißproduktion. Sie wird durchlässiger für Krankheitserreger, Allergene und andere Schadstoffe, aber auch für Wirkstoffe in Medikamenten.

Entscheidend für die Geschwindigkeit der Hautalterung sind erbliche und hormonelle Einflüsse. Hinzu kommen *umweltbedingte* Faktoren, z. B. die Auswirkungen von Sonne, Wind, Nikotin, Alkohol und Umweltgiften. Hautareale wie Gesicht und Hände, die häufig der Sonne ausgesetzt sind, altern schneller und neigen besonders zur Bildung von Altersflecken ***(Photoag[e]ing).*** Intensives Sonnenbaden und Rauchen sind die wesentlichen Ursachen einer vorzeitigen Hautalterung.

Aufbau und Funktionen der Hautdrüsen

Talgdrüsen

Die **Talgdrüsen** ***(Glandulae sebaceae)*** finden sich in der Lederhaut der gesamten Körperoberfläche mit Ausnahme der Handinnenflächen und Fußsohlen. Meist treten sie in Kombination mit einem Haarbalg auf, in dessen Kanal ihre Ausführungsgänge münden. Nur an Augen, Augenlidern, Lippen, Penis und kleinen Schamlippen finden sich Talgdrüsen, die keine Verbindung zu Haaren

In der Tabelle sind die wichtigsten ***Hautveränderungen*** *dargestellt. Weitere sichtbare und tastbare Hautveränderungen sind die* ***Atrophie,*** *bei der sich die Haut zurückbildet und dünner wird (typischerweise im Alter), die* ***Lichenifikation,*** *bei der sich die Hautfelderung vergröbert und die Haut verdickt (z. B. als Folge des Kratzens bei Neurodermitis → S. 1072) sowie die* ***Narbe (Zikatrix, Cicatrix),*** *bei der sich nach einer Verletzung minderwertiges Bindegewebe bildet; oft mit einer verdünnten Haut* ***(atrophische Narbe),*** *seltener mit verdickter Haut* ***(hypertrophische Narbe);*** *gelegentlich überschießend wuchernd* ***(Keloid).*** *Details zu Narben → S. 898*

Hautveränderungen (Effloreszenzen)	
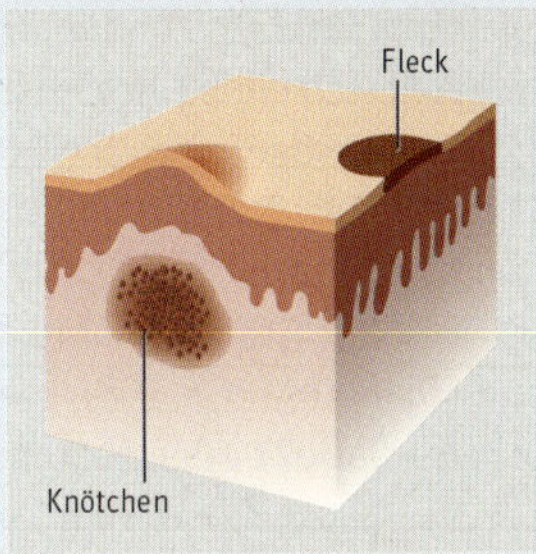	**Fleck** ***(Makula, Macula):*** Örtlich begrenzte Verfärbung ohne Vorwölbung oder Schwellung, die durch Einlagerung von gefärbten Bestandteilen hervorgerufen wird (z. B. Leberfleck → S. 1102). **Knötchen** ***(Papel, Papula):*** Größere Vorwölbung, durch geschwulstartige Veränderungen oder Ansammlung von Entzündungszellen hervorgerufen (z. B. Rheumaknoten → S. 1000 oder Tumorknoten).
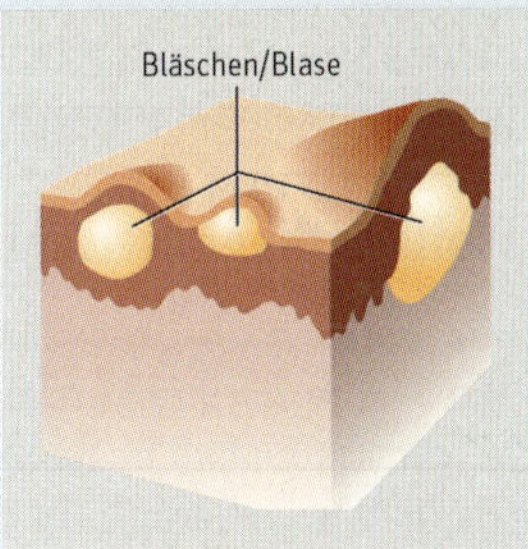	**Bläschen** und **Blase** ***(Vesicula):*** Örtlich begrenzter, erhabener Bereich, gebildet durch einen mit klarer Flüssigkeit oder Blut gefüllten Hohlraum (z. B. Kontaktallergie → S. 1080).
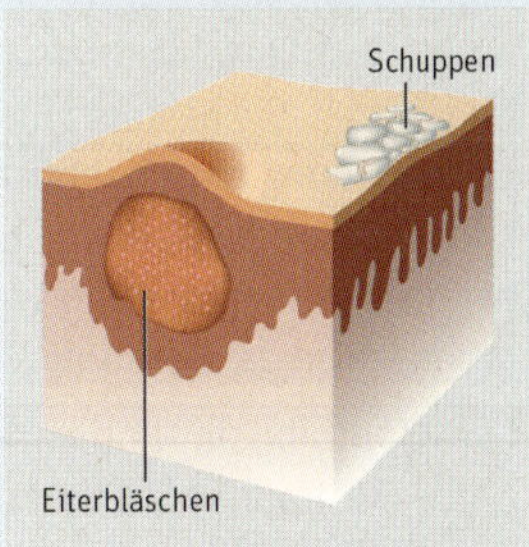	**Schuppe** ***(Squama):*** Auflagerungen sich ablösender Hornzellen (z. B. Schuppenflechte → S. 1076). Ein kleiner Hohlraum, der einem Bläschen entspricht, jedoch mit Eiter gefüllt ist (z. B. bei Psoriasis pustulosa → S. 1077) heißt **Eiterbläschen** ***(Pustel, Pustula).***
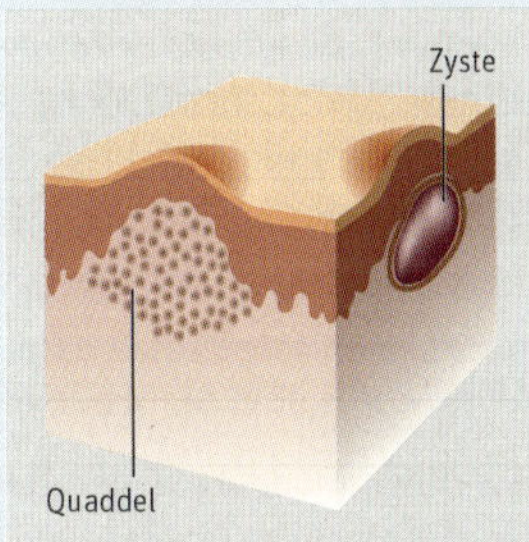	Tritt eine Blase in einer tieferen Hautschicht durch Flüssigkeitsansammlungen auf, z. B. bei Nesselsucht oder Insektenstichen, spricht der Arzt von **Quaddel** ***(Urtika, Urtica).*** **Zyste:** Ein von einer Kapsel ausgekleideter Hohlraum mit Flüssigkeitsansammlung (z. B. Grützbeutel → S. 1104).
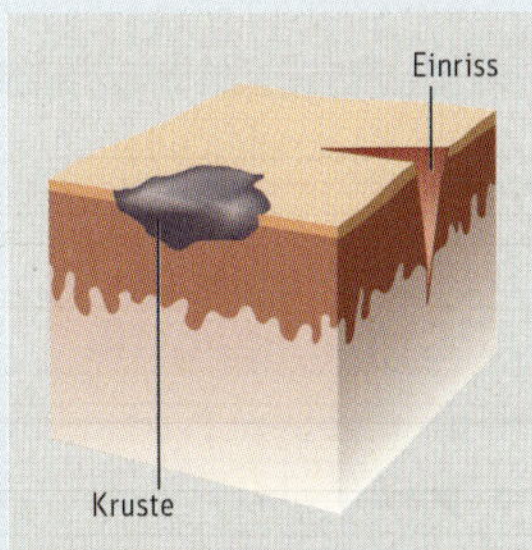	**Kruste** ***(Borke, Crusta):*** An der Hautoberfläche eingetrocknetes Sekret, ausgetreten aus einer Wunde, einem Bläschen oder einem Einriss (z. B. Lippenherpes → S. 1085). **Einriss** ***(Schrunde, Fissur, Rhagade):*** Spaltförmiger Einriss durch Dehnung unelastischer, ausgetrockneter Haut, z. B. beim toxischen Kontaktekzem → S. 1081.
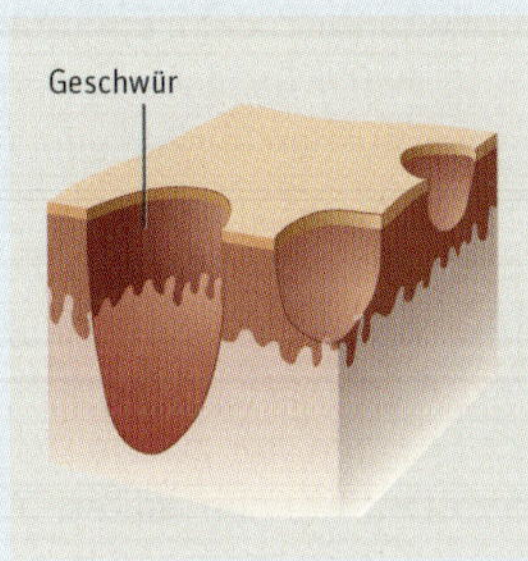 [GTV 2803]	**Geschwür** ***(Ulkus, Ulcus):*** Gewebeverlust, der bis in die Unterhaut reichen kann, verbunden mit Entzündungen und schlechter Heilungstendenz (z. B. ein offenes Bein, Ulcus cruris → S. 738).

haben. Das Drüsenprodukt **Talg** besteht aus Fett, Eiweiß, Cholesterin und Elektrolyten und hält Haut und Haare glatt und geschmeidig. Der Talg sorgt für ein ebenmäßiges Hautbild und eine ausreichende Widerstandsfähigkeit der Haut. Auch das Ohrenschmalz im Gehörgang wird von Talgdrüsen produziert (→ S. 550).

Schweißdrüsen

In der Lederhaut findet man etwa zwei bis drei Millionen **Schweißdrüsen,** deren Ausführungsgänge sich zur Hautoberfläche schlängeln und in den Hautporen enden. Besonders zahlreich kommen sie an den Handinnenflächen, den Fußsohlen und den Achselhöhlen vor. Normalerweise sondert der Körper ungefähr 0,5–1 l **Schweiß** pro 24 Stunden ab. Dieser erzeugt an der Hautoberfläche Verdunstungskälte. Auf diese Weise dient die Schweißproduktion der Thermoregulation des Körpers. Die im Schweiß enthaltenen Säuren bilden mit einem pH-Wert von 5–6 den **Säureschutzmantel** der Haut und tragen zum geschmeidigen Aussehen der Haut bei. Emotionale Reize (z. B. Stress, Angst) oder Extremsituationen (z. B. Sport oder hohes Fieber) führen zu einer vermehrten Schweißproduktion.

Duftdrüsen

Duftdrüsen finden sich v. a. in den Achselhöhlen, im Bereich der Brustwarzen und der Schamregion. Ihr Duft prägt zusammen mit dem Schweißgeruch und der bakteriellen Hautflora den persönlichen Körpergeruch eines Menschen.

Der Weg zur Diagnose in der Dermatologie

Sicht- und tastbare Hautveränderungen. In der Dermatologie werden viele Erkrankungen aufgrund ihrer typischen Hautveränderungen durch Blickdiagnose festgestellt. Weitere Hinweise erhält der Arzt durch Abtasten (Palpation) der betroffenen Hautareale, durch Zuhilfenahme von Lupe oder Mikroskop sowie durch den Geruch von Hautabsonderungen und Wunden. Übel riechende Wunden deuten oft auf eine bakterielle Infektion hin.

Zur Dokumentation und Verlaufskontrolle ist es oft sinnvoll, Hautveränderungen neben einem Lineal zu fotografieren. Auf diese Weise lassen sich allmähliche Größen- oder Formveränderungen zuverlässig feststellen.

Juckreiz. Für den Hautarzt ist das Vorhandensein oder Fehlen von **Juckreiz** ***(Pruritus)*** ein wichtiger Hinweis (mehr hierzu im Krankheitsfinder → Tab. S. 159). Hält dieser Zustand länger als 3 Monate an, spricht man von ***chronischem Juckreiz.*** Er ist eine charakteristische Begleiterscheinung vieler Hautveränderungen (z. B. Altershaut → S. 1060) oder Hautkrankheiten (z. B. Neurodermitis → S. 1072 oder Kontaktekzem → S. 1081). Juckreiz kann jedoch auch durch innere Krankheiten wie z. B. Diabetes (→ S. 758), Lebererkrankungen (→ ab S. 667) oder Nierenversagen (→ ab S. 782) ausgelöst werden, außerdem durch Allergene (z. B. Nüsse, Südfrüchte, Arzneimittel), Stress oder Ängste. In 50 % der Fälle findet sich keine eindeutige Ursache.

Weitere diagnostische Verfahren

Seit Mitte 2008 übernehmen die Kassen alle 2 Jahre für ihre Versicherten ab 35 Jahren die Kosten für das **Hautkrebs-Screening** ***(Hautkrebs-Vorsorge).*** Die Untersuchung ist möglich bei allen zugelassen Fachärzten für Haut- und Geschlechtskrankheiten sowie Hausärzten. Sie besteht aus der körperlichen Untersuchung einschließlich Auflichtmikroskopie (besonders auch der Rückenpartien), der Bestimmung des Hauttyps, der Dokumentation sowie der Beratung.

Eine **Hautbiopsie** (Entnahme einer Gewebeprobe der Haut → S. 1270) wird erforderlich, wenn Zellen histologisch untersucht werden sollen, z. B. um bei einer Hautveränderung einen Tumor auszuschließen. Die Biopsie spielt auch eine wichtige Rolle bei der Diagnosesicherung der Schuppenflechte (Psoriasis → S. 1076). Der Hautarzt entnimmt das Gewebe unter örtlicher Betäubung mithilfe einer speziellen Stanze oder eines Skalpells.

Weniger invasiv ist der **Hautabstrich** zum Nachweis von Krankheitserregern wie Pilzen und Bakterien. Dabei trägt der Hautarzt mit einem Bürstchen, Watteträger oder Spatel einige Hautzellen oder etwas Sekret ab.

Dermatologische Allergiediagnostik

Intrakutantest, Pricktest und Scratchtest → Tabelle rechts.

Epikutantest. Beim **Epikutantest** ***(Läppchentest, Patch-Test)*** werden Pflaster mit Allergenen auf den Rücken oder Oberarm geklebt, wo sie 24–48 Stunden bleiben. In dieser Zeit darf die Haut nicht mit Feuchtigkeit oder UV-Strahlung in Berührung kommen. Nach 48 Stunden erfolgt die erste Ablesung, nach 72 Stunden die zweite. Je nach getesteter Substanz können weitere Ablesungen auch noch nach mehreren Tagen erforderlich sein. Der Epikutantest eignet sich besonders zum Nachweis von Kontaktallergien (→ S. 1080). Für die häufigsten Allergene bestimmter Berufsgruppen wie Friseure oder Metallarbeiter gibt es spezielle Testreihen.

Provokationstest. Einige Patienten reagieren in Hauttests auf Allergene, die ihnen im Alltag keine Beschwerden bereiten. Um zu klären, ob der Körper das Allergen nur erkennt oder ob ein Organ tatsächlich darauf reagiert, dient der Provokationstest:

Verdächtige Nahrungsmittel lassen sich über **orale Provokationstests** oder mithilfe einer Ernährungsumstellung austesten. Eine anfängliche Eliminationsdiät (→ S. 653), bei der nur erfahrungsgemäß gut verträgliche Nahrungsmittel wie Kartoffeln und Reis erlaubt sind, schafft die Basis für eine anschließende Suchdiät (→ S. 1046). In deren Verlauf werden Tag für Tag neue Lebensmittelgruppen hinzugenommen, die bei bestehender Allergie zu Reaktionen wie Juckreiz oder Hautausschlägen führen.

Bluttests. Die Untersuchung des Bluts ergänzt die dermatologische Diagnostik. Mit dem **RAST** ***(Radio-Allergo-Sorbent-Test)*** werden beispielsweise spezifische Antikörper (IgE, Immunglobulin E → S. 1046, S. 1322) im Blut nachgewiesen, die einen Rückschluss darauf zulassen, gegen welche Allergene das Immunsystem sensibilisiert ist. Die Ergebnisse stimmen nicht immer zu 100 % mit denen der Hauttests überein. Zudem bedeutet auch ein hoher IgE-Spiegel nicht unbedingt, dass der Organismus bei Kontakt mit dem entsprechenden Antigen auch tatsächlich allergisch reagiert. Wegen dieser Unsicherheiten, aber auch wegen des hohen technischen und finanziellen Aufwands wird der RAST meist nur als ergänzende Untersuchungsmethode eingesetzt.

Behandlungsstrategien in der Dermatologie

Arzneimittelgrundlagen

Arzneimittel zur äußerlichen Anwendung auf der Haut werden **Externa** ***(Lokaltherapeutika)*** genannt. Entscheidend für den Behandlungserfolg ist nicht nur der darin enthaltene Wirkstoff, sondern auch die Mischung aus Träger-, Hilfs- und Konservierungsstoffen (die Arzneimittelgrundlagen also), mit denen dieser auf oder in die Haut gebracht wird. Die Grundlage definiert die Darreichungsform (→ S. 1277) und die vom Patienten wahrgenommenen Eigenschaften des Präparats:

- **Fettige Grundlagen** ***(wasserfreie Grundlagen)*** wie Vaseline oder Fettsalbe glätten spröde, raue Haut, weshalb sie bei extrem

Der **Pricktest** *(Stichtest)* ist der einfachste und am häufigsten angewandte Allergietest in der Dermatologie. Dazu werden verschiedene Allergenlösungen (Testlösungen) auf ein definiertes Areal des Unterarms oder des Rückens aufgetropft, und die Haut wird anschließend durch die Tropfen hindurch mit einer Spezialnadel etwa 1 mm tief eingestochen. Nach etwa 20 Minuten werden die Hautreaktionen mit Positivkontrollen (= Kontrollpunkten für Histamin: hier wurde eine 0,1%-ige Histaminlösung aufgetropft, die immer eine Reaktion auslöst) und Kochsalzlösung (löst keine Reaktion aus) verglichen.

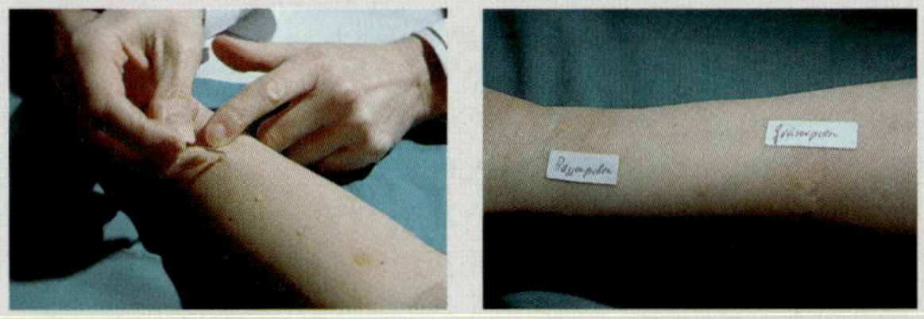

Der **Scratchtest** funktioniert ähnlich wie der Pricktest und wird v. a. bei Verdacht auf starke allergische Reaktionen eingesetzt. Der Arzt ritzt dazu die Haut an mehreren Stellen, z. B. an der Innenseite des Unterarms, auf etwa 1 cm Länge ein und träufelt oder reibt Allergene auf diese Stellen. Der Vorteil dieses Verfahrens besteht darin, auch Allergene in ihrem natürlichen Zustand (z. B. Gemüse- und Obststücke oder Getreidekörner) testen zu können.

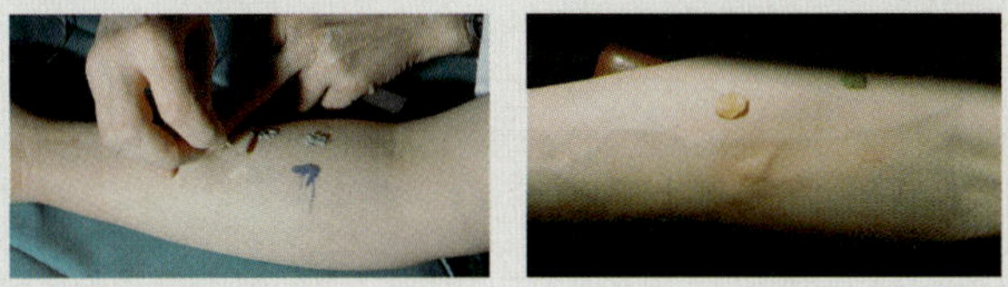

Beim **Intrakutantest** wird eine wässrige Allergenlösung in die obere Hautschicht eingespritzt. Nach 24–48 Stunden kann das Ergebnis abgelesen werden. In der Praxis wird er wegen des zeitaufwendigen Einspritzens nur selten durchgeführt.

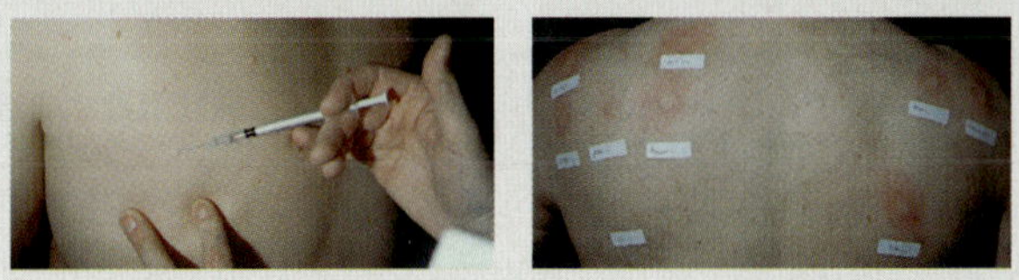

In der dermatologischen Allergiediagnostik häufig eingesetzte **Allergietests.** [GTV 2804]

trockener und schuppender Haut als Mittel der Wahl gelten. Nachteilig ist jedoch, dass sie die Abgabe von Wasser und Wärme behindern und einen ausgeprägten Fettglanz hinterlassen.

- **Flüssige Grundlagen** wie Wasser oder Alkohol wirken kühlend und juckreizlindernd, Alkohol zusätzlich desinfizierend. Sie erleichtern eine großflächige Wirkstoffverteilung auf der Haut und verkleben die Haare nicht. Bei häufigem Gebrauch trocknen sie allerdings die Haut aus.
- **Feste Grundlagen,** z. B. Puder aus Talkum, Stärke oder Zinkoxid, saugen Sekrete wie Schweiß auf. Wegen ihrer austrocknenden Eigenschaften sind sie nicht für extrem trockene Haut geeignet.

Am gebräuchlichsten sind Kombinationen der oben genannten Grundlagen in Form von Emulsionen. Bei einer Emulsion vom ***Öl-in-Wasser-Typ (O/W-Emulsion)*** ist Fett oder Öl fein im Wasser verteilt wie etwa bei Milch. Eine Emulsion vom ***Wasser-in-Öl-Typ (W/O-Emulsion)*** hat dagegen die umgekehrte Zusammensetzung.

- O/W-Emulsionen haben einen hohen Wasseranteil. Daher fetten sie nur leicht, spenden aber reichlich Feuchtigkeit. Außerdem führt der hohe Wasseranteil zu einem kühlenden Effekt, der z. B. Juckreiz lindert. Nicht zuletzt sind O/W-Emulsionen leicht aufzutragen, ziehen schnell ein und hinterlassen keinen Fettfilm.
- W/O-Emulsionen haben dagegen einen hohen Fett- oder Ölanteil. Sie führen der Haut viel Fett (z. B. zur Rückfettung) zu, aber nur wenig Feuchtigkeit. Im Vergleich zu O/W-Emulsionen lassen sie sich schwerer auf der Haut verteilen, ziehen langsamer ein und hinterlassen einen leichten Fettglanz auf der Haut.

Damit die Emulsion nicht wieder in ihre Einzelbestandteile zerfällt, braucht sie als Hilfsstoff einen *Emulgator.*

Emulgatoren und Konservierungsstoffe sind auf dem Etikett oder im Beipackzettel eines Produkts angegeben.

Um eine individuelle dermatologische Therapie zu gewährleisten, verschreibt der Arzt als Externa nicht nur Fertigarzneimittel, sondern auch speziell auf den einzelnen Patienten abgestimmte Rezepturen, die in der Apotheke auf der Grundlage von **Basispräparaten** (z. B. Basislotion, Basiscreme oder Basissalbe) angefertigt werden. Basispräparate enthalten definitionsgemäß keine Arzneimittel.

Basispräparate werden im Rahmen einer ***Intervalltherapie*** auch im Wechsel als reines Basispräparat und als Basispräparat mit Wirkstoff eingesetzt. Dies ist insbesondere bei der Langzeitkortisontherapie sinnvoll (→ Pharma-Info S. 756), damit sich die durch Kortisonnebenwirkungen in Mitleidenschaft gezogenen Hautbereiche wieder erholen können. Um diese Intervalltherapie zu erleichtern, bieten viele Hersteller deshalb zu ihren Kortisonpräparaten identische Basispräparate an, z. B. Dermatop®-Salbe mit Kortison und Dermatop®-Basissalbe ohne Wirkstoff.

Basispräparate sind außerdem empfehlenswert für die tägliche Hautpflege bei schubartig verlaufenden Hauterkrankungen (z. B. bei Neurodermitis und Schuppenflechte), zur Nachbehandlung einer überstandenen Hautkrankheit und nicht zuletzt auch für die tägliche Pflege gesunder Haut.

Arzneimittelwirkstoffe

Die wichtigsten äußerlich angewendeten Wirkstoffgruppen in der Dermatologie sind:

- ***Antiphlogistika*** zur Behandlung leichter Entzündungen, z. B. Bufexamac bei einem leichten Neurodermitisschub.
- ***Kortison*** (Glukokortikoide, ausführliche Übersicht → S. 756) unterdrückt alle Entzündungsprozesse der Haut (z. B. Hydrocortison in Ebenol®-Salbe). Es gibt viele verschiedene Kortisonpräparate, die sich in ihrer Wirkstärke unterscheiden. Je höher die Wirksamkeit, desto eher treten Nebenwirkungen an der behandelten Haut auf: erweiterte Äderchen, Akne (→ S. 1091), bleibende Hautverdünnung oder vermehrtes Haarwachstum. Bei langfristiger oder großflächiger Anwendung führen hochwirksame Präparate zudem zu allgemeinen Nebenwirkungen, wie sie für die Einnahme von Kortison typisch sind. Trotz dieser Nachteile ist Kortison in ausgewählten Fällen ein unverzichtbarer Wirkstoff, der sich durch kein anderes Medikament ersetzen lässt.

- *Immunsuppressiva* wie Tacrolimus (Prograf®) sind erst seit Kurzem verfügbare Wirkstoffe, z. B. gegen akute Neurodermitisschübe (Details → S. 1072). Wie Kortison greifen sie in die Immunabwehr ein und unterdrücken Entzündungsprozesse, allerdings ohne dessen Nebenwirkungen.
- *Antibiotika* zur Behandlung von bakteriellen Infektionen (ausführliche Übersicht → S. 1051), beispielsweise Erythromycin bei Acne vulgaris.
- *Antimykotika* zur Behandlung von Pilz- und Hefepilzinfektionen (ausführliche Übersicht → S. 1053), beispielsweise Amorolfin in Loceryl®Nagellack bei Nagelpilz (→ S. 1111).
- *Virostatika* zur Behandlung von viralen Infektionen (ausführliche Übersicht → S. 1053), z. B. Aciclovir (Zovirax®) bei Lippenherpes (→ S. 1085).
- *Antihistaminika* unterbinden bei Allergien die Wirkungen des Histamins und stillen damit den Juckreiz (z. B. Dimetinden in Fenistil® Gel oder Chlorphenoxamin in Systral® Creme).
- *Lokalanästhetika* wirken örtlich betäubend (z. B. Benzocain in Anaesthesin® Salbe. Sie werden v. a. zur Schmerzstillung bei ärztlichen Eingriffen eingesetzt, z. B. bei der Entnahme von Blut oder einer Hautbiopsie.
- *Keratolytika* dienen dem Ablösen von Hornhaut oder Schuppen, beispielsweise Salicylsäure bei Hühneraugen (→ S. 1068).

Bei einigen Hautkrankheiten sind systemische, also innerlich wirksame Medikamente erforderlich, v. a. bei großflächigen Hautveränderungen, bei hartnäckigen und schweren Verlaufsformen oder wenn ein Wirkstoff aufgrund seiner chemisch-physikalischen Eigenschaften die Hautbarriere (→ S. 1060) nicht überwinden kann.

Weitere Therapiemöglichkeiten

Neben der Arzneimitteltherapie stehen dem Hautarzt weitere Behandlungsmethoden zur Verfügung:

Bei der **Lichttherapie** ***(Phototherapie)*** nutzt man die Tatsache, dass sich einige Hautzustände durch natürliche Sonneneinstrahlung oder künstliches UVB- oder UVA-Licht bessern. Die positive Wirkung des UV-Lichts kann durch Baden in Sole- oder Meerwasser (Balneophototherapie → S. 1074) und bestimmte chemische Substanzen gesteigert werden ***(Chemo-Phototherapie)***. Ein Beispiel ist die zur Behandlung der Schuppenflechte sehr verbreitete PUVA-Therapie (→ S. 1078).

Lasertherapie (→ S. 897). Zur Zerstörung oder Entfernung von geschädigtem Gewebe eignen sich die Lasertherapie, chirurgische Maßnahmen und die Kältetherapie: Mit Laserstrahlen behandelt der Arzt v. a. kleinere Hautveränderungen, z. B. die roten Äderchen bei einer Rosazea (→ S. 1114). Wuchernde Hautveränderungen oder bösartige Hauttumoren werden dagegen meist operativ entfernt.

Bei der **Kältetherapie** ***(Kryotherapie)*** werden die betroffenen Hautstellen so stark gekühlt, dass Eiskristalle die Zellen zerstören. So lassen sich z. B. Plantarwarzen (→ S. 1084) mit Kohlensäureschnee entfernen. Da das Bindegewebe zwischen den Zellen erhalten bleibt, ist das Risiko für die Entstehung von Narben gering.

Tägliche Haut- und Fußpflege

Gute Hautpflegeprodukte sind für jeden **Hauttyp** erhältlich. Sie erfüllen die individuellen Anforderungen an Reinigung und Pflege.

Normaler Hauttyp

Normale Haut entspricht dem Idealzustand der Haut mit glattem, frischem, ebenmäßigem Erscheinungsbild und kleinen Poren. Sie ist weder zu trocken noch zu fettig und zeigt sich wenig empfindlich gegenüber Umwelteinflüssen. Am häufigsten findet sie sich im Alter zwischen 18 und 35 Jahren. Normale Haut kann ihren Fett- und Feuchtigkeitsgehalt selbst regulieren. Um diesen wünschenswerten Zustand so lange wie möglich zu erhalten, empfehlen Hautärzte eine regelmäßige Pflege, z. B. mit einem milden Reinigungsgel für den Gesichtsbereich auf der Basis eines Syndets (Erklärung → S. 1066). Zum Duschen oder Baden sind handelsübliche Duschgele und Badezusätze ohne Duftstoffe ausreichend. Eine O/W-Emulsion nach dem Baden eignet sich zur feuchtigkeitsregulierenden Pflege von Gesicht und Körper.

Fettiger Hauttyp

Fettige Haut ***(unreine Haut)*** findet sich im Bereich von Gesicht, Rücken und über dem Brustbein, wo die Dichte der Talgdrüsen (→ S. 1061) besonders hoch ist. Sie wirkt großporig und glänzend, neigt zu Pickeln und Mitessern. Akne (→ S. 1091) entwickelt sich fast ausschließlich auf fettiger Haut. Besonders häufig sind Jugendliche und junge Menschen betroffen, ab dem vierten, spätestens dem fünften Lebensjahrzehnt verändert sich der Hauttyp allmählich Richtung Mischhaut.

Hautärzte empfehlen, fettige Gesichtshaut morgens und abends mit einem *sauren* Syndet zu reinigen und danach mit reichlich *warmem* Wasser abzuspülen. Anschließend wird ein alkoholhaltiges Gesichtswasser aufgetragen, das die Haut desinfiziert und von überschüssigem Fett befreit. Zur Tages- und Nachtpflege eignen sich leichte O/W-Emulsionen oder fettfreie Produkte, die keinen Fettglanz hinterlassen und eventuell desinfizierende Inhaltsstoffe (z. B. Triclosan) enthalten. Zur Reinigung und Pflege des Körpers sind ebenfalls Syndets und O/W-Emulsionen empfehlenswert.

Mischhaut zeichnet sich durch zwei nebeneinander bestehende Hautzustände aus: An Stirn und Nase (T-Zone), Kinn, oberer Brust und Rücken entspricht sie der fettigen Haut und im Bereich der Wangen und Augenlider der trockenen Haut. Junge Menschen können eine Mischhaut wie eine normale Haut reinigen und pflegen. Menschen im mittleren Lebensalter sollten die unterschiedlichen Gesichtspartien entsprechend getrennt behandeln. In späteren Lebensjahren wird Mischhaut fast immer zu trockener Haut.

Trockener Hauttyp

Trockene Haut ist kleinporig, neigt zu Spannungsgefühl, Juckreiz und Schüppchenbildung. Sie zeigt sich empfindlich gegenüber Umwelteinflüssen wie Kälte oder trockener Heizungsluft. Trockene Haut entwickelt sich meist ab dem 35. Lebensjahr und verstärkt sich mit zunehmendem Alter (Hautalterung → S. 1060). Auch chronische Hauterkrankungen führen häufig zu Trockenheit an den betroffenen Stellen.

Bei trockener Haut ist die Zufuhr von ***Feuchthaltefaktoren*** wie z. B. Harnstoff, Hyaluronsäure und Kollagen günstig. Zur Gesichtspflege empfehlen sich tagsüber O/W-Emulsionen mit hohem Wasseranteil und W/O-Emulsionen zur Nacht. Als Reinigungsmilch sollten nur speziell für trockene Hauttypen entwickelte Produkte eingesetzt werden. Diese werden mit Wattepads abgenommen. Zum Baden und Duschen sind Ölbäder und Öl-Duschlotionen ideal. Anschließend empfiehlt es sich, eine fetthaltige O/W-Emulsion, eine W/O-Emulsion oder ein Körperöl aufzutragen. Austrocknende Seife und alkoholhaltiges Gesichtswasser sind bei trockener Haut nicht geeignet.

Haut im Alter

Altershaut (→ S. 1060) stellt ein fortgeschrittenes Stadium der trockenen Haut dar. Die Ansprüche an Reinigung und Pflege entsprechen denen trockener Haut, wobei sich Zusätze wie Feuchthaltefaktoren und Liposomen besonders positiv auszuwirken scheinen.

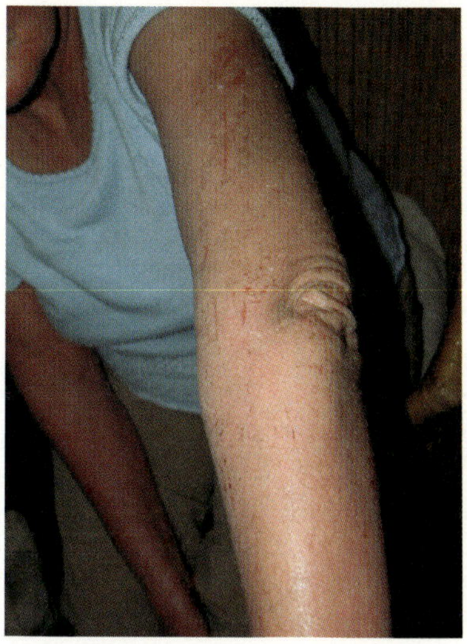

Trockene Altershaut neigt zu Juckreiz und Ekzembildung, wenn sie nicht regelmäßig gepflegt wird. [RKL 2805]

Hautpflege bei chronischen Hauterkrankungen

Menschen mit chronischen Hauterkrankungen (z. B. Schuppenflechte, Neurodermitis, Rosazea), Ekzemen (nicht infektiöser entzündlicher Hautausschlag) und Allergien müssen bei der Auswahl ihrer Hautpflegeprodukte besonders vorsichtig sein und auf mögliche allergieauslösende (allergene) Inhaltsstoffe achten. Dazu zählen insbesondere Konservierungsmittel sowie Duft- und Farbstoffe.

Die vorgenannten Pflegehinweise müssen in diesen Fällen relativiert werden, da jedes Pflegeprodukt (auch aus der Naturkosmetik) Hilfsstoffe enthält, um Haltbarkeit und Stabilität bei unterschiedlichen Temperaturen zu gewährleisten. Auf diese Hilfsstoffe kann die vorgeschädigte Haut reagieren.

Wer mit handelsüblichen Präparaten nicht zurechtkommt, kann es mit Basisemulsionen versuchen, die als pharmakologische Salbengrundlage zugelassen sind und mit einem Minimum an Fremdstoffen auskommen.

Warnhinweis: Bei allen Hautkrankheiten verliert die Hautbarriere zumindest teilweise ihre Schutzwirkung. Das bedeutet, dass nicht nur Allergene, sondern alle Stoffe eines Pflegeprodukts in viel höherer Konzentration in die tiefen Hautschichten oder sogar ins Körperinnere eindringen können.

Kleines 1 x 1 der Fußpflege

160 000 km legen die Füße durchschnittlich in einem Menschenleben zurück – Grund genug, auf ihre Bedürfnisse zu achten. Wer sich nicht um seine Füße kümmert, riskiert längerfristig Horn[haut]schwielen (→ S. 1068), Hühneraugen (→ S. 1068), schmerzhafte Einrisse (Schrunden → S. 1061) und hartnäckigen Fußpilz (→ S. 1092). Zum täglichen Pflegeprogramm gehört neben dem Waschen mit kaltem oder lauwarmen Wasser auch das Einmassieren einer guten Fußcreme, z. B. Nivea® oder Eucerin® 10 % Urea Fußcreme.

Schwielige, rissige und eingerissene Haut reagiert meist gut auf *Schrundensalben* oder stark fetthaltige Präparate wie Hirschtalg. Bei besonders trockener Fußhaut empfiehlt sich als spezielle Pflege ein *Cremeschuh:* Tragen Sie dazu die Creme bis zu den Knöcheln dick auf und lassen Sie sie 10 Minuten einwirken. Reste lassen sich anschließend einmassieren oder mit einem Papiertuch abnehmen.

Wöchentliche Pediküre

Einmal wöchentlich sollte eine *ausgiebige Fußpflege,* eine **Pediküre,** erfolgen. Sie beginnt mit einem Fußbad, eventuell mit Zusatz von ätherischen Ölen aus Lavendel oder Thymian.

Nach dem Fußbad folgt die Nagelpflege: Schneiden oder feilen Sie die Nägel möglichst gerade, sodass ihr Rand mit der Zehenkuppe abschließt. Runden Sie anschließend spitze Ecken mit einer Feile ab, damit sie nicht einwachsen können.

Nach dem Fußbad lässt sich auch überschüssige Hornhaut gut entfernen. Verwenden Sie zum schichtweisen Abtragen am besten Bimsstein, spezielle Raspeln oder Schleifgeräte (Hornhauthobel) aus der Apotheke.

Nagelscheren oder Rasierklingen sind für die Hornhautentfernung nicht geeignet – Verletzungen sind hier nicht auszuschließen, besonders dann, wenn eine periphere arterielle Verschlusskrankheit (pAVK → S. 727) oder Diabetes (→ S. 758) besteht. Hier gehört die Hornhautentfernung in die Hand von medizinisch ausgebildeten Fußpflegern (Podologen).

Medizinische Fußpfleger kümmern sich auch um die Pflege verdickter Zehennägel (→ S. 1065) und die Behandlung hartnäckiger Hühneraugen (→ S. 1068); sie geben außerdem Empfehlungen, wann bei ernsthafteren Fußproblemen ein Arztbesuch erforderlich ist.

Richtige Kleidung

Zu einer effektiven Fußpflege gehört auch die richtige Wahl der Fußbekleidung. Täglich ausgewechselte Socken und Strümpfe aus feuchtigkeitssaugendem Material (z. B. Baumwolle) beugen Schweißbildung, Einrissen und Fußpilzbefall vor. Weiche, bequeme und ausreichend weite Alltagsschuhe mit flachem Absatz helfen, Zehenfehlstellungen wie Ballen- oder Hammerzehen (→ ab S. 986) zu vermeiden. Dem Erhalt einer gesunden Fußform dient auch die Kräftigung der Fußmuskulatur, z. B. durch gelegentliches Barfußlaufen oder Greifübungen mit den Zehen.

Was tun bei Schweißfüßen?

Ein besonderes Problem stellen **Schweißfüße** dar. Schuld an dieser häufigen Unannehmlichkeit ist meist nicht mangelhafte Hygiene, sondern eine anlagebedingte vermehrte Schwitzneigung in Verbindung mit Bakterien, die den im Urzustand geruchlosen Schweiß zu unangenehm riechenden Stoffen abbauen. Wissenschaftler haben herausgefunden, dass die beteiligten Bakterien denjenigen ähneln, die am Reifungsprozess von Limburger Käse beteiligt sind. Was aber lässt sich gegen Schweißfüße unternehmen?

- Tägliches Fußbad, eventuell unter Zugabe von Gerbsäurepräparaten (z. B. Tannosynth®), mit anschließendem Eincremen
- Wöchentliches Abtragen von überschüssigen Hornhautschichten (→ oben)
- Morgendliches Einpudern der Füße und Socken (z. B. mit Efasit®)
- Socken aus atmungsaktivem Material, mindestens einmal täglich gewechselt
- Offene Schuhe (Sandalen) oder Schuhe aus atmungsaktivem Material, möglichst täglich gewechselt; häufig barfuß laufen
- Lüften der gerade nicht getragenen Schuhe an der frischen Luft (Balkon, Fenster)
- Geruchshemmende Einlegesohlen (z. B. aus Zedernholz, mit Zimt oder Aktivkohle)
- Eine neue Entwicklung sind Socken mit eingearbeiteten Silberfäden, die Bakterien abtöten und dadurch langfristig die Geruchsbildung bekämpfen (z. B. Kunert® Skincare). Gleichartig wirken Fußsprays mit antibakteriellen Substanzen, die in jeder Drogerie erhältlich sind. Bei extremer Schweißneigung helfen spezielle Präparate aus der Apotheke (z. B. Antihydral®Salbe).

Als Grundregel empfiehlt sich bei chronischen Hauterkrankungen oft: Weniger ist mehr. Neurodermitikern empfehlen Hautärzte beispielsweise, das Duschen und Haarewaschen zu reduzieren und auf Vollbäder und Schwimmbadbesuche ganz zu verzichten. Auch Säuglinge mit Hautproblemen profitieren von weniger Ganzkörperwaschungen.

Sollten Sie Fragen zur individuellen Hautpflege haben, besprechen Sie diese mit Ihrem Haus- oder Hautarzt.

Seife oder Syndet?

Seifen sind Natriumsalze langkettiger Fettsäuren und reinigen die Haut durch Emulgierung von Schmutz und Verunreinigung. Sie verschieben den sauren pH-Wert der Haut in den alkalischen Bereich. Anschließend benötigt die Haut bis zu 3 Stunden, um ihren Säureschutzmantel wieder aufzubauen.

Als Alternative zu Seifen bieten sich **Syndets** an, synthetische Reinigungsprodukte, die mit unterschiedlichen pH-Werten erhältlich sind. Schwach saure Syndets (pH-Wert ~ 5) sind bei allen Formen der Problemhaut wie fettiger, trockener oder Altershaut zu bevorzugen.

Medizinisches Make-up

Einige Erkrankungen wie die Weißfleckenkrankheit (→ S. 1103), Rosazea (→ S. 1114) und Feuermale (→ S. 1102) führen zu ausgeprägten Farbveränderungen der Haut. Sie werden häufig mit stark deckendem haltbaren und wasserfesten **medizinischen Make-up** *(Camouflage,* wörtlich: Tarnung) abgedeckt. Die untere Schicht enthält Komplementärfarben, die die Verfärbungen optisch so ergänzen, dass sie fast „ausgelöscht" werden. So lassen sich rötliche z. B. mit grüner und bläuliche Hautveränderungen mit oranger Farbe abdecken. Erst danach wird das eigentliche, hautfarbene Make-up aufgetragen, das derzeit in über 60 natürlichen Hauttönen erhältlich ist. Fachkosmetikerinnen geben bei der Farbwahl und Anwendung des medizinischen Make-ups wichtige Anregungen.

Hautprobleme im Alltag

Sonnenbrand und Sonnenallergie

Häufigkeit:

Sonnenbrand *(fototraumatische Hautreaktion):* Akute Hautreaktion auf übermäßige Bestrahlung mit Sonnenlicht, besonders dem Anteil an UVB. Das Ausmaß ist abhängig vom Hauttyp sowie von der Dauer und Intensität der Lichteinstrahlung. Ein Sonnenbrand heilt meist ohne sichtbare Spuren, schädigt aber langfristig die Haut und erhöht v. a. bei Auftreten in den ersten zwei Lebensjahrzehnten das langfristige Risiko für Hautkrebs.

Leitbeschwerden

- Schmerzhafte Rötung, eventuell auch Schwellung und Jucken der betroffenen Hautbereiche, 4–8 Stunden nach Sonnenexposition einsetzend
- Eventuell Blasenbildung, begrenzt auf das betroffene Areal
- Eventuell Übelkeit und Kopfschmerzen bis hin zu Fieber und Erbrechen als Hinweis auf einen zusätzlichen Hitzschlag oder Sonnenstich (→ S. 202)
- 36–48 Stunden nach Sonnenexposition lassen die Beschwerden nach, etwa 1 Woche danach beginnt sich die Haut abzuschälen.

Die Erkrankung

Akuter Sonnenbrand stellt eine Verbrennung der Haut dar. Er entsteht überwiegend durch UVB-Strahlen, die auch für die langfristige Bräunung verantwortlich sind. Gefährdet sind besonders die „Sonnenterassen" des Körpers: Nase, Schultern und Füße. Etwa 3–8 Stunden nach dem Sonnenbad rötet sich die Haut *(Sonnenbrand 1. Grades),* schwillt an und bildet eventuell Blasen *(Sonnenbrand 2. Grades).* Sie spannt, brennt, ist berührungs- und druckempfindlich. Treten Begleiterscheinungen wie Kopfschmerzen, Übelkeit oder Fieber auf, lassen sie sich auf einen Sonnenstich (→ S. 202) zurückführen.

Sonnenbrände werden oft verharmlost, da die Reparaturmechanismen der Haut in der Regel innerhalb weniger Tage eine scheinbar vollständige Heilung bewirken. Wird diese Fähigkeit jedoch langfristig überfordert, steigt das Risiko für Krebsvorstufen (aktinische Keratose → S. 1101) und das maligne Melanom (Hautkrebs → S. 1097). Die Gefahr ist nach mehrfachen Sonnenbränden im Kindes- und Jugendalter besonders hoch.

Bei manchen Menschen reagiert sonnenentwöhnte Haut im Frühjahr mit einer **Sonnenallergie** *(Lichtdermatose)* auf den UVA-Anteil der ersten intensiven Sonnenbäder. Nach Stunden bis Tagen kommt es zu Hautveränderungen wie roten Flecken, Quaddeln, Knötchen, Bläschen oder Rötungen, verbunden mit starkem Juckreiz. Wenn die Beschwerden abgeklungen sind, lässt sich die Haut meist problemlos an das Sonnenlicht gewöhnen. Eine besondere Form der Sonnenallergie stellt die **Mallorca-Akne** dar. Sie äußert sich durch Knötchen und starken Juckreiz im Bereich des Dekolletés, der Schultern oder des oberen Rückens. Im Gegensatz zur normalen Akne treten keine Eiterbläschen auf. Mallorca-Akne stellt häufig eine Reaktion auf Bestandteile von Sonnenschutzmitteln (wie Emulgatoren oder Fette) dar, tritt jedoch gelegentlich auch auf unbehandelter Haut auf.

Manche Medikamente machen die Haut empfindlicher gegen UV-Strahlung, sodass bereits mäßige Sonnenbestrahlung zu einem heftigen Sonnenbrand führt. Eine derartige **fototoxische Reaktion** ist z. B. möglich nach Einnahme bzw. äußerer Anwendung von manchen Neuroleptika (→ S. 1168), Antibiotika, Schmerzmitteln (NSAR → S. 996), Mitteln zur Behandlung von Fettstoffwechselstörungen, Johanniskrautpräparaten, Arnika, Baldrian und Vitamin-A-Präparaten zur Behandlung von Akne. Neben Medikamenten verursachen gelegentlich auch Nahrungsmittel mit Buchweizen eine fototoxische Reaktion, ebenso ätherische Öle in Parfums.

Selbstbehandlung

Nach dem Sonnenbad. Nach dem Abduschen von Schweiß, Sonnenschutzmittelresten und eventuell auch Sand (der die Haut stark reizt), empfiehlt sich das Auftragen einer Creme oder Lotion mit hohem Wasseranteil (O/W-Emulsion → S. 1063). Besonders gut eignen sich ***Aftersun-Präparate*** mit hautregenerierenden oder entzündungshemmenden Zusätzen, z. B. Allantoin, Panthenol oder Bisabolol. Angenehm sind Schaumsprays (z. B. Bepanthen® Schaumspray), die sich ohne Einreiben auf der schmerzenden Haut verteilen lassen und einen kühlenden Effekt haben. Ob sie auch den Fett- und Feuchtigkeitsverlust der Haut auszugleichen vermögen, ist umstritten. Da stärkere oder großflächigere Sonnenbrände dem Kreislauf Flüssigkeit entziehen, ist es wichtig, viel zu trinken.

Nach dem Abklingen des Sonnenbrands unterstützt eine mindestens 2-wöchige Behandlung mit feuchtigkeitspendender Creme oder Lotion die Regeneration der strapazierten Haut.

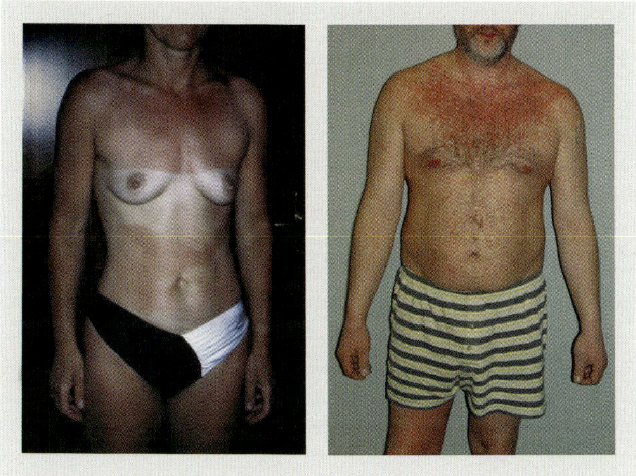

*Links: Typischer **Sonnenbrand** nach dem ersten Urlaubstag. Das Allgemeinbefinden der Patientin war am folgenden Tag stark beeinträchtigt. Rechts: Sonnenallergie nach 3 Tagen Gartenarbeit im April. Der Patient verwendete an allen 3 Tagen vorsorglich eine neue Sonnenmilch, die möglicherweise die Hautreaktion verstärkte.* [RKL 2806]

Pflegeprodukte auf Fettgrundlage sind bei hitzegeschädigter Haut eher ungünstig, da der dichte Fettfilm den Heilungsprozess behindert.

Bei drohendem Sonnenbrand. Kündigt sich ein Sonnenbrand an, lässt sich die begleitende Entzündungsreaktion durch eine Behandlung mit kortisonhaltigen Cremes unterdrücken. Wenn starker Juckreiz auftritt, bringt das Auftragen eines rezeptfreien Hydrocortison-Präparats (z. B. Ebenol®) oder eines Antihistaminikums (z. B. Dimentiden in Fenistil®Gel) auf die betroffenen Hautbereiche Linderung. Bei starken Schmerzen hilft ein Schmerzmittel (z. B. Paracetamol in ben-u-ron®).

Komplementärmedizin

Bei Verbrennungen 1. und 2. Grades haben sich physikalische Therapien wie Hydrotherapie (Umschläge), Pflanzenheilkunde und Homöopathie bewährt, ansonsten sind eine kühle Umgebung und das sorgfältige Abdecken der betroffenen Hautareale empfehlenswert. Die sich neu bildende Haut ist sehr empfindlich und sollte frühestens nach 4–6 Wochen wieder der Sonne ausgesetzt werden.

Hydrotherapie (→ S. 280). Sanfte Mittel gegen Juckreiz und Schmerzen sind ***kühle Umschläge:*** Dazu taucht man Baumwoll- oder Leinentücher in kühles Leitungswasser, eventuell mit einem Zusatz von Essig oder Gerbstoffen, und legt diese anschließend für 10–20 Minuten auf die betroffenen Hautstellen. Während das Wasser verdunstet, kühlt und beruhigt es die Haut. Lindernd wirken auch Kompressen mit abgekühltem schwarzen Tee. Dagegen warnen Hautärzte vor der Verwendung der Hausmittel Quark und Buttermilch, insbesondere auf offenen Stellen, da die sich darin befindlichen Bakterien auf der geschwächten Haut zu Infektionen führen können.

Pflanzenheilkunde. Mäßig verbrannte Haut erholt sich oft schneller, wenn sie mit frischem Zitronensaft behandelt wird. Auch Apfelessig desinfiziert und beruhigt die Haut, lindert zudem die Schmerzen und wirkt bei sofortiger Anwendung der Bildung von Schwellungen und Bläschen entgegen. Zur unterstützenden Heilung bei stärkeren Sonnenbränden eignen sich Präparate mit Auszügen aus der Ringelblume (Calendula officinalis), denen entzündungshemmende und antibakterielle Eigenschaften zugeschrieben werden. Äußerlich empfiehlt sich die Anwendung einer Arnikaessenz (z. B. Combudoron® Gel). Ergänzend anwendbar sind Aloe, Hamamelis und Eichenrinde: Aloe wird längs durchschnitten und die gallertartige Blattseite direkt auf die Haut gelegt. Hamamelis und Eichenrinde eignen sich frisch oder getrocknet, um daraus einen Tee zu kochen. Nach dem Erkalten tränkt man Baumwolltücher und legt sie auf die Haut. Ein Tipp: Die mit Tee getränkten Tücher können im Kühlschrank gelagert werden. Auch Bäder mit Kamillenblüten wirken lindernd.

Warnhinweis: Naturheilmittel wie Apfelessig nie auf offenen Brandwunden anwenden, da sie den Wundschmerz verstärken. Bei Verbrennungen größerer Hautareale, offenen Stellen oder Kreislaufproblemen immer einen Arzt aufsuchen und die verbrannte Fläche lediglich mit einem sterilen bzw. frisch gewaschenen Tuch abdecken.

Homöopathie (→ S. 1251). Bei starkem Brennschmerz mit Hautrötung ist Atropa belladonna hilfreich, bei Verbrennungen mit Blasenbildung und starken Schmerzen Lytta vesicatoria. Ist die betroffene Hautpartie glänzend rot und geschwollen, ist Apis mellifica das homöopathische Mittel der Wahl.

Vorsorge

Vermeiden Sie intensive Sonneneinstrahlung, vor allem in den Mittagsstunden, und schützen Sie sich durch geeignete Kleidung oder Sonnenschutzmittel. Eine langsame Steigerung der Aufenthaltsdauer in der Sonne verringert die Sonnenbrandgefahr und führt zu einer lang anhaltenden, schützenden Bräune. Wenn Sie zu Sonnenallergie neigen, sollten Sie auf Sonnenbäder ganz verzichten. Leiden Sie unter einer chronischen Hauterkrankungen, fragen Sie Ihren Arzt, ob ausgedehnte Sonnenbäder die Erkrankung verbessern (möglich, aber eher selten) oder verschlimmern.

Eine Mallorca-Akne (→ S. 1066)lässt sich häufig durch emulgatorfreie Sonnenschutzmittel vermeiden (z. B. Ladival® Allergische Haut oder sun ozon sensitiv®).

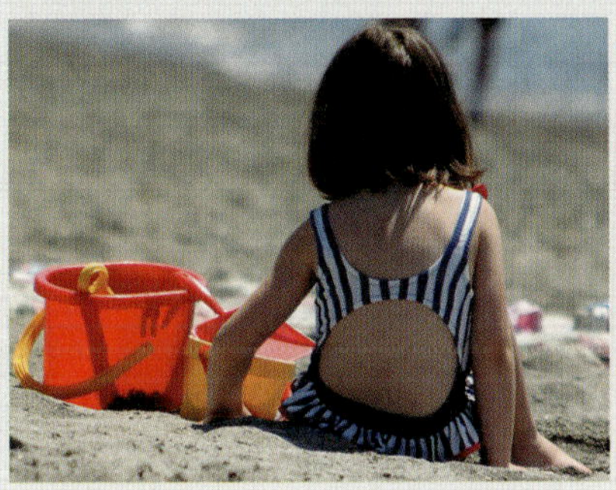

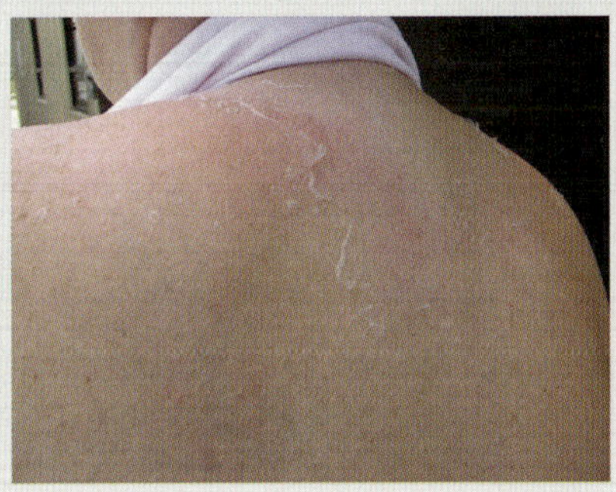

*Die **Haut von Kleinkindern** kann sich aus eigener Kraft nur 5 Minuten vor UV-Strahlung schützen. Daher sollten Sonnenschutzmittel für Kinder mindestens den Lichtschutzfaktor 15 aufweisen. Da Sonnenbrände im Kindesalter das spätere Hautkrebsrisiko besonders stark erhöhen, ist Sonnenbaden in den ersten Lebensjahren völlig, im Kindergarten- und Schulkinderalter zumindest zwischen 11 und 15 Uhr tabu. Im Sommer ist für kleine Kinder beim Spielen in der Sonne das Tragen von geeigneter Kopfbedeckung und Kleidung (möglichst mit langen Ärmeln und Beinen) Pflicht.* [ISP 2807]

Sonnenschutzmittel

Ein gutes **Sonnenschutzmittel** schützt gleichermaßen vor UVA- und UVB-Strahlen. Der *UVB-Schutz* wird mit dem **Lichtschutzfaktor** *(LSF, SPF)* angegeben. Dieser vervielfacht die körpereigene, von Hauttyp und Vorbräunung abhängige schadlose Aufenthaltsdauer in der Sonne um den angegebenen Faktor. Lässt z. B. der Eigenschutz der Haut eine Verweildauer von 10 Minuten zu, verlängert sich diese mit einem LSF 10 auf 100 Minuten. Die Zahlenangaben sind jedoch Idealwerte, weshalb es sich empfiehlt, sicherheitshalber nach zwei Dritteln der „erlaubten“ Zeit in den Schatten zu wechseln. Was außerdem zu beachten ist: Durch Nachcremen lässt sich die erlaubte Aufenthaltsdauer in der Sonne nicht verlängern!

Für den UVA-Schutz gibt es bisher keine mit dem LSF vergleichbare Messgröße. Ob ein Präparat auch vor UVA-Strahlen schützt, die sowohl für die Hautalterung als auch für das erhöhte Hautkrebsrisiko verantwortlich sind, steht jedoch auf der Packung.

Sonnenschutzmittel enthalten chemische Filter und Pigmente. **Chemische Filter** (z. B. Benzophenone-4) absorbieren die UV-Strahlung und müssen eine halbe Stunde vor dem Sonnenbad aufgetragen werden. **Pigmente** wie z. B. Titandioxid und Zinkoxid sind sofort wirksam, denn sie reflektieren die UV-Strahlung ähnlich wie winzige Spiegel. Zusätzliche *Antioxidanzien* (z. B. Vitamin E und C) sollen in der Haut gebildete schädliche freie Radikale neutralisieren (Weiteres zu Antioxidanzien als Nahrungsmittelergänzung → S. 434). Ihre Wirkung in Sonnenschutzmitteln ist jedoch fraglich, da äußerlich aufgetragene Radikalfänger, soweit bekannt, nicht in die tieferen Hautschichten gelangen [S01].

Individuelles Sonnenbrandrisiko

Das **individuelle Sonnenbrandrisiko** und die Wahl des erforderlichen Lichtschutzfaktors richten sich nach dem Hauttyp:

- **Keltischer Typ:** Helle Haut, Sommersprossen, blonde bis hellrote Haare, blaue oder grüne Augen. Eigenschutz der Haut: 5–10 Minuten. Nach 30-minütigem Sonnenbad immer Hautrötung, es findet fast keine Bräunung statt. Bei jedem Sonnenbad mindestens LSF 15, besser LSF 25 auftragen.
- **Germanischer Typ** *(hellhäutiger Typ):* Helle Haut, blonde Haare, blaue oder grüne Augen. Eigenschutz der Haut: 10–20 Minuten. Nach 30-minütigem Sonnenbad immer Hautrötung, gelegentlich Bräunung. Anfangs mindestens LSF 15 auftragen, nach Vorbräunung reicht möglicherweise LSF 6–8.
- **Dunkelhäutiger Typ:** Dunkle Haare, braune Augen. Eigenschutz der Haut: 20–30 Minuten. Nach 30-minütigem Sonnenbad gelegentlich Hautrötung, immer Bräunung. Anfangs LSF 8 auftragen, später ist ein geringerer LSF möglich.
- **Mediterraner Typ:** Von Natur aus dunkle Haut, dunkle bis schwarze Haare, braune Augen. Eigenschutz der Haut: 40–45 Minuten. Nach 30-minütigem Sonnenbad niemals Rötung, immer Bräunung. Anfangs mindestens LSF 4 auftragen, später kann auf Sonnenschutz verzichtet werden.

Die Gesichtshaut benötigt ein Sonnenschutzmittel mit einem höheren LSF als der restliche Körper, möglichst in Form einer Creme. Für den Körper eignen sich besonders Milchzubereitungen, Öle sollten nur bei guter Vorbräunung verwendet werden. Für einen optimalen Schutz ist es erforderlich, Sonnenschutzmittel gut in die Haut einzumassieren.

Bei extremer Sonneneinstrahlung, besonders im Gebirge, an der Küste, auf dem Wasser und im Schnee, ist es erforderlich, einen höheren LSF zu wählen. Unterschätzt wird die Strahlungsintensität insbesondere bei leichter Bewölkung sowie bei Wind, der eine niedrigere Lufttemperatur und damit geringere Sonnenkraft vortäuscht. Da Schwitzen und Baden den aufgetragenen Sonnenschutz reduzieren, empfiehlt sich rechtzeitiges Nachcremen – auch bei Sonnenschutzmitteln, die als wasserfest deklariert sind.

Hühnerauge

Häufigkeit: ■■■■■

Hühnerauge *(Clavus):* Schmerzhafte kreis- oder augenförmige Verhornung am Fuß, die kegelförmig in die Tiefe reicht. Betroffen sind druckbelastete Stellen, v. a. der Rücken des kleinen Zehs, die Zehenzwischenräume, der Fußballen und die Fußsohle. Häufig werden Hühneraugen durch das Tragen enger, hochhackiger Schuhe verursacht. Reichen entlastende Maßnahmen nicht aus, lässt sich die Hornhaut abraspeln, chemisch auflösen oder operativ entfernen.

Leitbeschwerden

- Gelbliche, kreis- oder augenförmige Verhornung, Durchmesser: 5–8 mm
- Stechende Schmerzen an der betroffenen Stelle beim Laufen.

Wann zum Arzt

Am nächsten Tag, wenn

- Im Rahmen einer mechanischen Behandlung von Hühneraugen Komplikationen auftreten (z. B. bei Diabetikern)
- Rötungen, Schwellungen oder Eiteransammlungen sichtbar sind.

Die Erkrankung

Drückendes oder reibendes Schuhwerk regt eine verstärkte Bildung von Hornzellen an. Zunächst bildet sich eine **Horn[haut]schwiele,** die später im Zentrum zapfenartig in die Tiefe wächst und dort Nervenfasern reizt. Die Folge sind stechende Schmerzen im Bereich des Hühnerauges bei jedem Schritt. Besonders anfällig sind knochennahe Hautbereiche. So treten Hühneraugen häufig bei Krallen- oder Hammerzehen (→ S. 986) auf, die gegen den Schuh drücken. Bei Spreizfüßen (→ S. 984) führt die veränderte Belastungsverteilung manchmal zu Schwielen und Hühneraugen an der Fußsohle. Wenn ein enger Schuh die Gelenkknochen stark aufeinanderdrückt, bilden sich Hühneraugen sogar zwischen den Zehen.

Hühneraugen sind unangenehm und schmerzhaft, doch in aller Regel harmlos. Bei Diabetikern oder Patienten mit Durchblutungsstörungen an den Beinen ist jedoch besondere Vorsicht geboten, da bereits kleinste Hautverletzungen, z. B. bei Manipulationen mit Hornhautmessern oder -hobeln, zu Komplikationen führen können. Zudem nehmen die Betroffenen Schmerzen oft nicht wahr, da die Empfindung an den Füßen gestört ist.

Manchmal sind Hühneraugen nicht leicht von Dornwarzen (→ S. 1084) zu unterscheiden, besonders wenn sie an der Fußsohle sitzen. Während Hühneraugen jedoch Folge einer überschießenden Hautverdickung sind und die Hautleisten (→ S. 1106) meist noch klar erkennen lassen, wirken Dornwarzen flach und wie ausgestanzt. Die normale Hautstruktur ist unterbrochen, in der Mitte der Veränderung findet sich oft ein dunkles Pünktchen, das durch winzige Einblutungen entstanden ist.

Das macht der Arzt

Nach einem Blick auf die Zehen steht die Diagnose fest. In unklaren Fällen gelingt es mit einem Dermatoskop (→ S. 1098), ähnlich aussehende Erkrankungen wie z. B. Dornwarzen (→ S. 1084) auszuschließen.

Die erste und wichtigste Therapiemaßnahme besteht darin, übermäßige Druckbelastungen abzubauen. Bei Senk- oder Knickfüßen (→ S. 984) eignen sich hierfür orthopädische Einlagen, die den betroffenen Teil der Fußsohle weich betten und so die Druckbelastung verringern. Bei Hammer- und Krallenzehen helfen oft spezielle **Druckentlastungsringe** aus Filz, Gel oder Kunststoff. Meist ist es jedoch trotz aller entlastenden Maßnahmen erforderlich, die verdickte Hornhaut zu entfernen. Große (> 1/2 cm Durchmesser), entzündete, verletzte oder zahlreich auftretende Hühneraugen gehören zu diesem Zweck in die Hand von ausgebildeten Fußpflegern (Podologen) oder Ärzten, ebenso Hühneraugen bei Diabetikern und Patienten mit Durchblutungsstörungen. In schweren Fällen entfernt der Arzt die Schwiele chirurgisch, z. B. mit einer Schere, einem Skalpell oder einem *scharfen Löffel*.

Selbsthilfe

Einzelne kleine Hühneraugen können Sie oftmals ohne professionelle Hilfe durch schichtweises vorsichtiges Abreiben mit Bimsstein oder mit speziellen Raspeln beseitigen. Die Prozedur lässt sich durch eine mehrtägige Vorbehandlung mit Fußbädern erleichtern, eventuell unter Zusatz von einigen Tropfen Teebaumöl. Zur Vorbereitung ist es hilfreich, über längere Zeit ringförmige Schaumstoffpflaster als Druckentlastungsringe aufzukleben. Sie machen das Hühnerauge weicher und damit leichter entfernbar. Als Alternative bieten sich spezielle **Hühneraugenpflaster** mit einem Keratolytikum (→ S. 1064, z. B. Salicylsäure in Gehwol® Hühneraugenpflaster extra stark) an, die innerhalb von 3–4 Tagen die verhornte Hautstelle aufweichen. Nach Entfernen des Pflasters und einem Fußbad lässt sich das Hühnerauge vorsichtig ablösen. Auch Cremes und Tinkturen mit Salicylsäure (z. B. Clabin® plus Lösung) eignen sich zu diesem Zweck. Allerdings führt die chemische Auflösung von Hühneraugen oft zu einer Reizung des umgebenden Gewebes und empfiehlt sich deshalb nicht für Menschen mit empfindlicher Haut. Massieren Sie nach der Hühneraugen- bzw. Hornhautentfernung Ihre Füße mit einer Mischung aus Oliven- oder Mandelöl, angereichert mit ein paar Spritzern Zitronensaft.

Vorsorge

Auch nach der wirksamsten Behandlung melden sich Hühneraugen nach kurzer Zeit zurück, wenn ihre Ursache nicht behoben wurde. Bequemes Schuhwerk (zwischen dem längsten Zeh und dem Schuh sollte eine Daumenbreite Abstand sein) aus Leder – möglichst auch mit Lederfutter –, häufiges Wechseln der Schuhe und, falls erforderlich, orthopädische Einlagen (→ S. 908) beugen einseitiger Druckbelastung vor. Besonders anfällige Stellen können mit **Hühneraugenringen** (die den schon erwähnten Druckentlastungsringen entsprechen) gezielt entlastet werden.

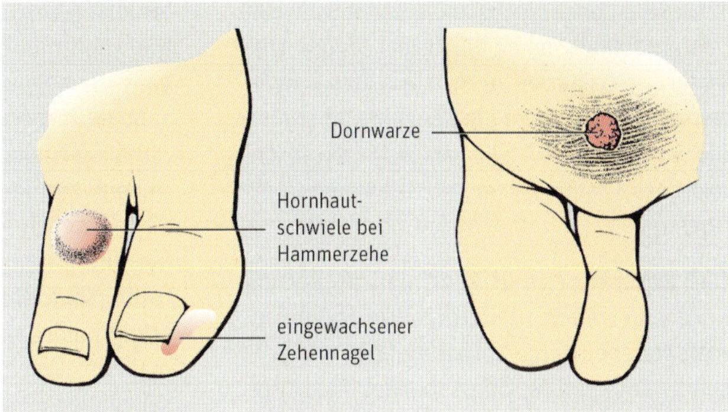

Häufige Befunde im Zehenbereich: ***Dornwarze*** *(→ S. 1084),* ***Hornhautschwiele bei Hammerzehe*** *und* ***eingewachsener Zehnagel*** [GTV 2854]

Wechseln Sie im Laufe des Tages öfter einmal die Schuhe. Schuhe mit flexiblen dicken Sohlen schützen den Fuß vor harten und rauen Böden. Suchen Sie bei Nagelproblemen einen medizinischen Fußpfleger auf.

Komplementärmedizin

Der Schwerpunkt bei der Bekämpfung von Hühneraugen liegt in der äußerlichen Behandlung mit Pflanzenextrakten, vorwiegend in Form von Fußbädern oder Umschlägen.

Pflanzenheilkunde. Die Blätter des Hauswurz, die eine kühlende und adstringierende (zusammenziehende) Wirkung besitzen, werden äußerlich bei vielen Hauterkrankungen und eben auch bei Hühneraugen verwendet. Eine Variante sind Umschläge mit Efeuextrakt; hierbei werden die Blätter in Essig getränkt, ausgedrückt und der Saft mit einem Verband auf dem Hühnerauge fixiert. Dieser Vorgang kann mehrmals wiederholt werden, auch Fußbäder mit Efeutinktur (1 EL Blätter mit 1 l 70%igem Alkohol ansetzen und nach etwa 2 Wochen abseihen) sind hilfreich. Nach Reinigung der betroffenen Hautstellen kann auch Teebaumöl mehrmals täglich aufgetragen werden, in besonders hartnäckigen Fällen sollte ein Stück Mull in dem Öl getränkt und über Nacht aufgelegt werden.

Hydrotherapie (→ S. 280). Gute Dienste leisten Fußbäder mit Bittersalz (Magnesiumsulfat), Pottasche (Kaliumkarbonat) oder Kamillensud.

Homöopathie. Bei starker Hautverhornung und der Bildung von Hühneraugen empfiehlt sich Antimonium crudum (Schwarzer Spießglanz) sowie Causticum.

i **Aktuell:** www.gesundheit-heute.de/28x01

- **www.vitanet.de** – Schnellsuche Hühneraugen: Internetseite der Vitanet GmbH, einem Portal des Apotheken-Verbunds, Mannheim: Ausführliche Darstellung mit praktischen Tipps.
- **www.hansaplast.de** – Suchwort Hühneraugen: Kommerzielle Internetseite der Beiersdorf AG, Hamburg : Übersichtliche Darstellung mit hilfreichen Informationen.

Übermäßiges Schwitzen

Häufigkeit: ■ ■ ■ ■ ■

Übermäßiges Schwitzen *(Hyperhidrose, Hyperhidrosis):* Krankhafte Überfunktion der Schweißdrüsen, v. a. an Handflächen, Füßen und unter den Achseln. Als eigenständiges Krankheitsbild tritt übermäßiges Schwitzen bei 5 % der Bevölkerung auf, insbesondere in Zusammenhang mit Stresssituationen. Häufig findet es sich auch als Begleiterscheinung von Übergewicht und allgemeinen Erkrankungen oder als Nebenwirkung von Medikamenten.

Leitbeschwerden

- Übermäßiges Schwitzen, das entweder lokal (z. B. an Händen oder Achselhöhlen) oder am gesamten Körper auftritt
- Feuchtigkeitsgefühl, Schweißgeruch und nasse Flecken auf der Kleidung
- Bei Schweißausbrüchen an der Hand meist kühle, eventuell sogar weiß-bläulich verfärbte Handflächen.

Die Erkrankung

Der Mensch schwitzt, wenn der Stoffwechsel angeregt wird, z. B. beim Sport, bei großer Hitze oder in Stresssituationen. Wird die Produktion der Schweißdrüsen (→ S. 1062) jedoch schon beim kleinsten Anlass stimuliert, liegt ein krankhaftes und behandlungsbedürftiges Geschehen vor.

Schweißgeruch entsteht durch auf der Haut lebende Bakterien, die die organischen Bestandteile des eigentlich geruchlosen

Schweißes zersetzen. Bei dauerhafter Schweißüberproduktion nimmt die Anzahl der geruchsbildenden Bakterien zu. Wiederholtes Schwitzen weicht außerdem die Haut auf und erhöht die Anfälligkeit für Ekzeme (z. B. chronisch-toxisches Kontaktekzem → S. 1081) und Infektionen.

Das Beschwerdebild kann den gesamten Körper betreffen *(generalisierte Hyperhidrosis)* oder einzelne Körperregionen wie Achseln, Hände, Füße, Oberschenkel oder Kopf *(lokalisierte Hyperhidrosis)*. Eine übermäßige Schweißproduktion ohne erkennbare Ursache setzt häufig bereits in der Pubertät ein. Spontan oder ausgelöst durch Nervosität, Stress oder geringfügige körperliche Anstrengung kommt es zu regelrechten Schweißausbrüchen – bis zum sichtbaren Tropfen der Handflächen. In ausgeprägten Fällen stellt die *generalisierte Hyperhidrosis* eine erhebliche psychische Belastung dar. Aus Angst vor Schweißflecken, unangenehmem Körpergeruch oder der Notwendigkeit, die nasse Hand zum Gruß zu reichen, ziehen sich manche Betroffene aus dem sozialen Leben zurück.

Im höheren Lebensalter findet man übermäßiges Schwitzen oft als Folge starken Übergewichts sowie im Rahmen bestimmter Grunderkrankungen, z. B. Schilddrüsenüberfunktion (→ S. 751), Parkinson-Krankheit (→ S. 1140) oder einer chronischen Infektion. Anfallsartige Schweißausbrüche sind in Form von Hitzewallungen eine typische und häufige Beschwerde in den Wechseljahren (→ S. 849). In seltenen Fällen geben sie einen Hinweis auf hormonelle Erkrankungen, z. B. ein Phäochromozytom (→ S. 754). Wenn übermäßiges Schwitzen vorwiegend nachts auftritt, kann ein dickes Federbett oder eine zu hohe Zimmertemperatur, aber auch eine systemische Erkrankung die Ursache sein. So findet sich **Nachtschweiß** typischerweise bei manchen rheumatischen Erkrankungen, bei Tuberkulose (→ S. 607) oder bei Lymphomen (→ S. 1043).

Weitere Ursachen für übermäßiges Schwitzen sind im Krankheitsfinder aufgeführt (→ Tab. S. 173).

Das macht der Arzt

Der Arzt klärt zunächst, ob die vermehrte Schweißproduktion im Rahmen einer therapiebedürftigen Grunderkrankung auftritt. Lässt sich die Ursache nicht ermitteln oder behandeln, stehen verschiedene Möglichkeiten zur Auswahl, die Schweißbildung zu reduzieren:

- Tabletten, z. B. mit dem Wirkstoff Methantheliniumbromid in Vagantin® Dragees, vermögen die Schweißbildung am gesamten Körper in begrenztem Ausmaß zu reduzieren, sind jedoch wegen erheblicher Nebenwirkungen wenig in Gebrauch.
- Sind lediglich Handteller oder Fußsohlen betroffen, ist oft eine **Schwachstromtherapie** *(Iontophorese,* auch *Iontopherese)* erfolgreich. Dabei taucht der Patient mehrmals pro Woche Hände oder Füße in ein salzhaltiges Wasserbad, durch das Gleichstrom (10–15 mA) geleitet wird.
- Zur Therapie von verstärktem Achselschweiß eignen sich Spritzen mit stark verdünntem Botulinumtoxin (Botox® → S. 434). Eine gelegentliche Wiederholung ist erforderlich, frühestens jedoch nach einem halben Jahr.
- Ist nur die Achselregion betroffen, besteht auch die Möglichkeit einer Schweißdrüsenabsaugung (Suktionskürrettage), die sich ambulant durchführen lässt (→ S. 888).
- Die **Sympathektomie** *(endoskopisch transthorakale Sympathektomie, ETS):* Operative Durchtrennung des Grenzstrangs im Bereich der Brustwirbelsäule) hilft, wenn vorwiegend Gesicht, Achseln und/oder Hände betroffen sind. Diese minimal-invasive Operation (→ S. 1280) wird unter Vollnarkose durchgeführt und bessert die Symptome erheblich. Als komplikationsreiches Verfahren bleibt sie jedoch auf Fälle beschränkt, die sich nicht anders behandeln lassen. Häufigste Komplikation ist das kompensatorische Schwitzen an anderen Hautarealen wie Rücken, Bauch oder Schritt, das in bis zu 85 % der Fälle auftritt.

Selbstbehandlung

Bei normalem Schwitzen an einzelnen Körperregionen helfen meist handelsübliche kosmetische Produkte (z. B. Deo-Roller, Deosprays) oder spezielle Fußpflegeprodukte wie Fußpuder, -sprays o. Ä. (Gehwol®, Allgäuer Latschenkiefer, Hidrofugal®). **Deodoranzien** mit Wirkstoffen wie Chlorhexidin oder Triclosan wirken der bakteriellen Zersetzung des Schweißes entgegen und reduzieren auf diese Weise den unangenehmen Geruch. **Antitranspiranzien** mit Aluminiumsalzen hemmen dagegen die Schweißproduktion. Erfahrungsgemäß lässt sich die Geruchsbelästigung durch parfümhaltige Deos gut behandeln. Allzu aggressiv sollte man die örtliche Therapie jedoch nicht betreiben, da sonst die normale Hautflora geschädigt wird.

Reichen handelsübliche Produkte nicht aus, sind in der Apotheke Präparate mit Methenamin (z. B. in Antihydral® Salbe) oder Gerbstoffen (z. B. in Tannolact® Puder) erhältlich. Zur Behandlung übermäßigen Achselschweißes hat sich 10- bis 30%ige Aluminiumchloridlösung bewährt, deren Anwendung langfristig zur Verkleinerung der Schweißdrüsen führt. Die Achselhöhlen werden zunächst täglich, dann zwei- bis dreimal pro Woche behandelt, wobei die Lösung am besten mittels Zerstäuber aufgebracht wird. Anfänglich kann es zu leichten Hautreizungen kommen, die aber meist wieder abklingen.

Detaillierte Informationen zur Behandlung von Schweißfüßen → S. 1065.

Anregungen zum Umgang mit Hitzewallungen → S. 856.

Vorsorge

Bei vermehrter Schweißproduktion empfiehlt sich das Tragen atmungsaktiver Textilien, z. B. aus Baumwolle oder Gore-Tex®. Schichtweise nach dem Zwiebelprinzip getragene Kleidung ermöglicht eine rasche Anpassung an das jeweilige Wärmebedürfnis. Wer unter stark riechendem Achselschweiß leidet, profitiert oft von einer Achselrasur: Auf der glatten Haut sammeln sich weniger geruchsbildende Bakterien.

Regelmäßige Wechselduschen und Ausdauersport trainieren den Körper, mit schweißtreibenden Reizen besser umzugehen. Da koffeinhaltige Getränke, Alkohol, scharfe Gewürze und üppige Mahlzeiten die Schweißproduktion verstärken können, lohnt sich ein Versuch, auf diese Auslöser zu verzichten. Übergewichtige Menschen verlieren oft ihre vermehrte Schweißneigung, wenn sie ihr Gewicht normalisieren.

Komplementärmedizin

Betroffene befinden sich oft in einer Art Teufelskreis: Ihnen sind die Schweißausbrüche derart unangenehm, dass sie aus Angst davor erst recht anfangen zu schwitzen. In der Komplementärmedizin steht neben der eigentlichen „Schweißbekämpfung" deshalb auch die Klärung psychischer Faktoren im Vordergrund.

Hydrotherapie (→ S. 280). Empfehlenswert sind Umschläge mit kaltem Wasser, die alle 5 Minuten gewechselt werden. Gegen Schweißfüße hilft ein Fußbad mit Salbei oder Tomatensaft (0,5 l Saft auf 5 l Wasser).

Pflanzenheilkunde. Eine traditionelle Pflanze gegen Schweißbildung ist Salbei in Form von Tee (3–4 Tassen täglich) oder Fertigpräparaten (z. B. Salus® Salbei-Tropfen, Salvysat® Bürger). Salbei hemmt erwiesenermaßen die

Schweißproduktion, wobei die Wirkung erst nach einigen Tagen eintritt. Bei leichterer Schweißneigung helfen Gerbstoffbäder oder Gerbstoffpuder aus Eichenrinde, z. B. in Fertigpräparaten wie Tannolact® Pulver oder Tannosynt® flüssig. Ebenfalls zur äußerlichen Anwendung eignet sich ein Sud aus den Blättern der Walnuss, hierfür werden 4 EL Blätter mit 1 l Wasser angesetzt, aufgekocht und abgeseiht. Vorsicht: der Sud färbt Textilien.

Akupunktur (→ S. 1249). Es liegen positive Erfahrungsberichte vor, wonach die Akupunktur eine vermehrte Schweißneigung lindert; hier ist wohl auch der entspannende Effekt nicht zu vernachlässigen.

Psychotherapie und Entspannungverfahren (→ S. 1257). Der erste Schritt besteht darin, das eigene Verhalten zu beobachten und – z. B. in Form eines Tagebuchs – zu dokumentieren, in welchen Situationen die Schweißausbrüche gehäuft auftreten. Im nächsten Schritt erlernen die Betroffenen mittels verhaltenstherapeutischer Maßnahmen oder in einer kognitiven Verhaltenstherapie (→ S. 1176) ihr Selbstwertgefühl zu stärken, weniger schnell aus dem Gleichgewicht zu geraten und die Erwartungsangst schrittweise abzubauen, indem sie z. B. Entspannungsverfahren oder Atemtechniken erlernen.

Homöopathie (→ S. 1251). Die Homöopathie empfiehlt Salvia officinalis (Salbei), bei starkem, vorwiegend nächtlichem Schweiß auch Boletus laricis sowie Jaborandi.

Zellulite

Häufigkeit: ■■■■■

Zellulite *(Cellulite, Orangen[schalen]haut):* Durch das weibliche Geschlechtshormon Östrogen bedingte Dellenbildung der Haut, v. a. im Bereich von Beinen, Hüften, Oberarmen und Gesäß. 80 % aller Frauen sind davon betroffen, am stärksten solche mit Übergewicht. Die Zellulite kann im Verlauf des Lebens weiter zunehmen, bildet sich aber oft nach den Wechseljahren teilweise zurück.

Die Bezeichnung ***Cellulitis (Zellulitis)*** wird zwar von vielen Frauenzeitschriften synonym verwendet, ist aber aus medizinischer Sicht irreführend, denn die Begriffsendung „-itis" weist auf eine Entzündung hin, die aber bei der Zellulite gar nicht vorliegt. Auch besteht Verwechslungsgefahr mit dem Englischen, wo mit Cellulitis die entzündlichen Erkrankungen Erysipel (→ S. 1089) und Phlegmone (→ S. 1090) zusammengefasst werden.

Die Erkrankung

Ob von einer Erkrankung gesprochen werden kann, ist Interpretationssache. Zweifelsohne ist die Zellulite aber ein ästhetisches Problem. Ursache sind Formveränderungen des Unterhautfettgewebes, das durch **Kollagenstränge** (vom Arzt ***bindegewebige Septen*** oder ***Retinacula cutis*** genannt) in Form gehalten wird, dabei aber seine glatte Kontur verliert und eine steppdeckenartige ***Felderung*** (→ Abb.) bekommt. Diese ist abhängig vom Östrogenspiegel und tritt deshalb im Monatsrhythmus mehr oder weniger in Erscheinung. Verstärkt wird das ungünstige Zellulite-Erscheinungsbild durch „Reiterhosen", Bindegewebsschwäche und Rauchen, möglicherweise auch durch die Pille. Oft tritt Zellulite auch in Verbindung mit Krampfadern auf, da der Stau in den Gefäßen zu Wasseransammlungen und zur Schwellung der Haut führt.

Das empfiehlt der Arzt

Als wirkungsvollste Behandlung hat sich neben der Normalisierung des Gewichts (zur Ernährungsumstellung → Kapitel 04) der gezielte Muskelaufbau erwiesen. Am besten ist ein Lauftraining, weil es die für den Po- und Oberschenkelbereich entscheidenden Muskelpartien am stärksten aufbaut. Dieser Effekt kann durch gezieltes Problemzonen-Training (Fatburner-Programme) gesteigert werden.

Es geht aber nicht nur um den Muskelaufbau, sondern auch um den Kreislaufeffekt. Die gesteigerte Durchblutung sorgt für eine natürliche Lymphdrainage und verbessert somit die Ausschwemmung von Körperwasser, was das Erscheinungsbild ebenfalls verbessert.

Um der Zellulite entgegenzuwirken, ist ein Rauchverzicht sinnvoll, da Nikotin einerseits die Blutgefäße (auch der Haut) verengt, was den Stoffwechsel in diesen Regionen drosselt, und andererseits die Kollagenstruktur des Hautbindegewebes schädigt.

Eine Ernährungsumstellung auf ausgewogene, ballaststoffreiche Nahrungsmittel wird zwar oft empfohlen, ein spezifischer Effekt auf die Zellulite ist aber nicht nachgewiesen.

Cremes, Salben und andere kosmetische Behandlungen sind nicht Erfolg versprechend, da diese nur auf die Oberhaut wirken.

Bei der Fettabsaugung (Liposuktion → S. 887) wird zwar viel Körperfett entfernt, die Hautdellen können aber bestehen bleiben oder sich sogar verstärken, wenn die Kollagenstränge nicht durchtrennt werden.

Komplementärmedizin

Da viele Menschen unter einer Zellulite leiden, boomt der Markt der alternativmedizinischen Verfahren, denen allerdings jeder wissenschaftliche Wirkungsnachweis fehlt.

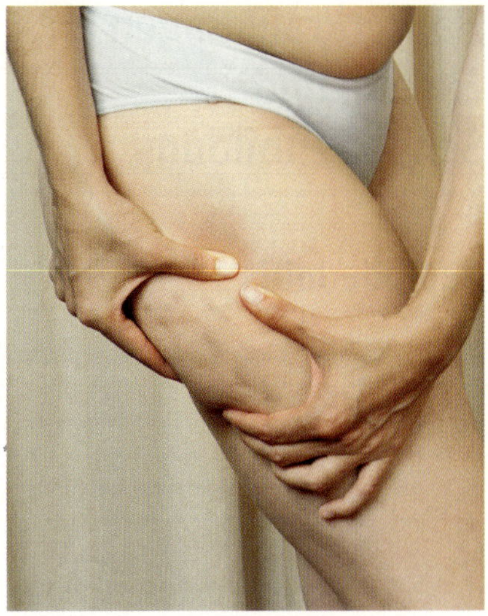

Mittelgradig ausgeprägte Zellulite *bei einer 35-jährigen Frau. Typisch ist die Verstärkung der Hautfelderung, wenn die betroffene Hautpartie zusammengedrückt wird.* [ISP 2809]

Dazu zählen Lymphdrainage, Anregung der Hautdurchblutung durch Cremes, Wechselduschen und Bürstenmassagen. Ihnen allen ist gemein, dass sie zwar kurzfristig wirken können, ein nachhaltiger Effekt aber nicht möglich ist. Gleiches gilt für technisch ausgefeilte und teure Verfahren wie die ***Unterdruckbehandlung*** (Patientin liegt mit der unteren Körperhälfte in einer Vakuumröhre), die ***Kryothermie*** (Anwendung von Temperaturen bis -160° C) oder die ***Endermologie*** (spezielle Bindegewebsmassage zur „Hautgymnastik").

Bei Bindegewebsschwäche und Venenproblemen sind generell Kompressionsstrumpfhosen empfehlenswert (→ S. 734), um die Blutzirkulation zu unterstützen. Von manchen Anbietern werden die Kompressionsstrumpfhosen durch Kombination mit Cremes, die die Durchblutung der Haut fördern, zu einem teuren Produkt veredelt. Ein positiver Effekt ist jedoch nur zu erzielen, solange die Kompressionsstrumpfhosen regelmäßig getragen werden.

Warnhinweis: Eine Zellulite-Behandlung von innen ist nicht möglich. Entsprechende Angebote vom Anti-Orangenhaut-Tee bis hin zu diversen Nahrungsergänzungsmitteln sind deshalb nicht empfehlenswert. ***Anti-Zellulite-Kosmetika*** sind nach Ansicht aller Fachleute ihr Geld nicht wert.

Hauterkrankungen mit Ekzem- und Schuppenbildung

Neurodermitis

Häufigkeit:

Neurodermitis *(atopisches Ekzem, endogenes Ekzem, atopische Dermatitis)*: Stark juckende, schubartig verlaufende, chronische Hautentzündung mit erblicher Komponente. In Deutschland leiden schätzungsweise 10–20 % der Kinder und etwa 5 % der Erwachsenen an einer Neurodermitis. Die meisten erkranken bereits im Säuglingsalter zwischen dem 3. und 6. Lebensmonat. Bei etwa der Hälfte der Kinder gehen die Beschwerden ab dem 4. Lebensjahr langsam zurück, in der Pubertät tritt oft eine weitere Besserung ein. Im Erwachsenenalter sind in 70 % der Fälle die Beschwerden vollständig abgeklungen. Unabhängig davon neigen die Betroffenen lebenslang zu trockener Problemhaut und zu allergisch bedingten atopischen Erkrankungen wie Heuschnupfen (→ S. 575) oder Asthma (→ S. 598). Darüber hinaus ist das Risiko verdoppelt, im Lauf des Lebens eine berufsbedingte Hauterkrankung (→ S. 1083) zu entwickeln.

Leitbeschwerden

- Starker Juckreiz
- Bei Säuglingen und Kleinkindern: Unscharf begrenzte, gerötete und nässende Stellen mit Bläschen, überwiegend im Bereich von Gesicht und behaartem Kopf (Milchschorf) sowie an den Streckseiten von Armen und Beinen
- Bei älteren Kindern und Erwachsenen: Unscharf begrenzte, bräunlich-rote Herde mit Knötchen und Schuppen, bevorzugt an den Gelenkbeugen sowie an Gesicht und Hals, symmetrisch auftretend.

Wann zum Arzt

In den nächsten Tagen, wenn oben genannte Leitbeschwerden erstmals auftreten.

Am nächsten Tag, wenn sich auf der entzündeten Haut gelbe Krusten bilden (Verdacht auf bakterielle Infektion).

Sofort, wenn am ganzen Körper Bläschen und zusätzlich hohes Fieber auftreten (Verdacht auf virale Infektion).

Die Erkrankung

Die Neurodermitis ist eine Hautkrankheit, bei deren Entstehung viele Faktoren eine Rolle spielen. Neben Umwelteinflüssen sind die Erbanlagen von großer Bedeutung. Das Risiko, an einer Neurodermitis zu erkranken, liegt bei etwa 40 %, wenn ein Elternteil betroffen ist, und bei ungefähr 70 %, wenn beide Elternteile an einer Neurodermitis leiden. Auch Kinder von Eltern mit Heuschnupfen oder allergischem Asthma haben ein erhöhtes Risiko. Der hohe Hygienestandard in den Industrieländern scheint darüber hinaus das „Training" des Immunsystems in den ersten Lebensmonaten zu behindern. Dies kann im späteren Leben zu Fehlreaktionen des Immunsystems führen.

Allergene wie Hausstaubmilben, Blütenpollen oder Tierhaare können einen ***akuten Neurodermitisschub*** auslösen, wenn eine Veranlagung für Allergien besteht. Weitere Faktoren, die eine Neurodermitis begünstigen, sind unter anderem Infektionen (z. B. Erkältungskrankheiten, Virusgrippe), Stress, Erschöpfung, Schlafmangel, Reizstoffe (z. B. Kosmetika, Schweiß, raue Kleidung, Waschmittelrückstände in der Kleidung), extreme Wärme oder Kälte, klimatische und jahreszeitliche Einflüsse (Frühjahr, Herbst) sowie saure und scharfe Nahrungsmittel.

Auch außerhalb eines akuten Schubs zeigt die Haut von Neurodermitikern verschiedene Auffälligkeiten: Sie bildet vermindert Talg und leidet unter einem Mangel an bestimmten Fettstoffen. Die Bindung von Wasser ist reduziert, die Schweißabsonderung oft vermindert, gelegentlich auch verstärkt. Diese Veränderungen gehen mit einer Störung der Hautbarriere einher. Die Haut wird dadurch anfälliger für Infektionen, außerdem durchlässiger für Schadstoffe und Allergene.

Die Neurodermitis ist keine Allergie, gehört aber wie einige besonders häufige Allergien zu den atopischen Erkrankungen (→ S. 1045).

Die Neurodermitis äußert sich in jedem Lebensalter unterschiedlich. Säuglinge leiden v. a. unter Bläschen und nässenden Rötungen im Gesicht und am behaarten Kopf, die Krusten bilden. Da sie wie verbrannte Milch aussehen, werden sie oft als Milchschorf bezeichnet. Etwa ab dem 2. bis 3. Lebensjahr bis hinein ins Erwachsenenalter tritt die Neurodermitis bevorzugt an den Beugeseiten von Armen und Beinen (v. a. Ellenbeugen und Kniekehlen), aber auch an Gesicht und Hals auf. Bei akuten Schüben werden diese Hautbereiche rot und schuppig. Im Laufe der Zeit bildet sich durch ständiges Aufkratzen dickere und gröbere **„Elefantenhaut"** ***(Lichenifikation)***. Nässende Hautbereiche treten dagegen kaum noch auf. Altersunabhängig gehen die Hautentzündungen mit heftigem Juckreiz einher. Kratzen kann die Dauer eines akuten Schubes verlängern und auch einen erneuten Schub auslösen. Bei vielen Betroffenen führen der Juckreiz und die sichtbaren Hautveränderungen zu einer starken seelischen Belastung, die den Krankheitsverlauf weiter verschlimmern kann.

Bei Neurodermitikern kommt es leichter zu bakteriellen Infektionen der Haut, insbesondere durch Staphylokokken. Hinweis dafür sind Bläschen, die eine klare gelbliche Flüssigkeit absondern, manchmal unangenehm riechen und gelbliche Krusten bilden **(Impetigo contagiosa)**. Auch das Herpes-simplex-Virus (→ S. 1085) kann sich ausbreiten und ein schweres **herpetisches Ekzem** *(Eczema herpeticatum)* mit hohem Fieber, Bläschen am ganzen Körper und beeinträchtigtem Allgemeinbefinden hervorrufen. Eine Behandlung im Krankenhaus ist dann erforderlich.

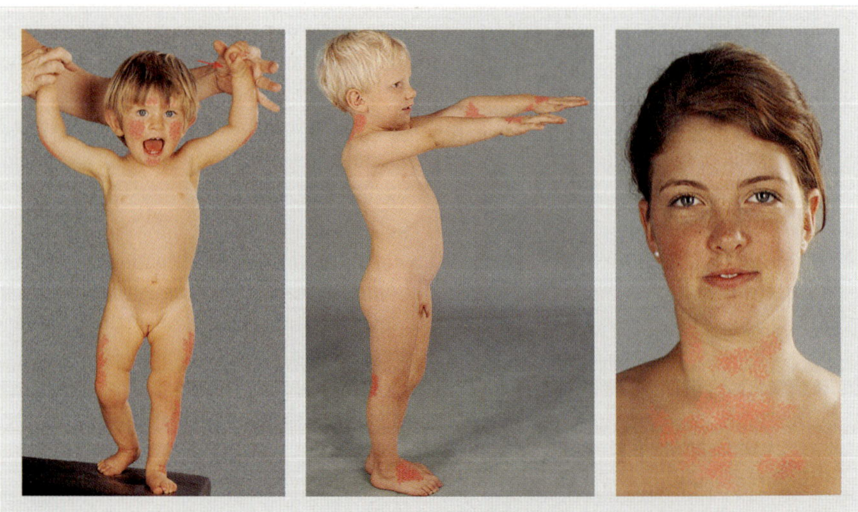

*Die **Neurodermitis** befällt in verschiedenen Lebensabschnitten jeweils typische Hautregionen.* [AMR 2810]

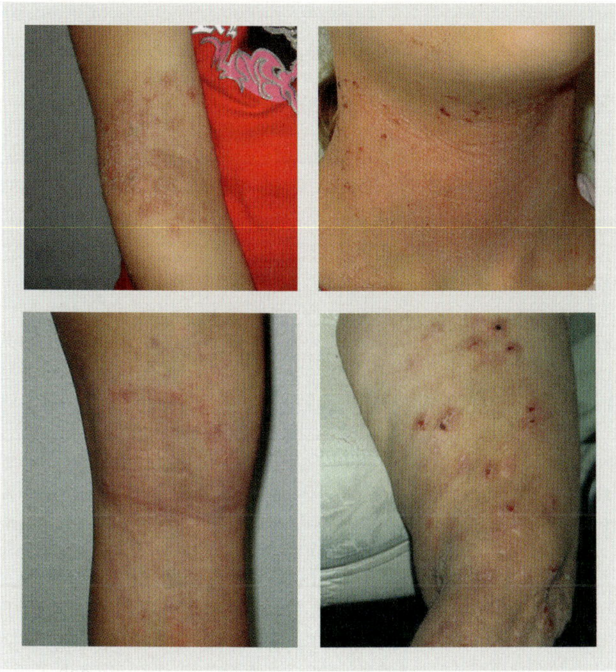

Neurodermitis in der Armbeuge (oben links), am Hals (oben rechts) und in der Kniekehle (unten links) eines Mädchens sowie am Oberarm einer 65-jährigen Frau (unten rechts). [oben links: RKL, oben rechts und unten: KAD 2811a]

Warnhinweis: Infektionen der neurodermitischen Haut durch Bakterien, Viren oder Pilze sind kein Zeichen mangelnder Hygiene. Im Gegenteil: Übertriebenes Baden, Duschen und Waschen trocknet die Haut zusätzlich aus und beeinträchtigt deren ohnehin schon eingeschränkte Widerstandsfähigkeit.

Das macht der Arzt

Diagnosesicherung. Zur gezielten Behandlung versucht der Arzt, den individuellen Schubauslöser herauszufinden, indem er den Patienten oder dessen Eltern ausführlich befragt oder ein *[Neurodermitis-]Tagebuch* führen lässt. Darin werden täglich der Hautzustand, das Auftreten von Juckreiz, erfolgte Behandlungsmaßnahmen, eventueller Stress, verzehrte Nahrungsmittel und andere Besonderheiten eingetragen. Zusätzlich führt der Arzt eine Allergiediagnostik durch (→ S. 1062).

Zur Diagnosesicherung hilft dem Arzt auch der **weiße Dermografismus:** Während gesunde Haut bei einem Kratzer (z. B. mit einem Holzspatel) mit einem geröteten Strich reagiert, zeigt die Haut eines Neurodermitikers binnen 10 Sekunden einen weißen Strich. Zusätzlich finden sich bei Neurodermitiskranken oft weitere äußere Merkmale: ausgedünnte und verkürzte Augenbrauen, eine doppelte untere Lidfalte *(Dennie-Morgan-Falte)* sowie vergröberte Hautfalten.

Therapie. Neurodermitis ist nicht heilbar, mit den heutigen Medikamenten lässt sie sich jedoch gut behandeln. Bei akuten Schüben helfen kortisonhaltige Salben (z. B. Hydrocortisonbutyrat in Alfason Salbe, Prednicarbat in Dermatop® Salbe). Am Abend angewendet, wirken sie am besten. Zur Minimierung von Nebenwirkungen wird Kortison meistens nur kurzzeitig und im Wechsel mit einem wirkstofffreien Basispräparat (siehe unten) angewendet. Als Alternative sind neuerdings auch lokal wirksame Immunsuppressiva verfügbar, z. B. Tacrolimus (in Protopic®Salbe) und Pimecrolimus (in Elidel®1% Creme). Ob diese Präparate jedoch besser sind als Kortison und welche Langzeitnebenwirkungen sie haben, bleibt abzuwarten.

Bei leichten Schüben helfen kortisonfreie Entzündungshemmer wie Schieferölpräparate (z. B. Ichthosin® Creme), Gerbstoffpräparate (z. B. Tannolact®) oder Bufexamac (z. B. in Parfenac® Creme), die gleichzeitig den Juckreiz stillen. Ist der Juckreiz stark ausgeprägt, kann zudem ein Antihistaminikum helfen (→ S. 1046).

Bei schweren Schüben verordnet der Arzt Kortison oder Immunsuppressiva (z. B. Ciclosporin) zum Einnehmen.

Wenn sich Kratzstellen bakteriell infizieren, sind Antibiotika zum Auftragen auf die Haut oder zum Einnehmen angezeigt (z. B. Cefalexin).

Selbstbehandlung

Hautpflege. Das A und O bei der Behandlung der Neurodermitis ist die *sorgfältige* Hautpflege *(Basispflege)*, um die Schutzfunktion der Haut zu verbessern. So lässt sich das Auftreten akuter Schübe und der Bedarf an Medikamenten verringern.

Empfehlenswert sind alle Maßnahmen, die den Fett- und Feuchtigkeitsgehalt der Haut erhöhen, wie z. B. Basiscremes mit Zusatz von Harnstoff oder rückfettenden Omega-Fettsäuren. Welche Cremes, Salben und Lotionen am besten helfen, ist individuell verschieden und lässt sich nur durch Austesten herausfinden. Wer die Pflegepräparate im Kühlschrank aufbewahrt, kann zusätzlich den juckreizlindernden Effekt von Kälte nutzen.

Entscheidend ist die regelmäßige und dauerhafte Pflege auch außerhalb akuter Schübe – und besonders auch nach jedem Baden oder Duschen. Tagsüber raten Ärzte zu wasserreichen Pflegeprodukten (O/W-Emulsionen) da diese die Atmung der Haut nicht behindern. Nachts sind dagegen fettreiche Produkte von Vorteil (reichhaltige O/W-Emulsionen oder W/O-Emulsionen). Besonders trockene und strapazierte Hautstellen (z. B. Hände, Füße) profitieren auch tagsüber von einer fettreichen Creme oder Salbe. Ungeeignet zur Dauerpflege sind Öle, da sie bei längerer Anwendung die Haut austrocknen; auch reine Vaseline und Melkfett, das oft als Geheimtipp gehandelt wird, haben sich als ungünstig erwiesen.

Für Duschen wie Baden gilt: eher kurz, selten und kühl. Generell ist Duschen dem Baden vorzuziehen, da es die Haut weniger austrocknet. Baden in Hallen- und Freibädern ist besonders ungünstig, weil die Haut durch die Desinfektionsmittel im Wasser stark strapaziert wird; viele Betroffene verzichten deshalb generell darauf.

Beim Duschen empfiehlt es sich, auf rückfettende, ölhaltige Produkte zurückzugreifen (z. B. Eucerin® Duschöl, Balmandol Ölbad, Eucerin® Handwaschöl). Zwischen dem Abtrocknen und anschließenden Eincremen sollten nicht mehr als 3 Minuten liegen – die Haut ist in dieser Zeitspanne besonders aufnahmefähig für Fett und Wirkstoffe.

Allergenkarenz. Bekannte Allergene wie Pollen, Hausstaub oder Tierhaare zu meiden gehört zu den wichtigsten Maßnahmen der Selbsthilfe. Empfehlungen dazu finden Sie bei Allergien → ab S. 1044.

Ernährung. Bei 60 % der betroffenen Kinder und 10 % der Erwachsenen sind Nahrungsmittelunverträglichkeiten nachweisbar. In diesem Fall ist es ratsam, den Speiseplan maßvoll umzustellen. Eine mediterrane Vollwerternährung ist sinnvoll, entbindet aber nicht von der Notwendigkeit, auf Problemlebensmittel besonders zu achten: Für viele Betroffene sind das neben Nüssen auch das so wertvolle Obst. Denn Fruchtsäuren, reichlich beispielsweise enthalten in Zitrusfrüchten oder sauren Äpfeln, kann die Symptomatik verschlechtern. Hier ist ein Verzicht oft ratsam.

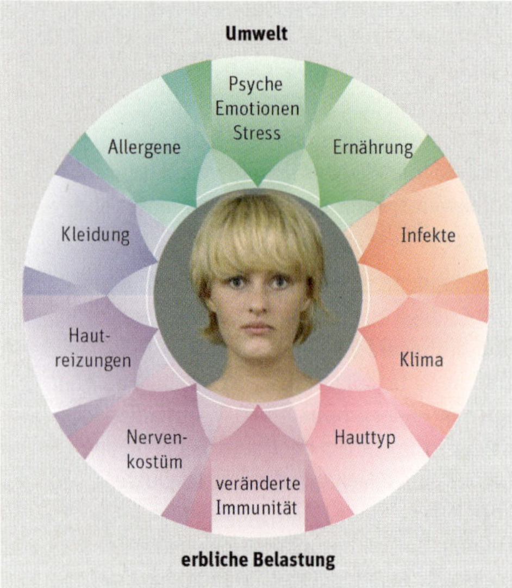

Viele Faktoren bestimmen Auftreten und Verlauf einer **Neurodermitis.** [GRA, JAN 2811b]

Auch scharfe Gewürze verstärken oft die Beschwerden, da sie die Hautdurchblutung steigern.

Mittels Heilfasten lässt sich manchmal eine Verbesserung der Neurodermitis erzielen. Diese „Heilwirkung" ist aber nur vorübergehend, weshalb Heilfasten nur sinnvoll ist, wenn gleichzeitig andere Therapiestrategien zur Anwendung kommen, wie z. B. neue Pflegeprodukte.

Warnhinweis: Es gibt *keine* allgemeingültige Diät zur Behandlung von Neurodermitis.

Entspannung. Da die psychische Verfassung eine wichtige Rolle bei der Neurodermitisbewältigung spielt, sollten chronische Stresssituationen gemieden oder gezielt bewältigt werden. Sinnvoll ist das Erlernen einer Entspannungsmethode wie Autogenes Training (→ S. 1257), die auch dabei helfen kann, den Teufelskreis von Jucken-Kratzen-Entzündung zu unterbrechen.

Kleidung. Textilien aus tierischen Fasern (Wolle, Pelze) verstärken oft die Beschwerden. Empfehlenswert ist weiche, locker sitzende Kleidung aus naturbelassener Baumwolle oder Leinen. Bei häufig auftretenden Staphylokokken-Infektionen reduzieren silberbeschichtete Spezialstoffe (Padycare®) das Risiko neuer bakterieller Hautinfektionen.

Juckreiz. Ein Aufkratzen der erkrankten Haut zu vermeiden ist ebenso wichtig wie schwierig. V. a. nachts neigen viele Neurodermitiker zu heftigen Kratzattacken im Halbschlaf, die sich kaum kontrollieren lassen. Hier hilft es, die Fingernägel kurz zu halten. Tagsüber gelingt es bei mäßigem Juckreiz oft, die betroffenen Hautstellen durch leichtes Drücken, Massieren oder Kneifen zu beruhigen. Starker Juckreiz lässt sich manchmal durch Auflegen eines kalten Waschlappens lindern.

Vorsorge

Vielerorts gibt es ***Neurodermitis-Schulungen*** und ***-kuren,*** die in Modellprojekten erfolgreich erprobt wurden. In diesen Schulungen lernen die Betroffenen bzw. deren Eltern, besser mit der Krankheit umzugehen, die Haut selbst zu pflegen und zu behandeln und so insgesamt eine höhere Lebensqualität zu erreichen.

IGeL-Hinweis: Auf Antrag übernehmen viele Krankenkassen die Kosten für Neurodermitis-Schulungen oder -kuren (Adressen und Hilfen → Infobox S.1075).

Wenn Eltern unter atopischen Erkrankungen (→ S. 1045) oder Allergien leiden, helfen einige Vorsorgemaßnahmen, das Neurodermitisrisiko bei den Kindern zu senken, so z. B. ein längeres, in den ersten 6 Monaten möglichst ausschließliches Stillen. Auch ein Rauchverzicht in der Schwangerschaft und im Säuglingsalter hat einen positiven Einfluss.

Komplementärmedizin

In der Naturheilkunde wird Neurodermitis weniger als Hauterkrankung, sondern vielmehr als Hinweis auf einen gestörten Stoffwechsel oder ein überlastetes Immunsystem gesehen. Eine Vielzahl naturheilkundlicher Verfahren wird angeboten, von der Eigenbluttherapie über die Darmsanierung bis hin zu Bioresonanzverfahren, wobei nur für einige dieser Therapien wissenschaftlich fundierte Wirknachweise existieren.

Klimatherapie (→ S. 1279). Erwiesen ist der positive Effekt von Klimawechsel und Aufenthalten an Orten mit allergenarmem Reizklima, z. B. auf den Nordsee-Inseln, in höheren Berglagen oder am Toten Meer. Die Frühjahrs- und Herbstmonate sind dafür besonders geeignet.

Lichttherapie (→ S. 1280 und S. 1064). *Blaulicht* lindert den Juckreiz bei akuten Ekzemen. Schwere Verlaufsformen lassen sich oft mit langwelligem UVA1-Licht ohne Wärmestrahlung erfolgreich therapieren.

Balneophototherapie. Bei chronischer Neurodermitis empfiehlt sich auch die ***Balneophototherapie,*** eine Behandlungsmethode, die die Bedingungen des Toten Meers simuliert. Dabei badet der Patient in einer Lösung mit hohem Sole und Mineralstoffgehalt ***(Starksole),*** während er gleichzeitig mit UV-Licht bestrahlt wird.

(!) Leider ist die Balneophototherapie derzeit nur bei der Schuppenflechte, aber noch nicht bei der Neurodermitis Kassenleistung (Stand Ende 2008).

Hydrotherapie (→ S. 280). Entzündungshemmend wirken Umschläge mit kaltem abgekochten Wasser, die alle 5 Minuten erneuert werden, auch Umschläge mit Kamillen- oder Malventee sowie Quarkwickel (solange die Haut nicht offen und blutig ist) zur Kühlung und Rückfettung der Haut haben sich bewährt. Lauwarme Bäder, z. B. mit Zusätzen von Milch (außer bei Milchallergie!) und 1 EL Olivenöl, abgekochter Eichenrinde, Kamillentee oder Weizenkleie sind bei akuten Neurodermitisschüben empfehlenswert. Chronische Ekzeme reagieren dagegen besser auf Ölbäder; sie wirken am besten, wenn das Öl erst nach 5 Minuten Badezeit dem Wasser zugesetzt wird. Für trockene und verdickte Haut eignen sich auch Sole-Bäder mit einem Salzgehalt von 1,5–6 %. Die Badedauer sollte 5–10 Minuten nicht übersteigern. Nach dem Bad empfiehlt sich eine einstündige Bettruhe, anschließend wird die Haut mit klarem Wasser abgeduscht und eingecremt.

Wechselbäder (Kneippsche Güsse → S. 281). Ergänzend sind Kneippsche Verfahren wie die morgendliche kalte Dusche oder Wechselbäder sinnvoll, da sie das Immunsystem stärken und darüber hinaus körpereigenes Kortison mobilisieren.

Pflanzenheilkunde. Hier wird zwischen nässenden Ekzemen und trockenen Hautausschlägen unterschieden. Bei Ersteren helfen Kompressen aus Teeaufgüssen, z. B. nicht aromatisiertem schwarzen Tee (1 EL pro 0,5 l Wasser, 10–15 Minuten ziehen lassen), aus Eichenrinde, Kamille oder Stiefmütterchenkraut. Auch pflanzliche Extrakte wie Kamille, Johanniskrautöl oder Hamamelis in Pasten oder Lotionen (Deskin® Lotio) bringen oft Linderung. Trockene Haut behandelt man besser mit Salben aus Nachtkerzensamenöl (z. B. Laceran® Omega Fettsalbe) oder Kamillenextrakt (z. B. Robugen® Kamillensalbe). Die Pflanze Galphimia glauca erwies sich als wirksam gegen allergische Erkrankungen, sie wird von einigen Stämmen im Regenwald Brasiliens gegen Allergien eingesetzt.

Homöopathie (→ S. 1251). Verwendet werden sehr stark verdünnte Wirkstoffe. Bei nässender, juckender Haut empfiehlt die Homöopathie Daphne mezereum oder – v. a. im Kopfbereich – Nerium oleander, sofern sich Neurodermitiker wund kratzen auch Kreosotum. Für trockene, rissige Haut wird Alumina, Petroleum oder Lycopdium, bei krustigen Ekzemen auch Graphites empfohlen.

Akupunktur (→ S. 1249). Die Nadelung von Akupunkturpunkten beeinflusst weniger den Juckreiz als vielmehr den vegetativen Allgemeinzustand.

Psychotherapie. Die ganzheitliche Wahrnehmung des Patienten kann bei allergischen Erkrankungen wie der Neurodermitis sehr hilfreich sein. Als gezielte Behandlung bieten sich verhaltenstherapeutische Maßnahmen (→ S. 1175) an, um das Kratzen zu reduzieren und Alternativverhalten zu erlernen. Auch Hypnose (→ S. 1260) zeigt beachtliche Erfolge, wenn es um die Bewältigung des Juckreizes geht.

Aktuell: www.gesundheit-heute.de/28x02

- **www.dgk.de** – Suchbegriff Neurodermitis: Internetseite des Deutschen Grünen Kreuzes e. V., Marburg: Umfangreicher und von Herstellerfirmen unabhängiger Überblick über Ursachen und Behandlungsmöglichkeiten.
- **www.dnb-ev.de** – Deutscher Neurodermitis-Bund e. V., Hamburg: Kontakt zu Selbsthilfegruppen und Infos für Betroffene.
- **www.neurodermitis.net** – Bundesverband Neurodermitiskranker in Deutschland e. V., Boppard: Kontakt zu Selbsthilfegruppen und Infos für Betroffene.
- **www.neurodermitisschulung.de** – Arbeitsgemeinschaft Neurodermitis-Schulung e. V. (AGNES, Berlin): Bietet Informationen zu Neurodermitisschulungen und für Mitglieder Kontaktadressen von Neurodermitistrainern aus der Umgebung.
- M. Hellermann: **Neurodermitis bei Kindern.** Trias, 2004. Gut geschriebener Ratgeber, der hilft, Auslöser zu erkennen und Kinder vor einem Schub zu schützen.

Seborrhoisches Ekzem

Häufigkeit: ■■■■■

Seborrhoisches Ekzem *(seborrhoische Dermatitis):* Schubweise verlaufende schuppende Hautentzündung, bevorzugt an Hautarealen mit hohem Anteil an Talgdrüsen. Bis zu 5 % der Bevölkerung leiden an der Hauterkrankung; besonders häufig trifft es Säuglinge, Männer ab dem 40. Lebensjahr und Frauen während oder nach den Wechseljahren. Ein erhöhtes Risiko tragen auch Parkinson-Patienten (→ S. 1140) und HIV-Infizierte (→ S. 1055). Das seborrhoische Ekzem lässt sich gut behandeln, neigt jedoch bei Erwachsenen zu Rückfällen.

Leitbeschwerden

- Scharf begrenzte, rötliche Entzündungsflächen mit gelblicher, fettiger Schuppung, überwiegend an behaarter Kopfhaut, Haaransatz, Stirn, Nasenlippenfurche, Genitalbereich, Rücken und über dem Brustbein
- Fast immer Kopfschuppung
- Selten Juckreiz.

Wann zum Arzt

In den nächsten Wochen, wenn obige Leitbeschwerden auftreten bzw. diese sich trotz Behandlung nicht bessern.

Die Erkrankung

Als Ursache für das seborrhoische Ekzem vermutet man eine Überproduktion der Talgdrüsen ***(Seborrhoe),*** möglicherweise in Zusammenhang mit einem Überschuss an männlichem Sexualhormon (z. B. Testosteron → S. 803, Werte S. 1333), das die Talgproduktion stimuliert. Dieser Zusammenhang erklärt das häufige Auftreten des Ekzems v. a. bei Männern und bei Frauen während der Wechseljahre (→ S. 849). Eine wichtige Rolle spielt vermutlich auch der – normalerweise harmlose – Hefepilz ***Pityrosporum ovale,*** der bei übermäßiger Vermehrung zu einer Entzündung der (mit den Talgdrüsen in Verbindung stehenden) Haarbälge führen kann. Eine erbliche Veranlagung zum seborrhoischen Ekzem ist bekannt und bei etwa 50 % der Bevölkerung nachweisbar. Stress, psychische und starke körperliche Belastungen verschlimmern die Erkrankung, Sonnenlicht bringt dagegen Besserung. Ob auch die Ernährung, insbesondere die Versorgung mit Zink und Vitaminen, einen Einfluss auf die Beschwerden hat, ist umstritten.

Die mildeste Form des seborrhoischen Ekzems ist die ***Pityriasis simplex,*** eine weißliche, feine Schuppung der Kopfhaut ohne Entzündungszeichen. Sie wird oftmals für normale Kopfschuppen (→ S. 1106) gehalten.

Eine Sonderform ist das **seborrhoische Säuglingsekzem** ***(seborrhoische Säuglingsdermatitis),*** das innerhalb der ersten 3 Lebensmonate auftritt und meistens schon nach wenigen Wochen auch ohne Behandlung folgenlos abheilt. Charakteristisch sind gelbliche, fettige, fest haftende Schuppenkrusten, v. a. am behaarten Kopf **(Milchschorf** oder ***Gneis*** genannt), außerdem an den Augenbrauen, hinter den Ohren und am Hals. Milchschorf kann jedoch auch Anzeichen einer Neurodermitis (→ S. 1072) sein. Selten breitet sich bei Säuglingen im 2. Lebensmonat das Ekzem auf den ganzen Körper aus und führt dann zu einem schweren Krankheitsbild mit Fieber, Erbrechen und Durchfall.

In der Regel ist das seborrhoische Ekzem eine zwar kosmetisch störende und häufig wiederkehrende, aber harmlose Hauterkrankung. Gelegentlich infizieren Bakterien die betroffenen Hautareale und verursachen verstärkte Entzündungsreaktionen. Bei starkem und wiederholtem Befall der Kopfhaut kann es manchmal zu Haarausfall kommen.

Das macht der Arzt

Meistens diagnostiziert der Hautarzt ein seborrhoisches Ekzem anhand der typischen Hautveränderungen und einer Befragung des Patienten. Abzugrenzen sind andere Hauterkrankungen wie Schuppenflechte (→ S. 1076) und Neurodermitis (→ S. 1072), die ähnlich aussehen können. Eine mikroskopische Untersuchung der Schuppen bringt Klarheit.

Beim seborrhoischen Säuglingsekzem erfolgt die Kopfwäsche mit einem milden Babyshampoo, das Ablösen der Schuppen mit Salicylsäure in Olivenöl.

Zur Behandlung der Kopfhaut bei Erwachsenen werden Shampoos mit einem pilztabtötendem Wirkstoff, einem Antimykotikum (z. B. Ketoconazol in Terzolin®) verwendet. Ausgeprägte Schuppen müssen vor der Kopfwäsche mit einem Keratolytikum (z. B. Salicylsäure in Squamasol®Gel) abgelöst werden. Bei stark entzündeter Kopfhaut verordnet der Arzt ein Kortisonpräparat (z. B. Mometason in Ecural®-Lösung), das für 2–3 Wochen auf den behaarten Kopf aufgetragen wird.

Für das Gesicht und andere Körperstellen eignen sich ebenfalls Antimykotika in Form von Cremes oder Lotionen (z. B. Ketoconazol in Nizoral® Creme), bei ausgeprägten Entzündungen außerhalb des Gesichtsbereichs vorübergehend auch Kortisonsalben oder -cremes (z. B. Hydrocortison in Alfason®). Eine starke Schuppenbildung macht den Einsatz von Präparaten erforderlich, die Keratolytika wie Salicylsäure oder Harnstoff enthalten.

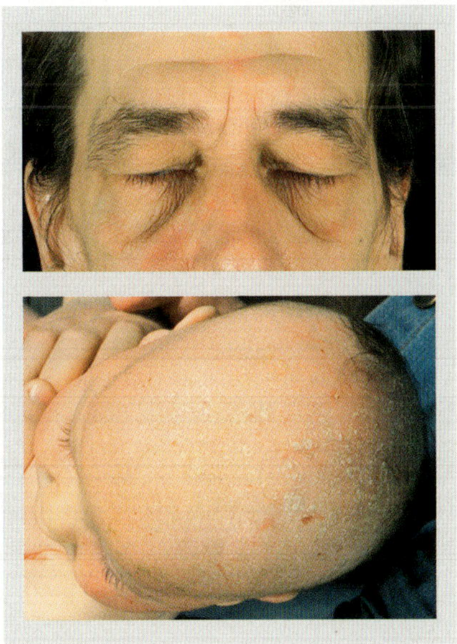

Seborrhoisches Ekzem um Nase und Augenbrauen herum beim Erwachsenen (oben) sowie auf der gesamten Schädeldecke bei einem Säugling (unten) [GTV 2813]

Selbstbehandlung und Vorbeugung

Bei starken Kopfschuppen kann in Absprache mit dem Arzt in regelmäßigen Abständen eine Kur mit Schuppenshampoo (z. B. Terzolin®) durchgeführt werden. Zwischenzeitlich sind milde Haarshampoos (z. B. Physiogel® oder ein Babyshampoo) empfehlenswert. Mitunter hilft auch Apfelessig: Zu gleichen Teilen mit Wasser verdünnt, wird er auf die betroffenen Stellen aufgetragen.

Auch nachdem das akute Stadium eines seborrhoischen Ekzems abgeklungen ist, braucht die betroffene Haut intensive Pflege, um Rückfälle zu vermeiden oder zumindest zu verzögern. Geeignet sind fettarme Basispräparate (Cremes), eventuell mit Zusatz von Salicylsäure oder Harnstoff. Da Stress und Anspannung einen negativen Einfluss auf den Krankheitsverlauf haben, empfiehlt sich als vorbeugende Maßnahme auch das Erlernen von Entspannungsmethoden, z. B. Autogenem Training (→ S. 1257) oder Progressiver Muskelentspannung nach Jacobson (→ S. 1259).

Komplementärmedizin

Da das seborrhoische Ekzem u. a. auf eine Überproduktion der Talgdrüsen zurückzuführen ist, kombiniert die Komplementärmedizin in erster Linie Verfahren zur Reduktion der Talgbildung und Methoden zur Stabilisierung des Immunsystems mit Entspannungsverfahren.

Hydrotherapie (→ S. 280). Eine verminderte Produktion der Talg- und Schweißdrüsen lässt sich durch Abreibungen mit verdünnten, alkoholischen Lösungen erreichen, alternativ auch durch Umschläge mit warmem Eichenrindensud. Bäder mit Fichtennadelextrakt (nicht länger als eine Viertelstunde) sind ebenfalls empfehlenswert. Nach dem Bad sollte auf eine Rückfettung der Haut durch Öle oder Lotionen allerdings verzichtet werden.

Lichttherapie. Da Sonnenstrahlung offensichtlich positive Auswirkungen auf seborrhoische Ekzeme hat, bieten sich neben einer Bestrahlung mit Höhensonne ausgedehnte Spaziergänge an (Luft- und Sonnenbad). Die klimatischen Bedingungen am Meer und im Gebirge haben einen besonders günstigen Einfluss. Hartnäckige Ekzeme reagieren oft auch gut auf eine Behandlung mit UVB-Strahlen.

Pflanzenheilkunde. Im Vordergrund stehen zum einen milde, die Haut zusammenziehende Pflanzenextrakte wie Eichenrinde, die auch als Fertigpräparate (z. B. Tannosynt® flüssig) zur Verfügung stehen. Zum anderen

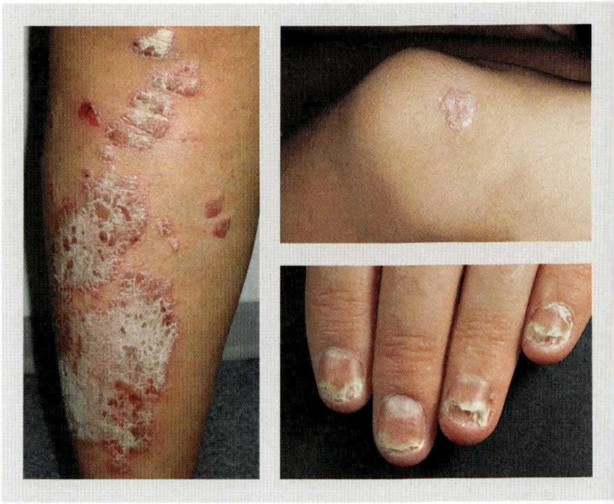

Hautveränderungen bei Schuppenflechte. *Links: Schwere Hautveränderungen am Unterschenkel einer 47-jährigen Frau. Rechts oben: Leichte, aber psoriasistypische Hautveränderung bei einem 12-jährigen Kind. Rechts unten: Die fast immer bei Psoriasis-Patienten anzutreffenden Nagelveränderungen, hier bei einem 21-jährigen Mann.* [links: KAD, rechts oben: RKL, rechts unten: GTV 2814]

hat die Behandlung zum Ziel, die Schweißsekretion zu hemmen; dazu eignet sich z. B. Salbei, der sowohl innerlich als Tee genossen als auch äußerlich in Form von Kompressen verwendet werden kann.

Homöopathie (→ S. 1251). Gute Ergebnisse erzielen homöopathische Behandlungen mit Viola tricolor, insbesondere bei trockenem Milchschorf von Kindern. Graphites wird bei feuchtem Milchschorf mit gelblicher Sekretabsonderung empfohlen. Weiterhin verwendet werden Thuja occidentalis, Mercurius solubilis sowie Calcium carbonicum.

Schuppenflechte

Häufigkeit: ■■■□□

Schuppenflechte *(Psoriasis vulgaris):* Chronische, meist schubweise auftretende Hautkrankheit mit starker Schuppenbildung. Häufig zeigen sich auch krankhafte Nagelveränderungen. Als Ursache wird eine erblich bedingte Autoimmunerkrankung (→ S. 1049) angenommen, die bei bakteriellen Infekten, Stress, Einnahme bestimmter Medikamente oder anderen Auslösern zum Ausbruch kommt und zu einer massiv beschleunigten Zellerneuerung in der Oberhaut führt. An einer Schuppenflechte leiden etwa 2–3 % der Bevölkerung, wobei kein Lebensalter besonders bevorzugt ist.

Die Erkrankung verläuft individuell verschieden. Bei etwa einem Viertel der Betroffenen tritt die Schuppenflechte nur ein Mal auf, bei anderen wechseln sich Krankheitsschübe und belastungsfreie Phasen ab. Die Schuppenflechte ist nicht heilbar, lässt sich aber gut behandeln.

Abzugrenzen sind eine Reihe seltener, eigenständiger Hautkrankheiten, die Mediziner unter dem Begriff **Parapsoriasis** zusammenfassen und deren Hautveränderungen denen einer Schuppenflechte gleichen. Beispiele hierfür sind *Parapsoriasis guttata (Pityriasis lichenoides)* und *Parapsoriasis en plaques (Morbus Brocq)*. Die Diagnose wird in aller Regel anhand einer Gewebeprobe gestellt. Die Behandlung einer Parapsoriasis ähnelt der einer Schuppenflechte.

Leitbeschwerden

- Scharf begrenzte, gerötete Herde mit silbrig-grauen Schuppen, v. a. an den Streckseiten der Arme und Beine (Ellenbogen, Knie), den Handinnenflächen und Fußsohlen, den Nägeln und am behaarten Kopf
- Krank aussehende Nägel
- Manchmal Juckreiz.

Wann zum Arzt

In den nächsten Tagen, wenn Verdacht auf Schuppenflechte besteht.

Heute noch, wenn Eiterpusteln auftreten.

Die Erkrankung

Bei der Schuppenflechte richtet sich das körpereigene Abwehrsystem, insbesondere die T-Lymphozyten (→ S. 1023), gegen die Zellen der Oberhaut. Dadurch kommt es in der Oberhaut zu einer Entzündung mit einer beschleunigten Zellteilung (Zellproliferation). Während eine Oberhautzelle in gesunder Haut unterhalb von etwa 30 Tagen von der Keimschicht zur Hautoberfläche wandert, ist dieser Vorgang bei der Schuppenflechte auf etwa 4–8 Tage verkürzt. Dies führt in den betreffenden Regionen zu einer Verdickung der Haut und starker Schuppung. Typische Merkmale sind Anhäufungen silbrig-weißer Schuppen auf scharf begrenzten, runden, leicht erhabenen, rötlichen Flecken. Solche **Schuppenherde** werden auch *Plaques* genannt. Insgesamt ist die Haut trocken und neigt zu schmerzhaften Rissen.

Schuppenherde sind meistens münz- bis handtellergroß, manchmal auch deutlich kleiner. Sie können sowohl als einzelne, scharf begrenzte Flecken auftreten als auch großflächig zusammenfließen (konfluieren) und ganze Körperpartien bedecken. Typischerweise sind die Herde an beiden Körperhälften symmetrisch ausgeprägt. Häufig besteht Juckreiz. Bei etwa der Hälfte der Patienten kommen krankhafte Nagelveränderungen in Form von gelblichen Verfärbungen (Ölflecknägel), grübchenförmigen Einsenkungen (Tüpfelnägel) oder schlimmstenfalls zerbröckelnden Krümelnägeln hinzu (Details dazu → Krankheitsfinder Tab. S. 166).

Das Schuppenmaterial enthält antibakterielle Proteine. Daher schützt die Schuppenflechte ein Stück weit vor Hautinfektionen durch Bakterien und Viren. Man vermutet, dass die genetische Veranlagung für eine Schuppenflechte aufgrund dieses Vorteils so weit verbreitet ist.

Krankheitsschübe treten v. a. in der Herbst- und Winterzeit auf, wenn die Haut durch trockene Heizungsluft und widrige Wetterverhältnisse belastet ist. In den Sommermonaten kommt es dagegen häufig zu einer Besserung. Einen negativen Einfluss haben Stress, Infekte und bestimmte Grunderkrankungen (z. B. Diabetes → S. 758 oder eine HIV-Infektion → S. 1055). Ebenso können physikalische Faktoren (exzessives Sonnenbaden), chemische Reize (Kosmetika, Lösungsmittel), Medikamente (Betablocker, ACE-Hemmer, Lithium, Malariamittel, Rheumamittel) oder Genussmittel (Alkohol, Nikotin) akute Schübe auslösen oder einen bestehenden Schub verschlimmern.

Als Komplikation der Schuppenflechte tritt bei mindestens 5 % der Betroffenen eine **Psoriasis-Arthritis** *(Psoriasis arthropathica* → S. 1004) auf, bei der es zu einer Gelenkbeteiligung (insbesondere an Fingern und Zehen, Knie- und Hüftgelenken) mit schmerzhaften Entzündungen bis hin zur Gelenkverformung kommt. Häufig leiden diese Patienten an einer ***Psoriasis inversa,*** die v. a. die Analfalte, die Genitalregion, den Bauchnabel, die Handflächen, die Fußsohlen und die Nägel befällt. Weitere, äußerst seltene, aber schwere Sonderformen sind die ***psoriatische Erythrodermie,*** bei der die gesamte Haut gerötet und mit Schuppen bedeckt ist, und die ***Psoriasis pustulosa*** (0,5–2,5 %), die mit der Bildung von Eiterpusteln einhergeht und bei einem Befall des gesamten Körpers tödlich verlaufen kann.

Das macht der Arzt

Die Krankengeschichte und die typischen Hautveränderungen reichen häufig aus, um die Diagnose zu stellen. Die Schuppenflechte zeigt einige charakteristische Phänomene: So wird die Schuppenschicht bei leichtem Kratzen heller, ähnlich wie bei einem Kerzenwachsfleck ***(Kerzenfleckphänomen).*** Werden Schuppen entfernt, erscheint ein glänzendes letztes Häutchen, nach weiterem Kratzen zeigen sich winzige punktförmige Blutungen ***(blutiger Tau).*** Zweifelt der Hautarzt dennoch an der Diagnose, entnimmt er unter örtlicher Betäubung eine kleine Hautprobe (Biopsie → S. 1270).

Bei einem akuten Psoriasisschub müssen zunächst die Schuppen abgelöst und die darunterliegenden, verdickten Hautstellen aufgeweicht werden. Hierzu dient 5%ige Salicylvaseline. Außerdem verwendet man spezifische Antipsoriatika wie das Vitamin-D-haltige Psorcutan®, das die beschleunigte Hautneubildung verlangsamt. Vergleichbar wirken Vitamin-A-ähnliche Mittel, die Retinoide (z. B. Tazaroten in Zorac®Gel). Da sie die gesunde Haut reizen, dürfen sie ausschließlich auf die erkrankten Hautareale aufgebracht werden.

Ein weiterer Wirkstoff ist Dithranol (z. B. in Psoralon®). Er verbleibt bei der Minutentherapie in hoher Konzentration 1–20 Minuten auf der Haut. Bei der klassischen Therapie wird er in niedriger Konzentration halb- oder ganztägig angewendet. Dithranol ist dafür bekannt, dass es die Haut wie auch sämtliche Kleidung, mit denen es in Berührung kommt, intensiv braun verfärbt. In neueren Zubereitungen (Micanol®) ist es gelungen, diese lästige Nebenwirkung mildern. In manchen Fällen führt Dithranol zu einer starken Reizung und Rötung der Haut, die sich jedoch durch Kombination mit einem Teerpräparat lindern lässt. In Verbindung mit Harnstoff (in Psoradexan®mite) wird Dithranol besser in die Haut aufgenommen.

Teerpräparate, die sich seit über 100 Jahren bei der Behandlung der Psoriasis bewährt haben, sind in letzter Zeit wegen ihrer möglicherweise krebsfördernden Wirkung in Verruf geraten. Einige „unverdächtige" Präparate (z. B. Tarmed® Lösung) sind jedoch noch selten in Gebrauch. Sie zeigen eine gute Wirkung auf die Entzündungsaktivität und den begleitenden Juckreiz.

Lichttherapie (→ S. 1280 und S. 1064). An erster Stelle steht die **PUVA-Therapie:** Hierbei wird die Haut durch den Wirkstoff Psoralen gegenüber UVA-Licht empfindlicher gemacht und anschließend bestrahlt (PUVA = Psolaren + UVA). In Tablettenform, als Badezusatz oder Creme verabreicht, hemmt Psoralen unter dem Einfluss der UV-Strahlen die vermehrte Bildung von Hautzellen. Die PUVA-Therapie erfolgt im Anfangsstadium viermal, später zwei- bis dreimal wöchentlich. Die ***Heliotherapie*** arbeitet mit natürlicher Sonnenbestrahlung; diese und die ***selektive UVB-Therapie*** bzw. ***Schmalband-UVB-Bestrahlung*** helfen meist bei Schuppenflechte.

Warnhinweis: Die UV-Bestrahlung sollte immer ein Fachmann vornehmen, da es einige Formen und Stadien der Schuppenflechte gibt, bei denen die Lichttherapie nicht geeignet ist.

Balneophototherapie. Ähnlich gute Erfolge wie die PUVA-Therapie erzielt die **Balneophototherapie,** eine Kombination aus medizinischen Bädern und UV-Bestrahlung. Sowohl pflanzliche als auch mineralische Zusätze wie Kohlensäure, Schwefel oder Sole sorgen für

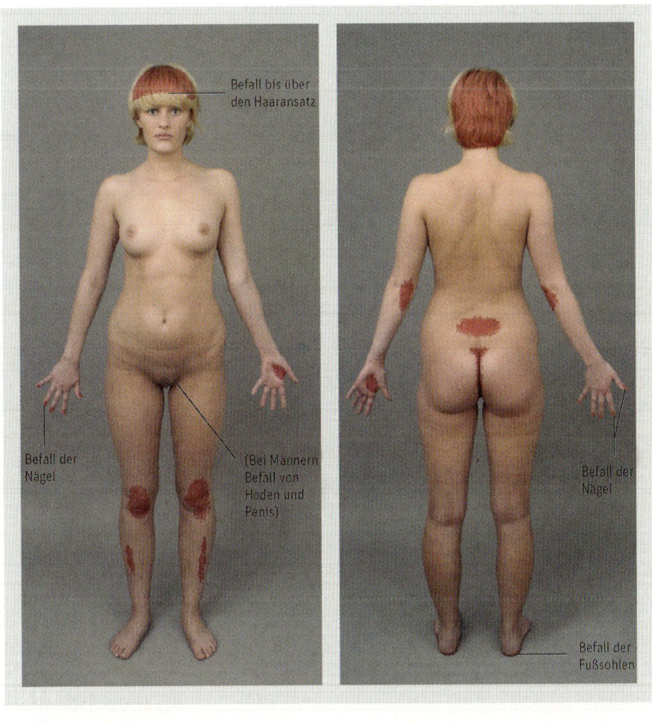

Typische Manifestationsstellen der ***Psoriasis*** [JAN, GRA 2815]

die Therapiewirkung der Bäder. Nachdem Studien die Wirksamkeit dieser Therapie belegt haben, ist sie seit Mitte 2008 bei schweren Formen der Schuppenflechte Kassenleistung.

Versagen die genannten Behandlungsmethoden, kommen Kortisonpräparate (z. B. Betamethason in Betagalen® Salbe) zum Einsatz. Sie eignen sich auch zur Anwendung am behaarten Kopf und an Finger- oder Zehennägeln. Kortison wirkt stark antientzündlich und hemmt zudem die überschießende Zellteilung. Ist eine Behandlung über einen längeren Zeitraum erforderlich, geschieht dies abwechselnd mit einem wirkstofffreien Basispräparat. Eine längerfristige Kortisonbehandlung muss ausschleichend (allmählich sinkende Dosis oder Wechsel auf ein schwächeres Kortison) beendet werden, weil sonst die Hautveränderungen an gleicher Stelle verstärkt wieder auftreten ***(Rebound-Phänomen)***.

Besonders schwere und hartnäckige Formen der Schuppenflechte erfordern gelegentlich eine systemische Behandlung mit Medikamenten, die in das Immunsystem eingreifen, z. B. Methotrexat, Ciclosporin A oder Remicade®. Diese hochwirksame, aber auch nebenwirkungsreiche Therapiemethode wird meist in Spezialambulanzen durchgeführt, die an Universitätskliniken angeschlossen sind. Mit weniger Nebenwirkungen sind Fumarsäurepräparate (z. B. Panaclar®) behaftet, die ebenfalls auf das Immunsystem wirken.

Selbstbehandlung

Hautpflege. Wichtig ist eine gewissenhafte Reinigung und Pflege der Haut (Pflege trockener Haut → S. 1064). Besonders geeignet sind Präparate mit feuchtigkeitsbindendem Harnstoff. Bei der Wahl der richtigen Reinigungs- und Pflegeprodukte sollten sich Betroffene vom Hautarzt beraten lassen. Meist bessert sich die Schuppenflechte in den Sommermonaten, v. a. beim Baden im Meer. Auch Vollbäder mit Salz vom Toten Meer sollen einen günstigen Einfluss haben.

Kleidung. Schuppenherde treten häufig dort auf, wo Kleidung auf der Haut kratzt und reibt. Weiche, nicht scheuernde Kleidung hilft deshalb, die Ausbreitung der Erkrankung einzudämmen.

Ernährung. Treten Schuppenherde nach dem Genuss bestimmter Nahrungsmittel auf, sollte man auf diese verzichten. Insbesondere Alkohol ist mit Vorsicht zu genießen – nicht selten erfolgt ein akuter Schub nach ausgiebigem Alkoholkonsum. Generell empfiehlt sich eine vollwertige Ernährung mit viel Rohkost.

Entspannung. Stress und psychische Probleme verstärken Krankheitsschübe. Entspannung und Stressabbau sind daher wichtige Bestandteile der Selbstbehandlung. Neben ausreichend Schlaf und reichlich Bewegung an der frischen Luft empfiehlt sich auch das Erlernen eines Entspannungsverfahrens → S. 1257. Trotzdem läßt sich die Erkrankung nicht darauf zurückführen, dass die Betroffenen Stress besonders schlecht bewältigen.

Komplementärmedizin

Die Komplementärmedizin sieht die Psoriasis als Folge einer Stoffwechselentgleisung und bietet entsprechende Therapieansätze an.

Hydrotherapie (→ S. 280). Insbesondere Bäder mit den Zusätzen von Sole oder Schwefel sind aufgrund ihrer schuppenlösenden Wirkung empfehlenswert. Milch-Molke-Bäder lindern den Juckreiz, feuchte Umschläge mit Brennnesseltee dämpfen die Entzündung. Dass auch Sauna-Besuche die Beschwerden bessern können, wird ihrer durchblutungsfördernden und schweißtreibenden Wirkung zugeschrieben.

Pflanzenheilkunde. Um den Stoffwechsel zu normalisieren, bieten sich Teemischungen aus Sennesblättern, Kümmel, Kamillenblüten und Bittersüß oder alternativ aus Bittersüß, Brennnesselblättern, Löwenzahnwurzel, Sennesblättern, Fenchel und Sandsegge an, die über 4 Wochen zweimal täglich getrunken werden. Äußerlich haben sich die Pflanzenwirkstoffe der Aloe vera sowie der Mahonie, einer Berberitzenart, in Form von Salbe bewährt.

Akupunktur (→ S. 1249). Die Therapie mit Akupunktur wird unterschiedlich bewertet, mitunter kann der Juckreiz unterbunden werden. Akupunktiert werden darf nur in schubfreien Intervallen mit dem Ziel, diese Intervalle zu verlängern.

Homöopathie (→ S. 1251). Da die Schuppenflechte eine komplexe Erkrankung ist, empfiehlt sich eine individuelle homöopathische, konstitutionelle Behandlung. Bei starker Schuppenbildung bietet die Homöopathie z. B. Hydrocotyle asiatica, bei entzündlichen Herden Mahonia aquifolium oder Sulfur an.

i Aktuell: www.gesundheit-heute.de/28x03

- **www.psoriasis-netz.de** – Internetseite des Vereins www.Psoriasis-Netz.de, Berlin: Von Selbsthilfegruppen betriebenes Informationsportal mit umfangreichen Informationen zur Schuppenflechte und deren Behandlung.
- **www.psoriasis-kids.de** – Internetseite der Psoriasis-Selbsthilfe-Arbeitsgemeinschaft e. V., Berlin: Speziell für Kinder und Jugendliche.
- **www.psoriasis-bund.de** – Deutscher Psoriasis-Bund e. V., Hamburg: Informationen und Kontakt zu Selbsthilfegruppen.

Allergisch und toxisch bedingte Hauterkrankungen

Nesselsucht

Häufigkeit:

Nesselsucht *(Nesselfieber, Quaddelsucht, Urtikaria)*: Hauterkrankung mit vorübergehenden Quaddeln am ganzen Körper bzw. Schwellungen an Gesicht, Lippen und Schleimhäuten. Etwa 20–30 % der Bevölkerung leiden mindestens ein Mal im Leben an Nesselsucht, Kinder viel häufiger als Erwachsene. Binnen Minuten entstehen Quaddeln und Schwellungen, die sich nach Stunden bis Tagen auch ohne Behandlung wieder zurückbilden ***(akute Nesselsucht)***. Typischerweise kratzen sich die Betroffenen nicht, sondern versuchen die Beschwerden durch Reiben zu lindern. In 90 % der Fälle bleibt die Krankheit auf ein einmaliges, nur wenige Stunden anhaltendes Ereignis beschränkt. Wenn sie immer wieder auftritt oder über einen längeren Zeitraum anhält (ab 6 Wochen), spricht man von ***chronischer Nesselsucht***.

Leitbeschwerden

- Binnen Minuten auftretende, weißliche bis hellrote, beetartige Erhebungen der Haut mit geröteter Umgebung
- Starker Juckreiz (ähnlich wie nach Brennnesselkontakt), eventuell mit Brennen oder Schmerzen
- Hautausschlag klingt binnen Stunden von selbst wieder ab
- Manchmal zusätzlich Magen-Darm-Beschwerden (insbesondere Durchfall), Atemnot, Kopf- und/oder Gelenkschmerzen.

Wann zum Arzt

In den nächsten Tagen, wenn die Hautveränderungen häufiger auftreten und/oder über Tage bestehen bleiben.

Sofort den Notarzt rufen, wenn

- Atemnot und/oder Kreislaufprobleme auftreten
- Gesicht oder andere Körperregionen extreme Schwellungen entwickeln.

Die Erkrankung

Der Hautausschlag bei Nesselsucht ähnelt der Reaktion nach einem Brennnesselkontakt, woher sich auch der medizinische Name Urtikaria (lateinisch für Brennnessel) ableitet. Die

Beschwerden werden fast immer durch eine örtliche Freisetzung des Botenstoffs Histamin (→ S. 1045) ausgelöst, der sowohl zu Quaddeln als auch zu Juckreiz führt.

Es gibt viele verschiedene Ursachen einer Nesselsucht. Die Hauptauslöser sind Medikamente und Nahrungsmittel (z. B. penicillinhaltige Antibiotika und Acetylsalicylsäure, z. B. in Aspirin®, sowie Geschmacks-, Konservierungs- und Farbstoffe in Lebensmitteln). Auch Inhaltsstoffe von Nüssen oder Soja, histaminhaltige Nahrungsmittel (z. B. Käse, Rotwein, Perlwein) oder spezielle Eiweiße, etwa in Milch, Fisch, Muscheln und Krustentieren kommen als Auslöser in Betracht. Ein direkter Hautkontakt mit Brennnesseln, Quallen oder Schalen von Zitrusfrüchten (ameisensäurehaltige Substanzen) kann eine Nesselsucht ebenso auslösen wie ein starker physikalischer Reiz, z. B. Druck auf die Haut, Sonnenlicht, starke Kälte oder extreme Temperaturschwankungen. Außerdem tritt Nesselsucht als Begleiterscheinung verschiedener Erkrankungen auf, etwa bei Lupus erythematodes (→ S. 1007), Hepatitis (→ S. 671), eitrigen Infektionen oder Erkältungskrankheiten bei Kindern. In manchen Fällen führt sogar extreme körperliche Anstrengung oder emotionale Erregung zur Bildung von kleinen linsengroßen Quaddeln.

Die Nesselsucht ist durch den Juckreiz zwar quälend, aber in aller Regel harmlos. Eine gefährliche Sonderform ist das **Quincke-Ödem** *(Angioödem)*, bei dem nicht nur die oberen Hautschichten, sondern auch die Unterhaut betroffen ist. In der Folge schwellen die Augenlider, Lippen oder Genitalien heftig an. Sind die Atemwege – v. a. der Kehlkopf – betroffen, droht eine lebensbedrohliche Atemnot.

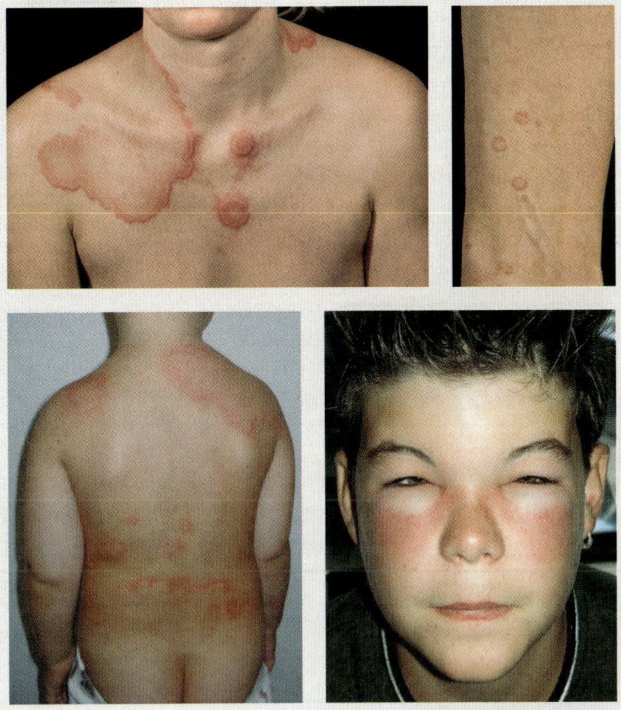

***Nesselsucht** am Oberkörper und am Unterarm bei einem 35-jährigen Erwachsenen (obere Reihe), bei einem vierjährigen Jungen (unten links) und **Quincke-Ödem** bei einem Neunjährigen (unten rechts).* [oben: GTV, unten: RKL 2816]

Das macht der Arzt

Die Nesselsucht ist anhand der typischen Hautveränderungen zu erkennen. Tritt sie wiederholt auf oder bleibt sie über längere Zeit bestehen, wird nach möglichen Auslösern gesucht. Neben Allergietests (→ S. 1062) können auch Kälte-, Wärme- und Drucktests, ein Differenzialblutbild (→ S. 1314), Messungen von Immunglobulinen sowie Stuhl- und Urinuntersuchungen Hinweise auf die allergieauslösenden Faktoren liefern. Werden Nahrungsmittel oder -zusatzstoffe als Auslöser vermutet, helfen spezielle Suchdiäten und orale Provokationstests (→ S. 1062). Bei mehr als der Hälfte aller Patienten mit chronischer Nesselsucht findet sich allerdings kein Auslöser.

Zur Therapie der chronischen Nesselsucht werden Antihistaminika (→ S. 1064) eingesetzt, die das Histamin und damit die Quaddelbildung und den Juckreiz unterdrücken. Bei schweren Formen und bei einem Angioödem mit extremer Schleimhautschwellung im Bereich der Atemwege spritzt der Arzt zusätzlich hoch dosiertes Kortison. Reicht dies nicht aus, kann eine künstliche Beatmung bzw. ein Luftröhrenschnitt als Notfallmaßnahme notwendig werden.

Selbstbehandlung

Leichte Formen der Nesselsucht sind binnen weniger Stunden auch ohne Therapie rückläufig. Gegen den starken Juckreiz helfen kühlende Umschläge, Kältepackungen (Coolpacks®) oder kalte Duschen. Eine gute Wirkung zeigen auch antihistaminikahaltige Salben, Gele (z. B. Fenistil® Gel) und Tabletten (z. B. Loraderm®) sowie Lotionen mit schmerzbetäubenden Wirkstoffen (z. B. Anaesthesulf®-Lotio).

Komplementärmedizin

Bei akuten Schüben von Nesselsucht sind naturheilkundliche Therapien nicht indiziert, da die Gefahr eines anaphylaktischen (allergischen) Schocks besteht. Die Ursachen müssen medizinisch abgeklärt werden. Da bei chronischen Formen jedoch häufig zunächst keine eindeutige Ursache für die Hautreaktion gefunden wird, ist hier der Einsatz komplementärmedizinischer Methoden sinnvoll, die Neigung zur Quaddelbildung lässt mitunter nach. Bei der chronischen Nesselsucht können u. a. Ernährungsumstellung (Allergietest!), Akupunktur, juckreizlindernde Kompressen, Bäder, Pflanzenheilkunde sowie die Klimatherapie helfen.

Hydrotherapie (→ S. 280). Neben Kneippschen Güssen (Wechselbädern → S. 281) sind auch Bäder mit Kamillenzusatz, Schachtelhalm oder Kleie günstig. Auch schwefel- und ölhaltige Bäder sowie Bäder in Salzwasser (1 EL auf 1 l Wasser) können helfen. Den Juckreiz lindern feucht-kalte Kompressen mit 1%igem Mentholspiritus.

Klimatherapie. Bei knapp der Hälfte der Betroffenen stellt sich eine Besserung der Symptome nach einem Kuraufenthalt an der Ostseeküste oder in hochalpinen Regionen ein.

Akupunktur (→ S. 1249). Mithilfe der Akupunktur lässt sich bei chronischer Nesselsucht in manchen Fällen die Medikamentengabe reduzieren.

Pflanzenheilkunde. Aus den Heilpflanzen Hamamelis, Eichenrinde, Kamille, Zistrose, Ringelblume oder schwarzem Tee (ohne Aroma) lassen sich Aufgüsse für Kompressen zubereiten, die etwa 20 Minuten lang aufgelegt werden. Bei Nesselsucht, die durch Kälte, Nässe oder Druck entsteht, hat sich sowohl innerlich als auch äußerlich der Bittersüßstängel (Cefabene®, als Salbe, Tropfen oder Tabletten erhältlich) bewährt, er wird aufgrund seiner entzündungshemmenden, antiallergischen Eigenschaften auch als pflanzliches Kortison bezeichnet.

Homöopathie (→ S. 1251). Die Homöopathie empfiehlt bei starkem Brennschmerz und Verschlechterung durch Wärme Urtica urens oder Apis mellifica, bei Quaddelbildung aufgrund intensiver Sonneneinstrahlung oder Klimawechsel Natrium chloratum.

Lichttherapie. Vereinzelt wird von Erfolgen nach Bestrahlungen mit der Höhensonne sowie UVA1-Therapien berichtet. Hitze wie auch Sonneneinstrahlung können die Nesselsucht aber auch auslösen.

i Aktuell: www.gesundheit-heute.de/28x04

- **www.urtikaria.net** – Internetseite des urticaria network e. V., Berlin: Forum, Selbsthilfetipps, Selbsttests und weitere Infos rund um die Nesselsucht.
- **www.leitlinien.net** – Stichwortsuche Urtikaria: Ärztliche Leitlinie zur Diagnostik und Therapie der Nesselsucht.

Kontaktallergie

Häufigkeit:

Kontaktallergie ***([akutes] allergisches Kontaktekzem, allergische Kontaktdermatitis):*** Durch direkten Kontakt mit einem Allergen ausgelöstes, meist örtlich begrenztes Ekzem. Die Kontaktallergie ist bei Erwachsenen die häufigste Allergieform und eine der häufigsten Berufskrankheiten. Auch nach jahrzehntelangem Kontakt mit einer Substanz kann sich plötzlich eine Kontaktallergie entwickeln, wenn die Barrierefunktion der Haut überfordert ist. Gelingt es, das Allergen konsequent zu vermeiden, kann das Ekzem spurenlos abheilen.

Leitbeschwerden

- Plötzlich auftretende geschwollene, gerötete und nässende Knötchen und Bläschen
- Später trockener Hautausschlag mit Rötung, Verdickung, Schuppung und Rissen
- Fast immer starker Juckreiz.

Wann zum Arzt

In den nächsten Tagen bei

- Verdacht auf eine berufsbedingte Kontaktallergie
- Übergang des nässenden Ausschlags in eine trockene Form.

Sofort bei

- Großflächigen akuten Hautreaktionen mit Juckreiz, Rötung, Knötchen und Bläschen
- Gleichzeitiger Atemnot und/oder Kreislaufbeschwerden.

Die Erkrankung

Die Kontaktallergie ist eine Allergie vom verzögerten Typ (→ S. 1045), bei dem die allergischen Hautreaktionen nicht sofort, sondern erst 24–72 Stunden nach Allergenkontakt auftreten. Je nach Allergenmenge und Dauer des Allergenkontakts entwickeln sich unterschiedliche Hautveränderungen:

- Bei der ***akuten Kontaktallergie,*** ausgelöst durch kurzzeitigen, intensiven Allergenkontakt, kommt es zu einer ausgeprägten Hautrötung mit Knötchen und wassergefüllten Bläschen, die sich später öffnen und nässen. Fast immer tritt starker Juckreiz auf. Kratzen verursacht zusätzliche Hautschäden. Die Hautveränderungen sind meistens auf die mit dem Allergen in Berührung gekommenen Hautstellen begrenzt. Lediglich bei allergisierenden Stäuben (wie Zement, Sägemehl, trockene Pflanzenteile) oder Duftstoffen (Sprays, Dämpfe, Parfüm) ist ein unscharf begrenzter Hautauschlag insbesondere im Gesicht möglich.
- Wirkt ein Allergen in geringen Mengen, jedoch fortdauernd auf die Haut ein, kommt es zur ***subakuten Kontaktallergie.*** Typisch für diese Form ist neben einer juckenden und nässenden Hautrötung ein vergröbertes Hautbild mit Schuppung.
- Ständiger Kontakt mit einem Allergen, z. B. im Berufsalltag, führt zu einer ***chronischen Kontaktallergie,*** gekennzeichnet durch eine trockene, gerötete, grobe, verdickte Haut mit starker Schuppung. Ein chronisches Geschehen kann über die Stellen des Allergenkontakts hinaus sogar an ganz anderer Stelle auftreten (das Ekzem „streut"). Vereinzelt kommt es zu begleitenden Reaktionen an den Atemwegen, die schlimmstenfalls zu asthmaähnlichen Beschwerden führen.

Nickel- und Latexallergie. Die weitaus häufigste Kontaktallergie ist die **Nickelallergie** bzw. eine Allergie auf Nickelsalze wie Nickelsulfat. Nickel findet man z. B. in Schmuck (auch Silber- und Weißgoldschmuck), Brillenrahmen, Armbanduhren, Verschlüssen von Kleidungsstücken, Türklinken, Geldmünzen, Scheren (eine Nickelallergie ist bei Friseuren eine anerkannte Berufskrankheit), Messern und Küchengeräten. Ohrstecker und Piercings bergen ein besonderes Risiko, weil sie das Allergen besonders tief in bzw. unter die Haut bringen. Selbst Nahrungsmittel können Probleme bereiten, wenn Nickelspuren aus dem Boden in die Pflanze gelangen (z. B. bei Bohnen, Erdnüssen, Haselnüssen oder Kakao) oder wenn saure Speisen Nickelmoleküle aus dem Kochtopf herauslösen.

Eine weitere häufige Kontaktallergie ist die ***Latexallergie,*** häufig auftretend bei medizinischem Pflegepersonal, das Schutzhandschuhe tragen muss. Bei sehr allergieanfälligen Patienten kann man manchmal ein Latexasthma beobachten.

Bei Reinigungspersonal finden sich häufig Kontaktallergien an den Händen, hervorgerufen durch Haushaltsreiniger. Der ständige Kontakt mit Wasser und Reinigungsmitteln stört den Fett- und Säureschutzmantel der Haut und erleichtert dadurch das Eindringen von Allergenen. Weitere Allergieauslöser finden sich in Textilien, Medikamenten, Kosmetika, Haarfärbemitteln, Seifen und anderen Pflegepräparaten. Es handelt sich z. B. um Duft-, Konservierungs- und Gerbstoffe, Desinfektionsmittel oder Chromsalze.

Die Kontaktallergie darf nicht mit dem toxischen Kontaktekzem (→ S. 1081) verwechselt werden, das auf einer Schädigung der Haut durch aggressive chemische oder physikalische Einflüsse beruht.

(!) Ekzem oder Dermatitis? Beide Begriffe beschreiben entzündliche Hautzustände, die durch eine Unverträglichkeitsreaktion verursacht werden. Es gibt zwar keinen einheitlichen medizinischen Sprachgebrauch, aber tendenziell werden akute Hautreaktionen eher als Dermatitis und chronische eher als Ekzem bezeichnet.

Das macht der Arzt

Die Diagnose stellt der Hautarzt anhand der typischen Hautveränderungen und der Angaben des Patienten. Welche Allergene für das Ekzem verantwortlich sind, lässt sich am sichersten durch einen Epikutantest (→ S. 1062) herausfinden.

Therapie der Wahl ist das Eincremen der betroffenen Hautareale mit Kortisonpräparaten. Bei nässendem Ausschlag werden eine wasserreiche O/W-Emulsion (z. B. Dermatop® Creme mit Prednicarbat) und eventuell zusätzlich feuchte Umschläge mit 0,9%iger Kochsalzlösung oder Bäder mit Gerbstoffen (Tannolact®) verordnet. Chronische und trockene Ekzeme erfordern ein Kortisonpräparat mit hohem Fettanteil.

Selbstbehandlung und Vorsorge

Die wichtigste Maßnahme zur Vorbeugung und Behandlung einer Kontaktallergie besteht darin, das Allergen herauszufinden und zu meiden (Allergenkarenz). Manchmal erfordert diese Maßnahme, ein Hobby aufzugeben oder sogar den Arbeitsplatz zu wechseln. In anderen Fällen reicht z. B. die Verwendung von Schutzhandschuhen, Hautschutzsalben oder Hautschutzschaum. Bei fortbestehendem Allergenkontakt heilt die Krankheit nicht, sondern wird chronisch. Deshalb ist es wichtig, beim geringsten Verdacht auf eine berufsbedingte Kontaktallergie (→ S. 1080) einen Hautarzt aufzusuchen, der entsprechende Vorsorgemaßnahmen vorschlägt und einleitet.

Wer zu Kontaktallergien neigt, tut gut daran, auf Modeschmuck, Piercings, Weichspüler, Desinfektionsmittel und Duftstoffe zu verzichten und mit Reinigungsmitteln eher sparsam umzugehen. Regelmäßige und sorgfältige Pflege der belasteten Hautareale hilft, den Säureschutzmantel der Haut zu erhalten und ihre Barrierefunktion zu stärken. Zur Reinigung empfehlen sich seifenfreie Waschlösungen und rückfettende Badezusätze, zum Eincremen Pflegeprodukte mit hohem Fettanteil. Speziell für die Hände sind im Handel zahlreiche Cremes und Salben erhältlich, die pflegende Zusätze wie Harnstoff oder Dexpanthenol enthalten. Für eine optimale Wirkung ist es erforderlich, das Eincremen nach jedem Händewaschen zu wiederholen.

Komplementärmedizin

Bei der Kontaktallergie steht die Suche nach dem auslösenden Reiz durch Allergietests im Vordergrund, daher sind alternative Maßnahmen nur unterstützend zur Behandlung der Beschwerden relevant. Bewährt haben sich v. a. die Hydrotherapie und Pflanzenheilkunde, bei chronischen Formen kommen dieselben komplementärmedizinischen Methoden in Betracht, die bei der Neurodermitis (→ ab S. 1072) aufgeführt sind.

Pflanzenheilkunde. Empfehlenswert sind lokale Maßnahmen, z. B. Anwendungen mit Gerbstoffpräparaten. So profitieren viele Patienten von Kompressen mit Extrakten aus Eichenrinde, Hamamelis (Zaubernuss), Walnussblättern oder schwarzem Tee.

Hydrotherapie → Neurodermitis S. 1072.

Lichttherapie. Mitunter lassen sich die kontaktallergischen Symptome mittels UV-Bestrahlung verbessern, allerdings nicht bei chronischen Verlaufsformen.

Homöopathie (→ S. 1251). Bei chronischer Kontaktallergie empfiehlt die Homöopathie Acidum formicicum, bei Quaddeln und Entzündung Atropa belladonna sowie bei Verschlechterung der Beschwerden durch Kälte oder Wasser Rhus toxicodendron.

Akupunktur (→ S. 1249). In manchen Fällen kann Akupunktur den Juckreiz lindern.

Toxisches Kontaktekzem

Häufigkeit:

Toxisches Kontaktekzem *(toxische Kontaktdermatitis):* Durch direkten intensiven Hautkontakt mit einem toxischen (d. h. aggressiven, giftigen) Stoff verursachte Hautschäden, meist an Händen und Unterarmen. Typischerweise ist das Ekzem auf die Hautstellen begrenzt, die mit dem Schadstoff in Berührung kamen. Auch wenn der Kontakt zu dem Auslöser unterbunden ist, dauert es oft Monate oder sogar Jahre, bis sich die geschädigte Haut erholt und ihre normale Schutzfunktion wiedererlangt hat.

Leitbeschwerden

- Im Einwirkungsbereich der schädigenden Substanz scharf begrenzte Rötung mit Knötchen und Bläschen, die aufplatzen, nässen und verkrusten
- Brennen und Schmerzen, später auch Juckreiz
- Nach längerem Verlauf trockener Hautzustand mit Rötung, Verdickung, Schuppung und Rissen.

Wann zum Arzt

In den nächsten Tagen, wenn

- Der (geringste) Verdacht auf ein berufsbedingtes toxisches Kontaktekzem besteht
- Sich durch ständigen Allergenkontakt ein trockener Hautzustand mit Rötung, Schuppung, Hautverdickung, Rissen und Juckreiz entwickelt hat.

Sofort, wenn großflächige akute Hautreaktionen mit Juckreiz, Rötung, Knötchen und Bläschen auftreten.

Die Erkrankung

Das ***akute toxische Kontaktekzem*** wird durch Hautkontakt mit einem aggressiven Stoff wie z. B. Chemikalien (Säuren, Laugen) oder durch physikalische Einflüsse wie Strahlen ausgelöst. Streng genommen ist auch der durch UV-Strahlen ausgelöste Sonnenbrand (→ S. 1066) ein toxisches Kontaktekzem. Im Gegensatz zum allergischen Kontaktekzem (Kontaktallergie → S. 1080) entwickeln bei diesen toxischen Substanzen die meisten Menschen einen Hautschaden und nicht nur Allergiker.

Das ***chronisch-toxische Kontaktekzem (Abnutzungsekzem, Entfettungsekzem)*** entsteht durch ständigen Kontakt mit eigentlich harmlosen Stoffen, z. B. Wasser, Seifen, Reinigungs-, Desinfektions- oder Lösungsmitteln. Diese entfetten die Haut und zerstören die Hautbarriere (→ S. 1060). Mit der Zeit kann sich ein Ekzem entwickeln. Typisch dafür ist eine extrem trockene und verdickte Haut, die schuppt, Risse bildet und juckt. Da solche Ekzeme bei Menschen verbreitet sind, die viel im Haushalt arbeiten, spricht der Volksmund auch vom ***Hausfrauen-*** oder ***Putzfrauenekzem.*** Ein chronisch-toxisches Kontaktekzem erhöht die Gefahr, an Kontaktallergien (→ S. 1080) zu erkranken, weil

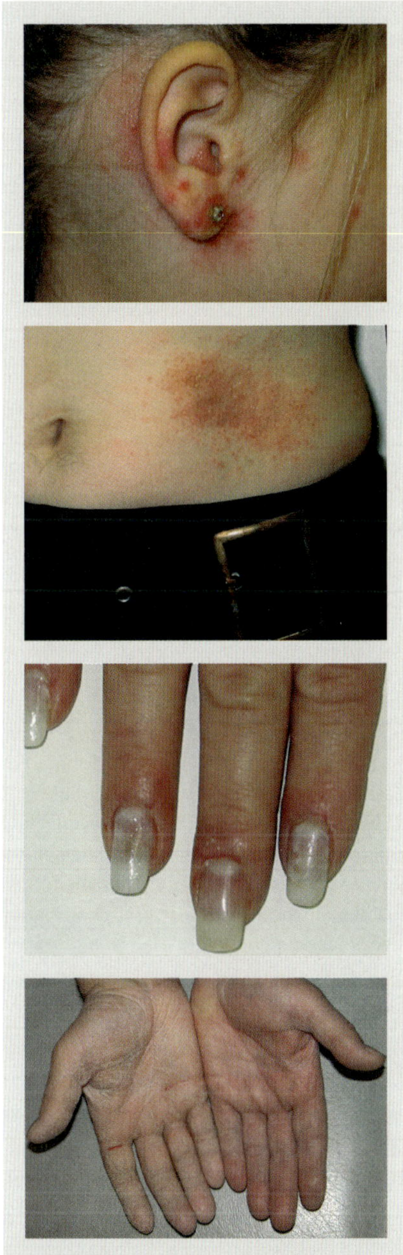

1. und 2. Bild: ***Kontaktekzem*** *durch nickelhaltige Ohrstecker bzw. Gürtelschnalle.*
3. Bild: ***Allergische Kontaktreaktion*** *auf Kunstnägel.*
4. Bild: ***Kontaktallergie*** *nach Ausprobieren einer neuen Handcreme.* [KAD, KAD, KAD, RKL 2817]

Allergene leicht in die Haut eindringen können. Die Folge ist ein häufig schwer behandelbares Mischekzem.

Das macht der Arzt

Die Diagnose stellt der Hautarzt anhand der typischen Hautveränderungen und durch Befragen des Patienten nach möglichen hautschädigenden Einflüssen. Gegebenenfalls folgen Allergietests (→ S. 1062), um eine Kontaktallergie auszuschließen.

Die Therapie der Wahl ist das Eincremen der betroffenen Hautareale mit kortisonhaltigen Salben – bei nässendem Ausschlag eher mit wasserreicher O/W-Emulsion (z. B. Dermatop® Creme mit Prednicarbat), bei trockenem Ausschlag mit fettreicheren Kortisonpräparaten.

Selbstbehandlung und Vorsorge

Der wichtigste Aspekt bei der Behandlung und Vorbeugung eines toxischen Kontaktekzems besteht darin, den Auslöser zu meiden. Ist dies nicht möglich, steht der Schutz der Haut im Vordergrund. Diesem Ziel dient z. B. das Tragen von Schutzhandschuhen oder das Eincremen mit speziellen Hautschutzsalben. Um die gestörte Barrierefunktion wiederherzustellen, benötigt die gestresste Haut intensive Pflegemaßnahmen, wie sie beim allergischen Kontaktekzem (Kontaktallergie → ab S. 1080) beschrieben sind.

Komplementärmedizin

Die naturheilkundliche Therapie entspricht bei akuten Formen den Maßnahmen beim allergischen Kontaktekzem (Kontaktallergie → S. 1080). Für chronische Verlaufsformen empfiehlt sich im Wesentlichen die gleiche Behandlung wie bei Neurodermitis (→ S. 1072).

Hydrotherapie (→ S. 280), Pflanzenheilkunde (→ S. 1247). Kneippsche Güsse (Wechselbäder → S. 281) sowie Umschläge mit Arnika oder Kamille erwiesen sich als besonders wirksam.

Arznei[mittel]exanthem

Häufigkeit: ■■■■□

Arznei[mittel]exanthem: Hautausschlag und Schleimhautentzündung als Arzneimittelnebenwirkung, am häufigsten ausgelöst durch Antibiotika aus der Gruppe der Penicilline (z. B. *Ampicillinexanthem*). Daneben können auch andere Antibiotika, Herz- und Blutdruckmedikamente, Schmerzmittel, Antiepileptika, Schilddrüsenmedikamente und andere Wirkstoffe ein Arznei[mittel]exanthem auslösen. Nach Absetzen des verdächtigen Medikaments ist die Symptomatik meist innerhalb von 1–2 Wochen rückläufig.

Leitbeschwerden

(Meist) juckender Ausschlag, der typischerweise 7–12 Tage, bei wiederholtem Behandlungszyklus 2 Tage nach Einnahmebeginn auftritt

- Oft kleinfleckig und leicht erhaben, ähnlich wie bei Masern oder Scharlach
- Selten netzförmig, großfleckig, mit Quaddeln, Blasen, kleinen Hautblutungen oder ausgedehnten Rötungen.

Die Erkrankung

Die Haut ist das Organ, das am häufigsten von unerwünschten Arzneimittelwirkungen betroffen ist. So erleiden z. B. bis zu 10 % aller Patienten, die das Antibiotikum Ampicillin einnehmen, einen Hautausschlag. Bei anderen Arzneimitteln ist die Rate deutlich niedriger. In den meisten Fällen ist die Nebenwirkung auf den eigentlichen Wirkstoff des Arzneimittels zurückzuführen, gelegentlich jedoch auch auf Hilfsstoffe wie Füllmittel, Konservierungs-, Geschmacks- oder Farbstoffe.

Manche Medikamente lösen allergische Reaktionen aus, entweder systemisch (im ganzen Körper) nach innerlicher Einnahme, z. B. durch Tabletten oder Spritzen, oder lokal als Kontaktallergie (→ S. 1080) nach Auftragen auf die Haut oder die Schleimhaut. Andere Medikamente führen zur Freisetzung von körpereigenen Stoffen wie Histamin, die ihrerseits Hautausschläge hervorrufen. Diese Reaktion, als Pseudoallergie bezeichnet, tritt manchmal bereits nach erstmaliger Einnahme eines Arzneimittels auf. Eine „echte" systemische Allergie zeigt sich dagegen frühestens 1 Woche nach Behandlungsbeginn mit einem neuen Medikament. Erst bei weiteren Behandlungszyklen kommt es auch hier zu früheren Hautreaktionen, oft bereits nach 48 Stunden.

Der Hautausschlag kann sehr vielgestaltig sein, den ganzen Körper oder Rumpf betreffen oder sich auf eine kleine Stelle beschränken. Juckreiz ist häufig vorhanden, jedoch nicht zwingend. Meist bilden sich die Beschwerden nach Absetzen des auslösenden Arzneimittels ohne sichtbare Spuren zurück, gelegentlich finden sich jedoch als Restzustand vorübergehend schiefergraue Hautverfärbungen.

Neben den typischen Arznei[mittel]exanthemen gibt es einige Sonderformen, die nur im weiteren Sinn dazu gehören:

- Beim *fixen Arznei[mittel]exanthem* entwickeln sich in Gelenknähe oder auf Schleimhäuten einzelne oder mehrere münzgroße rötliche Flecken, die nach Absetzen des auslösenden Medikaments für Monate bis Jahre mit dunkelbrauner Färbung bestehen bleiben. Kortisonhaltige Salben beschleunigen die Abheilung.
- Eine fototoxische Reaktion (→ S. 1066) nach Medikamenteneinnahme führt erst nach Sonnenbestrahlung (auch durch Fensterglas) zu einem Arznei[mittel]exanthem, das meist auf den dem Licht ausgesetzten Hautbereich beschränkt ist.
- Das [medikamentöse] Lyell-Syndrom, eine lebensbedrohliche Hautreaktion, die meist nach Einnahme von Medikamenten im Rahmen eines harmlosen Infekts auftritt (→ S. 1115).
- Beim **Stevens-Johnson-Syndrom** handelt es sich um eine Maximalvariante des allergischen Arznei[mittel]exanthems mit schmerzhaften Blasen und hohem Fieber. Neben Haut und Schleimhäuten sind meist auch die Bindehäute beteiligt.

Das macht der Arzt

Die Diagnose ist einfach, wenn der Ausschlag typisch und der Betroffene ansonsten gesund ist und nur ein Medikament im fraglichen Abstand zum Auftreten des Ausschlags eingenommen wurde. Viele Arznei[mittel]exantheme treten aber bei Patienten mit chronischen Mehrfacherkrankungen auf, die verschiedene Medikamente einnehmen. In diesem Fall sind aufwendige Laboruntersuchungen und Hauttests erforderlich, um die Diagnose zu stellen.

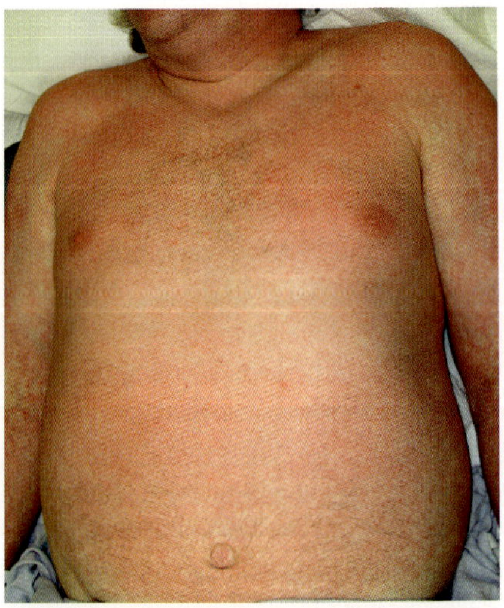

Nach der Einnahme von Amoxicillin (ein Penicillin) trat bei diesem Patienten ein stark juckendes, kleinfleckiges ***Arznei[mittel]exanthem*** *auf.* [USO 2818]

Relativ einfach ist der *Reexpositionsversuch* durchzuführen, bei dem das fragliche Medikament erneut gegeben und ein Wiederauftreten des Ausschlags abgewartet wird. Dieser Versuch kann allerdings erst 3 Wochen nach Abklingen der Hautveränderungen erfolgen.

Der erste und wichtigste Behandlungsschritt besteht darin, das auslösende Medikament wegzulassen oder auf ein Präparat aus einer anderen Wirkstoffgruppe umzustellen. In leichten Fällen reicht es anschließend eventuell, die Beschwerden durch kühlende Umschläge, Auftragen von juckreizstillenden Lotionen, Gels und Cremes (z. B. Anaesthesulf®-Lotio, Fenistil® Gel) oder Einnahme von Antihistaminika (z. B. Cetirizin) zu lindern. Kortison ist das Mittel der Wahl bei stärkeren Reaktionen, meist in Form von Lotionen und Cremes, in schweren Fällen auch in Form von Tabletten.

Vorsorge

Wer schon einmal mit einem Ausschlag auf ein Medikament reagiert hat, sollte dies seinem Arzt vor einer neuen Arzneimittelverordnung mitteilen. Ist eine Arzneimittelallergie nachgewiesen, stellt der Arzt einen **Allergiepass** aus, in den er die unverträglichen Medikamente einträgt.

Komplementärmedizin

Da das Arznei[mittel]exanthem nach naturheilkundlicher Betrachtungsweise der Nesselsucht ähnelt, finden sich die therapeutischen Möglichkeiten der Komplementärmedizin an entsprechender Stelle (→ ab S. 1078).

Berufsbedingte Hauterkrankungen

Häufigkeit: ■■□□□

Berufsbedingte Hauterkrankungen ***(Berufsdermatosen):*** Durch Kontakt mit in bestimmten Berufsfeldern typischen Stoffen ausgelöste Hautleiden.

Hautkrankheiten gehören zu den häufigsten Berufskrankheiten. Vor allem Kontaktallergien sind verbreitet. Sie beginnen in der Regel mit einem harmlos erscheinenden chronisch-toxischen Kontaktekzem (→ S. 1081). Als erste Hinweise finden sich gerötete, trockene und raue Hautstellen, an denen sich später Risse und Schuppen bilden. Letztere stellen eine ideale Eintrittspforte für (in bestimmten Berufsfeldern typische) Allergene ***(Berufsallergene)*** und Schadstoffe dar. Im weiteren Verlauf entwickelt sich dann eine Kontaktallergie (→ S. 1080), die unbehandelt zu einer vorübergehenden Arbeitsunfähigkeit oder sogar zur Aufgabe des Berufes führen kann.

Einige Berufsgruppen sind besonders häufig von berufsbedingten Hautkrankheiten betroffen. Dazu zählen Bäcker (Mehl), Friseure (Shampoos, Haarsprays, Haarfarben, nickelhaltige Instrumente), Kosmetikerinnen (diverse Inhaltsstoffe von Kosmetika und Make-up), Maurer, Maler, Fliesenleger (Zement, Klebstoffe wie Epoxid-Kunstharz, Farben), Maschinenpersonal (Kühlschmierstoffe) und Reinigungspersonal (diverse Reinigungs- und Pflegeprodukte).

Das macht der Arzt

Meist führen typische Hautveränderungen, die Befragung des Patienten nach möglichen Allergenen in seinem beruflichen Umfeld sowie entsprechende Allergietests (→ S. 1062) zur Diagnose. Bei Verdacht auf eine berufsbedingte Hauterkrankung muss der Hautarzt die zuständige Berufsgenossenschaft benachrichtigen. Nur so ist der Arbeitnehmer im Rahmen der erforderlichen Hautschutz- und Behandlungsmaßnahmen sowie für den Fall einer Berufsunfähigkeit versichert.

Die Behandlung eines bereits bestehenden Kontaktekzems erfolgt durch das Auftragen von Kortisonpräparaten. Weitere Schutzmaßnahmen kann der Patient selbst durchführen (→ Selbstbehandlung).

Selbstbehandlung und Vorsorge

Als Erstes sollte man die verantwortlichen Stoffe meiden. Dazu gehört das Tragen von Schutzhandschuhen oder anderer geeigneter Schutzbekleidung. Eine weitere Säule der Behandlung ist die konsequente Anwendung von **Hautschutzsalben** und *-cremes*, die speziell auf die Arbeitssituation abgestimmt sein müssen. O/W-Emulsionen schützen beispielsweise vor Ölen, Schmierstoffen und fettlöslichen Schadstoffen, während W/O-Emulsionen sowie Schutzsalben auf Silikonbasis bei Kontakt mit Wasser und wasserlöslichen Schadstoffen geeignet sind. Zum Hautschutz gehört auch die Verwendung von milden Reinigungsmitteln (Syndets → S. 1066). Wem es gelingt, die erforderlichen Hautschutz- und Hautpflegemaßnahmen konsequent umzusetzen, hat gute Chancen, weiterhin in seinem Beruf tätig zu sein.

Die beschriebenen Maßnahmen dienen auch zur Vorsorge. In vielen Berufsfeldern gibt es außerdem vom Arbeitgeber oder der Berufsgenossenschaft Empfehlungen zum Hautschutz.

Infektionen und Parasitenerkrankungen der Haut

Warzen

Häufigkeit: ■■■■■

Warzen ***(Verrucae):*** Durch Viren verursachte, ansteckende, aber gutartige Wucherungen der Hornhaut, die prinzipiell in allen Bereichen von Haut und Schleimhaut auftreten können. Am häufigsten finden sich gewöhnliche Warzen, Dornwarzen, Flachwarzen, Dellwarzen und Feigwarzen (sexuell übertragbar!). Warzen sind sowohl auf andere Hautstellen des eigenen Körpers als auch von Mensch zu Mensch übertragbar. Oft heilen sie nach Monaten bis Jahren von selbst, mitunter ist jedoch eine gezielte Entfernung erforderlich, wenn die Wucherungen beispielsweise andere durch Ansteckung gefährden (Feigwarzen), Schmerzen verursachen (Dornwarzen an der Fußsohle) oder kosmetisch sehr stören.

Alterswarzen (→ S. 1104) gehören nicht zur Gruppe der viral bedingten, ansteckenden Warzen.

Wann zum Arzt

Bei Gelegenheit, wenn gewöhnliche Warzen kosmetisch störend sind.

In den nächsten Tagen, wenn

- Warzen entzündet sind oder bluten
- Warzen sich auf andere Hauterkrankungen (z. B. eine Neurodermitis) „aufsetzen“
- Dellwarzen sich rasch ausbreiten.

Die Erkrankung und Leitbeschwerden

Trotz unterschiedlichstem Aussehen liegt allen Warzen eine Virusinfektion der Haut zugrunde. Mit Ausnahme der Dellwarzen, deren Verursacher das ***Molluscum-contagiosum-Virus*** (ein Pockenvirus) ist, werden Warzen durch ***humane Papillomaviren*** (abgekürzt ***HPV)*** hervorgerufen. Die Erreger werden sowohl durch direkten Hautkontakt als auch indirekt durch virushaltige Hautschuppen in Umkleideräumen, Saunen, Schwimmbädern, an Türklinken und Handtüchern übertragen. Sie dringen durch winzige Risse in die Oberhaut ein, vermehren sich und lösen an der betreffenden Stelle ein überschießendes Wachstum von Hornzellen aus.

Aussehen, Beschwerden und Heilungsaussichten hängen vom Warzentyp ab:

- **Gewöhnliche Warzen** *(Stachelwarzen, vulgäre Warzen, Verrucae vulgaris)* sind mit Abstand die häufigste Warzenform, gekennzeichnet durch schmerzlose, derbe, bis erbsengroße Erhebungen auf der Haut. Ihre Oberfläche ist unregelmäßig und von weißer bis gelblicher Farbe. Bevorzugt entwickeln sich gewöhnliche Warzen auf dem Handrücken, an den Fingern und um den Nagel herum, wo sie einzeln oder beetartig gruppiert auftreten und kosmetisch erheblich stören. In der Regel heilen sie auch ohne Behandlung narbenlos ab und hinterlassen eine gewisse Immunität. Daher ist im Erwachsenenalter das Infektionsrisiko deutlich geringer als bei Kindern und Jugendlichen.
- **Dornwarzen** *(Stechwarzen, Verrucae plantares)* treten an den Fußsohlen auf, wo sie aufgrund der Druckbelastung nicht nach außen wachsen können. Sie sind deshalb flach und oft von einer dicken Hornschicht umgeben. Nicht selten ist in ihrer Mitte ein dunkler Punkt sichtbar, der durch winzige Einblutungen entstanden ist. Dornwarzen können beetartig zusammenfließen und heißen dann ***Mosaikwarzen (Plantarwarzen)***. Besonders am Ballen und an der Ferse sind diese Warzen oft schmerzhaft (daher der Name *Dorn-* bzw. *Stech*warze). Dornwarzen kommen nach der Entfernung häufig wieder.
- **Flachwarzen** *(Verrucae planae)* sind flache, wenig auffällige, ovale, hautfarbene bis rötlichbraune, weiche Knötchen von 1–4 mm Durchmesser. Sie neigen zu großflächiger Ausbreitung, besonders im Bereich von Gesicht, Fuß- und Handrücken sowie Unterarmen. Flachwarzen bilden sich meistens ohne Behandlung spontan zurück.
- **Feigwarzen** *(Feuchtwarzen, Kondylome, Condylomata acuminata)* zeigen sich als rötliche oder grauweißliche, bis mehrere Zentimeter große Wucherungen, die meist in Gruppen auftreten und sich überwiegend im Anal- und Genitalbereich von Erwachsenen finden. Sie sind hoch ansteckend und werden überwiegend durch Sexualkontakte übertragen. Obwohl sie in 30 % der Fälle spontan abheilen, müssen sie unbedingt schnellstmöglich vom Arzt behandelt werden. Bestimmte Typen von Feigwarzenviren können bei infizierten Frauen Gebärmutterhalskrebs verursachen. Weitere Details → S. 862.
- **Dellwarzen** *(Mollusken)* sind eigentlich keine Warzen, sehen aber ähnlich aus und werden ebenfalls durch Viren hervorgerufen. Es handelt sich um linsengroße, schmerzlose, rosafarbene Knötchen, die in ihrer Mitte eine charakteristische Delle aufweisen und oft wie Perlen aussehen. Auf Druck geben sie einen weißlichen, virushaltigen Inhalt frei. Betroffen sind v. a. Kinder mit trockener Haut (z. B. bei Neurodermitis) und junge Erwachsene, bei denen die Ansteckung nicht selten durch Sexualkontakte erfolgt. Eine erhöhte Anfälligkeit besteht unter dauerhafter äußerlicher Kortisontherapie sowie bei allgemeiner Abwehrschwäche, z. B. nach länger anhaltendem Fieber, nach einer Organtransplantation (→ ab S. 1281) oder bei HIV-Infektion. Dellwarzen kommen häufig an Gesicht, Rumpf, Armen und Beinen vor, insbesondere bei Erwachsenen auch in der Genital- und Analregion. Wenn das Immunsystem stabilisiert ist, bilden sie sich in der Regel nach einem halben Jahr spontan zurück.

Das macht der Arzt

Warzen bilden sich meist von selbst zurück. Außer bei Feigwarzen, die immer ärztlich behandelt werden sollten, kann man deshalb abwarten. Falls die Warze aber ein kosmetisches Problem darstellt, durch eine ungünstige Lage Beschwerden bereitet oder wenn gleichzeitig eine die weitere Aussaat der Warzen begünstigende Hauterkrankung besteht (z. B. eine Neurodermitis), sollten sie behandelt werden.

Auflösen der Hornschicht. Hierzu eignen sich verschiedene Säuren zum Auftragen wie Salicylsäure (z. B. in Verrucid®), Milchsäure, Harnstoff oder entsprechende Kombinationen (z. B. Duofilm®). Bei Flachwarzen im Gesicht wird die aus der Aknetherapie bekannte Vitamin-A-Säure (Tretinoin, z. B. in Airol®) bevorzugt. Die Präparate können als Lösungen ausschließlich auf das befallene Areal getupft sowie als Cremes (etwa Salicylvaseline 3 %) oder auch als Pflaster (z. B. Guttaplast®) aufgebracht werden. Salicylhaltige Präparate sind nicht apothekenpflichtig. Damit sich die Hornschicht komplett auflöst, ist es erforderlich, die Präparate mehrmals täglich, besonders vor dem Schlafengehen aufzutragen. Die aufquellende Hornschicht sollte möglichst am nächsten Morgen entfernt werden, z. B. mit einer Feile oder einem Bimsstein. Diese Prozedur erfordert Behutsamkeit, um eine Verletzung benachbarter, gesunder Hautstellen zu vermeiden – sonst können Warzenviren verschleppt werden. Oft dauert es 3–4 Wochen, bis die Warze vollständig „abgeschält" ist.

Hemmung der Viren. Oft reicht das Abtragen der Hornschicht nicht aus. Dann bietet sich als nächster Schritt an, auf den möglichst gut „abgeschälten" Warzengrund ein virenhemmendes Zytostatikum wie 5-Fluorouracil (z. B. Verrumal®) aufzutragen. Diese Behandlung erfolgt zwei- bis dreimal täglich über mehrere Wochen.

„Invasive" Therapien. Sie zerstören auf unterschiedlichste Weise die molekulare Bindegewebsstruktur der Warzen. Sehr hartnäckige Warzen können z. B. durch Kälte- oder Laserbehandlung sowie operativ entfernt werden. Die Kältebehandlung mit flüssigem Stickstoff oder einem anderen Kältemittel (Kryotherapie → S. 1064) erfordert keine lokale Betäubung, ist aber schmerzhaft. Einige Stunden nach der Behandlung entsteht eine Blase, die abgetragen wird. Die operative Behandlung erfordert eine örtliche Betäubung und kann Narben hinterlassen. Bei der Lasertherapie wird ebenfalls lokal betäubt, Narbenbildung und Schmerzen sind nach der Therapie seltener. Nicht selten bleiben bei den „invasiven" Therapien Warzenreste zurück und sie müssen deshalb wiederholt werden.

Dellwarzen. Bei Dellwarzen hängt die Behandlung von der Anzahl ab. Vereinzelt auftretende Dellwarzen lässt man am besten in Ruhe. Manchmal genügt ein „Ausquetschen" der Warze mit anschließender Desinfektion durch Alkohol. Ansonsten lassen sich Dellwarzen durch Auftragen von Airol® oder Verrumal®, durch Entfernung mittels Laser oder Vereisung sowie durch Abtragen mit einer scharfen Nadel oder Kürette („scharfer Löffel") behandeln.

Selbstbehandlung

Viele Produkte zum Entfernen von Warzen sind in Drogerien und Apotheken frei erhältlich. Neben dem Auflösen der Hornschicht durch Säuren kommt auch das schrittweise Verätzen des Warzengewebes (z. B. mit Silbernitrat in Höllenstein Ätzstift®, Anwendung einmal pro Woche) in Betracht. Neuerdings sind auch rezeptfreie Produkte zur Vereisung erhältlich (z. B. Scholl Freeze® Warzenentferner), die angeblich selbst bei sehr hartnäckigen Warzen erfolgreich sind.

Dellwarzen entzünden sich leicht, wenn man sie mechanisch reizt. Danach bilden sie sich oft spontan innerhalb von 1–2 Wochen zurück. Einige Autoren empfehlen, diese Eigenschaft zur Selbsthilfe zu nutzen: nämlich mit einer sauberen Nadel den harten, weißen Kern der Warze anzustechen oder auch „herauszupulen" und so dessen Entzündung zu provozieren. Dabei dürfen jedoch keine gesunden Hautpartien berührt werden, da die Warzenviren durch das Sekret weiterverbreitet werden.

Ein weiteres Selbsthilfeverfahren berücksichtigt die psychischen Aspekte der Warzenentstehung und -bekämpfung. Da ein gut funktionierendes Abwehrsystem Warzen zu

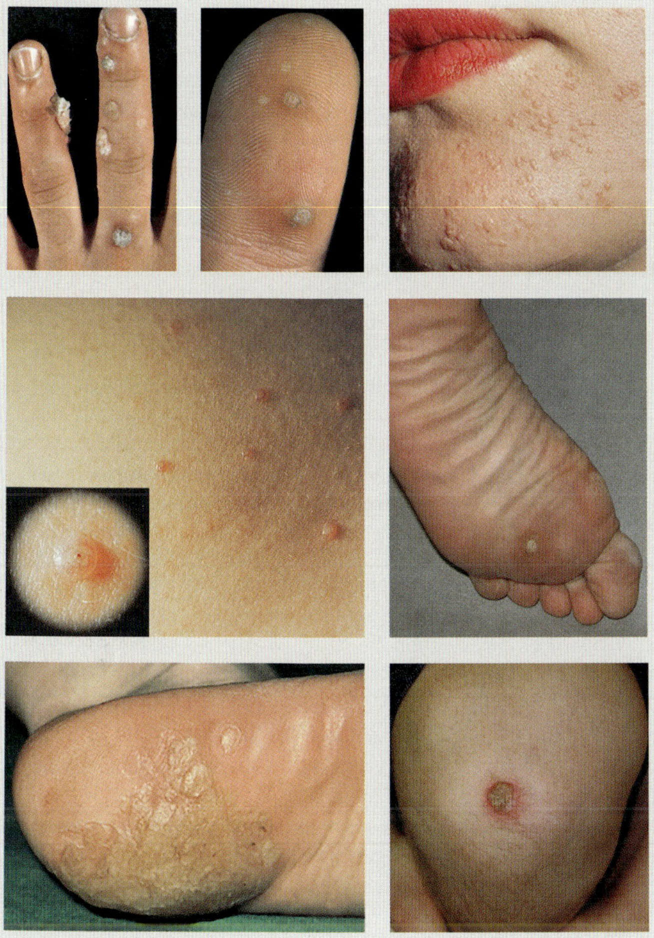

Obere Reihe: ***Gewöhnliche Warzen*** *(links und Mitte); ausgebreiteter Befall mit* ***Flachwarzen*** *(rechts).*

Mittlere Reihe: ***Dellwarzen*** *am Hals (mit Lupenaufnahme) und allein stehende* ***Dornwarze*** *der Fußsohle.*

Untere Reihe: Beetartig zusammenfließende Dornwarzen ***(Mosaikwarzen*** *genannt) sowie* ***aufgekratzte Warze*** *am Knie.* [oben: GTV, Mitte: RKL, unten links: GTV, unten rechts: KAD 2819]

zerstören vermag, können Methoden, die das Abwehrsystem stimulieren, die Heilung von Warzen beschleunigen. Auch ist so mancher Betroffene seine Warzen schon mit Behandlungsmethoden aus der Volksmedizin losgeworden, deren Wirkung ausschließlich auf Suggestion beruht.

Vorsorge

Warzen sind ansteckend und breiten sich leicht aus, insbesondere dann, wenn an ihnen manipuliert wurde. Wer eine Warze beispielsweise aufkratzt, riskiert eine Ausbreitung auf den umliegenden Hautbereich. Am besten überleben Warzenviren in feuchtem Milieu. Zur Übertragung von Dellwarzen reicht die gemeinsame Benutzung eines Handtuchs. Die für Dornwarzen verantwortlichen Viren finden sich oft auf feuchten Böden, z. B. in Bädern oder Saunabetrieben. Es ist deshalb empfehlenswert, in öffentlichen Einrichtungen nicht barfuß zu laufen und nur eigene Handtücher zu benutzen. Wer zudem dauerhafte Feuchtigkeit an den Füßen vermeidet, schützt sich nicht nur vor Warzen, sondern auch vor Fußpilz.

Komplementärmedizin

Warzenviren verbleiben immer im Körper und treten bei Abwehrschwächung wiederholt auf. Dementsprechend setzt die Komplementärmedizin auf die Stärkung des Abwehrsystems sowie die Behandlung der Symptomatik mit antiviralen Pflanzenextrakten mit dem Ziel, Warzen von innen auszuheilen.

Hydrotherapie (→ S. 280). Zur besseren Abwehrstärkung sind alle durchblutungsfördernden Maßnahmen wie z. B. wechselwarme Arm- oder Fußbäder, Kneippsche Güsse (Wechselbäder → S. 281) und Wassertreten sinnvoll. Warzen heilen oft auch nach Anwendung von Kryotherapie aus: Hierbei wird flüssiger Stickstoff bis zu 20 Sekunden auf die Warzen appliziert. Ebenfalls gute Erfolge konnten mit der Behandlung mit Isopropanol-Lösung (70%ig) erzielt werden: Die Tinktur wird täglich mehrere Wochen lang dreimal aufgetragen.

Homöopathie (→ S. 1251). Die Homöopathie empfiehlt Thuja occidentalis als Tinktur zum Auftragen, als Globuli zum Einnehmen oder als Komplexmittel Thuja Oligoplex. Zur Immunstimulation wird Echinacea eingesetzt, bei rissigen oder verhornten Warzen Causticum oder Antimonium crudum.

Pflanzenheilkunde. Aus der Pflanzenheilkunde kommen Knoblauch (in Scheibchen aufgelegt oder aufgebunden) und Schöllkraut (Beiname: Warzenkraut) infrage. Schöllkrautsaft gibt es fertig in der Apotheke, er kann aber auch direkt von der frischen Pflanze auf die Warze aufgetragen werden (Stängel abbrechen und den austretenden gelben Saft auftragen. Da er giftig ist, darf aber nichts auf die Schleimhaut oder in die Augen gelangen!). Auch Zitronensaft, zweimal täglich aufgetragen, soll Warzen zum Abheilen bringen. Das gleiche gilt für selbst hergestellte Apfelessigtinktur: in 1 TL Apfelessig so viel Kochsalz auflösen wie möglich, dann drei Tropfen Lavendelöl dazugeben und diese Lösung zweimal täglich auf die Warze aufträufeln.

Zur Stärkung des Immunsystems (Immunstimulation) werden auch pflanzliche Präparate wie Sonnenhut (z. B. Echinacin® Madaus als Saft oder Dragees) oder Kombinationsmedikamente wie Esberitox® empfohlen.

Akupunktur (→ S. 1249). Die Akupunktur wird vornehmlich zur Stimulation des Immunsystems eingesetzt.

Entspannungverfahren (→ S. 1257). Bei etwa der Hälfte der Patienten gelingt eine Beeinflussung der Warzen über Autosuggestion (→ S. 1257), die mit Entspannungstechniken (z. B. Autogenes Training) gekoppelt werden kann.

Herpes

Häufigkeit:

Herpes[bläschen] ***(Fieberbläschen):*** Schubartig, im Laufe des Lebens wiederholt auftretende schmerzhafte Bläschen, v. a. im Bereich der Lippen, gelegentlich auch an Mundschleimhaut, Nase und Augen.

Lippenherpes ***(Herpes labialis):*** Herpesbläschen an der Lippe oder am Naseneingang.

Die vom Herpes-simplex-Virus Typ 1 ausgelösten, hoch ansteckenden Bläschen sind in aller Regel harmlos und heilen ohne Behandlung nach 3–10 Tagen narbenlos ab. Akute Schübe sind oft an spezielle Auslöser geknüpft, z. B. fieberhafte Infekte, starke Sonnenbestrahlung, Stresssituationen oder Regelblutung. Komplikationen sind selten und betreffen meist Säuglinge sowie Menschen mit Neurodermitis oder allgemeiner Abwehrschwäche, z. B. bei einer Chemotherapie oder HIV-Infektion.

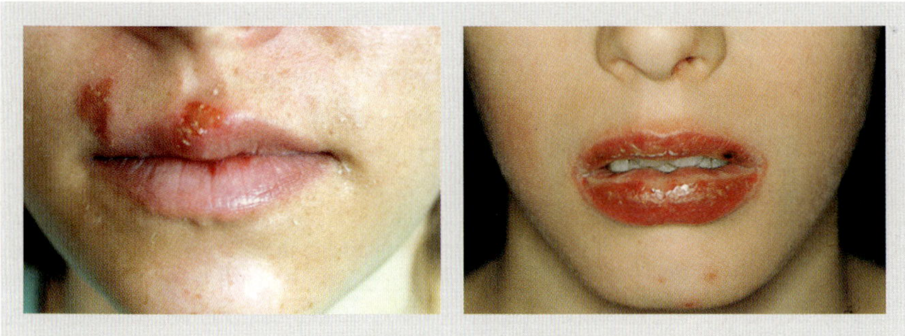

Links: Gruppierte ***Herpesbläschen*** *an der Oberlippe, in schwächerer Ausprägung auch an der Unterlippe. Rechts: Ausgeprägte* ***Mundschleimhautentzündung*** *bei einem* ***Stevens-Johnson-Syndrom,*** *einer sehr schmerzhaften Herpes-Folgeerkrankung.* [WKY, GTV 2820]

Leitbeschwerden

- Ankündigung durch „Kribbeln", das heißt Jucken und Spannen der betroffenen Hautregion (meistens Lippenrand oder Naseneingang)
- Binnen weniger Stunden, selten erst nach Tagen, Ausbildung schmerzhafter Bläschengruppen
- Anfangs klare Abgrenzung, später Eintrübung und Zusammenfließen der Bläschen, gefolgt von Aufplatzen und Krustenbildung
- Bei ausgedehntem Bläschenbefall beeinträchtigtes Allgemeinbefinden.

Wann zum Arzt

In den nächsten Tagen, wenn die Bläschen

- Nach 2 Wochen noch nicht abgeheilt sind
- Binnen 2 Monaten häufiger als einmal auftreten.

Heute noch, wenn

- Die Bläschen in Augennähe auftreten
- Sich die Bläschen zunehmend ausbreiten und/oder gleichzeitig ein starkes Krankheitsgefühl besteht
- Risikofaktoren für Komplikationen vorliegen, z. B. bei Neurodermitis, AIDS oder Chemotherapie.

Die Erkrankung

Etwa 90 % der erwachsenen Bevölkerung sind Träger des Herpes-simplex-Virus Typ 1, doch nur etwa ein Drittel der Betroffenen wird während des Lebens von einer sichtbaren Infektion befallen. Die Erstinfektion mit dem Herpes-Virus erfolgt meistens schon im Kleinkindalter und verläuft in der Regel unbemerkt als so genannte Primärinfektion. Nur bei wenigen Kindern kommt es zu Mundfäule (→ S. 519) oder zu lebensbedrohlichen Erkrankungen wie Gehirnentzündung (→ S. 1134) oder Blutvergiftung, Letzteres fast ausschließlich im Neugeborenenalter.

Herpes-Viren dringen bei Erstinfektion immer über die Haut oder die Schleimhaut in den Organismus ein. Dann wandern sie entlang sensibler Nervenbahnen zu Ganglien (Schaltknoten der Nervenzellen), wo sie, unerreichbar für die Immunabwehr, in eine Art Schlaf verfallen. Bei geschwächter Abwehrlage, z. B. nach fieberhaften Infekten, extremer Sonnenlichtexposition, Stresssituationen, können die Herpes-Viren jederzeit aktiviert werden, über die Nervenbahnen zur Haut und Schleimhaut wandern und dort nach rasanter Vermehrung Herpesbläschen verursachen.

Durch fehlgeleitete Immunreaktionen der Haut lösen Herpes-Viren gelegentlich weitere Erkrankungen aus. Hierzu zählen Ausschläge mit rötlichen, typischerweise rosettenförmigen Herden, oft mit zentraler Blase. Die ***Erythema exsudativa multiforme*** oder kurz ***EEM*** genannten Veränderungen finden sich bevorzugt an den Streckseiten von Armen und Beinen sowie an Handtellern, Fußsohlen und/oder Schleimhäuten (v. a. in der Mundhöhle). Sind vorwiegend die Schleimhäute befallen, spricht man von ***Stevens-Johnson-Syndrom.*** In schweren Fällen löst sich die Haut in Blasen ab. Neben Herpeserkrankungen kommen als Auslöser auch andere virale sowie bakterielle Infektionen infrage, außerdem einige Medikamente.

Das macht der Arzt

Herpesbläschen haben ein charakteristisches Aussehen, sodass der Arzt für die Diagnose auf weitere Untersuchungen verzichten kann. Bei Verdacht auf Komplikationen nimmt er Blut ab, veranlasst entsprechende Labortests und verordnet gegebenenfalls die Einnahme von antiviralen Medikamenten. Bei einem begrenzten Auftreten der Bläschen, wie dies meistens der Fall ist, sowie fehlenden Begleitsymptomen (z. B. starke Schmerzen, Fieber, Gliederschmerzen) ist keine weiterführende Diagnostik erforderlich.

Selbstbehandlung

Salben mit antiviralen Wirkstoffen (Aciclovir, Penciclovir, z. B. in Zovirax® Creme oder Fenistil®Pencivir Creme) unterstützen das Abheilen der Bläschen. Diese Präparate helfen allerdings nur, wenn sie bereits bei ersten Anzeichen und dann alle 1–2 Stunden aufgetragen werden, bis das anfängliche Kribbeln vorbei ist. Schwächer wirken andere Präparate gegen Herpesbläschen wie z. B. adstringierende (zusammenziehende) Pasten oder Gels mit Zinksulfat (z. B. Lipactin®Gel). Als Alternative zu den weißen, kosmetisch störenden Salben und Pasten bieten sich neuerdings Pflaster an, die den heilungsfördernden und schmerzlindernden Wirkstoff Hydrokolloid-075 enthalten. Die **Herpesbläschen-Patches** sind auf der Haut nahezu unsichtbar und lassen sich gut überschminken. Da sie das befallene Hautareal – im Gegensatz zu Salben – vollständig abdecken, reduzieren sie zudem die Ansteckungsgefahr.

Warnhinweis: Bereits ab dem ersten Kribbeln besteht eine hohe Ansteckungsgefahr. Deshalb sollte man während eines Bläschenschubs auf direkte und indirekte körperliche Kontakte (Küssen, Benutzen des gleichen Glases oder Bestecks) mit anderen Personen (insbesondere mit Säuglingen und Kleinkindern) verzichten. Nach jeder Behandlung der Bläschen müssen die Hände gründlich gewaschen werden! Salben und Pasten können auch gleich mithilfe eines Wattestäbchens aufgetragen werden. Als Kontaktlinsenträger sollte man während eines Bläschenschubs auf die Brille ausweichen, um beim Linsenwechseln eine gefährliche Infektion der Augen zu verhindern.

Vorsorge

Da eine geschwächte Abwehrlage den Ausbruch von Herpesinfektionen begünstigt, ist eine allgemeine Stärkung der Abwehrkräfte (z. B. durch Saunabesuche, Wechselduschen, Ausdauersport und vitaminreiche Ernährung) als vorbeugende Maßnahme sinnvoll. Wenn Lippenherpes häufig in Zusammenhang mit Sonnenbestrahlung auftritt, empfiehlt sich die Anwendung eines Sonnenschutzmittels mit hohem Lichtschutzfaktor.

Komplementärmedizin

Da die meisten Erwachsenen mit dem Herpes-simplex-Virus Typ 1 infiziert sind, die Erkrankung aber nur bei geschwächter Immunlage ausbricht, ist das Ziel der Komplementärmedizin, zum einen durch symptomatische Therapie die Beschwerden zu lindern, zum anderen die gesunden Intervalle zwischen den Krankheitsausbrüchen durch Stärkung des Immunsystems zu verlängern. Die Therapien sollten immer noch 1 Woche nach Abklingen der Beschwerden fortgeführt werden.

Hydrotherapie (→ S. 280). Neben der Stärkung der Abwehr durch Kneippsche Güsse (Wechselbäder → S. 281) helfen gegen den Ausschlag Packungen aus Heilerde oder mit 50%igem Ether-Ethanol, auch Eiswürfel lindern die Beschwerden.

Pflanzenheilkunde. Heilpflanzen bewirken v. a. die symptomatische Erleichterung der Beschwerden, d. h., es kommen wundheilende, antivirale und immunstimulierende Wirkstoffe zum Einsatz, meist in Form von Einpinselungen oder als Salbenpräparate. Gut eignen sich für diesen Zweck Bienenhonig und Melisse, Letzteres entweder allein (z. B. als Melissenöl oder in Lomaherpan® Creme) oder in Kombination mit einer Zinksalbe. Wenn die Therapie bei den ersten Anzeichen von Herpes (Spannungsgefühl, Brennen) beginnt, können Honig oder Melisse die Heilung beschleunigen. Wissenschaftlich erwiesen ist die vorbeugende Wirkung beider Substanzen.

Ein bekanntes Hausmittel ist Salbeiextrakt, dem eine zusammenziehende und desinfizierende Wirkung zugesprochen wird; er lässt sich direkt auftupfen oder in Form von Tee für Mundspülungen verwenden. Auch Salben mit Calendula (Ringelblume) verschaffen Erleichterung, ebenso wie Kompressen mit Extrakten der Eichenrinde, Schafgarbe oder Kamillenblüten.

Homöopathie (→ S. 1251). Die homöopathische Therapie scheint gut geeignet, langfristig eine Abwehr aufzubauen. Es gibt eine Vielzahl von Homöopathika zur Behandlung von Herpes, wie beispielsweise bei Ausschlägen mit brennenden und stechenden Schmerzen Apis mellifica, bei Herpes durch Kälteeinwirkung Solanum dulcamara oder Causticum, bei Eiterbildung Rhus toxicodendron und bei Herpesbläschen durch Sonneneinstrahlung Natrium chloratum oder Arsenicum album.

Akupunktur (→ S. 1249). Gute Erfolge werden von der Akupunktur, v. a. in Kombination mit Laserbestrahlung, berichtet.

Entspannungsverfahren (→ S. 1257). Da Stress als einer der Auslöser von Herpes gilt, sind sämtliche stressreduzierenden Maßnahmen wie Autogenes Training, Yoga oder Muskelrelaxation nach Jacobson zur Vorbeugung empfehlenswert.

Gürtelrose

Häufigkeit: ■■■■□

Gürtelrose ***(Herpes zoster):*** Vom Windpockenvirus ausgelöste hochschmerzhafte Erkrankung mit bläschenförmigem Hautausschlag. Sie breitet sich gürtelförmig im Versorgungsgebiet eines oder mehrerer Nerven aus und beschränkt sich in aller Regel auf eine Körperhälfte. Die Mehrheit der Gürtelrose-Patienten ist zwischen 50 und 70 Jahre alt. Besonders anfällig sind Menschen mit geschwächtem Abwehrsystem, z. B. infolge einer schweren Grippe, HIV-Infektion oder Krebserkrankung. Die Erkrankung heilt meist innerhalb von 2–3 Wochen ab, führt jedoch gelegentlich zu chronischen, Monate bis Jahre anhaltenden Schmerzzuständen ***(Post-Zoster-Neuralgie).*** Zu Rückfällen kommt es nur selten.

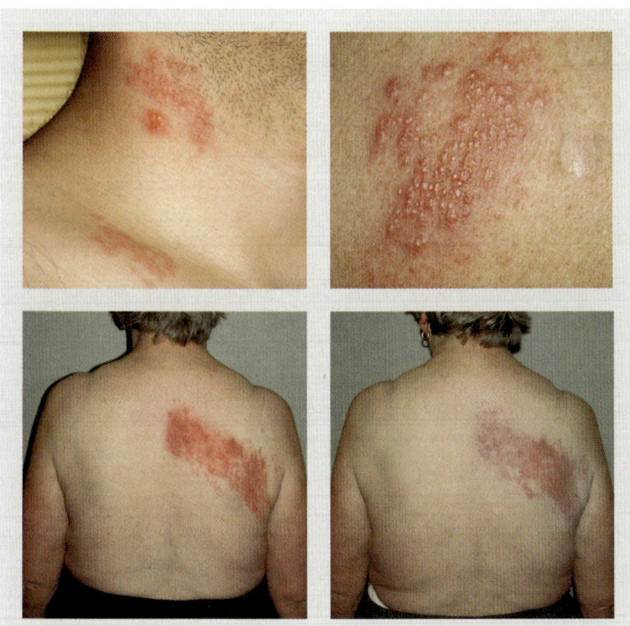

Oben: ***Gürtelrosebläschen*** *am Hals eines 34-Jährigen (links) und vergrößerte Darstellung (rechts).*
Unten: Klassische Gürtelform der ***Gürtelrose*** *an Rücken und Rumpf einer 63-jährigen Patientin. Der „Gürtel" verläuft meist nur einseitig von der Wirbelsäule in Richtung Brustbein. Die Herpesbläschen befinden sich auf der Körperhaut entlang der betroffenen Nervenbahnen. Während der Abheilung (rechts) verblasst der Ausschlag und die Bläschen gehen unter Krustenbildung zurück.* [WKY, RKL, RKL, RKL 2821]

Leitbeschwerden

- Anfangs allgemeines Krankheitsgefühl mit Müdigkeit, Abgeschlagenheit und leichtem Fieber
- Nach 2–3 Tagen Knötchen auf geröteter Haut, die sich später zu Bläschen (mit wässriger oder blutiger Flüssigkeit gefüllt) umwandeln und eventuell aufplatzen
- Typischerweise gürtelförmige Ausbreitung, streng auf eine Körperseite begrenzt
- Brennender Schmerz im betroffenen Gebiet.

Wann zum Arzt

Am gleichen Tag, wenn Hautveränderungen auftreten, die zu einer Gürtelrose passen.

Sofort, wenn die Beschwerden in Augennähe auftreten oder von Lähmungserscheinungen begleitet sind.

Die Erkrankung

Bei der Gürtelrose handelt es sich um eine Zweiterkrankung mit dem ***Varizella-Zoster-Virus,*** dem Erreger der Windpocken (→ S. 411). Nach überstandener Windpockenerkrankung zieht sich das Virus in Teile des Nervensystems (Nervenwurzeln) zurück und verfällt dort in eine Art Schlaf. Im Rahmen einer Abwehrschwäche sowie außergewöhnlicher psychischer oder körperlicher Belastungen kann es geschehen, dass die im Körper befindlichen Viren „aufwachen": Die reaktivierten Erreger wandern über die Nervenbahnen zurück zur Haut und lösen dort die typischen Beschwerden aus. Auch nach einer erfolgreichen Windpockenimpfung sind Fälle von Gürtelrose bekannt geworden.

Die Erkrankung tritt bevorzugt gürtelförmig an einer Seite des Körperstamms auf. Gelegentlich ist auch die Gesichtshaut befallen, insbesondere im Bereich des oberen Trigeminusnervs (→ S. 1125), d. h. im Gebiet von Auge, Nase, Stirn und behaarter Kopfhaut. Gefährlich ist eine Beteiligung der Augen, da sie manchmal zu bleibenden Schäden bis hin zur Erblindung führt. Bei einer Gürtelrose im Bereich des Ohrs kann es zu (meist) vorübergehender Gesichtslähmung (→ S. 1135), Hörverlust oder Störungen des Geschmacksinns kommen. Sehr selten breitet sich das Windpockenvirus über die Blutbahn auf den gesamten Körper einschließlich der inneren Organe aus. Diese lebensbedrohliche Komplikation betrifft vornehmlich hochbetagte und/oder abwehrgeschwächte Patienten. Gelegentlich geht eine Gürtelrose ohne die typischen Hautveränderungen einher. Diese schwer zu diagnostizierende Sonderform trägt die Bezeichnung ***Zoster sine herpete.***

Wochen bis Monate nach Abheilen der Gürtelrose treten manchmal an der gleichen Stelle schwerste, attackenartige Nervenschmerzen auf, die als Post-Zoster-Neuralgie bezeichnet werden. Je älter ein Gürtelrose-Patient ist, desto höher ist das Risiko für das Auftreten dieser ungefährlichen, aber quälenden Komplikation, die oft über viele Monate bis Jahre anhält. Eine frühzeitige Behandlung mit geeigneten Medikamenten lässt das Risiko sinken: Als weitere Krankheitsfolge bleiben nach Abheilen der Hautveränderungen häufig überpigmentierte (stärker gebräunte) oder depigmentierte (entfärbte) Hautpartien zurück, gelegentlich auch Narben.

Warnhinweis: Für Menschen, die bereits eine Windpockeninfektion durchgemacht haben, ist eine Gürtelrose nicht ansteckend. Wer jedoch noch keinen Kontakt mit dem Windpockenvirus hatte, kann durch eine an Gürtelrose erkrankte Person die Windpocken bekommen – und nicht, wie man meinen könnte, die Gürtelrose.

Das macht der Arzt

Wer bei sich erste Anzeichen einer möglichen Gürtelrose feststellt, sollte sofort einen Arzt aufsuchen. Um eine lange Wartezeit zu vermeiden, empfiehlt es sich, die Sprechstundenhilfe über den Verdacht zu informieren. Denn je früher die Behandlung beginnt, desto besser lassen sich Beschwerden und Komplikationen in den Griff bekommen. Mittel der Wahl sind Virostatika wie Famciclovir (z. B. in Famvir® 250mg Filmtabletten) oder Brivudin (z. B. in Zostex® Tabletten). Oft lassen die Schmerzen schon binnen weniger Stunden nach und die Hautveränderungen gehen zurück. Für eine optimale Wirkung ist es jedoch erforderlich, die Präparate mindestens 1 Woche lang einzunehmen.

Entwickelt sich trotz frühzeitiger Therapie eine Post-Zoster-Neuralgie, erfordern die starken Schmerzen eine differenzierte, oft kombinierte Behandlung, eventuell durch einen Schmerztherapeuten. Neben NSAR-Schmerzmitteln (→ S. 996) kommen dabei Opoide (Morphinderivate → S. 1219), Antidepressiva (→ S. 1221) und Antiepileptika (→ S. 1221) zum Einsatz. Die schmerzlindernde Wirkung einer TENS-Therapie (→ S. 1222) ist in Einzelfällen dokumentiert, aber noch nicht wissenschaftlich gesichert.

Selbstbehandlung

Kalte Umschläge oder Kompressen mildern häufig die Beschwerden. Schmerzlindernd wirken sowohl bei einer akuten Gürtelrose als auch bei einer Post-Zoster-Neuralgie Puder und Cremes mit lokalen Betäubungsmitteln (z. B. Benzocain in Anaesthesin® oder Polidocanol in Eucerin® Akutspray oder Anaesthosulf®).

Um die Krankheit schneller zu überwinden, braucht der Körper Ruhe und ausreichend Schlaf.

Vorsorge

Ein Impfstoff gegen Herpes Zoster existiert bereits, ist allerdings noch nicht im Einsatz. Er hat zum Ziel, den Ausbruch der Erkrankung insbesondere bei gefährdeten Personen zu verhindern.

Komplementärmedizin

Jede Gürtelrose gehört in ärztliche Behandlung, da schwerwiegende Komplikationen (→ S. 1087: Die Erkrankung) auftreten können. Maßnahmen der Komplementärmedizin lassen sich jedoch ergänzend einsetzen, um die Erkrankung zu verkürzen und Beschwerden zu lindern. Gegen die Post-Zoster-Neuralgie helfen Elektrotherapie, Pflanzenheilkunde und Akupunktur. Zur Behandlung des Ausschlags haben sich Pflanzenheilkunde, Homöopathie sowie Packungen bewährt.

Hydrotherapie (→ S. 280). Packungen aus Pelose-Heilschlamm sind zur Linderung der Beschwerden ebenso geeignet wie Kompressen mit Franzbranntwein oder Klosterfrau Melissengeist und Ganzkörperwaschungen mit unverdünntem Apfelessig. Schmerzen lassen sich wirkungsvoll mit Eis, in ein Tuch eingewickelt, reduzieren.

Elektrotherapie (→ S. 1279). Die Elektrotherapie mit Kurz- und Mikrowelle vermag sowohl die Abheilung der Bläschen zu fördern als auch die Schmerzen zu lindern. Dagegen hat die Ultraschalltherapie einen vornehmlich vorbeugenden Effekt, indem sie das Risiko einer nachfolgenden Post-Zoster-Neuralgie senkt.

Pflanzenheilkunde. Aufgrund seiner desinfizierenden Wirkung ist Teebaumöl empfehlenswert, z. B. in Form eines Verbands. Gegen die heftigen Schmerzen der Post-Zoster-Neuralgie wirkt Capsicain in Salbenform. Steht der Juckreiz im Vordergrund, helfen Packungen aus Apfelessig und Mais- oder Kartoffelmehl. Auch ätherische Öle aus Lavendel, Kamille oder Eukalyptus kommen zur Anwendung, und zwar als 20%ige Lösung, die drei- bis viermal täglich auf die betroffenen Hautpartien getupft wird.

Homöopathie (→ S. 1251). Im Wesentlichen entsprechen die Homöopathika bei Gürtelrose denen bei Herpes (→ S. 1085). Bei starkem Juckreiz, Angst und Unruhe wählt man Arsenicum album, zeigt sich die Gürtelrose durch große Blasen mit Schwellung und Juckreiz, dann hilft Apis mellifica.

Akupunktur (→ S. 1249). Ein frühzeitiger Therapiebeginn mit Akupunktur wirkt sich positiv auf die Schmerzentwicklung aus.

Haarbalgentzündung und Furunkel

Häufigkeit: ■■■■■

Haarbalgentzündung ***(Follikulitis):*** Oberflächliche, bakteriell bedingte Entzündung des Haarbalgs, meist ausgelöst durch Staphylococcus aureus.

Furunkel: Abgekapselte Eiteransammlungen in einem Haarbalg, die aus einer Haarbalgentzündung hervorgehen kann.

Leitbeschwerden

- Haarbalgentzündung: Ein oder mehrere gerötete schmerzhafte Knötchen mit einer gelblich-grünen Pustel um ein Haar herum, oft von einem rötlichen Saum umgeben
- Furunkel: Entzündlich geröteter druckschmerzhafter Knoten, oft mit einem Eiterpfropf in der Mitte.

Wann zum Arzt

In den nächsten Tagen, wenn

- Entzündete Haarbälge oder Furunkel nicht von allein abheilen oder
- In großer Zahl auftreten.

Heute noch, wenn

- Grunderkrankungen vorliegen, bei denen die allgemeine Abwehr geschwächt ist (z. B. Diabetes, AIDS)
- Fieber und Abgeschlagenheit hinzukommen
- Ein Furunkel im Gesicht auftritt (insbesondere an Nase und Oberlippe).

Die Erkrankung

Eine Haarbalgentzündung kann sich überall dort entwickeln, wo Haare sind. Breitet sich die Entzündung auf den gesamten Haarbalg und das umliegende Gewebe aus, entsteht daraus ein Furunkel. Haarbalgentzündung wie Furunkel finden sich bevorzugt an Nacken, Gesicht, Achselhöhlen, Gesäß, Armen und Beinen. Das schubweise Auftreten zahlreicher Furunkel an verschiedenen Körperteilen bezeichnet man als ***Furunkulose.*** Beim Zusammenschmelzen mehrerer Furunkel entsteht ein großflächiger, sehr schmerzhafter

Karbunkel, gekennzeichnet durch brettharte Schwellungen mit Eiterdurchbrüchen. Die Betroffenen leiden unter Abgeschlagenheit, Fieber, Schüttelfrost und schmerzhaften Lymphknotenschwellungen.

Furunkel können spontan und ohne erkennbare Ursache auftreten, jedoch auch im Rahmen einer Hauterkrankung (z. B. Impetigo → S. 412) oder einer eitrigen Entzündung in einem anderen Organ. Eine Furunkulose findet sich gehäuft bei Diabetikern und Nierenkranken. Jedoch kommen auch banale Ursachen wie scheuernde Kleidung oder unzureichende Hygienemaßnahmen nach einer Rasur infrage.

Warnhinweis: Bei einem Karbunkel und bei unsachgemäßen Behandlungsversuchen eines Furunkels besteht die Gefahr einer lebensgefährlichen Blutvergiftung (Sepsis → S. 1053). Besonders gefährlich sind Furunkel im Lippen-, Nasen- und Wangenbereich, weil die Keime über den Blutweg oder den Lymphabfluss aus dem Nasenbereich leicht ins Gehirn gelangen und dort lebensbedrohliche Infektionen auslösen können. Daher darf man sich keinesfalls dazu verleiten lassen, im Gesichtsbereich an eitrigen Entzündungen herumzudrücken. Stattdessen ist am gleichen Tag ein Besuch in der Arztpraxis angesagt.

Das macht der Arzt

Bei der Haarbalgentzündung ist meistens keine Behandlung erforderlich. Nur bei ausgeprägten Formen wird eine antibakterielle Reinigungslösung angewendet (z. B. Dermowas® Lösung). Eventuell öffnet der Arzt die Pusteln. Ein reifes Furunkel oder einen Karbunkel leert der Arzt mittels Skalpell und legt anschließend mit antibakterieller Lösung getränkte Mullstreifen ein. Diese wirken keimtötend und verhindern einen vorzeitigen Wundverschluss. Sie müssen, wie auch der darüberliegende Verband, täglich gewechselt werden. Hartnäckige oder wiederkehrende Furunkel machen gelegentlich die Einnahme eines Antibiotikums erforderlich.

Selbstbehandlung

Bei einem noch unreifen Furunkel lässt sich der Austritt des eitrigen Inhalts durch feuchtwarme Kompressen sowie *Zugsalbe* fördern (z. B. Ichtholan® Salbe mit Ammoniumbituminosulfonat). Danach klingt die Entzündung meist rasch ab – allerdings besteht die Gefahr, dass sich die mit dem Eiter austretenden Bakterien ausbreiten. Es empfiehlt sich deshalb, die Hände nach Berührung mit einem offenen Furunkel sorgfältig zu desinfizieren sowie Handtücher und Bettzeug heiß zu waschen.

Vorsorge

Wer zu Furunkeln neigt, trägt am besten luftige, locker sitzende Kleidung, da sowohl starkes Schwitzen als auch ständiges Scheuern die Furunkelbildung begünstigen. Häufiges Waschen der Bekleidung bei hohen Temperaturen reduziert die Gefahr einer erneuten Infektion durch dort verbleibende Bakterien, eine sorgfältige Desinfektion nach jeder Rasur verhindert, dass aus kleinen Verletzungen eitrige Entzündungen werden.

Bei wiederholten Furunkeln hilft eventuell eine Autovakzination. Dieses individuelle schulmedizinische Verfahren verwendet Krankheitserreger aus dem Eiter des Patienten. Abgetötet werden aus ihnen „maßgeschneiderte" Impfstoffe hergestellt und dem Patienten in steigender Dosis unter die Haut gespritzt. Die Effektivität der Autovakzination ist allerdings (noch) nicht wissenschaftlich gesichert.

Komplementärmedizin

Hydrotherapie (→ S. 280). Fangopackungen, Quarkwickel oder Umschläge mit Kaliumpermanganat helfen bei beginnender Schwellung; zur Reifung des Furunkels eignen sich heiße Kompressen und Kamillenbäder. Heilerde-Auflagen (Heilerde mit 1 l Wasser oder Essig anrühren, einen halben Zentimeter dick auf die betroffene Hautpartie aufbringen, nach etwa einer halben Stunde wieder entfernen) vermindern den Juckreiz und verkürzen den Heilungsprozess. Sofern Furunkel wiederholt auftreten, sind Kamille-Schwefel-Bäder mit Sole angezeigt.

Phototherapie. Eine 10- bis 15-minütige Bestrahlung mit Rotlicht oder mit keimtötendem UV-Licht wirkt sich mitunter positiv aus, ebenso wie Bestrahlungen zur allgemeinen Stärkung der Körperabwehr.

Pflanzenheilkunde. Für die äußerliche Anwendung empfehlenswert – auch über Nacht – sind Salbenauflagen mit Mercurialis perennis (Waldbingelkraut). Sie wirken als Zugsalbe und das Furunkel schwillt ab. Ätherische Öle bzw. Harze aus Rosmarin und Myrrhe sind desinfizierend und können, in Form von Salben aufgetragen, das Abheilen von oberflächlichen Entzündungen begünstigen. Um die Reifung zu beschleunigen, bieten sich Auflagen von Leinsamensäckchen (150 g gemahlener Leinsamen wird mit einem halben Liter Wasser gekocht und anschließend ausgedrückt), Kamillenblütentee-Säckchen und heiße Heublumensäckchen (aus der Apotheke) an. Auch Arnikaumschläge, Kamillencreme (Kamillosan®) oder Echinacea-Salbe oder -Tinktur beschleunigen den Heilungsprozess. Zur Stimulation der Immunabwehr eignen sich Präparate aus Sonnenhut (Echinacin® Madaus) oder Kombinationspräparate wie Esberitox®.

Homöopathie (→ S. 1251). Das „homöopathische Messer" zur Entleerung von Furunkeln ist Myristica sebifera. Sofern das betroffene Hautareal heiß ist, wird Belladonna empfohlen, bei stechenden Schmerzen Hepar sulfuris und bei lange andauernder Erkrankung Silicea. Eine Alternative ist die Einnahme von Traumeel®S Tabletten, kombiniert mit Notakehl® D5-Tropfen.

Wundrose

Häufigkeit: ■■■■□

Wundrose *(Erysipel):* Akute, durch Bakterien (meist Streptokokken, seltener Staphylokokken) verursachte, nicht eitrige Entzündung, die sich rasch entlang der Lymphspalten der Haut ausbreitet. Antibiotika sind zur Therapie notwendig.

Leitbeschwerden

- Rasch auftretendes, hohes Fieber mit Schüttelfrost und allgemeinem Krankheitsgefühl
- Großflächige, oft scharf begrenzte, flammenrote Färbung, Überwärmung, Schwellung und Schmerz des befallenen Hautgebiets; typisch sind zungenförmige Ausläufer Richtung Körperstamm bzw. Herz.

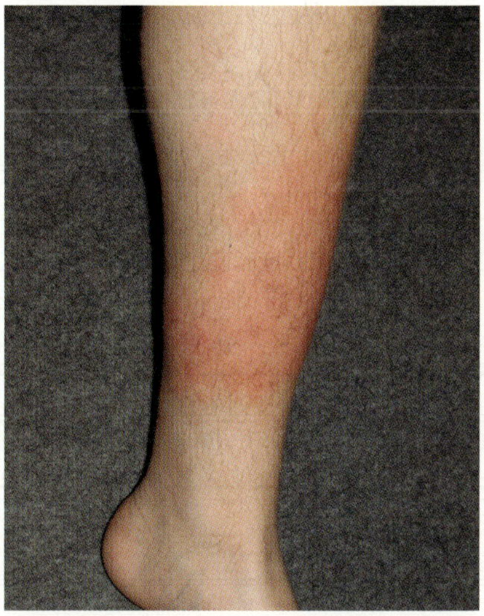

Die flammend rote (hier nur unregelmäßig begrenzte) ***Wundrose*** *breitet sich schnell aus und ist in der Regel sehr schmerzhaft. Kühlende Umschläge und Hochlagern des erkrankten Körperteils lindern die Beschwerden. Mit Antibiotika wird der Erreger abgetötet* [RKL 2822]

Wann zum Arzt

Sofort, wenn die genannten Beschwerden auftreten.

Die Erkrankung

Den Bakterien reichen winzigste Hautverletzungen als Eintrittspforte, z. B. ein kleiner Riss oder eine Verletzung der Oberhaut durch eine Fußpilzinfektion. Da eine allgemeine Abwehrschwäche die Entwicklung einer Wundrose begünstigt, tritt die Erkrankung gehäuft im höheren Lebensalter auf.

Ohne Behandlung kann sich die Entzündung über die Lymphspalten in tiefere Gewebe ausbreiten (Phlegmone), wo sie zum Absterben von Gewebe führt. Wenn die Erreger über die Blutbahn in den Körper geschwemmt werden, droht sogar eine Blutvergiftung (Sepsis → S. 1053). Besonders gefährlich ist eine Wundrose im Gesicht, da die Bakterien von dort aus leicht über die Gesichtsvenen an die Hirnbasis gelangen und zum Verschluss von Blutgefäßen (Hirnvenen- und Hirnsinusthrombose → S. 1132) führen können. Auch an den Beinen dehnt sich die Infektion manchmal auf Blutgefäße aus – mit der Folge einer akuten Beinvenenentzündung (Thrombophlebitis → S. 736).

Zu Rückfällen kommt es nach unzureichender antibiotischer Behandlung oder wenn die Eintrittspforte für die Bakterien bestehen bleibt. Nach wiederholten Rückfällen entwickelt sich manchmal eine dauerhafte Schwellung (Lymphödem → S. 742) des betroffenen Körperteils, verursacht durch eine Schädigung der Lymphgefäße.

Das macht der Arzt

Allein der Verdacht auf eine Wundrose rechtfertigt einen sofortigen Arztbesuch. Die Behandlung besteht in hoch dosierten Penicillingaben über 10 Tage und strenger Bettruhe, eventuell sogar im Krankenhaus. Wenn eine Gliedmaße betroffen ist, wird diese hochgelagert und ruhig gestellt. Um Rückfälle zu vermeiden, ist es erforderlich, die Eintrittspforte der Erreger zu finden und zu sanieren (z. B. eine Fußpilzinfektion).

Komplementärmedizin

Da die Wundrose antibiotisch behandelt werden muss, kommen komplementärmedizinische Maßnahmen wie z. B. kühlende Umschläge nur unterstützend infrage.

Hydrotherapie (→ S. 280). Umschläge mit Ethanol kühlen ebenso wie Quark- oder Lehmwickel. Bei zusätzlichem Fieber sind Wadenwickel indiziert. Wenn die Entzündung sehr großflächig und heiß ist, empfinden manche Patienten kalte Güsse oder Tauchbäder (in die sie den erkrankten Körperteil eintauchen) als angenehm.

Pflanzenheilkunde. Feuchte Umschläge mit Arnika- oder Kamillentinktur lindern das Spannungsgefühl, ebenso Kompressen mit den Extrakten aus Eichenrinde und Lavendel.

Homöopathie (→ S. 1251). Bei starker Schwellung empfiehlt die Homöopathie Apis mellifica (Honigbiene), bei klopfender, schmerzhafter Schwellung Belladonna, bei eiternder oder blutiger Geschwulst Lachesis. Auch Sulfur ist bei Wundrose indiziert.

Phlegmone

Häufigkeit: ■■■■□

Phlegmone: Eitrige, sich in einem Hautbezirk gleichmäßig (diffus) ausbreitende Entzündung des Bindegewebes, meistens ausgelöst durch Staphylokokken oder hämolysierende Streptokokken.

Die Abgrenzung zur Wundrose (→ S. 1089) ist nicht immer einfach. Es kommen auch Mischformen beider Erkrankungen vor ***(Erysipelphlegmone)***. Im Englischen ist gar die Zusammenfassung beider Erkrankungen unter dem Begriff der Cellulitis üblich (nicht zu verwechseln mit der Zellulite → S. 1071).

Leitbeschwerden

- Langsam steigendes hohes Fieber mit Schüttelfrost und allgemeinem Krankheitsgefühl
- Sehr schmerzhafte, teigig weiche, voluminöse Schwellung und Rötung (im Gegensatz zur Wundrose unscharf begrenzt)
- Eventuell später blasige Gewebeschäden und Nekrosen.

Die Erkrankung

Im Gegensatz zum Furunkel ist der Eiterherd nicht abgekapselt, weshalb sich eine Phlegmone schnell entlang der Muskeln, Sehnen und Bänder ausbreitet. Wird sie nicht behandelt, führt sie oftmals zu bleibenden Schäden, insbesondere an Nerven und Gefäßen. Eine Phlegmone kann überall vorkommen, bevorzugt jedoch an Händen und Beinen. Häufig ist sie eine Folge tiefer äußerer Verletzungen, einer Wundrose → S. 1089 oder einer Operation. Besonders gefährdet sind Diabetiker und Patienten mit Durchblutungsstörungen in den Beinen. Eine Phlegmone am Auge (Orbitalphlegmone → S. 490) tritt als seltene Komplikation von Nasennebenhöhlenentzündungen auf.

Das macht der Arzt

Wenn die Phlegmone „eingeschmolzen" ist und zu einer sichtbaren Eiterbildung geführt hat, entfernt der Arzt schnellstmöglich den angesammelten Eiter und das abgestorbene Gewebe. Anschließend ist eine hoch dosierte Antibiotikabehandlung notwendig. Ein Abstrich ermöglicht es, den verantwortlichen Erreger zu bestimmen und das wirksamste Antibiotikum auszuwählen.

Der erkrankte Körperteil muss in der Regel ruhig gestellt und hochgelagert werden. Sind Hand oder Fuß betroffen, genügt meist ein Gipsschienenverband. Je weiter die Phlegmone Richtung Körperstamm wandert, desto eher ist ein Krankenhausaufenthalt notwendig, um eine Ruhigstellung zu gewährleisten. Wenn einer Phlegmone nicht genügend Zeit zur Ausheilung gegeben wird, drohen Rückfälle.

Komplementärmedizin

Die Phlegmone gehört immer in ärztliche Behandlung, die unterstützenden komplementärmedizinischen Maßnahmen entsprechen denen bei der Wundrose (→ S. 1089).

Bei offenen Hautverletzungen dürfen kühle Umschläge oder Coolpacks nur aufgelegt werden, wenn der betroffene Körperteil steril verbunden ist.

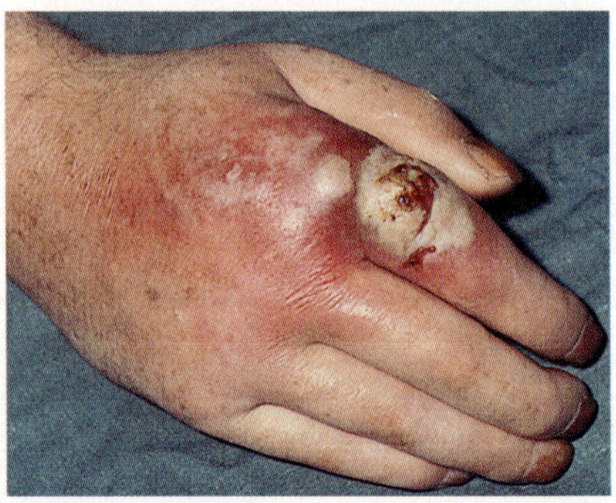

Phlegmone *der rechten Hand bei einer 34-jährigen in der Landwirtschaft tätigen Patientin. Die eitrige Einschmelzung greift auf die Mittelhand über. Die Patientin klagte über ein schweres Krankheitsgefühl und wollte nur noch liegen. Ein Gipsschienenverband und ein Antibiotikum brachten die Phlegmone zur Abheilung.* [GTV 2823]

Akne

Häufigkeit:

Akne *(Acne vulgaris):* Hauterkrankung, die mit Vergrößerung der Talgdrüsen, vermehrter Talgproduktion und dadurch begünstigten Entzündungen einhergeht, bevorzugt in der Pubertät auftritt und in der Regel bis zum dritten Lebensjahrzehnt von allein abheilt.

Die Akne ist die häufigste Hautkrankheit überhaupt. Fast jeder Mensch hat in seiner Jugend mehr oder weniger stark ausgeprägte Pubertätspickel. Grund dafür ist ein vorübergehender Überschuss an männlichen Geschlechtshormonen (Testosteron und andere Androgene) in der Pubertät. Daher verläuft eine Akne bei Jungen meist stärker als bei Mädchen.

Leitbeschwerden

- Knötchen, Eiterbläschen und Mitesser auf allgemein fettiger Haut, bevorzugt im Gesicht, an Hals und Dekolleté
- Als Folgephänomen (das sich verselbstständigen kann) zwanghaftes Kratzen, Knibbeln und Drücken an betroffenen Stellen.

Die Erkrankung

Männliche Sexualhormone stimulieren die Produktion der in der Lederhaut gelegenen Talgdrüsen. Bei einem Überschuss an Androgenen kann so viel Talg (→ S. 1062) produziert werden, dass er nicht mehr schnell genug an der Hautoberfläche abfließt und sich im Talgdrüsenfollikel ansammelt *(Seborrhoe).* Zudem sterben die Hornzellen in der Oberhaut schneller ab, was allgemein als *Verhornungsstörung* bezeichnet wird. Die Hornzellen verkleben miteinander und bilden zusammen mit dem Talg einen Pfropf im Ausführungsgang der Talgdrüse. Der Pfropf, der den Talgabfluss zusätzlich behindert, ist unter dem Namen **Mitesser** *(Komedo)* bekannt. Erreicht er die Hautoberfläche, wird er durch den Hautfarbstoff Melanin dunkel getönt; diese Verfärbung ist jedoch keinesfalls ein Hinweis auf mangelhafte Hygiene. Unter einem Mitesser können sich Bakterien *(Propionibakterien)* ansiedeln, die zu eitrigen Entzündungen führen; rote schmerzhafte Knötchen und eitrige Bläschen sind die sichtbaren Folgen.

Je nach Schweregrad werden verschiedene Akneformen unterschieden: Die **Acne comedonica** ist gekennzeichnet durch zahlreiche, überwiegend geschlossene Mitesser (Komedonen). Bei der **Acne papulopustulosa** entstehen aus den Mitessern durch bakterielle Besiedelung Knötchen und teils eitrige Bläschen, vereinzelt bleiben Narben zurück. Die **Acne conglobata** zeichnet sich durch eine sehr starke Seborrhoe (Talgproduktion) aus und tritt überwiegend bei Männern auf. V. a. an Rücken und Nacken entstehen große Mitesser sowie eitrig einschmelzende Knoten, die erhebliche Narben hinterlassen.

Bei den meisten Jugendlichen verläuft die Erkrankung mild. Nur etwa ein Drittel der Betroffenen leidet unter Akneformen, die eine ärztliche Behandlung erfordern.

Akne kann auch unabhängig von der Pubertät auftreten, z. B. die durch Sonnenschutzmittel und UV-Strahlung ausgelöste Mallorca-Akne (→ S. 1066). Durch Hormone der Mutter kann eine Neugeborenenakne (→ S. 406) entstehen. Des Weiteren können verschiedene Chemikalien wie Schmieröl oder Chlor zu einer Akne führen *(Ölakne* bzw. *Chlorakne),* ebenso Medikamente, die Kortison oder männliche Sexualhormone enthalten *(Steroidakne, Acne medicamentosa).* Da männliche Sexualhormone auch als Dopingmittel eingesetzt werden, spricht man auch von einer *Sportlerakne.*

Das macht der Arzt

Bei leichten Verlaufsformen empfiehlt der Arzt eine sorgfältige Hautreinigung und -pflege, vorzugsweise mit speziellen Aknepräparaten, die in jeder Drogerie erhältlich sind. Schwerer ausgeprägte Akne sollte medikamentös behandelt werden, nicht nur aus kosmetischen Gründen, sondern auch um Narben zu vermeiden. Weitverbreitet ist die äußerliche Anwendung so genannter Schälmittel, die Verhornungen lösen, die Talgproduktion mindern und leicht entzündungshemmend wirken. Häufig wird Benzoylperoxid (BPO) in Form von Gelen oder Cremes (z. B. Cordes® BPO Creme) angewendet. Ähnlich wirken Fruchtsäuren, Azelainsäure (in Skinoren® Creme) und Vitamin-A-Säure (auch Tretinoin oder Retinsäure genannt, z. B. in Airol® Creme). Es dauert allerdings einige Wochen, bevor die Präparate die erwünschte Wirkung zeigen. Nach Beginn der Behandlung scheint die Akne zunächst „aufzublühen“ – die Haut rötet sich, spannt und brennt. Oft tauchen auch vorübergehend verstärkt Eiterbläschen auf. Diese Erstverschlimmerung ist normal und kein Zeichen für eine Unverträglichkeit.

Äußerst wirksam ist der Abkömmling des Vitamin A Isotretinoin (z. B. in Isoderm® Kapseln), das wegen seiner Nebenwirkungen aber schweren Verlaufsformen vorbehalten bleibt. Isotretinoin wird sowohl äußerlich als auch innerlich angewendet. Als Hauptwirkung normalisieren sich Menge und Zusammensetzung des Talgs. Die Heilungsrate ist hoch, in über 60 % treten jedoch Rückfälle auf.

Die am meisten gefürchtete Nebenwirkung ist die Schädigung von Ungeborenen. Deshalb dürfen Mädchen und Frauen bis 3 Monate nach Therapieende nicht schwanger werden. Weitere Nebenwirkungen umfassen trockene Haut, insbesondere der Lippen, Schälung der Haut, Schleimhautentzündungen, gehäuftes Nasenbluten und Augenbindehautentzündungen. Wird Isotretinoin als Tablette eingenommen, sind Leberschäden möglich, weshalb eine regelmäßige Kontrolle der Leberwerte erforderlich ist (Leberlabor → S. 1324). Ferner drohen Kopf-, Muskel- und Gelenkschmerzen.

Eine Alternative zu Isotretinoin ist für Frauen die Einnahme antiandrogen wirkender Hormonpräparate (z. B. als „Pille“ mit Cyproteronacetat wie Diane 35® → S. 323). Die Behandlung führt bei weiblichen Patienten häufig zu einer deutlichen Verringerung der Talgproduktion.

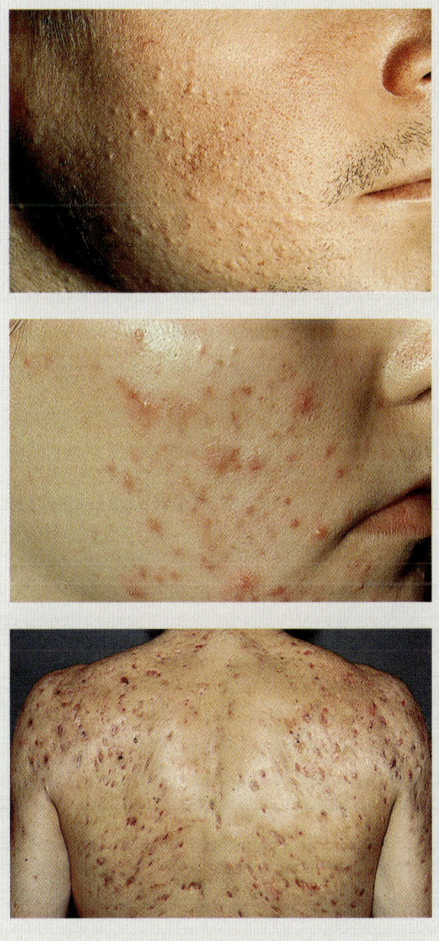

Oben: ***Acne comedonica*** *bei einem 21-jährigen Patienten mit zahlreichen geschlossenen Mitessern. Mitte:* ***Acne papulopustulosa*** *bei einer 19-jährigen Patientin mit seit 5 Jahren bestehender Akne. Die Mitesser bilden entzündliche Knötchen. Unten:* ***Acne conglobata*** *bei einem 24-jährigen Mann. Die Narbenbildung zeichnet die ganze Rückenpartie.* [GTV 2824]

Bei ausgeprägt eitrigen Entzündungen verordnet der Arzt eine Creme mit einem Antibiotikum (z. B. Erythromycin in Aknefug®-EL Lösung). Bewährt haben sich Kombinationen mit dem desinfizierend wirkenden Benzoylperoxid. Dadurch verringert sich die Antibiotikadosis, womit man hofft, die Entstehung von Resistenzen bei den Bakterien zu vermeiden. Reicht diese Behandlung nicht aus, folgt als nächster Schritt die Einnahme eines Antibiotikums, in der Regel Minocyclin (z. B. in Minoclir®50mg Kapseln) in einer niedrigen Dosierung. Der Wirkstoff erreicht über die Blutbahn die aknebefallene Haut und bekämpft dort effektiv die (mit)verursachenden Bakterien. Bei längerfristiger Anwendung führt er als Nebenwirkung manchmal zu einer dunklen Verfärbung von Haut, Nägeln und/oder Zähnen.

Selbstbehandlung

Die Behandlung der Akne braucht Zeit und Geduld! Akne ist kein Zeichen mangelnder Körperhygiene. Die meisten Betroffenen neigen eher dazu, sich zu viel zu waschen und Seife einzusetzen – was die Haut tendenziell verschlechtert, weil der Säureschutzmantel darunter leidet. Wichtig ist eine gründliche und sorgfältige Hautpflege, die speziell auf fettige Haut abgestimmt sein sollte (Tipps → S. 1064). Auf keinen Fall dürfen Pickel ausgedrückt werden, weil sie sich dann entzünden und möglicherweise lebenslange Narben zurücklassen.

Wohldosiertes Sonnenlicht kann die Akne günstig beeinflussen, besonders in Kombination mit Salz bei einem Urlaub am Meer. Ausgedehnte Sonnenbäder führen jedoch oft zur vermehrten Bildung von Mitessern. Während der Anwendung mancher Aknesalben (z. B. mit den Wirkstoffen Vitamin-A-Säure oder Benzoylperoxid) sowie der Einnahme von Tetracyclin oder Minocyclin besteht zudem die Gefahr fototoxischer Reaktionen (→ S. 1066), die schweren Sonnenbränden ähneln.

Inwieweit die Ernährung einen Einfluss auf den Akneverlauf hat, ist umstritten. Wissenschaftlich ließ sich bislang keinerlei Zusammenhang beweisen. Wer allerdings an sich selbst eine Verschlimmerung der Akne nach Einnahme bestimmter Nahrungsmittel beobachtet, tut gut daran, diese mit Vorsicht zu genießen.

Die Komplementärmedizin

Hydrotherapie (→ S. 280). Kamillen- und Salbei-Gesichtsdampfbäder weichen die Haut auf, sodass nachfolgende Therapien wie z. B. das Abtupfen mit Calendula-Extrakt besser wirken können. Bei großflächiger Akne empfehlen sich Quark-Kompressen sowie Heilerde-Auflagen (Heilerde mit 1 l Wasser anrühren, einen halben Zentimeter dick auf die betroffene Hautpartie aufbringen, nach etwa einer halben Stunde wieder entfernen). Abheilend wirken Schwefelbäder mit Sole.

Lichttherapie (→ S. 1280 und S. 1064). Licht, Luft und Sonne unterstützen den Heilungsprozess, eine Bestrahlung mit Blaulicht oder Orangelicht vermindert den Talgfluss. Die Bestrahlung sollte immer durch einen Dermatologen durchgeführt werden – die Wellenlängen, die in Sonnenstudios zum Einsatz kommen, können erkrankte Haut schädigen.

Pflanzenheilkunde. Äußerlich sind tägliche Waschungen mit Tee aus Kamille, Thymian, Salbei, Rosmarin oder Ackerschachtelhalm – auch als Gesichtsdampfbad – zu empfehlen, ebenso wie Hametum® oder Calendula-Extrakt zum Auftupfen sowie Kompressen mit Weizenkleieextrakt (z. B. Silvapin®). Zur inneren Anwendung eignen sich alle Tees, die den Stoffwechsel fördern, so z. B. Tee aus Löwenzahn, Brennnessel und Schachtelhalm.

Homöopathie (→ S. 1251). Gemäß der homöopathischen Vorstellung ist Akne ein Ausdruck des (z. B. durch Hormone oder Stress) gestörten organischen Gleichgewichts, daher ist in erster Linie eine konstitutionelle – ganzheitliche – Therapie indiziert. Empfohlen werden Mahonia aquifolium für schuppende Haut, Selenium und Thuja occidentalis bei vereiterten Pusteln, Sulfur jodatum bei großporiger Haut sowie Natrium chloratum für Mischhaut oder bei Verschlechterung des Hautbilds unter Sonneneinwirkung.

Akupunktur (→ S. 1249). Neben der Akupunktur, die zur Aknebehandlung mit teils guten Erfolgen eingesetzt wird, bietet sich zusätzlich die Bestrahlung mit einem Softlaser an.

Psychotherapie. Je nach Ausprägung kann Akne psychisch sehr belastend sein, reaktive depressive Verstimmungen und sozialer Rückzug sind mitunter die Folge. Helfen können hier im Einzelfall eine Gesprächstherapie (→ S. 1174) sowie soziales Verhaltenstraining.

i Aktuell: www.gesundheit-heute.de/28x05

- **www.aknetherapie.de** – Private Internetseite von Betroffenen mit guten Pro- und Kontra-Diskussionen über die verschiedenen therapeutischen Möglichkeiten bei Akne.

Pilzbedingte Hauterkrankungen

Häufigkeit: ■■■■■

Pilzbedingte Hauterkrankungen ***(Hautmykosen, Dermatomykosen):*** Infektionen der Haut durch Pilze, die je nach betroffenem Hautbereich mit unterschiedlichen Beschwerden einhergehen. Sie breiten sich im Gegensatz zu bakteriellen und viralen Infektionen der Haut nur langsam (über Wochen und Monate) aus. Allerdings ist die Behandlung oft langwierig und die Gefahr von Rückfällen hoch.

Die häufigsten Erreger sind **Fadenpilze** ***(Dermatophyten),*** die bevorzugt in den Hornzellen von Haut, Nägeln und Haaren siedeln und z. B. häufig für Fußpilz verantwortlich sind. **Hefepilze** ***(Candida)*** führen v. a. zu Infektionen der Schleimhäute und der großen Hautfalten. Derartige Erkrankungen werden als **Soor** bezeichnet und äußern sich z. B. als Windelausschlag (→ S. 405), Mundsoor (→ S. 520) oder Pilzinfektion im Genitalbereich (→ S. 867).

Leitbeschwerden

- Ausschlag, Risse, Hauterweichungen
- Fast immer Juckreiz.

Wann zum Arzt

Am nächsten Tag bei bestehenden Grunderkrankungen mit allgemeiner Abwehrschwäche (z. B. Diabetes, HIV-Infektion).

Die Erkrankung

Pilze kommen nahezu überall vor, im Erdboden, auf Haustieren und Menschen. Gesunde wie auch kranke Haut ist stets von Pilzen besiedelt. Wenn die Haut bereits geschädigt ist oder wenn günstige Wachstumsbedingungen vorliegen, z. B. feucht-warmes Milieu in Schuhen bei verstärktem Schwitzen, können sich die Pilze vermehren, in die Haut eindringen und zu einer Infektion führen.

Am häufigsten anzutreffen ist der **Fußpilz** ***(Tinea pedum, Tinea pedis),*** der sich zunächst in den Zehenzwischenräumen und im weiteren Verlauf auch über die gesamte Fußsohle ausbreiten kann. In den Zehenzwischenräumen kommt es zu Juckreiz, kleinen Rissen, schuppenden Hauterweichungen bis hin zu Blasenbildung und Ablösung der Haut. An den Fußsohlen sind trockene Schuppungen, manchmal auch entzündete, mit Wasser gefüllte Bläschen sichtbar. Fußpilz führt leicht zu Nagelpilz (→ S. 1111) und umgekehrt. Auch kann die Zerstörung der Hautoberfläche eine Eintrittspforte für Bakterien darstellen

(Wundrose → S. 1089). Typischerweise überträgt sich Fußpilz beim Barfußlaufen in öffentlichen Bädern, Saunen und Sportanlagen. Die Infektion wird begünstigt durch enge, luftundurchlässige Schuhe, aber auch durch Diabetes und Erkrankungen, die mit einer Abwehrschwäche einhergehen.

Ein **Handpilz** *(Tinea manuum)* entsteht durch eine Übertragung von Mensch zu Mensch, aber auch durch Selbstübertragung. Liegt beispielsweise eine Fußpilzinfektion vor, kann beim Kratzen der Füße Pilzmaterial unter die Fingernägel gelangen und andere Körperhautareale durch Kontakt infizieren.

Pilzinfektionen am Körper *(Tinea corporis)* äußern sich anfangs in kleinen rötlichen, schuppenden Herden von Münzgröße, die sich binnen Tagen und Wochen vergrößern. Die rundlichen Herde besitzen einen von der gesunden Haut deutlich abgegrenzten, geröteten, erhabenen Rand mit einer Schuppung *(Hexenringe)*, in ihrer Mitte sind sie eher flach und hautfarben.

Pilzinfektionen des Gesichts, der Kopfhaut und der Haare *(Tinea capitis)* treten bevorzugt bei Kindern auf. Das Beschwerdebild reicht von Kopfschuppen, Rötung bis hin zu starken Entzündungen, die mit Bläschen und Haarausfall einhergehen können.

Eine Sonderform unter den Pilzinfektionen der behaarten Kopfhaut ist die **Mikrosporie**. Sie wird meist durch den Pilz *Microsporum canis* hervorgerufen. Er wird duch Hunde und Katzen übertragen. Bei Fortschreiten der Infektion ist ein großflächiger Verlust von Haaren möglich, weil diese unmittelbar über der Hautoberfläche abbrechen (nicht ausfallen). Oft ist gleichzeitig der Körper betroffen.

Der durch Hefepilze ausgelöste Soor betrifft v. a. Schleimhäute sowie Körperregionen, an denen Hautoberflächen direkt aufeinanderliegen. Mund, Genitalbereich, Analfalte, Leiste, Achseln und der Bereich unter den Brüsten sind am häufigsten betroffen. Eine besondere Anfälligkeit für Soor zeigen Säuglinge sowie Menschen mit Diabetes oder einer Schwäche des Abwehrsystems, z. B. im hohen Alter, bei antibiotischer Behandlung, bei Chemotherapie, Kortisontherapie oder Drogenmissbrauch. Eine schwere Störung der Abwehrfunktionen, wie sie z. B. bei AIDS vorkommt, kann sogar zu einer Infektion der Speiseröhre (→ S. 626) oder der inneren Organe führen.

Das macht der Arzt

Bei hartnäckigem und/oder großflächigem Befall bestimmt der Arzt den Erreger unter dem Mikroskop oder in der Pilzkultur, wozu er nur wenige Hautschuppen, Haare oder etwas Nagelmaterial benötigt. Einige Pilzarten kann er mit einer speziellen Lampe *(Wood-Licht)* direkt auf der Haut erkennen. In der Regel werden Pilzinfektionen mit äußerlich anzuwendenden Antimykotika behandelt (→ Selbstbehandlung). Bei Pilzinfektionen der Kopfhaut und wenn die äußerliche Behandlung erfolglos bleibt, verordnet der Arzt ein Antimykotikum zum Einnehmen, z. B. Fluconazol in Diflucan® Kapseln oder Itraconazol in Sempera® Kapseln.

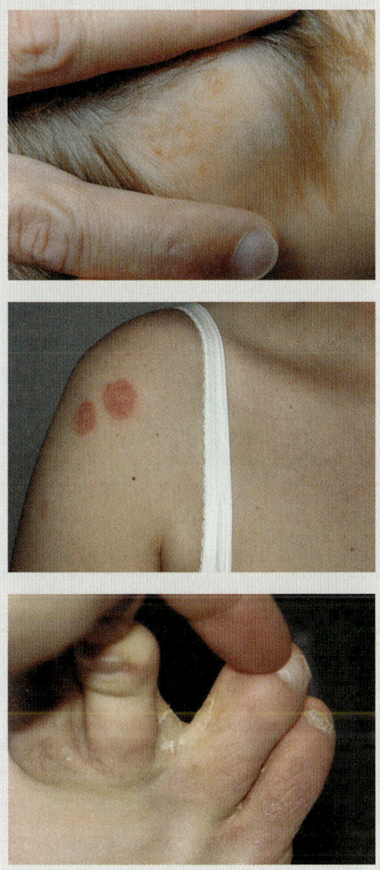

Oben: ***Pilzinfektion der Kopfhaut*** *bei einem achtjährigen Kind mit typischen feinfleckig erhabenen Rötungen. An der befallenen Stelle sind die Haare ausgefallen.*
Mitte und unten: ***Pilzinfektionen an der Schulter*** *und* ***in den Zehenzwischenräumen*** *einer 36-jährigen Frau. Die zwei Stellen an der Schulter sind frische Pilzinfektionen. Sie konnten durch zweimal täglich aufgetragene Antimykotika-Creme beseitigt werden. Schwieriger war die Therapie des Pilzbefalls im Zehenzwischenraum zwischen dritter und vierter Zehe. Die Infektion sieht harmlos aus, tatsächlich aber hatte sich die Patientin hier schon selbst seit Monaten mit einer Antimykotika-Creme behandelt (sichtbar an den weißen Rändern, die abgetrocknete Pilzherde markieren). Sie achtete jedoch nicht genug auf trockene Füße und offenes Schuhwerk, sodass der Juckreiz (und damit der Pilzbefall) erneut auftrat. Die Therapie gelang durch den Wechsel auf eine haftende, aber nicht befeuchtende antimykotische Salbe und das konsequente Tragen von Sandalen über mehrere Monate.* [RKL, RKL, ASL 2825]

Selbstbehandlung

Die Behandlung einer Pilzinfektion der Haut ist langwierig. Sie dauert oft Wochen bis Monate und muss auch nach Abklingen der Beschwerden mindestens 3 Wochen fortgesetzt werden – ein Rückfall ist sonst vorprogrammiert. Die meisten Wirkstoffe richten sich gleichermaßen gegen Faden- und Hefepilze. Es gibt sie in verschiedenen Darreichungsformen wie Creme, Spray, Gel, Shampoo und Nagellack, z. B. Bifonazol in Canesten® Extra Pumpspray oder Amorolfin in Loceryl® Creme. Gegen starken Juckreiz und ausgeprägte Entzündungsreaktionen hilft die Kombination mit einem Kortisonpräparat (z. B. in Travocort® Creme), das allerdings verschreibungspflichtig ist, für die ersten Tage der Behandlung.

Tägliches Waschen der befallenen Körperstellen dient dazu, die abgestoßenen, pilzhaltigen Hautpartikel zu entfernen. An Körperstellen, wo Haut auf Haut liegt (z. B. Leisten, weibliche Brüste, Bauchfalten, Zehenzwischenräume) lässt sich die Heilung durch eingelegte Mullstreifen oder Baumwollkompressen fördern; diese saugen Feuchtigkeit auf und verbessern die Belüftung der Haut.

Wichtig ist die Desinfektion aller Textilien, die mit der pilzbefallenen Haut in Kontakt kommen, um eine spätere Neuinfektion zu verhindern. Dazu eignet sich eine Wäsche mit mindestens 60 °C heißem Wasser. Bei Fußpilz empfiehlt es sich, auch die Turnschuhe regelmäßig in der Waschmaschine zu reinigen, möglichst unter Zusatz eines Desinfektionsmittels. Nicht waschbare Schuhe lassen sich durch Einsprühen mit handelsüblichen Anti-Pilz-Sprays desinfizieren. Auch spezielle Einlegesohlen oder Schuhspanner aus Zedernholz scheinen eine desinfizierende Wirkung zu besitzen.

Da pilzbefallene Haut generell von frischer Luft profitiert, ist im Sommer häufiges Barfuß laufen in der Natur (Wiesen) sinnvoll. Man sollte aber nicht in der Wohnung barfußlaufen, wo die Pilzsporen über Jahre in Bodenbelägen verbleiben und zu späteren Neuinfektionen führen können. Und auch nicht in öffentlichen Einrichtungen wie Schwimmbädern, Saunen, Sportplätzen oder Hotelzimmern, die dadurch zur Infektionsquelle für andere Besucher werden.

Vorsorge

Wer unter Fußpilz leidet, sollte auf atmungsaktives Schuhwerk achten und Socken oder Strümpfe aus Baumwolle tragen. Ein täglicher Wechsel von Socken und Schuhen ist anzuraten. Wann immer vom Wetter her möglich, sind Sandalen festen Schuhen vorzuziehen. Sobald die Füße nass geworden sind (z. B. bei Regen) oder schwitzen, sollten die Socken gewechselt werden, denn das Vermeiden von Feuchtigkeit zwischen den Zehen ist das A und O der Vorsorge.

Wenn die Haut an den Füßen trocken und rissig ist, stehen konsequente Fußpflegemaßnahmen im Vordergrund, um mögliche Eintrittspforten für die Pilze zu vermeiden. Übermäßiger Fußschweiß muss ebenso behandelt werden, da die Pilze feuchtes Milieu lieben. Tipps zu diesem Thema finden Sie bei der Fußpflege (→ Kasten S. 1065).

Nach Dusche oder Bad ist es wichtig, die Körperfalten und Zehenzwischenräume sorgfältig abzutrocknen. Vorsicht ist geboten bei einem Besuch in „Gefahrenzonen" wie öffentlichen Duschen, Umkleidekabinen oder Saunen. Hier empfiehlt es sich dringend, Badesandalen zu tragen und anschließend die noch feuchten Füße mit einem Desinfektionsspray einzusprühen.

Warnhinweis: Eine weitere Infektionsquelle stellen kommerziell verliehene Ski- und Schlittschuhe dar, die fast ausnahmslos mit Pilzsporen behaftet sind. Nach dem Tragen sollten deshalb die Füße sofort gewaschen und anschließend möglichst mit einem Anti-Pilz-Spray behandelt werden.

Komplementärmedizin

Komplementärmedizinische Maßnahmen sind bei Hautpilzerkrankungen zur Vorbeugung wirksam, können jedoch bei einer eingetretenen Infektion die schulmedizinische Behandlung nicht ersetzen.

Hydrotherapie (→ S. 280). Bei Fußpilz bieten sich begleitend zur Behandlung wie auch vorbeugend regelmäßige Fußbäder mit Kampfer, Rosmarin, Thymian, Lavendel, Nelken-, Kümmel- oder Teebaumöl an. Bei Infektionen mit Hefepilzen haben sich Bäder mit dem Kamillewirkstoff Bisabolol bewährt. Wer unter wiederkehrenden Pilzerkrankungen leidet, profitiert eventuell von einer Stärkung des Immunsystems durch Abhärtung, z. B. mit Kneippschen Güssen (Wechselbädern → S. 281).

Pflanzenheilkunde. Synthetische Präparate wie Antimyotika sind bei der Bekämpfung von Hautpilz pflanzlichen Wirkstoffen überlegen. Bei Fußpilz kann das betroffene Hautareal unterstützend mit einer aufgeschnittenen Knoblauchzehe behandelt werden, aber auch mit Ringelblumensalbe (z. B. Calendula-Echinacea-Salbe Helixor). Die ätherischen Öle folgender Pflanzen wirken dem Wachstum von Pilzen entgegen: Teebaum, Kampfer, Kümmel, Lavendel, Myrrhe, Nelken und Thymian. Generell müssen alle therapeutischen Maßnahmen noch mehrere Wochen nach Abklingen der Symptome fortgeführt werden, um alle Pilzsporen abzutöten.

Homöopathie (→ S. 1251). Bei Hautpilzbefall empfiehlt die Homöopathie Acidum nitricum, bei schlecht heilenden Ausschlägen Silicea sowie Sepia bei juckender, schuppiger Haut. Zur äußeren Anwendung gegen Haut- oder Nagelpilz wurde als homöopathisches Komplexmittel Demyc N. spag. entwickelt.

Weitere Therapiemöglichkeiten von Pilzinfektionen sind bei speziellen Krankheitsbildern beschrieben: Windelausschlag → S. 405, Mundsoor → S. 520 und Pilzinfektionen der Scheide → S. 867.

Aktuell: www.gesundheit-heute.de/28x06

- **www.leitlinien.net** – Stichwortsuche Tinea: Ärztliche Leitlinien zur Diagnostik und Therapie von Pilzinfektionen der Haut.

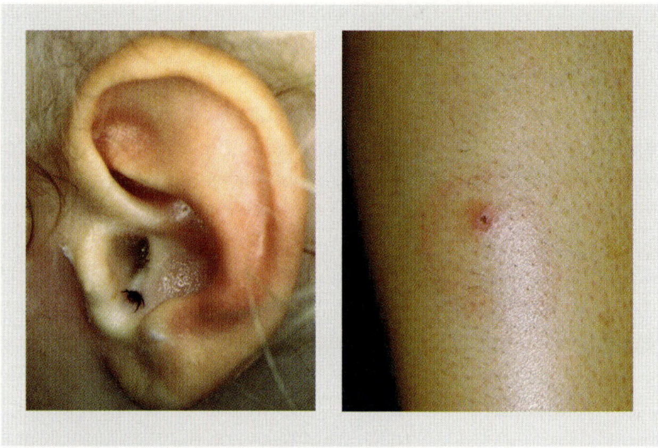

Links: Kleinkind mit ***Zecke im Ohr.*** *Rechts: Der (in diesem Fall eher diskrete) Ausschlag entsteht Tage bis Wochen nach dem Zeckenbiss und ändert seine Lage* ***(Wanderröte).*** [RKL, KAD 2826]

Borreliose

Häufigkeit: ■■■□□

Borreliose ***(Lyme-Krankheit, Lyme-Borreliose):*** Bakterielle Infektion, fast ausschließlich durch Zeckenbisse übertragen. Borreliose ist mit Abstand die häufigste durch Zecken übertragene Erkrankung. Ungefähr 15 % der Zecken in Deutschland sind mit den bakteriellen Erregern **Borrelien** ***(Borrelia burgdorferi)*** infiziert, doch erkranken bei Weitem nicht alle Personen, die von einer infizierten Zecke gebissen wurden. Nach einem Zeckenbiss beträgt das Risiko einer Borreliose ~ 1 %. Die Borrelien breiten sich im Körper nur sehr langsam aus, sodass die vielfältigen Spätsymptome zum Teil erst nach Jahren auftreten. Je früher die Erkrankung erkannt und antibiotisch behandelt wird, umso seltener sind schwere Verlaufsformen.

Es gibt neben der Borreliose eine weitere zeckenassoziierte Erkrankung, die Frühsommer-Meningoenzephalitis (FSME), eine schwere Gehirnentzündung. Sie wird an anderer Stelle besprochen (→ S. 1134).

Leitbeschwerden

- Hautrötung um die Einstichstelle herum, die sich ringförmig ausbreitet
- Grippeähnliche Symptome wie Abgeschlagenheit, Fieber, Kopf- und Muskelschmerzen.

Wann zum Arzt

Heute noch, wenn die typische Hautrötung auftritt – selbst wenn kein vorheriger Zeckenbiss aufgefallen ist.

Die Erkrankung

Zecken sind parasitisch lebende Milben, die mit Beißwerkzeugen und Saugrüsseln zum Blutsaugen an Mensch und Tier ausgestattet sind. In Deutschland sind sie v. a. zwischen März und Oktober aktiv, jedoch auch in milden Wintermonaten. Der wichtigste Krankheitsüberträger unter den Zecken ist der **[gemeine] Holzbock.** Zecken leben bevorzugt auf hohem Gras, Farnen, Sträuchern und anderem belaubten Niederholz im Wald sowie in Parks und Gärten und gelangen durch Abstreifen auf den Menschen. Dort setzen sie sich meist an Körperstellen mit dünner, feuchter und warmer Haut fest (z. B. Leistengegend, Kniekehlen, Achselhöhlen, hinter den Ohren). Sie verankern sich mit dem ***Hypostom*** fest an der Haut und saugen bis zu 6 Tage lang Blut. Während der Blutmahlzeit gibt die Zecke ein Betäubungsmittel ab, das die befallene Hautstelle schmerzunempfindlich macht, sodass der Stich meist unbemerkt bleibt. Ist die Zecke mit Borrelien (oder FSME-Viren → S. 1134) infiziert, gelangen diese in den Blutkreislauf des Menschen.

Einige Tage bis etwa 4 Wochen nach dem Zeckenstich tritt um die Einstichstelle herum eine Hautrötung auf, die sich (teilweise über Wochen hinweg) kreisförmig ausbreitet, während sie innen wieder verblasst. Diese Hauterscheinung, **Wanderröte** oder ***Erythema migrans*** genannt, tritt unabhängig davon auf, ob sich die Zecke noch in der Haut befindet oder nicht. Manchmal kommt es begleitend zu grippeähnlichen Symptomen.

Wochen, Monate oder sogar Jahre später, selten auch ohne das Warnsymptom der anfänglichen Wanderröte, geht die Erkrankung bei etwa 10–20 % der Infizierten in das Stadium der ***Nervenborreliose (Neuroborreliose)*** über. Diese äußert sich in vielfältigen Beschwerden, z. B. hartnäckigen Nervenschmerzen, Gesichtslähmungen (→ S. 1135), Störungen der Tastempfindung oder Sehproblemen. Daneben können eine Herzmuskelentzündung (→ S. 713) und Gelenkentzündungen auftreten, bevorzugt an Knie- und Fußgelenken ***(Lyme-Arthritis)***. Viele Patienten leiden außerdem unter starkem Erschöpfungsgefühl und einer ständigen Müdigkeit. Als seltene Spätfolge tritt eine chronische Hauterkrankung auf, bei der die Haut an Händen und Füßen bläulich und dünn wie Pergamentpapier wird ***(Akrodermatitis atrophicans)***. Wegen der Vielfältigkeit der Beschwerden gilt die Borreliose als „Chamäleon der Medizin".

Neben Borreliose und FSME (→ S. 1134) übertragen Zecken zahlreiche weitere, seltene Erkrankungen. Von Bedeutung ist v. a. die **Babebiose *(Hundemalaria)***, die bis vor wenigen Jahren fast ausschließlich im Mittelmeerraum verbreitet war, in letzter Zeit jedoch mit der klimatisch bedingten Vermehrung der Auwaldzecke auch zunehmend in Deutschland vorkommt. Obwohl meist bei Hunden auftretend, befällt sie auch gelegentlich den Menschen.

Das macht der Arzt

Bei Verdacht auf Borreliose entnimmt der Arzt Blut und gegebenenfalls auch Liquor (Gehirn-Rückenmarks-Flüssigkeit, Entnahme → Abb. S. 1120), um nach Antikörpern auf Borrelien zu suchen. Mit keiner der heute verfügbaren Labormethoden gelingt es jedoch, eine frische Borrelieninfektion mit absoluter Sicherheit nachzuweisen oder auszuschließen.

Mittel der Wahl sind Antibiotika (z. B. Doxycyclin in Doxycyclin® Stada, bei Kindern auch Amoxicillin). Sie werden je nach Krankheitsstadium 2–3 Wochen lang eingenommen. Bei schweren Verläufen wie der Nervenborreliose erhält der Betroffene Antibiotika wie Ceftriaxon als Spritze oder Infusion über mindestens 2 Wochen.

Selbstbehandlung und Vorsorge

Zeckenentfernung und Vorsorge → S. 206

Krätze

Häufigkeit: ■■■□□

Krätze ***(Scabies)***: Durch weibliche **Krätzmilben *(Sarcoptes scabiei)*** hervorgerufene ansteckende Hautkrankheit mit starkem Juckreiz, die an Häufigkeit zunimmt. Die Übertragung erfolgt meist direkt durch engen körperlichen Kontakt (auch beim Geschlechtsverkehr), seltener indirekt über gemeinsam benutzte Gegenstände wie Kleidung, Kissen, Bettwäsche, Kuscheltiere oder Blutdruckmanschetten. Dabei ist Krätze keine Folge mangelhafter Hygiene – sie kommt auch in den besten Familien vor. An Krätze Erkrankte sollten Gemeinschaftseinrichtungen wie Schule oder Kindergärten nicht besuchen. Bevor die Infektion bemerkt wird, vergehen meist bis zu 8 Wochen. Die ersten Beschwerden zeigen sich erst 3–4 Wochen nach Ansteckung.

Das Milbenweibchen bohrt Gänge in die Hornschicht der Haut. Dort legt es seine Eier ab, aus denen sich binnen 3 Wochen neue Milben entwickeln. Bevorzugt befallen werden Hautbereiche mit sehr dünner Haut, z. B. zwischen den Fingern, an den Handgelenken, Ellenbeugen, am inneren Fußrand, an Brustwarzen und am Penis. Bei genauem Hinsehen sind die bis zu 1 cm langen Milbengänge an den betroffenen Hautstellen als winzige gerötete Linien mit leicht erhöhtem Ende sichtbar, später kommen oft kleine rötliche Knötchen und Bläschen hinzu. Insbesondere bei Kindern bilden sich manchmal auch 1–2 cm große braunrote Knoten, bevorzugt an Rumpf und Genitalien. Der begleitende quälende Juckreiz entsteht als Reaktion auf den Milbenkot. Er nimmt bei Wärme (z. B. nachts im Bett) zu und verleitet zum Aufkratzen der Haut. Die derart verletzte Haut neigt zu bakteriellen Infektionen, die sich in eitrigen Pustelausschlägen (Impetigo → S. 412) äußern.

Das macht der Arzt

Um die Krätze von Hauterkrankungen mit ähnlichem Erscheinungsbild (z. B. einer Kontaktallergie → S. 1080 oder Neurodermitis → S. 1072) zu unterscheiden, untersucht der

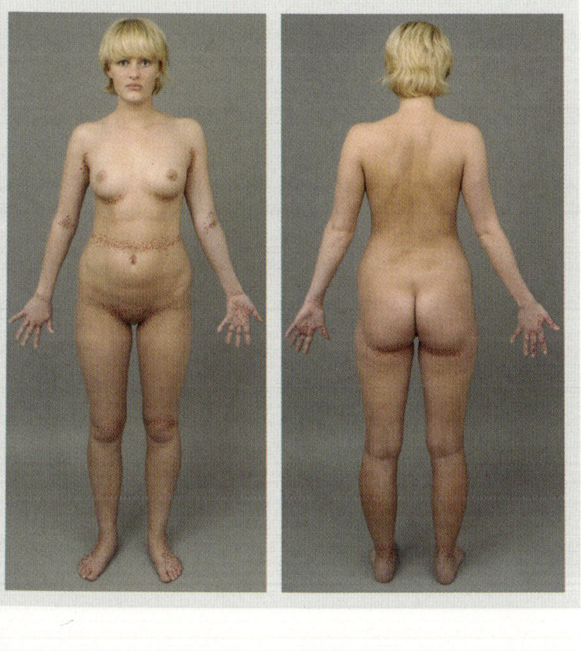

*Links: Fingerzwischenräume, Handgelenke, Achsel, Brustwarzen, Genitalbereich sind die **Körperregionen, die bevorzugt von Krätze befallen werden.*** [JAN, GRA 2828]

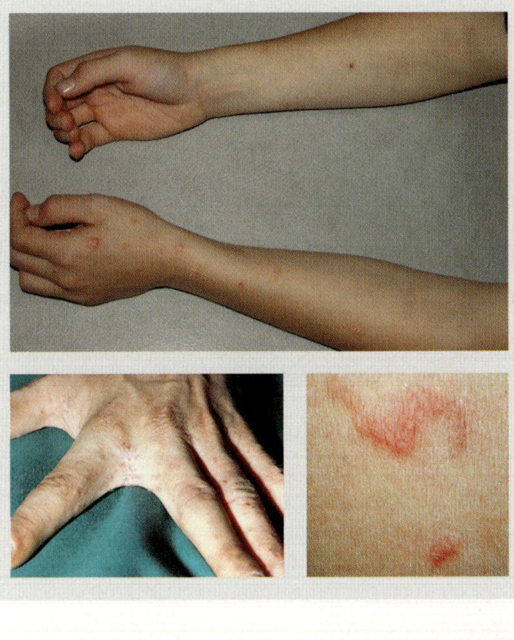

*Rechts: Die **Krätze** ist nicht immer einfach zu erkennen. Aus der Ferne fallen relativ weit auseinanderstehende kleinfleckige Bläschen oder erhabene Rötungen auf (oben). Aus der Nähe kann man bei schwerem Krätzmilbenbefall die gangförmig angeordneten Knötchen erahnen, sieht man genau hin, sogar einzelne Gänge unter der Haut (untere Reihe).* [RKL, GTV, RKL 2827]

Arzt die Haut mit einem Auflichtmikroskop, das sich direkt auf die verdächtige Hautstelle aufsetzen lässt. Alternativ gewinnt er mithilfe einer Nadel, eines Skalpells oder scharfen Löffels milbenhaltiges Hautmaterial, das er ebenfalls unter dem Mikroskop begutachtet.

Die Betroffenen leiden v. a. unter quälendem Juckreiz, der sie nachts um den Schlaf bringt. Symptomatische Abhilfe schaffen juckreizstillende Mittel. Um die Milben zu beseitigen, muss die gesamte Körperhaut vom Hals abwärts behandelt werden. Da Krätze hoch ansteckend ist, gilt dieses Vorgehen für die gesamte Familie. Seit Ende 2004 steht mit 5%iger Permethrin- Salbe (z. B. Infectoscab®) ein sehr effektiver Wirkstoff zur Verfügung, der die Krätzmilben bereits bei der ersten Behandlung abtötet. Dieses Insektizid ist trotz seiner stärkeren Wirkung für den Menschen weniger giftig als das früher eingesetzte Hexachlorcyclohexan (= Lindan, z. B. in Jacutin® Gel), bei dem darüber hinaus mehrere Behandlungen nötig sind.

Oft dauert es nach der Therapie noch mehrere Tage oder sogar Wochen, bis die Hautveränderungen und der Juckreiz abklingen. Dies ist kein Hinweis auf eine unzureichende Wirkung, sondern auf eine allergische Reaktion, die von dem verbleibenden Kot sowie den abgetöteten oder geschädigten Milben ausgelöst wird.

Selbsthilfe

Benutzte Bett- und Unterwäsche sollte möglichst täglich gewechselt und bei mindestens 60 °C gewaschen werden. Alternativ kann die Wäsche (auch Kuscheltiere und andere „körpernahe" Gegenstände) für einige Tage bei -18 °C eingefroren werden, um die Milben abzutöten. Außerdem empfiehlt es sich, Möbel wie Sofas, Sessel oder Betten sowie Fußbodenbeläge sorgfältig mit dem Staubsauger abzusaugen. Außerhalb des menschlichen Körpers überleben die Milben bei normaler Raumtemperatur und Luftfeuchte allerdings höchstens 2–4 Tage, bei kühlerer und feuchter Luft (z. B. in Kellern) auch bis zu 14 Tagen.

Komplementärmedizin

Pflanzenheilkunde. Als wirksam hat sich die äußerliche Anwendung von 5%igem Teebaumöl erwiesen. In Versuchen verendeten Krätzmilben innerhalb von wenigen Stunden nach Einreibungen mit Teebaumöl.

Hydrotherapie (→ S. 280). Unterstützend zur medikamentösen Behandlung können Bäder mit Hopfen, Baldrian, Rosmarin oder Melisse genommen werden. Auch ansteigende Arm- und Fußbäder (z. B. angereichert mit ätherischen Ölen aus Kampfer, Nelken oder Lavendel), oder Ölbäder sind empfehlenswert.

Flohbisse

Häufigkeit: ■■□□□

Durch **Flohbisse** entstehen kleine juckende Wunden. Bei ihrer Mahlzeit sondern die Flöhe Speichel ab, der eine heftig juckende Rötung und Schwellung hervorruft. Flohbisse liegen meist in einer linienförmigen Dreiergruppe („Frühstück, Mittagessen, Abendbrot"). Flöhe sind zu enormen Sprüngen fähig (etwa 50 cm), weshalb sie schnell von einem Lebewesen zum anderen wechseln können. Innerhalb von Wohnungen leben sie die meiste Zeit in Polstermöbeln, Betten oder Teppichen, die sie nur für ihre Blutmahlzeiten verlassen. Dabei reicht eine ausgiebige Mahlzeit bis zu 2 Monate.

Der **Menschenfloh** ***(Pulex irritans)*** lebt wirtsspezifisch, d. h. ausschließlich auf menschlichen Haut. Bei Floharten wie dem Hunde- und Katzenfloh ist diese Spezialisierung jedoch unvollkommen. Aus diesem Grund können auf (Haus-)Tieren lebende Flöhe auch den Menschen befallen. In Tropenländern können Flöhe gefährliche Erkrankungen (z. B. Bandwurmeier) übertragen. Im Mittelalter war der Floh Hauptüberträger des Pesterregers (Yersinia pestis).

Selbsthilfe und Vorsorge

Das störende Jucken lässt sich mit juckreizstillenden Mitteln (z. B. Fenistil® Kühl Roll-on) behandeln.

Um die Flöhe zu entfernen, muss die Kleidung gewechselt und möglichst heiß (mindestens bei 60° C, besser bei 90° C) gewaschen werden. Auch Decken, Plüschtiere und Ähnliches gehören in die Wäsche. Ein Vollbad beseitigt Flöhe, die sich am Körper befinden. Wichtig ist auch eine intensive Reinigung der Wohnung und regelmäßiges Absaugen von Polstermöbeln und Teppichen. Ein massiver Flohbefall macht es erforderlich, die Wohnung mit Pestiziden zu behandeln. Haustierhalter werden die Flöhe oft nur dauerhaft los, wenn sie den Schlafplatz ihrer Tiere sorgfältig reinigen und frei laufende Hunde und Katzen gegebenenfalls mit Flohhalsbändern schützen.

Wanzenbefall

Häufigkeit: ■■□□□

Wanzenbefall: Die in Europa wieder zunehmend vorkommende Wanze ruft mit ihrem stechend-saugenden Mundwerkzeug stark juckende Quaddeln (mit gelblicher Bissstelle in der Mitte) hervor. Die Quaddeln treten häufig in Gruppen oder linienartig („Wanzenstraße") auf und bilden sich nach etwa 2–4 Tagen zurück. Am häufigsten ist die **Bettwanze** ***(Plattwanze, Cimex lectularius).*** Sie liebt eine warme Umgebung, ist lichtscheu und nachtaktiv: Daher versteckt sie sich tagsüber in dunklen Ritzen und kriecht bei Dunkelheit wärmeorientiert zum schlafenden Menschen, wo sie ihre Bisse an unbekleideten Körperstellen hinterlässt.

Das macht der Arzt

Die Behandlung der Hautreaktionen kann mit juckreizstillenden Mitteln erfolgen. Wohnung und Bett müssen mit Pestiziden behandelt werden (Wanzen leben nicht auf dem Menschen). Bettwanzen treten häufig in der Nähe von Taubennestern auf.

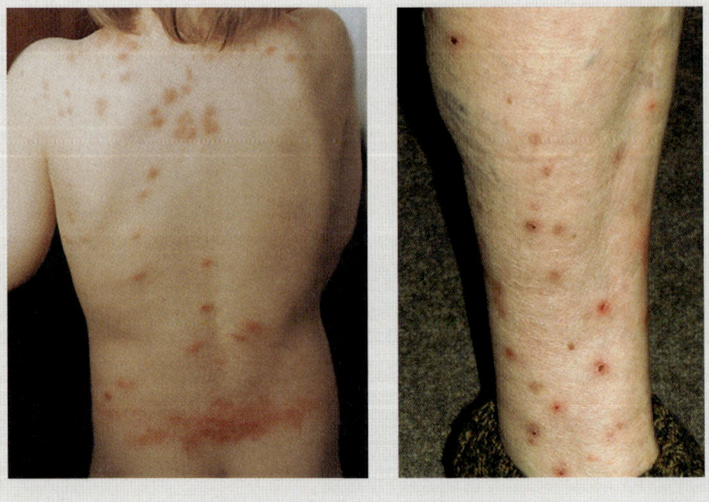

Flohbisse *können Jung und Alt treffen. Die Flohbisse am Rücken weisen auf einen „Bettfloh", die Bisse am Bein auf einen „Teppichfloh" hin.* [RKL 2829]

Tumoren der Haut

Malignes Melanom

Häufigkeit:

[Malignes] Melanom *(schwarzer Hautkrebs):* Bösartiger Tumor, ausgehend von entarteten Melanozyten (pigmentbildenden Zellen) der Haut und aufgrund der frühen Metastasierung sehr gefährlich. In Deutschland erkrankt pro Jahr einer von 10 000 Einwohnern, meist im vierten bis siebten Lebensjahrzehnt, Frauen häufiger als Männer. Die Zahl der Erkrankten hat in den letzten Jahren so stark zugenommen wie bei keinem anderen bösartigen Tumor. Als Hauptauslöser wird eine verstärkt auftretende UV-Belastung der Haut (Umwelteinflüsse, vermehrte Sonnenbäder) angenommen. Genetische Veranlagung und ein geschwächtes Immunsystem begünstigen das Auftreten. Die Prognose hängt ab von der Größe, der Eindringtiefe und der Streuung des Melanoms; so liegt die 10-Jahres-Überlebensrate bei kleinen, flachen Tumoren bei über 90 %, bei stark metastasierten dagegen unter 10 %. Eine Heilung lässt sich nur durch frühzeitige Entfernung erreichen.

Leitbeschwerden

- Ein Muttermal wird dunkler, größer oder juckt.
- Ein neuer dunkler, unregelmäßig geformter Hautfleck entsteht.
- Erhabene dunkle, knotige Hautgeschwülste zeigen feine Blutungen.
- Unter einem Zehen- oder Fingernagel bilden sich dunkle Flecken.

Wann zum Arzt

In den nächsten beiden Tagen, wenn ein dunkler Hautfleck oder eine Muttermal ohne vorherige Verletzung blutet, sich verändert oder unregelmäßig aussieht.

Die Erkrankung

Die Hautfarbe, ihre wechselnde Bräunung sowie die Haarfarbe hängen davon ab, wieviel von dem Pigment Melanin die Melanozyten produzieren und in den Hornzellen abgelagert wird (→ S. 1060). Die Aktivität der Melanozyten hängt dabei direkt von der einfallenden UV-Strahlung ab; wenn Melanozyten entarten, entsteht das maligne Melanom.

Die Aggressivität des Melanoms zeigt sich durch seine frühe Metastasierung über Lymphbahnen und Blutgefäße. Das Melanom streut in die Haut, in die Lymphknoten und später auch in innere Organe und in das Gehirn. Letzteres führt schließlich zum Tod.

Entstehung und Risikogruppen. Eine wesentliche Rolle für die Entstehung und zunehmende Verbreitung des malignen Melanoms spielt sehr wahrscheinlich das veränderte Freizeitverhalten in den vergangenen Jahrzehnten. Als Risikofaktoren gelten beispielsweise die Sonnenexposition als Kleinkind, Sonnenbrände bis zum 18. Lebensjahr sowie eine hohe Belastung mit UV-Strahlen ohne angemessene Gewöhnungszeit (z. B. bei einem Winter-Kurzurlaub in den Tropen). Aber auch der regelmäßige Besuch von Solarien, insbesondere von Turbo-Bräunern, erhöht die Melanomgefahr. Bei Menschen mit einem geschwächten Immunsystem, z. B. nach Transplantationen (Immunsuppression → S. 705) oder mit schweren Erkrankungen wie einer HIV-Infektion (→ S. 1055), besteht ebenfalls ein erhöhtes Melanomrisiko.

Darüber hinaus begünstigen genetische Anlagen das Auftreten eines Melanoms: Personen mit heller, empfindlicher Haut, die schnell einen Sonnenbrand entwickeln, sind häufiger betroffen. Die Haarfarbe scheint dagegen unerheblich. Lediglich Menschen mit rötlicher Haarfarbe zeigen eine leicht überdurchschnittliche Erhöhung der Melanomrate. Eine familiäre Häufung ist bei malignen Melanomen statistisch belegt.

Mindestens die Hälfte der Melanome entsteht aus vorhandenen Muttermalen. Die Grenze für ein signifikant höheres Risiko liegt statistisch bei 50 dunklen Malen. Muttermale (→ S. 1102) bestehen im Wesentlichen aus einer Zusammenballung von Melanozyten an der Grenze zwischen Ober- und Lederhaut. Ihre Lage und Zahl werden vermutlich bereits in der Embryonalentwicklung festgelegt, auch wenn die Muttermale selbst erst im Erwachsenenalter sichtbar werden. V. a. unregelmäßig geformte Muttermale gelten als Vorstufe des malignen Melanoms.

Einteilung der Melanome. Aufgrund der unterschiedlichen Symptomatik und Prognose werden maligne Melanome in vier Haupttypen eingeteilt.

- Mehr als die Hälfte sind ***superfiziell spreitende Melanome (SSM),*** die sich oberflächlich ausbreiten. Sie finden sich sehr häufig auf einem Muttermal. Statistisch gesehen sind Muttermale gefährlich, die einen Durchmesser von mindestens 6 mm und eine unregelmäßige Pigmentierung (abrupte Hell-dunkel-Übergänge) aufweisen. Zunächst fällt nur auf, dass sich die Hautverfärbung langsam vergrößert. Erst nach Monaten bis Jahren wächst das SSM in tiefere Hautschichten oder wird erhaben mit knotigen, tastbaren Anteilen. Bei Männern tritt der Tumor meistens am Körperstamm auf, bei Frauen dagegen häufig an den Beinen.
- Das ***noduläre Melanom*** entsteht ebenfalls oft auf einem Muttermal. Es macht 20 % der Fälle aus. Im Gegensatz zum SSM wächst es bereits bei einem Durchmesser

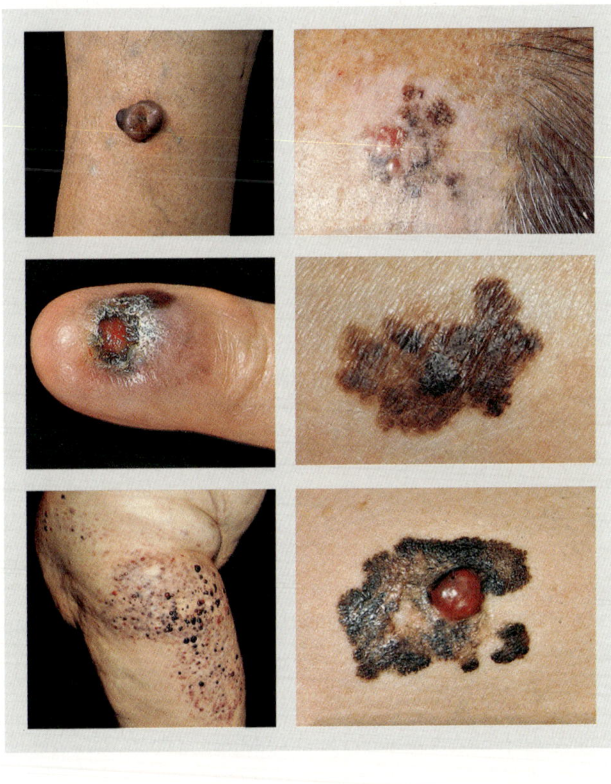

Maligne Melanome *mit typischen Kennzeichen der* ***ABCDE-Regel:*** *Asymmetrie, unregelmäßige Begrenzung, uneinheitliche Färbung („C" für englisch „colour"), großer Durchmesser und Erhabenheit.* [GTV 2830]

von wenigen Millimetern in die Tiefe. Seine Oberfläche ist knotig erhaben mit oberflächlichen blutigen Hautdefekten, dabei meist gleichmäßig dunkel pigmentiert. Am häufigsten findet es sich an Brust, Rücken, Armen und Beinen. Da das noduläre Melanom rasch wächst und streut, hat es von allen Melanomtypen die ungünstigste Prognose.

- Die Betroffenen des *Lentigo-maligna-Melanoms (Melanom des bösartigen Linsenflecks)* sind meist über 60 Jahre alt. Ungefähr 10 % aller Melanome gehören zu diesem Typ. Es entsteht an langjährig der Sonne ausgesetzten Stellen wie Schläfe und Wangen, typischerweise auf linsenförmigen hellbraunen Muttermalen. Über Jahre bilden sich langsam größere dunkle Areale, die eine unregelmäßige Form und unscharfe Abgrenzung zeigen. Die Prognose ist relativ günstig.
- Das *akral-lentiginöse Melanom* macht 5 % der Melanome aus und betrifft bevorzugt dunkelhäutige Menschen. Es entsteht an Körperstellen ohne Haare, z. B. an Hand- und Fußflächen. Wächst es unter dem Zehen- oder Fingernagel, lässt es sich manchmal schwer von einem Bluterguss abgrenzen. Unabhängig von der Lokalisation neigt dieser aggressive Melanomtyp zu häufigen Blutungen.
- Beim seltenen *amelanotischen Melanom* sind die Zellen so entartet, dass sie kein Pigment mehr bilden. Der Tumor ähnelt in seiner Form und Lokalisation dem nodulären Melanom (→ S. 1097), ist jedoch wegen seiner fehlenden Färbung schwer zu erkennen.
- Eine Sonderform stellt auch das *Aderhaut-Melanom des Auges* im Kindesalter dar. Es ist ebenso selten wie Melanome der Hirnhaut und der Schleimhäute im Mund-, Genital- und Analbereich.

Das macht der Arzt

Der Hautarzt betrachtet verdächtige Male mit der Lupe oder einem tragbaren Handmikroskop. Bei diesen *Dermatoskopen* liegt eine ölige Lösung zwischen Hautoberfläche und der Mikroskopoptik, die störende Reflektionen verhindert und die oberste Hornschicht lichtdurchlässiger macht. Ein erfahrener Untersucher erkennt auf diese Weise mehr als 90 % der Melanome.

Bei der Beurteilung von Muttermalen hilft die **ABCDE-Regel:** A steht für Asymmetrie, B für unregelmäßige Begrenzung, C (englisch: colour) für unterschiedliche Farbe bzw. Pigmentierung, D für Durchmesser (größer als 6 mm) und E für Erhabenheit. Je mehr Kriterien erfüllt sind, umso wahrscheinlicher ist, dass es sich um ein Melanom handelt. Eine definitive Diagnose lässt sich nur histologisch durch eine mikroskopische Gewebeuntersuchung stellen. Dabei wird auch die Eindringtiefe festgestellt, die für das weitere Vorgehen und die Prognose von Bedeutung ist. In Zweifelsfällen wird das betroffene Hautareal sicherheitshalber vollständig entfernt *(Exzision)* und anschließend untersucht. Die Entnahme von Proben ist aufgrund der drohenden Tumorstreuung nur in Ausnahmefällen bei sehr großen Herden oder ungünstigen OP-Bedingungen (Tumor sitzt an schlecht zugänglicher Stelle oder wenn der Patient einen größeren Eingriff nicht verkraften würde) erlaubt.

Falls sich der Verdacht auf ein Melanom bestätigt, wird der Patient in eine Hautklinik überwiesen. Dort wird gegebenenfalls die betroffene Stelle nochmals großflächiger ausgeschnitten, eventuell unter Zuhilfenahme eines Operationsmikroskops, das eine vollständige Entfernung des entarteten Gewebes sicherstellt. Außerdem sucht der Operateur intensiv nach lokalen und fern liegenden Metastasen. Je nach Eindringtiefe wird z. B. mittels Farbstoff der erste Lymphknoten des Abflussgebiets (Wächter- oder Sentinellymphknoten → S. 838) markiert und ebenfalls entnommen. Alle erkannten Metastasen werden, wenn möglich, chirurgisch entfernt. Chemotherapie und Bestrahlung verbessern beim metastasierten malignen Melanom die Prognose nicht. Über zeitlich begrenzte Erfolge wird nach dem Einsatz von Interferonen (→ S. 1030) berichtet. Bei manchen Patienten scheint auch eine Immuntherapie mit speziellen Impfungen oder eine Überwärmungstherapie die Prognose zu verbessern.

Prognose

Kriterien für die Prognose sind die Eindringtiefe des Melanoms (Welche Hautschichten sind betroffen?) und die Tumordicke (Wie groß ist die absolute vertikale Tumorausdehnung?). Die Beziehung zwischen Tumordicke und Tumoreindringtiefe ist abhängig von der Körperregion, da die Dicke der Hautschichten nicht am ganzen Körper gleich ist. Ab einem gewissen Durchmesser erreicht der Tumor Lymph- und Blutgefäße, sodass das Risiko für Metastasen stark ansteigt.

Aufgrund frühzeitiger Diagnostik sowie einer Sensibilisierung der Menschen für diese Erkrankung, können heutzutage viele Melanome in frühen Stadien (d. h. vor einer Metastasierung) vollständig entfernt werden. Mit sehr hoher Wahrscheinlichkeit kann damit gleichzeitig eine Heilung erreicht werden. Die 10-Jahres-Überlebensrate liegt bei Melanomen im Frühstadium (nur die oberflächliche Haut ist befallen) bei über 90 %. In fortgeschrittenen Stadien (mit Einbruch in tiefere Hautschichten) ist die Prognose ungünstiger. Mit dem Vorliegen von Fernmetastasen in Lymphknoten oder auf der Haut sinken die Aussichten auf eine Heilung rapide. Bei Metastasen in inneren Organen oder im Gehirn beträgt die 10-Jahres-Überlebensrate weniger als 5 %.

Das Melanom ist einer der Tumoren, die in Einzelfällen Spontanheilung zeigen – auch in fortgeschrittenen, als unheilbar geltenden Stadien. Auf unbekannte Weise scheint es hier dem körpereigenen Immunsystem zu gelingen, die Tumorzellen erfolgreich zu bekämpfen.

Vorsorge

UV-Belastung vermeiden. Die effektivste Vorsorge besteht darin, unnötige UV-Belastung zu vermeiden. Vor allem Kinder brauchen einen konsequenten Sonnenschutz (→ Kasten S. 1068), da ihre Haut besonders empfindlich reagiert. Aber auch im späteren Alter gilt es Sonnenbrände möglichst zu vermeiden (Mittagszeit im Schatten verbringen, zu Beginn des Urlaubs langsam an die UV-Belastung gewöhnen). Der häufige Besuch von Solarien hat nicht nur Falten, sondern auch ein erhöhtes Melanomrisiko zur Folge.

Selbstbeobachtung und Früherkennungsuntersuchungen. Das A und O der Früherkennung ist die regelmäßige, sorgfältige Beobachtung der Haut. Bei der Beurteilung neu auftretender oder sich verändernder Muttermale leistet die erwähnte ABCDE-Regel gute Dienste. Nicht einsehbare Hautstellen können von Verwandten oder vom Partner untersucht werden. Eine solche „Ganzkörperuntersuchung" ist alle 6 Monate sinnvoll, außer es liegen konkrete Verdachtsmomente vor.

Hautärzte empfehlen eine jährliche Routineuntersuchung der gesamten Hautoberfläche, solange keine aktuellen Verdachtsmomente vorliegen. Im Rahmen des (zweijährlichen) Check-ups beim Hausarzt ist diese Untersuchung häufig kostenfrei, Hautärzte verlangen eine Gebühr von 30–60 €. Bei der gynäkologischen Vorsorge werden die Hautareale von Brust und äußerem Genitale durch den Frauenarzt untersucht. Einige Hautärzte bieten an, auffallende Hautveränderungen als Bilddokument festzuhalten. So lässt sich eine Veränderung im Zeitablauf besser erkennen und gegebenenfalls frühzeitig behandeln.

Im Internet sowie in örtlichen Zeitungen wird für nahezu jeden (Urlaubs-)Ort Europas eine tägliche Lichtintensitätstabelle herausgegeben, die eine jedem Hauttyp zumutbare Sonnenscheindauer bekannt gibt. Im Übrigen entstehen 70–80 % der gewünschten Urlaubsbräune auch unter einem Sonnenschirm.

Komplementärmedizin

Eine ausführliche Übersicht zu alternativen Krebstherapien findet sich an anderer Stelle (→ S. 1029).

Aktuell: www.gesundheit-heute.de/28x07

- **www.krebsinfo.de/ki/empfehlung/melanom/homepage.html** – Internetseite des Tumorzentrums München: Ausführliche Empfehlungen zur Diagnostik, Therapie und Nachsorge von malignen Melanomen.

Basaliom

Häufigkeit:

Basaliom *(Basalzellkarzinom, BCC)*: Halb bösartiger (semimaligner) Tumor, ausgehend von den Basalzellen der Haut. Das Basaliom bildet keine Metastasen, zerstört aber bei seinem aggressiven Wachstum die umgebenden Hautbezirke. V. a. Hellhäutige sind betroffen, meist ab einem Alter von 60 Jahren. Durch konsequente Behandlung kann das Basaliom vollständig geheilt werden. Rückfälle sind jedoch häufig, ebenso neu auftretende Basaliome an anderen Körperstellen.

Im Deutschen wird das Basaliom zum ***weißen Hautkrebs*** gezählt, ebenso wie das Spinaliom → S. 1100, das mit dem Basaliom aber nicht verwandt ist. Der Begriff „weißer Hautkrebs" wird deshalb in *Gesundheit heute* nicht verwendet.

Leitbeschwerden

- Rötlich-bräunliche, manchmal perlmuttartig glänzendes Knötchen, das langsam wächst
- Erhöhter Randsaum, erweiterte Gefäße, oft feine Blutungen und Krusten
- Alternativ hautfarbene, narbenähnliche Veränderungen am Rücken.

Wann zum Hautarzt

In den nächsten Tagen, wenn ein Knötchen wächst.

Die Erkrankung

Wie die Keratinozyten oder Hornzellen sind die Basalzellen Teil der oberen Hautschicht. Sie sind *pluripotent*, d. h., sie können sich zu verschiedenen Zelltypen fortentwickeln. Beim Basaliom (Mediziner bevorzugen die neuere Bezeichnung ***Basalzellkarzinom***) entarten diese Zellen und teilen sich ungebremst.

Da in ~ 80 % der Fälle dem Sonnenlicht ausgesetzte Areale (wie Kopfhaut, Gesicht, Hals und Ohren bei hellhäutigen Menschen) betroffen sind, scheint die Entwicklung eines Basalioms von der lebenslang gesammelten UV-Strahlendosis abzuhängen (im Gegensatz zum malignen Melanom, bei dem Sonnenbrände in der Kindheit oder extreme Sonnenbelastungen eine Rolle spielen). Weitere Ursachen sind eine genetische Belastung und eine frühere Strahlentherapie, die ein ***Radioderm (chronisch strahlenbedingte Dermatitis)*** ausgelöst hat. Darüber hinaus sind immunsupprimierte Personen, z. B. nach einer Organtransplantation, sowie Erkrankte mit Immundefekten besonders häufig betroffen.

Ein Basaliom wächst langsam. Anfangs zeigt sich nur eine kleine leicht erhabene, schmerzlose, rote Papel. Im Laufe von Monaten wächst sie konzentrisch nach außen und wird typischerweise am Rand deutlich erhaben. In diesem leicht glänzenden Randsaum sind feine Gefäßerweiterungen (Teleangiektasien) erkennbar. Basaliome am Rücken (Rumpfhautbasaliome) bleiben oft flach und sind nur an der sich ausbreitenden schuppigen Rötung zu erkennen. Weil das Basaliom zwar invasiv (gewebezerstörend) wächst, aber keine Metastasen bildet, wird es als semimaligner (= halb bösartiger) Tumor bezeichnet. Es wächst allerdings ohne Behandlung immer weiter und zerstört alle Strukturen auf seinem Weg. Im Gesicht drohen dann ausgedehnte Defekte an Nase, Ohren und Augenlidern, die komplizierte chirurgische Eingriffe erforderlich machen.

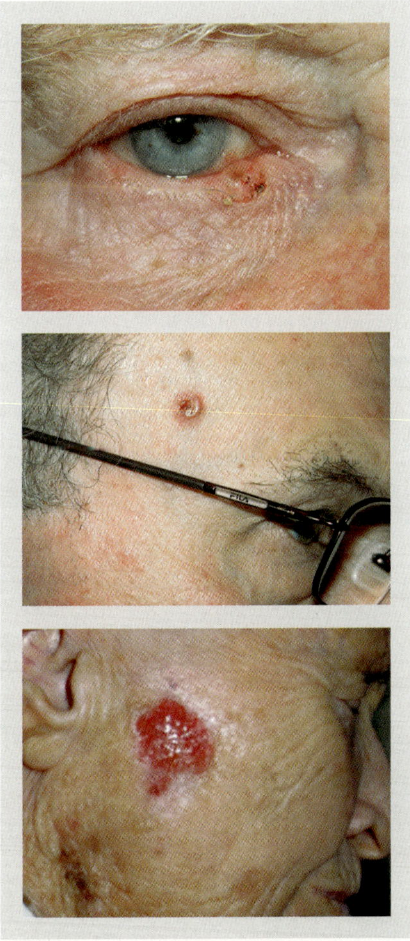

Zwei beginnende und ein ausgeprägtes ***Basaliom,*** *alle bei Patienten zwischen 66 und 81 Jahren* [RKL, RKL, WKY 2831]

Je nach Aggressivität und Eindringtiefe werden mehrere Unterformen des Basalioms definiert: Das tief wachsende, ***destruierende (Ulcus terebrans)*** und das geschwürartige, oft blutig verkrustete ***exulzerierende Basaliom (Ulcus rodens)*** das ***solide Basaliom*** mit dem typischen Randwall und das narbenähnliche ***sklerodermiforme Basaliom,*** das meist am Rücken vorkommt.

Das macht der Arzt

Das Basaliom erkennt der Hautarzt normalerweise auf einen Blick (Blickdiagnose → S. 1263). In Zweifelsfällen entnimmt er eine Probe oft reicht eine ***Kürettage,*** bei der die obersten Hautschichten mit einem scharfen Löffel abgeschabt und anschließend feingeweblich untersucht werden.

Zur Behandlung muss der betroffene Hautbezirk vollständig chirurgisch entfernt werden. Wenn die Operation gelingt, ist der Patient geheilt. Eine unvollständige Entfernung führt dagegen oft zu einem baldigen Rückfall unter verschlechterten OP-Bedingungen.

Sind Basaliome sehr groß oder treten sie im Gesicht auf, werden manchmal Deckungen der OP-Wunde mit Spalthaut oder Verschiebeplastiken notwendig (→ S. 898). Solche Eingriffe werden meistens in Hautkliniken durchgeführt. Wenn ein Patient aufgrund anderer schwerer Erkrankungen nicht operiert werden kann, ist alternativ eine Behandlung des Basalioms mit Röntgenstrahlung möglich. Diese Methode beherrschen jedoch nur wenige Zentren in Deutschland.

In den letzten Jahren wurden neue Verfahren zur Behandlung des Basalioms entwickelt, die allerdings nur zum Teil oder nur als Reservemittel zugelassen sind (z. B. wenn eine Operation nicht möglich ist). Sie sind speziellen Zentren vorbehalten. Bei all diesen Verfahren fehlt wie bei der Röntgenbestrahlung noch der Nachweis des Therapieerfolgs durch Gewebeuntersuchung.

- Die ***Kryochirurgie*** setzt flüssigen Stickstoff ein, der die malignen Zellen zerstören soll. Diese Therapieform hat bei schwierigen Lokalisationen, insbesondere an den Augenlidern, schon länger ihre Berechtigung. An allen anderen Stellen muss ihr Einsatz sorgfältig geprüft werden.

- Bei der **fotodynamischen Therapie** werden zunächst überschüssige Hautschuppen durch vorsichtiges Schaben entfernt. Dann wird eine Creme mit Methyl-Amino-Oxo-Pentanoat (kurz *MAOP)* in Metvix 160 mg/g Creme auf die betroffenen Hautbezirke aufgetragen. Die krankhaft veränderten Hautbezirke nehmen das MAOP auf und es entsteht die Vorstufe eines Porphyrins (Farbstoff). Einige Stunden später wird die betroffene Region mit UV-Licht bestrahlt. Dadurch gibt das Porphyrin energiereiche Strahlung in die umliegenden krankhaft veränderten Zellen ab, wodurch diese zerstört werden. Da die behandelte Zellregion (das Tumorgewebe also) fluoresziert, kann die Ausbreitung des Tumors erkannt werden. Die umliegende gesunde Haut bleibt weitestgehend unbeeinträchtigt.
- Die lokale Chemotherapie nutzt Cremes mit dem Wirkstoff Fluorouracil. Dieser Baustein wird in die DNS (Träger der Erbsubstanz) eingebaut und führt dann zur Zerstörung der Zelle. Das Auftragen des Wirkstoffs Imiquimod in Aldara® bewirkt eine lokale Stimulierung des Immunsystems, was ein Verschwinden der Basaliomzellen zur Folge hat.

Vorsorge und Nachsorge

Um sich vor einem Basaliom zu schützen, sollte man bei Sonnenschein (außerhalb der Wintermonate) und im Urlaub in südlichen Ländern eine Kopfbedeckung tragen und v. a. Nase und Ohren, aber auch alle nicht bedeckten Körperteile mit Sonnenschutzcreme einreiben.

Etwa ab dem 45. Lebensjahr ist eine regelmäßige Selbstuntersuchung der Haut sinnvoll. Beim geringsten Verdacht sollte man sich kurzfristig beim Hautarzt vorstellen. Erfahrungsgemäß können sich neue Basaliome an anderen Stellen entwickeln. Deshalb ist nach einer erfolgreichen Behandlung zweimal jährlich eine Kontrolle durch den Hautarzt erforderlich.

Komplementärmedizin

Eine ausführliche Übersicht zu alternativen Krebstherapien findet sich an anderer Stelle (→ S. 1029).

Aktuell: www.gesundheit-heute.de/28x08

- **www.leitlinien.net** – Stichwortsuche Basaliom: Ärztliche Leitlinie zur Diagnostik und Therapie des Basalioms.

Spinaliom

Häufigkeit: ■■□□□

Spinaliom *(Stachelzelltumor, Plattenepithelkarzinom, Stachelzellenkrebs):* Bösartiger Tumor der Haut und Schleimhaut, ausgehend von den Stachelzellen und zu 90 % die der Sonne ausgesetzten Areale im Gesicht (Stirn, Nase, Ohren und Lippen) betreffend.

Seltener findet sich das Spinaliom an der Zunge oder im Genitalbereich, gelegentlich auch am Rande von chronischen Hautwunden wie bei einem offenen Bein (Ulcus cruris → S. 738).

Das Spinaliom ist ein relativ langsam wachsender Tumor. Die meisten Patienten sind über 70 Jahre alt.

Ist der Tumor kleiner als 5 mm, liegen nur in ~ 12 % der Fälle Metastasen vor und die Heilungsaussichten sind sehr gut. In den späteren Stadien mit Lymphknotenbefall und Fernmetastasen verschlechtert sich die Prognose erheblich. Insgesamt liegt die 5-Jahres-Überlebensrate bei ~ 70 %.

Im Deutschen wird das Spinaliom zum *weißen Hautkrebs* gezählt, wie auch das Basaliom (→ S. 1099). Da beide aber nicht miteinander verwandt sind, wird der Begriff „weißer Hautkrebs" in *Gesundheit heute* nicht verwendet.

Leitbeschwerden

- Schuppige rote Herde
- Krustig-blutige Haut- und Schleimhautdefekte (Geschwüre)
- Langsames Wachstum, schubweise scheinbare Besserung.

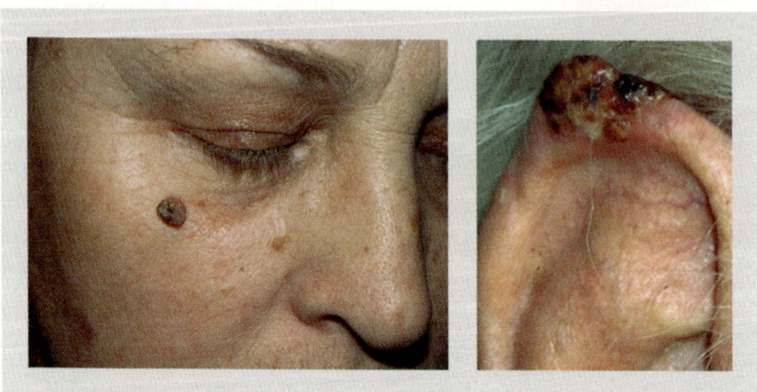

***Spinaliom** unterhalb des Auges bei einer 59-jährigen Patientin, das diese selbst für eine „Warze" gehalten hatte, sowie an der Ohrmuschel eines 82-jährigen Patienten.* [RKL, KAD 2832]

Wann zum Hautarzt

In den nächsten Tagen, wenn schuppende Herde im Gesicht länger bestehen und man älter als 50 Jahre ist.

Die Erkrankung

Die **Stachelzellen** bilden eine Schicht der Ober- und Schleimhaut. Sie teilen sich regelmäßig und wirken bei der ständigen Erneuerung der Hornschicht mit. Die Gründe für eine Entartung dieser Zellen sind vielfältig, hängen aber alle mit physikalischer (z. B. UV-Strahlung) oder mechanischer Belastung zusammen. Beispielsweise führen bei Pfeifenrauchern im Lippenbereich Teer und Nikotin aus dem verbrannten Tabak zu einem Spinaliom der Lippe. Sehr oft entwickelt sich das Spinaliom aus einer aktinischen Präkanzerose (→ S. 1101).

Zu Beginn sind die Beschwerden geringfügig. Es findet sich eine kleine, nur wenige Millimeter große leichte Rötung mit Schuppung. Manchmal beginnt es zu bluten, wenn man versucht, die Schuppung zu entfernen. Erst später (nach Wochen bis Monaten) beginnt das Spinaliom, sich in die Tiefe auszudehnen und erhaben mit kleinen Knötchen oder blumenkohlartig zu wachsen. In diesem Stadium zerstört es die umliegenden Strukturen wie Knorpel und Knochen. Mit der Eindringtiefe steigt das Risiko für Sekundärtumoren, die über die Lymphbahnen metastasieren. Im fortgeschrittenen Stadium bilden sich schmierig belegte Geschwüre.

Das macht der Arzt

Aufgrund der vor allem in den frühen Stadien wenig auffälligen Herde ist eine feingewebliche Untersuchung notwendig. Dazu werden Hautproben ausgestanzt oder durch eine Kürettage abgeschabt. Sobald die Diagnose gesichert ist, muss der Tumor vollständig mit einem Sicherheitsabstand von 0,5 cm im gesunden Gewebe chirurgisch entfernt werden. Bei Lymphknotenmetastasen werden alle Lymphknoten dieser Region entfernt. Metastasen in anderen Organen bedingen ein individuelles Vorgehen mit Operation, Bestrahlung und Chemotherapie. Bei größeren Eingriffen sind unter Umständen wiederherstellende Operationen (z. B. zur Deckung von Hautdefekten) nötig.

Vorsorge und Nachsorge

Wie bei den anderen Hauttumoren spielt die Sonnen- bzw. UV-Belastung, v. a. im Gesicht, eine herausragende Rolle. Das Tragen einer Kopfbedeckung in Verbindung mit dem Einsatz von Sonnenschutzcremes, z. B. Lichtschutzfaktor 25, ist eine einfache und effektive Vorsorgemaßnahme. Nach Auftreten und erfolgreicher Behandlung eines Spinalioms ist eine regelmäßige Kontrolle der gesamten Haut durch den Betroffenen selbst bzw. einen Arzt sinnvoll.

Aktuell: www.gesundheit-heute.de/28x09

- P. Altmeyer; M. Bacharach-Buhles: **Enzyklopädie Dermatologie, Allergologie, Umweltmedizin.** Springer, 2002. Einfach zu handhabendes Lexikon, nicht nur für Hautärzte geeignet.

Aktinische Keratose

Häufigkeit: ■■■■■

Aktinische Keratose ***(aktinische Präkanzerose, Keratosis actinica, Sonnenschwiele, Sonnenwarze, Lichtwarze):*** Durch chronische Lichtschädigung verursachte Veränderung der verhornten Oberhautzellen. Sie gilt als mögliche Krebsvorstufe, bei der die Entwicklung eines Spinalioms (→ S. 1100) droht. Wenn eine aktinische Keratose die Form eines Hornkegels annimmt, spricht der Arzt auch von einem ***Cornu cutaneum (Hauthorn).*** Die Zahl der aktinischen Keratosen (und damit auch die Zahl der Spinaliome) nimmt in Ländern wie Deutschland unter den hellen Hauttypen stark zu. Risikofaktoren sind v. a. starke Sonnen- bzw. UV-Strahlenbelastung sowie ein höheres Alter: Bei den über 60-Jährigen sollen in mehr als 40 % aktinische Keratosen nachweisbar sein, ab dem 75. Lebensjahr sogar in über 50 %.

Leitbeschwerden

- Rote linsen- bis münzgroße Herde mit größeren Schuppen; zeitweise scheinbar verschwunden, um später wiederzukehren
- Alternativ spitze festhaftende Hornkegel
- V. a. im Gesicht und auf wenig behaarter Kopfhaut.

Wann zum Hautarzt

In den nächsten Wochen, wenn die oben beschriebenen Hautveränderungen länger als einige Wochen bestehen bleiben oder sogar größer werden.

Die Erkrankung

Als Folge von jahre- bzw. jahrzehntelanger UV-Belastung befinden sich aktinische Keratosen v. a. an sonnenexponierten Stellen wie Gesicht, Kopfhaut, Handrücken und Rumpf. Sie werden zu den *fakultativen* Präkanzerosen gezählt, d. h., die Wahrscheinlichkeit, dass sich aus ihnen innerhalb von 5 Jahren ein Spinaliom entwickelt, liegt unter 30 %. Mindestens 20 % der Spinaliome lassen sich sicher auf eine aktinische Präkanzerose zurückführen.

Neuerdings sehen Wissenschaftler die aktinische Keratose als Frühform eines Krebses (Carcinoma in situ) an. Nach und nach verändern sich immer mehr Stachelzellen und bilden atypische Formen. Erst wenn diese die Grenzschichten zwischen Ober- und Lederhaut durchbrechen, sind die Kriterien eines Spinalioms erfüllt.

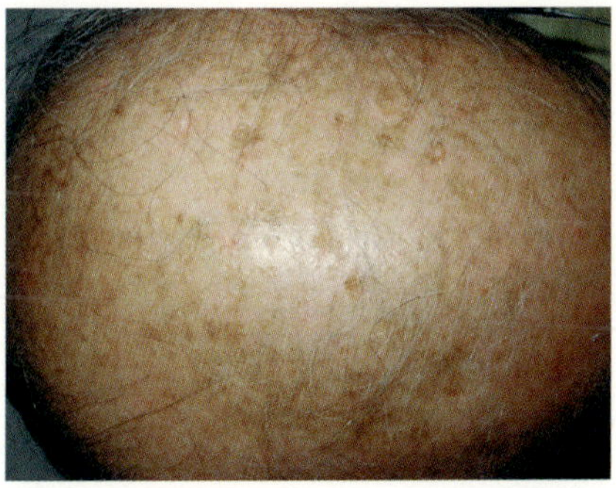

***Aktinische Keratoseherde** auf der Kopfhaut eines 80-jährigen Mannes. Etwa 10–20 % der aktinischen Keratosen gehen in ein Spinaliom über. Dieses Bild zeigt einen typischen Ort für die Erkrankung: die haarlose Kopfhaut. Dieser Patient hat sich vermutlich viele Jahre bis Jahrzehnte ohne ausreichenden Schutz wie Kopfbedeckung oder Sunblocker der Sonneneinstrahlung ausgesetzt.* [KAD 2833]

Das macht der Arzt

Nach der Inspektion mit Lupe oder Dermatoskop (tragbarem Handmikroskop) entnimmt der Arzt von verdächtigen Herden mit einer Kürette eine Probe. In einigen Fällen, z. B. wenn der Herd sehr klein ist, kann auch eine Probeentnahme (Stanzbiopsie) vorgenommen werden. Das Gewebe wird anschließend feingeweblich untersucht.

Früher war eine chirurgische Entfernung die Behandlung der Wahl. Heute gibt es jedoch alternative Behandlungsmethoden, die eine Operation und die damit verbundene Gefahr einer Narbenbildung entbehrlich machen können.

Je nach Ausdehnung und Lokalisation der Veränderungen bieten sich z. B. eine Vereisung mit Stickstoff, eine Lasertherapie, eine Röntgenbestrahlung oder eine fotodynamische Therapie (→ S. 1099) an. Wirksam sind auch Cremes mit dem Zytostatikum Fluorouracil (→ S. 1100), der immunstimulierenden Substanz Imiquimod (→ S. 1100), dem entzündungshemmenden Wirkstoff Diclofenac (Solaraze® Gel) oder Vitamin-A-Abkömmlingen (Retinoide → S. 1091). Ausgedehnte Keratosen im Gesichtsbereich werden durch ***chemisches Peeling*** (Abschälen) mit ätzenden Substanzen behandelt. Für alle Keratosen eignet sich außerdem das Verfahren der Kürettage (Abschabung); der Arzt verwendet hierzu feine, ringförmige Schneiden oder den „schwarzen Löffel".

Vorsorge

Die Sonnen- bzw. UV-Belastung, v. a. im Gesicht, ist erwiesenermaßen der größte Risikofaktor. Eine ebenso einfache wie effektive Vorsorgemaßnahme ist das Tragen einer Kopfbedeckung in Verbindung mit dem Einsatz von Sonnenschutzcremes.

Andere Tumoren der Haut

Häufigkeit: ■□□□□

Neben den bisher genannten spielen in der Praxis noch folgende, seltenere Hauttumoren eine Rolle:

Kutane Lymphome

Unter der Bezeichnung **kutane Lymphome** wird eine Gruppe unterschiedlicher Erkrankungen zusammengefasst. Sie zeichnen sich dadurch aus, dass in der Haut befindliche T-Lymphozyten entarten. Der Verlauf und die Beschwerden sind verschieden.

Bei der **Mycosis fungoides** *(Granuloma fungoides)* sieht man zunächst uncharakteristische Rötungen und Schuppungen wie bei Ekzemen. Im weiteren Krankheitsverlauf vergrößern sich die Herde, zeigen eine Schuppung und eine entzündlich-rötliche bis rötlich-bräunliche Farbe. Im Endstadium (Tumorstadium), das oft erst nach mehrjähriger Erkrankung eintritt, beginnen die Herde zu wuchern und können dabei die Größe einer Tomate erreichen. Des Weiteren werden im Laufe der Zeit die Lymphknoten und inneren Organe (z. B. der Darm) befallen. Die Erkrankung geht mit Juckreiz einher und im Endstadium mit Fieber und Abgeschlagenheit.

Die Diagnose erfordert eine Probeentnahme und den Nachweis bestimmter Antikörper im Blutserum. Abhängig von der Ausdehnung beinhaltet die Therapie verschiedene, meist kombiniert angewendete Verfahren, z. B. lokale oder Ganzkörperbestrahlungen mit Elektronen oder Röntgenstrahlen, UV-Bestrahlungen (insbesondere die PUVA-Therapie → S. 1078) oder Behandlungszyklen mit α-Interferon (→ S. 1030). Häufig werden auch Zytostatika eingesetzt, sowohl als Bestandteil von Salben als auch in Form von Tabletten, Spritzen oder Infusionen. Ist das Knochenmark stark von entarteten Zellen befallen, bleibt als letzte Möglichkeit die Knochenmarktransplantation (→ S. 1042). Im Anfangsstadium, das über Jahre anhalten kann, ist die Mycosis fungoides noch gut heilbar, in späteren Stadien verschlechtert sich die Prognose zusehends.

Deutlich aggressiver mit entsprechend schlechterer Prognose verläuft das **Sézary-Syndrom.** Zu Beginn sieht es aus wie eine Kontaktdermatitis mit einer späteren Hautrötung und Lymphknotenschwellung. Es handelt sich um eine Sonderform der Mycosis fungoides, bei der sich jedoch keine Tumoren ausbilden, sondern sich Tumorzellen früh über das Blut ausbreiten und das Rückenmark, Lymphknoten und andere Organe befallen. Das Sézary-Syndrom wird wie eine Mycosis fungoides behandelt.

Sehr selten sind Tumoren, die von den T- oder B-Lymphozyten ausgehen. Auch Hodgkin-Lymphom (→ S. 1043) und Plasmozytom (→ S. 1044) können sich zuerst auf der Haut ausprägen.

Morbus Bowen

Morbus Bowen ist ein Carcinoma in situ, d. h. ein Frühstadium von Krebs. Dabei sind Keratinozyten zwar entartet, aber noch nicht in die benachbarten Strukturen eingebrochen und haben noch keine Metastasen gebildet. Ungefähr die Hälfte aller Bowen-Herde gehen in ein Spinaliom über.

Frühsymptom sind schuppige rote Herde von 1 cm Durchmesser, die anfangs oft mit einer Schuppenflechte verwechselt werden. Nach der Probebiopsie erfolgt die vollständige chirurgische Entfernung oder eine fotodynamische Therapie (→ S. 1009).

Hautmetastasen

Immer wieder werden Tumoren anderer Organe durch Metastasen in der Haut entdeckt.

Neben Brustkrebs (→ S. 834) bilden Tumoren des Nasen-Rachen-Raums und des Darmtrakts besonders häufig *Hautmetastasen,* die meist als hautfarbene schmerzlose Knötchen sichtbar sind.

Pigmentveränderungen und gutartige Tumoren der Haut

Muttermal

Häufigkeit: ■■■■■

Muttermale (*Naevus,* Mehrzahl: Naevi): Mittelbraune bis braun-schwarze Hautflecke (selten schon von Geburt an vorhanden), die sich meist erst in Kindheit und Jugend ausbilden.

Die häufigsten Muttermale sind einfache **Pigmentflecke** *(Pigmentzellnaevi),* zu denen der Leberfleck und der Café-au-lait-Fleck gehören.

Der bräunliche **Leberfleck** *(Lentigo, Altersfleck)* entsteht durch Vermehrung von Pigmentzellen (Melanozyten → S. 1060). Er ist rund, scharf begrenzt, nur wenige Millimeter groß, nicht erhaben und kommt am ganzen Körper vor. Fast jeder Mensch weist Leberflecke auf, deren Anzahl mit steigendem Lebensalter zunimmt. Ein **Café-au-lait-Fleck** ist hellbraun (milchkaffeefarben) und meistens schon bei der Geburt vorhanden. Wie der Leberfleck ist auch er harmlos und nur in seltenen Fällen ein Zeichen einer Erbkrankheit.

Eine weitere harmlose und häufige Variante der Muttermale ist der **Naevuszellnaevus.** Diese Hautflecke erhalten ihre bis zu braunschwarze Farbe durch die Anreicherung von Naevuszellen, einer harmlosen Unterart der Pigmentzellen. Naevuszellnaevi können angeboren sein oder erst im Laufe des Lebens auftreten (nahezu jeder Mensch hat mindestens 20 Stück). Einige haben eine glatte Oberfläche und sind dabei nicht oder nur leicht über das Hautniveau erhaben. Andere weisen eine aus winzigen Höckern bestehende vorgewölbte Oberfläche auf oder sind behaart.

Das macht der Arzt

Muttermale erfordern keine Behandlung. Eine chirurgische Entfernung wird nur dann nötig, wenn der Betroffene dies aus kosmetischen Gründen wünscht oder der Verdacht auf ein malignes Melanom (Hautkrebs → S. 1097) besteht. Auch eine dauernde mechanische Belastung (z. B. bei BH-Träger) stellt eine Indikation dar. Zur Sicherheit sollte jeder seine Muttermale regelmäßig beobachten. Eine Hilfestellung bietet die ABCDE-Regel (→ S. 1098).

Laserbehandlung. Muttermale, Leberflecken und Altersflecken lassen sich unter bestimmten Voraussetzungen auch mit dem Laser entfernen. Jedoch sollten sie zuvor immer von einem Dermatologen begutachtet werden. Beurteilt der Hautarzt das oder die Muttermal(e) als sicher gutartig, sind insbesondere dunkle Muttermale optimal und praktisch nebenwirkungsfrei durch Laser entfernbar. Die Kosten hängen von der Zahl der entfernten Muttermale ab.

Warnhinweis: Leider kommt es immer wieder vor, dass nicht spezialisierte Ärzte, aber auch Kosmetikerinnen Hautflecken mit dem Laser behandeln. Dann besteht die Gefahr, dass ein malignes Melanom nicht als solches erkannt und nur unzureichend entfernt wird. Aus dem gleichen Grund sind auch alle anderen auffälligen Muttermale ungeeignet für die Lasertherapie: Sie dürfen nur operativ entfernt werden.

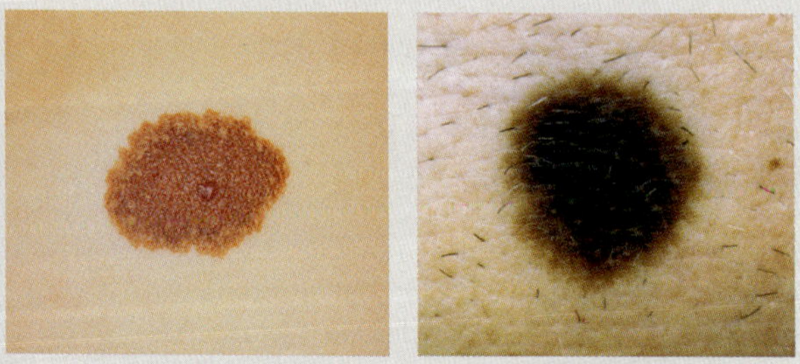

Zwei Leberflecke bei einem 10-jährigen (links) und bei einem 55-jährigen Patienten (rechts), die dem Hautarzt aufgrund des unscharfen Randes und ihrer Größe verdächtig vorkamen. Beide wurden vorsorglich entfernt und histologisch untersucht, wobei keine Bösartigkeit nachgewiesen wurde. Trotzdem ist es richtig, größere Hautmale (v. a. solche mit verdächtigen Merkmalen) vorsorglich zu entfernen. [RKL 2834]

Feuermal

Häufigkeit: ■■■■□

Feuermal *(Portweinfleck, Flammennaevus, Naevus flammeus):* Meist angeborener hellroter bis blauroter Hautfleck, bedingt durch die Erweiterung kleiner Blutgefäße. Auf einem Feuermal können sich dunkelrote bis schwärzliche Knoten bilden, die von selbst oder nach Gewalteinwirkung aufplatzen und stark bluten können. Sind die Lippen betroffen, ist die zugehörige Haut meist stark verdickt. Feuermale, die keine Neigung zur Rückbildung aufweisen, treten bevorzugt im Bereich von Gesicht, vorderem Hals und Nacken auf, was für viele Betroffene psychisch sehr belastend ist.

Das häufigste Feuermal ist der **Storchenbiss** ***(Geburtsfleck),*** der sich, im Gegensatz zu anderen Feuermalen, von selbst innerhalb des 1. Lebensjahres zurückbildet.

Wann zum Arzt

Nur wenn das Feuermal kosmetisch stört.

Die Erkrankung

Bei einem Feuermal handelt es sich um eine angeborene Fehlbildung. Sehr selten tritt ein

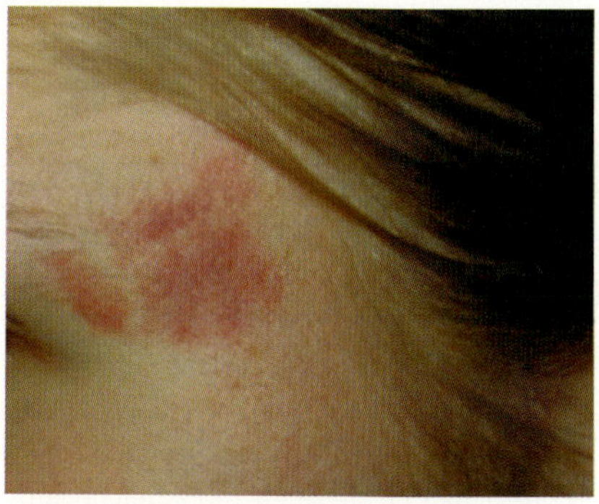

Feuermal an der Schläfe eines 13-jährigen Mädchens [KAD 2835]

Feuermal als Begleiterscheinung einer angeborenen schweren Gefäßfehlbildung (Angiodysplasie → S. 732) auf, wobei auch Gefäße in tieferen Geweben betroffen sind (z. B. beim sehr seltenen Klippel-Trénaunay-Weber-Syndrom).

Das macht der Arzt

Feuermale diagnostiziert der Arzt in aller Regel bereits im Säuglingsalter anhand ihres typischen Aussehens und der bevorzugten Lokalisation. Auch ein einfacher Test hilft dem Arzt: Unter dem Druck eines Glasspatels weicht das Blut und damit auch die Färbung aus dem Feuermal.

Bei großen Feuermalen führt der Arzt eine Ultraschalluntersuchung durch, um festzustellen, ob gleichzeitig eine angeborene Gefäßfehlbildung vorliegt. Ist dies nicht der Fall, können Feuermale bereits in jungen Lebensjahren mittels Laser erfolgreich beseitigt werden. Die heutigen Lasermethoden sind sehr gut verträglich und hinterlassen kaum noch Narben.

Selbstbehandlung

Abwarten lohnt sich, da viele Feuermale auch noch in der späteren Kindheit abblassen und ganz verschwinden können.

Je nach Größe und Farbintensität kann ein Feuermal mit medizinischem Make-up (Camouflage → S. 1066) oder durch handelsübliches Make-up abgedeckt werden.

Blutschwamm

Häufigkeit:

Blutschwamm ***(Adergeschwulst, Hämangiom):*** Meistens angeborene gutartige Neubildung von Blutgefäßen (gutartiger Blutgefäßtumor).

Die häufigste Form ist der **kavernöse Blutschwamm** ***(kavernöses Hämangiom),*** der aus großen unregelmäßig geformten, blutgefüllten Gefäßhohlräumen besteht. Das Aussehen ähnelt blau-roten Kissen oder Schwämmen. Die meisten kavernösen Blutschwämme bilden sich bis zur Pubertät von selbst zurück oder werden von Haut überwachsen, sodass sie kosmetisch kaum noch stören.

Leitbeschwerden

- Prall mit Blut gefüllte sattrote Erhebung auf der Hautoberfläche oder
- Scharf begrenzte sattrote Erhebung mit bläulich schimmerndem Saum oder
- Bläulich schimmernde Erhebung, die sich als weiche, schwammähnliche Geschwulst tasten lässt
- Von Geburt oder den ersten Lebenstagen an vorhanden.

Wann zum Arzt

In den nächsten Wochen, wenn ein Blutschwamm

- Bei Säuglingen im Augen-, Mund oder Windelbereich sitzt
- Kosmetisch störend ist.

In den nächsten Tagen, wenn ein Blutschwamm in späteren Lebensjahren sein Aussehen ändert, sich vergrößert oder blutet.

Die Erkrankung

Je nachdem, in welcher Hautschicht ein Blutschwamm liegt, kann das Aussehen sehr unterschiedlich sein. Das ***kutane kavernöse Hämangiom*** zeigt sich auf der Hautoberfläche als prall mit Blut gefüllte sattrote Erhebung, die kosmetisch sehr beeinträchtigend sein kann. Beim etwas tiefer liegenden ***kutan-subkutanen kavernösen Hämangiom*** ist nur der mittlere Teil als scharf begrenzte sattrote Erhebung auf der Haut sichtbar und die tieferen Anteile als bläulich schimmernder Saum. Handelt es sich um ein ausschließlich in der Unterhaut befindliches ***subkutanes kavernöses Hämangiom,*** zeigt sich eine bläulich schimmernde Erhebung, die als weiche schwammähnliche Geschwulst tastbar ist.

Das gleichzeitige Auftreten mehrerer Blutschwämme wird als **Hämangiomatose** bezeichnet, die bei verschiedenen seltenen Erbkrankheiten wie dem ***Sturge-Weber-Syndrom*** und dem ***Von-Hippel-Lindau-Syndrom*** auftritt.

Häufig ist außerdem der **senile Blutschwamm** ***(seniles Hämangiom, seniles Angiom),*** der etwa ab dem vierten Lebensjahrzehnt einzeln oder zu mehreren im Gesichtsbereich und am Rumpf auftritt. Hierbei handelt es sich um eine harmlose Gefäßneubildung in Form eines stecknadelkopf- bis erbsengroßen blauroten Knötchens.

Das macht der Arzt

Nach dem 1. Lebensjahr bilden sich Blutschwämme von selbst zurück und sind nach 8 bis 10 Jahren nicht mehr zu sehen. Dennoch ist manchmal ärztliches Eingreifen erforderlich. Wenn größere Blutschwämme bei Säuglingen nämlich im Augen- oder Lippenbereich sitzen, können sie das Sehvermögen beeinträchtigen (Schwachsichtigkeit, Schielen) oder die Sprachentwicklung behindern. Im Genital- und Gesäßbereich neigen Blutschwämme dagegen zu Geschwürbildung, Blutungen und Infektionen, die dann oft mit störenden Narben abheilen. In diesen Fällen empfielt es sich, die Wucherungen frühzeitig mithilfe einer Laser- oder Kältetherapie (Kryotherapie) zu entfernen.

Weißfleckenkrankheit

Häufigkeit:

Weißfleckenkrankheit ***(Vitiligo):*** Bildung von weißen pigmentfreien Flecken auf der Haut (eventuell auch auf der Schleimhaut), meistens zwischen dem 10. und 30. Lebens-

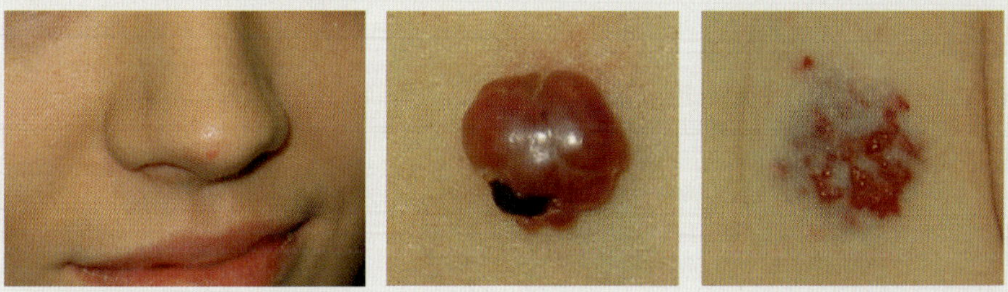

*Kleinste **Blutschwämme** auf der Nasenspitze, wie links gezeigt, haben viele Menschen; sie müssen nicht behandelt werden. Größere Blutschwämme, wie die Beispiele von Säuglingen in der Mitte und rechts können dagegen entfernt werden, wenn sie kosmetisch stören.* [KAD 2836]

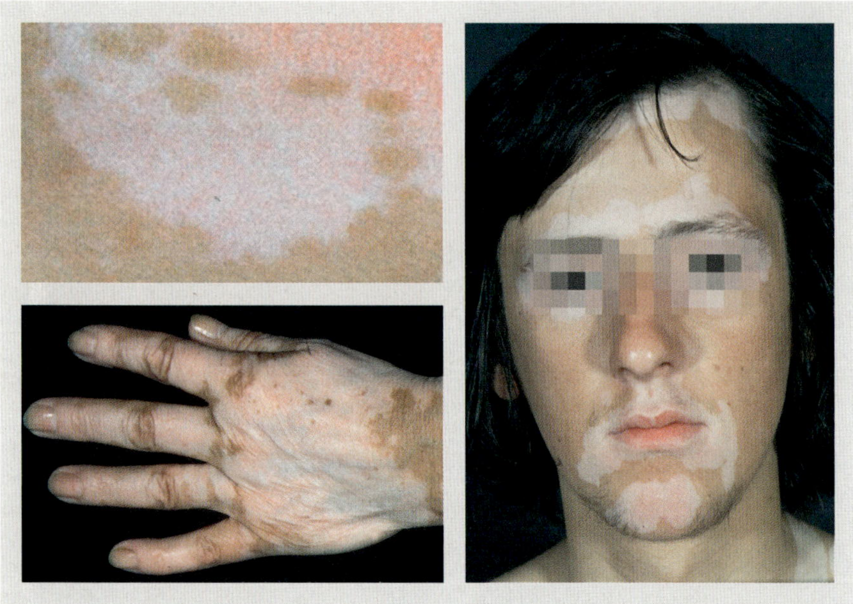

Weißfleckenkrankheit *in der Nahaufnahme (links oben), im Gesicht eines 26-jährigen Mannes (rechts) sowie an der Hand einer 55-jährigen Frau (links unten).* [GTV 2837]

jahr beginnend. Ursache ist der Untergang von Pigmentzellen (Melanozyten), vermutlich hervorgerufen durch Autoimmunreaktionen (→ S. 757). Die gutartige, jedoch nicht heilbare Hautkrankheit tritt familiär gehäuft auf.

Leitbeschwerden

- Anfangs scharf begrenzte linsen- bis münzgroße, weiße Hautflecken, die sich mit der Zeit vergrößern und zusammenwachsen. So entstehen unregelmäßig begrenzte größere, weiße Hautbereiche („scheckiges Aussehen")
- Eventuell auch Entfärbung der an den entfärbten Hautbereichen wachsenden Haare.

Wann zum Arzt

Wenn die Hautveränderungen kosmetisch stören.

Die Erkrankung

Im Gegensatz zum Albinismus (→ S. 1113), bei dem der Pigmentmangel bereits angeboren ist, tritt die Weißfleckenkrankheit erst später in Erscheinung. Nicht selten liegen gleichzeitig weitere Autoimmunkrankheiten vor, z. B. kreisrunder Haarausfall (→ S. 1109), Diabetes (→ S. 758), Nebennierenrinden-Unterfunktion (→ S. 757) oder Schilddrüsenerkrankung wie eine Hashimoto-Thyreoiditis (→ S. 752).

Durch den fehlenden Pigmentschutz sind die entfärbten Hautstellen sehr lichtempfindlich und sonnenbrandgefährdet. Je nach Ausmaß kann die Weißfleckenkrankheit kosmetisch sehr störend sein und einen hohen Leidensdruck beim Betroffenen erzeugen.

Das macht der Arzt

Die Diagnose stellt der Hautarzt anhand der entfärbten Hautflecken. Um sicherzugehen, kann er das Blut auf Autoantikörper untersuchen und eventuell eine Hautprobe entnehmen. Die Weißfleckenkrankheit ist nicht heilbar und die Behandlungserfolge sind leider häufig unbefriedigend.

Zu einer stellenweisen Verbesserung der Hautpigmentierung führen oft Bestrahlungen mit UVB-Licht, UVA-Licht (Puva-Therapie → S. 1077) oder UVB-Laser. Gute Erfolge zeigen auch Salben mit den immunsuppressiven Wirkstoffen Tacrolimus (in Protopic®) oder Pimecrolimus (in Elidel®). Sie ersetzen zunehmend die bislang üblichen Kortisonsalben, die bei der erforderlichen Behandlungsdauer von 6 bis 8 Monaten meist zu erheblichen Hautschäden führen. Eine wirksame, aber aufwendige Behandlungsmethode ist die Verpflanzung von körpereigenem Hautgewebe oder von Pigmentzellen, die nach Entnahme aus gesunden Hautarealen im Labor vermehrt und anschließend mittels einer Haftsalbe auf die (zuvor mit Laser behandelten) erkrankten Hautstellen aufgetragen werden. Die Methode eignet sich nur für kleinere Areale. Sind mehr als 60 % der Hautfläche von Vitiligo befallen, bietet sich als letzte Möglichkeit die dauerhafte Entfärbung der restlichen Hautareale durch Bleichsubstanzen an.

Selbstbehandlung

Durch Selbstbräuner, handelsübliches oder medizinisches Make-up (Camouflage → S. 1066) kann man die weißen Hautflecken an die natürliche Hautfarbe angleichen. Die Anwendung sollte man sich anfangs von einer Kosmetikerin zeigen lassen.

Eine etwas gleichmäßigere Hauttönung kann man auch durch die Einnahme von Kapseln mit Betakarotin (z. B. in Carotaben® Kapseln) erzielen, da sich die gelblich-bräunliche Substanz in die Hornschicht der Haut einlagert. Sowohl Selbstbräuner als auch Betakarotin schützen jedoch nicht vor UV-Strahlung. Man sollte immer auf einen guten Sonnenschutz (mindestens LSF 30) achten, da die entfärbten Hautbereiche eine erhöhte Sonnenbrandneigung aufweisen und extreme Sonneneinstrahlung den Krankheitsverlauf verschlechtern kann.

Grützbeutel

Häufigkeit:

Grützbeutel ***(Atherom):*** Gutartiger Tumor der Oberhaut, der einzeln oder gruppiert im Bereich der Haarbälge auftritt, in etwa 90 % der Fälle am behaarten Kopf. Grützbeutel sind kugelförmige Erhebungen, die Erbsen- bis Walnussgröße, seltener auch Apfelsinengröße erreichen können. Sie sind druckelastisch, da sie mit teigigem Material gefüllt sind. Grützbeutel treten familiär gehäuft auf.

Das macht der Arzt

Wird ein Grützbeutel als störend empfunden, kann er vom Arzt chirurgisch entfernt werden. Ansonsten muss er nur behandelt werden, wenn er sich entzündet. In diesem Fall wird er zumeist erst teilweise und nach Abklingen der Entzündung vollständig entfernt.

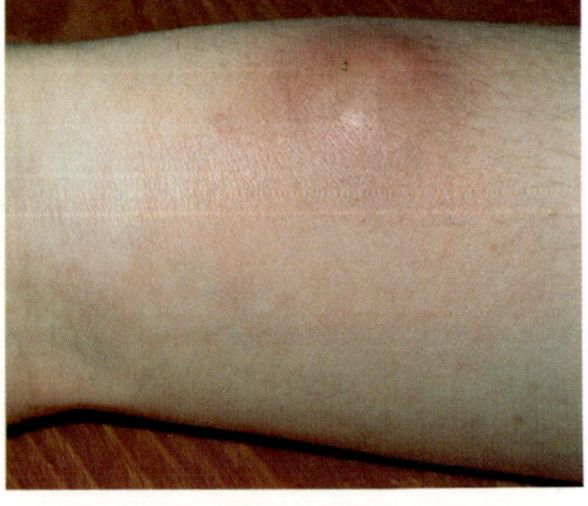

Entzündeter ***Grützbeutel*** *am Unterarm, einer eher untypischen Stelle. Viel häufiger finden sich Grützbeutel auf der Kopfhaut* [RKL 2838]

Alterswarze

Häufigkeit:

[Seborrhoische] Alterswarze ***(Talgwarze, Verruca seborrhoica, Verruca senilis):*** Gutartige bräunlich-gelbe bis schwarze, rundliche bis ovale Erhebung auf der Haut, mit fettig wirkender Oberfläche. Alterswarzen treten in aller Regel jenseits des 50. Lebensjahrs auf, in größerer Zahl v. a. an Brust und Rücken.

Das macht der Arzt

Da das maligne Melanom und die Alterswarze sich sehr ähneln können, sollte ein Arzt jede neu aufgetretene Alterswarze untersuchen. Spricht nichts für eine Bösartigkeit, ist eine Einfernung durch Herausschneiden, Lasertherapie oder Vereisung nur dann erforderlich, wenn die Hautveränderungen kosmetisch stören.

Fettgewebsgeschwulst

Häufigkeit:

Fettgewebsgeschwulst ***(Fettgewebstumor, Lipom):*** Gutartige Wucherung der Fettzellen im Unterhautfettgewebe, die als weicher oder derb-elastischer Knoten unter äußerlich unauffälliger Haut liegt und diese hervorwölbt. Lipome können einzeln oder zu mehreren auftreten, Linsen- bis Handtellergröße erreichen und verursachen meist keine Beschwerden. Einige, besonders die gefäßreichen Angiolipome, können jedoch schmerzhaft sein. Treten diese sehr zahlreich auf (häufiger bei Frauen als bei Männern), spricht man von *Adipositas dolorosa (Morbus Dercum).*

Das macht der Arzt

Einzelne Geschwülste können operativ entfernt werden, haben aber eine hohe Neigung, an gleicher Stelle erneut aufzutreten. Manche Ärzte bieten als Behandlungsalternative an, Lipome abzusaugen oder durch Injektionen spezieller Substanzen aufzulösen (Lipolyse). Ist eine Entfernung aufgrund der hohen Anzahl nicht möglich, besteht die Behandlung in einer (meist unbefriedigenden) Schmerztherapie. Hautknoten sollten immer vom Arzt untersucht werden, um eine Bösartigkeit auszuschließen.

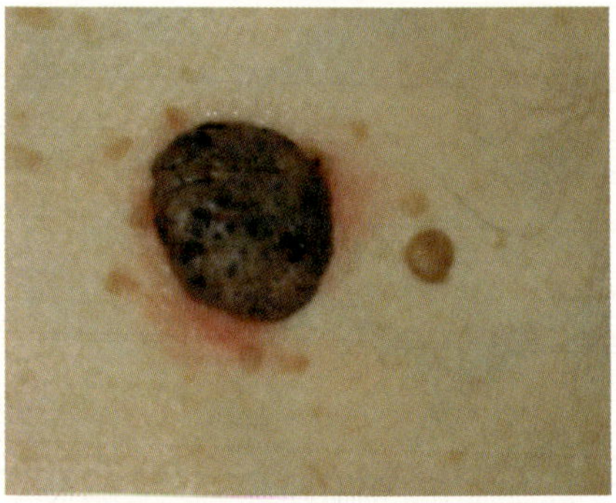

Alterswarze *bei einem 75-jährigen Mann. Der rötliche Randsaum ist durch Kratzen des Patienten entstanden.* [KAD 2839]

Xanthelasmen und Xanthome

Häufigkeit:

Xanthelasma palpebrarum: Als gelbliches rundes oder längliches Knötchen sichtbare Fettablagerung im Bereich der Augenlider, meistens beidseitig auftretend. In jungen Lebensjahren sind Fettstoffwechselstörungen (→ S. 767) die Hauptursache, als eigenständige Erkrankung oder z. B. im Zusammenhang mit Diabetes (→ S. 758). In späteren Lebensjahren entwickeln sich Xanthelasmen dagegen oft ohne erkennbare Ursache.

Xanthom nennt der Arzt einen gutartigen Tumor aus Bindegewebezellen, der häufig Fetttröpfchen einlagert und deshalb den Xanthelasmen ähnelt. Xanthome finden sich bei Stoffwechselerkrankungen (meist Fettstoffwechselstörungen → S. 776). Sie treten prinzipiell überall und am häufigsten am Knien, Ellenbogen, an den Händen oder Füßen sowie an den Achillessehnen auf.

Das macht der Arzt

Kosmetisch störende Fettablagerungen lassen sich mittels Laser, Skalpell oder Vereisung entfernen.

Leider besteht eine hohe Rückfallneigung. Eine zugrunde liegende Fettstoffwechselstörung erfordert deshalb immer eine Behandlung (→ S. 767); reicht eine Ernährungsumstellung nicht aus, verordnet der Arzt entsprechende Lipidsenker (→ S. 768). Selbst wenn sich durch eine erfolgreiche Therapie die Blutfettwerte bessern, bilden sich die Fettablagerungen in der Haut nur in einem Teil der Fälle von selbst zurück.

Komplementärmedizin

Die Komplementärmedizin betont die Notwendigkeit der langfristigen Ernährungsumstellung im Sinne der ausgewogenen Vollwertkost (→ S. 232). Übergewicht ist durch fettreduzierte Kost und gegebenenfalls auch längeres Heilfasten abzubauen.

Erkrankungen der Haare

Anatomie und Funktion

Die Haare dienen als Wärmeschutz und Tastorgan, sind gleichzeitig aber auch ein Zeichen von Gesundheit, Attraktivität und Schönheit. Krankheiten der Haare werden von den Betroffenen deshalb häufig als sehr belastend oder sogar entstellend empfunden.

Aufbau. Im unteren Bereich der Lederhaut entsteht das Haar schichtweise an der **Haarpapille.** Die Hornzellen, aus denen das Haar besteht, wandern von dort aus nach oben und bilden den Haarschaft, der sich innerhalb eines Häutchens ***(Haarfollikel*** oder **Haarbalg)** weiterschiebt, bis das Haar schließlich leicht schräg aus der Haut wächst.

Jedes Haar besitzt eine Talg- und meist auch eine Duftdrüse, die in den Follikel münden, kann durch einen Muskel aufgerichtet werden ***(Gänsehaut)*** und verfügt über Nervenfasern, die Sinneseindrücke wie Berührungen registrieren.

Haarwachstum. Neugeborene besitzen noch überall die feinen, sehr hellen **Vellushaare,** die an vielen Körperregionen (spätestens in der

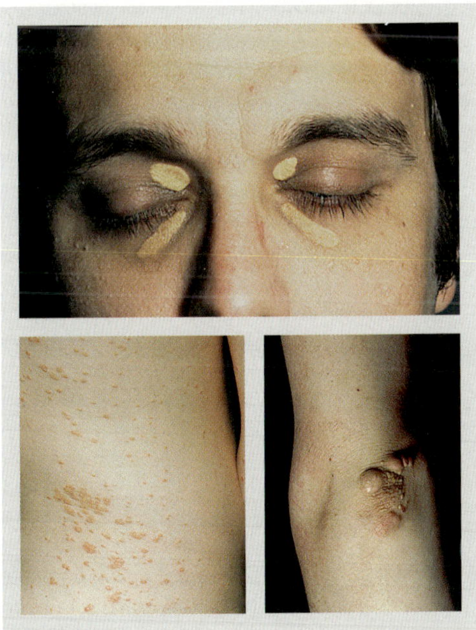

Oben: ***Xanthelasmen*** *im Augenwinkel sind kosmetisch sehr störend, weshalb viele Betroffene ihre Entfernung wünschen. Das Foto zeigt eine 33-jährige Patientin.*
Unten links: Multiple (vielfache) ***Xanthome*** *am Körperstamm eines 25-jährigen Mannes.*
Unten rechts: Höckerartige, ***tuberöse Xanthome*** *über der Ellenbeuge bei einem 30-jährigen Mann.* [GTV 2840]

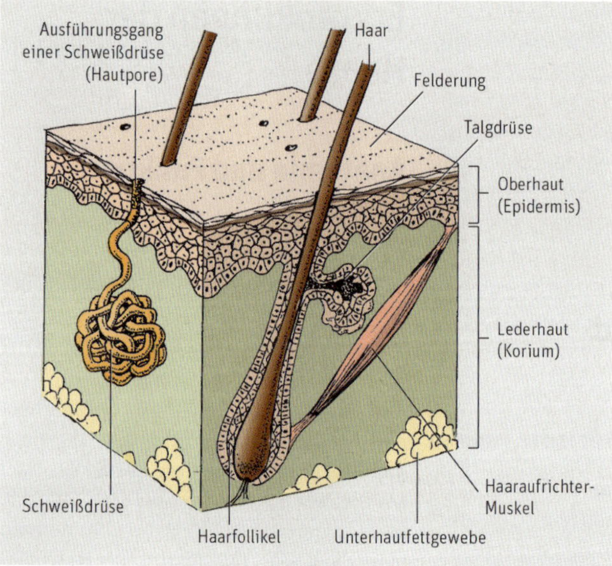

Die Schemazeichnung stellt einen Ober- und Lederhautwürfel dar. In diesem Hautwürfel befinden sich ***Haarwurzel*** *mit Talgdrüse und* **Haaraufrichter-Muskel** *sowie eine geknäuelte Schweißdrüse. Auf der* ***Felderhaut*** *gibt es Haaraufrichtermuskeln, die für die Gänsehaut und das Entleeren der Talgdrüsen zuständig sind. Nur an Gesicht, Hals, Brust und oberem Rücken sind keine Haaraufrichtermuskeln vorhanden.* [GRA 2841]

Pubertät) durch die dickeren **Terminalhaare** ersetzt werden (z.B. Kopf-, Scham- und Achselbehaarung, Wimpern und Barthaare). Auch wenn die Haare nicht überall sichtbar sind, so ist doch fast der gesamte Körper (etwa 96 %) behaart. Lediglich 4 % der Körperoberfläche (Hand- und Fußflächen, Finger- und Zehennägel sowie die Lippen) sind unbehaart. Die nicht behaarte Haut bezeichnet man als **Leistenhaut,** die behaarte als **Felderhaut.**

Unser Haar wächst täglich etwa einen Drittelmillimeter (also ungefähr 1 cm pro Monat). Das **Haarwachstum** gliedert sich in drei Phasen, die jedes Haar im Laufe seines Lebens mehrmals durchläuft: In der 2–10 Jahre währenden *Wachstumsphase (Anagenphase)* befinden sich etwa 90 % aller Follikel. Die *Übergangsphase (Katagenphase)* dauert ungefähr 14 Tage. Die Dauer der sich anschließenden *Ruhephase (Telogenphase)* schwankt je nach Körperregion zwischen 3–8 Monaten. Insgesamt durchläuft eine gesunde Haarwurzel diesen Zyklus bis zu zehnmal, bis das letzte Mal ein Haar ausfällt. Der normale Haarverlust beläuft sich auf bis zu 100 Haare pro Tag.

Haarfarbe und -form. Die an der Haarpapille sitzenden Melanozyten geben Pigmente an das entstehende Haar ab, deren Art und Menge die **Haarfarbe** bestimmen. Im Laufe des Lebens wird das Haar durch die nachlassende Melaninproduktion und vermehrte Lufteinschlüsse grau und feiner. Ob die Haare glatt, gewellt oder lockig sind, hängt maßgeblich von der **Haarform** (d.h. *Haarquerschnitt)* ab. Je runder der Querschnitt, desto glatter sind die Haare (z.B. bei Asiaten). Haare mit einem stark elliptischen Querschnitt sind dagegen eng gelockt (z.B. bei Afrikanern). Der europäische Haartyp liegt dazwischen.

Hypertrichose

Häufigkeit:

Hypertrichose *(Polytrichie):* Übermäßige Behaarung an einzelnen Stellen oder am ganzen Körper durch Übergang von Vellus- in Terminalhaare. Wenn eine Frau unter einem typisch männlichen Behaarungsmuster leidet, spricht der Arzt von Hirsutismus (→ S. 1109).

Leitbeschwerden

- Dicke und dunkle Haare, die an ungewöhnlichen Orten wie an den Wangen, am Steißbein oder am Fußrücken auftreten und/oder nicht zum Alter, zum sonstigen Behaarungstyp oder zur rassischen Zugehörigkeit passen.

Wann zum Arzt

In den nächsten Tagen, wenn

- Sich die Haare bei kleinen Kindern zeigen
- Sie bei Erwachsenen stören.

Die Erkrankung

Da Haarbälge nahezu am gesamten Körper vorhanden sind, können fast überall unerwünschte Haare sprießen. Ein überschießendes Haarwachstum findet sich bei verschiedenen Erkrankungen, z.B. bei Erbkrankheiten, Unterernährung, Störungen der Nebennierenrinde und der Schilddrüse (→ Kapitel 20) sowie metastasierenden Tumoren.

Die häufigste Ursache für überschießendes Haarwachstum sind allerdings Medikamente wie über längere Zeit eingenommene Kortikoide, das Antiepileptikum Phenytoin oder Blutdrucksenker wie Minoxidil und Diazoxid. (Minoxidil wird äußerlich sogar gezielt als Haarwuchsmittel angewendet).

Überbehaarung, die auf einzelne Körperstellen beschränkt und scharf begrenzt ist, kann auf ein Muttermal (→ S. 1102, hier ein ***Naevus pilosus,*** d.h. mit Beteiligung von Haaren) oder auf eine an dieser Stelle abgelaufene Entzündung zurückzuführen sein. Im Bereich des Steißbeins und der unteren Wirbelsäule muss an eine Minimalform der Spina bifida (offener Rückenmarkskanal) gedacht werden.

Das macht der Arzt

Kommt es aufgrund einer Medikamenteneinnahme zu einer Überbehaarung, kann der Arzt, wenn möglich, einen Medikamentenwechsel vornehmen. Hormonstörungen bedürfen einer langfristigen Therapie, um die unerwünschten Folgen einzugrenzen.

Wenn sich medikamentös keine Besserung erzielen lässt, bleibt die Möglichkeit einer Haarentfernung mittels Laser- oder Elektroepilation (→ S. 888). Einzelne behaarte Muttermale können operativ entfernt werden.

Selbsthilfe

Wer die Haare nicht regelmäßig rasieren will, kann zwischen Enthaarungscremes und Wachsepilation wählen. Beide Methoden sind jedoch für empfindliche Hauttypen ungeeignet, da die Gefahr besteht, dass kleine Narben und Hyperpigmentierungen zurückbleiben.

Da bei den genannten Methoden die Haarwurzel erhalten bleibt, wachsen die Haare nach. Dies gilt auch für das Auszupfen störender Einzelhaare. Sind nur kleine Bereiche überbehaart, reicht es oft aus, die Haare zu bleichen.

Kopfschuppen

Häufigkeit:

Kopfschuppen *(Pityriasis simplex):* Sichtbare Schuppen im Bereich des behaarten Kopfs. Typisch ist ein schubweiser Verlauf. Auch nach jahrelanger Pause können Schuppen jederzeit wieder auftreten. Betroffen sind v.a. Männer zwischen dem 20. und 45. Lebensjahr.

Leitbeschwerden

- Feine, helle Schuppen auf Kopfhaut und Kleidung
- Selten große, gelbliche, „fette" Schuppen
- Eventuell leichter bis mäßiger Juckreiz, nässende Stellen mit Krusten auf dem Haarboden der Kopfhaut.

Wann zum Arzt

In den nächsten Tagen zum Hautarzt, wenn

- Die Eigenbehandlung nicht anschlägt
- Die Beschwerden sich verstärken und ausbreiten
- Haarausfall hinzukommt.

Die Erkrankung

Da sich die Haut ständig erneuert, kommt es normalerweise zu Abschilferung von nicht sichtbaren kleinen Schuppen am gesamten Körper. Sichtbare Schuppen entstehen durch die normale Talgproduktion der Kopfhaut in Verbindung mit verschiedenen äußeren Einflüssen (z. B. falsche Haarpflege, Stress, kalte und trockene Luft, Hormonschwankungen).

Weitere begünstigende Faktoren sind der an sich harmlose Hautpilz ***Pityrosporum ovale*** (dessen Stoffwechselprodukte die Haut reizen und so die Schuppenbildung fördern), eine Veranlagung zu trockener, sensibler Haut (Übergang zur Neurodermitis → S. 1072) sowie eine übermäßige Talgproduktion (seborrhoisches Ekzem → S. 1075), erkennbar an einer fettenden Kopfhaut mit gelblichroten Entzündungsherden.

Das macht der Arzt

Falls nötig, schließt der Arzt zunächst andere schuppenbildende Erkrankungen wie Schuppenflechte (→ S. 1076), Tier- und Tropenpilze oder Kontaktallergien (→ S. 1080) aus. Bei begründetem Verdacht legt er eventuell eine Pilzkultur an, führt Allergietests durch oder untersucht Hautproben der betroffenen Areale.

Die Behandlung erfolgt mit nicht rezeptpflichtigen Anti-Pilz-Shampoos (sie enthalten die Wirkstoffe Ketoconazol und Bifonazol), die zwei- bis dreimal wöchentlich im Wechsel mit milden Shampoos verwendet werden. Der Erfolg stellt sich nach 6–10 Wochen ein. Bei sehr hartnäckigen, festhaftenden Schuppen sowie begleitenden Entzündungen hat sich der kurzfristige Einsatz von kortisonhaltigen Lösungen bewährt. Diesen kann bei Bedarf Salicylsäure beigemischt werden, die die Schuppen ablöst. Teerhaltige Shampoos gelten heute als überholt.

Selbsthilfe

Es empfiehlt sich, auf tägliche Kopfwäsche zu verzichten und nur milde (Kinder-)Shampoos zu benutzen. Viele Anti-Schuppen-Shampoos reizen bei empfindlicher Haut und regelmäßigem Gebrauch die Kopfhaut noch mehr. Für den gelegentlichen kurzzeitigen Einsatz empfiehlt die Stiftung Warentest z. B. die Produkte *Head & Shoulders* und *Lidl Corporal*, positiv berichtet wird auch vom apothekenpflichtigen Neutrogena® Terzolin Schuppenshampoo. Man sollte bei der Haarwäsche mit nicht zu heißem Wasser nachspülen, das Haar nicht zu kräftig trocken rubbeln und heißes Fönen vermeiden.

Empfehlenswert ist auch, möglichst viel Sonne an den Kopf zu lassen – allerdings sind die Regeln des Sonnenschutzes und der Hautkrebsvorsorge zu beachten.

Komplementärmedizin

Neben Anti-Schuppen-Shampoos können zur Haarpflege Packungen oder Spülungen mit pflanzlichen Wirkstoffen angewendet werden (vgl. auch komplementärmedizinische Maßnahmen beim seborrhoischen Ekzem → S. 1075).

Pflanzenheilkunde. Viele Anti-Schuppen-Shampoos enthalten die Wirkstoffe des *Rosmarins*, Spülungen mit Rosmarintee (1 TL Rosmarinblätter aufbrühen, eine Viertelstunde ziehen lassen) oder Stiefmütterchentee (2 TL Kraut, 10 Minuten Ziehdauer) sind ebenso geeignet. Tinkturen aus Brennnesselblättern reduzieren die Talgproduktion, Birkenwasser, Arnika- und Klettenwurzel-Tinktur mit Melissenöl oder Hamameliswasser helfen gegen Juckreiz und wirken desinfizierend. Sofern die Kopfhaut trocken ist, empfehlen sich Massagen mit Sesamöl, entzündungshemmend wirken Tinkturen mit Extrakten aus der Mahonie oder verdünntes Teebaumöl.

Haarpackungen. Hilfreich ist eine Haarpackung aus Naturjoghurt, der in die Haare einmassiert und nach einer Einwirkungszeit von etwa 30 Minuten ausgespült wird, abschließend werden die Haare mit einem Anti-Schuppen-Shampoo gewaschen.

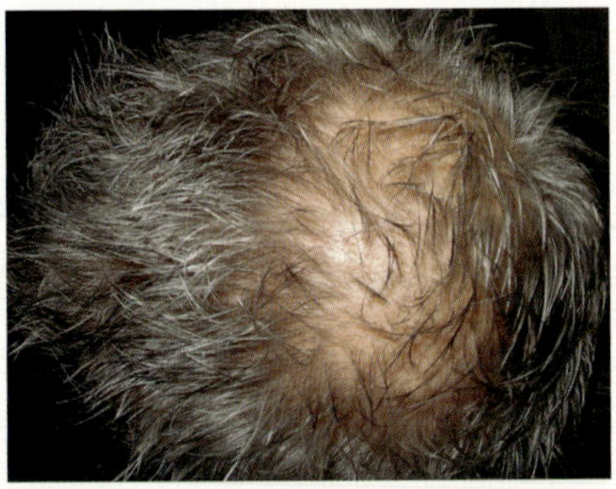

Beispiel für einen mäßig fortgeschrittenen ***androgenen Haarausfall (Grad II)****. Der Haarausfall fiel dem 51-jährigen Mann zum ersten Mal 5 Jahre vorher auf. Wenn der Haarausfall erst so spät einsetzt, bestehen gute Chancen, dass es nicht zur völligen Glatzenbildung kommt.* [KAD 2843]

Auch warme Olivenölpackungen werden empfohlen, wobei das erwärmte Öl direkt auf die Kopfhaut gepinselt wird; nach halbstündiger Einwirkdauer wird das Haar mit einem Shampoo gereinigt.

Essigspülungen lindern den Juckreiz der Kopfhaut, das Mischungsverhältnis von Obstessig zu Wasser beträgt 1:1.

Die Samen des Bockshornklees wirken entzündungshemmend und rückfettend. Für eine Packung werden 50 g Samenpulver aufgebrüht, in die Kopfhaut einmassiert und nach kurzer Einwirkdauer mild ausgewaschen.

Androgener und diffuser Haarausfall

Häufigkeit: ▬ ▬ ▬ ▬ ▬

Haarausfall ***(Effluvium, Defluvium):*** Vermehrtes oder verfrühtes Ausfallen der Kopfhaare. Man unterscheidet den **androgenen Haarausfall** *(Alopecia androgenetica)*, der 90 % der Fälle ausmacht und auch bei Frauen auftritt, vom **diffusen Haarausfall** ***(Effluvium diffusum)***, bei dem sich kein eindeutiger Verlaufstyp erkennen lässt. Misch- und Übergangsformen sind möglich. Abzugrenzen ist der kreisrunde Haarausfall (→ S. 1109).

Leitbeschwerden

- Täglicher Verlust von mehr als ~ 100 Haaren über einen längeren Zeitraum
- Die Dichte der Haare nimmt ab, die Kopfhaut scheint durch.
- Beim androgenen Haarausfall: Glatzenbildung mit Geheimratsecken, Tonsur („Platte") und schließlich Haarkranz
- Beim diffusen Haarausfall: insgesamt lichteres Haar mit meist dünneren Stellen an Stirn und Kopfdecke.

Wann zum Arzt

In den nächsten Tagen, wenn

- Der Mann sich durch die verfrühte oder zu schnelle Glatzenbildung belastet fühlt
- Für Mann oder Frau die Haare zu schnell lichter werden.

Die Erkrankung

Androgener Haarausfall. Beim androgenen Haarausfall wandeln sich unter dem Einfluss männlicher Geschlechtshormone (v. a. ***Dihydrotestosteron, DHT)*** die kräftigen Terminalhaare in feinere Vellushaare. Ein Mann mit Haarausfall verfügt über gleich viele Haarbälge wie einer mit vollem Haarschopf, nur dass sich die Wachstumsphase der Haare

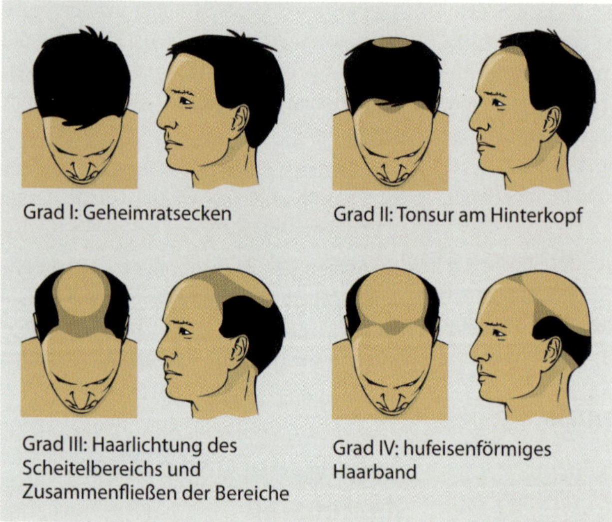

Stadien des androgenen Haarausfalls *von den beginnenden Geheimratsecken bis hin zur fast vollständigen Glatze* [ASM 2842]

so sehr verkürzt, dass sie kaum noch sichtbar sind. Später schrumpfen die Haarbälge und verlieren ihre Funktion (Atrophie).

Bei Männern sind Zeitpunkt, Ausbildung und Ausmaß der Glatzenbildung genetisch festgelegt (z.B. Vererbung vom Großvater mütterlicherseits), hängen aber auch von äußeren Faktoren wie der Ernährung ab. **Glatzenbildung** wird klinisch in vier Stadien eingeteilt. Zunächst entstehen *Geheimratsecken* (Verlust der Haarfelder an den Schläfen), dann lichtet sich zusätzlich das Haar des Hinterkopfs *(Tonsur)*, woraufhin die kahlen Flächen zusammenfließen, bis schließlich nur noch ein hufeisenförmiger Haarkranz übrig bleibt.

Der androgene Haarausfall kann schubweise schnell voranschreiten, aber auch in jedem Stadium für längere Zeit stoppen oder sogar beendet sein. Da die Haarbälge verkümmern, ist die Wiederherstellung der ursprünglichen Haartracht im Gegensatz zum diffusen Haarausfall nicht möglich.

Diffuser Haarausfall. Meist handelt es sich um einen androgenen Haarausfall, der bei Frauen auftritt. In der Regel ist der vordere Scheitel betroffen, wobei typischerweise an der Stirn ein Streifen von etwa 2 cm unverändert bleibt.

Als Auslöser kommen Medikamente, aber auch Vollnarkosen, Hormonumstellungen wie Schwangerschaften, Pubertät oder Wechseljahre, die Anti-Baby-Pille ebenso wie Störungen der Schilddrüsenfunktion infrage. Nicht zuletzt kann Stress bei dafür empfänglichen Personen zu schubweisem Haarausfall führen.

Das macht der Arzt

Diagnosesicherung. Mit Trichogramm und Trichoscan gelingt es dem Arzt, das Ausmaß des Haarausfalls objektiv zu beurteilen: Im **Trichogramm,** auch als ***klassischer Haarwurzelstatus*** bezeichnet, werden die Wurzeln von 50–100 ausgezupften Haaren unter dem Mikroskop untersucht und das Verhältnis zwischen wachsenden Haaren und Haaren in der Ruhe- und Übergangsphase ermittelt. Außerdem lassen sich auf diese Weise ***dystrophische Haare*** entdecken, also Haare, die infolge von Infektionen, inneren Erkrankungen oder durch Medikamente geschädigt sind. Mindestens 8 Wochen vor der Untersuchung muss auf Dauerwellen etc. verzichtet werden, um das Ergebnis nicht zu verfälschen.

Eine moderne Weiterentwicklung des Trichogramms ist der **Trichoscan,** den nur spezialisierte Ärzte durchführen. Dabei wird ein Bezirk von etwa 1,3 x 1,3 cm rasiert, nach 3 Tagen mit einem bestimmten Farbstoff gefärbt und vergrößert fotografiert. Aus den verschiedenen Färbungen und der Länge der nachgewachsenen Haare berechnet eine Software die notwendigen Angaben zum Haarstatus.

Bei diffusem Haarausfall muss der Arzt abklären, ob nicht bestimmte Medikamente verantwortlich sein können. So sind beispielsweise das Gichtmittel Allopurinol, blutdrucksenkende Betablocker (→ S. 697), blutverdünnende Cumarine (→ S. 741) oder das Aknemittel Tretinoin als Auslöser bekannt. Auch viele Zytostatika (→ S. 1026) führen zu einem vorübergehenden Ausfall aller Haare, die allerdings nach dem Ende der Chemotherapie wieder nachwachsen.

Therapie. Für die medikamentöse Behandlung von Haarausfall stehen zwei gesicherte Wirkstoffe zur Verfügung: Finasterid und Minoxidil.

Jüngere Männer können durch die langfristige Einnahme von täglich 1 mg Finasterid (z.B. Propecia®) den Haarausfall meist stoppen, einige erreichen sogar eine Verdickung der verbliebenen Haare. Die Wirkung setzt in der Regel nach 3–6 Monaten ein. Nachteilig sind jedoch die jahrelange, selbst zu zahlende Einnahme und die noch nicht abschließend beurteilbaren Restrisiken eines Eingriffs in den Hormonhaushalt (der Wirkstoff greift in den Umbau des Testosterons im Haarbalg ein). Daher sind regelmäßige Laborkontrollen erforderlich. Beim Absetzen des Wirkstoffs fallen die Haare aus, die während der Einnahme „zurückgehalten" wurden. Die Glatzenbildung lässt sich demnach nur verschieben, solange das Medikament eingenommen wird. Bei Männern jenseits des 50. Lebensjahrs ist die Wirkung nicht belegt.

Für Frauen ist der Wirkstoff wegen seiner Nebenwirkungen nicht zugelassen. Nur in Einzelfällen wird er an Universitäts-Hautkliniken bei jüngeren Frauen getestet. Während der Behandlung muss die Betroffene zwingend sicher verhüten, da bei einer Schwangerschaft ein Missbildungsrisiko für das Kind besteht.

Für Männer und Frauen wird Minoxidil (z.B. Regaine®Frauen) als äußerlich anzuwendende Lösung in verschiedener Stärke eingesetzt. Sie wirkt jedoch nicht gegen Geheimratsecken. Bei jüngeren Frauen wird versucht, den Haarausfall mit Östrogenen und Antiandrogenen zu stoppen. Auch hier ist eine konsequente Verhütung zwingend.

Bei starkem Leidensdruck oder vollständigem Haarverlust kommen eine Transplantation von Eigenhaar (→ S. 889) oder **künstliche Haarteile *(Perücken)*** in Betracht.

IGeL-Hinweis: Propecia® 1 mg ist verschreibungspflichtig, muss aber selbst bezahlt werden. Wer Geld sparen will, bekommt 5 mg desselben Wirkstoffs als ebenfalls verschreibungspflichtige Proscar®-Tablette für ein Drittel des Preises und kann diese mit einem Tablettenteiler (in Apotheken erhältlich) in 4–5 Tagesdosen aufteilen. Aus medizinischer Sicht besteht dabei kein Risiko. Der positive Einfluss von Finasterid auf das Haarwachstum wurde zunächst als Nebenwirkung von Proscar® entdeckt, erst später kam derselbe Wirkstoff in veränderter Dosis als Propecia® auf den Markt. Von vermeintlich günstigen Angeboten im Internet sollte man jedoch Abstand nehmen.

IGeL-Hinweis: Von einer **Haaranalyse,** bei der Haare im Labor auf Spurenelemente oder andere Substanzen hin untersucht werden, ist abzuraten. Das Verfahren ist zwar zum gerichtlichen Nachweis von Drogen oder Giften geeignet, nicht aber als Hilfe bei Haarerkrankungen. Die einzige Ausnahme ist der Nachweis einer sehr seltenen Vergiftung mit den Schwermetallen Blei, Arsen oder Quecksilber, die Haarausfall bewirken können.

Selbsthilfe

Das Angebot an Haarwassern, Haartonika und Wundermitteln aller Art ist groß. Den Beweis für ihre Wirksamkeit sind sie aber meist schuldig geblieben.

Bei diffusem Ausfall hilft jedoch eine konsequente Schonung des Haars. Es empfiehlt sich, milde Shampoos zu verwenden, auf Fönen, Tönungen, Dauerwellen oder Färbung sowie auf Zöpfe oder fest gebundene Pferdeschwänze zu verzichten. Ein stressarmer Lebensstil wie auch die Einnahme der Mineralstoffe Zink, Selen und Eisen (Übersicht → Tab. S. 240) können unterstützend wirken.

Komplementärmedizin

Meist kann der androgene Haarausfall nur unzureichend therapiert werden, man sollte also auch von komplementärmedizinischen Maßnahmen nicht allzu viel erwarten. Am ehesten erzielen Akupunktur, Homöopathie und Pflanzenheilkunde Einzeleffekte zur Anregung von (erneutem) Haarwuchs, unterstützend können Kieselerde oder Gelatinekapseln eingenommen werden.

Pflanzenheilkunde. Die Durchblutung der Kopfhaut wird durch Massagen mit Haartonika aus Rosmarin oder Thymol angeregt, enthalten z. B. in Criniton® Lösung. Auch Lavendelöl und Aufgüsse aus Brennnesselblättern können einmassiert werden. Bei androgenem Haarausfall kann die Kopfhaut täglich mit Birkensaft oder Klettenwurzelöl behandelt werden, bei diffusem Haarausfall zusätzlich noch mit Zinnkrautessenz, Arnikatinktur oder Rosmarinöl.

Homöopathie (→ S. 1251). Sofern der Haarausfall eine Reaktion auf Stress ist, empfiehlt die Homöopathie Acidum phosphoricum, bei Haarausfall infolge einer hormonellen Umstellung Sepia. Bei Haarausfall, gekoppelt mit unreiner Haut, kommt Selenium als homöopathisches Mittel der Wahl infrage.

i Aktuell: www.gesundheit-heute.de/28x10

- **www.hairberlin.com** – Unter der Rubrik Patieninfo finden Sie ausführliche Informationen des Kompetenzzentrums für Haare und Haarerkrankungen der Klinik für Dermatologie und Allergologie der Charité Berlin.

Kreisrunder Haarausfall

Häufigkeit: ■■■□□

Kreisrunder Haarausfall *(Alopecia areata)*: Verlust der Haare in einem umschriebenen Bezirk (meist kreisförmig) ohne Narben. Die Ausprägung kann sehr unterschiedlich sein und von einem einzelnen zentimetergroßen Herd bis zum Verlust aller Haare reichen. Betroffen sind oft junge Menschen. Auch ohne Behandlung heilt die Erkrankung meist aus, kann jedoch wiederkehren.

Leitbeschwerden

- Innerhalb einiger Wochen entstehen runde kahle Stellen im Kopfhaar, Bartbereich, oder an den Augenbrauen (selten an anderen Körperstellen).
- Der Durchmesser nimmt in den nächsten 6 Wochen bis auf 2–3 cm zu.
- Durch das Zusammenfließen mehrerer Herde entstehen unregelmäßige kahle Areale.
- In 20 % der Fälle bestehen gleichzeitig Nagelveränderungen wie Tüpfel oder weiße Einschlüsse.

Die Erkrankung

Wissenschaftler vermuten, dass Autoimmunprozesse sowie eine genetische Disposition (familiäre Häufung kommt vor) zum Auftreten des kreisrunden Haarausfalls beitragen. Des Weiteren besteht ein Zusammenhang mit Krankheiten des atopischen Formenkreises (→ S. 1045), aber auch mit persönlichen Stressfaktoren.

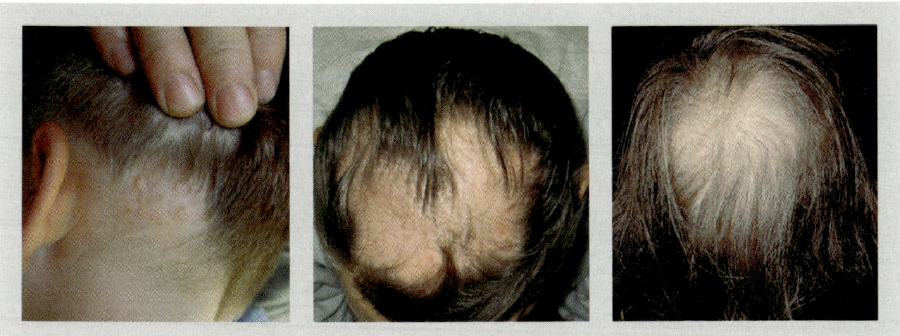

Kreisrunder Haarausfall bei einem 12-jährigen Jungen (links) und bei einem 55-jährigen Mann (Mitte) sowie diffuser Haarausfall bei einer 34-jährigen Patientin als Nebenwirkung einer Behandlung mit blutverdünnenden Medikamenten (rechts) [RKL, KAD, GTV 2844]

Klinisch werden vier Schweregrade unterschieden, von Grad I (weniger als 30 % des Kopfhaars betroffen) bis Grad IV (totaler Haarverlust). Mindestens 80 % der Betroffenen können der Gruppe I zugeordnet werden.

Das macht der Arzt

Der erste Herd auf dem Kopf wird meist zufällig vom Friseur oder Partner entdeckt, da außer dem Haarausfall meist keine anderen Beschwerden bestehen. Der Arzt sucht nach weiteren Herden und misst ihre Größe. Bei geringem Haarausfall (Schweregrad I) vertraut der Arzt auf die Selbstheilungskräfte des Körpers und wartet 3–6 Monate ab. Bei Bedarf werden Kortikoide lokal als Tinkturen oder Cremes begleitend angewandt, um Autoimmunprozesse zu unterdrücken. Ebenso können kristalline Kortikoide in die Oberhaut gespritzt werden.

Bei längerem Verlauf und höheren Schweregraden muss nach Grunderkrankungen gesucht werden. Ein Therapieansatz besteht in der Provokation einer Kontaktsensibilisierung durch die Stoffe Cignolin oder Diphencypron (sollte nur von erfahrenen Ärzten durchgeführt werden). Auch Lösungen mit dem Haarwuchsmittel Minoxidil finden Verwendung. In schweren Fällen versucht der Arzt eine systemische Kortisonbehandlung. Auch Fumarsäureester und das Sulfonamid Dapson (DAPS) sind in Einzelfällen erfolgreich.

Komplementärmedizin

Erfahrungsberichten zufolge lassen sich beim kreisrunden Haarausfall Erfolge mit Akupunktur erzielen, auch die lokale PUVA-Therapie (→ S. 1078) und UV-Bestrahlungen vermögen manchmal das Haarwachstum anzukurbeln.

Ebenso hat sich in vielen Fällen die zusätzliche Gabe der Spurenelemente Zink, Selen und Eisen bewährt.

Mesotherapie. Bei dieser in Frankreich bereits seit mehr als 50 Jahren angewandten Methode werden Medikamentenmischungen in äußerst geringer Dosierung in vielen kleinen Injektionen direkt in die kahlen Stellen gespritzt. Mit dieser nahezu nebenwirkungsfreien Methode sollen auch in „ausbehandelten" oder therapieresistenten Fällen Erfolge erzielt worden sein.

i Aktuell: www.gesundheit-heute.de/28x11

- **www.kreisrunderhaarausfall.de** – Die Selbsthilfegruppe Alopecia areata mit Sitz in Krefeld unterhält viele Ortsgruppen.
- **www.mesotherapie.org** Informationen der Deutschen Gesellschaft für Mesotherapie, München: Bietet viele Hintergrundinformationen, wendet sich jedoch eher an interessierte Ärzte.

Hirsutismus

Häufigkeit: ■■■□□

Hirsutismus: Typisch männliches Behaarungsmuster bei Frauen, das ein Symptom einer umfassenden Vermännlichung (Virilisierung) sein kann. Die vermehrte Bildung von Haaren an lokal scharf begrenzten Stellen wird als Hypertrichose (→ S. 1106) bezeichnet.

Leitbeschwerden

Störender Haarwuchs an typisch männlichen Stellen, insbesondere an Kinn und Oberlippe *(Damenbart)* sowie an Wangen, Oberarmen, Bauch und Rücken.

Wann zum Arzt

In den nächsten Tagen, wenn an den beschriebenen Stellen kräftige Haare wachsen und die Betroffene sich deshalb belastet fühlt.

Die Erkrankung

Ursache ist entweder eine vermehrte Bildung oder ein relatives Übergewicht männlicher Sexualhormone im weiblichen Körper oder eine zunehmende besondere Empfindlichkeit der Haarbälge auf Testosteron im höheren Lebensalter. Häufig tritt diese Konstellation im Zuge hormoneller Umstellungen auf, z. B. in der Pubertät, der Schwangerschaft oder den Wechseljahren. Die Veranlagung dazu ist bei Frauen mit dunklem Haut- und Haartyp verstärkt. Kommen zum Hirsutismus weitere, typisch männliche Veränderungen dazu, etwa Absinken der Stimmlage, Umbau der Muskulatur oder Glatzenbildung, handelt es sich um eine Vermännlichung. Sie hat immer krankhafte Ursachen.

Das macht der Arzt

Der Arzt überprüft den Status der Geschlechtshormone sowie der Schilddrüsenhormone. Zusätzlich werden Ultraschall- sowie Labor- und Röntgenuntersuchungen durchgeführt, um den Auslöser zu finden und zielgerichtet behandeln zu können.

Relativ häufig führen polyzystischen Ovarien (→ S. 333) zu einer verstärkten Hormonproduktion. Ebenfalls ausgeschlossen werden müssen das adrenogenitale Syndrom (→ S. 773), Tumoren der Eierstöcke, der Nebenniere (z. B. Cushing-Syndrom → S. 755) und der Hirnanhangsdrüse sowie Störungen der Schilddrüsenhormone (→ Kapitel 20). In seltenen Fällen lösen andere hormonaktive,

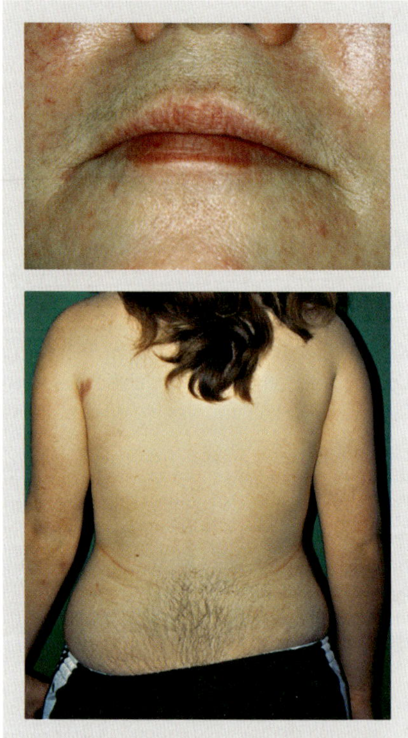

*Oben: Leichter **Damenbart** bei einer 49-jährigen Patientin in den Wechseljahren. Dieser Befund ist für viele Frauen ein „normaler" Begleiter der Wechseljahre und nur bedingt als krankhaft anzusehen; er gibt sich oft auch gegen Ende der Wechseljahre wieder.*
*Unten: Seit 6 Monaten auffallende stark **behaarte Kreuzregion** bei einer 38-jährigen Patientin mit ausgeprägtem **Hirsutismus**. Hier besteht Diagnose- und Therapiebedarf durch den Haut- oder Frauenarzt.*
[KAD, GTV 2845]

gut- oder bösartige Tumoren die Erkrankung aus. Nicht zuletzt führt eine längere Einnahme hoch dosierter Kortikoide als Nebenwirkung zu verstärktem Haarwuchs.

Trotz aller Untersuchungsmethoden wird in 90 % der Fälle keine Grunderkrankung gefunden. In diesen Fällen empfiehlt der Arzt die Pille, Antiandrogene oder Cremes mit dem Wirkstoff Eflornithin (Vaniqua®), die die Anzahl und Dicke der Haare an Oberlippe und Kinn verringern. Die Kosten werden von den gesetzlichen Krankenkassen nicht übernommen.

Darüber hinaus helfen nur kosmetische Maßnahmen wie regelmäßige Haarentfernung oder dauerhafte Laserenthaarung (→ S. 888) oder eine Verödung der Haarwurzeln. Eine Laserepilation eignet sich eher bei dickeren und dunkleren Körperhaaren, nicht bei den feinen Vellushaaren. Zudem ist sie wie die Verödung gerade im Gesicht nicht immer erfolgreich.

Erkrankungen der Nägel

Anatomie und Funktion

Nägel sind Platten aus dicht gepackten harten Hornzellen der Oberhaut, die das Greifen und den Umgang mit kleinen Gegenständen erleichtern. Außerdem schützen die Nägel Zehen- und Fingerspitzen vor Verletzungen.

Der sichtbare Teil der Nagelplatte hat eine rosa Farbe, weil das darunterliegende gut durchblutete **Nagelbett** hindurchscheint. Der **Nagelhalbmond** *(Lunula,* am körpernahen Ende des Nagels gelegen) hat eine weiße Farbe, weil die Nagelplatte dort undurchsichtig ist.

Ebenfalls am körpernahen Nagelende liegt das **Nagelhäutchen** *(Cuticula).* Der Hautwulst, der die Nagelplatte umrandet, heißt **Nagelfalz.**

Das Nagelwachstum geht von der **Nagelwurzel** *(Nagelmatrix,* oberhalb des Nagelhalbmonds) aus, wo sich ständig neue Hornzellen bilden, die die Nagelplatte auf dem Nagelbett nach vorn schieben. So wächst ein Fingernagel etwa 1 mm pro Woche, Zehennägel wachsen maximal halb so schnell.

Nagelpflege

Bei ständigem Kontakt mit Wasser, Reinigungsmitteln oder Chemikalien ist das Tragen von Schutzhandschuhen sinnvoll. Außerdem

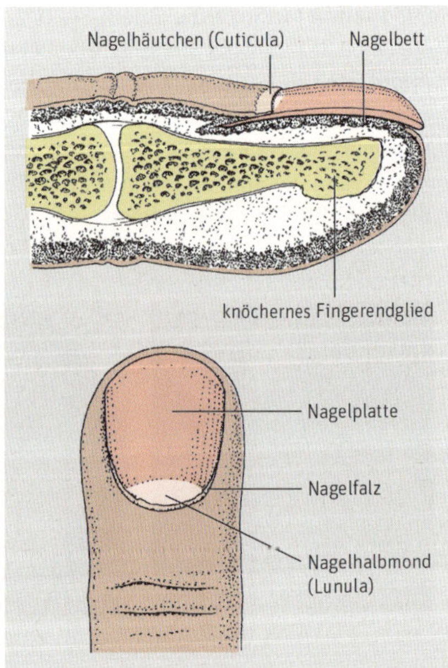

Längsschnitt durch eine Fingerspitze** und einen **Fingernagel [GRA 2846]

sollten Hände und Fingernägel regelmäßig eingecremt und geschnitten werden.

Wenn man die Nägel kürzt, sollte man sie an den Händen rund und an den Füßen gerade schneiden (damit die Fußnägel nicht seitlich einwachsen). Der beste Zeitpunkt für das Schneiden der Nägel ist kurz nach dem Baden oder Duschen, weil die Nägel dann weich sind.

Nagelveränderungen

Gesunde Nägel haben eine glatte Oberfläche, einen leichten Glanz, sind sacht rosa gefärbt, zeigen eine angedeutete Wölbung, eine gewisse Elastizität und einen normalen Nagelhalbmond. Veränderungen des Aussehens und der Beschaffenheit des Nagels sind meistens harmlos, können aber auch Folge einer ernsten Krankheit sein.

Eine Behandlung von **Nagelveränderungen** selbst ist häufig nicht möglich, vielmehr müssen die Auslöser gemieden oder die zugrunde liegende Erkrankung behandelt werden.

Nagelpilz

Häufigkeit: ▬ ▬ ▬ ▬ ▬

Nagelpilz ***(Onychomykose, Nagelmykose, Tinea unguium):*** Befall der Fuß- oder Zehennägel mit Pilzen, meistens Fadenpilze (Dermatophyten). Die Zehennägel sind wesentlich häufiger betroffen als die Fingernägel.

Die Behandlung ist langwierig und schwierig, Rückfälle sind häufig.

Leitbeschwerden

- Gelbliche bis bräunliche Flecke oder entsprechende Verfärbung des gesamten Nagels
- Verdickung der Nagelplatte, Verlust der glatten Kontur der Nagelfläche
- Verformung und Abheben der Nagelplatte vom Nagelbett
- Brüchigwerden des Nagels am freien Ende.

Wann zum Arzt

In den nächsten Tagen, wenn

- Nicht sicher ist, ob Nagelveränderungen Folge einer Pilzinfektion sind
- Die Nagelveränderungen im Rahmen der Selbstbehandlung nicht verschwinden
- Diabetes besteht (→ S. 758).

Die Erkrankung

Eine Nagelpilzinfektion entsteht meistens durch Fadenpilze (Dermatophyten), eher selten durch Hefepilze (Candida-Arten) und Schimmelpilze. Bei einem Befall mit Fadenpilzen beginnen die Nagelveränderungen in aller Regel am freien Ende des Nagels und schreiten dann langsam in Richtung Nagelwurzel fort. Bei einem Befall mit Hefepilzen ist es eher umgekehrt.

Die Fußnägel sind weitaus häufiger betroffen als die Fingernägel. Gründe dafür sind das feucht warme Milieu im geschlossenen Schuh sowie kleine Verletzungen durch festes Schuhwerk, die das Eindringen von Krankheitserregern erleichtern. Nicht selten geht eine Fußpilzinfektion voraus (→ S. 1092).

Das Auftreten von Pilzinfektionen an Füßen und Nägeln wird durch allgemeine Abwehrschwäche und Durchblutungsstörungen begünstigt, beispielsweise bei Diabetes.

Das macht der Arzt

Der Arzt gewinnt etwas Nagelmaterial, um die Pilzart in der Pilzkultur im Labor bestimmen zu lassen und ein passendes Medikament auszuwählen. Bei einer hartnäckigen Pilzinfektion oder gleichzeitigem Befall mehrerer Nägel wird die innerliche Anwendung eines Antimykotikums (z. B. Fluconazol in Diflucan®) erforderlich. Meistens reicht jedoch das mehrmonatige Auftragen eines antimykotischen Nagellacks aus (→ Selbstbehandlung). Stark verdickte Nägel reagieren oft besser auf Antimykotika, wenn sie vorher durch „Abweichsalben" oder Laserabtragung vorbehandelt wurden.

Selbstbehandlung

Zur Behandlung von Nagelpilzinfektionen gibt es spezielle, nicht glänzende Nagellacke, denen ein Antimykotikum zugesetzt ist (z. B. Amorolfin in Loceryl® Nagellack). Der Lack muss ein- bis zweimal pro Woche auf den betroffenen Nagel aufgepinselt werden. Vor jedem neuen Auftragen sollte die erkrankte Nagelstelle sorgfältig abgefeilt und gereinigt werden (entweder mit einem herkömmlichen Nagellackentferner oder einem dem antimykotischen Nagellack beiliegenden Lösungsmittel). Während der Behandlung mit einem antimykotischen Nagellack sollte möglichst kein kosmetischer Nagellack verwendet werden.

Die Behandlung eines Nagelpilzes erfordert Zeit und Disziplin (bei einem Fingernagel mindestens 6 Monate und bei einem Fußnagel bis zu 1 Jahr). Erst wenn ein gesunder Nagel komplett nachgewachsen ist, kann die Behandlung beendet werden.

Vorsorge

Einer Nagelpilzinfektion kann mit den gleichen Maßnahmen begegnet werden wie einer Fußpilzinfektion (→ S. 1092).

Komplementärmedizin

Zur unterstützenden Therapie bieten sich die komplementärmedizinischen Methoden an, die bei den pilzbedingten Erkrankungen genannt sind (→ S. 1092).

Eitrige Finger- und Zehenentzündung

Häufigkeit: ▬ ▬ ▬ ▬ ▬

Eitrige Finger- ***(Panaritium)*** bzw. **Zehenentzündung** ***(Paronychie, Umlauf):*** Das betroffene Fingerglied, seltener auch ein Zehenglied, ist stark geschwollen, gerötet und in seiner Beweglichkeit eingeschränkt. Außerdem machen sich pochende Schmerzen bemerkbar. Ausgangspunkt ist meistens eine winzige äußerliche Verletzung des Fingers (bzw. der Zehe), durch die Bakterien oder andere Krankheitserreger in tiefere Gewebe gelangen und zu einer Entzündung mit Eiteransammlungen führen. Diese können unter der Haut, unter der Nagelplatte **(Nagelbettentzündung)** oder neben einem Fingernagel (bzw. Zehennagel) auftreten und unbehandelt auf tiefer liegende Sehnen und Knochen übergehen. Dadurch droht der Verlust des betreffenden Fingers oder der Zehe, weshalb schon bei den ersten Krankheitszeichen ein Arzt aufgesucht werden muss.

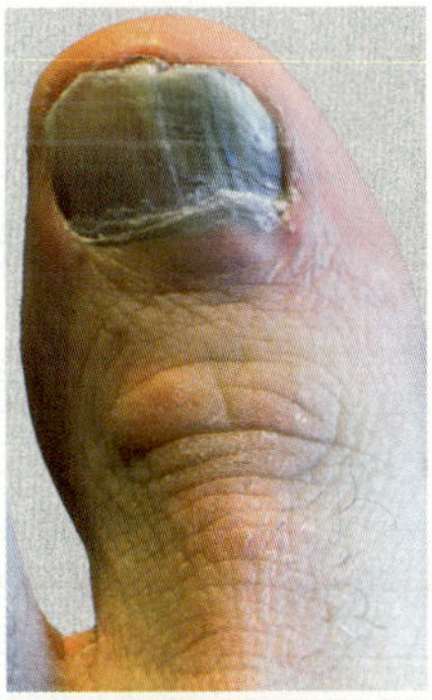

Nagelpilzbefund *an der Außenseite der Großzehe eines 36-jährigen Mannes mit Ablösung der verdickten Nagelplatte, Aufrauung der (auf der Innenseite noch intakten) Nagelfläche und Gelbbraunfärbung des betroffenen Bereichs. Solche Befunde sind ausgesprochen schwer zu behandeln, weil die üblichen Antimykotika-Cremes wirkungslos sind und spezielle Antimykotika-Nagellacke wie auch Antimykotika-Tabletten die Pilzherde im Nagelbett nur schwer erreichen.* [ASL 2847]

Das macht der Arzt

Die Hand oder der Fuß werden (eventuell mit einer Schiene) ruhig gestellt und Eiteransammlungen chirurgisch entleert. Alternativ oder als Ergänzung wird ein Antibiotikum verabreicht. Bei kleineren Entzündungen reicht oft eine äußerliche antibiotische Therapie.

Komplementärmedizin

Eitrige Entzündungen von Fingern oder Zehen bedürfen immer ärztlicher (und antibiotischer) Behandlung. Unterstützend kann auf homöopathischer Ebene Silicea eingenommen werden, auch heiße Kernseifenbäder verschaffen mitunter Erleichterung, ebenso wie Finger- und Fußbäder mit antibakteriell wirkenden Pflanzenextrakten, z. B. aus Eichenrinde oder Kamille.

Eingewachsener Nagel

Häufigkeit: ■■■■□

Eingewachsener Nagel *(Unguis incarnatus)*: In den Nagelfalz eingewachsener Finger- oder Fußnagel. Das Einwachsen von Nagelrändern in die umgebenden Hautbereiche tritt am häufigsten an den großen Zehen auf. Dabei kommt es oft zu eitrigen Entzündungen (mit Rötung, Schwellung, pochenden Schmerzen und Eiteraustritt). Das Einwachsen eines Nagels wird durch falsches Schneiden oder Feilen der Nägel (→ Kasten S. 1065) und durch zu enges Schuhwerk gefördert.

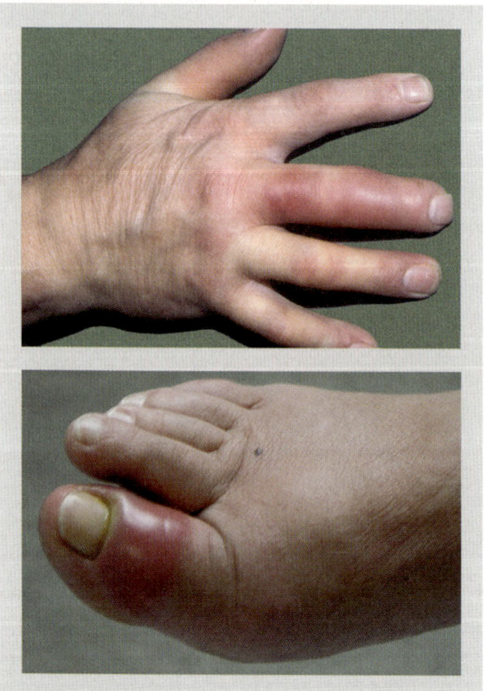

Oben: Hochschmerzhafte ***eitrige Fingerentzündung*** *des Mittelfingers. Unten: Eitrige* ***Zehenentzündung*** *durch einen an der Innenseite eingewachsenen Zehnagel. In beiden Fällen bestand akuter Therapiebedarf in Form von Eiterentleerung und Antibiotikagabe, damit die Infektion sich nicht weiter ausbreitet.* [RKL 2848]

Das macht der Arzt

Ist der Nagel schon tief eingewachsen, ist ein chirurgischer Eingriff notwendig. Der Arzt entfernt das wuchernde Fleisch entweder mit Hilfe eines Skalpells, mit Kälte (Kyrotherapie) oder mit Hitze (Elektrokaustik). Dieser Eingriff wird unter örtlicher Betäubung durchgeführt.

Bei wiederkehrenden Beschwerden kann eine chirurgische **Nagelbettverkleinerung** ***(Emmert-Plastik, Nagelkeilexzision)*** vorgenommen werden, bei der ein Teil des Nagels mitsamt Nagelwurzel entfernt wird. Dadurch wird der nachwachsende Nagel schmaler.

In leichteren Fällen kann auch ein medizinischer Fußpfleger die Behandlung übernehmen. Er verfügt über spezielle Nagelkorrekturspangen, mit denen sich Fehlstellungen der Nägel korrigieren lassen.

Selbstbehandlung und Komplementärmedizin

Wenn der Nagel nur leicht eingewachsen ist, genügt ein regelmäßiges Fußbad mit Kernseife, Kamille oder 1%iger Kaliumpermanganat-Lösung. Nach dem Fußbad kann man das überschüssige „wilde" Fleisch mit einem Silbernitrat-Stift (Höllenstein-Ätzstift) bestreichen und so zum Absterben bringen.

Weitere Hauterkrankungen

Periorale Dermatitis

Häufigkeit: ■■■□□

Periorale Dermatitis *(Mundrose)*: Um den Mund herum angeordneter entzündlicher Hautausschlag mit teils flachen, teils erhabenen Rötungen. Ursache ist eine Störung der Talgdrüsenfunktion, z. B. durch übertriebene Feuchtigkeitspflege oder Anwendung von kortisonhaltigen Produkten. Die Barrierefunktion der Haut ist gestört, sodass Bakterien eindringen und zu entzündlichen Reaktionen führen können. Eventuell breiten sich die Veränderungen auf das ganze Gesicht aus, wobei ein 1–2 mm breiter Randsaum um Mund und Augen ausgespart bleibt. Der Ausschlag ist typischerweise mit einem unangenehmen Brennen und starkem Spannungsgefühl verbunden.

Statistisch gesehen sind gebildete Frauen zwischen 30 und 50 Jahren überzufällig häufig betroffen, die gleichzeitig an chronischen Kopfschmerzen, Schlafstörungen, Verstopfung und/oder partnerschaftlichen oder beruflichen Dauerbelastungen leiden.

Das macht der Arzt

Die Behandlung besteht in erster Linie aus einer „Nulltherapie": Der Arzt empfiehlt, sämtliche Cremes, Salben und Kosmetika erst einmal im Schrank zu lassen und die Haut lediglich mit klarem, lauwarmem Wasser zu reinigen. Die meisten Betroffenen tun sich mit diesen notwendigen Maßnahmen schwer, da sie die Hautveränderungen ohne deckendes Make-up als entstellend empfinden und zudem fürchten, dass der Verzicht auf die gewohnten Pflegeprodukte das Spannungsgefühl verstärkt. Tatsächlich normalisiert sich der Hautzustand jedoch umso schneller, je konsequenter die Haut von Kosmetika und Cremes verschont bleibt.

Die „Nulltherapie" ist für 6–12 Wochen erforderlich, erste Erfolge zeigen sich oft schon nach 3 Wochen. Manche Betroffenen scheinen zusätzlich von einem vorübergehenden Verzicht auf fluoridierte Zahnpasten und/oder einem Absetzen der Pille zu profitieren. Bei starkem Spannungsgefühl hilft evtl. das Auflegen von Kompressen mit schwarzem Tee.

Die örtliche Anwendung von Antibiotika (z. B. Aknederm®Ery-Gel) kann eine schnellere Besserung bewirken, wird von Ärzten aber nicht generell empfohlen. Nur bei ausgeprägten

Entzündungszeichen kommt gelegentlich auch die innerliche Einnahme von Antibiotika (z. B. Tetrazyklin) infrage, um die bakterielle Besiedlung der Haut zu reduzieren.

Ichthyosen

Häufigkeit: ■■□□□

Ichthyosen ***(Fischschuppenkrankheiten):*** Uneinheitliche Gruppe von Erkrankungen, deren gemeinsames Merkmal Störungen der Verhornungsprozesse der Oberhaut sind. Es kommt, je nach Erkrankung, zu zarten bis groben lammellenförmigen Schuppungen der Haut (z. B. an Händen oder Beugeseiten) und eventuell zu Rötungen oder Blasenbildung. Ein Teil der Ichthyosen ist erblich bedingt, ein anderer entsteht aus unbekannter Ursache.

Die Therapie ist schwierig, langwierig und erfordert Erfahrung vom Hautarzt und sehr viel Geduld und Kooperation vom Patienten. Eine Heilung ist nur selten möglich.

Die häufigste und zugleich mildeste Form einer Ichthyose ist die familiär vererbte **Ichthyosis vulgaris.** Mehrere 100 000 Deutsche sind betroffen. Als Säugling sind die Betroffenen unauffällig, die Krankheit tritt erst im Verlauf der Kindheit immer stärker in Erscheinung. Charakteristisch sind das vergröberte Handlinienmuster der Handinnenflächen (→ Abb.) und Fußsohlen sowie fein-weißliche Hautschuppungen. Die Krankheitserscheinungen sind im Winter sowie bei trockener Luft besonders ausgeprägt – was beides auch auf die Neurodermitis zutrifft, an der viele Ichthyosis-Patienten gleichzeitig leiden. Die Behandlung erfolgt durch intensive Hautpflegemaßnahmen, wie z. B. Salben mit einem 10%igen Anteil an Kochsalz, Harnstoff (z. B. Elacutan® Salbe) und/oder Milchsäure (z. B. Lactisol® Creme). Salicylsäurehaltige Präparate sind sehr wirksam, aber wegen ihrer langfristigen Nebenwirkungen (v. a. auf die Niere) nur begrenzt einsetzbar. Bei schwerer Ichthyosis kommen Vitamin-A-Säure-Produkte zum Einsatz, entweder als äußere oder innere Anwendung. Viele Patienten profitieren von Bädern in Salzlösungen, eventuell in Kombination mit einer UV-B-Bestrahlung.

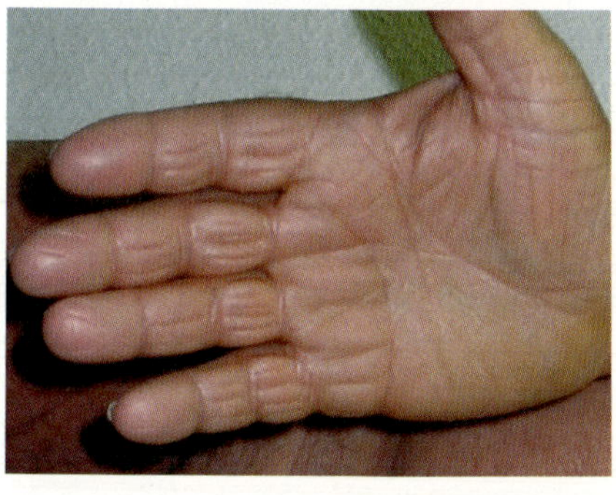

48-jährige Patientin mit ***Ichthyosis vulgaris.*** *Die typische Vergröberung der Handlinien, vom Arzt* **Ichthyosis-Hand** *genannt, ist leicht zu erkennen. Die ebenfalls typische Schuppung der Haut ist nicht zu sehen, weil die Patientin die Hände sehr gut pflegt.* [KAD 2849]

Albinismus

Häufigkeit: ■□□□□

Albinismus: Angeborene Störung der Melaninbildung der Haut, Haare und Augen. Es werden zwei Formen unterschieden. Der ***Albinismus partialis*** äußert sich durch einzelne, scharf begrenzte, pigmentfreie Hautflecken oder einzelne weiße Haarsträhnen. Der ***Albinismus totalis*** zeigt sich am gesamten Körper. Die Betroffenen (umgangssprachlich „Albinos" genannt) haben eine blassrosa Haut, weißblondes Haar und eine blaue oder graue Regenbogenhaut der Augen. Häufig leiden sie unter Augenproblemen, z. B. unter Augenzittern, Schielen, einer Störung des räumlichen Sehens, oder einer – durch Brillen wie Kontaktlinsen nicht voll ausgleichbaren – Sehschwäche. Wegen des Pigmentmangels in der Regenbogenhaut besteht zudem eine erhöhte Blendempfindlichkeit. Der Pigmentmangel der Haut erhöht das Risiko für Sonnenbrand und Hautkrebs erheblich.

Daher sollten die Betroffenen direkte Sonneneinstrahlung meiden, Sonnenschutzmittel mit hohem Lichtschutzfaktor verwenden und auf einen ausreichenden Lichtschutz der Augen achten.

Röschenflechte

Häufigkeit: ■■■□□

Röschenflechte ***(Pityriasis rosea):*** Harmlose, nicht ansteckende, entzündliche Hauterkrankung mit kleieförmiger Schuppung, vermutlich durch einen Virusinfekt ausgelöst. Zu Beginn erscheint (meistens am Rumpf) ein runder bis ovaler etwa 5 cm großer, geröteter Fleck mit nach innen gerichteter Schuppenkrause ***(Primärmedaillon*** genannt). Tage bis Wochen später bilden sich um diesen Herd herum gestreut zahlreiche gleichartige kleinere Herde. Juckreiz und eine stärkere Entzündung können auftreten. Die Hautveränderungen heilen in aller Regel ohne Behandlung nach 1–3 Monaten folgenlos ab.

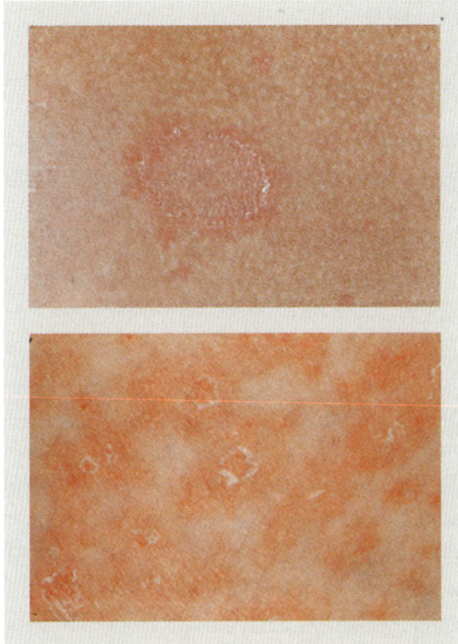

Röschenflechte *im Anfangsstadium* ***(Primärmedaillon,*** *oben) und in späterem, stark entzündlichen Stadium (unten)* [GTV 2850]

Nur bei starken Entzündungsreaktionen ist eine äußerliche Behandlung mit Kortison indiziert. In der Akutphase sollte möglichst wenig geduscht oder gebadet werden.

Kleienflechte

Häufigkeit: ■■■□□

Kleienflechte ***(Kleienpilzflechte, Pityriasis versicolor):*** Harmlose, aber zu Rückfällen neigende Pilzinfektion der Haut, ausgelöst durch den Hefepilz Malassezia furfur. Charakteristisch sind scharf begrenzte runde bis ovale, hell- bis dunkelbraune Flecken mit zarter kleieartiger Schuppung, die zu großflächiger Ausbreitung neigen. Die Hautveränderungen treten hauptsächlich an Hautstellen auf, die reich an Talgdrüsen sind, wie über dem Brustbein und dem mittleren Rücken (vordere und hintere Schweißrinne) oder an den Schultern. Bei intensiver Sonneneinstrahlung werden die erkrankten Stellen hell, während die umliegende gesunde Haut bräunt. Die kosmetisch störenden hellen Flecken bleiben auch nach Abheilen der Krankheit oft noch lange Zeit bestehen. Gehäuft betroffen sind Menschen mit vermehrter Schweißproduktion (Hyperhidrose → S. 1070), Immunschwäche, Diabetes (→ S. 758) und Schwangere.

Die Therapie besteht in der äußerlichen Anwendung eines Antimykotikums (→ S. 1064) in Form von Cremes, Lotionen oder Shampoos. In seltenen, sehr hartnäckigen Fällen ist ein Antimykotikum zum Einnehmen erforderlich.

Milien

Häufigkeit:

Milien ***(Hautzysten, Hautgries):*** Stecknadelkopfgroße weißliche oder hautfarbene, kugelige Knötchen, die meist in Gruppen auftreten, überwiegend im Gesicht (Wangen, Schläfen, Augenbereich) und Genitalbereich. Dermatologisch handelt es sich um horngefüllte Zysten, die sich an den Ausführungsgängen von Talgdrüsen bilden. Obwohl sie in jedem Alter zu finden sind, auch schon bei Neugeborenen, entwickeln sie sich typischerweise im jüngeren Erwachsenenalter, spontan oder als Narbe nach dem Abheilen von blasenbildenden Hauterkrankungen (z. B. Pemphigoide → S. 1115). Milien sind harmlos, oft aber kosmetisch störend. Sie lassen sich chirurgisch oder mit dem Laser entfernen.

Rosazea

Häufigkeit:

Rosazea ***(Couperose, Kupferfinne):*** Schubartig verlaufende, chronische Hauterkrankung der zweiten Lebenshälfte, die bevorzugt das Gesicht (zentrofazial = Stirn, Nase, Philtrum, Kinn) befällt, seltener gleichzeitig die enthaarte Kopfhaut (Glatze), Brust und Rücken. Es handelt sich um eine destruktive Entzündung der Haut und der Blutgefäße der Haut. Charakteristisch sind Rötung, Knötchen, Pusteln und sichtbare oberflächlich erweiterte Äderchen. Eiterpusteln wie bei der Akne finden sich nicht (weshalb auch der frühere Name ***Acne rosacea*** nicht mehr verwendet wird). Die Ursache ist unbekannt, doch finden sich Alkoholmissbrauch, langjährige Kälte-, Hitze- und Sonnenlichtexposition sehr häufig. Diese Faktoren gelten deshalb als (Mit-)Auslöser.

Komplikationen sind die Ausbreitung auf die Augen und – überwiegend bei Männern –die Entstehung eines ***Rhinophyms*** (wegen des Aussehens auch ***Knollennase*** oder ***Säufernase*** genannt → S. 570).

Je nach Schweregrad wird eine Rosazea mit einem Antibiotikum zum Auftragen auf die Haut oder zum Einnehmen behandelt. Auch Aknetherapeutika wie Cremes mit Azelainsäure oder Kapseln zum Einnehmen mit Isotretinoin (z. B. Isoderm®) bessern die Erkrankung innerhalb weniger Wochen. Dauerhafte Rötungen und rote Äderchen können mittels Laser entfernt werden (→ S. 897). Unterstützend wirkt eine gründliche tägliche Hautreinigung. Alle Faktoren, die Blutgefäße erweitern, sollten gemieden werden, v. a. heiße und

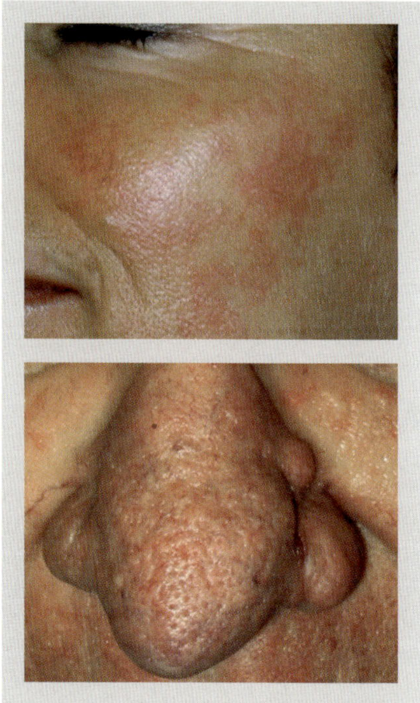

Oben: ***Leichte Rosazea*** *im Anfangsstadium bei einer 49-jährigen Frau. Unten: Mittelgradig ausgeprägte* ***Knollennase*** *bei einem 61-jährigen Mann. Jeder zwölfte Mann mit Rosazea entwickelt durch massive Wucherungen von Talgdrüsen, Bindegewebszellen und Blutgefäßen eine Knollennase. Die Wucherungen sind durch Medikamente kaum beeinflussbar, können aber plastisch-chirurgisch gut entfernt werden.* [KAD 2851]

scharfe Speisen, Kaffee, intensive Sonneneinstrahlung, Alkohol, heiße Räume und Stress.

Eine Rosazea kann auch als Nebenwirkung länger dauernder Kortisonbehandlungen auftreten, ebenso wie Hautverdünnung und Eiterpusteln der Gesichtshaut. Der korrekte Name für dieses Krankheitsbild heißt ***Steroid-induzierte Rosazea (Steroid-induzierte Dermatose).***

Knötchenflechte

Häufigkeit:

Knötchenflechte ***(Lichen ruber planus):*** Chronisch-entzündliche, schubartig verlaufende, nicht ansteckende Erkrankung der Haut und Schleimhäute mit Knötchen, die einzeln oder dicht zusammenstehend auftreten und einen unterschiedlich stark ausgeprägten Juckreiz hervorrufen. Typisch ist ein milchig-weißliches Netz ***(Wickhamsche Zeichnung)*** auf der Oberfläche der rötlichen oder bräunlichen Knötchen. Durch Kratzen kann das Krankheitsbild verstärkt oder erneut ausgelöst werden ***(Köbner-Phänomen).*** Die Knötchenflechte tritt überwiegend im mittleren Lebensalter auf und geht nach 6 Monaten bis 2 Jahren von allein zurück. Die Ursachen sind bisher nicht bekannt. Vermutliche Auslöser sind Arzneimittel, Chemikalien, Viruserkrankungen und Stressfaktoren. Behandlungsversuche bleiben häufig unbefriedigend, zur Verfügung stehen Kortisonsalben, Licht- (Bade-PUVA-Therapie → S. 1078), Kälte- oder Lasertherapie.

Granuloma anulare

Häufigkeit:

Granuloma anulare: Gutartige Knötchen von weißlicher bis rötlicher Farbe, die dicht aneinandergereiht scharf begrenzte, erhabene Ringe bilden und nicht jucken. Sie treten überwiegend bei Kindern und jungen Erwachsenen auf, bevorzugt an Hand- und Fußrücken, Fingern sowie den Gelenken der Hände und Füße. Meistens heilen die Herde nach Monaten bis Jahren ohne Behandlung folgenlos wieder ab.

Die Ursachen sind unbekannt. Vermutlich spielen durch Immunzellen (T-Lymphozyten → S. 1023) vermittelte Abwehrreaktionen eine Rolle. In höherem Lebensalter tritt ein Granuloma anulare häufig als Begleiterscheinung eines Diabetes (→ S. 758) auf. Falls eine Therapie erforderlich ist, erfolgt diese mit Vitamin E- oder kortisonhaltigen Salben, Einspritzen kortisonhaltiger Lösungen oder Vereisen mit flüssigem Stickstoff (Kryotherapie). Bei ausgedehntem Befall kommt auch eine PUVA-Therapie (→ S. 1078) oder Behandlung mit Fumarsäurepräparaten in Betracht.

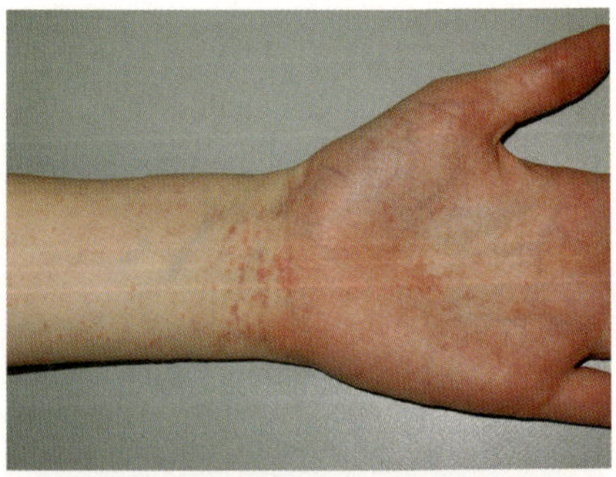

Knötchenflechte. *Ein typischer Ort für die Knötchenflechte ist der Übergang von Handgelenksinnenseite zur Handfläche. Sie kommt aber auch in der Mundschleimhaut, an den Ellenbogen und Kniekehlen, sowie am vorderen Unterschenkel und im Bereich des unteren Rückens vor.* [KAD 2852]

Erythema nodosum

Häufigkeit: ■■□□□

Erythema nodosum ***(Knotenrose):*** Akut entzündliche Hautreaktion mit druckempfindlichen, sehr schmerzhaften rötlichen oder grünlichen Knoten, überwiegend an den Streckseiten der Unterschenkel.

Ursächlich ist eine Fehlsteuerung des Immunsystems durch vorangegangene Infektionen (z. B. Streptokokken-Angina → S. 579), eine rheumatische Erkrankung oder andere chronische Erkrankungen wie z. B. Tuberkulose oder Morbus Crohn (→ S. 650). Das Allgemeinbefinden ist stark beeinträchtigt (Abgeschlagenheit, Fieber, Gelenkschmerzen). Diese Hauterscheinung tritt bevorzugt bei jungen Frauen auf.

Die Behandlung entspricht der des Arznei[mittel]exanthems → S. 1082. Bettruhe ist bei schlechtem Allgemeinbefinden erforderlich. Die Knoten heilen üblicherweise nach 3–6 Wochen folgenlos ab.

Lyell-Syndrom

Häufigkeit: ■□□□□

[Medikamentöses] Lyell-Syndrom ***(toxische epidermale Nekrolyse [TEN], Epidermolysis acuta toxica):*** Akute lebensbedrohliche Hautreaktion, anfänglich mit Rötungen auf Haut und Schleimhäuten, übergehend in starke Blasenbildung und großflächige Ablösung der Oberhaut.

Die Hautveränderungen ähneln einer Verbrennung, weshalb das Lyell-Syndrom auch als ***Syndrom der verbrühten Haut (toxische epidermale Nekrolyse)*** bezeichnet wird. Neben den schmerzhaften Hauterscheinungen leiden die Betroffenen unter Fieber und schlechtem Allgemeinzustand. Durch die Hautverluste gehen große Mengen an Körperflüssigkeit verloren, wodurch Wasser- und Elektrolythaushalt entgleisen können. Häufig treten zusätzlich schwere innere Komplikationen (z. B. Hepatitis → S. 674, Glomerulonephritis → S. 781) auf.

Das Lyell-Syndrom geht fast immer auf sehr seltene, aber schwere Arzneimittelnebenwirkungen (z. B. einiger Schmerzmittel oder Antibiotika) zurück, meist nach Einnahme von Medikamenten im Rahmen eines harmlosen Infekts. Tritt die Hauterkrankung bei Säuglingen oder Kleinkindern auf, kann auch eine bakterielle Infektion mit Staphylokokken verantwortlich sein.

Die Behandlung muss in jedem Fall im Krankenhaus auf der Intensivstation begonnen werden. Die medikamentöse Behandlung erfolgt beim arzneimittelbedingten Lyell-Syndrom mit hoch dosiertem Kortison. Ein durch Staphylokokken hervorgerufenes Lyell-Syndrom erfordert Antibiotika-Infusionen. Die übrigen intensivmedizinischen Maßnahmen entsprechen der Therapie bei großflächigen Verbrennungen (→ S. 203).

Trotz rechtzeitiger Therapie verstirbt ein Teil der Patienten.

Phemphigus und Pemphigoid

Häufigkeit: ■□□□□

Pemphigus: Sammelbegriff für verschiedene Hauterkrankungen, die mit Blasenbildung innerhalb der Oberhaut einhergehen. Die häufigste und schwerste Form ist der ***Pemphigus vulgaris (Blasensucht),*** bei der sich auf scheinbar unveränderter Haut plötzlich schlaffe Blasen mit klarem Inhalt bilden, die platzen und schmerzhafte Wunden hinterlassen. Auf noch gesunder Haut lassen sich durch seitlich schiebenden Druck neue Blasen erzeugen ***(Nikolski-Phänomen).*** Die Veränderungen befallen oft zunächst die Mundschleimhaut und dehnen sich anschließend auf den Körper aus, insbesondere auf Stellen, die Druck oder Reibung ausgesetzt sind. Bei großflächigem Befall leiden die Betroffenen häufig unter Fieber und allgemeinem Krankheitsgefühl.

Da schwere Infektionen der Wundflächen drohen, ist in diesem Fall oft eine stationäre Behandlung erforderlich. Nach Abheilung der Blasen bleiben manchmal Hautverfärbungen zurück, jedoch keine Narben.

Pemphigoide: Sammelbegriff für verschiedene ungefährliche Hauterkrankungen, die mit Blasenbildung unterhalb der Oberhaut einhergehen. Am bedeutendsten ist das ***bullöse Pemphigoid,*** gekennzeichnet durch pralle, teilweise mit Blut gefüllte Blasen auf geröteter Haut, die meist stark jucken. Tage bis Wochen zuvor kündigt sich die Erkrankung oft durch rötliche juckende Hautflecken an. Nach Abheilen der Hautveränderungen bleiben oft Narben, dunkle Verfärbungen oder Hautgries (Milien → S. 1114) zurück.

Den Veränderungen sowohl bei Pemphigus als auch bei Pemphigoid liegt eine Autoimmunerkrankung (→ S. 1049) zugrunde, bei der Antikörper gegen Hautbestandteile gebildet werden. Bei entsprechender Veranlagung bricht die Erkrankung entweder spontan aus oder wird ausgelöst durch virale und bakterielle Infektionen, Medikamente (NSAR → S. 996, Mittel gegen Bluthochdruck, Antibiotika), intensive UV-Bestrahlung oder Krebserkrankungen.

Betroffen sind meist Menschen im mittleren und höheren Lebensalter.

Die Behandlung erfolgt durch Kortison, bei mangelnder Wirksamkeit oder bedrohlichen Verläufen auch durch immunsupprimierende Medikamente (z. B. Ciclosporin A), Zytostatika und spezielle Antikörper.

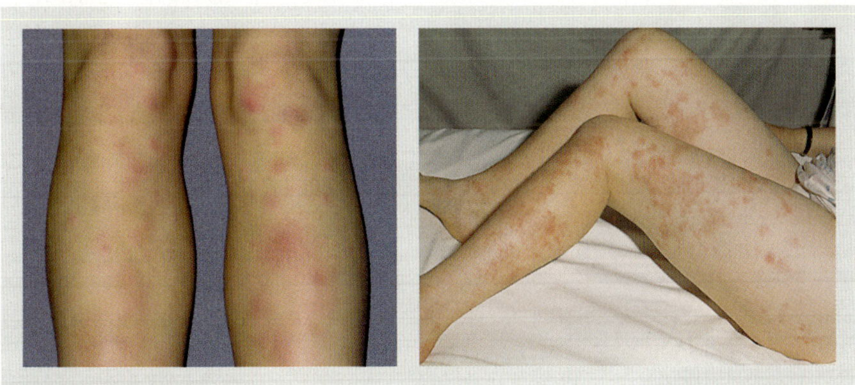

Das linke Bild zeigt ein leichtes, das rechte ein schweres ***Erythema nodosum*** *bei einer 19- bzw. 24-jährigen Frau. Bei der Patientin auf dem rechten Bild lag neben dem knotenartigen Hautausschlag auch eine Schwellung der Sprunggelenke vor, was zusammen mit den Gelenkschmerzen auf eine gleichzeitig bestehende* ***akute Gelenkentzündung (Arthritis)*** *hinweist.* [KAD, GTV 2853]

Buchteil IV – Erkrankungen und ihre Therapie

29

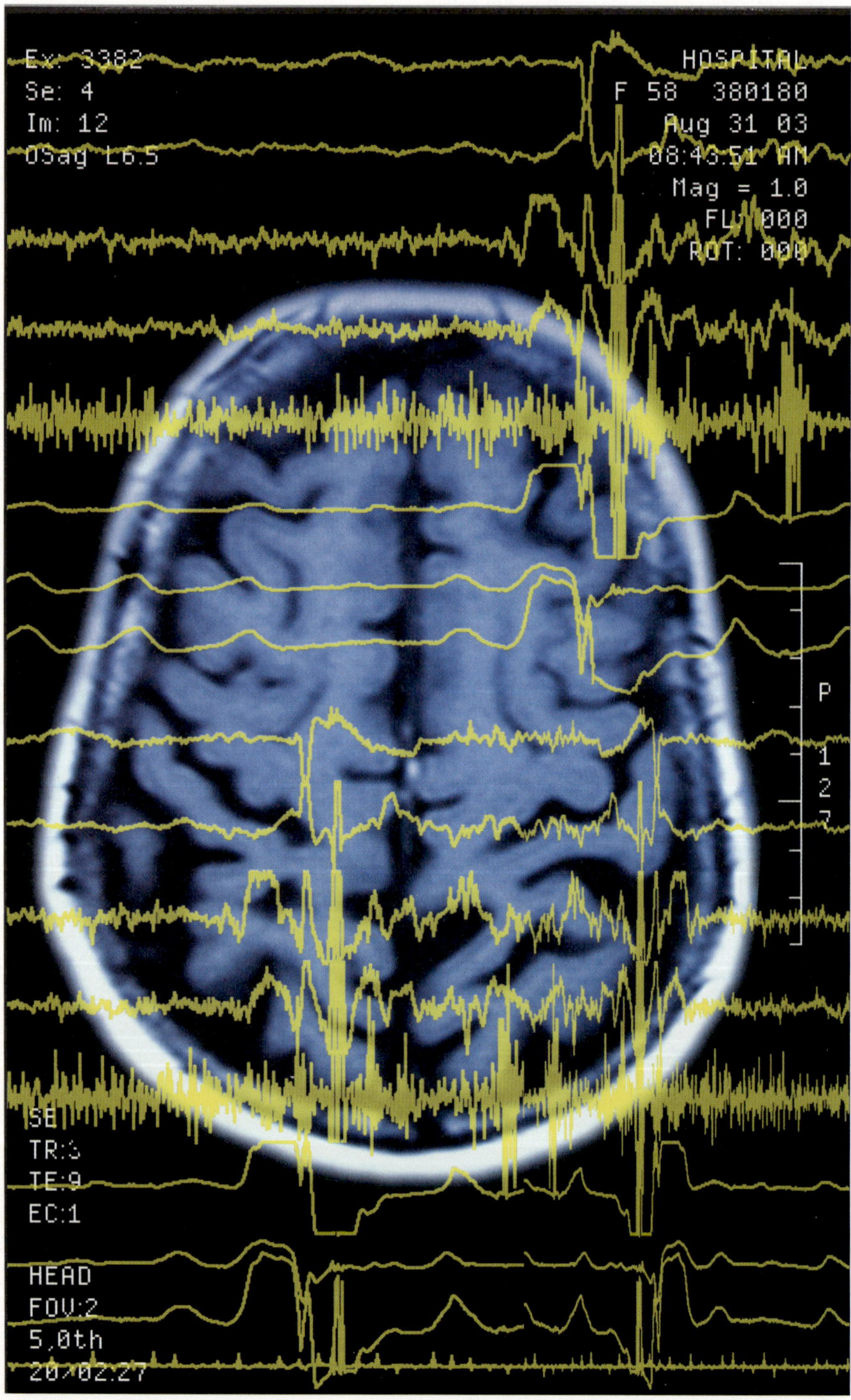

Kein anderes Organ fasziniert den Menschen so sehr wie das Gehirn. Diese graue Masse von 1400 Gramm soll „den Menschen zum Menschen" und einzigartig auf dieser Welt machen? Soll der Grund dafür sein, dass Männer anders ticken als Frauen und Pubertierende manchmal ganz aus dem Takt geraten? Worin unterscheiden sich die „grauen Zellen" eines Albert Einstein oder Ludwig van Beethoven von den unsrigen? Auch die Vielfalt menschlicher Empfindungen wirft Fragen auf. Wie etwa können in so enger Nachbarschaft abgrundtiefer Hass und innigste Liebe gleichermaßen entstehen? Auch vermag kein anderes Organ den Menschen so scheinbar unverrückbar im Unglück zu fixieren wie das eigene Gehirn – man denke etwa an den ersten Liebeskummer. So wundert es nicht, dass Erkrankungen des Gehirns eine besondere Dimension haben. Jede von ihnen betrifft den Kern des Menschen. [ASL 2901]

Erkrankungen von Gehirn, Rückenmark und Nerven

In diesem Kapitel finden Sie

Einführung **1117**
Die medizinischen Fachgebiete 1117
Aufbau und Funktion des Nervensystems 1117
Diagnoseverfahren in der Neurologie 1119

Schmerzsyndrome **1121**
Spannungskopfschmerz 1121
Migräne 1123
Clusterkopfschmerz 1124
Trigeminusneuralgie 1125
Anhaltender idiopathischer Gesichtsschmerz 1126
Postamputationssyndrom 1126

Gefäßbedingte Erkrankungen des Gehirns **1126**
Schlaganfall 1126
Hirnarterienaneurysmablutung 1131
Hirnvenen- und Hirnsinusthrombose . 1132

Entzündungen von Gehirn, Rückenmark und Nerven **1133**
Hirnhautentzündung 1133
Gehirnentzündung 1134
Frühsommer-Meningoenzephalitis (FSME) 1134
Idiopathische Gesichtslähmung 1135
Multiple Sklerose 1135
Guillain-Barré-Syndrom 1139

Degenerative Erkrankungen von Gehirn und Rückenmark **1140**
Parkinson-Krankheit 1140
Huntington-Krankheit 1143
Amyotrophe Lateralsklerose 1144

Anfallskrankheiten **1144**
Zerebraler Anfall und zerebraler Gelegenheitsanfall 1144
Epilepsie 1145

Tumoren von Gehirn und Rückenmark **1149**
Gehirntumoren 1149
Rückenmarktumoren 1150

Verletzungen von Gehirn und Rückenmark **1151**
Gehirnerschütterung 1151
Mittelschwere und schwere Schädel-Hirn-Verletzung 1152
Rückenmarkverletzungen und Querschnittlähmung 1154

Weitere neurologische Beschwerden und Erkrankungen **1155**
Schwindel 1155
Lähmungen 1157
Creutzfeldt-Jakob-Krankheit 1157
Hirndrucksteigerung 1158
Hydrozephalus 1158
Muskeldystrophien 1159
Myasthenia gravis 1159
Polyneuropathie 1160
Restless-legs-Syndrom 1160
Tics 1161

An anderer Stelle im Buch besprochen:
Abgeschlagenheit 176
Bandscheibenvorfall 920
Bewusstseinsstörungen 24
Borreliose 1094
Chronisches Erschöpfungssyndrom .. 1048
Demenz 445
Hexenschuss, Ischiasbeschwerden .. 915
Konzentrationsstörungen 33
Kopfschmerzen (Differenzialdiagnose) 17, 19
Missempfindungen 162
Müdigkeit 176
Muskelkrämpfe und -zuckungen 40
Ohnmacht 24
Reizbarkeit 30
Rückenschmerzen 914
Schlafstörungen 1224
Sprach- und Sprechstörungen 66
Schwindel (Differenzialdiagnose) . . . 22, 24
Zittern 38
Zuckungen 40

Einführung

Die medizinischen Fachgebiete

Spezialist für Diagnostik und Behandlung von Erkrankungen des Nervensystems und bestimmter Muskelerkrankungen ist der **Neurologe.**

Operative Eingriffe am Nervensystem werden vom **Neurochirurgen** vorgenommen, der auch die notwendigen Nachsorge- und Rehabilitationsmaßnahmen übernimmt bzw. organisiert.

Aufbau und Funktion des Nervensystems

■ Peripheres und zentrales Nervensystem

Das hoch komplizierte menschliche Nervensystem gliedert sich nach seiner Lage in das periphere und das zentrale Nervensystem.

Das **periphere Nervensystem** ***(PNS)*** umfasst alle Nerven, die den Körper als dreidimensionales Netz durchziehen wie Telefonkabel eine Stadt. Die Nerven übermitteln Informationen, als elektrische Impulse kodiert, zwischen Rückenmark bzw. Gehirn und dem übrigen Körper. Die zum Rückenmark gehörenden Nerven heißen *Spinal-* oder **Rückenmarknerven,** die zum Gehirn gehörenden entsprechend **Hirnnerven.**

Das **zentrale Nervensystem** ***(ZNS)*** ist das lebenswichtige Steuerungszentrum. Zusammen mit dem Hormonsystem (→ S. 745), mit dem es aufs Engste verknüpft ist, steuert und regelt es alle Körperfunktionen von der Atmung über Bewegung und Fortpflanzung bis hin zur Verdauung. Über die Sinnesorgane ermöglicht das zentrale Nervensystem Wahrnehmungen und verbindet den Menschen mit der Umwelt. Darüber hinaus ist es Grundlage aller „höheren" Funktionen wie etwa Bewusstsein, Empfinden, Denken und Lernen.

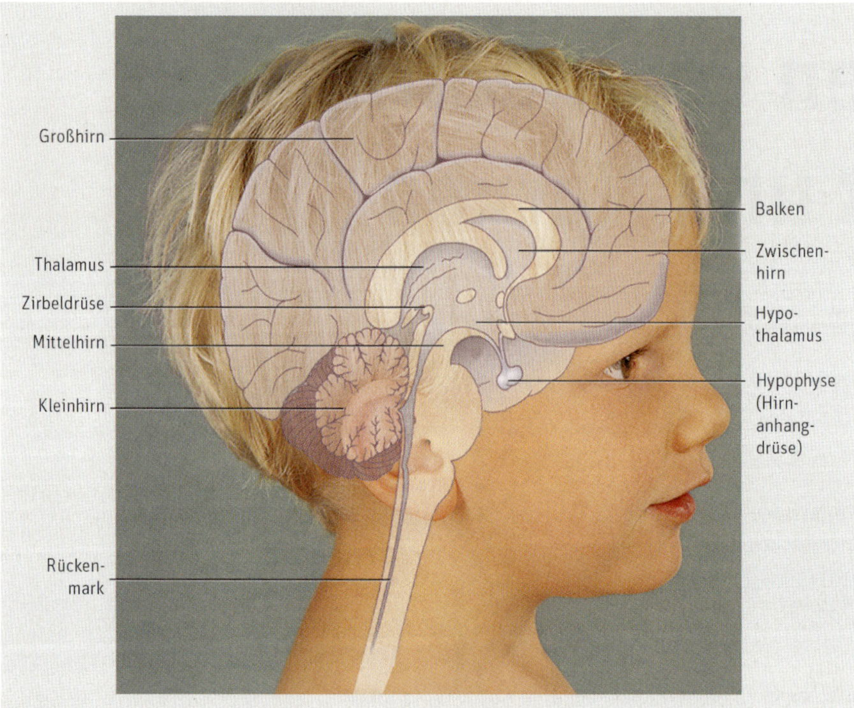

Die verschiedenen Teile des Gehirns sind sowohl untereinander als auch mit dem übrigen Körper vernetzt. Das Rückenmark verbindet über die dort ein- und ausgehenden Nerven das Gehirn auch mit den entferntesten Körperregionen. Ein zweites Kommunikationssystem besteht aus Dutzenden von Hormonen und anderen Botenstoffen, die durch das Blut ihren Weg zum Gehirn finden oder umgekehrt vom Gehirn ins Blut freigesetzt werden, um etwa die Hormondrüsen im Körper zu steuern. [AMR 2902]

Unterster Abschnitt des zentralen Nervensystems ist das **Rückenmark,** das sich im Wirbelkanal der Wirbelsäule vom Übergang zwischen Kopf und Nacken bis zur Lendenwirbelsäule abwärts zieht. Es ist zum einen der zentrale Kabelstrang zwischen Körper und Gehirn, zum anderen ist es ein dem Gehirn untergeordnetes Steuerungszentrum. Über unbewusste **Reflexe** ermöglicht das Rückenmark z. B. schnelle Fluchtreaktionen (Wegziehen des Fußes bei Treten auf einen Nagel), es hält uns durch Mitregulation der Muskellänge und -spannung entgegen der Schwerkraft aufrecht und ist an der Harnblasenentleerung beteiligt. Mehr zu Reflexen → Reflexprüfung S. 1119.

Nach oben geht das Rückenmark nahtlos in das **verlängerte Mark** als untersten Gehirnabschnitt über. Verlängertes Mark und die nach oben folgende **Brücke** und das **Mittelhirn** bilden zusammen den **Hirnstamm.** Zwischen vielen Leitungsbahnen liegen hier Nervenzellanhäufungen (Kerne genannt), die u. a. lebenswichtige Körperfunktionen wie die Atmung regulieren, die Sinnesorgane versorgen sowie an der Bewegungssteuerung beteiligt sind. Mit dem Hirnstamm verbunden ist das **Kleinhirn,** das der Bewegungskoordination und den Gleichgewichtsreaktionen dient. Es sorgt z. B. dafür, dass Bewegungen „richtig dosiert" werden und nicht über ihr Ziel hinausschießen.

Das oberhalb von Hirnstamm und Kleinhirn liegende **Zwischenhirn** ist ebenfalls an der Steuerung lebenswichtiger Prozesse beteiligt, etwa der Regulierung der Körpertemperatur. Außerdem ist das Zwischenhirn zentrales Bindeglied zwischen Nerven- und Hormonsystem (→ S. 745). Nicht zuletzt filtert das Zwischenhirn die Informationen aus dem Körper und der Umwelt, bevor es einen Teil davon zum Großhirn weiterleitet („Tor zum Bewusstsein").

Das **Großhirn** schließlich ist der größte und entwicklungsgeschichtlich jüngste Gehirnabschnitt. Es wird durch eine große Längsfurche in zwei Hälften geteilt und hat durch Auffaltung in Gehirnwindungen und -furchen eine riesige Oberfläche. Im Großhirn werden z. B. die Meldungen der Sinnesorgane registriert und verarbeitet (aus dem Sehen wird ein Erkennen) und Bewegungen bis hin zu komplexen Handlungsketten entworfen. Auch unsere Gedanken, Gefühle und moralischen Wertvorstellungen sind Leistungen des Großhirns.

(!) Einige Großhirnfunktionen können heute recht genau lokalisiert werden. So haben etwa die Steuerungsbefehle für willkürliche Bewegungen ihren Ursprung in einem bandförmigen Gebiet der Großhirnoberfläche, das etwa von der Mitte des Scheitels wie eine Haarsträhne nach unten und leicht nach vorne bis etwa zum Oberrand des Ohrs zieht. Berührungsempfindungen der Haut kommen in der parallel davorliegenden Hirnwindung an. Ein Schaden dieser Gebiete oder der dazugehörenden Leitungsbahnen, etwa durch einen Schlaganfall oder durch einen Tumor, führt somit zu eng umgrenzten Ausfällen. Da die Leitungsbahnen sich im Hirnstamm kreuzen, ist bei einer rechtsseitigen Gehirnschädigung die linke Körperhälfte betroffen und umgekehrt.

Schutzeinrichtungen des zentralen Nervensystems

Das zentrale Nervensystem ist lebenswichtig für den Organismus und gleichzeitig sehr empfindlich. So wundert es nicht, dass sich im Lauf der Jahrmillionen wirksame Schutzeinrichtungen entwickelt haben:

- Das Gehirn liegt gut geschützt unter den Schädelknochen, das Rückenmark wird von der Wirbelsäule als fester „Schale" umgeben.
- Zusätzlichen Schutz bieten drei bindegewebige Häute: Unterhalb der Schädelknochen und Wirbel liegt die ***harte Hirn-*** bzw. ***Rückenmarkhaut,*** nach innen folgen zwei ***weiche Hirn-*** bzw. ***Rückenmarkhäute.***
- Der Raum dazwischen ist nicht leer, sondern mit einer wässrigen Flüssigkeit gefüllt, dem **Liquor** ***(Gehirn-Rückenmark-Flüssigkeit, Nervenwasser).*** Auch im Gehirn selbst gibt es Hohlräume, die **Hirnkammern,** die mit Liquor gefüllt sind. Wie ein Wasserkissen puffert der Liquor Stöße ab.

Willkürliches und vegetatives Nervensystem

Das Nervensystem kann außerdem nach der Funktion eingeteilt werden in **willkürliches** ***(somatisches)*** und **vegetatives Nervensystem** ***(autonomes Nervensystem, unwillkürliches Nervensystem).*** Während das willkürliche Nervensystem alle dem Bewusstsein und dem Willen unterworfenen Vorgänge (z. B. die Muskelbewegungen) steuert, ist das vegetative Nervensystem der direkten willentlichen Kontrolle weitgehend entzogen. Dazu gehören insbesondere die inneren Aktivitäten des Körpers wie etwa Herzschlag, Atmung und Verdauung. Das vegetative Nervensystem wird klassischerweise gegliedert in einen *sympathischen* **(Sympathikus)** und einen *parasympathischen Teil* **(Parasympathikus).** Sympathikus und Parasympathikus haben oft gegensätzliche Wirkungen und ermöglichen in ihrem Zusammenspiel eine Anpassung an die jeweiligen Bedürfnisse des Körpers.

Diagnoseverfahren in der Neurologie

Klinisch-neurologische Untersuchung

Die klinisch-neurologische Untersuchung ist erster und oft entscheidender Bestandteil der Diagnostik. Sie kann sehr aufwendig sein, und jeder Untersucher entwickelt seine eigene Reihenfolge, um nichts zu vergessen. Die verschiedenen Untersuchungsbereiche können dabei je nach Verdachtsdiagnose ganz kurz ausfallen oder sehr viel Zeit in Anspruch nehmen.

Bewusstsein und Sprache. Die Untersuchung von Bewusstsein und Sprache erfolgt meist während der Anamneseerhebung. Ist der Patient wach, schläfrig oder nicht ansprechbar? Weiß er, wo er sich befindet und weshalb? Kann er seine Beschwerden selbst darstellen, bereitet ihm das Finden einzelner Wörter Mühe, spricht er nur in Floskeln oder gar nicht? Ist seine Sprache angestrengt oder mühelos, deutlich oder verwaschen? Weitergehende Untersuchungen, etwa eine genaue Einschätzung des Bewusstseins mithilfe der Glasgow-Koma-Skala (→ Tab. S. 1152) oder spezielle Sprachtests, folgen bei entsprechendem Verdacht.

Bewegung und Koordination. Zur Bewegungsprüfung lässt der Arzt den Patienten meist einige Male durch den Raum laufen, auch im „Gänsefüßchenschritt", rückwärts und mit geschlossenen Augen. Beidseitiges Händeschütteln und das Anheben-Lassen der Beine im Liegen gegen Widerstand decken Seitenunterschiede der Muskelkraft und damit leichte Lähmungen auf. Stehen und Auf-der-Stelle-Gehen mit geschlossenen Augen, das Berühren der Nasenspitze mit dem Zeigefinger oder im Liegen das Berühren des Knies mit der Ferse des anderen Fußes (beides ebenfalls mit geschlossenen Augen) sind einfache, aber aussagekräftige Koordinationstests. Im Rahmen der Bewegungs- und Koordinationsprüfungen achtet der Untersucher auch auf den ***Muskeltonus*** (die Muskelgrundspannung), also darauf, ob die Muskeln zu „steif" oder zu „schlaff" sind, sowie auf sichtbar geschrumpfte Muskulatur.

Hirnnerven. Einige Hirnnerven werden routinemäßig getestet, etwa der Gesichts- oder Fazialisnerv durch Stirnrunzeln, Augenschließen, Backen-Aufblasen und Pfeifen. Andere Hirnnervenfunktionen hingegen, etwa der Geruchssinn, werden im praktischen Alltag nur bei Verdachtsmomenten untersucht.

Empfinden (Sensibilität). Auch die Fähigkeit, verschiedene Reize aufzunehmen und zu erkennen, wird im Rahmen der neurologischen Untersuchung geprüft. Getestet wird das Berührungsempfinden (leichtes Berühren der Haut, Zahlen-Schreiben auf die Haut), das Schmerzempfinden (z. B. durch Kneifen), das Temperaturempfinden (etwa indem Röhrchen mit kaltem und warmem Wasser an die Haut gehalten werden) und der Tiefensinn, etwa durch Aufsetzen einer angeschlagenen Stimmgabel auf Knochen. Ganz wesentlich ist es, genau auszutesten, welcher Körperbereich von der Störung betroffen ist, da dies Rückschlüsse auf den Schädigungsort erlaubt.

Reflexprüfung. Wohl bekanntester Bestandteil der neurologischen körperlichen Untersuchung ist die **Reflexprüfung** und dabei die Prüfung der ***Eigenreflexe:*** Ein Muskel wird durch Schlag auf seine Sehne mit einem kleinen Hämmerchen gedehnt. Als Reaktion folgt eine kurze Muskelzuckung. Wie lebhaft die Eigenreflexe sind (wie stark es also zuckt), ist individuell sehr unterschiedlich.

Bei ***Fremdreflexen*** sind der Ort der Reizung und der Ort der Reaktion verschieden. Diagnostisch bedeutsam ist z. B. der ***Babinski-Reflex:*** Streckt sich die Großzehe auf festes Streichen über den seitlichen Fußsohlenrand nach oben, so ist dies ein Hinweis auf eine Schädigung von Bewegungsbahnen im zentralen Nervensystem.

Liquoruntersuchung und Lumbalpunktion

Durch den engen Kontakt zu Hirnhäuten und Gehirn kann sich die Zusammensetzung des Liquors insbesondere bei Entzündungen, Blutungen und Tumorbefall ändern; eine **Liquoruntersuchung** kann deshalb aufschlussreich sein. Entnommen wird der Liquor durch eine **Lumbalpunktion.** Diese wird überwiegend im Rahmen eines Krankenhausaufenthalts durchgeführt, sie ist prinzipiell aber auch ambulant möglich.

Meist sitzt der Patient bei der Lumbalpunktion auf der Bettkante und beugt sich weit nach vorne, damit die tastbaren Knochenfortsätze hinten an der Wirbelsäule auseinanderweichen. Seltener wird die Lumbalpunktion im Liegen durchgeführt. Nach mehrfacher Hautdesinfektion durchsticht der Arzt die Haut im unteren Lendenwirbelsäulenbereich mit einer speziellen Hohlnadel und schiebt die Nadel zwischen zwei Knochenfortsätzen bis zum Wirbelkanal vor. Die harte Rückenmarkshaut bildet hier einen liquorgefüllten Sack, in dem nur die Anfangsabschnitte der Nerven, die Nervenwurzeln, schwimmen. Der Einstich ist vergleichbar dem einer Blutabnahme. Berührt die Nadel eine Nervenwurzel, kann es zu einem kurzen „elektrisierenden" Schmerz im Bein kommen. Dieser Schmerz ist auch durch eine lokale Betäubung nicht zu verhindern und harmlos. Die Nervenwurzel weicht der Nadel aus und nimmt keinen Schaden. Auch das Rückenmark ist nicht gefährdet, da es ein Stück weiter oben aufhört. Es dauert dann ein paar Minuten, bis

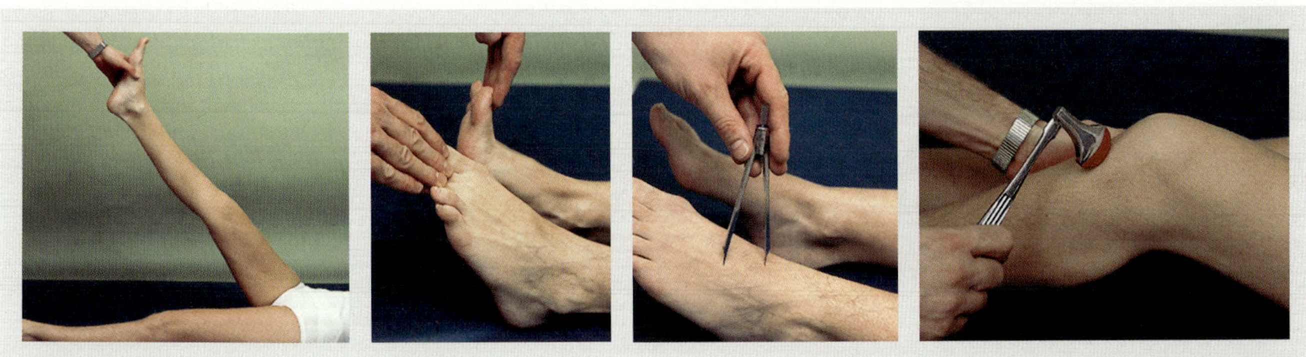

Im Rahmen der klinisch-neurologischen Untersuchung werden u. a. Sensibilität, Motorik und Eigenreflex geprüft. Ganz links: Bei der ***Lasègue-Prüfung*** *hebt der Arzt das durchgestreckte Bein an – was bei einer Irritation des Ischiasnervs einen starken Schmerz auslöst. Mitte links: Der Arzt prüft die Kraft der Fußstrecker und -beuger. Mitte rechts: Prüfung der* ***Zwei-Punkt-Diskrimination,*** *also der Fähigkeit zu unterscheiden, ob der Untersucher eine oder zwei Hautstellen berührt. Ganz rechts: Die Prüfung der Reflexe ist Teil jeder neurologischen Untersuchung; im Bild die Prüfung des Patellarsehnenreflexes.* [GTV 2936]

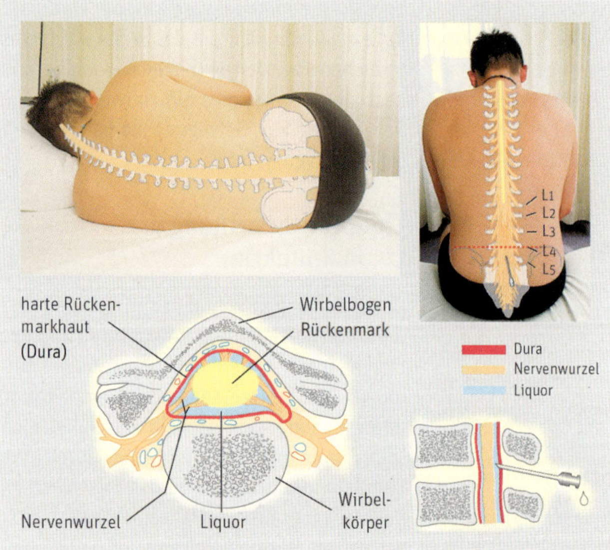

Die Untersuchung des Liquors, der Gehirn-Rückenmark-Flüssigkeit also, ist oft entscheidend für die Diagnose. Die **Liquorentnahme** *erfolgt durch* ***Lumbalpunktion*** *am möglichst stark gebeugt sitzenden oder liegenden Patienten zwischen dem 4. und 5. Lendenwirbel. Auf dieser Höhe enthält der Wirbelkanal kein Rückenmark mehr, sondern nur noch leicht verschiebbare Nervenwurzeln.* [GTV 2903]

die Probenröhrchen gefüllt sind, da der Liquor nur langsam aus der Nadel tropft. Nach Entfernen der Nadel legt der Arzt einen kleinen Verband an und der Liquor wird zur weiteren Untersuchung ins Labor gegeben.

Die häufigste Nebenwirkung der Lumbalpunktion ist der so genannte **postpunktionelle Kopfschmerz,** auch wenn er durch Verwendung spezieller ***atraumatischer Nadeln*** heute seltener auftritt. Er beginnt oft erst einen Tag nach der Punktion und kann mehrere Tage dauern. An seiner Entstehung soll ein winziges Leck in der harten Hirnhaut beteiligt sein. Der Nutzen der oft empfohlenen 2- bis 24-stündigen Bettruhe zur Vorbeugung ist nach wie vor nicht belegt. Durch Hinlegen (der Schmerz verstärkt sich beim Stehen), reichliches Trinken und ggf. Schmerzmittel wie etwa Paracetamol (z. B. ben-u-ron®) ist der Kopfschmerz in aller Regel gut zu lindern.

(!) Viele Patienten haben große Angst vor einer Lumbalpunktion. Tatsächlich ist sie aber kaum schmerzhafter als eine Blutentnahme.

Medizintechnische Diagnostik

Elektroenzephalografie. Die Gehirntätigkeit geht stets mit dem Fließen kleinster elektrischer Ströme und mit Spannungsschwankungen einher, die mithilfe der ***Elektroenzephalografie,*** kurz **EEG,** erfasst werden können. Die Aufzeichnung („Ableitung") eines EEGs ist schmerzlos und ohne Nebenwirkungen: Es werden etwa 20 kleine Elektroden auf die Kopfhaut aufgesetzt, ggf. mit einer Kappe befestigt und über Kabel mit dem EEG-Gerät verbunden. Die EEG-Aufzeichnung dauert meist 20–30 Minuten. Bis auf einen Verzicht auf anregende Getränke wie Cola oder Kaffee am Untersuchungstag sind keine Einschränkungen zu beachten.

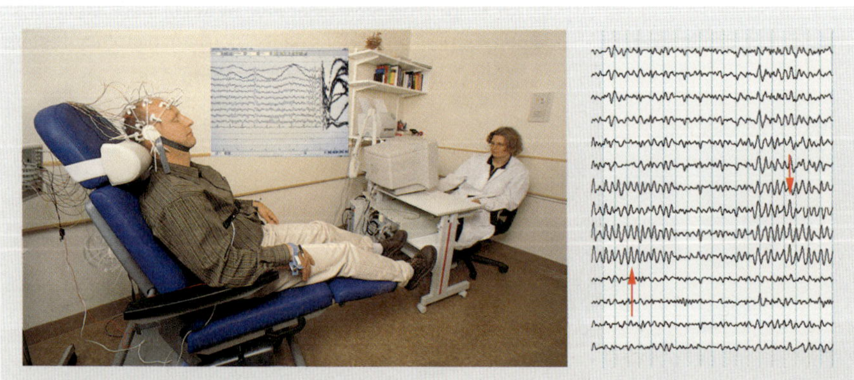

Bei der rund 20-minütigen ***EEG-Aufzeichnung*** *werden die Gehirnströme registriert, im PC gespeichert und später halbautomatisch ausgewertet (links die Untersuchungssituation). Sind krankhafte elektrophysiologische Phänomene in allen Ableitungenzu beobachten, spricht man von* ***Allgemeinveränderungen,*** *sind sie lediglich in einem Teil zu beobachten, handelt es sich um* ***Herdbefunde.*** *Nur letztere geben Hinweise auf den Schädigungsort. Das rechte Bild zeigt eine EEG-Aufzeichnung von einigen Sekunden, in der man epilepsietypische Veränderungen mit hohen Zacken sieht (Pfeile).* [GTV, WKY 2904]

Das EEG kann entweder sofort auf Papier gedruckt oder auf einem Computermonitor dargestellt, gespeichert und später ausgedruckt werden. Normal ist ein regelmäßiges Muster feiner Kurven („Wellen"), das sich mit der Aktivität des Gehirns ändert.

Unverzichtbar ist das EEG bei der Diagnostik und Verlaufskontrolle von Epilepsien (Einzelheiten zu den hier angefertigten Spezial-EEGs → S. 1147). Bei unklarer oder länger andauernder Bewusstlosigkeit kann es zur Abschätzung der weiteren Aussichten des Patienten hilfreich sein. Außerdem wird es bei der Untersuchung im Schlaflabor zur Bestimmung der Schlafstadien sowie bei manchen Operationen zur Überwachung der Narkose eingesetzt.

Evozierte Potenziale. Bei der Ableitung der **evozierten Potenziale** wird die Antwort des Gehirns auf einen definierten Sinnesreiz registriert. Sehen wir z. B. einen Gegenstand an, so führt die Informationsweiterleitung auf ihrem Weg vom Auge zum Gehirn zu ganz regelhaften Änderungen der elektrischen Gehirnaktivität, die sich an bestimmten Stellen der Kopfhaut als typische Kurve registrieren lassen. Erkrankungen, welche die Weiterleitung des Reizes oder seine Verarbeitung im Gehirn beeinträchtigen, verändern die elektrische Gehirnaktivität und damit die evozierten Potenziale.

- Bei der Messung der **visuell evozierten Potenziale** ***(VEP)*** wird der Sehsinn erregt, indem der Patient ein Schachbrettmuster ansieht oder flackerndem Licht ausgesetzt wird.
- Entsprechend wird bei den **akustisch evozierten Potenzialen** ***(AEP)*** der Hörsinn angeregt, etwa durch Klicklaute.
- Wird die Weiterleitung von Reizen aus dem Körper (etwa aus der Haut) zum Gehirn untersucht, handelt es sich um **somatosensibel evozierte Potenziale** ***(SSEP).***
- Auch die umgekehrte Leitungsrichtung kann geprüft werden: Bei den **motorisch evozierten Potenzialen** ***(MEP)*** wird die Großhirnoberfläche durch die Kopfhaut hindurch mit einem Magnetfeld stimuliert und die Antwort des Muskels hierauf registriert.

Während VEP und AEP schmerzlos sind, können SSEP und MEP durch die notwendige elektrische Reizung bzw. die unwillkürlichen Muskelzuckungen unangenehm sein. Reichen Oberflächenelektroden nicht aus, müssen Nadelelektroden benutzt werden, bei denen zusätzlich der Einstich der Nadel spürbar ist.

CT und Kernspin (Prinzipien → S. 1268 und → S. 1269) haben die Diagnostik bei Erkrankungen des Gehirns und des Rückenmarks revolutioniert. In der Neurologie verdrängt derzeit der Kernspin das CT immer mehr, da er weiche Gewebe wie Gehirn und Rückenmark besser darstellt. Durch Kontrastmittelgabe und anschließende Datenverarbeitung im Computer sind so gute Gefäßdarstellungen und dreidimensionale Bilder möglich **(3D-CT, 3D-Kernspin),** dass dem Patienten belastende und mit Risiken behaftete Untersuchungen oft erspart werden können.

Eine neue Entwicklung ist das **funktionelle Kernspin** ***(fMRT):*** Bei diesem Verfahren wird zunächst ein Kernspin in Ruhe angefertigt und danach ein zweites, während der Patient eine bestimmte Tätigkeit ausführt (z. B. spricht). Die Gehirnanteile, die an dieser Tätigkeit beteiligt sind, verbrauchen mehr Sauerstoff, wodurch sich die beiden Bilder geringfügig unterscheiden. Durch Verrechnung beider Bilder im Computer werden die an dieser Tätigkeit beteiligten Gehirngebiete sichtbar. Der funktionelle Kernspin ist extrem aufwendig und daher speziellen Fragestellungen vorbehalten, etwa ob die Operation eines Tumors im Großhirn voraussichtlich zu schweren Sprachstörungen führen würde und daher eine Strahlenbehandlung besser sei.

SPECT ***(Single-Photon-Emissions-Computertomografie)*** und **PET** ***(Positronenemissionstomografie)*** sind nuklearmedizinische Verfahren, bei denen dem Patienten radioaktiv markierte Substanzen gespritzt werden, die sich im Gehirn anreichern. Detektoren und der entsprechende Computer sammeln die Daten und verarbeiten sie wie bei der Computertomografie zu Schnittbildern. SPECT und PET erlauben insbesondere Einblicke in *funktionelle* Abläufe, z. B. Stoffwechselvorgänge. Während die SPECT bei Epilepsien, Parkinson-Krankheit, Demenz und Tumoren zunehmend eingesetzt wird, ist die PET derzeit noch sehr aufwendig.

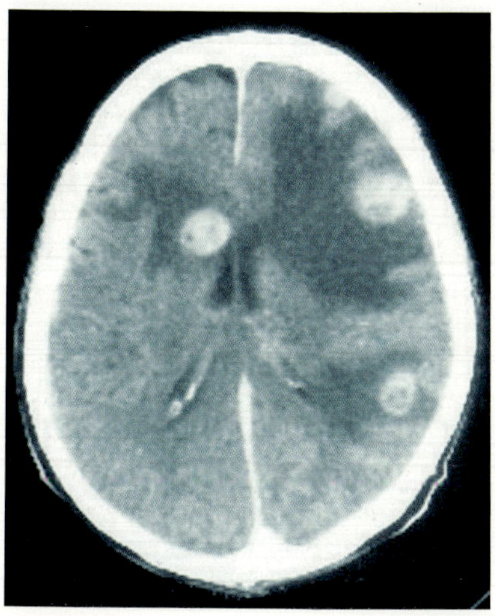

Diagnoseverfahren wie Kernspin oder CT sind heute aus der Neurologie nicht mehr wegzudenken. Die Abbildung zeigt ein CT von drei Metastasen (Tochtergeschwülste, hell kontrastiert) sowie das sie umgebende Hirnödem (dunklere Zonen um die Metastasen). [MEV 2905]

Schmerzsyndrome

Spannungskopfschmerz

Häufigkeit:

Spannungskopfschmerz: Häufigste Kopfschmerzerkrankung überhaupt mit dumpf-drückenden (nicht pulsierenden) Schmerzen im gesamten Kopf. Je nach Häufigkeit des Auftretens wird unterschieden zwischen ***episodischen*** und ***chronischen Spannungskopfschmerzen***. Vor allem die chronische Form kann durch die Beeinträchtigung der Lebensqualität und durch den häufigen Schmerzmittelmissbrauch zum Problem werden. Die Erkrankung beginnt oft im jungen Erwachsenenalter, Frauen sind häufiger betroffen als Männer.

Leitbeschwerden

- Dumpf-drückender Dauerkopfschmerz, meist im gesamten Kopf („wie ein Schraubstock") oder hinterkopfbetont
- Dauer ½ Stunde bis eine Woche. Dauer und Schweregrad variieren von seltenen, kurz andauernden leichten Kopfschmerzen bis hin zu täglichen Dauerkopfschmerzen
- Keine Zunahme bei körperlicher Aktivität
- Alltagsaktivitäten zwar „mühsamer" als normal, aber sonst nicht beeinträchtigt
- Allenfalls leichte Lärm- oder Lichtscheu oder geringe Übelkeit ohne Erbrechen
- Keine weiteren Beschwerden oder Ausfälle (wie etwa Sehstörungen).

Wann zum Arzt

In den nächsten zwei Wochen, wenn

- Die Kopfschmerzen häufig wiederkehren
- Eine bislang erfolgreiche Selbstbehandlung keine Wirkung mehr zeigt.

In den nächsten Tagen, wenn die Kopfschmerzen trotz Selbstbehandlung auch nach mehreren Tagen nicht weggehen

Heute noch, wenn heftige Kopfschmerzen erstmalig auftreten, die Kopfschmerzen sehr stark sind oder auf „nichts" (mehr) ansprechen

Sofort, wenn die Kopfschmerzen von hohem Fieber und einem steifen Nacken, Bewusstseinsstörungen oder Ausfällen, etwa Sprachstörungen, begleitet werden.

Die Erkrankung

Der Spannungskopfschmerz ist die häufigste Kopfschmerzform überhaupt – wohl jeder kennt diesen dumpf-drückenden Schmerz, der eigentlich gar nicht so weh tut, einen bei längerem Bestehen aber trotzdem zermürbt.

Zum Problem wird der Spannungskopfschmerz, wenn er häufiger auftritt. Etwa 20–40 % der Bevölkerung, in Deutschland also über 25 Millionen, leiden unter ***episodischen Spannungskopfschmerzen*** (insgesamt mehr als zehn beobachtete Attacken, aber Kopfschmerzen an weniger als 180 Tagen im Jahr), rund 2–3 % sogar unter ***chronischen Spannungskopfschmerzen,*** die über mehr als sechs Monate an mindestens 15 Tagen pro Monat auftreten.

Die Ursache häufiger auftretender Spannungskopfschmerzen ist nach wie vor unklar. Aufgrund der familiären Häufung scheint eine erbliche Veranlagung wahrscheinlich. Nach heutigem Kenntnisstand spielt eine veränderte Schmerzverarbeitung im Gehirn eine Rolle, die in der Folge zu einer Erniedrigung der Schmerzschwelle führt. Ob die häufig zu beobachtenden Verspannungen der Nackenmuskulatur, einseitige körperliche Belastung (z. B. bei der Arbeit am Computer), Stress oder andere psychische Faktoren hier ursächlich sind oder ob die veränderte Schmerzwahrnehmung der Boden ist, auf dem diese Faktoren die Kopfschmerzen dann auslösen, ist unklar.

Abzugrenzen sind die Kopfschmerzen als *Begleitsymptom* einer beginnenden Erkältung, Mittelohrentzündung oder Zahnschmerzen, aber auch infolge eines Gehirntumors oder einer Hirnhautentzündung (Übersicht → Tab. S. 19). Diese haben eine feststellbare Ursache, und das eigentliche Problem sind in aller Regel nicht die Kopfschmerzen, sondern die Grunderkrankung.

Das macht der Arzt

Nur wenn die Beschwerden nicht so recht in das Raster des typischen Spannungskopfschmerzes passen oder der Arzt Auffälligkeiten bei der körperlichen Untersuchung findet, sind weitergehende Untersuchungen erforderlich, am häufigsten bildgebende Verfahren wie CT oder Kernspin zum Ausschluss von Tumoren oder Blutungen.

Medikamente sind bei Spannungskopfschmerzen ein zweischneidiges Schwert:

- Einerseits ist unbehandelter Kopfschmerz mit Lernerfahrungen verbunden, bei denen sich der Schmerz in das Gedächtnis eingräbt. Dieses Schmerzgedächtnis (→ S. 1220) begünstigt die Entwicklung eines chronischen Kopfschmerzes.
- Andererseits sind auch „banale" Schmerzmittel bei häufiger Einnahme mit ernst zu nehmenden Nebenwirkungen behaftet (z. B. bei den NSAR-Schmerzmitteln → S. 996).

Bei gelegentlichen Kopfschmerzen können Erwachsene ohne Bedenken 500–1000 mg Acetylsalicylsäure (z. B. Aspirin®), 500–1000 mg Paracetamol (z. B. ben-u-ron®), 400 mg Ibuprofen (z. B. DOLO-PUREN®) oder 500–1000 mg Naproxen (z. B. Proxen®) einnehmen, falls nicht-medikamentöse Selbsthilfemaßnahmen ohne Erfolg bleiben. Bei Kindern und Jugendlichen unter 16 Jahren wird die Dosis entsprechend der Angaben auf dem Beipackzettel verringert. Acetylsalicylsäure darf Kindern und Jugendlichen jedoch nicht gegeben werden, da sie bei einem gleichzeitigen Virusinfekt das gefährliche Reye-Syndrom mit Gehirn- und Leberschäden auslösen kann (→ S. 674). Bei Schwangeren ist am ehesten Paracetamol anzuraten, falls ein Verzicht auf Medikamente nicht möglich ist.

Warnhinweis: Bei mehrwöchiger oder gar dauernder Einnahme von Schmerzmedikamenten (Analgetika) droht ein **Analgetikakopfschmerz.** Bei diesen dumpf-drückenden oder pulsierenden Dauerkopfschmerzen hilft nur eines: konsequentes Weglassen aller Schmerzmittel.

Bei häufigen Spannungskopfschmerzen kommen Schmerzmittel daher nicht in Betracht. Hier verspricht eine Kombination aus Lebensstiländerung und vorbeugender Medikamentengabe am ehesten Erfolg. Eingesetzt werden v. a. verschiedene Antidepressiva (etwa Amitriptylin, z. B. Saroten® → S. 1169). Diese vorbeugenden Medikamente werden täglich eingenommen, egal ob Kopfschmerzen bestehen oder nicht. Gegebenenfalls müssen mehrere Medikamente ausprobiert werden, wobei sich deren Wirksamkeit erst nach etwa sechs Wochen abschätzen lässt.

Selbstbehandlung

Als Mittel zur schnellen Selbsthilfe haben sich eine heiße Dusche oder ein Vollbad bewährt. Nehmen Sie sich für das Vollbad 10–20 Minuten Zeit und versuchen Sie im 36–38 °C warmen Wasser zu entspannen. Badezusätze aus Fichtennadeln und Rosmarin fördern die Durchblutung, Baldrian und Hopfen beruhigen, Arnika und Heublume lindern Schmerzen. Im Anschluss gönnen Sie sich z. B. bei einem Melissentee noch etwas Ruhe.

Auch Ruhe und Schlaf helfen oft und können gut mit Wärme- oder Kälteanwendungen verbunden werden: Bei hinterkopfbetonten Schmerzen und einem „verspannten" Gefühl im Nacken ist Wärme besser geeignet, ansonsten sind Kälteanwendungen auf der Stirn aussichtsreicher (→ S. 999).

Gleichzeitig sollte man sich fragen, wodurch die Kopfschmerzen ausgelöst werden und versuchen, die Ursache zu beseitigen – eine neue Matratze oder ein neuer Arbeitsstuhl kombiniert mit regelmäßigen Lockerungsübungen lösen oft Muskelverspannungen und so auch das Kopfschmerzproblem. Treten die Kopfschmerzen abends auf und ist der letzte Besuch beim Augenarzt schon einige Zeit her, könnte auch eine (neue) Brille fällig sein, denn „angestrengtes" Sehen kann sich nicht nur durch schlechtes Sehen, sondern auch durch Kopfschmerzen äußern. Werden die Kopfschmerzen durch Stress ausgelöst, lohnt sich bei häufigem Auftreten das Erlernen eines Entspannungsverfahrens (→ S. 1257).

Außerdem sind bei häufigen Kopfschmerzen ausreichend Schlaf und ein möglichst geregelter Tagesablauf sowie regelmäßiger Ausdauersport (jeden 2. oder 3. Tag) anzuraten. Auch wenn diese Maßnahmen lästig sein können – sie steigern z. B. die Wirksamkeit der vorbeugenden Medikamente wesentlich.

Komplementärmedizin

Pflanzenheilkunde. Bei leichten bis mäßigen Spannungskopfschmerzen bietet die Naturapotheke wirksame und gut verträgliche Hilfen. Ein bewährtes Mittel ist Pfefferminzöl, von dem wenige Tropfen sanft in Stirn und Schläfen einmassiert werden (z. B. Euminz®-Lösung, China-Öl® Destillat, Inspirol® Heilpflanzenöl-Lösung). Seine schmerzlindernde Wirkung ist wissenschaftlich belegt [T18]. Zusätzlich trägt der entspannende Effekt durch die Massage zur Besserung der Beschwerden bei. Auch bei Kindern lässt sich Spannungskopfschmerz mit Hilfe von Pfefferminzöl mildern (z. B. Wildkräuteröl spezial K®). Wichtig: Bewahren Sie in jedem Fall die Augen vor jeglichem Kontakt mit dem Öl und waschen Sie im Anschluss an das Einreiben gründlich Ihre Hände.

Extrakte aus Weidenrinde scheinen in einigen Fällen schmerzlindernd zu wirken. Besser als ein Tee sind Tropfen- und Fertigarzneimittel mit einem festgelegten Anteil des Hauptwirkstoffs Salicin. Zudem haben Weidenrindenpräparate den Vorteil, gut magenverträglich zu sein. Die empfohlene Tagesdosis liegt bei 180–240 mg Gesamtsalicin (z. B. Assalix® Dragees, Assplant® Dragees, Lintia® Kapseln).

Entspannungsverfahren (→ S. 1257) und Massagen wirken in erster Linie prophylaktisch und sollten vor allem bei viel Stress sowie Haltungsfehlern angewendet werden. Empfehlenswert sind Autogenes Training, Progressive Muskelentspannung nach Jacobson (→ S. 1259) und Yoga (→ S. 1259).

Autogenes Training (→ S. 1257). Wird sowohl zur Vorbeugung als auch zur Behandlung von leichteren Formen eines akuten Spannungskopfschmerzes empfohlen. Die Stirnkühlübung ist hierbei der entscheidende Bestandteil des Übungsprogramms und zielt auf eine umfassende Entspannung. Das Autogene Training sollte regelmäßig durchgeführt werden und wird von Ärzten, Psychologen und Volkshochschulen gelehrt. Erlernt wird das Autogene Training meist in der Gruppe. Die Durchführung ist im Anschluss jederzeit auch allein möglich.

Massagen (→ S. 1256) gegen Muskelverspannungen im Kopf- und Nackenbereich lassen sich gut selbst durchführen. Massieren Sie dazu mit Zeige- und Mittelfinger unter leichtem Druck und mit kreisenden Bewegungen Ihre Schläfen. Wichtig: mindestens fünf Minuten lang massieren. Statt der Fingerspitzen lässt sich auch der Handballen einsetzen.

Akupunktur (→ S. 1249) und Akupressur (→ S. 1250). Nach einer großen deutschen Studie können mit Akupunktur sowohl akute Spannungskopfschmerzen effektiv gelindert als auch die Anzahl der Kopfschmerztage bei chronischem Verlauf reduziert werden. Allerdings hat sich eine Akupunktur nach den Regeln der Traditionellen Chinesischen Medizin (→ S. 1248) nur wenig wirksamer gezeigt als eine Scheinakupunktur mit willkürlichen Akupunkturpunkten [T01; T02; T03]. Die gleichen Akupunkturpunkte sind auch durch die Akupressur zugänglich, ein wissenschaftlicher Wirkungsnachweis steht noch aus. Wenn Sie sich selbst behandeln wollen, lassen Sie sich vorher durch einen qualifizierten Therapeuten einweisen.

Die Homöopathie (→ S. 1251) stellt Gelsemium D4 und D6 zur Verfügung.

Aktuell: www.gesundheit-heute.de/29x01

- **www.dmkg.de** – Internetseite der Deutschen Migräne- und Kopfschmerzgesellschaft e. V., Rostock: Bietet u. a. Therapieempfehlungen sowie aktuelle Forschungsergebnisse.
- H. Göbel: **Erfolgreich gegen Kopfschmerzen und Migräne.** Springer, 2004. Inzwischen in der 4. Auflage erschienener bewährter Ratgeber des Chefarztes der Schmerzklinik Kiel.

Migräne

Häufigkeit: ■■■■■

Migräne: Heftige, anfallsweise auftretende, halbseitige Kopfschmerzattacken. Mit einer geschätzten Häufigkeit von 10–20 % aller Erwachsenen ist die Migräne die zweithäufigste Kopfschmerzerkrankung. Frauen sind dreimal häufiger betroffen als Männer, der Erkrankungsbeginn liegt meist im Jugend- oder frühen Erwachsenenalter.

Leitbeschwerden

- Wiederholte Kopfschmerzanfälle, meist pulsierend und einseitig (ein Seitenwechsel ist möglich).
- Dauer wenige Stunden bis zu drei Tagen
- Zunahme bei körperlicher Aktivität
- Alltagsaktivitäten erheblich beeinträchtigt oder unmöglich
- Lärm- oder Lichtscheu, Übelkeit, häufig Erbrechen
- Möglicherweise vor dem Kopfschmerz Sehstörungen oder Missempfindungen.

Wann zum Arzt

In den nächsten zwei Wochen, wenn

- Erstmalig ein Kopfschmerz auftritt, der zu einer Migräne „passt"
- Sich der Charakter einer bekannten Migräne ändert oder eine bislang erfolgreiche Selbstbehandlung nicht mehr wirkt.

In den nächsten Tagen, wenn

- Kopfschmerzen immer morgens auftreten
- Zwischen den „Anfällen" keine Beschwerdefreiheit besteht.

Heute noch, wenn die Kopfschmerzen sehr stark sind und auf „nichts" ansprechen

Sofort den Arzt rufen, wenn

- Halbseitenkopfschmerzen nach einer Verletzung auftreten (Ausnahme: oberflächliche Schmerzen z. B. im Bereich einer Schürfwunde)
- Gleichzeitig (hohes) Fieber und ein steifer Nacken oder (erhebliche) Lichtscheu oder Geräuschüberempfindlichkeit bestehen
- Zusätzlich zu den Kopfschmerzen Krämpfe (→ Epilepsie S. 1145), Bewusstlosigkeit oder Ausfälle (z. B. Lähmungen) bestehen.

Die Erkrankung

Die Migräne ist *nicht*, wie früher angenommen, psychisch bedingt („sie nimmt wieder mal ihre Migräne"), psychische Faktoren beeinflussen aber den Krankheitsverlauf. Vermutlich ist die Migräne erblich (mit-)bedingt, bei einer seltenen Sonderform sind Gendefekte als Ursache identifiziert. Besteht eine Neigung zur Migräne, lösen verschiedenste Einflüsse, etwa bestimmte Nahrungs- und Genussmittel, Änderungen des Schlaf-Wach-Rhythmus, Hitze, Lärm, Flackerlicht, Stress (oder Entspannung nach vorheriger Anspannung), Aufenthalt in großer Höhe, aber auch „heranziehende" Infektionen oder bei Frauen die Regelblutung die Anfälle aus.

Beginnt der Anfall sofort mit Kopfschmerzen, spricht man von einer ***Migräne ohne Aura.*** Bei ungefähr 10–15 % der Betroffenen leiten aber Ausfälle (häufig Sehstörungen wie z. B. Lichtblitze und Gesichtsfelddefekte) eine Migräneattacke ein. Diese Form heißt ***Migräne mit Aura*** (früher ***klassische Migräne).***

Was genau beim Migräneanfall passiert, ist nach wie vor nicht ganz klar. Es gibt verschiedene Theorien zur Migräneentstehung, wobei jedoch bislang keine alle Beschwerden und Formen der Migräne befriedigend zu erklären vermag. Nach heutigem Kenntnisstand steht eine Funktionsstörung der Nervenzellen und nicht der Blutgefäße am Anfang des Geschehens. Mittels SPECT (→ S. 1121) und PET (→ S. 1121) konnte eine erhöhte Durchblutung in bestimmten Teilen des Hirnstamms nachgewiesen werden. Wahrscheinlich führt die Aktivität dieses so genannten **Migränegenerators** zu einer veränderten Botenstoffausschüttung, wobei dem Botenstoff *Serotonin* eine entscheidende Rolle zukommt. Diese Veränderungen sollen dann auf die Fasern des Trigeminusnervs („zuständig" für die Empfindungen von Hirnhäuten und Gesicht) und die körpereigenen schmerzregulierenden Systeme zurückwirken sowie die Hirnhautgefäße erweitern und dadurch zum migränetypischen Kopfschmerz führen. Für die Aura verantwortlich ist wahrscheinlich eine verminderte Nervenzellaktivität, die über bestimmte Teile der Großhirnoberfläche wandert und eine Phase verminderter Durchblutung nach sich zieht. Die Wechselbeziehungen zum Migränegenerator im Hirnstamm sind noch unklar.

Die Veranlagung zur Migräne ist nicht zu ändern, mit einer Kombination der unten genannten Behandlungsmöglichkeiten gelingt es den meisten Betroffenen aber, sie in einem erträglichen Rahmen zu halten. Etwa ab dem 5. Lebensjahrzehnt bessert sich die Migräne oft von selbst.

Das macht der Arzt

Sind die Beschwerden typisch und kann der Arzt keine weiteren Auffälligkeiten feststellen, „steht" die Diagnose. Passt aber das Bild nicht ganz, treten z. B. erstmals Ausfälle auf, beginnt

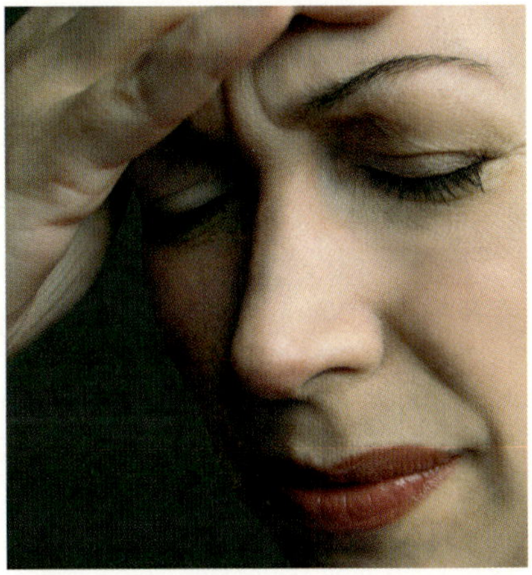

Kopfschmerzen, egal ob Migräne oder intensive Spannungskopfschmerzen, können zermürben. Da häufige Schmerzmitteleinnahme selbst wieder zu Kopfschmerzen führen kann, sind viele Patienten dankbar für die Therapiealternativen der Naturheilkunde. [ISP 2906]

die Erkrankung erst nach dem 40. Geburtstag oder ändert sich eine bekannte Migräne, müssen andere Grunderkrankungen ausgeschlossen werden, wobei CT und Kernspin an erster Stelle stehen.

Viele Migräneanfälle sind so schwer, dass Selbsthilfemaßnahmen allein nicht reichen. Erwachsene sollten dann als Erstes ein Mittel gegen Übelkeit und Erbrechen nehmen (z. B. Metoclopramid, etwa Paspertin®) und erst eine Viertelstunde später ein Schmerzmittel. Mittel der ersten Wahl sind 500–1 000 g Acetylsalicylsäure (z. B. Aspirin®), 500–1 000 mg Paracetamol (z. B. ben-u-ron®) oder 400 mg Ibuprofen (z. B. Dolormin® Migräne), am besten als Brause- oder Kautablette. Noch wirksamer ist einer neuen Studie zufolge eine Kombinationsbehandlung mit 200–250 mg Acetylsalicylsäure, 200 mg Paracetamol und 50 mg Koffein (z. B. Neuralgin® Schmerztabletten), wobei Kombinationspräparate allerdings generell umstritten sind. Für Kinder/Jugendliche unter 16 Jahren sind Paracetamol oder Ibuprofen am besten, für Schwangere Paracetamol.

Wirken diese Medikamente nicht ausreichend, werden **Triptane** ***(Serotoninrezeptoragonisten)*** gegeben, die in das Botenstoffgefüge (genauer den Serotoninhaushalt) im Gehirn eingreifen, etwa Sumatriptan (z. B. Imigran®), Zolmitriptan (z. B. AscoTop®) oder Naratriptan (z. B. Naramig®). Die Arzneimittel sind jedoch kostspielig und können zudem Nebenwirkungen hervorrufen. Sie dürfen nicht schon in der Auraphase, sondern erst zu Beginn der Kopfschmerzen eingenommen werden.

Die früher häufig verordneten ***Mutterkornalkaloide*** oder **Ergotamine** (z. B. Ergo-Kranit®) wurden durch die Triptane inzwischen verdrängt. Manche Betroffene kommen aber mit diesen Medikamenten gut zurecht und können sie dann weiter nehmen.

Warnhinweis: Triptane und Ergotamine dürfen nie gleichzeitig eingenommen werden, da sich dann die Gefäße stark verengen und Durchblutungsstörungen vor allem in Herz und Gehirn drohen.

Bei häufigen Migräneanfällen ist wegen des Nebenwirkungsrisikos der Schmerzmittel (→ S. 1219) eine Dauergabe vorbeugender Medikamente sinnvoll. Vorzugsweise eingesetzt werden die aus der Bluthochdruckbehandlung bekannten Betablocker (→ S. 697), der Kalziumantagonist Flunarizin (z. B. Flunavert®, Kalziumantagonisten → S. 697) sowie die Antiepileptika Valproinsäure und Topiramat (→ S. 1146).

Selbsthilfe

Während des Anfalls helfen am besten Ruhe in einem dunklen, leisen Raum und Kälteanwendungen, z. B. durch kalte Kompressen oder Kühlpacks (→ S. 280) im Nacken aufgelegt oder in Form einer ***Migränebrille.***

Bekannte Anfallsauslöser sollten gemieden werden, allerdings ist es oft nicht leicht herauszufinden, was einen Anfall provoziert und was am besten geholfen hat. Dann ist für eine begrenzte Zeit das Führen eines Schmerztagebuchs (→ S. 1219) sinnvoll.

Auch regelmäßiger ***Ausdauersport*** vermag die Zahl der Migräneanfälle zu reduzieren. Als wirksam erwiesen haben sich darüber hinaus verschiedene Verhaltenstherapien (→ S. 1175), sie lohnen sich vor allem für Menschen mit häufigen Migräneanfällen.

Komplementärmedizin

Alle für den Spannungskopfschmerz (→ S. 1121) beschriebenen naturheilkundlichen Therapien können auch bei Migräne helfen. Speziell für Migränepatienten werden empfohlen:

Pflanzenheilkunde. Pflanzliche Mittel mit Pestwurzwurzelstock wie z. B. Petadolex® Kapseln werden zwar zur Prophylaxe und Linderung eines Migräneanfalls empfohlen, ihre vorgeblich schmerzlindernde und entkrampfende Wirkung ist allerdings trotz verschiedener Untersuchungen umstritten (Warnhinweise → S. 272).

Biofeedback (→ S. 1259) reduziert nachweislich die Häufigkeit und die Intensität von Migräneanfällen [T06]. Hierfür wird ein Sensor über der Schläfenarterie befestigt. Als Signal dient die an dieser Arterie gemessene Durchblutung. Durch das optische Rückmeldesignal auf dem Bildschirm lernt der Betroffene, den Durchmesser der Arterie willentlich zu vergrößern und damit eine Änderung der Durchblutung zu erreichen.

Akupunktur (→ S. 1249). Die Akupunktur wird bei Migräne von der WHO empfohlen (→ auch S. 1121). In einigen Fällen scheint Akupunktur während eines beginnenden Migräneanfalls eine ausgeprägte Attacke verhindern zu können – eine endgültige Bewertung steht allerdings noch aus.

Homöopathie (→ S. 1251). Empfohlen werden insbesondere Belladonna, Cimicifuga, Gelsemium und Sanguinaria als Akut- (D6 oder D12) oder Kombinationstherapie (ab C30) – Nachweise zur Wirksamkeit fehlen jedoch.

Progressive Muskelentspannung nach Jacobson (→ S. 1259). Ihr Nutzen als Begleittherapie ist für Kinder wissenschaftlich erwiesen [T04].

Aktuell: www.gesundheit-heute.de/29x02

- O. Sacks: **Migräne.** Rowohlt, 2007. Sehr umfangreicher Ratgeber des international bekannten Neurologen und Schriftstellers.

Clusterkopfschmerz

Häufigkeit: ■■□□□

Clusterkopfschmerz (früher ***Bing-Horton-Syndrom):*** Mit einer Häufigkeit von etwa 0,1 % eher seltene Kopfschmerzerkrankung, charakterisiert durch stechende, fast unerträgliche, halbseitige Kopfschmerzattacken, die mehrmals täglich auftreten und mit vegetativen Begleiterscheinungen (→ unten) verbunden sind. Die Krankheit beginnt überwiegend zwischen dem 20. und 40. Lebensjahr und zeigt meist einen episodischen Verlauf. Männer sind wesentlich häufiger betroffen als Frauen.

Leitbeschwerden

- Mehrmals täglich (fast) unerträgliche Schmerzattacken streng halbseitig hinter Auge und Schläfe, kein Seitenwechsel; häufig nachts oder mittags auftretend
- Vegetative Begleiterscheinungen auf der schmerzenden Seite, z. B. gerötete Augenbindehaut, Lidschwellung, Tränenfluss, verstopfte oder „laufende" Nase, Gesichtsschwitzen
- Attackendauer ¼–3 Stunden, dazwischen oft „Restschmerz"
- Dauer einer Clusterepisode Wochen bis Monate, dazwischen schmerzfreie Phasen
- Typischer Beginn der Clusterepisoden im Frühjahr/Herbst.

Die Erkrankung

Die Ursachen des Clusterkopfschmerzes sind weitgehend unbekannt. Familiär gehäuftes Auftreten legt das Vorhandensein genetischer Faktoren nahe. Ein Teil der Patienten kann sog. Triggerfaktoren für die Attacken angeben, diese lösen jedoch nur die einzelnen Attacken aus und sind nicht die Ursache der Erkrankung.

Heutige Theorien favorisieren eine Beteiligung des Hypothalamus (→ Abb. S. 1118) an der Krankheitsentstehung (der Hypothalamus ist für unsere biologischen Rhythmen mitverantwortlich). Hierfür sprechen die tages- bzw. jahreszeitliche Häufung sowie der Nachweis einer veränderten Aktivität im Gehirn durch PET-Untersuchungen (→ S. 1121). Eine rein entzündliche Ursache wird heute abgelehnt, die vorhandene Gefäßerweiterung als Folgephänomen angesehen.

Bei etwa 80–85 % der Betroffenen liegt ein ***episodischer Clusterkopfschmerz*** vor, d. h. zwischen mehreren Wochen oder Monaten mit gehäuften Attacken (Cluster) liegen teils lange schmerzfreie Phasen. Treten die Attacken über mehr als ein Jahr ohne oder mit nur kurzen beschwerdefreien Intervallen auf, handelt es sich um einen ***chronischen Clusterkopfschmerz.***

Das macht der Arzt

Die Diagnose wird zwar in erster Linie aufgrund des Beschwerdebildes und der Untersuchung gestellt, es sollte jedoch zumindest einmal ein CT oder ein Kernspin angefertigt werden, um andere Erkrankungen wie etwa Tumoren auszuschließen.

Die medizinische Behandlung des Clusterkopfschmerzes ist in zwei Bereiche unterteilt:

Soforttherapie. Mittel Nr. 1 zur Verkürzung der Attacken ist das Einatmen von ***Sauerstoff*** über eine spezielle Gesichtsmaske. Dies führt über eine Gefäßverengung zur Symptomlinderung. Auch Einbringen von Lidocainlösung in das Nasenloch der betroffenen Seite hilft einem Teil der Patienten (Lidocain ist ein Mittel zur örtlichen Betäubung). Sind diese nebenwirkungsfreien Maßnahmen nicht ausreichend wirksam, werden Triptane (→ S. 1123) als Nasenspray oder zum Selbstspritzen verordnet (die Wirkung von Tabletten setzt zu spät ein).

Anfallsprophylaxe. Der Kalziumantagonist (→ S. 697) Verapamil ist das Medikament der Wahl zur Prophylaxe bei länger dauernden Phasen des episodischen sowie bei chronischem Clusterkopfschmerz. Bei Langzeitanwendung ist allerdings ein Wirkungsverlust möglich. Wegen seiner Wirkungen auf Herz und Gefäße sind Kontrollen von Blutdruck und EKG nötig. Auch Lithium (→ S. 1171) und das Antiepileptikum Topiramat (Topamax® → S. 1146) werden eingesetzt, wohingegen Kortison (→ S. 756) wegen der Nebenwirkungen bei Dauereinnahme nur kurzzeitig zur Überbrückung gegeben wird, bis andere Medikamente greifen.

Selbsthilfe

Die Selbstmedikation mit „normalen" Schmerzmitteln (z. B. Paracetamol, Ben-u-ron®, Acetylsalicylsäure, Aspirin®) ist unwirksam. Fälschlicherweise haben Betroffene oft das Gefühl, diese oder andere Mittel hätten geholfen. Dies liegt aber daran, dass die Clusterattacke ohnehin zeitlich begrenzt ist. Das Ende der Schmerzen wird dann subjektiv auf die Medikamenteneinnahme zurückgeführt.

Clusterkopfschmerzen können durch bestimmte Stoffe ausgelöst werden. Deshalb ist es zweckmäßig, ein *Kopfschmerztagebuch* zu führen, um die *Anfallsauslöser (Trigger)* zu ermitteln. Recht häufig sind dies Alkohol (insbesondere Rotwein), Nikotin, Glutamat und Badezusätze (ätherische Öle).

Im akuten Anfall ist es oft hilfreich, *sich nicht hinzulegen*. Durch eine aufrechte Haltung wird die Blutzufuhr ins Gehirn gemildert. Hinlegen verstärkt dementsprechend die Schmerzen.

i Aktuell: www.gesundheit-heute.de/29x03

- **www.clusterkopf.de** – Internetseite des Clusterkopfschmerz-Selbsthilfeverbands Deutschland e. V. (CSG, Waldfeucht): Unter den Rubriken Downloads und Broschüren finden Sie hilfreiche Faltblätter, einen Clusterkopfschmerz-Kalender und Ratgeber zum Herunterladen, z. B.: **Clusterkopfschmerz – 100 Fragen 100 Antworten** von H. Müller.

Trigeminusneuralgie

Häufigkeit:

Trigeminusneuralgie: Häufigste Neuralgie mit heftigsten pulsförmigen Gesichtsschmerzen. In Deutschland sind rund 30 000 Menschen betroffen, hauptsächlich Ältere. Neuralgien sind eine besondere Form von Nervenschmerzen.

Leitbeschwerden

- Blitzartig einschießende, unerträglich starke, brennende Schmerzen im Augen-, Wangen- oder Mundbereich einer Gesichtshälfte
- Dauer Sekunden bis zu zwei Minuten, aber bis zu 100 Schmerzattacken am Tag möglich
- Meist ausgelöst durch bestimmte Reize, z. B. Waschen, Zähneputzen, Rasieren, Kauen, Sprechen
- Möglicherweise Hautrötung, Tränen- oder Speichelfluss nach den Schmerzen
- Möglicherweise Muskelzuckungen in der betroffenen Gesichtshälfte.

Die Erkrankung

Der **Trigeminusnerv** *(Nervus trigeminus)* leitet die Wahrnehmungen des Gesichts zum Gehirn. Ursächlich für die Trigeminusneuralgie ist wahrscheinlich ein zu enger Kontakt zwischen Trigeminusnerv und einem Blutgefäß ganz nah am Gehirn (*neurovaskuläre Kompression).* Dadurch wird die „Schutzhülle", die die Nervenzellen umgibt, beeinträchtigt und Signale von Berührungsfasern können auf Schmerzfasern überspringen. Da dies aber lange unbekannt war, trägt diese **klassische Trigeminusneuralgie** nach wie vor den Namen *idiopathische* (ursächlich ungeklärte) *Trigeminusneuralgie.*

Hingegen steckt bei der **symptomatischen Trigeminusneuralgie** eine Grunderkrankung hinter der Nervenreizung, etwa eine Multiple Sklerose (→ S. 1135) oder ein Tumor. Oft sind die Beschwerden dann nicht ganz typisch (z. B. dauert der Schmerz länger) oder es bestehen auch zwischen den Schmerzattacken Auffälligkeiten wie etwa eine verminderte Berührungsempfindung im Schmerzbereich.

Mitunter ruft eine Zahn(wurzel)behandlung eine **Trigeminusneuropathie** hervor. Der Schmerzcharakter unterscheidet sich jedoch grundlegend von der klassischen Trigeminusneuralgie. In diesem Fall besteht ein Dauerschmerz und blitzartige Attacken fehlen.

Das macht der Arzt

Selbst bei typischen Beschwerden empfiehlt sich ein Kernspin des Gehirns, um eine Multiple Sklerose oder einen Tumor auszuschließen.

Normale Schmerzmittel helfen bei der Trigeminusneuralgie nicht. Gut wirksam ist aber das Antiepileptikum Carbamazepin, auch Gabapentin ist möglich (→ S. 1146). Sie werden zunächst täglich gegeben. Nach ungefähr zwei Monaten Beschwerdefreiheit kann versucht werden, das Medikament stufenweise wieder abzusetzen.

Nur wenn Medikamente nicht ausreichend wirksam, ihre Nebenwirkungen auf Dauer zu stark sind oder eine Dauerbehandlung über Jahrzehnte nötig wäre, werden tiefer greifende Behandlungen in Betracht gezogen, vor allem eine mikrochirurgische Trennung von Nerv und Gefäß, um ein Überspringen der Signale zu verhindern. Alternativen z. B. bei Inoperabilität sind die Schädigung der „zuständigen" Trigeminusfasern durch die Haut hindurch oder durch Strahlenbehandlung (Gamma-Knife → S. 1150). Richtig eingesetzt zeigen diese Behandlungen gute Erfolge.

Komplementärmedizin

In Anbetracht der Schwere der akuten Schmerzattacken spielt die Naturheilkunde bei der Therapie der Trigeminusneuralgie nur eine untergeordnete Rolle.

Die Homöopathie (→ S. 1251) empfiehlt Aconitum (C3, D4, D6), Arsenicum album (D6, D12 und D30) und Spigelia (D6, D12) für den Akutfall sowie individuell abgestimmte Mittel zur Konstitutionstherapie.

Ob Akupunktur (→ S. 1249) hilft, ist umstritten. Die WHO hat die Trigeminunsneuralgie aber als eine von 40 Indikationen für die Akupunktur berücksichtigt. Wichtig ist, dass im akuten Schub nicht in der Schmerzregion und generell keine Triggerpunkte genadelt werden, in diesem Fall kann die Schmerzintensität sogar zunehmen. Zwischen den Anfällen kann versucht werden, die Akupunkturpunkte je nach genauer Schmerzlokalisation zu nadeln.

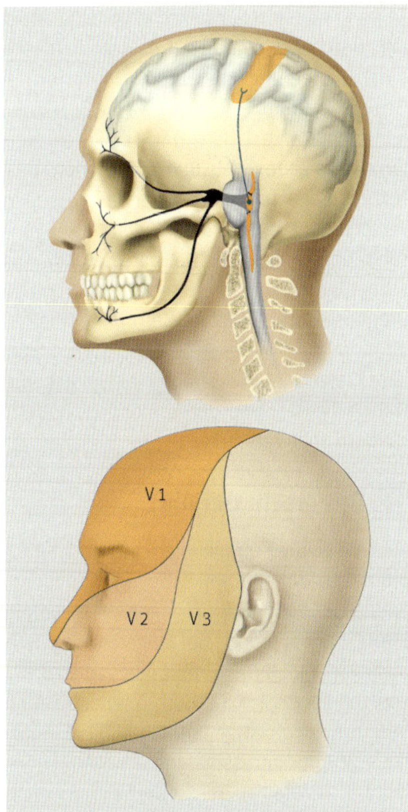

Die drei Äste des ***Trigeminusnervs*** *(V1–V3) versorgen den von Natur aus bereits sehr empfindlichen Gesichtsbereich. Irritationen des Trigeminus werden deshalb oft als unerträglich empfunden.* [GTV 2907]

Anhaltender idiopathischer Gesichtsschmerz

Häufigkeit:

Anhaltender idiopathischer Gesichtsschmerz (früher *atypischer Gesichtsschmerz):* Chronische, meist einseitige Gesichtsschmerzen unbekannter Ursache, die über mehrere Monate täglich auftreten und nicht die Kriterien einer Neuralgie erfüllen. Betroffen sind in 90 % der Fälle Frauen zwischen 30 und 60 Jahren.

Leitbeschwerden

- Wechselnd intensive Schmerzen an Auge, Nase, Wange, Schläfe und Kiefer, manchmal verstärkt oder ausgelöst durch Kälte
- Meist einseitig, selten beidseitig oder seitenwechselnd
- Schmerzcharakter bohrend und tief, seltener brennend, stechend oder pulsierend.

Die Erkrankung

Ähnlich wie Spannungskopfschmerzen, als deren Variante sie oft betrachtet werden, haben idiopathische Gesichtsschmerzen keine erkennbare körperliche Ursache. Meistens treten sie spontan auf, gelegentlich nach einer Verletzung oder einer Operation an Gesicht, Kiefer oder Zähnen. Da die Beschwerden uncharakteristisch und schwer zu deuten sind, machen viele Betroffene eine wahre Ärzteodyssee durch. Typischerweise ergeben verschiedenste Untersuchungen bei Augen-, Zahn- und HNO-Ärzten normale Befunde, bis schließlich (meist) ein Neurologe die richtige Diagnose stellt. Manche Betroffenen haben dann schon wiederholte Eingriffe an Zähnen, Kiefer oder Kieferhöhlen hinter sich, die jedoch die Beschwerden keineswegs lindern, sondern eher verstärken.

Das macht der Arzt

Auch wenn die Erkrankung richtig erkannt ist, bleibt die Behandlung schwierig. Konventionelle Schmerzmittel bringen meist wenig Erfolg, bergen jedoch bei längerem, regelmäßigen Gebrauch die Gefahr eines Analgetikakopfschmerzes (→ S. 1122). In vielen Fällen hilft die langfristige, regelmäßige Einnahme von Antidepressiva wie etwa Amitriptylin (z. B. Saroten®). Reicht die Wirkung nicht aus, lohnt sich ein Versuch mit Antiepileptika wie Carbamazepin (z. B. Sirtal®) oder Gabapentin (z. B. Neurontin®). Bei der Suche nach einem wirksamen Medikament ist zu bedenken, dass der Erfolg erst nach 5–6 Wochen abzuschätzen ist. Ähnliches gilt für die einzige psychologische Behandlungsmethode, die als Erfolg versprechend gilt: die Verhaltenstherapie (→ S. 1175).

Komplementärmedizin

Verschiedenste Therapieverfahren wie Akupunktur, Neuraltherapie, Wasseranwendungen oder Hypnose haben sich in Studien als wenig wirksam erwiesen. Hingegen scheint eine gezielte Gesichtsmassage erfolgreich zu sein.

Postamputationssyndrom

Häufigkeit:

Schätzungen zufolge werden in Deutschland jährlich mehr als 60 000 Amputationen an Gliedmaßen vorgenommen, am häufigsten infolge von Folgeschäden der Zuckerkrankheit, am zweithäufigsten infolge von Unfällen. Mehr als die Hälfte dieser Menschen leidet nach der Amputation unter den Beschwerden des **Postamputationssyndroms:**

- Am häufigsten, gleichzeitig aber am wenigsten belastend für den Betroffenen sind **Phantomsensationen,** also nicht schmerzhafte Empfindungen wie etwa Kribbeln in der nicht mehr vorhandenen Extremität. Mit der Zeit „verkürzt" sich die Extremität meist von selbst.
- **Stumpfschmerzen** sind Schmerzen im Amputationsstumpf. Häufig lässt sich eine Ursache feststellen, etwa Durchblutungsstörungen, Entzündungen, ein *Neurom* („Nervenknäuel" an durchtrennten Nerven) oder Probleme mit der Prothese. Nach Behebung der Ursache sind die Aussichten vor allem bei erst kurzer Schmerzdauer gut.
- Nach einer Gliedmaßenamputation empfinden ungefähr zwei Drittel der Operierten **Phantomschmerzen** in dem nicht mehr vorhandenen Körperteil, meist schon im Krankenhaus. Bei ihrer Entstehung spielen mehrere Faktoren eine Rolle, die im Detail nur teilweise geklärt sind. Eine gewisse Vorbeugung ist durch gute Schmerztherapie vor der Amputation und (zusätzliche) Anwendung von lokalen Betäubungsverfahren während und nach der Operation möglich. Kommt es dennoch zu Phantomschmerzen, hilft meist eine Kombinationsbehandlung mit Medikamenten. Bei Versagen der medikamentösen Behandlung sollte ein Schmerzspezialist eingeschaltet werden (→ Kapitel 31).

Gefäßbedingte Erkrankungen des Gehirns

Schlaganfall

Häufigkeit:

Schlaganfall *(Hirnschlag, Apoplexie):* Plötzliche Durchblutungsstörung eines Gehirnabschnitts, meist als Folge arteriosklerotischer Veränderungen der Hirngefäße und typischerweise mit schweren neurologischen Ausfällen (z. B. Lähmungen) einhergehend. Pro Jahr treten in Deutschland etwa 180 000 Schlaganfälle auf. Meist sind über 70-Jährige betroffen, Schlaganfälle können aber auch bei Jüngeren vorkommen, z. B. infolge eines nicht behandelten Bluthochdrucks.

(!) Der Schlaganfall ist die dritthäufigste Todesursache in Deutschland. Innerhalb von sechs Monaten ist ein Drittel der Patienten verstorben, und von den Überlebenden ist ein Drittel dauerhaft pflegebedürftig. Damit ist der Schlaganfall auch die häufigste Ursache bleibender Behinderungen im Erwachsenenalter.

Leitbeschwerden

Je nachdem, welche Hirnregion betroffen ist, kommt es zu:

- Lähmungen an einer Körperhälfte (z. B. des rechten Arms, Beins und/oder der rechten Gesichtshälfte)
- Empfindungsstörungen an einer Körperhälfte, etwa Kribbel- oder Taubheitsgefühl oder Nichtspüren von Berührungen
- Sehstörungen (z. B. Doppelbilder, Verschwommensehen, einseitiger Sehverlust)
- Gleichgewichtsstörungen (z. B. Schwindel, „Umfallen" beim Versuch zu sitzen, schwankendes Gehen „wie betrunken")
- Erschwertes oder undeutliches Sprechen (z. B. Silbenverdrehungen, „Wortsalat") bis hin zur Unfähigkeit zu sprechen
- Schwierigkeiten, Gesprochenes zu verstehen
- Verlust der Blasen- und/oder Darmkontrolle
- Nichterkennen und Ignorieren von Körperteilen, z. B. des gelähmten Arms
- Bewusstseinsstörungen, z. B. Verwirrtheit oder Erregtheit, aber auch Benommenheit bis hin zu Bewusstlosigkeit
- Häufig Beschwerdebeginn am frühen Morgen, z. B. nach dem Aufstehen
- Meist plötzliches Einsetzen der Ausfälle, seltener über Stunden fortschreitend.

Wann zum Arzt

Sofort zum Hausarzt oder Internisten, wenn die aufgeführten Beschwerden auftreten, aber nach wenigen Minuten wieder völlig verschwunden sind

Sofort den Notarzt rufen, wenn die oben aufgeführten Beschwerden fortbestehen.

Warnhinweis: Der Schlaganfall ist ein Notfall! Eine Behandlung innerhalb der ersten Stunden ist ganz wesentlich für die Langzeitprognose.

Die Erkrankung

Ist die Gehirndurchblutung, aus welchem Grund auch immer, beeinträchtigt, werden die empfindlichen Nervenzellen schon nach wenigen Minuten in ihrer Funktion gestört. Ist nur ein ganz kleines Gebiet des Gehirns betroffen, kann dies unbemerkt bleiben. In der Regel aber zeigen sich Ausfälle wie z. B. Lähmungen.

Normalisiert sich die Durchblutung schnell wieder, erholen sich die Nervenzellen und die Ausfälle bilden sich völlig zurück. Dauert die Durchblutungsstörung aber länger, so sterben die Nervenzellen ab. Dann bleiben fast immer Spätfolgen zurück.

Zwei häufige Ursachen

„Schlaganfall“ ist zunächst ein Sammelbegriff für alle plötzlichen Durchblutungsstörungen des Gehirns, die zu länger dauernden Ausfällen geführt haben. Dahinter können sich viele Ursachen und Erkrankungen verbergen.

In etwa 85 % der Fälle ist ein Gefäßverschluss die Ursache des Schlaganfalls. Das Gehirngewebe „hinter“ dem verstopften Gefäß bekommt kein Blut und damit keinen Sauerstoff mehr und stirbt ab. Man spricht dann von einem **Hirninfarkt** ***(Hirnischämie, ischämischer Schlaganfall).***

- Der Gefäßverschluss ist am häufigsten die Folge einer Arteriosklerose (→ S. 721). Die arteriosklerotischen Ablagerungen engen eine Halsschlagader oder ein Gefäß innerhalb des Gehirns immer mehr ein, bis ein winziges Gerinnsel ausreicht, um einen Verschluss hervorzurufen. Doch selbst wenn die Ablagerungen das Gefäß nicht völlig verschließen, besteht die Gefahr eines Schlaganfalls: Abgelöste Teilchen können mit dem Blut in kleinere Gehirngefäße gelangen und schließlich eines verstopfen ***(Hirnembolie).***
- Zweithäufigste Ursache sind Blutgerinnsel im Herzen, von denen Teile mit dem Blutstrom verschleppt werden und ein Gehirngefäß verlegen.
- Seltene Ursachen sind z. B. Gefäßentzündungen oder eine gesteigerte Neigung des Bluts zu gerinnen, sodass das Blut ohne besondere Ursache verklumpt. Diese Ursachen spielen vor allem bei jüngeren Menschen eine Rolle.

Bei den übrigen 15 % der Schlaganfallpatienten ist eine Blutung in das Gehirn hinein Ursache des Schlaganfalls. Dies wird als **Hirnblutung** ***(intrazerebrale Blutung, Hirnmassenblutung)*** bezeichnet. Das Gehirn wird durch das ausfließende Blut zusammengedrückt und geschädigt. Am häufigsten ist dabei ein durch Bluthochdruck vorgeschädigtes Gefäß geplatzt ***(hypertone Massenblutung),*** seltener ist eine angeborene Gefäßwandschwäche die Ursache (→ S. 732).

Warnung: TIA

Es kommt vor, dass einem Schlaganfall *kurzzeitige* Durchblutungsstörungen vorangehen, oft nur Stunden oder Tage vorher. Diese können unbemerkt bleiben oder vorübergehende Ausfälle hervorrufen. Am häufigsten sind plötzliche Schwäche, kurz dauernde Lähmungen oder Gefühlsstörungen einer Körperseite (z. B. des Arms oder Gesichts) sowie Sehstörungen. Haben sich die Beschwerden nach höchstens einer Stunde wieder völlig zurückgebildet, spricht der Arzt von einer ***transitorischen ischämischen Attacke,*** kurz **TIA** ***(„Schlägelchen“).*** Da das Schlaganfallrisiko nun sehr hoch ist, sollte die Ursache noch am gleichen, spätestens am nächsten Tag geklärt werden.

Das macht der Arzt

Je schneller die Gehirndurchblutung normalisiert werden kann, desto größer sind die Überlebenschancen. Gleiches gilt für die Rückbildung der neurologischen Ausfälle, auch bei ausgeprägten Symptomen. Das Zeitfenster für mögliche Behandlungen ist allerdings klein – es schließt sich schon 3–6 Stunden nach Beschwerdebeginn.

Diagnosesicherung

Zur Wahl der geeigneten Behandlung muss sich der Arzt im Krankenhaus schnell einen Überblick über den Gesamtzustand und die Erkrankungen des Patienten verschaffen und die Ursache des Schlaganfalls eingrenzen.

Für die engmaschige Kontrolle von Atmung und Herz-Kreislauf-Tätigkeit wird der Patient an einen Überwachungsmonitor angeschlossen. Blutuntersuchungen dienen der Einschätzung der Stoffwechsellage, ein EKG der Feststellung von Herzrhythmusstörungen. Außerdem wird möglichst innerhalb der ersten Stunde nach Aufnahme ein CT oder Kernspin des Gehirns durchgeführt, um zu klären, ob es sich um einen Hirninfarkt oder eine Hirnblutung handelt, da diese unterschiedlich behandelt werden.

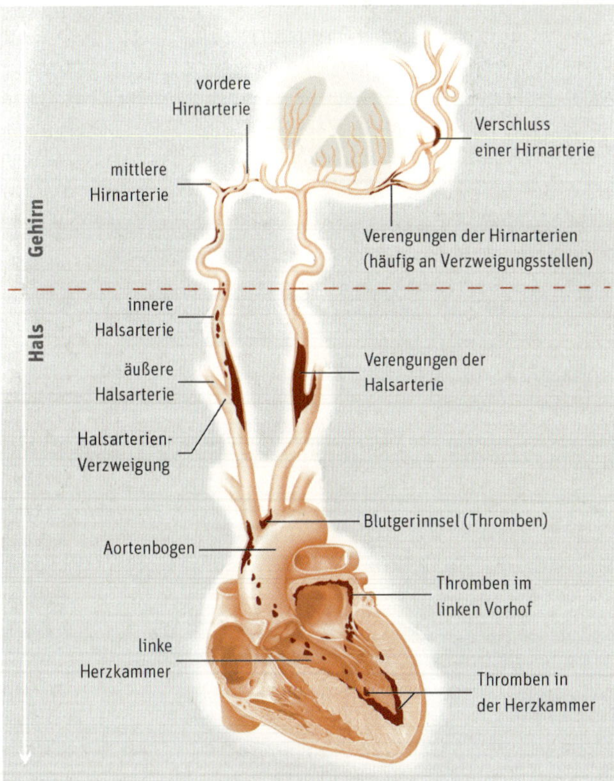

Mögliche ***Auslöser eines Schlaganfalls.*** *Meist sind Verengungen oder Verschlüsse der hirnversorgenden Arterien oder aber vom Herz ausgehende Blutgerinnsel die Ursache eines Schlaganfalls.*
[GTV 2909]

Intensivmedizinische Soforttherapie

Erhalt geschädigter Nervenzellen. Die wichtigste Säule der medizinischen Behandlung ist eine optimale „Einstellung" der Herz-Kreislauf-Situation, der Atemfunktion und des Stoffwechsels. Ein ausreichender Blutdruck und die zusätzliche Sauerstoffgabe über einen Nasenschlauch können für geschädigte, aber noch nicht abgestorbene Nervenzellen den Unterschied zwischen Überleben oder Untergang und für den Patienten den Unterschied zwischen Selbstständigkeit oder Hilfsbedürftigkeit im Alltag bedeuten. Ein hoher Blutzucker und Fieber sind ebenfalls ungünstig und müssen behandelt werden. Der Flüssigkeitshaushalt wird mittels Infusionen reguliert.

Bei einem Teil der Patienten mit Hirninfarkt kann zusätzlich versucht werden, das Blutgerinnsel im Gefäß durch eine ***Lysebehandlung*** (kurz **Lyse)** wieder aufzulösen. Das Medikament wird entweder in einer Infusion gegeben oder – seltener – mit einem Katheter möglichst nahe an das Blutgerinnsel gebracht (→ Lysetherapie S. 700). Diese Behandlung ist allerdings nur innerhalb der ersten drei (bis sechs) Stunden nach Beschwerdebeginn Erfolg versprechend. Außerdem ist sie mit Risiken behaftet, vor allem steigt die Gefahr von Hirnblutungen. Daher wird sie selbst bei frühzeitiger Krankenhausaufnahme nur bei etwa 20 % der Hirninfarktpatienten durchgeführt. Operationen an den Gefäßen zur Verbesserung der Durchblutung sind in der Akutphase nur ganz selten sinnvoll.

Bei einer Hirnblutung sind in aller Regel keine speziellen Behandlungen möglich. Eine operative Entfernung des Bluts aus dem Gehirn klingt zwar logisch, hat sich aber nur für bestimmte Blutungen als vorteilhaft erwiesen. Ob gerinnungsfördernde Medikamente die Blutung schnell zum Stillstand bringen können, wird derzeit untersucht.

Behandlung von Komplikationen. In den ersten Tagen kann das Gehirngewebe stark anschwellen. Die daraus resultierende Hirndrucksteigerung (→ S. 1158) schädigt das Gehirn zusätzlich und muss deshalb umgehend behandelt werden. Bei Blasenfunktionsstörungen wird zunächst ein Blasendauerkatheter gelegt, Schluck- bzw. Bewusstseinsstörungen machen eine Sondenernährung erforderlich.

Vorbeugende Maßnahmen zur Eindämmung der Risiken durch die Bettlägerigkeit wie eine Thromboseprophylaxe (mit Kompressionsstrümpfen oder medikamentös → S. 740) sowie Vorkehrungen gegen Wundliegen (→ S. 451) und Lungenentzündung sind für eine günstige Prognose ebenfalls entscheidend.

Das Ziel: Frührehabilitation

Die intensivmedizinische Behandlung ist nur ein Bestandteil der Therapie. Eine umfassende Betreuung des Kranken durch weitere medizinische Berufsgruppen – und durch die aktive Unterstützung der Angehörigen – vom ersten Tag an beugt Komplikationen vor und fördert die Rehabilitation.

Da ein Schlaganfall die Hirnfunktionen auf sehr verschiedene Weise beeinflusst, sind die Auswirkungen ganz unterschiedlich. Schwer Erkrankte sind oft bewusstlos und scheinen auf gar nichts zu reagieren. Hier ist es das erste Ziel, wieder Kommunikation herzustellen. Dem bewusstlosen Partner die Hand zu halten, ihm von zu Hause zu erzählen oder seine Lieblingsmusik vorzuspielen und seine Reaktionen hierauf zu beobachten, können erste Schritte sein.

Andere Betroffene sind verwirrt, erkennen ihre nächsten Angehörigen nicht mehr, zupfen immer wieder an der Bettdecke und reagieren womöglich aggressiv. Verwirrtheit nach einem Schlaganfall kann viele Ursachen haben. Eine Theorie ist, dass das Gehirn gerade versucht, sich wieder zu orientieren, wieder in die Welt zurückzufinden und sich – z. B. durch ständiges Nesteln – durch Reize zu stimulieren. Diesen Prozess kann der Angehörige unterstützen, etwa indem er Fotos auf den Nachttisch stellt oder den gewohnten Schlafanzug von zu Hause mitbringt. „Richtigstellungen" wie „du bist hier im Krankenhaus, du kannst jetzt nicht aufstehen", werden dagegen vom Kranken oft einfach nicht verstanden.

Es hat sich gezeigt, dass durch geeignete Lagerung und regelmäßige Bewegung Versteifungen vorgebeugt werden kann. Ist eine Restbeweglichkeit der gelähmten Seite (wieder) vorhanden, wird mit aktiven Bewegungsübungen begonnen. Denn kurz nach dem Schlaganfall organisiert sich das Gehirn „um". Je häufiger in dieser Phase „normale" Bewegungen auf der gelähmten Seite ausgeführt werden oder der Betroffene sich diese auch nur ganz konzentriert vorstellt, desto mehr werden diese Bewegungsmuster auch im Gehirn „eingeschliffen" (→ S. 1274). Eine halbe Stunde Bewegungstraining täglich mit dem Krankengymnasten oder Ergotherapeuten reicht nicht. Erfolg versprechender ist es, wenn sowohl bei der Pflege auf normale Bewegungsmuster geachtet wird als auch die Angehörigen zum Bewegungstraining angeleitet werden, damit sie dieses mit dem Patienten durchführen und ihn in seinen Bewegungen optimal unterstützen.

Die Bandbreite der ***Sprachstörungen*** reicht von leichten Einschränkungen der Sprech- und Verständnisfähigkeit bis zum Unverständnis einfachster Fragen und völligem Sprachverlust **(Aphasie).** In aller Regel sind die sprachnahen Fähigkeiten des Lesens und Schreibens mitbetroffen, sodass hierüber kein Ausgleich des Sprachdefizits möglich ist. Alle ausgeprägten Sprachstörungen sind für den Patienten sehr belastend, nicht wenige Patienten zeigen psychische Veränderungen wie etwa Aggressivität durch das ständige Nichtverstehen und Nicht-verstanden-Werden. Frühzeitige Sprachtherapie (Logopädie) verbessert die Chancen erheblich und sollte daher beginnen, sobald der Zustand des Patienten es erlaubt.

Das Schlucken kann durch einen Schlaganfall ebenfalls beeinträchtigt sein **(Dysphagie).** Viele Kranke verschlucken sich in den ersten Tagen nach einem Schlaganfall, sodass Nahrungsteile in die Luftröhre rutschen und dort zu einer Lungenentzündung führen kön-

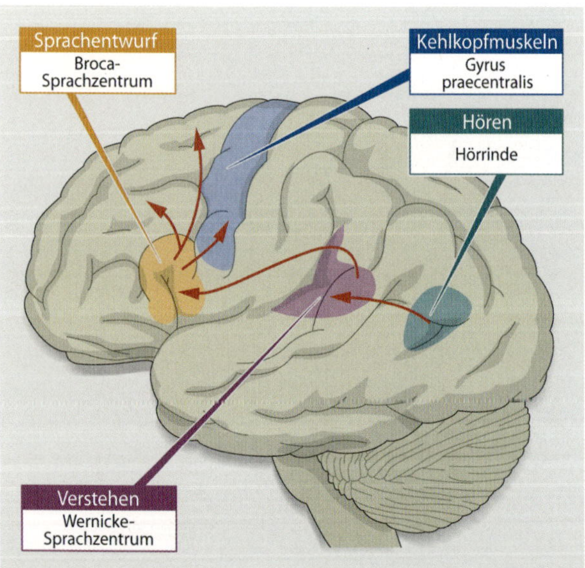

*Viele Gehirnareale sind z. B. am Beantworten einer Frage beteiligt. Die Lautinformationen erreichen zuerst die **Hörrinde,** die mit dem **Wernicke-Sprachzentrum** verbunden ist. Dort wird aus dem Hören ein Verstehen. Das Wernicke-Sprachzentrum arbeitet mit dem **Broca-Sprachzentrum** zusammen, das seinerseits Impulse in den **Gyrus praecentralis** sendet, der die für die Sprachbewegungen zuständigen Muskeln steuert. Das Broca-Sprachzentrum hat Verbindungen in das Vorderhirn, das die Art, wie etwas gesagt wird, beeinflusst. Ist eines dieser Gebiete beim Schlaganfall geschädigt, sind Sprachstörungen die zwangsläufige Folge.* [ASM 2911]

nen, die den Patienten im Genesungsprozess zurückwirft. Deshalb wird vor der ersten Mahlzeit das Schlucken getestet. Klappt es nicht richtig, wird das Schlucken mit einem Therapeuten systematisch geübt und der Patient vorübergehend künstlich ernährt. Oft ist die kritische Phase schon nach ein paar Tagen vorbei, und weitgehend normales Essen ist wieder möglich.

Diese Liste der möglichen Beeinträchtigungen und ihrer Folgen ließe sich sehr lange fortsetzen. Hinzu kommt, dass auch bei anfänglich gleichem Zustand jeder Kranke anders reagiert und unterschiedlich belastbar ist. Deshalb wird für jeden Schlaganfallpatienten ein individueller Behandlungsplan erstellt.

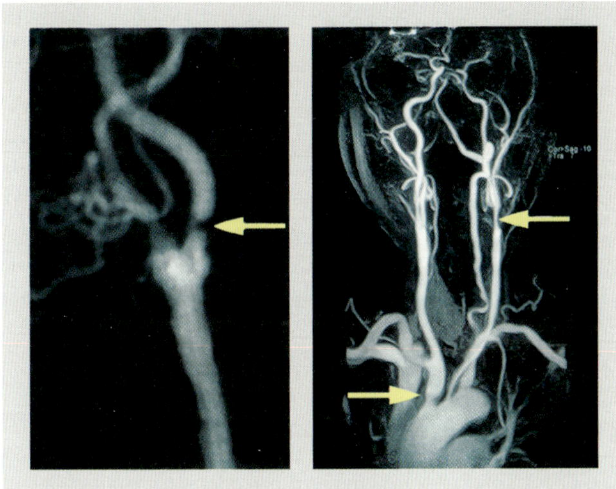

*Links: Die Röntgenaufnahme der **Halsarterien** eines 57-jährigen Patienten mit Halbseitenlähmung zeigt eine hochgradige Verengung der linken inneren Halsarterie (Pfeil). Rechts: Noch ausgeprägter ist der Befund bei einem 72-jährigen Patienten mit **TIAs:** Dieser zeigt gleich zwei hochgradige Gefäßverengungen, die erste (Pfeil unten) am Abgang der Hals- und Armarterie rechts, die zweite (Pfeil oben) in der linken Halsarterie.* [GTV 2910]

Rehabilitation in der Reha-Klinik

Mindestens ebenso wichtig wie die Akutversorgung des Schlaganfallpatienten ist die nahtlose Fortsetzung des im Krankenhaus begonnenen Rehabilitationsprogramms. Hierfür ist der Betroffene am besten in einer speziellen ***Rehabilitationsklinik*** aufgehoben, bei leichteren Funktionsstörungen kann die weitere Behandlung auch ambulant oder teilstationär erfolgen. Ziel der Rehabilitation ist es, dem Patienten durch die bestmögliche Wiederherstellung seiner Fähigkeiten und individuell angepasste Verhaltensregeln für die Bewältigung des Alltags ein weitgehend selbstständiges Leben zu ermöglichen.

Selbsthilfe

Mit einem Schlag ist alles anders – diese schmerzliche Erfahrung müssen in Deutschland pro Jahr etwa 180 000 Menschen machen. Dank moderner medizinischer Möglichkeiten überleben die meisten heute ihren (ersten) Schlaganfall, aber innerhalb weniger Minuten verändert sich das ganze Leben, denn häufig bleiben die Folgen zeitlebens spürbar: Bei ungefähr drei Vierteln der Betroffenen bilden sich die Ausfälle nur teilweise zurück, und sie müssen lernen, mit diesen Einschränkungen zu leben.

Auffälligste Dauerfolgen sind Lähmungen und Bewegungseinschränkungen. Resignation ist fehl am Platz, denn Fortschritte sind noch nach Monaten möglich. Auch wenn es schwerfällt: Geduld und tägliches Üben helfen am besten. Dagegen erzeugt ungeduldiges Erzwingenwollen Stress, der die Muskelsteife verstärken und so mehr schaden als nützen kann. Mit Üben sind nicht nur die Fortsetzung der Physiotherapie und die begleitenden täglichen Übungen gemeint. Genauso wichtig ist es, die empfohlenen Verhaltensregeln zur Bewegungsförderung konsequent im Alltag umzusetzen.

Häufig sind Änderungen in der Wohnung oder technische Hilfsmittel ratsam, um Sicherheit und Mobilität zu erhöhen. Die Hilfsmittel müssen jedoch regelmäßig von der Physiotherapeutin überprüft werden, ob sie noch angemessen sind oder besser durch geeignetere ersetzt werden sollten.

Bei Sprachstörungen wird die logopädische Behandlung, die meist schon im Krankenhaus eingeleitet wurde, möglichst konsequent fortgesetzt. Auch hier gilt: Je intensiver trainiert wird, desto rascher stellen sich Erfolge ein.

Ein besonders heikler Punkt sind die Aufmerksamkeitsprobleme. Viele Betroffene berichten davon, dass sie leichter ermüden, schnell gereizt reagieren und oft Schwierigkeiten haben, neue Informationen zu behalten. Leiden Sie unter Gedächtnis- und Konzentrationsstörungen, kann eine **neuropsychologische Therapie** helfen. Sie soll nicht nur die Defizite weitestmöglich mindern und kompensieren helfen, sondern auch den Betroffenen dabei unterstützen, ein neues Gleichgewicht zu finden.

Im Alltag ist auf ausreichende Ruhepausen zu achten. Bei Ermüdung können bereits wiedererworbene Fähigkeiten (zeitweilig) verloren gehen, was den Betroffenen verunsichert und seine Motivation zur Fortsetzung der notwendigen Übungen mindert.

Am schwersten zu überwinden ist allerdings nicht selten eine Depression als Reaktion auf den Schlaganfall. Diese ist meist weniger Folge der Gehirnschädigung als vor allem eine Trauerreaktion um die verlorenen Fähigkeiten. Vielen Patienten helfen hier Kontakte nach außen und die „kleinen Freuden des Alltags“, wohingegen Rückzug (z. B. aus Scham, auf eine Gehhilfe angewiesen zu sein) die Probleme eher verstärkt. Bleiben diese

Stroke Unit: das Beste für die ersten Behandlungstage

Stroke Units sind spezielle ***Schlaganfallstationen,*** die rund um die Uhr über die räumlichen, apparativen (z. B. CT, Kernspin) und personellen Voraussetzungen zur intensiven Betreuung von Schlaganfallpatienten verfügen. Hier arbeiten Ärzte, Pflegekräfte und Physiotherapeuten mit besonderen Kenntnissen in der Versorgung Schlaganfallkranker eng zusammen.

Studien haben bestätigt, dass die Behandlung in einer Stroke Unit die besten Ergebnisse zeigt. Viele Krankenhäuser verbessern deshalb derzeit ihre Ausstattung und die Qualifikation ihrer Mitarbeiter, um als Stroke Unit zertifiziert zu werden. Für den ländlichen Raum mit einer Wegezeit zur nächsten Stroke Unit von 60 Minuten oder mehr werden neue Modelle der Zusammenarbeit zwischen Stroke Units und lokalen neurologischen Kliniken erprobt, damit auch die Patienten, die weit weg von der nächsten Stroke Unit wohnen, z. B. die Möglichkeit einer Lysebehandlung erhalten.

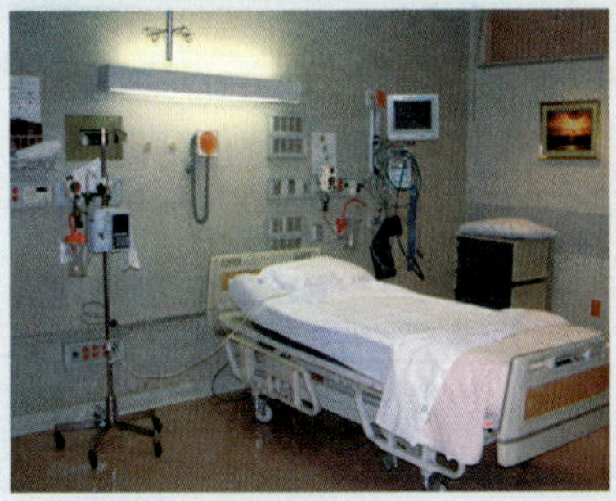

Maßnahmen ohne Erfolg, sollten Sie professionelle Hilfe in Anspruch nehmen (Näheres → S. 1172).

Unterstützung durch Angehörige

Unterstützung und Anteilnahme durch die Angehörigen sind für den Kranken wichtig. Suchen Sie deshalb das Gespräch mit den Ärzten und Therapeuten, um über die Prognose der Krankheit, über die therapeutischen Möglichkeiten – und deren Grenzen – informiert zu sein. Und machen Sie deutlich, dass Sie aktiv in die Behandlung einbezogen werden wollen.

Die psychische Belastung ist für viele Betroffene enorm: Innerhalb kürzester Zeit Fähigkeiten zu verlieren, die im frühen Kindesalter erworben wurden und möglicherweise vollkommen von anderen abhängig zu sein, das bedeutet eine existenzielle Krise. Geben Sie dem Kranken – gemeinsam mit den Ärzten und anderen betreuenden Personen – von Anfang an so viel Autonomie und Entscheidungs- bzw. Handlungsspielraum wie möglich. Die Kunst besteht darin, die Balance zu halten: einerseits für den Betroffenen da zu sein, wann immer er Ihre Hilfe benötigt, und ihn andererseits darin zu bestärken, allmählich wieder in ein selbstbestimmtes Leben zurückzufinden.

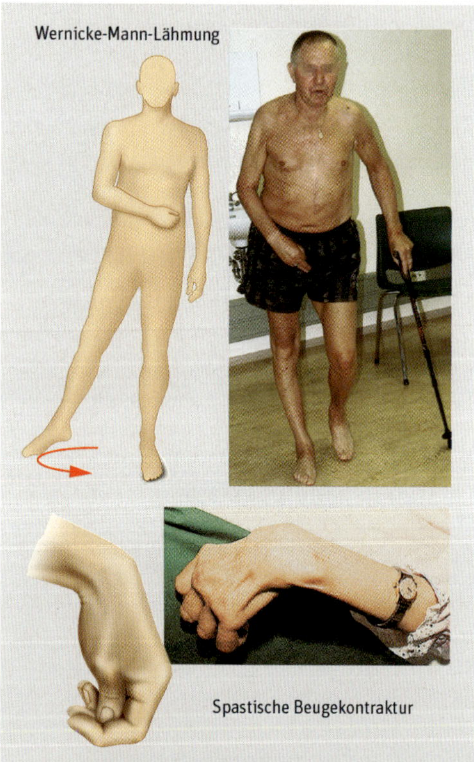

Die beiden Abbildungen zeigen die typische ***spastische Halbseitenlähmung infolge eines Schlaganfalls.*** *Die untere Extremität verharrt in Streckstellung, der Betroffene bewegt beim Gehen das „zu lange" Bein in einem Halbkreis nach außen anstatt es zu beugen (sog. Wernicke-Mann-Lähmung). Die obere Extremität hingegen versteift in Beugestellung, die Gebrauchsfähigkeit der Hand ist erheblich eingeschränkt (sog. spastische Beugekontraktur).* [GTV 2912]

Dem Kranken Mut zuzusprechen und seine Fortschritte zu loben, aber auch aufmerksam zuzuhören, wenn er seine Verzweiflung, Trauer, Angst oder Scham zum Ausdruck bringen möchte – für den Betroffenen ist es wichtig zu erleben, dass Ihre Fürsorge ihm den Raum lässt, seine psychische Befindlichkeit auszudrücken.

Stellen Sie sich darauf ein, dass die Rekonvaleszenz Wochen oder sogar Monate dauern kann. In der ersten Zeit ist der Kranke höchstwahrscheinlich auf pflegerische Unterstützung angewiesen. Zu lernen, ihn im Bett richtig zu lagern, ihm beim Waschen, Anziehen oder den ersten Gehversuchen zu helfen und später dann die Rehabilitation oder die Rückkehr nach Hause so zu gestalten, dass immer wieder Fortschritte erreicht werden – all dies ist belastend und führt möglicherweise schon bald dazu, dass Sie das Gefühl haben, nichts gehe mehr ohne Sie. Sie sollten – wie alle pflegenden Angehörigen – von Anfang an darauf achten, Ihre eigenen Bedürfnisse nicht zu vernachlässigen. Wenn Sie auf Dauer überlastet sind, ist weder Ihnen noch Ihrem Angehörigen gedient. Eventuell ist es notwendig, dass Sie sich frühzeitig um Hilfe (z. B. ambulante Dienste) bemühen für den Fall, dass der Patient nicht mehr allein für sich sorgen kann. Beziehen Sie auch die Vorstellungen und Pläne des Kranken in Ihre Überlegungen mit ein. Hinweise zur Entlastung finden Sie auf → S. 443.

Komplementärmedizin

In der Akutphase des Schlaganfalls haben Naturheilverfahren keinen Platz. Der damit verbundene Zeitverlust verschlechtert nur die Aussichten des Patienten.

Im Rahmen der rehabilitativen Behandlung und bei der Bewältigung von Spätfolgen sieht es anders aus.

Biofeedback (→ S. 1259) reduziert nachweislich Bewegungseinschränkungen infolge der Lähmungen [T07]. Der Betroffene lernt, die verbliebene Aktivität gelähmter Muskeln bewusst zu kontrollieren und damit maximal auszuschöpfen sowie generell motorische Defizite besser auszugleichen. Als Begleitmaßnahme hat das Verfahren damit einen hohen Stellenwert.

Die Homöopathie (→ S. 1251) bietet z. B. Arnika, Oleander oder Opium in niedrigen Potenzen (D6 oder D12) zur Linderung von Begleiterscheinungen wie Schwindel, Schwäche, Muskelschmerzen oder Gedächtnisverlust. Der Erfolg in der Nachbehandlung eines Schlaganfalls ist individuell zu beurteilen – einen Wirksamkeitsnachweis gibt es bislang nicht.

Akupunktur (→ S. 1249) wird inzwischen relativ häufig im Rahmen der (stationären) Rehabilitation zur Reduzierung von Lähmungserscheinungen eingesetzt. Eine große chinesische Studie, die den Therapieerfolg der Akupunktur bei Schlaganfall untersuchte, konnte eine Wirksamkeit aber nicht bestätigen [T05].

Setzen Sie keine allzu große Hoffnungen in Verfahren wie Eigenbluttherapie (→ S. 1031),

Basis für die motorische Rehabilitation: Bobath

In Westeuropa erfolgt die physiotherapeutische Rehabilitation von Schlaganfallpatienten meist nach dem **Bobath-Konzept.** Das Bobath-Konzept hat sich als wirksam erwiesen, um:

- Die Wahrnehmung der betroffenen Seite zu fördern, indem diese Seite bewusst „bevorzugt" wird. So wird der Patient vorrangig von der betroffenen Seite angesprochen und Handgriffe werden von dieser Seite her durchgeführt.
- Den Muskeltonus zu normalisieren und damit einer Spastik der betroffenen Muskulatur vorzubeugen bzw. sie zu mindern
- Alltägliche Handgriffe und Verrichtungen wieder einzuüben: vom Aufstehen aus dem Bett über Toilettengang und Körperpflege bis hin zum Anziehen und Schmieren eines Brots.

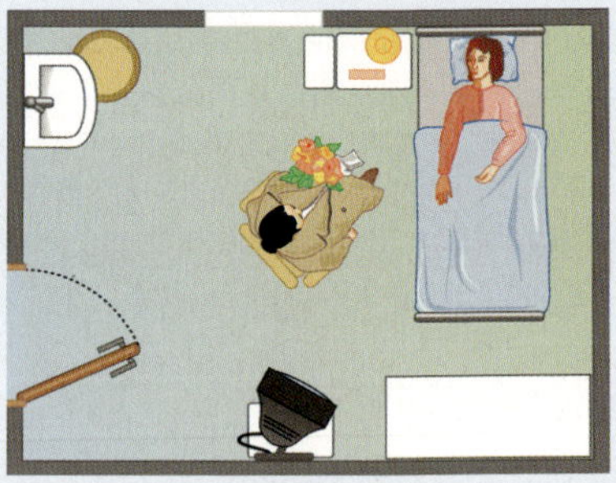

Prinzipien der Raumanordnung nach **Bobath** *bei Schlaganfallpatienten. Die Pflegenden arbeiten möglichst von der betroffenen Seite her, und auch die Besucher und Angehörigen sollten sich auf dieser Seite aufhalten.* [GTV 2913]

Bach-Blütentherapie (→ S. 1253), Neuraltherapie (→ S. 1261) oder Fußreflexzonenmassage (→ S. 1256), zumal sie sich kaum zur Dauertherapie eignen. Als begleitende Maßnahmen während der oft monatelangen Rehabilitation kommen sie nicht infrage.

Vorsorge

Jeder kann dazu beitragen, sein persönliches Schlaganfallrisiko gering zu halten. Als wesentlich hat sich dabei ein normaler Blutdruck erwiesen – ein erhöhter Blutdruck ist der wichtigste Risikofaktor für beide Schlaganfallformen. Weitere beeinflussbare Risikofaktoren sind:

- Rauchen. Besonders gefährlich ist der regelmäßige Nikotinkonsum, wenn Frauen gleichzeitig die „Pille" einnehmen.
- Übergewicht (→ S. 254)
- Diabetes (→ S. 758)
- Fettstoffwechselstörungen (→ S. 757)
- Herzrhythmusstörungen wie Vorhofflimmern (→ S. 708)
- Starker Alkoholkonsum.

Medikamente werden zur Schlaganfallvorbeugung bei Gesunden nicht empfohlen.

(!) Die Ausschaltung bzw. Minimierung von Risikofaktoren ist ein wesentlicher Pfeiler der Vorbeugung sowohl bei (Noch-)Gesunden als auch bei Menschen, die bereits einen Schlaganfall hatten.

Herz-Kreislauf-Erkrankungen

Anders ist es bei Menschen mit bereits bestehenden Herz-Kreislauf-Erkrankungen. Für Patienten mit einer koronaren Herzkrankheit (→ S. 693) wird die Einnahme eines Statins empfohlen (→ S. 768), das über seine blutfettsenkende Wirkung hinaus einen günstigen Effekt auf die Gefäße zu haben scheint. Auch niedrig dosierte Acetylsalicylsäure (z. B. Aspirin 100®) ist empfehlenswert – sie verhindert das Verklumpen von Blutplättchen und damit die Gerinnselbildung in Gefäßen. Bei Vorhofflimmern, Ausbuchtungen der Herzwand (Aneurysmen) oder bestimmten Klappenfehlern verhindert eine medikamentöse Gerinnungshemmung (in Deutschland am häufigsten mit Marcumar® → S. 741) die Gerinnselbildung im Herzen und damit einen Schlaganfall.

Eine Operation oder Aufdehnung von Verengungen der Halsschlagader ist nur sinnvoll, wenn diese stark ausgeprägt sind, rasch fortschreiten oder bereits zu einer TIA geführt haben. Bei leichten oder mäßigen Verengungen und Beschwerdefreiheit ist das Eingriffrisiko höher als das Schlaganfallrisiko.

Rezidivprophylaxe

Menschen, die schon eine TIA oder einen Schlaganfall hatten, tragen ein hohes Risiko für eine erneute Durchblutungsstörung.

Alle Patienten erhalten auf Dauer ein Medikament, das das Verklumpen der Blutplättchen und damit die Gerinnselbildung hemmt, meist Acetylsalicylsäure (z. B. Aspirin 100® → Pharma-Info S. 740), bei hohem Risiko kombiniert mit Dipyridamol (z.B. Aggrenox®).

Eine weitere Hemmung der Gerinnung ist lediglich bei den oben aufgeführten Herzerkrankungen sinnvoll. Operationen an den Hirngefäßen sind nur dann ratsam, wenn eine deutliche Verengung besteht, aber das von ihnen versorgte Hirngewebe noch nicht abgestorben ist.

i Aktuell: www.gesundheit-heute.de/29x04

- **www.leitlinien.net** – Unter der Stichwortsuche finden Sie zum Begriff Schlaganfall die Leitlinie der Deutschen Gesellschaft für Neurologie zur Diagnostik und Therapie des Schlaganfalls.
- **www.schlaganfall-hilfe.de** – Internetseite der Stiftung Deutsche Schlaganfall-Hilfe, Gütersloh: Sorgfältig aufbereitete und wissenschaftlich gesicherte Fakten und Informationen zur Erkrankung.
- **www.kompetenznetz-schlaganfall.de** – Kompetenznetz Schlaganfall der Charité, Berlin: Aktuelle und ausführliche Informationen.
- C. Michael: **Schlaganfall.** Wege zu Kraft und neuem Lebensmut. Trias, 2003. Knapper, aber lebensnaher Ratgeber.
- J. Wilhelm; A. Lauer: **Schlaganfall** – Wie Sie sich auf ein verändertes Leben einstellen. Haug, 2002. Ausführliche Darstellung, die viele Praxisfragen beantwortet; verfasst von einem Betroffenen und dessen Neurologen.

Hirnarterien-aneurysmablutung

Häufigkeit: ■■□□□

Hirn[arterien]aneurysmablutung: Unterschiedlich schwere Gehirnblutung durch Platzen eines ausgeweiteten Gefäßes und häufige Ursache für nicht verletzungsbedingte Gehirnblutungen im mittleren Erwachsenenalter. Starke Raucher und Bluthochdruckpatienten haben ein erhöhtes Risiko.

Leitbeschwerden

- Innerhalb von Sekunden bis Minuten einsetzende heftigste Kopfschmerzen
- Übelkeit, Erbrechen, Lichtscheu
- Möglicherweise Ausfälle, z. B. Sehen von Doppelbildern oder Krampfanfälle
- Möglicherweise Nackensteife
- Bewusstseinstrübung bis zur Bewusstlosigkeit.

Wann zum Arzt

Heute noch, wenn Kopfschmerzen mit leichter Nackensteife verbunden sind

Sofort den Notarzt rufen, wenn Kopfschmerzen in noch nie erlebter Stärke auftreten oder mit Nackensteife oder Ausfällen verbunden sind.

Die Erkrankung

Hirnarterienaneurysmen entstehen durch angeborene „Webfehler" von Arterien (Schlagadern) im Gehirn, am häufigsten an der Gehirnunterseite, die zu einer lokal begrenzten Gefäßwandschwäche führen können. Im Lauf der Zeit drückt der normale Blutdruck die Gefäßwand an dieser Stelle immer mehr nach außen, bis schließlich eine sackartige Ausweitung *(Hirn[arterien]aneurysma)* entstanden ist. Die Gefäßwand wird immer dünner, bis das Gefäß letztlich platzt *(Aneurysmaruptur)* und das Blut mit hohem Druck herausströmt. Je nachdem, wo das Aneurysma liegt und in welche Richtung das Blut dann fließt, ergeben sich unterschiedliche Situationen:

- Am häufigsten fließt das Blut zwischen die Hirnhäute. Eine solche *Subarachnoidalblutung* zeigt sich vor allem durch stärkste, vorher noch nie erlebte Kopfschmerzen („Vernichtungskopfschmerz").
- Seltener strömt das Blut in das umliegende Gehirngewebe. Diese Hirnblutung *(intrazerebrale Blutung)* führt zu schlaganfallähnlichen Symptomen (→ S. 1126).

Warnblutung. Nicht immer platzt das Aneurysma ohne vorhergehende Warnzeichen. Manchmal drücken große Aneurysmen auf umliegende Strukturen und führen zu Ausfällen (vor allem Störungen der Augenbewegungen mit Doppelbildern), oder es kommt zu einer kleinen *Warnblutung* mit mäßigen, aber anhaltenden Kopfschmerzen und einem „etwas steifen Nacken". Solche Beschwerden sollten umgehend abgeklärt werden, da sie eine drohende Aneurysmaruptur anzeigen können.

Verlauf. Für leicht Erkrankte sind die Aussichten verhältnismäßig gut, für anfänglich bewusstlose Patienten aber schlecht (Sterblichkeit im ersten Monat 75 %). Häufig bleiben Dauerfolgen wie etwa Konzentrations- oder Gedächtnisstörungen zurück. Da als Spätfolge die Hirnhäute und damit die Abflusswege des Liquors verkleben können und dann ein Hydrozephalus (Wasserkopf) droht (→ S. 1158), sind regelmäßige Kontrollen durch einen Neurologen sinnvoll.

Das macht der Arzt

Bei Verdacht auf eine Aneurysmablutung lässt der Arzt sofort ein CT oder einen Kernspin anfertigen, auf denen eine Blutung meist sichtbar ist. Moderne Techniken ermöglichen eine Gefäßdarstellung in der gleichen Untersuchung, um die Lage des Aneurysmas festzustellen. Nur wenn keine Blutung sichtbar ist, folgt eine Liquoruntersuchung (→ S. 1119) zum Blutnachweis.

Alle Patienten mit einer Hirnaneurysmablutung müssen im Krankenhaus behandelt werden, meist ist eine intensivmedizinische Betreuung erforderlich.

Die Gefahr einer erneuten Blutung ist kurz nach der Erstblutung besonders groß. Die Aussichten des Patienten sind deshalb am besten, wenn das Aneurysma möglichst früh ausgeschaltet wird, entweder durch operatives Abklemmen *(Clipping)* oder durch Vorschieben einer Metallspirale in das Aneurysma über einen Gefäßkatheter, die das Aneurysma „zustopfen" soll *(Coiling)*.

Geht es dem Patienten sehr schlecht oder kommt er (bei leichterem Verlauf) zu spät ins Krankenhaus, wird mit der Operation gewartet, weil dann das Risiko eines Schlaganfalls durch die Operation zu groß wäre. Denn ab dem 3. Tag verkrampfen sich die Blutgefäße im Gehirn als Reaktion auf die Blutung. Diese Verkrampfung bildet sich zwar nach etwa zwei Wochen von selbst wieder zurück, kann aber in der Zwischenzeit zu Durchblutungsstörungen führen.

Unabhängig vom Zeitpunkt der Operation werden während der Zeit der Gefäßkrämpfe gefäßerweiternde Medikamente gegeben, um die Gehirndurchblutung zu verbessern. Der Blutdruck wird auf einen niedrigen Normalwert eingestellt. Der Betroffene darf nicht aufstehen und sich nicht anstrengen, da ein Blutdruckanstieg eine erneute Blutung auslösen kann. Insbesondere bei schweren Blutungen kann sich außerdem eine bedrohliche und behandlungsbedürftige Hirndrucksteigerung entwickeln (→ S. 1158).

Im Anschluss an den Krankenhausaufenthalt sind, vergleichbar dem Vorgehen beim Schlaganfall, häufig weitere Rehabilitationsmaßnahmen über Monate erforderlich.

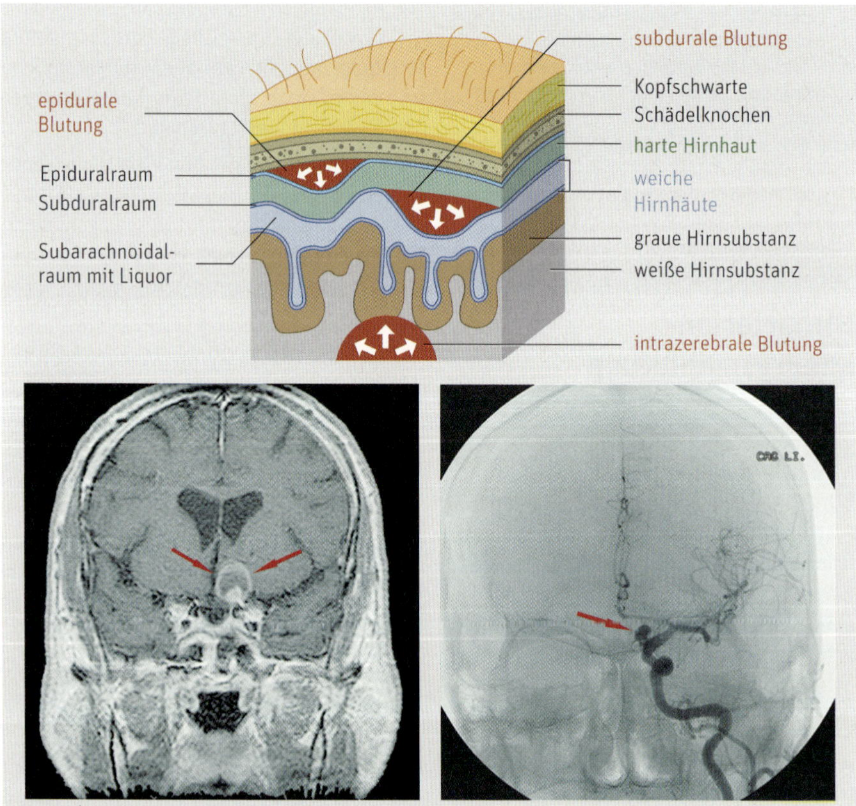

Oben: Blutungen in den Schädelinnenraum ***(intrakranielle Blutungen)*** *treten als epidurale, subdurale oder intrazerebrale Blutung auf.*
Unten: Bildgebende Diagnostik bei einem großen ***Hirnarterienaneurysma.*** *Das Kernspin (links) und die Röntgenkontrastdarstellung der Gefäße (rechts) zeigen das auf der inneren Halsschlagader aufsitzende Aneurysma (Pfeile).* [ASM, GTV 2914]

Hirnvenen- und Hirnsinusthrombose

Häufigkeit: ■□□□□

Hirnvenenthrombose und Hirnsinusthrombose: Verschluss einer Gehirnvene oder eines großen venösen Blutleiters (Sinus) im Gehirn. Seltene Erkrankung, die entweder spontan, z.B. bei erhöhter Gerinnungsneigung des Bluts, oder als Komplikation einer eitrigen Entzündung im Kopfbereich auftritt. Das Krankheitsbild ist vielgestaltig und ähnelt mitunter einem Schlaganfall, entwickelt sich aber langsamer. Sofern keine Komplikationen auftreten, sind die Heilungsaussichten gut.

Leitbeschwerden

- Zunehmende Kopfschmerzen
- Häufig Übelkeit, Erbrechen, Sehstörungen
- Möglicherweise Ausfälle, z.B. Lähmungen oder Gedächtnisstörungen
- Möglicherweise Bewusstseinstrübung
- Möglicherweise Krampfanfälle.

Die Erkrankung

Das Blut aus dem Gehirn wird über Gehirnvenen und über in der harten Hirnhaut verlaufende Blutleiter *(Sinus)* zurück zum Herzen geleitet. Wie andere Venen, so können auch die Venen im Gehirn von einem Verschluss (Thrombose → S. 736) betroffen sein. Das Blut staut sich zurück, sodass der Druck im Gehirn ansteigt.

Eine Ursache von Hirnvenen- und Hirnsinusthrombosen sind schwere, sich ausbreitende Entzündungen aus dem Ohr- oder Gesichtsbereich *(septische Form)*. Viel häufiger jedoch ist eine Sinusthrombose Folge einer bis dahin nicht bekannten erhöhten Blutgerinnung oder von Erkrankungen, die das Blut stärker gerinnen lassen als normal *(blande Form)*. Auch Schwangere und Frauen, die die „Pille" einnehmen, haben ein erhöhtes Risiko, insbesondere wenn sie gleichzeitig rauchen.

Das macht der Arzt

Die Diagnose wird heute durch spezielle CT- oder Kernspinuntersuchungen gestellt. Etablierte Behandlung bei der nicht entzündlichen Sinusthrombose (blande Form) ist die Hemmung der Blutgerinnung durch eine Heparininfusion, bei entzündlichen (septischen) Formen wird zusätzlich die Entzündung behandelt. Frauen, die eine Thrombose des Sinus oder einer anderen Hirnvene hatten, dürfen die „Pille" und andere Hormonpräparate nicht mehr einnehmen.

Entzündungen von Gehirn, Rückenmark und Nerven

Hirnhautentzündung

Häufigkeit:

Hirnhautentzündung *(Meningitis):* Infektionsbedingte Entzündung der Hirnhäute. Eine Hirnhautentzündung tritt überwiegend im Kleinkind- bis Jugendalter auf; im Erwachsenenalter sind ältere Menschen und Abwehrgeschwächte besonders gefährdet. Die Erkrankung ist lebensgefährlich: 20 % der Betroffenen versterben, wobei der Verlauf stark abhängig ist vom zugrunde liegenden Erreger und der Konstitution des Betroffenen. Ein Drittel der Überlebenden leidet unter Dauerfolgen wie z. B. Schwerhörigkeit.

Leitbeschwerden

- Fieber (meist hoch)
- Schweres Krankheitsgefühl
- Stärkste Kopfschmerzen
- Nackensteife beim Versuch, den Kopf nach vorn auf die Brust zu beugen (kann bei älteren und abwehrgeschwächten Menschen fehlen)

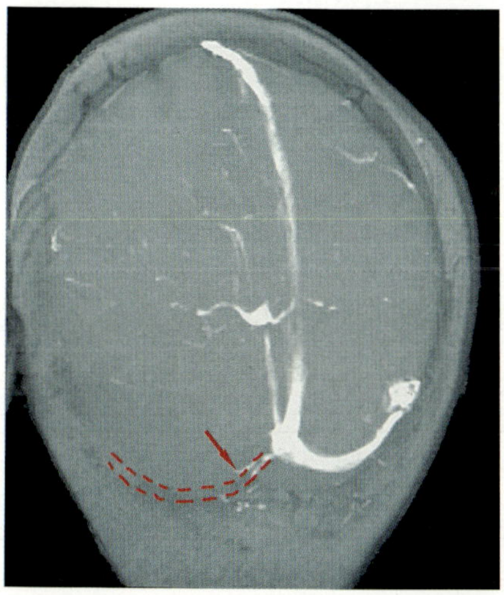

Röntgenkontrastdarstellung der Hirnsinus bei einem 70-jährigen Mann mit Sinusthrombose. Normalerweise teilt sich der bogenförmige **obere Hirnsichelblutleiter (Sinus sagittalis superior)** *auf Höhe des Hinterhaupthöckers (der gut tastbare Höcker am Hinterkopf) in den linken und rechten* **queren Blutleiter (Sinus transversus).** *Hier stellt sich nach der Gabelung nur der rechte Sinus transversus dar. Links ist der Kontrastmittelfluss abgebrochen, es besteht eine Sinusthrombose.* [GTV 2915]

- **Kniebeugezeichen** *(Brudzinski-Zeichen):* Wird bei dem auf dem Rücken liegenden Patienten der Kopf nach vorne gebeugt (Kinn berührt Brustbein), so werden automatisch die Beine angezogen, um die Schmerzen zu vermeiden
- **Kniekusszeichen:** Der Patient richtet sich nach vorne auf und kann sein angewinkeltes Knie schmerzbedingt nicht „küssen".
- Übelkeit, Erbrechen, Licht- und Geräuschüberempfindlichkeit
- Möglicherweise vorher Infekt, am häufigsten der Atemwege
- Möglicherweise Schläfrigkeit bis hin zur Bewusstlosigkeit

Wann zum Arzt

Sofort, wenn die Beschwerden zu einer Hirnhautentzündung passen.

Die Erkrankung

Häufigste Erreger einer Hirnhautentzündung sind Bakterien (vor allem Meningokokken und Pneumokokken, aber auch Haemophilus influenzae, Streptokokken, Staphylokokken) oder Viren (z. B. Coxsackie-, Echo-, Herpes-simplex-Viren), seltener Pilze oder Parasiten. Auch die Frühsommer-Meningoenzephalitis (FSME → S. 1134) zählt zu den virusbedingten Hirnhautentzündungen (die Zecken sind nur die Überträger des FSME-Virus).

Meist steht z. B. ein scheinbar harmloser Racheninfekt oder eine Lungenentzündung am Anfang des Geschehens. Die Erreger gelangen ins Blut und mit ihm in alle Organe des Körpers. Warum die Erreger sich bei einem kleinen Teil der Erkrankten auch in den Hirnhäuten festsetzen und zu einer Entzündung führen, ist nicht geklärt.

Bakterien können außerdem bei schweren Entzündungen im Kopfbereich (z. B. des Ohrs) oder über eine nicht erkannte Schädelbasisverletzung direkt zu den Hirnhäuten gelangen. Mitunter bleibt der Infektionsweg auch unklar.

Unterschiedliche Formen. Die meisten Hirnhautentzündungen verlaufen akut, bilden sich also rasch aus:

- Typisch für bakterielle Hirnhautentzündungen, insbesondere durch Meningokokken, ist die schnelle Entwicklung eines lebensbedrohlichen Krankheitsbilds, oft innerhalb weniger Stunden.
- Virusbedingte Hirnhautentzündungen setzen etwas langsamer ein, oft nach Anzeichen eines „grippalen Infekts" in den vorangegangenen Tagen, und verlaufen oft milder. Bei einigen Viren, etwa Herpesviren, sind allerdings schwere und sogar lebensbedrohliche Verläufe häufig.
- Seltener macht sich eine Hirnhautentzündung durch über Wochen zunehmende Beschwerden bemerkbar. Typisch ist dies aber für die Hirnhautentzündung durch *Tuberkulosebakterien* (→ S. 607) oder *Borrelien* (→ S. 1094).

Manchmal sind nur die Hirnhäute befallen. Nicht selten aber greift die Entzündung auf das Gehirn über. Die Kombination aus Hirnhaut- und Gehirnentzündung heißt **Meningoenzephalitis.**

Größte Gefahren während der akuten Erkrankung sind Schock (→ S. 191) und Hirndrucksteigerung (→ S. 1158). Außerdem können bei einer bakteriellen Hirnhautentzündung die Bakterien zu einer eitrigen Gewebeeinschmelzung führen, die sich dann abkapselt *(Hirnabszess).*

Das macht der Arzt

Da bei einer Hirnhautentzündung die entzündeten Hirnhäute verstärkt schmerzen, sobald man sie unter Zugspannung setzt, kann der Arzt die Verdachtsdiagnose anhand einfacher Untersuchungsverfahren stellen. Besteht der Verdacht auf eine Hirnhautentzündung, ist eine Krankenhauseinweisung unumgänglich. Dort wird neben Blutabnahmen unverzüglich eine Lumbalpunktion mit nachfolgender Liquoruntersuchung (→ S. 1119) durchgeführt: Der Liquor ist nicht klar, sondern trübe oder sogar eitrig und enthält viel zu viele weiße Blutkörperchen. Oft ist durch mikroskopische Untersuchung schon eine Unterscheidung zwischen bakterieller und viraler Hirnhautentzündung möglich, für manche Erreger gibt es Schnelltests. Außerdem wird noch am ersten Tag ein CT angefertigt.

Besteht nach der Lumbalpunktion immer noch der Verdacht auf eine bakterielle Hirnhautentzündung, beginnt der Arzt sofort mit Antibiotikainfusionen. Im Gegensatz dazu können nur wenige Viren durch spezielle virushemmende Medikamente bekämpft werden. Im Zweifelsfall wird sich der Arzt für eine antiinfektive Therapie, möglicherweise mit beiden Medikamentengruppen, entscheiden, da das Risiko der Medikamentengabe weit geringer ist als das einer verspäteten Behandlung. Wenige Stunden können hier zwischen Überleben und Tod oder zwischen völliger Ausheilung und Dauerschäden entscheiden.

Zusätzlich werden die Beschwerden des Patienten (z. B. Kopfschmerzen) oder auftretende Komplikationen (wie etwa eine Hirndrucksteigerung) behandelt.

Vorsorge

Eine Hirnhautentzündung kann durch zahlreiche Erreger verursacht werden, und vor den meisten kann man sich nicht schützen.

Es gibt allerdings Ausnahmen:

- Meningokokken sind häufige Verursacher einer bakteriellen Hirnhautentzündung, ***Meningokokkenmeningitis*** genannt, die v.a. Kinder und Jugendliche betrifft. Gegen einige Meningokokkentypen gibt es Impfstoffe. So wird die Impfung gegen Meningokokken vom Typ C seit 2006 in Deutschland für alle Kinder im 2. Lebensjahr empfohlen (→ Tab. S. 269). Vor Reisen in Länder mit erhöhtem Risiko ist eine Impfung gegen Meningokokken vom Typ A, C, W135 und Y empfehlenswert (→ S. 302, Tab. S. 314). Bei Erkrankungen im nächsten Umfeld schützt zudem die vorbeugende Antibiotikagabe ansteckungsgefährdete Menschen.
- Ebenfalls seit 2006 für alle Kinder empfohlen (jedoch schon im 1. Lebensjahr) ist die Pneumokokkenimpfung (→ Tab. S. 269). Ältere und abwehrgeschwächte Menschen sind ebenfalls besonders gefährdet. Ihnen wird eine Impfung empfohlen, die alle sechs Jahre aufgefrischt werden muss.
- Geimpft werden kann auch gegen die in Teilen Deutschlands und Osteuropas auftretende FSME (→ S. 1134).

Aktuell: www.gesundheit-heute.de/29x05

- **www.leitlinien.net** – Unter der Stichwortsuche finden Sie zum Begriff Meningitis die Leitlinien der Deutschen Gesellschaft für Neurologie zu den verschiedenen Formen der Hirnhautentzündung.

Gehirnentzündung

Häufigkeit: ■■□□□

Gehirnentzündung *(Enzephalitis):* Infektionsbedingte Entzündung des Gehirns. Meist sind die Hirnhäute mitentzündet, sodass streng genommen eine Meningoenzephalitis vorliegt. Die Prognose ist je nach Erreger unterschiedlich, wobei die Sterblichkeit mit 70 % bei einer unbehandelten Herpesgehirnentzündung am höchsten ist.

Leitbeschwerden

- Abnorme Schläfrigkeit bis hin zur Bewusstlosigkeit
- Psychische Veränderungen, vor allem Unruhe, Verwirrtheit und Wahnvorstellungen
- Lähmungen, Sprachstörungen, Krampfanfälle
- Möglicherweise Fieber oder grippeartige Beschwerden.

Die Erkrankung

Häufigste Erreger einer Gehirnentzündung sind Viren, wobei die Gehirnentzündung sowohl direkt durch das Virus hervorgerufen als auch Folge einer „fehlgeleiteten" Abwehrreaktion des Körpers ***(parainfektiöse Form)*** sein kann. Die Zahl der als Ursache infrage kommenden Viren ist groß. Besonders gefährlich ist das ***Herpes-simplex-Virus,*** das schwere Verläufe auslöst. Bei einem von 1000 Erkrankten entsteht im Rahmen einer Maserninfektion eine ***Masernenzephalitis***. Bakterien sind weit seltener die Ursache. Wie bei allen Infektionen ist auch das Risiko einer Gehirnentzündung in Zeiten einer Abwehrschwäche erhöht.

Das macht der Arzt

Um die Entzündung und möglicherweise auch den Erreger festzustellen sowie andere Ursachen, etwa einen Tumor, auszuschließen, werden im Krankenhaus Blut- und Liquoruntersuchungen, ein CT oder ein Kernspin und meist auch ein EEG durchgeführt. Häufig lässt sich hierdurch eine Entzündung, nicht aber der Erreger feststellen, insbesondere ist der Nachweis oder Ausschluss der gefährlichen Herpes-simplex-Infektion trotz diagnostischer Fortschritte nicht immer möglich. Meist wird eine Kombination aus Antibiotika und einem gegen das Herpesvirus gerichteten Medikament eingesetzt, um alle Behandlungsmöglichkeiten zu nutzen. Zusätzlich werden die Symptome behandelt, z.B. Krampfanfälle medikamentös unterdrückt.

Vorsorge

Einige Erreger von Gehirnentzündungen werden durch die allgemein empfohlenen Impfungen mitbekämpft, etwa das Masernvirus. Ansonsten ist eine Vorbeugung nicht möglich.

Frühsommer-Meningoenzephalitis (FSME)

Häufigkeit: ■■□□□

Frühsommer-Meningoenzephalitis (FSME): Viruserkrankung nach Zeckenbiss mit Entzündung der Hirnhäute. In Risikogebieten (z.B. verschiedene Landkreise südlich der Mainlinie und in Osteuropa) sind etwa 3 % der Zecken mit dem ***FSME-Virus*** infiziert, wobei selbst dort nur jeder 1000.–10000. nach einem Zeckenbiss an FSME erkrankt. Bei Kindern verläuft die FSME meistens leicht und heilt folgenlos ab. Bei Erwachsenen besteht die Gefahr von bleibenden Schäden. Eine Schutzimpfung ist möglich.

Leitbeschwerden

- Grippeähnliche Symptome wie Abgeschlagenheit, Fieber, Kopf- und Muskelschmerzen
- Später möglicherweise abermals Fieber, (heftige) Kopfschmerzen, Nackensteifigkeit, Übelkeit, Erbrechen, Lähmungen, Bewusstseinsstörungen.

Wann zum Arzt

Heute noch, wenn oben genannte Beschwerden auftreten

Die Erkrankung

Die meisten Menschen, die von einer mit FSME-Viren infizierten Zecke gebissen werden, zeigen allenfalls 1–2 Wochen nach dem Biss leichte grippeähnliche Beschwerden. Bei knapp 10 % der Infizierten kommt es nach 3–4 Wochen zu einer schweren Entzündung des Nervensystems. Häufigste Folge ist eine reine Hirnhautentzündung (→ S. 1133) oder eine Entzündung von Hirnhäuten und Gehirn (Meningoenzephalitis → S. 1133), sehr selten, jedoch gefährlich, ist eine Entzündung des Rückenmarks (Myelitis).

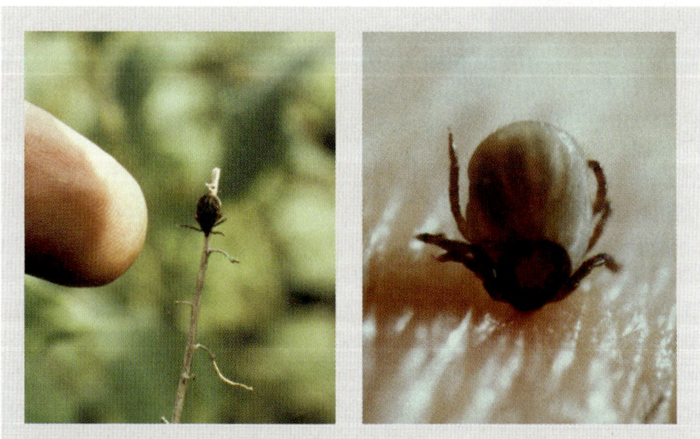

Zecke auf einem Grashalm und beim Blutsaugen [DGK 2938]

Das macht der Arzt

Bei Verdacht auf FSME entnimmt der Arzt Blut und Liquor (Entnahme von Gehirn-Rückenmark-Flüssigkeit → Abb. S. 1120), um nach Antikörpern gegen das FSME-Virus und Entzündungszeichen des Nervensystems zu suchen. Zusätzlich kann ein Kernspin des Gehirns oder Rückenmarks erforderlich werden.

Gegen die Frühsommer-Meningoenzephalitis gibt es bisher kein Medikament. Ist die Krankheit ausgebrochen, können nur die Beschwerden gelindert werden.

Vorsorge

Beachten Sie die Hinweise zur Vorsorge und zur Zeckenentfernung (→ S. 206).

Weitgehenden Schutz vor FSME bietet die **Zeckenimpfung,** die ab dem vollendeten 1. Lebensjahr möglich ist. Die Impfung empfiehlt sich vor allem für Menschen, die in Risikogebieten leben und dort in Kontakt mit Zecken kommen. Dies sind in erster Linie Jäger, Wanderer und Waldarbeiter. Hundehalter sollten darauf achten, dass ihre Hunde vor Zecken geschützt sind. Vorbeugend können Lösungen auf das Hundefell aufgebracht werden (z. B. Exspot®). Eine Impfung kann auch sinnvoll sein, wenn man seinen Urlaub in einem betroffenen Gebiet verbringen will.

Geimpft wird insgesamt dreimal im Zeitraum von 9–12 Monaten. Erst dann besteht ein wirksamer Schutz. Die Impfung sollte alle 3–5 Jahre wiederholt werden, wenn weiterhin ein erhöhtes Infektionsrisiko besteht. Der Impfstoff ist im Allgemeinen gut verträglich. Trotzdem sollten Kinder unter 3 Jahren erst nach sorgfältiger Risikoabwägung geimpft werden. Erkrankte Menschen sind nicht ansteckend.

i Aktuell: www.gesundheit-heute.de/29x14

- www.rki.de – Internetseite des Robert-Koch-Instituts, Berlin: Für den Suchbegriff FSME finden Sie Hintergrundinformationen und aktuelle Auskünfte über Zeckenrisikogebiete im In- und Ausland.

Idiopathische Gesichtslähmung

Häufigkeit: ■■□□□

Idiopathische Gesichtslähmung *(idiopathische Fazialisparese):* Ursächlich unklare, wahrscheinlich entzündlich bedingte Lähmung der Gesichtsmuskulatur mit überwiegend guten Aussichten für den Betroffenen. In über 80 % verschwindet die Lähmung nach 4–10 Wochen von selbst.

Leitbeschwerden

- Einseitige Schwäche oder vollständige Lähmung der Gesichtsmuskeln mit Gesichtsasymmetrie beim Versuch, die Stirn zu runzeln oder die Backen fest aufzublasen, sowie unvollständiger Augenschluss
- Oft Bemerken der Beschwerden am Morgen („verzogenes" Gesicht beim morgendlichen Blick in den Spiegel) mit Verstärkung in den nächsten Stunden
- Möglicherweise Lärmempfindlichkeit
- Möglicherweise Geschmacksstörungen
- Möglicherweise beeinträchtigte Tränen- oder Speichelsekretion
- Keine Schmerzen.

Wann zum Arzt

Heute noch, wenn das Gesicht unerwartet asymmetrisch oder eine Gesichtsseite eindeutig gelähmt ist.

Die Erkrankung

Bis heute ist die Ursache der idiopathischen Gesichtslähmung unklar. Am wahrscheinlichsten ist eine Entzündung des Fazialisnervs, möglicherweise ausgelöst durch das Herpes-simplex-Virus, das auch die Lippenbläschen hervorruft (→ S. 1085).

Der **Fazialisnerv** ist zuständig für die Bewegungen der mimischen Gesichtsmuskulatur. Zudem versorgt er die Speichel- und die Tränendrüsen sowie zwei kleine Muskeln im Mittelohr, die verhindern, dass laute Töne mit voller Wucht zum Innenohr gelangen. Darüber hinaus leitet der Fazialisnerv die Geschmacksempfindungen der Zunge zum Gehirn. Je nachdem, wo genau die (mutmaßliche) Entzündung sitzt, kommt es daher zu weiteren Beschwerden, wobei die Geschmacksstörungen den Betroffenen neben der Gesichtslähmung oft am meisten belasten.

In seltenen Fällen kann hinter einer Gesichtslähmung ein Tumor der Ohrspeicheldrüse stecken (→ S. 75).

Das macht der Arzt

Neben der neurologischen Untersuchung sind immer auch eine Abklärung durch den Hals-Nasen-Ohren-Arzt sowie Blutuntersuchungen erforderlich, um eine Borrelieninfektion (→ S. 1094), eine Herpes-Zoster-Infektion (→ S. 1087) oder Tumoren der Ohrspeicheldrüse (→ S. 75) auszuschließen. Nur wenn sich hier Verdachtsmomente ergeben, sind weitere Untersuchungen nötig.

Empfohlen wird die möglichst frühzeitige Gabe von Kortison in Form von Tabletten

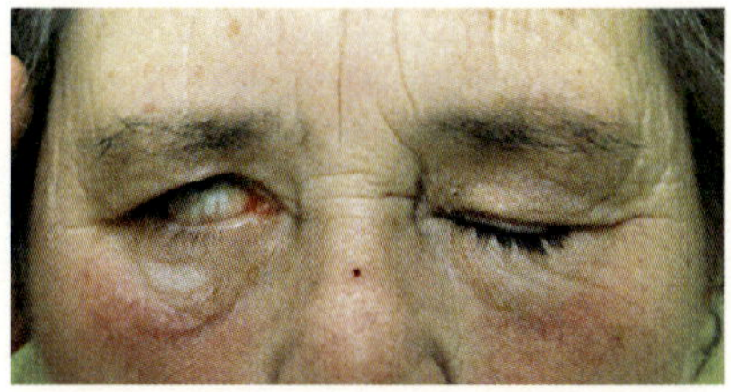

67-jähriger Mann mit den typischen Zeichen einer rechtsseitigen **Fazialislähmung:** *Er kann trotz größter Anstrengung sein rechtes Auge nicht schließen.* [GTV 2916]

(→ Pharma-Info S. 1139) für etwa eine Woche, damit die Entzündung schneller abklingt. Ob zusätzlich virushemmende Medikamente helfen, ist fraglich.

Bei unvollständigem Augenschluss droht die Hornhaut auszutrocknen und dadurch Schaden zu nehmen. Dem kann durch das Einträufeln von Augentropfen tagsüber und das Einbringen von Augensalbe sowie das Anlegen eines Fertig-Uhrglasverbands (→ S. 480) über Nacht vorgebeugt werden.

Bei über 80 % der Betroffenen bildet sich die Lähmung (fast) vollständig zurück, sodass keine störenden Ausfälle zurückbleiben. Bei weniger als 10 % der Erkrankten tritt später eine erneute Lähmung auf, die aber häufig ebenfalls ausheilt.

Selbsthilfe

Sie können die Heilung durch Bewegungsübungen unterstützen, die Sie zweimal täglich vor dem Spiegel ausführen. Die hierzu notwendige Anleitung durch einen Physiotherapeuten verordnet der Arzt.

Multiple Sklerose

Häufigkeit: ■■■□□

Multiple Sklerose *(MS, Encephalomyelitis disseminata, ED):* Abrupt oder schleichend einsetzende, oft in Schüben verlaufende, chronisch-entzündliche Erkrankung von Gehirn und Rückenmark, die durch eine herdförmige Entmarkung von Nervensträngen gekennzeichnet ist. Die Krankheit beginnt meist zwischen dem 20. und 40. Lebensjahr, Frauen erkranken häufiger als Männer. In den westlichen Industrieländern ist die Multiple Sklerose bei den unter 50-Jährigen die häufigste chronische neurologische Erkrankung, in Deutschland gibt es rund 120 000 Betroffene.

Art und Intensität der Symptome sind individuell unterschiedlich, je nachdem, welche Bereiche des zentralen Nervensystems betroffen sind. Der Krankheitsverlauf variiert von (scheinbaren) Heilungen bis hin zu rasch eintretender Invalidität; insgesamt ist er günstiger als meist vermutet: Zwei Drittel der Betroffenen werden auch nach langem Verlauf nicht pflegebedürftig, wobei die Prognose der schubförmigen Verlaufsform besser ist als die der progredienten (Details zu den Verlaufsformen → nächste Spalte).

Leitbeschwerden

- Empfindungsstörungen, vor allem Taubheitsgefühl („Pelzigsein"), Kribbelgefühl („Ameisenlaufen"), vermindertes Berührungsempfinden
- Sehstörungen, insbesondere verschwommenes Sehen, Doppelbilder
- Schwächegefühl und Lähmungen, häufig in den Beinen, möglicherweise mit unsicherem, breitschrittigen (breitbasigen) Gangbild („Seemannsgang")
- Sprechstörungen, vor allem undeutliche, „abgehackte" Sprache
- Eventuell Blasen- und/oder Mastdarmfunktionsstörungen.

Wann zum Arzt

Am nächsten Tag, wenn

- Nicht erklärbare Empfindungsstörungen und/oder Schwächegefühle in den Beinen auftreten
- Man selbst oder andere meinen, die Sprache oder der Gang habe sich verändert.

Heute noch, wenn

- Man auf einmal das Gefühl hat, schlechter zu sehen
- (Leichte) Lähmungen auftreten.

Sofort, wenn

- Starke Sehstörungen auftreten
- Blasen- oder Darmkontrolle beeinträchtigt sind.

Die Erkrankung

Die Ursache der Multiplen Sklerose ist nach wie vor unklar. Nach heutigem Kenntnisstand führen äußere Einflüsse auf dem Boden einer erblichen Veranlagung zu Autoimmunprozessen („Selbstbekämpfungsvorgängen" → S. 1049) in Gehirn und Rückenmark, die dann 10–20 Jahre später in die Erkrankung münden.

Welches Gewicht dabei der erblichen Veranlagung und welches den äußeren Faktoren zukommt, kann nicht genau benannt werden. Wahrscheinlich spielt die erbliche Veranlagung die weit geringere Rolle. Obwohl enge Verwandte ein höheres Krankheitsrisiko haben, ist dieses in absoluten Zahlen gering (etwa 1 %). Auch über die äußeren Einflüsse, die den Autoimmunprozess in Gang setzen, ist wenig bekannt. Studien legen nahe, dass sie in den ersten 15–20 Lebensjahren einwirken. Die wahrscheinlichsten Faktoren sind Infektionen, vor allem Virusinfektionen, Belege fehlen aber bislang.

Die Nerven liegen blank

Die Informationen im Nervensystem werden über lange, dünne Nervenzellfortsätze weitergeleitet, die von einer isolierenden fetthaltigen **Markscheide** ***(Myelinscheide)*** umgeben sind. Infolge des Autoimmunprozesses zerstören körpereigene Abwehrzellen diese Markscheiden ***(Demyelinisierung)*** und führen an vielen Stellen in Gehirn oder Rückenmark zu einer Entzündung. Dadurch ist die Informationsleitung an dieser Stelle erschwert oder gar unmöglich. Sind kritische Stellen von diesem „Informationsstopp" betroffen, erfolgen Ausfälle wie etwa Sehstörungen. Es kann aber auch sein, dass der Entzündungsherd (Plaque) völlig unbemerkt bleibt. Im weiteren Verlauf klingt die Entzündung wieder ab, die Beschwerden bessern sich oder verschwinden sogar wieder, bis nach Monaten oder Jahren ein neuer Entzündungsherd mit entsprechenden Beschwerden entsteht. Dies ist der ***primär schubförmige Verlauf,*** der mit rund 80–90 % am häufigsten ist. Was den einzelnen Schub ausgelöst hat, bleibt in aller Regel unklar.

Mit der Zeit können die Nervenfortsätze selbst zugrunde gehen, aber auch eine Narbenbildung als Reaktion auf die Entzündung verschlechtert die Informationsweiterleitung. Dies könnte erklären, warum bei nicht wenigen Betroffenen nach anfänglich schubförmigem Verlauf nach Jahren die Beschwerden zunehmen, ohne dass Schübe nachweisbar sind ***(sekundär progredienter Verlauf).***

Mit rund 10 % an zweiter Stelle (bei spätem Erkrankungsbeginn häufiger) steht der ***primär chronisch-progrediente Verlauf.*** Hier nehmen die Erkrankungszeichen von Beginn der Erkrankung an langsam, aber stetig zu. Der ***progredient schubförmige Verlauf*** betrifft 2–3 % der Patienten; hierbei überlagern Schübe von Beginn an eine kontinuierliche Verschlechterung. Die mit knapp 2 % seltenste ***akute Form*** ist von einem rasanten Verlauf gekennzeichnet, der innerhalb weniger Wochen zum Tode führen kann.

Vielfältige Symptomatik

Welche Beschwerden auftreten, hängt davon ab, an welcher Stelle sich der Entzündungsherd befindet. Im Prinzip sind also sehr viele Krankheitszeichen möglich, doch kommen einige Störungen besonders häufig vor, so z. B. ***Seh- und Empfindungsstörungen*** zu Beginn der Erkrankung. Meist sind die Beschwerden leicht und dauern nur kurz, sodass sie nicht selten fehlgedeutet werden.

Im Lauf der Jahre treten bei über 80 % der Betroffenen Lähmungen auf, die unterschiedlich stark sind. Rumpfferne Extremitätenabschnitte sind häufiger betroffen als rumpfnahe, die Beine stärker als die Arme. Typischerweise ist dabei die Muskelgrundspannung zu hoch ***(spastische Lähmung),*** was Bewegungen zusätzlich erschwert. Auch ist die Feinabstimmung der Bewegungen gestört; dies zeigt sich z. B. durch undeutliches oder „abgehacktes" Sprechen, zittrige oder überschießende Bewegungen.

Anfangs ebenfalls selten, aber mit zunehmender Erkrankungsdauer häufiger, sind Störungen der Blasenfunktion, vor allem ein plötzlicher Harndrang, der so heftig werden kann, dass die Betroffenen nicht mehr rechtzeitig die Toilette erreichen. Typisch sind auch Störungen der Sexualfunktion.

Psychische Veränderungen wie Euphorie, depressive Verstimmungen und Konzentrationsstörungen sind möglich und in ihrer Häufigkeit schwerer zu beziffern als „messbare" Beschwerden. Als charakteristisch für Multiple Sklerose gilt eine erhöhte Müdigkeit, die so stark sein kann, dass der Patient nicht mehr arbeitsfähig ist.

Das macht der Arzt

Diagnosesicherung

Besteht nach einer neurologischen Untersuchung ein Anfangsverdacht, sollen die evozierten Potenziale (→ S. 1120) und ein Kernspin des Gehirns und/oder des Rückenmarks weitere, bis dahin unbemerkte Herde aufdecken, wobei Herde an *verschiedenen* Stellen des zentralen Nervensystems ein wesentliches Diagnosekriterum sind.

Da das klinische Bild zunächst selten wirklich eindeutig ist, und weil die Diagnose Multiple Sklerose folgenschwer ist, wird die definitive Diagnose in der Praxis nur gestellt, wenn durch Folgeuntersuchungen eine Reihe von Kriterien erfüllt werden, so:

- Nachgewiesene Entzündungen zu *verschiedenen* Zeitpunkten an *unterschiedlichen* Stellen in Gehirn und/oder Rückenmark (es gibt nicht wenige Menschen, die nur einmal in ihrem Leben Multiple-Sklerose-verdächtige Beschwerden haben und bei denen sich trotz Ausschöpfung der heutigen diagnostischen Möglichkeiten nicht feststellen lässt, woher diese rühren).

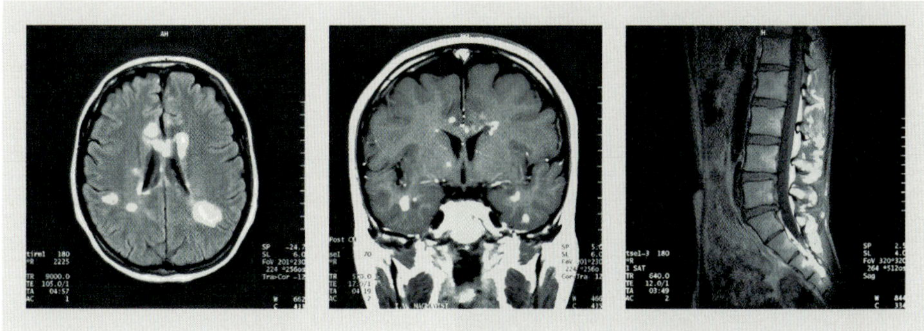

Kernspin eines 40-jährigen Mannes mit einem akuten MS-Schub (links Querschnitt, Mitte Längsschnitt durch das Gehirn). Die großflächigen Entzündungsherde sind als Aufhellungen zu sehen. Das Kernspintomogramm rechts zeigt einen Längsschnitt durch die Wirbelsäule und das Rückenmark. Hier lassen sich derzeit keine Entzündungsherde feststellen. [GTV 2917]

- Der Nachweis einer verzögerten Erregungsleitung in den evozierten Potenzialen, die mit der MS-typischen Nervenschädigung korrespondiert
- Zellvermehrungen im Liquor (→ S. 1119) als Ausdruck der Entzündung und/oder Immunglobuline, die im Blut fehlen (oligoklonale Banden des IgG → S. 1322). Diese oligoklonalen Banden sind jedoch ebenfalls kein sicherer Beweis für eine Multiple Sklerose, sondern bedeuten nur, dass im Zentralnervensystem selbst Immunglobuline gebildet worden sind.
- Der Ausschluss anderer infrage kommender Erkrankungen wie etwa eine Borreliose (→ S. 1094) durch Blutuntersuchungen.

Therapie

Ziele der Behandlung sind das möglichst rasche Abklingen der Beschwerden im Schub, die Unterdrückung weiterer Schübe, die Bekämpfung belastender Beschwerden und das Verhindern von Komplikationen. Wichtigste Säule der Therapie ist der Einsatz von Medikamenten; physiotherapeutische Maßnahmen helfen, (zurückbleibende) Störungen zu mindern.

Behandlung im Schub. Standardbehandlung im akuten Schub sind möglichst früh einsetzende, hoch dosierte ***Kortisoninfusionen (Glukokortikoidinfusionen*** → Pharma-Info S. 1139) über wenige Tage, die bei unzureichendem Erfolg nach zwei Wochen wiederholt werden können. Danach ist eine Tabletteneinnahme über etwa zwei Wochen möglich.

Hilft auch die zweite Serie von Infusionen nicht oder verschlimmern sich die Beschwerden sogar, kann eine ***Plasmapherese (Plasmaaustauschbehandlung)*** vorgenommen werden, die aber nur in speziellen Zentren möglich ist. Dabei wird das Blut des Patienten ähnlich wie bei der Dialyse (→ S. 785) durch eine Maschine geleitet, wo die flüssigen Bestandteile des Bluts (das Plasma) entfernt und durch eine Eiweißlösung ersetzt werden, um im Blut gelöste schädliche Abwehrstoffe zu entfernen.

Behandlung nach Abklingen eines Schubs. Zweites Ziel der Behandlung ist es, den Krankheitsverlauf günstig zu beeinflussen. Entsprechend den mutmaßlichen Ursachen handelt es sich dabei um Substanzen, die das Abwehrsystem verändern. Mediziner befürworten einen frühen Behandlungsbeginn nach dem ersten oder zweiten bemerkten Schub, da die Nervenzellen selbst wohl früher geschädigt werden als noch vor wenigen Jahren angenommen.

Medikamente der ersten Wahl bei schubförmigem Verlauf sind Interferone und Glatirameracetat (Copaxone®). Immunglobulininfusionen oder Zytostatika sind Reservesubstanzen. Bei progredienten Verläufen werden Zytostatika gegeben, wobei es keine einheitlichen Empfehlungen gibt.

Die Hoffnungen für die Zukunft konzentrieren sich derzeit auf monoklonale Antikörper (→ S. 997) und das Hormon Erythropoetin (→ S. 1022). Ob diese Hoffnungen berechtigt sind, ist noch offen.

Beschwerdelinderung und Komplikationsvermeidung. Es kommt vor, dass sich Beschwerden nicht mehr vollständig zurückbilden. Ein Großteil kann jedoch medikamentös gelindert werden, so etwa die Spastik oder heftiger Harndrang.

Eine frühzeitig einsetzende Physiotherapie und gegebenenfalls Ergotherapie oder eine logopädische Behandlung helfen, die Selbstständigkeit zu erhalten und nach akuten Schüben eventuell zurückbleibende Schäden zu mindern. Starre Behandlungspläne gibt es nicht. Die Therapie wird auf die Probleme jedes einzelnen Patienten zugeschnitten, wobei Bewegungsübungen möglichst in den Alltag integriert werden.

Selbstbehandlung

Die zwei Buchstaben MS stehen für Angst und Unsicherheit: Welche Auswirkungen wird die Erkrankung auf mein alltägliches Leben und meine Zukunftspläne haben? Muss ich meinen Beruf aufgeben? Was bedeutet meine Erkrankung für die Familie? Werde ich über kurz oder lang zum Pflegefall? Tatsächlich kann niemand vorhersagen, welche Einschränkungen und Folgeerscheinungen im Einzelfall zu erwarten sind – dafür ist der individuelle Krankheitsverlauf zu unterschiedlich. Diese Ungewissheit ist mindestens ebenso belastend wie die Bewältigung der Beschwerden.

- Versuchen Sie, Ihre Erkrankung anzunehmen! Konzentrieren Sie sich auf Ihre Fähigkeiten, nicht auf die mit der Erkrankung verbundenen Beeinträchtigungen. Auch in Beruf und Privatleben sollten Sie sich nicht mehr Einschränkungen auferlegen als unbedingt nötig.
- Wenn Sie Unterstützung brauchen, zögern Sie nicht, darum zu bitten und sie anzunehmen.
- Bleiben Sie so aktiv, wie Sie können. Es spricht z.B. nichts dagegen, regelmäßig Sport zu treiben oder zu reisen – achten Sie aber darauf, dass Sie die Grenze Ihrer Belastbarkeit nicht überschreiten.
- Stress kann Schübe auslösen. Finden Sie heraus, welche Stressfaktoren für Sie ungünstig sind. Um Stress abzubauen helfen auch Entspannungsverfahren (→ S. 1257).
- Multiple Sklerose ist kein Grund, auf Kinder zu verzichten. Generell sollte eine Schwangerschaft in Rücksprache mit dem Neurologen und dem Frauenarzt geplant werden, da die MS-Medikamente rechtzeitig geändert oder abgesetzt werden müssen.

Sprechen Sie mit Ihren Angehörigen und Freunden über Ihre Gefühle und Sorgen. Auch der Austausch mit anderen Betroffenen kann helfen, die praktischen Probleme zu lösen.

Eine abwechslungsreiche und ausgewogene Ernährung mit reichlich pflanzlichen Produkten, ausreichend Fisch und wenig Fleisch ist die beste Ernährungsform für Multiple-Sklerose-Betroffene (→ Kapitel 04). Einige alternative Heilverfahren schreiben zwar rigide Diätvorschriften oder teure Spezialnahrung vor, aber bisher konnten weder eine

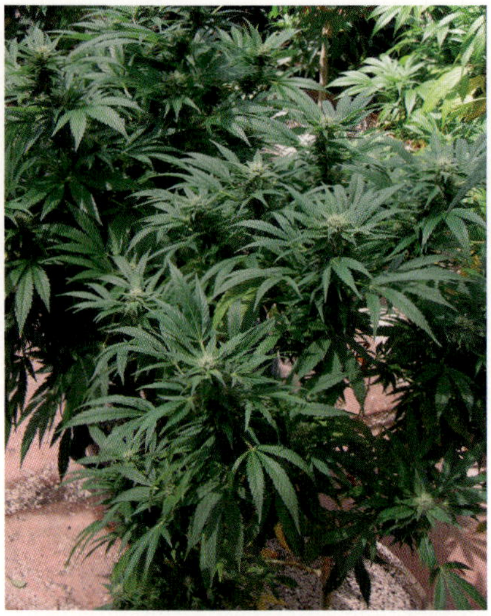

Sieht dekorativ aus und ist bei manchen MS-Kranken populär: Cannabis. Studien haben aber ergeben, dass Cannabis die selbstzerstörerischen Entzündungsprozesse der Multiplen Sklerose eher ankurbelt als dämpft. [SHU 2918]

spezielle (MS-)Diät noch die Einnahme von hoch konzentrierten Pflanzenextrakten, Vitaminen oder speziellen Nahrungsergänzungsmitteln eine nachhaltige Besserung oder gar Heilung bewirken. Falls Sie dennoch bestimmte Ernährungsprogramme ausprobieren möchten: Achten Sie darauf, dass der tägliche Nährstoffbedarf gedeckt wird und mit der Diät keine unzumutbare Einschränkung Ihrer Lebensqualität verbunden ist. Wenn Sie unsicher sind, besprechen Sie mit Ihrem Arzt, ob auch er eine Änderung Ihrer Ernährungsgewohnheiten befürwortet.

Rauchen sollte tabu sein. Regelmäßiger Nikotinkonsum ist nicht nur für Herz, Kreislauf und Atemwege schädlich, sondern scheint auch den Verlauf einer Multiplen Sklerose zu verschlechtern.

Infektionen können Schübe auslösen. Lassen Sie sich deshalb regelmäßig gegen Grippe impfen, verzichten Sie im Zweifelsfall auf einen Besuch bei einem erkrankten Gastgeber und vermeiden Sie in Grippezeiten allzu häufiges Händeschütteln. Sich aus Angst vor Infektionen zu isolieren, ist allerdings auch nicht sinnvoll.

Auch wenn hohe Temperaturen die Krankheit selbst nicht verschlimmern können, verursacht Wärme bei vielen Betroffen eine vorübergehende Verschlechterung der Beschwerden. Deshalb sollten Sie längere Aufenthalte in der Sonne meiden, besonders anstrengende Tätigkeiten auf kühlere Tageszeiten verlegen, auf Saunabesuche verzichten und mit lauwarmem Wasser baden oder duschen. Auch bei der Wahl des Urlaubsgebiets sollte diese Temperaturabhängigkeit berücksichtigt werden.

Impfungen wirken sich nach derzeitigem Kenntnisstand nicht auf den Krankheitsverlauf aus. Klären Sie aber trotzdem jede Impfung mit Ihrem Arzt und besprechen Sie mit ihm den günstigsten Zeitpunkt – bei einer medikamentösen Unterdrückung der Abwehr bleibt die Impfung eventuell wirkungslos oder darf gar nicht durchgeführt werden.

Unterstützung durch Angehörige

Auch die Angehörigen müssen damit klarkommen, dass der Krankheitsverlauf der Multiplen Sklerose nicht vorhersehbar und damit nicht „planbar“ ist. Im Idealfall ist der Kranke auch noch Jahre nach Krankheitsbeginn so wenig beeinträchtigt, dass er weiterhin seinen Beruf ausüben und seine Rolle in der Familie ausfüllen kann. Es kann aber auch sein, dass er pflegebedürftig oder sogar bettlägerig wird und auf eine Rundum-Betreuung angewiesen ist. Sobald sich eine solche Entwicklung abzeichnet, sollten Sie eruieren, welche Hilfen Ihnen zur Verfügung stehen. Die Bandbreite reicht von ambulanten Diensten über teilstationäre Tages- oder Nachtpflege bis hin zur vollstationären Betreuung in einem Pflegeheim. Auch der – zeitlich begrenzte – Aufenthalt in einem spezialisierten Rehabilitationszentrum kann in Betracht kommen, allerdings sollte vorher geklärt sein, ob die Krankenkasse die Kosten übernimmt.

Generell sollten Sie – solange es geht und ohne den Betroffenen zu überfordern – dem Grundsatz „Hilfe zur Selbsthilfe“ folgen: Bestärken Sie den Kranken immer wieder darin, seine vorhandenen Fähigkeiten in die Bewältigung des Alltags einzubringen und nehmen Sie ihm nur so viel ab wie unbedingt nötig.

Komplementärmedizin

Naturheilverfahren, Bewegungs- und Entspannungsübungen haben *keinen* Einfluss auf den Krankheitsverlauf der Multiplen Sklerose. Einige können aber nachgewiesenermaßen bestimmte Symptome lindern und dadurch die Lebensqualität verbessern.

Pflanzenheilkunde. Einige Betroffene berichten von einem günstigen Einfluss auf den Krankheitsverlauf durch die regelmäßige Einnahme von Ginkgo-Extrakt (in Tropfen- oder Tablettenform). Demgegenüber kommen Studien zu dem Ergebnis, dass Ginkgo weder die Schubrate senken noch den Krankheitsverlauf verlangsamen kann. Es gibt allerdings Hinweise, dass Ginkgo sich positiv auf kognitive Störungen auswirken könnte. Da hoch konzentrierte Pflanzenextrakte ebenso wie synthetisch hergestellte Medikamente Nebenwirkungen haben können, muss das Verhältnis zwischen Nutzen und Risiko sorgfältig abgewogen werden. [T09]

Warnhinweis: Vorsicht ist bei der Einnahme von *Cannabis* geboten, dem u. a. eine nervenschützende Funktion nachgesagt wird. Verschiedene Studien weisen darauf hin, dass die Pflanze bei MS einen unerwünschten entzündungsfördernden Effekt hat. [T08]

Fußreflexzonenmassagen (→ S. 1256) haben sich bei der Linderung von Blasen-, Sensibilitäts- und motorischen Störungen bewährt. Ihre therapeutische Wirksamkeit bei diesen Begleiterscheinungen wurde inzwischen wissenschaftlich bestätigt. [T10]

Yoga (→ S. 1259). MS-Patienten, deren körperliche Leistungsfähigkeit es erlaubt, regelmäßig Yoga auszuüben, profitieren insbesondere von den Übungen, die darauf abzielen, Körperwahrnehmung und Beweglichkeit zu verbessern sowie psychische Anspannung abzubauen. Außerdem hat sich Yoga bei der Linderung von Müdigkeit und Erschöpfung bewährt. Durch Atemübungen können Sie einer abnehmenden Atemkapazität entgegenwirken. Wichtig ist, dass Sie Ihre persönliche Leistungsgrenze akzeptieren. [T11]

Qigong, Tai Chi (→ S. 1260) und Feldenkrais (→ S. 1259) dienen dem Abbau von Stress, der Steigerung des Körperbewusstseins und dem Erhalt der Beweglichkeit. [T12]

Akupunktur (→ S. 1249) kann im Anfangsstadium die Beschwerden lindern. Welche Akupunkturpunkte genadelt werden, richtet sich nach dem individuellen Krankheitsbild. [T13]

Homöopathie (→ S. 1251). Als Begleittherapie bietet die Homöopathie eine individuell abgestimmte Konstitutionsbehandlung mit Hochpotenzen.

Warnhinweis: Als äußerst kritisch zu bewerten sind alle Ansätze, bei denen tierische Substanzen gespritzt werden, etwa „Frischzellen" oder Thymusextrakte. Hier besteht, wie bei allen Fremdeiweißen, die Gefahr einer allergischen Reaktion und je nach Präparat auch die Gefahr, dass tierische Infektionen auf den Menschen übertragen werden. Auch *„immunstimulierende" Verfahren* erscheinen mehr als fragwürdig – es ist nicht auszuschließen, dass auf diese Weise zerstörerische Autoimmunprozesse angeheizt werden.

i Aktuell: www.gesundheit-heute.de/29x06

- **www.leitlinien.net** – Unter der Stichwortsuche finden Sie zum Begriff Multiple Sklerose die Leitlinie der Deutschen Gesellschaft für Neurologie zur Diagnostik und Therapie.
- **www.dmsg.de** – Deutsche Multiple Sklerose Gesellschaft, Bundesverband e. V., Hannover: Internetseite der größten deutschen MS-Fachgesellschaft, in der Betroffene über Patientenbeiräte organisiert sind.
- G. Krämer; R. Besser: **Multiple Sklerose – Antwort auf die häufigsten Fragen**. Trias, 2006. Faktenreicher fachärztlicher Ratgeber mit umfangreichen Informationen und Tipps, Alltag und Erkrankung zu meistern. Hilfreiche Erstinformationen für Betroffene, Angehörige und Interessierte.

Guillain-Barré-Syndrom

Häufigkeit: ■□□□□

(Akutes) Guillain-Barré-Syndrom *(akute idiopathische Polyradikuloneuritis, AIDP)*: Rasch einsetzende, vermutlich autoimmun bedingte Nervenwurzel- und Nervenentzündung. Sie verläuft zwar langwierig und teils lebensbedrohlich, langfristig kommt es aber meist zu einer weitgehenden oder sogar vollständigen Rückbildung der Symptome.

Leitbeschwerden

- Beginn oft mit Rücken- und Gliederschmerzen sowie schmerzhaften Missempfindungen
- Dann innerhalb von Stunden bis Tagen zunehmende Lähmungen, oft von den Oberschenkeln zum Rumpf aufsteigend.

Die Erkrankung

Beim Guillain-Barré-Syndrom kommt es, wahrscheinlich ausgelöst durch Infektionen, zu einer Autoimmunreaktion gegen Nervenwurzeln und Nerven: Die „fehlgeprägten" Abwehrzellen und die von ihnen produzierten Abwehrstoffe im Blut greifen vor allem die Markscheiden (→ S. 1136) der Nervenwurzeln und Nerven an und beeinträchtigen dadurch deren Signalweiterleitung.

Das Guillain-Barré-Syndrom beginnt oft mit Schmerzen in Beinen und Rücken, die häufig als „Ischias" fehlgedeutet werden. Es folgen Lähmungen, die sich, manchmal innerhalb von Stunden, meist aber innerhalb von Tagen bis höchstens vier Wochen, ausbreiten und jederzeit stillstehen, aber auch den gesamten Körper erfassen können.

Die Lähmungen bleiben 2–4 Wochen, selten länger, auf ihrem Höchststand und bilden sich dann langsam von selbst wieder zurück.

Das macht der Arzt

Bei Verdacht auf Guillain-Barré-Syndrom muss der Betroffene ins Krankenhaus. Da nicht vorhersehbar ist, wie weit sich die Erkrankung ausbreiten wird (es drohen eine lebensbedrohliche Lähmung der Atemmuskulatur und Herzrhythmusstörungen), werden die Vitalfunktionen (Puls, Blutdruck und Atemfrequenz) überprüft, indem der Patient an einen Monitor angeschlossen wird.

Schreitet die Erkrankung weiter fort, wird eine Plasmapherese (Plasmaaustausch → S. 1137), eine Form der Blutwäsche, vorgenommen.

Die psychische Belastung für die Betroffenen ist enorm: Sie erleben die fortschreitenden Lähmungen bei vollem Bewusstsein. Schwer Erkrankte sind praktisch bewegungsunfähig, müssen künstlich ernährt und beatmet werden und benötigen sogar (zeitweise) einen Herzschrittmacher.

Gelingt es aber, diese kritische Zeit zu überbrücken, sind die Aussichten gut: 70 % der Patienten genesen vollständig. Die Rückbildung kann allerdings Monate dauern, oft ist ein langer Aufenthalt in einer Rehabilitationsklinik unvermeidlich.

i Aktuell: www.gesundheit-heute.de/29x16

- **www.gbsinfo.de** – GBS Initiative e. V., Mönchengladbach: Informative Internetseite mit medizinischen Informationen, Erfahrungsberichten, weiterführenden Links und Adressen.
- **www.gbs-shg.de** – Bundesverband Deutsche GBS-Vereinigung e. V., Sinsheim: Zwar eher wenig medizinische Informationen, aber bundesweit organisierte Selbsthilfegruppe.

Pharma-Info: Medikamente bei Multipler Sklerose

Kortisone *(Glukokortikoide)* sind körpereigene Hormone bzw. deren Abkömmlinge (Details → Kasten S. 756). Da sich Kortison und andere Glukokortikoide nur in der Stärke, nicht jedoch in der Wirkungsweise unterscheiden, bleiben wir im Folgenden beim Begriff Kortison. Oft verkürzen Kortisone einen MS-Schub, indem sie entzündungshemmend wirken. Da eine Wirkung auf den Langzeitverlauf nicht belegt ist, Kortisone aber gerade bei Dauereinnahme Nebenwirkungen haben, werden sie in der Langzeitbehandlung der MS nicht eingesetzt.

Interferone sind verschiedene körpereigene Botenstoffe des Abwehrsystems mit unterschiedlichen Wirkungen. **Beta-Interferone** dämpfen sowohl die wahrscheinlich an der Multiple-Sklerose-Entstehung beteiligten T-Zellen als auch die abwehrstimulierenden Botenstoffe und haben sich in Studien als wirksam zur Beeinflussung des Langzeitverlaufs erwiesen. In Deutschland sind drei gentechnisch hergestellte Beta-Interferone (Betaferon®, Avonex®, Rebif®) zur Behandlung der MS zugelassen, die entweder vom Patienten selbst unter die Haut oder vom Arzt in den Muskel gespritzt werden. Häufige Nebenwirkung sind grippeähnliche Beschwerden, die mit der Zeit aber besser werden und gut behandelt werden können.

Glatirameracetat *(Copaxone)* ist ein Eiweißgemisch, das dem Hauptbestandteil der Markscheiden (die ja bei der MS vom körpereigenen Abwehrsystem angegriffen werden) ähnelt. Sein genauer Wirkmechanismus ist bis heute ungeklärt. Wahrscheinlich „lenkt" Glatirameracetat die Abwehrzellen von den Markscheiden „ab" und verschiebt zusätzlich die allgemeine Abwehrlage in Richtung Entzündungsdämpfung. Glatirameracetat wird ebenfalls vom Patienten selbst unter die Haut gespritzt. Es ist gut verträglich, braucht allerdings einige Monate, bis es voll wirksam ist.

Hoffnungsträger: monoklonale Antikörper

Seit 2006 ist der *monoklonale Antikörper* (→ S. 997) Natalizumab (Tysabri®) für die Behandlung hochaktiver, schubförmiger Verläufe zugelassen, falls Interferone keine Wirkung gezeigt haben. Er vermindert die Wanderung von Abwehrzellen aus den Blutgefäßen in entzündete Gewebe und wird einmal monatlich als Kurzinfusion gegeben. Wegen teils ernster Nebenwirkungen ist der Einsatz von Natalizumab eng begrenzt.

Degenerative Erkrankungen von Gehirn und Rückenmark

Parkinson-Krankheit

Häufigkeit:

Parkinson-Krankheit *(Schüttellähmung, Morbus Parkinson, Paralysis agitans, idiopathisches Parkinson-Syndrom, primäres Parkinson-Syndrom):* Vorzeitiger Untergang von Dopamin produzierenden Nervenzellen im Bereich der „schwarzen Substanz" im Hirnstamm. Der damit einhergehende Dopaminmangel hat typische Krankheitszeichen zur Folge wie Zittern in Ruhe („Schütteln"), Muskelsteife und Bewegungsverlangsamung bzw. -armut.

In Deutschland leben rund 250 000 Erkrankte, vornehmlich Ältere: 1–2 % der über 60-Jährigen und 3 % bei den über 80-Jährigen sind betroffen.

Trotz guter Behandlungsmöglichkeiten in den Frühstadien schreitet die Erkrankung häufig bis zur Invalidität fort. Eine optimale Behandlung kann aber den Krankheitsverlauf und damit Folgeerscheinungen oft verzögern sowie – vor allem bei Krankheitsbeginn im Alter – dazu beitragen, dass die Lebenserwartung fast normal ist.

Leitbeschwerden

Zu Beginn oft schwer einzuordnende und meist leichte Beschwerden:

- Ständig schmerzhafte „Verspannungen" im Nacken-Schulter-Bereich
- Handzittern, das bei gezielter Bewegung aufhört
- Vornübergebeugte Haltung
- Schlurfen, kleinschrittiger Gang
- Veränderungen der Sprache, insbesondere eine leise oder monotone Sprache
- Veränderungen der Handschrift, vor allem ein Kleinerwerden der Buchstaben bei längerem Schreiben (→ Abb. S. 1144)
- Depressive Verstimmung und Vitalitätsverlust, Schlafstörungen
- Oft vermehrter Speichelfluss und tränende Augen
- Möglicherweise Stürze ohne erkennbare Ursache.

Bei fortgeschrittener Erkrankung besteht eine typische Kombination aus:

- Langsamem Ruhezittern (also ohne dass eine Bewegung beabsichtigt ist), an den Händen besonders charakteristisch und als *Pillendreher-Tremor* bezeichnet
- Erhöhung der Muskelgrundspannung („steife" Muskeln)
- Bewegungsarmut (z. B. kaum Mimik, wenig automatisches Mitbewegen der Arme beim Gehen).

Wann zum Arzt

In den nächsten 1–2 Wochen, wenn die Beschwerden zu den Frühzeichen einer Parkinson-Krankheit passen

Sofort den Arzt rufen, wenn

- Ein Parkinson-Kranker verwirrt wirkt, Wahnvorstellungen oder Halluzinationen hat
- Die Muskeln so „steif" werden, dass sich der Kranke gar nicht mehr bewegen oder seine Tabletten nicht mehr schlucken kann.

Die Erkrankung

Für das Zustandekommen flüssiger Bewegungen reicht es nicht aus, dass das Großhirn Befehle an die Muskeln sendet, sich zusammenzuziehen. An einem normalen Bewegungsmuster sind viele Strukturen im Gehirn beteiligt, unter anderem auch die mitten im Großhirn gelegenen **Basalganglien.** Die Basalganglien wiederum sind von Zellen im Mittelhirn abhängig, die den Botenstoff **Dopamin** bilden. Da sie dunkel gefärbt sind, werden sie in ihrer Gesamtheit auch als *schwarze Substanz* **(Substantia nigra)** bezeichnet.

Gehen diese Zellen im Mittelhirn zugrunde, so gerät aufgrund des daraus resultierenden Dopaminmangels das für die normale Funktion der Basalganglien erforderliche Botenstoffgleichgewicht durcheinander und es kommt zu Bewegungsstörungen ohne eigentliche Lähmungen.

Anfangs sind die Beschwerden uncharakteristisch und werden deshalb oft fehlgedeutet. So äußert sich die typische Muskelsteife, hier *Rigor* genannt, nicht selten zunächst in hartnäckigen „Muskelverspannungen", die als Bandscheibenbeschwerden interpretiert werden. Oder das oft zunächst leichte einseitige Zittern *(Tremor)* der Hände wird auf das „Alter an sich" oder vielleicht auf Nervosität zurückgeführt. Auch die allgemeine Bewegungsarmut *(Akinese)* beginnt schleichend als verlangsamte Bewegungen *(Bradykinese)* und fällt daher lange nicht auf. Ein Mangel an Mimik und Gestik wird mitunter als Teilnahmslosigkeit und Schwinden der geistigen Kräfte interpretiert. Das ist jedoch falsch, denn die geistigen Fähigkeiten der Kranken sind in diesem Stadium voll erhalten. Recht häufig sind allerdings Depressionen (die dann diagnostisch weiter in die Irre führen).

Bei stärkerer Ausprägung entwickelt sich die charakteristische Körperhaltung beim Gehen mit kleinschrittigem, vornübergeneigten Gangbild, hinzu kommen Start- und Stoppschwierigkeiten von zielgerichteten Bewegungen und eine erhöhte Sturzgefahr. Die bei der fortgeschrittenen Parkinson-Krankheit häufigen vegetativen Beschwerden in Form von vermehrtem Schwitzen, Blutdruckabfall im Stehen, Verstopfung durch verlangsamte Darmtätigkeit sowie Blasenfunktionsstörungen gehen vermutlich darauf zurück, dass mit der Zeit andere Nervenzellen (wenn auch in geringerem Maß) absterben.

Das Risiko einer Demenz (→ S. 445) ist bei der Parkinson-Krankheit erhöht, wobei die Zahlenangaben diesbezüglich stark schwanken.

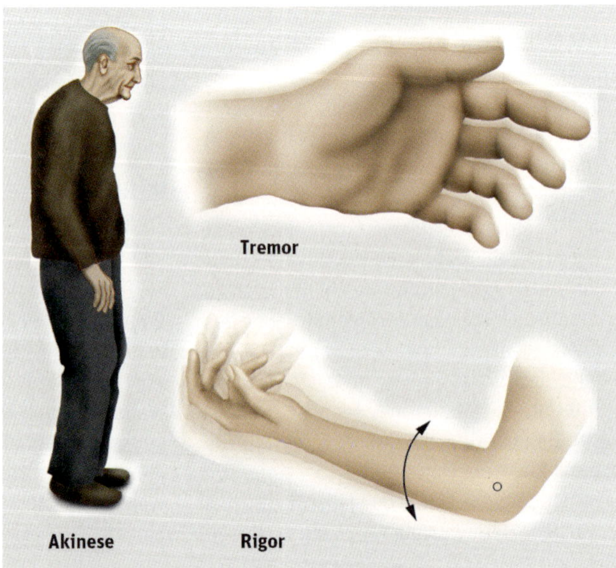

*Die drei Hauptsymptome der **Parkinson-Krankheit:** **Akinese** (Bewegungsarmut mit langsamen, schwerfälligen Bewegungen und wenig automatischen Mitbewegungen), **Tremor** (unbeeinflussbares Zittern, vor allem in Ruhe) und **Rigor** (Steifigkeit).* [GTV 2919]

Verschiedene Formen, verschiedene Krankheitsursachen

Auf welche Ursache der Untergang der Dopamin bildenden Zellen bei der Parkinson-Krankheit zurückgeht, ist nicht geklärt (deshalb auch ***primäres*** oder ***idiopathisches Parkinson-Syndrom***). Vermutlich besteht eine erbliche Veranlagung, möglicherweise spielen Umweltgifte eine Rolle.

Abzugrenzen davon ist das **(symptomatische) Parkinson-Syndrom** ***(sekundäre Parkinson-Syndrom)*** mit gleichen Beschwerden, jedoch feststellbaren Ursachen, z. B. einer angeborenen Störung des Kupferstoffwechsels oder einer durchgemachten Hirnentzündung. Bestimmte Medikamente, etwa das gegen Erbrechen häufig eingenommene Metoclopramid (z. B. Paspertin®) sowie Neuroleptika (→ S. 1168), können als Nebenwirkung zu einem **medikamenteninduzierten Parkinson-Syndrom** führen. Ein Parkinson-Syndrom kann außerdem im Rahmen anderer neurodegenerativer Erkrankungen auftreten.

Notfall akinetische Krise

Kann sich der Kranke plötzlich nicht mehr bewegen, nicht sprechen und nicht schlucken, liegt eine **akinetische Krise** vor, die umgehend intensivmedizinisch behandelt werden muss. Auslöser sind meist andere Erkrankungen, z. B. eine fieberhafte Infektion, oder eine Unterbrechung der Medikamenteneinnahme. Die akinetische Krise kommt selten und meist im Spätstadium vor.

Das macht der Arzt

Da die idiopathische Parkinson-Krankheit mit Abstand am häufigsten ist, beziehen wir uns im Folgenden auf diese. Die Therapie des symptomatischen Parkinson-Syndroms hängt vom jeweiligen Auslöser ab.

Sprechen die Befunde der neurologischen Untersuchung für eine Parkinson-Krankheit, stützt eine deutliche Besserung der Beschwerden nach probeweise gegebenem L-Dopa (→ S. 1141) die Diagnose. Ein CT oder Kernspin des Gehirns wird in der Regel zum Ausschluss behandelbarer Ursachen durchgeführt. Der (indirekte) Nachweis eines Dopaminmangels im Gehirn ist mit Hilfe der PET (→ S. 1121) oder SPECT möglich (→ S. 1121); diese sehr aufwendigen und teuren Untersuchungen werden jedoch nur in unklaren Fällen durchgeführt.

Medikamentöse Therapie. Wichtigster Bestandteil der Behandlung sind Medikamente zum Ausgleich des Dopaminmangels, die lebenslang eingenommen werden müssen. Die Behandlung beginnt, sobald sich der Betroffene in seinen Aktivitäten eingeschränkt fühlt. Für einige Medikamente wird zwar diskutiert, ob sie den Nervenzelluntergang verzögern können und somit eine frühere Einnahme sinnvoll wäre, dies wird jedoch wegen der fehlenden Belege und der Nebenwirkungen der Medikamente derzeit nicht empfohlen. Die Medikamente dürfen nie abrupt abgesetzt werden, da dann eine rapide Verschlechterung der Beweglichkeit droht.

Nicht selten kommt es nach Jahren zum Wirkungsverlust der Medikamente. Die Beweglichkeit wird kurz vor der nächsten Einnahme schlechter ***(End-of-Dose-Phänomen)***, wechselt stark innerhalb von Sekunden bis Minuten, als ob ein Schalter umgelegt würde ***(On-off-Phänomen)***, oder es kommt während der Spitzenkonzentration im Blut zu unkontrollierten „Überbewegungen". Häufig kann eine Medikamentenumstellung helfen, z. B. eine langsamer wirkende Retardtablette oder das Hinzufügen eines anderen Medikaments.

Andere Behandlungsverfahren

Erzielen die Medikamente keinen ausreichenden Erfolg oder können sie wegen zu starker Nebenwirkungen nicht „ausgereizt" werden, kommt für einen Teil der Patienten ein

Pharma-Info: Parkinson-Medikamente

Für die Behandlung der Parkinson-Krankheit gibt es zahlreiche Medikamente mit unterschiedlichen Wirkmechanismen, die zur Wirkungsverstärkung fast alle miteinander kombiniert werden können:

- **L-Dopa** ***(Levodopa)*** ist die Vorstufe von Dopamin und soll das fehlende Dopamin im Gehirn ersetzen. Es lindert die Beschwerden am besten und ist das Medikament der ersten Wahl bei Patienten über 70 Jahren. Bei Jüngeren wird es möglichst vermieden, da es nach 5–10 Jahren häufig an Wirkung verliert und möglicherweise selbst zu Bewegungsstörungen führt. L-Dopa muss entweder ½–1 Stunde vor oder 1 ½ Stunden nach den Mahlzeiten eingenommen werden, da Eiweiß in der Nahrung seine Aufnahme ins Blut verhindert.

  Beispiele: Madopar®, Nacom®
- **Dopaminagonisten** unterscheiden sich zwar chemisch vom Dopamin, greifen aber an den gleichen „Andockstationen" im Gehirn an und wirken somit ähnlich. Da zusätzliche Bewegungsstörungen nach mehrjähriger Behandlung bei ihnen seltener beobachtet wurden als bei L-Dopa und möglicherweise der Nervenzelluntergang günstig beeinflusst wird, sind sie bei Patienten unter 70 Jahren Mittel der Wahl. Reichen Dopaminagonisten alleine nicht aus, reduzieren sie zumindest die notwendige Dosis von L-Dopa. Von älteren Menschen und Patienten mit weiteren Begleiterkrankungen werden sie aber durchschnittlich schlechter vertragen.

  Beispiele: Bromocriptin (Pravidel®), Cabergolin (Cabaseril®), Lisurid (Dopergin®), Pergolid (Parkotil®), Pramipexol (Sifrol®), Ropinirol (Requip®)
- **COMT-Hemmer** hemmen den Dopaminabbau und erhöhen dadurch die Dopaminkonzentration im Gehirn.

  Beispiel: Entacapon (Comtess®), Tolcapon (Tasmar®)
- **MAO-B-Hemmer** steigern ebenfalls die Dopaminverfügbarkeit im Gehirn, indem sie das Dopamin abbauende Enzym MAO-B hemmen. Ob sie darüber hinaus den Zelluntergang verlangsamen können, ist unklar. Sie wirken eher schwach und reichen daher als einziges Medikament nur bei leichtem Beschwerdebild.

  Beispiele: Selegilin (Movergan®), Rasagilin (Azilect®)
- **NMDA-Antagonisten** sollen das gestörte Gleichgewicht zwischen den verschiedenen Botenstoffen im Gehirn verbessern. Auch sie werden vor allem im späteren Krankheitsverlauf in der Kombinationsbehandlung eingesetzt. Wegen der Gefahr von Schlafstörungen sollte Amantadin nach etwa 16 Uhr nicht mehr eingenommen werden.

  Beispiel: Amantadin (PK-Merz®), Budipin (Parkinsan®)
- **Anticholinergika** sollen ebenfalls das gestörte Botenstoffgleichgewicht wiederherstellen. Sie verbessern die Bewegungsarmut aber nur wenig.

  Beispiele: Biperiden (Akineton®), Metixen (Tremarit®)

Da alle genannten Medikamente Nebenwirkungen haben, sind sie rezeptpflichtig. Besonders häufige Nebenwirkungen sind Halluzinationen und andere psychotische Symptome. Regelmäßige Kontrolluntersuchungen sind unerlässlich.

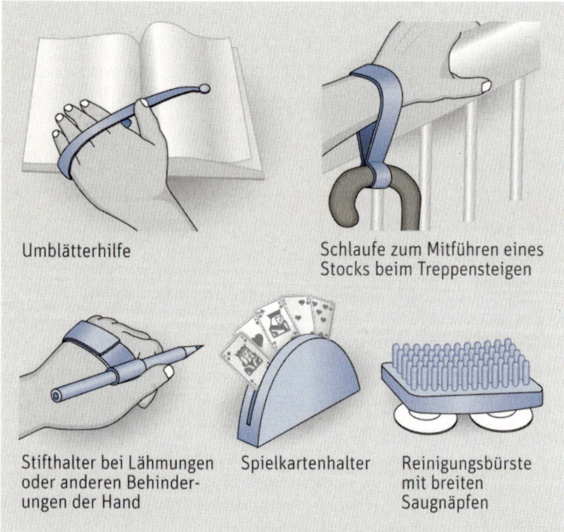

Zur Physio- oder Ergotherapie gehört auch das Üben mit Hilfsmitteln. Die richtige Wahl erfordert Erfahrung, denn nicht jedes Hilfsmittel ist für jeden Patienten geeignet. [ASM 2920]

Hirnschrittmacher (genauer gesagt eine **tiefe Hirnstimulation)** in Betracht. Dabei werden dünne Elektroden in die gestörten Stellen im Gehirn eingepflanzt und mit einem Impulsgeber am Brustkorb verbunden (ähnlich wie beim Herzschrittmacher). Dieser sendet, von außen programmiert, elektrische Reize an die beeinträchtigten Zellen. Die Entscheidung, ob eine solche Behandlung sinnvoll ist, und die Behandlung selbst sind nur an spezialisierten Zentren möglich.

Alle Versuche, die untergegangenen Zellen im Gehirn zu ersetzen, sind bislang gescheitert. Hinzu kommen ethische Probleme, denn solche Zellen können bisher nicht im Labor gezüchtet werden, sondern stammen von Embryonen.

■ Obligat: Physio- und Ergotherapie

Unverzichtbarer Teil der Behandlung ist die Physiotherapie (→ S. 1222). Studien weisen darauf hin, dass ein früher Beginn der Physiotherapie die Dosierung der benötigten Medikamente reduziert. Darüber hinaus fördern sie die Beweglichkeit, beugen vor allem im fortgeschrittenen Stadium Folgeerkrankungen (z. B. Gelenkversteifungen) vor und tragen wesentlich dazu bei, die Selbstständigkeit des Betroffenen möglichst lange zu erhalten. Die Übungen müssen täglich durchgeführt werden, der Physiotherapeut stellt ein auf die Probleme und Fähigkeiten des Betroffenen abgestimmtes Heimübungsprogramm zusammen. Außerdem vermittelt der Physiotherapeut „Tricks" zur Überwindung spezieller Bewegungsprobleme. Beispielsweise kann der Betroffene mithilfe externer Stimuli und Zeitgeber lernen, ***plötzliche Bewegungsblockaden* (Freezing)** zu überwinden.

Bei der Bewältigung konkreter Alltagsprobleme hilft die Ergotherapie. Bei (deutlichen) Veränderungen der Sprache kann der Logopäde (Sprachtherapeut) helfen. Massagen sind bei schmerzhaften Muskelverspannungen angebracht. Auch ein regelmäßiges Ausdauertraining, z. B. durch Schwimmen, Wandern und/oder auf dem Ergometer, ist sinnvoll.

Selbsthilfe

Nach der Diagnose „Parkinson-Krankheit" ist ein hohes Maß an Eigeninitiative, Mitarbeit und Verantwortungsbewusstsein seitens des Patienten notwendig, um das Voranschreiten der Krankheit möglichst lange hinauszuzögern. Eine Schlüsselrolle kommt der *Regelmäßigkeit* zu – dies gilt für die Einnahme der Medikamente wie für die täglichen Bewegungsübungen, die wesentlich für den Erhalt der Beweglichkeit sind. Welche für Sie besonders wichtig sind und wie Sie sie am besten durchführen, sagt Ihnen Ihr Physiotherapeut. Nur Übungen, bei denen neurophysiologisch richtig trainiert wird, haben den gewünschten Effekt.

- Achten Sie verstärkt auf die scheinbar unbedeutenden, alltäglichen Bewegungsabläufe. Vielleicht gelingt es Ihnen, durch bewusstes Steuern bestimmte Bewegungen zu verbessern, z. B. indem Sie versuchen, beim Gehen aktiv die Arme mitzubewegen, möglichst große Schritte zu machen oder schlurfende Schritte zu vermeiden.
- Auch Sprechprobleme können durch Training positiv beeinflusst werden. Spezielle Übungen lernen Sie bei einem Sprachtherapeuten.
- Durch tägliche Schreibübungen verhindern Sie, dass Ihre Schrift immer kleiner wird.
- Mithilfe von Atemübungen lernen Sie, tiefer ein- und auszuatmen.
- Scheuen Sie sich nicht, auf technische Hilfsmittel zurückzugreifen. Eine Gehhilfe aus dem Sanitätshaus bietet Ihnen im Zweifelsfall Sicherheit und Komfort. Ein Walkman oder ein Metronom kann Sie darin unterstützen, im Takt zu laufen und somit Bewegungsblockaden vorzubeugen.
- Wenn Ihnen ein Stimmungstief oder Stimmungsschwankungen zu schaffen machen, wenden Sie sich an Ihren Arzt. Eine Depression kann gut mit Medikamenten behandelt werden, vielleicht entschließen Sie sich auch zu einer Psychotherapie.

Und auch dies gehört zum „Selbstmanagement": Gönnen Sie sich regelmäßig kleine Freuden und pflegen Sie Ihre sozialen Kontakte. Und vor allem: Wenn Sie Unterstützung brauchen, zögern Sie nicht, darum zu bitten und sie anzunehmen.

Hilfe durch Angehörige

Am besten unterstützen Sie den Kranken, indem Sie sich zum Partner seines Selbstmanagements machen. Führen Sie mit ihm seine täglichen Bewegungs-, Sprech-, Schreib- und Gehübungen durch, setzen Sie sich dafür ein, dass die angemessenen Hilfsmittel erworben werden und ermutigen Sie ihn, seinen gewohnten Tätigkeiten nachzugehen.

Auch bei der gemeinsamen Bewältigung des Alltags gilt: Nehmen Sie dem Betroffenen nur so viel ab wie unbedingt nötig. Übertragen Sie ihm Aufgaben und fragen Sie ihn nach seiner Meinung, wenn es um kleinere und größere Entscheidungen geht. Teilen Sie mit ihm Ihre Sorgen und Nöte. Auch wenn der Kranke vielleicht nicht mehr in der Lage ist, durch Mimik oder Gestik seine Gedanken und Gefühle zum Ausdruck zu bringen, so wird er Ihnen dennoch folgen und gute Ratschläge geben können. Spezielle Essbestecke erleichtern die

Mit dem Schreiben tun sich Parkinson-Betroffene meist besonders schwer. Das sollte aber nicht dazu führen, das Schreiben aufzugeben – oder Angehörige ohne wirkliche Not als „Schreiber" heranzuziehen. Denn auch hier gilt: Wer rastet, der rostet. [GTV 2939]

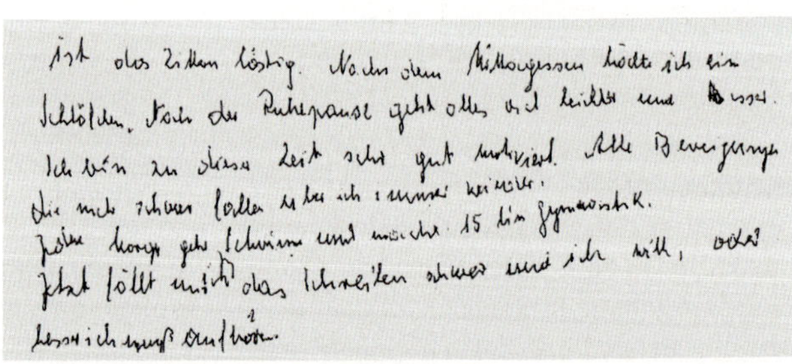

Nahrungsaufnahme. Leidet der Betroffene an Schluckstörungen mit häufigem Verschlucken, kann breiige Kost ausprobiert werden. Nur in Spätstadien entwickeln einige Parkinson-Kranke die Symptome einer Demenz (→ S. 445).

Eventuell auftretende Halluzinationen und Wahnvorstellungen sind Nebenwirkungen der Medikamente. Teilen Sie jedoch unbedingt dem behandelnden Arzt mit, wenn Sie solche Erscheinungen beobachten. Ein Frühzeichen für Halluzinationen können sehr lebhafte Träume sein.

Versuchen Sie Bewegungsabläufe, zu denen der Patient momentan nicht in der Lage ist, selbst zu führen. Auf diese Weise bleibt er aktiv beteiligt und die eigenständige Bewegung kann sich wieder anbahnen. Dabei gilt es allerdings, sich in Geduld zu üben. Akzeptieren Sie, dass der Kranke nun ein anderes Tempo hat und setzen Sie ihn nicht unter Zeitdruck.

Komplementärmedizin

Alexander-Technik (→ S. 1258). Sie hilft, Störungen im Bewegungsablauf von Parkinson-Patienten zu reduzieren [T14]. Der Betroffene lernt, Haltungsschwächen bis hin zu minimalen Verspannungen besser wahrzunehmen und bestimmte Bewegungen durch eine bewusste Korrektur zu verbessern. Hierfür sollten die Übungseinheiten regelmäßig durchgeführt werden. Gelernt wird die Alexander-Technik meist in Einzelstunden bei einem qualifizierten Trainer und kann dann ohne Anleitung zu Hause durchgeführt werden.

Ayurvedische Medizin (→ S. 1251). Sie beruft sich auf positive Erfahrungsberichte bei der Behandlung mit ayurvedischen Pflanzenmitteln, die entsprechend der ayurvedischen Lehre individuell ausgewählt werden. Da hoch konzentrierte Pflanzenextrakte ebenso wie synthetisch hergestellte Arzneimittel Nebenwirkungen haben können, sollten Nutzen und Risiko vor der Anwendung sorgfältig abgewogen werden.

Die Homöopathie (→ S. 1251) bietet z. B. Aranea diadema und Conium in niedrigen Potenzen (D4 bis D12) bei Zittern und Muskelzuckungen an, für spastische Muskelkontraktionen steht Kresol D6 oder D12 zur Verfügung, für eine starre Gliederhaltung, erhöhten Speichelfluss und ein maskenartiges Gesicht kommt Manganum D4 oder D6 infrage [T15]. Der Erfolg ist individuell zu beurteilen, die Wirksamkeit wurde bisher nicht nachgewiesen.

i Aktuell: www.gesundheit-heute.de/29x07

- **www.parkinson-vereinigung.de** – Deutsche Parkinson-Vereinigung e. V. Bundesverband, Neuss: Internetseite der größten deutschen Parkinson-Fachgesellschaft, sehr informativ.
- **www.kompetenznetz-parkinson.de** – Vom Bundesministerium für Bildung und Forschung betriebene Internetseite: Mit ausführlichen und gut erklärten Informationen zu Symptomen und Diagnostik der Parkinson-Syndrome.
- M. J. Fox: **Comeback.** Lübbe, 2004. Der amerikanische Schauspieler Michael J. Fox berichtet über sein Leben vor und nach der Diagnose Parkinson.
- R. Thümler: **Morbus Parkinson.** Springer, 2002. Faktenreicher Ratgeber zu diagnostischen und therapeutischen Möglichkeiten sowie mit umfangreichen Informationen, Tipps und Adressen.

Huntington-Krankheit

Häufigkeit: ■ ▪ ▪ ▪ ▪

Huntington-Krankheit *(Chorea Huntington,* früher *erblicher Veitstanz):* Seltene genetisch bedingte Erkrankung, die mit fortschreitenden Bewegungsstörungen und geistigem Verfall einhergeht und zum Tode führt. Je nachdem, welche Bewegungsstörungen dominieren, wird zwischen der *choreatischen* und der selteneren *akinetisch-rigiden Form* unterschieden.

Leitbeschwerden

- Persönlichkeitsveränderungen, z. B. Reizbarkeit, Enthemmung, Pflichtvernachlässigung, Depression, Antriebslosigkeit
- Geistiger Abbau bis zur Demenz (→ S. 445)
- Einsetzen der Krankheitszeichen meist zwischen dem 30. und 50. Lebensjahr
- Sprech- und Schluckschwierigkeiten
- Choreatische Form: Plötzliche unwillkürliche Bewegungen, z. B. Grimassen, ausfahrende Handbewegungen
- Akinetisch-rigide Form: Verlangsamung der Bewegungen, Bewegungsarmut *(Brady-* bzw. *Hypokinese).*

Die Erkrankung

Ursache der Huntington-Krankheit ist ein Gendefekt auf Chromosom 4. Dieser kann zwar prinzipiell wie jeder andere Gendefekt neu entstehen, in 97 % der Fälle aber ist er vererbt. Danach haben Kinder eines Betroffenen ein 50%iges Erkrankungsrisiko, und zwar unabhängig vom Geschlecht. Dagegen besteht (praktisch) kein Risiko, wenn die Eltern gesund sind.

Etwa ab dem mittleren Erwachsenenalter kommt es zu Abbauprozessen im Gehirn, die zwar bestimmte Gehirnanteile bevorzugt befallen, letztlich aber das gesamte Gehirn betreffen. Erstes Symptom ist meist eine Wesensveränderung (z. B. erhöhte Reizbarkeit), im Lauf weniger Jahre bildet sich dann das Vollbild der Erkrankung aus. Die Krankheit schreitet unaufhaltsam fort und endet nach 10–20 Jahren tödlich.

Das macht der Arzt

Der Gendefekt kann in einer Blutprobe nachgewiesen werden. Andere Untersuchungsverfahren wie ein CT oder Kernspin des Gehirns werden daher nur noch eingesetzt, wenn der Patient den Gentest ablehnt.

Gentests – Fluch oder Segen?

Der Albtraum der Huntington-Krankheit beginnt für die Erkrankten nicht erst mit dem Beginn der Beschwerden, sondern Jahrzehnte vorher: In aller Regel mussten sie hilflos die fortschreitenden Bewegungsstörungen und den geistigen Verfall des vom Gendefekt betroffenen Elternteils mitansehen und leben seitdem in der ständigen Angst, dass es auch sie treffen wird (Kinder Betroffener haben ein 50%iges Risiko, selbst zu erkranken).

Seit 1993 kann der ursächliche Gendefekt in einer Blutprobe nachgewiesen werden. Es handelt sich um krankhaft viele Veränderungen eines bestimmten Abschnitts der DNS. Je öfter dieser Genabschnitt wiederholt vorhanden ist, desto früher (Lebensalter) und desto schwerer bricht die Krankheit aus. Aber das hat die Sache nicht unbedingt leichter gemacht: Denn welche Bürde ist größer – die der Ungewissheit, die immer noch Hoffnung lässt, oder die des Wissens?

Nicht wenige (eventuell) Betroffene lehnen aus diesem Grund jegliche Diagnostik ab. Alle anderen lassen sich am besten in einem Huntington-Zentrum beraten, wobei die strengen ethischen Richtlinien für die Anwendung des Gentests (z. B. absolute Freiwilligkeit, Mindestalter 18 Jahre) nur ein Bestandteil der Beratung sind. Die Entscheidung abnehmen kann allerdings auch die beste Beratung nicht.

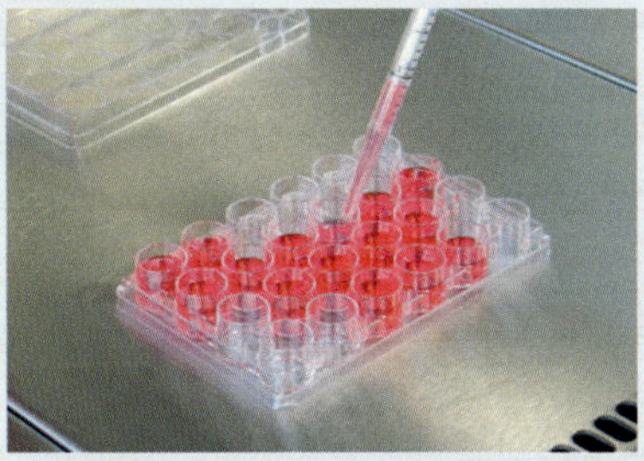

Die Forschritte der Biotechnologie haben viele früher extrem aufwendige Tests allgemein verfügbar gemacht. [ISP 2940]

Eine Therapie gibt es bis heute nicht, die Beschwerden können nur durch Medikamente, Physiotherapie und Logopädie gelindert werden. Viele Erkrankte sind depressiv, die Selbsttötungsrate ist erhöht, eine engmaschige psychologische Betreuung daher unverzichtbar.

Aktuell: www.gesundheit-heute.de/29x15

- www.huntington-hilfe.de – Deutsche Huntington-Hilfe e. V., Duisburg: Informative Internetseite einer Selbsthilfeorganisation von Betroffenen, Ärzten und Pflegekräften.

Amyotrophe Lateralsklerose

Häufigkeit:

Amyotrophe Lateralsklerose *(ALS, Charcot-Krankheit):* Ursächlich unklare, unheilbare Erkrankung mit fortschreitenden Lähmungen durch Untergang der Nervenzellen, welche die Skelettmuskulatur steuern. Die Erkrankung zeigt zwar einen unterschiedlichen Verlauf, führt jedoch letztlich immer zum Tode.

Leitbeschwerden

- Schmerzlose asymmetrische Muskelschwäche, oft beginnend an den Händen oder Füßen (etwa fehlende Kraft der Hände bei der Hausarbeit, Aus-der-Hand-Fallen von Gegenständen, Hängenbleiben der Füße an Treppenstufen)
- Eventuell „verwaschene" Sprache, Schluck- und Atemstörungen
- Im weiteren Verlauf Muskelschwund, spastische Lähmungen, häufige Muskelkrämpfe.

Erkrankung und Therapie

Die Nervenzellen, von denen die Impulse für die Skelettmuskulatur und damit für die willkürlichen Bewegungen ausgehen, befinden sich in der Großhirnrinde. Die Signale gelangen ins Rückenmark und werden dort auf eine zweite Nervenzelle umgeschaltet. Bei der amyotrophen Lateralsklerose gehen diese Nervenzellen in Gehirn und Rückenmark aus bisher ungeklärter Ursache zugrunde.

Die amyotrophe Lateralsklerose beginnt meist nach dem 40. Lebensjahr, oft mit Muskelschwäche der Hände oder Füße, seltener mit Schluck- oder Sprachstörungen. Die Lähmungen breiten sich auf den ganzen Körper mit Ausnahme der Augen aus. Typisch sind unwillkürliche Muskelzuckungen sowie eine Kombination aus Muskelschwund (z. B. „Einfallen der Hände") und erhöhter Muskelgrundspannung (Spastik) vor allem der Beine.

Das macht der Arzt

Wichtigste diagnostische Maßnahmen sind die Messung der Nervenleitgeschwindigkeit und die **Elektromyografie,** d. h. die elektrische Untersuchung von Skelettmuskeln. Die Kreatinkinase (CK → S. 1313), ein Enzym (Eiweiß) im Blut, das auf einen Muskelzellzerfall hindeutet, ist leicht erhöht. Um die folgenschwere Diagnose nicht vorschnell zu stellen und andere, möglicherweise behandelbare Krankheiten nicht zu übersehen, werden der Liquor untersucht und ein Kernspin von Gehirn und Rückenmark angefertigt.

Zur Verzögerung des Krankheitsverlaufs steht bisher nur das Medikament Riluzol (Rilutek®) zur Verfügung, das aber den weiteren Nervenzelluntergang letztlich nicht verhindern kann. Medikamente, Krankengymnastik, Ergotherapie und Logopädie sowie später eine geeignete Hilfsmittelversorgung sollen dem Kranken möglichst lange Selbstständigkeit und Kommunikation ermöglichen. Bei Schluckstörungen wird der Patient frühzeitig über eine Sonde ernährt, damit er sich nicht verschluckt und dadurch eine Lungenentzündung bekommt. Umstritten ist hingegen eine Beatmung bei Versagen der Atemmuskulatur.

Ganz wichtig ist eine psychosoziale Betreuung des Kranken, der seine fortschreitende Hilfsbedürftigkeit bei vollem Bewusstsein erlebt. Diese soll dem Patienten trotz zunehmender Pflegebedürftigkeit ein möglichst selbstbestimmtes Leben ermöglichen und z. B. zu der Entscheidung befähigen, wie weit er Maßnahmen zur Lebensverlängerung (wie etwa die oben genannte Beatmung) wünscht.

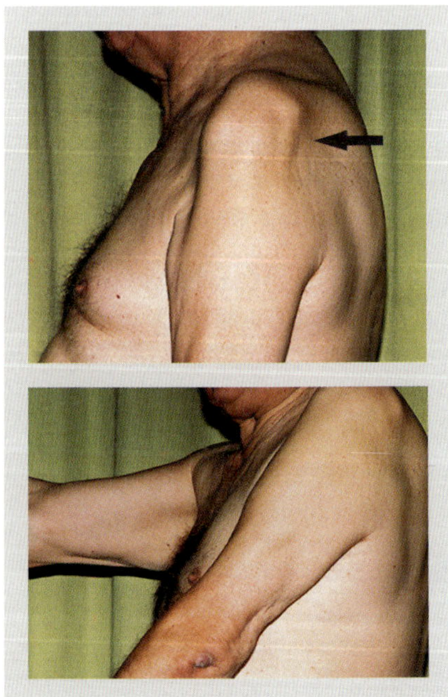

60-jähriger Mann mit fortgeschrittener ***amyotropher Lateralsklerose.*** *Die Muskulatur von Schultergürtel und Arm ist so sehr geschrumpft (Pfeil), dass der Patient den linken Arm nicht mehr in die Horizontale heben kann.* [GTV 2921]

Anfallskrankheiten

Zerebraler Anfall und zerebraler Gelegenheitsanfall

Häufigkeit:

Zerebraler Anfall: Vom Gehirn (cerebrum = Gehirn) ausgehender Anfall, der oft, aber nicht immer mit Muskelzuckungen einhergeht und daher – nicht ganz korrekt – auch ***zerebraler Krampfanfall*** heißt. Treten die Anfälle wiederholt bei geringer Belastung auf, liegt eine Epilepsie (→ S. 1145) vor. Davon abzugrenzen ist der zerebrale Gelegenheitsanfall, der ausschließlich in Zusammenhang mit starken Belastungen im Gehirn entsteht.

Zerebraler Gelegenheitsanfall *(Okkasionsanfall):* Nur unter außergewöhnlichen Belastungen auftretender zerebraler Anfall. Schätzungsweise 5 % aller Menschen haben mindestens einmal im Leben einen zerebralen Gelegenheitsanfall – bei den meisten bleibt es bei dieser einmaligen Episode.

Leitbeschwerden

- Meist plötzliche Bewusstlosigkeit mit Sturz zu Boden, dann Steifwerden des ganzen Körpers, abgelöst von Muskelkrämpfen am ganzen Körper, bläulich verfärbte Haut
- Oft einhergehend mit Biss auf die Zunge und/oder Einnässen
- Anschließend Schläfrigkeit bis zu einer Stunde.

Wann zum Arzt

Sofort den Arzt rufen, wenn

- Jemand bewusstlos ist
- Ein Krampfanfall wie oben beschrieben beobachtet wird.

Die Erkrankung

Das Gehirn ist permanent aktiv. Selbst im Schlaf werden immer Informationen zwischen den Nervenzellen ausgetauscht, um z. B. Körperfunktionen zu regeln oder die Hintergrundgeräusche auf Warnzeichen wie etwa Kinderweinen oder Weckerklingeln zu durchsuchen. Dieser Informationsaustausch ist mit kleinen elektrischen Entladungen der erregten (also am Vorgang beteiligten) Nervenzellen verbunden. Bei einem zerebralen Anfall „entgleisen" die Nervenzellerregungen. Es werden viel zu große Nervenzellgruppen gleichzeitig erregt, was zu einer vorübergehenden Funktionsstörung des Gehirns führt.

Generell kann jeder einen zerebralen Anfall erleiden. Bei den meisten Menschen liegt die Auslöseschwelle ***(Krampfschwelle)*** aber so hoch, dass nur sehr starke Belastungen sie überschreiten. Die wichtigsten dieser Belastungen sind Fieber, Drogenkonsum, übermäßiger Alkoholgenuss oder Alkoholentzug, bestimmte Medikamente, Gehirnentzündungen oder Stoffwechselentgleisungen, aber auch sehr starkes Flackerlicht oder langer Schlafentzug.

Häufigster Gelegenheitskrampf bei Kindern ist der Fieberkrampf (→ S. 422). Belastung für das Gehirn ist hier der plötzliche Anstieg der Körpertemperatur.

Das macht der Arzt

Bis der Arzt kommt, ist der Anfall meist vorbei. Eine medikamentöse Unterdrückung des Anfalls ist dann weder möglich noch nötig.

Findet der Arzt bei einem Kind mit Fieberkrampf keine neurologischen Auffälligkeiten und ist auch das 2 Wochen später aufgezeichnete EEG normal, ist keine weitergehende Diagnostik und Behandlung erforderlich. Bei Infekten sollte Fieber aber frühzeitig gesenkt werden.

Ansonsten ist in aller Regel eine weitergehende Diagnostik erforderlich, zum einen, um eine bedrohliche Grunderkrankung auszuschließen, zum anderen, um einzuschätzen, ob es sich wohl um einen Gelegenheitsanfall oder um einen ersten Epilepsieanfall (→ S. 1145) handelt. Welche Verfahren sinnvoll und wie dringlich die Untersuchungen sind, wird im Einzelfall entschieden. Kommt der Patient z. B. nach dem Anfall nicht wieder zu sich, werden im Krankenhaus sofort Blut, Urin und Liquor auf Entzündungszeichen und Stoffwechselentgleisungen sowie auf Drogen und andere Gifte untersucht. Außerdem wird ein CT oder Kernspin des Gehirns zum Ausschluss einer Hirnblutung oder eines Gehirntumors angefertigt. Klart hingegen der Betroffene nach dem Anfall auf und ist der Untersuchungsbefund normal, erfolgt die Abklärung durch EEG und Kernspin in der Regel ambulant.

Bleibt der Anfall einmalig, sind keine vorbeugenden Maßnahmen wie z. B. Medikamente zur Krampfunterdrückung notwendig. Ist der Anfallsauslöser bekannt, sollte er in Zukunft vermieden werden. Außerdem darf der Betroffene mindestens drei Monate kein Fahrzeug führen und sollte während dieser Zeit Gefährdungen vermeiden. Ausnahmen sind Gelegenheitsanfälle infolge extremer Belastungsfaktoren, da hier die Wiederholungsgefahr gering ist.

Prognose

Lautet die Diagnose „Gelegenheitsanfall unter besonderen Belastungen", sind in der Regel keine weiteren Episoden zu befürchten. Konnte allerdings kein angemessener Belastungsfaktor festgestellt werden, erleidet über ein Drittel der Betroffenen in den folgenden Jahren einen erneuten Anfall.

Die Aussichten bei kindlichen Fieberkrämpfen sind gut. Zwar liegt das Risiko eines abermaligen Fieberkrampfs bei 30 %, doch entwickeln sich fast alle Kinder mit Fieberkrämpfen absolut normal, und auch das Epilepsierisiko ist – wenn keine weiteren Risikofaktoren wie z. B. Vorschäden des Gehirns bestehen – nicht wesentlich höher als in der übrigen Bevölkerung.

Epilepsie

Häufigkeit: ■■■□□

Epilepsie ***(zerebrales Anfalls-*** oder ***Krampfleiden):*** Wiederholt auftretende zerebrale Krampfanfälle (epileptische Krampfanfälle) infolge einer chronisch übersteigerten Entladungsaktivität von Nervenzellgruppen im Gehirn.

Das Erscheinungsbild des Krampfanfalls hängt davon ab, wie groß der abnorm erregte Gehirnbezirk ist und welche Funktion er hat: Geht er von einem begrenzten Bezirk des Gehirns aus, wird er als fokaler Anfall bezeichnet, beim primär generalisierten Anfall sind größere Bereiche des Gehirns betroffen. Eine Epilepsie kann ohne erkennbare Ursache (idiopathische Epilepsie) oder als Begleiterkrankung einer feststellbaren Hirnschädigung (symptomatische Epilepsie, Näheres zu den einzelnen Formen → unten) auftreten. In Deutschland sind 0,5–1 % der Bevölkerung erkrankt, meist treten die ersten Anfälle bis zum 20. oder nach dem 60. Lebensjahr auf.

Die meisten Menschen mit Epilepsie haben die gleichen geistigen Fähigkeiten wie andere. Selbst wenn eine Intelligenzminderung vorliegt, ist sie ganz überwiegend nicht durch die Anfälle bedingt, sondern durch die Erkrankung, die zur Epilepsie geführt hat.

Leitbeschwerden

- Unwillkürliche, nicht kontrollierbare Muskelzuckungen und Steifwerden einzelner Körperteile oder des ganzen Körpers
- Unerklärliche Bewegungen oder Handlungen (z. B. Schmatzen, Grimassieren, Wischbewegungen, Körperdrehungen)

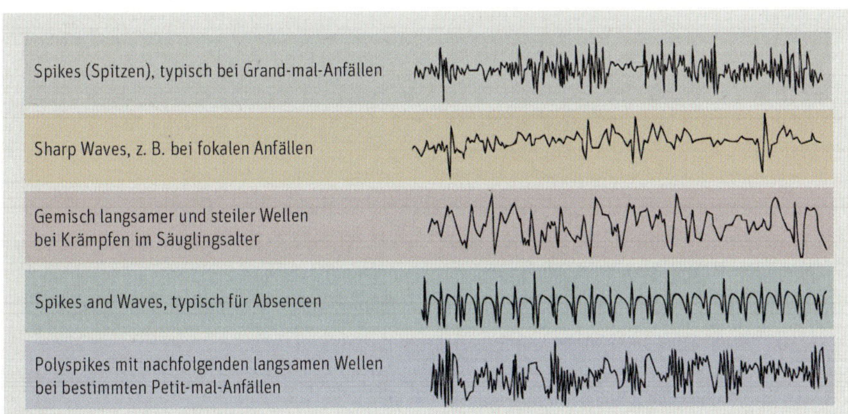

Verschiedene epilepsietypische EEG-Befunde. Es gibt EEG-Veränderungen, die typisch sind für eine Epilepsie und dabei sogar für bestimmte Anfallsformen – absolut ist diese Korrelation allerdings nicht. Generell gilt zudem: Das EEG kann bei bestehender Epilepsie zwischen den Anfällen normal sein, umgekehrt bedeuten epilepsietypische Veränderungen im EEG bei Beschwerdefreiheit keine Epilepsie. [ASM 2922]

- Wahrnehmungen (z. B. Sehen, Hören, Riechen, Schmecken, Hautkribbeln), die nicht nachvollziehbar sind
- Zusammensinken oder Sturz auf den Boden
- Wegtreten oder Bewusstseinsverlust
- Alle Erscheinungen anfallsartig und bei längerer Beobachtung wiederholt auftretend.

Wann zum Arzt

Am nächsten Tag, wenn wiederholt unerklärliche Wahrnehmungen, Empfindungen oder andere Erscheinungen auftreten, die zwar nicht so schlimm scheinen, für die es aber auch keine Erklärung gibt

Heute noch, wenn unkontrollierbare Zuckungen auftreten, auch wenn sie von selbst wieder aufhören

Sofort den Arzt rufen, wenn

- Jemand bewusstlos wird oder ohne erkennbaren Grund zu Boden stürzt
- Es erstmalig zu Steifwerden und Muskelzuckungen am ganzen Körper kommt.

Bei bekannter Epilepsie, wenn:

- Ein Krampfanfall länger als fünf Minuten dauert
- Mehrere Anfälle kurz hintereinander auftreten
- Nach dem Anfall neue Auffälligkeiten vorhanden sind, z. B. Lähmungen.

Pharma-Info: Antiepileptika

Antiepileptika *(Antikonvulsiva)* sind Medikamente zur Unterdrückung zerebraler Anfälle. Um zu wirken, müssen sie dauerhaft und absolut regelmäßig eingenommen werden. Sie dürfen auf keinen Fall abrupt abgesetzt werden, da es dann oft zu gehäuften Anfällen kommt.

Es gibt eine Reihe gut wirksamer Substanzen. Welche im Einzelfall am besten hilft, richtet sich u. a. nach der Art der Anfälle sowie danach, ob Begleiterkrankungen vorliegen. Zunächst wird versucht, mit nur einem Medikament auszukommen. Manchmal kann eine Serumspiegelbestimmung des Medikaments im Blut bei der Dosisfindung helfen, grundsätzlich ist jedoch der Zustand des Patienten maßgeblich. Kann mit einem Medikament keine Anfallsfreiheit erzielt werden oder treten starke Nebenwirkungen auf, wird auf ein anderes Medikament gewechselt. Nur wenn mehrere Medikamente bei alleiniger Gabe nicht zum gewünschten Erfolg geführt haben, werden sie in Kombination eingesetzt.

Bei einigen Patienten kann nach mehrjähriger Anfallsfreiheit ein so genannter Auslassversuch unternommen werden. Die Medikamente werden dann über einen Zeitraum von einem halben Jahr unter engmaschigen Kontrollen zunächst reduziert und schließlich abgesetzt.

Alle Antiepileptika haben vor allem zu Beginn der Behandlung und in hoher Dosierung Nebenwirkungen, insbesondere Müdigkeit, Schwindel, Verschwommensehen oder Doppelbilder, Koordinationsstörungen und Übelkeit. Dadurch können sie die Reaktionsfähigkeit und Fahrtüchtigkeit beeinträchtigen. Alkoholgenuss kann zu einer Verstärkung dieser Nebenwirkungen führen. Einige Antiepileptika beschleunigen den Abbau der „Pille", sodass deren Wirkung nur noch unzuverlässig ist. Deshalb sollten Frauen mit Epilepsie den Gynäkologen über die aktuell eingenommenen Antiepileptika informieren.

Antiepileptika zeigen so viele Wechselwirkungen mit anderen Medikamenten, dass jeder weitere Arzt über die Medikation informiert werden und der Patient keine Medikamente eigenständig einnehmen sollte. Besser ist es, den behandelnden Neurologen zu fragen, welche Medikamente bei Befindlichkeitsstörungen, z. B. bei einem Infekt oder bei Zahnschmerzen, unbedenklich sind.

Häufig eingesetzte Antiepileptika sind:

- Carbamazepin, z. B. Finlepsin®, Sirtal®, Tegretal®
- Clonazepam, z. B. Rivotril®
- Ethosuximid, z. B. Petnidan®
- Felbamat, z. B. Taloxa®
- Gabapentin, z. B. Neurontin®
- Oxcarbazepin, z. B. Trileptal®
- Lamotrigin, z. B. Lamictal®
- Levetiracetam, z. B. Keppra®
- Phenobarbital, z. B. Luminal®
- Phenytoin, z. B. Phenhydan®, Zentropil®
- Pregabalin, z. B. Lyrica®
- Primidon, z. B. Liskantin®, Mylepsinum®
- Tiagabin, z. B. Gabitril®
- Topiramat, z. B. Topamax®
- Valproinsäure, z. B. Convulex®, Ergenyl®, Orfiril®
- Vigabatrin, z. B. Sabril®.

Die Erkrankung

Bei einem epileptischen Anfall werden die Nervenzellen nicht nach den Erfordernissen der Informationsübermittlung koordiniert erregt, sondern es kommt infolge einer überschießenden Entladung zur massiven, gleichzeitigen Erregung großer Nervenzellverbände oder gar des gesamten Gehirns. Dieses „Zuviel an Erregung" führt einerseits zu den Erscheinungen des epileptischen Anfalls, andererseits wird die normale Signalweiterleitung im erregten Bezirk vorübergehend unmöglich.

Wie sich ein epileptischer Anfall äußert, hängt davon ab, in welchem Gehirnbereich sich die abnormen Aktivitäten abspielen. Ist z. B. der Bezirk betroffen, der für die Muskeln der rechten Hand zuständig ist, kommt es zu Zuckungen der rechten Hand, empfangen die gestörten Nervenzellen normalerweise Geruchsempfindungen, berichtet der Betroffene über merkwürdige (meist unangenehme) Geruchsempfindungen usw. Darüber hinaus können sich die übersteigerten Erregungen ausbreiten. Da benachbarte Körperregionen oft von benachbarten Nervenzellgruppen versorgt werden, wandern dann z. B. Zuckungen von der Hand den Arm hoch.

Fokale und generalisierte Anfälle

Bei **fokalen Anfällen** *(partielle Anfälle, Herdanfälle)* gehen die Entladungen von einer bestimmten Stelle einer Großhirnhälfte aus:

- Bei *einfach-fokalen Anfällen* ist das Bewusstsein des Betroffenen erhalten und er kann später genau erzählen, was er gespürt hat. Typisch sind Muskelzuckungen oder „Ameisenlaufen" auf der Haut, das Sehen von Lichtblitzen, das Hören von Geräuschen oder anfallsartige, meist unangenehme Gerüche oder Geschmacksempfindungen. Manchmal wird dem Betroffenen schwindelig oder er spricht nur von einem „komischen" Gefühl.
- *Komplex-fokale Anfälle* gehen mit einer Veränderung des Bewusstseins einher. Der Betroffene wirkt „weggetreten", „umdämmert" und vollzieht stereotype Bewegungen, die nicht zur Situation passen. Er ist aber nicht bewusstlos. Nach dem Anfall dauert es Minuten bis Stunden, bis der Betroffene wieder „völlig da" ist.
- Meist hören fokale Anfälle von selbst wieder auf. Die abnorme Erregung kann sich aber auch ausbreiten und schließlich in einen *sekundär generalisierten Anfall* übergehen, der abgesehen von seinem Beginn einem primär generalisierten Anfall gleicht.

Bei **primär generalisierten Anfällen** sind von Anfang an beide Gehirnhälften von den abnormen Erregungen betroffen. Entsprechend zeigen auch beide Körperhälften Symptome. Der Kranke ist immer bewusstlos und kann sich später nicht an den Anfall erinnern:

- Am bekanntesten ist der ***Grand-mal-Anfall (tonisch-klonischer Anfall).*** Er beginnt mit plötzlichem Bewusstseinsverlust und Steifwerden der Muskeln (möglicherweise mit einem Schrei und Sturz). Da sich auch die Atemmuskulatur verkrampft, ist die Atmung gestört, Folge ist eine bläuliche Hautverfärbung. Es folgen beidseitige Muskelzuckungen, die mehrere Minuten dauern. In dieser Phase bildet sich häufig blutiger Schaum vor dem Mund. Nach wenigen Minuten hört der Grand-mal-Anfall meist von alleine auf, und der Betroffene schläft für mehrere Stunden.
- Primär generalisierte Anfälle können auch weit weniger dramatisch ablaufen. Bei Schulkindern häufig sind ***Absencen,*** kurze, aber oft in Serien auftretende Aufmerksamkeitsstörungen, die gerne als Unwillen aufzupassen fehlgedeutet werden. Plötzliche Muskelzuckungen ***(myoklonische Anfälle),*** länger dauernde Muskelanspannungen ***(klonische Anfälle),*** Muskelverkrampfungen ***(tonische Anfälle)*** oder umgekehrt eine Erschlaffung der Muskulatur ***(atonische Anfälle)*** sind weitere Ausdrucksformen primär generalisierter Anfälle und gehen mit erheblicher Sturzgefahr einher.

Sowohl fokale als auch primär generalisierte Anfälle können von einer **Aura** eingeleitet werden, ein merkwürdiges Gefühl oder eine Wahrnehmung, die der Patient zwar oft nicht genau beschreiben kann, die er aber sofort als Bote eines nahenden Anfalls erkennt.

Idiopathische und symptomatische Epilepsie

Eine weitere Einteilung berücksichtigt die Ursache der Epilepsie:

- Bei **idiopathischen Epilepsien** ***(genuine Epilepsien)*** ist keine Ursache für die Anfälle zu finden. Vielmehr ist die Krampfschwelle (→ S. 1145) erniedrigt, sodass schon geringe Belastungen (etwa Schlafentzug, Flackerlicht, sehr schnelles und tiefes Atmen) einen zerebralen Anfall auslösen können. Die erniedrigte Krampfschwelle kann erblich (mit-)bedingt sein, die Epilepsie selbst wird aber nicht vererbt. Selbst wenn beide Elternteile eine idiopathische Epilepsie haben, hat das Kind eine Chance von 90 %, nicht an Epilepsie zu erkranken. Idiopathische Epilepsien zeigen sich meist schon im Kindes- und Jugendalter.
- Bei **symptomatischen Epilepsien** ist eine Gehirnschädigung die Ursache der Epilepsie, etwa ein Sauerstoffmangel während der Geburt, eine Schädel-Hirn-Verletzung, eine Gefäßfehlbildung, ein Schlaganfall oder ein Gehirntumor. Symptomatische Epilepsien können sich in jedem Lebensalter erstmals zeigen.

Ein einzelner Anfall führt nicht zu Folgeschäden im Gehirn. Problematisch sind allerdings sehr lange andauernde Anfälle oder so rasch aufeinander folgende Anfälle, dass der Patient zwischenzeitlich nicht wieder voll zu Bewusstsein kommt **(Status epilepticus).**

Was alles keine Epilepsie ist

Nicht jede abnorme Empfindung oder Zuckung ist eine Epilepsie. Zwar werden Verwandtschaftsbeziehungen zwischen Migräne und Epilepsie diskutiert, die flüchtigen Störungen, die dem Migränekopfschmerz vorangehen oder manchmal sogar einziges Zeichen einer Migräne sein können, sind aber keine Epilepsie (→ S. 1123). Auch bei Ohnmacht kann es zu leichten Zuckungen kommen ***(konvulsive Synkope),*** insbesondere dann, wenn der Ohnmächtige nicht hingelegt, sondern hingesetzt wird. Gleiches gilt für die Hyperventilation (→ S. 1214), für die Verkrampfungen der Hände in einer so genannten Pfötchenstellung typisch sind, sowie für **psychogene Anfälle:** Sie sind psychisch bedingt, laufen aber unbewusst ab und sind nicht „vorgetäuscht", ereignen sich überwiegend vor Publikum und lassen sich von ihrem Ablauf her keiner epileptischen Anfallsform zuordnen. Psychogene Anfälle werden überwiegend den somatoformen oder dissoziativen Störungen zugeordnet (→ S. 1212 bzw. S. 1192).

Das macht der Arzt

Diagnosesicherung. Diagnosefindung und Abgrenzung von nicht epileptischen „Anfällen" beruhen auf einer exakten Anfallsbeschreibung sowie einer gründlichen Untersuchung. So weisen z. B. kleine Handzuckungen vor einem Grand-mal-Anfall auf einen primär fokalen Anfall oder Auffälligkeiten bei der Untersuchung auf eine symptomatische Ursache hin.

Unabdingbare technische Untersuchung ist das EEG, mit dem epilepsietypische Veränderungen wie etwa ***Spike-wave-Komplexe*** (→ Abb. S. 1145) aufgezeichnet werden können. Allerdings zeigt sich mitunter auch bei Gesunden eine Auffälligkeit oder umgekehrt trotz Epilepsie ein Normalbefund, sodass die Diagnose oft mehrere aufeinanderfolgende bzw. wiederholte **EEG-Untersuchungen** in verschiedenen Situationen erfordert:

- Die Wahrscheinlichkeit, epilepsietypische Veränderungen nachzuweisen, ist am größten, wenn ein normales **Ruhe-EEG** während oder unmittelbar nach einem (nicht mit Medikamenten unterdrückten) Anfall aufgezeichnet wird. Zwischen den Anfällen kann das EEG normal sein oder nur wenig richtungweisende Allgemeinveränderungen zeigen.
- Bei normalem EEG, aber weiter bestehendem Verdacht auf Epilepsie kann ein **Provokations-EEG** zwischen zwei Anfällen Veränderungen (und selten einen Anfall) provozieren. Am einfachsten ist die Provokation durch sehr schnelles und gleichzeitig sehr tiefes Atmen (Hyperventilation) oder Flackerlicht (Fotostimulation), schwieriger ist die Provokation im Schlaf nach vorherigem Schlafentzug.
- Bei einem **Langzeit-EEG,** das durch tragbare Geräte mittlerweile auch ambulant möglich ist, erhöht die verlängerte Aufzeichnungsdauer von bis zu 48 Stunden die Chance, seltener auftretende Veränderungen festzustellen.
- Beim **Video-EEG** erfolgt gleichzeitig zum (Langzeit-)EEG eine Videoaufnahme des Patienten, um den Anfall genau zu analysieren und ihn mit EEG-Veränderungen in Verbindung bringen zu können. Da sich der Patient die ganze Zeit im Bereich der Videokamera aufhalten muss, ist die Untersuchung nur im Krankenhaus möglich.

Außerdem ist immer ein Kernspin zum Ausschluss einer Hirnschädigung erforderlich.

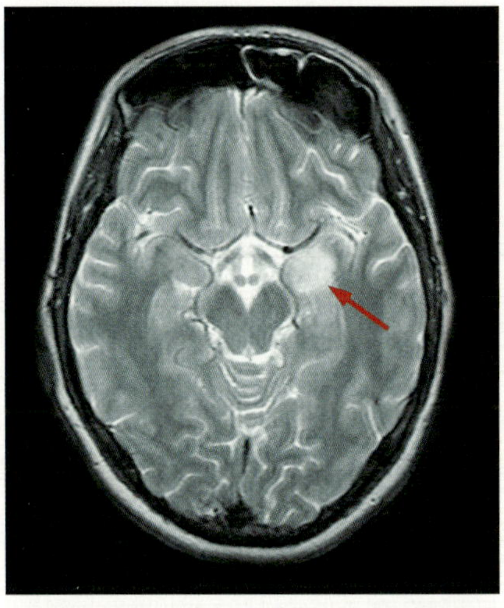

Das Kernspin dieser 42-jährigen Patientin zeigt einen gutartigen Hirntumor (Pfeil), der Ursache für eine Epilepsie (fokaler Anfall) war. [GTV 2937]

Behandlung des einzelnen Anfalls. Ein einzelner epileptischer Anfall muss nicht medikamentös unterdrückt werden. Nur wenn der Anfall länger als fünf Minuten dauert oder sich mehrere Anfälle kurz hintereinander ereignen, spritzt der Arzt krampfunterdrückende Medikamente, um Hirnschäden zu vermeiden. Krampfunterdrückende Medikamente zur rektalen Gabe können auch durch Angehörige verabreicht werden. Ist der Betroffene während des Anfalls gestürzt, muss nach Verletzungen gesucht und diese gegebenenfalls behandelt werden.

Anfallsprophylaxe. Ziel jeder Epilepsiebehandlung ist, weitere Anfälle zu vermeiden. Bei einer symptomatischen Epilepsie wird, wenn möglich, die Ursache behoben, bei einer idiopathischen Epilepsie werden bekannte Auslöser eines Anfalls gemieden. Reichen diese Maßnahmen nicht aus, müssen Antiepileptika als medikamentöse Dauertherapie gegeben werden (→ Pharma-Info), in der Regel nach dem zweiten Anfall. Nur wenn die Anfälle maximal zweimal jährlich vorkommen oder den Patienten weder belasten noch gefährden (z. B. nur Zuckungen der linken Hand), kann darauf verzichtet werden.

Epilepsiechirurgie. Bei der **Epilepsiechirurgie** wird der Herd, von dem die abnormen Erregungen ausgehen, operativ entfernt. Voraussetzungen sind, dass es sich um eine fokale Epilepsie mit feststellbarem Herd handelt und dass dieser mit einem vertretbaren Risiko entfernt werden kann. Die für diese Entscheidung notwendige präoperative Diagnostik und Beratung des Patienten können nur in speziellen Epilepsiezentren geleistet werden.

Vagusnervstimulation. Weniger eingreifend ist die **Vagusnervstimulation.** Ein dem Herzschrittmacher ähnlicher Impulsgeber wird im Brustbereich unter der Haut eingesetzt und seine Elektrode mit dem linken Vagusnerv verbunden. Dieser zieht beidseits vom Hirnstamm in den Körper und steuert die Funktionen des Kehlkopfs und anderer Hals-, Brust- und Bauchorgane. Der Impulsgeber stimuliert den Vagusnerv in programmierten Abständen (z. B. alle paar Minuten). Dadurch wird die Erregbarkeit des Gehirns beeinflusst. Patienten, die den Beginn eines Anfalls spüren, können außerdem von außen zusätzliche Impulse auslösen. Wichtigste Nebenwirkungen sind Heiserkeit, Sprachstörungen während der Reizdauer und Kribbeln am Hals. Es kann allerdings über ein Jahr dauern, bis die Wirksamkeit der Vagusnervstimulation endgültig beurteilt werden kann.

Selbsthilfe

Die meisten Menschen mit Epilepsie können selbstbestimmt und weitgehend normal leben. Das negative Bild, dass viele Nichtbetroffene von Epileptikern haben, rührt wohl daher, dass sie von vielen medikamentös eingestellten Epiletikern gar nicht wissen, dass sie an Epilepsie erkrankt sind. Dennoch ist Rücksichtnahme auf die Erkrankung nötig:

- Für die meisten Epileptiker ist das Führen eines **Anfallskalenders** sinnvoll, um den Überblick über die Anfälle, ihre möglichen Auslöser und die bislang ausprobierten Medikamente zu behalten. Außerdem sollten sie immer einen **Epilepsiepass** oder einen anderen Notfallpass bei sich haben, damit bei einem Anfall außerhalb der gewohnten Umgebung Laien wie Ärzte richtig reagieren können.
- Bekannte Anfallsauslöser sollte der Patient wenn irgend möglich meiden.
- Berufe mit erhöhter Selbst- und Fremdgefährdung (z. B. Dachdecker, Bus-, Taxifahrer) sind für Epileptiker ungeeignet. Auch Berufe, die einen unregelmäßigen Tagesrhythmus mit sich bringen oder für die ein Führerschein erforderlich ist, sind ungünstig.
- Den Führerschein erwerben und ein Auto führen dürfen nur anfallsfreie Epileptiker – hier gibt es klare Richtlinien (→ Infobox).
- Epileptiker profitieren von Sport und Reisen ebenso wie Gesunde. Aktivitäten, die bei einem Anfall zu hoher Gefährdung führen würden (z. B. Fallschirmspringen) sollten allerdings tabu sein, andere nur unter besonderen Schutzmaßnahmen ausgeübt werden (z. B. Schwimmen nur in Begleitung).
- Besteht Kinderwunsch, so ist häufig eine Medikamentenumstellung vor der angestrebten Schwangerschaft notwendig, um kindliche Fehlbildungen zu vermeiden.

Komplementärmedizin

Einige Betroffene haben Strategien gefunden, um einen nahenden Anfall noch zu verhindern: z. B. konzentriertes Ausführen bestimmter Bewegungen oder bewusstes Setzen bestimmter Reize (etwa Riechen an einer speziellen Substanz). Leider gibt es keine Regeln, was am besten hilft, die folgenden Punkte zeigen aber Strategien, die sich zumindest bei einem Teil der Patienten bewährt haben oder empfohlen werden:

- Mitunter profitieren Patienten davon zu lernen, ihr eigenes EEG mittels EEG-Biofeedback zu beeinflussen (Biofeedback → S. 1259), bei dem die hirnelektrischen Potenziale trainiert werden. Den meisten Betroffenen bietet dieses Verfahren jedoch keinen Ausweg.
- Eine extrem kohlenhydratarme und fettreiche, **ketogene Diät** erzeugt eine so genannte ketogene Stoffwechsellage im Gehirn, die die Anfallsneigung reduzieren soll. Die Diät ist streng und aufwendig, sie muss konsequent eingehalten werden und kommt nur für wenige Patienten (vor allem Kinder) in Betracht. Zudem sind ihre Langzeitwirkungen auf den Stoffwechsel bislang noch nicht geklärt.
- Wenn die Anfälle häufig durch psychisch belastende Situationen (z. B. emotionaler Stress) ausgelöst werden, hat sich Autogenes Training (→ S. 1257) bewährt. In einigen Fällen lassen sich mit diesem Verfahren auch bestimmte Beschwerden wie Wahrnehmungsstörungen reduzieren. [T16]
- Weitere Methoden, die zum Abbau von Stress und Anspannung infrage kommen, sind Yoga (→ S. 1259), Qigong (→ S. 1260) und Shiatsu (→ S. 1250).
- Die Homöopathie (→ S. 1251) empfiehlt eine individuelle Konstitutionsbehandlung mit Hochpotenzen, der therapeutische Nutzen kann nur individuell beurteilt werden.
- Die Akupunktur (→ S. 1249) zielt darauf, die Anfallshäufigkeit zu reduzieren sowie den Anfall zu verkürzen, ihre Wirksamkeit ist aber bisher nicht belegt.

i Aktuell: www.gesundheit-heute.de/29x08

- **www.epilepsie.sh** – Internetseite der Deutschen Epilepsievereinigung e. V., Berlin: Selbsthilfe steht hier im Vordergrund, mit vielen Informationen zur praktischen Lebensführung.
- **www.izepilepsie.de** – Internetseite des Informationszentrums Epilepsie der Deutschen Gesellschaft für Epileptologie, Kiel: Ärzteorganisation; unter der Rubrik Service sind im Download-Center vielseitige Informationen zum Herunterladen verfügbar, bietet zudem hilfreiche Adressen & Links.
- **www.fahrerlaubnisrecht.de** – Private Internetseite, Frankfurt a. M.: Unter dem Stichwort Leitlinien finden Sie aktuelle Regelungen zur Fahrerlaubnis von Epilepsiekranken.
- G. Krämer: **Das große TRIAS-Handbuch Epilepsie.** Trias, 2005. Ausführlicher fachärztlicher Ratgeber des international renommierten Experten für Epilepsie, übersichtlich geschrieben im Frage-und-Antwort-Stil.

Tumoren von Gehirn und Rückenmark

Gehirntumoren

Häufigkeit:

Gehirntumoren *(Hirntumoren):* Gut- oder bösartige Geschwülste („Wucherungen"), die ihren Ausgangspunkt im Hirngewebe haben. Gehirntumoren sind selten, durch ihre Lage im Gehirn aber meist lebensbedrohlich. Betroffen sind alle Altersgruppen, ältere Erwachsene erkranken häufiger als jüngere.

Tumoren der Hirnanhangsdrüse (Hypophyse) gehören anatomisch gesehen ebenfalls zu den Gehirntumoren. Da sie sich aber überwiegend durch Hormonmangel- oder -überproduktionserscheinungen zeigen, werden sie nicht hier, sondern bei den Hormonerkrankungen besprochen (Hypophysenadenome → S. 747).

Leitbeschwerden

- Wesensveränderungen, z. B. Interesselosigkeit, Reizbarkeit, Verlangsamung, Antriebs- oder Konzentrationsstörungen
- Ausfälle, z. B. Lähmungen, Sehstörungen, Sprachstörungen, Verlust des Geruchssinns
- Zerebrale Krampfanfälle (→ S. 1144)
- Kopfschmerzen, die allmählich zunehmen, nie ganz verschwinden und beim Aufwachen oft am stärksten sind
- Schwindel
- Morgendliche Übelkeit, Erbrechen, danach Kopfschmerzverringerung
- Bewusstseinsstörungen bis zur Bewusstlosigkeit.

Wann zum Arzt

In den nächsten Tagen, wenn

- Seit längerem zunehmend Kopfschmerzen bestehen, die nicht vergehen
- Psychische Veränderungen auftreten, die nicht zu erklären sind.

Sofort den Arzt rufen, wenn

- Es erstmalig zu einem zerebralen Krampfanfall kommt
- (Neurologische) Ausfälle auftreten.

Die Erkrankung

Es lassen sich zwei große Gruppen unterscheiden:

Die selteneren **primären Gehirntumoren** entstehen im Gehirn. Sie sind die „eigentlichen" Gehirntumoren und können wie die Tumoren anderer Organe gut- oder bösartig sein (Unterscheidung → Abb. S. 1024). Die Ursache von primären Gehirntumoren ist bis heute unklar. Am häufigsten sind die verschiedenen **Gliome,** die von den *Hüll-* oder **Gliazellen** um die Nervenzellen herum ausgehen, und die **Meningeome,** die den weichen Hirnhäuten entspringen. Primäre Gehirntumoren können in jeder Altersgruppe auftreten.

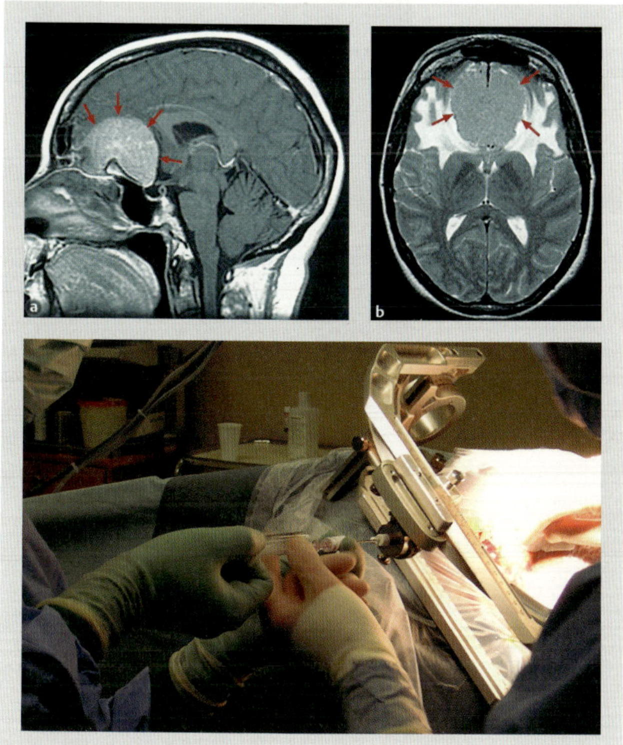

Kernspin eines 50-jährigen Patienten mit Gehirntumor, einem großen **Meningeom.** *Der in den beiden oberen Abbildungen sichtbare Tumor (Pfeile) ist so groß, dass er die seitlich benachbarten Großhirnflächen bereits durch Druck geschädigt hat. Unten die Durchführung einer Hirnbiopsie.*
[GTV, WKY 2924]

Dass die Entstehung von Gehirntumoren durch die Benutzung von Handys (oder von schnurlosen Telefonen) begünstigt werden, ist bislang nicht erwiesen. Bisherige Studien zeigen widersprüchliche Ergebnisse. Nach neueren Studienergebnissen scheint ein erhöhtes Gehirntumorrisiko möglich für Intensivnutzer (regelmäßige Handynutzung über mindestens zehn Jahre) [T20], die Studien werden aber methodisch kritisiert. So genannte prospektive Studien, die prinzipiell die zuverlässigsten Aussagen erlauben, gibt es (noch?) nicht.

Vieltelefonierern wird deshalb empfohlen, Headsets zu benutzen und neue strahlungsärmere Handys anzuschaffen. Manche Experten fordern, dass Kinder und Jugendliche auf die Handynutzung generell verzichten sollten.

Häufiger setzen bösartige Tumoren außerhalb des Gehirns Tochtergeschwülste ins Gehirn ab. Vor allem bei Lungen- und Brustkrebs sind solche **sekundären Gehirntumoren** oder *Gehirnmetastasen* zu beobachten.

Auch „gutartige" Gehirntumoren sind oft „bösartig"

Bei Tumoren außerhalb von Gehirn und Rückenmark ist die Unterscheidung klar: Gutartige Tumoren wachsen grundsätzlich verdrängend, schädigen also kein umliegendes Gewebe. Nicht so bei Gehirntumoren: Sitzt nämlich ein gutartiger Tumor an einer strategisch wichtigen Stelle (oft im Hirnstamm), so kann er, auch wenn er „nur" verdrängend wächst, lebenswichtige Strukturen durch Druck so schädigen, dass sie ihre Funktion nicht mehr erfüllen können.

Auch aus einem anderen Grund nehmen Gehirntumoren eine Sonderstellung ein: Durch den knöchernen Schädel ist der Raum für das Gehirn begrenzt, ein Puffervolumen ist kaum vorhanden. Ein wachsender Tumor lässt daher den Druck im Schädelinneren rasch ansteigen und schädigt dadurch das Gehirn (→ S. 1158). Deshalb können auch gutartige Gehirntumoren lebensbedrohlich sein.

Unterschiedlichste Beschwerden

- Die Beschwerden hängen davon ab, wo genau der Tumor sitzt, sodass eine Vielzahl von Symptomen möglich ist. Beeinträchtigt der Tumor z. B. die Stelle im Großhirn, von der aus die Bewegungen der rechten Hand gesteuert werden, so sind Lähmungen oder ein zerebraler Anfall mit Zuckungen der rechten Hand wahrscheinlich.
- Gehirntumoren steigern, wie schon erwähnt, nicht selten den Hirndruck; die Folgen sind morgendliche Kopfschmerzen, Schwindel und Übelkeit bis hin zum Erbrechen.

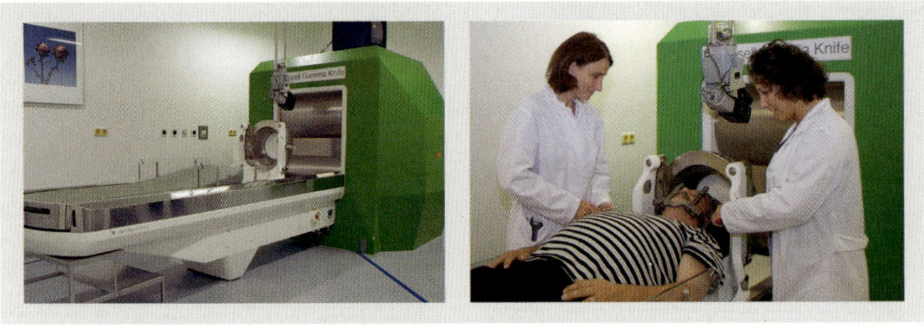

Links: ***Gamma-Knife*** *zur Zerstörung von Tumorgeweben durch radioaktive Strahlung. Mithilfe von über 60 wie ein Helm angeordneten Strahlenquellen (im Bild im grünen Metallblock eingebaut) lassen sich Gehirntumoren bei gleichzeitiger Schonung des gesunden Gehirngewebes intensiv bestrahlen.*
Rechts: Zur exakten Positionierung wird ein so genannter ***Stereotaxierahmen*** *fest am Kopf des Patienten angelegt und danach in einem Kernspin die Lokalisation des Tumors nochmals erfasst. Diese Daten werden dann für die Positionierung der Strahlenquellen des Gamma-Knifes verarbeitet. Die Bestrahlung selbst dauert 1–3 Stunden und ist schmerzfrei.* [THA 2925]

- Meist nehmen die Beschwerden bei Gehirntumoren langsam über Wochen und Monate zu. Manchmal aber blutet das brüchige Tumorgewebe und führt ganz plötzlich zu den Symptomen eines Schlaganfalls (→ S. 1126).

Das macht der Arzt

Diagnosesicherung. Wichtigste diagnostische Maßnahme ist der Kernspin. Ist der Hirndruck normal (der Patient hat weder Kopfschmerzen noch Übelkeit und Erbrechen), wird der Liquor untersucht, um eine Entzündung auszuschließen und möglicherweise Tumorzellen für eine Untersuchung zu gewinnen. Blutuntersuchungen sind nur in bestimmten Fällen hilfreich, etwa bei Verdacht auf hormonproduzierende Tumoren. Um das weitere Vorgehen zu planen, ist eine Gewebeuntersuchung des Tumors nötig. Die hierzu erforderliche Gewebeprobe wird im Rahmen einer ohnehin notwendigen Operation oder durch eine separate Biopsie (Gewebeentnahme) entnommen.

Therapie. Schwerpunkte der Behandlung sind die Operation und die Strahlentherapie. Die Chemotherapie hat bei Erwachsenen einen untergeordneten Stellenwert, da die im Erwachsenenalter häufigen Gliome kaum oder gar nicht darauf ansprechen.

- Primäre Gehirntumoren werden, wenn möglich, operativ entfernt oder zumindest verkleinert. Modernste Verfahren der **Neuronavigation** ermöglichen es, den Weg der Operationsinstrumente bereits vor der Operation mithilfe z. B. von Kernspin oder CT zu planen, während der Operation „nachzufahren" und die Position der Instrumente auf dem Bild einzublenden. An einigen Zentren können sogar während der Operation Kernspins angefertigt werden. Dadurch soll eine weitestmögliche Schonung funktionell wichtiger Gehirngebiete bei gleichzeitig größtmöglicher Tumorentfernung erreicht werden. Auch bei einzelnen Metastasen wird je nach Lage versucht, sie operativ zu entfernen. Bei fast allen bösartigen Tumoren schließt sich an die Operation eine Bestrahlung an.
- Sitzt der Tumor so ungünstig, dass eine Operation zu schweren Funktionseinbußen führen würde, hat er sich ausgebreitet oder bestehen mehrere Metastasen, wird eine Strahlenbehandlung durchgeführt. Dabei stehen heute vielfältige Möglichkeiten zur Verfügung, von der **Ganzhirnbestrahlung** über die sehr präzise **Radiochirurgie** mit dem *Gamma-Knife* bis zum Einbringen kleinster „strahlender" Teilchen, die nur ihre unmittelbare Umgebung bestrahlen. Die Wirksamkeit dieser modernen Verfahren erreicht in einigen Bereichen die der Chirurgie.

Zusätzlich werden besonders belastende Beschwerden bekämpft: Kopfschmerzen bei Gehirntumoren sprechen gut auf hoch dosiertes Kortison an, das die Umgebung des Tumors abschwellen lässt und dadurch den Hirndruck senkt. Zerebrale Krampfanfälle werden mit Antiepileptika behandelt. Bei einem Verschluss der liquorableitenden Wege (der Kanäle, in denen die Gehirn-Rückenmark-Flüssigkeit abfließt) kann eine Operation zur Liquorableitung notwendig sein (→ S. 1159).

Bleiben nach der Behandlung Ausfälle zurück, kann die Rehabilitation Monate in Anspruch nehmen, oft ist ein Aufenthalt in einer spezialisierten Reha-Klinik erforderlich.

Prognose

Bei einem gutartigen, vollständig entfernten Tumor sind die Aussichten gut. In allen anderen Fällen ist die Prognose ungewiss, da ein Rückfall möglich ist. Bei schnell wachsenden bösartigen Tumoren sowie Metastasen sind die Aussichten schlecht.

i **Aktuell:** www.gesundheit-heute.de/29x09

- **www.hirntumorhilfe.de** – Internetseite der Deutschen Hirntumorhilfe e. V., Leipzig: Ausführliche und gut erklärte Informationen zu Ursache, Symptomen, Diagnose und Behandlungsmöglichkeiten von Hirntumoren, zusammengestellt von Fachärzten, Wissenschaftlern und Patientenverbänden.

Rückenmarktumoren

Häufigkeit:

Rückenmarktumoren *(spinale Tumoren):* Seltene, meist gutartige Tumoren, die vom Rückenmark ausgehen oder sich in unmittelbarer Nähe zum Rückenmark befinden. Betroffen sind meist ältere Menschen.

Leitbeschwerden

- Empfindungsstörungen (z. B. vermindertes Berührungsempfinden), die aber oft lange nicht bemerkt werden
- Schmerzen; am Rumpf oft gürtelförmig und nicht selten als „Ischiasschmerzen" oder bei Ausstrahlung weit nach vorne als „Bauchschmerzen" fehlgedeutet
- Müde Beine und „schwerfälliger" Gang.

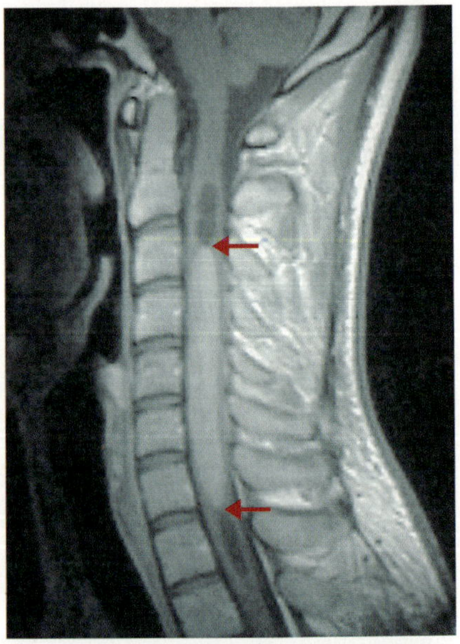

Kernspin von Hals- und oberer Brustregion eines 36-jährigen Mannes, der über zunehmende Empfindungsstörungen in allen Extremitäten klagte. Das Kernspin zeigt einen langgestreckten Rückenmarktumor, ein so genanntes ***Ependymom*** *(rote Pfeile), sowie zwei wässrige Aussackungen darüber und darunter. Trotz seiner Ausdehnung war der Tumor operabel und der Betroffene wurde geheilt.* [GTV 2926]

Wann zum Arzt

Am nächsten Tag bei

- Empfindungsstörungen oder Schmerzen, deren Ursache unbekannt ist und die nicht verschwinden
- Starken Schmerzen im Rücken oder in den Beinen.

Sofort den Arzt rufen, wenn

- Lähmungen bemerkt werden
- Blase und/oder Darm nicht mehr willkürlich entleert werden können oder umgekehrt ungewollt Urin und/oder Stuhl abgehen.

Die Erkrankung

Die gutartigen Meningeome (von den Hirnhäuten ausgehend → S. 1149) und **Neurinome** (von den Nervenzellen ausgehend) machen gut zwei Drittel der Tumoren aus.

Infolge des langsamen Wachstums der Rückenmarktumoren nehmen die Beschwerden meist allmählich zu. Da Empfindungsstörungen manchmal lange Zeit nicht bemerkt werden, sind die Schmerzen dominierendes Krankheitszeichen. Sie werden allerdings nicht selten fehlgedeutet, z. B. als „Ischiasschmerzen" (obwohl die Schmerzzone hierfür meist zu hoch liegt).

Manchmal sind erst auffällige Lähmungen oder Blasen-Mastdarm-Störungen Anlass zur weiteren Abklärung.

Das macht der Arzt

Wichtigste diagnostische Maßnahme ist das Kernspin, bei Verdacht auf Knochenbeteiligung ergänzt durch ein CT. Außerdem wird der Liquor auf Tumorzellen untersucht. Da sich ohne Behandlung eine Querschnittlähmung entwickelt (→ S. 1154), wird fast immer operiert. Tumoren innerhalb des Wirbelkanals, aber außerhalb des Rückenmark, können oft vollständig entfernt werden. Bei Tumoren im Rückenmark können Kompromisse notwendig sein (wie eine Teilentfernung des Tumors), wenn durch die Operation Ausfälle zu befürchten sind. In diesem Fall wird eine Strahlenbehandlung durchgeführt.

Nach der Operation bilden sich auch starke Schmerzen oder ausgeprägte Lähmungen oft erstaunlich gut zurück, vorausgesetzt das Rückenmark ist noch nicht dauerhaft geschädigt. Der Rückgang der lähmungsbedingten Ausfälle kann allerdings Wochen oder gar Monate dauern und einen Aufenthalt in einer Reha-Klinik erforderlich machen. Da viele Tumoren gutartig sind und vollständig entfernt werden können, sind die Aussichten insgesamt recht gut.

Verletzungen von Gehirn und Rückenmark

Gehirnerschütterung

Häufigkeit: ■■■□□

Gehirnerschütterung *(Commotio cerebri):* Meist infolge eines Sturzes auftretende, leichteste Form einer Schädel-Hirn-Verletzung mit kurzzeitiger Bewusstlosigkeit als Zeichen einer vorübergehend gestörten Hirnfunktion, aber keinen nachweisbaren Schäden des Gehirns.

Die hier verwendete ältere Bezeichnung Gehirnerschütterung entspricht weitgehend der **leichten Schädel-Hirn-Verletzung** *(Schädel-Hirn-Trauma Grad I).*

Leitbeschwerden

- Unmittelbar nach einer Kopfverletzung Bewusstlosigkeit für höchstens 15 Minuten
- Erinnerungslücke **(Amnesie)** für den Zeitbereich vom Unfall bis maximal eine Stunde danach
- Leichte bis mäßige Kopfschmerzen, Schwindel, Übelkeit bis hin zum Erbrechen, Geräusch-und/oder Lichtüberempfindlichkeit.

Wann zum Arzt

Sofort den Arzt rufen, wenn

- Ein Verletzter bewusstlos oder einige Minuten „nicht ganz da" ist
- Der Verletzte mehr als einmal erbricht
- Sich der Zustand nach anfänglicher Beschwerdefreiheit oder -armut verschlechtert, z. B. zunehmende Kopfschmerzen oder Verwirrtheit auftreten
- Anzeichen einer mittelschweren/schweren Hirnverletzung bestehen (→ S. 1152).

Die Erkrankung

Einmal nicht aufgepasst und schon ist es passiert. Aber was ist wirklich passiert? Das ist unmittelbar nach einem Sturz oft gar nicht zu sagen.

Es kann eine (oberflächliche) Kopfverletzung sichtbar sein, der Verletzte ist aber bei vollem Bewusstsein und kann sich an alles erinnern. Ist sein Befinden nur durch einen leichten Schwindel oder geringe Übelkeit beeinträchtigt, ist meist nichts Ernstes passiert. Der Arzt spricht von einer **Schädelprellung.** Schwindel und Übelkeit werden auf eine leichte Schädigung des Innenohrs zurückgeführt und beweisen keine Gehirnbeteiligung.

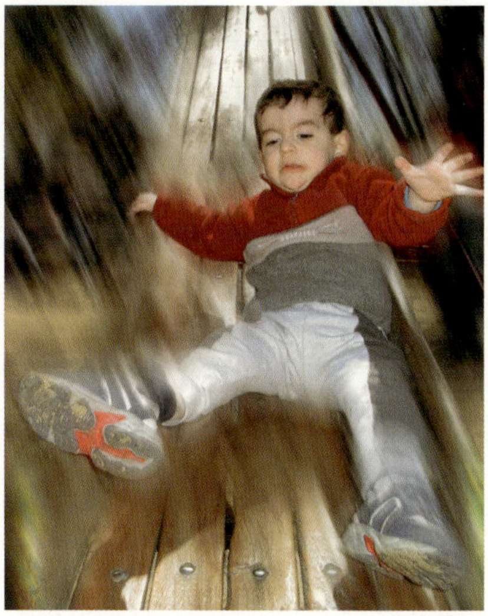

Spielende Kinder sind durch Kopfverletzungen aller Art besonders gefährdet. [ISP 2927]

Immer, wenn es bei einer Kopfverletzung zu Bewusstlosigkeit kommt, liegt eine Schädel-Hirn-Verletzung vor, der Schweregrad wird gemäß der Glasgow-Koma-Skala (→ Tab.) beurteilt. Bei einer Gehirnerschütterung ist der Verletzte durch eine kurzzeitige Funktionsstörung des Gehirns für wenige Minuten bewusstlos, und es besteht eine Erinnerungslücke für die Zeit kurz vor, während und nach dem Unfall. Ausfälle bestehen nicht, ein CT des Gehirns ist unauffällig.

Mitunter fällt ein Verletzter mit einer Schädelprellung wenige Minuten später in Ohnmacht (etwa wenn ihm der Unfall richtig bewusst wird oder das Blut aus der Kopfplatzwunde die Stirn hinunterläuft). Sekunden nachdem er zu Boden gesackt ist, ist er durch die Blutumverteilung schon wieder bei Bewusstsein. Diese schreckbedingte Ohnmacht (→ S. 25) „zählt" nicht als Bewusstlosigkeit!

Das macht der Arzt

Der Patient mit einer Gehirnerschütterung ist meist schon wieder bei Bewusstsein, wenn der Notarzt am Unfallort eintrifft. Er wird dann trotzdem ins Krankenhaus gebracht, wo auch nach einer unauffälligen Untersuchung der Schädel geröntgt wird, um Verletzungen auszuschließen.

Ob ein CT des Gehirns erforderlich ist, hängt vom Zustand des Verletzten ab: Bei einem jüngeren Verletzten mit voller Punktzahl in der Glasgow-Koma-Skala am Unfallort ohne Zeichen eines Schädelbruchs im Röntgenbild, der sich mittlerweile (wieder) wohlfühlt, kann davon abgesehen werden. Das Risiko, dass sich bei einem solchen Patienten in den folgenden Stunden noch eine Hirnblutung

Beste Bewegungsäußerung	Beste Wortäußerung	Augenöffnen	Punkte
Befolgt Aufforderungen	–	–	6
Gezielt auf Schmerzreize	Orientiert	–	5
Ungezielt auf Schmerzreize	Desorientiert	Spontan	4
Abnormes Beugen von Armen und Beinen auf Schmerzreize	Unangemessene, „nicht passende“ Äußerungen	Auf Ansprechen	3
Abnormes Strecken von Armen und Beinen auf Schmerzreize	Unverständliche Laute	Auf Schmerzreiz	2
Keine Reaktion	Keine Äußerung	Keine Reaktion	1

*Die **Glasgow-Koma-Skala** (Glasgow Coma Scale, GKS) hat sich zur Beurteilung des Schweregrads einer Schädel-Hirn-Verletzung weltweit bewährt. Der Punktwert („Score“) kann auch von Laien anhand der drei Kriterien Bewegung, Sprechen und Augenöffnen errechnet werden. Dazu werden die Punktwerte der drei Kriterien addiert. Ein bewusstseinsklarer Patient hat immer 15 Punkte.*

(→ S. 1153) entwickelt, ist so gering, dass die meisten Ärzte eine Überwachung im Krankenhaus nicht für notwendig halten, sofern Angehörige in den folgenden 12–24 Stunden regelmäßig nach dem Verletzten sehen können.

Ergibt sich bei der Untersuchung nur der geringste Hinweis auf weitreichende Folgen oder erbricht der Verunfallte mehrfach, ist bereits älter oder nimmt Medikamente zur Herabsetzung der Blutgerinnung ein, wird ein CT des Schädels angefertigt. Je nach Beschwerden werden andere Ärzte hinzugezogen, z. B. ein Augenarzt bei Sehstörungen.

Bei unklarem Unfallhergang sollen weitere Untersuchungen die Unfallursache aufdecken, da z. B. auch Herzrhythmusstörungen oder eine Unterzuckerung zu einem Sturz mit nachfolgender Gehirnerschütterung führen können.

Bei einer Gehirnerschütterung ist keine besondere Behandlung möglich – und auch nicht nötig. Normalerweise reicht es, wenn sich der Verletzte ein paar Tage schont. Gegen Kopfschmerzen, Schwindel oder Übelkeit können kurzzeitig Medikamente eingenommen werden, z. B. bei Kopfschmerzen Paracetamol (z. B. ben-u-ron®).

Erste-Hilfe-Maßnahmen bei einem Bewusstlosen unmittelbar nach dem Sturz → S. 188

Prognose

Vorausgesetzt, die Schonzeit von einigen Tagen wurde eingehalten, klingt eine Gehirnerschütterung ohne Folgen ab. Warum manche Patienten noch zwei Wochen und länger unter Kopfschmerzen, Schwindel, Übelkeit oder Konzentrationsstörungen leiden, ist bis heute nicht im Einzelnen geklärt.

Mittelschwere und schwere Schädel-Hirn-Verletzung

Häufigkeit: ■■□□□

Schädel-Hirn-Verletzung *(Schädel-Hirn-Trauma, SHT)*: Kopfverletzung mit Gehirnbeteiligung. In Deutschland ereignen sich 200 000 mittelschwere und schwere Schädel-Hirn-Verletzungen jährlich, mehr als zwei Drittel davon durch Verkehrsunfälle. Eine schwere Schädel-Hirn-Verletzung ist die häufigste Todesursache bei jungen Menschen zwischen 15 und 20 Jahren.

Leitbeschwerden

- Bewusstlosigkeit länger als 15 Minuten
- Ausfälle wie etwa Lähmungen, die aber bei Bewusstlosigkeit schwer feststellbar sind.

Wann zum Arzt

Sofort den Arzt rufen, wenn

- Ein Verletzter bewusstlos oder einige Minuten „nicht ganz da“ ist
- Ein Verletzter aus Mund, Nase oder Ohr blutet
  Ausnahme: eine oberflächliche Blutungsquelle, z. B. an der Innenseite der Lippe, wenn eine Blutstillung erfolgreich ist und keine klare Flüssigkeit aus Nase oder Ohr läuft
- Die Pupillen des Verletzten rechts und links unterschiedlich groß sind
- Sich nach anfänglicher Beschwerdefreiheit oder -armut der Zustand verschlechtert, z. B. zunehmende Kopfschmerzen oder Verwirrtheit auftreten
- Nach einer Kopfverletzung Ausfälle bestehen, z. B. Sehstörungen oder Lähmungen.

Warnhinweis: Eine ärztliche Verlaufsbeobachtung ist notwendig, da auch schwere Gehirnverletzungen mitunter zunächst nur wenig Symptome zeigen.

Die Erkrankung

Drei Schweregrade

Die Definition einer Schädel-Hirn-Verletzung ist ziemlich theoretisch: Erreicht ein Schädel-Hirn-Verletzter bei der Zustandsbeurteilung nach der Glasgow-Koma-Skala (→ Tab.) mehr als 12 Punkte, so handelt es sich um eine leichte Schädel-Hirn-Verletzung (→ S. 1151), erreicht er 9–12 Punkte, so hat er eine **mittelschwere Schädel-Hirn-Verletzung** *(Schädel-Hirn-Trauma Grad II)*, bei Werten darunter eine **schwere Schädel-Hirn-Verletzung** oder ein *Schädel-Hirn-Trauma Grad III*. Maßgeblich ist dabei der schlechteste Wert in den ersten 48 Stunden nach der Verletzung.

Die früher übliche, zusammenfassende Bezeichnung **Hirnprellung** oder *Contusio cerebri* für alle Schädel-Hirn-Verletzungen, bei denen mittels CT eine Gehirnschädigung

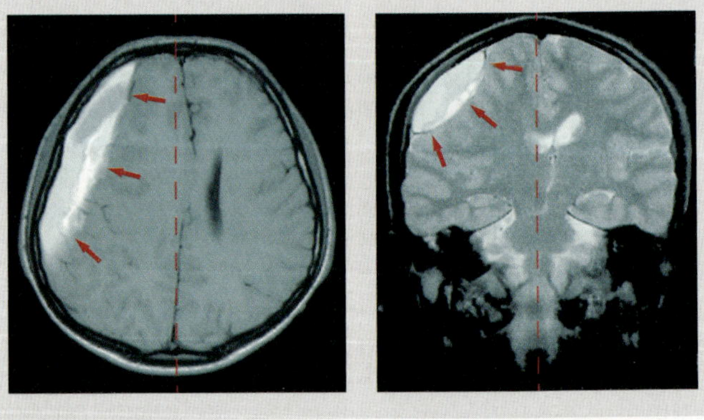

*Links: Kernspin (Querschnitt) eines 24-jährigen Maurers, der von einem Gerüst stürzte und bewusstlos wurde. Drei Tage nach Krankenhauseinlieferung zeigt sich ein großes **Subduralhämatom.** Der Bluterguss (Hämatom) drückt das Gehirn zur anderen Seite hin (die im linken Bild gut erkennbare Mittellinie verläuft normalerweise nicht bogenförmig, sondern gerade in der Mitte des Gehirns (gestrichtelte Linie) und presst die Hohlräume im Gehirn förmlich aus.*
Rechts: Kernspin (Längsschnitt) eines 48-jährigen Patienten mit Epiduralhämatom. Auch hier sieht man eine Mittellinienverschiebung durch die Verdrängungswirkung des Blutergusses. [GTV 2928]

festgestellt weden kann, ist zwar anschaulicher, hat aber den Nachteil, dass ohne (gegebenenfalls wiederholtes) CT gar keine Aussage möglich ist.

(!) Wenn der Verletzte bei Eintreffen des Notarztes immer noch deutlich bewusstseinsverändert oder bewusstlos ist, muss von einer mittelschweren oder schweren Schädel-Hirn-Verletzung und damit einer fassbaren Schädigung des Gehirns ausgegangen werden.

Komplikationen eines Schädel-Hirn-Traumas

- Beim Unfall können, von außen nicht sichtbar, Hirnhautarterien zerreißen, und zwar auch dann, wenn die Gehirnschädigung nicht so erheblich ist. Aus den zerrissenen Arterien strömt Blut mit hohem Druck in den Raum zwischen Schädelknochen und harter Hirnhaut und schädigt das empfindliche Gehirn. Hieran muss gedacht werden, wenn sich das Bewusstsein des Verletzten wenige Stunden nach dem Unfall (erneut) verschlechtert und Ausfälle wie etwa Lähmungen und unterschiedlich weite Pupillen auftreten. Diese **Epiduralblutung** ist der Hauptgrund dafür, dass auch beschwerdefreie Patienten mit einer Kopfverletzung nicht ohne weitere Betreuung aus dem Krankenhaus entlassen werden dürfen. Rechtzeitig operiert, hat ein Patient mit einer Epiduralblutung gute Aussichten.
- Venen zwischen harter und weicher Hirnhaut können ebenfalls einreißen. Diese Blutungsform heißt **Subduralblutung.** Wichtig: Während die schnell entstehende ***akute Subduralblutung*** fast immer mit einer mittelschweren Schädel-Hirn-Verletzung verbunden ist und somit selten übersehen wird, kann es insbesondere bei älteren Menschen oder Menschen mit Blutgerinnungsstörungen (→ S. 1039) selbst bei einer Schädelprellung zu einer ***chronischen Subduralblutung*** kommen. Über Wochen sickert immer wieder Blut aus den verletzten Gefäßen und führt zu Wesensveränderungen, Kopfschmerzen und zunehmenden Ausfällen, wenn der Unfall schon längst vergessen ist.
- Auch ohne Blutungen kann das Gehirn – vergleichbar mit der Entstehung einer Beule – anschwellen. Ein solches **Gehirnödem** kann schnell zu einer Hirndrucksteigerung und damit zur Schädigung des Gehirns führen (→ S. 1158).
- Bei einer offenen Schädel-Hirn-Verletzung ist die harte Hirnhaut zerrissen, sodass eine offene Verbindung zwischen Gehirn und Außenwelt besteht. Dies kann, muss aber nicht, zu einem sichtbaren Austritt von Liquor aus Ohr oder Nase führen. Besteht eine solche Liquorfistel über längere Zeit, ist die Gefahr groß, dass Bakterien von außen einwandern und zu einer Hirnhaut- bzw. Gehirnentzündung (→ S. 1133) oder zu einem Hirnabszess führen. Bei geschlossenen Schädel-Hirn-Verletzungen ohne Hirnhautverletzung besteht diese Gefahr nicht.

Abgeschaltet? Abschalten?

Das Aufsehen, das die Amerikanerin Terry Schiavo 2005 erregte, als sich ihre Eltern und ihr Ehemann um die Fortsetzung ihrer künstlichen Ernährung und damit um ihr Leben stritten, ist ungewöhnlich, ihr Schicksal leider nicht: Schätzungen zufolge fallen allein in Deutschland pro Jahr etwa 40 000 Menschen aufgrund von Schädel-Hirn-Verletzungen und Verkehrsunfällen in ein **Koma *(tiefe Bewusslosigkeit),*** das länger als eine Woche dauert. Etwa 4000 davon geraten in einen bis heute nicht geklärten Zustand „zwischen den Welten“, in Deutschland überwiegend als **Wachkoma,** seltener auch als *Coma vigile* oder *apallisches Syndrom* bezeichnet.

Koma bedeutet eine länger andauernde, tiefe Bewusstlosigkeit. Der Kranke scheint zu schlafen, ist aber nicht weckbar. Häufig ist eine künstliche Beatmung erforderlich. Ob der Komapatient auf Schmerzreize reagiert, hängt von der Komatiefe ab.

Beim *Wachkoma* benötigt der Betroffene keine lebenserhaltenden Apparate, er zeigt einen Schlaf-Wach-Rhythmus mit offenen Augen in den Wach- und geschlossenen Augen in den Schlafphasen, macht aber keinerlei Anstalten, Kontakt aufzunehmen oder auf Zusprache oder angebotenes Essen zu reagieren.

Darf aus der Regungslosigkeit geschlossen werden, dass Menschen im Koma oder Wachkoma nichts wahrnehmen? Und dass folglich nichts dagegen spricht, wenn die lebenserhaltenden Geräte abgeschaltet werden? Nein! Zum einen sind Fehldiagnosen nach wie vor erschreckend häufig. Es kommt vor, dass Menschen aufgrund einer Unterbrechung der vom Gehirn wegführenden Leitungsbahnen voll aufnahmefähig und damit bei Bewusstsein sind, sich jedoch nur durch Augenbewegungen nach oben oder unten äußern können **(Locked-in-Syndrom).**

Aber selbst dann, wenn die Diagnose stimmt: Es gibt Einzelfallberichte, in denen Erwachte über Wahrnehmungen von tatsächlich stattgefundenen äußeren Ereignissen im Koma erzählen. Und auch wenn keine Reaktion nach außen sichtbar ist, ist dies nicht zwangsläufig mit Wahrnehmungs- und Empfindungslosigkeit gleichzusetzen. Mitunter wird eine Veränderung von Herzschlag oder EEG auf vertraute Menschen oder Musik aus der Zeit vor dem Koma beobachtet, was auf eine gewisse Großhirnaktivität schließen lässt.

Therapiekonzepte bauen auf dieser Beobachtung auf: Dem Kranken werden z. B. täglich verschiedene angenehme Reize angeboten, die ihn aus dem „Niemandsland“ zurückholen und eine erste Kommunikation ermöglichen sollen. Der Neurochirurg *Andreas Zieger* berichtet, dass sich bei 75 % der Wachkomapatienten durch **Komastimulation** eine Ja-Nein-Kommunikation herstellen lässt. Dabei sind die Aussichten umso besser, je jünger der Betroffene ist, je früher die Rehabilitation einsetzt und je umfassender die Betreuung ist.

Mit zunehmender Dauer von Koma oder Wachkoma sinken die Chancen. Einige Patienten finden aus dem Wachkoma heraus und erholen sich gut, die meisten bleiben allerdings pflegebedürftig. Oft genug aber bleibt der Zustand des Betroffenen über viele Monate (fast) unverändert.

Menschen im Koma oder Wachkoma sind also schwerstkrank, aber ganz gewiss weder sterbend noch hirntot. Sie haben ein Lebensrecht wie andere Schwerkranke auch. Das Dilemma ist, dass sie im Gegensatz zu den meisten anderen Schwerkranken ihren Willen nicht äußern können. Wir können von außen nicht feststellen, was ein so Betroffener empfindet, ob er sich wohlfühlt oder leidet.

Wir können den Betroffenen nur durch angemessene Betreuung und Förderung die Chancen geben, die sie verdienen, und uns bei jeder anstehenden Entscheidung immer wieder fragen, wie sie wohl für sich entscheiden würden. Für diese Menschen (passive) Sterbehilfe zu wünschen oder gar einzufordern, ist deshalb eine ethische Gratwanderung (mehr zur Sterbehilfe → S. 466).

Das macht der Arzt

Der Notarzt schätzt den Zustand jedes Schädel-Hirn-Verletzten noch am Unfallort mithilfe der Glasgow-Koma-Skala ein und untersucht den Verletzten auf weitere Verletzungen, z. B. innere Blutungen oder eine Rückenmarkverletzung. Stellt sich eine mittelschwere oder schwere Schädel-Hirn-Verletzung heraus, wird der Verletzte nach Stabilisierung von Herz-Kreislauf und Atmung in ein Krankenhaus mit (neurochirurgischer) Intensivstation gebracht, wo neben Blutuntersuchungen sofort ein CT angefertigt und der Verletzte fortlaufend kontrolliert wird.

Der unmittelbar beim Unfall entstandene Schaden am Gehirn kann nicht rückgängig gemacht werden. Eine optimale Einstellung der Herz-Kreislauf- und Atemsituation (oft ist hierzu eine künstliche Beatmung notwendig), der schnelle operative Eingriff bei Blutungen und die Behandlung einer eventuellen Hirndrucksteigerung (→ S. 1158) sollen Folgeschäden des Gehirns vermeiden und haben sich für die weitere Rehabilitation des Betroffenen als ganz wesentlich erwiesen.

Die Rehabilitation des Patienten beginnt bereits auf der Intensivstation. Neben der Vermeidung von Komplikationen, etwa Lungenentzündung oder Wundliegen, die den Zustand des Kranken verschlechtern und dadurch seine Rehabilitation verzögern können, ist es bei Bewusstlosen oberstes Ziel, den Kontakt zum Kranken wiederherzustellen (→ S. 1153). Einige Betroffene wachen nach Stunden aus der Bewusstlosigkeit auf und sind fast sofort „wieder da". Andere erwachen erst nach Tagen wieder, durchleben dann ein **Durchgangssyndrom,** in dem sie verwirrt, unruhig und manchmal auch aggressiv sind und finden nur langsam in die Wirklichkeit zurück. Eine dritte Gruppe bleibt länger bewusstlos, bei diesen Betroffenen sind die Chancen auf eine vollständige Erholung ungewiss.

Sobald sich der körperliche Zustand des Verletzten stabilisiert hat, suchen Ärzte und Sozialarbeiter nach einer geeigneten (Früh-)Rehabilitationsklinik. Pauschale Aussagen über die Dauer der Rehabilitation sind nicht möglich, meist dauert sie aber Monate.

Prognose

Die Aussichten nach einer Schädel-Hirn-Verletzung hängen von vielen Faktoren ab. Je schwerer die Hirnschädigung, je länger der Betroffene bewusstlos und je älter er ist, desto schlechter ist die Prognose. Bei einer mittelschweren Schädel-Hirn-Verletzung ist eine vollständige Genesung möglich. Überlebt ein Verletzter eine schwere Schädel-Hirn-Verletzung, sind Dauerfolgen die Regel.

Nach jeder Schädel-Hirn-Verletzung kann sich eine symptomatische Epilepsie (→ S. 1147) entwickeln und Ausfälle wie etwa eine Lähmung oder der Verlust des Geruchssinns zurückbleiben. Besonders gefürchtet sind aber **neuropsychologische Dauerfolgen,** etwa eine verminderte allgemeine Belastbarkeit mit Konzentrationsstörungen und rascher Überforderung bei komplizierteren Problemen. Auch Wesensveränderungen wie z. B. Antriebslosigkeit oder Reizbarkeit sind möglich. In schweren Fällen bleibt der Betroffene geistig schwer beeinträchtigt und pflegebedürftig.

i **Aktuell:** www.gesundheit-heute.de/29x10

- **www.schaedel-hirn.de** – Knappe Internetseite zur Selbsthilfe des Bundesverbands Schädel-Hirn-Patienten in Not e. V., Amberg.
- M. Hoffmann-Kunz; V. Volkhardt: **Koma: Eine Geschichte vom Überleben.** Mabuse, 2002. Beeindruckender „Dialog ohne Sprache" zwischen einem seit sechs Jahren im Koma liegenden Arzt und seiner Lebenspartnerin.

Rückenmarkverletzungen und Querschnittlähmung

Häufigkeit: ■□□□□

Querschnittlähmung: Durch in der Regel lebenslange Lähmungen, Empfindungs- und Blasen-Mastdarm-Störungen geprägte Erkrankung, meist infolge einer Verletzung des Rückenmarks, seltener z. B. durch Bandscheibenvorfälle, Rückenmarkentzündungen oder -tumoren. Männer sind häufiger als Frauen betroffen, da Sport- und Verkehrsunfälle Hauptursachen sind.

Leitbeschwerden

Meist beidseitige Lähmungen und Gefühllosigkeit der Beine oder Arme und Beine

Wann zum Arzt

Sofort den Arzt rufen, wenn nach einer Verletzung Lähmungen oder Empfindungslosigkeit auftreten

Warnhinweis: Besteht am Unfallort der Verdacht auf eine Rückenmarkverletzung, darf die Wirbelsäule am Unfallort und während des anschließenden Transports ins Krankenhaus nicht bewegt werden, damit keine zusätzlichen Schäden entstehen.

Die Erkrankung

Die Bezeichnung Querschnittlähmung ist zwar griffig, aber ungenau. Denn jede Querschnittlähmung ist anders, je nachdem, auf welcher Höhe des Rückenmarks die Verletzung liegt und ob das Rückenmark durch die Verletzung vollständig oder nur teilweise durchtrennt wurde. Zudem sind verschiedene Phasen einer Rückenmarkverletzung durch ein unterschiedliches Beschwerdebild gekennzeichnet.

Para- und Tetraplegie

Welche Folgen eine Rückenmarkverletzung hat, hängt davon ab, wo das Rückenmark geschädigt wurde: Je höher die Verletzung liegt, desto mehr Leitungsbahnen vom oder zum Gehirn sind betroffen und desto umfangreicher sind die Ausfälle. Bei 60 % der Querschnittgelähmten ist die Armbeweglichkeit erhalten **(Paraplegie).** Ungefähr 40 % der Querschnittgelähmten haben eine **Tetraplegie,** d. h. Arme und Beine sind gelähmt.

Komplette und inkomplette Querschnittlähmung

Bei einer *kompletten Querschnittlähmung* ist das Rückenmark auf einer Höhe komplett durchtrennt. Bei einer *inkompletten Querschnittlähmung* ist nur ein Teil des Rückenmarks durchtrennt, sodass noch Restfunktionen bestehen, die für die Rehabilitation genutzt werden können.

Spinaler Schock – chronische Querschnittlähmung

Wird das Rückenmark durch eine Verletzung vollständig durchtrennt, können keine Befehle vom Gehirn über die verletzte Region hinweggeleitet werden. Folge ist ein **spinaler Schock –** unterhalb der verletzten Stelle „tut sich gar nichts mehr", die Muskeln sind gelähmt und völlig schlaff, die Reflexe vollkommen erloschen. Erst nach 4–6 Wochen entwickelt sich die *chronische Querschnittlähmung:* Die Grundspannung der Muskeln steigt stark an *(Spastik),* Reflexe sind jetzt wieder vorhanden und geringe Reize genügen, um überschießende unwillkürliche Bewegungen auszulösen.

Commotio spinalis

Beim Rückenmark kann es durch stumpfe Gewalt zu funktionellen Störungen kommen, ähnlich einer Gehirnerschütterung (→ S. 1151). Strukturelle Rückenmarkschäden sind nicht nachweisbar. Bei einer solchen **Commotio spinalis** bilden sich die anfänglichen Ausfälle nach Minuten bis Stunden, längstens aber nach zwei Tagen vollständig zurück.

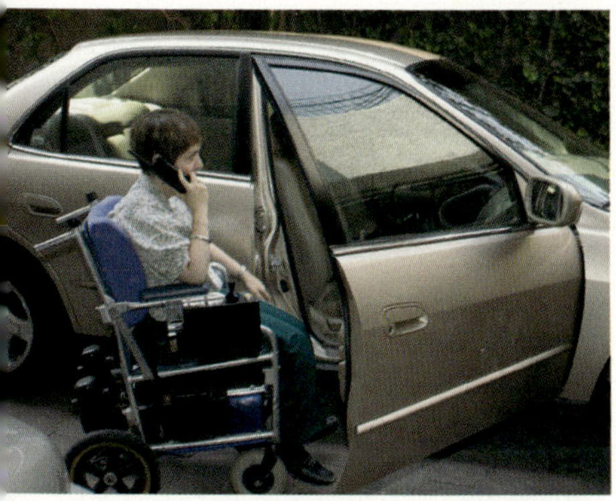

Auch wenn viel Ausdauer und Selbstbewusstsein dazugehört: Dank technischer Hilfen gelingt vielen Querschnittgelähmten ein selbstständiges und erfülltes Leben – mit Beruf, Sport, Urlaub und eben auch Autofahren. [ISP 2930]

Das macht der Arzt

Bei Verdacht auf eine Rückenmarkverletzung laufen Diagnose und Behandlung fast gleichzeitig ab. Erhärtet sich der Verdacht auf eine Rückenmarkverletzung, wird der Verletzte baldmöglichst in ein spezielles Querschnittzentrum verlegt, da die Versorgung personell wie apparativ sehr aufwendig ist.

Zuerst steht die Sicherung von Herz-Kreislauf- und Atemfunktion im Vordergrund. Eine gute Sauerstoffversorgung ist auch bei Rückenmarkverletzungen für das Überleben von Nervenzellen sehr wichtig, gerade beim spinalen Schock ist der Herzschlag jedoch zu langsam und der Blutdruck zu niedrig. Außerdem wird Kortison gegeben (→ S. 756). Röntgenaufnahmen, ein CT oder ein Kernspin dienen der Suche nach Wirbelsäulen- und Rückenmarkverletzungen und ermöglichen die Entscheidung, ob eine Operation, z. B. zur Stabilisierung eines Wirbelbruchs, sinnvoll ist.

In der Phase des spinalen Schocks muss der Verletzte oft auf einer Intensivstation betreut werden. Er ist extrem komplikationsgefährdet, da er nicht nur gelähmt ist, sondern auch viele vegetative Funktionen wie etwa die Gefäß- und Temperaturregulation ausgefallen sind. Um einem Wundliegen vorzubeugen, muss er regelmäßig umgelagert werden, was wegen der knöchernen Wirbelsäulenverletzungen oft nur mit Spezialbetten möglich ist. Die Atmung ist lähmungsbedingt oft beeinträchtigt (bis hin zur Beatmungsnotwendigkeit), es drohen Herzrhythmusstörungen, durch die Schlaffheit der Muskeln ist die Thrombosegefahr hoch, und Blase und Darm sind ebenfalls gelähmt. Gleichzeitig beginnen die Rehabilitationsbemühungen: Durch Physiotherapie wird Versteifungen und übermäßiger Spastik vorgebeugt, baldmöglichst werden noch vorhandene Restfähigkeiten trainiert.

Mit zunehmender Stabilisierung seines Zustands lernt der Betroffene in spezialisierten Kliniken und unter Einsatz von Hilfsmitteln, seine Restfunktionen bestmöglich zu nutzen. Möglicherweise ist es sinnvoll, bewegungsfähige Muskeln operativ „umzusetzen", damit sie wichtige ausgefallene Funktionen übernehmen können. Manchmal kann die Hand-, Atem- oder Blasenfunktion durch elektrische Stimulationsgeräte unterstützt werden. Bislang gelingt es aber nicht, das Rückenmark, z. B. durch Wachstumsfaktoren oder Einpflanzen von Stammzellen, zu regenerieren.

(!) Der Verletzte hat nicht nur einen spinalen, sondern auch einen psychischen Schock, denn von einem Augenblick auf den anderen ändert sich für die meist noch jungen Menschen ihre gesamte Lebensplanung. Das Personal in den Querschnittzentren kann dank seines medizinischen und technischen Know-hows zwar vieles anstoßen und bewirken. Eine unschätzbare Hilfe für den Betroffenen sind aber seine Angehörigen und Freunde, wenn sie zu ihm halten und ihn unterstützen, ohne ihn zu bevormunden.

Prognose

Eine zuverlässige Abschätzung der Dauerfolgen und Planung der weiteren Rehabilitationsmaßnahmen ist erst nach Abklingen des spinalen Schocks möglich. Generell gilt, dass die Aussichten umso besser sind, je mehr Funktionen nach drei Tagen wieder vorhanden sind.

Die Rehabilitation im Krankenhaus dauert je nach Verletzung etwa 6–10 Monate. War der Patient mit Paraplegie vor dem Unfall gesund und gut trainiert, so sind durch die heute verfügbaren Hilfsmittel seine Aussichten auf ein selbstständiges, wenn auch massiv verändertes Leben recht gut. Bei einer Tetraplegie bleibt der Patient pflegebedürftig und ist möglicherweise auf künstliche Beatmung angewiesen. Durch die hohe Komplikationsgefahr ist die Lebenserwartung dieser Patienten nach wie vor vermindert.

i Aktuell: www.gesundheit-heute.de/29x11

- **www.dmgp.at** – Internetseite der deutschsprachigen Gesellschaft für Paraplegie (DMGP): Bietet u. a. medizinische Leitlinien und hilfreiche Empfehlungen.
- S. Kulle: **Riss im Glück.** Diagnose: Querschnittslähmung – Wie ich wieder auf die Beine kam. Kiepenheuer & Witsch, 2003. Ueitel und ermutigend erzählt der Autor seinen Weg aus der Querschnittlähmung. Sehr empfehlenswert.

Weitere neurologische Beschwerden und Erkrankungen

Schwindel

Häufigkeit: ■■■■□

Schwindel *(Vertigo):* Gleichgewichtsstörung, bei der der Betroffene fälschlicherweise meint, die Umgebung bewege sich, oft verbunden mit Übelkeit und Erbrechen. Schwindel kann zahlreiche Ursachen haben, v. a. Erkrankungen des Innenohrs, neurologische oder Gefäßerkrankungen oder psychische Störungen.

Schwindel gehört zu den Gesundheitsproblemen, die zwar nicht altersbedingt sind, aber mit zunehmendem Alter häufiger werden: Klagen schätzungsweise 10 % *aller* Patienten einer Hausarztpraxis über Schwindel, so sind es bei den über 65-Jährigen bis zu 30 % und bei hochbetagten Pflegeheimbewohnern sogar bis zu 70 %. Typischerweise kann der Schwindel bei ihnen nicht auf eine einzelne Ursache zurückgeführt werden, sondern ist durch ein Zusammenspiel verschiedener ungünstiger Einflüsse bedingt, z. B. schwankender Blutdruck plus schlechtes Sehen plus Nervenschäden (z. B. bei Zuckerkrankheit) plus depressive Verstimmung plus eine Vielzahl eingenommener Medikamente.

Ältere Menschen mit Schwindel sind erheblich gefährdet zu stürzen und einen Knochenbruch zu erleiden. Gleichzeitig neigen sie mehr als Jüngere aus Angst vor einem Sturz dazu, ihre Aktivitäten auf ein Minimum zu reduzieren, was langfristig zur Immobilität mit all ihren Folgeschäden führen kann (→ S. 461).

Die Erkrankung

Augen, Gleichgewichtsorgane und verschiedene Reizaufnehmer (Rezeptoren) in Muskeln, Gelenken und Haut leiten ständig Informationen über unsere Lage im Raum zum Gehirn weiter. Schwindel entsteht immer dann, wenn sich diese Informationen widersprechen, sodass das Gehirn kein stimmiges Bild erstellen kann. Begleitet wird Schwindel häufig von Übelkeit bis hin zu Erbrechen, Blässe und Schweißausbruch, da die an der Gleichgewichtsregulation beteiligten Nervenzellen im Gehirn mit denen zur Steuerung vegetativer Reaktionen verbunden sind (Differenzialdiagnose des Schwindels → Tab. S. 22, S. 24).

Schwindel als solcher ist kein krankhaftes Phänomen. Jeder kennt das Kinderspiel, erst länger im Kreis gedreht und dann losgelassen zu werden. Schwindel, scheinbare Drehbewegungen der Umwelt und Taumeln sind dabei absolut normal und machen den Reiz des Spiels aus. Schwindel bei einfachem Drehen des Kopfs hingegen ist ein Krankheitszeichen.

Schwindelursachen und -formen. Die Ursache für Schwindel kann in allen an der Reizaufnahme und -verarbeitung beteiligten Strukturen liegen. Für die Ursachenfindung ist eine genaue Beschreibung des Schwindels unverzichtbar, denn „Schwindel" ist ein Sammelbegriff für unterschiedliche Beschwerden. Aufschlüsse geben vor allem Art, Dauer, Auslöser und Begleitbeschwerden des Schwindels:

Drehschwindel kann meist sehr exakt beschrieben werden: Der Betroffene hat das Gefühl, seine Umgebung drehe sich um ihn wie in einem Karussell. Drehschwindel hat seine Ursache in aller Regel in einer Schädigung des Gleichgewichtsorgan im Innenohr. Typisch hierfür sind plötzliche Drehschwindelattacken, die nach Sekunden bis Stunden wieder abklingen. Meist sind diese Attacken mit starker Übelkeit verbunden. Wegen der räumlichen Nähe zum Hörorgan ist eine Hörminderung möglich (→ S. 567).

Beim **gutartigen plötzlich auftretenden Lagerungsschwindel** *(benigner paroxysmaler Lagerungsschwindel, BPPV)* handelt es sich um eine der häufigsten Schwindelformen mit sekundenlangen Drehschwindelattacken, Übelkeit und einer kurz dauernden Augenbewegungsstörung. Ihm liegt eine Ablösung von winzigen Steinchen aus dem Innenohr zugrunde, die meist in den hinteren Bogengang fallen und bei schnellen Kopfbewegungen zu Schwindel führen.

Seltener liegt die Ursache in den an der Verarbeitung beteiligten Nervenzellen und -bahnen im Gehirn. Der hierdurch bedingte Schwindel ist meist ein mäßiger Dauerschwindel, auch die begleitende Übelkeit ist nicht sehr stark.

Eine Virusinfektion (vergleichbar einem grippalen Infekt) des Gleichgewichtsnervs, **Neuritis vestibularis,** führt zu einem Dauerdrehschwindel mit Übelkeit. Je nach Schwere der Infektion halten sich die Symptome bis zu drei Wochen. In der Regel heilt dieser Infekt folgenlos ab.

Beim **Schwankschwindel** hat man das Gefühl, als ob der Boden unter den Füßen schwanke, etwa wie auf einem Boot. Eine häufige Erkrankung ist der ***phobische Schwankschwindel,*** bei dem eine angstbesetzte Auslösesituation ausfindig gemacht werden kann (→ S. 1195). Beim **Liftschwindel** meint der Betroffene, sich wie in einem Aufzug nach oben oder unten zu bewegen. Er kann keiner einheitlichen Ursache zugeschrieben werden.

Benommenheitsschwindel *(unsystematischer Schwindel)* hingegen ist nur schwer zu beschreiben. Meist sagen die Patienten, ihnen sei „schummrig" im Kopf, sie fühlten sich unsicher auf den Beinen und taumelig. Die Ursache für Benommenheitsschwindel liegt in aller Regel nicht im Gleichgewichtssystem. Schlechtes Sehen oder Nervenschäden mit beeinträchtigter Tastempfindung in der Haut z. B. führen zu nicht passenden Meldungen an das Gehirn, Blutdruckabfall bei gestörter Kreislaufregulation (→ S. 726) oder Herzrhythmusstörungen zu einer gestörten Informationsverarbeitung im Gehirn. Auch Medikamente, allen voran Schlaf- und Beruhigungsmittel sowie (überdosierte) Medikamente gegen zu hohen Blutdruck oder Epilepsie, können zu Müdigkeit, Benommenheit und damit auch Schwindel führen.

Selten kann sich ein Akustikusneurinom (→ S. 561) mit Schwindel als erstem Symptom äußern. Üblicherweise berichten die Patienten von einer einseitig zunehmenden Schwerhörigkeit und Tinnitus.

Leichte Übelkeit, Stand- und Gangunsicherheit (ohne Seitenbevorzugung) sowie Angst zu stürzen sind hingegen oft Folgen des Schwindels. Nur bei starker oder einseitiger Ausprägung (z. B. Fallneigung nur zu einer Seite) sind sie für die Diagnosefindung verwertbar.

Pharma-Info: Antivertiginosa

Medikamente gegen Schwindel heißen **Antivertiginosa.** Sie lindern Schwindel und Übelkeit, beseitigen aber nicht deren Ursache. Medikamente gegen Schwindel sind z. B. Betahistin (z. B. Aequamen®), Dimenhydrinat (z. B. Vomex®), Flunarizin (z. B. Sibelium®), Scopolamin (z. B. Scopoderm® TTS Pflaster), Sulpirid (z. B. Dogmatil®) und Thiethylperazin (z. B. Torecan®).

Alle Medikamente gegen Schwindel wirken im Gehirn. Hauptnebenwirkungen sind entsprechend Müdigkeit und Benommenheit – und damit möglicherweise wieder Schwindel. Viele Medikamente gegen Schwindel können außerdem zu Mundtrockenheit, Sehstörungen und Blutdruckveränderungen führen.

Antivertiginosa sollten nur bei heftigem Schwindel mit Übelkeit eingenommen werden, möglichst nur für wenige Tage. In der Langzeitbehandlung sollten sie – von Ausnahmen abgesehen – nicht verwendet werden, da sie die Anpassungsvorgänge im Gehirn verzögern, mit denen der Körper selbst den Schwindel bekämpft.

Das macht der Arzt

Vom medizinischen Standpunkt gesehen ist Schwindel kaum jemals ein Notfall, und die hinter dem Schwindel steckende Erkrankung ist meist harmlos (Ausnahmen → Differenzialdiagnose im Kapitel 01). Insbesondere Drehschwindel ist aber bei stärkerer Ausprägung so unangenehm, dass der Betroffene schon allein wegen des Leidensdrucks baldmöglichst den Arzt aufsucht. Auch jeder Schwindel, der im Alltag zu Stand- und Gangunsicherheit und damit zu Sturz- und Verletzungsgefahr führt, sollte zügig abgeklärt werden. Bis dahin sollte der Betroffene die Auslöser des Schwindels meiden, sich im Schwindelanfall festhalten oder sogar hinlegen und nicht Fahrrad oder Auto fahren.

Diagnosesicherung. Da die Ursachenzuordnung bisweilen eine echte Herausforderung für den Arzt darstellt, wird die Differenzialdiagnose sehr ausführlich im Krankheitsfinder beschrieben (Schwindel → Tab. S. 22 und S. 24; abhängig von weiteren Symptomen in den entsprechenden Tabellen). Die diagnostischen Maßnahmen hängen von der vermuteten Ursache ab, ein typisches Programm umfasst z. B. eine neurologische und HNO-ärztliche Untersuchung (letztere besonders bei Drehschwindel), einen Schellong-Test (zum Ausschluss oder Nachweis einer Blutdruckregulationsstörung → S. 726), ein Langzeit-EKG (zum Ausschluss von Herzrhythmusstörungen → S. 690), eine Dopplersonografie der Hirnarterien (um Verengungen als Ursache kurzzeitiger Unterbrechungen der Gehirndurchblutung auszuschließen → S. 691), gegebenenfalls ein Kernspin (zum Ausschluss eines Tumors) und verschiedene Bluttests.

Therapie. Die Behandlung des Schwindels ist ursachenabhängig:

- Feststellbare Grunderkrankungen wie etwa Herzrhythmusstörungen werden immer behandelt.
- In seiner Wirkung vielfach unterschätzt wird das **Gang- und Gleichgewichtstraining.** Beim gutartigen plötzlich auftretenden Lagerungsschwindel z. B. steht es als *Lagerungstraining* ganz im Vordergrund, aber auch bei anderen Ursachen des Schwindels kann Training die Beschwerden wesentlich bessern. Nach dem Motto „Was nicht passt, wird passend gemacht" lernt das Gehirn, die (widersprüchlichen) Informationen neu zu verrechnen und korrigiert den Schwindel so selbst. Die verständliche und als Erstmaßnahme aus Sicherheitsgründen durchaus richtige Haltung, sich hinzulegen und zu schonen, vermeidet den Schwindel zwar zunächst

einmal, wirkt sich aber auf Dauer ungünstig aus. Einzelheiten, welche Übungen am besten geeignet sind, finden Sie beim jeweiligen Krankheitsbild.

- Manchmal ist Schwindel psychisch oder psychosomatisch bedingt oder ein organischer Schwindel wird durch psychische Faktoren verfestigt (Angst vor dem nächsten Schwindelanfall). Hier muss (zusätzlich) die psychische Störung behandelt werden, etwa durch eine Verhaltenstherapie (→ S. 1175).
- Medikamente gegen Schwindel, Antivertiginosa genannt (→ Pharma-Info), sollten nur bei heftigem Drehschwindel mit Übelkeit kurzzeitig eingesetzt werden, bis die quälende Übelkeit abgeklungen ist, z. B bei der Neuritis vestibularis.
- Bei älteren Menschen, bei denen der Arzt häufig keine eindeutige Ursache des Schwindels feststellen kann, werden alle möglicherweise beteiligten Störfaktoren angegangen, auch wenn jeder für sich alleine nicht ausreicht, den Schwindel zu erklären. Gleichzeitig wird durch Hilfsmittel wie etwa Gehhilfen und Haltemöglichkeiten im häuslichen Umfeld versucht, die Sturzgefahr zu mindern, damit der ältere Mensch mobil bleiben kann. Physiotherapie und Trainingsprogramme haben einen (mindestens) genauso hohen Stellenwert wie bei jüngeren Menschen, erfordern aber nicht selten erhebliche Motivationsarbeit.

Lähmungen

Häufigkeit: ■■□□□

Lähmung: Unfähigkeit, einzelne Körperteile oder ganze Bereiche des Körpers zu bewegen. Typischerweise ist sie Folge einer Schädigung der Muskeln des Körperteils oder der sie versorgenden Nervenzellen oder Nerven. Eine *vollständige Lähmung* bezeichnet man als *Plegie, leichtere (unvollständige) Lähmungen* als *Parese.* Unvollständige Lähmungen werden vom Betroffenen oft als *(Muskel-)Schwäche* bezeichnet. Lähmungen können nicht nur die willkürlich kontrollierbare Muskulatur, sondern auch unwillkürlich arbeitende Muskeln wie z. B. die Harnblase betreffen.

Abzugrenzen ist die Bewegungsunfähigkeit aus psychischen Gründen trotz intakter Muskeln und Nervenbahnen *(psychisch bedingte Lähmung),* die Teil eines psychiatrischen Krankheitsbilds ist (→ S. 1192). Auch Muskelverkrampfungen, schmerzbedingtes Schonen oder Bewegungsblockaden sind keine Lähmungen, auch wenn sie möglicherweise so empfunden werden.

Wann zum Arzt

Noch am gleichen Tag, wenn Lähmungserscheinungen von selbst wieder weggehen – sie können Warnzeichen z. B. eines drohenden Schlaganfalls (→ S. 1126) oder einer Hirnaneurysmablutung (→ S. 1132) sein.

Sofort zum Arzt oder ins Krankenhaus, wenn

- Die Lähmung schnell innerhalb von Minuten bis Stunden entstanden ist
- Die Lähmung die Harnblase, den Afterschließmuskel oder die Atemmuskulatur mit einem Gefühl der Atemnot oder des Luftmangels betrifft.

Die Erkrankung

Alle Impulse für Willkürbewegungen gehen von den **ersten motorischen Nervenzellen** der motorischen Großhirnrinde aus, die an der Gehirnoberfläche rechts und links des Scheitels nach unten zieht. Ihre Fortsätze leiten die Signale mitten durch das Zwischenhirn nach unten. Die Impulse für die Gesichtsmuskulatur werden im Hirnstamm, diejenigen für die übrige Skelettmuskulatur im Rückenmark auf die **zweite motorische Nervenzelle** umgeschaltet. Deren Fortsätze verlassen das zentrale Nervensystem und ziehen mit den Nerven zu den Muskeln, wo sie an speziellen Überträgereinheiten, den **motorischen Endplatten,** ihre Befehle auf den Muskel übertragen, der sich dann zusammenzieht. Ist diese Kette auch nur an einer Stelle unterbrochen, sind Lähmungen die Folge.

Das macht der Arzt

Diagnosesicherung. Erster Schritt ist immer die genaue Darstellung der Beschwerden. Dazu befragt der Arzt den Patienten und zieht eventuelle Begleitsymptome mit in Betracht. Durch die sich anschließende gründliche Untersuchung kann der Arzt die Ursache oft eingrenzen. Weitere diagnostische Schritte wie Kernspin und CT sowie elektrische Muskelfunktionstests helfen, die Diagnose zu sichern.

Therapie. Wie eine Lähmung behandelt wird und wie die Chancen auf Wiederherstellung sind, ist von der Ursache abhängig und wird daher bei den jeweiligen Erkrankungen dargestellt. Für die Aussichten ist darüber hinaus entscheidend, ob durch entsprechende Vorbeugemaßnahmen Folgeschäden verhindert werden können, denn insbesondere bei ausgedehnten Lähmungen drohen Versteifung von Gelenken (Kontraktur → S. 453), Wundliegen v. a. der gelähmten Körperteile (Dekubitus → S. 451) sowie bei Beteiligung der Rumpf- und Atemmuskulatur eine Lungenentzündung (→ S. 605) oder eine unzureichende Atemfunktion.

Creutzfeldt-Jakob-Krankheit

Häufigkeit: ■□□□□

Creutzfeldt-Jakob-Krankheit *(CJK):* Sehr seltene, aber immer tödlich verlaufende Gehirnerkrankung, die durch einen raschen Verfall der geistigen und körperlichen Fähigkeiten gekennzeichnet ist. Die Erkrankung gehört zu den **spongiformen Enzephalopathien,** bei denen das Gehirngewebe unter dem Mikroskop typische „Löcher" zeigt (spongiform = schwammartig).

Leitbeschwerden

- Persönlichkeitsveränderungen, z. B. Reizbarkeit, Verstimmung, Ängstlichkeit, Wahnvorstellungen
- Schlaflosigkeit
- Verlust von geistigen Fähigkeiten, beginnend mit Gedächtnisstörungen und fortschreitend bis zur Demenz (→ S. 445)
- Bewegungsstörungen, z. B. Koordinationsstörungen (Bewegungen gehen am Ziel vorbei), Muskelzuckungen.

Die Erkrankung

Die lange bekannte, sehr seltene *klassische Form der Creutzfeldt-Jakob-Krankheit* tritt vor allem bei älteren Menschen auf. Meist handelt es sich um Einzelfälle, selten wird die Erkrankung vererbt, extrem selten z. B. durch Hornhauttransplantate übertragen.

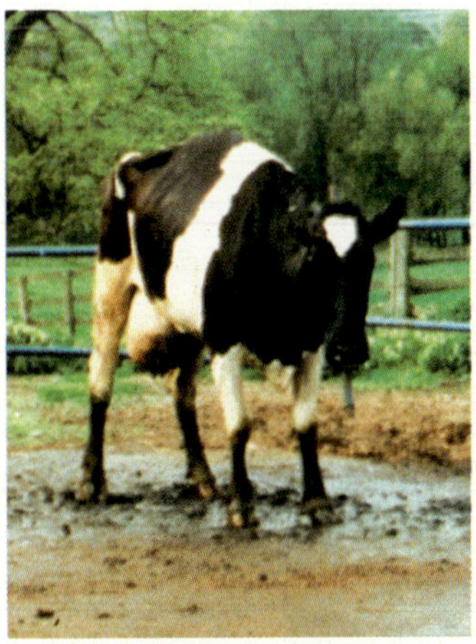

Die BSE-Seuche führte in den 90er Jahren zur Tötung Hunderttausender Rinder. Die befürchteten massenhaften Erkrankungen beim Menschen blieben bislang aus, jedoch ist es wegen der eventuell jahrzehntelangen Inkubationszeit für eine Entwarnung immer noch zu früh. [UDA 2931]

Verursacht wird die Creutzfeldt-Jakob-Krankheit durch **Prionen,** krankmachende Eiweiße, welche sich von gesunden Eiweißen im Gehirn nur durch ihre räumliche Anordnung unterscheiden und die gesunden Eiweiße auf noch nicht geklärte Weise in die krankhafte Form umwandeln. Die Anreicherung der abnormen Eiweiße führt letztlich zum Absterben von Nervenzellen im Gehirn. Die Beschwerden schreiten unaufhaltsam fort und führen nach wenigen Wochen bis Jahren zum Tod des Patienten. Eine sichere Diagnose ist zu Lebzeiten nicht möglich, eine Behandlung gibt es nicht.

Neue Variante der CJK und BSE

Seit 1995 wurden in England, Frankreich und anderen Ländern fast 200 Fälle einer ***neuen Variante der Creutzfeldt-Jakob-Krankheit (nvCJK)*** beobachtet. Die Erkrankten sind deutlich jünger, die Beschwerden etwas anders gewichtet und die Erkrankung dauert länger. Grundsätzlich ist der Verlauf aber der gleiche.

Nach heutigem Kenntnisstand ist diese neue Variante der Creutzfeldt-Jakob-Krankheit die menschliche Form von **BSE,** der ***bovinen spongiformen Enzephalopathie,*** besser bekannt als ***Rinderwahnsinn.*** Übertragen wird die Erkrankung höchstwahrscheinlich vor allem durch den Verzehr des Fleischs erkrankter Rinder, denn durch Kochen werden die Prionen nicht abgetötet. Auch Infektionen durch Blutübertragung sind bekannt geworden.

Liquoruntersuchung und Kernspin können die Diagnose wahrscheinlich machen, aber nicht sichern. Ein Bluttest befindet sich in der Entwicklung. Manchmal kann das abnorme Prion in Abwehrgewebe, z. B. den Mandeln, nachgewiesen werden, eine sichere Diagnose ist jedoch nur durch Untersuchung des Gehirngewebes möglich. Eine Behandlung steht auch bei dieser Form der Erkrankung bislang nicht zur Verfügung, es können nur die Beschwerden gelindert werden.

Hirndrucksteigerung

Häufigkeit: ■□□□□

Hirndrucksteigerung: Krankhafter Anstieg des Drucks im Schädelinneren mit nachfolgender Schädigung des Gehirns. Die Hirndrucksteigerung kann plötzlich auftreten (z. B. nach schwerer Kopfverletzung) oder sich allmählich entwickeln (etwa infolge eines Gehirntumors).

Leitbeschwerden

- Bei Entstehung innerhalb von Stunden: Unruhe, rasch zunehmende Bewusstseinstrübung, Bewusstlosigkeit
- Bei Entstehung innerhalb von Tagen: Kopfschmerzen, Übelkeit, morgendliches Erbrechen (mit nachfolgender kurzzeitiger Besserung der Beschwerden), Verwirrtheit, zunehmende Bewusstseinstrübung bis zur Bewusstlosigkeit
- Bei Entstehung innerhalb von Wochen und Monaten: Zunächst Verlangsamung, Antriebsstörungen, Verhaltensänderungen, dann Kopfschmerzen, Übelkeit und die oben aufgeführten Beschwerden.

Die Erkrankung

Der Schutz des Gehirns durch die Schädelknochen hat seinen Preis: Jede nennenswerte Volumenzunahme, sei es durch eine Blutung, eine entzündungsbedingte Schwellung oder einen Tumor, führt zu einer Drucksteigerung, da eine Volumenausdehnung (wie z. B. bei einer Beule) nicht möglich ist.

Bei ansteigendem Hirndruck wird zunächst das geringe Reservevolumen ausgeschöpft, indem die liquorgefüllten Hohlräume zusammengepresst werden. Dann wird das Gehirn zunehmend komprimiert. Dadurch sinkt die Durchblutung, was die Nervenzellen schädigt. Steigt der Druck weiter an, werden schließlich Gehirnanteile eingedrückt und so lebenswichtige Zentren beeinträchtigt. Diese **Einklemmung** zeigt sich durch krankhafte Bewegungsmuster, vor allem Streckbewegungen der Arme und Beine, Reflexstörungen und schließlich Beeinträchtigung von Temperaturregulation, Herz-Kreislauf- und Atemfunktion.

Das macht der Arzt

Der Kranke wird sofort auf die Intensivstation eingeliefert. Zunächst wird mittels CT und Kernspin die Ursache der Drucksteigerung ermittelt. Oft wird zudem eine kleine Sonde ins Gehirn eingeführt, um den Hirndruck direkt messen zu können. Parallel zur Diagnostik wird versucht, den Hirndruck mit Medikamenten zu senken und durch Unterstützung von Herz und Kreislauf sowie gegebenenfalls durch künstliche Beatmung das Gehirn mit möglichst viel Sauerstoff zu versorgen.

Prognose

Der weitere Krankheitsverlauf hängt einerseits von der Ursache der Drucksteigerung ab. Andererseits sind die Aussichten des Patienten umso schlechter, je länger der Hirndruck bestand und je höher er war. Überlebt der Patient eine Einklemmung, sind schwerste Dauerfolgen bis hin zum Wachkoma (→ S. 1153) die Regel.

Hydrozephalus

Häufigkeit: ■■□□□

Hydrozephalus: Erweiterung der liquorgefüllten Hohlräume des Gehirns infolge eines Ungleichgewichts zwischen Liquorproduktion und Liquorabfluss. Dies hat eine Hirndrucksteigerung und bei kleinen Kindern auch eine Vergrößerung des Kopfs (umgangssprachlich ***Wasserkopf)*** zur Folge. Eine Sonderform ist der **Normaldruckhydrozephalus,** von dem vorwiegend ältere Menschen betroffen sind.

Leitbeschwerden

- Bei kleinen Kindern Vergrößerung des Kopfs mit vorgewölbter Stirn, deutlich sichtbaren Hautvenen am Schädel, später Teilnahmslosigkeit, Bewegungsstörungen, verzögerte Entwicklung
- Bei älteren Kindern und Erwachsenen Schläfrigkeit, Verlangsamung, Antriebsstörung, Kopfschmerzen, Übelkeit
- Normaldruckhydrozephalus: Gangstörung, geistiger Abbau, Harninkontinenz.

Die Erkrankung

Normalerweise wird pro Tag genauso viel Liquor produziert wie abfließt, die Liquormenge ist also immer gleich. Dieses Gleichgewicht kann in jedem Alter gestört sein, etwa wenn ein Tumor die Liquorabflusswege verengt oder die Hirnhäute nach einer Hirnhautentzündung oder Hirnblutung verklebt sind, sodass der Liquor nicht mehr ins Blut gelangen kann. Folge ist ein Liquorstau, der die Gehirnkammern erweitert, den Hirndruck ansteigen lässt (→ S. 1158) und das Gehirn schädigt. Bei kleinen Kindern, bei denen die einzelnen Schädelknochen noch nicht fest miteinander verbunden sind, vergrößert sich außerdem der Kopf.

Eine Sonderform ist der Normaldruckhydrozephalus, der vor allem bei älteren Menschen auftritt und wegen der bei beiden Erkrankungen ähnlichen Gangstörungen gelegentlich als Parkinson-Krankheit fehlgedeutet wird. Eine einmalige Druckmessung ergibt meist einen normalen Druck (daher der Name), mit kontinuierlichen Messungen lassen sich aber wiederkehrende, kurzzeitige Anstiege des Hirndrucks nachweisen. Die Ursache des Normaldruckhydrozephalus ist oft unklar.

Das macht der Arzt

Die Diagnose erfolgt durch CT, Kernspin und in unklaren Fällen durch eine Liquordruckmessung mit einer Drucksonde. Die Behandlung hängt von der Ursache ab. Ist eine solche feststellbar, wird diese möglichst beseitigt, z. B. durch die Operation einer Fehlbildung oder eines Tumors. Bei einem Verschluss der Liquorwege im Gehirn kann heute oft mikrochirurgisch eine Umgehung angelegt werden. Ansonsten wird ein **Liquorshunt** eingepflanzt, ein kleiner Katheter, der von einer Hirnkammer durch den Schädelknochen unter die Haut und von dort in den rechten Herzvorhof oder die Bauchhöhle geleitet wird und über den der Liquor abfließen kann.

Ist es noch nicht zu unwiderruflichen Gehirnschäden durch den hohen Hirndruck gekommen und gelingt es, die Ursache zu beheben, sind die Aussichten für eine Besserung der Beschwerden gut.

Muskeldystrophien

Häufigkeit:

[Progressive] Muskeldystrophien: Oberbegriff für verschiedene erbliche Muskelkrankheiten, die durch einen fortschreitenden Muskelschwund gekennzeichnet sind. Männer sind häufiger betroffen als Frauen.

Leitbeschwerden

Zunehmende Muskelschwäche ohne Schmerzen

Die Erkrankung

Muskeldystrophien sind erbliche Erkrankungen, die durch eine Störung des Muskelstoffwechsels zu einem fortschreitenden Muskelschwund führen. Die verschiedenen Erkrankungen unterscheiden sich in ihrem Erbgang, Zeitpunkt und Ort des Beschwerdebeginns sowie in der Geschwindigkeit des Fortschreitens.

Am häufigsten ist die ***Muskeldystrophie vom Typ Duchenne,*** auch als ***aufsteigende bösartige Beckengürtelform der Muskeldystrophie*** bezeichnet, von der etwa vier von 100 000 Kinder betroffen sind. Die Betroffenen lernen spät laufen, scheinen ungeschickt, bekommen einen „watschelnden" Gang, können bald z. B. Treppen nicht mehr steigen und sind schon mit etwa 13 Jahren an den Rollstuhl gefesselt. Die Lähmungen breiten sich immer mehr aus und führen dadurch zu Atemstörungen mit der Gefahr einer Lungenentzündung. Durch Herzbeteiligung bildet sich eine Herzschwäche aus. Ein Teil der Betroffenen hat zusätzlich eine Intelligenzminderung. Die Erkrankten werden nur selten älter als 20–25 Jahre.

Langsamer, aber prinzipiell gleich verläuft die ***Muskeldystrophie vom Typ Becker-Kiener*** oder ***aufsteigende gutartige Beckengürtelform der Muskeldystrophie.*** Hier beginnen die Beschwerden etwa mit 10 Jahren und schreiten nur ganz langsam fort, sodass viele Erkrankte 60 Jahre und älter werden. Außerdem gibt es Formen mit bevorzugtem Befall der Extremitäten oder des Gesichts, des Schultergürtels und der Arme.

Das macht der Arzt

Bei Verdacht erfolgt zuerst eine Blutuntersuchung. Erhärtet sich der Verdacht, ist eine **Elektromyografie** nötig. Dabei werden feine Nadeln in einen Muskel eingestochen und darüber die elektrische Aktivität des Muskels in Ruhe und bei willkürlicher Bewegung gemessen. Manchmal muss auch ein kleines Stückchen Muskelgewebe (Biopsie → S. 1270) entnommen werden, um die Erkrankung von den **spinalen Muskelatrophien** abzugrenzen, bei denen ein Untergang der für die Muskelbewegungen zuständigen Rückenmarknervenzellen zum Muskelschwund führt.

Das Fortschreiten beider Erkrankungsformen kann bis heute nicht aufgehalten werden. Möglicherweise verzögert bei der Muskeldystrophie Typ Duchenne die Gabe von Kortison den Krankheitsverlauf etwas, dies muss aber gegen die Nachteile einer Langzeitbehandlung abgewogen werden (→ Kasten S. 756). Wohl aber können durch Krankengymnastik und geeignete Hilfsmittel die Selbstständigkeit möglichst lange erhalten und Versteifungen vermieden werden. Eine umfassende psychosoziale Betreuung hilft den Erkrankten und ihren Familien, die zunehmende Belastung auszuhalten und Entscheidungen zu treffen, z. B. bezüglich einer Heimbeatmung. Allen Betroffenen (bzw. bei Kindern ihren Eltern) wird eine genetische Beratung angeboten, um das Wiederholungsrisiko für weitere Kinder abzuschätzen. Ein Teil der Muskeldystrophien kann bereits vor der Geburt festgestellt werden.

Myasthenia gravis

Häufigkeit:

Myasthenia gravis: Autoimmunerkrankung, die durch eine gestörte Erregungsübertragung vom Nerv auf den Muskel mit der Folge einer Muskelschwäche gekennzeichnet ist. Zu Beginn kommt es oft zu Doppelbildern, Herabhängen des Oberlids, Kau- oder Schluckbeschwerden oder näselnder Sprache. Frauen erkranken häufiger als Männer. Die Prognose ist heute überwiegend gut.

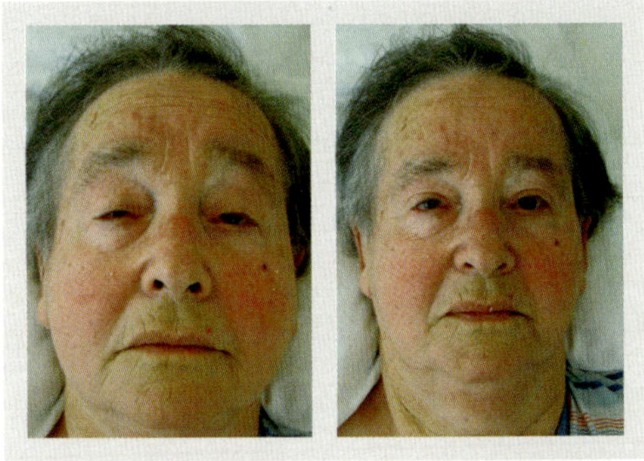

71-jährige Patientin mit ***Myasthenie.*** *Links zum Zeitpunkt der Erstdiagnose: Die Patientin kann kaum die Augen offen halten. Rechts vier Wochen später nach erfolgreich begonnener Therapie.* [GTV 2932]

Um Signale von Nerven empfangen zu können, hat der Muskel spezielle Kontaktstellen, die **Acetylcholinrezeptoren,** an denen der aus dem Nervenende ausgeschüttete Überträgerstoff „andockt", Bei der Myasthenia gravis bildet der Körper aus noch ungeklärter Ursache Abwehrstoffe (Autoantikörper → S. 1049) gegen diese Rezeptoren. Dadurch erreichen die Befehle zur Kontraktion den Muskel nicht mehr, was zu einer schnellen Muskelermüdung bis hin zur Muskellähmung führt.

Die Erkrankung beginnt bei zwei Dritteln der Patienten mit Doppelbildern (durch Augenmuskelschwäche) und Herabhängen des Augenlids und breitet sich dann meist innerhalb von Monaten weiter aus.

Das macht der Arzt

Die Diagnose wird gesichert durch Blutuntersuchungen, Elektromyografie (→ S. 1159) und probeweise Gabe des Medikaments Tensilon, das die Beschwerden deutlich bessert. Außerdem wird ein CT des Brustkorbs durchgeführt, um nach einer Geschwulst des Thymus (→ Abb. S. 1023) zu suchen, die bei Myastheniepatienten sehr häufig und wahrscheinlich an der Krankheitsentstehung beteiligt ist.

Die Beschwerden werden bei der Mehrzahl der Patienten gut durch Medikamente gelindert, welche die Konzentration des Überträgerstoffs Acetylcholin an den Kontaktstellen erhöhen, etwa Mestinon®. Um die fehlgeleiteten Abwehrvorgänge im Körper zu dämpfen, wird Kortison (→ S. 756), Azathioprin (z. B. Imurek®) oder ein anderes Immunsuppressivum (→ S. 705) eingesetzt. Besteht eine Geschwulst des Thymus, wird der Thymus operativ entfernt.

Über 90 % der Betroffenen können mit den Medikamenten weitgehend normal leben, berufstätig sein und sogar Sport treiben. Berufe mit körperlicher Dauerbelastung sind allerdings nicht möglich.

! Vor einer Schwangerschaft sollten Frauen mit ihrem Arzt sprechen, da eine Medikamentenumstellung erforderlich sein kann. Außerdem können Infekte, Unter- oder Überdosierung der Myasthenie-Medikamente, aber auch Antibiotika oder Herz-Kreislauf-Medikamente eine krisenhafte Verschlechterung der Muskelschwäche auslösen, die auf der Intensivstation behandelt werden muss. Damit z. B. bei einem Unfall keine falschen Medikamente gegeben werden, erhalten alle Betroffenen einen **Myastheniepass.**

Polyneuropathie

Häufigkeit: ■■□□□

Polyneuropathie *(PNP):* Nicht verletzungsbedingte Funktionsstörungen mehrerer peripherer Nerven, die sich oft durch Empfindungsstörungen äußern. Zu den häufigsten Ursachen gehören zu je einem Drittel der Fälle Diabetes und Alkoholabhängigkeit.

Leitbeschwerden

- Empfindungsstörungen, z. B. vermindertes Berührungs- oder Vibrationsempfinden, „Ameisenlaufen" auf der Haut, brennende Missempfindungen oder Schmerzen, aber auch Taubheitsgefühle und eingeschränktes Schmerzempfinden
- Lähmungen.

Die Erkrankung

Unzählige Erkrankungen und Substanzen können die Nerven schädigen – von Alkoholmissbrauch über bösartige Erkrankungen, Drogen, Gifte (z. B. Arsen, Blei), Infektionen (z. B. Borrelien → S. 1094), Medikamente, rheumatische Erkrankungen (→ Kapitel 26) und Vitaminmangel (vor allem der B-Vitamine) bis hin zur Zuckerkrankheit (Diabetes).

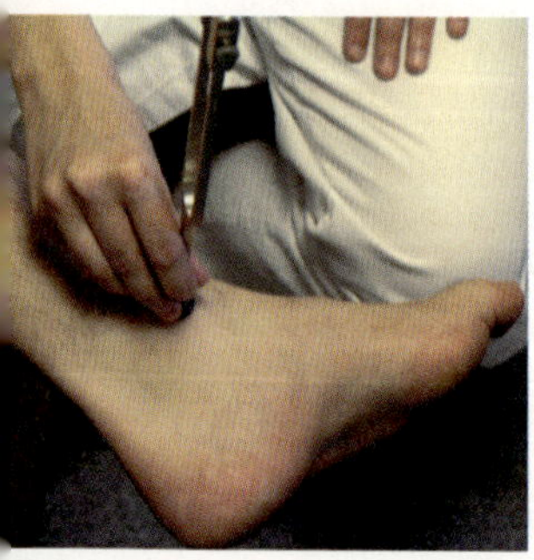

Der Arzt prüft das Vibrationsempfinden mit einer Stimmgabel. Er schlägt sie an und setzt sie z. B. auf den Innenknöchel. Der Patient gibt an, wenn er die Vibration nicht mehr spürt. Ist das Vibrationsempfinden gestört, liegt häufig eine Polyneuropathie vor. [ASL 2933]

Polyneuropathien beginnen in der Regel schleichend, häufig mit strumpf- oder handschuhförmigen Empfindungsstörungen an Beinen bzw. Armen. Während in erster Linie Missempfindungen und Schmerzen den Betroffenen belasten und daher zum Arzt führen, werden Ausfälle wie etwa ein vermindertes Vibrationsempfinden erst spät bemerkt, etwa wenn es durch fehlende Rückmeldung über die Bodenbeschaffenheit zu Gehstörungen gekommen ist.

Sind Nerven beeinträchtigt, die für Muskelbewegungen zuständig sind, kommt es zu Muskelschwäche oder Lähmungen. Sind Nerven betroffen, die die inneren Organe versorgen, können Magen-Darm-Beschwerden, sexuelle Störungen und Blasen- oder Darmentleerungsstörungen folgen. Auch die Hauternährung leidet, was sich z. B. durch hartnäckigen Hautpilz der Zehen zeigen kann, nicht selten aber erst bei Vorliegen von Hautgeschwüren bemerkt wird.

Das macht der Arzt

Erhärtet wird der Verdacht auf eine Polyneuropathie durch eine **Messung der Nervenleitgeschwindigkeit** und eine Elektromyografie (→ S. 1159). Beide Untersuchungen sind unangenehm, da feine Nadeln unter die Haut eingestochen werden, aber gut erträglich. Die Ursacheneingrenzung, beginnend mit Blutuntersuchungen, die dann je nach Verdacht weitere Untersuchungen nach sich ziehen, gleicht manchmal der berühmten Suche nach der Nadel im Heuhaufen (und bleibt in etwa 20 % erfolglos). Sie ist aber notwendig, weil die Polyneuropathie bei weiter bestehender Schädigungsursache fortschreitet, wohingegen die Chancen auf (langsame) Besserung der Beschwerden nach Beseitigung der Ursache gut sind. Zusätzlich werden Medikamente gegeben, vor allem Alpha-Liponsäure bei diabetischer Polyneuropathie sowie Antidepressiva (→ S. 1169) und Antiepiletika (→ S. 1146) gegen Missempfindungen und Schmerzen.

Physio- und Ergotherapie helfen, Gelenkversteifungen zu vermeiden und Muskeln wieder aufzubauen. Individuell angepasste Hilfsmittel können die Gangsicherheit erhöhen und Immobilität vorbeugen.

Komplementärmedizin

Magnettherapie. Neuere Studien zeigen positive Effekte bei diabetischer Neuropathie. Auf welchem Mechanismus die Wirkung beruht, ist aber derzeit noch unklar. [T19]

Die Homöopathie (→ S. 1251) empfiehlt u. a. Aconitum C3, D4 bei neuralgischen, stechenden, brennenden Schmerzen, Agaricus muscarius D6 und D12 bei Missempfindungen (z. B. Taubheitsgefühl und „Ameisenlaufen"), Spigelia D6 und D12 bei periodisch auftretenden neuralgischen Schmerzen und Verbascum D1, D2 und D3 bei neuralgischen Gliederschmerzen mit Lähmungsgefühl [T17] für den Akutfall, sowie individuell abgestimmte Mittel zur Konstitutionstherapie.

Restless-legs-Syndrom

Häufigkeit: ■■■■□

Restless-legs-Syndrom *(RLS, Syndrom der unruhigen Beine):* Vor allem in Ruhephasen (z. B. nachts) auftretende Missempfindungen und Unruhegefühl in den Beinen mit heftigem Bewegungsdrang oft unklarer Ursache. Betroffen sind 5–10 % der Bevölkerung, Frauen häufiger als Männer. Meist beginnt die chronische Erkrankung nach dem 30. Lebensjahr.

! Das Restless-legs-Syndrom ist eine der häufigsten neurologischen Erkrankungen, die allerdings bis vor ungefähr zehn Jahren kaum jemals diagnostiziert und noch seltener richtig behandelt wurde. Immerhin: Auch wenn die Krankheitsentstehung weiterhin unklar ist, gibt es doch inzwischen wissenschaftlich belegte Therapiemöglichkeiten.

Leitbeschwerden

- Schwer zu unterdrückender, tiefsitzender Bewegungsdrang der Beine, in der Regel gekoppelt an unangenehme Empfindungsstörungen (z. B. Kribbeln) tief in den Beinen, meist von den Unter- zu den Oberschenkeln aufsteigend
- Möglicherweise zusätzlich gleichartige Beschwerden der Arme
- Zunahme der Beschwerden bei Ruhe und Entspannung
- Besserung der Beschwerden durch Bewegung
- Tagesrhythmik der Beschwerden mit Verstärkung am Abend und in der Nacht (vor allem beim Zubettgehen), dadurch Einschlafprobleme.

Die Erkrankung

In der Hälfte der Fälle lässt sich keine Ursache für die Erkrankung finden. Ein solches *idiopathisches Restless-legs-Syndrom* ist vermutlich erblich bedingt (mit mehreren betroffenen Familienmitgliedern), wobei eine Störung im Botenstoffwechsel des Gehirns (genauer im Dopaminstoffwechsel) vermutet wird. Beim *symptomatischen (sekundären) Restless-legs-Syndrom* dagegen lässt sich eine Ursache feststellen, am häufigsten ein Eisen-, Vitamin-B12- oder Folsäuremangel, eine Nierenfunktionsstörung oder eine rheumatische Gelenkerkrankung.

Das macht der Arzt

Die Diagnose des Restless-legs-Syndroms wird anhand des Beschwerdebildes gestellt. Blutuntersuchungen sollen behandelbare Ursachen aufdecken und die Messung der Nervenleitgeschwindigkeit eine Polyneuropathie ausschließen, die ähnliche Beschwerden bereiten kann, aber anders behandelt wird (→ S. 1160). Der Aktigraf (→ S. 1229) dient der objektivierbaren Aufzeichnung der Beinbewegungen. Sind die Schlafstörungen so stark, dass der Betroffene tagsüber durch Müdigkeit sehr eingeschränkt ist, helfen Medikamente. Mittel der Wahl sind das auch bei der Parkinson-Behandlung eingesetzte L-Dopa und die Dopaminagonisten (→ S. 1141), was die Hypothese von der Botenstoffwechselstörung als Ursache stützt. Bei unzureichendem Erfolg können Opiate oder bestimmte Antiepileptika (→ S. 1146) versucht werden.

Selbsthilfe

Nicht wenige Betroffene haben ihre eigenen „Rezepte" entwickelt, um die Beschwerden in Grenzen zu halten, etwa abendliches Fahrradfahren, Schwimmen, Bürsten- oder andere Massagen der Beine. Solange der Patient mit seinen Beschwerden leben kann, ist keine Behandlung erforderlich.

Komplementärmedizin

- Es liegen positive Berichte der Homöopathie (→ S. 1251) über eine individuelle Konstitutionsbehandlung mit Hochpotenzen vor, zur Selbstbehandlung wird Zincum valerianicum D4 empfohlen.
- Orthomolekularmedizin (→ S. 238). Für die zusätzliche Einnahme von Vitamin- (z. B. Vitamin E oder Vitamine aus der B-Familie) oder Magnesiumpräparaten, wie mitunter empfohlen wird, sollten Sie sich nur dann entscheiden, wenn es Ihnen nicht möglich ist, den täglichen Körperbedarf dieser Nährstoffe durch die Nahrung zu decken.

Zur Linderung von Einschlafstörungen → S. 1229

i Aktuell: www.gesundheit-heute.de/29x12

- **www.restless-legs.org** – Website der Deutschen Restless-Legs-Vereinigung e. V. (RLS, München): Bietet Hintergrundinformationen, Diskussionsforen sowie eine hilfreiche Literatur- und Linksammlung.

Tics

Häufigkeit:

Tics *(Ticks)*: Plötzliche, unwillkürliche, wiederholte Muskelzuckungen, die sich allenfalls kurzzeitig unterdrücken lassen, selten komplexere automatische, nicht zielgerichtete Bewegungen.

Tourette-Syndrom *(Gilles-de-la-Tourette-Syndrom)*: Erkrankung mit nicht willentlich steuerbaren, länger andauernden, ticartigen Zuckungen (z. B. im Gesicht), ruckartigen Bewegungen (z. B. an Hals und Schultern) und unwillkürlichen Laut- und Wortäußerungen. Betroffen sind überwiegend Knaben und männliche Jugendliche.

Leitbeschwerden

- Ständiges Blinzeln, Naserümpfen, Mundöffnen, Räuspern oder Schulterzucken
- Bewegungen nur für kurze Zeit willkürlich unterdrückbar, Verstärkung bei Stress
- Beim Tourette-Syndrom: Beginn häufig mit Blinzeltic, dann Entwicklung verschiedener Tics, nicht selten mit obszönen Worten oder Gesten.

Die Erkrankung

Einfache Tics wie Naserümpfen oder Blinzeln treten bei einem Drittel aller Menschen irgendwann einmal auf, am häufigsten bei Jungen während der Grundschulzeit. Meist gibt sich der Tic nach Wochen bis Monaten wieder (begünstigt durch konsequentes Ignorieren), um später noch ein- oder mehrfach zu erscheinen und schließlich ganz zu verschwinden. Solche Tics sind keine Erkrankung und sollten deshalb nicht problematisiert werden.

Anders beim Tourette-Syndrom: Anstatt zu verschwinden, kommen neue Tics hinzu, auch ***vokale Tics*** mit unwillkürlichen Laut- und Wortäußerungen. Diese vielen Tics, häufig mit obszöner Bedeutung, werden von der Umgebung oft als Provokation fehlgedeutet und führen dadurch zu Problemen. Einige Tics gehen bis zur Selbstverletzung (z. B. durch wiederholtes Beißen in die Wangeninnenseite), eine Gefährdung anderer hingegen ist extrem selten. Zusätzlich leidet über ein Drittel der betroffenen Kinder an einer Aufmerksamkeitsstörung und/oder abnorm starken Ängsten oder Zwängen.

Woher das Tourette-Syndrom kommt, ist unklar. Als sicher gilt eine erbliche Veranlagung. Es mehren sich die Hinweise auf eine Botenstoffwechselstörung im Gehirn als organische Grundlage, auch Streptokokkeninfektionen werden als mitursächlich diskutiert.

Das macht der Arzt

Zur Diagnose genügt meist das klinische Bild, technische Untersuchungen dienen zum Ausschluss anderer Erkrankungen.

Eine ursächliche Behandlung des Tourette-Syndroms ist nicht möglich. Oft ist den Betroffenen schon geholfen, wenn ihre Umgebung über die Erkrankung aufgeklärt wird und ihnen daher mehr Verständnis entgegenbringt.

Stören die Tics sehr, können sie durch Medikamente gelindert werden, wobei in Deutschland vor allem Tiaprid (Tiapridex®), Pimozid (Antalon®) und Risperidon (Risperdal®) eingesetzt werden. Die Beschwerden verstärken sich in der Pubertät, danach werden sie aber bei zwei Dritteln der betroffenen Jugendlichen deutlich besser oder verschwinden sogar.

i Aktuell: www.gesundheit-heute.de/29x13

- **www.tourette-gesellschaft.de** – Internetseite der Tourette-Gesellschaft Deutschland e. V. (TGD, Göttingen): Bietet eine große Auswahl an Informationen zum Tourette-Syndrom wie Erfahrungsberichte und Behandlungsmethoden.

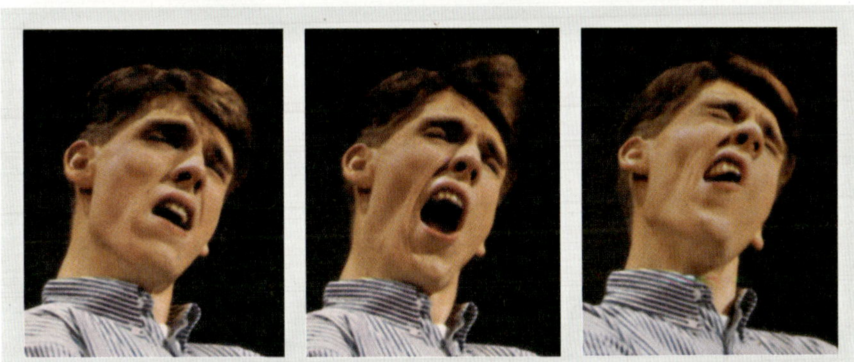

Tics bei einem 24-jährigen Studenten mit ***Tourette-Syndrom****. Betroffene mit dieser Erkrankung können ihre Tics praktisch nicht unterdrücken, was zu erheblichen sozialen Folgeproblemen führt. Aufklärung über die Erkrankung ist daher wesentlich.* [GTV 2935]

Buchteil IV – Erkrankungen und ihre Therapie

30

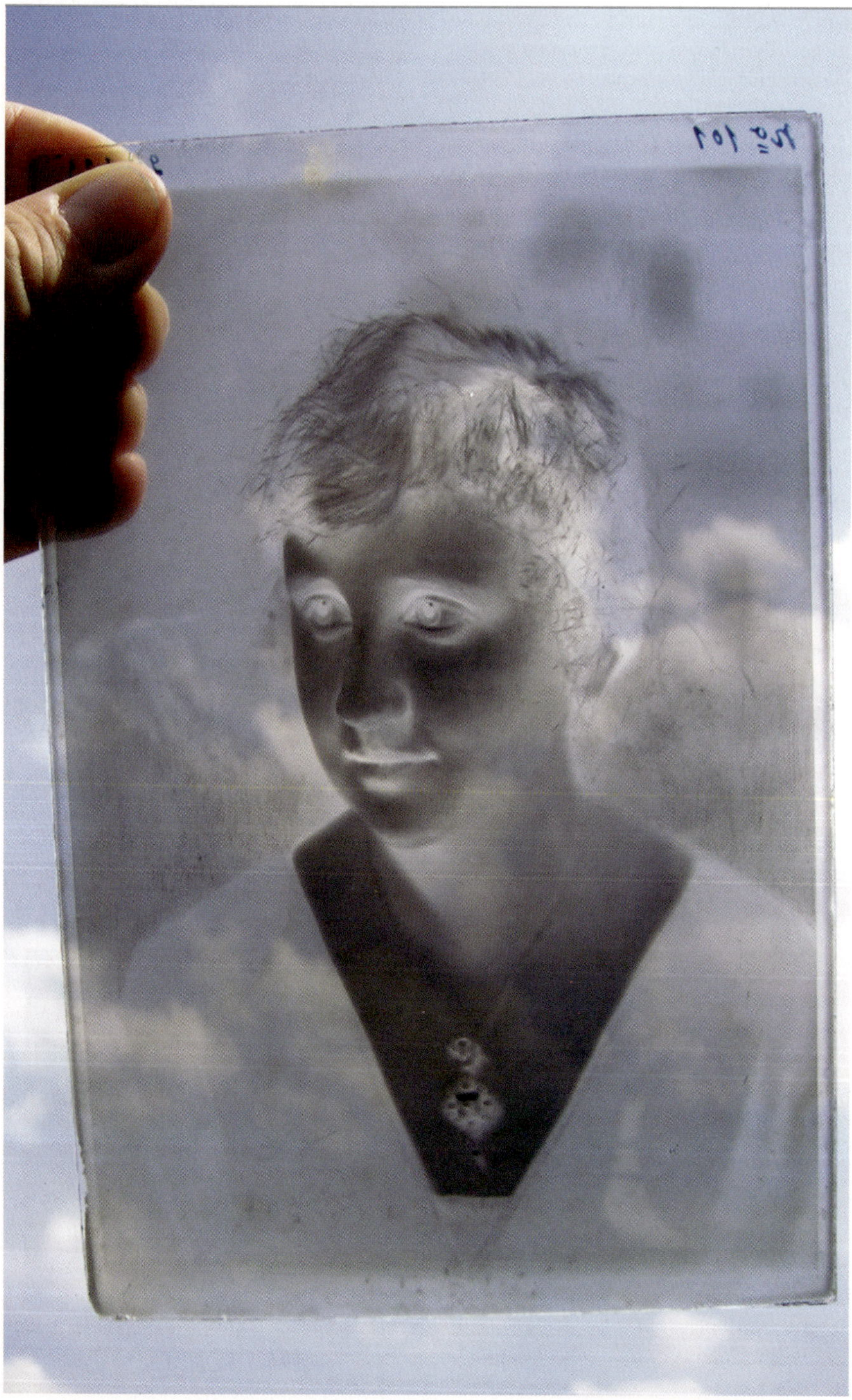

Experten sind sich einig: Niemals zuvor war zwar der individuelle Freiraum der Menschen größer, gleichzeitig aber der Leistungsdruck durch die Veränderungen in Arbeitswelt und Gesellschaft höher. Millionen Menschen leiden unter den Folgen und dem zugleich oft erlebten Wegfall sozialer Sicherheit und werden psychisch krank.
Die Konsequenz: Trotz insgesamt sinkendem Krankenstand steigen seit etwa einem Jahrzehnt die Krankschreibungen infolge psychischer Erkrankungen kontinuierlich an – seit 1997 um fast 70 %.
Zwei von fünf Menschen erleiden im Laufe ihres Lebens eine schwere psychische Störung, am häufigsten eine Depression. Und auch für den vorzeitigen Ruhestand ist die erkrankte Seele inzwischen die Ursache Nummer eins. [PCA 3001]

Psychiatrische und psychosomatische Erkrankungen

In diesem Kapitel finden Sie

Einführung **1163**
Die medizinischen Fachgebiete und Berufe ... 1163
Wenn die Seele leidet ... 1164
Der Weg zur Diagnose in der Psychiatrie ... 1166
Die Behandlung psychischer Erkrankungen ... 1166
Psychotherapeutische Verfahren ... 1172
Psychoanalytische Therapien ... 1173
Verhaltenstherapien ... 1175
Systemische und andere Formen der Familientherapie ... 1176
Gestalttherapie ... 1177
Psychodrama ... 1177
Hypnose ... 1177
Künstlerische Verfahren ... 1177
Hilfe für Betroffene und Angehörige ... 1178

Psychische Erkrankungen **1181**
Depression ... 1181
Depressive Verstimmung ... 1184
Winterdepression ... 1185
Manie und manisch-depressive Erkrankung ... 1185
Schizophrenie ... 1187
Posttraumatische Belastungsstörung ... 1189
Selbstmord ... 1191
Dissoziative Störung ... 1192
Zwangsstörungen ... 1193
Angsterkrankungen (Überblick) ... 1194
Generalisierte Angststörung ... 1195
Phobien ... 1196
Panikattacken ... 1197
Persönlichkeitsstörungen ... 1198
Borderline-Störung ... 1200

Abhängigkeitserkrankungen **1201**
Abhängigkeit ... 1201
Alkoholabhängigkeit ... 1201
Nikotinabhängigkeit ... 1204
Cannabisabhängigkeit ... 1205
Abhängigkeit von harten Drogen ... 1206
Spielsucht ... 1208

Essstörungen **1209**
Magersucht ... 1209
Bulimie ... 1211
Binge Eating ... 1212

Psychosomatische und andere körperlich begründete psychische Erkrankungen **1212**
Somatoforme Störungen ... 1212
Psychosomatische Störungen ... 1213
Hyperventilationssyndrom ... 1214
Akute organische Psychose ... 1215
Chronische organische Psychose ... 1215

Psychiatrische Leitbeschwerden im Krankheitsfinder:
Angst, Panik und grundlose Ängstlichkeit 27
Burnout ... 263
Nervosität und Reizbarkeit ... 30
Niedergeschlagenheit und depressive Verstimmung ... 29
Sinnestäuschungen, Halluzinationen und Wahnvorstellungen ... 32
Vergesslichkeit, Gedächtnis- und Konzentrationsstörungen ... 33
Verwirrtheit und Desorientierung ... 35

An anderer Stelle im Buch behandelt:
Demenz ... 445
Entspannungsverfahren ... 1257
Psychische Störungen nach der Geburt ... Kapitel 10
[Psychisch bedingte] Schlafstörungen ... Kapitel 32
Schmerzsyndrome ... Kapitel 31
Sexualmedizinische Störungen ... Kapitel 08

Einführung

Die medizinischen Fachgebiete und Berufe

Die **Psychiatrie** *(Seelenheilkunde)* befasst sich als Fachgebiet der Medizin mit der Erforschung, Diagnose und Therapie seelischer Krankheiten, ihrer Prävention und Rehabilitation. An der Versorgung psychisch Kranker sind neben Fachärzten für Psychiatrie **(Psychiater)** auch Psychologen, psychiatrisch weitergebildete Fachkrankenpfleger und -schwestern sowie viele weitere Sozialberufe beteiligt.

Nach deutscher Tradition gibt es auch **Nervenärzte.** Sie sind *Fachärzte für Psychiatrie und Neurologie,* haben also beide Facharztausbildungen und stellen die Mehrheit der niedergelassenen psychiatrisch tätigen Ärzte. Viele psychisch Kranke werden aber am Wohnort direkt von ihrem Hausarzt betreut, der für die Behandlung psychisch Kranker die Zusatzqualifikation Psychotherapie erwerben kann.

Aus der (Allgemein-)Psychiatrie haben sich mehrere Unterdisziplinen entwickelt, so die **Gerontopsychiatrie** für die Versorgung älterer psychisch kranker Menschen (z. B. mit Demenz → S. 445), die **Forensische Psychiatrie** zur Begutachtung und Behandlung psychisch kranker Straftäter sowie die **Kinder- und Jugendpsychiatrie** zur Versorgung psychisch kranker Kinder und Heranwachsender.

Für die zeitaufwendige und schwierige psychotherapeutische Versorgung gibt es in Deutschland komplizierte Regelungen, letztendlich aber gilt: Nur approbierte Diplom-Psychologen und Ärzte mit (zusätzlicher) Qualifikation in Psychiatrie oder Psychosomatik dürfen Psychotherapien anbieten. Sie erlangen – je nach ihrem Grundberuf – den Titel **Ärztlicher Psychotherapeut** (mit der Zusatzbezeichnung „Psychotherapie" oder „Psychoanalyse") bzw. **Psychologischer Psychotherapeut.** Beide

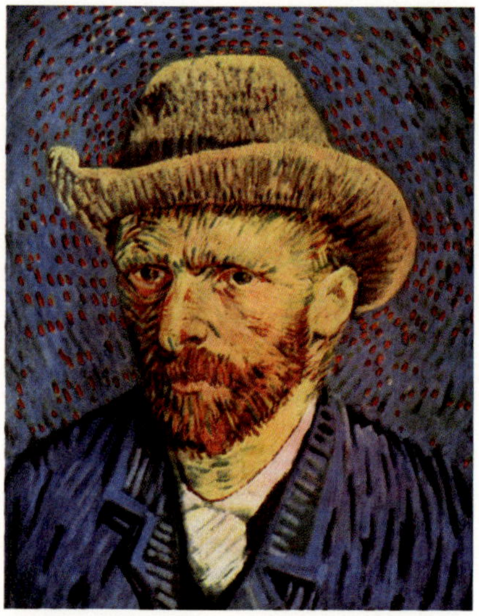

Psychische Krankheiten machen vor niemandem Halt: Der berühmte Maler Vincent van Gogh (1853–1890) schneidet sich am 23.12.1888 einen Teil seines Ohrs ab und übergibt es eingewickelt einer Prostituierten. Einige Monate später begibt sich van Gogh auf Empfehlung eines Arztes in die Nervenheilanstalt Saint-Paul-de-Mausole. [WKY 3002]

können ihre Leistungen eigenständig mit den Krankenversicherungen abrechnen. Für die Kostenübernahme sind jedoch vorausgehende Begutachtungen erforderlich, es sind auch nur bestimmte Psychotherapieverfahren übernahmefähig. Für die Ausbildung zum ***Kinder- und Jugendlichentherapeuten*** sind zusätzlich Sozialpädagogen zugelassen.

Wenn die Seele leidet

Die Verwundbarkeit der Psyche ist von Mensch zu Mensch völlig verschieden: Arbeitslosigkeit, Scheidung oder der Tod eines Verwandten sind für den einen zwar schrecklich, doch überwindbar. Den anderen stürzen sie in jahrelange Depressionen. Während körperliche Erkrankungen in unserer Gesellschaft inzwischen akzeptiert sind, werden psychische Erkrankungen in schweren Fällen immer noch als „Irresein" stigmatisiert, in leichteren Fällen dagegen als Bagatellerkrankung verharmlost. Psychische Erkrankungen gehören aber zu unserem Leben dazu. Denn das komplexe Wechselspiel zwischen Körper, Geist und dem auf das Gehirn einwirkenden Stoffwechsel kann leicht aus dem Gleichgewicht geraten.

Gesunde können sich oft nur schwer oder gar nicht vorstellen, was Menschen, die an einer Depression (→ S. 1181), Schizophrenie (→ S. 1187) oder Persönlichkeitsstörung (→ S. 1198) leiden, wirklich empfinden. Da psychische Erkrankungen immer das gesamte seelische Empfinden verändern, erlebt der Kranke sich selbst und die Umwelt völlig anders, z. B. hört er Stimmen, die seine Mitmenschen nicht hören, oder fühlt sich niedergeschlagen, ist lust- und teilnahmslos, manchmal aber auch besonders aktiv und antriebsgesteigert. Das löst wiederum Unsicherheit, tiefe Angstgefühle und manchmal auch Aggressivität gegenüber sich selbst und anderen aus. Entfremdung, Unverständnis im sozialen Umfeld bis hin zur kompletten Ausgrenzung sind leider noch immer die Folge dieses „Andersseins".

Unabhängig von der Ursache einer seelischen Erkrankung ist das Ziel der modernen Psychiatrie, mit der medikamentösen und psychotherapeutischen Therapie auch die „soziale" Heilung des Erkrankten zu erreichen: Der

Immer wieder im Kreuzfeuer: die Psychiatrie

Psychiater stehen nicht selten in der Kritik, die Psychiatrie ist ohne Zweifel das umstrittenste Gebiet der modernen Medizin. Und dies hat seine Gründe: Bis weit in die Mitte des 20. Jahrhunderts bestand die Therapie psychischer Erkrankungen praktisch nur aus der Verwahrung der Patienten in weitab der Städte gebauten Anstalten. Die damaligen Zustände prägen auch heute noch für viele das Bild einer entmündigenden Psychiatrie. Filme wie „Einer flog über das Kuckucksnest" (1975) taten ein Übriges, psychiatrische Kliniken als Inbegriff institutionalisierter Gewalt zu sehen.

Obwohl wir – historisch gesehen – einen einzigartigen Lebensstandard genießen und auch im medizinischen Bereich teilweise üppige Versorgungsstrukturen aufgebaut haben, besteht im Bereich der psychischen Krankheiten weiterhin eine Unterversorgung. Wie seriöse Untersuchungen zeigen, vergehen oft Jahre, bis eine psychische Erkrankung richtig behandelt wird. Psychiatrische Krankenhäuser sind manchmal weit von den Wohnorten entfernt, Wartelisten sind – außer für Privatpatienten – oft viele Monate lang, und als neues Problem lässt auch die Bereitschaft der Kassen, die Kosten für notwendige Therapien zu übernehmen, immer mehr nach.

Besonders kritisch zu sehen ist die Rolle der Psychiatrie in Diktaturen wie der ehemaligen DDR und der UdSSR: Millionen Menschen wurden in der Psychiatrie auf Geheiß des Sicherheitsapparats gemaßregelt und weggesperrt. Nicht anders war die Rolle der Psychiatrie in Kriegszeiten: Sigmund Freud bezeichnete die Militärpsychiater des Ersten Weltkriegs als „Maschinengewehre hinter der Front", da sie rücksichtslos alles daran setzten, um traumatisierte Soldaten möglichst rasch an die Front zurückzubringen. Im Nationalsozialismus schließlich wurden systematisch psychisch Kranke zwangssterilisiert und getötet.

In demokratischen Gesellschaften ist diese Vereinnahmung der Psychiatrie durch die Herrschenden unvorstellbar, doch die Kritik ist trotzdem nicht abgerissen. Das neueste Konfliktfeld ist die angeblich allzu oft unzutreffende Einschätzung und Beurteilung von Sexualstraftätern durch psychiatrische Gutachter. Entlassene werden wieder straffällig, obwohl psychiatrische Fachgutachten eine gute Prognose attestieren.

Zu bedenken ist jedoch, dass die Beeinflussung oder gar Vortäuschung einer psychischen Störung (oder ihrer Behebung) einfacher ist als die Simulation einer Herz-, Lungen- oder anderen organischen Erkrankung, wo eindeutige Laborwerte oder Röntgenbefunde vorliegen. Aktuelle Forschungsprojekte versuchen deshalb, neue Prognosekriterien für psychisch auffällige Straftäter auf wissenschaftlicher Basis zu erarbeiten und täuschungssicherer zu machen.

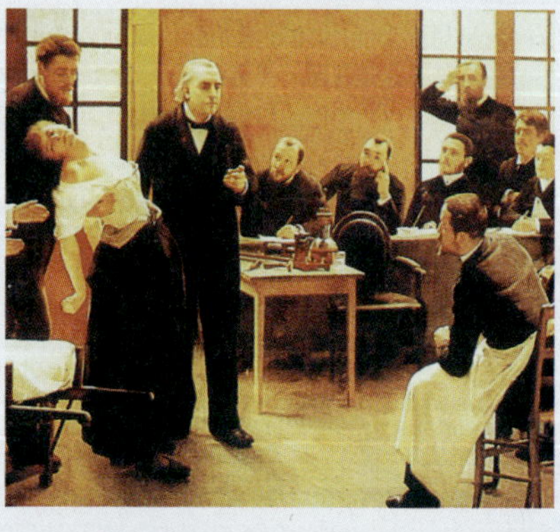

Die Psychiatrie ist immer auch ein Spiegelbild der Gesellschaft. Entsprechend gelten viele ihrer traditionellen Krankheitsbegriffe heute als überholt. Im 19. Jahrhundert war z. B. die „Hysterie" in aller Munde: Im Bild der berühmte französische Arzt Charcot (1825–1893), der eine „hysterische" Patientin vorführt. Heute gilt die Hysterie als Relikt einer frauenfeindlichen Medizin, die entsprechenden Symptome werden z. B. als dissoziative Störung (→ S. 1192) bezeichnet. [GTV 3003]

Patient soll wieder fähig sein, unter möglichst normalen Bedingungen den Alltag zu meistern und Verantwortung für sein Leben zu übernehmen. In enger und vertrauensvoller Zusammenarbeit mit Ärzten, Therapeuten, engen Freunden oder der Familie kann dieses Ziel erreicht werden.

Allerdings wird durch psychische Erkrankungen häufig das notwendige soziale Netz durcheinandergebracht und im Extremfall zerstört, was die soziale Heilung erschwert.

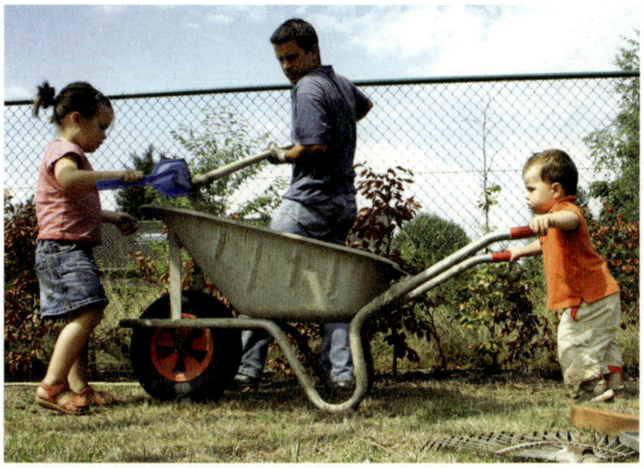

Nicht jeder zur psychischen Erkrankung Veranlagte muss krank werden. Ein gutes soziales Umfeld, Freunde, Partnerschaft und Familie, ein Arbeitsplatz oder andere Lebensaufgaben, die weder über- noch unterfordern, sowie die erlernte Fähigkeit, Konflikte und Belastungssituationen konstruktiv zu lösen, können auch empfindliche Menschen vor dem Ausbruch psychischer Erkrankungen bewahren. [ISP 3004]

Risiko- und Schutzfaktoren psychischer Erkrankungen

Die Frage, warum manche Menschen psychisch erkranken und andere unter den gleichen Umständen nicht, ist letztlich immer noch offen. Viele Untersuchungen, so etwa Studien an Zwillingen, lassen vermuten, dass die Gene dafür verantwortlich sind, wie leicht eine Seele verwundbar ist. Doch auch die Umwelt ist am psychischen Leid beteiligt. Zur Erklärung der Ursachen psychischer Erkrankungen wird heute deshalb ein Modell bevorzugt, das mehrere Dimensionen oder Faktoren aufweist:

Biologische oder genetische Faktoren. Sie beschreiben vererbte Eigenschaften, die einen Menschen verletzlicher gegenüber psychischen Belastungen machen. So gibt es Menschen, die offenbar erblich bedingt relativ früh und schnell abhängig von Alkohol werden – während bei anderen selbst lange Perioden mit hohem Alkoholkonsum nicht zur Abhängigkeitsentwicklung führt. Man spricht in diesem Zusammenhang vom **Vulnerabilität-Stress-Modell** (Vulnerabilität = Verletzlichkeit, Schwäche).

Psychische Faktoren. Damit sind vor allem Persönlichkeitszüge wie z. B. eine niedrige Frustrationsschwelle oder mangelnde Selbstsicherheit gemeint.

Soziale Faktoren. Diese Faktoren beinhalten die äußeren Lebensbedingungen eines Menschen wie Arbeits- und Wohnsituation, Bildung und Einkommen sowie seine zwischenmenschlichen Beziehungen.

Keiner der Faktoren vermag allein die Entstehung psychischer Erkrankungen zu erklären. Es müssen in der Regel also mehrere der genannten Risikofaktoren zusammenkommen, damit ein Mensch psychisch erkrankt – weshalb der Begriff des **bio-psychosozialen Krankheitsmodells** gewählt wurde.

Das Rüstzeug für die Stabilität der Psyche erhält man in der Kindheit und Jugendzeit. Inzwischen gibt es eine ganze Reihe von Untersuchungen in unterschiedlichen Kulturen, mit verschiedenen Risikogruppen wie z. B. Kinder aus Scheidungsfamilien, Kinder von psychisch kranken Eltern, Heimkinder, misshandelte Kinder und solche aus Kriegsgebieten.

Bei allen Unterschieden kristallisierten sich die folgenden Schutzfaktoren heraus:

- Eine zuverlässige emotionale Beziehung zu mindestens einem Elternteil
- Ein emotional positives, Halt und Struktur gebendes Erziehungsklima
- Bezugspersonen, die vormachen, wie sie Belastungen positiv bewältigen (Vorbildfunktion)
- Soziale Unterstützung durch Menschen außerhalb der Familie (z. B. Nachbarn, Lehrer, Pfarrer, Sportvereine)
- Übertragung sozialer Aufgaben an Kinder bzw. Jugendliche, die frühe Erfolgserlebnisse verschaffen (z. B. Verantwortung für ein Haustier, Fürsorge für jüngere Geschwister, Jugendgruppen)
- Positive, angeborene „Temperamentsmerkmale" wie Ausgeglichenheit und innere Stabilität in emotional kritischen Situationen
- Die Erfahrung, dass man selbst etwas bewirken kann und dass das eigene Verhalten sowie vor allem Änderungen des Verhaltens Konsequenzen hat.

Befindlichkeitsstörung oder psychische Erkrankung?

Jeder Mensch kennt Phasen, in denen er psychisch „nicht so gut drauf ist", ängstlicher, depressiver, mutloser. Wann aber verwandeln sich solche Befindlichkeitsstörungen in psychische Erkrankungen, die einer Behandlung durch einen ärztlichen oder psychologischen Therapeuten bedürfen? Auch wenn die Entscheidung im Einzelfall schwierig ist, gibt es dafür klare Regeln und Hinweise. So besteht Behandlungsbedarf, wenn

- Die Symptomatik bzw. Problematik sehr bedrohlich ist – dies ist immer bei vermuteten oder vom Betroffenen geäußerten Selbstmordgedanken der Fall (Selbstmord → S. 1191) sowie bei Wahnvorstellungen und Halluzinationen.
- Der Betroffene selbst oder das soziale Umfeld stark unter den Symptomen der psychischen Belastung leiden und z. B. ein normales Leben (miteinander) nicht mehr möglich ist.
- Die Beschwerden ohne erkennbaren äußeren Anlass auftreten und länger als zwei Wochen andauern.
- Die Beschwerden zwar durch einen äußeren Anlass erklärbar sind, aber nach einer dem Anlass „angemessenen" Zeit trotzdem nicht verschwinden. Bei Verlust des Arbeitsplatzes oder einer Trennung reagiert jeder Mensch mit einer Phase von Depressivität und Zukunftsängsten. Bleibt diese jedoch wochen- oder gar monatelang bestehen, sollte sich der Betroffene in psychiatrische Behandlung begeben.
- Man etwas Schreckliches erlebt hat, was nahezu jeden Menschen aus der Bahn wirft, wie Opfer einer Gewalttat, eines schweren Unfalls oder einer Naturkatastrophe zu werden. Explizit sind hier auch Eltern zu nennen, die ein Kind verlieren (posttraumatische Belastungsstörung → S. 1189).

Alle psychischen Störungen, die dazu führen, dass jemand auf Dauer seinen Alltag nicht mehr so bewältigen kann, wie er das möchte, oder großen Leidensdruck erzeugen, müssen fachkundig ärztlich-psychotherapeutisch behandelt werden.

i Aktuell: www.gesundheit-heute.de/30x01

- K. Dörner: **Irren ist menschlich.** Psychiatrie-Verlag, 2007. Klassiker der patientenorientierten Psychiatriebücher. Wird vor allem als Lehrwerk genutzt, ist aber auch für Patienten ein lohnendes Buch.
- R. Piontek: **Wegbegleiter Psychotherapie.** Psychiatrie-Verlag, 2005. Ratgeber für alle, die eine Psychotherapie beginnen wollen. Enthält Tipps für die Suche nach einem Therapieplatz sowie zum Therapieeinstieg.

Der Weg zur Diagnose in der Psychiatrie

Die Diagnose psychischer Erkrankungen stützt sich zunächst vor allem auf Gespräche, die das Erleben und Empfinden des Patienten erforschen (der Arzt sagt explorieren). In Ergänzung nutzt der Therapeut Beobachtungen beim Patienten, Fragebögen und psychologische Tests.

An der Art und Weise, wie der Patient spricht, wie lebhaft oder gehemmt seine Sprache, Mimik und Gestik ist, kann der erfahrene Arzt, Psychiater oder Psychotherapeut bereits eine erste Verdachtsdiagnose (→ S. 1268) aufstellen. Um jedoch zu einer genauen Diagnose zu kommen, muss er den Patienten gezielt befragen. Dabei ist er besonders darauf angewiesen, dass der Patient seine Probleme offen beschreibt, und dass das Gespräch nicht unter Zeitdruck steht.

Klärung von körperlichen Ursachen. Da fast alle psychiatrischen Symptome auch körperlich oder organisch bedingt sein können, wird der Arzt oder Psychiater spezifische internistische und neurologische Untersuchungen durchführen oder anordnen, um organische Ursachen zu erkennen oder auszuschließen:

- Laboruntersuchungen zum Nachweis von z. B. Stoffwechsel- oder Hormonstörungen
- Ein EEG (→ S. 1265), um andere neurologische Krankheitsursachen auszuschließen
- Kernspin (→ S. 1268) oder CT (→ S. 1268) vom Kopf, um Hirntumore oder Entzündungen auszuschließen.

Psychopathologischer Befund und Diagnosestellung. Besonderes Gewicht in der Psychiatrie hat die Anamnese (→ S. 1264), die Krankengeschichte des Patienten. Diese erlaubt dem Psychiater, die persönliche Geschichte des Betroffenen aus dessen Sicht kennenzulernen, was ein wesentlicher Baustein für eine korrekte Diagnose ist.

Dazu der folgende Fall: Frau Schumann, 27, wurde nach einem Selbstmordversuch mit dem Notarzt in die psychiatrische Akutklinik gebracht. Weil sie stark alkoholisiert war, war ein vernünftiges Gespräch mit dem Therapeuten nicht möglich. Sie wurde in die Suchtstation eingewiesen und erhielt Medikamente zur Beruhigung und für den Alkoholentzug. 24 Stunden später erfolgte der zweite Anamneseversuch; die behandelnde Ärztin erfuhr im Gespräch mit der Frau, dass ihr Verlobter vor fünf Tagen einen schweren Unfall hatte, 300 km entfernt in ein Krankenhaus eingeliefert wurde, und die Patientin kein Geld für die Bahnfahrkarte hatte, um ihren Verlobten zu besuchen. Ein Jahr zuvor war ihre Mutter durch einen Tumor ums Leben gekommen. Die Ärztin stoppte aufgrund dieser Erkenntnisse aus der Anamnese die medikamentöse Therapie mit Psychopharmaka und führte vier einstündige Therapiegespräche durch. Nach zehn Tagen konnte sie die Patientin entlassen und an einen niedergelassenen Psychotherapeuten zur ambulanten Weiterbehandlung verweisen.

Das Gespräch mit den Angehörigen

Oft bittet der Arzt oder Psychotherapeut auch die Angehörigen zu einem Gespräch oder telefoniert mit ihnen. Er holt dafür nach Möglichkeit vorher die Zustimmung des Patienten ein.

Zum einen möchte der Therapeut erfahren, wie sich die seelischen Beschwerden im Alltag und in der Familie auswirken; zum anderen benötigt er Informationen, an die sich der Patient vielleicht nicht erinnern oder die er selbst schlecht einschätzen kann. Da aber Angehörige oft selbst Rat und Hilfe benötigen, kann es auch erforderlich sein, ihnen ein vertrauliches Gespräch „unter vier Augen" anzubieten.

Gespräche mit Angehörigen dienen auch dazu, bei stationären Behandlungen die Entlassung vorzubereiten. Hierbei können den Angehörigen auch notwendige Kenntnisse im Umgang mit der Erkrankung vermittelt werden (Psychoedukation → S. 1178). Dies ist besonders bei Abhängigkeiten, aber auch bei Essstörungen wie der Magersucht (Anorexia nervosa → S. 1209) wichtig, damit die Angehörigen aufhören, ungewollt krankhaftes Verhalten zu unterstützen.

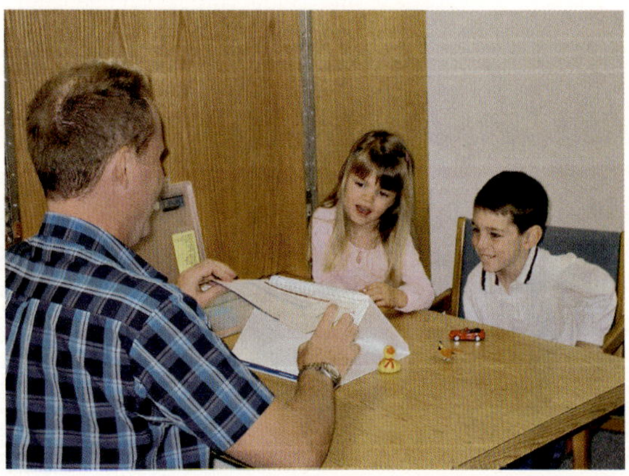

Entwicklungstests, Intelligenztests, Leistungstests, Motivationstests, Persönlichkeits- und Krankheitsprognosetests: Die moderne Psychiatrie steckt voller Testverfahren. Die „Performance" eines psychisch Kranken hängt stark von Äußerlichkeiten wie Tagesform und Motivation ab, ein erfahrener Diplompsychologe wird dies jedoch bei der Auswertung berücksichtigen. [UAL 3006]

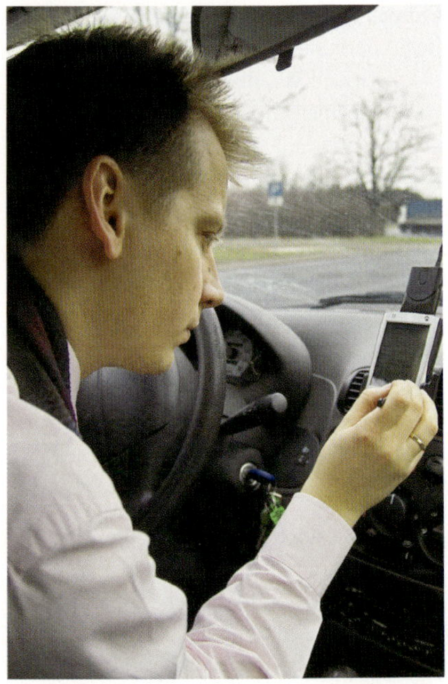

Auf die Selbsteinschätzung ist unter Einwirkung von Psychopharmaka leider kein Verlass. Nicht nur Gefahren werden unterschätzt, auch das Bedürfnis nach Ablenkung ist oft übergroß, um die aufkommende Müdigkeit zu unterdrücken. [ISP 3009]

Tests und Fragebögen

Es gibt eine ganze Reihe von so genannten standardisierten **psychologischen Tests** und Fragebögen, die der Therapeut zur Diagnosestellung nutzen kann. Einige Fragebögen erfassen eher allgemeine Symptome wie Ängste, depressive Stimmung, psychotische Symptome (→ S. 1167) und Aggression. Andere sind spezifischer wie etwa Fragebögen zu Alkoholkonsum oder Essstörungen (→ S. 1209). Die Fragebögen werden oft auch am Ende der Behandlung erneut eingesetzt, um den Therapieerfolg zu prüfen und Veränderungen zu dokumentieren.

Die Behandlung psychischer Erkrankungen

In der Regel werden psychische Erkrankungen mit einer Kombination aus Arzneimitteltherapie (Pharmakotherapie) und Psychotherapie behandelt. Welche Verfahren im Einzelnen zum Einsatz kommen, hängt von der jeweiligen Erkrankung und auch von den Präferenzen des Betroffenen ab.

Bei mittelschweren und schweren Erkrankungen kombiniert man meist Medikamente und Psychotherapie, bei leichteren Erkrankungen wird dagegen eher eine rein psychotherapeutische Beratung bzw. Behandlung durchführt.

Psychopharmaka

Medikamente, die ins zentrale Nervensystem eingreifen und so die Wahrnehmung, das Fühlen, das Denken sowie die Merkfähigkeit beeinflussen, heißen **Psychopharmaka.** Psychopharmaka sind sehr umstritten. Häufig hört man Befürchtungen, die Arzneimittel dienten der Ruhigstellung, die Nebenwirkungen seien schlimmer als die Krankheit, Psychopharmaka machten abhängig und veränderten die Persönlichkeit. Dabei handelt es sich in vielen Fällen aber um Vorurteile:

- Die Wirksamkeit von Psychopharmaka ist bei vielen Krankheiten eindeutig nachgewiesen. Psychopharmaka können zudem den Weg für andere Therapieformen öffnen, etwa indem sie Ängste in den Hintergrund treten lassen.
- Oft ist die soziale Heilung und Reintegration, also die Wiedereingliederung in den selbst bestimmten Alltag und in die Gesellschaft, von einer wirksamen (Langzeit-)Behandlung mit Psychopharmaka abhängig.

Besonders wichtig für den Erfolg der Behandlung ist, dass der Patient bei jeder Therapieform aktiv mitarbeitet und sich bewusst mit seinem behandelnden Arzt für die ausgewählte Medikation entscheidet. Denn nur eine freiwillige Therapie wird vom Patienten für die gesamte Behandlungsdauer akzeptiert werden und somit zur Besserung der Erkrankung führen.

Zu der Gruppe der Psychopharmaka gehören Neuroleptika, Antidepressiva, Tranquilizer (Beruhigungsmittel) und Lithium. Diese vier Hauptgruppen sowie die Elektrokrampftherapie und die pflanzlichen Psychopharmaka werden im Folgenden besprochen.

Warnhinweis: Die meisten Psychopharmaka beeinflussen die Fahrtüchtigkeit, denn sie verlängern die Reaktionszeiten und ver-

Schlüsselbegriffe der Psychiatrie

Neurose: Von Sigmund Freud eingeführter Krankheitsbegriff mit vielen Bedeutungen: Im weitesten Sinn wird mit Neurose die nicht gelungene Lösung seelischer Konflikte bezeichnet, die zu erheblichem Leidensdruck führt.

Zu den Neurosen zählen sowohl *Zwangsstörungen* (→ S. 1193) als auch *Angsterkrankungen* (→ S. 1195) wie *Phobien* (→ S. 1196), *Panikattacken* (→ S. 1197) und *generalisierte Angststörungen* (→ S. 1195).

Die offiziellen weltweit gültigen Klassifikationen psychischer Erkrankungen – die ICD-10-Liste (International Classification of Diseases → S. 1271) der WHO und das DSM-IV der Amerikanischen Psychiatrischen Vereinigung – haben diesen Begriff allerdings weitgehend eliminiert, weil er für Therapeuten nicht trennscharf genug ist und das dahinter stehende Theoriegebäude veraltet ist. Auch viele Psychiater lehnen den Begriff strikt ab. Dennoch ist er in der Praxis weiter gängig und auch nützlich, weshalb er in *Gesundheit heute* verwendet wird.

Psychose *(psychotische Erkrankung, psychotische Störung):* schwerste psychische Erkrankung, bei denen der Kranke den Bezug zur Realität zumindest zeitweilig verliert. Im Unterschied zur Neurose erleben die Erkrankten ihre Umwelt und nicht sich selbst als verändert und erlangen im Akutstadium zumeist keine Krankheitseinsicht. Jede Psychose geht mit den auffälligen *psychotischen Symptomen* Wahn oder Halluzinationen einher. Eine einzelne psychotische Krankheitsphase bezeichnet der Arzt als **psychotische Episode.**

Zu den Psychosen gehören die *affektiven Psychosen* (→ S. 1181), die *Schizophrenie* (→ S. 1187) und die *organischen Psychosen* (→ S. 1215).

Auch der Begriff der Psychose ist nicht unumstritten – aber mangels Alternativen weiterhin in Gebrauch.

Wahn: Fixe Überzeugung, die logisch unstimmig ist, der realen Umwelt des Kranken widerspricht und trotz gegenteiliger Belege aufrechterhalten wird. Typisch für den Wahn ist, dass der Patient seine wahnhafte Überzeugung mit großer Gewissheit erlebt. Ein Wahn ist durch Angehörige, aber auch Therapeuten nicht korrigierbar und wird von der Umwelt nicht geteilt. Wahn ist *immer* ein Zeichen einer schweren psychischen Erkrankung. Häufige Wahninhalte sind:

- *Beziehungswahn:* Der Patient bezieht alles, was geschieht, auf sich. Der Betroffene glaubt z. B., dass alle Leute in der Straßenbahn über ihn reden würden.
- *Verfolgungswahn:* Der Betroffene bezieht nicht nur alles auf sich, sondern auch gegen sich. Er fühlt sich als Ziel von Feindseligkeiten. Viele Patienten haben deshalb Angst.
- *Verarmungswahn:* Der Kranke ist zu unrecht davon überzeugt, dass ihm der finanzielle Ruin bevorsteht.
- *Größenwahn:* Der Patient überschätzt sich oder hält sich z. B. für Gott.
- *Hypochondrischer Wahn:* Der Patient ist trotz anders lautender Untersuchungsergebnisse sicher, an einer gefährlichen Krankheit wie z. B. einem Krebs zu leiden.

Halluzinationen: Wahrnehmungserlebnis ohne reales Objekt und ohne Reizquelle, das der Betroffene aber für einen wirklichen Sinneseindruck hält. Viele Kranke reagieren ängstlich auf Halluzinationen. Häufig sind:

- *Akustische Halluzinationen:* Der Betroffene hört Stimmen oder Geräusche.
- *Optische Halluzinationen* mit dem Sehen von Lichtern, Blitzen, Mustern oder ganzen Bildern.
- *Geruchs- und Geschmackshalluzinationen:* Sie treten oft gemeinsam auf und haben meist einen unangenehmen Charakter: faulig, rauchig, schweflig, nach Gas oder einem undefinierbaren Gift.
- *Berührungshalluzinationen* in Form von kribbelndem Ungeziefer, pieksenden Glassplittern, Wärme oder Feuchtigkeit.

Der Übergang vom Nichtkrankhaften zum Krankhaften ist sowohl beim Wahn als auch bei Halluzinationen fließend. Auch kennt jeder Umstände, die etwa zu Halluzinationen führen, ohne dass eine psychische Erkrankung vorliegt, wie etwa Fieber über 40 °C oder extremer Schlafmangel.

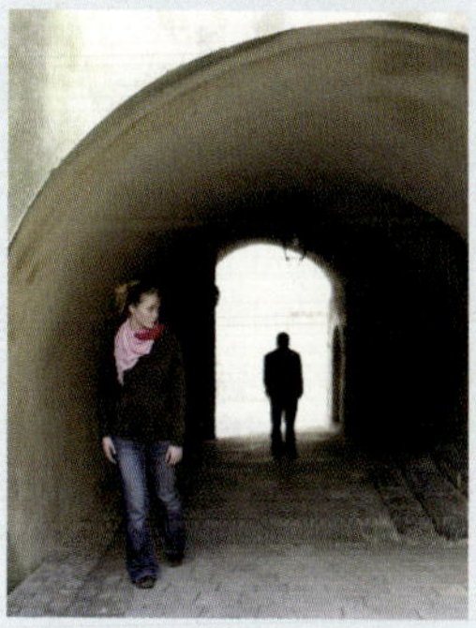

Mit Verfolgungswahn bezeichnet der Psychiater nicht die Angst, von Unbekannten verfolgt zu werden, wie auf dem Foto gestellt, sondern völlig realitätsferne Ängste vor Beobachtung, Beraubung bis hin zur Ermordung. [ISP 3007]

ändern die (Gefahren-)Wahrnehmung. Bei kurzzeitiger Einnahme eines – bisher ungewohnten – Psychopharmakons ist davon auszugehen, dass Fahruntüchtigkeit besteht. Bei längerfristiger Einnahme ist der behandelnde Arzt zu befragen. Und: Es besteht in der Regel kein Kfz-Versicherungsschutz mehr, wenn man unter Einnahme von Psychopharmaka ein Fahrzeug fährt.

Neuroleptika

Neuroleptika *(Antipsychotika)* „ordnen" die gestörten psychischen Funktionen. Sie werden hauptsächlich zur Behandlung von Psychosen mit Wahn und Halluzinationen (vor allem Schizophrenien also → S. 1187) und bei schweren Störungen des Denkens und des Erlebens kurz-, mittel- oder auch langfristig eingesetzt.

Des weiteren dienen Neuroleptika der Ruhigstellung akut verwirrter Patienten und der Behandlung von wahnhaften Depressionen und – was teilweise umstritten ist – anderen schweren psychischen Erkrankungen.

Die antipsychotische Wirkung der Neuroleptika öffnet den Kranken zum einen für die Psychotherapie, zum anderen wirken sie zumeist auch beruhigend und dämpfend (sedierend). Entgegen einem verbreiteten Vorurteil machen Neuroleptika auch bei sehr langer Einnahmedauer *nicht* süchtig, haben aber teils starke Nebenwirkungen. Die antipsychotische Wirksamkeit korreliert dabei mit einer – mehr oder weniger stark ausgeprägten – unerwünschten Beeinträchtigung der Motorik (extrapyramidal-motorische Nebenwirkungen → S. 1168).

Als **typische Neuroleptika** werden Neuroleptika der ersten Generation bezeichnet. Man unterscheidet nach Stärke ihrer Wirkung und dem Nebenwirkungsprofil zwischen niederpotenten, mittelpotenten und hochpotenten Neuroleptika. ***Hochpotente Neuroleptika*** wirken am stärksten gegen die psychotischen Symptome (→ S. 1167), beruhigen aber nur wenig. Sie haben vergleichsweise starke Nebenwirkungen. Bei ***niederpotenten Neuroleptika*** steht hingegen die beruhigende, sedierende Wirkung im Vordergrund bei nur schwach ausgeprägten extrapyramidalmotorischen Nebenwirkungen (Details siehe unten).

Als **atypische Neuroleptika** *(Atypika)* bezeichnet man modernere Neuroleptika, die im Vergleich zu typischen Neuroleptika die Motorik und die Denk- und Wahrnehmungsfähigkeit des Patienten weniger stark beeinträchtigen und schwächere extrapyramidal-motorische Nebenwirkungen haben sollen. Letzteres wird aber durch neue Studien in Zweifel gezogen und gilt uneingeschränkt allenfalls für Clozapin (Leponex®). Die Vor- und Nachteile der atypischen Neuroleptika werden momentan kontrovers diskutiert, so dass bei der Wahl des geeigneten Neuroleptikums die individuelle Verträglichkeit im Vordergrund stehen sollte.

Die meisten Neuroleptika werden als Tabletten in 1–2 Dosen täglich eingenommen. Einige Neuroleptika können aber auch als Depotmedikation verabreicht werden: Sie werden in das Muskelgewebe injiziert und geben bis zu vier Wochen lang kontinuierlich den Wirkstoff in die Blutbahn ab. Dies ist bei ambulant behandelten Patienten von Vorteil, die ihre Medikamenteneinnahme häufiger vergessen. Andererseits sind eventuell auftretende Nebenwirkungen bei einer Depotmedikation nur schwer zu stoppen.

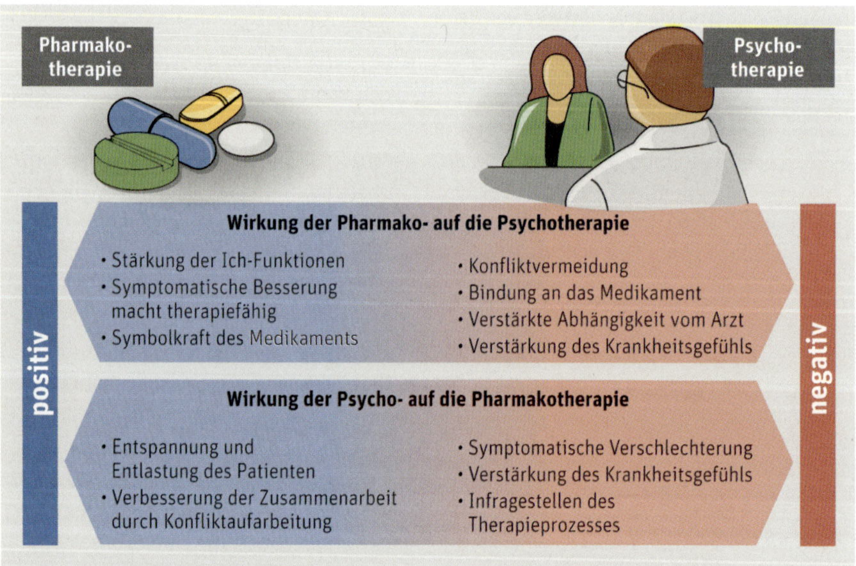

Das Zusammenspiel ist entscheidend: Arzneimittel- und Psychotherapie ergänzen sich nicht nur, sondern jede Therapieform verbessert auch die Wirksamkeit der jeweils anderen. [ASM 3008]

Medikamentengruppen	Wirkstoff	Handelsname
Typische Neuroleptika, niederpotent	Promethazin	Atosil®
	Melperon	Eunerpan®
	Fluspirilen	Imap®
	Levomepromazin	Neurocil®
	Perazin	Taxilan®
	Chlorprothixen	Truxal®
Typische Neuroleptika, hochpotent	Flupentixol	Fluanxol®
	Fluphenazin	Lyogen®
	Haloperidol	Haldol®
Atypische Neuroleptika	Aripiprazol	Abilify®
	Clozapin	Leponex®
	Risperidon	Risperdal®
	Quetiapin	Seroquel®
	Ziprasidon	Zeldox®
	Olanzapin	Zyprexa®
	Amisulprid	Solian®
	Paliperidon	Invega®

Die am häufigsten verordneten ***Neuroleptika***

Nebenwirkungen. Zu Beginn der Behandlung mit Neuroleptika spüren manche Patienten Schläfrigkeit (die meist mit der Dauer der Therapie nachlässt), Unruhe, Muskelzucken, Schwindel, Durst und Mundtrockenheit. Gegen letztere gibt es wirksame Medikamente wie künstlichen Speichel. Auch belastet die schon erwähnte Gewichtszunahme von oft zehn oder mehr Kilogramm. Sie beruht darauf, dass Neuroleptika den Grundstoffwechsel, aber nicht den Appetit senken. Dies trifft insbesondere für Clozapin und Olanzapin zu.

Weiter stört viele Patienten sehr, dass die Neuroleptika den Bewegungsbereich beeinflussen können. Von diesen **extrapyramidal-motorischen Nebenwirkungen** betroffen sind sowohl die „Feinmotorik" als auch die „groben" Bewegungsabläufe. Viele Patienten erleben diese unerwünschte Wirkung beispielsweise als ***Sitzunruhe.*** Bei dieser sog. **Akathisie** kann der Patient nicht mehr still sitzen, läuft rastlos umher und verspürt starke Unruhe. Weitere extrapyramidal-motorische Nebenwirkungen sind Muskelsteifigkeit, Händezittern und – ähnlich wie bei der Parkinson-Krankheit – ein steifer, kleinschrittiger Gang (medikamenteninduziertes Parkinson-Syndrom → S. 1141). Extrapyramidal-

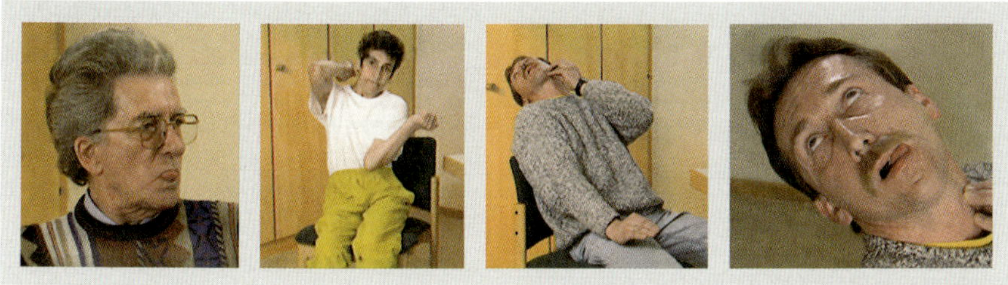

Extrapyramidal-motorische Nebenwirkungen treten leider häufig bei einer Behandlung mit Neuroleptika auf. Die Fotos zeigen typische ***Dyskinesien*** *und* ***Dystonien.*** [GTV 3010]

motorische Nebenwirkungen können durch bestimmte Medikamente wie z. B. Akineton® gemildert werden.

Nach längerer Therapie mit Neuroleptika treten bei manchen Patienten Probleme wie z. B. spezifische Fehlhaltungen **(Dystonien)** und Fehlbewegungen **(Früh-** bzw. **Spätdyskinesien)** auf. Betroffene strecken z. B. ruckartig die Zunge heraus oder schneiden unwillkürlich Grimassen.

Vor allem die typischen Neuroleptika beeinflussen den Hormonhaushalt, insbesondere können sie die Ausschüttung des Hormons Prolaktin (→ Abb. S. 335) ankurbeln. Folgen sind vermindertes sexuelles Interesse, bei Männern Impotenz, bei Frauen das Austreten von Flüssigkeit aus den Brustwarzen und das Ausbleiben der Menstruation.

Tendenziell erwünscht ist die beruhigende Wirkung, die Neuroleptika gerade zu Therapiebeginn auslösen. Viele Patienten fühlen sich aber auch nach der Eingewöhnungsphase noch extrem müde, leiden unter Antriebslosigkeit, Konzentrationsstörungen oder schlechter Stimmung.

(!) Angesichts des weiten Spektrums an Nebenwirkungen kommt der Auswahl des richtigen Neuroleptikums große Bedeutung zu – dadurch lassen sich die unerwünschten Wirkungen im Einzelfall deutlich eingrenzen. Leider gibt es derzeit noch keine allgemein akzeptierten Richtlinien, Einigkeit besteht unter den Experten nur darin, dass die Lebensqualität des Patienten im Vordergrund stehen muss.

Warnhinweis: Das eigenmächtige Absetzen eines Neuroleptikums ist riskant, da das Rückfallrisiko sehr hoch ist. Möchte der Patient das Medikament/die Dosierung ändern, sollte er dies stets mit einem Arzt besprechen. Angehörige sollten bei entsprechendem Verdacht sicherstellen, dass die Tabletten tatsächlich eingenommen werden. Nicht selten versuchen Patienten die Medikamente zu sammeln, um sich mit einer Überdosis das Leben zu nehmen.

Antidepressiva

Antidepressiva wirken stimmungsaufhellend und angstlösend. Einige Antidepressiva beruhigen eher, andere steigern eher den Antrieb. Sie werden bei der Behandlung von Depressionen (→ S. 1181), Angsterkrankungen (→ S. 1194) und Zwangsstörungen (→ S. 1193) eingesetzt.

Patienten unter Antidepressiva sind häufig von Nebenwirkungen betroffen, weshalb sie möglichst nur bei schwereren depressiven Erkrankungen verordnet werden. Nebenwirkungen treten vor allem zu Beginn der Behandlung (siehe im Folgenden) und beim Absetzen auf, letztere häufig in Form von Unruhe und Stimmungsschwankungen, Schwindel, Kribbeln in den Gliedmaßen und Schlafstörungen, weshalb die Einnahme über einen Zeitraum von mehreren Wochen bis Monaten reduziert („ausgeschlichen") wird. Die Nebenwirkungen beim Absetzen werden von manchen Patienten als so unangenehm erlebt, dass sie die Einnahme wieder aufnehmen.

Zu den vor allem zu Beginn der Behandlung zu beobachtenden Nebenwirkungen, die im weiteren Verlauf aber meist nachlassen, zählen:

- Mundtrockenheit, Schwitzen
- Sehstörungen und Schwindel
- Händezittern, Müdigkeit
- Blutdruckschwankungen, selten Herzrhythmusstörungen (bei der Therapie mit Tri- und Tetrazyklika).
- Veränderungen des Blutbilds durch Tri- und Tetrazyklika mit Abwehrschwäche und schweren Infektionen. Deshalb ist eine fortlaufende Kontrolle des Blutbilds erforderlich.
- Gewichtsveränderung: Einige Antidepressiva regen den Appetit an, was beim oft bestehenden Appetitverlust zunächst durchaus erwünscht ist, aber eben häufig darüber hinausgeht. Andere Antidepressiva hemmen (vor allem zu Beginn der Einnahme) den Appetit.
- Die Gewichtszunahme kann zu einer Verschlechterung der Blutzuckereinstellung bei Diabetikern führen.
- Gesteigert agressives Verhalten bei der Einnahme von SSRIs (→ S. 1170)
- Vor allem bei Frauen nachlassendes sexuelles Verlangen, selten auch das Gegenteil. Impotenz oder zumindest ein verzögerter Samenerguss ist bei Männern sehr häufig.
- Selbstmordgefährdung: Alle Antidepressiva können die Suizidneigung erhöhen. Besonders gut ist dies für die SSRIs Paroxetin und Venlafaxin belegt, es trifft aber nach derzeitigem Wissensstand auch für andere, moderne wie ältere, Antidepressiva zu.

Wirkungslosigkeit. Bei manchen Patienten scheint die Verordnung eines Antidepressivums auch gar keinen Effekt auszulösen – warum und welche Patienten dies betrifft, ist abgesehen vom Fall der Unterdosierung unbekannt. Am besten ist dann, auf ein anderes Antidepressivum umzustellen, das dann nicht selten wirksam ist.

Warnhinweis: Da sich das Nebenwirkungsspektrum zwischen den einzelnen Antidepressiva unterscheidet, kann der erfahrene Arzt durch die sorgfältige Abwägung von Beschwerdebild, Begleiterkrankungen und Interessenlage des Patienten die voraussichtlich wirkungsbeste und auch nebenwirkungsärmste Substanz individuell auswählen. Leider verordnen nicht wenige Ärzte Antidepressiva ohne entsprechende Fachkenntnisse. Im Zweifelsfall sollte deshalb auf eine Überweisung zu einem Facharzt (Psychiater) gedrängt werden.

Schwangere, Kinder und Jugendliche bekommen Antidepressiva nur bei dringender Indikation verordnet, denn bei Ihnen sind die Nebenwirkungsrisiken hoch: So neigen Kinder und Jugendliche vermehrt zu aggressiven Verhaltensweisen aber auch zu Selbstmordgedanken.

Antidepressiva werden nach ihrer chemischen Wirkstoffstruktur in drei Gruppen eingeteilt:

Wirkung	Wirkstoff	Handelsname
Beruhigend	Amitriptylin	Amineurin®
	Doxepin	Aponal®
	Trimipramin	Stangyl®
	Mirtazapin	Remergil®
Antriebssteigernd	Desipramin	Pertofran®
	Nortriptylin	Nortrilen®
In Bezug auf den Antrieb normal	Clomipramin	Anafranil®
	Opipramol	Insidon®
	Maprotilin	Ludiomil®
	Imipramin	Tofranil®

Wirkprofil häufig verordneter ***tri-*** *und* ***tetrazyklische Antidepressiva***

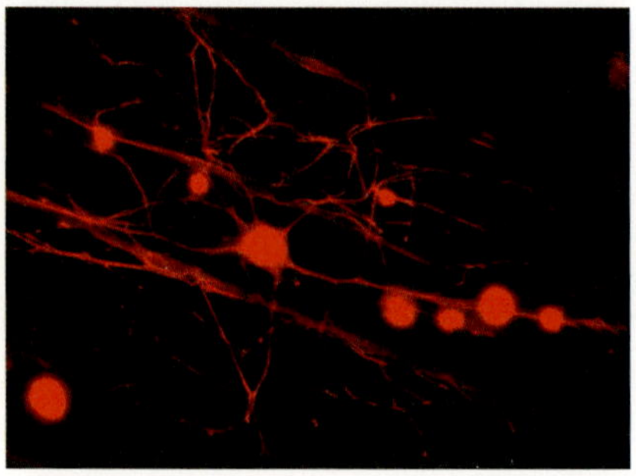

Depressionen gehen oft einher mit der Verminderung der Neurotransmitter Noradrenalin und Serotonin, d.h. die Übertragung von einer Nervenzelle auf die andere ist gestört. In diesen gestörten Mechanismus greifen Antidepressiva ein. Das Bild zeigt Nervenzellen und ihre Ausläufer zur Übertragung von Informationen in der Zellkultur. [SHU 3011]

trizyklische Antidepressiva, MAO-Hemmer und die neueren SSRIs (Selektive Serotonin-Wiederaufnahmehemmer). Die richtige Anwendung antidepressiver Substanzen setzt eine exakte Diagnose und eine genaue Kenntnis des Wirk- und Nebenwirkungsspektrums der Medikamente voraus. So wird der Arzt bei Erregung und Angst im Rahmen einer Depression eher ein beruhigendes Antidepressivum wählen, bei antriebslosen Depressiven dagegen eher eine Substanz, die den Antrieb steigert. Dabei muss er im Auge behalten, dass der antriebssteigernde Effekt rascher eintritt als die Stimmungsaufhellung, wodurch zu Therapiebeginn bei besonders gefährdeten Patienten das Risiko eines Selbstmords (→ S. 1191) steigt. Kombinationen aus Antidepressiva und Tranquilizern (Beruhigungsmitteln) sind deshalb gerade in den ersten Behandlungswochen sinnvoll. In der Wirksamkeit sind die klassischen tri- und tetrazyklischen Antidepressiva noch immer unübertroffen, bei den neueren Antidepressiva (SSRIs) ist dagegen die Verträglichkeit oft besser.

Wirkstoff	Handelsname
Citalopram	Citalopram®, Cipramil®
Escitalopram	Cipralex®
Fluvoxamin	Fevarin®, Luvox®
Fluoxetin	Fluctin®, Prozac® (USA)
Paroxetin	Seroxat®
Sertralin	Zoloft®
Venlafaxin[1]	Trevilor®
Duloxetin	Cymbalta®

[1] Venlafaxin und Duloxetin sind nicht nur SSRI, sondern zugleich auch Noradrenalin-Wiederaufnahmehemmer (SNRI)

Handels- und Freinamen häufig verordneter ***SSRIs*** *(Näheres siehe Text)*

Tri- und tetrazyklische Antidepressiva ***(Trizyklika, Tetrazyklika)***, deren Name von ihrem chemischen Aufbau aus drei (tri) oder vier (tetra) Ringen stammt, verbessern das bei einer Depression gestörte Gleichgewicht zwischen den Botenstoffen Serotonin und Noradrenalin → S. 221, S. 1226) im Gehirn. Sie entfalten ihre Wirkung aber erst nach 3–6 Wochen. Und erst dann können Arzt und Patient feststellen, ob Medikament und Dosierung helfen oder ob auf ein anderes Medikament umgestellt werden muss. Zu Therapiebeginn wird die Dosis in kleinen Schritten gesteigert („eingeschlichen"), um Nebenwirkungen zu minimieren und die Behandlung ggf. auch bei noch moderater Dosierung abbrechen zu können.

SSRIs ***(Selektive Serotonin-Wiederaufnahme-Hemmer)*** bewirken, dass ein für die Grundstimmung wichtiger Botenstoff im Gehirn, das Serotonin, langsamer abgebaut wird. Dadurch soll eine stimmungsaufhellende, aktivierende und angstlösende Wirkung erzielt werden. Da die SSRIs oft besser verträglich sind als z. B. trizyklische Antidepressiva, wurden sie bisher bei Depressionen und Angststörungen als Medikament der ersten Wahl verordnet. Allerdings wird aufgrund der schwächeren antidepressiven Wirkung die Nutzen-Risiko-Betrachtung von SSRIs in neueren Untersuchungen kritischer gesehen als früher, so dass heute umstritten ist, inwieweit die von vielen Ärzten und Kliniken gehandhabte großzügige Verordnung von SSRIs medizinisch gerechtfertigt ist.

MAO-Hemmer. Die **Monoaminooxidase** ist ein Enzym, das bestimmte Botenstoffe im Gehirn (Noradrenalin, Serotonin) abbaut. Wird dieser Abbau durch Medikamente **(MAO-Hemmer,** ***Monoaminooxidase-Hemmer)*** gehemmt, steigt die Konzentration der Botenstoffe im Gehirn. Die Folge: Die Stimmung hellt sich auf, der Antrieb wird gesteigert.

MAO-Hemmer werden als Reservemedikamente erst dann eingesetzt, wenn andere Antidepressiva nicht wirken, wobei in Deutschland nur Moclobemid (Aurorix®) gebräuchlich ist. Nebenwirkungen sind leider sehr häufig und umfassen: Erregungszustände, Angst und Schlafstörungen, Herzrhythmusstörungen, Übelkeit und Durchfälle.

Tranquilizer

Tranquilizer ***(Sedativa, Beruhigungsmittel)*** sind Arzneimittel, die angstlösend und beruhigend (sedierend), schlaffördernd und muskelentspannend wirken. Auch zur Behandlung bevorstehender Panik oder Angst auslösender Ereignisse (z. B. am Abend vor einer OP oder bei Flugangst) sind sie geeignet.

Warnhinweis: Alle Tranquilizer machen – egal, ob man sich an den Müdigkeit auslösenden Effekt gewöhnt zu haben scheint oder nicht – fahruntüchtig.

Benzodiazepine sind die am häufigsten verordneten Tranquilizer (und auch Schlafmittel → S. 1231). Benzodiazepine stoppen die Informationsübertragung in bestimmten Gehirnregionen und werden *kurzzeitig* zur Behandlung von Angsterkrankungen (→ S. 1194) z. B. bei psychotischen Spannungszuständen oder schweren Depressionen (→ S. 1181) verwendet. Sie wirken beruhigend, dämpfend und schlaffördernd. Man unterteilt die Benzodiazepine nach ihrer Wirkdauer in kurz, mittel und lang wirkende Substanzen.

Benzodiazepine wirken rasch und werden gut vertragen. Ärzte schätzen zudem ihre Sicherheit – selbst durch Überdosierung ist Selbstmord schwer möglich, da es ein wirksames Antidot (Gegenmittel) gibt, das zudem sehr rasch wirkt. Andere Tranquilizer als Benzodiazepine spielen in der Psychiatrie keine Rolle mehr. Die wichtigsten Nebenwirkungen sind:

Wirkdauer	Wirkstoff	Handelsname
Kurze Wirkung (wenige Stunden)	Triazolam	Halcion®
	Brotizolam	Lendormin®
Mittellange Wirkung (8–12 Stunden)	Oxazepam	Adumbran®
	Bromazepam	Lexotanil®
	Temazepam	Remestan®
	Lorazepam	Tavor®
Lange Wirkung (> 15 Stunden)	Prazepam	Demetrin®
	Diazepam	Valium®
	Nitrazepam	Imeson®
	Chlordiazepoxid	Librium®
	Flunitrazepam	Rohypnol®

Die am häufigsten verordneten ***Benzodiazepine.*** *Sie werden üblicherweise als Tabletten eingenommen, viele Präparate sind aber auch als Tropfen, Zäpfchen und Spritze verfügbar.*

- Hohe Abhängigkeitsgefahr (→ Kasten)
- Müdigkeit (Fahruntüchtigkeit!)
- Störungen der Atmung: Benzodiazepine in hoher Dosierung hemmen das Atemzentrum und können Atemnot verursachen, vor allem wenn der Patient an Atemwegserkrankungen leidet.
- Sehstörungen, Schwindel: Je nach Wirkdauer beeinträchtigen Benzodiazepine die Konzentrationsfähigkeit und die motorische Koordination. Sie stören das Sehvermögen.
- Bei manchen Menschen können Benzodiazepine zu starker Unruhe, Angst und auch erhöhter Aggressivität führen. Hier muss das Medikament sofort abgesetzt werden.

Lithium

Lithium (Quilonum®, Hypnorex®) hilft zur Vorbeugung manisch-depressiver Zustände (manisch-depressive Erkrankung → S. 1185). Lithium wird über längere Zeiträume (Monate bis Jahre) verordnet, um dem erneuten Auftreten akuter Krankheitsschübe vorzubeugen.

Die Nebenwirkungen sind meistens nicht sehr stark ausgeprägt und umfassen:

- Anfängliche Übelkeit
- Fingerzittern
- Müdigkeit
- Schilddrüsenunterfunktion und -vergrößerung
- Gewichtszunahme.

Schon eine leichte Überdosierung kann diese aber drastisch steigern. Auch kann starkes Schwitzen, Fieber, Durchfall oder die Einnahme von Diuretika (→ S. 784) die Bindung von Lithium im Gehirn verstärken und ebenfalls die genannten Nebenwirkungen auslösen. Deshalb muss der Arzt in regelmäßigen Abständen die Lithiumkonzentration im Blut überwachen, da Lithium eine geringe therapeutische Breite aufweist (d. h., dass schon geringfügig zu niedrige Blutspiegel zum Wirkungsverlust und bereits mäßig erhöhte Blutspiegel zu zusätzlichen Nebenwirkungen führen).

Jeder Patient, der Lithium einnimmt, sollte einen ***Lithiumausweis*** bei sich tragen, in dem die Tagesdosis und die Ergebnisse der letzten Kontrolluntersuchung vermerkt sind. Zur Vorbeugung einer Vergiftung sollten keinerlei Arzneimittel ohne Rücksprache mit dem Arzt eingenommen werden (auch keine frei verkäuflichen!) und normal gesalzene Kost gegessen werden.

Lithium sollte bei bestehenden schweren Nierenfunktionsstörungen, bei kurz zurückliegendem Herzinfarkt sowie in der Schwangerschaft und Stillzeit nicht verordnet werden.

Pflanzliche Psychopharmaka

Es gibt viele Heilpflanzen, deren Inhaltsstoffe die Psyche und das Nervensystem beruhigen und ausgleichen. Neben den vier Hauptgruppen der Arzneimittel (Neuroleptika, Antidepressiva, Tranquilizer, Lithium) haben **pflanzliche Psychopharmaka** eine große Bedeutung. Ihr Vorteil ist, dass sie gut vertragen werden und sanft wirken. Letzteres ist aber auch ihr Nachteil: Bei schweren psychischen Erkrankungen sind sie zu schwach, um wirklich helfen zu können.

Es lohnt sich aber immer der Versuch, leichtere Unruhezustände, Schlafstörungen und vorübergehende depressive Verstimmungen mit einem pflanzlichen Präparat zu behandeln, bevor der Arzt klassische Psychopharmaka einsetzt.

Pflanzliche Heilmittel sind in Tabletten- oder Tropfenform, aber auch als Tee oder als Badezusätze erhältlich.

Johanniskraut. Wissenschaftliche Studien belegen, dass *Johanniskraut* (Inhaltsstoff Hypericin) bei depressiven Verstimmungen (→ S. 1184) hilfreich ist. Es muss jedoch in relativ hoher Dosis in Tablettenform eingenommen werden, um die notwendige Dosis von 600 mg der Wirkstoffe (vor allem Hyperforin und Hypericin) zu erreichen. Mit nicht apothekenpflichtigen Tees und Kapseln aus Reformhäusern gelingt dies nicht. Auch tritt die stimmungsaufhellende Wirkung erst nach etwa zweiwöchiger, regelmäßiger Einnahme ein.

Johanniskraut erhöht die Lichtempfindlichkeit der Haut, deshalb sollten Sonnenbäder oder Solarienbesuche während der Einnahmezeit vermieden werden. Leider ist die Sicherheit der Pille bei Einnahme von Johanniskraut leicht vermindert, sodass zusätzlich mit anderen Methoden verhütet werden muss, will man keine Schwangerschaft riskieren. Selten kommt es im Behandlungsverlauf zu leichter Übelkeit, Müdigkeit oder Bauchschmerzen.

Baldrian, Hopfen, Melisse und Passionsblume. Auszüge (Extrakte) aus Baldrian, Hopfen, Melisse und Passionsblume werden traditionell zur Behandlung von Nervosität

Benzodiazepin-Abhängigkeit

Tranquase®, Tranxilium®, Valium®, Adumbran® & Co. wirken stimmungsaufhellend, angstlösend, beruhigend und schlaffördernd. Alles Wirkungen, die sich jeder Kranke wünscht – deshalb verwundert es nicht, dass Ärzte Benzodiazepine millionenfach verschreiben. Trotzdem: Das Risiko, abhängig zu werden, verbietet den Einsatz als Problemlöser im Alltag, als Schlafmittel oder bei leichter Unruhe. Viele Patienten benötigen im Verlauf der Behandlung immer höhere Dosen, da der Körper sich an das Medikament gewöhnt. Andere müssen zwar nicht die Dosis steigern, betreiben aber „doctor shopping", um ihr Rezept regelmäßig erneuert zu bekommen.

Das Abhängigkeitspotenzial ergibt sich aus der Reaktion des Körpers auf das Absetzen des Benzodiazepins. Es kommt praktisch immer zu Entzugssymptomen wie wochenlangen Schlafstörungen, Unruhe, Zittern, Angstzuständen und Alpträumen. Benzodiazepine dürfen deshalb immer nur kurzfristig bei akuten Anlässen eingenommen werden – zum Beispiel in den Tagen vor einer Operation oder nach einem Verkehrsunfall. Kurzfristig bedeutet: nicht länger als zwei bis maximal vier Wochen.

Warnhinweis: Ernste Warnsignale für eine Benzodiazepin-Abhängigkeit sind:

- Wunsch nach Dosissteigerung (über die ärztliche Verordnung hinaus)
- Angst, Schlafstörungen oder andere körperliche Beschwerden bei Einnahme „nur" der verordneten Dosis
- Weitere Einnahme, obwohl der Behandlungsanlass nicht mehr besteht
- Arztwechsel, um an neue Rezepte zu kommen.

Was tun in der Abhängigkeitsfalle?

Suchen Sie baldmöglichst einen Nervenarzt oder Ihren Hausarzt auf und besprechen Sie mit ihm, ob und wie Sie den akuten Entzug bewältigen können. Sie sollten wissen, dass die Entzugssymptomatik (vor allem schlechter Schlaf) 15 Tage und länger anhalten kann.Wenn Sie berufstätig sind, brauchen Sie für den Entzugszeitraum eine Krankschreibung und möglichst viel Unterstützung von Familie, Partner oder engen Freunden. Um Ihnen den Ausstieg zu erleichtern, wird Ihr Arzt vorschlagen, nach und nach die Dosis des Medikaments herabzusetzen (auszuschleichen), wobei er unterstützend auch antriebsdämpfende (sedierende) Antidepressiva (→ S. 1169) oder Betablocker (→ S. 697) empfehlen wird.

Sollte der Entzug allein mit ärztlicher Unterstützung nicht zu schaffen sein, besteht auch die Möglichkeit einer stationären Entwöhnung (→ S. 1203).

und Schlafstörungen angewendet (→ Tab. S. 275). Ihre Wirksamkeit ist bewiesen, aber nur für leichte Beschwerdeformen. Diese Mittel haben keine unerwünschten Nebenwirkungen, können jedoch die Fahrtüchtigkeit etwas herabsetzen.

Aktuell: www.gesundheit-heute.de/30x02

- **www.dhs.de** – Website der Deutschen Hauptstelle für Suchtfragen e. V., Hamm: Liefert Basiswissen, Fakten und Zahlen über Suchtkrankheiten, unter anderem zu Benzodiazepinen und Schmerzmitteln.
- K. Elesser; G. Sartory: **Ratgeber Medikamentenabhängigkeit.** Informationen für Betroffene und Angehörige. Hogrefe, 2005. Medikamentenabhängigkeit bleibt oft lange von Betroffenen und Angehörigen unerkannt. Das Buch informiert über die Symptome und zeigt, wie Abhängigkeit überwunden werden kann.
- A. Franke et al.: **Alkohol- und Medikamentenabhängigkeit bei Frauen.** Risiken und Widerstandsfaktoren. Juventa, 2001. 80 % der Medikamentabhängigen sind Frauen. Die Autorinnen versuchen, besonders der Rolle der Frau sowie ihren typischen Belastungen in der heutigen Zeit gerecht zu werden.

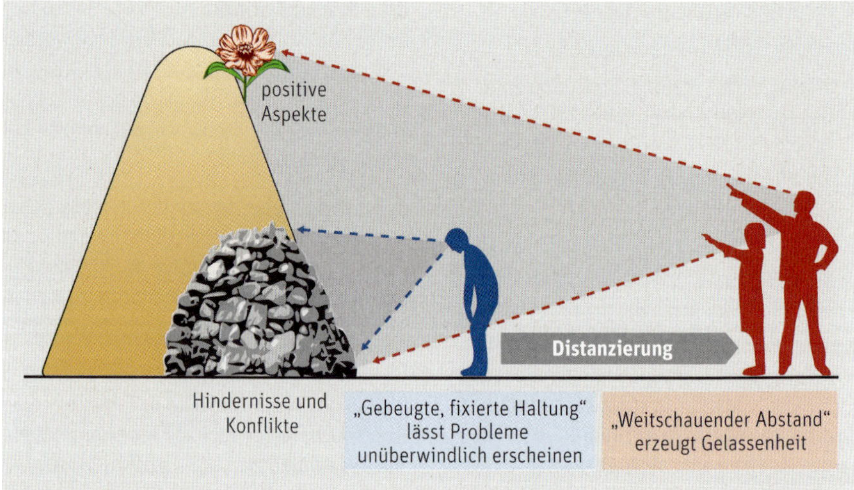

Psychotherapie hilft, die Perspektive zu wechseln. Sie macht es möglich, sich vom „Problemberg“ zu distanzieren und eine andere Haltung einzunehmen. [ASM 3013]

Psychotherapeutische Verfahren

Psychotherapie *(psychotherapeutische Behandlung)* bedeutet den gezielten Einsatz von psychologischen, meist kommunikativen Techniken. Von *der* Psychotherapie kann man aber eigentlich nicht reden – es gibt aktuell rund 250 verschiedene psychotherapeutische Behandlungsverfahren, die sich im Hinblick auf die kommunikativen Mittel vom Gespräch auf der Therapeutencouch bis hin zum provozierten „Urschrei“, aber auch in den dahinter stehenden Gedankengebäuden unterscheiden. Psychotherapie kann in Form von Einzel-, Paar- oder Familientherapie stattfinden, sie kann ambulant, teilstationär oder stationär in der Klinik erfolgen.

Ziele. So verschieden die Methoden sind, bei den Zielen sind sich die Psychotherapien wieder einig: In den meisten Fällen geht es um die Veränderung gestörter oder (falsch) „erlernter“ Einstellungen oder Verhaltensweisen, um die Unterstützung bei der Alltagsbewältigung, um Hilfe bei Familien- und Beziehungsproblemen, um das Erlernen von Bewältigungsstrategien in Konfliktsituationen sowie um die Stärkung des Selbstwertgefühls.

Die „Chemie“. Grundvoraussetzung für das Gelingen psychotherapeutischer Intervention ist, dass die Chemie zwischen Therapeut und Patient stimmt, sodass sich eine tragfähige, vertrauensvolle Beziehung entwickeln und eine Art „Arbeitsbündnis“ hergestellt werden kann: Der Therapeut nimmt hierbei eine verständnisvolle, einfühlsame, wohlwollende und gefühlsechte (authentische) Grundhaltung ein. Psychotherapie bedeutet nicht, dass ein Therapeut die Probleme des Patienten löst. Die Rolle des Psychotherapeuten kann vielmehr mit der eines Spiegels verglichen werden, in dem der Patient sich selbst neu findet und so sein gestörtes Gleichgewicht wiedererlangt. Die meisten Psychotherapieformen sehen den Patienten nicht als Behandelten, sondern als Handelnden.

Therapeutischer Prozess. Auch wenn viel und scheinbar spontan geredet wird – es gibt ein klares Konzept, in welcher Folge der therapeutische Prozess ablaufen muss, damit die Therapieziele erreicht werden:

- Problemanalyse und der Gewinn von Einsicht
- Entwicklung und Festlegung realistischer Therapieziele
- Bestimmung der Vorgehensweise zur Zielerreichung
- Stabilisierung der therapeutisch erwünschten Reaktionen durch Training.

Was wirkt in der Psychotherapie? Ein wissenschaftlich gesicherter Wirksamkeitsnachweis ist bisher für die drei Hauptströmungen erbracht, also für tiefenpsychologische Verfahren (→ S. 1174), Gesprächstherapie (→ S. 1174) und Verhaltenstherapie (→ S. 1175), neuerdings gilt auch die Wirksamkeit der Interpersonellen Psychotherapie (→ S. 1183) als empirisch abgesichert. Bei allen Unterschieden der einzelnen psychotherapeutischen Verfahren gibt es übergreifende Faktoren, die für den Erfolg der Psychotherapie von großer Bedeutung sind, die:

- Qualität der therapeutischen Beziehung. Der Patient sollte sich während der Therapie respektiert und aufgehoben fühlen. Er sollte das Vertrauen entwickeln, dass der Therapeut ihm helfen möchte und dass er helfen kann.
- Motivation des Patienten. Psychotherapie kann nur wirken, wenn der Patient dazu selbst motiviert ist und sich freiwillig in die Behandlung begibt.
- Ausbildung, Qualifikation und Berufserfahrung des Therapeuten sind entscheidend für den Erfolg der Behandlung.

Anerkennung psychotherapeutischer Verfahren. Das *Psychotherapeutengesetz* regelt, dass (nur) verhaltenstherapeutische und psychoanalytische Methoden von den gesetzlichen Krankenkassen anerkannt und die Kosten hierfür nach einem entsprechenden Gutachten des Therapeuten übernommen werden. Die Kosten anderer Therapieansätze werden bisher von den gesetzlichen Krankenkassen *nicht* getragen. Dies wird von vielen Experten als willkürlich kritisiert und deshalb auch von vielen Therapeuten umgangen. Völlig willkürlich ist diese Regelung aber auch deshalb, weil sie nur für den ambulanten Bereich gilt, Kliniken haben im Rahmen ihrer Therapiepläne mehr Freiheiten.

Wie finde ich einen geeigneten Psychotherapeuten? Bei der Suche nach einem Psychotherapeuten ist in erster Linie der behandelnde Arzt, also Haus- oder Nervenarzt, der wichtigste Ratgeber: Er kennt seine Patienten, aber auch die psychotherapeutischen Fachkollegen im Umkreis und hat im Idealfall ein klares Bild, bei wem der Patient am besten aufgehoben wäre.

Welche Psychotherapie bei welcher Erkrankung?

Wie aber findet man die für sich geeignete Therapie? Und welche Methode ist die richtige? Wissenschaftliche Untersuchungen und Erfahrungswerte können lediglich Empfehlungen geben: So eignen sich z. B. die Gesprächstherapie oder das Psychodrama gut zur Langzeitbehandlung von Schizophrenien, während tiefenpsychologische Verfahren eher bei neurotischen Depressionen wirksam sind. Kognitiv-verhaltenstherapeutische Methoden sind bei fast allen psychischen Erkrankungen Erfolg versprechend, insbesondere bei Angst- und Zwangspatienten.

Die Praxis zeigt aber: Die Erfahrung des Therapeuten und seine Zuwendungsfähigkeit zu dem Patienten ist wichtiger als die psychotherapeutische Methode, die er anwendet.

i Aktuell: www.gesundheit-heute.de/30x03

- **www.therapeuten.de** – Kommerzielle Website einer Medienagentur aus Meerbusch: Mit über 2200 gelisteten Therapeuten, auch nach Postleitzahlen geordnet. Mit Therapielexikon, Links zu den Berufsverbänden und Volltextsuche.
- **www.therapie.de** – Website des Vereins Pro Psychotherapie e. V., München: Mit komfortabler Suchfunktion zur Therapeutensuche inkl. Abrechnungsmodus, Arbeitsschwerpunkten und Ausrichtung sowie einem hilfreichen Therapie-Glossar.
- **www.psychiatrie.de** – Website des Psychiatrienetzes, Bonn: Zur Orientierung in den klassischen Therapieformen. Das Psychiatrienetz wird u. a. von folgenden Verbänden und Organisationen getragen: Aktion Psychisch Kranke e. V., Bundesverband der Angehörigen psychisch Kranker e. V., Deutsche Gesellschaft für Soziale Psychiatrie e. V., Psychiatrie-Verlag GmbH.
- R. Dohrenbusch; L. Krane: **Chance Psychotherapie.** Verbraucherzentrale NRW, 2002. Vorgestellt werden die wichtigsten Verfahren und der Ablauf vom Erstgespräch bis zum Therapieende. Zu beziehen über: Verbraucherzentrale NRW, Zentralversand, Adersstr 78, 40215 Düsseldorf, Tel.: (0180)5001433 oder via Internet: **www.verbraucherzentrale-nrw.de** unter der Rubrik Ratgeber.
- H. Morschitzky: **Psychotherapie-Ratgeber: Ein Wegweiser zur seelischen Gesundheit.** Springer, 2006. Der Autor ist selbst Psychotherapeut und führt durch den Dschungel der Psychotherapie.

Psychoanalytische Therapien

Psychoanalytisch orientierte Therapieverfahren basieren auf der Persönlichkeits- und Krankheitslehre *Sigmund Freuds* (1856–1939), dem Begründer der Psychoanalyse. Sie streben die Aufdeckung unbewusster Konflikte an und bedienen sich dabei psychoanalytischer Behandlungsmethoden.

Klassische Psychoanalyse nach Freud

Freud geht davon aus, dass psychischen Krankheiten immer ein ungelöster Konflikt zugrunde liegt. Die Symptome der Patienten gehen zurück auf geheime Sehnsüchte und Wünsche, traumatisierende Erlebnisse oder Ängste aus der Kindheit, die aus dem Bewusstsein ins Unbewusste verdrängt wurden. Dort bleiben sie jahrelang verborgen, so dass eine adäquate Verarbeitung unmöglich ist. In der **klassischen Psychoanalyse** besteht die therapeutische Arbeit in der Analyse von Übertragung und Widerstand: Gefühle, die ursprünglich anderen Personen – meist den Eltern – galten, werden auf den Therapeuten übertragen. Der Patient stellt sich der Aufdeckung unbewusster Inhalte entgegen, indem er z. B. schweigt. Des Weiteren geht es bei der Psychoanalyse um die Deutung unbewussten „Materials", das durch freies Assoziieren, durch Träume (Traumdeutung) und Fehlhandlungen wie z. B. die freudschen Versprecher zum Ausdruck kommt.

Wie läuft die Therapie ab? Freud hat für die Psychoanalyse klare Rahmenbedingungen vorgegeben und ein äußeres **„Setting"** festgelegt: Der Patient liegt auf der Couch, während der Analytiker – hinter ihm sitzend – den verbalisierten Gedanken mit kontinuierlicher Aufmerksamkeit folgt. Der Patient verpflichtet sich zur Einhaltung der Grundregel, alles, was ihm einfällt, auszusprechen (freie Assoziation). Das psychoanalytische „Setting" wirkt regressionsfördernd, d. h. durch die ablenkungsarme Umgebung und unbeeinflusst von Reaktionen des Therapeuten gibt der Patient seine übliche Kontrolliertheit auf, sodass in diesem gelockerten, entspannten Zustand bis dahin Unbewusstes oder Verdrängtes an die Oberfläche gelangen und zum Ausdruck kommen kann.

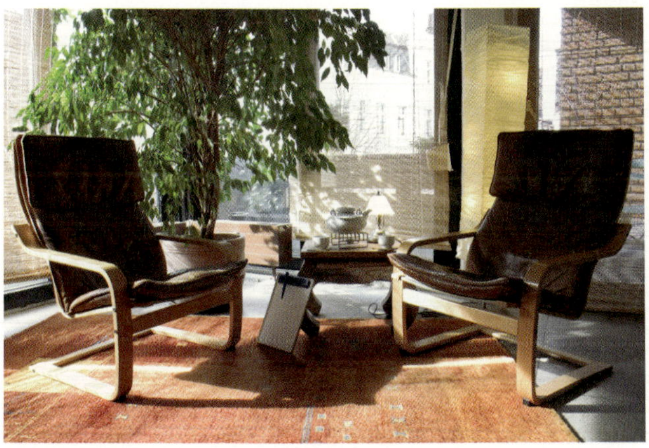

Nicht nur die Person des Therapeuten beeinflusst die Therapie, sondern auch das „Setting", also der Therapieraum, die Zu- oder Abgewandtheit von Patient und Therapeut und die Ungestörtheit während der Sitzungen. [JAN 3014]

Die Hauptform der Psychoanalyse ist die Einzeltherapie. Tiefenpsychologisch orientierte Gruppentherapie wird vor allem in stationären Einrichtungen angeboten. Da sich der Patient in den Therapiesitzungen dem Therapeuten gewissermaßen „ausliefert", gilt für den Analytiker die **Abstinenzregel:** Kontakte mit dem Patienten und dessen Angehörigen außerhalb des therapeutischen Rahmens müssen vermieden werden (→ Kasten: Missbrauch durch Psychotherapeuten).

Was ist das Therapieziel? „Wo *es* war, soll *ich* werden": Unbewusstes soll bewusst gemacht werden, die Übertragung ermöglicht dem Patienten ein Wiedererleben konfliktbeladener Kindheitserlebnisse unter besseren Bedingungen, die nun, einmal bewusst, aufgearbeitet und damit gelöst werden können.

Für wen geeignet? Die Psychoanalyse ist geeignet für Patienten mit gravierenden Lebensproblemen und lang anhaltenden, die ganze Persönlichkeit umfassenden Störungen. Besonders profitieren Patienten mit hohem Bildungsgrad und stabilem Umfeld, die den langjährigen Analyseprozess unterstützen.

Wie lange dauert die Therapie? Die Therapie erstreckt sich über mehrere Jahre mit 3–5 wöchentlichen Sitzungen.

Krisenintervention

Die **Krisenintervention** *(psychodynamische Kurztherapie, Fokaltherapie)* ist die am häufigsten eingesetzte Form der Psychotherapie. Oft findet auch eine akute Krisenintervention statt → S. 1191.

Wie läuft die Therapie ab? In der Krisenintervention sitzen sich Therapeut und Patient gegenüber, wobei der Therapeut als Erstes versucht, das Kernproblem des Patienten herauszufinden. Der Patient spricht seine Gefühle und Gedanken direkt zu diesem Kernproblem aus, wobei das Verhalten des Patienten gegenüber dem Therapeuten der wichtigste Ansatzpunkt zur Deutung des seelischen Konflikts darstellt.

Was ist das Therapieziel? Ziel ist die Überwindung einer akuten Krise, es werden (nur) der aktuelle Hauptkonflikt und damit zusammenhängende vordringliche Probleme und Gefühle bearbeitet.

Für wen geeignet? Geeignet vor allem für Patienten nach akuten Krisen oder für Patienten mit aktuellen Konflikten (wie Trennung vom Partner, Tod naher Angehöriger oder schwere Erkrankungen), die relativ rasche psychotherapeutische Hilfe benötigen. Gut geeignet auch für Patienten, die längere Therapien ablehnen.

Wie lange dauert die Therapie? Die Therapie umfasst zirka 25 Sitzungen.

Tiefenpsychologisch fundierte Psychotherapie

Die **tiefenpsychologisch fundierte Psychotherapie** wurde in Deutschland Ende der 1960er Jahre entwickelt und ist ein den freudschen Prinzipien folgendes, von der klassischen Psychoanalyse abgeleitetes Verfahren.

Der Begriff „tiefenpsychologisch fundierte Psychotherapie" wird von den Krankenversicherungen und Ärztekammern benutzt. Diese haben ein Regelwerk herausgegeben, das festlegt, wer diese Therapieform ausüben darf und wie viele Stunden unter welchen Bedingungen höchstens von der Krankenkasse bezahlt werden.

Wie läuft die Therapie ab? Patient und Therapeut sitzen sich grundsätzlich gegenüber. Im Unterschied zur klassischen Psychoanalyse liegt der Fokus – wie in der Krisenintervention (→ S. 1173) – auch hier auf der Bearbeitung aktueller Konflikte, der Therapeut interveniert jedoch stärker. Auch Gruppentherapie ist möglich.

Was ist das Therapieziel? Begrenzte Ziele in begrenzter Zeit: Die Symptome sollten vermindert, die Einsicht in innere Konflikte erweitert werden.

Für wen geeignet? Tiefenpsychologisch fundierte Psychotherapie kann sowohl mit Erwachsenen als auch mit Kindern oder Jugendlichen bei leichten bis mittelschweren psychischen Erkrankungen durchgeführt werden.

Wie lange dauert die Therapie? Diese Therapie ist zeitlich auf 50 bis maximal 100 Sitzungen begrenzt und wird einmal wöchentlich durchgeführt.

Missbrauch durch Psychotherapeuten

„Wer sexuelle Handlungen an einer Person, die ihm wegen einer … Krankheit … zur … Behandlung oder Betreuung anvertraut ist, … vornimmt oder an sich vornehmen lässt, wird mit Freiheitsstrafe bis zu 5 Jahren oder mit Geldstrafe bestraft." (§ 174 StGB)

Dass das Strafgesetzbuch eine so eindeutige Sprache spricht, hat seinen Grund. Bereits der „Vater" der Psychoanalyse, Sigmund Freud, war sich der Gefahr, die die psychotherapeutische Beziehung mit sich bringt, bewusst: Psychotherapie hat nur dann Erfolg, wenn der Patient sich offen und vorbehaltlos dem Therapeuten anvertraut. Dies führt zu einer engen Verbundenheit und zu einer therapeutisch beabsichtigten Reduktion der Hemmungen und Schutzmechanismen, die sonst im Alltag vorschnelle sexuelle Handlungen verhindern. Daraus entwickelt sich gleichzeitig eine intensive Abhängigkeit und Verletzbarkeit. Freud forderte daher die absolute Abstinenzregel (→ S. 1173) für den Therapeuten. Gefahr erkannt, Gefahr gebannt? Mitnichten: Schätzungen gehen von 10 % aller Psychotherapeuten aus, die im Laufe ihrer Berufstätigkeit mindestens einmal eine sexuelle Beziehung mit Patientinnen eingehen (weit überwiegend sind es weibliche Patienten). Dies betrifft natürlich nicht nur Psychiater und Psychotherapeuten – aber bei Gynäkologen, die ebenfalls als gefährdet gelten, ist die Rate mit etwa 3 % viel niedriger. Dies legt nahe, dass nicht Nacktheit, sondern emotionale Nähe und Bindung für die sexuellen Grenzüberschreitungen ausschlaggebend sind.

Mittlerweile wurde dieses Tabuthema, in den USA *Professional Sexual Misconduct* genannt, auch in Deutschland von Fachkreisen aufgegriffen. Eine geforderte Präventionsmaßnahme ist etwa, dass Psychiater (die ja immer auch „normale" Ärzte sind) Patienten, die sie therapieren sollen, nicht körperlich untersuchen, sondern diese Aufgabe an einen Kollegen delegieren. Ansonsten bleibt zu hoffen, dass die Mühlen der Justiz es schaffen, straffällige Therapeuten aus dem Verkehr zu ziehen, um zumindest nachfolgende Patienten und Patientinnen zu schützen.

i **Aktuell:** www.gesundheit-heute.de/30x04

- W. Tschan: **Missbrauchtes Vertrauen.** Sexuelle Grenzverletzungen in professionellen Beziehungen – Ursachen und Folgen. Karger, 2005. Das Buch enthält u. a. das vom Autor entwickelte Boundary-Trainings-Programm für die therapeutische Ausbildung.

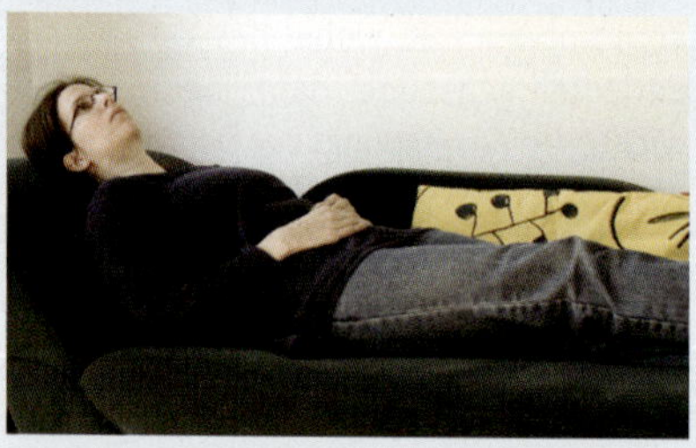

Die therapeutische Beziehung in der Psychotherapie ist eine sehr enge – auch wenn körperliche Nähe zwischen Therapeut und Klient ein Tabu und die Couch des Sigmund Freud fast überall abgeschafft worden ist. [JAN 3015]

Gesprächstherapie nach Rogers

Die **Gesprächstherapie** ***(klientenzentrierte Gesprächspsychotherapie)*** ist ein mit den psychoanalytisch basierten Verfahren verwandtes Psychotherapieverfahren und in Deutschland weit verbreitet, obwohl es derzeit nicht von den gesetzlichen Krankenkassen getragen wird. Es wurde vom amerikanischen Psychologieprofessor ***Carl Rogers*** (1902–1987) entwickelt. Aufgrund seines humanistisch geprägten, positiven Menschenbilds („Der Mensch ist gut") geht Rogers davon aus, dass Menschen die angeborene Fähigkeit zu Wachstum, Weiterentwicklung und Selbstverwirklichung besitzen und auch fähig sind, selbst Lösungsmöglichkeiten für Probleme zu finden.

Wie läuft die Therapie ab? Grundannahme: Der psychisch Kranke ist in seiner Selbstentfaltung blockiert. Durch den Aufbau eines besonders guten Beziehungsklimas bemüht sich der Therapeut, dem Patienten bei seiner Selbstexploration (= Vorgang des „Sich-selbst-Entdeckens") zu begleiten und ihm bei der Lösung von Blockaden behilflich zu sein. Dabei ist die Grundhaltung des Therapeuten geprägt von Empathie (einfühlendes Verständnis), positiver Wertschätzung (Akzeptanz, emotionale Wärme) und Authentizität (Echtheit). Der Gesprächsverlauf wird *vom Patienten* bestimmt, und der Therapeut versucht, das Gesagte mitsamt emotionaler Bedeutung in eigene Worte zu fassen und dem Patienten zu „spiegeln". Dieser soll so seine eigenen Gefühle klären und sich wieder umfassender wahrnehmen.

Was ist das Therapieziel? Ziel ist das Lösen von Problemen, die die freie, kreative Persönlichkeitsentfaltung blockieren.

Für wen geeignet? Gesprächstherapie wird bei sehr vielen psychiatrischen Erkrankungen

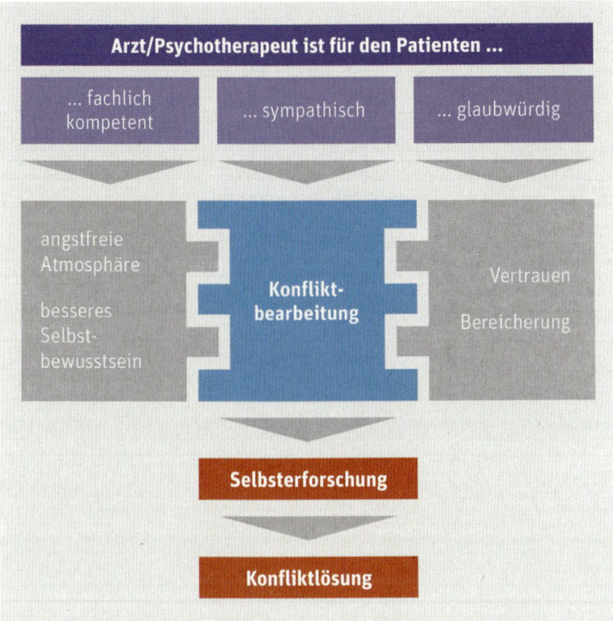

Die therapeutischen Elemente der ***Gesprächstherapie*** *und ihr Zusammenwirken* [ASM 3016]

eingesetzt, sowohl als alleinige Therapie als auch ergänzend zu medikamentöser Behandlung.

Wie lange dauert die Therapie? Die durchschnittliche Dauer beträgt 40–80 Sitzungen, bei einer Sitzung pro Woche also ungefähr ein Jahr. Bei psychotischen Patienten erstreckt sich der Behandlungszeitraum über drei Jahre und länger.

Verhaltenstherapien

Verhaltenstherapien bezeichnen Heilverfahren, die auf der experimentellen Lernpsychologie basieren. Grundthese: Unerwünschtes Verhalten (z. B. Flugangst) ist *erlerntes* Fehlverhalten, das durch therapeutisch initiierte Lernprozesse wieder korrigiert, also eigentlich auch wieder *verlernt* werden kann.

Hinter dem Begriff Verhaltenstherapie verbergen sich eine Reihe teils sehr unterschiedlicher Behandlungstechniken, von denen hier einige exemplarisch dargestellt werden. Aber welche Technik auch immer zum Einsatz kommt: Im Vordergrund der Behandlung steht immer die belastende Symptomatik.

Bei den Behandlungstechniken unterscheidet man zwischen Aneignungstechniken (z. B. Selbstsicherheitstraining), Beseitigungstechniken (z. B. systematische Desensibilisierung) und kognitiven Verfahren. Allen Verfahren ist gemein, dass der Patient durch geleitetes Entdecken seine irrationalen Grundannahmen hinterfragen und rationale Alternativen entwickeln soll.

Wie läuft die Therapie ab? Die Therapie beginnt mit einer genauen Problembeschreibung, darauf folgt eine Verhaltensanalyse, die nach Ursachen des Problems sucht. Im Anschluss daran werden Therapieziele formuliert und Behandlungsmethoden festgelegt, mit deren Hilfe das Ziel erreicht werden soll: Der Therapeut erklärt und begründet dem Patienten ausführlich, wie sich die Symptomatik entwickelt hat und welche Schritte notwendig sind, um zu einer Besserung zu gelangen. Der Patient arbeitet aktiv mit: In so genannten „Hausaufgaben" bekommt der Patient konkrete Vorgaben, was er in seinem Alltag verändern kann und welche Verhaltensweisen er mithilfe von Checklisten an sich beobachten und protokollieren (aufschreiben) soll. Darüber hinaus soll er lernen, auch zukünftige Probleme zu analysieren und zu bewältigen. Wichtig ist die gemeinsame Festlegung der Therapieziele sowie der Kriterien, anhand derer die Zielerreichung bewertet wird. Damit ist die Verhaltenstherapie Hilfe zur Selbsthilfe.

Was ist das Therapieziel? Das Therapieziel besteht im Um- oder Verlernen des falsch erlernten Verhaltens und im Neuerlernen alternativer Verhaltensweisen. Am Ende der Therapie sollte der Patient angemessener und selbstsicher auf zukünftige Anforderungen und Probleme reagieren können.

Für wen geeignet? Verhaltenstherapeutische Maßnahmen sind vor allem bei Angststörungen wie Phobien (→ S. 1196) effektiv, ebenso zur Stressbewältigung oder Entwicklung von Selbstsicherheit. Sie helfen bei der Veränderung von Ernährungsgewohnheiten, der Verarbeitung von traumatischen Erlebnissen und werden begleitend bei depressiven Erkrankungen und Psychosen (→ S. 1167) empfohlen.

Wie lange dauert die Therapie? „Weniger ist mehr"; um eine konkrete Verhaltensänderung zu erreichen, sind meist bereits 25 Sitzungen ausreichend. Nach intensivem Einstieg mit wöchentlichen Sitzungen kann dann schrittweise auf monatliche Treffen übergegangen werden. Für die therapeutische Begleitung Psychose-Erkrankter ist allerdings eine Langzeittherapie notwendig.

■ Verhaltenstherapeutische Behandlungstechniken

Reizkonfrontation ***(Exposition):*** Die Therapie bereitet vor allem darauf vor, dem Reiz (z. B. der Angst) direkt ausgesetzt zu werden (→ auch S. 1196), und beginnt mit einer gründlichen Diagnostik. Der Arzt klärt ab, in welchen Situationen die Angst besonders stark ist und erklärt, wie Ängste entstehen, wodurch sie aufrechterhalten werden und wie Reizkonfrontationen helfen, den Teufelskreis aus Angst und Vermeidung aufzubrechen. Die Konfrontationen werden in einem „Therapievertrag" zwischen Therapeut und Patient schriftlich festgelegt. Der Patient unterschreibt in der Regel, dass er dem Reiz in voller Eigenverantwortung ausgesetzt werden will, seine Angst aushalten und nicht flüchten will.

Es folgt ein Block von etwa sechs bis zehn aufeinanderfolgenden Tagen, an denen der Patient dem Reiz massiv ausgesetzt wird. Dabei begleitet der Therapeut den Patienten wie eine Art Trainer: Er gibt in Krisen Hilfestellungen, betont aber vor allem, dass der Patient selbst die Kontrolle über seine Angst und seine Befürchtungen hat. Hierbei ist wichtig, dass sich der Patient während der Reizkonfrontation nicht durch Fantasien von der Situation ablenkt oder anderweitig seine Angst niederkämpft. Vielmehr soll er sie bewusst spüren, damit er dann auch fühlen kann, wie die Angst nachlässt. In der letzten Phase der Behandlung setzt der Patient die Reizkonfrontation alleine fort und berichtet dem Therapeuten über seine Erfahrungen.

Systematische Desensibilisierung: Ist die Reizkonfrontation zu belastend für den Patienten, kann auch die systematische Desensibilisierung helfen. Therapeut und Patient erarbeiten gemeinsam eine Angsthierarchie, wobei die Angst auslösende Situation nach ihrem Stärkegrad von „wenig Angst machend" (z. B. lediglich an das Objekt denken) bis „extrem Angst einflößend" (z. B. mit dem Objekt in einem Raum eingesperrt sein) sortiert wird. Die einzelnen Stufen der Angsthierarchie werden zunächst in der Vorstellung, dann aber auch real durchgearbeitet. Der Patient nähert sich also schrittweise den

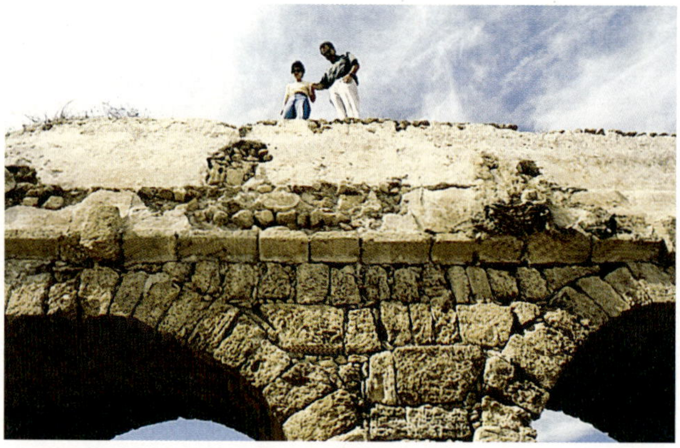

Flüchten ist zwecklos! Durch wiederholte Reizkonfrontation lernt der Patient, seine Ängste auszuhalten und letztendlich zu beherrschen. [GTV 3017]

Angst machenden Dingen, die Therapie endet schließlich in der direkten Reizkonfrontation (→ S. 1175, S. 1196).

Selbstsicherheitstraining: Viele Menschen leiden darunter, sich nicht richtig durchsetzen oder nie „Nein!" sagen zu können. Selbstsicherheittrainings, die von erfahrenen Verhaltenstherapeuten durchgeführt werden, helfen, soziale Ängste ab- und soziale Fähigkeiten aufzubauen. Dies wird meist im Rahmen von Gruppentherapien z. B. durch Rollenspiele trainiert, die zur gemeinsamen Analyse häufig auch per Kamera aufgezeichnet werden.

Kognitive Therapieverfahren: Grundannahme dieser verhaltenstherapeutischen Techniken ist, dass ***dysfunktionale Denkmuster*** (unlogische, irrationale, verallgemeinernde Denkschemata und Bewertungen) die zentrale Rolle bei der Entstehung und Aufrechterhaltung psychischer Störungen spielen. Kognitive, also die Erkenntnis betreffende Verfahren, zielen darauf ab, diejenigen Erwartungen, Überzeugungen, Vorstellungen und Denkmuster zu durchbrechen, die Einfluss auf das Verhalten haben. Hier werden zwei verschiedene Techniken vorgestellt:

- **Kognitive Verhaltenstherapie:** Für *Aaron T. Beck* (1921 geboren), inzwischen emeritierter Professor an der University of Pennsylvania und neben Ellis der Begründer der kognitiven Verhaltenstherapie – sind Patient und Therapeut gleichberechtigte Partner, da der Patient der Experte seiner Denkmuster ist. Das Therapieziel besteht darin, dem Betroffenen zu vermitteln, dass Denkfehler und irrationale Annahmen die Gefühle von Minderwertigkeit und Bedrohung auslösen. Daher müssen diese negativen Gedanken aufgespürt und hinterfragt werden. Das Verfahren wurde speziell zur Depressionsbehandlung entwickelt, ist aber auch bei Angststörungen wie Panikattacken und Phobien oder Essstörungen effektiv.
- *RET (Rational-emotive Therapie):* Auch der Psychotherapeut ***Albert Ellis*** (1913 geboren), heute Leiter eines gleichnamigen Instituts in New York – geht davon aus, dass menschliches Denken und die Gefühlswelt eng miteinander verbunden sind: Bedingt durch irrationale Überzeugungen kommt es zu verzerrter Wahrnehmung und falschen Interpretationen, die schließlich zu psychischen Problemen und Verhaltensstörungen führen. Ziel der Therapie ist auch hier die Identifizierung und Analyse der irrationalen Annahmen, um sie dann schrittweise abzubauen. Dabei lernt der Patient, dass er seinem Leiden nicht hilflos ausgeliefert ist, sondern selbst lernen kann, seine Gefühle und sein Verhalten aktiv zu verändern.

Systemische und andere Formen der Familientherapie

Familientherapie. Psychische Erkrankungen sind immer auch Ausdruck und Folge von Störungen des Systems, in das der Patient eingebettet ist, meist also der Familie. Entsprechend wird nicht der Einzelne als „gestört" betrachtet, sondern das System „Familie", oder genauer gesagt, die Interaktion zwischen den Beteiligten ist gestört. Idealerweise wird die **Familientherapie** von zwei Therapeuten durchgeführt: Einer befasst sich im Gespräch mit den wechselseitigen Erwartungen der Familienmitglieder, die ausgesprochen, stillschweigend oder unbewusst sein können, der andere verfolgt die Sitzung hinter einer einseitig durchsichtigen Scheibe. Nach der Therapiestunde vergleichen die Therapeuten ihre Eindrücke und geben der Familie in der Regel „Hausaufgaben" mit auf den Weg, die bis zum nächsten Treffen erprobt werden sollen. Dabei werden oft erstaunliche Prozesse in Gang gesetzt, die helfen (können), auch über Jahre bestehende Familienprobleme zu lösen. In der Praxis ist diese Form der Familientherapie kaum finanzierbar. Ersatzweise wird deshalb nur mit einem Therapeuten gearbeitet, meist auch nur mit dem psychisch kranken Familienmitglied (***Indexpatient*** genannt). Die übrigen Familienmitglieder werden nur zu Beginn und Ende der Therapie – einzeln oder zusammen – eingeladen. Die Erfolge dieser vereinfachten Form der Familientherapie sind aber fast genauso gut.

Systemische Therapie. Die **systemische Therapie** mit ihrem Fokus auf krankhaften Interaktionen und zerstörerischen Konfliktmustern innerhalb einer sozialen Gruppe ist auch als Einzeltherapie durchführbar. Ihre Wirksamkeit ist nachgewiesen und auch von Gerichten anerkannt worden [z. B. Ä01]. Da sie aber in Deutschland (noch) nicht durchgängig mit den Kassen verrechnet werden kann, vermischt man nicht selten Elemente von ihr mit anderen Psychotherapieverfahren, die von der Kasse übernommen werden. Auch in Kurzzeit-Beratungsangeboten hat sie sich als ***systemische Beratung*** erfolgreich etabliert.

Eine weitere Anwendung besteht im Arbeitsumfeld: Bei der ***systemischen Organisationsentwicklung*** geht es darum, die Kommunikation und Konfliktbearbeitung im Team zu verbessern oder im Rahmen von Veränderungsprozessen wie Reorganisationen oder Fusionen Schlüsselprobleme einer Abteilung oder ganzen Firma zu lösen.

Nicht zu verwechseln mit der ***Systemischen Familientherapie*** sind die von über 2000 deutschen Psychologen, Psychotherapeuten und auch Heilpraktikern propagierten **Familienaufstellungen nach Bert Hellinger:** Hier wählt der Aufstellende – häufig also der Kranke – unter den Gruppenmitgliedern Stellvertreter für Vater, Mutter, Geschwister und eventuell weitere für ihn wichtige Personen. Diese versucht er nun jeweils intuitiv „passend" im Raum zu platzieren. Aufgrund der sich entwickelnden Dynamik sollen sich die so gestellten Stellvertreter nach einigen Minuten der Einfindung so fühlen wie die von ihnen dargestellten Personen im tatsächlichen Leben. Die aufgestellten Familienmitglieder – daher die Begriffe „Familienaufstellung" und „Familienstellung" – berichten nun, wie sie sich fühlen, was auch meist gelingt. Durch das dann Gehörte sollen sich im Aufstellenden krank machende Verstrickungen lösen.

Unstrittig ist, dass Aufstellungen sehr eindrücklich sein und tatsächlich große Kräfte beim Aufstellenden freisetzen können. Die Richtung dieser Kräfte ist aber insbesondere bei den Familienaufstellungen nach Hellinger unvorhersehbar, sie können sich also auch gegen die eigene Person richten. Ihre Nutzbarmachung erfordert größte Erfahrung und Zuwendung des Therapeuten, um z. B. das Selbstmordrisiko (→ S. 1191) nicht zu fördern. Da dies in der Praxis bei den Hellinger-Familienaufstellungen nicht gegeben ist, wird die Methode von Experten kritisiert. Andere Therapien, die mit Aufstellungen arbeiten, wie z. B. das Psychodrama (→ S. 1177), berücksichtigen dies durch ein therapeutisches Regel-Set, das hilft, kritische Situationen zu vermeiden und den Betroffenen aufzufangen.

Eheberatung. Fast jede Ehe oder Paarbeziehung gerät einmal in eine existenzbedrohende Krise, die in der Regel eine fatale Eigendynamik entwickelt, und in 60 % der Fälle zur Scheidung führt. Es ist deshalb gut, dass es schon niedrigschwellige (also einfach anzusteuernde) **Eheberatungsstellen** gibt, die zum Teil sogar kostenfreie Termine zur **Eheberatung** anbieten.

Insbesondere die Kirchen unterhalten in Deutschland in vielen Städten entsprechende Angebote (zu finden über das Internet). Die Anlässe für eine Eheberatung sind Krisen, die das Fundament der Partnerschaft bedrohen, wie Trennungsabsichten eines Partners, außereheliche Beziehungen oder Arbeitslosigkeit, und das Verhältnis und der Umgang mit den Kindern, die vor allem in Mosaikfamilien mit unterschiedlichen Elternschaften ein Dauerproblem bilden. Mit im Raum steht aber auch oft die Unzufriedenheit mit der erlebten Sexualität (Näheres dazu → Kapitel 08).

Geht der Beratungsbedarf über fünf oder zehn Sitzungen hinaus, wird der Eheberater die Einleitung einer *psychotherapeutischen Paartherapie* (Paargespräche → S. 347) oder eventuell eine Sexualtherapie (→ S. 347) empfehlen.

i Aktuell: www.gesundheit-heute.de/30x06

- **www.caritas.de** – Website des Deutschen Caritasverbands, Freiburg: Über die Stichwortsuche Eheberatung erhalten Sie weitere Informationen zu Beratungsstellen und themenverwandten Links.
- **www.profamilia.de/topic/home** – Auch die Website von Pro Familia (Frankfurt) bietet Ihnen die Möglichkeit, eine Eheberatungsstelle in Ihrer Nähe ausfindig zu machen.

Gestalttherapie

Der deutsche Arzt und Psychoanalytiker *Frederik S. Perls* (1893–1970) entwickelte ein Verfahren, mit dessen Hilfe der Patient einen besseren Zugang zu seinen Gefühlen erhalten soll: Psychische – insbesondere neurotische – Störungen entstehen demnach dadurch, dass bestimmten Inhalten der Zugang zum Bewusstsein verweigert wird. Angenommen wird, dass sich jeder Mensch selbst verwirklichen will und sich dabei auch an kulturellen Werten ausrichtet.

Ablauf der Therapie. Die **Gestalttherapie** ist ausgerichtet auf das „Hier und Jetzt", im Mittelpunkt steht die Bewusstseinsschärfung für das aktuelle Problem. Angewendet wird eine Vielzahl an Techniken, um die eigenen Erlebnisse zu intensivieren. So wird der Patient z. B. aufgefordert, Eindrücke, Gefühle oder Träume darzustellen. Eine der bekanntesten Techniken ist „der heiße Stuhl" (hot chair), auf den sich der Betroffene setzt und dem gegenüber ein leerer Stuhl steht, auf dem sich der Patient eine Person vorstellt, mit der er „in Beziehung" treten will. Im Rollenspiel wird dann das Problem gemeinsam in der Gruppe bearbeitet.

Im Krankenhaus und in der psychiatrischen Rehabilitation findet die Gestalttherapie begleitend zu anderen Therapieformen statt. Bei Depressionen, Zwangsneurosen, narzisstischen Störungen, psychosomatischen Erkrankungen und Abhängigkeiten hat sie ihren festen Platz. Sie kann mit Kindern, Jugendlichen, Erwachsenen und als Paar- und Familientherapie durchgeführt werden. Zunehmend wird sie auch zur Supervision (→ S. 1179) für Mitarbeiter sozialer Tätigkeiten genutzt.

Therapieziel und -dauer. Ziel ist, dass der Patient sein Leben *selbstverantwortlich* gestalten kann, einen besseren Zugang zu den eigenen Gefühlen gewinnt und bewusster und intensiver erlebt. Die Therapiedauer variiert – abhängig von der Symptomatik – beträchtlich und liegt zwischen 25 (leichte Neurosen) und 100 Stunden (Psychosen).

Warnhinweis: Die Berufsbezeichnung *Gestalttherapeut* ist ungeschützt. Fragen Sie den für Sie in Frage kommenden Therapeuten vorab, an welchem Institut er seine Ausbildung gemacht hat (in der Regel dauert die Ausbildung fünf Jahre!). Adressen von Therapeuten – ebenso wie die seriöser Institute – bekommen Sie direkt bei den Dachverbänden → Infobox.

i Aktuell: www.gesundheit-heute.de/30x05

- **www.agpf-ev.de/dgik.htm** – Deutsche Gesellschaft für Integrative Therapie, Gestalttherapie und Kreativitätsförderung, Herne: Bietet weiterführende Links zu unterschiedlichen Fachverbänden und deren Internetseiten. Sehr informativ.
- **www.igw-gestalttherapie.de** – Internetseite des Instituts für Integrative Gestalttherapie: Im Verein Ärztlicher Gestalttherapeuten (VÄGP, Würzburg) sind Ärzte zusammengefasst, die mit gestalttherapeutischen Methoden arbeiten.

Psychodrama

Das **Psychodrama** ermöglicht durch Aufstellungen in Rollenspielen das intensive Erleben eines Konflikts und dessen Verarbeitung nach festgelegten Regeln. Das so ohne großen szenischen Aufwand entstehende ***Stegreiftheater*** ist eine wissenschaftlich als wirksam bewiesene Form der Gruppenpsychotherapie.

Psychodrama ist vor allem für leicht psychisch Erkrankte und für Menschen mit Interesse an intensiver Selbsterfahrung eine geeignete Methode, aber auch von (ehemals) schwer psychisch Kranken, die die Akuttherapie bewältigt haben und im Idealfall die Erfahrung machen, dass durch das Psychodrama ihre durch die Erkrankung verschüttete Spontanität und Kreativität reaktiviert werden. Es geht aber nicht nur um das Wiedererlangen von Lebensenergie, sondern auch um konkrete Verhaltensänderungen durch die Übertragung von alternativen Verhaltensmustern (Rollenbildern) in das eigene Leben.

Hypnose

„Sie sehen unverwandt auf diesen Punkt – Ihre Augenlider werden schwer" – dies kommt einem in den Sinn, wenn es um **Hypnose** geht. Mithilfe bestimmter (verbaler) Suggestionen und gleichförmiger Sinnesreize (Pendeln) versetzt der **Hypnosetherapeut** seinen Patienten schrittweise in einen Zustand tiefer Ruhe und Entspannung ***(Trance)***. Während dieses Zustands bleiben Therapeut und Patient in Gesprächskontakt ***(Rapport)***. Mit weiteren Suggestionen werden dann Veränderungen vorgenommen, also z. B. Symptome beseitigt. Der Patient setzt therapeutische Anregungen in Fantasien, Bedürfnisse und Handlungen um. Die Wirkung der Hypnose ist schnell, aber meist nur vorübergehend. Sie eignet sich besonders zur Akutbehandlung einzelner Symptome wie z. B. Kopfschmerzen und Angst oder zur Schmerzbehandlung (insbesondere in der Zahnmedizin), aber auch zur Therapie „lästiger Gewohnheiten" wie z. B. dem Rauchen.

Künstlerische Verfahren

Insbesondere in stationären Einrichtungen werden die klassischen Psychotherapien durch nonverbale, expressive (ausdrückende) Methoden ergänzt. Bewährt haben sich vor allem folgende **künstlerische Verfahren** *(expressive Verfahren):*

Kunsttherapie. Für die **Kunsttherapie** ***(Maltherapie)*** sind keine künstlerischen Vorkenntnisse notwendig, da sich die Patienten über die künstlerische Tätigkeit „nur" ausdrücken

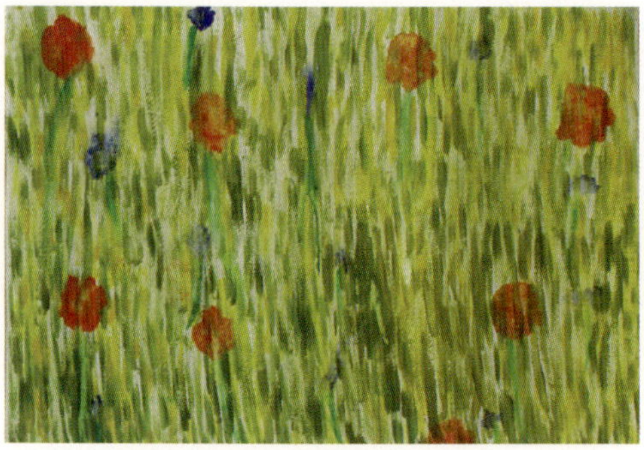

Gemälde einer 50-jährigen Patientin, die u. a. unter sozialen Ängsten litt. Solche Arbeiten erreichen nicht nur künstlerisches Niveau, sondern unterstützen auch die Krankheitsbewältigung. [NKB 3018]

sollen, der gestalterische Prozess steht im Vordergrund. Sie hilft bei der Bewältigung von Krisen und fördert die Entwicklung. Im Gespräch mit dem Kunsttherapeuten werden die Erfahrungen besprochen und reflektiert.

Musiktherapie. Um seelische, körperliche und geistige Gesundheit wiederherzustellen, zu erhalten und zu fördern, wird die **Musiktherapie** erfolgreich eingesetzt. So bei der Behandlung chronisch Schmerzkranker, bei Drogenabhängigen, psychosomatischen Erkrankungen und Depressionen. Unterschieden wird zwischen rezeptiver und aktiver Musiktherapie. Während der Therapeut bei der rezeptiven Form dem Patienten speziell auf ihn abgestimmte Musik vorspielt, kommuniziert der Patient bei der aktiven Variante mit dem Therapeuten durch Singen, Klatschen, Stampfen, Trommeln oder einfach zu handhabende Instrumente wie das Xylophon. Die Sprache wird durch Musik ersetzt. Wichtig ist, dass der Patient durch das Instrument seine Gefühle besser zum Ausdruck bringen kann.

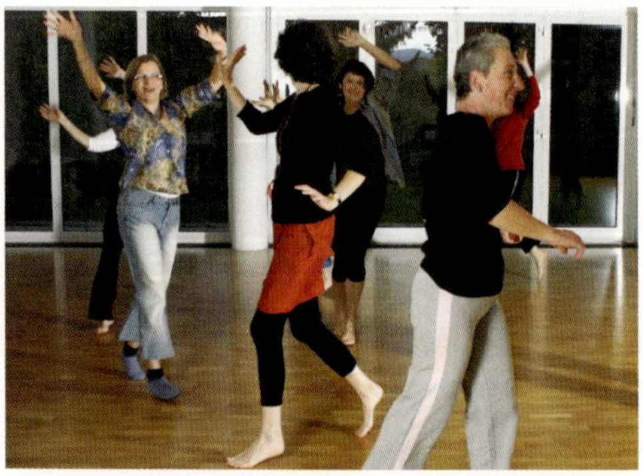

Tanztherapie geht auf den Ausdruckstanz und die Gymnastik zurück. Sie macht die Verbindung zwischen Körper, Seele und Geist erfahrbar. Über diesen Selbsterfahrungsaspekt hinaus wirkt die Tanztherapie aber auch als nonverbale Psychotherapie. [SOK 3019]

Tanztherapie. Ausgehend von der Beobachtung, dass Bewegung und Körperhaltung das Denken und Fühlen beeinflussen, wurde in den 1940er Jahren in den USA die **Tanztherapie** entwickelt. Durch Bewegung werden Körper- und Selbstwahrnehmung geschult und eine Verbindung zwischen Körper und Geist erzielt, um Unbewusstes nonverbal auszudrücken.

Körperorientierte Behandlungsmethoden wie **heilpädagogisches Reiten** *(Reittherapie)* kann insbesondere bei Kindern und Jugendlichen mit beschränkten sprachlichen Ausdrucksmöglichkeiten oder Entwicklungsverzögerungen Erstaunliches bewirken. Weniger das Reiten an sich, sondern vielmehr der Kontakt zum Tier ist entscheidend, was auch Stallarbeit und Pferdepflege beinhaltet. Auch scheint der Bewegungsrhythmus der Pferde eine angstlösende Wirkung auszuüben.

Ergänzend zur Psychotherapie wird heute die **Ergotherapie** eingesetzt, früher auch *Beschäftigungstherapie* oder *Arbeitstherapie* genannt. Unter Anleitung werden Haushalts-, handwerkliche oder kreative Tätigkeiten ausgeführt mit dem Ziel, den Patienten in Konzentration und Aufmerksamkeit zu fördern, um ihn so in seiner Alltagsbewältigung zu unterstützen, wenn er wieder auf sich gestellt ist. Wesentlich ist dabei der direkte Bezug zur individuellen Lebenssituation und zum Beruf des Patienten.

Hilfe für Betroffene und Angehörige

Angehörige, Partner oder enge Freunde von psychisch Kranken sind von der Erkrankung meist in erheblichem Maß mitbetroffen. Das Leiden verändert auch deren Leben und Alltag, sodass sie nicht selten selbst professionelle Unterstützung benötigen. Angehörige sind aber auch wichtige Hilfspersonen und Gesprächspartner für den Therapeuten während einer psychotherapeutisch-psychiatrischen Behandlung und zudem sehr gefordert, wenn ein Patient nach einer stationären Behandlung wieder nach Hause zurückkehrt.

Die Auseinandersetzung mit psychischen Erkrankungen löst bei vielen Angehörigen Ängste aus. Häufig wird in den Familien die Erkrankung verdrängt oder beschönigt. Äußerungen wie „Das wird schon wieder!“, „Stell' Dich nicht so an!“ oder „Ach, das ist doch nicht so schlimm!“ fassen Betroffene aber leicht als Zurückweisung und Unverständnis auf. Hilfreicher ist, dem kranken Familienmitglied oder Freund Zeit zu geben, über seine Probleme und seine Sicht der Dinge zu sprechen und ihm zuzuhören. Angehörige sollten erst einmal Verständnis und Geduld für den Erkrankten aufbringen: Ernst gemeintes Nachfragen und das kurzfristige Zurückstellen der eigenen Alltagsprobleme helfen dem Patienten mehr als wohlgemeinte Standardratschläge.

Die Rolle der Angehörigen vor, während und nach der Behandlung

Wenn sich der psychische Zustand des Betroffenen nicht bessert, haben Angehörige oder auch enge Freunde die Verantwortung, professionelle Unterstützung hinzuzuziehen. Das bedeutet, den Kranken zu ermutigen und zu motivieren, zu einem Arzt, Psychotherapeuten oder einer Beratungsstelle zu gehen und ihn eventuell dorthin zu begleiten.

Falls dies nicht gelingt, sollten sich die Angehörigen selbst bei diesen Stellen Hilfe holen und sich beraten lassen, was zu tun ist.

Auch nach einer psychiatrischen oder psychotherapeutischen Behandlung kommt den Angehörigen eine bedeutende Rolle im Umgang mit dem Patienten zu. Denn über die Hälfte der Erkrankten, die in einem psychiatrischen Krankenhaus behandelt wurden, wohnt nach der Entlassung wieder bei der Familie. Deshalb müssen Angehörige gut über die erforderlichen Weiterbehandlungsmaßnahmen informiert sein und rechtzeitig erkennen können, ob es sich bei bestimmten Symptomen um Nebenwirkungen von Medikamenten oder aber um eine Verschlechterung des Krankheitsbilds handelt. Angehörige haben zudem oft große Probleme einzuschätzen, was sie dem Erkrankten an Aktivität und Eigenständigkeit abverlangen können und laufen Gefahr, ihn im Alltag entweder zu unter- oder zu überfordern.

Voraussetzung für den richtigen Umgang mit einer psychischen Erkrankung ist deshalb das Wissen um die Erkrankung. Untersuchungen zeigen, dass die Unterstützung gut informierter Angehöriger die Rückfallquote bei ehemaligen Psychiatriepatienten um etwa 25 % senken kann. Dies hat dazu geführt, dass man heute nicht nur für Patienten, sondern auch für Angehörige verstärkt die so genannte Psychoedukation anbietet.

■ Psychoedukation und Selbsthilfe

Psychoedukation: Patienten und Angehörige werden durch Schulungen und Informationsmaterial in die Lage versetzt, mit der Erkrankung und dem Patienten besser umzugehen.

Psychoedukation kommt für alle chronischen psychischen Erkrankungen sowie bei Erkrankungen mit psychischen Aspekten wie z. B. Neurodermitis oder Asthma in Frage.

Die meisten Erfahrungen und Erfolge mit Psychoedukation für Patienten und Angehörige gibt es bei Psychosen (→ S. 1167) und Depressionen (→ S. 1181). Hier spielt die Psychoedukation eine bedeutende Rolle, da über diese Formen der Erkrankung in der Gesellschaft immer noch zu wenig bekannt ist und Patienten und Angehörige – neben der Belastung durch die Krankheitsfolgen – auch noch mit Vorurteilen und Ablehnung zu kämpfen haben.

Psychoedukation wird in Einzelgesprächen durchgeführt, in denen der Psychiater oder Psychotherapeut Patienten und Angehörigen die Ursachen, den Verlauf und die Therapie der Erkrankung erklärt. Ziel ist dabei, Sicherheit im Umgang mit der Gabe der Medikamente zu vermitteln, die Selbsthilfemöglichkeiten zu stärken und sich anbahnende Verschlechterungen oder Krisen frühzeitig zu erkennen.

Gute Erfahrungen macht man aber auch mit psychoedukativen Gruppen. Die meisten psychiatrischen Kliniken bieten diese mittlerweile regulär an und laden Angehörige dazu ein. Das Gruppenangebot wird teilweise auch nach der Klinikentlassung ambulant weitergeführt. Falls Psychoedukation bisher noch nicht stattgefunden hat, lohnt es sich immer, Ärzte oder Therapeuten nach entsprechenden Angeboten zu fragen.

In **Selbsthilfegruppen** tauschen Betroffene und Angehörige ihre Erfahrungen aus und erleben, dass sie mit ihrer Krankheit und den damit verbundenen Problemen nicht alleine sind. Die Teilnehmer lernen voneinander und unterstützen sich in Krisensituationen. Im Sinn der Psychoedukation bestehen oft auch Schulungsangebote durch Fachleute. Adressen von Selbsthilfegruppen in der Nähe vermitteln die Selbsthilfeverbände, aber auch der Hausarzt, Psychiater oder Psychotherapeut.

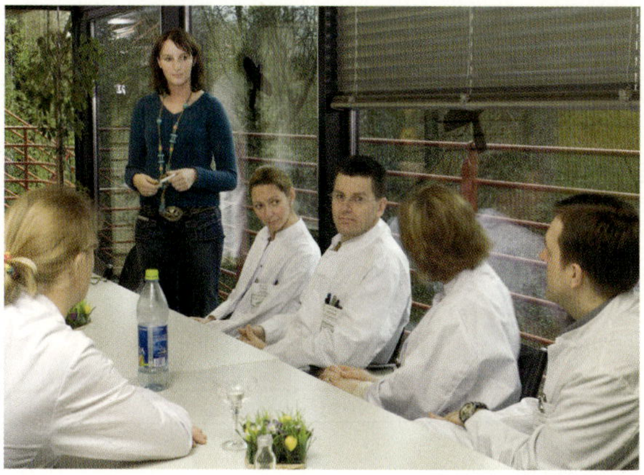

Der Umgang mit psychisch Erkrankten ist nicht immer leicht – und professionelle Hilfe (z. B. Schulungen im Umgang mit Selbstmordgefährdeten) für Angehörige sinnvoll. Bei in der Psychiatrie tätigen Medizinern und Pflegenden hat sich die **Supervision,** *das ist die therapeutische Begleitung bei der Bewältigung, Reflexion und Verbesserung des Arbeitsalltags, bewährt. Das Bild zeigt ein Supervisionsgespräch auf einer psychiatrischen Station.* [JAN 3020]

Art der Einrichtung	Angebot
Tagesklinik	Die Patienten sind nur tagsüber in der Klinik und abends, teils auch am Wochenende, zu Hause. Dies ist z. B. wichtig, wenn daheim Kinder zu betreuen sind.
Nachtklinik	Die Patienten werden „nur“ über Nacht aufgenommen. Dies ermöglicht ihnen, weiterhin ihren Beruf auszuüben oder eine Ausbildung zu absolvieren.
Therapeutische Wohngemeinschaft, einzelbetreutes Wohnen	Die Patienten wohnen zu mehreren oder alleine in einer „normalen“ Wohnung und werden in Alltagsdingen von Sozialpädagogen betreut.
Tagesstätten	Tagesstätten bieten Menschen, die nicht in der Lage sind, einem Beruf nachzugehen, ein soziales Umfeld und eine Tagesstruktur, verbunden mit leichten Aufgaben der Selbstorganisation (z. B. einkaufen, kochen, basteln).
Beschützende Werkstätten	Sie geben psychisch Kranken die Möglichkeit, unter weniger leistungsorientierten Bedingungen einer Tätigkeit nachzugehen.
Übergangswohnheime	Psychisch Kranke, die zum Teil arbeitsfähig sind, können hier für eine befristete Zeit wohnen, bis sie in eine Wohngemeinschaft vermittelt werden oder eigenständig leben können.
Wohnheime	Hier werden chronisch psychisch Kranke (dauerhaft) untergebracht, die akut-psychiatrisch nicht mehr behandlungsbedürftig sind, aber nicht einen solchen Grad an Gesundheit erreicht haben, dass sie für sich selbst sorgen könnten. Ein Wohnheim kommt vor allem für Kranke in Frage, die keine Familie haben oder nicht mehr in der Familie aufgenommen werden können.

Im deutschsprachigen Raum etablierte **teilstationäre Einrichtungen für psychisch Kranke.** *Das Angebot vor Ort schwankt allerdings stark, abhängig von den Angeboten der örtlichen Träger und den versorgungspolitischen Rahmenbedingungen.*

i Aktuell: www.gesundheit-heute.de/30x07

- **www.bapk.de** – Bundesverband der Angehörigen Psychisch Kranker (BApK, Bonn): Als Mitglied des Psychiatrienetzwerks bietet diese Internetseite zahlreiche Rubriken, Beratungskontakte und Auskünfte zu Diagnosen und Therapiemöglichkeiten.
- **www.bpe-online.de** – Bundesverband Psychiatrie- Erfahrener (BPE, Bochum): Bietet weitere Adressen von Selbsthilfegruppen und -verbänden, die sich speziell mit einer bestimmten psychiatrischen Erkrankung beschäftigen.

Ambulante Behandlungseinrichtungen für psychisch Kranke

Bei der Versorgung von psychisch Kranken gilt: „ambulant vor stationär“. Dies bedeutet, dass man die Patienten möglichst lange in ihrer gewohnten Umgebung belässt, nach Möglichkeit auch in ihrem beruflichen Umfeld. Erst bei schwereren psychiatrischen Erkrankungen oder bei Verschlechterung des Gesundheitszustands stellt der Hausarzt oder der niedergelassene Psychiater oder Psychotherapeut eine Einweisung in die Klinik aus.

Die folgenden **ambulanten Einrichtungen unterstützen psychisch Kranke** und auch Angehörige auf dem Weg zur Besserung und sozialen Reintegration:

Ambulante Praxen. Der größte Teil der Patienten wird von niedergelassenen Psychiatern und ärztlichen oder psychologischen Psychotherapeuten in freier Praxis behandelt.

Institutsambulanzen. Bei diesen Einrichtungen handelt es sich um psychiatrische Kliniken, d. h. die Behandlung ist einer Institution angegliedert. Institutsambulanzen sind vor allem für die Nachbehandlung der entlassenen Patienten zuständig, bieten aber auch spezielle Therapien an, z. B. Schmerzambulanzen oder Traumasprechstunden.

Beratungsstellen. Sie werden durch die Kommunen, die Wohlfahrtsverbände und andere freie Träger angeboten. Ihre Mitarbeiter führen selbst Beratungen und Therapien durch oder sie vermitteln Ratsuchende an entsprechende Stellen.

Sozialpsychiatrische Dienste. Sie sind meist den Gesundheitsämtern angegliedert und häufig mit einem Psychiater, einem Sozialpädagogen und einem Psychologen besetzt. Sozialpsychiatrische Dienste arbeiten in der Nachbetreuung entlassener Patienten, vermitteln in stationäre oder teilstationäre Einrichtungen und koordinieren in der betreffenden Region (Stadt, Landkreis) die Arbeit von anderen psychosozialen Einrichtungen und Praxen.

Teilstationäre Einrichtungen. Neben den ambulanten Behandlungsmöglichkeiten gibt es ein abgestuftes Netz von teilstationären Einrichtungen und Fördereinheiten. Diese dienen der Rehabilitation nach einer stationären Behandlung und dem Übergang in ein selbstständiges Leben. Hier bekommt der psychisch Kranke zusätzliche Hilfe und Unterstützung bei

- Der Tagesstrukturierung, Freizeitgestaltung und sozialen Kontaktfähigkeit
- Finanziellen Fragen oder Problemen (z.B. Schuldenregulierung)
- Fragen der Arbeitsfähigkeit oder Arbeitssuche
- Der Wiedergewinnung einer selbstständigen Lebensweise wie z.B. Einkaufen, Kochen und Hygiene.

Einweisung und Aufenthalt in psychiatrische Kliniken

In der Regel stellt der Hausarzt, der niedergelassene Psychiater oder Psychotherapeut eine Einweisung in eine Klinik aus. Bei den meisten Patienten erfolgt die Aufnahme in eine psychiatrische Klinik freiwillig. Da die Motivation des Patienten Grundvoraussetzung für den Therapieerfolg ist, hat es wenig Sinn, jemanden zu dieser Maßnahme zu zwingen.

Eine Einweisung *gegen* den Willen des Patienten ist nur möglich (dann aber natürlich zwingend erforderlich), wenn eine akute und erhebliche Selbst- oder Fremdgefährdung vorliegt und keine andere Möglichkeit mehr besteht, den Erkrankten oder seine Umgebung durch weniger einschneidende Maßnahmen zu schützen. Die gesetzlichen Grundlagen hierfür legt das **Unterbringungsgesetz** (Bayern, Baden-Württemberg, Saarland) bzw. das **Gesetz für psychisch Kranke** *(PsychKG,* restliche Bundesländer) fest.

Erst recht tun sich Angehörige schwer, zumal Zwangsmaßnahmen das Vertrauen erheblich belasten. Auf der anderen Seite können und dürfen Sie nicht tatenlos zusehen, wenn Sie Gefährdungen befürchten oder ernsthafte Selbstmordabsichten bemerken:

- Sofern es die Zeit erlaubt, rufen Sie den Notarzt! Schildern Sie die Problematik, damit die Leitstelle Fachärzte schicken kann, um den Patienten einzuschätzen und über weitere Maßnahmen zu entscheiden. Falls der Notarzt eine Einweisung für erforderlich hält, der Patient dies aber verweigert, wird er die Polizei zur Hilfe rufen.
- Besteht akute Gefahr (z.B. durch Handgreiflichkeiten oder weil sich der Betroffene unter Selbstmorddrohungen eingeschlossen hat), so rufen Sie unverzüglich die Polizei und den Notarzt.

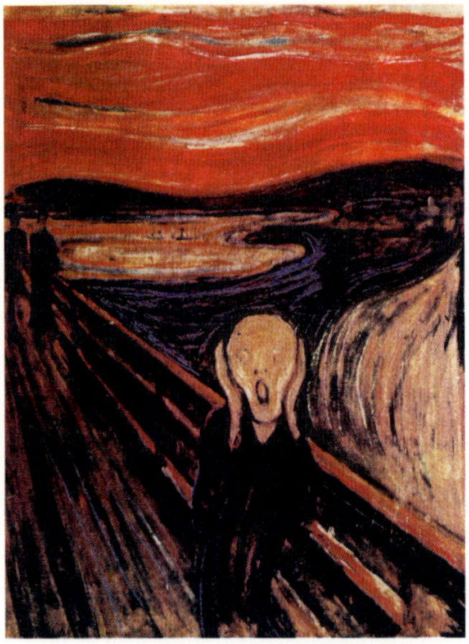

Die existenzielle Verzweiflung, die Lebensangst und Panik von Patienten mit einer affektiven Psychose lässt sich schwer in Worte fassen. Bilder sprechen manchmal eine klarere Sprache – wie der „Schrei" des Expressionisten Edvard Munch (1883–1944), der selbst an einer manisch-depressiven Erkrankung (→ S. 1185) litt. [WKY 3021]

- Versuchen Sie bis zum Eintreffen der Hilfe mit dem Patienten in Kontakt zu bleiben, ihn zu beruhigen und abzulenken. Personen, die den Patienten reizen (die er z.B. angegriffen hat), sollten den Raum oder das Umfeld verlassen.

Bei einer stationären (und nicht freiwilligen) Unterbringung sieht das Gesetz vor, dass der Patient innerhalb von 24 Stunden von einem Facharzt begutachtet und – bei Fortbestehen der Gefährdung – eine richterliche Verfügung erwirkt werden muss. Diese muss spätestens bis zum Ende des auf die Zwangseinweisung folgenden Tages vorliegen. Ergeht eine richterliche Anordnung nicht binnen dieser Frist, muss die Klinik den Patienten entlassen. Ist nach ärztlicher Einschätzung jedoch immer noch eine erhebliche Gefährdung gegeben oder flackert diese wieder akut auf, so können auch Behandlungsmaßnahmen (meist medikamentöser Art) gegen den Willen des Patienten vorgenommen werden. Es liegt dann – nach §34 des Strafgesetzbuchs – ein „rechtfertigender Notstand" vor.

Sozialrechtliche Informationen für psychisch Kranke

Arbeitsplatz. Leider kursieren immer noch zahlreiche Vorurteile gegenüber psychisch kranken Menschen. Deshalb empfehlen wir, eher vorsichtig mit Informationen gegenüber entfernten Bekannten wie Arbeitskollegen oder Vorgesetzten zu sein.

Geheilte oder therapeutisch gut eingestellte Krankheiten wirken sich in der Regel nicht auf die Arbeitsleistung aus und spielen für den Arbeitgeber daher auch keine Rolle. Sind nach Einschätzung des Arztes allerdings weitere Krankheitsepisoden zu erwarten, müssen die Betroffenen, *wenn* der Arbeitgeber nach Krankheiten fragt, Auskunft geben.

Grundsätzlich darf wegen einer psychischen Krankheit nicht gekündigt werden. Wenn durch eine psychische Erkrankung eine bestimmte Tätigkeit nicht mehr ausgeübt werden kann, muss der Arbeitgeber zunächst versuchen, den Betroffenen so einzusetzen, dass die Arbeit für ihn zu bewältigen ist.

Privat- und Lebensversicherung. Private Krankenversicherungen zahlen nur bei psychischen Krankheiten, die erstmalig *nach* Abschluss der Versicherung auftreten. Privatversicherte sollten eine psychische Erkrankung bei Vertragsabschluss daher nicht verschweigen, da die Versicherung ansonsten das Recht hat, die Leistung zu verweigern und den Vertrag mit sofortiger Wirkung zu kündigen. Gleiches gilt für den Abschluss einer Lebensversicherung: Auch psychische Erkrankungen sind vor bzw. bei Vertragsabschluss unbedingt anzugeben. Werden Risikofaktoren, die die Sterblichkeit beeinflussen können (und dazu zählen psychische Erkrankungen), verschweigen, braucht der Versicherer im Todesfall nicht zu zahlen. Dies gilt aber nicht, wenn eine psychische Erkrankung erst später, während eines bereits laufenden Versicherungsvertrags, erstmalig auftritt.

Psychische Erkrankungen

Affektive Störungen: Oberbegriff für psychische Erkrankungen, bei denen krankhafte Veränderungen der ***Affekte*** (Stimmung, Gefühlserleben) im Vordergrund stehen. Treten zusätzlich psychotische Beschwerden (→ S. 1167) auf, ist auch die Bezeichnung **affektive Psychose** geläufig. Bei gesenkter Stimmung spricht man von Depression, bei krankhaft gehobener Stimmung von Manie (→ S. 1185). Auch der ständige Wechsel zwischen beiden Stimmungslagen kommt vor und wird als manisch-depressive Erkrankung bezeichnet (→ S. 1185).

Depression

Häufigkeit:

Depression *(Dysthymia,* in Abgrenzung zum Sonderfall der reaktiven Depression (→ unten), auch ***endogene*** oder ***depressive Neurose*** genannt): Häufigste und zugleich sehr schwere affektive Störung. Der Erkrankte erlebt die Welt „grau in grau“, er ist niedergeschlagen, bedrückt, empfindet nichts für irgendetwas. Die Diagnose „Depression“ wird dann gestellt, wenn die Symptomatik länger als 14 Tage anhält. Am häufigsten treten Depressionen als Ersterkrankung zwischen dem 30. und 40. Lebensjahr auf. Wird die Depression geheilt, bleibt es bei der ***depressiven Episode*** – viele Betroffene erleben aber in Abständen von anderthalb bis fünf Jahren einen oder mehrere Rückfälle. Im höheren Lebensalter sind Depressionen die häufigste psychische Störung, oft begleitet von chronischen Erkrankungen oder die Folge davon (z. B. der Immobilität). Im höheren Lebensalter ist auch die Selbstmordgefahr besonders hoch.

Etwa 15 % aller Menschen leiden mindestens einmal im Leben an einer behandlungsbedürftigen Depression. Dabei sind Frauen und alte Menschen doppelt so häufig betroffen wie Männer und junge Menschen. Gefährlich an der Depression ist die hohe Selbstmordgefahr (→ S. 1191): Die Hälfte aller Selbstmorde wird von depressiven Patienten verübt. Vor allem deswegen werden Depressionen zunächst oft stationär behandelt. Ist die akute Phase überstanden, gelingt es 80 % der Betroffenen, den Alltag wieder zu meistern, meist jedoch erst nach monatelanger Therapie. Längerfristig drohen zudem häufig Rückfälle.

Abzugrenzen von der Depression sind ***depressive Verstimmungen*** (→ S. 1184), die man zwar als krankhafte Veränderungen der Stimmungslage ansieht, die meist aber ohne therapeutische Hilfe vorübergehen.

Ein Grenzfall ist die **reaktive Depression:** Hier erfüllt die Depression zwar alle Diagnosekriterien und zeigt die typischen Leitbeschwerden (siehe unten), aber der Auslöser ist eindeutig ein äußerer. Zu den reaktiven Depressionen gehört traumatische Trauerreaktion (→ S. 472), die Wochenbettdepression (→ S. 399) und -psychose (→ S. 399) und Depressionen als Folge einer anderen psychiatrischen Erkrankung wie z. B. einer posttraumatischen Belastungsstörung (→ S. 1189). Die reaktive Depression ist ebenfalls durch eine hohe Selbstmordgefahr charakterisiert, Rückfälle sind aber bei richtiger Therapie viel seltener (außer bei der Wochenbettpsychose → S. 399).

Einen weiteren Grenzfall bildet die ***depressive Persönlichkeitsstörung*** (→ S. 1199), die sehr häufig ist und passiv-ängstliche und überangepasste Menschen charakterisiert. Obwohl diese Persönlichkeitsstörung, insoweit sie überhaupt als Krankheit empfunden wird, nicht die Leitbeschwerden der Depression hat, haben Betroffene doch überzufällig häufig depressive Episoden.

Die **larvierte Depression** ist ein depressives Zustandsbild, das sich hinter der Maske (larva) körperlicher Beschwerden verbirgt. Hier steht nicht die depressive Verstimmung im Vordergrund, sondern eine Vielfalt körperlicher Beschwerden: Kopf- und Bauchschmerzen, Mundtrockenheit oder Herzbeschwerden. Die larvierte Depression ist kein eigenständiges Krankheitsbild, im Grunde ist ihre Diagnose nur rückwirkend möglich: Denn wenn eine Depression einmal als solche erkannt ist, ist sie zwangsläufig nicht mehr „maskiert“. Die larvierte Depression ist von der Fibromyalgie (→ S. 1014) diagnostisch abzugrenzen, da sich die Symptome sehr ähneln.

Die früher häufig gebrauchten Begriffe ***neurotische Depression*** bzw. ***depressive Neurose*** sind dermaßen uneinheitlich definiert worden, dass sie zwar nicht in der Medizin insgesamt, aber doch innerhalb der Psychiatrie verlassen worden sind.

Leitbeschwerden

Psychische Beschwerden:
- Interessensverlust
- Verlust der Freude an sonst angenehmen Tätigkeiten
- Verlust des sexuellen Interesses
- Gefühl der inneren Leere
- Antriebsmangel, erhöhte Ermüdbarkeit
- Verminderte Konzentration und Aufmerksamkeit
- Vermindertes Selbstwertgefühl und Selbstvertrauen
- Schuldgefühle, Gefühle von Wertlosigkeit
- Angst vor der Zukunft, fehlende Lebensperspektive
- Selbstmordgedanken und -versuche

Körperliche Beschwerden:
- Deutlich reduzierter Appetit
- Zu frühes Erwachen am Morgen
- Stimmungstief am Morgen, Besserung im Verlauf des Tages
- Starke körperliche Verspannungen oder große Nervosität
- Gewichtsabnahme

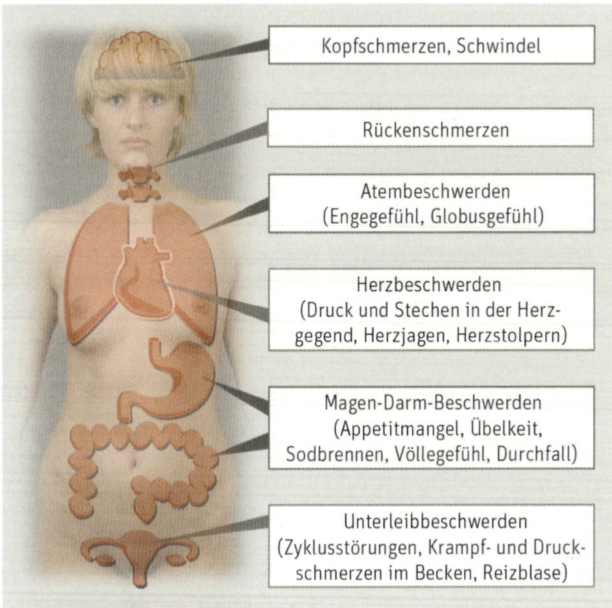

*Kopfschmerzen, Sodbrennen oder Menstruationsbeschwerden? All dies könnten Symptome einer „versteckten“, so genannten **larvierten Depression** sein.* [ASM 3022]

Wann zum Arzt oder Psychotherapeuten

In den nächsten Tagen, wenn

- Sich der Zustand des Betroffenen verschlechtert und kaum noch auszuhalten ist
- In der Vergangenheit bereits eine Depression durchgemacht wurde und jetzt ein Rückfall droht
- Eine zusätzliche Belastung (Konflikt, schlimmes Ereignis) auftaucht, mit der der Patient nur schwer umgehen kann.

Sofort, wenn

- Quälende Selbstmordgedanken auftreten
- Selbstmordabsichten geäußert oder Vorbereitungen getroffen werden (z. B. Tabletten gesammelt werden)
- Sich der Betroffene selbst schadet, indem er z. B. seinen Arbeitsplatz durch unangemessenes Verhalten oder unentschuldigtes Fernbleiben gefährdet.

In den allgemeinärztlichen oder internistischen Praxen werden Depressionen oft spät oder gar nicht erkannt: Anstatt sich ihrem Hausarzt auch mit ihren Sorgen und Ängsten anzuvertrauen, sprechen die Patienten überwiegend über körperliche Beschwerden. Dabei wäre gerade der Hausarzt der richtige Gesprächspartner, der bei psychischen Problemen ins Vertrauen gezogen werden kann. Natürlich können sich Betroffene aber auch direkt an Psychotherapeuten oder Psychiater wenden.

Die Erkrankung

Ursächlich für das Entstehen einer Depression scheint das komplexe Zusammenspiel verschiedener Faktoren zu sein:

- Genetische Faktoren. Vermutlich spielt erbliche Veranlagung eine Rolle, da die Krankheit familiär gehäuft auftritt. Nahe Angehörige von Patienten mit einer Depression erkranken dreimal so oft wie Angehörige von Gesunden. Die erbliche Veranlagung führt zu einer Störung des Zusammenspiels bestimmter Überträgerstoffe im Gehirn (Neurotransmitter). So soll ein Mangel am „Glückshormon“ Serotonin und ein Überschuss des Gegenspielers Noradrenalin bestehen.
- Psychosoziale Faktoren. Einsame Menschen erkranken häufiger an Depressionen als Menschen, die in einem engen Familien- oder Freundeskreis starken Rückhalt finden. Zudem scheinen bestimmte Persönlichkeitszüge wie Übergenauigkeit, Unsicherheit, überhöhte Erwartungen und Aufopferungsbereitschaft die Entstehung von Depressionen zu begünstigen.

Oft gehen der ersten depressiven Episode belastende Lebensereignisse voraus: Verlust des Arbeitsplatzes, Tod eines Angehörigen, finanzielle Einbrüche, Konflikte in der Familie. Besonders kritisch scheint zu sein, wenn solche Ereignisse kurz nacheinander stattfinden und dem Betroffenen keine Zeit bleibt, sich wieder zu fangen. Im weiteren Verlauf der depressiven Erkrankung ist jedoch der Zusammenhang zwischen den äußeren Ereignissen und der Niedergedrücktheit oft nicht mehr zu erkennen, die Erkrankung scheint sich zu „verselbstständigen“ und es kann zu psychotischen Beschwerden wie Wahn (→ S. 1167) und Halluzinationen (→ S. 1167) kommen. Viele Betroffene nehmen sich selbst und auch ihr Umfeld während der Depression nicht mehr positiv wahr: Sie fühlen sich wertlos, überflüssig oder schuldig. Die Patienten haben keine Hoffnung auf Besserung mehr. Weiterleben erscheint ihnen manchmal so unerträglich oder sinnlos, dass Selbstmord (→ S. 1191) als letzter Ausweg erscheint.

Bis zu zwei Drittel der Patienten erlangen nach einer antidepressiven Therapie ihre alte Leistungsfähigkeit wieder. Allerdings treten innerhalb von fünf Jahren nach Beendigung der Behandlung bei etwa 60 % der Patienten Rückfälle auf, die einer erneuten Therapie bedürfen. Man schätzt, dass es bei 10–20 % der Patienten zu einer dauerhaften Erkrankung (Chronifizierung) mit einer Beschwerdedauer von zwei Jahren und länger kommt.

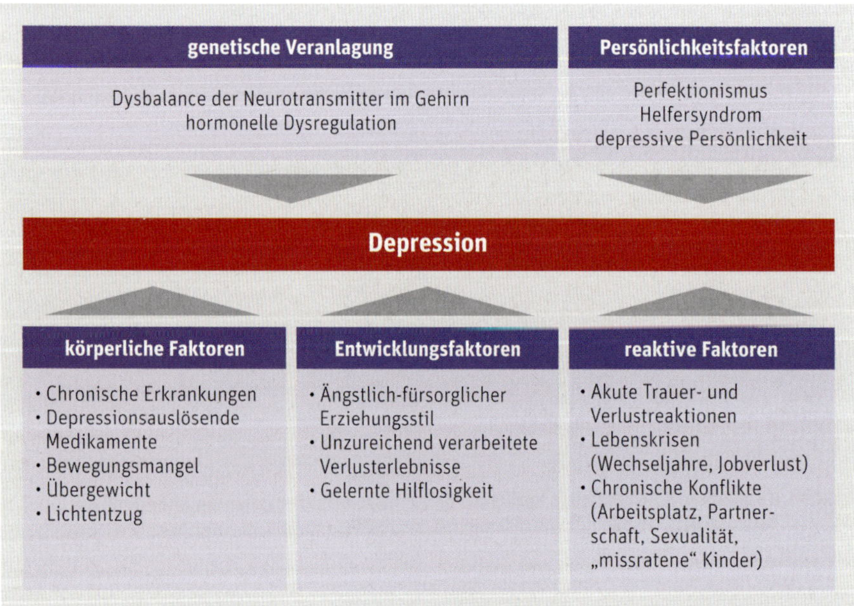

*Wodurch entstehen **Depressionen?** Wer ist dafür besonders anfällig? Wie oft in der Psychiatrie ist auch hier das Zusammenspiel mehrerer Faktoren der Schlüssel zum Verständnis.* [ASM 3023]

Das machen Arzt oder Therapeut

Die Einschätzung, dass ein Patient eine depressive Störung hat, ist vom Arzt anhand der Leitbeschwerden und auch der äußeren Umstände – wie z. B. längerer Krankschreibung – meist rasch zu treffen. Dennoch erfordert die Diagnose „Depression“ viel ärztliche Erfahrung und Sorgfalt, weil die Differenzialdiagnose schwierig ist (Näheres → Tab. S. 29). Viele Depressionen sind nämlich Begleiterscheinung einer anderen Erkrankung, z. B. einer Angsterkrankung (→ S. 1194), Essstörung (→ S. 1209), Abhängigkeit (→ S. 1201), Persönlichkeitsstörung (→ S. 1198) oder Teil einer manisch-depressiven Erkrankung (→ S. 1185). Auch organische Erkrankungen, z. B. der Schilddrüse, können Depressionen vortäuschen. In all diesen Fällen ist es von großer Bedeutung, das ursächliche Krankheitsbild zu kennen, um behandeln zu können.

Die Therapie der Depression ruht auf den Säulen Psychotherapie und Antidepressiva (→ S. 1169), weitere Verfahren wie Lichttherapie (→ S. 1280) oder Schlafentzug (→ S. 1183) treten ergänzend hinzu. Die Entscheidung, ob eine Therapie ambulant oder stationär erfolgen soll, ist schwierig zu treffen. Sie hängt vom Schweregrad der Depression, der Einschätzung der Selbstmordgefahr und dem sozialen Umfeld des Erkrankten ab. Eine Klinikeinweisung ist aber immer in den folgenden Situationen erforderlich, wenn

- Selbstmordgefahr besteht (→ S. 1191)
- Die depressive Symptomatik sehr schwer ist

- Sich der Zustand während der ambulanten Behandlung verschlechtert
- Im Umfeld des Patienten besonders belastende Faktoren vorliegen (z. B. Krise in der Partnerschaft, Alleinversorger) oder er nicht zur Alltagsbewältigung in der Lage ist.

Die Behandlungsdauer beträgt bei einer akuten reaktiven Depression 1–2 Wochen, bei schweren, sich nur langsam bessernden Depressionen mehrere Wochen bis Monate.

Psychotherapie. Psychotherapeutische Behandlung ist bei allen Depressionsformen sinnvoll: In Studien zum Therapieerfolg haben sich besonders Verfahren wie die kognitive Verhaltenstherapie (→ S. 1176) bewährt, um die Sichtweise depressiver Menschen *(kognitive Triade)* zu überwinden: die negative Sicht seiner Selbst, seiner Umwelt und der Zukunft. Zunächst werden mit Hilfe von Tagesprotokollen negative, „automatisch" wiederkehrende Gedanken identifiziert. Diese Grundeinstellungen werden analysiert und von alternativen Einstellungen und Interpretationen abgelöst, z. B. durch die bewusste Distanzierung von negativen Gedanken oder positive Umdeutung, indem man sie z. B. nicht immer gleich als Katastrophe, sondern auch als Herausforderung betrachtet.

Die **Interpersonelle Psychotherapie** *(IPT)* ist eine Kurzzeittherapie mit insgesamt 10–20 Sitzungen, die einmal pro Woche stattfinden und speziell zur Depressionsbehandlung entwickelt wurde. Ausgehend von der Beobachtung, dass depressive Erkrankungen immer in einem Kontext mit anderen Menschen stattfinden, befasst sicht die IPT mit den aktuellen zwischenmenschlichen Beziehungen des Patienten. Der Behandlungsschwerpunkt liegt auf der Bewältigung der Beziehungsprobleme, die mit dem Auftreten der Depression zusammenhängen: Dabei kann es sich um Partnerschaftskonflikte, Verlust eines vertrauten Menschen oder um eine Veränderung in der Lebensführung handeln. Ziel der Therapie ist sowohl die Linderung der depressiven Symptomatik, als auch die Bewältigung der Beziehungsschwierigkeiten. Der Therapeut nimmt eine aktive und unterstützende Rolle ein, es wird nach einem standardisierten Ablauf vorgegangen. Nachdem der Nachweis erbracht wurde, dass die IPT eine wirksame Therapie der Depression ist, sind mittlerweile diverse Spezialprogramme entwickelt worden, wie z. B. die *IPT-LL* (Late Life) zur Behandlung älterer depressiver Patienten.

Neben der IPT sind auch expressive Verfahren wie Kunst-, Tanz- oder Musiktherapie erprobte Therapien bei depressiver Symptomatik. Sie werden traditionell in stationären und teilstationären Einrichtungen angeboten, in den letzten Jahren vermehrt auch im ambulanten Bereich.

Psychopharmaka. Die medikamentöse Behandlung erfolgt mit Antidepressiva, die stimmungsaufhellend, aktivierend oder – z. B. bei starken Ängsten und Schlafstörungen – beruhigend wirken (→ S. 1169). Die Wahl der geeigneten Substanzen obliegt dabei der ärztlichen Erfahrung. Zu beachten ist, dass es mehrere Wochen dauert, bis sich die Wirkung des Medikaments einstellt. Erst dann kann der Arzt feststellen, ob er das richtige Mittel und die richtige Dosierung gewählt hat. Manche Antidepressiva führen zunächst zu einer Antriebssteigerung und dann erst zur Verbesserung der Stimmung. Die Patienten können in dieser Zwischenphase vermehrt selbstmordgefährdet sein. Um ein Wiederaufflackern der depressiven Symptome (Rezidiv) zu vermeiden, sollte die Behandlung auch nach Abklingen der Depression noch über mehrere Wochen bis Monate fortgesetzt werden *(Erhaltungstherapie)*. Bei Patienten mit chronischer depressiver Verstimmung ist eventuell eine jahrelange Behandlung nötig.

Schwere Depressionen müssen zumeist mit Antidepressiva behandelt werden. Der Einsatz ist zumindest bei mangelnder Therapiemotivation des Patienten und bei Einsamkeit und Abwesenheit von nahen Bezugspersonen zwingend, sowie dann, wenn sich die Depression verschlechtert – und natürlich, wenn der Patient dies ausdrücklich wünscht.

Bei leichten Depressionen sind Antidepressiva nicht unbedingt erforderlich. Hilfreich sind pflanzliche, stimmungsaufhellende Medikamente wie Johanniskraut (→ S. 1171).

Elektrokrampftherapie. Bei therapieresistenten schwersten Depressionen (→ S. 1181) ist die **Elektrokrampftherapie** *(EKT)* oft die einzig noch wirksame Hilfe für den Patienten. Durch die Krämpfe kommt es im Gehirn zu neurochemischen Veränderungen an den Nervenzellen. Die Folge: Der Patient wird aus seinem psychotischen oder schwerst depressiven Zustand herausgerissen. Die EKT wird als Serie von acht bis zwölf Behandlungen, meist im Abstand von zwei bis drei Tagen, durchgeführt. Die Erfolgsrate der Elektrokrampftherapie liegt in diesen Fällen zwischen 50 und 75 % und wird heute in Narkose und unter medikamentöser Muskelentspannung durchgeführt, sodass es nicht zu den früher üblichen starken Krämpfen mit möglichen Knochenbrüchen kommt. Sie führt – entgegen der immer noch weitverbreiteten Meinung – nicht zu Persönlichkeitsveränderungen. Häufige Folge der EKT ist allerdings eine leichte

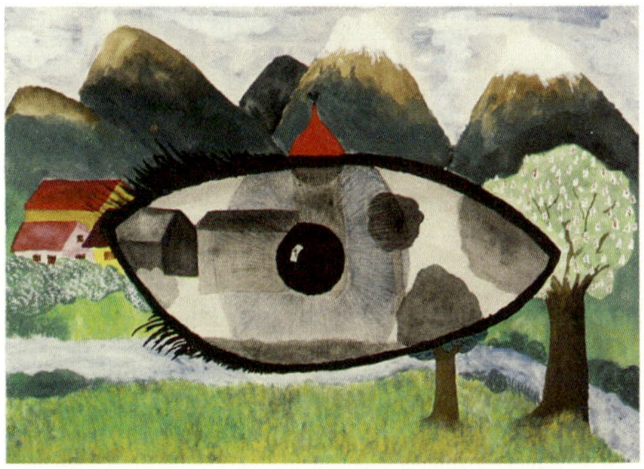

Kreative Verfahren wie die Kunsttherapie helfen depressiv Kranken, Gefühle auszudrücken und danach darüber zu sprechen. Hier das Bild einer depressiven Patientin von ihrer Weltsicht. [GTV 3024]

Gedächtnisstörung, die sich jedoch innerhalb einiger Wochen zurückbildet. Irreversible Hirnschäden treten in bis zu zehn Fällen von einer Million Behandlungen auf.

Durch schockierende Einzelberichte, in denen die Elektrokrampftherapie zur Disziplinierung psychisch Kranker eingesetzt wurde, hat die EKT ein schlechtes Image. Experten plädieren aber für einen vorurteilsfreien und rationalen Gebrauch der Elektrokrampftherapie. Denn die Alternative zur Behandlung schwerster Depressionen, eine Mehrfachtherapie mit verschiedenen Psychopharmaka, ist ein gleichermaßen invasiver Eingriff und nicht wirklich „schonender" für den Patienten.

Schlafentzug. Unabhängig davon, ob ein totaler (ganze Nacht wach) oder ein partieller Schlafentzug (gegen 1 Uhr geweckt) durchgeführt wird, kommt es bei vielen psychisch Kranken tags darauf zu deutlicher Stimmungsaufhellung. Der **Schlafentzug** *(Wachtherapie)* ist für Patienten mit Depression gut geeignet(→ S. 1181), jeder zweite profitiert davon. Die Wirkung hält meist nur kurz an, dennoch bedeutet schon diese minimale Besserung für viele Patienten eine große Erleichterung und ist zudem nebenwirkungsfrei.

Selbsthilfe

Professionelle Hilfe suchen. Die beste Selbsthilfe bei Depressionen besteht darin, sich rechtzeitig an einen Psychiater zu wenden. Kennt man niemanden, sind Haus- oder Frauenärzte die erste Anlaufstelle, die oft die Weiterbildung zur psychotherapeutischen Grundversorgung besitzen, was sie besonders zum Erstgespräch befähigt. Viele depressiv Kranke schieben diesen Gang vor sich her, weil sie Angst vor der Psychiatrie haben. Durch die heutigen Antidepressiva und die Möglichkeiten der Psychotherapie wird aber nur noch ein Teil der Patienten stationär eingewiesen. Das Allerwichtigste ist jedoch, zunächst Klarheit zu bekommen, was einem fehlt. Das allein hat oft schon einen heilenden Effekt.

Arbeitsplatz. Haben Sie keine Angst davor, sich wochen- und monatelang krankschreiben zu lassen. Dazu gibt es in der Regel keine Alternative.

Schwierig ist die Antwort auf die Frage, ob man die Depression offen kommunizieren soll. Denn einerseits reagieren Arbeitgeber nicht immer angemessen, wenn ihnen eine psychische Erkrankung eines Mitarbeiters zu Ohren kommt. Andererseits wissen viele Chefs aber, dass Depressionen schwere Erkrankungen sind, die monatelange Abwesenheiten mit sich bringen – und es schafft Verständnis, wenn Sie Ihre Diagnose Ihrem Chef oder der Personalleiterin in einem vertraulichen Gespräch rechtzeitig mitteilen (ggf. auch durch Ihren Partner): Sie können sich dann besser darauf einstellen, als wenn sie Krankschreibungen im Wochentakt bekommen. Nicht zuletzt brauchen Sie die Kooperation Ihres Chefs, wenn Sie sich wieder einigermaßen arbeitsfähig fühlen. Denn dann ist es wichtig, dass Sie es wieder langsam angehen können (z. B. in Form von Arbeitsversuchen). Dazu muss der Arbeitsplatz von Arbeitsdruck entlastet werden – was Sie in der Regel nicht alleine schaffen.

Angehörige. Die Belastung der Ehepartner oder auch der Kinder von depressiven Patienten ist sehr groß, wenn sie mit ihnen zusammenleben. Untersuchungen zeigen, dass über 40 % der Angehörigen im Lauf der Zeit selbst therapeutische Hilfe benötigen. Sie leiden daran, dass die Erkrankten immer einsilbiger werden, kein Interesse mehr an gemeinsamen Unternehmungen zeigen und Hilfeversuche scheitern. Oft stellen sich auch Schuldgefühle ein, durch eigenes Fehlverhalten zur Depression beigetragen zu haben. Und die Befürchtung, dass sich der Erkrankte etwas antun könnte, ist eine ständige und beängstigende Bedrohung.

Deshalb bieten psychiatrische und psychotherapeutische Kliniken, Ambulanzen und andere Träger Gesprächsgruppen für Angehörige an (Psychoedukation → S. 1178).

i Aktuell: www.gesundheit-heute.de/30x08

- **www.psychiatrie.de/diagnosen/depression** – Website des Psychiatrienetzes, das von verschiedenen psychiatrischen Fachverbänden und Organisationen getragen wird. Bietet ausführliche (Hintergrund-)Informationen zum Thema.
- U. Hegerl et al.: **Das Rätsel Depression – Eine Krankheit wird entschlüsselt.** C.H. Beck, 2005. Die Autoren sind Fachleute sowie ein Betroffener. Das Buch erläutert die Ursachen der Erkrankung, die erfolgreichsten Behandlungswege und das Problem der Suizidalität.
- G. Niklewski; R. Riecke-Niklewski: **Depressionen überwinden.** Stiftung Warentest, 2005. Ausführliche Informationen über die neuesten Therapieansätze einschließlich medikamentöser Möglichkeiten.
- L. Epstein-Rosen; X. F. Amador: **Wenn der Mensch, den du liebst, depressiv ist.** Wie man Angehörigen und Freunden hilft. Rowohlt, 2002. Der Titel spricht für sich: Viele Tipps, Betroffenen zu helfen, ohne sich von der Depression anstecken zu lassen.

Depressive Verstimmung

Häufigkeit: ■■■■■

Depressive Verstimmung: Zeitlich begrenzte Phase schlechten Allgemeinbefindens. „Stimmungstiefs" im Rahmen des normalen, menschlichen Erlebens und Fühlens sind meist nachvollziehbare, natürliche Reaktionen auf Belastungen, selbst auf positive Ereignisse wie eine Geburt *(Baby-Blues* → S. 398). Auch in der Pubertät und in den Wechseljahren (→ S. 849) gehören sie zu den „normalen" Reaktionen des Körpers auf die sich verändernde Hormonsituation. Depressive Verstimmungen sind definitionsgemäß selbstlimitierend, das heißt sie bedürfen nicht zwingend der ärztlichen Intervention. Trotzdem profitieren viele Betroffene davon. Zum anderen ist die ärztliche Konsultation deshalb notwendig, weil die Abgrenzung zur behandlungsbedürftigen, reaktiven Depression (→ S. 1181) schwierig ist und vom Betroffenen nicht geleistet werden kann.

Der Begriff der depressiven Verstimmung wird in der Medizin sehr uneinheitlich gebraucht. Er ist vor allem in der Psychiatrie gängig, weil Psychiater täglich mit Patienten mit schwersten Depressionen zu tun haben, und deshalb die etwas weniger schwer depressiv Erkrankten dadurch unterscheiden wollen, indem sie bei ihnen statt von der Depression von der depressiven „Verstimmung" reden. In der übrigen Medizin wird aber, wenn von den gleichen Patienten die Rede ist, statt von depressiver Verstimmung eher von „depressiver Störung" oder auch nur von „Depression" („abnorme Trauer" oder „reaktive Depression") gesprochen.

Leitbeschwerden

Worin unterscheiden sich depressive Verstimmungen von einer behandlungsbedürftigen Depression? Hier ein paar Anhaltspunkte zur Abgrenzung:

Bei einer depressiven Verstimmung

- Wird die Symptomatik meist durch einschneidende Ereignisse wie Trennungen, Todesfälle, Arbeitsplatzverlust, aber auch durch Krankheiten, z. B. durch Schilddrüsen- oder Krebserkrankungen, die Alzheimerkrankheit oder Abhängigkeitsprobleme ausgelöst.
- Sind die Beschwerden leichter ausgeprägt, d.h. die Betroffenen empfinden z. B. noch Freude oder Hoffnung.
- Sind die Personen in der Lage, die alltäglichen Anforderungen – trotz niedergeschlagener Stimmung – zu bewältigen.
- Klingen die melancholischen Phasen – auch ohne psychotherapeutische oder medikamentöse Behandlung – wieder ab.

Selbsthilfe

Darüber reden. „Geteiltes Leid ist halbes Leid" – deshalb sollten Betroffene so oft wie möglich mit Menschen ihres Vertrauens über ihre Ängste und Gedanken sprechen. Unsere heutige Leistungsgesellschaft fordert ein tägliches Funktionieren. Wer dagegen sich selbst oder anderen gegenüber eingesteht, dass es auch Phasen im eigenen Leben gibt, in denen es einem nicht „so gut" geht, der braucht viel Mut. Die Sorgen und Probleme einfach „hinunterzuschlucken", hilft weder dem Betroffenen selbst, noch kann es dem Umfeld ermöglichen, sich mit den seelischen Wunden des Erkrankten auseinanderzusetzen.

Rhythmus beachten. Betroffene sollten vor allem lernen, stärker auf ihren eigenen Rhythmus zu achten und sich selbst und anderen gegenüber öfter auch mal Grenzen zu setzen. Das berühmte „Neinsagen-Lernen" hilft, sich wieder eigene Freiräume und dringend nötige Ruhephasen im anstrengenden Alltag zu schaffen. Besonders geeignet sind auch Entspannungsverfahren (→ S. 1257).

Sich Freude verordnen. Eine hilfreiche, alltagstaugliche Methode gegen Depressionen! Listen Sie Alltagsaktivitäten auf, die Ihnen Spaß machen: ein entspannendes Bad, Spazierengehen, Kinobesuch, Lesen, Malen, Handarbeiten – es kommt allein auf Ihre Vorlieben an. Planen Sie schon am Abend, welche dieser Aktivitäten Sie am kommenden Tag machen werden. Versuchen Sie auch wenn es schwerfällt, die Pläne umzusetzen. So werden Sie zu Ihrem eigenen „Antidepressivum".

Licht ins Leben lassen. Die Lichttherapie (→ S. 1280) ist vor allem ein geeignetes und effektives Verfahren zur Behandlung der Winterdepression (→ S. 1185). Dabei schaut der Patient – am besten gleich nach dem Erwachen – in eine spezielle Lampe, deren Helligkeit das 200-fache einer üblichen Zimmerbeleuchtung beträgt und die nicht weiter als 40 cm entfernt sein sollte. Entscheidend ist, dass das Licht direkt auf die Netzhaut fällt. Diese „therapeutische Lichtdusche" baut *Melatonin* ab, ein Hormon, das den Tag-Nacht-Rhythmus des menschlichen Körpers steuert und depressionsfördernd wirkt.

Pflanzliche Psychopharmaka. Geeignet ist das stimmungsaufhellende Johanniskraut (→ S. 1171, Tab. S. 274). Wie bei schulmedizi-

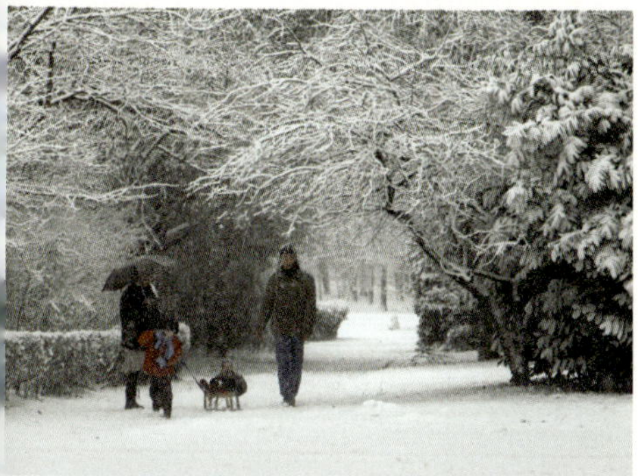

Schwierigkeiten, aufzustehen? Ständiger Heißhunger auf Süßes? Von Herbst bis zum Frühjahr sind Hunderttausende Deutsche von saisonal abhängigen Depressionen betroffen. Da den Betroffenen Tageslicht guttut, sind lange Spaziergänge und sportliche Betätigungen im Freien sehr empfehlenswert. [ISP 3026]

nischen Antidepressiva setzt auch bei Johanniskraut die Wirkung erst nach Wochen ein.

Für die begleitenden Schlafstörungen sind Extrakte aus Baldrian oder Hopfen ein sinnvolles Mittel.

Die Homöopathie (→ S. 1251) nennt u. a. Aurum, Cimicifuga, Ginseng, Hypericum, Opium, Sulfur und Thuja als wirksame Mittel. Bei anhaltender oder wiederkehrender depressiver Verstimmung bietet sich eine individuell abgestimmte Konstitutionsbehandlung an.

Akupunktur (→ S. 1249). Es liegen einige positive Erfahrungsberichte vor, wonach die Akupunktur zur Stimmungsaufhellung beitragen kann. Besonders Erfolg versprechend scheint eine Kombination von Akupunktur und der Einnahme von pflanzlichen bzw. homöopathischen Arzneien zu sein.

Warnhinweis: Zuweilen geht eine depressive Verstimmung in eine „echte" Depression über: Suchen Sie daher unbedingt einen Arzt auf, wenn Ihre depressive Stimmung über Wochen oder Monate anhält oder Ihre Leistungsfähigkeit durch die Symptomatik dauerhaft beeinträchtigt ist.

Winterdepression

Häufigkeit: ■■■■□

Winterdepression *(saisonal abhängige Depression, SAD):* In unseren Breiten häufig – vorwiegend in den Herbst- und Wintermonaten – auftretend, am Mittelmeer nahezu unbekannt. Bis zu 800 000 Menschen leiden hierzulande unter saisonal abhängigen Depressionen, Frauen sind viermal häufiger betroffen als Männer.

Leitbeschwerden

Neben den Beschwerden einer depressiven Verstimmung (→ S. 1184) wie

- Niedergeschlagenheit
- Erhöhtes Schlafbedürfnis
- Ständige Müdigkeit
- Antriebslosigkeit

zusätzlich:

- Heißhunger auf Süßigkeiten
- Oft übermäßiger Alkoholkonsum
- Regelmäßig wiederkehrende Beschwerden in den Herbst- und Wintermonaten.

Die Erkrankung

Als Auslöser gilt verminderte Lichtintensität, sodass dadurch zum einen die Funktion der Zirbeldrüse und dadurch der Melatoninhaushalt (→ S. 220, Tab. S. 436) gestört sein kann, zum anderen der Gegenspieler, das stimmungsaufhellende Serotonin, unzureichend gebildet wird.

Das macht der Arzt oder Therapeut

Erleichterung bringt Lichttherapie (→ S. 1280), bei schwerer Symptomatik wird medikamentös therapiert, mit Antidepressiva wie z. B. SSRIs (→ S. 1170).

Manie und manisch-depressive Erkrankung

Häufigkeit: ■■■■□

Manie: Lebensphase mit übertrieben euphorischer Grundstimmung. Manische Phasen treten zu 80 % als Gegenpol zu depressiven Phasen (→ S. 1181) im Rahmen einer manisch-depressiven Erkrankung auf. Sowohl die Manie als auch die manisch-depressive Erkrankung gehören zum Krankheitsbild der affektiven Störungen (→ S. 1181). Charakteristischerweise geraten dabei Stimmung, Gefühlsleben und Verhalten des Betroffenen außer Kontrolle. In schweren Fällen kommt es neben einer krankhaft gesteigerten Aktivität und einer euphorischen Stimmung zusätzlich zu Wahnvorstellungen (→ S. 1187) und Denkstörungen.

Manisch-depressive Erkrankung *(bipolare Erkrankung, bipolare Störung):* Schwere Ausprägung von Hochgestimmtsein (manische Episoden) im Wechsel mit depressiven Episoden. Diese emotionale Labilität ist auch außerhalb expliziter manischer oder depressiver Episoden ständiger Lebensbegleiter – mal mehr, mal weniger stark ausgeprägt.

Weltweit leiden mindestens 1,5 % der Erwachsenen unter einer manisch-depressiven Erkrankung. Frauen und Männer sind gleich häufig betroffen. Viele manisch-depressiv erkrankte Patienten nehmen sich das Leben. Sie sind in allen Kulturen besonders selbstmordgefährdet (→ S. 1191).

Leichtere Formen der Manie bezeichnet man als **Hypomanie.** Die Hypomanie ist aber an sich kein Krankheitsbild und wird deshalb im Folgenden nicht weiter besprochen. Die für den Patienten angenehmen hypomanischen Phasen können sich allerdings im Lauf der Jahre zu „richtigen" Manien bzw. zur manisch-depressiven Erkrankung ausweiten.

Leitbeschwerden

Manisch-depressive Patienten durchleben abwechselnd manische Phasen und depressive Phasen. Dabei entsprechen die Symptome der depressiven Phase den Symptomen einer Depression (→ S. 1181). In den manischen Phasen treten die folgenden Symptome auf:

Psychische Beschwerden:

- Übertrieben und grundlos heitere Stimmung, die nicht zur jeweiligen Situation passt.
- Vermehrter Antrieb, rastlose Überaktivität: Der Maniker stürzt sich wahllos in Aktivitäten und kann seine Möglichkeiten und Grenzen nicht mehr realistisch einschätzen.
- Verlust üblicher sozialer Hemmungen: Die Betroffenen sind distanzlos. Sie stürzen sich begeistert auf fremde Personen und gehen schnell Kontakte ein, die aber oberflächlich und ichbezogen bleiben.
- Sprunghaftigkeit im Denken und Handeln: Die Betroffenen hüpfen förmlich von Einfall zu Einfall, können aber nicht lange bei einem Thema bleiben. Sie beginnen viele Aktivitäten gleichzeitig und führen nichts wirklich zu Ende.
- Selbstüberschätzung und Größenwahn: Maßloser Optimismus lässt Maniker oft extreme Risiken eingehen, die sie und andere gefährden. Typisch sind kaufrauschartige Einkäufe, unsinnige Geschäftsgründungen oder sexuelle Exzesse.

Körperliche Beschwerden:

- Starke Überaktivität: Sie äußert sich meist in einem unaufhörlichen Rededrang, einem stark verminderten Schlafbedürfnis sowie körperlicher Hektik und Unruhe.
- Aggressive Durchbrüche: Die Übererregung kann auch dazu führen, dass die Patienten sehr gereizt sind, toben, Gegenstände zertrümmern und andere Personen tätlich angreifen.

Wann zum Arzt oder Psychotherapeuten

In den nächsten Tagen, wenn

- Der manische Zustand mehrere Tage unverändert anhält
- Der Leidensdruck für die Angehörigen unerträglich wird
- Der Betroffene seine eigene Zukunft gefährdet (z. B. durch Verschuldung)
- Eine depressive Phase anbricht.

Sofort, wenn der Betroffene in der manischen oder der depressiven Phase sich selbst oder andere gefährdet.

Die Erkrankung

Ein gestörtes Gleichgewicht der Botenstoffe im Gehirn (Neurotransmitter) ist ein Erklärungsmodell für die Entstehung der Manie und der manisch-depressiven Erkrankung, wobei ähnlich wie bei der Depression (→ S. 1181) sowohl genetische als auch auslösende Faktoren bedeutend sind.

Manische Phasen dauern in der Regel einige Tage bis Wochen, selten auch Jahre. Dass sich hinter einem rastlosen sprunghaften Menschen, der vor Ideen nur so strotzt und viele Dinge gleichzeitig anpackt, ein psychisch Kranker verbirgt, wird meist erst spät von der Umwelt erkannt. Nämlich dann, wenn der Betroffene aufgrund seiner Selbstüberschätzung und zahlreichen Unternehmungen zusammenbricht (z. B. aufgrund von Zahlungsschwierigkeiten) oder die Manie in eine depressive Phase übergeht. Der manisch-depressive Patient erlebt die jeweiligen manischen und depressiven Krankheitsphasen in unterschiedlicher Intensität und immer in Abwechslung mit gesunden Phasen, den so genannten symptomfreien Intervallen. Die Dauer der manischen und depressiven Phasen kann stark schwanken: von einigen Wochen und Monaten bis hin zu Jahren.

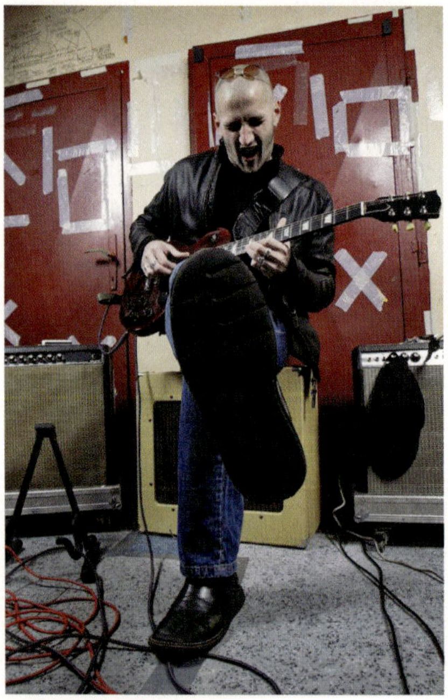

Für die Betroffenen ist eine Manie immer eine zunächst überwältigende Erfahrung und wird manchmal sogar als eine Art Erleuchtung erlebt. Kommen künstlerische Talente und eine gewisse Gabe zur Selbstdarstellung dazu, tut sich die Umgebung oft schwer, zwischen „Genie und Wahnsinn" zu unterscheiden. Doch selbst, wenn ihre Werke Tausende begeistern: Manisch Kranke schaffen es praktisch nie, ihr Leben zu regeln, und sind deshalb extrem gefährdete und meist irgendwann auch zutiefst unglückliche Menschen. [ISP 3027]

Das macht der Arzt oder Therapeut

Krankenhauseinweisung. In der manischen Phase verspüren die Patienten keinen Leidensdruck. Sie fühlen sich großartig und sehen keinen Anlass, sich in ärztliche Behandlung zu begeben. Deshalb müssen sie mit sanftem Druck behutsam dazu überredet werden – oft ein schwieriges Unterfangen. In akuten Zuständen können Maniker auf Behandlungsvorschläge sogar außerordentlich gereizt reagieren. Akut manische Patienten werden deshalb häufig auf behördliche Anordnung hin in psychiatrische Kliniken eingewiesen (Zwangseinweisung → S. 1180). Freiwillig begeben sich manisch Erkrankte oft erst in Behandlung, wenn die Manie in eine Depression (→ S. 1181) umschlägt und sie selbst unter der Erkrankung leiden. Allerdings kann dann die Gefahr einer Fehldiagnose bestehen, da der Arzt oder Therapeut in dem Moment nur die depressiven Symptome sieht, und der Patient meist nicht von seinem manischen Erleben berichtet. Erfahrene Ärzte und Therapeuten werden deshalb immer nach manischen Phasen in der Vergangenheit des Patienten fragen und dazu meist auch Angehörige in das Diagnosegespräch mit einbeziehen.

Psychopharmaka. In der Behandlung mit Psychopharmaka unterscheidet man zwischen der Behandlung der akuten Krankheitsphase und der Langzeitbehandlung während des symptomfreien Intervalls zur Vorbeugung weiterer Akutphasen (Phasenprophylaxe):

- Medikamentöse Akuttherapie der Manie: Atypische Neuroleptika (→ S. 1168), häufig auch in Kombination, sind heute die Mittel der Wahl. Damit eine schnelle Wirkung erzielt wird, müssen die Medikamente anfangs hoch dosiert werden. Alternativ werden auch antiepileptisch wirkende Substanzen eingesetzt (Carbamazepin oder Valproinsäure). Um das meist bestehende Schlafdefizit zu lindern, können vorübergehend auch Tranquilizer (Benzodiazepine → S. 1231) gegeben werden.
- Medikamentöse Akuttherapie der depressiven Episoden → S. 1181: Behandlung von Depressionen

Phasenprophylaxe. Zur Vorbeugung von Rückfällen ist die medikamentöse Therapie meist auf Jahre, wenn nicht lebenslang erforderlich. Häufig werden die Medikamente, die auch in der Akuttherapie gut wirksam und verträglich sind, in reduzierter Dosierung beibehalten. Dann sind auch die Nebenwirkungen meist eher gering. Einen besonderen Stellenwert in der Phasenprophylaxe nimmt Lithium ein (→ S. 1171).

Psychotherapie. Während der akuten Krankheitsphase fehlt den Patienten meist die Motivation und Einsicht, im Rahmen einer Psychotherapie an sich zu arbeiten. Ist die Manie medikamentös gut eingestellt, erkennen die Betroffenen jedoch die Notwendigkeit einer psychotherapeutischen Behandlung, da sie unter den durch die Manie verursachten Schwierigkeiten leiden. In der Behandlung zur Phasenprophylaxe haben sich Verhaltenstherapie (→ S. 1175) und Psychoedukation (→ S. 1178) bewährt.

Prognose

Für ~ 40 % der Betroffenen, die die notwendig lange Behandlung durchhalten, sind die Heilungsaussichten sehr gut. Bei ~ 20 % der Patienten kommt es allerdings zu einer Chronifizierung der Erkrankung. Diese häufig älteren Betroffenen sind oft unfähig, selbstständig zu leben. Die restlichen Betroffenen bewegen sich zwischen diesen beiden Extremen.

Unterstützung durch und für Angehörige

Die Hauptleidtragenden einer Manie und manisch-depressiven Erkrankung sind die Angehörigen. Es ist schwierig, Maniker zu einer Behandlung zu bewegen oder für deren Exzesse wie z. B. Überschuldung aufzukommen. Beratung und Unterstützung können Angehörige bei Ärzten oder in Selbsthilfegruppen (→ S. 1179) finden.

Um Rückfällen vorzubeugen, ist neben der regelmäßigen Medikamenteneinnahme wichtig, dass der Erkrankte einen geregelten Tagesablauf hat, genug Schlaf bekommt und seinem etwaigen maßlosen Verhalten freundlich aber bestimmt Grenzen gesetzt werden. Am besten ist: Übersehen Sie solche Anflüge und verstärken Sie sie nicht zusätzlich durch Aufmerksamkeit.

Geschäftsunfähigkeit. Maniker sind im akuten Zustand geschäftsunfähig. Es bestehen daher gute Aussichten, dass – wenn die Erkrankung ärztlich dokumentiert ist – unsinnige Geschäfte und Kreditaufnahmen gerichtlich rückgängig gemacht werden können. Trotzdem ist es für Angehörige überlegenswert, Kreditkarten und gegebenenfalls auch den Personalausweis sicherheitshalber für einige Tage aus dem Verkehr zu ziehen. Auch ein Anruf während akuter Phasen beim Bankberater schadet nicht. Es bringt nichts, aus falsch verstandener Ehrlichkeit diese Schritte dem manisch erkrankten Partner, Kind oder Elternteil anzukündigen – besser ist, ein symptomfreies Intervall abzuwarten und dann klarzustellen, dass diese „Übergriffe" im Interesse des Betroffenen geschehen sind.

i Aktuell: www.gesundheit-heute.de/30x09

- **www.dgbs.de** – Website der Deutschen Gesellschaft für bipolare Störungen e. V. (DGBS), Hamburg: Vertritt Betroffene, Angehörige und Experten und bietet Hilfe in vielen Rubriken.
- **www.manic-depressive.de** – Internet-Diskussionsforum der DGBS e. V.: Für Betroffene, Angehörige, Freunde und Interessierte.
- H. Helmchen et al.: **Depression und Manie: Wege zurück in ein normales Leben.** Trias, 2001. Ratgeber für Kranke und Angehörige, in dem Krankheitsbild, Therapie und Rückfallvorbeugung erklärt werden.
- P. Bräunig; G. Dietrich: **Leben mit bipolaren Störungen.** Trias, 2004. Antworten auf die meistgestellten Fragen und Materialien zur Selbsthilfe.
- V. Rupprecht: **SeelenGezeiten.** Schattauer, 2005. Eine junge Grafikdesignerin, selbst Betroffene, macht die extremen Emotionen in Illustrationen erfahrbar – ergänzt wird das Buch durch kurze wissenschaftliche Texte.

Schizophrenie

Häufigkeit:

Schizophrenie ***(schizophrene Psychose):*** Schizophrenien sind gekennzeichnet durch gravierende Störungen des Denkens, der Wahrnehmung und der Gefühlswelt. Der Bezug zum realen Leben ist stark gestört, während intellektuelle Fähigkeiten wie z. B. Merkfähigkeit oder räumliches Vorstellungsvermögen unbeeinträchtigt bleiben. Zentrale Symptome der Schizophrenie sind Wahnvorstellungen (Wahn → S. 1167) und Sinnestäuschungen (Halluzinationen → S. 1167). Trotz der Schwere der Erkrankung haben zwei von drei Patienten heute gute Chancen, ein stabiles und selbstbestimmtes Leben zu führen. Von der Schizophrenie ist etwa 1 % der Bevölkerung betroffen, die Erkrankungsquote ist weltweit nahezu konstant. Männer und Frauen erkranken gleich häufig. Das Alter der Ersterkrankung liegt typischerweise zwischen dem 20. und 30. Lebensjahr, wobei Männer etwas früher erkranken als Frauen.

Leitbeschwerden

Positivbeschwerden. Treten in der akuten Phase der Erkrankung auf:

- Sinnestäuschungen: Typischerweise ***akustische Halluzinationen*** (→ S. 1167) wie das Hören von Stimmen, die die Handlungen des Patienten kommentieren oder dem Patienten Aufträge erteilen.
- ***Gedankenentzug:*** Die Erkrankten glauben, dass ihre Gedanken, Absichten, Handlungen und Gefühle anderen bekannt sind und von diesen gesteuert werden.
- ***Wahnvorstellungen*** (Wahn → S. 1167): Symptome wie Halluzinationen erkennt der Patient nicht als Teil seiner Erkrankung, sondern erlebt sie wirklich. Zur Erklärung des Erlebten baut der Patient einen Wahn auf. Die Erkrankten wissen häufig, dass sie Wahnvorstellungen haben und empfinden diese als extrem beängstigend und beschämend. Oft versuchen sie deshalb, die Wahnvorstellungen geheim zu halten.
- ***Denkstörungen:*** Eine Unterscheidung zwischen wichtig und unwichtig ist unmöglich, nebensächliche Details rücken in den Vordergrund. Das Denken wird sehr assoziativ, ein logischer „roter Faden" ist nicht mehr erkennbar. In der Kommunikation sind die Erkrankten sprunghaft und wirr. Sie wechseln abrupt das Thema oder schweifen weit ab.
- ***Paradoxe Affektivität:*** Gefühle entsprechen nicht der Situation. Patienten sind heiter, wenn Trauer angebracht wäre. Oder sie weinen aus nichtigem Anlass.
- ***Verstärkte Aktivität:*** Die Patienten sind übererregt, rast- und ruhelos.

Negativbeschwerden. Treten meist erst *nach* der Akutphase der Erkrankung auf:

- ***Affektverflachung:*** Das Gefühlsleben der Patienten wirkt eigentümlich flach und undifferenziert.
- ***Antriebsminderung:*** Der Erkrankte fühlt sich leicht erschöpfbar und körperlich schwach.
- ***Bewegungslosigkeit:*** Der Patient wirkt wie erstarrt, manchmal verharrt er in grotesken Körperhaltungen (→ Abb.).
- ***Ich-Versunkenheit:*** Der Patient kapselt sich von der Realität ab. Er lebt in einer eigenen Welt, ohne Anteil an seiner Umgebung zu nehmen.

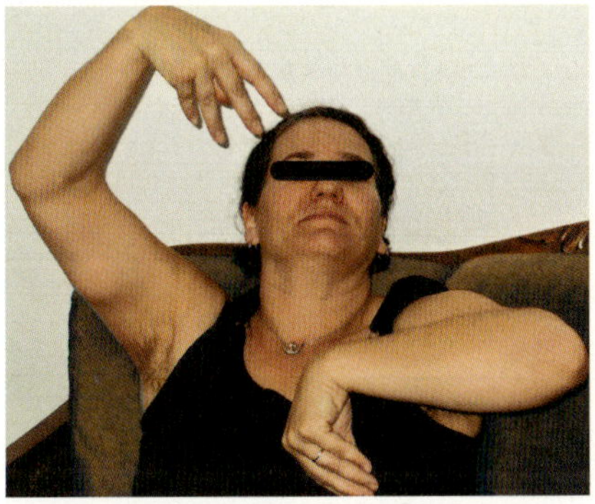

Bewegungslosigkeit: Diese 48-jährige Schizophrenie-Patientin behielt eine bestimmte Armhaltung jeweils über viele Minuten bei und war in dieser Zeit nicht ansprechbar. Nur durch Psychopharmaka konnte die ***Katatonie,*** *wie diese erstarrte Bewegungslosigkeit heißt, überwunden werden.* [GTV 3028]

- ***Sozialer Rückzug:*** Der Erkrankte ist anderen gegenüber misstrauisch – dies auch als Folge der Verunsicherung und der gespürten sozialen Ablehnung.
- Viele Schizophrene haben außerdem große Angst oder reagieren auf das veränderte Erleben mit depressiven Beschwerden (→ S. 1181).

Wann zum Arzt oder Psychotherapeuten

Sofort, wenn

- Die Beschwerden erstmalig auftreten oder sich aber verstärken
- Der Kranke seine Medikamente wegen der Nebenwirkungen nicht mehr nehmen will
- Patienten sich selbst oder Dritte gefährden.

Schizophren Erkrankte gehören *immer* in die fachkundige Behandlung eines Psychiaters.

Die Erkrankung

Schizophrenie ist für viele Menschen das Sinnbild des „Verrücktseins" oder „Wahnsinns" schlechthin. Entsprechend groß sind Vorurteile und Berührungsängste im Umgang mit den Patienten. Entgegen der verbreiteten Meinung sind die Erkrankten jedoch nicht häufiger in Gewaltdelikte verwickelt als der Bevölkerungsdurchschnitt. Es handelt sich vielmehr um eher schüchterne, sehr sensible Menschen, die oft ein außerordentlich gutes Gespür für die Befindlichkeit anderer haben.

Nach allem, was man weiß, spielt bei Schizophrenie Vererbung eine zentrale Rolle. Kinder von schizophrenen Müttern oder Vätern haben ein 20-fach höheres Erkrankungsrisiko als der Bevölkerungsdurchschnitt. Bei eineiigen Zwillingen erkranken 50 % der Geschwister eines betroffenen Zwillings. Damit die Erkrankung

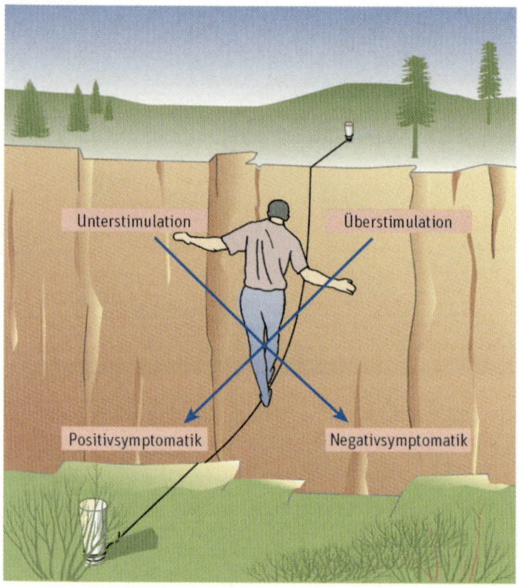

Zu viel Stress (Überstimulation) und zu wenig Anregung (Unterstimulation) können eine akute Schizophrenie auslösen. [GTV 3029]

akut ausbricht, müssen jedoch noch weitere belastende Faktoren wie familiäre oder zwischenmenschliche Probleme, Trennungen oder Verlusterfahrungen hinzukommen.

Die Erkrankung bricht meist im frühen Erwachsenenalter aus, Ersterkrankungen in späteren Lebensabschnitten sind selten. Die Störung kann akut mit einer schweren Symptomatik einsetzen, sie kann sich aber auch allmählich im Lauf mehrerer Jahre entwickeln. Nach Abklingen der Akutsymptome kann es zu einer **postschizophrenen Depression** kommen – diese ist mit einem besonders hohen Selbstmordrisiko (→ S. 1191) verbunden. Sie geht dann über in eine symptomarme Phase, in der die Patienten anfangs sehr erschöpft sind, sich dann aber zum Teil bis zur Beschwerdefreiheit erholen und ihre alte Leistungsfähigkeit wiedererlangen können.

Folgende Faktoren beeinflussen den Verlauf der Schizophrenie günstig:

- Weibliches Geschlecht
- Stabile soziale Beziehungen
- Akute, abrupte Ersterkrankung (also *kein* schleichender Beginn)
- Gute soziale Anpassung (Schulabschluss, Berufsausbildung, Freundschaften) vor Beginn der Erkrankung
- Früh einsetzende und konsequent befolgte Therapie.

Das macht der Arzt oder Therapeut

Die Diagnose ergibt sich aus den Leitbeschwerden Wahn und Halluzinationen, dem sorgfältigen psychopathologischen Befund sowie – vor allem bei unklaren frühen Stadien – aus der Beobachtung des Kranken.

Die Behandlung Schizophrener erfordert Geduld, Erfahrung, Wissen und Engagement. Entscheidend für den Erfolg ist eine Kombination aus medikamentöser Therapie, psychotherapeutischen Verfahren und **Soziotherapie,** worunter die Unterstützung in der Lebens- und Alltagsbewältigung verstanden wird, damit der Kranke seine verschiedenen Rollen wieder ausfüllen kann, die er in Familie, Partnerschaft und am Arbeitsplatz einnimmt.

Psychopharmaka. Therapie der ersten Wahl sind immer Neuroleptika (→ S. 1168). Unter der neuroleptischen Medikation klingt die Akutsymptomatik binnen weniger Tage ab. Meist bedarf es aber einer stationären Behandlungszeit, bis Dosis und Wirkstoff genau eingestellt sind. Die durchschnittliche Verweildauer in der Akutstation der Psychiatrie beträgt heutzutage bei Schizophrenien etwa drei bis vier Wochen.

Zur Vorbeugung von Rückfällen und zur Stabilisierung des Patienten werden Neuroleptika auch nach dem Klinikaufenthalt meist über einen längeren Zeitraum verordnet. Der niedergelassene Psychiater kontrolliert Dosierung und Art der Medikamente sowie deren Nebenwirkungen. Wie lange die Medikamente eingenommen werden müssen, hängt vom individuellen Verlauf ab. Als Regel gilt: Wenn sich innerhalb eines Jahres keine neuerlichen Krankheitssymptome zeigen, kann der Patient versuchsweise die Medikamente reduzieren. Hierzu muss der Patient jedoch regelmäßig vom Psychiater gesehen werden, damit bei etwaigen Verschlechterungen sofort reagiert werden kann.

Psychotherapie. In der Klinik wird Psychoedukation (→ S. 1178) angeboten, in der Patienten über die Erkrankung, ihre Behandlung, den Umgang mit Medikamenten und die Vorbeugung erneuter Schübe aufgeklärt werden. Angehörige sollten dabei unbedingt mit einbezogen werden. Expressive Verfahren wie z. B. Kunsttherapie (→ S. 1177) stabilisieren die Patienten zusätzlich und unterstützen ihre gesunden, kreativen Seiten.

Im Anschluss an den Klinikaufenthalt hat sich eine ambulante Psychotherapie (→ S. 1172) bewährt. Dabei lernen die Patienten, ihre soziale Kompetenz zu verbessern, Ängste zu bewältigen, mit Belastungen besser umzugehen (Stressmanagement) und – nicht zuletzt – die Folgen der Erkrankung verarbeiten zu können.

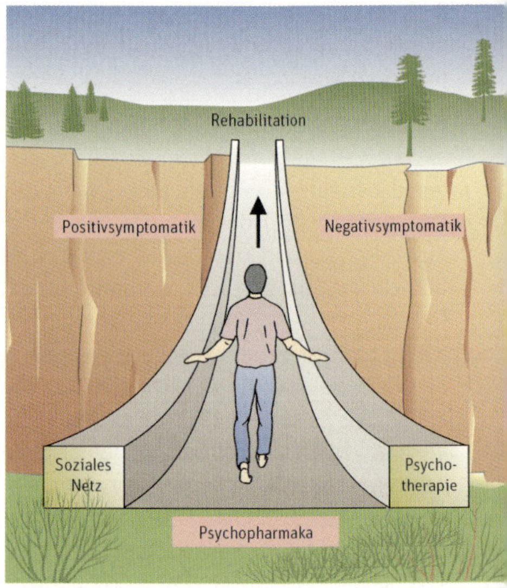

Die „goldene" Brücke muss gefunden werden: Das Zusammenspiel therapeutischer Maßnahmen zur Überwindung schizophrener Positiv- und Negativsymptome. [GTV 3030]

Prognose

Schizophrenie ist auch prognostisch eine sehr ernste Erkrankung:

- Mindestens ein Drittel der schizophrenen Patienten erholt sich weitgehend, bleibt sozial integriert, bei guten Bedingungen auch arbeitsfähig, muss jedoch mit Beeinträchtigungen leben.
- Bei einem weiteren Drittel der Patienten ist der Verlauf ungünstig, die Beschwerden verschlimmern sich und gehen in ein chronisches Stadium über: Eine Berufstätigkeit ist kaum noch möglich, und auch das familiäre Umfeld, falls es je bestanden hat, zerbricht oft an der Krankheit. Häufig kann auch kein Haushalt geführt werden, sodass die Langzeit-Heimunterbringung die einzige Alternative ist. Durch intensive Behandlung der Akutphase werden diese Fälle heute aber immer seltener.
- 10 % der von Schizophrenie Betroffenen begehen Selbstmord.

Warnhinweis: Drogen- und Alkoholkonsum (auch „weiche" Drogen wie Cannabis) erhöht die Rückfallgefahr stark.

Selbsthilfe und Unterstützung durch Angehörige

Den richtigen Arzt finden. Ein stabiles, vertrauensvolles Verhältnis zum Arzt erleichtert die frühzeitige Krisenerkennung und Krisenvermeidung. Es ist nicht schlimm, den Psychiater ein- oder zweimal zu wechseln, es muss ein tatsächliches Vertrauensverhältnis gegeben sein. Aber dann sollte der Patient bei seinem Psychiater oder Psychotherapeuten bleiben, denn je besser er ihn kennt, desto besser kann er dem Betroffenen helfen und spüren, wann dieser mehr Hilfe und wann mehr Selbstständigkeit benötigt. Daneben gibt es noch andere Anlaufstellen, die Unterstützung anbieten: Selbsthilfegruppen, Treffpunkte und Veranstaltungen für Patienten und deren Angehörige. Informationen erteilen die Sozialpsychiatrischen Dienste, Gesundheitsämter und Krankenkassen. Kontakte kann aber auch der behandelnde Psychiater vermitteln.

Bei der Therapie dabeibleiben. Langzeituntersuchungen haben gezeigt, dass Patienten seltener Rückfälle erleiden, wenn sie nach einer Ersterkrankung weiterhin ihre Medikamente einnehmen. Zusätzliche Behandlungsmaßnahmen (Psychoedukation → S. 1178, Psychotherapie → S. 1172) reduzieren das Rückfallrisiko noch mehr. Für den Therapieerfolg ist es entscheidend, dass der Betroffene mit seinen Ärzten und den Angehörigen zusammenarbeitet und sich an ein vereinbartes Behandlungskonzept hält. Dazu gehört die regelmäßige Einnahme des verschriebenen Medikaments in der richtigen Dosierung und zum richtigen Zeitpunkt sowie das Wahrnehmen der Termine beim Arzt oder im Krankenhaus.

Erneuten Schizophrenieschub erkennen. Wieder zurück im Alltag sollten Erkrankte und auch Angehörige besonders aufmerksam auf Frühwarnsymptome achten, die einem neuen Krankheitsschub vorausgehen. Typische Frühwarnsymptome sind:

- Anhaltende Veränderungen der Stimmung, vor allem Auftreten von diffusen Ängsten
- Änderungen im Schlaf-Wach-Rhythmus
- Nachlassen oder Steigerung des Appetits
- Veränderungen im sozialen Kontaktverhalten, wie häufiges gekränktes und empfindliches Zurückziehen aus Gesprächen oder Beziehungen.

Krisenplan vorbereiten. Es empfiehlt sich für Betroffene und Angehörige, sich möglichst frühzeitig über Hilfe im Fall eines Rückfalls Gedanken zu machen und einen persönlichen „Krisenplan" gemeinsam mit dem Arzt oder Therapeuten auszuarbeiten. Dies gilt auch für längere Reisen oder Kuraufenthalte.

Stressfaktoren dosieren. Die alltäglichen Belastungen sollten nur schrittweise wieder an den Erkrankten herangelassen werden und immer im richtigen Verhältnis zu dessen aktueller Verfassung stehen. Nur so lässt sich vermeiden, dass der Patient auf dem Weg zurück in ein selbstbestimmtes Leben überfordert wird.

Wissen über die Krankheit. Je besser der Patient über die Schizophrenie informiert ist und je genauer er weiß, was ihm guttut und was nicht, desto leichter kann er seinen Alltag so gestalten, dass trotz der Erkrankung ein Leben mit Lebensqualität möglich ist.

Aktuell: www.gesundheit-heute.de/30x10

- **www.kompetenznetz-schizophrenie.de** – Informative Internetseite des vom Bundesministerium für Bildung und Forschung (BMBF) geförderten Kompetenznetzes Schizophrenie, Düsseldorf.
- **www.openthedoors.de** – Website des BASTA (Bündnis für psychisch erkrankte Menschen), München: Bietet Tipps, Informationen und ein Diskussionsforum.
- **www.bapk.de** – Website des Bundesverbands Psychisch Kranker (BApK), Bonn: Bietet wertvolles Informationsmaterial und Adressen von lokalen Selbsthilfegruppen.
- **www.bpe-online.de** – Website des Bundesverbands Psychiatrie-Erfahrener e. V. (BPE), Bochum: Bietet u. a. Adressen von Selbsthilfegruppen.
- H. Häfner: **Das Rätsel Schizophrenie.** Eine Krankheit wird entschlüsselt. C.H. Beck, 2005. Informatives Buch zu allen Aspekten der Erkrankung; der Autor ist Arzt und Schizophrenieforscher.
- W. Kissling; G. Pitschel-Walz: **Mit Schizophrenie leben.** Informationen für Patienten und Angehörige. Schattauer, 2003. Informationen über Erkrankung und Therapie, Fragen der Lebensführung, Freizeitgestaltung, berufliche Eingliederung und finanzielle Hilfen.
- M. Kruse: **Im Zwiespalt der Seele. Erfahrungen mit einer endogenen Psychose.** Frieling, 2004. Der Autor schildert eindrucksvoll den Verlauf seiner Erkrankung und der Heilung.

Posttraumatische Belastungsstörung

Häufigkeit: ■■■□□

Posttraumatische Belastungsstörung *(PTBS)*: Folge extremer Erlebnisse wie körperlicher Gewalt oder Lebensbedrohung durch Katastrophen, die die persönlichen Verarbeitungs- und Bewältigungsmöglichkeiten überfordern. Die Symptome beginnen typischerweise mit einer Verzögerung von Tagen, Wochen oder Monaten nach dem belastenden Ereignis.

Die Symptome der PTBS können auch sofort, also Stunden bis wenige Tage, nach dem einschneidenden Ereignis beginnen. Einem anfänglichen Zustand der Betäubung und Empfindungslosigkeit („wie vor den Kopf gestoßen") folgen – je nach Persönlichkeitsstruktur des Betroffenen – Depression, Angst, Ärger, Verzweiflung, Überaktivität oder sozialer Rückzug. Der Arzt spricht hier von einer **akuten Belastungsreaktion**. Sie wird glücklicherweise meistens erkannt und wie die PTBS therapiert.

Bei der Krankheitsentstehung spielen neben der Schwere der Belastung auch Persönlichkeitsstruktur, Erfahrungen, körperliche Verfassung und das soziale Umfeld eine Rolle. Nach belastenden Ereignissen leiden 15–30 % der Betroffenen an einer PTBS. Vor allem die frühzeitig einsetzende Intervention gilt als therapeutisch wirksam und hat sich nach Katastrophen wie z. B. Großunfällen, Krieg, Vergewaltigung und Entführung inzwischen bewährt. Als bestes Mittel zur Prophylaxe gilt die fachkundige psychologische Betreuung unmittelbar nach dem Ereignis (akute Krisenintervention → S. 1173).

Leitbeschwerden

- Ständige Gedanken und Erinnerungen an das Trauma *(Intrusionen)*
- Gedächtnislücken im Zusammenhang mit dem traumatischen Erleben (partielle Amnesie)
- Übererregtheit: Schlafstörungen, Alpträume, Konzentrationsprobleme
- Abstumpfung, Betäubung: Allgemeiner Rückzug, Interessenverlust, innere Teilnahmslosigkeit und Leere
- Bewusste oder unbewusste Meidung von mit dem Trauma verbundenen Situationen
- Angstzustände und Panikattacken bei Konfrontation mit Ereignissen, Personen oder Situationen, die mit dem Trauma verbunden sind oder Ähnlichkeiten aufweisen
- Selbstverletzendes Verhalten.

Wann zum Arzt oder Psychotherapeuten

In den nächsten Tagen, wenn genannte Beschwerden auftreten, auch wenn das Ereignis länger zurück liegt.

Die Erkrankung

Auslöser einer Belastungsstörung sind immer einschneidende Erlebnisse, die den Menschen aus dem psychischen Gleichgewicht bringen:

- Bedrohung der körperlichen Unversehrtheit durch Unfälle, Naturkatastrophen oder Gewaltverbrechen
- Bedrohung der sozialen Sicherheit und gesellschaftlichen Stellung durch Arbeitslosigkeit, materielle Schäden oder finanzielle Verluste
- Bedrohung des persönlichen Beziehungsnetzes durch Trennungen, Scheidung oder Tod.

Stress. In einer bedrohlichen Situation reagiert der Körper mit einer Stressreaktion. Es

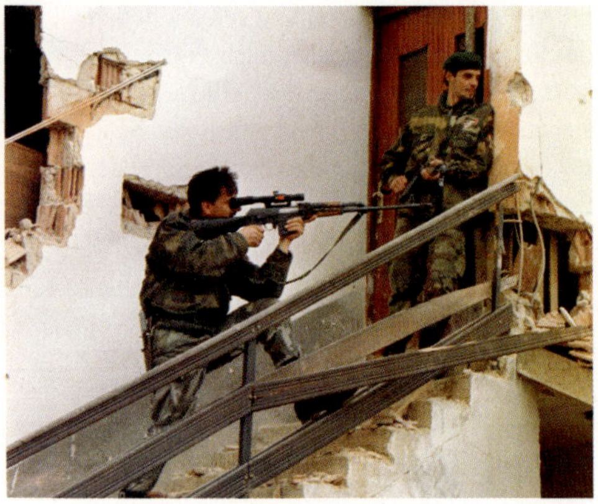

Krieg – für Soldaten und Zivilisten eine schlimme Zeit – und für viele lebenslang präsent in Form von immer wiederkehrenden Alpträumen, Erinnerungslücken und großen Schwierigkeiten, wieder ein normales Lebens zu führen. [WKY 3031]

werden Hormone ausgeschüttet (Adrenalin, Noradrenalin), die den Organismus auf Kampf oder Flucht vorbereiten. Als Folge steigen Blutdruck und Atemfrequenz. Sind aber weder Kampf noch Flucht möglich, bleibt der Organismus in unterdrückter Alarmbereitschaft. Diese „gespeicherte" Stressreaktion springt bei bestimmten, dem Trauma ähnlichen Reizen sofort wieder an (Weiteres zu Stress S. 263).

Informationsverarbeitung. Um auf Gefahren schnell zu reagieren, kürzt das Gehirn die Reizleitung ab. Es wäre z. B. fatal, wenn wir lange überlegen müssten, ob ein auf uns zurasendes Auto gefährlich ist. In diesem Moment wird ein Teil des Gehirns, die Amygdala (Mandelkern), aktiv. Erst nachdem die Gefahr vorbei ist, wird die Information bewertet und in einem anderen Teil des Gehirns, dem Hippocampus, gespeichert. Genau dieser Prozess der Speicherung ist aber bei Traumapatienten gestört. Die Traumaspuren bleiben im Gehirn wie „eingebrannt". Als Folge kommt es zu einer stark erhöhten Empfindlichkeit auf Ereignisse oder Reize (Trigger), die an das Trauma erinnern.

Die PTBS wird erst in neuerer Zeit als „Krankheitseinheit" gesehen – zuvor gab es viele Begriffe und Konzepte, die aber nicht als Facetten eines gemeinsamen Ganzen erkannt wurden: So wurden in Deutschland nach dem Ersten Weltkrieg die *Kriegszitterer* beschrieben, und nach dem Zweiten Weltkrieg das so genannte *KZ-Syndrom* bei Überlebenden des Holocausts festgestellt. In den USA fand das *Post Vietnam Syndrom* breite öffentliche Beachtung. Alle diese Syndrome werden heute zur PTBS zusammengefasst.

Charakteristisch für die PTBS ist ein verzögerter Beginn der Symptomatik. Der Betroffene leidet immer wieder unter Alpträumen, den so genannten *Nachhallerinnerungen* oder *Flashbacks* und versucht, alles, was ihn an das Trauma erinnert, zu umgehen. Oft verlieren die Patienten die Lebensfreude und das Interesse an der Umgebung und ziehen sich zurück. Manchmal entwickelt der Betroffene auch ein Abhängigkeitsproblem (→ S. 1201).

Außenstehenden fallen die Reaktionen der Betroffenen vor allem durch ihre anscheinende Unangemessenheit auf: großes Erschrecken und Erstarren bei nichtigem Anlass (etwa das Knallen einer Tür), große Verletzlichkeit bei minimaler Kritik oder das grundlose Ausbrechen in Tränen.

Das macht der Arzt oder Therapeut

In den letzten Jahren ist mit der **Psychotraumatologie** eine neue Fachrichtung entstanden, die spezielle traumatherapeutische Behandlungsverfahren **(Traumatherapie)** entwickelt hat. Auslöser für diese Neuentwicklung waren Erfahrungen, dass Traumapatienten von unspezifischen verhaltentherapeutischen oder psychoanalytischen Methoden oft nur schlecht oder viel zu langsam profitierten.

Psychopharmaka. Im Vordergrund der Behandlung stehen zunächst Beruhigung und Stabilisierung des Betroffenen. Vorübergehend können in dieser Phase beruhigende Medikamente verordnet werden (Tranquilizer → S. 1170).

Psychotherapie (→ S. 1172). In der Therapie lernt der Patient zunächst verschiedene Techniken, mit denen er der emotionalen Aufruhr, die bei der Bearbeitung des Traumas auftritt, standhalten kann. Erst dann wird er behutsam an das belastende Thema herangeführt. Besonders wichtig während der Behandlung ist die Unterbrechung des „Täterkontakts": Bei Mobbing oder häuslicher Gewalt muss das Opfer vor der Bedrohung und Retraumatisierung geschützt werden. Dazu hilft gegebenenfalls eine richterliche Anordnung.

EMDR *(Eye Movement Desensitization and Reprocessing,* zu deutsch: Augenbewegung, Desensibilisierung und Neustrukturierung) ist eine der bekanntesten Methoden bei der Traumatherapie – aber auch eine der am wenigsten erforschten. Sie scheint zu wirken, aber man weiß bis heute nicht warum. Der Patient wird angeleitet, mit den Augen, dem Kopf oder dem ganzen Körper monotone Bewegungen von rechts nach links auszuführen. Dies hat einen beruhigenden Effekt und soll die Verbindung zwischen den beiden Gehirnhälften stärken. EMDR darf nur im Rahmen einer fachkundigen Traumatherapie angewendet werden.

Prognose

Je früher die Störung psychotherapeutisch behandelt wird, umso besser sind die Heilungsaussichten. Eine Studie der Universität Köln belegt, dass Patienten, die direkt nach einem schweren Trauma therapiert wurden, in durchschnittlich nur zehn Stunden stabilisiert werden konnten.

Selbsthilfe

Vielen Menschen, die Schreckliches erfahren mussten, hilft es, immer wieder über die belastenden Ereignisse zu sprechen. Denn bei Traumapatienten ist die Speicherung des Erlebten in einem bestimmten Gehirnareal, dem Hippocampus, gestört. Wird das Erlebte dort aber nicht „abgelegt", erinnern alle möglichen Erlebnisse den Betroffenen immer wieder an das traumatische Ereignis. Das Sprechen über das Erlebte beschleunigt dagegen die „Ablage" im Hippocampus. Die Folge: Der Patient kommt innerlich zur Ruhe.

Hilfreich sind Sport und Bewegung, weil sie angestaute Stresshormone abbauen. Zudem wird der Körper durch die Anstrengung auf natürliche Weise ermüdet, was auch den gerade bei Traumapatienten häufig gestörten Schlaf positiv beeinflussen kann. Ergänzend empfiehlt sich das Erlernen einer Entspannungstechnik, wie z. B. Autogenes Training (→ S. 1257), Yoga (→ S. 1259) oder progressive Muskelrelaxation nach Jacobson (→ S. 1259).

Immer wiederkehrende Alpträume können mit der **Imaginationstechnik** gemildert werden. Der Betroffene ruft sich tagsüber den Alptraum ins Gedächtnis, erfindet nun aber ein gutes Ende: Er verändert die Handlung entweder zum Positiven oder lässt Helfer auftreten, die Rettung bringen. Auch das Aufschreiben eines positiven Ausgangs kann helfen, den Alptraum für immer „abzulegen".

Selbsthilfegruppen werden dagegen eher skeptisch beurteilt: Wenn sie nicht von erfahrenen Therapeuten geleitet werden, besteht die Gefahr, dass sich die Teilnehmer gegenseitig mit Schilderungen von schrecklichen Ereignissen zusätzlich belasten.

i Aktuell: www.gesundheit-heute.de/30x11

- **www.trauma-netz.drk.de** – Website des Deutschen Roten Kreuzes, Berlin: Vermittelt bundesweit Adressen von Psychotherapeuten, Kliniken und lokalen Selbsthilfegruppen.
- **www.psychotraumatologie.de** – Website der Deutschen Gesellschaft für Psychotraumatologie an der Universität Köln: Fundierte Informationen, Links zu Hilfsangeboten, Therapeutenlisten.
- G. Fischer: **Neue Wege aus dem Trauma**. Patmos, 2008. Der bekannte Psychotraumatologe erklärt, wie sich Traumafolgen äußern, und gibt praktische Übungsanleitungen zur Traumabewältigung.
- L. Reddemann: **Imagination als heilsame Kraft.** Klett-Cotta, 2001. Fundiertes Buch für Fachleute wie Laien mit Übungen zu Vorstellungsbildern (Imaginationen) für die Traumabewältigung.

Selbstmord

Häufigkeit: ■■□□□

Selbstmord ***(Suizid, Selbsttötung):*** Freiwillige Beendigung des eigenen Lebens durch eine selbstbestimmte Handlung, häufig durch Erhängen, Erschießen, eine Medikamentenüberdosis oder durch das Weglassen eines lebenswichtigen Medikaments. In der Altersgruppe der 15- bis 35-Jährigen ist Selbstmord die zweithäufigste Todesursache (nach dem Unfalltod), absolut gesehen geschehen aber zehnmal so viele Selbstmorde im Alter über 70 Jahre. In Deutschland passieren etwa 11 000 Selbstmorde pro Jahr, und 100 000–150 000 **Selbstmordversuche.** Drei Viertel der erfolgreich Selbstmord Begehenden sind Männer, bei den Selbstmordversuchen sind zwei Drittel Frauen.

Über die Hälfte der „erfolgreichen" Selbstmorde wird von psychisch Kranken begangen, vor allem von depressiv Kranken (→ S. 1181). Aber auch Abhängige (→ S. 1201), alte Menschen, Jugendliche in der Ablösungsphase vom Elternhaus sowie chronisch und unheilbar Kranke sind erhöht selbstmordgefährdet.

Warnsignale für einen drohenden Selbstmord

Dem Selbstmordforscher *Erwin Ringel* zufolge gehen einem Selbstmord oder Selbstmordversuch beinahe gesetzmäßig ablaufende Erscheinungen voran, die von ihm als **präsuizidales Syndrom** ***(Suizidalität)*** beschrieben werden: Der Betroffene erlebt eine Einengung persönlicher Möglichkeiten auf allen Ebenen und eine damit verbundene Ausweglosigkeit. Er zieht sich zunehmend aus seiner Umwelt zurück und entwickelt Aggressionen gegen andere, vor allem aber gegen sich selbst und beschäftigt sich ständig mit Todesgedanken.

Typische Warnsignale für die Beschäftigung mit dem Selbstmord sind:

- Plötzliche unerklärliche Ruhe und Freude, die sich als Erleichterung durch den Entschluss zur Selbsttötung deuten lässt *(präsuizidale Aufhellung)*
- Schreiben eines Testaments
- Verschenken von Sachen
- Sammeln von Medikamenten
- Schuldvorwürfe gegen sich selbst
- Aussagen, das Leben sei sinnlos
- Reden über den Selbstmord, besonders ernst zu nehmen bei Angabe konkreter Vorstellungen und Pläne (80 % der Menschen, die einen Suizidversuch begehen, kündigen ihn vorher an).
- Erwähnen von fremden Stimmen, die den Selbstmord befohlen hätten.

Wann zum Arzt oder Psychotherapeuten

Sofort, wenn die beschriebenen Selbstmord-Warnsignale wahrgenommen werden.

Wenn sich der Kranke bereits in psychiatrischer Therapie befindet, ist der behandelnde Psychiater oder Psychotherapeut der richtige Ansprechpartner. Ist dieser nicht erreichbar, sollte der Hausarzt des Kranken oder der hausärztliche Notdienst kontaktiert werden.

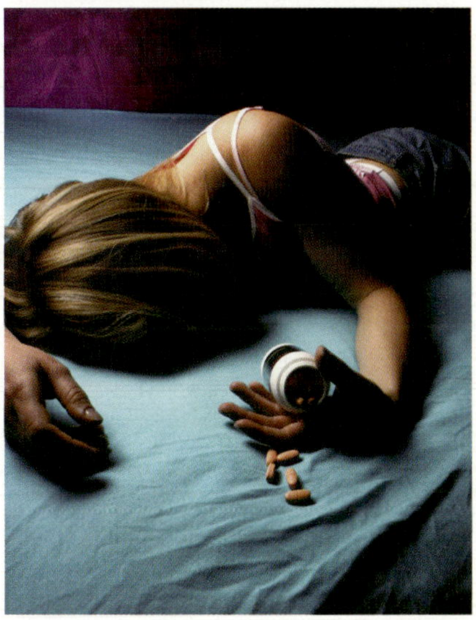

Hintergrund für Selbstmordversuche ist häufig Medikamentenabhängigkeit (→ z. B. von Benzodiazepinen S. 1171). Sie führt in eine subjektiv ausweglose Situation. Auslöser ist häufig eine Kurzschlussreaktion auf – für Außenstehende – relativ geringfügige Anlässe wie z. B. einen Ehestreit. Wenn Tablettenabhängige mit Selbstmord drohen, sollte die Drohung immer ernst genommen werden, auch wenn sie wiederholt und aus unangemessenem Anlass heraus ausgesprochen wird – der Betroffene ruft nach Hilfe ***(appellative Selbstmordversuche).***
[ISP 3034]

Die Problematik

„Derjenige, der sich heute in einem Anfall von Melancholie tötet, würde sich gewünscht haben zu leben, wenn er nur eine Woche gewartet hätte." *Voltaire*

Nur wenige Selbstmorde sind echte ***Bilanzsuizide,*** bei denen ein psychisch Gesunder Bilanz über sein Leben zieht und sich dann selbst tötet. Viel öfter sind Suizidhandlungen Kurzschlussreaktionen, die im Verlauf von Lebenskrisen oder von schweren psychischen Erkrankungen auftreten. Der Betroffene sieht keinen anderen Ausweg mehr als „Schluss zu machen". Meist liegen zwischen dem Entschluss zur Selbsttötung und seiner Ausführung nur wenige Stunden, und der direkte „Auslöser" kann ein banaler Streit sein – eben der berühmte Tropfen, der das (fast) volle Fass zum Überlaufen bringt.

Das macht der Arzt oder Therapeut

Bei einer schweren Depression (→ S. 1181) oder Psychose (→ S. 1167) wird der Arzt die Therapie dieser Grundkrankheit überprüfen und gegebenenfalls Dosierung oder Medikamentenauswahl anpassen. Eine psychotherapeutische Krisenintervention (→ S. 1173) ist für psychotisch Kranke allerdings nur selten möglich, denn die Patienten beharren auf ihrer verzerrten Sicht von sich, ihrer Erkrankung und der Welt.

Bei nicht psychotischen Patienten ist dagegen die ***akute Krisenintervention*** am erfolgreichsten. Sie beginnt mit dem Beziehungsaufbau zum Patienten durch einen erfahrenen Therapeuten, der die Einsamkeit und Isolation durchbricht. Oft baut der Betroffene nach einem Selbstmordversuch eine Fassa-

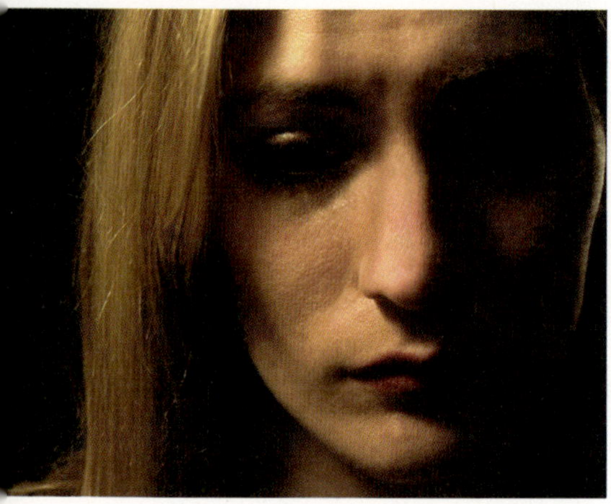

Selbstmordgefährdete erscheinen oft verschlossen, misstrauisch – und erst auf den zweiten Blick verletzt und aus der Bahn geworfen. [ISP 3033]

de auf, hinter der er seine Probleme verbirgt. Dadurch wird es aber unmöglich, mit der den Selbstmord(versuch) auslösenden Lebenskrise fertig zu werden. (Näheres → S. 1173)

Entsprechend der zumeist korrekten Annahme, dass die akute Krise nur Auslöser, aber nicht der eigentliche Grund für den Selbstmordversuch war, müssen mit dem Patienten vor allem die Hintergründe bearbeitet werden. Also etwa die Gründe für die gescheiterte Beziehung oder den Verlust des Arbeitsplatzes. Manchmal gelingt es, dass der Betroffene seine Lebensgestaltung tief greifend ändert. Meist benötigt er dazu längerfristig psychotherapeutische Hilfe, um die Krise aushalten und letztendlich überwinden zu können.

Bei Therapieunwilligkeit des Betroffenen. Willigt der Patient in eine Klinikeinweisung nicht ein – welche im Normalfall notwendig ist – und besteht auch keine rechtliche Möglichkeit zur Klinikeinweisung gegen den Willen des Betroffenen (Zwangseinweisung → S. 1180), bleibt den Angehörigen nur eine Wahl: Sie müssen versuchen, mehr Sicherheit für den Patienten zu schaffen, für die er selbst im Moment nicht sorgen kann. Am wichtigsten sind:

- Kontinuierliche Nähe, aber ohne den Betroffenen zu „erdrücken"
- Das Wegschließen aller Medikamente, Autoschlüssel und Haushaltsgifte (z. B. Pflanzenschutz- und Reinigungsmittel)
- Regelmäßige und nachdrückliche Versuche, den zum Tode entschlossenen Menschen wieder in Beziehung zu seiner Umwelt zu bringen.

Es ist nutzlos, dem Patienten Vorwürfe zu machen („Du kannst doch Deine Kinder nicht alleine zurücklassen"). Ebenso falsch ist es, die Selbstmordgedanken zu verharmlosen („So schlimm ist es doch gar nicht, es wird schon wieder werden"). Durch solche Äußerungen nimmt man die Verzweiflung des Patienten nicht ernst und lässt ihn allein.

i Aktuell: www.gesundheit-heute.de/30x12

- **www.suizidprophylaxe.de** – Sehr lesenswerte Internetseite der deutschen Gesellschaft für Suizidprävention, Dresden.
- P. G. Quinett: **Es gibt etwas Besseres als den Tod.** Herder, 2000. Dialogisch geschriebener Ratgeber zwischen „Patient" und „Therapeut", der Fragen aufgreift, die Selbstmordgefährdete (nachts) beschäftigen.
- M. Otzelberger: **Suizid. Das Trauma der Hinterbliebenen.** Erfahrungen und Auswege. DTV, 2002. Guter und differenzierter Ratgeber für Angehörige mit einem Selbstmordfall in der Familie, aber auch für Betroffene mit Selbstmordgedanken.

Dissoziative Störung

Häufigkeit: ■■■□□

Dissoziative Störung *(Konversionsstörung)*: Psychische Erkrankung mit körperlichen Beschwerden ohne krankhafte organische Ursache als Ausdruck eines psychischen Konflikts. Dieser ungelöste psychische Konflikt wird auf körperliche Erscheinungen verschoben und dadurch eine Scheinlösung des Konflikts erreicht. Frauen erkranken häufiger als Männer.

Leitbeschwerden

- Psychisch bedingte Lähmungen, „Anfälle" verschiedenster Art, Zittern, Empfindungsstörungen, Schmerzzustände, Gedächtnislücken und Blind- oder Taubheit.
- Dem Arzt fällt auf, dass die Erscheinungen nicht zu einer der bekannten Organerkrankungen passen. Beispielsweise gehen „epileptische Anfälle" regelmäßig ohne Verletzungen (z. B. Zungenbiss) einher.
- Die Symptome werden vor „Publikum" in der Regel stärker, bei fehlender Beachtung durch die Umwelt nehmen sie ab.
- Der Patient glaubt, seine Probleme seien durch die Symptome verursacht worden und nicht umgekehrt.

Wann zum Arzt

Sofort, wenn die beschriebenen Beschwerden wahrgenommen werden.

Die Erkrankung

Dissoziative Störungen treten hauptsächlich als Folge traumatisierender Erfahrungen (Posttraumatische Belastungen → S. 1189) auf und sind eine pathologische Form der Erlebnisverarbeitung. Im Sinne einer Schutzfunktion werden unangenehme Erfahrungen abgespalten (dissoziiert) und der Betroffene erlebt stattdessen körperliche Symptome, häufig mit symbolischem Charakter. Eine Lähmung der Beine kann z. B. bedeuten, dass „es nicht mehr weitergeht", eine Blindheit, dass der Patient von der Welt nichts mehr sehen möchte. Dissoziative Störungen können somit als Lösungsversuch in Konfliktsituationen verstanden werden. Auch bei Kindern ist diese Art der Konfliktlösung anzutreffen. Die Symptome werden als belastend und bedrohlich erlebt, der Patient merkt, dass etwas nicht stimmt, kann es aber nicht zuordnen. Dissoziative Störungen müssen im Rahmen einer traumatherapeutischen Behandlung (→ S. 1190) behandelt werden.

Das macht der Arzt oder Therapeut

Patienten mit dissoziativen Störungen gelangen meist auf Umwegen zum richtigen Arzt: Zunächst werden sie regelmäßig auf eine internistische oder sonstige nicht psychiatrische Krankenhausstation eingewiesen und erst, wenn die dissoziative Störung erkannt ist, erfolgt die Behandlung psychotherapeutisch.

Es kommen vor allem tiefenpsychologisch orientierte Verfahren oder Verhaltenstherapie infrage. Welche, hängt vom Einzelfall ab, entscheidend aber ist eine gute, tragfähige Beziehung zwischen Therapeut und Patient und eine möglichst frühzeitige Behandlung, um Folgeschäden (körperlich und sozial) zu vermeiden. Im Idealfall lernen die Kranken, ihr Symptom als Signal „aus dem Inneren" zu verstehen und sich den damit verbundenen Problemen zu stellen.

Prognose und Selbsthilfe

Posttraumatische Belastungsstörung → S. 1189

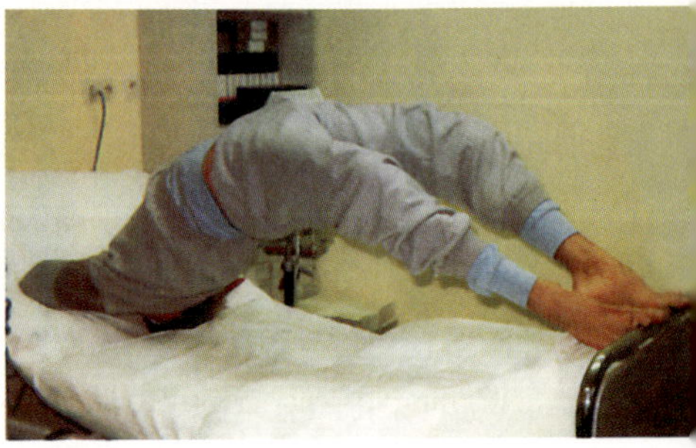

„Arc de cercle": *Ausdruck einer dissoziativen Störung bei einem Patienten, der nach einem Unfall unter epileptischen Anfällen litt* [GTV 3035]

Zwangsstörungen

Häufigkeit:

Zwangsstörung *(Zwangsneurose, Zwangserkrankung):* Zwangsstörungen sind sich aufdrängende, stereotyp wiederkehrende Gedanken und Handlungen, die als sinnlos und störend erlebt werden, jedoch nicht unterdrückt werden können und den Alltag erheblich beeinträchtigen. Erkrankt sind etwa 2 % der Bevölkerung. Zwangsstörungen gelten zusammen mit den Phobien (→ S. 1196) als häufigste Form der Neurose (zur Problematik dieses Begriffs → S. 1167) und sind durch Verhaltenstherapie gut behandelbar.

Leitbeschwerden

- **Zwangsgedanken** sind Denkinhalte, also Bilder, Ideen, Vorstellungen, Impulse oder Ängste, die zwar als unsinnig erkannt werden, sich jedoch weder ignorieren noch unterdrücken lassen und sich immer wieder aufdrängen. Häufigste Gedanken und Ängste sind z. B., dass die eigene Gesundheit gefährdet sei, man sich beschmutzen könnte oder dauernde Zweifel, Dinge getan oder unterlassen zu haben („Ist das Bügeleisen noch an oder habe ich es ausgemacht?").
- **Zwangshandlungen** sind Tätigkeiten, Verhaltensweisen und Rituale, die jemand immer wieder gegen oder ohne seinen Willen tun muss, obwohl sie meist als übertrieben und sinnlos empfunden werden. Am häufigsten ist der Kontrollzwang, gefolgt vom Wasch- oder Sammelzwang. Wird der Betroffene an der Zwangshandlung gehindert oder versucht er selbst, diese abzustellen, bauen sich Ängste und unerträgliche innere Spannungen auf. In schweren Fällen rauben die Zwänge den Betroffenen ihre gesamte Energie und führen dazu, dass sie nicht mehr arbeitsfähig sind und die Wohnung nicht mehr verlassen können.

Meist treten Zwangsgedanken und Zwangshandlungen gemeinsam auf. Aufgrund ihrer als ausweglos empfundenen Lage leiden die Patienten oft an Depressionen (→ S. 1181) und Angsterkrankungen (→ S. 1194).

Wann zum Arzt oder Psychotherapeuten

In den nächsten Tagen, wenn

- Die Beschwerden die Alltagsbewältigung beeinträchtigen
- Negative Folgen (Arbeitsunfähigkeit, Konflikte in Familie und Partnerschaft) zu befürchten oder bereits eingetreten sind.

Die Erkrankung

Zwänge entwickeln meist Menschen, die ängstlich, vorsichtig und sozial eher zurückgezogen und scheu sind. Ursache ist oft eine Überforderungssituation, auch traumatische Erlebnisse können beteiligt sein (Posttraumatische Belastungsstörung → S. 1189). Die folgenden Faktoren spielen bei der Krankheitsentstehung eine Rolle:

Vererbung. Kinder von zwanghaften Eltern erkranken häufiger als Kinder „normaler" Familien. Ob dies aber für eine genetische Weitergabe der Erkrankung spricht, ist umstritten. Genauso plausibel ist die Erklärung, dass Kinder das zwanghafte Verhalten von den Eltern „abgucken" bzw. „erlernen".

Neurobiologische Faktoren. Zwangspatienten zeigen in bestimmten Teilen des Gehirns eine Überaktivität. Dadurch kommt es zu Kommunikationsproblemen zwischen dem Frontalhirn und tieferen Hirnstrukturen *(Basalganglien)*. Zusätzlich hat man bei Zwangspatienten einen Mangel des Botenstoffs Serotonin festgestellt. Deshalb sprechen Erkrankte auch gut auf Medikamente an, die den Serotoninspiegel erhöhen (SSRIs → S. 1170).

Erziehung. Die Psychoanalyse geht davon aus, dass ein zu frühes und übertriebenes Sauberkeitstraining beim Kleinkind später zu einer Zwangsstörung führen kann. Diese Annahme konnte aber durch wissenschaftliche Studien nicht gestützt werden. Fest steht allerdings, dass ein Erziehungsstil, der Ordnung, Sauberkeit und Fehlerlosigkeit sehr stark belohnt und Abweichungen entsprechend bestraft, eine Zwangsstörung begünstigt.

Stress, Belastung. Meist geht der Erkrankung eine Belastung voraus, der sich der Patient mit seinen hohen Ansprüchen an sich selbst nicht mehr gewachsen fühlt. So empfindet eine Mutter ihr Neugeborenes, das nachts häufig schreit, zuweilen als Last – darf sich dies aber als „perfekte Mutter" nicht eingestehen. Die starke Belastung kommt dann z. B. durch zwanghaftes Verhalten oder aggressive Fantasien zum Ausdruck.

Menschen, die an einer Zwangsstörung erkranken, sind meist sehr gewissenhaft, genau und ordentlich. Sie hassen es, Risiken einzugehen und passen sich schon fast übermäßig an die sozialen Normen und Regeln an. Die Neigung zu diesem ängstlichen, angepassten, übergenauen Verhalten zeigt sich oft bereits in der Kindheit, spätestens aber im frühen Erwachsenenalter. Der Übergang zwischen einem „normalen", sehr genauen, bedachten und sorgfältigen Verhalten und einem Zwang ist fließend. Die Erkrankten merken, dass sie – gegen ihren Willen – immer mehr Zeit und Energie für ihre Rituale aufwenden und erleben diese als sehr quälend. Zwangshandlungen dienen meist auch der Angstabwehr: Die Angst hört schlagartig auf, sobald die Zwangshandlung ausgeführt wird. Diese „Belohnung" des zwanghaften Verhaltens erhält den Zwang immer wieder aufrecht. Anders als bei einer Abhängigkeit (→ S. 1201) entlastet das zwanghafte Verhalten aber nur für kurze Zeit und wird auch nicht als Belohnung erlebt. Bei der Zwangsstörung erlebt der Patient sich selbst als Urheber der Beschwerden. Die Zwangsphänomene werden ihm nicht, wie bei einer Psychose (→ S. 1167), von außen eingegeben. Dennoch schafft es der Betroffene nicht, den inneren Zwang anzugehen oder ihn zu überwinden.

Formen des Zwangs

- Wer an einem **Waschzwang** leidet, muss sich dutzende Male am Tag die Hände schrubben und sich duschen. Schon kurz nach dem Ritual befällt den Betroffenen wieder das Gefühl, schmutzig zu sein. Als Folge der vielen Waschungen, die meist auch mit aggressiven Seifen und Bürsten vorgenommen werden, reißt die Haut auf und entzündet sich.
- Bei einem **Kontrollzwang** müssen die Betroffenen sich immer wieder überzeugen, dass sie z. B. die Herdplatten oder das Bügeleisen ausgeschaltet haben, bevor sie die Wohnung verlassen. Sobald sie an der Wohnungstür sind, befallen sie aber wieder Zweifel und sie müssen alles erneut überprüfen. Dieses kann sich viele Male wiederholen. Schaffen es die Patienten, endlich die Wohnung zu verlassen, quälen sie Fantasien, dass sie doch etwas übersehen haben könnten.
- Beim **Wiederholungszwang** werden vom Betroffenen bestimmte Rituale (zwanghaft) wiederholt, damit eine schlimme Befürchtung nicht eintritt; z. B. muss jeder Lichtschalter dreimal berührt werden, damit der Partner nicht erkrankt. Beim *Zählzwang* müssen bestimmte Objekte (die Fenster von Häusern, Trittsteine auf dem Gehweg) immer wieder gezählt werden.
- **Zwanghafter Perfektionismus** im Beruf führt dazu, dass die Betroffenen immer wieder kontrollieren müssen, ob sie fehlerfrei gearbeitet haben oder ob sie nicht doch noch etwas verbessern könnten. Oft nehmen sie Arbeit mit nach Hause und machen viele Überstunden, ohne dass sie jedoch ihre Arbeit wirklich erledigen. Gleichzeitig sind die Betroffenen permanent erschöpft, nervös und angespannt. Häufig

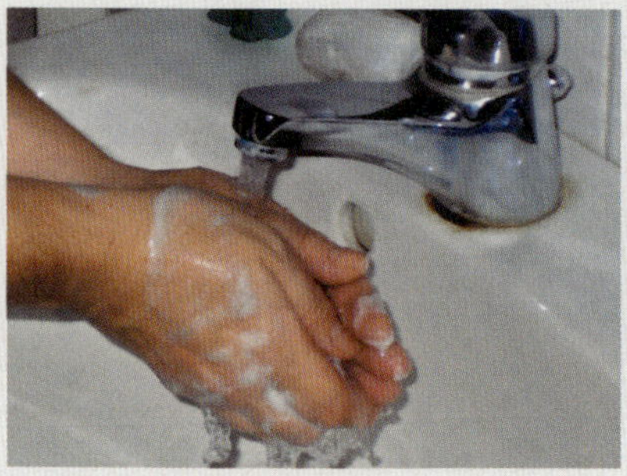
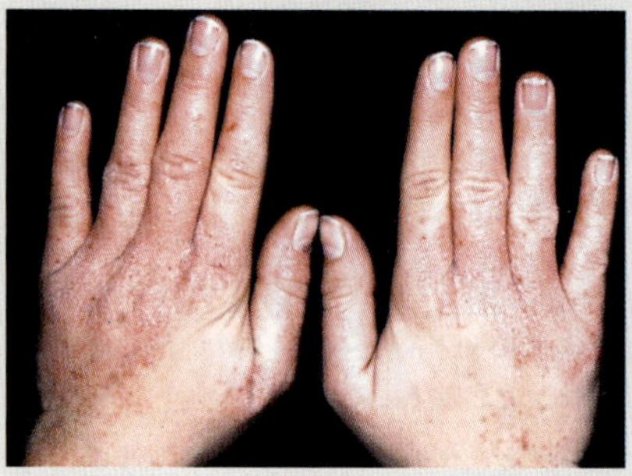

*39-jährige Frau mit **Waschzwang,** der schon seit mindestens vier Jahren bestand. Obwohl sie inzwischen unter „Waschfrauenhänden" litt, d. h. schmerzhafte Ekzeme an den Händen hatte, konnte sie ihre Waschrituale nicht reduzieren. Der Anfang der Therapie war schwierig: Da die Patientin nicht an einen Erfolg glaubte, brach sie die Verhaltenstherapie ab. Nach einer Krankenhauseinweisung in eine Hautklinik aufgrund ihrer Ekzeme startete sie einen erneuten Versuch und konnte geheilt werden.* [GTV 3036]

wird die Leistungsfähigkeit letztendlich auch vom Vorgesetzen angezweifelt, was zu beruflichen Problemen führt.

- Stehen gewalttätige oder obszöne Themen im Vordergrund, spricht man von **Zwangsimpulsen:** Die Betroffenen leiden etwa unter der Fantasie, Kollegen oder Vorgesetzte mit Schimpfwörtern belegen zu müssen, bekommen ekelerregende sexuelle Vorstellungen oder beängstigende Gedanken nicht aus dem Kopf. Oft widersprechen die Inhalte der Zwangsideen genau den eigenen Normen und Werten – ein religiöser Mensch wird von gotteslästerlichen Gedanken geplagt, jemand, der sexuell eher zurückhaltend ist, von pornografischen Obszönitäten. Die soziale Kontrolle bleibt aber fast immer gewahrt, die Impulse werden also nicht in die Realität umgesetzt.

Das macht der Arzt oder Therapeut

Oft kommen die Betroffenen mit anderen Leitbeschwerden wie z. B. Depressionen in die Praxis. Dem erfahrenen Arzt gelingt es aber in der sorgfältigen Befragung schnell, von der Oberfläche der geschilderten depressiven Beschwerden zu den dahinterstehenden Zwangssymptomen vorzudringen.

Bis vor 20 Jahren galten Zwangsstörungen noch als sehr schwer heilbar. Moderne psychotherapeutische Verfahren, insbesondere die kognitive Verhaltentherapie (→ S. 1176) – in schweren Fällen zunächst kombiniert mit Psychopharmaka – haben bei den Zwangsstörungen aber zu einem fast revolutionären Durchbruch mit Heilungsquoten von über 80 % geführt. Die Prognose ist umso besser, je früher die Therapie einsetzt. Aber auch über Jahre oder Jahrzehnte bestehende Erkrankungen können mit den modernen Therapieverfahren erfolgreich behandelt werden.

In schweren Fällen und bei einer lange bestehenden, chronifizierten Störung wird zum Einstieg in die Therapie eine stationäre Behandlung in einer Spezialklinik empfohlen. Da viele Zwangshandlungen jedoch auch an die Wohnung oder an die Arbeitsstelle gebunden sind (z. B. Kontrollzwänge), sollte sich an den stationären Aufenthalt immer eine ambulante Weiterbehandlung anschließen.

Psychopharmaka. Psychopharmakologisch erfolgt die Therapie in schweren Fällen mit Antidepressiva (→ S. 1169), meist mit Serotonin-Wiederaufnahmehemmern (SSRIs → S. 1170). Neuroleptika (→ S. 1168) kommen nur dann zum Einsatz, wenn der Patient sehr unruhig ist und Ängste oder depressive Beschwerden im Vordergrund stehen.

Psychotherapie. Zwangshandlungen sprechen am besten auf die **Expositionstherapie** an, eine Form der kognitiven Verhaltenstherapie (→ S. 1176). Der Betroffene wird – natürlich mit seinem Einverständnis und nach einer ausführlichen Erklärung des Behandlungskonzepts – daran gehindert, seine Zwangshandlung auszuüben. Er darf sich z. B. nicht die Hände waschen oder muss seine Wohnung ohne Kontrollüberprüfung verlassen. In der kognitiven Verhaltenstherapie werden gestörte Denkmuster und irrationale Annahmen hinterfragt und schrittweise durch nützlichere Denkmuster ersetzt.

Selbsthilfe und Hilfe durch Angehörige

Die Patienten schämen sich meist für ihre Erkrankung und glauben, diese in den Griff zu bekommen, wenn sie sich nur „zusammenreißen". Sie geraten dann in einen Teufelskreis von frustrierenden Erlebnissen und einer Verstärkung der Beschwerden. Um sich über die Erkrankung und den Umgang mit drohenden Rückfällen auszutauschen, gibt es Selbsthilfegruppen für Betroffene und Angehörige. Die ständige Beschäftigung mit den Zwängen kann die Erkrankung aber auch negativ beeinflussen. Oft hilft es den Betroffenen mehr, sich von ihren Zwängen abzulenken. Die beste Vorsorge besteht daher in abwechslungsreichen, interessanten Aktivitäten.

Das Umfeld leidet oft fast genauso unter den Zwängen wie die Patienten selbst. Auch wenn es schwerfällt: Angehörige sollten den Patienten zu einer Therapie auffordern. Alle Versuche, ihm zu erklären, dass seine Befürchtungen irrational und seine Kontrollen übertrieben sind, laufen ins Leere. Denn das wissen die Betroffenen selbst, können aber trotzdem nicht anders. Außerdem sollten die Symptome so wenig wie möglich beachtet werden. Denn jede Aufmerksamkeit erinnert den Patienten wieder an seinen Zwang, auch dann, wenn ihn die Erkrankung vielleicht gerade nicht in ihrer Gewalt hat.

i Aktuell: www.gesundheit-heute.de/30x13

- **www.zwaenge.de** – Website der Deutschen Gesellschaft für Zwangserkrankungen e. V. (DGZ, Osnabrück): Mit Adressen von Psychotherapeuten, Kliniken und Selbsthilfegruppen. Bietet die Möglichkeit, kostenlose Broschüren anzufordern.
- **www.christoph-dornier-klinik.de** – Internetseite der gleichnamigen Klinik in Münster mit fundierten Informationen über die Erkrankung, ihre Ursachen und Therapie.
- H. Ambühl: **Wege aus dem Zwang.** Wie Sie Zwangsrituale verstehen und überwinden. Patmos, 2007. Der Psychotherapeut Ambühl beschreibt umfassend und verständlich die Erkrankung und erklärt an Fallbeispielen verschiedene Möglichkeiten der Behandlung.
- G. Gielen et al.: **Ich bezwinge meinen Zwang. Auseinandersetzungen mit einem Waschzwang** Pabst Science Publishers, 2005. Das Buch beschreibt insbesondere, was den Patienten in einer stationären Therapie erwartet.
- Ulrike S. et al.: **Der Weg aus der Zwangserkrankung.** Vandenhoeck & Ruprecht, 2003. Sehr persönlicher Bericht einer Betroffenen.

Angsterkrankungen (Überblick)

Angsterkrankungen gehören wie die Zwangsstörungen (→ S. 1193) zu den Neurosen (→ S. 1167). Häufig auftretende Angsterkrankungen sind die generalisierte Angststörung (→ S. 1195), Phobien (→ S. 1196) und Panikattacken (→ S. 1197). Das zentrale Symptom aller Angsterkrankungen ist die **Angst,** die sich äußert durch:

- *Verhaltenssymptome* wie Flucht vor der vermeintlichen Bedrohung, Vermeidung von Angst auslösenden Situationen, ständiges Denken an die vermeintliche Gefahr.
- *Stresssymptome* wie Muskelanspannung, erhöhter Puls und Blutdruck, gesteigerte Ausschüttung von Magensaft, Mundtrockenheit, Erweiterung der Pupillen, Schwindel, Sehstörungen, verstärkte Darmmotorik, Ausschüttung von Stresshormonen, kalter Schweiß.
- *Psychische Symptome* wie innere Unruhe, Hilflosigkeit, Nervosität, innere Anspannung, Gefühl der Bedrohung, Panik, Verlust an Lebensfreude und Lebensqualität.

Generalisierte Angststörung

Häufigkeit:

Generalisierte Angststörung ***(GAS, Angstneurose, allgemeine Angststörung):*** Anhaltendes Gefühl von diffuser Angst, für die kein realer, konkreter Grund vorliegt ***(frei flottierende Angst).*** Die generalisierte Angststörung beginnt meist zwischen dem 20. und dem 35. Lebensjahr und betrifft vor allem Frauen. Bei etwa 70 % der Betroffenen tritt sie in Verbindung mit Depressionen (→ S. 1181) oder anderen Angststörungen auf.

Leitbeschwerden

- Ständig erhöhtes Angstniveau, das sich körperlich durch Nervosität, Zittern, Muskelverspannungen, Schwitzen, Herzklopfen, Schwindelgefühle oder Bauchschmerzen äußert – dies alles sind physiologische Folgen der Angst bzw. des erlebten Stresses.
- Permanentes Angstgefühl, dass Ihnen selbst oder wichtigen Bezugspersonen etwas Schlimmes passieren könnte, obwohl keine reale Gefährdung besteht.
- Reale Gefahren – wie im Straßenverkehr oder Sport – werden extrem überschätzt und bieten Anlass zu Überlegungen, was alles geschehen könnte.
- Schlafstörungen, da Patienten von den Grübeleien, Sorgen und Befürchtungen nicht abschalten können.
- Existenz- und Lebensangst, Angst vor der Zukunft, insbesondere der sozialen und finanziellen Sicherheit. Ständige Angst, den Anforderungen des Alltags und des Berufs nicht gewachsen zu sein, zu versagen, sich dabei zu blamieren oder Schäden zu verursachen.

Wann zum Arzt oder Psychotherapeuten

In den nächsten Tagen, wenn die Beschwerden länger als 14 Tage andauern.

Die generalisierte Angststörung wird wegen der ausgeprägten körperlichen Begleitsymptome oft als psychische Erkrankung nicht erkannt. Da die Betroffenen diese Symptome meist nicht mit ihrer Angst in Verbindung bringen, berichten sie dem Arzt auch nicht über ihre andauernden großen Sorgen und Befürchtungen. Die Folge: Der Arzt erkennt oft erst sehr spät, was der wahre Auslöser für die körperlichen Beschwerden ist.

Die Erkrankung

Die Ursachen einer generalisierten Angststörung sind noch unklar – klar sind nur die Risikofaktoren:

Persönlichkeit. Schüchterne, eher introvertierte Menschen, die mehr an andere als an sich selbst denken, scheinen eher eine generalisierte Angststörung zu entwickeln.

Kognitive Faktoren. Eine als Kind erworbene Einstellung, dass wichtige Ereignisse nicht kontrollierbar, vorhersehbar und beeinflussbar sind und man deshalb sein Leben nicht selbst in der Hand hat. Zudem werden äußere Gefahren über- und die eigenen Bewältigungsmöglichkeiten unterschätzt.

Gesellschaftliche Verunsicherung. In Zeiten sozialer und politischer Unsicherheit (Arbeitslosigkeit, Terrorismus) scheinen generalisierte Angststörungen zuzunehmen.

Chronische Angst, permanente Besorgtheit, Befürchtungen und negative Vorahnungen stellen das für lange Phasen prägende Lebensgefühl dar. Diese Störung wird deshalb auch „Sorgenkrankheit" genannt. Betroffene können ihre angstbesetzten Gedanken nicht mehr kontrollieren. Versuche, an etwas anderes zu denken, scheitern und scheinen die Problematik sogar noch zu verstärken. Besonders belastend sind neben dem ständigen Gedankenkreisen die körperlichen Symptome. Das Gefühl, immer „auf dem Sprung" sein zu müssen und die schlaflosen Nächte führen zu Erschöpfung, leichter Ermüdbarkeit, Nervosität und den verschiedensten funktionellen Beschwerden wie Muskelverspannungen, Bauchbeschwerden und Herz-Kreislauf-Störungen. Diese können sich akut so zuspitzen, dass sie zum Ausbruch einer Panikattacke (→ S. 1197) führen.

Das macht der Arzt oder Therapeut

Ist die Angsterkrankung richtig diagnostiziert, erfolgt die Behandlung meist durch verhaltenstherapeutische oder psychoanalytische Psychotherapien, bei starken Ängsten auch durch Psychopharmaka und Betablocker.

Psychopharmaka. Psychopharmakologisch werden Benzodiazepine (→ S. 1170) eingesetzt. Diese sind allerdings wegen des hohen Abhängigkeitspotenzials oft problematisch. Antidepressiva (→ S. 1169) werden bei schwerer Symptomatik begleitend zur Psychotherapie verordnet.

Psychotherapie. Ziel der Psychotherapie ist, die gestörte Wahrnehmung der Erkrankten zu normalisieren. Angstbewältigungsprogramme, die aus der kognitiven Verhaltenstherapie (→ S. 1176) hervorgegangen sind, verringern zunächst durch Entspannungstechniken die körperlichen Symptome der Angst und machen sie besser beherrschbar. Gemeinsam mit dem Patienten wird dann erarbeitet, welche zentralen Annahmen sie über sich selbst und die Welt haben. Häufig glauben die Betroffenen, nur dann geliebt zu werden, wenn sie es immer jedem recht machen. Erkrankte neigen auch dazu, bei zwei möglichen Alternativen stets die negativere Variante anzunehmen. Der Therapeut hilft dem Patienten, solche Überzeugungen durch andere Gedanken zu ersetzen.

In der Therapie wird auch darüber gesprochen, was der Erkrankte womöglich durch seine permanenten Sorgen vermeidet. So scheuen Angstpatienten häufig davor zurück, Dinge selbstverantwortlich anzupacken und ihr Leben in die eigene Hand zu nehmen. Häufig wird die Angsttherapie auch durch ein Training in sozialer Kompetenz und durch ein Selbstsicherheitstraining ergänzt.

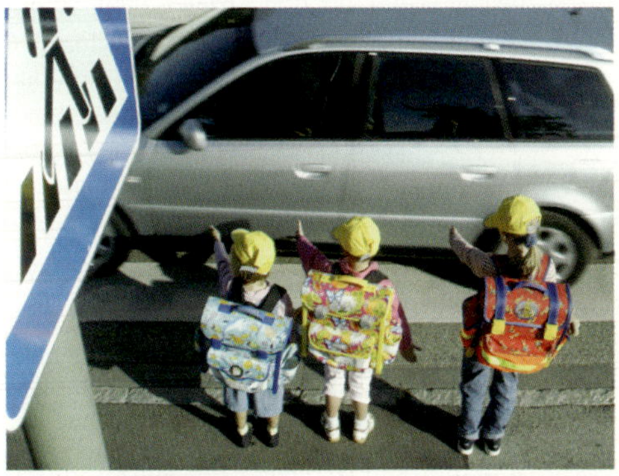

Die Angst, dass dem eigenen Kind etwas Schlimmes zustoßen könnte, ist bei betroffenen Müttern häufig Teil ihrer generalisierten Angststörung. [MAU 3037]

Etwa die Hälfte der Betroffenen profitieren von einer Psychotherapie. Wenn sich die Behandlung als schwierig erweist, liegt dies meist daran, dass die Patienten noch an weiteren Erkrankungen wie z. B. an einer Depression (→ S. 1181) leiden.

Selbsthilfe

Betroffene sollten zwei Dinge tun: zum einen professionelle Hilfe in Anspruch nehmen, zum anderen versuchen, den Alltag möglichst gut zu meistern, bis die die Angstbewältigungsprogramme wirken. So hilft es z. B., sich auf die eigenen Stärken zu besinnen und darauf zu achten, jeden Tag etwas zu unternehmen, was ablenkt und guttut. Dies hält am ehesten Grübeleien und Sorgen auf Abstand. Bewegung baut Stresshormone ab, die durch die Angst ständig im Körper ausgeschüttet werden (Näheres zu Stress→ ab S. 263).

Vielen Betroffenen hilft es auch, die Sorgen auf einen Zettel zu schreiben und symbolisch wegzuwerfen oder sich mit einem Buch oder mit Musikhören oder anderen beruhigenden Aktivitäten abzulenken, um am nächsten Tag die Problemlösung in Angriff zu nehmen.

Phobien

Häufigkeit: ■■■■□

Phobien (phobos = Furcht): Irrationale Furcht vor bestimmten sozialen Situationen, Aktivitäten, Objekten (Mäuse, Schlangen, Spinnen etc.) und Räumen. Die ausgeprägte Furcht steht in keinem Verhältnis zur wirklichen Gefahr. Phobien sind die größte Gruppe innerhalb der Angsterkrankungen (→ S. 1194), Schätzungen zufolge leiden etwa 10 % der Bevölkerung an Phobien. Von isolierten Phobien und der Agoraphobie (Angst, die Wohnung zu verlassen) sind mehr Frauen als Männer betroffen. Bei den sozialen Phobien hingegen besteht kein Unterschied zwischen den Geschlechtern. Phobien gehen oft mit einer Depression (→ S. 1181) einher.

Leitbeschwerden

- Unangemessene Angst gegenüber einem Angst auslösenden Objekt wie z. B. einer Spinne oder einer Katze. Das gesamte Verhalten und körperliche Reaktionen werden von dieser Angst bestimmt.
- Vermeidungsverhalten: Die Betroffenen tun alles, um die Begegnung mit dem Angst auslösenden Objekt zu vermeiden.
- Einengung des Handlungsspielraums: Mit der Vermeidung ist eine Einengung des Aktionsradius verbunden, was die Lebensqualität beeinträchtigt.
- Erwartungsangst: Angstsymptome treten bereits auf, obwohl eine Begegnung mit der Angst machenden Situation noch gar nicht stattgefunden hat.
- Körperliche Symptome: Bei Konfrontation mit dem Angstauslöser empfindet der Kranke starke Gefühle von Bedrohung, verbunden mit Stresssymptomen wie Herzrasen, Schweißausbrüche, Atemnot, Schwindel, Magenschmerzen oder Durchfall.

Wann zum Arzt oder Psychotherapeuten

In den nächsten Wochen, wenn

- Phobien die Lebensqualität, das Familienleben oder das Ausüben des Berufs stark beeinträchtigen
- Phobien immer größere Lebensbereiche lahmlegen. Dies ist besonders bei Agoraphobie und sozialen Phobien der Fall.

Die Erkrankung

Nach psychoanalytischer Meinung sind frühere Konflikte, die nach außen verlagert werden, die Ursache für die Krankheitsentstehung. So verlagert z. B. eine Frau die Angst vor ihren eigenen sexuellen Wünschen auf die Begegnung mit anderen und entwickelt eine soziale Phobie.

Nach lerntheoretischer Meinung haben Phobiker irgendwann negative Erfahrungen mit den gefürchteten Situationen oder Gegenständen gemacht und diese durch Ausweichen systematisch verstärkt.

Ein Beispiel aus der klinischen Praxis: Ein kleines Kind spielt in einem Sandkasten, das Auto der Eltern parkt einige Meter entfernt. Im Sandkasten taucht eine Blindschleiche auf. Das Kind erschrickt, rennt zum Auto, schlägt die Tür zu und klemmt sich sehr schmerzhaft die Hand ein. Es entwickelt nun eine ausgeprägte Phobie – aber nicht vor Autotüren, sondern vor Schlangen.

Es gibt unterschiedliche Formen der Phobie, die je nach Ausprägung die Lebensqualität der Betroffenen sehr stark belasten können:

Die **Agoraphobie** (agora = weiter Platz) bedeutet zwar ***Platzangst,*** die Betroffenen haben jedoch eher Angst, ihre vertraute Umgebung zu verlassen. Sie scheuen sich, allein über leere Flächen zu gehen, aber auch vor engen, vollen Plätzen, z. B. in Menschenmengen, Supermärkten oder öffentlichen Verkehrsmitteln. Das damit verbundene Vermeidungsverhalten behindert die Patienten stark in ihrer Beweglichkeit. Agoraphobien setzen meist im frühen Erwachsenenalter ein, als Begleiterkrankungen sind Depressionen und Panikattacken häufig.

Soziale Phobien *(soziale Neurosen)* beginnen häufig in der Jugendzeit. Kennzeichnend ist die Furcht, von Mitmenschen negativ bewertet zu werden, daher werden Situationen vermieden, in denen man Blicken anderer ausgesetzt ist. Meist sind soziale Phobien mit einem niedrigen Selbstwertgefühl und der Furcht vor Kritik verbunden. Die Symptome können sich bis hin zu Panikattacken (→ S. 1197) verstärken.

Es gibt kaum etwas, was nicht Objekt einer **isolierten Phobie** werden kann, z. B. die Angst vor Mäusen oder Ratten ***(Zemmiphobie)*** oder vor Knoblauch ***(Alliumphobie).*** Am häufigsten ist jedoch die ***Spinnenphobie (Arachnophobie),*** die ***Höhenangst (Akrophobie)*** sowie die Angst vor geschlossenen Räumen ***(Klaustrophobie,*** fälschlich oft als „Platzangst“ bezeichnet). Isolierte Phobien beeinträchtigen die Menschen im Vergleich zu anderen Angsterkrankungen verhältnismäßig wenig, da die Angst auslösende Situation meist gemieden werden kann. Sie beginnen oft bereits in der Kindheit oder im frühen Erwachsenenalter und bleiben – unbehandelt – jahrzehntelang bestehen.

Das macht der Arzt oder Therapeut

Die inzwischen auch wissenschaftlich als am effektivsten anerkannte Therapie von Phobien ist die ***Reizkonfrontation (Exposition)*** mit einer Heilungsquote von über 80 % bei einer Behandlungsdauer von 12–20 Sitzungen. Sie wird mit ähnlichem Erfolg auch bei Panikattacken (→ S. 1197) und Zwangsstörungen (→ S. 1193) eingesetzt. Der Patient wird schrittweise in die Angstsituation hineingeführt. Mithilfe des Therapeuten kann er der Angst auslösenden Situation standhalten und die Erfahrung machen, dass die Katastrophen, die er befürchtet, gar nicht eintreten. Wenn jemand etwa an Höhenangst leidet, besteht die Reizkonfrontation darin, dass er sich auf die Aussichtsplattform eines Kirchturms begibt und dort so lange ausharrt, bis er keine Angst mehr verspürt. Jemand, der sich wegen einer Agoraphobie nicht traut, öffentliche Verkehrsmittel zu benutzen, fährt in der Phase der Reizkonfrontation stundenlang – zunächst mit dem Therapeuten, später alleine – mit Bussen kreuz und quer durch die Stadt(→ auch 30h09).

Psychopharmaka. Beruhigende Psychopharmaka (Tranquilizer → S. 1170) können im akuten Fall gegeben werden, etwa wenn ein

Phobiker eine wichtige Prüfung ablegen muss oder eine Flugreise nicht vermieden werden kann. Sie lindern jedoch nur die Symptomatik und bessern nicht die Phobie als solche.

Selbsthilfe

Angst schützt vor Gefahren und ist deshalb lebensnotwendig. Die Herausforderung besteht darin, der Angst wieder den richtigen Platz im Leben zu geben. Dazu ist es gut, „seine" Angst als grundsätzlich positiv anzunehmen und nicht als Feind zu betrachten.

Wird die Angst jedoch unangebracht und hinderlich – was die Betroffenen bei einer Phobie ja grundsätzlich wissen – hilft es, in ein „inneres Gespräch" mit der Angst zu treten: „Angst, es ist gut, dass ich dich habe, aber ich bin mir sicher, dass diese Situation ungefährlich ist." Dies klingt einfacher, als es in der Praxis ist, weshalb kognitive Verhaltenstherapien, aber auch Ratgeber ergänzend zur Reizkonfrontation helfen können, dies im Alltag zu praktizieren.

Aktuell: www.gesundheit-heute.de/30x14

- **www.sozphobie.de** – Private Internetseite, Altlußheim: Sehr informativ, mit Adressen und Forum.
- M. F. Kuntze; A. H. Bullinger: **Höhenangst und andere spezifische Phobien.** Huber Verlag, 2001. Anleitung zur Kurzzeittherapie, für Ärzte und Psychologen geschrieben, aber auch für Laien hilfreich.

Panikattacken

Häufigkeit: ■■■■□

Panikattacken ***(Panikstörung):*** Kurze Episode intensiver Angst oder Unbehagens. Die Panikattacke tritt plötzlich und unvorhergesehen auf und ist nicht unbedingt an eine spezifische Situation gebunden. Sie beginnt sehr abrupt, erreicht innerhalb weniger Minuten ein Maximum und hält meist auch nur wenige Minuten an. Danach ebbt die Attacke wegen der einsetzenden physiologischen Erschöpfung ab. Während der Attacke haben die Patienten das Gefühl, sie müssten gleich sterben oder verrückt werden. Unter Panikattacken leiden etwa 2,5 % der Bevölkerung, Frauen doppelt so häufig wie Männer. Die Erkrankung beginnt meist in der dritten Lebensdekade.

Leitbeschwerden

- Starkes Herzklopfen und Herzrasen
- Schweißausbrüche
- Zittern der Hände, Arme und Beine
- Mundtrockenheit
- Atemnot, schnelle oberflächliche Atmung
- Übelkeit, Magen- und Bauchschmerzen
- Gefühl von Schwindel, Schwäche, Unsicherheit, Benommenheit
- Gefühl, dass die Umgebung nicht wirklich sei ***(Derealisation)*** oder man selbst neben sich stehe
- Angst davor, in irgendeiner Form „auszurasten" (z. B. plötzliches Weglaufen oder Um-sich-Schlagen), zu kollabieren oder anderweitig die Kontrolle zu verlieren
- Angst zu sterben.

Von diesen Symptomen müssen mindestens vier vorhanden sein, damit der Arzt von einer Panikattacke spricht.

Wann zum Arzt oder Psychotherapeuten

In den nächsten Wochen, wenn Panikattacken das Leben stark beeinträchtigen – denn die Gefahr, psychische Folgeerkrankungen wie Agoraphobie (→ S. 1196) oder Depressionen (→ S. 1181) zu entwickeln, ist groß.

Die Erkrankung

Bei Panikattacken stehen die körperlichen und physiologischen Folge- und Begleiterscheinungen der Angst im Vordergrund. Diese werden von den Betroffenen als „gefährlich" bewertet, oft als Zeichen eines nahenden Herzanfalls, einer Ohnmacht oder Psychose. Die Anfälle können so stark sein, dass die Patienten – mit Verdacht auf eine Herzerkrankung – per Notaufnahme in eine Klinik eingewiesen werden (Die ständige Angst, einen Herzinfarkt zu erleiden oder eine lebensbedrohliche Herzerkrankung zu haben, wird vom Mediziner Herzneurose genannt.).

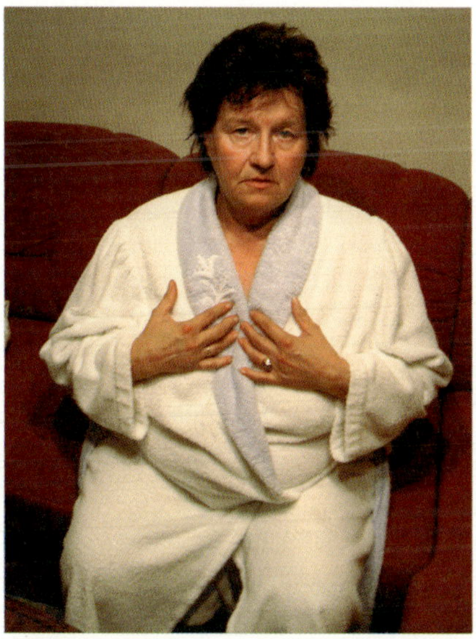

Konzentrieren sich die Symptome von Panikattacken auf Herzrasen und Kreislaufbeschwerden, sind sie für den Laien und selbst für den Arzt kaum von „richtigen" Angina-Pectoris-Anfällen zu unterscheiden (→ S. 693). [RKL 3042]

Aus Angst vor Panikattacken entwickeln viele Patienten ein ausgeklügeltes System von möglichen Notfallmaßnahmen: Sie planen z. B. Wege so, dass sie jederzeit schnell eine Apotheke oder Arztpraxis erreichen und kaufen nur in Geschäften ein, die sie jederzeit schnell verlassen können.

Im Lauf der Zeit engt sich der Aktionsradius dann häufig immer weiter ein: Viele Patienten verlassen aus Angst vor erneuten Panikattacken ihre Wohnung nicht mehr und sind auf permanente Hilfe angewiesen.

Psychoanalytiker vermuten als Ursache von Panikattacken eine Störung der frühen „Ich-Entwicklung". Das Ich wird nicht stark genug, Angst auszuhalten oder abzuwehren. Die Angst entsteht nach dieser Theorie vor allem durch die Befürchtung, Zuwendung zu verlieren oder alleine gelassen zu werden. Aggressionen können nicht nach außen getragen werden, sondern richten sich gegen die eigene Person. Die Betroffenen suchen schützende Objekte oder Menschen, an die sie sich anlehnen können. Zusätzlich können Konfliktsituationen im familiären Bereich wie der Wunsch, aus der elterlichen Wohnung auszuziehen oder eine Partnerschaft zu beenden, die Erkrankung verstärken. Nach dem lerntheoretischen Modell sind sie das Ergebnis sich gegenseitig verstärkender psychischer und körperlicher Faktoren: Ein körperliches Symptom wie z. B. Herzklopfen wird als Gefahrensignal erlebt, das Angst auslöst. Die Angst wiederum führt ihrerseits zur Verstärkung des Herzklopfens, sodass für den Betroffenen ein allein nur schwer zu durchbrechender Automatismus entsteht.

Das macht der Arzt oder Therapeut

Die Behandlung erfolgt meist durch verhaltenstherapeutische Maßnahmen, während der akuten Panikattacke auch durch Psychopharmaka. Wenn es einen typischen Auslöser gibt, liegt die Erfolgsquote durch Reizkonfrontation bei 80 %. Treten die Panikattacken zusammen mit anderen Erkrankungen auf, wie z. B. einer Persönlichkeitsstörung (→ S. 1198), so kommt zusätzlich eine analytisch begründete Psychotherapie zum Einsatz.

Psychopharmaka. Oft muss der Patient kurzfristig zunächst mit Psychopharmaka stabilisiert und beruhigt werden. Hier kommen Antidepressiva (→ S. 1169) – besonders die Gruppe der SSRIs (→ S. 1170) – und Tranquilizer (→ S. 1170) infrage.

Psychotherapie. Psychotherapeutisch gilt die Reizkonfrontation (→ S. 1196) als die Methode der Wahl, wenn die Panikattacke an eine bestimmte Auslösesituation gekoppelt ist. Panikattacken können bereits in 15 Therapiesitzungen erfolgreich behandelt werden. Die ersten Sitzungen dienen der Erklärung des Teufelskreises von Angst, ihren physiologischen Folgen und der daraufhin noch gesteigerten Angst. Die Reizkonfrontation erfolgt erst nach guter Vorbereitung. Zu Beginn begleitet der Therapeut den Patienten beim Erleben von Situationen, in denen häufig Panikattacken erlitten werden, wie z. B. das Benutzen von öffentlichen Verkehrsmitteln oder der Besuch eines überfüllten Supermarkts. Am Schluss soll der Patient diese Situation alleine erfolgreich bewältigen.

Da Panikpatienten sich oft nicht mehr aus ihrer Wohnung trauen, brauchen sie zu Beginn jemanden, der sie zum Therapeuten begleitet und wieder abholt. Diese wichtige Hilfeleistung sollten Freunde oder Angehörige zuverlässig übernehmen.

i Aktuell: www.gesundheit-heute.de/30x15

- **www.panik-attacken.de** – Website der Deutschen Angst-Hilfe e. V. (DASH, München): Selbsthilfeforum für Betroffene und Angehörige, bietet auch Online-Beratung.
- B. Bandelow: **Das Angstbuch.** Woher Ängste kommen und wie man sie bekämpfen kann. Rowohlt, 2006. Bandelow dokumentiert Fallbeispiele aus seiner Praxis und erklärt, warum Angst zum Leben gehört und wie man sie in Grenzen halten kann.
- S. Leidig; I. Glomp: **Nur keine Panik. Ängste verstehen und überwinden.** Kösel, 2003. Ratgeber mit vielen Tipps.
- M. Schmitz: **Seelenfraß.** Wie Sie den inneren Terror der Angst besiegen. Piper, 2006. Das Buch will Rüstzeug geben, Ängste besser einzuschätzen und zu bewältigen. Mit Therapeutencheckliste.
- S. Schneider; J. Margraf: **Agoraphobie und Panikstörung.** Fortschritte der Psychotherapie. Hogrefe, 1998. Fachbuch, in dem Ursachen der Störung und Behandlungsansatz der Reizkonfrontation sehr gut und laienfreundlich erklärt werden.

Persönlichkeitsstörungen

Häufigkeit: ■■■■□

Persönlichkeitsstörungen: Extreme Ausprägungen von Charaktermerkmalen, die deutlich von der Norm abweichen und durch ihre Unangemessenheit und Starrheit auffallen. Die Betroffenen sind in ihrer Leistungs- und sozialen Anpassungsfähigkeit schwer beeinträchtigt und leiden stark unter der Erkrankung.

Vorläufer dieser Persönlichkeitsstörungen treten häufig erstmals in der Kindheit oder im Jugendlichenalter als „abweichendes Verhalten" in Erscheinung, prägen sich aber erst im Erwachsenenalter vollständig aus. Persönlichkeitsstörungen „entstehen" immer mit dem frühen Erwachsenenalter. Allerdings kann die Auswirkung einer Persönlichkeitsstörung auch erst in späteren Lebensabschnitten deutlich werden.

Problematisch sind die fließenden Übergänge zum Normalen – viele Künstler, erfolgreiche Manager und selbst Politiker erfüllen die Diagnosekriterien – und die eher limitierten Behandlungsmöglichkeiten. Entsprechend konzentriert sich die Therapie auf die Bewältigung akuter Lebenskrisen.

Therapiebedarf besteht in solchen Krisensituationen in jedem Fall, zumal die Gefahr besteht, sekundär an anderen psychischen Störungen zu erkranken. Persönlichkeitsstörungen haben in den letzten Jahrzehnten stark zugenommen bzw. werden immer häufiger diagnostiziert (Borderline-Störung → S. 1200). Die Dunkelziffer ist hoch, schätzungsweise sind etwa 7 % der Bevölkerung betroffen.

Leitbeschwerden

Nach der ICD-10-Liste (→ S. 1271) werden für die Diagnose einer Persönlichkeitsstörung allgemeine Kriterien bestimmt, die auf *alle* Persönlichkeitsstörungen zutreffen, so vor allem extreme Unausgeglichenheit

- des Gefühlslebens (Affektivität)
- des Antriebs (Motivation)
- der Impulskontrolle
- der Wahrnehmung und des Denkens.

Wann zum Arzt oder Psychotherapeuten

Persönlichkeitsstörungen müssen immer fachärztlich bzw. psychotherapeutisch behandelt werden. Zur Diagnose von Persönlichkeitsstörungen muss zudem ausgeschlossen werden, dass diese auf organische Erkrankungen oder andere psychische Störungen wie Angsterkrankungen (→ S. 1194), Alkohol- und Drogenabhängigkeit (→ S. 1201) und Depressionen (→ S. 1181) zurückzuführen sind.

Die Erkrankung

Viele Menschen fallen im Alltag durch die starke Ausprägung einzelner Charakterzüge auf: Sie sind ordentlicher, besorgter, selbstbewusster oder misstrauischer als der „Durchschnittsmensch". Aber erst wenn die Dominanz einzelner Merkmale so stark ist, dass es zu Störungen im sozialen Bereich *und* zu persönlichem Leid kommt, spricht der Arzt von einer Persönlichkeitsstörung. Dabei kann jeder Charakterzug im Sinne einer Persönlichkeitsstörung „entgleisen". Dabei sind dann z. B. Impulskontrolle und Wahrnehmung eines Menschen so stark gestört, dass sie sich nachteilig auf soziale Beziehungen und auf die alltägliche Lebensbewältigung auswirken, z. B. durch Scheidung oder Arbeitsplatzverlust. Auf Dauer führt die Erkrankung zu einem hohen Leidensdruck des Betroffenen, dabei kommt es jedoch weniger auf die Art als vielmehr auf den Grad der Störung an, wie stark diese das Leben dominiert.

Die häufigsten **Formen der Persönlichkeitsstörung.** Menschen, die an Persönlichkeitsstörungen leiden, sind nicht mehr in der Lage, flexibel auf verschiedene soziale Situationen und andere Menschen einzugehen. Vielmehr stülpen sie bestimmte, meist unbewusste Erwartungen, Vorurteile oder eigene Bedürfnisse unangepasst und ungefiltert ihren Mitmenschen über. Anders als Patienten, die primär an Depressionen (→ S. 1181) oder Angsterkrankungen (→ S. 1194) leiden, sehen persönlichkeitsgestörte Patienten die Gründe für ihre Probleme nicht in ihren eigenen Schwächen oder Defiziten, sondern ausschließlich in widrigen Umständen oder in anderen Personen. Aus Fehlern können die Erkrankten nicht lernen, da sie meist nur sehr schwer einsehen können, dass sie selbst etwas falsch gemacht haben.

Für die Entstehung von Persönlichkeitsstörungen gibt es keine eindeutige *Ursache*. Treffen mehrere ungünstige Faktoren zusammen, so kann es zu einer Erkrankung kommen:

Konstitutionelle Schwäche. Emotionale Labilität und andere Temperamentsfaktoren können angeboren sein und verletzlich machen gegenüber belastenden Lebensumständen.

Belastende Lebensumstände. Dauerhaft negative Beziehungserfahrungen in der Kindheit prägen die instabile Persönlichkeit. Vor allem die mangelnde Fähigkeit der Eltern, eine zuverlässige, stabile Bindung zum Kind aufzubauen und es in seiner Entwicklung angemessen zu fördern, begünstigt die Entstehung einer Persönlichkeitsstörung. Als Risikofaktoren gelten zudem der frühe Verlust eines Elternteils, psychische Erkrankungen der Eltern, Alkoholmissbrauch, Vernachlässigung, ein von Streit und Feindseligkeiten geprägtes Familienklima.

Traumatisierung. Bei vielen Patienten mit einer Persönlichkeitsstörung finden sich traumatische Erlebnisse, insbesondere Misshandlung, sexueller Missbrauch oder schwere Vernachlässigung durch das familiäre Umfeld.

Meist wird schon im frühen Erwachsenenalter die Persönlichkeitsstörung deutlich – häufig

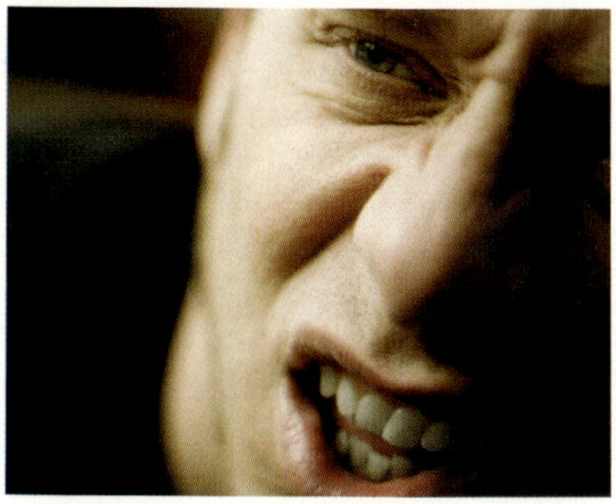

Besonders Männer sind von paranoiden Persönlichkeitsstörungen betroffen. Betroffene „rasten" leichter aus – und sind ansonsten misstrauisch und selbstbezogen. [ISP 3044]

dann, wenn Jugendliche das Elternhaus verlassen. Während sich die Familie im Lauf der Jahre mit der Persönlichkeitsstörung des Kindes arrangiert hat, merkt der Erkrankte plötzlich, dass die Dinge auf einmal nicht mehr wie gewohnt funktionieren: Partnerschaften scheitern, Kollegen erweisen sich als „bösartig", die eigenen Lebensziele (Berufsabschluss, sichere Stelle, Familie) werden nicht erreicht. Als Folgeprobleme entstehen dann die „klassischen" psychischen Symptome wie Depressionen (→ S. 1181), Angsterkrankungen (→ S. 1194), Abhängigkeiten (→ S. 1201) und selbstverletzendes Verhalten. Abhängigkeit und Selbstverletzung haben dabei den Charakter einer Art „Selbstmedikation", indem sie dem Abbau von unerträglichen inneren Spannungen dienen.

Viele Betroffene schaffen es, über lange Jahre relativ beschwerdefrei und unauffällig zu leben, wenn es ihnen gelingt, für sich eine stabile Situation zu schaffen, zu der ihre starren Verhaltensmuster passen. So findet ein Mensch mit abhängiger Persönlichkeitsstörung womöglich einen Partner, der ihn bevormundet und alle Entscheidungen abnimmt und eine Person mit zwanghafter Persönlichkeitsstörung einen Beruf, in dem genau seine Penibilität und Zwanghaftigkeit gefordert ist und ihm Anerkennung bringt.

Wenn aber durch ein einschneidendes Erlebnis, z. B. Kündigung oder Scheidung, dem Betroffenen dann der Boden unter den Füßen wegrutscht, bricht er psychisch zusammen, in extremen Fällen droht sogar Selbstmord (→ S. 1191). Für die Umwelt kommt der Zusammenbruch dagegen meist völlig überraschend.

Das macht der Arzt oder Therapeut

Persönlichkeitsstörungen sind schwierig zu diagnostizieren. Dies liegt zum einen darin, dass gerade intelligente Menschen sie oft gut in eine freundliche und unauffällige „Persönlichkeitsfassade" integrieren, zum anderen treiben weniger die Persönlichkeitsstörung selbst als die Folgeprobleme wie Depression oder Abhängigkeit die Betroffenen zum Arzt.

Die Behandlung von Persönlichkeitsstörungen ist schwierig und langwierig. Sie kann ambulant erfolgen, meist wird jedoch zu einer stationären Behandlung von mehreren Monaten geraten, die dann als ambulante (psychoanalytische) Weiterbehandlung fortgesetzt wird.

Psychopharmaka. Die Symptomatik der Persönlichkeitsstörung ist je nach Typ sehr unterschiedlich. Deshalb gibt es bei Persönlichkeitsstörungen nicht *das* heilende Medikament. Die Medikation richtet sich vielmehr nach der Begleitsymptomatik. Eingesetzt werden Antidepressiva (z. B. SSRIs → S. 1170), Neuroleptika (→ S. 1168) oder auch Tranquilizer (→ S. 1170).

Psychotherapie. Für die Psychotherapie wurden verschiedene Modelle entwickelt, wie z. B. die **Transference Focused Therapie** ***(TFT),*** bei der die Beziehungs- und Identitätsprobleme des Betroffenen im Mittelpunkt stehen. Aus der Verhaltenstherapie stammt die verhaltenstherapeutisch orientierte ***Dialektisch-Behaviorale Therapie,*** die bei der Therapie der Borderline-Störungen erklärt wird (→ S. 1200). Beide Ansätze legen den Schwerpunkt auf die Bearbeitung der gestörten Beziehungsmuster und des gestörten Selbstwertgefühls, der latenten Selbstmordgefahr, der mit der Krankheit meist einhergehenden Suchtproblematik und dem Auftreten von Depressionen und Ängsten. Wichtig ist der Aufbau einer stabilen Therapie – denn es gehört zum Störungsbild der Erkrankung, dass die Patienten die Behandlung frühzeitig abbrechen.

Prognose

Studien zeigen, dass sowohl verhaltenstherapeutische als auch tiefenpsychologische Behandlungsansätze insgesamt wirksam

Bezeichnung	Häufigkeit[1]	Der Betroffene ist …	Psychiatrische Folgeerkrankungen
Paranoide Persönlichkeitsstörung *(querulatorische Persönlichkeitsstörung)*	~ 1,5 %	leicht kränkbar, misstrauisch, verschlossen, rechthaberisch und selbstbezogen	Angsterkrankungen (→ S. 1194)
Schizoide Persönlichkeitsstörung	~ 2,5 %	distanziert, zurückgezogen, Einzelgänger, „schrullig", gleichgültig, reserviert, scheu	Depressionen (→ S. 1181)
Dissoziale Persönlichkeitsstörung	2 %	sozial abnorm, aggressiv, verantwortungslos, rücksichtslos, unfähig zu Selbstkritik	Beziehungsprobleme, gehäuft kriminelles Verhalten
Persönlichkeitsstörung vom impulsiven Typ	2 %	mangelnde Impulskontrolle, wechselhafte Stimmungen, gewalttätiges Verhalten	Borderline-Störung (→ S. 1200)
Hysterische Persönlichkeitsstörung *(histrionische Persönlichkeitsstörung)*	~ 2,5 %	theatralisch, geltungssüchtig, egozentrisch, rücksichtslos	Angsterkrankungen (→ S. 1194)
Zwanghafte Persönlichkeitsstörung *(anankastische Persönlichkeitsstörung)*	1 %	perfektionistisch, ordnungsliebend, übergenau, sparsam, starr, gehemmt, pedantisch	Zwangsstörungen (→ S. 1193)
Depressive Persönlichkeitsstörung	6 %	unsicher, passiv, ängstlich, angepasst, still	Depression (→ S. 1181), Abhängigkeit (→ S. 1201)
Narzisstische Persönlichkeitstörung	~ 1,5 %	leicht kränkbar, egozentrisch, hin- und hergerissen zwischen Minderwertigkeitsgefühlen und Größenwahn	Depressionen (→ S. 1181), Ehe- und Beziehungsprobleme
Abhängige Persönlichkeitsstörung *(dependente Persönlichkeitsstörung)*	< 1 %	klammernd, geprägt von Trennungsängsten, unterwürfig, hilflos	Angsterkrankungen (→ S. 1194)

[1] Da die Grauzone groß und die Grenze zum Noch-Normalen unscharf ist, schwanken die Angaben in der Literatur. Auch gibt es keinen Konsens über Einteilung und Bezeichnung der verschiedenen Persönlichkeitsstörungen.

Die Tabelle zeigt die häufigsten Formen der Persönlichkeitsstörung.

sind, je nach Art und Ausprägung der Symptomatik aber nicht immer gleich. Mit Therapieunterstützung besteht für ein Drittel der Patienten die Chance auf einen sehr günstigen Verlauf mit Erhalt der Berufstätigkeit, während ein weiteres Drittel alltägliche Anforderungen nur eingeschränkt bewältigen kann.

Wichtig für den Therapieerfolg ist, dass die Behandlung sich nicht nur auf die vordergründige Symptomatik beschränkt: Werden etwa nur die depressiven Symptome therapiert, während die Grunderkrankung der Persönlichkeitsstörung nicht erkannt wird, kann es zu keiner Heilung kommen.

Selbsthilfe

In der Persönlichkeitsstörung werden Strategien sichtbar, die früher für den Patienten oft überlebensnotwendig waren: sehr ordentlich sein, niemals Gefühle zeigen, immer gehorchen, eigene Bedürfnisse hintanstellen, stets brillieren oder immer erst dann wahrgenommen werden, wenn man schreit und tobt. Im späteren Leben erweisen sich diese Denk- und Verhaltensmuster als unpassend, hinderlich und zunehmend belastend. Diese über einen langen Zeitraum erlernten Verhaltensmuster zu durchbrechen und stattdessen etwas Neues zu erproben, kostet nicht nur Kraft (auch die von den Angehörigen), sondern braucht vor allem Zeit.

i Aktuell: www.gesundheit-heute.de/30x16

- P. Fiedler: **Persönlichkeitsstörungen.** Beltz, 2001. Umfangreiches Fachbuch, auch für (vorgebildete) Laien geeignet.
- R. Sachse: **Persönlichkeitsstörungen – Leitfaden für die Psychologische Psychotherapie.** Hogrefe, 2004. Fachbuch, in dem Erkrankung und Behandlungsmöglichkeiten – auch für den vorinformierten Laien nachvollziehbar – erklärt werden.

Borderline-Störung

Häufigkeit:

Borderline-Störung *(Borderline-Persönlichkeitsstörung, Borderline-Syndrom;* früher: *Psychopathie):* Häufig diagnostizierte Form einer schweren Persönlichkeitsstörung vom impulsiven Typ (→ S. 1199). Borderline-Patienten, gehäuft junge Frauen, sind sehr impulsiv, zeigen ausgeprägte Stimmungsschwankungen und reagieren überaus empfindlich auf Kritik. Ihr Selbstbild ist instabil. Betroffene neigen zu Selbstverletzungen wie Kratzen oder das Zufügen von Hautschnitten oder Verbrennungen z. B. durch Glasscherben und Zigaretten. Die Erkrankung liegt mit ihren Symptomen im „Grenzbereich" zwischen Neurose (→ S. 1167) und Psychose (→ S. 1167). Bis zu 2 % der Erwachsenen sollen an einer Borderline-Störung leiden, wobei die Häufigkeitsangaben je nach Autor und Quelle stark schwanken. Die Diagnose wird meist um das 20. Lebensjahr gestellt.

Leider wird der Begriff „Borderline" von manchen Autoren auch ganz anders verwendet. Sie bezeichnen damit unklare schwere psychiatrische Störungen mit Anteilen einer Depression, einer manisch-depressiven Erkrankung oder Schizophrenie, wie beispielsweise Grenzformen der Schizophrenie, welche den üblichen diagnostischen Kriterien nicht entsprechen. Dass die Laienpresse den Begriff „Borderline" immer wieder aufgreift, hat zur Klarheit des Begriffs Borderline-Störung auch nicht beigetragen.

Die Therapie ist langwierig; wenn der Betroffene sie jedoch zu Ende bringt, sind die Heilungsaussichten gut: Bis zu 80 % der in einer Klinik behandelten Borderline-Patienten können in einem deutlich stabilisierten Zustand entlassen werden.

Leitbeschwerden

- Wahnhaftes Erleben, Verfolgungswahn (→ S. 1166)
- Gedächtnisstörungen
- Diffuse Ängste
- Gestörte Selbstwahrnehmung
- Selbstmorddrohungen und Selbstverletzungen (z. B. durch brennende Zigaretten)
- Emotionale Instabilität: Starke Stimmungsschwankungen zwischen Euphorie, Depressivität, Angst oder Wut
- Soziale Inkompetenz: Unbeständige, problematische Beziehungen. Nähe wird gesucht und gleichzeitig durch aggressives Verhalten wieder abgewehrt
- Sozialer Kontrollverlust: Drogen- und Alkoholmissbrauch, sexuelle Prostitution, Diebstähle, riskanter Umgang mit Geld bis zur Verschuldung
- Große Abneigung, sich in therapeutische Behandlung zu begeben.

Wann zum Arzt und die Erkrankung

Persönlichkeitsstörung → S. 1198

Das macht der Arzt oder Therapeut

Außer in ausgeprägten Fällen ist es für den Psychiater in der Praxis schwierig, eine Borderline-Störung eindeutig als solche zu erkennen. Denn alle Symptome treten auch bei anderen schweren psychischen Erkrankungen auf wie z. B. bei der manisch-depressiven Erkrankung (→ S. 1185), der Schizophrenie (→ S. 1187) oder Depression (→ S. 1181).

Die Therapie der Borderline-Störung dauert lange. Sie kann ambulant erfolgen, meist wird jedoch zu einer stationären Behandlung von mehreren Monaten geraten, an die sich eine mehrjährige ambulante Weiterbehandlung anschließen sollte (Persönlichkeitsstörung → S. 1198).

Medikamentöse Therapie. Die medikamentöse Therapie richtet sich – wie bei allen Persönlichkeitsstörungen (→ S. 1198) – nach der Begleitsymptomatik und kann entweder eher antidepressiv (Antidepressiva → S. 1169), neuroleptisch (Neuroleptika → S. 1168) oder auch beruhigend (Tranquilizer → S. 1170) sein.

Verhaltenstherapie. Die verhaltenstherapeutisch orientierte **Dialektisch-Behaviorale Therapie** *(DBT)* ist vorrangig zur Behandlung der Borderline-Störung gedacht, wird aber heute häufig und mit gutem Erfolg zur Therapie vieler Persönlichkeitsstörungen (→ S. 1198) eingesetzt.

Die wichtigste Annahme dieser Verhaltenstherapie (→ S. 1175) ist, dass die Störung vor allem in einer Fehlregulation der Emotionen besteht. Wächst ein Kind z. B. in einer Familie auf, in der wenig über Gefühle gesprochen

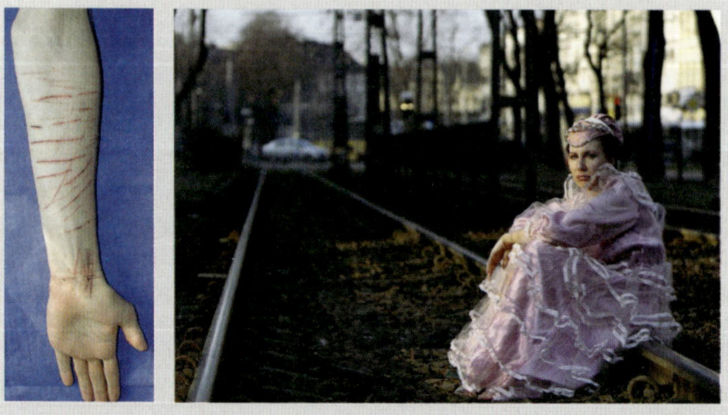

Solche Bilder sind nicht selten bei Patienten mit ***Borderline-Störung:*** *Sie geraten in Situationen subjektiver Ausweglosigkeit und wollen mit einer theatralischen Geste das Leben beenden.* [GTV, ISP 3045]

oder auf Gefühle unpassend reagiert wird, so kann es nicht lernen, seine Erregung richtig zu bewerten, emotionale Belastungen auszuhalten und den eigenen Gefühlen zu vertrauen.

Dies führt zu einer wachsenden Diskrepanz zwischen den persönlichen Erfahrungen in der eigenen Familie und dem, was der Betroffene trotzdem innerlich spürt oder was in anderen Umgebungen (Freunde, Nachbarn) gültig ist.

„Dialektisch" heißt die Therapie deshalb, weil die von Betroffenen häufig erlebten zwei (Gefühls-)Extreme (These und Antithese) miteinander in Einklang gebracht werden müssen (Synthese). Ein Erkrankter idealisiert z. B. seinen Partner in extremer Weise als „Traumpartner" und reagiert mit großer Wut, wenn der Partner Schwächen zeigt.

Die Synthese besteht darin, die verschiedenen Bedürfnisse miteinander zu versöhnen und realistischere Möglichkeiten der Befriedigung zu finden. Der Patient kann dann sein Verhalten leichter der Situation anpassen. In einer Partnerschaft könnte der Erkrankte z. B. ein Gefühl für die menschliche Fehlbarkeit und eine gesunde Bindungsfähigkeit entwickeln, statt einen Partner unrealistisch zu idealisieren.

Unterstützung durch Angehörige

Angehörige von Menschen mit Borderline-Störung leiden häufig darunter, dass sich Borderline-Kranke oft schwertun, stabile Beziehungen einzugehen – ebenso, wie sie Kritik nur schwer ertragen. Konflikte zu lösen und Vereinbarungen für den Alltag zu treffen, erfordert deshalb gleichermaßen Fingerspitzengefühl und ein dickes Fell, Gespräche jeglicher Art können sehr anstrengend sein, Therapieabbrüche sind häufig.

i Aktuell: www.gesundheit-heute.de/30x17

- **www.borderline-community.de** – Private Internetseite der Internetgemeinschaft zur Borderline-Persönlichkeitsstörung, Dillenburg: Bietet u. a. die Selbsthilfegruppe *Borderline Community* für Betroffene und Angehörige.
- E. Rahn: **Borderline.** Ratgeber für Betroffene und Angehörige. Balance Buch & Medien Verlag, 2007. Der Autor beschreibt, wie man mit problematischen Verhaltensweisen umgehen kann. Das Buch ist aus der gemeinsamen Arbeit von Patienten und Mitarbeitern einer Klinik entstanden.
- J. Gneist: **Wenn Liebe und Hass sich umarmen. Das Borderline-Syndrom.** Piper, 2003. Der Autor ist Theologe und Mediziner und schildert anhand vieler Fallbeispiele die Borderline-Problematik von Sehnsucht nach Liebe und der gleichzeitigen Angst vor Nähe und dem Verlassenwerden.

Abhängigkeitserkrankungen

Abhängigkeit

Häufigkeit: ■■■■■

Abhängigkeit *(Sucht):* Chronische Erkrankung, charakterisiert durch unbeherrschbares Verlangen nach bestimmten Substanzen (Alkohol) oder Tätigkeiten (Spielsucht). Sie ist immer durch Kontrollverlust charakterisiert. Abhängigkeitserkrankungen kommen in allen menschlichen Kulturen vor, wenn auch die Suchtobjekte sehr verschieden sind. In Deutschland ist ein Drittel der Bürger nikotinabhängig, 2,5–3 Millionen sind alkoholabhängig, 1 Million medikamenten- und 150 000 drogenabhängig **(Drogenabhängigkeit,** ***Drogenmissbrauch).*** Manche Substanzen führen nur zu psychischer, andere zu psychischer und physischer Abhängigkeit. Bei der psychischen Abhängigkeit kommt es zu Missempfindungen und Angst, wenn man die Substanz nicht konsumiert. Kennzeichen der physischen Abhängigkeit ist das Auftreten von Entzugserscheinungen beim Versuch, die Substanz abzusetzen oder zu reduzieren. Abhängigkeiten werden häufig nicht erkannt, weil die Betroffenen die Symptome vor sich und anderen leugnen, verschweigen oder bagatellisieren.

i Aktuell: www.gesundheit-heute.de/30x18

- **www.suchtmittel.de** – Unabhängiges, privates Informationsportal rund um Sucht und Drogen. Bietet umfangreiche Informationen mit Lexikon, Forum, interaktivem Bereich und Adressdatenbank.

Alkoholabhängigkeit

Häufigkeit: ■■■■□

Alkoholabhängigkeit *(Alkoholismus, Alkoholsucht):* Neben Nikotin eine der häufigsten Abhängigkeitserkrankungen, etwa 4 % der deutschen Bevölkerung sind alkoholkrank, 70 % davon sind Männer.

Übermäßiger Alkoholkonsum verursacht schwere und bleibende Abhängigkeit sowie psychische und körperliche Folgeerkrankungen. Die Alkoholabhängigkeit verläuft nicht selten tödlich, 16 000 Tote sind in Deutschland jährlich zu beklagen (bei enormer Dunkelziffer), wobei die Leberzirrhose (→ S. 675) mit 9 500 Todesfällen die häufigste einzelne alkoholbedingte Todesursache ist.

Wegen des lebenslang bestehenden hohen Abhängigkeitspotenzials von Alkohol wird der langfristige und ausnahmslose Verzicht auf alkoholische Getränke und Speisen (und auch Medikamente!) propagiert. Um dieses Ziel zu erreichen, braucht der Betroffene langfristige Unterstützung durch Selbsthilfegruppen und Psychotherapien. Trotzdem sind die Rückfallraten nach Entwöhnung hoch.

Leitbeschwerden

Psychische Beschwerden:

- Kontrollverlust in Bezug auf Beginn, Beendigung und Menge des Alkoholkonsums
- Reizbarkeit, Unruhe, Ängste
- Halluzinationen (gelegentlich)
- Gedanken kreisen ständig um Alkohol
- Alkohol zum Frühstück („Morgentrunk")
- Alkoholvorräte sind immer in greifbarer Nähe

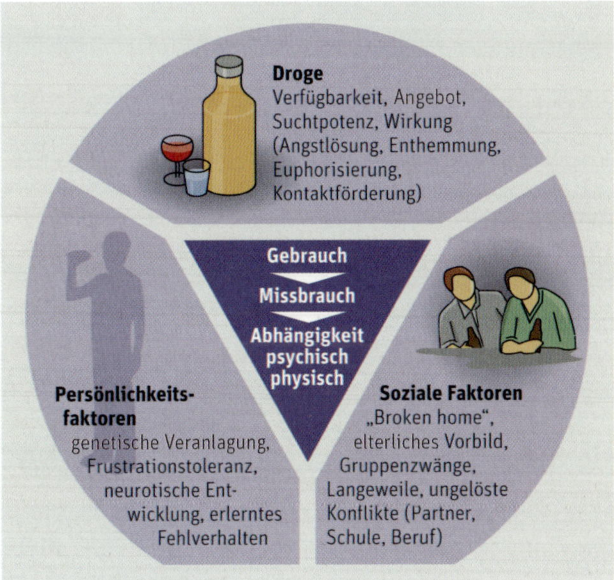

*Wie entsteht **Sucht?** Warum entsteht Sucht? Auch wenn jeder Einzelfall anders gelagert ist: Vor allem die drei Faktoren „Droge", „Persönlichkeit" und „Umwelt" sind entscheidend.* [ASM 3046]

- Interessenverlust und Vernachlässigung von Sozialkontakten.

Körperliche Beschwerden:

- Morgendliches (Hände-)Zittern, Schwitzen
- Fahruntüchtigkeit, Unkonzentriertheit
- Unfähigkeit, Aufgaben, die ein hohes Koordinationsvermögen erfordern, zu erledigen oder krankhafte Vermeidung solcher Aktivitäten
- Entzugserscheinungen bei Absetzen des Alkohols wie Magen-Darm- (→ Kapitel 18) und Kreislaufstörungen (→ Kapitel 19), Schlafstörungen, Schwitzen, Zittern (→ Tab. S. 38), Artikulationsstörungen
- Wadenkrämpfe
- Übelkeit, Appetitlosigkeit.

Die Erkrankung

Zahlreiche Faktoren spielen bei der Entstehung einer Alkoholabhängigkeit eine Rolle:

Vererbung. Die erbliche Veranlagung zum Trinken ist wissenschaftlich belegt: Nahe Verwandte von Alkoholikern haben ein vierfach erhöhtes Risiko, an Alkoholabhängigkeit zu erkranken.

Familiäre Faktoren. Oft stammen Alkoholiker aus Familien, in denen mindestens ein Mitglied Alkoholprobleme hatte oder hat, zudem finden sich häufig negative Vorbildfunktionen im Elternhaus oder in zerrütteten Familien.

Soziale Faktoren. Arbeitslose haben doppelt so häufig Alkoholprobleme wie Menschen mit Beschäftigung. Zwar ist manchmal der Arbeitsplatzverlust Folge des Alkoholmissbrauchs, doch entwickeln viele Arbeitslose (aus Frustration über ihre Lage) erst nach dem Arbeitsplatzverlust eine Alkoholabhängigkeit.

Gesellschaftliche Akzeptanz. In einem gesellschaftlichen Umfeld, in dem Alkohol als Genussmittel akzeptiert und leicht verfügbar ist, entwickeln mehr Menschen eine Alkoholabhängigkeit als in Ländern oder Kreisen, in denen Alkoholgenuss (z.B. aus religiösen Gründen) nicht üblich oder strikt auf wenige Anlässe beschränkt ist.

Je nach Patient und dessen persönlichen Bedingungen hat Alkoholabhängigkeit ein unterschiedliches Erscheinungsbild.

- ***Alpha-Trinker*** („Konflikt- und Erleichterungstrinker"): psychisch abhängig, ist fähig zur Abstinenz, kein Kontrollverlust
- ***Beta-Trinker*** („Gelegenheitstrinker"): ist weder körperlich noch psychisch abhängig, kein Kontrollverlust, abstinenzfähig
- ***Gamma-Trinker*** („Süchtiger Trinker"): ist zuerst psychisch, dann physisch abhängig, Kontrollverlust, zeitweilig Fähigkeit zur Abstinenz
- ***Delta-Trinker*** („Gewohnheits- oder Spiegeltrinker"): ist physisch abhängig, nicht abstinenzfähig
- ***Epsilon-Trinker*** („Quartalssäufer"): ist psychisch abhängig, mehrtägige Exzesse mit Kontrollverlust.

Die Entwicklung der Alkoholabhängigkeit verläuft in mehreren Phasen: Zu Beginn werden Probleme und Stress durch Alkoholkonsum erträglicher, die Alkoholverträglichkeit steigt. Wenn sich das Trinkverhalten ändert, also heimlich und alleine getrunken wird und die Gedanken vornehmlich um den Alkohol kreisen, ist die nächste Stufe zur Alkoholabhängigkeit erreicht. Die kritische Phase schließlich ist geprägt durch Kontrollverlust, körperliche Folgen wie Händezittern werden sichtbar. Die chronische Phase ist erreicht, wenn bereits am Morgen regelmäßig getrunken wird und Versuche, alkoholfreie Tage einzulegen, scheitern. Die körperlichen Folgekrankheiten durch die Leberschädigung (→ S. 674) schwächen den Betroffenen. Schließlich ist der Abhängige nicht mehr in der Lage, einen Beruf auszuüben und in einer Familie Verantwortung zu tragen. Sozialer Abstieg, Scheidung oder Einsamkeit sind meistens die Folgen.

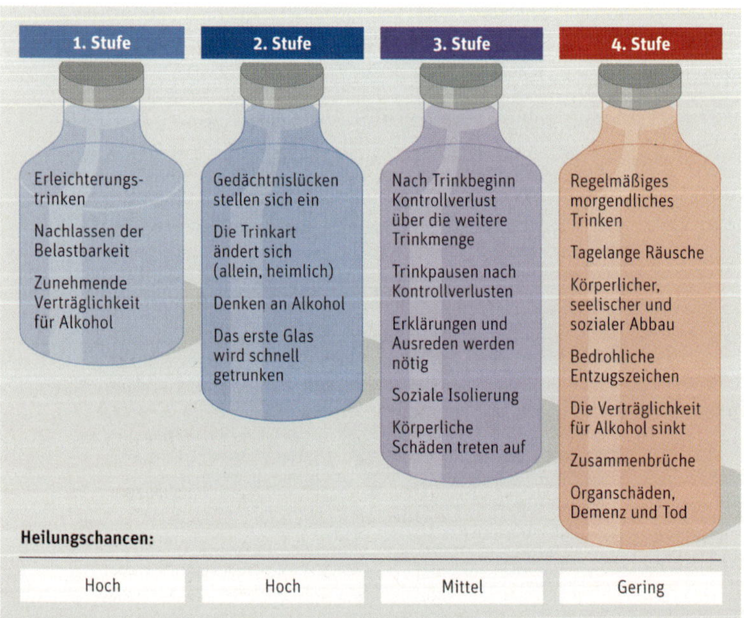

Alkoholabhängigkeit *entsteht nicht plötzlich, sondern in einem jahrelangen, schleichenden Prozess.* [ASM 3048]

Chronischer Alkoholmissbrauch führt zu schwerwiegenden Schäden der Organe:

Leber, Bauchspeicheldrüse (→ S. 666), aber auch die Speiseröhre (→ S. 623), das Zentrale Nervensystem (→ S. 1117) sowie das Kreislaufsystem (→ Kapitel 19) sind besonders betroffen. Auch leiden Alkoholkranke besonders an Angsterkrankungen (→ S. 1194) und unter Depressionen (→ S. 1181).

Warnhinweis: Selbstmordgefahr! Alkoholkranke sind – insbesondere bei einem gerade zusammengebrochenen sozialen Umfeld – in hohem Maße selbstmordgefährdet (→ S. 1191). 10 % aller Alkoholabhängigen begehen Selbstmordversuche, 2 % kommen durch Selbstmord um.

Das macht der Arzt oder Therapeut

Alkoholabhängigkeit bleibt häufig unerkannt, was natürlich auch an der Tendenz der Patienten liegt, die Sucht zu bagatellisieren. Bei Beschwerden wie Nervosität, Unruhezuständen, Stimmungsschwankungen, Konzentrations- und Schlafstörungen sollte der Arzt Alkoholabhängigkeit in Betracht ziehen. Ansonsten stützt sich die Diagnose auf Trinkverhalten (Menge, Frequenz), Abhängigkeit und alkoholbedingte Körperschäden wie z.B. eine vergrößerte Leber oder eine Leberzirrhose (→ S. 675).

Kontakt- und Motivierungsphase. Im Vordergrund steht die Kontaktaufnahme und Motivation des Patienten, z.B. durch Beratungsstellen, Ärzte, Familie, Freunde sowie durch die Frühdiagnostik. Je früher der Alkoholkranke versucht, sein Alkoholproblem in den Griff zu bekommen (und als ernsthaftes Problem anzuerkennen), umso besser sind die Aussichten, „trocken" zu bleiben. Viele der entstandenen körperlichen Schädigungen wie etwa die alkoholische Fettleber (→ S. 674) bilden sich zurück, wenn abstinent gelebt wird.

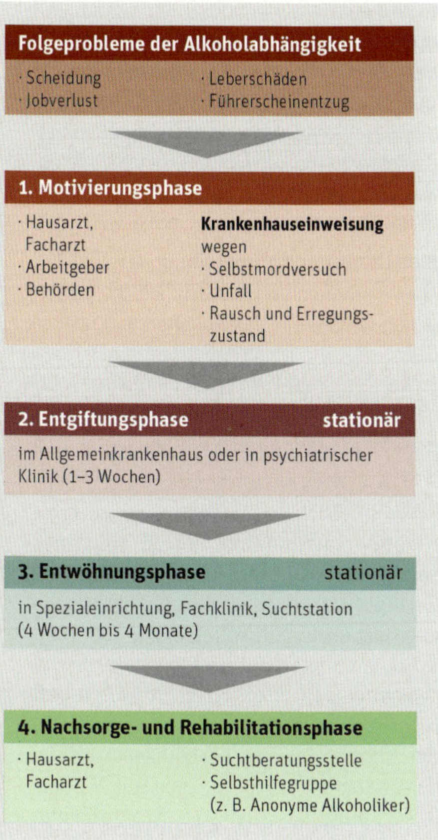

*Bereitschaft zum Beginn einer **Therapie der Alkoholabhängigkeit** besteht bei den meisten Betroffenen leider erst, wenn das Leben fast nur noch aus Problemen und durchlebten kleineren und mittleren Katastrophen besteht. Entsprechend lang ist dann der Weg bis zur Rehabilitation. Bewährt hat sich der hier gezeigte Behandlungsablauf.* [ASM 3049]

Entzug und Entgiftung

Die beim **Entzug** und der **Entgiftung** auftretende schwere ***Entzugssymptomatik*** wird medikamentös behandelt. Das ***Entzugssyndrom*** beginnt meist 4–12 Stunden nach dem letzten Trinken, erreicht seine stärkste Ausprägung am zweiten Tag der Abstinenz und verschwindet nach weiteren 4–5 Tagen. Die vielfältigen Beschwerden des Betroffenen werden von Ärzten in drei Gruppen zusammengefasst:

- Die internistischen Symptome des Entzugssyndroms mit schwerem Unwohlsein, Appetitmangel, Magenschmerzen, Durchfall, Pulsjagen, Blutdruckerhöhung, Unterzuckerung, Mundtrockenheit, Schwitzen und Juckreiz
- Die neurologischen Symptome mit Händezittern, Sprachstörungen, Muskel- und Kopfschmerzen, Empfindungs-, Gang- und Sehstörungen, gelegentlich sogar Krampfanfällen
- Die psychischen Symptome mit Angst, Reizbarkeit, innerer Unruhe, Schlaflosigkeit, depressiven Verstimmungen, Konzentrations- und Gedächtnisstörungen, Halluzinationen, die Gedanken kreisen oft um die Beschaffung neuen Alkohols.

Warnhinweis: Manchmal sind die Symptome so schwer, dass der Betroffene keinen klaren Gedanken mehr fassen kann, gewalttätig zu sich und anderen wird. Der Arzt spricht hier vom ***Delir***, ein lebensbedrohlicher Verwirrtheitszustand, der eine Soforteinweisung in eine Klinik notwendig macht, denn unbehandelt kann es tödlich sein. Mehr dazu → S. 1215.

Der meist stationär durchgeführte körperliche Entzug dauert 1–2 Wochen. Da etwa 75 % der Patienten innerhalb von 3 Monaten nach der Entgiftung rückfällig werden, setzt sich zunehmend das Konzept der „qualifizierten Entzugsbehandlung" durch, die neben der passiven Entgiftung auch psychotherapeutische Elemente enthält, vor allem „Motivationsarbeit".

Entwöhnung

Normal ist eine etwa halbjährige **Entwöhnung** in Fachkliniken. Die Entwöhnung wird aber auch teilstationär oder ambulant durchgeführt. Neben psychotherapeutischen Verfahren kann auch hier medikamentös unterstützt werden.

Nachsorge und Rehabilitation. Angestrebt wird eine langfristige Stabilisierung und der Aufbau einer beruflichen und sozialen Existenz. Hilfreich sind dabei z. B. die ambulante Betreuung durch Beratungsstellen und Selbsthilfeorganisationen oder auch Psychotherapie.

Psychotherapie. Psychotherapeutische Techniken finden sich in allen Behandlungsphasen, von anfänglicher „Motivationsarbeit" über die stationäre Psychotherapie in der Entwöhnungsphase bis hin zur ambulanten psychotherapeutischen Weiterbehandlung. In der Entwöhnungsphase kommen in Einzel- und Gruppentherapien vor allem verhaltenstherapeutische Behandlungstechniken (→ S. 1175) und Trainingsprogramme zum Einsatz. Häufig geht es dabei um das Erarbeiten von Strategien, mit deren Hilfe sich der Patient in Versuchungssituationen vor dem drohenden Rückfall schützen kann, z. B. durch das Erlernen von Selbstkontrolle, Problembewältigungsstrategien und Selbstsicherheitstrainings (→ S. 1176). Ergänzend werden Paargespräche (→ S. 347) oder Familientherapien (→ S. 1176) angeboten.

Prognose

Bei Langzeitabhängigen, die womöglich schon mehrere Entzugsbehandlungen hinter sich haben, beträgt die Rückfallquote bis zu 80 %, insbesondere dann, wenn sich an die Entgiftung keine weiterführende Therapie anschließt.

Selbsthilfe

Eine der wohl bekanntesten und ältesten Selbsthilfegruppen sind die **Anonymen Alkoholiker**, die 1936 in den USA gegründet wurden und heute auch in Deutschland in jeder großen Stadt vertreten sind. Die Anonymen Alkoholiker gehen davon aus, dass der „Trinker" lebenslang süchtig und durch Alkohol gefährdet bleibt. Zudem wird postuliert, dass Alkohol stärker als die Willensanstrengung ist, man alleine davon schwer loskommt und nur Alkoholiker anderen Alkoholikern helfen können. Es werden nur Trinker, keine gesunden „Helfer" aufgenommen. Zum Konzept gehört weiterhin das Prinzip der kleinen Schritte mithilfe eines 12-Stufen-Programms, um die Betroffenen nicht zu überfordern.

Auch kirchliche Träger und Gesundheitsämter bieten unterstützende Gruppen und Krisentelefone an.

Aktuell: www.gesundheit-heute.de/30x19

- **www.anonyme-alkoholiker.de** – Offizielle Website der Anonymen Alkoholiker e. V. (Deutschland, Österreich, Schweiz, Südtirol): Bietet Adressen, Informationen über die Gruppenarbeit und Angebote für Angehörige.
- **www.blaues-kreuz.de** – Website des Blauen Kreuzes e. V. für Suchtkranke, Wuppertal: Informiert über Sucht, deren Prävention sowie Therapie- und Beratungsmöglichkeiten.
- **www.sucht.org** – Website des Gesamtverbands für Suchtkrankenhilfe e. V., Berlin: Selbsthilfe- und Informationsangebote im Diakonischen Werk der Evangelischen Kirche Deutschlands.
- **www.al-anon.de** – Website der Al-Anon Familiengruppen, Essen: Vermittelt Selbsthilfegruppen und Infomationen für Angehörige und Freunde von Alkoholkranken. Al-Anon ist die einzig weltweite Selbsthilfegemeinschaft für Familien und Freunde von Alkoholikern, sie besteht in Deutschland seit 30 Jahren.
- R. Merkle: **Ich höre auf, ehrlich!** Ein praktischer Ratgeber für Betroffene und Angehörige. Pal-Verlag, 2006. Schwerpunkt des Ratgebers ist die Vermeidung von Rückfällen und die Veränderung von [Trink-]Gewohnheiten.
- W. Feuerlein; F. Dittmar: **Wenn Alkohol zum Problem wird.** Hilfreiche Informationen für Angehörige und Betroffene. Trias, 1999. Informationen werden im Frage-Antwort-Stil vermittelt; die Autoren haben selbst jahrelang Alkoholkranke betreut.

Nikotinabhängigkeit

Häufigkeit: ■■■■■

Nikotinabhängigkeit: Abhängigkeit von dem im Tabak enthaltenen Nikotin und anderen Tabakinhaltsstoffen durch das Rauchen von Zigaretten, Pfeifen, Zigarren und dem Konsum von Schnupftabak. In Deutschland sind etwa 33 % der Erwachsenen im Alter von 18 bis 59 Jahren nikotinsüchtig, Männer etwas häufiger als Frauen. Die jahrelange Inhalation von Tabakrauch führt zu schweren organischen Schäden der Lunge (COPD → S. 596), des Herzens (koronare Herzkrankheit → S. 693) und vieler weiterer lebenswichtiger Organe bis hin zu Impotenz (→ S. 345) und Raucherbein (→ S. 727). Jährlich sterben zehntausende, oft jüngere Raucher an Lungen-, Kehlkopf-, Speiseröhren-, Magen-, Nieren- und Blasenkrebs (wofür das Rauchen als Risikofaktor gesichert ist).

Laut Statistik sterben in Deutschland jährlich 110 000 Menschen an den Folgen des Rauchens. Damit ist Nikotin mit Abstand das „tödlichste" Suchtmittel: 22 % aller Todesfälle bei Männern und 5 % aller Todesfälle bei Frauen werden durch das Rauchen verursacht.

Weniger im öffentlichen Bewusstsein verankert sind die „weichen" Schäden des Rauchens. Darunter versteht man die starke Erhöhung der Infektanfälligkeit von Kindern, die in Raucherfamilien aufwachsen, die unwiderruflich verminderte Leistungsfähigkeit des Gehirns sowie die starke Einschränkung der Lungenfunktion.

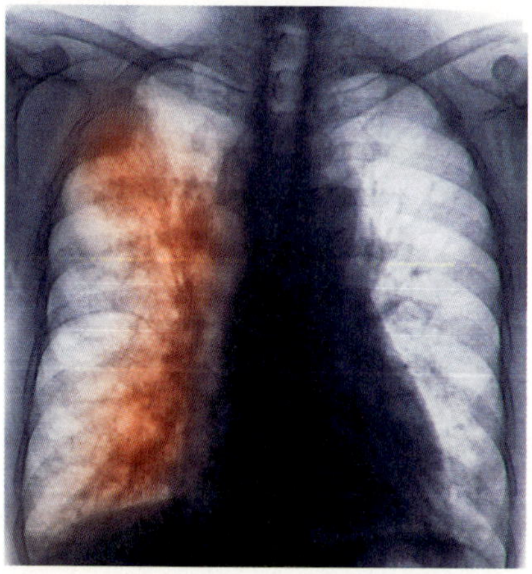

Die meisten Raucher wissen, dass sie möglicherweise einen hohen Preis für ihren Zigarettenkonsum bezahlen – jeder 10. erkrankt an Lungenkrebs (und alle starken Raucher an COPD → S. 596). Trotzdem kommen viel zu wenige Raucher davon los. Das liegt zum einen am außerordentlichen Abhängigkeitspotenzial des Nikotins und zum anderen an der fehlenden professionellen Begleitung, die viel zu wenige Raucher bei der Raucherentwöhnung in Anspruch nehmen. So gelingt es viel weniger Rauchern als möglich wären, mit dem Rauchen aufzuhören. [MAU 3051]

Leitbeschwerden

- Starker Zwang, Tabak zu konsumieren
- Die tägliche Zigarettenmenge kann nur innerhalb einer schmalen Bandbreite reduziert werden
- Kontinuierliche Steigerung des Tabakkonsums (Toleranzentwicklung)
- Weiterrauchen, selbst wenn sich bereits negative gesundheitliche Folgen eingestellt haben.

Beim Versuch, mit dem Rauchen aufzuhören, Entzugsbeschwerden wie:

- Reizbarkeit, Unruhe und Nervosität
- Verminderte Konzentrationsfähigkeit
- Verlangsamter Puls
- Depressive Stimmung
- Schlafstörungen
- Appetit- und Gewichtszunahme.

Die Erkrankung

Nikotin setzt im Gehirn Botenstoffe wie Serotonin, Noradrenalin und Endorphine frei, die nicht nur Aufmerksamkeit und Wachheit verstärken, sondern auch die Stimmung aufhellen, Ängste lösen und das Hungergefühl dämpfen. Beim Rauchen entstehen also positive Gefühle – und genau das ist der Grund für das hohe Suchtpotenzial von Nikotin.

Sinkt der Nikotinspiegel im Blut nach dem Rauchen wieder ab – bei Nikotinabhängigen geschieht dies bereits nach wenigen Minuten – kommt es zu Entzugserscheinungen, die sich durch heftiges Verlangen nach der nächsten Zigarette äußern. Wird erneut geraucht, springt das „Belohnungssystem" wieder an, Unruhe und Nervosität lassen schlagartig nach. Somit verstärkt jede Zigarette die Sucht und mit jeder weiteren Zigarette fällt es schwerer, mit dem Rauchen aufzuhören.

Die Entzugssymptome erreichen in den Stunden nach der „letzten" Zigarette einen Höhepunkt und halten dann einige Tage an. Nach 7–10 Tagen lassen die meisten Beschwerden bereits deutlich nach, können jedoch in abgeschwächter Form teilweise noch Wochen bis Monate spürbar sein.

Das macht der Arzt oder Therapeut

Umfragen zufolge würden 80 % der Nikotinabhängigen sofort das Rauchen aufgeben, wenn sie die quälenden Entzugserscheinungen besser aushalten könnten. Es ist also nicht einfach, mit dem Rauchen aufzuhören, aber Millionen von Ex-Rauchern haben bewiesen, dass es möglich ist. Moderne Entwöhnungstherapien berücksichtigen körperliche *und* psychische Muster der Sucht. Ansprechpartner für eine Entwöhnungstherapie ist der Hausarzt. Die Entwöhnungstherapie verläuft in folgenden Phasen:

Motivierung und Vorbereitung. Arzt und Raucher erarbeiten im Gespräch, welche persönlichen Gründe für das Rauchen und welche Gründe für das Nichtrauchen bestehen. Idealerweise sollte der Arzt jeden Patienten routinemäßig nach seinem Nikotinkonsum befragen, beurteilen, ob der Patient bereit zum Entzug ist und ihn dabei z. B. durch Nikotinersatztherapien begleiten.

Nikotinersatztherapie. Bei der **Nikotinersatztherapie** wird der Körper zuerst in der Entzugsphase durch frei dosierbare, dann über fest dosierte ***Nikotinpflaster*** oder ***Nikotinkaugummis*** (z. B. Nicotinell®), ***Nikotinnasensprays*** oder ***Nikotinlutschtabletten*** (z. B. Nicorette®), weiter mit Nikotin versorgt. So durchbricht der Raucher zunächst einmal den zwanghaften Griff zur Zigarette. Mit dem Nasenspray, das über die Nasenschleimhaut aufgenommen wird, wird das Nikotin sehr rasch und hoch dosiert zugeführt. Aus diesem Grund ist dieses Präparat für Raucher mit hohem Nikotinkonsum vor allem im Anfangsstadium der Entwöhnung geeignet. Nikotinlutschtabletten setzen im Gegensatz zu Nikotinkaugummis mehr Nikotin frei, beide sind für so genannte Spiegelraucher geeignet, die durch ihr Rauchverhalten stets für einen konstanten Nikotinspiegel sorgen. Schließlich sollte der Nikotinkaugummi Schritt für Schritt durch Nikotinpflaster ersetzt werden, da auch der Kaugummi abhängig macht – die Pflaster jedoch nicht. Für alle Präparate gilt: Über einen Zeitraum von acht bis zwölf Wochen wird das auf diese Weise zugeführte Nikotin langsam reduziert und schließlich ganz abgesetzt. Der Raucher steigt in diesem Zeitraum auch aus der psychischen Abhängigkeit aus, die vor allem mit den Ritualen des Rauchens zu tun hat. Anstatt sich an der Zigarette festzuhalten oder in typischen Situationen – etwa bei der Tasse Kaffee oder in Stresssituationen – zu rauchen, lernt er andere, für ihn passende Strategien. Ein Problem ist aber, dass viele Betroffene zumindest zunächst auf unpassende Strategien ausweichen, wie z. B. ständig zu essen.

Seit April 2000 ist das Medikament Zyban® mit dem Wirkstoff Bupropion zur Nikotinersatztherapie erhältlich. Es ist das einzige Medikament, das kein Nikotin enthält, stattdessen seine Wirkung nachahmt. Früher als

Antidepressivum bekannt, wurde die Wirkung von Bupropion zur Entwöhnungstherapie erst später und eher zufällig entdeckt. Da Bupropion aber auch schwere Nebenwirkungen wie Krampfanfälle auslösen kann, müssen Arzt und Patient das Risiko abwägen.

Raucherentwöhnung. Nichtraucherkurse auf verhaltenstherapeutischer Basis weisen die höchsten Erfolgsquoten unter den Methoden für **Raucherentwöhnung** auf. Laut Max-Planck-Institut beträgt die Erfolgsrate nach einem Jahr etwa 50 %. Verhaltenstherapeutische Behandlungstechniken bieten sich besonders für starke Raucher an, bei denen schon zahlreiche Entwöhnungsversuche fehlgeschlagen sind. Ziel der Therapie ist es, klassischen Verführungssituationen zu widerstehen und Schlüsselreize wie Kaffee und Alkohol zu kontrollieren. Die Therapie dauert etwa zehn Wochen und ist gekennzeichnet durch:

- Schrittweises Heranführen an die Rauchfreiheit
- Bewusste Veränderung des bisherigen Raucherverhaltens
- Erlernen alternativer Verhaltensmuster zur Selbstkontrolle
- Erlernen von Abwehrstrategien bei drohendem Rückfall

Auch Akupunktur (→ S. 1249) und Hypnose (→ S. 1177) werden zur Raucherentwöhnung eingesetzt, allerdings mit fragwürdigem Effekt (→ Prognose). Bei der Akupunktur wird durch Einstiche ins Ohrläppchen versucht, den Zigaretten ihren „Geschmack" zu nehmen. Außerdem soll sie Nebenwirkungen des Rauchstopps abfangen. Bei der Hypnose wirkt der Therapeut auf das Unterbewusstsein des Rauchers ein. Im ersten Schritt wird unter Hypnose das Rauchen mit unangenehmen Vorstellungen assoziiert, im zweiten Schritt das Nichtrauchen mit positiven Gefühlen in Verbindung gebracht.

Ein populäres Verfahren, das auch von der Weltgesundheitsorganisation unterstützt wird, ist die Easyway®-Methode des Trainers und Buchautors ***Allen Carr*** (→ Infobox). Allen Carr setzt in seinen Büchern und Kursen auf die Kraft der Überzeugung und fördert schrittweise die Einsicht, mit dem Rauchen aufzuhören.

Erhaltungsphase. Nach der Raucherentwöhnung sollte sich der Ex-Raucher eine Zeitlang vor der immer noch anhaltenden Verführung zum Rauchen schützen und allen nicht rauchfreien Veranstaltungen und Einladungen fernbleiben. Schon eine einzige Zigarette kann den erneuten Rückfall in die Nikotinsucht auslösen.

Prognose

Bei ärztlich oder psychologisch begleiteten Entwöhnungskuren liegen die Erfolge bei etwa 25 %. Raucher, die es völlig auf eigene Faust versuchen, verzeichnen dagegen eine Erfolgsquote von nur etwa 10 %. Auch für Akupunktur und Hypnose wurden in Studien keine besseren Ergebnisse festgestellt. Diese insgesamt eher schlecht erscheinenden Prognosen zeigen ganz deutlich: Um die Nikotinabhängigkeit erfolgreich und auf Dauer zu besiegen, bedarf es in der Regel mehrerer Anläufe. Ein gescheiterter Versuch sollte auf keinen Fall entmutigen. Entscheidend ist, sich selbst immer wieder zum Aufhören zu motivieren – immerhin schaffen es die meisten nach durchschnittlich 3–4 ernsthaften Anläufen.

Selbsthilfe

Raucher sollten versuchen, aus Misserfolgen zu lernen: Worin bestanden die Auslöser für den Rückfall, wie können diese künftig vermieden werden? Auf keinen Fall sollte man aber nach einem Rückfall unnötig Zeit verstreichen lassen. Viele Raucher machen den Fehler, sich nach einem gescheiterten Entwöhnungsversuch wieder voll dem Rauchen hinzugeben. Bis zum nächsten Einstieg in den Ausstieg vergehen Monate, wenn nicht Jahre – mit erheblichen gesundheitlichen Schäden. Das Ziel des Aufhörens sollte also konsequent verfolgt werden. Selbst wenn es erst mit dem zehnten Anlauf klappt: besser spät als nie.

Aktuell: www.gesundheit-heute.de/30x20

- **www.medizin.uni-tuebingen.de** – Website der Uniklinik Tübingen, Stichwortsuche Arbeitskreis Raucherentwöhnung: Hier finden Sie Literatur- und Broschürentipps sowie Programme zum Beenden der Nikotinsucht.
- **www.rauchfrei.de** – Private Website von W. Graef, Regensburg: Ist Nichtraucher- und Nichtraucherwerden-Portal in einem. Mit Nichtraucherkurs-Verzeichnis, persönlichen Erfahrungsberichten von Rauchfreien, Nichtraucherforum, Nikotinsuchttest und Rauchkostenrechner. Sehr empfehlenswert.
- **www.rauchfrei-info.de** – Website der Bundeszentrale für gesundheitliche Aufklärung, Köln: Die „rauchfrei"-Kampagne ist darauf ausgerichtet, den Einstieg ins Rauchen zu verhindern, vor Passivrauchen zu schützen und Raucher beim Aufhören zu unterstützen. Hier gibt es auch ein Online-Programm mit Rückmeldung per E-Mail, das beim Abgewöhnen vom Rauchen helfen soll.
- Die Broschüren **Aufatmen. Erfolgreich zum Nichtraucher** und **Hirnverbrannt. Jugendliche und Rauchen** können kostenlos bei der Deutschen Krebshilfe e. V., Bonn unter **www.krebshilfe.de** als PDF heruntergeladen werden. (Verwenden Sie die Broschürentitel als Suchbegriff.)
- A. Carr: **Endlich Nichtraucher!** Goldmann, 1992. Der Klassiker unter den Ausstiegsbüchern. Carr war selbst Kettenraucher. Die Lektüre des Buches verschafft ein Aha-Erlebnis, wie nutzlos und unsinnig das Rauchen ist.
- A. Batra (Hrsg.): **Nichtraucher in 6 Wochen.** Preuß, 1997. Verhaltenstherapeutisch fundiertes Selbsthilfeprogramm für alle, die das Rauchen aufgeben wollen.

Cannabisabhängigkeit

Häufigkeit:

Cannabisabhängigkeit: Übermäßiger Konsum von **Cannabis** ***(Haschisch, Marihuana, „Gras", „Shit")***, der zu psychischen aber auch zu körperlichen Schädigungen führt. Bedrohlich sind die sozialen Folgen, während die medizinischen Folgen der Cannabisabhängigkeit meist moderat und umkehrbar sind. Völliger Kontrollverlust und sozialer Abstieg treten seltener auf als beim Alkohol oder bei harten Drogen wie Heroin.

Was ist Cannabis? Die Blätter und Blüten der weiblichen Pflanze des indischen **Hanfs** ***(Cannabis sativa)*** enthalten das Cannabisharz. Der Inhaltsstoff aus diesem Harz, **THC** ***(Tetrahydrocannabiol)***, löst die berauschende Wirkung aus. Getrocknete Blätter und Blüten (Marihuana) enthalten etwa 5 %THC, reines Cannabisharz (Haschisch, wird zu Platten gepresst verkauft) bis zu 15 %.

Wirkung und Beschwerden

Der Cannabisrausch dauert 3–5 Stunden und zeichnet sich aus durch:

- Psychische Wirkung: euphorische („high", „breit"), aber auch unerklärlich depressive Grundstimmung, Entspannung und psychomotorische Verlangsamung, Konzentrationsstörungen, Hin- und Herspringen der Gedanken und Ideen (Ideenflucht) und gesteigerter Appetit

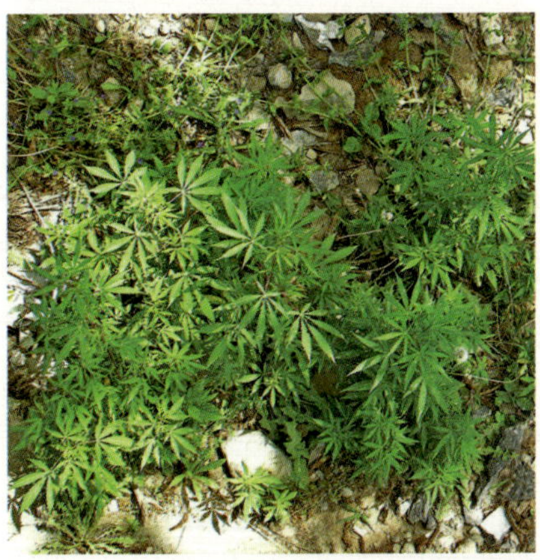

*In China wurde **Hanf** seit 2000 v. Chr. als Heilmittel eingesetzt und im 19. Jahrhundert in Europa auch als Rauschmittel entdeckt.* [WKY 3053]

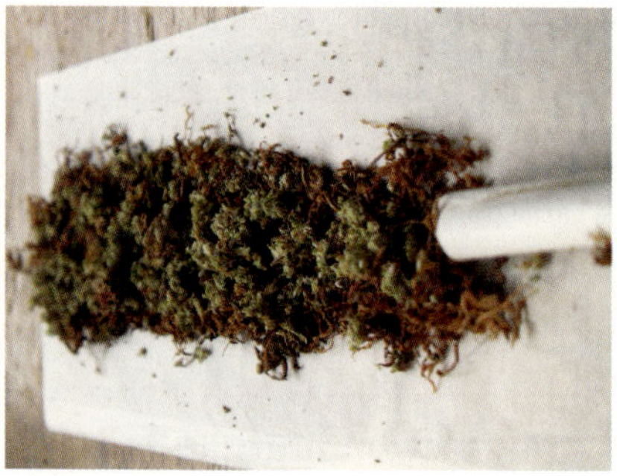

Für den üblichen Marihuana-Joint (Haschzigarette) werden getrocknete Blätter, Blüten und Stängel der weiblichen Hanfpflanze mit Tabak vermischt und der beim „Ziehen" entstehende Rauch inhaliert. [WKY 3052]

- Körperliche Beschwerden: Mundtrockenheit, Bindehautrötung, Tachykardie (schnelle Herzrhythmusstörungen → S. 706) Störungen der Feinmotorik und Bronchitis
- Bei längerem regelmäßigem Konsum kann es (etwa zehn Stunden nach dem letzten Konsum) zu Cannabisentzug mit milden Entzugserscheinungen kommen wie Reizbarkeit, innere Unruhe, Schlafstörungen und Angstzustände.

Die Erkrankung

Vor allem junge Menschen, die unsicher und ängstlich sind, sich zu Hause vernachlässigt oder den Leistungsanforderungen nicht gewachsen fühlen, neigen zur Entwicklung einer ***Cannabisabhängigkeit.*** Man nimmt an, dass die euphorisierende und – nach Ende des Rauschs – dämpfende Wirkung des THC hilft, innere Spannungen und Konflikte mit der Umwelt zeitweilig auszublenden. Fast alle Cannabiskonsumenten sind auch nikotinabhängig. Cannabis ist in Deutschland die am häufigsten konsumierte illegale Droge: Über ein Viertel der 12- bis 25-Jährigen haben bereits Cannabis probiert und das durchschnittliche Einstiegsalter ist auf 16,4 Jahre gesunken. Etwa 20 % der 16- bis 19-Jährigen konsumieren regelmäßig Cannabis, davon wiederum 20 % fast täglich.

Bei steigendem Cannabiskonsum fällt Eltern als erstes ein Nachlassen der Schulleistungen auf: Motivationsverlust, Ziellosigkeit, Lern-, Konzentrations- und Gedächtnisstörungen, Passivität und allgemeine Lethargie nehmen zu. Bei dauerhaftem Konsum kann eine chronische Bronchitis entstehen, auch Krebs der Atemwege wurde schon festgestellt. Bei Männern lässt die Produktion von Spermien nach.

Nach plötzlichem Absetzen kommt es – wie auch bei anderen Drogen – zu einem Entzugssyndrom (→ S. 1203), Appetitmangel, Schwitzen, Unruhe, Schlafstörungen sowie psychischen Beschwerden. Etwa 1 % der Cannabiskonsumenten leidet unter vorübergehenden psychotischen Symptomen wie Wahn oder Halluzinationen im Sinn einer akuten organischen Psychose (→ S. 1215). Hieraus kann sich eine ***Cannabispsychose*** entwickeln, die einer Schizophrenie (→ S. 1187) sehr ähnlich ist.

Das macht der Arzt oder Therapeut

Nur bei schwerer Cannabisabhängigkeit (hoch dosierter Langzeitkonsum) ist ein stationärer Entzug – ähnlich wie beim Alkoholmissbrauch – erforderlich. Meist genügt eine ambulante psychotherapeutische Behandlung (→ S. 1172) bei einem dafür spezialisierten Therapeuten. Dies gilt nicht bei Jugendlichen, die *immer* stationär behandelt werden müssen.

Unterstützung durch Angehörige

Wenn Eltern den Verdacht haben, dass ihr Kind Cannabis konsumiert, sollten sie das Problem offen ansprechen. Da THC im Urin, aber auch in den Haaren nachweisbar ist, schafft eine Laboruntersuchung beim Hausarzt schnell Klarheit. Vor allem aber hilft es dem Konsumenten, mit den Eltern oder einer anderen Vertrauensperson darüber zu sprechen, was ihn belastet und was schiefläuft in seinem Leben. Alternativ können Eltern auch darauf drängen, dass ihr Kind sich an eine Beratungsstelle wendet. Die meisten Drogenberatungsstellen sind als offene Angebote konzipiert, wo die Betroffenen anonym bleiben können.

Aktuell: www.gesundheit-heute.de/30x21

- **www.drugcom.de** – Website der Bundeszentrale für gesundheitliche Aufklärung (BzgA, Köln): Kostenfreie und der Schweigepflicht unterliegende persönliche Beratung. Mit Link zu *Quit the Shit,* einem Ausstiegsprogramm für Jugendliche und junge Erwachsene mit anonymen Informations- und Beratungsmöglichkeiten.
- L. Lindberg; C. Haasen: **Wenn Cannabis der Seele schadet.** Hilfe bei Sucht und psychischen Störungen. Walter, 2005. Die Autoren stellen den Zusammenhang zwischen Cannabiskonsum und psychischen Erkrankungen dar, zeigen die Gefahren an Fallbeispielen auf.
- A. Barth: **Breit. Mein Leben als Kiffer.** Rowohlt Taschenbuch, 2005. Der 20-jährige Autor hat vier Jahre lang keinen Tag ohne Kiffen verbracht. Er beschreibt seinen allmählichen Absturz und den Verlust seiner Jugend.

Abhängigkeit von harten Drogen

Häufigkeit: ■■□□□

„Harte" Drogen gelten als hart, weil sie besonders gefährlich sind, d. h. sehr rasch abhängig machen, und weil ihr Gebrauch den Körper besonders schädigt.

Medizinisch gesehen ist die Begriffsbildung der „harten" Drogen nicht zu halten, denn das Abhängigkeitspotenzial von Nikotin wird von vielen Experten mit dem der „harten" Drogen gleichgesetzt. Auch in Sachen Schädlichkeit sind die in Deutschland jährlich etwa 1 500 Drogentoten eine erschreckend hohe Zahl, werden aber durch eine zehnfach höhere Zahl an Toten durch Alkoholkonsum (→ S. 1201) und eine 75-mal höhere Zahl an Toten durch Nikotingenuss in den Schatten gestellt.

Statt von harten von illegalen Drogen zu reden trifft allerdings auch nicht das Problem, denn schon innerhalb der EU besteht kein Konsens darüber, was denn nun eine illegale Droge ist, und ganz konkret ob und warum Cannabis verboten sein soll. Zu den illegalen Drogen zählte in den USA in einer langen Phase auch der Alkohol (während der Prohibition), eine medizinisch gesehen gute Idee, die aber bekanntermaßen scheiterte. Auch in vielen Staaten des islamischen Kulturkreises zählt der Alkohol zu den illegalen Drogen.

Präventivmedizinisch wirksamer als das Verbot von gesundheitlich gefährlichen Substanzen und die Kriminalisierung ihres Konsums ist im Fall von Tabak und Alkohol ihre massive Besteuerung – das zeigen Erfahrungen in vielen Ländern. Damit wird auch das Problem der Beschaffungskriminalität von vornherein vermieden.

Etwa 300 000 Menschen sind in Deutschland abhängig von ***illegalen Drogen*** wie Heroin, LSD und Kokain, Männer doppelt so häufig wie Frauen. Folgende Drogen sind im Einzelnen im Umlauf:

Opiate

Aus dem getrockneten Saft des Schlafmohns gewonnene Substanzen, zu denen unter anderen **Opium, Morphin, Heroin, Codein** und **Methadon** gehören. Produziert werden die Opiate fast ausschließlich im Mittleren Osten mit Afghanistan als Zentrum. Dort oder im Zielland werden Opiate zu Heroin weiterverarbeitet. Heroin besitzt das höchste Abhängigkeitspotenzial unter den Drogen mit ausgeprägter psychischer und körperlicher Abhängigkeit und schneller Toleranzentwicklung.

Opiate sind hochwirksame Mittel zur Schmerzbetäubung (Analgesie) und werden weltweit zur Schmerzbekämpfung eingesetzt (Opioide → S. 1219). Um Missbrauch zu verhindern, unterliegen sie der Betäubungsmittel-Verschreibungsverordnung (→ S. 1276).

Wirkung und Beschwerden

- Gefühl des Entrücktseins und wohliger Wärme
- Glücksgefühl (Euphorie)
- Schnelle Stimmungswechsel
- Krankhafte Schläfrigkeit, Müdigkeit
- Langsamer Puls
- Gewichtsverlust, Verstopfung, Übelkeit und Erbrechen
- Enge Pupillen
- Verwaschene (diffuse) Sprache.

Kokain

Kokain *(Koks)* wird aus den Kokablättern gewonnen, die hauptsächlich in Südamerika angebaut und dort vornehmlich gekaut werden. Im 19. Jahrhundert wurde der Wirkstoff der Kokapflanze extrahiert und in das wasserlösliche ***Kokainhydrochlorid*** umgewandelt.

Kokain ist ein Rauschmittel, das zu starker psychischer Abhängigkeit führt und klassischerweise geschnupft wird, aber auch gespritzt und geraucht werden kann. Durch den Zusatz von Chemikalien wie Natron wird so genanntes **Crack** hergestellt, das die gleiche Wirkung wie Kokain besitzt, allerdings um ein Vielfaches intensiver ist.

Wirkung und Beschwerden

- Bei akuter Kokainwirkung *(Kick):* Euphorische Stimmung, Glücksgefühl, Rededrang und Enthemmung, Kritiklosigkeit, Größenwahn, subjektive Kreativitäts- und Leistungssteigerung, reduziertes Hunger- und Durstgefühl, reduziertes Schlafbedürfnis, Pupillenerweiterung, Bluthochdruck und Tachykardie (schnelle Herzrhythmusstörungen → S. 706)
- Im Rauschstadium: Halluzinationen mit Verfolgungswahn
- Im „depressiven" Stadium (des Entzugs): Heftige Ängste und depressive Grundstimmung.

Designerdrogen

Designerdrogen: Synthetisch hergestellte Drogen, die euphorisch machen und Müdigkeit scheinbar wegblasen, aber rasch psychische Abhängigkeit erzeugen. Zu diesen Drogen gehören unter anderem:

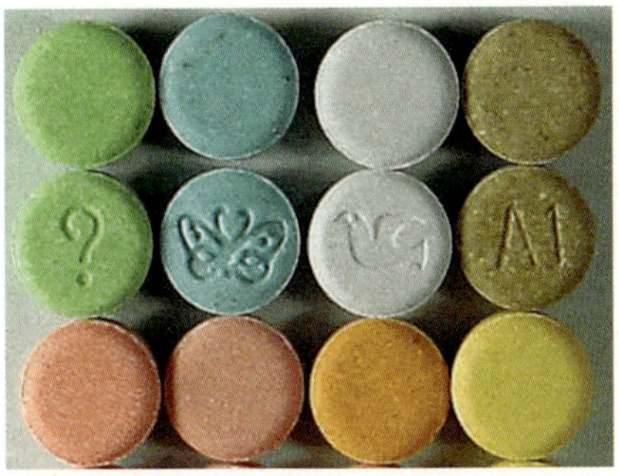

Ecstasy – bunt und harmlos anzusehen, unter vielen Namen kursierend und nicht teuer – wirkt fatal im Hinblick auf die psychischen und köperlichen Schädigungen. [WKY 3057]

LSD *(Lysergsäurediethylamid, Acid):* Eines der stärksten ***Halluzinogene,*** mit dem körpereigenen Hormon Serotonin verwandt, das die Verdauung, Herzfrequenz oder den Blutdruck beeinflusst. Die Wirkungsdauer („Trip") beträgt etwa 8–12 Stunden. Es kommt zu einer erwünschten Wahrnehmungsveränderung in einem Zustand vollständiger Wachheit (Intensivierung, Illusion, Halluzination).

Amphetamine, Metamphetamine *(Speed):* Stark aufputschende Drogen, beliebt als „Partydroge", Muntermacher oder Appetitzügler (→ Pharma-Info S. 256). Es handelt sich meist um Pulver, das durch die Nase geschnupft oder in Flüssigkeit gelöst geschluckt wird. Amphetamine wirken ähnlich wie Kokain durch Ausschüttung von Noradrenalin und Dopamin. Daraus resultieren für 6–8 Stunden vermindertes Schlaf-, Hunger- und Durstempfinden, euphorische Zustände sowie gesteigertes Selbstvertrauen.

Besonders gefährlich ist ***Crystal Speed,*** das vornehmlich in Osteuropa produziert wird und teilweise mit winzigen Glassplittern gestreckt ist. Crystal Speed wirkt bis zu 30 Stunden, macht extrem abhängig und verursacht bei Überdosierung Hirnblutungen und Herzstillstand. Als Langzeitfolgen drohen Hautgeschwüre, Organblutungen und Psychosen.

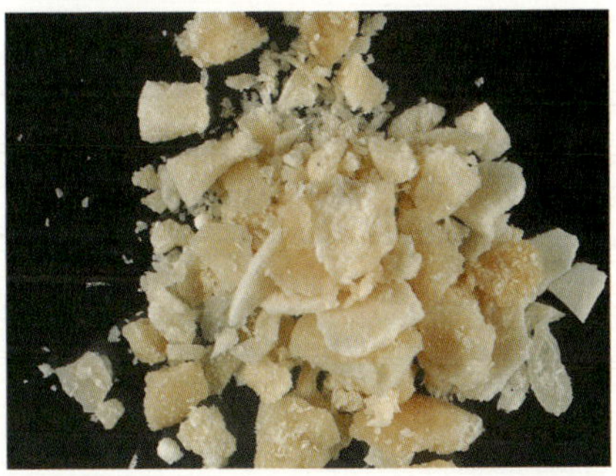

Crack: Bereits eine einzige Dosis für 5 € reicht aus, um abhängig zu werden. Die geringen Kosten sind ein Grund für die Ausbreitung der Designerdrogen. [DEA 3056]

Ecstasy *(XTC):* Gemisch aus synthetischen Drogen, wobei der Hauptbestandteil ***MDMA*** – ein Amphetamin – ist, die Wirkung hält etwa 4–6 Stunden an. Das Drogengemisch verbreitet sich seit etwa 25 Jahren, ausgehend von den USA, und gehört heute zu den am häufigsten konsumierten harten Drogen. Die Einnahme führt zu amphetamintypischen Symptomen.

Leitbeschwerden (aller Designerdrogen)

- Psychische Beschwerden wie Unruhe, Nervosität, Enthemmung, Euphorie, Halluzinationen und Verfolgungswahn, Angst und Panik
- Körperliche Beschwerden wie Appetitlosigkeit, Blutdruckanstieg bis hin zum Herz-Kreislauf-Versagen.

Warnhinweis: Eine akute Gefährdung besteht durch Austrocknung (Exsikkose → S. 459) und Herzversagen. Bei längerem Konsum kann es zu bleibenden Bewusstseins- und Wahrnehmungsstörungen kommen. Ecstasy ist keine harmlose „Partydroge".

Das macht der Arzt oder Therapeut

Die Diagnosesicherung erfolgt meist durch die Analyse von Blut-, Urin- oder Haarproben, aber auch durch Angaben des Betroffenen selbst oder ihm nahe stehender Personen.

Oberstes Ziel der Behandlung der **Drogenabhängigkeit** ***(Drogenmissbrauch)*** ist die dauerhafte Abstinenz. Der Weg dahin führt über mehrere Phasen:

In der Motivationsphase findet die Kontaktaufnahme und Motivation des Patienten statt, z. B. durch Beratungsstellen, Ärzte, Familie, Freunde.

In der Entgiftungsphase findet der körperliche Entzug statt, der – je nach Substanz – geprägt ist durch Übelkeit, Durchfall, Frieren, Schweißausbrüche, Schwindel und Herzrasen, Bluthochdruck, Krämpfe und Halluzinationen. Aufgrund dieser schweren Entzugssymptome wird die Entgiftung meist stationär durchgeführt und dauert 1–6 Wochen. Bezogen auf die Medikamentengabe während der Entgiftung unterscheidet man zwischen dem ***kalten Entzug (cold turkey)*** mit der Gabe von Psychopharmaka, muskelentspannenden Medikamenten und Antiepileptika und dem ***warmen Entzug*** mit Drogensubstitution durch

Tranquilizer, Codein oder Methadon, der in den Entzugseinrichtungen überwiegend praktiziert wird.

Nach der Entgiftung erfolgt die psychische Behandlung der Abhängigkeit (Entwöhnungsphase), zunächst meist in spezialisierten Langzeiteinrichtungen, später dann auch ambulant oder teilstationär. Im Vordergrund stehen der Aufbau neuer Lebensziele und das Erlangen eines neuen Selbstverständnisses. Um langfristig suchtfrei zu bleiben, ist weitere professionelle Unterstützung durch Psychotherapie oder Selbsthilfeorganisationen sinnvoll.

Prognose

Rückfälle sind leider häufig. Auch die Therapiemotivation Suchtkranker ist oft mäßig und schwankend. Ein wiederholter Konsum von Opiaten ist bereits innerhalb der ersten Monate sehr wahrscheinlich, so sind etwa 75 % der Drogenabhängigen bereits ein halbes Jahr nach dem Drogenentzug wieder rückfällig.

Neuere Ansätze der Suchtberatung distanzieren sich von dem Begriff „Rückfall". So sind Ziele der Behandlung zwischen Therapeuten und dem Patienten verhandelbar; zwischen den Extremen des „entweder – oder" sind weitere Ziele denkbar: gelegentlicher Konsum, kontrollierter Konsum, gesundheitsverträglicher Konsum, kein Konsum ...

Selbsthilfe und Hilfe für Angehörige

Die Pioniere der Selbsthilfeorganisationen entstammen der Suchtszene, für praktisch jede Suchterkrankung gibt es in größeren Städten geeignete Selbsthilfegruppen.

Angehörige sollten sich ihrer Rolle als „Co-Abhängige" bewusst sein. Das bedeutet, dass Verhaltensweisen von Familienmitgliedern – wie z. B. Vertuschung, übergroßes Verständnis oder aber Vorwürfe – die süchtigen Mechanismen aufrechterhalten. Hilfe bieten auch hier Selbsthilfegruppen.

i Aktuell: www.gesundheit-heute.de/30x22

- **www.dhs.de** – Website der Deutschen Hauptstelle für Suchtfragen e. V., Hamm: Mit Informationen zu Drogen, Projekten, Zahlen und Fakten sowie einer Suchmaske für Entzugseinrichtungen.
- **www.caritas.erzbistum-koeln.de/mettmann_cv/suchthilfe/** – Website der Caritas-Suchthilfe, Mettmann: Bietet Angebote zur Beratung und Behandlung bis hin zum betreuten Wohnen.

Spielsucht

Häufigkeit: ■■■□□

Spielsucht *(pathologisches Glücksspiel):* Dem zwanghaften Bedürfnis zu spielen, meist Glücksspiele am Automaten, kann nicht widerstanden werden, selbst wenn Familie und Beruf sowie die eigene Person ruiniert werden. Schätzungsweise ist 1 % der Bevölkerung davon betroffen. Ähnlich wie beim (krankhaften) Drogenkonsum steht der mit dem Spiel verbundene „Kick" im Vordergrund, während die Aussicht auf finanziellen Gewinn oder Spaß an derartiger Freizeitgestaltung kaum eine Rolle spielen.

Davon abzugrenzen ist das gewohnheitsmäßige Spielen. Diese Spieler schränken ihre Aktivität ein, wenn die finanziellen Verluste zu groß werden.

Eine neue Form der Spielsucht ist die *Internet-, Computer-* oder *Onlinesucht*. Die Beschwerden und auch die Therapieprinzipien entsprechen denen der Spielsucht.

Gekennzeichnet ist die Internetsucht dadurch, dass der Versuchung, im Internet zu surfen, nicht widerstanden werden kann. Der Alltag wird durch den Computer geprägt, es kommt – wie bei anderen Suchterkrankungen auch – zu Kontrollverlust, Entzugserscheinungen, sozialer Isolation, Verschuldung oder dem Verlust des Arbeitsplatzes.

Leitbeschwerden

- Steigerung der Spieleinsätze und Spielhäufigkeit
- Unfähigkeit zur Abstinenz, erhöhte Reizbarkeit und Ruhelosigkeit, wenn nicht gespielt werden kann
- Schuldgefühle mit Verbergungstendenz
- Rückzug aus dem sozialen Leben, finanzielle Probleme.

Die Erkrankung

In spielfreien Phasen steigt die Anspannung bei den Betroffenen, bis sie diese im Spiel wieder abbauen können. Nach dem Spiel werden sie in der Regel dann von Schuld- oder Reuegefühlen beherrscht.

Die Spielsucht hat die Tendenz zu Folgeproblemen und -krankheiten: Neben finanziellen Schwierigkeiten oder Partnerschaftskonflikten kommt es im Verlauf der Spielsucht häufig auch zur Abhängigkeit von anderen Substanzen wie Alkohol oder Medikamenten oder zu Selbstmordversuchen.

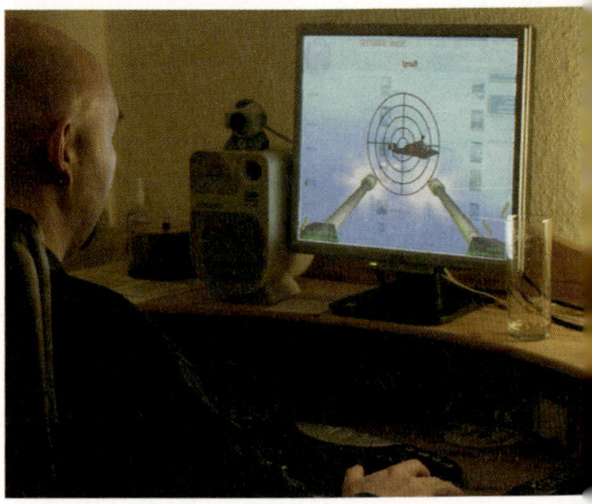

Die Spielsucht hat sich vom Münzautomaten auf den Computer verlagert, aber die Probleme sind die gleichen geblieben. [JAN 3058]

Das macht der Arzt oder Therapeut

Hauptsächlich kommen verhaltenstherapeutische Verfahren zur Stärkung der Selbstkontrolle zum Einsatz. Eine Alternative ist die kognitive Verhaltenstherapie (→ S. 1176) oder die systemische Therapie (→ S. 1176). Hilfreich sind Beratungsgespräche (→ Infobox) über den Umgang mit dem Spieldruck, den eventuellen Schulden oder Partnerschaftskonflikten sowie über eine alternative Freizeitgestaltung oder die Notwendigkeit professioneller Hilfe.

In schweren Fällen können Psychopharmaka zur Verbesserung der Impulskontrolle (SSRIs → S. 1170, Lithium → S. 1171) und Linderung der depressiven Symptomatik verordnet werden.

i Aktuell: www.gesundheit-heute.de/30x23

- **www.caritas.erzbistum-koeln.de/neuss_cv/sucht_hilfe/gluecksspiel/angebot/therapie.html** – Fachstelle Glückspiel des Caritasverbands e. V. für Therapie, Neuss: Mit Online-Hilfe und Angeboten zu kostenlosen Beratungsgesprächen.
- **www.anonyme-spieler.org** – Organisation der Anonymen Spieler (GA) Interessensgemeinschaft e. V., Hamburg (analog zu den Anonymen Alkoholikern): Mit Literaturtipps und regionalen Kontaktstellen.
- **www.blaues-kreuz.org/spieler.htm** – Website des Bundesverbands der Evangelischen Kirche, Essen: Bietet Adressen von Beratungs- und Behandlungsstellen.
- **www.onlinesucht.de** – Website des HSO 2007 e. V. (Verein zur Selbsthilfe für Online-Süchtige), Buxtehude: Betrieben von G. Farke, ehemalige Betroffene und Mitbegründerin des Vereins. Bietet u. a. Informationsbroschüren zum Bestellen.
- G. Meyer; M. Bachmann: **Spielsucht. Ursachen und Therapie.** Springer, 2005. Anhand von Fallbeispielen werden Therapieschritte beschrieben, enthalten sind auch die Themen Internet-/Onlinespiele, TV- und Telefonspiele sowie ein ausführliches Therapiemanual.

Essstörungen

Essstörungen: Psychisch bedingte, suchtartige Störung des Essverhaltens. Die Nahrungsaufnahme richtet sich nicht mehr nach körperlichen Bedürfnissen wie Hunger und Sättigung, sondern inneren Zwängen, die der oder die Betroffene oft rationalisiert und rechtfertigt.

Die häufigsten Essstörungen sind Magersucht, Bulimie und das Binge Eating. Häufig kommt es aber auch zu Mischformen, z. B. Magersucht in Kombination mit Bulimie *(Bulimarexie)*.

Nicht zu den Essstörungen zählt die Adipositas (→ S. 254) sowie alle Formen der Über- oder Unterernährung, die Folge anderer Erkrankungen sind, wie z. B. eine Depression oder ein Tumorleiden.

Magersucht

Häufigkeit: ■■■□□

Magersucht *(Anorexia nervosa, Anorexie)*: Häufigste Form der Essstörung mit willentlich herbeigeführtem Gewichtsverlust – von mindestens 15 % des Ausgangsgewicht bzw. bei einem Body-Mass-Index (→ S. 245) von 17,5 und darunter – durch extreme Reduktion der Nahrungszufuhr. Magersucht hat in den letzten Jahren stark zugenommen. Etwa 1 % der Mädchen und Frauen zwischen dem 10. und 25. Lebensjahr sind betroffen, aber auch – mit steigender Tendenz – junge Männer, Kinder vor der Pubertät und Frauen bis zu den Wechseljahren. Die Magersucht ist eine sehr ernst zu nehmende Erkrankung und die Sterberate hoch, vor allem, wenn nicht rasch therapeutische Hilfe in Anspruch genommen wird oder die Therapie beim Betroffenen nicht anschlägt.

Leitbeschwerden

- Die Gewichtsabnahme wird durch zwanghaftes Fasten ausgelöst, oft unterstützt von provoziertem Erbrechen oder der Einnahme von Abführmitteln.
- Die Gewichtsabnahme wird durch weite Kleidung verborgen. Die Betroffenen vermeiden es, sich in Unterwäsche, Badebekleidung oder nackt zu zeigen.
- Subjektiv geglaubte und häufig geäußerte Befürchtung, zu dick zu sein – dennoch starke Beschäftigung mit dem Thema Essen. Typisch ist, dass die Kranken gerne für andere kochen, aber dann selbst nichts essen.
- Gesteigerte körperliche Aktivität, um zusätzlich Kalorien zu verbrennen.
- Ausbleiben der Menstruation (→ S. 846) bereits in frühen Krankheitsstadien, Rückbildung der Brüste (die Weiblichkeit wird „weggehungert"), Frieren bis hin zu Unterkühlung.
- Herzrhythmusstörungen und niedriger Puls, Ödeme
- Flaumbehaarung an Armen und Beinen
- Verstopfung
- Erhöhte Infektanfälligkeit
- Niedriger Blutdruck.

Wann zum Arzt oder Psychotherapeuten

Noch am selben Tag, wenn

- Der Betroffene in letzter Zeit deutlich abgenommen hat und extrem untergewichtig geworden ist
- Gravierende Folgeprobleme auftreten wie starkes Frieren, Infekte, Verstopfung, Apathie (Teilnahmslosigkeit) oder Kreislaufstörungen.

In den nächsten Tagen, wenn sich das Essverhalten auffällig verändert hat oder sich andere Leitbeschwerden bemerkbar machen.

Die Erkrankung

Nach heutigem Verständnis gelten als Ursache der Magersucht die folgenden Faktoren:

Persönlichkeitsbedingte Faktoren. Magersüchtige werden von Psychologen als leistungsorientierte, perfektionistische Persönlichkeiten mit einem ausgeprägten Harmoniebedürfnis beschrieben. Gleichzeitig leiden sie unter einem schwachen Selbstwertgefühl, es fällt ihnen schwer, über ihre Gefühle zu sprechen. In der Pubertät kommt es zu einer Identitätsstörung, weil neue Aufgaben wie die Annahme der Weiblichkeit oder das Ablösen vom Elternhaus als fremd und überfordernd erlebt werden.

Familiäre Faktoren. In der Essstörung kann sich ein (unbewusster) Protest gegen Leistungserwartungen, strenge Vorschriften, Geschwisterrivalität oder eine übermäßige, ängstliche Kontrolle durch die Eltern äußern. Auffällig ist zudem, dass Mütter von essgestörten Töchtern häufig selbst Essprobleme haben. Darüber hinaus finden sich in den Familien oft Rollenumkehrungen: Die Tochter übernimmt frühzeitig Aufgaben, die eigentlich die Eltern wahrnehmen müssten **(Parentifizierung)**. So wird ihr z. B. schon früh Verantwortung für jüngere Geschwister übertragen.

Soziokulturelle Faktoren. Das Schlankheitsideal unserer Gesellschaft fördert die krankhafte Fixierung auf Gewicht, Figur und Essen. Besonders gefährdet sind Mädchen und junge Frauen, in deren Lebensumfeld Schlanksein betont oder als Voraussetzung für Anerkennung definiert wird (z. B. Models, Tänzerinnen, Stewardessen). Ein besonders hoher Risikofaktor für die Entstehung einer Magersucht ist die ständige Unzufriedenheit der Eltern mit ihrem eigenen Gewicht. Wenn Eltern Reduktionsdiäten zelebrieren, abfällig über „Dicke" sprechen oder sogar selbst an einer (latenten) Essstörung leiden, geben sie diese negative Einstellung gegenüber dem eigenen Körper an ihre Kinder weiter.

Verlauf. Häufig beginnt die Magersucht während der Pubertät mit einer Fastenkur. Aber selbst wenn das Wunschgewicht erreicht ist, hungern die Erkrankten weiter. Ihre Körperwahrnehmung ist gestört, sie fühlen sich weiterhin zu dick – auch wenn sie bereits hochgradig abgemagert sind. Andere empfinden die Gewichtsabnahme als Lösung früherer Probleme oder als „Sieg" des Geists über den Körper.

Zumindest am Anfang der Erkrankung behalten die Patienten ihr natürliches Hungergefühl. Deshalb handelt es sich nicht um eine Appetitstörung. Dem Hunger nicht nachzugeben empfinden sie als euphorisierend.

Um das Körpergewicht immer weiter herabzusetzen, werden akribisch Kalorien gezählt, Mahlzeiten ausgelassen und Essensportionen auf ein Minimum reduziert. Eine Tomate oder ein Knäckebrot, das in kleinen Mengen über den Tag verteilt verzehrt wird, ist häu-

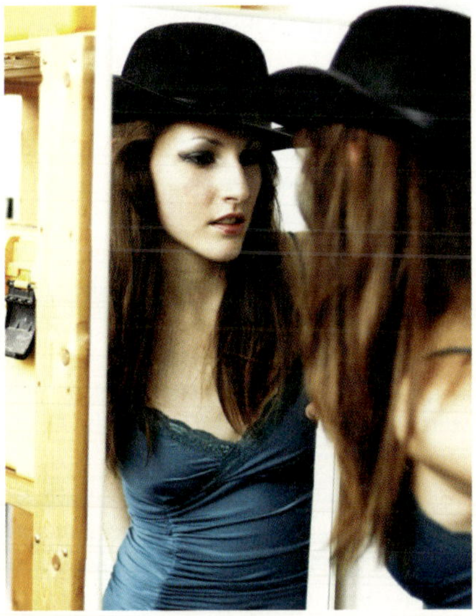

Magersucht ist die häufigste und zugleich die bedrohlichste Essstörung. Sie beginnt oft mit dem Wunsch, schlank zu sein oder schlank zu werden. Zentrales Moment der Krankheit ist die Körperschemastörung der Betroffenen, die sich selbst bei extremer Gewichtsabnahme und „objektiver" Schlankheit als zu dick wahrnehmen. Ärzte nennen dieses falsche Körperbewusstsein Körperschemastörung (→ S. 1210). [ISP 3064]

fig alles, was sich eine magersüchtige junge Frau erlaubt. Zusätzlich sorgt sportliches Training für weiteren Kalorienverbrauch. Häufig nehmen Patienten Appetitzügler, Abführmittel oder harntreibende Medikamente, um den Gewichtsverlust voranzutreiben. Manchmal wird die Nahrungsverwertung auch noch durch selbst herbeigeführtes Erbrechen verhindert (Übergang der Magersucht zur Bulimie → S. 1211).

Viele Magersüchtige kapseln sich mit Fortschreiten der Krankheit immer mehr von ihrer Umwelt ab. Zugleich setzen sie alles daran, ihre Erkrankung zu verbergen, indem sie übergroße Kleidung tragen, es vermeiden, gemeinsam mit anderen zu essen oder ihren Appetitmangel bei gemeinsamen Mahlzeiten damit erklären, dass sie schon gegessen hätten.

Fester Bestandteil der Magersucht ist die **Körperschemastörung,** auch als *Körperwahrnehmungsstörung, körperdysmorphe Störung, Körperbildstörung, Body dysmorphic disorder* oder *Syndrom der empfundenen Hässlichkeit* bezeichnet. Magersüchtige nehmen die lebensbedrohliche Abmagerung ihres Körpers mit dem extremen Muskelschwund an Schenkeln und Armen nicht wahr. Im Gegenteil – einzelne Körperteile, wie Oberschenkel, Bauch oder Hüften werden selbst bei einem Gewicht von 40 kg noch als zu dick empfunden und ständig kritisch beäugt.

Das macht der Arzt oder Therapeut

Teil der Krankheit ist, dass die Betroffenen in den seltensten Fällen selbst ärztliche Hilfe suchen. Meist sind es die Eltern oder andere nahe stehenden Personen, die auf einen Arztbesuch drängen. Wichtig ist, zu einem dem Betroffenen vertrauten Arzt zu gehen. Auch Kinderärzte sind übrigens geeignete Ansprechpartner. Die Diagnose ist meist einfach durch den eindeutigen Befund der körperlichen Untersuchung, zur Sicherheit werden aber andere Ursachen für die Abmagerung wie ein Tumor oder eine akute psychiatrische Erkrankung ausgeschlossen. Nach der Diagnose „Magersucht" wird der Betroffene in der Regel in ein Krankenhaus bzw. eine Spezialklinik überwiesen – auch um Erkrankte vorübergehend aus ihrer bisherigen Umgebung herauszunehmen.

Im Anfangsstadium der Therapie werden oft Neuroleptika (→ S. 1168) wegen ihrer erregungsdämpfenden und antipsychotischen Wirkung gegeben.

Psychotherapie. Um das Essverhalten zu normalisieren, die Körperschemastörung zu beheben oder (familiäre) Konflikte zu klären, beginnt man mit einer Psychotherapie. Bewährt haben sich Spezialkliniken, die unterschiedliche Methoden anbieten und kombinieren. So kann Verhaltenstherapie (→ S. 1175) in Kombination mit Sport und/oder anderen körperorientierten Therapien, einer Kunsttherapie (→ S. 1177) sowie einer Familientherapie (→ S. 1176) helfen, die Magersucht zu überwinden. Entspannungstechniken und Selbstsicherheitstrainings haben sich ebenfalls bewährt. Die Behandlung der Magersucht ist schwierig und langwierig, da bei praktisch allen Betroffenen die Krankheitseinsicht fehlt. In der Regel sind eine stationäre und eine sich daran anschließende ambulante Psychotherapie von mindestens einem Jahr notwendig.

Wichtig sind dabei klare Regeln: Ärzte, Therapeuten und Patient schließen einen Therapievertrag über stufenweise zu erreichende Gewichtsziele, Verhaltensmaßnahmen und Konsequenzen bei Nichteinhaltung ab.

Für die ambulante Weiterbehandlung gibt es z. B. therapeutische Wohngemeinschaften (→ Infobox S. 1211), die von einem Psychologen oder Sozialpädagogen betreut werden. Sie schließen die Lücke zwischen Klinikaufenthalt (intensive Therapie, aber keine Möglichkeit, Arbeit oder Ausbildung während dieser Zeit fortzusetzen) und ambulanter Therapie (wenige Therapiestunden pro Woche, keine Unterbrechung des Alltagslebens).

Prognose

Je kürzer die Krankheitsdauer und je weniger ausgeprägt die Begleiterkrankungen, desto besser sind die Heilungschancen. Etwa 25 % der Betroffenen überwinden ihre Magersucht nach einer rechtzeitig eingeleiteten (und konsequent durchgehaltenen) Therapie vollständig.

Aber: Bis zu 20 % der Erkrankten sterben an den Folgen der extremen Unterernährung. Zudem bleiben bei etwa der Hälfte der therapierten Magersüchtigen zwanghafte Verhaltensweisen oder latente Essstörungen erhalten, etwa ein Drittel entwickelt in späteren Jahren schwere psychiatrische Erkrankungen bis hin zu Selbtmordgedanken und -versuchen (→ S. 1191). Auch die Rückfallquote ist hoch: Wie alle Suchtkranke sind Magersüchtige vor allem in krisenhaften Situationen potenziell gefährdet.

Unterstützung durch Angehörige

Die Familie spielt eine entscheidende Rolle beim Therapieerfolg der Magersucht. Auf der anderen Seite ist sie aber oft auch der Boden,

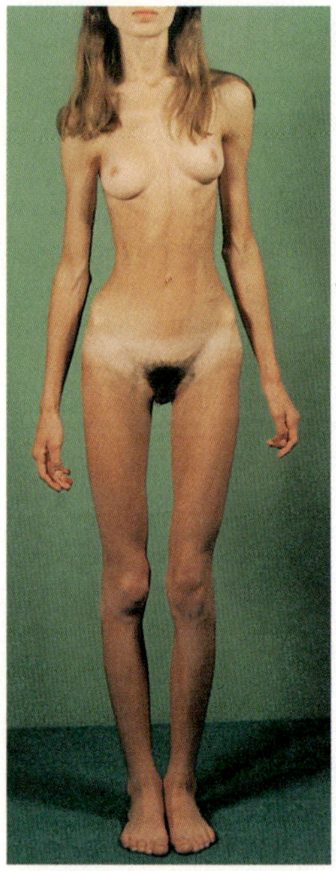

Diese 21-jährige Patientin ist mit 39 kg Körpergewicht in ein lebensbedrohliches Stadium der Magersucht gekommen. Trotz ihres lebensgefährlichen Untergewichts beschrieb sie sich bei der Krankenhausaufnahme als „an manchen Stellen noch zu dick". Die stationäre Therapie war erfolgreich und die Patientin konnte nach 4 Monaten Aufenthalt mit einem Gewicht von 48 kg entlassen werden. [GTV 3060]

auf dem die Erkrankung überhaupt entstehen konnte. Was auch immer die Magersucht ausgelöst hat – fast immer stehen Eltern, Angehörige oder Partner fassungslos vor der Frage: „Was haben wir falsch gemacht?"

Wenn Eltern ihrem magersüchtigen Kind helfen wollen, müssen sie sich zunächst einmal selbst helfen lassen. Es ist zweitrangig, ob dies im Rahmen von Vorgesprächen für eine geplante Familientherapie, in einer Ehe- und Familienberatungsstelle oder bei einem psychotherapeutisch qualifizierten Arzt oder Psychologen geschieht. Entscheidend ist die offene Aussprache über die Erkrankung und die professionelle Begleitung während der ersten Behandlungsmonate des Kindes. Auch Selbsthilfegruppen leisten hier gute Unterstützung (→ Infobox S. 1211).

Fachtherapeuten raten zudem dazu, nicht zu sehr „auf der Symptomatik herumzureiten", sondern vielmehr Anteil zu nehmen an den allgemeinen Lebensfragen, Interessen und Aufgaben, die die Jugendlichen beschäftigen. Der Erkrankte braucht Raum für Gefühle sowie die Möglichkeit, Freude an nicht auf Leistung bezogenen Aktivitäten, Begabungen und persönlichen Eigenarten zu spüren. Es gilt, das Selbstvertrauen des erkrankten Kindes zu stärken.

i Aktuell: www.gesundheit-heute.de/30x24

- **www.hungrig-online.de** – Website des von Ärzten gegründeten Vereins Hungrig-Online e. V., Buckenhof: Bietet Diskussionsforum sowie zahlreiche Informationen für Betroffene, Angehörige und Fachleute. Sehr empfehlenswert.
- **www.bundesfachverbandessstoerungen.de** – Website des Bundesfachverbands Essstörungen e. V., München: Gutes Adressenangebot für ambulante und stationäre Einrichtungen. Bietet Betroffenen und Angehörigen die Möglichkeit, sich für professionelle Hilfe an Mitgliedseinrichtungen zu wenden.
- **www.cinderella-rat-bei-essstoerungen.de** – Website des Aktionskreises Ess- und Magersucht Cinderella e. V., München: Initiative, die bei Essstörungen berät und bundesweit Adressen von lokalen Selbsthilfegruppen, Psychotherapeuten und Kliniken vermittelt.
- **www.magersucht.de** – Ausführliche, sehr informative Website einer Selbsthilfegruppe des Vereins Selbsthilfe bei Essstörungen e. V., Frankfurt.
- **www.ANAD-pathways.de** – Website des Vereins ANAD *(Anorexia Nervosa and Associated Disorders)* e. V. pathways, München: Beratungsstelle, speziell für Essgestörte. Sehr hilfreich, bietet direkten Kontakt zu Fachleuten. Für Betroffene und Angehörige sehr empfehlenswert.
- M. Gerlinghoff et al.: **Magersucht und Bulimie.** Verstehen und bewältigen. Beltz, 2001. Einer der – inzwischen vielen – Ratgeber zum Thema, sachlich und seriös.
- Bundeszentrale für Gesundheitliche Aufklärung (BZgA): **Essstörungen.** Guter Ratgeber für Eltern, Partner, Geschwister, Angehörige, Lehrer und Betreuer. Kostenlos zu beziehen bei der BzgA, 51101 Köln, Fax: (0221) 8992257 oder via Internet: **www.bzga.de,** Rubrik Infomaterialien/Bestellung.
- M. Hornbacher: **Alice im Hungerland.** Leben mit Bulimie und Magersucht. Ullstein Taschenbuch, 2001. Von Betroffenen als authentisch und hilfreich beschriebene Autobiografie.

Bulimie

Häufigkeit:

Bulimie ***(Bulimia nervosa, Ess-Brech-Sucht):*** Psychisch bedingte Essstörung, die durch heimliche „Fressattacken" im Wechsel mit Erbrechen oder Fasten gekennzeichnet ist. Kann sowohl als eigenständige Erkrankung als auch in Kombination mit Magersucht (→ S. 1209) auftreten. Häufig kommt es durch den Nähr- und Mineralstoffmangel zu gesundheitlichen Folgeschäden (z. B. vorzeitige Entwicklung einer Osteoporose). Die Bulimie setzt durchschnittlich etwas später ein als die Magersucht, häufig um das 18. Lebensjahr.

In Deutschland leiden etwa 3 % der Mädchen und jungen Frauen bis 30 Jahren an Bulimie. Zunehmend sind auch Jungen und junge Männer betroffen.

Leitbeschwerden

- Die Betroffenen haben typischerweise Heißhungeranfälle, während derer sie Unmengen hochkalorischer Nahrungsmittel innerhalb weniger Stunden förmlich in sich hineinschlingen.
- Um eine Gewichtszunahme zu verhindern, erbrechen sie unmittelbar danach, nehmen Abführmittel oder halten eine strenge Diät ein.
- Permanente Beschäftigung mit dem Essen, dem Körpergewicht, Furcht vor einer Gewichtszunahme, Fehlwahrnehmung des eigentlich schlanken Körpers als zu „fett".
- Folge des Erbrechens können Störungen im Elektrolythaushalt, Entzündungen der Speiseröhre und Zahnschäden sein.
- Der Mangel an Vitaminen und Spurenelementen macht anfällig für Infekte.
- Im Gegensatz zu Magersüchtigen streben Frauen mit einer Bulimie aber eine „idealweibliche" Figur an.

Wann zum Arzt

Magersucht → S. 1209

Die Betroffenen schämen sich für die Symptomatik und halten sie lange geheim. Sie sind erst zu einer Behandlung zu motivieren, wenn der Teufelskreis von Essen und Erbrechen ihren Alltag bestimmt und sie erkennen, dass ihr Essverhalten krankhaft ist.

Die Erkrankung

Die Ursachen der Bulimie sind mit denen der Magersucht (→ S. 1209) vergleichbar. Häufig leiden die Betroffenen in ihrem Leben abwechselnd an Phasen der Bulimie und Phasen der Magersucht oder beide Erkrankungsformen treten gleichzeitig auf.

Auslöser der Erkrankung ist – ähnlich wie bei der Magersucht – der übermächtige Wunsch, sehr schlank zu sein. Diäten werden jedoch nicht durchgehalten, führen zu Heißhungerattacken und extremen Versagensgefühlen. Die Betroffenen versuchen, das Essen unverdaut loszuwerden und „trainieren" das Erbrechen. Müssen sie zu Anfang noch den Finger in den Hals stecken, kann auf Dauer der Brechreflex allein durch willentliche Anstrengung erzeugt werden.

Im Unterschied zu Magersüchtigen sind die meisten Bulimiker normalgewichtig, nur etwa 20 % sind leicht unter- oder übergewichtig. Bulimie bleibt der Umwelt oft lange verborgen, weil die Patienten in Schule oder Beruf häufig sehr leistungsorientiert sind und gut „funktionieren". Angehörige und Freunde sollten deshalb stutzig werden, wenn jemand während der Mahlzeiten häufig den Raum verlässt (zur Toilette geht), zu den Mahlzeiten sehr viel trinkt oder erkennbar sehr viel isst, ohne zuzunehmen. Denn Dauerdiät, Abführmittelmissbrauch und das Erbrechen können zu körperlichen Beschwerden wie Magen-Darm-Erkrankungen, Speiseröhren- und Zahnfleischentzündungen sowie Kreislaufstörungen führen. Durch den hohen Mineralstoffverlust – insbesondere dem Kaliumverlust – kann es zu Krampfanfällen kommen.

Das macht der Arzt

Magersucht → S. 1209

Prognose

Die „reine" Bulimie ist psychotherapeutisch gut behandelbar – nicht zuletzt auch deshalb, weil die Patienten erkennen, dass sie auf Dauer ihrem Körper schwer schaden. In leichteren Fällen wächst sich die Symptomatik oftmals mit dem Erwachsenwerden aus. Es besteht aber auch die Gefahr, dass sich die Bulimie zu einer Magersucht (→ S. 1209) oder zum Binge Eating (→ S. 1212) fortentwickelt.

Bei der Hälfte der Betroffenen wird sich das Essverhalten allerdings nie mehr völlig normalisieren. Ein gesundes, verlässliches Gefühl von „Sattsein" und „Hunger" stellt sich bei diesen Betroffenen nicht mehr ein. Sie müssen ihr Essverhalten zeitlebens ganz bewusst steuern.

Selbsthilfe

Bei starken Belastungen, Stress oder Enttäuschungen drohen Rückfälle. Als Vorsorge hilft es manchmal schon, sich dem Risiko in den

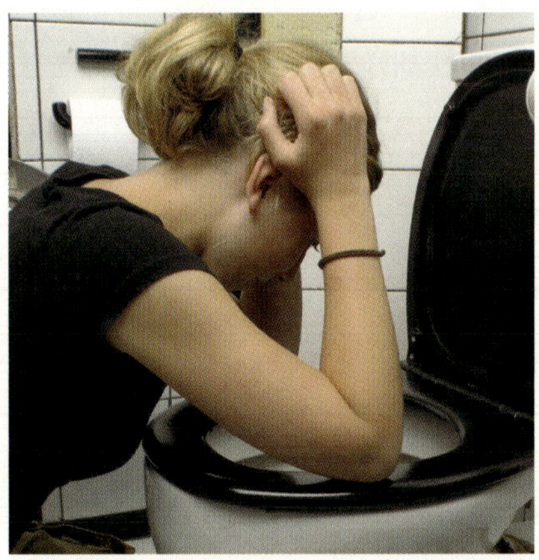

Den bulimischen „Fressattacken" folgt fast zwangsläufig das Erbrechen. Um keine Spuren zu hinterlassen, erbrechen viele Betroffene unmittelbar in die Kloschüssel. Auch viele Prominente, die ständig im Rampenlicht stehen, leiden unter Bulimie. [JAN 3061]

entsprechenden Situationen bewusst zu sein und zu versuchen, sie gar nicht erst entstehen zu lassen.

Nach den Mahlzeiten sollte noch eine halbe Stunde eingeplant werden, in der genügend Zeit für Entspannung ist. Diese Ruhephase wirkt auch dem manchmal immer noch vorhandenen Brechimpuls entgegen.

i Aktuell: www.gesundheit-heute.de/30x25

- **www.bulimie.de** – Internetseite der Deutschen Forschungsinitiative Essstörungen e. V. (DFE, Leipzig): Bietet Online-Beratung und nützliche Tipps zur Selbsthilfe bei Essstörungen. Ausführlich und sehr informativ.
- M. Langsdorff: **Die heimliche Sucht, unheimlich zu essen.** Bulimie verstehen und heilen. Fischer Taschenbuch, 2002. Flott geschriebenes Buch, setzt sich kritisch und ausführlich mit dem Thema auseinander.
- U. Schmidt; J. Treasure: **Die Bulimie besiegen.** Ein Selbsthilfeprogramm. Beltz, 2001. Ratgeber für Betroffene, die den Teufelskreis aus Ess- und Brechzwang durchbrechen wollen. Mit konkreter Anleitung zur Selbsthilfe in Form eines Arbeits- und Übungsbuchs. Auch wegbegeleitend zur therapeutischen Unterstützung hilfreich.

Binge Eating

Häufigkeit: ■■■□□

Binge Eating *(Fresssucht, Fressanfälle)*: Regelmäßige Fressanfälle (binge = Fressgelage), bei denen Nahrungsmengen verschlungen werden, die deutlich größer sind als das, was andere Menschen unter gleichen Umständen in der gleichen Zeit essen würden. Bis zu 2 % der Bevölkerung sind betroffen, bei Übergewichtigen (BMI über 30) sogar 5 %. Etwa ein Drittel der Erkrankten sind Männer.

Leitbeschwerden

- Häufige – bis zu mehrmals wöchentlich auftretende – Essattacken. Bevorzugt werden sehr fett- und zuckerreiche Speisen. Der Essanfall kann sich über mehrere Stunden hinziehen. Das Essen wird dabei nicht genossen, sondern als unkontrolliertes Hereinstopfen erlebt.
- Nach der Essattacke fühlen sich die Betroffenen schlecht, leiden unter Ekel- und Schuldgefühlen und der Überbelastung des Stoffwechsels.
- Zeitweilig versuchen die Betroffenen, ihre Nahrungsaufnahme extrem einzuschränken (Crashdiät, Nulldiät), was sie aber unweigerlich in neue Essattacken hineintreibt.
- Anders als bei Bulimie (→ S. 1211) unternehmen die Betroffenen wenig, um die Folgen des Überessens zu kompensieren: Sie treiben kaum Sport und erbrechen nicht. Oft sind sie deshalb stark übergewichtig.

Wann zum Arzt

Bulimie → S. 1211

Die Erkrankung

Die Ursachen für das Binge Eating sind mit denen der Magersucht (→ S. 1209) und der Bulimie (→ S. 1211) vergleichbar. Man geht davon aus, dass die verschiedenen Essstörungen nur unterschiedliche Seiten ähnlicher psychischer, familiärer oder gesellschaftlicher Vorgeschichten sind. Sie alle stellen verzweifelte Lösungsversuche von persönlichen, inneren Konflikten dar.

„Normale" Übergewichtige nehmen *regelmäßig* mehr Kalorien auf, als sie verbrauchen. Menschen, die unter Binge Eating leiden, erleben dagegen *anfallsweise* auftretende Essattacken. In den Phasen zwischen den Anfällen verzehren sie aber mehr oder weniger normale Nahrungsmengen. Nach den Essanfällen schämen sich die Erkrankten über ihren Kontrollverlust, das Selbstwertgefühl leidet. Als Folge der Essanfälle kommt es zu starkem Übergewicht mit allen psychischen und körperlichen gesundheitlichen Konsequenzen.

Das macht der Arzt oder Therapeut

Magersucht → S. 1209

Therapieziel ist die Stärkung des Selbstwertgefühls der Betroffenen und eine einfühlsame Hilfestellung bei der Lösung ihrer Konflikte. In der Therapie sollen die Patienten außerdem ein gesundes Essverhalten erlernen.

Prognose und Selbsthilfe

Bulimie → S. 1211

i Aktuell: www.gesundheit-heute.de/30x26

- R. Göckel: **Endlich frei vom Esszwang.** 12 Beispiele, wie man die Esssucht überwinden kann. Kreuz, 2002. Fundiertes, seriöses, ermutigendes Buch.
- S. Orbach: **Antidiätbuch.** Teil 1: Über die Psychologie der Dickleibigkeit, die Ursachen von Esssucht. Teil 2: Eine praktische Anleitung zur Überwindung von Esssucht. Frauenoffensive, 2001. Die Bücher der englischen Psychoanalytikerin gelten als Klassiker zum Thema, geschrieben aus einer feministischen Perspektive.

Psychosomatische und andere körperlich begründete psychische Erkrankungen

Somatoforme Störungen

Häufigkeit: ■■■□□

Somatoforme Störung *(Somatisierungsstörung)*: Der Patient leidet monate- und jahrelang an heftigen körperlichen Beschwerden, für die sich jedoch auch nach wiederholter und gründlicher Untersuchung durch den Arzt keine organische Ursache finden lässt. Trotzdem hält der Betroffene an seiner Überzeugung fest, an einer organischen Erkrankung zu leiden.

Leitbeschwerden

- Die meisten Erkrankten haben eine lange Patientenkarriere hinter sich, da sie schon meist über Jahre hinweg an der entsprechenden Symptomatik leiden.
- Schwankschwindel (→ Tab. S. 22, S. 1156): Gefühl, als schwanke der Boden, auf dem man läuft. Häufig besteht eine ausgeprägte Gangunsicherheit.
- Magen-Darm-Beschwerden: Bauchschmerzen, Übelkeit, Gefühl von Überblähung, Erbrechen, häufiger Durchfall.
- Herzbeschwerden: Atemlosigkeit, Brustschmerzen, Herzstiche.
- Harnwegsbeschwerden: Harndrang oder Harnverhalten, Schmerzen und Missempfindungen im Genitalbereich, Scheidenausfluss.
- Haut- und Schmerzbeschwerden: Flecken oder Farbveränderungen auf der Haut, Taubheit, Kribbelgefühl, Schmerzen in den Gliedmaßen.
- Orthopädische Beschwerden, z. B. in der Lendenwirbelregion (→ Kapitel 25).
- Die Patienten befürchten, dass der Arzt etwas übersehen haben könnte oder nicht genau genug untersucht hat. Die Folge: Sie wechseln von einem Arzt zum anderen *(„doctor shopping")*.
- Die Symptomatik verstärkt sich bei zusätzlichem Stress (z. B. familiären Problemen).

Wann zum Arzt

Bei somatoformen Störungen gehen die Patienten eher zu häufig zum Arzt und konsultieren meist auch unabhängig voneinander verschiedene Ärzte gleichzeitig. Die Erkrankten verursachen dadurch nicht nur hohe Kosten im Gesundheitssystem, sondern schädigen auch die eigene Gesundheit, indem sie z. B. Röntgenaufnahmen bei verschiedenen Ärzten mehrfach wiederholen oder sich verschiedene Medikamente verordnen lassen, die sie dann auch alle einnehmen – mit den Folgen von unübersehbaren Wechselwirkungen und entsprechenden gesundheitlichen Risiken.

Die Erkrankung

Als Ursache für die Entstehung somatoformer Störungen gilt eine gestörte Verarbeitung unterschiedlichster Belastungen:

Biografische Belastung. Patienten mit psychosomatischen Störungen sind in ihrem Leben überdurchschnittlich vielen und starken Belastungsfaktoren ausgesetzt: finanzielle Probleme, Scheidung, psychische Erkrankung von Familienangehörigen, Verlust von nahen Bezugspersonen, Erlebnisse von sexuellem Missbrauch und körperlicher Misshandlung.

Emotionale Belastung. Fast alle Patienten mit psychosomatischen Störungen leiden auch an Depressionen (→ S. 1181) oder Angsterkrankungen (→ S. 1194). Allerdings werden diese als solche nicht bewusst wahrgenommen, sondern „somatisiert“: Statt seelischer Schmerzen spüren die Erkrankten körperliche Schmerzen oder organische Beschwerden.

Amplifizierung (Ausweitung der Wahrnehmung). Häufig hat der Patient als Kind in einem sonst eher kühlen Familienklima erfahren, dass ihm bei Krankheiten mehr Liebe und Aufmerksamkeit zuteil wurde. Betroffene neigen deshalb dazu, Krankheitssymptome besonders aufmerksam wahrzunehmen und ihrem Umfeld auch mitzuteilen – in der Hoffnung, dadurch Aufmerksamkeit, Zuneigung oder mehr Mitgefühl zu bekommen.

Menschen, die an somatoformen Störungen leiden, werden oft belächelt und als wehleidig oder gar als Simulanten angesehen. Dabei bilden sich die Erkrankten ihre Beschwerden keinesfalls nur ein, sondern leiden erheblich an den Symptomen wie Schmerzen, Herzbeschwerden oder ständiger Müdigkeit. Die Überzeugung, von einer unerkannten, schweren Erkrankung betroffen zu sein, führt bei vielen Betroffenen zusätzlich zu Angstzuständen und Verzweiflung – vor allem dann, wenn der Zustand unverändert andauert oder bereits mehrere gescheiterte Behandlungsversuche und diagnostische Prozeduren durchgeführt wurden.

Das macht der Arzt oder Therapeut

Der Hausarzt wird zunächst immer abklären, ob organische Ursachen für die Beschwerden vorliegen. Wenn er aber nach wiederholten Untersuchungen keine Ursache findet und die Symptome trotz mehrerer Behandlungsversuche länger als sechs Monate bestehen bleiben, hat der Arzt eine schwierige Aufgabe: Er muss dem Patienten vermitteln, dass keine organische Störung vorliegt. Dies erfordert viel psychologisches Fingerspitzengefühl. Sowohl dem Arzt als auch dem Patienten muss dabei klar sein, dass es sich *nicht* um eine eingebildete Erkrankung handelt. Vielmehr leidet der Erkrankte an einer ernsthaften Störung, die auch behandelt werden muss – nur eben nicht mit Medikamenten oder Operationen.

Eine stationäre Behandlung in einer psychosomatischen Klinik kann bei einer schweren und lang andauernden Symptomatik erforderlich sein.

Eine Therapie mit Psychopharmaka wird nicht empfohlen.

Psychotherapie. Wenn der Arzt erklärt, dass die Symptome psychisch bedingt sein könnten und als Behandlung eine Psychotherapie (→ S. 1172) vorschlägt, fühlen sich die meisten Patienten völlig unverstanden. Sie klammern sich geradezu an eine rein organische Ursache. Der Hausarzt sollte versuchen, den Betroffenen durch Gespräche zu einer psychotherapeutischen Behandlung zu motivieren. Oft haben die Betroffenen allerdings eine große Scheu, sich in ihr „Inneres“ schauen zu lassen – meist aus Angst vor möglichen Konflikten, die sie bisher verdrängt haben. Viele haben aber auch Angst, von der Umwelt als „verrückt“ abgestempelt zu werden. Als besonders angenehm und hilfreich empfinden die meisten Betroffenen dagegen die regelmäßige Anwendung von Entspannungsverfahren (→ S. 1257).

Prognose

Die Aussichten auf Therapieerfolg sind grundsätzlich positiv, wenn der Patient sein Festhalten an organischen Ursachen aufgibt und eine psychotherapeutische Behandlung akzeptiert. Die Therapie einer somatoformen Störung wird aber umso schwieriger und langwieriger, je länger die Erkrankung bereits (unbehandelt) besteht.

Selbsthilfe

Selbsthilfegruppen sind bei dieser Erkrankung *nicht* von Vorteil, da sich die Teilnehmer meist gegenseitig in ihren Beschwerden und den organisch begründeten Erklärungsmodellen bestärken.

„Mir liegt ein Problem im Magen“, „Ihm ist eine Laus über die Leber gelaufen“ – das Wechselspiel zwischen Körper und Seele ist auch dem Volksmund bekannt. Bei immer wiederkehrenden Beschwerden sollten sich Betroffene diesen ganzheitlichen Zusammenhang wieder bewusst machen und versuchen, sich selbst zu fragen: Was sitzt mir wirklich im Nacken, wenn ich ständig unter Verspannungen leide? Welche Angst rumort in meinem Bauch, wenn ich oft unter Blähungen leide? Dieser Wechsel der Sichtweise kann schon auf die richtige Spur führen.

Psychosomatische Störungen

Häufigkeit: ■■■■□

Psychosomatische Störungen: Psychische Probleme wie chronischer Stress, berufliche Überforderung oder private Konflikte, die sich in organischen Erkrankungen manifestieren. Diese sind jedoch – im Gegensatz zu somatoformen Störungen (→ S. 1212) – eindeutig nachweisbar, d.h. es liegt eine organische, diagnostizierbare Schädigung vor. Psychosomatische Erkrankungen können bereits in der Kindheit beginnen und sind bei Frauen häufiger als bei Männern.

Leitbeschwerden

Diese hängen ab von der Art der Erkrankung. Gemeinsam bei allen aber sind:

- Stark fluktuierende Beschwerden (mal gibt es erträgliche Tage und Wochen, mal ist es ganz schlimm)
- Das oft fehlende oder nur langsam erfolgende Voranschreiten der Erkrankung trotz des chronischen Charakters
- Schmerzen und Allgemeinsymptome wie Müdigkeit oder Erschöpfung.

Die Erkrankungen

Jede Erkrankung betrifft immer sowohl die Psyche als auch den Körper – schließlich hat jede länger dauernde körperliche Erkrankung auch psychische Folgen und umgekehrt. Insofern wird das Konzept der psychosomatischen Medizin von uns Autoren inzwischen als überholt angesehen: Wenn das Beschwerdebild zumindest aller chronischen Krankheiten psychisch mitbedingt ist, kann man nicht mehr von psychosomatischen Erkrankungen als abgrenzbare Krankheitsgruppe sprechen. Die Autoren, die sich aber dieser Argumentation nicht anschließen, zählen folgende zu den psychosomatischen Erkrankungen:

- Starkes Übergewicht (*Adipositas* → S. 254)
- *Asthma* (→ S. 598)
- Bluthochdruck (→ S. 722)
- Chronisch entzündliche Darmerkrankungen (→ S. 650) wie *Colitis ulcerosa* und *Morbus Crohn*
- Hauterkrankungen wie *Neurodermitis* (→ S. 1072) oder *Schuppenflechte* (→ S. 1076)
- *Fibromyalgie* (→ S. 1014)
- *Chronische Reizblase* (→ S. 796)
- *Tinnitus* (→ S. 564).

Das macht der Arzt oder Therapeut

Die Diagnostik und Therapie richtet sich zunächst nach den im Vordergrund stehenden Symptomen. So werden neben der Therapie der somatischen Erkrankung auch psychotherapeutische Verfahren in die Behandlung mit einbezogen, z. B. Gruppen- und Einzelgespräche, Entspannungs- (→ S. 1257) oder künstlerische Verfahren (→ S. 1177).

Aktuell: www.gesundheit-heute.de/30x27

- H. Morschitzky; S. Sator: **Wenn die Seele durch den Körper spricht.** Psychosomatische Störungen verstehen und heilen. Walter-Verlag, 2004. Überblick über die wichtigsten somatoformen und psychosomatischen Störungen und ihre Behandlung anhand von Fallbeispielen.

Hyperventilationssyndrom

Häufigkeit: ■■■■□

Hyperventilationssyndrom: Gesteigerte Atemtätigkeit mit vermehrter Belüftung der Lungenbläschen, wodurch sich der Sauerstoffgehalt im Blut erhöht und der Kohlendioxidgehalt vermindert, was zu Muskelkrämpfen mit Pfötchenstellung der Hände führen kann. *Hyperventilationsanfälle* treten meist im 2. und 3. Lebensjahrzehnt auf, in der Regel aus psychischer Ursache (Angst, Stress, Aggressionen). Die Therapie ist „einfach" und kann den Anfall meist rasch beseitigen.

Leitbeschwerden

- Kribbeln in Händen und Füßen und um den Mund herum, Taubheitsgefühl, Brennen
- Im Hyperventilationsfall: verstärkte Atmung (häufiger oder tiefer) und heftiger Muskelkrampfanfall, eventuell Pfötchenstellung der Hände (→ Abb.)
- Angst, Aufregung.

Wann zum Arzt

Sofort, wenn sich der Anfall durch Beruhigung des Betroffenen nicht stoppen lässt.

In den nächsten Tagen, wenn es immer wieder zur Hyperventilation kommt.

Die Erkrankung

In den meisten Fällen liegen der Hyperventilation psychische Ursachen zugrunde. Sie kommt besonders bei Jugendlichen und jungen Erwachsenen vor. Starke Emotionen, Stress, Schlafmangel und Angstzustände (Prüfungen, Auftritte) führen bei den Betroffenen zur massiven Atemtätigkeit. Die Lunge atmet zu viel Kohlendioxid ab und erhöht so den pH-Wert des Bluts. Dadurch binden Eiweiße im Blutplasma verstärkt freies Kalzium. Die Konzentration an freiem Kalzium im Blut sinkt und es kommt zu schmerzhaften, heftigen Muskelkrämpfen, eventuell mit Kribbelgefühl an den Füßen und Händen und um den Mund herum sowie zur Pfötchenstellung der Hände. Auch Schwindel, Konzentrationsstörungen und leichte Bewusstseinstrübungen können auftreten. Das verstärkt wiederum die Angst. Ein Teufelskreis entsteht, aus dem die Betroffenen von selbst nicht wieder herauskommen.

Das macht der Arzt oder Therapeut

Der Arzt schließt körperliche Ursachen der Hyperventilation und des Muskelkrampfs aus, wie z. B. eine schwere Lungenerkrankung.

Beruhigung, gutes Zureden und Rückatmung von Kohlendioxid (z. B. durch eine vor Mund und Nase gehaltene Plastiktüte) durchbrechen diesen Teufelskreis. Diese ***Rückatmung*** führt das zuvor abgeatmete Kohlendioxid wieder in die Lunge zurück, normalisiert so die Kohlendioxidkonzentration im Blut und das Kalzium löst sich aus der Eiweißbindung. Die Muskelkrämpfe enden und der „Anfall" ist vorbei.

Nur wenn diese Maßnahmen erfolglos sind, wird die Anwendung von beruhigenden Medikamenten (z. B. Tranquilizer wie Diazepam = Valium®) notwendig.

Thema des ärztlichen Gesprächs ist schließlich die Frage, ob Entspannungstechniken wie Autogenes Training oder Yoga geeignet sind, ein erneutes Auftreten eines Hyperventilationsanfalls zu verhindern. Steht der Betroffene vor einem Berg ungelöster Konflikte, wird dies aber nicht ausreichen, und eine Psychotherapie ist angezeigt.

Selbsthilfe

Die Angst lässt nach, wenn man begreift, dass Hyperventilieren keine Lebensgefahr bedeutet. Hilfreich ist, wenn man die auslösenden Umstände kennt, in denen so ein Hyperventilationsanfall auftreten kann. Sind sie bekannt, kann man gezielt dagegen vorgehen, so z. B. durch Autogenes Training oder andere Atem- und Entspannungstechniken (→ S. 1257).

Während eines Anfalls wird die Atmung besser, wenn man kurz einatmet und bewusst langsam ausatmet. Das hilft aber nur zu Beginn eines Hyperventilationsanfalls. Verpasst man den Moment, ist es gut, immer eine Plastiktüte dabei zu haben, um auf den Not- bzw. Anfall vorbereitet zu sein.

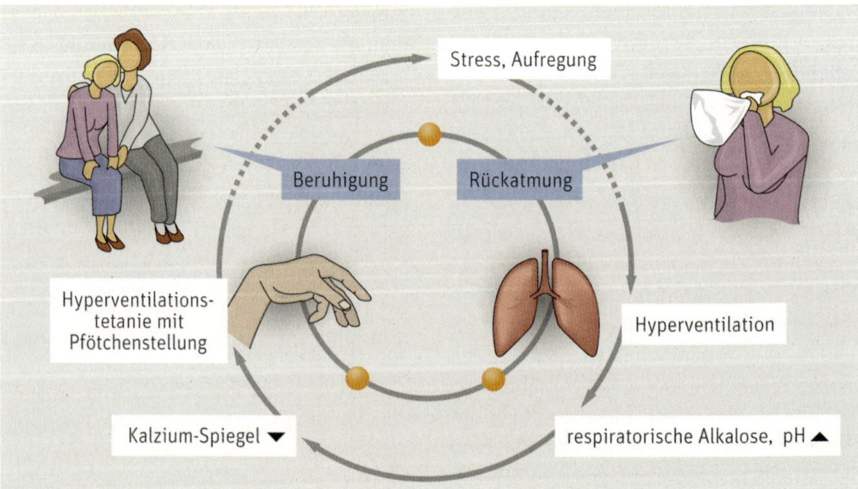

Die Unterbrechung des Teufelskreises der ***Hyperventilation*** *gelingt durch zwei Maßnahmen: durch die Rückatmung in eine Plastiktüte, wodurch sich der pH-Wert des Blutes normalisiert, sowie durch beruhigendes Verhalten von Schwestern und Pflegern im Krankenhaus. Beide Maßnahmen können bei ansonsten Gesunden auch von Angehörigen durchgeführt werden.* [ASM 3062]

Akute organische Psychose

Häufigkeit:

Akute organische Psychose *(akute exogene Psychose):* Körperlich begründbare (organische) Psychose, die sich mit Besserung der ursächlichen organischen Erkrankung meist innerhalb von Tagen bis Wochen zurückbildet. Akute organische Psychosen können nach Schädel-Hirn-Verletzungen (→ ab S. 1151), Schlaganfällen (→ S. 1126), Vergiftungen, Austrocknung (→ S. 459), Narkosen, hohem Fieber oder epileptischen Anfällen (→ S. 1145) auftreten.

Die Ähnlichkeit zwischen körperlich begründbaren psychischen Störungen und anderen schwersten psychischen Erkrankungen, z. B. einer Depression oder Schizophrenie, ist manchmal groß. Daher muss bei vielen schweren psychischen Erkrankungen zunächst eine akute organische Psychose ausgeschlossen werden.

Auch die Unterscheidung zwischen einer akuten und einer (beginnenden) chronischen organischen Psychose ist nicht immer sofort möglich, zumal die Übergänge fließend sind. Zur Differenzialdiagnose → ab Tab. S. 27.

Leitbeschwerden

- Bei starker Ausprägung Halluzinationen (→ S. 1167), Wahn (→ S. 1167) oder Angst (→ S. 1194) – eine Verständigung mit dem Patienten wird unmöglich.
- Gedächtnis- und Orientierungsverlust: Der Patient weiß kurzzeitig nicht, wo er ist, leidet unter Verkennungen (er sieht z. B. in Gegenständen etwas anderes).
- Angst und Erregung.

Wann zum Arzt

Sofort, denn akute organische Psychosen sind medizinische Notfälle.

Die Erkrankung

Hinter einer akuten exogenen Psychose steht immer eine schwere Störung des Gehirns, entweder durch eine Schädelverletzung (schon eine kurze Gehirnerschütterung reicht als Auslöser → S. 1151), einen Tumor, eine Hirnhautentzündung oder einen Schlaganfall. Aber auch Allgemeinerkrankungen wie Leber-, Schilddrüsen- und Nierenerkrankungen, sehr hohes Fieber oder die Narkosegase einer Operation können die Gehirnfunktionen durcheinanderbringen.

Allerdings kann sich eine akute organische Psychose auch zu einer chronischen organischen Psychose auswachsen. Dies geschieht vor allem dann, wenn die Ursache wie z. B. eine Alkoholabhängigkeit (→ S. 1201) nicht beseitigt wird.

Ein Sonderfall der akuten organischen Psychose ist das weniger schwere **Durchgangssyndrom.** Hier fehlen Bewusstseinstrübung, Halluzinationen und Wahn oder sind nur schwach ausgeprägt. Im Vordergrund stehen stattdessen Symptome wie Vergesslichkeit, verlangsamte Reaktionsfähigkeit oder Schwindel.

Ein weiterer Sonderfall ist das **Delir** *(Delirium)*, ein Zustand akuter geistiger Verwirrung, der lebensbedrohlich ist. Frühwarnzeichen sind Schlaflosigkeit, Ängste und Zittern; oft setzt das Delir mit einem Krampfanfall ein und ist gekennzeichnet von Desorientierung, Bewusstseinstrübung, Gedächtnisstörungen, lebhaften Halluzinationen, ängstlicher Unruhe, ausgeprägtem Zittern (Tremor → Tab. S. 38) oder Panikanfällen, in denen die Patienten schreien und um sich schlagen. Nachts ist die Symptomatik verstärkt. Betroffen sind vor allem Alkoholiker, die schon sehr lange und sehr stark trinken, denn das Delir ist typisch beim Entzug alkoholabhängiger Patienten. Es kann aber auch während einer Episode sehr schweren Missbrauchs auftreten. Eine notfallmäßige Sofortversorgung ist dringend nötig. Unbehandelt endet das Alkoholentzugsdelir in 15–20 % tödlich. Behandelt sinkt die Sterblichkeit auf 1–5 %.

Das macht der Arzt oder Therapeut

Gegen die psychotischen Symptome, also Wahn und Halluzinationen, werden Neuroleptika (→ S. 1168), gegen Übererregung Tranquilizer (→ S. 1170) gegeben. Sehr aggressive und extrem unruhige Betroffene können auch kurzfristig (im Bett) fixiert werden – etwa wenn die Gefahr besteht, dass ein frisch operierter aus dem Bett springt oder ein Alkoholkranker im Entzugsdelir das Pflegepersonal angreift. Der Schwerpunkt der Therapie liegt aber auf der Behandlung der organischen Grunderkrankung.

Unterstützung durch Angehörige

Wichtig ist, den Betroffenen nicht alleine zu lassen. Vermeidung von Lärm und Menschenmassen, ausreichende Beleuchtung, vertraute Gesichter und eine klare und einfache Worte bevorzugende Kommunikation wirken den Ängsten und der Orientierungslosigkeit entgegen. Nach dem Ereignis sind die Betroffenen noch eine Zeit lang erschöpft und brauchen Schonung.

i Aktuell: www.gesundheit-heute.de/30x28

- J. F. Spittler: **Akute organische Psychosen.** Bewusstseinsstörungen und Bewusstsein. Pabst Science Publishers, 2001. Ein kritischer Blick auf den fließenden Übergang zwischen „normal" und „verrückt".

Chronische organische Psychose

Häufigkeit:

Chronische organische Psychose *(chronische exogene Psychose, hirnorganisches Psychosyndrom):* Irreversible Schädigungen des Gehirns durch degenerative Prozesse wie Demenz, Alzheimererkrankung, Parkinson, Epilepsie, Chorea Huntington, Creuzfeldt-Jacob-Krankheit oder ein schweres Schädel-Hirn-Trauma (zur Differenzialdiagnose → ab Tab. S. 27).

Chronische organische Psychosen sind in der Regel irreversibel, schreiten voran und führen nach Jahren, manchmal schon nach Monaten zum Tod. Die heute verfügbaren Therapien können jedoch den Abbauprozess verlangsamen.

Leitbeschwerden

- Gedächtnisstörung: Betroffen ist in der Regel das Kurzzeitgedächtnis. Die Patienten vergessen, was sie vor wenigen Minuten erlebt haben. Eine besondere Form der Gedächtnisstörung ist das **Korsakow-Syndrom** *(amnestisches Syndrom)*, das sich durch schwere Merkfähigkeitsstörungen, räumliche und zeitliche Desorientiertheit auszeichnet: Betroffene wissen nicht mehr, wo sie sind oder welcher Tag es ist, verlaufen sich auf bekannten Wegen oder glauben, sie seien wieder jung.
- Verlust geistiger Fähigkeiten: Begabungen und Kenntnisse gehen nach und nach verloren, auch alltägliche Verrichtungen (Körperpflege, selbstständig Essen) sind nicht mehr möglich (Demenz → S. 445).
- Angst- und Erregungszustände: Die Betroffenen sind schreckhaft, zittern, werden aggressiv, schreien oder geben wüste Beschimpfungen von sich.

Das macht der Arzt

Diagnostik und Therapie werden bei der Demenz (→ S. 445) besprochen, der mit großem Abstand häufigsten chronischen organischen Psychose.

Buchteil IV – Erkrankungen und ihre Therapie

31

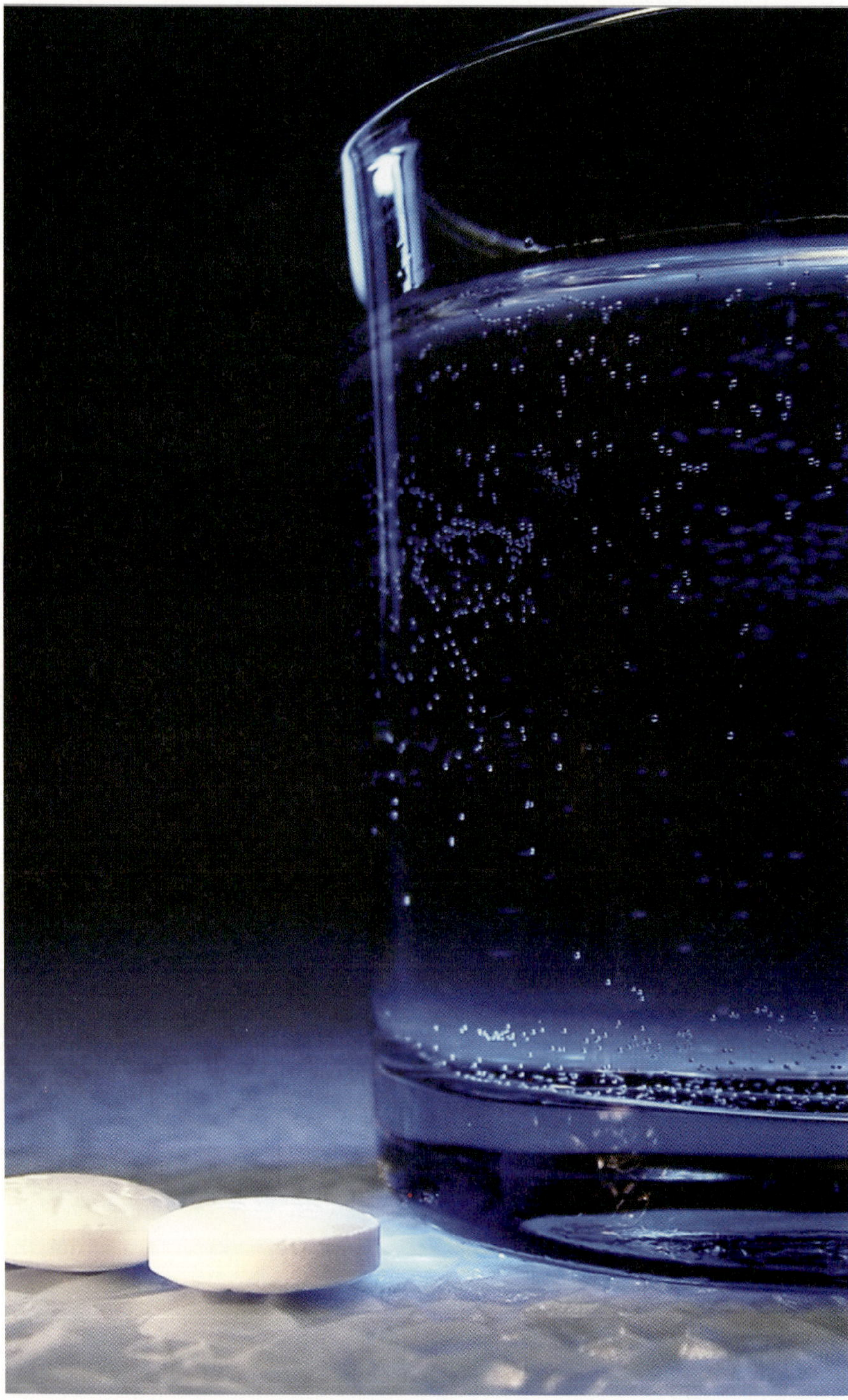

Schmerzen können das Leben zur Hölle machen. Eigentlich sind sie dazu da, drohende Gefahr zu signalisieren und Schutzreflexe einzuleiten. Sie haben aber die fatale Eigenschaft, sich zu verselbstständigen, wenn unser Schmerzgedächtnis den Schmerz erinnert, auch wenn er im Moment nicht vorhanden ist. Schmerzmittel bringen dann meist nur mäßige Linderung. Sie bergen zudem erhebliche Risiken und Nebenwirkungen bei den hohen Dosierungen, die Schmerzpatienten meist benötigen. Die moderne Schmerzmedizin packt deshalb das Übel bei der Wurzel: nämlich im Kopf. „Schmerzpatienten können ihre Schmerzen nicht nur lernen, sie können sie auch wieder verlernen", so lautet die Grundthese der Schmerzmedizin. Naturheilverfahren leisten dabei auch einen zunehmend anerkannten Beitrag. [SHU 3101]

Schmerzmedizin

Hier finden Sie

Einführung 1217
Das medizinische Fachgebiet 1217
Wenn der Schmerz seine Funktion verliert 1217
Wie Schmerzen entstehen 1218
Die schmerzmedizinische Diagnose .. 1218
Medikamentöse Schmerztherapie ... 1219
Nicht-medikamentöse Schmerztherapie 1221

An anderer Stelle im Buch behandelt:
Augenschmerzen.................. 46
Bauchschmerzen.................. 87–90
Beinschmerzen 41
Fieber 268
Fieber (Differenzialdiagnose) 179–184
Schmerzbekämpfung während der Geburt 385
Halsschmerzen (mit Fieber) 62
Halsschmerzen (ohne Fieber) 63
Knochenschmerzen................ 41
[Akute] Kopfschmerzen 19
[Chronische] Kopfschmerzen 17
Migräne 1123
Rückenschmerzen................. 126
Unterleibsschmerzen 124
Schmerzen bei Krebserkrankungen .. 1032
Schmerzen bei rheumatischen Erkrankungen 996
[Akute] Schulterschmerzen 128
[Chronische] Schulterschmerzen 129
Spannungskopfschmerzen.......... 1121

Einführung

Das medizinische Fachgebiet

Die **Schmerzmedizin** hat sich weltweit zu einer eigenen medizinischen Fachrichtung entwickelt, aber es gibt in Deutschland (noch) keinen Facharzt für Schmerzmedizin. Stattdessen können sich Fachärzte anderer Fachgebiete im Rahmen einer einjährigen Weiterbildung qualifizieren und zu ihrem Fachgebiet (meist Neurologie, Anästhesie oder Innere Medizin) den Zusatz „Schmerzmedizin" oder „und Schmerztherapie" führen. Weil aber die Anzahl der erforderlichen Weiterbildungsplätze in Deutschland viel zu gering ist, gibt es bisher nur ~ 600 qualifizierte **Schmerztherapeuten.** Angesichts von rund 15 Millionen Menschen, die nach Angaben der Deutschen Gesellschaft für Schmerztherapie unter ständigen Schmerzen leiden, signalisiert diese Zahl eine deutliche Unterversorgung. Größere Krankenhäuser helfen deshalb in **Schmerzambulanzen** schmerzgeplagten Patienten.

Chronische Schmerzen sind außerdem ein Betätigungsfeld für Naturheilverfahren (→ Kapitel 33). Es gibt wohl kein alternatives Therapieverfahren, das nicht in Anspruch nimmt, chronische Schmerzen beseitigen oder zumindest deutlich lindern zu können. Studien bescheinigen eine Wirkung vor allem bei mäßigen bis mittelschweren Schmerzen, in schwersten Fällen helfen Naturheilverfahren allenfalls ergänzend (eben „komplementär").

Wenn der Schmerz seine Funktion verliert

Ob Schmerzen akut (z.B. Kopfschmerzen) oder chronisch sind (z.B. Rheuma- oder Tumorschmerzen), sie sind immer unangenehm und nur schwer zu ertragen. Doch der Schmerz hat vor allem in der akuten Form eine besondere Funktion: Er soll unseren Körper vor folgenschweren Verletzungen schützen. So ziehen wir z.B. die Hand von der heißen Herdplatte, damit sie nicht verschmort. Oder einen Splitter im Fuß nehmen wir erst durch den Schmerz wahr, sodass wir ihn entfernen, um damit eine mögliche Infektion zu verhindern.

Bei chronischen Schmerzen ist dieses System aus dem Gleichgewicht geraten. Der Schmerz hat seine eigentliche Warn- und Schutzfunktion verloren und sich als Krankheit im Körper verselbstständigt. Und nicht nur das: Die Schmerzen werden vom Patienten mit der Zeit immer intensiver wahrgenommen. Denn im Verlauf einer Schmerzerkrankung werden bestimmte Mechanismen im Körper aktiviert, die uns empfindlicher reagieren lassen.

Entgegen der früheren Auffassung tritt also keinerlei Gewöhnungseffekt ein, sondern vielmehr eine zunehmende Schmerzempfindlichkeit. Experten sprechen in dem Zusammenhang vom Schmerzgedächtnis (→ S. 1220). Die moderne Medizin empfiehlt, diesen Kreislauf rechtzeitig zu unterbrechen, und den Schmerz möglichst früh zu bekämpfen. Alte Regeln wie „Beiß die Zähne zusammen" oder „Schmerzen muss man erdulden" sind heute längst überholt. Nur durch eine *frühzeitige* Therapie können Schmerzen dauerhaft vermindert oder sogar verhindert werden.

Zu den Erfolgsfaktoren einer wirkungsvollen Schmerztherapie zählt neben der medikamentösen Therapie vor allem auch ein Bewegungsprogramm, das an die Belastungsfähigkeit des einzelnen Patienten angepasst ist. Schmerzspezialisten sind sich einig: Bewegung kann nicht nur helfen, vom Schmerzempfinden abzulenken. Es ist darüber hinaus wissenschaftlich nachgewiesen, dass Bewegung zur Ausschüttung von körpereigenen **Endorphinen** führt. Sie wirken schmerzmindernd, beruhigend und angstlösend. Sie sind die „Glückshormone des Körpers", weshalb die Schmerzen weniger intensiv wahrgenommen werden.

Wie Schmerzen entstehen

In Haut, Muskeln, Gelenken und Organen befinden sich freie Endungen von Nervenfasern. Diese **Schmerzrezeptoren** ***(Nozizeptoren)*** können durch Temperatur, Dehnung, Druck und Entzündungsbotenstoffe gereizt werden. Als Folge werden im betroffenen Gewebe bestimmte körpereigene Stoffe freigesetzt, die **Schmerzmediatoren** ***(Histamin, Serotonin).*** Zusätzlich steigern weitere Substanzen, z. B. *Prostaglandine* (Gewebehormone), die Empfindlichkeit der aktivierten Schmerzrezeptoren. Dadurch werden weitere Schmerzmediatoren gebildet. Zwar versucht der Körper, mit den im Gehirn gebildeten Endorphinen diesen Prozess zu verlangsamen oder zu beenden. Aber meist „gewinnt" der Schmerz, und das *Schmerzempfinden* beginnt.

Der Schmerzreiz wird aus dem betroffenen Gewebe über die Nervenfasern an das Rückenmark geleitet, in dem eine erste unbewusste Verarbeitung dieses Reizes stattfindet, die **Schmerzmodulation.** Hierbei muss der Schmerzreiz ein „Tor passieren", bevor er in unser Gehirn und damit ins Bewusstsein eindringen kann. Die Eigenschaften dieses „Tors" unterliegen den verschiedensten Einflüssen, sie sind darüber hinaus bei jedem Menschen verschieden. Auch die persönliche Lebenssituation, Sorgen, Stress und Freude öffnen das Tor mehr oder weniger weit für den Schmerz. Dies ist der Grund dafür, dass das Schmerzempfinden je nach psychischer Verfassung variiert und deshalb können auch viele psychotherapeutische Methoden bei der Schmerzbekämpfung sehr gut helfen. Gelangt der Schmerzreiz schließlich zum Gehirn, spüren wir ihn. Die Reaktion des Körpers besteht dann meist aus motorischen Reflexen, z. B. „sich Krümmen vor Schmerz", sowie aus unbewussten Reaktionen, z. B. Herzrasen, Gänsehaut oder Schweißausbruch. Auch das Schlafzentrum im Gehirn kann davon betroffen sein, weshalb Patienten mit chronischen Schmerzen fast immer über Schlafstörungen klagen (→ ab S. 1229).

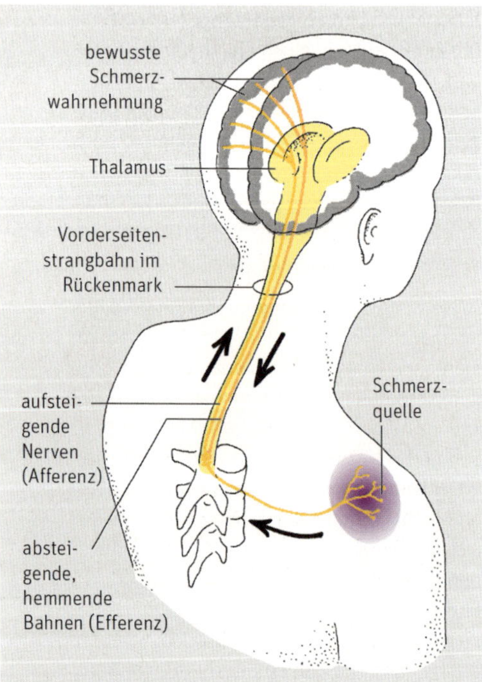

Anatomie der ***Schmerzwahrnehmung.*** [GRA 3102]

Akuter Schmerz – chronischer Schmerz

Unter dem Begriff „Schmerz" werden verschiedene Sinneswahrnehmungen zusammengefasst. Der Arzt spricht vom akuten (einmaligen) Schmerz und von den chronischen (dauerhaften oder ständig wiederkehrenden) Schmerzen. Zusätzlich ist die Schmerzintensität von Bedeutung.

- Ein **akuter Schmerz** ist zeitlich begrenzt und oft die Folge einer Verletzung. In der Therapie gilt es, zuerst die Ursache zu beseitigen. Typische Beispiele sind Schnittverletzungen und kurzzeitig auftretende Kopfschmerzen.
- **Chronische Schmerzen** liegen vor, wenn die Beschwerden für mindestens drei Monate ständig vorhanden sind oder in regelmäßigen Abständen wiederkehren. Häufig sind chronische Schmerzen nicht nur mit körperlichen Einschränkungen verbunden, sie wirken auch auf die Psyche. Meist haben sie auch störende Auswirkungen auf das berufliche und soziale Umfeld des Betroffenen. Je weiter die **Chronifizierung der Schmerzen** fortgeschritten ist, desto stärker ist die Lebensqualität gemindert. In vielen Fällen führen starke chronische Schmerzen zu Niedergeschlagenheit, die sich bis zur Depression (→ S. 1181) ausweiten kann. Typische Beispiele für chronische Schmerzen sind regelmäßige Migräneanfälle (→ S. 1123), dauernde Rückenschmerzen oder der Tumorschmerz bei Krebserkrankungen.

Die verschiedenen Schmerzarten

Die Mediziner ordnen Schmerzen darüber hinaus nach dem Ort ihrer Entstehung, weil sich dadurch spezielle Therapiemöglichkeiten ergeben:

- **Somatischer Schmerz,** z. B. der Schmerz nach dem Stoß ans Schienbein. Unterschieden wird hier, ob der Schmerz durch Reize auf der Haut entsteht ***(Oberflächenschmerz)*** oder im Körperinneren wie z. B. bei Gelenkschmerzen ***(Tiefenschmerz).***
- **Viszeraler Schmerz** *(Eingeweideschmerz):* Dumpfes oder kolikartiges Schmerzgefühl, dessen Ursache im Bauchraum, in den Eingeweiden, liegt (z. B. Gallenkolik → S. 668, Magenschleimhautentzündung → S. 633, Geburtswehen → S. 381). Häufig wird der viszerale Schmerz von Reaktionen des vegetativen Nervensystems verstärkt, und es kommt zu Übelkeit, Schwindel oder Schweißausbrüchen.
- **Neuropathischer Schmerz** ***(Nervenschmerz):*** Brennender, oft blitzartig auftretender Schmerz, dessen Ursache z. B. Nervenverletzungen sein können. Er wird manchmal durch äußere Einflüsse (Kälte oder Kaubewegungen) ausgelöst, z. B. bei der Trigeminusneuralgie (→ S. 1125). Häufig sind schon leichte Hautberührungen in der betroffenen Gegend extrem schmerzhaft. Bemerkenswerterweise empfinden die Betroffenen den Schmerz immer in der Region der Nervenenden, selbst dann, wenn sich die Schädigung an einem anderen Ort bzw. im *Verlauf* der Nervenfasern befindet. So kann ein Bandscheibenvorfall (→ S. 920), der auf den Nervenstrang in der Wirbelsäule drückt, Schmerzen im Bein verursachen. Phantomschmerzen (→ S. 1126) gehören ebenfalls zur Gruppe der neuropathischen Schmerzen.
- **Psychogener Schmerz** ***(somatoforme Schmerzstörung):*** Meist starker, häufig in seiner Lokalisation wechselnder Schmerz, für den sich keine (ausreichende) körperliche Ursache finden lässt. Psychogener Schmerz bedeutet jedoch nicht, dass der Patient simuliert; er spürt diese Schmerzen tatsächlich und leidet darunter. Es ist wissenschaftlich belegt, dass körperliche und psychogene Schmerzen in denselben Gehirnarealen verarbeitet werden und somit den gleichen Entstehungsprozess haben. Leider wird psychogener Schmerz oft erst nach zahlreichen, zum Teil schmerzhaften Untersuchungen und Behandlungsversuchen diagnostiziert. Als Ursache dieser Schmerzform vermutet man traumatische Lebensereignisse oder aktuelle psychische Konflikte, die durch körperliche Beschwerden „getarnt" werden. Der Behandlungsschwerpunkt liegt daher auf Stressbewältigung und Psychotherapie.

Die schmerzmedizinische Diagnose

Der erste Ansprechpartner zur Diagnose von Schmerzen jeder Art ist der Hausarzt, der den Patienten nach Einschätzung der Symptome an den entsprechenden Spezialisten überweist (z. B. Radiologen, Neurologen, Schmerztherapeuten oder Anästhesisten).

Die Diagnose chronischer Schmerzen ist oft schwierig, vor allem langwierig, und manchmal ist sie Detektivarbeit. Denn es gibt, im Gegensatz zu anderen Erkrankungen, kaum messbare Parameter, an denen der Arzt sich orientieren kann. Dennoch sollte er die Diagnostik gewissenhaft durchführen, denn der Therapieerfolg hängt vom richtigen therapeutischen Weg ab – auch wenn das Ergebnis für den Arzt nur schwer prüfbar ist. Ob ein Medikament wirksam ist, ob also die Schmerzen gelindert werden, kann er nur in einem Gespräch mit dem Patienten feststellen.

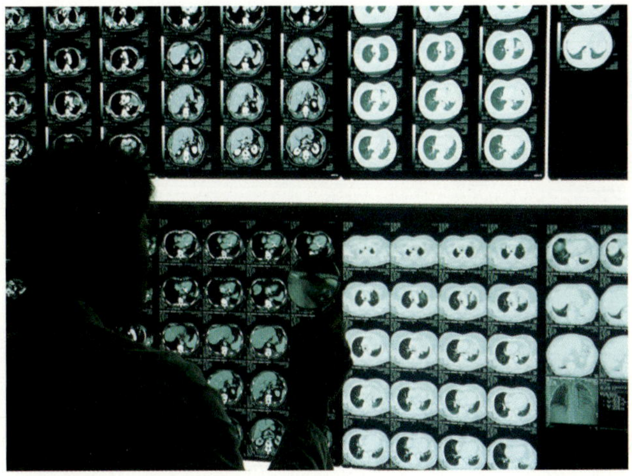

Viele Schmerzpatienten haben auf der Suche nach der Ursache ihrer Schmerzen eine Odyssee durch die schul- oder alternativmedizinische Diagnostik hinter sich. Deshalb fällt es ihnen schwer zu verstehen, dass nicht eine bisher unerkannte Erkrankung, sondern der Schmerz selbst das Hauptproblem ist. Andererseits kann der Schmerztherapeut nicht helfen, solange mit einer entsprechenden Diagnostik z. B. ein Tumor noch nicht ausgeschlossen ist. [AOK 3103]

Objektive Diagnostik

Um die Ursache einer schmerzauslösenden Erkrankung zu identifizieren, ist zu Beginn eine *zielgerichtete* Diagnostik notwendig. Dabei stellen Ärzte nicht selten einen großen Unterschied zwischen den subjektiven Beschwerden des Patienten und den Ergebnissen objektiver Untersuchungsmethoden fest, z. B. beim Röntgen oder CT. So können Menschen mit stark abgenutzter Wirbelsäule völlig beschwerdefrei sein, während andere unter sehr starken Rückenschmerzen leiden, aber unauffällige Untersuchungsbefunde aufweisen. Dies bedeutet nicht, dass diese Patienten sich ihre Beschwerden einbilden. Denn mit den verfügbaren Untersuchungsmethoden können die Ursachen für das Schmerzempfinden des Patienten manchmal nicht erfasst werden. Wiederholte apparative Untersuchungen im Verlauf einer Schmerzerkrankung sind dann angebracht, wenn sich die Symptome plötzlich geändert haben. So z. B. dann, wenn Kopfschmerzen plötzlich mit Sehstörungen auftreten, oder wenn Kreuzschmerzen auch ins Bein ausstrahlen.

Subjektive Diagnostik

Um die Intensität des Schmerzes und vor allem die Wirksamkeit einer Therapie zu prüfen, wurden mehrere Messverfahren entwickelt. Diese einfachen, aber sehr wirkungsvollen Methoden basieren auf der Mitarbeit des Patienten. Da seine (notwendigerweise subjektive) Wahrnehmung entscheidend für das Ergebnis ist, fasst der Arzt sie unter der **subjektiven Schmerzdiagnostik** zusammen:

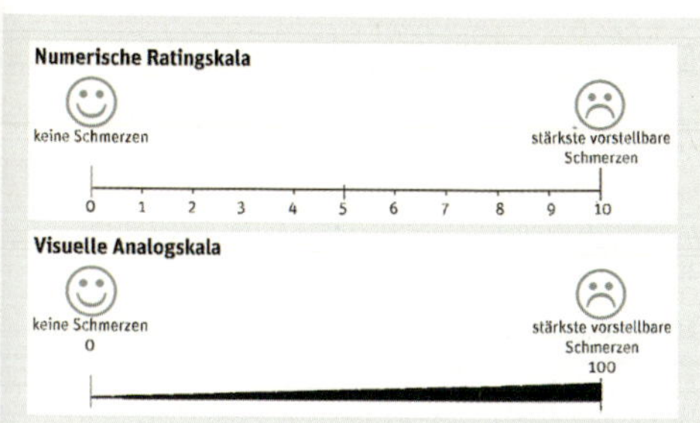

Numerische Schmerzskala und visuelle Analogskala. [ASL 3104]

Schmerzskala. Der Betroffene markiert auf einer Skala die Zahl, die die empfundene Stärke seiner Schmerzen repräsentiert **(numerische Ratingskala, *NRS*).** Die niedrigste Zahl bedeutet „kein Schmerz" und die höchste „stärkster vorstellbarer Schmerz". Bei einem ähnlichen Verfahren, der **visuellen Analogskala *(VAS)*,** werden die Zahlen der Schmerzskala durch einen Keil ersetzt, dessen schmalste Stelle „kein Schmerz" und die breiteste den „stärksten vorstellbaren Schmerz" darstellt.

Schmerztagebuch: Bei chronischen Schmerzen ist es hilfreich, ein Schmerztagebuch anzulegen. Darin notiert der Patient täglich während eines bestimmten Zeitraums – meist 2 bis 4 Wochen –, ob er Schmerzen hat, wie lange diese Schmerzen dauern und wie intensiv sie sind. Außerdem sollten bestimmte Gewohnheiten wie Schlaf- und Essrhythmus, Stress und Monatsblutung notiert werden. Die Auswertung des Schmerztagebuchs zeigt manchmal unerwartete Zusammenhänge. Patienten entdecken bisher nicht erkannte Schmerzauslöser oder Schmerzverstärker. Werden diese Ursachen gemieden oder Medikamente rechtzeitig eingenommen, kann der Schmerz abgeschwächt, manchmal sogar unterbunden werden. Kommt es z. B. regelmäßig zu Migräneanfällen (→ S. 1123) am Beginn der Monatsblutung, kann eine frühzeitig begonnene Migränetherapie die Attacken erheblich lindern.

Das Schmerztagebuch hilft auch dann, wenn gemeinsam mit dem Therapeuten realistische Therapieziele erarbeitet werden sollen. Gerade in der chronischen Schmerztherapie ist es leider oftmals unmöglich, eine vollständige Beschwerdefreiheit zu erreichen. Mit Hilfe des Schmerztagebuchs werden aber auch kleinere Fortschritte sichtbar, die sich der Patient auf diese Weise viel mehr bewusst macht und daraus neue Motivation für die Behandlung schöpfen kann.

Medikamentöse Schmerztherapie

Die medikamentöse Behandlung ist ein wichtiger Bestandteil der Schmerztherapie, sowohl bei akuten als auch bei chronischen Schmerzen. Es gibt verschiedene Arten von **Schmerzmitteln *(Analgetika)*,** die nicht nur auf verschiedene Bereiche des Schmerzleitungs- und Schmerzverarbeitungssystems wirken, sondern auch unterschiedlich stark sind.

Vorwiegend **zentral wirksame Schmerzmittel,** die **Opioide *(Morphinderivate, Abkömmlinge des Opiums)*,** wirken direkt auf das Nervensystem in Gehirn und Rückenmark. Sie sind in ihrer Wirkung mittelstark bis sehr stark und werden v. a. bei chronischen Schmerzen (z. B. Tumorschmerzen) eingesetzt (→ Details siehe Stufenplan S. 1220).

Alle anderen Schmerzmittel sind vorwiegend **peripher wirksame Schmerzmittel;** sie wirken direkt am Ort des Schmerzes bzw. der Entzündung. Zu ihnen gehört neben dem Paracetamol (z. B. Ben-u-ron® → Tab. S. 996) die große Gruppe der NSAR-Schmerzmittel (→ S. 996). Gebräuchliche Wirkstoffe sind Acetylsalicylsäure (z. B. Aspirin®), Ibuprofen (Ibu-Hexal®), Diclofenac (Voltaren®) und Indomethacin (Amuno®). Eine ausführliche Übersicht findet sich an anderer Stelle (→ Tab. S. 996: Reine Schmerzmittel und NSAR).

Paracetamol wirkt ähnlich wie NSAR-Schmerzmittel, also schmerzlindernd und fiebersenkend. Es wird aber von den meisten Medizinern nicht zur Gruppe der NSAR gerechnet,

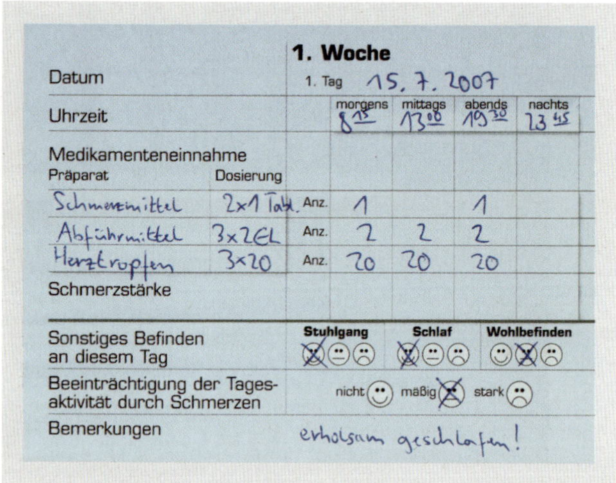

Datum	1. Woche 1. Tag 15. 7. 2007			
Uhrzeit	morgens 8¹⁵	mittags 13⁰⁰	abends 19³⁰	nachts 23⁴⁵
Medikamenteneinnahme Präparat / Dosierung				
Schmerzmittel 2x1 Tabl. Anz.	1		1	
Abführmittel 3x2EL Anz.	2	2	2	
Herztropfen 3x20 Anz.	20	20	20	
Schmerzstärke				
Sonstiges Befinden an diesem Tag	Stuhlgang	Schlaf	Wohlbefinden	
Beeinträchtigung der Tagesaktivität durch Schmerzen	nicht	mäßig	stark	
Bemerkungen	erholsam geschlafen!			

Beispiel für ein in der Schmerzmedizin eingesetztes ***Schmerztagebuch.*** [ASL 3105]

weil es zu einer anderen Stoffgruppe gehört und andere Nebenwirkungen hat. Es wird insbesondere bei Kindern in Form von Zäpfchen oder Saft angewendet und kann auch von Schwangeren eingenommen werden.

Manchmal werden bei kurzzeitigen Schmerzen, besonders wenn sie mit Muskelverkrampfungen einhergehen, Tranquilizer vom Typ der Benzodiazepine (Übersicht → S. 1170) eingesetzt, obwohl sie nicht zu den Schmerzmitteln gehören. Benzodiazepine wirken vor allem deshalb schmerzlindernd, weil sie den Betroffenen von seinem Schmerz „distanzieren" und die Muskeln entspannen; er nimmt den Schmerz zwar noch wahr, wird aber nicht mehr von ihm erdrückt. Wegen ihres Suchtpotenzials sollten sie stets nur kurzfristig eingenommen werden und sind für chronische Schmerzpatienten nicht geeignet (Näheres → S. 1231).

Verträglichkeit

Schmerzmittel sind in der Schmerztherapie unverzichtbar und wirken in der Regel sehr zuverlässig. Bei jeder Substanz können aber auch unerwünschte Nebenwirkungen auftreten. Vor allem bei Dauergebrauch empfiehlt sich deshalb die Einnahme von zusätzlichen Medikamenten ***(Komedikation)***, die mögliche Nebenwirkungen verhindern oder abschwächen sollen. Bei den NSAR sind dies vor allem Substanzen zum Schutz der Magenschleimhaut (Ulkustherapeutika → S. 636).

Eine wenig bekannte Nebenwirkung bei regelmäßigem Gebrauch peripher wirksamer Schmerzmittel besteht darin, dass diese Mittel Kopfschmerzen auslösen können (Analgetika- oder medikamenteninduzierter Kopfschmerz → S. 1122). Deshalb fällt es vor allem Patienten, die diese Medikamente gegen ihre Kopfschmerzen einnehmen, oft schwer, Ursache und Nebenwirkung zu unterscheiden. Diese Medikamente sollten daher nicht länger eingenommen werden als unbedingt nötig und ohne Rücksprache mit dem Arzt nicht häufiger als zehn Mal im Monat.

Warnhinweis: Der Arzt muss immer wissen, welche (auch frei verkäuflichen) Schmerzmittel Sie regelmäßig oder bei Bedarf einnehmen. Nur so können Doppeleinnahmen von Medikamenten und Wechselwirkungen (z. B. Erhöhung der Blutungsneigung) vermieden werden.

Werden Opioide (→ WHO-Stufenmodell der Schmerztherapie) eingesetzt, kommt es vor allem bei Behandlungsbeginn häufig zu Übelkeit. Um den Patienten diese Gewöhnungsphase von etwa 14 Tagen zu erleichtern, verschreibt der Arzt oft ein zusätzliches Mittel gegen die Übelkeit. Auch Müdigkeit und Schwindel können anfangs auftreten, lassen jedoch meist schon nach kurzer Zeit nach. Anders sieht es mit der Darmträgheit (Obstipation → S. 646) aus, die häufig bei längerer Einnahme von Opioiden auftritt. Manchmal regen schon Trockenpflaumen (Früchte über Nacht einweichen und morgens verzehren) den Darm an; häufig sind jedoch Substanzen mit stärkerer Wirkung notwendig. Diese Mittel zur Stuhlregulierung (Laxanzien → S. 647) müssen dann meist während der gesamten Zeit der Opioidtherapie eingenommen werden. Auch Juckreiz kann eine unerwünschte Arzneiwirkung der Opioide sein, die oft nur schwer zu behandeln ist.

Therapieplan

Das Gehirn „lernt", sich auf dauerhaften Schmerz zu konzentrieren. Dies führt zu Veränderungen im schmerzverarbeitenden System: Die Nervenfasern, die den Schmerz weiterleiten, werden „übertrainiert" und können sich dauerhaft verändern – ein **Schmerzgedächtnis** entsteht, in dem das über den Schmerz „Gelernte" gespeichert wird. Die Folge ist, dass selbst leichte Berührungen, Wärme oder Druck mit Schmerzen verbunden sind. Das Gehirn nimmt dann oft selbstständig und spontan Schmerzsignale wahr, obwohl kein Schmerzauslöser vorliegt. Der Schmerz ist damit zu einer eigenständigen Krankheit geworden. Ein frühzeitiger Einsatz geeigneter Schmerzmittel kann diesen Prozess unterbrechen.

Das Gehirn kann den Schmerz nicht nur erlernen, sondern auch wieder verlernen. Dies geht allerdings weder schnell noch automatisch. Aber durch verschiedene Therapien und viel Geduld können die im Schmerzgedächtnis tief „eingegrabenen Schmerzspuren" abgeschwächt und manchmal ganz gelöscht werden.

In der Therapie chronischer Schmerzen muss der Patient seine Medikamente nach einem festen, vom Arzt vorgegebenen Zeitplan einnehmen, der sich nach der Wirkungsdauer der Medikamente richtet. Damit der Wirkstoffspiegel im Blut gleich bleibt und somit eine gleichmäßige Schmerzlinderung erreicht wird, werden Medikamente eingesetzt, die über eine bestimmte Zeitspanne gleichmäßig wirken ***(retardierte Wirkung)***. Bei nichtretardierten Präparaten tritt die Wirkung schneller und intensiver ein, dafür dauert sie kürzer. Sie eignen sich daher vorzugsweise zur Behandlung von kurzzeitig auftretenden Schmerzen.

WHO-Stufenmodell der Schmerztherapie

Die Weltgesundheitsorganisation (WHO) hat ein Stufenschema zur medikamentösen Schmerztherapie entwickelt, das so lange ansteigend durchlaufen wird, bis die angestrebte Wirkung erreicht ist.

Stufe I. Bei schwachen bis mäßigen Schmerzen, z. B. Hals- oder Kopfschmerzen, genügen NSAR-Schmerzmittel (→ S. 996). Zwei weitere häufig angewendete Schmerzmittel sind Metamizol (Novalgin®) und Flupirtin (Katadolon®), die eine Art Mittelstellung in der Behandlung zwischen den Stufen I und II einnehmen. Obwohl sie periphere und zentrale Wirkungen haben, sind sie nicht mit den Opioiden verwandt und haben somit auch nicht deren Nebenwirkungen.

Stufe II. Bei stärkeren Schmerzen stehen ***schwache Opioide*** zur Verfügung; Beispiele hierfür sind Tilidin (z. B. Valoron®), Naloxon (z. B. Naloxon-ratiopharm®) und Tramadol (z. B. Tramal®). Reichen diese Mittel alleine nicht aus, werden sie mit denen der Stufe I kombiniert.

Stufe III. Bleibt die Kombination aus Medikamenten der Stufen I und II ohne zufriedenstellende Wirkung, werden ***starke Opioide*** eingesetzt. Zu ihnen gehören Morphin (z. B. MST®) und andere morphinverwandte Präparate, z. B. Oxycodon (Oxygesic®) oder Hydromorphon (Dilaudid®). Auch diese Substanzen können mit den Schmerzmitteln der Stufe I kombiniert werden.

Stufe IV. Sie umfasst sowohl die **Schmerzpflastertherapie** *(transdermale Schmerztherapie* → Abb. S. 469), in der der Wirkstoff (z. B. Fentanyl oder Buprenorphin) aus einem Pflaster durch die Haut in den Körper wandert, als auch die **lokal invasiven Schmerztherapien,** in denen Schmerzmittel direkt in Haut, Blutgefäße, Gelenke, Nerven oder Rückenmarksflüssigkeit gespritzt werden. Ist eine kontinuierliche Gabe von Schmerzmitteln in Venen oder Rückenmarksflüssigkeit notwendig, werden hierzu Pumpen mit einem Schmerzmittelreservoir verwendet, die eine bedarfsgerechte Schmerzmittelzufuhr sichern. Sie können wie eine Handtasche vom Patienten getragen oder aber in einem kleinen operativen Eingriff unter der Haut befestigt werden.

! Die Vorstellung, dass Opioide wie Morphium (Morphin) und seine Abkömmlinge (Morphinderivate) zwingend zur Sucht führen, ist überholt. Wer diese Mittel verordnungsgemäß zur Schmerzbekämpfung einnimmt, ist nicht suchtgefährdet. Am Ende der Behandlung ist lediglich eine langsame Verringerung der Dosis („Ausschleichen") notwendig, um den Körper an die Umstellung zu gewöhnen.

Ergänzende medikamentöse Therapieverfahren

Zusätzlich kann der Arzt die Schmerztherapie durch weitere Medikamente ergänzen. Diese Substanzen können Angst, Anspannung und Niedergeschlagenheit lindern, oder auch die Schmerzverarbeitung im Gehirn beeinflussen und so der Ausbildung eines Schmerzgedächtnisses vorbeugen.

Antidepressiva. Trizyklische Antidepressiva wie Amitriptylin oder Trimipramin (→ S. 1169) wurden ursprünglich zur Therapie von Depressionen entwickelt. In geringerer Dosis können diese Substanzen auch bei Kopf- und Nervenschmerzen eingesetzt werden, der Entwicklung eines Schmerzgedächtnisses entgegenwirken und Schlafstörungen bessern. Bis die Wirkung eintritt, müssen Antidepressiva über mehrere Wochen eingenommen werden, manchmal tritt allerdings überhaupt keine Wirkung ein.

Neuere Antidepressiva vom Typ *SSRI* (selektive Serotonin-Wiederaufnahme-Hemmer → S. 1170) haben zwar weniger unerwünschte Nebenwirkungen wie z. B. Mundtrockenheit oder Gewichtszunahme, konnten aber bisher die Erwartungen im Bereich der Schmerztherapie noch nicht ausreichend erfüllen.

Antiepileptika wie Carbamazepin, Gabapentin oder die neueren Substanzen Lamotrigin und Pregabalin, wurden ursprünglich zur Behandlung der Epilepsie (→ S. 1146) entwickelt, teilweise haben sie sich aber auch als sehr wirksam gegen Nervenschmerzen bewährt. Zur besseren Verträglichkeit muss die Dosis über einen längeren Zeitraum in kleinen Schritten so lange erhöht werden, bis die Zieldosis erreicht ist. Erst dann kann der Arzt feststellen, ob das Medikament die Schmerztherapie unterstützt.

Muskelentspannungsmittel (Muskelrelaxandierende Mittel). Wer Schmerzen hat, versucht diese oft durch Schonhaltung und ausweichende Bewegungen zu vermeiden. So entstehen Verkrampfungen und Fehlhaltungen, die die Schmerzen auf Dauer eher noch verstärken. Muskelentspannungsmittel lösen diese Verkrampfungen.

Benzodiazepine wie Diazepam oder Tetrazepam wirken entspannend und schmerzlindernd; außerdem werden sie als Schlafmittel eingesetzt. Allerdings bergen sie ein Suchtpotenzial und sollten deshalb nur kurzfristig angewandt werden. Ein neueres Präparat ist das Methocarbamol (Ortoton®), das ein geringes Suchtpotenzial bei guter Verträglichkeit bietet. Es wird vor allem bei Schmerzen gegeben, deren Ursache Muskelverspannungen sind, scheint aber auch andere Schmerzsyndrome zu lindern. Außerdem wirkt es möglicherweise der Ausbildung des Schmerzgedächtnisses entgegen.

Kortison hemmt die Entzündungsreaktionen, wie sie bei allen rheumatischen Erkrankungen vorkommen, und lindert zudem durch seine abschwellende Wirkung z. B. bei Bandscheibenvorfällen die Schmerzen. Allerdings hat Kortison (oder genauer gesagt die gesamte Medikamentengruppe der Glukokortikoide) teils schwere Nebenwirkungen, insbesondere dann, wenn es über längere Zeit angewendet wird (Details hierzu → S. 756). Diese können allerdings stark reduziert werden, wenn die Anwendung außerhalb der Blutbahn z. B. nur im betroffenen Gelenk, also lokal erfolgt. Werden sie an der Wirbelsäule angewendet, ist dies eine ***periradikuläre Therapie*** oder ***Facettentherapie.***

Nicht-medikamentöse Schmerztherapie

Während bei akuten Schmerzen eine medikamentöse Behandlung meist ausreicht, werden bei der Therapie von chronischen Schmerzen oft zusätzliche Methoden, z. B. psychotherapeutische Verfahren wie die kognitive Verhaltenstherapie, verschiedene Entspannungsverfahren und physikalische Therapien eingesetzt. Denn der von chronischen Schmerzen Betroffene muss Strategien finden, mit denen er seinen Alltag leichter bewältigen kann und durch die das Leben lebenswert bleibt. Bei der Suche nach passenden Strategien helfen Therapeuten unterschiedlichster Fachrichtungen (z. B. Psychotherapeuten, Physiotherapeuten, Ärzte) im Rahmen eines ambulanten oder stationären **multimodalen Schmerzbewältigungsprogramms.** Im Rahmen dieses Programms berichten die Teilnehmer über ihre Beschwerden und Erfahrungen. Dies führt bei vielen Betroffenen nicht nur zu neuen Einsichten, sondern auch zum Mut, neue Schmerzbewältigungstechniken zu versuchen. Diese Techniken müssen allerdings geduldig erlernt und dann regelmäßig ausgeführt werden – erst dann kann ihre Wirksamkeit beurteilt werden. Im Folgenden werden die am häufigsten angewendeten **alternativen Behandlungsverfahren** kurz vorgestellt.

Kognitive Verhaltenstherapie (→ S. 1176). Zusammen mit Psychologen wird in Einzel- und/oder Gruppengesprächen, bei Rollenspielen und Situationsanalysen der Umgang mit dem Schmerz untersucht. Was habe ich früher gern getan und seit der Krankheit nicht mehr? Sind bestimmte Aktivitäten wirklich nicht mehr möglich? Wie wirkt sich meine Krankheit auf mein Umfeld aus? Welche Maßnahmen habe ich bisher selbst bei einer Schmerzverstärkung ergriffen?

Den Teilnehmern wird erklärt, wie Schmerz entsteht und welche Auswirkungen er haben

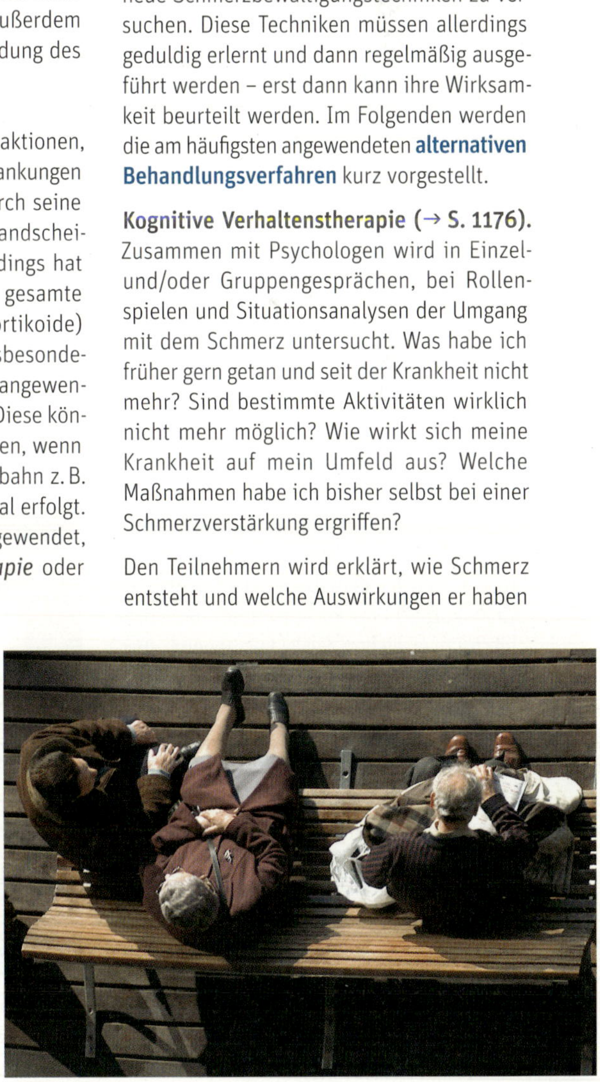

Schmerzen sind beliebtes Gesprächsthema älterer Menschen, besonders dann, wenn der Alltag nicht mehr viel Abwechslung bereit hält. So gut und wichtig es ist, die Erfahrungen über Schmerzen und über die Erfolge oder Misserfolge von Schmerztherapien auszutauschen, so ungünstig ist es, den Schmerz immer wieder ins Zentrum der Aufmerksamkeit zu rücken. Dies kann dazu beitragen, dass ein Leben ohne Schmerz irgendwann gar nicht mehr vorstellbar ist. [PCA 3106]

kann. Der Betroffene lernt, dass er seinen Schmerzen nicht hilflos ausgeliefert ist, sondern sein Schmerzerleben beeinflussen kann.

Selbsthypnose (→ Kapitel 30). Negative Gedanken und Gefühle verstärken chronische Schmerzen. Durch Phantasieübungen lernt der Patient sein Schmerzerleben zu ändern. Zwei Strategien können ihm dabei helfen: die ***kognitive*** und die ***sensorische Hypnosestrategie***. Bei der kognitiven versucht der Betroffene, Erinnerungen und Bilder, die den Schmerz verschlechtern, bewusst werden zu lassen und so eine Änderung der Schmerzempfindung zu erreichen. Bei der sensorischen Strategie wird das Schmerzerleben geändert, indem sich der Patient ein Wandern des Schmerzes vorstellt. Dabei nimmt er ein Gefühl der Taubheit zunächst für ein schmerzfreies Körperteil an, das dann auf andere, schmerzende Körperteile ausgedehnt wird.

Entspannungsverfahren

Entspannungsverfahren (→ Kapitel 30) ermöglichen die Lockerung angespannter Muskelpartien und verbessern die Körperwahrnehmung. Dadurch werden stressbedingte Fehlhaltungen und Verspannungen frühzeitig bemerkt und Stress gezielt abgebaut. Folgende Entspannungsverfahren haben sich in der Schmerztherapie besonders bewährt:

Autogenes Training basiert auf Auto-(Selbst-)Suggestion. Werden die Grundübungen dieser Entspannungstechnik sicher beherrscht, folgt die nächste Stufe, bei der formelhafte Vorsätze mit einbezogen werden, z. B. „Schmerzen sind mir gleichgültig" oder „ich bin ganz ruhig". Mit diesen Formeln lassen sich die Schmerzsymptome lindern und das eigene Schmerzempfinden ändern. Weiteres zum Autogenen Training → S. 1257.

Die ***progressive Muskelrelaxation nach Jacobson (PMR)*** wurde zu Beginn des letzten Jahrhunderts entwickelt. Dabei wird versucht, durch körperliche Entspannung auch psychische zu erreichen. Sie ist leichter erlernbar als das Autogene Training, erfordert allerdings auch ein regelmäßiges Üben. Als besonders wirksam hat sich diese Entspannungstechnik bei Spannungskopfschmerzen und Migräne erwiesen. Die Patienten werden aufgefordert, nacheinander verschiedene Muskelgruppen anzuspannen und nach kurzer Zeit wieder zu lockern. Dabei müssen sie ihre Muskulatur beobachten. Durch den Wechsel von Anspannung und Entspannung gleitet der Körper in einen wohligen Entspannungszustand, Ruhe und Gelassenheit stellen sich ein. Ziel ist es, im Alltag Spannungszustände früher wahrzunehmen und rechtzeitig gegenzusteuern.

Physikalische Therapie

Die **physikalische Therapie** umfasst viele verschiedene Therapieverfahren, z. B. Krankengymnastik (Physiotherapie) sowie manuelle, Hydro-(→ S. 280), Elektro-(→ S. 1279) und Thermotherapie (→ S. 1029). Alle diese Behandlungsverfahren haben vor allem dann langfristige Erfolge, wenn sie regelmäßig über einen längeren Zeitraum durchgeführt und mit anderen Therapieverfahren, z. B. Verhaltenstherapie und Entspannungsübungen kombiniert werden.

Physiotherapie und ***Medizinische Trainingstherapie (MTT)*** werden einzeln oder in Gruppen und möglichst früh im Verlauf einer schmerzhaften, chronischen Erkrankung durchgeführt. Dehnübungen, Koordinations- und Krafttraining gehören ebenso dazu wie leichter Ausdauersport (z. B. Walking). So werden versteifte Gelenke beweglicher, stabilisierende Muskelgruppen aufgebaut, und die allgemeine körperliche Belastbarkeit verbessert. In diesen Therapien sollen Betroffene lernen, bestimmte Übungen selbstständig und möglichst regelmäßig zu Hause durchzuführen. Die Ergotherapie (→ S. 998) unterstützt speziell bei Bewegungs- und Koordinationseinschränkungen den Erhalt der Selbstständigkeit.

Die ***Manuelle Therapie*** befasst sich vor allem mit Störungen des Halte- und Bewegungsapparats. Mit verschiedenen Handgrifftechniken werden Blockierungen gelöst, die Beweglichkeit der Gelenke verbessert, und Muskeln und Bänder gedehnt. Näheres zu den manuellen Verfahren → S. 1254.

In der ***Massagetherapie*** kommen z. B. Streichungen, Knetungen, Vibration und Klopfen zur Anwendung. Alle diese Methoden sollen die Durchblutung (besonders der kleinen Gefäße) und den Lymphabfluss des Gewebes verbessern, Muskeln entspannen und Ödeme (Wassereinlagerungen) mindern. Der Nachteil ist, dass der Patient stets auf eine zweite Person angewiesen ist, die die Therapie durchführt. Daher sind Massagen nur in Kombination mit weiteren Behandlungsverfahren hilfreich.

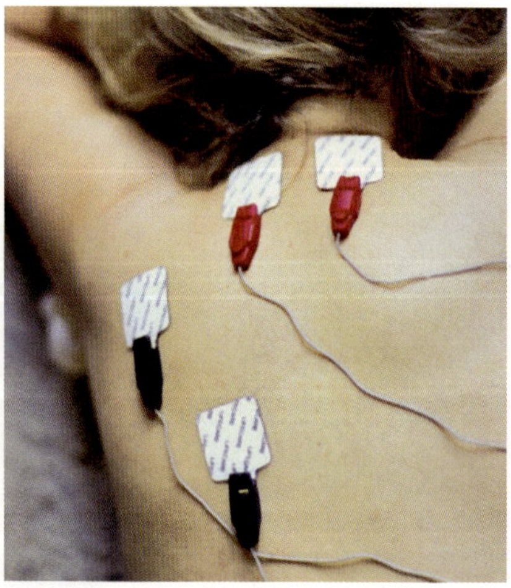

*Die **TENS-Therapie** hat sich auch bei chronischen Schulterschmerzen oft bewährt (Erklärung siehe Text).* [DIG 3107]

Physikalische Verfahren (→ S. 1277) gehören zu den ältesten lokalen Behandlungsformen. Dabei wird häufig Wasser als Übertragungsmedium genutzt. Aber auch Strahlen in verschiedenen Frequenzbereichen werden verwendet, beispielsweise bei der Infrarottherapie.

- Kälte: Bei akuten schmerzhaften Reizerscheinungen, z. B. Gichtanfall, Arthritis sowie nach Prellungen oder Stauchungen, sind lokale Kälteanwendungen (Kältespray oder Eisbeutel) eine zweckmäßige Therapieergänzung. Der Kältereiz lindert den Schmerz, vermindert die Gewebeschwellung und löst Muskelverspannungen.
- Wärme: Wärmeanwendungen, z. B. Infrarotlicht, Fango oder auch Saunagänge, werden vor allem in der chronischen Schmerztherapie eingesetzt. Sie regen den Stoffwechsel im Gewebe an, machen das Bindegewebe dehnbarer, entspannen die Muskulatur und erhöhen die Schwelle, ab der Schmerzen wahrgenommen werden.

Die **TENS-Therapie** ***(transkutane elektrische Nervenstimulation)*** gehört zur Gruppe der niederfrequenten Elektrotherapieverfahren (→ S. 1279). Der Patient reguliert hier Stromstärke und -frequenz selbst und kann die Therapie mittels eines Taschengeräts auch zu Hause weiterführen. Bewährt hat sich die TENS vor allem bei Neuralgien (→ S. 1125) und Tumorschmerzen.

Bei der TENS werden Elektroden auf die Haut geklebt, über die schwache elektrische Impulse zur Stimulation gesendet werden. Bei manchen Patienten ist die Stimulation direkt am Schmerzort am erfolgreichsten, z. B. an der linken Schulter. Bei anderen ist genau die gegenüberliegende Körperseite, also z. B. die rechte Schulter bei Schmerzen in der linken Schulter, der beste Stimulationsort. Die schmerzlindernde Wirkung wird darauf zurückgeführt, dass die Durchblutung gefördert und die Ausschüttung von körpereigenen schmerzhemmenden Botenstoffen (z. B. Endorphinen) verstärkt wird. Die TENS-Therapie ist einfach anzuwenden, eine optimale Wirkung ist aber nur bei mehrfacher täglicher Anwendung zu erreichen. Sind die ersten Probestimulationen positiv verlaufen, kann der Arzt für drei Monate ein Leihgerät verordnen.

Auch *mittelfrequenter Wechselstrom* wirkt vor allem auf die Nerven und reduziert das Schmerzempfinden. Eingesetzt wird diese Stromart vor allem bei umschriebenen Schmerzen, etwa schmerzhaften Sehnenansätzen (Tendopathien → S. 904).

Das *Stangerbad (hydroelektrisches Vollbad)* verbindet Wärme- und Elektrotherapie. In einer Wanne sind am Kopf- und Fußende sowie an den Seiten Elektroden angebracht, über die elektrischer Strom den Körper längs, quer und diagonal durchflutet. Das Stangerbad fördert die Durchblutung, entspannt Muskeln und lindert Schmerzen. Es wird vor allem bei Ischiasschmerzen, rheumatischen Erkrankungen und Bandscheibenvorfällen angewendet.

Röntgenschmerzbestrahlung

Die **Röntgenschmerzbestrahlung** *(Röntgentiefentherapie)* ist eine alte Methode zur Dämpfung entzündlicher Prozesse z. B. in Gelenken. Ihre Wirksamkeit zur Behandlung vieler schmerzhafter Entzündungen ist wissenschaftlich erwiesen, so z. B. von Sehnen- und Schleimbeutelentzündungen der Schulter, Tennisellenbogen (→ S. 939), Rhizarthrose (→ S. 949) oder chronischen Sehnenscheidenentzündungen (→ S. 947). Daher werden die Kosten auch von den Krankenkassen übernommen. Weil viele Patienten Vorbehalte gegen Röntgenstrahlen haben und weil die erforderlichen Geräte nicht in allen Krankenhäusern und Kliniken zur Verfügung stehen, wird diese Methode nach Ansicht von Experten zu selten eingesetzt.

Biofeedback

Beim *Biofeedback* (→ S. 1259) werden Muskelspannung oder Schweißproduktion der Haut von aufgeklebten Sonden gemessen, die Intensität wird grafisch auf einem Bildschirm dargestellt. Der Patient erhält somit Informationen über oftmals unbewusste Vorgänge in seinem Körper und lernt, diese bewusst zu beeinflussen. Ziel ist es, eine Entspannung auch ohne Hilfe von Sonden oder Bildschirm überall und selbstständig zu erreichen. Das in der Schmerztherapie am häufigsten angewendete Verfahren ist das *EMG-Feedback,* bei dem die Muskelspannung (Muskeltonus) rückgemeldet wird. Dem Patienten wird eindrucksvoll vermittelt, wie er allein durch seine Vorstellungskraft Entspannung bewirken und schmerzhafte Körperprozesse beeinflussen kann. Für Migränepatienten wurde darüber hinaus das *Vasokonstriktionstraining* entwickelt. Hier lernen die Betroffenen, Veränderungen im zentralen Nervensystem frühzeitig zu bemerken und durch geeignete Maßnahmen, z. B. Entspannungstechniken, zu unterbrechen.

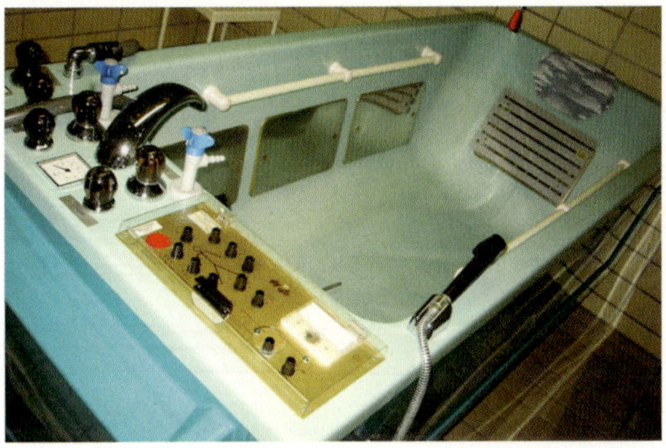

*Beim **Stangerbad** liegt der Patient in einer Wanne, die von konstantem Gleichstrom durchflossen wird. Der Strom wird so eingestellt, dass er auf der Haut kribbelt, aber nicht schmerzt. Das Wirkprinzip der hydroelektrischen Vollbäder besteht in der Erhöhung der Durchblutung der Haut durch Wärme.* [WKY 3108]

Akupunktur

Die Schmerztherapie gehört in den westlichen Ländern zu den „klassischen" Einsatzgebieten der ***Akupunktur*** (→ S. 1249). In einigen Fällen, z. B. bei Migräne oder Kniearthrose, ist ihr therapeutischer Nutzen wissenschaftlich belegt, aktuelle Studien zeigen auch für die Behandlung von (chronischen) Rücken- und Spannungskopfschmerzen (→ S. 1121) gute Ergebnisse. Positive Erfahrungsberichte liegen auch für die Therapie von Fibromyalgie (→ S. 1014) und in eingeschränktem Maß auch von Nervenschmerzen (Neuralgien → S. 1125) vor.

Im Allgemeinen werden bei akuten Beschwerden etwa 10 Sitzungen in kurzen Zeitabständen (ein- bis dreimal wöchentlich) durchgeführt; bei chronischen Schmerzzuständen können es bis zu 20 Behandlungen meist in wöchentlichen Abständen sein. Die Erfahrung hat gezeigt, dass spätestens nach fünf Sitzungen – auch bei chronischen Schmerzen – eine spürbare Wirkung einsetzen sollte. Ist dies nicht der Fall, sollte die Akupunktur abgebrochen werden. Denn auch das ist das Ergebnis vieler Studien: Akupunktur wirkt nicht bei jedem. Warum, ist letztlich nicht bekannt.

Selbsthilfe

Nur der Betroffene weiß, was „sein" Schmerz bedeutet. Deshalb kann niemand seine Schmerzen besser beschreiben als er selbst. Doch einige Tipps, die vielen Menschen geholfen haben, können vielleicht auch bei Ihnen dazu beitragen, mit den Schmerzen zu leben, sie zu lindern oder gar zu heilen.

- Frühzeitige Therapie: Ignorieren Sie die Schmerzen nicht, sondern gehen Sie rechtzeitig zum Arzt und sprechen Sie ganz offen darüber. Je früher der Schmerz behandelt wird, umso höher sind die Heilungschancen.
- Versuchen Sie, in Bewegung zu bleiben, wann immer es Ihnen möglich ist. Schon ein kleiner Spaziergang lenkt Sie für einige Minuten von den Gedanken an den Schmerz ab. Denn Bewegung ist wie ein Filter, der dem Schmerz den Weg ins Gehirn erschwert. Fragen Sie Ihren Arzt, welche Form der Bewegung für Sie am besten geeignet ist. Und überfordern Sie sich nicht – weniger ist gerade am Anfang mehr.
- Nehmen Sie Ihre Sorgen und Ängste ernst. Denn psychische Schmerzen können körperliche Schmerzen noch verstärken. Scheuen Sie sich nicht, die Hilfe eines Experten anzunehmen.
- Sorgen Sie für kleine Glücksmomente. Das mag gerade bei chronischen Schmerzen nicht immer leicht sein, doch bereits kleine Dinge können helfen, ein bisschen Lebensfreude zurückzugewinnen. Kaufen Sie sich einen schönen Blumenstrauß, gönnen Sie sich Ihren Lieblingskuchen oder erfreuen Sie sich an lachenden Kindern. Sie werden merken: Ihr Körper dankt Ihnen diese Augenblicke der inneren Zufriedenheit – auch, indem er körpereigene Glückshormone (Endorphine) ausschüttet, die wiederum das Schmerzempfinden lindern.

i Aktuell: www.gesundheit-heute.de/31x01

- **www.forum-schmerz.de** – Website des Schmerzforums im Deutschen Grünen Kreuz, Marburg: Bietet neben umfangreichen Informationen auch Adressen von Schmerztherapeuten und Selbsthilfegruppen, Patientenbroschüren, ein Selbsthilfe-Forum sowie eine telefonische Schmerzberatung.
- **www.schmerzliga.de** – Website der Deutschen Schmerzliga e. V., Oberursel: Selbsthilfeverband für Menschen mit chronischen Schmerzen. Informiert überwiegend neutral über den Stand der Schmerztherapie und spezialisierte Einrichtungen, bietet eine telefonische Schmerzberatung sowie ein Schmerztagebuch zum Herunterladen.
- J.-P. Jansen: **Schmerzfrei!** Aktive Hilfe bei chronischen Schmerzen. Kilian, 2001. Fundierter Ratgeber, der schul- und komplementärmedizinische Schmerztherapien vorstellt. Mit Serviceteil über Schmerzkliniken und -ambulanzen.
- B. Glier: **Chronische Schmerzen bewältigen.** Verhaltenstherapeutische Schmerzbehandlung. Klett-Cotta, 2002. Ratgeber mit konkreten Anweisungen zu allen verschiedenen Methoden – und ein komplettes Konzept zur Schmerzbewältigung
- D. Butler; G. L. Moseley: **Schmerzen verstehen.** Springer, 2004. Beschreibt eindrucksvoll und mit vielen Bildern, wie Schmerzen zustande kommen.

Buchteil IV – Erkrankungen und ihre Therapie

32

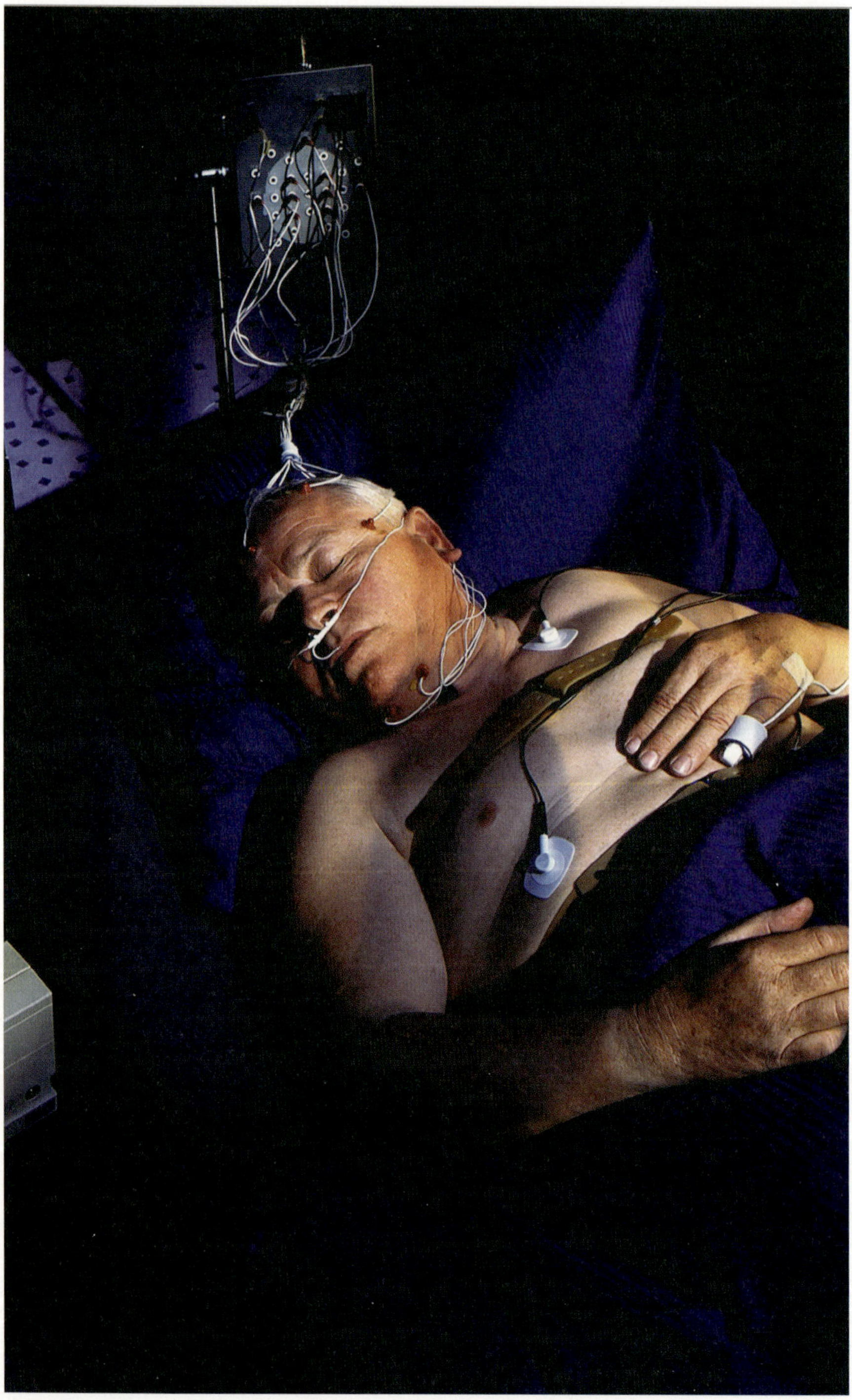

Wenn der Arzt hinter Schlafproblemen eine ernste organische Erkrankung, z. B. der Atemwege, vermutet, bringt der diagnostische Schlaf in einem Schlaflabor Klarheit. Hierbei werden während einer ganzen Nacht Gehirnaktivitäten, Atemfrequenz, die Sauerstoffsättigung im Blut, Puls, EKG und die Muskelaktivität in den Beinen aufgezeichnet. Hinter sehr vielen Schlafproblemen stecken aber keine organischen, sondern psychische Störungen oder Dauerbelastungen wie beispielsweise berufliche Probleme. Wichtig ist neben der korrekten Diagnose der richtige Therapieansatz. Schlaffördernde Medikamente treten für die Schlafmediziner dabei zunehmend in den Hintergrund, während sich moderne Verhaltenstherapien immer weiter durchsetzen. [MAU 3201]

Schlafmedizin

Hier finden Sie

Einführung 1225
Das medizinische Fachgebiet 1225
Die Physiologie des Schlafs 1225
Schlafmedizinische Diagnostik 1228

Schlafmedizin 1229
Primäre Schlafstörung ohne andere Erkrankung als Ursache 1229
Albträume 1234
Schlafstörungen bei Kindern 1234
Schlafwandeln.................... 1235
Primäres Schnarchen 1235
OSAS und andere Schlafapnoe-Syndrome........................ 1236
Sekundäre Schlafstörungen (nichterholsamer Schlaf bei chronischer Erkrankung) 1237
Narkolepsie 1238
Schlafkrankheit................... 1238

An anderer Stelle im Buch besprochen:
Schlafstörungen im Alter 461

Einführung

Das medizinische Fachgebiet

Die **Schlafmedizin** ***(Somnologie)*** ist eines der jüngsten medizinischen Fachgebiete, das sich mit allen Formen des nichterholsamen Schlafs beschäftigt.

Die Herausforderung für den Schlafmediziner besteht darin, echte Schlafstörungen von solchen zu unterscheiden, denen lediglich falsche Schlafgewohnheiten zugrunde liegen. Während echte Schlafstörungen durch körperliche Erkrankungen, psychische Belastungen oder Nebenwirkungen von Arzneimitteln bedingt sind, also ärztlich behandelt werden müssen, lassen sich die anderen Formen oft schon durch Beachtung der Schlafhygiene (→ S. 1230) verbessern.

Einen Facharzt für Schlafmedizin gibt es bisher nicht. Die Deutsche Gesellschaft für Schlafforschung und Schlafmedizin (GDSM) erteilt Ärzten mit nachgewiesenen Spezialkenntnissen jedoch einen „Qualitätsnachweis Somnologie". Die Mehrzahl der derzeit tätigen **Schlafmediziner** sind Internisten, Neurologen, Psychiater oder Psychotherapeuten. Die meisten Schlafprobleme werden jedoch durch den Hausarzt behandelt – zum einen, weil Schlaflabore nur durch Überweisung zugänglich sind, zum anderen, weil die Erstdiagnostik durch den Hausarzt auch deshalb sinnvoll ist, weil vielen Schlafproblemen unrealistische Erwartungen an den Schlaf zugrunde liegen. Hier hilft häufig schon ein aufklärendes Gespräch zwischen Patient und Hausarzt.

Die Physiologie des Schlafs

Egal, ob man zu denjenigen gehört, die – wie es Napoleon oder Alexander von Humboldt nachgesagt wird – wenig Schlaf brauchen, oder ob man – wie angeblich Goethe und Einstein – eher zu den Langschläfern gehört: Ohne Schlaf kommt niemand aus.

Schlaf ist ein biologisches Grundbedürfnis wie Hunger oder Durst und folglich untrennbar mit der menschlichen Gesundheit verbunden. Rund ein Drittel seines Lebens verbringt der Mensch schlafend. Ohne ausreichenden Nachtschlaf fühlen wir uns erschöpft, abgespannt, gereizt, und unsere Konzentrationsfähigkeit ist eingeschränkt. Bei mehrtägigem Schlafentzug stellen sich zusätzlich Wahrnehmungsstörungen und Sinnestäuschungen ein. Andererseits teilt der Schlaf mit anderen physiologischen Bedürfnissen eine bemerkenswerte Flexibilität: So wie der Mensch nicht gleich krank wird, wenn er einen oder mehrere Tage lang weniger oder gar nichts isst, so wird auch ein kurzfristiges Schlafdefizit meist problemlos ausgeglichen.

■ Warum wir schlafen

Trotz vieler Erkenntnisse über den Schlaf und über die Vorgänge im schlafenden Organismus wissen die Schlafwissenschaftler immer noch nicht genau, warum wir eigentlich schlafen müssen. Auch die Gründe, warum das Schlafbedürfnis von Mensch zu Mensch so unterschiedlich ist, sind noch wenig erforscht.

Was Mediziner heute definitiv wissen, ist Folgendes:

- Insekten oder niedere Tiere, wie Würmer, schlafen nicht. Der Schlaf ist demnach erst im Laufe der Evolution entstanden. Wissenschaftler vermuten deshalb, dass Schlaf nötig wurde, um die Informationsverarbeitung zu optimieren, etwa um Gedächtnisinhalte zu speichern.
- Der Schlaf ist eng mit den neurologischen und hormonellen Funktionen des Körpers verbunden. Durch Kernspinaufnahmen konnte nachgewiesen werden, dass die meisten Eiweißstoffe im Gehirn während der traumlosen Schlafphasen gebildet werden; nur so kann in den Wachphasen der ständige Bedarf an Botenstoffen im Gehirn

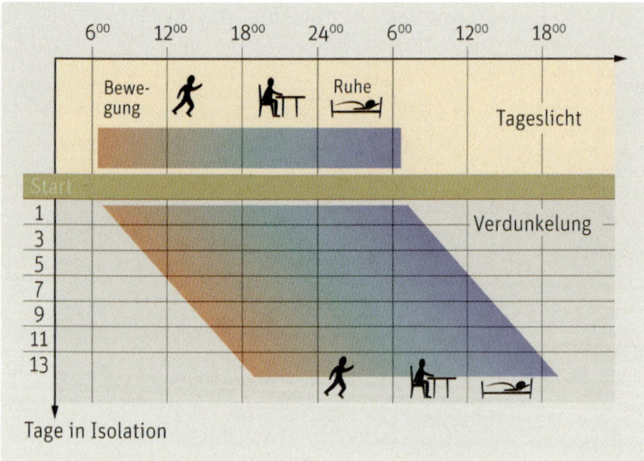

Wie sich unser Biorhythmus ohne äußere Taktung tatsächlich verschiebt, wurde in Experimenten untersucht, bei denen Testpersonen für mehrere Wochen von ihrer Umwelt und vom Tageslicht isoliert waren. Bei den meisten Teilnehmern verschob sich der Biorhythmus von Tag zu Tag um rund eine Stunde nach hinten, d.h. die Testpersonen gingen immer später zu Bett. [ASM 3202]

(Neurotransmitter → S. 1272) gedeckt werden. Im Tiefschlaf laufen zudem zahlreiche Reparaturarbeiten in den Zellen und Organen ab. Das Immunsystem produziert nachts besonders viele Immunstoffe, und auch das für das Längenwachstum bei Kindern benötigte Wachstumshormon wird v. a. nachts ausgeschüttet – Kinder wachsen im wahrsten Sinne des Wortes im Schlaf.

- Schlafen ist nicht mit „völliger Passivität" gleichzusetzen, denn neben den Ruhe- oder Tiefschlafphasen gibt es im Schlaf auch Phasen erhöhter Gehirnaktivität (Näheres beim Stichwort Schlafphasen → S. 1227).
- Schlafstörungen zeichnen sich weniger durch einen quantitativen Mangel als durch eine schlechte Schlafqualität aus.
- Schlaf ist wichtig für das Gedächtnis. In der Schlafperiode vor Mitternacht verarbeitet das Gehirn vornehmlich geistige Lerninhalte, z. B. neu gelernte Wörter einer Fremdsprache. Nach Mitternacht beschäftigt es sich dagegen eher mit körperlichen Lernerfahrungen, etwa Bewegungsabläufen einer Sportart. Wer nicht ausreichend bzw. mit schlechter Qualität schläft, bei dem funktioniert der Übertritt von Gelerntem in das Langzeitgedächtnis nicht. Die Patienten klagen in diesen Fällen darüber, dass sie sich an Gelerntes nicht oder nur schlecht erinnern können.

Wann wir schlafen

Wann Tiere schlafen, hängt davon ab, welche Nahrungsquellen sie nutzen und welche natürlichen Feinde sie haben. Im Tierreich regeln die unterschiedlichen Schlafzeiten das Zusammenleben. Beim Menschen sind die Vorteile einer in der Dunkelheit stattfindenden Schlafphase offensichtlich: Wäre der Mensch in der Nacht wach, würde er nicht nur die besten Früchte, also das Nahrungsangebot übersehen, sondern auch Opfer der im Dunkeln weitaus sehtüchtigeren Raubtiere werden.

Frühaufsteher oder Langschläfer? Studien zeigen, dass es zwei Schläfertypen gibt: solche, die früh zu Bett gehen und entsprechend früh aufstehen ***(Frühaufsteher** bzw. **„Lerchen")*** und solche, die lange aufbleiben, dafür aber gerne ausschlafen ***(Langschläfer** bzw. **„Eulen")***. Inwieweit diese beiden **Chronotypen** angeboren oder durch Gewohnheit bedingt sind, ist bisher nicht schlüssig geklärt.

Bekannt ist, dass Langschläfer häufiger unter psychischen Krankheiten und Verstimmungen leiden; auch der Nikotinkonsum soll bei dieser Gruppe deutlich erhöht sein. Allerdings ist umstritten, ob sich die gesundheitlichen Probleme von Langschläfern wirklich nur auf eine ungünstige Einstellung der inneren Uhr zurückführen lassen. Zum einen sind Chronotypen keineswegs unabänderlich – aus einem Langschläfer kann durch längerfristige Änderungen des Tagesablaufs durchaus ein Frühaufsteher werden. Zudem spricht Vieles dafür, dass sich Langschläfer eher durch einen ungünstigen Lebensstil (z. B. nachtaktives Freizeitverhalten mit Alkohol- und Nikotinkonsum) oder bereits bestehende gesundheitliche Probleme auszeichnen, die den Erholungswert des Nachtschlafs mindern.

Option **Mittagsschlaf.** Für Kleinkinder reicht der Nachtschlaf nicht aus; der Mittagsschlaf ist bis zum Alter von 4–7 Jahren normal. Schlafforscher gehen jedoch davon aus, dass auch der Wach-Schlaf-Rhythmus beim Erwachsenen zweiphasig ist: Nachts ist unsere Schlafbereitschaft am höchsten, sie zeigt aber in den Nachmittagsstunden einen zweiten (kleineren) Gipfel, der in warmen Ländern häufig zur Siesta genutzt wird.

Die Steuerung des Schlafs

Biorhythmus. Bei jedem Menschen wird der Lebensrhythmus von einer inneren Uhr gesteuert: dem **Biorhythmus.** Wie dieser Rhythmus beim Einzelnen angelegt ist, lässt sich nur herausfinden, wenn äußere Taktgeber wie Sonnenauf- und -untergang, Uhrzeit oder die Anforderungen durch Familienleben und Arbeit wegfallen. Dies kann jedoch nur in langwierigen Beobachtungen unter Laborbedingungen festgestellt werden, weshalb der Biorhythmus im Rahmen der schlafmedizinischen Diagnostik nicht untersucht werden kann.

Biorhythmus und Hormone → S. 220

Äußere Einflüsse. Wichtige Impulsgeber für den Biorhythmus sind die Hell-Dunkel-Phasen des Tagesablaufs, Klimafaktoren und gesellschaftliche Einflüsse. Das Tageslicht ist z. B. dafür verantwortlich, dass sich in nördlichen Regionen, in denen die Tageslänge im Jahresverlauf stark schwankt, mit den Jahreszeiten auch die Schlafgewohnheiten ändern.

Wie stark der Einfluss des Sonnenlichts als Taktgeber ist, zeigt eine Untersuchung der Schlafgewohnheiten in Deutschland: Obwohl alle Deutschen in derselben Zeitzone leben, schlafen die Menschen im Osten, wo die Sonne früher aufgeht, an ihren freien Tagen im Schnitt weniger lang als ihre Mitbürger im Westen. Dieselbe Untersuchung hat ergeben, dass bei der Taktvorgabe auch gesellschaftliche Einflüsse wie künstliches Licht oder Lärm eine Rolle spielen [W01].

Schlafgewohnheiten und Schlafbedarf hängen zudem vom Klima ab. In allen warmen Klimazonen stehen die Menschen früh auf und ruhen um die Mittagszeit, wenn es besonders heiß ist.

Ein neuer, zivilisatorischer Einfluss auf den Schlafrhythmus ist die Zeitverschiebung auf Flugreisen. Die künstliche Verlängerung oder Verkürzung des Tages bringt je nach Reiserichtung unterschiedlich starke Anpassungsprobleme mit sich (Jetlag → S. 311): Bei einer Flugreise nach Osten ist die Umstellung schwerer zu verkraften als bei Reisen nach Westen. Das liegt am Biorhythmus, dem eher eine Tageslänge von 25 Stunden zugrunde liegt. Reisen wir Richtung Westen, so mildert diese zusätzliche Stunde den Effekt der Zeitverschiebung; reisen wir nach Osten, sind die Auswirkungen entsprechend stärker.

Zentrales Nervensystem. Die Frage, wo im Gehirn der Takt für den Biorhythmus entsteht, ist nicht leicht zu beantworten. Vereinfacht gesprochen arbeiten dabei drei Hirnstrukturen zusammen:

- der Thalamus, das Zwischenhirn
- der Hypothalamus, das lebenswichtige Schaltzentrum, das sich unterhalb des Thalamus befindet
- und die Formatio reticularis, ein Netzwerk von Nervenzellen im Hirnstamm, dem untersten und ältesten Teil unseres Gehirns.

Vor allem Letzteres wirkt über periodisch ausgeschüttete Transmitter wie ***Noradrenalin, Acetylcholin, Serotonin*** und ***GABA*** als Signalgeber für das Nachlassen der Aufmerksamkeit, für das Einsetzen von Müdigkeit und auch für das Erwachen.

Dass Serotonin und Noradrenalin auch bei der Entstehung von Depression, Schizophrenie und anderen psychischen Erkrankungen beteiligt sind, erklärt, warum diese Erkrankungen nicht selten mit Schlafstörungen verbunden sind. Dabei entsteht leicht ein Teufelskreis: Depressive Störungen führen zu gestörtem Schlafverhalten; Schlaflosigkeit wiederum verstärkt die Symptome der Depression.

Hormone unterstützen das Zentrale Nervensystem bei der **Steuerung unseres Schlafs.** Durch Impulse des Hypothalamus bildet die Zirbeldrüse in der nächtlichen Dunkelheit das Hormon ***Melatonin*** (→ S. 220, Tab. S. 436). In der Folge werden wir müde. Bei Tagesanbruch registriert die Zirbeldrüse die zunehmende Helligkeit und stoppt die Melatoninproduktion. Neben dem Melatonin unterliegen auch Wachstumshormone und Testosteron einem Tag- und Nachtrhythmus; sie werden vermehrt in der Nacht gebildet.

Gegenspieler dieser Hormone ist das Stresshormon ***Kortisol,*** das körpereigene Kortison (→ S. 756). Es wird vor allem frühmorgens und am hellen Tag gebildet; gegen Abend sinkt der Kortisolpegel in unserem Körper immer weiter ab. Erst am frühen Morgen macht sich das Hormon wieder bemerkbar und sorgt dafür, dass wir aufwachen.

Schlafbedarf

Auf die Frage nach der persönlichen **Schlafdauer *(Schlafbedarf)*** erhält man von Mensch zu Mensch unterschiedliche Antworten. Der eine braucht angeblich mindestens zehn Stunden Schlaf, während der andere mit vier Stunden pro Nacht auszukommen scheint. Studien im Schlaflabor zeigen, dass besonders Menschen, die nach eigener Ansicht extrem wenig Schlaf brauchen, sich sehr oft täuschen.

Im Schnitt schlafen erwachsene Deutsche sieben Stunden und acht Minuten lang; dies entspricht der Schlafdauer in den Nachbarländern. Schlafforscher gehen davon aus, dass sich die Schlafdauer in den letzten Jahrhunderten kaum verändert hat.

Umfassende statistische Untersuchungen haben ergeben, dass auf Dauer sowohl sehr kurzer als auch sehr langer Schlaf mit gesundheitlichen Nachteilen verbunden ist. So ist die Sterblichkeit von Menschen, die regelmäßig über zehn Stunden schlafen, ebenso deutlich erhöht wie die von solchen, die weniger als vier Stunden schlafen. Diese Untersuchungen sind aber nicht geeignet, um für den Einzelnen das gesundheitlich optimale Maß festzulegen. Denn wie viel Schlaf wir brauchen, hängt von der Schlafqualität und von genetischen Faktoren ab. Der Erholungswert des Schlafs ist auch stimmungsabhängig: Geht es uns psychisch gut, brauchen wir weniger Schlaf als in Phasen einer depressiven Verstimmung.

Das Schlafbedürfnis ist aber nicht nur individuell verschieden, sondern schwankt auch zwischen den Kulturen. So schlafen etwa Säuglinge bei den Kipsigis, einer ethnischen Gruppe in Afrika, im Schnitt zwei Stunden weniger pro Tag als US-amerikanische, und diese wiederum schlafen zwei Stunden weniger als holländische Babys.

Auch während der verschiedenen Lebensphasen unterscheidet sich das Schlafbedürfnis von Mensch zu Mensch erheblich, wobei innerhalb der verschiedenen Altersgruppen wiederum große Unterschiede bestehen können.

Der **Schlafbedarf bei Kindern und Jugendlichen** schwankt von Kind zu Kind stark. So schlafen manche Kinder im Alter von einem Monat über 13 Stunden, andere nur 6 Stunden. Kleinkinder schlafen durchnittlich etwa 10–12 Stunden, Schulkinder noch 9–11 Stunden.

Im Erwachsenenalter, zwischen 20 und 50 Jahren, liegt der Schlafbedarf bei 90 % der Menschen konstant bei etwa sechs bis neun Stunden pro Tag.

Aussagen über den **Schlafbedarf im höheren Alter** sind nicht einfach zu treffen. Zum einen ist bekannt, dass die Schlafdauer bei gesunden älteren Menschen durchaus auf fünf Stunden oder weniger absinken kann. Gleichzeitig ist aber bei der Mehrzahl der Älteren eine verlängerte Einschlafzeit zu beobachten, und auch die Phasen des nächtlichen Wachseins verlängern sich. Bekannt ist zudem, dass sich die Schlafdauer in den letzten Lebensjahren wieder erhöht, besonders wenn Krankheiten den Erholungswert des Schlafs schmälern.

Mit zunehmendem Alter verschieben sich auch die Schlafphasen. Die Leichtschlafphasen nehmen zu, während die Tiefschlafphasen stark abnehmen. Zudem sinkt die Aufwachschwelle gegenüber akustischen Reizen. Der ältere Mensch wacht z. B. bei Verkehrslärm oder vom Schnarchen des Partners wesentlich schneller auf. Hormonell zeigt sich eine erhöhte Kortisolkonzentration am Abend und eine verringerte Ausschüttung von Wachstumshormonen zu Beginn der Nacht. Auch der Melatoninspiegel sinkt im Alter [W02].

Die Schlafphasen

Der Nachtschlaf durchläuft mehrere **Schlafphasen.** Dabei wechseln sich Tiefschlafphasen, aus denen der Schlafende nur schwer zu wecken ist, mit Leichtschlafphasen ab. Gegen Ende des Schlafs, beim Schlafgesunden also nach etwa 6–7 Stunden, werden die verschiedenen Schlafphasen immer kürzer.

Die **Einschlafphase** ist der Zeitraum, in dem aus Müdigkeit Schlaf wird. Sie dauert bei manchen weniger als fünf Minuten, kann aber auch 20–30 Minuten betragen. Beim Einschlafen kommt es manchmal zu Zuckungen, die ein Zeichen für die zunehmende Entspannung unseres Körpers sind.

Der **Leichtschlaf** (in der Schlafmedizin *Non-REM-Phasen I und II* genannt) ist die Übergangszeit zwischen Tiefschlaf und REM-Phase, aber auch zwischen Tiefschlaf und Wachzustand. Dies zeigt die Abbildung → S. 1228.

Im **Tiefschlaf** *(Non-REM-Phasen III und IV)* dominieren die Regenerationsmechanismen des Schlafs: Alle Körperfunktionen werden gedrosselt; die Körpertemperatur fällt. Puls und Atmung verlangsamen sich. Im Gegensatz zu REM-Phasen (siehe unten) sind die Augäpfel komplett ruhig – deshalb der Name Non-REM. Zugleich ist dies die Zeit der Zellreparatur. Wachstumshormone, die beim Zell-

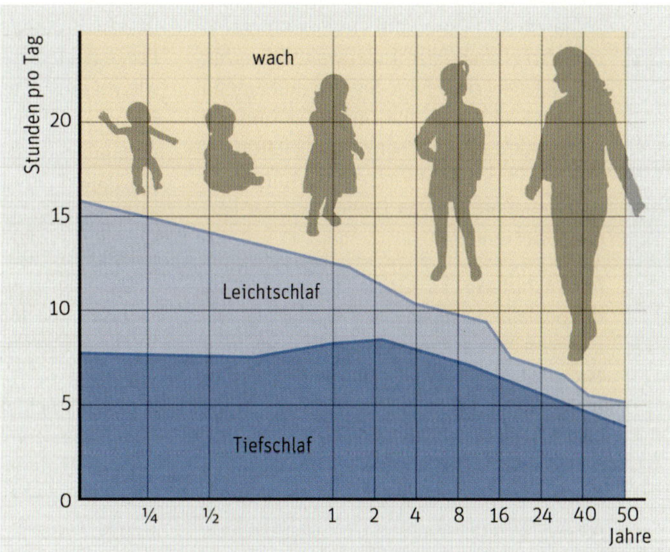

Die tägliche Schlafzeit und das Verhältnis der Schlafphasen ändert sich im Laufe des Lebens. Die Dauer des Tiefschlafs geht dabei stärker zurück als die Dauer des Leichtschlafs. [ASM 3203]

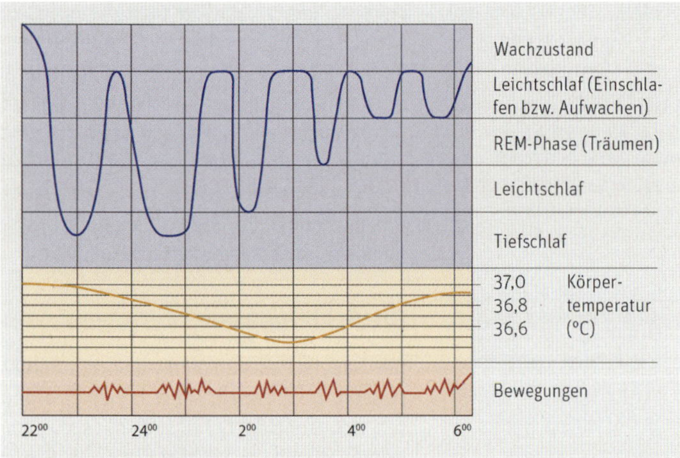

So sehen bei einem Schlafgesunden die verschiedenen ***Schlafphasen*** *in der schlafmedizinischen Diagnostik aus. Zusammen mit den Schwankungen von Körperkerntemperatur und Körperbewegungen ergibt sich das charakteristische Bild des erholsamen Schlafs.* [ASM 3204]

aufbau eine wichtige Rolle spielen, verrichten jede Nacht unverzichtbare Reparaturarbeiten an den Geweben. Auch das Immunsystem ist jetzt besonders aktiv.

In den **REM-Phasen** ist das Gehirn hochaktiv, der Körper dagegen völlig entspannt (aus diesem Grund hießen sie früher auch ***paradoxe Schlafphasen.*** Der heutige Name leitet sich von den in dieser Phase beobachtbaren schnellen Augenbewegungen (rapid eye movements) ab. Untersuchungen mit bildgebenden Verfahren wie der Positronen-Emissions-Tomografie (→ S. 1121) zeigen eine heftige Aktivität in den mit dem Langzeitgedächtnis verknüpften Hirnarealen. Dies lässt darauf schließen, dass in dieser Phase Tagesereignisse im Gedächtnis verknüpft werden. Der Schläfer ist aus der REM-Phase noch schwerer zu wecken als aus dem Tiefschlaf – dies liegt nicht nur an der verminderten Muskelspannung, sondern auch daran, dass der Schläfer jetzt sämtliche äußeren Reize ausblendet. Forscher erklären dies damit, dass die in dieser Schlafphase stattfindende Informationsverarbeitung möglichst ungestört ablaufen soll. Durch die stark herabgesetzte Wahrnehmung der Außenwelt soll verhindert werden, dass neue Signale und Empfindungen von außen eindringen. Vereinfacht ausgedrückt entsprechen die Aktivitäten des Gehirns in der REM-Phase dem Aufräumen und Neuanordnen von Dateien auf der Festplatte bei einem PC.

Aufwachphase. Es kann vorkommen, dass der Schlafende schon um drei oder vier Uhr morgens zum ersten Mal richtig wach wird. Meist setzt zwar der Schlaf dann noch einmal ein; aber der Körper bereitet sich schon zunehmend auf den neuen Tag vor. Wir werden hungrig, der Magen wird stärker durchblutet, und auch die Körpertemperatur steigt an. Am Ende der Nacht ist der Kortisolspiegel in unserem Blut am höchsten.

Warum wir träumen

Träume sind sinnliche Erlebnisse im Schlaf. Die Themen knüpfen dabei an reale Ereignisse während des Tages an – je frischer die Ereignisse sind, desto eher werden sie im Traum thematisiert. Sowohl Konflikte als auch angenehme Erlebnisse tauchen in Träumen auf, oft aber in ganz anderen Zusammenhängen. Auch uns bekannte Personen treten in Traumsituationen auf, und unsere Beziehungen zu ihnen werden neu belebt. Typisch dabei ist, dass Zeiten und Orte stark vom realen Leben abweichen oder unbestimmt bleiben.

Schon immer haben Menschen versucht, Träume zu deuten. Nach ***Sigmund Freud,*** dem Begründer der modernen **Traumforschung,** ist jeder Traum beeinflusst von Sinneseindrücken, Tageserlebnissen, Kindheitserinnerungen, aktuellen Wünschen und verdrängten Konflikten. Seine Traumdeutung sieht daher den Traum als eine Art Bilderrätsel, das den Weg zu unserem Unbewussten weist. Andere Psychologen (wie *C. G. Jung*) erarbeiteten eigene Methoden und Regeln zur Traumdeutung. Es lässt sich nicht wissenschaftlich beweisen, dass die Traumdeutung eine psychotherapeutische Wirkung hat; daher ist ihr Einsatz nach wie vor umstritten.

Die neurobiologische Traumforschung gewann in den letzten Jahren durch neue Methoden wie dem funktionellen Kernspin (→ S. 1121) an Bedeutung. Sie konnte nachweisen, dass

- Träume auf dem Zusammenspiel von Stammhirn und Großhirn beruhen und dass ohne Mitwirkung bestimmter Teile des Großhirns keine Träume entstehen können
- In allen Schlafphasen geträumt wird, wobei Träume in der REM-Phase häufiger sind (aber eben, im Gegensatz zu früheren Ansichten, nicht nur dort vorkommen)
- Von wenigen, durch Medikamente oder Krankheiten bedingten Ausnahmen abgesehen, alle Menschen träumen, und zwar ähnlich oft. Ob man sich an seine Träume erinnert, ist allerdings von Mensch zu Mensch sehr unterschiedlich. Frauen erinnern sich häufiger an ihre Träume als Männer. Auch wer seinen Träumen bewusst „nachspürt", z. B. durch das Führen eines Traumtagebuchs, kann die Trauminhalte besser am folgenden Tag wieder abrufen.

Zur Funktion des Traums gibt es keine allgemein anerkannte Erklärung. Manche Experimente deuten darauf hin, dass sich im Traum Gedächtnisinhalte festigen. Sowohl Tiere als auch Menschen können neu Gelerntes besser speichern, wenn sie in der folgenden Nacht gut träumen.

Schlafmedizinische Diagnostik

Ersteinschätzung

Es ist zweckmäßig, Schlafprobleme zunächst mit dem **Hausarzt** zu besprechen. Denn je nachdem, ob den Beschwerden aufgrund der Erstdiagnostik Schnarchen, eine chronische Atemwegserkrankung oder eine neurologische oder psychische Störung zugrunde liegt, überweist der Hausarzt den Patienten zur **schlafmedizinischen Diagnostik** an einen der zuständigen Spezialisten. In Deutschland werden Schlaflabore nicht nur von Neurologen, sondern häufig auch von Internisten (z. B. Lungenfachärzten) und HNO-Kliniken betrieben.

Optimale Vorbereitung: Schlafprotokoll

Am besten beginnt der Betroffene schon vor der ersten ärztlichen Beratung ein **Schlafprotokoll** zu führen. Darin werden über 3–4 Wochen die Zeitpunkte des Zubettgehens, des Einschlafens und des Aufwachens genau eingetragen. Zudem werden im Protokoll die Tagesaktivitäten erfasst, z. B. wie viel körperliche Bewegung man hatte, ob es berufliche oder private Stresssituationen gab oder ob Geschlechtsverkehr ausgeübt wurde. Wer von sich weiß, dass er schnarcht, sollte den Partner fragen, in welchen Nächten das Schnarchen stark und wann es eher schwächer war.

Schlafanamnese

Der Arzt fragt in der **Schlafanamnese** detailliert nach all diesen Punkten und versucht, sich so ein erstes Bild der Schlafprobleme zu machen. Weiter fragt er nach der regelmäßigen Einnahme von Medikamenten und Vorerkrankungen.

Etliche Medikamente erzeugen Schlafprobleme, auch wenn diese auf dem Beipackzettel nicht ausdrücklich erwähnt werden. Deshalb sollte die Frage nach der Medikamenteneinnahme vollständig beantwortet werden.

Spezielle Diagnostik

Schlaflabor. Wenn sich die Ursachen für Schlafstörungen auf Grund der Schlafanamnese nicht finden lassen, kann eine Untersuchung im Schlaflabor **(Polysomnografie)** helfen. Das **Schlaflabor** ist im Prinzip ein technisch aufgerüstetes Schlafzimmer. Der Patient wird per Kabel mit entsprechenden Aufzeichnungsgeräten verbunden, sodass Gehirnströme (wie beim EEG → S. 1120), Augenbewegungen und Muskelspannung messbar werden. Ein EKG gibt Auskunft über den Herzrhythmus. Außerdem werden die Nasenatmung, die Brustkorbbewegungen und die Sauerstoffkonzentration im Blut gemessen. Auch die Bewegungen der Beine und die jeweiligen Körperpositionen im Bett werden aufgezeichnet. Trotz all dieser technischen Vorrichtungen können die meisten Patienten wider Erwarten im Schlaflabor nach einer Eingewöhnungsphase schlafen.

Screening schlafbezogener Atmungsstörungen. Eine weitere Standarduntersuchung in der Schlafmedizin zielt auf schlafbezogene Atmungsstörungen. Der Patient erhält vom Schlafmediziner ein Messgerät, mit dem er wie gewohnt zu Hause schlafen kann. Beim **Screening schlafbezogener Atmungsstörungen** wird folgendes aufgezeichnet:

- Der Luftfluss an Mund und Nase, mithilfe eines Temperaturfühlers
- Eventuelle Schnarchgeräusche, mithilfe eines am Hals befestigten Mikrofons
- Der Herzschlag
- Die Sauerstoffsättigung (→ S. 1310), mithilfe eines Clips am Finger
- Die Körperlage, mithilfe eines *Aktigrafen,* der am Bein befestigt wird und alle Körperbewegungen aufzeichnet.

Objektive Schlafprofilanalyse. Ein weiteres Messgerät, das zu Hause eingesetzt werden kann, erfasst über eine Stirnelektrode den Wach- und Schlafrhythmus. Der Arzt wertet die Daten per Computer aus und erstellt ein **objektives Schlafprofil.** Das Gerät eignet sich für Patienten, bei denen eine komplette Schlaflaboruntersuchung zunächst nicht erforderlich ist, der Arzt für eine weitergehende Diagnose aber trotzdem eine objektive Messung des Nachtschlafs benötigt.

Schlafmedizin

Die Einteilung der Schlafstörungen ist umstritten und noch nicht einheitlich festgelegt. Entsprechend besteht auch über die Namen der einzelnen Schlafstörungen keine Einigkeit. Die hier wiedergegebene Einteilung folgt der hausärztlichen Praxis.

Primäre Schlafstörung ohne andere Erkrankung als Ursache

Häufigkeit:

Primäre Schlafstörung: Nichterholsamer Schlaf, der als eigenes Krankheitsbild auftritt, ohne andere nachweisbare Erkrankung. Sie äußert sich als Einschlaf- oder Durchschlafstörung und nimmt die Form zu frühen Erwachens oder einer Schlafrhythmusstörung an.

Die Häufigkeit von Schlafstörungen ist beträchtlich. Rund 30 % der Bevölkerung haben zumindest zeitweise mit Schlafstörungen zu kämpfen, wobei Frauen etwas häufiger als Männer betroffen sind, und ältere Menschen nach der Pensionierung viel häufiger als jüngere, im Berufsleben stehende.

Erst wenn die Beschwerden mindestens vier Wochen dauern, spricht man in der Schlafmedizin von Schlafstörungen. Etwa fünf Millionen Deutsche leiden unter behandlungsbedürftigen, schweren Schlafstörungen.

Die Behandlung des nichterholsamen Schlafs hat in den letzten Jahren vor allem durch die inzwischen verfügbaren verhaltensmedizinischen Behandlungsformen Fortschritte gemacht, wobei diese eine erhebliche Mitarbeit der Betroffenen erfordern.

Werden Schlafstörungen nicht behandelt, drohen Folgeerkrankungen wie depressive Verstimmungen, Verkehrsuntüchtigkeit im Straßenverkehr, Leistungsabfall am Arbeitsplatz und soziale Isolation im Privatleben.

Leitbeschwerden

Bei der Einschlafstörung:

- Stundenlanges Wachliegen am Abend mit Grübeleien und kreisenden Gedanken
- In ausgeprägten Fällen „Zwischenzustand" mit in der Regel als unangenehm erlebten Tagträumen
- Aufgrund der anhaltenden Müdigkeit geht der Betroffene, wenn keine äußeren Zwänge vorliegen, immer früher zu Bett.

Bei der Durchschlafstörung:

- Längere Wachperioden in der Nacht (kurze Wachperioden sind aber Teil des normalen Schlafs!)
- Grübeleien und kreisende Gedanken

Vorzeitiges Erwachen:

- Aufwachen nach nur 2–5 Stunden Schlaf, ohne dass innerhalb angemessener Zeit wieder eingeschlafen werden kann

Bei allen Formen:

- Fehlender Erholungswert des Schlafs
- Ausgeprägte Tagesschläfrigkeit und vermehrter Tagesschlaf
- Gereiztheit
- Konzentrationsprobleme
- Vermehrte Empfindlichkeit gegen Genussmittel wie Koffein, Nikotin und Alkohol
- Verlust der Lebensfreude
- Häufig Symptome von depressiver Verstimmung (→ S. 1184) oder von Angsterkrankungen (→ ab S. 1194).

Die Erkrankung

Tritt ein nichterholsamer Schlaf als eigenständige Erkrankung auf, äußert sie sich

- Als **Einschlafstörung:** Quälend langes Wachliegen bis der Schlaf eintritt, im Extremfall über drei Stunden lang.
- Als **Durchschlafstörung:** Oberflächlicher und „zerhackter" Schlaf durch häufige und länger andauernde Wachperioden.
- Als **vorzeitiges Erwachen:** Erwachen nach nur wenigen Stunden Schlaf, ohne dass wieder eingeschlafen werden kann.
- Als **Schlafrhythmusstörung:** Störung des Wechsels von Wach- und Müdigkeitsphasen. Eine Schlafrhythmusstörung tritt zwangsläufig beim Jetlag auf (→ S. 311), ist aber ansonsten eher Folge als Ursache des nichterholsamen Schlafs.

Das macht der Arzt

Die schlafmedizinische Therapie bei Schlafstörungen ohne zugrunde liegende chronische Erkrankung umfasst drei Formen:

- Medikamentöse Therapie
- Verhaltenstherapie
- Selbsthilfe in Form verbesserter Schlafhygiene.

Medikamentöse Therapie. Über ein Drittel der Patienten mit nichterholsamem Schlaf erhält vom Arzt Schlafmedikamente. Aber es ist eine offene Frage, welcher Prozentsatz dieser Verordnungen dem Betroffenen überhaupt hilft. Schlafmediziner argumentieren jedenfalls, dass für keines dieser Medikamente nachgewiesen werden konnte, dass es die Lebensqualität des Betroffenen wirklich verbessert, oder dass es besser wirkt als ein Placebo bzw. Selbsthilfemaßnahmen. Demgegenüber haben Schlafmittel gerade bei älteren Menschen teils bedenkliche Nebenwirkungen und sind häufig für Stürze und damit verbundene Knochenbrüche verantwortlich [W03].

Der Arzt wird Schlafmittel vor allem dann verordnen, wenn die Schlafstörung eine klare Ursache hat, wenn z. B. ein bevorstehendes Ereignis (Operation, Umzug, Gerichtstermin), ein einschneidendes Erlebnis (Unfall, Tod eines Angehörigen) oder eine andere kurzfristige Ausnahmesituation vorliegt.

Bei chronischen – also schon monatelang bestehenden – Schlafproblemen wird er Schlafmittel nur dann verordnen, wenn die Einnahme von verhaltenstherapeutischen Maßnahmen und einer Verbesserung der Schlafhygiene begleitet wird.

Über die Details und insbesondere die Dauer der Einnahme gehen die Meinungen weit auseinander. Die Deutsche Gesellschaft für Schlafmedizin empfiehlt zunächst eine Verordnung von Schlafmitteln über zwei Wochen. Bessert sich die Schlafstörung, tritt aber nach korrektem Absetzen unverändert wieder auf, ist eine zweite Zwei-Wochen-Periode der Therapie zulässig. Besteht die Schlafstörung nach erneutem Absetzen weiter, ist davon auszugehen, dass keine Aussicht auf einen Erfolg durch die bisher verordneten Medikamente besteht. Jetzt muss die Diagnostik überprüft werden. Der Arzt wird verhaltenstherapeutische Verfahren einleiten, die Schlafhygiene verbessern helfen oder Medikamente anderer Substanzklassen verordnen (→ Pharma-Info).

Sind verhaltenstherapeutische Verfahren nicht möglich oder erweisen sich als ineffektiv, kann eine Abendmedikation mit Benzodiazepinen unter bestimmten Bedingungen durch einen schlafmedizinisch qualifizierten Arzt verordnet werden, wenn andernfalls eine erhebliche Tagesbeeinträchtigung durch die Folgen der Schlafstörung besteht. Die Verordnung sollte alle zwei Wochen überprüft werden. Nach 3, spätestens 6, Monaten unergiebiger Behandlung sollte die Behandlung abgebrochen und der Patient an ein Schlaflabor überwiesen werden [W04].

(!) Für viele Ärzte (und ihre Patienten) sind diese Regelungen nicht immer praktikabel. So nehmen viele ältere Patienten Benzodiazepine über etliche Monate ein und sind damit auch zufrieden – bei jedem ausschleichenden Absetzen, so langsam es auch erfolgt, setzt die Schlafstörung jedoch in vollem Umfang wieder ein. In diesen Fällen ist die langfristige Weiterverordnung des Schlafmittels vertretbar, und ein Absetzen ist nur aus zwingenden Gründen erforderlich [W05].

Statt der festen Verordnung eines Medikaments kann der Arzt dem Patienten auch eine *Bedarfstherapie* vorschlagen. In diesem Fall nimmt der Patient das Schlafmittel nur dann, wenn er es wirklich benötigt. Dies ist angemessen, wenn die Schlafstörungen nur gelegentlich auftreten (z. B. immer vor Dienstreisen mit dem Flugzeug) und/oder wenn vorhersehbar ist, dass die Schlafstörung von selbst vorübergeht (z. B. Trauerphase, Hausbau). Der Patient muss also selbst entscheiden, wann er medikamentöse Hilfe braucht. Allerdings besteht hierbei die Gefahr, dass der Patient „lernt", bestimmte Situationen nur noch mit Hilfe eines Medikaments zu bewältigen und damit das Vertrauen in seine eigenen Kräfte verliert.

Eine weitere Alternative ist die *Intervalltherapie*. Entweder erhält der Patient sein Medikament in einem festen Rhythmus (z. B. jede dritte Nacht) oder bei vorher vereinbarten Anlässen (z. B. bei Schichtarbeitern zum Ende der Nachtschichten). Diese Form der Medikamentenverordnung ist auf längere Sicht besonders vielversprechend, wenn der Patient parallel verhaltenstherapeutisch geschult wird.

Verhaltenstherapeutische Schlaftherapie. Verhaltensmedizinische Maßnahmen sind bei Schlafstörungen – auch bei solchen, die eine andere Krankheit als Ursache haben – inzwischen die Therapie der ersten Wahl. In vielen Städten gibt es mittlerweile schlaftherapeutische Angebote, die auf der *Verhaltenstherapie* aufbauen (→ S. 1175). Zu deren Techniken gehören:

- *Stimuluskontrolle.* Die Funktion von Bett und Schlafzimmer wird optimiert, indem schlafstörende Verhaltensweisen ausgeschaltet und schlaffördernde eingeübt werden. Dazu gehört, dass das Bett nur zum Schlafen benutzt werden darf. Andere Tätigkeiten, wie Arbeiten, Lesen oder Entspannen (mit Ausnahme von Sex) sind im Bett „verboten" und müssen an anderen Orten der Wohnung ausgeführt werden.
- *Schlafrestriktion.* Die Schlafqualität wird verbessert, indem durch eine Begrenzung der Zeitspanne, die der Betroffene im Bett liegend verbringen darf, die Müdigkeit erhöht wird und damit angestrengte Einschlafversuche unterbleiben. Diese Technik eignet sich im Übrigen auch gut zur Selbsttherapie, erfordert aber hohe Disziplin.
- *Paradoxe Intention.* Durch die Aufforderung bzw. die bewusste Absicht, wach zu bleiben, werden erfolglose Einschlafversuche verhindert; der Einschlafvorgang ist damit weniger angstbesetzt.
- *Kognitive Techniken.* Schlafängste werden vermindert durch die Konzentration auf beruhigende Gedankenbilder und die Unterbrechung schlafstörenden Grübelns und Gedankenkreisens.

Bei hartnäckigen Schlafproblemen sollten Sie, wenn verfügbar, solche Angebote ausprobieren, auch wenn die Krankenkassen die Kosten in der Regel nicht übernehmen.

Selbsthilfe

Das Einmaleins der Schlafhygiene

Bei kaum einer chronischen Erkrankung ist der Betroffene so sehr „Wissenschaftler in eigener Sache" wie bei der Schlafstörung. Die folgenden Tipps und Regeln geben die schlafmedizinisch etablierten Elemente der modernen **Schlafhygiene** wieder. Was für Sie am wirkungsvollsten ist und was Sie als Erstes versuchen sollten, müssen Sie selbst herausfinden. Sinnvoll ist es jedoch, an mehreren Punkten gleichzeitig anzusetzen.

Taktgeber nutzen. Regelmäßige *Schlafzeiten* einzuhalten ist besonders hilfreich. Dabei sollten Sie vor allem äußere Taktgeber, wie das Sonnenlicht, Spaziergänge am Abend aber auch regelmäßige Sozialkontakte, wenn sie nicht psychisch belasten, ausnutzen.

Nachgewiesen ist, dass *körperliche Aktivität* während des Tages (nicht jedoch am Abend) den Nachtschlaf fördert, während Passivität und Bewegungslosigkeit die Schlafqualität negativ beeinflussen [W07].

Essen. Empfohlen wird, das *Abendessen* möglichst am frühen Abend einzunehmen und leicht verdauliche Speisen zu bevorzugen. Mit vollem Bauch schläft man schlecht. Aber auch hungrig sollte man nicht zu Bett gehen. In der ärztlichen Praxis spielt der Faktor Essen nur eine untergeordnete Rolle, weil die meisten Menschen ihren Lebensrhythmus bereits entsprechend eingestellt haben. Nur Menschen, die aus beruflichen Gründen abends essen müssen, etwa auf Dienstreisen, können dies als problematisch empfinden.

Auch mit den *Genussmitteln* Alkohol und Koffein wissen die meisten Menschen richtig umzugehen. So ist Koffein – etwa in Form einer Tasse Kaffee als Abschluss der Mahlzeit – für manche ein echter „Schlafkiller". Menschen, die diese Erfahrung bei sich bereits gemacht haben, werden im Normalfall darauf verzichten.

Auch der Genuss von frisch gegorenem Bier oder Sekt lässt manche Menschen unruhig schlafen, während ein Glas Rotwein meist keine Probleme bereitet. Wer sich nicht sicher ist, was ihm schadet, muss durch konsequentes Weglassen selbst herausfinden, ob nicht doch eine der Ess- oder Trinkgewohnheiten den Schlaf stört. Diese Versuche sollten mindestens eine Woche lang durchgehalten werden.

Pharma-Info: Schlafmittel

Schlafmittel *(Schlafmedikamente, Hypnotika)* erscheinen bei Schlafstörungen als einfach anwendbare Hilfsmittel, um dem Körper die notwendigen Erholungsphasen zu ermöglichen. Die Realität sieht aber anders aus, denn alle verfügbaren Medikamente können zwar in ausreichender Dosierung den Schlaf herbeiführen, verschlechtern aber die Schlafqualität und führen zu einem zwar stundenmäßig ausreichenden, aber weniger erholsamen Schlaf. Viele Substanzen wirken bis in den nächsten Tag hinein nach, was Mattigkeit, Schwindelgefühle oder auch Kreislaufprobleme zur Folge hat. Zudem ist die Gefahr der *Gewöhnung* und der psychischen Abhängigkeit gerade bei den besonders wirksamen Mitteln sehr groß.

Schlafmittel sind deshalb am ehesten für kurzfristige Schlafprobleme geeignet, wie sie vor Operationen, psychisch belastenden Terminen oder bei akuten Schmerzproblemen auftreten. Auch können sie in der Anfangszeit einer schlafmedizinischen Therapie durchaus sinnvoll sein. Man sollte sie deshalb nicht grundsätzlich ablehnen, aber auf den richtigen Umgang achten, damit sie optimal wirken können, und die negativen Folgeeffekte so gering wie möglich gehalten werden.

Benzodiazepine. Lange Zeit marktführende Mittel, die auch heute noch millionenfach verordnet werden. Dabei gehen die Fachverbände davon aus, dass bei etwa einem Drittel der Verordnungen ein bereits entstandenes Suchtverhalten zugrunde liegt. Zu den Benzodiazepinen zählen z. B. Diazepam (Valium®) und Oxazepam (Adumbran®). Ihr gravierender Nachteil ist die schnelle Entwicklung einer Abhängigkeit. Bereits nach wenigen Tagen der Einnahme führt das Absetzen von Benzodiazepinen zu Alpträumen, Angstzuständen und/oder zu ausgedehnter Schlaflosigkeit. Eine ausführliche Übersicht zu diesem Problem finden Sie → S. 1170. Wer als älterer Patient Benzodiazepine zum ersten Mal einnimmt, kann zudem bei höherer Dosierung eine paradoxe Wirkung erleben – statt Entspannung treten Erregung und Unruhe auf.

Warnhinweis: Benzodiazepine erhöhen die Sturzgefahr bei Nacht, weil sie die Muskeln entspannen und die Atemfunktion verschlechtern. Sie sind deshalb im hohen Alter und bei chronischen Lungenerkrankungen besonders risikoreich.

Benzodiazepin-Agonisten *(Nicht-Benzodiazepine)* sind chemisch anders aufgebaut als Benzodiazepine, haben aber eine ähnliche Wirkung. Zu dieser Gruppe gehören Zolpidem (Zolpidem ct®), Zopiclon (z. B. Ximovan®) oder Zaleplon (Sonata®), weshalb man sie auch als ***Z-Substanzen*** bezeichnet. Obwohl sie die Benzodiazepine als meistverordnete Substanzen verdrängt haben, ist ihre Überlegenheit nicht gesichert. Nach neueren Studien unterscheiden sie sich von den Benzodiazepinen weder in der Wirksamkeit, noch in den Nebenwirkungen oder im Abhängigkeitspotenzial [W06].

Um die Abhängigkeitsproblematik der Benzodiazepine und Benzodiazepin-Agonisten zu umgehen, werden manchmal auch ***Antidepressiva,*** z. B. Trimipramin, Doxepin, Mianserin, verordnet (Übersicht → S. 1169). Antidepressiva machen zwar nicht abhängig, aber auch sie verschlechtern die Schlafstruktur und unterdrücken den Traumschlaf.

Neuroleptika sind manchmal ebenfalls hilfreich, um Schlafprobleme älterer Menschen zu lösen. Für Menschen, bei denen man beobachten kann, dass Benzodiazepine paradox wirken (d.h. sie werden durch diese Medikamente aufgeregt und wacher), hat sich in der Akuttherapie Melperon (Eunerpan®) bewährt.

Auch ***Antihistaminika,*** wie die Wirkstoffe Diphenhydramin oder Doxylamin, die eigentlich der Behandlung allergischer Reaktionen dienen, führen zu Müdigkeit. Diese werden daher in manchen Fällen als Schlafmittel eingesetzt. Sie sind zwar nicht verschreibungspflichtig, haben aber dennoch Nebenwirkungen und sollten nur für kurze Zeit eingenommen werden.

Zu den negativen Begleiterscheinungen der Antihistaminika gehören eingeschränkte Leistungsfähigkeit, Sehprobleme, Probleme mit der Verdauung und beim Wasserlassen sowie vermehrte UV-Empfindlichkeit der Haut. Deshalb sind Antihistaminika im Sommer nur mit äußerster Vorsicht und bei gleichzeitiger Anwendung von Sonnenschutzmitteln mit Lichtschutzfaktor 50 einzusetzen. Antihistaminika sollten am besten nur nach Rücksprache mit dem Arzt eingenommen werden. Insbesondere bei Prostatabeschwerden und grünem Star sind sie nicht geeignet.

Schmerzmittel sind eine weitere, häufig verordnete Alternative. Sie sind dann sinnvoll, wenn tatsächlich Dauerschmerzen bestehen, die den Schlaf stören, z. B. chronische Hüftschmerzen. Die Dauer ihres Gebrauchs ist aber durch die häufigen Nebenwirkungen meist begrenzt (vgl. Pharma-Info → S. 996).

Warnhinweis: Schmerzmittel sollten Sie nur in Rücksprache mit dem Arzt einnehmen, auch wenn – insbesondere im Ausland – immer mehr Substanzen frei verkäuflich sind. Eine Einnahmedauer von über vier Wochen ohne zwischenzeitliche ärztliche Rücksprache ist nicht empfehlenswert.

Schlaffördernde Phytotherapeutika. Bei vorübergehenden Schlafstörungen haben sich Heilkräuter mit entspannender, schlaffördernder Wirkung bewährt, die in Form von Schlaftees, Kapseln oder Tropfen im Handel erhältlich sind. Präparate mit standardisierten Wirkstoffen zum Einnehmen (z. B. in Kapsel- oder Tropfenform) sind dabei den Teezubereitungen an Wirkung überlegen. Wissenschaftlich nachgewiesen ist die schlaffördernde Wirkung von Hopfen, Baldrian und Passionsblume (→ Abb. S. 273), die auch gut kombiniert werden können, z. B. Hova®, Ivel® oder Euvegal® N .

Ergänzend können auch Präparate mit Passionsblume und Lavendel eingenommen werden. In allen Fällen sollte die Dosierung nicht zu niedrig gewählt werden, wobei Alkohol und andere Medikamente die Wirkung verstärken können.

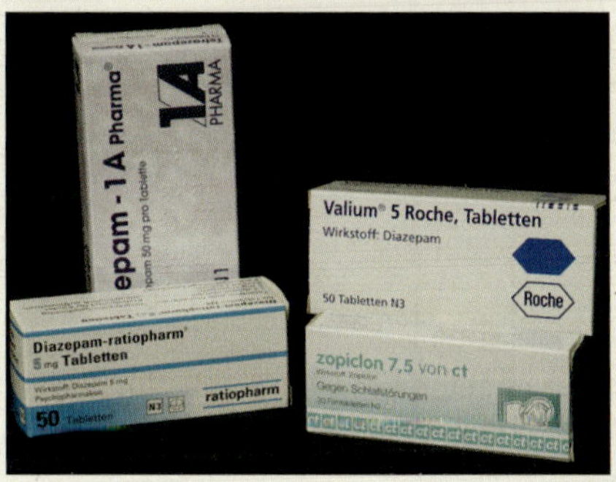

Benzodiazepine wie Valium® mit dem Wirkstoff Diazepam waren jahrzehntelang wegen ihrer stark beruhigenden und dadurch schlaffördernden Wirkung die meistverordneten Schlafmittel. Inzwischen haben sie heftige Konkurrenz bekommen durch die neueren Benzodiazepin-Agonisten, z. B. mit dem Wirkstoff Zopiclon. Ob sie weniger abhängig machen als die alten Benzodiazepine, ist zweifelhaft. In jedem Fall sind sie um ein Mehrfaches teurer. [JAN 3208]

Zuviel Alkohol wirkt sich grundsätzlich ungünstig auf den Schlaf aus und bewirkt, dass man vorzeitig wieder erwacht.

Zur Ruhe kommen. Normalerweise denkt man eher selten darüber nach, wie man Entspannung findet, denn man entspannt sich ganz einfach von selbst. Wem das jedoch nicht mehr gelingt, der kann Entspannung lernen. Wichtig ist dabei, alle Gedanken an Dinge, die einen beunruhigen, auszuschalten. Manchmal hilft es schon, zum Einschlafen einer schönen Musik ganz bewusst zuzuhören. Dabei stellt man die Lautstärke am besten so niedrig, dass man genau hinhören muss. Auch Hörbücher sind zu diesem Zweck geeignet. Häufig lassen sich negative Gedanken mit ***Atemübungen*** wirkungsvoll vertreiben. Konzentrieren Sie sich auf die eigene Atmung, indem Sie eine Hand auf den Bauch legen und dem Ein- und Ausatmen nachspüren. Beim Einatmen sollte sich der Bauch heben, beim Ausatmen sprechen Sie ein leises „Ssssss" und beobachten, wie der Bauch sich senkt. Auch bei den aus China stammenden Entspannungstechniken wie ***Qi Gong*** und ***Tai Chi*** dienen Atemübungen dazu, innere Ruhe zu finden.

Eine alte, aber dennoch ganz wirksame Methode, zur Ruhe zu kommen ist das Baden: Ein warmes ***Vollbad*** mit Melisse oder anderem Badezusatz kann das Einschlafen wirksam fördern (→ S. 281). Bestehen Wadenschmerzen oder andere Schmerzsyndrome, sind kühle Wadenwickel oder Abwaschungen möglicherweise die bessere Wahl (→ S. 281).

Eine weitere wirkungsvolle Methode, Schlafstörungen in den Griff zu bekommen, ist das ***Autogene Training,*** eine Art Selbstsuggestion (→ S. 1257), die dabei hilft, sich besser zu entspannen. Wenn Sie die Methode noch nicht beherrschen, können Ihnen Ratgeberbücher oder Kurse (wie sie z. B. von Volkshochschulen angeboten werden) behilflich sein, diese zu lernen.

Die ***Biofeedback-Methode*** zur Entspannung ist für Menschen ideal, die eine Vorliebe für Technik haben. Während Sie unter Anleitung entspannen, werden durch angeschlossene Elektroden Entspannung und Anspannung gemessen und auf einem Bildschirm sichtbar gemacht.

Auch in unserem Kulturkreis ist mittlerweile die ***Meditation*** als Weg bekannt, um Entspannung und innere Ruhe zu finden. In der indischen Kultur ist sie, neben körperlichen Übungen, wichtiger Bestandteil verschiedener ***Yoga-Richtungen.*** Meditation sollte unter Anleitung geübt werden; wenn man die wesentlichen Grundzüge beherrscht, kann man jedoch fast überall und jederzeit meditieren.

Das Prinzip der ***Progressiven Muskelrelaxation nach Jacobson (PMR)*** beruht darauf, dass man sich ganz bewusst auf die Entspannung und Anspannung der einzelnen Muskelgruppen konzentriert, angefangen bei den Händen über Arme, Nacken und Schultern usw., bis hin zu den Füßen. Auch diese Methode lernt man am besten in eigens angebotenen Kursen. Später kann das Gelernte mithilfe einer CD oder DVD allein ausgeführt werden.

Alle Entspannungstechniken wirken bei richtiger Ausführung, indem sie das Aktivitätsniveau des Gehirns herabsetzen. Dieses Herunterschalten des Gehirns lässt sich im EEG (→ S. 1120) verfolgen: Wer seine Entspannungstechnik beherrscht, kann quasi auf Knopfdruck z. B. den Anteil langsamerer Alpha-Wellen steigern. Entscheidend ist deshalb nicht, welches Verfahren Sie für sich wählen, wichtig ist vielmehr, dass Sie die Methode, für die Sie sich entschieden haben, auch wirklich in Ihren Alltag integrieren.

(!) Erwarten Sie keine raschen Erfolge: Abgesehen von positiven Anfangserfolgen (die vor allem unter Anleitung oder in einer Gruppe eintreten), dauert es oft lange, das heißt mehrere Monate, bis Entspannungsverfahren zuverlässig und regelmäßig wirken. Aber der Weg lohnt sich: Wer z. B. gelernt hat, Autogenes Training richtig anzuwenden, kann sich selbst in größten Stressphasen gezielt Entspannung verschaffen und „auf Knopfdruck" einen kurzen, erholsamen Mittagsschlaf halten.

Stressursachen abbauen. Die Entspannungsfähigkeit zu fördern ist eine der Möglichkeiten, um Schlafstörungen zu verhindern. Ebenso nützlich ist jedoch, schon im Vorfeld zu vermeiden, dass man regelmäßig in Situationen großer Anspannung gerät. Näheres zum Thema Stressabbau → S. 265.

Konflikte lösen. Dass ein gutes Gewissen das beste Ruhekissen ist, ist eine altbekannte Weisheit. Prüfen Sie also, ob Sie wirklich alles getan haben, um schwelende Konflikte aus Ihrem Leben zu verbannen. Gehen Sie dazu die Themen durch, die Ihnen nachts beim Grübeln immer wieder in den Sinn kommen. Näheres zum Thema Konfliktlösung → S. 266. Manche Experten raten auch zur tiefenpsychologisch orientierten ***Psychotherapie,*** wenn gravierende Konflikte Ursache von Schlafstörungen sind. Ob diese aber besser wirkt als eine verhaltenstherapeutische Schlaftherapie (→ S. 1230), ist unklar. Im akuten Stadium der Psychotherapie können sich Schlafstörungen sogar zunächst verschlimmern.

Schlafrituale. Jeden Abend bestimmte ***Rituale*** einzuhalten, ist wohltuend und schlaffördernd. Das kann ein Spaziergang, eine Tasse Kräutertee als „Betthupferl" oder auch ein kleines Glas eines alkoholischen Getränks sein.

Unmittelbar vor dem Einschlafen haben sowohl für Kinder als auch für Erwachsene Gute-Nacht-Geschichten, für Letztere in Form eines Buchs, einen beruhigenden, schlaffördernden Effekt. Für gläubige Menschen gehört meist ein Gutenacht-Gebet zu den Ritualen. Fernsehen dagegen ist im Allgemeinen eher ungünstig.

Schlafprotokoll von Herrn/Frau: .... Woche vom .... bis ....

ABENDPROTOKOLL (vor dem Lichtlöschen)	Beispiel	MO	DI	SO
1. Wie ist Ihre Stimmung jetzt? (1: sehr gut .... 6: sehr schlecht)	3			
2. Wie leicht/schwer fiel es Ihnen heute, Leistungen (Beruf, Freizeit, Haushalt) zu erbringen? (1: sehr leicht .... 6: sehr schwer)	3			
3. Haben Sie heute tagsüber geschlafen? Falls ja, geben Sie an, wann und wie lange insgesamt:	14:00 30 Min			
4. Haben Sie in den letzten 4 Stunden Alkohol zu sich genommen? Falls ja, was und wieviel?:	3 Glas Wein			
5. Wie frisch/müde fühlen Sie sich jetzt? : (1: sehr frisch ..... 6: sehr müde)	3			
6. Wann sind Sie zu Bett gegangen?:	22:30			
MORGENPROTOKOLL (nach dem Aufstehen)	**Beispiel**	**DI**	**MI**	**MO**
7. Wie frisch/müde fühlen Sie sich jetzt? : (1: sehr frisch ..... 6: sehr müde)	3			
8. Wie ist Ihre Stimmung jetzt? (1: sehr gut .... 6: sehr schlecht)	3			
9. Wann haben Sie gestern das Licht ausgemacht?	23:00			
10. Wie lange hat es nach dem Licht löschen gedauert, bis Sie einschliefen? (Min)	40			
11. Waren Sie nachts wach? Wie oft?	2x			
Wie lange insgesamt? (Min)	30			
12. Wann sind Sie endgültig aufgewacht?	6:30			
13. Wie lange haben Sie insgesamt geschlafen? (Angabe in Stunden:Minuten)	6:40			
14. Wann sind Sie endgültig aufgestanden?	7:00			
15. Haben Sie seit gestern Abend Medikamente zum Schlafen genommen? (Präparat, Dosis, Uhrzeit)	½ Zolpidem 22:30			

*Beispiel für ein **Schlafprotokoll,** wie es von Schlafmedizinern eingesetzt wird (Download siehe Infobox). Das Ausfüllen erfolgt jeweils am Abend und am folgenden Morgen. Das Formular umfasst eine ganze Woche. Neben den objektiven Daten wie der Zubettgehzeit (Frage 6) und der morgendlichen Aufstehzeit (Frage 14) sind vor allem subjektive Einschätzungen von Interesse.* [SGS 3205]

Nicht zuletzt ist die Zeit vor dem Einschlafen auch die beliebteste Zeit für Zärtlichkeiten und Geschlechtsverkehr, deren schlaffördernde Wirkung unumstritten ist.

Schlafzimmer. Das Schlafzimmer spielt eine besondere Rolle für den erholsamen Schlaf. In erster Linie sollten Sie sich in Ihrem Schlafzimmer wohl fühlen, und es sollte eine ruhige, entspannende Atmosphäre haben. Es darf zwar kühl, aber nicht kalt und ungemütlich sein. Ideal ist es, wenn ein kleines Ostfenster das Morgenlicht hereinlässt, andererseits aber während der Nacht keine Licht- und Geräuschquellen den Schlaf zu unterbrechen drohen.

Ein wichtiger Stressfaktor für den Nachtschlaf ist ***Lärm.*** Wenn sich der Außenlärm nicht reduzieren lässt, hilft es, sich an die Benutzung von Ohrstöpseln aus Wachs (Ohropax®) oder Schaumgummi zu gewöhnen. Manche Menschen schlafen auch gut mit einem zweiten kleineren Kissen, das sie auf dem freiliegenden Ohr platzieren.

Sind diese Maßnahmen nicht ausreichend, sollte der Einbau von Lärmschutzfenstern erwogen werden, deren positiver Effekt oft verblüffend ist. Wenn diese Möglichkeit nicht zur Wahl steht, bleibt in extremen Fällen (und wenn die finanziellen Mittel dies zulassen) nur ein Wohnungswechsel, denn die Lärmempfindlichkeit nimmt mit dem Alter zu.

Allein oder zu zweit. Wenn Ihr Partner schnarcht oder wenn es Sie nervös macht, dass er schläft, während Sie schlaflos sind, dann sollten Sie überlegen, ob es nicht besser ist, (vorübergehend) alleine zu schlafen.

Temperatur. Während beim Einschlafen Wärme förderlich ist und Frieren das Einschlafen stark behindert, ist beim Durchschlafen das Gegenteil der Fall: Hier wird nämlich der Wärmestau unter der Bettdecke zum Problem. Die ***thermischen Anforderungen*** sind also widersprüchlich.

Die meisten Menschen lösen diesen Konflikt, indem sie die fehlende „Einschlafwärme" mit Hilfe von Bettsocken, Wärmekissen oder einer Wärmflasche herbeiführen. In der Apotheke oder im Sanitätshaus sind auch große Kompressen erhältlich, die im Wasserbad erwärmt werden und eine lang anhaltende Wärmewirkung haben. Wenn Sie eine dieser Methoden anwenden, kann die Raumtemperatur in Ihrem Schlafzimmer eher niedrig sein. Prinzipiell sollte im Schlafzimmer eine deutlich niedrigere Temperatur als in der übrigen Wohnung herrschen. Dies ist empfehlenswert, denn der Körper muss in der Nacht „runterschalten" können. Dies entspricht nicht zuletzt dem Rhythmus der Natur mit einer nächtlichen Absenkung der Lufttemperatur von 5 bis über 10 °C. Viele Menschen verzichten völlig auf eine Beheizung ihres Schlafzimmers und benutzen im Winter stattdessen besonders wärmende Bettwäsche oder Daunendecken.

Das Bett. Auch das Bett, die gewählte Matratze und die Bettwäsche spielen eine wichtige Rolle bei der Schlafqualität. Folgendes sollte bedacht werden:

- Die ***Matratze*** sollte weder zu weich noch zu hart sein. Es gibt inzwischen auch Matratzen mit unterschiedlichen Härtezonen, wodurch besonders im Schulterbereich eine weichere Federung erreicht wird. Taschenfederkernmatratzen sind atmungsaktiver als Latexmatratzen und führen die vor allem am Ende der Nacht entstehende Wärme besser ab.
- Für die Oberbetten gilt: Synthetische ***Bettdecken*** sind für Allergiker von Vorteil, begünstigen aber einen Wärmestau eher als solche aus Naturmaterialien. Im Winter Daunen und im Sommer Wildseide oder anderen Naturmaterialien sind also für Nichtallergiker die bessere Wahl.
- Ein häufig vernachlässigter Faktor ist schließlich das ***Kissen:*** Die traditionelle Form und Standardgröße (80 x 80 cm) ist eher ungünstig, weil das Kissen beim Schlafen leicht verrutscht und außerdem die gewünschte Kopferhöhung oft zu gering ausfällt. Dadurch werden Schmerzen in der Halswirbelsäule begünstigt. Im Handel gibt es deshalb eine Vielzahl von Gesundheitskissen, die Sie ausprobieren sollten.

In der Alternativmedizin gehen die Anforderungen noch erheblich weiter. Die Feng-Shui-Lehre fordert eine harmonische Raumaufteilung; eine ungünstige Position des Betts kann demnach Schlafprobleme verursachen. Andere Therapierichtungen sehen unter dem Bett verlaufende ***Wasseradern*** als Problemverursacher; wieder andere warnen vor ***Elektrosmog.*** Letztere legen großen Wert darauf, dass keine stromführenden Leitungen in der Nähe des Betts verlaufen und vermeiden sogar jede Art von Metall im Bettgestell und in der Matratze. Auch wenn derlei scheinbar ursächliche Zusammenhänge manchmal erstaunlich plausibel klingen – ihren Wahrheitsgehalt hat keine dieser Hypothesen bisher nachweisen können.

Nächtliches Wasserlassen (→ S. 702). Patienten, bei denen ***nächtliches Wasserlassen (Nykturie)*** neu auftritt, sollten unbedingt einen Arzt aufsuchen. In Zusammenhang mit Ödemen ist das ein Hinweis auf eine schwere Erkrankung, z. B. Herzerkrankung, Eiweißmangel, Lebererkrankung oder Nierenerkrankung, die behandelt werden muss.

Auch ohne schwere Erkrankung sind manchmal Toilettengänge nachts unumgänglich. Wer sie vermeiden will, sollte nach 18 Uhr nur noch wenig trinken. Harntreibende Medikamente (Diuretika) ebenso wie harntreibende Kräutertees (Blasen- und Nierentee oder Tee aus Brennnessel, Goldrute, Schachtelhalm oder Bärentraubenblättern) sollten in Absprache mit dem Arzt möglichst nicht abends eingenommen bzw. getrunken werden. Auch frische Früchte (besonders Birnen, Pfirsiche, Trauben) wirken harntreibend und sollten nicht in größeren Mengen vor dem Zubettgehen gegessen werden.

Grübeln. Ein verbreiteter Störfaktor des erholsamen Schlafs ist das „Grübel-Übel". ***Gedanken und Sorgen,*** die im Kopf kreisen, lassen sich einfach nicht vertreiben. Wenn es irgend möglich ist, versuchen Sie, das Kreisen der Gedanken radikal abzubrechen. Die Vorschläge mancher Ratgeber, nur an schöne Dinge zu denken oder Schäfchen zu zählen, helfen in der Praxis meist wenig oder gar nicht. Den für Sie besten Weg, kreisende Gedanken abzubrechen, müssen Sie also selbst finden.

Mitunter ist dauerhaftes, nicht unterdrückbares Grübeln auch ein Hinweis auf eine Depression (→ S. 1181), die medikamentös behandelt werden sollte.

- Manchen Menschen hilft es, kurz aufzustehen, in Ruhe etwas Warmes zu trinken und sich dann bald wieder hinzulegen.
- Andere finden einen Schluck Wasser ausreichend. Wenn bereits ein Glas Wasser auf dem Nachttisch steht, vermeidet man, durch das Aufstehen den Kreislauf wieder anzukurbeln.
- Wenn ein Thema gar nicht aus dem Kopf zu vertreiben ist, kann es helfen, einen Zettel und einen Stift am Bett bereit zu haben und sich kurze Notizen zu machen. Noch besser ist es, wenn Sie zum Aufschreiben der Gedanken einen Platz außerhalb des Betts aufsuchen. Damit signalisieren Sie sich selbst, dass die Probleme im Bett „nichts zu suchen haben".
- Oft kann auch das Lesen eines spannenden Buchs oder eines interessanten Zeitungsartikels vom Grübeln ablenken.
- Menschen, die darunter leiden, dass sie Lebenspartner, ein Kind oder Elternteil verloren haben, tut es gut, wenn sie gedanklich ein Zwiegespräch mit dem geliebten Menschen führen.

Komplementärmedizin

In kaum einem anderen Bereich der Medizin verlaufen die Grenzen zwischen alternativen und schulmedizinischen Therapiemethoden so fließend wie in der Schlafmedizin. So zählen die oben unter Selbsthilfe besprochenen entspannungsfördernden Therapien bei anderen Krankheiten durchaus zu den Alternativverfahren – während sie in der Schlafmedizin schon zu Kernbausteinen der „schulmedizinischen“ Therapie geworden sind. So sind phytotherapeutische Schlafmittel in der hausärztlichen Praxis fest etabliert (→ S. 1231). Eine weitere Variante ist die Aromatherapie (→ S. 1261). Dabei werden vor dem Zubettgehen ein paar Tropfen Bitterorangenöl in die Schale einer Duftlampe geträufelt. Auch Lavendel- oder Kamillenöl können durch ihren Geruch beruhigend wirken.

Methoden wie Akupunktur oder Homöopathie spielen in der Praxis der Schlafmedizin nur eine geringe Rolle.

Das Hormon *Melatonin* wird vielfach – auch im Internet – als natürliches Medikament für einen besseren Schlaf beworben. Wissenschaftliche Studien sprechen der isolierten Einnahme allerdings kaum einen Nutzen zu [W08]:

- Bei primären Schlafstörungen lässt sich durch die Einnahme des Medikaments die Einschlafdauer zwar um etwa zehn Minuten verkürzen; die Schlafqualität und auch die Schlafdauer bleiben dabei aber unbeeinflusst.
- Bei durch Schichtarbeit oder Jetlag bedingten Schlafstörungen erhöht Melatonin zwar die Schlafdauer; allerdings wird auch hier die Schlafqualität nicht verbessert.
- Bei allen sekundären Schlafstörungen ist Melatonin wirkungslos.

i Aktuell: www.gesundheit-heute.de/32x01

- **www.leitlinien.net** – Über die Rubrik Leitlinien-Startseite, dann Nicht aktualisierte Leitlinien, Register-Gruppe 063 gelangen Sie zur Leitlinie für Diagnostik und Therapie des nicht erholsamen Schlafs der Deutschen Gesellschaft für Schlafforschung und Schlafmedizin (DGSM). Auch wenn es hier als nicht mehr aktuell geführt wird, so ist es doch das ausführlichste Dokument in deutscher Sprache. Sehr umfassende Informationen, leider nicht sehr laienfreundlich formuliert.
- **www.lrz-muenchen.de/~schlafzentrum/nmedhaj.htm** – Internetseite der Universität München: Bietet eine verständliche Übersicht zur nichtmedikamentösen Schlaftherapie.
- **www.schlafgestoert.de** – Eine der wenigen Internetseiten zum Thema, die uneingeschränkt empfohlen werden kann, betrieben von drei Schlafmedizinern aus Münster. Dort finden sich viele Links, weitergehende Quellen und ein Schlafprotokoll zum Herunterladen.
- J. Zulley: **Mein Buch vom guten Schlaf.** Zabert Sandmann, 2005. Richtig schlafen kann man lernen – das ist die Grundthese des Autors, der als Schlafforscher bekannt ist.
- Stiftung Warentest (Hrsg.): **Fit durch gesunden Schlaf.** Guter und ausgewogener Überblick zum Thema, auch wenn der Ratgeber bereits 1994 erschienen ist.

Albträume

Häufigkeit: ■■■■□

Albtraum *(Alptraum)*: Traum, der von Angst und Panik geprägt ist und zum Aufwachen führt. Bei Kindern entsteht er meist aus unbekannter Ursache; bei Erwachsenen steht nicht selten ein posttraumatisches Belastungssyndrom (PTBS → S. 1189) im Hintergrund. Weitere Ursachen sind schlecht verarbeitete Tagesereignisse.

Albträume im Erwachsenenalter

Wenn psychische Störungen die Ursache von Albträumen sind, verschwinden diese meistens, sobald die Erkrankung, z. B. ein PTBS, behandelt wird.

Gelingt dies nicht oder leiden Betroffene an immer wiederkehrenden Albträumen ohne plausible Ursache, so hilft die Methode des *Klarträumens (luciden Träumens)*: Hierbei lernt der Betroffene, mit Bewußtsein zu träumen und während des Träumens den Fortgang des Traums zu steuern.

Albträume bei Kindern

Vor allem Kinder zwischen vier und zehn Jahren leiden unter Albträumen. Meistens wachen sie in der zweiten Nachthälfte unter Tränen auf. Oft schildern sie den Eltern, dass sie sich vor einem großen Tier oder einem Monster fürchten; sie können dann aus Angst häufig nicht wieder einschlafen. Hier hilft es meistens schon, wenn Sie Ihr Kind beruhigen und ihm erklären, dass der Traum vorüber ist und es jetzt ohne Sorge wieder einschlafen kann. Albtraumphasen halten oft wochenlang an, verschwinden dann aber wieder von selbst.

Wenn die Albträume auf ein traumatisches Erlebnis folgen, sollten Sie diese jedoch sehr ernst nehmen und professionelle Hilfe vom Kinderpsychologen in Anspruch nehmen.

Vor allem im Alter von 4–12 Jahren treten bei manchen Kindern auch nächtliche Panikattacken auf. Die Eltern erwachen durch einen gellenden Schrei und finden das Kind schweißgebadet im Bett sitzend. Manchmal nimmt das Kind die Eltern gar nicht wahr und schläft von selbst wieder ein. Auch am nächsten Morgen kann es sich oft an nichts erinnern. Mit zunehmendem Alter lassen diese Panikattacken nach.

i Aktuell: www.gesundheit-heute.de/32x04

- **www.klartraum.de** – Internetseite der Universität Heidelberg: Bietet ausführliche Informationen zur Klartraumforschung.

Schlafstörungen bei Kindern

Häufigkeit: ■■■■□

Jedes dritte Kind leidet mindestens einmal für längere Zeit unter Schlafstörungen. Dabei stehen Einschlafstörungen und häufiges Erwachen aus dem Schlaf im Vordergrund. Schwere **Schlafstörungen bei Säuglingen und Kindern** können zu bleibenden körperlichen und psychischen Schäden führen und sind daher unbedingt behandlungsbedürftig.

Ein an Bewegung und Abwechslung reicher Tagesablauf und eine entspannende Schlafumgebung fördern den gesunden Schlaf. Hilfreich ist ein fester Tagesrhythmus, der auch an Wochenenden relativ konsequent beibehalten wird.

Die Eltern haben zudem durch ihr Ritual des Zubettbringens großen Einfluss auf die Schlafqualität ihrer Kinder, insbesondere auf die Einschlafzeit. Gestalten Sie das Zubettgehen immer nach dem gleichen Schema. Eine Geschichte oder ein kleines Lied wirken beruhigend und machen müde. Einschlafen sollte das Kind alleine in seinem Bett. Ein Kuscheltier oder eine Puppe können dabei helfen.

Begünstigt werden kindliche Schlafstörungen durch äußere Reizüberflutungen beim Fernsehen und bei Computerspielen. Häufig sind aber auch familiäre Konfliktsituationen – z. B. Eheprobleme der Eltern – die Ursache.

(!) Psychisch bedingte bzw. im erzieherischen Verhalten begründete Schlafstörungen spielen die Hauptrolle im Kindesalter.

Körperliche Ursachen rücken dann in den Vordergrund, wenn eine Schlafstörung weiter besteht, obwohl die Defizite im psychosozialen Bereich abgestellt wurden. In Frage kommen dabei verschiedene Gründe von Allergien über Nahrungsmittelunverträglichkeiten (→ S. 652) bis hin zu Nasen-Polypen (→ S. 582) oder Epilepsien (→ S. 1145). Die Zahl der Krankheiten, die als Gründe kindlicher Schlafstörungen in Frage kommt, ist außerordentlich groß – im Zweifelsfall sollte rechtzeitig ein geeigneter Spezialist zur Ursachensuche eingeschaltet werden.

i Aktuell: www.gesundheit-heute.de/32x02

- A. Kast-Zahn; H. Morgenroth: **Jedes Kind kann schlafen lernen.** Gräfe & Unzer, 2007. Ein Buch, das von Millionen Eltern gelesen wurde, viele überzeugt (weil es funktioniert), aber auch viel Widerspruch auslöst (weil das, was funktioniert, nicht das Beste für das Kind sein muss). Ein Muss für jeden, der mehr zum Thema erfahren will.

Schlafwandeln

Häufigkeit:

Schlafwandeln *(Somnambulismus)*: Der Schlafende verlässt das Bett und geht in der Wohnung umher, dabei scheint er bewusst und zielgerichtet zu handeln. Es drohen jedoch Stürze oder Verletzungen, seltener auch Fremdgefährdung. Nach dem Aufwachen haben viele Schlafwandler keinerlei Erinnerung an ihre nächtlichen Spaziergänge.

Kinder und Jugendliche schlafwandeln häufiger als Erwachsene. Man sollte sie nicht wecken oder erschrecken, sondern behutsam an die Hand nehmen und zurück ins Bett bringen. Als Ursache für das in einigen Familien gehäuft auftretende Schlafwandeln werden erbliche Veranlagungen angenommen; genauere Erkenntnisse gibt es jedoch nicht. Sehr selten können auch Schädigungen im Schlaf-Wach-Rhythmus (z. B. nach einer Gehirnhautentzündung oder Epilepsie → S. 1145) der Auslöser sein. Schlafwandler befinden sich in einem Dämmerzustand. Der Gesichtsausdruck ist starr, die Augen sind offen, auf Fragen werden oft einsilbige Antworten gegeben. Möglicherweise steuern sie beim Umherwandeln unbewusst Lichtquellen an. In der Regel ist Schlafwandeln bei Kindern und Jugendlichen harmlos und verschwindet von selbst wieder.

Primäres Schnarchen

Häufigkeit:

Primäres Schnarchen *(Rhonchopathie)*: Regelmäßige Geräusche, die in den oberen Atemwegen durch Flattern der tief entspannten Rachenmuskulatur entstehen und nicht Folgeerscheinung einer Schlafapnoe (→ S. 1236) oder einer anderen Atemwegserkrankung sind. Atmung und Herz-Kreislauf-System sind nicht krankhaft beeinträchtigt, und in der Regel wird auch die Schlafqualität nicht nennenswert beeinflusst. (Bewusste) Leitsymptome sind Aufwachen durch das eigene Schnarchen und morgendliche Mundtrockenheit.

Abgegrenzt wird von manchen Autoren das **obstruktive Schnarchen** oder *Oberes-Atemwegsresistenz-Syndrom*. Hier sind die Schnarchepisoden von größerer Lautstärke, treten jede Nacht auf und sorgen für einen insgesamt unruhigen Schlaf. Sie können sogar tagsüber auftreten. Die Übergänge zum primären Schnarchen einerseits und zur Schlafapnoe andererseits (→ S. 1236) sind aber fließend, weshalb unklar ist, ob das obstruktive Schnarchen eine eigene Erkrankung darstellt. Die Behandlung folgt den hier beim primären Schnarchen geschilderten Prinzipien.

Leitbeschwerden

- Gelegentliche Schnarchepisoden bzw. -perioden mittlerer Lautstärke vor allem in Rückenlage, gehäuft bei Erkältungen und nach Alkoholgenuss
- Die Atmung bleibt regelmäßig (im Gegensatz zum OSAS → S. 1236)
- Der Schlaf bleibt insgesamt ruhig und erholsam, eventuell wacht der Schlafende manchmal vom eigenen Schnarchen auf.

Die Erkrankung

Das *primäre Schnarchen* ist sehr häufig; mindestens 40 % der Männer über 40 sind davon betroffen; bei Frauen ist der Anteil geringer. Der Prozentsatz steigt weiter mit dem ***Alter*** und wenn ***Übergewicht*** hinzukommt. Bei den meisten Betroffenen tritt das Schnarchen nicht ständig auf, sondern wird von folgenden Bedingungen beeinflusst:

- Körperlage: Rückenlage begünstigt das Schnarchen, da der Unterkiefer des auf dem Rücken Schlafenden nicht gestützt ist und er durch den geöffneten Mund atmet.
- Alkoholkonsum und Einnahme von Schlafmitteln und Psychopharmaka: Alle drei Faktoren verstärken die Erschlaffung des Gaumensegels im Schlaf und fördern somit das Schnarchen.
- Mandelvergrößerung
- Verkrümmungen der Nasenscheidewand (→ S. 572) oder Polypen (vor allem bei Kindern → S. 582).

Das macht der Arzt

Diagnosesicherung → S. 1228

Erster Schritt ist die Beratung und die Diskussion der im Abschnitt Selbsthilfe aufgeführten und im Einzelfall sinnvollen Maßnahmen. Ist dies nicht ausreichend, kommen chirurgische Maßnahmen in Betracht:

- Der Gaumen und die Rachenschleimhaut können gestrafft und das Zäpfchen und die Gaumenmandeln weitgehend entfernt werden ***(Uvula-Palato-Pharyngo-Plastik, UPPP)***.
- Schonender ist die Entfernung von Teilen des Gaumens und des Zäpfchens durch die Verwendung eines Lasers ***(Laser-assistierte Uvula-Palato-Plastik, LAUP)***.
- Ein neueres Verfahren ist die ***Radiofrequenztherapie***. Dabei wird mit Nadeln in das Rachengewebe eingestochen und durch Radiofrequenzenergie das Gewebe koaguliert (zum Verkochen gebracht). Das entstehende Narbengewebe strafft und stabilisiert das Gewebe und reduziert damit das Schnarchen.
- Des Weiteren können die Mandeln entfernt werden ***(Tonsillektomie)***. Bei Erwachsenen ist dieser Eingriff zwar harmlos; stärkere Nachblutungen sind aber möglich (→ S. 580).
- Bei Nasenscheidewandverkrümmungen (→ S. 572) wird die Nasenscheidewand begradigt; gegebenenfalls werden auch die Nasenmuscheln verkleinert.
- Verschlimmern chronische Kieferhöhlen- und/oder Nasennebenhöhlenentzündungen das Schnarchen, werden diese mit Antibiotika, Kieferhöhlenspülungen und gegebenenfalls entsprechenden Operationen behoben (Näheres siehe → S. 577).

Die Frage, ob ein chirurgischer Eingriff den gewünschten Erfolg bringen wird, ist berechtigt – viel hängt von der richtigen Einschätzung der Befunde, von der Art des Eingriffs, aber auch von der Erfahrung des Operateurs ab.

Selbsthilfe

Verhaltensänderungen sind wirksam und senken die Schnarchfrequenz, die Häufigkeit des Schnarchens also, fast immer deutlich. Dazu zählen:

Änderung der Schlafposition. Kopftieflage und Rückenlage sollten vermieden werden. Ersteres kann erreicht werden, indem der Kopf durch Spezialkissen auch im Schlaf hochgelagert *bleibt*. Die Rückenlage zu vermeiden ist schwieriger. Immer wieder wird sogar das Einnähen von Tennisbällen in das Rückenteil des Schlafanzuges oder das Tragen eines mit Handtüchern gefüllten Rucksacks empfohlen. Beides macht die nächtliche Rückenlage unangenehm oder schmerzhaft, und der Schläfer wird sie unbewusst umgehen; ob es seiner Schlaftiefe förderlich ist, sei dahingestellt. Manche Menschen schaffen es auch durch Willenskraft, die Rückenlage nachts immer wieder zu korrigieren.

Alkohol und Medikamente. Ab dem späten Nachmittag sollte keinerlei Alkohol mehr getrunken werden. Auch Schlaf- und Beruhigungsmittel (→ S. 1231) fördern das Schnarchen und sollten nur in dringenden Fällen eingenommen werden.

Übergewicht. Da sich überschüssiges Fett auch im Rachenbereich ablagert und die Atmung behindert, sollte bei Übergewicht das Gewicht reduziert werden (→ S. 256).

Hausstaubmilben. Besteht eine Hausstaubmilben- oder Bettfedernallergie, muss auf synthetische, antiallergische Ober- und Füllungsmaterialien ausgewichen werden (Näheres → S. 1047), weil durch die allergische Reaktion die Nasenatmung behindert wird.

Schlafzeiten. Insbesonders „durchzechte" Nächte fördern das Schnarchen im anschließenden Schlaf.

Schnarchbandagen oder Schnarchbinden halten mit einem elastischen Gurt den Kiefer geschlossen. Sie sind in Apotheken und Sanitätshäusern erhältlich.

Protrusionsschienen fixieren den Unterkiefer im Schlaf in einer festen Lage, sodass die Zunge nicht zurückfallen und die Atemwege blockieren kann. Die meisten Patienten kommen damit erstaunlich gut zurecht; ~ 75 % der Anwender erreichen damit Schnarchreduktion.

Elektronische Schnarchapparate wecken den Schläfer, sobald er schnarcht. Da sie die Ursachen des Schnarchens jedoch nicht beeinflussen, ist davon abzuraten.

OSAS und andere Schlafapnoe-Syndrome

Häufigkeit: ■■■□□

OSAS *(obstruktives Schlafapnoe-Syndrom)*: Schwere Schlafstörung, die durch periodische Atemstillstände (Apnoen) während des Schlafs verursacht wird. Häufige Ursachen sind Übergewicht und Alkohol, die die Anatomie und das optimale Zusammenspiel der Rachenmuskeln beeinträchtigen, sodass die oberen Atemwege immer wieder kollabieren (obstruieren). Die entstehenden Sauerstoffmangelzustände im Gehirn lösen kurzfristige Aufwachreaktionen aus, die jedoch nur selten bewusst wahrgenommen werden. Betroffen sind ~ 2 % der Erwachsenen, übergewichtige Männer zwischen 40 und 65 Jahren am häufigsten. Die Therapiemethoden sind häufig erfolgreich.

Die Grenzen des OSAS zum primären Schnarchen (→ S. 1235) sind fließend – bei beiden ist Schnarchen der von Außenstehenden am offensichtlichsten bemerkte Leitbefund. Manche Autoren definieren das obstruktive Schnarchen als Zwischenform (→ S. 1235). In der Laienliteratur wird das obstruktive Schnarchen teilweise mit dem OSAS gleichgesetzt, was für Verwirrung sorgen kann.

Das OSAS unterscheidet sich vom **zentralen Schlafapnoe-Syndrom:** Bei diesem wird die Atemmuskulatur im Schlaf ineffektiv gesteuert, sodass das Gehirn immer wieder „vergisst" zu atmen. Die Ursache der Apnoe liegt also nicht in den Atemwegen, sondern direkt im Gehirn. Zentrale Apnoesyndrome sind in der Mehrzahl der Fälle angeboren, können aber auch durch schwere Gehirnentzündungen entstehen (z. B. als Spätfolge einer Nervenborreliose → S. 1095).

Auch Mischformen zwischen OSAS und zentraler Apnoe kommen vor.

Leitbeschwerden

- Ausgeprägte Tagesmüdigkeit
- Tagsüber Einschlafzwang mit Sekundenschlaf
- Nichterholsamer Nachtschlaf
- Nächtliches Schwitzen
- Starkes Schnarchen
- Konzentrations- und Gedächtnisstörungen, evtl. Persönlichkeitsveränderungen
- Depressive Verstimmung
- Impotenz
- Der Schlafnachbar bemerkt zunächst ein laut vernehmbares Schnarchen beim Ein- und Ausatmen, anschließend ein plötzliches, sekundenlanges Stocken des Atmens und in der Folge wieder ein deutliches Schnarchen.

Die Erkrankung

Das OSAS ist das mit Abstand häufigste Schlafapnoe-Syndrom. Es ist dadurch gekennzeichnet, dass die oberen Luftwege, also vor allem der Rachen, im Schlaf bei der Atmung für kurze Zeit vollständig kollabieren. Es kommt zu längeren Atempausen – den *Apnoen;* dadurch kommt kein Sauerstoff mehr ins Blut. Das Gehirn ist als erstes betroffen und schlägt Alarm, wodurch der Schlaf unterbrochen wird: Der Schlafende schreckt immer wieder kurz aus dem Tiefschlaf auf, oft ohne dabei jedoch ganz wach zu werden. Das steigert zwar den Muskeltonus der Rachenmuskulatur, sodass der Betroffene wieder Luft holen kann, beeinträchtigt aber die Schlafqualität und führt zum nichterholsamen Schlaf mit all seinen Folgen. Durch die Alarmreaktionen wird zudem immer wieder das unwillkürliche sympathische Nervensystem aktiviert. Folgen sind Bluthochdruck und nächtliche Herzrhythmusstörungen.

(!) Die obstruktive Schlafapnoe ist selten Ursache eines Bluthochdrucks. Folgen des Bluthochdrucks können wiederum Herzinfarkt oder Schlaganfall sein (→ S. 722).

Die „Hauptschuldigen" am OSAS sind überschüssiges Fettgewebe und Alkohol. 80 % der Patienten mit OSAS sind übergewichtig. Schlafmittel können die ungünstige Muskelentspannung der Rachenmuskeln noch weiter verstärken. Weitere Risikofaktoren sind ein dicker, gedrungener Hals, eine besonders große Zunge *(Makroglossie)* und große Rachenmandeln. Verengungen der Nase (krumme Nasenscheidewand, Nasenpolypen oder stark vergrößerte Gaumenmandeln) können in manchen Fällen ebenfalls eine verstärkende Rolle spielen. Sehr selten sind Auffälligkeiten des Gesichtsschädels verantwortlich, wie etwa ein nach hinten versetzter Unterkiefer *(Retrognathie)*.

Sehr viel seltener ist das zentrale Schlafapnoe-Syndrom. Es ist Folge einer vom Gehirn ausgehenden Fehlsteuerung der Atemmuskulatur und ist gekennzeichnet durch Stillstand oder Nachlassen der Atembewegung im Schlaf. Gewöhnlich ist es verbunden mit einem Sauerstoffmangel.

Auch Mischformen beider Syndrome kommen vor **(gemischtes Apnoe-Syndrom).**

Das macht der Arzt

Diagnosesicherung → S. 1228.

Bei der Therapie sind die persönlichen Lebensgewohnheiten die entscheidenden Ansatzpunkte. Eine deutliche Gewichtsreduktion kann ein OSAS entscheidend verbessern oder sogar völlig beseitigen. Auch sollten alle Faktoren, die das OSAS verstärken (Rauchen, Alkohol, Schlafmittel oder Bewegungsmangel), reduziert oder abgestellt werden. Zudem kann eine Verbesserung der Schlafhygiene in Einzelfällen sehr effektiv sein (→ S. 1230).

Wenn diese Maßnahmen nicht zum Erfolg führen, verordnet der Arzt eine *Nasenmaske*, die der Betroffene jede Nacht tragen muss. Sie ist an einen kleinen Kompressor angeschlossen, der einen geringen Luftüberdruck erzeugt. Dieser beständige, während der Ein- und Ausatmung bestehende Überdruck wirkt dem Zusammenfallen der oberen Atemwege entgegen („Luftschienung"). Unter dieser von Ärzten ***CPAP-Therapie (Continuous Positive Airway Pressure)*** genannten Behandlung verschwinden nicht nur die Atemstillstände, sondern auch die belastenden Begleitbeschwerden und -erkrankungen der Schlafapnoe. Typische Probleme der Beatmung sind Druckstellen am Maskenrand sowie ausgetrocknete Schleimhäute. In diesem Fall kann die Atemluft zusätzlich befeuchtet werden. Üblicherweise sind die Patienten beim ersten Mal nicht überzeugt davon, mit der beschriebenen Apparatur schlafen zu können, aber viele werden von der durchschlagenden Besserung der Schlafqualität überzeugt.

Kommt der Betroffene mit der nächtlichen Maskenbeatmung nicht zurecht, so kann durch Gebissschienen aus Kunststoff versucht werden, ein Zurücksinken des Unterkiefers im Schlaf zu verhindern (Protrusionsschiene → S. 1236). Die Erfolgsquote ist aber hierbei nicht so hoch wie bei der Maskenbeatmung.

Selbsthilfe

Erfolgversprechend ist die Beseitigung von Ursachen und übermäßigem Alkoholgenuss (vor allem abends). Ferner sollte auf Beruhigungs- und Schlafmittel konsequent verzichtet werden (außer der Arzt verordnet diese auf Grund der Umstände im Einzelfall).

Ergänzend kommen je nach Schwere und Ursache der OSAS auch alle weiteren Verhaltensmaßnahmen und operativen Möglichkeiten in Betracht, die bereits beim primären Schnarchen beschrieben wurden (→ S. 1235). Allerdings ist eine operative Verkleinerung des Zäpfchens beim OSAS meist nutzlos.

Warnhinweis: Laut mehrerer Gerichtsurteile besteht bei OSAS Fahruntüchtigkeit im Straßenverkehr.

Aktuell: www.gesundheit-heute.de/32x03

- **www.bsd-web.de** – Bundesverband Schlafapnoe Deutschland e. V., Ingelheim: Derzeit eher magere Internetseite, aber mit Suchservice für schlafmedizinisch qualifizierte Ärzte.
- **www.vdk-schlafapnoe.de** – Internetseite des Fachverbands für Schlafapnoe/Chronische Schlafstörungen (VdK, Bonn): Bietet Wissenswertes zum Schlafapnoe-Syndrom und Schnarchen, so zu Ursachen, Symptomen und deren erfolgreichen Behandlung.

Sekundäre Schlafstörungen (nichterholsamer Schlaf bei chronischer Erkrankung)

Häufigkeit: ■■■■■

Sekundäre Schlafstörung: nicht nur vorübergehende Störung der Schlafqualität infolge einer internistischen, neurologischen, psychiatrischen oder anderen Primärerkrankung. Es besteht die Gefahr wechselseitiger Verstärkung von Schlafstörung und ursächlicher Erkrankung. Dieser Teufelskreis ist besonders ausgeprägt bei den psychiatrischen Primärerkrankungen und kann Betroffene in den Suizid (Selbstmord) treiben.

Leider stehen spezielle schlafmedizinische Behandlungsmöglichkeiten bisher nur bei wenigen Primärerkrankungen zur Verfügung. Die ärztliche Hilfe besteht deshalb in der Praxis vor allem darin, die Selbsthilfemöglichkeiten im Rahmen der modernen Schlafhygiene (→ S. 1230) an die Möglichkeiten und Erfordernisse im Einzelfall anzupassen. Dies reicht oft schon aus, den Teufelskreis der sekundären Schlafstörung zu durchbrechen.

Die folgende Aufstellung geht auf die wichtigsten chronischen Erkrankungen ein und stellt, soweit verfügbar, auch spezielle schlafmedizinische Therapiemöglichkeiten dar.

Die Erkrankungen

Chronische Schmerzen

Viele körperliche Erkrankungen sind weniger durch die Krankheit selbst, als vielmehr durch die damit einhergehenden Schmerzen Ursache für schlechten Schlaf. So geben ~ 70 % der von *chronischen Schmerzen* betroffenen Patienten an, dass die Schmerzen ihre Schlafqualität verschlechtern.

Dabei entsteht ein Teufelskreis: Jeder hat schon erlebt, dass Schmerzen den Schlaf stören und vor allem das Durchschlafen fast unmöglich machen. Weniger bekannt ist, dass schlechte Schlafqualität die Wahrnehmung des Schmerzes intensiviert (mehr hierzu → Kapitel 31).

Manchmal leiden die Betroffenen schließlich mehr unter der Schlaflosigkeit als unter den zugrunde liegenden Schmerzen. Trotzdem setzt die Therapie, wenn möglich, an der Ursache an (mehr dazu → Kapitel 31).

- Sind die Schmerzen kurzfristiger Natur, kann die angemessene Einnahme von Schmerzmitteln verhindern, dass der genannte Teufelskreis eintritt. Schmerzmittel vom NSAR-Typ (wie Diclofenac, z. B. in Voltaren®) sind oft ausreichend; bei stärkeren Schmerzen, z. B. nach einem größeren zahnmedizinischen Eingriff, kann der Arzt ein Opioid verordnen (→ S. 1219).
- Bei längerfristigen Schmerzen (beispielsweise bei Tumorschmerzen) ist eine frühzeitige gute Schmerztherapie die wichtigste Maßnahme.

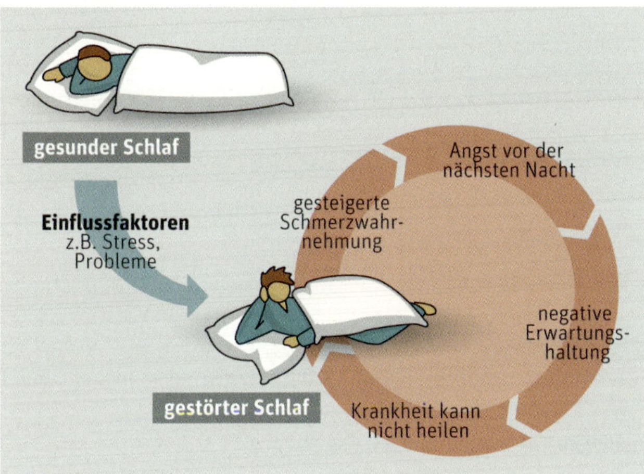

Sekundäre Schlafstörungen: Der Teufelskreis des schlechten Schlafs ist bei chronischen Erkrankungen besonders ausgeprägt. Er kann vom Betroffenen oft nicht ohne ärztliche Hilfe durchbrochen werden. [ASM 3206]

Kopfschmerzsyndrome

Alle Kopfschmerzsyndrome wie ***Spannungskopfschmerzen*** (→ S. 1121), ***Clusterkopfschmerzen*** (→ S. 1124) und auch ***Migräne*** (→ S. 1123) können durch Schlaf ausgelöst, aber auch gelindert werden. Sie können sich bei Schlafstörungen verschlimmern und/oder an Träume gebunden auftreten.

Manche Betroffenen müssen z. B. auf einen Mittagsschlaf verzichten, weil sie wissen, dass dieser einen Migräneanfall auslösen kann.

(!) Eine sorgfältige Selbstbeobachtung (z. B. mit Schlafprotokollen und Kopfschmerztagebuch) bietet gute Chancen, die Häufigkeit und Schwere von Kopfschmerzen zu senken.

Demenz

Die *Demenz* geht im fortgeschrittenen Stadium fast immer mit schwersten Störungen des Tag-Nacht-Rhythmus und damit auch des Schlafs einher. Eine spezifische Therapie ist schwierig; Näheres → S. 449).

Parkinson-Krankheit

75 % aller *Parkinson-Patienten* (ausführlich → S. 1140) klagen über Schlafstörungen (bis hin zur Umkehr des Schlaf-Wach-Rhythmus), die sowohl durch die Krankheit selbst als auch durch ihre Behandlung bedingt sein können. Besonders die Levodopa-Therapie wirkt sich ungünstig auf die Schlafqualität aus. Die Schlafstörungen nehmen im Verlauf der Krankheit zu. Auch Depressionen, die ein häufiges Phänomen bei Patienten mit fortgeschrittenem Parkinson sind, verschlimmern die Schlafstörungen. Zudem klagt über die Hälfte aller Parkinson-Patienten über nicht kontrollierbare Beinbewegungen im Schlaf.

Schlaganfall

Schlaganfallpatienten leiden zu über 50 % an Schlafstörungen, vor allem an schlafbezogenen Atemstörungen, z. B. in Form von Atemaussetzern. Eine spezifische Therapie existiert noch nicht.

Chronic-Fatigue-Syndrom

Das *Chronic-Fatigue-Syndrom (CFS)*, auch *chronisches Müdigkeitssyndrom* oder *chronisches Erschöpfungssyndrom* genannt (→ S. 1048), wird im Rahmen der neurologischen Erkrankungen besprochen (→ Kapitel 29). Es ist fast immer mit nichterholsamem Schlaf verbunden.

Auch im Rahmen schwerer Krankheiten und deren Therapien (z. B. Chemo-Therapie bei Krebs) lässt sich ein *Fatigue-Syndrom* mit erhöhter Müdigkeit bei gleichzeitig schlechter Schlafqualität beobachten. Es kann über einen langen Zeitraum, bis weit über das Therapieende hinaus, anhalten.

Die Therapiemöglichkeiten dieser Schlafstörungen entsprechen denen der primären Schlafstörung.

Fibromyalgie

Die *Fibromyalgie* (ausführlich besprochen → S. 1014) ist in hohem Maße von chronischem Erschöpfungsgefühl gekennzeichnet; nichterholsamer Schlaf gehört dabei zu den schlafmedizinisch führenden Beschwerden.

Tinnitus

Der *Tinnitus* (besprochen in → S. 564) kann infolge des Dauertons oder -geräusches zu ausgeprägten Einschlaf- und Durchschlafstörungen führen.

Psychiatrische Erkrankungen

Der nichterholsame Schlaf kennzeichnet praktisch jede seelische Erkrankung. Die Auswirkungen auf die einzelnen Faktoren der Schlafqualität sind jedoch, wie die folgende Tabelle zeigt, sehr unterschiedlich.

Bei stationärer Aufnahme ist die Therapie der Schlafstörung in vielen ganzheitlichen Behandlungskonzepten integraler Baustein der Behandlung. Begrenzter sind die Möglichkeiten innerhalb der ambulanten Therapie – zumindest die Selbsthilfemaßnahmen zur Verbesserung der Schlafhygiene können jedoch immer angewendet werden (→ S. 1230).

Weitere Erkrankungen

Bruxismus (nächtliches Zähneknirschen) → S. 540

Cushing-Syndrom → S. 755

MCS (multiple chemosensitivity syndrome) → S. 1048

Restless-Legs-Syndrom → S. 1160

Narkolepsie

Häufigkeit: ■□□□□

Narkolepsie: Krankhaft gesteigertes Schlafbedürfnis, dem eine neurologische Erkrankung des Schlaf-Wach-Rhythmus zugrunde liegt. Charakterisiert ist die Narkolepsie durch erhöhte Schläfrigkeit während des Tages mit regelrechten *Schlafanfällen* durch *kataplektische Attacken* mit plötzlicher Erschlaffung der Muskulatur. Möglich sind auch *Schlaflähmungen,* in deren Verlauf sich der Betroffene trotz klaren Bewusstseins nicht mehr bewegen kann.

In der Laienliteratur wird die Narkolepsie manchmal als Schlafkrankheit bezeichnet – dieser Begriff wird aber auch für die tropische, infektiöse Schlafkrankheit (→ S. 1238) gebraucht und sollte deshalb für die Narkolepsie nicht verwendet werden.

Als Folge der starken Tagesschläfrigkeit kommt es bei der Narkolepsie zu Bewegungsautomatismen, die peinlich sein können und zur sozialen Ausgrenzung führen. Verkehrs- und Fahrtüchtigkeit sind nicht gegeben.

Narkolepsie ist ein genetisch bedingtes Krankheitsbild, dessen Ausbruch und Schwere von Umweltfaktoren abhängt und nicht nur eine Folgestörung anderer Krankheiten ist. Dafür spricht ein positiver HLA-DR2-Faktor, den 95 % der Betroffenen aufweisen.

Die Behandlung ist schwierig, eine Heilung nicht möglich. Die Lebensqualität kann aber durch Medikamente und verhaltenstherapeutische Maßnahmen (z. B. feste Schlafphasen im Verlauf des Tages) deutlich gebessert werden.

Schlafkrankheit

Häufigkeit: ■□□□□

Schlafkrankheit *(Afrikanische Trypanosomiasis):* Eine durch *Trypanosomen* (einzelliger Parasit → Tab. S. 314) ausgelöste Tropenerkrankung. Sie kommt in den Feuchtregionen Afrikas vor und wird von der tagsüber stechenden *Tsetsefliege* übertragen.

Die Erkrankung verläuft in drei Stadien: Einige Wochen nach dem Stich hat der Infizierte Fieber, Schüttelfrost, Ödeme, Lymphknotenschwellung, Hautausschlag und Juckreiz (Stadium 1). Nach einigen Monaten stehen neurologische Symptome im Vordergrund: Verwirrtheit, Koordinations- und Schlafstörungen sowie Krampfanfälle (Stadium 2). Im Stadium 3 gerät der Betroffene in einen Dämmerzustand, der für die Krankheit namensgebend war.

Der Erregernachweis erfolgt mikroskopisch aus dem Blut oder dem Liquor sowie mit immunologischen Methoden. Zur Behandlung stehen verschiedene Wirkstoffe wie Suramin, Pentamidin, Melarsoprol und Eflornithin zur Verfügung. Betroffen ist vor allen Dingen die afrikanische Bevölkerung. Eine medikamentöse Prophylaxe wie beispielsweise bei der Malaria existiert bislang nicht. Touristen sollten sich mit langärmeliger Kleidung, Moskitonetzen und Repellents (Insektenabwehrmitteln z. B. Icaridin in Bayrepel® oder Autan®) schützen.

Seelische Erkrankung	Durchschlaf-Störung	Fehlender Tiefschlaf	Angst-träume	Übermäßige Schlafdauer
Depression (→ S. 1181) und manisch-depressive Erkrankung (→ S. 1185)	fast immer	sehr oft	sehr oft	kommt vor
Schizophrenie (→ S. 1187)	fast immer	sehr oft (in ~ 50 %)	kommt vor	kommt vor
Generalisierte Angsterkrankung (→ S. 1195) und Phobien (→ S. 1196)	seltener	–	–	–
Alkoholabhängigkeit (→ S. 1201)	sehr oft	fast immer	oft	–
Borderline-Persönlichkeitsstörung (→ S. 1200)	seltener	–	seltener	–
Demenzen (→ S. 445)	fast immer	fast immer	seltener	–
Essstörung (→ S. 1209)	seltener	–	–	–

Schlafprobleme tauchen bei schweren **seelischen Erkrankungen** *fast immer als begleitende Beschwerden auf.* [verändert nach W09]

V

Know-how für Patienten

Der Buchteil V hilft Ihnen, sich erfolgreich im medizinischen Versorgungssystem zu bewegen. Das Herzstück bildet das Kapitel 35 „Patient sein heute“ mit den Leitthemen Kommunikation mit dem Arzt, Medizin und Innovation, Medizin und Recht sowie Medizin und Geld. Ergänzend finden Sie systematische Hintergrundinformationen zur Alternativmedizin und zur Schulmedizin (Kapitel 33 und 34) sowie eine detaillierte Interpretationshilfe für Laboruntersuchungen (Kapitel 36).

Übersicht

33	Alternativ- und Komplementärmedizin	1240
34	Diagnose- und Therapieverfahren in der Schulmedizin	1262
35	Patient sein heute	1282
36	Laborwerte von A–Z	1304

Buchteil V – Know-how für Patienten

33

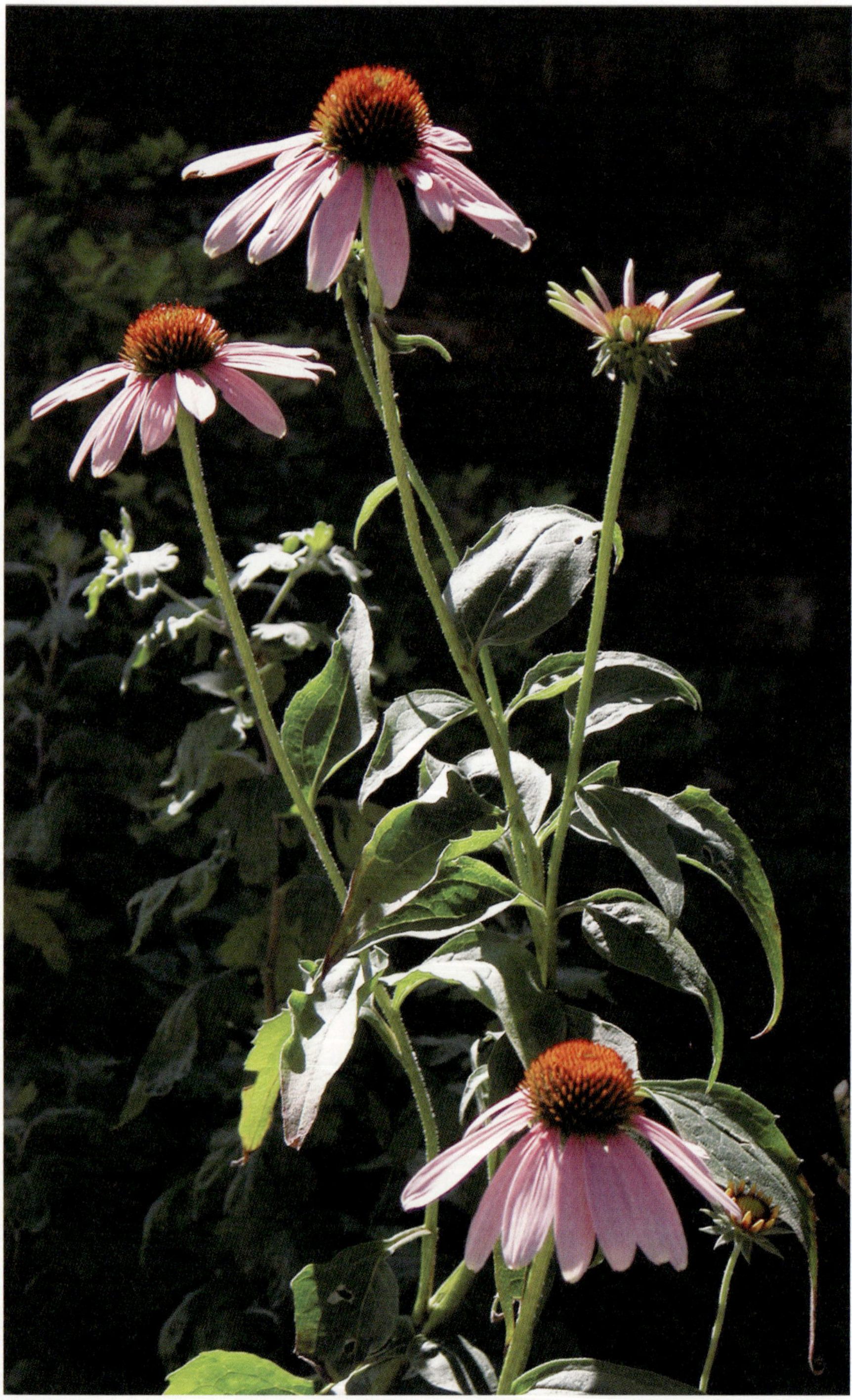

Um zu heilen und zu lindern, nutzten Menschen zu allen Zeiten die Kräfte der Natur. Gleichzeitig entstanden Vorstellungen davon, wie der Körper funktioniert, wie Krankheiten entstehen und wie wir gesund bleiben können. Für alle traditionellen Heilsysteme findet Heilung nicht nur auf körperlicher, sondern auch auf seelischer, sozialer und spiritueller Ebene statt – Verfahren, die wir heute als ganzheitlich bezeichnen. Die bei uns vorherrschende naturwissenschaftliche Medizin kann manche der angenommenen Wirkungen traditioneller Verfahren nicht bestätigen. Dennoch lehnt die Schulmedizin die Naturheilverfahren längst nicht mehr so pauschal ab wie noch vor 15 Jahren. Im Zeitalter der chronischen und stressbedingten Krankheiten hat sich gezeigt, wie wertvoll der auf den ganzen Menschen gerichtete Blick sein kann. [ISP 3301]

Alternativ- und Komplementärmedizin

Hier finden Sie

Einführung 1241
Natürlich heilen, aber wie? 1241

Die Heilverfahren im Überblick 1247
Phytotherapie 1247
Traditionelle Chinesische Medizin und Akupunktur 1248
Ayurveda 1251
Homöopathie 1251
Anthroposophische Medizin 1253
Bach-Blütentherapie 1253
Manuelle Therapien 1254
Entspannungsverfahren und Mind-Body-Therapien.............. 1257
Ausleitende Verfahren 1260
Auswahl weiterer Naturheilverfahren 1261

An anderer Stelle im Buch besprochen:
Bäder 280
Heilpflanzen zur Selbstbehandlung .. 272
Hypnose......................... 1177
Inhalationen 283
Orthomolekularmedizin 238
Wickel.......................... 277

Einführung

Natürlich heilen, aber wie?

Mehr als hundert verschiedene **Naturheilverfahren,** also Methoden, die in der Natur vorhandene Stoffe (z. B. Pflanzen, Nahrungsmittel, Mineralien) oder Kräfte (z. B. Wärme, Licht, Wind, Magnetismus, Körperkraft, Berührung) zu Heilzwecken nutzen, werden heute im deutschen Sprachraum angewendet.

Ursprünglich stützten sich Ärzte vor allem auf Wasserbehandlungen, Wärme- und Kältetherapie, Atem- und Bewegungstherapie, Pflanzenheilkunde und die auf eine gesunde Lebensführung abzielende Ordnungstherapie. Diese Verfahren werden deshalb manchmal auch als **klassische Naturheilverfahren** bezeichnet.

Während manche Naturheilverfahren Eingang in die an Universitäten gelehrte Schulmedizin gefunden haben – das gilt z. B. für viele physikalische Verfahren (→ S. 1277) und für Teile der Phytotherapie (Pflanzenheilkunde) – werden andere von der Schulmedizin abgelehnt, wie z. B. die klassische Homöopathie.

Die am Rande oder außerhalb der Schulmedizin praktizierten Verfahren werden zusammenfassend oft als **Alternativmedizin** bezeichnet. Allerdings haben längst nicht alle von der Schulmedizin abgelehnten Verfahren den Anspruch, die Schulmedizin zu ersetzen. Stattdessen verstehen sie sich eher als eine *Ergänzung* zur konventionellen Medizin. Wir Autoren von *Gesundheit heute* bevorzugen deshalb den Begriff der **Komplementärmedizin *(ergänzende Medizin)*.**

Die Schulmedizin macht in jüngster Zeit Anstrengungen, die Naturheilverfahren wissenschaftlich zu prüfen und integriert komplementärmedizinische Verfahren zunehmend in ihre Behandlungspläne. Die so entstehende **integrative Medizin** verbindet sozusagen beide Welten.

Die komplementäre Medizin ist in den letzten Jahrzehnten in allen Industrieländern ungeheuer populär geworden. Mehr als 50 % der Patienten nutzen sie regelmäßig – mit regional stark unterschiedlichen Präferenzen. So ist die hierzulande sehr breit genutzte Homöopathie (→ S. 1251) in den USA nur wenig bekannt, während sich dort dafür Osteopathie (→ S. 1254), Chiropraktik (→ S. 1255) und ***naturopathic medicine*** (ein eigenes System aus Lebens- und Ernährungsregeln sowie bestimmten traditionellen Diagnose- und Therapietechniken) fest etabliert haben.

Durch ihre Popularität werden Naturheilverfahren allerdings auch zunehmend zum Zielobjekt renditesüchtiger Strategen: Die Anti-Aging-Medizin bedient sich zahlreicher, angeblich natürlicher Heilmittel, und auch die Zeitschriften- und Buchverlage unterstützen mit unzähligen Veröffentlichungen diesen Trend – man denke nur an über Nacht populär gewordene Methoden wie Eigenurintherapie, Apfelessig oder die Blutgruppendiät. In *Gesundheit heute* ist der Anti-Aging-Medizin ein eigenes Kapitel gewidmet (→ ab S. 429).

Die Wurzeln der Alternativmedizin

Viele der heute populären komplementären Verfahren stammen aus anderen Kulturräumen; sie wurden im Zuge der Alternativbewegung in die Industrieländer „exportiert“ – das gilt für die Traditionelle Chinesische Medizin (→ S. 1248) ebenso wie für die ayurvedische Medizin (→ S. 1251).

Andere Verfahren stellen dagegen universelle Heilpraktiken dar, die in vielen oder sogar in allen Kulturen genutzt wurden. Vor allem die Massagetechniken, Mind-Body-Therapien (→ S. 1257) und die Phytotherapie (→ S. 1247) wurden zu allen Zeiten rund um den Globus angewandt – sogar Tiere können dabei beobachtet werden, wie sie bei bestimmten Krankheiten spezielle Kräuter bevorzugen.

Viele häufig genutzte Verfahren wie Homöopathie, Osteopathie, anthroposophische Medizin und Bach-Blütentherapie entstanden in den „Gründerwirren" der wissenschaftlichen Medizin – hier prallten verschiedene, noch kaum überprüfbare Erklärungen für schon exakt beschriebene Krankheiten aufeinander und brachten konkurrierende Denksysteme hervor.

Der Ursprung vieler dieser Verfahren war die Unzufriedenheit mit dem herrschenden Medizinsystem. Samuel Hahnemann etwa, der Begründer der Homöopathie, war zutiefst von den brutalen und für den Patienten nicht selten tödlichen Behandlungsmethoden seiner Zeit (wie Aderlässe, Abführmaßnahmen, Chirurgie ohne Betäubung) abgestoßen. Dasselbe gilt für Edward Bach, den Gründer der Bach-Blütentherapie. Noch heute spielt die Unzufriedenheit mit dem Medizinbetrieb bei der Nutzung von komplementären Verfahren eine große Rolle. Sehr viele Patienten lassen sich alternativmedizinisch behandeln, weil sie sich als Menschen im schulmedizinischen Betrieb nicht ernst genommen fühlen.

Erwartungen

Wer komplementäre Verfahren nutzt, wünscht sich eine dem Menschen zugewandte Medizin. Man will kein „Fall" sein, sondern ein Mensch mit einer (Krankheits-)Geschichte. Einer Geschichte, an der der Arzt teilnimmt.

Auch eine aktivere Rolle gehört zu den Wünschen, die viele Menschen mit der Komplementärmedizin verbinden: Sie wollen nicht nur Rezepte abholen, sondern auch ein Verständnis entwickeln für das, „was ihnen fehlt" – und dies ist oft genug eben nicht nur ein bestimmtes Medikament, sondern vielleicht auch ein tieferer Bezug zum Leben.

Praktisch alle Patienten aber sehen in komplementären Verfahren eines: Methoden ohne schwere Nebenwirkungen. Und dieser Anspruch wird auch von den meisten dieser Verfahren erfüllt – etwa der Homöopathie und der Akupunktur.

Dennoch: Nebenwirkungen können auch bei „natürlichen" Verfahren vorkommen – so mussten auch in der Phytotherapie schon Präparate vom Markt genommen werden. Und jedes Jahr gibt es weltweit immerhin etwa zehn Todesfälle nach manuellen Manipulationen, vor allem der Halswirbelsäule.

Wirkungsweise

Jedes Verfahren bietet eine Erklärung dafür an, warum und wie es wirkt. Manche dieser Denkmodelle passen zum gegenwärtigen wissenschaftlichen Verständnis, andere berufen sich auf Wirkmechanismen, die wissenschaftlich derzeit nicht nachvollzogen werden können. Diese Methoden werden auch als ***Außenseitermethoden*** oder als **Paramedizin** bezeichnet. So ist etwa die Wirkung von Heilpflanzen und von physikalischen Methoden naturwissenschaftlich plausibel, die der Kraniosakraltherapie (→ S. 1255) oder der Homöopathie dagegen entzieht sich dem derzeitigen wissenschaftlichen Verständnis.

(!) Paramedizinische Erklärungen werden heute so selbstverständlich gebraucht, dass viele Menschen annehmen, dahinter verberge sich gesicherte Wissenschaft. Begriffe wie ***Entschlackung, Entgiftung, Energieblockaden*** oder ***Entstörung*** können aber nur aus ihrem ursprünglichen Zusammenhang verstanden werden, eine direkte naturwissenschaftliche Entsprechung haben sie nicht.

Das Zwei-Quellen-Prinzip

Dass die Wirkung eines Verfahrens wissenschaftlich nicht verstanden wird oder von der derzeitigen Wissenschaft abgelehnt wird, spricht nicht grundsätzlich gegen seine Wirksamkeit. Denn zum einen entwickelt sich auch die Wissenschaft fort. Manche Außenseitermethode ist heute in die Schulmedizin integriert – man denke etwa an die anfangs belächelte Vollwerternährung (→ S. 232). Auch dass viele alternative Verfahren mit ganz eigenen Begriffen arbeiten, ist kein Argument gegen ihre Wirkung: Zeitbedingte oder esoterische Begriffe, wie etwa der „Astralleib" der Anthroposophie, die für die meisten Menschen keinen „Sinn" machen, können durchaus in ein System passen, das in seiner Ganzheit funktioniert. Und zum Dritten: „Die" Wirkung eines Verfahrens gibt es nicht.

Denn was der Arzt dem Patienten reicht – ob in der Schulmedizin oder in der Komplementärmedizin – hat immer zwei Aspekte. Im Grunde nämlich handelt es sich um ein *Paket:*

- Da ist zum einen die – mehr oder weniger ansehnliche und aufwendige – *Verpackung.*
- Und zum anderen der *Inhalt* des Pakets.

Der Inhalt. Ein Verfahren kann durch den zugeführten Stoff oder andere unmittelbare Effekte, d. h. „aus sich selbst heraus" wirken. Man nennt diesen – unmittelbaren – Anteil der Wirkung auch die **spezifische Wirkung** ***(substanzielle Wirkung, spezifischer Effekt)*** des Verfahrens. Beispiel Pflanzenmedizin: Die spezifische Wirkung geht hier von den Inhaltsstoffen der Pflanze aus, die in die biologischen Vorgänge im Körper eingreifen. Oder die Akupunktur: Die spezifische Wirkung ergibt sich der Traditionellen Chinesischen Medizin zufolge durch die Einwirkungen der gesetzten Nadeln auf den Energiefluss im Körper – kein Wunder, dass die Akupunktur die Nadelung an genau festgelegten Körperpunkten vorsieht.

Die Verpackung. Aber auch Einflüsse, die mit dem Verfahren nur „lose verbunden" sind, können die Wirkung erklären. Ein Paket ist eben *mehr* als das überreichte stoffliche Etwas, es besteht auch aus der „Hülle" drumherum – und dazu gehört nicht nur das glänzende Papier, sondern auch die „kitzelnde Neugier", die Vorfreude und vielleicht auch die Genugtuung darüber, jemandem wichtig zu sein. Auf die Medizin übertragen sind solche **unspezifischen Wirkungen** ***(unspezifische Effekte, kontextuale Effekte)*** z. B. die mit jeder Therapie verbundene menschliche Zuwendung, der „ordnende" Eingriff in das Leben des Betroffenen und der viel diskutierte Placebo-Effekt (→ S. 1293). Eine Heilpflanze wird eben nicht nur geschluckt, sondern liebevoll zubereitet und als dampfende, womöglich ans Bett gebrachte Tasse Tee eingenommen. Auch bei der Akupunktur werden nicht nur Nadeln in der Haut versenkt, sie werden vielmehr in einer Art „therapeutischem Ritual" angewendet. Möglicherweise sorgt dieser Rahmen dafür, dass auch die „zufällige" Nadelung außerhalb der von der chinesischen Medizin angenommenen „Energiekanäle" eine (in diesem Falle unspezifische) Wirkung zeigt.

Unspezifische Wirkungen – wie sie sich erklären lassen

Unspezifische Wirkungen sind keine Scheinwirkungen und auch nicht „nur Placebo-Effekte". Im Gegenteil: Sie stimulieren die Selbstheilungskräfte und können so einen entscheidenden Einfluss auf den Krankheitsverlauf nehmen (→ Kasten).

Eine manchmal unterschätzte, unspezifische Wirkung ist auch das: Jede Therapie braucht Zeit – und diese Zeit wird auch von der Natur genutzt. Viele Krankheiten werden nun einmal von selbst besser – von Prellungen über Rückenschmerzen bis hin zu Erkältungskrankheiten.

Deshalb formulierte der Dichter Voltaire einmal eine Spitze gegen die damalige Schulmedizin, als deren edelste Aufgabe er es ansah, den Patienten abzulenken, damit die Zeit ihr Werk in Ruhe vollbringen kann.

Ein Beispiel: Als die zweite Flasche Hustensaft zu Ende war, war der Husten der kleinen Mareike noch kein bisschen besser. Anstatt zum Kinderarzt, bringt Frau W. ihr Kind diesmal zum Heilpraktiker. „Keine Frage", sagt der nach einer gründlichen Untersuchung, „hier kann eine Konstitutionsbehandlung helfen. Ich schlage eine Darmsanierung vor." Die verordneten Tröpfchen werden eingenommen, nach zwei Wochen ist der Husten weg. Hat nun die „Darmsanierung" geholfen oder wurde Frau W. lediglich im Sinne Voltaires „abgelenkt"?

Wirkung: unbestreitbar

Dass Naturheilverfahren wirken, ist unbestreitbar. Millionen von Patienten haben durch Naturheilverfahren Besserung erfahren. Und die Zufriedenheit mit Naturheilverfahren ist bei den Nutzern generell hoch – meist um einiges höher als in der Schulmedizin. Und was die Naturheilkunde auch für sich in Anspruch nehmen kann: Sie wirkt manchmal auch dort, wo die Schulmedizin nicht (mehr) helfen kann – so konnte die Akupunktur manchen Migränepatienten helfen, die in der Schulmedizin erfolglos behandelt wurden. Wenn Kritiker der Naturheilkunde also behaupten, die „sanften" Verfahren seien ansprechend und sympathisch, wirkten aber nicht, so stimmt das ganz offensichtlich nicht.

Spezifisch oder unspezifisch?

Allerdings: Dass die Wirkung spezifisch ist, ist bisher nur für die wenigsten Naturheilverfahren belegt. Die Phytotherapie (→ S. 1247) gehört zu den wenigen Methoden, die die spezifische Wirksamkeit einzelner Heilstoffe durch wissenschaftliche Studien belegen kann. Bei vielen anderen Verfahren verlief die Suche nach einer spezifischen Wirkung dagegen bisher eher enttäuschend: So ist das in Deutschland am häufigsten angewandte Naturheilverfahren, die Homöopathie, bisher nicht durch systematische Arzneimittelprüfungen im Sinn der evidenzbasierten Medizin (→ S. 1297) untermauert, und auch die Akupunktur kann nicht uneingeschränkt als spezifisch wirksam gelten (mehr zu den Bewertungen der einzelnen Verfahren → Heilverfahren im Überblick ab S. 1247).

Wissenschaftliche Prüfung: Kontra!

Doch auf die „Wirkung unter dem Strich" kommt es an. Und dabei, so meinen nicht wenige Verfechter von Naturheilverfahren, könnte man es doch belassen. Ob sich die Wirkung auf spezifische oder unspezifische Effekte gründet, sei für den Patienten egal: Wer heilt, hat Recht. Zudem seien die spezifischen Wirkungen von den unspezifischen oft gar nicht zu trennen. Ein Antibiotikum mag wirken, wenn es über das Internet bestellt wird, aber bei den Naturheilverfahren seien nun einmal Beziehungen wichtig – Anwender und Mittel seien eine Einheit.

Streitfall Doppelblindstudien. Viele Verfechter von Naturheilverfahren lehnen deshalb konsequente wissenschaftliche Untersuchungen wie etwa randomisierte Doppelblindstudien (→ S. 1297) ab. Letztere wurden entwickelt, um die spezifische Wirkung einer Therapie zu messen – und die unspezifische Wirkung komplett außen vor zu lassen.

Mit solchen „künstlichen" Studien, so die Kritik vieler Naturheilkundler, werde jedoch das unterschlagen, was die Medizin seit ihren

Unspezifische Wirkungen – wie sie zustande kommen

- Jede Behandlung greift auch ein Stück weit in das Gefüge unseres Lebens ein: Wir lernen unseren Körper besser kennen, denken über unsere Erkrankung nach, entdecken vielleicht Konflikte, Unstimmigkeiten oder Probleme in unserem Leben und versuchen, diese zu lösen. Diese Zuwendung uns selbst gegenüber kann unsere eigene Position stärken und Eigenkräfte mobilisieren.
- Behandlung schafft *Erwartung:* Wir bringen in die Therapie unser Vertrauen ein, und erwarten allein schon deshalb, dass es uns in absehbarer Zeit besser geht. Wie stark dieser Effekt ist, lässt sich in Studien zeigen: Werden im Krankenhaus Schmerzen behandelt, ohne dass der Patient weiß, für welchen Zweck er die Medizin bekommt, so wirkt das Schmerzmittel schlechter, als wenn der Patient ausdrücklich über die zu erwartenden Wirkungen aufgeklärt ist (dies gilt übrigens in noch stärkerem Maße für Placebos). [X02]
- Viele Verfahren – wie die Homöopathie – bestehen aus weit mehr als nur den eingenommenen Tröpfchen oder Globuli: Dazu gehört ein ausführliches Gespräch zur Auswahl des Medikaments, bei dem sehr persönliche Fragen gestellt werden. Dazu gehören das „Gute Besserung" der freundlichen Apothekerin und andere Begegnungen auf dem Weg. Kurz: Wir haben es mit einem *therapeutischen System* zu tun.
- Ein entscheidender Teil dieses Systems ist die *Beziehung zum Therapeuten,* der sich ein Stück weit in unsere Person und unser Problem eindenkt. Dessen Erfahrung, Wissen und menschliche Präsenz können uns Angst nehmen, Hoffnung und Sicherheit vermitteln und uns damit insgesamt stärken. Viele Naturheilverfahren bieten in der Tat das, was die Forschung als die wirksamsten Elemente einer Psychotherapie ansieht: eine therapeutische Beziehung, Klärung von Konflikten und Unterstützung bei der Bewältigung von Problemen.
- Zu den unspezifischen Wirkungen gehören auch die so genannten Reizeffekte (→ S. 1243): Wo immer der Körper aus seiner *Funktionsbalance* **(Homöostase)** gebracht wird, leitet er zunächst einmal eine Stressantwort ein – das gilt für einen Aufenthalt in der Sauna genauso wie für einen kalten Wasserguss und die Akupunkturnadeln. Und diese Gegenreaktion kann, richtig dosiert, das Immunsystem ankurbeln – so ist z. B. bekannt, dass selbst die Injektion von physiologischer Kochsalzlösung messbare Veränderungen in der Zahl und Funktion der Immunzellen bewirkt (Details zum Immunsystem → S. 1022).
- Und zu guter Letzt darf nicht vergessen werden, dass viele Naturheilverfahren vom Patienten selbst bezahlt werden. Dies kann zum einen den „empfundenen Wert" einer Therapie steigern. Zum anderen ermöglicht die im Vergleich zur „Kassenleistung" weitaus bessere Vergütung eine zeitlich intensivere Zuwendung als das kurzatmige System der Fünf-Minuten-Medizin. Egal, ob dies als „erkaufte Zuwendung" gesehen wird oder als ein dringend notwendiges Korrektiv der Schulmedizin: Die therapeutischen Begegnungen im Bereich der Alternativverfahren gehen oft tiefer.

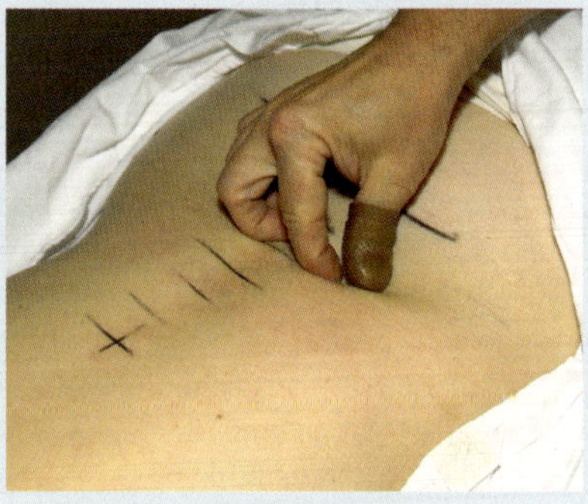

Chiropraktiker bei der Therapie eines Patienten mit chronischen Rückenschmerzen. Gerade bei chronischen Schmerzzuständen hat sich gezeigt, dass alternativmedizinische Therapien den Vergleich mit schulmedizinischen Methoden nicht zu scheuen brauchen – auch wenn oft unklar bleibt, was genau den therapeutischen Effekt bewirkt. [SHU 3303]

Anfängen genutzt hat und auf was sich die Heilkunst der Ärzte schon immer mitgegründet hat: die Beziehung des Patienten zum Therapeuten. Ist der Trend zu den Naturheilverfahren nicht gerade dadurch entstanden, weil die Schulmedizin die Herzen der Menschen nicht mehr erreicht? Sollen die Naturheilverfahren den Irrtum der Schulmedizin jetzt – auf Drängen der Schulmedizin – wiederholen? Und setzt nicht auch die Schulmedizin zuhauf auf unspezifische Wirkungen – sei es über den „Professorenbonus" oder über die Strahlkraft hochtechnischer Untersuchungen?

So fragt etwa Dr. Ellis Huber, der ehemalige Präsident der Berliner Ärztekammer, warum nur das anerkannt werden solle, was „unabhängig von Beziehungen, seelischen oder geistigen Kräften und sozialer Lage wirkt". Randomisierte Doppelblindstudien lehnt auch Dr. Huber als Standard zum Wirkungsnachweis in der Heilkunde ab und setzt dagegen: „Das Leben ist ein dynamisches, kommunizierendes Gewebe, ein Gewirr von Wechselwirkungen, in dem Geist und Materie, Leib und Seele miteinander in Beziehung stehen und sich gegenseitig beeinflussen". [X03]

Wichtige Wirkungen: nicht messbar. Gegner einer rigorosen wissenschaftlichen Überprüfung weisen auch auf das **Passungsphänomen** hin: Ein Verfahren wirkt dann am besten, wenn es zu den Erwartungen und der Persönlichkeit des Patienten passt. Der Patient braucht nicht die – nach exakten Methoden für den „Standardpatienten" entwickelte – *beste* Therapie, sondern die für ihn *richtige*. Nur wer sich von einem Verfahren „angesprochen" fühlt, wird dessen Potenzial nutzen können. Und wie sollen statistische Verfahren das überprüfen?

Viele Verfechter von Naturheilverfahren wollen sich deshalb allenfalls auf „weiche" wissenschaftliche Überprüfungen einlassen – wenn die Wirkung von Naturheilverfahren geprüft werden solle, dann bitte schön der Gesamteffekt. Wo „Hülle und Inhalt" zusammenwirken, solle auch die Wirkung des *ganzen* Pakets gemessen werden – anstelle von Doppelblindstudien (→ S. 1297), die auf den Nachweis einer spezifischen Wirkung abzielen, sollten Beobachtungsstudien durchgeführt werden, welche die mit dem Verfahren „unter dem Strich" erzielten Besserungen messen.

Wissenschaftliche Prüfung: Pro!

Die Befürworter einer wissenschaftlichen Überprüfung der Naturheilverfahren halten dagegen: Vor der Empfehlung eines Medikaments oder Verfahrens müsse bekannt sein, ob dieses „aus sich heraus" – also spezifisch – wirke. Man müsse wissen, ob ein Medikament nur wirkt, wenn man sich mit dem Arzt gut versteht oder auch dann, wenn man den Arzt nicht leiden kann. Was würden denn Patienten von Schulmedizinern halten, die sich weigern, ein Medikament zu testen, da dieses nur funktioniere, wenn ein Professor es verordne oder wenn der Arzt zumindest einen weißen Kittel trüge?

Und für einen solchen Nachweis, so die Verfechter eines wissenschaftlichen Herangehens, reiche die Erfahrung des Therapeuten nicht aus. „Dass dieses Medikament wirkt, sehe ich doch täglich in der Praxis" ist kein Beweis für eine Wirkung über unspezifische Effekte hinaus. Und auch die oft bemühte „Stimme des Volkes" hilft nicht weiter („Millionen zufriedene Anwender können nicht irren") – Konsens ist kein Wirknachweis.

Zu einer verlässlichen Aussage über eine reproduzierbare (wiederholbare) Wirkung sind objektive Prüfungen unerlässlich, bei denen Zufall, Therapeut und Suggestion außen vor bleiben – die Einheit von Verfahren und Anwender soll aufgebrochen, die Verpackung vom Inhalt getrennt werden.

Und das schaffen nur randomisierte Doppelblindstudien (in diesen Studien werden die erzielten Besserungen mit denen eines Placebos verglichen → auch S. 1297). Nicht umsonst muss die Arzneimittelindustrie jedes Jahr Milliarden für diese Studien ausgeben – der spezifische Wirknachweis ist heute die Voraussetzung für die Medikamentenzulassung.

Dass objektive Wirknachweise grundsätzlich auch bei naturheilkundlichen, individuell wirkenden Verfahren wie etwa der Homöopathie erbracht werden können, zeigt folgendes Beispiel:

Drei homöopathisch arbeitende Hautärzte einer mittelgroßen Stadt bitten alle neu in ihre Praxen kommenden Patienten schriftlich um Teilnahme an einer Studie über die Wirkung der homöopathischen Behandlung bei Neurodermitis. Die Voraussetzung zur Teilnahme: Sollte sich bei der Konsultation die Diagnose einer Neurodermitis ergeben (→ S. 1072), so müssen sich die Patienten bereit erklären, statt eines homöopathischen Medikaments eventuell ein Placebo (→ S. 1293) zu bekommen. Zu den Bedingungen der Studie gehört auch, dass die Patienten ihre Medikamente immer in einer bestimmten Apotheke abholen und sich nach einem Zeitraum von drei Monaten von einem unabhängigen Hautarzt untersuchen lassen.

Der Apotheker, bei dem sich die teilnehmenden Patienten ihre Verordnungen abholen, hat nun folgende Aufgabe: Auf allen mit einem roten „S" markierten Verordnungen (das ist das vereinbarte Zeichen für „Studienteilnehmer") prüft er das Geburtsdatum. Alle Patienten mit einer ungeraden Jahreszahl bekommen – in einer neutralen Verpackung – die verordneten homöopathischen Medikamente ausgehändigt, die mit einer geraden Jahreszahl ein gleich aussehendes Placebo. Der nach drei Monaten Behandlung aufzusuchende unabhängige Hautarzt dokumentiert die Befunde nach ihrem Schweregrad auf einer Skala von 1 bis 10 (ihm ist natürlich nicht bekannt, welche der Patienten homöopathisch behandelt wurden und welche nicht).

Sind ausreichend viele Patienten untersucht, kann nun der Studienleiter die Ergebnisse auswerten, d. h., die von dem unabhängigen Hautarzt erhobenen Befunde

Wer heilt, hat Recht – oder doch nicht? – Unsere Meinung

- Weder sind Naturheilverfahren deshalb wirkungslos, weil sie wissenschaftlich nicht getestet sind oder einen Nachweis spezifischer Wirkung nicht erbringen können. Noch sind die Medikamente der Schulmedizin für jeden Fall die richtige Wahl, nur weil sie in objektiven Studien „wirksam" sind. Was zählt, ist das echte Leben – und hier mischen sich Erwartungen, Erfahrungen und die Wirkungen des eingesetzten Verfahrens auf oft unvorhersehbare Art.
- Für uns ist deshalb nicht erstaunlich, dass Naturheilverfahren wie die Akupunktur oder die Homöopathie in vielen Fällen über eine Heilkraft verfügen, um die sie die Schulmedizin durchaus beneiden darf.
- Ob diese Wirkungen allerdings spezifischer Natur sind, bezweifeln wir gerade bei den weitverbreiteten Verfahren der Homöopathie, der anthroposophischen Medizin und der Bach-Blütentherapie. Das bedeutet für uns aber nicht, dass die Wirkung auf „Schein" oder Selbsttäuschung beruht – selbst der Placebo-Effekt wird heute als ein tief greifender Mechanismus gesehen, der messbare körperliche Veränderungen bewirkt (→ S. 1293). Unspezifische Wirkungen sind keine Luftschlösser.
- Wer ein Verfahren nicht nur als Ergänzung, sondern als *Alternative* zur Schulmedizin empfiehlt, sollte beweisen können, dass die Wirkung seines Verfahrens zumindest gleichwertig ist. Zu solchen Vergleichen gibt es Forschungsmethoden, die auch ohne das Korsett des Doppelblindversuchs auskommen. Auch Psychotherapieverfahren lassen sich heute auf diese Weise wissenschaftlich bewerten!
- Je schwerer erkrankt ein Patient ist, desto verlässlicher muss die Therapie sein. Wer also Heilung etwa bei Krebs verspricht, sollte den versprochenen Erfolg belegen können. Und da reichen „sanfte Beweise" nicht aus – wo es ums Überleben geht, zählt die spezifische Wirkung.

der Behandlung zuordnen. Findet er statistisch keinen Unterschied in den Hautbefunden zwischen Patienten aus „ungeraden" und solchen aus „geraden" Geburtsjahren, so ist eine spezifische Wirkung des verordneten Homöopathikums nicht anzunehmen.

Es gibt aber noch weitere Argumente für die wissenschaftliche Überprüfung:

- Jede Behandlung bedeutet einen Eingriff in den Körper und die Seele des Patienten. Er investiert Vertrauen, Energie und Geld. Wenn eine Methode nur bei bestimmten Therapeuten funktioniert und bei anderen nicht, sollte der Patient dies wissen – und sich dann selbst entscheiden, ob er sich auf den Versuch einlässt.
- Auch wenn unmittelbare Nebenwirkungen bei Naturheilverfahren selten sind: Patienten können auch bei sanften Verfahren zu Schaden kommen – vor allem dann, wenn wirksamere Therapien unterlassen werden.

Naturheilverfahren realistisch nutzen

Akut gefährliche oder schwer verlaufende Krankheiten sind grundsätzlich ungeeignet für eine Behandlung mit Naturheilverfahren. Diese Zurückhaltung ergibt sich aus dem Wirkprinzip vieler Naturheilmethoden: Wo Wirkung über eine Steigerung der Selbstheilungskräfte erzielt wird, können die entsprechenden Verfahren nur wirken, wenn solche selbstregulierenden Kräfte überhaupt noch greifen können. Ist der Organismus von einer schweren Erkrankung überwältigt, so kann er die Kraft zur Selbsthilfe zumindest in der akuten Phase nicht mehr aufbringen.

Generell gibt es Indizien, die Sie aufhorchen lassen sollten, wenn Sie eine bestimmte naturheilkundliche Therapie erwägen. Seien Sie deshalb zumindest skeptisch, wenn ein Therapeut:

- Rasche, komplette Heilung verspricht. Wenn eine bestimmte Art der Behandlung oder Ernährung wirklich eine (chronische) Krankheit heilen könnte – sie hätte sich durchgesetzt, und zwar schon längst. Wenn es „zu gut klingt, um wahr zu sein" ist es in aller Regel auch nicht wahr.
- Alle schulmedizinischen Verfahren in Bausch und Bogen verdammt und darauf besteht, dass Sie alle schulmedizinischen Therapien unverzüglich abbrechen.
- Vorgibt, mit einem bestimmten Verfahren alles behandeln zu können: Allergien, Depressionen, Diabetes und Krebs. Keine Medizin kann das.
- Sich auf „bahnbrechende Erkenntnisse" beruft und angeblich ein „Forschungsinstitut XY" unterhält. Wenn das Verfahren wissenschaftlich so gut abgesichert ist, ist es auch bei Ärzten zumindest in der Diskussion: Fragen Sie nach!
- Sich in einer Opferrolle darstellt – die Wahrheit werde unterdrückt, das Verfahren von der Pharmaindustrie „totgeschwiegen". Pharmazeutische Zulassungsverfahren sind zwar langwierig, aber wirksame Therapien setzen sich durch.
- Gleichzeitig noch Handel mit Medikamenten oder Apparaten betreibt.

Anbieter

Naturheilverfahren wurden bis vor 20 Jahren fast nur von **Heilpraktikern** angeboten. Inzwischen behandelt aber die Mehrzahl der ***Allgemeinmediziner*** und ***Kinderärzte*** ebenfalls naturheilkundlich. Jährlich erwerben in Deutschland über 2500 Ärzte eine Zusatzbezeichnung im Bereich der Komplementärmedizin wie Naturheilverfahren, Akupunktur, Homöopathie oder Chirotherapie/Manuelle Medizin. Wenn sich diese Bezeichnungen auf dem Praxisschild finden, bürgt das für eine entsprechende, von den Ärztekammern zertifizierte Ausbildung.

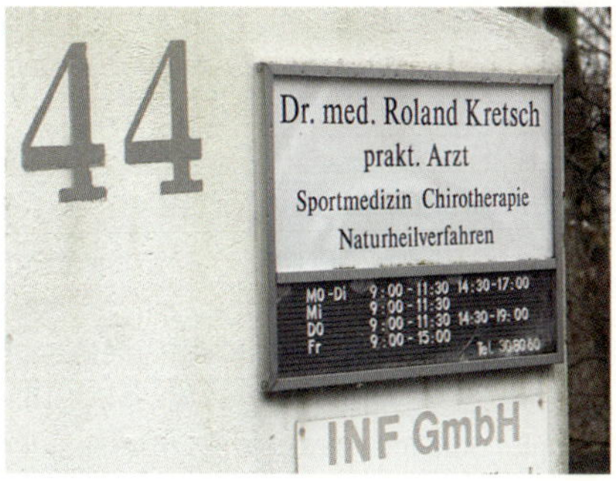

Praxisschild eines Allgemeinmediziners mit naturheilkundlicher Zusatzbezeichnung [JAN 3302]

Ärzte dürfen aber auch ohne diese Zusatzbezeichnungen Naturheilverfahren anwenden.

Bei den ~16000 in Deutschland praktizierenden Heilpraktikern gibt es solche geschützten Bezeichnungen für einzelne Naturheilverfahren bisher nicht. Heilpraktiker erlernen ihren Beruf an privaten Schulen, die Dauer und Qualität der Ausbildung ist – da gesetzlich nicht geregelt – unterschiedlich. Lediglich eine vom Gesundheitsamt ausgerichtete Prüfung ist gesetzlich vorgeschrieben.

Neben Heilpraktikern und Ärzten sind in Deutschland nur noch die ***Psychotherapeuten*** für die selbstständige Behandlung zugelassen. Einen Grenzfall bilden die ***Physiotherapeuten.*** Sie sind einerseits berechtigt, sich auch in schwierigen Methoden wie der Osteopathie weiterzubilden und prüfen zu lassen, andererseits dürfen sie diese aber nach aktueller Rechtslage nur auf Verordnung eines Arztes oder Heilpraktikers ausüben.

Neuerdings unterhalten auch einzelne Universitätskliniken komplementärmedizinisch arbeitende Ambulanzen, die insbesondere auf chronische Erkrankungen, Krebs und chronische Schmerzsyndrome spezialisiert sind (z.B. das Zentrum für naturheilkundliche Forschung an der Technischen Universität München).

Arzt oder Heilpraktiker? Grundsätzlich gilt: Ein Patient fährt mit der Person am besten, der er vertraut. Da Ärzte jedoch über ein breiteres medizinisches Wissen verfügen, ist eher gewährleistet, dass sie richtige Diagnosen stellen und Verschlechterungen rasch erkennen.

IGeL-Hinweis: Die Kostenübernahme für naturheilkundliche Verfahren ist ein kompliziertes Thema, das von Kasse zu Kasse etwas unterschiedlich gehandhabt wird. Zudem unterscheiden sich Privatkassen und gesetzliche Krankenkassen, und die neuerdings verfügbaren **Zusatzversicherungen für naturheilkundliche Leistungen** folgen ebenfalls eigenen Regeln. Vom Gesetzgeber sind zumindest die gesetzlichen Krankenversicherungen angewiesen, nur wissenschaftlich fundierte Therapien zu erstatten.

Neuerdings bezahlen manche gesetzlichen Krankenkassen unter bestimmten Voraussetzungen eine homöopathische Behandlung, und – bei Kindern unter 12 Jahren – sogar die homöopathischen Arzneien. Ähnliches gilt für die Akupunktur, die zumindest für bestimmte Indikationen zur Kassenleistung geworden ist (Akupunktur → S. 1249). Nicht verschreibungspflichtige, naturheilkundliche Arzneimittel müssen seit 2004 generell selbst bezahlt werden. Der Besuch beim Heilpraktiker wird grundsätzlich nicht erstattet.

Bei diesen undurchschaubaren Verhältnissen kann nur eines geraten werden: Mit der Kasse reden, welche Leistungen sie übernimmt und welche nicht – am besten *vor* Aufnahme einer Therapie. Einige Ärzte lehnen übrigens die Abrechnung über die Kasse auch dann ab, wenn sie genehmigt wird: Denn bei der Abrechnung als Kassenleistung (nach dem EBM → S. 1299) erhalten sie viel weniger Geld als bei der Abrechnung als Selbstbezahlung (nach GOÄ → S. 1305). Oder der Arzt verlangt Zuzahlungen, was allerdings oft sogar rechtswidrig ist (→ IGeL-Medizin ab S. 1299).

Für Privatkassen sind die Regelungen anders – immerhin bieten jüngere Verträge eine gewisse Rechtssicherheit, weil dort bestimmte Verfahren explizit in Bezug auf die Kostenerstattung ein- oder ausgeschlossen sind. Die Verhältnisse in der Schweiz und in Österreich sind nicht weniger kompliziert. Auch hier gilt: nachfragen!

Verhältnismäßigkeit der Mittel

Auch sanfte Therapien können einschneidend sein. Leider begegnen einem auch in der Naturheilkunde immer wieder Fälle, in denen mit Kanonen auf Spatzen geschossen wird. Therapeuten, die einerseits ein Antibiotikum für eine Mittelohrentzündung als zu „eingreifend" bewerten, scheuen andererseits – in bester Absicht! – nicht davor zurück, ihren Patienten z. B. ausgefallene Diätpläne oder monatelange „Umstimmungstherapien" zu verordnen.

Prüfen Sie deshalb vor jeder Therapie auch die Verhältnismäßigkeit der Mittel. Genauso wie man bei leichten Schmerzen nicht sofort ein Schmerzmittel einsetzt, müssen bei einer Schramme oder einem Mückenstich nicht immer gleich „die Kügelchen" gezückt oder eine Akupressursitzung durchgeführt werden. Vertrauen Sie auch einmal auf die Natur – wäre der Körper nicht auf die normalen Belastungen des Alltags vorbereitet, wäre der Mensch schon vor vielen Generationen ausgestorben.

Die sanfte „Verblödung": Naturheilverfahren in den Medien

Die Drehständer vor den Buchhandlungen und Apotheken sind mit Büchern über Naturheilverfahren gut gefüllt, und auch im Internet wimmelt es von Informationsangeboten. Viele Bücher greifen allerdings nur die neueste Modewelle auf, und die Informationen im Internet sollen vor allem Appetit machen auf eines: ein bestimmtes Produkt zu kaufen, einen bestimmten Therapeuten zu wählen oder ein bestimmtes Verfahren anzuwenden. Dieses Muster ist im Bereich der Diäten seit Jahrzehnten bekannt, hat sich aber seit den Publikumserfolgen von Schüßlersalzen, Apfelessig und Eigenurin auch bei den Naturheilverfahren etabliert.

Da hilft nur eines: Wenn Sie von angeblichen Wunderwirkungen lesen, prüfen Sie vor allem: Wer betreibt die Seite? Wer verbirgt sich hinter dem „Institut" oder dem angegebenen „Beraterteam"? Was ist der Zweck der Seite? Soll informiert, geworben oder etwas verkauft werden?

Öffentliche Aufklärung. Leider stecken die Bemühungen der öffentlichen Hand zur Aufklärung im Bereich Naturheilverfahren noch in den Kinderschuhen. Wer sich heute über den Forschungsstand zu einzelnen Verfahren informieren will, findet die besten Informationen noch immer auf englischsprachigen Internetseiten (→ Infobox). Der Grund liegt darin, dass in den USA und in Großbritannien schon seit vielen Jahren erhebliche öffentliche Mittel in die Erforschung und Bewertung von Naturheilverfahren investiert werden. So ist insbesondere das mit einem Jahresbudget von über 100 Millionen Dollar ausgestattete ***National Center for Complementary and Alternative Medicine (NCCAM)*** am US-amerikanischen National Institute of Health das weltweit führende Institut zur Bewertung und Patientenberatung im Bereich der Naturheilverfahren. Für Patienten mit Englischkenntnissen lohnt sich ein Besuch immer.

Das NCCAM hat zudem an einem Internetportal mitgewirkt, das den Zugriff auf Forschungsergebnisse auch für Laien erleichtert, und das nicht nur von Ärzte sondern auch von Patienten genutzt werden kann (→ Infobox).

Im deutschsprachigen Raum hat sich unter anderen die Stiftung Warentest der Bewertung von Naturheilverfahren verschrieben. Das in Buchform veröffentlichte Resultat (→ Infobox S. 1246) wird zwar regelmäßig von den Verfechtern der „durchgefallenen" Verfahren wegen mangelnder Transparenz und teilweise nicht plausibler Schlussfolgerungen heftig kritisiert, ist aber dennoch der methodisch bisher brauchbarste Beitrag zu diesem Thema.

Bewertung der Komplementärmedizin in *Gesundheit heute*

Wie schwer es ist, die Heilverfahren objektiv zu bewerten, wurde bereits ausgeführt. Bewertungen sind Momentaufnahmen und können dem Einzelfall nicht immer gerecht werden.

Wir haben uns entschlossen, für *Gesundheit heute* Informationen zu Naturheilverfahren an der derzeit verfügbaren wissenschaftlichen Datenlage auszurichten. Als ausreichend abgesichert und mitteilenswert betrachten wir Informationen, die durch wissenschaftlich hochwertige Methoden überprüft wurden. Um diesem Standard zu genügen, berücksichtigen wir insbesondere die von den Mitarbeitern des *National Center for Complementary and Alternative Medicine* (→ oben) erarbeiteten Bewertungen sowie die ***Cochrane Reviews*** – das sind nach den Prinzipien der evidenzbasierten Medizin (→ S. 1297) erstellte zusammenfassende Auswertungen des gegenwärtigen wissenschaftlichen Datenbestands. Liegen keine wissenschaftlichen Einschätzungen zu einer bestimmten Therapie vor, so wird das erwähnt.

Wir sind uns bewusst, dass dieses Vorgehen eine Auslese bedeutet. Denn zum einen ist die wissenschaftliche Überprüfung von Naturheilverfahren in keiner Weise abgeschlossen. Im Gegenteil: Sie hat erst vor etwa 15 Jahren ernsthaft begonnen. Zum anderen zielt die wissenschaftliche Überprüfung von Naturheilverfahren vor allem darauf ab, spezifische Wirkungen (→ S. 1242) zu erkennen. Viele Naturheilverfahren wirken aber vor allem über unspezifische Wirkungen (→ S. 1242), die sich in vielen wissenschaftlichen Studien zwar nicht abbilden, im individuellen Fall dennoch entscheidend sein können.

Wir wollen eine fundierte Orientierungshilfe bieten – wenn ein bestimmtes Verfahren bei einer Krankheit nicht aufgeführt ist, heißt dies nicht, dass es unwirksam ist oder dass wir dieses Verfahren ablehnen, sondern schlicht, dass uns keine Informationen dazu vorliegen, deren Verallgemeinerung sich nach derzeitigem wissenschaftlichem Kenntnisstand rechtfertigen ließe.

i **Aktuell:** www.gesundheit-heute.de/33x01

- **www.nccam.nih.gov** – Englischsprachige Webseite des *National Center for Complementary and Alternative Medicine* (NCCAM, Maryland, USA): Näheres → Text.
- **www.nccam.nih.gov/camonpubmed** – Englisches Internetportal des NCCAM: Erleichtert für Laien den Zugriff auf Forschungsergebnisse von wissenschaftlichen Studien zu Komplementärverfahren.
- **www.nlm.nih.gov/medlineplus/alternativemedicine.html** – Englischsprachige Internetseite der *National Library of Medicine und der National Institutes of Health* (USA): Mit vielfältigen Patienteninformationen zum Thema Komplementärmedizin.
- **www.compmed.umm.edu/Cochrane/cam_reviews.html** – Englischsprachige Internetseite der Universität Maryland (Komplementärmedizinisches Programm), in Zusammenarbeit mit dem Cochrane-Institut (USA): Mit Cochrane Reviews zu Komplementärverfahren (→ Infobox S. 1303).
- **www.muemo.med.tu-muenchen.de** – Internetseite des Zentrums für naturheilkundliche Forschung der Technischen Universität München: Für Laien ist v. a. die Rubrik Patienteninfo interessant.
- **www.jr2.ox.ac.uk/Bandolier/booth/booths/altmed.html** – Englischsprachige Internetseite des britischen Wissenschaftsjournals *Bandolier:* Zum wissenschaftlichen Hintergrund von Komplementärverfahren.
- **www.cambase.com** – Datenbank zur Literaturrecherche über Komplementärmedizin, entwickelt von der Universtiät Witten/Herdecke.
- E. Ernst: **Praxis Naturheilverfahren.** Springer, 2005. Fachlich fundierter Ratgeber, liefert einen ausführlichen Überblick über die evidenzbasierte Wirksamkeit von 64 naturheilkundlichen Diagnose- und Therapieverfahren.
- Stiftung Warentest (Hrsg.): **Die andere Medizin. „Alternative" Heilmethoden für Sie bewertet.** Berlin, 2006. Fundierte Auseinandersetzung mit der Komplementärmedizin auf Basis der evidenzbasierten Medizin (→ S. 1297). Weil nicht wenige der überprüften Verfahren ziemlich schlecht wegkommen, schlug das Buch gleich nach Erscheinen hohe Wellen – teilweise zu Recht, da viele der Datenquellen nicht angegeben waren. Die jetzt vorliegende 2. Auflage erscheint insgesamt transparenter als die Erstauflage.

Die Heilverfahren im Überblick

Phytotherapie

Die **Phytotherapie** ***(Pflanzenheilkunde)*** wird von allen Kulturen der Erde angewendet, wobei verschiedene Kulturen oft dieselben Kräuter gegen die gleichen Beschwerden anwenden. So sind in einem ägyptischen Papyrus aus dem 17. Jahrhundert vor Christus z. B. Kümmel, Leinsamen und Hanf beschrieben.

Die traditionelle Phytotherapie

Die auf jahrhundertelange Erfahrung aufbauende **traditionelle Phytotherapie** ***(traditionelle Pflanzenheilkunde, Kräutermedizin)*** verwendet die aus vollständigen Pflanzen oder Pflanzenteilen gewonnenen Komplettauszüge wie Aufgüsse oder Tees, die vor allem als Teil der Selbsthilfe genutzt werden (→ Kapitel 05).

Die ***erfahrungsheilkundlich orientierte Phytotherapie*** wird manchmal auch als ***Klostermedizin*** bezeichnet, da es im Mittelalter die Klöster waren, die das pflanzenheilkundliche Wissen bewahrten und vermehrten.

Viele der etwa 700 hierzulande verwendeten Arzneipflanzen sind im **Arzneibuch** (Herausgeber: Bundesinstitut für Arzneimittel und Medizinprodukte) beschrieben. Hier sind solche Kräuter aufgeführt, deren Inhaltsstoffe chemisch genau charakterisiert sind. Im Arzneibuch ist festgelegt, welche Pflanzenteile wie verwendet werden, wie sie zu lagern sind und wie ihre Qualität zu prüfen ist.

Apotheken (nicht aber Nahrungsmittelläden oder Drogerien) müssen sich an die Qualitätsvorschriften des Arzneibuchs halten, sodass eine verlässliche pharmazeutische Güte der Produkte anzunehmen ist. Ein Wirkungsnachweis muss für die traditionell angewendeten Heilkräuter nicht erbracht werden.

Mit wenigen Ausnahmen (etwa Pflanzen mit gefährlichen Nebenwirkungen) sind Heilpflanzen frei verkäuflich.

(!) Viele der Überlieferungen im Bereich der traditionellen Phytotherapie sind nicht wissenschaftlich untermauert und damit auch offen für Deutungen und Umdeutungen. So beruft sich etwa die ab den 1970er Jahren entwickelte Hildegard-Medizin (→ unten) auf das Wissen der Nonne Hildegard von Bingen aus dem 12. Jahrhundert, kann aber für die Wirksamkeit der vorgeschlagenen Therapien keine ausreichenden wissenschaftlichen Beweise erbringen. Dasselbe gilt für die in den 1980er Jahren berühmt gewordene Kräuterfibel der ***Maria Treben:*** „Gesundheit aus der Apotheke Gottes".

Die (teils recht aggressiv vermarkteten) Verfahren der **Hildegard-Medizin** berufen sich auf die Lehren der ***Hildegard von Bingen,*** einer adeligen Äbtissin aus dem 12. Jahrhundert. In ihren Schriften stellte sie mehr als 1800 Rezepte aus Mitteln der Natur vor (meist Pflanzen und Steine). Zudem propagierte sie ausleitende Verfahren (→ S. 1260), zu denen sie auch Saunaanwendungen und spezielle Fastenregeln rechnete. Detaillierte, an der damaligen Säftelehre (→ S. 1260) orientierte Ernährungsregeln sollen die Behandlung von Krankheiten unterstützen. Interessant sind auch die von ihr in einem separaten Werk vorgestellten Empfehlungen zur seelischen Gesunderhaltung.

Einige der von Hildegard von Bingen empfohlenen Pflanzen decken sich mit den Empfehlungen der heutigen (Rationalen) Phytotherapie, andere Pflanzen werden nur in ihrer Lehre genannt. Interessanter (und moderner) als die heute oft in den Vordergrund gestellte Pflanzenmedizin sind Hildegards Ernährungsempfehlungen, die einer ausgewogenen Vollwertkost recht nahe kommen. Modern muten auch ihre Ausführungen zur Entstehung psychischer Störungen an, die durchaus mit den heutigen Erkenntnissen der Psychosomatik und der Psychoneuroimmunologie vereinbar sind. So ging Hildegard von Bingen davon aus, dass der Mangel an „lebensbejahenden Gefühlen" nicht nur seelische, sondern auch körperliche Krankheiten entstehen lasse.

Die Rationale Phytotherapie

Die **Rationale Phytotherapie** (auch *moderne* oder ***naturwissenschaftlich orientierte Phytotherapie)*** dagegen bedient sich pharmazeutischer Verfahren, um die Heilpflanzen und ihre zu nutzenden Pflanzenteile wie Blätter oder Wurzeln („Droge") – weiterzuverarbeiten. Dabei werden die enthaltenen Wirkstoffe extrahiert, konzentriert und manchmal sogar einzelne Inhaltsstoffe der Arzneipflanze abgetrennt. Die moderne Pflanzenmedizin kann dadurch die Wirkstoffe der Heilpflanze in möglichst gleichbleibender Konzentration zu pflanzlichen Fertigmedikamenten, den so genannten **Phytopharmaka** verarbeiten, von denen etwa 5000 in deutschen Apotheken gehandelt werden. Pflanzliche Arzneimittel werden als ***standardisierte Präparate*** bezeichnet, wenn zumindest von dem hauptsächlichen Wirkstoff eine garantierte Menge enthalten ist.

Der Beginn der Rationalen Phytotherapie reicht immerhin 200 Jahre zurück: 1811 gelang es dem Apotheker ***Friedrich Wilhelm Sertürner*** erstmals, eine Einzelsubstanz aus einer Pflanze zu isolieren, und zwar das Morphin. Seit der Nachkriegszeit kann die pharmazeutische Industrie die pflanzlichen Inhaltsstoffe auch chemisch umbauen oder komplett künstlich nachbauen (synthetisieren). Einige der wichtigsten schulmedizinischen Arzneien sind nachgebaute Pflanzenwirkstoffe, wie etwa die bei Herzschwäche angewendeten Digitalis-Präparate, die aus Schimmelpilzen abgeleiteten Penizilline und die ursprünglich aus Weidenrinde gewonnene Salicylsäure, der Wirkstoff etwa im Aspirin®. Es wird geschätzt, dass die Mehrzahl der heute in der Schulmedizin verwendeten Präparate ursprünglich von Pflanzenwirkstoffen abstammt. Die Übergänge von der Pflanzenheilkunde zur Schulmedizin sind also fließend.

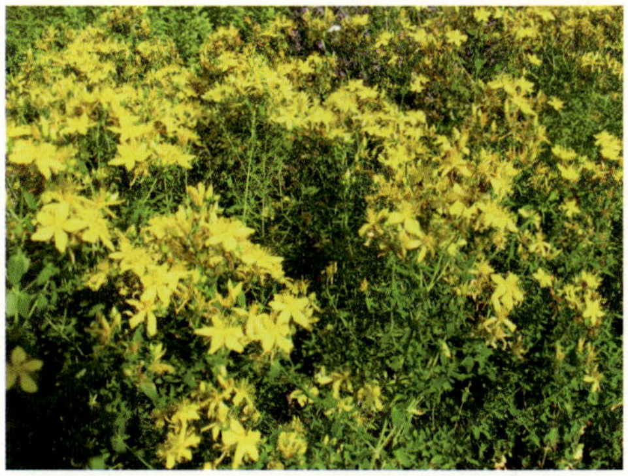

So reizvoll ein Tee aus selbst gepflücktem Johanniskraut ist – die erwünschte therapeutische Wirkung (hier gegen depressive Verstimmung) ist bei nicht-standardisierten Heilpflanzenauszügen unsicher, da die Wirkstoffkonzentration von Standort zu Standort schwankt. [KGS 3304]

Wirknachweise

Die phytotherapeutischen Fertigarzneimittel müssen in Deutschland genauso wie synthetische Arzneimittel vom ***Bundesinstitut für Arzneimittel und Medizinprodukte (BfArM)*** zugelassen werden. Für die uneingeschränkte Zulassung müssen sie einen wissenschaftlichen **Wirknachweis** erbringen. Für die neueren pflanzlichen Präparate werden hier dieselben Standards verlangt wie bei der Zulassung eines synthetischen Präparats – also methodisch einwandfreie Studien an einer ausreichenden Patientenzahl (Doppelblindstudien → S. 1297). Nur solche Präparate können heute auf Kassenrezept verordnet und damit von den gesetzlichen Krankenkassen erstattet werden. Pflanzliche Arzneimittel, die diese – hohen und kostenintensiven – Anforderungen nicht erfüllen, können als **traditionelle pflanzliche Heilmittel** registriert und vertrieben werden, sofern ihre Anwendung auf einer mindestens 30-jährigen Tradition beruht, ihre Wirkung nach den bereits in der Literatur vorhandenen Studien plausibel und ihre Unbedenklichkeit nach dem Stand der Wissenschaft anzunehmen ist. Die Packungsbeilage enthält in diesem Fall die Formulierung „Traditionell angewendet bei ...".

Anwendung und Bewertung

Pflanzen sind so individuell wie Menschen – je nach den Wuchs- und Erntebedingungen sowie den Herstellungsverfahren schwankt die Menge und Zusammensetzung der Wirkstoffe. Bei nach wissenschaftlichen Standards getesteten Heilpflanzen empfiehlt es sich deshalb, auf standardisierte Präparate zurückzugreifen – damit ist garantiert, dass der entscheidende Wirkstoff auch tatsächlich in ausreichender Konzentration vorliegt. Beispiel

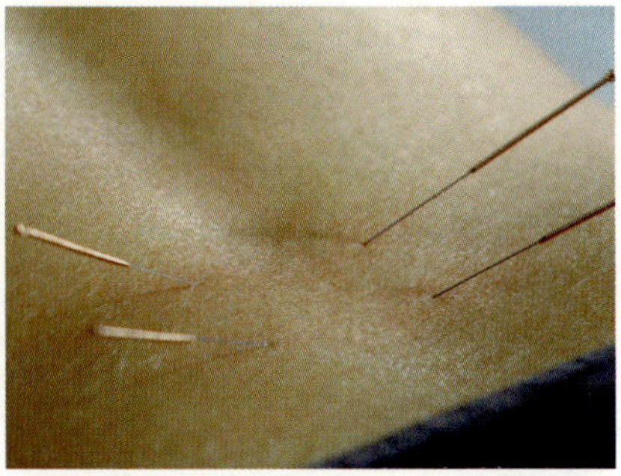

Kontroverse ***Nadelpunkte:*** *Während die Traditionelle Chinesische Medizin von Akupunkturpunkten mit speziellen energetischen Eigenschaften ausgeht, sprechen klinische Studien auch für eine Wirksamkeit, wenn außerhalb der traditionellen Punkte „genadelt" wird.* [DAK 3305]

depressive Verstimmungen (→ S. 1181): Ein Tee mit selbst gepflücktem und selbst zubereitetem Johanniskraut mag einen Versuch wert sein, richtig Erfolg versprechend ist aber nur die Verwendung eines standardisierten Präparats in ausreichender Dosierung.

Risiken und Nebenwirkungen

Meist ist das Verhältnis zwischen erwünschten und unerwünschten Wirkungen in der Phytotherapie gut. Die Herstellung von Heilpflanzen ist heute gut kontrolliert und praktisch alle hierzulande gehandelten Arzneipflanzen stammen aus kontrolliert ökologischem Anbau. Allerdings: „Rein pflanzlich" bedeutet nicht unbedingt „harmlos". Beispielsweise kann ***Beinwell*** bei Daueranwendung das Krebsrisiko erhöhen, und allergische Reaktionen sind auch auf Heilpflanzen möglich. Deshalb sollten Heilpflanzen wie andere Medikamente ohne ärztlichen Rat nicht über einen längeren Zeitraum eingenommen werden. Und vor allem bei Kindern und in der Schwangerschaft sollte der Arzt befragt werden.

i Aktuell: www.gesundheit-heute.de/33x02

- **www.phytotherapy.org** – Internetseite der Gesellschaft für Phytotherapie e. V., Köln: Bietet Links, z. B. zur Zeitschrift für Phytotherapie, zum Arzneimittel des Jahres und zu aktuellen Kongressprogrammen.
- **www.phytotherapie-komitee.de** – Internetseite des Komitees Forschung Naturmedizin e. V., München: Dokumentation von Forschungsergebnissen zur Wirkung von Heilpflanzen.
- J. Grünwald; C. Jänicke: **Grüne Apotheke.** Gräfe & Unzer, 2004. Standardwerk zur Pflanzenheilkunde und ihren Anwendungsgebieten. Sehr ausführlich und detailliert, mit bebilderten Pflanzensteckbriefen und vielen Praxistipps.
- Focus Gesundheit (Hrsg.): **Pflanzenheilkunde – Das DVD Lexikon der Heilkräuter.** 2006. Heilpflanzen von A–Z, mit konkreten Anwendungsbeispielen. Alle Pflanzen werden zudem in einem kleinen Booklet vorgestellt. Sehr anschaulich und informativ.

Traditionelle Chinesische Medizin und Akupunktur

In der langen Geschichte Chinas entstand eine Vielzahl von medizinischen Heilverfahren. Manche davon wurden auch im kommunistisch geprägten modernen China beibehalten. Sie fanden unter dem Begriff der **Traditionellen Chinesischen Medizin** ***(TCM)*** ihren Weg in den Westen.

Die TCM stützt sich auf viele Säulen, die zusammen ein komplexes Heilsystem ergeben, darunter die Akupunktur und das daran angelehnte Verfahren der Moxibustion (Wärmebehandlung der Akupunkturpunkte), Arzneimittelkunde, Ernährungslehre, meditative Übungstechniken wie Tai Chi und Qigong sowie die Tuina-Massage. Im Westen am häufigsten angewendet wird die Akupunktur.

TCM ist aber nicht nur eine Behandlungsmethode – viele ihrer Bestandteile, wie etwa die Ernährungslehre und die körperübenden Verfahren – sind vorbeugender Natur.

Yin und Yang – das Grundprinzip der TCM

Die Denkweise der Traditionellen Chinesischen Medizin ist in unseren Breiten aus mehreren Gründen ungewohnt: Während die moderne Medizin versucht, einen Defekt möglichst genau zu lokalisieren und diesen dann zu behandeln, nimmt die TCM bei gesundheitlichen Problemen eine Störung von Kräfteströmen an, die normalerweise unseren Organismus im Gleichgewicht halten – und dieses Gleichgewicht beschränkt sich keineswegs auf unseren Körper, sondern bezieht den sozialen Organismus, ja sogar den Kosmos mit ein. Eine zentrale Rolle in diesem Konzept nimmt die **Lebensenergie Qi** (sprich Tschi) ein. Sie wird durch ein ausgewogenes Wechselspiel der beiden Lebenspole **Yin und Yang** im Fluss gehalten. Yin und Yang verkörpern dabei unterschiedliche Prinzipien des Lebens, die oft mit „Schattenseite" und „Lichtseite" in Verbindung gebracht werden – Yin steht für Ruhe, Passivität und Kälte, während Yang Dynamik, Aktivität und Hitze einschließt.

Die Ausbildung zum TCM-Behandler ist nicht genau festgelegt, die meisten Ausbildungsgänge richten sich jedoch nach Empfehlungen von ***TCM-Dachverbänden*** und dauern 3–4 Jahre. Die Anforderungen sind hoch. Viele der privaten Ausbildungsinstitute setzen Praktika an chinesischen TCM-Kliniken voraus.

Durchführung. Die Diagnose wird durch Befragung sowie durch eine genaue Betrachtung des Patienten gestellt – letztere beschränkt sich auf die am bekleideten Patienten zugänglichen Körperregionen Augen, Haut, Haltung und Zunge. Zudem wird der Puls an verschiedenen Körperpunkten beurteilt. Dabei werden bis zu 28 verschiedene Pulsqualitäten unterschieden.

Die festgestellte Erkrankung wird meist durch eine mehrmals täglich einzunehmende Arzneimischung aus pflanzlichen, tierischen oder mineralischen Komponenten behandelt. In vielen Fällen werden weitergehende Verfahren wie die Akupunktur (→ S. 1249), Moxibustion (→ S. 1250) oder eine der Übungs- oder Massagemethoden verordnet.

Warnhinweis: Die chinesischen Arzneimittel sind im chinesischen Arzneibuch genau beschrieben und ihre Prüfung, Vorbehandlung und Dosierung sind festgelegt. Dennoch erreicht ein Teil von ihnen nicht die hierzulande geforderten Standards bezüglich Reinheit, Belastung durch Schwermetalle und Pestizide sowie Schimmelbefall. Dies ist einer der Gründe, weshalb Arzneimittel der TCM apothekenpflichtig sind (Fertigarzneien können aber auch auf ärztliches Rezept aus China importiert werden). Einige einheimische Apotheken haben sich auf chinesische Arzneimittel spezialisiert und halten nicht nur ein breites Angebot von mehreren hundert Arzneidrogen vor, sondern bürgen durch ein genaues Prüfprotokoll für gesicherte Qualität.

Anwendungsbereiche. Die TCM behandelt alle Krankheiten, die meisten Anwender im Westen sehen sie jedoch zumindest bei schwerwiegenden Erkrankungen als *ergänzendes Verfahren.* Auch im heutigen China werden westliche Medizin und TCM parallel angewendet. Schwerpunkte der Behandlung sind chronische Krankheiten und Schmerzzustände.

Bewertung. Die TCM beruht auf Traditionen und Konzepten, die nicht 1:1 auf die hiesige Situation übertragbar sind. Während die Verfahren der TCM traditionell vor allem vorbeugend eingesetzt wurden, liegt der Schwerpunkt der westlichen Anwendungen auf der Therapie von Erkrankungen. Wissenschaftliche Untersuchungen attestieren der TCM Wirksamkeit bei einer ganzen Reihe von Erkrankungen. Allerdings entsprechen nur die wenigsten dieser Studien den heute geforderten Standards zum Nachweis einer spezifischen Wirkung, sodass eine verlässliche Wertung derzeit nicht möglich ist.

i Aktuell: www.gesundheit-heute.de/33x03

- **www.dwgtcm.de** – Internetseite der Deutschen Wissenschaftlichen Gesellschaft für Traditionelle Chinesische Medizin e. V., Osnabrück: Informationen zu den einzelnen Therapieverfahren der TCM, mit Datenbank zur Literatur- und Studienrecherche.

- **www.agtcm.de** – Internetseite der Arbeitsgemeinschaft für Klassische Akupunktur und Traditionelle Chinesische Medizin e. V., Berlin: Fachlich fundierte Patienteninformation einschließlich Forum und weiterführenden Links.
- **www.tcm-germany.de** – Internetseite des Mercurius Kolleg für Chinesische Medizin, Köln: Übersichtlich gestaltete Internetseite mit Fach- und Patienteninformationen, Therapeutenliste und Literaturverweisen.
- H. Beinfield; E. Korngold et al.: **Traditionelle Chinesische Medizin.** Grundlagen – Typenlehre – Therapie. dtv, 2005. Fundierte und verständliche Einführung in die TCM und ihre Hintergründe. Ein gutes Nachschlagewerk mit zahlreichen Schaubildern.
- T. J. Kaptchuk: **Das große Buch der chinesischen Medizin.** Die Medizin von Yin und Yang in Theorie und Praxis. Fischer, 2006. Neuauflage des 1989 erstmalig auf Deutsch erschienenen Standardwerks, das die Grundlagen, Diagnose- und Therapieverfahren der chinesischen Medizin sehr anschaulich beschreibt und differenziert in die westliche Tradition einordnet bzw. von ihr abgrenzt.

Akupunktur

Die Traditionelle Chinesische Medizin geht davon aus, dass die Lebensenergie Qi Grundlage jeder Substanz ist und allem Lebendigen innewohnt. Während das kosmische Qi im Wasser der Flüsse, in der Luft und im Wind fließt, konzentriert sich das Qi im menschlichen Körper in den Organen und strömt in einem energetischen Netzwerk von Kanälen oder Leitbahnen, den **Qi-Kanälen,** durch den Körper. Diese Kanäle verlaufen von Pol zu Pol, d. h. von Kopf bis Fuß, und sind damit dem Meridiansystem der Erde vergleichbar. Sie werden deshalb oft auch *Meridiane* genannt.

Die Lebensenergie Qi hat unterschiedliche Funktionen, sie schützt, ernährt, erwärmt, transportiert, kontrolliert und verwandelt. Gesundheit liegt dann vor, wenn die Lebensenergie ausgewogen vorhanden ist und sich austauschen, d. h. ungehindert fließen kann. Krankheit entsteht dann, wenn der Energiefluss behindert ist.

Bei der **Akupunktur** werden *Akupunkturpunkte (Nadelpunkte)* genutzt. Hier öffnen sich nach klassischer Ansicht die Meridiane durch die Haut, sodass durch entsprechende Manipulation ein Überschuss oder Mangel an Qi ausgeglichen werden kann. Da es in der Akupunktur viele unterschiedliche Schulen gibt, herrschen jedoch über die genaue Zahl und Lokalisation der Akupunkturpunkte verschiedene Ansichten.

Die Ausbildung zum **Akupunkteur** ist in Deutschland nicht einheitlich geregelt. Manche Institute bilden nur Ärzte aus, andere wenden sich auch an Mitglieder anderer Heilberufe und Laien. Die Dauer der Ausbildung schwankt ebenfalls erheblich – die meisten akupunktierenden Ärzte verfügen jedoch über eine Ausbildung von mindestens 140, viele sogar von über 350 Praxisstunden.

Wirkungsweise. Wie die Akupunktur genau wirkt, ist nicht bekannt. Die durch die Nadeln gesetzten Reize könnten die inneren Organe über das Nervensystem oder über chemische Botenstoffe und Hormone beeinflussen. Die Nadelung setzt an den Nervenendungen in der Haut Überträgerstoffe (Transmitter) frei, wodurch die Reizleitung des Nervensystems beeinflusst wird. Dadurch kann z. B. die Fortleitung von Schmerzen gehemmt werden. Aber auch Wirkungen am zentralen Nervensystem sind nachgewiesen worden – so werden bei einer Nadelung auch körpereigene schmerzunterdrückende Substanzen im Gehirn (Endorphine) ausgeschüttet, und auch die Durchblutung in bestimmten Hirnarealen wird beeinflusst. Eine plausible Theorie für die von der Traditionellen Chinesischen Medizin angenommene **punktspezifische Wirkung** (d. h. eine Wirkung, die nur über die traditionell genadelten Punkte zustande kommt) gibt es bisher allerdings nicht.

Durchführung. Der Akupunkteur versucht zunächst festzustellen, in welchen Meridianen oder Organen ein Mangel oder ein Überschuss an der Lebensenergie Qi besteht. Dies kann über die traditionellen chinesischen Methoden der Zungen- und der Pulsdiagnose, aber auch durch Zuhören und das genaue Erfragen von Beschwerden erreicht werden. Auch durch Druck auf Punkte der Meridiane oder Reflexpunkte kann eine erhöhte Empfindlichkeit und damit eine abnorme Energieverteilung ertastet werden.

Nach genauer Diagnose des energetischen Ungleichgewichts werden Nadeln unterschiedlicher Länge und unterschiedlichen Durchmessers in bestimmte Hautpunkte gestochen, um das Gleichgewicht wiederherzustellen. Ursprünglich wurden Gold- oder Silbernadeln verwendet, aus Hygienegründen werden heute in den westlichen Ländern Einmalnadeln aus Stahl bevorzugt – diese sind so dünn wie ein kräftiges Haar. Der Einstich der Nadeln ist nicht schmerzhaft, oft stellt sich ein Druck- oder Wärmegefühl oder auch ein Kribbeln im Bereich des Akupunkturpunkts ein. Je nach Schule schwankt sowohl die Einstichtiefe als auch die Zahl der maximal zu verwendenden Nadeln. Die Nadeln bleiben 20–30 Minuten liegen, während der Patient ruht.

Anwendungsbereiche. Die Akupunktur wird im Westen vor allem für chronische Schmerzzustände eingesetzt, wie etwa Kopfschmerzen, Migräne, Rückenschmerzen, Rheuma und andere Gelenkbeschwerden. Auch für stressbedingte Störungen, chronische Müdigkeit, Allergien, zur Suchtentwöhnung, zur Erleichterung der Geburt und für eine lange Liste weiterer Erkrankungen wird die Akupunktur empfohlen. Die Weltgesundheitsorganisation (WHO) nennt über 40 Krankheiten, die sich möglicherweise für eine Behandlung durch Akupunktur eignen (diese Liste entspricht allerdings entgegen mancher Interpretationen keiner *Empfehlung* für die Behandlung durch Akupunktur). In Deutschland wird die Akupunktur bei bestimmten Indikationen (z. B. chronischen Rückenschmerzen oder durch Arthrose bedingten Knieschmerzen) von den gesetzlichen Krankenkassen bezahlt.

Bewertung. Die Akupunktur ist ein uraltes, in ein kulturgebundenes Denksystem eingebettetes Verfahren mit verschiedenen, sich teils widersprechenden Schulen und Strömungen. Manche Wirkungen der Akupunktur können nach dem modernen wissenschaftlichen Weltbild verstanden werden; die vom TCM-Energiemodell angenommenen punktspezifischen Wirkungen der Akupunktur können bislang jedoch nicht überzeugend erklärt werden.

Die Verträglichkeit der Akupunktur ist exzellent, die Patientenzufriedenheit ist generell hoch.

(!) Dass die Akupunktur wirksam ist, ist unbestritten und in vielen Studien mit großen Patientenzahlen gut und wissenschaftlich sauber dokumentiert. Auch bei vielen chronischen Krankheiten (etwa Kopfschmerzen und Migräne) ist ihre Wirkung den derzeitigen schulmedizinischen Ansätzen vergleichbar.

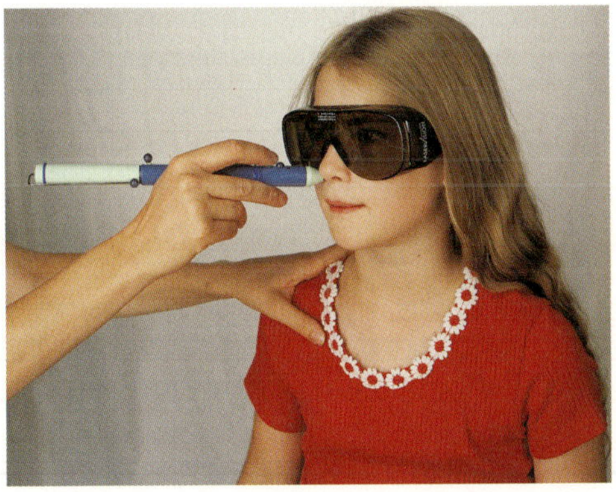

Da Kinder nun einmal Angst vor Nadeln haben, setzen manche Akupunkteure als „sanfte Alternative“ bei Säuglingen und Kleinkindern Massagetechniken ein. Ab dem Schulkindalter verwenden viele Therapeuten bereits Akupunkturnadeln, wobei auf eine möglichst geringe Anzahl wirksamer Nadeln und ein spielerisches Heranführen an die Akupunktur geachtet wird. Eine Alternative ist auch die hier gezeigte ***Laserakupunktur,*** *die mit kompakten stiftförmigen Apparaten durchgeführt werden kann und die jeweiligen Akupunkturpunkte durch einen nicht zu spürenden Laserstrahl stimuliert.* [ADM 3306]

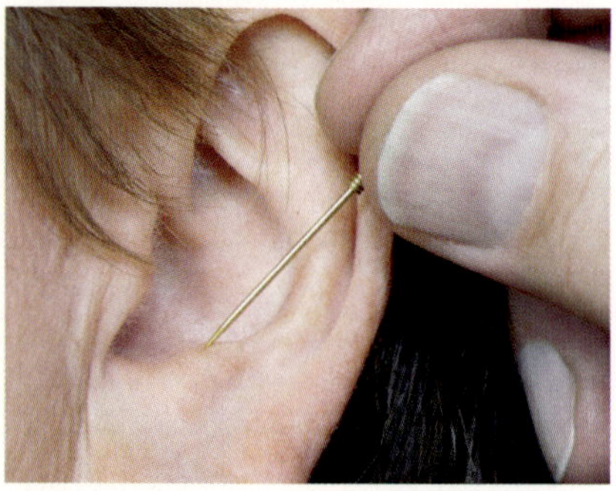

Die ***Ohrakupunktur*** *bietet eine Alternative zur herkömmlichen Akupunktur, indem sie davon ausgeht, dass die inneren Organe des Menschen und sein Energiefluss über die Ohrmuschel stimuliert werden können.* [FDI 3307]

Allerdings: Nur bei einigen wenigen Krankheiten konnte gezeigt werden, dass die Nadelung der spezifischen Energiepunkte wirksamer ist als eine „zufällige" Nadelung an anderen Hautstellen – dies gilt z. B. für den Kniegelenkschmerz, Übelkeit, Zahnweh und Tennisellenbogen. Insbesondere die neueren, mit großen Patientenzahlen durchgeführten Studien stellen eine spezifische Wirkung der Akupunktur in Frage. So konnten die von den Ersatzkassen und die von der AOK an insgesamt etwa 500 000 Patienten durchgeführten Studien zumindest für Kopfschmerzen, Migräne und Rückenschmerzen keine Unterschiede zwischen einer Nadelung der Akupunkturpunkte und einer „zufälligen" Nadelung feststellen (Genaueres → Infobox). Daten zur Langzeitwirkung der Akupunktur sind noch immer rar. [X04]

Die Akupunktur kann unserer Meinung nach bei schweren Erkrankungen wie etwa Diabetes (→ S. 758) oder Bluthochdruck eine schulmedizinische Behandlung nicht ersetzen, sie ist jedoch bei chronischen Schmerzerkrankungen wie Spannungskopfschmerzen und Migräne sowie Rückenschmerzen durchaus eine Alternative.

Da die Diagnose innerhalb der Traditionellen Chinesischen Medizin von einer ganz anderen Begrifflichkeit ausgeht und sich auf nur wenige einfache Techniken stützt, sollten die durch Akupunktur behandelten Krankheiten immer auch zusätzlich schulmedizinisch diagnostiziert und begleitet werden.

■ Mit der Akupunktur verwandte Verfahren

Moxibustion. Bei der **Moxibustion** werden die Akupunkturpunkte durch Wärme gereizt – etwa indem zigarrenartig zusammengerolltes, glimmendes Beifußkraut (oder ein anderes Heilkraut) dem Akupunkturpunkt angenähert wird, bis der Patient ein Hitzegefühl spürt. Die Moxibustion hilft nach den Vorstellungen der Traditionellen Chinesischen Medizin vor allem bei so genannten Kältekrankheiten. Zu diesen zählen etwa Erschöpfungszustände und chronische Erkrankungen der Atemwege.

Akupressur und Shiatsu. Die **Akupressur** war möglicherweise ein Vorläufer der Akupunktur. Sie beruht darauf, dass die Meridiane und bestimmte Druckpunkte durch Fingerdruck stimuliert werden. Eine ähnliche Form wird in der japanischen traditionellen Medizin als **Shiatsu** praktiziert. Dieses beinhaltet zusätzlich dehnende Griffe und Bewegungen und nutzt nicht nur den Druck der Fingerkuppen, sondern setzt auch Daumen, Handteller, bisweilen auch Ellenbogen ein. Wie bei der Akupunktur soll bei der Akupressur der Energiefluss angeregt und in Balance gebracht werden. Sowohl Akupressur als auch Shiatsu können auch zur Selbstbehandlung angewendet werden.

Neuere Verfahren. Die Akupunktur bzw. Akupressur wurde im letzten Jahrhundert im Westen weiterentwickelt. Manche Neuerungen fanden den Weg zurück nach China und werden heute auch dort angewendet.

- Bei der **Laserakupunktur** etwa ersetzt der Laserstrahl die Nadel. Teilweise werden Akupunkturpunkte auch elektrisch stimuliert (→ Abb. S. 1249).
- Auch die **Elektroakupunktur nach Voll** beruht auf den Annahmen der Akupunktur. Hier werden mit einem speziell entwickelten elektrischen Gerät Krankheitsprozesse im Körper an den Akupunkturpunkten „abgelesen" (dieses Verfahren wird auch als *Vegatest* bezeichnet) und mit schwachem Impulsstrom therapiert (→ S. 1279).
- Die **Akupunktmassage nach Penzel** beruht teilweise auf der Akupressur und bezieht die Meridiane und Störfelder in die Massage ein. Eingesetzt werden besondere Stäbchen und Vibrationsgeräte aus Metall.
- Die **Ohrakupunktur** *(Aurikulotherapie)* wurde in den 1950er Jahren in Frankreich als eigenes Akupunktursystem entwickelt. Sie geht davon aus, dass sämtliche Organe des menschlichen Körpers auf der Ohrmuschel repräsentiert sind und verwendet entsprechende Akupunkturpunkte.
- Die **Energiefeldtherapie** *(emotional freedom techniques, EFT)* arbeitet über die Stimulierung von Akupressurpunkten, die beklopft oder massiert werden, während sich der Patient auf sich und sein Problem konzentriert. Die Energiefeldtherapie wird vor allem bei Stress und anderen psychischen Belastungen eingesetzt.

Bewertung. Während die klassische Akupunktur das wohl am besten wissenschaftlich untersuchte Komplementärverfahren ist, gibt es zu den mit der Akupunktur verwandten Verfahren kaum Studien, sodass sich ihr Einsatz bisher nur auf Erfahrung stützt.

i Aktuell: www.gesundheit-heute.de/33x04

- **www.daegfa.de** – Internetseite der Deutschen Ärztegesellschaft für Akupunktur e. V., München: Verständlich aufbereitete Fachinformationen mit Suchfunktion zu DÄGfA-geprüften Akupunkturärzten.
- **www.akupunktur.de** – Internetseite der Stiftung Akupunktur, Pullach: Ausführliche und fachlich fundierte Informationen für Patienten und Ärzte, von der Geschichte und Wirkungsweise über Behandlungsfehler der Akupunktur bis zu Praxisadressen und Frageforum.
- **www.forschungsgruppe-akupunktur.de** – Internetseite der Forschungsgruppe Akupunktur GbR, Düsseldorf: Fach- und Patienteninformationen mit Praxistipps zur Kostenübernahme und einer Ärzteliste.
- **www.gerac.de** – *German acupuncture trials.* Weltweit bisher größte Akupunkturstudie, durchgeführt von einem Zusammenschluss mehrerer Hochschulen, Forschungsinstitute, dem Bundesministerium für Bildung und Forschung und anderen.
- G. Stux: **Akupunktur. Eine Einführung.** Springer, 2003. Fachratgeber, der auch für Laien verständlich eine ausführliche Einführung in die Heilmethode einschließlich großem Anwendungs- und Diagnoseteil bietet.
- A. Molsberger; G. Böwing: **So hilft mir die Akupunktur.** Haug, 2006. Knapper Ratgeber für Eilige.

Das Akupunktur-Paradox

Die Akupunktur beinhaltet eine intensive Begegnung von Arzt und Patient. Es ist anzunehmen, dass sich ein Teil der für die Akupunktur nachgewiesenen Erfolge auf die Wirkung dieser zeitintensiven Interaktion stützt. Die Akupunktur ist damit in einer paradoxen Situation: Manche Krankenkassen wollen die Akupunktur generell in ihren Leistungskatalog aufnehmen, unter anderem, um damit im Kampf um attraktive, d. h. relativ gesundheitsbewusste Patienten punkten zu können. Und sie können sich dabei auf die von den Krankenkassen selbst durchgeführten Studien stützen, die der Akupunktur – wenn auch keine spezifische, so doch eine insgesamt positive – Wirkung bescheinigen.

Die meisten Akupunkteure sind von einer Übernahme durch die Kassen allerdings wenig begeistert – denn Kassenleistungen werden weitaus schlechter honoriert als Privatleistungen. Im Fünf-Minuten-Takt des Praxisalltags aber würde das Verfahren der Akupunktur möglicherweise „auf ein reines Nadelstechen" reduziert werden, wie Prof. Dominik Irnich befürchtet [X01]. Und damit ginge nicht nur eine lukrative Einnahmequelle der Akupunkteure verloren, sondern auch der für die Erfolge der Akupunktur möglicherweise entscheidende *unspezifische Settingeffekt.*

Ayurveda

Das Sanskritwort **Ayurveda** heißt übersetzt „Wissenschaft vom Leben". Diese Wissenschaft ist in den altindischen vedischen Schriften beschrieben und bezieht sich vor allem auf eine gesunde Lebensführung, zum Teil aber auch auf die Behandlung von Krankheiten. Die darauf aufbauende **ayurvedische Medizin** wird in Indien noch heute in großem Maßstab praktiziert, vor allem auf dem Land.

Dem Konzept des Ayurveda liegt ein ähnliches Gleichgewichtsmodell zugrunde wie der Traditionellen Chinesischen Medizin: Der Mensch ist dann gesund und fühlt sich wohl, wenn das Bewusstsein und die körperlichen Funktionen stimmig zueinanderpassen und er zudem in die ihn umgebende Welt eingebunden ist. Nach der Lehre des Ayurveda besteht der Mensch wie alles Lebendige aus den Elementen Feuer, Wasser, Erde, Luft und Raum. Deren Mischungsverhältnis hat Einfluss auf die körperlichen Funktionen und bestimmt auch die Persönlichkeit des Menschen. Die ayurvedischen Regeln zur Lebensführung und die Heilbehandlungen sollen eine ausgewogene Mischung der Grundelemente fördern, um so Gesundheit zu ermöglichen.

Dazu bedient sich Ayurveda eigener Arzneimittel, Ernährungsempfehlungen sowie bestimmter Pflanzen- oder Gewürzzubereitungen. Zudem werden ausleitende Verfahren (→ S. 1260) wie Aderlässe, Darmreinigungen und das Auslösen von Erbrechen und Niesen sowie Ölmassagen, Ölgüsse und Wärmedampfbäder eingesetzt. Auch Yoga-Übungen und Empfehlungen zu einer auf die eigene Konstitution abgestimmten Gestaltung des persönlichen Lebensraums gehören zum Ayurveda.

Die ayurvedische Medizin wird hierzulande nicht einheitlich praktiziert und vielfach eher im Wellness- und Anti-Aging-Bereich angeboten. Kritiker weisen zudem auf den großen Einfluss des umstrittenen indischen Gelehrten ***Maharishi Mahesh Yogi*** hin, der sowohl die Ausbildung im deutschsprachigen Raum prägt als auch eine breite Palette kommerzieller Angebote rund um das Thema Ayurveda unterhält, von Körperpflegeartikeln bis zu ayurvedischen Delikatessen.

Eine einheitliche wissenschaftliche Bewertung ist wegen der vielen verwendeten Therapieelemente schwierig. Positive Wirkungen ließen sich für einige der ayurvedischen Pflanzenmittel zeigen, etwa bei Akne, rheumatoider Arthritis und bei Schlafstörungen. Allerdings muss auch bedacht werden, dass ayurvedische Arzneimittel kaum standardisiert und reguliert sind und toxische Bestandteile wie etwa Schwermetalle enthalten können.

i Aktuell: www.gesundheit-heute.de/33x05

- **www.ayurveda.de** – Deutsche Gesellschaft für Ayurveda, Berlin: Informative und übersichtliche Internetseite mit Kurhaus- und Arztadressen.
- E. Schrott; W. Schachinger: **Handbuch Ayurveda.** Haug, 2004. Deutschsprachiges Standardwerk, das praxisorientiert die ayurvedischen Denkweisen und Therapieansätze vermittelt.
- D. Frawley: **Das große Ayurveda-Heilungsbuch.** Prinzipien und Praxis. Droemer Knaur, 2005. Preisgünstiger Ratgeber mit viel Praxisbezug.

Homöopathie

Die **Homöopathie** wurde von dem Arzt, Apotheker und Chemiker ***Samuel Hahnemann*** (1755–1843) begründet. Im Grunde war die Entwicklung der Homöopathie ein Protest gegen die medizinischen Verfahren der damaligen Zeit – vom Aderlass über oft giftige Arzneien bis zum Schröpfen –, die Hahnemann wegen der fehlenden Wirksamkeit und der vielen Nebenwirkungen ablehnte.

Ein Selbstversuch mit der eigentlich fiebersenkend wirkenden Chinarinde brachte Hahnemann auf die Grundidee der Homöopathie. Paradoxerweise beschleunigte sich bei dem kerngesunden Probanden nämlich nach der Einnahme der Chinarinde der Puls. Hahnemann wertete das – den Annahmen seiner Zeit entsprechend – als Zeichen von Fieber. Er formulierte nach dieser Erfahrung die so genannte **Ähnlichkeitsregel** als einen Hauptlehrsatz der Homöopathie: „Wähle ... in jedem Krankheitsfall eine Arznei, welche ein ähnliches Leiden auslösen kann als sie heilen soll" oder kürzer: „Ähnliches wird durch Ähnliches geheilt". Nach dem griechischen Wort für „ähnlich" (homios) nannte er seine neue medizinische Richtung Homöopathie und grenzte sie gegen die schulmedizinische **Allopathie** ab, in der eine Krankheit durch ein Gegenmittel (allos: das andere) geheilt wird.

Hahnemann, der mit der zu seiner Zeit üblichen medizinischen Praxis aus guten Gründen haderte, ging davon aus, dass die beiden Richtungen nicht zusammen angewendet werden können: „... nur wer beide nicht kennt, kann sich dem Wahne hingeben, dass sie sich je einander nähern könnten oder wohl gar sich vereinigen ließen, kann sich gar so lächerlich machen, nach Gefallen der Kranken, bald homöopathisch, bald allöopathisch in seinen Curen zu verfahren; dieß ist verbrecherischer Verrath an der göttlichen Homöopathie zu nennen!"

Hahnemann überprüfte nun in Eigenversuchen sowie in langen Versuchsreihen mit gesunden Menschen (z.B. Familienangehörigen) Hunderte von Substanzen – wie etwa die Hauszwiebel, die ja bekanntermaßen eine laufende Nase und juckende Augen auslöst und die er deshalb als ein Mittel gegen Schnupfen in seine *Liste der homöopathischen Arzneimittel*, das **Organon der Heilkunst,** aufnahm.

Rätsel **Chinarinde:** Der die Homöopathie begründende Selbstversuch mit Chinarinde stellt bis heute ein Rätsel dar, da die von Hahnemann angenommene Reaktion – nämlich die Entwicklung von Fieber – bei ähnlichen Versuchen an anderen gesunden Menschen nicht beobachtet werden kann. Eine – allerdings schulmedizinische – Erklärung hierfür könnte sein, dass Hahnemann vielleicht eine allergische Reaktion gegen einen Bestandteil der Chinarinde entwickelte, oder dass sich sein Puls in „banger Erwartung" beschleunigte.

Dass aber selbst ein Irrtum nicht grundsätzlich gegen die Homöopathie spräche, darauf weisen Hahnemanns Anhänger zu Recht hin: Auch die Entdeckung des Penizillins war eigentlich ein Irrtum – dem Entdecker Alexander Fleming flogen wegen seiner Schlamperei im Labor zufällig die „richtigen" Pilzsporen auf die Kulturplatte.

Ärzte und Heilpraktiker können Homöopathie *ohne* zusätzliche Ausbildung praktizieren. Etwa 2000 Ärzte haben in Deutschland jedoch die Zusatzbezeichnung Homöopathie, d.h., sie haben eine nach den Richtlinien der Bundesärztekammer durchgeführte Ausbildung durchlaufen. Fast zehnmal so viele Ärzte verordnen jedoch in ihrer Praxis regelmäßig homöopathische Medikamente. Gleichgültig, ob ärztlich verordnet oder nicht: Homöopathische Arzneimittel dürfen nur in Apotheken verkauft werden.

Potenzierung. Um die in der damaligen Medizin regelmäßig auftretenden Überdosierungen zu vermeiden, begann Hahnemann, seine Arzneistoffe schrittweise zu verdünnen. Um dabei dennoch die Wirksamkeit der Arznei zu erhalten, ja zu steigern, verschüttelte oder verrieb er die Medizin auf jeder Verdünnungsstufe. Er nannte dieses nach seiner Erfahrung wirkungsverstärkende Verfahren **Potenzierung** oder ***Dynamisation.*** Bei der ***Dezimalpotenzierung (D-Potenzierung)*** wird die Ausgangslösung bei jedem Verdünnungsschritt um den Faktor 10 verdünnt, bei der ***Centesimalpotenzierung (C-Potenzierung)*** um den Faktor 100. Wie oft der Ausgangsstoff verdünnt und verschüttelt wurde, wird durch eine hinter dem Potenzierungsbuchstaben stehende Zahl angegeben, also z.B. D3 (dreimal um den Faktor 10, also 1000-fach verdünnt) oder C3 (dreimal um den Faktor 100, also millionenfach verdünnt). Zum Einsatz kommen Potenzierungen bis C200! Ab einer Verdünnung von D24 (bzw. C12) ist die Ausgangslösung so weit verdünnt, dass nach den Gesetzen der Chemie keine Moleküle der ursprünglichen Wirksubstanz mehr zu finden sind.

Durchführung. Die Homöopathie teilt sich heute in zwei Schulen, die sich vor allem darin unterscheiden, wie die verordneten Mittel ausgewählt werden: Die **klassische Homöopathie** wählt das Mittel nicht allein nach dem beobachteten Krankheitszeichen aus (etwa Husten oder Durchfall), sondern nach dem

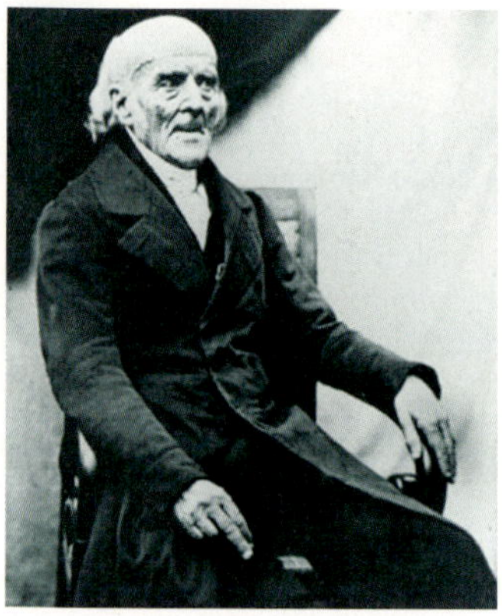

Samuel Hahnemann *in seinen letzten Lebensjahren* [WKY 3308]

individuellen Krankheitsbild, und zu dem gehören nicht nur Eigenheiten des Patienten und seine gesamte Konstitution, sondern auch die beobachteten Begleiterscheinungen (etwa trockene Haut, rote Wangen), wie der Patient auf die Erkrankung reagiert, in welcher seelischen Verfassung er sich befindet, welche Gewohnheiten er auch an gesunden Tagen hat und so weiter. Entsprechend wichtig – und zeitaufwendig – ist ein einfühlsames diagnostisches Gespräch zur Abstimmung der Verordnung, die **Fallaufnahme.** Nach den im Gespräch gesammelten Informationen bildet der Therapeut das „Repertoire" der Krankheitszeichen des Patienten und vergleicht es mit Profilen von rund 3000 Arzneistoffen. Dieses **Repertorisieren** findet heute oft mit Computerunterstützung statt. Der Arzneistoff, der am besten zu den Beschwerden und anderen Merkmalen des Patienten passt, ist dann das passende Medikament.

Der möglichst genaue Blick auf die individuelle „Passung" bedeutet auf der einen Seite, dass zwei Menschen mit immer wiederkehrenden Kopfschmerzen aufgrund ihrer verschiedenen Konstitution völlig unterschiedliche Mittel erhalten können, auf der anderen Seite aber auch, dass ein Patient mit Kopfschmerzen das gleiche Mittel bekommen kann wie einer mit Schlafstörungen.

Die **klinische Homöopathie** dagegen richtet sich bei der Auswahl des Medikaments vor allem nach dem erkrankten Organ bzw. nach der ärztlichen Diagnose (etwa Mandelentzündung oder Nebenhöhlenentzündung). Sie greift also teilweise auf Diagnosen der Schulmedizin zurück und ist weitaus weniger individuell als die klassische Homöopathie. Verordnet werden entweder ***Einzelmittel*** in eher niedriger Potenzierung, aber auch Mischungen aus verschiedenen, oft unterschiedlich potenzierten Einzelmitteln, die ***Komplexmittel.*** Letztere sind auf dem Etikett mit *comp.* (für compositum = zusammengesetzt) bezeichnet.

(!) Die Homöopathen sind untereinander zerstritten. Die klinischen werfen den klassischen Homöopathen vor, dass ihre Medizin elitär und wirklichkeitsfremd sei: Elitär, weil eine Erstbehandlung mit Repertorisieren und Nachfolgeterminen leicht 500 € kostet (klassische Homöopathen lassen sich privat bezahlen). Wirklichkeitsfremd, weil die eingesetzten historischen Symptomlisten eben den Alltag vor 200 Jahren wiedergeben – und etwa im Bereich der seelischen Krankheiten viele Stilblüten enthalten. Dem halten die klassischen Homöopathen entgegen, dass einzelne zeitbedingte Unstimmigkeiten noch lange nicht gegen das „System Homöopathie" sprechen, das in seiner Ganzheit auch heute noch aktuell sei.

Wirkungsweise. Ein nach dem derzeitigen wissenschaftlichen Weltbild plausibler spezifischer Wirkungsmechanismus ist nicht bekannt. Niedrigere Potenzen (etwa bis D6) könnten jedoch über ihre pflanzlichen oder mineralischen Inhaltsstoffe wirken.

Anwendungsbereiche. Die Homöopathie ist mit einem Jahresumsatz von 200 Millionen € allein für homöopathische Arzneien eines der führenden Verfahren im Bereich der komplementären und alternativen Medizin. 40 % der Deutschen haben nach einer Forsa-Umfrage (2004) persönliche Erfahrung mit der Homöopathie. Sie wird praktisch bei fast allen Krankheitsbildern eingesetzt, schwerpunktmäßig vor allem bei Funktionsstörungen ohne organische Erkrankung, chronischen Krankheiten und psychosomatischen Beschwerden.

Bewertung. Um die Homöopathie werden erbitterte Glaubenskämpfe geführt. Dass sie – teilweise spektakuläre – Wirkungen hat, ist aufgrund vielfacher Erfahrungen anzunehmen und deckt sich mit den Ergebnissen unkontrollierter (d.h. ohne Vergleich mit einem Placebo durchgeführten) Studien.

Ob die Erfolge auf spezifischen Wirkungen (→ S. 1242) der homöopathischen Arzneimittel beruhen, ist allerdings fraglich. Ein naturwissenschaftlich plausibler Wirkmechanismus für hochverdünnte homöopathische Arzneimittel ist nicht bekannt, und die zur Wirksamkeit homöopathischer Behandlungen durchgeführten Studien sind widersprüchlich: Es gibt zwar Studien, die eine spezifische Wirkung von homöopathischen Arzneimitteln unterstützen, die Gesamtheit der bisher durchgeführten Untersuchungen spricht jedoch dagegen. Und: Je wissenschaftlich einwandfreier die Studien zur Homöopathie sind, desto eher zeigt sich *keine* spezifische Wirkung. Nach heutigen wissenschaftlichen Standards muss damit die spezifische Wirkung der Homöopathie als nicht ausreichend belegt gelten.

Unspezifische Wirkungen dagegen sind nicht nur nachgewiesen, sondern auch plausibel: Zumindest die klassische Homöopathie baut auf einer intensiven therapeutischen Beziehung auf, und der Vorgang des Repertorisierens bietet einen weiten Raum für Problemklärung und Problembewältigung – und das ohne den „Ruch" von Psychotherapie zu haben. Ob die weniger auf den individuellen Patienten zugeschnittene klinische Homöopathie ähnlich starke unspezifische Wirkungen hat, ist unklar.

Die Sicherheit homöopathischer Arzneimittelgaben ist grundsätzlich gut. Die Homöopathie wird jedoch nicht selten von medizinisch weniger geschulten Anwendern praktiziert, was dann problematisch sein kann, wenn auf eine schulmedizinische Diagnose verzichtet wird oder wenn Verschlimmerungen nicht rechtzeitig erkannt werden.

Warnhinweis: Die Homöopathie kann unserer Meinung nach zumindest bei schweren Erkrankungen eine schulmedizinische Diagnose und Behandlung nicht ersetzen, d.h. sie sollte nicht alternativ, sondern komplementär eingesetzt werden.

■ Varianten der Homöopathie

Biochemie nach Schüßler. Diese auf den Arzt ***Wilhelm Schüßler*** (1821–1898) zurückgehende Behandlung entwickelte sich aus der Homöopathie, erlebt ihren eigentlichen Siegeszug aber erst in jüngster Zeit, kräftig unterstützt durch entsprechende Vermarktung. Schüßler ging davon aus, dass Krankheiten, auch Infektionen, dadurch entstünden, dass der Körper bei seinem Versuch, krankmachende Reize abzuwehren, Mineralstoffe verliere. Der Mangel an Mineralstoffen in den Zellen führe dazu, dass sich die verbleibenden Moleküle nicht mehr richtig bewegen können. Dem könne durch die Zufuhr von Mineralstoffen in homöopathischer Zubereitung abgeholfen

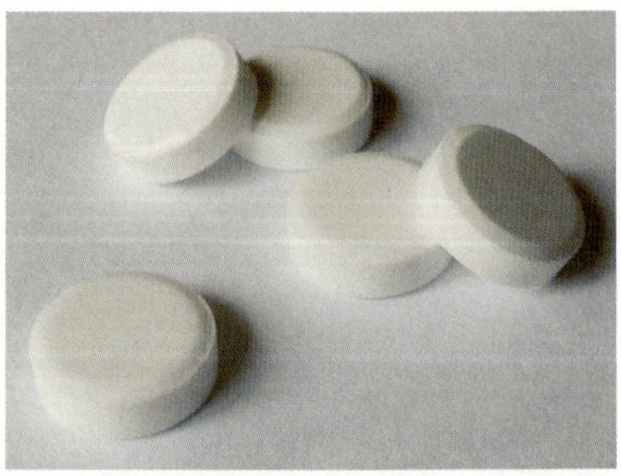

Originalpastillen der Biochemie nach Schüßler. Die ***Schüßler-Pastillen*** *werden gelutscht, die Mineralstoffe über die Mundschleimhaut aufgenommen.* [WKY 3309]

werden, wobei jedes dieser ***Funktionsmittel*** bestimmte Organfunktionen beeinflussen soll. Heute werden 24 Funktionsmittel angewendet. Wissenschaftlich ist das Konzept der Therapie mit **Schüßler-Salzen** weder plausibel noch ist seine spezifische Wirkung belegt.

i **Aktuell:** www.gesundheit-heute.de/33x06

- **www.vkhd.de** – Internetseite des Verbands klassischer Homöopathen Deutschlands e. V., Ulm: Fundierte Fach- und Patienteninformationen, mit aktuellen Meldungen zu Kostenübernahme, Arzneimittelrecht und ausführlicher Literaturliste.
- **www.bkhd.de** – Zusammenschluss von sechs Homöopathie-Vereinen, mit Fach- und Patienteninformationen sowie weiterführenden Links.
- **www.homoeopathie-zeitschrift.de** – Internetseite der zweimal im Jahr erscheinenden Zeitschrift „Homöopathie", mit guter Linksammlung und teils kostenlosen Artikeln zum Herunterladen.
- M. Wischner: **Was ist Homöopathie?** Fragen und Antworten zur Einführung. KVC Verlag, 2004. Sehr informativ und sachlich verfasstes Buch.
- H. Möllinger: **Homöopathie – Die große Kraft der kleinen Kugeln.** Ein praktischer Leitfaden für Patienten. Herder, 2000. Gute Einsteigerlektüre.
- J. M. Schmidt: **Taschenatlas Homöopathie in Wort und Bild.** Grundlagen, Methodik und Geschichte. Haug, 2001. Neben fundierter Sachinformation bietet dieses Buch eine ausführliche Bibliografie und umfassende Sach- und Personenregister.
- S. Sommer: **Homöopathie.** Der Große GU Kompass. Gräfe & Unzer, 2007. Schnelle und sichere Orientierung auf der Suche nach geeigneten Mitteln und Krankheitssymptomen.

Anthroposophische Medizin

Die **anthroposophische Medizin** geht auf den Philosophen ***Rudolph Steiner*** (1861–1925) zurück. Mit der **Anthroposophie** („Menschenweisheit") begründete er ein umfassendes Menschenbild, mit dem er auch in vielen anderen Lebensbereichen nachhaltige Anregungen gab, z. B. in der Landwirtschaft (biologisch-dynamische Landwirtschaft) und der Pädagogik (Waldorf-Pädagogik). Steiner benannte in seiner Anthroposophie vier ***Wesensglieder*** im Menschen:

- Der „physische Leib" ist der sichtbare Körper.
- Der „Ätherleib" ist die Summe der den Körper belebenden Lebenskräfte.
- Der „Astralleib" ermöglicht Empfindungen und Bewusstsein.
- Das „Ich" ist das Zentrum der Persönlichkeit.

Das Zusammenwirken der vier Wesensglieder bestimmt nach anthroposophischer Auffassung, ob ein Mensch krank ist oder gesund. Stehen alle vier Kräfte in Harmonie zueinander, ist der Mensch gesund. Wenn der Einfluss eines der vier Wesensglieder stark überwiegt, gerät das gesamte System aus dem Gleichgewicht. Herrscht z. B. über lange Zeit der Ätherleib vor, so kann Krebs entstehen. Krankheit ist nach anthroposophischer Auffassung also stets auch ein seelisch-geistiges Problem.

In der anthroposophischen Medizin wird Krankheit als eine Entwicklungschance für Körper, Seele und Geist gesehen. Durch die Überwindung der Krankheit kann der Mensch zu neuen Kräften und Fähigkeiten gelangen.

Die anthroposophische Medizin wird ausschließlich von Ärzten praktiziert, die sich zusätzlich zu ihrer medizinischen Ausbildung auch in der Geisteswissenschaft Rudolph Steiners weitergebildet haben. Anthroposophische Medikamente können jedoch auch von Heilpraktikern verordnet werden.

Durchführung. Das Ziel der Behandlung einer Krankheit besteht darin, die grundlegenden Kräfte der „Wesensglieder" harmonisch auszubalancieren. Dafür stehen der anthroposophischen Medizin nicht nur Medikamente, sondern auch Ernährungsverfahren (basierend auf der biologisch-dynamischen Anbauweise) sowie kreative künstlerische Therapieformen zur Verfügung, wie etwa die ***Heileurythmie,*** die Bewegungsabläufe, Gebärden, Worte und Laute verbindet.

Die anthroposophische Medizin sieht sich nicht als Gegensatz zur konventionellen Medizin, sondern versucht, diese in Richtung anderer Geistesebenen zu erweitern. Sie stützt sich dabei auf Medikamente pflanzlicher, tierischer und mineralischer bzw. metallischer Herkunft. Durch diese sollen die aus dem Gleichgewicht geratenen Wesensglieder unterstützt und ausbalanciert werden. Die Medikamente gehen teilweise auf die Homöopathie Hahnemanns zurück, wurden von der anthroposophischen Medizin aber weiterentwickelt. Teilweise sehr komplexe Aufbereitungs- und Transformationsverfahren sollen sicherstellen, dass die zur Heilung notwendigen homöopathischen Substanzen ihre Dynamik im Menschen entfalten können bzw. in ihrer Wirksamkeit den menschlichen Organen angepasst sind. Ein solches Transformationsverfahren ist etwa die **Vegetabilisierung** ***(Verpflanzlichung)*** von Metallen, bei der bestimmte Heilpflanzen mit Metallen gedüngt und später kompostiert werden. Über die Pflanzenwirkung soll das Metall im Körper an dasjenige Organ gelenkt werden, zu dem die Pflanze eine natürliche Beziehung hat.

Wirkungsweise. Nach anthroposophischer Auffassung wirken Heilmittel nicht nur durch ihre Inhaltsstoffe, sondern auch durch ihre Wesenskraft und Dynamik, die mit dem Medikament auf den Menschen übertragen wird. So kann z. B. eine Pflanze wie die Brennnessel, die Eisen sehr gut aufnehmen kann, dem Körper bei Eisenmangel den Impuls geben, Eisen aufzunehmen. Die entzündungshemmende Wirkung des Weidenrindenextraktes wird dadurch erklärt, dass die Weide an feuchten Standorten wächst und durch ihre wassertransportierende Kraft Entzündungen sozusagen auslöschen kann. Eine krebshemmende Wirkung wird der Mistel zugesprochen, weil sie nicht in der Erde wurzelt, im Winter blüht und damit den natürlichen Wachstumsprinzipien widerspricht.

Einsatzbereiche. Praktisch alle Erkrankungsformen werden im Rahmen der anthroposophischen Medizin behandelt, in der Regel begleitend zu schulmedizinischen Ansätzen.

Bewertung. Die anthroposophische Medizin ist bisher kaum wissenschaftlich untersucht worden, verlässliche Aussagen zur spezifischen Wirksamkeit sind damit nicht möglich. Eine Ausnahme bildet der im Rahmen der Krebsbehandlung eingesetzte Mistelextrakt, hier sind die Studienergebnisse allerdings so uneinheitlich, dass eine abschließende Bewertung nicht möglich ist (→ S. 1031).

i **Aktuell:** www.gesundheit-heute.de/33x07

- **www.damid.de** – Dachverband Anthroposophische Medizin in Deutschland, Berlin: Informative und übersichtliche Internetseite zu anthroposophischen Therapien, Arzneimitteln, Forschung, Pflege und Kostenübernahme. Mit kostenlosem Infomaterial zum Herunterladen.
- **www.anthroposophische-aerzte.de** – Internetseite der Gesellschaft anthroposophischer Ärzte in Deutschland: Mit Informationen zur anthroposophischen Medizin, Links und Hinweisen auf aktuelle Tagungen.

Bach-Blütentherapie

Die **Bach-Blütentherapie** geht auf den englischen Arzt ***Edward Bach*** (1886–1936) zurück, der zunächst als Bakterienforscher und Krankenhausarzt tätig war, dabei aber die damalige Medizin zunehmend als Zwangsjacke empfand. Für Bach war Krankheit Ausdruck einer Disharmonie zwischen Körper und Seele.

Im Verlauf von sechs Jahren beschrieb Bach 38 Pflanzen, deren Kräfte nach seiner Meinung den Gemütsbereich jedes Menschen beeinflussen können – und zwar dadurch, dass diese Pflanzen den 38 ***Seelenzuständen*** des Menschen entsprechen, wie etwa Angst, ungenügendes Interesse an der Gegenwartssituation, Überempfindlichkeit gegen Einflüsse und Ideen oder übergroße Sorge. Die Entsprechungen zwischen Gemütszustand und Pflanze fand Dr. Bach intuitiv, also ohne wissenschaftliche Versuche heraus. Jede der von ihm ausgewählten Blütenpflanzen kann nach Bachs Auffassung einen dieser archetypischen Seelenzustände korrigieren und dadurch das Bewusstsein harmonisieren.

Zumeist werden die gesammelten Pflanzen sofort nach dem Pflücken in eine Glasschale mit klarem Quellwasser gelegt und der Sonne ausgesetzt, bis die Blüten welken – damit wollte Bach die in den Pflanzen enthaltene „konzentrierte Information" konservieren. Das Wasser wird dann mit Alkohol konserviert und verdünnt.

Neben den 38 Blütenessenzen entwickelte Bach auch eine als **Notfalltropfen** ***(rescue remedy, Nr. 39)*** bezeichnete Mischung aus den fünf Bach-Blüten Star of Bethlehem, Rock Rose, Clematis, Cherry Plum und Impatiens. Die Notfalltropfen werden bei seelischen Schockzuständen oder großer innerer Anspannung empfohlen.

Jeder kann sich durch Seminare und Ausbildungsprogramme an bestimmten Instituten für Bach-Blütentherapie zum Bach-Blütentherapeuten ausbilden lassen.

Durchführung. Der Therapeut soll den Seelenzustand seines Patienten im Gespräch intuitiv erfassen. Körperliche Beschwerden spielen dabei eine untergeordnete Rolle. Nach dem Erstgespräch wird die passende Pflanze bzw. Pflanzenmischung ausgewählt, die der Patient dann in Form von Tropfen einnimmt. Der im Wasser enthaltene ***Pflanzenimpuls*** soll nun bestimmte seelische Kräfte anregen und individuelle Blockierungen lösen. Die Bach-Blütentherapie behandelt körperliche Krankheiten also nicht direkt, sondern durch Impulse auf der Gefühls- und Willensebene.

Einsatzgebiete und Bewertung. Die Bach-Blütentherapie wird bei psychischen Krisen, aber auch bei körperlichen Krankheiten angewendet. Die Wirkungsweise ist wissenschaftlich unklar. Die wenigen verfügbaren Studien belegen eine Wirkung zur Schmerzstillung bei der Geburt und bei Depressionen, ob es sich dabei aber um spezifische oder unspezifische Wirkungen handelt, bleibt unklar.

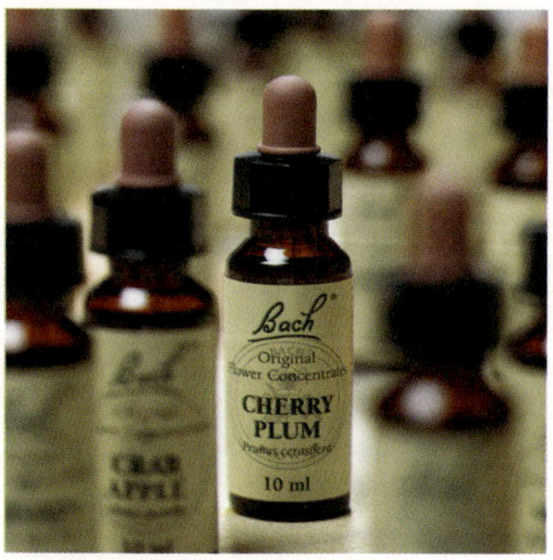

Bach-Blütenessenzen *sollen vor allem die verschiedensten Gemütszustände des Menschen positiv beeinflussen und harmonisieren.* [MAU 3310]

i Aktuell: www.gesundheit-heute.de/33x08

- **www.bach-bluetentherapie.de** – Institut für Bach-Blütentherapie, Forschung und Lehre, Mechthild Scheffer, Hamburg: Bietet Hintergrundinformationen, Fachseminare und Buchempfehlungen.
- M. Scheffer: **Die Original Bach-Blütentherapie.** Das gesamte theoretische und praktische Bach-Blütenwissen, Hugendubel Verlag, 2006. Neuauflage des 1989 erstmalig erschienenen deutschsprachigen Grundlagenwerks mit Beschreibung der 38 Blütenkonzentrate, Rezeptbausteinen und vielen Fallbeispielen.

Manuelle Therapien

Unter **manueller Therapie** *(manuelle Verfahren)* werden verschiedene Verfahren zusammengefasst, die Krankheiten und Funktionsstörungen am Halte- und Bewegungsapparat mithilfe der Hände (manus = Hand) behandeln. Manuelle Therapieformen werden von Ärzten, Heilpraktikern und Physiotherapeuten angewendet und blicken auf eine lange Geschichte zurück – das „Knochenrichten" oder „Gliedersetzen" war ein wichtiger Zweig der traditionellen Medizin.

Aus den Traditionen dieser Volksmedizin entwickelten sich im 19. Jahrhundert in den USA zwei eigenständige, teils aber sehr ähnliche Formen der manuellen Therapie, die Osteopathie und die Chiropraktik, bei denen durch besondere Handgriffe Verspannungen und Blockierungen im Stütz- und Bewegungsapparat gelöst werden sollen. Aus diesen beiden Verfahren wurde im Europa der Nachkriegszeit die manuelle Medizin oder Chirotherapie entwickelt. Sie wendet Handgriffe aus beiden Vorläuferverfahren an und ist inzwischen als wichtiger Teil der Orthopädie etabliert.

Aus der Osteopathie entwickelte sich die Kraniosakraltherapie, die heute aber auch von nicht in der klassischen Osteopathie ausgebildeten Anbietern durchgeführt wird. Ein weiteres manuelles Verfahren ist die Massage, bei der durch Druck und Zug auf die Haut und die darunterliegenden Gewebe der Körper gereizt und zu einer ausgleichenden Gegenreaktion veranlasst wird.

Der Schwerpunkt der manuellen Verfahren liegt bei der Behandlung von Rückenschmerzen, Nacken- und Schulterschmerzen, Sportverletzungen, Spannungskopfschmerzen und von rheumatischen Beschwerden. Während sich die meisten manuellen Verfahren auf die Behandlung von Krankheiten des Stütz- und Bewegungsapparats beschränken, sieht sich die Osteopathie auch als ein Verfahren zur Behandlung von Störungen innerer Organe. Die Kraniosakraltherapie geht sogar so weit, dass sie Verhaltensprobleme – vor allem bei Kindern – behandelt.

Osteopathie

Die **Osteopathie** geht auf den amerikanischen Arzt Andrew Taylor Still zurück. Nach dessen Annahmen funktioniert der menschliche Körper als Einheit, bei der sich Spannungen in einem Teil des Körpers in Spannungs- und Druckerscheinungen an anderen Teilen des Körpers niederschlagen. Wird etwa die Beweglichkeit durch eine Verletzung eingeschränkt, so arbeitet der betroffene Körperteil nicht mehr optimal. Andere Körperstrukturen übernehmen jetzt einen Teil der Arbeit. Diese Mehrarbeit macht nun auch dieses ursprünglich nicht betroffene Gebiet anfälliger für Störungen und Verspannungen. So kann eine Verspannung im Nacken als Fernwirkung durchaus einen Hexenschuss fördern.

Osteopathen ertasten solche Belastungen der Gewebe (Dysfunktionen), und zwar nicht nur im Bereich der Wirbelsäule und der Gelenke, sondern auch am Bindegewebe des Körpers, dem die Osteopathen eine besondere Bedeutung für die Gesundheit zumessen. Mithilfe bestimmter Griffe werden die ertasteten Dysfunktionen gelöst – dabei werden auch Körpergebiete, die keine Symptome verursachen, mit einbezogen. Der Körper findet so zu einer ökonomischeren Funktionsweise zurück und kommt wieder ins Gleichgewicht.

Die Bezeichnung Osteopath kann von Ärzten und Heilpraktikern sowie von Physiotherapeuten berufsbegleitend an verschiedenen privaten Schulen erworben werden. Zudem bieten vor allem die von der ***Akademie für Osteopathie e. V. (AfO)*** akkreditierten Schulen ein umfassendes, fünfjähriges Vollstudium für Interessenten mit Hochschulreife an, durch das der Titel „Doktor der Osteopathie" erworben werden kann.

Bewertung. Osteopathische Behandlungen werden in der Regel gut vertragen und die Risiken sind gering. Rückenschmerzen scheinen auf osteopathische Behandlungen anzusprechen, über die Wirksamkeit bei anderen Beschwerden gibt es kaum wissenschaftlich Gesichertes.

Die Osteopathie ist vor allem in den USA und Frankreich weit verbreitet und behandelt nicht nur Störungen des Bewegungsapparats, sondern auch chronische Erkrankungen der inneren Organe wie etwa Verdauungsstörungen.

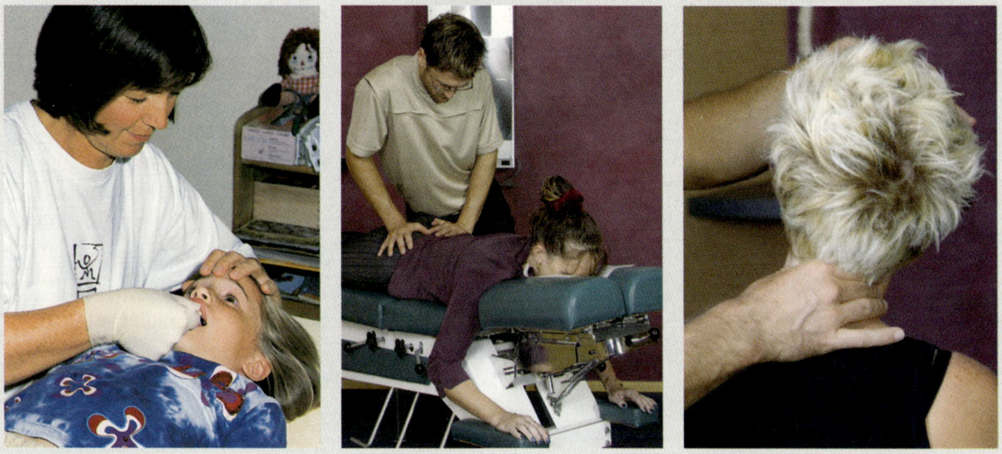

Links: Bei der ***Kraniosakraltherapie*** *übt der Therapeut Druck auf bestimmte Stellen der Schädelknochen aus, womit der kraniosakrale Rhythmus wieder hergestellt werden soll.*
Mitte: Kreuzschmerzen sind das tägliche Brot des Chiropraktikers – auch die hier abgebildete Patientin ist wegen Schmerzen im unteren Rücken gekommen.
Rechts: Gerade in einem so verwundbaren Bereich wie der Halswirbelsäule muss der Chiropraktiker äußerste Sorgfalt walten lassen, um dem Patienten nicht mehr zu schaden als Gutes zu tun. [ADM, ISP, ISP 3311]

i **Aktuell:** www.gesundheit-heute.de/33x09

- **www.osteopathie.de** – Internetseite des Verbands der Osteopathen Deutschlands e. V., Wiesbaden: Übersichtliche Patienten- und Fachinformationen mit Therapeutenliste.
- C. Newinger: **Osteopathie: Sanftes Heilen mit den Händen.** Trias, 2005. Laienverständlich wird erklärt, wie eine osteopathische Behandlung abläuft, und bei welchen Beschwerden sie individuell am besten hilft.
- T. Liem: **Osteopathie: Die sanfte Lösung von Blockaden.** Hugendubel-Verlag, 2004. Anschauliche Einführung in die Osteopathie.

Kraniosakraltherapie

Die **Kraniosakraltherapie** ***(kraniosakrale Osteopathie)*** wurde in den 1930er Jahren von dem Journalisten William Garner Sutherland entwickelt. Er ging davon aus, dass sich der Schädel 6–12-mal pro Minute minimal ausdehnt (andere Schulen sprechen von 8–14-mal). Dies wurde von späteren Kraniosakraltherapeuten auf die rhythmische Produktion und Wiederaufnahme des Nervenwassers (Liquor → S. 1118) durch die Hirnhäute zurückgeführt. Es wurde angenommen, dass die so entstehenden, wellenartigen Bewegungen durch den relativ starren Rückenmarkkanal fortgeleitet werden, wodurch der Rhythmus des Schädels (Cranium) auf das Steißbein (Sacrum) übertragen wird. Wegen dieser Verbindung wird der Rhythmus auch als ***kraniosakraler Rhythmus*** bezeichnet.

Nach Sutherlands Auffassung zeigen sich Gesundheitsstörungen durch einen gestörten kraniosakralen Rhythmus. An den Rhythmusstörungen sind nach Ansicht der Kraniosakraltherapeuten Bindegewebeverspannungen schuld, die sich infolge seelischer oder körperlicher Traumata entwickeln – auch durch eine traumatische Geburt. Durch bestimmte Grifftechniken könne der ursprüngliche gesunde Rhythmus wiederhergestellt werden.

Hierzu ertastet der Therapeut an den Schädelknochen den individuellen Rhythmus des Patienten und erkennt blockierte Pendelbewegungen. Durch spezielle Drucktechniken werden nach Auffassung der Kraniosakraltherapeuten Gewebespannungen gelöst und der individuelle Rhythmus verstärkt bzw. in seinem freien Fluss durch den Körper unterstützt.

Die Ausbildung zum Kraniosakraltherapeuten erfolgt teils im Rahmen der osteopathischen Ausbildung, teils separat in Kursen unterschiedlicher Dauer, die für Angehörige von Heilberufen, aber auch für Laien angeboten werden.

Bewertung. Das Verfahren wird in der Regel gut vertragen und Nebenwirkungen sind selten. Allerdings existiert bisher für keine Krankheit ein wissenschaftlicher Wirknachweis. Auch ist das zugrunde liegende Konzept wissenschaftlich nicht plausibel: Der Liquor wird zwar laufend neu produziert und wieder in das Gefäßsystem aufgenommen, die beschriebenen Pulsierungen lassen sich jedoch selbst mit feinsten Messmethoden nicht nachweisen.

Chiropraktik

Nach der von ***Daniel David Palmer*** in den USA entwickelten **Chiropraktik** ***(Chirotherapie)*** gehen alle Krankheiten von Fehlstellungen und Einengungen der Wirbelgelenke (Subluxationen) aus. Durch die Fehlstellungen würden Nerven eingeengt und in ihrer Leitfähigkeit beeinträchtigt.

Die meisten **Chiropraktiker** beschränken sich heute auf die Behandlung von Erkrankungen des Bewegungsapparats wie Verspannungen, Rückenschmerzen und Gelenkprobleme. Manche Chiropraktiker meinen aber auch innere Erkrankungen durch Manipulationen der Wirbelgelenke behandeln zu können.

Die Subluxationen werden mithilfe gezielter Handgriffe und Manipulationstechniken behoben. Das gestörte Wirbelgelenk wird z. B. durch einen ruckartigen Impuls mit einem oft deutlich hörbaren „Knacken" mobilisiert.

Chiropraktik wird an Heilpraktikerschulen gelehrt, es gibt in Deutschland aber keine festgelegte Ausbildung zum Chiropraktiker.

Eines von vielen der Chiropraktik ähnlichen Verfahren ist die **Wirbelsäulentherapie nach Dorn.** Hier werden verschobene Rückenwirbel als Ursache nicht nur von Schmerzen, sondern auch von organischen Störungen angesehen. Die verschobenen Wirbel werden ertastet und sanft massierend in ihre Position gedrückt. Oft wird das Verfahren mit einer **Rückenmassage nach Breuß** kombiniert, die auf besonders feinfühligen Grifftechniken beruht.

Eine andere, aus der Chiropraktik hervorgegangene Methode ist **ZILGREI.** Diese, nach den Namensanfängen der Begründer A. Zillo und H. Greissing benannte Methode wird zur Selbstbehandlung bei Schmerzen und funktionellen Störungen propagiert und kombiniert Elemente der Chiropraktik, der Bewegungstherapie und der Tiefenatmung, wie sie etwa im Yoga praktiziert wird.

Warnhinweis: Entzündlich erkrankte oder verletzte Gelenke dürfen nicht chiropraktisch behandelt werden. Bei unsachgemäßer Behandlung vor allem der Halswirbelsäule sind Lähmungen, Schlaganfälle und Todesfälle vorgekommen. Die Griffe sollten deshalb nur von ausgebildeten Experten ausgeführt werden, eine Manipulation der Halswirbelsäule bei älteren Patienten ist generell zu vermeiden.

Bewertung. Das Verfahren wird im Allgemeinen gut vertragen, ist aber nicht frei von – teilweise schwerwiegenden – Risiken. Wissenschaftlich gesichert ist der Wert der Chiropraktik bei akuten Schmerzen im Bereich des unteren Rückens. Hier kann die innerhalb von 4–6 Wochen begonnene chiropraktische Behandlung Schmerzen verringern und die Beweglichkeit steigern. Bei Nackenschmerzen wirkt die Chiropraktik ähnlich gut wie (bzw. nicht besser als) physiotherapeutische Übungen. Keinen positiven Einfluss scheint die Chiropraktik auf die Behandlung von Krankheiten außerhalb der Wirbelsäule und bei inneren Erkrankungen wie etwa Asthma oder Koliken bei Kindern zu haben.

Manuelle Medizin

Die nach dem 2. Weltkrieg entwickelte **manuelle Medizin** *(Chirotherapie)* geht davon aus, dass Gelenkblockierungen zu einer Überspannung von Muskeln und Sehnen führen können, die das Gelenk normalerweise in Bewegung halten. Durch diese Verspannungen entstehen Fernwirkungen wie Kopf- und Nackenschmerzen, Rückenschmerzen und Durchblutungsstörungen, die wiederum Schwindel und sogar Probleme an inneren Organen auslösen können. Durch bestimmte Griffe sollen die Muskelverspannungen gelöst und so das Gelenkspiel wieder frei werden. Auch „knackende" Manipulationen der Gelenke kommen zum Einsatz, meist werden jedoch Weichteiltechniken bevorzugt, bei denen die Fingerkuppen streichend und knetend für Lockerung sorgen. Die manuelle Medizin wird hauptsächlich bei orthopädischen Erkrankungen, Muskelverspannungen, Rückenschmerzen und rheumatischen Beschwerden eingesetzt.

Ärzte können sich durch Kurse und Fortbildungen die Zusatzbezeichnung *Arzt für Chirotherapie* erwerben. Physiotherapeuten, die solche Kurse belegen, dürfen auf ärztliche Anordnung ebenfalls dieses manuelle Verfahren anwenden.

Bewertung. Die Verträglichkeit ist gut, Nebenwirkungen sind selten. Die manuelle Therapie wird meist als Teil eines „therapeutischen Pakets" oder ergänzend zu anderen Verfahren angewandt. Entsprechend schwer ist ihr Nutzen im Einzelfall einzuschätzen und wissenschaftlich zu überprüfen.

i **Aktuell:** www.gesundheit-heute.de/33x10

- **www.chiropraktik.de** – Internetseite der Deutschen Chiropraktoren-Gesellschaft e. V., Wolfenbüttel: Übersichtliche Fach-, Ausbildungs- und Patienteninformationen mit weiterführenden, internationalen Links.
- **www.chiropraktik-bund.de** – Internetseite des Bunds deutscher Chiropraktiker e. V., Berlin: Ausbildungs- und Patientenratgeber mit Therapeutenliste.
- **www.dgmm.de** – Internetseite der Deutschen Gesellschaft für Manuelle Medizin, Jena: Fach- und Patienteninformationen mit weiterführenden Links und Literaturliste.
- H.-P. Bischoff: **Manuelle Medizin.** Chirotherapie – Osteopathie. Hugendubel-Verlag, 2005. Von einem Orthopäden verfasst, beantwortet der Ratgeber die häufigsten Fragen und gibt einen leicht verständlichen Einblick in die Therapiemöglichkeiten.
- K. Bayer: **Chirotherapie von Kopf bis Fuß.** Haug, 2005. Praxishandbuch, das primär chirotherapeutische Techniken aufzeigt sowie deren Bedeutung.

Massage

Wenn uns etwas wehtut, streichen wir instinktiv über den betroffenen Körperteil oder drücken dagegen. Kein Wunder, dass praktisch alle Kulturen der Welt **Massagen** zur Linderung und Heilung entwickelt haben. Schon vor 4500 Jahren wurden im alten China Techniken der Heilmassage systematisch aufgezeichnet.

Durch bestimmte Massagegriffe werden die Haut und die darunterliegenden Körperpartien gereizt. Dadurch werden Verspannungen gelöst, die Durchblutung gefördert, aber auch Reaktionen der Hautnerven ausgelöst, die das gesamte Nervensystem beeinflussen und bestimmte Hormone und schmerzlindernde Botenstoffe freisetzen. Dadurch kann sich die Schmerzwahrnehmung ändern, und auch vegetative Funktionen wie Atmung, Verdauung und das Herz-Kreislauf-System können beeinflusst werden.

Grenzen der Massage. Massagen berühren uns und regen durch den unmittelbaren Kontakt von Mensch zu Mensch unsere Selbsthilfekräfte an. Aber bei vielen Erkrankungen des Bewegungsapparats stößt auch die Massage an ihre Grenzen. Denn gerade Rückenprobleme, Nackenschmerzen, Verspannungen und Fehlhaltungen gehen oft auf Alltagsprobleme wie zu viel Sitzen, zu wenig Bewegung, eine falsche Sitzhaltung oder unzureichende Kräftigung der Rückenmuskulatur zurück. Und diese Probleme lassen sich nur durch aktive Verfahren angehen, also solche Verfahren, bei denen der muskuläre Stützapparat *aktiv* aufgebaut wird. Massagen lindern zwar die Schmerzen, aber da ihre Ursachen nicht beseitigt werden, kommen diese in der Regel genauso schnell wieder zurück. Daher hilft bei Rückenproblemen oder Verspannungen längerfristig nur eines: Bewegung, Bewegung, Bewegung – ob als Bewegungstherapie (Trainingstherapie → S. 1278), Rückenschule, Sport oder Bewegung im Alltag. Trotzdem kann ein Massagerezept natürlich kurzfristig wohltuend wirken und die Beschwerden lindern – den meisten Ärzten entlockt man solch ein Rezept aus den oben genannten Gründen allerdings nur noch selten.

Die am weitesten verbreitete **klassische Massage** (auch *schwedische Massage)* wurde im 19. Jahrhundert entwickelt. Sie wendet fünf Griffarten an, um den erkrankten Körperbereich durchzuarbeiten – immer von den Randzonen zum Körperzentrum hin:

- Streichen *(Effleurage)*
- Kneten, Walken und Rollen *(Petrissage)*
- Klopfen und Klatschen *(Tapotement)*
- Reiben *(Friktion)*
- Erschüttern *(Vibration)*.

Die klassische Massage wird v. a. zur Schmerzlinderung sowie zur Verbesserung der Beweglichkeit eingesetzt, etwa bei Rückenschmerzen, rheumatischen Erkrankungen, aber auch im Bereich der Rehabilitation bei chronischen Erkrankungen und Funktionsstörungen.

Die **Reflexzonenmassage** baut auf der Beobachtung auf, dass bestimmte Areale des Körpermantels (Haut, Bindegewebe, Skelettmuskulatur und Knochenhaut) mit inneren Organen in Beziehung stehen. Die zu den Organen führenden Nerven entspringen teilweise demselben Rückenmarksegment wie die zum Körpermantel ziehenden Nerven. Diese Verschaltung von Nerven des Körpermantels mit Nerven der inneren Organe auf Rückenmarkebene erklärt, warum z. B. bei einem Herzinfarkt der Schmerz in den linken Arm ausstrahlt. Über diese ***Reflexzonen*** des Körpermantels lassen sich auch die inneren Organe beeinflussen.

Die Reflexzonenmassage stützt sich auf ein wissenschaftlich plausibles Konzept. Die ***Fußreflexzonenmassage*** dagegen folgt einer anderen, wissenschaftlich nicht belegten Theorie (→ Abb. S. 1256). Diese Massagetechnik geht von der Vorstellung aus, dass die inneren Organe mit der Fußsohle in Verbindung stehen und jeweils an bestimmten Punkten auf der Fußsohle abgebildet sind. Daher lassen sie sich nach der Theorie der Fußreflexzonenmassage auch von dort aus beeinflussen. Dazu streicht, drückt und reibt der Therapeut an den jeweiligen Organpunkten. Das Konzept

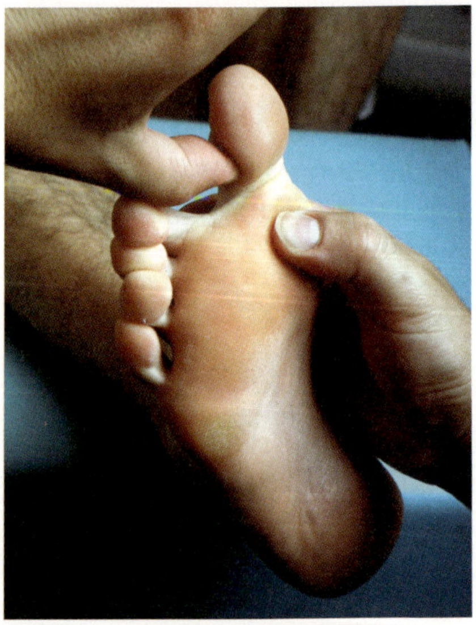

*Die **Fußreflexzonenmassage** ist ein in Deutschland beliebtes Massageverfahren. Nach Meinung ihrer Kritiker steht es aber methodisch „auf schwachen Füßen", weshalb die Kassen im Gegensatz zu anderen Massagemethoden die Kosten generell nicht übernehmen.* [AOK 3312]

wird auch zur Diagnose eingesetzt: Eine veränderte Hautbeschaffenheit oder Schmerzempfinden beim Druck auf einen bestimmten Organpunkt sollen auf Krankheiten in dem jeweils zugeordneten Organ hinweisen.

Die spezifische Wirkung des Verfahrens ist weder plausibel noch wissenschaftlich schlüssig belegt. Unspezifische Wirkungen sind wie bei anderen Massageverfahren aber durchaus anzunehmen.

Die Ausbildung zum Masseur ist staatlich geregelt und endet nach zweieinhalb Jahren mit einer Zulassung als „Masseur und medizinischer Bademeister". Masseure dürfen Krankheiten nur auf ärztliche Anordnung behandeln.

Bewertung. Die Risiken der Massage sind äußerst gering, das Konzept – zumindest der klassischen Massageformen – ist plausibel. Positive Wirkungen konnten wissenschaftlich bei Angstzuständen, Depressionen, Stress, Rückenschmerzen und Verstopfung gezeigt werden.

Weitere Massageverfahren

Neuere Massageverfahren sprechen einzelne Körpersysteme an, wie etwa die Lymphdrainage oder die ***Atemmassage,*** bei der die Atmung im Liegen durch Massagegriffe gefördert wird. Daneben werden heute viele Massageformen aus anderen Kulturkreisen praktiziert, die teilweise auch meditative Elemente enthalten, wie etwa die Tuina-Massage oder Shiatsu (→ S. 1250). Manche neueren Massageverfahren wie etwa die Unterwasserdruckstrahlmassage oder die Ultraschallmassage benutzen technische Hilfsmittel, sodass es sich nicht mehr um manuelle Verfahren im strengeren Sinn handelt.

Bindegewebemassage: Das unter der Haut liegende Bindegewebe wird durch bestimmte Griffe gereizt. Über Reflexbögen sollen so die inneren Organe beeinflusst werden. Eingesetzt wird die Technik etwa bei rheumatischen Erkrankungen, Durchblutungsstörungen und anderen funktionellen Beschwerden wie Reizdarm oder Menstruationsbeschwerden.

Lymphdrainage: Oberflächliche Griffe und Streichungen entlang der Lymphbahnen erleichtern den Abtransport der Lymphe, bauen so Schwellungen ab und stärken das Lymphsystem. Bewährt nach Verletzungen, Bestrahlungen und Operationen, etwa einer Brustkrebsoperation.

Periostmassage: Bestimmte Bereiche der Knochenhaut werden mit starkem Druck und kreisenden Bewegungen stimuliert, dadurch sollen sich akute Schmerzen bei Arthrosen oder bei Fibromyalgie (→ S. 1014), aber auch Blasen- oder Mastdarmstörungen bessern.

Tuina-Massage: Diese ist ein wichtiger Bestandteil der Traditionellen Chinesischen Medizin (→ S. 1248) und eine der ältesten manuellen Behandlungsmethoden überhaupt. Durch Streichungen entlang der Meridiane und Muskeln, durch Pressen von Akupunkturpunkten sowie durch Schlagbewegungen und Vibrationen sollen blockierte Meridiane „geöffnet" und der Energiefluss angeregt werden.

IGeL-Hinweis: In Deutschland übernehmen die gesetzlichen Krankenkassen die Kosten für die klassische Massage, die Reflexzonenmassagen und die Lymphdrainage. Selbst zu tragen sind jedoch neben der Rezeptgebühr 10 % der Behandlungskosten: Bei sechs Sitzungen beträgt der Eigenanteil etwa 15 €. Eine Fußreflexzonenmassage wird nicht übernommen und kostet etwa 25 €. Auch Ganzkörpermassagen, fernöstliche und „Wellness-massagen" müssen selbst bezahlt werden.

i **Aktuell:** www.gesundheit-heute.de/33x11

- D. Chang: **Das große Buch der Massagetechniken.** Die heilende Kraft der Hände bei Beschwerden von A bis Z. Bassermann, 2006. Einführung in die wirksamsten Massagetechniken, mit bebilderten Schritt-für-Schritt-Anleitungen.
- K. Schutt: **Massagen.** GU Ratgeber Gesundheit. Gräfe & Unzer, 2004. Anleitung zur Selbsthilfe gegen Stress und Verspannungen.

Entspannungsverfahren und Mind-Body-Therapien

Ziel aller – traditionellen wie modernen – **Entspannungsverfahren** ***(Entspannungstherapien)*** ist die Unterbrechung des Teufelskreises von negativem Stress (Dauerstress → S. 263) und den dadurch ausgelösten Störungen des körperlichen und seelischen Gleichgewichts.

Wie an anderer Stelle von *Gesundheit heute* ausführlich erklärt (→ ab S. 263), werden bei jeder Art von Stresssituation die Stresshormone Adrenalin und Kortisol ausgeschüttet – dadurch erfährt unser Körper einen Energieschub, der uns hilft, mit der Situation fertig zu werden. Hält der Stress aber länger an, so richten die Stresshormone Schaden an. Einen solchen schädigenden Dauerstress stellen etwa chronische Krankheiten dar – die damit oft verbundenen Schmerzen, Sorgen und Ängste bringen uns aus dem Gleichgewicht und können die Krankheit verschlimmern.

Konsequenz für die Behandlung: Es reicht nicht aus, nur auf der Ebene der sichtbaren Erkrankung eine Behandlung anzusetzen. Vielmehr muss sie vor allem dort wirken, wo der Teufelskreis aus Dauerstress und gestörtem Gleichgewicht entsteht: im Gehirn.

Da Körper und Seele eine Einheit bilden, wurde bereits vor Jahrhunderten versucht, den Körper mit mentalen Techniken, Meditation und speziellen Bewegungsformen wie Tai Chi oder Qigong (→ beide S. 1260) zu beeinflussen und zu heilen. Im modernen Sprachgebrauch wird zunehmend von **Mind-Body-Therapien** gesprochen – der Begriff weist dabei auf das grundlegende Prinzip hin: Die Entspannungsverfahren gehen von einer Einheit aus Körper und Geist aus. Indem diese Einheit angesprochen wird, wird der Teufelskreis aus Dauerstress und krankmachender körperlicher Folgen durchbrochen.

Manche der Mind-Body-Therapien betonen dabei mehr die körperliche Seite (etwa die Progressive Muskelentspannung nach Jacobson → S. 1259); andere Verfahren, wie etwa Meditation oder Hypnose, suchen den „Einstieg" eher über die Seele. Solche Mind-Body-Therapien überschneiden sich deshalb mit psychotherapeutischen Verfahren (→ ab S. 1172). Gerade die Entspannungsverfahren aus der fernöstlichen Tradition setzen auf eine Veränderung der inneren Einstellung: Der Alltag soll durch Lernprozesse auf eine gesündere Art bewältigt werden – ein Konzept, das durchaus moderne verhaltenstherapeutische Ansätze enthält (→ ab S. 1175).

Die Wirksamkeit dieser Therapieformen ist für viele stressbedingte Erkrankungen belegt.

Welche Therapieform ist die richtige?

Nicht jeder findet dieselbe Therapieform, Situation, Vorstellung oder Übung entspannend. Der Weg zum „Loslassen" ist individuell. Für manche führt der Weg zur Entspannung eher über den Körper, für andere ist es besser, wenn der Körper wie beim Autogenen Training über den Geist zur Ruhe kommt.

Betrachten Sie die Angebote deshalb mit einem suchenden, kritischen Blick! Es muss nicht immer eine ausgefeilte Technik in einem speziellen Mind-Body-Institut sein – einfache Techniken zum Stressabbau lassen sich leicht erlernen und in den Tagesablauf einbauen (→ S. 265). Wer allerdings noch keine Erfahrung mit Entspannungstechniken gesammelt hat, kann sich den Einstieg über einen Kurs oder eine professionelle Einführung erleichtern. So lassen sich auch typische Anfängerfehler, wie etwa die zu frühe Anwendung komplizierter Übungen, vermeiden.

Autogenes Training

Autogenes Training ist eine in den 1930er Jahren entwickelte Methode der ***konzentrativen Selbstentspannung.*** Durch an sich selbst gerichtete, immer gleiche Befehle ***(Autosuggestion),*** die der Anwendende nach einem festen Schema in monotoner Reihung wiederholt, werden äußere Reize ausgeblendet und das vegetative (unwillkürliche) Nervensystem beeinflusst. Dadurch werden die Gehirnaktivität nachweislich verändert, Stress abgebaut und Verkrampfungen gelöst.

Grundbefehl		Wirkung
Ruhetönung	„Ich bin vollkommen ruhig."	Beruhigung von Körper und Psyche
1 Schwereübung	„Der rechte (linke) Arm ist ganz schwer."	Allgemeine Beruhigung, Muskelentspannung
2 Wärmeübung	„Der rechte (linke) Arm ist ganz warm."	Beruhigung, Erweiterung der Blutgefäße
3 Herzübung	„Das Herz schlägt ruhig und gleichmäßig."	Weitere Beruhigung , Normalisierung der Herzarbeit
4 Atemübung	„Die Atmung ist ganz ruhig (und gleichmäßig)."	Harmonisierung und „Passivierung" der Atmung, Beruhigung
5 Leib(Sonnengeflecht-)übung	„Das Sonnengeflecht (Leib) ist strömend warm."	Harmonisierung und Entspannung der Bauchorgane, Beruhigung
6 Kopfübung	„Die Stirn ist angenehm kühl."	Beruhigung, kühler, klarer Kopf

Wer mit Autogenem Training anfängt, beschäftigt sich zunächst mit der Ruhetönung und den sechs Grundbefehlen. Einigermaßen regelmäßig praktiziert, können mit ihnen sowohl das Bewusstsein als auch das vegetative Nervensystem wirksam beeinflusst werden. Daran anschließend kann der Übende je nach Bedarf und gewähltem Ziel individuelle Befehle einsetzen oder einzelne Übungen vertiefen.

Durchführung: Man sitzt entweder im Droschkenkutschersitz oder liegt entspannt auf dem Rücken. Durch bestimmte Vorstellungen („Mein rechter Arm wird schwer", „mein Bauch wird warm") stellt sich nach und nach eine Entspannung der angedachten Körperteile ein, auch Herzschlag und Atmung können so reguliert werden.

Die Übungen sollten mehrfach täglich jeweils mindestens fünf Minuten lang durchgeführt werden. Wichtig ist am Ende die „Rücknahme", insbesondere dann, wenn Übungen im Tagesverlauf durchgeführt und nicht als Einschlafhilfe genutzt werden. Hierbei spannt der Übende die Muskeln wieder bewusst an, atmet tief durch und öffnet erst dann die Augen.

Die Methode ist gut untersucht und vor allem bei Schlaflosigkeit, Kopfschmerzen, leichteren Depressionen, Tinnitus und anderen, durch Stress bedingten Erkrankungen wirksam.

i Aktuell: www.gesundheit-heute.de/33x12

- B. Hoffmann: **Handbuch Autogenes Training.** Grundlagen, Technik, Anwendung. dtv, 2004. Umfassendes Standardwerk für alle, die sich intensiv mit dem Thema beschäftigen wollen, auch zum Nachschlagen geeignet.

Atemtherapie

Die Beeinflussung der Atmung ist Teil vieler Entspannungsverfahren (etwa Qigong, Yoga oder Eutonie). Zudem gibt es eine Vielzahl von Verfahren, die harmonisierende, ausgleichende oder auch bewusstseinsfördernde Wirkungen speziell über die Atmung erzielen wollen, etwa die ***Atem- und Leibtherapie nach Graf Dürckheim***, das ***Intuitive Atmen nach Karl Scheerer*** oder das ***integrative Atmen.*** Wo die einzelnen Formen ihre Vorteile und Einsatzgebiete haben, ist wegen der unterschiedlichen Ansätze schwer auszumachen.

Die Atemtherapie ist zudem Teil der modernen Physiotherapie, sie wird auf ärztliche Anordnung bei bettlägerigen Patienten zur Vorbeugung von Lungenentzündungen oder zur Schleimlösung eingesetzt.

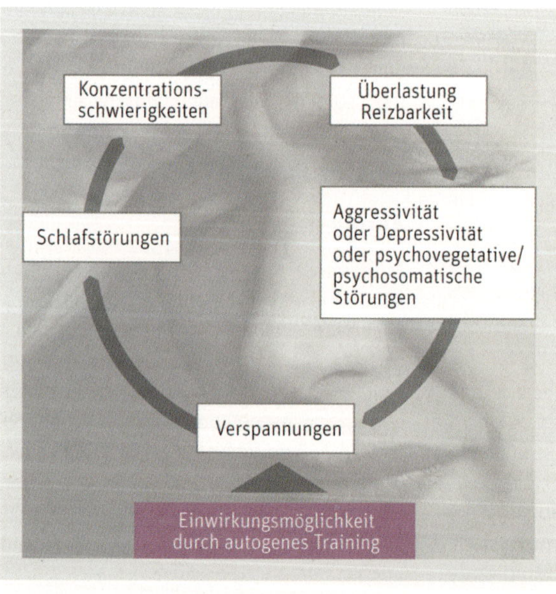

***Mind-Body-Therapien** wie das Autogene Training haben sich in vielen wissenschaftlichen Studien als hochwirksam erwiesen, um den Teufelskreis, der viele Erkrankungen chronisch werden lässt, zu durchbrechen. Die jeweils beste Methode hängt unter anderem von der Störung ab (Schlafstörungen erfordern andere Übungen als Angststörungen), aber das Grundprinzip ist immer gleich: Das Gehirn lernt (wieder), seine Aufmerksamkeit auf anderes als die Beschwerden und Krankheitserscheinungen zu richten, und dadurch die „Stresserfahrungen" auszugleichen.* [ISP, ASM 3313]

Alexander-Technik

Die **Alexander-Technik** soll helfen, den Körper möglichst effizient zu nutzen und eine entspannte und freie Körperhaltung zu erlernen. Die Ende des 19. Jahrhunderts von ***Frederick Matthias Alexander*** entwickelte Methode geht davon aus, dass die äußere Haltung mit dem inneren Zustand des Menschen zusammenhängt und freiere Bewegungsabläufe auf die Psyche positiv rückwirken. Der Trainer analysiert zunächst Haltung und Bewegungsabläufe und lehrt dann mit aufgelegter Hand, wo Verspannungen entstehen und wie sie durch eine bessere Haltung und Bewegungstechnik gelöst werden können. Die Methode wird bei Bewegungseinschränkungen, chronischen Rückenschmerzen und vor allem bei der Parkinson-Krankheit (→ S. 1140) mit Erfolg eingesetzt.

i Aktuell: www.gesundheit-heute.de/33x13

- **www.alexander-technik.org** – Internetseite der Gesellschaft der Lehrer/innen der F.M. Alexander Technik e. V., (G.L.A.T., Freiburg): Übersichtliche Fach- und Patienteninformationen.
- W. Steinmüller et al. (Hrsg.): **Gesundheit – Lernen – Kreativität.** Alexander-Technik, Eutonie und Feldenkrais als Methoden zur Gestaltung somatopsychischer Lernprozesse. Hans Huber, 2001. Methodenübergreifende Grundlagen und Anwendungsbeispiele der drei Körpertherapien.
- F. M. Alexander: **Der Gebrauch des Selbst.** Karger, 2001. Gute Übersetzung des 1932 erstmals erschienenen Buchs *The Use of the Self,* in dem der Autor beschreibt, wie er die nach ihm benannte Methode entwickelte.

Eutonie

Diese von ***Gerda Alexander*** (1908–1994) entwickelte Methode hat mit der von F.M. Alexander entwickelten Alexander-Technik kaum etwas gemein. Im Mittelpunkt der **Eutonie** (griechisch „Wohlspannung") steht das Erlernen des achtsamen Handelns: Die Abläufe des Körpers (Gewichtsempfindungen, Beweglichkeit einzelner Gelenke, Bewegungsabläufe) sollen durch bestimmte Übungen sowohl in Ruhe als auch in Bewegung erspürt werden. Die dadurch vermittelten, wohltuenden Bewegungserfahrungen sollen auf Körper und Seele ausgleichend wirken und dadurch nicht nur Störungen des Bewegungsapparats, sondern auch stressbedingte Belastungen heilen helfen.

i **Aktuell:** www.gesundheit-heute.de/33x14

- **www.eutonie.de** – Internetseite des Deutschen Berufsverbands für Eutonie Gerda Alexander e. V., Kenzingen: Fundierte und übersichtliche Fach- und Patienteninformationen.
- M. Kjellrup: **Eutonie – Bewusst mit dem Körper leben.** Spannungsausgleich durch Eutonie. Haug, 2006. Einführung in die Methode mit zahlreichen Übungsbeispielen.

Yoga

Die aus dem altindischen Medizinsystem Ayurveda (→ S. 1251) stammende Grundidee des **Yoga** ist die, durch bestimmte Körperstellungen, die *Asanas*, die Energie im Körper auszugleichen und so eine leiblich-seelische Balance oder „Vereinigung" zu erreichen. Das in den westlichen Ländern überwiegend praktizierte *Hatha-Yoga* kombiniert Körperhaltungen und Atemübungen. Es sollte zunächst in Gruppenkursen erlernt werden, kann aber dann zu Hause mit Büchern oder Videoaufnahmen fortgeführt werden. Durch möglichst langsam eingenommene Körperstellungen wird nicht nur eine konzentrierte Entspannung erreicht, sondern auch der Bewegungsapparat gedehnt, Verspannungen gelöst und die Durchblutung angeregt.

Yoga hat sich bei vielen stressbedingten Erkrankungen als begleitendes Verfahren bewährt. Auch bei chronischen Rückenschmerzen weisen wissenschaftliche Studien dem Yoga eine sehr gute Wirkung zu.

Neben dem „klassischen" Hatha-Yoga wird heute eine Vielzahl von Varianten angeboten, wie etwa das in aufgeheizten Räumen durchgeführte *Bikram-Yoga* oder das auf schnelle Bewegungen aufbauende *Power-Yoga*.

i **Aktuell:** www.gesundheit-heute.de/33x15

- **www.yoga.de** – Internetseite des Berufsverbands der Yogalehrenden in Deutschland e. V., Göttingen: Übersichtliche Fach- und Patienteninformationen.
- Berufsverband der Yogalehrenden (Hrsg.): **Der Weg des Yoga.** Via Nova Verlag, 2003. Handbuch, eignet sich für Übende und Lehrende gleichermaßen.
- H. Waesse; M. Kyrein: **Yoga für Einsteiger.** Gräfe & Unzer, 2008. Knappe, übersichtliche Einführung mit bebilderten Übungsbeispielen.

Biofeedback

Diese in den späten 1960er Jahren entwickelte Methode baut darauf auf, dass normalerweise unbewusst ablaufende, körperliche Reaktionen auch über die Sinnesorgane erfasst werden können. Die sinnliche Wahrnehmung soll ermöglichen, die körperlichen Reaktionen willkürlich zu verändern. Dazu werden beim **Biofeedback** elektronische Messgeräte eingesetzt, die z. B. die Leitfähigkeit der Haut, Muskelspannung, Herzschlag oder sogar Hirnströme aufzeichnen und in ein sicht- oder hörbares Signal verwandeln. Der Übende kann nun versuchen, durch bestimmte Entspannungstechniken das Signal (etwa ein Lichtzeichen oder einen Ton) bewusst zu verändern. Die beständige Rückmeldung (Feedback) zeigt dem Übenden an, ob er sich dem gewünschten Ziel nähert. Das Training wird von speziell geschulten Biofeedbacktrainern durchgeführt, und kann mithilfe von tragbaren Handapparaten auch zu Hause fortgeführt werden. Angewendet wird das Verfahren zur Unterstützung von Entspannungstechniken, bei stressbedingten Erkrankungen, aber auch bei manchen organischen Leiden wie Blasenschwäche oder Migräne.

Eine Weiterentwicklung des Biofeedbacks für den Einsatz in der Schmerztherapie ist das EMG-Feedback, Näheres hierzu → S. 1223.

i **Aktuell:** www.gesundheit-heute.de/33x16

- **www.dgbfb.de** – Internetseite der Deutschen Gesellschaft für Biofeedback, e. V., Prien a. Chiemsee: Fundierte und übersichtliche Fach- und Patienteninformationen mit weiterführenden Links.
- W. Rief (Hrsg.): **Biofeedback.** Grundlagen, Indikationen, Kommunikation, praktisches Vorgehen in der Therapie. Schattauer, 2006. Gelungene Grätsche zwischen wissenschaftlichen Grundlagen, therapiebedürftigen Beschwerden und praxisbezogener Umsetzung des Biofeedbacks.
- I. Pirker-Binder: **Biofeedback in der Praxis.** (Band 1 für Kinder, Band 2 für Erwachsene). Springer, 2006/2007. Erklärt Einsatzmöglichkeiten des multimodalen Biofeedbacks und Neurofeedbacks, speziell auf Kinder zugeschnitten, mit Übungsgeschichten. Im Band 2 dann auch für Erwachsene.

Feldenkrais

Durch **Feldenkrais,** eine von *Moshe Feldenkrais* Mitte des 20. Jahrhunderts entwickelte Methode, sollen die eigenen Bewegungsabläufe bewusster wahrgenommen werden. Dies soll dem Übenden zum einen ermöglichen, sich harmonischer und wirksamer zu bewegen, Fehlhaltungen des Körpers zu vermeiden und das Körpergefühl insgesamt zu verbessern. Zum anderen aber sollen durch die Bewegungsübungen auch psychische Reaktionsmuster neu strukturiert und Gefühl und Denken verändert werden. Feldenkrais ging davon aus, dass das

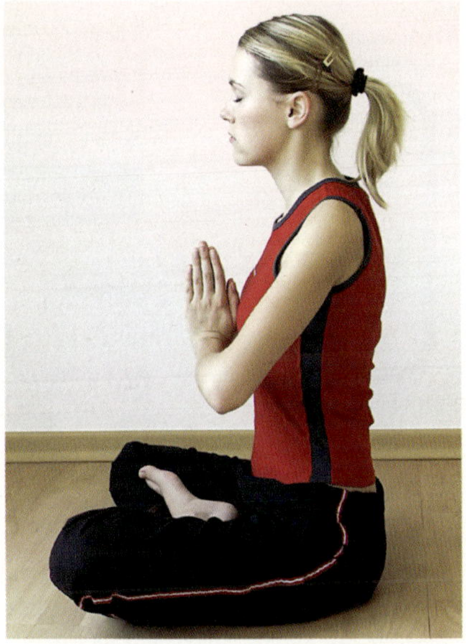

Mancher Anfänger kann sich nur schwer vorstellen, in solchen Körperstellungen zur Entspannung zu gelangen. Dabei wird eines verkannt: Yoga stellt – wie viele andere Entspannungsverfahren auch – einen Lernprozess dar. [DIG 3314]

Auftreten eines Menschen, sein Ausdruck, Haltung und Stimme auf dem inneren Bild beruhen, das er von sich selbst hat. Der Unterricht zielt auf das Einüben bewusster Bewegungsmuster. Zunächst wird der Übende dabei durch den Therapeuten geführt, später führt er die Übungen selbst, meist in einer Gruppe, durch. Das Verfahren hat sich zum Stressabbau, bei Nacken- und Rückenschmerzen, aber auch bei Haltungsschäden sowie bei orthopädischen und neurologischen Erkrankungen bewährt.

i **Aktuell:** www.gesundheit-heute.de/33x17

- **www.feldenkrais.de** – Internetseite des Feldenkrais-Verbands Deutschland e. V., München: Übersichtliche Fach- und Patienteninformationen mit weiterführenden Links, Adressen- und Literaturliste.
- A. Triebel-Thome: **Feldenkrais: Bewegung – ein Weg zum Selbst.** Einführung in die Feldenkraismethode mit Übungs-CD. Junfermann, 2004. Verständliche und strukturierte Mischung aus theoretischen Grundlagen und praktischen Lektionen, das Standardwerk zur Feldenkraismethode.

Progressive Muskelentspannung

Anfang des 20. Jahrhunderts vom amerikanischen Internisten *Edmund Jacobson* entwickelt, lassen sich Muskelanspannungen mit der **Progressiven Muskelentspannung nach Jacobson** *(Progressive Muskelrelaxation nach Jacobson, PMR)* erkennen und lösen. Dazu werden – meist im entspannten Liegen – bestimmte Muskelgruppen angespannt und möglichst rasch wieder gelockert. Dieser Wechsel soll möglichst bewusst wahrgenom-

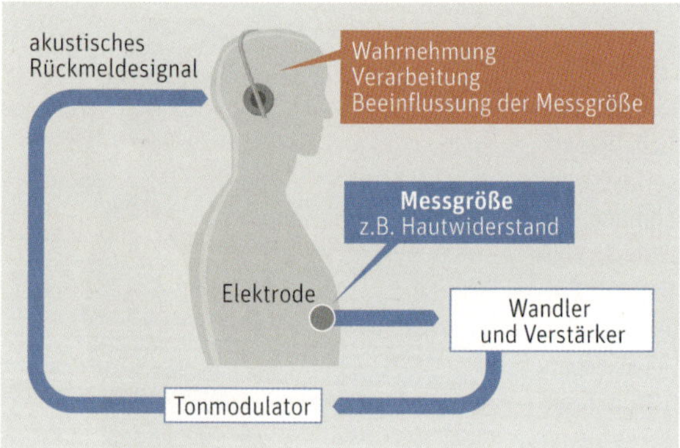

*So funktionieren **Biofeedbacktherapien:** Ein Messgerät zeichnet eine unbewusste oder nur teils bewusste Reaktion auf (z. B. die Anspannung bestimmter Muskelpartien) und stellt sie dem Patienten akustisch oder visuell dar. Mit der Zeit lernt der Patient, diese Reaktion gezielt zu beeinflussen. So kann etwa die Muskulatur der Blase trainiert werden, um Inkontinenzbeschwerden zu bessern.* [ASM 3315]

men werden, um so eine fortschreitende Entspannung im ganzen Körper zu erreichen. Die Übungen können in Gruppen leicht erlernt und dann aus Büchern und von Videoaufnahmen auch zu Hause angewendet werden. Bewährt haben sie sich bei stressbedingten oder durch Stress verstärkten Erkrankungen, Schlafstörungen und Schmerzleiden.

Meditation

Meditative Übungen sind aus allen Kulturkreisen beschrieben, man kann die **Meditation** deshalb zu Recht als einen universellen Einstieg zu innerer Ruhe, Vertiefung, spiritueller Aufnahmefähigkeit und Entspannung bezeichnen. In Deutschland sind derzeit vor allem die fernöstlichen Techniken der Zen-Meditation, die transzendentale Meditation und die in das Yoga eingebetteten Meditationsformen populär. Meditation kann bei vielen stressbedingten und funktionellen Störungen ausgleichend helfen.

Hypnose

Hypnose ist eine Methode zur Tiefenentspannung, der Geist bleibt dabei entgegen volkstümlicher Annahme wach, ist aber für Suggestionen offen („entspannte Wachsamkeit"). Wie Hypnose genau funktioniert, ist unbekannt. Etwa drei Viertel der Erwachsenen können hypnotisiert werden, bei einem Viertel funktioniert die Methode nicht. Näheres zur Hypnose → S. 1177.

Hypnose wird zum einen als so genannte ***Hypnotherapie*** von Ärzten, Psychologen und Psychotherapeuten angewendet, die Ausbildung ist hier umfassend und genau festgelegt. Zum anderen bieten viele Heilpraktikerschulen Hypnosekurse unterschiedlicher Intensität an.

Die Hypnotherapie hat sich bei vielen psychischen Störungen wie Angststörungen und Phobien, aber auch bei psychisch beeinflussten Erkrankungen wie Reizdarm und Tinnitus sowie chronischen Schmerzen und manchen Suchterkrankungen (nicht aber zur Nikotinentwöhnung) bewährt. Über die Wirkung der außerhalb der ärztlichen oder psychotherapeutischen Behandlung angebotenen Hypnose ist wenig bekannt.

i **Aktuell:** www.gesundheit-heute.de/33x18

- **www.dgh-hypnose.de** – Internetseite der Deutschen Gesellschaft für Hypnose e. V., Coesfeld: Übersichtliche Fach- und Patienteninformationen zur Hypnose und Hypnotherapie, mit weiterführenden Links und Literaturliste.

Fernöstliche Entspannungsverfahren

Neben dem Yoga lassen sich weitere, ursprünglich meist in spirituellen Traditionen verwurzelte, **fernöstliche Entspannungsverfahren** nutzen:

- **Qigong *(ChiGong, Qi Gong):*** Traditionelle chinesische Meditations- und Therapieform, bei der durch Bewegungsübungen ein Stau der Lebensenergie Qi vermieden und aufgelöst werden soll. Dazu werden nach überlieferten Mustern langsame Bewegungs-, Konzentrations- und Atemübungen durchgeführt.
- **Tai Chi:** Im 19. Jahrhundert aus altchinesischen Vorläufern entwickelte Form extrem langsamer, ineinanderfließender meditativer Bewegungen. Dieses „Schattenboxen" stilisiert den Kampf mit einem imaginären Gegner und soll ebenfalls die Lebensenergie Qi lenken und harmonisieren.
- **Feng Shui:** Entspannung und Harmonie soll in dieser chinesischen Form der Lebenskunst durch gesunde Lebensraumgestaltung bzw. gesundes Wohnen erreicht werden. Wohnungen, Häuser und Arbeitsplätze sollen so zur Quelle der Energie und des Wohlbefindens werden.

Ausleitende Verfahren

Der Begriff der **Ausleitung** geht auf die Vorstellung antiker Ärzte zurück, nach der Krankheiten durch die falsche Mischung der Körpersäfte Blut, Schleim sowie schwarze und gelbe Galle entstehen. Schädliche Stoffe müssen nach dieser ***Säftelehre*** im Krankheitsfall „ausgeleitet" werden, um im Körper wieder die richtige Mischung zu erreichen. Heute noch teilweise praktizierte **ausleitende Verfahren** sind das Schröpfen, der Aderlass, das Cantharidenpflaster und die Behandlung mit Blutegeln. Wissenschaftlich betrachtet ist eine spezifische Wirkung dieser Verfahren zweifelhaft.

Schröpfen

Das **Schröpfen** wird seit Jahrtausenden angewandt. Bei der heutigen Methode werden unter Vakuum stehende ballonartige Schröpfgläser auf die Haut aufgebracht.

Beim ***blutigen Schröpfen*** wird die Haut vorher durch etwa 20 feine Einstiche geöffnet. Die Saugwirkung der Schröpfgläser zieht nun regelrecht das Blut und Gewebewasser aus dem Gewebe.

Beim ***trockenen Schröpfen*** (nicht ausleitend) werden lediglich die Schröpfgläser aufgesetzt und dadurch ein tief wirkender Reiz entlang der Wirbelsäule ausgeübt.

Aderlässe

Aderlässe waren über Jahrhunderte die ärztliche Therapie schlechthin. Das regelmäßige Abziehen von Blut aus einer Armvene beim **Aderlass** soll schädigende Stoffe ausleiten, für eine körperliche Umstimmung sorgen und Stauungszustände beseitigen.

Eine Variante ist der ***Hildegard-Aderlass,*** der in den Tagen nach Vollmond im Rahmen der Hildegard-Medizin (→ S. 1247) durchgeführt wird.

Cantharidenpflaster

Das **Cantharidenpflaster** soll über die Lymphe ausleiten. Dazu wird eine heute gebrauchsfertig in Apotheken zu beziehende Paste aus pulverisierten Spanischen Fliegen auf die Haut aufgebracht und durch ein Pflaster abgedeckt. Die Paste enthält Stoffe, die die Haut so stark reizen wie eine Verbrennung zweiten Grades. Die so entstandene Brandblase wird nach Abnahme des Pflasters eröffnet, um das Serum abfließen zu lassen.

Blutegel

Die **Blutegeltherapie** gleicht einem langsamen Aderlass. Die Tiere lassen sich von spezialisierten ***Egelfarmen*** käuflich erwerben und werden auf die Haut aufgebracht, wo sie sich mit etwas Nachhilfe festsaugen. Die Egel sind nach zehn Minuten bis zwei Stunden gesättigt und lassen die Wunde von alleine los, aus der jedoch noch weitere 1–4 Stunden Blut fließen kann – dies ist durch den vom Blutegel in die Wunde abgegebenen gerinnungshemmenden Stoff **Hirudin** bedingt (letzterer Wirkstoff wird übrigens auch in der Medizin zur Gerinnungshemmung verwendet).

Kolonhydrotherapie (→ S. 284)

Auswahl weiterer Naturheilverfahren

Aromatherapie

Schon in der Antike wurden bestimmte Pflanzenöle oder auch Pflanzenräucherungen angewendet, um Krankheiten zu heilen. Auch die heutige, in den 1920er Jahren durch den französischen Chemiker ***Gattefossé*** begründete **Aromatherapie** baut auf die heilende Wirkung ätherischer (flüchtiger) Pflanzenöle.

Die Aromatherapie wird sehr unterschiedlich angewendet: Naturwissenschaftlich oder schulmedizinisch orientierte Anwender richten sich bei der Auswahl nach den aus der Pflanzenmedizin bekannten Hauptwirkungen der pflanzlichen Inhaltsstoffe (z. B. schlaffördernde Wirkung von Hopfen, anregende Wirkung von Rosmarin → Tab. S. 275, S. 282). Andere Anwender gehen bei der Auswahl intuitiv vor oder berücksichtigen Prinzipien der chinesischen Medizin. Das ausgewählte Öl kann einmassiert, aufgetragen oder über Duftlampen eingeatmet werden.

Wissenschaftlich betrachtet spricht einiges für eine spezifische Wirksamkeit der Aromatherapie. Die eingeatmeten Wirkstoffe gelangen auf dem Blutweg bis ins Gehirn und können

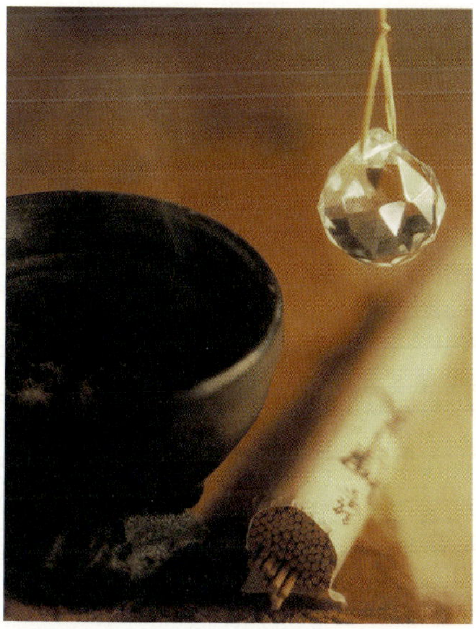

Nicht nur die Stellung und Ausrichtung der Möbel spielen im Feng Shui eine Rolle: Auch Pendel und Räucherstäbchen sorgen für Entspannung und Wohlbefinden in den eigenen vier Wänden. [MAU 3316]

dort den Hirnstoffwechsel beeinflussen. Studien zeigen, dass sich durch Aromatherapie die Ängstlichkeit vor chirurgischen Eingriffen abbauen lässt und dass sie entspannend, bei Alzheimer-Demenz auch ausgleichend, auf das Verhalten wirkt.

Bioresonanztherapie

Bei der **Bioresonanztherapie** sollen körpereigene Schwingungen durch ein spezielles Gerät empfangen und nach technischer Umwandlung in den Körper zurückgeleitet werden.

Anhänger des Verfahrens sind überzeugt, dass alle Lebensvorgänge „Bioenergie" erzeugen, die komplexe Schwingungen hervorruft. An der Art der Schwingungen kann abgelesen werden, ob der untersuchte Körper oder Körperteil erkrankt oder gesund ist. Die Schwingungen werden über Hand- oder Fußelektroden erfasst, in das Bioresonanzgerät geleitet und durch spezielle Filter in gesunde und disharmonische – von erkranktem Gewebe ausgehende – Schwingungen getrennt. Die „krankmachenden Schwingungen" werden „gedreht" und damit „gelöscht". Die so „gereinigten" Schwingungen werden dem Patienten wieder zugeführt. Dadurch lassen sich, so die Verfechter des Verfahrens, seelische und körperliche Krankheiten, aber auch Partnerschaftskonflikte behandeln.

Wissenschaftlich ist das Therapiekonzept nicht plausibel. Der Nachweis einer spezifischen Wirkung nach heute geforderten wissenschaftlichen Standards fehlt.

Eigenbluttherapie

Zur **Eigenbluttherapie** wird etwas Blut aus einer Körpervene entnommen und dann wieder in den Körper eingespritzt, etwa in einen Muskel oder unter die Haut. Manchmal wird das Blut auch oral eingenommen. Das Blut kann vor der Rückführung durch verschiedene Verfahren behandelt werden: Durch eine UV- oder Kurzwellenbestrahlung oder durch eine Behandlung mit Sauerstoff oder Ozon. Manchmal werden dem Blut auch andere Mittel, z. B. homöopathische Mittel oder destilliertes Wasser, beigesetzt. Die Eigenbluttherapie wird bei praktisch allen Beschwerden eingesetzt, meist begleitend zu anderen Verfahren.

Das Konzept ist teilweise plausibel, da gezeigt werden kann, dass jede Injektion auch eine Reizung des Abwehrsystems darstellt (→ Kapitel 05). Zumindest bei der Behandlung der Neurodermitis (→ S. 1072) konnte eine spezifische Wirkung auch wissenschaftlich belegt werden. Ob andere Erkrankungen auf eine Behandlung ansprechen, ist unbekannt.

Kinesiologie

Die **Kinesiologie** *(angewandte Kinesiologie)* wurde 1960 von einem amerikanischen Chiropraktiker entwickelt und beruht auf der Annahme, dass körperliche bzw. seelische Störungen und Belastungen mit Schwächen in bestimmten Muskelgruppen einhergehen. Entsprechend werden einfache Muskelgriffe zur Diagnose von Störungen eingesetzt. Die Methode ist naturwissenschaftlich nicht erklärbar, die Treffsicherheit lässt sich wissenschaftlich bisher nicht belegen.

Neuraltherapie nach Huneke

Bei der **Neuraltherapie nach Huneke** werden örtlich betäubende Medikamente (Lokalanästhetika) direkt unter die Haut, aber auch in tiefere Gewebeschichten gespritzt, um Krankheiten zu diagnostizieren, zu lindern und zu heilen.

Die Neuraltherapie nach Huneke geht von der schulmedizinisch nicht akzeptierten Theorie aus, dass so genannte ***Störfelder*** – wie etwa Narben, Entzündungen oder Verletzungen – im Körper an ganz anderen Körperstellen Reaktionen und Schmerzen auslösen können. Ein solches Störfeld kann z. B. identifiziert werden, wenn bei der Injektion eines Lokalanästhetikums ein Schmerz an einer anderen Stelle plötzlich nachlässt. Das Störfeld soll dann durch an mehreren Tagen zu wiederholende Injektionen ausgeschaltet werden. Wissenschaftlich betrachtet steht die Störfeldtheorie auf dünnem Eis, und ein nach heutigen Standards akzeptabler wissenschaftlicher Wirknachweis für die Neuraltherapie nach Huneke liegt nicht vor.

Ozontherapie

Wegen seiner keimtötenden Wirkung wird das sehr reaktionsfreudige **Ozongas** *(O_3)* zur Desinfektion von Trinkwasser genutzt. Eine Zeitlang wurde es auch zusammen mit Sauerstoff in Magen, Darm, Blase und Scheide eingeblasen, um Infektionen zu behandeln. In der Alternativmedizin soll Ozon die Durchblutung in den feinsten Körpergefäßen verbessern, die Sauerstoffversorgung der Gewebe ankurbeln und das Immunsystem anregen. Die Verfechter berufen sich dabei auf eine Vielzahl von Erklärungen, nach denen Ozon im Körper etwa die roten Blutkörperchen gleitfähiger mache.

Das Ozon wird auf sehr unterschiedlichem Wege an den Patienten gebracht: Es wird z. B. unter die Haut injiziert, mit Hilfe eines Katheters in Körperöffnungen (z. B. den Anus) eingeleitet oder als „ozonisiertes" Wasser getrunken. Wissenschaftlich ist eine spezifische Wirkung gegen Krankheiten nicht belegt.

Buchteil V – Know-how für Patienten

34

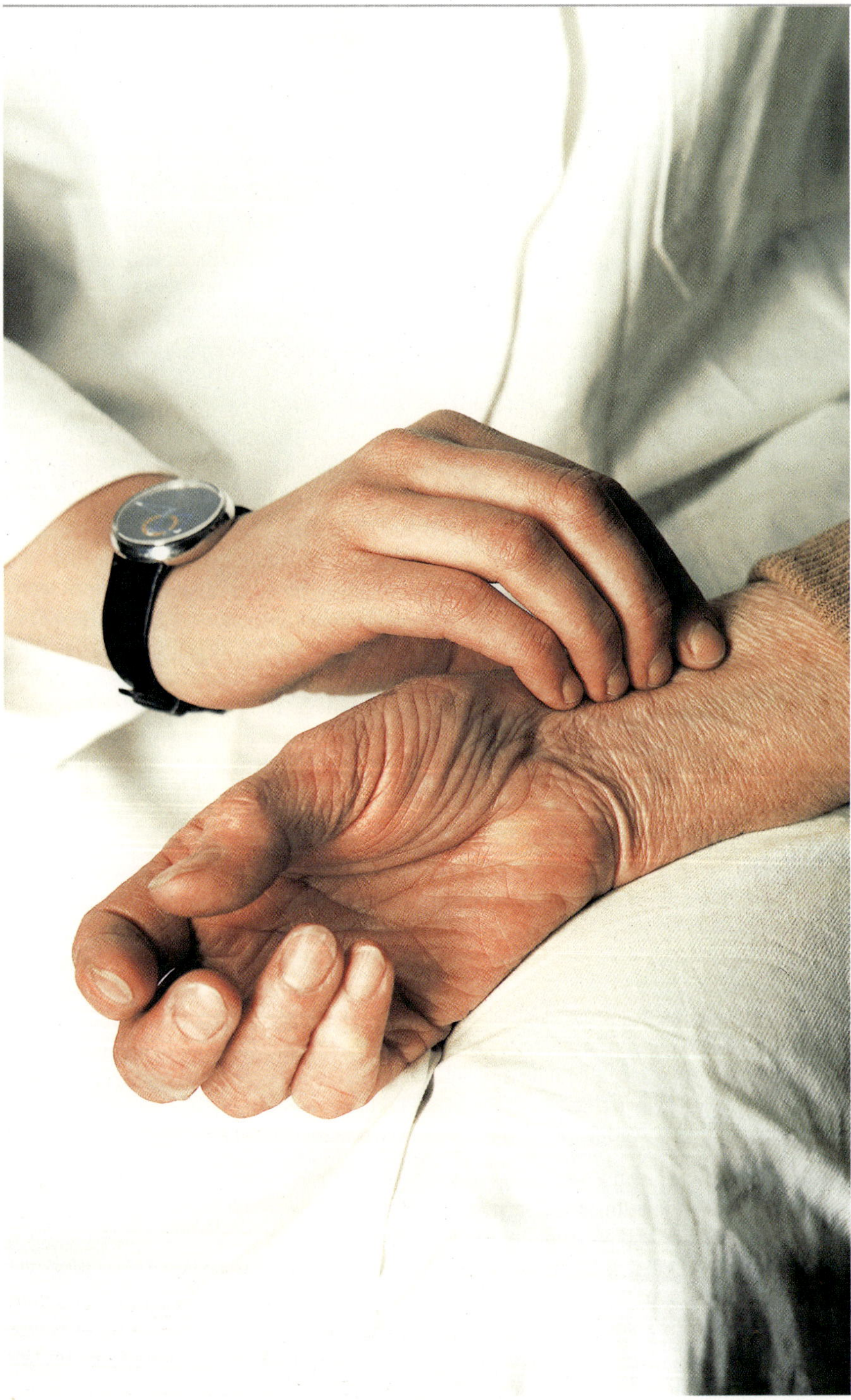

Die richtige Diagnose ist die entscheidende Voraussetzung, damit Heilverfahren auch wirklich helfen. Der Blick auf die medizinischen Diagnoseverfahren wird heute beherrscht von der Aufmerksamkeit, die medizintechnische Innovationen auf sich ziehen. Forscher haben aber nachgewiesen: Ihr Nutzen wird meist überschätzt – übrigens auch von Medizinern. Eine weitere Erkenntnis: Der Informationswert des Anamnesegesprächs und die sorgfältige körperliche Erstuntersuchung des Patienten, die auch das hier abgebildete Tasten des Pulses umfasst, sind weiterhin überragend – und durch nichts zu ersetzen. [ADM 3401]

Diagnose- und Therapieverfahren in der Schulmedizin

Hier finden Sie

Diagnoseverfahren 1267
Diagnoseprozess und Diagnosestrategien 1267
Anamnese 1268
Körperliche Untersuchung 1268
Funktionsdiagnostik 1269
Labordiagnostik 1269
Bildgebende Untersuchungsverfahren 1272
Endoskopie 1274
Invasive Diagnostik 1274
Diagnoseklassifikationen 1275
Grundbegriffe der Pathologie 1275
Schulmedizinische Therapieverfahren 1278
Behandlungsstrategien 1278
Arzneimittel 1279
Physikalische Verfahren 1281
Therapie durch Strom, Ultraschall und Laser 1283
Chirurgische Eingriffe 1284
Transplantationen 1285

An anderer Stelle im Buch besprochen:

Arteriosklerose 721
Krebs- und Tumorentstehung, Metastasen 1023
Laborchecks .... Kapitel 06 und 36
Laborwerte im Einzelnen .... Kapitel 36
Präkanzerosen (Tumorklassifizierung) 1023

Diagnoseverfahren

Diagnoseprozess und Diagnosestrategien

Die **Diagnose** (wörtlich „Entscheidung") dient der Erkennung und Benennung von Krankheiten, sie ist die Basis jeder gezielten Therapie. Das gilt nicht nur für die Schulmedizin – alle Heilverfahren bis hin zur Krankenpflege brauchen eine Diagnose, um gezielt helfen und heilen zu können.

Die Diagnose ist dabei der Schlusspunkt eines in Schritten ablaufenden Diagnoseprozesses:

- Zu Beginn befragt der Arzt den Patienten zu seinen Beschwerden und der Krankheitsvorgeschichte (Anamnese → S. 1264).
- Diese Informationen führen zusammen mit den Befunden der körperlichen Untersuchung (→ S. 1264) durch den Arzt zur **Verdachtsdiagnose.** Wissenschaftler haben herausgefunden, dass über 80 % der gesamten diagnostischen Informationen in diesen beiden ersten, praktisch ohne jede technische Hilfe auskommenden Diagnoseschritten gesammelt werden. Manche Krankheitsbilder sind sogar so charakteristisch (z. B. Kinderkrankheiten wie Windpocken oder Masern in Verbindung mit starkem Fieber und bestimmten Schmerzsymptomen), dass der Arzt sie auf den ersten Blick erkennt **(Blickdiagnose).**
- Was danach kommt, egal ob Funktionsdiagnostik (→ S. 1265), Labordiagnostik (→ S. 1265) oder bildgebende Untersuchungsverfahren (→ S. 1268), steuert nur 20 % aller im Diagnoseprozess gewonnenen medizinischen Informationen bei. In der Praxis geht es hier vorwiegend um Bestätigung oder Widerlegung der zuvor formulierten Verdachtsdiagnose. Oft ist eine Grunddiagnose zwar rasch gefunden (z. B. Herzrhythmusstörung oder der Verdacht auf bestimmte Tumorerkrankungen), muss aber präzisiert werden, um die Therapie optimal zu planen oder um das genaue Ausmaß einer Erkrankung herauszufinden.

(!) *Gesundheit heute* bespricht die meisten Diagnoseverfahren bei den jeweils zugehörigen Krankheitssymptomen oder Organen. Bitte nutzen Sie das Register am Ende des Buches zum Auffinden!

Differenzialdiagnose

Bei der **Differenzialdiagnose** schließt der Arzt bzw. der Therapeut Krankheiten mit ähnlichen Beschwerden aus, bis eine sichere oder zumindest sehr wahrscheinliche Diagnose übrig bleibt.

Zunächst versucht der Untersuchende, besonders gefährliche Erkrankungen auszuschließen (z. B. einen Blinddarmdurchbruch → S. 659 bei Schmerzen im Unterbauch, zur Differenzialdiagnsoe → Tab. S. 90), bevor er die vorliegende Krankheit näher bestimmt. Dabei beeinflussen die Wahrscheinlichkeit und die Behandelbarkeit einer Erkrankung das praktische Vorgehen. Nach sehr seltenen Erkrankungen sucht der Arzt oft erst gezielt, wenn Diagnose- und Behandlungsversuche bei einer nahe liegenden, häufig vorkommenden Krankheit fehlschlagen – anders wäre der diagnostische Aufwand auch kaum überschaubar.

Wenn sich eine Krankheit nur oder vor allem durch den Ausschluss aller anderen Möglichkeiten bestimmen lässt, spricht man von einer **Ausschlussdiagnose** (z. B. Kopfschmerzen, Differenzialdiagnose → Tab. S. 17 und S. 19).

In wenigen Fällen ist auch durch noch so sorgfältige Untersuchungen keine sichere Diagnose zu stellen. Hier können Behandlungsversuche angebracht sein: Verschwinden etwa die Schmerzen im Brustkorb prompt auf die Gabe von Nitrospray (→ S. 697), so besteht der starke Verdacht auf eine koronare Herz-

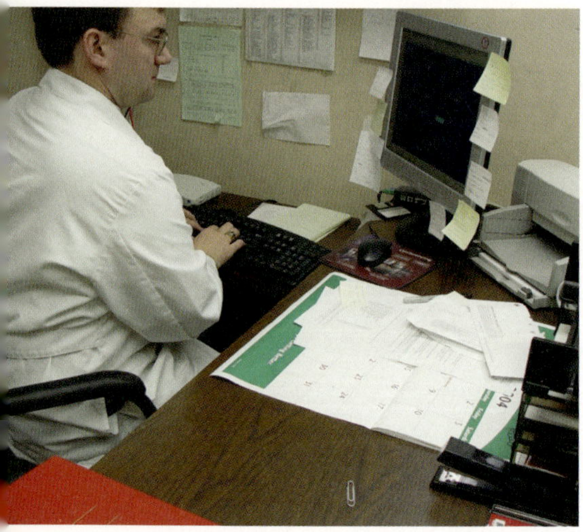

Durch die Einführung von Krankenhaus-Informationssystemen mit elektronischen Krankenakten müssen viele Krankenhausärzte die komplette Anamnese in den PC eingeben. Das bindet wertvolle Zeit, weil der Arzt am Krankenbett beim Patienten zunächst trotzdem seine alten Formulare braucht.
Die Lösung sind Laptops, die der Arzt mit in die Krankenzimmer nehmen kann, und die drahtlos mit dem Krankenhaus-Informationssystem verbunden sind. So kann er seine Daten unmittelbar beim Patienten eingeben. Diese werden inzwischen von immer mehr Krankenhäusern angeschafft. [ISP 3402]

erkrankung. Eine solche Diagnose aufgrund eines erfolgreichen Behandlungsversuchs nennt der Arzt ***Diagnose ex iuvantibus.***

Der Weg zur Diagnose in der Komplementärmedizin

Wie die Schulmedizin benötigt auch die Naturheilkunde zur fachgerechten Therapieentscheidung genau zum jeweiligen Heilsystem passende diagnostische Informationen. Je nach Methode liegen die Schwerpunkte dabei auf:

- Sehr differenzierten und zeitintensiven Anamnesegesprächen wie bei der Homöopathie (→ S. 1251)
- Speziellen elektrischen Untersuchungsverfahren wie z. B. der Messung des Hautwiderstands
- Dem Einsatz übernatürlicher oder zumindest naturwissenschaftlich nicht nachvollziehbarer Sinneswahrnehmungen, z. B. zur Lokalisierung von Wasseradern oder Strahlenfeldern
- Der intensiven Betrachtung einzelner Organe der Körperregionen wie z. B. der Irisdiagnostik oder der Handliniendiagnostik.

Diese Diagnoseverfahren können auch die Schulmedizin bereichern. So empfinden viele Patienten die ausführliche, intensive und meist in stressfreier Umgebung erfolgende Begegnung mit dem Heilpraktiker als wohltuend und heilend. Durch den sehr intensiven Therapeut-Patienten-Kontakt kann besonders der Placebo-Effekt (→ S. 1293) ausgeprägt und zumindest bei einigen Heilverfahren der eigentliche therapeutische Prozess sein.

Anamnese

Jeder Arztbesuch beginnt mit der **Anamnese** ***(Krankenvorgeschichte).*** Dabei sammelt der Arzt systematisch Informationen über die Vorgeschichte, die Krankheitsentwicklung und das aktuelle Befinden.

Die Interessen von Patient und Arzt sind dabei ganz unterschiedlich: Während es dem Patienten oft darum geht, ausführlich, ungestört und ohne Unterbrechungen über seine Beschwerden berichten zu können, sucht der Arzt gezielt nach bestimmten Schlüsselereignissen oder typischen Beschwerdekonstellationen, die ihm helfen, eine Verdachtsdiagnose (→ S. 1263) zu formulieren. Unter dem Zeitdruck des heutigen Medizinbetriebs neigt er deshalb dazu, die Schilderung des Patienten durch Zwischenfragen zu unterbrechen oder nach seinen Bedürfnissen zu strukturieren. Dies erlebt der Patient oft als unangenehm, auf der anderen Seite stellt gerade ein sorgfältig arbeitender Arzt zusätzliche Fragen nach speziellen Beschwerden, die dem Patienten gar nicht bewusst sind oder die er zumindest von sich aus nicht geschildert hätte.

Krankenhäuser verwenden für die Anamnese in der Regel Fragebögen. Das hat den Vorteil, dass nichts Wesentliches vergessen wird. Und vor einer Operation ist es auch zwingend notwendig, über die gesamte Krankengeschichte des zu Operierenden Bescheid zu wissen, um die Narkoserisiken einzuschätzen.

Sozial- und Familienanamnese

In der Allgemeinmedizin, in der Pädiatrie und am gründlichsten in der Psychiatrie informiert sich der Arzt bei der Erhebung der ***Sozialanamnese*** auch über die Familie, den Partner oder andere Bezugspersonen des Patienten, über die Wohnverhältnisse, den ausgeübten Beruf und eventuell auch die Einkommensverhältnisse. In der Inneren Medizin mit ihrem hohen Anteil älterer und teilweise pflegebedürftiger Patienten ist die Abschätzung der Versorgungsmöglichkeiten im bisherigen Umfeld oft ein entscheidender Faktor bei der Entscheidung für eine bestimmte Behandlungsstrategie.

Viele Erkrankungen sind auch erblich bedingt oder mitbedingt. Dann hilft die ***Familienanamnese,*** Krankheitsrisiken des Patienten besser einzuschätzen. Dies gilt beispielsweise bei Herz-Kreislauf-Erkrankungen, Krebserkrankungen, Diabetes und seelischen Erkrankungen in der Verwandtschaft des Patienten.

Die fachärztliche Anamnese

Jede medizinische Fachrichtung hat ihre eigene Strategie, um möglichst rasch und genau zu Verdachtsdiagnosen zu kommen. Geht ein Patient mit starken Rückenschmerzen etwa nacheinander zum Orthopäden, Neurologen und Hausarzt, so wird er völlig unterschiedliche Anamnesegespräche erleben: Der Orthopäde wird z. B. genauestens nach bewegungsabhängigen Schmerzen fragen. Den Neurologen interessiert möglicherweise die genaue Ausstrahlung des Schmerzes am meisten, während der Allgemeinmediziner vor allem daran interessiert ist, anhand von Alltagssituationen abzuklären, ob der Patient mithilfe einiger Tipps und mit Schmerzmitteln den Alltag noch meistern kann oder ob er umgehend zu einem Spezialisten überwiesen werden muss.

(!) Oft haben Patienten das Gefühl, ihr Arzt hört nicht richtig zu. Oder der Spezialist, auf dessen Termin man lange warten musste, stellt nur wenige Fragen und lässt einen nicht zu Wort kommen. Hier ist guter Rat teuer: Leider haben, wie Untersuchungen ergaben, die Länge des Anamnesegesprächs und auch der Eindruck des Patienten, ob er „sein Herz ausschütten" kann, nur wenig mit der messbaren Richtigkeit einer Diagnose zu tun. Auf der anderen Seite: Wenn Sie das Gefühl haben, entscheidende Informationen nicht loswerden zu können, zögern Sie nicht, dies anzusprechen. Gelingt dies nicht, sollten Sie sich einen anderen Arzt suchen. Im Rahmen der Behandlung wirkt sich das Maß an Zuwendung durch den Behandler sogar direkt auf den Erfolg aus. Dennoch sollten Sie Ihren Arzt nie ohne zwingenden Grund wechseln, denn bei jedem Arzttausch gehen viele Informationen – letztlich eben eine Beziehung – verloren.

Körperliche Untersuchung

An die Anamnese (→ S. 1264) schließt sich die **körperliche Untersuchung** ***(klinische Untersuchung)*** an. Diese umfasst:

- Eine Allgemeinuntersuchung des Patienten, die seinen Gesundheitszustand und die lebenswichtigen Körperfunktionen (Vitalfunktionen) abklärt
- Einen fachärztlichen Untersuchungsteil, der sich gezielt dem betroffenen Organ oder der betroffenen Körperregion widmet.

Vor allem im Krankenhaus erfolgt eine komplette körperliche Untersuchung.

Beim Spezialisten werden meist nur ein bis drei Organsysteme wie Herz-Lunge, Bauch oder das Nervensystem untersucht. Dabei umfasst die Untersuchung oft folgende Grundelemente:

- Bereits das Betrachten des Patienten oder der betroffenen Körperregion liefert bei der *Inspektion* wertvolle Hinweise auf die Erkrankung. Bei typischen Hautinfektionen und vielen anderen Erkrankungen (z. B. Lippenherpes → S. 1085) ist sogar oft eine Blickdiagnose möglich.
- Beim **Abklopfen** *(Perkussion, Klopfuntersuchung)* wird die Körperoberfläche des Patienten abgeklopft, um aus den ausgelösten Geräuschen Rückschlüsse auf den Zustand der darunter liegenden Organe zu ziehen. Dies ist vor allem bei der Untersuchung von Brust- und Bauchorganen wichtig, um Größe und Begrenzung von Herz, Lunge und Leber festzustellen. Bei übergewichtigen Patienten ist das Abklopfen wegen der den Schall dämpfenden Fettschicht nur eingeschränkt aussagekräftig.
- Wenn der Arzt sein Stethoskop einsetzt, um die im Körper entstehenden Schallphänomene (z. B. Herzschlag oder Atmung) möglichst präzise zu hören, spricht man vom **Abhorchen** *(Auskultation)*. Hier werden die Geräusche über eine Membran und die Schläuche des Stethoskops verstärkt und direkt den Ohren des Untersuchers zugeleitet.
- Beispiele für eine **Tastuntersuchung** *(Palpation)* sind das Prüfen der Hauttemperatur bei entzündeten Hautarealen, das Fühlen des Pulses sowie das Abtasten der Leber oder des Darms durch die Bauchdecke.

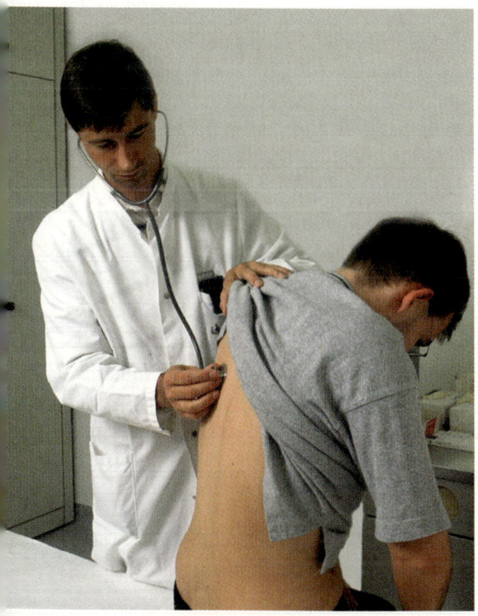

Bei Verdacht auf Atemwegserkrankungen hört der Arzt mit einem Stethoskop die Lunge ab, während der Patient tief ein- und ausatmet. Die ein- und ausströmende Luft erzeugt im Bronchialraum Laute, die sich bei Erkrankungen charakteristisch verändern (Näheres zum Abhorchen → S. 590).
[AOK 3403]

Die erhobenen Befunde werden in der Regel auf Vordrucken oder direkt im Computer dokumentiert und können bei Bedarf vom Patienten oder weiterbehandelnden Arzt angefordert werden.

Funktionsdiagnostik

Unter **Funktionsdiagnostik** *(Funktionsprüfung, Funktionsuntersuchung)* verstehen Mediziner die systematische Prüfung der Leistungen eines Organs unter standardisierten Bedingungen. Sie erfolgt meist mit technischen Hilfsmitteln.

Klinische Funktionsprüfungen

Benötigt der Arzt für eine Funktionsprüfung keine oder nur wenige technische Hilfsmittel, spricht man von klinischer Funktionsdiagnostik. Dazu zählen z. B.:

- Gehversuch oder Lagerungsprobe nach Ratschow (→ S. 687) bei Verdacht auf arterielle Verschlusskrankheit
- Prüfung der Gelenkbeweglichkeit beim Orthopäden (→ z. B. S. 974).

Labormedizinische Funktionsdiagnostik

Die labormedizinische Funktionsdiagnostik nimmt in der gesamten modernen Medizin und selbst in vielen Gebieten der Alternativmedizin großen Raum ein. So werden rote und weiße Blutkörperchen, Leberwerte oder Cholesterin durch Laboruntersuchungen erfasst.

Elektromedizinische Funktionsdiagnostik

Bei vielen Vorgängen im menschlichen Körper fließen elektrische Ströme, die mithilfe entsprechender Geräte aufgezeichnet werden können. Die zwei wichtigsten Verfahren der elektromedizinischen Funktionsdiagnostik sind:

- Das *Elektrokardiogramm* oder **EKG.** Bei jedem Herzschlag zieht eine Welle mit elektrischen Impulsen über das Herz. Diese können mit auf der Brust des Patienten aufgeklebten Elektroden abgeleitet und als EKG aufgezeichnet werden (→ S. 689).
- Das *Elektroenzephalogramm* oder kurz **EEG** zeichnet die elektrischen Aktivitäten der Großhirnrinde des Gehirns auf, entweder in Ruhe (Ruhe-EEG → S. 1147) oder nach gezielten optischen oder akustischen Reizen (evozierte Potenziale → S. 1120).

Bildgebende Funktionsdiagnostik

Funktionsuntersuchungen werden heute häufig mit modernen bildgebenden Diagnoseverfahren kombiniert (bildgebende Funktionsdiagnostik).

- Mit Ultraschall lässt sich z. B. die Funktion der Leber, der Gallenwege und der Nieren, aber auch der Herzklappen und der Herzmuskulatur beurteilen (Bauchultraschall → S. 622, Echokardiografie → S. 690).
- Die Nierenleistung lässt sich mithilfe von zuvor gespritzten radioaktiven Markern (Testsubstanzen) durch strahlensensible Gammakameras dokumentieren (Clearance). Die Leistung der Schilddrüse kann mit Hilfe von radioaktiv markiertem Jod beurteilt werden.

Labordiagnostik

Die Untersuchung von Körperflüssigkeiten und -geweben nimmt in der klinischen Medizin eine überragende Stellung ein. Der technische Fortschritt macht es mittlerweile möglich, selbst kleinste Spuren von krankheitstypischen Substanzen, Abwehrstoffen, Antikörpern bis hin zu Erbgutbestandteilen mit der **Labordiagnostik** nachzuweisen. Auf der anderen Seite haben Laborwerte die für den Mediziner angenehme Eigenschaft, objektiv zu sein: Während man über das Ergebnis der Klopfuntersuchung der Lunge streiten kann, erlaubt ein erhöhter Blutfettwert scheinbar eine unanfechtbare Diagnose.

Blut als Untersuchungsmedium

Am häufigsten wird das Blut des Patienten untersucht, da sich die meisten Erkrankungen in der Zusammensetzung des Bluts niederschlagen. Zudem ist sowohl die venöse als auch die kapillare Blutentnahme (z. B. aus der Fingerspitze) für die Mehrzahl der Patienten schmerzarm. Nur bei Säuglingen und alten Menschen sowie chronisch Kranken, deren Blutgefäße durch Hunderte von Blutentnahmen strapaziert sind, erfordert die Blutentnahme einen geschickten Arzt und einen besonders geduldigen Patienten.

Das Standardlabor

Jedem Patienten wird zu Beginn eines Krankenhausaufenthalts routinemäßig Blut abgenommen. Beim niedergelassenen Internisten oder Hausarzt gilt dies, je nach vorgetragenen Beschwerden, mit Einschränkungen ebenfalls.

Die folgende Aufzählung ist ein Beispiel für das „Standardprogramm" im Krankenhaus:

- Großes Blutbild (→ S. 1309)
- Blutkörperchen-Senkungsgeschwindigkeit (BSG → S. 1311) oder das neuere C-reaktive Protein (CRP → S. 1313)
- Kreatinin, Harnstoff und Harnsäure zur Beurteilung der Nierenleistung
- Natrium, Kalzium und Kalium zur Beurteilung des Salzhaushalts im Blut
- Enzymwerte wie GOT (ASAT → S. 1319), GPT (ALAT → S. 1319), gamma-GT (→ S. 1318), CK (→ S. 1313) und LDH (→ S. 1325) zur Beurteilung von Leberfunktion und Herz
- Quick und PTT zur Beurteilung der Gerinnungsfähigkeit des Bluts
- Triglyzeride und Cholesterin zur Abklärung des Blutfetthaushalts
- Blutzucker als Basisdiagnostik des Diabetes
- Eiweiß-Elektrophorese zur Erkennung von vielen chronischen Krankheiten
- Schilddrüsenbasiswert (TSH → S. 1335) zum Nachweis der regelrechten Schilddrüsenfunktion.

IGeL-Hinweis: Manche Ärzte bieten darüber hinaus gehende Laboruntersuchungen als Selbstzahlerleistung an. Nur wenige dieser Selbstzahler-Labortests sind außerhalb enger Indikationen sinnvoll. Näheres hierzu → Kapitel 06 und 35.

Störfaktoren

Laborwerte sind unanfechtbar, allerdings nur unter der Voraussetzung, dass das Labor die erforderlichen Standards eingehalten hat. Außerdem darf der gemessene Wert nicht ohne die Kenntnis wichtiger Rahmenbedingungen gedeutet werden. Beispielsweise verändert ein vor der Blutentnahme zu sich genommenes *zuckerhaltiges* Erfrischungsgetränk den Blutzuckerwert ganz erheblich. Um Verzerrungen durch die Nahrungsaufnahme auszuschließen, muss der Patient für viele Bluttests nüchtern sein.

Aber auch körperliche Anstrengung, insbesondere bis zur Belastungsgrenze, und langes Stehen verändern viele Blutwerte. Schließlich beeinflusst auch die Tageszeit die Konzentration von Hormonen.

Befundauswertung

Die Durchführung der Laboranalysen erfolgt heute stark arbeitsteilig. Das bedeutet, dass viele Laborproben über weite Strecken verschickt werden. Ein Notfalllabor liefert aber oft schon nach 30 Minuten die wichtigsten Laborergebnisse in Arztpraxen oder Krankenhäuser.

(!) Als Patient haben Sie das Recht, vom Arzt über die Ergebnisse der Blutuntersuchung informiert zu werden. Das Kapitel 36: „Laborwerte von A–Z" hilft Ihnen, Laborwerte richtig zu interpretieren.

Andere Untersuchungsmedien

Urin. Bei Erkrankungen der Nieren, der Harn- und Geschlechtsorgane sowie bei Störungen des Hormonhaushalts erlaubt die **Urindiagnostik** *(Urinuntersuchung)* Rückschlüsse auf die Krankheitsursache. Besonders praktisch sind dabei die klinischen Teststreifen, die bereits nach einer Minute Ergebnisse liefern. Diese Teststreifen kann der Hausarzt sogar beim Hausbesuch einsetzen (Details → S. 776).

Stuhl wird in der Inneren Medizin am häufigsten auf Blut untersucht, um Blutungsquellen im Dickdarm wie Polypen oder Tumoren auszuschließen. Die **Stuhluntersuchung** geschieht mit einfachen Schnelltests (z. B. Haemoccult®). Aufwendiger ist die mikrobiologische Stuhldiagnostik bei Verdacht auf Salmonellen- oder Wurmerkrankungen sowie die klinisch-chemische Stuhldiagnostik bei vermuteter Malabsorption, d. h. unvollständiger Nährstoffaufnahme im Darm). In beiden Fällen muss eine kleine Stuhlprobe in einem Plastikröhrchen an ein Speziallabor versandt werden.

Liquor. Die **Gehirn-Rückenmarks-Flüssigkeit** *(Liquor)* wird in erster Linie bei Erkrankungen des Zentralnervensystems untersucht, z. B. bei Verdacht auf Hirnhautentzündung, oder bei bestimmten Krebserkrankungen. Der Liquor wird durch eine Punktion des Wirbelkanals im Bereich der unteren Lendenwirbel gewonnen (→ S. 1119).

Körperflüssigkeiten. Wundsekrete, Eiteransammlungen, Gelenkergüsse und Bauchwassersucht (Aszites → S. 678) sind *krankhaft veränderte Körperflüssigkeiten.* Ihre Untersuchung erlaubt dem Arzt in aller Regel Rückschlüsse auf die Ursache der Erkrankung und kann diagnostisch entscheidend sein, z. B. wenn in einem Sekret Tumorzellen oder andere, normalerweise nicht vorkommende Substanzen gefunden werden.

Die verschiedenen Laboruntersuchungen

Elektrolyte. Die Untersuchung der **Elektrolyte** *(Mineralstoffe)* Kalium, Natrium, Kalzium, Chlorid, Magnesium und Phosphat hilft bei der Beurteilung von inneren Erkrankungen und deckt Störungen des Wasser- und Elektrolythaushalts auf (→ S. 705, Übersicht über Elektrolyte = Mineralstoffe und deren Bedarf → Tab. S. 240). Auch bei Hormonerkrankungen oder bei vielen Arzneimittelwirkungen verändern sich die Konzentrationen der Elektrolyte häufig in typischer Weise.

Im Falle von schwer kranken Patienten, die auf der Intensivstation behandelt werden müssen, kann es zur Überwachung der regelgerechten Infusionstherapie notwendig sein, die Elektrolyte alle vier Stunden zu kontrollieren.

Enzyme sind Körpereiweiße, die chemische Reaktionen beschleunigen und dadurch den geordneten Zellstoffwechsel gewährleisten. Werden bei einer Organerkrankung Zellen geschädigt, so treten die Enzyme dieser Zellen vermehrt ins Blut über und können dort nachgewiesen werden. So lassen sich charakteristische Enzyme von Herzmuskelzellen beim Herzinfarkt leicht nachweisen (z. B. Troponin → Abb. S. 699, Details S. 1334). Die Zuordnung einzelner Enzymwerte zu einem bestimmten Organ oder zu einer bestimmten Krankheit ist zwar bei Einzelenzymen nicht einfach, sie gelingt jedoch häufig bei der Betrachtung von zwei, drei oder mehr Enzymen, weil sich deren Verteilung im Blut bei vielen Krankheiten verändert (verändertes *Enzymmuster).*

Blutfette. **Blutfette** *(Serumlipide)* sind Cholesterin und Triglyzeride. Da diese als Fette im wässrigen Medium Blut nicht löslich sind, koppeln sie sich an so genannte *Apolipoproteine* und werden zusammen mit diesen als *Lipoproteine* transportiert.

Der Nachweis überhöhter Lipoproteinmengen im Blut (Fettstoffwechselstörungen → S. 767) hat überragende Bedeutung in der hausärztlichen und internistischen Praxis, da sie ohne Behandlung das Risiko für Herzinfarkt, Schlaganfall und weitere Herz-Kreislauf-Erkrankungen stark erhöhen.

Neben der ***quantitativen Bestimmung*** des Gesamtcholesterins (→ S. 1318) und der Triglyzeride (→ S. 1334) wird häufig auch die ***qualitative Auftrennung*** durchgeführt, v. a. um die beiden Cholesterinfraktionen – das „gute" HDL-Cholesterin (→ S. 768, S. 1320) und das „schlechte", Arteriosklerose fördernde LDL-Cholesterin (→ S. 768, S. 1325) – zu unterscheiden.

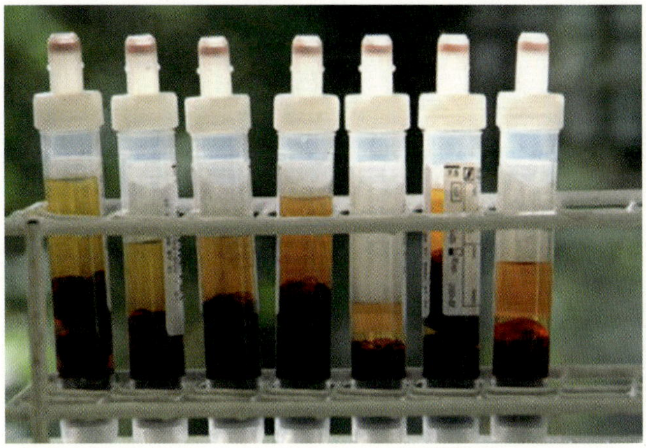

Blutproben im Labor: Durch den zugesetzten Gerinnungshemmer setzen sich die dunkleren zellulären Blutbestandteile (44 % des Blutvolumens) vom helleren Blutplasma ab. [DIG 3418]

Blutgerinnungstests

Vor jeder Operation prüfen Chirurg und Narkosearzt, ob der Patient über eine ausreichende Blutgerinnung verfügt, damit er während des Eingriffs nicht verblutet. Bei vielen Patienten wird das Blut auch bewusst „verdünnt", d. h. die Gerinnungsfähigkeit des Blutes wird stark herabgesetzt, um Blutgefäße blockierende Blutgerinnsel aufzulösen (etwa bei einer tiefen Venenthrombose → S. 736) oder um mit Blutgerinnselbildung verbundenen Erkrankungen wie Herzinfarkt oder Schlaganfall vorzubeugen. Auch die Leberfunktion lässt sich sehr gut über Gerinnungstests nachweisen, da nur die gesunde Leber die zur Gerinnung notwendigen Eiweiße in voller Menge bereitstellen kann. Zum Routineprogramm bei Verdacht auf eine Gerinnungsstörung sowie zur Überwachung einer blutverdünnenden Therapie zählen:

- **Quick-Test** *(Thromboplastinzeit, Prothrombinzeit):* Dieser Test ist ein Suchtest auf Gerinnungsstörungen (→ ab S. 1038), er misst die Dauer bis zum Einsetzen der Gerinnung, und gibt sie bezogen auf eine Standardzeit in Prozent an. Da der Quick-Wert (→ S. 1330) stark laborabhängig ist, also nur schlecht zwischen verschiedenen Untersuchungslabors verglichen werden kann, wird er zunehmend durch einen standardisierten Korrekturfaktor (INR → S. 1330) ersetzt. Normal sind Quick-Werte von 70 bis 120 %, und INR-Werte von etwa 1,0. Bei gewollter Blutverdünnung, insbesondere bei Marcumartherapie (→ Pharma-Info S. 741), beträgt der Zielwert beim Quick etwa 25 % und beim INR 2–3.
- **PTT** *(Partielle Thromboplastinzeit, aPPT):* Über diesen Test wird das andere Gerinnungssystem, das so genannte endogene System, überprüft. Der Normwert liegt bei 30–40 Sekunden. Mit der PTT lassen sich Hämophilien leicht erkennen. Auch bei der Vollheparinisierung (→ S. 741) dient die PTT als Steuergröße.
- **Thrombinzeit** *(TZ, Plasmathrombinzeit, PTZ):* Auch dieser Wert dient der Kontrolle der Vollheparinisierung (→ S. 741).
- **Blutplättchenzahl** *(Thrombozytenzahl):* Die Zahl der Blutplättchen ist ebenfalls ein Indikator für die regelgerechte Funktionsfähigkeit des Gerinnungssystems.

Hämatologische Untersuchungen

Wichtigste hämatologische Untersuchung ist das **Blutbild** *(BB)* zur Auszählung und differenzierten Betrachtung der roten und weißen Blutkörperchen. Dabei werden die Blutzellen unter Spezialmikroskopen maschinell ausgezählt.

Beim **Differenzialblutbild** werden die Blutzellen in verschiedene Fraktionen aufgetrennt (Näheres → S. 1314). Fast alle systemischen, d. h. den gesamten Organismus betreffenden, Erkrankungen verändern die Zusammensetzung des Blutbildes.

Auch die **Blutkörperchen-Senkungsgeschwindigkeit** (kurz auch *BSG* oder *BKS* genannt) ist ein Wert, der systemische Erkrankungen, egal ob akut oder chronisch, anzeigt. Dabei wird ein Röhrchen mit Blut (und gerinnungshemmenden Mitteln) senkrecht hingestellt und nach einer sowie nach zwei Stunden gemessen, um wie viele Millimeter sich die schwereren Blutzellen vom wässrigen Blutplasma abgesetzt haben. Dieser Test ist neuerdings durch den zeitnäher auf Erkrankungsprozesse reagierenden und maschinell durchführbaren **C-reaktiven-Protein-Test** *(CRP)* ersetzt worden (Details → S. 1313).

Serologisch-immunologische Untersuchungsmethoden

Bei allen Kontakten mit körperfremden Eiweißen (so genannten Antigenen, besonders Bakterien und Viren), aber auch anderen Stoffen, werden hochspezifische Abwehrstoffe, die ***Antikörper,*** gebildet. Der Nachweis dieser Antikörper ist häufig der Beweis für eine bestimmte Erkrankung. So geht die Mehrzahl der Viruserkrankungen bis hin zu HIV mit der Produktion spezifischer Antikörper einher. Mehr noch: Auch das Stadium einer Erkrankung lässt sich durch das Muster von Antikörpern nachweisen, etwa bei der Leberentzündung (Hepatitis → S. 671). Auch für die Aktivität einer Allergie liefert diese Methode den Nachweis. Das Labor bestimmt die Antikörperaktivität in der Regel so, dass das Blut mit Markierungssubstanzen angereichert wird, die zu einer sichtbaren Verklumpung ***(Agglutination)*** führen, falls das Blut des Patienten die nachzuweisenden Antikörper enthält.

Bei der quantitativen Antikörperbestimmung gibt der ***Titer*** die höchste Verdünnung der Körperflüssigkeit an, bei der eine standardisierte Menge von Markersubstanz noch zur sichtbaren Verklumpung führt. Ein Antikörpertiter von 1:64 bedeutet also einen höheren Antikörpergehalt der Probe als ein Antikörpertiter von 1:2.

Neben Antikörpern lassen sich auf diese Weise auch ***Antigene*** wie z. B. Virusbestandteile oder die Blutgruppenmerkmale nachweisen. So kann eine Infektion entdeckt oder die Blutgruppe eines Patienten bestimmt werden.

Gen- und biotechnische Untersuchungsmethoden

Die **Polymerase-Kettenreaktion** ***(Polymerase Chain Reaction, PCR)*** ist eine Methode, um die Erbsubstanz DNA zu vervielfältigen. So verfügt man über genug genetisches Material, um Bakterien, Viren, aber auch Erbkrankheiten nachzuweisen. Die PCR wird inzwischen für eine Vielzahl verschiedener Aufgaben verwendet, auch für das Erstellen und Überprüfen genetischer Fingerabdrücke, für das Klonen von Genen und für Vaterschaftsgutachten.

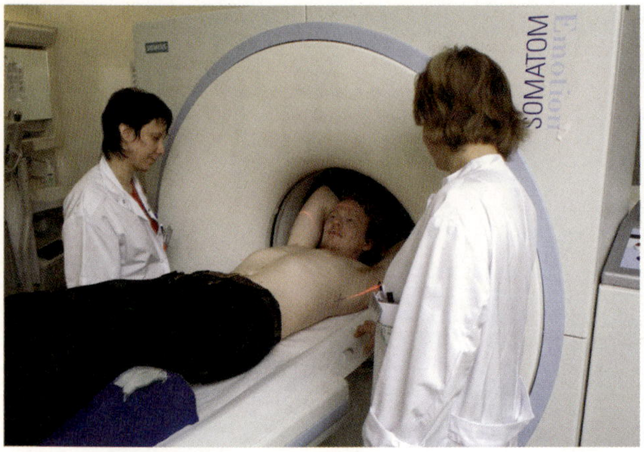

*Die Röntgenassistentin gibt einem Patienten letzte Hinweise für das anstehende **CT**. Während der Untersuchung rotiert eine Röntgenröhre um den Patienten. Die im Ring liegenden Detektoren messen die Strahlung, die den Patienten durchdrungen hat. Nach Vorschieben des Tischs wird die nächste Körperschicht geröntgt.* [JAN 3405]

Untersuchungsmethoden in der Pathologie

Die **Pathologie** *(Krankheitslehre)* beschäftigt sich mit der Untersuchung von erkrankten Körpergeweben oder dem Patienten entnommenen Zellen **(Zytologie).** Große Tradition hat die makroskopische Pathologie und hier insbesondere die Obduktion Verstorbener. Heute haben die mikroskopischen Verfahren jedoch die viel größere Bedeutung. Hier werden bei Operationen entnommene Organanteile, vom abgetrennten Wurmfortsatz bei der Blinddarmentzündung bis hin zum entnommenen Tumorgewebe, in Spezialflüssigkeiten fixiert, gefärbt und in ultrafeine Scheiben geschnitten, welche im Mikroskop betrachtet werden. Diese Untersuchungen sind sehr zeitaufwendig und erfordern große Sorgfalt.

Größte Verantwortung trägt die Untersuchung von diagnostischen Gewebeentnahmen (Biopsie → S. 1270), etwa aus der Magen- oder Darmschleimhaut oder der weiblichen Brust. Bei der mikroskopischen Analyse der Feingewebeschnitte fällt oft die Entscheidung, ob ein Tumor vorliegt und wie invasiv, d. h. bösartig, er wächst. Hiervon ist auch die weitere Therapie, etwa die Radikalität einer Operation, abhängig.

- Bei der **zytologischen Untersuchung** *(Zytodiagnostik)* werden Einzelzellen untersucht. Sie werden gewonnen durch Feinnadelbiopsien (z. B. der Schilddrüse), durch Abstriche von Schleimhäuten (z. B. dem Rachenraum), aus Körpersekreten und -ausscheidungen wie Urin oder Speichel, aber auch aus Körperhöhlenflüssigkeiten wie dem Liquor.
- **Histologische Untersuchungen** *(feingewebliche Untersuchungen)* ergänzen oft die Zytodiagnostik. Oft kann die zunächst durchgeführte zytologische Diagnostik z. B. das Vorhandensein krankhafter Zellen beweisen, nicht jedoch die Charakteristik oder Lokalisation eines Tumors.

Bildgebende Untersuchungsverfahren

Röntgen und Ultraschall sind die wichtigsten **bildgebenden Untersuchungsverfahren.** Sie sind heute aus der Medizin nicht mehr wegzudenken. Mit Hilfe der modernen Computertechnik sind diese beiden Verfahren um viele Methoden erweitert worden und es sind neue computerbasierte Bildgebungsverfahren hinzugekommen, von denen die Kernspintomografie die wichtigste ist.

Konventionelle Röntgendiagnostik

Beim konventionellen **Röntgen** wird ein fotografischer Film benutzt, der durch die Röntgenstrahlen belichtet (d. h. schwarz) wird – dichtes Gewebe wie z. B. Knochen schwächt die Strahlen und zeichnet sich auf einem Film oder einem anderen Speichermedium hell ab. So lassen sich durch konventionelle *Röntgen[leer]aufnahmen* Knochenbrüche, aber auch viele Lungenerkrankungen oder Größenveränderungen des Herzens nachweisen.

Bei der **Tomografie** *(Schichtaufnahme)* werden einzelne Regionen, genauer gesagt Schichten, des Körpers scharf abgebildet, während darüber und darunter liegende Schichten durch die Aufnahmetechnik verwaschen dargestellt werden. Das CT (Computertomografie → rechte Spalte) hat die konventionelle Tomografie jedoch praktisch verdrängt.

Durchleuchtungen erlauben durch kontinuierliches Röntgen die Beobachtung funktioneller Abläufe, etwa die Bewegungen von Herz und Herzkranzgefäßen oder von Magen und Darm. In der Regel muss dazu ein Röntgenkontrastmittel (→ rechte Spalte) eingenommen oder gespritzt werden. Die Aussagekraft von Durchleuchtungen kann sehr hoch sein, aufgrund der deutlich höheren Strahlenbelastung sind auch sie weitgehend vom CT verdrängt worden.

Röntgenverfahren mit Kontrastmitteln

Wenn sich die Dichte der für die Untersuchung relevanten Gewebe kaum unterscheidet, setzt man **Röntgenkontrastmittel** zur verbesserten Darstellung ein:

- Jod oder Barium sind ***positive Röntgenkontrastmittel.*** Sie absorbieren die Röntgenstrahlen wie Blei oder Knochen besonders stark und erscheinen im Röntgenbild hell. Sie werden vor allem im Bereich des Magen-Darm-Trakts, der Niere und der Harnwege sowie zur Darstellung von Gefäßen (Angiografie) verwendet.
- *Negative Röntgenkontrastmittel* wie Luft und Kohlendioxid haben eine sehr niedrige Dichte und erscheinen im Röntgenbild dunkel. Sie können insbesondere die Darstellung des Darms verbessern. Häufig werden sie mit positiven Röntgenkontrastmitteln kombiniert (Kolon-Doppelkontrast → Abb. S. 641).

Je nach Art der Fragestellung wird das Röntgenkontrastmittel entweder geschluckt, durch Sonden oder mittels eines Einlaufs in den Magen-Darm-Trakt eingebracht oder in Gefäße injiziert.

Warnhinweis: Röntgenkontrastmittel-Untersuchungen mit Jod sind risikoreich, da der Patient allergisch reagieren kann. Solche Kontrastmittelallergien zeigen sich meist als stärkste allergische Sofortreaktion bis hin zum allergischen Schock (→ S. 193). Daher wird die Indikation zur Kontrastmitteluntersuchung sehr sorgfältig gestellt.

Jodhaltige Kontrastmittel bergen weitere Risiken, da sie bei vorbestehender, aber bislang unbehandelter Schilddrüsenüberfunktion eine thyreotoxische Krise auslösen können (→ S. 750). Deshalb werden vor Jodgabe die Schilddrüsenwerte im Blut bestimmt. Schließlich kann es auch zum akuten Nierenversagen bei Patienten mit eingeschränkter Nierenfunktion kommen, weshalb auch der Kreatininwert im Blut vor Kontrastmitteluntersuchungen bestimmt werden muss.

Computertomografie

Das **CT** *(Computertomografie)* ist das derzeit am meisten verbreitete digitale Röntgenverfahren. Es ermöglicht, den Körper schichtweise zu röntgen. Der Computer erstellt Querschnittsbilder des Körpers, die durch weitere Berechnungen zu einem räumlichen Bild zusammengesetzt werden können (3-D-Rekonstruktion). Auch das CT wird durch Kontrastmittelgabe oft aussagefähiger.

Während ältere CT-Geräte den Patienten tatsächlich schichtweise röntgen, was lange Untersuchungszeiten erfordert, wird der Patient beim **Spiral-CT** kontinuierlich durch eine rotierende Röntgenröhre vorgeschoben. Vorteile sind eine kürzere Untersuchungsdauer, eine geringere Strahlenbelastung und weitergehende Möglichkeiten der Nachbearbeitung wie z. B. die Darstellung von schrägen Schnittebenen. Auch dreidimensionale Darstellungen lassen sich so in höherer Qualität gewinnen. Das **hochauflösende CT** ***(high-resolution CT, HR-CT)*** erlaubt durch sehr dünne Schichtführung die Darstellung von Strukturen mit weniger als 1 mm Durchmesser.

Das CT wird routinemäßig bei Erkrankungen des Gehirns vom Schlaganfall bis hin zu Kopfverletzungen sowie bei Tumorverdacht im Brust-, Bauch- und Beckenraum eingesetzt. Inzwischen nutzen praktisch alle medizinischen Fachgebiete das CT.

(!) Nachteilig beim CT ist die erhebliche Strahlenbelastung. Inzwischen ist die Hälfte der Gesamtstrahlenbelastung im medizinischen Bereich auf CT-Untersuchungen zurückzuführen.

Problem Strahlenbelastung

Röntgenstrahlen sind energiereiche elektromagnetische Strahlen, die sich im Prinzip wie radioaktive Gammastrahlen verhalten. **Röntgenstrahlung** kann alle Substanzen in einer Körperzelle schädigen, gefährlich sind vor allem Schäden an der Erbsubstanz, da sie zu Krebs führen können.

Die Gefahr durch Röntgenstrahlen wird aber eher überschätzt, moderne Röntgenverfahren kommen mit relativ wenig Strahlung aus. Die Strahlenbelastung einer Röntgenuntersuchung beim Zahnarzt entspricht in etwa 15 Stunden Arbeit vor einem Computer mit Röhrenbildschirm oder einem zweistündigen Flug; eine Röntgenaufnahme der Lunge entspräche etwa 20 Stunden im Flugzeug. Eine Ausnahme bildet das CT: Ein CT der Beinvenen (Phlebografie → S. 691) oder des Schädels belastet den Körper etwa zehnmal so stark wie eine Röntgenuntersuchung der Lunge – aber selbst diese Strahlendosis liegt noch unterhalb der natürlichen Strahlenbelastung, der der Mensch auch ohne Strahlenquellen wie z. B. Bildschirmen während eines Jahres ausgesetzt ist.

Kernspintomografie

Die **Kernspintomografie** *(Kernspin, Magnetresonanztomografie,* abgekürzt *MRT, MR, NMR)* ist ein komplexes bildgebendes Verfahren, das ohne Strahlenbelastung auskommt und ebenfalls eine schichtweise Darstellung des Körpers ermöglicht. Beim Kernspin werden die Wasserstoffkerne in den verschiedenen Gewebearten des Patienten (der Arzt spricht von „Geweben") durch ein starkes Magnetfeld einheitlich ausgerichtet. Nun lassen sie sich mit Radiowellen verschiedener Frequenz gezielt beeinflussen, beim Abschalten der Radiowellen richten sich die Wasserstoffkerne erneut nach dem Magnetfeld aus. Dabei senden die Wasserstoffkerne selbst schwache Radiowellen aus, die ausgewertet werden. Viele Gewebe, die sich im Röntgenbild kaum unterscheiden lassen, wie z. B. Knorpel, Muskeln und Sehnen, sind so darstellbar.

Die Technik ist kompliziert, die Geräte sind auch entsprechend teuer – revolutionär war die Kernspintomografie jedoch deshalb, weil sie in zuvor unvorstellbar präzisen Details die Beurteilung kranker Gewebe möglich gemacht hat. So ließen sich erstmals auch sehr kleine Krankheitsherde, etwa bei der Multiplen Sklerose, sichtbar machen. Kernspin kommt komplett ohne Strahlenbelastung aus, allerdings ist die Untersuchung aufgrund der Lärmbelastung, der räumlichen Enge im Gerät und ihrer Dauer (bis 30 Minuten) für den Patienten recht anstrengend. Erwachsene gewöhnen sich meist an diese Belastung, bei kleineren Kindern ist jedoch häufig eine Vollnarkose oder eine beruhigend einwirkende Begleitperson erforderlich, um aussagefähiges Bildmaterial zu gewinnen.

Der **funktionelle Kernspin** *(fMRT)* ist eine Weiterentwicklung des Kernspins, das Stoffwechselaktivitäten im Körper (z. B. im Gehirn) sichtbar macht. Nach einem normalen, hoch auflösenden Kernspin wird der Patient gezielten Reizen ausgesetzt, z. B. vollführt er eine bestimmte Bewegung mehrmals und macht anschließend eine Pause. Dieser Vorgang wird mehrfach wiederholt und ebenfalls gemessen. Die gewonnenen Daten können später in das hochauflösende erste Bild hineinprojiziert werden. Die Untersuchung dauert noch länger als ein normaler Kernspin (bis zu 45 Minuten), bietet für die neurologische bzw. neuropsychologische Diagnostik jedoch einzigartige Möglichkeiten (→ S. 1121).

Mit derselben Technik lässt sich auch die Bewegung des Bluts im Herzen oder die Luftfüllung der Lunge darstellen.

(!) Das starke Magnetfeld erwärmt Metalle und bewegt sie unter Umständen im oder am Körper. Daher müssen die Patienten ihren Schmuck ablegen. Bei Menschen, die Metall im Körper tragen (z. B. Herzschrittmacher oder Gelenkprothesen), wird im Einzelfall überprüft, ob ein Kernspin möglich ist.

Nuklearmedizinische Untersuchungsverfahren

Die **Nuklearmedizin** ist das medizinische Fachgebiet, das sich mit dem Einsatz von radioaktiven Substanzen im Rahmen diagnostischer Maßnahmen sowie der therapeutischen Anwendung radioaktiver Nuklide zur Tumortherapie befasst.

Radioaktive Substanzen **(Radionuklide, Radioisotope)** sind instabil und wandeln sich im Körper nach statistischen Gesetzmäßigkeiten wieder in nicht-radioaktive Isotope um, wobei sie Strahlen aussenden. Diese können mit speziellen Gammakameras registriert werden. Das Ergebnis ist eine **Szintigrafie,** die dem Arzt entscheidende Informationen über die regelgerechte Funktion eines Organs liefert. Am häufigsten eingesetzt werden, die:

- *Schilddrüsenszintigrafie* zur Funktionsbeurteilung der Schilddrüse (→ S. 748)
- *Nierenszintigrafie* bei Verdacht auf eine Nierenfunktionsstörung (→ Kapitel 21)
- *Herzszintigrafie* zum Nachweis minderdurchbluteter oder sogar abgestorbener Herzmuskelbezirke (→ S. 692).

Betrifft die Untersuchung im gesamten Körper vorkommende Strukturen, beispielsweise Gelenke, spricht man von einer ***Skelettszintigrafie*** (→ S. 905).

(!) Metallhaltige Gegenstände (Schmuck, Prothesen usw.) müssen vor der Untersuchung abgelegt werden, da Metalle die Strahlung absorbieren und damit die Aufnahme beeinträchtigen.

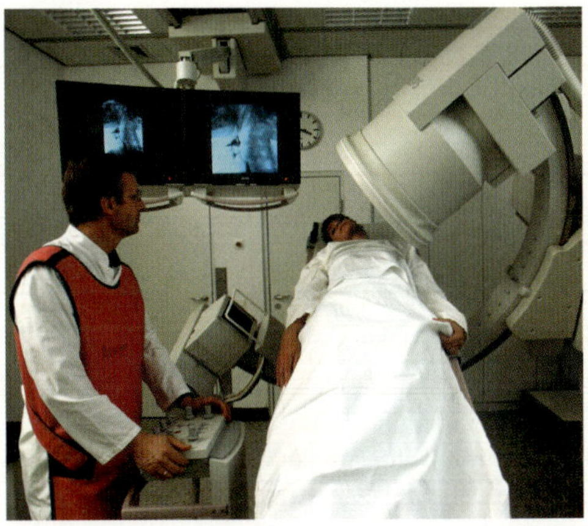

Röntgenuntersuchung der Halswirbelsäule im OP-Saal mit einem modernen transportablen und drehbaren Röntgengerät. [AOK 3404]

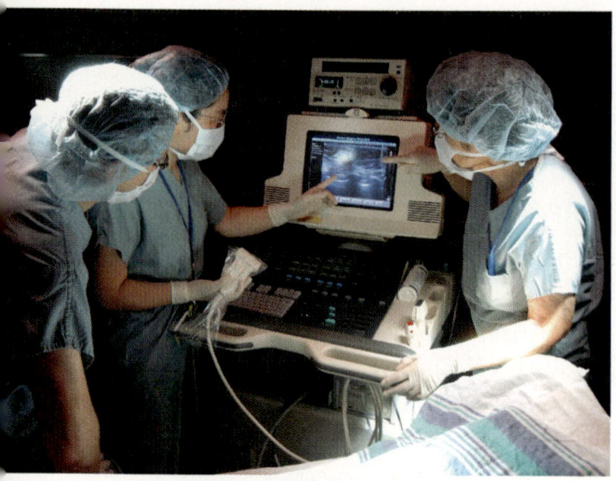

Ultraschalluntersuchungen *können bei Bedarf auch im Operationssaal unter sterilen Bedingungen durchgeführt werden.* [ISP 3406]

Ultraschall

Beim **Ultraschall** *(Sonografie)* werden Schallwellen mit Frequenzen oberhalb des menschlichen Hörbereichs von einem speziellen Schallkopf produziert und impulsförmig oder als Dauerschall ausgesendet. Die beschallten Körpergewebe reflektieren die Schwingungen und produzieren charakteristische Echos, die durch den gleichen Schallkopf wieder aufgefangen werden. Eine aufwendige computertechnische Weiterverarbeitung liefert schließlich das Ultraschallbild.

Beim Ultraschall entsteht keine Strahlenbelastung. Deshalb ist er in der Schwangerschaft das bildgebende Verfahren der Wahl. Er kann ohne Bedenken und beliebig oft eingesetzt werden. Das Verfahren stößt allerdings an Grenzen, wenn zu viel anderes Gewebe zwischen dem Schallkopf und dem zu untersuchenden Organ liegt – z. B. ist eine Ultraschalluntersuchung der Bauchorgane bei stark übergewichtigen Patienten nicht möglich.

Für den Patienten ist der Ultraschall schmerzlos. Das zur Vermeidung von Luftbrücken benutzte Gel ist gut abwaschbar und erzeugt allenfalls einen kurzen Kältereiz. Die Einführung eines speziellen Schallkopfs in Speiseröhre, After oder Scheide ist allerdings für viele Patienten unangenehm und manchmal sogar schmerzhaft.

(!) Die immer wieder geäußerte Vermutung, auch Ultraschalluntersuchungen könnten Spät- oder Folgeschäden hervorrufen, haben sich in keinem einzigen Fall bestätigt. Selbst Ungeborene im Mutterleib können nach dem derzeitigen Wissensstand beliebig oft sonografiert werden.

B-Scan, M-Scan und Doppler

Abhängig von der Art der elektronischen Datenaufbereitung und des verwendeten Schallkopfs werden verschiedene Verfahren der Bildgebung unterschieden:

- Beim B-Scan entsteht das typische zweidimensionale Bild, das jeder Laie mit Ultraschall gleichsetzt. Da der Bildaufbau mit heutigen Geräten sehr schnell erfolgt, können auch Bewegungsabläufe direkt beobachtet werden. Die *B-Scan-Sonografie* hat sich als Standardverfahren bis hin zur Hausarztpraxis durchgesetzt. Insbesondere im Bauchraum lassen sich viele Krankheitsprozesse so leicht erkennen bzw. ausschließen.
- Beim *M-Scan (Time-Motion-Scan)* ist die anatomische Darstellung nur eindimensional, die zweite Dimension des Bildes wird zur Darstellung von sehr raschen Bewegungen, z. B. der Herzklappen, eingesetzt.
- Beim *Doppler-Verfahren (Doppler)* treffen kontinuierlich ausgesendete Ultraschallwellen auf sich bewegende Grenzflächen, wodurch es zu typischen Reflexionen von Wellen kommt. Doppler-Verfahren sind vor allen Dingen für die Gefäßdiagnostik von Bedeutung: So lassen sich rasch und nicht-invasiv die Strömungsverhältnisse in Arterien oder Venen darstellen.
- Die *Farbduplexsonografie (farbkodierte Duplexsonografie)* ermöglicht die farbliche Darstellung von Blutflussgeschwindigkeit und Blutflussrichtung im Ultraschall (z. B. → Abb. S. 691). Sie wird eingesetzt bei der Untersuchung von Arterien und Venen.
- Der *3-D-Ultraschall* wird routinemäßig allenfalls in der vorgeburtlichen Diagnostik eingesetzt (→ S. 362), da der technische Aufwand immer noch hoch ist und diagnostische Fehlschlüsse möglich sind.
- Ebenfalls in der Entwicklung ist noch der *intravaskuläre Ultraschall (IVUS)*. Hier ist durch Mini-Schallköpfe eine detaillierte Darstellung des Gefäßinneren, z. B. der Herzkranzgefäße, möglich.
- Die *Endosonografie* ist eine Kombination von Ultraschall und Endoskopie. Dabei führt der Arzt den an einem Endoskop befestigten Schallkopf in den Magen-Darm-Trakt ein.

i **Aktuell:** www.gesundheit-heute.de/34x01

- **www.meb.uni-bonn.de/radiologie** – Internetseite der medizinischen Fakultät der Universität Bonn: Unter der Rubrik Patienteninformationen finden Sie ausführliche Informationen zu den verschiedenen bildgebenden Untersuchungsverfahren.

Endoskopie

Eine **Spiegelung** *(Endoskopie)* ist die direkte oder indirekte Betrachtung von Hohlorganen und Hohlräumen mittels spezieller Instrumente, die über optische Systeme mit Spiegeln, Vergrößerungsmöglichkeit und eine Lichtquelle verfügen. Es werden sowohl *starre Endoskope* (kleine Metallrohre) als auch *flexible Endoskope* (dünne Kunststoffschläuche) eingesetzt. Starre Endoskope haben eine bessere Optik, sie lassen sich jedoch nicht überall und vor allem auch nicht so weit in den Körper einführen wie biegsame Endoskope.

Invasive Diagnostik

Punktionen und Biopsien. Bei einer **Punktion** wird mit speziellen Hohlnaden Körperflüssigkeit oder Gewebe aus Gefäßen, Hohlräumen oder Organen entnommen, z. B. aus dem Wirbelkanal bei der Lumbalpunktion (→ S. 1119).

Als *Biopsie* bezeichnet der Arzt die **Gewebeprobenentnahme** am lebenden Patienten. Dabei können aus dem Gewebeverband herausgelöste Zellen oder Gewebestücke entnommen werden, z. B. Magenbiopsien bei der Magenspiegelung.

Punktionen können nicht nur diagnostischen Zwecken dienen (z. B. der Blutentnahme), sondern auch der Behandlung. Dies ist der Fall, wenn z. B. ein Abszess punktiert, also eröffnet, oder Körperhöhlen und Gelenke gespült werden.

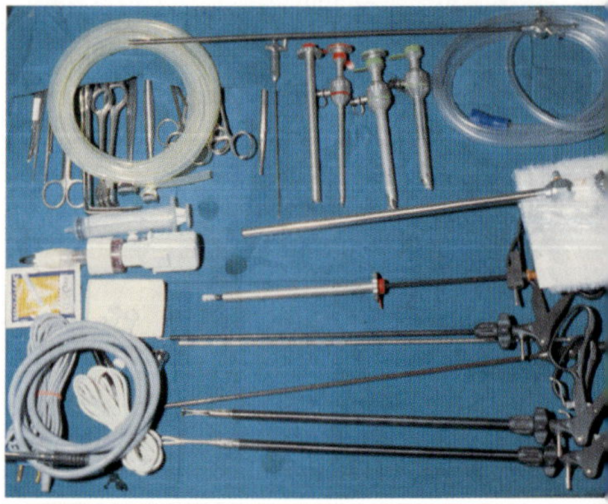

Die moderne Endoskopietechnik hat viele Möglichkeiten eröffnet: So ist neben der reinen Betrachtung von Körperstrukturen deren Videodokumentation und im Rahmen der Telemedizin deren Diskussion über große Entfernung möglich. Der technische – und finanzielle – Aufwand ist allerdings erheblich, wie das dargestellte Instrumentenset für eine Videoendoskopie andeutet, das nach jeder Untersuchung zum kleinen Teil weggeworfen und zum größeren Teil sorgfältig gereinigt und sterilisiert werden muss. [GTV 3415]

Punktionen und Biopsien sind nicht ganz ungefährlich. So können arterielle Gefäße verletzt werden und Notoperationen zur Blutstillung erforderlich sein. Risikoreich sind vor allem tiefer gehende Punktionen und Biopsien wie z. B. der Niere und Leber. Diese Eingriffe werden deshalb heute in der Regel per Ultraschall kontrolliert, um Organverletzungen zu vermeiden. Auch bei Krebsverdacht sind Punktionen nicht ohne Risiko, da hier immer die Gefahr der Verschleppung und Streuung von Krebszellen besteht.

Diagnoseklassifikationen

■ ICD

Um die Verbreitung und die Sterblichkeit bei bestimmten Erkrankungen besser vergleichen zu können, gibt es bereits seit über hundert Jahren international einheitliche Klassifikationsversuche von Krankheiten. Heute verwaltet die WHO die **ICD-Liste** ***(International Classification of Diseases and Related Health Problems)***. Eine Übersicht über die aktuelle ICD-10-Liste findet sich unter www.gesundheit-heute.de/3451. In vielen Ländern verwenden Ärzte und Krankenhäuser die ICD-10 auch zur Abrechnung ihrer Leistungen und für Bescheinigungen – in Deutschland seit 2000.

Die Heranziehung der ICD zu Abrechnungszwecken war heftig umstritten: Zum einen befürchteten Ärzte eine stärkere Überwachung ihrer Behandlungen und Abrechnungen („gläserner Arzt"), zum anderen hatten Patienten Angst vor einer Aushöhlung der ärztlichen Schweigepflicht („gläserner Patient"). Diese Befürchtungen haben sich aber nicht bewahrheitet.

■ DSM-IV

Für psychische Störungen existiert ein spezielles, in vielen Ländern gebräuchliches Klassifikationsschema, das so genannte **DSM-IV**. Es ging aus dem „*D*iagnostic and *S*tatistical *M*anual of Mental Disorders" der ***American Psychiatric Association*** hervor, seit 1996 gibt es eine deutsche Ausgabe.

■ ICPM

Die **ICPM** ***(International Classification of Procedures in Medicine)*** ergänzt die ICD, indem sie ärztliche Eingriffe in Diagnostik und Therapie klassifiziert. Sie ist heute unverzichtbar für die Leistungsdokumentationen im Krankenhaus und für Forschungsvorhaben.

Im ambulanten Bereich übernehmen die Gebührenordnungen für Ärzte (z. B. der EBM → S. 1299) teilweise diese Funktion.

Das **TNM-System** *zur Klassifikation von bösartigen Tumoren – die Unterteilung in Kennzahlen basiert auf statistischen Untersuchungen und ist von der Krebsart abhängig; das TNM-System eignet sich jedoch nicht zur Erfassung von Leukämien. Der Zusatz „X" wird übrigens für einen noch nicht diagnostizierbaren Tumor verwendet, z. B. steht T1 NX MX für einen bekannten (kleinen) Primärtumor, eine Aussage über Lymphknotenbefall und Fernmetastasen ist jedoch nicht möglich. Weitere Buchstaben gibt es für R = Residualtumor (Resttumor nach Therapie) und G = Grad der Bösartigkeit.*

■ TNM-Tumorklassifikation

Auch für die Ausbreitung und die verschiedenen Stadien von bösartigen Tumoren gibt es ein international weit verbreitetes Klassifikationsschema. Das **TNM-System** ***(TNM-Klassifikation)*** wurde von der ***Internationalen Vereinigung gegen Krebs (Union Internationale Contre le Cancer, UICC)*** erstmals 1953 veröffentlicht.

Im TNM-System kennzeichnet eine Kombination aus Buchstaben und Ziffern, wie groß der Primärtumor ist (T = Tumor), ob Lymphknotenmetastasen vorhanden sind oder nicht (N = Nodus) und ob Fernmetastasen (M = Metastasen) vorliegen. Manchmal kommen weitere Kennbuchstaben hinzu; den Patienten interessieren dabei vor allem der Grad der Veränderung des Tumorgewebes im Vergleich zum normalen Gewebe (G = Grading) und die Angabe, ob nach einer Operation noch Reste des Tumorgewebes im Körper vorhanden sind (R = Residualtumor). Die Einteilung in Ziffern (z. B. T0–T4 bei der Tumorgröße) ist so gewählt, dass Rückschlüsse auf die Prognose und die Behandlung möglich sind (→ Tabelle).

Die **5-Jahres-Überlebensrate** wird häufig in Abhängigkeit vom TNM-System angegeben, z. B. hat ein nicht kleinzelliger Lungenkrebs der Klasse T1 N0 M0 eine 5-Jahres-Überlebensrate von ~ 65 %, bei einem Tumor mit der Klassifizierung T3 N1 M0 beträgt sie dagegen nur noch ~ 15 %.

Mithilfe des TNM-Systems erfährt z. B. der Hausarzt oder der behandelnde Facharzt aus dem Untersuchungsbericht, wie schwer die Krebserkrankung seines Patienten ist und passt die Behandlung dem Krebsstadium an. Das System dient auch zu Forschungszwecken und statistischen Erfassungen, z. B. um den Erfolg bestimmter Behandlungsmethoden abhängig vom Krebsstadium zu beurteilen.

TNM-Klassifikation	
T	Primärtumor
T0	keine Anzeichen für einen Primärtumor
Tis	Tumor in situ (Frühform von Krebs)
T1–T4	zunehmende lokale Ausdehnung des Tumors
N	regionärer Lymphknotenbefall
N0	keine Anzeichen für Lymphknotenbefall
N1–N3	zunehmender Lymphknotenbefall
M	Fernmetastasen
M0	keine Anzeichen für Fernmetastasen
M1	Fernmetastasen vorhanden, feinere Unterscheidung mit Buchstabenkürzeln möglich (z. B. PUL = Lunge oder OSS = Knochen)

i Aktuell: www.gesundheit-heute.de/34x02

- **www.dimdi.de** – Internetseite des Deutschen Instituts für Medizinische Dokumentation und Information, Köln: Bietet aktuelle Klassifikationen, so auch für die ICD-Listen.
- **www.behavenet.com/capsules/disorders/dsm-4TRclassification.htm** – Englischsprachige Liste der DSM-Diagnosen der Firma BehaveNet®
- **www.krebsinformationsdienst.de/Fragen_und_Antworten/tnm-system.html** – Deutsches Krebsforschungszentrum, Heidelberg: Gut verständliche Erklärung des TNM-Systems aus Patientensicht.

Grundbegriffe der Pathologie

Die **Pathologie** ist das Teilgebiet der Medizin, das sich mit der Erforschung und Lehre von den Ursachen **(Ätiologie)**, der Entstehung **(Pathogenese)**, dem Verlauf und den körperlichen Vorgängen während einer Erkrankung **(Pathophysiologie)** beschäftigt.

Krankheitsverläufe

Das Ziel jeder ärztlichen Behandlung ist die vollständige Heilung des Patienten. Wenn sich Beschwerden oder entstandene körperliche Veränderungen vollständig umkehren, also heilen lassen, sind sie **reversibel.** Als **irreversibel** werden dagegen bleibende Veränderungen bezeichnet – z. B. führt ein länger anhaltender Sauerstoffmangel im Gehirn zu nicht heilbaren Schäden.

Weiter unterscheiden Ärzte zwischen akuten und chronischen Erkrankungen. Für einen **akuten** Krankheitsverlauf sind plötzlich einsetzende, zum Teil heftige Beschwerden charakteristisch, dafür dauert die Erkrankung in der Regel nur kurz. Der Patient leidet an mehreren oder allen der fünf „Kardinalsymptome" der Entzündung, die die Abbildung auf S. 1273 zeigt.

Heilt eine Erkrankung nicht aus oder können die Ursachen nicht beseitigt werden, „verstetigt" sie sich. **Chronische** Erkrankungen entwickeln sich schleichend, zeigen oft geringere Beschwerden als akute Verläufe, dauern dafür jedoch umso länger. Einige chronische Erkrankungen verschlimmern sich immer weiter und lassen sich durch eine Behandlung nur verlangsamen, aber nicht stoppen. Diese Erkrankungen (wie Alzheimer → S. 445 oder AIDS → S. 1054) heißen fachsprachlich **chronisch-progedient.**

Manchmal heilen Erkrankungen auch völlig aus oder verursachen zumindest keinerlei Beschwerden mehr, treten aber nach einiger Zeit erneut auf. Solche **Rückfälle** ***(Rezidive)*** treten häufig bei Magenleiden, Bronchitiden und Krebs auf, aber auch bei Entzündungen oder Infektionen (typisch z. B. beim Lippenherpes → S. 1085) – hier spricht man von rezidivierenden Erkrankungen.

Schrumpfung und Vergrößerung von Gewebe

Zellen und Gewebe im menschlichen Körper passen sich an veränderte Bedingungen an, dies betrifft sowohl die Anzahl als auch die Größe der Zellen.

Als Anpassung auf eine verminderte Beanspruchung oder eine schlechtere Versorgung können Organe (oder Gewebe) schrumpfen, indem sie die Zellen verkleinern oder ihre Anzahl reduzieren **(Atrophie).** Beispielsweise schrumpfen die Muskeln eines eingegipsten Körperteils mit der Zeit.

Umgekehrt kann das Gewebe auch zunehmen, um sich veränderten Belastungen (z. B. zunehmende Belastung oder hormonelle Stimulation) anzupassen. Kaum oder nur eingeschränkt teilungsfähige Zellen wie Muskeln reagieren mit einer Vergrößerung **(Hypertrophie),** z. B. verdicken sich bei Sport und Bodybuilding die belasteten und trainierten Muskeln. Bei teilungsfähigem Gewebe kommt es meist zu einer als **Hyperplasie** bezeichneten Zellvermehrung, z. B. als Reaktion auf Giftstoffe oder hormonelle Veränderungen (so z. B. bei der Prostatavergrößerung → S. 807).

Zell- und Gewebeschäden

Ist die Anpassung der Zellen überfordert, so treten mehr oder weniger reversible Schäden auf. Sie sind Gegenstand von zytologischen Untersuchungen (→ S. 1268).

- Wenn der Stoffwechsel oder andere Funktionen des Körpers gestört sind, kann es zur **Ablagerung von Stoffen** innerhalb und außerhalb der Zellen kommen. Sie schränken die Funktion des Gewebes ein und können sogar zum Tod der betroffenen Zellen führen. Bei dauerhaftem Alkoholmissbrauch kommt es z. B. zu Fettablagerungen in Leberzellen, bei der Arteriosklerose deuten Kalkablagerungen auf abgestorbenes oder zumindest eingeschränkt vitales Gewebe hin.
- Von einem **Ödem** ***(Wassereinlagerung)*** spricht man, wenn sich Flüssigkeit im Bindegewebe zwischen den Zellen ansammelt und das Gewebe zum Anschwellen bringt. Ödeme treten auf, wenn vermehrt Flüssigkeit aus dem Blut austritt (das ist bei allen lokalen Entzündungen der Fall) oder wenn der Blutrückfluss gestört ist (z. B. bei der chronisch venösen Insuffizienz → S. 738).
- Bei einem **Erguss** sammelt sich Flüssigkeit in bestehenden Körperhöhlen wie einem Gelenkspalt oder der Paukenhöhle im Mittelohr an. Er entsteht z. B. durch Blutstauungen oder Entzündungen. Lebensbedrohlich ist der Pleura-Erguss im Brustkorb zwischen Rippen- und Lungenfell (→ S. 614).
- Bei einer **Fibrose** entsteht zu viel kollagenes Bindegewebe zwischen den Zellen, dadurch nimmt die Elastizität des Gewebes ab und es verhärtet **(Sklerose).** Ursachen können abgestorbene Zellen, länger anhaltende Entzündungen oder nichtentzündliche Ödeme sein. Ein typisches Beispiel ist die Kapselfibrose im Gewebe um ein Implantat (z. B. bei Brustvergrößerungen → S. 883) oder der Funktionsverlust der Lunge bei einer Lungenfibrose (→ S. 611).
- Als **Nekrose** bezeichnet man abgestorbene Organ- oder Gewebebezirke. Mögliche Ursachen sind Sauerstoffmangel, Vergiftungen, physikalische Schäden wie Hitze oder Immunreaktionen (z. B. bei der Abstoßung von Transplantaten). Wenn sich die Nekrose durch Verwesungsprozesse schwärzlich verfärbt, bezeichnet man sie auch als **Gangrän** oder *Brand,* da die betroffenen Stellen tatsächlich wie verbrannt aussehen. Häufig sind Extremitäten mit Durchblutungsstörungen betroffen, deshalb müssen sich z. B. Diabetiker oder Personen, die an der peripheren arteriellen Verschlusskrankheit leiden, besonders intensiv um ihre Füße kümmern (→ Kasten S. 1065, S. 767).

Die Entzündungsreaktion

Entzündungen laufen im gesamten Körper nach dem gleichen Muster ab. Die **Entzündungsreaktion** ist der Versuch des Körpers, eine Gefahr einzugrenzen, sie abzuwehren und anschließend den Schaden zu reparieren. Mit diesem Mechanismus reagiert der Körper auf Krankheitserreger (Bakterien und Viren), fremdkörperbedingte Hautverletzungen (z B. bei einem Splitter im Finger) und auf physikalische Reize (z. B. Hitze oder Druck).

Fünf typische Krankheitszeichen (Kardinalsymptome) lassen sich bei jeder Entzündung beobachten, auch wenn ihre Stärke variiert: Schmerz, Rötung, Schwellung, Überwärmung und Funktionsbeeinträchtigung. Während bei einem Wespenstich im Finger alle fünf Krankheitszeichen deutlich zutage treten, bemerken wir z. B. von einem Schnupfen vor allem die Schwellung und die gestörte Funktion – die gerötete Nasenschleimhaut sieht nur der Arzt, und die Schmerzen und die Überwärmung fallen gar nicht ins Gewicht.

Bei Autoimmunerkrankungen wie Autoimmunhepatitis (→ S. 674) oder Diabetes (Typ 1 → S. 758) bringt auch körpereigenes Gewebe diese Entzündungsreaktion in Gang. Je nachdem, ob nur ein Teil oder der gesamte Körper betroffen ist, spricht man von einer **lokalen** bzw. **systemischen Entzündung.**

(!) Die medizinischen Bezeichnungen für Entzündungen setzen sich in der Regel aus dem Namen des Körperteils und der Endung -itis zusammen, z. B. Dermatitis bei der Haut oder Appendizitis beim Blinddarm.

Ablauf der Entzündungsreaktion

Die Entzündungsreaktion wird von Botenstoffen gesteuert, die der Körper im betroffenen Gebiet freisetzt. Zu diesen Botenstoffen gehören Gewebehormone und **Neurotransmitter** wie Histamin, **Zytokine** (sie regen die T- und B-Zellen des Immunsystems an) oder **Prostaglandine** (sie weiten die Gefäße und erhöhen

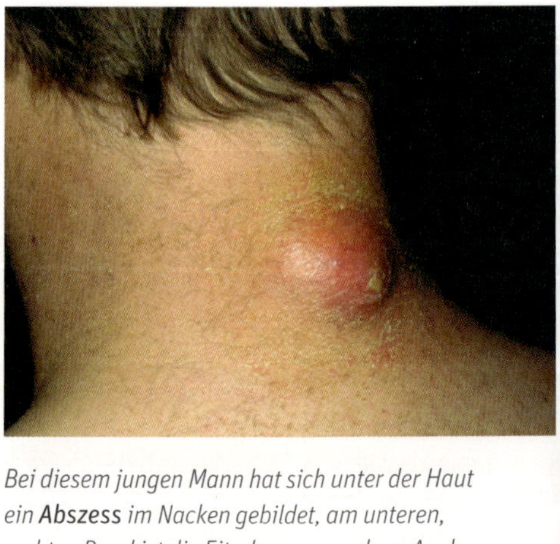

Bei diesem jungen Mann hat sich unter der Haut ein ***Abszess*** *im Nacken gebildet, am unteren, rechten Rand ist die Eiterkuppe zu sehen. Auch wenn die Versuchung groß ist: Man sollte niemals versuchen, einen Abszess selbst zu entleeren.* [KAD 3408]

ihre Durchlässigkeit, lösen aber auch Schmerzen aus). Die Wirkung vieler Schmerzmittel basiert darauf, diese Botenstoffe zu unterdrücken.

Das Zusammenspiel der Botenstoffe sorgt dafür, dass sich die Poren der Gefäße weiten. An der Entzündungsstelle treten Blutplasma und ***weiße Blutkörperchen (Leukozyten)*** aus. Das Gewebe schwillt an (Ödem → S. 705). Die weißen Blutkörperchen übernehmen zusammen mit ortsständigen ***Fresszellen (Phagozyten)*** die Eingrenzung und Bekämpfung des Auslösereizes. Sie bilden eine Art Saum um das betroffene Gewebe und zerstören die infizierten und beschädigten Teile – aus den Blut-, Zell- und Bakterienresten entsteht **Eiter.** Er ist, abhängig von den Umständen und den beteiligten Bakterien, dünn- bis dickflüssig und hat eine gelbliche bis grünliche Farbe. Zugleich sorgt die Blutgerinnung (→ S. 1038) dafür, dass sich kleinere Blutgefäße in der direkten Umgebung des Entzündungsherds verschließen. Dieses Gewebe stirbt in der Folge ebenfalls ab und macht Platz für die Bildung von Ersatzgewebe.

Schon bald nach Beginn der Entzündung (nach 12–36 Stunden) stoßen Botenstoffe den **Heilungsprozess** an. Er beginnt mit Bindegewebezellen und kleinen Blutgefäßen, die sich vom Rand aus in das entzündete Gebiet ausbreiten. Innerhalb von 3–4 Tagen entsteht so ein gefäßreiches, schwammiges Bindegewebe *(Granulationsgewebe)*, das später von den üblicherweise an der betroffenen Stelle vorhandenen Zellen durchsetzt wird. Dadurch klingt die Schwellung allmählich ab.

Bei größeren Entzündungen gelingt die Wiederherstellung oft nicht völlig und es bleibt ein funktionell eingeschränktes Narbengewebe zurück – da es reich an Bindegewebefasern ist, fühlen sich Narben oft hart an.

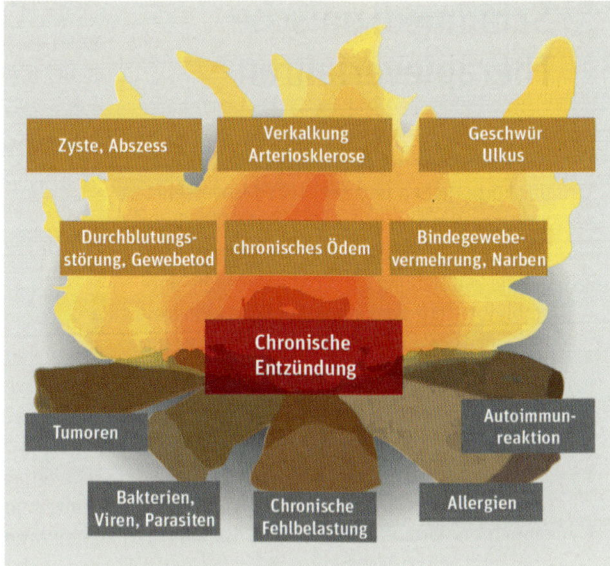

Während die akute Entzündungsreaktion regelmäßig die fünf Kardinalsymptome Schmerz, Rötung, Schwellung, Überwärmung und Funktionsstörung zeigt, liegt der Fall bei chronischen Entzündungen komplizierter: Je nach einwirkender Ursache (graue Felder unten) sind verschiedenste Schädigungsformen (ockerfarbene Felder oben) möglich. [ASM 3407]

Formen von Entzündungen

Prinzipiell verlaufen alle Entzündungen zwar nach einem gemeinsamen Schema, je nachdem, welche Auswirkungen besonders ausgeprägt sind, unterscheidet man jedoch verschiedene Formen.

Bei ***serösen Entzündungen*** dominieren der Austritt von Blutplasma (→ S. 1021) und das Anschwellen (z. B. bei einem Insektenstich oder Schnupfen), in der Regel heilen sie folgenlos ab.

Eine ***eitrige Entzündung (pyogene Entzündung)*** entsteht vor allem, wenn Bakterien wie Streptokokken oder Staphylokokken beteiligt sind.

- Wenn sich der Eiter in einem durch die Entzündung entstandenen Hohlraum abkapselt, entsteht ein **Abszess.** Er führt oft zu einer starken Schwellung und ist sehr schmerzhaft. Abgekapselte Eiteransammlungen in Haarfollikeln oder Talgdrüsen bezeichnet man als **Furunkel.**
- Eiter kann sich auch in bereits vorhandenen Hohlräumen des Körpers ansammeln **(Empyem),** z. B. in einem Gelenk oder in den Nasennebenhöhlen.
- Besondere Gefahr droht bei flächigen, sich diffus ausbreitenden eitrigen Entzündungen **(Phlegmone)** wie z. B. der Orbitalphlegmone der Augenhöhle (→ S. 490). Sie werden mit Antibiotika behandelt, bei Bedarf entfernt der Arzt zusätzlich den Eiter und abgestorbenes Gewebe aus der entzündeten Region.

Warnhinweis: Eitrige Entzündungen bergen immer die Gefahr, dass der Eiter über die Blutbahn in andere Körperteile gerät, wo er lebensgefährliche Entzündungen auslösen kann. Möglich sind z. B. eine Blutvergiftung (Sepsis → S. 1053) oder eine Hirnhautentzündung (→ S. 1133). Daher sollten größere Eiteransammlungen nur kontrolliert vom Arzt geöffnet und geleert werden.

Bei ***proliferativen Entzündungen*** schießt die Gewebeneubildung über das Ziel hinaus und produziert zu viel neues, faserreiches Bindegewebe (Fibrose → S. 1272). Unter Umständen schränkt es die Funktion des betroffenen Körperteils ein.

Bei ***granulomatösen Entzündungen*** sammeln sich Bindegewebezellen und entzündungsbekämpfende Zellen an und bilden Knötchen **(Granulome),** z. B. bei der Tuberkulose (→ S. 607).

Ulzerierende Entzündungen (geschwürige Entzündungen) zeichnen sich dadurch aus, dass die Entzündung das betroffene Gewebe „auflöst“ – es entstehen ausgedehnte, tief reichende Defekte in Häuten, Schleimhäuten oder Gefäßinnenwänden (z. B. an der Darmschleimhaut bei Colitis ulcerosa → S. 650). Diese Defekte werden **Ulkus** oder ***Geschwür*** genannt.

(!) Geschwür und Geschwulst werden umgangssprachlich oft miteinander verwechselt: Bei einem *Geschwür* kommt es zu einer Zerstörung der Oberfläche von Haut oder Schleimhaut durch einen entzündungsbedingten Schwund des Gewebes. Von einer *Geschwulst* spricht man dagegen, wenn Gewebe neu gebildet wird.

Eine **Zyste** ist ein Hohlraum im Gewebe, der mit dünn- oder dickflüssiger, klarer bis blutig-eitriger Flüssigkeit gefüllt ist. Ihr Inhalt wird von einer Außenhaut, dem ***Zystenbalg,*** zusammengehalten. Wenn eine Flüssigkeitsansammlung nur von Bindegewebe umgeben ist, spricht man von einer **Pseudozyste.**

Oft ist zur Entfernung ein kleiner chirurgischer Eingriff nötig. Bei einer **Zystektomie** *(Zystenentfernung)* wird die Zyste mitsamt ihres Balgs entfernt, bei einer **Zystostomie** *(Zystenöffnung)* dagegen wird die Zyste nur geöffnet und geleert.

Schulmedizinische Therapieverfahren

Die **Heilung**, d.h. die (Wieder-)Herstellung der körperlichen und seelischen Unversehrtheit des Patienten, ist das Ziel jeder ärztlichen Behandlungsmaßnahme. In der Praxis gelingt die Heilung oft nicht vollständig und es bleibt – mit oder ohne ärztliches Eingreifen – ein Defekt zurück. Typische Beispiele für die *Defektheilung* sind z.B. die Füllung eines Zahns, die Bildung von Narben nach Verletzungen oder anhaltende Lähmungen nach einem Schlaganfall.

Je nach Art der Narbenbildung unterscheidet man in der **Wundheilung** auch zwischen Primär- und Sekundärheilung. Bleibt nur eine schmale, strichförmige Narbe zurück, spricht man von *Primärheilung*. Sie gelingt vor allem bei nicht verunreinigten Wunden mit glatten Rändern, z.B. nach chirurgischen Eingriffen. Bei der *Sekundärheilung* entsteht eine breite, bindegewebige Narbe, die die Funktion des entsprechenden Körperteils einschränken kann. Sie ist oft Folge einer klaffenden, infizierten oder verschmutzten Wunde.

Behandlungsstrategien

In der Schulmedizin spricht man von *konservativer Therapie* und meint damit sämtliche nicht operative Therapieverfahren. Viele **Behandlungen (*Therapien*)** greifen erheblich in das Leben des Patienten ein – und fordern von der Umstellung der Ernährung über bestimmte Regeln bei der Körperpflege bis hin zur Totalisolierung in sogenannten *Life Islands* seine kooperative Mitarbeit **(Compliance)**. Manche Behandlungen stehen und fallen sogar mit dieser Bereitschaft, sich nach den ärztlichen Anweisungen zu richten. Umgekehrt sollte der Arzt die Behandlung auf die Möglichkeiten und Wünsche des Patienten abstimmen **(Adherence)**. Fehlt es z.B. an der nötigen Kommunikation, sind Misserfolge programmiert.

Sekundärer Krankheitsgewinn. Schwierig bis aussichtslos sind Behandlungsmaßnahmen, wenn der Betroffene so viel Nutzen von seiner Krankheit hat, dass er den Heilerfolg – bewusst oder unbewusst – gar nicht will. Ein älteres Schulkind, das am Tag einer Mathematikarbeit heftige Kopfschmerzen vorgibt, verspürt aus nahe liegenden Gründen kaum Besserung durch eine Aspirin®-Tablette. Aber auch in der Orthopädie, Rheumatologie und Psychiatrie sind Therapien oft zum Scheitern verurteilt, weil im Hintergrund der Wunsch nach einer Frühverrentung oder längeren Arbeitsunfähigkeit besteht. Manchmal sind auch die Ängste vor dem Wiedereintritt ins normale Leben übergroß, etwa nach einer schweren Depression.

Heilende, lindernde und begleitende Therapien

Richtet sich eine Behandlung gezielt gegen die Krankheitsursache, wird sie als *kausale Therapie* bezeichnet (z.B. eine Antibiotikabehandlung bei einer bakteriellen Infektion). *Symptomatische Therapien* bekämpfen dagegen lediglich die Beschwerden, also Krankheitszeichen. So betäuben Lutschtabletten die Halsschmerzen, richten jedoch gegen die eigentliche Angina (fast) nichts aus.

Allgemeinmaßnahmen schaffen günstige Bedingungen für die Heilung und stärken den Organismus und seine Abwehrkräfte. Manche Allgemeinmaßnahmen fallen den Betroffenen leicht, so das Vermeiden von Lärm, viel Schlaf und das Schaffen einer stressfreien Umgebung. Andere, wie z.B. konsequente Bettruhe oder die wochenlange Ruhigstellung eines Fußes, erfordern dagegen eine erhebliche Selbstdisziplin des Patienten.

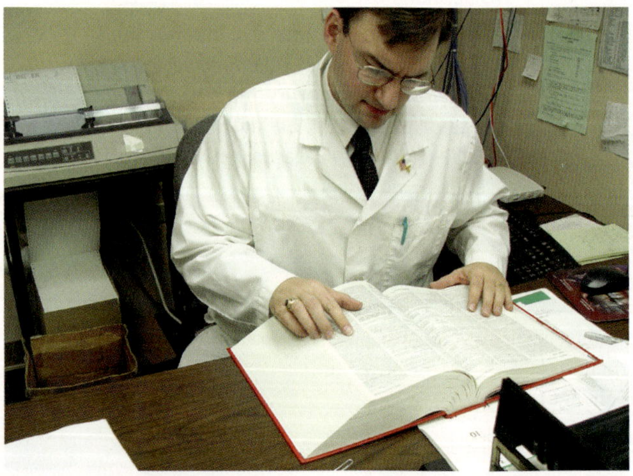

Viele Ärzte haben ein dickes rotes Buch in ihrer Praxis, die so genannte **Rote Liste®**. *Sie enthält unter anderem Informationen über Abgaberegeln, Hersteller, Wirkstoffe, Dosierung, Indikationen und Gegenanzeigen von über 9000 Arzneimittelpräparaten. Bei Medikamenten, die er nur selten verschreibt, schaut der Arzt hier oft sicherheitshalber noch einmal nach. In Anlehnung daran heißt die Liste der homöopathischen Arzneimittel* **Graue Liste®**. [ISP 3409]

Das Resultat einer *kurativen Therapie* ist die vollständige Heilung. Sie gelingt jedoch nicht immer, wie z.B. bei der Mehrzahl der rheumatologischen Erkrankungen, oder sie gelingt nicht mit 100%-iger Sicherheit, wie bei Krebstherapien. Ist eine kurative Therapie nicht möglich (z.B. bei einem inoperablen Tumor), lindert eine *palliative Therapie* zumindest die Beschwerden des Patienten. Dann steht einzig und allein seine Lebensqualität im Mittelpunkt. Und auch das Ziel, die Lebenszeit zu verlängern, muss sich diesem unterordnen. Besondere Bedeutung hat die palliative Therapie in der Sterbebegleitung (→ S. 466).

Nicht jede Beschwerde muss therapiert werden ...

Ist das Leben des Patienten bedroht, z.B. durch einen Blinddarmdurchbruch, besteht eine *vitale* oder *absolute Indikation* zur Therapie: Der Patient muss sich operieren lassen, sonst gefährdet er sein Leben. Nur bei solchen vitalen Indikationen darf der Arzt – und ersatzweise auch jeder Laie – ohne Einwilligung des Patienten helfen und eingreifen (z.B. bei einem Verkehrsunfall). Er muss es sogar tun, denn wenn der Patient ohnmächtig ist, muss davon ausgegangen werden, dass er der Hilfeleistung nicht widersprechen würde.

Die Einleitung einer Therapie gegen den erklärten Willen des Patienten ist bei psychischen Erkrankungen nicht unumstritten. Die meisten Ärzte empfinden es aber als Pflicht zu helfen. Und viele, denen zunächst gegen den eigenen Willen geholfen wurde (etwa bei Selbstmordabsicht), äußern später in ihrem Leben Dankbarkeit für das ärztliche Eingreifen.

Bei der Mehrzahl der Erkrankungen und Beschwerden ist die medizinische Notwendigkeit zur Therapie aber letztlich relativ. Zum einen können selbst einige akute Erkrankungen von selbst wieder ausheilen, zum anderen ist der im Raum stehende medizinische Eingriff oft nicht sehr Erfolg versprechend oder gar risikoreich. Bei einer solchen *relativen Indikation* gilt es daher, die Nebenwirkungen und die möglichen Behandlungsalternativen besonders sorgfältig abzuwägen.

Inwieweit Ärzte bei relativen Indikationen tatsächlich tätig werden, ist sehr von der Kultur abhängig. Während im christlichen Kulturkreis die Bereitschaft und die Geduld, Schmerzen und Leiden zumindest für einige Zeit hinzunehmen, lange Zeit stark verankert waren, hat sich dies in den letzten Jahrzehnten radikal gewandelt. Ärzte fühlen sich heute oft unter Druck gesetzt, „irgendetwas zu tun". So ist eine Art medizinischer Aktionismus entstanden. Aber auch die ökonomischen Steuermechanismen in unserem Medizinsystem funktionieren am besten, wenn viel und rasch therapiert wird. Dass dies viele unnötige Eingriffe und Operationen mit sich bringt und zahlreiche Fälle von Medikamentenabhängigkeit erzeugt, ist bekannt. Immerhin, unterstützt durch die Bemühungen der evidenzbasierten Medizin, setzt ein Umdenken ein – denn die evidenzbasierte Medizin hinterfragt systematisch alles, was Ärzte (und andere Therapeuten) tun, und entlarvt dabei viele Eingriffe bis hin zu hunderttausendfach durchgeführten Operationen als nutzlos [Y01].

... und nicht jede Therapie ist geeignet

Umstände, die gegen ein bestimmtes Medikament oder eine Behandlung sprechen, bezeichnet man als **Kontraindikation** *(Gegenanzeige)*. Bei einer *relativen Kontraindikation* muss die Behandlung besonders vorsichtig und unter Abwägung des Nutzens erfolgen, dies ist z. B. bei Schwangeren sehr häufig der Fall. Bei einer *absoluten Kontraindikation* ist die Behandlungsmaßnahme definitiv nicht geeignet und gefährdet den Patienten (z. B. bei Allergien auf Wirkstoffe wie Penicillin).

Arzneimittel

Die **Arzneimitteltherapie** *(Pharmakotherapie)* ist in der gesamten Medizin von zentraler Bedeutung. Je nachdem, ob das Arzneimittel nur an einer begrenzten Stelle oder im gesamten Körper wirken soll, unterscheidet man zwischen einer lokalen und einer systemischen Arzneimitteltherapie. Ein typisches Beispiel für eine *lokale Arzneimitteltherapie* sind Cremes gegen Pilzinfektionen, die nur auf die betroffene Hautstelle aufgetragen werden. Dagegen ist ein blutdrucksenkendes Mittel in jedem Fall Bestandteil einer *systemischen Arzneimitteltherapie*.

Rund 50 000 verschiedene **Arzneimittel** *(Pharmakon, Medikament)* sind in Deutschland zugelassen. Diese immense Zahl zeigt den Reichtum an Therapiemöglichkeiten, die uns heute zur Verfügung stehen, beleuchtet aber auch ein Dilemma: Kein Arzt dieser Welt kann mehr als nur 1 % dieser Arzneimittel korrekt dosieren und indikationsgerecht (passend zur jeweiligen Erkrankung) verordnen.

Arzneimittelbestandteile

Medizinische Wirkstoffe werden entweder chemisch synthetisiert oder aus Pflanzen oder aus Bestandteilen bzw. Stoffwechselprodukten von Tieren, Bakterien oder Pilzen gewonnen. Neben dem eigentlichen Wirkstoff enthalten fast alle in der Apotheke erhältlichen Arzneimittel auch ***Hilfsstoffe:***

- Füllmittel beispielsweise vergrößern die oft winzig kleinen Wirkstoffmengen soweit, dass portionierbare Tabletten, Zäpfchen oder Sirup entstehen.
- Konservierungsstoffe verlängern die Haltbarkeit von Arzneimitteln und sind vor allem bei Flüssigarzneimitteln wie Augentropfen notwendig.
- Galenische Hilfsstoffe beschleunigen oder verlangsamen die Resorption einer Wirksubstanz in Magen oder Dünndarm, etwa um eine Depotwirkung zu erzielen.
- Tablettenlacke erleichtern das Schlucken.

Praktisch alle Arzneimittel, die der Arzt verschreibt, sind industriell hergestellte Fertigarzneimittel. Vor allem in der Dermatologie, für Salben- und Cremezubereitung also, werden in der Apotheke noch individuelle ***Arzneirezepturen*** hergestellt.

Zugang zu Arzneimitteln

Das **Arzneimittelgesetz** *(AMG)* regelt nicht nur die Herstellung und Kennzeichnung von Arzneimitteln, sondern auch die Regeln für ihre Abgabe:

- *Frei verkäufliche Arzneimittel* sind nicht nur in Apotheken, sondern auch in Drogerien und einigen Supermärkten erhältlich – in Deutschland trifft dies auf rund 3 000 Präparate zu.
- *Apothekenpflichtige Arzneimittel* unterliegen ebenfalls keiner Abgabekontrolle, dürfen aber nur in Apotheken verkauft werden (knapp 20 000 Arzneimittel).

Gasförmig

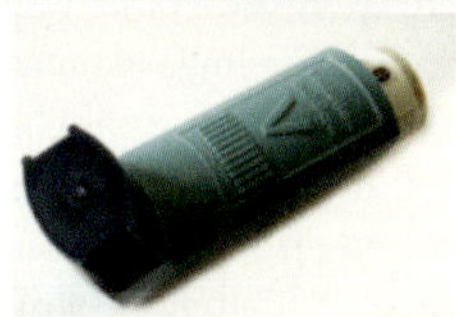

Gasförmige Arzneimittel werden über die tieferen Atemwege oder die Lunge aufgenommen, sie sind relativ selten. Beispiele sind:

- **Medizinische Gase** (z. B. Narkosegase)
- **Aerosole** (z. B. Asthmaspray).

Flüssig

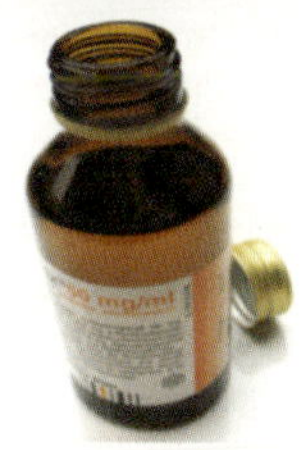

Flüssige Arzneimittel können sowohl lokal als auch systemisch angewendet werden. Beispiele sind:

- **Tinkturen:** alkoholische Auszüge von pflanzlichen oder tierischen Stoffen
- **Lösungen:** enthalten feste Wirkstoffe in gelöster Form (z. B. Augentropfen, Nasenspray oder Sirup)
- **Emulsionen:** Durchmischungen zweier Flüssigkeiten, die sich ansonsten nicht ineinander lösen (z. B. Öl und Wasser), mithilfe eines Emulgators.

Halbfest

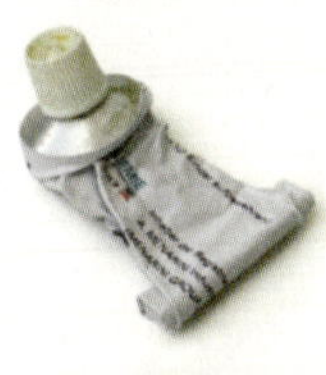

Halbfeste Arzneimittel werden auf die äußere Haut oder Schleimhäute aufgetragen. Beispiele sind:

- **Salben** und **Cremes:** weisen eine Fettbasis auf, Cremes enthalten jedoch mehr Wasser und sind streichfähiger. Oft gibt es denselben Wirkstoff als Salbe und als Creme.
- **Paste:** relativ feste Salbe mit hohem Pulveranteil
- **Gel:** hat eine Wasserbasis und trocknet auf der Haut, wobei das verdunstende Wasser kühlt.

Fest

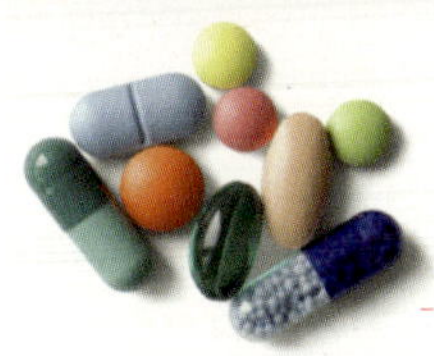

[SXC 3411-13]; [ISP 3414]

Feste Arzneimittel gibt es in verschiedenen Formen, z. B.:

- **Pulver:** kann auf die Haut aufgetragen *(Puder)* oder wie das grobkörnigere **Granulat** getrunken werden
- **Tabletten:** bestehen aus gepresstem Pulver, lassen sich teilen, aber nicht immer leicht schlucken. **Dragees** lassen sich leichter schlucken, aber nicht zerteilen.
- **Kapseln:** enthalten ein flüssiges oder festes Arzneimittel in einer Hülle, die sich im Magen-Darm Trakt auflöst
- **Zäpfchen:** Hier befindet sich der Wirkstoff in einem fetthaltigen Medium, der im Körper schmilzt. Sie werden in den After *(rektal)* oder in die Scheide *(vaginal)* eingeführt.

Günstige Alternativen

Wird ein Wirkstoff neu zugelassen, so besteht 7–10 Jahre lang Patentschutz. Während dieser Zeit vertreibt und vermarktet in der Regel nur ein einziger Hersteller den Wirkstoff unter einem einzigen Handelsnamen. Ist der Patentschutz abgelaufen, kann danach jede andere Firma das Arzneimittel nachahmen und unter eigenem Namen verbreiten.

Diese **Generika** *(Nachfolge-* oder *Nachahmerpräparate)* enthalten die gleiche Wirksubstanz wie das Originalpräparat, werden aber (meistens) von einem anderen Fabrikanten hergestellt. In Mitteleuropa hat der Patient dadurch keine Nachteile, denn Wirkunterschiede gegenüber dem Originalpräparat gibt es praktisch nicht. Generika tragen den gleichen Freinamen wie das Ursprungspräparat, müssen jedoch einen eigenen Handelsnamen verwenden. Generika-Hersteller kreieren deshalb oft Präparatnamen, die sich aus dem Freinamen und dem Namen der Herstellfirma zusammensetzen (z. B. Loratadin ratiopharm®, Loratadin Stada® oder Loratadin Sandoz®; der Patentschutz für Loratadin lief 2001 aus).

Generika sind zwischen 20 und 90 % preiswerter als Originalpräparate. Die früher häufig behauptete Minderwertigkeit von Generika besteht zumindest heute nicht mehr. Die Qualitätsstandards für die Arzneimittelzulassung und -produktion sind in der EU und in der Schweiz exakt dieselben wie für Originalpräparate. Durch die Fusionswelle in der pharmazeutischen Industrie werden viele Wirkstoffe inzwischen ohnehin weltweit nur noch von wenigen Fabrikationsstätten hergestellt und dann unter verschiedensten Handelsnamen tablettiert, verpackt („gelabelt") und an das vertreibende Pharmaunternehmen weitergeleitet. Da die Produktionskosten eines Arzneimittels in aller Regel nur Bruchteile des Endverkaufspreises ausmachen, sind auch die preisgünstigeren Generika noch ein profitables Geschäft für die Hersteller. Wie groß die verbleibende Spanne ist, sieht man daran, dass sie außerhalb des deutschen Sprachraums oft noch wesentlich günstiger angeboten werden.

Gleiches gilt auch für **Re-Import-Präparate:** Dies sind Originalpräparate, die etwa aus Südeuropa reimportiert und in Deutschland preisgünstiger verkauft werden, da die Apothekenpreise z. B. in Spanien oder Griechenland deutlich unter den deutschen liegen.

Warnhinweis: Vorsicht ist jedoch auf Fernreisen geboten: In vielen Staaten der Dritten Welt funktioniert die Importkontrolle von Arzneimitteln nicht, sodass gefälschte Arzneimittel ins Land kommen. Diese sehen den Originalpräparaten oft täuschend ähnlich, sind im günstigsten Fall mit Füllmitteln gestreckt, bestehen häufig nur aus Milchzucker und enthalten im schlimmsten Fall sogar verunreinigte und gefährliche Wirkstoffe. *Fake drugs,* wie **Arzneimittelfälschungen** international meist genannt werden, sind ein rasch wachsendes Problem und kosten in betroffenen Regionen und Staaten wie z. B. Nigeria Tausende Menschenleben. Vor entsprechenden Lockvogel-Angeboten von Straßenhändlern (z. B. Viagra®) sei deshalb gewarnt.

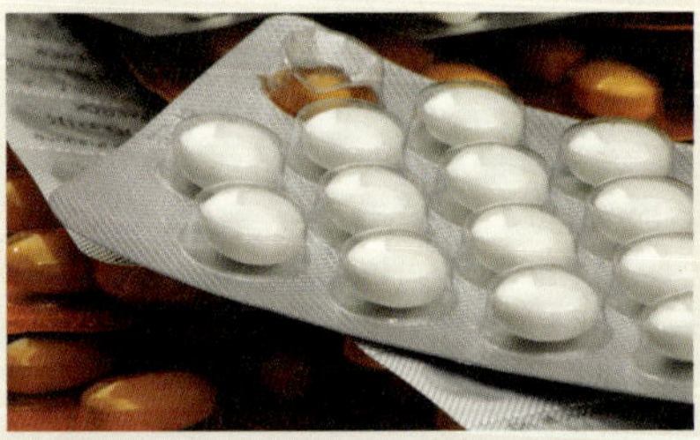

Der gleiche Medikamentenwirkstoff ist oft zu ganz verschiedenen Preisen erhältlich. Gerade bei bewährten Wirkstoffen lohnt es sich, nach günstigen Generikapräparaten zu fragen. Sie sind genauso gut, kosten oft aber nur einen Bruchteil des Originalpräparats. [FDI 3410]

- *Rezeptpflichtige Arzneimittel,* wie z. B. Antibiotika, werden vom Apotheker nur gegen Vorlage einer schriftlichen ärztlichen Verordnung **(Rezept)** abgegeben. Diese Regelung soll verhindern, dass hochwirksame Arzneimittel bei unkontrollierter Einnahme zu Schäden führen oder missbräuchlich verwendet werden. Auch alle neu zugelassenen Arzneimittel unterliegen während der ersten fünf Jahre automatisch der Verschreibungspflicht. Insgesamt gibt es über 30 000 ***verschreibungspflichtige Arzneimittel.***
- Betäubungsmittel wie z. B. Morphium unterliegen besonders strengen Kontrollen. Der Patient benötigt ein besonderes Betäubungsmittelrezept und erhält in aller Regel auch nur kleine Mengen auf einmal vom Apotheker. Apotheker, Krankenhäuser und Arztpraxen müssen ihrerseits gemäß den Regeln der **Betäubungsmittel-Verschreibungsverordnung *(BtMVV)*** über ihre Bestände genauestens Buch führen.

Obwohl vergleichbare Zugangsbeschränkungen für Arzneimittel fast überall in der Welt existieren, wird die Kategorisierung von Arzneimitteln in Deutschland von vielen Experten kritisiert. So finden sich manche hochwirksame und schon in mäßiger Überdosierung lebensgefährliche Schmerzmittel nur in der Kategorie „apothekenpflichtig", während vergleichbar harmlose und seit Jahrzehnten bewährte Antibiotika immer noch verschreibungspflichtig sind.

Eine weitere Verzerrung der Regeln ergab sich durch das Gesundheitsmodernisierungsgesetz 2004, wodurch zunächst einmal sämtliche apothekenpflichtigen Arzneimittel aus der Kostenerstattung der gesetzlichen Krankenversicherung herausfielen. Diese Regel wurde später durch etliche Ausnahmen aufgeweicht – sie war auch wenig praktikabel. Zudem haben viele Hersteller in letzter Minute versucht, ihre Präparate (wieder) als verschreibungspflichtig einstufen zu lassen, damit die Erstattungsfähigkeit bestehen bleibt.

Arzneimittelnamen

Die Benennung von Arzneimitteln trägt immer wieder zur Verwirrung bei. So hat jedes Arzneimittel, das aus einem einzigen biologisch aktiven Wirkstoff besteht, in der Regel drei Namen:

- Den chemischen Namen des Wirkstoffs, z. B. $C_{22}H_{23}ClN_2O_2$. Glücklicherweise arbeiten mit dem chemischen Namen nur Wissenschaftler.
- Den **internationalen Freinamen *(generischer Name):*** Er entspricht häufig einer eingekürzten und von Zungenbrechern befreiten chemischen Substanzbezeichnung. Der Freiname geht dem Arzt oder Apotheker bereits leicht über die Lippen, im genannten Fall ist der Freiname des Antihistaminikums Loratadin frei erfunden.
- Den **Handelsnamen:** Unter dieser Bezeichnung wird das Arzneimittel von einem bestimmten Hersteller gekennzeichnet und vertrieben. Der Handelsname wird oft durch ein ® (registered trade mark) gekennzeichnet. In unserem Beispiel wären Lisino® oder Lorano® zwei bekannte Handelsnamen.

Neben- und Wechselwirkungen

Nebenwirkungen. *Unerwünschte Arzneimittelwirkungen* (kurz *UAW*, meist nur **Nebenwirkungen** genannt) können bei jeder Arzneimitteltherapie auftreten. So hat z. B. das Kortison als universell im Körper wirkender Botenstoff mindestens 15 verschiedene Effekte, von denen allerdings nur ein oder zwei bei der Arzneimittelverordnung gewünscht sind (→ Pharma-Info S. 756). Das Ausmaß der Nebenwirkungen kann durch lokale Anwendung (auf eine betroffene Hautstelle oder durch Inhalation) stark reduziert werden. Zudem treten viele Nebenwirkungen erst in höherer Dosierung oder bei längerer Anwendung auf.

Viele Nebenwirkungen sind geradezu zwangsläufig, treten also bei entsprechender Dosierung und Anwendungsform bei fast jedem Patienten auf. Diese sind zwar oft störend (z. B. Kopfschmerzen), aber an sich harmlos. Nur selten kommt es zu ernsten Schäden wie z. B. bei Antibiotika aus der Gruppe der Aminoglycoside (z. B. Streptomycin), die bei längerer Anwendung zu Schäden am Innenohr und an den Nieren führen können.

Andere Nebenwirkungen betreffen nur wenige Patienten, die z. B. allergisch auf bestimmte Antibiotika oder auch auf im Arzneimittel verwendete Hilfsstoffe sind. Besonders gefährdet sind neben Allergikern auch Schwangere, stillende Mütter, Säuglinge und Kleinkinder. Zu trauriger Berühmtheit gelangte das Anfang der 60er Jahre häufig Schwangeren als Schlafmittel verordnete Contergan®, das zu einer Welle von Fehlbildungen bei Kindern führte.

Warnhinweis: Wegen der Gefahr kindlicher Schäden sollten Schwangere keinerlei Arzneimittel (auch nicht rezeptfreie Arzneimittel oder Vitaminpräparate) ohne ärztlichen Rat oder ohne entsprechend dokumentierte Eignung für Schwangere auf der Packungsbeilage einnehmen.

Wechselwirkungen. Nimmt ein Patient zwei oder mehr Arzneimittel gleichzeitig ein, ergeben sich zusätzliche Probleme, da sich diese gegenseitig beeinflussen. **Wechselwirkungen** gibt es aber nicht nur zwischen Arzneimitteln, sondern auch zwischen Arzneimitteln und einigen Lebensmitteln. So kann z. B. Milch die Aufnahme von Arzneimitteln in den Darm verhindern.

Am häufigsten sind Wechselwirkungen im Arzneimittelabbau: Fast alle Arzneimittel werden über Niere oder Leber abgebaut und ausgeschieden. Die Ausscheidungskapazität von Leber und Niere ist aber begrenzt und wird durch viele Medikamente bereits erheblich beansprucht (durch Alkohol übrigens ebenso). Es kommt deshalb bei der Einnahme mehrerer Medikamente mit gleichem Abbauweg oft zu einer verzögerten Ausscheidung (auch im Alter verlängert sich die Ausscheidungszeit). Eine Anreicherung der Substanzen bis hin zu lebensgefährlichen Überdosierungen kann die Folge sein.

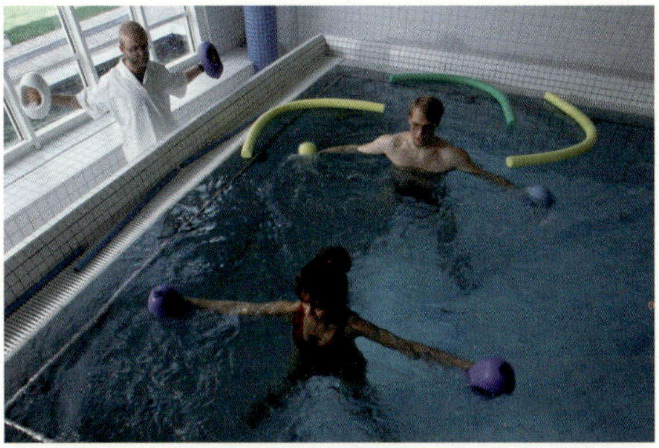

Durch den Wasserwiderstand sind schnelle Bewegungen bei der ***Wassergymnastik*** *anstrengender als bei Übungen an Land. Ausreichende Pausen sind also Pflicht. Dafür ist sie besonders schonend für den Rücken, die Sehnen und die Gelenke und somit gerade für ältere Menschen geeignet.* [AOK 3416]

Warnhinweis: Teilen Sie jedem Arzt, der Ihnen ein neues Arzneimittel verordnen will, grundsätzlich Ihre bisher eingenommenen Arzneimittel mit. Das gilt auch für Arzneimittel wie die Pille oder regelmäßig eingenommene frei verkäufliche Schmerzmittel.

Darreichungformen

Viele Arzneimittel sind in mehreren verschiedenen **Darreichungsformen** *(Arzneimittelformen)* erhältlich. So stehen mehrere Alternativen zur Verfügung, falls ein Patient eine bestimmte Darreichungsform nicht verträgt. Teilweise kann ein und derselbe Wirkstoff so auch je nach Bedarf lokal oder systemisch eingesetzt werden. Beispielsweise gibt es den schmerzstillenden und fiebersenkenden Wirkstoff Paracetamol als Tablette und als Kapsel für Erwachsene und für Kinder als Zäpfchen oder als Sirup.

Verabreichungsformen

Neben der Darreichungsform hat auch die Art und Weise, wie das Präparat verabreicht wird, einen Einfluss auf die Wirkung; z. B. lassen sich der Wirkort (lokal oder systemisch) sowie der Wirkungseintritt und die Wirkungsdauer steuern. Die **Verabreichungsform** *(Applikationsform)* ist zudem vom Zustand oder den Wünschen des Patienten und den äußeren Umständen abhängig, z. B. nimmt der Patient zu Hause ein Medikament *oral* (über den Mund) als Tablette ein, das ihm in der Klinik als Infusion gegeben wird.

Bei einer **Infusion** tropft das Arzneimittel langsam zusammen mit einer größeren Flüssigkeitsmenge in den Körper, meist in eine Vene *(intravenös)*.

Bei einer **Injektion** *(Spritze)* wird ein Arzneimittel mit einer Spritze und einer Hohlnadel in Arterien, Venen oder andere Teile des Körpers gespritzt. Patienten übernehmen diese Aufgabe nur selten selbst (z. B. bei Diabetes → S. 758). Injektionen erfolgen meist unter bzw. in die Haut *(subkutan* bzw. *intrakutan)* oder in den Muskel *(intramuskulär)*. Selten kommen Spritzen ins Herz *(intrakardial)*, in ein Gelenk *(intraartikulär)* oder in den Liquorraum *(intrathekal)* vor.

Physikalische Verfahren

Unter dem Begriff **physikalische Verfahren** *(Physikotherapie, physikalische Therapie)* werden Methoden zusammengefasst, die durch natürliche physikalische Mittel behandeln, wie z. B.

- Druck oder Berührung (Massagetherapie → S. 1256)
- Bewegung (Bewegungstherapie)
- Strom, Ultraschall und Laser (Elektrotherapie, Ultraschalltherapie, Lasertherapie)
- Licht, Infrarot- und UV-Strahlung (Lichttherapie)
- Wasser bzw. Heilquellen (Hydro- bzw. Balneotherapie → S. 280)
- Wärme oder Kälte (Thermotherapie)
- Luft bzw. Klima (Klimatherapie).

Die Methoden der physikalischen Therapie werden sowohl von der Komplementärmedizin als auch von der Schulmedizin genutzt, z. B. im Bereich der Orthopädie, der Sportmedizin und bei Kuren und Rehabilitationsmaßnahmen. Die Schulmedizin hat dazu einen eigenen Fortbildungszweig, die **Physikalische Medizin**, geschaffen. Viele Anwendungen lassen sich auch im Bereich der Selbsthilfe anwenden (dazu mehr → Kapitel 05).

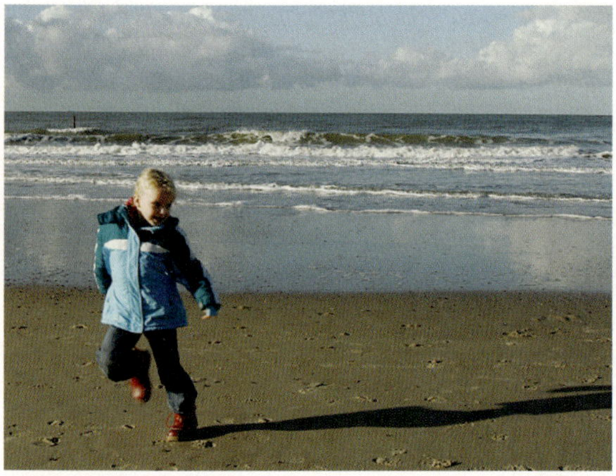

Ein Urlaub an der Nordsee lohnt sich für Allergiker auch im Frühjahr oder Herbst – schließlich kommt es nicht auf die Sonne, sondern in erster Linie auf die feuchte, salzhaltige Meeresluft an. Dieses 9-jährige Mädchen mit allergischem Asthma konnte im Urlaub im niederländischen Zeeland endlich mal wieder unbeschwert durchatmen. [FDI 3417]

Bewegungs- und Trainingstherapie

Die Zeiten, in denen der Arzt bei der Behandlung von Krankheiten automatisch Schonung verordnete, sind längst vorbei. Die **Bewegungstherapie** ***(Trainingstherapie, Sporttherapie)*** hilft heute nicht nur bei Erkrankungen des Bewegungsapparates oder bei der Rehabilitation nach Operationen. Sie wird auch immer stärker zu einer wissenschaftlich anerkannten Therapieform bei Herz-Kreislauf- und anderen chronischen Erkrankungen wie Diabetes (→ S. 758), COPD (→ S. 596) oder Bluthochdruck (→ S. 722).

Die Bedeutung der Bewegungstherapie im Rahmen moderner Therapiekonzepte kann nicht überschätzt werden. So kann etwa ein Typ 2 Diabetes durch eine konsequente Bewegungstherapie so weit gebessert werden, dass auf Medikamente sogar teilweise verzichtet werden kann [Y02], und auch bei der koronaren Herzerkrankung ist die Bewegungstherapie eine entscheidende Maßnahme, um etwa einen Herzinfarkt zu verhindern [Y03]. Zudem besitzt die Bewegungstherapie breite Mitnahmeeffekte: sie erhöht bei vielen chronischen Erkrankungen nachweislich das Wohlbefinden und die Lebensqualität. Auch ist die körperliche Fitness der derzeit beste Indikator für die Lebenserwartung [Y04].

Vielfältige Wirkungen

Bewegungstherapie wirkt über sehr unterschiedliche Schienen, was die breite Gesundheitswirkung und vielfältigen Einsatzgebiete erklärt:

- Wirkung auf die Muskulatur: Diese wird etwa im Rahmen der Rückenschulung bei chronischen Rückenschmerzen oder in der Rehabilitation nach Gelenkoperationen genutzt. Durch den gezielten Aufbau einzelner Muskelgruppen werden Gelenke oder Bandscheiben entlastet. Zudem profitieren gerade ältere, sturzgefährdete Menschen von einer vorbeugenden Schulung von Kraft und Koordination.
- Wirkung auf den Stoffwechsel: Durch Bewegung kann nicht nur das Körpergewicht reguliert werden, sie verbessert zudem den Zucker- und Fettstoffwechsel. Im Bereich des Zuckerstoffwechsels nimmt die Insulinresistenz (→ S. 760) ab, langfristig sinken dadurch erhöhte Blutzuckerspiegel ab. Im Bereich des Fettstoffwechsels verbessert sich die Zusammensetzung der Lipoproteine (→ S. 767), wodurch die Arterienverkalkung gehemmt wird.
- Wirkung auf die Organleistungen: Bewegung steigert nicht nur die Leistungsfähigkeit des Herz-Kreislauf-Systems (also die kardiovaskuläre Fitness), sondern verbessert auch die Lungenfunktion. Entsprechend wird dosierte Bewegung im Rahmen der COPD-Behandlung und der Sekundärprävention der koronaren Herzerkrankung verordnet.
- Wirkung auf den Gehirnstoffwechsel: Bewegung verbessert die Schlafqualität und beeinflusst die Stimmung. Bewegungsprogramme können deshalb bei depressiven Verstimmungen helfen – die Forschung bestätigt hier eindeutig das amerikanische Sprichwort *„Move your butt and your mind will follow“* (Bewege deinen Hintern, die Seele wird folgen).

Durchführung

Für Kranke reicht der Rat „Bewegen Sie sich einfach mehr!“ noch weniger aus als für Gesunde. Vielmehr muss gerade bei körperlich eingeschränkten Menschen die Bewegung auf die individuellen Möglichkeiten zugeschnitten sein – also auf die körperliche Leistungsfähigkeit, die bestehenden gesundheitlichen Einschränkungen und auf die persönlichen Vorlieben. Nur so lässt sich ein optimaler Trainingseffekt erzielen, d. h. eine bessere Funktion des Stoffwechsels, der Muskeln und der Organe. Die ärztlich verordnete Bewegungstherapie greift deshalb auf Elemente der ***medizinischen Trainingslehre*** zurück, auf die sich auch die Betreuung von Spitzensportlern stützt. Im Rahmen einer solchen ***medizinischen Trainingstherapie*** soll das individuelle Leistungspotenzial optimal zur rascheren Gesundung genutzt werden.

Eine Bewegungstherapie wird meist vom Hausarzt geplant und verordnet. Dabei kann der Arzt nicht nur Übungen in Sportgruppen (etwa in einer Herzsportgruppe) oder unter physiotherapeutischer Anleitung verordnen, sondern auch Bewegung in Eigenregie empfehlen wie Übungen, Wanderungen, ja sogar Trekkingtouren. In komplizierten Fällen, etwa bei vorbestehenden, leistungseinschränkenden Erkrankungen, empfiehlt der Arzt eine sportmedizinische Beratung und überweist den Patienten an entsprechende sportmedizinische Einrichtungen. Hier kann durch Kraft- und Leistungstests (Ergometrie) ein maßgeschneidertes Bewegungsprogramm erstellt werden.

Oft wird eine Bewegungstherapie über zwölf Wochen verordnet – Sinn macht das aber nur, wenn danach in Eigenregie weitertrainiert wird.

IGeL-Hinweis: Generell kann die Bewegungstherapie von den gesetzlichen Krankenkassen übernommen oder zumindest bezuschusst werden, allerdings hängt dies von der Indikation und dem Träger der Therapiemaßnahme ab. Da auch Ärzte oft nicht über die genauen Regelungen bei der Erstattung von Bewegungstherapie Bescheid wissen, lohnt sich die Rücksprache mit der Krankenkasse!

Wer eine Bewegungstherapie beginnt, sollte zur eigenen Sicherheit ein paar Regeln beachten:

- Jederzeit unterbrechen können: Bei jeder chronischen Krankheit besteht die Gefahr der plötzlichen Verschlimmerung. Passen Sie Ihr Übungsprogramm entsprechend an. Wer taucht oder in den Bergen klettert, kann nicht einfach aufhören und ein Medikament einnehmen!
- Notfallmedikation parat halten: Nehmen Sie Ihre Notfallmedikamente immer zum Sport mit!
- Langsam aufbauen: Kondition entsteht nur durch lange Übung. Wer ein Übungsprogramm unkonditioniert beginnt, muss seine Belastbarkeit nach und nach aufbauen. Am Anfang nie bis zur Erschöpfung üben!

Klimatherapie

Auch wenn das „häusliche Klima" für die Gesundheit meist viel entscheidender ist: Das meteorologische Klima übt durch Kälte, Wärme, Wind, Sonneneinstrahlung sowie Wasser- und Salzgehalt der Luft beständige Reize auf unseren Körper aus, die im Rahmen einer **Klimatherapie** auch zur Behandlung von Krankheiten genutzt werden. Allerdings ist die langfristige Wirkung solcher Therapien wissenschaftlich nur schwer messbar.

- *Seeklima* wirkt wegen des Salzgehalts der Luft schleimlösend und auf die Haut ausgleichend. Zudem ist die Luft an der See allergenarm. Entsprechend wird Seeklima vor allem bei Erkrankungen der Luftwege, bei Hauterkrankungen wie Neurodermitis (→ S. 1072) sowie bei anderen allergisch bedingten Erkrankungen (vor allem Asthma) empfohlen.
- *Mittelgebirgsklima* ist besonders schonend, zeichnet sich durch gute Luftqualität aus und wird deshalb vor allem bei Herz-Kreislauf-Erkrankungen und bei insgesamt eingeschränktem Gesundheitszustand empfohlen.
- *Hochgebirgsklima* bietet ein intensives Reizklima und Allergenarmut (insbesondere Hausstaubmilben kommen oberhalb von 1500 Meter nicht mehr vor). Geeignet ist Hochgebirgsklima vor allem für Allergiker mit Hausstaubmilbenallergie sowie zum Herz-Kreislauf-Wiederaufbau nach Operationen oder überstandenen Krankheiten.

Welches Klima bei welchem Leiden?

- Hauterkrankungen: Hochgebirge (UV-Licht wirkt entzündungshemmend) oder See (Salzgehalt der Luft wirkt heilend)
- Allergische Erkrankungen: Hochgebirge (wenig Hausstaubmilben, wenig Pollen), evtl. auch windreiche See (v. a. Nordsee)
- Atemwegserkrankungen: Hochgebirge (reine Luft hilft v. a. bei Asthma) oder See (Salzgehalt wirkt schleimlösend)
- Herz-Kreislauf-Erkrankungen: zum Training Hochgebirge, bei eingeschränkter Herzleistung Mittelgebirge
- Erholung nach Erkrankungen (Rekonvaleszenz): v. a. Mittelgebirge.

i **Aktuell:** www.gesundheit-heute.de/34x03

- **www.heilklima.de** – Serviceseite des Verbands der Heilklimatischen Kurorte Deutschlands e. V., Schönwald: Mit Erklärung der Klimastufen, Heilklimalexikon und Kurorte in Deutschland.

Therapie durch Strom, Ultraschall und Laser

Elektrotherapie

Durch Strom werden die geladenen Teilchen (Ionen) im Körper bewegt und zudem das Gewebe, vor allem die Muskeln und Nerven, direkt gereizt. Die **Elektrotherapie** kann je nach Stromart und Stromstärke günstige Wirkungen haben.

Die **Therapie mit Gleichstrom** *(Galvanisation, Hydrogalvanische Vollbäder)* kann durchblutungsfördernd und schmerzlindernd wirken sowie durch die Stoffwechselanregung die Wundheilung anregen. Abnutzungserscheinungen lassen sich aber nicht ausgleichen (etwa bei der Arthrose). Gleichstrom wird z. B. im so genannten ***Stangerbad,*** bei dem das Badewasser von Gleichstrom durchflossen wird, zur Muskelentspannung und Schmerzlinderung genutzt (→ Abb. S. 1223). Ein ähnliches Verfahren ist das ***Mehrzellenbad,*** bei dem konstante Gleichströme in speziellen, voneinander getrennten Arm- oder Fußbadewannen fließen.

Gleichstrom kann auch genutzt werden, um Medikamente (etwa schmerz- oder entzündungshemmende Salben) durch die Haut hindurch in den Körper einzubringen. Dieses Verfahren wird ***Iontophorese (Schwachstromtherapie)*** genannt. Die Iontophorese mit Leitungswasser kann bei übermäßigem Schwitzen (→ S. 1068) auch als Heimtherapie erfolgreich sein.

Niedrigfrequenter, gepulster **Wechselstrom** wirkt vor allem auf den Muskel. Bei dieser auch als ***Reizstrom*** bezeichneten Anwendung ändert sich die Stromstärke rhythmisch. Dies löst Kontraktionen im Muskel aus und verbessert die Durchblutung. Reizstrom kann zum Muskelaufbau bei Lähmungen sowie allgemein zum Muskeltraining und gegen Verspannungen eingesetzt werden, das Verfahren wird oft auch als ***elektrische Muskelstimulation (EMS)*** bezeichnet.

Niedrigfrequenter, gepulster Strom wird auch zu einer speziellen Form der Schmerzbehandlung, der **TENS** ***(transkutane elektrische Nervenstimulation)*** genutzt (Näheres → S. 1222).

Eine besondere Form von mittelfrequentem Wechselstrom ist als ***Interferenzstrom nach Nemec*** bekannt. Hier erzeugt eine Mischung aus zwei Wechselströmen mit geringfügig unterschiedlicher Frequenz Schwingungen mit neuen Frequenzen. Interferenzstrom wird bei Schuppenflechte (→ S. 1076) mit Erfolg eingesetzt.

Hochfrequenter Wechselstrom lässt vor allem Wärme im Gewebe entstehen und kann dadurch bei Gelenkerkrankungen und Muskelschmerzen lindernd wirken. Da andere Wärmeverfahren einfacher durchzuführen sind, wird Hochfrequenzstrom heute nur noch selten angewendet.

Warnhinweis: Bei jeder Form der Elektrotherapie sollte der Therapeut über eventuelles Fremdmaterial im Körper (Prothesen, Herzschrittmacher und dergleichen) informiert werden, da insbesondere Metalle ein erhebliches Risiko darstellen können!

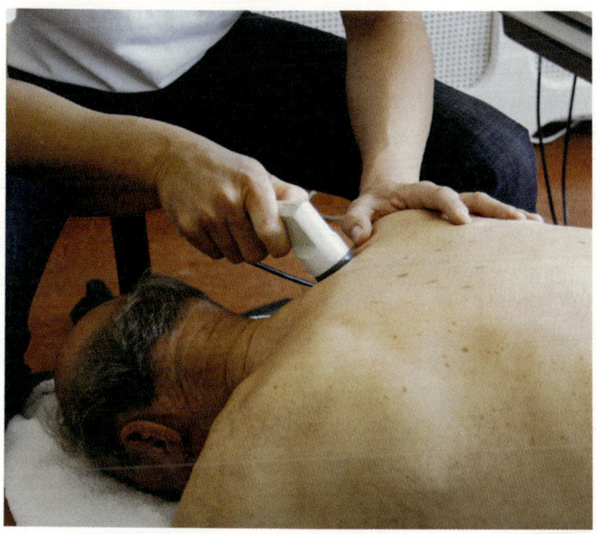

Der Physiotherapeut führt eine Ultraschalltherapie durch: Dieses Verfahren dient der Beschleunigung von Selbstheilungsprozessen und wird bei Knochenbrüchen, Muskelverspannungen, Sehnen- und Gelenkentzündungen angewandt. Bei diesem Patienten wird der Schallkopf auf die schmerzende Stelle gesetzt, an der er durch die Ultraschallenergie Wärme im Körperinneren erzeugt. [ISP 3419]

Lasertherapie

Auch durch **Lasertherapie** (gemeint ist hier nicht der hochenergetische Operationslaser, sondern ein Laser niedriger Energie) kann Energie auf das Gewebe übertragen werden. Angeblich profitiert der Patient von einer dadurch ausgelösten Steigerung des Immunsystems bzw. des Stoffwechsels. Allerdings ist dies wissenschaftlich nicht bewiesen.

Ultraschalltherapie

Ultraschall erzeugt durch die im Gewebe ausgelösten Vibrationen Wärme und soll wie eine wärmende Tiefenmassage wirken. So können durch die **Ultraschalltherapie** Durchblutungsstörungen gebessert sowie Nervenschmerzen, aber auch Muskelverspannungen, Gelenkbeschwerden und Sehnenscheidenentzündungen gelindert werden. Die Wundheilung, etwa bei Knochenbrüchen, wird möglicherweise beschleunigt.

Lichttherapie

Die verschiedenen Lichtfrequenzen des Sonnenlichts lassen sich in der **Lichttherapie** ***(Heliotherapie, Phototherapie)*** auch medizinisch nutzen.

- Der sichtbare Lichtanteil, vor allem der blaue Anteil, wird heute zur häuslichen Therapie der Winterdepression genutzt (→ S. 1185). Dabei sieht der Patient – am besten gleich nach dem Aufwachen – direkt in eine spezielle UV-abgeschirmte Lichtquelle, deren Helligkeit das 200-fache der üblichen Zimmerbeleuchtung beträgt und die nicht weiter als 40 cm vom Gesicht entfernt platziert wird. Entscheidend ist, dass das Licht direkt auf die Netzhaut fällt. Diese therapeutische Lichtdusche soll die Ausschüttung des Hormons Melatonin (→ S. 220) hemmen, wodurch sich die Balance der Überträgerstoffe (Transmitter) im Gehirn ändert, was den Stimmungswechsel erklärt.
- Die ultraviolette Strahlung wird wegen ihrer bräunenden Wirkung vor allem kosmetisch genutzt – dabei wird oft ein kurzfristiger kosmetischer Gewinn gegen einen langfristigen Nachteil, nämlich die vorzeitige Hautalterung, eingetauscht (→ S. 1060). UV-Licht kann aber auch bei der Therapie der Schuppenflechte helfen, dabei wird ausschließlich der langwelligere Anteil des UV-Lichts, das UV-A-Licht in speziellen Höhensonnen verwendet (PUVA → S. 1078).
- Die Infrarotstrahlung wird über bestimmte Infrarotstrahler (Solluxlampen) abgegeben und erzeugt im Gewebe vor allem Wärme. Die Eindringtiefe ist allerdings gering, und die Wirkung, etwa bei der Nasennebenhöhlenentzündung (→ S. 577), bei Mittelohrentzündungen (→ S. 555) oder bei Arthrose (→ S. 994), ist wissenschaftlich umstritten.

Chirurgische Eingriffe

Endoskopische Eingriffe

Bei **endoskopischen Eingriffen** wird die Spiegelung, also Endoskopie (→ S. 1270), eingesetzt, um möglichst gezielt auf die betroffene Stelle zugreifen zu können und möglichst wenig unbeteiligte Strukturen wie Haut oder Muskeln zu verletzen. Bei dieser OP-Technik werden eine Sonde mit einer Videokamera und die benötigten chirurgischen Instrumente durch kleine Schnitte unter die Haut oder andere Strukturen wie Muskeln vorgeschoben.

Der Vorteil besteht darin, dass an der Hautoberfläche keine oder nur winzige Narben zurückbleiben. Die **minimal-invasive Chirurgie** wird deshalb auch als ***Schlüssellochtechnik*** bezeichnet. Nachteilig ist, dass – im Gegensatz zu einer offenen Operation – nicht alle Strukturen zugänglich sind und die Sicht auf das Operationsgebiet eingeschränkt ist.

Offene Operationen

Sie dienen einerseits dazu, eine zweifelsfreie Diagnose zu stellen. In diesen Fällen kann eine **offene Operation** notwendig sein, z. B. um eine Gewebeprobe aus einem Tumor zu entnehmen. Selbst wenn alle nicht invasiven Diagnoseverfahren ausgeschöpft wurden, ist es manchmal nicht möglich, auf dieses belastende Verfahren zu verzichten. Dafür erfolgt die Behandlung oft während desselben Eingriffs.

Andererseits dienen sie der Therapie. Der größte Vorteil der offenen Operation (im Gegensatz zu den endoskopischen Verfahren) ist das große Operationsfeld und die gute Überblickbarkeit der Organe oder Strukturen. Es fällt auch bei Komplikationen wie z. B. Blutungen viel leichter, diese in den Griff zu bekommen, da der Operateur schnell und leicht Zugriff auf das blutende Gefäß hat. Von Nachteil sind die ausgedehnteren Narben, die kosmetisch auffallen und manchmal für Beschwerden sorgen.

Allgemeine Operationsrisiken

Trotz aller Vorsichtsmaßnahmen ist jeder chirurgische Eingriff – egal ob offen oder minimal-invasiv – mit einem gewissen Risiko verbunden. **Allgemeine Operationsrisiken** sind:

- Das größte Risiko einer Operation mit Vollnarkose besteht in einer Thrombose (→ S. 736) und damit verbundenen Embolien in lebenswichtigen Organen wie der Lunge oder dem Gehirn. Zur Vorbeugung dient neben der medikamentösen Prophylaxe und Thrombosestrümpfen eine möglichst frühe Mobilisation des Patienten.
- Nach jedem Eingriff kann es zu Nachblutungen, Blutergüssen, Schwellungen und Hautverfärbungen kommen, die aber meist innerhalb von zwei Wochen wieder verschwinden.
- Trotz größter Sorgfalt können Infektionen auftreten, die antibiotisch behandelt werden müssen.
- Besonders bei entsprechender Veranlagung sind Wundheilungsstörungen und Narbenwucherungen möglich, die in manchen Fällen eine Nachbehandlung erfordern.
- Taubheitsgefühle durch eine besondere Lagerung während der Operation verschwinden meist nach ein paar Wochen. Äußerst selten kann es jedoch zu bleibenden Sensibilitätsstörungen durch Nervenverletzungen kommen.
- In seltenen Fällen treten Allergien gegen Desinfektionsmittel, Anästhetika, Medikamentenkombinationen oder Implantate auf.

Vorbereitung auf die Operation

Neben speziellen Hinweisen, die individuell vom jeweiligen Eingriff und Patienten abhängen, gibt es einige allgemeine Tipps zur **Vorbereitung eines chirurgischen Eingriffs:**

- Zum Vorgespräch mit dem Anästhesisten sollten Sie (falls nötig) die *internistische Operationsfreigabe* durch den Hausarzt sowie die Befunde von EKG, Blutbild und gegebenenfalls weiteren Untersuchungen mitbringen.
- Der Arzt sollte über frühere Operationen und Erkrankungen sowie über Allergien informiert sein.
- Die *Pille* und andere Hormonpräparate sollten Sie einen Monat vor der Operation absetzen. Wegen der erhöhten Blutungsneigung kurz vor und während der Periode sollte der Operationstermin bei Frauen möglichst nach der Regelblutung liegen.
- *Acetylsalicylhaltige Medikamente* (z. B. Aspirin®, ASS®) und *Johanniskrautpräparate* sollten Sie zwei Wochen vor der Operation nicht mehr einnehmen, weil sie die Blutungsneigung erhöhen.
- Mindestens vier Wochen vor größeren Eingriffen sollten Sie auf das *Rauchen* verzichten, weil Nikotin den Wundheilungsprozess verzögert. Aus dem gleichen Grund sollten Sie auch von *Alkohol* zwei Wochen vor dem Eingriff Abstand nehmen.

- Kommen Sie ohne *Make-up* und Nagellack zur Operation. Der Anästhesist kann aus der Farbe der Haut und der Nägel Rückschlüsse auf Ihr Befinden während des Eingriffs ziehen.
- Fragen Sie nach *Kompressionsstrümpfen* zur Thromboseprophylaxe (→ S. 734) und anderen Hilfsmittel, die Sie nach der Operation benötigen (z. B. Krücken oder ein Mieder). Was Sie brauchen, sagt Ihnen der Arzt.
- Stellen Sie sicher, dass Sie jemand in die Klinik begleitet und auch wieder abholt.

Transplantationen

Als **Transplantation** wird die Übertragung von Organen, Geweben oder Zellen auf ein anderes Individuum oder auch auf eine andere Körperstelle desselben Individuums verstanden **(Autotransplantation,** *autologe Transplantation).*

Die Transfusion von Blut oder Knochenmark gelingt vergleichsweise einfach durch eine Infusion. Alle anderen Transplantationen erfordern eine Operation und werden meist auch nur von spezialisierten Krankenhäusern vorgenommen. Transplantationen stellen höchste Anforderungen an das Zusammenwirken der medizinischen Berufe (etwa von Internist, Transplantationschirurg und Labormedizin), aber auch an die Mitarbeit des Patienten.

Abstoßungsreaktionen

Nach geglückter Transplantation bleibt – von den Autotransplantationen abgesehen – jedes Transplantat lebenslang ein Fremdkörper. Der aufnehmende Organismus bekämpft diesen aggressiv, solange nicht eine optimal eingestellte Immunsuppression dies verhindert. Die Transplantation von Gewebe mit sehr wenigen Blut- und Lymphgefäßen wie etwa der Hornhaut bietet die wenigsten immunologischen Probleme.

Der Erfolg einer Transplantation wird entscheidend von Immunreaktionen des Empfängerorganismus bestimmt. Ziel der nach Transplantation lebenslang erfolgenden Unterdrückung des Immunsystems ist die Verhinderung von Abstoßungsreaktionen. ***Akute Abstoßungsreaktionen*** äußern sich durch einen Funktionsverlust des transplantierten Organs, hinzu kommen Allgemeinsymptome, etwa vergleichbar einer schweren Grippe. Dagegen beginnen ***chronische Abstoßungsreaktionen*** meist schleichend und führen erst Monate bis sogar Jahre später zum Funktionsverlust des transplantierten Organs.

Die Ursache für sämtliche Abstoßungsreaktionen sind Unterschiede in den immunologischen Gewebemustern zwischen Spender- und Empfängergeweben. Besonders die **MHC-Moleküle** (kurz für ***major histocompatibility complex,*** auf Deutsch ***Haupt-Gewebeverträglichkeits-Komplex)*** unterscheiden sich stark von Individuum zu Individuum – von eineiigen Zwillingen einmal abgesehen, die genetisch identisch sind. Die MHC-Moleküle spielen eine Schlüsselrolle bei der Unterscheidung zwischen „fremd" und „selbst". Ihre Antigene sind daher auf jeder kernhaltigen Zelle des Körpers zu finden. Der Einfachheit halber werden sie auf den weißen Blutkörperchen (Leukozyten) getestet, daher nennt man sie ***HLA (Humane Leukozyten-Antigene).*** Vor jeder Transplantation erfolgt eine **HLA-Typisierung** von Spender und Empfänger, denn je ähnlicher deren MHC-Moleküle sind, desto geringer wird das Risiko, dass das Transplantat abgestoßen wird. Im Laborversuch wird die Verträglichkeit von Spender- und Empfängerzellen simuliert (Kreuzprobe).

Die Chancen einer erfolgreichen Transplantation steigen durch eine sorgfältige Prüfung und weitgehende Übereinstimmung der HLA-Muster von Spender und Empfänger erheblich. Es bleibt bei nicht verwandten Spendern jedoch immer ein Rest immunologischer Verschiedenheit – weshalb Abstoßungsreaktionen mit Medikamenten unterdrückt werden müssen (Immunsuppression).

Immunsuppression

Entscheidend für den Erfolg einer Transplantation ist die medikamentöse **Immunsuppression,** die Unterdrückung des Immunsystems, um die Abstoßung des fremden Gewebes zu verhindern. Hierzu werden **Immunsuppressiva** eingesetzt:

- Kortison (z. B. Decortin®), das „natürlichste" Immunsuppressivum, weil es identisch ist mit dem Nebennierenrindenhormon Kortisol (→ S. 756)
- Azathioprin (z. B. Imurek®)
- Ciclosporin (z. B. Sandimmun®)
- Viele neuere, zum Teil noch in der Erprobung befindliche Präparate wie Prograf® und Cellcept® sowie monoklonale Antikörper (→ Pharma-Info S. 997).

Warnhinweis: Die medikamentöse Immunsuppression hat zwangsläufig erhebliche Nebenwirkungen. Trotzdem spielt jeder transplantierte Patient mit dem Feuer, wenn er seine mit der Zeit oft „verhassten" Tabletten auch nur wenige Tage weglässt.

Selbst erfolgreiche Transplantationen bringen einige Nachteile mit sich: So sind immunsupprimierte Patienten vermehrt infektanfällig, vor allem gegenüber Viren, vergleichbar mit HIV-Infizierten. Langfristig ist auch das Tumorrisiko erhöht, da die Abwehr körpereigener Tumorzellen stark beeinträchtigt ist. Hinzu kommen Nierenschäden und andere Organschäden durch die Langzeiteinnahme der jeweiligen Arzneimittel. Bei Patienten, die Ciclosporin einnehmen, muss deshalb die Nierenfunktion lebenslang überwacht werden.

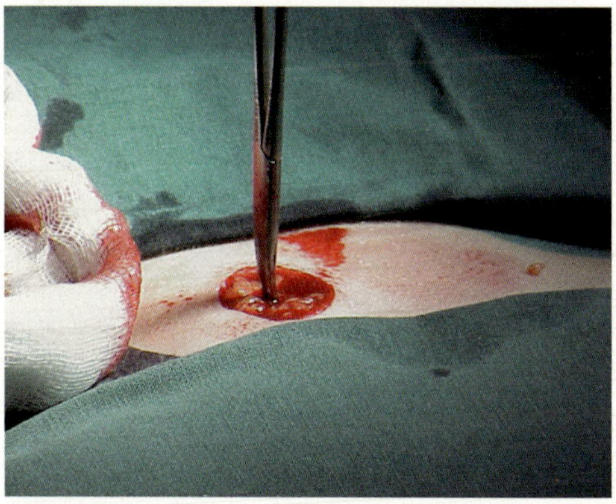

Jede Operation ist mit einem Risiko verbunden. Neben dem Risiko des eigentlichen Eingriffs (hier im Bild z. B. eine Hüftoperation) spielt das Narkoserisiko in der Praxis häufig eine mindestens ebenso große Rolle. Beide Risiken hängen ab vom gesundheitlichen Zustand des Betroffenen, seinem Alter und davon, an welchen Begleiterkrankungen (insbesondere von Herz oder Lunge) er leidet.
[FDB 3420]

Buchteil V – Know-how für Patienten

35

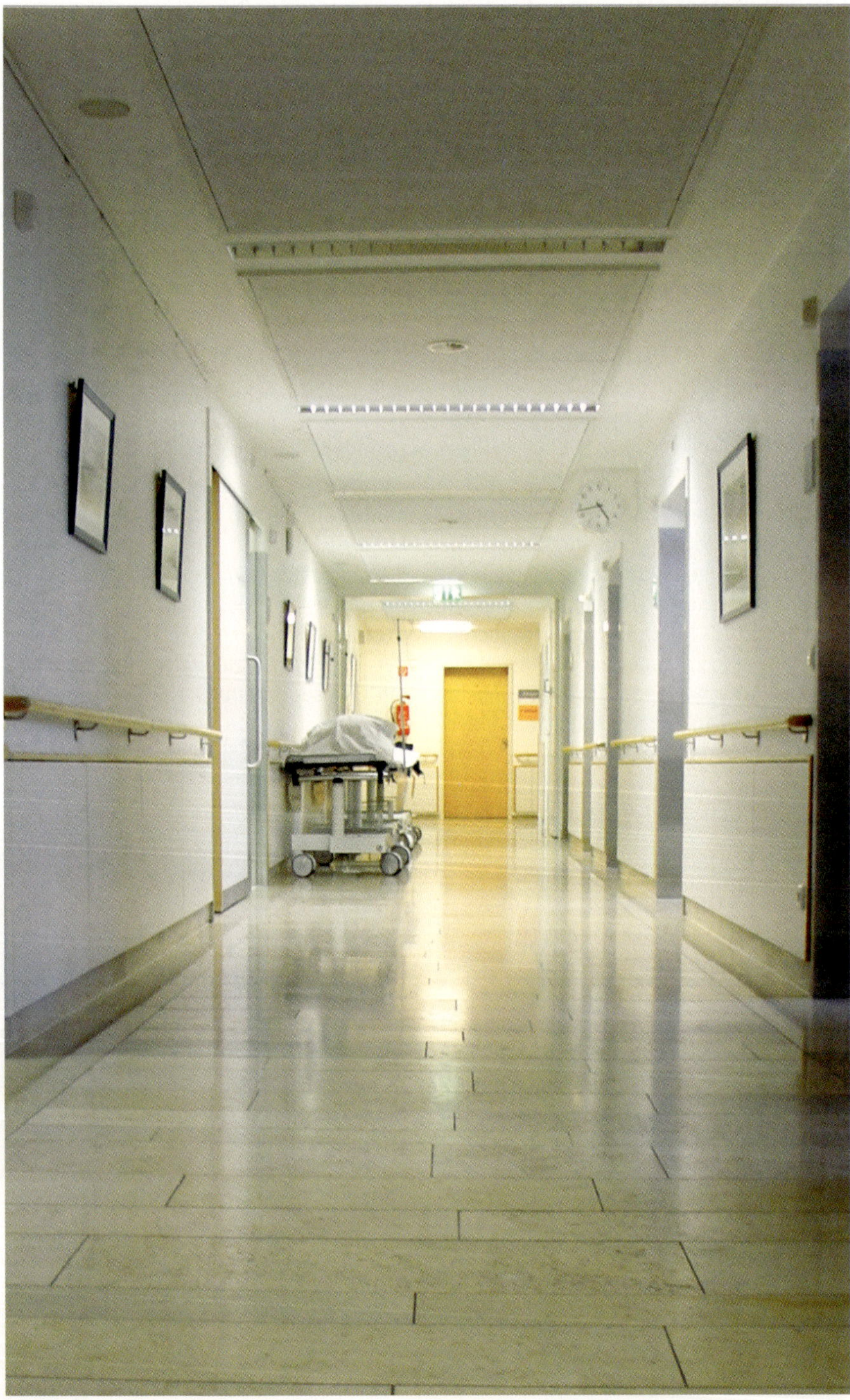

Bis weit ins 20. Jahrhundert hinein waren Ärzte gegenüber fast allen Krankheiten machtlos. Doch obwohl ihr Handeln nach heutigen Maßstäben damals wenig effektiv war, waren sie hoch angesehen. Heute leistet die Medizin Wunderbares: Etwa das Augenlicht wiederherstellen oder Organe transplantieren. Dennoch ist die moderne Medizin in der Kritik wie nie zuvor – sie wird als übertechnisiert, ja, als seelenlos empfunden. Das Unbehagen der Patienten erstreckt sich auch auf die Ärzte – der Begriff von den „Halbgöttern in Weiß" kommt nicht von ungefähr. Dieses Kapitel bietet einen Blick hinter die Kulissen: Woher stammt das Imageproblem der modernen Medizin? Wie kommt sie überhaupt zu ihren Erkenntnissen? Worauf beruhen ihre Hoffnungen, worauf ihre Wirkungen? Welche Interessen beeinflussen sie? Und was kann der Patient tun, um die Stärken der modernen Medizin zu nutzen, ohne in den Strudel sinnloser Therapien zu geraten? [ISP 3501]

Patient sein heute

Hier finden Sie

Warum es so schwierig ist, mit dem Arzt zu reden 1283
Die Arztrolle im Wandel 1283
Wie teuer ist Information? 1284
Medizin im Internet 1285

Gesundheitsrisiko Arzt 1288
Veraltete Therapien 1288
Ein Problem: menschliche Fehler 1289
Ein altes Problem: Nebenwirkungen . 1289

Medizin und Recht: Behandlungs- und Kunstfehler 1290
Ärztliche Kunstfehler 1290
Juristische Grundlagen für den Schadensersatz 1290
Der Arzthaftungsprozess 1292
Was tun, wenn ein Kunstfehler vermutet wird? 1292

Placebo und Wahrheit 1293
Placebos – keine Selbsttäuschung ... 1293
Unspezifische Wirkungen heute 1294

Medizin und Innovation 1295
Neue Techniken – neue Hoffnungen .. 1295
Wie Wissenschaft funktioniert 1296
Evidenzbasierte Medizin 1297

Medizin und Geld 1298
Die Ärzte 1298
Die anderen freien Berufe 1300
Die Gesundheitsindustrie 1300
Für mehr Transparenz in der Medizin. 1303

Warum es so schwierig ist, mit dem Arzt zu reden

Viele Patienten sehen sich Ärzten gegenüber heute in einer neuen Rolle. Ob durch den besseren Zugang zu medizinischem Wissen, durch die erstarkte Verbraucherbewegung oder im Zuge der modernen Emanzipation vor „Respektspersonen" jeder Art: War noch vor 50 Jahren eine **paternalistische Arzt-Patienten-Beziehung** die Regel, bei der die Entscheidungen allein beim Arzt lagen, so wünscht sich inzwischen die Mehrzahl der Menschen eine weitgehende Einbindung in die Therapieentscheidungen – also eine ***teilnehmende,* partizipative Arzt-Patienten-Beziehung.**

Für Letztere spricht vieles:

- Heute gibt es längst nicht mehr die „eine" Medizin, sondern eine Medizin mit vielen Alternativen: Wo es gilt, eine Vielzahl von Behandlungsoptionen abzuwägen, wird die aktive Mitentscheidung desjenigen immer wichtiger, der die Folgen trägt – des Patienten.
- Patienten haben heute einen deutlich einfacheren Zugang zu medizinischem Wissen (auch durch Bücher wie *Gesundheit heute)* und wollen sich über das Für und Wider von Behandlungen qualifiziert informieren.
- Nur in einer partizipativen Beziehung kann der Patient seine Rechte in Bezug auf Aufklärung und Wahl der Therapie wahrnehmen.
- Und schließlich: Die Mitentscheidung des Patienten (im Fachjargon **shared decision making** genannt) ist gut für die Gesundheit: Patienten, die sich an der medizinischen Entscheidungsfindung beteiligen, sind nicht nur mit ihrer Behandlung zufriedener, sondern die Therapie ist auch erfolgreicher [Z22].

Mehr als alles andere erfordert das Mitentscheiden durch den Patienten mehr Austausch und eine *bessere Kommunikation* zwischen Arzt und Patient. Doch damit beginnt so manches Problem.

Die Arztrolle im Wandel

Im Alltag nämlich entpuppt sich die Arzt-Patienten-Kommunikation als schwieriger denn je. Die Gründe sind im Einzelfall gar nicht so leicht auszumachen. Liegt es daran, dass viele Patienten wissen, dass ihr Arzt das historische Bild des allwissenden, rastlosen, aus tiefer Berufung handelnden Samariters nicht ausfüllen kann und vielleicht auch gar nicht will? Oder daran, dass Patienten immer öfter annehmen, dass ihr Arzt bei seinen Entscheidungen auch wirtschaftliche Interessen verfolgt, ja, dass er manche Therapie regelrecht verkaufen muss, um selbst überleben zu können?

Diese Überlegungen sind nicht falsch – aber es kommen noch weitere Probleme hinzu. So konfrontieren viele Patienten ihren Arzt mit ***widersprüchlichen Rollenerwartungen:*** Sie wollen ihn als Heiler und Helfer, aber auch als Krankschreiber und Rezeptierer, als solidarischen Zuhörer und zugleich als kritischen Wissenschaftler. Immer mehr verlangt zudem die Gesundheitspolitik vom Arzt: Er soll das begrenzte Arzneimittelbudget der Kassen nicht überschreiten, objektiver Gutachter für den Arbeitgeber sein und zudem auf einen Teil seines bisherigen Honorars verzichten. Ganz zwangsläufig entstehen dadurch (Rollen-)Konflikte, die letztlich den Patienten unzufrieden zurücklassen.

■ Vielfältige Aufgaben

Auch wenn diese Rollenkonflikte unser Verhältnis zum Arzt belasten können – wirklich neu sind sie nicht. Schon immer hatten Ärzte einerseits die Aufgabe, Leiden zu lindern und Krankheiten zu heilen – sie waren Helfer im Umgang mit Schmerzen, mit den Bedrohungen von Gesundheit und mit dem Tod. Aber die andere Seite gab es auch: Wegen ihrer Kenntnisse des Körpers und der Seele wurden Ärzte auch gerufen, wenn es darum ging, eine Schwangerschaft zu beenden, einen unliebsamen Thronfolger zu vergiften oder der Schönheit nachzuhelfen (→ Kapitel 24). Kurz: Ärzte waren schon immer sowohl Heiler als auch Dienstleister. In welchem Maß sie ihre Hände zur Heilung oder für weitere Dienstleistungen einsetzten, hatte (und hat) immer auch etwas mit den Ansprüchen der Gesellschaft zu tun, in der sie praktizieren. Medizin, so bringt es der Geschichtsforscher Paul U. Unschuld auf den Punkt, „wurde der Menschheit nicht per Evolution irgendwann einmal gegeben", sondern ist „ein kulturelles Produkt" [Z70]. Welchen Aufgaben sich Ärzte vorrangig widmen, für welche Ziele sie ihr Wissen einsetzen und welche Medizin sie als die richtige ansehen – all das wird von der Gesellschaft und den Erwartungen der Patienten mitbestimmt.

Ein aktuelles Beispiel ist die Diskussion um die Verordnung von Methylphenidat (z. B. Ritalin®) gegen die bei Kindern immer häufiger diagnostizierte Hyperaktivität (ADHS → S. 422). Hier wird Ärzten vorgeworfen, sie behandelten keine Krankheit, sondern betrieben „Medizindoping". Fragt man Kinderärzte, so berichten diese tatsächlich, dass Eltern immer häufiger Fragen danach stellen, wie die Leistungsfähigkeit ihrer Kinder optimiert werden kann – und das kommt nicht von ungefähr: Der schulische Erfolg von Kindern ist heute für die spätere soziale Stellung so entscheidend geworden, dass Eltern kaum ein Vorwurf zu machen ist, wenn sie ihre Kinder „optimal fördern" wollen – und den Arzt dabei in die Rolle des „Leistungsoptimierers" drängen.

Ein überladenes Bild

Auch heute ist das Bild, das wir vom Arzt haben, von diesem Grundkonflikt geprägt:

Einerseits sehen wir den Arzt als Verbündeten im Kampf mit den gegen das menschliche Leben gerichteten Bedrohungen, und in dieser Funktion schätzen wir seine „magischen" Fähigkeiten, den Trost, den er vermitteln kann, den menschlichen Beistand, den er uns gibt. Wir bewundern sein Wissen, suchen jedoch seine Weisheit. Wir schätzen ihn als Berater, wünschen ihn aber auch als Begleiter. Und manche seiner Wirkungen beruhen auch heute noch weniger auf der Medizin, die er verschreibt, als auf seiner Persönlichkeit (→ S. 1293).

Andererseits verlangen wir vom Arzt im Zeitalter der Apparatemedizin auch, dass er ein guter Techniker ist. Besonders wer akut erkrankt ist, will vor allem eines: Einen kompetenten Mediziner, der die Krankheit versteht und nach dem aktuellen Stand der Wissenschaft behandeln kann. Schön, wenn er einfühlsam ist. Aber er soll vor allem gut diagnostizieren und therapieren können.

Magie und Effizienz

Wir verlangen also viel: Empathie und handwerkliches Können. Magie und Wissenschaft. Ganzheitlichkeit und Spezialisierung. Wir setzen auf den Arzt, der unsere Werte im Leben, aber auch unsere Leberwerte kennt.

Das fordert vom Arzt einen Spagat, den er immer schwerer schafft. Denn kaum ein Berufsbild hat sich in den letzten Jahren schneller gewandelt als das des Arztes. Einerseits hat die Technisierung und Spezialisierung weiter zugenommen, andererseits hat sich die Medizin neue, vormals „alternative" Behandlungsfelder erschlossen. Aber auch der finanzielle Druck hat zu dem Wandel des Arztberufs beigetragen: Der Gesetzgeber und die Krankenkassen pochen auf sparsame Verordnungen – schließlich werden über die Rezepte und Überweisungen der Ärzte über 90 % der Gesamtkosten der Versicherungen ausgegeben. Und während Ärzte Therapien möglichst frei auswählen wollen, fordern die Geldgeber immer stärkere Effizienz: Die Verordnungen sollen nicht bloß Patientenwünsche erfüllen, sondern sie sollen nachweislich wirksam und kostengünstig sein.

Wie leicht sich das einer partizipativen Arzt-Patienten-Beziehung in den Weg stellt, zeigen die folgenden Abschnitte.

Wie teuer ist Information?

Zu einer partizipativen Beziehung gehört verständliche Information: über den zu erwartenden Krankheitsverlauf, die Behandlungsmöglichkeiten, die möglichen Nebenwirkungen und über das, was der Patient zu Hause selbst machen kann. Doch diese umfassende Information hat ihren Preis:

- Den Patienten individuell und seinem Bildungsstand entsprechend zu informieren, kostet den Arzt eine Menge Zeit. Wo soll er sie hernehmen? Aus welchem Budget soll sie bezahlt werden? Derzeit erhält ein deutscher Arzt für ein ärztliches Gespräch im Schnitt unter 5 € – schon der immer wieder gern gemachte Vorschlag, Ärzte sollten mit ihren Patienten die Beipackzettel der verordneten Medikamente durchgehen, entpuppt sich da als weltfremd. Oder soll der partizipative Ansatz als individuelle Gesundheitsleistung vom Patienten bezahlt werden? Eine Stunde Beratung bei einem guten Rechtsanwalt kostet 150 € – wer ist bereit, für den Zugewinn an Partizipation einem Arzt so viel zu bezahlen?
- Und welche Arztpraxis ist so eingerichtet, dass der Arzt flexibel für Rückfragen zugänglich ist – per Telefon, E-Mail oder mit einem kurzfristigen Termin?
- Und welcher Arzt kann schon all die kommunikativen Fähigkeiten haben, um einen „partizipativen Dialog" zu führen? Welcher Arzt kann medizinische Informationen so aufbereiten, dass sie dem Patienten wirklich als Entscheidungsgrundlage dienen können – und zwar dem Immigranten mit lückenhaften Deutschkenntnissen genauso wie einem Akademiker? Je mehr der Zeit- und Kostendruck in der Praxis zunimmt, desto unrealistischer ist es, dass der Arzt auch noch diese Rolle übernimmt: das medizinische Wissen in Reichweite seiner Patienten zu bringen.

Interessenkonflikte

Der Kern des Problems liegt aber woanders: Das Ideal der gemeinsamen Entscheidungsfindung geht von einer **Interessengleichheit** zwischen Arzt und Patient aus – und die ist in der Realität immer weniger gegeben:

- Zunehmend verlangt die Gesellschaft vom Arzt, dass seine Entscheidungen auch wirtschaftlich, d.h. für die Krankenversicherungen bezahlbar sind – dazu muss er zwischen den Interessen des einzelnen Patienten und denen der Solidargemeinschaft Kompromisse finden und manche Gesundheitsleistungen sogar rationieren. So muss er heute oft Originalmedikamente

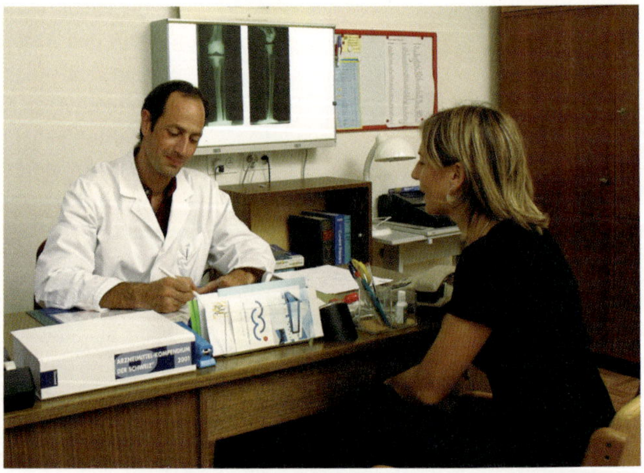

An Entscheidungen mitzuwirken ist gar nicht so einfach. Patienten stehen oft unter emotionalem Druck, der Arzt dagegen unter Zeitdruck. Da hilft nur eines: schon vorher die wichtigsten Fragen zusammenstellen (ob im Kopf oder auf dem Papier) und nachhaken, wenn etwas nicht klar genug „rüberkommt". [SHU 3502]

durch Generika (→ S. 1276) ersetzen, und viele Überweisungen, etwa zur Physiotherapie oder zur Massage, sind nicht mehr möglich oder gehen zu Lasten des Praxisbudgets. Ist die Rolle des Rationierers eine gute Basis, um mit Patienten gemeinsam Entscheidungen zu treffen?

- Ein immer größerer Teil des Einkommens vieler Ärzte beruht darauf, dass sie Patienten Therapien anbieten, deren Nutzen für den Patienten meist gering ist, an denen der Arzt aber gut verdient (IGeL-Leistungen → S. 1299) – eine gute Voraussetzung für „gemeinsam getragene" Entscheidungen?

Die Entwicklung hin zu einer zunehmend „käuflichen" Medizin heißt konkret: War der Arzt zuvor „dem Patienten als Leidenden" verpflichtet, so ist der Patient jetzt immer mehr auch sein „Kunde". Die damit verbundene Rollenveränderung – vom Heiler und Helfer zum Dienstleister und sogar Verkäufer – macht vielen Ärzten schwer zu schaffen und erklärt einen Teil der in den letzten Jahren immer stärker artikulierten Unzufriedenheit der Ärzteschaft. Doch die Entwicklung ist nicht mehr zu stoppen – schon seit Jahren expandiert die Medizin in Deutschland vor allem im Bereich der Wellness-, Komplementär-, „Boutiquen"- oder „Orchideen"-Medizin.

Und auch das deutsche Krankenhauswesen durchläuft seit Einführung der ***Fallpauschalen (diagnosebezogene Fallgruppen, DRGs, diagnosis related groups)*** 2005 eine ähnliche Entwicklung: Von der Gemeinde verpflichteten Versorgern hin zu renditeorientierten Klinikbetrieben. Da ist es nur noch ein kleiner Schritt, statt vom Gesundheitswesen generell nur noch von der **Gesundheitswirtschaft** zu reden.

Objektive Bewertung

Auch wenn sich die Qualität der Beziehung von Arzt und Patient durch einen kooperativen Stil verbessert – eine wichtige Frage bleibt auch bei dem neuen Umgang zwischen Arzt und Patient offen, nämlich die: Wie gut ist eigentlich mein Arzt? Sind sein Reden und Handeln durch Können gedeckt? Fühlt sich die Beziehung nur gut an oder bringt sie die Gesundheit weiter?

Bei der Beantwortung dieser Fragen scheint es erhebliche Schwierigkeiten zu geben. Zumindest die wissenschaftliche Literatur zeigt, dass es Patienten sehr schwer fällt, die Qualität ihres Arztes zu beurteilen – in vielen Studien findet sich keine Entsprechung zwischen den Einschätzungen der Patienten und einer unabhängigen Beurteilung der vorgenommenen Behandlung [Z23]. Der Grund: Patienten gründen ihre Einschätzung vor allem auf die **Qualität der Beziehung** zum Arzt – das ist verständlich. Denn um eine Erkrankung zu überstehen oder mit einer chronischen Erkrankung zu leben, braucht der Patient vor allem eines: Vertrauen (→ S. 1242).

Was ist die Lösung?

Der neue Umgang von Arzt und Patient kann helfen, Vertrauen unter heutigen Bedingungen zu erhalten oder neu zu schaffen – aber er schafft nicht automatisch eine bessere Medizin. Auch in kooperativem Stil lassen sich ungünstige oder fehlerhafte Entscheidungen treffen. Auch kommen nicht wenige Ärzte mit einer stärkeren Mitbestimmung ihrer Patienten nur schlecht klar [Z25].

Für viele Patienten bleibt deshalb das Grunddilemma bestehen: Wie können sie sicher sein, dass die getroffenen Entscheidungen die richtigen und für sie passenden sind? Auch im Informationszeitalter muss aus dem *Wissen*, das ein Patient vom Arzt bekommt, oder das er sich selbst aus anderen Quellen aneignet, *Gewissheit* werden.

Heute, wo sich der einst überschaubare Garten der Medizin zu einem regelrechten Dschungel ausgewachsen hat, wo sich das Rad der Forschung immer schneller dreht und sich die Medizin in immer mehr Fachrichtungen und teils widersprüchliche Denkschulen auffächert, ist diese Gewißheit immer schwerer an nur *einer* Stelle zu finden. Weiterhin wird der Arzt eine wichtige Rolle spielen und die entscheidende Anlaufstelle bleiben. In vielen Fällen aber wird das Gefühl, das Richtige zu tun, erst am Ende eines Prozesses stehen, der viele Teilschritte umfasst – Befragungen anderer Experten, Zweitmeinungen, die Meinungen der Krankenkassen, Patientenberatungsstellen, Bewertungen von Therapien im Internet, in Büchern und Zeitschriften. Und die neue Rolle, die der Arzt in diesem komplexen Entscheidungsprozess spielen kann, wäre dann z. B. die: dem Patienten ein fachkundiger Berater sein, der die vielen verschiedenen Informationen mit dem Betroffenen zu einer gemeinsam getragenen Entscheidung zusammenfügt.

Folgende Schritte können hilfreich sein:

Fragenliste. Schreiben Sie zu Hause auf, was Sie wissen wollen, um kompetent mitzuentscheiden. Gehen Sie die Fragenliste dann zusammen mit dem Arzt durch. Auch beim Arzt kann es helfen, wichtige Informationen zu notieren, die sie nicht vergessen wollen.

Nachhaken. Die oft komplizierten medizinischen Fakten so darzulegen, dass Sie bei jedem Patienten „ankommen", ist eine echte Herausforderung. Zeigt sich Ihr Arzt dieser Aufgabe nicht gewachsen, dann fragen Sie nach. Sie sind weder „dumm" noch „unhöflich" oder „zu kritisch", wenn Sie das tun.

Bedenkzeit. Manche Entscheidungen wollen wohl bedacht sein, mit Familienmitgliedern, Freunden oder anderen Vertrauten besprochen werden. Lassen Sie Ihren Arzt wissen, wann Sie sich mit etwas mehr Klarheit wieder melden werden. Auch wenn Ihr Arzt Ihnen IGeL-Leistungen anbietet – erbitten Sie sich Bedenkzeit (und in *Gesundheit heute* sind fast alle IGeL erklärt und bewertet).

Zweite Meinung. Viele Entscheidungen in der Medizin sind so kompliziert, dass es auch unter Fachleuten unterschiedliche Meinungen gibt. Deshalb beraten sich Ärzte bei komplizierten Fällen oft mit Kollegen. Dies ist auch für den Patienten sinnvoll, insbesondere dann, wenn Therapien mit weit reichenden Konsequenzen anstehen, wie etwa Operationen oder eine zahnprothetische Versorgung. Wenn Sie sich nicht ganz sicher sind, ob der vorgeschlagene Weg für Sie der Richtige ist, suchen Sie noch einen anderen Arzt auf ***(Zweitmeinung, second opinion)***. Allerdings sollte dieser zumindest die technischen Untersuchungsbefunde kennen, damit die Untersuchungen nicht doppelt gemacht werden. Lassen Sie sich deshalb von Ihrem Arzt alle wichtigen Befunde geben (er ist dazu verpflichtet, denn Röntgenbilder usw. sind rechtlich gesehen Ihr Eigentum). Die Kassen müssen übrigens solche Zweitmeinungs-Konsultationen bezahlen; lediglich die 10 € Praxisgebühr fallen an, wenn Sie keine Überweisung vorweisen.

Medizin im Internet

Die Mitwirkung des Patienten an Therapieentscheidungen braucht Zeit, Vertrauen und gute Vorbereitung. In Umfragen nennen 72 % der Teilnehmer ihren Hausarzt als den Ansprechpartner, mit dem sie Fragen zu neuen Behandlungsmethoden besprechen [Z27]. Andererseits ist weit weniger als die Hälfte der Patienten mit den vom Hausarzt gegebenen Informationen zufrieden [Z28]. Wieder andere Umfragen zeigen: Neben dem Arztbesuch füllt vor allem das Internet Informationslücken.

Dass das fachliche Niveau im Internet nicht generell zweifelhaft ist, sondern bei guter Auswahl durchaus akzeptabel sein kann, zeigen inzwischen viele Untersuchungen. Eine Studie etwa nahm ein Brustkrebs-Forum unter die Lupe – von 4600 Beiträgen enthielten nur 10 falsche oder irreführende Informationen und von diesen wurden 7 von anderen Mitgliedern korrigiert – und das innerhalb von etwa fünf Stunden [Z29].

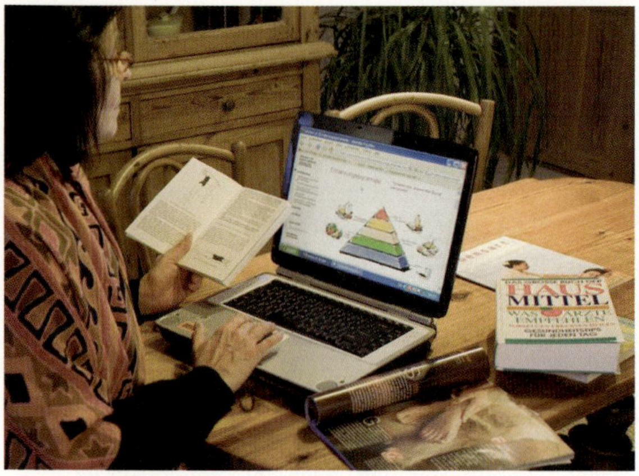

Sich im Internet zu informieren, ist bei Gesundheitsfragen ein mühsames Unterfangen. Tausende Google-Fundstellen zu jeder Frage und viele Bilder versprechen zwar rasche Orientierung. In der Praxis braucht man jedoch meist viel Zeit, um zu brauchbaren Urteilen zu kommen. Mit Ratgebern in Buchform, obwohl „altmodisch", kommt man letztlich möglicherweise schneller zum Ziel – bieten sie doch im Schnitt immer noch wesentlich sorgfältiger verfasste Informationen. [JAN 3511]

Informationsdschungel

Die Möglichkeiten des Mediums Internet sind riesig. In Foren können Patienten ihre Erfahrungen austauschen und sie können das, was vorher nur Wissenschaftlern in großen Bibliotheken möglich war, nämlich: den gegenwärtigen Stand der medizinischen Wissenschaft sichten. Zumindest in der Theorie.

Die Praxis sieht meist anders aus. Jeder, der mit dem Web Erfahrungen gemacht hat, weiß wie mühsam es ist, sich mit Hilfe des Internets zu einem therapeutischen Problem eine fundierte Meinung zu bilden. Die Suchmaschine Google liefert z. B. pro Krankheit im Mittel 50 000 Fundstellen. Doch welche stellen die besten Seiten zum Thema dar? Noch schwieriger ist zu entscheiden, welche Informationen verlässlich sind, und welche nur ein neues Produkt bewerben oder für eine bestimmte Methode Stimmung machen. Hier können folgende Fragen helfen:

- Wer betreibt die Seite? Eine öffentliche Einrichtung, eine Ärztegruppe, ein medizinisches Institut, ein Selbsthilfeverband, eine Privatperson oder ein kommerzieller Anbieter wie etwa die Arzneimittelindustrie? Es ist ein schlechtes Zeichen, wenn sich der Betreiber nicht finden lässt. Die Nennung eines „wissenschaftlichen Beirats" ist noch kein Beweis für die „Wissenschaftlichkeit" einer Seite; die Mehrzahl der Pharma- und sonstigen Medizinprodukte-Hersteller installieren solche Gremien, um einerseits tatsächlich beraten zu werden, andererseits aber ihrem Werbeauftritt einen wissenschaftlich-seriösen Anstrich zu geben.
- Was ist der Zweck der Seite? Soll die Öffentlichkeit informiert werden, will eine Krankenkasse werben, will der Staat sparen oder soll etwas verkauft werden? Es ist ein schlechtes Zeichen, wenn der Zweck einer Seite nicht zu erkennen ist.
- Worauf gründet sich die gegebene Information? Wo kommt sie her? Handelt es sich um Meinungen oder wissenschaftlich fundierte Informationen? Wenn ja: Werden Quellen genannt?
- Wie aktuell sind die Informationen? Wird die Seite regelmäßig aktualisiert?
- Wer finanziert die Internetseite?

Wer betreibt Gesundheitsseiten?

Inhaltsorientierte Internetseiten. Die meisten Betreiber einer Internetseite wollen die angebotenen Inhalte publik machen. So klären etwa Selbsthilfegruppen über bestimmte Krankheiten auf oder Verbände stellen ihre Arbeit vor. Am häufigsten aber stellen Anbieter Inhalte ins Netz, um Patienten von bestimmten Angeboten zu überzeugen (z. B. die Betreiber von Spezialkliniken) oder um ihre Produkte in einem guten Licht erscheinen zu lassen (z. B. die Pharmaindustrie). Selbst halbstaatlichen Internetseiten wie der Patienteninformationsseite des Institutes für Qualität und Wirtschaftlichkeit im Gesundheitswesen www.gesundheitsinformation.de werden eigennützige Motive unterstellt, nämlich den Bürgern teure Therapien auszureden.

Gewinnorientierte Internetseiten. Andere Anbieter, meist Verlage oder Agenturen, wollen im Internet selbst ihr Geld verdienen. Dazu stellen sie Medienangebote ins Netz, die möglichst viele Internetnutzer erreichen. Im Gegensatz zu Kioskzeitschriften, die neben Anzeigenumsätzen noch den Verkaufspreis erlösen, sind diese Internetseiten vollständig auf Werbe- und Sponsoringerlöse angewiesen – es sei denn, sie werden durch Verkaufsprovisionen von angegliederten Webshops oder durch öffentliche Mittel unterstützt (dies sind aber Ausnahmen).

Werbung

Werbung ist die klassische Form, Zeitungen, Zeitschriften und eben Internetseiten zu finanzieren – gäbe es sie nicht, müsste die normale Tageszeitung 5 € und jede PC- oder Frauenzeitschrift das Doppelte kosten. Werbung hat traditionell kein gutes Image – aber sie nicht generell ein Zeichen für Unseriosität.

Wichtig für die Seriösität eines Angebots ist vielmehr die redaktionelle Unabhängigkeit, d. h., die Werbenden dürfen die Schreibenden nicht beeinflussen. Dies ist z. B. bei **Google Adsense** sichergestellt. Jeder Seitenbetreiber kann über Adsense Textanzeigen in die eigene Seite einbinden. Die Werbung lässt sich an die Gestaltung der Seite anpassen, steht aber immer auf einer klar gekennzeichneten Fläche und wird über unabhängige Agenturen (hier Google) vermarktet. Der Vermarkter analysiert den Text der Webseite und blendet „passende" Werbung ein (so gut dies ein maschineller Prozess beurteilen kann). Der Betreiber bekommt Geld für jeden Klick auf die Werbung – und den Besuchern einer Webseite nutzt die thematisch passende Werbung eventuell sogar.

Auch andere Regelungen stellen sicher, dass die Redaktion unabhängig von den Interessen der Werbetreibenden agiert: etwa ein entsprechendes Redaktionsstatut oder klare Richtlinien für Interessenskonflikte. Die Mehrzahl der Internetseiten mit Patienteninformation nehmen solche Regelungen allerdings sehr zögerlich an – und Pharmahersteller etwa haben derzeit noch leichtes Spiel, tief in die medizinischen Inhalte einzugreifen.

Das Problem heißt Sponsoring

Damit sind wir beim Thema Sponsoring. Denn natürlich kann ein Hersteller nicht direkt eine ihm genehme Darstellung von neuen Medikamenten oder Zahnimplantaten „buchen". Aber indirekt eben schon: und diese versteckten Formen der Werbung und des Sponsorings sind leider besonders wirkungsvoll.

- So schalten Hersteller keine Banner oder ***Pop-ups,*** sondern nehmen „nur" Einfluss auf den redaktionellen Text. Dieser wird z. B. bezuschusst, wenn er bestimmte Themen abdeckt (wie Impotenz oder bestimmte Nahrungsergänzungsmittel). Oder die Hersteller schreiben den Text gleich selbst und stellen ihn der Redaktion zur Verfügung. Dies nennt die Branche ***Contentpartnerschaft*** oder auch ***Kooperation.***
- Sponsoring findet auch statt durch „Beratung" der Redaktion bei der Themenfindung und durch Einladungen der Redakteure zu Herstellerveranstaltungen, bei denen Heilverfahren und Produkte in luxuriösen Tophotels präsentiert werden.
- Pharmahersteller engagieren über Marketingagenturen Studenten, die vorgeben, dass sie an einer chronischen Krankheit leiden. Sie schreiben dann als „Betroffene"

Beiträge in Patientenforen oder Internet-Netzwerken und berichten dort über Heilungserfolge mit Medikament x oder y. ***Testimonials*** nennt das die Werbebranche – auch sie gelten als besonders wirkungsvoll. Gegen diese Form der Einflussnahme ist kein Website-Anbieter gefeit.

- Unter dem Begriff „Online-Gesundheitsmarketing" werben Agenturen offen dafür, „intelligente Schnittstellen zwischen pharmazeutischer Industrie und großen Gesundheitsportalen" zu schaffen [Zitat Healthier AG]. Auf der Liste ihrer Patienteninformationsportale stehen beispielsweise Namen wie www.netdoktor.de oder www.chirurgie-portal.de [Z01].
- Ein besonders attraktives Ziel für das Sponsoring sind die Internetseiten von ***Patientenorganisationen*** und ***Selbsthilfegruppen.*** Denn Selbsthilfeorganisationen haben einen guten Ruf: Glaubwürdig und kritisch vertreten sie die Rechte von Betroffenen und deren Angehörigen, z. B. von Brustkrebspatientinnen, psychisch Kranken oder Menschen mit Inkontinenzproblemen. Und sie besitzen gesellschaftliche Macht. Über drei Millionen Mitglieder, die in mehr als 70 000 Verbänden organisiert sind, können politischen Druck ausüben, bei Ärzten teure Medikamente einfordern oder bestimmte Behandlungsverfahren empfehlen. Dieses Potenzial nutzen Pharmaunternehmen für ihre Zwecke: So bieten Hersteller Selbsthilfeverbänden großzügige Zuschüsse für ihre Internetseiten oder übernehmen gleich deren (Neu-)Konzeption und Realisierung. Damit wird nicht nur auf vielfältige Weise Einfluss auf die Inhalte genommen, sondern es entstehen auch Abhängigkeiten, denn fast alle Selbsthilfeverbände sind chronisch knapp bei Kasse [Z74]. Dieser Aufwand lohnt sich: Nach Studien ergibt jeder US-Dollar, den Pharmahersteller in Selbsthilfegruppen investieren, einen Zusatzertrag von 4,20 Dollar. Damit bildet diese Form des Sponsorings eines der wirksamsten Marketinginstrumente der Pharmaindustrie [Z75].

Diese Probleme machen vor den alten „neuen Medien" nicht halt: So ist es selbst in öffentlich-rechtlichen Sendern Praxis, TV-Gesundheitssendungen von Pharma- oder Medizingeräteherstellern (mit-)finanzieren zu lassen. Vor diesem Hintergrund erstaunt kaum, dass solche Sendungen häufig über neue Arzneimittel oder Geräte berichten – während weniger produktlastige Gesundheitsthemen, z. B. die Prävention von Krankheiten durch psycho- oder bewegungstherapeutische Maßnahmen, vernachlässigt werden.

Warnhinweis: Sponsoring ist für Außenstehende kaum zu erkennen, wenn es der Internetseitenbetreiber nicht offenlegt – gerade das macht diese Werbeform gefährlich. Dennoch gibt es Indizien für wahrscheinlich gesponserte Inhalte: wenn z. B. bei Medikamenten nur der Handelsname (wie etwa Viagra®) genannt wird; wenn immer nur ein Produkt von vielen angeführt wird, oder wenn medikamentöse Behandlungsformen überproportional breiten Raum einnehmen – also wenn z. B. bei Fettstoffwechselstörungen vor allem über Lipidsenker und nicht über Bewegung und bessere Ernährung gesprochen wird.

Auch werbefreie Internetseiten können einseitig informieren

Dass von Werbung und Sponsoring abhängige Internetseiten sorgfältig geprüft werden müssen, bedeutet umgekehrt leider nicht, dass werbefreie Internetseiten prinzipiell glaubwürdig sind. Denn selbst anscheinend so selbstlose und werbefreie Internetseiten wie die Angebote der Krankenkassen von www.aok.de über www.barmer.de bis www.tk-online.de tun sich sehr schwer, ausgewogen über die verschiedenen Therapieverfahren chronischer Krankheiten zu berichten.

Warum Qualitätssiegel wenig nützen

Wer den Eindruck gewonnen hat, dass die Pharmaindustrie die meisten größeren Internetseiten zum Thema Gesundheit steuert oder zumindest beeinflusst, hat nicht Unrecht. So betreibt die Margarine-Industrie eine Menge an Internetseiten im Bereich Ernährung, und hinter der Vorstellung von neuen Schönheitsoperationen in Kioskzeitschriften stecken oft Betreiber von Schönheitskliniken. Natürlich gibt es Ausnahmen, aber die sind kein Anlass zur Entwarnung.

Um Rat suchenden Patienten zu helfen, die Spreu vom Weizen zu trennen, wurden deshalb **Qualitätssiegel** entwickelt. Diese Siegel sollen die Qualität einer medizinischen Seite rasch erkennbar machen und die Vertrauenswürdigkeit der Internetseiten insgesamt heben. Das derzeit bekannteste Gütesiegel für Gesundheitsinformationen im Internet verleiht die in der Schweiz ansässige ***health on the net foundation*** (www.hon.ch). Kritiker bemängeln, dass es zwar gewisse Mindeststandards gibt – so etwa, dass nur Mediziner und Apotheker medizinische und gesundheitsbezogene Ratschläge erteilen dürfen – aber dass das zentrale Problem des Sponsorings nicht gelöst wird. Zudem fehlen Prüfmechanismen für die geforderten Standards.

Das fortschrittlichste Gütesiegel im deutschsprachigen Raum stellt derzeit das ***Aktionsforum Gesundheitsinformationssysteme*** (www.afgis.de) aus. Dieses aus dem Gesundheitsministerium entstandene Projekt entwickelte Transparenzkriterien und ein standardisiertes, öffentlich einsehbares Prüfverfahren. Durch Anklicken des Prüfungslogos (das jährlich neu beantragt werden muss) lassen sich Angaben der Betreiber zum Ziel der Webseite, zur Qualitätssicherung der Inhalte und deren Finanzierung abrufen. Doch auch dieses Siegel prüft „nur" formale Kriterien und nicht die inhaltliche Richtigkeit.

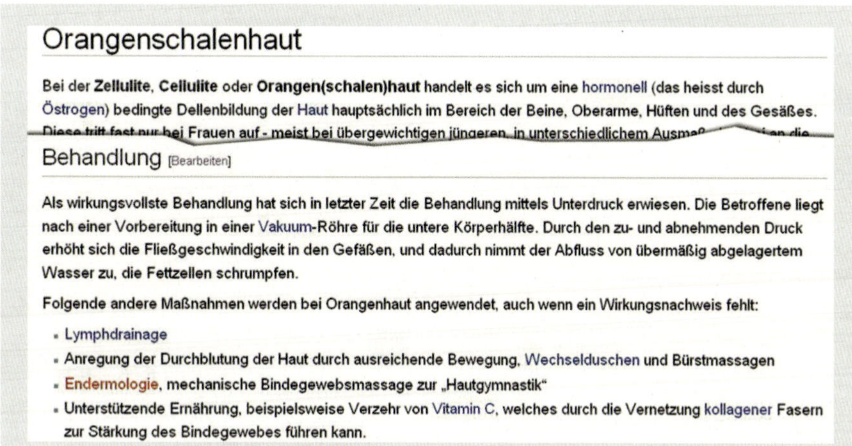

Orangenschalenhaut

Bei der **Zellulite**, **Cellulite** oder **Orangen(schalen)haut** handelt es sich um eine hormonell (das heisst durch Östrogen) bedingte Dellenbildung der Haut hauptsächlich im Bereich der Beine, Oberarme, Hüften und des Gesäßes. Diese tritt fast nur bei Frauen auf - meist bei übergewichtigen jüngeren, in unterschiedlichem Ausma…

Behandlung [Bearbeiten]

Als wirkungsvollste Behandlung hat sich in letzter Zeit die Behandlung mittels Unterdruck erwiesen. Die Betroffene liegt nach einer Vorbereitung in einer Vakuum-Röhre für die untere Körperhälfte. Durch den zu- und abnehmenden Druck erhöht sich die Fließgeschwindigkeit in den Gefäßen, und dadurch nimmt der Abfluss von übermäßig abgelagertem Wasser zu, die Fettzellen schrumpfen.

Folgende andere Maßnahmen werden bei Orangenhaut angewendet, auch wenn ein Wirkungsnachweis fehlt:

- Lymphdrainage
- Anregung der Durchblutung der Haut durch ausreichende Bewegung, Wechselduschen und Bürstmassagen
- Endermologie, mechanische Bindegewebsmassage zur „Hautgymnastik"
- Unterstützende Ernährung, beispielsweise Verzehr von Vitamin C, welches durch die Vernetzung kollagener Fasern zur Stärkung des Bindegewebes führen kann.

Beispiele für einseitige Informationsangebote bietet selbst die von vielen Ratsuchenden bevorzugte Internetseite Wikipedia. Das Bildschirmfoto zeigt Ausschnitte des Artikels zur Orangenschalenhaut (Zellulite → S. 1071). Unter „Behandlung" findet sich die Behauptung, die Unterdruckbehandlung sei die beste verfügbare Therapie, sie sei „wirkungsvoll" und „erwiesen" (beides ist wissenschaftlich unbewiesen und wird nicht einmal durch die vom Autor angeführten Quellen belegt). Allen sonstigen genannten Methoden wird jedoch eine Wirksamkeit explizit abgesprochen. Die beiden einzig wirksamen Verfahren schließlich, nämlich Gewichtsreduktion und Muskeltraining, bleiben unerwähnt. [aufgenommen März 2007; ASL 3504]

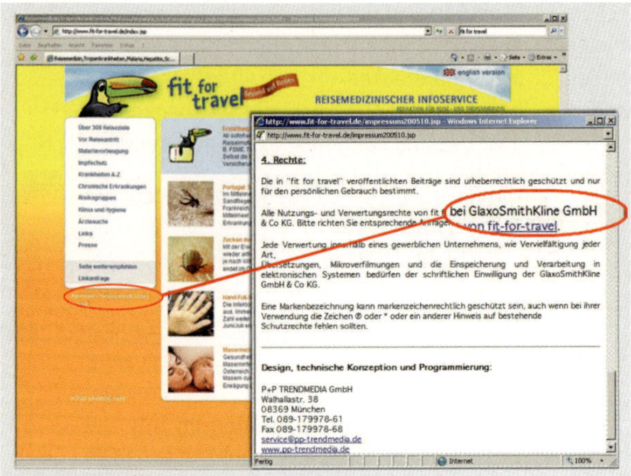

Im Impressum muss jede Internetseite einen inhaltlich Verantwortlichen samt Anschrift nennen. Oft finden sich weitere Angaben z. B. zu den Rechteinhabern der Bilder und Texte. Doch auch hier kann der Zweck der Seite noch versteckt sein, konkretes Beispiel: FitForTravel. Auf den ersten und auch den zweiten Blick handelt es sich um ein Portal für Reisemedizin, betrieben von der interMEDIS GmbH. Erst weit unten auf der Seite erfährt der Benutzer, dass alle Rechte GlaxoSmithKline gehören – einem führenden Anbieter für Impfstoffe. [ASL 3514]

So gesehen ist ein „Qualitätslogo" noch kein Garant für inhaltliche Qualität, gibt aber immerhin Hinweise darauf, dass sich der Anbieter mit der Thematik auseinandersetzt, sich um Transparenz bemüht und sich der Überprüfung durch Dritte stellt.

Wer vergleicht, weiß Bescheid

Letztlich gibt es aus dem Richtungskonflikt nur einen Ausweg: Der Patient muss mit den Füßen bzw. mit der Maus abstimmen und die für ihn hilfreichen und das heißt fast immer manipulationsfreien Internetseiten identifizieren. Dabei wird er sich nie auf eine Webseite allein verlassen, sondern sich das Bild zu einem Thema durch den Besuch mehrerer Webseiten (von verschiedenen Betreibern!) zusammensetzen. Im Laufe der Zeit entsteht so ein Gefühl, auf welche Webseiten Verlass ist und auf welche nicht. So wird er Internetseiten schätzen lernen, die zwar umfassend informieren, aber trotzdem großzügig auf andere Webseiten verweisen und ihre Aussagen mit verlinkten Quellen belegen.

Den richtigen Arzt und das beste Krankenhaus aus dem Internet finden?

In den letzten Jahren boomen Angebote, die versprechen das richtige Krankenhaus oder den richtigen Arzt zu finden. Mit Diensten wie www.qualtitaetsbericht.de oder www.aok-klinik-konsil.de lassen sich Fachabteilungen in der Nähe finden. Ein konkretes Bild über die Qualität der Krankenhäuser kann man sich aufgrund der aus Qualitätsberichten entnommenen Zahlen leider kaum machen – doch zumindest weist die Anzahl der Operationen darauf hin, über wieviel Erfahrung mit bestimmten Krankheitsbildern eine Klinik verfügt.

Auch die Suche nach dem „richtigen" niedergelassenen Arzt gestaltet sich schwierig. Zwar betreibt die Stiftung Gesundheit unter www.arztauskunft.de einen allgemein anerkannten Arztsuchservice. Allerdings ist das Problem in der Praxis meist nicht irgendeinen, sondern den für das jeweilige Problem qualifiziertesten Arzt zu finden. In diese Lücke sind Arztbewertungsportale wie www.docinsider.de, www.imedo.de und www.helpster.de gesprungen, die Beurteilungen von Ärzten sammeln. Doch dies birgt viele Gefahren: Zum einen basiert die Bewertung meist auf so wenigen Einzelmeinungen, dass schon ein besonders positiver oder negativer Eintrag das Ergebnis verzerrt. Statistisch signifikante Ergebnisse kommen praktisch nie heraus. Zudem kämpfen derartige Internetdienste häufig mit veralteten Adressdaten und Manipulationsversuchen durch Ärzte, Patienten oder PR-Agenturen. Auch können andere Ärzte inkognito ihre Kollegen „schlecht" beurteilen.

In den USA funktionieren Arztbewertungsportale besser: das liegt einerseits daran, dass viel mehr Patienten daran teilnehmen (und damit ein repräsentatives Bild entsteht). Zum anderen haben sich die dortigen Fachärzte zu Großpraxen zusammengeschlossen (die viel mehr Patienten behandeln als eine Einzel- oder Kleingruppenpraxis hierzulande). Drittens konzentrieren sich die Bewertungen auf wenige Internetseiten wie z. B. www.healthgrades.com.

Neue Ansätze in Deutschland versuchen deshalb Manipulation von vorneherein durch wissenschaftliche abgesicherte repräsentative Erhebungsmethoden auszuschließen (z. B. www.anycare-qualitaetskompass.de). Diese Verfahren sind aber aufwendig und deshalb nur für die Krankenhausbewertung finanzierbar. Für die Bewertung von niedergelassenen Ärzten gilt daher vorerst: Schauen, aber nicht vertrauen.

i Aktuell: www.gesundheit-heute.de/35x03

- **www.medinfo.de** – Durch klar gekennzeichnete Werbung finanziertes Metagesundheitsportal zum Auffinden und Vergleichen thematisch verwandter Webseiten. Die Redaktion stellt hochwertige Links zu mehr als 3600 Themen zusammen. Die Links selbst sind nach Qualitätslogos wie afgis, HON und DISCERN geordnet, Seiten von Behören werden speziell gekennzeichnet.
- **www.discern.de** – Die von der Medizinischen Hochschule Hannover betriebene Seite bietet eine detaillierte Anleitung zur Qualitätsprüfung medizinischer Internetseiten.

Gesundheitsrisiko Arzt

Gehen wir mit einem Gesundheitsproblem zum Arzt, so möchten wir dort nicht nur „irgendwie" behandelt werden, sondern

- Nach dem aktuellen Wissenschaftsstand
- Ohne Rücksicht auf andere Interessen (dazu mehr ab S. 1298)
- Ohne handwerkliche Fehler oder unerwünschte Nebenwirkungen.

Wie wenig dieses Bild zur Realität passt, zeigt schon die Tatsache, dass die Empfehlungen, die wir beim einen Arzt bekommen, oft wenig zu den Empfehlungen passen, die uns ein anderer Arzt gibt: Wer nach dem besten Weg zur Gesundheit fragt, wird gar nicht so selten in recht verschiedene Richtungen gewiesen.

Veraltete Therapien

Dies liegt zum einen daran, dass Menschen tatsächlich auf unterschiedlichen Wegen zur Gesundheit gelangen. Aber Studien zeigen auch dies: Die oft erstaunliche Varianz der Therapieempfehlungen liegt mit daran, dass es mit dem ersten wünschenswerten Ziel – der Behandlung nach dem derzeitigen Stand der Wissenschaft – in der Praxis oft hapert.

Keine Zeit für Fortbildung?

Beispiel Hormonersatztherapie nach den Wechseljahren: Obwohl eine weltweite Studie im Jahr 2002 in einer großen Doppelblindstudie (→ S. 851) nachwies, dass diese Therapie das Risiko für Herzinfarkt, Schlaganfall und Brustkrebs erhöht, und dies in der ärztlichen Fachpresse ausgiebig vorgestellt wurde, verordneten deutsche Haus- und Frauenärzte im Jahr 2004 noch immer 459 Millionen Tagesdosen. Noch erstaunlicher: 37 % der niedergelassenen Gynäkologen in Deutschland glaubten nach einer Umfrage noch im Jahr 2005 daran, dass die Hormone vor Herzinfarkt und vor Altersdemenz schützen würden (beides ist widerlegt). Bei den über 60-jährigen Ärzten gingen sogar zwei Drittel von einem „Schutz gegen Alterung" aus; ein Anspruch, der ebenfalls längst widerlegt worden ist [Z10].

Bis eine neue wissenschaftliche Erkenntnis in der Haus- und Facharztpraxis flächendeckend umgesetzt wird, vergehen nach Schätzungen im Schnitt 10 Jahre. Wie brisant dieser lange Bremsweg sein kann, zeigen die Zahlen. Das wissenschaftliche Institut der AOK schätzt, dass der breite Einsatz der Hormonersatztherapie in den letzten Jahrzehnten für bis zu 25 000 zusätzliche Brustkrebsfälle verantwortlich gewesen ist [Z11].

Dass neue Erkenntnisse so langsam in die Praxen gelangen, liegt an mehreren Faktoren:

- Das Informationsangebot für Ärzte ist überwältigend – jede Arztpraxis erreicht pro Werktag ca. 1 kg an gedruckter Information. Die wirklich wichtigen Dinge gehen da leicht unter.
- Mindestens ein Fünftel der Ärzte bildet sich – leider – überhaupt nicht aktiv fort, meist aus Zeitmangel: Sie lesen keine Fachzeitschriften mehr und besuchen auch keine Seminare oder Kongresse [Z77]. Um dem abzuhelfen, hat der Gesetzgeber zwar eine Weiterbildungspflicht eingeführt – die ist aber derzeit noch mit minimalem Aufwand zu erfüllen.
- Die Mehrzahl der Ärzte vertraut den Informationen von Herstellern, die durch die Besuche der Pharmavertreter persönlich überbracht werden. Die Vertreter achten darauf, den Arzt für die Informationen zu sensibilisieren, die für ein bestimmtes „Verschreibungsverhalten" wichtig sind – Informationen, die unerwünscht sind (wie z. B. das obige Beispiel, das auf die Unterlassung bisheriger Arzneiverordnungen hinausläuft), werden nicht verbreitet.

Zwei Beispiele

Wie sehr die Einstellung des Arztes seine Therapievorschläge beeinflusst, zeigt eine Umfrage unter amerikanischen Frauenärzten, nach der fast die Hälfte einen Kaiserschnitt für die Geburt ihres eigenen Kindes bevorzugen würde. Dagegen wünschen nur 2 % der norwegischen Gynäkologen für ihr eigenes Kind einen Kaiserschnitt [Z14]. Tatsächlich werden in den USA doppelt so viele Kinder durch Kaiserschnitt entbunden wie in Norwegen.

Zweites Beispiel: Die Stiftung Warentest hat untersucht, welchen Rat Patienten zur Prostatakrebsvorsorge und zur Durchführung des umstrittenen PSA-Tests bekommen (→ Kasten S. 811: Die PSA-Debatte). Die von Berliner Urologen gegebenen Ratschläge klafften radikal auseinander und entsprachen in der überwiegenden Zahl der Fälle nicht den Empfehlungen der Fachgesellschaft [Z78].

Was Ärzte als „gut" oder „richtig" ansehen und dem Patienten als „gut" oder „richtig" schildern, hat also nicht nur mit Wissenschaft, sondern auch mit ihren Werten, Meinungen und ihrer beruflichen Prägung zu tun.

Indizien für den Arzt Ihres Vertrauens

Der Patient kann nur schwer erkennen, ob ein Arzt sich regelmäßig fortbildet und in seinem Wissen auf dem aktuellen Stand ist. Dennoch gibt es Hinweise, ob Sie Ihrem Arzt auch in diesem Punkt vertrauen können, z. B. wenn:

- Sie Ihren Arzt nach neuen Heilmethoden fragen, von denen Sie im Internet oder Fernsehen gehört haben, und Ihr Arzt diese nicht pauschal abqualifiziert, sondern er Ihnen begründen kann, warum ein neues Medikament in Ihrem konkreten Fall nicht die richtige Wahl ist.
- Sie, frisch aus dem Krankenhaus entlassen, wieder zu Ihrem Fach- oder Hausarzt gehen, dieser die dortige Medikation und Therapievorschläge weder kommentarlos 1:1 übernimmt, noch alles über den Haufen werfen möchte, sondern mit Ihnen genau durchgeht, was warum für Sie verordnet wurde, und welche Positionen er ggf. für das erste Rezept ändern möchte.
- Seine Empfehlungen im Wesentlichen zu den Empfehlungen passen, die Ihnen ein anderer Facharzt gibt.
- Er alternativmedizinische Verfahren, mit denen Sie sich im Fall einer chronischen Erkrankung vielleicht selbst behandeln wollen, in ihren Möglichkeiten, aber auch Risiken einschätzen und Sie differenziert dazu beraten kann.

Ein Problem: menschliche Fehler

Ein Teil der durch den Medizinbetrieb verursachten Fehlentscheidungen und Schäden ist nicht auf fehlendes Wissen, sondern auf **menschliches Fehlverhalten** zurückzuführen: Medikamente werden verwechselt, ein Schwämmchen bei der OP vergessen oder das Röntgengerät nicht richtig eingestellt. Solche „Kunstfehler" drohen sogar häufiger zu werden, denn die immer komplizierteren Therapien bestehen aus immer mehr Einzelschritten – und da vergrößert sich selbst bei geringen Fehlerquoten das Gesamtrisiko für den Patienten.

Das amerikanische ***Institute of Medicine (IOM)*** schätzt, dass durch Kunstfehler in den USA jährlich zwischen 44 000 und 98 000 Patienten sterben [Z79]. Es gibt keinen Grund anzunehmen, dass die Situation in Deutschland grundsätzlich anders ist. Die neue Disziplin des ***Risikomanagements,*** das auf den Prinzipien der lernenden Organisation (einer Weiterentwicklung der systemischen Therapie und Organisationslehre → S. 1176) aufbaut, versucht durch bessere Organisation und geeignete Verhütungsmaßnahmen Kunstfehler auszuschalten. Einige gefürchtete Fehler konnten so eliminiert werden: Die Amputation oder Operation der falschseitigen Gliedmaße kommt seit Einführung von nicht abwischbaren Stiftmarkierungen am Körperteil, die der Patient vor der OP bestätigt, fast nicht mehr vor. In Kunstfehlerprozessen muss das Krankenhaus inzwischen auch nachweisen, durch welche Maßnahmen es Organisationsfehler verhütet hat (mehr dazu → S. 1291).

Ein altes Problem: Nebenwirkungen

Für die meisten in der modernen Medizin angewendeten Verfahren gilt: Keine Wirkung ohne Nebenwirkung. Auch wenn ein Medikament in heilender Absicht in den menschlichen Körper eingebracht wird, kann es dort vielfältige Störungen bewirken, selbst wenn niemand etwas falsch macht.

Besonders gefährdet sind ältere Patienten. Sie haben oft mehrere Krankheiten, und in aller Regel werden sie – von unterschiedlichen Fachärzten – durch Ausschüttung des Medikamentenfüllhorns behandelt: Jeder über 60-jährige Deutsche nimmt im Schnitt drei Medikamente dauerhaft ein! Dabei drohen zum einen unerwünschte Wechselwirkungen (→ S. 1277) zwischen den Medikamenten, und zum anderen haben ältere Menschen wegen der oft eingeschränkten Organfunktionen mit weitaus mehr Medikamentennebenwirkungen zu rechnen als jüngere. 10–15 % der älteren Patienten, so Prof. Meinhard Classen, langjähriger Direktor der II. Medizinischen Klinik der TU München, müssen wegen Nebenwirkungen von Medikamenten stationär behandelt werden [Z18]. Und der Britische Ärzteverband geht davon aus, dass Medikamentennebenwirkungen in Großbritannien für 250 000 Krankenhauseinweisungen pro Jahr verantwortlich sind.

Schäden durch Überversorgung

Ein immer stärker diskutiertes Problem ist auch das: Patienten können durch unnötige Behandlungen und damit durch medizinische Überversorgung zu Schaden kommen.

Das Risiko eines medizinischen Eingriffs besteht nämlich zunächst unabhängig von der Schwere der behandelten Erkrankung: Das Narkoserisiko ist bei einem kosmetischen Eingriff nicht kleiner als bei einer – möglicherweise lebensrettenden – Krebsoperation. Behandeln Ärzte also vor allem leichte Fälle, so ist das Verhältnis von Nutzen und Risiko ungünstiger. Und mit welcher Häufigkeit sich Ärzte den leichteren Erkrankungen zuwenden, hängt nach vielen Untersuchungen auch von der Dichte der entsprechenden Spezialisten ab. Viele Orthopäden in einer Stadt bedeuten meist auch: viele Arthroskopien und viele Rückenoperationen – mit all ihren möglichen Nebenwirkungen. Das Problem der modernen Medizin scheint damit auch folgendes zu sein: Dass immer mehr Ärzte „Dinge gut können, die niemand braucht" [Z20].

Medizin und Recht: Behandlungs- und Kunstfehler

Ärztliche Kunstfehler

Experten haben berechnet, dass in Deutschland jährlich etwa 16 Millionen Diagnosen gestellt und ein Mehrfaches davon an Therapieentscheidungen getroffen werden. Daran gemessen erscheinen die vom allgemeinen Patienten-Verband geschätzten 100 000 schwerwiegenden Kunstfehler geringfügig. Trotzdem – jeder Behandlungsfehler kann das Leben des Betroffenen ruinieren.

Diese Zahlen könnten viel niedriger sein, denn die Ursachen für derartige Fehler liegen nicht allein in tragischen Umständen des Einzelfalls; die Mehrzahl wird vielmehr durch lang bekannte und nicht beseitigte organisatorische Mängel herbeiführt.

Da scheint es legitim zu sein, dass sich die betroffenen Patienten bzw. ihre Angehörigen eine finanzielle Kompensation für das zugefügte Leid erstreiten. Laut einer Statistik aus dem Jahr 1999 wurden bei Fehlern im Bereich Chirurgie, Anästhesie, Orthopädie und Geburtshilfe im Schnitt 27 000 Euro gezahlt und für zahnärztliche Behandlungsfehler im Schnitt 1 800 Euro.

Juristische Grundlagen für den Schadensersatz

Jeder behandelnde Arzt haftet dem Patienten gegenüber für Fehler bei seiner Behandlung. Der Anspruch auf Schadensersatz verjährt drei Jahre nach dem Zeitpunkt, an dem der Patient Kenntnis vom Gesundheitsschaden und dem Verursacher erlangt. Der Anspruch ist übertragbar und vererblich. Der **Schadensersatzanspruch** richtet sich sowohl auf den Ersatz des materiellen Schadens **(Vermögensschaden),** als auch des immateriellen Schadens **(Schmerzensgeld).**

Vermögensschaden. Als Vermögensschadensausgleich muss der Geldbetrag bezahlt werden, der zur Behandlung des Gesundheitsschadens erforderlich ist. Der Anspruch geht dabei auf den Sozialversicherungsträger oder auf die private Krankenversicherung über, soweit diese die Heilbehandlung bezahlen. Führt die Gesundheitsschädigung zu einer **Minderung der Erwerbsfähigkeit *(MdE)*** oder ergibt sich aus dem Gesundheitsschaden eine Erhöhung des Bedarfs für die Lebenshaltung, so hat der Verletzte gemäß § 843 BGB einen Anspruch auf eine angemessene Rente. Unterhaltsansprüche gegen Eltern oder geschiedene Ehepartner schließen diesen Anspruch nicht aus. Dies ist in der Praxis vor allem dann wichtig, wenn z. B. eine Hausfrau geschädigt wurde, die nicht berufstätig ist, aber ihren Unterhaltsbeitrag durch Haushaltsführung erbringt. Der Anspruch beinhaltet dann die Kosten für eine Ersatzkraft.

Schmerzensgeld. Für den immateriellen Schaden, für das Leiden und den möglicherweise auf Dauer bestehenden Verlust an Lebensqualität kann ein angemessenes Schmerzensgeld verlangt werden.

Führt die Gesundheitsschädigung zum Tod, haben die Unterhaltsberechtigten des Getöteten gemäß § 844 BGB einen eigenen Schadensersatzanspruch gegen den Verursacher in Höhe des entgangenen Unterhalts, der dann in Form einer Rente geleistet werden muss.

Voraussetzungen für einen Schadensersatz

Die **Haftungsvoraussetzungen** für den Schadensersatzanspruch und dessen Rechtsfolgen ergeben sich aus dem mündlich oder schriftlich geschlossenen Behandlungsvertrag zwischen Arzt und Patient und aus der in § 823 BGB geregelten **deliktischen Haftung,** die daran anknüpft, dass grundsätzlich jeder Eingriff in die körperliche Integrität eines Menschen mindestens eine fahrlässige Körperverletzung darstellt.

Ausgangspunkt des Anspruchs gegen den behandelnden Arzt ist das Entstehen einer gesundheitlichen Beeinträchtigung oder der Tod eines Patienten. Da der Arzt aber keinen Heilerfolg schuldet, es liegt nämlich ein ***Behandlungsvertrag*** vor, nicht aber ein ***Werkvertrag*** wie z. B. mit einem Handwerker, ergibt sich aus dem Ausbleiben des Heilerfolgs allein nicht schon ein Versagen des Arztes. Es liegt vielmehr nur dann ein Schadensersatzanspruch vor, wenn eine körperliche Beeinträchtigung des Patienten durch ein berufliches Fehlverhalten des Arztes verursacht wurde. Es muss ein **Kunstfehler,** also ein Verstoß gegen die ärztliche Sorgfaltspflicht, vorliegen. Dies ist dann der Fall, wenn der Arzt bei seiner Tätigkeit vom jeweils objektiv feststellbaren, gültigen „medizinischen Standard" abweicht, da er dann die von ihm geforderte Sorgfalt außer Acht lässt und damit fahrlässig handelt. Der medizinische Standard beschreibt, was auf dem betreffenden Fachgebiet dem gesicherten Stand der medizinischen Wissenschaft entspricht und in der medizinischen Praxis zur Behandlung der jeweiligen gesundheitlichen Störung anerkannt ist. Vom Arzt wird rechtlich gefordert, dass er diejenigen Maßnahmen ergreift, die von einem gewissenhaften, aufmerksamen Arzt nach dem Standard seines Fachgebiets erwartet werden dürfen [Z80]. In jedem gerichtlichen Verfahren muss dies als Maßstab der Rechtssprechung festgestellt werden, damit im jeweiligen Einzelfall entschieden werden kann, ob ein ***haftungsbegründender Kunstfehler*** des Arztes vorliegt oder nicht.

Beim haftungsbegründenden Kunstfehler werden drei Arten unterschieden:

- Aufklärungsfehler
- Behandlungsfehler
- Organisationsfehler bei Behandlungen in einer Klinik.

Aufklärungsfehler

Ein **Aufklärungsfehler** liegt dann vor, wenn der Arzt dem Patienten nicht rechtzeitig oder in nicht ausreichender und für diesen verständlicher Weise eine Therapie oder einen geplanten operativen Eingriff erläutert. Über die Therapie, deren Risiken und Folgen muss er den Patienten *vor* Beginn der Behandlung ausreichend, also wiederum individuell verständlich, aufklären. Dazu ist auch eine entsprechende Frist zu wahren; außer bei Notfall-Eingriffen beträgt diese in der Regel mindestens einen Tag vor dem Eingriff.

Wird nachträglich festgestellt, dass der Arzt dem Patienten durch fehlerhaftes ärztliches Handeln einen Schaden zugefügt hat, muss der Arzt beweisen, dass es zu dem Eingriff auch bei zutreffender Aufklärung des Patienten gekommen wäre. Dieser Nachweis ist aber nur schwer zu erbringen.

■ Worüber der Arzt aufklären muss

Die Aufklärung muss sich außer auf die geplante Behandlung auch auf alle dem medizinischen Standard entsprechenden Behandlungsalternativen erstrecken. Zudem muss der Arzt die gesundheitlichen Konsequenzen der Therapie und ihrer Unterlassung darstellen. Dies ist im Selbstbestimmungsrecht des Patienten begründet, der in die Lage versetzt werden soll, eine eigenverantwortliche Entscheidung zu treffen. Unterlässt der Arzt diese Aufklärung, so muss er im Schadensfall beweisen, dass die mögliche Alternativbehandlung nicht zu einem besseren Behandlungsergebnis geführt hätte. Wenn der Arzt eine „Neulandmethode" vorschlägt, muss er den Patienten durch die Darstellung der Vor- und Nachteile darüber aufklären, dass es sich um eine neue Methode handelt, die noch nicht lange praktiziert wird, und dass es daneben noch das herkömmliche Verfahren gibt und nur dieses dem medizinischen Standard entspricht.

Eine gesteigerte Aufklärungspflicht hat der Arzt auch bei möglichen schwerwiegenden Nebenwirkungen eines Medikaments; der alleinige Hinweis auf den Beipackzettel reicht nicht aus.

(!) Wenn der Patient behauptet, dass ein Aufklärungsfehler vorliegt, muss der Arzt beweisen, dass er umfassend aufgeklärt hat. Die erfolgte Aufklärung muss also vom Arzt immer sorgfältig dokumentiert sein.

Die Besonderheit des Aufklärungsfehlers besteht darin, dass der Arzt auch dann auf Schadensersatz haftet, wenn die Behandlung ordnungsgemäß war, aber beispielsweise bei einer Alternativbehandlung die gesundheitlichen Beeinträchtigungen geringer gewesen wären. Bei der Anwendung einer „Außenseitermethode“ muss er daher ausdrücklich auf den wissenschaftlich ungeprüften Charakter der geplanten oder empfohlenen Behandlung sowie auf die Alternativen hinweisen.

Die Aufklärung hat sich auch auf wirtschaftliche Aspekte zu erstrecken, z.B. wenn der Arzt weiß oder wissen muss, dass die Kosten der vorgeschlagenen Therapie von der gesetzlichen oder privaten Krankenkasse nicht oder nur teilweise übernommen werden. Bei Unterlassung dieser Aufklärung hat der Patient einen Schadensersatzanspruch gegen den Arzt in Höhe der von den Krankenkassen nicht getragenen Kosten.

Eine nicht ausreichende Aufklärung hat aber rechtlich auch zur Folge, dass die auf dieser Information beruhende Einwilligung des Patienten unwirksam ist. Damit ist die Behandlung von vornherein nicht gerechtfertigt, und der Eingriff oder auch jede andere Behandlung stellt eine Körperverletzung dar. Der Arzt macht sich damit der fahrlässigen Körperverletzung oder sogar der fahrlässigen Tötung schuldig.

Behandlungsfehler

Behandlungsfehler umfassen für den Juristen nicht nur Therapiefehler, z.B. wenn ein Patient ein Medikament in zehnfacher Dosierung erhalten hat, sondern auch Übernahme- und Diagnosefehler.

Übernahmefehler. Ein Behandlungsfehler ist dann gegeben, wenn ein Arzt eine Behandlung durchführt, für die er fachlich nicht hinreichend kompetent ist, da sie zu einem anderen Fachgebiet gehört, oder für die er nicht über die ausreichenden Einrichtungen oder Geräte verfügt. In diesem Fall handelt es sich um einen **Übernahmefehler** *(Übernahmeverschulden).*

(!) Ein *haftungsbegründender Übernahmefehler* liegt auch dann vor, wenn ein Chefarzt dem Patienten die persönliche Durchführung einer Operation zusagt, diese dann aber von einem noch nicht hinreichend erfahrenen Assistenzarzt ohne Aufsicht durch einen Facharzt durchführen lässt.

Behandlungsfehler betreffen selbstverständlich nicht nur Ärzte, sondern alle Heilberufe. Abgesehen von Notfällen ist die Leitung einer Risikogeburt durch eine Hebamme ohne Hinzuziehung eines Frauenarztes z.B. ein Behandlungsfehler.

Diagnosefehler. Die juristische Feststellung eines **Diagnosefehlers** als Unterfall der Behandlungsfehler setzt zwar eine Fehldiagnose voraus, eine solche ist aber allein nicht ausreichend, um bereits einen Fehler des Arztes anzunehmen. Erforderlich ist vielmehr, dass der Arzt aus den ihm vorliegenden Befunden unter Berücksichtigung des ihm zustehenden Beurteilungsrahmens die Erkrankung hätte erkennen müssen. Andererseits muss der Arzt bei nicht eindeutigen Symptomen weitere Befunde zur zuverlässigen Klärung des Krankheitsbilds erheben. Unterlässt er die weitere Differenzierung, so stellt dies einen *schweren* Diagnosefehler dar.

Ein besonderer Fall eines Diagnosefehlers ist das Nichterkennen einer Rötelnerkrankung bei einer Schwangeren, die fast zwangsläufig zu schweren Behinderungen des Kindes führt (→ S. 366). Die Rechtsprechung hat hier betroffenen Eltern einen Schadensersatzanspruch gegen den Arzt für den Unterhalt eines schwerstbehinderten Kindes zugebilligt. Einen Anspruch des Kindes, das ohne den Diagnosefehler nicht geboren worden wäre, hat die Rechtsprechung bisher aber nicht anerkannt. Hier geht es um die Problematik des **wrongful life,** die nach wie vor heftig umstritten und bisher ungelöst ist [Z81].

Therapiefehler. Die meisten Verfahren wegen ärztlicher Behandlungsfehler werden angestrengt, weil bei der Behandlung gegen den medizinischen Standard verstoßen wurde **(Therapiefehler).** Dabei ist nicht nur aktives Tun haftungsbegründend, sondern auch das Unterlassen oder auch bereits die Verzögerung der Behandlung bei diagnostizierter Behandlungsbedürftigkeit.

Der Fehler kann z.B. darin liegen, dass ein Eingriff ohne hinreichende Indikation vorgenommen wurde. Ein *medizinisch nicht notwendiger* Eingriff stellt einen Therapiefehler dar. Wenn mehrere Behandlungsmethoden oder -techniken in Betracht kommen, muss der Arzt grundsätzlich die für den Patienten sicherste wählen.

(!) Allgemein lässt sich sagen, dass der behandelnde Arzt den medizinischen Standard verletzt, wenn er an einer Diagnostik oder einer Therapiemethode festhält, obwohl es bessere Möglichkeiten gibt, die mit weniger Risiken für den Patienten verbunden und in der medizinischen Wissenschaft anerkannt sind.

Organisationsfehler

Organisationsfehler treten überwiegend im Krankenhaus auf. Statistisch gesehen sind Krankenhäuser gefahrvolle Orte. Hier drohen nicht nur Infektionen durch Keime von Mitpatienten und Behandlungsfehler, sondern das außerordentlich arbeitsteilige Unternehmen Krankenhaus neigt auch zu Informations- und Kommunikationsmängeln. Die Organisation des Krankenhauses muss deshalb so gestaltet sein, dass trotz der fehleranfälligen Struktur der Patient nicht der Leidtragende ist.

Die Rechtssprechung verlangt:

- Die Gewährleistung der ärztlichen Versorgung nach den jeweiligen Vorgaben des medizinischen Standards
- Die Behandlung durch einen erfahrenen Facharzt
- Ein hohes Leistungsniveau, auch im Pflegebereich
- Sichere Wege zu und in allen Räumen ohne Rutschgefahr oder Stolperkanten.

Ein Druckgeschwür (Dekubitus → S. 451) bei einem Schwerstkranken lässt beispielsweise auf Pflege- und Lagerungsmängel schließen. Auch das „Vergessen“ einer nach dem medizinischen Standard erforderlichen Kontrolluntersuchung nach einer Vollnarkose, weil der zuständige Arzt zu einem Notfall gerufen wurde und danach Dienstschluss hatte, stellt einen Organisationsfehler dar.

Der Anspruch des betroffenen Patienten richtet sich bei einem Organisationsfehler gegen die Klinik oder deren Träger, weil sie für alle ihre Mitarbeiter haftet.

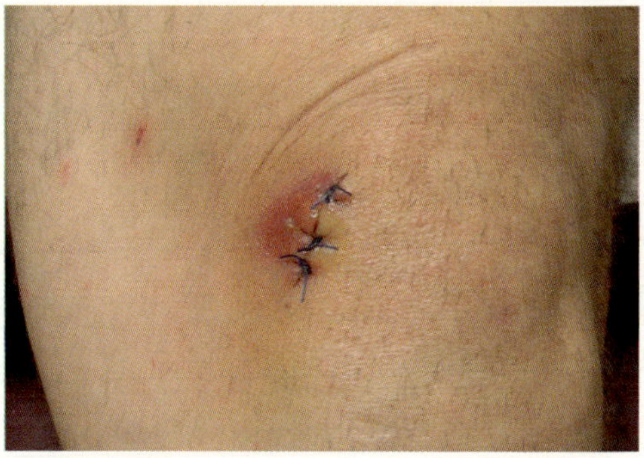

*Zu den häufigen **Behandlungsfehlern** gehören Wundheilungsstörungen nach Operationen oder Endoskopien, die aufgrund einer Besiedlung mit Bakterien nicht heilen. Nach dem Ziehen der Fäden klaffen die Wundränder dann auseinander; im hier gezeigten Fall einer Kniearthroskopie droht zudem eine eitrige Gelenksinfektion. Solche Behandlungsfehler verursachen zusätzliche Liegezeiten und eventuell damit verbunden weitere Folgeprobleme.* [F10 3505]

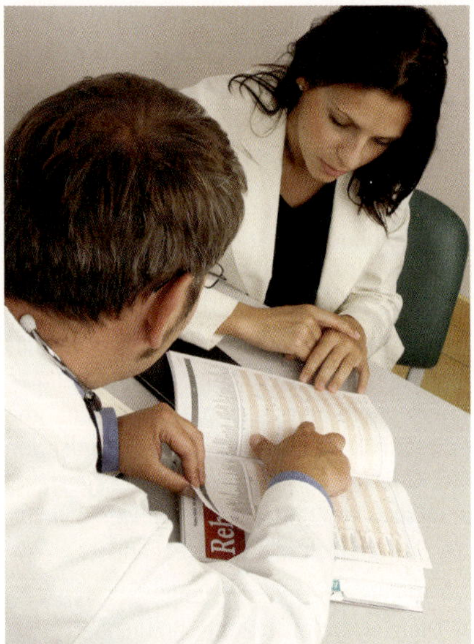

Ein erheblicher Teil der ärztlichen und pflegerischen Behandlungsfehler hat seine Ursache in mangelnder Kommunikation zwischen den Beteiligten. Nicht selten fehlt es an der Zeit zur Abstimmung aller Details zwischen den Beteiligten bei einer Therapie. Fehlt es auch noch an klaren Organisationsrichtlinien, so drohen leicht fatale Fehlentscheidungen und -handlungen. [ISP 3506]

Der Arzthaftungsprozess

Für den Erfolg eines **Arzthaftungsprozesses** ist es entscheidend, die **Beweislast** erfüllen zu können. Der Patient muss als Kläger grundsätzlich beweisen, dass er an einem Gesundheitsschaden leidet, den der beklagte Arzt durch einen Kunstfehler verursacht hat. Für diese ***haftungsbegründende Kausalität*** gilt der ***Strengbeweis*** (ein Gericht stellt den Sachverhalt fest, mit begrenzten Beweismitteln in einem formalisierten Verfahren) gemäß § 286 der Zivilprozessordnung (ZPO).

■ Sachverständigengutachten

Da der Patient als medizinischer Laie in der Regel aber Probleme mit der qualifizierten Darstellung komplizierter medizinischer Sachverhalte hat, sind in Arzthaftungsprozessen regelmäßig **Sachverständigengutachten** notwendig, um den Behandlungs- oder Organisationsfehler nachzuweisen. Der klageführende Patient und sein Anwalt können von sich aus ein solches Gutachten in Auftrag geben ***(Privatgutachten).*** Alternativ wird das Gericht einen ***Aufklärungsbeschluss*** fällen und ein Sachverständigengutachten in Auftrag geben.

Den medizinischen Sachverständigengutachten kommt deshalb große Bedeutung zu. Leider wird deren Qualität nicht nur von Betroffenen, sondern auch von Patientenverbänden oft angezweifelt. Manchmal kennen sich Fachgutachter und beklagter Arzt persönlich, so dass Gefälligkeitsgutachten entstehen. Fachgutachter wollen auch nicht, dass ihr medizinisches Fachgebiet in die Kritik gerät, so dass der ärztliche Ermessensspielraum oft weit interpretiert wird. Schließlich ist jeder medizinische Gutachter Teil eines professionellen Netzwerks aus Ärztekammer und medizinischen Fachgesellschaften, was zu einer gutachterlichen „Ladehemmung" führen kann [Z82].

■ Beweislastumkehr

Von großer Bedeutung ist die Frage, wer den Nachweis eines Behandlungsfehlers erbringen muss. In der Regel ist dies der Patient. Unter folgenden Bedingungen kommt es jedoch zur **Beweislastumkehr,** wenn:

- Der Patient abweichend vom jeweiligen medizinischen Standard behandelt wurde. Dann stellt die abweichende Behandlung objektiv einen Behandlungsfehler (→ S. 1291) dar. Gelingt dem Patienten der Beweis dieser Abweichung, muss der beklagte Arzt die Abweichung fachlich rechtfertigen.
- Der Patient im Krankenhaus nicht durch einen erfahrenen Facharzt behandelt wurde (Organisationsfehler → S. 1291). Die Klinik muss beweisen, dass es sich bei der aufgetretenen Komplikation nicht um einen Gesundheitsschaden handelt, da diese Konsequenz auch bei einem erfahrenen Facharzt aufgetreten wäre.
- Der Patient nur unangemessen aufgeklärt wurde. Auch bei einem Aufklärungsfehler (→ S. 1290) muss der Arzt beweisen, dass er den Patienten umfassend aufgeklärt hat. Alle diese Fälle bedeuten in der Praxis eine erhebliche Verbesserung der Rechtsposition des Patienten im Haftungsprozess.
- Das Krankenhaus die Behandlung nur lückenhaft dokumentiert hat. Ein **Dokumentationsmangel** liegt vor, wenn Befunde und Feststellungen nicht gesichert wurden, obwohl deren Dokumentation nach medizinischem Standard zu erwarten ist, da sie für die fachlich kompetente Behandlung erforderlich ist.

Das Fehlen von Behandlungsaufzeichnungen stellt für sich noch keinen haftungsbegründenden Mangel dar. Wenn aber erforderliche Feststellungen über die Behandlungsmaßnahmen in der Dokumentation nicht vorhanden sind, so wird daraus geschlossen, dass diese Behandlungsmaßnahmen auch nicht erfolgt sind. Die Beweislast für das Gegenteil liegt beim beklagten Arzt.

Was tun, wenn ein Kunstfehler vermutet wird?

Es ist nahe liegend, bei einem vermuteten Behandlungsfehler einen Rechtsanwalt zu konsultieren. Aber Vorsicht: Beim Verdacht auf einen ärztlichen Behandlungsfehler geht es zunächst um die Klärung medizinischer Sachverhalte, bei denen kein Anwalt helfen kann. Die Klärung des Verdachts setzt fundierte und spezialisierte medizinische Kenntnisse voraus. Anwälte sind in dieser Hinsicht mangels medizinischer Ausbildung hilflos, allenfalls bei Dokumentationsmängeln können sie den Sachverhalt überschauen.

Deshalb gilt: Der erste Schritt ist stets die Abklärung des medizinischen Sachverhalts durch einen objektiv urteilenden Arzt. Dieser lässt sich am besten dadurch finden, dass ein Arzt des Vertrauens, etwa der Hausarzt, um einen geeigneten Vorschlag gebeten wird. Auch Selbsthilfegruppen können oft Vorschläge machen. Dass der zu befragende Arzt genau dieselbe Facharztqualifikation haben muss wie der im Verdacht des Kunstfehlers stehende, ist selbstverständlich.

In der Regel wird dieser Arzt den Kunstfehlerverdacht nicht sofort bestätigen (können), da nicht alle Beweismittel vorliegen. Aber er wird erkennen lassen, ob aufgrund der Darstellung des Patienten möglicherweise fehlerhafte Entscheidungen getroffen oder Therapien fehlerhaft durchgeführt wurden, oder ob der Patient Opfer einer Behandlungskomplikation wurde, die nicht vorauszusehen war.

Wenn danach ein Anwalt eingeschaltet wird, dann sollte man einen auf Arzthaftungsrecht spezialisierten Juristen suchen, und mit diesem im Erstgespräch nicht nur über den Fall, sondern auch über dessen Honorarvorstellungen sprechen, die sehr unterschiedlich sein können. Die Namen geeigneter Anwälte vor Ort erfahren Sie entweder von den Selbsthilfeverbänden oder von ihrer Krankenkasse. Das „vor Ort" ist möglichst wörtlich zu nehmen, denn so lassen sich viele Kosten und Wege vermeiden.

Das weitere Vorgehen ergibt sich aus dem Einzelfall. Oft wird der Anwalt dazu raten, einen außergerichtlichen Vergleich zu suchen, um einen jahrelangen Prozess mit hohen Anwaltskosten zu vermeiden.

i **Aktuell:** www.gesundheit-heute.de/35x01

- **www.patienten-verband.de** – Nützliche, wenn auch mit Ironie und Sarkasmus verfasste Internetseite des Allgemeinen Patienten-Verbands e. V., Marburg: Mit allen notwendigen Tipps zum Thema Kunstfehler.

Placebo und Wahrheit

Placebos – keine Selbsttäuschung

Placebos – über diese *Scheinmedikamente* ist heute einiges bekannt: Rote Placebo-Medikamente wirken besser als weiße, zwei Medikamente besser als eines, große Medikamente stärker als kleine. Genaue Anweisungen zur Einnahme („lassen Sie drei Kügelchen drei Minuten lang unter der Zunge zergehen") wirken besser als pauschale Hinweise („bei Bedarf"). Und wirkstofflose Spritzen sind wirkstofflosen Pillen überlegen. Bei Frauen wirken Placebos stärker als bei Männern, und sie wirken dann besonders gut, wenn sie von einer Frau verabreicht werden. Auch Ausbildung und Erfahrung des Verordnenden spielen eine Rolle. Offenbar ist der Effekt umso stärker, je mehr Vertrauen und Mitgefühl ein Arzt vermittelt.

Nicht nur Medikamente können als Placebos wirken – auch vorgetäuschte Eingriffe (Scheinverfahren) haben eine Placebo-Wirkung. So wirkt in vielen Akupunktur-Studien die Schein-Nadelung genauso gut wie die „echte" Nadelung (→ S. 1249).

Definitionsgemäß sind Placebos wirkstofffreie Medikamente, die ohne Wissen des Patienten anstelle eines wirkstoffhaltigen Medikaments gegeben werden. Und doch enthalten Placebos eine Art „Wirkstoff", nämlich den „Wirkstoff Information": Hier wird etwas für dich getan, und es wird dir gut tun! Dass es letzten Endes die Erwartung einer Medikamentenwirkung ist, die Placebos wirken lassen, zeigen Studien, nach denen Placebos nur dann wirken, wenn sich der Patient etwas von dem Medikament verspricht – nur wer an die Wirkung glaubt, wird gesund.

Erweiterter Placebo-Begriff

Die Wirkung von Placebos ist aber nicht unbedingt an die Gabe von Placebo-Medikamenten oder das Zelebrieren von Scheinverfahren geknüpft. Studien zeigen, dass Ermunterung und Zuwendung in vielen Fällen fast so gut wie Placebos wirken – was die Frage aufwirft, was nun eigentlich der Kern des Placebo-Effekts ist.

(!) Heute wird als **Placebo-Effekt** jede Wirkung einer therapeutischen Intervention verstanden, die nicht durch einen spezifischen Wirkstoff oder durch **Spontanheilung** (die Tendenz vieler Krankheiten, von selbst besser zu werden) zu erklären ist. Allein schon der Anruf beim Arzt kann also einen Placebo-Effekt bewirken: Die Erwartung („jetzt kommt Hilfe") lässt die Beschwerden in den Hintergrund treten. Der Placebo-Effekt entspricht also den auf → S. 1242 beschriebenen *unspezifischen Wirkungen* medizinischer Verfahren.

Was Placebos können

Placebos beeinflussen vor allem unangenehme Empfindungen – allen voran das Schmerzempfinden, aber auch Übelkeit oder vegetative Reaktionen wie etwa stressbedingtes Herzrasen. Dass sich durch Placebos auch Emotionen und Stimmungen beeinflussen lassen, zeigt ihre gute Wirkung bei Ängsten. Werden etwa Fotos von misshandelten Kindern gezeigt, so leiden diejenigen Versuchsteilnehmer weniger stark, die mit einem angeblich die Angst dämpfenden Placebo vorbehandelt wurden [Z02].

Diese Dämpfung unangenehmer Empfindungen erklärt, warum Placebos bei vielen Krankheiten ähnlich wirken wie „echte" Medikamente. So lassen sich Kopfschmerzen in 62 % der Fälle, schmerzhafte rheumatische Beschwerden in 58 %, Erkältungssymptome in 45 % und die Reiseübelkeit in 58 % durch Placebos bessern.

Auch Nebenwirkungen treten bei der Therapie mit Placebos auf: Die Patienten in Placebo-Studien berichten vor allem über Schläfrigkeit, Kopfschmerzen und Konzentrationsstörungen.

Was Placebos nicht können

Aber Placebos können nicht alles. Sie beeinflussen vor allem das, was wir spüren, unsere Wahrnehmung also. Blutwerte und die Funktion einzelner Organe können sie allenfalls indirekt beeinflussen. Das bedeutet praktisch, dass Placebos das Krankheitserleben stark beeinflussen können, den Verlauf einer Krankheit selbst aber nur wenig.

(!) Da Placebos vor allem Beschwerden beeinflussen, wirken sie besonders effektiv bei Leiden, bei denen ein **gestörtes Befinden** im Vordergrund steht, wie etwa Schmerzerkrankungen, Magen-Darm-Probleme, Allergien, depressive Verstimmungen sowie psychosomatische oder stressbedingte Beschwerden.

Andererseits gibt es Hinweise, dass der Placebo-Effekt sehr wohl heilen kann – dass er also nicht nur hilft, unsere Beschwerden anders zu interpretieren, sondern auch einen organischen Heilungsprozess in Gang setzen kann. So heilen etwa Magengeschwüre nach Placebogabe schneller als ohne. Placebos scheinen demnach unsere *Selbstheilungskräfte* aktivieren zu können, insbesondere dadurch, dass sie das Immunsystem aktivieren und stärken [Z83].

Dass uns der Placebo-Effekt nicht einfach eine rosarote Brille aufsetzt, zeigen Untersuchungen des Gehirns. Funktionelle Kernspinuntersuchungen (fMRT → S. 1269) etwa zeigen, wie sich nach der Gabe eines Placebos der Gehirnstoffwechsel im präfrontalen Kortex ändert – einer Hirnregion, die unsere Motivation beeinflusst, indem sie andere Gehirngebiete ausschaltet oder anregt. Im Zusammenhang mit der Gabe von Placebos lassen sich vor allem zwei, vom präfrontalen Kortex ausgehende, Fernwirkungen beobachten:

- Zum einen werden in den mit der Schmerzverarbeitung befassten Gehirngebieten Endorphine ausgeschüttet – körpereigene Boten- und Wirkstoffe, die das Schmerzerleben dämpfen (→ S. 1217).
- Zum anderen haben Placebos einen Einfluss darauf, wie viel Dopamin im Gehirn ausgeschüttet wird. Dieser Botenstoff wird immer dann gebildet, wenn eine Belohnung zu erwarten ist, weshalb Dopamin auch als „Motivationsbotenstoff" bezeichnet wird. Nach Erreichen eines Ziels dagegen versiegt die Dopaminproduktion – Dopamin belohnt uns also für den Anstieg, nicht für das Erreichen des Gipfels. Und das passt zur Wirkung von Placebos: Das Placebo verspricht Heilung – und die wirkt im Gehirn anscheinend wie eine in Aussicht gestellte Belohnung.

Vieles spricht zudem dafür, dass durch den Placebo-Effekt auch die Stressreaktion des Körpers gedämpft wird. Der Kranke erwartet, dass das gegebene Mittel hilft, und das sorgt für Entspannung. Es könnte sein, dass es dieser Anti-Stress-Effekt ist, über den Placebos auch zur *Selbstheilung* beitragen können.

(!) Damit ist auch widerlegt, dass der Placebo-Effekt lediglich eine Selbsttäuschung sei, die nur bei „eingebildeten" Beschwerden wirke.

Und der „Sinn" des Ganzen?

Von der Evolution her gedacht stellt der Placeboeffekt für den „bewusst leidenden" Menschen ein sinnvolles Dämpfungs- und Motivationssystem dar, das ihm hilft, mit bedrohlichen Erfahrungen und Gefühlen fertig zu werden:

- Der von Placebos vermittelte Dämpfungseffekt hilft ihm, Schmerzen, Ängste und andere unangenehme Gefühle zu überwinden und damit Energie zu sparen, die anderweitig besser genutzt werden kann.
- Indem er sein inneres Motivations- und Belohnungssystem anzapft, kann der Mensch Kraft schöpfen, um Krankheiten und Verletzungen rascher zu überwinden.

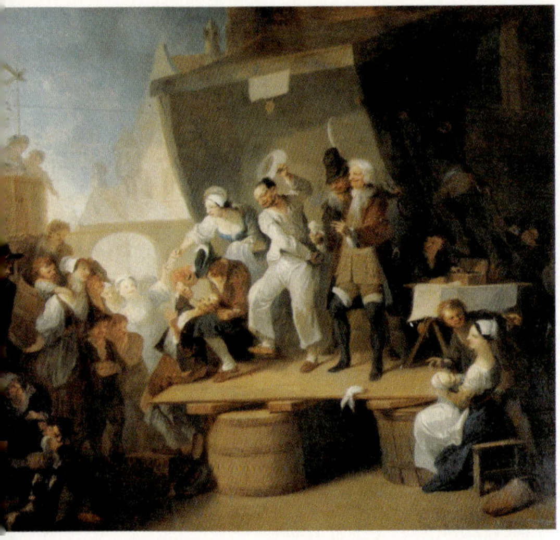

Die Medizin früherer Jahrhunderte basierte stärker als die heutige auf dem Placebo-Effekt. Vielen Kranken wurde zwar anscheinend geholfen, die Heiler schritten damals allerdings mit heutzutage grausam und sinnlos scheinenden Methoden zur Tat. Aber wer weiß schon, ob in 50 Jahren nicht auch vieles von dem, was Ärzte, Heilpraktiker, Krankengymnasten und Psychotherapeuten heute tun, als sinnlos und unnötig quälend beurteilt werden wird? [WKY 3507]

Unspezifische Wirkungen heute

Placebos wurden bis Anfang des 20. Jahrhunderts großzügig eingesetzt, und oft waren die dadurch erzielten unspezifischen Heilwirkungen alles, was Ärzte ihren Patienten bieten konnten. Der häufige Gebrauch lag zum einen daran, dass die früheren Ärzte ihre Medikamente selbst herstellten und abgaben, zum anderen daran, dass der Gedanke, Ärzte seien ihren Patienten gegenüber der Wahrheit verpflichtet, erst neueren Datums ist. Bis weit in die Neuzeit hingen Ärzte der Platonschen Idee von der medizinischen Lüge an, nach der auch Täuschungen erlaubt seien, solange sie dem Patienten Erleichterung verschaffen.

Dies ist heute nicht mehr erwünscht: Patienten wollen ehrlich und umfassend informiert werden, und „nutzlose" Rituale (etwa das intensive Halten der Hand bei der Visite) und Symbole (etwa: der gestärkte weiße Kittel und eine Aura von Autorität) werden von vielen Patienten abgelehnt.

Was unspezifische Wirkungen für die Medizin bedeuten

Die Mediziner verstehen zunehmend, wie stark der ehemals belächelte Placebo-Effekt die Medizin beeinflusst – und verstehen damit einige ihrer eigenen Probleme besser:

- Ein medizinisches Angebot kann noch so gut sein – wenn es den Erwartungen des Patienten nicht entspricht, wird es nicht akzeptiert werden. Auch wirksame Medizin muss vermittelt werden.
- Medizin wirkt durch Vertrauen – wer sich in guten Händen fühlt, fühlt sich besser. Viele Errungenschaften der modernen Medizin, von den Beipackzetteln über die Aufklärungspflicht bis zu Abrechnungsziffern aber untergraben ungewollt die Vertrauensbildung. Und selbst die immer weiter fortschreitende Spezialisierung hat hier ihre Schattenseiten: Die Strahlkraft des Spezialisten hat vor allem den Hausarzt in die Defensive abgedrängt, der heute eben längst nicht mehr für die „ganze Welt" der Medizin steht. In der Zukunft wird er aber mehr denn je gebraucht werden, um die Vertrauens- und Glaubwürdigkeitslücke, die die hoch spezialisierten Mediziner notwendigerweise hinterlassen, zu schließen.
- Eine weitere Entwicklung erschwert die Vertrauensbildung: Die heutigen Heilstätten sind anonym und abweisend geworden – und das unterscheidet sie ganz stark vom Ansatz der „magischen" Medizinsysteme, in denen heilende Zeremonien immer speziell für den Patienten durchgeführt wurden, und die Verwandte und nahe stehende Menschen immer mit einschlossen. Besonders im Krankenhaus hat es der Patient mit „Heilern" zu tun, die oft nicht einmal seinen Namen kennen – und seine Familie, mit der er ein ganzes Leben lang Freud und Leid geteilt hat, bleibt oft genug außen vor.

Das Placebo-Dilemma der modernen Medizin – zwei Beispiele

Im Vergleich zu den Ärzten noch vor 100 Jahren, die im Grunde wandelnde Placebos mit leeren Taschen waren, hat der heutige Arzt eine recht wirkungsvolle Medizin parat. Und trotzdem hat er es in seinem 5-Minuten-Gespräch mit einem mit Internet-Ausdrucken bewaffneten Patienten vergleichsweise schwer – und das ironischerweise gerade dann, wenn er dem heutigen Ideal der Patienten-Autonomie, dem Recht auf Aufklärung und dem Wunsch nach einer verständlichen Sprache Rechnung tragen will. Nehmen wir ein fiktives Gespräch als Beispiel:

„Dies ist ein sehr wirksames Medikament, mit dem ich beste Erfahrungen habe. Nehmen Sie in den nächsten drei Tagen morgens 1½ Tabletten; dann gehen wir auf eine Tablette zurück. Wenn wir konsequent bleiben, wird es Ihnen bald besser gehen." Blick in die Augen, fester Händedruck.

Das war einmal. Heute klingt es – weitaus korrekter – eher so: „Wahrscheinlich werde ich wenig für Sie tun können [realistischen Erwartungshorizont fördern], aber wenn Sie wollen [Patientenautonomie respektieren] und Ihre Kasse mitmacht, halte ich eine Medikation für angezeigt. Dabei können als Nebenwirkungen auftreten: Kopfweh in 30 %, Blutarmut in 10 %, bedrohliche Blutungen in etwa 1 % [Patientenaufklärung]. Ich selbst habe diese Erkrankung, weil sie so selten ist, erst zweimal behandelt [Ehrlichkeit], und werde mich deshalb noch mit einem Kollegen abstimmen [Teamwork]. Melden Sie sich in jedem Fall sofort, wenn Sie eine Blutung bemerken."

Dass diese Art der Patientenkommunikation ein Maximum an Wirksamkeit erzeugt, wird wohl niemand behaupten. Und doch ist die hier übertrieben skizzierte Entzauberung der Medizin zumindest für die Schulmedizin kaum mehr rückgängig zu machen.

Dazu ein Beispiel aus der kinderärztlichen Praxis. Husten hat bei Eltern einen schlechten Ruf. Zu Recht: Kinder husten vor allem nachts, wenn das tagsüber durch die Nase ablaufende Sekret Tropfen für Tropfen in den Rachen läuft und den Hustenreflex auslöst. Zwar sorgt der Husten – Gott sei Dank – dafür, dass das infektiöse Material nicht in die tieferen Bronchien gelangt. Für die Eltern aber sind diese Nächte eine Qual, die sie garantiert am nächsten Tag mit dem Kind zum Kinderarzt treibt.

Und der steht vor einem Dilemma. Die Wissenschaft zeigt, dass Hustensäfte bei sekretbedingtem Husten unwirksam sind. Die Kinder husten mit Sirup genauso viel wie ohne. Andererseits zeigen Studien auch: Wenn Kinder Hustensaft bekommen, berichten Eltern durchgängig, dass ihr Kind weniger hustet.

Was sollen die Ärzte in beiden Fällen also tun?

Medizin und Innovation

Neue Techniken – neue Hoffnungen

Nach der Erfindung der Antibiotika hieß es, die Infektionskrankheiten seien bald besiegt. Die Presse schrieb begeistert, die Menschheit sei gerade dabei, „das Kapitel der Infektionskrankheiten für immer zu schließen". Und mancher erinnert sich noch an die Euphorie nach Abschluss des ***Humanen Genom Projekts (Human Genome Project),*** in der nicht wenige Meinungsträger in der Medizin davon ausgingen, dass „Diabetes, Krebs und die Alzheimersche Krankheit" schon bald Geschichte sein würden. Wen wundert es da, dass dieselben Krankheiten nun auch durch die Stammzelltherapie demnächst (endgültig) verschwunden sein sollen?

Die Versprechungen der **Gentherapie** haben sich in den letzten Jahren in Luft aufgelöst. Wie sich herausstellte, waren die Grundannahmen dieser Technik, dass jedes Gen eine einzige, genau festgelegte und dadurch medizinisch nutzbare Funktion im Körper ausübt, falsch. Heute ist bekannt, dass die meisten Gene sehr viele verschiedene Aufgaben wahrnehmen – je nachdem, wie sie durch andere Gene und Umwelteinflüsse beeinflusst werden; und das macht den medizinischen Einsatz von Genen bzw. ihre gezielte Ausschaltung zu einem nur schwer kalkulierbaren Risiko [Z03].

Magische Versprechungen

Betrachtet man die Geschichte der Forschung, so wird klar, dass die in der Medizin gerade bejubelten Werkzeuge immer auch ein „magisches" Element besitzen: Jede Generation findet bestimmte Techniken „fortschrittlich" oder verheißungsvoll. Wenn die Medizin heute zur Heilung von Zivilisationskrankheiten auf Stammzellen, Gentherapie und Nanotechnik setzt, so spricht daraus auch der Glaube unserer Zeit, Probleme ließen sich am besten durch technische Eingriffe, Medikamente oder allgemein durch immer bessere Werkzeuge lösen.

Die Agenda der Forschung

Oft wird davon ausgegangen, in der Forschung ginge es vor allem um Treffsicherheit: Möglichst gute Methoden sollen möglichst akkurate Antworten ermöglichen.

Doch die Qualität der Antworten ist in der medizinischen Forschung nur die eine Seite der Medaille. Nicht minder wichtig ist die andere Seite: Wie gut sind die Fragen, die die Forschung stellt? Wie interpretiert sie ihre Ergebnisse? Welchen *Inhalten* wendet sie sich zu? Welche Krankheiten erforscht sie? Welche Arzneimittelgruppen und welche Behandlungsformen findet sie attraktiv?

Wer stellt die Fragen?

Und hier hat sich eines gezeigt: Welche Fragen in der medizinischen Forschung gestellt werden, hat auch damit zu tun, *wer* die Fragen stellt. War die medizinische Forschung noch vor 30 Jahren zu über zwei Dritteln durch öffentliche Mittel finanziert, so wird inzwischen die überwiegende Mehrzahl der medizinischen Studien von der pharmazeutischen Industrie bezahlt, und dieser Anteil nimmt weiter zu [Z04].

Die Industrie hat bei ihren Fragestellungen verständlicherweise weniger das öffentliche Interesse im Blick als vielmehr ihre Bilanzen. Entsprechend wendet sie sich vor allem Fragen zu, deren Antworten finanziellen Gewinn versprechen. Das mag mit dem übereinstimmen, was gut für die Patienten ist – oder auch nicht. Für die Krankheiten der Menschen in armen Ländern, für Tuberkulose etwa, die jedes Jahr drei Millionen Menschenleben in der Dritten Welt fordert, wird derzeit nur ein Bruchteil der Forschungsgelder eingesetzt, die etwa für die Entwicklung neuer Medikamente gegen Heuschnupfen ausgegeben werden.

Vor diesem Hintergrund ist der von Brian McGlynn, Vorstandssprecher des US-Pharmaherstellers Pfizer, im Rahmen der Viagra®- Diskussion geäußerte Satz: „[Man sagt uns nach], wir seien mehr daran interessiert, einem reichen Weißen eine Erektion zu verschaffen als einem Afrikaner mit AIDS zu helfen." gar nicht so weit hergeholt (zu Viagra® → S. 345).

Aus der Tatsache, dass heute vor allem die Industrie bestimmt, was erforscht und wie geforscht wird, ergibt sich aber ein zweites Problem: Nutzen und Nachteile eines Medikaments werden häufig nicht unvoreingenommen geprüft. So werden Medikamente häufig an jüngeren, gesunden Freiwilligen getestet, auch wenn sie im „echten Leben" dann vorwiegend von älteren, kranken Menschen eingenommen werden. Und immer wieder fällt an von der Industrie finanzierten Studien auf, dass Vergleichsmedikamente, gegen die ein neues Präparat getestet wird, in zu geringer Dosis verabreicht werden; das getestete Medikament schneidet dann besser ab.

Und ein weiteres Problem ist kaum vermeidbar: Von der Pharmaindustrie bezahlte Wissenschaftler neigen dazu, die Ergebnisse im Sinne ihrer Auftraggeber zu veröffentlichen und zum Beispiel negative Befunde zu verschweigen.

Zahlreiche Untersuchungen zur Objektivität von Studien geben den Kritikern Recht: Ist eine Studie mit Unterstützung der Industrie entstanden, ist es viermal wahrscheinlicher, dass positive Ergebnisse herauskommen als bei einer Untersuchung, die anderweitig finanziert wurde [Z84].

Was Forscher antreibt

Hinzu kommt die Interessenlage der Forscher. Verständlicherweise bearbeiten sie vor allem solche Fragen, die sie den Trophäen des akademischen Lebens näher bringen – und da heißt die Regel klipp und klar: ***Publizieren oder untergehen* (publish or perish).** Karrieren richten sich deshalb an solchen Themen aus, die die meisten „papers" (Publikationen) und Forschungsgelder versprechen. Langfristige, oder im Wissenschaftsbetrieb weniger „verwertbare" Projekte bleiben da oft am Rande liegen.

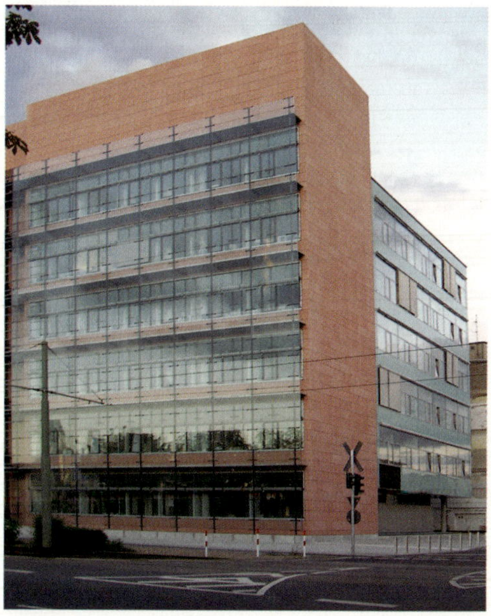

Forschungs- und Labortrakt des Universitätsklinikums Frankfurt/Main. In solchen Gebäuden werden neue Therapien entwickelt. An die Stelle der Forschungsinteressen früherer Privatgelehrter sind Drittmittel-Abhängigkeiten, Public Private Partnerships und die Auftragsforschung getreten. Ob dabei mehr für den Patienten herauskommt, ist eine offene Frage. Fakt ist: Der Staat hat sich aus wesentlichen medizinischen Forschungsfeldern und insbesondere aus der Arzneimittelforschung zurückgezogen. [WKY 3508]

Eingebaute „Relevanzlücke“

Wie stark die Forschungsaktivitäten in der Medizin durch solche „Verwertungsinteressen“ beeinflusst werden, zeigt auch Folgendes: Während heute mehr als 50 Medikamente gegen Bluthochdruck erforscht und verfügbar sind, gibt es nur wenige Untersuchungen zur medizinischen Trainingstherapie (Bewegungstherapie → S. 1278) – und das, obwohl der Bewegungstherapie im Rahmen vieler chronischer Erkrankungen eine Schlüsselrolle zukommt. Dahinter steht die einfache Tatsache: Auch mit dem 51. Hochdruckmittel lässt sich Geld verdienen, von wissenschaftlich fundierten Empfehlungen zu mehr Bewegung profitieren allenfalls die Krankenkassen.

Die **Relevanzlücke** der medizinischen Forschung erklärt auch einen anderen ärgerlichen Missstand: Trotz ihrer Bedeutung für eine alternde und mit chronischen Erkrankungen belastete Gesellschaft ist die *Selbsthilfe* kaum im Blickwinkel der Forschung. Auch die Frage, wie Gesundheit in den Lebenswelten der Menschen – sei es im Kindergarten, in der Schule oder am Arbeitsplatz – am besten gefördert werden kann, bleibt zusammen mit anderen Fragen der Prävention meist außen vor.

Wie Wissenschaft funktioniert

Medizin baute jahrtausendelang auf Erfahrungen auf **(Erfahrungsmedizin** oder ***empirische Medizin):*** Der Arzt führt eine Therapie durch und beobachtet, ob sie wirkt. Auch wenn diese Art des Erkenntnisgewinns recht plausibel erscheint und auch heute noch von den Ärzten hoch geschätzt wird (gerade naturheilkundlich orientierte Ärzte nennen sich oft auch „Erfahrungsmediziner“), so sind die Begrenzungen offensichtlich: Anekdotische Belege („seit ich die Medizin XY nehme, geht es mir 100 % besser“) sind zwar glaubwürdig und menschlich „greifbarer“ als kalte Statistiken, aber nur schwer zu verallgemeinern, da positive Effekte zum erheblichen Teil durch unspezifische Wirkungen zustande kommen.

Die Nachteile der Erfahrungsmedizin erklären, weshalb der Fortschritt in der Medizin bis zum Beginn des wissenschaftlichen Zeitalters so langsam verlief. Ärzte, die ihre Patienten zur Ader ließen, waren jahrhundertelang von der positiven Wirkung ihrer Methode überzeugt, obwohl sie in aller Regel ihre Patienten einen Schritt näher ans Grab brachten.

In der Medizin schlug deshalb dann die Stunde des wissenschaftlichen Experiments: Nicht die Erfahrung, sondern die systematische Messung körperlicher Veränderungen sollte bei der Einschätzung helfen, ob eine Medizin wirkt. Aber auch dieser Weg erwies sich als steinig, denn drei Faktoren galt es auszuschalten:

- Den Zufall
- Die unspezifische Wirkung (Placebo-Effekt → S. 1293)
- Interessen, auch unbewusste, der an einem Experiment beteiligten Personen.

In der Anfangszeit der medizinischen Experimente krankten viele Studien daran, dass diese Einflüsse immer wieder die Forschungsergebnisse verfälschten. Heute kennt man immerhin einige wirksame Werkzeuge, um dies zu verhindern. Eines der wichtigsten davon ist die „randomisierte placebokontrollierte Doppelblindstudie“ (→ S. 1297).

Wie den Zufall ausschalten?

Stellen wir uns das Dilemma eines Forschers einmal so vor: Vor ihm liegt ein großer Sack Murmeln mit gut gemischten weißen und schwarzen Murmeln. Er will herausfinden, wie viele weiße und wie viele schwarze Murmeln in dem Sack enthalten sind. Nun kann er natürlich den ganzen Sack leeren und einzeln nachzählen – eine Sisyphusarbeit. Oder er kann eine Probe entnehmen und schauen, wie die Farben verteilt sind – weitaus einfacher. Aber kann er denn sicher sein, dass die Murmeln in seiner Hand die Verteilung im Sack wiedergeben? Oder hat er sich vielleicht zufällig mehr weiße Murmeln als schwarze genommen? Die Antwort lautet: Der Zufall könnte ihn durchaus zu falschen Schlussfolgerungen verleiten. Aber was auf jeden Fall sicher ist: Je größer die Stichprobe, desto weniger wahrscheinlich ist es, dass ihm der Zufall einen Streich spielt.

Das Zufallsproblem wird heute durch Statistikmethoden eingegrenzt. Statistiker können nämlich genau berechnen, wie viele Murmeln man „ziehen“ muss, um eine einigermaßen sichere Aussage über den Inhalt des Sacks zu treffen. Wohlgemerkt: eine einigermaßen sichere Aussage. Sie können z. B. berechnen, wie viele Murmeln man entnehmen muss, um zu einer 95%-ig sicheren Aussage über die Verteilung der Murmeln im Sack zu kommen. Ein solches – 95%-ig sicheres – Ergebnis nennen sie **signifikant** (ein unglückliches Wort, da es nur allzu leicht mit „bedeutend“ verwechselt wird). Anders ausgedrückt: Bei einem signifikanten Ergebnis ist die Irrtumswahrscheinlichkeit kleiner als 5 % (Statistiker schreiben: $p < 0{,}05$).

Signifikant heißt nicht bedeutend

Jede medizinische Studie muss die Signifikanz-Hürde überwinden – es reicht nicht aus, dass ein Medikament im Schnitt besser wirkt als ein anderes (das könnte durch Zufall bedingt sein) – es muss signifikant besser sein.

Aber auch das heißt noch lange nicht, dass das Medikament zu empfehlen ist: Denn ein signifikantes Ergebnis sagt nur aus, dass der beobachtete Effekt höchstwahrscheinlich (nämlich mit 95%iger Sicherheit) nicht durch Zufall zustande gekommen ist. Es lässt aber keine Aussagen über weitere, mindestens genauso wichtige Fragen zu:

Wie stark ist die Wirkung? Ein signifikanter Unterschied zwischen der Wirkung von Medikament x und Medikament y sagt nichts über die Größe des Unterschieds aus (also über die Wirkstärke): Wirkt das „signifikant bessere“ Medikament nur ein bisschen besser oder aber viel besser? Diese Frage ist aber für die Bewertung einer Therapie entscheidend. Werden etwa zwei Mittel gegen Bluthochdruck verglichen, und das signifikant bessere Mittel senkt den Blutdruck lediglich um 1 mmHg mehr, so kann es vom Hersteller zwar als das „signifikant bessere“ Mittel beworben werden, keinen Arzt dürfte dies aber überzeugen: Denn das Ergebnis ist zwar signifikant, aber unbedeutend.

Wie relevant ist das Ergebnis? Ein signifikant besseres Ergebnis sagt noch nichts über die Relevanz der angeblich besseren Therapie aus: Ein Medikament etwa, das die Knochendichte nachgewiesenermaßen erhöht, den Knochen also fester und stabiler macht, muss noch lange nicht zur Verhinderung von Knochenbrüchen taugen – diese bittere Erfahrung machten Ärzte etwa bei den früher gegen die Osteoporose eingesetzten Fluoriden.

Ergeben sich in der Praxis tatsächlich Vorteile? Leicht wird auch übersehen, dass ein signifikant besser wirkendes Medikament womöglich weitaus nebenwirkungsreicher sein kann als ein althergebrachtes Medikament, so dass es unter dem Strich für den Patienten die schlechtere Wahl ist.

Bei der Beantwortung dieser Fragen muss immer auch dies berücksichtigt werden: Wie die wissenschaftliche Erkenntnis in den Alltag umgesetzt wird, darauf nehmen sehr viele Interessen Einfluss. Welche Erkenntnis „ankommt“ (und dadurch vielleicht zu Geld wird) und welche „liegen bleibt“, darüber entscheidet derjenige, der die „Lufthoheit“ bei der Interpretation der Forschungsergebnisse hat. Wie entscheidend wichtig die Deutungshoheit über wissenschaftliche Erkenntnisse ist, zeigt etwa die Diskussion um die globale Erderwärmung. Gerade in den USA wurde hier lange Zeit auf die Interpretation der wissenschaftlichen Daten politisch massiv Druck ausgeübt – von der Besetzung der wissenschaftlichen Gremien bis hin zur Vergabe öffentlicher Forschungsmittel. Wie Wissenschaft gedeutet bzw. verwertet wird, hat also auch etwas mit Macht zu tun – und mit der Rolle, die eine Gesellschaft der Wissenschaft überhaupt im Erkenntnisprozess zugesteht.

Wie Fremdeinflüsse ausschalten?

Das folgende Beispiel ist unter Statistikern berühmt: In einer Studie wurde die Anzahl der deutschen Störche im Lauf von 20 Jahren erfasst. Gleichzeitig wurde die Geburtenrate

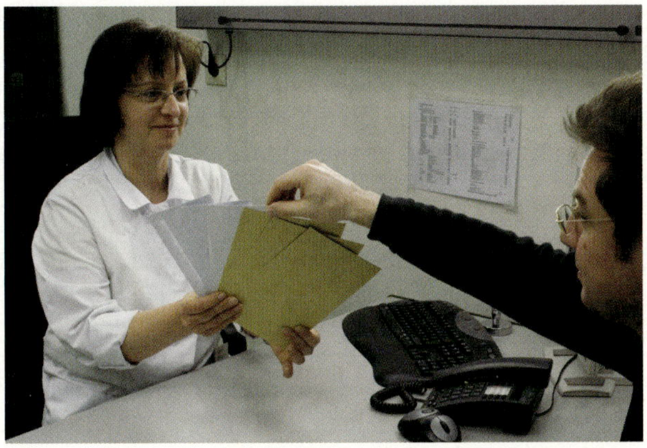

Bei der Zuweisung zu einem Studienprotokoll darf der Patient ein „Los" – also ein Studienprotokoll – ziehen, und wird so in eine von zwei Gruppen eingeteilt. Aber im Gegensatz zu diesem gestellten Bild wissen in der Realität weder er noch der Arzt, ob die gewählte Karte die Testung des neuen oder des alten Medikaments bedeutet. [JAN 3512]

der deutschen Bevölkerung analysiert. Und siehe da: Mit der Anzahl der Störche ging auch die Geburtenrate zurück! Der Zusammenhang war hochsignifikant. Bringt also doch der Storch die Kinder?

Für die Forscher ist die Storchenfrage gar nicht witzig: Denn egal, welcher Zusammenhang erforscht wird, überall treten **Fremdeinflüsse *(konfundierende Einflüsse)*** auf, die mit den Beobachtungen nichts Ursächliches zu tun haben. Aber nur ursächliche Zusammenhänge sind es wert, dass sie weiter verfolgt werden oder gar die ärztlichen Empfehlungen beeinflussen.

Um einen ursächlichen Zusammenhang nachzuweisen, erfassen Forscher Verschiedenes: zum einen möglichst viele Faktoren, die das Ergebnis möglicherweise beeinflussen können. Im Falle der Störche etwa reichte es schon aus, dass die Forscher eine weitere Einflussgröße in den Computer eingaben: die Entwicklung des Bruttosozialprodukts. Wurde dieser Einfluss berücksichtigt, war der schöne Zusammenhang zwischen Kinderzahl und der Anzahl der Störche pro Quadratmeter auf einmal dahin: Offensichtlich war es der steigende materielle Wohlstand, der die Menschen auf Kinder verzichten ließ, und der gleichzeitig die (Ruhe und Frösche liebenden) Störche in die noch bäuerlich und arm gebliebenen Nachbarstaaten verdrängte.

So einfach wie beim Storchenproblem kommen Forscher allerdings nur selten zum Ziel. In vielen Studien müssen sie 5, 10 oder gar 20 Einflussgrößen berücksichtigen, um einen verlässlichen Zusammenhang zu erhalten!

So viele Daten sind aber nur selten mit angemessenem Aufwand erhebbar – und deshalb müssen Forscher immer Kompromisse eingehen. Sie veröffentlichen ihre Studien, auch wenn sie längst nicht alle Einflüsse berücksichtigen können. Meist werden die Begrenzungen im Kleingedruckten dann erwähnt und diskutiert. Aber die Medien, die Woche für Woche die Fachzeitschriften auf der Suche nach aufregenden Schlagzeilen durchforsten, interessieren solche Feinheiten wenig. Da heißt es in einer Woche pauschal: Kaffee ist gut für ein langes Leben. Und in der nächsten Woche heißt es dann: Kaffee macht alt, schlaff und krank.

■ Das Idealdesign: kontrolliert und doppelblind

Beim wissenschaftlichen Experiment, also etwa bei Arzneimittelprüfungen, gilt es, den Placebo-Effekt, also die unspezifische Wirkung (→ S. 1293) auszuschalten. Denn eine medizinische Therapie, davon geht zumindest die Schulmedizin aus, soll unabhängig von den Erwartungen des Patienten, d.h. spezifisch wirken. Sie soll mehr bringen als ein Placebo.

Was liegt also näher, als die Wirkung des zu testenden „echten" Medikaments (des **Verums)** mit der eines Placebos zu vergleichen? Genau dies wird in der modernen Arzneimittelforschung getan. Ihre Studien sind „placebokontrolliert". Ein Teil der Teilnehmer bekommt das Verum, ein anderer das Placebo (Letzterer wird als ***Kontrollgruppe*** bezeichnet). Dies ist allerdings nur dann sinnvoll, wenn der Patient nicht weiß, ob er das Placebo einnimmt oder das Verum, er muss bezüglich des Medikaments „blind" sein.

Doch auch das schließt den Placeboeffekt nicht ganz aus: Denn auch die Ärzte, die eine Arzneimittelstudie beaufsichtigen, könnten durch ihre eigenen Erwartungen eine bessere Bewertung abgeben oder – bewusst oder unbewusst – die Bewertungen der Studienteilnehmer beeinflussen. Auch sie dürfen deshalb nicht wissen, welches Präparat das Placebo und welches das Medikament ist. Eine solche Studie wird als ***doppelblind*** bezeichnet. Und noch etwas ist wichtig: Welcher Versuchsteilnehmer ein Verum, und welcher ein Placebo einnimmt, das entscheidet der Zufall – nur durch eine solche ***Randomisierung*** (random = Zufall) lässt sich vermeiden, dass sich die Verumgruppe von der Kontrollgruppe in wichtigen Eigenschaften wie etwa Alter oder Geschlecht unterscheidet.

Fasst man alle Kriterien zusammen, die für eine aussagekräftige Arzneimittelstudie verlangt werden, so wird der lange Name verständlich: **randomisierte, placebokontrollierte Doppelblindstudie.**

Evidenzbasierte Medizin

Unter dem Banner der „beweisbasierten", also **evidenzbasierten Medizin** sammelten sich in den 1990er Jahren Ärzte und Wissenschaftler, die mit der täglichen Praxis der Medizin nicht zufrieden waren. Zu oft, so ihre Feststellung, stützten sich Ärzte bei ihren Entscheidungen nicht auf die beste verfügbare „Evidenz", d.h. auf die in wissenschaftlichen Studien gewonnenen Erkenntnisse, sondern verließen sich auf Erfahrungen („dieses Mittel wird schon seit 50 Jahren mit Erfolg angewendet"), auf die Meinung von Experten (spöttisch als „eminenzbasierte Medizin" bezeichnet) oder auf persönliche Vorlieben („freie Therapiewahl"). Sie sahen zwischen der Forschung und der klinischen Anwendung der Forschungsergebnisse einen Graben, den es zu überwinden galt. Dazu schlugen sie vor:

- Die Forschungsergebnisse sollten besser gesiebt und strenger auf ihre Qualität hin bewertet werden. Dazu wurde das Instrument der **systematischen Übersichtsarbeiten *(systematic reviews)*** eingeführt, bei denen alle verfügbaren Studien zu einem Thema nach festgelegten Kriterien bewertet und zusammenfassend beurteilt werden. Damit kann sich der Arzt ein besseres Bild über den Stand der Forschung machen.
- Auch wurden die Forschungsmethoden auf den Prüfstand gestellt und danach beurteilt, wie gut sie darin waren, die beiden Hauptfeinde der Wissenschaft, Zufall und Fremdeinflüsse, auszuschalten. Kein Wunder, dass in diesem Sieb fast nur noch randomisierte, placebokontrollierte Doppelblindstudien hängen blieben.
- Zugleich wurden Datenbanken wie etwa die *Cochrane Library* (→ Infobox S. 1303) geschaffen, über die der Arzt rasch Zugriff auf systematische Übersichtsarbeiten hat.

■ Qualitätskontrolle

Was sich dabei auch zeigte: Die wissenschaftliche Qualitätskontrolle funktioniert nur unzureichend. Sie basiert bisher vor allem auf dem **Peer-review-Verfahren:** Will ein Forscher seine Ergebnisse in einer Fachzeitschrift veröffentlichen, so wird seine Veröffentlichung mehreren Forscherkollegen aus demselben Forschungsbereich zur Beurteilung vorgelegt. Ob die Forschungsarbeit zur Publikation angenommen wird, hängt vom Urteil dieser Fachkollegen ab; und die kennen in den meisten Fällen den Forscher oder dessen Chef persönlich.

Obwohl dieser Prozess für Manipulationen anfällig ist – dies zeigte etwa der Skandal um den koreanischen Stammzellforscher ***Hwang Woo Suk*** – gibt es bisher noch keine Alternative zum *Peer-review-* Verfahren.

Dogmen abschaffen

Die evidenzbasierte Medizin hat mit vielen überholten Vorstellungen und manchen lieb gewonnenen medizinischen Praktiken aufgeräumt. Aber auch das hat sich in den letzten Jahren gezeigt: Im modernen Arztkoffer ist sie nur *ein* Werkzeug unter vielen. Auch im 21. Jahrhundert brauchen Ärzte für ihre Entscheidungen Erfahrung, Intuition und ein Verständnis des Patienten und seiner Lebenswelt. Viele „Standarderkrankungen" lassen sich zwar nach einem Schema behandeln, andere sind jedoch so stark an die Lebensumstände des Einzelnen gebunden, dass es keine für alle gültigen Patentlösungen geben kann – bei stressbedingten Erkrankungen etwa muss die für Frau Maier „ideale" Therapie bei Frau Müller noch längst nicht wirken.

Doch selbst auf viele „Standardfragen" gibt es bis heute keine guten wissenschaftlichen Antworten: Ist es richtig, bei Infektionskrankheiten das Fieber zu senken? Wir wissen es nicht. In welcher Position ist eine Geburt am leichtesten? Auch das wissen die Ärzte nicht, und so wird als „Weg des geringsten Widerstands" noch immer diejenige Position bevorzugt, die es dem medizinischen Personal am leichtesten macht – die Rückenlage. Wie viel Sonnenlicht tut uns gut? Wie viel Kalzium brauchen unsere Knochen, um gesund zu bleiben? Alles wissenschaftlich ungeklärt.

Ein Grundproblem der heutigen Medizin kann auch die evidenzbasierte Medizin nicht lösen: Dass die wissenschaftliche Basis der Medizin zunehmend von denen geschaffen wird, die an ihrer Anwendung verdienen – aus der „objektiven" Basis wird so möglicherweise ein morastiger Untergrund.

(!) Nach wie vor muss also der Graben zwischen Forschung und Praxis durch die ärztliche „Kunst" überbrückt werden. Die Hoffnung der evidenzbasierten Medizin ist deshalb nicht die, Erfahrung und Kunst aus der Medizin zu verbannen, sondern ihr wissenschaftliches Fundament zu stärken.

Wissenschaft und ärztliche Praxis

Die von der evidenzbasierten Medizin ausgehenden Impulse haben bisher eher die „wissenschaftliche Ebene" der Medizin, z. B. Fachgesellschaften oder Universitäten, erreicht; den Alltag des niedergelassenen Arztes haben sie kaum verändert.

So werden etwa die **evidenzbasierten Leitlinien,** d.h. die Vorschläge von Fachgesellschaften, die durch die systematische Auswertung der aktuellen wissenschaftlichen Studien erstellt wurden, von vielen Praktikern als zu umständlich und starr empfunden [Z09].

Das liegt auch am ärztlichen Beruf. Praktizierende Ärzte sind selten Wissenschaftler, und Wissenschaftler sind selten praktische Ärzte. Entsprechend schwer fällt es, hier wirklich tragfähige Brücken zu bilden.

Wissenschaft als Erkenntnisprozess

Es wird oft angenommen, durch wissenschaftliche Studien werde „die Wahrheit" enthüllt: Das verwirrende Dickicht werde zur Seite gedrängt und der wahre Kern der Dinge enthüllt. Dass dies ein Missverständnis ist, zeigt schon ein Blick in die Fachzeitschriften: Ein großer Teil der wissenschaftlichen Ergebnisse widersprechen sich. Das liegt zum einen daran, dass die Qualität der Forschung erheblich schwankt – dass ein Ergebnis veröffentlicht wird, ist noch lange kein Qualitätsbeweis.

Aber es liegt auch an etwas Grundsätzlichem: Wissenschaftliche Studien sind keine Zertifikate von Wahrheit, sondern vorläufige, durch die angewandten Methoden limitierte Erklärungen einer Vermutung (der so genannten **Hypothese**). Die Antworten der Wissenschaft haben somit immer ein begrenztes Haltbarkeitsdatum: Sie gelten im konkreten Fall, solange noch keine bessere Methode erfunden wurde (und dies ist ja gerade das Ziel der Wissenschaft) und solange die Wissenschaft keine bessere Erklärung geben kann (ein anderes ihrer Ziele).

Dass wissenschaftliche Erklärungen falsch oder unzureichend sind und irgendwann als überholt gelten, ist somit Teil des wissenschaftlichen Erkenntnisprozesses. Nicht umsonst werden wissenschaftliche Arbeiten „Studien" genannt: Kein Mensch würde in ein Haus einziehen, das der Architekt als eine „Studie" anpreist – wir sollten wissenschaftliche Studien ähnlich sehen: als Teil eines Wegs zu immer besseren Antworten.

Medizin und Geld

Die folgenden Überlegungen sind sehr stark auf die Verhältnisse in Deutschland fokussiert. Aus Platzgründen sind die Gegebenheiten in Österreich und in der Schweiz nur an wenigen Stellen mit berücksichtigt, wofür wir um Verständnis bitten. Immerhin: Die grundsätzlichen Probleme in den drei Ländern sind die gleichen.

Das Thema Medizin und Geld ist nicht das typische Thema eines Gesundheitsratgebers – aber es ist für den Einzelnen so wichtig geworden, dass man über die grundlegenden Zusammenhänge Bescheid wissen muss, will man seine Interessen wahren und nicht im Alltag des Medizinbetriebs zum Opfer freundlicher Manipulationsversuche werden.

Wer jedoch versteht, welche Interessen und Steuerungskräfte die Berufstätigen im Gesundheitswesen leiten, und welchen Bedingungen sie ausgesetzt sind, versteht auch, warum die heutigen Leistungsanbieter tun, was sie tun. Und warum sie sich nicht selten völlig im Recht fühlen, obwohl ihr Handeln aus der Patientenperspektive betrachtet nicht selten wenig hilfreich ist.

Die Ärzte

Fangen wir beim wichtigsten Ratgeber und Partner des Patienten an: dem niedergelassenen Arzt. In Deutschland ist er fast immer als **Kassenarzt** tätig (neuerdings ***Vertragsarzt*** genannt). Er behandelt im Schnitt zu 80–95 % Kassenpatienten (also gesetzlich Versicherte) und zu 5–20 % Privatversicherte. 60 % seines Einkommens bezieht er von seinen Kassenpatienten, 30 % von Privatpatienten und 10 % durch Selbstzahlerleistungen (IGeL → S. 1299). Dabei schwanken diese Zahlen natürlich von Arzt zu Arzt. Fast zwei Drittel seines Einkommens bezieht der Arzt also aus dem Honorarsystem der gesetzlichen Krankenversicherung – und das hat es in sich.

Erste Erlösquelle: die Kassenpatienten

Der behandelnde Kassenarzt bekommt sein Honorar nicht vom Patienten direkt. Und auch nicht von dessen Krankenkasse, sondern von seiner **Kassenärztlichen Vereinigung *(KV),*** von denen es 17 in Deutschland gibt. Diese zwischen den Ärzten und den Krankenkassen geschalteten Organisationen erhalten pauschale Geldbeträge von den Krankenkassen, die jede KV vierteljährlich nach einer komplizierten Formel an die ihr zugeordneten Ärzte verteilt.

Damit die Kosten für die ärztlichen Behandlungen für die Kassen kalkulierbar bleiben und nicht etwa ins Uferlose steigen, muss der für die Kassenärztlichen Vereinigungen bereitgestellte „Honorartopf" zur Versorgung aller Patienten reichen, unabhängig davon, ob die Wartezimmer wegen einer Grippewelle überquellen oder nicht. Für die Aufteilung des „Honorartopfs" ist nun die Dokumentation jedes Handgriffs durch den Arzt entscheidend. Dazu ordnet jeder Arzt die Behandlung des verstauchten Knöchels, das Abhören der Lunge oder das Blutdruckmessen zunächst einer ganz bestimmten, im **Einheitlichen Bewertungsmaßstab** ***(EBM)*** für Vertragsärzte aufgelisteten Gebührenziffer zu, die wiederum an einen feststehenden Punktewert gekoppelt ist. Die gesammelten Punkte jeder Praxis werden dann bei der zuständigen KV quartalsweise zu einem „individuellen Punktzahlvolumen" addiert. Zum Schluss wird der zu verteilende Honorartopf durch die Summe sämtlicher individuellen Punktwerte geteilt. Ergebnis der Rechnerei ist der „Punktwert in Cent", aus dem sich das Honorar des Arztes ableitet.

Konkret heißt das: Je mehr Leistungen alle Ärzte zusammen abrechnen, desto kleiner fällt das Stück vom „Honorarkuchen" für jeden Einzelnen aus. Da das von allen Kassenärzten gemeinschaftlich abgerechnete Leistungsvolumen in den letzten Jahren stark anstieg, gab es entsprechend viele lange Gesichter: der Punktwert pro abgerechneter Leistung ist seit 1993 um über 40 % gesunken – d.h. die Mediziner bekommen heute für die Versorgung eines Kassenpatienten viel weniger als früher.

Die scheinbar logische Konsequenz: Noch mehr Punkte sammeln. Das Bild vom Arzt als „Hamster im Rad" machte die Runde. Um einem weiteren Punktwertverfall vorzubauen, erfanden Politiker und Gesundheitsökonomen schließlich viele ***Deckelungen,*** eine Art Punkte-Obergrenze für einzelne Tätigkeiten, aber auch für die „Punktebelastung" pro Krankenschein und schließlich für die ganze Arztpraxis. Diese Deckelungen haben aber allenfalls die weitere Punktwertinflation gemildert; der Hamsterradeffekt war nicht mehr rückgängig zu machen.

Teure Versorgung – fragwürdiger Nutzen. Die schwankenden und tendenziell sinkenden Punktwerte und die dadurch nur schwer kalkulierbaren Umsätze haben die Ärzte schwer getroffen. Für viele Ärzte ist es schwierig geworden, „nur" mit den KV-Honoraren der Kassenpatienten zu überleben. Vor allem in den größeren Städten konkurrieren immer mehr niedergelassene Mediziner um Patienten und um die beschränkten finanziellen Mittel. Musste ein Arzt sich 1960 noch um durchschnittlich 793 Menschen kümmern, waren es 2004 nur noch 269 Patienten. Und

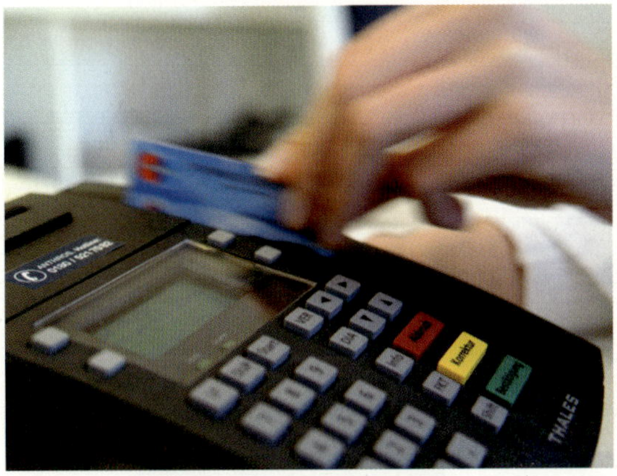

Abgesehen von den USA und der Schweiz gibt keine Nation mehr Geld aus für ihr Gesundheitswesen als Deutschland. Über 3 200 Euro waren es pro Kopf im Jahr 2006 – für eine vierköpfige Familie also über 1 000 Euro im Monat. Doch immer mehr Bürger hinterfragen, wohin diese enormen Gelder fließen und wer von den jährlichen Steigerungsraten eigentlich profitiert, wenn gleichzeitig die Leistungen Jahr für Jahr eingeschränkt werden. [AOK 3509]

dabei soll er „keine unnötig teuren Therapien verordnen, sondern sich auf das Notwendige beschränken und die Wirtschaftlichkeit seiner Behandlung bedenken", so lautet die gesetzliche Vorgabe an den Kassenarzt.

Zweite Erlösquelle: die Privatpatienten

Kein Wunder, dass die Mediziner sich zunehmend nach alternativen Geschäftsfeldern umschauen. Manch einer kümmert sich beispielsweise nur noch um Privatversicherte, für die noch immer ein wesentlich breiteres Spektrum an Therapieformen als innerhalb der gesetzlichen Krankenkasse erstattet wird. Hinzu kommt ein ~ 2,3-faches Honorar pro Leistungseinheit und wesentlich weniger Deckelungen als bei den gesetzlichen Krankenkassen. Zudem ist die private Krankenkasse (PKV) gar nicht der Vertragspartner des Arztes, sondern es gilt das Prinzip der **Kostenerstattung.** Die Patienten erhalten nach der Behandlung eine Rechnung des Arztes, die sie selbst bezahlen und dann zur Erstattung an ihre Kasse weiterreichen.

Dritte Erlösquelle: Sebstzahlerleistungen – die IGeL-Medizin

Da es vor allem im ländlichen Raum zu wenige Privatpatienten gibt, schufen die Ärzteverbände ein weiteres Geschäftsfeld: das Verzeichnis ***Individueller Gesundheitsleistungen*** **(IGeL).**

Es bestand zunächst aus 80 Untersuchungen zur Früherkennung von Krankheiten, alternativen Heilmethoden und diversen anderen Wunschleistungen, z.B. Akupunkturbehandlungen, Impfungen vor Fernreisen, zusätzliche Tests bei Schwangeren. Gemeinsames Kriterium aller Leistungen dieser Liste war, dass sie aus unterschiedlichen Gründen sämtlich nicht zulasten der gesetzlichen Krankenkasse erbracht, sondern als komplette **Selbstzahlerleistung** abgerechnet werden.

Sprach die ***Kassenärztliche Bundesvereinigung (KBV)*** bei der Bekanntmachung des IGeL-Konzepts noch von der „Eigenverantwortung der Versicherten für individuelle Zusatzwünsche", die es zu bekräftigen gelte, um die Solidargemeinschaft nicht allzu sehr zu belasten [Z35], ist das IGeLn heute für viele Ärzte vor allem eines: ein lukrativer Neben- und manchmal sogar Haupterwerb. Mehrere hundert Angebote werden gegenwärtig in Arztpraxen und auf den Internetseiten von Ärzten angeboten. Für Ärzte und Arzthelferinnen gibt es IGeL-Zeitschriften („IGeL-Plus", „IGeL aktiv"), Bücher und Broschüren („Einfach verkaufen – der IGeL-Verkaufstrainer"), IGeL-Verkaufsseminare oder IGeL-Messen („Selbstzahlermarketing – Wege zum Erfolg außerhalb der gesetzlichen Krankenkasse"), die willige Ärzte dabei unterstützen, „sich neue lukrative Privatmärkte zu erschließen". Spitzenreiter beim Verkauf von Selbstzahlerleistungen sind die Augenärzte, gefolgt von Gynäkologen, Urologen, Hautärzten und Orthopäden [Z35].

Wie viele Ärzte sich derzeit als Verkäufer von privaten Zusatzleistungen betätigen, ist unklar. Schätzungen gehen von mindestens 75 % aller Kassenärzte aus, die einzelne IGeL-Leistungen anbieten, weitere 8 % planen solche Angebote. Immerhin die Hälfte der Befragten glaubt, die eigene Praxis ohne IGeL nicht mehr wirtschaftlich betreiben zu können [Z35]. Branchenkenner gehen davon aus, dass durch IGeLn mittlerweile deutlich mehr als eine Milliarde Gesamtumsatz im Jahr erwirtschaftet wird.

Eine große Übersicht zu den IGeL-Leistungen im Bereich der Vorsorge und Früherkennung findet sich in Kapitel 06 und weitere zu labormedizinischen IGeL-Leistungen in Kapitel 36.

Zu den IGeL-Leistungen zählen auch Leistungen, die schon immer privat zu finanzieren waren: beispielsweise Tauglichkeitsuntersuchungen, Impfungen vor Fernreisen, Schönheitsoperationen oder die Entfernung von Tätowierungen. Der Unterschied zu früher besteht aber darin, dass früher IGeL-Leistungen strikt von der übrigen Kassenpraxis zu trennen waren (der Patient durfte nicht in der gleichen Konsultation IGeL-Leistungen und Kassenleistungen empfangen), und dadurch nur für wenige Ärzte eine tragende Rolle gespielt haben.

IGeL: Wo die Grenzen sind

Die Entwicklung weg von der Einheits-Kassen-Medizin hin zu einer individualisierten Medizin mit „Life-Style-“ und „High-Tech-“ Dienstleistungen scheint unumkehrbar. Damit stellt sich für den Patienten die Frage, wie mit „IGeLnden“ Ärzten umzugehen ist, ohne unnützen und teuren Angeboten zu erliegen. Dazu gibt es zum einen einige bedenkenswerte Tipps (→ S. 290), zum anderen ist es gut, die Grenzen zu kennen, die das Recht und die ärztlichen Standesorganisationen für „IGeLnde“ Ärzte gezogen haben:

IGeL-Leistungen dürfen grundsätzlich nicht während einer laufenden Untersuchung oder Behandlung angeboten werden.

Es gilt als berufswidriges Verhalten, wenn Ärzte unsachliche, unwahre, unseriöse, vergleichende oder täuschende sowie anpreisende und primär auf Werbung abzielende Informationen an ihre Patienten weitergeben. Konkret heißt das:

- Der Arzt darf keine ungerechtfertigten Erwartungen beim Patienten wecken.
- Seine eigene Tätigkeit oder Person darf der Arzt nicht in aufdringlicher Weise hervorheben.
- Verboten ist es außerdem, den Eindruck entstehen zu lassen, bestimmte Behandlungen seien wissenschaftlich erprobt oder völlig ungefährlich.
- Ein Arzt sollte keinerlei Vergleiche, auch keine Kostenvergleiche, zu Kollegen oder deren Behandlungsverfahren herstellen.
- Generell unzulässig ist das Ausnutzen einer Notlage des Patienten. [Z69]

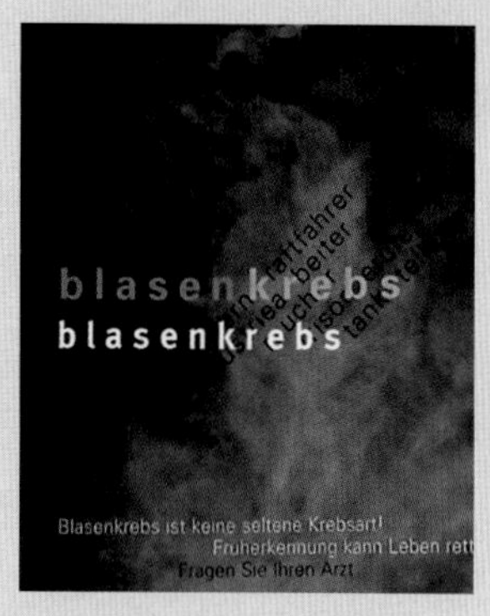

***IGeL-Plakat** eines Herstellers zum Einsatz im Wartezimmer – hier ein Beispiel für urologische Praxen, um für Bluttests zur Blasenkrebsfrüherkennung zu werben. Diese – wie auch andere vergleichbare Angebote – sind seriös und wissenschaftlich fundiert. Trotzdem: Ob sie im konkreten Fall sinnvoll sind, ist ohne Recherche fast nicht zu entscheiden.* [ASL 3510]

■ Die Problematik des Arztes als Dienstleister und Verkäufer

Fast alle „Heilberufstätige“ stehen heutzutage unter dem Zwang, ihr Auskommen außerhalb der Erlöse aus den gesetzlichen Kassen zu sichern. Insofern ist es verständlich, wenn Ärzte ihren Patienten Leistungen anbieten, die über das von den Krankenkassen abgedeckte Spektrum hinaus gehen. Dieser Verkauf von Zusatzleistungen bringt aber ernstzunehmende Konflikte mit sich.

Erstens: Ein Arzt oder Zahnarzt, der als Verkäufer seiner Leistungen auftritt, nutzt die ihm eingeräumte Vertrauensposition, um Erwartungen zu wecken und Nachfrage zu schaffen. Das mag gerechtfertigt sein, wenn der Patient nach dem Stand der Wissenschaft von dem Zusatzangebot profitiert. Aber gerade das ist bei den IGeL-Leistungen häufig nicht der Fall. Dies ist ein wichtiger Grund, warum die Kassen diese Leistungen eben *nicht* übernehmen.

Zweitens: Wer verkaufen möchte, dem fällt es schwer, unvoreingenommen zu beraten, und beim Beratungsgespräch auch die Nachteile einer Therapie klar zu benennen – und gerade dazu ist jeder Arzt vor einer Behandlung nach Gesetz und Berufsordnung verpflichtet [Z37].

Studien zeigen, dass ausführliche und neutrale Informationen über IGeL-Angebote zu einer deutlich geringeren Inanspruchnahme solcher Leistungen führen. Von den Patienten, die ein 20-minütiges Video mit umfassenden, objektiven Informationen über den PSA-Test zur Entdeckung eines Prostatakrebses gesehen hatten (→ Kasten S. 811), nahmen 34 % den Test in Anspruch; in der Kontrollgruppe, die lediglich ein einseitiges Infoblatt erhalten hatte, waren es dagegen 55 % [Z38, Z39].

Viele Ärzte betrachten das Geschäft mit den Zusatzleistungen daher auch mit sehr gemischten Gefühlen. Von wenigen Ausnahmen abgesehen, stehe die Abkürzung IGeL für „Intransparentes Gemisch entbehrlicher Leistungen“, meint beispielsweise Prof. Johannes Köbberling, Mitglied der Arzneimittelkommission der Deutschen Ärzteschaft und früher Chefarzt für Innere Medizin. Auch Bundesärztekammerpräsident Prof. Jörg-Dietrich Hoppe will die „Ausfransungen des grauen Marktes“ bei den Individuellen Gesundheitsleistungen eindämmen und plant einen einheitlichen IGeL-Katalog, der allgemein verständliche Bewertungen aller erlaubten Selbstzahlerleistungen enthalten soll.

Die anderen freien Berufe

Neben den Ärzten gibt es noch viele andere Anbieter von Gesundheitsleistungen: vom Orthopädie-Schuhmachermeister bis hin zur freien Hebamme, vom Apotheker bis zum Heilpraktiker. Die Regeln für jeden dieser Berufe zu beschreiben sprengt den Rahmen von *Gesundheit heute*.

Etwas verallgemeinernd lässt sich jedoch sagen, dass diese Anbieter ebenfalls immer mehr Strategien anwenden, um den Patienten von vielen zusätzlichen Leistungen zu überzeugen, die über die Grundleistungen, die die Krankenkasse bezahlt, hinausgehen. In manchen Fällen werden diese Leistungen sogar regelrecht aufgenötigt. Auf der anderen Seite zieht sich die gesetzliche Krankenkasse aus immer mehr Bereichen zurück, z. B. im Jahr 2004 ohne rechten Grund aus der Brillenbezuschussung, so dass Patienten immer mehr zu Selbstzahlern werden.

Viele Politiker finden das gut und bezeichnen die entstandenen Marktverhältnisse als „Wettbewerb“. Tatsache ist aber, dass dieser Wettbewerb Verlierer produziert, und die Versorgung einkommensschwächerer Schichten, z. B. mit Zahnersatz, auf dem früher gekannten Niveau heute nicht mehr gegeben ist. Andererseits ist die Verschwendung nicht weniger geworden. Zwar werden sich Selbstzahler sehr genau überlegen, ob sie einen Zahnersatz für 3000 € oder einen für 1800 € brauchen. Aber die Erfolgsgeschichte der IGeL-Medizin zeigt, dass volkswirtschaftlich unsinnige und zum Teil schädliche medizinische Versorgung nicht weniger geworden ist.

Die Gesundheitsindustrie

Die zweite große Macht im deutschen Gesundheitswesen ist, neben den Ärzten, Apothekern und ihren Standesorganisationen, die Gesundheitsindustrie, also die Hersteller von Medikamenten, medizinischen Geräten und sämtlichen Hilfsmitteln, von Verbandsmaterialien bis zum Herzschrittmacher. Ihre Produkte, besonders die Arzneimittel, die über 90 % des Budgets der Gesundheitsindustrie ausmachen, sind der am schnellsten wachsende Posten innerhalb des Gesamtetats der Krankenkassen. Zwar versuchen die Politiker seit Jahren, mit verschiedenen „Kostendämpfungsgesetzen“ die Preise vor allem der Arzneimittel – die gegenwärtig knapp 17 % der Gesamtausgaben in der gesetzlichen Krankenversicherung ausmachen – zu beschränken; bislang allerdings mit wenig Erfolg.

(!) Die Kosten für Arzneimittel steigen rapide, um 18 % allein im Jahr 2005; sie haben die Honorare für ärztliche Behandlungen inzwischen überholt. Da neue Medikamente fast immer drei- bis zehnmal so viel kosten wie Vorläufersubstanzen, sind die Arzneimittelkosten der Sprengsatz der gesetzlichen Gesundheitsversorgung, und nicht die demografische Entwicklung, wie oft behauptet wird.

Global Players

Die Hersteller von Pharmaprodukten und medizinischen Geräten sind heute sehr großem wirtschaftlichem Druck ausgesetzt: Die weltweite Konkurrenz ist groß – wer es nicht schafft, sich in einem Marktsegment zu behaupten, wird von den Mitbewerbern geschluckt. Hoechst, Aventis und Schering können ein Lied davon singen. So fühlen sich die Pharmaunternehmen zum Wachstum um jeden Preis gezwungen.

Auch wenn viele Firmen das Gegenteil behaupten, belegt die Ärztin und langjährige Herausgeberin der wohl weltweit renommiertesten medizinischen Fachzeitschrift, dem *New England Journal of Medicine*, ***Marcia Angell***, dass es um das Innovationspotenzial der Pharmafirmen nicht zum Besten steht: So wurden im Jahr 2002 in den USA 78 neue Medikamente zugelassen; 17 davon enthielten einen neuen Wirkstoff. Lediglich sieben Arzneimittel wiesen echte Vorteile gegenüber althergebrachten Medikamenten auf [Z41]. Diesem nur gering gewachsenen medizinischen Nutzen stehen große Zuwächse bei den Arzneimittelkosten gegenüber: So gaben in Deutschland allein die Gesetzlichen Krankenkassen 2005 fast 24 Mrd. € für Medikamente aus. Das waren allen vom Gesetzgeber verordneten Sparmaßnahmen zum Trotz annähernd 18 % mehr als im Jahr zuvor. Hinzu kommen die Ausgaben der Privaten Versicherer von fast 2 Mrd. € sowie über 8 Mrd. €, die die Bürger aus eigener Tasche für Arzneimittelzuzahlungen und Selbstmedikation zahlten.

Dieser „Erfolg" der großen Pharmaunternehmen gründet auf einige wenige, aber erfolgreiche Strategien:

Blockbuster aufbauen. Patentgeschützte Neueinführungen – deren Preise die Unternehmen bislang ohne staatliche Vorgaben festlegen können – werden mit immensem Marketingaufwand zu *Topsellern* hochgeworben. Die Ausgaben für die Produktwerbung sind im Schnitt fast doppelt so hoch wie die Forschungs- und Herstellungskosten für ein neues Medikament. Entsprechend aggressiv sind auch die Marketing-Strategien angelegt. Dass diese Politik Nachteile birgt, zeigte beispielsweise der Lipobay®-Skandal: Der als „besonders sicher" beworbene Cholesterinsenker Lipobay® wurde vom Hersteller Bayer 2001 vom Markt genommen, nachdem sich herausgestellt hatte, dass schwere Nebenwirkungen zu über 50 Todesfällen geführt hatten.

Patente strecken. Bevor der Patentschutz für ein gut verkäufliches Medikament abläuft, wird dieses in leicht abgewandelter Zusammensetzung – vorgeblich mit „therapeutischem Zusatznutzen für den Patienten" – neu auf den Markt gebracht. Solche Scheininnovationen sind vergleichsweise günstig in der Entwicklung und erwirtschaften hohe Gewinnspannen. Experten gehen davon aus, dass ein Großteil der neu zugelassenen Arzneimittel den Patienten keine messbaren Vorteile bringen, sondern nur die Gesundheitskosten in die Höhe treiben.

Zulassung erweitern. Für Arzneimittel werden durch Studien neue Einsatzgebiete erschlossen. Ein Medikamt ist z. B. ausschließlich zur Therapie einer schweren Akne-Form zugelassen. Es wirkt aber auch bei einer Rosazea (→ S. 1114), für die das Medikament bisher nicht zugelassen ist. Nun kann der Hersteller mithilfe von Studien (die die Wirksamkeit belegen) die Erweiterung der Zulassung erwirken.

Problem: Pharmavertreter

Um für die Vorzüge der eigenen Produkte zu werben, schicken die Arzneimittelhersteller scharenweise speziell für die Kundenbetreuung geschulte Repräsentanten durchs Land. Mehr als 15 000 **Pharmavertreter** kümmern sich in Deutschland intensiv um ihre Kunden – mit dabei Ärzte-Muster, Kugelschreiber und Einladungen zu speziellen Veranstaltungen, die der Hersteller finanziert. Rund 170 Mal wird ein niedergelassener Arzt durchschnittlich pro Jahr von Firmenvertretern besucht. Ein Aufwand, der sich für die Unternehmen offenbar lohnt, wie eine Studie aus Großbritannien zeigt: Ärzte, die mindestens einmal in der Woche von Firmenvertretern besucht wurden, verordneten mehr Medikamente und waren seltener bereit, die Patienten nach einer ärztlichen Beratung ohne Rezept zu entlassen. Außerdem verschrieben sie – im Vergleich zu Kollegen, die selten Kontakt zu Pharmavertretern hatten – deutlich häufiger neue und teure Medikamente, die nicht unbedingt notwendig waren. Die bayerische kassenärztliche Vereinigung hat diesen Unterschied für deutsche Ärzte bestätigt [Z42].

Dass ein engagierter Arzt das Wohl seiner Patienten im Blick hat und sich deshalb für neue Behandlungsmöglichkeiten interessiert, ist gut und richtig. Doch wir Autoren meinen: Wann immer es geht, sollten Ärzte auf wissenschaftlich geprüfte, neutrale Informationen über neue Therapien und Medikamente zurückgreifen. Solche von Geschäftsinteressen unabhängige Bewertungen liefern bislang nur wenige Einrichtungen, z. B. die Arzneimittelkommission der Deutschen Ärzteschaft, das 2004 von der Bundesregierung gegründete ***Institut für Qualität und Wirtschaftlichkeit im Gesundheitswesen (IQWIG)*** und das schon erwähnte Cochrane-Institut, ein internationales Netzwerk unabhängiger Wissenschaftler und Ärzte, das Daten aus seriösen klinischen Studien in Übersichtsarbeiten bündelt.

Zweifelhafte Anwendungsbeobachtungen

Formal korrekt, jedoch zumindest nach ärztlicher Ethik zweifelhaft, sind die ebenfalls weit verbreiteten **Anwendungsbeobachtungen** gegen Honorar – die viele Kritiker als reines Marketinginstrument betrachten. Hier behandelt der Arzt einige seiner Patienten mit einem neuen Medikament, das regelmäßig deutlich teurer – und selten besser – ist als die herkömmliche Therapie. Seine Beobachtungen zum Verlauf der Behandlung gibt der Arzt an den Hersteller weiter – bezahlt durch eine Aufwandsentschädigung. Bedenklich ist: Diese Beobachtungen werden so gut wie nie veröffentlicht.

Anwendungsbeobachtungen wirken sich allerdings, ganz im Sinne der jeweiligen Hersteller, eindeutig förderlich auf die Verschreibungspraxis des umworbenen Arztes aus, wie eine Untersuchung zeigt. Geprüft wurde, wie oft Teilnehmer eines luxuriösen Firmensymposiums vor und nach der Teilnahme an der Veranstaltung zwei Medikamente des spendablen Anbieters auf dem Rezeptblock notierten. Das Ergebnis war eindeutig: Die Verordnungen hatten sich nahezu verdreifacht, obwohl alle befragten Ärzte fest davon überzeugt waren, nach rein wissenschaftlichen Kriterien zu behandeln [Z43].

Manipulierte Verordnungen

Problematisch ist auch die Strategie einiger Hersteller, die Nachahmerpräparate (Generika → S. 1276) produzieren: Sie subventionieren die Praxissoftware, die die niedergelassenen Ärzte einsetzen. Als Gegenleistung erscheint bei jeder Rezeptausstellung das Produkt des entsprechenden Generikaherstellers als Erstvorschlag. So wird das Verordnungsverhalten der Ärzte manipuliert. Doch die Praxissoftware lenkt nicht nur die Auswahl der verordneten Arzneimittel. Über eine automatisch erstellte, nach Herstellern sortierte Liste der verordneten Präparate lässt sich zudem Aufschluss über das Verordnungsverhalten jedes einzelnen Arztes gewinnen. Diese Daten sind hochvertraulich; viele Ärzte veräußern sie jedoch an die Generikahersteller, die so wertvolle Marktforschungsdaten erhalten.

Dieses Wissen nutzte zum Beispiel der Generikahersteller Ratiopharm anscheinend jahrelang zur Bestechung Hunderter von Ärzten, wie Ende 2005 publik wurde. Ärzte, die besonders häufig Ratiopharm-Präparate verschrieben, wurden regelmäßig mit Aufwandsentschädigungen von mehreren hundert Euro belohnt. Weil solche „Verordnungsvereinbarungen" nach dem Prinzip Leistung und Gegenleistung durch die Ärztliche Berufsordnung verboten sind, tarnte man die Zahlungen als „Referentenhonorar" [Z44].

Ärztliche Fortbildung: Firmen bestimmen die Themen

Alle niedergelassenen und an Krankenhäusern angestellten Ärzte müssen sich regelmäßig fachlich fortbilden; so ist es inzwischen gesetzlich vorgeschrieben. Kommt ein Mediziner dieser Pflicht nicht nach, kann – zumindest dem Kassenarzt – das Honorar gekürzt oder schlimmstenfalls die Zulassung entzogen werden. Den Besuch von Fortbildungsveranstaltungen oder Kursen, die Teilnahme an interaktiven Übungen im Internet oder über Fachzeitschriften muss jeder Arzt mit einer bestimmten Anzahl von Punkten bei der Ärztekammer nachweisen. Dort wird dann ein Fortbildungszertifikat ausgestellt. Angesichts des rasanten medizinischen Fortschritts ist dies eine sinnvolle Vorschrift – denn ein kompetenter Arzt auf der Höhe des therapeutischen Wissens ist gut für den Patienten. So scheint es jedenfalls auf den ersten Blick.

Doch bei genauerem Hinsehen zeigt sich, dass die von den Ärztekammern geforderte „Freiheit von wirtschaftlichen Interessen" bei zahlreichen – gleichwohl von den Ärztekammern anerkannten („bepunkteten") – Fortbildungsangeboten ein frommer Wunsch ist. Große Kongresse, Tagungen und vor allem deren exklusives Rahmenprogramm sind ohne Sponsorengelder aus der Industrie nicht durchführbar. Zahlreiche Vorträge – beileibe nicht nur die offiziell als Firmenveranstaltung gekennzeichneten – beschäftigen sich bei solchen Veranstaltungen direkt oder indirekt mit Medikamenten und Produkten der finanziell involvierten Firmen. Ob und welche weiterreichenden finanziellen Verbindungen zwischen einzelnen Rednern oder den Veranstaltern und der Pharmaindustrie bestehen, bleibt für die Besucher der Fortbildung meist im Dunkeln. Bereits 1999 untersuchten Wissenschaftler die Qualität von Fortbildungen für Innere Medizin und kamen zu einem ernüchternden Ergebnis: Zwei von drei Veranstaltungen wurden von Pharmaunternehmen gesponsert; meist ging dieser Umstand nicht aus der Einladung hervor. Es herrschte „Frontalunterricht pur, und häufig bewarben die Medikamentenhersteller ihre eigenen Produkte", sagte einer der Autoren der Studie, der jetzige Leiter des IQWIG (Institut für Qualität und Wirtschaftlichkeit im Gesundheitswesen), Prof. Peter Sawicki [Z51].

■ Bezahlte Meinungsführer

Welche Therapie zum allgemeinen Maßstab („Goldstandard") wird und was als Außenseitermethode ein Nischendasein fristet, bestimmen die Chefärzte und Hochschulprofessoren, deren Meinung in der Fachwelt zählt. Entsprechend heftig umwerben Pharmaunternehmen diese Meinungsführer: Sie erhalten hoch dotierte Beraterverträge, bekommen eigene Fortbildungsaktivitäten finanziert und Aufwendungen wie z. B. Kongressreisen erstattet. Im Gegenzug verpflichtet sich der Arzt, die Produkte des Sponsors bevorzugt zu verwenden und in Vorträgen zu erwähnen. Ob sich solche Zuwendungen tatsächlich noch im Rahmen des Erlaubten bewegen, ist strittig, besonders dann, wenn es sich, wie bei den Professoren, um staatliche Beamte handelt, für die besondere gesetzliche Vorgaben gelten.

Problematisch ist aus Sicht des Arztes besonders die mangelnde Transparenz solcher Verbindungen: Insbesondere bei Kongressen und Fortbildungen ist für die Teilnehmer vielfach nicht unmittelbar zu erkennen, welche Redebeiträge und welche Forschungsergebnisse industriefinanziert wurden.

Wie gefährlich solche bei Fortbildungen landauf landab vorgetragenen „Werbevorträge" prominenter Meinungsführer sein können, zeigt das Beispiel der modernen Neuroleptika zur Behandlung von psychischen Störungen. Hier wurde suggeriert, dass die Behandlung mit den älteren Neuroleptika zum Schaden der Patienten sei. Massive Nebenwirkungen der neuen Präparate wie z. B. starke Gewichtszunahmen und die methodischen Mängel einiger Studien wurden verschwiegen [Z55].

Als besonders problematisch gilt Organisationen wie *Transparency International* die finanzielle Verflechtung zwischen Pharmaherstellern und medizinischen Fachverbänden. So erregte 2003 die Schering AG erhebliches Aufsehen, weil sie den Berufsverband der deutschen Frauenärzte dazu veranlasste, ein Fax an alle deutschen Gynäkologen zu senden, in dem die für Schering ungünstigen Ergebnisse der schon erwähnten weltweiten Studie zur Hormonersatztherapie (→ S. 850) heruntergespielt wurden [Z72].

■ Hochschulen zwischen Sponsoring und Kungelei

Die Zusammenarbeit mit der Pharma- und Medizingeräteindustrie ist vor allem für die an den Universitätskliniken tätigen Mediziner eine Gratwanderung zwischen notwendiger Unterstützung für eigene Forschungsvorhaben und rechtswidriger Vorteilsannahme. Denn in Anbetracht der immer spärlicher fließenden staatlichen Unterstützung für Forschung und Lehre an den Universitäten gilt die Anwerbung von Sponsorengeldern bei privaten Geldgebern heute als wichtiges Kriterium für die Leistung eines Professors und die Qualität einer Hochschule. Einige Bundesländer bemessen die Höhe ihrer Zuschüsse an die Universitäten sogar an der Menge der dort eingeworbenen „Drittmittel". Da bis heute nicht geklärt ist, welche Formen der Kooperation zwischen Hochschulangehörigen und Privatwirtschaft erlaubt sind, steht die Drittmittelforschung nach Einschätzung von Juristen immer noch „unter dem Generalverdacht der Vorteilsannahme und Bestechlichkeit" [Z56]. Um hier auf der sicheren Seite zu sein, müssen sämtliche Verbindungen zwischen Arzt und Sponsor, alle Leistungen, Gegenleistungen und Zahlungen gegenüber der Hochschule offen gelegt und schriftlich festgehalten werden. Offensichtlich ist indes, dass sich die Universitäten durch ihre immer stärker ausgebaute Drittmittelfinanzierung von ihren Geldgebern abhängig machen. Ihr wachsender Einfluss ermöglicht es Pharma- oder Medizintechnikunternehmen, direkt auf Inhalte und Ergebnisse der klinischen Forschung einzuwirken.

Verstrickungen der Fachpresse

Wollen Ärzte sich in Eigenregie weiterbilden, haben sie die Qual der Wahl: Jährlich erscheinen weltweit in 10 000 Fachzeitschriften rund zwei Millionen Artikel. Doch auch hier bleiben Wissenschaftlichkeit und Objektivität öfter auf der Strecke. Abgesehen von internationalen Spitzentiteln kommt kaum ein Fachjournal ohne Werbeanzeigen von Herstellern aus, vielfach bilden die Werbeeinnahmen sogar die einzige Grundlage einer Zeitschrift, weil sie kostenlos an alle Ärzte mit der entsprechenden Facharztbezeichnung verschickt wird (so genannte ***Controlled Circulation***).

Kritische Forschungsergebnisse werden dementsprechend seltener publiziert – weil Redaktions- oder Verlagsleiter Anzeigenkunden nicht vergraulen wollen. Vielfach wirken Hersteller sogar bis in die Redaktionen hinein, indem sie redaktionelle Beiträge mit positiver Wertung eines ihrer Medikamente verlangen, bevor sie sich zu einer Anzeigenschaltung verpflichten [Z71].

Verbreitet sind außerdem verkaufte Textseiten oder „Druckkostenzuschüsse", die lediglich bemänteln, dass werbende Texte als neutrale Nachrichten platziert werden – nicht selten ohne dem Leser die Herkunft des Textes und die Verbindungen des Autors zur Industrie offen zu legen.

Integrität in Gefahr

Dass „der Filz zwischen Kommerz und Wissenschaft“ [Z58] auch vor den weltweit renommiertesten Fachzeitschriften nicht halt macht, zeigt die Selbstverpflichtung der Chefredakteure von fast 250 Medizinjournalen im Jahr 2004, die den Umgang mit Problemen regelt, die die Integrität der Berichterstattung gefährden können. Die im *Committee on Publication Ethics (COPE)* vereinigten Fachzeitschriften verpflichten sich, z. B. offen zu legen, wie Manuskripte vor ihrer Veröffentlichung geprüft werden. Außerdem sollen die Chefredakteure kommerzielle und journalistische Entscheidungen nicht miteinander vermengen und ihre eigenen Interessenkonflikte – etwa Beratertätigkeiten oder sonstige Verbindungen zu Anzeigenkunden – publik machen.

Solche Auskünfte *(conflict of interest statement)* sind für die Wissenschaftler, die in wichtigen internationalen Medizinzeitschriften publizieren wollen, schon länger Pflicht. Einige deutsche Fachzeitschriften haben diese Praxis zumindest für die Autoren übernommen, allerdings die wenigsten für die eigene Redaktion. Dass solche Erklärungen – so wichtig sie auch sind – gleichwohl keine absolute Sicherheit bieten, zeigen die Verstrickungen einiger Forscher in die Machenschaften der Tabakindustrie: Hier wurden eindeutige Interessenkonflikte über Jahre hinweg verheimlicht [Z59].

Für mehr Transparenz in der Medizin

In diesem Kapitel wurde versucht, einen schonungslosen Bericht über die derzeitige Verfassung der modernen Medizin zu geben. Dass dabei so viele Konflikte und Probleme angeschnitten wurden, mag manchem überzogen erscheinen – schließlich funktioniert die Medizin in vielen Fällen ja reibungslos. Aber gerade deshalb halten wir eine solche Bestandsaufnahme für notwendig. Denn die Ökonomisierung der Medizin schreitet gerade in Deutschland rasch voran, und das verschärft viele Probleme. Ganz an oberster Stelle zu nennen ist die immer stärker von wirtschaftlichen Interessen gelenkte Gestaltung der medizinischen Forschung. Damit gibt es medizinischen Fortschritt tendenziell nur noch dort, wo eine rasche Amortisation der finanziellen Investition zu erwarten ist [Z73].

Die Anfälligkeit des medizinischen Wissenschaftsbetriebs gegenüber Manipulationen und Einflussnahmen hat intensive Diskussionen über Gegenmaßnahmen ausgelöst. So treten heute immer mehr Ärzte für eine **transparente medizinische Wissenschaft** ein. Bisher kommt diese Bewegung vor allem aus den USA und Nordeuropa und ist in den deutschsprachigen Ländern kaum präsent. Aber sie zeigt auch hier langsam Wirkung. So wird es heute für Wissenschaftler schwieriger, bestehende finanzielle Interessen zu verbergen, denn sie müssen inzwischen bei (fast) jeder Fachpublikation erhaltene Industriehonorare und Aktienbeteiligungen offen legen. Wem das übertrieben erscheint, der mag bedenken, dass nach Schätzungen des unabhängigen Arzneimitteltelegramms rund 80 % der klinischen Forscher in Deutschland – also solcher Forscher, die Arzneimittelstudien durchführen – finanzielle Verbindungen zu den Sponsoren ihrer Forschungsarbeiten haben.

Um Verzerrungen und Manipulationen bei Arzneimittelstudien für die Zukunft vorzubeugen, und damit auch gefährlichen Fehleinschätzungen neuer Medikamente, fordern zahlreiche Wissenschaftler, ein nationales, öffentlich zugängliches Register klinischer Studien einzurichten. Da auch die Hersteller nicht völlig gegen ein solches Register sind (um milliardenschwere Haftungsrisiken zu reduzieren), ist es offenbar nur noch eine Frage der Zeit, dass dies eingerichtet wird. Vielleicht wird das Register auch auf EU-Ebene realisiert, denn dort gibt es Initiativen, die schon existierende nichtöffentliche Datenbank für klinische Prüfungen *(EudraCT)* öffentlich zugänglich zu machen und zu einem solchen Zentralregister auszubauen. Darin sollen dann alle grundlegenden Studieninformationen – zum Beispiel auch zur Finanzierung – über sämtliche stattfindenden klinischen Erprobungen sowie über alle bereits abgeschlossenen Untersuchungen enthalten sein. Die bisher übliche Praxis der Datenunterdrückung ungünstiger Studienergebnisse wäre dann unmöglich. Auch Patienten mit schweren Krankheiten würden davon profitieren. Sie könnten sich anhand des Registers informieren, welche Therapien bereits untersucht wurden, und ob es laufende Studien zu ihrer Erkrankung gibt, bei denen eine Teilnahme in Frage käme [Z45–50].

Dann würden „Erfolgsserien“, wie die der bis zum Zeitpunkt ihres Zulassungswiderrufs breit im Einsatz befindlichen entzündungshemmenden Arzneimittel Rofecoxib (Vioxx®) und Celecoxib (Celebrex®) vom Typ der COX-2-Hemmer (→ S. 996) hoffentlich der Vergangenheit angehören [Z08]. Diese COX-2-Hemmer haben durch eine ganze Reihe von Herz-Todesfällen ihre Zulassung verloren – obwohl alle der 61 durch die Industrie geförderten Studien günstige Ergebnisse erbrachten.

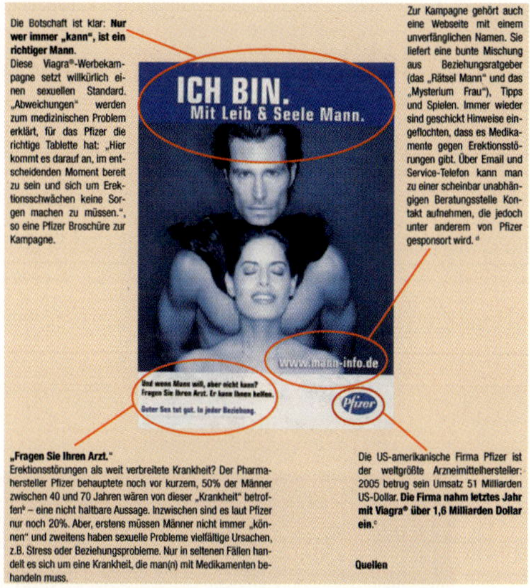

Die Auseinandersetzung mit suggestiven Werbeaussagen innerhalb der Arzneimittelwerbung ist eines der Anliegen der Patientenzeitschrift „Gute Pillen – Schlechte Pillen“ (→ Infobox) [GPS 3513]

i **Aktuell:** www.gesundheit-heute.de/35x02

- **www.gesundheitsinformation.de** – Service des IQWiG (Institut für Qualität und Wirtschaftlichkeit im Gesundheitswesen, Köln) für Laien: Liefert gut verständliche Informationen über Krankheiten und bewertet unterschiedliche Therapien. Anschaulich und praxisbezogen.
- **www.cochrane.org** – englischsprachige Internetseite des internationalen unabhängigen Wissenschaftler-Netzwerks für evidenzbasierte Qualitätsstandards in der Medizin. Der vollständige Zugang ist kostenpflichtig. **www.cochrane.de** ist die zugehörige Internetseite des Deutschen Cochrane Zentrums (Freiburg), auf Deutsch – aber weniger reich mit Inhalten gefüllt.
- **www.nofreelunch.org** – Die unabhängige amerikanische Gruppierung wendet sich gegen die Beeinflussung von Ärzten durch Geschenke und Einladungen, gerade zum Essen. Interessante und praxisnahe Tipps auch für Patienten, diverse Links – leider nur englische; eine ähnliche deutsche Internetseite unter dem Titel „Mein Essen zahl ich selbst“ ist im Aufbau **(www.mezis.de).**
- **www.healthyskepticism.org** – Unabhängige Organisation, die sich gegen die Auswüchse der Medikamentenwerbung bei Ärzten und in der Öffentlichkeit wendet. Mit umfangreicher Studien-Datenbank über Arzneimittelwerbung. Nur auf Englisch.
- **www.drugpromo.info** – Große Literaturdatenbank der Weltgesundheitsorganisation (WHO) zu Informations- und Werbeverhalten der Arzneimittelhersteller. Verständliche und knappe Bewertungen der Studienergebnisse. Nur auf Englisch.
- **www.transparency.de** – Website der Transparency International Deutschland e. V., Berlin: Der Suchbegriff Gesundheitspapier liefert ein umfangreiches Dossier zu „Transparenzmängeln, Korruption und Betrug im deutschen Gesundheitswesen“.
- M. Angell: **Der Pharmabluff.** Kompakt, 2005. Deutsche Ausgabe des Insiderbuchs der ehemaligen Chefredakteurin des *New England Journal of Medicine.* Differenziert und facettenreich geschrieben erklärt das Buch, wie die Pharma-Industrie evidenzbasierte und transparente Medizin verhindert, und was getan werden könnte, damit die Pharmahersteller wieder innovativ statt nur profitabel werden.
- Gesellschaft für unabhängige Gesundheitsinformation GmbH (Hrsg., Berlin): **Gute Pillen – Schlechte Pillen.** Patientenzeitschrift zum Thema Arzneimittel. Wird gemeinsam von den Redaktionen dreier unabhängiger Fachzeitschriften produziert (arznei-telegramm, Pharma-Brief, der Arzneimittelbrief). Informativ und verständlich, neue Medikamente werden kritisch beleuchtet, alternative Behandlungswege aufgezeigt.

Buchteil V – Know-how für Patienten

36

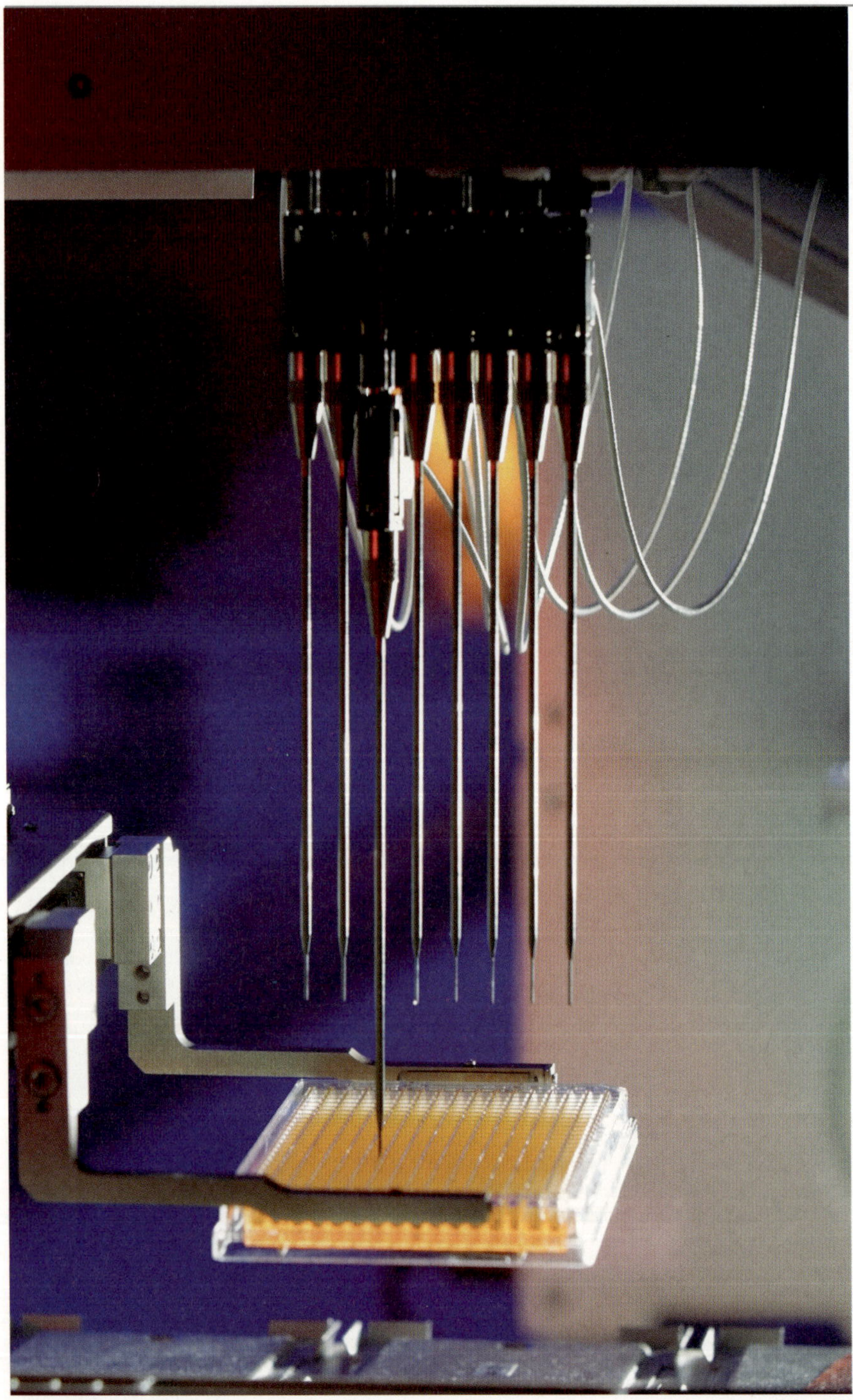

Was früher im Hinterzimmer der Arztpraxis und im Keller des Krankenhauses nebenbei von Arzthelferinnen, MTAs (medizinisch-technische Assistenten) und Stationsschwestern erledigt wurde, ist zu einer hoch automatisierten High-Tech-Branche geworden, in der Großlabore Zehntausende Proben verarbeiten. Der medizinisch-technische Fortschritt hat jedoch nicht nur die Arbeitsprozesse rationalisiert, sondern den Ärzten auch viele neue Messwerte beschert, die teilweise aber in ihrer Nutzenbewertung umstritten sind. Auch vermarkten viele Labore inzwischen IGeL-Laborleistungen über ihre zuweisenden Ärzte, was Patienten vor die Notwendigkeit stellt, den Nutzen selbst zu zahlender labormedizinischer Untersuchungen einschätzen zu müssen. Dieses Kapitel hilft, die richtigen Entscheidungen zu treffen. [MAU 3601]

Laborwerte von A–Z

Wichtige Begriffe aus der Labormedizin

Untersuchungsmedien

Das wichtigste **Probenmaterial (Untersuchungsmedium)** ist das Blut. Es besteht zu etwa 45 % aus Blutkörperchen und zu knapp 55 % aus dem wässrigen Blutplasma (→ Abb. S. 1022). Im **[Blut-]Plasma** sind Eiweiße, Mineralien und viele weitere Stoffe (z. B. Blutfette, Hormone) gelöst. Entzieht man dem Blutplasma die darin enthaltenen Gerinnungsfaktoren (→ S. 1038), erhält man das **[Blut-]Serum.**

Neben dem Blut werden in der Labormedizin noch verwendet:

- **Urin (Harn),** entweder aus einer einzelnen Urinprobe (Spontan- oder Katheterurin → S. 777) oder aus Sammelurin (meist 24-Stunden-Sammelurin → S. 776).
- **Liquor** (Gehirn-Rückenmark-Flüssigkeit) aus einer Lumbalpunktion (→ S. 1119)
- Stuhlproben für Stuhluntersuchungen (→ S. 641, S. 657)
- Proben aus dem **Fruchtwasser** Schwangerer, aus krankhaften Flüssigkeitsansammlungen (z. B. Aszites → S. 678) sowie Biopsie- oder Operationspräparaten.

(!) Ein Laborwert ist nur dann wirklich aussagefähig, wenn die Vorschriften für Probenentnahme und -versand beachtet werden. Fragen Sie vor geplanten Laboruntersuchungen, was Sie vorher zu beachten haben (z. B. Absetzen von Medikamenten, Nüchtern-bleiben).

Verwendete Maßeinheiten

Die Laborwerte werden leider nicht immer überall in den gleichen Einheiten ausgegeben. Maßeinheiten, die sich aus den Standardmaßeinheiten Liter, Kilogramm, Mol, Meter und Sekunden zusammensetzen, können problemlos umgerechnet werden. Ansonsten ist aber Vorsicht geboten, denn **IU = international units** muss nicht dasselbe sein wie **U (units)** oder **I.E. (internationale Einheiten).** Auch die Messbedingungen und -verfahren sind nicht immer gleich. Wo Analyseverfahren (noch) nicht ausreichend standardisiert sind, ist dies mit dem Zusatz „laborabhängig" angezeigt.

Da die Konzentrationen in der Labormedizin oft sehr niedrig sind, werden häufig dezimale Vorsätze verwendet: m = milli = 10^{-3}, µ = mikro = 10^{-6}, n = nano = 10^{-9}, p = pico = 10^{-12}.

Manche Laborwerte beziehen sich auch auf **Verdünnungsreihen,** d. h. sie drücken aus, wie stark eine Blutprobe verdünnt werden kann, bis gerade noch eine bestimmte Reaktion auslösbar ist. Dies wird dann mit dem **Verdünnungstiter** ausgedrückt, z. B. 1:8 (= maximal achtfache Verdünnung möglich) oder 1:512 (512-fache Verdünnung möglich).

Verwendete Quellen

- O. Hagemann: Laborlexikon. Unabhängige e-Fachzeitschrift für Labormedizin. Selbstverlag, 2007: [LAB]
- B. Neumeister et al.: Klinikleitfaden Labordiagnostik. Elsevier, 2003: [KLL]
- L. Thomas: Labor und Diagnose, 6. Auflage. TH-Books, 2005: [TLD]
- W. G. Guder; J. Nolte: Das Laborbuch. Urban & Fischer, 2005: [GN]

Begriffswelt

Die Begriffe für Laboruntersuchungen sind uneinheitlich und verwirren v. a. bei neu eingeführten Untersuchungen immer wieder Ärzte wie Patienten gleichermaßen. Laborwerte mit griechischen Schreibweisen neigen besonders dazu, Verwirrung zu stiften: So werden die griechischen Vorsilben alpha, beta oder gamma gerne mit a, b oder c (oder g) abgekürzt, eventuell aber auch ganz weggelassen. Wenn Sie etwas nicht finden, probieren Sie deshalb mehrere Schreibweisen aus. Querverweise helfen Ihnen außerdem, die gewünschte Information zu finden. Wenn nicht, suchen Sie über die Internetseite von *Gesundheit heute*. Dort findet sich eine „fehlertolerante" Suchmaschine, die Ihnen hilft, ans Ziel zu kommen.

Ein anderes Problem sind Untersuchungsgruppen: So gibt es viele zugkräftige Namen für Laborwert-Pakete, wie z. B. den „Anti-Aging-Status" oder den „Blutfette-Basischeck". Diese werden von vielen Anbietern verwendet, aber mit unterschiedlichem Inhalt. Gerade bei Selbstzahlerleistungen im Rahmen der Vorsorge ist deshalb Vorsicht geboten – wer Preise vergleichen will, sollte wissen, welche Einzeltests im Rahmen eines „Laborpakets" durchgeführt werden.

IGeL-Hinweis: Für **Selbstzahlerleistungen im Laborbereich** kommt in Deutschland wie bei Privatpatienten zumeist die **Gebührenordnung für Ärzte (GOÄ)** zum Einsatz. Die Ärzte sind zwar nicht gezwungen, diese einzuhalten, aber die meisten tun es. Der dort genannte Basispreis wird in der Regel mit einem Multiplikator von 1,15 versehen, dem für Laborleistungen außerhalb bestimmter Sonderfälle maximal zulässigen Multiplikator.

Zusätzlich entstehen außer den (hier teilweise genannten) Preisen für die Laboranalyse Kosten für die Blutentnahme (~ 4 €) sowie eine oder mehrere ärztliche Beratungen: 11 € für die Beratung bzw. 20 € für die eingehende Beratung von mindestens zehn Minuten Dauer (die Preise entsprechen dem GOÄ-Grundpreis multipliziert mit dem höchsten zulässigen Multiplikator von 2,3 für persönlich erbrachte ärztliche Leistungen, Stand Mitte 2007).

Warnhinweis: Vorsicht ist bei Paketangeboten angebracht, die unter Namen wie „Ganzkörpercheck" oder „Managercheck" eine umfassende Vorsorge versprechen, aber in ihrem tatsächlichen Nutzen nicht mehr bieten als ein sorgfältig durchgeführter ärztlicher Check-up (→ S. 260) mit gegebenenfalls angeschlossener weiterführender (Labor-)Diagnostik.

Laborwerte von A–Z

α-Amylase → alpha-Amylase S. 1307

α-Fetoprotein → AFP S. 1306

α-Globuline → Eiweißelektrophorese S. 1315

ACTH (Adrenokortikotropes Hormon) → www.gesundheit-heute.de/36l01

ADB (Anti-DNAse B-Titer) → www.gesundheit-heute.de/36l49

Adrenalin (Katecholamine) → www.gesundheit-heute.de/36e99

Adrenokortikotropes Hormon (ACTH) → www.gesundheit-heute.de/36l01

AFP (alpha-Fetoprotein, α-Fetoprotein)

AFP ist ein Eiweiß, das vor allem und in hohen Mengen vom ungeborenen Kind im Mutterleib produziert und ins Fruchtwasser abgegeben wird. Von dort tritt es ins mütterliche Blut über.

In geringen Mengen wird AFP auch beim gesunden Erwachsenen gebildet, in größeren Mengen jedoch nur von bestimmten Tumoren, weshalb AFP als Tumormarker (→ S. 1025, S. 1335) genutzt werden kann.

Normalbereich (Blut) [TLD]

- Kinder über 1 Jahr, Nichtschwangere und Männer: < 10 µg/l (< 7 IU/ml)
- Schwangere (je nach Schwangerschaftswoche, SSW): zunächst ansteigende Werte, Maximum in der 32.–36. SSW mit Werten bis zu 500 µg/l (420 IU/ml), dann wieder etwas abfallend
- Umrechnung: µg/l x 0,8 = IU/ml IU/ml x 1,25 = µg/l.

Indikation

- Bei nicht schwangeren Frauen und Männern: Tumormarker (→ S. 1334), auch als Suchtest bei Leberzirrhose und chronischer Hepatitis, bei denen ein hohes Leberzellkarzinom-Risiko (→ S. 676) besteht
- In der Pränataldiagnostik zur Früherkennung v. a. von kindlichen Fehlbildungen, z. B. von Neuralrohrdefekten wie der Spina bifida (offener Rückenmarkskanal).

Ursachen erhöhter Werte

- Bei nicht schwangeren Frauen und Männern: Leberzellkarzinom oder Keimzelltumoren (Hoden, Eierstock), auch Hepatitis, Leberzirrhose, Lungenkrebs
- Pränataldiagnostik: Fehlbildung beim ungeborenen Kind, Zwillinge.

Ursachen erniedrigter Werte bei Schwangeren

- Schwangerschaftskomplikationen wie Plazenta-Insuffizienz (→ S. 369), Wachstumsstörung oder Tod des Ungeborenen
- Pränataldiagnostik: Down-Syndrom.

Näheres zur Pränataldiagnostik → S. 360

Akute-Phase-Proteine: alpha-1- und alpha-2-Globuline → Eiweißelektrophorese S. 1315; CRP → S. 1313; Fibrinogen → S. 1317

Alaninamino-Transferase (ALAT) → GPT S. 1319

Albumin

Das von der Leber gebildete **Albumin** ist mit 80 % das mengenmäßig wichtigste Bluteiweiß. Es ist wesentlich verantwortlich für den kolloidosmotischen Druck (die „Wasserbindungsfähigkeit") des Bluts und damit für die Wasserverteilung zwischen Blutgefäßen und Geweben. Außerdem dient Albumin als Transportprotein für wasserunlösliche körpereigene und körperfremde Substanzen im Blut, etwa Bilirubin, einige Hormone oder Medikamente.

Normalbereich Blut [GN; TLD]

- Kinder über 1 Jahr und Erwachsene unter 60 Jahren: 35–55 g/l, mit zunehmendem Alter abnehmend.

Normalbereich Urin [GN]

- Urin (Teststreifen): negativ
- 24-Stunden-Sammelurin: < 30 mg/24 Std.

Normalbereich Liquor

- < 35 mg/dl
- **Liquor-Serum-Albumin-Quotient:** Normalbereich stark altersabhängig, z. B. Erwachsene über 40 Jahre < 0,008).

Indikation

- Blut: Leber- und Nierenerkrankungen, unklare Ödeme (Wassereinlagerungen) im Gewebe, Verdacht auf Eiweißmangel, z. B. bei Mangelernährung oder Eiweißverlusten über Niere oder Darm
- Urin: Nierenerkrankungen (z. B. Verdacht auf eine Nierenschädigung infolge Diabetes → S. 758 oder Bluthochdruck → S. 722)
- Liquor: Verdacht auf Gehirn[haut]entzündung, -blutung.

Ursachen erhöhter Werte

- Blut: Wassermangel im Körper

IGeL-Laborcheck: Allergie-Screening im Blut (Allergie-Suchtest, Allergen-Screening, Allergen-Suchtest)

Parameter

- **Gesamt-IgE** (→ IgE S. 1322)
- **Multi-IgE-Suchtest** (→ S. 1326, dazu zählen der **Nahrungsmittelscreen** → S. 1326 und der **Inhalationsscreen** → S. 1326)

Fragestellung

Das Allergie-Screening im Blut soll bei Verdacht auf eine Allergie die auslösenden Substanzen aufdecken. Es wird eine geringe Menge Blut des Patienten auf eine Membran mit verschiedenen Allergenen getropft. Hat der Patient Antikörper gegen die Allergene der Membran, so wird dieses innerhalb etwa einer halben Stunde z. B. durch ein Kreuz sichtbar. Somit ist der Test auch in der Hausarztpraxis möglich und erlaubt schnell eine orientierende Aussage.

Zur Diagnose einer Allergie ist das Allergie-Screening im Blut aber nur ein ergänzender Baustein – der Pricktest (→ S. 1063) ist wichtiger und steht an erster Stelle. Die IgE-Antikörper in der Haut reagieren mit dem Antigen, und es bildet sich eine Quaddel (→ S. 1061). Und dies auch noch lange Zeit nach dem letzten Allergenkontakt, denn die Antikörper können in der Haut jahrelang nachweisbar bleiben, wohingegen sie im Blut teilweise schon wenige Tage nach dem Kontakt mit dem Allergen wieder verschwinden oder zumindest im Allergie-Screening nicht mehr reagieren.

Das Allergie-Screening im Blut kann also die bekannten Hauttests nicht ersetzen. Es ist aber unerlässlich, wenn der Pricktest nicht durchgeführt werden kann, z. B. bei kleinen Kindern oder bei der Gefahr eines allergischen Schocks.

Bewertung

Das Allergie-Screening im Blut weist Antikörper im Blut auf diverse Substanzen (Allergene) nach. Dabei muss beachtet werden:

- Das Gesamt-IgE (→ S. 1322) ist bei Allergien aller Art zwar erhöht, aber weder schließen normale Werte eine Allergie aus noch ist ein erhöhtes Gesamt-IgE beweisend für eine Allergie.
- Der Nachweis eines erhöhten IgE-Titers gegen ein bestimmtes Allergen ist nicht beweisend für eine Allergie gegen dieses Allergen. Auch korreliert die Höhe des oder der Antikörpertiter im Blut nur schlecht mit der Schwere der Erkrankung.

IGeL-Hinweis: Kosten ~ 140 €

- Urin: Nierenerkrankung, z. B. bei Glomerulonephritis (→ S. 781) oder nephrotischem Syndrom (→ S. 782). Leicht erhöhte Albuminwerte bei ansonsten noch normaler Nierenfunktion **(Mikroalbuminurie** → S. 778) sind Frühzeichen beginnender Nierenschäden bei Diabetes (→ S. 758) oder Bluthochdruck (→ S. 722)
- Liquor: Unspezifisches Zeichen für eine Erkrankung des zentralen Nervensystems, z. B. eine akute Hirnhaut- oder Gehirnentzündung oder einen Rückenmarktumor.

Ursachen erniedrigter Werte im Blut

- Akute schwere Entzündungen
- Chronische Lebererkrankungen (z. B. Leberzirrhose → S. 675, Aszites → S. 678)
- Nierenerkrankungen (v. a. nephrotisches Syndrom → S. 782, Glomerulonephritis → S. 781)
- Überwässerung (→ S. 460)
- Plasmozytom
- Großflächige Verbrennungen
- Schwangerschaft
- Eiweißmangelernährung.

Aldosteron → www.gesundheit-heute.de/36l05

Alkalische Phosphatase → AP S. 1308

alpha-Amylase (α-Amylase)

Die in den Mundspeicheldrüsen und der Bauchspeicheldrüse gebildete **alpha-Amylase** ist ein Enzym der Kohlenhydratverdauung.

Normalbereich (Blut) [KLL; LAB]

< 100 U/l (Messung bei 37 °C, laborabhängig)

Indikation

- Klärung unklarer Oberbauchbeschwerden
- Nachweis einer Bauchspeicheldrüsenentzündung
- Nachweis einer Speicheldrüsenerkrankung.

Ursachen erhöhter Blutwerte

- Akute Bauchspeicheldrüsenentzündung oder akuter Schub einer chronischen Bauchspeicheldrüsenentzündung (in beiden Fällen ist auch das Enzym Lipase stark erhöht → S. 1325)
- Bauchspeicheldrüsenbeteiligung bei anderen Erkrankungen im Bauchraum oder nach ERCP (→ S. 667)
- Erkrankung der Speicheldrüsen (Parotitis, Mumps)
- Alkoholmissbrauch
- Tumoren, v. a. Bauchspeicheldrüsenkrebs
- Chronisches Nierenversagen (→ S. 783).

alpha-Fetoprotein → AFP S. 1306

Alphaglobuline (alpha-Globuline) → Eiweißelektrophorese S. 1315

alpha-Lipoprotein → Lipoprotein [a] S. 1326

IGeL-Laborcheck: Antioxidanzien-Status

Parameter

Was zum „Antioxidanzien-Status" gehört, variiert von Labor zu Labor; die vorgeschlagenen Parameter lassen sich aber drei Gruppen zuordnen, den:

- Spurenelementen wie **Selen** (→ Tab. S. 240, Werte → www.gesundheit-heute.de/36f94) und **Zink** (→ Tab. S. 240, Werte → www.gesundheit-heute.de/36g60)
- Vitaminen wie **Vitamin A** (→ Tab. S. 236, S. 1335) bzw. **Beta-Karotin** (→ Tab. S. 236, → www.gesundheit-heute.de/36g49); **Vitamin C** (→ Tab. S. 236, S. 1335), **Vitamin E** (→ Tab. S. 237, S. 1335)
- **Enzymen** mit Bedeutung für die Abwehr von Radikalen wie **Malondialdehyd** (→ www.gesundheit-heute.de/36f30), **Glutathion-Reduktase** (→ www.gesundheit-heute.de/36e48), **Gluthation-Peroxidase** (→ www.gesundheit-heute.de/36e49) und **Superoxiddismutase** (→ www.gesundheit-heute.de/36g19) sowie der **antioxidativen Gesamtkapazität** (→ www.gesundheit-heute.de/36l28).

Fragestellung

Die Untersuchung soll einen Mangel an Antioxidanzien (Radikalfänger → S. 229) oder einen oxidativen Stresszustand (→ S. 229) aufdecken; z. B. bei Krebspatienten, bei Erschöpfungszuständen oder im Rahmen der Anti-Aging-Diagnostik (→ S. 433).

Bewertung

Bei Krebspatienten scheint ein Mangel an Antioxidanzien durch Appetitverminderung bei gleichzeitig höherem Bedarf einleuchtend, z. B. ein Defizit an den Vitaminen C und E oder den Spurenelementen Selen und Zink (→ S. 1029). Entsprechend werden insbesondere in der alternativen Krebsmedizin spezielle Nahrungsergänzungsmittel empfohlen, um den Organismus und die Abwehrkräfte zu stärken. Ob dadurch tatsächlich ein positiver Effekt zu erzielen ist, konnte bisher allerdings nicht wissenschaftlich bewiesen werden (und erscheint nach neueren Studiendaten eher zweifelhaft [U01]).

Beim chronischen Erschöpfungssyndrom (→ S. 1048) und dem MCS-Syndrom (Multiple chemical sensitivity-Syndrom → S. 1048) mit Überempfindlichkeit gegenüber Umweltfremdstoffen aller Art stellen viele Ärzte ähnliche Überlegungen an.

Und auch mit dem Altern haben Antioxidanzien eine Menge zu tun, sie sind jedoch nur einige Puzzleteile im Rahmen der komplexen Alterungsprozesse und sind in ihrer Rolle als „Alterungsindikator" größtenteils noch nicht verstanden.

Bei all diesen Unsicherheiten nimmt es deshalb nicht Wunder, dass über die Frage, welche Laborparameter bei einer der genannten Fragestellungen zu bestimmen sind, keine Einigkeit herrscht, und genauso wenig, welche therapeutischen Folgerungen aus welchen Laborwertergebnissen zu ziehen sind. Mit einer Ausnahme: Die Ärzte sind sich einig, dass eine festgestellte Unterversorgung gezielt ausgeglichen werden sollte.

Auf diese Frage der Unterversorgung läuft die Antioxidanzien-Diagnostik in der Praxis derzeit dann auch in der Regel hinaus. Und auf diese Frage sollte das diagnostische Vorgehen auch fokussiert werden: Besteht wirklich ein konkreter Verdacht auf einen Spurenelement- oder Vitaminmangel? Wenn ja, sollten diese Parameter dann gezielt bestimmt (was in diesem Fall in der Regel auch von der Krankenkasse bezahlt wird) und gegebenenfalls ergänzt werden.

IGeL-Hinweis: Kosten ~ 160 €.

ALT → GPT S. 1319

Ammoniak → www.gesundheit-heute.de/36l12

Amylase, alpha → alpha-Amylase S. 1307

ANA (Antinukleäre Antikörper) = ANF (Antinukleäre Faktoren)

Autoantikörper (→ S. 1049, S. 1308) gegen Zellkernbestandteile heißen Antinukleäre Antikörper oder kurz **ANA.**

Normalbereich (Blut) [TLD]

Titer: < 80 (laborabhängig)

Indikation

Verdacht auf eine entzündlich-rheumatische Erkrankung (→ S. 993) bzw. Kollagenose (Erkrankung des Bindegewebes → S. 1005)

Ursachen erhöhter Werte

- Lupus erythematodes (SLE → S. 1007)
- Sklerodermie (→ S. 1008)
- Poly- oder Dermatomyositis (→ S. 1009)
- Sjögren-Syndrom (→ S. 1005)
- Mischkollagenose (→ S. 1010)
- Myasthenia gravis (→ S. 1159)

- Rheumatoide Arthritis (→ S. 999)
- viele andere Autoimmunerkrankungen (Übersicht → S. 1049).

ANF (Antinukleäre Faktoren) → ANA S. 1307

ANP → Arteriosklerose S. 1308

Anti-DNAse B-Titer (ADB) → www.gesundheit-heute.de/36l49

Antinukleäre Antikörper/Faktoren → ANA S. 1307

Antioxidative Gesamtkapazität → www.gesundheit-heute.de/36l28

Antistreptolysin-Titer (ASL-Titer) → www.gesundheit-heute.de/36l29

Antithrombin III → AT III www.gesundheit-heute.de/36l35

AP (Alkalische [Gesamt-]Phosphatase)

Bei der alkalischen [Gesamt-]Phosphatase **(Gesamt-AP)**, kurz **AP**, handelt es sich nicht um ein Enzym, sondern um mehrere ähnliche Enzyme **(Isoenzyme)**, von denen diagnostisch die **Leber-AP** und die **Knochen-AP (Alkalische-Knochen-Phosphatase)** am bedeutsamsten sind. Meist reicht die Bestimmung der alkalischen Gesamt-Phosphatase, die aufwendigere Bestimmung einzelner Isoenzyme ist nur selten nötig.

Normalbereich (Blut) [KLL; TLD]
- Frauen: < 105 U/l (Messung bei 37 °C)
- Männer: < 130 U/l (Messung bei 37 °C)

Indikation

Unklare Knochen-, Leber- oder Gallenwegserkrankung.

Ursachen erhöhter Werte
- Leber- und Gallenwegserkrankungen wie z. B. Gallenstauung (Cholestase), akute Virushepatitis, Leberzirrhose
- Knochenerkrankungen mit einer vermehrten Aktivität der knochenbildenden Zellen (Osteoblasten): **Paget-Krankheit (Osteodystrophia deformans,** eine seltene fortschreitende Knochenverdickung mit Neigung zu Knochenbrüchen schon bei geringer Belastung), Knochentumoren, Knochenmetastasen, Osteomalazie (→ S. 1018), Heilungsphase von Knochenbrüchen
- Nebenschilddrüsen-Überfunktion (Hyperparathyreoidismus → S. 754).

Hinweise

Erhöhte Werte ohne Krankheitswert findet man beim Knochenwachstum bei Kindern (Knochen-AP) sowie im letzten Drittel einer Schwangerschaft (Plazenta-AP). Auch einige Medikamente können den Wert beeinflussen.

Apolipoproteine → S. 1326

aPTT (Aktivierte Partielle Thromboplastinzeit) → PTT S. 1329

Arsen → www.gesundheit-heute.de/36o31

ASAT → GOT S. 1319

Ascorbinsäure → Vitamin C S. 1335, → Tab. S. 236

ASL-Titer (Antistreptolysin-Titer) → www.gesundheit-heute.de/36l29

Aspartatamino-Transferase (AST) → GOT S. 1319

AT III (Antithrombin III) → www.gesundheit-heute.de/36l35

Autoantikörper

Autoantikörper sind Antikörper gegen körpereigene Substanzen (z. B. Zellen) – das Immunsystem greift also fälschlicherweise den eigenen Körper an (Details → S. 1049). Die Aussagekraft der verschiedenen Autoantikörper ist unterschiedlich – der Nachweis einiger Autoantikörper ist (praktisch) beweisend für eine bestimmte Erkrankung, die meisten sind aber lediglich als Hinweise zu werten. Auch die Normwerte sind je nach Autoantikörper und teils auch je nach Labor verschieden.

Die wichtigsten Autoantikörper sind:
- **ANA** (Antinukleärer Antikörper → S. 1307)
- **CCP-Antikörper (cyclische citrullinierte Antikörper, CCP-AK)** richten sich gegen die Aminosäure Zitrullin und lassen sich im Labor durch einen Test mit dem künstlichen Eiweiß **CCP** nachweisen. Zusammen mit dem Rheumafaktor (→ S. 1330) gehören die CCP-Antikörper heute zu den wichtigsten Laborparametern bei Rheumatoider Arthritis (→ S. 999). Näheres → www.gesundheit-heute.de/36g15
- **Schilddrüsenautoantikörper (SD-AK** → S. 1331) wie **TPO-AK, TRAK, MAK** und **TAK**
- **Rheumafaktoren** → S. 1330.

Skelettmuskelantikörper, v. a. bei Myasthenia gravis → S. 1159 (Details → www.gesundheit-heute.de/36g16)

β-Carotin → Beta-Karotin Tab. S. 236 und → www.gesundheit-heute.de/36g49

β-Globuline → Eiweißelektrophorese S. 1315

β-HCG (Humanes Choriongonadotropin) → beta-HCG S. 357

β-Karotin → Beta-Karotin Tab. S. 236 und → www.gesundheit-heute.de/36g49

IGeL-Laborcheck: Arteriosklerose-Risiko (Blutfette-Basis-Check, Herzinfarktrisiko-Check)

Parameter (je nach Labor unterschiedlich)
- **Fettstoffwechselmarker** wie das **Gesamtcholesterin** (→ S. 1318), **HDL-Cholesterin** (→ S. 1320), **LDL-Cholesterin** (→ S. 1325), **Triglyzeride** (→ S. 1334) und **Apolipoproteine** (→ S. 1326) wie Apo AI und Apo B-100 (→ www.gesundheit-heute.de/36l34) und **Lipoprotein [a]** (→ S. 1326)
- **Entzündungsmarker** wie **Fibrinogen** (→ S. 1316) und **hsCRP** (→ S. 1313)
- **Homozystein** (→ S. 1321)
- Evtl. auch Herzinsuffizienzmarker wie **NT-proBNP** (→ www.gesundheit-heute.de/36f39) und **BNP** (→ www.gesundheit-heute.de/36g71): Sie gehören zu den im Herzen und in den Gefäßwänden gebildeten **natriuretischen Peptiden,** die an der Herz-Kreislauf-Regulation beteiligt sind. Bei einer Herzschwäche (Herzinsuffizienz) sind sie erhöht.

Fragestellung

Der Arteriosklerose-Laborcheck hilft bei der Beurteilung des Risikos, an den Folgen einer Arteriosklerose (Gefäßverkalkung → S. 721) wie Herzinfarkt (→ S. 699) und Schlaganfall (→ S. 1126) zu erkranken.

Bewertung

Die angebotenen Laboruntersuchungen geben zwar einen differenzierten Einblick in den Fettstoffwechsel und die damit verbundenen Risiken, sind jedoch als „Paket" für Selbstzahler eher von geringem Nutzen.

Es ist effizienter – und entspricht auch der ärztlichen Praxis außerhalb des Selbstzahlerbereichs – zunächst einmal einige wenige Laborwerte bestimmen zu lassen, wie z. B. Triglyzeride und Gesamtcholesterin. Diese werden auch kostenfrei im Rahmen des von den Krankenkassen angebotenen Check-ups (→ S. 260) erfasst.

Ergeben sich hier Auffälligkeiten und damit der Verdacht auf eine Fettstoffwechselstörung und/oder Erkrankung des Herz-Kreislauf-Systems, werden in der zweiten Runde weitere Labortests durchgeführt – und dann ebenfalls überwiegend von den Kassen bezahlt.

Die **Herzinsuffizienzmarker** stellen einen Sonderfall dar, da ihr Aussagewert durch die übrigen Werte mit abgedeckt wird. Ihre Bestimmung ist dann gerechtfertigt, wenn zumindest leichte klinische Zeichen der Herzinsuffizienz bestehen (→ S. 702).

IGeL-Hinweis: Kosten ~ 110 €

Basenüberschuss → Blutgasanalyse S. 1310

beta-Carotin → Beta-Karotin Tab. S. 236 und → www.gesundheit-heute.de/36g49

Betaglobuline (Betaglobuline) → Eiweißelektrophorese S. 1315

beta-HCG (Humanes Choriongonadotropin) → S. 357

Beta-Karotin → Tab. S. 236 und → www.gesundheit-heute.de/36g49

BGA → Blutgasanalyse S. 1310

Bikarbonat → Blutgasanalyse S. 1310

Bilirubin, Urobilinogen

Bilirubin ist ein Abbauprodukt der roten Blutkörperchen. Da die roten Blutkörperchen nur etwa 120 Tage leben, fällt jeden Tag eine größere Menge Bilirubin an.

Aus dem zunächst entstehenden wasserunlöslichen Bilirubin **(indirektes Bilirubin)** wird in der Leber das wasserlösliche **direkte Bilirubin** gebildet und mit der Galle in den Darm ausgeschieden. Von dort wird es zu etwa 85 % wieder ins Blut aufgenommen und zu 15 % nach Umbau mit dem Stuhl als bräunlicher Stuhlfarbstoff ausgeschieden. Steigt der Bilirubinspiegel im Blut krankhaft an, verfärben sich Haut, Schleimhäute und auch die Lederhaut des Auges gelb (Gelbsucht oder Ikterus → S. 667). Routinemäßig wird im Blut das **Gesamtbilirubin (Gesamt-Bili)** gemessen. Das direkte Bilirubin sowie die Bilirubinausscheidung im Urin werden nur bei Bedarf zur Ursacheneingrenzung bei Gelbsucht bestimmt.

Normalbereich [KLL; LAB]

- Direktes Bilirubin im Blut: < 0,3 mg/dl = 5,1 µmol/l
- Indirektes Bilirubin (= Gesamt-Bili - direktes Bili) im Blut: < 0,8 mg/dl = < 13,7 µmol/l
- Gesamtbilirubin (= direktes Bili + indirektes Bili) im Blut: < 1,1 mg/dl = < 18,8 µmol/l
- Neugeborene: je nach Lebenstag, insgesamt höher aufgrund der noch nicht voll ausgereiften Leberfunktion
- Urobilinogen im Urin: nicht nachweisbar.

Indikation

Nachweis, Ursachensuche und Verlaufskontrolle einer Gelbsucht (→ S. 667)

Ursachen erhöhter Werte

- Lebererkrankungen, z. B. akute Leberentzündung (Virushepatitis), Leberzirrhose, Leberschädigung im Rahmen einer Vergiftung
- Stauung der Gallenflüssigkeit (Cholestase), z. B. infolge einer Entzündung oder eines Abflusshindernisses in den Gallengängen (Gallensteine oder Tumor)
- Übermäßiger Abbau von roten Blutkörperchen (Hämolyse), z. B. bei hämolytischen Anämien, Blutgruppenunverträglichkeit bei Transfusionen
- Angeborene Bilirubinausscheidungsstörungen wie das **Meulengracht-Syndrom.** Dabei ist die Bilirubinausscheidung zwar verlangsamt und es kommt bei Stress oder Hungerzuständen zu einer leichten Gelbfärbung von Augäpfeln oder Haut, ansonsten ist aber die Leberfunktion normal, und die Aussichten für den Betroffenen sind gut.
- Bei Neugeborenen: Neugeborenenikterus (→ S. 387).

BKS (Blutkörperchensenkungsgeschwindigkeit) → BSG S. 1311

Blei (Pb) → Laborcheck Schwermetalle S. 1332 und → www.gesundheit-heute.de/36l39

Blutbild, Differenzial- → Differenzialblutbild S. 1314

Blutbild, kleines

Das preisgünstige **kleine Blutbild** gehört zur Basisdiagnostik jeder unklaren Erkrankung. Es umfasst:

- Zahl der **roten Blutkörperchen** (Erythrozyten → S. 1310)
- **Hämoglobin** → S. 1319
- **Hämatokrit** → S. 1319
- Erythrozytenindizes **MCV** (→ S. 1316), **MCH** (→ S. 1316), **MCHC** (→ S. 1316)
- Zahl der **weißen Blutkörperchen** (Leukozyten → S. 1311)
- Zahl der **Blutplättchen** (Thrombozyten → S. 1311).

Blutbild, großes

Auch das **große Blutbild** ist eine Standarduntersuchung. Es beinhaltet die Werte des kleinen Blutbilds und zusätzlich ein Differenzialblutbild, das die weißen Blutkörperchen in die einzelnen Zellgruppen differenziert.

Blutbild, weißes → Differenzialblutbild S. 1314

Blut im Stuhl (Hämoccult®, Hämofex®)

Auch geringe, mit dem bloßen Auge nicht sichtbare Blutbeimengungen im Stuhl können auf Erkrankungen hinweisen. Der Nachweis dieses okkulten Bluts im Stuhl gelingt mithilfe von Testbriefchen, die der Patient mit einer kleinen Stuhlprobe bestreicht (Durchführung → S. 657).

Indikation

- Verdacht auf unbemerkten Blutverlust aus dem Magen-Darm-Trakt (z. B. zur Abklärung einer Blutarmut)
- Verdacht auf eine gut- oder bösartige Magen-Darm-Erkrankung
- Im Rahmen der gesetzlichen Darmkrebs-Früherkennungsprogramme (→ S. 260, S. 657).

Ursachen eines positiven Befunds

- Gut- und bösartige Magen-Darm-Erkrankungen, z. B. Magengeschwür, Darmpolypen, -divertikel, -krebs, chronisch-entzündliche Darmerkrankungen (etwa Colitis ulcerosa → S. 650), Hämorrhoiden (→ S. 662), Verletzungen der Afterschleimhaut
- Blut, das aus anderer Quelle in den Magen-Darm-Trakt gelangt ist, z. B. bei Zahnfleischbluten
- Verzehr von rohen oder halbrohen Fleischwaren oder bestimmten rohen Gemüsen in den Tagen vor und während des Tests, hoch dosiertes Vitamin C (> 500 mg), bestimmte Medikamente wie Eisentabletten oder Acetylsaliclysäure (Aspirin®).

Hinweis

Ein positives Ergebnis bedeutet keinen Darmkrebs, noch nicht einmal eine Darmerkrankung. Umgekehrt schließt ein negatives Ergebnis eine Darmerkrankung nicht sicher aus, sodass bei weiter bestehendem Verdacht andere Tests folgen müssen (→ S. 657).

Blut im Urin (Hämaturie)

Die gesunden Nierenkörperchen sind so „dicht“, dass sie keine Blutkörperchen in den Urin durchlassen. Auch aus den gesunden Harnwegen geraten praktisch keine roten Blutkörperchen in den Urin. Blut im Urin ist deshalb immer ein Verdachtsmoment für eine Erkrankung, wobei unterschieden wird zwischen einer nur mittels Urin-Teststreifen (→ Abb. S. 777) oder im Mikroskop feststellbaren **Mikrohämaturie** oder **Erythrozyturie** (→ S. 776) und dem sichtbar blutigen Urin (Makrohämaturie → S. 776).

Normalbereich [TLD]

- Urin-Teststreifen: negativ
- Urinsediment: < 3 rote Blutkörperchen/Gesichtsfeld bzw. < 8/µl Urin

Indikation

Diagnose und Verlaufskontrolle von Erkrankungen der Nieren und der Harnwege

Ursachen erhöhter Werte

- Infektionen, Tumoren und Verletzungen von Nieren oder Harnwegen
- Glomerulonephritis (→ S. 781)

- Nierensteine
- Extreme körperliche Anstrengungen am Untersuchungstag oder -vortag
- Fieber und Austrocknung
- Einnahme blutverdünnender, gerinnungshemmender Medikamente
- Bei Männern auch Prostataerkrankungen
- Bei Frauen auch Menstruation.

Hinweise

Nach der Einnahme großer Mengen Vitamin C sind falsch negative Ergebnisse im Urinteststreifen möglich.

i Blut-Kohlendioxid → Blutgasanalyse S. 1310

i Blut-pH → Blutgasanalyse S. 1310

i Blutgruppenbestimmung → S. 1022

Blutgasanalyse (BGA), [Blut-]pH-Wert, Standardbikarbonat und Basenüberschuss

Zur **Blutgasanalyse** gehören pO_2, pCO_2, Blutsauerstoffsättigung, pH-Wert, Standardbikarbonat und Basenüberschuss.
Die Atemgase Sauerstoff und Kohlendioxid werden im Blut mithilfe des roten Blutfarbstoffs Hämoglobin (→ S. 1021) transportiert. Maß für ihre (Teil-)Konzentrationen sind ihre **Partialdrücke** im Blut. Der **pO_2 (paO_2 = arterieller Sauerstoff-Partialdruck)** und **pCO_2 ($paCO_2$ = arterieller Kohlendioxid-Partialdruck)** gehören zu den wichtigsten Größen der Blutgasanalyse.
Als **[Blut-]Sauerstoffsättigung (O_2 sat)** bezeichnet man den Anteil des mit Sauerstoff beladenen Blutfarbstoffs am gesamten Blutfarbstoff. Bei gesunden jungen Menschen liegt sie nahe 100 %, im Alter sinkt sie etwas ab. Bei vielen Fragestellungen reicht es, die Sauerstoffsättigung nicht-invasiv mit Hilfe eines Pulsoxymeters an Finger oder Zeh zu bestimmen (→ Abb. S. 619).

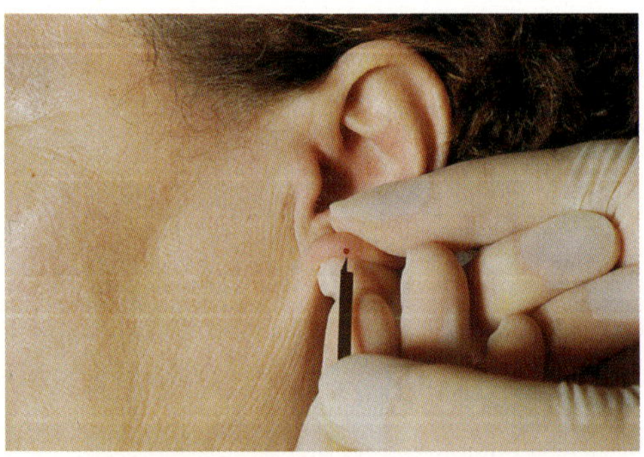

Die **Entnahme von Kapillarblut** *erfolgt durch einen kleinen* **Lanzettstich** *in die Fingerbeere oder in das Ohrläppchen. Wurden die Blutgefäße an der Entnahmestelle zuvor mit einer Creme weitgestellt, entsprechen die Werte dieses arterialisierten Kapillarbluts praktisch denen des arteriellen Bluts und können oft eine Arterienpunktion überflüssig machen.* [GTV 3602]

Der **pH-Wert** (kurz **pH**) gibt die Wasserstoffionenkonzentration einer Lösung an. pH 7 bedeutet definitionsgemäß neutral, pH < 7 sauer, pH > 7 alkalisch. Der **Blut-pH-Wert** liegt ganz leicht im alkalischen Bereich und wird vom Körper mittels chemischer Puffersysteme (→ S. 229) aus Puffersäuren und dazugehörigen Pufferbasen innerhalb enger Grenzen konstant gehalten. Das wichtigste Puffersystem ist das Bikarbonat. Die unter Standardbedingungen bestimmte Bikarbonatkonzentration im Blut, genannt **[Standard]Bikarbonat (HCO^{3-})**, ist ein wichtiger Parameter bei der Erkennung stoffwechselbedingter Störungen des Säure-Basen-Haushalts.
Als **Basenüberschuss (BE, base excess)** bezeichnet man die Abweichungen aller Pufferbasen vom Mittelwert beim gesunden Erwachsenen, der mit dem Wert Null (0 mmol/l) festgelegt wurde.

Normalbereich (arterielles Blut, arterialisiertes Kapillarblut) [TLD]
- pO_2: > 70 mmHg (> 9,5 kPa)
- pCO_2: 32–45 mmHg (4,3–6,1 kPa)
- [Blut]Sauerstoffsättigung: 94–98,5 %
- pH: 7,37–7,45
- [Standard]Bikarbonat: 21–26 mmol/l
- Basenüberschuss: -2 bis +3 mmol/l.

Indikation
- Lungenfunktionsstörungen
- Schwere Kreislaufstörungen, Schock
- Chronisches Nierenversagen
- Diabetisches Koma und andere Stoffwechselentgleisungen
- Störungen des Säure-Basen-Haushaltes durch schweres Erbrechen oder Durchfall
- Überwachung während Operationen
- Beim Ungeborenen während der Geburt (Fetalblutanalyse → S. 385).

Ursachen veränderter Werte
- Erniedrigter pO_2-Wert, evtl. mit erhöhtem pCO_2-Wert (respiratorische Partialinsuffizienz → S. 619 bzw. respiratorische Globalinsuffizienz → S. 619): Einschränkungen der Atemfunktion, z. B. bei Lungenentzündung, Lungenfibrose, COPD (→ S. 596).
- Erniedrigter pH-Wert **(Azidose = Übersäuerung des Bluts):** Eine stoffwechselbedingte **metabolische Azidose** entsteht durch vermehrte Bildung oder Zufuhr von Säuren, den Verlust von Basen oder gestörte Ausscheidung von Säuren über die Niere. Eine atmungsbedingte **respiratorische Azidose** wird durch verminderten Gasaustausch in den Lungenbläschen verursacht, z. B. bei schweren Lungenerkrankungen im fortgeschrittenen Stadium oder Cor pulmonale (→ S. 618). Mehr zur akuten Übersäuerung → S. 229.
- Erhöhter pH-Wert **(Alkalose =** Basenüberschuss): Eine stoffwechselbedingte **metabolische Alkalose** ist häufig Folge von Säureverlust durch starkes Erbrechen. Eine atmungsbedingte **respiratorische Alkalose** entsteht durch zu schnelle Atmung, z. B. als Folge psychischer Erregung (Hyperventilationssyndrom → S. 1214).

i Blutgase → Blutgasanalyse S. 1310

Blutkörperchen, rote (Erythrozyten, Erys)

Die kernlosen, scheibenförmigen **roten Blutkörperchen** (Erythrozyten) machen ungefähr 99 % der festen, zellulären Blutelemente aus. Sie bestehen zu rund einem Drittel aus dem roten Blutfarbstoff Hämoglobin (→ S. 1319). Damit transportieren die roten Blutkörperchen Sauerstoff aus der Lunge zu den Geweben. Ganz junge rote Blutkörperchen heißen **Retikulozyten.**

Normalbereich (Blut) [KLL]
- Frauen: 3,5–5,0 Mio. rote Blutkörperchen/µl
- Männer: 4,3–5,9 Mio. rote Blutkörperchen/µl

Indikation

Diagnose, Verlaufs- und Therapiekontrolle einer (vermuteten) Blutarmut (Anämie, → S. 1034) oder Polyglobulie (Überzahl roter Blutkörperchen → S. 1037)

Ursachen erhöhter Werte
- Scheinbare Polyglobulie bei starkem Flüssigkeitsmangel (Austrocknung → S. 196, → S. 459)
- Sauerstoffmangel, z. B. infolge eines Aufenthalts im Hochgebirge, starken Rauchens, schwerer (länger dauernder) Lungen- oder Herzerkrankungen
- Nierentumoren, Zystennieren (→ S. 790)
- Polyzythämie (→ S. 1037)
- Doping mit Blut oder Erythropoetin.

Ursachen erniedrigter Werte
- Alle Formen der Blutarmut (→ S. 1034)
- Überwässerung (→ S. 460).

Blutkörperchen, weiße (Leukozyten, „Leukos")

Zu den **weißen Blutkörperchen** zählen die Granulozyten, Lymphozyten und Monozyten. Sie gehören zum Immunsystem (→ S. 1022) und bekämpfen Krankheitserreger oder andere fremde Substanzen, aber auch kranke körpereigene Zellen.

Normalbereich [KLL;TLD]

- Blut: 4 000–10 000/µl (Näheres → S. 1314)
- Urin: Urin-Teststreifen negativ, Urinsediment < 5 weiße Blutkörperchen/Gesichtsfeld bzw. < 8/Gl Urin
- Liquor: < 4 weiße Blutkörperchen/µl

Indikation

- Blut: Diagnose, Verlaufs- und Therapiekontrolle, z. B. von Infektionen, Entzündungen, Gewebezerstörungen, Vergiftungen, Blut- bzw. Knochenmark- oder Tumorerkrankungen
- Urin: Erkrankungen der Nieren oder Harnwege, insbesondere Verdacht auf Entzündung
- Liquor: Verdacht auf Infektionen oder andere Entzündungen des (zentralen) Nervensystems

Ursachen erhöhter Werte (Leukozytose)

- Blut → Differenzialblutbild S. 1314
- Urin: Entzündliche, infektiöse oder bösartige Erkrankungen der Niere oder Harnwege sowie der Prostata beim Mann
- Liquor: z. B. Hirnhautentzündung, Multiple Sklerose (→ S. 1135).

Ursachen erniedrigter Werte (Leukopenie)

- Blut → Differenzialblutbild S. 1314
- Urin und Liquor: ohne Krankheitswert.

i Blutkörperchensenkungsgeschwindigkeit → BSG S. 1311

i Blut-Kohlendioxidgehalt → Blutgasanalyse S. 1310

Blutkultur

Bei der **Blutkultur** wird eine Blutprobe zu einer Nährlösung gegeben und danach bebrütet. Im Blut vorhandene Bakterien oder Pilze vermehren sich und können nachfolgend bestimmt und auf ihre Medikamentenempfindlichkeit getestet werden (→ S. 1051).

Indikation

- Verdacht auf schwere Infektionen, v. a. Blutvergiftung (Sepsis → S. 1053)
- Fieber, Schüttelfrost unklarer Ursache
- Kontrolluntersuchung in der Intensivmedizin oder nach einer Fremdkörperimplantation.

Ursachen positiver Befunde

- Schwere Infektionen, bei denen immer wieder Infektionserreger in die Blutbahn gelangen, z. B. Endokarditis (Herzinnenhautentzündung → S. 714), Systemmykose (Pilzinfektion mit Befall innerer Organe → S. 1050)
- Vorübergehende Anwesenheit von Bakterien im Blut, ohne dass diese sich dort vermehren oder in Organe streuen **(Bakteriämie)**
- Unzureichende Hygienemaßnahmen (z. B. keine korrekte Hautdesinfektion).

Hinweise

Ein (einzelner) negativer Befund schließt eine schwere Infektion oder Blutvergiftung nicht aus. Bei Weiterbestehen entsprechender Symptome muss die Blutkultur deshalb ggf. mehrfach wiederholt werden. Auch während einer Behandlung mit Antibiotika oder Antimykotika sind falsch negative Befunde häufig, weil die Bakterien vorgeschädigt sind und deshalb nicht mehr „angehen".

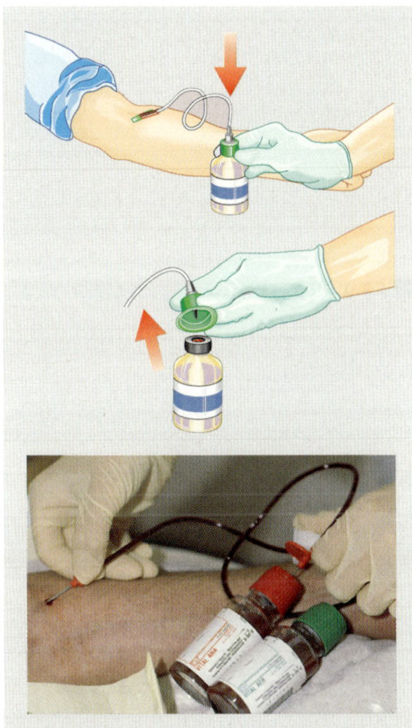

*Die **Blutentnahme für eine Blutkultur** erfordert peinlich sauberes Arbeiten. Nach der Punktion einer Vene, z. B. in der Ellenbeuge, wird das Blut in zwei Blutkulturflaschen geleitet. Die eine Flasche muss konsequent luftfrei bleiben (um sauerstofffrei wachsende Bakterien anzüchten zu können), die andere muss Sauerstoff enthalten (um Bakterien zum Wachsen zu bringen, die Sauerstoff zum Leben benötigen). Nach Anbrütung erfolgt der Nachweis der Erreger durch Überführung auf spezielle Nährböden, Mikroskopie oder durch biochemische Untersuchung oder Antikörperdiagnostik.* [GTV 3603]

Blutplättchen (Thrombozyten)

Die kernlosen **Blutplättchen** spielen eine Schlüsselrolle in der Anfangsphase der Blutgerinnung (→ S. 1038).

Normalbereich (Blut) [KLL]

150 000–400 000/µl (= 150–400 x10^9/l)

Indikation

- Klärung unklarer Blutungen, Ausschluss einer Blutungsneigung
- Verdacht auf Blut- oder Knochenmarkerkrankungen
- Kontrolle vor Operationen, während Heparinbehandlung, während Strahlen- oder Zytostatikabehandlung (Chemotherapie).

Ursachen erhöhter Werte (Thrombozytose)

- Kurzzeitig nach körperlicher Anstrengung
- Als Reaktion auf Infektionen, Tumoren, Blutungen, nach Milzentfernung
- Erkrankungen des Knochenmarks, v. a. myeloproliferative Erkrankungen (→ S. 1040) wie z. B. die essenzielle Thrombozythämie (→ S. 1040).

Ursachen erniedrigter Werte (Thrombozytopenie)

- Bildung von Autoantikörper (→ S. 1049) gegen Blutplättchen, z. B. nach Virusinfektionen, durch andere Krankheiten oder Medikamente (etwa Heparin)
- Infektionen
- Knochenmarkerkrankungen bzw. -schädigungen (z. B. Leukämie, Medikamentennebenwirkungen, Chemotherapie, Bestrahlung)
- Überfunktion der Milz
- Künstliche Herzklappen.

i Blut-Sauerstoffgehalt → Blutgasanalyse S. 1310

i BNP → Arteriosklerose S. 1308 und → www.gesundheit-heute.de/36g71

BSG (Blutkörperchensenkungsgeschwindigkeit, Blutsenkung, BKS, BSR)

Lässt man durch Zitratzusatz ungerinnbares Blut in einem senkrechten Röhrchen stehen, so sinken die festen Blutbestandteile nach unten. Die Geschwindigkeit, mit der dies geschieht **(BSG)**, ist von vielen Faktoren abhängig, u. a. von Zellgehalt und Eiweißzusammensetzung des Bluts. Letztere ändert sich z. B. bei Entzündungen. Eine beschleunigte Blutsenkung ist v. a. ein Hinweis auf eine Entzündung irgendwo im Körper – die BSG gehört deshalb wie das CRP (→ S. 1313) zu den **Entzündungsparametern.**

Normalbereich (Blut) [KLL; LAB]

- Frauen unter 50 Jahren: 1. Stunde [Ablesung nach 60 Minuten] bis 20 mm, über 50 Jahren bis 30 mm
- Männer unter 50 Jahren: 1. Stunde bis 15 mm, über 50 Jahren bis 20 mm

Indikation

Suchtest auf Entzündungen im Körper

Ursachen beschleunigter Blutsenkung

- Entzündungen (z. B. rheumatische Erkrankungen, andere Autoimmunerkrankungen), Infektionen
- Nephrotisches Syndrom (→ S. 782)
- Fortgeschrittene Tumoren, Plasmozytom (sehr starke Beschleunigung, sog. **Sturzsenkung)**
- Schwangerschaft.

Ursachen verlangsamter Blutsenkung

Vermehrung roter Blutkörperchen (Polyglobulie → S. 1037, Polyzythämie → S. 1037)

i BSR → BSG S. 1311

i CA (Carbohydrat-Antigene) 125, CA 19-9, CA 15-3 → Tab. Tumormarker S. 1334

i C3-Komplement, C4-Komplement (Komplementsystem) → www.gesundheit-heute.de/36f03

i Ca^{2+} → Kalzium S. 1323

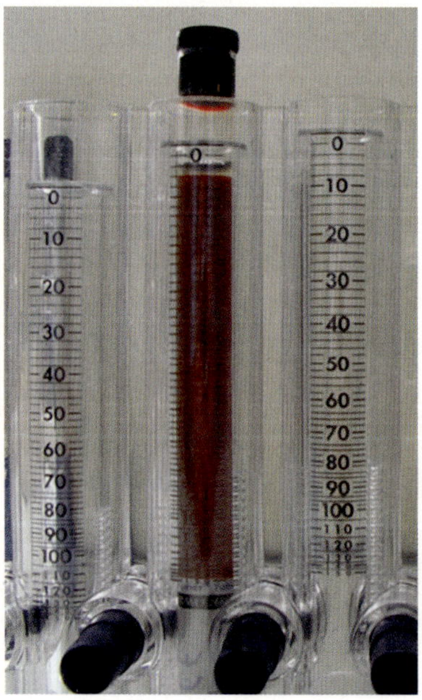

Die BSG ist nach wie vor ein guter erster Suchtest auf Entzündungen. Für die Verlaufskontrolle ist sie aber bei vielen Erkrankungen von der Bestimmung des CRP verdrängt worden. [WKY 3604]

i Cadmium (Cd) → Laborcheck Schwermetalle S. 1332 und → www.gesundheit-heute.de/36l85

i Calcitonin → Kalzitonin S. 1323

i Carcino-embryonales Antigen → CEA S. 1312

i Carotin, beta → Tab. S. 236 und → www.gesundheit-heute.de/36g49

i CCP-Antikörper → Autoantikörper S. 1308

CDT (Kohlenhydrat-defizientes Transferrin)

CDT ist eine Form des Transferrins, des wichtigsten Transporteiweißes für Eisen (→ S. 1315, S. 1333).

Normalbereich (Blut) [LAB]

‹ 5 % des Gesamt-Transferrins (laborabhängig)

Indikation

Verdacht auf länger dauernden Alkoholmissbrauch

Ursache erhöhter Werte

- Alkoholmissbrauch (mindestens 50–80 g Ethanol, entsprechend 1–1,6 l Bier oder 0,5–0,8 l Wein täglich, über mindestens eine Woche)
- Lebererkrankungen ohne Alkoholmissbrauch
- Angeborene Transferrin-Varianten.

CEA (Karzino-emryonales Antigen, Carcino-embryonales Antigen)

Das **CEA** kommt in der Dick- und Mastdarmschleimhaut sowie der Bauchspeicheldrüse und der Leber vor. Es wird aber auch von vielen bösartigen Tumoren gebildet und kann deshalb als Tumormarker (→ S. 1025, → Tab. S. 1334) genutzt werden.

Normalbereich (Blut) [KLL]

- Nichtraucher: ‹ 5,0 µg/l (laborabhängig)
- Raucher: ‹ 10,0 µg/l (laborabhängig)

Indikation

Therapiekontrolle bei CEA-positiven Tumoren, v. a. nach Behandlung eines Dick- oder Mastdarmkrebses

Ursachen erhöhter Werte

- Gutartige, insbesondere entzündliche Erkrankungen von Leber, Bauchspeicheldrüse, Darm und Lunge
- Karzinome, insbesondere Dick-, Mastdarm-, Magen-, Bauchspeicheldrüsen-, Brust-, Lungen-, Eierstock- oder Gebärmutterhalskrebs, Schilddrüsenkrebs (vom Typ des medullären Schilddrüsenkarzinoms).

i Chlamydien-Screening → S. 828

Chlorid

Chlorid (→ Tab. S. 239) ist eines der wichtigsten Mengenelemente (→ S. 241) des Körpers und gleichzeitig eines der bedeutsamsten Blutsalze. Die Interpretation veränderter Chlorid-Werte ist nur zusammen mit weiteren Elektrolyten (Blutsalzen) wie Natrium und Kalzium möglich.

Normalbereich (Blut) [KLL; LAB]

96–110 mmol/l

Indikation

- Störungen des Natrium-, Wasser- und Säure-Basen-Haushalts (Azidose → S. 1310 und Alkalose → S. 1310)
- Kontrolluntersuchung in der Intensivmedizin.

Ursachen erhöhter Werte

- Azidose → S. 1310
- Intensivmedizinische Therapie
- (Scheinbar) durch Einnahme bromid- oder jodidhaltiger Medikamente.

Ursachen erniedrigter Werte

- Chloridverluste, z. B. durch heftiges Erbrechen, Einnahme von Diuretika (harntreibende Medikamente → S. 784)
- Alkalose → S. 1310
- Intensivmedizinische Therapie.

i Cholesterin: Gesamtcholesterin → S. 1318; HDL-Cholesterin → S. 1320; LDL-Cholesterin → S. 1325; LDL/HDL-Quotient → S. 1325

Cholinesterase (ChE)

Die **Cholinesterase** ist ein in der Leber produziertes, Azetycholin inaktivierendes Enzym (Azetylcholin ist ein Überträgerstoff im Nervensystem und vermittelt u. a. die Muskelkontraktion).

Normalbereich (Blut) [KLL]

4,9–12,0 kU/l (Messung bei 37 °C)

Indikation

- Lebererkrankungen
- Pestizidvergiftung
- Vor Narkosen bei Verdacht auf einen genetisch bedingten verzögerten Abbau eines muskelentspannenden Narkosemittels.

Ursachen erhöhter Werte

- Diabetes (→ S. 758), koronare Herzkrankheit, bestimmte Fettstoffwechselstörungen
- Erkrankungen mit länger dauerndem Eiweißverlust (z. B. nephrotisches Syndrom → S. 782).

Ursachen erniedrigter Werte

- Lebererkrankungen mit eingeschränkter Leberfunktion, z. B. Leberzirrhose, schwere Hepatitis

- Vergiftungen (v. a. Knollenblätterpilz-, Pestizidvergiftung), Pestizidbelastung
- Angeborene ChE-Varianten (leichte Erniedrigung).

CK (Kreatinkinase, Creatinkinase)

Die **CK** kommt in allen Körperzellen vor, in hoher Konzentration in der Skelettmuskulatur, im Herzmuskel sowie im Gehirn. Die Untereinheiten CK-M und CK-B sind dabei verschieden kombiniert: Die v. a. im Herzmuskel vorkommende **CK-MB** besteht aus je einer Untereinheit CK-M und CK-B, die **CK-MM** des Skelettmuskels aus zwei Untereinheiten CK-M und die **CK-BB** des Gehirns aus zwei Untereinheiten CK-B.

Normalbereich (Blut) [KLL; LAB]

- Gesamt-CK: Frauen < 145 U/l, Männer < 170 U/l (Messung bei 37 °C)
- CK-MB: < 24 U/l (Messung bei 37 °C) bzw. weniger als 6 % der Gesamt-CK.

Indikation

- Herzmuskelerkrankungen
- Muskelerkrankungen
- Kontrolle bei Behandlung mit bestimmten blutfettsenkenden Medikamenten, die als seltene Nebenwirkung zu Muskelschäden führen können (→ S. 768).

Ursachen erhöhter Werte

Erhöhung der Gesamt-CK:

- Herzerkrankungen (CK-MB > 6 % der Gesamt-CK)
- Muskelerkrankungen (CK-MB < 6 % der Gesamt-CK)
- Starke körperliche Anstrengung, Sport, Krampfanfall, Entbindung
- Spritze in den Muskel (intramuskuläre Injektion)
- Operation, schwere Verletzung, Wiederbelebung
- CK-Varianten (**Makro-CK).**

Erhöhung der CK-MB > 6 % der Gesamt-CK: Herzerkrankungen, insbesondere akuter Herzinfarkt (→ S. 699), Herzmuskelentzündung (→ S. 713), Herzoperation, Herzprellung (bei Unfall).

i [p]CO_2 (Kohlendioxid-[Partialdruck]) → Blutgasanalyse S. 1310

i Cobalamin → Vitamin B12 S. 1335, → Tab. S. 236

i Coeroluplasmin (Cp) → www.gesundheit-heute.de/36l92

i Cortisol → Kortisol S. 1323

i Cp (Coeroluplasmin) → www.gesundheit-heute.de/36l92

i C-Peptid → Insulin S. 1322

IGeL-Laborcheck: Chlamydientest bei Unfruchtbarkeit oder Adnexitis

Parameter

Molekularbiologische Untersuchungen wie z. B. die Chlamydien-PCR (Chlamydien-Polymerase-Kettenreaktion)

Fragestellung

Die Frage ist die nach (einer) früheren Chlamydieninfektion(en) als Grund für eine Eileiterundurchlässigkeit (→ S. 333) oder der Verdacht auf akute Chlamydieninfektion bei akuter Adnexitis (→ S. 854).

Bewertung

Chlamydieninfektionen verlaufen bei der Frau oft unbemerkt, können jedoch zur Unfruchtbarkeit führen. Der Nachweis des Erregers ist vergleichsweise schwierig, da er sich schlecht anzüchten lässt. Die immunologischen Standardtests (ELISA und/oder Immunfluoreszenztest [IFT]) sind nur wenig empfindlich, sodass viele Chlamydieninfektionen übersehen werden. Der molekularbiologische Laborcheck stellt hier eine deutliche Verbesserung dar. Die Kosten sind allerdings hoch und werden von gesetzlichen Kassen nur teilweise übernommen.

IGeL-Hinweis: Kosten bis 100 €

i Creatinkinase → CK S. 1313

i Cross-links → Osteoporose S. 1327

CRP (C-reaktives Protein) und hsCRP (high sensitivity CRP)

Das Eiweiß **CRP (C-reaktives Protein)** ist an der Eliminierung von Krankheitserregern und auch kranken körpereigenen Zellen beteiligt. Bei akuten Entzündungen steigt seine Produktion innerhalb 6–12 Stunden an und fällt nach Abklingen innerhalb von 24 Stunden wieder ab. Methoden, die besonders auf die Messung geringer CRP-Konzentrationen ausgelegt sind, werden als **hsCRP (high sensitivity CRP)** bezeichnet.

Normalbereich (Blut) [TLD]

< 8,2 mg/l

Indikation

CRP:

- Diagnose, Verlaufs- und Therapiekontrolle insbesondere bakterieller Infektionen
- Verdacht auf andere Entzündungen oder Gewebeschäden, z. B. Autoimmunerkrankungen.

hsCRP:

Risikoabschätzung arteriosklerotischer Erkrankungen wie z. B. Herzinfarkt (→ S. 699)

Ursachen erhöhter Werte:

- Infektionen, v. a. bakterielle Infektionen, wobei allerdings keine sichere Unterscheidung zwischen bakterieller und viraler Ursache möglich ist
- Nicht infektiöse Entzündungen, z. B. rheumatische und andere Autoimmunerkrankungen, chronisch-entzündliche Darmerkrankungen, Bauchspeicheldrüsenentzündung
- Akutes Koronarsyndrom oder Herzinfarkt
- Operation
- Bösartige Tumoren.

Hinweise

Das CRP ist weniger störanfällig und reagiert schneller als die früher vergleichbar eingesetzte Blutsenkungsgeschwindigkeit (BSG → S. 1311). Deshalb hat es diese bei vielen Fragestellungen, insbesondere der **Verlaufsbeurteilung** von Infektionen, abgelöst.

Ein CRP im oberen Normbereich oder ein gering erhöhtes CRP ist mit arteriosklerotischen Gefäßveränderungen assoziiert und gilt als Risikofaktor für Herz-Kreislauf-Erkrankungen, wobei allerdings viele Fragen noch offen sind. Die Meinungen über den Nutzen einer hsCRP-Bestimmung – etwa als IGeL-Leistung im Rahmen eines Arteriosklerose-Checks (→ S. 1308) – gehen derzeit noch auseinander. Auf jeden Fall ist eine solche Untersuchung nur bei völligem Wohlbefinden sinnvoll, da schon leichte Infektionen das CRP ansteigen lassen. Bei Patienten mit instabiler Angina pectoris oder Herzinfarkt deutet ein „hoch-normales" CRP auf eine schlechtere Prognose.

i cTnI, cTnT → [kardiale] Troponine S. 1334

i Cu^{2+} (Kupfer) → www.gesundheit-heute.de/36f09

i CTX → Laborcheck Osteoporose S. 1327

i Cyclische citrullinierte Antikörper → CCP-Antikörper S. 1308

i Cystatin C → Kreatinin-Clearance S. 1324

i D-Dimere → Fibrin[ogen]spaltprodukte S. 1317

i Desoxypyridinolin → www.gesundheit-heute.de/36044

i DHEA (Dehydroepiandrosteron) → Sexualhormonstatus beim Mann S. 1331 und → www.gesundheit-heute.de/36032

i DHEA-S (DHEAS, DHEA-Sulfat, Dehydroepiandrosteron-Sulfat) → Sexualhormonstatus beim Mann S. 1331 und → www.gesundheit-heute.de/36l97

Zellart	Normalbereich in Zellen pro µl	Normaler Anteil in Prozent der weißen Blutkörperchen	Erniedrigt	Erhöht
Weiße Blutkörperchen (Leukozyten) gesamt	4000–10000		Im Wesentlichen wie bei Veränderungen der neutrophilen Granulozyten	Im Wesentlichen wie bei Veränderungen der neutrophilen Granulozyten
Segmentkernige neutrophile Granulozyten	3000–5800	50–70 %	Virusinfektionen, manche bakterielle Infektionen, Folsäure- oder Vitamin-B12-Mangel, Autoimmunerkrankungen, Knochenmarkschädigung, z. B. durch Medikamente, nach Bestrahlung oder Chemotherapie, bestimmte Leukämien	Bakterielle Infektionen, Entzündungen, viele akute Erkrankungen, Rauchen, Stress, einige Medikamente (wie z. B. Kortison, „Pille"), Cushing-Syndrom (→ S. 755), bestimmte Leukämien
Stabkernige neutrophile Granulozyten	150–400	3–5 %		
Lymphozyten	1500–3000	25–45 %	Immundefekte (z. B. AIDS), Knochenmarkschädigung, z.B durch Medikamente, Lupus erythematodes, Cushing-Syndrom (→ S. 755), Kortisoneinnahme	Virusinfektionen, manche bakterielle Infektionen (z. B. Keuchhusten), Schilddrüsenüberfunktion, bestimmte Leukämien und Lymphome
Eosinophile Granulozyten	50–250	1–4 %	Nicht von Bedeutung	Allergien, Parasitenerkrankungen (z. B. Wurmerkrankungen), Erholungsphase nach akuten Infektionen, bestimmte Leukämien und Lymphome, Autoimmunerkrankungen
Basophile Granulozyten	15–50	0–1 %	Nicht von Bedeutung	Bestimmte Leukämien
Monozyten	285–500	3–7 %	Knochenmarkschädigung, z. B. durch Medikamente	Chronische Infektionen, Erholungsphase nach akuten Infektionen, bestimmte Leukämien

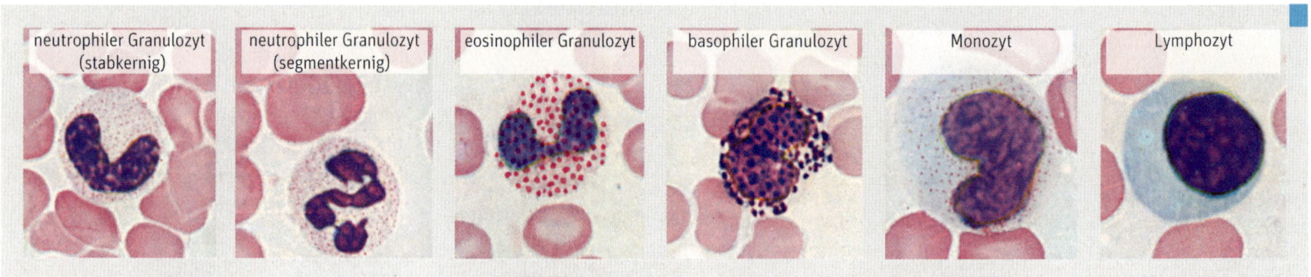

Die verschiedenen **weißen Blutkörperchen im Differenzialblutbild** *– oben die Verteilung beim Gesunden und die Ursachen eventueller Abweichungen und unten in der Mikrokopie.* [GTV 3605]

Differenzialblutbild (Weißes Blutbild, Diff-BB)

Die weißen Blutkörperchen sind alle an der Immunabwehr beteiligt. Sie sind aber keine einheitliche Zellgruppe, sondern werden unterteilt in:

- Granulozyten mit den drei Untergruppen neutrophile, eosinophile und basophile Granulozyten. Die neutrophilen Granulozyten können Krankheitserreger abtöten und Zelltrümmer in sich aufnehmen (gehören also zu den Fresszellen → S. 1022). Die eosinophilen Granulozyten können u. a. Histamin inaktivieren und Antigen-Antikörper-Komplexe aufnehmen. Die basophilen Granulozyten sind u. a. an allergischen Sofortreaktionen beteiligt.
- Lymphozyten, die eine wichtige Rolle bei der spezifischen Abwehr haben (→ S. 1023). Die **T-Lymphozyten** können sich direkt an fremde Zellen binden und diese vernichten. Sie sind an der Abwehr von Viren und Pilzen sowie Tumoren beteiligt. Die **B-Lymphozyten** sind für die Bildung der Antikörper (Immunglobuline) zuständig.
- Monozyten, die ebenfalls zu den Fresszellen zählen.

Im Differenzialblutbild werden die weißen Blutkörperchen in die verschiedenen Untergruppen aufgeschlüsselt. Meist geschieht dies heute vollautomatisch mit Hilfe eines Geräts **(Automaten-Differenzialblutbild).** Sind die Ergebnisse jedoch zweifelhaft, soll nach Veränderungen im Aussehen der weißen Blutzellen oder Einlagerungen in ihnen gesucht werden, muss ein **manuelles Differenzialblutbild** gemacht werden, bei dem ein Blutausstrichpräparat angefertigt und mikroskopiert wird.

Indikation

- Klärung von erhöhten oder erniedrigten Zahlen weißer Blutkörperchen
- Diagnose und Verlaufskontrolle von Infektionen oder Blutkrankheiten (z. B. Blutarmut, Leukämie).

Eisen (Ferrum, Fe)

Eisen ist nicht nur ein wichtiger Bestandteil des roten Blutfarbstoffs (Hämoglobin), sondern kommt auch im roten Muskelfarbstoff (Myoglobin) und in Enzymen des Zellstoffwechsels vor.

Im Zusammenhang mit Eisen sind zwei Eiweiße erwähnenswert: das Transporteiweiß **Transferrin** für den Eisentransport im Blut und das Eisenspeichereiweiß **Ferritin** (→ S. 1316).

Normalbereich (Blut) [KLL]

45–160 µg/dl (7–29 µmol/l)

IGeL-Laborcheck: Diabetes-Risiko

Parameter

- **Nüchternblutzucker** (→ S. 1327)
- **HbA1c** (→ S. 1320)
- Indikator der Nierenfunktion: **Cystatin C** (→ S. 1324), alternativ **Kreatinin-Clearance** → S. 1324)
- Bluttfettwerte, dazu zählen **Gesamtcholesterin** (→ S. 1318), **HDL-Cholesterin** (→ S. 1320), **LDL-Cholesterin** (→ S. 1325) und **Triglyzeride** (→ S. 1334).

Fragestellung

Finden sich im Blut Hinweise für einen Diabetes (→ S. 758) oder gar schon durch Diabetes bedingte Spätschäden?

Bewertung

Ein Diabetes kann durch einen erhöhten Nüchtern-Blutzuckerwert und, mit noch höherer Empfindlichkeit, durch einen erhöhten HbA1c-Wert erkannt werden.

Bei einem schon länger bestehenden Diabetes zeigt die Nierenfunktion als erstes beginnende Langzeitschäden an.

Außerdem zeigen krankhaft veränderte Blutfettwerte erhöhte Risiken für Herz-Kreislauf-Erkrankungen an.

Der genannte Laborcheck ist für Menschen, die mit einer einzigen Blutentnahme möglichst viele Risiken identifiziert haben wollen, erwägenswert.

Wer allerdings den Aufwand für mehrere Blutentnahmen nicht scheut, ist mit dem kostenlosen Labor-Basisprogramm des allgemeinen „Check-ups" (→ Tab. S. 288) besser bedient. Dieses beinhaltet bereits die Bestimmung des Nüchternblutzuckers. Die Kosten sich daraus ergebender weiterer Analysen werden dann von den Krankenkassen getragen, bei Verdacht auf eine Diabeteserkrankung ist dies ein oraler Glukosetoleranztest (oGTT → S. 762, S. 1327), mit dem auch eine gestörte Glukosetoleranz (→ S. 760), also ein gerade beginnender Diabetes, erkannt werden kann (diese zeitaufwendige Untersuchung ist zudem im „Diabetes-Check" nicht enthalten).

Für Patienten, bei denen ein Diabetes bereits bekannt ist, ist der Diabetes-Check nicht sinnvoll: Sie befinden sich in aller Regel in ärztlicher Behandlung und werden routinemäßig (und kostenfrei) labormedizinisch überwacht.

IGeL-Hinweis:

Die Kosten betragen ~ 30 € (davon ist HbA1c mit ~ 13 € am teuersten)

Indikation

- Bei Verdacht auf Eisenmangel zur Berechnung der Transferrin-Sättigung (→ S. 1333)
- Eisenüberladung, Eisenvergiftung.

Ursachen erhöhter Werte

- Hämolytische Anämie (→ S. 1035)
- Eisenüberladung, z. B. nach häufigen Bluttransfusionen, bei Hämochromatose (→ S. 1037)
- Porphyrien (→ S. 1037)
- Schwere Leberzellschädigung.

Ursachen erniedrigter Werte

- Eisenmangel (bei gleichzeitig erniedrigtem Ferritin)
- Chronische Entzündungen, Infektionen, Tumoren.

Hinweise

Die Bestimmung des Eisens im Blut ist für die Diagnose eines Eisenmangels nicht geeignet, da die Werte von zahlreichen Faktoren abhängig sind (z. B. Schwankungen je nach Uhrzeit und Angebot in der Nahrung, Absinken bei Entzündungen). Besser geeignet sind das Ferritin (→ S. 1316) und die Transferrin-Sättigung (→ S. 1333).

Eiweiß → Gesamteiweiß S. 1318 und → Eiweißelektrophorese

Eiweißelektrophorese (Elektrophorese)

Die Bluteiweiße sind ein komplexes Gemisch von Eiweißen, die im Stoffwechsel unterschiedlichste Funktionen ausüben. Neben Albumin (→ S. 1306) gehören die **Globuline** zu den Bluteiweißen; im Blut sind sie zuständig für Stofftransport, pH-Wert-Regulierung und Immunabwehr.

Die Bluteiweiße werden in der **Eiweißelektrophorese** nach ihrer Größe und ihrer elektrischen Ladung in einem elektrischen Feld (→ Abb. S. 1316) aufgetrennt. Im Normalfall lassen sich fünf Gruppen von Bluteiweißen als „Banden" darstellen, nämlich:

- **Albumin**
- **Alphaglobuline (alpha-Globuline, α-Globuline),** genauer **Alpha-1-Globulin (α-1-Globulin)** und **Alpha-2-Globulin (α-2-Globulin)**
- **Betaglobuline (beta-Globuline, ß-Globuline)**
- **Gammaglobuline (gamma-Globuline, ß-Globuline),** auch Immunglobuline genannt (→ S. 1322).

Nicht alle Bluteiweiße allerdings sind Teil des gesunden Stoffwechsels; manchmal liegt eine **monoklonale Gammopathie** vor. Dabei bilden die Nachkommen eines einzelnen B-Lymphozyten große Mengen eines gleichförmigen Immungloblulins, z. B. beim Plasmozytom (→ S. 1044). Eine monoklonale Gammopathie ist durch eine zusätzliche spitze „Zacke" in der Elektrophorese erkennbar.

Normalbereich (Blut) [LAB]

- Albumin: 56,0–68 % der gesamten Blutproteine (in Absolutwerten: 35–55 g/l)
- Alpha-1-Globulin: 2–5 % (1–3,5 g/l)
- Alpha-2-Globulin: 6–10 % (3–8,5 g/l)
- Betaglobuline: 8–14 % (5–11 g/l)
- Gammaglobuline: 10–20 % (6,5–16 g/l).

Indikation

Blut:

- Erhöhtes oder erniedrigtes Gesamteiweiß im Blut
- Erhöhte BSG

IGeL-Laborcheck: Drogennachweis im Urin (Drogen-Suchtest)

Parameter

Suchtest für verschiedene Drogen, so für

- **Barbiturate** (früher oft verordnete Schlafmittel) und **Benzodiazepine** (die heute meistverordneten **Tranquilizer** → S. 1170)
- **Amphetamine** (z. B. **Ecstasy** → S. 1207)
- **Kokain** (→ S. 1207)
- **Cannabis** (→ S. 1205), **Opiate** (z. B. **Heroin** → S. 1206, **Methadon** (→ S. 1206).

Fragestellung

Drogeneinnahme in den letzten Tagen

Bewertung

Bei den angebotenen Drogen-Suchtests handelt es sich in der Regel um Urin-Teststreifen (→ Abb. S. 777), die die oben genannten Drogen ab einer bestimmten Mindestkonzentration im Urin nachweisen. Diese Suchtests werden in Kliniken bei Verdacht auf akute Vergiftungen durchgeführt. Aber auch in Internaten und in anderen Einrichtungen für Jugendliche werden sie einsetzt, um zu prüfen, ob Drogen genommen wurden. Positive Tests können mit genaueren Analysemethoden, insbesondere Bluttests, bestätigt werden.

Ein häufiges Problem bei Suchtkranken ist, den originären Urin (und nicht eine mit Wasser verdünnte Urinprobe oder die Urinprobe eines anderen Patienten) zu erhalten.

IGeL-Hinweis:

~ 15 € pro getesteter Droge

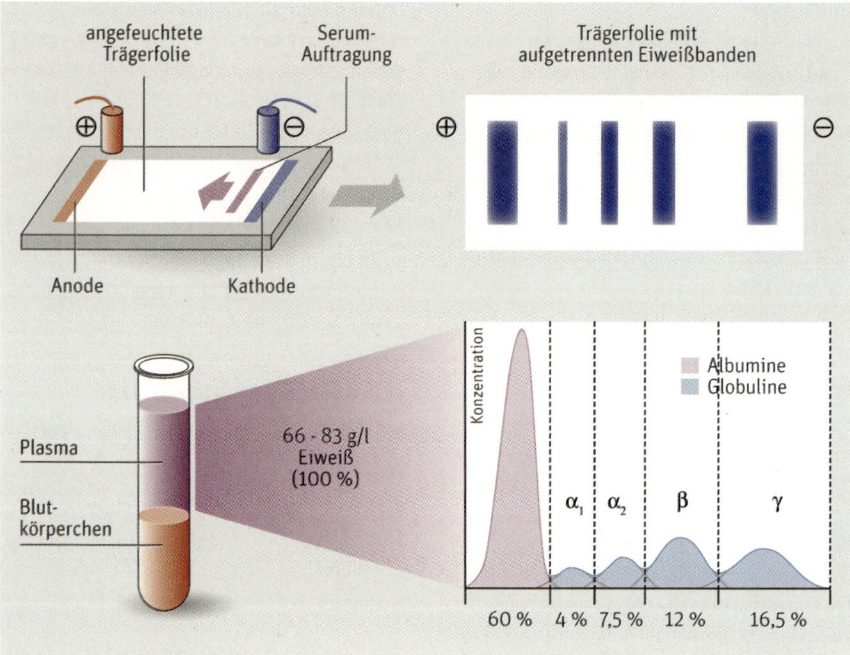

Die **Eiweißelektrophorese** *erlaubt präzise Rückschlüsse auf die* **Zusammensetzung der im Blut zirkulierenden Eiweiße.** *Die Untersuchung beruht darauf, dass die verschiedenen Bluteiweiße auf einer speziellen Folie unterschiedlich schnell wandern, wenn eine elektrische Spannung angelegt wird. Die so entstehenden Proteinbanden lassen sich anfärben, anschließendes Durchleuchten mit Licht ermöglicht eine anschauliche Darstellung der Proteinmengen als Wellenkurve. Ist diese auffällig, folgt die direkte Bestimmung der veränderten Bluteiweiße.* [ASM 3606]

- Diagnose und Verlaufsbeurteilung von akuten und chronischen Entzündungen
- Verlaufsbeurteilung von Eiweißverlusten der Niere (z. B. nephrotisches Syndrom → S. 782) oder des Magen-Darm-Trakts
- Verlaufsbeurteilung bei Plasmazytom oder einer anderen monoklonalen Gammopathie.

Urin:

- Klärung einer monoklonalen Gammopathie im Blutserum
- Verdacht auf **Bence-Jones-Myelom:** Entartete Blutplasmazellen eines Plasmozytoms (→ S. 1044) produzieren hier Bruchstücke von Immunglobulinen.
- Amyloidose (→ S. 773).

i Elastase 1, Pankreatische (im Stuhl) → Pankreas-Elastase 1 S. 1328

i Elektrolyte: Kalium (K^+) → S. 1322; Natrium (Na^+) → S. 1326; Kalzium (Ca^{2+}) → S. 1323; Chlorid (Cl^-) → S. 1312; Magnesium (Mg^{2+}) → S. 1326; Phosphat (PO_4^{3-}) → S. 1328

i Elektrophorese → Eiweißelektrophorese S. 1315

i Entzündungsparameter → BSG S. 1311; → CRP S. 1313

i Erythrozyten → Blutkörperchen, rote S. 1310

Erythrozytenindizes: MCH, MCHC, MCV und RDW

Aus dem kleinen Blutbild (→ S. 1309) können weitere Größen errechnet werden, die näheren Aufschluss über die roten Blutkörperchen geben (z. B. bei Blutarmut) und als **Erythrozytenindizes** zusammengefasst werden:

- **MCH (mean corpuscular hemoglobin):** durchschnittlicher Hämoglobingehalt des einzelnen roten Blutkörperchens
- **MCHC (mean corpuscular hemoglobin concentration):** mittlere Hämoglobinkonzentration der roten Blutkörperchen, also der Anteil des Hämoglobins an der gesamten Masse der roten Blutkörperchen
- **MCV (mean corpuscular volume):** mittleres Volumen der roten Blutkörperchen
- **RDW (red cell distribution width):** Größenstreuung der roten Blutkörperchen (Blutkörperchen eher gleich oder unterschiedlich groß?).

Normalbereich [KLL; TLD]

- MCH: 27–34 pg (1,67–2,11 fmol)
- MCHC: 32–36 g/dl (19,85–22,34 mmol/l)
- MCV: 81–96 µm³ (81–96 fl)
- RDW: < 15 %

Indikation

Klassifizierung und erste Ursacheneingrenzung bei Blutarmut

Ursachen typischer Veränderungen

- Erniedrigtes MCV und MCH: **Mikrozytäre hypochrome Anämie,** z. B. bei Eisenmangel
- Normales MCV und MCH: **Normozytäre normochrome Anämie,** z. B. bei chronischen Erkrankungen, Nierenfunktionsstörungen
- Erhöhtes MCV und MCH: **Makrozytäre hyperchrome Anämie,** z. B. bei Vitamin-B12-, Folsäuremangel.

i Fe (Ferrum) → Eisen S. 1315

Ferritin

Das Eisenspeichereiweiß **Ferritin** kommt überall im Körper vor, v. a. aber in der Leber. Seine Blutkonzentration spiegelt recht gut den Zustand der Eisenspeicher im Körper wider.

Normalbereich (Blut) [KLL]

- Frauen: 15–250 µg/l (laborabhängig)
- Männer: 20–500 µg/l (laborabhängig)

Indikation

- Verdacht auf Eisenmangel, Überwachung von Risikogruppen
- Blutarmut (Anämie)
- Verdacht auf Eisenüberladung.

Ursachen erhöhter Werte

- Anämie bei chronischer Entzündung/Tumoranämie
- Eisenüberladung infolge häufiger Bluttransfusionen oder bei Hämachromatose (→ S. 1037)
- Leberschäden.

Ursachen erniedrigter Werte

Eisenmangel (mit oder ohne Anämie).

i Ferrum, Fe → Eisen S. 1315

i Fetoprotein (alpha-Fetoprotein, α-AFP) → AFP S. 1306

Fibrinogen

Fibrinogen ist als Gerinnungsfaktor **(Faktor I)** unabdingbare Voraussetzung für eine normale Blutgerinnung (→ S. 1038). Außerdem ist Fibrinogen an akuten Entzündungs- und Heilungsprozessen beteiligt (Akute-Phase-Protein → S. 1050).

Normalbereich (Blut) [KLL]

1,5–3,5 g/l (4,4–10,3 µmol/l)

Indikation

- Verdacht auf Gerinnungsstörung, insbesondere Fibrinogenmangel (→ S. 1038)

- Kontrolle einer Gerinnsel auflösenden Therapie (Lysetherapie)
- Einschätzung des Arteriosklerose-Risikos (→ S. 722, im Rahmen eines entsprechenden Laborchecks → S. 1308).

Ursachen erhöhter Werte

- Vorübergehend: Entzündungen, Herzinfarkt, Tumoren, Verletzungen aller Art (auch medizinische Eingriffe)
- Dauerhaft: Wahrscheinlich erblich bedingt (Risikofaktor für Herz-Kreislauf-Erkrankungen).

Ursachen erniedrigter Werte

- Leberschäden
- Krankhafte Aktivierung der Blutgerinnung (Verbrauchskoagulopathie → S. 1039)
- Gerinnsel auflösende Therapie (Lysetherapie → S. 700).

Fibrin[ogen]spaltprodukte und D-Dimere

Fibrin[ogen]spaltprodukte (FSP) sind Eiweiße, die durch Spaltung des „Gefäßklebstoffs" Fibrin bzw. seiner Vorstufe Fibrinogen bei der Auflösung von Blutgerinnseln (Fibrinolyse) entstehen. Die **D-Dimere** erlauben eine Differenzierung der FSP, weil sie nur durch Spaltung von Fibrin entstehen.

Normalbereich (Blut) [TLD]

- Fibrin[ogen]spaltprodukte: < 1 mg/l (laborabhängig)
- D-Dimere: 20–150 µg/l (laborabhängig)

Ursachen erhöhter Werte

- Tiefe Beinvenenthrombose und andere Thrombosen
- Lungenembolie und andere Embolien
- Verbrauchskoagulopathie (→ S. 1039)
- Gerinnsel auflösende Therapie (Lysetherapie)
- Operationen und andere Gewebeschädigungen
- Größere Entzündungen
- (Fortgeschrittene) Tumoren.

i Follikelstimulierendes Hormon → FSH S. 1317

Folsäure (Folat, FH4)

Das Vitamin **Folsäure** wird mit der Nahrung normalerweise nur in knapp ausreichender Menge aufgenommen (→ Tab. S. 237). Ein Folsäuremangel bei Frauen erhöht das Risiko für Rückenmarkfehlbildungen beim Ungeborenen (Empfehlungen → Tab. S. 237).

Normalbereich (Blut) [KLL]

> 4 µg/l

Indikation

- Verdacht auf Folsäuremangel, z. B. bei megaloblastärer Anämie (Form der Blutarmut → S. 1035)
- Erhöhter Homozysteinspiegel, der am häufigsten durch einen Folsäuremangel verursacht ist.

Ursachen erhöhter Werte

Zu hohe Dosierung von Folsäure- bzw. Multivitaminpräparaten

Ursachen erniedrigter Werte

- Unausgewogene Ernährung
- Schwangerschaft, Stillperiode
- Chronische Darmerkrankungen, z. B. chronisch-entzündliche Darmerkrankungen
- Einnahme von Medikamenten, die in den Folsäurehaushalt eingreifen.

Hinweise

Vor der Untersuchung darf der Patient 12 Stunden lang nichts essen.

FSH (Follikelstimulierendes Hormon)

Das Hypophysenvorderlappenhormon **FSH** (→ Tab. S. 335, S. 745) ist bei beiden Geschlechtern an der Steuerung der Fortpflanzung beteiligt: Bei der Frau führt es zur Reifung des Eifollikels und vermehrten Östrogenbildung in den Eierstöcken, beim Mann ist es unabdingbar für eine normale Spermienbildung.

Normalbereich (Blut) [KLL]

- Frauen vor den Wechseljahren: 2–20 U/l je nach Zeitpunkt im Menstruationszyklus
- Frauen nach den Wechseljahren: > 20 U/l
- Männer: 1,2–10,1 U/l

Indikation

- Frauen: Verzögert oder verfrüht einsetzende Pubertät, Zyklusstörungen, ungewollte Kinderlosigkeit, Verdacht auf vorzeitige Wechseljahre
- Männer: Verzögert oder verfrüht einsetzende Pubertät, unzureichende Ausbildung oder Rückbildung der primären Geschlechtsmerkmale (Hypogonadismus), Unfruchtbarkeit.

Ursachen erhöhter Werte

- Frauen: Erkrankungen/Funktionsstörung der Eierstöcke (z. B. angeborene Fehlanlage, polyzystische Ovarien → S. 333), (vorzeitiges) Einsetzen der Wechseljahre, Menopause

IGeL-Laborcheck: Chronisches Erschöpfungssyndrom (Chronisches Ermüdungssyndrom, chronique fatigue syndrome, CFS)

Parameter

- Vitamine wie **Folsäure** (→ S. 1317) und **Vitamin B12** (→ S. 1335)
- Hormone wie **Kortisol** (→ S. 1323) und **TSH** (→ S. 1335)
- Entzündungsparameter wie **CRP** (→ S. 1313) und **Ferritin** (→ S. 1316)
- Differenzialblutbild (→ S. 1314)
- Antikörpersuchtests (→ S. 1050) auf Viren wie **EBV** (Ebstein-Barr), **Borrelien, Hepatitis C (HPC), Coxsackie**
- In manchen Laboren auch Spurenelemente wie **Magnesium** (→ S. 1326), **Selen** (→ www.gesundheit-heute.de/36f94) und **Zink** (→ Tab. S. 240, Werte → www.gesundheit-heute.de/36g60)

Fragestellung

Die Bestimmung der genannten Werte wird angeraten, um bei meist uncharakteristischen Beschwerden den Verdacht auf ein chronisches Erschöpfungssyndrom (→ S. 1048) zu klären.

Bewertung

Das chronische Erschöpfungssyndrom kann nicht anhand von Laborparametern diagnostiziert werden. Es ist definitionsgemäß eine Ausschlussdiagnose (→ S. 1263), d.h. andere Erkrankungen, die ebenfalls zu Erschöpfungs- und Müdigkeitszuständen führen, müssen durch die Diagnostik ausgeschlossen werden, neben seelischen Ursachen auch organische wie Infektionen, immunologische Erkrankungen oder eine Tumorerkrankung. Hierzu können auch Laborbestimmungen erforderlich sein, die aber gezielt nach den vorliegenden Beschwerden und Untersuchungsbefunden eingesetzt werden.

Selen und Zink sind zwar lebensnotwendige Spurenelemente (→ Tab. S. 240) und ein Mangel wird oft für uncharakteristische Beschwerden wie eben auch das chronische Erschöpfungssyndrom verantwortlich gemacht; tatsächlich sind Selen- und Zinkmangel aber selten und eine pauschale Anschuldigung und Schrotschussdiagnostik nicht gerechtfertigt. Ähnliches gilt auch für die anderen genannten Werte.

IGeL-Hinweis:

Bei Verdacht auf ein chronisches Erschöpfungssyndrom sind gezielte Laboruntersuchungen in Deutschland Kassenleistung. Selbstzahlerleistungen sind nicht notwendig.

- Männer: Erkrankungen/Funktionsstörung der Hoden (z. B. angeborene Fehlanlage, erworbene Störung der Spermienproduktion).

Ursachen erniedrigter Werte
- Erkrankungen, z. B. Tumoren, von Hypothalamus oder Hypophyse
- Einnahme von Geschlechtshormonen (bei Frauen auch „Pille")
- Magersucht.

FSP → Fibrin[ogen]spaltprodukte S. 1317

γ-Globuline, Gammaglobuline (gamma-Globuline) → Eiweißelektrophorese S. 1315

gamma-GT (gamma-Glutamyltransferase, gGT, γ-GT)

Das Enzym **gamma-GT** findet sich zwar in höheren Konzentrationen in Leber, Nieren und Dünndarm. Die gamma-GT-Konzentrationen im Blut lassen aber Rückschlüsse auf Leber bzw. Gallenwege zu, da die im Blut messbare gamma-GT fast nur aus diesen kommt.

Normalbereich (Blut) [KLL]
- Frauen: < 38 U/l (Messung bei 37 °C)
- Männer: < 55 U/l (Messung bei 37 °C)

Indikation
- Diagnose und Verlaufskontrolle von Erkrankungen der Leber und der Gallenwege
- Diagnose und Verlaufskontrolle bei chronischem Alkoholmissbrauch.

Ursachen erhöhter Werte
- Gallenstauung, entweder in der Leber oder durch Abflussstörungen der Galle, z. B. bei Steinen in den Gallengängen, Tumor der Bauchspeicheldrüse, Gallengangsentzündung
- Lebererkrankungen
- Alkoholmissbrauch
- Einnahme der „Pille" und anderer Medikamente (z. B. Mittel gegen Epilepsie, Rheumamedikamente oder harntreibende Medikamente).

Gesamt-IgE → Allergie-Sreening S. 1306

Gesamtcholesterin (Cholesterin)

Cholesterin ist Baustoff der Zellmembranen und notwendig für die Herstellung von Gallensäuren, Hormonen und Vitamin D. Es wird mit der Nahrung aufgenommen und auch im Körper selbst gebildet. Da es als Fett im wässrigen Blut kaum löslich ist, wird Cholesterin im Blut an verschiedene Apolipoproteine gebunden und als Lipoprotein transportiert (→ S. 1326).

Der Cholesterinspiegel im Blut ist ein Schlüsselindikator für das Risiko arteriosklerosebedingter Erkrankungen, allen voran für die koronare Herzkrankheit. Neben dem **Gesamtcholesterin** sind dabei v. a. auch die Konzentrationen des „schlechten" LDL-Cholesterins (→ S. 1325) und des „guten" HDL-Cholesterins (→ S. 1320) sowie deren Verhältnis zueinander (→ S. 1325) maßgeblich.

Normwert (Blut) [TLD]**→ Tab. S. 769**
< 200 mg/dl (< 5,2 mmol/l)

Indikation
- Basisuntersuchung zur Früherkennung eines erhöhten Risikos für arteriosklerosebedingte Herz-Kreislauf-Erkrankungen, v. a. koronare Herzkrankheit
- Kontrolle bei diätetischer oder medikamentöser Behandlung einer **Hypercholesterinämie,** also zu hoher Cholesterinspiegel (→ S. 768). Zielwerte → Tab. S. 769.

Ursachen erhöhter Werte
- Fett- und cholesterinreiche Ernährung
- Schilddrüsenunterfunktion, nephrotisches Syndrom (→ S. 782), Gallenstauung, Diabetes (→ S. 758)
- Schwangerschaft
- Medikamente: „Pille", Glukokortikoide, Diuretika
- Primäre (erbliche) Hypercholesterinämien.

Ursachen erniedrigter Werte
In der Regel begleitend z. B. bei Schilddrüsenüberfunktion oder schweren Erkrankungen und ohne eigenen Krankheitswert

Hinweis
Die Blutabnahme zur Cholesterinbestimmung sollte nüchtern erfolgen, zur Sicherung der Diagnose sollte mindestens eine Kontrolluntersuchung durchgeführt werden.

Gesamteiweiß (Gesamtprotein, Totalprotein)

Das **Gesamteiweiß** im Blutplasma gliedert sich in mehr als 100 unterschiedliche Eiweiße, die durch Eiweißelektrophorese (→ S. 1315) weiter aufgetrennt werden können.

Normalbereich [KLL]
- Blutserum/Blutplasma: 66–83 g/l
- Urin: < 0,15 g/24 Std.
- Liquor: < 0,4 g/l

Indikation
- Blutserum: Verdacht auf erhöhte oder verminderte Konzentration von Gesamteiweiß im Blut, z. B. bei Nierenerkrankungen, Störungen des Wasserhaushalts
- Urin: Verdacht auf vermehrte Eiweißausscheidung im Urin
- Liquor: Diagnose und Verlaufskontrolle v. a. von entzündlichen Erkrankungen des zentralen Nervensystems.

Ursachen erhöhter Werte
- Blutserum: Austrocknung (→ S. 459), chronische Entzündungen, Leberzirrhose (→ S. 675), Plasmozytom (→ S. 1044)
- Urin: Langes Stehen, körperliche Anstrengung, Fieber, Eiweißverlust über die Niere (z. B. bei nephrotischem Syndrom → S. 782, Glomerulonephritis → S. 781, diabetischen Nierenschäden), Harnwegsinfektion (z. B. Blasenentzündung → S. 792), Plasmozytom (→ S. 1044)
- Liquor: v. a. bei nicht infektiösen Entzündungen und Infektionen des zentralen Nervensystems, Zirkulationsstörungen des Liquors.

Ursachen erniedrigter Werte
- Blutserum: Überwässerung (→ S. 460), Verminderung der Albumin-Konzentration (→ S. 1306), Antikörpermangel
- Urin: ohne Krankheitswert
- Liquor: ohne Krankheitswert.

Gesamtkapazität, antioxidative → www.gesundheit-heute.de/36l28

GGT, γ-GT → gamma-GT S. 1318

Globuline (alpha-, beta-, gamma- oder α-, β-, γ-Globuline) → Eiweißelektrophorese S. 1315

GLDH (Glutamat-Dehydrogenase)

Das Enzym **GLDH** kommt zwar überall im Körper vor, in besonders hoher Konzentration aber in der Leber. Es geht bei schweren Lebererkrankungen mit Untergang von Leberzellen ins Blut über und wird dort in erhöhter Konzentration gefunden.

Normalbereich (Blut) [KLL; LAB; TLD]
- Frauen: < 5 U/l (Messung bei 37 °C)
- Männer: < 7 U/l (Messung bei 37 °C)

Indikation
Differenzialdiagnostik (→ S. 1263) und Schweregradeinschätzung von Lebererkrankungen (→ Leberlabor S. 1324)

Ursachen erhöhter Werte
Schwere Lebererkrankungen mit Leberzelluntergang, z. B. schwere Virushepatitis, Vergiftungen

Glukose → Nüchternblutzucker S. 1327;
→ oGTT S. 1327

Glutamat-Oxalacetat-Transaminase → GOT S. 1319

Glutamat-Pyruvat-Transaminase → GPT S. 1319

Gluthation-Peroxidase
→ www.gesundheit-heute.de/36e49

Glutathion-Reduktase
→ www.gesundheit-heute.de/36e48

Glykohämoglobine, glykosyliertes Hämoglobin, glykiertes Hämoglobin → HbA1 S. 1320,
→ HbA1c S. 1320

GOT (Glutamat-Oxalacetat-Transaminase, AST, ASAT, Aspartatamino-Transferase)

Das Enzym **GOT** kommt v.a. in Leber, Herz und Muskulatur vor und wird entsprechend bei Leber-, Herz- und Muskelerkrankungen in erhöhter Konzentration im Blut gefunden. Die GOT überträgt ebenso wie die GPT (→ S. 1319) so genannte Aminogruppen, weshalb beide auch als **Transaminasen** zusammengefasst werden.

Normalbereich (Blut) [LAB; TLD]

- Frauen: < 35 U/l (Messung bei 37 °C)
- Männer: < 50 U/l (Messung bei 37 °C)

Indikation

Diagnose, Verlaufskontrolle und Schweregradbeurteilung bei Erkrankungen der Leber, der Skelettmuskulatur und beim Herzinfarkt

Ursachen erhöhter Werte

- Akute und chronische Lebererkrankungen, besonders stark erhöht bei akuter Virushepatitis oder Leberschäden im Rahmen von Vergiftungen (z. B. Pilzvergiftung)
- Herzinfarkt (→ S. 699)
- Muskelkrankheiten, besonders hoch bei Muskeldystrophie vom Typ Duchenne (→ S. 1159).

GPT (Glutamat-Pyruvat-Transaminase, ALT, ALAT, Alanin-Amino-Transferase)

Das Enzym **GPT** gehört wie die GOT zu den Transaminasen (→ S. 1319) und ist in höheren Konzentrationen hauptsächlich in der Leber zu finden.

Normalbereich (Blut) [TLD]

- Frauen: < 35 U/l (Messung bei 37 °C)
- Männer: < 50 U/l (Messung bei 37 °C)

Indikation

Diagnose, Verlaufs- und Therapiekontrolle von Erkrankungen der Leber und Gallenwege

IGeL-Laborcheck: Haarausfall

Parameter

- Basisparameter wie Differenzialblutbild (→ S. 1314), **CRP** (→ S. 1313) und **Eiweißelektrophorese** (→ S. 1315)
- Sexualhormone wie **LH** (→ S. 1325), **FSH** (→ S. 1317), **SHBG** (→ S. 1333), **Testosteron** (→ S. 1333), **Östradiol** (→ S. 1328), **DHEA-S** (→ S. 1331), **Progesteron** (→ S. 1331), **Prolaktin** (→ S. 1329)
- Mineralstoffe wie **Eisen** (→ S. 1315), **Kalzium** (→ S. 1323) und **Zink** (→ Tab. S. 240, Werte → www.gesundheit-heute.de/36g60)
- Hormone und Enzyme wie **Ferritin** (→ S. 1316), **TSH** (→ S. 1335), **Kortisol** (→ S. 1323)
- Bei entsprechendem Verdacht auch Medikamente und Umweltgifte wie **Quecksilber (Hg** → www.gesundheit-heute.de/36f77), **Blei (Pb** → www.gesundheit-heute.de/36l39) und **Arsen (As** → www.gesundheit-heute.de/36o31).

Fragestellung

Mithilfe der genannten Parameter soll die Ursache unklaren Haarausfalls (→ S. 1107) herausgefunden werden.

Bewertung

Mit 90 % der Fälle die häufigste Form des Haarausfalls ist der erblich bedingte **androgene Haarausfall,** von dem früher oder später ein Großteil der Männer und gelegentlich auch Frauen, besonders nach der Menopause, betroffen sind. Für die Diagnostik ist keine Laboruntersuchung verfügbar.

Labordiagnostik ist dann notwendig, wenn Verdacht auf einen Haarausfall anderer Ursache besteht, so bei Hinweisen auf eine Störung des Sexualhormonhaushalts, z. B. bei jungen Frauen mit Haarausfall und Störungen des Menstruationszyklus, unerfülltem Kinderwunsch, Vermännlichungserscheinungen oder Milchsekretion aus den Brüsten. Auch ein schwerer Kalzium- oder Zinkmangel oder Anfangsstadien chronischer Erkrankungen wie etwa einer Schilddrüsenunterfunktion können zu Haarausfall führen.

IGeL-Hinweis: Der Arzt wird eine weitergehende Labordiagnostik nur dann empfehlen, wenn sich Hinweise auf eine der oben genannten Erkrankungen oder auf Mangelzustände ergeben. In diesen Fällen ist die weitergehende Diagnostik in der Regel auch Kassenleistung.

Ursachen erhöhter Werte

Akute und chronische Lebererkrankungen jeglicher Art

Granulozyten → Differenzialblutbild S. 1314

Großes Blutbild → Blutbild, großes S. 1309

Hämatokrit (Hk, HkT) und Hämoglobin (Hb)

Der **Hämatokrit** bezeichnet den Anteil fester (zellulärer) Blutbestandteile am Gesamtvolumen des Bluts und wird ganz überwiegend von den roten Blutkörperchen bestimmt.

Der rote Blutfarbstoff **Hämoglobin** ist der wichtigste Bestandteil der roten Blutkörperchen (→ S. 1021). Er hat eine zentrale Funktion beim Sauerstofftransport von der Lunge zu den Geweben.

Normalbereich (Blut) [KLL]

- Hämatokrit: Frauen 34–44 Vol% (0,34–0,44), Männer 36–48 Vol% (0,36–0,48)
- Hämoglobin: Frauen 12–15 g/dl, Männer 13,6–17,2 g/dl

Indikation

- Screening-Untersuchung z. B. vor Operationen, bei Vorsorgeuntersuchungen
- Diagnose und Verlaufskontrolle bei Blutarmut, Polyglobulie und Störungen des Wasserhaushalts
- Verlaufsbeurteilung in der Notfallmedizin, in der Transfusionsmedizin und bei der therapeutischen Blutverdünnung (Hämodilution).

Ursachen erhöhter/erniedrigter Werte

Hämatokrit und Hämoglobin verändern sich meist in gleicher Weise wie die roten Blutkörperchen. Auch die Ursachen erhöhter und erniedrigter Werte entsprechen sich im Wesentlichen und werden daher zusammenfassend bei den roten Blutkörperchen (→ S. 1310) dargestellt.

Hämaturie → Blut im Urin S. 1309

Hämoglobin → Hämatokrit S. 1319

Hämoccult® → Blut im Stuhl S. 1309

Haptoglobin (Hp)

Gehen rote Blutkörperchen innerhalb der Blutgefäße zugrunde, so wird der dabei freigesetzte rote Blutfarbstoff sofort von einem in der Leber produzierten Transporteiweiß gebunden, dem Haptoglobin. Das Haptoglobin bringt den roten Blutfarbstoff dann zu Milz, Leber und Knochenmark, wo er zu Bilirubin abgebaut wird. Außerdem zählt Haptoglobin zu den Akute-Phase-Proteinen.

Normalbereich (Blut) [KLL]
0,2–2 g/l

Indikation
Erkrankungen, die mit einer gesteigerten Hämolyse (Abbau roter Blutkörperchen) einhergehen

Ursachen erhöhter Werte
- Akute und chronische Entzündungen und Infektionen, Gewebezerfall, bösartige Tumoren
- Eisenmangelanämie (→ S. 1034)
- Gallenstauung
- Nephrotisches Syndrom (→ S. 782)
- Hodgkin-Lymphom (→ S. 1043), Plasmozytom (→ S. 1044)

Ursachen erniedrigter Werte
- Vermehrter Abbau von roten Blutkörperchen (Hämolyse → S. 1035), z.B. bei Autoimmunvorgängen, Zerstörung der roten Blutkörperchen durch künstliche Herzklappen, Malaria
- Lebererkrankungen mit verminderter Eiweißproduktion
- Chronische Darmerkrankungen mit Resorptionsstörungen
- Angeborener Haptoglobinmangel

Harnsäure (Urat)

Harnsäure entsteht beim Purin-Abbau (→ S. 770) und fällt v. a. bei fleischreicher Ernährung an, aber auch beim Abbau von Muskelmasse. Eine erhöhte Harnsäurekonzentration im Blut (Hyperurikämie → S. 769) kann zu Nierensteinen (→ S. 787) oder Gicht (→ S. 769) führen. Erniedrigte Werte sind selten von Bedeutung.

Normalbereich [KLL]
- Blut:
  Frauen 2,5–6 mg/dl (149–357 µmol/l),
  Männer 3,5–7 mg/dl (208–416 µmol/l)
- 24-Stunden-Sammelurin (bei normaler Kost):
  < 900 mg/24 Std. (5,35 mmol/24 Std.)

Indikation
Blut:
- Klärung von akuten Gelenkschmerzen (v. a. im Großzehengrundgelenk)
- Nierensteine (können harnsäurehaltig sein → S. 787)
- Bei Erkrankungen und Situationen, die mit einem vermehrten Harnsäureanfall einhergehen, wie z. B. lange Fastenkuren, Krebstherapien.

24-Stunden-Sammelurin: Weitere Klärung einer unklaren Erhöhung der Harnsäure im Blut.

Ursachen erhöhter Werte
- Kurzzeitig nach starker körperlicher Anstrengung
- Hyperurikämie und Gicht (→ beide S. 769)
- Fasten
- Bestimmte Medikamente, z. B. Diuretika (harntreibende Medikamente → S. 784), Schmerzmittel oder das Parkinson-Medikament L-Dopa (→ S. 1141)
- Verminderte Harnsäureausscheidung über die Nieren, z. B. bei Nierenversagen, Alkoholmissbrauch, EPH-Gestose
- Vermehrter Anfall von Harnsäure bei Knochenmarkerkrankungen, Leukämien, Tumoren, insbesondere während einer Strahlen- oder Chemotherapie.

Harnstoff (Urea)

Der beim Eiweißabbau entstehende Ammoniak wird in der Leber zu **Harnstoff** „entgiftet“. Harnstoff gelangt dann über das Blut in die Nieren und wird mit dem Urin ausgeschieden.

Normalbereich (Blut) [KLL]
10–50 mg/dl (1,7–8,3 mmol/l)

Indikation
Verlaufskontrolle einer stark eingeschränkten Nierenfunktion, insbesondere bei drohendem Nierenversagen sowie bei Dialysepatienten

Ursachen erhöhter Werte
- Fortgeschrittenes chronisches Nierenversagen (zu mindestens 50 % eingeschränkte Nierenfunktion → S. 783), akutes Nierenversagen (→ S. 782)
- Ausgeprägter Flüssigkeitsmangel, Durst und Fieber
- Sehr eiweißreiche Kost
- Katabole Stoffwechsellage (starker Eiweißabbau, z. B. beim Fasten, nach Operationen).

Ursachen erniedrigter Werte
- Schwere Lebererkrankungen
- Angeborene Stoffwechselstörungen (führen schon bei Neugeborenen zu Beschwerden)
- Eiweißarme Ernährung.

Hinweis
Zur Beurteilung der mäßig eingeschränkten Nierenfunktion ist z. B. das Kreatinin (→ S. 1324) besser geeignet.

i Hb → Hämoglobin S. 1319

HbA1 (HbA_1) und HbA1c

Die Glukose und andere Einfachzucker im Blut lagern sich konzentrationabhängig an den roten Blutfarbstoff Hämoglobin an. Diese „Verzuckerung“ (Glykierung) ist unumkehrbar, d. h. sie bleibt während der gesamten Restlebensdauer des roten Blutkörperchens bestehen, sodass der prozentuale Anteil der **Zuckerhämoglobine (Glykohämoglobine, glykosylierten Hämoglobine, glykierten Hämoglobine)** zur Langzeitkontrolle des Kohlenhydratstoffwechsels bei Diabetes (→ S. 758) herangezogen werden kann („Blutzuckergedächtnis“).

Die Gesamtheit der Zuckerhämoglobine heißt **HbA1.** Das **HbA1c** ist eine Untergruppe des HbA1, die zuverlässigere, besser vergleichbare Ergebnisse liefert.

Normalbereich (Blut) [TLD]
- HbA1: 5–7 %,
  bei Diabetikern Zielwert < 8 %
- HbA1c: 4–6 %,
  bei Diabetikern Zielwert < 6,5 %

Indikation
Langzeitkontrolle der Blutzuckereinstellung bei Diabetes (→ S. 758)

Ursachen erhöhter Werte
Schlecht eingestellte Blutzuckerstoffwechsellage in den letzten 6–8 Wochen

i [beta]-HCG (Humanes Choriongonadotropin) → S. 357

i HCO_3 (Bikarbonat) → Blutgasanalyse S. 1310

i hCT → Kalzitonin S. 1323

HDL-Cholesterin

HDL **(high density lipoprotein)** ist ein Lipoprotein (→ S. 767, S. 1326) mit hoher Dichte, das in der Leber gebildet wird und Cholesterin aus der Körperperipherie zur Leber transportiert. Ein hoher HDL-Spiegel im Blut ist ein Schutzfaktor vor arteriosklerotischen Erkrankungen, insbesondere vor einer koronaren Herzkrankheit. **HDL-Cholesterin** wird deshalb auch – im Gegensatz zum LDL-Cholesterin (→ S. 1325) – als das „gute Cholesterin“ bezeichnet. Durch regelmäßige körperliche Aktivität lässt sich der HDL-Spiegel erhöhen.

Normalbereich (Blut) [TLD]
> 35 mg/dl (0,9 mmol/l)

Indikation

- Einschätzung des Arteriosklerose-Risikos
- Therapiekontrolle bei Behandlung einer Fettstoffwechselstörung mit lipidsenkenden Medikamenten.

Bedeutung erhöhter Werte

Schutzfaktor vor Arteriosklerose (→ S. 721) und damit auch vor koronarer Herzkrankheit und anderen arteriellen Verschlusskrankheiten bei Werten > 54 mg/dl

Bedeutung erniedrigter Werte

Risikofaktor v. a. für eine koronare Herzkrankheit (→ S. 693)

Herzenzyme: → CK S. 1313;
→ kardiale Troponine S. 1334

HIV-Antikörper

HIV-Antikörper sind Antikörper gegen das HI-Virus, das die erworbene Immunschwächekrankheit AIDS (→ S. 1054) verursacht.

Normalbereich (Blut) [TLD]

Negativ (= keine Antikörper nachweisbar)

Indikation

Screening-Untersuchung (z. B. vor Operationen), Verdacht auf eine HIV-Infektion

Ursachen eines positiven Befunds

- Infektion mit dem HI-Virus
- Neugeborene: Übertragung von HIV-Antikörpern durch die infizierte Mutter (ohne dass eine Infektion vorliegen muss).

Hinweise

Auch beim HIV-Antikörper-Test gibt es falsch positive Befunde. Jeder positive Befund muss deshalb durch einen weiteren, methodisch andersartigen Test (wie z. B. dem **Westernblot**) aus der gleichen Blutprobe bestätigt werden. Um Verwechslungen auszuschließen, muss bei weiter positivem Testergebnis außerdem eine zweite Blutprobe untersucht werden. Wichtig: Ganz frische Infektionen werden nicht erkannt, da der Körper eine gewisse Zeit braucht, um die Antikörper zu bilden.

Hk, HkT → Hämatokrit S. 1319

HLA-System, HLA und MHC-Moleküle

Die **HLA (Humane-Leukozyten-Antigene, HL-Antigene),** auch als **MHC-Moleküle** bezeichnet, sind Moleküle auf der Oberfläche von Körperzellen (vergleichbar den Blutgruppenantigenen auf den roten Blutkörperchen) und unterscheiden sich von Mensch zu Mensch. Da sie genetisch festgelegt sind, ändern sie sich zeitlebens nicht. Die HLA spielen eine wichtige Rolle bei der Unterscheidung körpereigener und fremder Strukturen und damit bei Abwehrreaktionen des Körpers. Medizinisch bedeutsam sind die HLA aus zwei Gründen:

- In der Transplantationsmedizin. Je ähnlicher die Gewebe zwischen Spender und Empfänger sind (je mehr Übereinstimmungen sie also in den HLA zeigen) und je weniger Antikörper gegen HLA-Antigene des Spenders beim Empfänger vorhanden sind (z. B. nach früheren Transfusionen), desto größer sind die Chancen auf eine erfolgreiche Transplantation. Deshalb erfolgt vor Blutstammzell- oder Organtransplantationen eine **HLA-Typisierung** von Spender und Empfänger (→ S. 1281).
- Einige HLA-Antigene treten bei bestimmten Erkrankungen gehäuft auf, z. B. HLA-B27 bei Morbus Bechterew (→ S. 1003). In diesen Fällen kann die Bestimmung der HLA eine unsichere Diagnose stützen.

Homozystein (Homocystein)

Homozystein ist eine Aminosäure, die innerhalb des Eiweißstoffwechsels entsteht, aber relativ giftig ist und deshalb beim Gesunden sofort durch Enzyme gebunden oder umgebaut (metabolisiert) wird. Erhöhte Homocysteinspiegel **(Hyperhomocysteinämie** → S. 721) fördern nach heutigem Kenntnisstand die Arteriosklerose und werden auch als Risikofaktor für Alzheimer- und vaskuläre Demenz (→ S. 445) diskutiert.

Normalbereich (Blut) [TLD]

< 10–12 µmol/l

Indikation

- Einschätzung des Arterioskleroserisikos
- Verdacht auf Homocysteinurie.

Ursachen erhöhter Werte

- Vitaminmangel, v. a. Mangel an Folsäure (→ S. 1317) und Vitamin B12 (→ S. 1335)
- Schwere Erkrankungen, insbesondere Nierenversagen (→ S. 783)
- Genvarianten
- **Homozystinurie:** Seltene angeborene Stoffwechselkrankheit mit starker Erhöhungen des Homozysteins, die neben Erkrankungen von Herz und Gefäßen auch geistige Behinderung, Augen- und Skelettveränderungen zur Folge hat.

Hinweise

- Die Blutabnahme muss nüchtern vor dem Frühstück erfolgen.
- Die medikamentöse Senkung des Homozystein-Spiegels durch Vitamin C und/oder Folsäure wird heute nicht mehr propagiert.

Hormonelle Funktionstests → S. 746

Hormonstatus bei der Frau
→ Sexualhormonstatus bei der Frau S. 1331

Hormonstatus beim Mann
→ Sexualhormonstatus beim Mann S. 1331

Hp (Haptoglobin) → S. 1320

IGeL-Laborcheck: Immunabwehr

Parameter

Basiswerte:

- **Differenzialblutbild** (→ S. 1314), **Immunglobuline** (→ S. 1322), **Eiweißelektrophorese** (→ S. 1315), Entzündungsparameter wie z. B. **CRP** (→ S. 1313)

Zusatzuntersuchungen:

- **Lymphozytendifferenzierung,** d. h. Aufteilung in B-Zellen und T-Zellen, und letztere nochmals in **T-Helferzellen (CD4-Zellen)** und **zytotoxische T-Zellen (CD8-Zellen).** Allgemeines zu den CD-Molekülen → S. 1041
- **IgG-Subklassen** (→ S. 1322), **Komplementsystem** (→ www.gesundheit-heute.de/36f03)
- Je nach Labor auch **Zink** (→ Tab. S. 240; Werte → www.gesundheit-heute.de/36g60) und **Selen** (→ Tab. S. 240, Werte → www.gesundheit-heute.de/36f94)

Fragestellung

Verdacht auf chronische Abwehrschwäche, unklarem Erschöpfungszustand oder Leistungsknick.

Bewertung

Laborchemische Untersuchungen zur Beurteilung der Immunabwehr können durchaus sinnvoll sein, allerdings kaum jemals bei Befindlichkeitsstörungen oder häufigem Auftreten gewöhnlicher Infekte. Zudem sollte in einem ersten Schritt mit den preiswerten Basisparametern begonnen werden. Diese werden bei entsprechenden Beschwerden auch von der Kasse bezahlt. Der Nutzen von sofort durchgeführten Zusatzuntersuchungen wie z. B. die hier beispielhaft genannten ist deshalb eher fraglich.

IGeL-Hinweis:

Kosten (inkl. Zusatzuntersuchungen)
~ 220 €

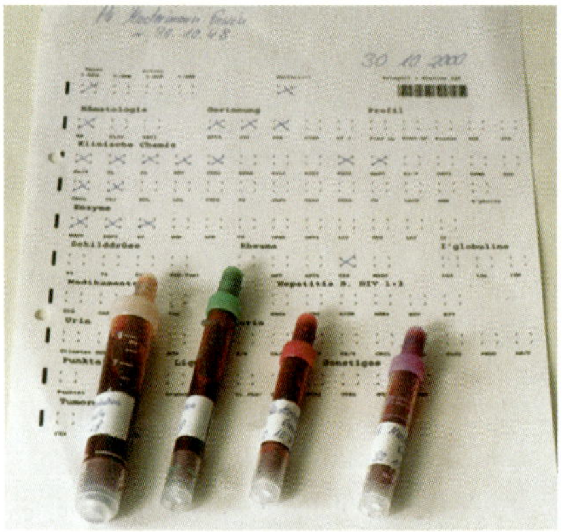

Viele Analysen im medizinisch-technischen Labor verlaufen heute hochautomatisiert und quasi von selbst; auf der anderen Seite sind gerade dadurch neue Risiken entstanden. Das größte Problem ist in der Praxis die fehlende Zuordnungsmöglichkeit einer Probe, oder schlimmer noch, die Verwechslung von Probenmaterial.
Um dies konsequent zu verhindern, muss jedes einzelne Probengefäß (im Bild vier Blutröhrchen), einzeln und komplett beschriftet werden, am besten mit einem maschinenlesbaren Etikett. Die hier gezeigte handschriftliche Beschriftung wird nur noch bei Notfällen praktiziert, wenn für einen neuen Patienten (noch) keine Computeretiketten vorliegen. Parallel dazu wird für jede Untersuchungsanforderung ein Begleitschein ausgefüllt (im Hintergrund zu sehen). [GTV 3607]

i hsCRP (high sensitivity CRP) → CRP S. 1313

i Humanes Choriongonadotropin (HCG, beta-HCG) → S. 357

i Hydroxypyridinium-Crosslinks → Osteoporose S. 1327

i IgA, IgD, IgE, IgG, IgM → Immunglobuline S. 1322

i IGF-1 (IGF-I, Insulin like growth factor, Somatomedin C) → Sexualhormonstatus bei der Frau S. 1331 und → www.gesundheit-heute.de/36e79

Immunglobuline (Antikörper, IgA, IgE, IgG, IgG-Subklassen, IgM)

Immunglobuline oder Antikörper sind Eiweiße, die das körpereigene Abwehrsystem als Antwort auf Antigene aller Art produziert, z. B. auf Bakterien, Viren, aber auch Pollen (→ S. 1023). Die Immunglobuline können mithilfe der Eiweißelektrophorese aufgetrennt und mengenmäßig bestimmt werden. Man unterscheidet fünf Klassen:

- **IgA** ist gewissermaßen für die Schleimhautabwehr zuständig. Es findet sich v. a. in Tränen, Speichel, Darmsaft und Bronchialschleim. Bei IgA-Mangel kommt es deshalb zu gehäuften Schleimhautinfektionen.
- **IgD** kommt zusammen mit IgM auf B-Lymphozyten vor; seine genaue Funktion ist nicht bekannt.
- Hat das **IgE** auf der Oberfläche von **Mastzellen** ein Antigen gebunden, schütten die Mastzellen Histamin aus und führen so zu allergischen Reaktionen. IgE ist außerdem an der Parasitenabwehr beteiligt. Daher ist es bei Allergien und Parasitenbefall z. B. mit Würmern oft in erhöhter Menge im Blut nachweisbar.
- Mengenmäßig am bedeutsamsten ist das **IgG** (in Blut und anderen Körperflüssigkeiten). Es wird nach Erstkontakt mit einem Antigen erst relativ spät gebildet (nach IgM), nach einem erneuten Kontakt dann aber sehr schnell. Es existieren vier **IgG-Subklassen, IgG1, IgG2, IgG3** und **IgG4 –** alle vier zusammen ergeben das **Gesamt-IgG.**
- **IgM** wird beim ersten Kontakt mit einem Antigen sehr rasch gebildet und weist somit eine frische Infektion nach. IgM spielt aber nicht nur bei Infektionen eine Rolle – Blutgruppenantikörper sind z. B. ebenfalls IgM-Antikörper.

Alternativ kann auch von **Antikörpern der Klasse IgA, IgD, IgE, IgG** und **IgM** gesprochen werden.

Normalbereich (Blut) [LAB; TLD]
- IgA: 70–400 mg/dl
- IgE: < 240 µg/l
- IgG (Gesamt-IgG): 700–1600 mg/dl
- IgM: Frauen 40–230 mg/dl, Männer 40–280 mg/dl

Indikation
- Verdacht auf Immundefekt
- Allergiediagnostik
- Verdacht auf chronisch-entzündliche oder Autoimmunerkrankungen
- Verdacht auf monoklonale Gammopathie.

Ursachen erhöhter Werte
- Infektionen, Lebererkrankungen, Autoimmunerkrankungen (z. B. Kollagenosen, rheumatische Erkrankungen)
- Monoklonale Gammopathie (→ S. 1315), z. B. bei Plasmozytom (→ S. 1044).

Ursachen erniedrigter Werte
- Bösartige Tumoren (insbesondere lymphatische Leukämien und Lymphome), Zytostatika, immunsuppressive Medikamente, nach Bestrahlung
- Bestimmte Infektionen wie Masern, Röteln, Ebstein-Barr-Viren, Zytomegalie, HIV, Tuberkulose
- Eiweißverlust bei Nierenkrankheiten oder ausgedehnten Verbrennungen
- Schwere Verdauungsstörungen und Mangelernährung
- Angeborener (primärer) Immunglobulinmangel.

Insulin, C-Peptid und HOMA-Index

Das in der Bauchspeicheldrüse produzierte **Insulin** (→ S. 759) nimmt eine zentrale Rolle in der Blutzuckerregulation (einziges blutzuckersenkendes Hormon) und im Kohlenhydratstoffwechsel ein. Dabei wird zunächst ein Vorläuferhormon gebildet, das in der Folge in Insulin und **C-Peptid** gespalten wird; beide werden dann ins Blut freigesetzt.

Während beim Diabetes Typ 1 die Insulin produzierenden Zellen zugrunde gehen, sodass immer weniger Insulin produziert wird (→ S. 760), liegt dem Diabetes Typ 2 eine Insulinresistenz zugrunde, bei der die Gewebe aufgrund genetischer Veranlagung, Übergewicht und Bewegungsmangel zu wenig auf das reichlich vorhandene Insulin ansprechen (→ S. 760). Der **HOMA-Index (Homeostasis Model Assessment)** ist ein Maß für die Insulinresistenz.

Normalbereich (Blut) [LAB; TLD]
- Insulin: 6–25 mU/l (36–150 pmol/l)
- C-Peptid: 0,7–2,0 µg/l (0,2–0,6 nmol/l)
- HOMA-Index (errechnet aus Nüchternblutzucker und Insulinspiegel): < 1

Indikation
- Ursachenklärung bei Unterzuckerung
- Verdacht auf Insulinresistenz, z. B. bei Patientinnen mit polyzystischen Ovarien (→ S. 333)
- In Ausnahmefällen zur Differenzierung von Diabetes.

Typische Veränderungen und ihre Ursachen
- Erhöhtes Insulin und erhöhtes C-Peptid: Insulinom (→ S. 772), Einnahme von die Insulinsekretion steigernden Medikamenten (v. a. Sulfonylharnstoffe → S. 761) bei Nichtdiabetikern
- Erhöhtes Insulin und erniedrigtes C-Peptid: Spritzen von Insulin bei Nichtdiabetikern
- Erhöhter HOMA-Index: Insulinresistenz (Grauzone 1–2,5, Insulinresistenz > 2,5), Diabetes Typ 2 (oft um 5).

i INR → Quick S. 1330

Kalium (K, K$^+$)

Kalium (→ Tab. S. 239) ist eines der wichtigsten Mengenelemente (→ S. 241) des Körpers und eines der bedeutsamsten Blutsalze. Es spielt eine wesentliche Rolle bei der Nerven- und Muskelfunktion sowie der Regulation des Wasser- und Säure-Basen-Haushalts. Im Blut findet sich nur ein winziger Bruchteil des Gesamtkörperkaliums, das meiste Kalium ist in den Zellen.

Normalbereich [KLL; LAB]

- Blut: 3,6–5,0 mmol/l
- 24-Stunden-Sammelurin: 30–100 mmol/24 Std.

Indikation

- Verlaufskontrolle bei Nierenversagen
- Kontrolle einer Diuretikabehandlung (harntreibenden Medikamenten → S. 784) und bei Verdacht auf Abführmittelmissbrauch
- Kontrolle des Mineralienverlusts bei Durchfall und Erbrechen
- Diagnose und Verlaufskontrolle von Störungen des Säure-Basen-Haushalts sowie einer Funktionsstörung der Nebennierenrinde
- Klärung von Herzrhythmusstörungen
- Kontrolluntersuchung in der Intensivmedizin sowie bei Infusionstherapie.

Ursachen erhöhter Werte

- Nierenversagen
- Azidose, z. B. diabetische Ketoazidose (→ S. 765)
- Einnahme/Überdosierung bestimmter Medikamente (v. a. so genannter kaliumsparendes Diuretika, ACE-Hemmer, Digitalis)
- Morbus Addison (Form der Nebennierenrinden-Unterfunktion → S. 757)
- Kaliumfreisetzung durch massiven Zelluntergang, z. B. bei Verletzungen/Operationen, Verbrennungen, Hämolyse (Zerfall von roten Blutkörperchen), Krebstherapie mit Zytostatika.

Ursachen erniedrigter Werte

- Kaliumverlust bei bestimmten Nierenerkrankungen, Durchfällen oder Erbrechen
- Einnahme/Überdosierung einiger Medikamente, z. B. Abführmittel, Kortison
- Exzessiver Verzehr von Lakritze
- Alkalose (→ S. 1310)
- Hyperaldosteronismus (→ S. 758), Cushing-Syndrom (→ S. 755).

Kalzitonin ([humanes] Calcitonin, hCT)

Kalzitonin ist ein in der Schilddrüse produziertes Hormon (→ S. 748), das an der Regulation des Blutkalziumspiegels beteiligt ist.

Normalbereich (Blut) [KLL; LAB]

- Frauen: < 4,6 ng/l (laborabhängig)
- Männer: < 11,5 ng/l (laborabhängig)

Indikation

Verdacht und Verlaufskontrolle medullärer Schilddrüsenkarzinome (→ S. 753)

Ursachen erhöhter Werte

- Medulläres Schilddrüsenkarzinom, selten andere hormonproduzierende Tumoren
- Nierenversagen (→ S. 783).

Kalzium (Calcium, Ca, Ca^{2+})

Kalzium (→ Tab. S. 239) bildet zusammen mit Phosphat den wichtigsten Teil der Knochen- und Zahnsubstanz. Es ist außerdem beteiligt an der Erregungsübertragung von Nerven auf Muskeln, der Muskelkontraktion und der Blutgerinnung.

Normalbereich [KLL; LAB]

- Blut: 2,1–2,6 mmol/l (8,4–10,4 mg/dl)
- 24-Stunden-Urin:
  Frauen < 6,5 mmol/24 Std. (< 260 mg),
  Männer < 7,5 mmol/24 Std. (< 300 mg)

Indikation

- Klärung einer Tetanie (typische Form von Muskelkrämpfen)
- Ursachensuche bei Nierensteinen
- Verdacht auf eine Funktionsstörung der Nebenschilddrüse, nach Schilddrüsenoperationen
- Bösartige Tumoren, insbesondere unter Zytostatikatherapie
- Kontrolluntersuchung bei Erkrankungen, die oft zu einer Veränderung des Blutkalziums führen.

Ursachen erhöhter Werte

Blut:

- Bösartige Tumoren, v. a. bei Knochenbeteiligung und bei Plasmozytom
- Nebenschilddrüsen-Überfunktion (→ S. 754), Schilddrüsenüberfunktion (→ S. 750), Nebennierenrinden-Unterfunktion (→ S. 757)
- Überdosierung von Vitamin D oder A
- Lange Bettlägerigkeit
- Einige Medikamente, z. B. bestimmte Diuretika (harntreibende Medikamente → S. 784)
- Sarkoidose (→ S. 612).

Urin:

- Nebenschilddrüsen-Überfunktion (→ S. 754)
- Bestimmte Nierenerkrankungen, Nierensteine
- Bösartige Tumoren
- Sarkoidose.

Ursachen erniedrigter Werte

Blut:

- Vitamin-D-Mangel
- Verminderte Kalziumaufnahme über den Darm bei Verdauungsstörungen
- Nebenschilddrüsen-Unterfunktion (→ S. 754), meist durch versehentliche Entfernung oder Schädigung der Nebenschilddrüsen bei Schilddrüsenoperation
- Chronisches Nierenversagen (→ S. 783)
- Akute Bauchspeicheldrüsenentzündung.

Urin: z. B. Vitamin-D-Mangel

i β-Karotin → Tab. S. 236 und → www.gesundheit-heute.de/36g49

i Karotin, beta (β-Karotin) → Tab. S. 236 und → www.gesundheit-heute.de/36g49

i Karzino-embryonales Antigen → CEA S. 1312

i Katecholamine → www.gesundheit-heute.de/36e99

i Katecholaminabbauprodukte im Urin → www.gesundheit-heute.de/36f01

i Kleines Blutbild → Blutbild, kleines S. 1309

Ketone im Urin (Ketonkörper im Urin)

Bei sehr schlecht eingestelltem Diabetes, aber auch beim Fasten, werden statt Glukose Fettsäuren verstoffwechselt. In der Folge werden in der Leber Ketone (z. B. **Acetessigsäure** und **beta-Hydroxybuttersäure)** gebildet und ins Blut freigesetzt. Bei großen Mengen von Ketonen droht eine metabolische Azidose (→ S. 1310, S. 765).

Normalbereich (Urin-Teststreifen)

Negativ

Indikation

- Stoffwechselkontrolle bei Diabetes
- Unklare Azidose (Blut-Übersäuerung → S. 229, Blutgasanalyse → S. 1310).

Ursachen erhöhter Werte

- Diabetische Ketoazidose, v. a. bei Typ-1-Diabetes (→ S. 765)
- **Alkoholische Ketoazidose** bei Alkoholmissbrauch und gleichzeitiger Nahrungskarenz (Kalorien werden nur noch in Form von Alkoholika zu sich genommen) oder dauerndem Erbrechen
- Starke körperliche Belastung, Hungerzustände, andere schwerste Erkrankungen.

i Ketonkörper → Ketone

i Kohlendioxid im Blut → Blutgasanalyse S. 1310

i Kohlenhydrat-defizientes Transferrin → CDT S. 1312

i Komplementsystem (C3-Komplement, C4-Komplement) → www.gesundheit-heute.de/36f03

Kortisol (Cortisol)

Das Nebennierenrindenhormon **Kortisol** hat viele Wirkungen, ein Großteil davon erklärt sich aus seiner Funktion als Leistungs- und Stresshormon (→ Abb. S. 755, S. 756). Kortisol ist zu 97 % an Transporteiweiße gebunden, biologisch aktiv ist aber nur das freie Kortisol. Die Abgabe ins Blut ist sehr von der Tageszeit abhängig, weshalb eine einzelne Bestimmung wenig hilfreich ist.

Normalbereich [KLL]

- Gesamt-Kortisol im Blut:
  8 Uhr: 9–32 µg/dl; 16 Uhr: 7–13 µg/dl
- Freies Kortisol im 24-Stunden-Urin:
  10–90 µg/24 Std.

Indikation

Mangel oder Überproduktion von Kortisol

Ursachen erhöhter Werte

- Cushing-Syndrom (→ S. 755)
- Schwere Krankheiten oder größere Operationen
- Depression
- Über- oder Untergewicht
- Alkoholmissbrauch
- Starker Stress, unregelmäßiger Tagesrhythmus.

Ursachen erniedrigter Werte

- Unterfunktion der Nebennierenrinde (→ S. 757)
- Unterfunktion des Hypophysenvorderlappens oder Hypothalamus
- Adrenogenitales Syndrom (→ S. 773)
- Langzeitbehandlung mit Kortisonpräparaten.

Hinweis

Eine Veränderung des Transporteiweißes im Blut verändert auch die Gesamt-Kortisolkonzentration im Blut (z. B. Erhöhung bei Schwangerschaft, Behandlung mit Östrogenen, Pilleneinnahme). Das freie, also wirksame Kortisol ist aber normal, es liegt kein krankhafter Zustand vor.

Kreatinin (Creatinin)

Kreatinin entsteht im Muskelstoffwechsel, wird aber auch mit der Nahrung aufgenommen. Da es nahezu vollständig und nur über die Nieren ausgeschieden wird, kann es zur Beurteilung der Nierenfunktion genutzt werden. Allerdings ist der Kreatininspiegel im Blut auch abhängig von der Muskelmasse und vom Fleischgehalt der Nahrung.

Normalbereich (Blut) [TLD]

- Frauen: < 0,9 mg/dl (laborabhängig)
- Männer: < 1,1 mg/dl (laborabhängig)

Indikation

- Kontrolle der Nierenfunktion
- Verlaufskontrolle einer eingeschränkten Nierenfunktion.

Ursachen erhöhter Werte

- Nierenversagen (→ S. 782, S. 783)
- Flüssigkeitsmangel (v. a. bei älteren Patienten)
- Exzessiver Verzehr von Fleisch
- Ausgedehnte Muskelverletzungen.

Hinweise

Kreatinin steigt erst bei ausgeprägten Nierenschäden an und ist deshalb als Suchtest für beginnende Nierenschäden nicht geeignet. Hier ist die Bestimmung der Kreatinin-Clearance oder von Cystatin C (→ S. 1324) besser geeignet. Auch bei niedriger Muskelmasse (z. B. bei alten oder ausgezehrten Menschen) kann der Kreatininwert trotz leichter bis mäßiger Nierenschädigung normal sein.

Kreatinin-Clearance (Creatinin-Clearance) und Cystatin C

Bei der **Kreatinin-Clearance** (→ S. 778) wird die Kreatininausscheidung pro Minute berechnet und auf die Körperoberfläche bezogen. Hierfür sind eine Blutentnahme und 24-Stunden-Sammelurin erforderlich. Die Kreatinin-Clearance erlaubt eine genaue Einschätzung der Nierenfunktion; bei bereits fortgeschrittener Nierenschädigung (Kreatinin > 3 mg/dl) liefert sie jedoch keine brauchbaren Ergebnisse mehr.

Normalbereich [KLL; LAB]

- Bis zum 30. Lebensjahr, jeweils bezogen auf 1,73 m^2 Körperoberfläche:
  Frauen 70–110 ml/Min.,
  Männer 95–140 ml/Min.
- Danach pro Lebensjahrzehnt etwa -10 ml/Min.

Indikation

- Kontrolle der Nierenfunktion bei normalen oder nur leicht erhöhten Kreatininwerten im Serum
- Diagnose und Verlaufskontrolle einer eingeschränkten Nierenfunktion.

Ursachen erniedrigter Werte

Nierenfunktionsstörung jeglicher Ursache

Hinweise

Zunehmend wird statt der Kreatinin-Clearance das **Cystatin C** im Blut bestimmt, das im Körper täglich in etwa konstanter Menge entsteht und über die Nieren ausgeschieden wird. Es zeigt Nierenfunktionsstörungen empfindlicher an als das Kreatinin im Blut und es muss nicht wie bei der Kreatinin-Clearance Urin gesammelt werden.

Kreatinkinase → CK S. 1313

Kupfer (Cu^{2+}) → www.gesundheit-heute.de/36f09

Laktat (Lactat, Milchsäure)

Laktat (Milchsäure) entsteht, wenn Glukose (der wichtigste Einfachzucker und Energielieferant des Körpers) ohne Sauerstoff abgebaut wird, wie dies z. B. bei sehr anstrengender körperlicher Arbeit, ungenügender Muskeldurchblutung oder Sauerstoffmangel des ganzen Körpers der Fall ist. „Entsorgt" wird das Laktat v. a. durch die Leber.

Normalbereich [KLL; TLD]

- Venenblut: < 20 mg/dl (< 2,2 mmol/l)
- Liquor: < 20 mg/dl (< 2,2 mmol/l)

Indikation

Blut:

- Trainingsberatung von Leistungssportlern
- Kreislaufschock oder Vergiftung, intensivmedizinische Behandlung
- Unklare Störungen des Säure-Basen-Haushalts oder der Blutgase (→ S.229 bzw. 1310)
- Schwere Lungenerkrankung oder Herzinsuffizienz.

Liquor: Unklare Hirnhautentzündung

IGeL-Laborcheck: Leberlabor (Leberfunktion)

Parameter

- Basisprogramm: **GPT** (→ S. 1319), **GOT** (→ S. 1319) und **gamma-GT** (→ S. 1318)
- Zusatzuntersuchungen:
  Cholinesterase (→ S. 1312), **GLDH** (→ S. 1318), **AP** (→ S. 1308), **Bilirubin** (→ S. 1309), **Gesamteiweiß** (→ S. 1318), **Albumin** (→ S. 1306), **Quick** (→ S. 1330), **Eiweißelektrophorese** (→ S. 1315), **AFP** (→ S. 1306)

Fragestellung

Die Bestimmung der genannten Parameter wird bei Verdacht auf Lebererkrankung, bei länger bestehenden unklaren Beschwerden jeglicher Art oder als IGeL-Leistung im Rahmen eines erweiterten Check-ups angeraten.

Bewertung

Die Parameter GOT, GPT und gamma-GT werden routinemäßig als Basistest auf Leber- und Gallenwegserkrankungen benutzt: Sind alle drei im Normbereich, ist eine Leberschädigung so gut wie ausgeschlossen. Ihre Bestimmung ist preiswert (< 10 €) und bei jeglichem Verdacht auf eine Leberschädigung, z. B. bei regelmäßigem Alkoholgenuss), auch Kassenleistung.
Ist (mindestens) einer der drei Basis-Parameter auffällig, werden alle weiteren Zusatzuntersuchungen ebenfalls von der Krankenkasse bezahlt. Es gibt deshalb keinen Anlass für Selbstzahlerleistungen bei dieser Fragestellung.

IGeL-Hinweis: Kosten (inkl. Zusatzuntersuchungen) ~ 60 €

Ursachen erhöhter Werte

Blut:

- Herz-Kreislauf-Versagen
- Blutvergiftung, andere schwere Infektionen (z. B. Malaria)
- Nierenversagen (→ S. 782, S. 783), schwere Leberfunktionsstörungen
- Darmverschluss
- Vergiftungen, z. B. Alkoholvergiftung
- Diabetische Ketoazidose (→ S. 761), Diabetesbehandlung mit Biguaniden (→ S. 761)
- Intensive körperliche Betätigung, z. B. Leistungssport
- Angeborene Stoffwechselstörungen.

Liquor: Starke Erhöhung bei bakterieller Hirnhautentzündung (geringer bei viraler)

Laktatdehydrogenase → LDH

LDH (Laktatdehydrogenase)

Das Enzym **LDH** kommt im ganzen Körper vor, besonders aber in Herz, Niere, Leber, Skelettmuskulatur, Milz und roten Blutkörperchen. Jeweils vier Untereinheiten des Typs H (wie Herz) und/oder M (wie Muskel) lagern sich in unterschiedlichen Kombinationen zusammen, sodass fünf LDH-Isoenzyme entstehen.

Die LDH wird heute meist ergänzend bestimmt, da Erhöhung zwar einen Zelluntergang anzeigt, nicht aber das geschädigte Organ. Die Bestimmung der Isoenzyme erlaubt zwar gewisse Rückschlüsse diesbezüglich, eine Bestimmung ist aber durch die Verfügbarkeit anderer Parameter nur selten sinnvoll.

Normalbereich (Blut) [KLL; TLD]

< 250 U/l (Messung bei 37 °C)

Indikation

- Verdacht auf einen mehrere Tage zurückliegenden Herzinfarkt
- Differenzierung einer Gelbsucht, von Leberschäden oder einer Blutarmut (Anämie)
- Verlaufsbeobachtung bei einigen bösartigen Tumoren (z. B. Non-Hodgkin-Lymphomen).

Ursachen erhöhter Werte

- Herzinfarkt, Herzmuskelentzündung
- Lungenembolie
- Hämolytische oder megaloblastäre Anämie
- Hepatitis und andere Leber- und Gallenblasenerkrankungen
- Schwere Infektionen, Pfeiffersches Drüsenfieber
- Muskelerkrankungen
- Chronische Nierenerkrankungen
- (Fortgeschrittene) Tumoren.

LDL-Cholesterin

LDL (low density lipoprotein) ist ein Lipoprotein (→ S. 1326) mit geringer Dichte. Seine Aufgabe ist der Cholesterintransport in die Körperperipherie. Da hohe LDL-Konzentrationen zu Cholesterinablagerungen an den Blutgefäßwänden führen und damit eine Arteriosklerose (→ S. 721) fördern, heißt das **LDL-Cholesterin** auch „schlechtes Cholesterin" (im Gegensatz zum „guten" HDL-Cholesterin → S. 1320).

Zielwerte abhängig vom Risikoprofil (Blut) [TLD]

- < 160 mg/dl (< 4,1 mmol/l) ohne weitere Risikofaktoren
- < 135 mg/dl (< 3,5 mmol/l) mit Risikofaktoren für Arteriosklerose (→ S. 721)
- < 100 mg/dl (< 2,6 mmol/l) bei Arteriosklerose, koronarer Herzkrankheit (→ S. 693)

Indikation

- Beurteilung des Arterioskleroserisikos, v. a. auch des Risikos für eine koronare Herzkrankheit
- Therapiekontrolle bei bekannter Fettstoffwechselstörung.

Ursachen erhöhter Werte

- Primäre, also genetisch bedingte Hyperlipoproteinämien (→ S. 767)
- Sekundäre Hyperlipoproteinämien, begünstigt z. B. durch cholesterinreiche Ernährung, Rauchen
- Nephrotisches Syndrom (→ S. 782), Schilddrüsenunterfunktion (→ S. 751)
- Behandlung z. B. mit harntreibenden Medikamenten (Diuretika → S. 784) oder Kortison (→ S. 756), Einnahme der „Pille".

LDL/HDL-Quotient (LDL/HDL-Verhältnis)

Der **LDL/HDL-Quotient** ist ein errechneter Wert, der das Verhältnis der Konzentrationen von LDL und HDL beschreibt.

Zielwert abhängig vom Risikoprofil

- < 4 ohne weitere Risikofaktoren
- < 3 bei bestehenden Risikofaktoren für Arteriosklerose (→ S. 721)
- < 2 bei Patienten mit Arteriosklerose, koronarer Herzkrankheit (→ S. 693)

Indikation

Fettstoffwechselstörungen (→ S. 767)

Laborcheck Legionellen
→ www.gesundheit-heute.de/36d22

Leukozyten (weiße Blutkörperchen)
→ Differenzialblutbild S. 1314

LH (Luteinisierendes Hormon)

Das Hypophysenvorderlappenhormon **LH** steuert bei Männern und Frauen die Geschlechtshormonproduktion: Bei der Frau regt es die Eizellreifung sowie die Östrogen- und Progesteronproduktion in den Eierstöcken an, beim Mann die Testosteronproduktion in den Hoden.

Normalbereich (Blut) [TLD]

- Frauen vor den Wechseljahren: 3–200 U/l je nach Zeitpunkt im Menstruationszyklus
- Frauen nach den Wechseljahren: > 20 U/l
- Männer: 2–10 U/l

Indikation

- Frauen: verzögert oder verfrüht einsetzende Pubertät, Zyklusstörungen, ungewollte Kinderlosigkeit, Verdacht auf vorzeitige Wechseljahre
- Männer: verzögert oder verfrüht einsetzende Pubertät, unzureichende Ausbildung oder Rückbildung der primären Geschlechtsmerkmale, Unfruchtbarkeit.

Ursachen erhöhter Werte

- Frauen: Erkrankungen/Funktionsstörung der Eierstöcke (z. B. angeborene Fehlanlage, polyzystische Ovarien → S. 333), (vorzeitiges) Einsetzen der Wechseljahre
- Männer: Erkrankungen/Funktionsstörung der Hoden (z. B. angeborene Fehlanlage, erworbene Störung der Spermienproduktion).

Ursachen erniedrigter Werte

- Erkrankungen, z. B. Tumoren, von Hypothalamus oder Hypophyse
- Einnahme von Geschlechtshormonen (bei Frauen auch der „Pille")
- Magersucht.

Lipase (Pankreaslipase)

Lipasen sind fettspaltende Enzyme. Die im Blut gemessene **Lipase** stammt aus der Bauchspeicheldrüse.

Normalbereich (Blut) [KLL; LAB]

< 60 U/l (Messung bei 37 °C)

Indikation

- Verdacht auf Bauchspeicheldrüsenerkrankung oder Mitbeteiligung der Bauchspeicheldrüse bei anderen Erkrankungen des Bauchraums
- Unklare Oberbauchbeschwerden.

Ursachen erhöhter Werte

- Bauchspeicheldrüsenentzündung
- Nach ERCP (→ S. 667)
- Fortgeschrittenes Nierenversagen (→ S. 783).

Lipoprotein [a] (Lp[a])

Fette (Lipide) wie z. B. das Cholesterin sind im wässrigen Blut unlöslich. Daher werden sie zum Transport an verschiedene Eiweiße gebunden, die als **Apolipoproteine** bezeichnet werden. Der Komplex aus Apolipoprotein und Lipid heißt **Lipoprotein** (Näheres → S. 767).

Näheres zu Apolipoproteinen (Apo AI, Apo B-100, Apo E, Apo CII) → www.gesundheit-heute.de/36l34

Lipoprotein [a] ist ein solches mit Fetten beladenes Eiweiß, es ist eine Untereinheit des „schlechten" LDL-Cholesterins. Seine Funktionen sind im Detail noch unklar, sicher scheint aber nach heutigem Kenntnisstand, dass ein erhöhter Lipoprotein [a]-Spiegel einen eigenständigen Risikofaktor für Arteriosklerose (→ S. 721) und koronare Herzkrankheit darstellt. Der Lipoprotein [a]-Spiegel ist derzeit weder durch Medikamente noch durch Ernährung entscheidend zu beeinflussen.

Normalbereich (Blut) [LAB; TLD]

< 30 mg/dl

Indikation

Beurteilung des Arterioskleroserisikos, insbesondere bei erhöhtem LDL-Cholesterin

Ursachen erhöhter Werte

- Erbliche Veranlagung
- Infektionen, Herzinfarkt (Akute-Phase-Protein)
- Nierenfunktionsstörung
- Schilddrüsenunterfunktion.

Luteinisierendes Hormon → LH S. 1325

Lymphozytendifferenzierung (T-Zellen, T-Lymphozyten, Helferzellen, Suppressorzellen) → Immunabwehr S. 1321 und → www.gesundheit-heute.de/36o25

Granulozyten → Differenzialblutbild S. 1314

Magnesium (Mg^{2+})

Der Mineralstoff **Magnesium** (→ Tab. S. 239) ist ein Bestandteil z. B. der Knochen, er ist außerdem bedeutsam für die Funktion vieler Enzyme und die Muskelkontraktion (dämpft die Muskelerregbarkeit und ist somit ein Gegenspieler von Kalzium). Nur 1 % des Magnesiumbestands befindet sich im Blut.

Normalbereich [KLL]

- Blut: 0,7–1,10 mmol/l
- 24-Stunden-Sammelurin: 3–5 mmol/24 Std.

Indikation

- Verdacht auf Magnesiummangel bei Muskelkrämpfen, Empfindungsstörungen („Kribbeln") oder Herzrhythmusstörungen
- Kontrolle z. B. bei Nierenversagen, schweren Magen-Darm-Erkrankungen, künstlicher Ernährung oder Behandlung mit harntreibenden Medikamenten (Diuretika → S. 784).

Ursachen erhöhter Werte

- Blut: akutes und chronisches Nierenversagen (→ S. 782, S. 783)
- Urin: Nebenschilddrüsen-Überfunktion (→ S. 754), Hyperaldosteronismus (→ S. 758), Diabetes insipidus (→ S. 748), Behandlung mit harntreibenden Medikamenten (Diuretika → S. 784).

Ursachen erniedrigter Werte

Blut:

- Vermehrter Magnesiumverlust über die Niere (z. B. bei Behandlung mit nierenschädigenden Medikamenten oder Diuretika → S. 784)
- Verminderte Zufuhr (künstliche Ernährung, Alkoholabhängigkeit, längeres Fasten)
- Hormonelle Erkrankungen (Nebenschilddrüsen-Überfunktion, Hyperaldosteronismus).

Malondialdehyd → Antioxidanzien-Status S. 1307 und → www.gesundheit-heute.de/36f30

MCH (mean corpuscular hemoglobin), MCHC (mean corpuscular hemoglobin concentration), MCV (mean corpuscular volume) → Erythrozytenindizes S. 1316

Mg^{2+} → Magnesium S. 1326

Milchsäure → Laktat S. 1324

Mineralstoffe: Kalium (K^+) → S. 1322; Natrium (Na^+) → S. 1326; Kalzium (Ca^{2+}) → S. 1323; Chlorid (Cl^-) → S. 1312; Magnesium (Mg^{2+}) → S. 1326; Phosphat (PO_4^{3-}) → S. 1328

Multi-IgE-Suchtest (Multiscreeningtest, Multi-IgE-Screeningtest) mit Nahrungsmittelscreen und Inhalationsscreen

Beim **Multi-IgE-Suchtest** werden in einer „Testbatterie" mehrere spezifische IgE-Antikörper im Blut nachgewiesen, wobei verschiedene Allergene in vorgegebenen Mischungen untersucht werden, so beim:

- **Nahrungsmittelscreen** Eiweiß, Milch, Weizen, Erdnuss, Soja
- **Inhalationsscreen** z. B. Lieschgras, Birke, Beifuß, Katze, Hund, Hausstaubmilbe und Cladosporium.

Indikation

Eingrenzung der Allergene bei Verdacht auf Allergie

Bewertung

Der Multi-IgE-Suchtest im Blutserum kann dazu beitragen, das auslösende Allergen bei einer Allergie zu identifizieren. Allerdings sind die Tests mit einer hohen Rate sowohl falsch positiver als auch falsch negativer Ergebnisse behaftet. Zudem kann der Nachweis eines allergenspezifischen IgE nicht gleichgesetzt werden mit dem Vorliegen einer Allergie (→ S. 1046).

Gesamt-IgE → IgE S. 1322

NT-proBNP → Arteriosklerose S. 1308 und → www.gesundheit-heute.de/36f39

Natrium (Na, Na^+)

Dem Mineralstoff **Natrium** (→ Tab. S. 239) kommt eine Schlüsselfunktion bei der Regulierung des Wasserhaushalts zu – ein intakter Natrium- und Wasserhaushalt ist eine Voraussetzung für die geordnete Zellfunktion. 98 % des Körpernatriums befinden sich außerhalb der Körperzellen.

Normalbereich (Blut) [LAB]

135–145 mmol/l

Indikation

- Diagnose und Verlaufskontrolle von Erkrankungen und Situationen, die mit Störungen des Wasser- und Elektrolythaushalts einhergehen, z. B. Nierenerkrankungen, Ödeme
- Parenterale Ernährung über Infusionen.

Ursachen erhöhter Werte

- Flüssigkeitsmangel (Austrocknung → S. 459) durch verminderte Flüssigkeitszufuhr oder erhöhten Flüssigkeitsverlust
- Chronische Nierenerkrankungen
- Diabetes insipidus (→ S. 748)
- Hyperaldosteronismus (→ S. 758)
- Exzessive Aufnahme von Natrium, z. B. durch Trinken von Seewasser
- Fehlgesteuerte Infusionstherapie.

Ursachen erniedrigter Werte

- Krankheiten, die mit einer Vermehrung der Körperflüssigkeit einhergehen, z. B. Herzschwäche, Leberzirrhose, nephrotisches Syndrom (→ S. 782), Nierenversagen (→ S. 782, S. 783)
- Krankheiten, die mit einem vermehrten Natriumverlust einhergehen, z. B. Erbrechen, Durchfälle
- Behandlung mit harntreibenden Medikamenten (→ Diuretika S. 784)
- Unterfunktion der Nebennierenrinde (→ S. 757)

- Fehlgesteuerte Infusionstherapie.

Neutralfette → Triglyzeride S. 1334

Nitrit → S. 777 und → www.gesundheit-heute.de/36f36

Nüchternblutzucker (Nüchtern-BZ, Nüchtern-Glukose)

Glukose ist der wichtigste Energielieferant des Körpers. Der Blutzuckerspiegel wird beim Gesunden in verhältnismäßig engen Grenzen konstant gehalten, sowohl ein Zuviel als auch ein Zuwenig ist schädlich. Erster Labortest zur Beurteilung des Glukosestoffwechsels ist meist die Bestimmung des **Nüchternblutzuckers.**

Normalbereich (Blut) [LAB; KLL]

- Kapillar- oder Venen[voll]blut: 55–100 mg/dl (3,1–5,6 mmol/l)
- Blutplasma: 70–110 mg/dl (3,8–6,1 mmol/l)

Indikation

Verdacht, Diagnose und Therapiekontrolle eines Diabetes (→ S. 758), im Rahmen von Vorsorgeuntersuchungen, Basisuntersuchung z. B. bei Krankenhausaufnahme

Ursachen erhöhter Werte

- Diabetes (→ S. 758)
- Diabetische Stoffwechsellage bei anderen hormonellen Erkrankungen, z. B. Akromegalie (→ S. 747), Cushing-Syndrom (→ S. 755)
- (Vorübergehend) bei Stress-Situationen, z. B. Herzinfarkt, Schlaganfall, schwere Infektionen, Verletzungen, Operationen
- Behandlung mit bestimmten Medikamenten, z. B. Kortison, Diuretika.

Ursachen erniedrigter Werte

- Diabetiker: Überdosierung von Insulin oder blutzuckersenkenden Medikamenten, Wechselwirkung mit anderen Medikamenten, z. B. ACE-Hemmern und Sulfonamiden
- Nicht-Diabetiker: insulinproduzierender Tumor (Insulinom → S. 772), schwere Lebererkrankungen, Alkoholmissbrauch, Nierenversagen, Blutvergiftung, Unterfunktion der Nebennierenrinde oder des Hypophysenvorderlappens, Magersucht.

NMP22 (Nukleäres Matrixprotein) → Tumormarker S. 1334 und → www.gesundheit-heute.de/36o34

[p]O2 (Sauerstoff-[Partialdruck]) → Blutgasanalyse S. 1310

17-beta-Östradiol, Östradiol, Östriol → Östrogene S. 1328

IGeL-Laborcheck: Osteoporose

Parameter

Basisprogramm:

- Im Blut: **Kalzium** (→ S. 1323), **Phosphat** (→ S. 1328), **Knochen-AP** (→ S. 1308), **Vitamin D** (→ S. 1335)
- Im Urin: **Pyridinium-Crosslinks (Hydroxypyridinium-Crosslinks)**, Quervernetzungsprodukte der Kollagenfasern in Knochen und Knorpel. Wird Knochen abgebaut, werden sie vermehrt mit dem Urin ausgeschieden. Näheres → www.gesundheit-heute.de/36f73

Zusatzuntersuchungen:

- Vitamin-D3-Rezeptor (→ rechts)
- **CTX (ß-CTX, beta-Crosslaps, C-terminale Crosslinks)**, Eiweiße, die beim Knochenabbau entstehen. Erhöhte CTX-Werte zeigen deshalb einen erhöhten Knochenabbau jeglicher Ursache an. Näheres → www.gesundheit-heute.de/36l95
- **Parathormon**, ein Nebenschilddrüsenhormon, das den Knochenabbau fördert und den Kalziumspiegel im Blut erhöht (Näheres → S. 748, Werte → www.gesundheit-heute.de/36f63)
- **TRAP (TRACP, TRACP 5b, tartratresistente saure Phosphatase)**, ein Enzym, das bei Knochenabbau im Blut erhöht ist (→ www.gesundheit-heute.de/36g33).

Fragestellung

Die genannten Parameter beschreiben den aktuellen Knochenstoffwechsel und unterstützen die Osteoporose-Diagnostik (→ S. 1016). Sie werden deshalb zur Osteoporose-Früherkennung auch bei Beschwerdefreiheit als IGeL-Leistung angeboten.

Bewertung

Derzeit fußt die Früherkennung einer Osteoporose vor allem auf dem klinischen Bild und der Knochendichtemessung (→ S. 292, S. 1017). Laboruntersuchungen sollen eine Osteoporose aber schon viel früher nachweisen können. Dafür spricht, dass die Knochendichtemessung erst krankhaft ausfällt, wenn bereits viel Knochenmasse verloren gegangen ist. Kritiker der Osteoporose-Labordiagnostik halten aber entgegen, dass sich die Werte von Gesunden und Kranken weit überlappen, also oft keine eindeutige Aussage möglich ist. Dies gilt besonders für die TRAP-Bestimmung. Sie ist nicht nur wenig sensitiv, sondern auch störungsanfällig.

Eine eindeutige Empfehlung abzugeben ist momentan deshalb nicht möglich. In jedem Fall erscheint aber das genannte Basisprogramm unter Kosten-Nutzen-Gesichtspunkten am ehesten sinnvoll, da es vergleichsweise preiswert ist.

Ein Sonderfall ist die Bestimmung des **Vitamin-D3-Rezeptors (Vitamin-D3-Rezeptor-Gen, VDR-Rezeptor).** Diese zielt auf die Feststellung einer genetischen Vorbelastung für die Osteoporose-Entwicklung. Da aber viele Patienten auch mit der entsprechenden Vorbelastung gesunde Knochen haben und andererseits viele Patienten mit normalen Vitamin-D3-Rezeptorwerten unter bruchgefährdeten Knochen leiden, ist der Test zur Früherkennung bedeutungslos.

IGeL-Hinweis:

Kosten Basisprogramm ~ 100 €
Vitamin-D3-Rezeptor ~ 95 €
übrige Zusatzuntersuchungen ~ 100 €.

oGTT (oraler Glukosetoleranztest)

Der **oGTT** dient zur Erkennung einer gestörten Glukosetoleranz (→ S. 760) als Vorstufe von Diabetes. Der Test misst, auf welchen Wert der Blutzucker zwei Stunden nach Trinken einer standardisierten Glukoselösung ansteigt.

Normalbereich [KLL]

Zwei Stunden nach Glukosebelastung:

- Normal: Kapillarblut < 140 mg/dl (< 7,8 mmol/l), venöses Vollblut < 120 mg/dl (< 6,7 mmol/l)
- Gestörte Glukosetoleranz: Kapillarblut 140–199 mg/dl (7,8–11 mmol/l), venöses Vollblut 120–179 mg/dl (6,7–10 mmol/l)
- Diabetes: Kapillarblut ≥ 200 mg/dl (≥ 11 mmol/l), venöses Vollblut ≥ 180 mg/dl (≥ 10 mmol/l)

Indikation

- Verdacht auf eine gestörte Glukosetoleranz bei Menschen mit erhöhtem Risiko für Diabetes, koronare Herzkrankheit oder Fettstoffwechselstörungen
- Grenzwertiger Nüchternblutzuckerwert
- Erhöhte Glukoseausscheidung im Urin.

Ursachen erhöhter Werte

Gestörte Glukosetoleranz und Diabetes (→ S. 758)

Hinweis

Um vergleichbare Ergebnisse zu erhalten, sollten Störfaktoren weitestmöglich ausgeschaltet werden:

- Ernährung: In den drei Tagen vor dem Test normale Mischkost (kein Fasten!). In den letzten 12 Stunden nicht rauchen, kein Kaffee, Tee oder Alkohol

- Bewegung: Normale körperliche Aktivitäten
- Erkrankungen: nach akuten Erkrankungen mindestens zwei Wochen warten. Dem Arzt alle aktuell eingenommenen Medikamente mitteilen, um zu klären, ob diese abgesetzt werden müssen bzw. können.
- Bei Frauen: mindestens drei Tage Abstand zur Menstruation.

Im letzten Schwangerschaftsdrittel wird bei Verdachtsmomenten auf einen Schwangerschaftsdiabetes (→ S. 372) eine kleinere Variante des oGTT durchgeführt: Die Schwangere muss nicht nüchtern sein, und die verabreichte Glukosemenge beträgt lediglich 50 g. Eine Stunde später sollte der Blutglukosewert nicht über 140 mg/dl (Kapillarblut) bzw. über 125 mg/dl (Vollblut) liegen. Bei Werten über dieser Grenze wird ein regulärer oGTT zur Bestätigung der Diagnose eines Schwangerschaftsdiabetes angeschlossen.

i Oraler Glukosetoleranztest → oGTT S. 1327

Östrogene: Östradiol und [freies] Östriol

Die **Östrogene** gehören zu den weiblichen Geschlechtshormonen. Bei der Frau werden sie in größeren Mengen in den Eierstöcken sowie während der Schwangerschaft in der Plazenta gebildet, in geringen Mengen außerdem in Nebennieren und Fettgewebe. Auch in den Hoden des Mannes werden Östrogene gebildet. Die Hauptfunktion der Östrogene besteht in der Steuerung der Fortpflanzungsfunktionen, sie wirken darüber hinaus aber z. B. auch auf Knochen, Blutgerinnung und Stoffwechsel.

- **Östradiol (17-beta-Östradiol, E2, E_2)** ist das wirksamste Östrogen der nicht schwangeren Frau.
- **[Freies] Östriol (E3, E_3)** wird v. a. in der Schwangerschaft aus kindlichen Hormonvorstufen im Mutterkuchen gebildet.

Normalbereich (Blut) [KLL]

Östradiol (17-beta-Östradiol):

- Frauen vor den Wechseljahren 30–400 ng/l je nach Zeitpunkt im Menstruationszyklus
- Frauen nach den Wechseljahren < 20 ng/l
- Männer < 40 ng/l

[Freies] Östriol (E3): 1,3–20,3 µg/l je nach Schwangerschaftswoche

Indikation

Östradiol (17-beta-Östradiol):

- Verfrühte oder verzögerte Pubertät
- Zyklusstörungen
- Kontrolle einer Hormonbehandlung bei Unfruchtbarkeit
- Verdacht auf einen Östradiol produzierenden Tumor

[Freies] Östriol: Früher in der Schwangerschaft im Rahmen des Triple-Tests und bei Verdacht auf Wachstumsstörung im letzten Schwangerschaftsdrittel. Mittlerweile abgelöst durch andere Untersuchungsverfahren, wie z. B. CTG und Ultraschall.

Ursachen erhöhter Werte

Östradiol (17-beta-Östradiol):

- Östradiol produzierende Tumoren z. B. des Eierstocks
- Hormon[ersatz]therapie mit Östrogenen.

Ursachen erniedrigter Werte

Östradiol (17-beta-Östradiol):

- Funktionseinschränkung des Eierstocks (z. B. nach den Wechseljahren)
- Zyklus ohne Eisprung
- Pilleneinnahme.

i Oxalat → www.gesundheit-heute.de/36f55

i Oxalsäure → www.gesundheit-heute.de/36f56

i Pankreas-Amylase, -Elastase, -Lipase → alpha-Amylase S. 1307, → Pankreas-Elastase 1 im Stuhl, → Lipase S. 1325

i Laborcheck Parodontitis-Markerkeime → www.gesundheit-heute.de/36d27

Pankreas-Elastase 1 im Stuhl (Pankreatische Elastase 1 im Stuhl)

Die **Pankreas-Elastase 1** ist ein Verdauungsenzym, das in der Bauchspeicheldrüse gebildet und in den Dünndarm ausgeschieden wird. Da die Elastase in den weiteren Darmabschnitten nicht verändert wird, erlaubt die im Stuhl gemessene Menge Rückschlüsse auf die exokrine Bauchspeicheldrüsenfunktion (→ S. 666).

Normalbereich (Stuhl) [KLL; LAB]

> 200 µg/g Stuhl

Indikation

Verdacht auf Funktionsschwäche der Bauchspeicheldrüse (→ S. 679)

Ursachen erniedrigter Werte

Verminderte Produktion von Verdauungsenzymen infolge chronischer Leistungsschwäche der Bauchspeicheldrüse, z. B. bei chronischer Bauchspeicheldrüsenentzündung (→ S. 679) oder – bei Kindern – bei Mukoviszidose.

i Parathormon (PTH) → www.gesundheit-heute.de/36f63

i Partielle Thromboplastinzeit → PTT S. 1329

i [p]CO2 (Kohlendioxid[-Partialdruck]) → Blutgasanalyse S. 1310

i pH, Blut → Blutgasanalyse S. 1310

Phosphat (PO_4^{3-}) und Phosphat-Clearance

Der Mineralstoff **Phosphat** (→ Tab. S. 239) ist ein lebenswichtiger Bestandteil aller Körperzellen, z. B. als Baustein des für die Energiegewinnung der Zelle notwendigen **ATP (Adenosintriphosphat).** Besonders reichlich ist Phosphat als Bestandteil des Hydroxylapatits (→ S. 510) in Knochen enthalten. Die **Phosphat-Clearance** gibt an, wie viel Blut pro Minute von Phosphat „gereinigt" werden kann.

Normalbereich [KLL; LAB; TLD]

- Phosphat (Blut, nüchtern): 2,6–4,5 mg/dl (0,84–1,45 mmol/l)
- Phosphat-Clearance: 5,4–16,2 ml/Min.

Indikation

Phosphat:

- Verdacht auf Störung des Kalziumstoffwechsels (→ S. 1323)
- Nierensteine
- Kontrolluntersuchung bei chronischem Nierenversagen (→ S. 783), nach Schilddrüsenoperationen, bei schweren Verdauungsstörungen und Alkoholmissbrauch.

Phosphat-Clearance: Nebenschilddrüsenerkrankungen, Nierenerkrankungen mit Phosphatverlust.

Ursachen erhöhter Werte

- Phosphat: Chronisches Nierenversagen (→ S. 783), Nebenschilddrüsenunterfunktion (→ S. 754)
- Phosphat-Clearance: Nebenschilddrüsen-Überfunktion (Hyperparathyreoidismus → S. 754), Verdauungsstörungen, Nierenschäden mit vermehrter Phosphatausscheidung.

Ursachen erniedrigter Werte

- Phosphat: Nebenschilddrüsen-Überfunktion (→ S. 754), Verdauungsstörungen, Rachitis bei Vitamin-D-Mangel, Alkoholabhängigkeit, Einnahme aluminiumhaltiger Antazida (→ S. 636)
- Phosphat-Clearance: Nierenversagen, Nebenschilddrüsenunterfunktion (→ S. 754).

Ursachen erniedrigter Werte

Zur Bestimmung der Phosphat-Clearance trinkt der Patient morgens nüchtern 500 ml Tee, eine Stunde später trinkt er nochmals 250 ml Tee, und es beginnt die zweistündige Urinsammelperiode (Urin von erster und zweiter Stunde getrennt sammeln). Außerdem ist eine Blutentnahme erforderlich. Der Test ist aufwendiger, aber zuverlässiger als die störanfällige Phosphatausscheidung mit dem Urin.

i Phosphatasen: Alkalische Phosphatase → AP S. 1308; Tartrathemmbare saure Phosphatase → www.gesundheit-heute.de/36o26; Tartatresistente saure Phosphatase (TRAP) → Osteoporose S. 1327 und → www.gesundheit-heute.de/36g33

i Blutplasmathrombinzeit → PTZ S. 1329

i PO_4^{3-} → Phosphat S. 1328

i Porphyrine → www.gesundheit-heute.de/36f65

i Porphobilinogen (Porphyrine) → www.gesundheit-heute.de/36f67

i Prostataspezifisches Antigen → PSA S. 1329

i Protein → Gesamteiweiß S. 1318

i Progesteron → Sexualhormonstatus bei der Frau S. 1331 und → www.gesundheit-heute.de/36g91

Prolaktin

Prolaktin ist ein im Hypophysenvorderlappen gebildetes Hormon, das vor allem die Milchbildung nach der Geburt anregt und aufrechterhält.

Normalbereich (Blut) [LAB]

- Frauen vor den Wechseljahren: < 23 µg/l, je nach Zeitpunkt im Menstruationszyklus
- Schwangere: < 300 µg/l
- Frauen nach den Wechseljahren: < 16 µg/l
- Männer: < 15 µg/l

Indikation

- Männer und Frauen: Verdacht auf Hypophysenvorderlappentumor (→ S. 747)
- Frauen: Zyklusstörungen, ungewollte Kinderlosigkeit, Vermännlichung (z. B. männliches Behaarungsmuster → S. 1109), Milchsekretion aus der Brust außerhalb der Stillphase
- Männer: Potenzstörungen, unzureichende Ausbildung oder Rückbildung der primären Geschlechtsmerkmale (Hypogonadismus), Brustbildung.

Ursachen erhöhter Werte

- Stress, körperliche Belastungen
- Schilddrüsenunterfunktion
- Bestimmte Medikamente, z. B. Metoclopramid (Paspertin®), die oft gegen Übelkeit oder Erbrechen eingenommen werden
- Prolaktin produzierender Hypophysenvorderlappentumor (Prolaktinom → S. 747)
- Nierenversagen.

Ursachen erniedrigter Werte

Unterfunktion des Hypophysenvorderlappens (→ S. 747)

PSA (Prostataspezifisches Antigen)

Das Enzym **PSA** wird fast nur in der Prostata gebildet. Sein medizinischer Nutzen besteht in der Bedeutung als Tumormarker für den Prostatakrebs. Neben dem gesamten PSA wird auch das freie (nicht an ein Eiweiß gebundene) PSA bestimmt.

Normalbereich [KLL; TLD]

- **Total-PSA (T-PSA, Gesamt-PSA):** < 4 µg/l (laborabhängig)
- **Freies PSA (F-PSA):** 10–30 % des T-PSA (bei einem T-PSA < 4 µg/l, laborabhängig).

Indikation

- Therapie- und Verlaufskontrolle bei Prostatakrebs
- Zusammen mit anderen Untersuchungen Diagnose eines Prostatakrebses.

Ursachen erhöhter Werte

- Prostatakrebs (→ S. 810)
- Gutartige Prostatavergrößerung, Prostataentzündung, vorangegangene rektale Tastuntersuchung (→ S. 804) oder Entnahme von Gewebeproben aus der Prostata (→ S. 804). Werte hier größtenteils in der Grauzone von 4–10 µg/l.

Hinweise

Die Bedeutung des PSA als Tumormarker (→ S. 1025, S. 1335) in der Verlaufskontrolle ist unstrittig. Umstritten ist aber nach wie vor die routinemäßige Bestimmung bei Beschwerdefreien (Näheres hierzu → S. 811). Auf jeden Fall gilt: Aufgrund der erheblichen Laborabhängigkeit sollte die Blutprobe immer ins gleiche Labor eingesendet werden (Blutabnahme also beim selben Arzt).

i PTH (Parathormon) → www.gesundheit-heute.de/36f63

[a]PTT ([aktivierte] Partielle Thromboplastinzeit)

Die **[a]PTT** ist ein (Such-)Test zur Erfassung von Blutgerinnungsstörungen (→ S. 1039).

Normalbereich (Blut) [KLL]

26–36 Sekunden

Indikation

- Klärung einer Blutungsneigung
- Ausschluss einer Gerinnungsstörung vor operativen Eingriffen
- Überwachung einer Behandlung mit intravenös verabreichtem Heparin.

Ursachen erhöhter Werte

- Behandlung mit Heparin auch Behandlung mit Hirudin (Refludan®)
- Angeborener oder erworbener Gerinnungsfaktormangel, z. B. von-Willebrand-Jürgens-Syndrom (→ S. 1039)
- Bildung von Antikörpern gegen Gerinnungsfaktoren.

PTZ (Blutplasmathrombinzeit, Thrombinzeit, TZ)

Die **PTZ** prüft die „Endstrecke" der Blutgerinnung vom Fibrinogen zum Fibrin (→ S. 1038).

Normalbereich (Blut) [TLD]

17–24 Sekunden

Indikation

- Suchtest zur Diagnose von Fibrinbildungsstörungen
- Überwachung einer gerinnselauflösenden Therapie (Lysetherapie)
- Unklare Blutgerinnungsstörung.

Ursachen erhöhter Werte

- Blutverdünnende Therapie (z. B. mit Heparin → S. 740)
- Fibrinogenmangelzustände, angeborene Störungen der Fibrinbildung
- Verbrauchskoagulopathie (→ S. 1039), gesteigerte Fibrinolyse (→ S. 1038).

i Pyridinium-Crosslinks (Hydroxypyridinium-Crosslinks) → www.gesundheit-heute.de/36f73

IGeL-Laborcheck: Rheuma

Parameter

- *CCP-Antikörper (zyklische zitrullinierte Antikörper* → S. 1308)
- *ANA* (→ S. 1307)
- *Rheumafaktoren* (→ S. 1330)

Fragestellung

Unklare Gelenk- und/oder Weichteilbeschwerden

Bewertung

Bei unklaren Gelenkbeschwerden muss eine Stufendiagnostik durchgeführt werden (→ z. B. S. 999). Falls sich dabei der Verdacht auf eine rheumatische Erkrankung ergibt, werden unter anderem die oben genannten Antikörper (als Krankenkassenleistung) bestimmt.

Laborwerte allein können die Diagnose Rheuma nicht beantworten, und es ist auch nicht sinnvoll, die Diagnostik mit diesen Laborparametern zu beginnen. Eine Untersuchung als Selbstzahlerleistung ist daher nicht sinnvoll.

IGeL-Hinweis: Kosten ~ 55 €

und Desoxypyridinolin → www.gesundheit-heute.de/36o44

i Pyridoxin → Vitamin B6

i Quecksilber (Hg) → Laborcheck Schwermetalle S. 1332 und → www.gesundheit-heute.de/36f77

Quickwert (Thromboplastinzeit, TPZ) und INR

Der **Quickwert** ist ein Suchtest auf Gerinnungsstörungen (→ S. 1039). Er dient außerdem zur Überwachung einer gerinnungshemmenden Therapie mit Cumarinen (→ S. 741). Da aber die Quickwerte verschiedener Labors nur unzureichend miteinander vergleichbar sind, wird hier zunehmend die **INR (international normalized ratio)** benutzt, die international standardisiert und weniger laborabhängig ist.

Normalbereich (Blut) [KLL; TLD]

- Quickwert: 70–130 % (laborabhängig)
- INR: 0,85–1,15

Indikation

- Suchtest bei Blutungsneigung
- Ausschluss einer Gerinnungsstörung vor operativen Eingriffen
- Überwachung der Behandlung mit Cumarinen (→ S. 741)
- Verlaufskontrolle bei schweren Lebererkrankungen und Vitamin-K-Mangel.

Ursachen erniedrigter Werte

- Behandlung mit Cumarinen
- Schwere Lebererkrankungen mit verminderter Bildung von Gerinnungsfaktoren
- Vitamin-K-Mangel
- Angeborener Mangel an Gerinnungsfaktoren
- Verbrauchskoagulopathie (→ S. 1039), gesteigerte Fibrinolyse (→ S. 1038).

Hinweise

Der Zielbereich (therapeutische Bereich) für den Quickwert bei einer Cumarinbehandlung liegt je nach gewünschtem Grad der Gerinnungshemmung bei 15–40 % (15 % = starke Gerinnungshemmung mit höherer Gefahr von Spontanblutungen, 40 % = mäßige Gerinnungshemmung mit geringer Gefahr von Spontanblutungen). Bei der INR liegt der Zielbereich bei 1,5–4,5, wobei hohe Zahlenwerte eine starke Gerinnungshemmung anzeigen.

Zur Selbststeuerung der Behandlung mit Cumarinen ist ein selbst durchführbarer Test ähnlich einer Blutzuckermessung verfügbar (Coaguchek® → S. 741). Dieser kann nach einer Schulung den häufigen Gang zum Arzt zur Quick-Kontrolle ersparen.

i RDW (red cell distribution width) → Erythrozytenindizes S. 1316

i Renin → www.gesundheit-heute.de/36f80

Retikulozyten

Retikulozyten sind ganz junge rote Blutkörperchen, die unter dem Mikroskop noch dunkle Körnchen oder eine netzartige Struktur in ihrem Inneren zeigen und somit gut von den älteren („reifen") roten Blutkörperchen zu unterscheiden sind. Die Zahl der Retikulozyten gibt Aufschluss über die Blutbildungsleistung im Knochenmark.

Normalbereich (Blut) [KLL]

0,5–2 % der roten Blutkörperchen (laborabhängig)

IGeL-Laborcheck: Schilddrüse

Parameter

- Basisparameter: *TSH* (→ S. 1335)
- Erweiterte Parameter: *Freies T3 (fT3* → S. 1332), *Freies T4 (fT4* → S. 1332), *Schilddrüsen-Autoantikörper* (→ S. 1331)

Fragestellung

Verdacht auf Schilddrüsenfunktionsstörung, medizinischer Check-up

Bewertung

Als hochempfindlicher Suchtest auf eine Schilddrüsenfunktionsstörung dient in der ärztlichen Praxis die Bestimmung des TSH. Diese ist sinnvoll, da eine Schilddrüsenfunktionsstörung oft wenig klare Beschwerden bereitet. Die TSH-Bestimmung sollte deshalb z. B. im Rahmen eines medizinischen Check-ups, wenn Beschwerden oder Befindlichkeitsstörungen vorliegen, mit durchgeführt werden.

Erhärtet sich der Verdacht auf eine Schilddrüsenfunktionsstörung durch einen veränderten TSH-Wert oder durch einen entsprechenden ärztlichen Untersuchungsbefund, so folgt im zweiten Schritt die Bestimmung der übrigen Laborparameter (und ist dann Kassenleistung).

Wer die Mühen einer ggf. notwendigen zweiten Blutentnahme nicht scheut, sollte als IGeL-Leistung deshalb nur der TSH-Bestimmung zustimmen.

IGeL-Hinweis:

TSH: ~ 15 €
fT3 und fT4: je 15 €
Schilddrüsen-Autoantikörper: ~ 60 €

Indikation

- Unklare Blutarmut (Anämie)
- Verlaufskontrolle einer Anämiebehandlung.

Ursachen erhöhter Werte (gesteigerte Bildung roter Blutkörperchen)

- Hämolytische Anämie (→ S. 1035)
- 2–3 Tage nach akutem Blutverlust
- Behandlung von Mangelanämien, z. B. bei Eisen-, Folsäure- oder Vitamin-B12-Mangel
- Regeneration des Knochenmarks nach Knochenmarkschädigung, z. B. durch Medikamente.

Ursachen erniedrigter Werte (verminderte Bildung roter Blutkörperchen)

- Anämie infolge von Eisen-, Vitamin-B12- oder Folsäure-Mangel
- Anämie infolge einer chronischen Erkrankung, z. B. Infektion, (bösartiger) Tumor
- Anämie bei chronischem Nierenversagen (→ S. 783)
- Anämie bei Knochenmarkschädigung z. B. durch Zytostatika, aplastische Anämie (→ S. 1035).

Rheumafaktoren

Rheumafaktoren sind **Autoantikörper vom Typ IgM** gegen eigene IgG. Rheumafaktoren sind zwar bei rheumatoider Arthritis (→ S. 999) in etwa 70 % nachweisbar, können aber auch bei anderen Erkrankungen sowie je nach Lebensalter bei bis zu 25 % der Gesunden nachweisbar sein. Die Höhe der Werte kann Aufschluss über die Schwere der Erkrankung geben.

Normalbereich (Blut) [KLL]

< 40 U/ml (laborabhängig)

Indikation

Verdacht auf Rheumatoide Arthritis (→ S. 999)

Ursachen erhöhter Werte

- Rheumatoide Arthritis
- Andere rheumatische Erkrankungen, z. B. Sjögren-Syndrom (→ S. 1005)
- Chronische Lebererkrankungen, z. B. chronische Hepatitis
- Chronisch-entzündliche Lungenerkrankungen
- Infektionen.

i Riboflavin → Vitamin B2 S. 1335, → Tab. S. 237

i Sauerstoff im Blut → Blutgasanalyse S. 1310

Schilddrüsen-[Auto]antikörper (SD-AK): MAK, TAK, TRAK und TPO-AK

Schilddrüsen-[Auto]antikörper richten sich gegen Bestandteile der Schilddrüse:

- **Schilddrüsenperoxidase-[Auto]antikörper (TPO-AK, Anti-TPO)** richten sich gegen ein Enzym, das eine wesentliche Rolle bei der Bildung von Schilddrüsenhormon spielt.
- Ziel der **TSH-Rezeptor-[Auto]antikörper (TRAK, TSH-R-AK)** sind die Andockstellen für das Hypophysenhormon TSH auf der Schilddrüsenzelloberfläche. In der Regel führen die TRAK zu einer verstärkten Abgabe von Schilddrüsenhormonen.
- Diagnostisch weniger bedeutsam sind z. B. **TAK, (Thyreoglobulin-[Auto]antikörper, Tg-Ak)** gegen die Schilddrüsenhormon-Vorläufersubstanz Thyreoglobulin, **MAK, (Schilddrüsen-Mikrosomen-[Auto]antikörper)** gegen die Mikrosomen der Schilddrüse (abgegrenzte Strukturen in den Schilddrüsenzellen) sowie **T3-[Auto]antikörper** und **T4-[Auto-] antikörper** gegen die Schilddrüsenhormone T3 (Trijodthyronin) bzw. T4 (Thyroxin).

Normalbereich (Blut)

Laborabhängig

Indikation

Unklare Schilddrüsenfunktionsstörung, Verdacht auf Schilddrüsenentzündung

Ursachen eines Antikörpernachweises [KLL; LAB]

- TPO-AK positiv bei 60–70 % der Patienten mit Morbus Basedow, bei 60–90 % der Patienten mit Hashimoto-Thyreoiditis (→ S. 752), bei 5 % der Patienten mit Schilddrüsenautonomie/Gesunden
- TRAK positiv bei 80–100 % der Patienten mit Morbus Basedow (→ S. 750), bei 10 % der Patienten mit Hashimoto-Thyreoiditis, bei 5 % der Patienten mit Schilddrüsenautonomie/Gesunden
- TAK positiv bei 10–20 % der Patienten mit Morbus Basedow, bei 30–40 % der Patienten mit Hashimoto-Thyreoiditis, bei 5 % der Patienten mit Schilddrüsenautonomie/Gesunden

i Schilddrüsenhormone: Trijodthyronin (T3) → S. 1332, Thyroxin (T4) → S. 1332

i Laborcheck Schwermetalle → S. 1332

i SD-AK → Schilddrüsen-[Auto]antikörper

i Selen → www.gesundheit-heute.de/36f94

i Laborcheck STD (sexuell übertragbare Krankheiten) → S. 1332

IGeL-Laborcheck: Sexualhormonstatus bei der Frau (Anti-Aging-Labor)

Parameter

- **LH** (→ S. 1325), **FSH** (→ S. 1317)
- **Prolaktin** (→ S. 1329)
- **Östradiol** (→ S. 1328)
- **Progesteron** (→ auch Tab. S. 335), das vor allem in der zweiten Zyklushälfte vom Gelbkörper gebildet wird, um die Gebärmutterschleimhaut auf das Einnisten einer Eizelle vorzubereiten. Werte → www.gesundheit-heute.de/36g91
- **DHEA-S** (→ Kasten unten)
- **IGF-1 (IGF-I, Insulin like growth factor, Somatomedin C),** das in der Leber durch den Einfluss von Wachstumshormon produziert wird; IGF-1 vermittelt somit die Wirkung des Wachstumshormons. Näheres → www.gesundheit-heute.de/36e79
- **TSH** (→ S. 1335).

Fragestellung

Verdacht auf (vorzeitigen) Beginn der Wechseljahre wegen der Frage der Empfängnisverhütung oder wegen vorzeitiger Wechseljahrsbeschwerden; im Rahmen der Anti-Aging-Beratung; außerhalb von IGeL-Angeboten, d. h. als Kassenleistung, bei vielen weiteren Fragestellungen, z. B. bei gynäkologischen Tumoren.

Bewertung

Das Erlöschen der Eierstockfunktion und damit der Beginn der Wechseljahre zeigt sich laborchemisch durch erhöhte Konzentrationen von FSH und LH sowie erniedrigte Werte von Östradiol und Progesteron.

Allerdings ist eine einmalige Messung nicht immer ausreichend, denn während gegen *Ende* der Wechseljahre die Messung von FSH alleine in der Regel genügt, können die Hormonspiegel zu *Beginn* der Wechseljahre noch stärker schwanken, sodass eine sichere Aussage möglicherweise die mehrmalige Bestimmung von FSH, Progesteron und eventuell Östradiol erfordert.

IGeL-Hinweis: Kosten ~ 155 €. Hinweis: Auch bei klarem Verdacht auf vorzeitige Wechseljahre ist der Laborcheck keine Kassenleistung, da die Wechseljahre nicht als „Krankheit" gelten.

IGeL-Laborcheck: Sexualhormonstatus beim Mann (Anti-Aging-Labor)

Parameter

- **Testosteron** (→ S. 1333), **SHBG** (→ S. 1333)
- **DHEA-S (DHEAS, DHEA-Sulfat, Dehydroepiandrosteron-Sulfat)** und **DHEA (Dehydroepiandrosteron),** Zwischenstufe im Sexualhormonstoffwechsel und Indikator für die Hormonaktivität der Nebennierenrinde, selbst nur schwach wirksam. Wird in den Geweben zum stärker wirksamen Testosteron umgewandelt. Näheres → www.gesundheit-heute.de/36l97 und → www.gesundheit-heute.de/36o32
- **LH** (→ S. 1325), **FSH** (→ S. 1317)
- **Östradiol** (→ S. 1328)
- **Prolaktin** (→ S. 1329)
- **IGF-1** (→ oben)
- **TSH** (→ S. 1335).

Fragestellung

Verdacht auf einen das alterungsbedingte Maß übersteigenden Rückgang der Testosteronproduktion

Bewertung

Mit zunehmendem Alter ist beim Mann ein Abfall von Testosteron, DHEA-S, Östradiol, IGF-1 und TSH zu beobachten. Die Spiegel von LH, FSH und Kortisol im Blut steigen dagegen an. Im Gegensatz zur Frau fallen aber die Hormonspiegel nur ganz langsam.

Die Bestimmung der Sexualhormone beim Mann erfolgt zum einen bei Anhaltspunkten für hormonelle Störungen, etwa wenn sich im mittleren Erwachsenenalter die Geschlechtsmerkmale zurückbilden (in diesem Fall ist der Laborcheck Kassenleistung).

Zum anderen wird die Sexualhormonbestimmung im Rahmen der Anti-Aging-Diagnostik angeraten (→ S. 433), vor allem wenn der Mann über uncharakteristische Beschwerden wie Müdigkeit oder Leistungsabfall in Zusammenhang mit sexuellen Funktionsstörungen klagt. Allerdings überlappen sich normale und pathologische Wertebereiche stark, sodass die Werte in der Realität oft wenig aussagekräftig sind. Hinzu kommt ebenso wie bei der Frau die Frage nach den Konsequenzen: Selbst wenn z. B. erniedrigte Testestoron-Werte gefunden werden, ist eine Testosteron-Ersatztherapie in ihren Risiken derzeit nicht ausreichend evaluiert und deshalb für die meisten betroffenen Männder nur für vergleichbar kurze Zeiträume empfehlenswert (Näheres → S. 819).

IGeL-Hinweis:

Kosten ~ 155 €

i SHBG (Sexualhormon bindendes Globulin)
→ Testosteron S. 1333

i Skelettmuskelantikörper
→ www.gesundheit-heute.de/36g14

IGeL-Laborcheck: Sexuell übertragbare Krankheiten (STD-Diagnostik[-Screen])

Parameter

Bluttests auf:

- HIV/AIDS (→ S. 1055, S. 1321)
- Virushepatitis (→ S. 671). Als Suchtests auf Hepatitis B empfehlen sich der **Hbs-Antigen-Test** sowie der **Anti-HBc-IgM-Test.** Routinetest auf Hepatitis C ist der **Anti-HCV-Antikörpertest,** der aber erst 1–5 Monate nach einer Erkrankung positiv wird. Aufwendiger ist der **HCV-PCR-Test,** der die Infektion früher zeigt.
- Syphilis (→ S. 875). Klassischer Suchtest ist der **TPHA-Test (Treponema-pallidum-Hämagglutinationstest),** der frühestens drei Wochen nach einer Ansteckung positiv wird.
- Chlamydien (→ S. 1313).

Fragestellung

Möglichkeit/Verdacht auf sexuell übertragene Erkrankung (→ S. 824)

Bewertung

Die verfügbaren Laboruntersuchungen zu sexuell übertragbaren Krankheiten sind zwar insgesamt zuverlässig, ein negatives Ergebnis bedeutet jedoch nicht, dass keine Geschlechtskrankheit besteht.

Zum einen sprechen die Tests nicht sofort nach einer Ansteckung an; bei entsprechendem Verdacht muss der Test deshalb nach einigen Wochen wiederholt werden.

Zum anderen existieren gerade für mehrere der häufigsten Geschlechtskrankheiten, so die Gonorrhoe (→ beim Mann S. 823, bei der Frau S. 874), genitale Chlamydien-Infektionen (→ S. 873) und den Herpes genitalis (→ beim Mann S. 825, bei der Frau S. 872) keine sicheren Bluttests.

Die Tests sind Krankenkassenleistung, wenn der Verdacht auf eine Geschlechtskrankheit besteht. Die Notwendigkeit für Selbstzahlerleistungen ist – abgesehen von der erweiterten Chlamydien-Diagnostik, die sinnvoll sein kann (→ S. 1313) – deshalb nicht gegeben.

IGeL-Hinweis:

Kosten ~ 150 €

i Spurenelemente (Übersichtstabelle)
→ Tab. S. 240): Eisen (→ auch S. 1315), Fluor, Jod, Kupfer, Mangan, Selen, Zink

i Superoxiddismutase
→ www.gesundheit-heute.de/36g19

T3 (Trijodthyronin, Triiodthyronin)

Das Schilddrüsenhormon **T3** (Trijodthyronin) wird überwiegend durch Abspaltung eines Jods aus dem Schilddrüsenhormon T4 (Thyroxin) außerhalb der Schilddrüse gebildet. T3 ist das aktivere der beiden (zur Wirkung → Abschnitt zu T4). T3 ist im Blut ganz überwiegend an Eiweiße gebunden und somit biologisch inaktiv. Nur das **freie Trijodthyronin (fT3** oder **Freies T3)** ist biologisch wirksam.

Normalbereich (Blut) [TLD]

- **Gesamt-T3 (TT3):** 0,9–1,8 µg/l (1,4–2,8 nmol/l)
- fT3: 3,5–8 ng/l (5,4–12,3 pmol/l)

Indikation

Verdacht auf Unter- oder Überfunktion der Schilddrüse, der durch Bestimmung von T4 und TSH nicht zu klären ist

Ursachen erhöhter Werte

- Schilddrüsenüberfunktion (→ S. 750), Überdosierung von Schilddrüsenhormonen
- Isolierte T3-Hyperthyreose.

Ursachen erniedrigter Werte

- Schilddrüsenunterfunktion (→ S. 751)
- Behandlung mit Thyreostatika (hemmen die Schilddrüsentätigkeit → S. 751)
- **Low-T3-Syndrom** durch verminderte Umwandlung von T4 zu T3 bei schwerstkranken Patienten (z. B. mit Blutvergiftung) oder im Alter.

T4 (Thyroxin) und TBG (Thyroxinbindendes Globulin)

Das jodhaltige **T4** ist eines der beiden Schilddrüsenhormone. T4 ist im Blut größtenteils an das **TBG (Thyroxinbindendes Globulin)** gebunden. Biologisch aktiv ist nur das **freie Thyroxin (fT4** oder **Freies T4)** im Blut.

Dabei ist T4 biologisch nur schwach aktiv, viel wirksamer ist das T3 (Trijodthyronin → S. 1332). T4 und T3 wirken praktisch auf den gesamten Organismus. Sie steigern u. a. Grundumsatz (Energieverbrauch und Wärmeproduktion in Ruhe) und Stoffwechsel und sind unverzichtbar für ein normales Wachstum und eine ungestörte körperliche und geistige Entwicklung.

IGeL-Laborcheck: Schwermetalle und Umweltgifte

Häufig untersuchte Parameter (im Blut und/oder Urin, evtl. auch im Haar):

- *Arsen (As)*
  → www.gesundheit-heute.de/36o31
- *Blei (Pb)*
  → www.gesundheit-heute.de/36l39
- *Cadmium (Cd)*
  → www.gesundheit-heute.de/36l85)
- *Quecksilber (Hg)*
  → www.gesundheit-heute.de/36f77.

Fragestellung

Unklare, möglicherweise durch Schwermetallen verursachte, Beschwerden

Bewertung

Die Analyse möglicher Schwermetallbelastungen spielt v. a. im arbeitsmedizinischen Bereich eine Rolle: so an Arbeitsplätzen der Metallgewinnung und -verarbeitung, wo hohe Konzentrationen von Blei, Cadmium oder Quecksilber vorkommen.

In der Normalbevölkerung kann eine vermehrte Aufnahme beispielsweise von Blei durch Lebensmittel oder Trinkwasser stattfinden. Bei entsprechendem Verdacht kann eine Laboranalyse des Blutes weiterhelfen.

Sie werden dann von der Krankenkasse bezahlt, wenn konkrete Vergiftungserscheinungen vorliegen (also nicht nur Allgemeinbeschwerden wie Leistungsknick oder Infektanfälligkeit), und sind ansonsten IGeL-Leistungen.

IGeL-Hinweis:

Kosten pro Schwermetall ~ 24 €.

Normalbereich (Blut) [TLD]

- **Gesamt-T4 (TT4):** 55–110 µg/l (77–142 nmol/l)
- fT4: 8–18 ng/l (10–23 pmol/l)

Indikation

- Weiterführende Untersuchung bei Erhöhung oder Erniedrigung des TSH-Werts
- Verdacht auf Unter- oder Überfunktion der Schilddrüse
- Kontrolle einer Behandlung mit Schilddrüsenhormonen.

Ursachen erhöhter Werte

- Schilddrüsenüberfunktion (→ S. 750), z. B. bei autonomem Schilddrüsenadenom (→ S. 750), Morbus Basedow (→ S. 750) oder im Frühstadium einer subakuten oder chronischen Schilddrüsenentzündung (→ S. 752, S. 753)

- Überdosierung von Schilddrüsenhormonen
- Einnahme jodhaltiger Medikamente oder Untersuchung mit jodhaltigen Kontrastmitteln bei bis dahin unerkannter Schilddrüsenfunktionsstörung.

Ursachen erniedrigter Werte

- Schilddrüsenunterfunktion (→ S. 751), z. B. angeboren, bei chronischer Schilddrüsenentzündung (→ S. 752), nach Schilddrüsenoperation oder Radiojodtherapie, bei Funktionseinschränkung der Hypophyse
- Überdosierung schilddrüsenfunktionshemmender Medikamente (Thyreostatika)
- Extremer Jodmangel.

TBG (Thyroxinbindendes Globulin) → T4 S. 1332

[Gesamt-]Testosteron und SHBG (Sexualhormonbindendes Globulin)

Testosteron ist das wichtigste männliche Sexualhormon. Es wird vornehmlich in den Hoden des Mannes gebildet, darüber hinaus bei beiden Geschlechtern in der Nebennierenrinde und bei Frauen gering auch in den Eierstöcken. Die Hauptwirkung des Testosterons besteht in einer Förderung der männlichen Geschlechtsmerkmale, der Samenproduktion und des Geschlechtstriebs, darüber hinaus wirkt es u. a. muskelaufbauend. Die Testosteronbildung wird vom LH (→ S. 1325) gesteuert. Im Blut ist Testosteron zu über 95 % an **SHBG (Sexualhormonbindendes Globulin)** gebunden, wirksam ist aber nur das freie Testosteron. Standardmäßig wird das **Gesamt-Testosteron** bestimmt, also die Summe aus freiem und an SHBG gebundenem Testosteron.

Normalbereich (Blut) [KLL]

Gesamt-Testosteron:

- Männer: 3–10 ng/ml (10,4–34,7 nmol/l)
- Frauen vor den Wechseljahren: < 0,86 ng/ml (< 3 nmol/l)
- Frauen nach den Wechseljahren: < 0,05 ng/ml (< 0,17 nmol/l).

Freies Testosteron:

- Männer: 80–280 pg/ml (280–970 pmol/l)
- Frauen vor den Wechseljahren: 3–13 pg/ml (10,5–45 pmol/l).

Indikation

- Männer: Gestörte Pubertätsentwicklung, hormonelle Unterfunktion der Hoden, Impotenz, Nebennierenrindentumoren, Überwachung einer Testosteronersatztherapie (→ S. 818) oder einer antiandrogenen Behandlung bei Prostatakrebs (→ S. 763)
- Frauen: Gestörte Pubertätsentwicklung, Ausbleiben der Menstruation, Verdacht auf polyzstische Ovarien (→ S. 333), Vermännlichung (Hirsutismus → S. 1109), Nebennierenrindentumoren.

Ursachen erhöhter Testosteron-Werte

- Männer und Frauen: Nebennierenrindentumor, Doping mit Androgenen
- Männer: Hodentumoren, angeborene Störungen mit unzureichender Androgenwirkung trotz Vorhandensein von Testosteron durch Gewebeunempfindlichkeit (Androgenresistenz, Androgenrezeptor-Defekte)
- Frauen: Polyzystische Ovarien (PCO → S. 333), Cushing-Syndrom (→ S. 755), Adrenogenitales Syndrom (→ S. 773), Eierstocktumoren.

Ursachen erniedrigter Testosteron-Werte

- Männer und Frauen: Fettsucht (→ S. 254), Unterernährung, schwere chronische Erkrankungen, chronische Stress-Situationen, nach größeren Operationen, Alkohol-und Drogenmissbrauch, Dauereinnahme von Medikamenten (insbesondere Kortison und andere Hormonpräparate)
- Männer: Störungen der Hodenfunktion, z. B. bei Klinefelter-Syndrom
- Frauen: Funktionseinschränkung der Nebennierenrinde, nach den Wechseljahren, Einnahme der „Pille".

Hinweise

Die Werte hängen von zahlreichen Einflüssen ab, z. B. Tageszeit, vorangegangene körperliche Anstrengung, bei Frauen Zeitpunkt im Menstruationszyklus.

Tg → Thyreoglobulin

Thiamin → Vitamin B1 S. 1335, → Tab. S. 236

Thrombinzeit → PTZ S. 1329

Thromboplastinzeit (TPZ) → Quick S. 1330

Thrombozyten → Blutplättchen S. 1311

Thyreoglobulin (Tg)

Das in der Schilddrüse gebildete **Thyreoglobulin** dient der Speicherung von Schilddrüsenhormonen in der Schilddrüse.

Normalbereich (Blut) [TLD]

3–50 µg/l, nach Schilddrüsenentfernung < 0,5 µg/l (laborabhängig)

Indikation

V. a. Verlaufskontrolle differenzierter Schilddrüsenkarzinome

Ursachen erhöhter Werte

- Schilddrüsenvergrößerung (→ S. 749), Morbus Basedow (→ S. 750), autonomes Schilddrüsenadenom (→ S. 750), subakute Schilddrüsenentzündung (→ S. 753)
- Schilddrüsenkrebs (vom Typ eines differenzierten Schilddrüsenkarzinoms → S. 753). Nach Entfernung der Schilddrüse Hinweis auf Metastasen.

Ursachen erniedrigter Werte

Überdosierung von Schilddrüsenhormonen

Thyroxin → T4 S. 1332

Totalprotein → Gesamteiweiß S. 1318

Transaminasen → GOT S. 1319, → GPT S. 1319

Transferrin und Transferrin-Sättigung

Transferrin ist das Transporteiweiß für Eisen, das über das Blut zu den Geweben gebracht werden soll. Die Bestimmung des Transferrins hilft jedoch bei der Beurteilung des Eisenhaushalts nicht weiter. Besser, aber immer noch störanfällig (und deshalb in Kombination mit anderen Werten eingesetzt), ist die **Transferrin-Sättigung.** Sie gibt an, wieviel Prozent des Transferrins mit Eisen beladen sind und wird berechnet aus der Eisenkonzentration im Blutserum (→ S. 1314) dividiert durch die Transferrinkonzentration.

Normalbereich (Blut) [KLL; LAB]

Transferrin: 212–360 mg/dl,
Transferrin-Sättigung: 16–45 %

Indikation

Verdacht auf Eisenmangel oder Eisenüberladung.

Ursachen erhöhter Transferrin-Sättigung

- Hämolytische oder megaloblastäre Anämie (→ S. 1035), Porphyrie (→ S. 1037)
- Eisenüberladung, z. B. bei Hämochromatose (Eisenspeicherkrankheit), häufigen Bluttransfusionen (> 50 Erythrozytenkonzentrate).

Ursachen erniedrigter Transferrin-Sättigung

Eisenmangel, Blutarmut (Anämie) bei chronischen Entzündungen und Tumoren.

TRAP (TRACP, TRACP 5b, tartratresistente saure Phosphatase) → www.gesundheit-heute.de/36g33

TRH (Thyreotropin Releasinghormon) → S. 1335 und → Abb. S. 746

TRH-[Stimulations-]Test → S. 1335

Triglyzeride (Neutralfette)

Triglyzeride oder Neutralfette werden zum einen mit der Nahrung aufgenommen und dann im Blut mithilfe von Chylomikronen (einer Lipoproteinart) transportiert. Zum

Tumormarker	Oberer Grenzwert (Blut)[1]	Erhöht v. a. bei
AFP (Alpha-Fetoprotein)	→ S. 1306	
beta-HCG (Humanes Choriongonadotropin, ß-HCG → S. 357)	5 IU/l (Frauen nach den Wechseljahren 10 IU/l)	➤ Gebärmutterkrebs (→ S. 862) ➤ Eierstockkrebs (→ S. 858) ➤ Hodenkrebs (→ S. 816) ➤ Brustkrebs (→ S. 834) ➤ Schwangerschaft (→ S. 357) ➤ Blasenmole (→ S. 366) ➤ Chorionkarzinom (→ S. 366 und S. 817)
CA 15-3[2]	33 U/ml	➤ Brustkrebs (→ S. 834) ➤ Nierenversagen (→ S. 783)
CA 19-9[2]	37 U/ml	➤ Magenkrebs (→ S. 637) ➤ Bauchspeicheldrüsenkrebs (→ S. 680) ➤ Leberzirrhose (→ S. 675) und Hepatitits → S. 674 ➤ Colitis ulcerosa (→ S. 650), Morbus Crohn (→ S. 650) ➤ Chron. Bauchspeicheldrüsenentzündung (→ S. 679)
CA 72-4[2]	6 U/ml	➤ Magenkrebs (→ S. 637) ➤ Eierstockkrebs (→ S. 858)
CA 125[2]	35 U/ml	➤ Eierstockkrebs (→ S. 858) ➤ Colitis ulcerosa und Morbus Crohn (→ S. 650) ➤ Leberzirrhose (→ S. 675) ➤ Endometriose (→ S. 856)
Kalzitonin (Calcitonin)	→ S. 1323	
CEA	→ S. 1312	
CYFRA 21-1	3,3 µg/l	➤ Lungenkrebs (nicht kleinzelliges Bronchialkarzinom → S. 609) ➤ Speiseröhrenkrebs (→ S. 630) ➤ Gebärmutterkrebs (→ S. 862)
NMP22 (Nukleäres Matrixprotein)[3]	6 U/ml	➤ Harnblasenkrebs (→ S. 799)
NSE (Neuronen-spezifische Enolase)[3]	12,5 µg/l	➤ Lungenkrebs (kleinzelliges Bronchialkarzinom → S. 609)
PSA	→ S. 1329	
SCC (Squamous cell carcinoma Antigen)	3 µg/l	➤ Lungenkrebs (→ S. 608) ➤ Krebs im HNO-Bereich (z. B. Mundhöhle, Rachen) ➤ Nierenversagen (→ S. 783)
Thyreoglobulin	→ S. 1333	

[1] Teilweise Herstellerangaben, klare Grenzwerte sind nicht etabliert [KLL]
[2] CA (Carbohydrate Antigen)
[3] Bestimmung aus dem Urin. Näheres zum NMP22 → www.gesundheit-heute.de/36o34

Übersicht über die geläufigsten **Tumormarker**

anderen werden sie im Körper selbst hergestellt und an Lipoproteine mit sehr geringer Dichte **(VLDL)** gebunden.

Ein hoher Triglyzeridspiegel im Blut ist ein Risikofaktor für die koronare Herzkrankheit (KHK → S. 693).

Normalbereich (Blut) [KLL; LAB]

< 200 mg/dl (< 2,3 mmol/l)

Indikation

- Beurteilung des Arterioskleroserisikos (→ S. 721, zusammen mit Cholesterinwerten)
- Diagnose und Klassifikation einer Fettstoffwechselstörung
- Therapiekontrolle unter diätetischer bzw. medikamentöser Behandlung einer Fettstoffwechselstörung.

Ursachen erhöhter Werte (Hypertriglyzeridämie)

- (Reaktive) sekundäre Fettstoffwechselstörung (→ S. 767) bei Überernährung, v. a. fett- und zuckerreicher Kost, schlecht eingestelltem Diabetes (→ S. 758), Nierenversagen, nephrotischem Syndrom (→ S. 782), Schilddrüsenunterfunktion
- Alkoholmissbrauch
- Einnahme von bestimmten Medikamenten, z. B. Kortison, „Pille", harntreibende Medikamente (Diuretika → S. 784)
- Schwangerschaft
- Vererbte (primäre) Fettstoffwechselstörung (→ S. 767).

Hinweise

Der Triglyzerid-Wert reagiert stark auf Fettaufnahme mit der Nahrung, daher muss der Blutabnahme eine zwölfstündige Nahrungskarenz vorangehen. Außerdem darf man sich ab dem Vortag der Blutabnahme nicht schwer körperlich anstrengen.

i Trijodthyronin → T3 S. 1332

[kardiale] Troponine: cTnT und cTnI

Die Eiweiße **[kardiales] Troponin T (cTnT)** und **[kardiales] Troponin C (cTnI)** kommen (fast) nur im Herzmuskel vor und werden oft als [kardiale] Troponine zusammengefasst. Sie werden bei (schweren) Herzmuskelschäden freigesetzt und gehören derzeit zu den aussagekräftigsten Blutwerten bei Verdacht auf Herzinfarkt, weil sie schnell, empfindlich und spezifisch reagieren. Für den Einsatz z. B. im Notarztwagen gibt es zudem einen **Troponin-Schnelltest.**

Normalbereich (Blut) [KLL]

- cTnT: < 0,1 µg/l
- cTnI: < 0,6 µg/l, Grauzone 0,6–1,5 µg/l (laborabhängig)

Indikation

Diagnose und Schweregradeinschätzung bei akutem Herzinfarkt oder einer anderen Herzmuskelschädigung

Ursachen erhöhter Werte

- Akuter Herzinfarkt (Anstieg nach 3–8 Std., Maximum nach etwa 20 Std., Normalisierung nach 1–2 Wochen)
- Herz-OP (z. B. Bypassoperation), Lungenembolie mit Rechtsherzinsuffizienz, schwere Herzmuskelentzündung, Herzprellung bei Unfällen
- Nierenversagen (→ S. 783).

TSH (Thyreoidea stimulierendes Hormon) und TRH-[Stimulations-]Test

Das Hypophysenvorderlappenhormon **TSH** reguliert die Jodaufnahme in die Schilddrüse und stimuliert die Schilddrüsentätigkeit. Die TSH-Freisetzung wiederum wird durch das Steuerhormon **TRH (Thyreotropin Releasinghormon)** aus dem Hypothalamus kontrolliert (Näheres zum Regelkreis der Schilddrüsenhormone → Abb. S. 746).

Die TSH-Bestimmung ist der wichtigste (Such-)Test auf eine Schilddrüsenüber- oder unterfunktion. Liegt der TSH-Wert außerhalb des Normbereichs, folgen weitere Untersuchungen, v. a. die Bestimmung der Schilddrüsenhormone T3 und T4 (→ S. 1332) sowie gelegentlich ein **TRH-[Stimulations-] Test.** Dabei wird geprüft, um wie viel der TSH-Wert auf Gabe von TRH ansteigt.

Normalbereich (Blut) [TLD]

- TSH: 0,4–4,0 mU/l
- TRH-[Stimulations-]Test: Anstieg des TSH-Werts nach TRH-Gabe um 2–25 mU/l.

Indikation

TSH:

- Suchtest auf Schilddrüsenfunktionsstörungen (→ S. 1330, Neugeborenen-Screening → S. 751)
- Therapiekontrolle bei Behandlung mit Schilddrüsenhormonen
- Klärung von erhöhten Prolaktinspiegeln oder Cholesterinwerten im Blut
- Unklare Krankheitszustände, bei denen die Möglichkeit einer Schilddrüsenfunktionsstörung besteht.

TRH-[Stimulations-]Test:

- Unklare Schilddrüsenfunktionsstörungen, die durch Bestimmung der übrigen Schilddrüsenwerte nicht zu klären sind
- Erkrankungen von Hypothalamus und Hypophyse.

Ursachen erhöhter Werte

TSH:

- Schilddrüsenunterfunktion
- Selten: TSH produzierende Tumoren der Hypophyse (mit nachfolgender Schilddrüsenüberfunktion).

TRH-[Stimulations-]Test:

- Schilddrüsenunterfunktion
- Jodmangel.

Ursachen erniedrigter Werte

TSH:

- Schilddrüsenüberfunktion
- Erstes Schwangerschaftsdrittel, schwere körperliche und seelische Krankheiten, Behandlung mit Kortison oder Dopamin (z. B. bei Parkinson-Krankheit)
- Funktionseinschränkung der Hypophyse oder des Hypothalamus.

TRH-[Stimulations-]Test:

- Vor allem in Frühstadien verschiedener Schilddrüsenerkrankungen
- Behandlung mit Schilddrüsenhormonen, Schilddrüsenüberfunktion
- Schilddrüsenunterfunktion durch Hypophysenstörung.

Tumormarker

Als **Tumormarker** (→ S. 1025) im engeren Sinne werden solche Substanzen bezeichnet, die entweder von den Krebszellen selbst oder vom Körper als Reaktion auf die Krebszellen freigesetzt und dann im Blut oder anderen Körperflüssigkeiten erhöht gefunden werden.

Obwohl der Name anderes erhoffen lässt, sind die meisten Tumormarker nicht als Suchtest auf Krebs geeignet, da sie zum einen auch bei zahlreichen anderen Erkrankungen erhöht sein können **(geringe Spezifität)**, zum anderen nicht immer und bei allen Tumorpatienten frühzeitig ansteigen **(geringe Sensitivität).** In der Therapie- und Verlaufskontrolle hingegen haben sie einen hohen Stellenwert.

Laborcheck Umweltgifte → Schwermetalle S. 1332

Urat → Harnsäure S. 1320

Urea → Harnstoff S. 1320

Urindiagnostik → S. 776

Urobilinogen → Bilirubin S. 1309

Vitamin	Normbereich (Blut)	Näheres zu Bedarf und Mangelerscheinungen
Vitamin A **(Retinol)**	100–1000 µg/l	→ Tab. S. 236
Vitamin B1 **(Thiamin)**	15–90 µg/l	→ Tab. S. 236
Vitamin B2 **(Riboflavin)**	> 60 µg/l	→ Tab. S. 237
Vitamin B6 **(Pyridoxin)**	> 50 µg/l	→ Tab. S. 236
Vitamin B12 **(Cobalamin)**	> 250 ng/l	→ Tab. S. 236
Vitamin C **(Ascorbinsäure)**	5-15 mg/l	→ Tab. S. 236
Vitamin D **(Kalziferol, Calciferol)**	20–70 µg/l 25-Hydroxy-Cholekalziferol, 30–80 ng/Calcitriol	→ Tab. S. 236
Vitamin E **(Tocopherole), alpha-Tocopherol**	6–18 mg/l	→ Tab. S. 237
Vitamin K **(Phyllochinone)**	50–900 ng/l	→ Tab. S. 237

Die bekanntesten **Vitamine und deren Normbereiche** *in der Übersicht* [KLL; LAB; TLD]

Vitamine

Vitamine (Näheres → S. 235) sind lebensnotwendige Substanzen, die der Körper nicht selbst herstellen kann, sondern entweder als Vorstufen (Provitamine) oder als „fertiges" Vitamin von außen zuführen muss.

Vitaminmangelzustände werden für eine Vielzahl meist uncharakteristischer Beschwerden verantwortlich gemacht. Es ist aber davon auszugehen, dass bei einer normalen Mischkost keine Mangelzustände auftreten.
Von Mangelzuständen betroffen sind im deutschsprachigen Raum vor allem Menschen mit chronischen Magen-Darm-Erkrankungen, schweren Lebererkrankungen und länger dauernder Fehlernährung, etwa bei Alkoholmissbrauch.
Hinzu kommt, dass der Blutspiegel nicht unbedingt die Versorgungssituation des Körpers widergibt und dass für viele Vitamine die Normalbereiche nur unzureichend definiert sind, sodass eine „Schrotschussdiagnostik" abzulehnen ist. Sinnvoll sind Vitaminspiegelbestimmungen bei konkretem Verdacht auf Mangel an z. B. Folsäure (→ S. 1317), Vitamin B12 und Vitamin D.

Weißes Blutbild → Differenzialblutbild S. 1314

Zink → Tab. S. 240 und → www.gesundheit-heute.de/36g60

Zuckerhämoglobine → S. 1320

Zyklische zitrullinierte Antikörper (CCP-Antikörper) → Autoantikörper S. 1308

0–9

1. HT (Herzton) 687
10-Jahres-Überlebensrate 1024
13C-Harnstoff-Atemtest 632
17-beta-Östradiol 335, 1328
2. HT (2. Herzton) 687
24-Stunden-
- Blutdruck-Messung 688
- pH-Metrie 623, *631*
- Sammelurin 776

3D-CT (3D-Computertomografie) 1121
3D-Kernspin 1121
3D-Sonografie 362, 1270
3D-Ultraschall 362
4D-Ultraschall 362
5-Alpha-Reduktase-Hemmer
- Prostatavergrößerung 809

5-am-Tag-Diät *250*
5-Aminosalizylsäure 651
5-ASA 651
5-Fluorouracil 1084
5-FU Hexal® 1027
5-Jahres-Überlebensrate 1271
6-Jahr-Molar 512
6-Mercaptopurin 651
99mTechnetium 748

α – ω

α-Amylase 1307
α-Blocker
- Prostatavergrößerung 808

α-Fetoprotein 1306
α-Glukosidasehemmer 761
α-Linolensäure *227*
β-Amyloid-Peptid *446*
β-CTX (beta-Crosslaps) 1327
β-Globulin
- Eiweißelektrophorese 1315

β-HCG (humanes Choriongonadotropin) 357, 1334
β-Zellen 759
γ-GT (gamma-Glutamyltransferase) 1318

A

a-1-Globulin
- Eiweißelektrophorese 1315

a-2-Globulin
- Eiweißelektrophorese 1315

a-Globuline 1315
AA (Arachidonsäure) *242*
AAT (Alpha-1-Antitrypsin) *603*
- Mangel *603*

AB0-Blutgruppen 1022
AB0-System 1022
Abbinden 192
Abbruchblutung → Menstruation
- Pille 323

ABCDE-Regel 1097, 1098
Abdomen, akutes 87
Abdomen-Sono 622
Abdomenleeraufnahme 622
Abdomenuntersuchung 271
Abdominalsonografie *830*
Abdominoplastik 882
Abdrucklöffel 517
Abendessen 231
- Auswirkung auf den Schlaf *1230*
- Verzicht 435

Abendmahlzeit 231
Abführmittel
- stark wirksame 647
- zur Gewichtsreduktion 255

Abgang (Fehlgeburt) 375
Abgeschlagenheit
- anhaltende abnorme 177
- zeitweilige abnorme 176

abgetrenntes Körperteil 193
abhängige Persönlichkeitsstörung 1199
Abhängigkeit 1201
- Alkohol 1201
- Cannabis 1205, 1206
- Drogen 1201
- Nikotin 1204

Abhärtungseffekt 276
Abhören 1265
- der Atemwege 590
- des Herzens 687

Abilify® 1168
Abklopfen 1265
- der Lunge 590
- des Herzens *687*

Abkochung 275
Ablagerung von Stoffen 1272
Ablatio plazentae 370
Ablatio retinae 503
- exsudative 504

Abnehmen 256
- Ernährungsumstellung 253
- freiverkäufliche Medikamente 255
- rezeptpflichtige Medikamente 256

Abnutzungsekzem *1081*
Abort 375
- habitueller 376
- septischer 376

Abortivei 366
Abortus
- imminens 375, 376
- incipiens 375
- incompletus 375, 376

Abrasio 830
- fraktionierte *830*

Abrollhilfe, vordere 986
Abruptio 373
Abruptio plazentae 370
- marginalis 370
- totalis 370

Absatzerhöhung 907
Absaugmethode
- Schwangerschaftsabbruch 374

Absencen *1147*
Abspecken 256
- freiverkäufliche Medikamente 255
- rezeptpflichtige Medikamente 256

Abstinenzregel
- Psychoanalyse 1173

Abstoßungsreaktion
- akute 1281
- chronische 1281
- gegen den Empfänger 1042
- Herztransplantation 705

Abszess 1272, 1273
- an der Zunge 54
- anorektaler 665
- Brustentzündung im Wochenbett *397*
- Gehirn *1133*
- Lunge 606
- Mandeln 581
- Mundhöhle 522
- perityphlitischer *659*
- Prostata 805

Abtreibung 373
Abtreibungspille 374
Abwärmen
- Sport 909

Abwaschung 282
Abwehr
- Laborcheck 1321
- spezifische 1023
- unspezifische 1022

Abwehrsystem 1022
- Botenstoffe 1023
- spezifisches 1023

Acarbose 761
ACC® 595
ACC 600® 577, 584
ACE (Angiotensin converting enzyme) *613*
ACE-Hemmer 703
- akutes Koronarsyndrom *701*
- Bluthochdruck *724*
- koronare Herzkrankheit *697*

Acesal® 843, 996
Acetessigsäure *1323*
Acetylcholin 446, 591
- Schlaf *1226*

Acetylcholinesterasehemmer 449
Acetylcystein 577, 584, 595
Acetylsalicylsäure 996
- Fiebersenkung 269
- Operationsrisiken 1280
- Plättchenhemmer 740
- Reye-Syndrom 674
- Tränenfilmänderung 496

Acetylsalicylsäure-Tabletten 912
ACG (Acromioclaviculargelenk) 931
ACG-Luxation (Acromioclaviculargelenksluxation) 932
Achalasie 626
AChE-Hemmer (Acetylcholinesterasehemmer) 449
Achillea millefolium 851
Achillessehne 982
Achillessehnenriss 981
Achillessehnenruptur 981
Achillodynie 981
Achsenametropie 478
Achsfehlstellung *908*
Achter (Zahn) 510
Aciclovir 412, 520, 825, 1053, 1064, 1086
Acid (Droge) 1207
Acidum fluoricum 940
Acidum hydrochloricum 520
Acidum hydrofluoricum 525
Acidum phosphoricum 1109
Acidum sulfuricum 625
Acimethin® 795
Ackerbaugene 224
Ackerschachtelhalm 1092
Ackerschachtelhalmkraut 955
Acne
- comedonica 156
- comedonica 426, 1091
- conglobata *426*, 1091
- medicamentosa *1091*
- papulopustulosa 156, *426*, 1091
- vulgaris *425*, 1091

Acomplia® 256, 768
Aconitum 594, 596, 919, 1125, 1160
Acquired Immune Deficiency Syndrome *1054*
- definierende Infektionen 1055

ACR-Kriterien (Kriterien des American College of Rheumatology) *1000*
Acromioclaviculargelenk 931
Acromioclaviculargelenksluxation 932
Acromion 931, 934
Acromioplastik *934*
Acrylamid 244
ACS (akutes Koronarsyndrom) *693*, 698
- Medikamente 701

ACTH (Adrenocorticotropes Hormon) 755
Actiq® 470
Actos® 761
acute respiratory distress syndrome 619
ACVB (aortocoronarer Venenbypass) 695, 696
Adalat 627
Adalat® 1013
Adalimumab 997
ADAM (Androgen Decline in the Aging Male) 818
Adams-Stokes-Anfall 702
Adamsapfel 583
Adapalen 426
Addison-Krankheit 757, *1049*
Addison-Krise 757
Adduktor 953
Adduktoren-Tendopathie 961
Adenoide 582
adenoide Vegetationen 582
Adenokarzinom 609, *637*
- der Nieren 789

Adenom
- autonomes 750

Adenosintriphosphat 1328
Adergeschwulst 1103
Aderhaut 476
Aderhaut-Melanom des Auges *1098*
Aderlass 1260
- nach Hildegard *1260*

ADH (antidiuretisches Hormon) 460, 748
Adherence 1274
ADHS (Aufmerksamkeitsdefizit-Syndrom mit Hyperaktivität) 418
Adiclair® 869
Adipokine *246*
Adipositas
- primäre *254*
- psychosomatische Störung 1214
- sekundäre *254*

Adipositas bei Erwachsenen 254
Adipositas bei Kindern 258
- ambulante Therapieprogramme 259
- operative Therapie 259
- verhaltenspräventive Strategien 259

Adipositas dolorosa *1105*
adiposity rebound *258*
Adiuretin 460, 748
adjustierte Aufbissschienen 540
adjuvante Maßnahmen
- im Sterben *470*

Adnexe 853
Adnexitis
- akute 854, 855
- chronische 855

Adoleszentenkyphose 925
Adoption 330
- Ausland 330

adrenocorticotropes Hormon 755
adrenogenitales Syndrom 773
Adriamycin 610, 801
Adriblastin® 1027
ADS (Aufmerksamkeitsdefizit-Syndrom) 31, 418
Adumbran® 1170, 1231
AED (automatischer externer Defibrilator) *190*
AEP (akustisch evozierte Potenziale) 1120
Aequamen® 1156
Aerobec® N 602
Aerodur® 602
Aeromax® 602
Aerootitis 559
Aerosol 601
Aerosole 1275
Aescorinforte® Kapseln 741
Aesculo Gel L® 414
Aesculus-Heel®-Tropfen 664
Aescusan® Filmtabletten 741
Affekte 1181
Affektinkontinenz
- Brustkrebs *841*

fett = Haupteintrag
kursiv = Nebeneintrag
gelb = Krankheitsfinder
grün = Tabelle
rot = Abbildung
Unterstrich = Medikament

affektive Psychose 1181
affektive Störungen 1181
Affektivität, paradoxe
- Schizophrenie 1187
Affektverflachung
- Schizophrenie 1187
AFGIS (Aktionsforum Gesundheitsinformationssysteme) *1287*
Aflatoxine 244
AfO (Akademie für Osteopathie e.V.) *1254*
AFP (Alpha-Fetoprotein) 362, *1025*
AFP (alpha-Fetoprotein) 1306
After 662
- Fremdkörper im 197
- Juckreiz am 100
Afterenge 100
Afterentzündung 100
Afterschließmuskelkrampf 101
Afterschmerzen 100
Aftersun-Präparate *1066*
Aftervorfall 665
Agaricus muscarius 1160
Age-Prevention 432
AGE-Theorie 435
Ageing 430
Agglutination 1267
Aggrenox® 1131
Aging 430
Agnolyt® 844, 846
Agopton 636
Agoraphobie 1196
Agouti Related Peptide *230*
Agranulozytose 1028, 1041
AGRP (Agouti Related Peptide) *230*
AGS (adrenogenitales Syndrom) 773
ägyptische Körnerkrankheit 495
AHB (Anschlussheilbehandlung) 293
Ähnlichkeitsregel 1251
AICD (automatischer implantierbarer Kardioverter-Defibrillator) 709
AIDP (akute idiopathische Polyradikuloneuritis) 1139
AIDS (Acquired Immune Deficiency Syndrome) 1054
- definierende Infektionen 1055
AIDS-Tests 1055
Airol® 426, 1084, 1091
Airport-Malaria *1056*
Akademie für Osteopathie e.V. *1254*
Akathisie
- Nebenwirkung von Neuroleptika 1168
Akinese
- Parkinson-Krankheit *1140*
akinetische Krise
- Parkinson-Krankheit 1141
Akineton® 1141, 1169
Akklimatisation 300
Akkommodation 476
Akne 1091
- bei Neugeborenen 406
- Chlor- *1091*
- Mallorca- 1066
- Öl- *1091*
- ordinäre 425
- Sportler- *1091*
- Steroid- *1091*
Aknefug®-EL Lösung 1092
Aknefug® Oxid Mild 3 % 426
Aknemycin® 426
Aknenormin® 426
Akrodermatitis atrophicans *1095*
Akromegalie 747
Akrophobie 1196
Aktigraf *1229*
aktinische Keratose 1101
aktinische Präkanzerose 1101
Aktionsforum Gesundheitsinformationssysteme *1287*
Aktionstremor 39
Aktivator 538
aktive Platte 537
Aktivimpfungen 295
Aktivität, körperliche
- Auswirkung auf den Schlaf *1230*
Aktivität, verstärkte 1187
Akupressur 1250
Akupressurbänder 310
Akupunkteur 1249
Akupunktmassage nach Penzel 1250
Akupunktur 1249
- -punkte 1248, *1249*
- Elektroakupunktur nach Voll 1250
- Kostenübernahme 1250
- Laser- 1249, 1250
- Ohr- 1250
- Paradox 1250
- Schmerztherapie *1223*
- verwandte Verfahren 1250
Akustikusneurinom 73, 561
akustische Rhinometrie 568
akustisch evozierte Potenziale 1120
Akute-Phase-Proteine 1050, *1306*
akute nekrotisierende ulzeröse Gingivitis 523
akutes rheumatisches Fieber 580, 714, *1049*
Akzeleration 384
Alaninamino-Transferase 1319
ALAT (Alaninamino-Transferase) 1319
Albendazol 645
Albinismus 1113
- partialis *1113*
- totalis *1113*
Albtraum 1234
Albumin 1021, 1306
- Eiweißelektrohporese *1315*
Albuminurie
- Makro- 781
- Mikro- 778, *1306*
Alchemilla vulgaris 851
Aldactone® 758, 784
Aldara® 825, 871
Aldosteron 758
- adrenogenitales Syndrom 773
Aldosteronantagonisten 758
- chronische Herzinsuffizienz *703*
Alemtuzumab 1041
Alendronat 1017
Alepa forte- Kapseln 674
Alexan® 1027
Alexander, Frederick Matthias *1258*
Alexander, Gerda *1258*
Alexander-Technik 1258
Alfason Salbe 1073
Alkalische-Knochen-Phosphatase *1308*
Alkaloide 1027
Alkalose 1310
- metabolische *1310*
- respiratorische *1310*
Alkohol
- Entgiftung 1203
- Entwöhnung 1203
- Entzug 1203
- Operationsrisiken 1280
- Schwangerschaft 354
Alkoholabhängigkeit 1201, 1202
- Therapie 1203
Alkoholembryopathie 354
Alkoholhepatitis 675
Alkoholiker
- Anonyme 1203
Alkoholintoxikation (-Vergiftung)
- Notfall 193
- Schweregrade 194
Alkoholismus 1201, 1202
- Therapie 1203
Alkoholmyopathie 38
Alkoholschmerz
- Lymphome *1043*
Alkoholsucht 1201, 1202
- Therapie 1203
Alkoholvergiftung
- Notfall 193
- Schweregrade 194
Alkylanzien 1027
ALL (akute lymphatische Leukämie) *1040*
Allantoin 1066
Allen-Test 687, 688
Allergen 1045
Allergen-Screening 1306
Allergen-Suchtest 1306
Allergenkarenz 576, 1046
Allergie 1044
- Abgrenzung 1046
- berufsbedingte 575
- Entstehung 1049
- Etagenwechsel 575
- Haustiere 575
- Hautreaktion 152
- Kontakt- 1080, 1081
- Kreuz- 1045
- Latex- *1080*
- Medikamenten- 1045
- Nickel- 152, 1080
- Pollen- 1045
- pollenassoziierte Nahrungsmittel- 1045
- Pseudo- 653, 1046
- Reaktionsformen 1045
- Typ-I-Reaktion 1045
- Typ-II-Reaktion *1046*
- Typ-III-Reaktion *1046*
- Typ-IV-Reaktion 1045
- vom verzögerten Typ 1045
Allergie-Screening im Blut 1306
Allergiediagnostik
- in der Dermatologie 1062
Allergiepass 1047, 1083
Allergietest 1046, 1063
- Bluttests 1046
- Eliminationsdiät 653, 1046
- Gesamt-IgE *1306*
- Intrakutantest 1063
- Laktosetoleranz 653
- Multi-IgE-Suchtest *1306*
- oraler Provokationstest 1062
- Prick-Test 1063
- Radio-Allergo-Sorbent-Test 1062
- Scratch-Test 1063
- Suchdiät 653, 1046
- Suchtest 1306
Allergiker
- Reisen 307
allergische Rhinitis 574
allergischer Schnupfen 574
Allergodil® 575
Allergologe 1021
Allethrin 414
Allgäuer Latschenkiefer 1070
Allgemeinmaßnahmen 1274
Allgemeinmediziner
- Naturheilverfahren *1245*
Alliumphobie 1196
Allopathie 1251
Allopurinol 771, 788, 807, 1037, 1108
Alna® 807, 809
Aloe 1067
Aloe vera 1078
Alopecia androgenetica 1107
- Stadien 1108
Alopecia areata 1109
Alpha-1-Antitrypsin 603, 642
- Mangel 603
Alpha-1-Globulin
- Eiweißelektrophorese 1315
Alpha-2-Globulin
- Eiweißelektrophorese 1315
Alpha-Amylase 666, 1307
Alpha-Blocker 346
Alpha-Fetoprotein 362, *1025*, 1306
Alpha-Globuline 1315, *1021*
Alpha-Glukosidasehemmer 761
Alpha-Interferon *673*, *1023*
Alpha-Linolensäure *227*
Alpha-MSH (Propiomelanocortin) *230*
Alpha-Rezeptorenblocker 724
alpha-Tocopherol 1335
Alpha-Tocopherole 237
- bei Krebs *1029*
Alpha-Trinker 1202
Alphablocker 808
Alphagan® 502
Alpha 1-Blocker 724
Alptraum 1234
Alrheumun® 996
ALS (amyotrophe Lateralsklerose) 1144
ALT (Alaninamino-Transferase) 1319
ALT (Argon-Laser-Trabekuloplastik) 502
Altenheim 444
- Pflegestation 444
Altenhilfe 441
Altenpflege 441
- gesetzliche Rahmenbedingungen 442
Alter
- Reisen 306
- Schlafapnoe *1235*
Altern 430
alternative Schmerztherapie 1221
Alternativmedizin 1241
Alternativpsychose 33
alternierende Therapie 756
Altersbedingte Makuladegeneration (AMD) 505
Altersdiabetes 759
- Folge von Übergewicht 259
Altersemphysem 604
Altersfleck 434, 1102
Altershaut *1060*, 1064, 1065
Altersheilkunde, medizinische 441
Alterskrankheiten 441
Altersschwerhörigkeit 559
Alterssichtigkeit 483
- Sehhilfen 485
Altersstar 500
Altersvergesslichkeit 448
Alterswarze, seborrhoische 1105, 1105
Alterszittern 39
Alterung
- Gefühlshaushalt 431
- Psyche 431
- psychische Veränderungen 431
Altinsuline 761
- Spritz-Ess-Abstand 761

Alumina 1074
Aluminium 636
Aluminiumchloridlösung 1070
Aluminiumoxid 636
Aluminiumsalzen 1070
Alveolen 589, 511
Alveolitis 605
- exogen allergische 613
Alvesco® 602
Alzheimer-Demenz 445
Alzheimer-Krankheit 445
Amalgamfüllung 529
Amalgamsanierung 529
- Ausleiten von Quecksilber 530
Amantadin 1053, 1141
Amaranth 243
Amaryl® 761
Amaurosis fugax 47
Amboss 550
Ambroxol 595
Amenorrhoe 846
- primäre 424, *846*
- sekundäre *846*
American College of Rheumatology *1000*
Ametropie 478
AMG (Arzneimittelgesetz) 1275
Amifostin® 1027
Amineurin® 1169
Aminfluorid
- Zahnpasta 514
Aminkolpitis 873
Aminoglykosid
- Schwangerschaft 373
Aminoglykoside 1052
Aminosäuren 242
- essentielle *242*
- nichtessentielle *242*
Amisulprid 1168
Amitriptylin 916, 1122, 1126, 1169, 1221
AML (akute myeloische Leukämie) *1040*
Amlodipin 619
Ammoniumbituminosulfonat 1089
Amnesie 33, 1151
- anterograde 33
- retrograde 33
- transiente globale 34
amnestisches Syndrom 1215
Amnionflüssigkeit 357
- als Untersuchungsmedium *1305*
Amnionsack 357
Amniotomie 382
Amniozentese 361, 362
Amöben 314
Amöbenruhr 314
Amöbiasis 314
Amorolfin 1064, 1093, 1111
Amotio retinae 503
Amoxizillin 367, 636, 1051
Amoxypen® 367, 1051
Amphetamine 1207
Ampho-Moronal® 1053
Ampho-Moronal® Suspension 520
Amphomoronal 520
Amphotericin-B-Lutschtabletten® 520
Amphotericin B 1053
Ampicillin 1051, 1082
Ampicillinexanthem *1082*
Amplifizierung 1213
Ampulla recti 662
Ampulle 662
Amputat 193
Amputation
- Phantomschmerzen 1126
- Phantomsensationen 1126
- Stumpfschmerzen 1126
Amsler-Netz
- Makuladegeneration 505
Amuno® 996, 1219
Amuno® Gel 998
Amygdalin *1029*
Amyloid *446*
Amyloid-Precursor-Protein *446*
Amyloidose 773
Amyloidvorläuferprotein 446
amyotrophe Lateralsklerose 1144
ANA (antinukleäre Antikörper) 1307, *1308*
Anaesthesin® 412
Anaesthesin® Salbe 1064
Anaesthesulf®-Lotio 1079, 1083
Anafranil® 1169
Anagenphase
- Haarwachstum *1106*
Anagrelid 1037
Anakinra 997
Analabszess 665
Analbereich
- Blutungen 99
Analdehner 101
Analekzem 663
Analfalten 662
Analfissur 100, 662
Analfistel 665
Analgetika 996, 1219
- in der Rheumatologie 996
- peripher wirksame 1219
- retardierte Wirkung (verzögerte Freisetzung) *1220*
- zentral wirksame 1219
Analgetikakopfschmerz 18, 1122
analgetisch *996*
Analgosedierung *937*
Analkanal 662
Analoginsuline 761
Analogskala, visuelle 1219
Analprolaps 665
Analstenose 100
Analtampon 457, 458
Anämie 1034
- aplastische *1035*
- der chronischen Erkrankung *1035*
- durch Blutverlust 1036
- durch Eisenmangel 1034, 1035
- durch Erythropoesestörung (Blutbildungsstörung)1034
- durch Folsäuremangel 1035
- durch Vitamin-B12-Mangel 1035
- Eisenmangel- 240
- hämolytische 1035
- Kugelzellen- 1035
- megaloblastäre *1035*
- Mehrlingsschawangerschaft 359
- perniziöse *1035*
- renale *1022*, *1035*
- Sichelzellen- 1035
Anamnese 1264
- gynäkologische 828
- Homöopathie 1252
anankastische Persönlichkeitsstörung 1199
Anästhesie
- Infiltrations- 516
- Leitungs- 516
- Regional- 516
- zahnärztliche 516
Anastrozol 838
anatomical snuff box *950*
Anazidität *634*
ANCA 1010
ANCA (antineutrophile cytoplasmatische Antikörper) *671*
andersartige Versorgung
- Zahnbehandlung 518
Androgen 335
Androgen Decline in the Aging Male 818
Androgendefizit
- partielles Androgendefizit des alternden Mannes 818
Androgene 818
androgener Haarausfall
- Haartransplantation 889
Androgeninsuffizienz 818
- weibliche 818
Andropause 818
Aneurysma 700
- -ruptur *1131*
- Clipping *1132*
- Coiling *1132*
- Herzwand- *701*
- Hirnarterie 1132
- Warnblutung *1131*
ANF (antinukleäre Faktoren) *1307*
Anfall (Krampf-)
- einfach-fokaler *1146*
- fokaler 1146
- klonischer *1147*
- komplex-fokaler *1146*
- myoklonischer *1147*
- partieller 1146
- primär generalisierter 1146
- psychogener 1147
- sekundär generalisierter *1146*
- tonisch-klonischer *1147*
- tonischer *1147*
- zerebraler 1144
Anfallsauslöser
- Clusterkopfschmerz *1125*
Anfallskalender
- Epilepsie 1148
Anfallsleiden
- zerebrales 1145
Ang'sche Krankheit 314
Angehörigenpflege 443
Angelikawurzel 633
Angell, Marcia *1301*
Angina 579
- chronische 580
- tonsillaris 579
- vasospastische 694
- ulceromembranacea 57
Angina abdominalis 681, *731*
Angina herpetica 52
Angina intestinalis 681
Angina Ludovici 59
Angina pectoris 693
- CCS-Stadien 695
- instabile 698
- Schmerzen 693
- stabile 694
Angiodysplasie 732
Angiografie 692, 694
- konventionelle 691
Angiologie 685
Angiom
- seniles 1103
Angioödem 1079
Angiotensin converting enzyme *613*
Angocin Anti-Infekt® 574
Angst 27, 1194
- frei flottierende 1195
- grundlose 27
- vor dem Zahnarzt 517
- vor der Höhe 1196
Angstattacken 27
Angsterkrankung 1167, 1194
- psychische Symptome 1195
- Stresssymptome 1195
- Verhaltenssymptome 1194
Ängstlichkeit, grundlose 27
Angstneurose 1195
Angststörung
- allgemeine 1195
- generalisierte 27, 1167, 1195
Anionenaustauscher 768
Anis(tee) 273
Anitis 100
Ankylose 953
Ankylosierung 1003
Ankylostoma 541
adrenogenitales Syndrom 806
Anomalie, kraniofaziale 899
Anomaloskop nach Nagel 487
Anonyme Alkoholiker 1203
Anopheles-Mücke 303, 1056
Anorchie 813
Anorexia nervosa 1209
Anorexie 1209
Anorgasmie 342, 345
Anosmie 70
anovulatorischer Zyklus 334
Ansatztendinitis 904
Ansatztendinose 904
- des Pes anserinus 968
Anschlussheilbehandlung 293
Anstrengungsasthma *599*
Anstrengungskopfschmerz 17
Antalon® 1161
Antazida 636
Anterior-Posterior-Durchmesser (Geburt) 351
Anthelminthika 1053
Anthelmintika 645
Anthranoide 647
Anthroposophie 1253
anthroposophische Medizin 1253
Anti-Aging 432
Anti-Aging-Laborcheck 1331
Anti-Aging-Medizin 432
- Hormonersatztherapie 436
Anti-B *1022*
Anti-D *1022*
Anti-Dekubitusmatratzen *452*
Anti-TPO (Thyreoidale Peroxidase-Antikörper) 749, 1331
Anti-Vascular Endothelial Growth Factor 506
Anti-VEGF (Anti-Vascular Endothelial Growth Factor) 506
Anti-Zellulite-Kosmetika *1071*
antiandrogene Therapie 812
Antibabypille 323
- Einnahme auf Reisen 312
Antibasalmembran-Glomerulonephritis 781
Antibiogramm 1051
Antibiotika 1051
- Breitspektrum- *1051*
- Engspektrum- *1051*
- in Lebensmitteln *244*
- Schwangerschaft 373
- äußerliche Anwendung *1064*
- zytostatische 1027
Anticholinergika 798
- Parkinson-Krankheit 1141
Antidementiva 449
Antidepressiva 1169
- als Schlafmittel *1231*
- Schmerztherapie *1221*
- tetrazyklische 1170
- trizyklische 1170
Antidiabetika (orale) 761
antidiuretisches Hormon 460, 748
Antiemetika
- im Sterben *470*
Antiepileptika 1146
- Schmerztherapie *1221*
Antigen 1022, 1267
- A, B und D *1022*
- prostataspezifisches 805, 811, 1025, 1329
Antihelix 892
Antihistaminika 575, 1046
- als Schlafmittel *1231*
- Schwangerschaft 373
- zur äußerlichen Anwendung *1064*
Antihydral® Salbe 1065, 1070

Antiinfektiva 1051
Antikoagulation 740
– orale 741
Antikonvulsiva 1146
Antikörper 295, *1023*, *1050*, 1267, 1322
– antineutrophile cytoplasmatische *671*
– antinukleäre *1307*, *1308*
– cyclische citrullinierte 1308
– gegen Antigen B *1022*
– gegen Antigen D *1022*
– mikrosomale 749, 752
– zyklische zitrullinierte 1308
Antikörper, monoklonale 997
– bei Krebs 1030
– Brustkrebs *839*
– Multiple Sklerose *1139*
Antileukotriene
– Asthma 602
Antimetabolite 1027
Antimonium crudum 1069
Antimykotika 1053
– zur äußerlichen Anwendung *1064*
Antiöstrogene
– Brustkrebs *838*
Antioxidanzien 229, 434
– in Sonnenschutzmitteln *1068*
Antioxidanzien-Status 1307
Antiphlogistika
– äußerliche Anwendung *1063*
– kortisonfreie 996
antiphlogistisch *996*
Antiphospholipid-Antikörper [Syndrom] 377, 1010
Antipilzmittel
– in Lebensmitteln 244
Antipsychotika → Neuroleptika
Antipyretika 269
antiretrovirale Medikamente 1055
Antirheumatika
– langwirksame 997
– nichtsteroidale 996
Antisympathotonika 724
Antitachykardiefunktion *709*
Antitranspiranzien 1070
Antitussiva 595
Antivertiginosa 1156
Antonovsky, Aaron *209*
Antra® 624, 636
Antriebsminderung
– Schizophrenie 1187
Antrum 631
ANUG (akute nekrotisierende ulzeröse Gingivitis) 523
Anulus fibrosus *920*
Anurie 776
Anus 662
– Juckreiz am 100
Anusol®-Supp 663
Anus praeter 658
Anusschmerzen 100
ANV (akutes Nierenversagen) 782
Anwenderbeobachtung 1301
Anwendungen, kühle 278
Anwendungen, physikalische 276, 278
– Grundregeln 277
– Haut 277
Aorta 686, 720
– ascendens 720
– descendens 720
Aortenaneurysma 731, 732
– abdominelles *731*
– thorakales *731*
Aortenbogen 720
Aortendissektion 732
– Typ A nach Stanford *732*
– Typ B nach Stanford *732*
Aortenenge 623
Aortenisthmusstenose 719
Aortenklappen *687*
– -insuffizienz 717
– -stenose 716, 717
aortocoronarer Venenbypass 695, 696
AP (alkalische Phosphatase) 1308
apallisches Syndrom 1153
APD (Anterior-Posterior-Durchmesser) 351
APD (automatisierte Peritonealdialyse) 786
Apert-Syndrom 899
Apfelessig 1088
Apfeltyp 255
Apgar, Virginia 387
Apgar-Score 387
Aphasie 67, 586
– Schlaganfall 1128
Aphonie 64
Aphthen 519
– habituelle 519
apikale Parodontitis 524
Apis mellifica 596, 970, 1067, 1080, 1088
Aplasiephase 1042
Aplona®-Apfel-Pulver 644
APLS (Antiphospholipid-Syndrom) 377
Apnoe *1236*
– bei Keuchhusten *408*
Apnoesyndrom, gemischtes 1236
Apnoesyndrom, zentrales 1236
Apolipoprotein E 446
Apolipoproteine 1326, 1266
Apomorphin 346
Aponal® 1169
Apoplex[ie] → Schlaganfall
Apoptose 431
apothekenpflichtige Arzneimittel 1275
APP (Amyloid-Precursor-Protein) *446*
Appendix vermiformis 640, 660
Appendizitis
– akute 659
– chronische 659
Appetenzmangel
– bei der Frau 342
– beim Mann 345
Appetit 246
Appetit, gesteigerter 169
Appetitlosigkeit 171
Appetitzügler vom Amphetamintyp 256
Applanationstonometer nach Goldmann 479
Applikationsform
– Arzneimittel 1277
aPPT (Partielle Thromboplastinzeit) 1267
APS (Antiphospholipid-Syndrom) 1010
– primäres *1010*
– sekundäres *1010*
APTT (aktivierte partielle Thromboplastinzeit) 1329
APUDOMe (neuroendokrine Tumoren) 772
Aqua Fitness 462
AQUAglide® 321
Aquakultur 244
Äquivalenzdosen 756
Arachidonsäure 242, 999
Aranea diadema 1143
Arava® 997
Arbeitsgesetz 352
Arbeitsplatzergonomie 919
Arbeitstherapie 1178
Arc de cercle 1192
ARCM (arrhythmogene rechtsventrikuläre Kardiomyopathie) *719*
Arcoxia® 996
ARDS (Acute respiratory distress syndroeme) 619
Aredia® 1032
Arelix® 784
Argon-Laser-Trabekuloplastik (ALT), Glaukom 502
Aricept® 449
Aripiprazol 1168
Aristochol® N-Tropfen 668
Aristolochia 834
Armbad 281
– kaltes 281
– warmes 281
Armbeschwerden
– nach Gewalteinwirkung 131
– ohne vorangegangene Gewalteinwirkung 132
Armguss 283
Armkrämpfe 41
Armvorfall 386
Arnica 970
arnica-loges® 940
Arnica Kneipp® Salbe 1067
Arnica montana 273
Arnika 273, 832, 1066, 1130
Arnika-Salbe Heel® 1067
Arnika-Tinktur 1107
Arnikaessenz 1067
Arnikaöl 919
Arnikatee 273
Arnikatinktur 1109
Aromatasehemmer
– Brustkrebs *838*
Aromatherapie 1261
Arsen *1332*
Arsenicum album 1088, 1125
Artemether 304, 1056
Artemisinin 217
Arteria centralis retinae 507
Arteria-radialis-Bypass 695
Arteria radialis (Speichenarterie) 944
Arteria-spinalis-anterior-Syndrom 163
Arteria subclavia 931
Arteria ulnaris (Ellenarterie) 944
arterielle Verschlusskrankheit
– der Darmgefäße 731
Arterien 686
– Gefäßsystem 720
Arterienverkalkung 721
– Stadien 722
Arterienverschluss, retinaler 507
Arteriitis cranialis 1010
Arteriitis temporalis 1010
arterio-venöse Fistel *732*
Arteriosklerose 721
– Laborcheck 1308, 291
– Stadien 722
Arteriosklerose-Risiko
– Bestimmung 291
Arthritis 903, 994, 995, 1115
– bei chronisch entzündlicher Darmerkrankung 651
– Hüftgelenk 956
– juvenile 1002
– Kiefergelenk 541
– psoriatica 134, 1004
– reaktive 1005
– Rheumatoide 999, 1001, *1049*
– septische *903*
Arthritis urica 769
Arthro-CT 934
Arthro-MRT (Arthro-Magnetresonanztomografie) 934
Arthrodese 998
Arthropathica urica 769
Arthroplastik 998
Arthrose 903, 994, 995
– aktivierte 965
– beginnende 964
– femoro-patellare *965*
– Fingerendgelenke 949
– Kiefergelenk 541
– posttraumatische *936*
– retropatellare *965*
– sekundäre *964*
Arthrose-Echtroplex® 955
Arthroskopie 905
Arthrosonografie 995
Artisal® 1006
Artischockenblätter 668
Arutimol® 502
Arzneibuch
– Phytotherapie 1247
Arzneiexanthem 161, 1082
– fixes *1082*
Arzneimittel 1275
– apothekenpflichtige 1275
– Bestandteile 1275

fett = Haupteintrag
kursiv = Nebeneintrag
gelb = Krankheitsfinder
grün = Tabelle
rot = Abbildung
Unterstrich = Medikament

– Darreichungsform 1277
– Fälschungen 1276
– frei verkäufliche 1275
– Generika 1276
– Handelsname 1276
– internationaler Freiname 1276
– Re-Import-Präparate 1276
– rezeptpflichtige 1276
– Verabreichungsform 1277
– verschreibungspflichtige 1276
Arzneimittel, homöopathische
– Liste 1251
Arzneimittelbestandteile 1275
– Hilfsstoffe 1275
Arzneimittelexanthem 161, 1082
Arzneimittelgesetz 1275
Arzneimittelgrundlage
– feste 1063
– fettige 1062
– flüssige 1063
– wasserfreie 1062
Arzneimitteltherapie 1275
– lokale 1275
– systemische 1275
Arzneimittelvergiftung
– Notfall 205
Arzneimittelwirkungen
– unerwünschte 1276
Arzneipflanzen 272
– Übersichtstabelle 275
Arzneirezepturen 1275
Arzt
– Fehlverhalten 1289
– widersprüchliche Rollenerwartungen *1283*
Arzt-Patienten-Beziehung
– Interessengleichheit 1284
– partizipative 1283
– paternalistische 1283
– Qualität 1285
– teilnehmende *1283*
Arzthaftungsprozess 1292
– haftungsbegründende Kausalität *1292*
– Strengbeweis *1292*
As (Arsen) *1332*
ASA-Peeling® 893
Asanas *1259*
ASAT (Aspartatamino-Transferase) 1319
Asbestose *613*
Ascaris lumbricoides 644
Ascorbinsäure 236, 1335
– bei Krebs *1029*
AscoTop® 1123
Asexualität 342

Asparaginase 1027
Asparaginase medac® 1027
Aspartam 243
Aspartatamino-Transferase 1319
Aspecton® 595, 603
Aspiration 585, *606*
Aspirationslipektomie 257, 887
Aspirationspneumonie 80, 606
Aspirin® 996
– Fiebersenkung 269
– Plättchenhemmer 740
– Reye-Syndrom 674
Aspirin®100N 996
Aspirin® 300N 996
Aspirin®protect 100 996
Aspirin®protect 300 996
Aspisviper *201*
ASS® 269, 373, 740, 912, 996, 1280
Assalix®-Dragees 1001
Assalix Drag.® 1122
assist device 703
assisted hatching 337
Assistent, medizinisch-technischer 1304
assoziierte Lebensmittelallergie 575
Assplant Drag.® 1122
ästhetische Chirurgie 438, 879
– Facharzt 879
– Kritik 878
ästhetische Dermatologie 438, 893
Asthma 598
– -schulung 601
– Atemtechniken 601
– Bedarfsmedikation 600
– bei Anstrengung *599*
– berufsbedingtes *599*
– bronchiale 598
– Dauermedikation 600
– exogen-allergisches 599
– extrinsic *599*
– Inhalationstherapie 601
– intrinsic *599*
– medikamenteninduziertes *599*
– mixed *599*
– nicht-allergisches 599
– psychosomatische Störung 1214
– Stufenschema zur Langzeittherapie 602
Asthmaanfall 599
Asthma cardiale *703*
Asthmamedikamente
– Schwangerschaft 373
Asthmaspray *601*
Asthmatiker
– Reisen 307
Astigmatismus 486
– irregulär 486
– regulär 486
Astronautenkost 639
Aszites 678
– -punktion 678
– Lebererkrankung 675
AT1-Blocker 703
– Bluthochdruck *724*
ATD (Brust-Querdurchmesser) 351
Atelektase *609*
Atem- und Leibtherapie nach Graf Dürckheim *1258*
Atemdepression 386
Atemhilfsmuskulatur *599*
Ateminsuffizienz
– Akute 619
– chronische 619
Atemmassage *1257*
Atemminutenvolumen 590
Atemnot
– akute 76
– anhaltende 77
– häufig wiederkehrende 77
Atemnotsyndrom 388
Atempause
– bei Keuchhusten *408*
Atemspende 189
– bei Säuglingen und Kleinkindern 191
Atemspitzenstoß *591*, 601
– Ampelsystem der Deutschen Atemwegsliga 600
Atemstellung
– Stimmlippen 583
Atemstillstand
– Notfall 188
Atemtechnik
– Asthma 601
– Kutschersitz *601*
– Lippenbremse *603*
– nach Buteyko 603
– Torwartstellung *601*
Atemtherapie 1258
Atemübungen
– Schalfhygiene *1232*
Atemur® 602
Atemwege
– Abhorchen 590
– Schleimhaut 594
Atemwegsobstruktion *596*
Atemwegswiderstand *591*
Atemzugvolumen 590
Atherom 1104
Atherosklerose → Arteriosklerose
Ätiologie 1271
Atkins-Diät 250
Atlas 913
Atmen
– eukapnisches 603
– integratives *1258*
– Intuitives nach Karl Scheerer *1258*
Atmung
– inverse 597
– paradoxe *615*, 929
– Prüfung 188
– Tracheostoma 585
Atmungsstörungen, schlafbezogene
– Screening 1229
Atomoxetin 419
Atopiker 1045
atopische Erkrankungen 1045
Atorvastatin 768
Atosil® 1168
Atovaquon 304, 1056
ATP (Adenosintriphosphat) 1328
Atrioventrikular-Knoten 707
Atrium 686
Atropa belladonna 1067
Atrophie 1061, 1272
atrophische Rhinopathie 572
Atropin Edo®-Augentropfen 499
Atrovent® 602
Attacke
– kataplektische *1238*
– transitorische ischämische 1127
Atypika 1168
AU (Bauch-Brust-Umfang) 351
Audiodeskription 490
Audiogramm 551, 553
Audiometer 551
Audispray® 552
Aufbauphase
– Menstruation 842
Aufbissschienen
– adjustierte 540
– nicht adjustierte 540
Auffrischungsimpfungen 295
Aufguss 275
Aufhängefasern der Linse 476
Aufhellung, präsuizidale 1191
Aufklärung
– der Angehörigen im Sterbefall 463
Aufklärungsbeschluss
– im Arzthaftungsprozess *1292*
Aufklärungsfehler 1290
Aufklärungspflicht des Arztes 1290
Aufkochung 275
Auflage *277*, 280
Aufmerksamkeitsdefizit-Syndrom (mit Hyperaktivität) 418
– hyperaktiv-impulsiver Typ *419*
– Mischtyp *419*
– unaufmerksamer Typ *419*
Aufwachphase 1228
Aufwärmen
– Sport 909
AUG (Ausscheidungsurogramm) 778
Augapfel
– Schichten 476
Auge
– Aufbau und Funktion 476
– Diagnoseverfahren 477
– schmerzlose Auffälligkeiten 44
– Schutzvorrichtungen 490
– trockenes 496
Augenarzt 475
Augenbrauenlifting 885
Augendruck-Tagesprofil 479
Augendruckverband 480
Augenhintergrund 478
– Spiegelung 478
Augeninnendruck 476
– IGeL-Vorsorgeuntersuchungen 290
– Messung 479
– Senkung, Medikamente 502
Augenjucken 46
Augenkammer
– hintere 476
– vordere 476
Augenklinik 475
Augenlid
– -plastik 881
– -straffung 881, 882
– Auffälligkeiten 43
– einseitig hängendes 43
– hängendes 43
– zuckendes 44
Augenlid, hängendes 493
Augenmuskelentzündung 47
Augenoptiker 475
Augensalben 479
Augenschichten
– äußere 476
– innere 477
– mittlere 476
Augenschließmuskel
– ringförmiger 492
Augenschmerzen 46
Augenspiegel 478
Augenspiegelung 478
Augentraining
– funktionelles 486
Augentropfen 479, 576
Augenverband
– einfacher 480
Augenverletzung
– Notfall 194
Augenwackeln 45
Augenyoga 486
Augmentation
– des Gesichts 885
Aura 1147
Auranofin 997, 1000
Aureomycin® 492, 570
Aurikula 550
Aurikulotherapie 1250
Aurorix® 1170
Aurum 1185
Ausatemvolumen, beschleunigtes 591
Ausbelastungsfrequenz 689
Ausdauersport
– Migräne 1124
Ausfluss
– krankhafter 867
Ausfluss, krankhafter 115
– blutiger 116
– Ursachen 116
ausgebrannte Menière-Krankheit 567
Ausgeglichenheit 439
Auskugeln *904*
Auskultation 1265
– der Atemwege 590
– des Herzens 687
Auslandsadoption 330
Auslandskrankenschein 305
Auslandsreisekrankenversicherung 305
ausleitende Verfahren 1260
Ausleiten von Quecksilber 530
Ausleitung 1260
Ausrenkung 904, *958*
Ausschabung 830
– Schwangerschaftsabbruch 374
Ausscheidungsurogramm 778
Ausschlag
– Windel- 405
Ausschlussdiagnose 1263
Außenbänder 979
Außenbänderzerrung 979
Außenbandriss 979
Außenbandruptur 979
Außenknöchel *979*
Außenknöchelbruch (-fraktur) 979
– Einteilung 980
Außenseitermethoden 1242
äußere Geschlechtsorgane 804
Ausstreifbeutel *658*
Austasten
– des Enddarms 662
Austreibungsphase 383
Austrocknung 459
– Notfall 196
– Untersuchung auf 271
Auswurf 81
Autan® 1238
Autoaggressionskrankheiten *1049*
Autoantikörper 1049, 1308
– Nachweis 995
– Schilddrüse *1308*, 1331
– Schilddrüsenperoxidase-Antikörper *1308*
– vom Typ IgM 1330
autogenes Training 1257
– 6 Grundbefehle 1258
– Schlafhygiene *1232*
– Schmerztherapie *1222*
Autoimmunerkrankung 1049
– Entstehung 1049
Autoimmungastritis 634, *1049*
Autoimmunhepatitis 674, *1049*
– nicht-eitrige chronisch-destruierende Cholangitis 671
– primär biliäre Zirrhose 671
– primär sklerosierende Cholangitis 671
Autosuggestion *1257*
Autotransfusion 192
Autotransplantation 754, 1281
AV-Fistel 732
AV-Knoten (Atrioventrikular-Knoten) 707
AV-Knoten-Reentry-Tachykardie *708*
Avalox® 1051
Avandia® 761
Avastin® 505, 1030
Aversion, sexuelle 342

aviäre Influenza 593
Avitaminose 235
AVK (arterielle Verschlusskrankheit) 727
- der Mesenterialarterie 731
- der viszeralen Gefäße 731
Avodart® 809
Avonex® 1139
Axiografie 517
Axura® 449
Ayurveda 1251
Ayurveda-Ernährung 252
ayurvedische Medizin 1251
Azathioprin 612, 651, 1007, 1159, 1281
Azelainsäure 426, 1091, 1114
Azelastin 575
Azetaldehyd *674*
Azetongeruch 765
- Schwangerschaft 364
Azetylcholinrezeptor 1159
Azidose 765, *1310*
- metabolische *1310*
- respiratorische *1310*
Azilect® 1141
Azithromycin 1051
Azoospermie 334
Azopt® 502
Azulfidine® 997

B

B-Lymphozyten 1023, *1314*
B-Scan-Sonografie 1270
B-Streptokokken
- Schwangerschaft 367
B-Symptomatik *608*
B-Symptome
- Lymphome *1043*
B-Zellen 759
Babebiose 1095
Babinski-Reflex *1119*
Baby → Säugling
Baby-Blues 398
- depressive Verstimmung 1184
Baby-Comp® 320, 336
Babyspeck 258
Bach, Edward *1253*
Bach-Blüten-Therapie 1253
Bach-Blütenessenz 1254
- Nummer 39 1254
Bacille Calmette Guerin *1031*
Bacillus cereus
- Lebensmittelvergiftung *643*
Backenzahn
- hinterer 510
- vorderer 510
Backpfeifen-Ausschlag
- Ringelröteln 410
Bad 280
Badekuren 293
Badeotitis 553
Badesinusitis 577
Badezusätze
- naturheilkundliche *281*
- pflanzliche 282
Baggage-Malaria *1056*
Bajonettstellung *943*
BAK (Blutalkoholkonz.) 193
Bakerzyste 970
Bakteriämie *1311*
bakterielle Infektion
- der Scheide *867*
bakterielle Ruhr 314
Bakterien 1050
Bakterienkultur *1051*
Bakteriurie
- asymptomatische 793
BAL (bronchoalveoläre Lavage) 591
Balance 439
balanced diet 232
Balancing 439
Balanitis 822
- akute infektiöse 822
- nicht infektiöse 822
Baldrian 273, 846, 851, 1066, 1096
Baldriantee 273
Balkenblase 808
Ballaststoffe 228
- Schwangerschaft 353
Ballenrolle *953*, 985
Ballenzehe 986
Ballonangioplastie 694, 695
Ballondilatation 694, 695, 717
- Achalasie 627
Ballonkatheter *694*
Ballonvalvuloplastie *716*
Balmandol Ölbad 1073
Balneophototherapie 1077
- bei Neurodermitis *1074*
- bei Schuppenflechte 1077
Bandage
- am Knie 968
Bandausriss, knöcherner *951*
Bänder, fibulo-talare
- Distorsion 979
Bänderriss 904
Bänderzerrung 904
Banding 257
Bandinstabilität, chronische 980
Bandplastik 981
Bandscheibe 920
Bandscheiben 920
- -degeneration *920*
- -prothese 921
- -schäden 125, 920
- -verletzung 125
- -vorfall *920*
- -vorwölbung *920*
Bandscheibenkern 920
Bandscheibenschaden
- kleinerer 921
Bandwurm 644
Bandwurmfinne 645
Bankart-Läsion *936*
Barlow-Syndrom 717
Barootitis 559
Barosinusitis 577
Barotrauma 559
Barrett-Syndrom *624*
Barrett-Ulkus *624*
Bartholin
- -Drüsen 870
- -Empyem 870
- -Zyste 870
Bartholin-Drüsen 852
Bartholinitis 870
Basalganglien 1140
- Zwangsstörung 1193
Basalinsuline 761
Basaliom 153, 1099
- destruierendes *1099*
- exulzerierendes *1099*
- Nase 570
- sklerodermiformes *1099*
- solides *1099*
Basalschicht 1060
Basaltemperatur 318
- -kurve 319, 334
- -methode 318
Basalzellen *1060*
Basalzellkarzinom 153, 1099
Basedow-Krankheit 750, *1049*
base excess
- Blutgasanalyse 1310
Basenüberschuss 1310
- Blutgasanalyse 1310
Basismedikamente 997
- in der Rheumatologie 997
Basispräparate 1063
Basistherapeutika 997
- in der Rheumatologie 997
Basocin® 426
Batista-Operation 703
Batterien, verschluckte *198*
Bauch
- bretttharter schmerzhafter 87
Bauch-Brust-Umfang 351
Bauchaorta 720
Bauchdeckenbruch 92
Bauchdeckenkatheter 456
Bauchdeckenplastik 882
Bauchfelldialyse 786
- automatisierte 786
Bauchfellentzündung 681
- generalisierte *681*
- lokale *681*
Bauchhoden 813
Bauchhöhlenschwangerschaft 365
Bauchhöhlenspülung 930
Bauchlagerung 918
Bauchschmerzen
- an wechselnden Stellen 87
- im gesamten Bauch 87
- im Mittelbauch 88
- im Oberbauch 88
- im Unterbauch 90
- in der Flanke 88
- kolikartige 89
- krampfartige 89
Bauchschnitt 862
Bauchspeicheldrüse 631, 666
- -kopf *666*
- -körper *666*
- -schwanz *666*
Bauchspeicheldrüsenentzündung 678, 679
Bauchspeicheldrüsengang 666
Bauchspeicheldrüseninsuffizienz (-schwäche) 679
Bauchspeicheldrüsenkrebs 680
Bauchspeicheldrüsenriss *930*
Bauchspiegelung 641, 862
Bauchstraffung 882
Bauchtrauma, stumpfes 930
Bauchultraschall 622, *830*
Bauchuntersuchung 271
Bauchwassersucht 675, 678
Bauchwickel 279
Bauerngene 224
Bauhinsche Klappe 640
Bayrepel® 1238
BB (Blutbild) 1267
BCC (Basalzellkarzinom) 153, 1099
BCG (Bacille Calmette Guerin) 1031
BCG® (Immunmodulator) 801
BE (base excess)
- Blutgasanalyse 1310
BE (Broteinheit) 765
Beatmung 189
- bei Säuglingen 191
- Mund-zu-Mund 190
- Mund-zu-Nase 189
Beatmungsbeutel 190
Beau-Reil-Querfurche 168
Beck, Aaron T. 1176
Beckenarterie 720
Beckenboden 853, 865
Beckenbodenmyalgie 806
Beckenbodenschmerzsyndrom 806
Beckenbodentraining 866
- Elektrostimulation 866
- Übungen für zu Hause 866
- Vaginalkonen 866
Beckenendlage 386
Beckenkammpunktion 1034
Beckenniere 789, 790
Beckenschmerzsyndrom
- (abakterielles) chronisches 806
Beckenvenenthrombose *736*
Beclomethason 602
Beconase® 577
Bedarfsmedikation
- Asthma 600
Bedarfstherapie
- Schlafstörung *1230*
Beerdigung *471*
Beerenvergiftung
- Notfall 206
Befinden, gestörtes
- Placebobehandlung 1293
Befruchtung 333, 357
- künstliche 336
Begleitmyokarditis *715*
Begleitschielen 488
Begräbnis *471*

fett = Haupteintrag
kursiv = Nebeneintrag
gelb = Krankheitsfinder
grün = Tabelle
rot = Abbildung
Unterstrich = Medikament

Begrüßungsschmerz *999*
Behandlung 1274
Behandlung, psychotherapeutische 1172
Behandlungsfehler 1291
- haftungsbegründender *1290*
- Operationswunde 1291
- Schadensersatzanspruch 1290
Behandlungstechniken
- verhaltenstherapeutische 1175
Behandlungsverfahren, alternative
- Schmerztherapie 1221
Behandlungsvertrag *1290*
Bein
- offenes 738
- unruhiges 1160
Beinarterienverschluss, akuter 728
Beinbeschwerden
- nach Gewalteinwirkung 137
- nach Sportunfällen 137
- ohne Gewalteinwirkung 140
Beinbeutel 457
Beinbizeps 953
Beingips 984
Beinguss 282
Beinschmerzen 41
Beinvenen, tiefe *733*
Beinvenenthrombose
- tiefe 736, 142
Beinwell 272, *1248*
Beinwellwurzelextrakt 912
Beißring 511
BEL (Beckenendlage) 386
Belastung, pharmakologische
- Stressechokardiografie *690*
Belastungs-EKG (Elektrokardiogramm unter Belastung) 291, 689, 690
Belastungsdyspnoe *596*
Belastungsechokardiografie 690
Belastungsinkontinenz 797
- im Alter *455*
Belastungsmodell
- relatives 264
Belastungsreaktion
- akute 1189
Belastungsreaktion, akute *191*
Belastungsstörung, posttraumatische 1189
Beleghebamme 380
Belegzellen
- Magenschleimhaut *636*

Belladonna 594, 668, 771, 845, 852, 1089, 1124
Bellara® 426
Bellis perennis 596
BEL II (bundeseinheitliche Laborpreisliste für gesetzlich Versicherte) 545
Bence-Jones-Myelom *1316*
Benediktenkraut 633
Bengal-rosa-Test 497
benigne Prostatahyperplasie 807
benigner paroxysmaler Lagerungsschwindel 23, 1156
benignes Prostatasyndrom 807
Benommenheit 24
- allmählich zunehmende 26
Benommenheitsschwindel 23, 1156
Benuron® → Paracetamol
Benzalkoniumchlorid 580
Benzbromaron 771
Benzocain 580, 1064
Benzodiazepin
- Schwangerschaft 373
Benzodiazepin-Agonisten 1231
Benzodiazepine 1170, 1231
- Schmerztherapie *1221*
Benzoesäure 243
Benzoylperoxid 426, 1091, 1092
Bepanthen® 454, 492
Bepanthen® Schaumspray 1066
Bepanthen Augen- und Nasensalbe® 573
BERA (Elektrische Reaktionsaudiometrie) 552
Beraprost 619
Beratung,systemische 1176
Beratungsbescheinigung
- Schwangerschaftsabbruch 374
Beratungsstellen
- für psychisch Kranke 1179
Berberitzenkraut 668
Bergamotte 843
Bergkrankheit 300
Beri-Beri-Krankheit 236
Berodual® 602
Berotec® 602
Berufsallergene *1083*
berufsbedingte Allergie 575
Berufsdermatosen 1083
Beruhigungsmittel 1170
- in Lebensmitteln *244*
Berührungsrezeptoren 1060
Beschäftigungstherapie 1178
Beschleunigungsverletzung 922
Beschneidung 821
Beschwerdetagebuch
- Allergiker 1046
Besenreiser 897
- Entfernung 896
Besenreiservarizen 734
Best-Aging 432
Bestrahlung 284
- palliative *1026*
Beta-2-Sympathomimetika
- kurzwirksame (Asthma) 602
- langwirksame (Asthma) 602
Beta-Amyloid 446
Beta-Blocker 371
Beta-Crosslaps 1327
Beta-Globulin
- Eiweißelektrophorese 1315
Beta-HCG (humanes Choriongonadotropin) 357, *1025*, 1334
beta-Hydroxybuttersäure *1323*
Beta-Interferone 1139
Beta-Karotin 236
Beta-Trinker 1202
Betablocker 697
- akutes Koronarsyndrom *701*
- Bluthochdruck *724*
- chronische Herzinsuffizienz *703*
Betaferon® 1139
Betagalen®-Salbe 1078
Betaglobulin *1021*
- Eiweißelektrophorese 1315
Betahistin 567, 1156
Betaisadona-Salbe® 199
Betaisodona-Lösung® 199
Betaisodona® 201
Betakarotin 1104
Betamann® 502
Betamethason 997, 1078
Betäubung
- zahnärztliche 516
Betäubungsmittel-Verschreibungsverordnung 1276
Betaxolol 502
Betazellen 759
Betoptima® 502
betreutes Wohnen 445
Bettdecke
- Schlafhygiene *1233*
Bettnässen 421
Bettschüssel 457
Bettwanze 1096
Betula pendula 846
Beugekontraktur *453*, 946
Beugesehnen 944
Beugesehnenverletzung *951*
Bevacizumab 1030
Bewegung
- Schwangerschaft 356
Bewegungs- und Essgewohnheiten
- Erhebung 256
Bewegungsblockaden
- plötzliche *1142*
Bewegungslosigkeit
- Schizophrenie 1187
Bewegungsmangel
- Risikofaktor für Krebs *1024*
Bewegungsschwindel 23
Bewegungstherapie 1278
Bewegungstremor 38
Bewegungsumsatz 245
Beweislast
- im Arzthaftungsprozess 1292
Beweislastumkehr
- Arzthaftungsprozess 1292
Bewusstheit, phonologische *418*
Bewusstlosigkeit 25
- tiefe 26, 1153
Bewusstseinsprüfung 188
Bewusstseinseintrübung
- bis zur Bewusstlosigkeit 26
- mit Engegefühl bzw. Schmerzen in der Brust 25
- mit Kopfschmerzen 26
Bewusstseinsstörung 24
Bextra® 996
Bexxar® 1030
Bezafibrat 768
Beziehungswahn 1167
BfArM (Bundesinstitut für Arzneimittel und Medizinprodukte) *1247*
BGA (Blutgasanalyse) 591, 1310
BHR (Birmingham Hip Resurfacing) 954
Bibrocathol 492
- Blepharitis 492
Bienenhonig 1087
Bifidobacterium bifidum BB-12 *1052*
Bifokal-Brille 485
Bifonazol 1093, 1107
Bifurkation
- der Luftröhre *589*
Bifurkationsdivertikel *627*
Bigeminus *707*
- Extrasystolen *707*
Biguanide 761
Bikarbonat
- Blutgasanalyse 1310
Bikinischnitt
- Kaiserschnitt 390
Bikram-Yoga *1259*
Bilanz, kalorische *219*
Bilanzprinzip
- Ernährung *232*
Bilanzsuizid 1191
bildgebende Untersuchungsverfahren 1268
Bilharziose 104, 314
Bilirubin 1309
- direktes *1309*
- Gallenflüssigkeit *666*
- indirektes *1309*
Bilirubinsteine *668*
Billings-Methode 318
bimalleoläre Fraktur
- Sprunggelenk *979*
bimanuellen Tastuntersuchung 828
bimanuelle Tastuntersuchung 828
Bindegewebsmassage *1257*
Bindehaut 476
Bindehautabstrich 479
Bindehautentzündung 46, 495
- allergische 495
- bakterielle 496
- infektiöse 495
- nicht-infektiöse 495
- virale 495
Bindehautunterblutung 498
Bing-Horton-Syndrom 1124
- Schlafstörung *1237*
Binge Eating 1212
Binswanger-Erkrankung *446*
Biochemie nach Schüßler 1252
Biofeedback 1259, 1260
- Schlafhygiene *1232*
- Schmerztherapie *1223*
BIOglide® 321
Biolan® 497
Biolandwirtschaft *235*
Biologics 997
- bei Krebs 1030
Biologika 997
- bei Krebs 1030
Biomarker 435
Biomesh *867*
Biometrie 351
Bionator 538
BioNorm® 255
Biopsie 1270
Bioresonanztherapie 1261
Biorhythmus 220, 221, 1226
Biosorb® 459
Biotin 237
BIP (Biparietaler Durchmesser) 351
Biparietaler Durchmesser 351
Biperiden 1141
Biphenyl 243
Biphosphonate *1032*
bipolare Erkrankung 1185
bipolare Störung 1185
Birkenblätter 846
Birkensaft 1109
Birkenwasser 1107
Birmingham Hip Resurfacing 954
Birnentyp 256
Bisabolol 1066
Bisacodyl 255, 647
Bisexualität 341
Bisphosphonat 1017
Biss, offener 536
Bisse
- im Urlaub 313
Bissverletzung 194
- Notfall 194
Bisswunde *194*
Bittersalz *647*, 1069
Bittersüß 1078, 1079
Bizepssehnenriss 937, 938
Bizepssehnenruptur 937, 938
BKS (Blutkörperchensenkungsgeschwindigkeit) 1267, 1311
Black out 33
Blähungen 645
Bläschen 153, 1061
Bläschenzyste 857
Blase 153, 1061
- hyperaktive 796
Blase, Syndrom der überaktiven
- im Alter *455*
Blasen 195
- -ersatz 800
- -pflaster 195
- an den Füßen 195
Blasen-CIS (Blasenkarzinoma in situ) 799
Blasen-Scheiden-Fistel 797
Blasendivertikel 107
Blasendruckmessung 778
Blasenekstrophie 791, 820
Blasenentzündung 792
- chronisch-rezidivierende 793
- chronische 793
- hämorrhagische 794
- nicht-bakterielle 795
- obstruktive 793
- Schwangerschaft 367
- strahleninduzierte 793
Blasenhalsenge 807
Blasenkatarrh 792
- chronischer 793
- hämorrhagischer 794
- obstruktiver 793
- strahleninduzierter 793
Blasenkatheter
- suprapubischer 456
Blasenmole 366
Blasenschwäche 796
- im Alter 455
Blasensprung 382
- vorzeitiger 389
Blasenspülzytologie 800
Blasenstein 787, 788
Blasensucht *1115*
Blasentamponade 799
Blasentraining 456
- Harninkontinenz 798
Blasentumor 799
- infiltrierender 799
- oberflächlicher 799
- papillärer 799
Blasten 1040
Blastenkrise *1041*
Blastozyste 357
blauer Fleck 195
Blaulicht
- Neurodermitis *1074*
Blausäure 244
Bleaching 546
Bleibelastung
- in Lebensmitteln *244*
bleibende Zähne 512
Bleichung 546
Blemaren 788
Blenorrhoe *874*
Bleomedac® 1027
Bleomycin 611, 1008, 1027
Blepharitis 491
- Lidrandhygiene 492
- Lidrandreinigung 492
- squamosa 491
- ulcerosa 491
Blepharochalasis 493
Blepharoplastik 881
Blepharospasmus 44
- Entropium 492
Blickdiagnose 1263
Blinddarm 640, 660
Blinddarmdurchbruch 659

fett = Haupteintrag
kursiv = Nebeneintrag
gelb = Krankheitsfinder
grün = Tabelle
rot = Abbildung
Unterstrich = Medikament

Blinddarmentzündung
- akute 659
- chronische 659
Blinddarmoperation 660
Blindenführhund 489
Blindengeld 490
Blindenhilfsmittel 489
Blindenschrift 490
Blindenspezifische Medien 490
Blindenstock 489
Blindentechniken 489
Blinder Fleck 477
Blindheit 49, 489
Blindows® 490
Blindsack 660
Blockierung 915
Blumenkohlohr 910
Blut 1021
- Bestandteile 1022
- im Stuhl 99
- Zusammensetzung 1316
Blut-pH-Wert 1310
Blutalkoholkonzentration 193
Blutarmut 177, 1034
- aplastische *1035*
- durch Blutverlust 1036
- durch Eisenmangel 1034, 1035
- durch Erythropoesestörung (Blutbildungsstörung) 1034
- durch Folsäuremangel 1035
- durch Vitamin-B12-Mangel 1035
- hämolytische 1035
- megaloblastäre *1035*
- Mehrlingsschwangerschaft 359
- nierenbedingte *1022, 1035*
- perniziöse *1035*
Blutbild 1267
- Differenzial- 1267
Blutbild, großes 1309
Blutbild, kleines 1309
Blutbild, weißes 1314
Blutbildung
- Wachstumsfaktoren 1022
Blutdruck 721
- -entgleisung 722
- -regulation 721
- diastolischer 688
- systolischer 688
Blutdruckmessung 688
- 24-Stunden-Messung 688
Blutdruckmesswerte
- Einteilung 723
Blutdruckselbstmessgerät 688
Blutdrucksenker 724
- Schwangerschaft 373
Blutegeltherapie 1260
Bluteiweiße 1022
Bluterguss 195
Bluterkrankheit 1039
Blutfarbstoff, roter 1021
Blutfette 767, 1266
- Basis-Check 1308
- qualitative Auftrennung 1267
- quantitative Bestimmung 1267
Blutfettlabor 291
Blutgasanalyse 591, 1310
Blutgerinnsel 737, 1038
- im Aneurysma 700
Blutgerinnung 1038
Blutgruppen 1022
Blutgruppen-Diät 252
Blutgruppe A *1022*
Bluthochdruck 722; →auch Hypertonie
- Medikamente 724
- Reisen 307
- schwangerschafts-induzierter 371
Blut im Stuhl 641, 657, 1309
Blut im Urin 1309
Blutkoageln *860*
Blutkörperchen 1021, 1022
- Abbau der roten *1035*
- rote 1021, 1022
- weiße 1022, 1273
Blutkörperchen, rote 1310
- kleines Blutbild *1309*
Blutkörperchen, weiße 1311
- Differenzialblutbild 1314
- im Blutbild 1314
- kleines Blutbild *1309*
Blutkörperchensenkungsgeschwindigkeit 1050, 1267, 1311
Blutkrebs 1040
Blutkreislauf 686
- großer 686, 687
- kleiner 686, 687
Blutkultur 1311
Blutleiter, querer 1133
Blutmenge *1021*
Blutplasma 1021, 1022
- als Untersuchungsmedium 1305
Blutplättchen 1022, 1311
- -zahl 1267
- kleines Blutbild *1309*
Blutplättchenkonzentrate *1039*
Blutplättchenpfropf 1038
Blutsauerstoffsättigung
- Blutgasanalyse 1310
Blutschwamm 1103
- kavernöser 1103
- seniler 1103
Blutschwämmchen
- Entfernung 896
Blutsenkung 1311
Blutsenkungsgeschwindigkeit 1050
Blutserum 1021
- als Untersuchungsmedium 1305
Blutstammzellen 1022
Blutstammzelltransplantation 1042
- periphere 1042
Blutstillung 1038
Bluttest 1046
- fäkaler okkulter 641, 657
Blutung
- intrazerebrale 1127, *1131*
- mittelzyklische 847
- postmenstruelle *846*
- prämenstruelle *846*
- Schwangerschaft 363
Blutungen
- aus dem Analbereich 99
- dysfunktionelle 846
- intrakranielle 1132
- nach den Wechseljahren 121
Blutungsanämie 1036
Blutungsneigung
- gefäßbedingte 1039
- krankhafte 1038
- plättchenbedingte 1038
Bluntuntersuchung 1050
- serologische 1050
Blutverdickung 1037
- sekundäre 1037
Blutverdünner
- Schwangerschaft 373
Blutvergiftung 780, 1053
- bakterielle *1053*
- durch Pilze *1054*
Blutverlust, chronischer *1034*
Blutwurz 644
Blutzellen 1021
Blutzucker 759
- -belastungstest 762, 1327
- -schnelltest 763
- -selbstkontrolle 763
- Tagesprofil 762
blutzuckersenkende Medikamente 761
Blutzuckerwert
- postprandialer 762
BMI (Body-Mass-Index) 245, 246
Bobath-Konzept 1130
Bockshornklee 1107
Body-Mass-Index 245, 246
Body dysmorphic disorder *831*, 1210
- Schönheitsoperationen 880
Bodyplethysmografie 591
Bogen
- schmerzhafter *933*
Bogengänge 550
Boldoblätter 668
Boletus laricis 1071
Bonding 387
BOOP (bronchiolitis obliterans organizing pneumonia) *612*
Booster-Impfungen 295
Borax 520
Borderline-Eierstockkrebs *858*
Borderline-Störung 1200
Bordetella pertussis *408*
Borke 1061
Bornholm-Krankheit *614*
Boro-Scopol®-Augentropfen 498, 499
- Hornhautentzündung 498
Borrelia burgdorferi 1094
Borrelien 1094
- Hirnhautentzündung *1133*
- -infektion 139
Borreliose 1094
Borsalbe 1006
Bosentan 619, 1013
Botox® 432, 1070
- Faltenunterspritzung 894, 895
Botulinumtoxin 627, 894, 895, 1070
Botulinumvergiftung 60
Bouchard-Arthrose 949
Bouchard-Knoten *949*
Bovine spongiforme Enzephalopathie 1158
Boxogetten® S 256
BPD (Biparietaler Durchmesser) 351
BPH (Benigne Prostatahyperplasie) 807
BPPV (benigner paroxysmaler Lagerungsschwindel) 24, 1156
BPS (Benignes Prostatasyndrom) 807
Brachytherapie 812
Brackets 537
Bradykardie *710*
Bradykinese
- Huntington-Krankheit *1143*
- Parkinson-Krankheit *1140*
Braille-Displays 490
Braille-Schrift 490
Brand 1272
Brasivil® Paste 426
BRAT-Diät *643*
Braunovidon® 413
BRCA-Gentest 836
Break UP Time (BUT) 479
Brechdurchfall 642
Brechungsametropie 478
Breitbandpenizillin *1051*
Breitspektrumantibiotika *1051*
Brennnessel 1092
Brennnesselblätter 955, 1078, 1107, 1109
Brennnesselwurzel 808
Briden *660*
Bridenileus *661*
Brigitte-Diät *250*
Brillenhämatom *195*
Brinzolamid 502
Brivudin 1088
Broca-Sprachzentrum 1128
Bromazepam 1170
Bromelain 855, 912, 955
Bromelain-Pos® 855, 912, 955
Bromhidrose 173
Bromocriptin 374, 398, 747, 1141
Bronchialasthma 598
Bronchialbaum 590
bronchiale Hyperreagibilität 597
Bronchialkarzinom 608, 609
- extensive disease *610*
- kleinzelliges *609*
- limited disease *610*
- Metastasen 608
- nichtkleinzelliges *609*
- Pancoast-Tumor *610*
PE Protokoll *610*
- Raucher-Check *611*
- very limited disease *610*
Bronchialtoilette 605
Bronchiektas(i)en 605
Bronchialverengung 599
Bronchiolen 589
Bronchiolitis obliterans organizing pneumonia *612*
Bronchitis
- akute 594
- chronisch-obstruktive 596
- chronische 596
bronchitis, simple chronic 596
bronchoalveoläre Lavage 591
Bronchodilatator 600, 602
Bronchopneumonie 594
Bronchoretard® 602
Broncho Sern® Sirup 603
Bronchoskop 591
Bronchoskopie 591
Bronchospasmolysetest 591
Bronchospasmus 597
Bronchus 599
Bronchuskarzinoid 608
Bronzehautkrankheit 757, *1049*
Broteinheit 765
Brotizolam 1170
Brucellen 314
Brucellose 314
Bruchband *683*
Brucheinklemmung 682
- inkomplette *682*
- komplette *682*
Bruchlückenverschluss 683
Bruchpforte *682*, 683
Bruchring *682*
Bruchsack *682*, 683
Brücke 542
- Freiend-Brücke 542
- Gehirn 1118
- Klebebrücke 542
- Maryland-Brücke 542
Brückenteam 465
Brudzinski-Zeichen 1133
Brufen® 269, 996
Brummen *590*
Brust, weibliche 830
- Ampuation 838
- äußere Auffälligkeiten 112
- Fettgeschwulste 834
- Größe 112, 113
- Knoten 114
- Längsschnitt 831
- Rekonstruktion 895
- Schmerzen 114
- Schwellungen 114
Selbstuntersuchung 840
- Straffung 884
- Verhärtungen 114

- Verkleinerung 884
- Zysten 834
Brust-Fettgeschwulste 834
Brust-Querdurchmesser 351
Brustamputation 838
- simultane radikal-modifizierte 839
Brustaorta 720
Brustbein 913, 931
Brustbeinbruch *929*
Brustdrüse 113
- mäßiges Wachstum 113
Brustdrüsenabszess 832
Brustenge 693
Brustentwicklung
- im Kleinkindalter 424
Brustentzündung
- außerhalb des Wochenbetts 832
- im Wochenbett 397
Brustfell 590
- -entzündung 614
- -höhle 590
Brustimplantat
- festes Silikongel 883
- kohäsives Silikongel 883
- physiologische Kochsalzlösung 883
Brustknospe 830
Brustkorb 686, 913, 931
- Röntgen 590
Brustkorbverletzung 929
Brustkrebs 834
- -stadium 835
- Früherkennung 288
- Hormontherapie 838
- im Kernspin 837
- invasiv duktaler Typ *835*
- invasiv lobulärer Typ *835*
- medulläres *835*
- muzinöses *835*
- Nodal-Befund *838*
- papilläres *835*
- Rezidiv 839
- Stanzbiopsie 838
- Targeted therapy 839
- tubuläres *835*
Brustkrebs-OP
- brusterhaltende 837
- Drahtmarkierung 837
- Mastektomie 838
- Quadrantektomie 837
- Segmentektomie 837
- simultane radikal-modifizierte 839
- Tumorektomie 837
Brustkrebsrisiko
- Hormonersatztherapie *851*
Brustlipome 834
Brustprothese 839
Brustrekonstruktion 895, 896
- aus körpereigenem Gewebe 895
- Expandertechnik 895
- Silikonimplantat 895
Brustresonanz 583
Brustschmerzen 82, 83
Bruststimme 583
Bruststraffung 884
Brustultraschall 836
Brustuntersuchung 829
Brustvergrößerung *831*, 883
- Implantatlager 883
Brustverkleinerung 884
- Pilzschnitt 884
- T- oder Anker-Schnitt 884
Brustwarze 830
- Abhärtung 355
- Rekonstruktion 896
- Sekret aus der 113
- überzählige 832
Brustwickel 279, 280
Brustwirbel *912*
Brustwirbelsäule 913
Brustwirbelsäulen-Syndrom 915
Brustzysten 834
Bruxismus 540
- Schlafstörung *1238*
Bryonia 594, 596, 668, 771, 919, 940
Bryonia Pentarkan® 648
Bryophyllum 369
BSE (bovine spongiforme Enzephalopathie) 1158
BSG (Blutkörperchensenkungsgeschwindigkeit) 1267, 1311
BSG (Blutsenkungsgeschwindigkeit) 1050
BSHG (Bundessozialhilfegesetz) 442
BSR (Blutkörperchensenkungsgeschwindigkeit) 1311
BtMVV (Betäubungsmittel-Verschreibungsverordnung) 1276
Buckel 914
Buckelbildung, starke 917
Budesonid 575, 602
Budipin 1141
Buelau-Drainage *616*
Buerger-Syndrom 1013
Bufexamac 1063, 1073
bug busting *415*
Bukkal-Tabletten 819
Bulimarexie 1209
Bulimia nervosa 1211
Bulimie 1211
bundeseinheitliche Laborpreisliste für gesetzlich Versicherte 545
Bundesinstitut für Arzneimittel und Medizinprodukte *1247*
Bundessozialhilfegesetz 442
Bupropion 342, 1204
Burning-feet-Syndrom 145
Burnout 263
Burnout-Syndrom 263
Bursae 941
Bursa subacromialis *933*
Bursa trochanterica *957*
Bursektomie *970*
Bursitis 130, 904
- am Knie 969
Bursitis calcarea 933
Bursitis infrapatellaris 969
Bursitis olecrani 940, 941
Bursitis präpatellaris 969
Bursitis subacromialis *933*
Bursitis trochanterica *957*
Buschke-Löwenstein-Papillom 823
Buscopan® 368, 386, 393, 646, 649, 788, 843
Buserelin 335
Butylscopolamin 646, 649, 788, 843
BWS-Syndrom (Brustwirbelsäulen-Syndrom) 915
Byetta® 761
Bypass 695
- aortocoronarer Venenbypass 695, 696
- Arteria-radialis 695
- körpereigener 730
- Linker-Arteria-mammaria-interna-Bypass *695*, 696
- MCB-Bypass 696
- Operationsverfahren 696
- Rechter-Arteria-mammaria-interna-Bypass *695*
BZ-Tagesprofil (Blutzucker-Tagesprofil) 762

C

C-Peptid 762, 1322
C-Potenzierung *1251*
C-reaktives-Protein 1050, 1313
- Bestimmung 1050
C-reaktives-Protein-Test 1267
C-terminale Crosslinks 1327
C-Zell-Karzinom 753
C-Zellen 748
Ca (Calcium) 1323
- bei Krebs *1029*
CA (Carbohydrat-Antigene) 1025, 1334
Cabaseril® 1141
Cabergolin 747, 1141
Cadmium
- in Lebensmitteln *244*
Caecum 640, 660
Café-au-lait-Fleck 1102
CAGE-Test 675
Calcaneus 979
- Exostose 983
Calcaneusfraktur 987
Calciferol 1335
- bei Krebs *1029*
- Osteomalazie *1018*
Calciferole 236
Calcitonin 1323
Calcium 239, 1323
- bei Krebs *1029*
Calcium-Gastreu® NR 34 1018
Calcium carbonicum 1018, 1076
Calcium Sandoz fortissimum® 1017
Calendula-Extrakt 1092
Calendula officinalis 274, 1067
Calendumed®-Creme 741
Calorie Restriction 436
Camouflage 1066
Campbell, Dr. Janet 349
Camphoderm® N 912
Campto® 1027
Canadian Cardiovascular Society *695*
Canaliculitis 494
Canalis analis 662
cancer fatigue *1032*
- Schlafstörung *1238*
Candida
- Hauterkrankungen 1092
Candida albicans 649, 867
- Blutvergiftung *1053*
- Mundhöhle 520
Candidiasis 867
Canesten® 1053, 869
Canesten® Extra Pumpspray 1093
Cannabis 1205
- -abhängigkeit 1205, 1206
- -psychose 1206
- Multiple Sklerose *1138*
Cannabis sativa 1205
Cantharidenpflaster 1260
CAPPD (Kalziumpyrophosphat-dihydrat) *1016*
CAPD (Peritonealdialyse) 786
Capros® 996
Capsicain 1088
Capsicum 625
Caput medusae
- Lebererkrankung 675
Carbamazepin 1146, 1186, 1221
Carbamazepin® 373
Carbapeneme 1052
Carbimazol 751
Carbohydrat-Antigene *1025*, 1334
Carboplatin 610, 817, 859
Carbo vegetabilis 741
Carcino-embryonales-Antigen (CEA) 1312
Carcinoma in situ 1023
- duktales 835
Carcinoma lobulare in situ 835
Caries
- dentum 527
- profunda 527
Carisolv® 529
Carnitin
- zur Gewichtsreduktion *255*
Carotaben® Kapseln 1104
Carpenter-Syndrom 899
Carr, Allen 1205
CART (Propiomelanocortin) *230*
Castverband 907
Cataracta
- senilis 500
Causticum 594, 955, 1069
Cavum
- nasi 568
- oris 579
CA 125 (Carbohydrat-Antigen 125) 1334
CA 15-3 (Carbohydrat-Antigen 15-3) 1334
CA 19-9 (Carbohydrat-Antigen 19-9) 1334
CA 72-4 (Carbohydrat-Antigen 72-4) 1334
CCC (Cervix-Corpus-Curettage) *830*
CCK (Cholezystokinin) *230*
CCP-Antikörper (cyclische citrullinierte Antikörper) 1308
CCS (Canadian Cardiovaskular Society) *695*
CCS-Stadien (Stadieneinteilung der Canadian Cardiovaskular Society) 695
CD-Moleküle 1041
CDT (Kohlenhydrat-defizientes Transferrin) 1312
CEA (Carcino-embryonales-Antigen) 1312, *1025*
CED (Chronisch-entzündliche Darmerkrankungen) 650
- Arthritis 651
CED-Pass 652
Cedur® 768
Cefabene® 1079
Cefaclor 1051
Cefalosporine 1051
Cefixim 1051
Cefuroxim 367
Celebrex® 996
Celecoxib® 996
Celestamine® 997
Celestan® 997
Cellcept® 1281
Cellulite 1071
Cellulitis *1071*
Cellulosederivate 497
Cementum 511
Centesimal-Potenzierung *1251*
Cephalosporin
- Schwangerschaft 373
Cephoral® 1051
Cerclage 368
- Netzhautablösung 504
Cerclagepessar 368
Cerec-Inlay
- Zahn 530
Cernilton® 808
Certoparin® 740
Cerumen obturans 554
Cervicalstütze 923
Cervicobrachialgie 922
Cervix-Corpus-Curettage *830*
Cervix uteri 853
Cesol® 1053
Cestode 644
Cetirizin 576, 1046
Cetuximab 1030
Cetylpyridiniumchlorid 580
CF (Mukoviszidose) 773
CFS (Chronic-Fatigue-Syndrom) 1048
- Schlafstörung *1238*
- Laborcheck 1317
cGMP 346
Chalazion 491

fett = Haupteintrag
kursiv = Nebeneintrag
gelb = Krankheitsfinder
grün = Tabelle
rot = Abbildung
Unterstrich = Medikament

Chalazionklemme 491
Charcot-Krankheit 1144
Chassaignac-Lähmung 131, 941
ChE (Cholinesterase) 1312
Check-up 288
Check-up 35 288
Chemikalienunverträglichkeit, multiple *1048*
- Schlafstörung *1238*
Chemo-Phototherapie *1064*
Chemolitholyse
- orale 788
Chemonukleolyse *921*
Chemotherapie 1026
- -zyklen *1026*
- adjuvante *1026*
- Dauerbehandlung *1026*
- Fruchtbarkeit *1028*
- frühe Nebenwirkungen 1027
- lokale *1028*
- neoadjuvante 838, *1026*
- Portsystem 1027
- späte Nebenwirkungen und Dauerfolgen 1028
Cherry Plum 1254
ChiGong 1260
China 668
China-Öl® Destillat 1122
Chinarestaurant-Syndrom 20, *243*
Chinarinde 633, 1251
chinesische Medizin
- traditionelle 1248
Chinolone 1051
Chiropraktik 1255
Chiropraktiker 1255
Chirotherapie 1256
- Arzt *1256*
Chirurg
- kosmetischer 879
Chirurgie
- ästhetische 438, 879
- formende 879
- Gefäß- 686
- minimal-invasive 1280
- plastische 879
Chirurgie, ästhetische
- Facharzt 879
- Kritik 878
Chirurgie, plastische
- Facharzt 879
Chitosan 255
Chlamydia trachomatis
- Typ D-K *873*
- Typ L *875*
Chlamydien 824, 874
- -Vaginitis 873
- -Zervizitis 873
- Adnexitis *874*
- genitale Chlamydieninfektion *873*
- Screening 288
Chlamydientest bei Unfruchtbarkeit (Labor) 1313
Chlamydiose 875
Chlor-Tetracyclin 570
Chlorakne *1091*
Chlordiazepoxid 1170
Chlorhexamed® 454
Chlorhexidin 515, 524, 525, 405, 1027, 1070
Chlorid 239, 1312
Chloroquin 303, 997, 1000, 1006, 1007, 1056
Chlorphenoxamin 1064
Chlorprothixen 1168
Choanae 568
Cholangio-Pankreatikografie, endoskopisch retrograde 667, 668
Cholangiografie, perkutane transhepatische 667
Cholangitis
- akute eitrige *670*
- nicht-eitrige chronisch-destruierende 671
- primär sklerosierende 671
Cholangitis, nichteitrige chronisch-destruierende *1049*
Cholecalciferol 236
Cholelithiasis 667, 668
Cholera 301, 314
Cholesteatom 557
- nässende Form 558
- trockene Form 558
Cholesterin 226, 767, 1318
- -Resorptionshemmer 768
- Gallenflüssigkeit *666*
- HDL 768, 1320
- LDL 768, 1325
- LDL/HDL-Quotient 1325
- Risikoprofil 769
cholesterinsenkende Medikamente 768
Cholesterinspiegel 226
Cholesterinsteine *668*
Cholesterinsynthese-Enzymhemmer 768
Cholesterol 226
Cholestyramin 768
Cholezystektomie *669*
Cholezystitis 670
- akute *670*
- chronisch-rezidivierende *670*
- ischämische 670
Cholezystokinin *230*
Cholinesterase 1312
Cholosom Phyto® 668
Chondroitin *242*
Chondroitinsulfat 955
Chondrokalzinose 1015, 1016
- primäre *1016*
- sekundäre *1016*
Chondromalazia patellae *965*
Chondromatose 132
Chondropathia patellae 968
Chondrosarkom 990
Chondrose *920*
Chordotomie
- im Sterben *470*
Chordozentese 361, 362
Chorea Huntington 1143
- akinetisch-rigide Form 1143
- choreatische Form 1143
Chorioidea 476
Chorionepitheliom 366
Choriongonadotropin
- humanes 357
Choriongonadotropin, humanes 813, 1334
Chorionkarzinom 366, 817
Chorionzotten 362
- Biopsie 361, 362
- Entnahme 362
Chorioretinitis 48
Choroiditis 499
Chromosomen
- -enden 431
- Anomalie 362
- Fehlverteilung 362
Chronic-Fatigue-Syndrom
- Schlafstörung *1238*
chronic obstructive pulmonary disease 596
chronique fatigue syndrome 1048
- Laborcheck 1317
chronisch 1272
chronisch-obstruktive Bronchitis 596
chronisch-progedient 1272
Chronotyp 1226
Chvostek-Zeichen 754
Chymotrypsin 666
CI-System (Cochlea-Implantat) 563
Cialis® 346
Cicatrix 1061
Ciclesonid 602
Ciclosporin 1281
Ciclosporin A 651, 1077
Cignolin 1109
Cilien 568
Ciloxan® 553
Cimex lectularius 1096
Cimicifuga 668, 845, 852, 1124, 1185
Cimicifuga Pentarkan® 852
Cimicifuga racemosa 844
Cimino-Shunt *733*, 785, 786
Cinnabaris® 578
Cipralex® 1170
Cipramil® 1170
Ciprofloxacin 651, 1051
Cisplatin 610, 801, 1027
Cistus canadensis 525
Citalopram® 1170
CJK (Creutzfeldt-Jakob-Krankheit) 1157
CK (Creatinkinase) 1313
CK-BB *1313*
CK-MB *1313*
CK-MM *1313*
Cl (Chlorid) 239
CLA (konjugierte Linolsäure) 227
- zur Gewichtsreduktion 255
Clabin® plus Lösung 1069
Cladribin 1027
Clarithromycin 636
Claudicatio abdominalis 681
Claversal® 651
Clavicula 931
- -fraktur 931
- -hochstand 932
Clavus 1068
Clearance
- seitengetrennte 779
Clearblue® 336
Clearplan® 336
Clemastin 373, 1046
Clematis 1254
Climacterium praecox 849
Climax 341
- ausbleibender 345
- multipler 341
- verzögerter 345
- vorzeitiger 345
Climaxstörung
- Frau 342
- Mann 344
Clindamycin 426, 873
Clinutren1.5® 459
ClinutrenAdditions® 459
Clip-Sterilisation 328
Clipping
- Aneurysma *1132*
CLIS (Carcinoma lobulare in situ) 835
CLL (chronische lymphatische Leukämie) *1040*
Clobutinol 595
Clodronat 1032
Clomifen 338
Clomipramin 345, 1169
Clonazepam 1146
Clonid-Ophthal® 502
Clonidin 502
Clont® 651, 855, 872
Clont® Vaginaltabletten 873
Clopidogrel 740
Clostridium botulinum 894
Clostridium difficile 97
Clostridium perfringens
- Lebensmittelvergiftung *643*
Clotrimazol 869
Clotrimazol-Stada® 1053
Clozapin 1168
Clusterkopfschmerz 1124
- chronischer *1124*
- episodischer *1124*
- Schlafstörung *1237*
CM3®-Alginat-Kapseln 255
CML (chronische myeloische Leukämie) *1040*
CMR (kardiale Magnetresonanztomografie) 692
CMV-Infektion (Zytomegalie-Infektion) 1055
CNI (chronische Niereninsuffizienz) 783
CO2-Laser
- Augenlidstraffung 881
Coaguchek® 309, 741
Cobalamin 236, 1335
Cocculus 310
Cochlea 550
Cochlea-Implantat 563
cochleäre Schwerhörigkeit 560
Cochrane Reviews *1246*
Codein 595, 1206
Codyl® 595
Coenzym A 237
Coenzym Q10 *229*
- bei Krebs *1029*
Coeruloplasmin
- Morbus Wilson 773
Coiling (Aneurysma) *1132*
Coitus Interruptus 320
Colchicum-Dispert® 771
Colchizin 771
Cold-up 909
Coldastop® 573, 587
Coldpacks 195, 280
cold turkey 1207
Colestyramin 671
Coley-Toxine 1031
Colgate Plax® 454
Colicine *1052*
Colimune® 654
Colitis ulcerosa 650, *1049*
- psychosom. Störung 1214
Collagen
- Faltenunterspritzung 894
Collagen-Shrinking 893
Collum dentis 510
Colocynthis 668
Colon-Hydro-Therapie 648
Colon ascendens *640*
Colon descendens *640*
Colon irritabile (Reizdarm)648
Colon sigmoideum *640*
Colon transversum *640*
Coma diabeticum 765
Coma vigile 1153
Combudoron Gelee 1067
Coming out 341
Committee on Publication Ethics *1303*
Commotio
- cerebri 1151
- spinalis 1154
compeed® 195
Complete-In-Canal-Gerät 562
Compliance 1274
Compositlifting 886
Computerbrille 485
Computersucht 1208
Computertomografie 1268
- hochauflösende 1269
COMT-Hemmer 1141
Comtess® 1141
Conchae 568
Conchotomie 577
Condylomata acuminata 871, 1084, 825
Condylomata lata *875*

conflict of interest statement 1303
Conium 596, 810, 834, 1143
conjugated linoleic acid 227
Conjunctivitis
- simplex 495
Conn-Syndrom 758
Conners-Bögen 419
Contentpartnerschaften
- Medizininformationen im Internet 1286
Contergan® 373, 899, 1277
continous subcutaneous insulin infusion 764
Continuous Positive Airway Pressure 1236
Controlled Circulation 1302
Contusio cerebri 1152
Convulex® 1146
Coolpack® 815, 1079
Coolpacks 195, 280
Copaxone 1139
COPD (chronisch-obstruktive Bronchitis) 596
COPE (Committe on Publication Ethics) 1303
Copegus® 1053
Corangin® Nitrospray 627
Corcap 703
Cordarex® 487
Cordes® BPO Creme 1091
Cordes® VAS Creme 426
cord traction 385
Cornu cutaneum 1101
Corona dentis 510
Cor pulmonale 618
- akutes 618
- chronisches 618
Corpus-luteum-Insuffizienz 332, 334, 335
Corpus cavernosum penis 804
Corpuskarzinom → Gebärmutterkrebs
Corpus luteum-Zyste) 857
Corpuspolypen 861
Corpus spongiosum penis 804
Corpus uteri 853
Corti-Organ 550
Corticotropin Releasinghormon (CRH)755
Cortisol 220, 756, 1323
- adrenogenitales Syndrom 773
- Regelkreis 755
- Schlaf 1227
Cortison-Ciba® 756
Cotrim® 793, 1012
Cotrimoxazol 1012, 1051
Cotton-wool-Herde
- Retinopathie, diabetische 507
Couperose 1114
- Entfernung 896
Couplet 707
- Extrasystolen 707
Cowper-Drüsen 803
COX (Cyclooxygenase) 996
COX-1 996
COX-2 996
COX-2-Hemmer 996
Coxarthrose 953
Coxa saltans 957
Coxa valga 959
Coxa vara 959
Coxibe 996
Coxitis 956
- eitrige 956
- rheumatische 956
- septische 956
Coxitis fugax 956
cP (chronische Polyarthritis) 999, 1001, 1049
cPAN (klassische Panarteriitis nadosa) 1011
CPAP-Therapie (Continuous Positive Airway Pressure) 1236
CPH (chronische paroxysmale Hemicranie) 17
CR-Mimetika (Calorie Restriction Mimetika) 436
Crack 1207
Cranberry 795
Crataegus 851
Crataegus laevigata 275
Creatinin-Clearance 1324
Creatinin 1324
Creatinkinase 1313
Cremeschuh 1065
Creutzfeldt-Jakob-Krankheit 447, 1157
- klassische Form 1157
- neue Variante 1158
CRH (Corticotropin Releasinghormon) 755
Criniton® Lösung 1109
Crocus 845
Cromoglicinsäure 575, 602, 1046
Cromohexal® 602, 1046
Crosslinks, C-terminale 1327
Crouzon-Syndrom 899
CRP (C-reaktives-Protein) 1050, 1313
- Bestimmung 1050, 1267
Crusta 1061
Crystal Speed (Droge) 1207
CSE-Hemmer
- -koronare Herzkrankheit 697
- akutes Koronarsyndrom 701
CSE-Hemmer (Cholesterinsynthese-Enzymhemmer) 768
CSII (continous subcutaneous insulin infusion) 764
CT (Computertomografie) 1268
- 3D 1121
- des Brustkorbs 590
- hochauflösende 1269
CT-Kolonografie 622
CT-Koloskopie 641
CTG (Kardiotokographie) 384, 385
- Telemetrie- 385
cTnI (kardiales Troponin C) 1334
cTnT (Troponin T) 1334
CTS (Karpaltunnelsyndrom) 944
CTX (C-terminale Crosslinks) 1327
Cu (Kupfer) 240
Cumarine 280, 741
Curcumawurzelstock 668
Curettage
- Cervix-Corpus- 830
- Gebärmutter 830
Cushing-Schwellendosen 756
Cushing-Syndrom 755
- iatrogenes 755
- paraneoplastisches 755
- Schlafstörung 1238
Cuticula 1110
CVI (chronisch venöse Insuffizienz) 738, 739
- Schweregrade 739
Cyanocobalamin 236
Cyclooxygenase 996
Cyclophosphamid 610, 612, 782, 1007, 1008, 1027
Cyclosporin 1008
Cyclotest 2 Plus® 320, 336
Cyclymat 243
CYFRA 21-1 1025
CYFRA 21-1 1334
Cymbalta® 1170
Cypher-Stents 695
Cyproteronacetat 1091
Cystatin C 1324
Cysturethrogramm (CUG) 780
Cytarabin 1027

D

D-Dimere 1317
D-Penicillamin 773
D-Potenzierung 1251
Dakryophlegmone 494
Dakryozystitis 494
- chronische 494
Dakryozystorhinostomie 494
Daktar 869
Dalteparin 740
Damenbart 1110
Damm 384
- -naht 393
- -riss 389
- -ruptur 389
- -schnitt 389
- -schutz 389
- Beschwerden am 111
Dämmerungssehen 477
Dampfinhalation 284
Danazol Ratiopharm® 833, 845, 857
Daphne mezereum 1074
DAPS 1109
Dapson 1109
Darifenacin 798
Darm
- bakterielle Fehlbesiedelung 868
Darmarterienverschluss 681
- Auflösung 681
Darmausgang, künstlicher 658
Darmbad 284
Darmdivertikel 654
- angeborene 654
- echte 654
- falsche 654
- napfförmige 654
- tropfenförmige 654
Darmeinstülpung 402
Darmentleerung 662
Darmerkrankungen, chronisch-entzündliche 650
- Arthritis 651
Darmfistel 650
Darmflora 640
Darminfarkt 731
Darminkontinenz 457
Darmkrebs 656
- Früherkennung 288, 657
Darmlähmung 660
Darmmassage 284
Darmperforation 655
Darmpilze 649
Darmschlingenverwachsungen 660
Darmspiegelung 640
Darmspülung 284
Darmträgheit
- im Sterben 470
Darmtraining 457
Darmverschluss 660
- mechanischer 660
- Mukoviszidose 773
- paralytischer 660
Darreichungsform
- Arzneimittel 1277
DAS-28 (disease activity score) 1000
Dasatinib 1041
Dashboardverletzung 975
Das Tor
- Fusionsübung 486
Dauerblutung
- azyklische 847
- dysfunktionelle 847
Dauerkatheter 456
Dauermedikation
- Asthma 600
Dauerstress 263
Daunoblastin® 1027
Daunorubicin® 1027
Dazzler 547
dB (Dezibel) 551
DBT (dialektisch-behaviorale Therapie) 1199, 1200
DCIS (duktales Carcinoma in situ) 835
DCM (dilatative Kardiomyopathie) 718
DDT 244
Deckelung, Kostenerstattung 1299
Decoct 275
Decorpa® 255
Decortin® 756, 1281
Decortin H® 602, 756, 996
Deep-Inferior-Epigastric-Perforator-Lappenplastik 895
DEET 303
Defäkation 662
Defektheilung 1274
Defensine 650
Defibrillation 190, 708
Defibrillator 190
- automatischer externer 190
Deflexionslage 386
Defloration 852
Defluvium 1107
Deformation 903
Dehnplatten 537
Dehydratation 459
- Notfall 196
Dehydratation, hypertone 173
Dehydrierung
- Untersuchung auf 271
Dehydroepiandrosteron 1331
Dehydroepiandrosteron-Sulfat 1331
Dekompression
- stufenweise 301
Dekubitus 451, 452
- Prophylaxe 453
Delaire-Gesichtsmaske 538
Delir 1203, 1215
Delirium 1215
Dellwarzen 1084, 1085
Delphicort® 997
Delta-Gehrad 461
Delta-Trinker 1202
Demenz 35, 445
- Alzheimer 445
- frontotemporale 446
- gefäßbedingte 445
- Multiinfarkt- 446
- Schein- 448
- Schlafstörung 1237
- Schweregrade 447
- vaskuläre 445
- Verlauf 447
Demenzsyndrom
- Schlafstörung 1237
- Verlauf 447
Demetrin® 1170
DemTect 447
Demyelinisierung 1136
Denervierung 918
Dengue-Virus 314
Denguefieber 314
Denken, positives 267
Denkmuster, dysfunktionale 1176
Denkstörungen
- Schizophrenie 1187
Dennie-Morgan-Falte 1073
Dens 510, 511
Dentalhygienikerin 510
Dentanurse® 304
Dentes supernumerari 539
Dentin 511
- Fehlbildungen 539
- Karies 527
Dentogene Sinusitis 577
Deodoranzien 1070
Dependente Persönlichkeitsstörung 1199

fett = Haupteintrag
kursiv = Nebeneintrag
gelb = Krankheitsfinder
grün = Tabelle
rot = Abbildung
Unterstrich = Medikament

Depotgestagene 325
Depotinsuline 761
Depression 1181
– Atem- 386
– Entstehung 1182
– kognitive Triade 1183
– larvierte 1181
– neurotische 1181
– postpartale 399
– postschizophrene 1188
– reaktive 1181
– saisonal abhängige 1185
Depressionen
– Reisen 307
Depressive Persönlichkeitsstörung 1199
Derealisation
– Zwangsstörung 1197
Dermabrasion 893
Dermatitis
– atopische 1072
– chronisch strahlenbedingte *1099*
– seborrhoische 1075
– Windel- 405
Dermatitis herpetiformis Duhring 153
Dermatologe 803, 893, 1059
Dermatologie 1059
– ästhetische 438, 893
– IGeL-Vorsorgeuntersuchungen 290
Dermatologische Allergiediagnostik 1062
Dermatomykose 1092
Dermatomyositis 1009
Dermatop®-Basissalbe 1063
Dermatop® Salbe 1063, 1073
Dermatophyten
– Hauterkrankungen 1092
Dermatose
– steroid-induzierte *1114*
Dermatoskop
– Melanom *1098*
Dermatozoenwahn 161
Dermis 1060
Dermografismus
– weißer 1073
Dermolipektomie 892
Dermowas® Lösung 1089
Descensus
– uteri 864
– vaginae 864
Desensibilisierung
– systematische 1175
Designerdrogen 1207
Desinteresse
– sexuelles 342, 345
Desipramin 1169
Deskin® Lotio 1074
Desmodont 511
Desmopressin 422, 748
Desorientierung 35
Detrusitol® 798
Detrusor (Harnblase) 776
Deutsche Gesellschaft für Ernährung 232
Deutsche Gesellschaft der Plastischen, Rekonstruktiven und Ästhetischen Chirurgen (DGPRÄC) 879
DEXA (Doppeel-Energie-Röntgenabsorptiometrie) 1017
Dexamethason 756, 1027
Dexa Polyspectran® 553
Dexpanthenol 454, 492, 573
Dextromethorphan 595
Dezeleration 384
Dezibel 551
Dezimal-Potenzierung *1251*
DGPRÄC (Deutsche Gesellschaft der Plastischen, Rekonstruktiven, und Ästhetischen Chirurgen) 879
DH (Dentalhygienikerin) 510
DHA (Docosahexaensäure) *242*
DHEA (Dehydroepiandrosteron) 1331, 335
– Anti-Aging-Medizin 436
DHEA-S (Dehydroepiandrosteron-Sulfat) 1331
DHEA-Sulfat (Dehydroepiandrosteron-Sulfat) 1331
DHEAS (Dehydroepiandrosteron-Sulfat) 1331
DHS (dynamische Hüftschraube) *962*
DHT (Dihydrotestosteron) 808, *1107*
Diabesin® 761
Diabetase® 761
Diabetes (mellitus) 758
– Blasenentzündung 794
– -einstellung 762
– -juveniler 758
– -therapie 760
– immunologisch bedingter 758, *1049*
– insipidus 748
– Insulin-abhängiger 758, *1049*
– juveniler *1049*
– Netzhautveränderungen 506
– nicht-Insulin-abhängiger 759
– primäre Formen 758
– Reisen 308
– Schwangerschafts- 372, 758
– sekundäre Formen 758
– Steroid- 756, 758
– Typ 1 *1049*, 758
– Typ 2 759
Diabetes-Risiko
– Laborcheck 1315
Diabetikermagen, atonischer 96
Diabetische Ketoazidose 765
Diabetische Nephropathie 782
Diabetischer Fuß 766, 767
Diabetisches Koma 765
Diabetogene Medikamente 758
Diagnose 1263
– ex iuvantibus 1264
Diagnosefehler 1291
diagnosis related groups *1285*
Dialektisch-behaviorale Therapie 1199, 1200
Dialysat 785
Dialyse 785
– Peritoneal- 786
– und Reisen 308
– zu Hause 786
Dialyse-Shunt *733*
Diane 35® 323, 426, 1091
Diaphragma 321, 322
– pelvis *853*
– urogenitale *853*
Diaphragma-Gel Nonox® 322
Diaphragma-Gel Citro® 322
Diaphragma-Gel Lacto® 322
Diaphyse 902
Diarrhoe 642
– akute 97, *642*
– anhaltende 98
– blutige 87
– chronische *642*
– im Urlaub 312
– Notfall 195
– paradoxe *656*
– wiederkehrende 98
Diastabol® 761
Diastema 536, 537
Diastole 686
diastolischer Blutdruck 688
Diät 248
– fettreduzierte 250
– kalorienreduzierte Mischkost- 250
– kohlenhydratreduzierte 250
– nach dem Insulinprinzip 251
Diät, ketogene (Epilepsie) 1148
Diathese, hämorrhagische 1038
Diazepam 1170, 1214, 1221, 1231
Diazepam Desitin® rectal tube 423
Dickdarm 640
Dickdarmkrebs 656
– Früherkennung 657
Dickdarmpolypen 655
Dickdarmspiegelung 640
Diclac® 996
Diclofenac® 280, 912, 996, 1219
Diclophlogont® 996
Dicloxacillin
– Tränensackentzündung 494
DIEP-Flap (Deep-Inferior-Epigastric-Perforator-Lappenplastik) 895
Diethyltoluamid 303
Diff-BB (Differenzialblutbild) 1267, 1314
Differenzialblutbild 1267, 1314
– manuelles 1314
Differenzialdiagnose 1263
Differin® 426
Diflucan® 1053, 1093, 1111
digitale rektale Untersuchung 804
digitale Subtraktionsangiografie 691
Digitalis 703
Digitalthermometer 270
Digitus saltans 948
Dihydralazin 371
Dihydrocodein 595
Dihydroergotoxin 449
Dihydrogesteron 857
Dihydrotestosteron 808, *1107*
Dilaudid® 1220
Dimenhydrinat 310, 567, 1156
Dimeticon 414
Dimetinden 1046, 1064
Dinner Cancelling *231*, 435
Dioptrie (dpt) 478
Diphencypron 1109
Diphenhydramin 373, 1231
Diphtherie 62
– Impfung 297
Dipiperon® 448
Dipyridamol 1131
Disease activity score 1000
Diskus
– Kiefergelenk 21, 511
Dismenol® 843
Dissekat 971
Dissoziale Persönlichkeitsstörung 1199
Dissoziative Störung 1192
Distal 510
Distalbiss 536
Distomolar 539
Distorsion 904
– fibulo-talare Bänder (Außenbänder) 979
Dithiocarbamate *244*
Dithranol 1077
Diuretika 784
– Bluthochdruck *724*
– chronische Herzinsuffizienz *703*
– Kalium sparende 784
– Schleifen- 784
– zur Gewichtsreduktion *255*
Divertikel
– echte *627*, *654*
– epiphrenische *628*
– falsche *627*, *654*
– napfförmige 654
– tropfenförmige 654
Divertikelkrankheit 654
Divertikulitis 654
Divertikulose 654
Dizygot 359
DM (Dermatomyositis) 1009
DMSO (Dimethylsulfoxid) 795
DNA-Stuhltests *657*
DNCG (Cromoglicinsäure) 1046
Docosahexaensäure 242
Doctorshopping *1014*
Döderlein-Bakterien 852, 868, 869
Dogmatil® 1156
Dokumentationsmangel 1292
Dolantin® 386
Dolo-cyl® Öl 919
Dolo-Dobendan® Lösung 580
DOLO-PUREN® 1122
Dolormin® 269
Dolormin® Migräne 1123
Domperidon 624
Donepezil 449
Dopamin 1140
Dopamin-Rezeptor-Agonist 346
Dopaminagonisten 1141
Dopergin® 747, 1141
Doppel-Ballon-Endoskopie 641
Doppel-Energie-Röntgenabsorptiometrie 1017
Doppelbilder 47
Doppelblind *1297*
Doppelblindstudie, randomisierte und placebokontrollierte 1297
Doppelkonturen
– durch LASEK/LASIK 484
Doppler 1270
Doppler-Verfahren 1270
Dopplersonografie 691
Dorithricin® Halstabletten 580
Dörner, Klaus *211*
Dornfortsatz 913
Dornwarzen *1069*, 1084, 1085
Dorzolamid 502
Dosieraerosole,treibgas betriebene *601*
Dostinex® 747
Douglas-Abszess *659*, *855*
Douglas-Raum 828
Down-Syndrom 362
Doxepin 1169, 1231
Doxorubicin 801, 1027
Doxycyclin 206, 304, 1051, 1056
Doxylamin 373, 1231
dpt (Dioptrie) 478
Dranginkontinenz 797
– im Alter *455*
Drehfehler *950*
Drehschwindel 22, 567, 1156
– -attacken 23
Dreigläserprobe 777
Dreimonatskoliken 402
Dreimonatsspritze 325
Dreitagefieber 412
Dreitragefieber 412
Dressler-Syndrom *701*
DRGs (diagnosis related groups) 1285
Dridase® 798
Drillinge 359
Drogen
– harte 1206
– illegale 1206
– Nachweis im Urin 1315
– Suchtest 1315

Drogenabhängigkeit 1201
Drogenmissbrauch 1201
DRU (digitale rektale Untersuchung) 804
Druck
- intrapleuraler *590*
- kolloidosmotischer 617
Druck, hydrostatischer
- Wasserhaushalt *706*
Druck, kolloidosmotischer
- Wasserhaushalt *706*
Druckentlastungsringe 1069
Druckgeschwür 451, 452
- Prophylaxe *453*
Druckpunkt
- Herzdruckmassage *189*
Druckpunktbehandlung 923
Druckpunkte 1014, 1015
Drucktastkörperchen 1060
Druckverband
- am Auge 480
- Anlegen 193
Drug eluting Stents *695*
DSA (digitale Subtraktionsangiografie) 691
DSM-IV (Diagnostic and Statistic Manual of Mental Disorders) 1271
Duac® Akne Gel 426
Ductus choledochus 666
Ductus cysticus 666
Ductus deferens 803
Ductus pancreaticus 631, 666
Ductus thoracicus *742*
Duftdrüsen 1062
duktulo-lobuläre Einheit *835*
Duktuskopie 837
Dulcamara 594
Dulcolax® 647
Duloxetin 798, 1170
Dünndarm 640
- unterer 651
Duodenalsaft *667*
Duodenum 631, 666
Duofem® 327
Duofilm® 1084
Duphaston® 833, 857
Duplexsonografie 691
- farbkodierte *622*, 691, 778, 1270
Dupuytren-Kontraktur 946
Dupuytrensche Krankheit 946
Durasilymarin®-Filmtabletten 674
Durchbruchszeitpunkte
- Zahnwechsel 512
Durchfall 642
- akuter 97, *642*
- anhaltender 98
- blutiger 87
- chronischer *642*
- im Urlaub 312
- Notfall 195
- paradoxer *656*
- wiederkehrender 98
Durchfallerkrankung
- bakterielle 642
- infektiöse 642
- parasitäre 643
- virusbedingte 642
Durchflechtungsnaht *975*
Durchgangssyndrom 1154, 1215
Durchleuchtung 1268
Durchmesser
- biparietaler 351
- fronto-okzipitaler 351
Durchschlafstörung 1229
Durchwanderungsperitonitis *682*
Durex®-Avanti-Kondome 321
Durex®-Play-Gleitgel 321
Durogesic® 469, 996
Durst, übermäßiger 172
Duschung 283
Duspatal® 633
Dutasterid 809
DXA (Doppel-Energie-Röntgenabsorptiometrie) 1017
Dynamisation
- Homöopathie 1251
Dysarthrien 66
Dysfunktion
- erektile 345
- minimale zerebrale *418*
- oromandibuläre 71
- sexuelle 341
Dysgrammatismus 586
Dyskalkulie *416*
Dyskeratosis follicularis 167
Dyskinesie
- Früh- 1169
- Nebenwirkung von Neuroleptika 1169
- Spät- 1169
Dyskinesie, senile orale 66
Dyslalie 586
Dyslexie 417
- Früherkennung *417*
Dyslipoproteinämie 767
Dysmenalgit® 843
Dysmenorrhoe 843
- beim Mädchen 427
- primäre *843*
- sekundäre *843*
Dyspareunie
- bei der Frau 344
Dysparunie 118
Dyspepsie, funktionelle
- funktionelle 632
Dysphagia lusoria 61
Dysphagie
- Schlaganfall 1128
Dysphonie 64, 586
Dysplasie
- vaskuläre *732*
Dyspnoe 77
Dysstress 263
Dysthymia 1181
- Entstehung 1182
Dystonie
- Nebenwirkung von Neuroleptika 1169
Dystress
- fetaler 370
Dysurie 102
Dytide® 567

E

E-Nummern 243
E. coli 643
- enterohämorrhagische 642
- enterotoxinbildende 643
E2 (Östradiol) 335, 1328
E3 (freies Östriol) 1328
E3 (Östriol) 335
EAA (exogen allergische Alveolitis) 613
Easyhaler® 601
Easyway® 1205
Ebenol® Salbe 1063
Ebixa® 449
EBM (Einheitlicher Bewertungsmaßstab) 1299
EBV-Schnelltest (Epstein-Barr-Virus-Schnelltest) 581
ECCE (extrakapsuläre Kataraktextraktion) 501
Echinacea 574, 594
Echinacea-Salbe 1089
Echinacin® Madaus 1085, 1087
Echinococcus
- granulosus 645
- multilocularis 645
- -Zyste 645
Echinokokkose 645
Echokardiografie 291, 690
- transthorakale 690
Echte Kamille 274
Eckzahn 510
Ecstasy (Droge) 1207
Ectropium
- cicatriceum 493
- congenitum 493
- paralyticum 493
- senile 493
Eczema herpeticatum 1072
ED (Encephalomyelitis disseminata) *1049*, 1135
ED (erektile Dysfunktion) 345
EEG 1120
EEG (Elektroenzephalografie) 1120
- Allgemeinveränderungen 1120
- Herdbefunde 1120
- Langzeit- 1147
- Provokations- 1147
- Ruhe- 1147
- Spike-wave-Komplexe *1147*
- Untersuchungen 1147
- Video- 1147
EEG (Elektroenzephalogramm) 1265
EEM (Erythema exsudativa multiforme) *1086*
Efasit® 1065
Efeu 273
Efeublätterextrakt 595
Efeuextrakt 1069
Effaclair® 427
Effekt, kontextualer 1242
Effekt, spezifischer 1242
Effekt, unspezifischer 1242
- Setting 1250
Effleurage *1256*
Effloreszenzen 1061
- flache ohne Fieber 150
- mit Fieber 159
Effluvium 1107
Effluvium diffusum 1107
Eflornithin 1110, 1238
EFT(emtional freedom techniques) *1250*
Egelfarmer *1260*
Eheberatung 1177
- Beratungsstellen 1177
EHEC (enterohämorrhagische Escherichia coli) 643
EHEC-Infektionen 642
EHIC (European Health Insurance Card) 305
Eibläschen 842
Eichel 804
Eichelentzündung 822
- akute infektiöse 822
- nicht infektiöse 822
- Reinlichkeitsbalanitis 822
Eichenrinde 1067, 1074
Eichenrinden-Extrakt® 741
Eichenrindenbad 282
Eierstock- und Eileiterentzündung 854, 855
Eierstöcke 853
Eierstockkrebs 858, 859
- Borderline- *858*
- LMP- *858*
Eierstockzysten
- funktionelle 857
Eigelenk 903
Eigenblut
- -therapie 1261
Eigenbluttherapie 1031
Eigenfett
- Faltenunterspritzung 894
- Schönheitsoperationen 890
Eigenhaartransplantation 889
- Mikrografts 889
- Minigrafts 889
- Slit-Technik 889
Eigenreflexe *1119*
Eileiter 853
Eileiter- und Eierstockentzündung 854, 855
Eileiterentzündung
- gonorrhoeische *875*
Eileiterschwangerschaft 365
- Hormonspirale 326
- Refertilisation 329
- Spirale 323
- Sterilisation 329
Einblutung, fleckförmige 152
Einblutungen
- in die Haut 1039
Eineiige Zwillinge 359
Eingedrückter Zahn 535
Eingewachsene Zehennägel
- beim Säugling 407
Eingeweidebruch 682
Eingeweidearterien 720
Eingeweideschmerz 1218
Eingriff
- endoskopischer 1280
- Vorbereitung 1280
Einheit
- duktulo-lobuläre *835*
Einheiten, internationale 1305
Einheitlicher Bewertungsmaßstab (EBM) 1299
Einkammer-Schrittmachersystem *711*
Einkammerschrittmacher *711*
Einklemmung 1158
Einkoten *421*
Einlauf 284
Einmalbeutel *658*
Einmalkatheterismus
- Harninkontinenz 798
Einnässen 421
Einnistungsblutung 123
Einphasenpräparate
- dreistufige 323
- einstufige 323
- mehrstufige 323
- zweistufige 323
Einrichtung
- Knochenbruch 909
Einriss 1061
- Lebererkrankung 675
Einschlafphase 1227
Einschlafstörung 1229
Einschwemmkatheter-Untersuchung 691
Einsekundenkapazität 591
Einzelauszug 272
Einzelmittel *1252*
Eisen 240, 1315
- eisenhaltige Pflanzen 1036
- Schwangerschaft 353
- Tabletten 1036
- ungenügende Aufnahme *1035*
- unzureichende Zufuhr *1034*
Eisenhaushalt 1035
Eisenmangel
- an den Lippen 51
Eisenmangelanämie 240, 1034, 1035
- Schwangerschaft 353
Eisenspeicherkrankheit *213*, 240, 1037
Eisenverwertungsstörung *1035*
Eispacks 195, 280
Eisprung 842
- fehlender 334, *849*
Eisprungkontrolle 336
Eiter 1273
Eiterbläschen 155, 1061
Eiterstippchen 579, 580
Eitrige Entzündung 1273
Eitrige Mandelentzündung 579

Eiweiße
- natriuretische 1308
- Schwangerschaft 353

Eiweißelektrophorese 1315, 1316
Eiweißmangel
- vegetarische Ernährung *234*

Eiweißpräparate 242
Eizelle
- -spende 338
- Vorkern 337

Ejaculatio praecox 345
Ejakulat 803
Ejakulation
- retrograde 817
- rückläufige 817
- vorzeitige 345

EKG (Elektrokardiogramm) 689, 1265
- im Notfall 700

Eklampsie 371
EKST (extrakorporale Stoßwellentherapie) 907
EKT (Elektrokrampftherapie) 1183
Ektoper Hoden 813
Ektropium 493
Ekzem
- am Anus 663
- atopisches 1072
- endogenes 1072
- Ohrmuschel 552
- seborrhoisches 1075

Elacutan® Salbe 1113
Elefantenhaut 1072
Elektrische Muskelstimulation (EMS) 1279
Elektrische Reaktionsaudiometrie 552
Elektrischer Unfall
- Notfall 202

Elektrische Zahnbürste 513
Elektroablation 708
Elektroakupunktur nach Voll 1250
Elektroenzephalografie 1120
- Allgemeinveränderungen 1120
- Herdbefunde 1120
- Spike-wave-Komplexe *1147*
- Untersuchungen 1147

Elektroenzephalogramm 1265
Elektrokardiogramm 689, 1265
Elektrokardioversion 708
Elektrokrampftherapie 1183
Elektrolyte 1266
Elektromyografie 1009, 1144, 1159
Elektronische Sprechhilfe 585
Elektrophorese 1315, 1316
Elektrophysiologische Untersuchung 690
Elektroresektion
- der Blase 800
- Prostata 809

Elektroschocks 708
Elektrosmog
- Schlafhygiene *1233*

Elektrostimulation
- Beckenbodentraining 866

Elektrotherapie 1279
Elephantiasis 743
Elidel®1% Creme 1073
Eliminationsdiät 653, 1046
Elle 938, 939
- abgesprengter Griffelfortsatz 943

Ellenbogenbeschwerden
- nach Gewalteinwirkung 131
- ohne vorangegangene Gewalteinwirkung 132

Ellenbogengelenk 938, 939
Ellenbogenluxation 941
Ellenbogenschleimbeutel-Entzündung 940, 941
Ellenbogenverrenkung 941
Ellenbruch 943
- abgesprengter Griffelfortsatz 943

Ellenhaken 939, 942
Ellenhakenbruch 942
Ellennerv 939
Ellis, Albert 1176
Elmex® 514
Elmex Gelee® 531
Elobact® 367
Elotrans® 313, 643
Elotrans Pulver® 196
Eloxatin® 1027
Elternzeit 352
Embolie *737*
- Lungenarterie 617

Embolisation 861, *991*
Embolus 618
Embryoblast 357
Embryogenese 357
Embryonalperiode 357
Embryoschlüpfhilfe 337
Emdogain® 525
EMDR (Eye Movemend Desensitization and Reprocessing) 1190
EMG (Elektromyografie) 1009
EMG-Feedback
- Schmerztherapie *1223*

Emmert-Plastik 1112
Emotional Freedom Techniques *1250*
Empfängnis 357
Empfängnisverhütung
- bei Jugendlichen 427
- hormonelle 323
- hormonelle Langzeitverhütung 325
- irreversible 327
- mechanische Barrieremethoden 320
- postkoitale 327

Empfindungsstörungen
- Multiple Sklerose *1136*

Emphysem 603
- Haut- 615
- Heimbeatmung 604
- Sauerstoff-Langzeittherapie 604

Empirische Medizin 1296
Empty-Nest-Syndrom 432, *849*
Empyem 1273
EMS (elektrische Muskelstimulation) 1279
Emselex® 798
Emser® Sole 584
Emser Nasenspray® 573, 574
Emser Salz® 573, 587
Emulgator *1063*
Emulsionen 1275
Enamelum 510
- Fehlbildungen 539

Enantone-Gyn® 857
Enantone Gyn® 838
Enbrel® 997
Encasing *1047*
Encephalomyelitis disseminata (ED) *1049*, 1135
Enchondrom 989
Encopresis *421*
End-of-Dose-Phänomen
- Parkinson-Krankheit *1141*

Enddarm 662
- Tastuntersuchung 662

Enddarmspiegelung 662
Endermologie
- Zellulite *1071*

Endharn 775, 776
- Farbveränderung 103
- Trübung 104
- Veränderungen 103

Endocinch® 625
Endokard 686
Endokarditis 714, 715
- -prophylaxe *716*
- abakterielle 715
- akute *715*
- infektiöse *714*
- nichtinfektiöse 715
- subakute *715*

Endokrinologie 745
Endolymphe 550
Endometriose 856
- -herde *856*, 857
- -zysten 856

Endometriosis 856
Endometritis 124, 394
Endometritis puerperalis 392, 393
Endometrium 357, 853
Endometriumkarzinom
→ Gebärmutterkrebs

Endoprothese 906, 998
Endorphin 1217
Endoskop
- flexibles 1270
- starres 1270

Endoskopie 1270
- Kehlkopf 583

Endoskopische Untersuchung
- Nasenrachen 579

endoskopisch transthorakale Sympathektomie 1070
Endosonografie 622, 1270
Endothel *720*
Endothelin-Rezeptor-Antagonisten *619*
Endoxan® 1007, 1008, 1027
Endplatte, motorische 1157
Energiebedarf 245
Energieblockaden *1242*
Energiefeldtherapie 1250
Energiemangel 30
Enge, subacromiale 933, 934
Engpasssyndrom
- der Hüfte 136
- der Schulter 933
- des Tibialnerven 145

Engspektrumantibiotika *1051*
Engstand
- Zähne 536

Enolase, neuronenspezifische (NSE) *609*, 1025, 1334
Enoxaparin 740
Entacapon 1141
Entbindung → Geburt
Ente 457
Entenschnabelspekulum 828
Enteral *672*
Enterobius vermicularis 644
Enteropathie, glutensensitive 653
Enteroplant® 646, 650
Enterostoma 658
Enterotoxine *643*
Enteryx® 625
Entfettungsekzem *1081*
Entgiftung *1242*
- Alkohol 1203

Enthaarung
- per Laser 888

Enthesiopathie *1003*
ENTIS (European Network Teratology Information Services) 373
Entlastungsschuh *987*
Entropium 492
- cicatriceum 492
- congenitum 492
- senile 492

Entschlackung 284, *1242*
Entspannungstherapien 1257
Entspannungsverfahren 1257
- fernöstliche 1260

Entstauungstherapie, komplexe physikalische 743
Entstörung *1242*
Entwässernde Medikamente 784
Entwicklungsverzögerung
- konstitutionelle 425

Entwöhnung
- Alkohol 1203

Entzug
- Alkohol 1203
- kalter (Cold turkey) 1207
- warmer 1207

Entzugsblutung (Pille) *842*
Entzugssyndrom 1203
Entzündlich-rheumatische Erkrankungen 993
- Laborcheck 1329

Entzündung
- eitrige 1273
- granulomatöse 1273
- Heilungsprozess 1273
- in Mund und Rachen 454
- Kehlkopf 63
- lokale 1272
- proliferative 1273
- pyogene 1273
- seröse 1273
- systemische 1272
- ulzerierende 1273

Entzündungsherd 533
Entzündungsmarker
- Laborcheck Arteriosklerose 1308

Entzündungsparameter *1312*
Entzündungsreaktion 1272
Enuresis 421
- diurna *421*
- nocturna *421*

Enzephalitis 1134
- bei Masern *408*
- parainfektiöse Form *1134*
- japanische
  - Impfung 302

Enzephalopathie
- bovine spongiforme 1158
- hepatische 676
- spongiforme 1157
- urämische 26

Enzianwurzel 633, 668
Enzyme *1032*, 1266
Enzymkombination nach Wolf und Ransberger *1032*
Enzymmuster 1266
Enzympräparate
- bei Sportverletzungen *912*

Ependymom 1150
EPH-Gestose 371
Ephedra-Kraut *242*
Ephedrin 256
Epicondylitisbandage *940*
Epicondylitis humeri
- radialis 939
- ulnaris 939

Epidermis 1060
Epidermolysis acuta toxica 1115
Epididymis 803
Epididymitis 814
Epididymo-Orchitis 814
Epiduralblutung 1153
Epicard® 899
Epiglottis 583
Epiglottitis 62, 409
Epikondylus 939
Epikutantest 1062
Epilation (per Laser) 888
Epilepsie 1145
- -Pass 1148
- Absencen *1147*

fett = Haupteintrag
kursiv = Nebeneintrag
gelb = Krankheitsfinder
grün = Tabelle
rot = Abbildung
Unterstrich = Medikament

- Anfallskalender 1148
- Aura 1147
- genuine 1147
- Grand-mal-Anfall *1147*
- ketogene Diät 1148
- komplex-fokaler Anfall *1146*
- myoklonischer Anfall *1147*
- primär generalisierter Anfall 1146
- psychogener Anfall 1147
- sekundär generalisierter Anfall *1146*

Epilepsiechirurgie 1148
Epinephrin 410
Epipharynx 579
- endoskopie 579
- Spiegeluntersuchung 579

Epiphyse 902
Epiphysen 902
Epiphysenfuge 902, 903
- Knochenbruch 903

Epiphyseolysis capitis femoris 959
Epirubicin 801
Episiotomie 389
- -naht 393

Episode, depressive 1181
Episode, psychotische 1167
Epispadie 820
Epistaxis 570
Epithelansatz 511
Epithelkörperchen 748, 754
Epithelperlen 407
Epleronone 758
EPO (Erythropoetin) 775
Epogam®-Kapseln 1001
Epsilon-Trinker 1202
Epstein-Barr-Virus 581
- Lymphome *1043*
- Schnelltest 581

EPU (elektrophysiologische Untersuchung) 690
Epulis 521
ER+ (estrogen receptor positive) *839*
ERA (Elektrische Reaktionsaudiometrie) 552
Eradikationstherapie 636
Erbitux® 1030
Erblindung 49
Erbrechen 92
- azetonämisches 95
- Chemotherapie *1027*
- mit Bauchbeschwerden 92
- mit Schluckbeschwerden 92
- ohne Bauchbeschwerden 94
- Schwangerschaft 364
- von Blut 96
- von kaffeesatzartiger Flüssigkeit 96

ERC (European Resuscitation Counsil) *187*
ERCP (endoskopisch retrograde Cholangio-Pankreatikografie) 667, 668
Erdbeerzunge 410
Erdrauchkraut 668
Ereignisrekorder
- Elektrokardiogramm 690

Erektile Dysfunktion 345
Erektionsstörung 345
Erfahrungsmedizin 1296
Erfrierung
- Notfall 196
- Schweregrade *196*
- Tiefengrade *196*

Ergenyl® 1146
Ergo-Kranit® 1124
Ergocalciferol 236
Ergometer 689
- Belastungsstufen 689

Ergometrie 291, 689
Ergotamine 1124
Ergotherapie 998, 1178
Erguss 1272
Erhaltungstherapie 1183
Erinnerung, fehlende 33
Erinnerungslücke 33
Erkältung 593
Erkältungsschnupfen 573
Erkrankung
- atopische 1045
- entzündlich-rheumatische 993
- manisch-depressive 1185
- myeloproliferative 1040
- psychotische 1167

Erlotinib 1031
Ermüdungsbruch 908
Ermüdungssyndrom, chronisches 1048
- Laborcheck 1317

Ernährung
- enterale 639
- fleischfreie 233
- Fleischkonsum 233
- ideale 224
- im Alter 458
- bei Krebs 1029
- künstliche 639
- mediterrane 232
- milchfreie 234
- parenterale 639
- Risikofaktor für Krebs *1024*
- Snacks 232
- vegetarische 233
- vollwertige 232
- Zwischenmahlzeiten 231

Ernährungsmedizin 223
Ernährungssonde 639
Ernährungstagebuch *658*
Ernährungsumstellung
- bei Krebs *1029*

Eröffnungsphase
- Geburt 382

Eröffnungswehen 381
Erosio corneae 498
Erregbarkeit
- fehlende sexuelle 342

Erregerkultur 1051
Erregernachweis, direkter immunologischer 1051
Erregungsleitungssystem 707
Erregungsstörung 342
Ersatzmagen *638*
Ersatzstimme
- Speiseröhre 585

Erschöpfungssyndrom, chronisches 1048
- Laborcheck 1317
- Schlafstörung *1238*

Erst-Trimester-Screening 361
Ersthelfer 187
Erstmilch 395
Erstsprechstunde, gynäkologische 289
Ersturin 777
Erstversorgung (Geburt) 387
Ertrinken
- Notfall 196

Erwachen, vorzeitiges 1229
Erwachsenendiabetes 759
- Folge von Übergewicht 259

Erwachsenenplattfuß *984*
Erwartungsfalle *215*
ERYPO® 1022
Erys 1310
- kleines Blutbild *1309*

Erysipel 1089
- Ohr 552

Erysipelphlegmone *1090*
Erythema
- infectiosum 410
- exsudativa multiforme *1086*
- migrans 159, 1094, 1095
- nodosum *612*, 1115, 1115
- toxicum 406

Erythrodermie, psoriatische *1077*
Erythromycin 373, 426, 1051, 1064, 1092
Erythromycin-Wolff® 1051
Erythroplakie 53
Erythroplasie de Queyrat 823
Erythropoetin 775, 785, 1022
Erythrozyten 1021, 1022, 1310
- kleines Blutbild *1309*

Erythrozytenindizes 1316
Erythrozyturie 776, *1309*
Erziehungsurlaub 352
ESAAM (European Society of Anti Aging Medicine) 432
Esberitox® 1085
Eschenrinde 919
Escherichia coli 643, 794
- enterohämorrhagische 642
- enterotoxinbildende 643
- Harnwegsinfektion 793

Escherichia coli Nissle *1052*
Escitalopram 1170
ESCOP (European Scientific Cooperative on Phytotherapie) *275*
Esidrix® 784
Eskazole® 645
Esomeprazol 636
Ess-Brech-Sucht (Bulimie) 1211
Essen siehe Ernährung
Essensfrequenz 231
Essenspyramide, mediterrane 233
Essigspülungen 1107
Esslust 246
Essstörungen 1209
Essure-Methode 328
Estrogen receptor positive *839*
ESWL (extrakorporale Stoßwellenlithotripsie) 788
Etagenwechsel 575
Etanercept 997
ETEC (enterotoxinbildende Escherichia coli) 643
Ethambutol 608
Ethanol 1090
Ethanol-Injektion, perkutane *677*
Ether-Ethanol 1087
Ethosuximid 1146
Etoposid 610, 1027
EtoPril® 414
Etoricoxib 916, 996
Etrat® Sport Gel 906, 912
ETS (endoskopisch transthorakale Symathektomie) 1070
Eubiolac Verla® 868, 869, 873
Eubos® 427
Eucerin® 453
Eucerin® Duschöl 1073
Eucerin® Handwaschöl 1073
EudraCT 1303
EUG (Extrauteringravidität) 365
Euglucon® 761
Eukalyptus 1088
Eukalyptusöl 919
Eulen (Langschläfer) *1226*
Euminz®-Lösung 1122
Eunerpan® 1168, 1231
Euphorbium® 584
Euphylong® 602
Euronotruf 188
European Health Insurance Card 305
European Network Teratology Information Services 373
European Resuscitation Council *187*
European Scientific Cooperative on Phytotherapy *275*
European Society of Anti Aging Medicine 432
Eustachische Röhre 550
Eustress 263
Eutonie 1258
Euvegal® N 1231
Event recorder
- Elektrokardiogramm 690

Evidenzbasierte Medizin 1297
Evozierte Potenziale 1120
Ewing-Sarkom 990
Exanthema subitum 412
Exazerbation, infektiöse 596
Exelon® 449
Exemestan 838
Exenatide 761
Exfoliatio areata linguae 53
Exhirud® 280
Exoderm® 893
Exophthalmus 750, 45
Exophyten *986*
Exostose 983
- hereditäre multiple *989*

Exostose, kartilaginäre 989
Expander 537
Expandertechnik
- Brustrekonstruktion 895

Expektoranzien 595
Exposition 1175, 1196
Expositionsprophylaxe
- Malaria 303

Expositionstherapie
- Zwangsstörung 1194

Exprimaturin 777
Exsikkose 459, 760
Exspot® 1135
Externa *720*, 1062
extrakapsuläre Kataraktextraktion (ECCE) 501
extrakorporale Stoßwellenlithotripsie 788
Extraschläge des Herzens 707
Extrasystolen 84, 707
- Salven *707*
- supraventrikuläre 707

Extraurethrale Inkontinenz 797
Extrauteringravidität 365
Extrinsic factor 236
Extrudierter Zahn 534
Exubera® 764
Exzision *1098*
Eye Movement Desensitization and Reprocessing 1190
Ezetimib 768
Ezetrol® 768
E 102 (Tartrazin) 243
E 123 (Amaranth) 243
E 210 (Benzoesäure) 243
E 230 (Biophenyl) 243
E 235 (Natamycin) 243
E 250–252 (Nitritsalze) 243
E 420 (Sorbit) 244
E 621 (Glutamat) 243
E 951 (Aspartam) 243
E 954 (Saccharin) 243
E 967 (Xylit) 244

F

F (Fluor) 240
F-PSA (freies prostataspezifisches Antigen) *1329*
F.X.-Mayr-Kur 252
Facelifting 885
Facettensyndrom *920*
Facettentherapie *1221*
Facharzt
- für Phoniatrie und Pädaudiologie 549
- für Sprach-, Stimm- und kindliche Hörstörungen 549

Facharzt der Hals-Nasen-Ohren-Heilkunde
- Schöncheitsoperationen 879

Facharzt der Mund-Kiefer-Gesichtschirurgie
- Schönheitsoperationen 879

Facharzt für Dermatologie 893
Facharzt für Haut- und Geschlechtskrankheiten 803
Facharzt für Orthopädie und Unfallchirurgie 902
Facharzt für Plastische und Ästhetische Chirurgie 879
Facharzt für Psychiatrie und Neurologie 1163
Facharzt für Urologie 803
Fadenpilze
- Hauterkrankungen 1092
Fadenwurm 644
Failed back surgery 917
Fairer Handel 234
Fair Trade 234
Fäkalkollektoren 457
Fake drugs (Arzneimittelfälschungen) 1276
Faktoren
- antinukleäre *1307*
Faktor I 1021, 1316
Faktu® 663
Fallaufnahme 1252
Fallgruppen, diagnosebezogene *1285*
Fallhand *945*
Fallpauschalen *1285*
Falschgelenk 909
Faltenunterspritzung 894
- biologische Füllmat. 894
Famciclovir 825, 1053, 1088
Familienanamnese 1264
Familienaufstellung nach Bert Hellinger 1176
Familientherapie 1176
- Familienaufstellung nach Bert Hellinger 1176
- Indexpatient 1176
- systemische 1176
- systemische Beratung 1176
Famotidin 624
Famvir® 1053
Famvir® 250mg Filmtabletten 1088
Fangopackung 280
FAP (familiäre adenomatöse Polyposis) *637*, *655*
Farbduplexsonografie *622*, 691, 778, 1270
Farbenblindheit 487
- Farbwahrnehmung 487
- partielle 487
- ständige 487
Farbgesunde
- Farbwahrnehmung 487
Farbschwäche 487
Farbuntüchtigkeit 487
Farbwahrnehmung
- Farbenblindheit 487
- Störungen 487
Farnkraut
- Phänomen 333
Farnsworth-Farbfleckverfahren 487
Faserstoffe *241*
- lösliche 228
- präbiotische 228
- unlösliche 228
Fassthorax *604*
Fasten 251
Fastentherapie
- rheumatologische Erkrankungen 999
Faszienchirurgie *739*
Fasziendopplung *683*
Fatigue 1032
- krebsassoziierte *1032*
- Schlafstörung *1238*
Faulecken 51
Favismus 1035
Favistan® 751
Favus 165
Fazialislähmung 1135
Fazialisnerv 1135
Fazialisparese 36
- idiopathische 36, 1135
- periphere 36
- zentrale 36
Fe (Eisen) 240, 1315
- eisenhaltige Pflanzen 1036
- Tabletten 1036
- ungenügende Aufnahme *1035*
- unzureichende Zufuhr *1034*
Fehlbildungen
- Dentin 539
- des Gesichts 899
- des Schädels 899
- Zahnbein 539
- Zahnschmelz 539
Fehlbildungs-Screening 360
Fehldiagnose
- falsch-positive 292
Fehlerstrom *203*
Fehlerstromschutzschalter 203
Fehlgeburt 375
- drohende 375, 376
- habituelle 376
- stumme 375
- unaufhaltsame 375
- unvollständige 375, 376
- verhaltene 376
- wiederholte 376
Fehlgeburtlichkeit 376
Fehlhaltung 913
Fehlsichtigkeit 478
Fehlstellung 903
Feigwarzen 825, 1084
- bei der Frau 871
Feingewebliche Untersuchung 1268
Feinnadelbiopsie
- Schilddrüse 748
Feinstaub 610
Feinultraschall 362
Felbamat 1146
Felden® 996
Feldenkrais 1259
Feldenkrais, Moshe *1259*
Feldenkrais-Übungen 567
Felderhaut 1106
Felderung
- der Haut *1071*
Felsenbein 550
Femicur® 844, 846
Femidom® 321
Feminisierung
- testikuläre 818
Femoralhernie 682
Femur 952
Femurfraktur 963
- bei Kindern 963
- collare 961
- distale *963*
- pertrochantäre *961*
- subtrochantäre *961*
Femurkopfnekrose 960
Femurlänge 351
Femurnagel, proximaler *962*
Femurschaftfraktur *963*
Fenchel 273, 1078
Fencheltee 273
Fenfluramin 256
Feng Shui 1260
Fenistil® 1046
Fenistil® Gel 200, 1064, 1079, 1083
Fenistil® Kühl Roll-on 1096
Fenistil®Pencivir Creme 1086
Fenoterol 369, 602
Fenster, ovales 550
Fentanyl 469, 470, 916, 996
Fernakkomodation 478
Fernvisus 477
Ferritin *1315*, 1316
Ferro sanol® 1036
Ferrum 1315
Fersenbein 979
- Absterben eines Knochenanteils 143
- -bruch 987
Fersenbeschwerden 143
Fersensporn 983
Fertigtee *275*
Fertilitätsmonitor 336
Feste Zahnspange 537
Festzuschuss
- Zahnbehandlung 518
Fet (Fötus) 358
Fetalblutanalyse 385
Fetal distress 370
Fetaler Distress 370
Fetalperiode 358
Fetofetales Transfusionssyndrom (Zwillinge) 359
Fett
- Mundpflegemittel *454*
- Schwangerschaft 353
Fettabsaugung 257, 887
Fettausscheidung
- Messung im Stuhl 642
Fettblocker 255
Fette 227
- amerikanisches Paradox 250
- gehärtete 227
- gesättigte 227
- hydrogenierte 227
- Trans- 227
- ungesättigte 227
- vollwertige Ernährung 232
Fettgewebe 246
- Entwicklung bei Kindern 258
Fettgewebenekrosen 884
Fettgewebsgeschwulst 1105
Fettgewebstumor 1105
Fettkiller 255
Fettkörper
- Entwicklung bei Kindern 258
Fettkörper, Hoffascher *968*
Fettleber
- alkoholische *674*
Fettleibigkeit bei Erwachsenen 254
Fettleibigkeit bei Kindern 258
- ambulante Therapieprogramme 259
- operative Therapie 259
- verhaltenspräventive Strategien 259
Fettsäuren
- einfach ungesättigte *227*
- mehrfach ungesättigte *227*
Fettstoffwechselmarker
- Laborcheck Arteriosklerose 1308
Fettstoffwechselstörung 767
- Folge von Übergewicht *259*
- primäre 767
- sekundäre 767
Fettstuhl *679*
Fettsucht bei Erwachsenen 254
Fettsucht bei Kindern 258
- ambulante Therapieprogramme 259
- operative Therapie 259
- verhaltenspräventive Strategien 259
Fettunverträglichkeit *670*
Fettverteilung
- androide 255
- gynäkoide 255
- männliche 255
- Typen 254
- weibliche 255
Fettzellen 246, *1060*
Fetus 358
Feuchthaltefaktoren *1064*
Feuchtverbände *453*
Feuchtwarzen 1084
Feuermal 897, 1102, 1103
- Entfernung 896
Feuerqualle *201*
Feuerquallen 313
FEV1 (fociertes exspiratorisches Volumen) 591
Fevarin® 1170
FFTS (Fetofetales Transfusionssyndrom)
- Mehrlingsschwangerschaft 359
FH4 (Folsäure) 237, 1317
FI-Schalter 203
Fibrate 768
Fibrin 1038
Fibrinogen 1021, 1038, 1316
Fibrinogenspaltprodukte 1317
Fibrinolyse 700, 1038
Fibrinsäureabkömmlinge 768
Fibrinspaltprodukte 1317
Fibroadenom 833, 834

fett = Haupteintrag
kursiv = Nebeneintrag
gelb = Krankheitsfinder
grün = Tabelle
rot = Abbildung
Unterstrich = Medikament

Fibrom 155
- Mundhöhle 521
Fibromatosis gingivae 521
Fibromyalgie 1014, 1015
- psychosomatische Störung 1214
- Schlafstörung *1238*
- Vulvodynie *870*
Fibromyalgie-Syndrom 1014, 1015
Fibrose 1272
- zystische 773
Fibula 964, 965
Fibula, distale
- Fraktur 979
Fibulaköpfchen-Syndrom 37
Fichtennadeln 955
Fieber 179, 268
- Entstehung 268
- Folgen 268
- mit Beschwerden an Muskeln, Knochen, Gelenken und Haut 183
- mit Beschwerden im Bauch-, Flanken- und Genitalbereich 181
- mit Beschwerden im Brustbereich 180
- mit Beschwerden im Kopf- und Halsbereich 179
- mit uncharakteristischen Beschwerden 184
- mit wechselnden Beschwerden 184
- Selbsthilfe 269
- unklares 184
Fieber, akutes rheumatisches 580, 714, *1049*
Fieberanstieg *270*
Fieberbläschen 51, 154, 1085
Fieberdelir 268
Fieberkrampf
- einfacher *422*
- komplizierter *422*
- unkomplizierter *422*
Fieber messen 270
- aurikuläre Messung *271*
- axilläre Messung *271*
- sublinguale Messung *271*
Fiebersenkung
- Maßnahmen 270
- Medikamente 269
- naturheilkundliche Maßnahmen 270
Fiebertherapie 1031
Filler
- Faltenunterspritzung und Narbenkorrektur 894
Filmbildner 497

Filter, chemische
- in Sonnenschutzmitteln 1068
Filtration
- Wasserhaushalt *705*
Filtrationsrate
- glomeruläre 778
filtrierender Eingriff
- Glaukom 503
Filzlaus 117, 118
Finalgon® 998
Finasterid 809, 1108
Finger 944
- schnellender 948
Finger-Drucktest 452
Fingerbodenabstand 904
Fingerbruch 950
Fingerendgelenke
- Arthrose 949
Fingerentzündung, eitrige 1111, 1112
Fingergelenksarthrose *949*
Fingerknochen 944
Fingerluxation 951
Fingernagel 1110; → auch Nagel
Fingerschiene *950*
Fingerspitze
- im Längsschnitt 1110
Fingerverrenkung 951
Fingerverstauchung 951
Finlepsin® 1146
Finnen *644*
First-Trimester-Screening 361
Fischgeruchkrankheit 56
Fischschuppenkrankheit 1113
- Hand 1113
Fissur 1061
- Lebererkrankung 675
Fissuren 516
- Versiegelung 516
Fistel
- am Anus 665
- im Darm 650
- Osteomyelitis *988*, 989
- pubische 456
Fistelbildung 820
Fistulierender Eingrif
- Glaukom 503
Fit-for-fun-Diät *250*
Fit-for-life-Diät 252
Fitness, mentale 439
Fixateur, externe
- Unterarmbruch 944
Fixateur externe 906
- Unterschenkelbruch 978
Fixation
- Knochenbruch 909
Fixation, federnde 936
FL (Femurlänge) 351
Flachrücken 914
Flachwarzen 1084, 1085
Flammennaevus 1102, 1103
Flapoperation
- Parodontaltherapie 525
Flashbacks 28, 1190
Flatulenz 645
Fleck 1061
- flüchtiger, roter 150
Fleck, blauer 195
Fleischkonsum 233
Flexionskontraktur *453*
Fliegende Mücken 504
Flimmerhärchen 568
Floh 1096
Flohbisse 1096
Flohsamen 648
Flohsamenschalen 648
Floppy-Infant-Syndrom
- Schwangerschaft 373
Floxal® 553
Fluanxol® 1168
Flucloxacillin 570
Fluconazol 1053, 1093, 1111
Fluctin® 345, 1170
Flugangst 311
Fluimucil® 595
Flunarizin 1124, 1156
Flunavert® 1124
Flunitrazepam 1170
Fluor 240
Fluor genitalis 115
- blutiger 116
- Ursachen 116
Fluor genitalis, pathologischer 867
Fluorid
- Tabletten 514
- Zahnpasta 513
Fluorose 240
Fluorouracil 1027, 1100
Fluoxetin 1170
Flupentixol 1168
Flupirtin 916, 1220
Fluphenazin 1168
Fluspirilen 1168
Flüssigkeitsbilanz 460
Flüssigkeitsmangel 459
Flüssigkeitsverlust *195*
Flüssigkeitszytologie 829
Fluticason 602
Flutide® 602
Fluvastatin 768
Fluvoxamin 1170
fMRT (funktionelle Magnetresonanztomografie) 1121, 1269
FOBT (fäkaler okkulter Bluttest) 641, 657
FOD (Fronto-okzipitaler Durchmesser) 351
Foeniculum vulgare 273
Foetor ex naso 572
Foetor ex ore 55, 521
- Schwangerschaft 364
Foetus 358
Fokaler Anfall 1146
Fokaltherapie 1173
Folat 1317
Follicular Unit-Methode
- Eigenhaartransplantation 889
Folliculitis vulvae 869
Follikel 748, 842
- -zyste 857
Follikelhormone 335, 1328
Follikulitis 1088
- der Vulva 869
Folsäure 237, 1317
- bei Krebs *1029*
- Schwangerschaft 353
Folsäuremangelanämie 1035
Fondaparinux 741
Fontaine-Stadien 728
Fontanelle 383
Foradil® 602
Forcepsextraktion 383
forciertes exspiratorisches Volumen 591
Formeldiät *249*
Formoline L 112 255
Formoterol 602
Forschung, medizinische 1295
- Fremdeinflüsse 1297
- Hypothese 1298
- konfundierende Einflüsse *1297*
- peer review-Verfahren 1297
- Relevanzlücke 1296
- systematische Übersichtsarbeiten 1297
- Transparenz 1303
Fortecortin® 756, 1027
Fortpflanzung
- assistierte 329
Fosamax® 1017
fotodynamische Therapie 1100
Fototherapie → Phototherapie
fototoxische Reaktion 1066
fototraumatische Reaktion 1066
Fototraumatische Hautreaktion 1066
Fötus 358
Fovea centralis 477
Foveola radialis *950*
Fragment (vom Knochen) *908*
Fraktur 908
- Heilung 908
- offene 908
- pathologische 908, *1032*
Frakturzeichen
- sichere 908
- unsichere 908
Franzbranntwein 453, 1088
Frauenarzt 827
Frauenärztin 827
Frauenheilkunde 349
- IGeL-Vorsorgeuntersuchungen 290
Frauenmantel 851
Fraxiparin® 740
Freezing 1142
Freiend-Brücke 542
Freie Radikale *229*, 434
- Theorie 434
Freiliegende Zahnhälse 531
Freiname
- internationaler 1276
Frei verkäufliche Arzneimittel 1275
Fremdhaar
- Transplantation 889
Fremdhaut 899
Fremdinsemination 338
Fremdkörper 554
- im After 197
- im Gehörgang 554
- im Magen 198
- in der Harnröhre 197
- in der Luftröhre 197
- in der Nase 197
- in der Scheide 197
- in der Speiseröhre 198
Fremdreflexe *1119*
Frequenz 550
Frequenztherapie
- bei Krebs *1032*
Fressanfälle 1212
Fresssucht 1212
Fresszellen 295, 1022, 1273
Freud, Sigmund 1173, *1228*
Frieren
- übermäßiges 175
Frigidität 342
Friktion *1256*
Fristenregelung
- eingeschränkte 373
- Schwangerschaftsabbruch 373
Fronto-okzipitaler Durchmesser 351
Frontzahnlücke 536, 537
Frozen shoulder 933
Fruchtbarkeit
- Chemotherapie *1028*
Fruchtblase 357
Fruchtkapselaufbruch
- äußerer 365
- innerer 365
Fruchtwasser 357
- als Untersuchungsmedium *1305*
- Punktion 361, 362
- Untersuchung 361, 362
Fruchtwasserabgang 381
Fruchtzucker 232
Fruchtzuckerunverträglichkeit 653
Früh-Dezeleration 384
Frühabort 375
Frühamniozentese 362
Frühaufsteher *1226*
Frühdumping-Syndrom 638
Frühdyskinesie 1169
Frühentwicklung
- konstitutionelle 425
Früherkennung 287, 292
- Brustkrebs I 288
- Brustkrebs II 288
- Darmkrebs 657
- Darmkrebs I 288
- Darmkrebs II 288
- Gebärmutterhalskrebs 288, 863
- grüner Star 290, 503
- Hautkrebs 288, 290
- Osteoporose 292
- Prostatakrebs 288
- von Lese-Rechtschreib-Schwierigkeiten *417*
Früherkennungsuntersuchung
- für Erwachsene 288
- J1 289
- Neugeborene und Kinder 289
- U1 289, 387
- U2, U3 ... U9 289
- Zähne 289
Frühgeburt 388
Frühkindlich erworbene Innenohrschwerhörigkeit 561
Frühsommer-Meningo-Enzephalitis 1134
Frühsommer-Meningoenzephalitis 302
Frühstück, kontinentales 232
Fruktosamin-Test 762
Fruktose 232
Fruktose-Belastungstest *654*
Fruktoseintoleranz 653
FSH (follikelstimulierendes Hormon) 335, 1317
FSH-RH (Gonadoliberin) 335
FSME (Frühsommer-Meningo-Enzephalitis) 1134, 302
FSME-Virus (Frühsommer-Meningo-Enzephalitis-Virus) *1134*
FSP (Fibrinspaltprodukte) 1317
fT3 (freies Trijodthyronin) 1332
fT4 (freies Thyroxin) 1332
Fuchsbandwurm 645
Fucidine® 413
Fugue, dissoziative 34
Füllung
- Amalgam- 529
- Kompomere- 529
- Komposit- 530
- Kunststoff- 530
- Wurzelkanal- 532
- Zahn- 529
Fulvestrant 838
Fumarsäureester 1109
Functional Food 242
Fundoplikatio 625, *404*
Funduskopie 478
Fungizide
- in Lebensmitteln 244
Funiculus spermaticus 804
Funktionales Stimmtraining 586
Funktionelle Bauchschmerzen 423
Funktionelle Stimmstörungen 586
Funktionsanalyse
- Gebiss 517
- Set Up 517
Funktionsbalance 1243
Funktionsdiagnostik 1265
- hormonelle 843
Funktionsmittel *1253*
Funktionsprüfung 1265
Funktionsstörung, sexuelle 341
Funktionstest
- hormoneller 746
- in der Orthopädie 904
Funktionsuntersuchung 1265

Furogamma® 784
Furosemid 567
Furunkel 1088, 1273
- Nase 569
- Vulva 869
Furunkulose *1089*
Fuß 979
- diabetischer 766, 767
- umgeknickter (Notfall) 203
Fußbad 281
- ansteigendes 281
- kaltes 281
- warmes 281
Fußballerbeine 966
Fußdeformität 983, 984
Fußkante
- äußere 979
- innere 979
Fußlage, reine 387
Fußpflege 1065
Fußpfleger, medizinischer 1059
Fußpilz 1092
Fußreflexzonenmassage 1256
Fußskelett 979
Fußsyndrom
- diabetisches 766, 767
Fußwurzel 979
Fußwurzelknochen 979
FUT-Methode (Follicular-Unit-Methode)
- Haartransplantation 889
Futtermittel
- genetisch veränderte 245
Futterverwertung 247

G

G-BA (Gemeinsamer Bundesausschuss) 289
G-CSF (Granulozyten-Kolonie-stimulierender-Faktor) 1022, 1028
GABA
- Schlaf *1226*
Gabapentin 916 1126, 1146, 1221
Gabelstellung *943*
Gabitril® 1146
Gabrilen® 996
GADA (Antikörper) 762
Galaktografie 837
Galaktorrhoe *832*
Galaktoseunverträglichkeit *653*
Galantamin 449
Galavit® 1031
Galle 666
Gallenblase 666
- Entfernung *669*
Gallenblasenempyem *670*
Gallenblasenentzündung 670
- akute *670*
- chronisch-rezidivierende *670*
- Hormonersatztherapie *851*
Gallenblasengang 666
Gallenblasenhydrops *669*
Gallenblasenkarzinom 670, 676
Gallenblasenkrebs 670, 676
Gallenblasenperforation *669*
Gallenblasentumoren 676
Gallenfarbstoff 776
Gallenflüssigkeit 666
Gallengang 666
Gallengangsadenom *676*
Gallengangskarzinom 676
Gallengangskrebs 676
Gallenkolik 668
Gallensäure *666*
Gallensteine 667, 668
- gemischte *668*
- im Gallengang 668
Gallenwegstumoren 676
Gallith Weichgelatinekapseln® 668
Galphimia glauca 1074
Galvanisation 1279
Gamma-Globulin
- Eiweißelektrophorese 1315
Gamma-Glutamyltransferase 1318
Gamma-GT (gamma-Glutamyltransferase) 1318
Gamma-Knife 1150
Gamma-Nagel *962*
Gamma-Trinker 1202
Gammaglobulin *1021*
- Eiweißelektrophorese 1315
Gammopathie, monoklonale 1315
Gang- und Gleichgewichtstraining 1156
Ganganalyse 904
Ganglien 947
Gangrän 1272
- feuchte 766, 767
- Pulpa- 532
- stilles 532
- trockene 766, 767
Gangstörungen
- asymmetrische 147
- beidseitige 148
- einseitige 147
Gänsefingerkraut 844
Gänsehaut *1105*
Gänsslen-Zeichen 1001
Ganzhirnbestrahlung 1150
Ganzkörperhyperthermie 1031
Ganzkörperplethysmografie 591
Garcia-Effekt 225
Gardnerella-Vaginose 873
Gardnerella vaginalis 873
Gas
- medizinisches 1275
GAS (generalisierte Angststörung) 1195
Gastrektomie *638*
Gastrin
- Gastrinom 772
Gastrinom 772
Gastritis 633
- akute *634*
- atrophische 634
- bakterielle 634
- chemisch-toxische 634
- chronische *634*
- erosive *634*
Gastritis, chronische
- Typ A 634, *1049*
- Typ B 634
- Typ C 634
Gastro-ösophageale Refluxkrankheit 404
Gastroduodenale Ulkuskrankheit 635
Gastroenteritis
- bakterielle 642
- infektiöse 642
- parasitäre 643
- virale 642
Gastroenterologie 622
Gastroesophageal reflux disease 623
Gastroösophageale Refluxkrankheit 623
Gastropexie 629
Gastroplastik 257
Gastrosil® 624
Gastroskop 631
Gastroskopie 631, 632
Gastrostomie, perkutan-endoskopische 639
Gatekeeper® Reflux Repair *625*
Gattefossé, René Maurice *1261*
Gaumen
- gespaltener 899
- harter 579
- weicher 579
Gaumenkämme 579
Gaumenmandeln 579, 580
Gaumennaht 579
Gaumenperlen 407
Gaumensegel 579
Gaumenzäpfchen 579
GBE (Ginkgo-biloba-Extrakte) 451
GBR (Guided Bone Regeneration) 525
Gebärmutter 853
- -polypen 861
- -senkung 865
- -vorfall 864, 865
Gebärmutterentfernung 860
- erweiterte 863
Gebärmutterhals 853
- -abstrich 828, 829
- -schleim 843
Gebärmutterhalskrebs 862, 863
- Früherkennung 288
Gebärmutterhalskrebs-Früherkennung 863
Gebärmutterhöhle 853
Gebärmutterhöhlenkrebs 862
Gebärmutterknickung 119
Gebärmutterkörper 853
Gebärmutterkörperkrebs 862
- Hormonersatztherapie *851*
Gebärmutterkrebs 862
- Hormonersatztherapie *851*
- Radikaloperation nach Wertheim-Meigs 863
Gebärmutterkrebs-Früherkennung 863
Gebärmutterschleimhaut 357, 853
Gebärmutterschleimhautentzündung 124
- im Wochenbett 393
Gebärmutterschleimhautkrebs 862
Gebärmuttersenkung 864
Gebärmutterspiegelung 830
Gebiss 544
- -abdruck 517
- -abformung 517
- -formel 510
- -modell 517
Gebührenordnung für Ärzte (GOÄ) 880, 1305
Gebührenordnung für Zahnärzte (GOZ) 518
Geburt
- Früh- 388
- Kaiserschnitt 390
- künstliche Einleitung 377
- Phasen 382
- physiologische 379
- programmierte 350
- Saugglocke 383
- Schädellage 359
- Wasser- 380
Geburtsfleck 1102
Geburtsgeschwulst 383
Geburtshelfer 350
Geburtshilfe 349
Geburtskanal 383
Geburtsstillstand 390
Geburtsüberwachung 385
Geburtsvorbereitungskurs 380
Geburtszange 383
Gedächtnis
- immunologisches 1023
Gedächtnisambulanzen *447*
Gedächtnissprechstunden *447*
Gedächtnisstörung 33
- alters-assoziierte 448
- vorgetäuschte 34
Gedächtniszellen 295
Gedanken
- Schlafhygiene *1233*
Gedankenentzug
- Schizophrenie 1187
Gedeihstörung 416
Gefäßaufdehnung 694, 695
Gefäßchirurgie 686
Gefäßinnenhaut *720*
Gefäßreaktion *1038*
Gefäßspannung 576
Gefäßspinne 151
- Lebererkrankung 675
Gefäßsternchen 151
- Lebererkrankung 675
Gefäßstützen 694, 695

fett = Haupteintrag
kursiv = Nebeneintrag
gelb = Krankheitsfinder
grün = Tabelle
rot = Abbildung
Unterstrich = Medikament

Gefäßsystem
- arterielles 720
- venöses 733
Gefäßtonus 576
Gefäßverengung 694
- rezidive *695*
Gefäß-Wachstumsfaktor-Hemmer 506
Gefäßwände
- Aufbau 720
Gefühlshaushalt
- im Alter 431
Gegenanzeige 1275
Gegenreaktion, orexigene
- orexigene *249*
Gehbehinderung
- Reisen 308
Geheimratsecken *1108*
Gehhilfe *461*
Gehirn
- Aufbau 1118
- Brücke 1118
- Einklemmung 1158
Gehirn-Rückenmarks-Flüssigkeit 1118, 1266
- als Untersuchungsmedium *1305*
Gehirnentzündung 1134
- bei Masern *408*
- parainfektiöse Form *1134*
Gehirnerschütterung 1151
- Amnesie 1151
Gehirnmetastasen 1149
Gehirnödem 1153
Gehirntumor 18, 1149
- Meningeom 1149
- primärer 1149
- sekundärer 1149
Gehörgang 554
- Entzündung 553
- Fremdkörper 554
- Jucken im 72
- Untersuchung 551
Gehörknöchelchen 550
Gehörlosigkeit 560
Gehtest 687
Gehwol® 1070
Gehwol®Hühneraugenpflaster extra stark 1069
Gelber Fleck 477, 478
Gelbfieber 302, 314
- -gürtel 314
- -stellen 302
Gelbkörper 842
Gelbkörperhormon 335, 842, 1331
- Anti-Aging-Medizin 436
- Geburt 360
- Schwangerschaft 355

Gelbkörperschwäche 332, 334, 335
Gelbkörperzyste 857
Gelbsucht 667
- Neugeborene 387
Gelee royale 603
Gelegenheitsanfall, zerebraler 1144
Gelenk 903, 993
- ebenes 903
- künstliches 906
- Typen 903
Gelenkeinblutung 128
Gelenkentzündung 903, 1115
Gelenkerkrankungen
- degenerative 993
Gelenkersatz
- am Beispiel von Hüfte und Knie 956
Gelenkersetzender Eingriff *998*
Gelenkflächenkorrigierender Eingriff *998*
Gelenkflüssigkeit 994
Gelenkfortsätze 913
Gelenkhöhle 903
Gelenkinjektion, intraartikuläre 998
Gelenkinnenhaut 994
Gelenkkapsel 903, 993
- -verletzung 951
Gelenkknorpel 903, 966
- intakter 964
Gelenkknorpelverlust 964
Gelenkkopf *903*
Gelenkmaus 971
Gelenkmobilisation 934
Gelenkpfanne *903*
Gelenkpunktion 995
Gelenkresezierender Eingriff *998*
Gelenkschleimhaut 903
Gelenkschmiere 903, 994
Gelenkschutzberatung 998
Gelenksonografie 995
Gelenkspalt 966
Gelenkspiegelung 905
Gelenkultraschall 995
Gelenkversteifung 453, 998
Geliperm® 899
Gellé-Versuch 558
Gelockerter Zahn 534
Gelomyrtol® 574, 578, 595
GeloSitin® 573
Gelsemium 1124
Gemcitabin 1027
Gemeinsamer Bundesausschuss 289
Gemtuzumab 1041
Gemzar® 1027
Gen-Food 244
Generalisierte Angststörung 1195
Generika 1276
Gene Silencing 435
Genfalle *213*
Genitalbereich
- Hautveränderungen im 120
- Jucken und Brennen 117
- Schwellungen im 120
- Wucherungen im 120
Genitale Chlamydieninfektion 873
- Screening 288
Genitalherpes
- bei der Frau 872
Genitalien der Frau
- äußere 852
- innere 853
Genitalprolaps 864
Genitalwarzen 825
- bei der Frau 871
Gentamicin 373, 561, 567
- Tränensackentzündung 494
- Blepharitis 492
Gentamycin 1052
Gentherapie 1295
Genussmittel
- Effekte auf den Schlaf *1230*
- Schwangerschaft 353
Genu valgus 966
Genu varus 966
Geräuschüberempfindlichkeit 75
GERD (gastroesophageal reflux disease) 623
Geriater 441
Geriatrie 441
Gerinnungsfaktoren 1038
Gerinnungshemmung
- medizinische 740
- Reisen 309
Gerinnungskaskade 1038
Gerinnungsstörung 1039
- angeborene 1039
German Society of Anti Aging Medicine 432
Gerner® Rheumatee 955
Gerontopsychiatrie 1163
Gerson, Max *1029*
Gerstenkorn 43, 46, 490,
- Leinsamenbrei 491
Geruchshalluzination 70
Geruchspflaster
- zur Gewichtsreduktion 255
Geruchssinn
- fehlender 70
- unterentwickelter 70
Geruchswahrnehmung 70
- ungewöhnliche 70
Gesamt-AP (Gesamtwert alkalische Phosphatase) *1308*
Gesamt-IgE *1306*
Gesamt-IgG (Gesamt-Immunglobulin G) *1322*
Gesamt-PSA (gesamtes prostaspezifisches Antigen) *1329*
Gesamt-T3 (Gesamt-Trijodthyronin) *1332*
Gesamt-T4 (Gesamt-Thyroxin) *1332*
Gesamt-Testosteron 1333
Gesamtcholesterin 1318
Gesamteiweiß 1318
Gesamtprotein 1318
Geschiebeprothese 543
Geschlechts-Releasinghormon (GnRH) 335
Geschlechts-Steuerhormone 335
Geschlechtshormone
- männliche 335
- weibliche 335, 1328
Geschlechtskrankheit 824
- spezifische 824
- unspezifische 824
Geschlechtsorgane des Mannes
- äußere 804
- innere 803
Geschlechtsorgane der Frau
- äußere 852
- innere 853
Geschlechtsverkehr
- Schmerzen beim 118
- Schmerzen nach dem 118
Geschlossene Behandlungsphase
- Parodontaltherapie 525
Geschmackqualitäten 225
Geschmacksprogrammierung 225
Geschmacksverstärker 243
Geschwulst *1023*
Geschwür 1061, 1273
- Mundschleimhaut 53, 521
- im Magen-Darm-Trakt 635
Geschwürige Entzündung 1273
Gesellschaft für humanes Sterben *467*
Gesetz für psychisch Kranke 1180
Gesicht
- Augmentation 885
- Modellierung 885
- Repositionierung 885
Gesichtsbogen 538
Gesichtsfehlbildung 899
Gesichtsfeld 478
Gesichtsfelduntersuchung 478
Gesichtslage 386
Gesichtslähmung 36
- idiopathische 1135
Gesichtsmaske 538
Gesichtsödeme 783
Gesichtsschmerz 20
- anhaltender idiopathischer 1126
- atypischer 1126
Gespaltener Gaumen 899
Gesprächspsychotherapie
- klientenzentrierte 1174, 1175
Gesprächstherapie 1174, 1175
Gestagen 335
Gestalttherapeut 1177
Gestalttherapie 1177
Gestationsdiabetes 372
Gesteuerte Geweberegeneration 525
Gesteuerte Knochenregeneration 525
Gestörtes Befinden
- Placebobehandlung 1293
Gesundheit 209
Gesundheits-Untersuchung 288
Gesundheitsförderung 287
Gesundheitsleistung, Individuelle (IGeL) 1299, 1300
- Grenzen für den Arzt 1300
Gesundheitsreligion *211*
Gesundheitswirtschaft 1285
Getränke
- kalorienreiche 232
Gewebe
- entartetes *1023*
- Stoffablagerungen 1272
- Vergrößerung 1272
Gewebeexpansion
- bei Gesichts- und Schädelfehlbildungen 899
Gewebekleber *630*
Gewebeprobenentnahme 1270
Geweberegeneration, gesteuerte 525
Gewebeschaden 1272
Gewebeschrumpfung 1272
Gewebeverpflanzung
- Lippenmodellierung 890
Gewicht
- Idealgewicht 247
- Normalgewicht nach Broca 245
Gewichtsreduktion 256
- freiverkäufliche Medikamente 255
- rezeptpflichtige Medikamente 256
Gewichtsverlust 171
Gewichtszunahme 170
- Schwangerschaft 355
GFR (glomeruläre Filtrationsrate) 778
gGT (gamma-Glutamyltransferase) 1318
Ghrelin 246
GI (glykämischer Index) *251*
Gicht 769
Gichtknoten 156, 770, 771
Gichtniere
- chronische 770
Gichttophi 156, 770, 771
Giemen *590*
Gilchrist-Verband 936
Gilles-de-la-Tourette-Syndrom 1161
GINA (Global Initiative for Asthma) *602*
Gingiva 511
- Hyperplasie 521
- Veränderungen an der 52
Gingivitis 523
- akute nekrotisierende ulzeröse 523
- Schwangerschaft 356
Gingivostomatitis herpetica 519
Gingko biloba 564, 846
Ginkgo-biloba-Extrakte 451
Ginseng 437, 1185
Gips
- Bein 984
- echter 907
- geschlossener 907
- Kunststoff- 907
- zirkulärer 907
Gipsschiene 907
Gipstutor 907
GKS (Glasgow-Koma-Skala) 1152
Glandol-forte®-Kapseln 1001
Glandulae bulbourethrales 803
Glandulae sebaceae 1061
Glans penis 804
Gläser (Brille) 482
Glasgow-Koma-Skala 1152
Glasgow Coma Scale 1152
Glaskörper 476
Glaskörperabhebung 504
- inkomplette 504
- komplette 504
Glaskörpereinblutungen 505
Glaskörperentzündung 505
Glaskörperveränderungen
- altersbedingte 504
Glasthermometer 270
Glatirameracetat 1137, 1139
Glatzenbildung 1108
Glaubersalz *647*
Glaukom 501
- absolutes 502
- Früherkennung 290
- sekundäres 502
Glaukom-Vorsorgeuntersuchung 503
Glaukomanfall 502
GLDH (Glutamat-Dehydrogenase) 1318
Gleichartige Versorgung
- Zahnbehandlung 518
Gleichgewicht
- inneres 439
Gleichgewichtsnerv 550
Gleichgewichtsorgan 550
Gleichgültigkeit 29
Gleichstromtherapie 1279
Gleithernie 628
Gleithoden 813
Gleitsichtgläser 485
Gleitwirbel 926
Glenoid 931
Gliazellen 1149
Glibenbeta® 761
Glibenclamid 761
Glied (Penis) 804
- Beschwerden mit Juckreiz 110
- Beschwerden mit Schmerzen 110
- Beschwerden ohne Schmerzen 108
Glimepirid 761
Glinide 761
Gliom 1149
Glitazone 761
Glivec® 1031, 1041
Globalinsuffizienz
- respiratorische *619*
Globulin 1315
Globulin, sexualhormonbindendes (SBG) 1333
Globulin, thyroxinbindendes (TBG) 1332

Globuline 1021
Globusgefühl 587
Globus hystericus 587
Globussyndrom 587
Glomerula 775
Glomeruläre Filtrationsrate 778
Glomerulonephritis 781, *1049*
- akute 781
- Antibasalmembran- 781
- chronische 781
- membranöse 781
- Poststreptokokken- 781
- rasch progrediente 781
Glomerulopathie 782
Glomustumor 73
Glossopharyngeusneuralgie 63
Glottis 583
GlucaGen®-Hypokit 308
Glucagon Like Peptide 1 *230*
Glücksspiel, pathologisches 1208
Glucobay® 761
Glucobon biomo® 761
Glucosaminsulfat 955
Glucotard® 761
Glukagon 772
Glukagonom 772
Glukokortikoid 756, 1139
- -präparate 756
Glukokortikoide 996
Glukokortikoidinfusion
- Multiple Sklerose *1137*
Glukosamin *242*
Glukose 759, 1327
- -intoleranz 760
Glukose-6-Phosphat-Dehydrogenase-Mangel 1035
Glukoseregulatoren
- prandiale 761
Glukosetoleranz, gestörte 760
Glukosetoleranztest, oraler 762, 1327
Glukosurie 759, 760, 777
Glukuronsäure *667*
Glutamat 243
- -Dehydrogenase (GLDH) 1318
- -Oxalacetat-Transaminase (GOT) 1319
- -Pyruvat-Transminase 1319
Gluten 653
Glutenunverträglichkeit 653
Glykämische Last 251
Glykämischer Index *251*
Glykogenspeicher *248*
Glykohämoglobine 1320, 762
Glykopeptide 1052
GLYX-Diät 251
GN (Glomerulonephritis) 781, *1049*
Gneis 1075
GnRH (Gonadoliberin) 335
GnRH-Analoga (Gonadoliberin-Analoga) 860
- Brustkrebs *838*
- Prostatakrebs 812
GO (Gonorrhoe)
- bei der Frau 874
- beim Mann 824, 825
GOÄ (Gebührenordnung für Ärzte) 880, 1305
Goldgeist® 414
Goldinlay
- Zahn 531
Goldkrone 542
Goldmann-Applanationstonometer 479
Golferellenbogen 939
- minimal-invasive Tenomyotomie *940*
- Operation nach Wilhelm 940
Gonadoliberin 335
Gonadoliberin-Analoga 860
- Brustkrebs *838*
- Prostatakrebs 812
Gonarthrose 964
Gonioskop 478
Gonokokken 874
Gonorrhoe
- bei der Frau 874
- beim Mann 824, 825
Google Adsense 1287
Gorlin-Syndrom 754
GOT (Glutamat-Oxalacetat-Transferase, ASAT) 1319
GOZ (Gebührenordnung für Zahnärzte) 518
GPT (Glutamat-Pyruvat-Transminase, ALT) 1319
Graft-versus-Host-Reaktion 1042
Grand-mal-Anfall *1147*
Granisetron 1027
Granocyte® 1022, 1028
Granulationsgewebe 1273
Granulom 607, *1011*
Granuloma anulare 1114
Granuloma fungoides 1101
Granuloma pyogenicum 155
Granulomatöse Entzündung 1273
Granulome 1273
Granulozyten *1022*, 1314
Granulozyten-Kolonie-stimulierender-Faktor (GCSF) 1022
Grape Cure nach Brandt *1029*
Graphites 1074, 1076
Gras (Marihuana) 1205
Graue Liste 1274
Grauer Star 500
Gravidarium 350
Gravidität 350
Grawitz-Tumor 789
Greenlight-Laser 809
Grind 412
Grindflechte 412
Grippaler Infekt 593
Grippe 592
- Impfung 297, 302
- Schnelltest 592
- Schutzimpfung 592
Grippelungenentzündung 592
Größenwahn 1167
Großhirn 1118
Großmütter-Hypothese 430
Großwuchs, krankhafter 424
Großzehenballen 979
Grünblindheit 487
Grundimpfungen 295
Grundpflege *442*
Grundumsatz 245
Grüner Star 501
- Früherkennung 503
Grünholzbruch 908
Grünholzfraktur 908
Grünlippmuschelextrakt 955
Grützbeutel 1104
GSAAM (German Society of Anti Aging Medicine) 432
GTR (Guided Tissue Regeneration) 525
Guarmehl 761
Guided Bone Regeneration 525
Guided Tissue Regeneration 525
Guillain-Barré-Syndrom 1139
Gummibandligatur 630
- Hämorrhoidentherapie 664
Gurgeln 283
Gürtelrose (Herpes zoster) 20, 1087
Gürtelrosebläschen 1087
Guss 282
Guthrie-Test 387
Guttapercha 532
Guttaplast® 1084
Guyon-Logen-Syndrom *945*
Gynäkologe 827
Gynäkologie 349
- IGeL-Vorsorgeuntersuchungen 290
Gynäkologische Anamnese 828
Gynäkologische Erstsprechstunde 289
Gynäkologische Untersuchung 828
Gynäkomastie 113, 423, 425
- Lebererkrankung 675
- Pseudo- *425*
Gyno-Neuralgin® 843
Gyrasehemmer 1051
Gyrus praecentralis 1128

H

H,K-ATPase *636*
H1-Antihistaminika 576
H2-Antagonisten 636
H2-Atemtest 654
H2-Rezeptorenblocker 636
HA-Nahrung (hypoallergene Nahrung) *403*
Haaranalyse 1110
Haaraufrichter-Muskel 1106
Haarausfall *1107*
- Chemotherapie *1028*
- Laborcheck 1319
- ohne Kopfhautveränderungen 164
Haarausfall, androgener 1107
- Haartransplantation 889
- Stadien 1108
Haarausfall, diffuser 1107
Haarausfall, kreisrunder 1109
- Haartransplantation 889
Haarbalg 1105
Haarbalgentzündung 1088
- am äußeren Genital 869
- der Vulva 869
Haare
- dystrophische *1108*
- Schwangerschaft 356
Haareausreißen 164
Haarfarbe 1106
Haarfollikel 1105
Haarform 1106
Haargefäße 686
Haarpapille 1105
Haarquerschnitt 1106
Haarteil, künstliches 1108
Haartransplantation 889
- Follicular Unit-Methode 889
- Mikrografts 889
- Minigrafts 889
- mit Eigenhaar 889
- mit Fremd-/Kunsthaar 889
- Slit-Technik 889
Haarveränderungen 164
Haarwachstum 1106
Haarwurzel 1106
Haarwurzelstatus, klassischer *1108*
Haarwurzelverpflanzung 889
- Follicular Unit 889
- Mikrografts 889
- Minigrafts 889
- mit Eigenhaar 889
- mit Fremd-/Kunsthaar 889
- Slit-Technik 889
Haarzunge 53
Habituelle Aphthen 519
Habituelle Kieferluxation 541
Haemoccult® 1266
Haemophilus Ducreyi 875
Haemophilus influenzae B
- akute Mittelohrentzündung 556
- Impfung 297
Haemophilus vaginalis 873
Haenal® Hamamelis-Zäpfchen 664
HAES® 564
Haftung, deliktische 1290
Haftungsvoraussetzungen 1290
Hagelkorn 491
Hahnemann, Samuel *1251*, 1252
Haifischknorpelpräparate
- bei Krebs 1032
HAL-Hämorrhoidektomie *664*
HAL-Methode
- Hämorrhoidentherapie *664*
Halamid® 602
Halbseitenkopfschmerz, anfallsartiger 17

fett = Haupteintrag
kursiv = Nebeneintrag
gelb = Krankheitsfinder
grün = Tabelle
rot = Abbildung
Unterstrich = Medikament

Halbseitenlähmung
- Schlaganfall 1130
Halbseitenschmerz 132
- anfallartiger 17
Halcion® 1170
Haldol® 1168
Halimeter® 522
Halitophobie 55, 522
Halitose 55, 521
Hallux rigidus *986*
Hallux valgus 454, 986
Halluzinationen 32, 1167
- akustische 1167, 1187
- Berührungs- 1167
- Geruchs- und Geschmacks- 1167
- hypnagoge 32
- optische 1167
Halluzinogene 1207
Haloperidol 1168
Halos 484
- durch LASEK/LASIK 484
Halsarterie 1129
Hals-Nasen-Ohren-Arzt 549
- Schönheitsoperationen 879
Hals-Nasen-Ohrenheilkunde 549
Halsentzündung 582
Halsfistel 58
Halskrause 923
Halsrippensyndrom 129
Halsschmerzen 582
- mit Fieber 62
- ohne Fieber 63
Halsstraffung 886
Halsuntersuchung 271
Halsvene, gestaute 704
Halswickel 278
Halswirbel *912*
Halswirbelsäule 913
Halswirbelsäulen-Syndrom 922
Halszyste 57
- laterale 58
- mediane 57
Haltetremor 38
Häm 1037
Hamadin® N-Kapseln 652
Hamamelis 664, 1067, 1074, 1107
Hämangiom *676*, 1103
- kavernöses 1103
- kutan-subkutanes kavernöses *1103*
- kutanes kavernöses *1103*
- seniles 1103
- subkutanes kavernöses *1103*
Hämangiomatose 1103

Hämatemesis 96, *635*
Hämatin 100
Hämato-Onkologe 1021
Hämatokrit 1319
- kleines Blutbild *1309*
Hämatologie 1021
Hämatom 195
Hämaturie 776, 1309
- Makro- 776
- Mikro- 776, *1309*
Hametum® 1092
Hametum®-Creme 741
Hametum® mono-Zäpfchen 664
Hamman-Rich-Syndrom *612*
Hammer 550
Hammerzehe 986
Hämoccult® 641, 647, 657, 1309
Hämochromatose *213*, 240, 1037
Hämodialyse 785, 786
- zu Hause 786
Hämofex® 1309
Hämoglobine 1021, 1319
- glykierte 1320
- glykosylierte 1320, 762
Hämoglobinwert
- kleines Blutbild *1309*
Hämolyse *1035*
Hämolytisch-urämisches Syndrom *643*
Hämophilie 1039
- A *1039*
- B *1039*
Hämorrhagische Diathese 1038
Hämorrhoidalknoten 663
Hämorrhoidalleiden 662, 663
- unechtes *664*
Hämorrhoidalzone 662
Hämorrhoidektomie 664
Hämorrhoiden 662, 663
- Schwangerschaft 354
- unechte *664*
Hämorrhoidentherapie 664
- Gummibandligatur 664
- HAL-Hämorrhoidektomie *664*
- HAL-Methode *664*
- Infrarotkoagulation *663*
- Kryohämorrhoidektomie *663*
- Milligan-Morgan-OP 664
- Operation nach Longo 664
- Stapler-Hämorrhoidektomie *664*
Hämosiderose 240, 1037
Hämostase 1038
Hand 944
Hand-Mund-Fuß-Krankheit 52
Handbeschwerden
- nach Gewalteinwirkung 133
- ohne vorangegangene Gewalteinwirkung 134
Handel, fairer (Fair Trade) 234
Handelsname 1276
Händezittern (Tremor) 38
Handgelenk, hypermobiles 134
Handgelenksarthrose 949
Handpilz 1093
Handwurzel 944
Handwurzelbruch 950
Handwurzelfraktur 950
Handwurzelknochen 944
Handzahnbürste 512
Hanf, indischer 1205
Hängendes Augenlid 493
Hansaplast® 201
Haptoglobin 1320
Harn
- Untersuchungsmedium *1305*
- *Primär- 775*
Harnabgang, ungewollter 106
Harnableitung
- künstliche *658*
Harnblase 775, 777
- komplette Entfernung 800
Harnblasen
- -ersatz 800
- -muskel 776
- -schließmuskel 776
- -spiegelung 779
- -tamponade 799
- -verletzung 792
Harnblasenkarzinom 799
Harnblasenkrebs 799
- oberflächlicher (Harnblasen-CIS) 799
- papillärer 799
Harnblasenspülzytologie 800
Harndrang 776
- Veränderungen 106
Harnflussmessung 778
Harngrieß 787
Harninkontinenz 796
- im Alter 455
Harnleiter 775
Harnleiter-Neuimplantation
- antirefluxive 791
Harnleiterstein 787
Harnpflichtige Substanzen 777
Harnröhre 776, 804
- empfindliche 119
- Fremdkörper in der 197
Harnröhren
- -druckprofil 778
- -enge 791
- -klappen 791, 793
- -schließmuskel 796
- -striktur 791
- -verengung 791
- -verletzung 792
Harnröhrenduplikatur 820
Harnröhrenentzündung 792
- chronische 792
Harnröhrenkatheter
- transurethraler 456
Harnröhrenschwellkörper 804
Harnsäure 770, 1320
- -steine 770
Harnsäuregehalt
- Lebensmittel 770
Harnsäurestein 787
Harnstau
- Schwangerschaft 367
Harnsteine 787
Harnstoff 775, 778, 1064, 1078, 1084, 1113, 1320
Harnstrahl
- Veränderungen 106
Harnstrahlmessung 778
harntreibende Mittel 784
Harnwegsinfektion 792
- chronisch-rezidivierende 793
- chronische 793
- hämorrhagische 794
- komplizierte 793
- obstruktive 793
- strahleninduzierte 793
- untere 792
Harter Gaumen 579
Harter Schanker
- bei der Frau 875
Haschisch 1205
Hasenauge 493
Hasenscharte 899
Hashimoto-Thyreoiditis 752, *1049*
- atrophische Form 752
- hypertrophe Form 752
Hatha-Yoga *1259*
Haupt-Gewebeverträglichkeits-Komplex 1281
Hauptbronchus
- linker 589
- rechter 589
Hauptschlagader → Aorta
Hausfrauenekzem *1081*
Hausnotruf-System 444
Hausstaubmilbe 1047
Hausstaubmilbenallergie, 1047
Haustierallergie 575, 1047
Hauswurz 1069
Haut 1060
- fettige 1064
- normale 1064
- Schwangerschaft 355
- trockene 1064
- unreine *1064*
- Verschorfung 153
Hautabschleifen 893
Hautabstrich 1062
Hautalterung 1060
Hautarzt 803, 1059
Hautausschlag
- beim Säugling 406
Hautbarriere 1060
Hautbiopsie 1062
Haut(ein)blutung 1038
Hautemphysem 615
Hauterkrankungen
- berufsbedingte 1083
- pilzbedingte 1092
Hautfarbe, Änderungen 151
Hautgries 1114
Hauthorn (Cornu cutaneum) *1101*
Hautjuckreiz, großflächiger 160
Hautkrebs
- schwarzer 1097
- weißer *1099*
Hautkrebs-Früherkennung 288, 290
Hautkrebs-Screening 290
Hautleishmaniose 314
Hautlupus (kutaner Lupus erythematodes) *1007*
Hautmetastase *1102*
Hautmykose 1092
Hautpflege
- bei Hauterkrankungen 1065
- Neugeborenenzeit 406
- nach Hauttyp 1064
- Arzneimittelgrundlagen 1062
Hautreaktion, allergische 152
Hautreaktion, phototraumatische 1066
Hautschuppung 406
Hautschutzcreme 1083
Hautschutzsalbe 1083
Hautstraffung 892
Hauttransplantation 899
Hauttrockenbürstung 284
Hauttyp 1064, 1068
Hautveränderungen 1061
- flache ohne Fieber 150
- mit Fieber 159
Hautverbrennung
- Stromunfall 203
Hautverdickungen 152
Hautzyste 1114
Hb (Hämoglobin) 1319
HbA1 (glykosyliertes Hämoglobin) 1320
- HbA1c 762, 1320
HCC (hepatozelluläres Karzinom) 676
HCG (humanes Choriongonadotropin) 357, 813
HCM (hypertrophe Kardiomyopathie) 719
hCT (Calcitonin) 1323
HCT-Hexal® 784
HDL-Cholesterin 768, 1320
HdO-Gerät (Hinter-dem-Ohr-Hörgerät) 562
Headgear 538
health on the net foundation *1287*
Hebamme 350
Heberden-Arthrose 949
Heberden-Knoten 949
Hedera helix 273, 603, 921
Hefepilze
- Hauterkrankungen 1092
- Mundhöhle 520
Heftzwecken, verschluckte *198*
Hegarstäbe 344
Heilerde 1087, 1089, 1092
Heileurythmie *1253*
Heilfasten 251
Heilkappe, Implantat 543
Heilkräuter 272, 275
Heilkunst, Organon 1251
Heilmittel, traditionelle pflanzliche 1247
Heilmittelwerbegesetz 879
Heilpflanzen 272, 275
Heilpraktiker 1245
Heilung 1274
- Defektheilung 1274
- Primärheilung 1274
- Sekundärheilung 1274
- Wundheilung 1274
Heilungsprozess 1273
Heim-(Hämo-)Dialyse 786
Heimbeatmung 604
Heimlich-Handgriff (Manöver) 197, 198
Heiserkeit 64
Heißhungerattacken 169
Helarium 425, 940
Helicobacter-Bakterien *1051*
Helicobacter pylori 634
Heliotherapie *1078*, 1280
Hellinger, Bert 1176
HELLP-Syndrom 371
Helmex® 645, 1053
Helminthose 644
Hemialgie 132
Hemicranie, chronische paroxysmale 17
Hemiendoprothese 954
Hemmtest, hormoneller 746
HEP (Hemiendoprothese) 954
Heparin 280, 309, 618, 740, 898, 912, 1018, 1132, 1311
Heparin-Calcium 740
Heparin-Natrium 740
Heparine, niedermolekulare
- Thrombosephylaxe *740*
Heparine, unfraktionierte
- Thrombembolieprophylaxe *740*
Heparingabe, niedrigdosierte
- Thrombembolieprophylaxe 740
Heparin ratiopharm® Sport Gel 912
Hepar sulfuris 596, 1089
Hepatitis
- Autoimmun- 674
- chronische 674
- epidemische 672
- fulminante 672
- ikterische Phase *672*
- nicht virusbedingte akute 674
- Prodromalphase *672*
- Rekonvaleszenzphase *672*
Hepatitis A 672
- Impfung 302
Hepatitis-B 672
- Impfung 297, 302
Hepatitis C, D, E, F, G 672
Hepatorenales Syndrom 676
HER-2 (Brustkrebs) *839*
Herbalist *275*
Herbert-Schraube
- Kahnbeinbruch *950*
Herbizide 244
Herceptin® 839, 1030
Herdanfälle 1146
Herdenimmunität 294
Herdgeschehen 533
Herdinfektion 533
Hereditäre multiple Exostosen *989*

Hernia ischiadica *683*
Hernia obturatoria *683*
Hernie 682
– angeborene *682*
– äußere *683*
– axiale 628
– erworbene *682*
– innere *683*
– paraösophageale 628, 628
– perineale *683*
Hernieninkarzeration 682
– inkomplette *682*
– komplette *682*
Hernioplastik 683
Heroin 1206
Herpangina 52
Herpes 154, 1085
– -virus 366
– Schwangerschaft 366
Herpes-simplex-Virus
– Gehirnentzündung *1134*
– Virostatika *1053*
Herpes-simplex-Virus-Infektion
– bei der Frau 872
Herpes-simplex-Virus Typ 2 872
Herpes-Virus-2 (Herpes genitalis) 825
Herpes-Virus-Typ 6 *412*
Herpesbläschen 154, 1085, 1086
– -Patches 1086
Herpes genitalis
– bei der Frau 872
– beim Mann 825
Herpes labialis 154, 1085
Herpes simplex corneae 498
Herpes zoster 1087
Herpetisches Ekzem 1072
Herpifix® 825
Hertz 550
Herz 686
Herz-Abhorchen 687
Herz-Auskultation 687
Herz-Lungen-Wiederbelebung 188, 189
– bei Kindern 190
– bei Säuglingen 191
– Ein-Helfer-Methode *189*
– Zwei-Helfer-Methode *189*
Herz-Palpation 687
Herz-Perkussion *687*
Herz-Thorax-Chirurgie 685
Herzbeutel 686
– -entzündung 714
– -tamponade 714
Herzchirurgie 685
Herzdruckmassage 188
– bei Kindern 191
– bei Säuglingen 191
– Druckpunkt 189
– Kompressionen *188*
Herzecho (Herzultraschall) 291, 690
Herzenzyme *1321*
Herzerkrankung, koronare 693
– chronische 693
– interventionelle Therapie 694
– Medikamente 697
Herzerkrankungen
– Reisen 309
Herzfehler
– angeborene 719
Herzfrequenz, maximale *689*
Herzinfarkt 699
– Innenschichtinfarkt *699*
– Nicht-ST-Hebungsinfarkt *699*
– Rehabilitation 700
– ST-Hebungsinfarkt *699*
– stummer *699*
– transmuraler *699*
Herzinfarktrisiko
– Hormonersatztherapie *851*
– Laborcheck 1308
Herzinnenhaut 686
Herzinnenhautentzündung 714, 715
– Prophylaxe *716*
– subakute *715*
Herzinnenwandentzündung 714, 715
– akute *715*
– infektiöse *714*
– nichtinfektiöse 715
– Prophylaxe *716*
Herzinsuffizienz 702
– akute *702*
– chronische *702*
  – Medikamente 703
– Laborcheck 291
Herzkatheteruntersuchung 691
Herzklappen 687
– -insuffizienz 716
– -rekonstruktion *717*
– -vegetationen *715*
– -verengung 716
Herzklappenfehler
– erworbene 716
– kombinierte 716
Herzklappenprothesen 717
Herzklopfen
– anhaltendes 85
– einmalig auftretendes 83
– häufig wiederkehrendes 85
– selten auftretendes 83
Herzkrankheit, koronare 693
– chronische 693
– interventionelle Therapie 694
Herzkranzarterie 687
Herzkranzgefäße 687
– -Verengung 694
– Verkrampfung *694*
Herzmassage 188
– bei Kindern 191
– Druckpunkt *189*
– Kompressionen *188*
Herzmuskel 686
– -biopsie *691*
– -entzündung 713
– mit Pilzherden 713
Herzohren 690
Herzpass *716*
Herzrasen
– anhaltendes 85
– einmalig auftretendes 83
– häufig wiederkehrendes 85
– selten auftretendes 83
Herzrhythmusstörungen 706
– anhaltende 85
– einmalig auftretende 83
– häufig wiederkehrende 85
– selten auftretende 83
Herzschlag 686
Herzschock 700
Herzschrittmacher 711
– biventrikuläre 703
Herzschwäche 702
– Medikamente 703
Herzstolpern 706
– anhaltendes 85
– einmalig auftretendes 83
– häufig wiederkehrendes 85
– selten auftretendes 83
Herzszintigrafie 692, 1269
Herztod, plötzlicher 702
– bei Sportlern 702
– überlebter *702*
Herzton
– erster 687
– zweiter 687
Herztransplantation 705
– chronische Abstoßungsreaktion 705
– Zentrum *705*
Herzultraschall 690
Herzwandaneurysma *701*
HET (Hormonersatztherapie) 850
Heterophorie 489
Heterosexualität 341
Heterotropie 488
Heublumenbad 282
Heublumensack 280
Heublumensäckchen 1089
Heultage 398
Heuschnupfen 575
Hevertotox® N Tropfen 574
Hewechol® 769
Hexachlorbenzol *244*
Hexachlorcyclohexan 1096
Hexenringe *1093*
Hexenschuss 915
Hexetidin 454
Hexobion® 946
Hexoral®-Lösung 454
HGH (Human Growth Hormone) 435
– Anti-Aging-Medizin 436
HI-Virus (Humanes-Immundefizenz-Virus) 1054
Hiatoplastik 629
Hiatushernie 628
Hiatus oesophageus *628*
HiB (Haemophilius influenzae B), Impfung 297
Hibiscus sabdariffa 833
Hidrofugal 1070
high-resolution CT (Computertomografie) 1269
high density lipoprotein 1320
high density lipoprotein-Cholesterin 768
high sensitivity CRP 1313
Hildegard-Aderlass *1260*
Hildegard-Medizin 1247
Hilfsmittel
– Mundhygiene 514
Hilfsmittel, orthopädische 907, 908
Himbeerzunge 410, *411*
Hinken
– asymmetrisches 147
– beidseitiges 148
– einseitiges 147
Hinter-dem-Ohr-Gerät 562
hinterer Backenzahn 510
Hinterhauptslage (Geburt)
– erste vordere 386
– vordere 386
– zweite vordere 386
Hinterkammer-Vorderkammer-Shunt (Glaukom) 503
Hippokrates-Handgriff 541
Hirnabszess *1133*
Hirnaneurysma *1131*, 1132
– -blutung 1131
Hirnanhangsdrüse 745
Hirnarterienaneurysma *1131*, 1132
– -blutung 1131
Hirnatrophie *446*
Hirnblutung 1127, *1131*
Hirndrucksteigerung 1158
Hirnembolie *1127*
Hirnfrost 19
Hirnfunktionsstörung 26
Hirnhaut
– harte *1118*
– weiche *1118*
Hirnhautentzündung 1133
– tuberkulöse *608*
Hirninfarkt 1127
– Aphasie 1128
– Auslöser 1127
– Dysphagie 1128
– Halbseitenlähmung 1130
– ischämischer 1127
– Schlafstörungen *1237*
– Sprachstörungen *1128*
Hirnischämie 1127
Hirnkammern 1118
Hirnmassenblutung 1127, *1131*
Hirnnerven 1117
Hirnödem
– in der Höhe 300
Hirnprellung 1152
Hirnschädigung
– frühkindliche 147
Hirnschlag → Schlaganfall
Hirnschrittmacher 1142
Hirnsichelblutleiter, obere 1133
Hirnsinusthrombose 1132
– blande Form *1132*
– septische Form *1132*
Hirnstamm 1118
Hirnstammaudiometrie 552
Hirnstimulation, tiefe *1142*
Hirntumor 1149
– Gliom 1149
– Meningeom 1149

fett = Haupteintrag
kursiv = Nebeneintrag
gelb = Krankheitsfinder
grün = Tabelle
rot = Abbildung
Unterstrich = Medikament

– primärer 1149
– sekundärer 1149
Hirnvenenthrombose 1132
– blande Form *1132*
– septische Form *1132*
Hirschtalg 1065
Hirsutismus 164, 1110, 1110
Hirudin 1261
Hirudoid® 815
Histamin 1218
– Pseudoallergie *1045*
Histiozytom 156
Histoacrylkleber *630*
histologische Untersuchung 1268
histrionische Persönlichkeitsstörung 1199
Hitzeerschöpfung
– Notfall 199
Hitzekollaps
– Notfall 199
Hitzschlag
– Notfall 199
HIV (Humanes-Immundefizenz-Virus) 1054
– Antikörper 1321
– Infektion 1055
Hk (Hämatokrit) 1319
HKSG (Hysterokontrastsonographie) 334
Hkt (Hämatokrit) *1319*
HL (Humeruslänge) 351
HL-Antigene (Humane-Leukozyten-Antigene) 1321
HLA-Typisierung
HLA (Humane-Leukozyten-Antigene) 1281, 1321
– HLA-System 1321
– HLA-Typisierung 1281, *1321*
HLP (Hyperlipoproteinämie) 767
HME (hereditäre multiple Exostosen) *989*
HNO (Hals-Nasen-Ohrenheilkunde) 549
HNOCM (hypertrophische nicht-obstruktive Kardiomyopathie *719*
Hochdosis-Chemotherapie 1026
Hochfrequenztherapie nach Stretta (Refluxkrankheit) *625*
Hochgebirgsklima 1279
Hochspannungsunfall *202*
Hochtonverlust 563
Hochwuchs 424
Hochwürgen unverdauter Nahrung 92

Höckernase 891
HOCM (hypertrophisch obstruktive Kardiomyopathie) *719*
Hoden 803
- Bauch- 813
- Beschwerden am 111
- Fehllage 813
- Gleit- 813
- Hochstand 813
- Lageanomalie 813
- Leisten- 813
- Pendel- 813
- Torsion 815
- Verdrehung 815
Hodenektopie 813
Hodenentzündung 814
Hodeninsuffizienz 818
Hodenkarzinom 816
Hodenkrebs 816
Hodenprothese 816
Hodensack 804
Hodgkin, Thomas *1043*
Hodgkin-Lymphome 1043
Hodgkin-Zellen *1043*
Hoffascher Fettkörper *968*
Hoffmann-Tinel-Zeichen *945*
Hohe Einlage (Nasennebenhöhlenentzündung) 577
Höhen-Hirnödem 300
Höhen-Lungenödem 300
Höhenangst 1196
Höhenkrankheit 300
Höhenlungenödem *617*
Höhepunkt, sexueller 341
Hohlfuß 984
- Schuheinlage 984
Hohlkreuz 914
Hohlrundrücken 914
Höllenstein-Ätzstift® 1084, 1112
Hollywood-Diät 252
Holmium-Laser 809
Holoxan® 1027
Holunderblüten 270
- Fiebersenkung *270*
Holzbock, gemeiner 1094
HOMA (Homeostasis Model Assessment) 1322
Home Bleaching (Zähne) 547
Homeostasis Model Assessment (HOMA) 1322
Homocystein *1308*, 1321
Homöopathie 1251
- Einzelmittel *1252*
- klassische 1251
- klinische 1252
- Komplexmittel *1252*
homöopathieverträgliche Zahnpasta 513
homöopathische Arzneimittel
- Liste 1251
Homöostase 1243
Homosexualität 341
Homozystein *1308*, 1321
Homozystinurie *1321*
Honeymoon-Zystitis 793
Hopfen 273, 1096
Hopfenblüten 846, 851
Hopfentee 273
Hörbrille 562
Hordeolosis 490
Hordeolum 43, 490
Hörgerät 562
- Anpassung 563
- Knochenleitungsimplantierbares Hörgerät 562
Hörgeräteakustiker 549
Hormon 745
- adrenocorticotropes 755
- Anti-Aging-Medizin 436
- antidiuretisches 460, 748
- follikelstimulierendes 335, 1317
- luteinisierendes 335, *842*, 1325
- männliche 335
- Parat- 748
- Releasing- 745
- somatotropes 435, 747
- Steuer- 745
- Wachstums- 747
- weibliche 335, 1328
Hormon-Implantat 326
Hormonbehandlung, Krebs 1028
Hormoncomputer 319
Hormonentzugstherapie 812
Hormonersatztherapie 747, 850
- Anti-Aging-Medizin 436
- Pro und Kontra 851
Hormon Releasing Hormon, luteinisierendes 813
Hormonring 324, 325
Hormonspirale 326
Hormonstimulation 338
Hormonsystem 746
Hormontherapie
- Brustkrebs 838
Horner-Syndrom 43
Hör-Nerv 550
Hornhaut 476, 1060
- dickenmessung 479
- entzündung 497
- erosion 498
- geschwür, kriechendes 497
- perforation 497
- schwiele 1068
  - bei Hammerzehe 1069
- stroma 497
- transplantation 500
- übertragung 500
- verätzung 499
- verkrümmung 486
  - Lasertherapie 482
Hornschicht 1060
Hornschwiele 1068
- bei Hammerzehe 1069
Hornsubstanz 1060
Hornzellen *1060*
Hörorgan 550
Hörprüfung 551
Hörrinde 1128
Hörschädigung, hochgradige 560
Hörschnecke 550
Hörscreening 561
Hörsturz 561
Hörtest 551
Horvilan® N-Dragees 668
Hospiz 466
Hospiz- und Palliativpflegedienste
- ambulante 466
Hova® 1231
Hp (Haptoglobin) 1320
HP (Helicobacter pylori) 634
HPT (Hyperparathyreoidismus) 754
HPV (humanes Papillom-Virus) 823, 862
- Warzen *1083*
HPV-Impfung (humane Papilloma-Viren-Impfung) 297, 864
HPV-Infektion (Infektion mit humanen Papilloma-Viren) 871
HPV-Test (humane Papilloma-Viren-Test) *863*
HR-CT (high-resolution Computertomografie) 1269
hsCRP (high sensitivity CRP) 1313
HSV-II (Herpes-simplex-Virus Typ 2) 872
Hufeisenniere 789
Huflattich 272
Hüft-TEP (Hüft-Totalendoprothese) 954, 955
Hüft-Totalendoprothese 954, 955
Hüftbeschwerden
- chronische Schmerzen und Funktionsstörungen 136
- plötzliche Funktionsstörungen 135
- plötzliche Schmerzen 135
- wiederkehrende Schmerzen und Funktionsstörungen 136
Hüftdysplasie
- Kind 958
- Neugeborene 387
Hüfte
- künstliche 953, 955
- Sehnenentzündung 957
- steife 953
Hüfte, schnellende *957*
Hüftgelenk
- Arthritis 956
- Ausrenkung 958
- gesundes 959
- künstliches 953, 955
- Verrenkung 958
Hüftgelenksarthrose 953, 954
Hüftgelenksendoprothese 953, 955
Hüftgelenksluxation, angeborene 959
Hüftkopf 952
Hüftkopfgleiten 959
Hüftkopfnekrose 960
- idiopathische *960*
- idiopathische kindliche 960
- juvenile 960
Hüftluxation 958
- angeborene *958*
- traumatische *958*
Hüftprotektoren *461*
- Osteoporose 1018
Hüftschnupfen 956
Hüftschraube, dynamische *962*
Hüftumfang
- Verhältnis zum Taillenumfang 256
Hühnerauge 1068
Hühneraugenpflaster 1069
Hühneraugenring 1069
Hüllzellen 1149
Human-Eigenbluttherapie 1031
Humane-Leukozyten-Antigene (HLA) 1321, 1281
- Typisierung 1281
humane Papilloma-Viren 862
- Impfung 297, 864
- Infektion 871
- Test *863*
Humanes-Immundefizenz-Virus 1054
- Antikörper 1321
humanes Choriongonadotropin 813
Humanes Genom-Projekt *1295*
Human Genome Project *1295*
Human Growth Hormone 435
- Anti-Aging-Medizin 436
Humeroscapulargelenksarthrose 935
humeroulnare Luxation 941
Humerusfraktur
- distale 938
- epicondyläre 938
- subkapitale *935*
- supracondyläre 938
Humeruskopf 931
Humeruskopffraktur 935
- verschobene und eingestauchte 936
Humeruslänge 351
Humerusschaftfraktur 938
Humira® 997
Humulus lupulus 273, 846, 851
Hundebandwurm 645
Hundemalaria 1095
Hunger 230
Hungerzentrum *230*
Huntington-Krankheit *447*, 1143
- akinetisch-rigide Form 1143
- choreatische Form 1143
Husten 596
- feuchter 81
- trockener 79
Hustenlöser 595
Hustenstiller 595
- frei verkäufliche *595*
- pflanzliche *595*
- rezeptpflichtige *595*
Hustentee 596
HVL (Hypophysenvorderlappen) 745
- Insuffizienz (Schwäche) 747
HWI (Harnwegsinfektion) 792
HWS-Distorsion (Halswirbelsäuren-Distorsion) 922
HWS-Syndrom (Halswirbelsäulen-Syndrom) 125, 915, 922
Hyaluronsäure 497, *1060*, 1064
- bei Hüftgelenksarthrose *954*
- Faltenunterspritzung 894
- Schönheitsoperationen 890
Hydatide 815
Hydergin® 449
Hydrochlorothiazid 567, 784
Hydrocortison 1063
Hydrocortisonbutyrat 1073
Hydrocortison Hoechst® 756
Hydrocotyle asiatica 1078
Hydroderm® 427
hydroelektrisches Vollbad
- Schmerztherapie *1223*
Hydrogalvanische Vollbäder 1279
Hydrokolloidverbände *739*
Hydrokortison 756
Hydromorphon 1220
hydrostatischer Druck
- Wasserhaushalt *706*
Hydrotherapie 280
Hydroxyäthylstärke 564
Hydroxychloroquin 997, 1007
Hydroxyharnstoff 1027, 1037
Hydroxylapatit 510, 902
- Pseudogicht *1016*
Hydroxypyridinium-Crosslinks 1327
Hydroxyurea 1026
Hydrozele 816
Hydrozephalus 360, 1158
Hygienehypothese 1045
Hygienephase
- Parodontaltherapie 525
Hygieneregeln
- Reise 312
Hylo-Comod® 497
Hymen 852
Hymenalatresie *424*, 853
Hyperabduktions-Syndrom 130
Hyperakusis 75
Hyperaldosteronismus 758
- primärer 758
- sekundärer 758
hyperbare Sauerstofftherapie 565
Hypercholesterinämie 768, *1318*
Hyperdontie 539
Hyperemesis 364
- gravidarum 364
Hyperforin 1171
Hyperglykämie 758, 759
hyperglykämischer Schock 765
Hypergnathie 889
Hyperhidrose 1069
- axilläre 888
Hyperhidrosis 173
- generalisierte *1070*
- lokalisierte *1070*
Hyperhomocysteinämie *1321*
Hyperhydratation 460
Hypericin 1171
Hypericum 524, 1185

Hypericum perforatorum 274, 846, 851
Hyperinsulinämie 760
Hyperkapnie *619*
Hyperlipidämie 756, 767
Hyperlipoproteinämie 767
Hypermenorrhoe 847
– beim Mädchen 427
Hypermetropie 484
Hypernephrom 789
Hyperopie 484
Hyperosmolares Koma 765
Hyperparathyreoidismus 754
Hyperplasie 1272
– Gingiva 521
– Zahnfleisch 521
Hyperreagibilität
– bronchiale 597
Hypersomnie, primäre 177
Hypersonor *590*
Hypersplenismus 1057
Hyperstimulationssyndrom
– ovarielles 336
hypertensive Krise 722
Hyperthermie 268
– maligne *268*
Hyperthermie, regionale 1031
Hypertrophie 1272
Hyperthyreose 750
hyperthyreote Struma 749
Hypertonie
– -arterielle 722
– -essentielle 723
– -primäre 723
– idiopathische 723
– Medikamente 724
– Reisen 307
– renale 723
– schwangerschaftsinduzierte 359, 371
– sekundäre 723
Hypertonie, pulmonale *618*
– akute *618*
– chronische *618*
Hypertrichose 164, 1106
Hypertriglyzeridämie 768, *1334*
Hyperurikämie 769
– primäre 770
– sekundäre 770
Hyperventilation 1214
– Anfälle 1214
Hyperventilationssyndrom 1214
Hyperventilationstetanie 240
Hypervitaminose 238
Hypnorex® 1171
Hypnose 1177, 1260
– -therapeut 1177
Hypnosestrategie *1222*
Hypnotherapie *1260*
Hypnotika 1231
Hypoaldosteronismus 757
hypoallergene Nahrung *403*
hypochondrischer Wahn 1167
Hypodontie 539
Hypoglykämie 759, 766
hypoglykämischer Schock 766
Hypognathie 889
Hypokinese
– Huntington-Krankheit *1143*
Hypomanie 1185
Hypomenorrhoe 847
Hypometabolismus 751
Hypoparathyreodismus 754
Hypopharynx 579, 583
Hypophyse 745
Hypophysenadenom 747
Hypophysenvorderlappen 745
– Unterfunktion 747
Hypopituitarismus 747
Hypoplasie 539
Hyporesponder *226*
Hyposensibilisierung 575, 1046
Hyposmie 70
Hyposomnie 461
Hypospadie 820
Hyposphagma 45, 498
Hypostom *1094*
Hypothalamus 745
Hypothyreose 751
– -screening 751
hypothyreotes Koma 752
hypothyreote Struma 749
Hypotonie, orthostatische
– asympathikotone *726*
– sympathikotone *726*
Hypovitaminose 235
Hypoxämie *599*
– arterielle *619*
Hypoxie, fetale 390
Hysterektomie 861
hysterische Persönlichkeitsstörung 1199
Hysterokontrastsonografie 332, 334
Hysterosalpingo-Sonografie 332, 334
Hysterosalpingografie 376
Hysteroskopie 830
Hyzum N® Tinktur 940
Hz (Hertz) 550

I

I (Iod) 240
I.E. (internationale Einheiten) 1305
i.v. Py (intravenöses Pyelogramm) 778
IA-2 (Insulinautoantikörper) 762
IAA (Insulinautoantikörper) 762
Iberogast® 633
Ibu-Hexal® 1219
Ibufug® 996
Ibuhexal® 996
Ibuphlogont® 996
Ibuprof® 269
Ibuprofen 996
– Fiebersenkung 269
– Schmerztherapie 1219
– Sportverletzungen 912
Ibuprofen Stada® 912
IC (interstitielle Zystitis) 795
ICA 762
Icaridin 303, 1238
ICD (implantierbarer Kardioverter-Defibrillator) 709
ICD-Liste 1271
Ich-nehme-ab-Diät *250*
Ich-Versunkenheit
– Schizophrenie 1187
Ichtholan® 869
Ichtholan® Salbe 1089
Ichthosin® Creme 1073
Ichthyose 1113
– Hand 1113
Ichthyosishand 1113
Ichthyosis vulgaris 1113, 1113
ICPM (International Classification of Procedures in Medicine) 1271
ICSI (Intra-Cytoplasmatische-Spermien-Injektion) 337
ICT (intensivierte konventionelle Insulintherapie) 760, 762
– -Honeymoon-Phase 763
– -Remissionsphase 763
IDDM (Typ-1-Diabetes) 758, *1049*
Idealgewicht 247
IFN (Interferon) 1023
IFN-alpha (Alpha-Interferon) *1023*
Ifosfamid 1027
Ig (Immunglobulin) *1050*
– IgA, IgD, IgE 1322
– IgE-Antikörper *1046*
IGeL (Individuelle Gesundheitsleistung) 1299, 1300
– Grenzen für den Arzt 1300
IGeL-Vorsorgeuntersuchungen
– Augenheilkunde 290
– Dermatologie 290
– Gynäkologie 290
– Innere Medizin 291
– Orthopädie 292
– Rheumatologie 292
– Urologie 292
IGF-1 (Insulin like growth factor) 1331
IgG (Immunglobulin G) 1322
IgG-Subklassen (IgG1, IgG2, IgG3, IgG4) 1322
IgM (Immunglobulin M) 1322
Ignatia 845
IGT (Glukoseintoleranz) 760
Ikterus 667
– cholestatischer 668
– hämolytischer 667
– hepatozellulärer 668
– intrahepatischer 668
– posthepatischer 668
– prähepatischer 667
IL-1 (Interleukin-1) 994
Ileitis terminalis 651
Ileostoma *658*
Ileozäkalklappe 640
Ileum 640
Ileus 660
– mechanischer *660*, 661
– paralytischer *660*
Iloprost 619, 1013
Im-Ohr-Gerät 562
IMAD (Immunadsorption) 995
Imaginationstechnik 1190
Imap® 1168
Imatinib 1031, 1041
Imeson® 1170
Imigran® 1123
Imipenem 1052
Imipramin 817, 1169
Imiquimod 825, 871, 1100
Immobilität 461
Immunabwehr 1049
– Laborcheck 1321
– spezifische 1023
– unspezifische 1022
Immunabwehrschwäche, behandlungsbedingte *1044*
Immunadsorption 995
Immundefekt 1044
– angeborener *1044*
Immune Reactive Score
– Brustkrebs *839*
Immunfluoreszenz
– Chlamydien *874*
Immunglobuline 295, *1023*, *1050*, 1322
Immunkomplex *1046*
Immunkomplexnephritis 781
Immunologie 1021
immunologisches Gedächtnis 1023
Immunphänotypisierung 1041
Immunschwächesyndrom, erworbenes *1054*
– definierende Infektionen 1055
immunstimulierende Verfahren
– Multiple Sklerose *1139*
Immunsuppression 1281
– Herztransplantation *705*
Immunsuppressiva 1281
– zur äußerlichen Anwendung *1064*
Immunsystem 1022
– Botenstoffe 1023
– Schwangerschaft 357
– spezifisches 1023
Immuntherapie
– bei Krebs 1030
– orale spezifische *1047*
– spezifische 1046
– sublinguale spezifische 1047
Immuntoleranz 1049
Immunzytologie 1041
Imodium® 196, 313, 649
Impatiens 1254
Impetigo contagiosa 412, 1072
Impfkalender 297
Impfkommission, Ständige (STIKO) 296
Impfkrankheit 295

fett = Haupteintrag
kursiv = Nebeneintrag
gelb = Krankheitsfinder
grün = Tabelle
rot = Abbildung
Unterstrich = Medikament

Impfnebenwirkungen 295
Impfpass 301, 305
Impfreaktionen 295
Impfschaden 295
Impfstoff *1031*
Impfung
– Diphterie 297
– Grippe 297, 302
– Haemophilius influenzae B 297
– Hepatitis A 302
– Hepatitis B 297, 302
– Influenza A 297
– japanische Enzephalitis 302
– Keuchhusten 297
– Kinderlähmung 297
– Masern 297
– Meningokokken 297, 302
– Mumps 297
– Pertussis 297
– Pneumokokken 297, 302
– Polio 297
– Poliomyelitis 303
– Röteln 297
– Tetanus 297
– Tollwut 303
– Typhus 303
– Varizellen 297
– Windpocken 297
Impfungen 294, 295
– Auffrischung 295
– Nebenwirkungen 295
Impingement 953
– -Syndrom 136, 933
– subacromiales 136, 933
Implanon® 326
Implantat 542
– Heilkappe 543
Implantation
– zementfreie *954*
– zementierte *954*
Implantatkapsel
– Brustvergrößerung 883
implantierbares Hörgerät 562
Impotenz 345
Impressionslinie 521
Impressionszytologie
– Auge, trockenes 497
Imurek® 1007, 1159, 1281
In-Office-Bleaching 546
In-The-Canal-Gerät 562
In-The-Ear-Gerät 562
In-vitro-Fertilisation 336
– homologe Insemination 338
– Insemination 338
– Intra-Cytoplasmatische-Spermien-Injektion (ICSI) 337

- intrauterine Insemination 338
- intrazytoplasmatische Spermieninjektion 337
- mikrochirurgische epididymale Spermienaspiration 337
- testikuläre Spermienextraktion 337

Inappetenz
- sexuelle 342, 345

Incisura-scapulae-Syndrom 945
Incontinentia alvi 457
Index, glykämischer *251*, 251
Indexpatient
- Familientharapie 1176

Indikation (zur Therapie)
- absolute 1274
- relative 1274
- vitale 1274

Indikationsbescheinigung
- Schwangerschaftsabbruch 374

Indikationsimpfungen 296
Individualprophylaxe, zahnmedizinische 288
Individuelle Gesundheitsleistung (IGeL) 1299, 1300
- Grenzen für den Arzt 1300

IndoHexal® 845
Indol-3-Carbinol *1032*
Indomethacin 845, 996, 1219
Induration 823
Induratio penis plastica 823
Inegy® 768
infectious diseases, emerging *1050*
infectious diseases, reemerging *1050*
InfectoKrupp® Inhal 410
InfectoPedicul® 414
Infectoscab® 1096
Infekt
- grippaler 593

Infektion
- perinatale 366
- pränatale 366
- venerische 824

Infektionskrankheit 1050
- neu auftretende *1050*
- wieder auftretende *1050*

Infektionsneigung, krankhafte 415
- Mittelohrentzündung *415*

infektiöse Mononukleose 581
Infertilität 331
Infiltrationsanästhesie 516
inflammatorisches Mammakarzinom 835
Infliximab 651, 997
Influenza 302, 592
- aviäre 593
- Schnelltest 592
- Schutzimpfung 592

Influenzapneumonie 592
Influenzavirus A *592*
Influenza A
- Impfung 297

Infrarotkoagulation
- Hämorrhoidentherapie *663*

Infus (Aufguss) 275
Infusion 1277
Infusionsurogramm 778
Ingestionsallergene *1045*
Inguinalhernie 682, 683
Inhalation 280, 283
Inhalationsallergene 574, *1045*
Inhalationshilfe 601
Inhalationsscreen *1306*, 1326
Inhalationsszintigrafie 591
inhalativer Provokationstest 591
Inhalator 283
Inhibin 335
Initialkaries 527
Injektion 1277
Injektionsallergene *1045*
Injektionsbehandlung, orthopädische 917
Inkarzeration
- inkomplette *682*
- komplette *682*

Inkongruenzen als Ursache von Arthrose 953
Inkontinenz 106
- -einlagen 456
- -hosen 456
- -slips 456
- anorektale 457
- Drang- 797
- emotionale *446*
- extraurethrale 797
- Reflex- 797
- Überlauf- 797

Inkontinenzslip
- Harninkontinenz 799

Inkretin-Mimetika 761
Inlay (Zahn-) 529
- Cerec- 530
- Gold- 531
- Keramik- 530
- Porzellan- 530

Innate Immunity *640*
Innenknöchel *979*
Innenknöchelbruch 979
Innenohr 550
- Vorhof 550

Innenohrschwerhörigkeit 560
- angeborene 561
- entzündlich bedingte 561
- frühkindlich erworbene 561
- toxisch bedingte 561
- traumatische 560

Innenschenkel
- Sehnenentzündung 961

Innenschichtinfarkt *699*
Innere Geschlechtsorgane 803
Innere Medizin *622*
- IGeL-Vorsorgeuntersuchungen 291

INR (international normalized ratio) 1330
Insektengifte 244
Insektenstich
- im Mund-Rachen-Raum *200*
- Notfall 200

Insektizide 244
- Malaria 303

Inseln, Langerhanssche 759
Insemination 338
Insertionstendopathie 904, 939
Insidon® 1169
Insler-Score 333
Inspektion 1265
Inspirol® 519, 520
Inspirol® Heilpflanzenöl Lösung 1122
Inspra® 758
Instanttee *275*
Instillationstherapie 801
Instinkt-Diät nach Burger *1029*
Institute of Medicine *1289*
Institut für Qualität und Wirtschaftlichkeit im Gesundheitswesen *1301*
Institutsambulanzen
- für psychisch Kranke 1179

Insuffizienz
- akute respiratorische 619
- chronische respirat. 619
- uterofetoplazentare 369

Insuffizienz, chronisch venöse 738, 739
- Schweregrade 739

Insulin 759, 1322
- -autoantikörper 762
- -Fertigspritzen 764
- -Nasensprays 764
- -pumpe 764
- -resistenz 760
- -sensitizer 761

Insulin-Pen 762, 764
Insulin like growth factor 1331
Insulinmangel
- absoluter 760
- relativer 761

Insulinom 772
Insulintherapie
- intensivierte konventionelle 760, 762
- konventionelle 760, 762

integratives Atmen *1258*
Intention, paradoxe
- bei Schlafstörungen *1230*

Intentionstremor 38
Interdentalbürste 515
Interferenzstrom nach Nemec 1279
Interferon 673, 1023
Interferon-I 673
Interferone 673, 1137, 1139
- pegylierte *673*

Interkostalneuralgie 915
Interleukin *285*, 1023
Interleukin-1 994
Interleukin-10 *277*
Intermediärinsuline 761
Intermenstrualschmerz 124
Internal Bleaching 547
International Classification of Diseases and Related Health Problems 1271
International Classification of Procedures in Medicine 1271
internationale Einheiten 1305
Internationaler Prostata-Symptomen-Score-Test (IPSS) 808
Internationale Vereinigung gegen Krebs 1271
International normalized ratio (INR) 1330
International units (IU) 1305
Internetseiten 1286
- Qualitätssiegel 1287
- Sponsoring 1286

Internetsucht 1208
internistische Operationsfreigabe 1280
Interruptio 373
interstitial lung disease
- respiratory bronchiolitis *612*

interstitielle Lungenerkrankung 611
Interstitium 611
Intervalltherapie
- mit Basispräparaten *1063*
- Schlafstörung *1230*

interventionelle Therapie
- koronare Herzkrankheit 694

intervillöse Räume 360
Interzeption 327
Intima *720*
Intra-Cytoplasmatische-Spermien-Injektion (ICSI) 337
intraartikulär 1277
intrakardial 1277
intrakutan 1277
Intrakutannaht
- Augenlidstraffung 881

Intrakutantest 1063
intramuskulär (im) 1277
intraoperative Schnellschnittuntersuchung 817
intrapleuraler Druck *590*
intrathekal 1277
Intrauterinpessar 322, 323, 326
intravenös 1277
intrazerebrale Blutung 1127, *1131*
Intrinsic factor 236, 631
Intron®A 673
intrudierter Zahn 535
Intrusionen 1189
Intuitives Atmen nach Karl Scheerer *1258*
Inulin *228*
Invagination 402
Invalisign®-Spangen 538
Invega® 1168
inverse Atmung 597
inzisal 510
IO-Gerät (Im-Ohr-Hörgerät) 562
Iod 240
- -unverträglichkeit 240

Iontopherese 1070
Iontophorese 1070, 1279
IPP (Induratio penis plastica) 823
IPSS (Internationaler Prostata-Symptomen-Score-Test) 808
Ipratropiumbromid 602
IPT (Interpersonelle Psychotherapie) 1183
IPT-LL (Interpersonelle Psychotherapie Late Life) 1183
IQWIG (Institut für Qualität und Wirtschaftlichkeit im Gesundheitswesen) *1301*
Irenat® 751
Iridektomie, Glaukom 503
Iridozyklitis 499
Irinotecan 1027
Iris 476
Iritis 499
irreversibel (bleibend) 1271
Irritable Bowel Syndrome 648
IRS (Immune Reactive Score)
- Brustkrebs *839*

Ischämie 693
- kritische *729*
- stumme *693*

Ischias 915
Ischiasnerv 915
Isla-Moos-Pastillen® 595
Isländisch Moos 595
Isocillin® 1051
Isoderm® 426, 1091, 1114
Isoenzyme *1308*
Isoflavone *242*
Isoket® 1013
Isolation, soziale 462
isometrische Übungen 907
Isoniazid 608
Isopropanol-Lösung 1085
Isosorbid-Dinitrat 1013
Isotretinoin 426, 1091, 1114
Isotrex® Creme / Gel 426
Issels Therapie 1031
Itraconazol 1053, 1093
IUD (Intrauterinpessar) 322, 323, 326
IUI (intrauterine Insemination) 338
IUP (Intrauterinpessar) 322, 323, 326
IU (international units) 1305
Ivel® 1231
IVF (In-vitro-Fertilisation) 336
IVUS (intravaskulärer Ultraschall) 1270

J

J1 (Vorsorgeuntersuchung) 289
Jaborandi 1071
Jacobson, Edmund *1259*
Jacutin® N 414
Jacutin® Gel 1096
Jacutin® N 414
JAK2-Mutation *1037*
japanische Enzephalitis
- Impfung 302

Javanische Gelbwurz 668

Jejunostomie, perkutan-endoskopische 639
Jejunum 640
Jenaprofen® 269
Jenner, Edward 294
Jetlag 311
Jo-Jo-Effekt *219*
Jod 240, 749
– -unverträglichkeit 240
– Schwangerschaft 353
Jodid 100® 353
Jodmangelstruma 749
Jodtinktur *201*
Jogun®-Kapseln 255
Johanniskraut 274, 846, 851, 940, 1171
– Operationsrisiken 1280
Johanniskrautöl 869, 919
Johanniskrautpräparate 1066
– Pille 324
Johanniskraut-Tee 274
Juckreiz 160, 1062
– chronischer *1062*
– großflächiger 160
– im Gehörgang 72
Jugend- und Kinderpsychiatrie 1163
Jugendlichen- und Kindertherapeut 1164
Jumpers knee 967
Jungfernhäutchen (Hymen) 852
Junik® 602
juvenile Parodontitis 524

K

K (Kalium) 239, 1322
Kachexie (krankhafte Abmagerung) *458*
Kaffee (Schwangerschaft) 354
Kaffeeeinlauf (bei Krebs) *1029*
Kahnbein 979
Kahnbeinbruch 950
Kahnbeinpseudarthrose *950*
Kaiserschnitt 390
– auf Wunsch 391
– Bikinischnitt 390
– Misgav-Ladach-Methode 390
– Pfannenstiel-Querschnitt 390
Kala-Azar (Tropenkrankheit) 314
Kalendermethode 318
Kalium 239, 1322
Kalium chloratum 520
Kaliumpermanganat 1089, 1112
Kalkaneus 979
Kalkaneusfraktur 987
Kalkaneussporn 983
Kalkschulter 933
Kallmann-Syndrom 70
Kallus 908
Kalorien 245
– -reduktion 435
– -bilanz *219*
Kaltansatz 275
Kaltauszug 275
Kälte 277
Kälteanwendung *999*
Kälteauflage 280
Kältegefühl
– übermäßiges 175
Kältekopfschmerz 19
Kältespray 280
Kältetherapie 1064
Kaltverbrennung *204*
Kalziferol 1335
– bei Krebs *1029*
– Osteomalazie *1018*
Kalziferole 236
Kalzitonin 748, 1017, *1025*, 1323
Kalzium 239, 1323
– bei Krebs *1029*
– Schwangerschaft 353
Kalziumantagonisten 697
– Bluthochdruck *724*
Kalziumblocker 371
Kalziumoxalatstein 787
Kalzium phosphoricum 955
Kalziumpyrophosphatdihydrat *1016*
Kalziumzitrat 788
Kamille 633, 843, 1088, 1092
– echte 274
Kamille-Schwefelbäder 1089
Kamillenbad 282, 1089
Kamillenblüten 844, 1078
Kamillenextrakt 1074
Kamillensäckchen 279
Kamillensud 1069
Kamillentee 274, 1074, 1089
– Mundpflegemittel 454
Kamillosan® 413, 519, 578, 741, 1089
Kammer (Herz) 686
Kammerflattern 709
Kammerflimmern 709, 709
Kammerwasser 476
Kammerwinkel 476
-untersuchung (Glaukom) 502
Kampfer 912
Kanzerogene 1024
Kapillarblutentnahme 1310
Kapillaren 686
Kaposi-Sarkom 1055
Kapselausriss, knöcherner *951*
Kapselendoskopie 641
– des Darms 641
Kapselfibrose 884
– nach Star-Operation 501
Kapselriss 904
Kapselverhärtung 883
Kapsulitis, adhäsive 933
Karbunkel 1089
– Vulva 869
Kardia 631
kardiale Magnetresonanztomografie 692
Kardiamyotomie
– Achalasie 627
Kardio-CT 692
kardiogener Schock 700
Kardiokernspin 692
Kardiologie 685
kardiologisches Zentrum *700*
Kardiomyopathie 718
– arrhythmogene rechtsventrikuläre *719*
– dilatative 718
– hypertrophische 719
– hypertrophische nicht-obstruktive *719*
– hypertrophisch obstruktive *719*
– restriktive *719*
Kardioreduktionsplastik 703
Kardiotokogramm (CTG) 385
Kardiotokographie 384, 385
Kardioverter-Defibrillator, implantierbarer 709
Karenztage
– Refertilisation 329
Karies 527
– -rezidiv 528
– Dentin- 527
– Initial- 527
– Kreidefleck 527
– Laserbehandlung 529
– Sekundär- 528
– tiefe Zahn- 527
– white spot 527
Kariesdiagnostik 528
Kariesgel 529
Karotisdruckversuch 711
Karotissinus 711
Karotissinus-Syndrom 25, 85, 711
Karotisstenose 48, 50
Karpalfraktur 950
Karpaltunnel 945
– -spaltung 946
Karpaltunnelsyndrom 944
Kartoffel-Diät *250*
Kartoffelmehl 1088
Kartoffelwickel 279
Karyogramm 335
Karzino-emryonales-Antigen (CEA) 1312
Karzinoid Syndrom 772
Karzinom 585
– embryonales 817
– hepatozelluläres 676
Karzinom, kolorektales *656*
– Früherkennung 657
Käseschmiere 358, 383, 406
Kassenarzt 1298
Kassenärztliche Bundesvereinigung (KBV) *1299*
Kassenärztliche Vereinigung (KV) 1298
Kassenpatienten
– als Erlösquelle des Arztes 1298
Kassia-Zimtpulver
– -Diabetes 765
Kastration 327
– chemische 812
Katadolon® 1220
Katagenphase
– Haarwachstum *1106*
kataplektische Attacke *1238*
Katarakt 500
– seniler 500
Kataraktextraktion
– extrakapsuläre (ECCE) 501
Katatonie
– Schizophrenie 1187
Katechin 437
Katheter
– Dauer- 456
Katheterablation 708
Katheterurin 777
Kaudasyndrom 127, *920*
Kauprobleme *459*
kausale Therapie 1274
Kauschmerz 539
KBV (Kassenärztliche Bundesvereinigung) *1299*
kcal (Kilokalorien) 245
Kehldeckel 583
Kehldeckelentzündung 62, 409
Kehlkopf 583, 748
– Karzinom 585
– Krebs 585
– Lähmung 584
Kehlkopfendoskopie 583
Kehlkopfentfernung 585
Kehlkopfentzündung 63, 584
Kehlkopflähmung 65
Kehlkopfrachen 579, 583
Kehlkopfspiegelung 583
Keilbeine 979
Keilbeinhöhle 568
keilförmige Zahnhalsdefekte 531
Keimblase 357
Keimblätter
– Embryo 357
Keimschicht 1060
Keloid 893, 898, *1061*
Keloidbildung
– Dammnaht 393
Keloidnarbe 893
Kenell, John 388
Kephalhämatom 383
Keppra® 1146
Keramikfüllung 530
Keramikinlay 530
Keratektomie
– Laser-assisitierte intrastromale in situ (LASIK) 482, 484
– Laser-assistierte epitheliale (LASEK) 482
– photorefraktive (PRL) 482
Keratin 1060
Keratinozytentransplantation
– Hauttransplantation 899
Keratitis 497
– photoelectrica 498
Keratoconjunctivitis
– epidemica 495
– sicca 496
Keratokanthom 51
Keratolytika
– zur äußerlichen Anwendung *1064*

fett = Haupteintrag
kursiv = Nebeneintrag
gelb = Krankheitsfinder
grün = Tabelle
rot = Abbildung
Unterstrich = Medikament

Keratoplastik 500
– à chaud 500
– lamelläre 500
– perforierende 500
Keratose, aktinische 1101
Keratosis actinica 1101
Kernspin 1269
– 3D- 1121
– bei Demenz 448
– funktionelles 1121, 1269
Kernspin-Kolonografie *622*
Kernspin-Kolonoskopie *641*
Kernspintomografie 1269
– funktionelle 1121, 1269
Kerzenfleckphänomen
– Schuppenflechte *1077*
Keto-Diabur® 308
Ketoazidose
– alkoholische *1323*
– diabetische 765
ketoazidotisches Koma 765
Ketoconazol 1075, 1107
ketogene Diät
– Epilepsie 1148
Ketone
– im Urin 1323
Ketonkörper
– im Urin *1323*
Ketoprofen 996
Ketotifen 602, 1046
Keuchhusten 407
– Impfung 297
– katarrhalisches Stadium *407*
– konvulsives Stadium *407*
– Rekonvaleszenzstadium *407*
Kevatril 1027
KHK (koronare Herzkrankheit) 693
– chronische 693
– interventionelle Therapie 694
– Medikamente 697
Kick (Drogenmissbrauch) 1207
Kiefer 511
– Fehlstellung 535
– Vermessung 517
– Zyste 541
Kieferchirurg 509
– Schönheitsoperationen 879
Kieferfehlstellung 535
Kiefergelenk 511
– Arthritis 541
– Arthrose 541
– -köpfchen 511
– -pfanne 511
Kieferhöhle 21, 568
Kieferklemme 541
Kieferluxation 540
– habituelle 541

Kieferorthopäde 509
Kieferrelationsbestimmung 517
Kiefersperre 540
Kiffen 1206
Killerzellen, natürliche 1022
Kilojoule (KJ) 245
Kilokalorien (Kcal) 245
Kind, Knochenwachstum 902
Kindbett 391
Kindbettfieber 391, 392
Kinder
– Früherkennungsuntersuchungen 289
– Reisen 306
Kinder- und Jugendpsychiatrie 1163
Kinderärzte
– Naturheilverfahren *1245*
Kinderkardiologie 685
Kinderkrankheiten 407
Kinderlähmung 59
– Impfung 297
Kinderwunschzentrum 332
Kinderzahnpasta 514
Kinderzahnvorsorgeuntersuchung 289
Kindstod, plötzlicher 191
Kineret® 997
Kinesiologie 1261
kinetische Perimetrie 478
Kinetose 310
Kinn
– fliehendes 889
– übergroßes 890
Kinnkorrektur 889
– Osteotomie 890
Kinnplastik 889
– Osteotomie 890
Kipptischuntersuchung 726
Kissen
– Schlafhygiene *1233*
kissing disease (Pfeiffersches Drüsenfieber) 180, 581
Kitzler 852
kJ (Kilojoule) 245
KL-Gerät (Knochenleitungshörgerät) 562
Klacid® 1051
Klammerpflaster
– selbst gemachtes 200
Klammerprothese 543
Klappen
– -insuffizienz 716
– -rekonstruktion *717*
– -stenose 716
– -vegetationen *715*
Klappenprothesen 717
– biologische *717*
– mechanische *717*
Klappenvitium
– erworbenes 716
– kombiniertes 716
Klarträumen *1234*
Klaus, Marshall 388
Klaustrophobie 1196
Klaviertastenphänomen 932
Klebebrücke 542
Klebereiweiß 653
Kleiebad 282
Kleienflechte 1113
Kleienpilzflechte 1113
Kleinhirn 1118
Kleinhirnbrückenwinkeltumor 73, 561
Kleinkinder
– Sonnenschutz 1067
Kleinstlebewesen 1050
Kleinwuchs,krankhafter 424
Kleinzehenballen 979
Klettenwurzel-Tinktur 1107
Klettenwurzelöl 1109
Klima
– rheumatologische Erkrankungen 999
Klimakterium 849
– Beschwerden 849
– hormonelle Veränderungen 850
– viriles 818
– vorzeitiges 849
Klimatherapie 1279
– Asthma *603*
Klimax 341
– ausbleibender 345
– multipler 341
– verzögerter 345
– vorzeitiger 345
Klimaxstörung
– Frau 342
– Mann 344
Klingelhose
– Einnässen 421
Klingelmatte
– Einnässen *421*
klinische Untersuchung 1264
Klistier 284, 648
Klitoris 852
Klopfuntersuchung 1265
Klosterfrau Melissengeist 1088
Klostermedizin 1247
Klumpfuß 985
Knalltrauma 560
Knaus-Ogino-Methode 318
Kneipp, Sebastian *276*
Kneipp® Rheumabad 1002
Kneipp® Rheumasalbe 1002
Kneipp Arnika Salbe® S 912
Kneippsche Anwendungen 281
Kneippsche Güsse 281
Knickbein 966
Knickfuß 984
Knie-Schleimbeutelentzündung 969
Knie-Beuge-Zeichen 1133
Knie-Kuss-Zeichen 1133
Knie-TEP (Knie-Totalendoprothese) 966
Knie-Totalendoprothese 966
Kniebereich 965
Kniebeschwerden
– nach anderer Gewalteinwirkung 137
– nach Sportunfällen 137
– ohne vorangegangene Gewalteinwirkung 138
Kniegelenk 964
– künstliches 966
– mit fortgeschrittener Arthrose 966
Kniegelenksarthrose 964
– femoro-patellare *965*
– laterale *965*
– mediale *965*
– retropatellare *965*
Kniegelenksendoprothese 966
Kniegelenkserguss *965*
Kniegelenksganglion 970
– symptomatisches *970*
Kniegekelenkstoilette *966*
Kniescheibe 964, 965
Kniescheibenbruch 975
Kniescheibenverrenkung 976
– habituelle *976*
– traumatische *976*
Knieschmerz, vorderer 967
Kniestrecker 952
Knipsbiopsie 871
Knoblauch *242*
Knoblauchpulver
– Cholesterin 769
Knöchel-Arm-Index 729
Knöchelgabel *979*
Knochen 902
– kurze 902
– platte 902
– unregelmäßige 902
Knochen-AP (Alkalische-Knochen-Phosphatase) *1308*
Knochenalter 425
Knochenaufbau 902
– Parodontaltherapie 525
Knochenbälkchen 902
Knochenbildung 902, 903
Knochenbruch 908
– Heilung 908
– offener 908
– pathologischer 908
Knochenbruchstück *908*
Knochenbruchzeichen
– sichere 908
– unsichere 908
Knochendichte
– -messung 292, 1017
– durchschnittliche maximale 1017
Knochendistraktion
– bei Gesichts- und Schädelfehlbildungen 899
Knochendorn 983
Knocheneiterung, chronische 557
Knochenenden 902, 902
Knochenersatz 956
Knochenerweichung 1018
Knochengewebe 913
Knochenhaut 902
Knochenkern 903
Knochenleitung 551
Knochenleitungshörgerät 562
Knochenmark 902
– -spende 1042
– -transplantation 1042
Knochenmarkaspiration *1034*
Knochenmarkgewinnung *1034*
Knochenmarkinfektion 988
Knochenmarkpunktion 1042
Knochenmarkuntersuchung 1034
Knochenmatrix 902
Knochenmetastase
– der Lendenwirbelsäule 991
Knochennasen *994*
Knochennekrose
– aseptische 903
Knochenregeneration, gesteuerte 525
Knochenreiben *908*
Knochenrisse *1016*
Knochenschaft 902
Knochenschmerzen 41
Knochenschwund 1016, 1017
– Früherkennung 292
– postmenopausaler *1016*
– präklinischer *1017*
– sekundärer *1016*
– senile *1016*
Knochenszintigrafie 905
Knochentumor 989
Knochenverlängerung
– bei Gesichts- und Schädelfehlbildungen 899
Knochenwachstum
– bei Kindern 902
Knochenzellen 902
Knochenzement *954*
Knochenzyste
– juvenile 989
Knollenblätterpilz, weißer 205
Knollennase *1114*
Knopfbatterien, verschluckte *198*
Knötchen 155, 1061
Knötchenflechte 1114, 1115
Knoten
– an Hals und Nacken 57
– in der Brust 114
– unter der Haut 158
Knotenrose *612*, 1115, 1115
Koagulopathie 1039
Koarktation der Aorta 719
Kochsalz
– -ersatzstoffe 725
– -vermeidung 725
Kochsalzlösung, physiologische
– Brustimplantat 883
Koffein
– Schwangerschaft 354
Kofferdam 529, 532, 542
kognitive Störung, leichte *448*
kognitive Techniken
– bei Schlafstörungen *1230*
kognitive Therapieverfahren 1176
kognitive Triade
– Depression 1183
kognitive Verhaltenstherapie 1176
– Schmerztherapie *1221*
Kohärenzgefühl *210*
Kohle-Compretten®-Tabletten 643
Kohle-Hevert®-Tabletten 643
Kohlendioxid-Partialdruck, arterieller (paCO_2) 1310
Kohlenhydrat-defizientes Transferrin 1312
Kohlenwasserstoffe
– polyzyklische aromatische 244
Kokain 1207
– -hydrochlorid 1207
Koks 1207
Kokzygodynie 101
Koliken
– beim Säugling 402
– Vorbeugung 403
Kolitis, pseudomembranöse 97, 98
– bei Antibiotikabehandlung *1052*
Kollagen *1060*, 1064
– Faltenunterspritzung 894
– Schönheitsoperationen 890
Kollagenose 1005
– undifferenzierte 1010
Kollagenstränge 1071
Kollateralbandruptur, ulnare 951
kolloidosmotischer Druck 617
– Wasserhaushalt *706*
Kollumkarzinom 862, 863
– Früherkennung 288
Kolon 640
– absteigendes *640*
– aufsteigendes *640*
– querverlaufendes *640*
– spastisches 648
Kolon-Doppelkontrast 640, 641
Kolonhydrotherapie 284, 648
Kolonkarzinom 656
– Früherkennung 657
Kolonmassage 284
kolorektales Karzinom 656
– Früherkennung 288, 657
Koloskopie 640
– -virtuelle *622*
Kolostoma *658*
Kolostralmilch 395
Kolostrum 395, *830*
Kolpitis
– atrophische 852
– senilis 852
– unspezifische 873
Kolposkop 830
Kolposkopie 830
Koma 26, 1153
– diabetisches 765
– hyperosmolares 765
– hypophysäres 747
– hypothyreotes 752
– ketoazidotisches 765
Komastimulation 1153
Kombinationstherapie
– -Diabetes 763
Komedikation
– Schmerzmittel *1220*

Komedo 1091
Komedon *425*
- weißer *426*
Kompakta 902
Kompaktkur 293
Kompartmentsyndrom 907
Kompassqualle *201*
Komplementärmedizin 1241
- Rheumatologie 999
Komplettauszug 272
Komplexmittel *1252*
Kompomere 528
Kompositfüllung
- Zahn 530
Kompresse *277*, 280
Kompression
- intermittierende apparative 739
- neurovaskuläre *1125*
Kompressionsbehandlung
- Krampfadern 734
- Narbenentfernung 898
Kompressionsstrümpfe
- Krampfadern *734*
Kompressionstherapie
- pneumatische 739
Konakion® 289, 387
Konditionierung
- Blutstammzelltransplantation 1042
Kondom 321
Kondomurinal 456, 457
- Harninkontinenz 798
Kondylen 964, 965
Kondylome 1084
- breite *875*
- flache *871*
- spitze 871
Konfliktfähigkeit 266
- emotionale Bewertungen 266
- geregelte Kommunikation 266
Konisation 863
Konjunktiva 476
Konjunktivitis 46, 495
konservative Therapie 1274
Konservierungsmittel 243
Konservierungsstoffe 243
Kontaktallergene *1045*
Kontaktallergie 152, 1080, 1081
- akute *1080*
- chronische *1080*
- subakute *1080*
Kontaktbalanitis 822
Kontaktdermatitis
- allergische 1080, 1081
- toxische 1081
Kontaktekzem 1081, *1081*
Kontaktglas 478
Kontaktlinsen 481
- harte 482
orthokeratologische 483
- therapeutische 480
- torische 486
- weiche 482
Kontaktlinsenpflege 483
Kontaktreaktion, allergische 1081
Kontraindikation 1275
- absolute 1275
- relative 1275
Kontraktur 453
- Beuge- *453*
- Flexions- *453*
- Streck- *454*
Kontrastlymphografie *743*
Kontrastmittel
- jodhaltige 1268
- negative 1268
- positive 1268
Kontrastmittelgabe
- in die Bauchspeicheldrüse 667
- in Gallenblase und -wege 667
Kontrastmittelsonografie 332, 334
Kontrazeption siehe Verhütung
Kontrollgruppe *1297*
Kontrollzwang 1193
Kontusion 904
Konversionsstörung 1192
Konvexlinsen 484
konvulsive Synkope *1147*
Konzentrationsstörung 33
Konzeption 357
Kopfhautveränderungen 165
Kopfläuse 413
- Läusemittel 414
Kopfresonanz 583
Kopfschmerzen 17
- Analgetika- 1122
- akute 19
- chronische 17
- Cluster- 1124
- durch Kälte 19
- durch Nitrate 20
- mit behinderter Nasenatmung 18
- mit Schwindel 18
- postkoitale 17
- postpunktionelle 1120
- rezidivierende 17
- Spannungs- 1121
- wiederkehrende 17
Kopfschmerztagebuch *1125*
Kopfschuppen 1106
Kopfschütteln 39
Kopfstimme 583
Koplik-Flecken (Masern) *408*
Koprostase *646*
Korbhenkelriss 973
Korium 1060
Kornea 476
Korneozyten *1060*
Körnerkrankheit, ägyptische 495
Koronarangiografie 692
Koronararterie 687, 694
Koronardilatation 694, 695
koronare Herzerkrankung 693
- chronische 693
- interventionelle Therapie 694
- Medikamente 697
koronare Herzkrankheit 693
- chronische 693
- interventionelle Therapie 694
- Medikamente 697
Koronargefäße 687
Koronarsinus *687*
Koronarspasmus *694*
Koronarsportgruppe *909*
Koronarstenose 694
Koronarsyndrom, akutes 693, 698
- Medikamente 701
Körper-Massen-Index 245, 246
Körperbildstörung *831*, 1210
- Schönheitsoperationen 880
körperdysmorphe Störung *831*, 1210
- Schönheitsoperationen 880
Körperfett
- -gehalt 245
- -masse 245
Körperflüssigkeiten, krankhaft veränderte 1266
Körperfunktionen, lebenswichtige 187
Körpergewicht
- Idealgewicht 247
- Normalgewicht nach Broca 245
Körperhaltung, gesunde 914
Körperkerntemperatur 268
Körperkontakt
- zum Säugling 402
Körperkreislauf 686, 687
körperliche Untersuchung 1264
Körperschemastörung *831*, 1210
- Schönheitsoperationen 880
Körperteil, -abgetrennter 193
Körperwahrnehmungsstörung *831*, 1210
- Schönheitsoperationen 880
Korpus 631
Korsakow-Syndrom 1215
Korsettbehandlung 924
- bei Skoliose 924
Kortikalis 902
Kortikalisdefekt, fibröser 989
Kortikoidpräparate 756
Kortisol *220*, 756, 1323
- adrenogenitales Syndrom 773
- Regelkreis 755
- Schlaf *1227*
Kortison 756, 996, 1139, 1281
- adrenogenitales Syndrom 773
- äußerliche Anwendung 1063
- bei Allergien 1046
- inhalierbares 602
- natürliches 220, 756
- Schmerztherapie *1221*
- Schwangerschaft 373
- Schlaf *1227*
Kortisoninfusion
- Multiple Sklerose *1137*
kosmetischer Chirurg 879
Kost, ausgewogene 232
Kostoklavikular-Syndrom 129
Kotballen *646*
Kotstauung *646*
Kotsteine *646*
Koxarthrose 953
- primäre *953*
- sekundäre *953*
KPE (komplexe physikalische Entstauungstherapie) *743*
Krähenfüße 894
Krallenhand *945*
Krallenzehe 986
Krampfaderbruch 816
- symptomatischer 816
Krampfadern 733, 735
- in der Augenhöhle 45
- Zwillinge 359
- Schwangerschaft 354
Krampfanfall
- psychogener 1147
- zerebraler 1144
Krampfleiden
- zerebrales 1145
Krampfschwelle
- zerebraler Anfall *1145*
Kranichbeere 795
kraniofaziale Anomalie 899
kraniosakraler Rhythmus *1255*
Kraniosakraltherapie *917*, 1255
Krankengymnastik
- rheumatologische Erkrankungen 998
Krankenversicherungsgesetz 442
Krankenvorgeschichte 1264
Krankheitsauslöser *209*
Krankheitsgewinn
- sekundärer 1274
Krankheitslehre 1268
Krankheitsmodell, bio-psycho-soziales 1165
Krätze 1095
- befallene Körperregionen 1095
Krätzmilbe 1095
- schwerer Befall 1095
Kraurosis vulvae 120
Kräuterblut 353
Kräutermedizin 272, 1247
Kräutertee 275
Krea 775, 778
Kreatinin 775, 778, 1324
- -Clearance 778
Kreatinin-Clearance 1324
Kreatinkinase (CK) 1313
Krebs 1023
- adjuvante Therapie 1026
- alternative Therapien 1029
- an der Zunge 54
- Chemotherapie 1026
- Debulking *1026*
- destruierendes Wachstum 1023
- Entstehung 1023

fett = Haupteintrag
kursiv = Nebeneintrag
gelb = Krankheitsfinder
grün = Tabelle
rot = Abbildung
Unterstrich = Medikament

- grundlegende Ernährungskonzepte 1029
- Hormonbehandlung 1028
- Immuntherapie 1030
- infiltrierendes Wachstum 1023
- Initiierungsphase *1024*
- invasives Wachstum 1023
- komplementärmedizinische Therapien 1029
- Lasertherapie *1028*
- Lokaltherapien 1028
- multimodale Behandlungskonzepte *1025*
- Nase 57
- Nasennebenhöhle 57
- neoadjuvante Therapie 1026
- nicht-invasiver *1023*
- palliative Bestrahlung *1026*
- Promotionsphase *1024*
- Radiofrequenzablation 1029
- supportive Behandlung 1026
- Umgang mit Betroffenen 1033
- unterstützende Behandlung 1026
Krebs-Patienten
- Reisen 309
Krebs-Stoffwechseltherapie 1032
Krebsdiät 1029
- Brustkrebs *840*
Krebs erzeugende Stoffe 1024
Krebsfrüherkennung
- bei der Frau *829*
- BRCA-Gentest 836
Krebsfrüherkennung für Frauen, große 290
Krebsfrüherkennung für Männer, große 292
Krebspatienten
- psychologische Betreuung *1030*
Krebsvorsorge 287
Krebszellen 1024
Kreidefleck (Karies) 527
Kreislaufkollaps 191
Kreislaufschock 191, 192
Kreislaufstillstand *702*
Kreislaufzusammenbruch 191
kreisrunder Haarausfall
- Haartransplantation 889
Kreon® 679, 680
Kreosotum 873, 1074
Krepitation *908*, *968*
Kresol 1143
Kreuzallergie 575, 1045

Kreuzband 964, 974
- hinteres *973*
- Schädigung 974
- vorderes *973*
Kreuzbandriss 973
Kreuzbandverletzung 973
Kreuzbein *912*
Kreuzbiss 536
Kreuzotter *201*
Kreuzreaktion 575
Kreuzregion, behaarte 1110
Kreuzschmerzen 914
Kribbeln 162
Kriegszitterer 1190
Krise
- Addison- 757
- hypertensive 722
- thyreotoxische 750
Krisenintervention
- akute 1191
- Psychotherapie 1173
Kritik
- ästhetische Chirurgie 878
Kronen 542
Kropf 749
Krummdarm 640
Krupphusten 409
Kruste 1061
Kryo-Stripping *735*
Kryochirurgie *1099*
Kryohämorrhoidektomie
- Hämorrhoidentherapie *663*
Kryokonservierung
- Sperma 329, 337
Kryopacks 195, 280
Kryotherapie *999*, 1064
Kryothermie *1028*
- Zellulite *1071*
Kryptorchismus 813
Kryptozoospermie 334
KTS (Karpaltunnelsyndrom) 944
Kugelgelenk 903
Kugelzellanämie 1035
Kühlen
- von Verletzungen 195
Kühlpacks 195, 280
Kümmel 1078
Kunert® Skincare 1065
Kunstfehler 1290
- haftungsbegründender *1290*
- Schadensersatzanspruch 1290
Kunsthaar
- Transplantation 889
Kunstherz-Implantation 703
künstliche Befruchtung 336
künstliche Tränen 497
Kunststofffüllung
- Zahn 530
Kunststoffgips 907
Kunststoffgläser 482
Kunststoffnetz
- bei Hernien *683*
Kunststoffprothese 543
Kunststoffzahnschienen 538
Kunsttherapie 1177
Kupfer 240
Kupferfinne 1114
Kupferspeicherkrankheit 240, 773
Kupferspirale 322, 323
Kur 293
- Antrag 293
kurative Therapie 1274
Kürbiskerne 808
Kürbiskernsamen 808
Kuren nach Breuss *1029*
Kürettage *1099*
- Gebärmutter 830
- instrumentelle 375
Kurzatmigkeit
- akute 76
- anhaltende 77
- häufig wiederkehrene 77
Kurzsichtigkeit 481
- Lasertherapie 481
- normale 481
Kurztherapie, psychodynamische 1173
Kurzzeit-Fastentherapie
- rheumatologische Erkrankungen 999
Kurzzeitgedächtnis 33
Kurzzeitpflege 443
Kusskrankheit 180, 581
Kutis 1060
Kutschersitz 598, 599, *601*
KV (Kassenärztliche Vereinigung) 1298
Kwai forte® 769
Kyphoplastik 918
Kyphose *912*, 917
Kystom 858
- muzinöses *858*
- seröses 856, *858*
Kytta-Gel® 998
Kytta-Plasma® Umschlagpaste 1002
Kytta® Salbe f 912
KZ-Syndrom 1190

L

L-Dopa (Levodopa) 1141
Laborcheck
- Anti-Aging-Labor 1331
- Antioxidanzien-Status 1307
- Arteriosklerose 291, 1308
- Blutfette 291
- Diabetes-Risiko 1315
- Drogen 1315
- Haarausfall 1319
- Herzinsuffizienz 291
- Immunabwehr 1321
- koronare Herzkrankheit 291
- Leberfunktion 1324
- Lungenfunktion 291
- Osteoporose 1327
- Rheuma 1329
- Schilddrüse 1330
- Schwermetalle 1332
- Sexualhormonstatus bei der Frau 1331
- Sexualhormonstatus beim Mann 1331
- Sterilität 1313
- Tumormarker 291
- Umweltgifte 1332
- vorzeitige Wechseljahre 1331
Labordiagnostik 1265
Laborpreisliste für gesetzlich Versicherte 545
Labyrinth, knöchernes 550
Labyrinth-Apoplex 74
Labyrinthanästhesie 567
Labyrinthitis 561
Laceran® Omega Fettsalbe 1074
Lachesis 596, 668, 845
Lackzunge 53, 675
Lacrigel® 497
Lacrisic® 497
Lactat 1324
Lacteol® 1052
Lactisol® Creme 1113
Lacto-Vegetarier *233*
Lactobacillen *1052*
Lactobacillus acidophilus LA-5 *1052*
Lactobacillus casei Shirota *1052*
Ladival® Allergische Haut 1067
Lady Comp® 320
Lagerungsschwindel 23
- gutartiger 23
- gutartiger plötzlich auftretender 1156
Lagerungstraining *1156*
Lagerungsversuch nach Ratschow 687, 729
Lagophthalmus
- Ektropium 493
Lähmung 36, 1157
- (familiäre) episodische 38
- psychisch bedingte *1157*
- Schlaganfall 1130
- vollständige *1157*
Lähmung, spastische
- Multiple Sklerose *1136*
Lähmungsschielen 488
Laienpflege 443
Laktase *653*
Laktasemangel 653
Laktat 1324
Laktatazidose 761
Laktatdehydrogenase (LDH) 1325
Laktationsberaterin 350, 395
Laktobazillen *1052*
- probiotische *242*
- Scheide 868
Laktose
- -Toleranztest 653
Laktoseintoleranz 224, 653
Laktoseunverträglichkeit 653
Lamictal® 1146
Lamina propria *634*
Lamivudin 673, 1053
Lamotrigin 1146, 1221
Landkartenzunge 53
Landwirtschaftsministerium, amerikanisches *231*
Langerhans-Inseln 759
Langschläfer *1226*
Längsgewölbe 979
Langzeit-EEG 1147
Langzeit-EKG (Langzeit Elektrokardiogramm) 690
Langzeit-pH-Metrie 623, *631*
Langzeit-Säuremessung 623, *631*
Langzeitgedächtnis 33
Langzeitüberleben
- Krebs *1024*
Langzeitverhütung
- hormonelle 325
Lansoprazol 636
Lantarel® 997, 1008
Lanugobehaarung 358, 387
Lanzettstich 1310
Lanzor® 636
Laparatomie
- Notfall- *682*
Laparoskopie 641, 862
Laparotomie 862
Läppchentest 1062
Lappenbronchien 589, 590
Lappenoperation
- Parodontaltherapie 525
Lariam® 304, 1056
Lärm (Schlafhygiene) *1233*
Lärmschwerhörigkeit, chronische 560
Lärmstöpsel 564
Lärmüberempfindlichkeit 75
Laryngektomie 585
Laryngitis 63, 584
- subglottische stenosierende 409
Laryngopharynx 579, 583
Laryngoskopie 583
Laryngozele 58
Larynx 583, 748
Lasègue-Prüfung 1119
LASEK (Laser-assistierte epitheliale Keratektomie) 482
Laser-assisitierte intrastromale in situ Keratektomie (LASIK) 482, 484
Laser-assistierte epitheliale Keratektomie (LASEK) 482
Laser-assistierte Uvula-Palato-Plastik (LAUP) *1235*
Laser-Resurfacing 893
Laserabtragung *921*
Laserakupunktur 1249, 1250
Laserbehandlung
- Karies 529
- Peeling 893
Laserenthaarung 888
Laserepilation 888
Laserfluoreszenzmessung 528
Laserkoagulation
- Netzhautablösung 504
Laserpeeling 893
Laser Skin-Rejuvenation 893
Lasertherapie 1279
- Besenreiserentfernung 897
- Krebs *1028*
- Sehfehler 481
LASIK (Laser-assisitierte intrastromale in situ Keratektomie) 482, 484
Lasix® 567, 784
Last, glykämische 251
Lateralsklerose, amyotrophe 1144
Latexallergie *1080*
Latissimus-dorsi-Lappenplastik 895, 896
Läuferknie 968
LAUP (Laser-assistierte Uvula-Palato-Plastik) *1235*
Läuse (Kopf-) 413
Läusemittel 414
Lautheitsausgleich 75
Lautstärke 551
Lavage, bronchoalveoläre 591
Lavendel 1065, 1088, 1109
Lavendelbad 282
Lavendelsäckchen 279
Laxoberal® 647
LCIS (Lobular Carcinoma in situ) 835
LDH (Laktatdehydrogenase) 1325
LDL-Cholesterin 768, 1325
LDL/HDL-Quotient 1325
LDL/HDL-Verhältnis 1325
Lea Contraceptivum 322
Lebensenergie Qi 1248
- Kanäle 1249
Lebenserwartung 430
lebensfrisch 387
Lebensmittel
- -farbstoffe 243
- -zusatzstoffe 243
- Belastung mit Masthilfsmitteln 244
- Belastung mit Tierarzneimitteln 244
- biologisch erzeugte 234
- Fungizidbelastung 244
- gentechnisch veränderte 244
- Harnsäuregehalt 770
- Herbizidbelastung 244
- ökologisch erzeugte 234
- Pestizidbelastung 244
- Schadstoffbelastung 244
- Schwermetallbelastung 244
Lebensmittelallergie, "assoziierte" 575
Lebensmittelvergiftung 642, 643
- Notfall 205
Lebensqualität
- im Sterben *467*
Lebensspanne 430
Leber 666
- gesunde 676
- veränderte 676
Leber-AP *1308*
Leberausfallkoma 674

Leberentzündung
- chronische 674
- nicht infektiöse 674

Lebererkrankung
- Hautzeichen 675

Leberfleck 1102
Leberfunktion (Labor) 1324
Leberhilus *666*
Leberkrankheit, alkoholtoxische 674
Leberkrebs 676
Leberlabor 1324
Lebermetastasen 676, 677
Leberriss *930*
Leberruptur *930*
Leberschädigung, alkoholische 674
Lebertumoren 676
Leberversagen, akutes 674
Leberzelladenom *676*
Leberzellkarzinom
- primäres 676

Leberzirrhose 675, 676
- alkoholbedingte *674*

Lederhaut 476, 1060
Leerdarm 640
Lefax® <u>403</u>, <u>646</u>, <u>649</u>
Leflunomid <u>997</u>, <u>1000</u>
Legasthenie
- Früherkennung *417*

Legionärskrankheit 606
Legionellenpneumonie *606*
Legionellose 606
Lehmpackung 280
Lehrlingsplattfuß *984*
Leichtschlaf 1227
Leihmutterschaft 339
Leinsamen <u>648</u>, <u>1089</u>
Leinsamenbrei
- Gerstenkorn 491

Leiomyom 860
Leishmanien 314
Leishmaniose (Tropenkrankheit)
- Haut- 314
- innere 314

Leiste, weiche *961*
Leistenbeschwerden
- chronische Schmerzen und Funktionsstörungen 136
- plötzliche Funktionsstörungen 135
- plötzliche Schmerzen 135
- wiederkehrende Schmerzen und Funktionsstörungen 136

Leistenbruch 682, 683
Leistenhaut 1106
Leistenhernie 682, 683
Leistenhoden 813
Leitlinien, evidenzbasierte 1298
Leitungsanästhesie 516
Lektine *228*
Lektinol® <u>1031</u>
Lemocin® <u>584</u>
Lendenwirbel *912*
Lendenwirbelsäule 913
Lendenwulst *924*
Lendormin® <u>1170</u>
Lentigo 1102
- -maligna-Melanom *1098*

Leponex® <u>1168</u>
Lepra 314
Leptin 246
Lerchen (Frühaufsteher) *1226*
Lernen, soziales
- Essvorlieben *225*

Lese-Rechtschreib-Schwäche 417
Leseprobentafeln
- Sehschärfenprüfung 477

Letrozol <u>838</u>
Leucona Moor® <u>855</u>
Leukämie 1040
- akute *1040*
- akute lymphatische *1040*
- akute myeloische *1040*
- chronische *1040*
- chronische lymphatische *1040*
- chronische myeloische *1040*
- lymphatische *1040*
- myeloische *1040*
- undifferenzierte *1040*

Leukona®-Rheumasalbe <u>1002</u>
Leukonychia linearis 168
Leukonychia punctata 168
Leukopenie 1028, *1311*
Leukoplakie 53
- Mundschleimhaut 521

Leukos 1311
- Differenzialblutbild 1314
- im Blutbild 1314
- kleines Blutbild *1309*

Leukosilk® <u>195</u>
Leukotrienantagonisten 602
Leukozyten 1022, 1273, 1311
- Differenzialblutbild 1314
- im Blutbild 1314
- kleines Blutbild *1309*

Leukozytopenie 1028
Leukozytose 1050, *1311*
Leustatin® <u>1027</u>
Levatorfunktion
- Ptosis 493

Levetiracetam <u>1146</u>
Levitra® <u>346</u>
Levobunolol <u>502</u>
Levocabastin <u>575</u>
Levodopa 1141
Levofloxacin <u>1051</u>
Levogynon® <u>327</u>
Levomepromazin <u>1168</u>
Levonorgestrel <u>324</u>, <u>327</u>
Levurinetten® <u>427</u>
Lexotanil® <u>1170</u>
Leydig-Zwischenzellen 803
LH (luteinisierendes Hormon) 335, *842*, 1325
LHRH (Gonadoliberin) 335
LHRH (luteinisierendes Hormon Releasing Hormon) 813
LHRH-Analoga (Gonadoliberin-Analoga)
- Prostatakrebs 812

Libidomangel
- bei der Frau 342
- beim Mann 345

Librium® <u>1170</u>
Lichen-ruber-Nagel 168
Lichenifikation 1061, 1072
Lichen planopilaris 165
Lichen ruber planus 1114, 1115
Lichen sclerosus 822, 869, 1103, 1104
Lichen sclerosus et atrophicus 869
Lichtdermatose 1066
Lichthöfe
- durch LASEK/LASIK 484

Lichtschutzfaktor 1068
Lichttherapie 1064, *1078*, 1280
Lichtwarze 1101
Lid
- Erkrankungen 490

Lidkrampf 44, 492
Lidocain 345, 565, 584, 888, <u>1124</u>
Lidödem
- allergisches 494

Lidrandentzündung 491
- infektiöse 491
- nicht-infektiöse 491

Lidrandhygiene 492
Lidrandreinigung 492
Lidschluss, kompletter 44
Lidschwellung 493
Lidstraffung 881
life history theory 429
Lifting
- Augenbrauen- 885
- Face- 885
- Schläfen- 885
- Stirn- 885
- Wangen- 885

Liftschwindel 23, 1156
Ligamentum anulare 939
Ligamentum carpi transversum *945*
Ligamentum flavum *922*
Ligamentum patellae 964
Ligaturbehandlung 630
LIMA-Bypass (Linker-Arteria-mammaria-interna-Bypass) *695*, 696
Lindan *244*, <u>1096</u>
Lindenblüten
- Fiebersenkung *270*

Linea dentata *662*
lingual 510
Lingualbrackets
- Zahnspangen 537

Linker-Arteria-mammaria-interna-Bypass *695*, 696
Linksherzbelastung *703*
Linksherzinsuffizienz 703
Linksherzkatheterisierung 691
Linoladiol® 344, 798, <u>851</u>, <u>852</u>
Linolensäure *227*
Linolsäure *227*
Linolsäure, konjugierte 227
- zur Gewichtsreduktion 255

Linse
- Aufhängefasern 476

Lintia Kaps.® <u>1122</u>
Lioresal® <u>807</u>
Lipactin®Gel <u>1086</u>
Lipase *666*, *667*, 1325
Lipasehemmer 256
Lipid-Apherese 769
Lipofuszin 434
Lipom 1105
Lipomatose 170
Lipoprotein 1326
Lipoprotein [a] 1326
Lipoproteine 767, 1266
Liposit Merz® 768
Liposuktion 257, 887
Lippen 579
- Beschwerden an den 51

Lippen-Kiefer-Gaumen-Spalte 899
Lippenbremse *603*
Lippenformer 537
Lippenherpes 51, 154, 1085
Lippenmodellierung 890
Lippenplastik 890
Lippenspalte 899
Lippenunterspritzung 890
Liquifilm 502
Liquor 1118, 1266
- -entnahme 1120
- -shunt 1159
- -untersuchung 1119
- als Untersuchungsmedium *1305*

Liquor-Serum-Albumin-Quotient 1306
Lisino® <u>1046</u>
Liskantin® <u>1146</u>
Lispeln 586
Liste
- graue 1274
- rote 1274

Listerien
- Schwangerschaft 366

Listeriose
- Schwangerschaft 366

Lisurid 747, <u>1141</u>
Litalir® <u>1026</u>, <u>1027</u>, <u>1037</u>, <u>1041</u>
Lithium 751, 1171
Lithiumausweis 1171
Litholyse *670*
Live-3D-Ultraschall 362
Livedo racemosa 150
Livocab® <u>575</u>
LKG-Spalte (Lippen-Kiefer-Gaumen-Spalte) 899
LMP-Eierstockkrebs *858*
Load,glykämischer 251
Lobärpneumonie 606
Lobektomie 609
Lobular Carcinoma in situ 835
Lobulus 550
Loceryl® Creme <u>1093</u>
Loceryl®Nagellack <u>1064</u>, <u>1111</u>
Lochialstau 392
Lochien 392
Lochiometra 392
Locked-in-Syndrom 1153

fett = Haupteintrag
kursiv = Nebeneintrag
gelb = Krankheitsfinder
grün = Tabelle
rot = Abbildung
<u>Unterstrich</u> = Medikament

Locol® <u>768</u>
Locus Kiesselbachii 570
Löffel, scharfer *1069*
Löfgren-Syndrom *612*
LOGI-Methode (low glycemic index) *251*
Logopäde 549
logopädische Sprach- und Sprechtherapie 586
Lokalanästhesie
- zahnärztliche 516

Lokalanästhetika
- Orthopädie *916*
- äußerliche Anwendung *1064*

Lokalrezidiv 1026
Lokaltherapeutika 1062
Lokaltherapie 998
Lokaltherapien
- Krebs 1028

Lomaherpan® Creme <u>1087</u>
Longo-OP
- Hämorrhoidentherapie 664

Loperamid <u>649</u>
Loraderm® <u>1079</u>
Lorano® <u>576</u>
Loratadin 576, <u>1046</u>
Lorazepam <u>1170</u>
Lordose *912*
Lorzaar® <u>1013</u>
Losartan <u>1013</u>
Lösferron <u>1036</u>
Lösungen 1275
Lovastatin <u>768</u>
Low-air-loss-Therapie *452*
Low-carb-Diät 250
Low-dose-Heparinisierung
- Thromboembolieprophylaxe 740

Low-fat-Diät 250
- amerikanisches Paradox 250

Low-T3-Syndrom *1332*
low density lipoprotein-Cholesterin (LDL) 768
Löwenzahn <u>955</u>, <u>1078</u>, <u>1092</u>
Löwenzahnblätter <u>668</u>
Löwenzahnwurzel <u>668</u>
low glycemic index *251*
Lp [a] (Lipoprotein a) 1326
LRS (Lese-Rechtschreib-Schwäche) 417
- Früherkennung *417*

LSD (Lysergsäurediethylamid) 1207
LSF (Lichtschutzfaktor) 1068
Lubrikation 343
- fehlende 343
- Probleme 343

Lucentis® <u>505</u>

Ludiomil® 1169
Lues
- bei der Frau 875
- beim Mann 824
Luffa® 578
Luftleitung 551
Luftröhre 589, 748
- Fremdkörper in der 197
Luftröhrenschnitt 584
Luftsack 58
Luftsicheln *622*
Luftstoß-Nonkontakt-Tonometrie 479
Luftwegsobstruktion
- durch Fremdkörper 197
Lumbalgie 915
Lumbalpunktion 1119, 1120
- postpunktioneller Kopfschmerz 1120
Lumboischialgie 915
Lumefantrin 304, 1056
Lumen (Hohlraum) *686*
Luminal® 1146
Lunatummalazie 949
Lung cancer
- small cell *609*
Lungen
- -abszess 606
- -facharzt 589
- -kollaps 615
- -ödem 617
Lungenarterienembolie 617
Lungenbläschen 589
- -entzündung 605
Lungenembolie 77, 617, 618
- fulminante *618*
Lungenemphysem 603
Lungenentzündung 605
- ambulant erworbene 606
- atypische *606*
- durch Aspiration 606
- durch Legionellen *606*
- Immunschwäche bedingte *606*
- Lobärpneumonie 606
- nosokomial erworbene 606
- typische *606*
Lungenerkrankung
- interstitielle 611
Lungenfell 590
- -entzündung 614
Lungenfibrose 611
- idiopathische 611
Lungenfunktionsprüfung
- Laborcheck 291
Lungenfunktionstest 591
Lungengerüst *611*
Lungenheilkunde 589
Lungenherd 607
Lungenhochdruck 618
- akuter *618*
- chronischer *618*
Lungeninfarkt 77
Lungenkrebs 608, 609
- ACO-Protokoll *610*
- CEV-Protokoll *610*
- extensive disease *610*
- in Bronchus hineinwachsend 610
- kleinzelliger *609*
- limited disease *610*
- Metastasen 608
- nichtkleinzelliger *609*
- Pancoast-Tumor *610*
- PE-Protokoll *610*
- Raucher-Check *611*
- very limited disease *610*
Lungenkreislauf 686, 687
Lungenmetastasen 608
Lungenödem
- in der Höhe 300
Lungenschlagader 589
Lungenszintigrafie 591
Lungenüberblähung 603
Lungenvenen 589
Lungenversagen, akutes 619
Lunula 1110
Lupus disseminatus 1007, *1049*
Lupus erythematodes
- diskoider *1007*
- kutaner *1007*
- medikamentös induzierter *1007*
- systemischer 1007, *1049*
Lupus visceralis 1007, *1049*
luteinisierendes Hormon (LH) *842*
luteinisierendes Hormon Releasing Hormon (LHRH) 813
Lütz, Manfred *211*
Luvox® 1170
Luxation 904, *958*
Luxation, humeroulnare 941
Luxationsfraktur 904
- Sprunggelenk 980
LWS-Syndrom (Lendenwirbelsäulen-Syndrom) 915
Lycopodium 525, 668, 1074
Lyell-Syndrom, medikamentöses 1115
Lyme-Arthritis *1095*
Lyme-Borreliose 1094
Lyme-Krankheit 1094
Lymhknotenentfernung
- radikale retroperitoneale 817
Lymphadenektomie 817
Lymphadenitis, reaktive 1054
Lymphadenopathie *1006*
Lymphangitis 742, 743
lymphatisches System 742
Lymphdrainage *1257*
Lymphdrainage, manuelle 743
Lymphe 742
Lymphgefäßsystem 742
Lymphknoten 742
- -entzündung 1054
- venerische 875
Lymphknotenkrebs 57, 1043
Lymphödem 142, 742
Lymphogranuloma
- inguinale 875
- venereum 875
Lymphologie 686
Lymphom, kutanes 1101
Lymphome 57, 1043
- Alkoholschmerz *1043*
- B-Symptome *1043*
- bösartige 1043
- Hodgkin- 1043
- Non-Hodgkin- 1043
Lymphomyosot® 743
Lymphozyten *1022*, *1023*
- Differenzialblutbild 1314
Lymphozytendifferenzierung 1321
Lymphszintigrafie *743*
Lyogen® 1168
Lyrica® 1146
Lyrinel® 798
Lyse 1128
Lysebehandlung 1128
Lysergsäurediethylamid 1207
Lysetherapie 700
Lyssa 303, 314
Lytta vesicatoria 1067

M

M-Scan 1270
Maaloxan 625
Maaloxan® 634, 636
MAB (monoclonal antibody) 1030
MabCampath® 1041
MabThera® 1030, 1041
Macrogol 647
Macula 1061
Madenwürmer 644
Madopar® 1141
Magen 631, *666*
- -ersatz *638*
- -schrittmacher 257
- Dehnung 230
- Fremdkörper im 198
- operative Verkleinerung 257
Magen-Darm-Erkrankungen
- Reisen 309
Magen-Darm-Grippe 642
Magen-Darm-Passage 622
Magenausgang 631
Magendurchbruch *635*
Mageneingang 631
Magenfundus 631
Magengeschwür 635
Magengrund 631
Magenhochzug 630, *631*
Magenkarzinom 637
Magenkörper 631
Magenkrebs 637
Magenmund 631
Magenperforation 635
Magenpförtner 405, 631
Magenpförtnerenge 405
Magenpolypen 637
- adenomatöse *637*
- multiple *637*
Magenresektion 638
Magensaft 631
Magenschleimhautentzündung 633, *634*
Magenschleimhautentzündung, chronische
- Typ A 634, *1049*
- Typ B, Typ C 63
Magenspiegelung 631, 632
Magenwanddurchbruch 635
Magersucht 1209
Magnesium 239, 1326
- bei Krebs *1029*
Magnesium-Ammonium-Phosphat-Stein 787
Magnesiumhydroxid 636
Magnesiumsulfat *647*
Magnetfeld[resonanz]therapie 917
- Diabetes 765
Magnetresonanz-Cholangio-Pankreatikografie 667
Magnetresonanzangiografie 692
Magnetresonanztherapie 917
Magnetresonanztomografie 1269
- funktionelle 1269
- kardiale 692
Magnettherapie 917
Mahlzahn 510
Mahlzeiten
- Anzahl 231
Mahonia aquifolium 1078, 1092
Mahonie 1078, 1107
Mais, Gen- *244*
Maismehl 1088
major histocompatibility complex (MHC) 1281
MAK (mikrosomale Antikörper) 749, 752, 1331
Make-up
- medizinisches 1066
- Operationsrisiken 1281
Makro-CK (Makro-Creatinkinase) *1313*
Makroalbuminurie 781
Makroangiopathie 766
Makrobiotik 252
- als Krebsdiät *1029*
Makroglossie *1236*
Makrohämaturie 776
Makrolide 1051
Makromastie *831*
- Brustverkleinerung 884
Makrosomie 372
Makula 477, 478, 1061
- flüchtige, rote 150
Makuladegeneration
- altersbedingte (AMD) 505
- feuchte 505
- photodynamische Therapie (PDT) 505
- trockene 505
Makulaödem
- Retinopathie, diabetische 506
Malaria 303, 314, 1056
- -prophylaxe 303
- Stand-by-Medikamente 304
Malarone® 304, 1056
Malassimilation *679*
Maldescensus testis 813
Malexin® 996
Malleolus medialis
- Fraktur 979
Mallorca-Akne 1066
Mallory-Weiss-Syndrom 97
Maltafieber 314
Maltherapie 1177
Malventee 1074
Mamille 830
- Sekret aus der 113
Mamma 830
- -augmentation *831*, 883
- Augmentationsplastik *831*
- äußere Auffälligkeiten 112
- Größe 112
- Knoten 114
- Schmerzen 114
- Schwellungen 114
- Verhärtungen 114
Mamma-Reduktionsplastik 884
- Pilzschnitt 884
- T- oder Anker-Schnitt 884
Mamma-Rekonstruktionsplastik 895
- aus körpereigenem Gewebe 895
- Silikonimplantat 895
Mammaaugmentation 883
Mammae
- akzessorische 832
Mammakarzinom 834, 837
- -stadium 835
- Früherkennung 288
- Hormontherapie 838
- inflammatorisches 835
- invasiv duktaler Typ *835*
- invasiv lobulärer Typ *835*
- medulläres *835*
- muzinöses *835*
- nodal-negativer Befund *838*
- nodal-positiver Befund *838*
- papilläres *835*
- Rezidiv 839
- tubuläres *835*
Mammaria-interna-Bypass 696
Mammografie 836
- -befund 837
- -gerät 836
- analoge *836*
- digitale *836*
- Screening *836*
Mammotom *837*, 838
Mandelabszess 581
Mandelentfernung 580
Mandelentzündung
- eitrige 579
Mandeln 579
Mandibula 511
Mangan 240, 955
Manganum 1143
Mangeldurchblutung 693

Mangelernährung
- im Alter 458
- qualitative *458*
- quantitative *458*

Manie 1185
manisch-depressive Erkrankung 1185
Männermedizin 803
Männersprechstunden 803
Mantelpneumothorax *616*
manuelle Medizin 1256
manuelle Therapie 1254
- Schmerztherapie *1222*

manuelle Verfahren *916*, 1254
MAO-B-Hemmer
- Parkinson-Krankheit 1141

MAO-Hemmer (Monoaminooxidase-Hemmer) 1170
MAOP (Methyl-Amino-Oxo-Pentanoat) *1100*
Maprotilin 1169
Marcumar® 741
- Blutungsneigung 1038
- Lungenembolie, nach 618
- Schlaganfall, nach 1131

Marfan-Syndrom *927*
Marihuana 1205
Marisken 662
Mark, verlängertes 1118
Marknagel *906*, 961
Marknagelosteosynthese 906
Marknagelung 906
Markscheide 1136
MARS (Molecular Adsorbents Recirculating System) 674
Marschfraktur 987
Marsupialisation
- Bartholinitis 871

Marvelon® 324, 857
Maryland-Brücke 542
Masern 408
- -enzephalitis *408*
- Impfung 297

Massage 284, 1256
- klassische 1256
- schwedische 1256

Massagetherapie
- Schmerztherapie *1222*

Massageverfahren 1257
Massenblutung *732*
- hypertone *1127*

Massentierhaltung 244
Mastdarm 640, 662
Mastdarmarterie *662*
Mastdarmentzündung 101
Mastdarmkrebs 656
Mastdarmspiegelung 662
Mastdarmvorfall 665
Mastektomie 838
- simultane radikal-modifizierte 839

Masters und Johnson 347
Masthilfsmittel 244
Mastitis
- non-puerperalis 832

Mastitis non-puerperalis 832
Mastitis puerperalis 397
Mastodynie 114, *845*
Mastoid 550
Mastoiditis 556
Mastopathie 832
- fibrös-zystische 832

Mastopexie 884
Masturbation 340
Mastzellen 1322
Mastzellstabilisatoren 1046
- Asthma 602

Maternity-Blues 398
Matratze
- Schlafhygiene *1233*

Matricaria recutita 274, 844
Matricur® 255
Matrixprotein, nukleäres 1334
Mausarm 947
Mausbett *971*
Maxilla 511
Mazerat 275
MBV (Mixed Bacterial Vaccine) 1031
MCB-Bypass (Mammaria-interna-Bypass) 696
MCD (minimale zerebrale Dysfunktion) *418*
MCTD (mixed connective tissue disease) 1010
MCH (mean corpuscular hemoglobin) 1316
- kleines Blutbild *1309*

MCH (Melanin Concentrating Hormone) *230*
MCHC (mean corpuscular hemoglobin concentration) 1316
- kleines Blutbild *1309*

McMinn-Prothese 954
MCS (multiple chemo-sensitivity syndrome)
- Schlafstörung *1238*

MCS-Syndrom (Mulltiple chemical sensitivity) 1048
MCT-Fette (medium chain triglycerides) 255, *639*
MCU (Miktionszysto-Urethrogramm) 778, 779
MCV (mean corpuscular volume) 1316
- kleines Blutbild *1309*

MdE (Minderung der Erwerbsfähigkeit) 1290
MDMA (Hauptbestandteil von Ecstasy) 1207
MDP (Magen-Darm-Passage) 622
mean corpuscular hemoglobin 1316
mean corpuscular hemoglobin concentration 1316
mean corpuscular volume 1316
Meatusstenose 791
Mebendazol 645, 1053
Mebeverinhydrochlorid 633
Meckel-Divertikel 91
Meclozin 373
Medianusnerv (Mittelnerv) 945
Mediastinitis *626*
Mediastinum 589, 626
Medikament 1275
- apothekenpflichtiges 1275
- Darreichungsform 1277
- Fälschungen 1276
- frei verkäufliches 1275
- Generika 1276
- Handelsname 1276
- internationaler Freiname 1276
- Re-Import-Präparate 1276
- rezeptpflichtiges 1276
- Verabreichungsform 1277
- verschreibungspflichtiges 1276

Medikamente
- antiretrovirale 1055
- blutdrucksenkende 724
- blutzuckersenkende 761
- cholesterinsenkende 768
- diabetogene 758
- in der Rheumatologie 997
- zur Entwässerung 784
- zur Fiebersenkung 269

Medikamentenallergie 1045
Medikamentenausschlag 161, 1082
Medikamententestung 1051
Meditation 1260
- Schlafhygiene *1232*

mediterrane Ernährung 232
mediterrane Essenspyramide 233
medium chain triglycerides (MCT) 255, *639*
Medizin
- anthroposophische 1253
- ayurvedische 1251
- empirische 1296
- ergänzende 1241
- evidenzbasierte 1297
- integrative 1241
- manuelle 1256
- physikalische 1277
- traditionelle chinesische 1248

medizinische Gase 1275
medizinische Trainingslehre 1278
medizinische Trainingstherapie 1278
- Schmerztherapie *1222*

Medroxyprogesteronacetat 845
Meek-Technik (Hauttransplantation) 898, 899
Mefloquin 304, 1056
Megacillin® 1051
Megakolon, toxisches *650*
Mehrfragmentfraktur 908
Mehrlingsschwangerschaft 359
- Komplikationen 359

Mehrstärkengläser 485
Mehrzeilen-CT 692
Mehrzellenbad 1279
Meige-Syndrom 42
Meissner-Tastkörperchen 1060
Mekonium (Mukoviszidose) 773
Mekoniumileus 773
Melaena 100
Melanin 1060
Melanin Concentrating Hormone *230*
Melanom 1097
- akral-lentiginöses *1098*
- amelanotisches *1098*
- Augenaderhaut *1098*
- des bösartigen Linsenflecks *1098*
- malignes 1097
  - Früherkennung 288, 290
- noduläres *1097*
- superfiziell spreitendes *1097*

Melanozyten *1060*
Melarsoprol 1238
Melatonin *220*, *285*, 311
- Anti-Aging-Medizin 436
- bei Krebs *1032*
- depressive Verstimmung 1184
- Steuerung des Schlafs *1227*, *1234*

Melissa officinalis 274, 846, 851
Melisse 274, 843, 846, 851, 1087, 1096, 1107
Melissenbad 282
Melissentee 274
Meloxicam 996
Melperon 1168, 1231
Memantin 449
Membrana fibrosa 993
Membrana interossea *964*
MEN (Multiple endokrine Neoplasie) 753
- Typ I, IIa, IIb 754

Menarche *427*, 842
Mengenelemente 239, 241
Menière-Krankheit 567
- ausgebrannte 567

Meningeom 1149
Meningitis 1133
- Meningokokken- 314

Meningitis tuberculosa *608*
Meningoenzephalitis 1133
Meningoenzephalozele 68
Meningokokken 314
- Penizilline *1051*

Meningokokken-Meningitis 302, 314, *1134*
- Impfung 302

Meningokokken C
- Impfung 297

Meniskus 964, 966
Meniskusriss 972
Meniskusverletzung 972, 973
- basisferner Querriss 973
- basisnaher Abriss 973
- großer Längsriss 973
- Korbhenkelriss 973

Meniskuszeichen *972*
Menopause 842, 849
Menorrhagie 847
- beim Mädchen 427

Menschenfloh 1096
Menses → Menstruation

fett = Haupteintrag
kursiv = Nebeneintrag
gelb = Krankheitsfinder
grün = Tabelle
rot = Abbildung
Unterstrich = Medikament

MENSOTON® 843
Menstruation 842
- abgeschwächte 847
- Aufbauphase 842
- Ausbleiben 424, 846
- Dauerblutung 122
- erste 427
- Hinauszögern 844
- Mittelblutung 847
- Proliferationsphase 842
- Schmerzen 843
  - beim Mädchen 427
- Schmierblutung 846
- Sekretionsphase 842
- Störungen 121, 846, 847
  - beim Mädchen 427
- verlängerte 847
- Verschieben 844
- verstärkte 847
  - beim Mädchen 427
- Vorverlegen 844
- Zwischenblutungen 847
- Zyklusmitte 842

Menstruationszyklus 842
- Hormonveränderungen 842
- Muster 121
- verkürzter 846
- verlängerter 846

menstruelles TSS (toxisches Schocksyndrom) 848
Menthae piperitae aetheroleum 846
Menthol 912
mentholfreie Zahnpasta 513
Mentholspiritus 1079
MEP (motorisch evozierte Potentiale) 1120
Meralgia paraesthetica 136
Mercurialis perennis 1089
Mercurius solubilis 525, 955, 1076
Meridiane 1249
MESA (Mikrochirurgische Epididymale Spermienaspiration) 337
Mesalazin 651
Mesenterialinfarkt 681
Mesenterialvenenthrombose 681
Meshgraft-Technik
- Hauttransplantation 898

mesial 510
Mesialbiss 536
Mesiodens 539
Mesopharynx 579
Mesotherapie 1109
Messung, urodynamische 777
Mestinon® 1159
Metabolic Typing 252

metabolisches Syndrom 767
Metacholin 591
Metakarpalfraktur 950
Metamizol 916, 996, 1220
Metamphetamine 1207
Metastase 1023, 1025
- osteoblastische 991
- osteoklastische 991
Metastasenleber 677
Metatarsalfraktur 987
Metatarsalgie *984*
Meteorismus 645
Metex® 997
Methadon 1206
Methantheliniumbromid 1070
Methenamin 1070
Methergin® 393
Methionin 795
Methio TAD® 795
Methocarbamol 1221
Methotrexat 997
- Blasenkrebs, bei 801
- Chemotherapie, bei 1027
- Eileiterschwangerschaft 365
- Rheumatoide Arthritis 1000
- Sarkoidose, bei 613
- Schuppenflechte, bei 1077
- Schwangerschaft 373
- Systemischer Lupus erythematodes 1008
Methyl-Amino-Oxo-Pentanoat *1100*
Methyldopa 371
Methylergometrin 392, 394
Methylphenidat 419
Methylprednisolon 756, 946
Methylsulfonylmethan 955
Methylzellulose 647
Metipranolol 502
Metixen 1141
Metoclopramid (MCP)
- Darmverschluss 661
- Erbrechen bei Migräne 1123
- Parkinsonsyndrom, sekundäres 1141
- Prolaktin erhöht 1329
- Refluxkrankheit bei Erwachsenen 624
- Refluxkrankheit bei Kindern 404
Metronidazol® 636, 651, 652, 855, 872
Metrorrhagie 847
Meulengracht-Krankheit 44
Meulengracht-Syndrom *1309*
Mevinacor® 768
Mg (Magnesium) 239, 1326
- bei Krebs *1029*
Mg2+ 1326
MHC-Moleküle 1321
MHC-Moleküle (major histocompatibility complex) 1281
Mianserin 1231
Micanol® 1077
Miconazol 869
Microklist® 284
Micropur® 313
Microsporum canis *1093*
Mictonorm® 807
Midfacelifting 886
Midlife Crisis 432
Mifegyne® 374
Mifepriston 374
Miglitol 761
Migräne 1123
- -brille *1124*
- -generator 1123
- klassische *1123*
- mit Aura *1123*
- ohne Aura *1123*
- Schlafstörung *1237*
Mikroalbuminurie 767, 778, *1306*
Mikroaneurysmen
- Retinopathie, diabetische 506
Mikroangiopathie 766
Mikroben 1050
Mikrodermabrasion 893
Mikrografts
- Haartransplantation 889
Mikrohämaturie 776, *1309*
Mikrokalk
- Brustkrebs 836
Mikromastie *831*
Mikrometastase *1026*
Mikronährstoffe 235
Mikroorganismen 1050
Mikropille 323
Mikroskopie
- von Infektionserregern 1051
Mikrosom 752
mikrosomale Antikörper 749, 752
Mikrosporie 1093
Mikrostomie *1008*
Mikrostrabismus 489
Mikrotrauma *910*
Mikrowellen-Thermotherapie
- Myom *861*
Miktion 778
- erschwerte 105
- unmögliche 105
Miktion, nächtliche *1233*
Miktionsprotokoll
- Einnässen *421*
Miktionstagebuch 456
Miktionszysto
- -Urethrografie 778, 779
- -Urethrogramm 778, 779
Milch
- -einschuss 394
- -mangel 395
- -pumpe 398
- -stau 396
- reife 395
Milch-Molke-Bäder 1078
Milch-Semmel-Diät *252*
Milchauffangschalen 396
Milchbildung 395
- Tee 396
Milchdrüsen 830
Milchgänge 830
Milchgangpapillom 834
Milchgebiss 511
Milchsäure 869, 1084, 1113, 1324
Milchsäure-Therapie nach Kuhl *1029*
Milchsäurebakterien *1052*
Milchschorf 1075
Milchzahn 511
Milchzucker
- -Toleranztest 653
- -unverträglichkeit 224
Milchzuckerunverträglichkeit 653
Miliartuberkulose *608*
Milie 1114
Milien 406
Milligan-Morgan-OP
- Hämorrhoidentherapie 664
Milz 1056, 1057
Milzentfernung *1057*
Milzkapsel 1056
Milzriss 1057
- zweizeitiger *1057*
Milzruptur 1057
- zweizeitige *1057*
Milzschwellung 1056
Milztumor 1056
Mind-Body-Therapie 1257, 1258
Minderung der Erwerbsfähigkeit (MdE) 1290
Minderwuchs 424
Mineralokortikoid 758
Mineralstoffe 238, 1266, *1326*
- Mangel 240
- Übersicht 240
- Überversorgung 240
Mineralstoffmangel 240
- vegetarische Ernährung *234*
Mineralverlust *195*
Mini-HdO-Geräte (Mini-Hinter-dem-Ohr-Hörgerät) 562
Mini-Laparotomie 328
Mini-Mental-Status-Test 447
Minigrafts
- Haartransplantation 889
Minilifting 886
minimal residual disease
- Leukämie *1041*
Minimalschielen 489
Minipille 324
Minipress® 1013
Minirin® 422, 748
Minoclir®50mg 1092
Minocyclin 1092
Minoxidil 1108, 1109
Miosis 477
Mirtazapin 1169
Mischhaut 1064
Mischinsuline 761
Mischkollagenose 1010
Mischkost-Diäten
- kalorienreduzierte 250
Mischköstler 224
Misgav-Ladach-Methode 390
Missed abortion 376
Missempfindungen der Haut 162
Missverhältnis, relatives
- Kaiserschnitt 390
Mistel, weißbeerige 274
Mistelpräparate 841, 956
- bei Krebs 1031
Misteltee 274
Mitesser *425*, 1091
- schwarzer *426*
- weißer *426*
Mitomycin 1027
Mitomycin C 801
Mitomycin medac® 1027
Mitralklappen *687*
- -insuffizienz 716
- -prolaps(syndrom) 717
- -stenose 716
Mittagsschlaf 1226
Mittelbauchschmerzen 88
Mittelblutung
- Menstruation 847
mittelfrequenter Wechselstrom
- Schmerztherapie *1222*
Mittelfuß 979
Mittelfußbeschwerden 144
Mittelfußbruch 987
Mittelfußknochen 979
Mittelfußrolle 985
Mittelfußstressfrakturen *987*
Mittelgebirgsklima 1279
Mittelhand 944
Mittelhandbruch 950, 951
Mittelhandknochen 944
Mittelhandschiene *950*
Mittelhirn 1118
Mittelmeerkost 232
Mittelnerv 944, 945
Mittelohr 551
Mittelohr-Implantat 562
Mittelohrentzündung
- akute 555
- chronische 557
- krankhafte Infektionsneigung *415*
Mittelohrschwerhörigkeit 560
Mittelschmerz 124
Mittelstrahlurin 777
Mixed Bacterial Vaccine 1031
mixed connective tissue disease (MCTD) 1010
MMST (Mini-Mental-Status-Test) 447
Mn (Mangan) 240
MNP (Mastitis non-puerperalis) 832
Mobec® 996
Mobilisation 462, 907
Mobilisierung 462
Moclobemid 1170
Modellgussprothese 543
Modellierung des Gesichts 885
Mola hydatidosa 366
Molar 510
Molecular Adsorbents Recirculating System 674
Molluscum-contagiosum-Virus *1083*
Mollusken 1084, 1085
Moltexunterlagen *456*
Monachol forte® 769
Monaldi-Drainage *616*
Monatsblutung 842
- abgeschwächte 847
- Ausbleiben 424, 846
- Dauerblutung 122
- erste 427
- Mittelblutung 847
- Schmerzen 843
- Schmierblutung 846
- Störungen 121, 846, 847
- Störungen beim Mädchen 427
- veränderte Dauer beim Mädchen 427
- verlängerte 847
- Verschieben 844
- verstärkte 847
Monatsblutung, verstärkte
- beim Mädchen 427
Mönchspfeffer 844
Mönchspfefferpräparate 833
Mondbein *949*
Moniliasis 867
Monoaminooxidase 1170
- -Hemmer 1170
Monoarthritis 770
Monochromasie 487
monoclonal antibody 1030
Monokelhämatom *195*
monoklonale Antikörper 997
- Brustkrebs *839*
- Krebs 1030
- Multiple Sklerose *1139*
Mononatriumglutamat 243
Mononukleose, infektiöse 180
Mono Sodium Glutamate 243
Monotest 581
monounsaturated fatty acids *227*
monozygot 359
Monozyten *1022*
- Differenzialblutbild 1314
Monozytenangina 180, 581
Montelukast 602
Montignac-Diät 251
Moorbad 282
Moorpackung 280
Moortreten 283
Moosbeere
- großfrüchtige 795
Morbilli 408
- Impfung 297
Morbus Addison 757, *1049*
Morbus Basedow 750, *1049*
Morbus Bechterew 1002, 1003
Morbus Boeck 612
Morbus Bowen 1102
Morbus Brocq *1076*
Morbus Crohn 650
- Entzündungsherde 651
- psychosomat. Störung 1214
Morbus Cushing 755
Morbus Darier 167
Morbus Dercum *1105*
Morbus Dupuytren 946
Morbus Kienböck 949
Morbus Köhler 144, *903*
Morbus Ledderhose 145, *946*

Morbus Menière 567
Morbus Neisser
- bei der Frau 874
Morbus Osgood-Schlatter 971
Morbus Osler 1039
Morbus Parkinson 1140
- Schlafstörung *1237*
Morbus Perthes 960
Morbus Raynaud 1012
Morbus Reiter 822, 1005
Morbus Scheuermann 917, 925
Morbus Sudeck 943
Morbus Wegener 1011
- Sattelnase 1012
Morbus Werlhof *1039*
Morbus Wilson 240, 773
Morbus Winiwarter-Buerger 1013
Morning after Pill (Pille danach) 327
Morphea *1008*
Morphin 996, 1032, 1206, 1220
Morphinderivate → Opioide
Mosaikplastik 971
Mosaikwarzen *1084*, 1085
Mosquito-Läuseshampoo 414
Motilitätshemmer 313
Motilium® 624
motivational deficit disorder *212*
Motivationsfalle *210*
Motivationsmangelkrankheit *212*
motorische Endplatte 1157
motorische Nervenzelle
- erste *1157*
- zweite *1157*
motorisch evozierte Potenziale (MEP) 1120
Motorschiene, elektrische *962*
Mouches volante 504
Mouches volantes 47
Movergan® 1141
Movicol® 647
Moxibustion 1250
Moxifloxacin 1051
MR-Angio (Magnetresonanz-Angiografie) 692
MR-Angiografie (Magnetresonanz-Angiografie) 692
MRCP (Magnetresonanz-Cholangio-Pankreatikografie) 667
MRSA (Methicillin-resistente Staphylokokken) 1052
MRT (Magnetresonanztomografie) 1269
MS (Multiple Sklerose) *1049*, 1135
MSCT (Multislice-CT) 692
MST® 996, 1032, 1220
MSY (metabolisches Syndrom) 767
MTA (medizinisch-technischer Assistent) 1304
MTT (medizinische Trainingstherapie)
- Schmerztherapie *1222*
Mucedokehl D4® 743
Mücken
- fliegende 47
Mücken, fliegende 504
Mucosa (Nase) 568
Mucositis
- Chemotherapie *1027*
Mucosolvan® 595
Müdigkeit
- anhaltende abnorme 177
- zeitweilige abnorme 176
Müdigkeitssyndrom, chronisches
- Schlafstörung *1238*
MUFA (monounsaturated fatty acids) *227*
Mukoviszidose 773
Multi-IgE-Screeningtest 1326
Multi-IgE-Suchtest *1306*, 1326
Multiband-Apparatur 537
Multibrackets 537
multifaktoriell *1045*
Multiinfarkt-Demenz 446
Multiorganversagen 1054
Multiple chemical sensitivity *1048*
- Schlafstörung *1238*
Multiple Sklerose *1049*, 1135
- akute Form *1136*
- Cannabis *1138*
- immunstimulierende Verfahren *1139*
- Kortisoninfusion *1137*
- monoklonale Antikörper *1139*
- Plasmapherese *1137*
- primär chronisch-progredienter Verlauf *1136*
- primär schubförmiger Verlauf *1136*
- Seh- und Empfindungsstörungen *1136*
- sekundär progredienter Verlauf *1136*
- spastische Lähmung *1136*
Multiscreeningtest 1326
Multislice-CT 692
Mumps 408, 409
- Impfung 297
Mumpsorchitis 814
Munaripackung *280*
Mund, trockener 54
Mund-Kiefer-Gesichtschirurg 509
- Schönheitsoperationen 879
Mund-zu-Mund-Beatmung 190
Mund-zu-Nase-Beatmung 189
Mundbasisbesteck 516
Mundbodenzyste 57
Mundddusche 515
Mundfäule 519
Mundflora 52, 520
Mundgeruch 55, 521
- eingebildeter 55
- lokaler 522
- mit weiteren Beschwerden 56
- ohne weitere Beschwerden 55
- Schwangerschaft 364
- systemischer 522
Mundhöhle 579
- Veränderungen in der 52
Mundhöhlenabszess 522
Mundhöhlenvorhof 579
Mundhygiene
- Hilfsmittel 514
Mundpflegemittel 454
Mundrachen 579
Mundrose 1112
Mundschleimhaut 511
- Geschwür 521
- trockene 54
Mundschleimhautentzündung 1086
Mundschleimhautgeschwür 53
Mundsoor 520
- beim Säugling 407
- im Alter *454*
Mundspülung 283, 515
Mundvorhofplatten 537
Mundwasser 515
Mundwinkelrhagaden 51
Münzen, verschluckte *199*
Musaril® 923, 977
MuSchG (Mutterschutzgesetz) 352
Musculus
- dilatator pupillae 477
- orbicularis oculi 492
- sphinkter pupillae 477
- gastrocnemius 964
Musiktherapie 1178
Muskelatrophie
- im Gipsverband *907*
- spinale 1159
Muskelbinde *738*
Muskeldystrophie 1159
- aufsteigende bösartige Beckengürtelform *1159*
- aufsteigende gutartige Beckengürtelform *1159*
- progressive 1159
- vom Typ Becker-Kiener *1159*
- vom Typ Duchenne *1159*
Muskeldystrophie, progressive 37
Muskelentspannungsmittel
- Schmerztherapie *1221*
Muskelfaserriss 904
- in der Wade 976
Muskelkater 904
Muskelkrampf 41
muskelrelaxandierende Mittel
- Schmerztherapie *1221*
Muskelrelaxanzien *916*
Muskelrelaxation nach Jacobson, progressive *1259*
- Schlafhygiene *1232*
- Schmerztherapie *1222*
Muskelriss *904*
Muskelschicht
- der Gefäßwand *720*
Muskelschwäche *1157*
Muskelschwäche, krankhafte 36
Muskelschwund 912
Muskeltonus *1119*
Muskelvenenpumpe 733
Muskelverletzung 904
Muskelzerrung 904
Muskelzittern bei Belastung 38
Muskelzuckungen 40
- Augenlid 40
- einzelner Muskeln 40
Müsli *232*
Mutaflor 651
Mutaflor® Darmtherapeutikum 855
Mutationen *1023*
Mutter-Kind-Kuren 293
Mutterkornalkaloide 1124
Mutterkuchen 360
- Beeinträchtigung 369
Muttermal 1102
Muttermilch 395
Muttermund 853
- Ektopie 123
- frühzeitige Öffnung 368
- Ödem 383
Muttermundschwäche 368
- Mehrlingsschwangerschaft 359
Muttermunduntersuchung 319
Mutterpass 351
Mutterschaft
- späte 331, 362
Mutterschaftsgeld 352
Mutterschaftsversicherung 352
Mutterschutz 352
- -gesetz 352
Myasthenia gravis *1049*, 1159
Myasthenie-Pass 1160
Mycobacterium leprae 314
Mycobacterium tuberculosis 607
- Hirnhautentzündung *1133*
Mycophenolat 1008
Mycosis fungoides 1101
Mydriasis 477
Mydriatika
- Hornhautverätzung 499
Myelinscheide 1136
Myelodysplasie 1040
myeloproliferative Erkrankungen 1040
Mykoplasmen 825
Mylepsinum® 1146
Mylotarg® 1030, 1041
Myogelose 59
Myokard 686
Myokardinfarkt 699
- Innenschichtinfarkt *699*
- Nicht-ST-Hebungsinfarkt *699*
- Rehabilitation 700
- ST-Hebungsinfarkt *699*
- stummer *699*
- transmuraler *699*
Myokarditis 713
Myokardszintigrafie 692
Myoklonus-Dystonie 40
Myoklonus 40
- essentieller 40

fett = Haupteintrag
kursiv = Nebeneintrag
gelb = Krankheitsfinder
grün = Tabelle
rot = Abbildung
Unterstrich = Medikament

Myom 375, 860
- intramurales *860*
- Mikrowellen-Thermotherapie *861*
- submuköses *860*
- subseröses *860*
Myom-Enukleation 860
Myometritis 394
Myometrium *853*
Myopia
- maligna 481
- simplex 481
Myopie 481
Myosarkom 860
Myositis ossificans 977
Myotendinose 904, 939
Myringitis 553
Myringoplastik 559
Myristica sebifera 1089
Myrrhe 1089
Myrrhen-Tinktur „Hetterich®“ 520, 521
Myrrhentinktur
- Mundpflegemittel 454
Myxödem 751, 752
Myxödemkoma 752

N

n-3-Fettsäuren 227
n-6-Fettsäuren 227
N-Dragees 668
Na (Natrium) 239, 1326
Nabelarterien 360
Nabelentzündung 407
Nabelgranulom *407*
Nabelhernie 683
Nabelkolik 423
Nabelpflege 406
Nabelschnur 360
- -umschlingung 390
- -vorfall 386, 389
- Punktion 361, 362
Nabelschnurblutbank 360
Nabelvene 360
Nachahmerpräparate (Generika) 1276
Nachblutungen 534
Nachfolgepräparate 1276
Nachgeburt 360, 385
Nachhallerinnerungen 28, 1190
Nachräumung 385
Nachtblindheit 488
Nachtkerzenöl 846
- Diabetes 765

Nachtkerzensamenöl 1074
Nachtklinik
- für psychisch Kranke 1179
nächtliches Wasserlassen *1233*
Nachtschiene
- Fehlstellungen der Zehen *987*
Nachtschweiß 1070
Nachwehen 385
- Oxytozin 385
Nackendichtemessung 361
Nackenguss 283
Nackenschmerzen 20, 125, 914
Nackentransparenz 361
- -messung 361
Nacom® 1141
Nadeln
- atraumatische *1120*
Nadeln, verschluckte *198*
Nadelpunkte 1248, *1249*
Nadolol® 629
Nadroparin 740
Naegele-Regel 351
Naevus 1102
Naevus flammeus 1102, 1103
Naevuszellnaevus 1102
Nagel 1110
- eingewachsener 1112
- Weißfärbung 168
Nagel-Anomaloskop 487
Nagelbett 1110
- -verkleinerung 1112
Nagelbettentzündung 1111
Nagelbettveränderungen 166
Nagelbettverletzung 951
Nagelfalz 1110
Nagelfalzveränderungen 166
Nagelhalbmond 1110
Nagelhäutchen 1110
Nagelkeilexzision 1112
Nagelmatrix 1110
Nagelmykose 1111
Nagelpflege 1110
Nagelpilz 1111
Nagelplattenveränderungen 167
Nagelveränderungen 168, 1111
Nagelwurzel 1110
Nahakkomodation 478
Nahrung
- hypoallergene *403*
Nahrungsbestandteile, funktionelle 241
Nahrungsergänzungsmittel 241
- bei Krebs *1029*
- zur Gewichtsreduktion 255
Nahrungsmittelallergene *1045*
Nahrungsmittelallergie 652
Nahrungsmittelscreening *1306*, 1326
Nahrungsmittelunverträglichkeiten 20, 652
Nahrungsstoffe
- bioaktive 241
- nicht-nutritive 241
Nahvisus 477
Naloxon 386, 1220
Naproxen 996, 1122
Naproxen gyn® 843
Naramig® 1123
Naranotox® plus 398, 832
Naratriptan 1123
Narbe 1061
- atrophische *1061*
- hypertrophische *1061*
Narben
- atrophe 898
- eingezogene 898
- erhabene 898
- hypertrophe 898
- Verbrennungen 899
Narbenentropium 492
Narbenhernie 683
Narbenkontraktur 898
Narbenkorrektur 898
Narbenplastik 898
Narbenwucherung 893, 898
Narkolepsie 1238
narzisstische Persönlichkeitstörung 1199
Nase
- Fremdkörper in der 197
- Furunkel 569
- Geruch aus der Nase 572
- laufende 573
- Schiefstand 571
- trockene 572
- verstopfte 68, 573
Nasenbein 568
- Bruch 571
- Fraktur 571
Nasenbeschwerden 68
Nasenbluten 69, 570
Nasendurchflussmessung 568
Nasendusche 573
Nasenendoskopie 568
Nasengerüst 568
Nasengips 571
Nasenhaupthöhle 568, 569
Nasenhöhle 568
Nasenkorrektur 891
Nasenlippenfurche 885
Nasenmuscheln 568
- Verkleinerung 577
Nasennebenhöhlen 568, 577
- Entzündung 577
- Tumoren 57
- Übersichtsaufnahme 569
- Ultraschall 568
Nasenöffnungen, hintere 568
Nasenöl 573
Nasenplastik 891
Nasenpolypen 68
Nasenpyramide 568
Nasenrachen 579
- endoskopische Untersuchung 579
- indirekte Spiegeluntersuchung 579
Nasensalbe 569, 573
- salzhaltige 573
Nasenscheidewand 568
- Begradigung 572
- Bruch 571
- Verbiegung 572
Nasenspiegelung 568
Nasenspray 569
- mit H1-Antihistaminika 575
- mit Mastzellstabilisatoren 575
- mit Salzlösung 574
Nasentropfen 569
- schleimhautabschwellende 574
Nasentumor 57
Nasenvorhof 568
Nasivin® 574
Nasolabialfalte 885
Nasonex® 577, 578
Nasopharynx 579
- endoskopische Untersuchung 579
- indirekte Spiegeluntersuchung 579
Natalizumab 1139
Natamycin 243
Nateglinid 761
National Center for Complementary and Alternative Medicine *1246*
Natrium 239, 1326
Natriumaurothiomalat 1000
Natrium chloratum 1080, 1092
Natriumfluorid
- Zahnpasta 514
Natriumperchlorat 751
Natriumpicosulfat 647
Natriumsulfat *647*
Natrium sulfuricum 668
Naturheilverfahren 1241
- klassische 1241
- Wirkung 1242
- Zusatzversicherung 1245
naturopathic medicine *1241*
Navoban 1027
NCCAM (National Center for Complementary and Alternative Medicine) *1246*
Nebenhoden 803
- Entzündung 814
Nebenhodenentzündung 814
Nebennierenmark 755
Nebennierenrinde 755
Nebennierenrinden-Überfunktion 758
Nebennierenrinden-Unterfunktion (-insuffizienz) 757
- primäre 757
- sekundäre 758
Nebenschilddrüsen 748, 754
- -Adenom 754
- -überfunktion 754
- -unterfunktion 754
Nebenwirkungen 1276
Nebido® 819
Nedocromil 602, 1046
Neem-Extrakt FT-Shampoo® 414
Neembaum *414*
Neisseria gonorrhoeae 874
Nekrolyse, toxische epidermale 1115
Nekrose 1272
Nematode 644
Neo-Thyreostat® 751
neoadjuvante Chemotherapie 838
Neoblase 800
Neodym-YAG-Laser 897
Neonatologie 350
Neophobie 225
Neoplasie, multiple endokrine 753
Neostigmin 661
Neostrata® 893
Nephritis
- chronische interstitielle 780, 782
- Immunkomplex- 781
Nephroblastom 789
Nephrolithiasis 787
Nephrologe 775
Nephrologie 775
Nephropathie
- diabetische 782
Nephroptose 789, 790
nephrotisches Syndrom 782
Nephrozirrhose 782, 784
Nerium oleander 1074
Neroleptika
- extrapyramidal-motorische Nebenwirkungen 1168
Nervenarzt 1163
Nervenblockade
- durch Injektion *906*
Nervenborreliose *1095*
Nervenengpasssyndrome 939
Nervenkompressionssyndrome 939
Nervenleitgeschwindigkeit
- Messung 1160
Nervenschmerz 1218
Nervenstimulation
- transkutane elektrische (TENS) 1222
Nervensystem
- autonomes 1118
- peripheres 1117
- somatisches 1118
- unwillkürliches 1118
- vegetatives 1118
- willkürliches 1118
- zentrales 1117
Nervenwasser 1118
- Untersuchungsmedium *1305*
Nervenzelle
- erste motorische *1157*
- zweite motorische *1157*
Nervenzusammenbruch 31, 191
Nervosität 30
Nervus ischiadicus 915
Nervus laryngeus recurrens 584
Nervus medianus 945
Nervus phrenicus *628*
Nervus radialis 939
Nervus trigeminus 1125
Nervus ulnaris 939
Nervus vagus 584
Nervus vestibulocochlearis 550
Nesselfieber 1078, 1079
Nesselsucht 1078, 1079
- akute *1078*
- chronische *1078*
Nestargel® 404
Nestschutz 357, *401*
NET (neuroendokrine Tumoren) 772
Netzhautablösung 503
- Cerclage 504
- flüssigkeitsbedingte 504
- Laserkoagulation 504
- rissbedingte 504
- Vitrektomie 504
- zugbedingte 504
Netzhautarterie 507
Netzhautarterienverschluss 507
Netzhautlöcher und -risse, 504
Netzhautmigräne 50
Netzhautveränderungen
- Diabetes mellitus 506
Neugeborene → auch Säugling
- Früherkennungsuntersuchungen 289
- Hautpflege 406
- Reifezeichen 387
Neugeborenen-Gelbsucht 387
Neugeborenen-Screening 387
Neugeborenenakne 406
Neugeborenenikterus 387
Neugeborenensepsis 367
Neuner (Zahn) 539
Neunerregel
- Verbrennungen 204
Neupogen® 1022, 1028
Neuralgin® Schmerztabletten 1123
Neuraltherapie nach Huneke 1261
Neuraminidasehemmer 592, 1053
Neurinom 1151
Neuritis
- nervi optici 506
Neuritis vestibularis 24, 1156
Neuroborreliose *1095*
Neurochirurg 1117
Neurocil® 1168
Neurodermitis 1072
- akuter Schub *1072*
- Auftreten und Verlauf 1074
- Blaulicht *1074*
- Kuren *1074*
- psychosomatische Störung 1214
- Schulungen *1074*
- Tagebuch *1073*
neuroendokrine Tumoren 772
Neuroleptika 1168
- als Schlafmittel *1231*
- atypische 1168
- hochpotente 1168
- niederpotente 1168
- typische 1168
Neurologe 1117, 1163
neurologische körperliche Untersuchung 1119

Neurolyse
- im Sterben *470*
Neuromitis 24
Neurom *1126*
Neuronavigation 1150
neuronenspezifische Enolase (NSE) 1334
Neurontin® 1126, 1146
Neuropathie
- autonome 766
- diabetische 766
Neuropeptid Y *230*
neuropsychologische Therapie 1129
Neuroretinitis 506
Neurose 1167
- depressive 1181, 1182
- endogene 1181, 1182
- soziale 1196
Neurotransmitter 1272
neurovaskuläre Kompression *1125*
Neutralfett 246
Neutralfette 767, 1334
Neutrogena® Terzolin Schuppenshampoo 1107
Nevostat 1032
New Yorker Herzgesellschaft *704*
New York Heart Association *704*
Nexavar® 1031
Nexium® 636
Niacin 237
Nicht-Benzodiazepine 1231
nicht-selektiver Alpha-Rezeptorblocker 346
Nicht-Seminom 817
Nicht-ST-Hebungsinfarkt *699*
nicht adjustierte Aufbissschienen 540
Nichtanlagen (Zähne) 539
Nickelallergie 152, *1046*, 1080
Niclosamid 1053
Nicolas-Favre-Krankheit 875
Nicorette® 1204
Nicorette KG® 598
Nicotinamid 237
Nicotinell® 1204
Nicotinell KG® 598
Nicotinsäure 237
NIDDM (Typ-2-Diabetes) 759
- Folge von Übergewicht 259
Niedergeschlagenheit 28, 29
Niederspannungsunfall *202*
Niemolind® 414
Niere
- einseitig fehlende 790
- transplantierte 787
- Zystenniere 790
Nieren 775
- -abszesse 780
- -fehlbildungen 789
- -verletzungen 789
- -zysten 790
Nierenagenesie
- unilaterale 790
Nierenarterien 720
Nierenarterienstenose 789
Nierenarteriographie 789
Nierenbecken 775
Nierenbeckenentzündung
- akute 779
- chronische 780, 782
- Schwangerschaft 367
Nierenbeckenstein 787, 788
Nierenbiopsie 779
Niereninfarkt 104
Niereninsuffizienz
- akute 782
- chronische 783
- postrenale akute 783
- prärenale akute 783
- renale akute 783
- terminale 783
Nierenkoma 26
Nierenkolik 787
Nierenkörperchen 775
- -entzündung 781
Nierenkrebs 789
Nierenlager 787
- -klopfschmerz 794
Nierenmark 780
Nierenschlagaderverengung 789
Nierensteine 787
Nierenszintigrafie 1269
Nierentransplantation 787
- Nahtverbindungen 787
Nierenultraschall 779
Nierenversagen
- akutes 782
- chronisches 783
- postrenales akutes 783
- prärenales akutes 783
- renales akutes 783
- terminales 783
Nierenzellkarzinom 789
Nifedipin 619, 1008, 1013
Night-Eating-Syndrome *254*
Nikolski-Phänomen *1115*
Nikotin
- -abhängigkeit 1204
- -ersatztherapie 1204
- -kaugummi 1204
- -lutschtabletten 1204
- -nasenspray 1204
- -pflaster 1204
Nikotinkaugummi 598
Nilotinib 1041
Nimodipin 449
Nimotop® 449
Nisin 1052
Nisita® 573
Nissen 413, 415
- -kamm 415
Nitrat 244
Nitrate 346, 697
Nitratkopfschmerz 20
Nitratsalze 243
Nitrattoleranz *697*
Nitrazepam 1170
Nitrit 244, 777
Nitritsalze 243
Nitrofen-Futtermittelskandal *235*
Nitrofurantoin 793
Nitrosamine *243*
- Entstehung von Magenkrebs *638*
Nitrospray
- koronare Herzkrankheit 697
- Nitrattoleranz *697*
Nivea® 1065
Nizatidin 636
Nizax® 636
NMDA-Antagonisten
- Parkinson-Krankheit 1141
NMP22 (nukleäres Matrixprotein) 1334
NMR (Magnetresonanztomografie) 1269
NNH (Nasennebenhöhlen) 568
NNH-Übersicht (Nasennebenhöhlen-Übersicht) 569
NNM (Nebennierenmark) 755
NNR (Nebennierenrinde) 755
Nobite® Hautlotion 303
Non-Hodgkin-Lymphome 1043
- aggressive *1043*
- indolente *1043*
- sehr aggressive *1043*
Non-REM-Phasen
- III und IV 1227
- I und II 1227
Non-STEMI (Nicht-ST-Hebungsinfarkt) *699*
Nonoxynol-9 322
non SCL (non small cell lung cancer) *609*
Nootrop® 449
Noradrenalin
- Schlaf *1226*
Nordic Walking 219
Nordsee
- Asthma *603*
Normabrain® 449
Normaldruckglaukom 502
Normaldruckhydrozephalus 1158
Normalflora der Scheide 868
Normalgewicht nach Broca 245
Normalinsuline 761
- Spritz-Ess-Abstand 761
Noroviren *642*
Norprolac® 747
Norpseudoephedrin 256
Nortrilen® 1169
Nortriptylin 1169
Not-Kaiserschnitt 390
Notakehl® D5-Tropfen 1089
Notarzt 187
Notfall 187
- Sofortmaßnahmen 188
Notfall-Defibrillatoren 708
Notfall-EKG (Notfall-Elektrokardiogramm) 700
Notfall-Laparatomie *682*
Notfallkit
- für Allergiker 1047
Notfalltropfen 1254
Notruf 187
Novalgin® 996, 1220
Noviform
- Blepharitis 492
Noviform® 492
NovoNorm® 761
Nozizeptoren 1218
NRS (numerische Ratingskala) 1219
NSAID (nichtsteroidale Antirheumatika) 996
NSAR (nichtsteroidale Antirheumatika) 996
- Schwangerschaft 373
NSCLC (non small cell lung canser) *609*
NSE (neuronenspezifische Enolase) *609*, 1025, 1334
NSIP (nicht-spezifische interstitielle Pneumonitis) *612*
NSTEMI (Nicht-ST-Hebungsinfarkt) *699*
NT (Nackentransparenzmessung) 361
Nüchtern-BZ (-blutzucker) 1327
Nüchternblutzucker 761, 1327
Nucleus pulposus *920*
Nuklearmedizin 1269
Nukleotomie, perkutane *921*
numerische Ratingskala 1219
Nussknacker-Speiseröhre 626
Nux vomica 310, 633, 919
nvCJK (neue Variante der Creutzfeld-Jakob-Krankheit) *1158*
Nyda® L 414
NYHA-Stadien (Stadieneinteilung der New York Heart Association) 704
Nykturie *702*, *1233*
Nystagmus 45
Nystatin 407, 520, 869, 1006, 1053

O

O-Bein 966
O.D. (Osteochondrosis dissecans) 971
O/W-Emulsion (Öl-in-Wasser-Emulsion) *1063*
O2sat (Sauerstoffsättigung) 1310
O3 (Ozon) 1261
- bei Krebs *1031*
OAT-Syndrom (Oligo-Astheno-Teratozoospermie) 334
OATS (Osteo-chondral autograft transplant system) 971
Oberarm 939
Oberarmknochen 938
Oberarmkopf 931, 934
- bruch 935
  - verschobener und eingestauchter 936
- -prothese 935
Oberarmmuskel
- dreiköpfiger 942

fett = Haupteintrag
kursiv = Nebeneintrag
gelb = Krankheitsfinder
grün = Tabelle
rot = Abbildung
Unterstrich = Medikament

Oberarmschaftbruch 938
Oberarmstraffung 892
Oberbauchschmerzen 88
Oberes-Atemwegsresistenz-Syndrom 1235
Oberflächenersatzprothese
- für das Hüftgelenk 954
- für das Kniegelenk 966
Oberflächenschmerz *1218*
Oberhaut 1060
Oberkiefer 511
Oberkiefer, rückverlagerter *1236*
Oberlidstraffung 881, 882
Oberschenkelatrophie 912
Oberschenkelbeschwerden
- chronische Schmerzen und Funktionsstörungen 136
- plötzliche Funktionsstörungen 135
- plötzliche Schmerzen 135
- wiederkehrende Schmerzen und Funktionsstörungen 136
Oberschenkelbruch 963
- bei Kindern 963
Oberschenkelhals 952
Oberschenkelhalsbruch 961, 961
- eingestauchter *962*
- lateraler *962*
- medialer *962*
Oberschenkelknochen 952, 965
Oberschenkelmuskulatur
- Abbau 912
Oberschenkelprellung *910*
Oberschenkelstraffung 892
Oberschenkelmuskel, vierköpfiger 952
Oberschenkelthrombose *736*
Obesitas-Hypoventilations-syndrom 177
Obstessig 1107
Obstipation 646
- chronische *646*
- chronisch habituelle *646*
- situative *646*
Octreotid 747
Ödem 1272
- Gehirn 1153
- hereditäres angioneurotisches 51
- Lunge 617
- Quincke- 1079
- Schleimhaut *597*
Ödeme 705, 706
- im Gesicht 783
- Lebererkrankung 675
- Lymph- 142, 742

- Schwangerschaft 354
- venöse *705*
- nach Behandlung 703
Odontoblast 511
OeKolp® 344, 798, 851, 852
Oenothera biennis 846
OFF® 303
offene Behandlung
- Parodontaltherapie 525
offene Kürettage
- Parodontaltherapie 525
offene Operation 1280
offener Biss 536
offenes Bein 738
Offenwinkelglaukom
- primäres, chronischers (POWG) 502
Ofloxazin 855, 1051
ÖGD (Ösophago-Gastro-Duodenoskopie) 631
oGTT (oraler Glukosetoleranztest) 762, 1327
Ohnmacht 24
Ohnmachtsanfall
- rezidivierender (wiederkehrendes) 24
Ohr
- äußeres 550
- Innenohr 550
- Mittelohr 551
Ohrakupunktur 1250
Ohrdruck 70
Ohren
- abstehende 892
Ohrenauflagen 279
Ohrenausfluss 553
Ohrenjucken 70
Ohrenkorrektur 892
Ohrenlaufen 553
Ohrensalbe 552
Ohrenschmalz 550
- Pfropf 554
Ohrenschmerzen 70
- Wickel 279
Ohrentropfen 552
Ohrenwickel 279
Ohrgeräusch 33, 564
- ohne andere Ohrenbeschwerden 74
- Schlafstörung *1238*
Ohrklingeln 564
- ohne andere Ohrenbeschwerden 74
- Schlafstörung *1238*
Ohrknötchen, schmerzhafte 71
Ohrläppchen 550
Ohrmikroskop 550, 551
Ohrmuschel 550
- Ekzem 552
Ohropax® 1233
Ohrpassstück 562
Ohrplastik 892
Ohrspeicheldrüsen
- Entzündung 523
Ohrspeicheldrüsentumor 75
Ohrspiegelung 551
Ohrspülung 554
Ohrthermometer 270
Ohrtrompete 550
OHSS (ovarielles Hyperstimulationssyndrom) 336
Okkasionsanfall 1144
okklusal (verschließend) 510
Okklusion 535
Okklusionstherapie
- Schielen 489
okuläre Hypertension
- Glaukom 502
Okzipitalisneuralgie 72
Öl-Eiweiß-Kost nach Budwig *1029*
Öl-in-Wasser-Emulsion *1063*
Ölakne *1091*
Olanzapin 1168
Öle (vollwertige Ernährung) 232
Oleander 1130
Olecranon ulnae 939, 942
Olekranonfraktur 942
Olfaktometrie 70, 568
Oligo-Astheno-Teratozoospermie 334
Oligofruktosaccharide 228
Oligofruktose *228*
Oligomenorrhoe 846
Oligurie 105, 776
Olivenöl *232*
Olivenölpackung 1107
Ölkompresse *280*
Olynth® 574
Omarthrose 935
Omega-3-Fettsäuren 227
Omega-6-Fettsäuren 227
Omeprazol 404, 624, 636, 756
Omnic® 807, 809
Omphalitis 407
Omphalozele 360
On-off-Phänomen
- Parkinson-Krankheit *1141*
Onanie 340
Ondansetron 1027
Onkocristin® 1027
Onkologie 1021
Onlinesucht 1208
Onycholyse, hereditäre partielle 167
Onychomykose 1111
Onychoschisis 168
Oophoritis *854*
Operation
- offene 1280
Operationen, rekonstruktive
- Rheumatologie 998
Operationsfreigabe
- internistische 1280
Operationsnachsorge
- Kompressionsstrümpfe 1281
Operationsrisiken
- Acetylsalicylsäure 1280
- Alkohol 1280
- allgemeine 1280
- Johanniskraut 1280
- Make-up 1281
- Pille 1280
- Rauchen 1280
Operationsverfahren bei Belastungsinkontinenz 798
Operationswunde
- Behandlungsfehler 1291
Ophthalmologe 475
Ophthalmoskop 478
Ophthalmoskopie 478
- direkte 479
- indirekte 479
Opiate 1207
Opioid-Schmerzpflaster
- im Sterben 469
Opioide 996, 1219
- schwache *1220*
- starke *1220*
Opipramol 1169
Opium 1130, 1185, 1206
- Abkömmlinge (Derivate) 996, 1219
OPSI (overwhelming postsplenectomy infektions) *1057*
Optikusatrophie 489, 506
optisches Prisma 489
Optometristen 475
Optotypen 477
oral 1277
Oralpädon® 196
Orangenhaut 1071
Orangenschalenhaut 1071
Orbitalphlegmone
- Hordeollum 490
Orbitopathie, endokrine 750
Orchidopexie 814, 816
Orchitis 814
orexigene Gegenreaktion *249*
Orfiril® 1146
Organentwicklung
- Embryo 357
Organisationsentwicklung, systemische 1176
Organisationsfehler 1291
organische Stimmstörungen 586
Organogenese
- Embryo 357
Organon der Heilkunst 1251
Organscreening 362
Orgasmus 341
- ausbleibender 345
- gehemmter 345
- multipler 341
- verzögerter 345
- vorzeitiger 345
Orgasmushormon 335
Orgasmusstörung
- Frau 342
- Mann 344
Orientbeule 314
Orlistat 256
Ornish-Diät *249*
Ornish-Programm
- koronare Herzkrankheit *698*
Oro-Pax® 564
Oropharynx 579
Orthese 907, 908
Ortho-K-Kontaktlinsen 483
Orthomolekularmedizin 238
Orthopäde 902
Orthopädie 902
- IGeL-Vorsorgeuntersuchungen 292
orthopädische Hilfsmittel 907, 908
Orthoptik 475
Orthoptisten 475
Ortho Creme® 322
Ortoton® 1221
Orudis® 996
Osanit® 512
OSAS (obstruktives Schlafapnoe-Syndrom) 1236
Oseltamivir 573, 592, 1053
Osler-Knötchen *715*
Ösophago-Gastro-Duodenoskopie 631
Ösophagografie 622
Ösophagoskopie 623, 624
Ösophagus 623
- hyperkontraktiler 626
Ösophagus-Breischluck 622, 627
Ösophagus-Fundus-Varizen *629*
Ösophagus-Motilitätsstörung 626
Ösophagusdivertikel 627
Ösophagusersatzstimme 585
Ösophaguskarzinom 630
Ösophaguskompressionssonde 630
Ösophagusmanometrie 623
Ösophagusspasmus
- diffuser 626
Ösophagussphinkter *623*
Ösophagusvarizen 629
Os sesamoideum 964
Ossifikation 903
- chondrale *903*
- direkte *903*
Ostac® 1032
Osteitis *988*
Osteoblasten 903, 1016
osteoblastische Metastase 991
Osteochondrom 989
Osteochondrose *914*
Osteochondrosis dissecans 143, 971, 971
Osteodensitometrie 292, 1017
Osteodystrophia deformans 1308
Osteogenese 903
Osteoidosteom 990
Osteoklasten 1016
osteoklastische Metastase 991
Osteoklastom 990
Osteomalazie 236, 1018
Osteomyelitis 988, 989
Osteomyelofibrose 1040
Osteopath 1254
Osteopathie 1254
- kraniosakrale 1255
- renale 1018
Osteopenie *962*
Osteophyt 966, *994*
Osteoporose 1016, 1017
- Früherkennung 292
- Laborcheck 1327
- postmenopausale *1016*
- präklinische *1017*
- sekundäre *1016*
- senile *1016*
Osteos® 928
Osteosarkom 57, 990
Osteosklerose *988*
Osteosynthese 906
Osteotomie
- intertrochantäre Osteotomie am Oberschenkelknochen *954*
- Kinnkorrektur 890
- valgisierende *959*
- varisierende *959*
Osteozyten 902
Ostheopathie
- kraniosakrale *917*
Ostien 568
Östradiol 335, 1328
Östriol 335
Östriol, freies 1328
Östrogen 335, 1328
- Anti-Aging-Medizin 436
- Menstruationszyklus *842*
Östrogenmangel 849
- -Kolpitis 852
- -syndrom 849
Östrogenpräparate
- Harninkontinenz 798
Östrogenrezeptormodulatoren, selektive 1017
OTC-Präparate (over-the-counter-Präparate) 262
Otitis externa acuta 553
Otitis media
- acuta 555
- chronica mesotympanalis 557
- epitympanalis 557
Otitis media acuta
- krankhafte Infektionsneigung *415*
Oto-Rhino-Laryngologie 549
otoakustische Emissionen 551
Otolith 23
Otoplastik 562, 892
Otosklerose 558
Otoskop 551, 552
Otoskopie 551
Otospongiose 558
Otriven® 574
ovales Fenster 550
Ovanon® 323
Ovarialkarzinom 858, 859
- Borderline- *858*
- LMP- *858*
Ovarialzysten
- funktionelle 857
ovarielle Sterilität 333
Ovarien 853
- polyzystische 335, *857*
over-the-counter-Präparate (OTC-Präparate) 262
Overheadextension 963
overlap syndrome 1010

overwhelming post-splenectomy infections *1057*
Oviol® 323
Ovo-Lacto-Vegetarier *233*
Ovulation 842
Ovulationshemmer 323
- Einnahme auf Reisen 312
Ovulationstest 336
Oxaliplatin 1027
Oxalsäure 236
Oxazepam 1170, 1231
Oxcarbazepin 1146
Oxidanzien 434
oxidativer Stress 229, 434
Oxis® 602
Oxitropiumbromid 602
Oxybutynin 798
Oxycodon 1220
Oxygesic® 1220
Oxymetazolin 574
Oxytozin 335, 374, 394
- Nachwehen 385
- Stillen 395
Oxytozin® 392
Oxyuren 644
Ozon 1261
- -therapie 1261
- bei Krebs *1031*

P

P (Phosphor) 239
P.E.C.H.-Schema 911
Paargespräche 347
Paartherapie, psychotherapeutische 1177
Pacemaker 711
Pachymetrie 479
Packung 277
Packungsjahr (Lungenkrebs) 609
packyear
- Lungenkrebs 609
Paclitaxel 859, 1027
paCO2 1310
Pädakustiker 549
PADAM (partielles Androgendefizit des alternden Mannes) 818
Pädaudiologie 549
Padycare® 1074
Paget-Karzinom 835
Paget-Krankheit 1308
Paget-von-Schroetter-Syndrom 737
Paidoflor® 1052
PAKs (polyzyklische aromatische Kohlenwasserstoffe) 244
palatinal (den Gaumen betreffend) 510
Paliperidon 1168
Palliativ
- -medizin 465
- -pflege 465
- -stationen 465
- Konsiliardienste 465
Palliativ- und Hospizpflegedienste, ambulante 466
Palliative Care 465
palliative Therapie 1274
palliative Versorgung, ambulante *465*
Palliativmedizin 465
Palliativpflege 465
Palm-up-Test *905*
Palmaraponeurose 946
Palmarerythem
- Lebererkrankung 675
Palmer, Daniel David *1255*
Palmieren 486
Palpation 1265
- transrektale 804
Paludrine® 304, 1056
Pamidronat 1032
PAN (Panarteriitis nodosa), klassische 1011, *1049*
Panaritium 1111, 1112
Panarteriitis nodosa, klassische *1011*, *1049*
Panik 27
Panikattacke 28, 1167, 1197
Panikstörung 1197
Pankreas 666
- -kopf *666*
- -körper *666*
- -schwanz *666*
Pankreas-Elastase 1 *667*
Pankreas-Elastase 1 im Stuhl 1328
Pankreas-Pseudozysten *678*
Pankreasamylase 666
Pankreasgang 631, 666
Pankreasgewebe
- endokrines *666*
- exokrines *666*
Pankreasinsuffizienz 679
Pankreaskarzinom 680
Pankreaslipase 1325
Pankreaspapille 666
Pankreasruptur *930*
Pankreassaft 666
Pankreatische Elastase 1 im Stuhl 1328
Pankreatitis
- akute 678
- chronische 679
Pankreozymin *667*
Pannusbildung 994
Panoral® 1051
PanOxyl® mild 2,5 Creme 426
Panthenol 1066
- Lidrandhygiene 492
Pantoprazol 624, 636, 756
Pantothensäure 237
Pantozol® 624, 636
Panzerherz 714
Panzytopenie 1035
paO2 1310
Pap-Test 828, 829
Papanicolaou, George Nicolas *828*
Papanicolaou-Test 828, 829
Papaverin 346
Papel 155, 1061
Papilla Vateri 666
Papille 477
Papillitis 506
Papillom
- intraduktales 834
Papilloma-Viren, humane 823
- humanes 862
- Impfung 864
- Infektion 871
- Test *863*
- Warzen *1083*
Papillomatosis glandis 108
Papillotomie 668
PAPP-A (schwangerschaftsassoziiertes Protein A) 361
Papula 155, 1061
Papulopusteln *425*
Paracetamol 996
- Arzneimittelvergiftung 205
- Fiebersenkung 269
- Verblitzung 499
- Schmerztherapie 1219
Paracetamol Stada® 269
Paracodein® 595
paradoxe Atmung 929
Paraffinöl *647*
Paralysis agitans 1140
Paramedizin 1242
Parametrie 853
Parametritis *854*
Paraneoplasien 1025
paraneoplastische Symptome 1025
paranoide Persönlichkeitsstörung 1199
Paraparese 148
Paraphimose 821
Paraplegie 1154
Parapsoriasis 1076
- en plaques *1076*
- guttata *1076*
Parasympathikus 1118
paratatellares Schmerzsyndrom 968
Parathormon 748
Parazentese 556
parenteral *672*
Parentifizierung 1209
Parese *1157*
Parfenac® Creme 1073
Parierfraktur *943*
Parkbanklähmung 945
Parkinsan® 1141
Parkinson-Krankheit *447*
- Schlafstörung *1237*
Parkinson-Syndrom
- idiopathisches 1140
- Medikamente 1141
- medikamenteninduziertes *1141*
- primäres 1140
- sekundäres 1141
- symptomatisches 1141
Parkotil® 1141
Parodontaler Screening Index 524
Parodontalstatus 525
Parodontaltherapie 525
- Flapoperation 525
- GBR (Guided Bone Regeneration) 525
- geschlossenen Behandlungsphase 525
- GTR (Guided Tissue Regeneration) 525
- Hygienephase 525
- Knochenaufbau 525
- Lappenoperation 525
- offene Behandlung 525
- offene Kürettage 525
- Proteinmatrix 525
Parodontitis 524
- apikale 524
- juvenile 524
- Rauchen 526
Parodontium 511
Parodontose 524
Paroex® 515
Paronychie 1111, 1112
Parotitis 523
- epidemica 408, 409
- im Alter *454*
Paroxetin 1169, 1170
paroxysmale supraventrikuläre Tachykardien 707
Partialdrücken
- Blutgasanalyse 1310
Partialinsuffizienz
- respiratorische *619*
partieller Anfall 1146
partielles Androgendefizit des alternden Mannes 818
partielle Thromboplastinzeit 1267, 1329
- aktivierte 1329
Partusisten® 369
Paruresis 105
Parvo-Virus B19 *410*
Paspertin® → Metoclopramid
Passivimmunisierung 295
Passivimpfungen 295
Passungenauigkeiten als Ursache von Arthrose 953
Passungsphänomen 1244
Patch-Test 1062
Patella (Kniescheibe) 964, 965
Patellafraktur 975
Patellaluxation 976
Patellarsehne 964
Patellasehnenriss 975
Patellasehnenruptur 975
Patellaspitzensyndrom 967
Pathogenese 209, 1271
Pathologie 1268, 1271
pathologisches Schwangerschaftserbrechen 364
Pathophysiologie 1271
Patienten
- Aufklärung durch den Arzt 1290
Patientenorganisationen
- Sponsoring 1287
Patientenverfügung 467
Paukendrainage 555, 556

fett = Haupteintrag
kursiv = Nebeneintrag
gelb = Krankheitsfinder
grün = Tabelle
rot = Abbildung
Unterstrich = Medikament

Paukenerguss 555
Paukenhöhle 550
pAVK (periphere arterielle Verschlusskrankheit) 727
PBC (primär biliäre Zirrhose) 671
PBM (peak bone mass) 1017
PCA (Prostatakrebs) 810
- latenter 810
- lokal fortgeschrittener 811
PCI (Perkutane Coronare Intervention) 694
PCO (polyzystische Ovarien) 333, 335, *857*
pCO2 1310
PCP (primär chronische Polyarthritis) 999, 1001, *1049*
PCR (polymerase chain reaction) *1051*, 1267
PCS (Postcholezystektomie-Syndrom) 670
PDA (Periduralanästhesie) 385
PDD (photodynamische Diagnostik) 800
PDT (photodynamische Therapie) 505
peak bone mass (PBM) 1017
peak expiratory flow *591*, 601
Peakflow *591*, 601
- Ampelsystem der Deutschen Atemwegsliga 600
Peakflow-Meter 591, 600, 601
Pean-Klemme 455
Pearl-Index 317
Pediculi capitis 413
Pediküre 1065
Peeling 893
- chemical 893
- chemisches 893
- Laser- 893
- mechanisches 893
- Phenol 893
peer review-Verfahren
- medizinische Forschung 1297
PEF (peak expiratory flow) *591*, 601
PEG-Sonde (perkutan-endoskopische Gastrostomiesonde) 639
Pegasys® 673
PegIntron® 673
Pegvisomant 747
PEI (perkutane Ethanol-Injektion) *677*
Peitschenschlagverletzung 922
PEJ-Sonde (perkutan-endoskopische Jejunostomiesonde) 639
Pektine *241*

Pelose-Heilschlamm 1088
Pelveoperitonitis 394
pelvic inflammatory disease
- akute 855
- chronic 855
pelvic inflammatory disease, acute 854
Pemphigoid 1115
- bullöser *1115*
Pemphigus vulgaris *1115*
Penciclovir 1086
Pendelhoden 813
Pendelperistaltik *661*
Penektomie 823
Penicillin 782
Penicilline 1051
- Breitspektrum- *1051*
- Engspektrum- *1051*
Penis 804
- Amputation 824
- Bruch 824
- Fraktur 824
- Veränderungen mit Juckreiz 110
- Veränderungen mit Schmerzen 110
- Veränderungen ohne Schmerzen 108
Penisablederungen 824
Peniskarzinom 823
Peniskrebs 823
Penisplaques 823
Penisschaft 804
Penisschwellkörper 804
Penisverletzung
- äußere 824
- innere 824
Penizillin
- -allergie *1051*
- Breitspektrum- 1051
- Engspektrum- 1051
- Schwangerschaft 373
Penizillin V 1051
Pensionierung 432
Pentamidin 1238
Pentazocin 1008
Pentosanpolysulfat 795
Pentosanpolysulfat SP54® 795
Pentoxifyllin 564, 1013
PepdulP® 624
Pepsin 631
Pepsinogen 631
Peptide
- Agouti Related *230*
- Glucagon Like Peptide 1 *230*
- natriuretische 1308
Perazin 1168
Perchlorat 751
Peremesin® 364
Perenterol® 312, 1052
Perfektionismus, zwanghafter 1193
Perforansvenen *733*
Perforation, des Darms *655*
Perforationsperitonitis *681*
Perfusionsszintigrafie 591
Pergolid 1141
Perianalthrombose 664, 665
Periarteriitis nodosa 1011
Periarthropathia humeroscapularis 933
Pericarditis constrictiva 714
Perichondritis
- Ohr 552, 553
Periduralanästhesie 385
peridurale Infiltration 916
Perikard 686
- -reiben *714*
- -tamponade 714
Perikarditis 714
- chronische konstriktive 714
Perilymphe 550
Perimetrie 478
- kinetische 478
- statische 478
Perimyokarditis 713
Perinealriss 389
Periode 842
- abgeschwächte 847
- Ausbleiben 424, 846
- Dauerblutung 122
- erste 427
- Mittelblutung 847
- Schmerzen 843
- Schmierblutung 846
- Störungen 121, 846, 847
- Störungen beim Mädchen 427
- veränderte Dauer beim Mädchen 427
- verlängerte 847
- Verschieben 844
- verstärkte 847
- verstärkte beim Mädchen 427
- Zwischenblutungen 847
Periodontium 511
periorale Dermatitis 1112
Periost 902
Periostmassage *1257*
periphere arterielle Verschlusskrankheit 727
periradikuläre Therapie 916, *1221*
peristaltisch *623*
Peritonealdialyse 786
- automatisierte 786
- kontinuierliche ambulante 786
Peritonealkarzinose *678*
Peritoneallavage 930
Peritonitis 681
- Durchwanderungs- *682*
- generalisierte *681*
- lokale *681*
- postoperative *682*
Peritonsillarabszess 581
Perivar® Rosskastanien Retardtabletten 741
Perkussion 1265
- der Lunge 590
- des Herzens *687*
Perkutane Coronare Intervention *694*
Perkutane Transluminale Coronare Angioplastie (PTCA) *694*
Perlgeschwulst 557
Perls, Frederik S. 1177
Permethrin 303, 1096
Peroxidase
- thyreoidale 752
Persona® 320
Persönlichkeitsstörung 1198
- abhängige 1199
- anankastische 1199
- Borderline 1200
- dependente 1199
- depressive 1181, 1199
- dissoziale 1199
- Formen 1198
- histrionische 1199
- hysterische 1199
- narzisstische 1199
- paranoide 1199
- querulatorische 1199
- schizoide 1199
- vom impulsiven Typ 1199
- zwanghafte 1199
Pertofran® 1169
Pertussis 407
- Impfung 297
- katarrhalisches Stadium *407*
- konvulsives Stadium *407*
- Rekonvaleszenzstadium *407*
Perücke 1108
Perzentilenkurven 258
Pes adductus 985
Pes anserinus
- Ansatztendinose 968
Pes equinovarus adductus 985
Pes excavatus 984
Pes planus 984
Pessar 321, 322, 865, 866
Pestizide
- in Lebensmitteln 244
Pes transverso planus 984
Pestwurz 272
Pes valgus 984
PET (Positronen-Emissions-Tomografie) 692, 1121
Petadolex® 603
Petadolex Kaps® 1124
Petasites hybridus 603
Petechien 1038
Pethidin 386
Petnidan® 1146
Petrissage *1256*
Petroleum 1074
Pezziball® 740
Pfannenstiel-Querschnitt
- Kaiserschnitt 390
Pfefferminze 274, 633, 668
Pfefferminzöl 846
Pfeiffer-Syndrom 899
Pfeiffersches Drüsenfieber 180, 581
Pferdekuss *910*
Pferdesalbe
- bei Sportverletzungen *912*
Pflanzenheilkunde 1247
- Arzneibuch 1247
- moderne *272*, 1247
- traditionelle 272, 1247
Pflanzenimpuls *1254*
Pflanzenschutzmittel
- in Lebensmitteln 244
Pflanzensterole *241*
Pflanzenstoffe
- sekundäre 241
Pflanzenvergiftung
- Notfall 206
pflanzliche Heilmittel
- traditionelle 1247
pflanzliche Präparate
- bei Sportverletzungen *912*
Pflege
- -bedürftigkeit 442
- -geld 442
- -stufen 442
- -tagebuch 443
- durch Angehörige 443
Pflegedienst
- ambulanter 443
Pflegeheim 444
Pflegekurse *443*
Pflegestation des Altenheims 444
Pflegeversicherung 442
Pflegeversicherungsgesetz 442
PflegeVG (Pflegeversicherungsgesetz) 442
Pflichtimpfungen
- im Ausland 301
PFN (proximaler Femurnagel) *962*
Pfortaderhochdruck 676
Pfortaderkreislauf 733
Pförtner-Vorraum 631
Pfunds-Diät *250*
PGE (parasitäre Gastroenteritis) 643
pH-Sonde *623*
pH-Wert
- Blutgasanalyse 1310
Phagozyten 1273
phagozytieren 1022
Phantomschmerzen 1126
Phantomsensationen 1126
Phäochromozytom 754
Pharmahersteller
- Global Player 1301
pharmakologische Belastung
- Stressechokardiografie *690*
Pharmakon 1275
Pharmakotherapie 1275
- lokale 1275
- systemische 1275
Pharmavertreter 1301
Pharyngitis 582
- chronische 63
Pharynx 579
Phenhydan® 1146
Phenobarbital 1146
Phenol Peeling 893
Phenolphthalein 255
Phenotiazin 488
Phenprocoumon 309, 741, 1010
Phentolamin 346
Phenylalanin 773
Phenylketonurie 387, 773
Phenylpropanolamin 256
Phenytoin 1146
Phimose 420, 820
Phlebodril mono® Kapseln 741
Phlebografie *691*
Phlebothrombose 736
Phlegmasia coerulea dolens 737
Phlegmone 1090, 1273
Phobie 27, 1167, 1196
- Akro- 1196
- Allium- 1196
- Arachno- 1196
- isolierte 1196
- Klaustro- 1196
- soziale 1196
- Spinnen- 1196
- Zahnarzt- 517
- Zemmi- 1196
Phobophobie 28
Phonation 583
Phonationsstellung
- Stimmlippen 583
Phoniatrie 549
phonologische Bewusstheit *418*
Phonophobie 75
Phoropter 481
Phosphat 239, 1328
Phosphat-Clearance 1328
Phosphatase, alkalische 1019
Phosphatase, tartratresistente saure 1327
Phosphatasen *1329*
Phosphodiesterase-5-Hemmer 346, *619*
Phospholipide *666*
Phosphor 239
Phosphorus 955, 1018
Photo-Rejuvenation 893
Photoageing *1061*
photodynamische Diagnostik 800
photodynamische Therapie (PDT) 505
Photorefraktive Keratektomie (PRK) 482
Phototherapie 1064, *1078*, 1280
- Balneophototherapie *1074*, 1077
pHPT (primärer Hyperparathyreoidismus) *754*
PHS (Periarthritis humeroscapularis) 933
PHT (plötzlicher Herztod) 702
- bei Sportlern 702
- überlebter *702*
Phyllochinone 237, 1335
physikalische Anwendungen 276, 278
- Grundregeln 277
- Haut 277
physikalische Medizin 1277

physikalische Therapie 1277
- rheumatologische Erkrankungen *998*
- Schmerztherapie 1222

physikalische Verfahren 1277
- Schmerztherapie 1222

Physikotherapie 1277
physiologische Kochsalzlösung 883
physiologisches Schwangerschaftserbrechen 364
Physiotherapeut *1245*
Physiotherapie 906
- erweiterte ambulante *962*
- Schmerztherapie *1222*

Phytamine 241
Phytinsäure *228*
Phytodolor® 919, 1001
Phytoestrol® N 851
Phytoöstrogene *242*, 810
Phytopharmaka 1247
Phytosterine 768, 808
Phytotherapeutika *272*
- schlaffördernde 1231

Phytotherapie 1247
- Arzneibuch 1247
- erfahrungsheilkundlich orientierte *272*, 1247
- moderne *272*, 1247
- naturwissenschaftlich orientierte *272*, 1247
- rationale *272*, 1247
- traditionelle 272, 1247

Pick-Krankheit 446
Pickel *425*
Pickwick-Syndrom 177
PID (pelvic inflammatory disease) 854, 855
PID (Präimplanationsdiagnostik) 338
Pigmente
- in Sonnenschutzmitteln 1068

Pigmentepithel 477
Pigmentflecke 1102
Pigmentzellnävi 1102
Pille 323
- Abbruchblutung 323
- dreistufige Einphasenpräparate 323
- Einnahme auf Reisen 312
- einstufige Einphasenpräparate 323
- gestagenbetonte 324
- Johanniskrautpräparate 324
- koronare Herzkrankheit *698*
- kurzfristige Nebenwirkungen 325
- mehrstufige Einphasenpräparate 323
- Mikropille 323
- Minipille 324
- Operationsrisiken 1280
- östrogenbetonte 324
- Pausen 324
- Rauchen 324
- Werkmechanismus 324
- zweistufige Einphasenpräparate 323

Pille danach 327
Pillendreher-Tremor *1140*
Pilze 1050
Pilzinfektion
- am Körper 1093
- an der Schulter 1093
- der Haare 1093
- der Kopfhaut 1093
- der Scheide 867
- des Gesichts 1093
- in Zehenzwischenräumen 1093
- Mund und Rachen 454
- Schwangerschaft 367

Pilzkultur *1051*
Pilzmittel 1053
- zur äußerlichen Anwendung *1064*

Pilzpneumonie *649*
Pilzsepsis *649*, *1054*
Pilzvergiftung
- Notfall 206

Pimecrolimus 1073
Pimozid 1161
Pimpinella anisum 273
Pin-Alcol® Lösung 940
Pin-Stripping 735
Ping-Pong-Infektion 825
Pinimenthol Erkältungssalbe® 578
Pioglitazon 761
Piperonylbutoxid 414
Piracetam 449
Piretanid 784
Piriformis-Syndrom 137
Piroxicam 996
Pityriasis lichenoides *1076*
Pityriasis rosea 1113
Pityriasis simplex *1075*, 1106
Pityriasis versicolor 1113
Pityrosporum ovale *1075*, *1107*
PK Merz® 1141
PKU (Phenylketonurie) 773
Placebo 1293
Placebo-Effekte 1293
- Rolle in der Medizin 1294

Plantago lanceolata 603
Plantaraponeurose 983
Plantarwarzen *1084*, 1085
Plaque
- arteriosklerotische *721*
- Penis 823
- Schuppenflechte 1076
- Zahn 526

Plaque-Ruptur (Arteriosklerose) *722*
Plasma, Untersuchungsmedium 1305
Plasmaaustauschbehandlung
- Multiple Sklerose *1137*

Plasmapherese
- Amyloidose 773
- Multiple Sklerose *1137*

Plasmathrombinzeit 1267, 1329
Plasmodien 1056
Plasmozytom 1044
plastische Chirurgie 879
- Facharzt 879

Platinex® 1027
Plättchenhemmer 740
- akutes Koronarsyndrom *701*
- koronare Herzkrankheit *697*

Plättchenzählung *1039*
Plattenepithelkarzinom 57, *609*, 1100
Plattenosteosynthese *906*
Plattfuß 984
- Schuheinlage 984
- traumatischer *987*

Plattwanze 1096
Platzangst 1196
Platzwunde
- Notfall 200

Plaut-Vincent-Angina 57
Plavix® 740
Plazenta 360
- vorgelagerte 370

Plazenta-Insuffizienz (-Schwäche) 369
- Mehrlingsschwangerschaft 359

Plazentalösung
- vorzeitige 370

Plazentaphase 385
Plazenta praevia 370
- Kaiserschnitt 390
- Mehrlingsschwangerschaft 359
- partialis 370
- totalis 370

Plegie (Lähmung) *1157*
Pleura 590
- parietalis (Rippenfell) 590
- viszeralis (Lungenfell) 590

Pleurablätter 590
Pleuradrainage *616*
Pleuraempyem 615
Pleuraerguss 614
- maligner *610*

Pleuraflüssigkeit *614*
Pleuramesotheliom *613*
Pleurapunktion 614, 615
Pleurareiben *615*
Pleuraschwarte 614
Pleuraspalt 590
Pleuritis 614
- exsudativa *614*
- feuchte 614
- sicca *614*
- trockene 614

Pleurodese 610, 615
Plexus hämorrhoidalis 662
Plica 972
plötzlicher Herztod 702
- bei Sportlern 702
- überlebter *702*

plötzlicher Kindstod 191
Plummer-Vinson-Syndrom *630*
Plusgläser
- Weitsichtigkeit 484

PM (Polymyositis) 1009
PMR (Polymyalgia rheumatica) 1010
PMR (progressive Muskelrelaxation) *1259*
- Schlafhygiene *1232*
- Schmerztherapie *1222*

PMS (prämenstruelles Syndrom) 845
Pneu 615
Pneumatic Walker *982*
Pneumektomie 609
Pneumokokken 606
- Penizilline *1051*
- Regelimpfung 297, 607
- Reiseimpfung 302

Pneumokokken-verursachte Erkrankungen 302
- Regelimpfung 297, 607
- Reiseimpfung 302

Pneumokoniose 613
Pneumologie 589
pneumonia (Lungenentzündung)
- bronchiolitis obliterans organizing *612*

Pneumonie (Lungenentzündung) 605
- ambulant erworbene 606
- Aspirations- 606
- atypische *606*
- durch Legionellen *606*
- Immunschwäche bedingte *606*
- Lobär- 606
- nosokomial erworbene 606
- typische *606*

Pneumonitis 605
- akute interstitielle *612*
- desquamative (schuppende) interstitielle *612*
- gewöhnliche interstitielle *612*
- nicht-spezifische interstitielle *612*

Pneumothorax 615, 616
- geschlossener traumatischer *616*
- iatrogener *616*
- Mantel- *616*
- offener traumatischer *616*
- sekundärer *616*
- Spannungs- 616
- Spontan- 616
- traumatischer 616

PNP (Polyneuropathie) 1160
pO2 1310
PO_4^{3-} (Phosphat) 239, 1328
Podografie 985
Podologe 1059
Podophyllin 871
Podoskopie 985
Poland-Syndrom 112
Polio 302
- Impfung 297

Poliomyelitis
- Impfung 303

Pollakisurie 102
- Schwangerschaft 354

Pollen 575
Pollenallergie 1045

fett = Haupteintrag
kursiv = Nebeneintrag
gelb = Krankheitsfinder
grün = Tabelle
rot = Abbildung
Unterstrich = Medikament

pollenassoziierte Nahrungsmittelallergien 1045
Pollenflugkalender 576
Pollenflugvoraussagen 576
Poltern 586
Polyarthritis
- (primär) chronische 999, 1001
- juvenile idiopathische 1002
- primär (chronische) *1049*

Polycarbonatgläser 482
Polycythaemia vera 1037
Polydipsie (übermäßiger Durst) 760
- psychogene 105

Polydocanol 630
Polyglobulie 1037
- sekundäre 1037

Polyhydramnion 372
- Mehrlingsschwangerschaft 359

Polymenorrhoe 846
Polymerase-Kettenreaktion *1051*, 1267
Polymerase Chain Reaction 1267
Polymyalgia rheumatica (PMR) 1010
Polymyositis (PM) 1009
Polyneuropathie (PNP) 1160
- diabetische 766

Polypen 582
- Stimmlippen 584

Polypeptid
- vasoaktives intestinales (VIP) 772

Polyposis
- familiäre adenomatöse *637*, *655*

Polyposis-Syndrom *637*
Polyposis intestinalis *655*
Polyradikuloneuritis
- akute idiopathische 1139

Polysomnografie 1229
Polytrichie 164, 1106
polyunsaturated fatty acids (mehrfach ungesättigte Fettsäuren) *227*
Polyurethanverbände *739*
Polyurie 105, 760, 776
polyzyklische aromatische Kohlenwasserstoffe 244
polyzystische Ovarien (PCO) 333, 335, 857
Polyzythämie 1037, *1040*
Poplitealzyste 970
- symptomatische *970*

Porphyrie 1037
- akute intermittierende *1038*
- chronisch-hepatische *1038*

Porphyrin 1037
Portio 853
Portiokappe 322
Portionsgrößen 230
portosystemischer Shunt 676
Portsystem
- Chemotherapie 1027
Portweinfleck 1102, 1103
Porzellangallenblase *670*
Porzellaninlay
- Zahn 530
POS (psychoorganisches Syndrom) *418*
Positiv denken 267
positive Psychologie *210*, 212
Positronen-Emissions-Tomografie (PET) *692*, 1121
Post-Amputations-Syndrom 1126
Post-Fall-Syndrom 461
Post-Zoster-Neuralgie *1087*
Postcholezystektomie-Syndrom 670
Postexpositionsprophylaxe 825
Postfundoplikatio-Syndrom *625*
Postkoitaltest 333
Postmenopause 849
Postmenopausenblutungen 121
Postnukleotomiesyndrom 921
Postpartum-Blues 398
Poststreptokokken-Glomerulonephritis 781
postthrombotisches Syndrom 141, 738
Posttransfusionshepatitis 672
posttraumatische Belastungsstörung 1189
Post Vietnam Syndrom 1190
Potaba® 824
Potentilla anserina 844
Potenz
- Störung 345
Potenziale
- akustisch evozierte (AEP) 1120
- evozierte 1120
- motorisch evozierte (MEP) 1120
- somatosensibel evozierte (SEP) 1120
- visuell evozierte (VEP) 1120
Potenzierung
- Homöopathie 1251
Pottasche 1069
Pouches ileoanale *652*
Pouchitis *652*
Power-Yoga *1259*
Power Bleaching 546
Powerwalk 219
POWG (primär-chronisches Offenwinkelglaukom) 502
PPI (Protonenpumpeninhibitoren) 636
PR+ (progesteron receptor positive) *839*
Präejaklulat 320
Präeklampsie 359, 371
- Mehrlingsschwangerschaft 359
Präimplanationsdiagnostik 338
Präkanzerose 1023
- aktinische 1101
Präklimakterium 849
PRAL-Faktor 228
Prämenopause 849
prämenstruelle dysphorische Störung 845
prämenstruelles Syndrom 845
Pramipexol 1141
Prämolar 510
Pränataldiagnostik 360
- invasive 360
Präparat, standardisiertes *1247*
Präparate, pflanzliche
- bei Sportverletzungen *912*
Präputium 804
Präservativ 321
präsuizidale Aufhellung 1191
präsuizidales Syndrom 1191
Pravasin® 768
Pravastatin 768
Prävention →Prophylaxe
Präventivmedizin 287
Pravidel® 374, 747, 1141
Praxen, ambulante
- für psychisch Kranke 1179
Prazepam 1170
Praziquantel 1053
Prazosin 373, 1013
Prednicarbat 1073
Prednihexal® 996
Prednisolon 373, 756, 996
Prednison 373, 756
Pregabalin 1146, 1221
Prellung 904
Presbyakusis (Altersschwerhörigkeit) 559
Presbyopie (Altersweitsichtigkeit) 484
Presswehen 383
Prevot-Nagel *932*
Priapismus 822
Prick-Test 1063
Primäraffekt
- Syphilis *875*
Primärharn 775, 776
Primärheilung 1274
Primärkomplex, tuberkulöser *607*
Primärmedaillon *1113*
Primärtuberkulose
- progressive 608
Primidon 1146
Prinzmetal-Angina 694
Prionen 1050, 1158
Prisma, optisches 489
Prismenbrille 489
Privatgutachten
- im Arzthaftungsprozess *1292*
Privatpatienten
- als Erlösquelle des Arztes 1299
PRK (Photorefraktive Keratektomie) 482
Probenecid 771
Probenecid Weimer® 771
Probenmaterial 1305
Probiotika 228, *241*, 1052
- Bifidobacterium bifidum BB-12 *1052*
- Colicine *1052*
- Escherichia coli Nissle *1052*
- Lactobacillus acidophilus LA-5 *1052*
- Lactobacillus casei Shirota *1052*
- Laktobazillen *1052*
- Nisin *1052*
- Saccharomyces boulardii *1052*
probiotische Laktobazillen *242*
Proctalgia fugax 101
Profact® 335
Professional Sexual Misconduct 1174
professionelle Zahnreinigung 516
Progenie 536
Progesteron 335, 842, 1331
- Anti-Aging-Medizin 436
- Geburt 360
- Menstruationszyklus *842*
- Schwangerschaft 355
progesteron receptor positive *839*
Progestogel® 833
Proglottiden *644*
Prograf® 1064, 1281
progressive Muskelrelaxation nach Jacobson *1259*
- Schlafhygiene *1232*
- Schmerztherapie *1222*
Proguanil 304, 1056
Proktitis 101
Proktodealdrüse *665*
Proktologie 622
Prolaktin 335, 747, 1329
- -spiegel 335
Prolaktinhemmer
- Brustentzündung *832*
Prolaktinom 335, 747
- Unfruchtbarkeit der Frau 333
Prolaps *920*
Prolaps uteri et vaginae 864, 865
Proliferationsphase
- Menstruation 842
proliferative Entzündung 1273
Promethazin 1168
Pronation 979
Pronation douloureuse 941
Pronationstrauma *980*
Propecia® 1108
Prophylaxe 287
- Zähne 288
Prophylaxematte 461
Propiomelanocortin *230*
Propionibacterium acnes *426*
Propionibakterien *1091*
Propranolol® 629
Propycil® 751
Propylthiouracil 751
Proscar® 809
Prospan® 595, 598, 603
Prostadil® 809
Prostaforton® 808
Prostaglandin 346, 996, *1218*
- Schwangerschaft 356
Prostaglandine 1272
Prostaglandin E1 346, 1013
Prostagutt® 807, 808
Prostanoide *729*
prostaspezifisches Antigen (PSA) *1329*
Prostata 803
- -exprimat 777
- -sekret 777
- Abszess 805
- Elektroresektion 809
- transurethrale Inzision 809
- transurethrale Mikrowellentherapie 809
- transurethrale Resektion 809
Prostata-Tastuntersuchung 804, 805
Prostataadenom
- kompensiertes 808
Prostatabiopsie 804
Prostataentzündung
- akute bakterielle 805
- chronisch abakterielle 806
- chronisch bakterielle 806
- chronische 805
Prostatakarzinom 810
- Früherkennung 288
- latentes 810
- lokal fortgeschrittenes 811
Prostatakrebs 810
- Früherkennung 288
- latenter 810
- lokal fortgeschrittener 811
Prostatapathie 806
Prostatasonografie 292, 804, 806
Prostataspezifisches Antigen 1329
prostataspezifisches Antigen 805, 811, 1025
Prostatastanzbiopsie 804
- transrektale 806
Prostatasteine 806
Prostatavergrößerung 807
- gutartige 807
Prostatektomie
- radikale 811, 812
- radikale perineale 811
- radikale retropubische 811
Prostatitis
- akute (bakterielle) 805
- chronisch abakterielle 806
- chronisch bakterielle 806
- chronische 805
Prostatadynie 806
Prostazyklin-Analoga *619*
Protein, C-reaktives (CRP) 1313
Proteinmatrix
- Parodontaltherapie 525
Proteinurie 777
Protein A, schwangerschaftsassoziiertes 361
Prothese 908
Prothese, unicondyläre 966
Prothrombinzeit 1267
Protonenpumpenhemmer 636
Protonenpumpeninhibitoren (PPI) 636
Protopic®Salbe 1073
Protozoen 1050
Protrusion *920*, *956*
Protrusionsschienen
- Schnarchen *1236*
Provitamine 235
Provokations-EEG 1147
Provokationstest 1046
- inhalativer 591
- oraler 1062
Proxen® 996, 1122
Prozac® 1170
Prüfung der Atmung 188
Prüfung des Bewusstseins 188
Pruritus (Juckreiz) 160, 1062
- großflächiger 160
PSA (prostataspezifisches Antigen) 805, 811, 1025, 1329
- Prostatakrebs-Früherkennung 288
PSC (primär sklerosierende Cholangitis) 671
Pschyrembel (Medizinisches Lexikon) *213*
Pseudarthrose 909
Pseudoallergie 653, 1046
Pseudodemenz
- bei Depression 448
Pseudodivertikel *627*
Pseudogicht 1015, 1016
- primäre *1016*
- sekundäre *1016*
Pseudogynäkomastie *425*
Pseudohalitosis 55, 522
Pseudoisochromatische Tafeln 487
Pseudokrupp 409
Pseudomonas aeruginosa
- Gehörgangsentzündung 553
Pseudopubertas praecox 424
Pseudospondylolisthese *926*
Pseudotumor cerebri 49
Pseudozyste 1273
PSI (Parodontaler Screening Index) 524
Psoradexan®mite 1077
Psoralen 1078
Psoralon® 1077
Psorcutan® 1077
Psoriasis, pustulosa *1077*
Psoriasis-Arthritis 134, 1004, 1077
Psoriasis arthropathica 1077

Psoriasis inversa *1077*
Psoriasis vulgaris 1076, 1077
- Hautveränderungen 1076
Psorinum 525
PSS (progressive Systemsklerose) 1008
Psyche, im Alter 431
Psychiater 1163
Psychiatrie 1163
- forensische 1163
- Kritik 1164
psychiatrische Erkrankungen
- Schlafstörung 1238
psychische Erkrankungen 1181
- Reisen 307
psychische Veränderungen
- im Alter 431
psychisch Kranker
- ambulante Behandlungseinrichtungen 1179
- ambulante Praxen 1179
- Beratungsstellen 1179
- Gesetz 1180
- Institutsambulanzen 1179
- Psychoedukation von Betroffenen und Angehörigen 1178
- Selbsthilfegruppen 1179
- sozialpsychiatrische Dienste 1180
- teilstationäre Einrichtungen 1179, 1180
PsychKG (Gesetz für psychisch Kranke) 1180
Psychoanalyse
- klassische 1173
- Setting 1173
Psychodrama 1177
psychodynamische Kurztherapie 1173
Psychoedukation
- von Angehörigen und Pflegenden psychisch Kranker 1178
Psychologie
- positive *210*, 212
psychologische Betreuung
- von Krebspatienten *1030*
psychologische Tests 1166
Psychoneuroimmunologie *1030*
psychoorganisches Syndrom *418*
Psychopathie 1200
Psychopharmaka 1167
- pflanzliche 1171
Psychose 1167
- affektive 1167, 1181
- akute exogene 1215
- akute organische 1215
- Cannabis- 1206
- chronische exogene 1215
- chronisch organische 1215
- organische 1167, 1215
- postpartale 399
- schizophrene 1187
psychosomatische Störung 1213
Psychosyndrom, hirnorganisches 1215
Psychotherapeut *1245*
- ärztlicher 1163
- Missbrauch von Patienten 1174
- psychologischer 1163
- sexuelle Funktionsstörungen 347
Psychotherapeutengesetz 1172
Psychotherapie 1172
- Ergotherapie 1178
- expressive Verfahren 1177
- Gesprächstherapie 1174, 1175
- Gestalttherapie 1177
- Hilfe beim Abnehmen *253*
- Hypnose 1177
- Krisenintervention 1173
- Kunst- und Maltherapie 1177
- künstlerische Verfahren 1177
- Musiktherapie 1178
- Paartherapie 1177
- Psychodrama 1177
- Reittherapie 1178
- Schlafentzug 1183
- Schlafhygiene *1232*
- Tanztherapie 1178
- tiefenpsychologisch fundierte 1174
- Verhaltenstherapie 1175
Psychotherapie, interpersonelle 1183
- Late Life 1183
psychotische Symptome 1167
Psychotraumatologie 1190
Psyllium *241*
PTBS (posttraumatische Belastungsstörung) 1189
PTC (perkutane transhepatische Cholangiografie) 667
PTCA (Perkutane Transluminale Coronare Angioplastie) 694
PTH (Parathormon) 748
Ptosis 43, 493
- Levatorfunktion 493
- paralytica 493
- sympathica 493
PTS (postthrombotisches Syndrom) 141, 738
PTT (Partielle Thromboplastinzeit) 1267
PTT (partielle Thromboplastinzeit) 1329
Ptyalolith 523
PTZ (Plasmathrombinzeit) 1267, 1329
Pubarche 427
- prämature 424
Pubertas praecox 423
Pubertas tarda 423
Pubertät 31
- echte verfrühte *424*
- verfrühte 423
- verfrühte Schein- 424
- verspätete 423
Pubertätsentwicklung 427
Pubertätszeichen 423
- vorzeitige 424
pubische Fistel (PUFI) 456
Public Private Partnership 1295
publish or perish 1295
publizieren oder untergehen 1295
Pudding-Vegetarier 234
Pudendusblock 386
Puerperal
- -fieber 391
- -sepsis 394
Puerperium (Kindbett) 391
PUFA (polyunsaturated fatty acids) 227
Pufferabsatz 985
Puffersysteme, chemische 229
PuFi (pubische Fistel) 456
Pulex irritans 1096
Pulmicort® 578, 602
Pulmologe 589
Pulmologie 589
Pulmonalklappe *687*
Pulmonalstenose 719
Pulmonologie 589
Pulpa (des Zahns) 511
- -gangrän 532
- -höhle 511
- -nekrose 532
Pulpitis 531
Pulsatilla 633, 668, 845, 852, 873, 1018
Pulsdefizit *687*
Pulsfühlen 86, 272, 86
Pulsionsdivertikel *627*
Pulsoxymeter 619
Pulverinhalator *601*
Punctum Plug 496
Punktion 1270
punktspezifische Wirkung 1249
Pupille 476
Pupillenreaktion, Störung 506
Purging *1042*
Purine 770
Purpura 1038
- idiopathische thrombozytopenische (M. Werlhoff) *1039*
- Schoenlein-Henoch 1039, *1049*
- senile 1039
Pushenteroskopie 641
Pustel 155, 1061
Pustula 155, 1061
Putzfrauenekzem *1081*
Putzkörper (Zahnpasta) 513
PUVA-Therapie 1078
Pyelogramm 778
Pyelonephritis
- akute 779
- chronische 780, 782
Pylorotomie *405*
Pylorus 405, 631
- -stenose 405
Pylorusstenose *636*
pyogene Entzündung 1273
Pyralvex®-Lösung 519, 524
Pyrantel 645, 1053
Pyrazinamid 608
Pyrethrine 303
Pyrethroide 303, 414
Pyrethrum-Extrakt 414
Pyridinium-Crosslinks 1327
Pyridoxin 236, 1335
Pyrophosphat
- Zahnpasta 513
Pyurie 776
PZR (professionelle Zahnreinigung) 516

Q

Q-Tips® 552
Qi (Lebensenergie) 1248
- Kanäle 1249
Qi-Gong-Kugeln *1000*
Qi Gong 1260
- Schlafhygiene *1232*
Qigong 1260
Quaddel 153, 1061
Quaddelsucht 1078, 1079
Quadrantektomie
- Brustkrebs 837
Quadrizepsmuskel 952
Quadrizepsruptur 975
Quadrizepssehne 964
Quadrizepssehnenriss 975
Qualitätssiegel
- Medizininformationen im Internet 1287
Quallenbiss
- Notfall 200
Quantalan® 768
Quarkwickel 278, *279*, 397
Quartett, tödliches 767
Quecksilber
- Ausleiten von 530
- in Lebensmitteln *244*
Quecksilbermobilisierung 530
Quellmittel
- zur Gewichtsreduktion 255
Quellstoffe 648
Quensyl® 997, 1007
Querfortsatz 913
Quergewölbe 979
Querkolon *640*
Querlage 386, 387
Querschnittlähmung 1154
- chronische *1154*
- inkomplette *1154*
- komplette *1154*
querulatorische Persönlichkeitsstörung 1199
Quervain-Thyreoiditis 753
Quetiapin 1168
Quetschung 904
Quick 1330
Quick-Test 1267
Quickwert 1330
Quilonum® 751, 1171
Quinagolid 747
Quincke-Ödem 77, 494, 1079
- Augenlid 494

fett = Haupteintrag
kursiv = Nebeneintrag
gelb = Krankheitsfinder
grün = Tabelle
rot = Abbildung
Unterstrich = Medikament

R

R0-Resektion
- Tumorentfernung *638*
RA (Rheumatoide Arthritis) 999, 1001, *1049*
- IGeL *998*
Rabenschnabelfortsatz *932*
Rabies-Virus 314
Rachen 569, 579
- -entzündung 63, 582
- -katarrh 582
- -mandel 579
Rachitis 236, *1018*
RADAI-Fragebogen 1000
Radgelenk 939
Radialisnerv 939
Radikale, freie *229*, 434
radikale Prostatektomie 811, 812
radikale retroperitoneale Lymphknotenentfernung 817
radikale retropubische Prostatektomie 811
radikale Zystektomie 800
Radikalfänger 229
Radikaloperation nach Wertheim-Meigs
- Gebärmutterkrebs 863
Radio-Allergo-Sorbent-Test (RAST) 1062
Radiochemotherapie 801
Radiochirurgie 1150
Radioderm *1099*
Radiofrequenzablation 1029
Radiofrequenztherapie
- Schnarchen *1235*
Radioimmuntherapie *1030*
Radioisotope 1269
Radiojodtherapie 751
Radionuklide 748, 1269
Radius 939
Radiusfraktur (-bruch) 943
- distale *943*
Radiusköpfchen
- -fraktur (-bruch) 942
Radiusköpfchen-Subluxation 941
Radiusköpfchenprothese 942
Radix dentis 510
Raloxifen 838, 1017
Randomisierung *1297*
Ranitic® 636
Ranitidin 404, 624, 636
Rapport 1177
Rapsöl *232*
Rasagilin 1141

RAST (Radio-Allergo-Sorbent-Test) 1062
Ratingskala, numerische 1219
rational-emotive Therapie 1176
Ratiosept® Mund- und Rachentinktur 520
Rattenbissnekrose *1012*, 1013
Raubwanzen 314
Rauchen
- akute Mittelohrentzündung 557
- Harnblasenkrebs 799
- koronare Herzkrankheit *693*
- Operationsrisiken 1280
- Packungsjahr (pack year) 609
- Parodontitis 526
- Pille 324
- Raynaud-Syndrom *1013*
- Risikofaktor für Krebs *1024*
- Schwangerschaft 353
- Übergewicht *259*
- Vitaminversorgung 237
Raucheratem 55
Raucherbein 727, *728*
Raucher-Check 611
Raucherentwöhnung 1205
Raucherhusten 596
Räume, intervillöse 360
Räusperzwang 587
Rautek-Griff 188
Rautenzunge 53
Raynaud-Syndrom 1012
- primäres 1012, 1013
- sekundäres 1012
- vasospastisches *1012*, 1013
RBILD (respiratory bronchiolitis interstitial lung disease) *612*
RCM (restriktive Kardiomyopathie) *719*
RDS (Reizdarmsyndrom) 648
RDS (Respiratory Distress Syndrome) 388
RDW (red cell distribution width) 1316
Re-Import-Präparate 1276
Reabsorption
- Wasserhaushalt *706*
Reactine® 576
Reaktion
- photoallergische 154, 1066
- phototoxische 154, 1066
Reaktion, allergische
- Abgrenzung 1046
- Formen 1045
- Typ-I, Typ-IV *1045*
- Typ-II, Typ III *1046*
- vom Soforttyp 1045
- vom verzögerten Typ 1045
Realitätsorientierungstraining 450
Reanimation, kardiopulmonale 188, 189
- bei Kindern 190
- bei Säuglingen 191
- Ein-Helfer-Methode *189*
- Zwei-Helfer-Methode *189*
Rebetol® 673, 1053
Rebif® 1139
Rebound-Phänomen *1077*
Recatol Algin® 255
Recessan® 521, 546
Rechenstörung *416*
Rechter-Arteria-mammaria-interna -Bypass *695*
Rechtsherzbelastung *703*
Rechtsherzinsuffizienz 703
- gestaute Halsvene 704
Rechtsherzkatheterisierung 691
Recruitment 75
Recto-Serol 663
Rectodelt® 410
Recurrens-Nerv 584
red cell distribution width 1316
Redression, manuelle *454*
Reductil® 256
Reed-Sternberg-Zellen *1043*
Reexpositionsversuch *1082*
Refertilisation 329
- mikrochirurgische 329
- Rekanalisation 329
Refertilisierung 329
Reflex 1118, 1119
Reflexblase 797
Reflexprüfung 1119
Reflexzonen *1256*
Reflexzonenmassage 1256
Reflux 623
- vesikorenaler 790
Refluxbarriere *624*
Refluxhusten *624*
Refluxkrankheit 623
- beim Kind 404
- Einspritzung von Kunststoffen *625*
- Hochfrequenztherapie nach Stretta *625*
Refluxösophagitis 623
Refobacin® 1052
Refraktärzeit 341
Regelblutung → Menstruation
- erste (Menarche) 427
Regelimpfungen 296, 297
Regelversorgung
- Zahnbehandlung 518
Regenbogenhaut 476
- Entzündung 505
Regenbogenhaut-Entzündung 499
Regurgitation 92
Reha-Behandlung
- Herzinfarkt 700
Rehabilitation 293
- ambulante 293
- Herzinfarkt 700
- stationäre 293
- Schlaganfall *1129*
Rehydrierungslösung *196*
Reifezeichen, Neugeborene 387
Reinigungsmittelvergiftung
- Notfall 206
Reinlichkeitsbalanitis 822
Reis-Diät *250*
Reise
- -apotheke 304
- -krankheit 310
- -medizin 299
- -übelkeit 310
- Hygieneregeln 312
Reisedepression 307
Reisegold Tabs® 310
Reiseimpfungen 301
Reisen
- als Allergiker 307
- als Astmathiker 307
- als Dialyse-Patient 308
- als Hypertoniker 307
- als Krebs-Patient 309
- Bergsteigen 300
- Durchfall (Diarrhoe) 312
- im Alter 306
- in der Schwangerschaft 305
- mit Bluthochdruck 307
- mit chronischen Magen-Darm-Erkrankungen 309
- mit Diabetes 308
- mit Gehbehinderung 308
- mit gerinnungshemmenden Medikamenten 309
- mit Herzerkrankungen 309
- mit Kindern 306
- mit Krebs 309
- mit psychischen Erkr. 307
- mit Rückenproblemen 309
- Tauchen 301
- Tropen 300
- Tropenkrankheiten 313
- Verletzungen und Bisse durch Tiere 313
Reißnägel, verschluckte *198*
Reissner-Membran 567
Reiten, heilpädagogisches 1178
Reiterbein 966
Reitersche Krankheit 822, 1005
Reithosen 887
- ästhesie *920*
Reittherapie 1178
Reizbarkeit 30
Reizblase (vegetative) 796
Reizdarm 91, 648
- -syndrom 648
Reizdentin 528
Reizhusten 79
Reizknie 965
Reizkolon 648
Reizkonfrontation 1175, 1196
Reizmagen 632
Reizstrom 1279
Reiztherapie 276, 278
- Haut 277
Rekanalisation 329, *737*
rektale Untersuchung 804
- bei der Frau 828
Rektaluntersuchung 662
Rektoskopie 662
Rektozele *865*, 867
Rektum 640, 662
Rektumkarzinom *656*
Rektumprolaps 665
Rektusdiastase 392
Releasinghormon 745
- Corticotropin 755
Relenza® 592, 1053
Relevanzlücke der medizinischen Forschung 1296
REM-Phasen 1228
Remergil® 1169
Remestan® 1170
Remicade® 651, 997, 1077
Reminyl® 449
Remission
- Leukämie 1041
Renin 775
Rennie® 636
Renteneintritt 432
Repaglinid 761
Repellents
- Malariaprophylaxe 303
Repertorisieren 1252
Repha-Os-Mundspray® 519, 524
Replantation 193
- Zahn 535
Reposition
- Knochenbruch 909
Repositionierung
- des Gesichts 885
Requip® 1141
rescue remedy (Bach-Blüten) 1254
Residualvolumen 591
- erhöhtes *597*
Resilienz 438
- -faktoren 439
Resistenz 1050, 1052
Resochin® 997
- Farbsehstörung 487
- Lupus erythematodes 1007
- Malaria 1056
- Malariaprophylaxe 303
- Sjögren-Syndrom 1006
- Stand-by-Medikamente 303
Resonanzräume 583
respiratorische Global-Insuffizienz *619*
respiratorische Insuffizienz
- akute 619
- chronische 619
respiratorische Partialinsuffizienz *619*
respiratory bronchiolitis interstitial lung disease *612*
Respiratory Distress Syndrome 388
Resterkrankung, minimale
- Leukämie 1041
Restharn 778
- -bestimmung 778
- -messung 778
Restless-legs-Syndrom 1160
- idiopathisches *1160*
- Schlafstörung *1238*
- sekundäres *1160*
- symptomatisches *1160*
Resveratrol *229*, 436
Resynchronisationstherapie
- kardiale 703
RET (rational-emotive Therapie) 1176
Retikulozyten *1310*, 1330
Retinacula cuti 1071
Retinaculum flexorum *945*
retinierter Zahn 533
Retinitis pigmentosa 49
Retinoide
- Akne *426*
- Tränenfilmänderung 496
Retinol 236, 1335
- bei Krebs *1029*
Retinopathie
- diabetische 764
Retinopathie, diabetische 506
Retinsäure 1091
Retraumatisierung 911
Retrobulbärneuritis 506
Retroflexio uteri 119
Retrognathie *1236*
retrograde Ejakulaion 817
Rettichsirup 596
Rettungsdienst 187
Rettungskette 187
reversibel 1271
Reviparin 740
Revision der Wurzelkanalfüllung 533
Reye-Syndrom 674
- fiebersenkende Medikamente *269*
Rezept 1276
rezeptpflichtige Arzneimittel 1276
Rezidiv 1272
Rezidivhernie *683*
Rezidivstenosen *695*
RFSU Zenith® 321
Rh-negativ *1022*
Rh-positiv *1022*
Rhagaden 1061
- im Alter *454*
- Lebererkrankung 675
Rhapontikrhabarbers 851
Rhesus
- negativ *1022*
- positiv *1022*
Rhesussystem 1022
Rheuma 993
- Laborcheck 1329
Rheuma-Sern®-Kapseln 1001
Rheumafaktoren 1330
- Autoantikörper vom Typ IgM *1330*
Rheumaknoten *1000*
Rheumaplast N® 1002
Rheumatagebuch *995*
rheumatisches Fieber, akutes 580, 714
Rheumatismus, extraartikulärer 1014
Rheumatoid Arthritis Disease Activity Index (RADAI) 1000
Rheumatoide Arthritis (RA) 999, 1001, *1049*
- IGeL *998*
Rheumatologe 993

Rheumatologie 993
- IGeL-Vorsorgeuntersuchungen 292
- Medikamentenübersicht 997

Rheumatologie-Abteilungen 993
Rheumazentrum *993*
Rheum rhaponticum 851
Rhinisan® 577
Rhinitis 573
- akute 573
- allergica 574
- medicamentosa 573
- saisonale allergische 575
- Sicca 572
- vasomotorica 576
- virale 573

Rhinomanometrie 568
Rhinometrie, akustische 568
Rhinopathie, atrophische 572
Rhinophym 570, *1114*
Rhinoplastik 891
Rhinopront® Kombi 574
Rhinorrhoe 573
Rhinoskopie 568
Rhinospray® Atlantik 573, 574
Rhizarthrose 949
Rhodopsin 236
Rhonchopathie 1235
Rhus toxicodendron 919, 970
Rhythmus
- kraniosakraler *1255*
- zirkadianer 756

Rhytidektomie 885
Riamet® 304, 1056
Ribavirin 673, 1053
Riboflavin 237, 1335
Ridaura® 997
Riechprüfung 70, 568
Riechstörungen 70
Riechvermögen
- Verschlechterung 70

Riechzentrum 70
Riesenzellarteriitis 1010
Rifampicin 608
Rigor 42
- Parkinson-Krankheit *1140*

Rilutek® 1144
Riluzol 1144
RIMA-Bypass (Rechter-Arteria-mammaria-interna-Bypass) *695*
Rimonabant 256, 768
Rinderbandwurm 644
Rinderwahnsinn 1158
Ringband 939
Ringel, Erwin 1191
Ringelblume 274, 1067
Ringelblumenbad 282
Ringelblumentee 274
Ringelnatter *201*
Ringelröteln 410
Ringknorpel 583
Ringknorpelenge 623
Ringpessar 866
Riopan® 636
Rippen 913
Rippenbruch 929
Rippenbuckel *924*
Rippenfell 590
- -entzündung 614

Rippenfraktur (-bruch) 929
Rippenpaar 913
Rippenprellung 929
Rippenserienbruch *929*
Rippenwirbelgelenke 913
Risikomanagement (im Behandlungsprozess) *1289*
Risikoschwangerschaft 360
Risperdal® 448, 1161, 1168
Risperidon 1161, 1168
Ritalin® 419
Ritodrine 369
Rituale, Schlafhygiene *1232*
Rituximab 1030, 1041
Rivastigmin 449
Rivotril® 1146
RLS (Restless-legs-Syndrom) 1160
Roaccutan® 426
Robinia pseudacacia 625
Robugen® Kamillensalbe 1074
Rock Rose 1254
Roemheld-Syndrom 85, *625*
Rofecoxib 996
Roferon-A® 673
Rogers, Carl 1174
Roggenpollen 808
Rohköstler 233
Röhrenknochen 902
Rohvisus 477
Rohypnol® 1170
Rollator *461*, *953*
Rolle, heiße 918
Rollhügel, großer 952
Rollkur (Ulkuskrankheit) *637*
Röntgen 1268
- Strahlenbelastung 1269

Röntgenaufnahme 1268
- des Brustkorbs (Thorax) 590

Röntgenkontrastmittel 750, 1268
- jodhaltige 1268
- negative 1268
- positive 1268

Röntgenkontrastmittel-Untersuchung
- Magen-Darm-Trakt 622

Röntgenleeraufnahme 1268
Röntgenschmerzbestrahlung 1223
Röntgenstrahlung 1269
Röntgenthorax 590, 691
Röntgentiefentherapie 1223
Rooming-In 388
Ropinirol 1141
Rosazea 1114
- steroid-induzierte *1114*

Röschenflechte 1113
Rosiglitazon 761
Rosmarin 912, 1089, 1092, 1096, 1107, 1109
Rosmarinbad 282
Rosmarinöl 919
ROT (Realitätsorientierungstraining) 450
Rot-Grün-Blindheit 487
Rotationsfehler *950*
Rotatorenmanschette 931
-manschettenruptur 933
-manschettensyndrom 933
Rotaviren *642*
Rotblinde
- Farbwahrnehmung 487

Rotblindheit 487
Rote Liste® 1274
Röteln 409
- Impfung 297
- Schwangerschaft 366
- Virus 366

Röteln-Embryopathie 366
Rotklee 851
Rotklee-Isoflavone 851
Rötzer-Methode 319
Routinekontrolle
- Zahnarzt 515

Röwo®-778 Symphytum Rö-Plex®-T-Tropfen 1002
Roxatidin 636
Roxibeta® 1051
Roxit® 636
Roxithromycin 1051
Rubella 409
- Impfung 297

Rubeosis 764
Rubeosis iridis
- Retinopathie, diabet. 507

Rubin-Laser 897
Rubisan® 1078
Rubriment® 998
Rückatmung 1214
Rückbildungsgymnastik 392
Rückbiss 536
Rücken
- Schwangerschaft 355

Rückenmark 1118
- Durchblutungsstörungen 163
- -haut
  - harte *1118*
  - weiche *1118*
- -kanal
  - Einengung 921
  - offener 353
- -nerven 1117

Rückenmarktumor 1150
- Neurinom 1151

Rückenmassage nach Breuß 1255
Rückenprobleme 914
- Medikamente 916
- Reisen 309
- Selbsthilfe 918
- Therapieverfahren 916

Rückenschmerzen 128, 914
- chronische 914
- Brustwirbelsäule 126
- Lendenwirbelsäule und Kreuz 127
- Medikamente 916
- Selbsthilfe 918
- Therapieverfahren 916

Rückenschule 916
Rückfall 1272
Rückfuß 979
Rückkopplung, negative 746
rückläufige Ejakulation 817
Rückresorption 775
Rucksack-Reisen 300
Rucksackverband 931
Rückschubdoppelplatten 538
Rückzug, sozialer
- Schizophrenie 1187

rugby knee 971
Ruhe-EEG 1147
Ruhe-EKG (Elektrokardiogramm in Ruhe) 689
Ruhephase
- Haarwachstum *1106*

Ruheschmerz 539
Ruhetremor 39
Ruhigstellung
- Knochenbruch 909

Ruhr 314
Rundgips 907
Rundrücken 914
Rundrücken, versteifter 1003
RU 486 (Abtreibungspille) 374

S

S (Schwefel) 239
SA (Spondylitis ankylosans) 1002
Sabal 808
Sabal serrulata 810, 834
Sabril® 1146
SAB simplex® 403, 646, 649
Saccharin 243
Saccharomyces boulardii *1052*
Saccharose 636
Sachverständigengutachten
- Arzthaftungsprozess 1292

SAD (saisonal abhängige Depression) 1185
SAFE-LIFE-Programm
- koronare Herzkrankheit *698*

Säftelehre *1260*
Saftfasten nach Buchinger 251
Sägepalmenfrüchte 808
saisonal abhängige Depression 1185
saisonale allergische Rhinitis 575
Sakkotomie 567
Sakralregion, behaarte *1110*
Sakroiliitis 1003
Saktosalpinx 332
Salbei 275, 833, 846, 851, 1070, 1071, 1092
Salbei Curarina® 519
Salbeitee 275
- Mundpflegemittel 454

Salben 1275
Salbulair® N 602
Salbutamol 602
Salicin 1122
Salicylate 912
Salicylsäure 1064, 1069, 1084
Salicylvaseline 3 % 1084
Salmeterol 602

fett = Haupteintrag
kursiv = Nebeneintrag
gelb = Krankheitsfinder
grün = Tabelle
rot = Abbildung
Unterstrich = Medikament

Salmonellen 205
Salmonellenenteritis 642
Salmonelleninfektion 642
Salmonellose 314, 642
Salofalk® 651
Salpingektomie 365
Salpingitis *854*
Salpingoophoritis 854, 855
Saltidin® 303
Salus® Salbei-Tropfen 1070
Salus Gallexier® Kräuter-Dragees 668
Salutogenese 209
Salven *707*
Salvia officinalis 275, 833, 846, 851, 1071
Salvysat® Bürger 1070
Salzsäure (Magensaft) *631*
Salzverlustsyndrom
- adrenogenitales Syndrom (AGS) 773

Samenbank 338
Samenbläschen 803
Samenerguss
- vorzeitiger 345

Samenleiter 803
Samenstrang 804
Sammelgläser
- Weitsichtigkeit 484

Sandimmun® 1008, 1281
Sandostatin® 747
Sandsegge 1078
Sängerknötchen 584
Sanguinaria 594, 1124
Sanoxit® 2,5 % Gel 426
Sapec Dragees® 769
Saponin 437
Sarcoptes scabiei 1095
- schwerer Befall 1095

Sarkoidose 612
- akute *612*
- chronische *613*

Saroten® 1122, 1126
Sartane 703
- Bluthochdruck *724*

SAS (Subacromialsyndrom) 933
Sattelgelenk 903
Sattelnase
- Wegener-Granulomatose 1012

Sättigung 230
Sättigungszentrum *230*
Sauerstoff
- bei Krebs *1031*
- Clusterkopfschmerz *1124*
- Schwangerschaft 352

Sauerstoff-Langzeittherapie
- Emphysem 604

Sauerstoff-Partialdruck, arterieller (paO²) 1310
Sauerstoffsättigung
- Blutgasanalyse (BGA) 1310
Sauerstofftherapie, hyperbare (Druckkammer) 565
Säufernase *1114*
Saug-Kürettage (Schwangerschaftsabbruch) 374
Saugbläschen 407
Saugdrainage 616
Saugglocke 383
- Trichterbrust 927
Saugglockengeburt 383
Säugling
- Einreiben 403
- Einwickeln 403
- Hautpflege 406
- Koliken 402
- Körperkontakt 402
- Rhythmen 403
- Schreiattacken 402
- Speicheln 404
- Spucken 404
- Tragegestell 403
- Tragen 402
- Tragetuch 403
- Vorbeugung gegen Koliken 403
Säuglingsdermatitis
- seborrhoische 1075
Säuglingsekzem
- seborrhoisches 1075
Saugwurm 644
Sauna 284
Säure-Basen-Haushalt 229
Säureschutzmantel der Haut 1062
Scabies 1095, 1095
Scapula (Schulterblatt) 931
Scarlatina 410, 411
SCC (Squamous cell carcinoma Antigen) 1025, 1334
SCD (Sudden Cardiac Death) 702
- bei Sportlern 702
- überlebter *702*
Schachtelhalm 846, 1092
Schachtelton *616*
Schädel-Hirn-Trauma 1152
- Grad I 1151
- Grad II 1152
- Grad III 1152
Schädel-Hirn-Verletzung 19, 1152
- Durchgangssyndrom 1154
- geschlossene *1153*
- leichte 1151
- mittelschwere 1152
- neuropsychologische Dauerfolgen 1154
- offene *1153*
- schwere 1152
Schädelfehlbildungen 899
Schädellage
- Geburt 359
Schädelprellung 1151
Schadensersatzanspruch
- bei Kunstfehlern 1290
Schadstoffe
- in Lebensmitteln 244
Schafgarbe 633, 851
Schaft 952
Schalenpessar 866
Schälkur → Peeling
Schallempfindungsschwerhörigkeit 560
Schallleitungsschwerhörigkeit 560
Schamhaarentwicklung
- vorzeitige 424
Schamhügel 853
Schamlaus 117
Schamlippen 852
- große *852*
- kleine *852*
Schanker, harter (Syphilis)
- bei der Frau 875
Scharlach 410, 411
Scharniergelenk 903, 939
Schattenprobe 477
Schaumverband 453
Scheide 853, 854
- bakterielle Fehlbesiedelung 868
- bakterielle Infektion *867*
- Blutungen außerhalb der Menstruation 123
- Blutungen nach den Wechseljahren 123
- Fremdkörper in der 197
- Pilzinfektion *867*
- Trichomonadeninfektion *867*, 872
- Trockenheit 343
- Ursachen für menstruationsunabhängige Blutungen 124
Scheidenabstrich 828
Scheidenausfluss 115
- blutiger 116
- Ursachen 116
Scheidendiaphragma 321, 322
Scheideninfektion 873
- (unspezifische) bakterielle 873
Scheidenkrampf 344
Scheidenmilieu
- Störung 868
Scheidenmykose 867
Scheidenpessar 321, 322
Scheidenschleimhaut 853
Scheidensenkung 864
Scheidenspiegelung (Kolposkopie) 830
Scheidenvorhof 852
Scheidenwand 853
Scheidenzäpfchen 322
Scheindemenz 448
Scheinmedikament (Placebo) 1293
Scheinpubertät 424
Scheinschwangerschaft 122
Schellong-Test 726
Schenkelblock 710
Schenkelhals 952
Schenkelhalsbruch 961
- eingestauchter *962*
- instabiler *962*
- lateraler *962*
- medialer *962*
- stabiler *962*
Schenkelhalsfraktur 961
Schenkelhalswinkel *959*
Schenkelhernie 682
Schichtaufnahme 1268
Schieber 457
Schiefhals, akuter 922
Schiefhals, spastischer 41
Schiefnase 891
Schielen 488
- Formen 488
- latentes 489
- Okklusionstherapie 489
Schienbein 964, 965
Schienbeinkopfbruch 978
Schienbeinplateau 964, 965, 966
Schiene
- funktionelle 908
Schilddrüse 748
- Laborcheck 1330
Schilddrüsen-Adenom
- autonomes 750
Schilddrüsen-Autoantikörper 1331
Schilddrüsen-Feinnadelbiopsie 748
Schilddrüsen-Mikrosomen-Autoantikörper 1331
Schilddrüsenautonomie 749, 750
Schilddrüsenentzündung 752
- akute 58
- subakute 753
Schilddrüsengewebe
- versprengtes 58
Schilddrüsenhormone
- als Masthilfsmittel *244*
Schilddrüsenkarzinom 753
- anaplastisches 753
- differenziertes 753
- medulläres 753
Schilddrüsenkrebs 753
Schilddrüsenperoxidase-Autoantikörper 1331
Schilddrüsenszintigrafie 748, 1269
- heiße Knoten 748
- kalte Knoten 748
Schilddrüsenszintigramm
- autonomem Adenom 749
- diffuse Struma 749
- Kropf 749
Schilddrüsenüberfunktion 750
- Unfruchtbarkeit der Frau 332
Schilddrüsenultraschall 748
Schilddrüsenunterfunktion 751
- -screening 751
- angeborene 751
- latente 752
- subklinische 752
- Unfruchtbarkeit der Frau 332
Schildknorpel 583
Schirmer-Test 479
Schistosoma (Saugwürmer) 314
Schistosomiasis 314
schizoide Persönlichkeitsstörung 1199
Schizophrenie 1167, 1187
- Soziotherapie 1188
Schlaf 1225
- Schwangerschaft 356
- Steuerung 1227
Schlafanamnese 1228
Schlafanfall *1238*
Schlafapnoe-Syndrom
- gemischtes 1236
- obstruktives 1236
- zentrales 1236
Schlafbedarf 1227
- bei Kindern und Jugendlichen 1227
- im höheren Alter 1227
Schlafdauer 1227
- bei Kindern und Jugendlichen 1227
- im höheren Alter 1227
Schläfenarterienentzündung (Arteritis temporalis) 1010
Schläfenbein 550
Schläfenlifting 885
Schlafentzug 1183
Schlafhygiene 1230
Schlafkrankheit 314, 1238
Schlaflabor 1229
Schlaflähmung (Narkolepsie) *1238*
Schlafmedikamente 1231
Schlafmedizin 1225
- Diagnostik 1228
Schlafmediziner 1225
Schlafmittel *461*, 1231
- Antidepressiva *1231*
- Antihistaminika *1231*
- Neuroleptika *1231*
- Schmerzmittel *1231*
Schlafphasen 1227, 1228
- paradoxe 1228
Schlafprofil, objektives 1229
Schlafprotokoll 1228, 1232
Schlafrestriktion (Schlafentzug) *1230*
Schlafrhythmusstörung 1229
Schlafstörung
- bei Säuglingen und Kindern 1234
- primäre 1229
- sekundäre 1237
Schlafstörungen 461
Schlafwandeln 1235
Schlafzeiten *1230*
Schlagadern (Arterien) 686
Schlaganfall 1126
- Aphasie 1128
- Auslöser 1127
- Dysphagie 1128
- Halbseitenlähmung 1130
- ischämischer 1127
- Schlafstörung *1237*
- Sprachstörungen *1128*
Schlaganfallstation 1129
Schlägelchen (TIA) 1127
Schlämmkreide
- Zahnpasta 513
Schlammpackung 280
Schlammtreten 283
Schlangenbiss 313
- Notfall 201
Schlankheitsparfüm 255
Schleifendiuretika 784
Schleimbeutel (Bursa) 941
Schleimbeutelentzündung (Bursitis) 130, 904
- am Knie 969
- im Knie 969
Schleimhaut
- -ödem *597*
- der Atemwege 594
- Mund- 511
- Nasen- 568
Schleimhautentzündung
- Chemotherapie *1027*
Schleimhautfalten
- im Kniegelenksinneren 972
Schlemm-Kanal 476
Schleudertrauma 922
Schließmuskelstarre 101
Schlingenextraktion 788
Schlingenplastik
- Belastungsinkontinenz 798
Schlittenprothese 966
Schluckauf 628
Schluckbeschwerden 60, *459*, 580, 587
- bei fester Nahrung 60
- beim Trinken 59
- Steckenbleiben von Bissen 60
Schluckschmerzen 60
Schluckzwang 587
Schlund 579
Schlupflid 493
Schlüsselbein 931
- -bruch 931
- -hochstand 932
Schlüsselbeinarterie 720, 931
Schlüsselbeinvene 931
Schmalband-UVB-Bestrahlung *1078*
Schmatzen 67
Schmerz
- akuter 1218
- chronischer 1218
- Eingeweide- 1218
- Nerven- 1218
- neuropathischer 1218
- Oberflächen- 1218
- Tiefen- 1218
- viszeraler 90, 1218
Schmerzambulanz 1217
Schmerzbewältigungsprogramm, multimodales 1221
Schmerzdiagnostik, subjektive 1219
Schmerzen
- an der Schläfe 17
- im Unterkiefer 22
- kolikartige 89
- neuropathische *1032*

- tumorbedingte 1032
- vor den Ohren 21

Schmerzen, chronische
- Schlafstörung *1237*

Schmerzensgeld bei Kunstfehlern 1290
Schmerzgedächtnis 1220
Schmerzlutscher
- im Sterben 469, 470

Schmerzmediatoren 1218
Schmerzmedikamente 996, 1219
- als Schlafmittel *1231*
- in der Rheumatologie 996
- Komedikation *1220*
- peripher wirksame 1219
- retardierte Wirkung, (verzögerte Freisetzung) *1220*
- Schwangerschaft 373
- zentral wirksame 1219

Schmerzmedizin 1217
Schmerzmodulation 1218
Schmerzpflaster 1220
- im Sterben 469

Schmerzrezeptoren 1218
Schmerzskala 1219
- numerische 1219
- visuelle Analogskala 1219

Schmerzstörung, somatoforme 1014, 1015, 1218
Schmerzsyndrom
- komplexes regionales 943
- parapatellares 968

Schmerztagebuch 1219, 1220
- im Sterben *469*

Schmerztherapeut 1217
Schmerztherapie
- autogenes Training *1222*
- im Sterben 468
- lokal invasive 1220
- transdermale 1220
- WHO-Stufenmodel 1220

Schmerzwahrnehmung 1218
Schmetterlingserythem *1007*
Schmetterlingsflechte 1007, *1049*
Schmetterlingsrolle 985
Schmierblutung 846
Schmierinfektion 573
Schmorlsche Knötchen *925*
Schmuddelhypothese 1045
Schnalzen 67
Schnappfinger 948
Schnapphüfte *957*
Schnarchen
- obstruktives 1235
- primäres 1235

Schneeballbaumrinde 844
Schneetreten 283
Schneidezahn 510
- umgekehrte Verzahnung 536

Schnellschnittuntersuchung
- Brustkrebs 837
- intraoperative 817

Schnelltest
- Streptokokken 580

Schnittentbindung 390
Schnittwunde 192
- Notfall 201

Schnupfen 573
- allergischer 574
- chronischer 573
- trockener 572
- vasomotorischer 576

Schnupftabakdose (Tabatiére) *950*
Schock 191
- allergischer *191*,193, *1045*
- anaphylaktischer *191*, 193, *1045*
- Hauptsymptome 192
- hyperglykämischer 765
- hypoglykämischer 766
- hypovolämischer 191, 192
- kardiogener 191, 192, 700
- -Lagerung 192
- neurogener 191
- septischer 191, *1054*
- spinaler 1154

Schockgallenblase 670
Schocklage 192
Schocklunge 619
Schockniere 782
Schocksyndrom, menstruelles (toxisches) 848
Schockzeichen 192
Schokoladenzysten 856
Scholl Freeze® Warzenentferner 1084
Schöllkraut 668
Schöllkrautalkaloiden 1032
Schönheitschirurg 879
Schönheitsoperationen 879
- im Ausland 879

Schräglage 386, 387
Schraubenosteosynthese *906*
Schreiattacken
- beim Säugling 402
- Gegenmaßnahmen 402

Schreibkrampf 41
Schreikinder 403
Schreiknötchen 584
Schrittmacher
- für den Magen 257

Schrittmacherelektroden *711*
Schröpfen 1260
- blutiges *1260*
- trockenes *1260*

Schröpfkur 216
Schroth-Kur 252
Schrumpfblase 793
Schrumpfgallenblase *670*
Schrumpfleber 675
Schrumpfniere 782, 784
Schrumpfung (Gewebe) 1272
Schrunde 1061
- Lebererkrankung 675

Schrundensalbe *1065*
Schublade
- hintere 974
- vordere 974

Schuheinlage 907, 984, 985
- bei Fehlstellungen der Zehen *987*
- bei Hohlfuß 984
- bei Plattfuß 984
- bei Spreizfuß 984

Schuhrandbruch 978
Schuhzurichtung 985
Schulprobleme 416
Schulter-Arm-Syndrom 125, 922
Schulter-Arm-Verband 936
Schulter-Totalendoprothese (-TEP) 935
Schulteramyotrophie, neuralgische 128
Schulterausrenkung 936, 937
- Einrenkung nach Arlt *937*
- Einrenkung nach Hippokrates 937
- habituelle *936*

Schulterblatt 931
- Verbindungsbänder zum Schlüsselbein 932

Schulterblattkrachen 933
Schulterecke 931
Schultereckgelenk 931
- -sprengung 932
- -verrenkung 932

Schulterfibrose *933*
Schultergelenk 931, 934
- Endoprothese 935
- künstliches 935

Schultergelenksarthrose 935
Schultergelenkspfanne 931
Schultergürtel 931
Schulterhöhe 931, 934
Schulterinstabilität *936*
Schulterkrachen 933
Schulterluxation 936, 937
- Einrenkung nach Arlt *937*
- Einrenkung nach Hippokrates 937
- habituelle *936*

Schulterschmerzen
- akute 128
- chronische 129
- wiederkehrende 129

Schulterschule *934*
Schultersteife *933*
Schulterverrenkung (-luxation) 936, 937
- Einrenkung nach Arlt *937*
- Einrenkung nach Hippokrates 937
- habituelle *936*

Schuppe 152, 1061
Schuppen 1106
Schuppenflechte 1076, 1077
- Hautveränderungen 1076
- psychosomatische Störung 1214

Schuppenherd
- Schuppenflechte 1076

Schürfwunde
- Notfall 201
- Pflaster *201*

Schüßler, Wilhelm *1252*
Schüßler-Salze 1253, 1252
Schüttellähmung (Parkinson-Syndrom) 1140
- Schlafstörung *1237*

Schutzfilmbildner 636
Schutzimpfungen 295

Schwäche *1157*
Schwachstromtherapie 1070, 1279
Schwangerschaft 350
- Alkohol 354
- Aminoglykosid 373
- Antibiotika 373
- Antihistaminika 373
- Asthmamedikamente 373
- Ballaststoffe 353
- Benzodiazepin 373
- Bewegung 356
- Blasenentzündung 367, 794
- Blutdrucksenker 373
- Blutung 363
- Blutverdünner 373
- Cephalosporin 373
- Cola 354
- Eisen 353
- Eisenmangelanämie 353
- Eiweiß 353
- ektope 365
- Erbrechen 364
- Ernährung und Energiebedarf 352
- extra-uterine 365
- Fett 353
- Folsäure 353
- Genussmittel 353
- Gewichtszunahme 355
- Haare 356
- Hämorrhoiden 354
- Harnstau 367
- Haut 355
- Jod 353
- Kaffee 354
- Kalzium 353
- Koffein 354
- Kortison 373
- Krampfadern 354
- Nierenbeckenentzündung 367
- NSAR (nichtsteroidale Antirheumatika) 373
- Ödeme 354
- Penizillin 373
- Pilzinfektion 367
- Progesteron 355
- Prostaglandin 356
- Rauchen 353
- Reisen 305
- Risikoschwangerschaft 360
- Röteln 366
- Rücken 355
- Sauerstoff 352
- Schlaf 356
- Schmerzmittel 373
- schwarzer Tee 354
- Sexualität 356
- Sodbrennen 354
- Stoffwechsel 352
- Test 350
- Tetrazyklin 373
- Tipps gegen Rückenschmerzen 355
- Trinken 352
- ungewöhnliche Essensvorlieben 353

fett = Haupteintrag
kursiv = Nebeneintrag
gelb = Krankheitsfinder
grün = Tabelle
rot = Abbildung
Unterstrich = Medikament

- Vaginalultraschall 351
- Veränderungen des Immunsystems 357
- Verstopfung 354
- Vorsorge 350
- Zähne 356
- Zeichen 350

Schwangerschaftsabbruch 373
- Beratungsbescheinigung 374
- Fristenregelung 373
- Indikationsbescheinigung 374

Schwangerschaftsbluthochdruck 371
Schwangerschaftsdiabetes 372, 758
Schwangerschaftserbrechen
- physiologisches 364

Schwangerschaftserkrankungen
- hypertensive 371

Schwangerschaftsgingivitis 356
Schwangerschaftshypertonie 371
Schwangerschaftskonfliktberatungsstelle 374
Schwangerschaftsstreifen 356
Schwangerschaftswoche 350
Schwankschwindel 22, 1156
- bei Lagewechseln 24
- phobischer *1156*

Schwarzer Spießglanz 1069
schwarzer Tee
- Schwangerschaft 354

schwarze Substanz 1140
Schwefel 239, 955, 1078, 1092
Schweinebandwurm 644
Schweiß 1062
Schweißdrüsen 1062
Schweißfüße 1065
Schweißgeruch 1070
Schweißtest
- Mukoviszidose 773

Schwellkörper-Auto-Injektionstherapie 346
Schwellungen
- an Hals und Nacken 57

Schweregefühl
- in den Beinen 41

Schwerhörigkeit 73
- cochleäre 560
- Grade 561
- hochgradige 560
- im Alter 559
- Schallempfindungs- 560
- Schallleitungs- 551

Schwermetalle
- in Lebensmitteln 244

Schwermetalle und Umweltgifte
- Laborcheck 1332
Schwimmbadkonjunktivitis 495
Schwimmerohr 553
Schwimmerschulter 933
Schwindel 22, 567, 1155
- Benommenheits- 23, 1156
- Bewegungs- 23
- Dreh- 22, 1156
- Lagerungs- 23
- Lift- 23, 1156
- Schwank- 2, 1156
- Sekunden- 23
- spontaner 22
- unsystematischer 23, 1156
Schwindelanfall 23
Schwindsucht 607
- Stabilisierungstherapie *608*
- Standardtherapie 608
Schwitzen
- beim Säugling 407
- gustatorisches 174
- übermäßiges 173, 1069
Schwurhand 945
SCLC (small cell lung cancer) *609*
Scopoderm® TTS Pflaster 1156
Scopoderm TTS® 310
Scopolamin 310, 1156
Scratch-Test 1063
Screening schlafbezogener Atmungsstörungen 1229
Screeninguntersuchung 287
Screenreader 490
SD-AK (Schilddrüsen-Autoantikörper) *1308*, 1331
Se (Selen) 240
- bei Krebs *1029*
SEA-Band® 310
Sebamed® 453
Seborrhoe *426*, *1075*, *1091*
Sechser (Zahn) 512
second opinion *1285*
Sectio caesarea, Kaiserschnitt 390, 391
Sedativa 1170
Seeklima 1279
Seekrankheit 310
Seelenheilkunde 1163
Seelentaubheit 74
Seelenzustände *1253*
seelische Erkrankungen
- Schlafstörung 1238
Segmentektomie
- Brustkrebs 837
Sehbehinderung 489
- hochgradige 489
Sehfarbstoff 487
Sehfehler 481
- Lasertherapie 481
Sehhilfen 483
- Alterssichtigkeit 485
Sehleistung 477
Sehnenansatzentzündung
- Hand 904
Sehnenansatzentzündungen 939
Sehnenausriss, knöcherner *951*
Sehnenentzündung 904
- an der Hüfte 957
Sehnengleitgewebe 904
Sehnenriss 904
Sehnenruptur 904, *951*
Sehnenscheidenentzündung 904, 947
Sehnenverletzung 951
Sehnerv 476
Sehnervenkopf 477
Sehnervenpapille 477
Sehnervenschwund 506
Sehnerventzündung 506
Sehnsuchtstropfen 320
Sehschärfe 477
Sehschärfenprüfung
- Leseprobentafeln 477
Sehschule 475
Sehschwäche
- langsam zunehmende 49
Sehstörungen
- Multiple Sklerose *1136*
Sehtraining 486
Sehverschlechterung, plötzliche 49
Sehzeichen 477
Seife 1066
Seitenband
- äußeres 964
- inneres 964
Seitenbandriss *974*
Seitenlagerung, stabile 188, 189
Sekretgranula 759
Sekretin *667*
Sekretin-Pankreozymin-Test 667
Sekretionsphase
- Menstruation 842
Sekundärdentin 511
sekundärer Krankheitsgewinn 1274
Sekundärheilung 1274
Sekundärkaries 528
Sekundenschwindel 23
Selbstbefriedigung 340
Selbstentspannung
- konzentrative 1257
- 6 Grundbefehle 1258
Selbstheilungskräfte *1293*
Selbsthilfe 261
Selbsthilfegruppen
- Sponsoring 1287
- von psychisch Kranken und Angehörigen 1179
Selbsthilfeorganisationen
- Sponsoring 1287
Selbsthypnose
- Schmerztherapie 1222
Selbstmord 1191
- -versuch 1191
Selbstsicherheitstraining 1176
Selbsttötung 1191
- -versuchte 1191
Selbstzahlerleistung 1299
- im Laborbereich *1305*
Selegilin 1141
Selektive Serotonin-Wiederaufnahme-Hemmer (SSRI) 1170, 1170
- Gewichtsreduktion *256*
Selen 240, *242*
- bei Krebs *1029*
Selenium 1092, 1109
Seminom 817
Semmelweis, Ignaz 391
Sempera® 1053
Sempera® Kapseln 1093
Senioren-Wohngemeinschaft 445
Seniorenheim 444
Seniorenreisen 306
Seniorenstift 444
Seniorenwohnanlage 444
Senium 849
Senkfuß 984
Senkwehen 381
Sennes 255
Sennesblätter 1078
Sensibilisierung 1045
Sensibilitätsprüfung
- Zähne 517
sensible Zahnhälse 531
Sentinellymphknoten *838*
Sepia 845, 852, 873, 1018, 1109
Sepsis 1053
- bakterielle *1053*
- durch Pilze *1054*
Septen, bindegewebige 1071
Septumabszess 571
Septumdeviation 572
Septumhämatom 571, 572
Septum nasi 568
Septumperforation 571, 572
Septumplastik 572
Sequester 988, 989
Sequilar® 323
Serevent® 602
SERMs (selektive Östrogenrezeptormodulatoren) 1017
Seroquel® 1168
seröse Entzündung 1273
Serotonin *219*, *230*, 619, 772, 1218
- Schlaf *1226*
Serotonin-Wiederaufnahme-Hemmer, Selektive 1170, 1170
Serotonin-Wiederaufnahmehemmer 345
Serotoninrezeptoragonisten 1123
Seroxat® 345, 1170
Sertralin 1170
Sertürner, Friedrich Wilhelm *1247*
Serum, Untersuchungsmedium 1305
Serumlipide 767, 1266
- qualitative Auftrennung 1267
- quantitative Bestimmung 1267
Sesambein 902, 964
Sesamöl 1107
Set-point-Theorie *230*
Setrone 1027
Setting
- Psychoanalyse 1173
Setting-Effekt, unspezifischer 1250
Sevredol 469, 996
Sexualberatung 347
Sexualhormonstatus (Laborcheck)
- bei der Frau 1331
- beim Mann 1331
Sexualität 339
- Schwangerschaft 356
sexually transmitted diseases (STD) 824
Sexualtherapeut 347
Sexualtherapie 347
sexuell übertragbare Krankheiten 824
- Laborcheck 1332
Sézary-Syndrom 1101
SGB V (Krankenversicherungsgesetz) 442
SGB XI (Pflegeversicherungsgesetz) 442
shared decision making 1283
Sharp-Syndrom 1010
Sharpeysche Fasern 511
Shave-Therapie *739*
SHBG (sexualhormonbindendes Globulin) 1333
Shiatsu 1250
Shigellen 314
Shigellose 314
Shiitake-Pilze
- bei Krebs *1031*
shin splints 977
Shit (Droge) 1205
sHPT (sekundärer Hyperparathyreoidismus) *754*
SHT (Schädel-Hirn-Trauma) 1152
Shunt
- Cimino- 785, 786
- portosystemischer 676
Sialografie 523
Sialolith 523
Sialolithis 523
Sialometrie 1006
siamesische Zwillinge 359
Sibelium® 1156
Sibutramin 256
Sic-Ophthal® 497
Sicca-Syndrom 496
- primäres 1005
- sekundäres 1005
Sichelfuß 985
Sichelzellanämie 1035
Sichelzellenanämie 1035
Sick-Sinus-Syndrom 710
Siderose, primäre *1037*
SIDS (sudden infant death syndrome) 191
Siebbeinzellen 568, 578
Siebener (Zahn) 512
Siebklappen 480
Sifrol® 1141
Sigma-Kolon *640*
Sigmakarzinom *656*
Sigmatismus 586
Sigmoid *640*
Sigmoidoskopie 640
Signalinhibitoren, spezifische *619*
signifikant 1296
Silbernitrat 1084, 1112
Sildenafil 345, 619, 1013
Silibene® 140-Filmtabletten 674
Silicea 525, 1089
Silikoneinlage 883
- Material 883
Silikonimplantat 883
- Material 883
Silikose *613*
Silomat Saft® 595
Silvapin® 1092
Simeticon 403, 646, 649
Simplify your life 267
Sims-Huhner-Test 333
Simvastatin 768
Single-Photon-Emissions-Computertomografie 1121
Single-Photon-Emissions-CT 692
Singulair® 602
Singultus 628
Sinus *1132*
- sagitalis superior 1133
- transversus 1133
Sinusitis 577
- dentogene 577
Sinusknoten 707
Sinusknotensyndrom 710
Sinus paranasales 568
Sinusrhythmus 707
Sinusthrombose
→ Hirnsinusthrombose
Sipple-Syndrom 754
Sirtal® 1126, 1146
SIT (sepezifische Immuntherapie) 1046
Sito-Lande® 768
Sitosterol *241*, 768
Sitzbad 281
Sitzunruhe (Akathisie)
- Nebenwirkung von Neuroleptika 1168
Sjögren-Syndrom
- primäres 1005
- sekundäres 1005
Skalenusengpass-Syndrom (Halsrippen-Syndrom) 129
Skaphoidfraktur 950
SKAT (Schwellkörper-Auto-Injektionsherapie) 346
Skelett 902
- Überlastungserscheinungen durch Übergewicht *259*
Skelettmetastase
- in der Lendenwirbelsäule 991
Skelettmuskelantikörper *1308*

fett = Haupteintrag
kursiv = Nebeneintrag
gelb = Krankheitsfinder
grün = Tabelle
rot = Abbildung
Unterstrich = Medikament

Skelettszintigrafie 905, 995
Skiaskopie 477
Skidaumen 951
Skin-Rejuvenation 893
Skin-Resurfacing 882, 893
Skinoren® 426
Skinoren® Creme 1091
Sklera 476
Sklerenikterus *667*
Sklerodaktylie *1008*
Sklerodermie 1008
- kutane *1008*, 1009
- systemische *1008*, 1009
Sklerose 1272
- systemische 1008
Sklerose, Multiple *1049*, 1135
Sklerosierung 630
- Krampfadern 734
Sklerotherapie 629, 630
Skoliose 924
- idiopathische 924
- Korsettbehandlung 924
- Verfahren nach Cobb *924*
Skorbut 228
Skorpionstich 313
Skrotum 804
SLAP-Läsion *933*
SLE (systemischer Lupus erythematodes) 1007, *1049*
SLIT (sublinguale spezifische Immuntherapie) 1047
Slit-Technik
- Haartransplantation 889
Slow-carb-Diät 251
SMAS-Lifting (Lifting des superfiziellen muskuloaponeurotischen Systems) 886
SMAS-Schicht (superfizielles muskuloaponeurotisches System) 886
Smegma 821
Smokers breath 55
Snacks 232
Sniffing-Sticks-Test 568
Snow, John 287
Sobelin® Vaginalcreme 873
Sodbrennen
- Schwangerschaft 354
Soforthilfe am Unfallort 911
Sofortimplantat (Zahnwurzel) 543
Sofortreaktion, allergische 1045
Sohlenerhöhungen zur Beinlängenkorrektur 907
Soja (Gen-) *244*
Soja-Isoflavone 851
Sojabohne 851
Solanin 244
Sole 955, 1078, 1092
Solian® 1168
Solifenacin 798
Solugastril 625
Solutio Cordes® 427
somatisches Nervensystem 1118
Somatisierungsstörung 1212
somatoforme Schmerzstörung 1014, 1015
somatoforme Störung 1212
Somatomedin C 1331
somatosensibel evozierte Potenziale 1120
Somatotropin 435, 747
- Anti-Aging-Medizin 436
Somavert® 747
Somnambulismus 1235
Somnologie 1225
Sonata® 1231
Sonde
- nasoduodenale *639*
- nasogastrale *639*
- nasojejunale *639*
Sonne-und-Wolken-Kalender *421*
Sonnenallergie 1066
Sonnenbrand 1066
- 1. Grades *1066*
- 2. Grades *1066*
- an den Lippen 51
- kühle Umschläge *1067*
- Notfall 202
Sonnenbrandrisiko
- bei Kleinkindern 1067
- individuelles 1068
- nach Hauttyp 1068
Sonnenhut 1085, 1087
Sonnenlicht 285
Sonnenschutzmittel 1068
- Antioxidanzien *1068*
- chemische Filter 1068
- Pigmente 1068
Sonnenschwiele 1101
Sonnenstich
- Notfall 202
Sonnenwarze 1101
Sonografie 1270
- 3D 1270
- abdominale 622
- B-Scan 1270
- Doppler-Verfahren 1270
- intravaskuläre 1270
- M-Scan 1270
- Schilddrüse 748
- Time-Motion-Scan 1270
sonor *590*
Soor 1092
- Windel- 405
Soor-Ösophagitis *626*
Soorkolpitis 867
Soormykose 520, 1092
- im Alter *454*
Sorafenib 1031
Sorbit 244
Sorgen
- Schlafhygiene *1233*
Sortis® 768
Sostril® 624
South-Beach-Diät 251
Soventol Gel® 201, 202
Sozialanamnese 1264
sozialpsychiatrische Dienste
- für psychisch Kranke 1180
Soziotherapie
- Schizophrenie 1188
Spacer 601
Spaltblase 791
Spaltgips 907
Spalthauttransplantation 898, 899
Spaltlampe 478
spanischer Kragen 821
Spanner, äußerer (Fixateur externe) 906
- Unterarmbruch 944
- Unterschenkelbruch 978
Spannungskopfschmerz 1121
- chronischer *1121*
- episodischer *1121*
- Schlafstörung *1237*
Spannungspneumothorax 616
Spasmex® 798, 807
Spät-Dezeleration 384
Spätabbruch 374
Spätabort 375
Spätdumping-Syndrom 638
Spätdyskinesie 1169
SPECT (Single-Photon-Emissions-Computertomografie) 1121
SPECT (Single-Photon-Emmisions-CT) 692
Speed (Droge) 1207
Speiche 938, 939
Speicheldrüsenentzündung 523
Speicheln
- Säugling 404
Speichelsteine 523
Speichenbruch 943
- distaler *943*
- Verschraubung mit einer Platte 943
Speichenköpfchen 939
- -bruch 942
Speichenköpfchenprothese 942
Speichennerv 939, 944
Speiseröhre 623
- Fremdkörper in der 198
Speiseröhren-Beweglichkeitsstörung 626
- sekundäre *626*
Speiseröhren-Krampfadern 629
Speiseröhrendivertikel 627
- echte *627*
- falsche *627*
Speiseröhrendruckmessung 623
Speiseröhrenentzündung
- infektiöse *626*
- nicht-refluxbedingte 626
- physikalisch-chemisch bedingte *626*
- refluxbedingte 623
Speiseröhrenersatzstimme 585
Speiseröhrenkrebs 630
Speiseröhrenspiegelung 623, 624
Spekulum 828
- Entenschnabel- 828
- zweiblättriges 828
Spendersamen 338
Sperma
- Kryokonservierung 329, 337
Spermatozele 816
Spermauntersuchung 336
Spermienaspiration
- mikrochirurgische epididymale 337
Spermienextraktion
- testikuläre 337
Spermieninjektion
- intracytoplasmatische (ICSI) 337
Spermiogramm 334, 816
Spermizid 322
Spezialschuhe, orthopädische 907
- orthopädische 985
spezifische Wirkung 1242
SPF (Lichtschutzfaktor) 1068
Sphärozytose 1035
Sphinkter (Harnblase) 776
Sphinkterometrie 778
Sphinktersklerose 101
Spider Naevi 151
- Lebererkrankung 675
Spiegelung 1270
- Augenhintergrund 478
Spielsucht 1208
Spigelia 1125, 1160
Spike-wave-Komplexe *1147*
spinaler Schock 1154
Spinaliom 57, 153, 1100
- Nase 570
Spinalkanalstenose 922
Spinalnerven 1117
Spinalstenose 922
Spinnenphobie 1196
Spiral-CT 1269
Spiralbruch
- des Fingers 951
Spirale 322, 323
Spirale danach 327
Spirobeta® 784
Spirometrie 591
Spironolacton 758, 784
Spitzfuß 453
- Prophylaxe *454*
Spitzner-Kamille® N Lösung 625
Spitzwegerich 595
Splenektomie *1057*
Splenomegalie 1056
Splitterverletzungen
- Notfall 202
Spondylarthritis 1003
- undifferenzierte 1003
Spondylarthropathie 1003
Spondylarthrose *914*
Spondylitis *927*, 1003
- ancylopoetica 1002
- ankylosans 1002
Spondyloarthritiden 1003
Spondylodese 917, 917
Spondylodiszitis *927*
Spondylolisthese 926
Spondylolisthesis 926
Spondylon® 996
Spondylophyt *914*, *917*
Spongia 596
spongiforme Enzephalopathie 1157
Spongiosa 902, 913
Spongiosaplastik 989
Sponsoring
- Selbsthilfegruppen 1287
Spontanheilung 1293
Spontanpneumothorax 616
Sporn 983
Sport
- Abwärmen 909
- Aufwärmen 909
- Vorbereitung 909
Sportgel 912
Sportlerakne *1091*
Sportlerleiste *961*
Sportlerschulter 933
Sportonkologie 1030
Sporttherapie 1278
Sportverletzung
- akute 910
- chronische 910
- Leitsymptome 911
- Medikamente 912
Spotting 846
Sprachaudiogramm 551
Sprachentwicklung, verzögerte 586
Sprachstörungen 67, 586
- Schlaganfall *1128*
Sprachtherapie, logopädische 586
Sprachverlust 586
Sprechen 66
Sprechhilfe, elektronische 585
Sprechstörungen 66, 586
- Schlaganfall *1128*
Sprechtherapie, logopädische 586
Spreizer 922
Spreizfuß 984
- Schuheinlage 984
Spreizfußeinlage
- bei Zehenfehlstellungen *987*
Spreizhose 958
Springerknie 967
Spritz-Ess-Abstand 761
Spritze 1277
Sprue, einheimische 653
Sprungbein 979
Sprungbeinbruch 987
Sprunggelenk 979
- bimalleoläre Fraktur *979*
- geschwollenes 911
- oberes 979
- trimalleoläre Fraktur *979*
- unteres 979

Sprunggelenkbeschwerden 143
Sprunggelenksorthese *980*, 981
Spucken
- Säugling 404
Spulwurm 644
Spurenelemente 241, *1332*
- essentielle *241*
Sputum 81, *596*
Sprycel® 1041
Squama 152, 1061
Squamous cell carcinoma Antigen 1025, 1334
SS (systemische Sklerose) 1008
SSEP (somatosensibel evozierte Potentiale) 1120
SSM (superfiziell spreitendes Melanom) *1097*
SSPS (Supraspinatussehnen-syndrom) 933
SSRI (Selektive Serotonin-Wiederaufnahme-Hemmer) 1170, 1170
- Gewichtsreduktion *256*
SSS (Sick-Sinus-Syndrom) 710
SSW (Schwangerschaftswoche) 350
ST-Hebungsinfarkte *699*
stabile Seitenlage 188, 189
Stabsichtigkeit 486
- irreguläre 486
- reguläre 486
Stachelwarzen 1084, 1085
Stachelzellen 1100
Stachelzellenkrebs 57, 1100
Stachelzelltumor 57, 1100
Stammeln 586
Stammzellapherese 1042
Stammzellen
- hämatopoetische 1022
Stand-by-Medikamente
- Malaria 304
Standardbikarbonat 1310
Standardimpfungen 296
standardisierte Präparate *1247*
Ständige Impfkommission (STIKO) 296
Stangerbad 1279
- Schmerztherapie *1223*
Stangyl® 1169
Stanzbiopsien
- der Brust 838
Stapesplastik 558
Staphylex® 570
Staphylococus aureus 205
- Lebensmittelvergiftung *643*
Staphylokokken 397, 1050
- Methicillin-resistente (MRSA) 1052
- multiresistente 1052
Stapler-Hämorrhoidektomie
- Hämorrhoidentherapie *664*
Star, grüner 501
- Früherkennung 290
Starlix® 761
Star of Bethlehem 1254
Startle-Erkrankung 40
Statine 768
- akutes Koronarsyndrom *701*
- koronare Herzkrankheit *697*
statische Perimetrie 478
Status asthmaticus 599
Status epilepticus 1147
Staublungenkrankheit 613
Stauungsödeme
- Mehrlingsschwangerschaft 359
Stauungssyndrom, chronisch venöses 738, 739
- Schweregrade *739*
STD (sexually transmitted diseases) 824
STD-Diagnostik 1332
Stechwarzen 1084, 1085
Steckbecken 457
Stegreiftheater 1177
Steigbügel 550
- Prothese 558
Stein-Leventhal-Syndrom 333
Steinentfernung
- medikamentöse 771, 788
Steiner, Rudolph *1253*
Steißbein *912*
Steißlage 386
Stellknorpel 583
Stellschraube
- Syndesmose *980*
STEMI (ST-Hebungsinfarkt) *699*
Stemmersches Zeichen *742*
Stenose (Herzkrankgefäße) 694
- rezidive *695*
Stents 694, 695
- Cypher- *695*
- Drug eluting *695*
- Stent, Gallenwege *667*
Sterbehilfe
- aktive 466
- passive 466
Sterbekunde 464
Sterben, Gesellschaft für humanes *467*
Sterbephase *470*
Stereotaxie-Rahmen 1150
steril 331
Sterilisation 327
- beim Mann 328
Sterilisation bei der Frau 328
- Clip-Sterilisation 328
- Essure-Methode 328
- Mini-Laparotomie 328
- Thermokoagulation 328
Sterilisation beim Mann 327
Sterilisierung 327
Sterilität
- Diagnostik 332
- idiopathische 331
- immunologische 333
- Laborcheck 1313
- ovarielle 333
- primäre 331
- sekundäre 331
- vollständige 331
Sterilitätsdiagnostik 334
Sterilitätsoperation 329
Steristrip® 200, 201
Sternenhimmel
- Windpocken 160, 411
Sternoclaviculargelenk 931
Sternum 931
Steroid-Diabetes 756, 758
Steroidakne *1091*
Steroide
- topische 575
Steuerhormon 745
Stevens-Johnson-Syndrom 1082, *1086*
STH (somatotropes Hormon) 435, 747
- Anti-Aging-Medizin 436
Stichtest 1063
Stiefmütterchen 1074, 1107
Stiellappen 899
Stiftkrone 542
Stiftzahn 542
STIKO (Ständige Impfkommission) 296
Stillamenorrhoe 395
Stillberatung 350
Stillen
- Erstmilch 395
- Milchbildung 395
- Milcheinschuss 394
- Milchmangel 395
- Milchpumpe 398
- Milchstau 396
- Übergangsmilch 395
stilles Gangrän
- Zahnnerventzündung 532
Stimmbänder 583
- Lähmung 584
Stimme 583
Stimmfeldmessung 583
Stimmgabelprüfung 551, 552
Stimmgebung 583
Stimmheilung 549
Stimmklang
- Untersuchung 583
Stimmlippen 583
- Knötchen 584, 586
- Lähmung 584
- Polypen 584
Stimmlippenlähmung 65
Stimmlosigkeit 64
Stimmprothesen 585
Stimmrehabilitation 585
Stimmritze 583
Stimmstörungen 64, 586
- funktionelle 586
- organische 586
Stimmtraining, funktionales 586
Stimulation
- des Vagusnervs 1148
Stimulationstest
- hormoneller 746
Stimuluskontrolle
- bei Schlafstörungen *1230*
Stinknase 572
Stirn-Akne 426
Stirnhöhle 568, 578
Stirnkopfschmerzen 17
Stirnlifting 885
STM (Symptothermale Methode) 319, 320
Stoffwechsel
- Schwangerschaft 352
Stoffwechselaktivatoren
- zur Gewichtsreduktion 255
stoffwechselaktive Kost nach Anemueller und Ries *1029*
Stoffwechselentgleisung 759
Stoffwechseltherapie
- nach Krebs *1029*
Stoma 658
Stomabeutel *658*
Stomatitis aphtosa 519
Stomatitis im Alter *454*
Stopp-Start-Technik 345
Storchenbiss 1102
Störfelder (Neuraltherapie nach Huneke) *1261*
Störung
- affektive 1181
- bipolare 1185
- des Scheidenmilieus 868
- körperdysmorphe 1210
- leichte kognitive *448*
- prämenstruelle dysphorische 845
- psychosomatische 1213
- somatoforme 1212
Störung, dissoziative 1192
Störung, psychotische 1167
Störungen der Menstruation 427
Stoßwellenlithotripsie
- extrakorporale 788, 907
Stottern 586
Strabismus 488
Straffung
- Augenlider 881
- Bauch 882
- Hals 886
- Haut 892
- Oberarm 892
- Oberschenkel 892
- weibliche Brust 884
Strahl 944
Strahlbefall *1004*
Strahlenbelastung
- Röntgen 1269
Strahlentherapie *1032*
- interstitielle 812
- lokale *1028*
Strangulationsileus *661*
Strattera® 419
Stratum corneum 1060
Streckkontraktur *454*
Strecksehne
- des Fingerendglieds 952
Strecksehnen 944
Strecksehnenverletzung *951*
Streckverband 963
Streptococcus pneumoniae 606
- akute Mitteohrentzündung 556
Streptokokken
- Penizilline *1051*
Streptokokken-Angina 579
Streptokokken-Mandelentzündung 579
Streptokokken-Schnelltest 580
Streptokokken der Gruppe A
- Glomerulonephritis 781
Streptokokken der Gruppe B
- Schwangerschaft 367
Streptomycin 561, 1277
Stress 263
- chronischer 263
- negativer 263
- oxidativer 229, 434
- positiver 263
Stress-Magnetresonanztomografie 692
Stressantwort *263*
Stressbewältigung 265
Stressechokardiografie 690
Stresshormon 756
Stressinkontinenz 797
- im Alter *455*
Stresskernspin 692
Stressmanagement 265
Stressreaktionen 30
Stresstest
- Harninkontinenz 797
Stressulkus *635*
Streupusteln 405
Striae 755, 757
Striae distensae 356
Striant® 819
Stridor *409*
Stripping 735
Stroboskopie 583
Stroke Unit 1129
Strommarke *202*
Stromunfall
- Hautverbrennung 203
- Notfall 202, 203
Struma 749
- diffuse 749
- euthyreote 749
- hyperthyreote 749
- hypothyreote 749
Struvitstein 787
Studentenellenbogen 940, 941
Studentenfieber 180, 581
Stufenbettlagerung 918
Stufenlagerung 918
Stuhl
- blutiger 99
- chemischer Test auf verborgenes Blut 641, 657
- DNA-Test *657*
- immunologischer Test auf verborgenes Blut 657
- Messung Fettanteil 642
- mikrobiologische Keimuntersuchung 641
- Nachweis von okkultem Blut 641, 657
- Untersuchung 1266
Stuhldiagnostik 641
Stuhldrang 662
Stuhlentleerung 662
Stuhlimpaktion *646*

Stuhlinkontinenz 457
Stuhlkultur *641*
Stuhluntersuchung 641
Stumpfschmerzen 1126
Sturz 461
- -phobie 461
- -prophylaxe 461
Sturzsenkung *1312*
Stützlaryngoskopie 583
Stützstrümpfe
- Krampfadern *734*
Styloiditis radii 134
Styloiditis ulnae 134
Subacromialsyndrom 933
Subarachnoidalblutung *1131*
Subduralblutung 1153
- akute *1153*
- chronische *1153*
Subduralhämatom 1152
subkutan 1277
Subkutis 1060
Subluxation *958*
Substantia nigra (Schwarze Substanz) 1140
Subzision
- eingezogene Narben 898
Suchdiät 653, 1046
Sucht 1201
- Alkohol- 1201
- Cannabis- 1205, 1206
- Computer- 1208
- Internet- 1208
- Nikotin- 1204
- Online- 1208
Sucralfat 634, 636
Sudden Cardiac Death 702
- bei Sportlern 702
- überlebter *702*
sudden infant death syndrome 191
Sudeck-Erkrankung 943
Suffusion 1038
Sugillation 152, 1038
Suizid 1191
- Bilanz- 1191
Suizidalität 1191
- -versuch 1191
Sulcus-ulnaris-Syndrom 945
Sulfamethoxazol 793
Sulfasalazin 997, 1000
Sulfide *241*
Sulfonamide 1051
Sulfonylharnstoffe 761
Sulfur 596, 633, 741, 919, 955, 1018, 1078, 1185
Sulfur jodatum 1092
Sulpirid 1156
Sumatriptan 1123
Sumpffieber 1056
Sunitinib 1031
sun ozon sensitiv® 1067
superfizielles muskuloaponeurotisches System 886
Superfloss® 515
Superpep® 310
Supertaster *226*
Supervision von Pflegenden psychisch Kranker 1179
Supination 979
Supinationstrauma 979
Supinatorlogensyndrom 945
Suppressionsszintigrafie 748
Suprascapularis-Syndrom 129
Supraspinatussehnensyndrom 933
Suramin 1238
Surferohr 911
Süßstoffe 243
Sutent® 1031
Swinging-Flashlight-Test
- Sehnervenentzündung 506
Symathektomie, endoskopisch transthorakale 1070
Sympathektomie 1013, 1070
Sympathikus 1118
symptomatische Therapie 1274
Symptome
- psychotische 1167
Symptome, paraneoplastische 1025
Symptomkontrolle
- im Sterben 468
Symptothermale Methode 319, 320
Syndets 1066
- Akne *427*
Syndrom
- adrenogenitales 773
- amnestisches 1215
- apallisches 1153
- Borderline- 1200
- der empfundenen Hässlichkeit *831*, 1210
- der schmerzenden Blase 795
- der überaktiven Blase 797
- der unruhigen Beine 1160
- des kranken Sinusknotens 710
- hämolytisch-urämisches *643*
- hepatorenales 676
- klimakterisches 849
- metabolisches 767
- nephrotisches 782
- prämenstruelles 845
- psychoorganisches *418*
Syndrom, der empfundenen Hässlichkeit
- Schönheitsoperationen 880
Syndrom, präsuizidales 1191
syndyastischer Therapieansatz 347
Synechien 500
Synkope 24
- kardiale 24
- konvulsive 25, *1147*
- vasovagale 25, 85
Synovektomie 998
Synovia 903, 994
Synovialflüssigkeit 994
Synovialis 903
Synovialmembran 994
Synoviorthese 998
- chemische *998*
- Radio- *998*
Synovitis *994*
Syntocinon® 335
Syphilis 875
- bei der Frau 875
- beim Mann 824
systematic reviews
- medizinische Forschung *1297*
systemische Beratung 1176
systemische Entzündung 1272
systemische Familientherapie 1176
systemische Organisationsentwicklung 1176
systemischer Lupus erythematodes (SLE) 1007, *1049*
systemische Therapie 1176
Systemmykose *1050*
Systole 686
systolischer Blutdruck 688
Systral® Creme 1064
Systral Gel® 202
Szintigrafie 1269
- der Lunge 591
- Niere 1269
- Perfusions- 591
- Schilddrüse 748, 1269
- Ventilations- 591

T

T_appl 479
T-Lymphozyten 1023, *1314*
T-PSA (gesamtes prostaspezifisches Antigen) *1329*
T-Score (Knochendichtemessung) *1017*
T-Wert (Knochendichtemessung) *1017*
T3 (Trijodthyronin) 748, 1332
- freies 1332
T3-Autoantikörper *1331*
T4 (Thyroxin) 748, 1332
- freies 1332
T4-Autoantikörper *1331*
Tabatière (Schnupftabaksgrube) *950*
Tachykardie *710*
- AV-Knoten-Reentry- *708*
- paroxysmale supraventrikuläre 707
- ventrikuläre 709
Tachykardie-Bradykardie-Syndrom 710
Tacrolimus 1064, 1073
Tadalafil 346, 619
Taenia saginata (Rinderbandwurm) 644
Taenia solium (Schweinebandwurm) 644
Tageshospiz 466
Tagesklinik
- für psychisch Kranke 1179
Tagespflege-Einrichtungen 443
Tagesstätte
- für psychisch Kranke 1179
Tai Chi 1260
- Schlafhygiene *1232*
Taillenumfang
- Verhältnis zum Hüftumfang 256
TAK (Antikörper gegen Thyreoglobulin) 749
TAK (Thyreoglobulin) 752
TAK (Thyreoglobulin-Autoantikörper) 1331
Talg 1062
Talgdrüsen 1061
Talgwarze 1105, 1105
Talkum 611
Taloxa® 1146
Talus 979
Talusfraktur 987
Tamiflu® 573, 592, 1053
Tamoxifen 833, 838
Tampograss® 571
Tamponkrankheit 848
Tamsulosin 809
Tannenbaumphänomen 928
Tannolact® 1070, 1073
TannolactT® 393
Tannosynth® 405, 412, 1065
Tanztherapie 1178
Tape-Verband 908
Tapotement *1256*
Tarceva® 1031
Targeted therapy
- Brustkrebs 839
Targocid® 1052
Tarivid® 855
Tarmed Lösung 1077
Tarsaltunnelsyndrom 145
Tartrazin 243
Tasigna® 1041
Tasmar® 1141
Tastuntersuchung 1265
- bimanuelle 828
- bimanuellen 828
- des Enddarms 662
- von Herz und Gefäßen 687
Tattoo-Entfernung 897
Tau, blutiger
- Schuppenflechte *1077*
Taubheit 73, 560
Taubheitsgefühl 162
Tauchen 301
Tauchreisen 301
Tauprotein 446
Tausendgüldenkraut 633
Tautreten 283
Tavanic® 1051
Tavegil-Gel® 200, 201, 202
Tavegil® 373, 1046
Tavor® 1170
Tawara-Schenkel *707*
Taxilan® 1168
Taxol® 859, 1027
Tazaroten 1077
TBC (Tuberkulose) 607
- Stabilisierungstherapie *608*
- Standardtherapie 608
TBC-Bakterien (Tuberkulose-Bakterien) 607
- Hirnhautentzündung *1133*

fett = Haupteintrag
kursiv = Nebeneintrag
gelb = Krankheitsfinder
grün = Tabelle
rot = Abbildung
Unterstrich = Medikament

TBG (thyroxinbindendes Globulin) 1332
TCM (traditionelle chinesische Medizin) 1248
TCM-Dachverband (Dachverband der traditionellen chinesischen Medizin) *1248*
TDLE (duktulo-lobuläre Einheit) *835*
Tebonin® 451
Technetium 748
Techniken, kognitive
- bei Schlafstörungen *1230*
Tee
- Anwendungshinweise 275
- grüner 437
TEE (transösophageale Echokardiografie) 690
Tee-Zwieback-Diät
- bei Ulkuskrankheit *636*
Teebaumöl 1088, 1096, 1107
Teer 1078
Teerstuhl 100
Teerzysten 856
Tegretal® 1146
Teicoplanin 1052
Teilguss 282
Teilkronen 542
Teilleistungs-
- -schwäche 416
- -störung 416
Teilprothese 542, 544
Teilremission
- Leukämie 1041
teilstationäre Einrichtungen
- für psychisch Kranke 1179, 1180
TeldaneT® 577
Telemetrie-CTG (Telemetrie-Kardiotokographie) 385
Teleskopkrone 543
Teleskopprothese 543
Telogenphase
- Haarwachstum *1106*
Telomerase 431
Telomere 431
Temazepam 1170
Temperatur
- erhöhte *268*
- Schlafhygiene *1233*
- subfebrile *268*
Temperaturcomputer 319
Temperaturmethode 318
Tempest® 310
Temporalarteriitis 1010
TEN (toxische epidermale Nekrolyse) 1115
Tender points 1014, 1015
Tendinitis 904

Tendinitis calcarea 933
Tendinose 904
Tendomyopathie 1014
Tendovaginitis 947
- Hand 904
Tendovaginitis stenosans 948
Tennisarm 939
Tennisellenbogen 939
- minimal-invasive Tenomyotomie *940*
- OP nach Wilhelm 940
TENS (transkutane elektrische Nervenstimulation) 1279
TENS-Therapie (transkutane elektrische Nervenstimulation) 1222
Tenside (Zahnpasta) 513
Tensilon 1159
TEOAE (transitorisch evozierte otoakustische Emissionen) 551
TEP-Luxation 955
Teratokarzinome 817
Teratom 817
Terbutalin 602
Terfenadin 577
Terminalhaare 1106
Tertiärdentin 511
Terzolin® 1075, 1076
TESE (Testikuläre Spermienextraktion) 337
testikuläre Feminisierung 818
Testimonials *1286*
Testis (Hoden) 803
- Beschwerden an 111
Testopause 818
Testosteron 335, 803, 818, 1333
- -spiegel 345
- als Masthilfsmittel *244*
- Anti-Aging-Medizin 436
- Mangel 818
- Wirkung 818
Testosteron-Ersatztherapie 819
Tests, psychologische 1166
Tetanus 42
- Impfung 297
Tetesept Husten Saft® 595
Tetrahydrocannabiol 1205
Tetraplegie 1154
Tetrazepam 916, 1221
Tetrazyklika 1170
Tetrazyklin 492, 611, 1051
- Schwangerschaft 373
Teufelskralle 966
Teufelskralle dura® 966
Textausgabeprogramme
- Braille-Displays 490
TFT (Transference Focused Therapie) 1199
Tg (Thyreoglobulin) 1333
Tg-Ak (Thyreoglobulin-Autoantikörper) 1331
TGF-beta 619
Thalassämie 1035
Thalidomid 373
Thanatologie 464
THC (Tetrahydrocannabiol) 1205
Thelarche 427, 830
- prämature 424
Theophyllin 602
- Asthma 602
Therapie 1274
- alternierende 756
- dialektisch-behaviorale 1199
- kausale 1274
- konservative 1274
- kurative 1274
- manuelle *916*, 1254
- neuropsychologische 1129
- palliative 1274
- photodynamische 1099
- physikalische 1277
- rational-emotive 1176
- Schwachstrom 1279
- symptomatische 1274
- systemische 1176
Therapie, Issels 1031
Therapie, manuelle
- Schmerztherapie *1222*
Therapie, periradikuläre 916, *1221*
Therapie, physikalische
- rheumatologische Erkrankungen *998*
- Schmerztherapie 1222
Therapieentscheidung
- Zweitmeinung *1285*
Therapiefehler 1291
Therapien, physikalische 276
Thermogenese 245
Thermokoagulation 328
Thermometer 270
Thermotherapie
- Laser-induzierte *1029*
- Myom *861*
Thiamazol 751
Thiamin 236, 1335
Thiazide 784
Thiethylperazin 1156
Thilo Tears® SE-Gel 497
Thionamid 751
Thioridazin 345
Thiotepa® 1032
Thoracic-outlet-Syndrom 129
Thorax 686
- -chirurgie 589
- -drainage 616
- Röntgen 590
Thoraxschmerz 698
- akuter *693*
- Medikamente 701
tHPT (tertiärer Hyperparathyreoidismus) *754*
Thrombangiitis obliterans 1013
Thrombareduct Gel® 195
Thrombektomie *681*
Thrombembolie
- Hormonersatztherapie *851*
Thrombembolieprophylaxe 740
Thrombinzeit 1267, 1329
Thrombolyse *618*, 681
Thrombophlebitis 736
- akute 736
Thromboplastinzeit 1267, 1330
Thromboplastinzeit, partielle 1329
- aktivierte 1329
Thrombose 736
- Beckenvenen- 736
- Hirnsinus 1132
- Hirnvenen 1132
- Oberschenkel- 736
- tiefe Beinvenen- 142, 736
- tiefe Venen- 736
- Unterschenkel- 736
Thrombozyten 1022, 1311
- -zahl 1267
- kleines Blutbild *1309*
Thrombozytenaggregationshemmer 740
- akutes Koronarsyndrom *701*
- koronare Herzkrankheit *697*
Thrombozythämie, essenzielle 1040
Thrombozytopathie 1039
Thrombozytopenie 1038, 1311
Thrombozytose 1311
Thrombus 737, 1038
- organisierter *1038*
Thuja 1185
Thuja occidentalis 1076, 1092
Thym-Uvocal® 436
Thymian 595, 1065, 1092
Thymian-Brustwickel 279
Thymianbad 282
Thymol 1109
Thymus 1023
Thymusdrüse 1023
Thymusextrakte 1031
Thymuspeptid 1031
Thymuspräparate 436
Thymus vulgaris 603
Thyreoglobulin 752, 1025, 1333
- Antikörper 749
Thyreoglobulin-Autoantikörper 1331
thyreoidale Peroxidase 752
Thyreoidale Peroxidase-Antikörper 749
Thyreoidea stimulierendes Hormon (TSH) 746, 748, 1335
Thyreoiditis 58, 752
- granulomatöse 753
- subakute Thyreoiditis de Quervain 753
Thyreoplastik 584
Thyreostatika 751
thyreotoxische Krise 750
Thyreotropin Releasinghormon (TRH) 746, 1335
Thyreozyt 753
Thyroxin 748, 1332
- freies 1332
- zur Gewichtsreduktion *255*
TIA (transitorische ischämische Attacke) 1127
Tiagabin 1146
Tiaprid 773, 1161
Tiapridex® 1161
Tibia 964, 965
Tibiakopffraktur 978
Tibiakopfosteotomie *967*
Tibiaplateau 964, 965, 966
Tics (Ticks) 1161
- einfache *1161*
- vokale *1161*
tiefenpsychologisch fundierte Psychotherapie 1174
Tiefenschmerz 1218
tiefe Zahnkaries 527
Tiefschlaf 1227
Tierarzneimittel 244
Tierbisse im Urlaub 313
Tiere, Verletzungen durch 313
Tilade® 1046
Tilidin 916, 1220
Time-Motion-Scan 1270
Timolol 502
Tinea
- capitis 1093
- corporis 1093
- manuum 1093
- pedis 1092
- pedum 1092
Tinea unguium 1111
Tinkturen 1275
Tinnitus 564
- akuter 564
- chronischer 564
- ohne andere Ohrenbeschwerden 74
- psychosomatische Störung 1214
- Retrainingstherapie 565
- Schlafstörung *1238*
Tinnitusmasker 565
Tinnitusnoiser 565
Tintenlöscherfuß *984*
Tinzaparin 740
Titer 1267
TNF-[a] (Tumornekrosefaktor-alpha) 994
TNF alpha 651
TNM-Klassifikation 1271
Tochtergeschwulst 1023, 1025
Tocopherole 237, 1335
- bei Krebs *1029*
Todeseintritt *471*
Todeszeitpunkt *464*
Tofranil® 817, 1169
Toga-Virus 672
Togal® 996
Toilettentraining 456
- Harninkontinenz 798
Tolcapon 1141
Tollwut 303, 314
- -Verdacht auf 194
- Impfung 303
Tolperison 916
Tolterodin 798
Tomatensaft 1070
Tomografie 1268
Tonaudiogramm 551, 553
Tonhöhe 551
Tonsilla
- lingualis 579
- palatina 579
- pharyngea 579
Tonsillektomie 580
- Schnarchen *1235*
Tonsillen 579
Tonsillitis 579
Tonsipret® 580
Tonsur *1108*
Topamax® 1125, 1146
Topiramat 1124, 1125, 1146
topische Steroide 575
Torasemid 784
Torecan® 1156
Torem® 784
Torfpackung 280
Torwartstellung *601*
Total-PSA (gesamtes prostaspezifisches Antigen) *1329*
Totaloperation
- Gebärmutter 861
Totalprolaps 864, 865
Totalprotein 1318
Totalprothese 544
Totgeburt 375, 376
Tourette-Syndrom 1161
Tourist Class Syndrom 311
Toxinschocksyndrom 848
toxisches Schocksyndrom 848
Toxoplasma gondii (Infektion)
- AIDS *1055*
- Schwangerschaft 366
Toxoplasmose
- Schwangerschaft 366
Toxoplasmose-Infektion 1055
TPHA-Test (Treponema-pallidum-Hämagglutinationstest) 1332
Tpneu 479
TPO-AK (Schilddrüsenperoxidase-Autoantikörper) *1308*, 1331
TPO-AK (Thyreoidale Peroxidase-Antikörper) 749
TPS (transrektale Prostatasonografie) 292
TPS (transrektale Prostatasonographie) 804, 806
TPZ (Thromboplastinzeit) 1330
Trabekelwerk (Irisfasern) 476
trabekuläres Maschenwerk (Irisfasern) 476
Trachea 589, 748
Tracheobronchitis 594
Tracheostoma 585, *658*
- Atmung 585
Tracheotomie 584
Trachom 495
Trachyonychie 168
Tracleer® 1013
TRACP (tartratresistente saure Phosphatase) 1327
TRACP 5b 1327
Tractus iliotibialis 957
- Entzündung 968
traditionelle chinesische Medizin (TCM) 1248

Tragegestell (Säugling) 403
Tragetuch (Säugling) 403
Tragus 272
Tragusdruck 272
Training, autogenes 1257
- 6 Grundbefehle 1258
- Schlafhygiene *1232*
Trainingseffekt 276
Trainingslehre
- medizinische 1278
Trainingstherapie 911
- medizinische 1278
- rehabilitative 911
- Schmerztherapie *1222*
TRAK (TSH-Rezeptor-Antikörper) 750
TRAK (TSH-Rezeptor-Autoantikörper) 1331
Traktionsablatio 504
Traktionsdivertikel *627*
TRAM (Transversus-rectus-abdominus-Muskellappen)
- -Flap 895
- freier 895
- gestielter 895
Tramadol 386, 996, 1220
Tramadolor® 996
Tramal® 386, 996, 1220
Trance 1177
Tränen, künstliche 497
Tränenapparat 490
Tränenfilm 496
Tränenfilmaufrisszeit 479
Tränensäcke
- Entfernung 881
Tränensackentzündung 494
- akute 494
- chronische 494
Tränensackfistel 494
Tränenwege
- Erkrankungen 490
Tranquilizer 1170
Trans-Fette 227
Transaminase 1319
Transfer-Factor 1031
Transference Focused Therapie 1199
Transferrin 1333
Transferrinsättigung 1333
Transfusionssyndrom
- fetofetales 359
transitorische ischämische Attacke (TIA) 1127
transitorisch evozierte otoakustische Emissionen 551
transkutane elektrische Nervenstimulation (TENS) 1222, 1279
transösophageale Echokardiografie 690
Transplantat-gegen-Wirt-Reaktion 1042
Transplantat-Vaskulopathie
- Herztransplantation 705
Transplantation 1281
- allogene *1042*
- autologe *1042*, 1281
transrektale Palpation 804
transrektale Prostatastanzbiopsie 806
transrektaler Ultraschall 292, 804, 806
transrektale Sonografie 292, 804, 806
Transsexualität 341
transthorakale Echokardiografie (TTE) 690
transurethrale Inzision der Prostata 809
transurethrale Mikrowellentherapie der Prostata 809
transurethrale Nadelablation der Prostata 809
transurethrale Resektion der Blase 800
transurethrale Resektion der Prostata 809
- palliative 812
Transversalbefall *1004*
Transversus-rectus-abdominus-Muskellappen
- -Plastik 895
- freier 895
- gestielter 895
Transvestismus 341
TRAP (tartratresistente saure Phosphatase) 1327
Trastuzumab 839, 1030
Traubensilberkerze 844
Traubenzucker 759
Trauer 472
- traumatische Reaktion *472*
Traumatherapie 1190
Traumatologie 902
Traumdeutung 1228
Träume 1228
Traumeel®S Tabletten, 1089
Traumforschung 1228
Traurigkeit, ständige 29
Travocort® Creme 1093
Traxaton®-Tabletten 644
Tremarit® 1141
Trematode 644
Tremor 38
- essentieller 39
- orthostatischer 39
- Parkinson-Krankheit *1140*
- physiologischer 38
- psychogener 39
- seniler 39
Trenantone® 838
Trennkost nach Dr. Hay 252
Trental® 564, 1013
Treponema-pallidum-Hämagglutinationstest 1332
Treponema pallidum 875
Treponemen 875
Tretinoin 426, 1084, 1091, 1108
Trevilor® 1170
TRH (Thyreotropin Releasinghormon) 746, 1335
TRH-Stimulations-Test 1335
TRH-Test 1335
Triamcinolon 756, 997
Triamteren 567
Triazolam 1170
Trichiasis (Entropium) 492
Trichinella spiralis 644
Trichinen 644
Trichinose *644*
Trichogramm 1108
Trichomonaden 872
Trichomonadeninfektion 872
- der Scheide (Trichomonadenkolpitis) *867*, 872
Trichomonas vaginalis 872
Trichomoniasis 872
Trichoscan 1108
Trichotillomanie 164
Trichterbrust 927
- Saugglocke 927
- Verfahren nach Nuss 927
- Verfahren von Savitch 928
Triclosan 1064, 1070
- Zahnpasta 513
Triflumann® 498
Trifolium pratense 851
Trigeminusnerv 1125
Trigeminusneuralgie 1125
- idiopathische 1125
- klassische 1125
- neurovaskuläre Kompression *1125*
- symptomatische 1125
Trigeminusneuropathie 1125
Trigger
- Clusterkopfschmerz *1125*
Triggerfinger 948
Triglyzeride 246, 767, 1333
Trijodthyronin 748, 1332
- freies (fT_3) 1332
Trikuspidalklappe *687*
Trileptal® 1146
trimalleoläre Fraktur
- Sprunggelenk *979*
Trimethoprim 793, 1051
Trimipramin 1169, 1221, 1231
Trinkplan *460*
Triple-Test 362
Tripper
- bei der Frau 874
- beim Mann 824, 825
Triptane 1123
Triquilar® 323
Trisomie 21 362
Trizepsmuskel 942
Trizyklika 1170
Trochanter major 952
Trochantertendinose 957
Trockenbürstenmassage 284
trockene Augen 496
trockene Nase 572
trockener Schnupfen 572
Trockeninhalation *601*
Trommelfell 550, 551
- Entzündung 553
- Schnitt 556
Trommelfellperforation, traumatische 558
Trommelfellruptur 558
Trommelfellschienung 559
Trommelfellverletzung 558, 559
Tropenreisen 300
Tropenkrankheiten 313
- auf Reisen 313
- Übersicht 314
Tropenmedizin 299
Tröpfcheninfektion 573
Tropfenfänger 456
Trophoblast 357
Tropisetron 1027
Troponin, kardiales 1334
Troponin-Schnelltest 699, *1334*
Troponin C, kardiales 1334
Troponin T 1334
Trospiumchlorid 798
Trousseau-Zeichen 754
Trümmerbruch 943
Trümmerfraktur 908
TRUS (transrektaler Ultraschall) 292, 804, 806
Trusopt® 502
Truxal® 1168
Trypanosomen 314, *1238*
Trypanosomiasis, afrikanische 1238
Trypsin 666
Tryptophan *230*
Tsetsefliege 314, *1238*
TSH (Thyroidea stimulierendes Hormon) 748, 1335
TSH-R-AK (TSH-Rezeptor-Autoantikörper) 1331
TSH-Rezeptor-Antikörper 749, 750, 1331
TT3 (Gesamt-Trijodthyronin) *1332*
TT4 (Gesamt Thyroxin) *1332*
TTE (transthorakale Echokardiografie) 690
Tuba auditiva (Eustachsche Röhre) 550
Tubarabort 365
tubare Sterilität (Eileiterverklebung) 333
Tubargravidität 365
Tubarruptur 365
Tuben 853
Tubenbelüftungsstörung 555
Tubenligatur 328
Tubensterilisation 328
Tuberkelbakterien 607
- Hirnhautentzündung *1133*
Tuberkulin *608*
- -reaktion *608*
- -test 608
- Hauttest nach Mendel-Mantoux 608
Tuberkulose 607
- -bakterien 607
- offene 607
- Stabilisierungstherapie *608*
- Standardtherapie 608
Tuberkulosebakterien
- Hirnhautentzündung *1133*
tuberkulöse Hirnhautentzündung *608*
tuberkulöser Primärkomplex *607*
Tuberkulostatika 608

fett = Haupteintrag
kursiv = Nebeneintrag
gelb = Krankheitsfinder
grün = Tabelle
rot = Abbildung
Unterstrich = Medikament

Tuberositas tibiae 965, 972
Tuboovarialabszess 855
Tubulovasostomie 329
Tuina-Massage *1257*
TUIP (transurethrale Inzision der Prostata) 809
Tumor
- Nase 57
- Nasennebenhöhle 57
- Speicheldrüse 55
- spinaler 1150
Tumor-Lyse-Syndrom 771
Tumor-M2-Pyruvatkinasetes *657*
tumorbedingte Schmerzen 1032
Tumorektomie
- Brustkrebs 837, 839
Tumoren 1023
- alternative Therapien 1029
- benigne 1023, 1024
- bösartige 1023, 1024, 1025
- destruierendes Wachstum 1023
- gutartige 1023, 1024
- hormonempfindliche 838
- hormonsensible 838
- infiltrierendes Wachstum 1023
- Initiierungsphase *1024*
- invasives Wachstum 1023
- komplementärmedizinische Therapien 1029
- maligne 1023, 1024, 1025
- neuroendokrine 772
- nicht-invasive *1023*
- Promotionsphase *1024*
- R0-Resektion *638*
- semimaligne 1023
- solide *1026*
Tumorendoprothese 990
Tumorimpfung 1031
Tumormarker 1025, 1334, 1335
- Bestimmung 291
- geringe Sensitivität *1335*
- geringe Spezifität *1335*
Tumornekrosefaktor-alpha 994
Tumorrezidiv 1024
Tumortherapien, molekulare 1030
Tumorvertrag *1030*
TUMT (transurethrale Mikrowellentherapie der Prostata) 809
TUNA (transurethrale Nadelablation der Prostata) 809
Tüpfelnägel 168
TUR-B[lase] (transurethrale Resektion der Blase) 800

TUR-P (transurethrale Resektion der Prostata) 809
- palliative 812
Turixin® 413
Turner-Syndrom 122
Twinrix® 672
Tympanoplastik 559
Typ-1-Diabetes 758, *1049*
Typ-2-Diabetes 759
- Folge von Übergewicht 259
Typ-A-Gastritis 634, *1049*
Typ-B-Gastritis 634
Typ-C-Gastritis 634
Typ-I-, II-, III-, IV-Allergie 1045, 1046
Typhus 314
- Impfung 303
Tyrosinkinase 1030
- -hemmer 1031
Tysabri® 1139
TZ (Thrombinzeit) 1267, 1329

U

U (units) 1305
U1 (Erstuntersuchung) 289, 387
U2 ... U9 (Vorsorgeuntersuchungen für Kinder) 289
UAW (unerwünschte Arzneimittelwirkungen) 1277
Übelkeit 92
- Chemotherapie *1027*
- mit Bauchbeschwerden 92
- mit Schluckbeschwerden 92
- ohne Bauchbeschwerden 94
Überbein 947
Überdiagnose 292
Übergangsmilch 395
Übergangsphase
- Geburt 382
- Haarwachstum *1106*
Übergangswohnheim
- für psychisch Kranke 1179
Übergewicht
- bei Erwachsenen 254
- bei Kindern 258
  - ambulante Therapieprogramme 259
  - operative Therapie 259
- krankhaftes 254
- ohne gesteigerten Appetit 170
- primäres *254*
- Risikofaktor für Krebs *1024*
- Schlafapnoe *1235*
- sekundäres *254*
Überhitzung 268
Überlappungs-Syndrom 1010
Überlastungserscheinungen
- Folge von Übergewicht *259*
Überlaufblase 797
Überlaufinkontinenz 797
Überlebensrate, 5-Jahres- 1271
Übernahmefehler 1291
- haftungsbegründender *1291*
Übernahmeverschulden 1291
Übersäuerung
- akute 229
- des Bluts *1310*
Überstimulationssyndrom 336
Überwärmungsbad 281
Überwässerung 460
Überzuckerung 758, 759
Ubichinon *229*
- bei Krebs *1029*
Übungen, isometrische 907
UDCA 671
Uhrglasverband 480
UICC (Union Internationale Contre le Center) 1271
Ukrain® 1032
Ulcogant® 634
Ulcus 1061
- rodens *1099*
- serpens 497
- terebrans *1099*
Ulcus cruris (offenes Bein) 738
Ulcus duodeni 635
- blutender 635
- Entstehung 635
Ulcus molle 875
Ulcus ventriculi 635
Ulkus 1061, 1273
- peptisches 635
Ulkuskrankheit 635
Ulkustherapeutika 636
Ullrich-Turner-Syndrom 122
Ulna 939
Ulnafraktur 943
Ulnarisnerv 939
Ultraschall (Sonographie) 1270
- 3D 1270
- B-Scan-Sonografie 1270
- der Scheide 829
- Doppler-Verfahren 1270
- Endosonografie 1270
- erweiterter *360*
- intravaskulärer 1270
- M-Scan 1270
- Schilddrüse 748
- Time-Motion-Scan 1270
- weibliche Brust 836
Ultraschalltherapie 1280
Ultraschallvernebler 585
ulzerierende Entzündung 1273
umami *225*
Umckaloabo® 580
umgekehrte Verzahnung der Schneidezähne 536
Umkippplastik
- Achillessehne 982
Umknicken 203
Umknickverletzung 979
Umlauf 1111, 1112
Umstellungsosteotomie 906
Umwelt-Unverträglichkeit, idiopathische *1048*
- Schlafstörung *1238*
Umweltgifte
- Laborcheck 1332
Umwelthypothese 1045
Unat® 784
Unbeweglichkeit 461
uncoupling proteins *247*
unerwünschte Arzneimittelwirkungen (UAW) 1276
Unfall
- im Urlaub 312
- Soforthilfeschema 911
Unfallchirurg 902
Unfallchirurgie 902
Unfruchtbarkeit
- idiopathische 331
- immunologische 333
Unfruchtbarkeit beim Mann
- Azoospermie 334
- Kryptozoospermie 334
- OAT-Syndrom (Oligo-Astheno-Teratozoospermie) 334
Unfruchtbarkeit der Frau
- Corpus-luteum-Insuffizienz 332, 334
- Gelbkörperschwäche 332, 334
- ovarielle Sterilität 333
- polyzystische Ovarien 333
- Prolaktinom 333
- und Schilddrüse 332
- Stein-Leventhal-Syndrom 333
- tubare Sterilität 333
- uterine Sterilität 333
- vorzeitige Wechseljahre 332
- zervikale Sterilität 333
Ungezieferwahn 161
Unguis incarnatus 1112
Unhappy Triad *974*
Union Internationale Contre le Cancer (UICC) 1271
units 1305
Unkrautvernichter 244
Unlust
- bei der Frau 342
- beim Mann 345
unsichtbare Zahnspangen 538
unspezifische Wirkung 1242
- Zustandekommen 1243
Unterarm 939
Unterarmbruch 943
Unterarmknochen 938
Unterbauchschmerzen 90
Unterbringungsgesetz 1180
unterbrochener Geschlechtsverkehr 320
Unterdruckbehandlung
- Zellulite *1071*
Unterfütterung
- Zahnersatz 546
Unterhaut 1060
Unterhautfettgewebe 1060
Unterkiefer 511
Unterkieferschmerzen 22
Unterkühlung
- Notfall 203
Unterleibsschmerzen
- zyklusabhängige 124
Unterlidstraffung 881
Unterlippenbiopsie 1006
Unterpolsterung der Lippen 890
Unterschenkelbad 281
Unterschenkelbruch (-fraktur) 978
Unterschenkelgehgips *980*
Unterschenkelstehgips *454*
Unterschenkelthrombose *736*
Unterstützungsnetz, kardiales 703
Untersuchung
- elektrophysiologische 690
- gynäkologische 828
Untersuchung des Stimmklangs 583
Untersuchungsmedium 1305
Unterzuckerung 759, 766
Unverträglichkeitsreaktion 1046
UPPP (Uvula-Palato-Pharyngo-Plastik) *1235*
Uprima® 346
Upside-down-Magen 628, *629*
upside down stomach *629*
Uralyt U 788
Urämie 783
Urat 787, 1320
Urate 770
Uratnephropathie, akute 770
Uratstein 787
Urbason® 756
Urea 778, 1320
Urem® 843
Ureter 775
Uretero-Ostiuminsuffizienz 790
Ureterpyelografie 779
Urethra 776, 804
- -druckprofil 778
- -stenose 791
Urethralklappen 791, 793
Urethralsyndrom
- psychosomatisches 796
Urethritis 792
Urethrozystoskopie 779
Urethrogramm
- Miktionszysto- 778, 779
Urethrozystogramm (UCG) 780
Urge-Inkontinenz 797
- im Alter *455*
Urikopathie 769
Urikostatika 771
Urikosurika 771
Urin 775, 776
- als Untersuchungsmedium *1305*
- Diagnostik 1266
- Erst- 777
- Exprimat- 777
- Farbveränderung 103
- Teststreifen 104, 777
- Trübung 104
- Untersuchung 1266
- Veränderungen 103
- Zuckergehalt 762
Urin-Teststreifen 104, 777
Urindiagnostik 776
- 24-Stunden-Sammelurin 776
- Dreigläserprobe 777
- Teststreifen 104, 777
- Urinkultur 777
- Urinsediment 777
Urinflasche 457
Urinkultur 777
Urinmenge
- vermehrte 105, 776
- verminderte 105, 776
Urinsediment 777
Urnahrung 224
Uro-Tablinen® 793
Urobilinogen 1309
Urodynamik 777
- Video- 778
Uroflowmetrie 778
- Referenzkurven 778
Urogenitalsyndrom 806
Urogenitaltuberkulose *608*
Urogramm 778
Urolithiasis 787
Urologe 775, 803
Urologie 775
- IGeL-Vorsorgeuntersuchung 292
Urosepsis 780, 805
Urostoma *658*
Urothelkarzinom 799
Ursodesoxycholsäure 671
Ursofalk® 671
Urtica 153, 1061
Urtica urens 1080
Urtierchen 1050
Urtika 153, 1061
Urtikaria 1078, 1079
USDA (amerikanisches Landwirtschaftsministerium) *231*
uterine Sterilität 333
uterofetoplazentare Insuffizienz 369
Uterus 853
- -myom 860
- -sarkom 860
- myomatosus 860
Uterusatonie 385
Uteruskarzinom 862
Uterusprolaps 864
Uterusseptum 375
UV-Strahlung
- Risikofaktor für Krebs *1024*
UVB-Schutz 1068
UVB-Therapie, selektive *1078*
Uveitis 505
Uvula-Palato-Pharyngo-Plastik *1235*
Uzara 845

V

Vaccine *1031*
Vaccinium macrocarpon 795
Vacuped® 982
Vagantin® Dragees, 1070
Vagi-C® 873
Vagiflor® 852, 868, 869, 873
Vagina 853, 854
- bakterielle Fehlbesiedelung 868
- bakterielle Infektion *867*

- Blutungen außerhalb der Menstruation 123
- Blutungen nach den Wechseljahren 123
- Fremdkörper in der 197
- Pilzinfektion *867*
- Trichomonadeninfektion *867*, 872
- Ursachen für menstruationsunabhängige Blutungen 123

Vaginalcandidose (Pilzinfektion der Scheide) 867
Vaginalkonen
- Beckenbodentraining 866

Vaginalring 324, 325
Vaginalsonografie 829
Vaginaltherapeutika 868
Vaginalultraschall 829
- Schwangerschaft 351

Vaginalzytologie 843
Vaginismus 344
Vaginose
- bakterielle 873

Vaginoskopie 830
Vagusnerv 584
Vagusnerv-Stimulation 1148
Vakuumaspiration
- Schwangerschaftsabbruch 374

Vakuumextraktion 383
Vakuumpumpe 346
Vakzin *1031*
Valaciclovir 825, 1053
Valdecoxib 996
Valeriana officinalis 273, 846, 851
Valium® 1170, 1214, 1231
- Hyperventilationssyndrom 1214
- Schlafmittel 1231
- Tranquilizer 1170

Valoron® 1220
Valproinsäure 1124, 1146, 1186
Valsalva-Manöver 559
Valtrex® 1053
Vancomycin 1052
Vancomycin-Hexal® 1052
Vaniqua® 1110
Vardenafil 346, 619
Varikose 733, 735
- primäre *734*
- sekundäre *734*

Varikosis 733, 735
Varikozele 816
- symptomatische 816

Varizella-Zoster-Virus *411*, *1087*
Varizellen 411
- Impfung 297

Varizen 733, 735
Varizenruptur 734
VAS (visuelle Analogskala) 1219
Vasektomie 327
vaskuläre Dysplasie *732*
Vaskulitiden 1010, *1049*
- primäre *1010*
- sekundäre *1010*

Vasodilatanzien 724
Vasokonstriktionstraining
- Schmerztherapie *1223*

Vasomotal® 567
vasomotorische Rhinitis 576
vasomotorischer Schnupfen 576
Vasospasmus *1012*
vasospastische Angina 694
Vasovasostomie 329
Vater-Pacini-Lamellenkörperchen 1060
Vater-Papille 666
VDÄPC (Vereinigung der Deutschen Ästhetisch-Plastischen Chirurgen) 879
vegane Ernährung
- Schwangerschaft 353

Veganer 233
Vegatest 1250
Vegetabilisierung 1253
vegetarische Ernährung 233
- Engpässe 234

vegetatives Urogenitalsyndrom 806
Veitstanz, erblicher 1143
- akinetisch-rigide Form 1143
- choreatische Form 1143

Vellushaare 1105
Vena
- pulmonalis 589

Vena-Cava-Superior-Syndrom *611*
Vena subclavia 931
Vencipon® N 256
Veneers 547
Venen 686
- Gefäßsystem 733
- oberflächliche *733*

Venenbypass, aortocoronarer 695, 696
Venenentzündung 1027
- oberflächliche 736

Venenklappen
- Funktion 734

Venenreizung
- Chemotherapie 1027

Venenruptur 734
Venenstripping
- invaginierendes *735*

Venenthrombose
- tiefe 736

Venenverödung
- Chemotherapie *1027*

venerische Infektion 824
Venlafaxin 1169, 1170
Venostasin N®-Salbe 741
Ventilat® 602
Ventilationsszintigrafie 591
Ventrikel 686
Ventrikelseptumdefekt 719
ventrikuläre Tachykardie 709
Venushügel 853
VEP (visuell evozierte Potenziale) 1120
Vepesid® 1027
Verabreichungsform
- Arzneimittel 1277

Verapamil 1124
Verarmungswahn 1167
Verätzungen
- Notfall 203

Verband
- funktioneller 908

Verbascum 1160
Verblendschalen 547
Verblitzung 498
Verbrauchskoagulopathie 1039
Verbrennung 898
- dritten Grades *204*
- ersten Grades *204*
- Narbenkorrektur 899
- Neunerregel 204
- Notfall 203
- Schweregrade 204
- Spalthauttransplantation 898, 899
- Tiefengrade 204
- zweiten Grades *204*

Verbrennungskrankheit 204
Verbrühung
- Notfall 204

Verdachtsdiagnose 1263
Verdauungsinsuffizienz *679*
Verdünnungsreihen 1305
Verdünnungstiter 1305
Vereinfache Dein Leben (Simplify your Life) 267
Vereinigung der Deutschen Ästhetisch-Plastischen Chirurgen (VDÄPC) 879
Vereinsamung
- -im Alter 462

Verfahren
- ausleitende 1260
- manuelle *916*, 1254
- physikalische 1277

Verfahren, expressive
- Psychotherapie 1177

Verfahren, künstlerische
- Psychotherapie 1177

Verfahren, physikalische
- Schmerztherapie 1222

Verfolgungswahn 1167
Vergesslichkeit 33
- im Alter 448

Vergiftung
- durch Arzneimittel 205
- durch Beeren 206
- durch Lebensmittel 205
- durch Pflanzen 206
- durch Pilze 206
- durch Reinigungsmittel 206
- Notfall 205

Verhaltensauffälligkeiten
- Folge von Übergewicht *259*

Verhaltensprävention 287
verhaltenstherapeutische Behandlungstechniken 1175
Verhaltenstherapie 1175
- bei Schlafstörungen *1230*
- Hilfe beim Abnehmen *253*
- kognitive 1176
- kognitive Therapieverfahren 1176
- Reizkonfrontation 1175
- Selbstsicherheitstraining 1176
- systematische Desensibilisierung 1175

Verhaltenstherapie, kognitive
- Schmerztherapie *1221*

Verhältnisprävention 287
Verhinderungspflegegeld *443*
Verhornungsstörung *1091*
Verhütung
- Antibabypille 323
- Basaltemperaturmethode 318
- bei Jugendlichen 427
- Billings-Methode 318
- Coitus Interruptus 320
- Depotgestagene 325
- Diaphragma 321, 322
- Dreimonatsspritze 325
- Femidom® 321
- Hormon-Implantat 326
- Hormoncomputer 319
- Hormonring 324, 325
- Hormonspirale 326
- Implanon® 326
- Interzeption 327
- Intrauterinpessar 322, 326
- irreversible 327
- Kalendermethode 318
- Knaus-Ogino-Methode 318
- Kondom 321
- Kupferspirale 322, 323
- Lea Contraceptivum 322
- Barrieremethoden 320
- Morning after Pill 327
- Ovulationshemmer 323
- Pessar 321, 322
- Pille 323
  - Pille danach 327
- postkoitale 327
- Rötzer-Methode 319
- Scheidenzäpfchen 322
- Spermizid 322
- Spirale danach 327
- Symptothermale Methode 319, 320
- Temperaturcomputer 319
- Temperaturmethode 318
- Vaginalring 324, 325
- Verhütungscomputer 319
- Verhütungsring 324, 325
- Verhütungsstäbchen 326
- Zervixschleimmethode 318

Verhütungs-Implantat 326
Verhütungscomputer 319
Verhütungsring 324, 325
Verhütungsstäbchen 326
Verkleinerung der Nasenmuscheln 577
verlagerter Zahn 533
Verletzungen
- Suche nach 192
- durch Tiere 313

fett = Haupteintrag
kursiv = Nebeneintrag
gelb = Krankheitsfinder
grün = Tabelle
rot = Abbildung
Unterstrich = Medikament

Vermögensschaden
- bei Kunstfehlern 1290

Vermox® 645
Vermox® forte 1053
Verner-Morrison-Syndrom 772
Vernix 358, 383, 406
Verödung
- Krampfadern 734

Verödungstherapie 630
Verpflanzlichung 1253
Verrenkung 904, *958*
Verrenkungsbruch 904
- Srunggelenk 980

Verriegelungsnagel *906*
Verrucae 1083
- planae 1084, 1085
- plantares 1084, 1085
- vulgaris 1084, 1085

Verruca seborrhoica 1105, 1105
Verruca senilis 1105, 1105
Verrucid® 1084
Verrumal® 1084
Verschiebelappen
- Hauttransplantation 899

Verschleißerkrankungen 993
verschluckte Gegenstände *198*
Verschluss einer Beinarterie 729
Verschlussikterus 668
Verschorfung der Haut 153
verschreibungspflichtige Arzneimittel 1276
Versiegelung (Fissuren) 516
Verstauchung 904
Versteifung der Wirbelsäule 1003
Versteifungsoperation 917
- Ergebnis 917

Verstimmung, depressive 29, 1181, 1184
Verstopfung 646
- chronisch habituelle *646*
- im Sterben *470*
- im Urlaub 313
- Schwangerschaft 354
- situative *646*

Vertebroplastie 918
Vertebroplastik 918
Vertigo 1155
Vertigo-Vomex® 567
Vertragsarzt 1298
Verum 1297
Verwirrtheit 35
- chronische 445
- Schlafstörung *1237*

verzögerte Sprachentwicklung 586

Verzögerungsinsuline 761
Vesica urinaria 775, 777
Vesicula 153, 1061
Vesiculae seminales 803
vesikorenaler Reflux 790
vesikoureteraler Reflux 790
Vesikur® 798
vestibulär (Zahnstatus) 510
Vestibularorgan (Ohr) 550
Vestibulopathie 23
Vestibulum 550
Vfend® 1053
Viagra® 345, 1013, 1276
Vibration *1256*
Vibrationslipolyse 887
Vibrationstastkörperchen 1060
Vibrationstrauma *1012*
Vibrio-cholerae-Bakterien 314
Viburnum prunifolium 844
Video-EEG 1147
Videourodynamik 778
vierte Geschlechtskrankheit *875*
Vigabatrin 1146
Vigantol® 1019
Vigantoletten® 1017
Vinblastin 801, 1027
Vinblastinsulfat GRY® 1027
Vinca 520
Vincristin 610, 1027
Viola Tricolor 1076
Vioxx® 996
VIP (vasoaktives intestinales Polypeptid) 772
VIPom 772
virale Rhinitis 573
Virostatika 1053
- äußerliche Anwendung *1064*
Virulenz *269*
Virus 314, 1050
- Dengue- 314
- Gelbfieber- 314
- onkogener *1024*
Virusgrippe
- Schnelltest 592
- Schutzimpfung 592
Virushepatitis 671
- akute *671*
- chronische *673*
Viruskultur *1051*
Viscum album 274, 921
Vistagan® 502
visuelle Analogskala 1219
visuell evozierte Potenziale (VEP) 1120
Visus
- cum correctione (VCC) 477
- sine correctione (VCS) 477
Visusbestimmung 477
Viszeralchirurgie 622
Vitalamputation 532
Vitalfunktionen 187
Vitalitätsprüfung (Zähne) 517
Vitalkapazität 591
Vitamin
- -mangel 235
- -zusätze *238*
Vitamin A 236, 1335
- bei Krebs *1029*
- -Säure 1091
Vitamin B
- bei Krebs *1029*
Vitamin B1 236, 1335
Vitamin B12 236, 1335
- -Mangel
- -anämie 1035
- bei Säuglingen *234*
- vegetarische Ernährung *234*
Vitamin B2 237, 1335
Vitamin B3 237
Vitamin B5 237
Vitamin B6 236, 1335
Vitamin C 236, 1335
- bei Krebs *1029*
Vitamin D 236, 1335
- bei Krebs *1029*
- Osteomalazie *1018*
Vitamin D2 236
Vitamin D3 236, 775
Vitamin E 237, 1335
- bei Krebs *1029*
Vitamin H 237
Vitamin K 237, 1335
Vitamin PP 237
Vitamine 235, 1335
- als Nahrungsergänzung 238
- fettlösliche *235*
- Mangelerscheinungen 237
- Labornormbereiche 1335
- Raucher 237
- Übersicht 237
- Überversorgung 237
- wasserlösliche *235*
Vitaminüberversorgung 238
Vitex agnus-castus 844, 846
Vitien (Herzfehler) 716
Vitiligo 1103, 1104
Vitrektomie
- Netzhautablösung 504
Vitritis 505
Vividrin® 575
VLDL (very low density lipoprotein) *1334*
Vogelgrippe 593
Vollbad 281
- Hydrogalvanisch 1279
- Schlafhygiene *1232*
Vollbad, hydroelektrisches
- Schmerztherapie 1223
Vollguss 282
Vollhauttransplantat 899
- Hauttransplantation 898
Vollheparinisierung
- Thromboembolieprophylaxe *741*
Vollprothese 542, 544
Vollremission
- Leukämie 1041
Vollwert-Ernährung *232*
vollwertige Ernährung 232
Volon® 756, 997
Voltaren® 280, 996, 1219
Volumen
- -defizit 459
- -überlastung 460
Volumen, forciertes exspiratorisches 591
Volumenmangelschock 191, 192
Vomex® 1156
Vomex A® 310, 364, 567
von-Willebrand-Jürgens-Syndrom 1039
von Bingen, Hildegard *1247*
Vorbeugung 287
- Zähne 288
Vorbiss 536
vorderer Backenzahn 510
Vorderhauptslage 386
Vorfuß 979
vorgeburtliche Untersuchungen 360
Vorhaut 804
Vorhautentzündung 822
- akute infektiöse 822
- Kontaktbalanitis 822
- nicht infektiöse 822
Vorhautverengung 420, 820
- angeborene 820
- erworbene 820
Vorhof 686
Vorhofflattern 708
Vorhofflimmern 708
- absolute Arrhythmie *709*
Vorhofseptumdefekt 720
Voriconazol 1053
Vorkern, Eizelle 337
Vormilch 395
Vorschubdoppelplatten 538
Vorsorge 287
- bevölkerungsbezogene 294
- individuelle 294
Vorsorgekur, stationäre 293
Vorsorgemaßnahmen, ambulante 293
Vorsorgemedizin 287
Vorsorgeuntersuchung siehe Früherkennungsuntersuchung
Vorsorgevollmacht 467
Vorsteherdrüse 803
Vorwehen 381
vorzeitige Wechseljahre 332
VRR (vesikorenaler Reflux) 790
Vulnerabilität-Stress-Modell 1165
Vulva 852
- Furunkel 869
- Karbunkel 869
Vulvadystrophie 120
Vulvakarzinom 120
Vulvektomie 121
Vulvodynie 869
Vulvovaginitis mycotica 867
VUR (vesikoureteraler Reflux) 790

W

W/O-Emulsion (Wasser-in-Öl-Emulsion) *1063*
Wachkoma 1153
Wachstumsfaktoren
- der Blutbildung 1022
Wachstumsfuge 902, 903
- Knochenbruch 903
Wachstumshormon 435, 747
- Anti-Aging-Medizin 436
Wachstumsphase
- Haarwachstum *1106*
Wächterlymphknoten *838*
Wachtherapie 1183
Wade
- Muskelfaserriss 976
Wadenbein 964, 965
Wadenkrampf 41
Wadenmuskel 964
Wadenwickel 278, 279
Wahn 1167
- Beziehungs- 1167
- Größen- 1167
- hypochondrischer 1167
- Verarmungs- 1167
- Verfolgungs- 1167
Wahnvorstellungen 32
- Schizophrenie 1187
Wahrnehmung
- ungewöhnliche 47
waist to hip ratio 256
Waldbingelkraut 1089
Walnuss 1071
Wanderröte 159, 1094, 1095
Wangenlifting 886, 899
Wangenschleimhaut
- Veränderungen an der 52
Wanze 1096
Wanzenbefall 1096
Warfarin 741
Wärme 277
Wärmeanwendungen *999*
Warnblutung
- Aneurysma *1131*
Warzen 1083
- aufgekratzte 1085
- gewöhnliche 1084, 1085
- vulgäre 1084, 1085
Warzenfortsatz 550
Waschzwang 1193, 1194
Wasseranwendungen 280
Wasser-in-Öl-Emulsion *1063*
Wasseradern
- Schlafhygiene *1233*
Wasserbad
- desinfizierendes 199
Wasserbruch 816
Wassereinlagerung 1272
Wassereinlagerungen → Ödem
Wassergeburt 380
Wassergymnastik 462, 1277
Wasserhaushalt 460, 705
Wasserkopf 1158
Wasserlassen 778
- erschwertes 105
- nächtliches *702, 1233*
- Schmerzen und Brennen beim 102
- unmögliches 105
Wasserstoff-Atemtest 654
Wasserstoff-Kalium-ATPase *636*
Wasserstoff[su]peroxid *201*, 520, 524, 546
Wassersucht → Ödem
Wassertreten 283
Wasting-Syndrom 1055
Wattestäbchen 552
Weber A-Fraktur 980
Weber B-Fraktur 980
Weber C-Fraktur 980
Wechselbad 281
- absteigend *281*
- aufsteigend *281*
Wechseldruckmatratze *452*
Wechselfieber 1056
Wechselfußbad 281
Wechseljahre 849
- Beschwerden 849
- Hormonveränderungen 850
- männliche 818
Wechseljahre, vorzeitige 849
- Laborcheck 1331
Wechselstrom, mittelfrequenter (Schmerztherapie) *1222*
Wechselstromtherapie 1279
Wechselwirkungen 1277
Wegener-Granulomatose 1011
- Sattelnase 1012
Wegwerflinsen 483
Wehen 381
- drohende vorzeitige 369
- Eröffnungs- 381
- Press- 383
- Senk- 381
- Vor- 381
- vorzeitige 368
weibliche Androgeninsuffizienz 818
weicher Gaumen 579
weicher Schanker 875
Weichlagerungskissen *452*
Weichmacher 244
Weichteilgewebe 1014
weichteilrheumatische Erkrankungen 1014
Weidehaltung *235*
Weidenrinde
- Fiebersenkung *270*
Weight-Watchers-Diät *250, 253*
Weihrauch 966
Weimerquin® 997
Weisheitszahn 510
- Probleme 533
- zweiter 539
Weißdorn 275, 851
Weißdorntee 275
weiße Blutkörperchen 1273
Weißfleckenkrankheit 1103, 1104
Weißfluss *427*

Weißgips 907
Weitsichtigkeit 484
– Laserherapie 481
Weizenkleie 648, 1074, 1092
Weleda® Salbei-Zahnfleischbalsam 454, 524
Weleda Calendula Babycreme® 406
well-being 209
Weltgesundheitsorganisation 209
Werferellenbogen 939
Werferschulter 933
Werkstatt, beschützende
– für psychisch Kranke 1179
Werkvertrag *1290*
Wermer-Syndrom 754
Wermutkraut 668
Wernicke-Sprachzentrum 1128
Wesensglieder *1253*
Westernblot *1321*
WHI (Women's Health Initiative-Studie) *851*
Whipple-Operation (Bauchspeicheldrüsenkrebs) 680
Whipple-Trias, Insulinom 772
white spot, Karies 527
WHO (World Health Organisation) 209
WHO-Stufenmodell
– Schmerztherapie 1220
Wickel 277
– bei Ohrenschmerzen 279
– feucht-warmer 279
– kühle 278
– warme 278
Wickel-Fertigsel *277*
Widerstandsmessung
– Zahnwurzelbehandlung 532
Wiederbelebung 188
– bei Kindern 190
– bei Säuglingen 191
Wiederholungszwang 1193
Wiesengräser-Dermatitis 155
Wildkräuteröl spezial K® 1122
Willebrand-Jürgens-Syndrom 1039
Wilms-Tumor 789
Wilson-Krankheit 240, 773
Windei 366
Windelausschlag 405
Windeldermatitis 405
Windelsoor 405
Windkesselfunktion *720*
Windpocken 411
– Ausschlag 160
– Impfung 297
– Pusteln 160
Winkelblockglaukom
– akutes 502
– chronisches 502
Winterdepression 1185
Wirbel 912
Wirbelbogen 913
Wirbelfraktur (-bruch) 928
– instabile *928*
– stabile *928*
Wirbelgleiten 926
Wirbelkanal 913
Wirbelkörper 912
Wirbelsäule 912, 913
– Versteifung 1003
Wirbelsäuleninfektion 927
Wirbelsäulentherapie nach Dorn 1255
Wirknachweis 1247
Wirkung, punktspezifische 1249
Wirkung, spezifische 1242
Wirkung, substanzielle 1242
Wirkung, unspezifische 1242
Wirkungen, unspezifische 1293
– Rolle in der Medizin 1294
Wischektropium 493
Witwenbuckel *850*, 928, *1016*
Wobenzym® N 912, 955
Wochenbett 391
– -depression 399
– -fieber 391
– -mastitis 397
– -psychose 399
Wochenfluss 392
– -stau 392
Wochenregel
– Schwangerschaft 354
Wöchnerin 391
Wohlbefinden 209
Wohnen
– betreutes 445
Wohngemeinschaft
– für Senioren 445
– für psychisch Kranke 1179
Wohnheim
– für psychisch Kranke 1179
Wolff-Parkinson-White-Syndrom *708*
Wolfsrachen 899
Women's Health Initiative *851*
Wood-Licht *1093*
Woo Suk, Hwang *1298*
World Health Organization (WHO) 209
WPW-Syndom (Wolff-Parkinson-White-Syndrom) *708*
wrongful life 1291
WSR (Wurzelspitzenresektion) 533
Wucherungen 155
Wulstfraktur 908
Wundauflage 453
Wunde
– infizierte 199
– offene 200
– verschmutzte 192
Wundheilung 1274
Wundliegen 451, 452
– Prophylaxe *453*
Wundrose 1089
– Ohr 552
Wundversorgung 192
Wunschsektio 391
Würfelbein 979
Würfelpessar 866
Würmer 1050
Wurmerkrankung 644
Wurmfortsatz 640, 660
Wurmmittel 645, 1053
Wurstfinger *1004*
Wurstzehen *1004*
Wurzelbehandlung 532
– Vitalamputation 532
– Widerstandsmessung 532
Wurzelkanalaufbereitung 532
Wurzelkanalfüllung 532
– Revision 533
Wurzelspitzenresektion 533
Wurzelvereiterung 531

X

X-Bein 966
Xagrid® 1037
Xalatan® 502
Xanthelasma palpebrarum 1105
Xanthelasmen 156, *671*, 768, 769, 1105
Xanthom 1105
– tuberöses 1105
Xenical® 256
Xerostomie 54
Ximovan® 1231
XTC (Ecstasy) 1207
Xylit 244
Xylocain® 579
Xylometazolin 574

Y

YAG-Laseriridotomie
– Glaukom 503
Yamshidi-Nadel *1034*
Yellow-nail-Syndrom 167
Yentreve® 798
Yeromil® 323
Yin und Yang 1248
Yocon-Glenwood® 342
Yoga 1259
Yogi, Maharishi Mahesh *1251*
Yohimbin 342
Yomesan® 1053

Z

Z-Plastik 947
– Narbenkontraktur 899
Z-Substanzen 1231
Zaditen® 602, 1046
Zählzwang 1193
Zahn 510, 511
– Amalgamfüllung 529
– Amalgamsanierung 529
– direkte Keramikfüllung 530
– eingedrückter 535
– extrudierter 534
– Füllung 529
– gelockerter 534
– Inlay 529
– intrudierter 535
– Kompositfüllung 530
– Kunststofffüllung 530
– retinierter 533
– verlagerter 533
Zahnarzt 509
– Gebührenordnung 518
– Routinekontrolle 515
Zahnarzthelferin 509
zahnärztliche Anästhesie 516
zahnärztliche Betäubung 516
Zahnarztphobie 517
Zahnaufhellung 546
Zahnbehandlung
– andersartige Versorgung 518
– Festzuschuss 518
– gleichartige Versorgung 518
– Regelversorgung 518
Zahnbein 511
– Fehlbildungen 539
Zahnbelag 526
Zahnbett 511
Zahnbogen 511
Zahnbürste
– elektrische 513
– für Zahnwischenräume 515
– Hand- 512
Zahncreme 513,
– Unterstichwörter siehe Zahnpasta
Zähne
– bleibende 512
– Milchzähne 511
– Schwangerschaft 356
– zweite 512
Zähneknirschen 20, 540
– Schlafstörung *1238*
Zahnengstand 536
Zahnentfernung 534
Zähnepressen 540
– Schlafstörung *1238*
Zähneputzen
– Häufigkeit 513
– Technik 512
Zahnersatz 542
– Gebiss 544
– Geschiebeprothese 543
– herausnehmbarer 542
– Klammerprothese 543
– Kunststoffprothese 543
– Modellgussprothese 543
– Teilprothese 542, 544
– Teleskopkrone 543
– Teleskopprothesen 543
– Totalprothese 544
– Vollprothese 542, 544
Zahnextraktion 534
Zähneziehen 534
Zahnfach 511
Zahnfäule 527
Zahnfehlstellung 535
Zahnfleisch 511
– Veränderungen am 52
Zahnfleisch-Balsam 454
Zahnfleischbalsam 524
Zahnfleischbluten 523

fett = Haupteintrag
kursiv = Nebeneintrag
gelb = Krankheitsfinder
grün = Tabelle
rot = Abbildung
Unterstrich = Medikament

Zahnfleischentzündung 522
– akute nekrotisierende ulzeröse Gingivitis 523
– Schwangerschaft 356
Zahnfleischhyperplasie 521
– Epulis 521
Zahnfleischtaschen 524
Zahnformel 510
Zahnfortsatz 511
Zahnfraktur 535
Zahnhalsdefekte
– keilförmige 531
Zahnhälse 510
– freiliegende 531
– sensible 531
Zahnhalteapparat 511, 528
Zahnhaltefasern 511
Zahnkrone 510
Zahnmark 511
Zahnmarkentzündung 531
zahnmedizinische ...
– Fachangestellte 509
– Prophylaxeassistentin 510
– Verwaltungsassistentin 510
Zahnnerv 511
Zahnnerventzündung 531
– Pulpagangrän 532
– Pulpanekrose 532
– stilles Gangrän 532
Zahnpasta 513
– Aminfluorid 514
– Fluorid 513
– für Kinder 514
– homöopathieverträgliche 513
– Natriumfluorid 514
– Putzkörper 513
– Pyrophosphat 513
– Schlämmkreide 513
– Tenside 513
– Triclosan 513
Zahnpflege 512
Zahnprophylaxe 288
Zahnprothesen 55
Zahnreinigung
– professionelle 516
Zahnschienen
– Kunststoff 538
Zahnschienung 535
Zahnschmelz 510
– Fehlbildungen 539
Zahnschmerzen 20, 22
Zahnschmuck 547
Zahnseide 515
Zahnspangen
– Aktivatoren 538
– aktive Platten 537
– Bionatoren 538
– Brackets 537

- Dehnplatten 537
- Delaire-Gesichtsmaske 538
- Expander 537
- feste 537
- Gesichtsbogen 538
- Gesichtsmaske 538
- Headgear 538
- herausnehmbare 537
- Invalisign 538
- Lingualbrackets 537
- Lippenformer 537
- Multiband-Apparatur 537
- Multibrackets 537
- Mundvorhofplatten 537
- Rückschubdoppelplatten 538
- unsichtbare 538
- Vorschubdoppelplatten 538

Zahnstein 526
Zahntaschen 524
Zahntechniker 510
Zahntrauma
- akutes 534

Zahnüberzahl 539
Zahnunfall 534
Zahnunterzahl 539
Zahnverfärbungen 526
Zahnverletzung 534
Zahnwechsel 512
- Durchbruchszeitpunkte 512

Zahnwurzel 510
- -haut 511
- -spitze 511
- Vereiterung 531
- Wurzelspitzenresektion 533

Zahnwurzelbehandlung 532
- Vitalamputation 532
- Widerstandsmessung 532

Zahnwurzelimplantat 543
Zahnwurzelkanal
- Aufbereitung 532
- Füllung 532

Zahnzement 511
Zahnzwischenraumbürste 515
Zaleplon 1231
Zanamivir 592, 1053
Zangengeburt 383
Zantic® 624
Zapfengelenk 903, 913, 939
Zapfenzahn 539
Zecken 206, 1094
- -entfernung 206
- -zange 206
- im Ohr 1094

Zeckenbisse
- Notfall 206

Zeckenimpfung 1135
Zeffix® 673, 1053
Zeh 979
- großer *979*

Zehen 979
Zehen-Fehlstellung
- Nachtschiene *987*
- OP nach Hohmann *987*
- Schuheinlage *987*
- Zügelverband *987*

Zehenbeschwerden 144
Zehenbruch 987
Zehenentzündung, eitrige 1111, 1112
Zehenfraktur 987
Zehennägel, eingewachsene 1069
- beim Säugling 407

Zehenrolle 985
Zeichnen
- Geburt 381

Zeldox® 1168
Zellatmungstherapie 1032
Zellen
- bösartige 1024

Zellschaden 1272
Zelltod
- programmierter 431

Zellulite 1071
Zellulitis *1071*
Zemmiphobie 1196
Zenker-Divertikel *628*
Zentralarterienverschluss (ZAV) 507
zentrales Nervensystem 1117
Zentralskotom 506
Zentropil® 1146
Zentrum, kardiologisches *700*
Zerebellitis *411*
zerebraler ...
- Anfall 1144
- Gelegenheitsanfall 1144
- Krampfanfall 1144

Zerebralparese, infantile 148
Zerumen 550
Zeruminalpfropf 554
Zervikal-Syndrom 922
zervikale Sterilität 333
Zervikalstütze 923
Zervix 853
- -polypen *861*
- -schleim 843
- -Insuffizienz 368
  - Mehrlingsschwangerschaft 359

Zervixkarzinom 862, 863
- Früherkennung 288

Zervixschleim 319
- -methode 318, 334
- Bewertung 333
- Spinnbarkeit 318

Zervizitis
- nicht-gonorrhoische 873

ZFA (zahnmedizinische Fachangestellte) 509
Ziegenpeter 408, 409
- Impfung 297

Zienam® 1052
Zikatrix 1061
ZILGREI 1255
Ziliarkörper 476
- Entzündung 505

Ziliarmuskel 476
Zimt *242*
- bei Diabetes *765*

Zincum metallicum 845
Zincum valerianicum 1161
Zink 240
- bei Krebs *1029*

Zinksulfat 1086
Zinnkrautessenz 1109
Zintona® 310
Ziprasidon 1168
zirkadianer Rhythmus 756
zirkadiane Therapie 756
Zirkumzision 821
Zirrhose, primär biliäre 671
Zithromax® 1051
Zitronenwickel 279
Zittern 38
- aufgabenspezifisches 39

Zitterpappel 919
ZMP (zahnmedizinische Prophylaxeassistentin) 510
ZMV (zahnmedizinische Verwaltungsassistentin) 510
Zn (Zink) 240
- bei Krebs *1029*

ZNS (zentrales Nervensystem) 1117
Zocor® 768
Zofran® 1027
Zökum 640, 660
Zoladex® 838
Zöliakie 653
Zollinger-Ellison-Syndrom 772
Zolmitriptan 1123
Zoloft® 345, 1170
Zolpidem 1231
Zone-Diät *249*
Zonulafasern 476
Zopiclon 1231
Zorac®Gel 1077
Zostex® Tabletten 1088
Zovirax®
- Hornhautentzündung 498
- Herpes genitalis 825
- Lippenherpes 1086
- Mundfäule (Aphthen) 520
- Windpocken 412

Zovirax®-Augensalbe 498
Zucker 759
- -austauschstoffe *232*, 244
- -belastungstest 762, 1327
- -gehalt, im Urin 762

Zuckerhämoglobine 1320
Zuckerkrankheit 758
Zügelverband, bei Fehlstellungen der Zehen *987*
Zugpflaster 200
Zugsalbe *1089*
Zunge, Veränderungen 53
Zunge, vergrößerte *1236*
Zungenabszess 54
Zungenbürste 515
Zungenkrebs 54
Zungenmandel 579
Zungenphlegmone 54
Zungenschaber 515
Zusatzblutungen 846
Zusatzimpfungen 301
Zusatzversicherung
- für naturheilkundliche Leistungen 1245

Zwang
- Kontroll- 1193
- Wasch- 1193, 1194
- Wiederholungs- 1193

zwanghafte Persönlichkeitsstörung 1199
zwanghafter Perfektionismus 1193
Zwangseinweisung 1180
Zwangserkrankung 1167, 1193
Zwangsgedanken 1193
Zwangshandlung 1193
Zwangsimpulse 1194
Zwangslüftungsanlage
- für Allergiker *1047*

Zwangsneurose 1167, 1193
Zwangsstörung 1167, 1193
Zwei-Punkt-Diskrimination 1119
Zwei-Quellen-Prinzip 1242
zweieiige Zwillinge 359
Zweikammerschrittmacher *711*
Zweiphasenpräparate 323
Zweistärken-/Mehrstärken-Kontaktlinsen 485
Zweistärkengläser 485
zweiter Weisheitszahn 539
zweite Zähne 512
Zweitmeinung zur Therapieentscheidung *1285*
Zwerchfell 589, 623
Zwerchfellbruch 628
Zwerchfellenge 623
Zwerchfellöffnung *628*
Zwergpalmenfrüchte 808
Zwiebelsirup 596
Zwiebelwickel 279
- Angina 580
- Mandelentzündung 580

Zwillinge 359
Zwischenblutungen
- Menstruation 847

Zwischenhirn 1118
Zwischenmahlzeit 231
Zwischenwirbelgelenk 912
Zwischenwirbellöcher 913
Zwölffingerdarm 631, 666
Zwölffingerdarmgeschwür 635
Zyanose 150, 149
- Linksherzinsuffizienz *703*

Zyban® 342, 1204
Zyklus
- -störungen 846
- anovulatorischer 334, *849*
- weiblicher *221*

Zyklusanamnese 334
Zyklusmitte
- Menstruation 842

Zyklusmonitoring 336
Zyklusmuster 121
Zylinderepithelkarzinom *637*
Zyloric®
- Beckenbodenschmerzsyndrom 807
- Gicht 771
- Nierensteine 788
- Polyglobulie 1037
- Polyzythämie 1037

Zyprexa® 1168
Zyrtec® 576, 1046
Zystadenokarzinom
- seröses 858

Zystadenom 858
- muzinöses *858*
- seröses 856, *858*

Zyste 1061, 1273
- Balg 1273
- Entfernung 1273
- Eröffnung 1273
- Kiefer 541
- Pseudo- 1273

Zystektomie 1273
- radikale 800

Zystenbrust 832
Zystenniere 790
zystische Fibrose 773
Zystitis 792
- interstitielle 795
- chronische 793
- hämorrhagische 794
- Honeymoon- 793
- obstruktive 793
- strahleninduzierte 793

Zystitis, interstitielle
- Vulvodynie *870*

Zystizerken *644*
Zystizerkose *644*
Zysto
- -manometrie 778
- -metrie 778
- -skopie 779

Zystostomie 1273
Zystozele 865
Zytodiagnostik 1268
Zytokin 994
Zytokine *246*, 1272
Zytologie 1268
zytologische Untersuchung 1268
Zytomegalie
- AIDS *1055*
- Infektion 1055

Zytostatika 1026
- frühe Nebenwirkungen 1027
- Schwangerschaft 373
- späte Nebenwirkungen und Dauerfolgen 1028

zytostatische Antibiotika 1027

Was steckt hinter ...

Abgeschlagenheit 176
Afterjuckreiz 100
Albträumen 1234
Analproblemen 99
Angst und Panik 27
Appetitlosigkeit 171
Armbeschwerden 131
Atemnot 76
Augenjucken 46
Augenlidbeschwerden 43
Augenschmerzen 46
Ausfluss, Scheiden- 115
Bauchschmerzen 87
Benommenheit 24
Beinbeschwerden 137
Blutdruck, niedrigem 726
Bluterbrechen 96
Brust, Knoten in der 114
Brustschmerzen 82
Depressiver Verstimmung 29
Desorientierung............. 35
Durchfall 97
Durst, übermäßigem 172
Ellenbogenbeschwerden 131
Erbrechen, unklarem 92
Fieber 179
– Fieberkrämpfen 422
– Selbsthilfe bei Fieber 268
Frieren, übermäßigem 175
Fuß- und Zehenbeschwerden 144
Gedächtnisstörungen 33
Geschlechtsverkehr, schmerzhaftem 118
Gesichtsschmerzen.......... 20
gestörtem Sehen 47
Gewichtsverlust............. 171
Gliederschmerzen....... 179, 183
Haarausfall 164
Halluzinationen............. 32
Hals, Knoten am 57
Halsschmerzen 62
Haltungsschwäche 913
Handbeschwerden 133
Harnveränderungen 103
Hautausschlag, unklarem 150
– mit Fieber 159
Hautjuckreiz 161
Haut, Knoten unter der 158
Heiserkeit.................. 64
Herzklopfen, -rasen, -stolpern 83
Hinken 147
Hüftschmerzen 135
Husten, feuchtem 81
Husten, trockenem (Reiz-).... 79
Infektionsneigung 415
Inkontinenzbeschwerden 106
Kauschmerzen.............. 509
Kniebeschwerden 137
Knöchelbeschwerden 143
Kopfschmerzen 17
Kreislaufproblemen 191
Kribbeln 162
Konzentrationsstörungen..... 33
Kurzatmigkeit 76
Lähmung 36
Lärmüberempfindlichkeit 75
Lippenbeschwerden......... 51
Luftnot 76
Menstruationsstörungen 121
Migräneanfällen 1123
Müdigkeit, Mattigkeit 176
Mundgeruch 55, 521
Mundtrockenheit............ 54
Muskelkrämpfen 41
Muskelschwäche............ 36
Muskelzuckungen 40
Nackenschmerzen........... 125
Nagelproblemen 166
Nasenbeschwerden........... 68
Nervosität 30
Niedergeschlagenheit 29
Ohnmacht 24
Ohrenschmerzen 70
Penisproblemen 108
Reizbarkeit 30
Reizhusten................. 79
Rückenschmerzen 126
Scheidenausfluss 115
Schlafstörungen 1229
– bei Kindern............... 1234
– im Alter 461
Schluckbeschwerden 59
Schnarchen 1235
Schulterbeschwerden........ 128
Schwerhörigkeit 73
Schwindel 22
Schwitzen, übermäßigem 173
Sehstörungen 47
Sinnestäuschungen.......... 32
Sprech-, Sprachbeschwerden . 66
Stimmbeschwerden 64
Taubheitsgefühl 162
Taubheit................... 73
Tinnitus (Ohrenklingeln) 564
Übelkeit 92
Übergewicht 170, 245
Ungewolltem Harnabgang 106
Unterbauchschmerzen 90
– zyklusabhängigen 124
Urinveränderungen 103
Vergesslichkeit 33
Verstopfung 646
Verwirrtheit 35
Wasserlassen, Probleme beim 102
Wahnvorstellungen 32
Zahnschmerzen............. 20
Zittern..................... 38